BUSSÂMARA NEME

OBSTETRÍCIA BÁSICA

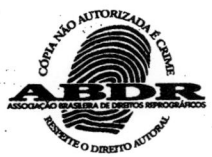

OBSTETRÍCIA BÁSICA
Bussâmara Neme
Sarvier, 3ª edição, 2006

Projeto Gráfico/Capa
CLR Balieiro Editores

Fotolitos/Impressão/Acabamento
Cromosete Gráfica e Editora Ltda.

Direitos Reservados
Nenhuma parte pode ser duplicada ou
reproduzida sem expressa autorização do Editor

sarvier
Sarvier Editora de Livros Médicos Ltda.
Rua dos Chanés 320 – Indianópolis
04087-031 – São Paulo – Brasil
Telefax (11) 5093-6966
sarvier@uol.com.br
www.sarvier.com.br

Dados Internacionais de Catalogação na Publicação (CIP)
(Câmara Brasileira do Livro, SP, Brasil)

Neme, Bussâmara, 1915-
  Obstetrícia básica / Bussâmara Neme. -- 3. ed. --
São Paulo : SARVIER, 2005.

  Vários colaboradores.
  Bibliografia.
  ISBN 85-7378-160-2

  1. Obstetrícia I. Título.

05-7695
CDD-618.2
NLM-WQ 100

Índices para catálogo sistemático:

1. Obstetrícia   618.2

OBSTETRÍCIA BÁSICA

BUSSÂMARA NEME

- Livre-Docente de Ginecologia da Faculdade de Medicina de São Paulo (USP).
- Livre-Docente de Obstetrícia da Faculdade de Medicina do Rio de Janeiro (UERJ).
- Professor Titular de Obstetrícia da Faculdade de Medicina de Sorocaba (PUC).
- Professor Titular Contratado do Departamento de Tocoginecologia da Faculdade de Ciências Médicas de Campinas (UNICAMP).
- Professor Emérito da Faculdade de Medicina de São Paulo (USP).
- Professor Emérito da Faculdade de Ciências Médicas de Campinas (UNICAMP).

3ª Edição

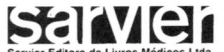

Sarvier Editora de Livros Médicos Ltda.

Editores Associados

Antonio Rozas
Professor Titular de Obstetrícia da Faculdade de Medicina de Sorocaba (PUC).

João Luiz Pinto e Silva
Professor Titular de Obstetrícia do Departamento de Tocoginecologia da Faculdade de Ciências Médicas de Campinas (UNICAMP).

Marcelo Zugaib
Professor Titular de Obstetrícia do Departamento de Obstetrícia e Ginecologia da Faculdade de Medicina de São Paulo (USP).

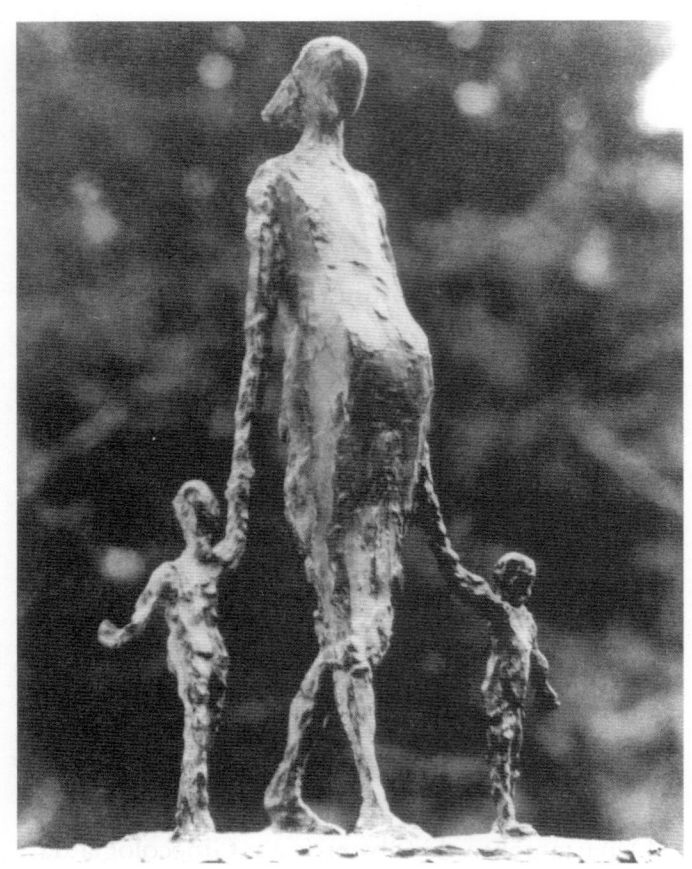

MATERNIDADE. Hélène Guastalla – Paris.

A minha esposa RUTH
Companheira inigualável
no incentivo e colaboração
permanentes.
A sua dedicação e tolerância devo
as eventuais láureas que recebi ou
conquistei na vida universitária.

O eventual êxito de "Obstetrícia Básica",
entre os graduandos, pós-graduandos e
médicos envolvidos com o aperfeiçoamento
da prática obstétrica em nosso país,
deverá ser atribuído, em particular,
à excelência dos temas redigidos
pelo elenco de seus colaboradores.

O autor agradece, sensibilizado,
a cada um deles, a prestimosa atenção
dispensada na elaboração dos capítulos
que lhes foi atribuído.

HOMENAGENS

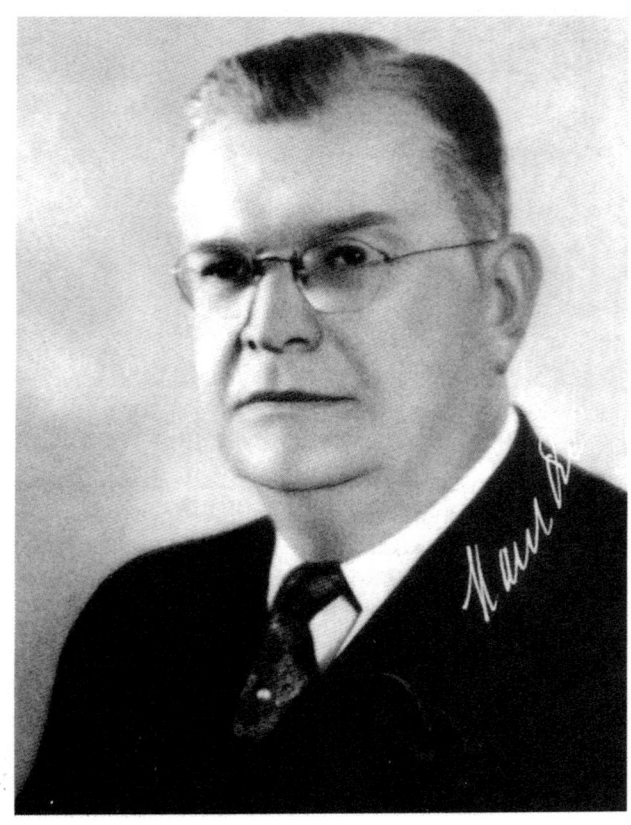

RAUL BRIQUET

Professor Catedrático de Clínica Obstétrica e Puericultura Neonatal da Faculdade de Medicina de São Paulo (USP), no período 1925-1953.

Deve-se a BRIQUET, direta ou por meio de seus discípulos, a formação de todos os atuais professores titulares das Escolas Médicas do Estado de São Paulo. Fundador inquestionável da Obstetrícia Paulista, legou a seus colaboradores os fundamentos modernos da prática médica e cirúrgica da especialidade.

Em suas lições salientou sempre estrito respeito no trato com as pacientes e absoluta observância de medidas assistenciais que preservam a integridade física e psíquica de seus conceptos.

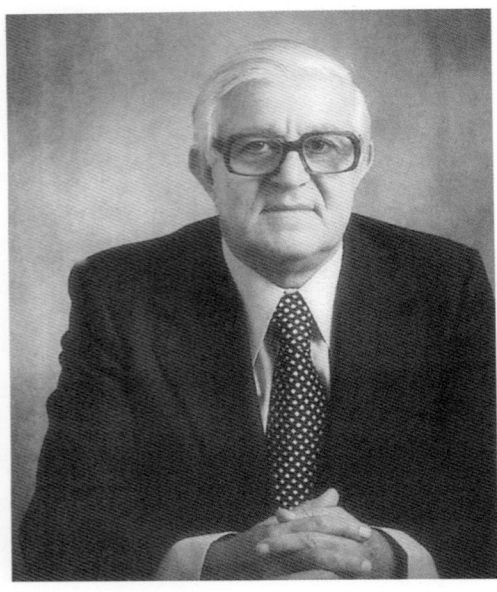

NICHOLAS S. ASSALI

Professor de Fisiologia Obstétrica da Faculdade de Medicina de Los Ângeles (Universidade da Califórnia).

ASSALI reformulou inúmeros conceitos errôneos da hemodinâmica da gestante e do recém-nascido. Grande número de pesquisadores e clínicos, no âmbito da Obstetrícia norte-americana e de outros países, foram seus discípulos.

As alterações fisiopatológicas que ocorrem na doença hipertensiva específica da gestação foram, em muito, revistas e reformuladas pelas suas pesquisas, com evidentes repercussões assistenciais.

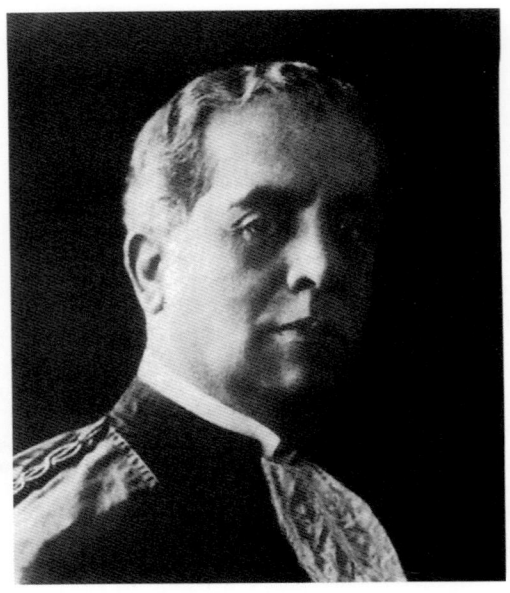

FERNANDO MAGALHÃES

Professor Extraordinário da Faculdade de Medicina do Rio de Janeiro, no período 1911-1944. Para Jorge Rezende, seu discípulo maior, "... quem quiser falar no caminho palmilhado pela Tocologia brasileira, há de repetir, a cada passo, o nome de Magalhães".

Mereceram sua atenção o tratamento da infecção puerperal, a proteção da vida fetal, as fases evolutivas do mecanismo do parto e suas implicações com a distócia pelviana e com as intervenções extrativas vaginais. Em particular, foi notável a sua contribuição relacionada à operação cesárea, cuja indicação criteriosa foi por ele defendida na época, inclusive quando a infecção uterina, potencialmente, poderia estar presente.

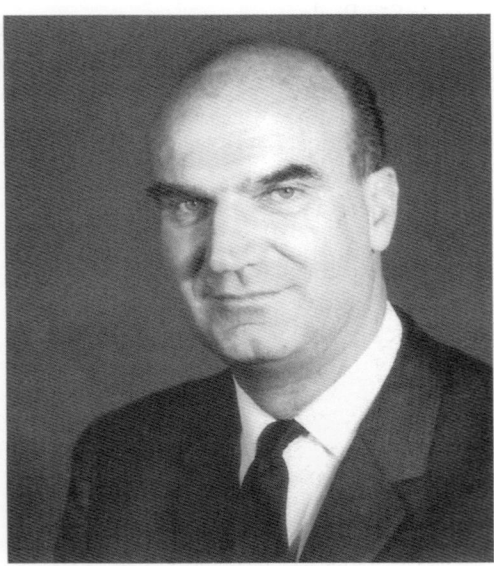

ROBERTO CALDEYRO-BARCIA

Professor de Fisiologia Obstétrica da Faculdade de Medicina de Montevidéu.

Associado a HERMOGENES ALVAREZ, reformularam, *in totum*, os conhecimentos relacionados à fisiopatologia da contração uterina durante a gestação, o parto e o puerpério.

Deve-se a CALDEYRO-BARCIA grande soma dos atuais conhecimentos relacionados às alterações fisiopatológicas que ocorrem no feto durante o parto. As implicações assistenciais conseqüentes são amplamente reconhecidas por todos que exercem a prática tocológica.

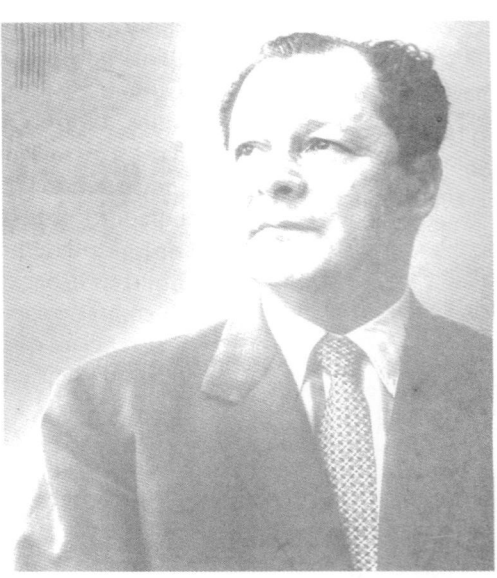

HERMOGENES ALVAREZ

Tocólogo Emérito. Dominava a patologia e a tocurgia obstétricas e enriqueceu a especialidade por meio de pesquisas pioneiras relacionadas aos aspctetos fisiopatológicos da contratilidade uterina e da estrutura placentária.

Comprovou as alternâncias da pressão intra-amniótica durante a gestação e o parto e desenvolveu, com a colaboração inestimável de Roberto Caldeyro-Barcia, modificações fundamentais nas metodologias histerográficas utilizadas até 1948.

Por meio da biópsia da placenta identificou alterações fundamentais da sua estrutura, relacionando-as com diversas patologias clínicas específicas da gestação.

COLABORADORES

Adolfo W. Liso – Médico Assistente da Clínica Obstétrica do Hospital das Clínicas da Faculdade de Medicina de São Paulo (USP).

Adriana Sevá Pereira – Assistente Doutor da Disciplina de Gastroenterologia da Faculdade de Ciências Médicas de Campinas (UNICAMP).

Airton Rodrigues de Mello – Doutor pelo Departamento de Tocoginecologia da Faculdade de Ciências Médicas (UNICAMP). Assistente do Departamento de Tocoginecologia da Faculdade de Medicina da PUCCAMP.

Alan E. Beer – Professor de Imunologia e Microbiologia e de Obstetrícia e Ginecologia da Chicago Medical School (USA).

Alfredo Bauer – Assistente Mestre da Disciplina de Obstetrícia da Faculdade de Medicina de Sorocaba (PUC).

Alfredo Carlos S.D. de Barros – Professor Titular de Ginecologia e Obstetrícia da Faculdade de Medicina (UNISA). Professor de Pós-Graduação em Ginecologia da Faculdade de Medicina de São Paulo (USP).

Ana Terezinha Guillaumon – Assistente Doutor da Disciplina de Moléstias Vasculares Periféricas do Departamento de Cirurgia da Faculdade de Ciências Médicas de Campinas (UNICAMP).

André Fattori – Médico Contratado no Departamento de Clínica Médica da Faculdade de Ciências Médicas da UNICAMP.

André Luiz Vergnanini – Assistente Doutor e Chefe da Disciplina de Dermatologia da Faculdade de Ciências Médicas de Campinas (UNICAMP).

Angela Maria Bacha – Assistente Doutor da Disciplina de Obstetrícia do Departamento de Tocoginecologia da Faculdade de Ciências Médicas de Campinas (UNICAMP).

Anibal Faúndes – Ex-Professor Titular da Disciplina de Obstetrícia do Departamento de Tocoginecologia da Faculdade de Ciências Médicas de Campinas (UNICAMP).

Antonio Gadelha da Costa – Professor Associado da Universidade Federal de Campina Grande (Paraíba).

Antonio Jorge Salomão – Professor Associado do Departamento de Obstetrícia e Ginecologia da Faculdade Medicina de São Paulo (USP).

Antonio José Lapa – Professor Titular do Departamento de Farmacologia Celular da Escola Paulista de Medicina (UNIFESP).

Antonio Rozas – Professor Titular de Obstetrícia da Faculdade de Medicina de Sorocaba (PUC).

Belmiro Gonçalves Pereira – Assistente Doutor da Disciplina de Obstetrícia do Departamento de Tocoginecologia da Faculdade de Ciências Médicas de Campinas (UNICAMP).

Bernardo Beiguelman – Ex-Professor Titular do Departamento de Genética Médica da Faculdade de Ciências Médicas de Campinas (UNICAMP).

Bussâmara Neme – Professor Titular de Obstetrícia da Faculdade de Medicina de Sorocaba (PUC). Professor Emérito das Faculdades de Medicina de São Paulo (USP) e de Campinas (UNICAMP).

Carlos Alberto Maganha – Médico Assistente da Clínica Obstétrica do Hospital das Clínicas da Faculdade de Medicina de São Paulo (USP).

Carlos Roberto Monti – Doutor em Ginecologia pelo Departamento de Tocoginecologia da Faculdade de Ciências Médicas de Campinas (UNICAMP).

Carmen Silvia Passos Lima – Assistente Doutor da Disciplina de Hematologia do Departamento de Clínica Médica da Faculdade de Ciências Médicas de Campinas (UNICAMP).

Cármino Antonio de Souza – Professor Titular da Disciplina de Hematologia do Departamento de Clínica Médica da Faculdade de Ciências Médicas de Campinas (UNICAMP).

Carolina Meyer Corsini – Médica Residente (R-3) das Clínicas Obstétrica e Ginecológica do Hospital das Clínicas da Faculdade de Medicina de São Paulo (USP).

Celeste Gomes Sardinha Oshiro – Assistente Mestre da Disciplina de Pediatria da Faculdade de Medicina de Sorocaba (PUC).

Ciro Garcia Montes – Médico Contratado da Faculdade de Ciências Médicas da UNICAMP (Departamento de Clínica Médica).

Cláudio Saddy R. Coy – Doutor pela Disciplina de Moléstias do Aparelho Digestivo (Coloprotologia) da Faculdade de Ciências Médicas de Campinas (UNICAMP).

Cléa Rodrigues Leone – Livre-Docente em Pediatria da Faculdade de Medicina de São Paulo (USP). Médica-Chefe do Berçário do Instituto Central do Hospital das Clínicas da Faculdade de Medicina de São Paulo (USP).

Cleide Mara M.O. Franzini – Assistente Doutor do Departamento de Tocoginecologia da Faculdade de Ciências Médicas de Campinas (UNICAMP).

Corintio Mariani Neto – Doutor pelo Departamento de Tocoginecologia da Faculdade de Ciências Médicas de Campinas (UNICAMP). Diretor Superintendente do Hospital Maternidade "Leonor Mendes de Barros".

Cristiane K. Nagasako – Médica Contratada no Departamento de Clínica Médica da Faculdade de Ciências Médicas de Campinas (UNICAMP).

Dariane Sampaio A.M. Piato – Mestre em Ginecologia pelo Departamento de Obstetrícia e Ginecologia da Faculdade de Medicina de São Paulo (USP).

Dirceu Henrique Mendes Pereira – Assistente Doutor do Departamento de Obstetrícia e Ginecologia da Faculdade de Medicina de São Paulo (USP).

Eduardo de Souza – Livre-Docente de Obstetrícia do Departamento de Obstetrícia da Escola Paulista de Medicina (UNIFESP).

Eduardo Juan Troster – Doutor pelo Departamento de Pediatria da Faculdade de Medicina de São Paulo (USP).

Eduardo Martins Marques – Assistente Mestre da Disciplina de Obstetrícia da Faculdade de Medicina de Sorocaba (PUC).

Eduardo Neme – Ex-Residente e Assistente do Departamento de Obstetrícia e Ginecologia da Faculdade de Medicina de São Paulo (USP).

Eduardo Valente Isfer – Diretor do Centro de Diagnóstico Pré-Natal e de Medicina Fetal (FETUS).

Egle Couto Carvalho – Assistente Doutor pelo Departamento de Tocoginecologia da Faculdade de Ciências Médicas de Campinas (UNICAMP).

Eliana Amaral – Assistente Doutor da Disciplina de Obstetrícia do Departamento de Tocoginecologia da Faculdade de Ciências Médicas de Campinas (UNICAMP).

Eliane Aparecida Alves – Assistente Doutor da Clínica Obstétrica do Hospital das Clínicas da Faculdade de Medicina de São Paulo (USP).

Elizabeth K. Watanabe – Assistente Mestre da Disciplina de Obstetrícia da Faculdade de Medicina de Sorocaba (PUC).

Elizabeth M.A. Barasnevicius Quagliato – Professor Assistente Doutor do Departamento de Clínica Médica da Faculdade de Ciências Médicas de Campinas (UNICAMP).

Elza Cotrim Soares – Livre-Docente da Disciplina de Gastroenterologia Clínica da Faculdade de Ciências Médias de Campinas (UNICAMP).

Emílio Francisco Marussi – Coordenador Doutor do Serviço de Ultra-Sonografia do Centro de Assistência Integral à Saúde da Mulher (CAISM) da Faculdade de Ciências Médicas de Campinas (UNICAMP).

Fabiana da Graça K. Suzano – Mestre da Disciplina de Obstetrícia do Departamento de Tocoginecologia da Faculdade de Ciências Médicas de Campinas (UNICAMP).

Fernanda Erci dos Santos – Assistente da Clínica Obstétrica do Hospital Universitário da Faculdade de Medicina de São Paulo (USP).

Fernanda G. de Castro Surita – Assistente Doutor do Departamento de Tocoginecologia da Faculdade de Ciências Médicas de Campinas (UNICAMP).

Fernando Antonio de Almeida – Professor Titular da Disciplina de Nefrologia da Faculdade de Medicina de Sorocaba (PUC).

Fernando Ferreira Costa – Professor Titular do Departamento de Clínica Médica da Faculdade de Ciências Médicas de Campinas (UNICAMP).

Fernando Lopes Gonçales Jr. – Professor Associado do Departamento de Clínica Médica da Faculdade de Ciências Médicas de Campinas (UNICAMP).

Fernando Perazzini Facchini – Assistente Doutor do Departamento de Pediatria da Faculdade de Ciências Médicas de Campinas (UNICAMP).

Francisco Mauad Filho – Professor Associado do Departamento de Ginecologia e Obstetrícia da Faculdade de Medicina de Ribeirão Preto (USP).

Francisco Mezzacappa Filho – Assistente do Departamento de Pediatria da Faculdade de Ciências Médicas de Campinas (UNICAMP).

Francisco Ricardo G. Coelho – Doutor em Oncologia pela Faculdade de Medicina de São Paulo (USP).

Geraldo Duarte – Professor Titular do Departamento de Obstetrícia e Ginecologia da Faculdade de Medicina de Ribeirão Preto (USP).

Giuliane J. Lajos – Mestre pelo Departamento de Tocoginecologia da Faculdade de Ciências Médicas de Campinas (UNICAMP).

Helaine M.B.P.M. Milanez – Assistente Doutor da Disciplina de Obstetrícia do Departamento de Tocoginecologia da Faculdade de Ciências Médicas de Campinas (UNICAMP).

Hugo Sabatino – Livre-Docente de Obstetrícia do Departamento de Tocoginecologia da Faculdade de Ciências Médicas de Campinas (UNICAMP).

Humberto S. Hirakawa – Médico Contratado do Departamento de Obstetrícia e Ginecologia da Faculdade de Medicina de Botucatu (UNESP).

Iracema de Mattos Paranhos Calderon – Professor Adjunto do Departamento de Ginecologia e Obstetrícia da Faculdade de Medicina de Botucatu (UNESP).

Isabela Nelly Machado – Mestre em Obstetrícia pelo Departamento de Tocoginecologia da Faculdade de Ciências Médicas da UNICAMP.

Ivo Behle – Livre-Docente de Obstetrícia do Departamento de Obstetrícia e Ginecologia da Faculdade de Medicina de São Paulo (USP). Professor dos Cursos de Pós-Graduação da Fundação Universitária do Rio Grande do Sul.

Izildinha Maestá – Assistente Doutor do Departamento de Obstetrícia e Ginecologia da Faculdade de Medicina de Botucatu (UNESP).

Jessé de Paula Neves Jorge – Assistente Doutor do Departamento de Tocoginecologia da Faculdade de Ciências Médicas de Campinas (UNICAMP). Coordenador do Departamento de Tocoginecologia da Faculdade de Medicina de Campinas (PUC).

João Coriolano Rego Barros – Médico Encarregado do Setor de Recém-Nascidos de Baixo Risco do Berçário Anexo à Clínica Obstétrica da Faculdade de Medicina de São Paulo (USP).

João Francisco Marques Neto – Professor Titular da Disciplina de Reumatologia da Faculdade de Ciências Médicas de Campinas (UNICAMP).

João Luiz Pinto e Silva – Professor Titular de Obstetrícia do Departamento de Tocoginecologia da Faculdade de Ciências Médicas de Campinas (UNICAMP).

Joe Luiz Vieira Garcia Novo – Professor Titular da Disciplina de Obstetrícia da Faculdade de Medicina de Sorocaba (PUC).

Joelma Queiroz Andrade – Assistente Doutor da Clínica Obstétrica do Hospital das Clínicas da Faculdade de Medicina de São Paulo (USP).

Jorge M. Buchdid Amarante – Chefe do Serviço de Infectologia do Hospital do Servidor Público do Estado de São Paulo. Coordenador da Comissão de Infecção do Hospital Maternidade "Leonor Mendes de Barros".

José Antonio Simões – Assistente Doutor da Disciplina de Ginecologia do Departamento de Tocoginecologia da Faculdade de Ciências Médicas de Campinas (UNICAMP).

José Aristedemo Pinotti – Ex-Professor Titular da Disciplina de Ginecologia do Departamento de Obstetrícia e Ginecologia da Faculdade de Medicina de São Paulo (USP). Ex-Professor Titular do Departamento de Tocoginecologia da Faculdade de Ciências Médicas de Campinas (UNICAMP).

José Carlos Almeida Carvalho – Ex-Assistente Doutor da Disciplina de Anestesiologia do Hospital das Clínicas da Faculdade de Medicina de São Paulo (USP).

José Carlos Gama da Silva – Ex-Assistente Doutor da Disciplina de Obstetrícia do Departamento de Tocoginecologia da Faculdade de Ciências Médicas de Campinas (UNICAMP). Professor de Obstetrícia da Faculdade de Medicina de Campinas (PUC).

José Carlos Menegoci – Professor Titular de Ginecologia da Faculdade de Medicina de Sorocaba (PUC).

José Carlos Peraçoli – Professor Adjunto do Departamento de Obstetrícia e Ginecologia da Faculdade de Medicina de Botucatu (UNESP).

José Edison de Moraes – Coordenador do Serviço de Anestesiologia da Faculdade de Medicina da Santa Casa de Misericórdia de São Paulo.

José Eduardo Nestarez – Professor Titular de Ginecologia da Faculdade de Medicina da Universidade de Taubaté.

José Guilherme Cecatti – Professor Associado da Disciplina de Obstetrícia do Departamento de Tocoginecologia da Faculdade de Ciências Médicas de Campinas (UNICAMP).

José Júlio Tedesco – Professor Titular do Departamento de Obstetrícia e Ginecologia da Faculdade de Ciências Médicas da Santa Casa de Misericórdia de São Paulo.

José Lauro Araújo Ramos – Ex-Professor Titular do Departamento de Pediatria da Faculdade de Medicina de São Paulo (USP).

José Martins Filho – Professor Titular do Departamento de Pediatria da Faculdade de Ciências Médicas de Campinas (UNICAMP).

Juvenal Ricardo N. Góes – Professor Associado do Departamento de Cirurgia da Faculdade de Ciências Médicas de Campinas (UNICAMP).

Kleber Cursino – Médico Contratado do Setor de Ultra-Sonografia do Centro de Saúde Integral da Mulher.

Koji Fushida – Assistente Doutor da Clínica Obstétrica do Hospital das Clínicas da Faculdade de Medicina de São Paulo (USP).

Lenice Fortunato de Oliveira – Professora Doutora pela Faculdade de Medicina da Universidade de São Paulo (USP).

Lenir Mathias – Professora Titular de Obstetrícia da Faculdade de Medicina de Jundiaí (SP). Professora Associada de Obstetrícia do Departamento de Obstetrícia e Ginecologia da Faculdade de Medicina de São Paulo (USP).

Leonardo Provetti Cunha – Médico Residente da Clínica Oftalmológica do Hospital das Clínicas da Faculdade de Medicina de São Paulo (USP).

Lia Cruz Vaz da Costa – Residente (2) da Clínica Obstétrica do Hospital das Clínicas da Faculdade de Medicina de São Paulo (USP).

Lillian M. Lopes – Assistente Doutor da Clínica Obstétrica do Hospital das Clínicas da Faculdade de Medicina de São Paulo (USP).

Luis Otávio Zanatta Sorian – Mestre pelo Departamento de Tocoginecologia da Faculdade de Ciências Médicas de Campinas (UNICAMP).

Luiz Camano – Ex-Professor Titular de Obstetrícia do Departamento de Obstetrícia da Escola Paulista de Medicina (UNIFESP).

Luiz Carlos Teixeira – Professor Associado do Departamento de Tocoginecologia da Faculdade de Ciências Médicas de Campinas (UNICAMP).

Luiz Carlos Zeferino – Professor Associado da Disciplina de Ginecologia do Departamento de Tocoginecologia da Faculdade de Ciências Médicas de Campinas (UNICAMP).

Luiz Ferraz de Sampaio Júnior (*in Memorian*) – Ex-Professor Titular de Ginecologia da Faculdade de Medicina de Sorocaba (PUC).

Luiz Ferraz de Sampaio Neto – Professor Titular do Departamento de Cirurgia da Faculdade de Medicina de Sorocaba (PUC).

Luiz Kulay Júnior – Ex-Professor Titular de Obstetrícia do Departamento de Tocoginecologia da Escola Paulista de Medicina (UNIFESP).

Luiza Hayashi Endo – Livre-Docente da Disciplina de Otorrinolaringologia da Faculdade de Ciências Médicas de Campinas (UNICAMP).

Magda Loureiro Motta Chinaglia – Assistente Doutor da Disciplina de Obstetrícia do Departamento de Tocoginecologia da Faculdade de Ciências Médicas de Campinas (UNICAMP).

Manuel de Jesus Simões – Professor Adjunto de Histologia do Departamento de Morfologia da Escola Paulista de Medicina (UNIFESP).

Marcelo Alvarenga Calil – Assistente do Departamento de Ginecologia e Obstetrícia da Faculdade de Medicina (UNISA).

Marcelo Kimati Dias – Mestre em Ciências Médicas (Área de Saúde Mental) pela Faculdade de Ciências Médicas de Campinas (UNICAMP).

Marcelo L.A. Torres – Assistente Doutor da Disciplina de Anestesiologia do Hospital das Clínicas da Faculdade de Medicina de São Paulo (USP).

Marcelo Luis Nomura – Assistente Mestre do Departamento de Tocoginecologia da Faculdade de Ciências Médicas de Campinas (UNICAMP).

Marcelo Zugaib – Professor Titular de Obstetrícia do Departamento de Obstetrícia e Ginecologia da Faculdade de Medicina de São Paulo (USP).

Márcia Maria Auxiliadora de Aquino – Doutor em Tocoginecologia pela Faculdade de Ciências Médicas de Campinas (UNICAMP).

Márcio José Rosa Requeijo – Pós-Graduando (Mestrado) da Clínica Obstétrica da Faculdade de Medicina de São Paulo (USP).

Marco Antonio B. Lopes – Assistente Doutor da Disciplina de Obstetrícia do Departamento de Obstetrícia e Ginecologia da Faculdade de Medicina de São Paulo (USP).

Marco Antonio B. Modena – Assistente Mestre de Obstetrícia e Ginecologia da Faculdade de Medicina de Sorocaba (PUC).

Marco Aurélio Galletta – Assistente Doutor da Clínica Obstétrica do Hospital das Clínicas da Faculdade de Medicina de São Paulo (USP).

Maria Aparecida Brenelli-Vitali – Assistente Doutor do Departamento de Pediatria da Faculdade de Ciências Médicas de Campinas (UNICAMP).

Maria Aparecida Marques dos Santos Mezzacappa – Assistente Mestre do Departamento de Pediatria da Faculdade de Ciências Médicas de Campinas (UNICAMP).

Maria de Lourdes Brizot – Assistente Doutor da Clínica Obstétrica do Hospital das Clínicas da Faculdade de Medicina de São Paulo (USP).

Maria Nice Caly Kulay – Professor Adjunto de Obstetrícia do Departamento de Obstetrícia da Escola Paulista de Medicina (UNIFESP).

Maria Okumura – Assistente Doutor da Clínica Obstétrica do Hospital das Clínicas da Faculdade de Medicina de São Paulo (USP).

Maria Regina M. Perroti – Mestre Contratada do Centro de Assistência Integral à Saúde da Mulher (CAISM).

Maria Rita de Figueiredo Lemos Bortolotto – Assistente Mestre da Clínica Obstétrica do Hospital das Clínicas da Faculdade de Medicina de São Paulo (USP).

Maria Silvia Ribeiro Monteiro da Silva – Médica Colaboradora da Clínica Obstétrica do Hospital das Clínicas da Faculdade de Medicina de São Paulo (USP).

Marilza Vieira Cunha Rudge – Professora Titular de Obstetrícia do Departamento de Obstetrícia e Ginecologia da Faculdade de Medicina de Botucatu (UNESP).

Mário Henrique B. de Carvalho – Assistente Doutor da Clínica Obstétrica do Hospital das Clínicas da Faculdade de Medicina de São Paulo (USP).

Mário Macoto Kondo – Assistente Doutor da Clínica Obstétrica do Hospital das Clínicas da Faculdade de Medicina de São Paulo (USP).

Marise Samama – Doutor pelo Departamento de Obstetrícia da Escola Paulista de Medicina (UNIFESP).

Mary Angela Parpinelli – Assistente Doutor da Disciplina de Obstetrícia do Departamento de Tocoginecologia da Faculdade de Ciências Médicas de Campinas (UNICAMP).

Melânia Amorim – Doutor em Tocoginecologia pelo Departamento de Tocoginecologia da Faculdade de Ciências Médicas de Campinas (UNICAMP).

Milton Bricola Filho – Assistente Mestre do Setor de Ultra-Sonografia do Centro de Saúde Integral da Mulher (CAISM).

Nelson Lourenço Maia Filho – Livre-Docente pelo Departamento de Tocoginecologia da Faculdade de Ciências Médicas de Campinas (UNICAMP). Professor Adjunto de Obstetrícia da Faculdade de Medicina de Jundiaí (SP).

Nelson Pedro Bressan Filho – Assistente Doutor da Faculdade de Medicina de Sorocaba (PUC).

Neury José Botega – Professor Titular de Psicologia e Psiquiatria da Faculdade de Ciências Médicas de Campinas (UNICAMP).

Newton Kara José Jr. – Assistente Doutor da Clínica de Oftalmologia do Hospital das Clínicas da Faculdade de Medicina de São Paulo (USP).

Nilton H. Takiuti – Assistente Doutor da Clínica Obstétrica do Departamento de Obstetrícia e Ginecologia da Faculdade de Medicina de São Paulo (USP).

Osmar Henriques – Professor Adjunto de Obstetrícia e Ginecologia do Departamento Materno-Infantil e Medicina Comunitária da Universidade Estadual de Londrina (PR).

Osvaldo Toma – Médico Assistente da Clínica Obstétrica do Hospital das Clínicas da Faculdade de Medicina de São Paulo (USP).

Oswaldo R. Grassiotto – Assistente Doutor da Disciplina de Ginecologia do Departamento de Tocoginecologia da Faculdade de Ciências Médicas de Campinas (UNICAMP).

Patrícia Spara – Mestre pela Faculdade de Medicina de Ribeirão Preto (USP).

Paulo Bastos Albuquerque – Assistente Doutor da Clínica Obstétrica do Departamento de Obstetrícia e Ginecologia da Faculdade de Medicina de São Paulo (USP).

Paulo Cesar Ayrosa Galvão – Doutor em Nefrologia pela Faculdade de Medicina de São Paulo (USP). Chefe da UTI do Hospital "Sírio-Libanez" (SP).

Paulo César Giraldo – Professor Associado da Disciplina de Ginecologia do Departamento de Tocoginecologia da Faculdade de Ciências Médicas de Campinas (UNICAMP).

Paulo Schimidt Goffi (*in Memorian*) – Ex-Professor Titular de Obstetrícia e Ginecologia da Faculdade de Medicina do ABC (SP). Professor Adjunto do Departamento de Obstetrícia e Ginecologia da Faculdade de Medicina de São Paulo (USP).

Pedro Augusto Araújo Monteleone – Ex-Residente do Departamento de Obstetrícia e Ginecologia da Faculdade de Medicina de São Paulo (USP).

Pedro Paulo Pereira – Assistente Doutor da Clínica Obstétrica do Hospital das Clínicas da Faculdade de Medicina de São Paulo (USP).

Pedro Paulo Roque Monteleone – Professor Adjunto do Departamento de Obstetrícia da Escola Paulista de Medicina (UNIFESP).

Renata Zaccaria Simoni – Assistente Mestre do Departamento de Tociginecologia da Faculdade de Ciências Médicas de Campinas (UNICAMP).

Renato G.G. Terzi – Professor Adjunto do Departamento de Cirurgia da Faculdade de Ciências Médicas de Campinas (UNICAMP). Chefe da Unidade de Terapia Intensiva do Hospital das Clínicas da Faculdade de Ciências Médicas de Campinas (UNICAMP).

Renato Passini Júnior – Assistente Doutor da Disciplina de Obstetrícia do Departamento de Tocoginecologia da Faculdade de Ciências Médicas de Campinas (UNICAMP).

Reynaldo Quagliato Jr. – Assistente Doutor do Departamento de Clínica Médica da Faculdade de Ciências Médicas de Campinas (UNICAMP).

Ricardo Barini – Professor Associado da Disciplina de Obstetrícia do Departamento de Tocoginecologia da Faculdade de Ciências Médicas de Campinas (UNICAMP). Responsável pelo Setor de Medicina Fetal do Centro de Assistência Integral à Saúde da Mulher (CAISM).

Ricardo L. Zollner – Professor Titular da Disciplina de Alergologia da Faculdade de Ciências Médicas de Campinas (UNICAMP).

Roberto Eduardo Bittar – Livre-Docente da Disciplina de Obstetrícia do Departamento de Obstetrícia e Ginecologia da Faculdade de Medicina de São Paulo (SP).

Roberto S. Mathias (*in Memorian*) – Professor Associado da Disciplina de Anestesiologia da Faculdade de Medicina de São Paulo (USP) e da Faculdade de Ciências Médicas da Santa Casa de São Paulo.

Rodrigo Ruano – Assistente Mestre da Clínica Obstétrica do Hospital das Clínicas da Faculdade de Medicina de São Paulo (USP).

Rogério Antunes Pereira Filho – Professor Associado da Disciplina de Gastroenterologia da Faculdade de Ciências Médicas de Campinas (UNICAMP).

Rosa Maria de S. Aveiro Ruocco – Assistente Doutor da Clínica Obstétrica do Hospital das Clínicas da Faculdade de Medicina de São Paulo (USP).

Roseli Mieko Yamamoto Nomura – Livre-Docente de Obstetrícia do Departamento de Obstetrícia e Ginecologia da Faculdade de Medicina de São Paulo (USP).

Rossana Pulcineli Vieira Francisco – Assistente Doutor da Clínica Obstétrica do Hospital das Clínicas da Faculdade de Medicina de São Paulo (USP).

Sebastião Piato – Professor Titular do Departamento de Obstetrícia e Ginecologia da Faculdade de Ciências Médicas da Santa Casa de São Paulo.

Seizo Miyadahira – Livre-Docente de Obstetrícia do Departamento de Obstetrícia e Ginecologia da Faculdade de Medicina de São Paulo (USP).

Sérgio Bálsamo – Professor Titular de Obstetrícia da Faculdade de Medicina de Sorocaba (PUC).

Sérgio Daré Júnior – Doutor em Ciências pela Faculdade de Medicina de São Paulo (USP). Coordenador do Programa de Especialização em Pediatria no Hospital Maternidade "Leonor Mendes de Barros".

Sérgio Peixoto – Professor Titular da Faculdade de Medicina do ABC (SP).

Soubhi Kahhale – Livre-Docente de Obstetrícia do Departamento de Obstetrícia e Ginecologia da Faculdade de Medicina de São Paulo (USP).

Suzanne Jacob Serruya – Doutor pela Faculdade de Ciências Médicas de Campinas (UNICAMP).

Tiago Amaral – Médico Contratado da Disciplina de Reumatologia do Departamento de Clínica Médica da Faculdade de Ciências Médicas de Campinas (UNICAMP).

Valder Roberval Arruda – Assistente Doutor da Disciplina de Hematologia da Faculdade de Ciências Médicas de Campinas (UNICAMP).

Vera Therezinha Medeiros Borges – Assistente Doutor da Disciplina de Obstetrícia da Faculdade de Medicina de Botucatu (UNESP).

Vicente Amato Neto – Ex-Professor Titular e Professor Emérito do Departamento de Doenças Infecciosas da Faculdade de Medicina de São Paulo (USP).

Victor Bunduki – Livre-Docente de Obstetrícia do Departamento de Obstetrícia e Ginecologia da Faculdade de Medicina de São Paulo (USP).

Walter Pinto Jr. – Ex-Professor Titular do Departamento de Genética Médica da Faculdade de Ciências Médicas de Campinas (UNICAMP).

Wladimir Correa Taborda – Assistente Doutor da Disciplina de Obstetrícia da Escola Paulista de Medicina (UNIFESP).

Yara C.N. Teixeira – Assistente de Oncologia Clínica do Centro de Atenção Integral à Saúde da Mulher (CAISM) da Faculdade de Ciências Médicas de Campinas (UNICAMP).

PREFÁCIO DA 1ª EDIÇÃO

A publicação de "Obstetrícia Básica" resultou do estímulo e da insistência de meus alunos e residentes e de antigos e atuais assistentes dos Serviços Universitários ou Públicos que dirigi e atualmente dirijo.

Na sua quase totalidade, os temas básicos da Obstetrícia são de autoria pessoal e de meus colaboradores. Daí espelharem os ensinamentos e a experiência que acumulei em longo convívio diuturno com meu mestre, Raul Briquet, Professor Catedrático de Clínica Obstétrica e Puericultura Neonatal da Faculdade de Medicina da Universidade de São Paulo (1925-1953).

A grande contribuição que a propedêutica fetal introduziu no âmbito dos fenômenos relacionados à reprodução humana, a partir de 1960, seguiu-se de evidente valorização dos interesses imediatos e tardios do concepto, impondo estreito intercâmbio científico e assistencial entre obstetras e neonatólogos. Daí resultou o atual conceito de Perinatologia aplicável, particularmente, na atenção às gestantes de risco materno e perinatal agravados.

Para a exposição dos inúmeros aspectos clínicos resultantes da notável amplitude dessa especialidade, contei com o assentimento de antigos e atuais assistentes e de diversos tocólogos e neonatologistas. Todos militantes em Instituições dirigidas por professores que, direta ou indiretamente, foram, como eu o fui, formados sob a égide de Raul Briquet, fundador inquestionável da Escola Obstétrica Paulista.

A todos agradeço a indispensável colaboração que tornou possível a realização da presente obra.

Bussâmara Neme
(1995)

PREFÁCIO DA 2ª EDIÇÃO

Como referido no prefácio da 1ª edição, mais uma vez a quase totalidade dos colaboradores foi, em algum momento, ligada científica e universitariamente ao autor, perpetuando os princípios básicos da especialidade, que lhe foram transferidos pelo seu Mestre, Raul Carlos Briquet, expoente referencial desde os primórdios da Obstetrícia Paulista e Nacional.

Importa, entretanto, salientar que, além da introdução de novos temas, os ensinamentos referidos nos capítulos relacionados à propedêutica e à assistência perinatal e aqueles sujeitos a controvérsias conceituais e terapêuticas receberam evidentes alterações e acréscimos, impostos pelo progresso dos princípios que norteiam a prática obstétrica.

Bussâmara Neme
(2000)

PREFÁCIO DA 3ª EDIÇÃO

A "Obstetrícia Básica", em sua 3ª edição, apresenta-se atualizada e enriquecida de vários capítulos, nos quais são considerados temas recentes, resultantes do progresso da especialidade, nesses últimos cinco anos, que a medeiam da sua 2ª edição.

Em particular, salientam-se os aspectos relacionados à Perinatologia e às patologias e eventos clínicos gerais associados à Obstetrícia, cuja menção nem sempre tem merecido a necessária atenção dos tratadistas.

A colaboração de seus três editores associados, Professores Antonio Rozas (Faculdade de Medicina de Sorocaba – PUC), João Luiz Pinto e Silva (Faculdade de Medicina de Campinas – UNICAMP) e Marcelo Zugaib (Faculdade de Medicina de São Paulo – USP), e a de seus Assistentes foram de inestimável importância para a presente publicação.

Todos eles, como Eu, ligados à Escola Obstétrica Paulista, edificada por meu Mestre, Raul Briquet, contribuíram para valorizar essa obra que, acredito, perpetuar-se-á, sempre renovada e atualizada, com o apoio do corpo clínico das três Escolas Médicas, nas quais, em algum momento de minha vida universitária, tive a honra de conviver e dirigir.

Admitindo, por razões biológicas, que em sua próxima edição a "Obstetrícia Básica" poderá não contar mais com a presença de seu editor inicial e sem pretender interferir na elaboração de sua 4ª edição, ouso sugerir e solicitar que essas três Unidades de Ensino Médico, pelos seus atuais professores titulares de Obstetrícia e pelos seus futuros sucessores, mantenham a sua publicação.

Respeitando os princípios científicos e éticos que caracterizaram, desde o seu início, a assistência obstétrica, implantada e presidida por Raul Briquet, essa obra manterá sempre presente e inalterados os ideais universitários, que justificaram a sua publicação.

Bussâmara Neme
(2005)

CONTEÚDO

Seção I – OBSTETRÍCIA NORMAL

1. Obstetrícia: Considerações Gerais	3
2. Ovulação, Fecundação, Migração e Nidação Ovular	3
3. Placenta Humana	12
4. Sistema Amniótico	28
5. Modificações Gravídicas Locais	32
6. Adaptação do Organismo Materno à Gravidez	36
7. Endocrinologia na Gravidez	44
8. Duração da Gravidez e Evolução Cronológica	63
9. Propedêutica Obstétrica	71
10. Propedêutica Obstétrica Complementar	98
11. Diagnóstico Obstétrico	99
12. Assistência Pré-Natal	104
13. Parto: Considerações Gerais	120
14. Determinismo do Parto	121
15. Fatores do Parto: Bacia Obstétrica	124
16. Fatores do Parto: Feto de Termo	129
17. Contração Uterina	132
18. Relações Uterofetais: Nomenclatura Obstétrica	140
19. Parto: Fenômenos Mecânicos	144
20. Parto: Fenômenos Fetais	154
21. Parto: Fenômenos Maternos	157
22. Parto: Assistência	165
23. Partograma	191
24. Puerpério: Fisiologia e Assistência	195
25. Recém-Nascido Normal: Caracterização e Assistência	205
26. Anticoncepção no Puerpério e Lactação	211
27. Lactação: Fisiologia e Assistência	215
28. Obstáculos à Amamentação	221
29. Alojamento Conjunto	226

Seção II – PATOLOGIAS ESPECÍFICAS DA GESTAÇÃO

30. Gestação Múltipla	231
31. Hiperemese Gravídica	243
32. Doença Hipertensiva Específica da Gestação: Introdução e Considerações Gerais	250
33. Doença Hipertensiva Específica da Gestação: Etiopatogenia	259
34. Doença Hipertensiva Específica da Gestação: Fisiopatologia	262
35. Doença Hipertensiva Específica da Gestação: Pré-Eclâmpsia – Clínica e Assistência	274

36. Doença Hipertensiva Específica da Gestação: Eclâmpsia	284
37. Doença Hipertensiva Específica da Gestação: Síndrome HELLP	292
38. Abortamento Espontâneo	297
39. Prematuridade: Aspectos Clínicos	305
40. Prematuridade: Previsibilidade e Prevenção	318
41. Gestação Prolongada	325
42. Óbito Fetal	328
43. Anomalias da Placenta, das Membranas e do Cordão Umbilical	334
44. Moléstia Trofoblástica Gestacional	341
45. Oligoâmnio e Poliidrâmnio	352
46. Rotura Prematura das Membranas	362
47. Prenhez Ectópica	372
48. Placenta Prévia	394
49. Descolamento Prematuro da Placenta	402

Seção III – PATOLOGIAS CLÍNICAS NA GESTAÇÃO

50. Considerações Gerais	421
51. Alergopatias	421
52. Pneumopatias	425
53. Nefropatias	427
54. Hepatopatias na Gestação	438
55. Pancreatite Aguda: Colecistopatia	452
56. Cardiopatias	455
57. Hemopatias	468
58. Endocrinopatias	478
59. *Diabetes Mellitus*	489
60. Dermatopatias	500
61. Oftalmopatias	509
62. Otorrinolaringopatias	512
63. Neuropatias	516
64. Patologias Hipertensivas	520
65. Psicopatologias	526
66. Gastroenteropatias	529
67. Doenças Difusas do Tecido Conjuntivo	539
68. Patologia Venosa: Varizes dos Membros Inferiores e Vulva	552
69. Vícios de Conformação e de Atitude do Útero: Prolapso Uterino e Outras Anomalias Uterinas	556
70. Parasitoses	562
71. Doenças Sexualmente Transmissíveis	572
72. Insuficiência Renal Aguda na Gravidez	590
73. Infecção pelo Vírus da Imunodeficiência Humana – AIDS	594
74. Infecção do Trato Urinário	607
75. Neoplasias Ginecológicas Benignas	613
76. Neoplasias Ginecológicas Malignas: Colo do Útero, Ovários e Mamas	621
77. Neoplasias Malignas Não-Ginecológicas	625
78. Drogas Antiblásticas na Gravidez	630
79. Lesões Intra-epiteliais Cervicais na Gestação	633

80. Controle Fetal em Neoplasias Malignas 635
81. Aspectos Protológicos na Puerperalidade 636
82. Viroses 640

Seção IV – PATOLOGIA DO PARTO E DO PUERPÉRIO

83. Distócias: Conceito e Classificação 663
84. Distócia Óssea 663
85. Distócia de Partes Moles: Tumores Prévios 672
86. Distócia Funcional 678
87. Distócia Fetal 687
88. Distócia Anexial 725
89. Fisiopatologia da Dequitação 731
90. Infecção Intraparto 746
91. Traumatismos Maternos do Parto 748
92. Rotura Uterina 757
93. Traumatismos Fetais do Parto: Aspectos Obstétricos 763
94. Infecção Puerperal 775
95. Mastite Puerperal 790
96. Complicações Urinárias no Puerpério 793
97. Patologia Tardia do Puerpério 795
98. Psicopatologia Puerperal 803

Seção V – OBSTETRÍCIA OPERATÓRIA

99. Características da Cirurgia Obstétrica 809
100. Indicações e Condições Operatórias 810
101. Cuidados Pré-Operatórios 813
102. Analgesia e Anestesia: Aspectos Obstétricos 816
103. Intervenções Durante a Gestação 843
104. Intervenções Durante o Parto 851
105. Intervenções Durante o Puerpério 934
106. Cuidados Pós-Operatórios 936
107. Complicações Pós-Operatórias 940

Seção VI – PERINATOLOGIA

108. Considerações Gerais 951

FISIOLOGIA PERINATAL

109. Adaptação do Concepto à Vida Neonatal 952
110. Fisiologia Fetal: Aplicações Clínicas 958

PROPEDÊUTICA PERINATAL

111. Ultra-Sonografia Geral 968

112. Ultra-sonografia e Malformações Fetais 986
113. Cardiotocografia Anteparto 996
114. Perfil Biofísico Fetal 1003
115. Dopplervelocimetria Obstétrica 1005
116. Biópsia de Vilo Coriônico 1016
117. Ecocardiografia Fetal 1020
118. Cordocentese 1024
119. Embrioscopia e Fetoscopia 1027
120. Dosagens Hormonais 1030
121. Ressonância Magnética 1033
122. Laparoscopia 1035
123. Espectrofotometria: Densidade Óptica do Líquido Amniótico a 650nm 1037

PATOLOGIA PERINATAL

124. Insuficiência Placentária 1041
125. Hipoxemia e Hipóxia Perinatais 1050
126. Restrição do Crescimento Fetal 1055
127. Doença Hemolítica Perinatal 1062
128. Traumatismos do Recém-Nascido: Aspectos Neonatais 1072
129. Prematuridade: Aspectos Neonatais e Tardios 1077
130. Infecções na Unidade Neonatal 1084

ASSISTÊNCIA PERINATAL

131. O Parto Prematuro Terapêutico 1086
132. Avaliação da Maturidade Fetal 1087
133. Avaliação da Vitalidade Fetal 1091
134. Hemodinâmica Uteroplacentária, Fetoplacentária e Fetal 1096
135. Uteroinibição 1110
136. Aceleração da Maturidade Pulmonar Fetal: Corticoterapia 1115
137. Amnioinfusão 1119
138. Indução do Parto 1123
139. Assistência ao Recém-Nascido de Alto Risco 1128
140. Rastreamento Ultra-Sonográfico de Síndromes Cromossômicas Fetais 1131
141. Mortalidade Perinatal 1139
142. Medicina Fetal: Aspectos Terapêuticos 1145
143. Infecção pelo Estreptococo do Grupo B (*Streptococcus agalactiae*):
     Profilaxia Perinatal 1149

Seção VII – ASPECTOS GERAIS EM OBSTETRÍCIA

ASPECTOS MÉDICO-LEGAIS

144. Abortamento Terapêutico 1155
145. Reprodução Assistida 1157
146. Aspectos Jurídicos, Bioéticos e Ética Médica em Obstetrícia 1165
147. Eventos Obstétricos Após Reprodução Assistida 1174

ASPECTOS MÉDICO-SOCIAIS

148. Gravidez na Adolescência 1177
149. Ciclo Gravídico-Puerperal na Idade Avançada e na Grande Multípara 1183
150. Mortalidade Materna 1191
151. Abortamento Séptico 1201
152. Morte Súbita em Obstetrícia 1212
153. Parto Domiciliar 1222
154. A Via do Parto no Limite da Viabilidade Fetal 1225
155. Violência na Gestação 1227
156. Ambiente e Gestação 1232
157. Aspectos Genéticos – Identificação de Famílias e Gestantes sob Risco de Gerar Crianças com Alterações Genéticas 1243

ASPECTOS CLÍNICOS

158. Choque Hemorrágico 1259
159. Choque Séptico 1266
160. Drogas na Gestação: Repercussões Perinatais 1275
161. Imunizações na Gestação 1281
162. Antimicrobianos em Obstetrícia 1287
163. Imunologia na Reprodução 1302
164. Síndrome Antifosfolipídeo 1308
165. Síndrome Antifosfolipídeo – Assistência Obstétrica 1313
166. Obesidade 1316
167. Traumatismos e Queimaduras 1319
168. Tromboembolismo 1325
169. Intoxicações na Gestação 1336
170. Abdome Agudo: Aspectos Obstétricos 1350

ÍNDICE REMISSIVO 1357

Seção I

Obstetrícia Normal

1 Considerações Gerais

Bussâmara Neme

A Obstetrícia estuda os fenômenos da reprodução na mulher. Sua importância médico-social, reconhecida particularmente após o advento da era pasteuriana, assumiu nos últimos 40 anos invulgar progresso com o desenvolvimento da propedêutica fetal e, conseqüentemente, com a valorização dos interesses do concepto.

Deve-se a Osiander a introdução do vocábulo "obstetrícia". Derivado do latim, ele se relaciona com o verbo *obstare*, que significa permanecer ao lado, uma vez que indica a profissão de parteira ou obstetriz e sua presença ao lado da parturiente. Também se utiliza o termo "tocologia", de origem grega: *tocos* = parto e *logia* = estudo ou tratado.

De há muito não vigora o conceito de ser a Obstetrícia especialidade fácil de ser exercida, uma vez que se relaciona com a função fisiológica. Além do conhecimento relacionado à assistência ao parto, o tocólogo deve conhecer:

- Os fenômenos complexos que presidem a fecundação, a migração, e a nidação ovular e placentação.
- As funções placentárias relacionadas à hormonologia da prenhez e às trocas materno-fetais.
- As alterações fisiológicas que a prenhez imprime no organismo da gestante.
- As inter-relações de processos clínico-patológicos associados à prenhez.
- A complexidade atual das provas propedêuticas que utilizam equipamentos de última geração e que permitem avaliar as condições fetais e orientar a assistência pré-natal.
- As repercussões circulatórias e respiratórias que presidem a adaptação do concepto à vida extra-uterina.
- As alterações que regem a prática de analgotócia e suas repercussões sobre os organismos materno e fetal.
- Os princípios que presidem as práticas cirúrgicas obstétrica e ginecológica.
- As repercussões de medidas terapêuticas assistenciais sobre a gestante e seu concepto.
- Os fundamentos básicos que se aplicam na Medicina Fetal.
- As técnicas que presidem a fertilização assistida.
- Os princípios éticos relacionados à assistência e à pesquisa durante o ciclo gravídico-puerperal.

Para cumprir essas inúmeras funções, embora assessorado, por vezes, por outros especialistas, o tocólogo deve conhecer os fundamentos básicos de embriologia, de fisiologia fetal e materna, de propedêutica clínica, ginecológica e obstétrica, de patologia clínica e cirúrgica, de anestesiologia e de técnicas cirúrgicas obstétricas e ginecológicas. Daí a injustificada assertiva de ser a Obstetrícia especialidade de fácil exercício.

Durante a prenhez, impõe-se garantir a integridade física da gestante, impedindo os inconvenientes da sobrecarga gravídica, e assegurar a perfeita estruturação corporal do concepto por meio de suporte nutricional materno adequado. Os atuais conhecimentos relacionados à Medicina Fetal prestam-se para reconhecer anomalias cromossômicas e metabólicas e para avaliar o crescimento, a vitalidade e a maturidade do concepto.

Durante a assistência ao parto, impõe-se resguardar o organismo fetal de condições hipóxicas e traumáticas, evitando-se medidas que atinjam os interesses maternos, com repercussões infecciosas, hemorrágicas e traumáticas que comprometem a integridade anatômica e/ou funcional da genitália. Assim, a conduta assistencial do obstetra deverá ser permanente e adaptar-se às eventuais ocorrências evolutivas que se apresentarem durante a parturição.

Finalmente, no puerpério, cabe ao tocólogo promover as condições que favorecem a recuperação do organismo materno, prevenindo processos infecciosos e trombóticos e garantindo a instalação e a manutenção de lactação adequada.

Na execução dessas inúmeras tarefas assistenciais, o obstetra deverá ater-se aos princípios da ética, assegurando a integridade física e psíquica materna, sem comprometer os interesses imediatos e tardios do concepto. Daí a imperiosa necessidade de manter-se sempre alerta aos avanços técnico-científicos das diversas especialidades médicas referidas, a fim de contribuir para a redução das morbiletalidades materna e perinatal da comunidade em que atua.

A complexidade e o inusitado de situações que ocorrem durante a evolução da gestação, do transcorrer da parturição e da involução puerperal, justificam porque, dentre os processos jurídicos de má prática, os relacionados à Obstetrícia são os mais freqüentes, incidindo em cerca de 30%.

As seqüelas maternas e, particularmente, as do concepto, dependentes de assistência inadequada, repercutem em sofrimento pessoal e familiar e em sobrecarga social, carreando a médio e a longo prazo evidente prejuízo à nacionalidade. Daí a grande responsabilidade atribuída aos obstetras e aos serviços governamentais de saúde, para serem oferecidos à gestante, à parturiente e à puérpera todos os recursos a que têm direito, uma vez que é por meio delas que se perpetua a higidez da população e o progresso da nação.

2 Ovulação, Fecundação, Migração e Nidação Ovular

Bussâmara Neme

A instalação da prenhez é precedida por fenômenos complexos, biofísico-químicos, que ocorrem em seqüência e/ou concomitantemente, representados por: espermatogênese; ovogênese; ciclo mênstruo-endometrial; inseminação; capacitação, migração e reação acrossômica do espermatozóide; ovulação; captação ovular e fecundação; migração e nidação ovular.

ESPERMATOGÊNESE

Pela espermatogênese, as espermatogônias presentes nos túbulos seminíferos dos testículos aumentam em número na puberdade e, após várias divisões mitóticas, crescem e sofrem modificações graduais, transformando-se em espermatócitos primários, secundários e espermátides. Estas, por processo de diferenciação (espermiogênese), transformam-se em espermatozóides maduros (Fig. I-1). Nesse processo evolutivo, que dura cerca de duas a três semanas (Moore, 1975), as espermatogônias, células diplóides 46XY, por divisão, transformam-se em espermatócitos secundários, células haplóides 23X ou 23Y (Fig. I-2).

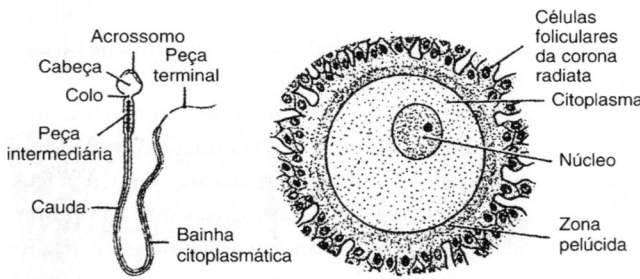

Figura I-1 – Espermatozóide humano adulto à esquerda. Óvulo humano maduro à direita (Moore, 1975).

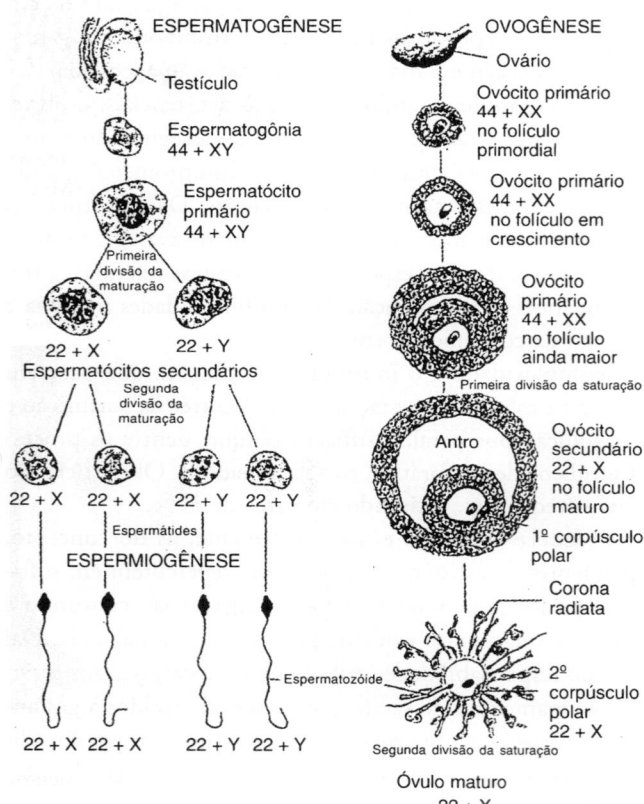

Figura I-2 – Ilustração esquemática da espermatogênese e da ovogênese (Moore, 1975).

O espermatozóide maduro, também chamado gameta masculino ou célula germinativa masculina, consta de três partes fundamentais: a cabeça, a peça intermediária e a cauda. A cabeça, de forma achatada e piriforme, contém o núcleo e carrega os elementos responsáveis pelo patrimônio genético (cromossomos). Apresenta pequenos vacúolos, principalmente na sua metade anterior e, recobrindo sua extremidade, encontra-se uma peça chamada acrossomo, envolvida por duas zonas: externa e interna. O acrossomo contém várias enzimas, cuja liberação favorece a penetração do espermatozóide no óvulo através da zona pelúcida (reação acrossômica). A peça intermediária segue-se à cabeça, da qual está separada por pequena área de estrangulamento (colo), e situa-se entre a cabeça e a cauda. Esta última é responsável pela mobilidade do espermatozóide, garantindo sua progressão ascendente através do canal cervicouterino, até atingir a trompa e alcançar o óvulo.

OVOGÊNESE

Pela ovogênese, as ovogônias transformam-se progressivamente em ovócitos primários. Seu número não aumenta após o nascimento, contrariamente ao que ocorre com os espermatócitos primários, cuja produção será contínua após a puberdade.

Os ovócitos primários ficam latentes nos ovários até a puberdade e, à medida que amadurecem, aumentam de volume e serão envolvidos por uma membrana, a zona pelúcida. Apenas pouco antes da ovulação o ovócito primário completa sua primeira divisão de maturação. O processo associa-se com a liberação de pequena vesícula citoplasmática (1º corpúsculo polar), daí resultando a redução de cromossomos e o ovócito secundário (Fig. I-1).

A segunda divisão mitótica, que dará lugar à formação do 2º corpúsculo polar, apenas se completará quando o óvulo for penetrado pelo espermatozóide e com a degeneração do 2º corpúsculo polar. O óvulo maduro é célula volumosa, visível a olho nu, e apresenta-se envolvido pela zona pelúcida e por uma camada de células foliculares, chamada *corona radiata*. Seu diâmetro mede de 150-200 micras (Fig. I-1).

A figura I-2 apresenta, sintética e comparativamente, como se processam a espermatogênese e a ovogênese.

Comparação entre espermatozóide e óvulo – o espermatozóide e o óvulo são diferentes sob vários aspectos devido a suas futuras funções na reprodução. O óvulo é imóvel e de grande massa, enquanto o espermatozóide é microscópico e possui grande mobilidade. No óvulo, o citoplasma é abundante e encerra grânulos de vitelo, responsáveis pela nutrição, nos primeiros dias do desenvolvimento ovular. No espermatozóide, o citoplasma é escasso. Em relação à constituição cromossômica sexual, há dois tipos de espermatozóides normais: ambos apresentam 22 autossomos; entretanto, em um deles há um heterocromossomo X, e no outro, um heterocromossomo Y. No óvulo normal existem 22 autossomos, mas apenas um heterocromossomo X. Por ocasião da fusão do espermatozóide com o óvulo, resultarão dois tipos de ovos ou zigotos. Dos óvulos fecundados por espermatozóide 22 + X resultarão conceptos femininos, e daqueles fecundados por espermatozóides 22 + Y resultarão conceptos masculinos. Logo, cabe ao espermatozóide a determinação do sexo do futuro indivíduo.

CICLO MÊNSTRUO-ENDOMETRIAL

Durante a menacme, entre a puberdade e a menopausa, a mulher normal apresenta perda sangüínea com intervalos regulares, designada menstruação. A hemorragia menstrual resulta de fenômenos complexos, em conseqüência de atividade neuro-hormonal, atuantes sobre os ovários, que culminam normalmente com a ovulação e as alterações estruturais do endométrio.

O ciclo menstrual, em geral, dura 28 dias, podendo ser, dentro da normalidade, mais curto (21 dias) ou mais longo (35 dias). Nele, consideram-se duas fases: a pré-ovulatória e a pós-ovulatória, tendo de permeio a ovulação (não se considera normal a menstruação que ocorre na ausência da ovulação).

Sob a ação de hormônios hipofisários (gonadotrofinas) liberados sob a regência hipotalâmica (fatores liberalizantes), ocorrem modificações cíclicas nos ovários (ciclo ovariano), representadas pelo desenvolvimento dos folículos, pela ovulação e pela formação do corpo lúteo (Fig. I-3).

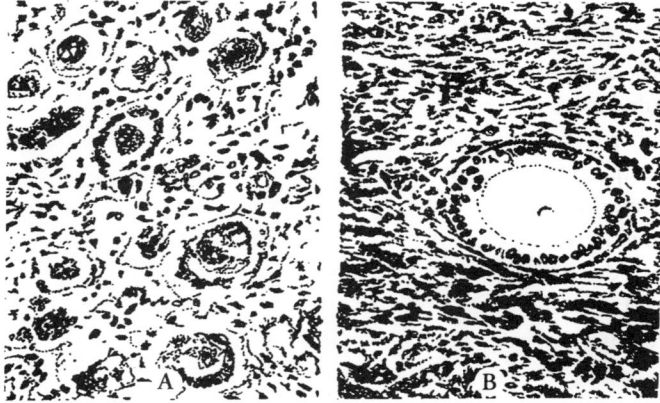

Figura I-4 – **A)** Folículos primordiais com ovócitos cercados por epitélio folicular. Entre eles, nota-se o estroma celular. Ovário de recém-nascido. **B)** Folículo primordial em crescimento. Epitélio cubóide bem definido envolvendo ovócito (Morris e Scully, 1958).

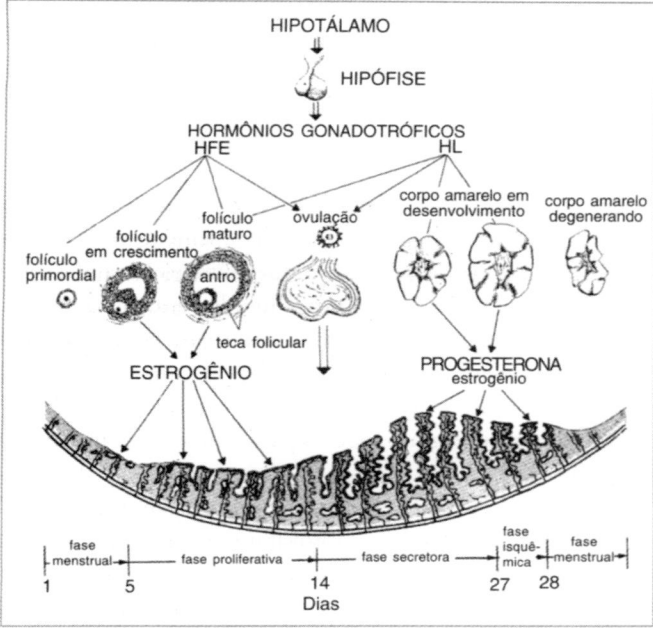

Figura I-3 – Ciclo menstrual normal. O esquema sintetiza as interligações entre hipotálamo, hipófise, ovários e endométrio (Moore, 1975).

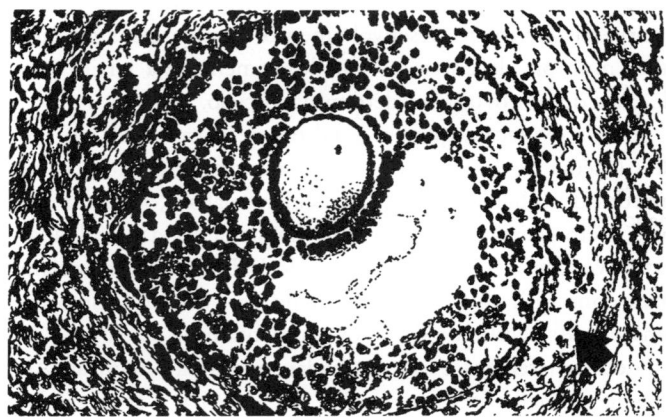

Figura I-5 – Folículo maduro de De Graaf. A seta mostra camada de células tecais arredondadas envolvendo as células granulosas (Morris e Scully, 1958).

O desenvolvimento folicular deve-se, de início, à atuação do hormônio folículo-estimulante (FSH) e, nas fases finais, também ao hormônio luteinizante (LH), e caracteriza-se por: a) crescimento e diferenciação do folículo primordial; b) proliferação das células foliculares; c) diferenciação de uma cápsula de tecido conjuntivo a partir do estroma do ovário: a teca folicular.

As células foliculares, multiplicando-se ativamente, dispõem-se em camada estratificada ao redor do óvulo. O folículo torna-se oval, e o óvulo, excêntrico, uma vez que as células foliculares proliferam mais depressa em um dos lados. Surgem espaços intercelulares cheios de líquido, o qual se acumula em grande quantidade no interior do folículo: o antro. O ovócito, circundado por células foliculares, é recalcado lateralmente, constituindo-se o chamado *cumulus oophorus* (Figs. I-4 e I-5).

As células que rodeiam o óvulo tornam-se arredondadas, dispõem-se em várias camadas e são chamadas células da granulosa. Nesse estágio, o óvulo é cercado por uma membrana de cor clara, a zona pelúcida. As células da granulosa em contato com a zona pelúcida dispõem-se de modo radial e são descritas como a *corona radiata* (Fig. I-6).

Durante a maturação folicular, o óvulo aumenta pouco e o faz à custa do citoplasma, e seu diâmetro atinge 0,15mm. As células do estroma ovariano que cercam as células granulosas proliferam-se e tornam-se tumefactas pelo acúmulo de lipídeos. Elas formam a teca interna, enquanto as que se situam para fora formam a teca externa.

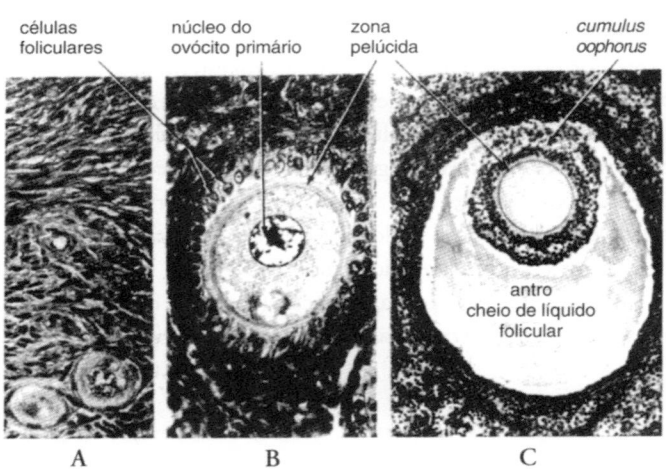

Figura I-6 – **A)** Folículos primordiais. **B)** Folículo em crescimento. **C)** Folículo maduro (Moore, 1975).

Os folículos em crescimento produzem hormônio estrogênico, cuja atuação sobre o endométrio, na fase pré-ovulatória do ciclo menstrual, manifesta-se por sua proliferação: regeneração do epitélio, alongamento das glândulas e multiplicação das células do tecido conjuntivo (Fig. I-7).

O efeito proliferativo endometrial exercido pelo estrógeno é mediado por fatores locais de crescimento (peptídeos), cuja presença é indispensável para promover as alterações precursoras da secreção e deciduação (Galand e Rooryck, 1996).

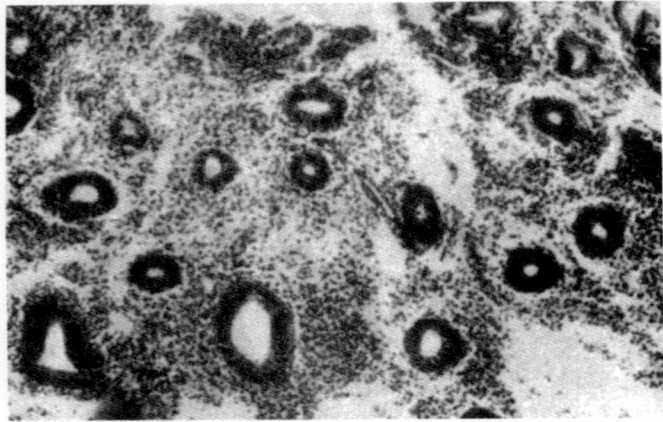

Figura I-7 – Endométrio em fase proliferativa (Neme, 1953).

Em cada ciclo menstrual, vários folículos apresentam crescimento; entretanto, na maioria dos ciclos, apenas um deles atinge seu completo desenvolvimento. Alguns casos de prenhez múltipla devem-se ao amadurecimento e à fertilização de mais de um óvulo em determinado ciclo.

Após a ovulação, que em geral ocorre entre o 12º e o 16º dias (média de 14 dias) nos ciclos menstruais de 28 dias, as paredes do folículo e da teca folicular colabam, formam dobras, e em geral há pequena hemorragia na cavidade folicular vazia (ver Fig. I-3). Sob influência do LH, elas se diferenciam para constituir uma estrutura glandular: o corpo lúteo ou amarelo. As células da granulosa aumentam pelo acúmulo de lipídeos amarelados e são chamadas granulosa-luteínicas. Alterações semelhantes ocorrem na teca interna, e essas células recebem o nome de teca-luteínicas.

O coágulo central, presente no âmago do folículo roto, organiza-se pela invasão de capilares. O corpo lúteo maduro é de cor amarelo-brilhante e, em geral, maior que o folículo do qual resultou. Alcança cerca de 1-3cm de diâmetro. Do ponto de vista hormonal, segrega progesterona e algum estrógeno. Esses hormônios, particularmente a progesterona, atuam sobre o endométrio previamente proliferado (sob a ação do estrógeno), provocando as alterações que identificam a fase secretora endometrial: as glândulas tornam-se tortuosas e intensamente secretoras, o tecido conjuntivo torna-se edemaciado, e desse modo o endométrio estará adequado para receber e favorecer a implantação ovular (Fig. I-8).

Quando, por ocasião da ovulação (ao redor de 24 horas), não ocorre coito fecundante, o corpo lúteo menstrual após alguns dias de evolução, na ausência do estímulo luteotrófico ovular, atrofia-se, e a queda de seus níveis hormonais (progesterona e estrógenos) segue-se de alterações vasculotróficas do endométrio e de sua conseqüente descamação sob a forma de menstruação.

Davies e cols. (1990) demonstraram, confirmando achados anteriores, ser a receptividade do endométrio aos hormônios fator importante para favorecer a nidação, e Kruip e cols. (1988) referiram (fertilização *in vitro*) que apenas os ovócitos da fase lútea normal foram fertilizados. Entretanto, Stephen e cols. (1984) referiram que fases lúteas curtas (de 7-8 dias) não impedem a fertilização, e Oda e cols. (1992) comprovaram que a nidação humana pode ocorrer mesmo quando os níveis de estradiol e de progesterona são baixos.

INSEMINAÇÃO

Durante o coito, a ejaculação de homem normal deposita no fundo de saco vaginal cerca de 2 a 6ml de sêmen, em que estão presentes milhões de espermatozóides (número variável de 40-200 milhões ou mais) diluídos no líquido seminal (alcalino). A presença desse líquido é fundamental para favorecer e garantir a motilidade dos espermatozóides e, com o auxílio das secreções cervicais (coincidentes com a ovulação), neutralizar a acidez do meio vaginal (nociva para a vitalidade dos espermatozóides).

Kruger e cols. (1987 e 1988), em estudos realizados no curso de fertilização *in vitro*, comprovaram que a capacidade fertilizadora dos espermatozóides se relaciona mais com sua morfologia normal do que com sua concentração no sêmen. Guzick e cols. (1989), além de confirmarem esse fato, salientaram a importância do fator motilidade. Em 1992, Liu e Baker demonstraram ser a zona pelúcida altamente seletiva para a morfologia normal da cabeça dos espermatozóides. Van der Ven e cols. (1989) e Van der Merwe e cols. (1992) confirmaram esses fatos.

CAPACITAÇÃO, MIGRAÇÃO E REAÇÃO ACROSSÔMICA

Os espermatozóides depositados no fundo de saco vaginal, graças aos mecanismos já referidos (neutralizantes de acidez local), penetram no canal cervical e ali permanecem várias horas. Aqueles que conseguem atravessar o muco cervical, graças aos movimentos da cauda e das contrações uterinas (sucção aspirativa), rapidamente atingem as trompas. Tem sido possível aspirar espermatozóides vivos no fundo de saco de Douglas, dentro de 30 minutos, após inseminação vaginal artificial (Swiet e Chamberlain, 1992).

Em relação aos espermatozóides, dois fenômenos têm sido referidos ocorrer nas trompas antes da fecundação: a capacitação e a reação acrossômica. A capacitação resulta de alterações imprecisas que ocorrem no espermatozóide nas primeiras 6 horas após sua presença no trato genital feminino, resultando na remoção de sua superfície, de material depositado e/ou presente no trato genital feminino.

Após a capacitação, os movimentos dos espermatozóides tornam-se extremamente exagerados e coincidentes com seu cruzamento pela zona pelúcida. A enzima acrosin envolve as membranas do espermatozóide e encontra-se localizada no ponto de sua penetração ovular (perfuratório) (Edwards e Fishel, 1986).

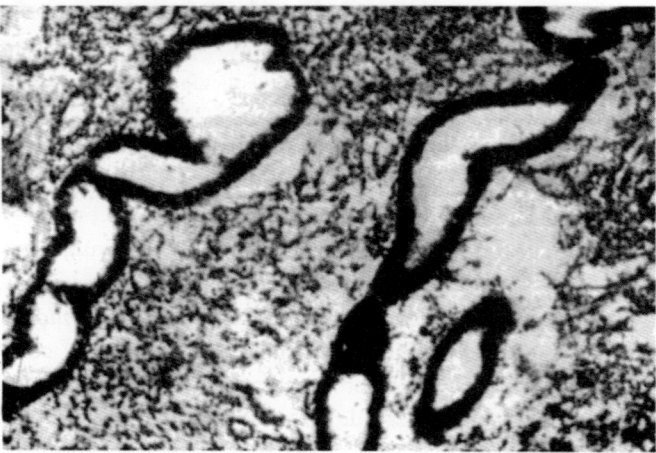

Figura I-8 – Endométrio em fase secretora inicial (Neme, 1953).

Três principais tipos de glicoproteínas acrossômicas têm sido referidos, incluindo a hialuronidase que surge antes de ocorrer a reação acrossômica. Embora tenha sido admitido que a capacitância é indispensável para promover a fecundação, a fertilização *in vitro* tem demonstrado que o espermatozóide é capaz de penetrar imediatamente no óvulo, apesar de nenhum contato com o trato genital feminino (Swiet e Chamberlain, 1992).

A reação acrossômica ocorre quando a membrana acrossômica (parte mais anterior da cabeça do espermatozóide) atinge o óvulo e funde-se com a zona pelúcida. Surgem, nela, pequenos pertuitos, através dos quais se eliminam enzimas líticas que rompem as células do *cumulus* e da zona pelúcida, permitindo a penetração do espermatozóide (Edwards e Fishel, 1986) (Fig. I-9).

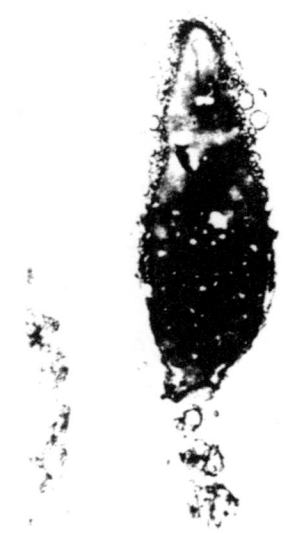

Figura I-9 – Reação acrossômica (espermatozóide humano). Notar as numerosas vesículas na periferia frontal do acrossomo (Odell e Moyer, 1971).

OVULAÇÃO

À medida que os folículos aumentam de tamanho e se aproximam da superfície do ovário, um deles (o maior) é visto como vesícula transparente, cujo diâmetro pode alcançar 10mm ou até mais. Observações resultantes de fertilização *in vitro* demonstraram que os folículos com diâmetro maior que 15mm são mais suscetíveis e fertilizados com mais êxito que aqueles com menos de 11mm (Scott e cols., 1989).

Em um determinado ponto da superfície ovariana, surge área de intumescimento, e nela, um pequeno ponto claro, oval e avascular, o estigma. Por ocasião da ovulação, coincidindo com o pico de LH (Croxatto e cols., 1976), o estigma rompe-se, e o óvulo com o líquido folicular é expulso do folículo e do ovário. O óvulo ou ovócito apresenta-se envolvido pela zona pelúcida e por uma ou mais camadas de células foliculares dispostas radialmente: a *corona radiata*. Observações recentes, relacionadas à fertilização *in vitro*, têm demonstrado:

- A capacidade de fertilização sofre influência dos componentes do líquido folicular (LF) quando, pela espectrofotometria, ele se situa no comprimento de onda 455 (Bayer e cols., 1988).
- A capacidade de fertilização é maior quando, no LF, os teores de progesterona são elevados (Basuray e cols., 1988).
- A capacidade de fertilização depende da atividade fibrinolítica do LF (Milwidsky e cols., 1989; Jones e cols., 1989), em função da presença de ativadores do plasminogênio.
- O LF aumenta notavelmente a capacidade e a duração da motilidade espermática (Mendoza e Tesarik, 1990).
- O LF favorece a capacidade de penetração do espermatozóide, por ativar o sistema proteinase (Siegel e cols., 1990).

Entretanto, Tucker e cols. (1989) referem que o êxito da fecundação não depende da presença do LF e, segundo Rosenbusch e cols. (1992), os teores de estradiol, progesterona, testosterona e prolactina, presentes no LF, não apresentaram correlações com a incidência de fertilização *in vitro*.

Nos ciclos menstruais normais de 28 dias, a ovulação ocorre, em geral, no 14º dia, constituindo-se em duas fases: a pré-ovulatória e a pós-ovulatória. Observações resultantes da prática da temperatura basal demonstram que a fase pós-ovulatória é mais ou menos fixa e dura cerca de 12-16 dias (média de 14), enquanto a duração da fase pré-ovulatória é variável. Assim, nos ciclos menstruais de 21 dias, a ovulação se dá no 7º dia, e naqueles de 35 dias, por exemplo, ocorre no 21º dia. Esse conhecimento é importante para se calcular a data provável do parto, segundo a regra de Naegele.

A ovulação é controlada pelo eixo hipófiso-hipotalâmico, que, por sua vez, pode sofrer influências de centros cerebrais superiores. Alguns mamíferos ovulam sob influência do coito e até na presença estimulante do macho. É provável, embora excepcional, que a mulher possa ovular em função de forte reação orgástico-emocional. Isso poderia explicar por que o coito único, em fase menstrual suposta não-ovulatória, segue-se de prenhez. Essa explicação é mais aceitável que a alternativa de óvulo e espermatozóide poderem sobreviver vários dias no trato genital feminino.

Admite-se que os espermatozóides mantêm capacidade fecundante por pelo menos 48 horas após a ejaculação, e o óvulo de ser fecundado durante as primeiras 12-24 horas após a ovulação (Ahlgren e Malmqvist, 1976; Swiet e Chamberlain, 1992).

CAPTAÇÃO OVULAR E FECUNDAÇÃO

Por ocasião da ovulação, as fímbrias tubárias acoplam-se sobre a superfície ovariana, particularmente na área do estigma, de modo que, em geral, o óvulo expulso é captado pela trompa (Mastroianni, 1970). Nela, ele será encaminhado para a zona ampolar, graças à atividade ciliar rítmica e às contrações tubárias que o encaminharão no sentido do óstio tubouterino (Fig. I-10). O processo da captação ovular e de seu encaminhamento para a ampola dura cerca de 38 horas, pois, aparentemente, um mecanismo valvular tubário, dependente da concentração de progesterona, bloqueia e retarda essa migração. Por isso, na maioria das vezes, a fecundação dá-se na zona ampolar da trompa. Cortes tubários têm demonstrado (experimentalmente) que a maioria dos óvulos recém-fertilizados são ali encontrados (Swiet e Chamberlain, 1992).

Embora um número imenso de espermatozóides seja encontrado no material ejaculado, apenas uma parte deles consegue atingir a trompa e só poucas centenas alcançam o local de fecundação (Austin, 1970). Rock e Hertig (1948), com base no estudo de ovos recentes, admitiram que a fecundação se dá cerca de 12 horas após a ovulação, e observações *in vitro* mostraram que o óvulo humano não-fecundado morre dentro de 12-24 horas (Shettles, 1970).

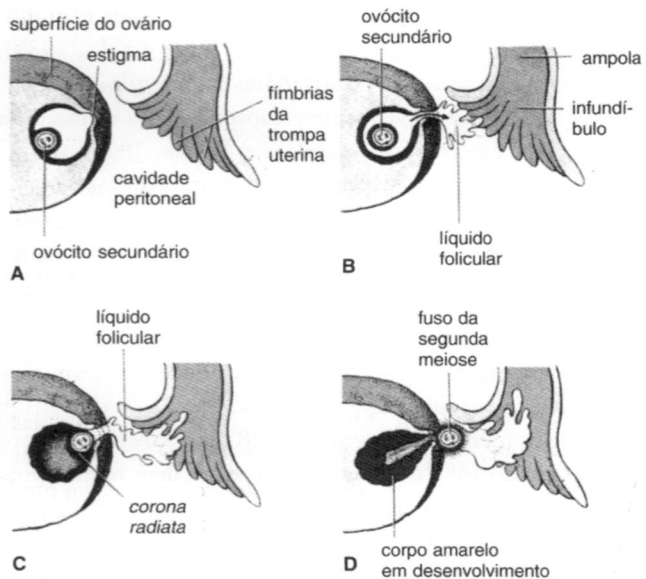

Figura I-10 – Representação esquemática da ovulação e da captação ovular pelas fímbrias tubárias (Moore, 1975).

Numerosos espermatozóides envolvem o óvulo no local da fecundação. Este reage ao contato dos espermatozóides de dois modos: por modificações na zona pelúcida e por alterações na própria membrana celular do óvulo, para impedir a penetração de mais de um espermatozóide (Fig. I-11).

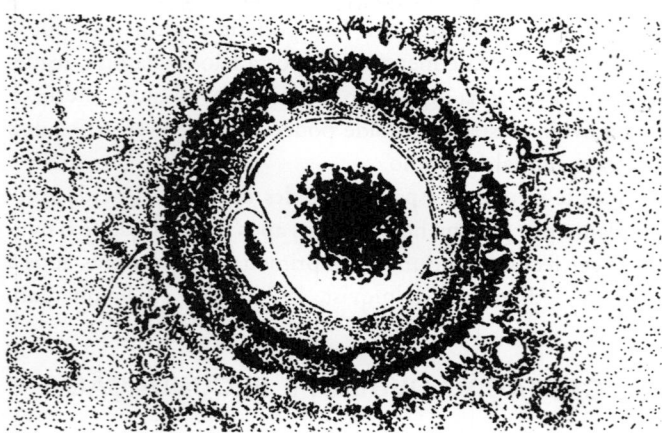

Figura I-11 – Óvulo maduro cercado por espermatozóides (Shettles, 1960).

No processo de penetração ovular, como já referimos, surgem no acrossomo (localizado na parte anterior da cabeça do espermatozóide) pequenos poros por onde são excretadas enzimas com capacidade de lisar e afastar as estruturas da zona pelúcida e da *corona radiata*. Ultrapassadas essas barreiras, a cabeça do espermatozóide separa-se da peça intermediária ao nível de seu colo e apenas ela, com seu patrimônio genético, será fundida com o citoplasma do ovócito. Assim, pela fecundação ou fertilização, estarão constituído o zigoto e iniciada biologicamente a evolução de um novo ser humano.

Observações e determinações químicas relacionadas com a fertilização *in vitro* têm contribuído para esclarecer e criar dúvidas sobre certas particularidades atinentes à fecundação. Assim, em relação ao *cumulus oophorus*, têm sido referidos os seguintes fatos:

– As células do *cumulus oophorus* (CO) exercem efeito positivo sobre a motilidade dos espermatozóides (Tesarik e cols., 1990).
– A remoção do CO pela hialuronidase aumenta a capacidade fecundante do espermatozóide (Lavy e cols., 1988).
– O CO acelera a fecundação e protege o ovócito de condições adversas (Magier e cols., 1990).
– Proteínas secretadas pelas células do CO favorecem a capacidade fecundante do espermatozóide durante sua interação com a zona pelúcida (Tesarik e cols., 1988).
– Não foram comprovadas diferenças qualitativas e quantitativas nas proteínas (eletroforese) obtidas das células do CO em diversos estágios da maturação ovular. Logo, o CO não parece estar relacionado com a fertilização (Sullivan e cols., 1990).

Em relação à *corona radiata*, Bar-Ami e cols. (1989) e Guzick e cols. (1989) referiram que a fertilização é favorecida quando suas células se apresentam dispersas. Finalmente, no que tange à zona pelúcida (ZP), Shabanowitz e O'Raud (1988a e b) comprovaram diferenças protéicas nas ZP de ovos fertilizados ou não, acreditando que essas alterações têm função impeditiva da poliespermia. Enquanto Dietl e Rauth (1989) comprovaram na rata a presença de uma glicoproteína (ZP_3) na ZP com atividade favorável sobre a reação acrossômica, Zuccotti e cols. (1991) identificaram uma colagenase na ZP com função dissociativa, favorecedora da penetração espermática.

MIGRAÇÃO E NIDAÇÃO OVULAR

Do ponto de vista anatomofisiológico, a trompa encarrega-se de prover meio adequado para garantir a sobrevida e o transporte dos gametas e do ovo e para favorecer a fecundação e o desenvolvimento do embrião. Para o desempenho dessas funções, a trompa conta com capacidade contratural, aparelho ciliar e atividade secretora (Eddy, 1986).

Contratilidade tubária – as células musculares lisas da trompa, em razão de sua organização em camadas orientadas em várias direções, são capazes de exercer diversos tipos de contrações. A atividade contrátil tubária não se manifesta como ondas peristálticas. Ela se apresenta como contrações segmentares que se originam em determinada área da trompa e propagam-se simetricamente em uma ou outra direção com velocidade idêntica. Assim, o transporte ou migração ovular e do embrião assume forma descontínua com movimentos para trás e para diante em direção às zonas quiescentes.

Em geral, a direção da atividade miogênica tubária faz-se graças a influências nervosas e hormonais, resultando em encaminhamento gradual do ovo para o útero. A trompa humana, particularmente sua zona ístmica, é intensamente rica de inervação adrenérgica, cujas conexões neurotransmissoras sofrem variações cíclicas hormonais (Coutinho, 1976, citado por Eddy, 1986). Enquanto os estrógenos ativam a contratilidade, a progesterona exerce ação inibidora. Reconhecem-se dois picos na atividade contratural: um deles coincide com a ovulação e relaciona-se com a máxima produção de estrógenos; o outro coincide com o início da menstruação, quando os níveis da progesterona são baixos e iniciam-se o incremento dos estrógenos e a liberação endometrial de prostaglandinas (Eddy, 1986).

Atividade secretora – a mucosa tubária, principalmente no istmo, contém células que liberam suas secreções na luz tubária e que garantem a sobrevida dos gametas, a fecundação e o desenvolvimento do embrião. Além dessa atividade secretora presente na luz tubária, importa referir, ainda, a presença de material nutriente provindo da transudação vascular seletiva, do fluido folicular e das secreções uterinas e peritoneais.

A atividade secretora tubária sofre controle hormonal: enquanto os estrógenos a ativam, a progesterona a inibe. Na fase ovulatória, quando o nível estrogênico é máximo, as células secretoras atingem grande desenvolvimento, projetam-se em direção da luz tubária e reduzem a atividade ciliar. Coincidindo com a ovulação, essas células liberam suas secreções, cuja presença se reduzirá na fase progesterônica, favorecendo, agora, a atividade ciliar. Segundo Jansen (1980), a qualidade das secreções também se altera, observando-se maior quantidade de glicoproteína na zona ístmica, o que é de grande importância para o transporte espermático e embrionário (Fig. I-12).

Atividade ciliar – na luz tubária encontram-se células ciliares, cuja quantidade em cada área tubária é inversa à das células secretoras. Assim, a maior concentração de células ciliares (70%) encontra-se na fímbria, declina na ampola (50%) e reduz-se no istmo, para novamente aumentar na zona intersticial.

A multidão de cílios originados das células ciliares apresenta atividade propulsora uniforme no sentido da fímbria para o útero, com pico de intensidade na fase ovulatória. A influência hormonal sobre a atividade ciliar apenas se identifica em relação ao desenvolvimento das células, intensifica-se na fase estrogênica e reduz-se na fase progesterônica (Fig. I-13).

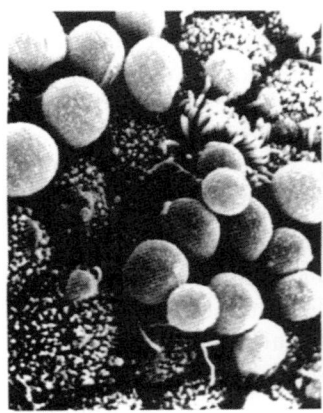

Figura I-12 – Microscopia eletrônica mostrando cílios, células secretoras e material secretado inundando a luz tubária (Philipp e cols., 1986).

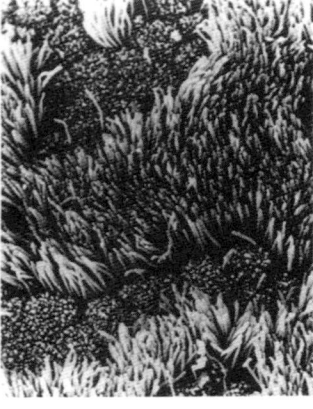

Figura I-13 – Microscopia eletrônica mostrando o abundante aparelho ciliar presente na luz tubária. Na fase lútea inicial, os cílios apresentam-se salientes, e nota-se ausência de material de secreção (Philipp e cols., 1986).

MIGRAÇÃO OVULAR

O transporte do ovo pela trompa faz-se à custa da atividade sinérgica da contratilidade do aparelho ciliar e das secreções tubárias. Admite-se durar 3-4 dias, sendo precedido de fase de retenção na ampola e seguido de rápido encaminhamento através do istmo em direção ao útero. Admite-se que a presença do ovo estimula a capacidade contrátil da trompa.

Aparentemente, a fase estacionária ampolar do transporte ovular relaciona-se com um mecanismo esfinctérico muscular do istmo, associado à abundante secreção de material glicoprotéico, que persiste por vários dias após a ovulação e que, em conjunto, promoveria oclusão funcional temporária da zona ístmica. Com o início da atividade progesterônica, a capacidade contrátil esfinctérica da trompa e a secreção de suas células secretoras se reduzem, favorecendo a atividade propulsora ciliar, que se encarregará, agora, do rápido transporte do ovo (Jansen, 1981).

Durante os primeiros 4-5 dias após a fecundação, ocorrem alterações notáveis no ovócito humano, agora bem esclarecidas em virtude da observação resultante da fertilização *in vitro*.

Dentro de 30 horas após a fecundação, ocorre a primeira divisão celular, resultando duas células iguais à que lhes deu origem (clivagem), embora de menor volume (o volume das duas equivale ao volume da célula-mãe). Cada uma delas tem um núcleo contendo os 46 cromossomos (como na célula-mãe). Cerca de 12 horas após, uma segunda divisão celular ocorre, e cada uma das células-filhas dá origem a outras duas (por divisão mitótica). Essas divisões celulares se sucedem progressivamente, chamando-se de zigoto seu conjunto e de blastômero cada uma das células.

Ao final dessas divisões, o zigoto apresenta-se cheio de blastômeros, constituindo-se a chamada fase de mórula do desenvolvimento embrionário, pela sua semelhança com uma amora (Fig. I-14).

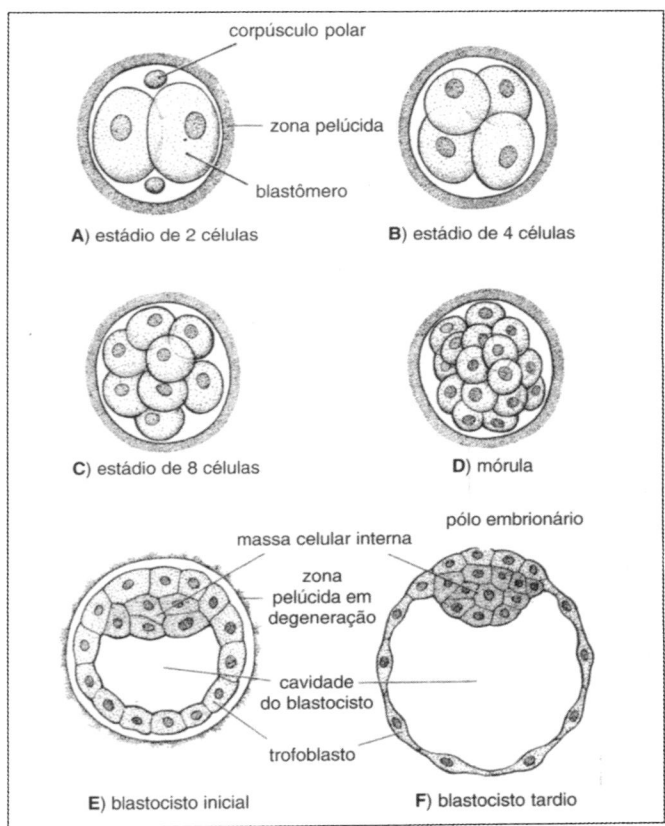

Figura I-14 – Demonstração esquemática da clivagem e formação do blastocisto e do pólo embrionário (Moore, 1975).

Progressivamente, surge no centro da mórula certa quantidade de fluido, e seu aumento resulta no afastamento excêntrico dos blastômeros, constituindo-se, assim, uma área central cheia de fluido (antro ou cavidade blastocística), cercada perifericamente pelos blastômeros. Nesse estágio, o zigoto atinge a fase designada de blastocisto (Fig. I-15), e é nessa condição que, em geral, o embrião atinge a cavidade uterina. Às células que envolvem o antro dá-se o nome de trofoblasto. Em determinada área interna do trofoblasto, as células acumulam-se em um aglomerado chamado nó embrionário, e dele resultará o embrião.

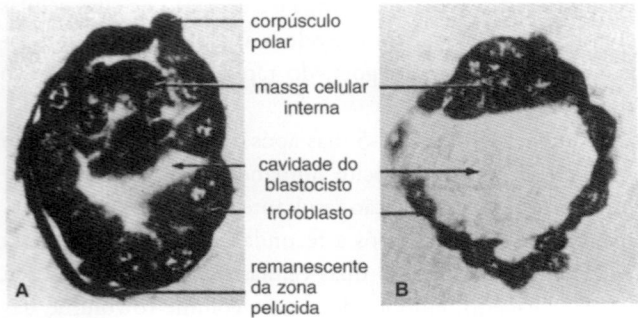

Figura I-15 – Blastocistos extraídos da cavidade uterina. **A)** Fase final de mórula e início da fase de blastocisto. Notar a eliminação do corpúsculo polar. **B)** Blastocisto organizado, notando-se o pólo embrionário, o antro e o desaparecimento da zona pelúcida. As células que envolvem o antro identificam o trofoblasto (Hertig e cols., 1956).

NIDAÇÃO OVULAR

O blastocisto nida-se na cavidade uterina 6-7 dias após a fecundação. Ao adentrar a cavidade uterina, cerca de 3-4 dias após a fecundação, o zigoto permanece livre cerca de 4 dias e sem capacidade de se implantar no endométrio, uma vez que o trofoblasto, ainda imaturo, não apresenta a capacidade corrosiva que é indispensável para sua nidação. Atingida essa capacidade, as células trofoblásticas segregam enzimas proteolíticas que lisam as células do endométrio, forçando a penetração do zigoto no âmago da camada endometrial. Esta, à custa da ação hormonal preparatória, proliferativa estrogênica e secretora progesterônica, encontra-se espessa, com glândulas tortuosas e secretando abundante material glicoprotéico que será liberado após a lise de suas células.

A nidação ou implantação é exemplo extraordinário de interações sucessivas entre dois tecidos geneticamente distintos. O embrião, na fase de pré-implantação, multiplica suas células, enquanto sua superfície (trofoectoderme) se diferencia para favorecer a nidação. O número de células do blastocisto tem relação positiva com o êxito da implantação (Edwards, 1995). Admite-se que, após a fertilização, os blastocistos secretem estrógenos entre 5 e 8 dias e gonadotrofinas entre 8 e 11 dias, favorecendo a nidação.

É surpreendente a coincidência da capacidade de penetração do trofoblasto com as condições endométrio-deciduais favorecedoras da nidação que, em geral, situam-se entre o 21º e o 22º dias em ciclos normais de 28 dias. A esse momento propício para ocorrer a nidação no leito decidual dá-se o nome de "janela de implantação". Tem sido utilizado na fertilização *in vitro* sob a designação de "janela de transferência". Existe, portanto, perfeita sincronia entre a receptividade endometrial e a capacidade de implantação do trofoblasto. Por isso, como regra, em geral, a nidação ocorre na parte alta uterina.

Admite-se, ainda, existirem receptores membranosos, presentes no trofoblasto e também nas células do epitélio uterino. Às proteínas que regulam essas interações se deu o nome de "moléculas de adesão celular" (CAM), constituídas, no trofoblasto, por receptores de fibronectina e laminina e também de ecadherina que se admite ser marcador histoquímico para as células do citotrofoblasto. Por outro lado, o epitélio endometrial possui receptores para a fibronectina.

Quando a capacidade invasiva do trofoblasto se manifesta em local extra-endometrial, sua implantação ocorrerá (prenhez extra-uterina), uma vez que a presença de endométrio não é requisito indispensável para a nidação.

O zigoto, ao se aprofundar progressivamente no endométrio secretor, acaba por ser envolvido pelas suas células, e seu desenvolvimento e nutrição inicial, após a nidação, serão feitos à custa do material glicoprotéico elaborado pelas células glandulares lisadas pelo trofoblasto (fase histotrófica da nutrição do ovo). Ao se estabelecerem as conexões vasculares entre o esboço das vilosidades e o leito do endométrio, inicia-se a fase hemotrófica do desenvolvimento embrionário.

A implantação ovular humana é, portanto, do tipo intersticial e ocorre, usualmente, nas partes altas da cavidade uterina, penetrando primeiro o pólo do blastocisto onde se encontra o nó embrionário.

Em sua penetração, o trofoblasto atinge a membrana basal do endométrio, rica em laminina, reconhecendo-a por apresentar receptores de laminina (Fisher e cols., 1985). Adentrando a membrana basal, estabelecem-se as conexões com os vasos maternos. Para atravessar as diversas camadas endometriais e consumar a nidação e a placentação, o trofoblasto conta com um sistema enzimático altamente diferenciado e específico (metaloprotease). O comportamento invasivo do trofoblasto é regulado de tal modo que sua progressão em profundidade se detém ao entrar em contato com as arteríolas espiraladas profundas. Excepcionalmente, ele ultrapassa esse limite e invade o miométrio (acretismo).

Vadillo-Ortega e cols. (1992), cultivando células deciduais, comprovaram a presença de um fator inibidor tecidual das metaloproteinases. Daí se concluir ou admitir que a decídua intervém regulando e limitando a penetração do trofoblasto. Essa hipótese é reforçada pela observação de que a presença de reativos que inibem as metaloproteinases favorece a penetração trofoblástica excessiva.

Antes da fertilização *in vitro*, o embrião mais jovem que se conhecia tinha cerca de 7 dias e foi observado por Hertig e Rock (1945). Como mostra a figura I-16, ele já havia corroído o endométrio até o seu estroma e por ele sido englobado, notando-se espessa camada de células em sua volta, diferenciadas em dois tipos: células de limites nítidos em contato com o embrião (citotrofoblasto primitivo ou camada de Langhans) e uma camada mais externa de células com limites menos nítidos (sinciciotrofoblasto). Nos 11º-12º dias, o blastocisto apresenta-se completamente incluído no estroma do endométrio (Hertig e Rock, 1941).

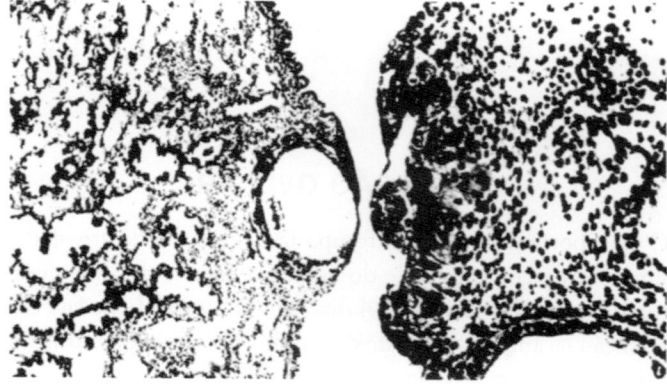

Figura I-16 – Embrião humano de cerca de 7 dias. O blastocisto colabado (inferiormente) encontra-se englobado pela decídua endometrial, embora não o recubra totalmente (Hertig e Rock, 1945).

A figura I-17 apresenta a *síntese dos fenômenos complexos* que acabamos de expor e que, finalmente, culminam com a nidação.

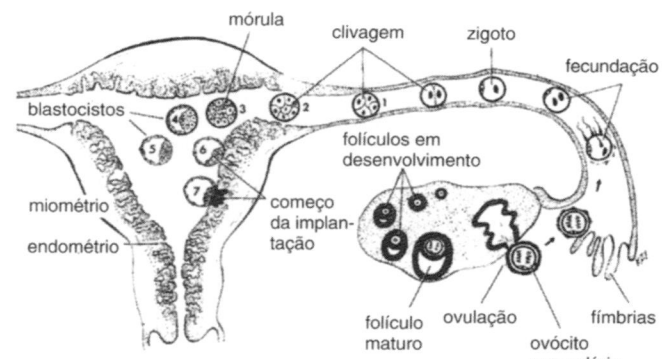

Figura I-17 — Demonstração esquemática do ciclo ovariano, ovulação, captação, migração e nidação ovular (Moore, 1975).

Estabelecida a conexão vascular do embrião com o organismo materno, e talvez até antes de isso ocorrer, hormônios elaborados pelo trofoblasto (gonadotrofinas coriônicas) invadem a circulação materna. Atuando sobre o corpo lúteo menstrual (ação luteotrófica), provocam seu maior desenvolvimento (corpo lúteo gravídico), com conseqüente maior produção de progesterona e transformação do endométrio de secretor em decídua gravídica. Nela, as transformações endometriais que favorecerão o desenvolvimento embrionário adquirem caráter superlativo.

A deciduação gravídica ocorre em toda a superfície endometrial que recobre a cavidade uterina e, por vezes, embora com caráter pouco intenso, estende-se à mucosa do canal cervical. As células deciduais bem desenvolvidas são volumosas, poliédricas ou arredondadas, com núcleo arredondado e vesicular, citoplasma claro, discretamente basófilo e envolvido por membrana translúcida.

Topograficamente, após a implantação completa do zigoto e seu total envolvimento decidual, reconhecem-se quatro divisões na decídua. Designa-se basal ou serotina a área da decídua sobre a qual ocorreu a nidação; à decídua que envolve o ovo dá-se o nome de reflexa ou capsular; à decídua que recobre toda cavidade uterina restante designa-se parietal ou verdadeira; finalmente, chama-se decídua marginal aquela que corresponde ao contorno equatorial do ovo e situa-se entre a basal e a capsular (Fig. I-18).

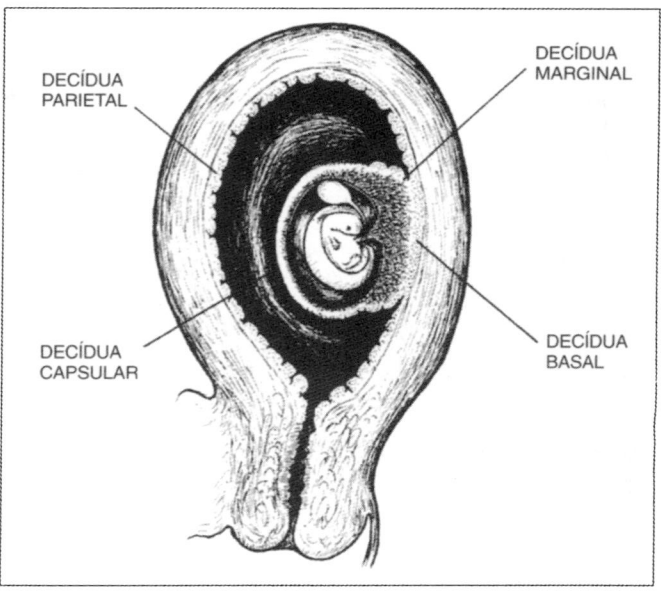

Figura I-18 — Útero grávido. Ilustração dos diversos tipos de decídua (Briquet, 1939).

Na figura I-18A (ultra-sonografia) identifica-se embrião de 7,6 semanas implantado na cavidade uterina.

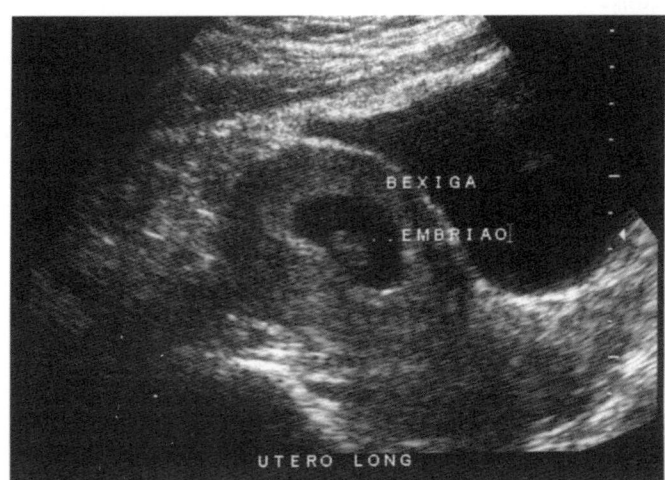

Figura I-18A — Ultra-sonografia — embrião de 7,6 semanas implantado na cavidade uterina.

Referências Bibliográficas

• AHLGREN, M. & MALMQVIST, R. – Survival time of spermatozoa in the human oviduct. In: Ebling, F. J. G. & Henderson, I.W. *Biological and Clinical Aspects of Reproduction.* Excerpta Medica, Amsterdam, 1976, p. 156. • AUSTIN, C.R. – The egg and fertilization. *Science J. (London),* 6:37, 1970. • AUSTIN, C.R. – Sperm fertility, viability and persistence in the female tract. *J. Reprod. Fertil.* 22(Suppl.):75, 1975. • BAR-AMI, S. & cols. – Different morphological and steroidogenic patterns in oocyte/cumulus-corona cell complexes aspirated at in vitro fertilization. *Biol. Reprod.,* 41:761, 1989. • BASURAY, R. & cols. – High progesterone/stradiol ratio in follicular fluid at oocyte aspiration for in vitro fertilization as a predictor of possible pregnancy. *Fertil. Steril.,* 49:1007, 1988. • BAYER, S.R. & cols. – Spectrophotometric absorbance of follicular fluid: a predictor of oocyte fertilizing capacity. *Fertil. Steril.,* 49:442, 1988. • BLANDAU, R.J. – Anatomia de la ovulación. *Clin. Obstet. Ginecol.* Junho de 1967. • COUTINHO, E.M. – Physiology and physiopathology of the fallopian tubes. In: Ebling, F.J.G. & Henderson, I.W. *Biological and Clinical Aspects of Reproduction.* Excerpta Medica, Amsterdam, 1976, p. 54. • CROXATTO, H.B. & cols. – Time interval between LH peak and ovulation in women. In: Ebling, F.J.G. & Henderson, I.W. *Biological and Clinical Aspects of Reproduction.* Excerpta Medica, Amsterdam, 1976, p. 282. • DAVIES, M.C. & cols. – Oocyte donation: the role of endometrial receptivity. *Hum. Reprod.,* 5/7:862, 1990. • DAYA, S. & cols. – Influence of blood clots in the cumulus complex on oocyte fertilization and cleavage. *Hum. Reprod.,* 5/6:744, 1990. • DIETL, J.A. & RAUTH, G. – Molecular aspects of mammalian fertilization. *Hum. Reprod.,* 4:869, 1989. • DRAHORAD, J. & cols. – Proteins and glycosaminoglycans in the intercellular matrix of the human cumulus-oophorus and their effect on conversion of proacrosin to acrosin. *J. Reprod. Fertil.,* 93:253, 1991. • EDDY, C.A. – The tube. In: Phillip, E.E. & cols. *Scientific Foundations of Obstetrics and Gynecology.* Year Book Medical Publishers, Inc. Chicago, 1986, p. 144. • EDWARDS, R.G. – Physiological and molecular aspects of human implantation. In: Simon, C. & Pellicer, A. Edit. *Regulators of Human Implantation Human Reproduction.* Vol. 10. Suppl. 2. pg. 1, 1995. Oxford University Press. • EDWARDS, R.G. & FISHEL, S.B. – Ovulation, fertilization, embryo cleavage and implantation. In: Phillip, E.E. & cols. *Scientific Foundations of Obstetrics and Gynecology.* Year Book Medical Publishers, Inc. Chicago, 1986, p. 212. • GALAND, P. & ROORYCK, J. – Mediation by epidermal growth factor of the estradiol induced increase in cyclic guanosine 3-5 monophosphate content in the uterus endocrinology 137:1932, 1996. • GAUDEFROY, M. – Exploration cytokormonale de l'endomètre après nidation récente. In: *Les Fonctions de Nidation Utérine el Leurs Troubles.* Masson & Cie. Editeurs, Paris, 1960, p. 18 • GUZICK, D.S. & cols. – The importance of egg and sperm factors in predicting the likehood of pregnancy from gamete intrafallopian transfer. *Fertil. Steril.,* 52:795, 1989. • HERTIG, A.T. – La nidation des oeufs humains fécondés normaux et anormaux. In: *Les Fonctions de Nidation Utérine et leurs troubles.* Masson et Cie. Éditeurs, Paris, 1960, p. 13. • HERTIG, A.T. & cols. – A description of 34 human ova within the seventeen days of development. *Am. J. Anat.,* 98:435, 1956. • HERTIG, A.T. & ROCK, J. – Two human ova of the pre-villous stage, having an ovulation age of about eleven and twelve days respectively. *Contrib. Embryol.,* 29:127, 1941. • HERTIG, A.T. & ROCK, J. – On the development of the early human ovum with special reference to the trophoblast of the previllous stage; a description of 7 normal and 5 pathologic ova. *Am. J. Obstet. Gynecol.,* 47:149, 1944. • HERTIG, A.T. & ROCK, J. – Two human ova in the pre-villous stage having a development age of 7 and 9 days, respectively. *Contrib. Embryol.,* 31:65, 1945. • HINDUJA, I.N. & cols. – Ultrastructure of the cortex in the human egg. *Hum. Reprod.,* 5:66, 1990. • JANSEN, R.P.S. – Cyclic changes in the human Fallopian tube isthmus and their functional importance. *Am. J. Obstet. Gynecol.,* 136:292, 1980. • JANSEN, R.P.S. – Fallopian tube secretions: implications for tubal microsurgery. *Aust. N. Z. J. Obstet. Gynecol.,* 21:140, 1981. • JONES, P.B.C. & cols. – Plasminogen activator and plasminogen activator inhibitor in human preovulatory follicular fluid. *J. Clin. Endocrinol. Metab.,* 68:1039, 1989. • KLEM, M. & ENGEL, W. – On the capacity of mouse spermatozoa for spontaneous acrosome reaction in the male and female genital tract. *Andrologia,* 23:427, 1991. • KRUGER, T.F. & cols. – Predictive value of abnormal sperm morphology in in vitro fertilization. *Fertil. Steril.,* 49:112, 1988. • KRUGER, T.F. & cols. – New method of evaluating sperm morphology with predictive value for human in vitro fertilization. *Urology,* 30:248, 1987. • KRUIP, T.A.M. & cols. – Maturation of bovine oocytes transplanted into bovine follicles of follicular and luteal phase. *Int. J. Fertil.,* 33:134, 1988. • LAVY, G. & cols. – Hyaluronidase removal of the cumulus oophorus increases in vitro fertilization. *J. In Vitro Fertil. Embryo Transf.,* 5:257, 1988. • LEESON, T.S. & LEESON, C.R. – *Histology.* W. B. Saunders Co., Philadelphia, 1970. • LIU, D.Y. & BAKER, H.W.G. – Morphology of spermatozoa bound to the zona pellucida of human oocytes that failed to fertilize in vitro. *J. Reprod. Fertil.,* 94:71, 1992. • MAGIER, S. & cols. – Significance of cumulus oophorus in in-vitro fertilization and oocyte viability and fertility. *Hum. Reprod.,* 5/7:847, 1990. • MASTROIANNI, L. – The tube. In: Philipp, E.E. & cols. *Scientific Foundations of Obstetrics and Gynecology.* William Heinemann Ltd., London, 1970, p. 81. • MENDOZA, C. & TESARIK, J. – Effect of follicular fluid on sperm movement characteristics. *Fertil. Steril.,* 54:1135, 1990. • MILWIDSKY, A. & cols. – Human follicular fluid protease and antiprotease activities: a suggested correlation with ability of oocyts to undergo in vitro fertilization. *Fertil. Steril.,* 52:274, 1989. • MOORE, K.L. – *Embriologia Clínica* (Tradução). Editora Interamericana do Brasil, Rio de Janeiro, 1975. • MORRIS, J.M. & SCULLY, R.E. – *Endrocrine Pathology of the Ovary.* C. V. Mosby Co., St. Louis, 1958. • MORTIMER, D. & CAMENZIND, A.R. – The role of follicular fluid in inducing the acrosome reaction of human spermatozoa incubated in vitro. *Hum. Reprod.,* 4:169, 1989. • NEME, B. – *Temperatura Basal. Seu Valor na Propedêutica Ginecológica.* Tese – Faculdade de Medicina de São Paulo (USP), 1956. • ODA, T. & cols. – Role of corpus luteum function in embryo implantation. *Horm. Res.,* 37 (Suppl. 1):75, 1992. • ODELL, W.D. & MOYER, D.L. – *Physiology of Reproduction.* C. V. Mosby Co., St. Louis, 1971. • PHILIPP, E.E. & cols. – *Scientific Foundations of Obstetrics & Gynecology.* William Heinemann Medical Books Publication, London, 1986. • ROCK, J. & HERTIG, A.T. – The human conceptus during the first two weeks of gestation. *Am. J. Obstet. Gynecol.,* 55:6, 1948. • ROSENBUSCH, B. & cols. – Zytogenetik umbefruchteter oder ungeteilt gebliebener eizellen im Rahmen der in-vitro fertilization. *Geburtsh. Fraunheil,* 52:479, 1992. • SCOMMEGNA, A. & DMOWSKI, W.P. – Menstruation. In: Phillip, E.E. & cols. *Scientific Foundations of Obstetrics & Gynecology.* Year Book Medical Publishers, Inc., Chicago, p. 188, 1986. • SCOTT, R.T. & cols. – Correlation of follicular diameter with oocyte recovery and maturity at the time of transvaginal follicular aspiration. *J. Int. Vitro Fertil. Embryo Transf.,* 6:73, 1989. • SHABANOWITZ, R.B. & O'RAUD, M.G. – Molecular changes in the human zona pellucida associated with fertilization and human sperm-zona interations. *Ann. New York Acad. Sci.,* 541:621, 1988a. • SHABANOWITZ, R.B. & O'RAUD, M.G. – Characterization of the human zona pellucida from fertilized and unfertilized eggs. *J. Reprod. Fertil.,* 82:151, 1988b. • SHETTLES, L. B. – *Ovum Humanum.* Hafner, New York, 1960. • SHETTLES, L.B. – Fertilization and early development from the inner cell mass. In: Philipp, E.E. & cols. *Scientific Foundations of Obstetrics and Gynecology.* William Heinemann Ltd., London, 1970, p. 134. • SIEGEL, M.S. & cols. – The influence of human follicular fluid on the acrosome reaction, fertilizing capacity and proteinase activity of human spermatozoa. *Hum. Reprod.,* 5/8:975, 1990. • STEPHEN, K. & cols. – Short luteal phase and infertility. *Br. J. Obstet. Gynaecol.,* 91:1120, 1984. • SULLIVAN, R. & cols. – Protein synthesis and acrosome reaction-inducing activity of human cumulus cells. *Hum. Reprod.,* 5/7:830, 1990. • SWIET, M. & CHAMBERLAIN, G. – *Basic Science in Obstetrics and Gynaecology.* Churchill Livingstone, Edinburgh, 1992. • TESARIK, J. & cols. – The role of cumulus cell-secreted proteins in the development of human sperm fertilizing ability. Implication in I. V. F. *Hum. Reprod.,* 3:129, 1988. • TESARIK, J. & cols. – Effect of the human cumulus oophorus on movement characteristics of human capacitated spermatozoa. *J. Reprod. Fertil.,* 88:665, 1990. • TUCKER, M.J. & cols. – The use of human follicular fluid in gamete Fallopian transfer. *Hum. Reprod.,* 4:931, 1989. • VADILLO-ORTEGA, F. & cols. – Bases Moleculares de la Implantación del Conceptus Humano. *Perinatol. Reprod. Hum.,* 6:157, 1992. • VAN DER MERWE, J.P. & cols. – The role of oocyte maturity in the treatment of infertility because of teratozoospermia and normozoospermia with gamete intrafallopian transfer. *Fertil. Steril.,* 58:581, 1992. • VAN DER VEN, H.H. & cols. – Fertilization of human oocytes in capillary tubes with very small numbers of spermatozoa. *Hum. Reprod.,* 4:72, 1989. • WOODRUFF, J.D. & PAUERSTEIN, C.J. – *The Fallopian Tube. Structure, Function, Pathology, and Management.* The Williams & Wilkins Co., Baltimore, 1969. • ZUCCOTTI, M. & cols. – Collagenase as an agent for dissolving the zona pellucida of hamster and mouse oocytes. *J. Reprod. Fertil.,* 93:515, 1991.

3 Placenta Humana

Luiz Kulay Júnior
Maria Nice Caly Kulay
Manuel de Jesus Simões
Marise Samama

DESENVOLVIMENTO

A placenta pode ser considerada como a oposição ou fusão das membranas fetais com a mucosa uterina e tem por objetivo promover as trocas de nutrientes, gases e metabólitos entre os organismos materno e fetal (Mossman, 1965). Conforme esse conceito, o desenvolvimento da placenta começa no momento da implantação, isto é, no sexto dia de concepção, logo que o blastócito inicia a invasão do endométrio (Kaufmann e Scheffen, 1992) (Fig. I-19).

O processo de implantação pode ser dividido em três fases: aposição, adesão e invasão. Para muitos, a implantação é um fenômeno neoinflamatório, havendo a liberação de moléculas de adesão tanto deciduais quanto trofoblásticas após a fase de aposição. Alguns estudiosos acreditam que a gravidez é conseqüência de um fenômeno imunológico decorrente de uma reação inflamatória no local da nidação, sugerindo haver então uma ligação entre o sistema endócrino e o imunológico.

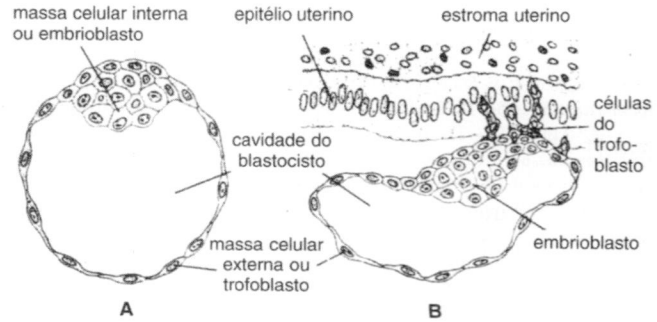

Figura I-19 – Desenho esquemático de um corte de embrioblasto humano com 4 ½ dias. A) A massa celular interna (embrioblasto) está representada por células claras, enquanto as escuras representam a massa celular externa ou trofoblasto (Hertig e cols.). B) Desenho esquemático de um corte de blastocisto de macaco *Rhesus*, nono dia de desenvolvimento. As células do trofoblasto, localizadas no pólo embrionário, estão se interdigitando com a mucosa uterina. No humano, a nidação começa no sexto dia de desenvolvimento (redesenhado de Hertig e cols., 1956).

O crescimento e a diferenciação do epitélio glandular endometrial se dão por ação de fatores estimuladores de colônias de macrófagos (M-CSF, CSF-1). Nas primeiras 48 horas da fecundação, existe um aumento intra-uterino dos níveis de "colony stimulator factor 1" (CSF-1), de "granulocyte macrophage colony stimulating factor" (GM-CSF), de "granulocyte colony stimulating factor" (G-CSF), de "tumor necrosis factor" (TNF-α), interleucina-1 e 6 (IL-6), seguido de uma queda horas após, quando os linfócitos T desaparecem da luz uterina, com exceção do CSF-1 e da IL-6, que continuam a se elevar durante toda a gestação. O CSF-1 é secretado pela decídua de forma parácrina e pela placenta de forma autócrina, estando nitidamente elevado próximo do ponto de implantação embrionária (Wegmann, 1990).

Em torno do sexto dia começa a interação trofoblasto-epitélio uterino. As microvilosidades do citotrofoblasto do pólo embrionário interdigitam-se com as microvilosidades do epitélio colunar do endométrio. Colunas de trofoblasto começam a penetrar os espaços entre as células colares por ação de enzimas proteolíticas, que vão digerindo a matriz glicoprotéica, a elastina e o colágeno, componentes intercelulares normais (Glass e cols., 1983).

Pesquisas motivadas por estudos sobre a fertilização in vitro parecem indicar que existem estímulos recíprocos entre o embrião e o organismo materno. Nesse particular, merecem ser citados alguns achados. Embora as "mast cells" do útero se constituam em importante fonte de histamina, essa substância, encontrada no local da implantação, parece ser uma resposta decidual (Shelesnyak, 1952). A liberação de CO_2 durante o processo pode ser fator de estímulo para aumentar a espessura da superfície do embrião (Boving, 1959). O próprio hormônio gonadotrófico corial (hCG), produzido pelo trofoblasto, possui poderoso efeito luteotrófico (Csapo e cols., 1973). A ativação de plaquetas, prostaglandinas e esteróides (Hartshorne e Edwards, 1991), assim como a elevação da taxa de prolactina glicosilada (Healdy, 1991) e a presença de glicosaminoglicanos (Aplin, 1991) podem estar envolvidas no processo de modulação da implantação.

A implantação também ocorre pela indução de moléculas de adesão uterina e placentárias (laminina, fibronectina, selectina e integrinas) precisamente no sítio de implantação (Aplin, 1996). É o trofoblasto que regula a expressão destas moléculas durante o processo de invasão (Loke e cols., 1995). Durante a implantação e o crescimento placentário, a resposta imune materna é modificada por antígenos fetais, citocinas, monócitos, linfócitos, fatores de crescimento (GM-CSF, CSF-1 e IL-3) que têm ação trófica direta sobre o trofoblasto (Wegmann, 1989; Athanassakis e cols., 1990) e hormônios presentes no próprio trofoblasto, resultando em resposta complexa e equilibrada. Portanto, na janela de implantação, a inflamação tem um papel fundamental.

No processo de invasão, as membranas celulares do citotrofoblasto invasor vão desaparecendo gradativamente, formando massa citoplasmática com núcleos no seu interior, o *sinciciotrofoblasto primitivo*. Cobrindo o embrioblasto, estão células bem definidas, o *citotrofoblasto primitivo*. A penetração do trofoblasto, porém, é limitada pela formação de células deciduais, semelhantes a fibroblastos, que vão sendo transformadas em células de glicogênio e células lipídicas (Fig. I-20).

No final da primeira semana após a fertilização, o zigoto humano venceu as fases de mórula e blastocisto; além disso, ocorreu sua implantação na mucosa uterina.

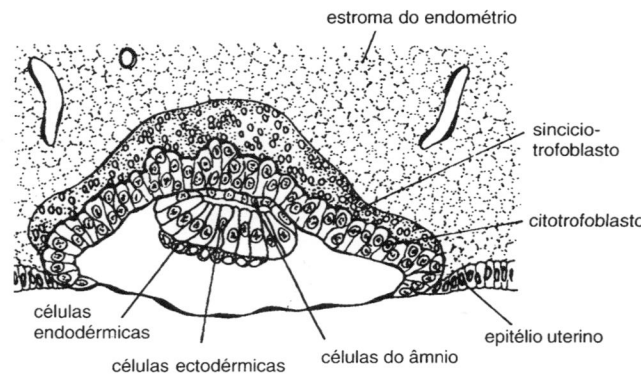

Figura I-20 – Esquema do blastocisto com 7 $^1/_2$ dias de desenvolvimento, implantado parcialmente. O trofoblasto consiste da camada celular interna, o citotrofoblasto, e da camada externa sem limites celulares, o sinciciotrofoblasto. O embrioblasto está representado por folhetos germinativos, o endodérmico e o ectodérmico. A cavidade amniótica mostra-se como pequena fenda (redesenhado de Hertig e cols., 1956).

No oitavo dia, o blastocisto está parcialmente incluído no estroma. No pólo embrionário, o embrioblasto continua a ser revestido pelo trofoblasto. A camada mais externa é constituída por uma massa compacta multinucleada, sem figuras de mitose, o *sinciciotrofoblasto*; outra camada mais interna, em contato com o próprio embrioblasto, consta de células cubóides, o *citotrofoblasto*, com inúmeras figuras de mitose (Fig. I-20). Pesquisas envolvendo incorporação de timidina tritiada e microespectrofotometria pelo método de Fuelgen concluíram que o rápido acúmulo de núcleos no sinciciotrofoblasto é explicado pela proliferação do citotrofoblasto, seguida da coalescência das células-filhas no sincício (Richard, 1961; Galton, 1962; Midgley e cols., 1963). O quadro histológico do sincício, denso e compacto, marca o final do *estado pré-colar do período pré-viloso* da placentação (Wimsatt, 1950). No pólo oposto, há uma única camada de células achatadas delimitando a blastocele (Fig. I-20)

Estudos *in vitro* com células trofoblásticas de primeiro trimestre demonstraram que o CSF-1 induz à diferenciação do citotrofoblasto em sinciciotrofoblasto (Wegmann, 1990).

No embrioblasto, antiga massa celular interna, podem ser distinguidas duas camadas: *o folheto germinativo endodérmico*, mais interno, representado por pequenas células cubóides, e o *folheto germinativo ectodérmico*, mais externo, representado por células colunares altas. Cada um destes folhetos é representado por um disco achatado; os dois discos juntos formam o *disco germinativo bilaminar* (Fig. I-20).

Nessa etapa, entre as células do folheto ectodérmico e o citotrofoblasto, começam a aparecer vacúolos que evoluem para fendas que coalescem afastando as duas estruturas, originando a *câmara amniótica*. Junto ao trofoblasto dessa cavidade recém-formada há grandes células achatadas, os *amnioblastos*, ao que parece, originários do trofoblasto; essa camada se continua com o disco ectodérmico, e ambos delimitam a *cavidade amniótica* (Fig. I-20).

No nono dia, o blastocisto já penetrou mais no endométrio. Nota-se o aparecimento de pequenos vacúolos no sinciciotrofoblasto que aumentam rapidamente; tal fato indica o início do *estado lacunar do período pré-viloso*, pois a sua fusão dará origem a lacunas. O citotrofoblasto apresenta-se mais volumoso. O estroma endometrial, por sua vez, está bem mais congesto e com as células contendo muito glicogênio (Fig. I-21).

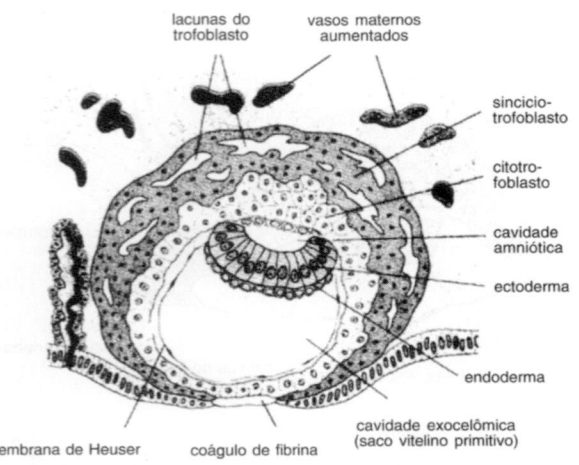

Figura I-21 – Esquema de blastocisto de 9 dias. O sinciciotrofoblasto apresenta inúmeras lacunas – fase lacunar. Células mesoteliais achatadas dilaminaram-se da superfície interna do citotrofoblasto, iniciando a formação da membrana de Heuser. O disco germinativo didérmico é constituído por uma única camada de células cilíndricas, ectodérmicas, e de outra camada de células menores, poliédricas, endodérmicas. A cavidade amniótica está mais desenvolvida; está ocorrendo recomposição do epitélio do endométrio (redesenhado de Hertig e cols., 1956).

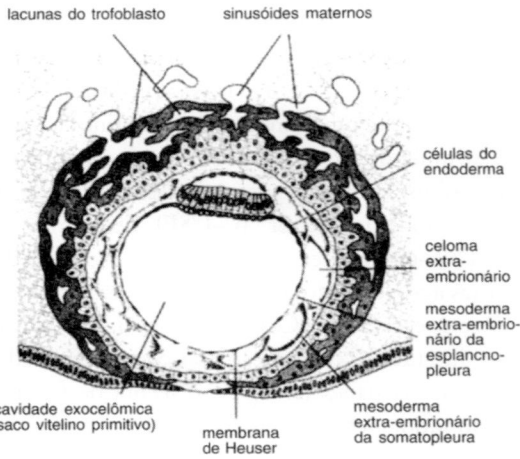

Figura I-22 – Esquema de blastocisto humano de aproximadamente 12 dias. As lacunas trofoblásticas comunicam-se com os sinusóides maternos no pólo embrionário. Fase de nutrição hemotrófica. Prossegue-se a delaminação das células do citotrofoblasto para formar o mesoderma extra-embrionário que reveste a superfície interna do trofoblasto e a face externa do saco vitelino. As células endodérmicas estendem-se revestindo a superfície interna da membrana de Heuser (redesenhado de Hertig e cols., 1956).

Nessa data, células mesoteliais delaminam-se na superfície interna do citotrofoblasto formando uma camada de células achatadas, a *membrana de Heuser*. Esta membrana continua-se com a margem do disco endodérmico; ambos revestem internamente a cavidade do blastocisto e a *cavidade exocelômica* ou *saco vitelino primitivo* (Fig. I-21).

Nos dias que se seguem, continua a penetração do blastócito, enquanto o epitélio colunar do endométrio vai progressivamente reparando a solução de continuidade (Fig. I-22). As lacunas vão-se comunicando e ampliando; estão delimitadas, agora, por traves mais delgadas de sinciciotrofoblasto. O blastocisto continua a se deslocar na direção dos capilares *sinusóides* maternos (Hamilton e Boyd, 1970); por ação angioclástica, inicia a corrosão das paredes desses capilares, estabelecendo continuidade com seus endotélios. O sangue materno passa, então, a ocupar o interior das lacunas. O sincício continua a se aprofundar, alcança vasos maiores, promovendo, assim, as primeiras relações circulatórias uteroplacentárias. Os 12º e 13º dias marcam o final do período de *nutrição histiotrófica* e o início da *nutrição hemotrófica*. Está encerrado o *estado lacunar do período pré-viloso*.

O citotrofoblasto, por sua vez, dá origem, na sua face interna, a um tecido frouxo – o *mesoderma extra-embrionário;* preenche-se, assim, o espaço situado entre o saco vitelino, o disco embrionário bilaminar, o âmnio e o trofoblasto (Fig. I-22). Conforme o mesoderma extra-embrionário vai-se expandindo, vão aparecendo amplas cavidades que, ao se confluírem, formam o *celoma extra-embrionário;* este envolve o saco vitelino e une a cavidade amniótica, exceto onde há uma ponte de mesoderma extra-embrionário, formando o *pedúnculo do embrião* que o une ao trofoblasto (Fig. I-22). O mesoderma que recobre o citotrofoblasto e o âmnio é denominado *mesoderma somatopleúrico extra-embrionário;* aquele que envolve o saco vitelino primitivo é o *mesoderma esplancnopleúrico extra-embrionário* (Fig. I-22).

Ainda por volta do 12º ao 13º dia, começam a proliferar no endoderma células que se dirigem para o saco vitelino, começando a forrar a face interna da membrana de Heuser (Fig. I-22).

O quadro histológico do endométrio – células poliédricas repletas de glicogênio e lipídeos, edema e elementos extravasados dos capilares maternos – é denominado *reação decidual*. Tal reação, observada inicialmente na porção contígua à implantação, tende a se expandir, no futuro, para todo o endométrio.

Nesta fase e durante todo o primeiro trimestre da gestação, numerosas células "natural killer" uterinas (NKu) estão presentes no local de implantação e em contato íntimo com o trofoblasto (Bulmer, 1993). São recrutadas em grande número durante a decidualização, e a maioria está concentrada na zona de implantação do útero, especialmente em torno das arteríolas espiraladas, entre a placenta e o miométrio. Têm ação citotóxica sobre o trofoblasto quando ativadas. Proliferam-se na mucosa uterina, porém não apresentam resposta imunológica clássica. Produzem citocinas Th1 e Th2, regulando a proliferação trofoblástica, sua diferenciação e migração durante a placentação. Parecem participar na regulação da invasão trofoblástica, permitindo crescimento adequado e desenvolvimento fetal. Também foi demonstrado que as células NK possam agir diretamente pela secreção de angiopoetina 2, ou controlando a produção desta (Croy e cols., 2000; King e cols., 1997; Chaouat e cols., 1998) pela célula trofoblástica, e também do fator de crescimento do endotélio vascular (VEGF). Em 2001, Chung e cols. mostraram que o intérferon-γ deve estar envolvido na secreção de VEGF pelo trofoblasto, sendo, portanto, importante para o sucesso da vascularização (Ashkar e cols., 2000). Numerosos elementos indicam que os linfócitos NK maternos apresentam uma função crucial, sendo responsáveis por um desenvolvimento adequado das funções placentárias (Guimond e cols., 1997).

Um balanço adequado entre citocinas Th1 e Th2 é fundamental para a manutenção do equilíbrio imunológico (Chaouat, 2000). Os linfócitos T "helper" 1 (Th1) secretam citocinas Th1 (IL-2, TNF, INF-γ) e os linfócitos T "helper" 2 (Th2) secretam citocinas ditas Th2 (IL-3, IL-4, IL-5, IL-10). As citocinas Th2 regulam negativamente a produção das Th1, sendo imunossupressoras, especialmente no período periimplantatório. A interleucina-10 (IL-10) certamente tem o papel mais importante nessa regulação, pois, em modelos animais com altas taxas de abortamento, foi demonstrado que ela corrige os defeitos de implantação e de abortos precoces, permitindo uma gestação normal (Chaouat e cols., 1995). Tem função na inibição da síntese de citocinas Th1 e no bloqueio da ativação das células NK uterinas e de outras células inflamatórias presentes na barreira uteroplacentária (Chaouat e cols., 1996). As IL-4 e IL-10, produzidas no endométrio, podem contribuir para a modulação local da resposta imune adaptativa materna, na periimplantação endometrial, facilitando o sucesso da implantação embrionária e a manutenção da gravidez. A síntese de IL-10 é realizada tanto pela decídua quanto pela placenta e regulada pelas células NK deciduais (Samama, 2004).

É a liberação de DNA fetal ou produtos placentários solúveis na circulação materna que ativa monócitos/macrófagos gerando a secreção das citocinas capazes de modular a resposta imune celular materna, tanto para a ativação quanto para a supressão (Sacks e cols., 1999). Assim, durante a implantação do trofoblasto, nos tecidos fetais, há um controle da expressão de moléculas do complexo maior de histocompatibilidade (CMH) de classes I e II, responsáveis pela rejeição imunológica. A presença de anticorpos anti-HLA ("human leukocyte antigen") sugere que há necessidade de reconhecimento de aloantígenos paternos para desencadear a tolerância mediada por linfócitos T e estabelecer a gravidez. Durante a placentação, moléculas do CMH de classe I, como HLA-G, HLA-E e HLA-C, são expressas quase que exclusivamente no sinciciotrofoblasto e inibem a atividade lítica das células NK da decídua e certamente participam, sob forma solúvel, na inativação dos linfócitos T "killer" (King e cols., 2000). Assim, a expressão adequada dessas moléculas do CMH pelo trofoblasto leva as células NK a reconhecerem as células fetais como próprias e a permitir a invasão trofoblástica (King e Loke, 1991). Acredita-se que haja um mecanismo de interação da célula trofoblástica com as células NK uterinas que resulta na produção de citocinas que modulam a invasão do sinciciotrofoblasto, havendo assim o controle da placentação. Também, o reconhecimento de antígenos paternos na superfície das células do sinciciotrofoblasto pode ativar o sistema complemento resultando na destruição das células trofoblásticas. Proteínas de membrana têm o papel de proteção do trofoblasto, por meio da regulação da ativação do sistema complemento.

A rejeição celular é essencialmente mediada por linfócitos NK uterinos e linfócitos T "helper" 1 que produzem citocinas Th1, essencialmente o intérferon-γ e o TNF-α. Estes controlam em parte a invasão placentária e a vascularização local. O cortisol inibe a síntese de citocinas Th1, o estrógeno estimula à produção de cortisol e corticosteróides, a progesterona induz à produção de citocina Th2 e reduz a secreção de Th1, IL-4 e IL-6, o que leva à produção de hCG, induzindo à produção de progesterona pelo corpo lúteo. Citocinas antiinflamatórias como a IL-10 e o fator transformador do crescimento TGF-β desempenham papel importante na regulação da resposta imune.

A placentação faz com que células maternas e fetais fiquem em aposição no leito placentário. Na gravidez, estreitas relações vasculares materno-fetais levam à necessidade da interação imunológica entre mãe e feto. Assim, a gravidez depende essencialmente da manutenção do equilíbrio imunológico entre mãe e feto.

No término da segunda semana, o blastocisto penetrou completamente o endométrio. Quando este não está ainda bem reepitelizado, permite visibilização de pequena perda sangüínea. Como essa data coincide, aproximadamente, com o 28º dia do ciclo menstrual, pode induzir a erro de cálculo da idade gestacional. Quanto ao trofoblasto, as traves de sincício primitivo continuam a se adelgaçar e, em alguns pontos, começam a ser invadidas por citotrofoblasto primitivo, formando as *vilosidades primárias* (Fig. I-23). A partir do aparecimento da primeira vilosidade primária, o sistema lacunar, ou seja, o conjunto de lacas, passa a ser chamado de *espaço interviloso*. Está começando, agora, o chamado *período viloso, estado de elaboração*.

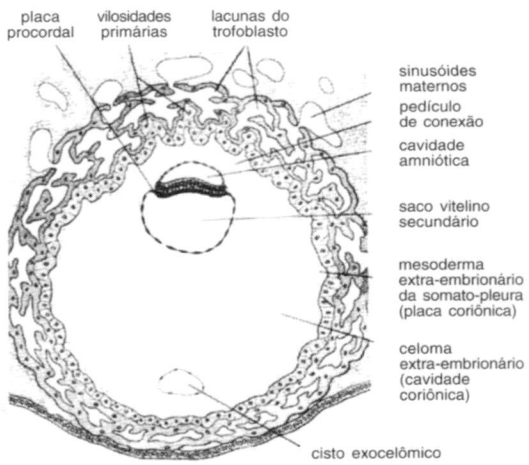

Figura I-23 – Esquema de blastocisto humano de 13 dias já implantado. Lacunas no pólo embrionário e pólo oposto. Presença de vilosidades primárias e celoma extra-embrionário. Saco vitelino definitivo completamente revestido por endoderma (redesenhado de Hertig e cols., 1956).

No disco embrionário bilaminar, ou disco germinativo bidérmico, o endoderma, teto do saco vitelino, continua a proliferar; forrando internamente a membrana de Heuser, constitui nova cavidade – o *saco vitelino secundário ou definitivo*, bem menor que a cavidade exocelômica ou o saco vitelino primitivo (Langman, 1977). Grande parte da cavidade exocelômica é, assim, excluída do saco vitelino definitivo; admite-se, então, que ela dá origem aos chamados *cistos exocelômicos*, encontrados no celoma extra-embrionário ou *cavidade coriônica* (Hertig e cols., 1956), conforme pode ser observado na figura I-23. Outros autores, no entanto, acreditam que a formação do saco vitelino definitivo ocorre por deiscência do endoderma; a cavidade exocelômica estaria, portanto, completamente excluída do saco vitelino definitivo (Strauss, 1945; Stark, 1956).

O celoma extra-embrionário, bastante expandido, recebe o nome de *cavidade coriônica*; esta é revestida pelo mesoderma extra-embrionário; interno ao citotrofoblasto primitivo – *placa coriônica*, que recobre igualmente o âmnio e o saco vitelino primitivo (Fig. I-23).

No término dessa segunda semana, o disco bidérmico ainda está constituído por dois folhetos: o *ectoderma*, assoalho da cavidade amniótica, bastante desenvolvida, e o *endoderma*, teto do saco vitelino definitivo. O disco germinativo é sustentado por uma expansão do mesoderma, o *pedúnculo de conexão* ou futuro cordão umbilical. O disco endodérmico, por sua vez, demonstra leve espessura na região cefálica, a *placa cordal*, representada por células colunares bastante fixas ao ectoderma (Fig. I-23).

A terceira semana revela o desenvolvimento e a diferenciação bastante intensa do trofoblasto e a formação do *disco trilaminar*. No 14º dia, o trofoblasto possui um grande número de vilos tronculares primários que, como vimos, são formados por citotrofoblasto primitivo que se projeta dentro do sinciciotrofoblasto primitivo. Inicia-se, agora, o chamado *período viloso – estado de elaboração* que vai-se estender até o quarto mês.

No decurso dessa terceira semana, esses vilos são invadidos pelo mesoderma extra-embrionário, mais especificamente, mesoderma somatoplêurico extra-embrionário, formando-se, assim, as denominadas *vilosidades secundárias*. Esses vilos demonstram, em corte transversal, um eixo de tecido conjuntivo frouxo, contendo, entre outros elementos, fibroblastos envolvidos por fibras colágenas e histiócitos (células de Hofbauer), coberto por uma camada única de citotrofoblasto e revestimento de sinciciotrofoblasto, segundo Hertig, 1935 (Fig. I-24).

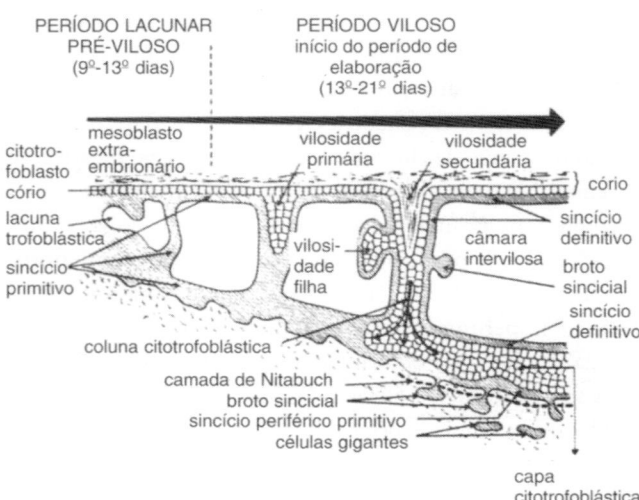

Figura I-25 – Esquema de evolução da placenta desde o 9º até o 21º dias (redesenhado de Wilkin, 1965).

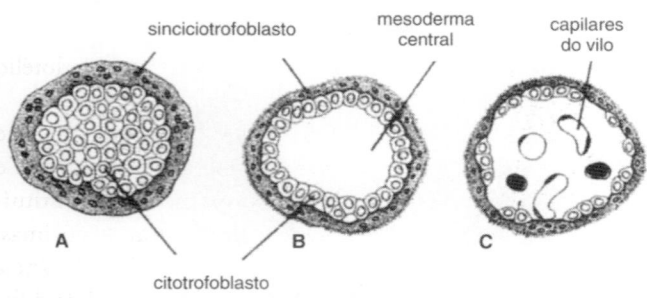

Figura I-24 – Desenvolvimento esquemático de vilosidade placentária. **A)** Corte transversal de tronco viloso primário, células citotrofoblásticas no eixo e camada de sincício na superfície. **B)** Corte transversal de tronco viloso secundário, com eixo endodérmico envolto por camada simples de células citotrofoblásticas. **C)** Vilo terciário mostrando capilares no mesoderma (redesenhado de Hertig e cols., 1956).

Ao término da terceira semana, no interior do mesoderma invasor, começam a se formar vacúolos envolvendo cordões de células hemangioblásticas. No 20º dia após a concepção aparecem os primeiros capilares fetais derivados dessas células de linhagem hematopoética, que iniciam a formação de sangue dentro dos capilares fetais. Estão concluídas, assim, as *vilosidades terciárias*. A sua multiplicação, conexão e extensão formam o sistema capilar vilositário, encontrado em toda superfície do cório na semana seguinte (Wislocki e Streeter, 1938; Hamilton e Boyd, 1960).

Ainda no curso da complementação das estruturas básicas – terceira semana –, o citotrofoblasto vilositário continua a proliferar na parte distal das vilosidades, de maneira a constituir colunas celulares compactas, recobertas por sincício, na direção da câmara intervilosa: são as *colunas citotrofoblásticas*. Estas colunas são constituídas no seu eixo central somente por citotrofoblasto recoberto na periferia por fina camada de sinciciotrofoblasto; esta estrutura, portanto, jamais será invadida por mesoderma extra-embrionário.

O citotrofoblasto destas colunas, chegando à proximidade dos tecidos maternos, propaga-se em todas as direções, de forma a constituir em breve, em torno do ovo, uma *carapaça de citotrofoblasto* mais ou menos contínua. Esta carapaça, então, delamina o sinciciotrofoblasto primitivo em um chamado *sinciciotrofoblasto definitivo* e outro, *sincício periférico* (Fig. I-25). As colunas citotrofoblásticas rígidas que se continuam com a carapaça de células do citotrofoblasto passam a ser nomeadas *vilosidades tampões*; aquelas vilosidades que flutuam no espaço interviloso, por sua vez, são chamadas *vilosidades livres* (Fig. I-25).

O sincício definitivo, acolado à face embrionária dessa carapaça de células citotrofoblásticas, reveste toda a parede da câmara intervilosa, como também as vilosidades terciárias (Fig. I-25).

Esse sincício definitivo, desde então proliferando na superfície das vilosidades, emite os chamados brotos sinciciais que, por sua vez, são invadidos também por citotrofoblasto e tecido conjuntivo que darão origem às vilosidades filhas; a repetição desse processo vai-se fazendo de forma continuada e progressiva, resultando no aumento da área vilositária.

O sincício periférico, por sua vez, também produz igualmente botões multinucleados que atravessam a camada fibrinóide descontínua de Nitabuch (Johnstone, 1914), linha de demarcação entre os elementos fetais e as células deciduais maternas; ali se misturam com células vizinhas do endométrio, e algumas se transformando em células deciduais. Tão logo as células trofoblásticas invasivas entram em contato entre si, podem-se fundir, dando origem às *células gigantes sinciciais*; quando separadas umas das outras, podem sofrer um processo de diferenciação bastante apurado, transformando-se em *células X*. Numerosos elementos multinucleares, as células gigantes, provêm desses botões ou diretamente do citotrofoblasto que invadiu a caduca a partir do 13º dia. Posteriormente, as células gigantes infiltram-se no miométrio situado na proximidade da caduca basal (Fig. I-25).

Concomitantemente à formação de capilares nas vilosidades terciárias, o mesmo processo ocorre no pedúnculo de conexão ou futuro cordão umbilical e no saco vitelino definitivo, promovendo o aparecimento de extensa rede de vasos embrionários. As células mesenquimais, de uma forma geral, começam a se proliferar e originam cordões isolados de células hemangioblásticas no cório, no pedúnculo de conexão e na parede do saco vitelino. Tais cordões tornam-se envolvidos pela confluência das fendas intercelulares; eles se desfazem, e as células se isolam e se diferenciam em células sangüíneas primitivas (Reagan, 1917). Esses elementos são envolvidos, então, por células endoteliais junto ao afastamento de células periféricas; as proliferações e as confluências formam as redes vasculares (Fig. I-26). Temos a rede de vilosidades dos

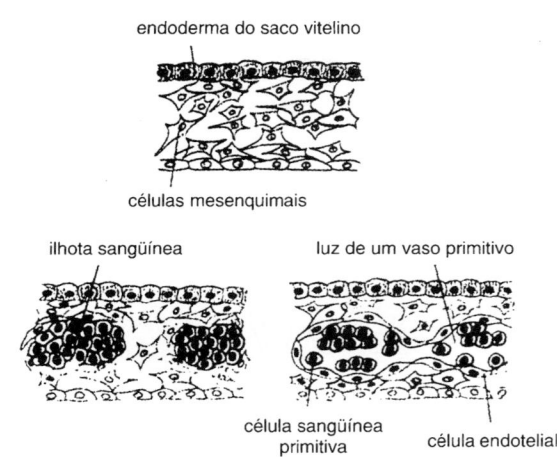

Figura I-26 – Esquema das sucessivas fases de formação dos vasos sangüíneos na parede do saco vitelino. Observar a diferença das células mesenquimais em células sangüíneas primitivas e células endoteliais (modificado de Langman, 1977).

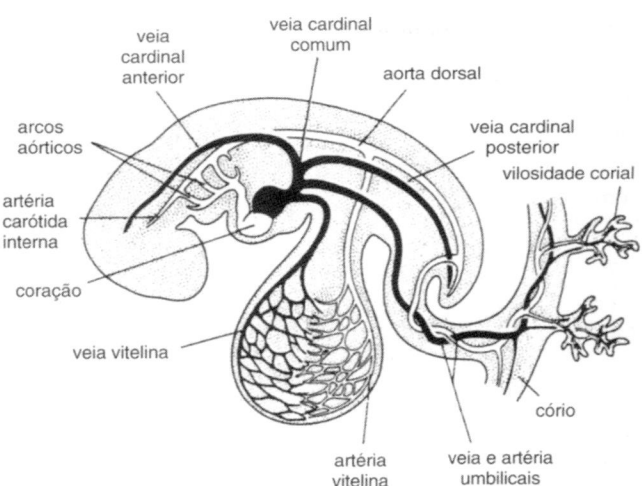

Figura I-28 – Esquema dos principais vasos sangüíneos intra e extra-embrionários no final da quarta semana (desenhado de Langman, 1977).

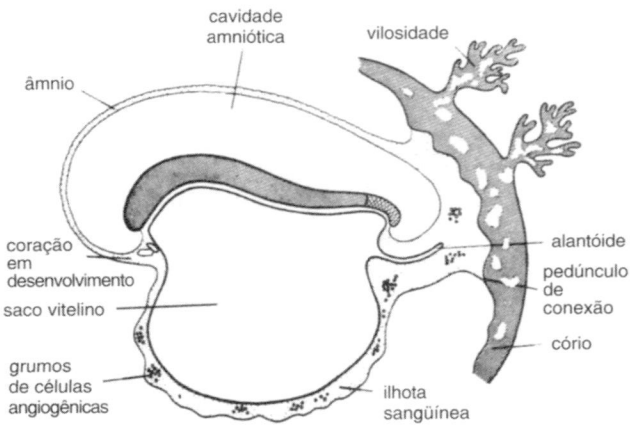

Figura I-27 – Formação dos vasos sangüíneos extra-embrionários no cório, no pedúnculo embrionário e na parede do saco vitelino em embrião de aproximadamente 19 dias (modificado de Langman, 1977).

vasos vitelinos originados do saco vitelino e dos vasos umbilicais oriundos do pedúnculo de conexão (Fig. I-27). Tais vasos extra-embrionários vão aumentando por proliferação e penetram no embrião para se conectarem com os vasos embrionários, pois estes têm desenvolvimento independente (McClure, 1921). A partir da quarta semana, quando tem início o funcionamento do aparelho cardiovascular com o pulsar do coração, o sistema intra-embrionário já estará conectado ao extra-embrionário, ou seja, ao pedúnculo, ao saco vitelino e às vilosidades (Fig. I-28). O embrião passa então a receber nutrientes do sangue materno, proveniente das artérias espiraladas, agora denominadas *artérias uteroplacentárias*. Está assim encerrado o período de *nutrição por difusão* e inaugurado o período de *nutrição hemotrófica*.

Logo após o estabelecimento da circulação fetal intraplacentária, determinada pelo aparecimento das vilosidades terciárias, o sangue materno só mantém contato com o sangue fetal através da chamada *barreira placentária*. Essa entidade anatômica, essencialmente dinâmica, é representada, em linhas gerais, pelas seguintes estruturas: 1. camada contínua de sinciciotrofoblasto que reveste as vilosidades e o espaço interviloso; 2. camada inicialmente completa de citotrofoblasto que se torna progressivamente descontínua a partir do segundo trimestre; 3. lâmina trofoblástica basal; 4. tecido conectivo derivado do mesoderma extra-embrionário; e 5. endotélio capilar fetal.

Algumas dessas estruturas são mais bem conhecidas que outras. No que se refere ao sinciciotrofoblasto, sabe-se que é pluripotencial. Tem estrutura semelhante a mosaico constituído por segmentos com variação de ultra-estrutura e enzimas: 1. membrana sinciciovascular, oferecendo a mínima distância de difusão feto-materna (4-5mm), é o principal local de difusão de gases, água e carreadores de glicose; 2. segmentos mais volumosos de sincício possuem prevalência de retículo endoplasmático, tanto o rugoso, relacionado a hormônios protéicos, proteínas placentárias e trocas protéicas, quanto o liso, organela ativa no metabolismo dos hormônios esteróides; e 3. os brotos sinciciais, muito heterogêneos, pois poucos são realmente brotamentos (Cantl e cols., 1987), a maioria é constituída de núcleos de sincício agregados à contínua incorporação de citotrofoblasto (Jones e Fox, 1977).

Quanto ao tecido conjuntivo, ele apresenta diferentes tipos de linhagem de células que originam componentes do estroma, como fibras que aumentam a estabilidade tecidual. As células de Hofbauer, além de macrófagos, desempenham atividade secretora ativa, produzindo fatores que regulam o crescimento e a diferenciação do próprio tecido conjuntivo e vasos fetais. As células do tecido conjuntivo da adventícia dos vasos gradualmente circundam o estroma das vilosidades sem linha de demarcação. As poucas "mast cells", posicionadas próximo a grandes vasos, provavelmente estão relacionadas com a vasorregulação. Os pericitos, células que envolvem os grandes vasos e as células musculares lisas, são elementos ativos na vasorregulação; esta, na ausência de nervos, é regida por fator humoral ou mecanismo local.

O endotélio dos vasos, por sua vez, atua como filtro passivo que limita a transferência através da parede do vaso conforme o tamanho da molécula: menos de 20.000 dáltons (Firth e cols., 1988).

No final do segundo mês, provavelmente devido às condições desfavoráveis da circulação materna, as vilosidades situadas na caduca reflexa se degeneram, deixando o cório avascular. O cório da caduca reflexa passa, então, a ser chamado *cório liso*; as vilosidades da caduca basal, ao contrário, crescem, e essa área, de forma discóide, é denominada *cório frondoso* e corresponde à placenta propriamente dita (Fig. I-29).

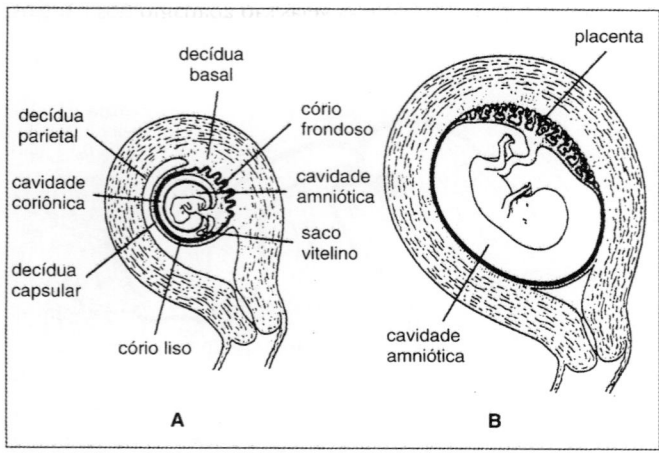

Figura I-29 – Desenho mostrando a relação das membranas fetais com o útero. No final do segundo mês (**A**), o saco vitelino na cavidade coriônica (celoma extra-embrionário) está entre o âmnio e o cório; há ausência de vilosidade no pólo oposto ao pólo de implantação (cório liso). No final do terceiro mês (**B**) ocorreu a fusão do âmnio com o cório; a cavidade uterina está obliterada pela fusão do cório liso com a decídua parietal (redesenhado de Langman, 1977).

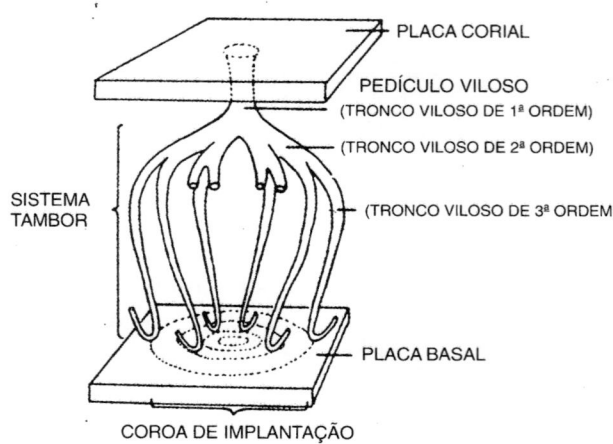

Figura I-30 – Esquema simplificado de um cotilédone (redesenhado de Wilkin, 1965).

No final do terceiro mês, a placenta apresenta-se com forma discóide, fixada na parede uterina pela face materna: é a denominada *placa basal*. Sua face fetal, denominada *placa corial*, continua-se, a partir das bordas da circunferência placentária, com as membranas na direção da cavidade amniótica para o endométrio, âmnios, esplancnopleura e mesoderma extra-embrionário, cotilédones coriais com seus eixos vilositários degenerados e a fusão das caducas reflexa e parietal.

Após a formação do cório liso, não subsiste senão um número reduzido de pedículos vilositários no cório frondoso, de 20 a 40 (Crawford, 1959; Wilkin, 1954). Esses pedículos vilositários nascem na placa corial e dirigem-se para a placa basal da placenta; são as vilosidades tampões, já anteriormente descritas. As vilosidades-filhas livres que, nessa fase de desenvolvimento, são da ordem de um milhão, em torno de 25-50 para cada vilosidade-mãe, desenvolvem-se radialmente, em todas as direções, nas adjacências da extremidade corial das vilosidades tampões. A maior parte dirige-se para a placa basal, após fixação por seu revestimento trofoblástico, retorna em seguida para a câmara intervilosa. A porção de cada vilosidade terciária primitiva, situada na placa corial, teto da câmara intervilosa, hipertrofia-se formando o *tronco vilositário de primeira ordem* (Wilkin, 1965). Este logo se dicotomiza, originando os *troncos vilositários de segunda ordem;* estes, por sua vez, tornam a se dicotomizar e se fixam, na maior parte, ao citotrofoblasto da placa basal, constituindo os *troncos vilositários de terceira ordem*. O conjunto de troncos vilositários dependentes constitui o chamado *cotilédone fetal* (Fig. I-30).

Há aproximadamente 20 a 40 cotilédones, número que permanece estável até o final da gestação. O crescimento da placenta só pode, então, ser efetuado por hipertrofia e crescimento dos cotilédones. No curso da gestação, ocorre o crescimento uterino, e a superfície de inserção placentária, acompanhando tal desenvolvimento, aumenta em notáveis proporções. Há alongamento em todas as direções dos pontos de implantação dos troncos vilositários de terceira ordem. Eles se distanciam uns dos outros e passam a formar o chamado "sistema tambor", isto é, disposição simétrica de troncos vilositários em torno de um eixo mediano (Wilkin, 1954). O conjunto das inserções dos troncos de terceira ordem na placa basal constitui as "coroas de implantação" (Wilkin, 1954), resultado da formação e do estabelecimento do "sistema tambor" (Fig. I-30). A região central, descrita como grande cavidade, por sua vez, apresenta-se sob a forma de caverna. Esses fatos vão-se evidenciando pelo crescimento da superfície e do aumento da espessura da placenta, devido ao desenvolvimento dos cotilédones fetais. Crawford (1962) calculou que, entre a 12ª e a 40ª semanas, cada cotilédone aumenta mais ou menos em 500 vezes o seu volume; provavelmente, isso se deva ao alongamento dos troncos vilositários já existentes e à proliferação de novos troncos de segunda e de terceira ordens. Os cotilédones de pequeno porte (periféricos) são constituídos por um só sistema tambor, enquanto os cotilédones de grande porte (centrais) podem compreender até cinco desses sistemas (Fig. I-31).

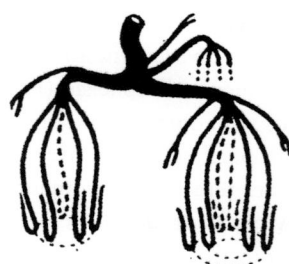

Figura I-31 – Cotilédone fetal com três "sistemas tambor" (redesenhado de Wilkin, 1954).

Se considerarmos que um tronco vilositário de primeira ordem dá origem a um cotilédone, o número de cotilédones será sempre o mesmo desde a constituição do cório frondoso. Se estimarmos, porém, que cada sistema tambor representa um cotilédone fetal, o número desses cotilédones aumenta no curso da gravidez, atingindo aproximadamente 80 a 90 no termo.

A arborização dos sistemas tambores realiza-se pelo aparecimento de ramificações múltiplas; dezenas de vilosidades partindo quase sempre em ângulo agudo dos troncos vilositários de segunda e de terceira ordens se projetam em direção à periferia. As vilosidades coriais da placenta humana podem ser caracterizadas em alguns tipos, dependendo do estágio evolutivo, da posição nos sistemas tambores dos vasos fetais e da estrutura do tecido conjuntivo, segundo Kaufmann, 1985 (Fig. I-32).

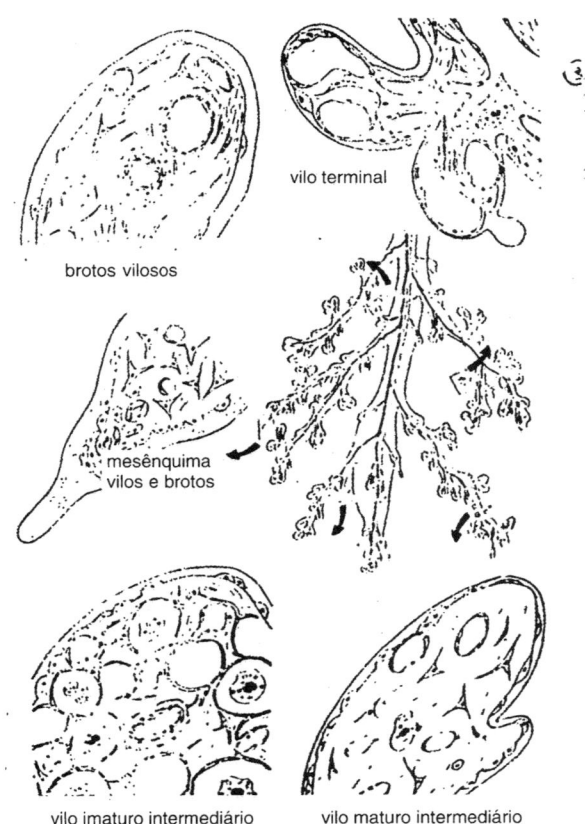

Figura I-32 – Esquema da periferia da árvore vilositária da placenta madura e corte de vários tipos de vilosidades (redesenhado e modificado de Kaufman, 1985).

Os *troncos vilositários*, localizados na região central, apresentam-se constituídos por artéria e veia centrais, estroma rico em fibras e capilares pouco desenvolvidos; constituem a terça parte de todos os vilos e são responsáveis pela estabilidade mecânica do sistema.

A linhagem de *vilosidades intermediárias maduras* demonstra vasos, na maioria capilares fetais, em meio a tecido conjuntivo frouxo, pobre em fibras e células, ocupando aproximadamente metade do volume do vilo. Representa 95% de todos os vilos terminais, tem padrões de alta atividade enzimática tanto endócrina como metabólica; é responsável pelo crescimento e diferenciação dos vilos terminais.

A linhagem de *vilosidades terminais*, que são ramificações finais da árvore vilositária, intensamente vascularizadas, mostra capilares dilatados e sinusóides com diâmetro superior a 40μm e tem a mínima distância de difusão feto-materna (4μm). Representa 30 a 40% da árvore vilosa e é, provavelmente, o maior local de difusão.

A linhagem de *vilosidades intermediárias imaturas* contém arteríolas, vênulas e capilares delgados e grande quantidade de tecido conjuntivo reticular, rico em células de Hofbauer e pobre em fibras. Localizada no centro da árvore vilosa (Schuhman, 1981), prevalece na placenta imatura; é precursora dos troncos vilositários.

A linhagem de *vilosidades mesenquimais*, derivada dos brotos sinciciais, representa estágio transitório na diferenciação das vilosidades intermediárias imaturas em troncos vilositários. Pobre em capilares fetais, tem tecido conjuntivo com grandes células sem ramificações, porém rodeadas por escassos feixes de fibras, como também numerosas células de Langhans. Tem aspecto delgado e é encontrada em locais restritos. Esse processo continuado é o responsável pelo crescimento gradual e progressivo da placenta (Fig. I-32).

Como vimos, as artérias e as veias são apanágio dos troncos vilositários, enquanto as arteríolas e as vênulas são constituintes das outras linhagens vilositárias (Leiser e cols., 1985). Os grandes vasos fetais sempre exibem extenso sistema de capilares delgados, chamado *rede paravascular em véu* (Böe, 1953), conforme mostra a figura I-33. Nas vilosidades intermediárias maduras, são vistas extensas curvaturas para dentro, proporcionando alças de capilares terminais enovelados (Kaufmann e cols., 1985). Nos locais de maior enovelamento, os capilares dispendem a superfície dessas vilosidades, produzindo abaulamentos. Dentro das vilosidades terminais, os capilares, bastante dilatados, resultam em sinusóides. É interessante dizer que eventualmente uma só alça capilar pode suprir vários vilos terminais por meio de estreitamentos e dilatações consecutivas (Fig. I-34). A função precípua do sinusóide é reduzir a resistência do fluxo sangüíneo e, portanto, proporcionar igual suplemento sangüíneo para todas as alças terminais (Kaufmann e cols., 1985).

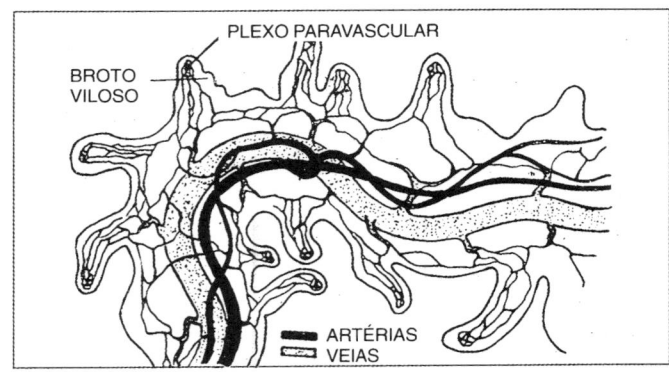

Figura I-33 – Vascularização de uma vilosidade jovem (modificado de Böe, 1953).

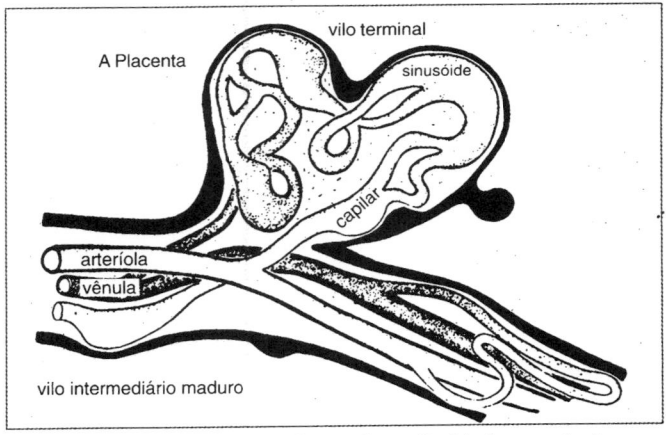

Figura I-34 – Capilar sinusóide em duas vilosidades terminais e um vilo intermediário maduro (modificado de Benirsche, 1992).

Ainda no curso do período viloso – estado de elaboração – ocorrem profundas modificações. O citotrofoblasto corial cessa a sua proliferação e apresenta sinais de degeneração; aquele situado nas vilosidades, camada única, estratificada e contínua, vai-se rarefazendo gradualmente, deixando o sincício subsistir isolado e progressivamente mais acolado ao endotélio do capilar. As colunas citotrofoblásticas também já vêm sendo substituídas, a partir do segundo mês, por tecido conjuntivo situado no eixo dos troncos vilositários; restam, após o quarto mês, poucos elementos, as células de Langhans. A camada citotrofoblástica não resiste ao quarto mês; ainda que certos elementos sejam facilmente reconhecíveis, estão misturados às células da caduca basal.

A par dessas alterações, porém, podem-se observar elementos novos, as chamadas *ilhotas citotrofoblásticas*. São aglomerados de células arredondadas, de pequeno diâmetro, com eixo de tecido conjuntivo vilositário, porém, avasculares. Esses aglomerados de células se encontram limitando na periferia os sistemas tambores cotiledonares. Ao que tudo indica, essas ilhotas são resultantes da proliferação do citotrofoblástico langhasiano, de vilosidades terminais situadas na periferia dos sistemas tambores. Elas confluem de modo a formar, a partir do quarto mês, tabiques celulares descontínuos ao redor dos cotilédones fetais (Fig. I-35). Devido ao espessamento progressivo da placenta, entre o quarto e o sétimo meses, parte da placa basal pode-se incorporar à base dos tabiques celulares constituindo os *septos intercotiledonares*. Assim, as desembocaduras das veias uteroplacentárias, situadas de início na placa basal, podem-se incorporar à base dessas estruturas (Fig. I-35). Os septos, portanto, são constituídos por elementos de origem materna e fetal. Eles dividem o lago sangüíneo da câmara intervilosa em número variável de cavidades cotiledonares, que se comunicam por um lago sangüíneo subcorial contínuo (Fig. I-36).

A partir do quarto mês até o termo, durante o assim chamado *período de estado*, a placenta conserva a estrutura geral até então elaborada e, conforme já descrita, pode ser observada na figura I-37.

Nesse período, entre a 25ª e a 36ª semana, há aumento bastante evidente da área da placenta devido à expansão das vilosidades periféricas conforme fator de multiplicação constante, 9,74 ± 0,28; nas quatro últimas semanas, porém, esse processo é retardado. Conseqüentemente, a superfície de troca entre os organismos materno e fetal, no mesmo período, reduz-se, respectivamente, de 93,91 para 67,02m^2, promovendo profundas modificações na área de intercâmbio (Teasdale e Jean-Jacques, 1985).

Deve ser lembrado, ainda, que, com o evolver da gestação, brotos ou "nós" constituídos de sinciciotrofoblasto vão-se destacando e entram na corrente circulatória, atingindo o pulmão materno: é a chamada *deportação vilosa*.

Nessa etapa, pode ocorrer degeneração da camada de forração, isto é, do sinciciotrofoblasto situado tanto no teto como no assoalho do espaço interviloso, além da cobertura das vilosidades. Tais soluções de continuidade são reparadas em pouco tempo por um produto degenerativo extracelular, chamado *fibrinóide* ou *fibrina*. O fibrinóide, então, é normalmente acumulado em quantidades crescentes, tanto na superfície dos vilos quanto nas paredes da câmara vilosa; quando, no seu assoalho, incorpora-se à caduca basal. Pode ser observado acúmulo crescente: 1. na zona de contato entre a decídua e o trofoblasto da placa basal, camada descontínua de Nitabuch; 2. junto ao trofoblasto da placa basal, lado interno da câmara

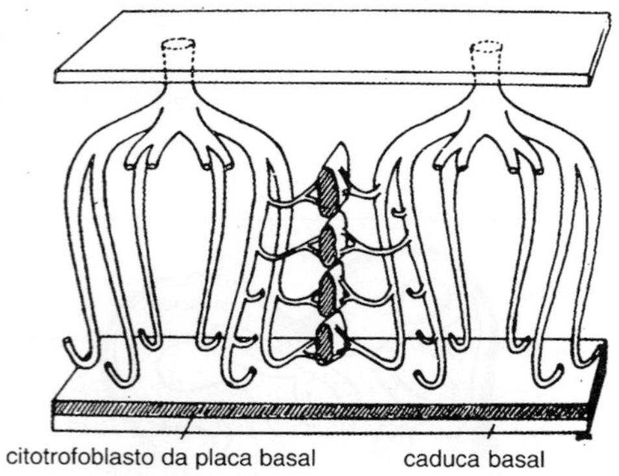

Figura I-35 – Esquema que mostra a localização de ilhotas de citotrofoblasto na periferia dos "sistemas tambor" (modificado de Wilkin, 1965).

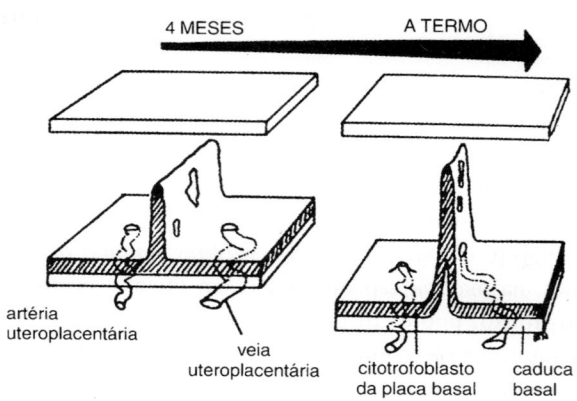

Figura I-36 – Desenho esquemático do desenvolvimento dos septos intercotiledonares do quarto mês ao termo de gestação (modificado de Wilkin, 1965).

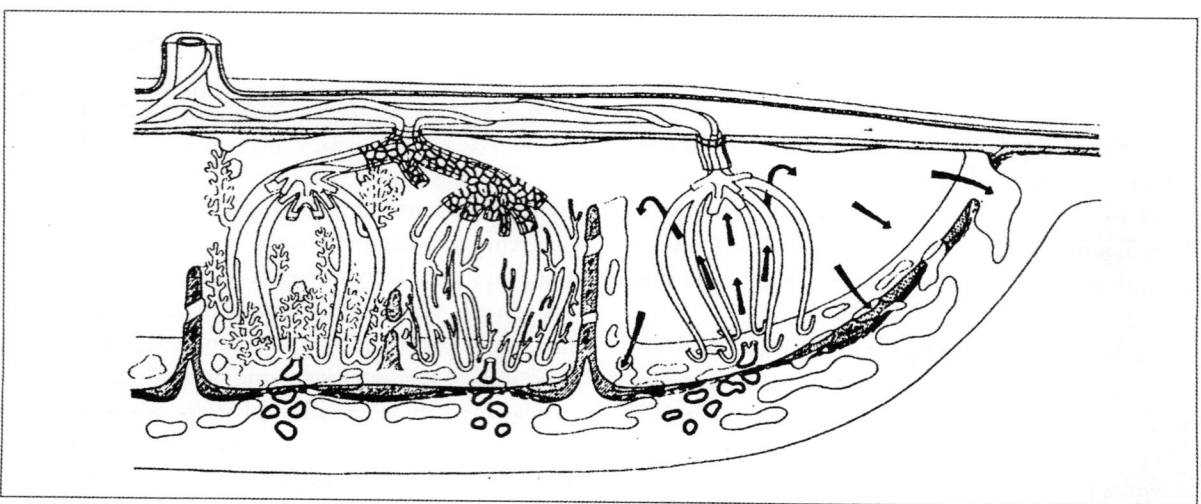

Figura I-37 – Esquema da estrutura da placenta. Parte superior – placa corial onde estão representados epitélio amniótico, vasos alantocoriais com anastomoses entre as artérias umbilicais, citotrofoblasto corial (traços finos) e camada fibrinóide. Parte inferior – placa basal, onde são mostrados citotrofoblasto basal, septos intercotiledonares, fibrinóide, camada de Nitabuch (traços interrompidos), artérias uteroplacentárias (traços grossos) e veias uteroplacentárias (modificado de Wilkin, 1965).

intervilosa, fibrinóide de Rohr; 3. na superfície sincicial do teto da câmara intervilosa, fibrinóide de Langhans; 4. junto aos troncos vilositários, às ilhotas trofoblásticas e às células trofoblásticas dos septos (Boyd e Hamilton, 1967). No termo, esses depósitos tornam-se calcificados, como parte do desenvolvimento normal. A quantidade de cálcio é variável e não influi no processo funcional.

No que se refere às células de Hofbauer, elas aumentam progressivamente até a 36ª semana e depois diminuem (Teasdale, 1980); estudos realizados na área de imuno-histoquímica revelaram que grande parte dessas células volta-se para a fagocitose bastante diferenciada, dirigida principalmente para os fluidos (Enders e King, 1970). No assoalho da câmara vilosa, células do trofoblasto invadem gradualmente a caduca basal, formando as células gigantes da placenta. Quando penetram na luz das artérias espiraladas maternas, avançam profundamente ao longo do endotélio. Esse processo pode alterar os depósitos de fibrina e a contratilidade dos vasos, provavelmente enrijecendo as artérias uteroplacentárias. Tromboses não são achados comuns (Boyd, 1956; Boyd eHamilton, 1956; Wilkin, 1960).

Quanto ao sinciciotrofoblasto, invólucro das vilosidades, vai gradualmente se adelgaçando. Com o desaparecimento do citotrofoblasto e a diminuição gradual e progressiva do tecido conjuntivo, ele vai se acolando ao endotélio dos capilares, formando a assim chamada *membrana sinciciocapilar*. Todos esses fatores resultam em diminuição da espessura das estruturas que constituem a barreira placentária, indo de 50-100μm no segundo mês, até 4-5μm no termo, facilitando sobremaneira o processo de intercâmbio entre os compartimentos materno e fetal, inclusive a pinocitose.

No termo da gravidez, a placenta tem forma predominantemente discoidal, com diâmetro que oscila entre 15 e 20cm e espessura aproximada de 1,5 a 2cm; seu peso se situa em torno de 500g, ou, mais ou menos, ⅙ do peso fetal.

A face materna tem tonalidade vinhosa, depósito de cálcio e apresenta entre 15 e 20 cotilédones de tamanho variável e consistência esponjosa, que estão separados entre si por sulcos irregulares, determinados por septos intercotiledonares (Bernischke, 1961), conforme mostra a figura I-38. O conceito de cotilédone, sinônimo de lóbulo, por sua vez, é controvertido. O clínico usa o termo para definir a região situada entre os septos intercotiledonares; o embriologista, porém, o designa como porções da placenta que recebem os vasos de um tronco coriônico (Hamilton e Mossman, 1972).

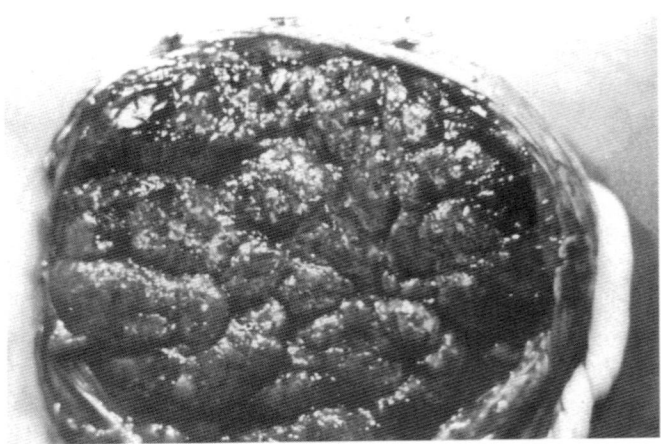

Figura I-38 – Placenta no termo da gestação. Face materna mostrando os cotilédones separados por sulcos, impressão negativa dos septos intercotiledonares e do depósito de cálcio.

A face fetal é lisa, brilhante e nacarada (Fig. I-39). Sua superfície é internamente coberta por âmnio, através do qual se vêem as ramificações dos vasos umbilicais. O âmnio está inteiramente acolado ao cório e funde-se a ele na borda da placenta (Hamilton e cols., 1964). O cordão está inserido geralmente na região paracentral.

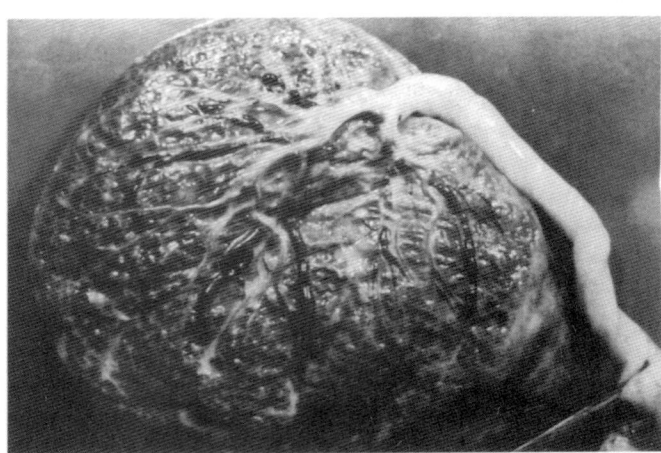

Figura I-39 – Placenta no termo da gestação. Face fetal demonstrando superfície lisa, relevo vascular e inserção paracentral do cordão umbilical.

A área de superfície de intercâmbio é, como dissemos, da ordem de 67,02m² (Teasdale e Jean-Jacques, 1985), enquanto a extensão linear da rede capilar das vilosidades é avaliada em 50km.

A placenta geralmente está implantada na região anterior ou posterior do corpo do útero; mais raramente essa inserção se faz nas regiões fúndica, cornual ou baixa.

CORDÃO UMBILICAL

Como havíamos visto, na terceira semana começa a se formar no disco bilaminar a *linha primitiva* na face do ectoderma, que delimita a cavidade amniótica (Fig. I-40). Sabe-se que há migração das células do ectoderma para essa linha, os quais mergulham no seu sulco (Fig. I-40); migram delaminando o antigo disco bilaminar no sentido ântero-posterior e lateral, formando o folheto celular intermediário, *mesoderma intra-embrionário* (Holtfreter e Hamburger, 1955). No pólo cefálico envolvem a placa protocordal, onde ectoderma e endoderma estão fundidos e dão origem, entre outras estruturas, à *placa cardiogênica*, formadora do coração. No pólo caudal, outro ponto de conexão firme e inseparável entre ecto e endoderma é a *placa cloacal*, na linha primitiva, que não é dissociada pela invasão do endoderma intra-embrionário. Constituindo a placa cloacal, a parede posterior do saco vitelino projeta-se sob a forma de pequeno divertículo para o pedúnculo de conexão, é o divertículo *alantoentérico*, ou *alantóide*, rudimentar e destituído de qualquer função no homem (Fig. I-41).

A partir da quarta até a oitava semana, temos o chamado período embrionário, em que tanto o trofoblasto quanto o disco embrionário trilaminar apresentam notáveis modificações, principalmente este último, com diferenciações nos seus três folhetos. Entre essas modificações destacamos o pregueamento do embrião, que está relacionado com os anexos embrionários. O pregueamento cefalocaudal é influenciado pelo crescimento acelerado do sistema nervoso central (de origem ectodérmica), enquanto o pregueamento lateral ocorre pelo rápido crescimento dos somitos (de origem mesodérmica).

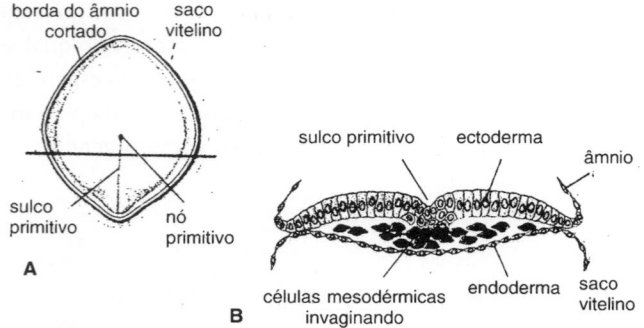

Figura I-40 – **A)** Face dorsal do embrião de 16 dias. Bem visualizados o nó de Hensen e o sulco primitivo. **B)** Corte transversal ao nível da linha primitiva (conforme **A**) mostrando a invaginação das células mesodérmicas (redesenhado de Streeter, 1942).

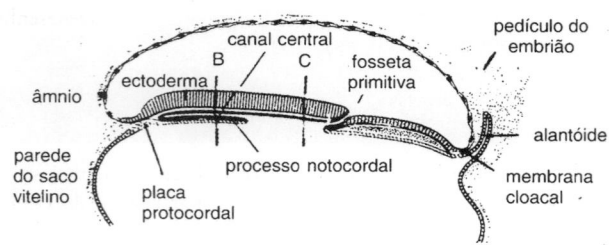

Figura I-41 – Desenho do corte cefalocaudal de embrião de 17 dias. Processo notocordal, canal central, alantóide e membrana cloacal (redesenhado de Langman, 1977).

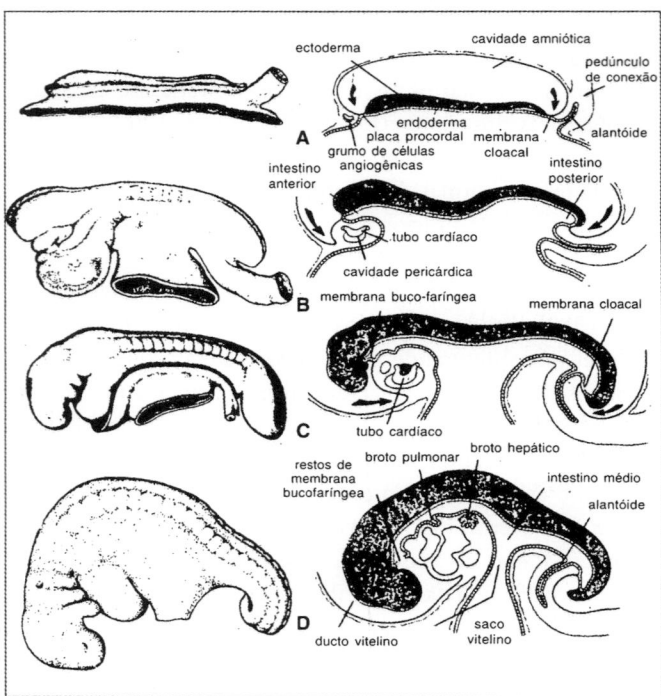

Figura I-42 – Desenhos de embriões de várias fases de desenvolvimento; corte sagital mostrando a influência da flexão cefalocaudal na formação do cordão umbilical (modificado de Langman, 1977).

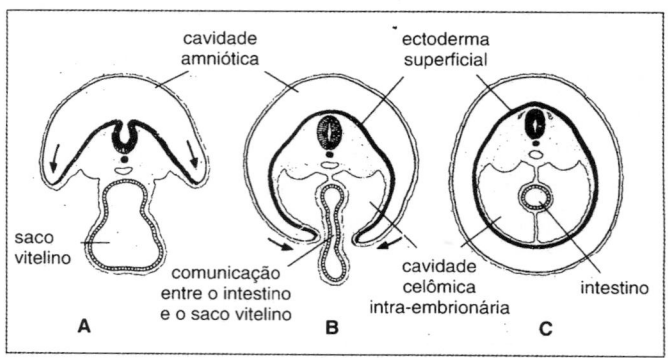

Figura I-43 – Cortes transversais e esquemáticos de embriões em várias fases de desenvolvimento mostrando a influência do pregueamento lateral sobre a evolução da cavidade amniótica (modificado de Langman, 1977).

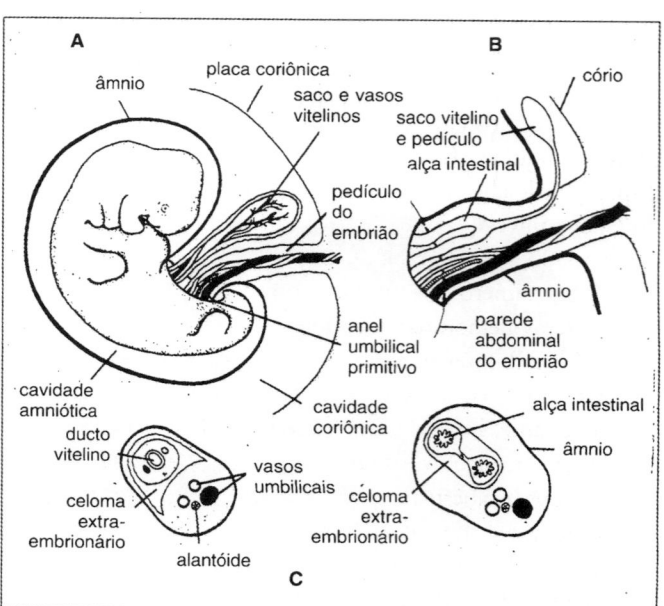

Figura I-44 – **A)** Desenho esquemático de embrião de 5 semanas. **B)** Cordão umbilical primitivo. **C)** Corte transversal do cordão umbilical primitivo (modificado de Langman, 1977).

Conseqüentemente, há formação passiva do intestino, derivado endodérmico do saco vitelino; concomitantemente a essa incorporação do "teto" do saco vitelino para o interior do embrião, há constrição gradual e progressiva da ampla comunicação entre o embrião e o saco vitelino para a formação estreita e alongada, o *ducto vitelino* (Figs. I-42 e I-43).

Em função do pregueamento, a *junção amnioectodérmica* superficial do embrião vai-se localizar na sua face ventral, a qual é chamada *anel umbilical primitivo*.

No curso da quinta semana (Fig. I-44), atravessam esse anel as seguintes formações: 1. pedúnculo de conexão, com alantóide e vasos umbilicais; 2. pedúnculo vitelino, com vasos vitelinos ou onfalomesentéricos; e 3. canal de comunicação entre os celomas intra e extra-embrionários. O crescimento do embrião determina redução do anel umbilical, aproximando seus elementos. A par disso, o âmnio expande-se, principalmente à custa da cavidade coriônica, e envolve os pedúnculos de conexão e vitelino – individualiza-se o *cordão umbilical primitivo* (Fig. I-44), constituído por âmnio, pedúnculo vitelino com seus vasos, vasos umbilicais e restos de alantóide.

No final do terceiro mês, oblitera-se a cavidade celômica do cordão umbilical e, posteriormente, também, o alantóide, o saco vitelino com seus vasos, inclusive uma segunda veia onfalomesentérica rudimentar. Permanecem, então, os vasos umbilicais, duas artérias permeadas por sangue venoso e uma veia que transporta sangue arterial, envolvidos pela geléia de Wharton. Esta, com aspecto mesenquimal, é rica em glicosaminoglicanos que protegem os vasos, os quais possuem espessas paredes musculares e inúmeras fibras elásticas. Sua estrutura e espessamento endoteliais espiralados contribuem sobremaneira para resistir às pressões intra-uterinas e trações fetais, impedindo o angustiamento da luz dos vasos.

No termo, o comprimento do cordão é de mais ou menos 50cm, seu diâmetro de 2cm e o peso ao redor de 100g.

CIRCULAÇÃO

HEMODINÂMICA

O *sangue fetal*, desoxigenado e transportando metabólitos, chega à placenta por duas artérias umbilicais. Os vasos ramificam-se inúmeras vezes, tanto sob o âmnio quanto no interior das vilosidades, formando extensa rede capilar nas suas extremidades. Ali ocorre o intercâmbio entre o compartimento materno e o fetal. O sangue retorna, então, para o feto com elevado teor de oxigênio e elementos plásticos, percorrendo na árvore vilosa a rede vascular no sentido inverso, até atingir a veia umbilical.

A *irrigação sangüínea do útero* faz-se pelas artérias uterinas e ovarianas. Ramo da hipogástrica, a *artéria uterina*, penetra na base do ligamento largo, onde, ao atingir a porção supravaginal da cérvice, divide-se em dois ramos. O menor, a *artéria cervicovaginal*, irriga a porção inferior da cérvice e a superior da vagina. A maior eleva-se pela parede lateral do útero e emite um ramo para a porção superior da cérvice e outros para o corpo do útero. Esse ramo ascendente da artéria uterina se subdivide em ramos menores (de 9 a 14) que penetram no miométrio; cada um destes se dicotomiza em duas *artérias arqueadas – anterior e posterior* – que, eventualmente, podem-se anastomosar com os ramos do lado oposto. Das artérias arqueadas, partem em ângulo reto as *artérias radiais*, que atingem o endométrio; aqui, voltam a se dividir, originando as *artérias basais*, que irrigam o terço basal do endométrio, e as *artérias espiraladas*, que se prolongam até a superfície da mucosa uterina (Fig. I-45).

O *sistema venoso* endometrial é complexo, apresenta inúmeras anastomoses, fator essencial para a drenagem do fluxo do espaço interviloso; seu percurso é paralelo à lâmina basal, antes da desembocadura das veias miometriais. As *veias do miométrio* apresentam disposição semelhante às artérias radiais e arqueadas; na linha mediana, as veias anastomosam-se com as homônimas do lado oposto.

Após a erosão pelo trofoblasto, as artérias espiraladas passam a se chamar *artérias uteroplacentárias*. Na camada basal, perdem parte da musculatura e seu endotélio também degenera; o diâmetro, anteriormente estimado em 20μ, eleva-se para 200μ. No seu curso pela placa basal, a partir do segundo mês, as artérias uteroplacentárias são invadidas por células do citotrofoblasto (Boyd, 1956; Boyd e Hamilton, 1956; Wilkin, 1960); tal fato determina um estreitamento da luz arterial e, ao que tudo indica, protege a câmara vilosa das alterações da pressão sangüínea (Boyd e Hamilton, 1956). O número e a disposição de aberturas das artérias uteroplacentárias na base do espaço interviloso são controvertidos. Spanner (1935) encontrou 500 aberturas; Boyd (1956) estimou em 100, o equivalente ao número de "sistemas tambor".

O sistema hemodinâmico, apresentado por Ramsey e Davis (1963) e Ramsey e Harris (1966) propõe que o fluxo arterial para o espaço interviloso se faz por artérias distribuídas aleatoriamente, havendo, porém, relação definida entre vasos maternos e troncos vilositários. Freese (1966, 1968, 1969) acredita que as aberturas arteriais na placa basal se situam de tal forma que o fluxo de cada vaso materno se faz no espaço livre central do tronco viloso; a partir de então, o sangue materno banha as vilosidades de onde é drenado pelas veias uteroplacentárias. Tais fatos confirmam os achados de Borrell e Westmann (1958), que descreveram jatos sangüíneos perpendiculares à placa basal (pressão aproximada de 70-80mmHg,

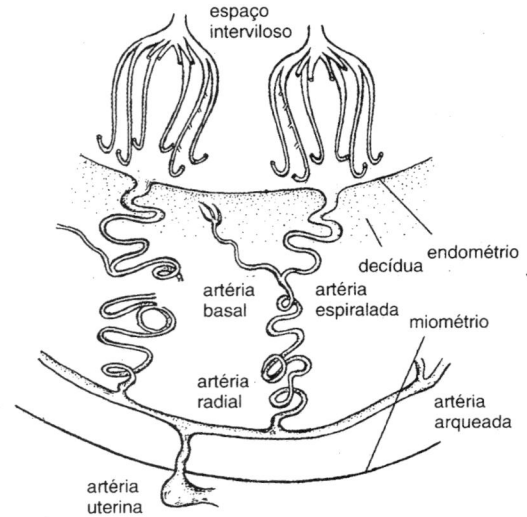

Figura I-45 – Suprimento arterial da placenta humana (redesenhado de Delascio, 1981).

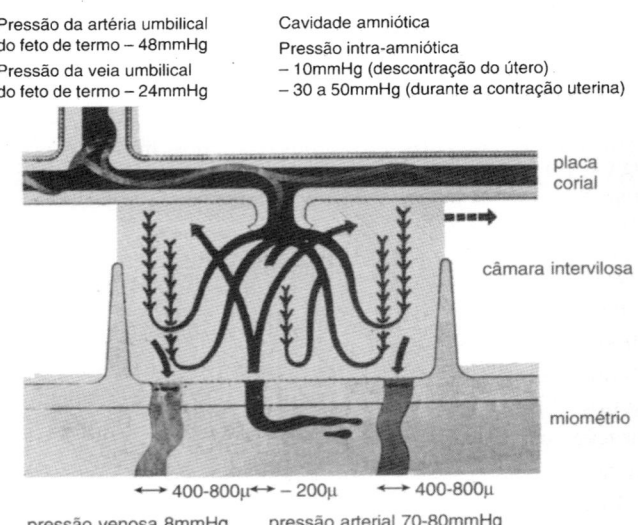

Figura I-46 – Representação esquemática da irrigação sangüínea do cotilédone. Jato de Borrel sem difusão incidindo sobre a placa corial (redesenhado de Borrel e Westmann, 1958).

conforme Alvarez e Caldeyro-Barcia, 1950) atingindo a placa corial com pressão bem menor e sem difusão lateral; esses achados justificam a presença de cavernas, espaço livre central, no âmago dos "sistemas tambor" (Fig. I-46). A ejeção de sangue não é simultânea, o que explica a heterogenicidade dos teores de pO_2 e pCO_2, pH e bicarbonatos de diferentes amostras de sangue interviloso (Fuchs e cols., 1963). Ao que tudo indica, os sistemas tambor, por sua vez, se implantariam ao redor da abertura das artérias uteroplacentárias (Reynolds e cols., 1968).

Achados ultra-sonográficos realizados em parturientes demonstram que a superfície e a espessura da placenta se alteram ao aumento de oferta do volume sangüíneo para proporcionar melhores condições de intercâmbio (Blecker e cols., 1975).

O estudo da hemodinâmica é, porém, evolutivo. Embora o número de "sistemas tambor" e o de aberturas de artérias uteroplacentárias não se alterem, sabemos que tanto a área de intercâmbio quanto o fluxo eferente do espaço interviloso aumentam gradual e progressivamente. Além disso, devem também ser levadas em conta as modificações do sistema cardiovascular materno, particularmente o desenvolvimento da baixa resistência e o alto fluxo placentário do leito vascular. Este é único, constituído de vasos uteroplacentários e fetoplacentários, separados por camadas de células denominadas barreira placentária.

Estudos anatômicos têm trazido esclarecimentos sobre o desenvolvimento da placenta, porém, poucos conhecimentos se têm no que se refere a alterações do fluxo placentário, devido às dificuldades inerentes da espécie humana. Assim, é imprescindível que se lance mão de algumas espécies que apresentam similaridade com a humana; de forma geral, devem ser levadas em conta as semelhanças anatômicas da placenta e os leitos vasculares materno e fetal.

O aumento crescente do fluxo sangüíneo uteroplacentário é paralelo à duplicação do débito cardíaco materno. O fluxo sangüíneo uterino aumenta de menos de 1% do débito cardíaco na ovelha não-prenhe para 16-25% próximo ao termo (Rosenfeld, 1977). Tal fato parece que se desenvolve em três etapas, segundo Rosenfeld (1992):

Primeira etapa – fluxo sangüíneo relativamente baixo; baseado na relação peso unido do útero/concepto, atinge 0,8ml/min.g, contra 0,3ml/min.g em útero não-prenhe. Isso ocorre por vasodilatação das artérias uteroplacentárias devido ao aumento de secreção dos hormônios ovarianos, imprescindíveis para as primeiras fases de desenvolvimento do blastócito (Ford, 1989).

Segunda etapa – diz respeito ao período de desenvolvimento dos cotilédones e ao aumento da área do espaço interviloso; a alteração do desenvolvimento resulta em restrição de crescimento intra-uterino. Na ovelha pode atingir 500ml/min, em termos absolutos; em valores relativos, porém, está em torno de 50% menor que na fase anterior, isto é, 0,4ml/min.g.

Terceira etapa – está relacionada com o considerável aumento do feto após a 30ª semana; agora o fluxo é de 0,2-0,3ml/min.g. Assim, o aumento do fluxo é devido à vasodilatação das artérias uteroplacentárias (Rosenfeld, 1984, 1989).

REGULAÇÃO

A gravidez imprime alterações nos vários sistemas do organismo materno, inclusive no cardiovascular. Tal fato é caracterizado pelo desenvolvimento do leito vascular dos fluxos uteroplacentário e umbilicoplancentário, de baixa resistência, separados por camadas de células que diferem entre as várias espécies.

Os mecanismos que controlam o tono vascular responsável pelo homeostase das trocas do binômio materno/fetal, porém, ainda não é bem conhecido.

Entre os possíveis fatores que estão sendo apreciados, devem ser citados: 1. vasoconstritores endógenos: angiotensina II, catecolaminas e arginina-vasopressina; 2. prostaglandinas; 3. óxido nítrico; e 4. hormônios esteróides.

Vasoconstritores endógenos – o teor da *angiotensina II* eleva-se durante todo o período gestacional na mulher normotensa (Rosenfeld e Naden, 1989); apesar de potente, este vasoconstritor, porém, não afeta o fluxo sangüíneo uteroplacentário (Rosenfeld, 2001; Rosenfeld e Naden, 1989), pois aumenta o teor plasmático de seus antagonistas, os vasoconstritores. Ela determina efetivamente a síntese de prostaciclina, tanto basal quanto endotelial, por ativação dos receptores do tipo I de angiotensina II (Rosenfeld, 2001; Magness e Rosenfeld, 1993; Cox e cols., 1996), como também estimula a síntese de óxido nítrico endotelial (Rosenfeld, 2001; Magness e cols., 1996).

A par disso, parece que as respostas uteroplacentárias alternadas promovidas pela angiotensina II se devem à presença maciça de seus receptores do tipo 2, disseminados na musculatura lisa dos vasos uterinos, que não modulam a vasoconstrição, como também podem antagonizar as respostas aos receptores do tipo 1 (Rosenfeld, 2001; McMallen e cols., 1999; Cox e cols., 1996; Magness e Rosenfeld, 1993), e à liberação de um agonista, α-agonista, que é antagonizado pela síntese de prostaglandina local (Rosenfeld, 2001; Cox e cols., 2000).

No concepto os níveis de angiotensina II estão mais elevados quando comparados com os do organismo materno (Yoshimura, 1990); seu "clearance", porém, é 10 vezes maior que na gestante, 95% ocorre na placenta (Rosenfeld e cols., 1995); sua ação sobre o feto se faz através de receptores do tipo I presentes nas estruturas do leito vascular e da circulação umbilicoplancentária (Kaiser e cols., 1998; Admson e cols., 1989).

As *catecolaminas* igualmente apresentam efeito atenuado na gestante hígida (Magness e Rosenfeld, 1986). Sua ação, porém, é bastante efetiva quando ativadas as supra-renais, na vigência de hemorragia ou hipotensão grave que eleva o risco de sobrevida materna. Elas não influem praticamente no fluxo umbilicoplacentário, exceto quando níveis plasmáticos excedem valores normais (Berman e cols., 1978; Rankin, 1989); aqui as respostas estão associadas à manutenção da perfusão umbilicoplancetária, como também aos fluxos sangüíneos cerebral e do miocárdio.

Quanto à *arginina-vasopressina*, hormônio hipotalâmico hipofisário, há aumento da secreção durante os episódios de hipóxia e asfixia intra-uterina (Rosenfeld e Porter, 1985). A perfusão umbilicoplancentária, porém, não é afetada substancialmente pela vasopressina (Wamoto e cols., 1979).

Prostaglandinas – os prostanóides, principalmente os vasodilatadores, vêm despertando interesse no estudo do controle e manutenção dos fluxos sangüíneos uteroplacentários e umbilicoplacentários, pois seus níveis também se elevam em grávidas normotensas (Wash e Parisi, 1989; Magness e cols., 1990); as prostaciclinas, particularmente, aumentam diante do estresse (Frangos e cols., 1985).

Por outro lado, a inibição das cicloxigenases eleva as respostas sistêmicas e locais de angiotensina II (Magness e cols., 1992), porém, sem alterar o fluxo uteroplacentário basal na proporção da queda dos níveis de prostaglandinas (Naden e cols., 1985). Parece, então, que os prostanóides procuram antagonizar as respostas vasculares, diante do aumento de vasoconstritores circulantes, protegendo o fluxo sangüíneo materno.

No feto, os efeitos são controversos. Enquanto as prostaciclinas são potentes vasodilatadores, as prostaglandinas são vasoconstritoras. Ao que parece, esses efeitos antagônicos podem atuar nas duas circulações, pois, quando há redução do fluxo sangüíneo umbilicoplacentário, aumenta a perfusão uteroplacentária com o objetivo de manter a oxigenação fetal (Rankin 1989).

Óxido nítrico – também conhecido como fator de relaxamento derivado do epitélio, está elevado na gestante normotensa; ele também contribui para a adaptação cardiovascular, pois ativa a síntese do monofosfato de guanosina cíclica, potente relaxante da musculatura lisa (Sladek e cols., 1997). O óxido nítrico é importante para o aumento progressivo do fluxo sangüíneo uteroplacentário (Wash e Parisi, 1989), pois sua inibição, devido à conseqüente redução do teor do óxido nítrico sintetase, reduz a perfusão em até 25% (Rosenfeld e cols., 1996; Miller e cols., 1999). No feto, os vasos umbilicais perfundidos liberam mais óxido nítrico do que as prostaglandinas, promovendo, portanto, vasodilatação; a inibição de sua síntese proporciona queda de aproximadamente 50% do fluxo sangüíneo umbilicoplacentário (Chang e cols., 1992). A contribuição do óxido nítrico também, ao que parece, é parcial, pois sua ausência não implica a cessação imediata dos fluxos sangüíneos.

Esteróides – a placenta é o maior local de síntese de estrógeno e progesterona; eles atuam sobre os vasos, têm participação importante na implantação ovular, na placentação, na modulação do fluxo placentário e na adaptação do sistema cardiovascular durante a gravidez (Paria e cols., 2002). Em útero de ovelhas prenhes, o estrógeno aumenta o fluxo sangüíneo em 40-50%; ministrando deidroepiandrosterona para o feto ocorre elevação dos níveis de estrógeno, como também do fluxo sangüíneo uteroplacentário (Magness e Rosenfeld, 1989). O estrógeno ativa não só o óxido nítrico sintetase, como também a síntese de monofosfato de guanosina cíclica e os canais de potássio da musculatura lisa (Rosenfeld, 2000), modulando o fluxo sangüíneo uteroplacentário basal e as respostas vasoconstritoras próprias da gravidez (Rosenfeld e cols., 2001).

Apesar de não completamente elucidada, a regulação do fluxo nas duas circulações apresenta-se bastante complexa. Os vasoconstritores e os vasodilatadores continuamente se alteram, ativando não só agonistas, como também antagonistas dos indutores dos fluxos sangüíneos uteroplacentário e umbilicoplacentário; de fato; não temos exclusivamente um vasodilatador ou um vasoconstritor, pois a centralização de todo o processo em um só composto para atender cada um dos mecanismos de tal magnitude poderia ser desastrosa para o feto, caso cessasse abruptamente a fonte única de sua produção.

TROCAS MATERNO-FETAIS

Desde o século XVIII se tem conhecimento de que as circulações materna e fetal são separadas por tecido placentário (Boyd e Hamilton, 1970). A placenta preserva o papel comum para todas as membranas, isto é, a permeabilidade seletiva de substâncias; ela, porém, tem peculiaridades que tornam mais efetiva sua função especializada durante a gravidez. É interessante prevenir o leitor que o "transfer" placentário é bem menos conhecido que o "transfer" exercido pelo intestino ou pelo rim, pois estes são mais bem estudados. As placentas de diversas espécies apresentam diferenças anatômicas e funcionais, principalmente no balanço do transporte, entre difusão e carreadores intermediários; a placenta hemocorial, particularizando, é mais permeável a moléculas de lipídeos insolúveis, para as quais não há sistema específico de transporte, que as outras. Assim, devido à impossibilidade de se estudar *in anima nobile* as trocas entre o binômio materno-fetal, muitas das informações que temos vêm de experiências em animais. Portanto, as similaridades da fisiologia entre os mamíferos devem ser anotadas na análise crítica dos achados em animais, para que possam ser pertinentes à mulher.

MECANISMO DE TRANSFERÊNCIA

Difusão simples – poucas moléculas ultrapassam a membrana sinciciocapilar, bicamada fosfolipídica, por difusão passiva. A molécula difunde-se através desta e se dissolve a seguir na corrente sangüínea do lado oposto. O movimento é de uma molécula de alta concentração para uma molécula de baixa concentração (descendente), declinando seu gradiente de concentração sem qualquer gasto de energia; ao final, estabelece-se o equilíbrio de concentrações. Esta forma de intercâmbio contempla gases, O_2 e CO_2, moléculas hidrofóbicas, benzeno e pequenas moléculas sem carga elétrica, uréia e etanol (Henderson, 1993).

Difusão facilitada – a maioria das moléculas necessita de auxílio de proteínas de transporte para ultrapassar o sinciciotrofoblasto. Aqui as moléculas não se dissolvem na camada fosfolipídica, sua passagem é mediada por proteínas que permitem o transporte sem nenhuma interação na direção do gradiente de concentração (descendente) e sem envolvimento de energia, por exemplo: açúcares, nucleosídeos e íons (Bell, 1993; Mueckler, 1994; Mallandro e Kilberg, 1996). A difusão facilitada de açúcares é realizada por uma proteína de transporte chamada uniportador, ela se liga a um molécula específica que será transportada, passa por mudança conformativa que permite a ultrapassagem desta molécula através da membrana e a libera do lado oposto; aqui é rapidamente metabolizada e a concentração continua baixa, proporcionando transporte contínuo. Com relação aos açúcares, especificamente, o genoma humano encoda 12 proteínas, GLUT-1 ao GLUT-12, com estruturas isoformes e quase similares. A GLUT-1 é a mais freqüente das proteínas uniportadoras de membrana e transporta glicose, enquanto a GLUT-5 transporta frutose (Hruz, 2001).

Os íons e as pequenas moléculas polares, por sua vez, são transportados pelos chamados *canais protéicos* ou *iônicos*. São poros abertos na bicamada fosfolipídica e recestidos por proteína, *porina*, possibilitando a difusão livre de qualquer molécula com tamanho e carga apropriados, descendente do gradiente de concentração (Borgnia e cols., 1999). Esse tipo de transporte é bastante rápido, um milhão de íons por segundo, e altamente seletivo para Na^+, K^+, Ca^{2+}, Mg^{2+}, Cl^-, HCO_3^-, HPO_4^{2+} (Carafoli, 1992; Doyle e Cabral, 1998; Perozo e cols., 1999; Yi, 2001). A maioria dos canais permanece aberta; quando fechados, a abertura é regulada por estímulos específicos, em nosso caso particular, por voltagem, isto é, abrem-se em resposta à alteração de potencial elétrico da membrana plasmática (Catterall, 1995).

Transporte ativo – é realizado também por proteínas de transporte, porém, dependentes da energia liberada por hidrólise de ATP, energia esta necessária para transportar substâncias contra o gradiente de concentração (ascendente); elas são chamadas bombas iônicas. As bombas iônicas classe P, H^+/K^+ATPase, são as mais simples, transportam íons (Sachs, 1997); as bombas iônicas classes V e F, H^+-ATPase, transportam apenas prótons (Boyer, 1997), enquanto a grande família ABC ATPase "binding cassette", com aproximadamente 100 proteínas transportadoras de grandes moléculas, são as mais complexas (Higgins, 1995; Higgis e Linton, 2001 Gottesmann e Ambudkar, 2001). Este tipo de proteína de transporte, presente no sinciciotrofoblasto (Sardaki e cols., 2004), entre várias moléculas complexas, cuida também da transferência de aminoácidos. É preciso lembrar que desde a 18ª até a 40ª semana os níveis de aminoácidos são mais elevados na circulação fetal que na corrente sangüínea materna, portanto, a direção do processo é ascendente (Cetin e cols., 1990). Cetin (2003), em face dos dados colhidos na literatura, aventa três hipóteses para a ultrapassagem dos aminoácidos através do sinciciotrofoblasto. A primeira seria a *passagem direta*, transferência com dispêndio de energia; atenderia aos aminoácidos essenciais. A segunda seria associada ao *metabolismo placentário* e ao *consumo de aminoácidos*, por exemplo: a leucina penetrando no sinciciotrofoblasto seria parcialmente desaminada, a-isocapróico, passando ambos para o feto (Loy e cols., 1990). A terceira constaria de *metabolismo placentário e processamento (conversão) de aminoácido*, considerados aqui os não-essenciais; há dados que indicam que a glicina é sintetizada no sinciciotrofoblasto, pois a captação no sangue materno é muito pequena (Marconi e cols., 1989; Cetin e cols., 1991). Na última década, foi descrita pequena família de proteínas com dois membros no ser humano MDR1 e MDR2, a chamada glicoproteína (Abou-Dibua e cols., 2001), entre vários órgãos, que também se expressa no sinciciotrofoblasto da placenta humana (Pavek, 2003). Ela apresenta aumento de expressividade durante o período de duração à exposição de determinados compostos potencialmente tóxicos, como medicamentos antineoplásicos e anti-retrovirais inibidores das proteases (Huisman e cols., 2003). Sua função é exportar, efluir esses agentes para o meio extracelular, protegendo os tecidos contra eventuais efeitos tóxicos (Lankas, 1998).

Endocitose – é a invaginação da membrana da superfície celular formando vesículas que contêm pequenas moléculas e líquido extracelular; elas transportam o conteúdo por meio do sinciciotrofoblasto. Há captação eletiva de macromoléculas, através da ligação com receptores específicos de membrana, em regiões cobertas por *claritina* (Smith e Pearse, 1999).

Assim, as vesículas forradas por claritina com os receptores de membrana e as respectivas moléculas a eles ligadas (ligantes) caminham pelo sinciciotrofoblasto (Brown e Goldtein, 1986; Marsh e McMahoun, 1999; Smith e Pearse, 1999). As vesículas assim constituídas na grande maioria das vezes fundem-se com desmossomos jovens e são classificadas para ser transportadas para os lisossomos, onde ocorre a fagocitose. No caso específico de transporte de anticorpos para o feto, elas transportam, por exemplo, IgG; o maior volume é IgG_1 e o menor é IgG_2, sendo IgG_3 e IgG_4 acelerados no terceiro trimestre (Malek e cols., 1996). Aqui, a transferência ocorre sem nenhuma alteração, pois há receptor específico de transporte, FcRn, expresso no endotélio capilar que protege o IgG da digestão dos lisossomos (pinocitose); dessa forma, eles chegam íntegros à circulação fetal (Ahouse e cols. 1993; Junghans e Anderson, 1996).

RECEPTORES DE TRANSPORTE

Ultimamente têm sido descritos receptores localizados na membrana sinciciocapilar, os assim chamados receptores de membranas, são eles: receptores de imunoglobulina G (Glitlin e cols., 1964), transferrina (King, 1976), alfa-2-macroglobulina (Barret e Starkey, 1973), lipoproteínas (Winkle e cols., 1980), retinol (Torma e Vahlquist, 1986), folato (Antony e cols., 1981), vitamina B_{12} (Friedman e cols., 1977), manose-6-fosfato (Lennartz e cols., 1987), insulina (Posner, 1974), fator de crescimento "like-insulina" (Rubin e cols., 1983), fator de crescimento epidermal (Carson e cols., 1983), glicocorticóides (Wilson e Jawad, 1982), hormônios da paratireóide (Lafond e cols., 1988), beta-adrenérgico (Whitsett e cols., 1980), opióides (Valette e cols., 1979), adenosina (Schocken e Schnider, 1986), fator de necrose tumoral (Calderon e cols., 1988), interferon (Calderon, 1988), interleucinas (Kameda e cols., 1990), colinérgicos (Sastry e Sadavonguida, 1979), vírus (Douglas e cols., 1991).

Referências Bibliográficas

• ABOU-DONIA, M.B.; EL MASRY, E. & ABU-QARE, A.W. – Metabolism and toxicolokinetics of xenobiotics. In: *Hand Book of Toxicology*, 2nd ed., Derelanko, M.U. & Hollinger, M.A. Boca Raton, CRC Press. 2001, p. 575. • ADAMSON, S.L. & cols. – Vasomotor responses of the umbilical circulation in fetal sheep. *Am. J. Physiol.*, 256:1056, 1989. • ALVAREZ, H. & CALDEYRO-BARCIA, R. – Contractility of the human uterus recorded by new methods. *Surg. Gynec. Obstet.*, 91:1, 1950. • ANTONY, A.C. & cols. – Isolation and characterization of a folate receptor from human placenta. *J. Biol. Chem.*, 256:9684, 1981. • APLIN, J.D. – Glycans as biochemical markers of human endometrial secretory. *J. Reprod. Fertil.*, 92:525, 1991. • APLIN, J.D. – The cell biology of human implantation. *Placenta*, 17:269, 1986. • ASHKAR, A.A.; DI SANTO, J.P. & CROY, B.A. – Interferon gamma contributes to initiation of uterine vascular modification, decidual integrity, and uterine natural killer cell maturation during normal murine pregnancy. *J. Exp. Med.*, 192:259, 2000. • ATHANASSAKIS, I.; CHAOUAT, G & WEGMANN, T.G. – The effects of anti-CD4 and anti-CD8 antibody treatment on placental growth and function in allogeneic and syngeneic murine pregmancy. *Cell. Immunol.*, 129:13, 1990. • BARRET, A.J. & STARKEY, P.M. – The interaction of a2-macroglobulin with proteinases. *Biochem. J.*, 133:709, 1973. • BELL, G. – Structure and function of mammalian facilitative sugar transportes. *J. Biol. Chem.*, 268:19161, 1993. • BERMAN Jr., W. & cols. – Effects of pharmacologic agents on umbilical blood flow in fetal lambs in utero. *Biol. Neonate*, 33:225, 1978. • BERNISCHKE, K. – Examination of the placenta. *Obstet. Gynec.*, 18:309, 1961. • BLECKER, O.P. & cols. – Intervillous space during uterine contractions in human subjects: an ultrasonic study. *Am. J. Obstet. Gynecol.*, 123:697, 1975. • BÖE, F. – Studies on the vascularization of the human placenta. *Acta Obstet. Gynaec. Scand.*, 32(Suppl. 5): 1953. • BORGNIA, M. & cols. – Celular e molecular biology of aquaporin water channels. *Ann. Rev. Biochem.*, 68:425, 1999. • BORRELL, U. & WESTMANN, A. – Eine arteriographische studes plazentarkreislanfs. *Geburtsh. u. Frauenheilk*, 18:1, 1950. • BOVING, B.G. – Implantation. *Ann. N. Y. Acad. Sci.*, 75:700, 1959. • BOYD, J.D. – Morphology and physiology of the uteroplacental circulation. In: Macy Jr., J. *Gestation, Second Conference*. Foundation C. A. Villee, 56, New York, 1956. • BOYD, J.D. & HAMILTON, W.J. – Cells in the spiral arteries of the pregnant uterus. *J. Anat.*, 90:595, 1956. • BOYD, J.D. & HAMILTON, W.J. – Development and ultrastructure of the human placenta from the end of the 3rd month of gestation. *J. Obstet. Gynaec. Brit. Cwlth.*, 74:161, 1967. • BOYD, J.D. & HAMILTON, W.J. – *The Human Placenta*. W. Heffer & Sons, Ltd., Cambridge, 1970. • BOYER, P.D. – The ATP syntethase – a splendid molecular machine. *Ann. Rev. Biochem.*, 66:717, 1997. • BROWN, M.S. & GOLDSTEIN, L. – A receptor mediated pathway of cholesterol homeostasis. *Science*, 232:34, 1986. • BULMER, J.N. – Cells of immunological relevance in the human uterus during pregnancy. In: Chaouat, G. *Immunology of Pregnancy*. Clamart, 1993, p. 61. • CALDERON, J. & cols. – Purification and characterization of the human interferon-gamma receptor from placenta. *Proc. Natl. Acad. Sci. USA*, 85:4837, 1988. • CANTL, S.J. & cols. – Interpretation of syncicial spronts and bridges in the human placenta. *Placenta*, 8:221, 1987. • CARA FOLI, E. – The Ca^{2+} pump of the plasma membrane. *J. Biol. Chem.*, 267:2115, 1992. • CATTERALL, W.A. – Structure and function of voltage-gated ion channels. *Ann. Rev. Biochem.*, 64:493, 1995. • CETIN, C.; CORBETTA, C. & PICENI, L. – Umbilical aminoacid concentrations in normal and growth retarded fetuses sampled in utero by cordocentesis. *Am. J. Obstet. Gynecol.*, 162:253, 1990. • CETIN, I. – Placental transport of aminoacids in normal and growth – restricted pregnancies. *Eur. J. Obstet. Gynecol. Reprod. Biol.*, 110:549, 2003. • CETIN, I.; FENNESSEY, P.V. & QUICK, A.N. – Glycine turnoves and oxidation and hepatic jernie synthesis from glycine in fetal lambs. *Am. J. Physiol.*, 260:371, 1991. • CHANG, J.K. & cols. – Effect of endothelium-derived relaxing factor inhibition on the umbilical-placental circulation in fetal lambs in utero. *Am. J. Obstet. Gynecol.*, 166:727, 1992. • CHAOUAT, G. – Le foetus: une symbiose plus qu'une greffe. *Science*, 10:48, 2000. • CHAOUAT, G. & cols. – 10 prevents naturally occuring fetal loss in

CBA x DBA/2 mating combination, and local defect in IL-10 production in this abortion-prone combination corrected by in vivo injection of IFN-τ. *J. Immunol.*, **154**:4261, 1995. • CHAOUAT, G. & cols. – A brief review of recent data on some cytokine expressions at the maternal-foetal interface which might challenge the classical Th1/Th2 dichotomy. *J. Reprod. Immunol.*, **53**:241, 2002. • CHAOUAT, G. & cols. – Immune suppresion and Th1/Th2 balance in pregnancy revisited: a (very) personal tribute to Tom Wegmann. *Am. J. Reprod. Immunol.*, **37**:427, 1998. • CHAOUAT, G. & cols. – The emerging role of IL-10 in pregnancy. *Am. J. Reprod. Immunol.*, **35**:325, 1996. • CHUNG, I.B. & cols. – Effect of Th1 typer cytokines on the secretion fo vascular endothelial growth factor by trophoblasts. *Am. J. Reprod. Immunol.*, **45**:349, 2001. • COX, B.E. & cols. – Angiotensin II indirectly vasoconstricts the ovine uterine circularion. *Am. J. Physiol.*, **278**:337, 2000. • COX. B.E. & cols. – Tissue specific expression of vascular sooth muscle angiostensin II receptor subtypes during ovine pregnancy. *Am. J. Physiol.*, **271**:212, 1996. • CRAWFORD, J.M. – A study of human placenta growth with observation on the placenta in erythroblastosis foetales. *J. Obstet. Gynaec. Brit. Emp.*, **66**:885, 1959. • CRAWFORD, J.M. – Vascular anatomy of the human placenta. *Am. J. Obstet. Gynecol.*, **84**:1543, 1962. • CROY, B.A.; ASHKAR, A.A. & MINHAS, K. – Can murine uterine natural killer cells give insights into pathogenesis of preeclampsia? *J. Soc. Inv.*, 7:12, 2000. • CSAPO, A.I. & cols. – Effects of luteotomy and progesterone replacement therapy in early pregnant patients. *Am. J. Obstet. Gynecol.*, **115**:759, 1973. • DOUGLAS, G.C. & cols. – Cell-midiated infection of human placental trophoblast with HIV *in vitro*. AIDS Res. *Hum. Retroviruses*, 7:735, 1991. • DOYLE, D.A. – The structure of the potassium channel: molecular basis of K^+ conductivity and selectivity. *Science*, **280**:69, 1998. • ENDERS, A.C. & KING, B.F. – The cytology of hofbauer cells. *Anat. Rec.*, **167**:231, 1970. • FIRTH, J.A. & cols. – Permeability pathways in fetal placental capillaries. **In:** Kaufman, P.M. & Miller, K. (ed.). *Placental Vascularization and Blood Flow. Trophoblast Research 3.* Plenum Press, New York, 1988, p. 163-8. • FORD, S.P. – Factors contracting uterine blood flow during estrus and early pregnancy. **In:** Rosenfeld, C.R. (ed.). *The Uterine Circulation.* Ithaca, Perinatology Press, 1989, p. 113. • FRANGOS, J.A. & cols. – Flow effects on prostacyclin production by cultured human endothelial cells. *Science*, **227**:1477, 1985. • FREESE, U.E. – The fetal-maternal circulation of the placenta. I. Histomorphologic, plastoid injection, and X-ray mematographic studies on human placentas. *Am. J. Obstet. Gynecol.*, **94**:354, 1966. • FREESE, U.E. – The fetal-maternal circulation: a redifinition of the uteroplacental vascular relationship and the intervillous space in the human and the rhesus monkey. **In:** Pecile, A. & Finzi, C. (ed.). *The Foetoplacental Unit.* Excerpta Medica, Amsterdam, 1969. • FREESE, U.E. – The uteroplacental vascular relationship in the human. *Am. J. Obstet. Gynecol.*, **101**:8, 1968. • FRIEDMAN, P.A. & cols. – A saturable high affinity binding site for transcobalamin II – vitamin B12 complexes in human placental membrane preparations. *J. Clin. Invest.*, **59**:51, 1977. • GALTON, M. – DNA content of placental nuclei. *J. Cell. Biol.*, **13**:183, 1962. • GITLIN, D. & cols. – The selectivity of the human placenta in the transfer of plasma proteins from mother to foetus. *J. Clin. Invest.*, **43**:1938, 1964. • GLASS, R.H. & cols. – Degradative of extracellular matrix by mouse trophoblast outgrow. A model for implantation. *J. Cell. Biol.*, **96**:1108, 1983. • GOTTESMAN, M.M. & AMBUDKAR, S.V. – Overview: ABC transporters in human disease. *J. Bioenerg. Biomemb.*, **33**:453, 2001. • GOTTESMAN, M.M.; PASTAN & AMBUDKAR, S.V. – P glycoprotein and multidrug resistance. *Curt. Opin. Genet. Devel.*, **6**:610, 1996. • GUIMOND, M.J. & cols. – Absence of natural killer cells during murine pregnancy is associated with reproductive compromise in TgE26 mice. *Biol. Reprod.*, **56**:169, 1997. • HAMILTON, W.J. & BOYD, J.D. – Development of the human placenta in the first three months of gestation. *J. Anat.*, **94**:297, 1960. • HAMILTON, W.J. & BOYD, J.D. – Development of the human placenta. **In:** *Scientific Foundations of Obstetrics and Gynaecology*. Ed. Barnes & Newton, Philadelphia, 1970. • HAMILTON, W.J. & cols. – *Embriologia Humana.* Intermédica, Buenos Aires, 1964. • HAMILTON, W.J. & MOSSMAN, H.W. – **In:** Hamilton, W.J.; Boyd, J.D. & Mossman, H.W. *Human Embriology.* Williams & Wilkins, Baltimore, 1972. • HARTSHORNE, G.M. & EDWARDS, R.G. – Role of embryonic factors in implantation: recent developments. *Baillieres Clin. Obstet. Gynaecol.*, 5:117, 1991. • HEALDY, D.L. – Endometrial prolactin and implantation. *Baillieres Clin. Obstet. Gynaecol.*, 5:95, 1991. • HENDERSON, P.J. – The 12- transmembrane helix transporters. *Curr. Open. Cell Biol.*, 5:708, 1993. • HERTIG, A.T. & cols. – A description of 34 human ova within the first 17 days of development. *Amer. J. Anat.*, **98**:435, 1956. • HIGGINS, C.F. – The ABC of channel regulation. *Cell*, **82**:693, 1995. • HIGGINS, C.F. & LINTON, H.E. – Structural biology. The xyz of ABC transporters. *Science*, **293**:1782, 2001. • HOLTFRETER, J. & HAMBURGER, V. – Embryogenesis, progressive differentiation. **In:** *Analysis of Development*, Philadelphia, Willier, Weiss & Hamburger, 1955, p. 230. • HRUZ, P.W. & MUECKLER, M.M. – Structural analysis of the GLUT 1 facilitative glucose transporter (review). *Mol. Membr. Biol.*, **18**:183, 2001. • HUISMAN, M.T. & cols. – Assessing safety and efficacy of directed P-glycoprotein inhibition to improve the pharmacocinetic properties of saquinavir coad miistered with ritonavir. *J. Pharm. Exp. Ther.*, **304**:596, 2003. • IWAMOTO, H.S. & cols. – Hemodynamic responses of the sheep fetus to vasopressin infusion. *Circ. Res.*, **44**:430, 1979. • JOHNSTONE, R.W. – Contribution to the study of the early human ovum based upon the investigation of I a very early ovum embedded in the uterus and II, a very early ovum embedded in the infundibuli of the tube. *J. Obstet. Gynaec. Brit. Emp.*, **25**:231, 1914. • JONES, C.J.P. & FOX, H. – Syncytial knots and intervillous bridges in the human placenta: an ultrastructural study. *J. Anat.*, **124**:275, 1977. • JUNGHANS, R.P. & ANDERSON, C.L. – The protection receptor for IgC catabolism in the beta 2-microglobulin-containing neonatal instestinal transport receptor. *Proc. Nat. Acad. Sci. USA*, **93**:5512, 1996. • KAISER, J.R. & cols. – Differential developtment of umbilical and systemic arteries: I. ANG II receptor subtype expression. *Am. J. Physiol.*, **274**:797, 1998. • KAMEDA, T. & cols. – Production of interleukin-6 by normal human trophoblast. *Placenta*, **11**:205, 1990. • KAUFMANN, P. & cols. – The fetal vascularization of term human placental villi. II. Intermediate and terminal villi. *Anat. Embryol.*, **173**:203, 1985. • KAUFMANN, P. & SCHEFFEN, I. – Placental development. **In:** Polin, R.A. & Fox, W.W. (ed.). *Fetal and Neonatal Physiology.* W. B. Saunders Company, Philadelphia, 1992, pp. 47-55. • KING, A. & cols. – Recognition of trophoblast HLA class I molecules by decidual NK cell receptors-a review. *Placenta*, **21**:S81, 2000. • KING, A. & LOKE, Y.M. – On the nature and function of human uterine granular lymphocytes. Immunol. *Today*, **12**:432, 1992. • KING, A.; LOKE, Y.W. & CHAOUAT, G. – NK cells and reproduction. *Immunol. Today*, **18**:64, 1997. • KING, B.F. – Localization of transferrin on the surface of the human placenta by electron microscopic-immunocytochemistry. *Anat. Rec.*, **186**:151, 1976. • KING, B.F. – The functional anatomy of the placental vasculature. **In:** Rosenfeld, C.R. *The Uterine Circulation.* Ithaca, Perinatology Press, 1989, p. 17. • LAFOND, J. & cols. – Parathyroid hormone receptor in human placental syncytiotrophoblast brush border and basal plasma membranes. *Endocrinology*, **123**:2834, 1988. • LANGMAN, J. – *Embriologia Médica.* Atheneu Editora São Paulo, S.A., São Paulo, 1977. • LANKAS, G.R. & cols. – Placental P-glycoprotein deficiency enhances susceptibility to chemically induced birth defects in mices. *Reprod. Toxicol.*, **12**:457, 1998. • LEISER, R. & cols. – The fetal vascularization of term human placental villi. I. Peripheral stem villi. *Anat. Embryol.*, **173**:71, 1985. • LENNARTZ, M.R. & cols. – Isolation and characterization of a mannose specific endocytosis receptor from human placenta. *J. Biol. Chem.*, **262**:9942, 1987. • LOKE, Y.W.; KING, A. & BURROWS, T.D. – Dedicua in human implantation. *Hum. Reprod.*, **10**:14, 1995. • LOY, G.L. & cols. – Fetoplacental deamination and descarboxilation of leucine. *Am. J. Physiol.*, **259**:492, 1990. • MAGNESS, R.R. & cols. – Endothelial vasodilator production by uterine and systemic arteries. I. Effects of ANG II on PGI_2 and NO in pregnancy. *Am. J. Physiol.*, **270**:914, 1996. • MAGNESS, R.R. & cols. – Uterine prostaglandin production in ovine pregnancy: effects of angiotensin II and indomethacin. *Am. J. Physiol.*, **263**:188, 1992. • MAGNESS, R.R. & cols. – Uteroplacental production of eicosanoids in ovine pregnancy. *Prostaglandins*, **39**:75, 1990. • MAGNESS, R.R. & ROSENFELD, C.R. – Calcium modulation of endothelium-derived prostacyclin production in ovine pregnancy. *Endocrinology*, **132**:2445, 1993. • MAGNESS, R.R. & ROSENFELD, C.R. – Systemic and uterine responses to α-adrenergic stimulation in pregnant and nonpregnant ewes. *Am. J. Obstet. Gynecol.*, **155**:897, 1986. • MAGNESS, R.R. & ROSENFELD, C.R. – The role of steroid hormones in the control of uterine blood flow. **In:** Rosenfeld, C.R. *The Uterine Circulation.* Ithaca, Perinatology Press, 1989, p. 239. • MALEK, A. & cols. – Evolution of maternofetal transport of immunoglobin during human pregnancy. *Am. J. Reprod. Immunol.*, **36**:248, 1996. • MALLANDRO, M. & KILBERG, M. – Molecular biology of mammalian aminoacid transportes. *Ann. Rev. Biochem.*, **66**:305, 1996. • MARCONI, M. & cols. – A comparison of aminoacid anteriovenous defferences across the lives and placenta of the fetal lamb. *Am. J. Physiol.*, **257**:909, 1998. • MARSH, M. & McMAHON, H.T. – The structural era of endocytosis. *Science*, **285**:215, 1999. • Mc CLURE, G.F.W. – Mu endothelial problem. *Anat. Rec.*, **22**:219, 1921. • McMULLEN, J.R. & cols. – Interactions between AT_1 and AT_2 receptors in uterine arteries from pregnant ewes. *Eur. J. Pharmacol.*, **378**:195, 1999. • MIDGLEY Jr., A.R. & cols. – Morphogenesis of syncyotrophoblast in vivo: an autoradiographic demonstrations. *Science*, **141**:349, 1963. • MILLER, S.L. & cols. – Effect of nitric oxide synthase inhibition on the uterine vasculature of the late-pregnant ewe. *Am. J. Obstet. Gynecol.*, **180**:1138, 1999. • MOSSMAN, H.W. – The principal interchange vessels of the chorioallantoic placenta of mammels. **In:** De Hann, R.L. & Uesprung, H. (ed.). *Organogenesis.* Holt, Rinehart & Winston, New York, 1965. • MUECKLER, M. – Facilitative glucose transporters. *Eur. J. Biochem.*, **219**:713, 1994. • NADEN, R.P. & cols. – Hemodynamic effects of indomethacin in chronically instrumented pregnant sheep. *Am. J. Obstet. Gynecol.*, **151**:484, 1985. • PARIA, B.C. & cols. – Deciphering the cross-talk of implantation: advances and challenges. *Science*, **296**:2185, 2002. • PAVEK, P. & cols. – Examination of the functional activity of P-glycoprotein in the rat placental barrier using Rhodamine 123. *J. Parm. Exp. Ther.*, **305**:1239, 2003. • PEROZO, E.; CORTES, D.M. & CUELLO, L.G. – Structural rearrangements underlying K^+ channel activation gating. *Science*, **285**:73, 1999. • POSNER, B.I. – Insulin receptors in human and animal placental tissues. *Diabetes*, **23**:209, 1974. • RAMSEY, E.M. & DAVIS, R.W. – A composite drawing of the placenta to show its structure and circulation. *Anat. Rec.*, **145**:366, 1963. • RAMSEY, E.M. & HARRIS, J.W.S. – Comparison of uteroplacental vasculature and circulation in the rhesus monkey and man. *Contrib. Embryol.*, **38**:59, 1966. • RANKIN, J.H.G. – Interaction between the maternal and fetal placental blood flows. **In:** Rosenfeld, C.R. *The Uterine Circulation.* Ithaca, Perinathology Press, 1989, p. 175. • REAGAN, P.F. – Experimental studies on the origin of vascular endothelium and erythrocytes. *Amer. J. Anat.*, **21**:39, 1917. • REYNOLDS, S.R.M. & cols. – Multiple simultaneous intervillous space pressures recorded in several regions of the hemochorial placenta in relation to functional anatomy of the fetal cotyledon. *Am. J. Obstet. Gynecol.*, **102**:1128, 1968. • RICHARD, M. – Studies of placental morphogenesis: I. Radioautographic studies of human placenta utilizing tutiated thymidine. *Proc. Soc. Exp. Biol. Med.*, **106**:829, 1961. • ROSENFELD, C.R. – Calcium-actived potassium channels and nitric oxide coregulate estrogen-induced vasodilatation. *Am. J. Physiol. Heart Circ. Physiol.*, **279**:319, 2000. • ROSENFELD, C.R. – Changes in uterine blood flow during pregnancy. **In:** Rosenfeld, C.R. (ed.). *The Uterine Circulation.* Perinatology Press, Ithaca, 1989, p. 135. • ROSENFELD, C.R. – Consideration of the uteroplacental circulation in intra-uterine growth. *Sem. Perinatol.*, **8**:42, 1984. • ROSENFELD, C.R. – Distribution of cardiac output in ovine pregnancy. *Am. J. Physiol.,* 232:231, 1977. • ROSENFELD, C.R. – Mechanisms regulating angiotensin II responsiveness by the uteroplacental circulation. *Am. J. Physiol. Regul. Integr. Comp. Physiol.,* 281:1025, 2001. • ROSENFELD, C.R. – Regulation of the placental circulation. In: Polin, R.A & Fox, W.W. (ed.). *Fetal and Neonatal Physiology.* W. B. Saunders Company, Philadelphia, 1992, p. 56. • ROSENFELD, C.R. & cols. – Comparison of ANG II in fetal and pregnant sheep: metabolic clearance and vascular reactivity. *Am. J. Physiol.,* 268:237, 1995. • ROSENFELD, C.R. & cols. – Nitric oxide contributes to estrogen-induced vasodilatation of the ovine uterine circulation. *J. Clin. Invest.,* 98:2158, 1996. • ROSENFELD, C.R. & NADEN, R.P. – Responses of uterine and non-uterine tissues to angiotensin II in ovine pregnancy. *Am. J. Physiol.,* 257:17, 1989. • ROSENFELD, C.R. & NADEN, R.P. – Responses of uterine and nonuterine tissues to angiotensin II in ovine pregnancy. *Am. J. Physiol.,* 257:17, 1989. • ROSENFELD, C.R. & PORTER, J.C. – Arginine vasopressin in the developing fetus. In: Albrecht, E. & Pepe, G.I. *Research in Perinatal Medicine (IV). Perinatal Endocrinology.* Ithaca, Perinatology Press, 1985, p. 91. • RUBIN, J.B. & cols. – Stimulation of tyrosine specific phosphorylation in vitro by insulin-like growth factor II. *Nature,* 305:438, 1983. • SACHS, G. – Proton pump inhibitiors and acid-related diseases. *Pharmacoterapy,* 17:22, 1997. • SACKS, G.; SARGENT, I. & REDMAN, C.W.G. – An innate view of human pregnancy. *Immunol. Today,* 20:114, 1999. • SAMAMA, M. – Células *natural killer* deciduais na regulação da produção de interleucina 10 pelo trofoblasto no período de implantação embrionária e gravidez precoce. Tese (Doutorado) – Universidade Federal de São Paulo. Escola Paulista de Medicina. Programa de Pós-graduação em Obstetrícia. São Paulo, 2004. • SARDAKI, & cols. – ABCG2 – a transporter for all seasons. FEBS. *Letters,* 567:116, 2004. • SASTRY, B.V.R. & SADAVONGVIDA, C. – Cholinergic systems in non-nervous tissues. *Pharmacol. Rev.,* 30:65, 1979. • SCHNEIDER, J. & cols. – Transfer of amino acids across the in vitro perfused human placenta. *Pediatr. Res.,* 13:236, 1979. • SCHOCKEN, D.D. & SCHNEIDER, M.N. – Use of multiple radioligans to characterize adenosine receptors in human placenta. *Placenta,* 7:339, 1986. • SCHUHMAN, R. – Plazenton: Begriff. Entstehung, funcktionelle Anatomic. In: Becker, V. & cols. (eds.). *Die Plazenta des Menschen.* Stuttgart, Thiene, 1981, p. 192. • SEEDS, A.E. – Water metabolism of the fetus. *Am. J. Obstet. Gynecol.,* 92:727, 1965. • SHELESNYAK, M.C. – Inhibition of decidual cell formation in the pseudopregnant rat by histamine antagonists. *Am. J. Physiol.,* 170:522, 1952. • SLADEK, S.M. & cols. – Nitric oxide and pregnancy. *Am. J. Physiol.,* 272:R441, 1997. • SMITH, C.J. & PEARSE, B.M. – Clarithim: anatomy of coat protein. *Trends Cell Biol.,* 9:335, 1999. • SPANNER, R. – Mutterlicher und kindlicher kreilauf der menschlichen Plazenta und seine Strombahen. *Ztschr. Entwckl,* 105:163, 1935. • STARK, D. – Die Fruhphase der Menschlichen Embryonalen twicklung und ihre Bedeutung fur die Beurteilun der Sangerontogenense. *Ergebn. Anat. Entwich,* 35:133, 1956. • STRAUSS, F. – Gedanken zur Entwicklung des amnions und des Dottersackes beim Menschen. *Rev. Suisse Zool.,* 52:213, 1945. • TEASDALE, F. & JEAN-JACQUES, G. – Morphometric evaluation of the microvillous surface enlargement factor in the human placenta from mid-gestation to term. *Placenta,* 6:375-381, 1985. • TORMA, H. & VAHLQUIST, A. – Uptake of vitamin A and retinol binding protein by human placenta in vitro. *Placenta,* 7:295, 1986. • VALETTE, A. & cols. – Evidence for a sterospecific ^{3}H-etorphine binding in human placenta. *FEBS lett,* 103:362, 1979. • WALSH, S.W. & PARISI, V.M. – The role of prostanoids and thromboxane in the regulation of placental blood flow. In: Rosenfeld, C.R. *The Uterine Circulation.* Ithaca, Perinatology Press, 1989, p. 274. • WEGMANN, T.G. – The role of cytokine cross-talk in preventing abortion. *Res. Immunol.,* 141:185, 1990. • WEGMANN, T.G. & cols. – The role of M-CSF and GM-CSF in fostering placental growth, fetal growth, and fetal survival. *Transplant Proc.,* 21:566, 1989. • WHISTSETT, J. & cols. – b-adrenergic receptors and catecholamine sensitive adenylate cyclase of the human placenta. *J. Clin. Endocrinol. Metab.,* 50:27, 1980. • WILKIN, P. – Contribution a l'etude de la circulation placentaire d'origine foetale. *Gynéc. Obstét.,* 53:239, 54, 1954. • WILKIN, P. – In: Ville, C.A. *The Placenta and Fetal Membranes, Proceedings of the Conference.* The Williams and Wilkins Co., Baltimore, 1960. • WILKIN, P. – *Pathologie du Placenta: Étude Clinique Anatomo-clinique.* Masson & Cie ed., Paris, 1965. • WILSON, E.A. & JAWAD, M.J. – Stimulation of human chorionic gonadotrophin secretion by glucocorticois. *Am. J. Obstet. Gynecol.,* 142:344, 1982. • WIMSATT, W.A. – New histological observations on the placenta of the sheep. *Amer. J. Anat.,* 87:391, 1950. • WINKLE, C.A. & cols. – Uptake and degradation of lipoproteins by human trophoblastic cells in primary culture. *Endocrinology,* 1707:1892, 1980. • WISLOCKI, J.B. & STREETER, G.L. – Placentation of the Macaque. *Contrib. Embryol.,* 27:1, 1938. • YI, B.A. – Controlling potassium channel activities: interplay betwen the membrane and intracellular factors. *Proc. Natl. Acad. Sci.,* 98:11016, 2001. • YOSHIMURA, T. & cols. – Angiostensin II and α-agonist: I. Responses of ovine fetoplacental vasculature. *Am. J. Physiol.,* 259:464, 1990.

4 Sistema Amniótico

Marcelo Zugaib
Roseli Mieko Yamamoto Nomura

O líquido amniótico (LA) encontra-se em espaço denominado cavidade amniótica que é delimitado pelas membranas: internamente o âmnio e externamente o cório liso. Este, por sua vez, relaciona-se com a decídua materna e principalmente com o miométrio e o espaço extracelular materno.

As trocas materno-fetais, materno-amnióticas e amniofetais estabelecem o fluxo de líquidos, solutos e nutrientes entre o organismo materno e o ovo, e posteriormente o feto. A fisiologia própria do compartimento amniótico determina constante intercâmbio entre a mãe e o feto (Brace, 1995).

O âmnio no termo é membrana resistente e flexível, constitui a porção mais interna das membranas ovulares e seus componentes protegem contra a rotura. A manutenção da sua integridade é fundamental para o bem-estar fetal e o sucesso da gestação. O âmnio é composto por um epitélio e uma camada subjacente rica em células de Hofbauer. É desprovido de células musculares lisas, nervos linfáticos e vasos sangüíneos. Ao exame microscópico, observam-se cinco camadas que nem sempre apresentam limites precisos. Essas camadas sucessivas, de dentro para fora, são descritas a seguir.

1. Epitélio amniótico: é geralmente camada constituída por uma fileira de células epiteliais, cuja borda livre apresenta microvilosidades que aumentam a superfície de trocas entre o âmnio e o líquido amniótico. O citoplasma contém abundantes vacúolos e o núcleo é bem visível. Na porção basal existem estruturas canaliculares que se prolongam no citoplasma com morfologia de intensa atividade celular. Acredita-se ser derivada do ectoderma embrionário.
2. Membrana basal: é a membrana fina e delicada, situada abaixo das células epiteliais amnióticas, estando firmemente aderida a elas.
3. Camada compacta: camada densa e acelular, logo abaixo da membrana basal a ela aderida e composta primariamente de colágeno intersticial I, III e V. Essa camada apresenta resistência à infiltração de leucócitos, o que parece ser obstáculo à agressão inflamatória.
4. Fibroblástica: é camada complexa, de grande espessura, composta de fibroblastos e células do tipo Hofbauer (macrófagos).
5. Esponjosa: é a camada mais externa, composta de estruturas resultantes do celoma extra-embrionário. Apresenta estrutura semelhante ao tecido colágeno, bastante flexível e com distensibilidade significativa. É acelular, esponjosa e contígua com a outra membrana fetal, o cório.

FUNÇÕES DO LÍQUIDO AMNIÓTICO

O LA constitui elemento de grande importância na gestação, apresentando várias funções, entre elas: promover ambiente para que o feto se movimente adequadamente, fornecer proteção contra traumatismos, proteger o cordão umbilical de fenômenos compressivos durante a movimentação fetal e as contrações uterinas, manter a cavidade amniótica com temperatura adequada para o desenvolvimento fetal e auxiliar no desenvolvimento dos pulmões fetais (Cock e cols., 2001; Sherer e Langer, 2001). A avaliação do LA durante a gestação fornece informações sobre a vitalidade e a maturidade fetais (Zugaib e cols., 2000). Com o evoluir da gestação, o aparecimento de hormônios, enzimas e substâncias diversas demonstra que o LA é metabolicamente ativo, envolvido no transporte de solutos e água, mantendo a homeostase fetal.

A presença do LA durante a gestação permite o desenvolvimento normal do trato respiratório fetal, do trato gastrintestinal, do sistema urinário e musculoesquelético fetais. Permite o crescimento do feto em ambiente estéril e controlado quanto à sua temperatura.

VOLUME DE LÍQUIDO AMNIÓTICO NA GESTAÇÃO NORMAL

O volume de LA apresenta ampla variação dentro da faixa de normalidade, principalmente no meio do terceiro trimestre da gestação, quando atinge valor máximo. A quantidade de LA normalmente aumenta de forma gradativa com o evoluir da gestação, atingindo valores máximos entre a 36^a e 38ª semanas (Brace e Wolf, 1989), e a partir de então passa a declinar progressivamente até o termo. Na prática obstétrica, a mensuração do volume de LA não é possível de ser utilizada por limitações metodológicas.

A regulação do volume de LA é processo dinâmico que depende da interação entre o feto, a placenta e o organismo materno, refletindo o balanço entre sua produção e a reabsorção. Nas primeiras semanas, a produção do LA decorre principalmente da passagem passiva de líquidos através da membrana amniótica, seguindo gradiente osmótico. Nesse período, a composição do LA constitui-se basicamente de um ultrafiltrado do plasma materno (Abramovich e Page, 1972). Na segunda metade da gestação, vários fatores controlam e regulam as vias de entrada e saída de fluidos na cavidade amniótica (Sherer, 2002).

FORMAÇÃO, CIRCULAÇÃO E REABSORÇÃO DO LÍQUIDO AMNIÓTICO

A cavidade amniótica desenvolve-se inicialmente no estágio de blastocisto e surge a partir da delaminação do citotrofoblasto, entre o 7° e 8° dias de desenvolvimento embrionário. Neste estágio, pequenos espaços se confluem entre o citotrofoblasto e o ectoderma do disco germinativo, dando origem à cavidade amniótica.

Inicialmente se forma pequena vesícula na superfície dorsal do disco germinativo, recoberta por epitélio plano simples, derivado do citotrofoblasto (amnioblasto). Nesse mesmo período, ocorre a formação da cavidade coriônica que circunda a cavidade amniótica, que por sua vez contém o embrião. Este aumenta progressivamente de tamanho e a cavidade amniótica também se desenvolve para acomodá-lo.

Por volta da 7^a à 8ª semana, após a data da última menstruação (DUM), podemos observar, ao exame ultra-sonográfico, a membrana amniótica envolvendo o embrião. Com a expansão da cavidade amniótica, o âmnio funde-se com o cório, aproximadamente na 12ª semana a partir da DUM, obliterando a cavidade coriônica (celoma extra-embrionário).

Nas primeiras semanas, a produção do LA decorre principalmente da passagem passiva de líquidos através da membrana amniótica, seguindo um gradiente osmótico. Este gradiente se origina provavelmente do transporte ativo de solutos através dessa membrana semipermeável. Pequenos solutos passam a membrana por difusão simples. Substâncias como uréia, glicose, cloreto de sódio difundem-se rapidamente pela membrana amniótica, mas determinam força osmótica mínima, cruzando as membranas com velocidades diferentes, de acordo com seu coeficiente de repleção. Substâncias de alto peso molecular, tais como as proteínas, não conseguem ultrapassar essa membrana tão facilmente (Brace, 1997). A membrana amniótica é impermeável a muitos compostos com peso molecular acima de 1.000 (albumina), que exercem força osmótica ideal para a transferência de água. Por isso, a concentração de proteínas no LA é significativamente menor que a observada no soro materno. Nesse período, a composição do LA constitui-se basicamente de um ultrafiltrado do plasma materno. Não há evidências de transporte ativo de água através das membranas. A água cruza a membrana amniótica em resposta a um gradiente químico, osmótico ou hidrostático e, na falta dele, não ocorre nenhum movimento livre de água. A secreção de água pela membrana tecidual ao redor da cavidade amniótica não foi demonstrada (Brace, 1995).

Entre a 10^a e 20ª semanas, a composição do LA assemelha-se ao plasma do sangue fetal e sua quantidade correlaciona-se diretamente com o peso do feto. Provavelmente ocorre homeostasia entre o plasma fetal e o LA, através da pele fetal (Brace, 1997).

Entre a 17^a e 20ª semanas de gestação, inicia-se a queratinização da pele fetal. Até então, a pele era composta de uma camada de poucas células, altamente impermeável à água, eletrólitos e uréia, que são transportados de forma passiva através dessa barreira. Após a queratinização, a pele fetal torna-se impermeável, reduzindo sua participação na regulação do volume de LA.

A partir da 20ª semana, a diurese fetal e a deglutição passam a ter papéis mais importantes na dinâmica do LA. Nesse período, a diurese fetal observada está em torno de 2ml por hora. O volume de LA aumenta, em média, 10ml por dia, atingindo cerca de 500ml na 20ª semana de gestação (Wladimiroff e Campbell, 1974). Outras estruturas também contribuem na produção do LA: a face fetal da placenta, o aparelho respiratório, o trato gastrintestinal e o cordão umbilical.

No final do primeiro trimestre, o néfron fetal apresenta alguma capacidade de excreção de água por meio da filtração glomerular. Existem evidências de que os rins fetais funcionam desde a 14ª semana de gestação, mas sua contribuição na formação do LA inicia-se a partir da 20ª semana. Mesmo na maturidade fetal, a capacidade de concentrar e modificar o pH da urina é completamente limitada, de forma que a urina fetal é hipotônica em relação ao plasma fetal, com baixa concentração de eletrólitos. A fração do débito cardíaco que perfunde os rins é relativamente baixa e a resistência vascular renal é elevada. À medida que a urina adquire características próprias, ela perde sua isotonicidade em relação ao soro materno. A adição crescente de urina fetal no conteúdo da cavidade amniótica determina osmolaridade progressivamente reduzida, atingindo valores de 250 a 260mOsm/kg de água próximo ao termo da gestação. Pelo fato de a urina fetal ser acentuadamente hipotônica (80 a 140mOsm/kg de água), admite-se que a osmolaridade do LA se modifica com o aumento da mistura deste com a urina. Em gestação tardia, a urina fetal contém grande quantidade de creatinina, uréia e estriol conjugado, e isso se relaciona com aumentos dos níveis no LA desses solutos (Hedriana e Moore, 1994; Gagnon e cols., 2002).

Os pulmões fetais contribuem com a secreção de exsudato alveolar, cuja produção chega a atingir 200 a 400ml de fluido por dia. Boa parte desse fluido pulmonar é deglutida pelo feto, antes de atingir a cavidade amniótica. A absorção de líquido na região pulmonar, em fetos normais, não parece ter muita importância na regulação do volume total de LA (Brace, 1989).

No terceiro trimestre, a diurese e a deglutição fetais exercem maior influência na regulação do volume de LA. Nesse período, a diurese fetal está em torno de 620 a 1.200ml em 24 horas. A deglutição fetal chega a atingir 200 a 1.000ml em 24 horas, ocorrendo em número variável de episódios por dia, que podem durar um ou vários minutos (Bruce, 1997). A deglutição fetal tem sido medida pela introdução de isótopos na cavidade amniótica, medindo o acúmulo destes no trato gastrintestinal diretamente em fetos que morreram de imaturidade após o parto, ou no mecônio e nas fezes após o nascimento. A deglutição fetal parece ter pequeno efeito no volume do LA em gestação inicial, pois o volume deglutido é pequeno em comparação ao total de LA. Entretanto, próximo ao termo, o volume do LA parece ser regulado substancialmente pela deglutição fetal, de forma que a quantidade de LA deglutido quase se iguala ao volume total de LA. O ato da deglutição contribui também para o crescimento e desenvolvimento do canal alimentar (Brace, 1995).

Outra contribuição para a formação e reabsorção do LA consiste na passagem intramembranosa de fluidos que envolve a transferência direta através das membranas fetais, entre o LA da cavidade amniótica e o sangue fetal que perfunde a superfície fetal da placenta, a pele fetal e o cordão umbilical. Este meio de passagem pode atingir volume de 400ml por dia no termo da gestação (Faber e Anderson, 1999). A figura I-47 sintetiza os mecanismos envolvidos na formação, circulação e reabsorção do LA.

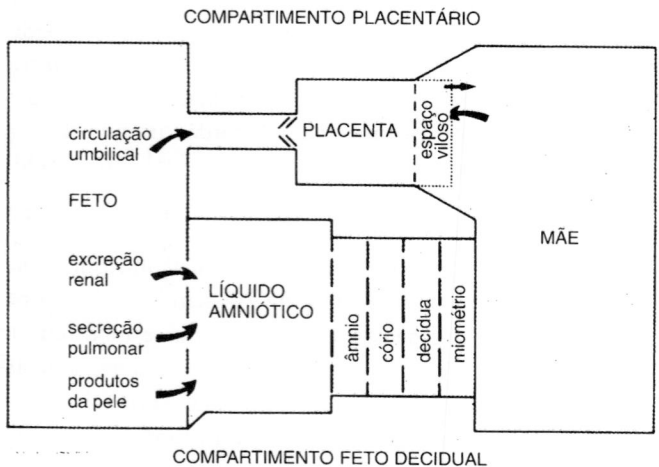

Figura I-47 – Comunicação materno-fetal-amniótica.

A via transmembranosa envolve a passagem direta de fluidos através das membranas fetais, entre o LA da cavidade amniótica e o sangue materno que circula na parede uterina. O movimento de fluidos por via transmembranosa em gestações humanas não foi estimado, estudos recentes sugerem que, em condições normais, essa via conduza somente 10ml por dia próximo ao termo da gestação. No terceiro trimestre, o movimento livre de água, cruzando o âmnio e o cório liso, pode ocorrer por processo passivo, ou por osmose, do saco amniótico para o compartimento materno mediado por gradiente químico entre o LA hipotônico e o fluido materno isotônico. Somente transferência muito pequena de líquido livre pode ocorrer por esse caminho, pois a vascularização do tecido materno, próxima ao cório liso e ao âmnio, é rara (Abramovich e Page, 1972).

Podemos verificar também a relação entre o volume plasmático materno e o volume de LA, indicando que a perfusão uteroplacentária deve influenciar na regulação do volume de LA. Estudos experimentais em ovelhas demonstram que a desidratação materna pode levar à diminuição da diurese fetal (Sherer e Langer, 2002). O mecanismo pelo qual isso ocorre parece estar relacionado à hiperosmolaridade fetal observada nesses casos. Quando a desidratação materna é tratada, o volume de LA se normaliza (Magann e cols., 2003). A osmolaridade do LA é menor que a materna, sugerindo que, durante a gravidez, exista tendência de ocorrer fluxo de água da cavidade amniótica para a circulação materna. Estudos em animais estimam que esse fluxo possa ser de aproximadamente 200ml por dia (Faber e Anderson, 2002).

Considerando-se todos os mecanismos de produção e absorção do LA, aproximadamente 95% do total do líquido é renovado por dia, próximo ao termo da gestação. Qualquer interferência nesses mecanismos reguladores pode resultar em alterações significativas do volume de LA (Brace e Wolf, 1989).

Verifica-se importante avanço nas investigações clínicas sobre o volume de LA nos últimos anos. A concentração aumentada de bilirrubina, associada à aloimunização fetal, mostra sua origem fetal, com provável contribuição de suas fezes e urina. De modo semelhante, metabólitos anormais associados a erros inatos do metabolismo, tais como síndrome adrenogenital e acidúria metilmalônica, podem ser encontrados em concentração maior no LA. Algumas enzimas são de origem claramente fetal, permitindo seu uso para diagnóstico pré-natal de doença hereditária.

A utilidade da relação lecitina/esfingomielia na previsão da maturidade pulmonar fetal tem sua base na contribuição do exsudato pulmonar. Deve haver troca suficiente, do pulmão para o LA, deste exsudato, o que vai influenciar no conteúdo de lipídeos na cavidade amniótica.

As células descamadas, flutuando no LA, demonstram ser úteis no diagnóstico pré-natal de doenças cromossômicas e genéticas. Admite-se que as células se originam, em quantidade variável, de todos os epitélios, com os quais o LA entra em contato, como membranas fetais, pele, trato geniturinário, e refletem a composição cromossômica e genética do feto.

CARACTERÍSTICAS DO LÍQUIDO AMNIÓTICO

Características físicas – nos primeiros meses de gestação, o LA é claro e transparente. Torna-se turvo e opalescente nos final da gestação, quando passa a conter partículas de origem fetal e amniótica. Sua densidade é 1.006, pH 7,0 e ponto de congelamento 1.

Apresenta cor vermelho-escura ou castanha, na presença de feto morto e macerado; amarelada, nos casos de sofrimento fetal crônico ou aloimunização feto-materna; e esverdeado quando tinto de mecônio, na ocorrência de sofrimento fetal agudo, cuja gravidade pode ser avaliada pela intensidade da tonalidade observada.

Características microscópicas – é praticamente acelular até a 14ª semana de gestação. A partir dessa data e até a 32ª semana, a quantidade de células aumenta progressivamente, observando-se aumento brusco a partir da 37ª semana. Têm sido evidenciados células epidérmicas de descamação, células epiteliais do aparelho urinário fetal, pêlos e fragmentos de inducto sebáceo, células da vulva e do vestíbulo da vagina em fetos femininos, células polinucleares, macrófagos e células anucleadas. As células do epitélio amniótico também descamam, entretanto, em ritmo reduzido, sendo pouco representativas.

As células esfoliadas da epiderme fetal são ceratinizadas e agrupadas. Seu estudo tem relevância na avaliação da maturidade fetal. A descamação do epitélio escamoso resulta em células superficiais corneificadas ou não (anucleadas ou em escamas e as picnótica e pré-picnóticas); células poligonais da camada espinhosa (tipo intermediário); células ovais ou redondas, imaturas e provenientes das camadas profundas (parabasais). As células do epitélio de transição são, em geral, imaturas e originam-se do epitélio precedente, são redondas ou ovais com núcleos que vão de vesiculosos e de cromatina exuberante até a picnose. A descamação de epitélios glandulares origina células cúbicas ou cilíndricas, secretoras ou não-secretoras, que pouco descamam. Quando isso ocorre podem traduzir sofrimento ovular ou fetal.

As células do epitélio escamoso são as que apresentam maior importância clínica, pois seu estudo permite inferir a maturidade pulmonar fetal. As células escamosas de forma arredondada, com núcleo volumoso e vesicular, descritas em grupos conglomerados são as escamas fetais. São coradas com o sulfato azul-de-nilo em solução a 0,1%, apresentando citoplasma alaranjado. A contagem percentual dessas células (células orangiófilas) é utilizada para identificar a maturidade fetal.

Composição química – o LA é composto de 98 a 99% de água e de 1 a 2% de componentes sólidos, representados por substâncias orgânicas e inorgânicas. Encontram-se no LA: proteínas, glicose, fosfolipídeos, uréia, bilirrubinas, vitaminas, ácido úrico, imunoglobulinas, vários hormônios (prolactina, cortisol, insulina, hCG, hormônio somatotrófico coriônico, progesterona, estrógenos), além de numerosas enzimas. Verifica-se também a presença de endotelina 1, fator epidérmico de crescimento e PTH, possivelmente relacionados ao crescimento e ao desenvolvimento fetais. Ocorre verdadeiro equilíbrio dinâmico entre mãe e feto, sendo que qualquer doença ou mesmo a idade gestacional pode modificar amplamente sua composição. Durante sua evolução, diminui, gradativamente, a contribuição materna e aumenta a fetal.

É descrita a presença de elementos inorgânicos no LA, tais como potássio, cálcio, magnésio, cloro, bicarbonato e fósforo. Esses componentes não sofrem alterações significativas no decorrer da gravidez. A concentração de eletrólitos entre a 10ª e 16ª semanas é igual à do plasma materno em relação ao sódio e ao potássio, mas o cloro apresenta-se em concentração maior. No termo, as concentrações de sódio e cloro decrescem. As taxas de zinco, ferro, chumbo, bismuto e cobre são inferiores às observadas no soro materno.

A creatinina e o ácido úrico mostram aumento progressivo através da gravidez, enquanto a uréia permanece constante, caindo um pouco na metade da gravidez e subindo no final, quando o feto se encontra maduro.

A bilirrubina tem sido medida no LA normal desde a 10ª semana. Sua concentração aumenta da 18ª à 25ª semanas e, então, cai até a 36ª semana. Os valores são tão altos no início e na metade da gravidez que podem nos levar à suposição de aloimunização grave. Seu valor é expresso em diferença de densidade óptica (DDO), em gestações normais ou aloimunizadas. Não se conhece perfeitamente a via pela qual a bilirrubina não-conjugada entra e sai da cavidade amniótica. Sugere-se que participem as secreções traqueobrônquicas, a excreção através das mucosas digestórias, urina e mecônio fetal, difusão pelo cordão e pele fetal ou transferência da circulação materna. A bilirrubina liga-se à albumina do líquido amniótico. O aumento da bilirrubina resultaria do desequilíbrio entre a perfusão em direção do saco amniótico e a capacidade de deglutição do feto. A bilirrubina deglutida é absorvida no intestino fetal e será metabolizada pelo fígado fetal ou pela placenta. Clinicamente, a determinação da bilirrubina no líquido amniótico diz respeito ao prognóstico da doença hemolítica perinatal.

A taxa de proteínas no LA é baixa e apresenta tendência em diminuir com o progredir da gravidez. São de origem materna, ainda que alguns componentes (alfafetoproteína) provenham do feto. São compostas de uma fração globulínica (alfa-1, alfa-2, beta e gama) e de uma fração albumínica. As imuglobulinas A e G encontradas no LA são provavelmente de origem fetal.

As concentrações dos diferentes aminoácidos diminuem, em geral, com a idade gestacional, ainda que algumas (serina, taurina, etalonamina) apresentem tendências opostas. O estudo dos aminoácidos permite detectar anomalias de desenvolvimento fetal.

Os lipídeos estão em concentração constante através da gravidez, com exceção dos fosfolipídeos, que aumentam com a aproximação do termo, variando de 3,15mg/100ml, entre a 27ª e 33ª semanas, para 5,2mg, entre a 34ª e 40ª semanas (Pfister e cols., 2001).

Glicose, piruvato e lactato – a concentração de glicose no LA é menor que a encontrada no sangue materno e diminui progressivamente durante a gestação, atingindo no termo valores médios de 20ml/100ml. Os ácidos orgânicos, em particular lácticos, decrescem na primeira metade da gravidez até o termo. O ácido cetônico e o pirúvico apresentam valores variáveis, provavelmente pela presença de enzimas que transformam o ácido pirúvico em ácido láctico (Dashe e cols., 2000).

Prostaglandinas – sugere-se que as células deciduais formam as prostaglandinas, as quais passam para o LA e o miométrio.

Renina – altas são as concentrações de renina no LA, e parece que o cório contenha as mais altas concentrações, sugerindo ser ele a fonte da renina. A decídua limita efetivamente sua difusão, promovendo um acúmulo intra-amniótico.

Enzimas – a maioria das enzimas existentes no sangue materno é encontrada no LA e mostra valores crescentes durante o evoluir da gestação.

Hormônios – vários hormônios têm sido detectados em diferentes épocas da gestação, mas sua concentração no LA é bastante baixa; apresentam valores crescentes com o avançar da gravidez.

Referências Bibliográficas

• ABRAMOVICH, D.R. & PAGE, K.R. – Pathways of water exchange in the fetoplacental unit at mid-pregnancy. *J. Obstet. Gynecol. Br. Cmnwlth.*, 79:1099, 1972. • BRACE, R.A. & WOLF, E.J. – Normal amniotic fluid volume changes throughout pregnancy. *Am. J. Obstet. Gynecol.* 161:382, 1989. • BRACE, R.A. – Amniotic fluid volume regulation. *Clin. Obstet. Gynecol.* 40(2):280, 1997. • BRACE, R.A. – Progress toward understanding the regulation of amniotic fluid volume: water and solute fluxes in and through the fetal membranes. *Placenta*, 16:1, 1995. • COCK, M.L. & cols. – Effects of intrauterine growth restriction on lung liquid dynamics and lung development in fetal sheep. *Am. J. Obstet. Gynecol.*, 184:209, 2001. • DASHE, J.S. & cols. – Correlation between amniotic fluid glucose concentration and amniotic fluid volume in pregnancy complicated by diabetes. *Am. J. Obstet. Gynecol.*, 182:901, 2000. • FABER, J.J. & ANDERSON, D.F. – Absorption of amniotic fluid by amniochorion in sheep. *Am. J. Physiol. Heart Circ. Physiol.*, 282:H850, 2002. • FABER, J.J. & ANDERSON, D.F. – Regulatory response of intramembranous absorption of amniotic fluid to infusion of exogenous fluid in sheep. *Am. J. Physiol.*, 277:R236, 1999. • GAGNON, R.; HARDING, R. & Brace, R.A. – Amniotic fluid and fetal urinary responses to severe placental insufficiency in sheep. *Am. J. Obstet. Gynecol.*, 186:1076, 2002. • HEDRIANA, H.L. & MOORE, T.R. – Accuracy limits of ultrasonographic estimation of human fetal urinary flow rate. *Am. J. Obstet. Gynecol.*, 171:989, 1994. • MAGANN, E.F. & cols. – Effect of maternal hydration on amniotic fluid volume. *Obstet. Gynecol.*, 101:1261, 2003. • PFISTER, R.E. & cols. – Volume and secretion rate of lung liquid in the final days of gestation and labour in the fetal sheep. *J. Physiol.*, 535:889, 2001. • SHERER, D.M. & LANGER, O. – Oligohydramnios: use and misuse in clinical management. *Ultrasound Obstet. Gynecol.*, 18:411, 2001. • SHERER, D.M. – A review of amniotic fluid dynamics and the enigma of isolated oligohydramnios. *Am. J. Perinatol.*, 19:253, 2002. • WLADIMIROFF, J.W. & CAMPBELL, S. – Fetal urine-production rates in normal and complicated pregnancy. *Lancet*, 2:151, 1974. • ZUGAIB, M. & cols. – Avaliação do volume de líquido amniótico. In: Zugaib, M.; Miyadahira, S.; Nomura, R.M.Y. & Francisco, R.P.V. (eds.). *Vitalidade Fetal – Propedêutica e Avaliação*. São Paulo, Atheneu, 2000, p. 127.

5 Modificações Gravídicas Locais

Nelson Pedro Bressan Filho

A cada ciclo menstrual o organismo prepara-se para eventual gestação. As modificações advindas da nidação ovular e de sua evolução são frutos de adequada e mútua adaptação do binômio materno-fetal, que permitirão o envolver da gestação e de seu produto por meio da aceitação de elementos paternos estranhos ao organismo materno.

Essas modificações podem ser *sistêmicas* ou *gerais*, por atingirem os diversos aparelhos da economia, e *locais*, quando ocorrem no aparelho genital, especialmente no útero.

ÚTERO

Embriologicamente, trata-se de órgão derivado da fusão dos tubos de Müller e pode ser dividido em corpo, istmo e colo. Após a implantação ovular, por estímulos hormonais, nervosos e do próprio concepto, ele se modifica intensamente na consistência, no volume, no peso, na forma, na posição e na coloração.

Consistência – é alterada, fundamentalmente, pela embebição gravídica que amolece o útero como um todo, especialmente o local da implantação ovular. A diminuição da consistência ao nível do istmo dá origem aos sinais de Hegar, Landin e MacDonald, que se prestam para favorecer o diagnóstico clínico de gestação.

Volume – o útero não-gravídico tem capacidade aproximadamente menor que 10ml, comprimento de 7cm, largura de 4,5cm e espessura de 2,5cm. No termo da prenhez, sua capacidade aumenta para, mais ou menos, 5.000ml, ou mesmo 10.000ml em situações especiais, como nas gestações múltiplas e no hidrâmnio, por exemplo. Esse importante aumento volumétrico faz-se, ainda, nas fases iniciais da gestação, com o auxílio de hipertrofia muscular da parede uterina. A partir da segunda metade da gestação, ele prossegue, a despeito da redução da espessura da parede uterina por estiramento, o que possibilita, nas gestações próximas ao termo, a palpação circunstanciada do feto e a visualização dos movimentos fetais, quando a espessura da parede abdominal materna é delgada.

• **Miométrio**. O aumento de volume uterino faz-se à custa de estiramento, hipertrofia e hiperplasia das fibras musculares miometriais, além do aumento de tecido conjuntivo existente de permeio entre as fibras musculares. Soma-se a isso o aumento de volume decorrente do incremento nos vasos sangüíneos e linfáticos, além do sistema nervoso.

O aumento de massa muscular uterina é mais evidente na região do corpo e istmo, já que o colo é pobre em fibras musculares e rico em tecido colágeno (Schwalm e Cretius, 1958). Os miócitos uterinos são células com 50 micras de comprimento que, no termo da gestação, podem chegar a 500 micras (Salvatore, 1950). Reynolds (1965) descreveu que nesse processo tem-se inicialmente um período de hiperplasia (antes da nidação), seguido de hipertrofia e, finalmente, o alongamento correspondente ao estiramento das fibras musculares do miométrio, especialmente na segunda metade da gestação. Convém assinalar a influência hormonal na hipertrofia do início da gestação, já que ela ocorre mesmo nas gestações ectópicas. No entender de Gillespie (1950), a hipertrofia é a modificação básica na fibra miometrial, sendo a hiperplasia fenômeno limitado e discutível.

Russel e Durie (1978) e Russel e cols. (1978) especularam que o intenso crescimento dos tecidos na gestação deve estar relacionado ao aumento da síntese de poliaminas (a precursora putrescina, espermina e espermidina), já que encontraram níveis urinários aumentados dessas substâncias em gestantes normais, em especial, entre a 13ª a 14ª semanas de gestação. À medida que a gravidez evolui, as fibras hipertrofiadas e espessas são alongadas, concorrendo para isso o crescimento do produto conceptual e de seus anexos, o que acaba por determinar a redução em sua espessura.

A estrutura das fibras musculares miometriais, como descrita por Hélie (1864) e depois por Hoffmann e Bayer (1885), pode ser dividida em três camadas (Fig. I-48). A superficial representa um envoltório longitudinal que reveste todo o útero, localizado imediatamente abaixo do peritônio. A camada interna é de fibras musculares com disposição circular nas trompas e no colo uterino. A média é a camada mais desenvolvida e importante, consiste de fibras arqueadas, continuando-se

OBSTRTRÍCIA NORMAL

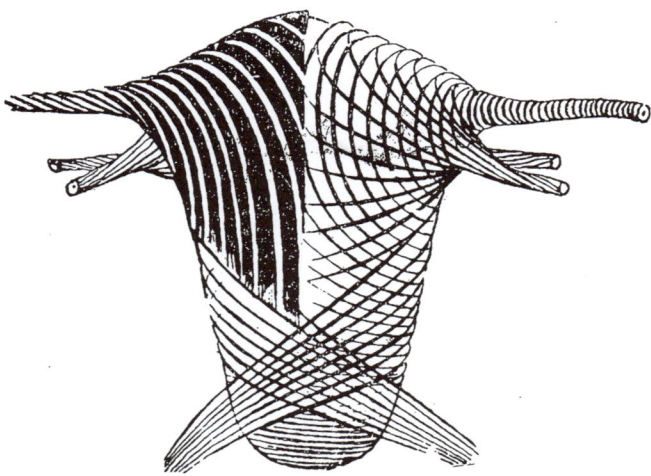

Figura I-48 – Esquema da estrutura muscular do útero (conceito de Bayer).

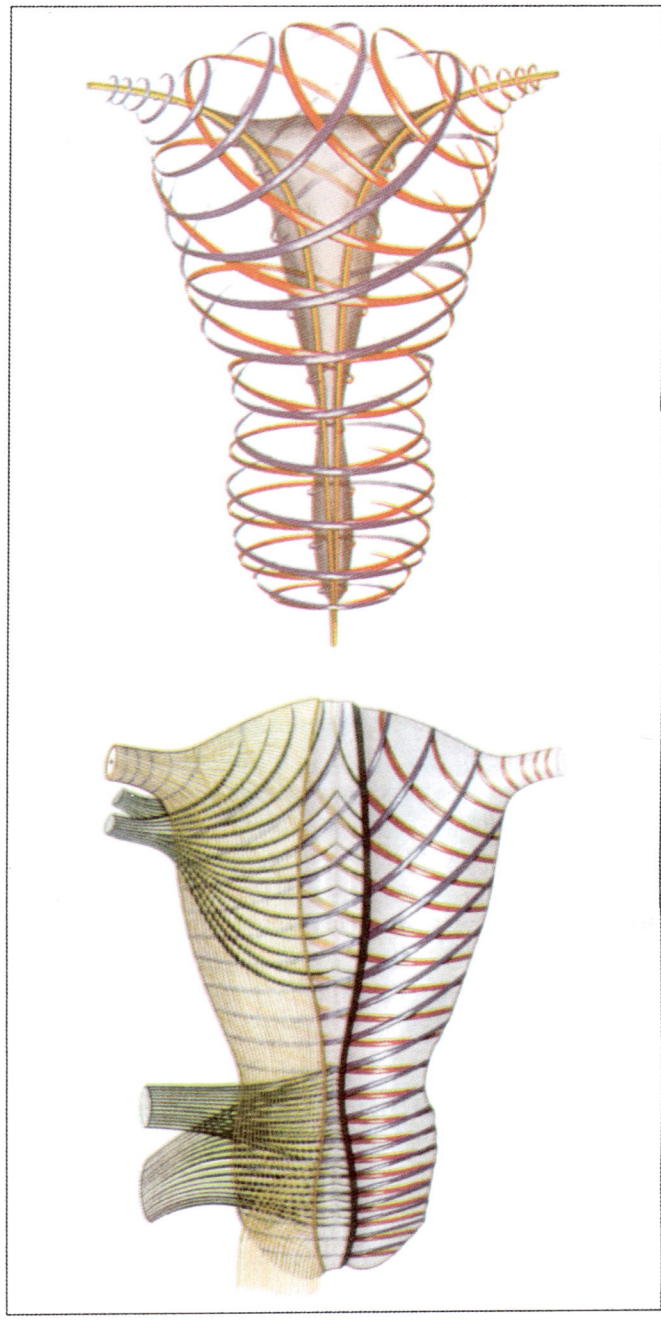

Figura I-49 – Esquema da estrutura muscular do útero (conceito de Goerttler). Notar que as fibras se originam de cada lado, junto à inserção tubária, e que se entrecruzam na zona mediana do útero, primeiro obliquamente e depois quase paralelamente (Goerttler, 1930).

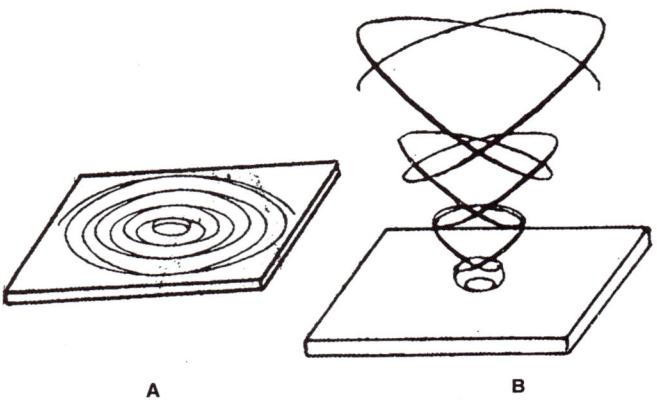

Figura I-50 – Esquema da estrutura muscular do útero (conceito de Goerttler). Notar que a espiral (**A**), quando se desenrola (**B**), permite a expansão uterina em todos os sentidos, favorecendo o desenvolvimento uterino e a acomodação do concepto (Goerttler, 1930).

pelos ligamentos. Essa disposição não atende, na visão de Goerttler (1929-1930), ao conceito de anatomia funcional, já que fibras musculares emaranhadas ou circulares dificultariam o crescimento uterino. Em seus estudos, Goerttler (1929) demonstrou que o útero é composto de dois sistemas de fibras anulares que têm a formação circular das trompas como origem e que se prolongam ao colo de fora para dentro, entrecruzando-se com as opostas com ângulos cada vez mais obtusos ou abertos (Figs. I-49 e I-50). Dessa maneira, à medida que se aproximam do istmo e do colo, as fibras miometriais vão ficando paralelas umas às outras. No interior dessas fibras encontramos inúmeros vasos perfurantes. Tal disposição em espiral permite o aumento do corpo e istmo com acomodação do concepto em crescimento e agiria como ligaduras vivas dos vasos no período pós-parto. Os achados de Goerttler não são aceitos por todos os autores, mas parecem interessantes porque se apóiam na origem genética do útero com a fusão dos tubos de Müller e, ainda, explicam a origem da contração uterina em dois marcapassos situados junto a cada implante tubário.

O istmo, ou segmento inferior uterino, é pequeno no início da gestação, mas a partir do fim do primeiro trimestre começa a sua expansão, incorporando-se à cavidade uterina entre a 12ª e 16ª semanas (Reid, 1972). O limite inferior é o orifício interno do colo uterino, e o superior não é muito preciso, sendo referido como anel de Bandl ou zona de transição entre as fibras espessas do corpo e as delgadas do istmo. Entretanto, Lantuéjoul não conseguiu, no estudo clínico e histológico de 89 parturientes, determinar claramente o limite superior do istmo, já que raramente encontrou estruturas propostas para essa demarcação, como a veia circular e o limite da zona de inserção fixa do peritônio visceral uterino, cuja localização é variável (Delascio e Guariento, 1987).

- Endométrio sofre reação decidual dando origem às decíduas: basal, no local da nidação ovular; capsular, ao redor do ovo; e parietal (reflexa), no restante da cavidade uterina. Por volta da 10ª semana, as decíduas capsular e parietal acolam-se, obliterando a cavidade uterina e, junto com o trofoblasto, dão origem ao cório, que é a membrana externa ovular.

- Perimétrio é o peritônio visceral uterino que, pelo crescimento da região ístmica, desprende-se do miométrio, favorecendo seu descolamento durante a prática da histerotomia segmentar na cesárea.

Peso – pelo anteriormente exposto, entende-se como e por que o útero que pesa 70g fora da gravidez chega ao termo pesando aproximadamente 1.100g.

Forma – o útero não-gravídico é piriforme e de localização intrapélvica. Com o início da gravidez, a implantação do ovo em um dos cornos uterinos promove maior crescimento nessa área, tornando-o um pouco assimétrico ao toque (sinal de Piskacek). A partir de aproximadamente 10 semanas gestacionais, já é possível palpá-lo acima da sínfise púbica e atestar seu crescimento a cada mês lunar.

Até a 12ª semana, o útero cresce em todas as direções, passando de piriforme para a forma globosa, preenchendo com isso os fundos de saco laterais ao toque (sinal de Noble-Budin). Daí até a 20ª semana, o aumento uterino continua-se pela hipertrofia das fibras musculares, chegando ao limite do crescimento por isquemia (Fig. I-51). Nesse momento, ocorre o fenômeno da conversão uterina de forma globosa para a cilíndrica, cuja característica é o alongamento das fibras musculares, com conseqüente melhora do fluxo sangüíneo e aceleração do crescimento fetal. O desencadeamento do trabalho de parto, no final da gestação, poderia ser entendido como outra fase de isquemia, agora pela hiperdistensão das fibras musculares uterinas (Gillespie, 1950). A hiperdistensão uterina poderia, por outro lado, explicar a ocorrência mais freqüente de partos prematuros nas gestações múltiplas e no hidrâmnio.

Após o fenômeno da conversão, o útero passa a crescer no sentido longitudinal, com desenvolvimento acentuado da região ístmica, que se presta para manter a parte mais baixa do concepto nessa região (apresentação). Instalado o trabalho de parto, o canal cervical, esvaecido e dilatado, passa a fazer parte da cavidade uterina, formando o canal de parto, até a completa expulsão fetal e de seus anexos.

Posição – o útero não-grávido apresenta-se, em geral, anteversofletido na região intrapélvica. O amolecimento da região ístmica nas fases iniciais da gestação (sinal de Hegar) cria condições para exagerar a referida anteversoflexão, que, somada ao aumento de peso e volume uterino, promovem a compressão da bexiga, dando origem ao sintoma dos mais clássicos da prenhez inicial, a polaciúria.

À medida que cresce para o abdome, o útero desloca-se para a direita (dextrorrotação), pressionado pela presença, à esquerda, do sigmóide. A dextrorrotação enseja, com freqüência, compressão do ureter direito ao nível da linha inominada, causando estase urinária mais acentuada desse lado e favorecendo o aparecimento e a reagudização de infecção.

Quando em decúbito dorsal horizontal (supino), o útero comprime os grandes vasos abdominais, como a artéria, a aorta e a veia cava inferior. Esta última é mais afetada pelo peso uterino, seja pela dextrorrotação, seja pela menor resistência de suas paredes, podendo a redução do fluxo sangüíneo para o coração direito (de retorno) levar à chamada síndrome da hipotensão supina, cuja correção é feita pela simples mudança do decúbito para lateral, preferentemente o esquerdo. A ocorrência da dextrorrotação tem, também, importância durante a realização de parto cesáreo, quando se corre o risco, na histerotomia, de prolongamento da incisão uterina para a esquerda, com lesão de veia e artéria uterinas.

O ligamento redondo, as trompas e os ovários sobem juntos com o útero em direção ao abdome, mas ficam um pouco rebaixados em relação a sua posição original, permanecendo mais ou menos anteriorizados, na dependência do local de implantação placentária (Fig. I-52).

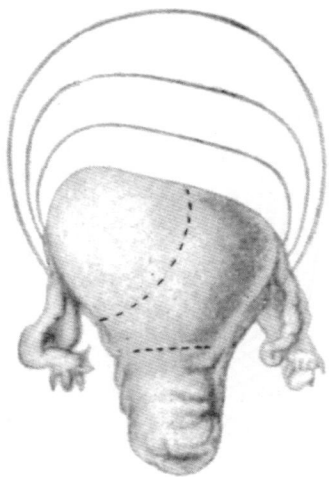

Figura I-51 – Crescimento uterino e evolução transformadora da forma piriforme assimétrica para a globosa (Bumm, 1914).

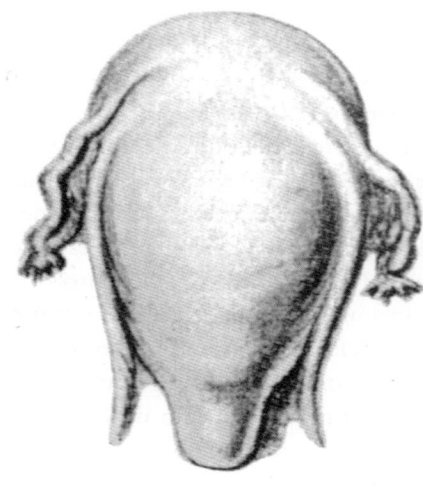

Figura I-52 – Forma uterina no final da gestação. Notar a anteriorização dos ligamentos redondos e dos anexos na inserção posterior da placenta (Bumm, 1914).

Coloração – com o intenso afluxo sangüíneo, o útero adquire tom vinhoso.

Vascularização – além do grande aumento de volume sangüíneo durante a gestação, o útero, que antes da gestação tinha fluxo sangüíneo de 50ml/minuto, chega ao termo com aproximadamente 500ml/minuto (Metcalfe e cols., 1955). Dessa maneira, podem-se compreender o aumento no calibre dos vasos sangüíneos e a importância das ligaduras provenientes da contração uterina pós-parto como um dos fatores para prevenir a hemorragia na parturiente.

Ao nível da região ístmica, os vasos uterinos, derivados da artéria uterina, têm direção paralela às fibras musculares miometriais, ou seja, situam-se praticamente no sentido transverso, daí a importância da cesárea segmentar transversa na redução da perda sangüínea durante o ato operatório. A drenagem venosa faz-se, em geral, pelas veias homônimas que acompanham o trajeto das artérias. Nas placentas fúndicas, a drenagem preferencial faz-se pelas veias ovarianas e plexo pampiniforme, e nas segmentares, pelas veias uterinas.

Inervação – discute-se até hoje a importância da neurofisiologia uterina. Há provas contundentes do automatismo uterino, após simpatectomia toracolombar, lesões medulares altas (C3-C5) e mesmo com a realização de bloqueios anestésicos elevados (Neme, 1963). Dados desse autor e Rozas (1970) demonstraram que o bloqueio do sistema nervoso simpático pode até ser benéfico pelo afastamento dos fenômenos dolorosos, e conseqüente melhora na coordenação motora uterina. Vale, entretanto, frisar que o plexo nervoso também sofre hipertrofia, notadamente no gânglio de Frankenhauser, que passa de 2 x 2,5cm para 3,5 x 6cm.

COLO

O colo tem sua estrutura formada por tecido conjuntivo, com poucas fibras musculares, e apresenta-se com fraca e mesmo ausente reação decidual. Sua coloração na gravidez é arroxeada pela intensa vascularização, e sua consistência é amolecida (sinal de Goodell) em decorrência da embebição gravídica. Nele encontramos intensa hiperplasia glandular, dando origem às eversões da mucosa endocervical, também chamadas de ectopias. Dessa maneira, estabelece-se intenso contato com o meio vaginal, que, com freqüência, determina a transformação do epitélio colunar dessas glândulas em epitélio escamoso por metaplasia. As glândulas hipertrofiadas secretam muco espesso, não filante, opaco, que oblitera o canal cervical, recebendo o nome de tampão mucoso ou rolha de Schroeder, com papel de proteção ao ambiente ovular. O muco cervical não se cristaliza ou tem cristalização fragmentada, típica do efeito progesterônico. Sua cristalização na vigência de gravidez poderia indicar mau prognóstico, com o que não concorda Salvatore (1968), ou, ainda, contaminação com o líquido âmnico.

No tocante à posição, o colo uterino está, em geral, posteriorizado e apresenta-se longo durante toda a prenhez, ficando a sua anteriorização e o seu encurtamento (esvaecimento) restritos à fase final da prenhez, como prenúncio de trabalho de parto. Por ser estrutura rica em colágeno, parece que o fenômeno da dilatação do colo envolve não só fatores mecânicos (pressão da apresentação fetal e da contração uterina), como também verdadeira colagenólise (Junqueira e cols., 1980). Em 1964, Danforth e Buckingham chamavam a atenção para a diminuição acentuada de hidroxiprolina na cérvice com o evoluir da gestação e a falta de coesão entre as fibras colágenas no pós-parto. Para demonstrar que a dilatação do colo uterino obedece a fatores diversos, Liggins, em 1978, relata que essas alterações podem ser obtidas e precipitadas com a utilização de prostaglandinas (ver Capítulo 21).

OVÁRIOS E OVIDUTOS

Nos ovários, a embebição gravídica e o aumento da vascularização são responsáveis por seu discreto crescimento. Novos folículos têm seu aparecimento inibido, restando, nas fases iniciais da gestação, a maturação do corpo lúteo gravídico, responsável hormonalmente pela manutenção da gravidez nessa fase. Durante a realização de parto cesáreo, deparamo-nos, vez por outra, com pontos avermelhados na superfície ovariana, que representam aglomerados de células subepiteliais que experimentaram reação decidual. Esse tipo de tecido decíduo-símile sangra com facilidade e pode ser encontrado também em outros órgãos pélvicos e no peritônio (Pritchard e MacDonald, 1985). A vascularização ovariana está muito aumentada, podendo o pedículo ovariano passar de 0,9cm para 2,6cm de diâmetro no termo da gestação (Hodgkinson, 1953).

Nos ovidutos, o aumento da vascularização e a embebição gravídica justificam a coloração violácea e o aumento especialmente das fímbrias, que se apresentam edemaciadas e congestas. A hipertrofia muscular é de pequena monta, e a reação decidual, inconstante e descontínua. Os ovidutos apresentam-se mais rígidos, com menor motilidade, devido ao efeito da progesterona (Coutinho e Maia, 1972).

Por outro lado, o ligamento redondo, também hipertrofiado e aumentado, com os ovários e os ovidutos, acompanha o útero em seu crescimento, em direção ao abdome, e estará posteriorizado quando a implantação placentária for anterior, e anteriorizado na implantação posterior (ver Fig. I-52), podendo, nessa circunstância, ter sua palpação facilitada, especialmente em gestantes magras (sinal de Palm). Nas dextrotorções uterinas evidentes, em geral, o ligamento redondo esquerdo é mais facilmente palpável (sinal de Frommel).

VAGINA

Como preparo para a distensão a que serão submetidas com sua incorporação ao canal de parto, as paredes vaginais ficam aumentadas e perdem sua rugosidade característica. A hipertrofia da musculatura lisa vaginal, somada à embebição gravídica, e o afrouxamento do tecido conjuntivo são responsáveis pelo aumento citado, fazendo a porção inferior da vagina, em multíparas, aflorar até a vulva.

A vascularização aumentada promove a mudança de tonalidade das paredes vaginais para o arroxeado (sinal de Kluge) e permite a percepção, ao toque, dos fundos de saco laterais e da pulsação da artéria vaginal (sinal de Osiander).

Como conseqüência de maior afluxo de secreções cervical e vaginal, o fluxo vaginal apresenta-se aumentado, constituindo-se, junto com as células descamadas e ricas em glicogênio, em excelente meio para a reprodução dos bacilos de Döderlein. Estes, por sua vez, ao promoverem a glicogenólise, liberam ácido láctico, responsável pela acidez vaginal, com pH entre 3,8 e 5,4, que exerceria, assim, papel protetor contra a proliferação bacteriana nas proximidades do pólo inferior do ovo. Durante a gestação, não se observam as variações cíclicas no epitélio vaginal, que se assemelha às condições encontradas na fase lútea. Em esfregaços de raspado vaginal é possível notar o aparecimento de células vaginais intermediárias, ovóides, com núcleo alongado, chamadas de naviculares por Papanicolaou, que, em 1954, as considerou como características, o que não representa consenso.

VULVA

A vulva também exibe sinais de hipertrofia, podendo manter os pequenos lábios pouco entreabertos. A vascularização aumentada empresta tom violáceo à mucosa vulvar (sinal de Jacquemier). Na região externa notamos, com freqüência, hiperpigmentação que se estende ao períneo, tornando a região mais escurecida.

MAMAS

Tão logo a amenorréia gestacional se estabelece, a gestante com freqüência queixa-se de hipersensibilidade mamária, que em geral diminui até a 10ª semana.

Como contínua preparação para a lactação, na dependência de estímulo hormonal, a mama cresce, apresenta nodulações, que correspondem à hipertrofia do tecido alveolar. A vascularização aumentada pode ser vista sob a pele, formando a característica rede venosa de Haller.

O mamilo também aumenta de volume e hiperpigmenta-se junto com a aréola primária. Ocorre com alguma freqüência o aparecimento de uma aréola externa, de pigmentação esmaecida, denominada aréola secundária (sinal de Hunter). Ainda na aréola, as glândulas sebáceas tornam-se hipertróficas e salientes e são chamadas de tubérculos de Montgomery.

À expressão, ou mesmo espontaneamente, podemos notar secreção mamária incolor a partir da 20ª semana, que recebe o nome de colostro.

O aumento mamário expressivo induz, com alguma freqüência, ao aparecimento de estrias avermelhadas, pela vascularização do tecido conjuntivo cicatricial subepidérmico. Essas estrias, como decorrência do fim do processo cicatricial e em gestações futuras, tornam-se mais claras e brilhantes.

Referências Bibliográficas

• BUMM, E. – *Tratado de Obstetrícia*. Francisco Seix Editor, Barcelona, 1914. • COUTINHO, E. & MAIA, H. – Efeitos das gonadotrofinas sobre a motilidade do ovário humano. *Rev. Atual. Ginecol. Obstet.*, 6:22, 1972. • DANFORTH, D.N. & BUCKINGHAM, J.C. – Connective tissue mechanisms and their relation to pregnancy. *Obstet. Gynecol. Surv.*, 19:715, 1964. • DELASCIO, D. & GUARIENTO, A. – *Obstetrícia Normal Briquet*. Sarvier, São Paulo, 1987. • GILLESPIE, E.C. – Principles of uterine growth in pregnancy. *Am. J. Obstet. Gynecol.*, 59:949, 1950. • GOERTTLER, K. – Der funktionelle Bau des menschlichen Uterus, Verh Anat. Ges. 38. Verig. *Tübingen, Anat. anz.*, 67:122, 1929. • GOERTTLER, K. – Die Architetur der Muschelwand des menschlichen Uterus und ihre funktionelle Bedeutung. Beitrage zur Anatomie funktioneller Systeme. *Morph. Jb.*, 65:45, 1930. • HODGKINSON, C.P. – Physiology of the ovarian veins in pregnancy. *Obstet. Gynecol.*, 1:26, 1953. • JUNQUEIRA, L.C.U. & cols. – Morphologic and histochemical evidence for the ocurrence of collagenolysis and for the role of neutrophilic polymorphonuclear leukocyttes during cervical dilation. *Am. J. Obstet. Gynecol.*, 138:273, 1980. • LIGGINS, G.C. – Ripening of the cervix. In: Oliver Jr., T.K. & Kirschbaum, T.H. *Seminars in Perinatology*. Vol. II, nº 3, 1978, p. 261. • METCALFE, J. & cols. – Estimation of uterine blood flow in normal human pregnancy at term. *J. Clin. Invest.*, 34:1632, 1955. • NEME, B. – Efeitos da raqueanestesia sôbre as contrações do útero grávido humano. Tese de Livre-Docência, Fac. Med. Univ. Fed. Rio de Janeiro, 1960. • NEME, B. – Efeitos do bloqueio anestésico da inervação do útero humano sôbre sua contratilidade no trabalho de parto. *Arq. Obst. Ginec. S. Paulo*, 4:1, 1963. • PAPANICOLAOU, G.N. – *Atlas of Exfoliative Cytology*. Harvard University Press, Cambridge, Mass, 1954. • PRITCHARD, J.A. & MacDONALD, P.C. – *Willians Obstetrics*. 16ª ed., Guanabara Koogan, Rio de Janeiro, 1985. • REID, D.E. & cols. – *Principles and Management of Human Reproduction*. W.B. Saunders Co., Philadelphia, 1972. • REYNOLDS, S.R.M. – *Physiology of the Uterus*. Hafner, New York, 1965. • ROZAS, A. – Contribuição para o estudo da raquianalgesia do parto. Tese de Doutoramento. Faculdade de Ciências Médicas de Sorocaba. Pontifícia Universidade Católica. São Paulo, 1970. • RUSSEL, D.H. & cols. – Polyamines in amniotic fluid, plasma, and urine during normal pregnancy. *Am. J. Obstet. Gynecol.*, 132:649, 1978. • RUSSEL, D.H. & DURIE, B.G.M. – Polyamines as biochemical markers of normal and malignant growth. In: *Progress in Cancer Research an Therapy*. Vol. 8, Raven Press, New York, 1978. • SALVATORE, C.A. – The growth of thew human myometrium. Studies of cytological aspects. *Anbat. Rec.*, 108:93, 1950. • SALVATORE, C.A. – Cervical mucus crystallization in pregnancy. *Obstet. Gynecol.*, 32:226, 1968. • SCHWALM, H. & CRETIUS, K. – Über dem Gehalt der menschlichen Uterusmuskulatur an contractilen Proteinen, an wasserloslichen und an Stromaeiweiss. *Arch. Gynak.*, 191:271, 1958.

6 Adaptação do Organismo Materno à Gravidez

Marilza Vieira Cunha Rudge
Vera Therezinha Medeiros Borges
Iracema de Mattos Paranhos Calderon

A contribuição fetal é decisiva para o sucesso da gravidez. A interação mãe-feto envolve mecanismos semelhantes aos dos aloenxertos, induzindo alterações fisiológicas na mãe, denominadas no seu conjunto de adaptação do organismo materno à gravidez (Cunningham e cols., 2001).

São profundas adaptações anatômicas, fisiológicas e bioquímicas que acontecem na mulher no curto espaço de tempo da gravidez. Elas começam logo após a fertilização e continuam durante toda a gravidez, desaparecendo rápida e quase por completo após o parto e término da lactação. O entendimento desta adaptação do organismo materno é fundamental para que o obstetra diferencie o fisiológico do patológico e possa prevenir, diagnosticar e tratar as intercorrências induzidas ou coincidentes com a gestação.

Iniciada a fecundação, a evolução da gestação e o desenvolvimento do feto dependem da interação materno-fetal. A fase secretora do ciclo menstrual é prolongada, com aumento da produção de progesterona, essencial para a quiescência uterina; inicia-se o processo de decidualização do endométrio, necessário para a nidação ovular e ocorre o reconhecimento da gravidez pelo organismo materno, pela presença de células do trofoblasto na arteríola espiralada (Pijenenburg e cols., 1983). Assim, passa a existir um verdadeiro sistema de comunicação materno-fetal, definindo duas unidades funcionais básicas: a unidade fetoplacentária e a unidade parócrina (Cunningham e cols., 2001).

A unidade feto-placentária é constituída pelo feto e pela placenta que, no início da gestação, é representada pelas células do trofoblasto. Esta unidade representa a comunicação materno-fetal realizada pelo sangue materno no espaço interviloso (EIV), pelas vilosidades terciárias, pelo capilar fetal nas vilosidades e chega ao feto pelo cordão umbilical. A unidade parócrina é constituída por miométrio, decídua, cório liso, âmnio e líquido amniótico e representa a comunicação materno-fetal "célula a célula", desde o útero (miométrio e decídua) até o feto, através do líquido amniótico.

De acordo com Rezende e Montenegro (1991), o estímulo básico para o funcionamento destas duas unidades é hormonal. Na placenta ou unidade feto-placentária, há aumento da produção de hormônios esteróides (estrógeno e progesterona) e protéicos (glicocorticóides), alteração na composição do estrógeno, incremento de síntese de renina, de angiotensina e de outros hormônios próprios da gravidez, como hormônio lactogênio-placentário (HLP), hCG, fatores *liberadores* e *inibidores* com ação "like" gonadotrofinas hipotalâmicas (gonadorelinas, somatostatinas, inibinas e algumas proteínas específicas).

Na unidade parócrina são produzidas citocinas, prolactina e prostaglandinas (as uterotoninas e as uterotropinas da gravidez), com via preferencial para o líquido amniótico e feto (Healy e cols., 1985).

Estes dois sistemas de comunicação materno-fetal, sob regência fetal, determinam adaptações no organismo materno, necessárias à manutenção e evolução da gravidez e ao desenvolvimento do feto. Ainda que existam várias adaptações do organismo materno, duas delas são essenciais para o prognóstico da gestação, as adaptações circulatórias e as metabólico-nutricionais, que podem ser observadas nos vários órgãos e sistemas maternos e são denominadas modificações gravídicas locais (aparelho genital) e gerais (outros aparelhos) (Fig. 1-53).

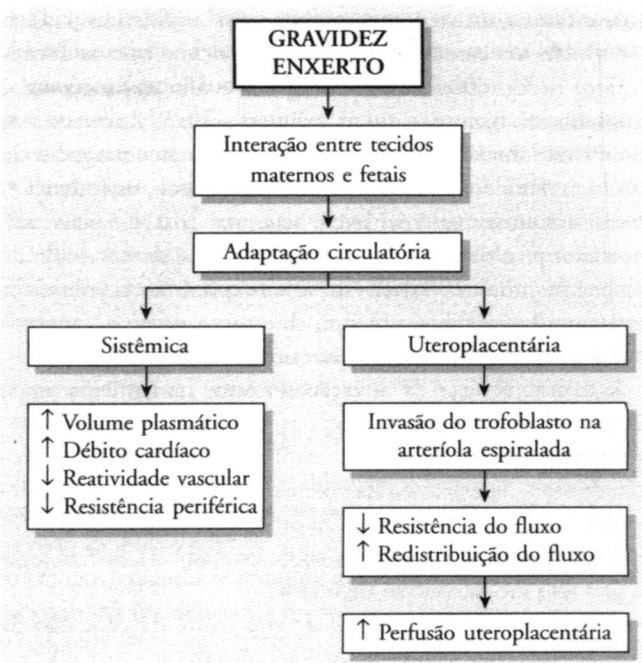

Figura I-54 – Conceito de adaptação circulatória fisiológica na gravidez (Wallenburg, 1988).

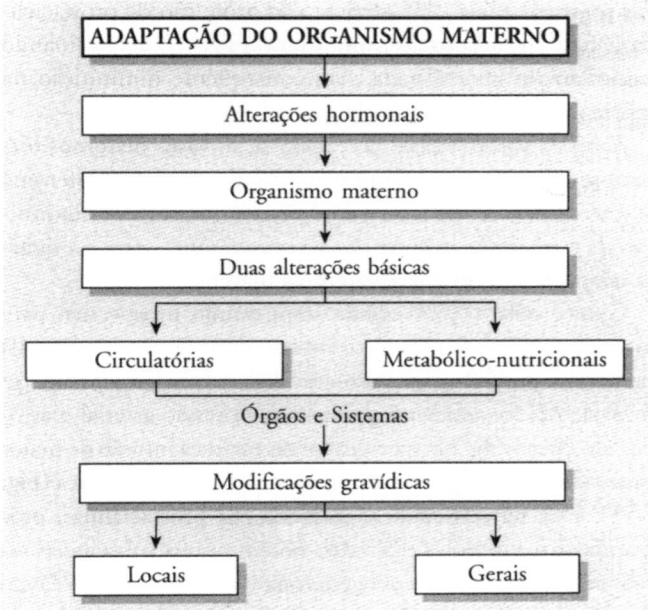

Figura I-53 – Esquema da adaptação do organismo materno à gravidez.

ADAPTAÇÕES CIRCULATÓRIAS

Essas alterações iniciam-se a partir da invasão do trofoblasto nas arteríolas espiraladas (Pijnenburg e cols., 1983), quando passam a ser reconhecidas como uteroplacentárias.

A invasão do trofoblasto caracteriza-se por duas ondas, a primeira é iniciada com a nidação do ovo e termina por volta da 10ª semana de gestação, atingindo todas as arteríolas do endométrio deciduado; a segunda onda de invasão ocorre por volta da 16ª a 18ª semana e estende-se até os vasos miometriais. A partir dessa invasão, duas ações são estabelecidas: uma ação mecânica e local, caracterizada por destruição da camada média das arteríolas uteroplacentárias, e outra ação sistêmica, definida pelo desequilíbrio na produção de prostaciclina (PGI_2) e tromboxano (TXA_2), com predomínio da prostaciclina, um potente vasodilatador. O resultado é a vasodilatação local e generalizada de todo o sistema vascular materno, considerada como adaptações circulatórias sistêmicas e uteroplacentárias (Wallenburg, 1988) (Fig. I-54).

ADAPTAÇÃO CIRCULATÓRIA SISTÊMICA

O conceito de adaptação circulatória sistêmica materna ou homeostasia de volume foi aventado por Gauer e Henry (1976) como o ajustamento contínuo do volume sanguíneo ao tamanho do leito vascular, necessário para garantir que uma corrente sangüínea, adequada e abundante, alcance o ventrículo esquerdo a todo momento.

São quatro as adaptações circulatórias sistêmicas maternas, definidas por aumento da volemia, aumento do débito cardíaco (DC), queda da resistência vascular periférica (Rp) e diminuição da reatividade vascular aos agentes vasopressores.

A **primeira adaptação circulatória** é o aumento da volemia materna, já observada na sexta semana de gestação, ascendendo rapidamente no segundo trimestre, mais lenta no terceiro trimestre e estabiliza-se nas últimas semanas da gravidez (Cunningham e cols., 2001). Corresponde de 30 a 40% dos valores pré-gravídicos, resultando do aumento do plasma e dos eritrócitos. Como o aumento do plasma é de 45% e o de eritrócitos de 33%, estabelece-se a diluição do sangue materno (Pritchard e Scott, 1970).

Este acúmulo progressivo da volemia faz com que os mecanismos homeostáticos de volume sejam ajustados repetidamente durante a gravidez. As pesquisas em animais demonstram que estes níveis são reconhecidos como normais e uma redução de menos de 10% resulta na liberação de hormônio antidiurético (Barron e cols., 1984). As alterações na volemia são sentidas por receptores de volume no átrio, grandes vasos e por barorreceptores, e as alterações na concentração de solutos são sentidas por osmorreceptores no hipotálamo anterior (Ganong, 1983).

Em condições normais o principal mecanismo responsável pela expansão da volemia é a ativação do sistema renina-angiotensina-aldosterona. Na gestação sabe-se que este sistema está ativado, porém o responsável por esta ativação ainda é desconhecido. São inconclusivos os dados sugerindo o estrógeno e as prostaglandinas exercendo este papel (Longo, 1983; Friedman, 1988).

O aumento da volemia provoca distensão atrial, estimulando os receptores atriais a liberar o fator natriurético atrial, que se liga a receptores específicos localizados nos rins, supra-renal e vasos, produzindo vasodilatação e excreção de sódio e água. Este mecanismo visa à manutenção da volemia. Os estudos sobre o fator natriurético na gestação são conflitantes. Castro (1994), em um estudo de metanálise, concluiu que os valores do fator natriurético aumentam com a evolução da gestação, atingindo seu pico máximo na primeira semana de puerpério. Porém, este mecanismo só é ativado em condições agudas de volume; quando o estímulo passa a ser crônico, os receptores atriais tornam-se mais insensíveis, necessitando de elevação cada vez maior para obter a mesma resposta. Isto é denominado de "adaptação crônica". Talvez esta seja a explicação da volemia ir aumentando progressivamente, durante a gestação, mesmo com o aumento do fator natriurético atrial nesse período.

As conseqüências da ativação do fator natriurético atrial são opostas àquela causada pela ativação do sistema renina-angiotensina-aldosterona. Portanto, pode-se supor que o resultado final da expansão da volemia em cada gestante irá depender da predominância de um ou do outro mecanismo. No entanto, os dados da literatura sobre este aspecto da fisiologia da gravidez ainda não são definidos.

O sódio é o principal fator determinante da expansão da volemia materna. Vários fatores que governam a excreção e a retenção de sódio e água funcionam de forma a permitir seu acúmulo na gestação. Fatores natriuréticos aumentados durante a gravidez, como a taxa de filtração glomerular e progesterona, são suplantados por outros intermediários ou antinatriuréticos como angiotensina II, renina, aldosterona, fator natriurético atrial (Gallery e Brown, 1987).

Esta expansão de volume tem correlação fisiológica significativa com o resultado da gestação. Há relação nítida entre a expansão do volume plasmático e o peso fetal nas mulheres normais e nas com hipertensão arterial crônica (Gallery e Brown, 1987). Nas gestações com restrição de crescimento intra-uterino (RCIU), a expansão do volume plasmático é menor que o normal (Gibson, 1973). O aumento do débito é maior na gravidez gemelar (Robson e cols., 1989) e diminuído na hipertensão induzida pela gestação, antes do aparecimento da síndrome (Gallery e cols.,1979).

O objetivo básico do aumento da volemia materna é o fornecimento de maior oferta de nutrientes e oxigênio ao concepto. Esta hipervolemia resultante servirá para compensar as necessidades aumentadas do útero, para proteção materna e fetal contra os efeitos danosos do retorno venoso dificultado pela postura ereta humana e, para salvaguardar a mãe contra os efeitos adversos da perda sangüínea durante o parto.

O aumento da volemia determina a **segunda adaptação circulatória sistêmica** materna, isto é, o aumento do débito cardíaco (DC) por relação direta entre o volume minuto (Vm) e a freqüência cardíaca (FC) DC = Vm x FC.

O aumento do débito cardíaco pode ser demonstrado nas primeiras semanas de gestação (Duvekot e cols., 1993). O maior aumento ocorre no primeiro trimestre, atingindo um platô no fim do segundo trimestre e mantendo-se estável até o termo (Robson e cols., 1989; Borges, 1997). O débito cardíaco é maior na nulípara, em comparação com a multípara (Van Oppen, 1996). Esta elevação ocorreu à custa da elevação tanto da freqüência cardíaca quanto do volume sistólico (Borges, 1997) ou apenas pelo volume sistólico desde a oitava semana de gestação (Capeless e Clapp, 1989). Este aumento varia de 35-50% durante o decorrer da gestação e é distribuído pelos vários órgãos maternos.

Considerando-se que a pressão arterial (PA) sistêmica é o resultado do produto do débito cardíaco pela resistência periférica (Rp), seria de se esperar que na gestação ocorresse elevação da pressão arterial em decorrência do aumento do débito cardíaco. Além disso, a resistência aumentada à insulina, com hiperinsulinemia, também poderia contribuir para a elevação dos níveis de PA. Fora da gravidez, o DC aumentado e a resistência à insulina estão relacionados ao aumento da pressão arterial caracterizando a chamada síndrome X, de Reaven, da resistência à insulina ou plurimetabólica, caracterizada por hiperinsulinemia, hipertensão arterial, hiperlipidemia, obesidade andróide e hiperglicemia (Reaven, 1988). Entretanto, a gravidez normal caracteriza-se por diminuição da pressão arterial, causada pela queda acentuada da resistência periférica (Rp), que é a **terceira adaptação circulatória sistêmica** materna.

A diminuição da resistência periférica materna ocorre por alterações bioquímicas nos vasos maternos, decorrentes da ação das prostaglandinas. Há aumento da produção de prostaciclina (PGI_2) em relação ao tromboxano (TXA_2), determinando vasodilatação generalizada com conseqüente diminuição na resistência vascular (Wallenburg, 1988).

Além da vasodilatação generalizada, os vasos maternos tornam-se refratários aos efeitos vasoconstritores da angiotensina II, catecolaminas e outras substâncias vasoativas. A diminuição da reatividade vascular aos agentes vasopressores é a **quarta adaptação circulatória sistêmica** materna.

Gant e cols. (1973) conduziram estudo prospectivo para avaliar a reatividade vascular à infusão de angiotensina II (AII) durante a gravidez. Em não-grávidas, a infusão de 8ng/kg/mim de AII foi suficiente para elevar a pressão arterial diastólica em 20mmHg. Na gravidez foi necessária a infusão de maior quantidade de AII para obter a mesma resposta pressórica (Fig. I-55). Esta refratariedade é mediada por prostaciclinas, produzidas nas arteríolas espiradas, porém outras substâncias estão envolvidas, como a progesterona (Gant e cols., 1977) e o aumento da ingestão de cálcio (Belizan e cols., 1983) e de ácido linolênico (Wang e cols., 1991).

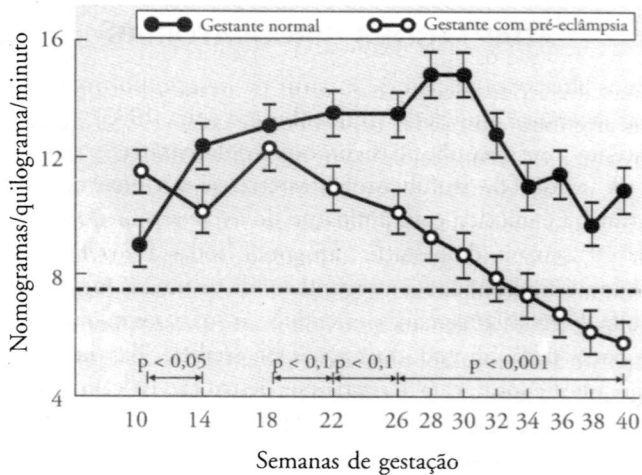

Figura I-55 – Reatividade dos vasos maternos à angiotensina II nas gestações normais (●-●) e nas com pré-eclâmpsia (O-O) (Gant e cols., 1973).

Entretanto, não basta apenas aumentar a volemia e diminuir a resistência periférica se o útero não participar também dessa adaptação circulatória. A falta de adaptação circulatória uterina associada ao aumento de volemia seriam mecanismos suficientes para descolar a placenta normalmente inserida.

ADAPTAÇÃO CIRCULATÓRIA UTERINA

Os mecanismos envolvidos na adaptação circulatória uterina estão direcionados para melhorar a perfusão uteroplacentária. São três as alterações circulatórias uterinas: invasão do trofoblasto na arteríola espiralada, diminuição da resistência uterina ao fluxo e aumento com redistribuição do fluxo uterino (Wallenburg, 1988).

A invasão do citotrofoblasto nas arteríolas espiraladas destruindo sua musculatura aumenta a luz arteriolar e transforma o leito uteroplacentário em um sistema de baixa resistência, baixa pressão e alto fluxo (Pijenenburg e cols., 1983; Zhou e cols., 1997). Isto pode ser evidenciado pelo aumento da diástole da artéria uterina visualizado na dopplerfluxometria deste vaso (Campbell e cols., 1983) (Fig. I-56).

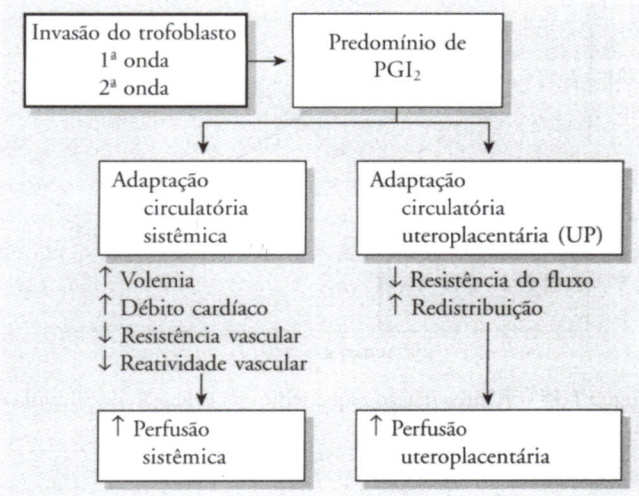

Figura I-57 – Fisiologia da adaptação circulatória materna adequada à gestação.

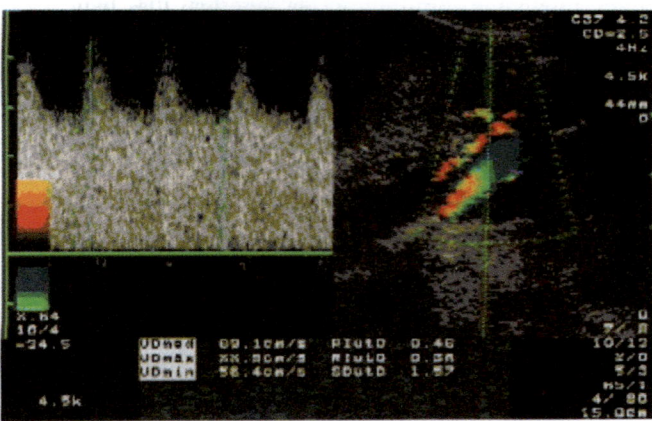

Figura I-56 – Dopplerfluxometria da artéria uterina.

Na gestação normal com o aumento da volemia, seria de esperar o aumento da pressão arterial nas arteríolas espiraladas. Entretanto, a invasão do trofoblasto na muscular da arteríola espiralada aumenta a luz deste vaso e diminui a pressão arterial a esse nível, com consequente diminuição local da resistência ao fluxo. Associado a esse mecanismo, há diminuição da reatividade vascular aos agentes vasoativos, sendo que os vasos uterinos são os mais refratários à infusão de angiotensina II (Rosenfeld, 1984).

O aumento da volemia materna associado à diminuição da resistência vascular uterina incrementa o fluxo sanguíneo uterino de 400-500ml/min no primeiro e segundo trimestres da gestação para 900-1.000ml/min no terceiro trimestre. Ocorre ainda a redistribuição do fluxo sanguíneo no útero, no primeiro trimestre metade do fluxo fica no endométrio e no final da gestação o endométrio recebe 90% do sangue que vai ao útero (Rosenfeld, 1984). Não apenas a mãe aumenta o fluxo sanguíneo ao útero, mas o próprio feto determina o aumento do número de vasos na placenta no final da gestação (Teasdale, 1976). Portanto, a matriz uterina prepara-se de várias maneiras para nutrir e oxigenar o concepto.

Essas alterações circulatórias sistêmicas e locais caracterizam a fisiologia da boa adaptação materna à gestação (Wallenburg, 1988) (Fig. I-57).

ADAPTAÇÕES METABÓLICAS E NUTRICIONAIS

Os conhecimentos e o entendimento dos ajustes metabólicos na gravidez são ainda incompletos. Do ponto de vista metabólico, a gestação é dividida em duas fases: a primeira, que vai do início da gestação até a 24ª-26ª semanas, é caracterizada por anabolismo materno e fetal; e a segunda, desta idade gestacional até o termo, é catabólica materna e anabólica fetal (Knopp e cols., 1981).

Na fase anabólica, a mãe estoca gordura no seu tecido adiposo e usa para seus gastos energéticos a queima de parte da glicose ingerida. Isto é possível porque a demanda fetal é pequena. É o anabolismo facilitado de Freinkel. Há estocagem de 3,5kg de gordura, com acúmulo de mais de 30.000kcal.

A segunda fase metabólica, que se inicia após a 24ª-26ª semanas, é a fase de crescimento fetal máximo e de maior exigência calórica por parte do feto: há aumento da passagem de glicose do meio materno para o fetal. Nesta fase, a mãe queima os seus depósitos gordurosos para usar como fonte energética própria, entrando em fase catabólica (Kalkoff e cols., 1979). O feto usa a glicose como fonte energética e permanece em anabolismo à custa da ação da placenta. O feto retira a glicose do meio materno e a mãe lhe oferece glicose.

O pâncreas materno assume papel importante dentro das adaptações metabólicas e nutricionais, garantindo a oferta de glicose para o feto, principal fonte de energia para sua formação e crescimento. Segundo Cunningham e cols. (2001), a gravidez representa período de estresse para o pâncreas materno. Na primeira fase metabólica, o aumento dos hormônios sexuais estimula a hiperplasia das células do pâncreas, porém, ao contrário do que se esperaria, há queda dos níveis de glicose e correspondente hipoinsulinismo. Na segunda fase, o metabolismo materno é estimulado por hormônios somatotróficos, protéicos e esteróides, produzidos pela placenta, resultando em resistência à ação de insulina (Hollingsworth, 1985). Estas modificações hormonais acarretam hiperestímulo pancreático, exigindo que quantidades cada vez maiores de insulina sejam produzidas. Acentua-se a hipoglicemia e aparece hiperinsulinemia materna (Knopp e cols., 1981) (Fig. I-58).

A transição da fase anabólico-catabólica coincide com o cessar do depósito de tecido adiposo materno e aparecimento de ácidos graxos livres no plasma materno. O metabolismo dos adipócitos no final da gestação traduz-se em mobilização da gordura no jejum e aumento da reesterificação dos ácidos graxos na alimentação. O aumento da concentração plasmática de ácidos graxos é importante por gerar grande quantidade de energia, cerca de 9kcal/g, garantindo a suplementação de calorias para a mãe, reservando a glicose e os outros nutrientes para o feto (Knopp e cols., 1981).

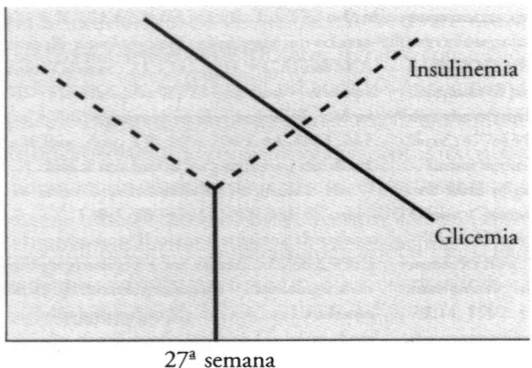

Figura I-58 – Representação esquemática da evolução da glicemia e insulinemia na gestação normal.

A produção e a utilização de glicose aumentam de 15 a 70% no final da gravidez (Leturque e cols., 1980), sugerindo que a hipoglicemia materna relativa do final da gestação está relacionada com o aumento da utilização de glicose pelo concepto e a diminuição concomitante da utilização de glicose pelos tecidos maternos extra-uterinos (Girard, 1988). Esta discrepância entre os níveis de glicose e insulina plasmáticas maternas é explicada pelo papel fundamental da placenta em garantir a formação e o desenvolvimento fetal (Munro e cols., 1983). A gestante normal mantém níveis plasmáticos de glicose dentro de estreita faixa nas 24 horas do dia, em contraste com a hiperinsulinemia bem acentuada após as principais refeições (Gillmer e cols., 1975).

Uma questão interessante refere-se ao possível efeito da insulina na distribuição de nutrientes nos compartimentos materno e fetal. O microvilo da placenta tem receptores específicos para insulina, mas seu papel na modulação placentária de nutrientes maternos não está bem determinado. Deve-se salientar que, apesar de a insulina materna ser degradada na placenta, este hormônio não passa para o compartimento fetal (Hollingsworth, 1984).

Os conhecimentos das duas fases metabólicas da gravidez são importantes no acompanhamento da evolução da curva de ganho de peso materno. Hytten e Lind (1971) mostraram que a curva é linear nos dois últimos trimestres, porém existem diferenças nos seus constituintes. Até a 24ª-26ª semanas, pequena parte deste ganho de peso decorre do concepto e a maior parte da estocagem materna de gordura. Após esta idade gestacional, o ganho de peso materno relaciona-se diretamente ao peso do concepto, havendo estabilização ou perda de tecido adiposo materno (Fig. I-59).

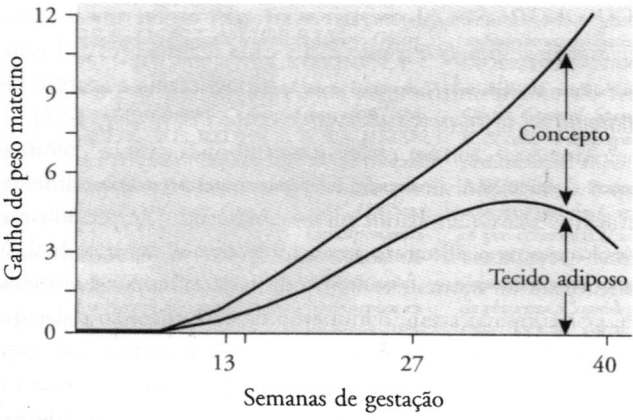

Figura I-59 – Componentes do ganho de peso materno na gestação.

A composição do sangue e dos líquidos teciduais reflete dois aspectos das necessidades fisiológicas da gestação: ter a quantidade certa da substância disponível na circulação e apresentá-la em concentração adequada. Segundo Hytten e Chamberlain (1980), ambos os aspectos podem estar sob controle homeostático, mas é difícil estabelecer qual dos dois é mais importante. Na gestação, a maioria dos nutrientes medidos está em concentração menor do que fora da gravidez, com exceção dos lipídeos, mas as alterações nos níveis plasmáticos e nos modelos são variáveis.

A redução dos níveis plasmáticos da maioria dos nutrientes sugere um mecanismo ou um propósito comuns. Nenhum mecanismo é conhecido: a deficiência na dieta ou a falha na absorção não são responsáveis pelos baixos níveis encontrados. Os rins devem ter papel importante, pois todas as gestantes apresentam diminuição da glicemia, mas nem todas têm glicosúria. Há pequena relação entre a excreção renal de aminoácidos e os níveis sangüíneos – a histidina é perdida em grande quantidade na urina, mas os níveis séricos permanecem constantes.

É pouco provável que haja deficiência dietética na gestação normal, como revelado pela diminuição dos níveis plasmáticos da maioria dos nutrientes. Isto porque essas alterações ocorrem em mulheres bem nutridas com recém-nascidos de peso adequado e também porque a redução na concentração está ligada ao aumento da quantidade total circulante, decorrente do aumento da volemia materna.

As alterações na concentração plasmática são tão difusas e variadas que Hytten e Chamberlain (1980) sugerem que os níveis dos diferentes nutrientes sejam reduzidos para recompor diferentes mecanismos homeostáticos com um único objetivo, que é a nutrição adequada do concepto.

A diminuição na concentração sangüínea produz um balanço que favorece a transferência para o compartimento fetal mais do que para os tecidos maternos. A placenta está apta a retirar os nutrientes do sangue materno e estocá-lo nas suas células. Ela é, talvez, mais apta a fazê-lo em condições de baixa concentração do que os tecidos maternos. Isto quer dizer que a simbiose nutricional entre mãe e feto envolve alterações deliberadas dos nutrientes no sangue materno, para mudar o balanço com vantagens para o feto. Associada a isto há repouso do metabolismo nos tecidos maternos: a atividade periférica da tireóide apresenta-se reduzida, diminuindo o gasto energético nos tecidos maternos, e há um relaxamento muscular, reduzindo a necessidade de gasto de energia para manter o tono aumentado.

A homeostasia visa manter a saúde, de modo que as concentrações das substâncias nos diversos fluidos forneçam a máxima eficiência para a função de todos os órgãos e sistemas. Pensando dessa maneira, as alterações nas concentrações dos nutrientes encontradas no plasma materno não são vantajosas para a mãe. A explicação mais plausível é de que elas apresentem alteração, visando à máxima eficiência para o crescimento fetal e seu metabolismo. A própria redução do metabolismo nos tecidos maternos auxilia a melhor nutrição do concepto.

O feto, usando hormônios como manipuladores, anula, e a seguir restabelece um novo mecanismo homeostático, fisiológico e bioquímico no meio interno materno, para fornecer condições que são adequadamente ajustadas para o feto, para quem a mãe é hospedeiro. Este é o preço da viviparidade (Hytten e Chamberlain, 1980).

As adaptações metabólicas e nutricionais envolvem modificações no aparelho digestório, com o objetivo básico de aumentar a absorção de nutrientes e garantir fornecimento adequado ao feto em desenvolvimento.

Há aumento do apetite e da sede, que começam no primeiro trimestre e persistem por toda a gestação. A causa pode estar ligada à diminuição dos níveis de glicose e aminoácidos ou à alteração central no balanço energético determinada pelo aumento do tecido adiposo. Segundo Hytten e Chamberlain (1980), isto seria ocasionado pelas modificações endócrinas, em especial pelo aumento da progesterona.

Todo o trato digestório, que é constituído por fibras musculares lisas, apresenta-se hipotônico e hipoativo por ação das prostaciclinas. Isso determina lentidão da evolução do bolo alimentar em toda sua extensão, maior tempo de esvaziamento gástrico e aumento da absorção, decorrente do maior contato do suco gástrico e facilitação da sua degradação e absorção, associada à diminuição da secreção de ácido clorídrico. No intestino delgado, o bolo alimentar também evolui de forma lenta, ficando sob a ação das enzimas líticas por maior tempo, visando ao melhor aproveitamento alimentar. Entretanto, o contato do bolo fecal por um período prolongado nos diferentes segmentos do intestino grosso ocasiona maior reabsorção de água, resultando em obstipação, queixa comum na gestação normal.

A vesícula biliar, órgão oco e constituído de fibras musculares lisas, fica mais hipotônica e hipoativa, com manutenção da bile por mais tempo em seu interior, tornando-a mais concentrada e espessa, facilitando a formação de núcleos de futuros cálculos vesiculares.

São descritas alterações topográficas do estômago e intestinos delgado e grosso em decorrência do crescimento do útero. O aumento da pressão abdominal causada pelo crescimento do útero, associado ao relaxamento do cárdia, facilita o refluxo gastroesofágico.

Alguns sintomas digestórios são explicados pelas adaptações metabólicas e nutricionais: a emese gravídica, a obstipação intestinal e os sinais de má digestão relacionados a certos tipos de alimentos (Fig. I-60).

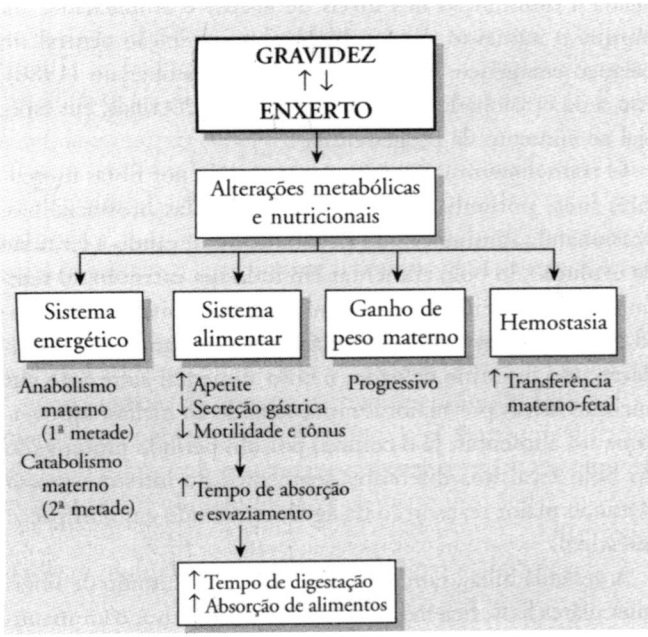

Figura I-60 – Esquema das alterações metabólicas e nutricionais maternas.

Clinicamente de caráter progressivo, a boa adaptação metabólica e nutricional pode ser confirmada pela evolução do ganho de peso materno, sempre adequada ao peso inicial e à estatura materna (Fig. 1-61). O resultado final esperado é a curva de altura uterina proporcional à idade gestacional (Fig. 1-62).

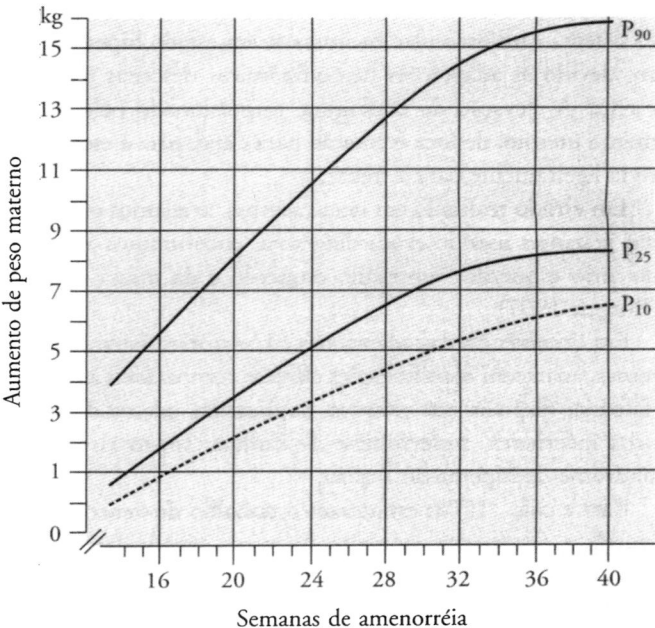

Figura I-61 – Curva de aumento de peso materno (CLAP).

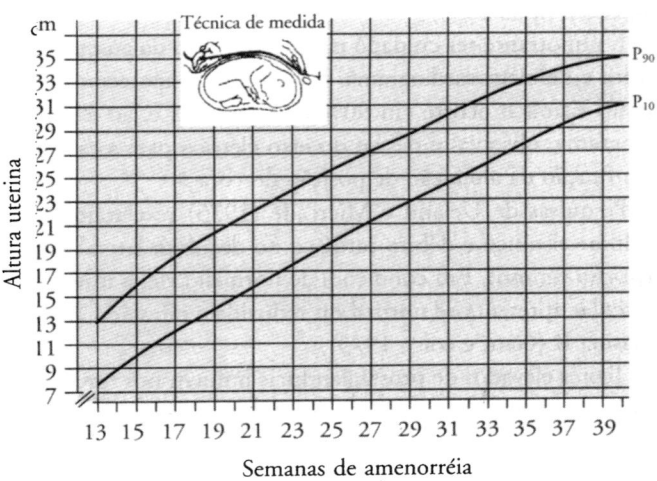

Figura I-62 – Curva de evolução de altura uterina na gestação (CLAP).

Tanto as adaptações circulatórias, como as metabólicas e nutricionais acontecem durante a gestação com princípio único e exclusivo de garantir um recém-nascido de termo com peso adequado à idade gestacional (RNT-AIG).

MODIFICAÇÕES GRAVÍDICAS

As duas alterações básicas do organismo materno, circulatórias e metabólico-nutricionais repercutem sobre os vários órgãos e sistemas. Esta repercussão é denominada modificação gravídica, que é subdividida em geral ou sistêmica e local, na dependência do lugar onde está sendo observado o fenômeno.

Entende-se por modificações gravídicas gerais aquelas que ocorrem em todos os órgãos e sistemas maternos, com exceção do aparelho genital, e as modificações gravídicas locais as que ocorrem no aparelho genital feminino. Para fins didáticos consideraremos, sinteticamente, as modificações que ocorrem nos diversos sistemas orgânicos, em conseqüência das internações materno-fetais, dependentes, primordialmente, da presença da placenta e seus anexos.

MODIFICAÇÕES GERAIS

Sistema cardiovascular

O sistema cardiovascular encontra-se em estado hiperdinâmico, devido às adaptações hemodinâmicas descritas anteriormente. A elevação do diafragma, impulsionado pelo crescimento uterino, desloca o coração para cima, para a esquerda e roda ligeiramente para a frente.

Em estudo realizado em nosso serviço, avaliamos o coração das gestantes usando ecocardiograma, encontramos aumento do átrio esquerdo, ventrículo esquerdo e da massa cardíaca (Borges, 1997).

Em decorrência das adaptações circulatórias sistêmicas maternas, aparecem manifestações clínicas comparáveis às de cardiopatia: dispnéia aos esforços, taquicardia, edema de membros inferiores, hiperfonese de bulhas, sopro sistólico e síndrome de hipotensão supina.

Katz e cols. (1978) estudaram o trabalho do ventrículo esquerdo e observaram aumento da massa ventricular e da dimensão do ventrículo no final da diástole. É interessante salientar que o aumento do débito cardíaco que ocorre na gestação é maior na gravidez múltipla, decorrente do aumento do inotropismo (Veille e cols., 1985). Em conseqüência do aumento do inotropismo e da freqüência cardíaca, há redução da reserva cardiovascular.

É importante ter cuidado na interpretação da ausculta cardíaca e do eletrocardiograma. Isso porque o aparecimento de sopro sistólico ocorre em 90% das gestantes e, ao eletrocardiograma, observa-se desvio do eixo elétrico para a esquerda, em função da alteração de posição do coração.

Pesquisas de Ueland e Mietcalfe (1975) revelaram maior volume sistólico e débito cardíaco no decúbito lateral (maior retorno venoso). Em condições de normalidade, a reatividade vascular apresenta-se normal ou reduzida e refratária à angiotensina II (Gant e cols., 1973).

Teores elevados de prostaglandinas influem nos níveis pressóricos arteriais. Enquanto a prostaciclina favorece a vasodilatação, o tromboxane A_2 é hipertensor. A pressão arterial, de regra, declina durante a prenhez, particularmente no segundo trimestre, apesar do incremento da volemia, graças à queda da resistência periférica. A hipotensão supina deve-se à queda do retorno venoso (compressão da veia cava inferior) e do débito cardíaco (veja capítulo 57).

Alterações sangüíneas

Apesar do aumento da eritropoese na gestação, há queda progressiva da concentração de hemoglobina e do hematócrito e consequentemente da viscosidade sangüínea. Isso ocorre devido à hemodiluição que ocorre na gestação (Cunningham e cols., 2001).

Estima-se que na gestação seja necessário uma oferta aporte adicional de 1.000mg de ferro, que representa todos os gastos com a própria gestação, parto e puerpério. A demanda de ferro aumenta com a evolução da gestação, sendo menor no primeiro e maior no terceiro trimestre, quando encontramos necessidade diária de cerca de 6 a 7mg por dia (Pritchard e Scott, 1970). O próprio organismo tenta solucionar esta demanda de ferro, absorvendo maior quantidade deste elemento da dieta e mobilizando os estoques maternos de ferro.

Nas gestações normais, a cascata da coagulação está ativada. Os fatores de coagulação elevam-se, exceto os fatores XI e XIII, que estão diminuídos. A concentração de fibrinogênio eleva-se em torno de 50%, o que explica o aumento da velocidade de hemossedimentação em gestantes (Cunningham e cols., 2001).

Alguns investigadores descreveram diminuição moderada no número de plaquetas por unidade de volume e isto pode ser explicado pela hemodiluição e aumento do consumo (Pitkin e Witte, 1980) (veja capítulo 58).

Aparelho urinário

O aumento da volemia materna associado à diminuição da resistência vascular repercutem sobre a função renal ocasionando elevação de 30 a 50% na taxa de filtração glomerular e no fluxo plasmático renal.

O aumento da fração de filtração glomerular significa maior quantidade de solutos do plasma atravessando o glomérulo por unidade de tempo. Esse aumento do filtrado glomerular poderia explicar a glicosúria e a aminoacidúria que podem ocorrer na gestação normal.

A ação relaxante da prostaciclina e da progesterona sobre toda a musculatura lisa do aparelho ocasiona hipotonicidade e hipomotilidade de todo o trato urinário, facilitando, dessa maneira, a estase urinária, que explica a maior incidência das infecções urinárias durante a gravidez. Estes fenômenos são observados de forma mais intensa no sistema excretor do rim direito, decorrentes da dextrorrotação uterina (Briquet, 1939).

A bexiga progressivamente elevada pelo útero, e principalmente após o primeiro trimestre, estira o trígono vesical retificando o ângulo uretrovesical posterior, permitindo o aparecimento ou a piora de incontinência urinária aos esforços (veja capítulos 54 e 76).

Aparelho digestório

As modificações do aparelho digestório visam à melhora da absorção de nutrientes para o fornecimento ao concepto. Há aumento do apetite e da sede que começam no primeiro trimestre e persistem por toda a gestação. A causa pode estar ligada à diminuição dos níveis de glicose e aminoácidos ou porque o aumento das gorduras cause alteração central no balanço energético. Segundo Hytten e Chamberlain (1980), isso seria ocasionado pelas modificações endócrinas, em especial ao aumento da progesterona.

O trato digestório também é constituído por fibras musculares lisas, portanto sofre ação relaxante das prostaciclinas, ocasionando diminuição do peristaltismo, levando à lentidão da evolução do bolo alimentar em toda sua extensão. O tempo de esvaziamento gástrico é maior para aumentar o contato dos alimentos com o suco gástrico, facilitando sua degradação. No intestino delgado, o bolo alimentar sofre ação das enzimas líticas por maior tempo, visando ao melhor aproveitamento alimentar. Já o contato por um período prolongado do bolo fecal nos diferentes segmentos do intestino grosso ocasiona maior reabsorção da água, resultando em obstipação intestinal.

A vesícula biliar, também órgão oco e constituído de fibras musculares lisas, fica mais hipotônica e hipoativa, com manutenção da bile por mais tempo em seu interior, tornando-a mais concentrada e espessa e motivando a formação de futuros cálculos vesiculares.

São descritas alterações topográficas do estômago e intestino grosso em decorrência do crescimento do útero. O aumento da pressão abdominal causada pelo crescimento do útero associado ao relaxamento do cárdia, facilita o refluxo gastroesofágico (Delascio e Guariento, 1981) (veja capítulo 67).

Aparelho respiratório

O aumento da volemia e o do débito cardíaco determinam o aumento do volume corrente de 500 a 700ml/min, para permitir oxigenação adequada do sangue materno. Além do volume corrente, há também aumento progressivo do volume de reserva inspiratória em torno de 300ml (Gazioglu e cols., 1970). Há redução do volume de reserva expiratória e do volume residual, provavelmente em decorrência da compressão torácica pelo útero grávido.

Como a freqüência respiratória não se altera na gestação, o volume minuto respiratório aumenta em virtude da elevação do volume corrente. Este aumento é de 40% e vai de 7,5 litros/min para 10,5 litros/min com incremento de 16% no consumo de oxigênio.

As implicações dessas alterações no sistema respiratório são o aumento da ventilação por respiração mais profunda e mais freqüente. Apesar de o espaço morto fisiológico estar aumentado pela dilatação dos pequenos bronquíolos, há acréscimo em mais de 50% na ventilação alveolar.

Alterações na configuração do tórax são descritas e elas aparecem antes que seja possível atribuir a mecanismos de aumento de pressão por crescimento do útero grávido. É clássica a noção de que a respiração na gravidez é mais diafragmática que costal e a causa estaria ligada à maior hipotonia dos músculos abdominais.

Trabalhos da literatura, na década de 1959, mostram que a pressão no ventrículo direito, artéria pulmonar e capilares das grávidas é semelhante à das não-grávidas. Trabalhos mais recentes mostram que há queda de 14% na pressão capilar pulmonar e de 34% na resistência vascular pulmonar (Clark e cols., 1989). Essas modificações ocasionam aumento do volume sangüíneo no território pulmonar, que pode ser visto à radiografia de tórax como aumento da vascularização e do diâmetro dos vasos pulmonares (Hytten e Chamberlain, 1980) (veja capítulo 53).

Pele

A hiperpigmentação é manifestação freqüente na gestação, visualizada em face (cloasma gravídico), mamas (aréola primária e secundária) e abdome (linha nigra) e isso provavelmente ocorre por ação do hormônio melanocítico (MSH) que está elevado na gestação.

O aumento da vascularização da pele ocasiona o aparecimento do eritema palmar, telangectasias e aumento da pilificação (lanugem), que regridem após o parto (veja capítulo 61).

Postura e deambulação

O útero, ao sair da pelve, apóia-se à parede abdominal associado ao aumento do peso das mamas, modifica o centro de gravidade do corpo, pende-o para a frente. Com o objetivo de manter o equilíbrio, modifica-se a curvatura da coluna, surgindo a lordose e a sifose costal. Amplia-se a base do polígono de sustentação, os pés se afastam, as espáduas projetam-se para trás (veja capítulo 9).

A alteração da base de sustentação associada à embebição gravídica e relaxamento dos ligamentos proporcionam deambulação semelhante dos gansos – marcha anserina – com passos curtos, pés afastados, com discreta báscula da bacia.

Esta modificação do posicionamento da coluna é realizada à custa da utilização de um complexo sistema muscular não adaptado para a execução desta tarefa extra. O cansaço dessa musculatura acarretará dores cervicais e lombares, que é uma queixa referida comumente pelas gestantes (Rezende, 2001).

IMPLICAÇÕES CLÍNICAS DA ADAPTAÇÃO CIRCULATÓRIA E METABÓLICA MATERNA

O conhecimento destas adaptações circulatórias maternas relaciona-se com a qualidade da assistência pré-natal. Os mecanismos da adaptação fisiológica, quando reconhecidos pelo obstetra, deverão caracterizar a gestação de baixo risco. Da mesma forma, o não reconhecimento clínico destas adaptações deverá levar à prevenção das catástrofes clínicas e obstétricas decorrentes da síndrome de má adaptação do organismo materno à gravidez (Wallenburg, 1988).

A má adaptação circulatória materna à gestação, além da vasoconstrição generalizada, por aumento da produção da tromboxano, determina a liberação decidual de citocinas, radicais livres de oxigênio e enzimas proteolíticas que lesam ou alteram a função do sinciciotrofoblasto e do endotélio materno (Zeeman e Dekker, 1992; Dekker e Van Geijn, 1996a, 1996b; Dekker e cols., 1998). Essas alterações antecipam-se às demandas da gravidez e, muitas vezes, ocorrem antes de o ovo atingir o grau de desenvolvimento, que exige grande suprimento nutricional e energético, explicando os abortamentos precoces (Rezende e Montenegro, 1990). O resultado desta má adaptação também pode ser caracterizado pelas síndromes hipertensivas da gestação; pelo descolamento prematuro da placenta, conseqüente a infartos placentários; pela prematuridade e restrição do crescimento intra-uterino (RCIU) e, em decorrência, aumento do risco de morte perinatal (Cunningham e cols., 2001).

O edema de membros inferiores, mole e depressível, é a representação clínica do aumento da perfusão sistêmica. O sopro sistólico cardíaco, presente em 90% das gestantes normais, relaciona-se ao aumento da volemia e do débito cardíaco. A queda nos níveis pressóricos maternos no segundo trimestre da gestação confirma a baixa resistência ao fluxo e a menor sensibilidade dos vasos a agentes vasoativos. Ainda, o eritema palmar e o aumento de pilificação e da pigmentação da pele são conseqüência da vasodilatação generalizada e da maior produção de melanócitos, que leva ao aparecimento do melasma (cloasma) gravídico e da linha nigra.

A adaptação circulatória local é reconhecida clinicamente pela coloração arroxeada dos órgãos genitais internos (sinal de Jacquemier-Kluge-Chadwick), pelo aumento da secreção vaginal e alteração do seu pH, pelo pulsar da artéria uterina (sinal de Osiander) e pelo amolecimento do útero (sinal de Mac Donald e Hegar) (Rezende e Montenegro, 1990).

Conseqüente ao aumento da volemia, mais acentuado no plasma que nos eritrócitos, ocorrem alterações no hematócrito e no metabolismo do ferro, identificadas nos exames laboratoriais. A hemodiluição fisiológica materna induz à queda nos níveis de hematócrito e hemoglobina, assim como a menores índices de uréia, creatinina e ácido úrico. O aumento do fluxo plasmático renal e na taxa de filtração glomerular, mais acentuado que no fluxo renal, explica a glicosúria observada na gestante normal.

Clinicamente, a boa adaptação metabólica e nutricional pode ser confirmada pela evolução do ganho de peso materno em relação ao peso pré-gravídico e pela curva de altura uterina. A evolução progressiva e proporcional à idade gestacional resulta em recém-nascido de peso adequado para a idade gestacional. Por outro lado, alguns sintomas digestórios são explicados pelas adaptações metabólicas e nutricionais – a emese gravídica, a obstipação intestinal e os sinais de má digestão relacionados a certos tipos de alimentos.

Tanto as adaptações circulatórias como as metabólicas e nutricionais maternas à gestação acontecem por princípio único e exclusivo de garantir um recém-nascido de termo, saudável e com peso adequado à idade gestacional (RNT-AIG). No passado, o conhecimento das modificações gravídicas gerais e locais eram fundamentais para o diagnóstico da gestação e pouco se conhecia sobre sua fisiologia. No presente, o conhecimento da adaptação do organismo materno à gestação nos permite entender a fisiologia das modificações gravídicas gerais e locais, diferenciar a evolução da gestação normal da gestação patológica e definir o baixo e o alto risco da gestação.

Referências Bibliográficas

• BABOONIAN, C. & GRIFFITHS, P. – Is pregnancy immno-supressive? Humoral immunity against viruses. *Br. J. Obstet. Gynaeocol.*, **90**:1168, 1983. • BAILEY, R.R. & ROLLESTON, G.L. – Kidney lengt and uretic dilatation in the puerperium. *J. Obstet. Gynaecol. Br. Commonw.*, **78**, 1971. • BARRON, W.M., COHEN, L.H. & ULLAND, L.A. – Transient vasopressin-resistant diabetes insipidus of pregnancy. *N. Engl. J. Med.*, **310**:442, 1984. • BELIZAN, J.M. & cols. – Preliminary evidence of the effect of calcium suplementation on blood pressure in normal pregnant woman. *Am. J. Obstet. Gynecol.*, **146**:175, 1983. • BORGES, V.T.M. – Estudo longitudinal das alterações hemodinâmicas e estruturais cardíacas em gestantes sem patologia. Dissertação de Mestrado. Faculdade de Medicina de Botucatu – UNESP. 1997, 141p. • BROWN, M.A. & cols. – Arginine vasopressin in primigravid human pregnancy: a prospective study. *J. Reprod. Med.*, **33**:3, 1988. • BRIQUET, R. – *Obstetrícia Normal*. São Paulo, Livraria Freitas Bastos, 1989. • CAMPBELL, S. & cols. – New Doppler technique for assing uteroplacental blood flow. *Lancet*, **1**:67, 1983. • CAPELESS, E.L. & CLAPP, J.F. – Cardiovascular changes in early phase of pregnancy. *Am. J. Obstet. Gynecol.*, **161**:1449, 1989. • CASTRO, L.C.; HOBEL, C.J. & GORNBEIN, J. – Plasma levels of atrial natriuretic peptide in normal and hypertensive pregnancies: a meta-analysis. *Am. J. Obstet. Gynecol.*, **171**:1642, 1994. • CLARK, S.L. & cols. – Central hemodynamics assessment of normal term pregnancy. *Am. J. Obstet. Gynecol.*, **161**:1439, 1989. • CUNNINGHAM, F.G.; MacDONALD, P.C. & GANT, N.F. – *Williams Obstetrics*, 18th ed., Appleton e Lange, 1989, 984p. • CUNNINGHAM, F.G. & cols. – *Williams Obstetrics*, 21th ed., Appleton e Lange, 2001, 1668p. • DELASCIO, D. & GUARIENTO, A. – *Obstetrícia Normal Briquet*. 3ª ed., São Paulo, Sarvier, 1981, 473p. • DUVEKOT, J.J. & cols. – Early pregnancy changes in hemodynamics and volume homeostasis are consecutive adjustments triggered by a primary fall in systemic vascular tone. *Am. J. Obstet. Gynecol.*, **169**:1382, 1993. • FRIEDMAN, S.A. – Preeclampsia: a review of the role of prostaglandins. *Obstet. Gynecol.*, **71**:122, 1988. • GALLERY E.D.M. & BROWN, M.A. – Control of sodium excretion in human pregnancy. *Am. J. Kidney Dis.*, **9**:290, 1987. • GANONG, W.F. – Relation of central alpha-adrenoceptor and otheer receptors to the control of renin secretion. *Chest*, **2**(Suppl):299, 1983. • GANT, N.F. & cols. – A study of angiotensin II pressor response througthout primigravid pregnancy. *J. Clin. Invest.*, **52**:282, 1973. • GANT, N.F.; CHAND, S.; WORLEY, R.J. & ANDERSEN, G.D. – *Unpublished Observations*, 1977. • GAUER, O.H. & HENRY, J.P. – Neurohormonal control of plasma volume. In: Guyton A.C. & Cowley A.W. (eds.). *Cardiovascular Phisiology II* – International Review of Physiology University Park Press Baltimore **9**:145, 1976. • GAZIOGLU, K. & cols. – Pulmonary function during pregnancy in normal women and in patients with cardiopulmonary disease. *Thorax*, **25**:445, 1970. • GIBSON, H.M. – Plasma volume and glomerular filtration rates in pregnancy and their relation to differences in fetal growth. *J. Obstet. Gynaecol. Br. Commow.*, **81**:1067, 1973. • GILLMER, M.D.G. & cols. – Carbohydrate metabolism in pregnancy. *Br. Med. J.*, **3**:399, 1975. • GIRARD, J. – Carbohydrate metabolism during fetal development. In: Kunzel & Jensen. *The Endocrine Control of the Fetus*. New York, Springer-Verlag, 1988, 427p. • HEALY, D.L.; HERINGTON, A.C.; & OHERLIHY, C. – Chronic polydramnions is a syndrome with a lactogen receptor defect in the clorion laeve. *Br. J. Obstet. Gynecol.*, **92**:461, 1985. • HOLLINGSWORTH, D.R. – Maternal metabolism in normal pregnancy and pregnancy complicated by diabetes melittus. *Clin. Obstet. Gynecol.*, **28**:457, 1985. • HYTTEN, F. & CHAMBERLAIN, G. – *Clinical Phisiology in Obstetrics*. Blackwell Scientific Publications, Oxford, 1980, 506p. • HYTTEN, F.E. & LIND, T. – *The Phisiology of Human Pregnancy*. 2nd ed., Oxford, Blackwell Scientific Publications, 1971. • KALKOFF, R.K.; KISSEBAH, A.H. & KIM, H.J. – Carbohydrate and lipid metabolism during normal pregnancy: relationship to gestation hormone actions. In: Merkatz, I.R.; Adam, P.A.J. (eds.). *The Diabetic Pregnancy: A Perinatal Perspective*. New York, Grune e Stratton, 1979, 267p. • KATZ, R.; KARLINER, J.S. & RESNIK, R. – Effects of a natural volume overload state (pregnancy) on left ventricular performance in normal human subjects. *Circulation*, **58**:4334, 1978. • KNOPP, R.H. & cols. – Metabolic adjustments in normal and diabetic pregnancy. *Clin. Obstet. Gynecol.*, **24**:21, 1981. • LETURQUE, A. & cols. – In vivo insulin resistance during pregnancy in rat. *Diabetologia*, **19**:21, 1980. • LINDHEIMER, M.D. & KATZ, A.I. – Current concepts. The kidney in pregnancy. *N. Engl. J. Med.*, **283**:1095, 1970. • LONGO, L.D. – Maternal blood volume and cardiac output during pregnancy: a hypothesis of endocrinological control. *Am. J. Physiol.*, **245**:R720, 1983. • MUNRO, H.N.; PILISTINE, S.J. & FANT, M.E. – The placenta in nutritions. *Ann. Rev. Nutr.*, **3**:97, 1983. • NAISMITH, D.J. – Protein metabolism in pregnancy. In: Philipp, E.E.; Barnes, J.; Newton, M. & Heinemann. *Scientific Foundations of Obstetrics and Gynaecology*. London, 1977, 503p. • PITKIN, R.M. & WITTE, D.L. – Platelet and leukocyte counts in pregnancy. *JAMA*, **242**:2696, 1980. • PIJENENBURG, R.; BLAND, J.M.; ROBERTSON, W.B. & BROSENS, I. – Uteroplacental arterial changes related to interstitial trophoblast migration in early human pregnancy. *Placenta*, **4**:397, 1983. • PRITCHARD, J.A. & SCOTT, D.E. – Iron demands during pregnancy. In: *Iron Deficiency-Pathogenesis: Clinical Aspects and Therapy*. London Academic Press, 1970, p. 173. • REAVEN, G.M. – Rolle of insulin resistance in woman disease. *Diabetes*, **37**:1595, 1988. • REZENDE, J. – *Obstetrícia*. Rio de Janeiro, Guanabara Koogan, 2001. • REZENDE, J. & MONTENEGRO, C.A.B. – *Obstetrícia Fundamental*. 6ª ed., Rio de Janeiro, Guanabara-Koogan, 1990, 65p. • ROBSON, S.C. & cols. – Hemodynamic changes during twuin pregnancy. *Am. J. Obstet. Gynecol.*, **161**:1273, 1989. • ROSENFELD, C.R. – Consideration of the uteroplacental circulation in intrauterine growth. *Sem. Perinatol.*, **8**:42, 1984. • TEASDALE, F. – Numerical density of nuclei in the sheep placenta. *Anat. Rec.*, **185**:186, 1976. • UELAND, K. & METCALFE, J. – Circulatory Changes in Pregnancy. *Clin. Obstet. Gynecol.*, **18**:41, 1975. • VEILLE, J.C.; MORTON, M.J. & BURRY, K.J. – Maternal cardiovascular adaptations to twin pregnancy. *Am. J. Obstet. Ginecol.*, **153**:261, 1985. • WALLENBURG, H.C.S. – Prevention of hypertensive disorders in pregnancy. *Clin. Exper. Hiper. Pregnancy*, **7**:121, 1988. • WANG Y.; KAY, H.H. & KILLIAM, A.P. – Decreased levels of polyinsatured fatty acids in preeclampsia. *Am. J. Obstet. Gynecol.*, **164**:812, 1991. • ZHOU, Y. & cols. – Human cytotrophoblasts adopt a vascular phenotype as they differentiate. A strategy for successful endovascular invasion? *J. Clin. Invest.*, **99**:2139, 1997.

7 Endocrinologia na Gravidez

Antonio Rozas

Os hormônios na gravidez são secretados pelas glândulas endócrinas maternas, pela placenta e pelas glândulas endócrinas fetais. Existem inter-relações complexas entre esses três compartimentos.

A notável produção de hormônios protéicos e esteróides pela placenta, direta ou indiretamente, determina as adaptações fisiológicas em praticamente todo o sistema orgânico materno, inclusive no endócrino.

SISTEMA ENDÓCRINO MATERNO

Hipófise

Modificações anatômicas – a hipófise materna apresenta, durante a gravidez, mudanças anatômicas macro e microscópicas e também funcionais. Há aumento significativo do volume da glândula à custa do lobo anterior. Gonzales e cols. (1988), com auxílio da ressonância magnética, constataram um crescimento da hipófise de 136%, durante a gravidez normal, ou seja, de um terço em relação a controles não-grávidas. Esses autores determinaram que o volume médio da hipófise fora da gravidez é de $300 \pm 60mm^3$ e que aumenta para $708 \pm 12mm^3$ no termo.

Sugeriu-se que este aumento da hipófise, durante a gravidez normal, seria suficiente para comprimir o quiasma óptico reduzindo o campo visual. Entretanto, esta redução, quando existe, é mínima.

O maior componente do aumento da hipófise anterior materna, comprovado por estudos histológicos, usando técnicas modernas de coloração, eletromicoscopia e métodos imunológicos é dependente da hiperplasia e hipertrofia das células acidófilas (prolactinócitos ou lactotrofos) produtoras da prolactina. Em não-grávidas, os prolactinócitos representam 1% das células acidófilas da hipófise, mas no termo da gravidez compreendem cerca de 40% delas (Goluboff e Ezrin, 1969).

Modificações funcionais – após a completa implantação do concepto, a adeno-hipófise materna apresenta pouca influência na evolução da gravidez. Assim, mulheres hipofisectomizadas apresentam evolução normal da gestação e do parto desde que recebam corticosteróides, hormônio da tireóide e vasopressina (Kaplan, 1960).

A prolactina, produzida pelos prolactinócitos, é o único hormônio da pituitária anterior que, durante a gravidez, apresenta teores que aumentam gradualmente, de 18,4 a 30ng/ml, no primeiro trimestre, e de 128,4 para 207,3ng/ml, no termo. A causa desse aumento (10 vezes em relação as não-grávidas) não é inteiramente conhecida, contudo é possível que os altos níveis séricos dos estrógenos determinem a hiperplasia dos prolactinócitos pituitários e também estimulem a liberação do hormônio pelas células (Andersem, 1982; Aubert, Grumbach e Kaplan 1974; Biswas e Rodeck, 1976).

O hormônio liberador da tirotropina hipofisária (TRH) é um neurotransmissor presente no cérebro, entretanto sua maior concentração se encontra no hipotálamo. O teor deste neurotransmissor não se altera durante a gravidez normal. Sua função é estimular a síntese e a secreção do TSH. Durante a gestação, atravessa a placenta, podendo incitar a pituitária fetal para a secreção de tirotropina (Thorpe-Beeston, 1991).

O hormônio adrenocorticotrófico (ACTH) é produzido pelas células cromófobas da adeno-hipófise; enquanto o hormônio tiroestimulante (TSH) é secretado pelas células basófilas da hipófise anterior e, ambos, durante a gravidez, mantêm sua produção inalterada. A secreção de ACTH não-pituitário, de origem placentária, aumenta progressivamente na circulação sangüínea materna no decorrer da gravidez e se acentua no parto. A resposta do hormônio TSH ao estímulo do fator liberador de tirotropina (TRH) permanece inalterado (Campbell e Murphy, 1977).

A secreção dos hormônios folículo-estimulante (FSH) e luteinizante (LH) reduz-se a níveis limites de detectabilidade e não responde ao estímulo do fator liberador gonadotrópico (GnRH). A produção de GnRH é suspensa durante a gravidez (Jepssom e cols., 1977).

A concentração do hormônio do crescimento (GH) não se assemelha ao nível presente nas não-grávidas, assim, no primeiro trimestre, aumenta de 0,5 a 7,5ng/ml, depois aumenta gradualmente, atingindo 14ng/ml na 28ª semana e em seguida se mantém neste patamar. O teste de estímulo pela hipoglicemia (teste de tolerância à insulina) produz aumento do GH durante a primeira metade da gravidez e depois se torna deprimido. O mesmo ocorre com o teste de estímulo com a arginina.

Glândula tireóide

Modificações anatômicas – o volume da glândula tireóide aumenta moderadamente durante a gravidez, tornando-se palpável já no primeiro trimestre. Glinoer e cols. (1990) avaliaram o volume da glândula tireóide em 552 exames ultrasonográficos e constataram que o volume da glândula aumentou de 12,1ml no primeiro trimestre para 15ml no termo. O volume da tireóide apresentou-se inversamente proporcional às concentrações de tirotropina sérica. O bócio (tireomegalia) durante a gravidez deve ser investigado para afastar a patologia da glândula.

Durante a gravidez, a tireóide materna estabelece hiperplasia e hipertrofia dos ácinos glandulares. Há aumento acentuado da vascularização da glândula que, em geral, traduz-se na ausculta por um murmúrio.

Manifestações funcionais – em decorrência dos fatores estimuladores da tireóide de origem placentária, ou seja, do hormônio gonadotrópico coriônico (HGC) e da tirotropina coriônica (TC), há aumento na produção dos hormônios tireoidianos – tiroxina (T_4) e triiodotironina (T_3).

Durante a gravidez, em resposta aos altos níveis circulantes de estrógenos, há estímulo das células hepáticas para a síntese das proteínas transportadoras de hormônios, principalmente da globulina transportadora de tiroxina (TBG). A união dos hormônios da tireóide à TBG determina uma elevação no teor da tiroxina total, a maior parte dela ligada na circulação materna. A tiroxina livre mantém-se em taxa normal e a gestante mostra-se eutireóidea.

Glândulas paratireóides

A principal função do paratormônio (PTH) é corrigir a hipocalcemia. O PTH é rapidamente liberado das glândulas paratireóides em resposta à redução do íon cálcio plasmático.

Na gravidez há depuração aumentada do cálcio e, em conseqüência, a concentração sérica deste cátion declina, atingindo os menores valores entre 28 e 32 semanas, o que determina uma hiperplasia das paratireóides e elevados níveis séricos do PTH. A redução dos níveis plasmáticos de cálcio na circulação materna depende de: 1. hemodiluição; 2. taxa de filtração glomerular aumentada; 3. uma transferência materno-fetal aumentada de cálcio, através da placenta por mecanismo ativo, para as necessidades de cálcio para o feto. A quantidade total de cálcio necessária, durante a gravidez, para a osteogênese fetal é de 32g.

Pâncreas materno

O pâncreas materno é importante na regulação endócrina para a adaptação metabólica materno-fetal. As demandas nutricionais do feto requerem mudanças no controle homeostático metabólico materno que se traduz por alterações estruturais e funcionais no pâncreas da mãe.

A gravidez normal acompanha-se de hipertrofia e hiperplasia das ilhotas pancreáticas, hiperinsulinismo e resistência aumentada à insulina. De modo precoce na gravidez, os altos teores de estrógenos e progesterona, na circulação materna, induzem maior atividade das células β no pâncreas, o que ocasiona um aumento da secreção de insulina. Há hipertrofia e hiperplasia das ilhotas pancreáticas. No início da gravidez, os níveis basais de insulina são menores ou iguais aos da não-grávida, mas aumentam bastante durante o segundo trimestre (Rosenthal e cols., 1969).

A gravidez é um estado hiperinsulinêmico. A resistência periférica aos efeitos metabólicos da insulina eleva-se. Estrógenos, progesterona, hormônio lactogênio-placentário (HPL) e corticosteróides aumentam gradualmente durante a gestação e incrementam a resistência periférica ao hormônio pancreático, provavelmente por exercer efeito sobre o número de receptores da insulina. Os efeitos da gravidez sobre o pâncreas podem ser obtidos por tratamento apropriado com estrógeno, progesterona, HPL e corticosteróide. O aumento da concentração de insulina resulta em secreção aumentada e não da redução na depuração metabólica. A meia-vida da insulina não se altera na grávida; não atravessa a placenta por ser destruída por potentes insulinases. A gestante normal, após o jejum noturno e antes do desjejum, apresenta hipoglicemia relativa; aumento moderado dos lipídeos plasmáticos; e moderada hipoaminoacidemia, junto com marcada sensibilidade, se houver restrição alimentar posterior (Quadro I-1).

Quadro I-1 – Valores basais de insulina, glucacon e combustíveis metabólicos plasmáticos em mulheres jovens após jejum noturno.

Combustível	Não-gestante	Gestante (termo)
Glicose (mg/100ml)	79,0 ± 2,4	68,0 ± 1,5*
Insulina (μU/ml)	9,8 ± 1,1	16,2 ± 2,0*
Glucacon (pg/ml)	126,0 ± 6,1	130,0 ± 5,2 NS
Aminoácidos (μmoles/l)	3,82 ± 0,13	3,18 ± 0,11*
Alanina (μmoles/l)	286 ± 15	225 ± 9*
FFA (μmoles/l)	626 ± 42	725 ± 21*
Triglicérides (mg/100ml)	76,2 ± 7,0	181 ± 10*
Colesterol (mg/100ml)	163 ± 8,7	205 ± 5,7*

* Diferença significativa entre valores de não-grávidas e grávidas de termo.
NS = não significante.

O glucacon é um hormônio produzido pelas células α das ilhotas pancreáticas. Sua ação é fundamentalmente catabólica, devido a sua atividade glicogenolítica e lipolítica. A produção pancreática de glucacon aumenta ao estímulo dos aminoácidos e é suprimido pela carga de glicose. O grau de supressão do glucacon por 100g de glicose é maior em grávidas que em não-grávidas. Também há redução significativamente maior do glucacon aos 120 e 180 minutos após a sobrecarga de glicose (100mg) em grávidas, o que facilita o anabolismo.

O principal papel da *insulina* e do *glucacon* é no controle das concentrações de nutrientes, especificamente glicose, aminoácidos e ácidos graxos. Estas concentrações são reguladas durante a gravidez pelas necessidades do feto. O pico da secreção da insulina em gestantes normais em resposta às refeições apresenta-se aumentado. O excesso de carboidratos é convertido em gordura, e a gordura é prontamente mobilizada quando ocorre redução na ingestão calórica.

O metabolismo dos aminoácidos também está alterado durante a gravidez às expensas da necessidade materna. Hipoglicemia, hipoinsulinemia e hipercetonúria não causam aumento na gliconeogênese.

Kitzmiller (1980) refere que a gliconeogênese pode estar limitada por falta do substrato alanina. O quadro I-1 mostra que o teor de alanina na gestante é significativamente menor. Na gravidez normal ainda que haja um nível discretamente diminuído de glicose, há uma oferta maior para o feto através da placenta por difusão facilitada. As necessidades energéticas maternas são supridas pelo aumento crescente dos ácidos graxos, em decorrência da ação lipolítica do HPL.

O HPL tem importantes funções metabólicas: 1. concorre, juntamente com estrógenos, progesterona e cortisol, para a redução do número de receptores de insulina nos tecidos periféricos e, destarte, para o aumento da resistência periférica à insulina; 2. através de sua ação lipolítica aumenta a taxa circulante de ácidos graxos (Quadro I-1), usados como fonte energética para a mãe; 3. tem ação estimulante sobre as células β das ilhotas de Langherans na produção de insulina, concorrendo, portanto, para o hiperinsulinismo gestacional significativo (Quadro I-1). As alterações no metabolismo energético são benéficas para o feto e inócuos para a mãe, desde que tenha uma dieta adequada. Mesmo um modesto jejum causa cetose, que é potencialmente adversa para o feto.

Córtex adrenal materno

O volume das supra-renais da gestante praticamente não se altera. Os estudos histológicos têm revelado uma hiperplasia da *zona fasciculada* mormente de sua porção interna.

Glicocorticóides – esses hormônios são produzidos na *zona fasciculada* das supra-renais. A concentração do cortisol plasmático no terceiro trimestre apresenta-se aumentada de três vezes em relação aos níveis das não-grávidas (Jolivet 1974; Whitaley e Stoner, 1957). A maior parte do aumento do cortisol plasmático é dependente de sua ligação à globulina ligadora do cortisol (CBG), que duplica já no primeiro trimestre e triplica no terceiro. Assim, Doe e cols. (1964) constataram que a taxa média da CBG é de 33mg/l no primeiro trimestre e eleva-se para 70mg/l no segundo, e assim permanece até o termo da gravidez. O cortisol materno distribui-se no plasma ligado à transcortina (TBG) (75-84%), à albumina (11-15%) e não ligado (cortisol livre 6,9-8,1%) (Gibson e Tulchisnsky, 1980). O cortisol plasmático total, segundo Sandberg e cols., passa de 14mcg% no início da gravidez para 35mcg% na gravidez avançada. A atividade biológica faz-se pelo cortisol livre, que se eleva desde o primeiro trimestre e dobra sua concentração no terceiro trimestre, atingindo 1,125mcg%. A despeito de a concentração do cortisol atingir níveis encontrados na síndrome de Cushing, a variação diurna no cortisol plasmático é mantida (Doe e cols., 1964). Os níveis elevados de estrógenos são os responsáveis pelo acréscimo significativo na síntese hepática da transcortina. A união do cortisol à transcortina, ao reduzir sua depuração, duplica a meia-vida do cortisol plasmático (Burke, 1969). O efeito resultante de todas estas alterações é um aumento gradual do cortisol livre plasmático, que quase dobra na gravidez avançada (Rosenthal, 1969). O cortisol livre elevado provavelmente contribui para a resistência à insulina, aminoacidúria e possivelmente por aparecimento de estrias, mas a maioria dos sinais de hipercorticalismo não revela na gravidez. É possível que os altos níveis de progesterona atuem antagonizando o glicocorticóide e prevenindo alguns efeitos do cortisol. O cortisol livre penetra facilmente na placenta, mas o ligado a ela tem uma velocidade de transferência três vezes menor. Isto explica por que o nível de cortisol materno é 8 a 10 vezes maior que o fetal (Campbell e Murphy, 1977). A placenta é rica em 11-β-hidroxidesidrogenase, e esta enzima converte o cortisol em cortisona (Blanford e Murphy, 1977). A presença dessa enzima na placenta e tecidos fetais, ao lado da concentração elevada de transcortina materna, parece explicar por que o índice de cortisol não-conjugado/cortisona é 0,5/1 no soro fetal e 7,5/1 no soro materno (Cawson e cols., 1974). A contribuição materna para o cortisol fetal é de 25-50% e para a cortisona fetal de quase 100%. Os glicocorticóides sintéticos atravessam a placenta.

Mineralocorticóides e sistema renina-angiotensina – a aldosterona sérica está significativamente elevada na gravidez, devido a uma produção 8 a 10 vezes maior pela zona glomerular da supra-renal e não por uma elevada ligação ou depuração diminuída. O pico na produção de aldosterona é atingido no meio da gravidez e mantém-se até o parto. O substrato da renina apresenta-se aumentado por influência dos estrógenos sobre a síntese hepática, a renina também está elevada. O aumento da renina e do seu substrato inevitavelmente determina o incremento da atividade da renina e angiotensina. A despeito dessas alterações, a gestante normal mostra poucos sinais de hiperaldosteronismo. Não há nenhuma tendência a hipocalemia ou hipernatremia, e a pressão sangüínea no meio da gestação – quando a alteração no sistema aldosterona-renina-angiotensina é máximo – tende a ser menor que no estado não-gravídico. Sugere-se que o edema da gravidez avançada é devido a estas mudanças, mas o hiperaldosteronismo em não-grávidas determina hipertensão arterial e não edema. Ainda que os aspectos quantitativos desse aparente paradoxo não são completamente entendidos, entretanto uma explicação qualitativa é possível. A progesterona é um inibidor razoavelmente efetivo, competindo com os mineralocorticóides nos túbulos renais distais. A progesterona exógena (mas não as progestinas sintéticas) é natriurética e poupadora de potássio em humanos intactos, enquanto ela não tem efeito em indivíduos adrenalectomizados sem receber mineralocorticóides. A progesterona também reduz a resposta do rim à aldosterona exógena, destarte, o aumento da renina e o da aldosterona podem simplesmente ser uma resposta equilibrada aos altos níveis de progesterona. O aumento concomitante da angiotensina II como resultado do aumento da atividade da renina plasmática aparentemente não produz hipertensão, em virtude da redução da sensibilidade do sistema vascular materno à angiotensina. Ainda no primeiro trimestre, na gestante a angiotensina exógena provoca menor aumento na pressão sangüínea que no estado não-gravídico. É obvio que os altos níveis de renina, angiotensina e aldosterona nas grávidas estão sujeitos ao controle normal de retroalimentação, porque respondem apropriadamente a alterações na postura, sódio da dieta, e carga ou restrição de água da mesma maneira como ocorre em não-grávidas. Finalmente, nas pacientes com hipertensão induzida pela gravidez na segunda metade da gestação, os níveis de renina sérica, aldosterona e angiotensina são menores que na gravidez normal, excluindo, portanto, qualquer papel etiológico primário do sistema renina-angiotensina-aldosterona nesta doença. A produção do mineralocorticóide 11-deoxicorticosterona (DOC) aumenta durante a gravidez e níveis plasmáticos aumentados 8 a 10 vezes maiores que em não-gestantes são encontrados na gravidez de termo. Ao contrário do que acontece em não-gestantes, a produção da DOC não é influenciada pelo ACTH ou administração dos glicorticóides. A fonte de DOC parece ser a conversão da progesterona a DOC nos tecidos periféricos. DOC não está elevada nas doenças hipertensivas da gravidez.

Andrógenos

Na gravidez normal a produção adrenal e ovariana de andrógenos está discretamente acrescida. O determinante mais importante dos níveis plasmáticos de andrógenos específicos parece depender da sua ligação à globulina transportada dos hormônios sexuais (SHBG).

A testosterona liga-se avidamente à SHBG, e isto aumenta a taxa total da testosterona no fim do primeiro trimestre, mas o níveis da testosterona livre são realmente menores que no estado não-gravídico.

O sulfato de deidroepiandrosterona (SDHEA) não se liga ao SHBG, e sua concentração plasmática diminui durante a gravidez. A dessulfatação do SDHEA pela placenta e a conversão da deidroepiandrosterona (DHEA) a estrógenos pela unidade feto-placentária é fator importante no aumento da depuração metabólica da DHEA.

Ovários

Em torno do 22º dia do ciclo menstrual no mês em que ocorreu a fecundação, o corpo lúteo apresenta o máximo de desenvolvimento e coincide com o início da implantação do blastocisto no útero materno. Quando ocorre a fecundação, a gonadotrofina coriônica produzida pelo trofoblasto ovular inibe a involução e mantém o corpo lúteo viçoso.

A maioria dos autores acredita que o corpo lúteo da prenhez atinge seu desenvolvimento máximo no fim do primeiro trimestre. Nas primeiras seis a oito semanas, o corpo lúteo gravídico é indispensável para manutenção da gravidez. A exérese do corpo lúteo ou do ovário que o contém nas primeiras seis a oito semanas da gestação determina sua interrupção. No final do período embrionário, o corpo lúteo materno atinge maior vascularização e suas células apresentam hiperplasia e hipertofia e a atividade secretória intensa de progesterona relaciona-se com teores crescentes da gonadotrofina coriônica. A progesterona é o principal hormônio que o corpo lúteo sintetiza e neste período é responsável pela manutenção da gravidez. Após seis a oito semanas de gestação a placenta assume a produção da progesterona e o corpo lúteo pode ser extraído do organismo materno sem repercutir na evolução normal da gravidez. Com a queda da produção do hormônio gonadotrópico coriônico o corpo lúteo involui significativamente, mas pode ser reconhecido até o termo da gravidez.

ENDOCRINOLOGIA DA PLACENTA

A placenta, através das células derivadas do trofoblasto, sintetiza e secreta extraordinária quantidade e diversidade de hormônios. Estudos recentes demonstraram que o citotrofoblasto, o sinciciotrofoblasto e as células intermediárias (de transição entre as duas anteriores) produzem muitos hormônios idênticos ou similares aos originados no hipotálamo, hipófise, ovários, supra-renais e nas paratireóides da mãe.

Em relação ao hipotálamo, a placenta fabrica de maneira semelhante fatores liberadores e inibidores dos hormônios hipofisários, assim, entre os liberadores das gonadotrofinas hipofisárias (GnRH), da tireotrofina (TRH), do adrenocorticotrófico (CRH), do somatotrófico (GRH) e em relação a este, a placenta sintetiza um fator inibidor, que é a somatostatina coriônica.

Em relação à hipófise, sabe-se hoje que o trofoblasto, além de sintetizar a gonadotrofina coriônica (hCG é similar ao hormônio luteotrófico: LH) e o hormônio lactogênio-placentário (HPL) é similar à prolactina e ao hormônio de crescimento hipofisários), já bem estudados, e produz o hormônio adrenocorticotrófico coriônico (similar ao ACTH hipofisário), a proteína relacionada ao hormônio paratireóideo (PTH-rH: similar ao paratormônio hipofisário) e o hormônio tireotrófico coriônico (TCH) similar ao hormônio tireoestimulante (TSH hipofisário). A placenta, como os ovários e as supra-renais, produz esteróides em grande quantidade. Mas isso só diz respeito aos estrógenos e à progesterona, uma vez que se constatou a falta da enzima 21-hidroxilase no tecido trofoblástico, o que inviabiliza a síntese dos corticosteróides. Também pela ausência enzimática da 17-hidroxilase e da 17-20-desmolase o trofoblasto não produz os andrógenos deidroepiandrosterona, androstenediona e testosterona.

Os hormônios placentários têm importância ímpar na gravidez, pois regulam o crescimento e a diferenciação do próprio trofoblasto, influem no crescimento e na homeostasia fetal, modulam a reação imunológica materna diante do concepto, são importantes para as alterações cardiovasculares e nutricionais maternas, protegem o feto de infecção e preparam o organismo materno o parto e a lactação.

HORMÔNIOS PROTÉICOS

O vilo corial produz, com certeza, o hormônio gonadotrópico coriônico e o somatrófico coriônico (hPL) e, provavelmente, o tireotrófico coriônico (hCT). Estudos recentes evidenciam, cada vez mais, que o troboflasto sintetiza hormônio corticotrófico coriônico (hCC) e peptídeos relacionados, bem como fatores liberadores e inibidores similares aos formados no hipotálamo materno.

Hormônio gonadotrópico coriônico

Generalidades – o hormônio gonadotrópico coriônico é também denominado de gonadotrofina coriônica humana (hCG), coriogonadotrofina, gonadrofina placentária ou, simplesmente, gonodotrofina coriônica. Em 1917, Aschheim e Zondek demonstraram que a urina e o sangue de gestantes contêm substância capaz de induzir o aparecimento da hiperemia ovariana, a formação do corpo lúteo e a manifestação do estro vaginal em camundongas imaturas. Esses autores, entretanto, acreditaram que essa substância tinha origem na hipófise da gestante e, por isso, a apelidaram de Prolan A. Mais tarde, em 1932, Reichert e cols. caracterizaram a procedência placentária, justificando, dessa maneira, o nome de hormônio gonadotrófico placentário ou coriônico. Em 1938, Gey e cols., estudando culturas de tecido trofoblástico, concluíram que as células do citotrofoblasto eram as responsáveis pela síntese de hCG. Contudo, as pesquisas por métodos histoquímicos (Wislocki e Bennet, 1943), imunológicos (Midgley Jr. e Pierce Jr., 1962; Thiede e Choate, 1964) e por microscopia eletrônica (Wynn e Davis, 1965) indicaram, de forma definitiva, que hCG se forma no sinciciotrofoblasto e não no citotrofoblasto.

Em 1985, Pritchard e cols. chamaram a atenção para a concordância de maiores teores de hCG e o maior número de células citotrofoblásticas, o que se dá entre 8 e 10 semanas de gravidez. E atentam, também, que em gestações complicadas o reaparecimento de células citotrofoblásticas se associa à elevação de hCG, e isso se observa em mulheres isoimunizadas pelo fator Rh com o feto comprometido, em gestantes toxêmicas e diabéticas.

O vilo corial é responsável pela maior parcela da produção de hCG. Outros estudos (Huhtaniemi e cols., 1978; Golsmith e cols., 1983; McGregor e cols., 1983) desvelam que órgãos fetais como fígado, pulmão, ovário, testículo e, principalmente, rim sintetizam a hCG, ainda que em menores teores.

Química e imunologia – a hCG é uma glicoproteína com peso molecular da ordem de 36.000-40.000 dáltons. A parte protéica representa 70% da molécula e a glicídica os outros 30% (Canfield e cols., 1971; Bellisario e cols., 1973). A primeira contém 237 aminoácidos, que se distribuem em duas cadeias, denominadas subunidade α e subunidade β, que se ligam de maneira não co-valente (Canfield e cols., 1971; Pierce, 1971).

A adeno-hipófise produz os seguintes hormônios glicoprotéicos: folículo-estimulante (FSH), luteinizante (LH), tireoestimulante (TSH), e todos eles, como a hCG, têm as subunidades alfa e beta. Para a mesma espécie animal, a subunidade α deles parece ter idêntica estrutura química. Disso decorre que é a subunidade β que determina diferenças estruturais e biológicas entre esses hormônios polipeptídicos (Morgan e cols., 1974; Vaitukaitis, 1974). Essa assertiva deriva, em parte, de pesquisas nas quais proteínas híbridas pela associação, por exemplo, da subunidade α do TSH unida à subunidade β do LH resultam em produto com atividade biológica somente do LH. De modo inverso, a união da cadeia α do LH com a cadeia β do TSH dá origem a uma substância que estimula a tireóide. Estes e aqueles autores demonstraram que concentrações apropriadas de uréia, guanidina e ácido propiônico podem separar as subunidades α das β dos hormônios glicoprotéicos (hCG, LH, FSH e TSH). A subunidade isolada pode ser purificada sem contaminante da outra subunidade. As subunidades isoladas não têm nenhuma atividade biológica. Entretanto, quando novamente reunidas, passam a ter a ação da subunidade β presente na molécula reconstituída. A hCG e o LH hipofisário, na espécie humana, são indistinguíveis. Além do mais, as subunidades β desses hormônios possuem extensa identidade. Todavia, os 30 últimos aminoácidos na extremidade carboxílica da subunidade β são característicos da hCG, pois não são encontrados em nenhuma outra subunidade, inclusive a do LH (Carlsen e cols., 1971).

A igualdade estrutural das subunidades α determina a identidade dos anticorpos produzidos, por isso, a subunidade α da hCG tem reação imunológica cruzada com as subunidades α dos outros hormônios glicoprotéicos e também com os hormônios completos (Bellisario e cols., 1973; Pierce, 1971; Shome e Parlow, 1974).

Foram desenvolvidos biologicamente soros com anticorpos específicos para a subunidade β da hCG e, portanto, específicos. Esses soros podem, por radioimunoensaio, discriminar a hCG do LH pituitário, segundo esses autores e Midgley Jr. e Jaffe (1967).

Estudos *in vivo* e *in vitro* demonstraram que as subunidades da hCG separadas são essencialmente despidas de atividade biológica intrínseca. Admite-se que a subunidade α tem, pelo menos, duas funções: 1. proteger o hormônio da depuração rápida; e 2. ao associar-se à subunidade β, a molécula resultante assume conformação apropriada, para se acoplar ao receptor específico do hormônio, resultando em resposta biológica característica (Vaitukaitis e cols., 1972).

Metabolismo – o índice de depuração metabólica da hCG é de aproximadamente 3ml/min, ou seja, em torno de 4 litros de plasma se depuram de gonadotrofina em 24 horas. O rim é responsável por 30% dessa depuração. Seis a 8% do hormônio circulante é excretado de forma biologicamente ativa e mais de 80% é metabolizado no corpo da gestante. Como e em que local ocorre a desintegração não se conhece, ainda que o fígado seja responsabilizado (Nishula e Wehmann, 1980).

A hCG tem vida média plasmática de 12 a 36 horas, bem maior que a dos outros hormônios glicoprotéicos. Isso, possivelmente, pela grande quantidade de hidratos de carbono, que representam 30% da molécula, especialmente o ácido siálico que, sozinho, constitui 10%. Os carboidratos conferem ao hormônio gonadotrófico placentário alto grau de resistência à degradação metabólica e à excreção renal (Yen e cols., 1968; Morell e cols., 1971; Braunstein e cols., 1973).

Concentrações – em roedores, Wiley (1982) demonstrou na fase de mórula, antes da formação do sinciciotrofoblasto, a existência de uma substância semelhante à gonadotrofina coriônica.

Na mulher, o vilo corial elabora, em fase muito precoce da gravidez, a hCG, que constitui o primeiro elo hormonal, detectável por radioimunoensaio, entre a mãe e o concepto. Nas primeiras semanas, a taxa do hormônio dobra a cada 1,7 a 2 dias e atinge o nível máximo entre 60 e 80 dias, quando se observam teores de 50.000 a 150.000UI/24h na urina. Depois há gradual declínio até concentrações de 3.000 a 10.000UI/24h, e estas permanecem praticamente inalteradas até o termo da gestação. A taxa sérica, que atinge 1UI/ml na sexta semana, aumenta progressivamente, até o valor médio de 100UI/ml entre 60 e 80 dias da última menstruação. Depois decresce regularmente, até aproximadamente 10UI/ml de plasma no último trimestre da gestação (Marshall e cols., 1968; Braunstein e cols., 1973; Ashitaka e cols., 1980). Rezende e Linhares (1982) referem produção de 500.000 a 1.000.000UI/dia no seu pico, atingido cerca de 60 a 80 dias da amenorréia, caindo para 80.000 a 120.000UI/dia no termo (Fig. I-63).

As curvas de concentração da hCG na urina e no plasma materno, antes referidas, comportam-se de maneira semelhante às curvas de concentração do hormônio placentário no sangue do cordão umbilical, no plasma fetal e no líquido amniótico, alcançando sempre e, em todos eles, os valores máximos entre 60 e 80 dias de amenorréia.

A gonadotrofina coriônica produzida pelo sinciciotrofoblasto é, em sua maior parte (90%), transferida para a circulação materna e apenas pequena fração (10%) chega ao feto pela veia umbilical. Midgley e Jaffe (1967) verificaram que a taxa da hCG no sangue do cordão umbilical representa apenas 1/570 a 1/800 da concentração no sangue desse hormônio, na gravidez próxima ao término.

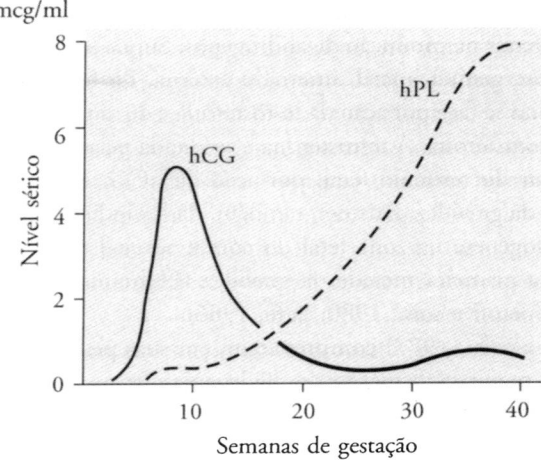

Figura I-63 – Níveis séricos da gonadotrofina coriônica (hCG) e do hormônio lactogênio-placentário (hPL) (Yen e cols., 1968).

Funções – admite-se que a hCG atue no início da gestação como estímulo para a manutenção morfológica e funcional do corpo lúteo e tem, portanto, como o LH hipofisário, ação luteotrófica. As células luteinizadas do corpo amarelo contêm receptores com alta afinidade para a gonadotrofina coriônica. Observações de ordem clínica apresentadas por Brown e Bradbury (1947) demonstraram que, quando se administra a hCG às mulheres após a ovulação, a menstruação é retardada em 10 a 14 dias e, nesse período, a excreção do pregnanediol urinário permanece elevada. Stock e cols. (1971) e Josimovich e cols. (1974) verificaram que o mesmo acontece com a estrona e os estrógenos totais. Demonstrou-se *in vitro* que o estímulo da hCG para a síntese da progesterona no corpo lúteo se faz pelo sistema AMP cíclico.

Parece que a hCG protege o ovo, que se comporta como enxerto, da rejeição imunológica materna. Assim, Teasdale e cols. (1973) e Adock e cols. (1973) constataram, *in vitro*, que a hCG inibe a produção de anticorpos pelos linfócitos estimulados pela fito-hemaglutinina. Com base nesses achados e também pela alta concentração de hCG na superfície do trofoblasto voltado para a decídua, esses autores postularam a hipótese de que a gonadotrofina coriônica desempenha importante papel imunossupressor *in vivo*, prevenindo a rejeição do enxerto fetal pela hóspede materna. Carr e cols. (1973), com preparados de hCG altamente purificados e em doses fisiológicas, não obtiveram efeito supressivo da resposta imunológica dos linfócitos ao estímulo da fito-hemaglutinina. O papel da hCG, da progesterona ou de outros fatores de imunossupressão na gravidez permanece sem esclarecimento.

A gonadotrofina coriônica tem atividade tireotrófica intrínseca. Contudo, em base molecular, calcula-se que a hCG possua apenas 1/4.000 da potência do TSH humano. Quando os níveis do hormônio são muito elevados, como na mola hidatiforme ou no coriocarcinoma, a atividade tireotrófica intrínseca pode ser suficiente para provocar hipertireoidismo clínico (Higgins e cols., 1978; Harada e cols., 1979).

Lauritzen (1966) acredita que a gonadotrofina coriônica estimula, dentro do próprio sinciciotrofoblasto, a síntese de esteróides. Isso se faria ativando sistemas enzimáticos, como o da glicogênio-fosforilase e o da aromatase. Esta última é muito importante na aromatização dos precursores C-19, transformando-os em estrógenos (Villee e Gabbe, 1972).

Admite-se que a hCG, agindo na gônada do concepto, tenha importância na diferenciação sexual do feto do sexo masculino. Ela estimula, a partir da sétima semana, as células de Leydig fetais na produção de andrógenos. Supõe-se que a metamorfose genital inicial, interna e externa, do feto do sexo masculino se faça por ação da testosterona e de seu derivado, a diidrotestosterona. A testosterona é secretada pelas células intersticiais do testículo fetal, por ação da hCG, na primeira metade da gravidez. Existem, também, dados indicando que a esteroidogênese na zona fetal do córtex adrenal dependa da hCG na primeira metade da gravidez (Huhtaniemi e cols., 1977; Speroff e cols., 1980; Jaffe, 1986).

Jaffe e cols. (1977) comprovaram, em suas pesquisas, que a hCG regula a formação de deidroepiandrosterona na supra-renal do feto, e Huhtaniemi e cols. (1977) verificaram o mesmo em relação à testosterona produzida no testículo do concepto.

McGregor e cols. (1981 e 1983) e Goldsmith e cols. (1983) identificaram e quantificaram a hCG em vários órgãos fetais. Por meio do radioimunoensaio (RIA) para a subunidade β verificaram elevado conteúdo de hCG no testículo, ovário, timo e, principalmente, no rim. Os achados desses autores sugerem que não é só placenta que sintetiza a gonadotrofina coriônica durante a gestação, pois o rim fetal também a produz.

Aplicações clínicas – o hormônio gonadotrófico coriônico é provavelmente o primeiro sinal da presença do trofoblasto no organismo materno. Sua determinação constitui, por isso mesmo, fundamento para o diagnóstico precoce da gravidez. O teste mais específico e sensível para tal desiderato baseia-se na pesquisa da subunidade β por RIA. Muito sensível, mas menos específica, é a estimativa da hCG por radiorreceptor-ensaio (RRA). Os métodos para detectar a subunidade β por RIA têm sensibilidade de 5 a 40mUI/ml de plasma, e a execução deles demora de 1 a 2 horas. As técnicas por RRA exibem sensibilidade de 200mUI/ml de plasma e exigem aproximadamente 1 hora de trabalho. Assim, com o RIA para a subunidade β, pode-se detectar a presença de gravidez antes mesmo do atraso menstrual. Com o RRA, isso pode ser conseguido 14 a 17 dias após a data da fecundação. Todavia, essas duas metodologias, ainda que muito sensíveis, para a sua feitura, exigem material de dosagem sofisticado, substâncias radioativas e técnicos diferenciados e, portanto, não estão à disposição de todos os laboratórios e dos médicos (Mishell e cols., 1974; Marrs e Mishell, 1980).

Para o diagnóstico de gravidez, os testes mais usados baseiam-se na inibição da hemaglutinação pela hCG, na urina ou no plasma, em lâmina ou tubo. Esses testes não discriminam a gonadotrofina coriônica do hormônio luteinizante e, portanto, são menos específicos do que o RIA para a subunidade β. Os exames baseados na inibição da hemaglutinação pela hCG em lâmina são de execução mais rápida, mas têm menor sensibilidade e, conseqüentemente, os resultados falso-negativos são mais freqüentes. Os testes em tubo têm sensibilidade para 750 a 1.000mUI/ml de plasma e tornam-se positivos 16 a 36 dias após a fecundação. Já os testes em lâmina têm sensibilidade para 1.500 a 3.000mUI/ml e costumam positivar-se 38 a 90 dias após a concepção (Mishell e cols., 1973; Marrs e Mishell Jr., 1980). Pelo que acabamos de analisar, os exames mais rápidos e menos complexos são os menos sensíveis e, portanto, não revelam a gravidez em fase tão precoce como as determinações com o RIA e o RRA. Contudo, são úteis e adequados na prática diária. O RIA é vantajoso por ser qualitativo e quantitativo, ao passo que os exames baseados na inibição da hemaglutinação pela hCG dão resultados apenas qualitativos. O quadro I-2 cataloga os testes usados mais habitualmente para o diagnóstico de gravidez e suas respectivas sensibilidades (Martin e Hoffman Jr., 1983).

Quadro I-2 – Testes para diagnóstico de gravidez.

Teste: fundamento	Sensibilidade (mUI/ml)	Demora (hora)	Pós-ovulação (dias)
Inibição-aglutinação			
Teste em lâmina	1.500-3.000	0,5	28-30
Teste em tubo	200-1.000	2,0	14-30
Radioimunoensaio	5-50	1-3	8-14
Radiorreceptor-ensaio	200	1-3	14-17

O RIA para a subunidade β da hCG é importante no diagnóstico precoce da gravidez em pacientes inférteis e propensas ao aborto muito inicial que, por técnica menos sensível, não poderia ser revelado. Do mesmo modo para o diagnóstico de gravidez ectópica, o RIA para a subunidade β da hCG mostra-se útil, pois os métodos menos sensíveis dão 50% de resultados falso-negativos, uma vez que essa doença se acompanha, amiúde, de escassa quantidade do hormônio coriônico (Glass e Jesurum, 1966; Josimovich, 1982).

O RIA para a subunidade β se impõe, ainda, para monitorizar o desaparecimento da hCG na doença trofoblástica, sem risco de reação cruzada com o LH, e ajuda também a detectar precocemente a recidiva do coriocarcinoma em pacientes tratadas (Josimovich, 1982).

Hormônio somatotrófico coriônico (hPL)

Generalidades – o hormônio somatotrófico coriônico tem a seguinte sinomínia: hormônio lactogênio-placentário humano (hPL), somatotrofina coriônica, coriossomatotrofina, somatomamotrofina coriônica, somatotrofina placentária.

Na década de 1960, pesquisadores japoneses (Fukushima, 1961; Higashi, 1961; Ito e Higashi, 1961) evidenciaram a existência de substância protéica dotada de propriedades da prolactina na placenta humana. Ito e Higahi (1961) conseguiram isolar essa substância. Josimovich e MacLaren (1962) comprovaram os achados dos pesquisadores orientais e detectaram o hormônio no sangue periférico e retroplacentário de gestantes. Em virtude do seu efeito biológico, esses autores o denominaram hormônio lactogênio-placentário humano (hPL). Outros estudos confirmaram a atividade somatotrófica e lactogênica dessa substância endócrina.

Química e imunologia – o hPL é proteína homogênea, constituída por 184 a 190 aminoácidos, e tem peso molecular de aproximadamente 22.000 dáltons (Friesen, 1965). Assemelha-se estruturalmente à prolactina e, mais de perto, à somatrofina hipofisária. O hormônio lactogênio-placentário e o somatotrófico pituitário têm, na extremidade carboxílica da molécula, 96 a 99% dos aminoácidos idênticos, e disso decorre que esses dois hormônios apresentam reações cruzadas em radioimunoensaio, em radiorreceptor-ensaio e em bioensaio (Li e cols., 1971).

Local de síntese e distribuição – os estudos imuno-histoquímicos indicam que o local de formação do hPL é o sinciciotrofoblasto; de onde é transferido em grande proporção (90%)

para o sangue materno. Pequena quantidade (10%) passa pela circulação funicular ao feto. O líquido amniótico apresenta teor de hPL pouco maior que o encontrado no sangue materno. Isso sugere que o hormônio atinge a câmara amniótica não só pela urina fetal, mas também pelas membranas ovulares (Beck e cols., 1969; Josimovich, 1977). A somatotrofina coriônica humana (hPL) revela-se no sangue e na urina não só de gestantes normais, mas também de mulheres com doença trofoblástica gestacional ou com determinados tumores ovarianos (Jaffe, 1978; Marrs e Mishell Jr., 1980). Além disso, o hPL foi constatado em homens e mulheres com carcinoma broncogênico, hepatoma, linfoma, feocromocitoma e em carcinoma testicular (Weintrab e Rosen, 1970).

Concentrações e metabolismo – o hPL pode ser encontrado no trofoblasto já na terceira semana após a ovulação e no plasma da gestante a partir da sexta semana, ou seja, quatro semanas após a fecundação. Os teores sangüíneos aumentam gradualmente até a 35ª e a 37ª semanas e, então, estabilizam-se ou podem declinar pouco até o término da gravidez (Spellacy, 1979). Entre o primeiro e o terceiro trimestres, o hPL aumenta em 10 ou mais vezes. Assim, em torno de 20 a 40 dias de gestação, sua concentração é de 7 a 10ng/ml de plasma e, nas últimas semanas, atinge valores médios de 5,4mcg/ml de plasma (Grumbach e cols., 1968) (Fig. I-63). A produção diária de hPL pelo sinciciotrofoblasto é da ordem de 1 a 4g na gestação de termo. Isso constitui, sem dúvida, a maior atividade biossintética da placenta. O nível de hPL no sangue materno relaciona-se diretamente com o peso do feto e o da placenta (Josimovich, 1982). Também, nas gestações múltiplas, os teores são, de regra, mais elevados e em gestações quádruplas e quíntuplas atingem até 40mcg/ml de plasma (Grumbach e cols., 1973). A concentração de somatotrofina coriônica no sangue materno é aproximadamente 300 vezes maior que a do sangue da veia umbilical. No líquido amniótico, ela exibe nível pouco mais elevado que na circulação fetal (Jaffe, 1986). Após o parto, o hPL rapidamente desaparece da circulação materna. A curva de depuração mostra que o hormônio tem vida média de 21 a 33 minutos (Beck e cols., 1965). Grumbach e cols. (1968) chamaram a atenção de que, no terceiro trimestre da gestação, apenas pequena parcela de hPL existe na urina. Verificaram, também, que a quantidade excretada pela urina era em torno de 0,001% da produção diária. Não se conhece onde o hormônio é metabolizado, mas presume-se que seja no mesmo local em que se dá a desintegração da somatotrofina hipofisária, ou seja, no fígado (Taylor e cols., 1972).

Funções – o hPL tem 3% ou menos da capacidade para estimular o crescimento, quando comparado ao hormônio somatotrófico hipofisário humano (Jaffe, 1978). Em ratos hipofisectomizados foram necessárias doses 100 a 200 vezes maiores de hPL que de somatotrofina hipofisária para alcançar os mesmos resultados no crescimento da epífise da tíbia, no ganho de peso corporal e na captação do sulfato pela cartilagem costal (Grumbach e cols., 1973). Em seres humanos normais ou com hipopituitarismo, a administração de doses adequadas não mostrou resposta semelhante à obtida com a somatotrofina hipofisária, e sim menor (Grumbach e cols., 1968). Contudo, Josimovich (1982) verificou, também em ratos hipofisectomizados, que o hPL, injetado em pH ácido (monômero), determina o mesmo crescimento da cartilagem epifisária quando comparado à somatotrofina hipofisária administrada em quantidade semelhante. Quando, porém, o hPL foi aplicado em solução alcalina (dímero), mostrou efeito nitidamente menor. Em aves e nas coelhas pseudoprenhes, o hPL revela potente atividade mamotrófica e lactogênica. Em outros animais, entretanto, o efeito prolactínico do hPL não foi demonstrado. Da mesma maneira, na mulher hipofisectomizada, a administração de hPL não evidenciou resposta tipo prolactina (Jaffe, 1986). Os fatores que regulam a síntese de hPL não foram, até o momento, bem determinados. Alguns autores, todavia, acreditam que a hipoglicemia provocada por jejum prolongado ou por injeção de insulina eleva a concentração de hPL, principalmente nos dois últimos trimestres da gestação (Grumbach e cols., 1973). Kaplan e Grumbach (1965) admitem que a somatotrofina coriônica exerce efeito metabólico importante na gestação para assegurar as demandas nutricionais do concepto. A ação primordial do hPL é metabólica. Assim, tem efeito lipolítico e facilita a mobilização dos ácidos graxos livres. A somatotrofina coriônica é responsável, entre outras funções, pela resistência materna à ação da insulina, notadamente no fim da gravidez. Isso propicia a disponibilidade da glicose para as necessidades energéticas do feto (Grumbach e cols., 1966). Na gravidez, a hipoglicemia induzida pelo jejum depende da difusão facilitada de glicose da mãe para o feto, e não por redução da gliconeogênese. A insulina plasmática aumenta na grávida normal e isso compensa o efeito contra-insulínico do hPL e, em conseqüência, o metabolismo protéico e o glicídico mostram-se normais. Resumindo: o hPL tem efeito lipolítico, contra-insulínico periférico e estimula o pâncreas na secreção de insulina, resultando, portanto, em hiperinsulinismo durante a evolução da gravidez.

Aplicações clínicas – a avaliação seriada da concentração plasmática de hPL constitui índice de função placentária e tem sido utilizada por alguns para monitorizar a gravidez de alto risco. Spellacy e cols. (1970) referem que nas últimas semanas da gestação há poucos valores baixos de hPL e definiram a área com teores abaixo de 4mcg/ml de plasma, a partir da 30ª semana gestacional, como zona de perigo fetal (ZPF). Speroff e cols. (1986), entre outros, admitem que, em diabéticas, o hPL pouco ajuda na previsão de morte fetal. Aceitam, entretanto, que esse hormônio possa ser usado como índice de controle inadequado da doença, uma vez que a taxa elevada de hPL sugere macrossomia fetal. A maioria das gestações associadas à restrição de crescimento intra-uterino apresentam teores de hPL abaixo de 4mcg/ml de plasma, após a 30ª semana. Segundo Spellacy (1979), quando uma ou mais dosagens de hPL estiverem na ZPF após a 30ª semana, sugere que a função placentária está diminuída ou que a placenta é pequena. Parece que quanto mais baixas as taxas desse hormônio em qualquer semana da gestação, maiores são a insuficiência placentária e o risco fetal (Spellacy, 1973). As determinações do hPL plasmático estão, atualmente, sendo amplamente substituídas pela monitorização eletrônica e ultra-sonográfica do feto, que tem-se mostrado mais sensível para avaliar a vitalidade do concepto.

Hormônio tireotrófico coriônico (hCT) – tem, também, as seguintes denominações: tireotrofina coriônica ou placentária, coriotireotrofina, tireotrofina coriônica humana. Hennen e cols. (1968) e, depois, Hershman e Starnes (1971) extraíram da placenta normal uma substância com propriedade tireotrófica. Constataram, também, sua semelhança estrutural, imunológica e biológica com o hormônio hipofisário estimulante da tireóide (TSH). Esses autores admitiram a síntese pelo trofoblasto. Hennen e cols. notaram que imunologicamente o hCT se relaciona melhor com o TSH bovino e porcino do que com o TSH humano. O soro da gestante tem efeito estimulante sobre a tireóide durante toda a gestação. Entretanto, a curva de secreção do hCT alcança o maior nível no fim do primeiro trimestre e assemelha-se à curva de secreção da hCG. A atividade tireoestimulante do sangue da mulher durante a gestação é sempre maior que no período pré-gravídico. A tireotrofina coriônica humana é glicoproteína com peso molecular de aproximadamente 30.000 dáltons. Difere dos outros hormônios glicoprotéicos em não compartilhar com eles da mesma subunidade α comum. O anti-soro para a subunidade α da gonadotrofina coriônica não neutraliza o efeito biológico da tireotrofina coriônica, mas inibe a ação biológica da hCG, bem como do TSH (Speroff e cols., 1980). O conteúdo placentário de hCT é pequeno e variável, oscilando entre 0,003 e 18,5 unidades por 500 gramas do órgão. A purificação parcial do hormônio permitiu obter material com potência tireoestimulante de 0,3 a 1 unidade por miligrama. Essa força é muito menor que a do TSH hipofisário humano, que é da ordem de 20 unidade por miligrama (Hennen e cols., 1968). Keminer e cols. (1975) não acreditam na existência da coriotireotrofina, pois não descobriram em paciente com doença trofoblástica gestacional associada ao hipertireoidismo a presença de hCT. Referem que a atividade tireoestimulante do trofoblasto depende da atividade intrínseca da gonadotrofina coriônica. Negam, portanto, a existência da tireotrofina coriônica. Afirmam que o hCG (possui aproximadamente 1/4.000 da atividade tireotrófica do TSH humano, e que, em doenças com altos níveis de hCG como na mola hidatiforme e no coriocarcinoma, efeito estimulante desse hormônio sobre a glândula tireóide materna pode ser suficiente para determinar hipertireoidismo clínico (Higgins e cols., 1978; Harada e cols., 1979). Ainda que sejam muitas as evidências a favor da existência do hormônio tireotrófico coriônico, essa assertiva ainda não foi definitivamente comprovada.

Corticotrofina coriônica e peptídeos afins – a adrenocorticotrofina, também denominada hormônio adrenocorticotrófico ou ACTH, é hormônio polipeptídeo, formado por 39 aminoácidos (PM 4.500), e origina-se de grande molécula precursora, denominada pró-opiomelanocortina (PM 28.500). Esse precursor é sintetizado na adeno-hipófise e, provavelmente, também no trofoblasto. Por ação enzimática, fragmenta-se em moléculas menores, biologicamente ativas. O ACTH e os peptídeos relacionados (β-LPH, α-MSH, β-MSH, β-endorfina fragmento terminal N) constituem, hoje, área de pesquisa endócrina excitante e envolvente (Finding e Tyrre, 1983). O esquema I-1 representa a fragmentação enzimática da molécula de pró-opiomelanocortina.

Estudos recentes demonstram que as células trofoblásticas humanas cultivadas são capazes de sintetizar uma glicoproteína de alto peso molecular e com características físico-químicas semelhantes às da pró-opiomelanocortina. Além disso, em culturas de tecido placentário (incubações prolongadas), constatou-se que, à medida que o marcador radioativo desaparecia da molécula mais pesada (pró-opiomelanocortina), surgia em teores crescentes nos peptídeos menores. Estes, por sua vez, exibiam as propriedades antigênicas do ACTH, da α-MSH,

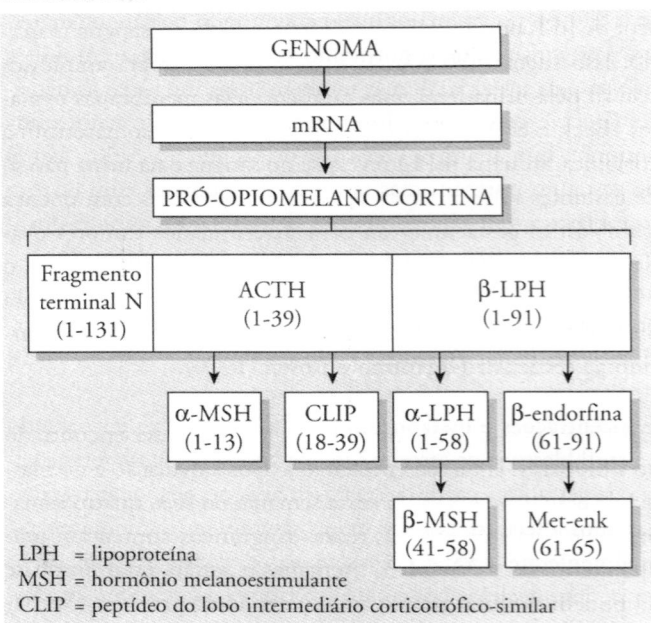

Esquema I-1 – Fragmentação enzimática da molécula de pró-opiomelanocortina.

LPH = lipoproteína
MSH = hormônio melanoestimulante
CLIP = peptídeo do lobo intermediário corticotrófico-similar

da α-LPH e da α-endorfina (Liotta e cols., 1982). Além desses estudos, outros, em extratos placentários e culturas de trofoblasto, com métodos de RIA, histoquímicos e biológicos, assinalaram, de maneira evidente, que a placenta é capaz de sintetizar o ACTH e os peptídeos correlatos (Odagiri e cols., 1971; Rees e cols., 1975; Liotta e cols., 1977). Quando o trofoblasto é incubado, o conteúdo de ACTH é significativamente maior tanto nas células como no caldo da cultura que aquele que existia antes da incubação. Isso sugere a secreção do hormônio no trofoblasto (Rees e cols., 1975).Genazzani e cols. (1975) detectaram e purificaram parcialmente a corticotrofina coriônica em extratos placentários. Rees e cols. (1975) e Speroff e cols. (1980) comentaram que o conteúdo de ACTH no tecido placentário é maior que aquele que poderia ser atribuído ao encontrado no sangue seqüestrado no órgão. A administração de dexametasona à gestante não se acompanha de queda da taxa de cortisol circulante, e esse comportamento sugere a existência, além da hipófise, de outra fonte de produção de ACTH, provavelmente o trofoblasto (Genazzani e cols., 1975). Odagiri e cols. (1971), Rees e cols. (1975), Liotta e cols. (1977) e Nakai e cols. (1978) constataram que a placenta contém corticotrofina, lipotrofina e α-endorfina, e que essas substâncias derivadas da pró-opiomelanocortina são sintetizadas no trofoblasto. A atividade biológica da substância placentária, similar ao ACTH hipofisário, é reduzida, sendo o índice de biorreatividade em relação ao de imunorreatividade de 1:3, ao passo que essa relação para o ACTH hipofisário é de 1:1 (Halbe, 1981). Como se vê, a placenta mostra, com probabilidade, capacidade biossintética muito parecida com a da pituitária materna em relação à pró-opiomelanocortina e seus derivados. A função biológica dessas substâncias endócrinas ainda é pouco conhecida, particularmente na gravidez. Entretanto, acredita-se que o ACTH placentário aumenta a produção da supra-renal materna de substratos básicos, como o colesterol e a pregnenolona, para a esteroidogênese no vilo corial (Rees e cols., 1975; Speroff e cols., 1980). O ACTH coriônico seria também o responsável pela relativa resistência à supressão da retroalimentação negativa dos glicocorticóides sobre o ACTH durante a gravidez (Genazzani e cols., 1975; Rees e cols., 1975).

A α-endorfina mostrou-se, quando determinada por método cromatográfico, comparável à α-endorfina humana sintética. Os níveis de α-endorfina permanecem relativamente baixos durante a gravidez, quando avaliados por métodos imunológicos. A taxa média é de 15pg/ml de sangue. Durante o parto há acréscimo, atingindo em torno de 70pg/ml durante o período de dilatação e, em média, 113pg/ml na expulsão fetal. O plasma do cordão umbilical do recém-nascido tem α-endorfina em uma concentração de aproximadamente 105pg/ml; isso sugere secreção pela placenta e/ou pela hipófise fetal (Golund e cols., 1981). Wardlaw e cols. (1979) admitem que a hipóxia e a acidose podem aumentar a secreção de ACTH e de α-endorfina.

Hormônios coriônicos similares aos fatores liberadores e inibidores hipotalâmicos – hormônios análogos aos neuro-hormônios sintetizados pelo hipotálamo foram demonstrados no tecido trofoblástico. Gibbons e cols. (1975) foram os primeiros a assinalar a presença na placenta do hormônio liberador de gonadotrofina hipofisária (LHRH ou GnRH), por meio de estudos em extratos de placenta incubados com aminoácidos radiomarcados. Posteriormente, em 1978, Slier-Khodr e cols. constataram na placenta apreciável concentração de LHRH. Esses autores, ainda em estudos ulteriores, verificaram que o tecido placentário cultivado *in vitro* revelava aumento significativo no conteúdo LHRH imunorreativo e elevava a secreção de hCG. Siler-Khodr (1983) encontrou não só o LHRH, mas também o hormônio liberador de tireotrofina (TRH), o hormônio liberador de corticotrofina (CRF) e a somatostatina no tecido placentário. A somatostatina é fator inibidor do hormônio somatotrófico. A placenta, portanto, produz não só fatores liberadores, mas também fatores inibidores (Kumasaka e cols., 1979; Watkins e Yen, 1980). Substância similar ao LHRH, extraída da placenta, é capaz de aumentar a secreção de LH e hCG. Essa fato, encontro de receptores para o LHRH no trofoblasto, sugere a possibilidade de mecanismo de "auto-regulação" na síntese de hCG pela placenta, da mesma maneira que a hCG regularia a esteroidogênese no vilo corial (Khodr e Siler-Khodr, 1978; Currie e cols., 1981). Kumasaka e cols. (1979) demonstraram, por métodos imunológicos, no trofoblasto e na decídua, uma substância semelhante à somatostatina no início da gravidez. Por meio de análises imuno-histoquímicas pela imunoperoxidase, Watkins e cols. (1980) verificaram a presença de somatostatina no citotrofoblasto, mas não no sinciciotrofoblasto. Além disso, notaram que, com a evolução da gravidez, a quantidade de somatostatina imunorreativa diminuía. É possível, segundo esses autores, que o aumento progressivo de hPL dependa, pelo menos em parte, da redução gradual da síntese da somatostatina pelo citotrofoblasto, atenuando assim seu efeito inibidor sobre o sinciciotrofoblasto na secreção de hPL. É necessário enfatizar que as pesquisas imuno-histoquímicas revelaram que o local de formação dos hormônios liberadores e inibidores, similares aos hipotalâmicos, é o citotrofoblasto do vilo corial (Watkins e Yen, 1980).

HORMÔNIOS ESTERÓIDES

A placenta, além dos hormônios protéicos, produz hormônios esteróides. Dentre estes, estão os constituídos por 21 átomos de carbono (C-21) na molécula, progestágenos, como a pregnenolona e a progesterona. Ela é incapaz de elaborar os corticosteróides, também o C-21, por falta de enzima 21-hidroxilase no trofoblasto. Também, o vilo corial é inoperante na transformação dos progestágenos (C-21) em andrógenos (C-19), por ser pobre em 17-hidroxilase e em 17-20-desmolase.

A placenta sintetiza estrógenos (C-18), como o estradiol, a estrona e, principalmente, o estriol. Para realizar essa função, necessita receber os precursores, que são androgênicos, da mãe e sobretudo do feto.

Progesterona

Generalidades – o sinciciotrofoblasto secreta durante a gravidez a progesterona em quantidades progressivamente crescentes. Convém lembrar que nas primeiras seis a oito semanas da gestação o corpo lúteo sintetiza a progesterona em taxa adequada para manter a gestação. À medida que o trofoblasto se desenvolve, a progesterona placentária é elaborada em concentrações crescentes, de tal modo que a partir da sétima à oitava semanas o progestágeno de origem ovariana torna-se dispensável para a evolução normal da gravidez. Depois da oitava semana, o corpo lúteo e as supra-renais materna e fetal produzem pequena quantidade de progesterona. A quase totalidade de sua síntese fica, então, por conta da placenta até o fim da gravidez.

Local de produção – a produção da progesterona pela placenta comprova-se por: 1. isolamento e identificação dela e de vários de seus metabólitos no tecido placentário; 2. a obtenção desse hormônio ao perfundir o trofoblasto com precursores, seja o colesterol, seja a pregnenolona; 3. teores mais elevados de progesterona na veia uterina que na artéria; 4. queda rápida da progesterona plasmática e de seus metabólitos urinários, após a expulsão da placenta, até exíguas taxas; 5. estudos imunológicos com anticorpos marcados (isótopos radioativos) indicam que o trofoblasto é o local de produção desse hormônio; 6. Deane e Seligman (1953) demonstraram, histoquimicamente, a presença de progesterona no sinciciotrofoblasto.

Biossíntese – as pesquisas com perfusão placentária *in vitro* e *in vivo* permitiram esclarecer a biossíntese da progesterona na gravidez (Block, 1945; Solomon e cols., 1954; Werbin e cols., 1957; Hellig e cols., 1970). A matéria-prima para construir a progesterona é o colesterol. Simpson e cols. (1981) verificaram que a placenta usa a lipoproteína-colesterol de baixa densidade (LDL-colesterol) para a síntese progesterônica. A placenta mostrou-se incapaz de produzir o colesterol a partir do acetato. A LDL-colesterol é fornecida principalmente pela mãe e, em quantidade pouco expressiva, pelo feto. Esse substrato sofre no sinciciotrofoblasto a hidrólise, liberando o colesterol. Este é logo após hidroxilado nos carbonos 20 e 22, por ação da 20-hidroxilase e da 22-hidroxilase. Logo em seguida ocorre a perda da cadeia lateral de C-22 a C-27, por cisão pela atividade da 20-22-desmolase, transformando-se em pregnenolona. Essas reações químicas ocorrem nas mitocôndrias do sinciciotrofoblasto. A pregnenolona abandona a mitocôndria e, por ação das enzimas 3-beta-hidroxiesteróide-desidrogenase (3-β-HSD) e da 4-5-isomerase, transforma-se em progesterona. O quadro I-3 explicita o referido.

Concentrações e metabolismo – a progesterona é produzida no sinciciotrofoblasto em quantidades crescentes, desde o início até o término da gravidez. Pearlman (1957) calculou a

Quadro I-3 – Biossíntese da progesterona.

Mãe	Placenta	Feto
Colesterol	Colesterol 20-hidroxilase 22-hidroxilase 20-22-desmolase	Colesterol
Pregnenolona	Pregnenolona 3-β-HSD 4-5-isomerase	Pregnenolona
Progesterona	Progesterona	Progesterona

secreção de progesterona em aproximadamente 250mg/dia; Klopper e cols. (1977) estimaram uma produção diária em torno de 210mg na gestação de termo. Os níveis sangüíneos desse hormônio situam-se entre 100 e 200ng/ml de plasma por RIA, na gravidez de termo (Speroff e cols., 1986) (Fig. I-64). Zander (1959) estudou a concentração da progesterona na placenta e verificou que, embora com variações, permanece relativamente constante, em torno de 2mcg/g do órgão.

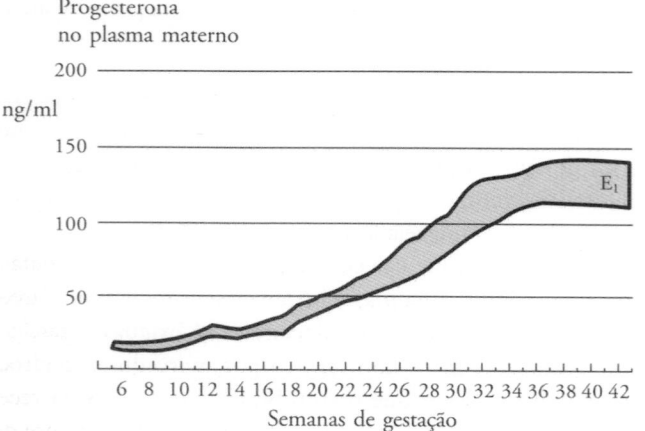

Figura I-64 – Níveis séricos da progesterona (Speroff e cols., 1986).

O tempo médio de vida da progesterona na circulação materna é curto. Assim, quando o corpo lúteo e o trofoblasto são removidos, a curva de desaparecimento do hormônio no sangue materno mostra dois componentes: o primeiro com vida média de 6 minutos e o segundo com vida média de 95 minutos. Isso sugere que, no organismo da mãe, a progesterona distribui-se em dois compartimentos. É possível que o primeiro compartimento seja o plasma do qual o hormônio é rapidamente depurado, e o segundo, a gordura e/ou tecido intersticial dos quais a progesterona é removida menos celeremente (Fylling, 1970; Landau, 1973). O tempo de renovação desse hormônio, segundo Pearlmann (1957) e Short (1961), é da ordem de 3 a 4 minutos. A metabolização progesterônica faz-se principalmente no fígado. Esse hormônio, ao passar pelo fígado, dá origem a inúmeros metabólitos, que são ao mesmo tempo conjugados ao ácido glicurônico ou ao ácido sulfúrico. Desses metabólitos, 30% são excretados pelas vias biliares para o intestino delgado e grande parte destes, depois de hidrolisados pela flora intestinal, é reabsorvida e volta para a circulação. Os outros 70% dos metabólitos da progesterona são drenados pelo fígado para a circulação sangüínea (Sandberg e Slawhite, 1958). A maior parte dos metabólitos, dos quais o pregnandiol sob forma de glicuronato representa 20%, é excretada pelos rins. Pequena parcela é eliminada pela sudorese, pelas vias respiratórias e pelas fezes. Acredita-se que alguns dos metabólitos da progesterona permaneçam na gordura corporal e só sejam eliminados após o parto (Klopper e Billewicz, 1963). De acordo com Ortega e cols. (1972), a excreção de pregnandiol urinário aumenta gradualmente com a evolução da gravidez, na base de 1mg/semana. A progesterona no feto é metabolizada nas supra-renais e no fígado. Nas primeiras, ela é transformada em 16-alfa-hidroxiprogesterona, 17-alfa-hidroxiprogesterona, cortisol, sulfato de desoxicorticosterona e corticosterona. No fígado aparece a pregnenolona, o pregnandiol, a 20-alfa-deidroxiprogesterona e seus conjugados (Halbe, 1981).

Funções – a progesterona é imprescindível para o estabelecimento e a manutenção da gravidez. Ela determina alterações eletrostáticas nos microvilos das células do endométrio, para assegurar o contato deste com o blastocisto. Age também bioquimicamente, induzindo a produção de enzimas, como a fosfatase alcalina e a catepsina ácida. Esta última decompõe o colágeno, facilitando assim a nidação. A progesterona estimula a síntese de RNA, tanto nas células do endométrio como nas do blastocisto (Psychoyos, 1973). A insuficiência na produção de progesterona pelo corpo lúteo pode contribuir para o fracasso da implantação do blastocisto e, da mesma maneira, responsabilizar-se pela infertilidade (Martin e Hoffman Jr., 1983). Ao nível de miométrio, a progesterona determina estado de relativa quiescência. Esse efeito sedativo constitui o fundamento da teoria do "bloqueio progesterônico" para explicar a manutenção da gravidez (Csapo, 1961). Em alguns animais, como na coelha, ovelha, cabra, o parto é precedido por declínio da concentração sangüínea de progesterona, e a administração do hormônio nessas espécies pode retardar o parto indefinidamente. Sobre as glândulas mamárias, a progestina, junto com outros hormônios, estimula o crescimento, sobretudo dos elementos alveolares, e inibe a formação da lactoalbumina pelas células glandulares. Provavelmente inibe, junto com os estrógenos, os receptores de prolactina na mama, explicando por que, apesar das altas concentrações de prolactina durante a gravidez, não ocorre a lactogênese (Turkington e Hill, 1969).

No cérebro, a progesterona ativa os centros respiratórios, provocando aumento da ventilação pulmonar. A hiperventilação se justifica para atender às elevadas necessidades de oxigênio pelos organismos materno e fetal durante a gravidez (Goodland e Pommerencke, 1952).

A progesterona relaxa não só a musculatura uterina, mas também a musculatura lisa das vias urinária, digestória e biliar. No rim, promove a excreção tubular de sódio ao competir nas células dos túbulos distais com os receptores da aldosterona. A progesterona é, portanto, salurética. Como resultado da perda de sódio pela ação da progesterona, o sistema renina-angiotensina-aldosterona é acionado e, conseqüentemente, altera-se a secreção de aldosterona, até que a perda temporária do sódio seja equilibrada. Destarte, o aumento da progesterona acompanha-se de maior produção de aldosterona para compensar.

Esse hormônio é ativo em alguns sistemas de pesquisa *in vitro* como imunossupressor. Assim, bloqueia a resposta dos linfócitos ao estímulo com a fito-hemaglutinina. É possível que a alta concentração de progesterona durante a gravidez contribua para a tolerância imunológica do útero ao tecido trofoblástico invasor (Siiteri e cols., 1977).

Aplicações clínicas – as aplicações clínicas das dosagens de progesterona e de seus metabólitos, outrora cercadas de entusiasmo em algumas patologias obstétricas, entretanto, com o decorrer do tempo e das pesquisas, mostraram-se de pouca utilidade. A determinação da progesterona nos diversos líquidos do organismo materno revelou-se inadequada para avaliar o bem-estar do feto, pois este pouco concorre para a sua produção. Ainda que as avaliações do pregnandiol urinário fossem tentadas para determinar a função placentária, os resultados não foram encorajadores. Taxas muito baixas de pregnandiol na urina, da ordem de 0,5 a 1mg/24 horas, indicariam morte ovular. Na ameaça de abortamento, o pregnandiol urinário abaixo de 2mg/24 horas seria indicativo de mau prognóstico, 2 a 4mg/24 horas significaria também mau prognóstico e acima de 4mg/24 horas representaria bom prognóstico (Carrera-Maciá, 1966).

Outros métodos propedêuticos para avaliar a vitalidade fetal deslocaram as aplicações clínicas das dosagens de progesterona e de seus metabólitos para segundo plano.

Estrógenos

Generalidades – a placenta produz, de modo crescente e progressivo, quantidade notável de estrógenos durante a gravidez. Diferentemente do que ocorre com o corpo lúteo, o trofoblasto não é dotado das enzimas imprescindíveis para elaborar os estrógenos a partir do colesterol. A síntese dos estrógenos na placenta se faz à custa de precursores androgênicos (C-19), quais sejam: sulfato de deidroepiandrosterona, que é precursor do estradiol e da estrona; sulfato de 16-alfa-hidroxideidroepiandrosterona, que é precursor do estriol. Na gravidez, próxima do termo, 50% do sulfato de deidroepiandrosterona provém da mãe e os outros 50% vêm do feto. Entretanto, a 16-alfa-hidroxideidroepiandrosterona, precursora do estriol, é fornecida em sua quase totalidade (mais de 90%) pela supra-renal do feto para o trofoblasto.

Local de síntese – a produção de estrógenos pela placenta, particularmente pelo sinciciotrofoblasto, comprova-se, pois: 1. a perfusão do trofoblasto com precursores marcados com isótopos radioativos determina o aparecimento, no líquido da perfusão, dos estrógenos, também com as marcas radioativas; 2. o trofoblasto humano, em implante intra-ocular, em coelhas ooforectomizadas, produz estímulo estrogênico no útero; 3. a expulsão ou extração da placenta acompanha-se de queda rápida e acentuada dos estrógenos, atingindo níveis muito baixos no sangue e na urina da puérpera; 4. os teores de estrógenos dosados na veia uterina são significativamente maiores que na artéria uterina; 5. estudos imunológicos com anticorpos fluorescentes mostraram a localização dos esteróides no sinciciotrofoblasto.

Química – ainda que mais de 20 estrógenos tenham sido determinados no plasma e na urina da gestante, os mais importantes e analisados são o estradiol, a estrona e o estriol. Todos os estrógenos naturais têm, como os demais esteróides naturais, como esqueleto químico o ciclopentanoperidrofenantreno, a molécula constituída por 18 átomos de carbono, o anel A aromático: hidroxila no carbono 3 e átomo de oxigênio no carbono 17. Os esquemas I-2 e I-3 revelam esses aspectos químicos e as fórmulas dos três principais estrógenos, respectivamente.

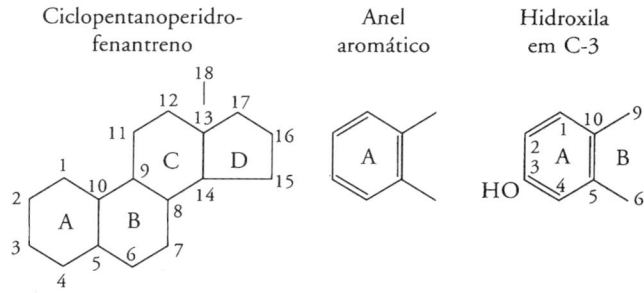

Esquema I-2 – Estrutura química dos estrógenos naturais.

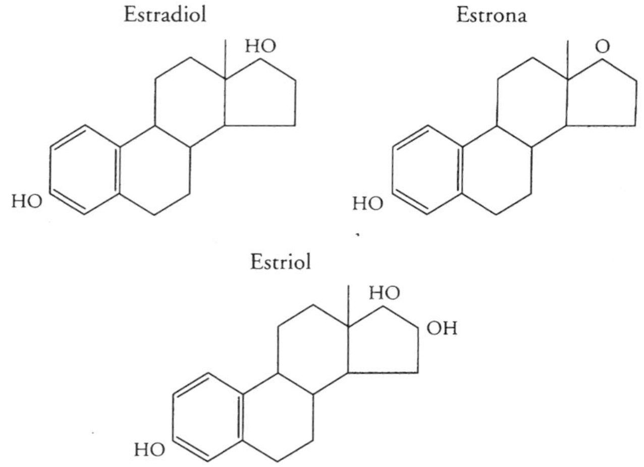

Esquema I-3 – Fórmulas do estradiol, da estrona e do estriol.

Unidade fetoplacentária – como já foi referido, a placenta é um órgão incompleto para a biossíntese estrogênica. Carece das enzimas necessárias para a transformação dos progestágenos (pregnenolona e progesterona) em andrógenos (deidroepiandrosterona e androstenediona). Destarte, necessita receber precursores androgênicos da mãe, mas principalmente do feto. O córtex da supra-renal do concepto é extremamente desenvolvido, sobretudo à custa da parte mais interna, denominada zona X ou zona fetal. Esta produz quantidade abundante de deidroepiandrosterona, que é o principal precursor androgênico. Este é ofertado pela circulação umbilical à placenta, na qual se transformará em estrógenos. Assim sendo, feto e placenta unem-se como uma unidade para a formação dos estrógenos, particularmente do estriol, e isso foi conceituado por Diczfaluzy (1964) como "unidade feto-placentária". Vários fatos clínicos e experimentais atestam para a importância das supra-renais do feto na produção dos precursores androgênicos, para a síntese dos estrógenos pela placenta. Assim, do ponto de vista morfológico, a zona fetal do córtex supra-renal é extremamente desenvolvida. Frandsen e Stakemann (1961) encontraram na segunda metade da gestação, em mulheres portadoras de anencéfalos, quantidade escassa de estrógeno na urina. Esses fetos apresentam atrofia ou mesmo ausência da zona fetal do córtex adrenal. Acredita-se que isso se deva à falta de estímulo pelo ACTH hipofisário fetal, que nesses casos não existe por falta ou atrofia da pituitária fetal. Por outro lado, a ligadura do cordão umbilical, interrompendo a circulação feto-placentária e mantendo a placenta *in loco* em torno da 20ª semana de gravidez, determina queda significativa da excreção urinária de estrógenos (Cassmer, 1959; MacDonald e Siiteri, 1965). Para melhor compreender a interdependência mãe-placenta-feto, faz-se necessário revisar a biossíntese dos estrógenos.

Biossíntese – a lipoproteína-colesterol (LDL-colesterol) proveniente da mãe chega ao sinciciotrofoblasto pela circulação sangüínea e transforma-se em pregnenolona, e esta, por sua vez, em progesterona. Esses dois progestágenos (C-21), em virtude da escassez das enzimas 17-hidroxilase e 17-20-desmolase, não formam andrógenos. Grande parte da pregnenolona placentária atinge, através da veia umbilical, o fígado fetal, no qual desde logo, por ação da sulfocinase, passa a sulfato de pregnenolona. A enzima sulfocinase é abundante no tecido hepático fetal. O sulfato de pregnenolona, através da circulação sangüínea fetal, alcança a zona fetal do córtex adrenal, na qual, por ação das enzimas 17-hidroxilase e 17-20-desmolase, perde a cadeia lateral e torna-se sulfato de deidroepiandrosterona. Diga-se de passagem, que a zona X da supra-renal do feto é rica dessas duas enzimas necessárias para a citada conversão. O sulfato de deidroepiandrosterona na adrenal do concepto não se transforma em sulfato de androstenediona, pela falta nessa víscera das enzimas 3-beta-hidroxiesteróide-desidrogenase (3-β-HSD) e 4-5-isomerase, e, então, pela circulação funicular volta à placenta e é imediatamente dessulfatada por uma sulfatase, ficando livre. A deidroepiandrosterona, agora livre no sinciciotrofoblasto por ação da 3-β-HSD e da 4-5-isomerase, transforma-se em androstenediona; esta, por ação da enzima 17-deidrogenase, dá origem à testosterona. Destarte, o trofoblasto, por meio do sulfato de deidroepiandrosterona originado na supra-renal do feto, forma a androstenediona e a testosterona. Esses dois andrógenos (C-19), submetidos à ação da aromatase, enzima abundante na placenta, transforma-se em estrógenos: a androstenediona em estrona e a testosterona em estradiol. A estrona e o estradiol interconvertem-se pela 17-deidrogenase. Esses dois estrógenos são transferidos primordialmente para a mãe.

Na placenta não há transformação do estradiol ou da estrona em estriol, isso porque o trofoblasto é destituído de 16-alfa-hidroxilase, enzima esta imprescindível para que ocorram tais transformações. Grande parte do sulfato de deidroepiandrosterona, formado na supra-renal fetal pela circulação sangüínea do concepto, atinge o fígado fetal e neste transmuda-se em sulfato da 16-alfa-hidroxiepiandrosterona, por efeito da ação de 16-alfa-hidroxilase. Essa enzima existe em grande quantidade no fígado fetal.

O sulfato de 16-alfa-hidroxideidroepiandrosterona através da circulação fetoplacentária atinge o sinciciotrofoblasto, e neste é prontamente dessulfatado. A 16-alfa-hidroxideidroepiandrosterona resultante transforma-se, por ação da 3-β-HSD e da 4-5-isomerase, em 16-alfa-hidroxideidroepiandrosterona. Esta, submetida à 17-deidrogenase, origina a 16-alfa-hidroxitestosterona. Esses dois andrógenos 16-hidroxilados, por ação da aromatase placentária, darão origem ao estriol. Como se vê, a placenta só produz o estriol por meio do precursor androgênico já 16-alfa-hidroxilado; e esta se faz de maneira predominante no fígado fetal, uma vez que o trofoblasto é muito pobre em 16-alfa-hidroxilase. Os esquemas I-4 e I-5 resumem a esteroidogênese na unidade feto-placentária.

Na esteroidogênese, que acabamos de expor, alguns aspectos devem ser ressaltados:

1. A placenta é pobre em 17-hidroxilase. A 17-hidroxilação é obrigatória como reação química prévia para a redução do número de átomos de carbono, que é de 21 nos progestágenos, para 19 nos andrógenos. Após a 17-hidroxilação, age a 17-20-desmolase, que também é escassa no trofoblasto. Des-

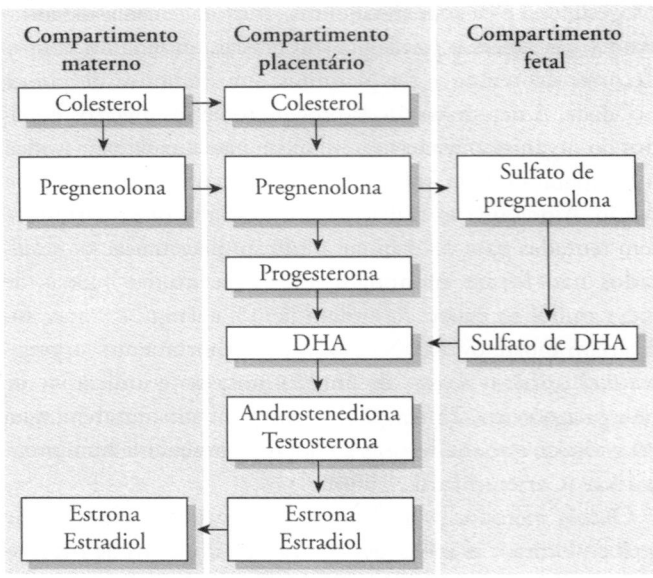

Esquema I-4 – Biossíntese da estrona e do estradiol.

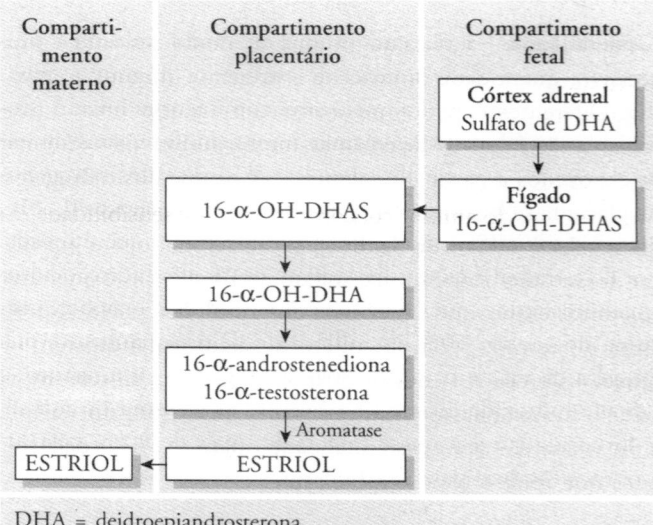

Esquema I-5 – Biossíntese do estriol.

DHA = deidroepiandrosterona
16-α-OH-DHAS = sulfato de 16-α-hidroxideidroepiandrosterona

tarte, a falta dessas enzimas bloqueia na placenta a transformação de progestágenos em andrógenos.

2. O tecido hepático fetal é rico em sulfocinase, responsável pela sulfatação dos esteróides livres que chegam ao fígado fetal. Por isso, ocorre fácil, rápida e extensa conjugação dos esteróides com o sulfato e, com isso, provavelmente protege o concepto dos efeitos biológicos direto dos hormônios livres.

3. O córtex da adrenal é, ao contrário da placenta, pobre em 3-beta-hidroxiesteróide-desidrogenase (3-β-HSD) e em 4-5-isomerase. Essas enzimas são indispensáveis para transformar a pregnenolona em progesterona. Isso torna a supra-renal do feto ineficaz na produção de progesterona, e esta deverá chegar ao feto já sintetizada pela placenta, para que se dê a biossíntese dos corticosteróides no córtex supra-renal do concepto.

4. A placenta tem quantidade abundante da sulfatase, que a torna eficiente na dessulfatação dos esteróides sulfatados, que chegam a ela pela circulação feto-placentária. Na verdade, a ação da sulfatase no vilo corial é rápida e quantitativamente significativa. A falta de sulfatase na placenta acom-

panha-se de baixa excreção de estriol pela urina materna, fato de comprovação clínica.

5. A placenta, ao inverso da adrenal fetal, é rica em 3-beta-hidroxiesteróide-desidrogenase e em 4-5-isomerase. Essas enzimas são importantes para a conversão da pregnenolona em progesterona e da deidroepiandrosterona em androstenediona.
6. O trofoblasto tem quantidade escassa da enzima 16-alfa-hidroxilase. O fígado fetal, ao contrário, a contém em abundância. O estriol tem uma hidroxila no carbono 16, portanto, o precursor desse hormônio já deve chegar à placenta 16-hidroxilado.
7. A placenta é rica em aromatase. Esta transforma os andrógenos androstenediona, testosterona e 16-alfa-testosterona nos estrógenos estrona, estradiol e estriol, respectivamente.

Resumindo: a placenta possui quantidade significativa das enzimas 3-beta-hidroxiesteróide-desidrogenase, 4-5-isomerase, sulfatase e aromatase. Por outro lado, a adrenal do feto é rica em sulfocinase, 17-hidroxilase, 17-20-desmolase; e o fígado fetal tem grande quantidade de hidroxilases, principalmente a 16-alfa-hidroxilase e a 15-alfa-hidroxilase.

Concentrações – até algum tempo atrás, os métodos para dosar estrógenos se fundamentavam em reações químicas e técnicas colorimétricas. Atualmente, os métodos radioimunológicos impuseram-se para quantificar os esteróides no plasma, urina e no líquido amniótico, com alto grau de sensibilidade e especialidade. A gestação caracteriza-se por produção crescente e acentuada de estrógenos, de tal maneira que próximo do termo há estado hiperestrogênico, quase inacreditável. Pritchard e cols. (1985) referem que a maioria das gestantes normais forma por dia quantidade de estrógeno equivalente à que produz não menos que 1.000 mulheres pré-menopáusicas por dia. Dizem mais: a gestante elabora mais estrógenos em nove meses que uma mulher ovulatória conseguiria produzir em mais de 150 anos. Durante a gravidez, aumentam progressivamente os teores de estrógenos, principalmente do estriol. Assim, enquanto o estradiol e a estrona aumentam de 100 vezes, o estriol eleva sua taxa de 1.000 vezes em relação aos níveis pré-gravídicos. As concentrações normais dos estrógenos totais e do estriol variam muito, não só de uma gestante para outra, como também na mesma mulher em diferentes gestações. Por outro lado, as metodologias laboratoriais não se superpõem, resultando análises díspares. Entre nós, Rodrigues Lima e cols. (1974) encontraram os seguintes valores para os estrógenos totais na urina de 24 horas: gestação de 30-36 semanas, em média, 19,1mg/24h; 37 a 41 semanas, em média, 30,9mg/24h; e 42-43 semanas, em média, 40,6mg/24h. Fradsen e Stakemann (1963) verificaram que as taxas de estriol urinário aumentaram aproximadamente de 2mg/24h na 16ª semana para 35 a 40mg/24h na 40ª semana (Fig. I-65).

O estriol é também encontrado em altas concentrações no plasma materno, no final da gestação. Goebelsmann e cols. (1973) avaliaram a quantidade de estriol, na circulação materna, entre 8 e 13ng/ml de plasma.

Delascio e Almeida (1974), entre nós, referem que apesar de todas as deficiências e de todas as dificuldades técnicas relacionadas à obtenção de dosagens seriadas freqüentes, às vezes, até diárias, a determinação do estriol urinário é um dos métodos mais seguros e úteis de que dispomos para estarmos seguros do bem-estar fetal.

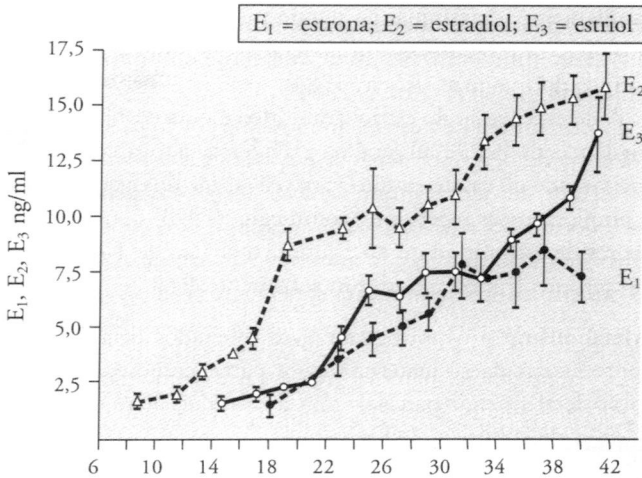

Figura I-65 – Níveis plasmáticos dos estrógenos na gestação (Tulchinsky e cols., 1972).

As determinações do estriol plasmático, ainda que se correlacionem adequadamente com as avaliações desse hormônio na urina, apresentam algumas vantagens. Entre estas está a facilidade da colheita de sangue, comparada com as dificuldades técnicas na obtenção de urina de 24 horas. Outra vantagem: o estriol plasmático informa como está na circulação o estriol naquele momento, enquanto a determinação na urina de 24 horas espelha as condições nas 24 horas anteriores (Hagerman, 1979).

Recentemente, como comenta Goebelsmann (1979), surgiram novas técnicas de RIA – dosar mais rapidamente o estriol plasmático não-conjugado, e é possível que seja mais conveniente para a vigilância do bem-estar fetal.

As concentrações dos estrógenos no líquido amniótico aumentam à medida que a gravidez evolui. Diczfaluzy e Magnusson (1958) estudaram a estrona, o estradiol e o estriol durante a gestação no fluido amniótico e obtiveram as cifras apresentadas no quadro I-4.

Quadro I-4 – Estrógenos: concentração na gravidez (LA). Diczfaluzy e Magnusson, 1958.

Trimestre	Estradiol (ng/ml)	Estrona (ng/ml)	Estriol (ng/ml)
Segundo	1,2	2,5	30
Terceiro	3,1	4,4	794

Como se vê, o estriol é o estrógeno mais abundante no líquido amniótico, coincidindo com o que ocorre no plasma e na urina maternos, no cordão umbilical e no plasma e na urina fetais. A maior parte do estriol no líquido amniótico correlaciona-se melhor com a do cordão umbilical do que com a do sangue materno, possivelmente por chegar à câmara amniótica pela urina fetal.

A maior parte do estriol no fluido amniótico está sob a forma conjugada: 3-sulfato de estriol e 16-glicusiduronato de estriol. A quantidade de estriol livre é pequena, porque atravessa rápida e facilmente as membranas corioamniótica e placentária. Os conjugados difundem-se com dificuldade do saco amniótico, acumulando-se e caracterizando mais corretamente a unidade feto-placentária. Outra explicação para a maior quantidade de estriol conjugado é que, em decorrência da grande quantidade de sulfatase no fígado fetal, a conjugação faz-se rapidamente, determinando tempo médio de vida para o estriol livre muito curto. Na urina fetal existe muito mais estriol conjugado que livre (Rozas, 1984).

A determinação do estriol amniótico é pouco prática para a vigilância do bem-estar fetal na gravidez de alto risco, porque, em virtude de valores muito variáveis, exige dosagens seriadas e amniocenteses repetidas. Scommegna (1973) considera que teores de estriol no líquido amniótico abaixo de 100mcg/ml, no terceiro trimestre, indicam sofrimento fetal.

Metabolismo – os estrógenos livres liberados pela placenta, tanto na circulação materna (maior parte) como para a circulação fetal (menor parcela), têm a molécula livre conjugada com ácido sulfúrico e/ou glicurônico, o que ocorre no fígado materno e no fetal. Pela conjugação, a molécula livre do estriol transforma-se nos seguintes conjugados: estriol-3-glicuronídeo, estriol-16-glicuronídeo, estriol-3-sulfato e estriol-3-sulfato-16-glicuronídeo. O feto metaboliza o estriol principalmente em estriol-3-sulfato, que é hidrolisado pela sulfatase placentária em estriol não-conjugado. Quase todo o estriol feto-placentário é secretado para a circulação sangüínea materna sob a forma de hormônio não-conjugado ("livre"). O estriol não-conjugado na mãe tem vida média curta. É rápida e predominantemente conjugado no fígado em estriol-3-sulfato, estriol-16-glicuronídeo, estriol-3-sulfato-16-glicuronato; e pela mucosa intestinal, em estriol-3-glicuronato, e ainda, em menor extensão, pelos rins, em estriol-16-glicuronato. Os conjugados do estriol são em parte excretados pelas vias biliares para o intestino e ali hidrolisados pelas bactérias intestinais em estriol não-conjugado. Este é reabsorvido pela mucosa intestinal, na qual parte é conjugada a estriol-3-glicuronato e reciclada para o fígado. Somente o estriol conjugado é excretado pelos rins. O estriol-3-sulfato e o estriol-3-sulfato-16-glicuronato têm baixos índices de eliminação renal, enquanto o estriol-3-glicuronato e, especialmente, o estriol-16-glicuronato são rapidamente excretados. A razão dessa discrepância decorre de que somente o estriol-3-sulfato e o estriol-3-sulfato-16-glicuronato ligam-se, especificamente, à albumina sérica. Apenas pequena parcela do estriol é eliminada pelas fezes. A maior parte do estriol na circulação sangüínea materna apresenta-se sob forma conjugada, e apenas 8 a 10% revela-se não-conjugada (Goebelsmann, 1979).

Funções – as funções do estriol na gravidez continuam ainda discutidas. O estriol é estrógeno de fraca ação biológica, revelando 0,01 (um centésimo) da potência do estradiol e 0,1 (um décimo) da potência da estrona, em equivalência de peso. Contudo, há uma função para a qual o estriol parece ser tão efetivo quando o estradiol ou a estrona, que é a habilidade de aumentar o fluxo sangüíneo uteroplacentário. Resnick e cols. (1974) acham que esta deva ser a principal função da grande quantidade de estriol produzido diariamente durante a gravidez. Em trabalho posterior, Resnick e Brink (1977) demonstraram que os estrógenos exercem seu efeito sobre o fluxo sangüíneo uteroplacentário, ao estimular a produção de prostaglandinas.

Além de atuarem sobre o fluxo uteroplacentário, aumentando-o, os estrógenos apresentam, entre outros, os seguintes efeitos:

1. Estimulam a formação da prolactina hipofisária, mas, ao mesmo tempo, bloqueiam a ação desta nos receptores prolactínicos mamários, inibindo a lactogênese durante a gestação.
2. Estimulam a hiperplasia e a hipertrofia das fibras musculares uterinas e também sua atividade contrátil (efeito inotrópico positivo), provavelmente ao acionar a produção de prostaglandinas.
3. Estimulam, possivelmente, a despolimerização dos mucopolissacárides no tecido intersticial, aumentando sua hidrofilia e, por meio desta, induzem a retenção hídrica e, portanto, a embebição gravídica.
4. Estimulam os hepatócitos na produção de proteínas transportadoras de hormônios, como a TBG (globulina transportadora de tiroxina), a transcortina ou a CBG (globulina transportadora de corticóides e de progesterona) e a TeBG (globulina transportadora de testosterona e estrógenos).
5. Estimulam a célula hepática também na produção do substrato de renina, concorrendo, pois, para o aumento da atividade do sistema renina-angiotensina-aldosterona durante a gravidez.
6. Estimulam a força contrátil do miocárdio (efeito inotrópico positivo), que se faz desejável para aumentar o débito cardíaco na evolução da gravidez.

Esterol

É estrógeno derivado do estriol por hidroxilação do carbono 15; e, portanto, o 15-alfa-hidroxiestriol. Após os estudos de Heikkila e Lukkainen (1971), esse hormônio suscitou algum interesse para monitorizar o bem-estar fetal na gravidez de alto risco. Fundamentou-se o valor dessa determinação no fato de que a capacidade da 15-hidroxilação do estriol é característica do fígado fetal, no qual é abundante a enzima 15-hidroxilase, que, praticamente, não existe no organismo materno. Entretanto, estudos posteriores indicaram que as determinações do esterol ou 15-alfa-hidroxiestriol não eram vantajosas sobre as determinações do estriol, para avaliar o bem-estar fetal na gravidez de alto risco.

Aplicações clínicas – nas últimas duas décadas, houve entusiasmo no emprego das dosagens dos estrógenos totais, esterol e, particularmente, estriol na vigilância do bem-estar fetal, na gravidez de alto risco. As avaliações dos estrógenos totais e, principalmente, do estriol conjugado ou não-conjugado no plasma ou urina materna, ou ainda no líquido amniótico, por meio de exames isolados ou seriados por técnicas químicas (cromatográfica, fluorimétrica) ou radioimunológicas, foram amplamente utilizadas em diabéticas, hipertensas crônicas, toxêmicas, isoimunizadas pelo fator Rh, gestações prolongadas, restrição do crescimento intra-uterino fetal e em outras doenças clínicas ou obstétricas com risco para a saúde do concepto. Os resultados desses estudos, entretanto, mostram opiniões discordantes de inúmeros pesquisadores sobre o valor das dosagens dos estrógenos em geral e, em particular, do estriol, para reduzir a morbiletalidade perinatal na gestação de alto risco.

Assim, Gabbe e cols. (1977) e Goebelsmann (1979) referiram que dosagens diárias de estriol plasmático não-conjugado com metodologia imunológica rigorosa, em gestações de mulheres diabéticas, reduziram a morbidade e a mortalidade perinatais. Entretanto, Duenhoelter e cols. (1976), em estudo prospectivo, realizando exames imunorreativos para estrógeno plasmático, duas vezes por semana, concluíram: "a dosagem dos níveis estrogênicos tem pouco valor no acompanhamento de mulheres com feto de alto risco".

Goebelsmann (1979) refere que exames seriados plasmáticos ou urinários de estriol podem ser úteis no acompanhamento de gestações complicadas por pré-eclâmpsia e/ou restrição do crescimento intra-uterino fetal. Entretanto, ressalta a importância em associar a monitorização da freqüência cardíaca fetal, ultra-sonografia e determinação da relação L/E no líquido amniótico, com determinações seriadas do estriol, avaliação mais abrangente das condições de vitabilidade fetal.

As dosagens do estriol urinário no acompanhamento da gestação prolongada mostraram-se favoráveis na opinião, entre outros, de Lundwall e Stakemann (1966), Smith e cols. (1966), Beischer e Brown (1972) e Goebelsmann (1979). Entretanto, não se mostraram úteis nas mãos de Schneider e cols. (1978), que determinaram a excreção do estriol três vezes por semana na urina de 24 horas em gestações prolongadas. Pritchard e cols. (1985) declararam que não empregam as dosagens de estriol na gravidez de alto risco, por terem pouco valor preditivo.

Os métodos biofísicos, como a cardiotocografia e a ultra-sonografia, relegaram para segundo plano os métodos bioquímicos, como a propedêutica enzimológica e as determinações hormonais, incluindo as dosagens do estriol na vigilância da saúde do feto, na gravidez de alto risco. Neme (1975) afirma: "Para melhor avaliar o grau de comprometimento da vitalidade fetal, não devemos nos louvar em apenas um método propedêutico ou em apenas uma prova referente a ele". Portanto, aqueles que puderem dispor sem dificuldades de dosagens seriadas do estriol, preferentemente do plasmático não-conjugado, elaboradas por metodologia radioimunológica adequada e por laboratório competente, poderão fazer uso delas nos casos mais graves de gestação de alto risco, para monitorizar, com vantagens, o bem-estar do concepto.

ENDOCRINOLOGIA FETAL

O conhecimento da endocrinologia fetal é ainda bastante incompleto devido à difícil acessibilidade ao concepto, principalmente no primeiro trimestre da gravidez. Atualmente, as informações confiáveis da endocrinologista fetal derivam de observações de recém-nascidos com doenças congênitas ou de inferências resultantes da ablação de órgãos de animais ou da experimentação em mamíferos.

O desenvolvimento de métodos efetivos de cultura de células, dos sistemas de radioimunoensaios (RIE), na possibilidade em conseguir preparações em fetos de macacas cateterizadas e, mais recentemente, de dados obtidos por meio da cordocentese, trouxeram algum conhecimento da dinâmica dos eventos endócrinos intra-uterinos.

O estudo do sistema endócrino fetal é também complicado pela mutiplicidade da(s) origem(s) dos vários hormônios. O feto está exposto a hormônios maternos e placentários, bem como a aqueles produzidos por ele mesmo. O líquido amniótico contém uma variedade de hormônios de origem mista materna e fetal de importância incerta.

O interesse final no estudo do sistema endócrino fetal relaciona-se ao processo de desenvolvimento do concepto. O comportamento do sistema endócrino do adulto não pode ser extrapolado para o feto, porque órgãos-alvos, receptores, moduladores e reguladores desenvolvem-se em diferentes tempos. Assim, o papel de um determinado hormônio na fisiologia fetal em qualquer momento da gestação pode exibir pouca ou nenhuma relação a seu papel na vida pós-natal.

Hormônios do hipotálamo e adeno-hipófise fetal

Os núcleos hipotalâmicos encontram-se totalmente diferenciados ao final do período embrionário, a eminência mediana já está estruturada em torno da oitava semana de gestação.

Os hormônios hipotalâmicos – hormônio liberador de tirotrofina (TRH), hormônio liberador das gonadotrofinas (GnRH), e o fator liberador-inibidor da somatotrofina (SRIF) – estão presentes entre 8 e 10 semanas de gravidez.

As células características da hipófise anterior (acidófilas, basófilas e cromófobas) já são reconhecidas tão cedo como 8-10 semanas da gravidez. Todos os hormônios existentes na adeno-hipófise do adulto podem ser extraídas da hipófise anterior do feto de 10 semanas.

O sistema porta hipofisário é o elo funcional entre o hipotálamo e a hipófise. Neste sistema, o sangue transita em ambos os sentidos. Entre 12 e 16 semanas se completa a conexão vascular, pelo sistema porta hipotálamo-adeno-hipófise, entre o hipotálamo e a hipófise (Oliver e cols., 1977).

A conexão circulatória direta entre o hipotálamo e a pituitária, através de um sistema porta, completa-se pelo término da invasão dos vasos capilares, em torno da 16ª semana de gravidez. Decorre deste fato que, até o final do primeiro trimestre, o sistema de retroalimentação entre o hipotálamo, a hipófise e os órgãos-alvos não funciona perfeitamente. Isto torna negligente o papel da pituitária fetal na formação e no funcionamento dos vários órgãos-alvos, durante o primeiro trimestre. Nenhum dos hormônios pituitários é liberado na circulação fetal em grandes quantidades antes de 16-20 semanas de gravidez (Oliver e cols., 1977).

Durante o segundo trimestre, há um aumento significativo na secreção dos neurotransmissores hipotalâmicos e dos hormônios da adeno-hipófise, o que coincide com a maturação do sistema porta hipofisário. Os neurotransmissores são detectados na eminência mediana já a partir de 12 semanas da gravidez. O hormônio liberador de gonadotropinas (GnRH) é encontrado no cérebro de embriões de 4 a 5 semanas (Kaplan e cols., 1976).

As pesquisas demonstraram um aumento significativo na produção do hormônio de crescimento (GH), do hormônio tireotrópico (TSH) sérico fetal, com aumento concomitante da captação de iodo pela tireóide fetal. A produção do hormônio folículo-estimulante (FSH) também aumenta, em maiores teores, quando o feto é do sexo feminino, os teores de FSH atingem níveis menores na pituitária e no soro quando o feto é do sexo masculino.

As gonadotrofinas fetais não dirigem os eventos na organogênese, mas são essenciais para o desenvolvimento normal das gônadas diferenciadas e genitália externa. O ACTH aumenta significativamente durante o segundo trimestre e assume um crescente papel em dirigindo a maturação da adrenal diferenciada, como demonstrado pelos anencéfalos, nos quais a zona fetal da adrenal desenvolve atrofia após 20 semanas. A prolactina fetal também aumenta após a 20ª semana fetal, mas o significado funcional deste hormônio, se algum, é desconhecido. O hormônio do crescimento (GH) hipofisário fetal detecta-se a partir da 18ª semana e aumenta gradualmente até a 29ª semana e nesse patamar permanece até o termo (Kaplan e cols., 1976). A concentração de GH é maior no feto que na mãe. O GH parece não ter influência maior no crescimento fetal, já que em fetos anencéfalos, em que há quase completa ausência de GH, seu desenvolvimento, em geral, é normal ao nascer (Katz e cols., 1969).

O desenvolvimento das gônadas e adrenais durante o primeiro trimestre parece ser dirigido pela hCG antes que pelos hormônios tróficos fetais, e o desenvolvimento da glândula tireóide durante o primeiro trimestre ocorre independentemente da produção de TSH pelo feto.

Durante o terceiro trimestre, a maturação do sistema de retroalimentação modulando sinais de liberação hipotalâmica causa concentrações séricas de todos os hormônios da pituitária, exceto a prolactina, para declinar.

Hormônios da neuro-hipófise fetal

Ao redor da 12ª semana de gravidez podem ser identificados o desenvolvimento dos núcleos supra-ópticos e paraventriculares no hipotálamo e os axônios de seus neurônios já alcançam a neuro-hipófise. O hormônio arginina vasotocina (AVT) é detectado nesses núcleos hipotalâmicos entre 12 e 19 semanas da gestação. É o precursor da arginina vasopressina (AVP) e da ocitocina (Leake e Weitzman, 1980).

A ocitocina e a vasopressina são demonstráveis pela 12-18 semanas da neuro-hipófise fetal e correlaciona-se com o desenvolvimento de seus locais de produção, os núcleos supra-ópticos e paraventriculares. O conteúdo de hormônio de glândula aumenta ao termo, sem nenhuma evidência de controle de retroalimentação. Durante o trabalho de parto, a ocitocina na artéria umbilical é maior que na veia umbilical, sugere que a pituitária posterior fetal pode contribuir para o início ou manutenção do parto (Dawood e cols., 1977).

Glândula tireóide fetal

A glândula tireóide fetal acompanha o estágio de desenvolvimento da hipófise. A organogênese tireoidiana ocorre na ausência do TSH detectável, e por 12 semanas a tireóide é capaz de manter a atividade de concentrar o iodo e síntese do hormonal. É provável que o HGC e a tirotropina coriônica tenham influência na formação da tireóide fetal. A incorporação do iodo e a síntese dos hormônios tireoidianos foram demonstradas entre 10 e 12 semanas de gravidez (Shepard 1967).

Durante o segundo trimestre, TRH, TSH e T_4 livre, todos começam a aumentar. A maturação do mecanismo de retroalimentação é sugerida pelo subseqüente platô de TSH em torno de 20 semanas fetais. O T_3 fetal e o T_3 reverso não se tornam detectáveis até o terceiro trimestre. O hormônio produzido em maior quantidade através da vida fetal é o T_4, com o metabolicamente ativo T_3 e seu derivado inativo T_3 reverso, crescendo em paralelo com T_4 durante o terceiro trimestre. Ao nascimento, a conversão de T_4 para T_3 torna-se demonstrável.

O desenvolvimento dos hormônios tireoidianos ocorre independentemente dos sistemas maternos, e existe escassa transferência placentária dos hormônios tireoidianos maternos para o feto. Isso previne que as doenças da tireóide materna afetem o compartimento fetal, mas também previne terapia efetiva para o hipotireoidismo fetal através da suplementação materna. Agentes bociogênicos tais como o propiltouracil são transferidos através da placenta e podem induzir hipotireoidismo e bócio no feto.

A função dos hormônios da tireóide fetal parecem cruciais para o crescimento somático e para o sucesso da adaptação neonatal.

Glândula paratireóide fetal

A paratireóide fetal é capaz de sintetizar o paratormônio pelo fim do primeiro trimestre. Entretanto, a placenta transporta ativamente o cálcio para o compartimento fetal, e o feto permanece relativamente hipercalcêmico através da gestação. Isso contribui para a supressão do paratormônio, e os níveis séricos fetais no cordão umbilical têm sido referidos ser baixos ou indetectáveis. Os níveis de calcitonina sérica fetal estão elevados, aumentando a acreção óssea. Os teores de vitamina D refletem os níveis maternos, mas não parecem significativos no metabolismo do cálcio fetal.

Córtex adrenal fetal

A adrenal fetal difere anatômica e funcionalmente do seu estado adulto. O córtex é identificável tão precocemente como quatro semanas de idade fetal, e pela sétima semana a atividade esteroidogênica pode ser detectada na camada interna.

Por 20 semanas, o córtex da adrenal está aumentado para uma massa que é consideravelmente maior que seu tamanho relativo pós-natal. Durante a gestação, ocupa tanto quanto 9,5% do volume total do corpo, e a maioria deste tecido é composto pela zona fetal que regride durante o período neonatal inicial. A zona interna fetal é responsável pela maioria dos esteróides produzidos durante a vida fetal e compreende 80% da massa adrenal. Durante o segundo trimestre, a zona celular interna continua a crescer, enquanto a zona externa permanece relativamente indiferenciada. Em torno de 25 semanas, a zona definitiva desenvolve-se mais rapidamente e começa a produzir esteróides, finalmente assumindo o principal papel na síntese esteróide durante as primeiras semanas pós-natal. Esta transferência de função é acompanhada pela involução da zona fetal, que é completada durante os primeiros meses de vida neonatal.

Gônadas fetais

Testículo – é uma estrutura detectável em torno de seis semanas fetal. As células intersticiais, que sintetizam a testosterona fetal, são funcionais já durante esse estágio. A produção máxima de testosterona coincide com a maior produção de hCG pela placenta; a ligação da hCG aos testículos fetais com estímulo da liberação de testosterona foi demonstrada. A hCG tem papel fundamental na atividade das células intersticiais de Leydig, pois as variações nos seus teores acompanham as modificações na população das células intersticiais dos testículos fetais e aumento dos receptores de hCG nas células tentaculares fetais (Huhtaniemi e cols., 1977).

Outros produtos testiculares importantes são: 1. o metabólito da testosterona reduzido, ou seja, a diidrotestosterona; e 2. o fator inibidor dos ductos müllerianos. As células de Sertoli são produtoras do hormônio antimülleriano que inibe o desenvolvimento dos canais de Müller.

Ovário

Pouco é conhecido a respeito da função ovariana fetal. Por sete a oito semanas de vida intra-uterina, os ovários tornam-se reconhecíveis, mas sua importância na economia fetal não tem sido estabelecida, e a significância dos esteróides produzidos pelos ovários permanece não clara.

Ainda que o ovário fetal não tenha capacidade de sintetizar testosterona na primeira metade da gravidez, parece ser capaz de converter andrógenos sem estrógenos a partir da oitava semana. Acredita-se que os estrógenos possam estimular, por ação local, o desenvolvimento dos folículos ovarianos.

Referências Bibliográficas

• ADOCK, E.W. & cols. – Human chorionic gonadotropin. Its possible role in maternal lymphocyte suppression. *Science*, **181**:845, 1973. • ANDERSEN, J.R. – Prolactin in amniotic fluid and maternal serum during uncomplicated human pregnancy. *Dan. Med. Bull.*, **29**:266, 1982. • ASCHEIM, S & ZONDEC, B. – Hypophysenvorderlappenhormon und Ovarialhormon im Harn von Schwangeren. *Klin. Wonchenschr.*, **6**:1322, 1927. • ASHITAKA, Y. & cols. – Production and secretion of hCG and hCG subunits by trophoblastic tissue. **In**: Segal, S. *Chronionic Gonadotropins*. New York, Plenum, 1980, p. 151. • AUBERT, M.L.; GRUMBACH, M.M.; KAPLAN, S.L. – Heterologous radioimmunoassay for plasma human prolactin (HPRL); Values in normal subjects, puberty, pregnancy and pituitary disorders. *Acta Endocrinol. (KBH)*, 77:460, 1974. • BECK, F.L. & cols. – Radioimmunologic measurement of human placental lactogen in plasma by a double antibody method during normal and diabetic pregnancies. *J. Clin. Endocrinol.*, **25**:1457, 1965. • BECK, J.S. & cols. – Characterization of antisera to a growth hormone-like placental antigen (human placental lactogen): immunofluorescence studies with these sera on normal and pathological syncyciotrophoblast. *J. Pathol.* **97**:545, 1969. • BEISCHER, N.A. & BROWN, J.B. – Current status of estrogen assays in obstetric and gynecology. Part 2: Estrogen assay in late pregnancy. *Obstet. Gynecol. Surv.*, **27**:303, 1972. • BELLISARIO, R. & cols. – Human chorionic gonadotropin; linear and amino acid sequence of the alpha-subunit. *J. Biol. Chem.*, **248**:6796, 1973. • BISWAS, S. & RODECK, C.H. – Plasma prolactin level during pregnancy. *Br. J. Obstet. Ginaecol.*, **83**:683, 1976. • BLANDFORD, A. & MURPHY, B.E.P. – In vitro metabolism of prednisolone, dexamethasone, betamethasone and cortisol by the human placenta. *Am. J. Obstet. Gynecol.*, **127**:264, 1977. • BLOCH, K. – The biological convertion of cholesterol to pregnandiol. *J. Biol. Chem.*, **157**:661, 1945. • BRAUNSTEIN, G.D. & cols. – Secretory rates of human chorionic gonadotropin by normal trophoblast. *Am. J. Obstet. Gynecol.*, **115**:447, 1973. • BROWN, E.E. & BRAD-BURY, J.T. – A study of the physiologic action of human chorionic gonadotropin. *Am. J. Obstet. Gynecol.*, **53**:749, 1947. • BURKE, C.W. – Biologically active cortisol in plasma of destrogen-treated and normal subjects. *Br. Med. J.*, **2**:798, 1969. • CAMPBELL, A.L. & MURPHY, B.E.P. – The maternal-fetal cortisol gradient during pregnancy and at delivery. *J. Clin. Endocrinol. Metab.*, **45**:435, 1977. • CANFIELD, R.E. & cols. – Studies of human chorionic gonadotropin. *Recent Progr. Horm. Res.*, **27**:121, 1971. • CARLSEN, R.B. & cols. – Human chorionic gonadotropin. Linear amino acid sequence of β-subunit. *J. Biol. Chemi.*, **248**:6810, 1971. • CARR, M.C. & cols. – Celular aspects of human fetal maternal relationship. In vitro response of gravida lymphocytes to phytohemagglutin. *Cell. Immunol.*, **8**:448, 1973. • CARRERAMACIA, J.M. – Exploración endocrina de la gestacion. *Prog. Obstet. Ginecol.*, **9**:315, 1966. • CASSMER, O. – Hormone production of the isolated human placental studies on the role of the foetus in the endocrine functions of the placenta. *Acta Endocrinol.*, **45**:15, 1959. • CAWSON, M.J. & cols. – Cortisol cortisone and 11-deoxycortisol in human umbilical and maternal plasma in relation to the onset of labour. *J. Obstet. Gynaecol. Br. Comwh.*, **81**:737, 1974. • CEY, C.O. & cols. – The production of a gonadotrophic substance (prolan) by placenta cells in tissue cultures. *Science*, **88**:306, 1938. • CLARK, J.H. & cols. – Nuclear binding and retention of the receptor estrogen complex: relation to the agonist and antagonist properties of estriol. *Endocrinology*, 100:91, 1977. • CSAPO, A.I. – The onset of labor. *Lancet*, **2**:227, 1961. • CURRIE, A.J. & cols. – Human placental receptors for luteinizing hormone-releasing hormone. *Biochem. Biophys. Res. Commun*, **99**:332, 1981. • DAWOOD, M.Y. & cols. – Fetal contribution of oxytocin in human parturition. *Gynecol. Invest.*, **8**:33, 1977. • DEANE, H.W. & SELIGMAN, A.M. – Evaluation of procedures for the cytogic localization of ketosteroids. *Vitam. Horm.*, **11**:173, 1953. • DELASCIO, D. & ALMEIDA, P.A.M. – Propedêutica hormonal. **In**: *Propedêutica da Gestação de Alto Risco*. São Paulo, Livraria Manole, 1974, p. 22. • DICZFALUZY, E. – Endocrine function of the human feto-placental unit. *Fed. Proc.*, **33**:791, 1964. • DICZFALUZY, E. & MAGNUSSON, A.M. – Tissue concentration of estrone, estradiol 17-β and estriol in human foetus. *Acta Endocrinol.*, **28**:169, 1958. • DOE, R.P.; FERNANDEZ, R. & SEAL, U.S. – Measurement of corticosteroid-binding globulin in man. *J. Clin. Endocrinol. Metab.*, **24**:1029, 1964. • DUENHOELTER, J.H. & cols. – An analysis of the utility of plasma immunoreactive estrogen measurements in determining delivery time of gravidas with the fetus considered at high risk. *Am. J. Obstet. Gynecol.*, **125**:889, 1976. • FINDING, J.W. & TYRREL, J.B. – Anterior pituitary & somatomedins. I. Anterior pituitary. **In**: Greenspan, E.S. & Forsham, P.H. *Basic & Clinical Endocrinology*. Los Altos, California, Lange Medical Publications, 1983, p. 38. • FRANDSEN, V.A. & STAKEMAN, G. – Hormone excretion in pregnancy with anencephalic foetus. *Acta Endocrinol.*, **38**:383, 1961. • FRANDSEN, V.A. & STAKEMAN, G. – The clinical significance of oestriol estimations in late pregnancy. *Acta Endocrinol.*, **44**:183, 1963. • FRIESEN, H. – Purification of the placental factor with immunologic and chemical similitary to human growth hormone. *Endocrinology*. 76:396, 1965. • FUKUSHIMA, M. – Studies on somatotrophic hormone secretion in gynecology and obstetrics. *Tohoku J. Exp. Med.*, 74:161, 1961. • FYLLING, P. – Disappearence rate of progesterone following simultaneous removal of the corpus luteum and the foetoplacent unit in women. *Acta Endocrinol.*, **65**:284, 1970. • GABBE, S.G. & cols. – Management and outcome of pregnancy in diabetes mellitus. *Am. J. Obstet. Ginecol.*, **129**:723, 1977. • GENAZZANI, A.R. & cols. – Immunoreactive ACTH and cortisol plasma level during pregnancy. Detection and partial purification of corticotrophin-like placental hormone: the human chorionic corticotrophin (hCC). *Clin. Endocrinol.*, **4**:1, 1975. • GIBBONS, J.M. & cols. – In vitro biosynthesis of TSH and LH-releasing factors by the human placenta. *Am. J. Obstet. Gynecol.*, **121**:127, 1975. • GIBSON, M. & TULCHINSKY, D. – The maternal adrenal. **In**: Tulchinsky, D. & Ryan, K.J. *Maternal Fetal Endocrinology.*, Philadelphia, Saunders, 1980. • GLASS, R.H. – Immunologic pregnancy tests in ectopic pregnancy. *Obstet. Gynecol.*, **27**:66, 1966. • GLINOER, D. & cols. – Regulatin of maternal thyroid during pregnancy. *J. Clin. Endocrinol. Metab.*, **71**:276, 1990. • GOEBELSMANN, U. – Os usos do estriol como elemento de monitoração. *Clin. Obstet. Ginecol.*, agosto, 223, 1979. • GOEBELSMANN, U. & cols. – Plasma concentration and protein binding of oestriol and its conjugates in pregnancy. *Acta Endocrinol.*, **74**:592, 1973. • GOLDSMITH, P.C. & cols. – Identification of cellular sites of chorionic syntesis in human fetal kidney and liver. *J. Clin. Endocrinol. Metab.*, **57**:654, 1983. • GOLUBOFF, L.E. & EZRIN, C. – Effect of pregnancy on the somatotroph and the prolactin cell of human adenohypophysis. *J. Clin. Endocrinol. Metab.*, **29**:1533, 1969. • GOLUND, R.S. & cols. – Human plasma β-endorphin during pregnancy, labor and delivery. *J. Clin. Endocrinol. Metab.*, **52**:74, 1981. • GONZALES, J.G. & cols. – Pituitary gland growth during normal pregnancy: an in vivo study using magnetic resonance imaging. *Am. J. Med.*, **85**:217, 1988. JEPSSOM, S. & cols. – Basal and LRH Stimulated secretion of FSH during pregnancy. *Am. J. Obstet. Gynecol.*, **127**:32, 1977. • GOOD-LAND, R.L. & POMMERENCKE, W.T. – Cyclic fluctuation of the alveolar carbon dioxide tension during the normal menstrual cycle. *Fertil. Steril.*, **3**:394, 1952. • GRUMBACH, M.M. & cols. – Chorionic growth-hormone prolactin (CGP): secretion, disposition, biologic activity in man and postulated function as the "growth-hormone" of the second half of pregnancy. *Ann. N.Y. Acad. Sci.*, **148**:501, 1968. • GRUMBACH, M.M. & cols. – Human chorionic somatommamotropin (HCS). **In**: Berson, S.A. & Yallow, R.S. *Methods in Investigative and Diagnostic Endocrinology.* Amsterdan, North Holland Publishing Co., 1973. • GRUMBACH, M.M. & cols. – Plasma free fatty acid response to the administration of the chorionic "growth hormone-prolaction". *J. Clin. Endocrinol.*, **26**:478, 1966. • HAGERMAN, D.D. – Clinical use of plasma total estriol measurement late in pregnancy. *J. Reprod. Med.*, **23**:179, 1979. • HALBE, H.W. – Endocrinologia da Gravidez: placenta e sistema endócrino materno. **In**: *Ginecologia Endócrina 2*. São Paulo, Livraria Roca, 1981, p. 496. • HARADA, A. & cols. – Comparison of thyroid stimulators and thyroid hormone concentrations in the sera of pregnant women. *J. Clin. Endocrinol. Metab.*, **48**:793, 1979. • HEIKKILA, J. & LUKKAINEN, T.P. – Urinary excretion of estriol and 15-alfa-hidroxy-estriol in complicated pregnancies. *Am. J. Obstet. Gynecol.*, **110**:509, 1971. • HELLIG, H.D. & cols. – Steroid production from plasma cholesterol. I – Convertion of plasma cholesterol to placental progesterone in humans. *Clin. Endocrinol. Metab.*, **30**:624, 1970. • HENNEN, G. & cols. – Human chorionic thyrotropin: further characterization and study of its secretion during pregnancy. *J. Clin. Endocrinol. Metab.*, **29**:581, 1968. • HERSHMAN, J.M. & STARNES, W.R. – Placental content and characterization of human chorionic thyrotropin. *J. Clin. Endocrinol. Metab.*, **35**:52, 1971. • HIGASHI, K. – Studies on the prolactin-like substance in human placenta. *I. Endocrinol. Jap.*, **8**:288, 1961. • HIGGINS, H.P. & cols. – The thyrotoxicosis of hydatiform mole. *Ann. Int. Med.*, **83**:307, 1978. • HUHTANIEMI, I.T. & cols. – Content of chorionic gonadotropin inhuman fetal tissues. *J. Clin. Endocrinol. Metab.*, **46**:994, 1978. • HUHTANIEMI, I.T. & cols. – hCG binding and stimulation of testosterone biosynthesis in the human fetal testis. *J. Clin. Endocrinol. Metab.*, **44**:963, 1977. • HUHTANIEMI, I.T. & cols. – hCG binding and stimulation of testosterone biosynthesis in the human fetal testis. *J. Clin. Endocrinol. Metab.*, **44**:963, 1977. • ITO, Y. & HIGASHI, K. – Studies on the prolactin-like substance in human placenta. *II Endocrinol. Jap.*, **8**:279, 1961. • JAFFE, R.B. – Protein hormones of the placenta, decidua and fetal membranes. **In**: Yen, S.S.C. & Jaffe, R.B. *Reproductive Endocrinology: Physiology Patholophysiology and Clinical Management*. Philadelphia, Saunders, 1986, p. 763. • JAFFE, R.B. – The endocrinology of pregnancy. **In**: Yen, S.S.C. & Jaffe, R.B. *Reproductive Endocrinology: Physiology, Pathophysiology and Clinical Management*. Philadelphia, Saunders, 1978, p. 527. • JAFFE, R.B. & cols. – Regulation of the primate fetal adrenal gland and testis in vitro and in vivo. *J. Steroid. Biochem.*, **8**:479, 1977. • JOLIVET, A. & cols. – Blood cortisol variation during late pregnancy and labor. *Am. J. Obstet. Gynecol.*, **119**:775, 1974. KAPLAN, N.M. – Successful pregnancy following hypophysectomy during twelfth week of gestation. *J. Clin. Endocrinol.*, **21**:1139, 1961. • JOSIMOVICH, J.B. – Fisiologia hormonal da gravidez: hormônios esteróides da placenta e hormônios polipeptídicus, da placenta e hipófise. **In**: Gold, J.J. & Josimovich, J.B. *Ginecologia Endócrina*. Rio de Janeiro, Guanabara Koogan, 1982, p. 118. • JOSIMOVICH, J.B. – HCS in high-risk pregnancies. **In**: Crosignani, P.G. & Pardi, G. *Fetal Evaluation During Pregnancy and Labor*. New York, Academic Press, 1971. • JOSIMOVICH, J.B. – Human placental lactogen. **In**: Fuchs, E. & Klopper, A. *Endocrinology of Pregnancy*. New York, Harper & Row Publishers, 1977, p. 191. • JOSIMOVICH, J.B. & cols. – Effects of primate placental lactogen upon lactation. **In**: Josimovich, J.B. & cols. *Lactogenic Hormones Fetal Nutrition and Lactation*. New York, Wile, 1974, p. 335. • JOSIMOVICH, J.B. & MacLAREN, J.A. – Presence in the human placenta and term serum of a highly lactogenic substance immunologically related to pituitary growth hormone. *Endocrinology*, 71:209, 1962. • KAPLAN, S.L. & cols. – The ontogenesis of pituitary hormones and hypothalamic factors in the human fetus. *Rec. Progr. Horm. Res.*, **32**:161, 1976. • KAPLAN, S.L. & GRUMBACH, M.M. – Studies of a human and simian placental hormone with growth hormone-like and prolactin-like activities. *J. Clin. Endocrinol.*, **25**:1370, 1965. • KATZ, H.P. & cols. – Diminished growth hormone response to arginine in the puerperium. *J. Clin. Endocrinol. Metab.*, **29**:1414, 1969. • KEMINER, J.G. & cols. – The tyrothropin in hydatiform moles in human chorionic gonadotropin. *J. Clin. Endocrinol. Metab.*, **40**:482, 1975. • KHODR, G.S. & SILER-KHODR, T.M. – Localization of luteinizing hormone-releasing factor in the human placenta. *Fertil. Steril.*, **29**:523, 1978. • KHODR, G.S. & SILER-KHODR,

T.M. – The effect of luteinizing hormone-releasing factor on human chorionic gonadotropin secretion. *Fertil. Steril.*, **30**:301, 1978. • KITZMÜLLER, J.L. – The endocrine pancreas and maternal metabolism. **In:** *Maternal-Fetal Endocrinology*. Philadelphia, Saunders, 1980. • KLOPPER, A. & BILLEWICZ, W. – Urinary excretion of oestriol and pregnanediol during pregnancy. *J. Obstet. Gynecol. Br. Commonw.*, **70**:1024, 1963. • KLOPPER, A. & FUCHS, F. – Progestagen. **In:** Fuchs, F. & Klopper, A. *Endocrinology of Pregnancy*. New York, Harper & Row Publishers, 1977, p. 99. • KOSASA, T.S. & cols. – Use of a radioimmunoassay specific for human chorionic gonadotropin in the early ectopic pregnancy. *Obstet. Gynecol.*, **42**:868, 1973. • KUMASAKA, T. & cols. – Demonstration of immunoreactive somatostatin-like substance in villi and deciduas in early pregnancy. *Am. J. Obstet. Gynecol.*, **134**:39, 1979. • LANDAU, R.L. – The metabolic influence of progesterone. **In:** Greep, R.O. *Handbook of Physiology*, Baltimore, Williams & Wilkins, 1973, p. 573. • LAURITZEN, C. – Action of HCC and steroids in physiological processes in neonatal period. **In:** Cassana, C. *Research on Steroids.*, **2**:109, 1966. • LEAKE, R.D. & WEITZMAN, A. – The fetal-maternal neurohypophyseal system. **In:** *Maternal-Fetal Endocrinology*. Tulchinsky, D. & Ryan, K.J. (eds.). Philadelphia, Saunders, 1980. • LETCHWORTH, A.T. & CHARD, T. – Placental lactogen levels as a screening test for fetal distress and neonatal asphyxia. *Lancet*, **1**:704, 1972. • LI, C.H. & cols. – Primary structure of the human chorionic somatommamotropi (HCS) molecule. *Science*, **173**:56, 1971. • LIOTTA, A.S. & cols. – Identification of a β-endorphin-like peptide in cultured placental cells. *Nature*, **295**:593, 1982. • LIOTTA, A.S. & cols. – Presence of corticotrophin in human placenta. Demonstration of in vitro synthesis. *Endocrinology*, **101**:1551, 1977. • LUNDWALL, F. & STAKEMAN, G. – The urinary excretion of oestriol in posmaturity. *Acta Obstet. Gynaecol. Scand.*, **45**:301, 1966. • MacDONALD, P.C. & SIITERI, P.K. – Oxigin of estrogen in women pregnant with and anencephalic fetus. *J. Clin. Invest.*, **44**:465, 1965. • MARRS, R.P. & MISHELL Jr., D.R. – *Hormonas tróficas*. Norwalk, Century-Crofts, 1985, p. 124. • MARSHALL, J.R. & cols. – Plasma and urinary chorionic gonadotropin during human pregnancy. *Obstet. Gynecol.*, 32:760, 1968. • MARTIN, M.C. & HOFFMAN Jr., P.G. – The endocrinology of pregnancy. **In:** Greenpan, F.S. & Forsham, P.H. *Basic and Clinical Endocrinology*. Los Altos, California, Medical Publications, Lange, 1983, p. 457. • MARTUCCI, C. & FISHMAN, J. – Direction of estradiol metabolism as control of its hormonal action. Uterotrophic activity of estradiol metabolites. *Endocrinology*, **101**:1709, 1977. • McGREGOR, W.G. & cols. – Biologically active chorionic gonadotropin synthesis by the human fetos. *Science*, **220**:306, 1983. • McGREGOR, W.G. & cols. – Fetal tissue can synthetize a placental hormone: evidence for chorionic gonadotropin β-subunit synthesis by human fetal kidney. *J. Clin. Invest.*, **68**:306, 1981. • MIDGLEY Jr., A.R. & JAFFE, R.B. – Gel filtration of radioimmunoassay to distinguish human chorionic gonadotropin from luteinizing hormone. *Nature*, **213**:713, 1967. • MIDGLEY Jr., A.R. & PIERCE Jr., G.B. – Immunohistochemical localization of human chorionic gonadotropin. *J. Exp. Med.*, **115**:289, 1962. • MISHELL Jr., D.R. & cols. – Serum gonadotropin and steroid patterns in early human gestation. *Am. J. Obstet. Gynecol.*, **117**:631, 1973. • MISHELL, D.R. & cols. – Initial detection of human chorionic gonadotropin in serum in normal gestation. *Am. J. Obstet. Gynecol.*, **118**:990, 1974. • MORELL, A.G. & cols. – The role of sialic acid in determination the survival of glycoproteins in the circulation. *J. Biol. Chem.*, **246**:1461, 1971. • MORGAN, F.J. & cols. – Properties of the subunits of human chorionic gonadotropin. *Endocrinology*, **94**:1601, 1974. • NAKAI, I. & cols. – Presence of immunoreactive α-lipotrophin and β-endorphin in human placenta. *Life Sci.*, **23**:2013, 1978. • NELSON, W.W. & GREENE, R.R. – Some observations on the histology of the human ovary during pregnancy. *Am. J. Obstet. Gynecol.*, **76**:202, 1958. • NEME, B. – O feto de alto risco. **In:** Neme, B. & Martins, J.A.P. *Atualização Obstétrica*. São Paulo, Livraria Manole, 1975, p.11. • NISHULA, B.C. & WEHMANN, R. – Distribution, metabolism and excretion of human chorionic gonadotropin and its subunits in man. **In:** Segal E. *Chorionic Gonadotropin*. New York, Plenum, 1980, p. 199. • ODAGIRI, E.D. & cols. – Human placental immunoreactive corticotrophin, lipotropin and β-endorphin: evidence for a common precursor. *Proc. Natl. Acad. Sci. USA*, **76**:2027, 1971. • OLIVER, D. & cols. – Hipothalamic-pituitary vasculature. Evidence of retrograde blood flow in the pituitary stalk. *Endocrinology*, **101**:598, 1977. • ORTEGA, F. & cols. – Pregnandiol en la gestacion. In: Dexeus, S. *Progressos de Obstetrícia y Ginecologia*, 1972, p.99. • PEARLMAN, W.H. – Circulating steroid hormone levels in relation to steroid hormone production. *Ciba Found Colloquia on Endocrinology*. **11**:233, 1957. • PIERCE, J.C. – The subunits of pituitary thyrotrophin. Their relationship to other glycoprotein hormone. *Endocrinology*, **89**:1331, 1971. • PRITCHARD, J.A. & cols. – The placental hormones. **In:** *Williams Obstetrics*. Appleton placental function. *N. Engl. J. Med.*, **281**:225, 1969. • PSYCHOYOS, A. – Endocrine control of egg implantation. **In:** Greep, R.O. *Handbook of Physiology*. Vol. 2, Baltimore, Williams & Wilkins, 1973, p. 187. • REES, L.H. & cols. – Possible placental origin of acth in normal human pregnancy. *Nature*, **254**:620, 1975. • REES, L.H. & cols. – Possible placental origin of ACTH in normal human pregnancy. *Nature*, **254**:620, 1975. • REICHERT, F.L. & cols. – Relative ineffetiveness of prolan hypophysectomized animals. *Am. J. Physiol.*, **100**:157, 1932. • RESNICK, R. & BRINK, G.W. – Modulating effects of prostaglandins on the uterine vascular bed. *Gynecol. Invest.*, **8**:10, 1977. • RESNICK, R. & cols. – The stimulation of uterine blood flow by various estrogens. *Endocrinology*, **94**:1192, 1974. • REZENDE, J. & LINHARES, E. – Endocrinologia do ciclo gestativo. **In:** Rezende, J. *Obstetrícia*. Rio de Janeiro, Guanabara Koogan, 1982, p. 115. • RODRIGUES LIMA, G. & cols. – Estriolória. *Rev. Bras. Pat. Clin.*, **9**:75, 1974. • ROSENTHAL, H.E.; SLAUNWHITE Jr., W.R. & SANDBERG, A.A. – Transcortin: a corticosteroid-binding protein of plasma. X cortisone an progesterone interplay and unbound levels of these steroida in pregnancy. *J. Clin. Endocrinol. Metab.*, **29**:352, 1969. • ROZAS, A. – Fisiologia do sistema amniótico. **In:** Delascio, D. & Guariento, A. *Obstetrícia. Ginecologia. Neonatologia*. São Paulo, Sarvier, 1984, p. 14. • SANDBERG, A.A. & cols. – Transcortin: a corticosteroid binding protein of plasma. Proc. Soc. Int. Congr. Horm Steroids, Expercta Medica. *Int. Congr. Ser.*, **132**:707, 1967. • SANDBERG, A.A. & SLAUNWHITE, A. – The metabolic fate of C-14 progesterone in human subjects. *J. Clin. Endocrinol.*, **18**:253, 1958. • SAXENA, B.N. & cols. – Serum placental lactogen (HPL) levels as an index of placentarias. *Clin. Obstet. Gynecol.*, **3**:737, 1980. • SCHNEIDER, J.M. & COLS. – Screening for fetal and neonatal risk in the postdate pregnancy. *Am. J. Obstet. Gynecol.*, **131**:473, 1978. • SCOMMEGNA, A. – Clinical uses of estriol assays. **In:** Wynn, R. M. *Obstetrics and Gynecology Annual*. New York, Appleton, 1973, p. 445. • SHEPARD, T.H. – Onset of function in human fetal thyroid; biochemical and radioautographic studies from orgam cultures. *J. Clin. Endocrinol. Metab.*, **27**:945, 1967. • SHOME, B. & PARLOW, A.F. – Human follicle stimulating hormone (hFSH). First proposal for aminoacid sequence of the α-subunit (hFSH-α) and first demonstration of its identity with the α-subunit of human luteinizing hormone (hLH-α). *J. Clin. Endocrinol. Metab.*, **39**:191, 1974. • SHORT, R.V. – *Hormones in Blood*. Gray & Bacharach, New York, 1961. • SIITERI, P.K. & cols. – Progesterone and maintenance of pregnancy: is progesterone natures immunosuppressant? *Ann. N.Y. Acad. Sci.*, **286**:384, 1977. • SILER-KHODR, T.M. – Hypothalamic-like peptides of the placenta. *Semin. Reprod. Endocrinol.*, **1**:321, 1983. • SILER-KHODR, T.M. & KHODR, G.S. – Content of luteinizing hormone-releasing factor in the human placenta. *Am. J. Obstet. Gynecol.*, **130**:216, 1978. • SIMPSON, R.E. & MacDONALD, P.C. – Endocrine physiology of the placenta. *Ann. Rev. Physiol.*, **43**:163, 1981. SMITH, K. & cols. – Urinary estriol determination in the management of prolonged pregnancy. *Am. J. Obstet. Gynecol.*, **96**:901, 1966. • SOLOMON, S. & col. – Pregnenolone as intermediate in the biogenesis of progesterone and the adrenal hormones. *Proc. Am. Chem. Soc.*, **29**(abstract):93, 1954. • SPELLACY, W.M. – Human placental lactogen in high-risk pregnancy. *Clin. Obstet. Gynecol.*, **16**:298, 1973. • SPELLACY, W.M. – Lactogênio-placentário humano. *Clin. Obstet. Ginecol.*, agosto, 1979, p. 245. • SPELLACY, W.M. & cols. – Human chorionic somatomammotropin (HCS) levels prior to fetal death in high-risk pregnancies. *Obstet. Gynecol.*, **35**:685, 1970. • SPELLACY, W.M. & cols. – The effectiveness of human placental lactogen measurements as an adjunct in decreasing perinatal deaths. *Am. J. Obstet. Gynecol.*, **12**:835, 1975. • SPELLACY, W.N. & BUSHI, W.C. – Pituitary growth hormone and placental lactogen levels measured in normal term pregnancy and at the early and late postpartum periods. *Am. J. Obstet. Gynecol.*, **105**:888, 1969. • SPEROFF, L. & cols. – Endocrinologia da gravidez. In: Speroff, G. & cols. *Endocrinologia Ginecológica Clínica e Infertilidade*. São Paulo, Manole, 1980, p. 201. • SPEROFF, L. & cols. – Endocrinologia da gravidez. **In:** Speroff, G. & cols. *Endocrinologia Ginecológica Clínica e Infertilidade*. São Paulo, Manole, 1986, p. 295. • STOCK, J.R. & cols. – The effect of chorionic gonadotropin and chorionic somatomammotrophin on steroidogenesis in the corpus luteum. *J. Obstet. Gynaecol. Br. Commw.*, **78**:549, 1971. • TAYLOR, A.I. & cols. – Hepatic clearance of human growth hormone. *J. Clin. Endocrinol.*, **34**:395, 1972. • TEASDALE, F. & cols. – Human chorionic gonadotropin: inhibitory effect on mixed lymphocyte cultures. *Gynecol. Invest.*, 4:263, 1973. • THIED, H.A. & CHOATE, U.W. – Chorionic gonadotropin localization in the human by immunofluorescent staining demonstration of HCG in the trophoblast and amnion epithelium of immature and mature placenta. *Obstet. Gynecol.*, **22**:433, 1964. • THORPE-BEESTON, J.G. & cols. – Fetal thyroid-stimulatin hormone response to maternal administration of thyrotropin-realising hormone. *Am. J. Obstet. Gynecol.*, **164**:1244, 1991. • TULCHINSKY, D. & cols. – Plasma estrone, estradiol, estriol, progesterone and 17-hydroxy-progesterone in human pregnancy. I-Normal pregnancy. *Am. J. Obstet. Gynecol.*, **112**:1095, 1972. • TURKINGTON, R.W. & UILL, R.L. – Lactose synthetase: progesterone inhibition of the induction of α-lactalbumin. *Science*, **163**:1458, 1969. • VAITUKAITIS, J.L. – changing placental concentrations of hCG and its subunits during gestation. *J. Clin. Endocrinol.* Metab., **38**:755, 1974. • VAITUKAITIS, J.L. & cols. – A radioimmunoassay which specifically measures human chorionic gonadotropin in the presence of human luteinizing hormone. *Am. J. Obstet. Gynecol.*, *113*:751, 1972. • VILLEE, C.A. & GABBE, S.G. – Effects of gonadotropins on placental steroidogenesis. In: Saxena, B.B.; Beling, C.G. & Gandy, H.H. *Gonadotropins*. New York, Weley-Interscience, 1972, p. 309. • WARDLAW, S.L. & cols. – Plasma β-endorphin and β-lipotropin in the human fetus at delivery: correlation eith arterial pH and pO_2. *J. Clin. Endocrinol. Metab.*, **79**:88, 1979. • WATKINS, W.B. & YEN, S.S.C. – Somatostatin in cytotrophoblast of the immature human placenta. Localization by immunoperoxidase cytochemistry. *J. Clin. Endocrinol. Metab.*, **50**:969, 1980. • WEINTRAB, D. & ROSEN, S.W. – Ectopic production of human chorionic somatommamotropin (HCS) in patients with cancer. *Clin. Res.*, **18**:375, 1970. • WERBIN, H. & cols. – Cholesterol: a precursor of estrone in vivo. *J. Am. Chem. Soc.*, **79**:1012, 1957. • WHITALEY, H.J. & STONER, H.B. – The effect of pregnancy on the human cortex. *J. Endocrinol.* **14**:325, 1957. • WILEY, apud REZENDE, J. & LINHARES, E. – Endocrinologia do ciclo gestativo. **In:** Rezende, J. *Obstetrícia*. Rio de Janeiro, Guanabara Koogan, 1982, p. 115. • WISLOCK, G.B. & BENNETT, H.S. – The histochemical age changes in normal and pathological villii. *Endocrinology*, **38**:90, 1943. • WYNN, R.M. & DAVIS, J. – Comparative electron microscopy of the hemochorial villose placenta. *Am. J. Obstet. Gynecol.*, **91**:533, 1965. • YEN, S.S.C. & cols. – Disapearence rate of endogenous luteinizing hormone and chorionic gonadotropin in man. *J. Clin. Endocrinol.*, **28**:1763, 1968. • YLIKORKALA, O. – Maternal serum HPL levels in normal and complicated pregnancy as an index of placental function. *Acta Obstet. Gynecol. Stand*, Suppl., 26, 1973. • ZANDER, J. – Gestagens in human pregnancy. **In:** Lloyd, C.W. *Endocrinology of Reproduction*. New York, Academic Press, 1959.

8 Duração da Gravidez e Evolução Cronológica

Marco Aurélio Galletta

DURAÇÃO DA GRAVIDEZ

A gravidez humana classicamente possui a duração média de 266 dias a partir da fertilização ou de 280 dias a partir da última menstruação. Tal período de tempo inclui toda a evolução da gravidez, com suas mudanças fisiomorfológicas no organismo materno, e também todo o desenvolvimento pré-natal do concepto. Certamente, o ser humano encontra grande parte do seu desenvolvimento durante o período pré-natal (antes do nascimento) e, se esse período é fonte de preocupação para as mães, também o será de todo bom obstetra. Nesse sentido, caberá ao obstetra acompanhar o desenvolvimento do embrião e do feto, incorporando na prática o perfil de um embriologista clínico, sabendo orientar a mãe em relação às fases desse desenvolvimento, assim como monitorizar a evolução normal do processo. Para tanto, descreveremos a seguir todas as fases do desenvolvimento humano intra-uterino.

Entretanto, antes disso, vale a pena discorrer sobre o tópico da duração da gravidez humana. Como todos os demais fenômenos biológicos, a duração da prenhez também segue distribuição normal, de acordo com a curva de Gauss, desde que condições patológicas não venham a se interpor. Mesmo assim, estima-se que cerca de 12% das gestações pode ultrapassar a data prevista para o parto, muitas das quais serão por assim dizer fisiológicas e normais, enquanto algumas outras poderão ser patológicas e incorrer em risco para o feto e/ou recém-nascido. Sabe-se que 20% das mulheres não se recordam corretamente do seu último período menstrual, mas, mesmo aquelas que referem certeza quanto a isso, o período fetal pode estender-se fisiologicamente além dos 266 dias de vida intra-uterina.

Com o advento da ultra-sonografia, a ocorrência de erros na data provável do parto torna-se cada vez menos provável e a tendência atual e a gestação que se prolonga naturalmente além das 42 semanas ou 294 dias desde a última menstruação é algo cada vez mais raro e mais improvável. Por isso, a maioria dos serviços obstétricos não permite ultrapassar-se tal limite, indicando a interrupção da gravidez acima das 42 semanas gestacionais. Colabora nesse sentido o encontro de maior risco de mortalidade fetal e/ou neonatal para gestações que passaram das 40 semanas gestacionais, em comparação com as demais gestações. Problemas associados a tal fato poderiam ser maiores incidências de macrossomia fetal, líquido amniótico meconial e insuficiência placentária, com desenvolvimento de oligoâmnio e até sofrimento fetal, motivos de sobra para pelo menos se preconizar vigilância da vitalidade fetal mais cuidadosa. Há de se lembrar também que alguns autores relatam incidência de sofrimento fetal duas vezes maior e aspiração de mecônio oito vezes maior nessas gestações.

Fator importante de confusão na discussão deste tema é que muitos dos riscos descritos são na verdade associados com o recém-nascido de aspecto pós-maduro, com pele enrugada e tingida de mecônio, unhas dos pés e das mãos compridas e ultrapassando a ponta dos dedos, feto este notadamente desnutrido pela insuficiência placentária. Tal descrição é mais encontradiça na gestação após as 40 semanas, mas pode aparecer tanto antes quanto depois desse limite de tempo. Talvez por isso, muitos autores estabelecem o termo da gravidez como entre a 38ª e a 42ª semanas gestacionais e não fazem nenhum outro tipo de diferenciação pela idade gestacional. Entretanto, do ponto de vista prático, importa separar as pacientes de acordo com este risco, o que poderia ser feito considerando aquelas cuja idade gestacional tenha superado as 40 semanas (pós-datismo) e aquelas com idade gestacional claramente maior que 42 semanas, quando a interrupção da gravidez estaria indicada, por ser uma gestação prolongada.

Certamente, a gravidez humana pode estender-se fisiologicamente para além das 42 semanas, mas o risco inerente a essa condição seria talvez demasiado e o preço a ser pago muito dispendioso, motivos pelos quais entendemos ser adequada a definição mais comum na literatura de situar a gravidez humana normal com 266 dias ou no máximo 280 dias pela estimativa de vida intra-uterina, e de 280 dias, com um máximo de 294 dias, pela estimativa derivada da data da última menstruação, método este último mais comum para o obstetra clínico que realiza o pré-natal.

Importa ressaltar, diante de tais discrepâncias de datação, a fonte de tais questões, que perfazem, aliás, a primeira fonte de confusão entre o médico e a paciente. Enquanto grande parte das mulheres acompanhará o crescimento do feto em meses após a fecundação, o médico obstetra o fará com base no número de semanas após a última menstruação ocorrida. Tal confusão não é exclusividade da relação médico-paciente, mas também perfaz a interface entre o obstetra e o embriologista, uma vez que este último efetua suas descrições também levando em conta os dias e as semanas após a fecundação. Entretanto, tal procedimento, comum ao embriologista, seria quase impossível de ser conseguido na prática médica diária, motivo pelo qual o obstetra sempre há de preferir a idade gestacional pelo último período menstrual conhecido, designando assim a referida semana gestacional pelo método clínico, considerando a data provável do parto a partir da regra de Naegele. Por tais motivos, ao estudarmos o desenvolvimento do concepto humano, o faremos considerando tanto quanto possível a idade gestacional pelo método clínico.

EVOLUÇÃO CRONOLÓGICA DA GRAVIDEZ

Sem dúvida nenhuma, a evolução da gravidez só existe na dependência do concepto que cresce dia após dia no ambiente intra-uterino. Dessa forma, a evolução da gravidez confunde-se com a própria evolução do embrião e do feto, motivos pelos quais a tônica deste atual tópico será o crescimento e o desenvolvimento conceptuais, analisados par a par com as repercussões clínicas perceptíveis no corpo materno.

Já discutimos anteriormente as dificuldades de relacionamento entre a prática da Obstetrícia e a Embriologia. Cumpre dizer que, nessa interface tão importante quanto delicada das duas ciências, tem surgido nos últimos anos a assim denominada Sonoembriologia, que estuda o desenvolvimento embriológico normal através da ultra-sonografia, principalmente no primeiro trimestre da gestação. Tal área do conhecimento humano em muito tem auxiliado o médico obstetra, trazendo dados importantes do desenvolvimento embriológico para o conhecimento clínico. Favorece, nesse sentido, que a linguagem da ultra-sonografia obstétrica, desde os seus primórdios, descreve a idade gestacional como semanas de amenorréia, conforme o costume dos obstetras. Como podemos ver no gráfico I-1 (Pedreira e Brizot, 1997), grande parte das estruturas embrionárias podem ser reconhecidas pela ultra-sonografia com poucas semanas de decalagem com o real fato embriológico, trazendo grandes subsídios para um acompanhamento obstétrico adequado.

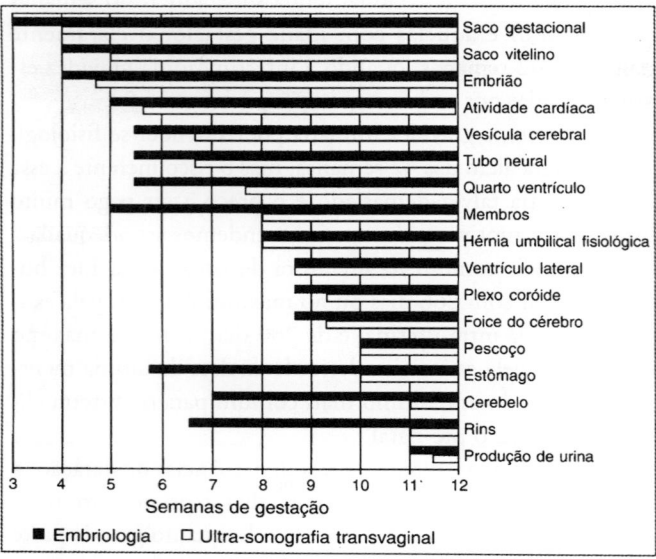

Gráfico I-1 – Desenvolvimento e visualização de cada uma das estruturas e órgãos fetais, no primeiro trimestre da gestação, pela embriologia e sonoembriologia (adaptado de Takeushi H, 1992).

Antes mesmo de a mulher notar a presença da gravidez, antes do atraso menstrual, vários eventos do desenvolvimento embrionário já estão ocorrendo em seu corpo. O processo todo é complexo e alguns de seus detalhes poderão ser observados pelas figuras I-66 e I-67, os quais discorreremos com cuidado a seguir.

Blastogênese

Após a fertilização, que ocorre no terço distal da trompa uterina, surge um novo indivíduo, com conteúdo genético já estabelecido e único, sucedendo-se numerosas mitoses, aumentando o número de células em progressão geométrica. Com cerca de 12-16 células, no terceiro dia pós-fertilização, o concepto assume uma forma semelhante à da amora, recebendo o nome de mórula (do latim: *morus* = amora), estando apto para adentrar a cavidade uterina. Tal conjunto de células evolui para a forma do blastocisto (do grego: *blastos* = embrião + *kystis* = bolha), quando surge uma cavidade única com líquido em seu interior. Aos poucos, uma camada de células dispõe-se externamente, originando o trofoblasto, que evoluirá para a placenta, e outra camada de células se posiciona mais internamente, dando origem ao pólo embrionário. Com tais mudanças, entre o quinto e o sexto dia pós-fertilização, este blastocisto encontra-se maduro para se aderir à parede uterina e iniciar o processo de implantação, que ocorre à custa da proliferação do trofoblasto dentro dos tecidos maternos.

Com oito dias pós-fertilização, o blastocisto encontra-se parcialmente envolvido pelo estroma do endométrio uterino, iniciando o rompimento de alguns de seus vasos sangüíneos, para facilitar a nutrição do concepto. Com 13 dias de desenvolvimento, o blastocisto já está completamente incorporado ao endométrio secretor materno, formando-se uma cicatriz na sua superfície epitelial.

Neste momento da implantação, com o rompimento daqueles vasos sangüíneos, é possível se exteriorizar pequeno sangramento genital, muitas vezes interpretado pela mulher como menstrual, pois ocorre um ou dois dias antes do dia previsto para o que seria a próxima menstruação (sinal de Hartman). No momento da falta desta, com 15-17 dias de desenvolvimento, o produto da concepção, já completamente implantado no útero, inicia sua diferenciação de bilaminar para trilaminar, surgindo o mesoderma entre o ecto e o endoderma da placa germinativa (Fig. I-68).

O ectoderma dará origem ao sistema nervoso, pele e pêlos, enquanto o endoderma fará o mesmo com o sistema digestório, respiratório e glandular. O mesoderma, por sua vez, se diferenciará para formar os sistemas cardiovascular e excretor, além dos músculos estriados e ossos.

Embriogênese

Termina aqui a fase de blastogênese e inicia-se a de embriogênese. O novo ser passa a se chamar embrião desde esse momento, do final da segunda semana de fertilização (ou início do atraso menstrual) até a oitava semana, quando então recebe o nome de feto, como será denominado daí até o final da gravidez. Com 18 dias de desenvolvimento, quatro de atraso menstrual, o embrião mede 1,5mm e começa a apresentar a placa neural, a partir do sulco primitivo do ectoderma (Fig. I-69).

Já com tantas alterações do ponto de vista do desenvolvimento embrionário, somente agora a mulher pode suspeitar de gravidez e procurar o médico para a confirmação do fato, que pode ser feito com o exame físico complementado pela dosagem do β-hCG ou da ultra-sonografia. Confirmado o diagnóstico, tal mulher começará a contar sua gravidez a partir deste momento, enquanto o médico o fará a partir da última menstruação. À ultra-sonografia, o saco gestacional pode ser visibilizado pela via transvaginal com quatro semanas e três dias a partir da data da última menstruação e, pela via transabdominal, na quinta semana (Brizot e Reis, 2002). Nesse momento, o saco gestacional aparece excentricamente na parte superior do endométrio espessado. Poucos dias depois, ao início da quinta semana menstrual, visualiza-se o saco vitelino.

Ao final da quinta semana a partir da última menstruação, o embrião já pode ser visibilizado pela ultra-sonografia, sendo os batimentos cardíacos fetais reconhecidos logo a seguir. Ainda pela ultra-sonografia (Fig. I-70), inicialmente podemos observar duas cavidades no saco gestacional: a cavidade amniótica (mais interna) e a exocelômica (ou coriônica). A cavidade exocelômica é maior que a amniótica até a nona semana após o último período menstrual, diminuindo seu diâmetro daí para a frente, sendo que na 12ª semana é a cavidade amniótica que domina todo o saco gestacional.

Na terceira semana pós-fertilização (quinta desde a última menstruação), o embrião começa a assumir a forma tubular, que aos poucos esboçará apêndices como a cabeça e os membros (Fig. I-71). Já com 22 dias de fecundação, inicia-se um fluxo sangüíneo rudimentar através da estrutura do que virá a ser o coração no futuro. Com 26 dias, surgem os brotos dos membros superiores.

OBSTRTRÍCIA NORMAL

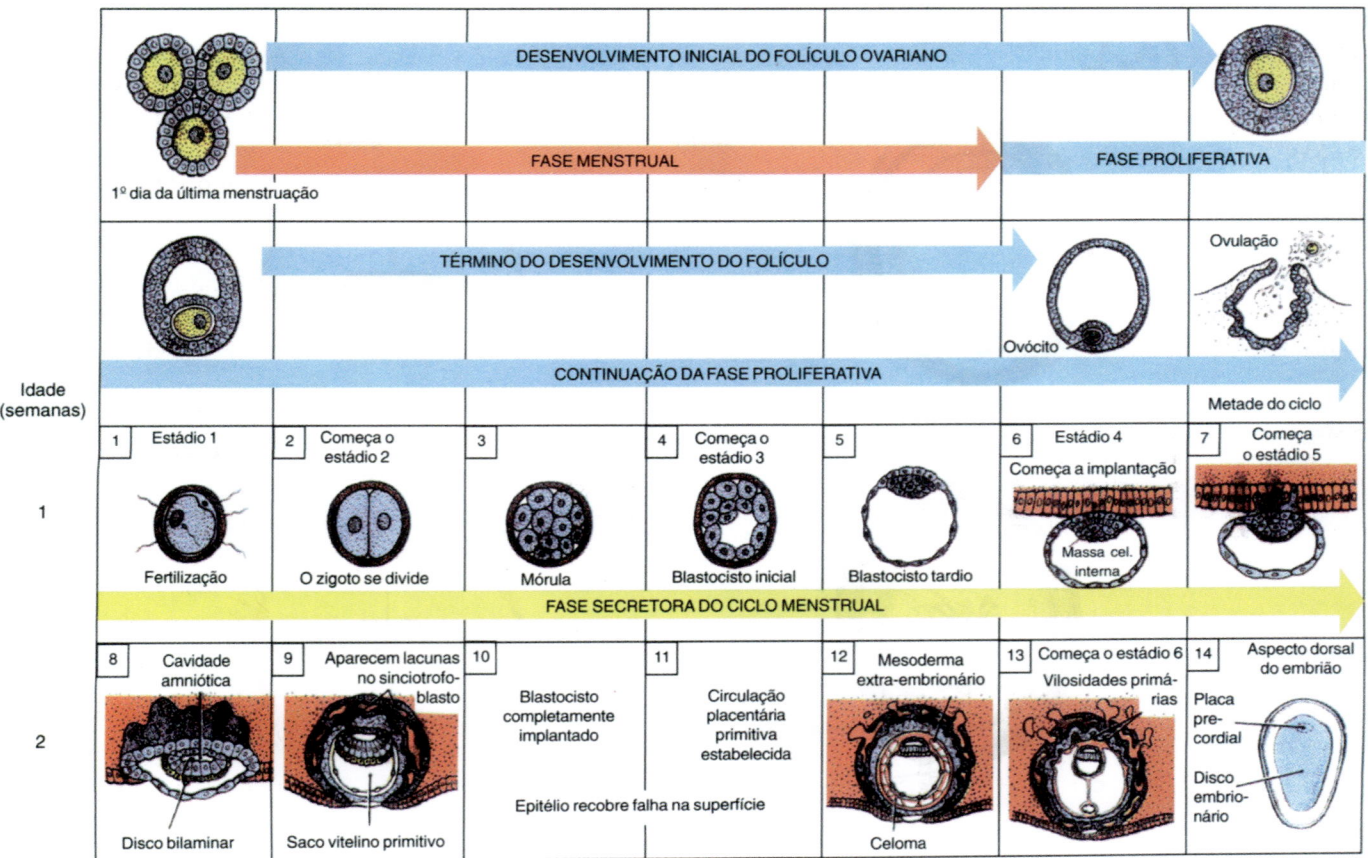

Figura I-66 – Etapas do desenvolvimento temporal pré-natal humano de 1 a 6 semanas.

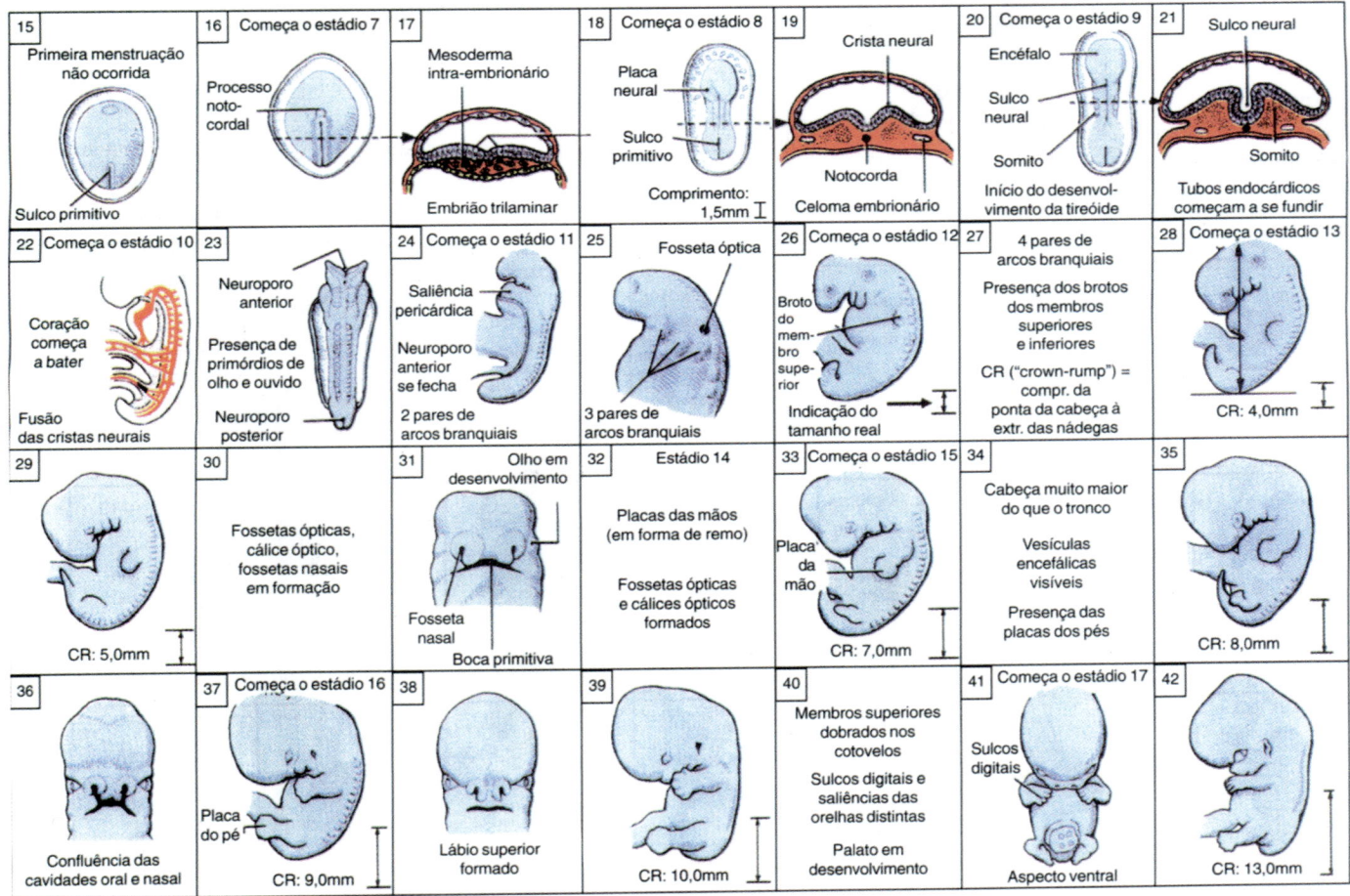

Figura I-67 – Desenvolvimento de um folículo ovariano contendo um ovócito: a ovulação e as fases do ciclo menstrual são mostradas em primeiro lugar. O desenvolvimento humano tem início na fertilização, cerca de 14 dias após o começo da última menstruação. Também são mostrados a clivagem do zigoto na alça uterina, a implantação do blastocisto e o desenvolvimento inicial do embrião. Estão representadas as principais características dos estádios do desenvolvimento embrionário humano.

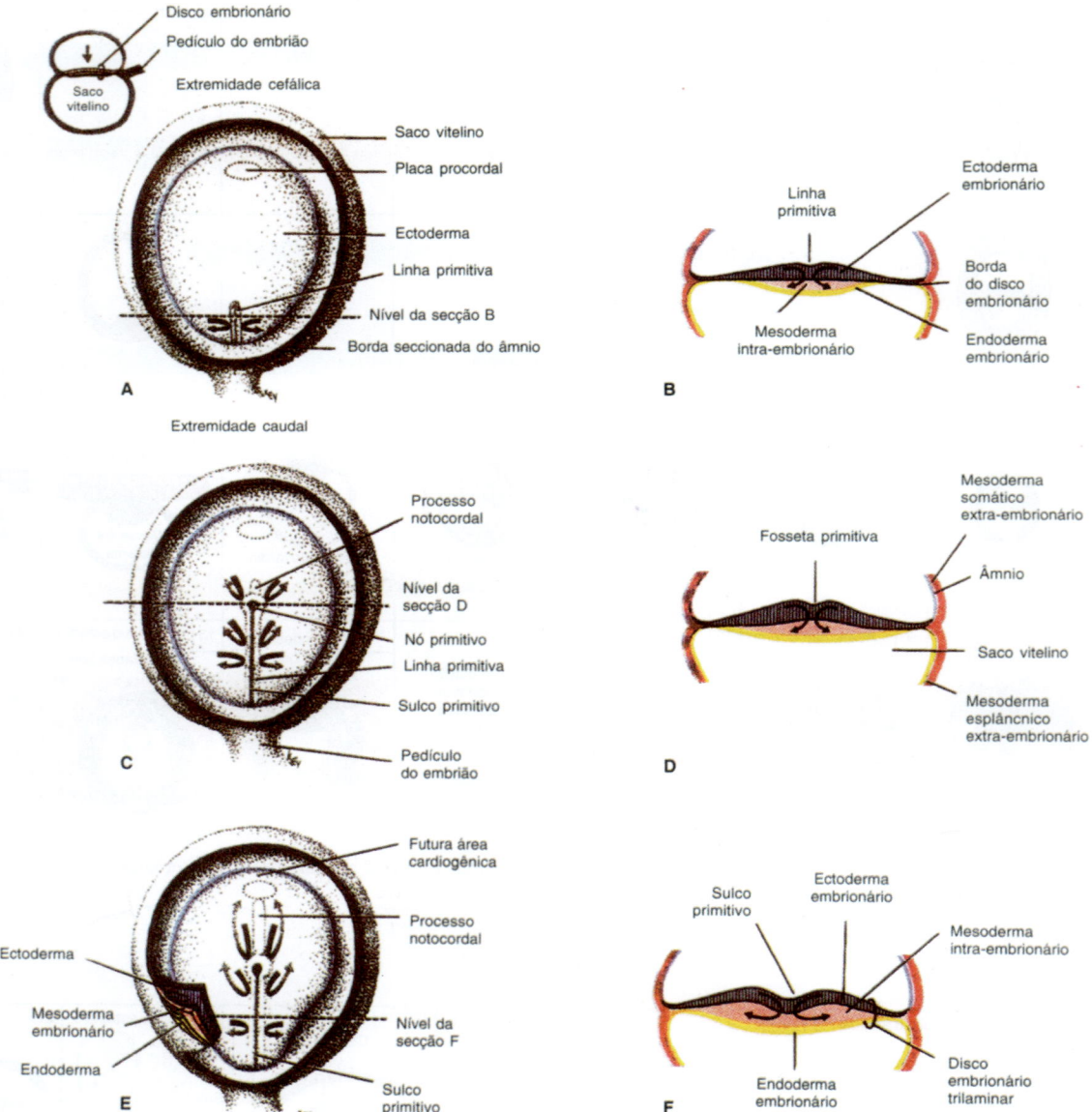

Figura I-68 – Desenho ilustrando a formação do disco embrionário trilaminar (dias 15 e 16). O esboço menor no canto esquerdo superior é para orientação; a seta indica o aspecto dorsal do disco embrionário conforme indicado em **A**. As setas em todos os outros desenhos indicam a invaginação e migração das células mesenquimais entre o ectoderma e o endoderma. **A, C e E**) Aspecto dorsal do disco embrionário no início da terceira semana exposto pela remoção do âmnio. **B, D e F**) Secções transversais do disco embrionário nos níveis indicados. A placa procordal está indicada por uma linha pontilhada, porque é um espessamento do endoderma que não pode ser visto da superfície dorsal.

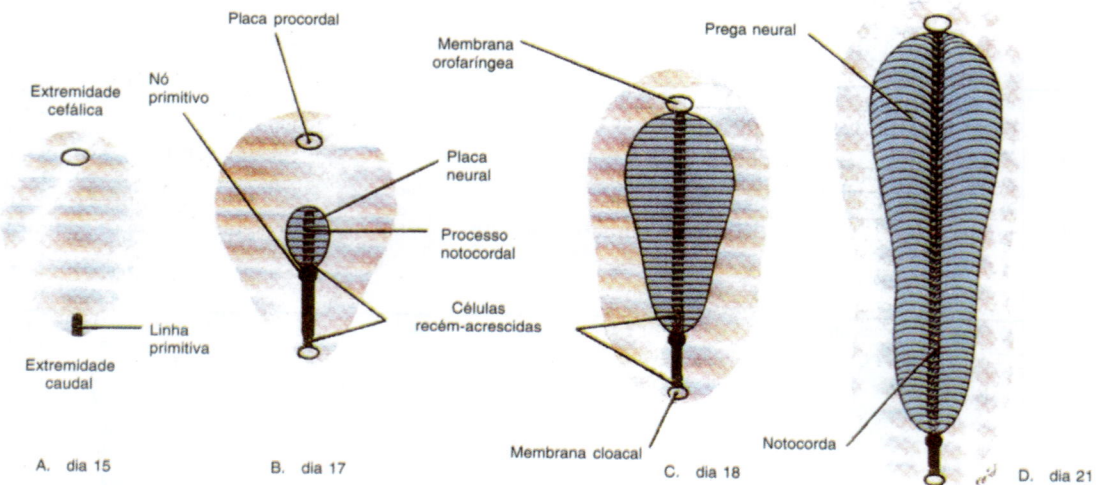

Figura I-69 – Esboços do aspecto dorsal do disco embrionário mostrando como ele se alonga e muda de forma durante a terceira semana. A linha primitiva alonga-se por adição de células à sua extremidade caudal; o processo notocordal alonga-se por migração de células do nó primitivo. O processo notocordal e o mesoderma contíguo induzem o ectoderma embrionário sobrejacente a formar a placa neural, primórdio do sistema nervoso central. Observe que, enquanto o processo notocordal se alonga, a linha primitiva fica mais curta. Ao final da terceira semana, o processo notocordal é transformado em notocorda. Note que o disco embrionário é inicialmente ovóide, mas logo assume a forma de uma pêra e, depois, a de um chinelo.

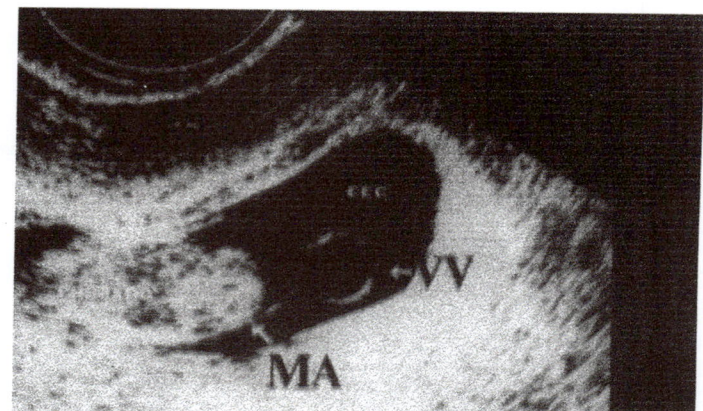

Figura I-70 – Ultra-sonografia transvaginal em gestação de oito semanas demonstrando o saco gestacional ocupado pela cavidade amniótica delimitada pela membrana amniótica (MA) e pela cavidade exocelômica ou espaço exocelômico (EEC), VV = vesícula vitelínica.

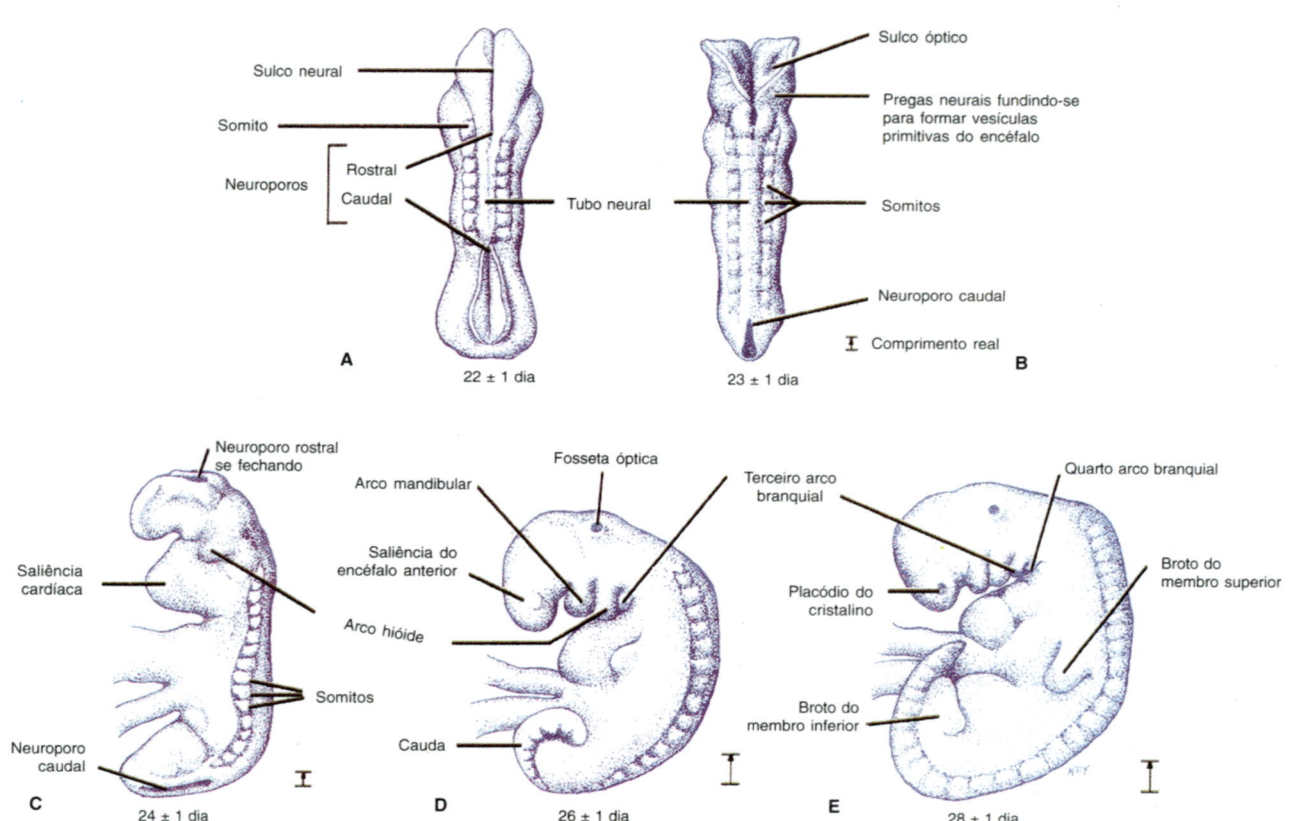

Figura I-71 – Desenhos de embriões de quatro semanas. A e B) Vista dorsal de embriões no começo da quarta semana mostrando 8 e 12 somitos, respectivamente. C, D e E) Vista lateral de embriões mais velhos mostrando 16, 27 e 33 somitos, respectivamente. Em geral, o neuroporo rostral já está fechado por volta dos dias 25 e 26, e o neuroporo caudal fecha-se no final da quarta semana.

Inicia-se a quarta semana pós-fertilização (sexta semana após a última menstruação) e o embrião, antes achatado, vai aos poucos assumindo a forma cilíndrica "em C", com dobras caudais e craniais. Tal seqüência de dobras leva a uma constrição entre o embrião e o saco vitelino, cuja parte mais dorsal termina por se incorporar ao corpo em formação, originando assim o intestino primitivo.

Com 28 dias, 4mm de comprimento e envolto pelo saco gestacional (já visualizado pela ultra-sonografia), o embrião apresenta brotos dos membros inferiores, os quais só serão vistos à ultra-sonografia no início da oitava semana pela data da última menstruação. Com 30 dias, surgem as fossetas ópticas e as nasais. Com 33 dias, formam-se as placas primitivas das mãos. Com 35 dias, aparecem as mesmas placas nos pés. Iniciando a quinta semana pós-fertilização e a sétima semana gestacional, desde a última menstruação, já é possível a visualização dos batimentos cardíacos fetais através da ultra-sonografia pela via transabdominal e o embrião mede entre 7 e 8mm.

Com 38 dias, o lábio superior encontra-se formado, trazendo mais feições humanas ao embrião, que já atinge os 10mm de comprimento. Nesse momento, os músculos começam a se desenvolver, assim como certas cartilagens e alguns nervos. A bile começa a ser produzida pelo fígado e os pulmões começam seu desenvolvimento. Com 40 dias, os membros superiores apresentam-se dobrados, no que virá a ser o cotovelo, e surgem os primeiros sulcos digitais nas mãos, assim como saliências de orelhas primitivas.

Inicia-se a sexta semana após a concepção (oitava semana a partir da última menstruação), período no qual o coração termina sua formação e o diafragma começa a separar o abdome do tórax. Com 44 dias, surgem pálpebras primitivas. Com 45 dias e comprimento de 17mm, aparecem sulcos digitais nas placas dos pés e a saliência do nariz se torna distinta. Com 47 dias, surge a membrana urogenital, que dará origem posteriormente aos genitais e ao ânus. Com 50 dias de fertilização (10ª semana desde a última menstruação), os membros superiores já estão maiores e mais flexionados e os dedos distintos.

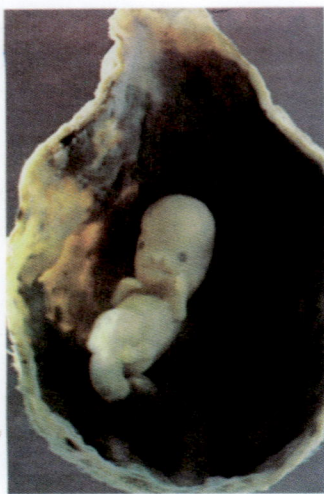 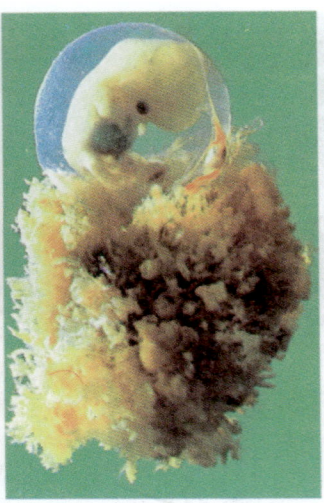 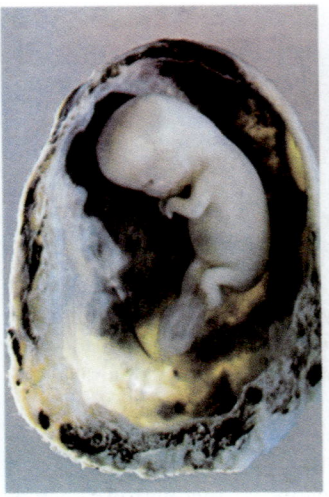 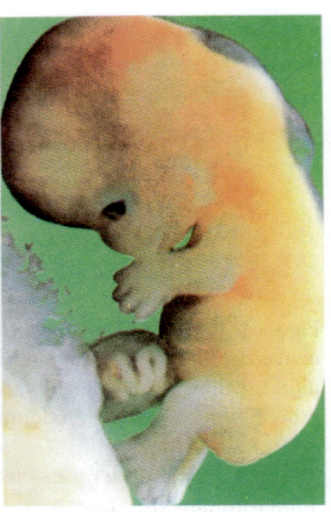

Figura I-72 – Embrião de 53 dias – altura 22,5mm.

Figura I-73 – Embrião de 54 dias – altura 24mm.

Figura I-74 – Feto de 61 dias – altura 28,2mm.

Figura I-75 – Feto de 74 dias – altura 35mm.

Com 51 dias e 20mm de comprimento, a membrana urogenital começa a degenerar, ao mesmo tempo que a membrana anal se apresenta perfurada. Com 53 dias, os testículos e os ovários já são distinguíveis, mas a genitália externa ainda se encontra assexuada, iniciando a partir daí o processo de diferenciação sexual (Figs. I-72 a I-75).

Nesse período a organogênese se acentua, havendo síntese fetal de esteróides, na dependência do eixo hipotálamo-hipofisário. Surgem as primeiras células basófilas da hipófise, com produção de ACTH, ao mesmo tempo que se desenvolve o córtex da supra-renal. Concomitantemente, a placenta passa a substituir o corpo lúteo na produção de esteróides. Mais um pouco e os rins já assumirão suas formas finais. Com 56 dias e 30mm de comprimento cabeça-nádegas, o embrião já tem todas as principais estruturas internas e externas em seus primórdios e termina a fase de embriogênese.

Durante esse período, importantíssimo para sua perfeita formação, o embrião cresceu substancialmente: de 4-6 para cerca de 35mm de comprimento, assim como de 0,4 para 2g de peso aproximado. No entanto, nada se compara com o desenvolvimento dos órgãos e sistemas orgânicos, já formados e integrados. O embrião já está pronto para crescer. Começa o período fetal de crescimento (Tabela I-1 e Fig. I-75).

Tabela I-1 – Os períodos de desenvolvimento do concepto.

IG pela fertilização	IG pela DUM (semanas)	Peso aproximado (g)	Período de desenvolvimento pré-natal
3-15 dias	2-4	< 0,5	Blastocisto
17-56 dias	5-10	0,5-12	Embrião
9-22 semanas	11-24	12-500	Feto inviável
23-29 semanas	25-31	500-1.500	Feto viável e imaturo
30-34 semanas	32-36	1.500-2.500	Feto viável e prematuro
35-38 semanas	37-40	2.500-3.500	Feto de termo
> 38 semanas	> 40	3.500-4.000	Feto pós-termo

IG = idade gestacional; DUM = dia da última menstruação.

Fase fetal

Com 57 dias de fecundação e na 11ª semana a partir da última menstruação, inicia-se o período fetal. Daqui para frente, o concepto será denominado feto e a idade gestacional mais aceita é a expressa em semanas a partir da última menstruação, o que será feito daqui para diante. À ultra-sonografia, já se observam movimentos das extremidades.

Entrando na **12ª semana** de amenorréia (ou 10 semanas de concepção), com 64 dias pós-fertilização, a face já tem o perfil humano, com olhos, nariz, lábios e orelhas bem formados e queixo já distinto; a genitália também já apresenta características sexuais definidas. Nesse momento, o feto mede 7 a 9cm e pesa de 12 a 15g. Inicia-se a formação de unhas nos dedos das mãos, e o intestino, já totalmente intra-abdominal, apresenta peristalse, passando a absorver glicose. A cavidade amniótica contém agora cerca de 50ml de líquido, que aumentará ainda cerca de 25ml por semana, para proteger o feto, cada vez maior. A calota craniana já se apresenta calcificada, podendo ser mensurada pela ultra-sonografia, constituindo o diâmetro biparietal daqui por diante importante parâmetro na biometria ultra-sonográfica fetal, substituindo o comprimento cabeça-nádegas na avaliação da idade gestacional. Nessa época, também, pode-se começar a auscultar clinicamente a freqüência cardíaca fetal através de dispositivos eletrônicos como o sonar Doppler.

Com **16 semanas** de amenorréia, a mãe mais experiente já pode sentir os primeiros movimentos do feto, que agora tem de 14 a 17cm de comprimento e cerca de 100g de peso estimado. A genitália já é bem evidente, inclusive pela ultra-sonografia. A cabeça encontra-se ereta e os olhos voltados anteriormente. O pescoço é bem identificado e as orelhas estão próximas de sua posição definitiva, embora ainda não se destaquem completamente da cabeça. A eritropoese fetal faz-se no baço e no fígado, com síntese de hemoglobinas F e A, havendo necessidade cada vez maior do ferro materno, motivo pelo qual se inicia nessa época a suplementação de sais de ferro para a mãe. O íleo terminal começa a acumular mecônio. Clinicamente, já se consegue a ausculta dos batimentos cardíacos fetais com a utilização do estetoscópio de Pinard ou outro instrumento auscultatório não-eletrônico.

Com **20 semanas** desde a última menstruação, o feto pesa por volta de 350g (10% do provável peso de nascimento), medindo 22cm. Nesse momento, faz-se a clássica divisão entre o que seja aborto (feto ou embrião < 20 semanas) e o nascituro ou natimorto (feto > 20 semanas). O córtex da supra-renal começa a sintetizar cortisol e pode-se identificar no couro cabeludo a presença de cabelo; mais alguns dias, e os pêlos do corpo (lanugo) já poderiam ser visíveis. Agora os movimentos fetais tipo pontapés já são percebidos nitidamente pela mãe, mesmo sendo primigesta. Nesse momento, o crescimento fetal será grande, principalmente no comprimento, deixando o feto com aspecto emagrecido. Clinicamente, observa-se ao exame físico o fundo uterino junto à cicatriz umbilical materna.

Com **24 semanas** obstétricas (pela última menstruação), o crescimento é evidente e o feto passa a ter comprimento total por volta dos 32cm. A pele, enrugada, translúcida e rósea, já começa a ser coberta pelo verniz caseoso, e os movimentos respiratórios já podem ser observados pela ultra-sonografia. A hematopoese torna-se predominante na medula óssea e nos linfonodos, com decréscimo importante do processo em baço e fígado.

Com **28 semanas** gestacionais, já há unhas nos dedos das mãos e cílios juntos aos olhos, estando as pálpebras parcialmente abertas. O feto pesa cerca de 1.000g, e entra no período classicamente chamado de viabilidade, com possibilidade de sobrevivência extra-uterina. Embora esse seja conceito clássico, hoje em dia a viabilidade tende a ser aceita como presente em idades mais precoces, até porque o progresso tecnológico e o avanço no entendimento da resposta fisiológica desses nascituros aumentam continuamente, mudando os conceitos anteriormente estabelecidos.

Assim sendo, muitos situam o limite da viabilidade entre a 26ª e a 27ª semanas de amenorréia, enquanto os serviços mais desenvolvidos tecnologicamente tendem a trazê-lo para precoces, 25 semanas. Por outro lado, sabe-se que o cortisol começa a ser sintetizado em pequenas quantidades pelo feto por volta de 28 semanas, síntese esta que permitirá, no futuro, a diferenciação dos pneumócitos tipo II para a secreção de surfactante pulmonar, fato que só ocorrerá a partir de 32 semanas de uma gestação normal, completando-se em níveis adequados de resposta com 36 semanas. Embora o feto possa, teoricamente, sobreviver a partir desse momento, que definiria sua viabilidade, tem-se claro que sua mortalidade por insuficiência respiratória ainda é muito alta.

Quanto ao seu crescimento, é importante notar que, ao entrar no terceiro e último trimestre da gravidez, e alcançando a viabilidade, o feto pesa apenas um terço do que deverá pesar ao final do período intra-uterino. Em três meses, o peso fetal praticamente triplicará, refletindo o grande estirão de crescimento, dependente sem dúvida da maior oferta nutricional placentária. Esse é o período de maior crescimento do peso fetal, com ganho médio de 200g/semana. Alijar-se do ambiente uterino e prescindir desse crescimento pode refletir em sério comprometimento orgânico para o futuro.

Com **32 semanas**, o feto já mede cerca de 40cm de comprimento, pesando aproximadamente 1.800g. As unhas dos dedos dos pés já estão presentes e os testículos estão descendo para a bolsa escrotal, em se tratando de fetos masculinos. Na maior parte dos fetos normais, a maturidade pulmonar começa a se definir por volta dessa idade gestacional, motivo pelo qual a utilização de corticosteróides exógenos tem pouca repercussão sobre a função pulmonar desse momento para a frente.

Com **34 semanas**, o feto está engordando e a pele não é mais enrugada; ao contrário, é lisa e rosada. As unhas dos dedos das mãos atingem a ponta deles e o concepto pesa em torno dos 2.100g. A maturidade pulmonar está praticamente assegurada, diminuindo substancialmente o risco de membrana hialina pulmonar quando do nascimento, embora ainda possa ocorrer o desconforto respiratório. Por causa desse fato, muitos serviços patrocinam a interrupção da gravidez a partir desta idade gestacional em casos de doença materna grave ou de amniorrexe. Tal procedimento evita grande parte das mortes neonatais, mas não se exime de complicações outras, que aumentam a morbidade neonatal.

Com **36 semanas** e pesando cerca de 2.500g, o feto está completando seu desenvolvimento orgânico. O corpo é usualmente rechonchudo e os membros encontram-se bem fletidos, com as mãos agarrando com firmeza. As unhas dos dedos dos pés já atingem sua ponta e há ausência quase completa do lanugo na pele, a qual, aliás, já contém todas suas camadas, passando a mais externa a se desprender, estando presente no líquido amniótico em quantidades cada vez maiores. Tais células são coradas em amarelo pelo azul-de-nilo, sendo denominadas de células orangiófilas, representando, quando presentes, a maturidade de pele e, indiretamente, a maturidade pulmonar fetal. Tais células se agrupam, formando os grumos observados no líquido amniótico e na amnioscopia, método clínico bem conhecido de avaliação indireta da maturidade fetal.

Com **37 semanas** o feto encontra-se praticamente maduro e sai do período da prematuridade. De 37 a 40 semanas de gravidez, temos o feto de termo. A partir deste momento, o feto ao nascer provavelmente não precisará de cuidados adicionais do neonatologista, salvo se alguma intercorrência surgir. A mortalidade e a morbidade neonatais desse recém-nascido serão mínimas, motivo pelo qual se considera como sendo esse o período ideal de parturição. Para melhor entendimento de tal divisão de períodos, veja-se a tabela I-1.

Com **40 semanas** de idade gestacional, o feto alcança os 280 dias de vida intra-uterina previstos, pelo cálculo da última menstruação, e completa os 266 dias pela data da fertilização. Esse indivíduo está completamente preparado para a vida extra-uterina. O tórax apresenta-se proeminente e as mamas, salientes; os testículos são palpados na bolsa escrotal ou pelo menos no canal inguinal, e as unhas dos dedos das mãos ultrapassam sua ponta.

O último elemento do desenvolvimento humano dessa fase relaciona-se com o trabalho de parto. Ao adentrar nesse processo, a adrenal fetal atinge o ápice de sua maturidade, sintetizando adrenalina e cortisol em altos níveis, procedimento esse que prepara o concepto para a vida extra-uterina, em que as respostas imunológica e cardíaca serão fundamentais para a sobrevivência. O glicogênio acumulado no fígado será importante para os momentos de jejum logo após o parto, protegendo o recém-nascido enquanto ele aprende o processo adequado de amamentação.

O desenvolvimento intra-uterino termina e começa a aventura extra-uterina. Se o processo fetal ocorreu sem complicações, o recém-nascido estará apto para a vida extra-uterina. O desenvolvimento humano continua, agora sob os olhares atenciosos e amorosos dos pais, quiçá agradecidos ao bom acompanhamento pré-natal do obstetra.

MENSURAÇÃO FETAL

Mall (1910), ao estudar a mensuração fetal, considerou duas linhas. A primeira, chamada mesencéfalo-sacra (MS), inicia-se na parte mais saliente da cabeça fetal (mesencéfalo) e atinge a extremidade do sacro, cruzando a articulação coxofemoral. É, também, chamada distância craniocaudal. A segunda, denominada oculoauricular (OA), inicia-se no meio da órbita (cristalino) e atinge a face posterior da cabeça, cruzando o conduto auditivo externo.

Para se obter a altura fetal total, dever-se-ia considerar a distância craniocalcâneo, que, partindo do ponto mais saliente da cabeça (mesencéfalo), alcançaria o calcâneo fetal. Entretanto, em face da dificuldade de se manter os conceptos com os membros inferiores distendidos, avalia-se o comprimento fetal total somando-se as linhas MS com as linhas sacro-joelho (SJ) e joelho-calcâneo (JC), como se depreende do exame da figura I-76. A linha AS corresponde à altura da coluna vertebral.

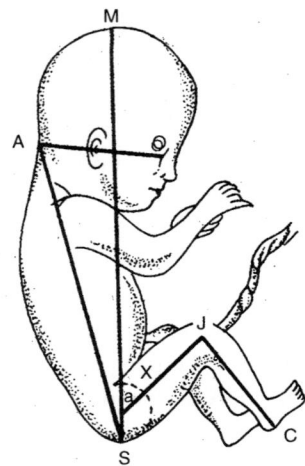

Figura I-76 – Mensuração fetal (Mall *apud* Briquet, 1939).

Tabela I-2 – Idade de embriões e fetos (Mall, 1910, *apud* Briquet, 1939).

Idade provável em		Idade média da menstruação	Desvios prováveis da idade da menstruação		Comprimento médio do embrião (MC)	Desvios prováveis de MC		Comprimento médio do embrião (MS)	Diâmetro médio do ovo		
Semanas	Dias		Máximo	Mínimo		Máximo	Mínimo		Máximo	Médio	Mínimo
4	28	37	49	25	2,5	10	0	2,5	14	9	9
5	35	43	55	32	5,5	15	0	5,5	24	17	15
6	42	51	62	40	11	25	4	11	34	29	22
7	49	59	70	48	19	37	9	17	42	36	29
8	56	65	76	55	30	50	15	25	52	44	37
9	63	72	84	61	41	66	22	32	60	51	43
10	70	79	91	68	57	86	33	43	71	58	49
11	77	86	98	75	76	105	45	53	80	64	54
12	84	94	105	83	98	135	68	68			
13	91	100	111	89	117	155	80	81			
14	98	108	119	96	145	178	113	100			
15	105	114	125	103	161	190	130	111			
16	112	121	133	109	180	210	155	121			
17	119	128	140	117	198	230	172	134			
18	126	136	146	125	215	243	187	145			
19	133	143	154	132	233	265	207	157			
20	140	150	162	137	250	283	227	167			
21	147	157	171	144	268	305	245	180			
22	154	165	179	151	286	320	256	192			
23	161	171	186	156	302	323	270	202			
24	168	177	192	162	315	345	282	210			
25	175	185	201	170	331	362	300	220			
26	182	192	207	176	345	380	315	230			
27	189	199	214	183	358	400	327	237			
28	196	205	221	189	371	413	340	245			
29	203	212	229	195	384	430	355	252			
30	210	219	239	200	400	447	370	265			
31	217	228	250	206	415	473	385	276			
32	224	234	259	210	425	485	393	284			
33	231	241	267	215	436	500	403	293			
34	238	248	279	219	448	500	403	301			
35	245	256	288	224	460		421	310			
36	252	262	296	228	470		430	316			
37	259	271	308	234	484		440	325			
38	266	276	315	237	494		445	332			
38 4/7	270	280	320	240	500		450	336			

O comprimento fetal em centímetros pode ser presumido obedecendo-se à regra de Haase durante os primeiros cinco meses. Nesse período, o comprimento fetal (total) em centímetros, obedecendo à regra de Haase, citado por Briquet (1936), pode ser calculado, clinicamente, pelo produto do quadrado do número de meses lunares de gestação. Assim, no final do quinto mês lunar, ele corresponderia, em média, a 25cm. A partir do sexto mês, calcula-se o comprimento fetal total multiplicando-se o número de meses lunares por 5. Assim, no sétimo mês lunar, o comprimento fetal médio seria o produto de 7 × 5 = 35cm.

Considere-se, entretanto, que diversos fatores relacionados ao patrimônio genético e eventuais complicações da gravidez podem interferir nesses números. Daí, apresentarmos a tabela I-2, introduzida por Mall, demonstrativa das variáveis possíveis quando se considera o comprimento fetal.

Referências Bibliográficas

- BITTAR, R.E. – Desenvolvimento e crescimento fetal. In: Zugaib, M. & Sancovski, M. O *Pré-Natal*. São Paulo, Atheneu, 1991, p. 59. • BRAGA Filho, J.M. – Pós-datismo. In: Vaz, F.A.C.; Manissadjian, A. & Zugaib, M. *Assistência à Gestante de Alto Risco e ao Recém-Nascido nas Primeiras Horas*.São Paulo, Atheneu, 1993. • BRIQUET, R. – Obstetrícia Normal. São Paulo, Livraria Editora Freitas Bastos, 1939. • BRIZOT, M.L. & REIS, N.S.V. – Ultra-sonografia do primeiro trimestre de gestação. In: Okumura, M. & Zugaib, M. *Ultra-Sonografia em Obstetrícia*. São Paulo, Sarvier, 2002, p. 43. • CALLEN, P.W. – *Ultra*-sonografia em Obstetrícia e Ginecologia. 2ª ed., São Paulo, Santos, 1991. • MALL, E.P. – Determination of the age of human embryos and fetuses. In: Keibel & Mall E.P. Manual of Human Embriology. Lippinco H. Philadelphia, 1910. • MOORE, K.L. & PERSAUD, T.V.N. – *Embriologia Clínica*. Rio de Janeiro, Guanabara Koogan, 1994, p. 1. • OKUMURA, M. & ZUGAIB, M. – *Ultra-sonografia em Obstetrícia*. São Paulo, Sarvier, 2002. • PEDREIRA, D.A.L. & BRIZOT, M.L. – Ultra-sonografia de primeiro trimestre. In: Zugaib, M. *Medicina Fetal*. 2ª ed., São Paulo, Atheneu, 1997. • ZUGAIB, M. – Medicina Fetal. 2ª ed., São Paulo, Atheneu, 1997.

9 Propedêutica Obstétrica

Bussâmara Neme

Nos últimos 40 anos a propedêutica obstétrica enriqueceu-se com metodologias complexas, cujo manuseio foge da alçada do obstetra-clínico. Utilizando técnicas laboratoriais e equipamentos que exigem experiência pessoal, tais metodologias visam, em particular, apreciar as condições intra-uterinas do concepto e enquadram-se no âmbito da Medicina Fetal.

Assim, na atualidade, no estudo da propedêutica obstétrica, devemos considerar as metodologias clínicas (de emprego universal) e as metodologias complementares (de utilização especial), como se vê no quadro I-5.

Quadro I-5 – Propedêutica obstétrica.

Propedêutica clínica	Propedêutica complementar
Anamnese geral	Ultra-sonografias
Anamnese obstétrica	Cardiotocografia
Exame obstétrico	Perfil biofísico fetal
Inspeção	Dopplerfluxometria
Palpação – mensuração	Biópsia corial
Percussão	Cordocentese
Escuta	Ecocardiografia
Pelvilogia	Fetoscopia
Exame especular	Ecocardiografia
Toque	Fetoscopia
Peso – curva ponderal	Ressonância magnética
Dinâmica uterina	Radiologia
Amnioscopia	Laparoscopia
Amniocentese	Dosagens hormonais
Estímulo acústico	Espectrofotometria
Prova de esforço materno	
Prova de ocitocina	
Mobilograma fetal	
Colposcopia	
Colpocitologia	
Gazometrias	

PROPEDÊUTICA CLÍNICA

De emprego obrigatório a todos os obstetras, compreende: a anamnese (geral e obstétrica), o exame obstétrico, a amnioscopia, a amniocentese, o estímulo acústico, as provas de esforço físico materno e da ocitocina, o mobilograma fetal, a colpocitologia, a colposcopia e a gasometria.

ANAMNESE GERAL

Resulta do primeiro contato com a gestante, do interrogatório orientado que o parteiro lhe fará e das informações obtidas. Será tanto mais proveitosa quanto melhor forem estabelecidas as relações médico-gestante.

Abstendo-se de insistência e observando as reações físico-psicológicas da paciente, o médico procurará obter dados relacionados a sua idade, estado civil, profissão, ocupação, hábitos, nacionalidade, naturalidade, procedência, razão ou razões da consulta, antecedentes familiares e pessoais, dados da gestação atual e, não sendo primigesta, a evolução dos ciclos gravídico-puerperais anteriores (anamnese obstétrica).

Idade – é pacífico atualmente o conceito de que a idade ideal para a instalação da primeira gestação seria de 18 a 20 anos. Leonídio Ribeiro, citado por Briquet (1939), afirma que a nubilidade (idade propícia para o primeiro ciclo gravídico-puerperal) se estabelece entre os 18 e 20 anos. Entretanto, em função do desenvolvimento somático e psicológico de cada paciente, esse critério não deve ser considerado universal. De outro lado, consideram-se limites fisiológicos para o estabelecimento da primeira gestação as idades de 16 (primigesta precoce) e de 28-30-32 e 35 anos (primigesta tardia). Como se vê, embora seja uniforme o conceito atual de primigesta precoce (máximo de 16 anos), aquele de primigesta tardia não o é. A nosso ver, considerando o aspecto preventivo que deve presidir a assistência obstétrica, é prudente considerar, até prova em contrário, ser 28 anos esse limite.

Diversas e recentes publicações demonstram ser mais freqüentes nas primigestas precoces as seguintes patologias: abortamentos e partos prematuros (hipoplasia genital), hiperemese e desvios psicológicos (gestações indesejadas), doença hipertensiva específica da gestação (isquemia uteroplacentária-hipoplasia uterina), roturas perineais e vaginais (distensibilidade escassa dos tecidos – hipoplasia genital) e, conseqüentemente, maior morbiletalidade perinatal.

Entre as primigestas tardias também são freqüentes os abortamentos e os partos prematuros (adenomiose uterina), a doença hipertensiva específica da gestação (isquemia uteroplacentária – adenomiose), a cervicodilatação morosa com hipertonia (adenomiose), a fase expulsiva mais penosa (resistência das partes moles – embebição hídrica reduzida) e a sua demorada ultimação (retropulsão cóccica difícil ou nula) e as roturas perineais (menor distensibilidade dos tecidos). Todos esses inconvenientes aumentam os partos operatórios e, conforme nossa experiência, são particularmente evidentes após os 35 anos.

A esses óbices que agravam o prognóstico perinatal, acresça-se a maior incidência da síndrome de Down, quando a idade materna avança e ultrapassa os 40 anos. Segundo Gelbons e cols. (1981), sua incidência se eleva de 0,9%, entre os 35-36 anos, para 7,8% aos 43-44 anos.

No que diz respeito às primigestas idosas, a anamnese deve informar ainda se a incidência tardia da gestação foi voluntária ou involuntária. Quando se trata de gestação tardia, precedida de esterilidade indesejada há longo tempo, o prognóstico materno-perinatal geralmente é mais sombrio do que nos casos em que, uma vez desejada, a prenhez logo ocorreu.

Estado civil – entre as gestantes solteiras e, particularmente, aquelas que não contam com "companheiro" fixo, razões emocionais, sexuais e socioeconômicas podem interferir com a boa evolução da gestação, mesmo quando desejada. Nesses casos, em face da ocorrência de vários parceiros sexuais, são mais freqüentes as infecções genitais: *Trichomonas, Chlamydia, Herpes, Mycoplasma, Candida albicans, Gardnerella vaginalis*, sífilis e *Gonococcia*. A morbidade puerperal, entre elas, estará conseqüentemente agravada, particularmente quando práticas abortivas forem realizadas.

Profissão/ocupação – intoxicações lentas, dependentes da profissão da gestante (fósforo, arsênico, chumbo, óxido de carbono), resultam, em geral, em maior incidência de abortamento e óbito do concepto – degeneração do trofoblasto (Briquet, 1948). Intoxicações plúmbicas podem resultar em abortamentos, atraso de crescimento, deficiência mental e óbitos perinatais (Rom, 1976).

Embora não se possa transferir para a espécie humana dados experimentais animais, a prudência recomenda que gestantes na fase de organogênese fetal (até a 10ª semana) não sejam colocadas em contato íntimo com agrotóxicos.

Gestantes que se ocupam de tarefas violentas e que exigem maior atividade muscular referem maior índice de abortamentos, partos prematuros e rotura prematura das membranas.

Igualmente, pacientes que trabalharam em ambientes de irradiação (raios X) devem, quando grávidas, afastar-se dessa atividade. A exposição a essa irradiação (Dekaban, 1968) pode provocar abortamentos (entre 2 e 4 semanas), microcefalia, microftalmia, catarata, atraso de crescimento (entre 4 e 11 semanas), retardo mental e atraso de crescimento (entre 12 e 19 semanas), lesões da pele, alopecia e supressão da medula óssea (após a 20ª semana).

Entre as gestantes solteiras, chamadas "empregadas domésticas", Neme (1947) não observou influências negativas do estado civil e das condições socioeconômicas. Às condições de nutrição e hábitat adequados, que são inerentes a essa ocupação, devem ser atribuídos os bons resultados obtidos.

Hábitos – devem ser argüidos hábitos relacionados com o tabagismo, o alcoolismo e as drogas.

Quanto ao tabagismo (mais de 15-20 cigarros/dia), existem referências de maior incidência de abortos, partos prematuros e redução ponderal dos conceptos.

O alcoolismo crônico, no qual estão presentes ainda condições negativas socioeconômicas e psicológicas, pode acarretar anomalias fetais (síndrome alcoólica fetal), representadas por anormalidades neurológicas, deficiência mental, dismorfias faciais (microcefalia, microftalmia, fissuras palpebrais curtas etc.), cuja incidência pode atingir 30% dos conceptos (Mulvihill e cols., 1976 e Streissguth, 1980).

Entre as gestantes dependentes de drogas (opiáceos, anfetaminas, ácido lisérgico, maconha) têm sido referidas importantes alterações materno-perinatais. Em tais gestantes são também comuns as infecções genitais (hábito sexual liberal) e a subnutrição, com suas conseqüências sobre a morbiletalidade materna e do concepto. Abortamentos, partos prematuros, restrição de crescimento intra-uterino e até óbitos fetais têm sido referidos (Claman e Strang, 1962; Stoffer, 1968; Stone e cols., 1971). No pós-parto de grávidas dependentes de opiáceos (intensas), cuidados neonatais devem ser dedicados ao concepto, em face da sua farmacodependência (Stone e cols., 1971). No que tange às anfetaminas e à maconha, estudos em animais e principalmente em humanos não são conclusivos quanto às suas ações nocivas sobre o concepto (ver Capítulo 160).

Nacionalidade – características étnicas com repercussão corpórea podem ser importantes para a evolução do ciclo gravídico-puerperal. Assim, o estado nutritivo e a pelve, por exemplo, podem apresentar características distintas em função da nacionalidade: melhor nutrição das gestantes européias, bacia curta (pouca altura) entre as orientais.

Naturalidade e procedência – devem ser consideradas certas doenças mais freqüentes em determinadas regiões, tais como malária, esquistossomose, doença de Chagas e leishmaniose visceral.

Razões da consulta – resultarão das informações concernentes à queixa, ou às queixas, que a gestante referir para justificar a consulta médica. Nesse particular, a anamnese deverá ser tranqüila, prudente, evolutiva e orientada, de tal modo que, além da história referida pela paciente (espontaneamente), sejam obtidos outros dados, colhidos após indagações orientadas pelo médico. Entre os preceitos para a realização de boa anamnese, recomendam-se: interrogatório adequado à idade, cultura e temperamento da paciente; perguntas adicionais complementares às informações espontâneas da paciente; interpretação da veracidade das informações obtidas pela anamnese passiva (espontânea) e ativa (orientada), pois não são raros os casos em que, a propósito ou não, os dados referidos não correspondem à realidade do caso clínico. Particularmente em casos de abortamentos e uso de drogas, essa situação pode ocorrer.

Antecedentes familiares – são de valia os antecedentes familiares relacionados a entidades como hipertensão, diabetes, cardiopatias congênitas, hemopatias, malformações, gemelidade e outros. Em particular, o passado obstétrico da mãe (da gestante) não deve ser descurado. A doença hipertensiva da gestação, hipertensão essencial e diabetes têm evidentes conotações familiares. Antecedentes do esposo (malformações e gemelidade) não devem ser omitidos.

Antecedentes pessoais – devem ser considerados os antecedentes pessoais de ordem geral e menstruais.

• **Antecedentes gerais** – são vitais, para a apreciação prognóstica do ciclo gravídico-puerperal, informações relacionadas à infância da gestante: lactação, deambulação, afecções do sistema osteoarticular. Tais dados podem ter influência sobre o desenvolvimento e a normalidade da pelve.

Antecedentes de doenças infectocontagiosas, reumatismo poliarticular agudo, nefropatias agudas e crônicas, diabetes, miocardiopatias crônicas (doença de Chagas), uropatias agudas e crônicas, corrimentos vaginais etc. assumem importância, porque podem recrudescer e agravar-se durante a gestação, com evidente repercussão sobre o binômio materno-conceptual.

Intervenções cirúrgicas, particularmente aquelas que atuaram sobre os genitais, devem ser consideradas. Assim, as miomectomias conservadoras favorecem a ocorrência de rotura uterina; as intervenções corretivas do prolapso genital e de fístulas vesicovaginais contra-indicam o parto transvaginal; a correção cirúrgica da insuficiência do orifício interno predispõe a abortamento, partos prematuros e rotura prematura de membranas; as curetagens anteriores, particularmente as praticadas em nuligestas, podem provocar a insuficiência do orifício interno; e a remoção parcial mais ou menos extensa da camada endometrial profunda pode provocar sinéquias uterinas que predispõem a abortamentos repetidos e até acretismo placentário.

• **Antecedentes menstruais** – a época em que se instalou a menarca, a evolução e as características dos ciclos menstruais subseqüentes podem ter conotações estreitas com patologias endócrinas (deficiências) ligadas ao desenvolvimento genital e com diáteses hemorrágicas.

A hipoplasia genital guarda estreita relação com a menarca tardia (após 15 anos) e com a hipoalgomenorréia. Suas interferências com a evolução do ciclo gravídico-puerperal já foram referidas.

Saliente-se, ainda, que o intervalo menarca-gestação deve ser considerado quando a prenhez se instala em adolescentes (até 16 anos). Estabelecido precocemente o ciclo menstrual (antes dos 10 anos), a estrogenemia conseqüente favorece o desenvolvimento da genitália, afastando os inconvenientes da hipoplasia genital, inerente às adolescentes.

ANAMNESE OBSTÉTRICA

Adquire aspectos particulares quando se refere a primigestas e multigestas. Naquelas apenas importarão os dados referentes à gestação atual; nas últimas, são importantes também as informações relativas aos ciclos gravídico-puerperais anteriores.

A maior razão da primeira consulta, de regra, é a falta menstrual, traduzindo a suspeita de gestação. Em paciente sadia e eumenorréica, até prova em contrário, a amenorréia deve ser atribuída à prenhez. Entretanto, devem ser excluídos o aleitamento, particularmente quando total (única fonte de alimentação do recém-nascido), certas causas patológicas (cisto de ovário, psicopatias, tuberculose, anemias graves, hiperprolactinemias), determinadas terapêuticas (antiblásticos, fenotiazina, reserpina, clorpromazina, alfa-metildopa e outras), atividade física exagerada, estresse, dietas hipocalóricas etc.

Em relação à prenhez atual, serão mencionados os seguintes itens: data da última menstruação, vida sexual e anticoncepção, sintomas subjetivos e objetivos, intercorrências clínico-cirúrgicas, eventuais terapêuticas, aceitabilidade da atual gestação e intervalo interpartal.

Última menstruação – a data da última menstruação é marco fundamental para se calcular a data provável do parto. Entretanto, para sua devida valorização, impõe-se: afastar eventuais hemorragias vaginais patológicas (pólipos, miomas submucosos, hemorragias disfuncionais), considerar com cuidado suas características, argüir sobre possível anticoncepção hormonal e excluir a chamada hemorragia do "meio" e a hemorragia da nidação (sinal placentário ou de Hartman).

Tratando-se de paciente eumenorréica pergunta-se-lhe: sua última menstruação surgiu nos dias aprazados com os mesmos sinais, com a mesma duração e volume? A acuracidade da resposta será tanto mais valiosa quanto mais firme e pronta for recebida.

Os ciclos menstruais obedecem a duas fases: pré-ovulatória (duração variável) e pós-ovulatória (duração de 12-16 dias). Assim, enquanto nos ciclos de 28 dias a fecundação ocorre entre os 12º e 16º dias (média de 14 dias), naqueles de 21 ou 35 dias ela se daria, respectivamente, em torno do 7º e do 21º dias do ciclo menstrual. Esse conhecimento é de valor para calcular-se a data provável do parto, como está referido no capítulo 11.

Menstruações precedidas de anticoncepção hormonal, com freqüência, não obedecem o ritmo intermenstrual normal, podendo por isso carrear dúvidas. Por vezes, após anticoncepção hormonal, pode ocorrer amenorréia prolongada. A ocorrência de ovulação seguida de fecundação, nesses casos, dificulta o raciocínio clínico, exigindo outras medidas propedêuticas para apreciar a idade gestacional e a época provável do parto. Perda hemorrágica discreta e de pequena duração, ocorrendo cerca de 21 dias após o início da última menstruação normal (7º dia após a fecundação), deve ser interpretada, embora sujeita a posterior reavaliação, como hemorragia de nidação.

Importa, ainda, referir certos casos (raros) de perda sangüínea na vigência de prenhez. Tal fato, referido por Touquet e Steer (1988), em 0,7% dentre 26.837 gestantes pode ocorrer, em geral, até a 18ª semana, quando se instala a fusão das decíduas capsular e reflexa.

Para o cálculo da data provável do parto é clássico aceitar-se a regra de Naegele. Somam-se 7 dias à data do início da última menstruação normal e subtraem-se 3 meses. Assim, por exemplo, quando ela se iniciou em 10 de maio, a data provável do parto será 17 de fevereiro do ano seguinte. É comum verificar-se que nas primigestas a data do parto se atrasa cerca de 3 dias; daí ser conveniente, no caso de primigestas, acrescentarem-se 10 dias ao início da última perda menstrual.

Consideradas e excluídas as diversas causas de erro já referidas, o tocólogo informará à gestante a época provável do parto, dando-lhe, porém, como ressalva, margem fisiológica de erro de 7 dias. Esse cuidado é prudente, pois livrará sua paciente de justificada preocupação, quando o início do parto eventualmente se postergar.

Atualmente, a ultra-sonografia precoce (até a 12ª semana) permite confirmar os dados da anamnese, com margem de erro de apenas 3-5 dias.

Presente a amenorréia e admitida a ocorrência da gestação prossegue-se a anamnese.

Vida sexual e fecundidade – infere-se da fecundidade do casal pelo interregno entre a duração da vida sexual ativa, isenta de anticoncepção, e a instalação da prenhez. Nas primigestas em que o interregno for largo, o tocólogo, excluída a causa masculina, deverá considerar de maior risco sua gestação, em virtude da coincidência de discrinias em tais pacientes (hipotireoidismo).

Sintomas subjetivos e objetivos – ocorrida a amenorréia, a referência de náuseas, hipersensibilidade mamária, repugnância por certos odores e fumo, perversões do apetite (malacia), crises de lipotímia e de alguns sintomas objetivos, como vômitos (principalmente matutinos), polaciúria e sialorréia são elementos positivos para a presunção da prenhez.

• **Movimentos ativos do feto** – são referidos, em geral, a partir da 16ª semana (primigestas) ou 18ª semana (multigestas). De início, são referidos como pequenos choques sob a parede ântero-lateral do abdome e, progressivamente, mais freqüentes e intensos, serão comprovados pela visão e pela palpação, mesmo quando feita pela paciente e pelo esposo.

Perceptíveis mais precocemente por multigestas, em face da experiência de gestações anteriores, serão mais tardiamente referidos em casos de hidrâmnio, de obesidade e de adiposidade abdominal. É freqüente a redução de sua ocorrência e intensidade nos últimos 15 dias da prenhez. E, na prenhez múltipla, as gestantes referem sua percepção coincidente em diversas áreas do abdome.

A referência da redução evidente dos movimentos ativos fetais e do seu desaparecimento é elemento de suspeita de comprometimento da vitalidade do concepto.

• **Queda do ventre** – cerca de 15 dias antes do parto (primigestas) ou nas vésperas de sua instalação (multigestas), as pacientes referem sensação de desafogo respiratório, coincidente com o abaixamento do abdome e alguma polaciúria. Relaciona-se o fato com a descida da apresentação, conseqüente à distensão do segmento inferior do útero, de modo que de alta e móvel ela passa a ser ajustada ou fixa em relação ao estreito superior da bacia. Na situação transversa a *queda do ventre* não é evidente (Fig. I-77).

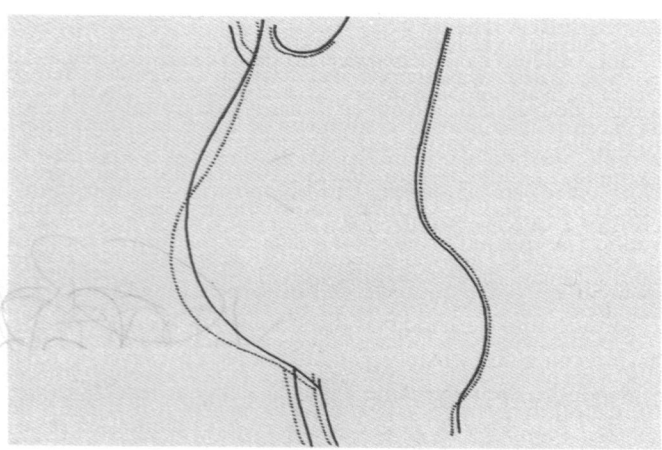

Figura I-77 – Contorno abdominal de primigesta de 38 semanas. Em pontilhado a forma do abdome após a "queda do ventre" (Briquet, 1939).

Medindo-se a altura uterina a partir do meio da borda superior da sínfise, admite-se crescimento uterino mensal de 4cm. Assim, em torno do quinto mês, o fundo uterino tangencia a cicatriz umbilical e mede 20cm. Antes da queda do ventre, a altura uterina em primigestas mede 36cm e reduz-se a 34-32cm após sua ocorrência. Esse fato não é tão evidente em multigestas; nelas, no termo da gestação, pela ausência da descida da apresentação, a altura uterina poderá medir 34-36cm.

Intercorrências clínico-cirúrgicas – durante a evolução da gestação podem ocorrer patologias que interferem com o prognóstico materno-perinatal. Em relação às gestantes são relevantes: a infecção urinária, as cardiopatias, a hipertensão arterial, o diabetes, as intercorrências cirúrgicas agudas (apendicite, torções de anexos e de miomas pediculados).

Para o concepto são relevantes intercorrências viróticas agudas, particularmente a rubéola (catarata e cardiopatias congênitas), hepatite (abortamento e parto prematuro) e AIDS (AIDS congênita). A sífilis materna (fase septicêmica), toxoplasmose e doença citomegálica aguda respondem por óbito fetal e malformações dos conceptos (microcefalia, hidrocefalia etc.).

Embora atuantes nas diversas idades gestacionais, tais intercorrências são especialmente danosas quando ocorrem no primeiro trimestre da gestação (organogênese).

Terapêuticas eventuais – em capítulo especial serão considerados os riscos fetais de agentes terapêuticos administrados à gestante. Por isso, indaga-se-lhe sobre tratamentos com antibióticos, tranqüilizantes, antidiabetogênicos orais, quimioterápicos e outras drogas.

Como norma, durante a gestação, com a exclusão de vitaminas, sais de ferro e minerais e laxantes, todos os tratamentos, quando administrados, deverão considerar os riscos fetais e sua imprescindível indicação.

Aceitabilidade da atual gestação – deve-se inquirir a paciente sobre a aceitabilidade da atual gestação. A prenhez indesejada, com maior freqüência, acompanha-se de hiperemese e de outras queixas sem fundamento clínico. Além desses inconvenientes, o tocólogo deverá atuar para reduzir a resistência da paciente ao futuro concepto, evitando, assim, riscos de atitudes abortivas.

Intervalo interpartal – quando o intervalo interpartal excede cerca de 10 anos, deve-se admitir, para fins prognósticos, que as gestantes se comportarão como primigestas. É importante conhecer se a razão dessa condição deveu-se ou não à prática de anticoncepção; no caso de ser espontânea, pode sugerir maior incidência de complicações.

Prenhezes pregressas – além dos dados referidos em relação à prenhez atual, deverão ser consideradas as intercorrências das três fases dos ciclos gravídico-puerperais anteriores: gestação, parto e puerpério.

No que tange às gestações anteriores, importa obter informações a respeito de hipertensão arterial e abortamentos: precoces e tardios (insuficiência do corpo lúteo e do orifício interno) se provocados ou espontâneos, se exigiram curetagens e se foram complicados com infecções.

Não se esqueça de que a rotura prematura das membranas, a prematuridade e a pós-maturidade podem ser reincidentes. Tratando-se de multíparas (mais de dois partos), procurar saber como os partos evoluíram (dilatação, expulsão e dequitação) e, em casos de grande multiparidade (mais de cinco partos), não esquecer de indagar sobre possível fase expulsiva demorada e hemorragia pós-parto.

É clássica a noção da chamada distócia gravídico-dinâmica, peculiar às grandes multíparas: contração uterina ineficiente (hipossistolia primária), conceptos progressivamente maiores, prensa abdominal enfraquecida (diástase musculoaponeurótica) e pelve inalterada. Embora, em geral, os partos eutócicos sejam repetitivos, a referida entidade pode ensombrecer o prognóstico dessas parturientes.

Em relação ao puerpério, são importantes informações relativas a infecção, alterações de deambulação, tromboflebites, mastites e, finalmente, lactação.

CONCLUSÕES DA ANAMNESE

Levantados os dados referentes à anamnese dos antecedentes pessoais e familiares e completados com as informações obtidas pela anamnese obstétrica, o tocólogo poderá ajuizar-se do prognóstico materno-perinatal do presente ciclo gravídico-puerperal. Entretanto, perante ao caráter evolutivo do ciclo gravídico-puerperal, a qualquer momento, o referido prognóstico poderá ser reformulado.

Reduzidos os índices de mortalidade materna, preocuparam-se parteiros e neonatologistas com o prognóstico perinatal. Nesse sentido, comprovou-se que 20-30% das gestantes (consideradas de risco agravado) contribuem com 70-80% na morbiletalidade perinatal (Gleicher, 1992). Daí decorre a importância da anamnese para identificar particularmente os fatores de maior responsabilidade nas perdas perinatais: prematuridade, restrição de crescimento intra-uterino, isoimunização feto-materna, diabetes e, principalmente, alterações hipertensivas arteriais.

EXAME OBSTÉTRICO

Consta da inspeção, palpação-mensuração, percussão, escuta, pelvilogia, exame especular, toque e do peso. Distingue-se, no exame de gestantes, a inspeção geral da obstétrica.

INSPEÇÃO GERAL

Deve-se atentar para o aspecto geral, a estática, a deambulação e o tipo constitucional.

Exame físico geral e especial – na primeira consulta pré-natal, devem-se considerar: o pulso, a freqüência respiratória, a temperatura, as mucosas visíveis, a coloração das extremidades ungueais (mão), a presença de edema palpebral e dos membros inferiores, a pressão arterial sistêmica, o ingurgitamento da veia jugular e a presença de circulação colateral (no abdome) e de varizes dos membros inferiores. Anotam-se, ainda, o peso e a altura, a cor e o estado nutritivo aparente (Figs. I-78 e 79).

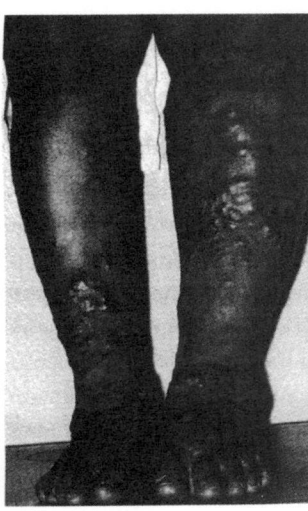

Figura I-78 – Grande multípara. Varizes volumosas dos membros inferiores.

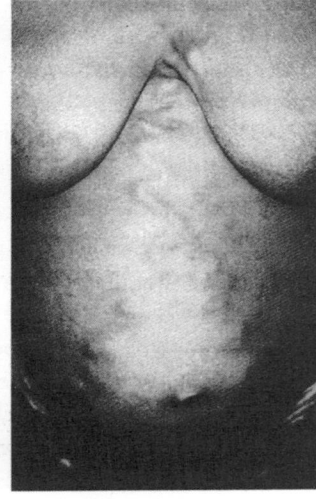

Figura I-79 – Varizes abdominais. Circulação colateral.

Além desses elementos, embora não se possam exigir do tocólogo conhecimentos de propedêutica clínica dos diferentes aparelhos, impõe-se que ele realize a ausculta da área cardíaca, para surpreender ruídos ou sopros anormais (diastólicos). Em caso de dúvidas, solicitará a colaboração de especialistas e/ou do clínico geral.

Em particular, a determinação da pressão arterial sistêmica deverá ser cuidadosa. Primigestas em sua primeira consulta se emocionam, podendo, às vezes, ocorrer a elevação da pressão sistólica. Entretanto, como a diastólica é menos instável, deve-se dar a seus níveis maior significação, repetindo a propedêutica após o equilíbrio emocional da paciente.

Aspecto geral – depende da idade gestacional. No início, a grávida emagrece (náuseas e vômitos). Depois, à medida que a prenhez avança, alarga-se o quadril, ela engorda, a pele se distende (retenção hídrica) e o abdome se avoluma (a partir do terceiro mês após o útero abandonar a escava). O rosto torna-se mais cheio, o olhar é mais vivo e a respiração mais ativa exagera o tipo torácico ou costal.

Estática – a projeção progressiva do abdome para a frente desloca para trás o centro de gravidade da gestante. Para manter estável seu equilíbrio, ela afasta seus pés (aumenta a base do polígono) e retropulsa o tórax, exagerando a lordose lombar (Figs. I-80 e I-81). Na prenhez avançada, o porte fidalgo que resulta dessas alterações mereceu de Shakespeare a denominação de "pride of pregnancy", ou seja, orgulho da prenhez.

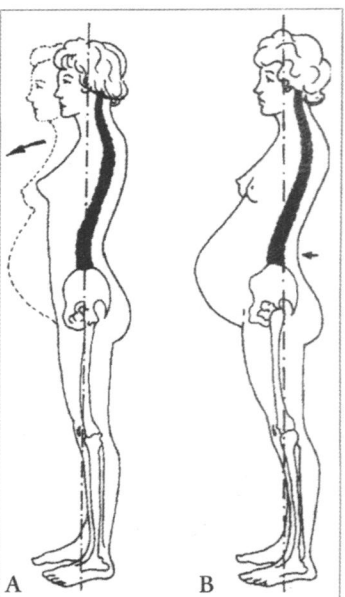

Figura I-80 – Estática da gestante. A) Mulher não-grávida mostrando a tendência à queda com o aumento abdominal. B) Nota-se a retropulsão do tórax a fim de manter o equilíbrio corporal (De Lee e Greenhill, 1943).

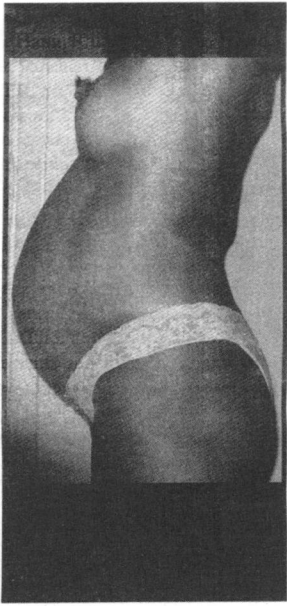

Figura I-81 – Gestante de 37 semanas. Notar a retropulsão torácica e o exagero da lordose lombar.

Deambulação – à medida que a prenhez evolui, a marcha da gestante se altera: torna-se mais pesada e lenta. O afastamento maior dos pés, associado às alterações anteriores, torna a deambulação menos graciosa, lembrando a movimentação de pato – marcha anserina.

Tipo constitucional – a constituição ou o biótipo do indivíduo, segundo Pende (1933), deve-se às inter-relações entre as seguintes características: morfologia (morfologia corporal externa e interna); temperamento (reatividade funcional neuroendócrina); caráter (reatividade psíquica às solicitações do ambiente); inteligência (reatividade e comportamento intelectuais).

Problema difícil, mas importante, é distinguir em função do biótipo individual as interferências dos fatores genotípicos (cromossômicos) e fenotípicos (ambientais). Da influência associada de ambos resultam os aspectos somáticos e psico-intelecto-temperamentais da gestante. A influência do sistema neurovegetativo sobre a mulher condiciona dois tipos fundamentais de temperamento e caráter. Naquela em que predomina o vago, a reatividade é mais lógica e racional; quando a predominância é simpática, as reações podem ser menos lógicas e mais sentimentais.

A classificação biotipológica de Barbara-Berardinelli (1936) considera três possibilidades em função dos valores tronco *versus* membros. Assim, ter-se-iam três biótipos fundamentais: normolíneo (valor tronco igual ao valor membros), longilíneo (valor tronco menor que o valor membros) e brevilíneo (valor tronco maior que o valor membros). Cada um desses tipos pode, guardadas as referidas proporções, ser macro, normo e micro. Essa classificação aplica-se aos dois sexos. Entretanto, em relação ao sexo feminino e em função das características reprodutoras, outras classificações foram introduzidas por Pende (1933), Marañon (1934) e Stoeckel (1933). Stoeckel, para fins didáticos, considera quatro tipos: pícnico ou juvenil, hipoplástico, astenicoptótico e intersexual. Além da conformação corporal distinta, esses quatro biótipos apresentam características fisiológicas e reações gravídicas distintas. Daí a importância de seu conhecimento.

• **Tipo pícnico** – sua conformação corporal é proporcional. O valor tronco tende a ser igual ao valor membros (tipo normolíneo de Barbara-Berardinelli), embora com alguma redução dos membros superiores. A face é juvenil. A pele é macia, lisa, sem pelugem, elástica, rica em água e a pilificação é de tipo feminino. A estatura tende ao normal, em torno de 1,60m. O panículo adiposo é bem distribuído, com alguma tendência para o acúmulo nas regiões deltóide e braquial posterior. As mamas, proporcionais ao corpo, podem ser pequenas. A lactação é abundante. A bacia é muito inclinada (anteversão de 35°-45°). As coxas aproximadas tocam-se pela face interna. Sínfise púbica bem aberta (ângulo subpúbico igual ou maior que 90°). Pescoço, mãos, pés e dedos curtos ou proporcionais ao desenvolvimento corporal. Tórax circular com diâmetros ântero-posterior e transverso equivalentes ou com ligeira preponderância do ântero-posterior. Costelas quase horizontais, com ângulo xifóide de 90° ou mais. Circunferência biacromial menor que a biilíaca. Ombros cheios, tendendo a convexos. As mulheres desse tipo são muito fecundas e, psiquicamente, de caráter pacato, doce e sociável. A inspeção do todo corporal é harmoniosa (Fig. I-82).

• **Tipo hipoplástico** – Stoeckel descreve esse biótipo com minudências: estatura pequena; tórax em quilha (diâmetro ântero-posterior maior que o transversal); ângulo xifóide agudo (menor que 90°); cifose dorsal acentuada, lordose lombar baixa e de arco suave; bacia do tipo infundibuliforme, promontório saliente, sacro alto e estreito, arcada púbica aguda (ângulo subpúbico menor que 90°), membros superiores longos; períneo deprimido, côncavo, com rafe bem evidente; vulva baixa; pequenos lábios delgados e largos; vagina estreita com

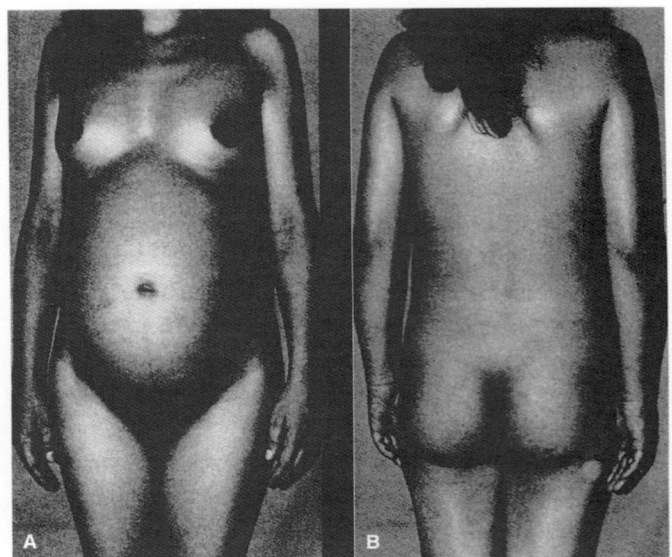

Figura I-82 – Gestante do tipo pícnico. Vista frontal (A) e posterior (B).

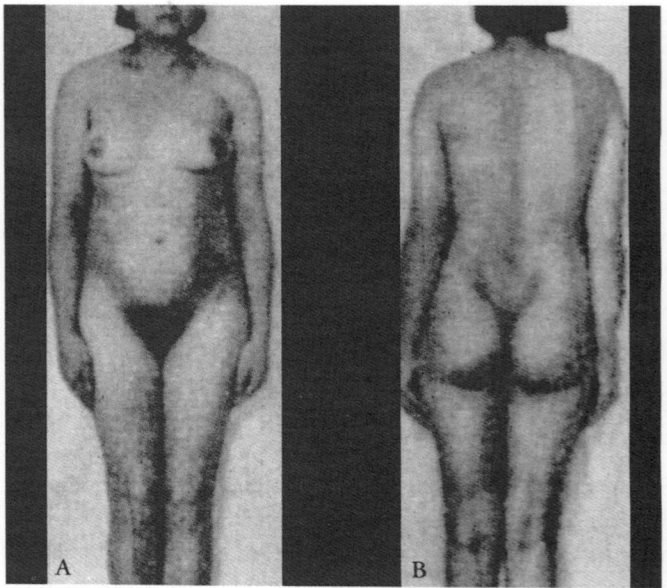

Figura I-83 – Gestante do tipo hipoplástico. Vista de frente (A) e lateral (B) (Briquet, 1939).

fundos de saco rasos e colunas pronunciadas, útero pequeno com predominância relativa do colo (hipoplasia); ligamentos uterossacrais curtos, grossos e sensíveis ao toque. Diâmetro biacromial menor que o biilíaco; pele pálida, pastosa e pouco elástica; hipotricose genital e axilar; cicatriz umbilical baixa (Fig. I-83). Sujeitas a estados discrínicos (hipotireoidismo), são predispostas a dismenorréia e oligoamenorréia primárias, hiperêmese e procedimentos infantis ou de grande candura.

• **Tipo astênico-ptótico** – essa designação considera dois conceitos: funcional (astênico) e ptótico (anatômico). São mulheres de estatura pequena com tendência generalizada a ptoses e crises astênicas. O tórax é achatado (diâmetro transversal supera nitidamente o ântero-posterior). Cifose dorsal acentuada, lordose lombar baixa e de arco suave. Escassa inclinação pélvica (10°-25°), nádegas achatadas, flácidas e pendentes. Costelas oblíquas com ângulo xifóide agudo (em torno de 45°). Mamas flácidas e pendentes. Fraqueza musculoaponeurótica, favorecendo a diástase dos músculos reto-anteriores do abdome, o ventre em pêndulo e em obuz. As coxas são muito afastadas, apresentam tendência para a ptose gástrica, útero retro-

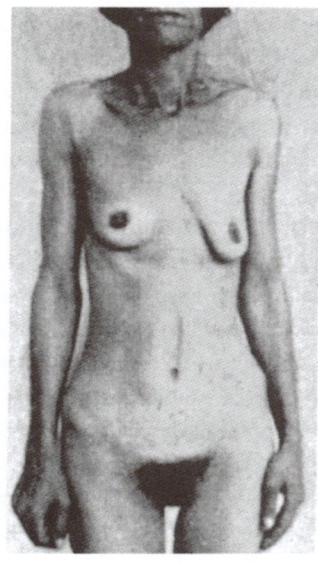
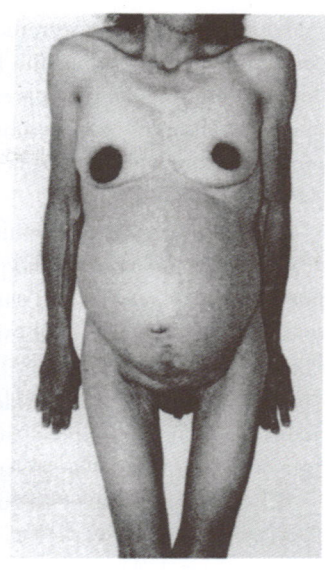

Figura I-84 – Gestante do tipo astênico-ptótico (Briquet, 1939).

Figura I-85 – Gestante de 38 semanas. Tipo astênico-ptótico.

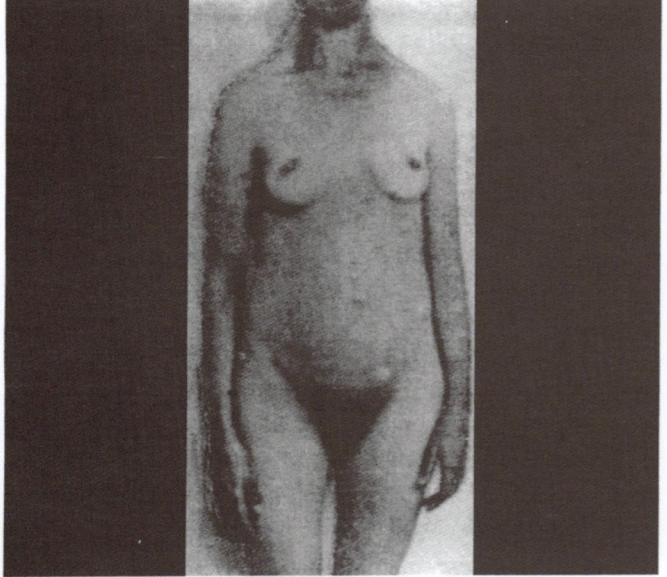

Figura I-86 – Gestante do tipo intersexual (Briquet, 1939).

INSPEÇÃO OBSTÉTRICA

Será feita, sistematicamente, a partir da cabeça até os membros inferiores.

Cabeça – duas alterações chamam a atenção: o aparecimento de lanugem, junto à inserção dos cabelos, e a pigmentação de tonalidade escura, distribuída nas regiões mais expostas da face: fronte, nariz, regiões zigomática e malar, suprabucal e mento (Fig. I-87).

A lanugem, designada "sinal de Halban", tem sido relacionada à maior nutrição dos folículos pilosos, conseqüente à maior atividade circulatória peculiar à gestação. Reduz-se e desaparece no puerpério tardio.

A pigmentação facial, chamada "cloasma", merece também a designação de "máscara gravídica" quando for densa e extensamente distribuída (Fig. I-87). Tem sido relacionada à hiperfunção do lobo anterior da hipófise (células basófilas), ao conseqüente exagero de hormônios melanotróficos (Dahlberg, 1961), à função hormonal da placenta: estrógenos e progesterona (Snell & Bischitz, 1960). A exposição da pele ao sol favorece a hiperpigmentação; daí o conselho de proteger a face da gestante da atuação solar. Surgindo a partir das 12ª-16ª semanas da gestação, o cloasma gravídico se intensifica no pós-parto imediato (redução da hidremia e concentração pigmentar) para depois esmaecer, principalmente após a lactação. Algumas vezes, embora menos intenso, persiste rebelde ao tempo.

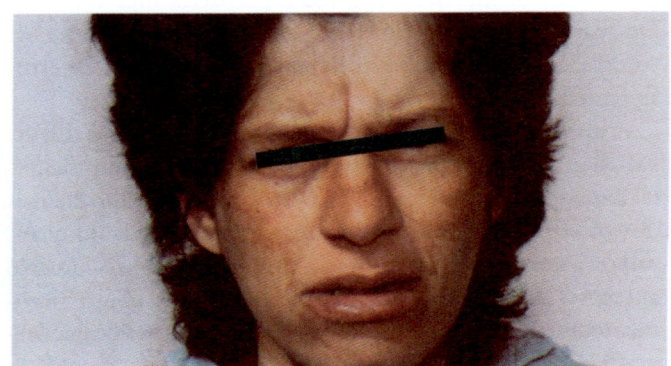

Figura I-87 – "Máscara gravídica".

flexo e as pernas são arqueadas e edematosas. Do ponto de vista psíquico, chama a atenção a grande excitabilidade do sistema neurovegetativo, manifestada por sudorese, rubor e palidez às emoções. Extremidades úmidas, frias e cianosadas. Predisposição para a depressão, grande sensibilidade espiritual e passividade sexual. Partos vaginais favorecem prolapsos genitais (Figs. I-84 e I-85).

• **Tipo intersexual** – também chamado de esquizóide de Kretschmer. A estatura é alta, a face envelhecida, o panículo adiposo escasso, as espáduas mais largas do que a cintura pélvica, o tórax amplo e largo com ângulo xifóide agudo (menor que 90°). Apresenta cifose dorsal acentuada e lordose lombar baixa e arqueada. Bacia pouco inclinada. As coxas afastadas, não se tocam pela face interna, apresentam nítidos relevos musculares e a face externa é reta. Apresentam tendência para a esterilidade oligomenorréica, hipoplasia genital, hipertrofia do clitóris, mamas pequenas e pilosidade com distribuição masculina. Inteligentes e firmes na atitude, podem ser instáveis (temperamento) com reação afetuosa (feminilidade) ou agressivas (masculinidade) (Fig. I-86).

Os tratadistas relacionam, clinicamente, o cloasma gravídico à boa contratilidade uterina, à maior incidência de hiperemese e à menor de doença hipertensiva específica da gestação. Em nossa experiência, entretanto, tais coincidências são frutos mais de imaginação do que de casuísticas bem fundamentadas. Inúmeros outros fatores etiopatogênicos estão em jogo para justificar as referidas entidades. Entreaberta a boca, examinam-se a gengiva e a arcada dentária. Por vezes, identifica-se, no rebordo gengival, a presença de tumoração de cor róseo-avermelhada, coincidente com processo de gengivite, chamada epúlide, que de regra regride e desaparece no pós-parto (Fig. I-88).

Pescoço – a hiperfunção da tireóide engrossa o pescoço, sendo mais evidente após a segunda metade da gestação. Ainda no final do puerpério, essa alteração se reduz e desaparece (Fig. I-89).

Tórax – nesse segmento corporal serão consideradas as alterações das mamas, da circulação venosa superficial e do dermografismo.

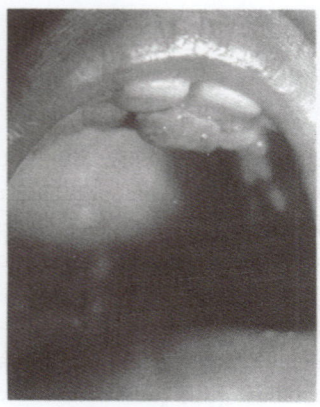
Figura I-88 – Epúlide gravídica.

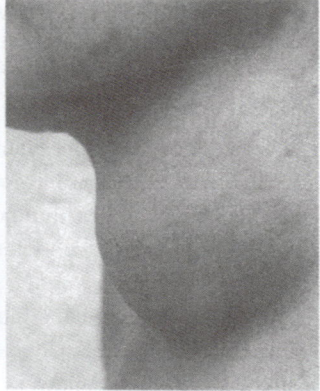
Figura I-89 – Bócio na prenhez.

O paulatino preparo hormonal (hipertrofia e secreção dos ácinos glandulares), para a função de lactação, promove evidentes alterações das mamas. Aumentam de volume, de peso e de turgor; tornam-se pendentes, sensíveis e até dolorosas.

A hiperpigmentação, peculiar à gestação, é muito evidente na aréola e nos mamilos. Em volta da aréola primitiva, com seus limites bem identificados, surge pigmentação menos pronunciada, constituindo-se a aréola secundária ou externa, chamada aréola gravídica e/ou sinal de Hunter. Na aréola primitiva surgem cerca de 12-15 pontos salientes, chamados "tubérculos de Montgomery", que têm sido relacionados aos miniácinos glandulares e às glândulas sebáceas hipertrofiadas. Desaparecem no puerpério (Fig. I-90). O rápido aumento de volume das mamas pode associar-se ao aparecimento de estrias ou víbices (Fig. I-91).

A expressão bimanual e ascendente da mama (a partir de sua base), após o segundo mês, provoca o escoamento mamilar de material de aspecto aquoso, branco-amarelado, chamado "colostro". Em conseqüência da secreção dos ácinos glandulares (ação progesterônica e prolactínica), o colostro apresenta, ao exame microscópico, "leucócitos, células pavimentosas, em especial do epitélio glandular, alteradas por degeneração gordurosa" (Briquet, 1939).

A presença do colostro é quase obrigatória durante a gestação; não lhe é, entretanto, privativa. A hiperfunção lútea e o aumento da prolactina podem provocar seu aparecimento fora do estado gravídico. Sua pesquisa deve ser cuidadosa, evitando-se as expressões violentas e aquelas do mamilo que soem ser muito dolorosas.

A identificação de secreção mamilar sanguinolenta e/ou a comprovação de nódulos no âmago das mamas impõe propedêutica complementar, representada pela citologia oncótica, punção e biópsia dos nódulos. A ultra-sonografia e até a mamografia, com proteção especial (placas de chumbo), devem ser previamente utilizadas.

Em gestantes de pele muito clara, o aumento do volume circulatório pode ser visível, pela dilatação da rede venosa superficial, nas áreas inter e paramamárias. Essa alteração, chamada "rede de Haller", tem sido relacionada a prognóstico de boa secreção láctea (Fig. I-92). A identificação de mamilos pouco salientes e/ou invertidos deve ser anotada para, no decurso da gestação, tentar-se por meio de trações digitais, corrigir ou minorar esses inconvenientes para boa lactação.

O dermografismo, conseqüente à hiperexcitabilidade do sistema neurovegetativo, é mais evidente no tórax, ao nível da região esternal. Ainda em relação à pele, podem-se identificar, junto às bases das mamas e com direção linear em relação ao mamilo, estrias ou víbices. Essas alterações são provocadas pela superdistensão do retículo de fibras elásticas e pela distensão e adelgaçamento da epiderme, que permite identificar a intensa circulação capilar da derme. Não são devidas exclusivamente ao aumento do volume das mamas e ao conseqüente estouro de fibras subcutâneas. Sabendo-se que fatores hormonais podem provocá-las (hipercorticalismo), devem-se admitir na sua etiopatogenia, além do aumento abrupto do volume, as eventuais alterações hormonais próprias da prenhez. Não são patognomônicas do estado gravídico. Encontram-se, amiúde, em pacientes que adquirem rápido acúmulo de gordura nas malhas do retículo subepitelial com conseqüente depósito de gordura.

Abdome – a inspeção obstétrica do abdome considera as estrias ou víbices, a pigmentação da linha alba, a depressão e/ou a protrusão da cicatriz umbilical e, nas proximidades do termo da gestação, seu volume e forma, a presença de edema suprapúbico e a posição uterina.

• **Estrias ou víbices** – de etiopatogenia equivalente às estrias ou víbices comprovadas nas mamas, surgem em geral no terceiro trimestre da gestação. Quando extensas e largas jamais desaparecem. Embora não guardem estreita relação com o volume do abdome, não há dúvida de que, nas pacientes predispostas, o seu aparecimento sofre influência direta da rápida distensão da pele que o reveste. Além desses dois fatores etio-

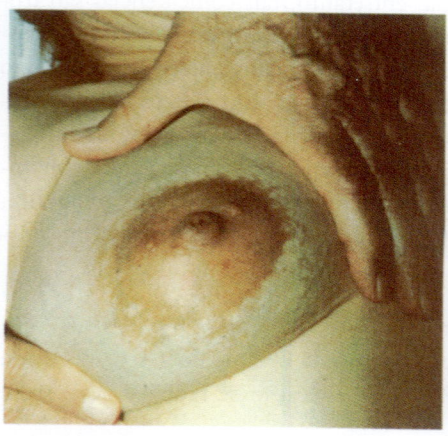
Figura I-90 – Mama gravídica. Notar a hiperpigmentação da aréola primitiva e o aparecimento da aréola secundária e dos tubérculos de Montgomery.

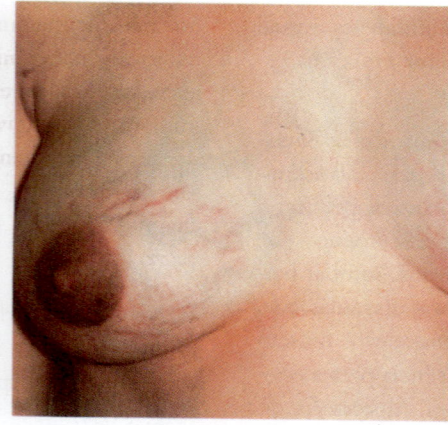
Figura I-91 – Mama gravídica. Notar as estrias de prenhez atual.

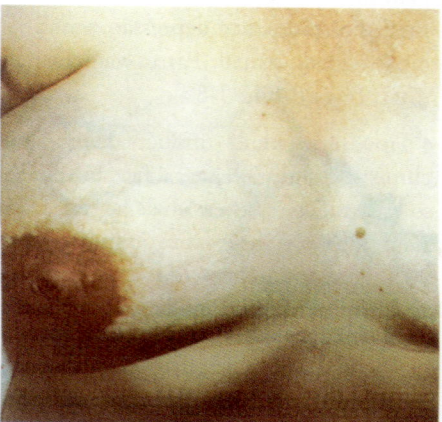
Figura I-92 – Mama gravídica. Notar a rede venosa chamada "rede de Haller".

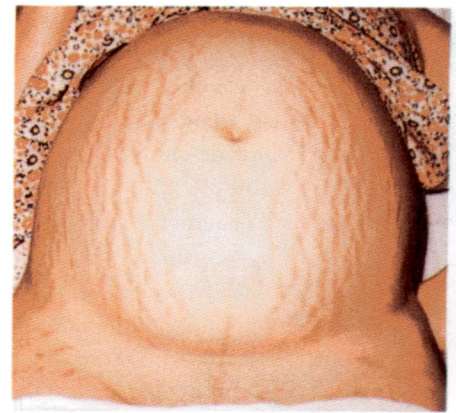
Figura I-93 – Abdome de grávida. Notar as estrias de coloração róseo-violácea (primigesta).

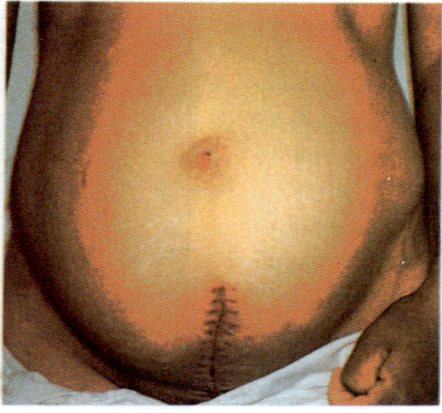
Figura I-94 – Abdome de grávida. Notar as estrias brancas e nacaradas (multigesta).

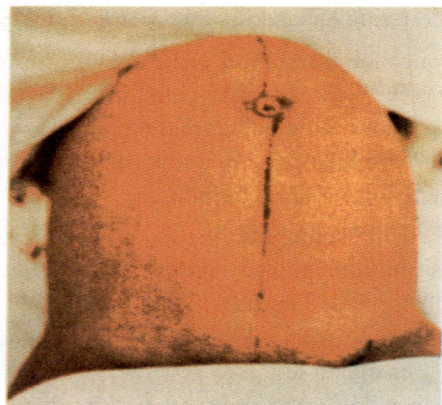
Figura I-95 – Abdome de grávida. Notar a pigmentação da linha alba.

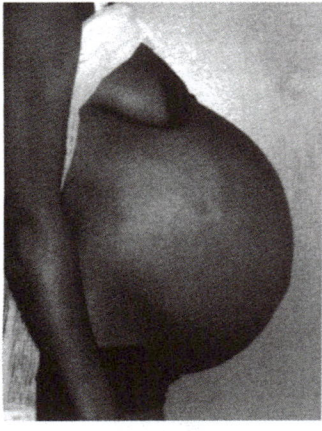
Figura I-96 – Prenhez múltipla (trigêmeos). Notar o grande volume do abdome.

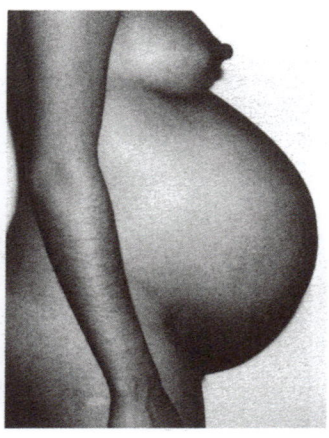
Figura I-97 – Abdome de primigesta de termo. Forma globosa.

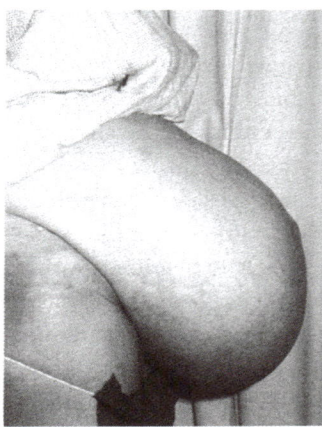
Figura I-98 – Gestante com ventre em obus.

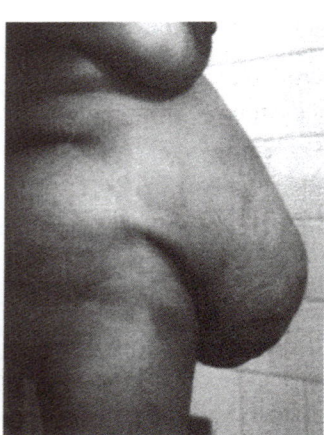
Figura I-99 – Gestante com ventre pêndulo.

lógicos, tem sido referida a influência histoquímica da textura da derme. Dois tipos de estrias podem ser identificados: recentes ou da prenhez atual de aspecto róseo-violáceo e com fundo cérulo (Fig. I-93) e antigas ou de gestações anteriores de aspecto branco e nacarado (Fig. I-94). São mais freqüentes nas louras do que nas morenas e nas superdistensões abruptas do abdome (prenhez múltipla, hidrâmnio).

• **Pigmentação da linha alba** – relacionada à hiperpigmentação peculiar à prenhez, apresenta-se como linha escura, achocolatada, na extensão da linha alba, partindo do pube até atingir a cicatriz umbilical. Nesse ponto, além da hiperpigmentação própria do umbigo (primária), circunda a cicatriz (menos intensa), constituindo-se uma pigmentação secundária. Não são raros os casos, entretanto, em que a pigmentação se eleva, não atingindo, porém, o apêndice xifóide (Fig. I-95).

• **Depressão ou protrusão umbilical** – nos casos de anteversão uterina, o seu exagero, imposto pela prenhez, provoca a compressão (pelo peso) da cúpula vesical. Daí a tração do úraco e conseqüente depressão umbilical. É clássica a observação de Lachapelle: "A ventre plat, enfant il y a". Esse fato é mais evidenciável no primeiro trimestre da gestação. Outras vezes, particularmente em multigestas e em fase mais avançada da prenhez (segunda metade), à custa da distensão e do afrouxamento dos feixes musculoaponeuróticos periumbilicais, ocorre o inverso, ou seja, a protrusão da cicatriz.

• **Volume abdominal** – o volume excessivo do abdome, no termo da gestação e até antes, faz suspeitar da ocorrência de feto hipermegálico, hidrâmnio e prenhez múltipla (Fig. I-96).

• **Forma do abdome** – reconhecem-se, após a 28ª semana, dois tipos principais: abdome ovóide (diâmetro longitudinal supera o transverso) e globoso (diâmetro longitudinal igual ao transverso). O abdome ovóide sugere situação longitudinal fetal, o globoso, situação transversa e prenhez gemelar (Fig. I-97).

A maior projeção uterina para cima e para a frente depende da resistência da parede músculo-aponeurótica do abdome (cilha abdominal). Em sua elevação para cima, na prenhez avançada, o corpo uterino é contido pelo músculo diafragma. Tende pois a inclinar-se para a frente, empurrado pelas vísceras (intestino e estômago) e contido pela parede ântero-lateral do abdome.

A fraqueza constitucional da cilha abdominal (astênico-ptótica) ou a provocada por sucessivas e grandes distensões (grandes multíparas) justifica a ocorrência de tipos peculiares de abdome. Quando a estrutura músculo-aponeurótica não foi muito distendida e a diástase do músculo reto-anterior, embora presente, não foi excessiva, o corpo uterino projeta-se, excessivamente, para a frente e, levemente, para baixo, constituindo-se o chamado "ventre em obus" (Fig. I-98). Se a diástase dos reto-anteriores e a distensão de suas aponeuroses de inserção (pubiana e xifocostal) forem grandes, o corpo uterino projeta-se para baixo, de tal modo que sua parede anterior se transforma em posterior; daí surge o chamado "ventre pêndulo" ou "ventre em avental" (Fig. I-99). Neste último caso, a má adaptação da apresentação no estreito superior e a ausência de coincidência axial do útero, feto e bacia criam condições para vícios de apresentação e distócias. Em tais circunstâncias, a correção da atitude pendular do abdome é obrigatória no parto. Sabendo-se que apenas o sistema músculo-aponeurótico infra-umbilical exerce atuação contensiva efetiva, é óbvio que o uso de cintas, com finalidade preventiva da fraqueza da cilha abdominal, apenas terá indicação após o sexto mês e deverá limitar-se à área inferior do abdome, limitando sua borda superior à cicatriz umbilical.

• **Edema suprapúbico** – no final da gestação, a presença de edema suprapúbico sugere a possibilidade de prenhez múltipla (sinal de Depaul).

• **Posição uterina** – em geral, a inspeção do abdome, particularmente no termo da gestação, comprova sua assimetria provocada pela dextroversão e dextrotorção uterina. Entre as possíveis causas dessa condição citam-se: a disposição do mesentério, a presença do colo descendente e do sigmóide (enchendo o flanco e a fossa ilíaca esquerda) e, também, o menor comprimento do ligamento redondo direito.

Órgãos genitais externos – a hiperpigmentação gravídica atinge, também, a vulva, os pequenos lábios, o períneo e a raiz das coxas (face interna) e envolve o ânus. Em função do aumento intenso da circulação local (hiperemia), a mucosa vulvar de rósea passa à coloração violácea. Entreaberta a fenda vulvar, comprova-se alteração idêntica de coloração do intróito vaginal, designando-se sinal de Jacquemier à coloração arroxeada da mucosa vaginal, situada abaixo do meato uretral e estendendo-se às glândulas de Skene. Ao aspecto violáceo do intróito vaginal dá-se o nome de "sinal de Kluge". Como o referido aspecto arroxeado é comum a todas as formações anatômicas do intróito vulvar, melhor seria designá-lo "sinal de Jacquemier-Kluge" (Fig. I-100). Tais alterações de coloração surgem em torno da quarta e da sexta semanas da prenhez e são mais precoces, extensas e intensas nas multíparas. Nestas, é comum observar, ainda, varizes, às vezes, tão grandes a ponto de impedirem o parto vaginal (Fig. I-101).

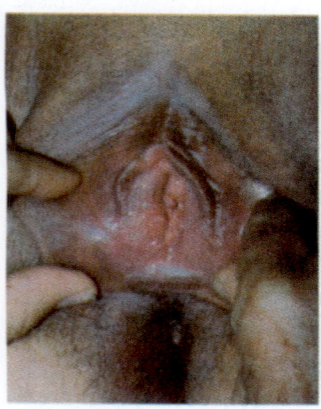
Figura I-100 – Intróito vulvovaginal de gestante. Notar a coloração róseo-arroxeada.

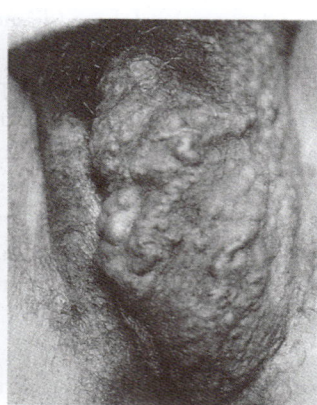
Figura I-101 – Varizes vulvares.

Membros inferiores – a hipervolemia gravídica e o aumento da pressão venosa ao nível dos membros inferiores favorecem o aparecimento e/ou o agravamento de varizes do território das femorais e das safenas. A hipoproteinemia (fração albumina), comum às gestantes, acrescida das alterações referidas, justifica porque é freqüente, principalmente na segunda metade da gestação, a ocorrência do edema pré-tibial. Eventualmente, pode-se identificar aspecto distinto entre os membros inferiores, como ocorre em casos raros de trombose intragestação (Figs. I-102 e 103).

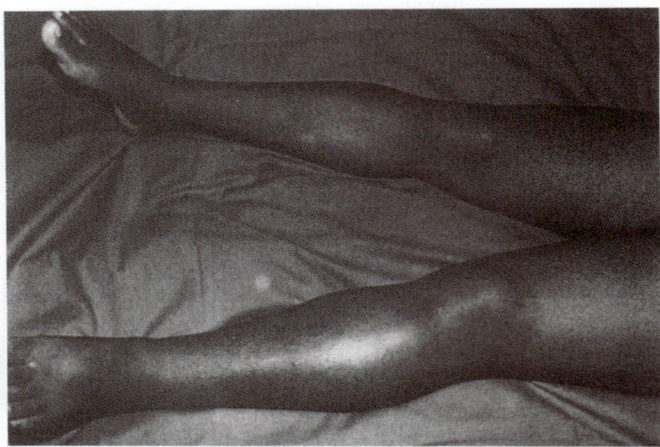
Figura I-102 – Edema do membro inferior esquerdo. Gestante com *flegmatia alba dolens*.

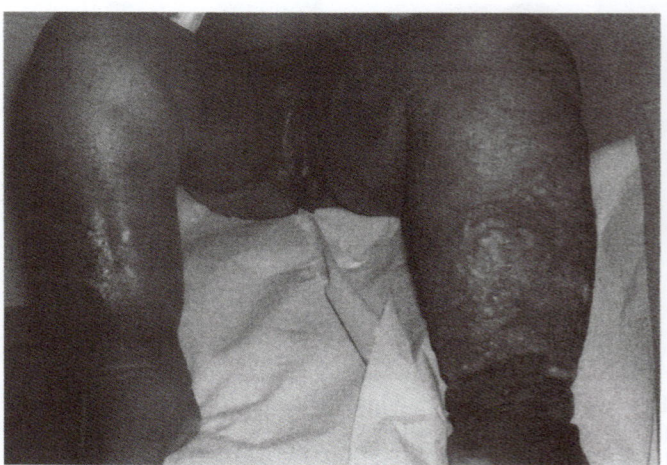
Figura I-103 – Varizes e elefantíase dos membros inferiores.

PALPAÇÃO – MENSURAÇÃO

Mensuração – inicia-se pela mensuração da altura uterina. Corrigida a dextrotorção fisiológica do útero (mais evidente após a 32ª semana), a extremidade da fita métrica, fixada no meio da borda superior da sínfise púbica, é estendida sobre a superfície mediana da parede abdominal, pela borda cubital da mão até encontrar o fundo uterino (Fig. I-104).

A altura do útero aumenta 4cm a cada mês da gestação. Assim, no oitavo mês, a altura uterina atingirá, em condições normais, 32cm, e 15 dias após, 34cm. Nas primigestas, após a queda do ventre, ela retrocede e medirá 32cm no termo da gestação. Nas multigestas, em que não se comprova a referida queda do ventre, a altura uterina será de 36cm. Mede-se a circunferência abdominal, que no termo da prenhez e em condições de normalidade mede 90-92cm. A fita métrica envolverá o abdome, passando ao nível da cicatriz umbilical (Fig. I-105).

É óbvio que o hidrâmnio, a gemelidade e os fetos hipermegálicos aumentam essas medidas. De outro lado, o oligoâmnio e o crescimento uterino restrito fetal as reduzem. A medida seqüencial da altura uterina, feita pelo mesmo médico, permite avaliar o crescimento uterino e, de certo modo, o desenvolvimento fetal. Entre nós, Barini (1990) comprovou a veracidade dessa afirmação. Entretanto, importa salientar que a mensuração é medida precária para avaliar o peso fetal.

Palpação – a palpação obstétrica, assim como a palpação do abdome em pacientes não-grávidas, deve obedecer aos princípios gerais enunciados por Glenard e Haussman (Ramos e

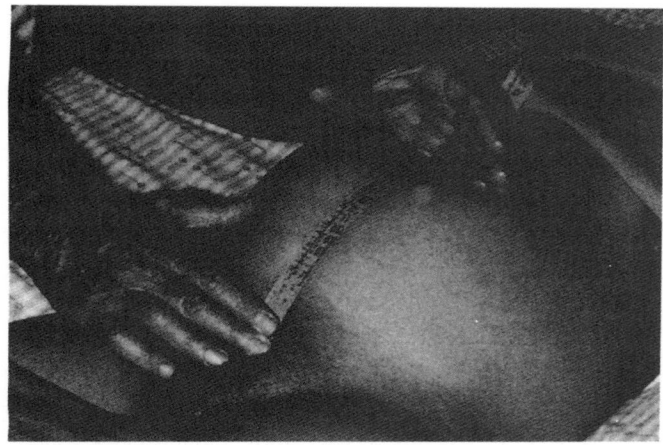

Figura I-104 – Mensuração da altura uterina.

Atendendo aos princípios enunciados por Pinard (escola francesa), procedemos à palpação em três tempos: a) exploração da escava; b) exploração do fundo uterino; e c) exploração dos flancos para identificar o dorso e os membros (pequenas partes). Além desses tempos tradicionais, faremos referência a manobras especiais, de utilidade para o diagnóstico quando surgirem dúvidas em relação à apresentação (sulco cervical) e à posição fetal (manobra de Budin). Casos particulares também serão considerados:

• **Exploração da escava** – com a mão semi-aberta e com o polegar de um lado e o dedo indicador ou médio do lado oposto, afastados cerca de 10cm ou mais, procura-se identificar se existe apresentação fetal no estreito superior da bacia. Quando não existe, trata-se de situação transversa. Quando os dedos comprovam a presença de apresentação, trata-se de situação longitudinal (Fig. I-106).

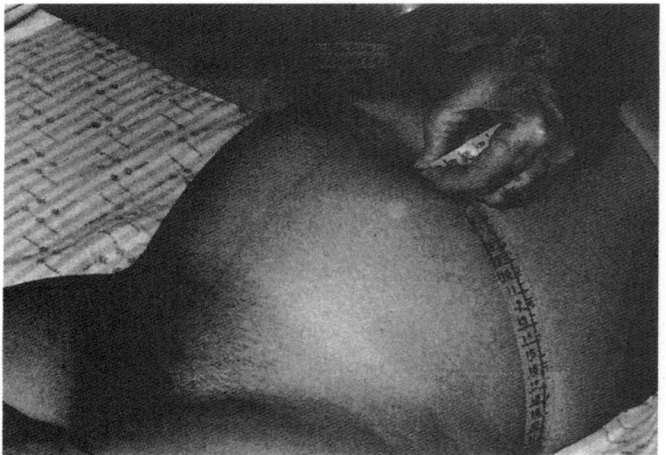

Figura I-105 – Mensuração da circunferência abdominal.

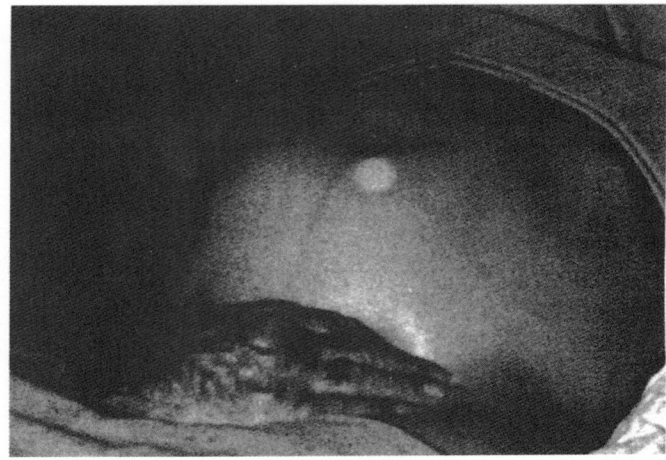

Figura I-106 – Exploração da escava.

Corrêa Neto, 1935). A ultra-sonografia abdominal reduziu, em verdade, a importância das técnicas e dos achados da palpação obstétrica. Entretanto, a nosso ver, o obstetra bem formado deve e pode, em geral, prescindir do emprego do ultrasom para identificar as relações uterofetais (apresentação, posição e suas variedades).

A gestante em decúbito dorsal, mantida a cabeça apoiada e em ligeira flexão, o ombro levemente soerguido e também apoiado, deverá apresentar total relaxamento muscular. A comodidade dessa postura deve ser, também, observada pelo médico, de tal modo que seus braços e mãos estejam pendentes e livres de contratura muscular.

Antes de se tentar identificar o conteúdo uterino, procura-se reconhecer a tensão da parede abdominal, a presença de edema, as características das contrações uterinas e a regularidade da superfície corporal do útero. Os tratadistas se referem a duas técnicas para a prática da palpação obstétrica: a francesa e a alemã. Em ambas, no início, o médico volta suas costas para a gestante, não lhe sendo possível perceber suas reações. Em nossa prática, associamos os diversos tempos das técnicas francesa e alemã. Entretanto, sentados no leito ou de pé, permanecemos olhando para a paciente. Essa postura frontal permite-nos manter algum diálogo com ela, a fim de tranqüilizá-la e favorecer seu relaxamento psíquico e músculo-abdominal. Aquecidas as mãos (água quente) ou suas faces palmares (fricção bimanual), procuramos, suavemente, mantê-las em contato com o abdome, enquanto conversamos distraindo a gestante. Só então iniciamos a palpação propriamente dita.

O pólo cefálico enche completamente a escava, palpa-se como superfície lisa, regular, resistente, irredutível e apresenta duas regiões proeminentes: o occipício e a fronte. Antes do trabalho de parto, essas duas regiões geralmente estão igualmente salientes. Entretanto, quando a gestação atinge o termo (primigestas) ou quando o parto se iniciou (multigestas), a flexão cefálica (ocorre em 99-99,5% das vezes nas apresentações cefálicas), ao promover a penetração do occipício na escava, faz com que a fronte seja perceptível, acima do estreito superior, mais elevada e superficial. Quando a penetração cefálica na escava é profunda, os dedos exploradores já não conseguem palpar o occipício, mas apenas a fronte.

Movimentos de lateralidade, executados pelos dedos apoiados na fronte e no occipício, permitem verificar se a cabeça está alta e móvel, ou ajustada e fixa, em relação ao estreito superior. Essa manobra, chamada "manobra de Leopold", presta-se para pesquisar a mobilidade cefálica (Fig. I-107). O polo pélvico não preenche totalmente a escava. É irregular e redutível. Entretanto, por vezes, é difícil distinguir se é a cabeça ou o pólo pélvico que se apresenta no estreito superior. Em gestantes com parede abdominal flácida e em apresentação pélvica incompleta, modo de nádegas (membros rebatidos sobre o tronco fetal), a palpação da escava pode não ser suficiente para o diagnóstico diferencial. Isso porque o pólo pélvico comprimido é mais volumoso e resistente, portanto, favorece a confusão.

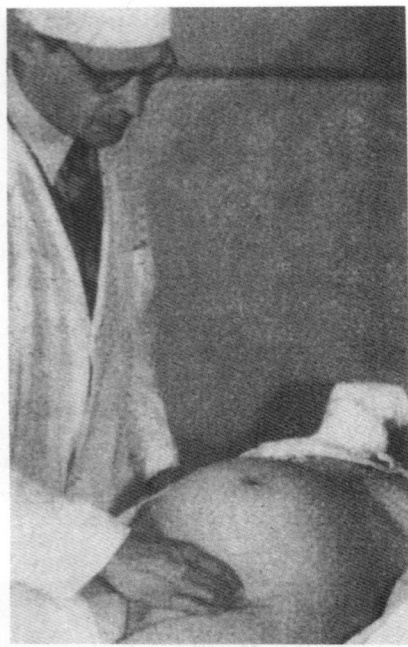

Figura I-107 – Palpação da escava. Apreciação da mobilidade cefálica executada pelo Prof. F. E. Zink (Briquet, 1939).

º **Exploração do fundo uterino** – após o quinto mês da gestação e até o seu termo, o tocólogo, com as mãos espalmadas, procurará envolver o fundo uterino, a fim de ter idéia de sua altura (Fig. I-108).

Na situação longitudinal, o fundo uterino deverá estar ocupado pela nádega ou pela cabeça fetal. Até o sétimo mês da gestação, essa identificação palpatória pode não ser fácil (panículo adiposo espesso e hidrâmnio). Além disso, tal apreciação pode ser dispensada, já que são freqüentíssimas as alterações de postura fetal até essa idade gestacional.

Para a identificação palpatória do pólo fetal, o qual se coloca no fundo uterino, servimo-nos da manobra chamada "rechaço", que pode ser uni ou bimanual, ou uni e bidigital. O tocólogo deve estar sentado ou em pé, olhando para a paciente. Na manobra unimanual, uma das mãos ou seus dedos indicador e médio imprimem súbito choque sobre o pólo fetal (rechaço simples), que se desloca e depois, ao voltar, choca-se de novo com a mão ou com os dedos exploradores (rechaço duplo).

Na manobra bimanual ou bidigital, enquanto uma das mãos ou dedos (indicador e médio) pressionam subitamente contra o pólo fetal, a outra mão ou os seus dedos sentem o choque do pólo rechaçado. A repetição rápida dessa manobra, em movimentos de choque e contrachoques, pode favorecer o diagnóstico em casos de palpação duvidosa (Fig. I-109).

As características do pólo cefálico (regular, duro e irredutível), além da sua maior flexibilidade sobre a coluna cervical, justificam porque o rechaço é mais evidente nas apresentações cefálicas.

Deve-se a Pajot a clássica comparação do rechaço com aquela sensação que se obtém impelindo um bloco de gelo num copo de água.

• **Exploração dos flancos** (dorso e membros) – ainda, olhando para a gestante, o tocólogo com as mãos espalmadas procederá pressões e contrapressões sobre os flancos, a fim de identificar o dorso e os membros fetais. Assim, enquanto uma das mãos fixa (comprimindo) um dos flancos, a outra explora o contralateral (Fig. I-110).

À palpação, o dorso apresenta-se como superfície contínua e resistente, plana no sentido longitudinal e convexa no transverso. O flanco em que se localiza o dorso é mais resistente que o oposto. Neste, podem ser palpados os membros fetais (pequenas partes), que são sentidos como pequenos cilindros que fogem à mão que palpa. Enquanto nos casos de poliidrâmnio a percepção do dorso é mais difícil, naqueles de pouco líquido amniótico, ele é mais superficial e, por isso mesmo, mais fácil de ser identificado.

Em virtude do exagero da lordose vertebral, peculiar às gestantes, o dorso fetal nunca se apresenta voltado diretamente para diante ou para trás; coloca-se, de regra, obliquamente. Daí palpar-se apenas um de seus lados. Quando está voltado para o lado esquerdo da gestante, geralmente se anterioriza, favorecendo a percepção de toda sua largura. Fato oposto ocorre quando o dorso está voltado para o lado direito da gestante. Nesse caso, ele se posterioriza, percebendo-se apenas uma de suas faces ou lado.

Nas gestantes obesas e naquelas portadoras de parede abdominal resistente, a exploração do dorso pode ser difícil e duvidosa. Nesses casos, três manobras se prestam para sua confirmação: a manobra de Budin, a pesquisa do sulco cervical e a da espádua anterior.

Pela *manobra de Budin* procura-se forçar a flexão fetal. Para tanto, procede-se, com uma das mãos espalmadas, forte compressão do fundo uterino, enquanto a outra procura identificar o lado em que o flanco ficou mais resistente (devido ao exagero da convexidade do dorso). Resultados mais nítidos são obtidos quando o dorso está voltado para a frente (dorso anterior). A manobra será facilitada se um auxiliar fizer a compressão fúndica do útero (Fig. I-111).

Nas apresentações cefálicas fixadas no estreito superior, a inclinação da cabeça sobre a espádua anterior permite identificar o chamado *sulco cervical*. Sua identificação presta-se, também, para definir a apresentação, pois ele não ocorre nas pélvicas. Para sua pesquisa, o tocólogo fica de costas para a gestante, com as mãos sobrepostas (a superior pressiona e a inferior capta as sensações), os dedos da inferior em garra deslizam pelo parietal fetal de baixo para cima no sentido do dorso. Antes de atingirem a espádua anterior, eles caem numa depressão oblíqua. É o sulco cervical, cuja identificação é mais fácil nas dorso-posteriores. Isso porque nelas o sulco cervical se localiza sob os músculos oblíquos do abdome (mais frágeis), enquanto nas dorso-anteriores ele se situa debaixo dos músculos reto-anteriores, mais resistentes (Fig. I-112).

Nas apresentações cefálicas (cabeça móvel ou apenas ajustada), completa-se a pesquisa do dorso pela identificação da *espádua anterior*. Reconhecido o sulco cervical, os dedos em garra, dirigindo-se para cima e para fora, reconhecerão uma saliência arredondada e depressível, que corresponde à espádua anterior. Ela se situa, em geral, a 6cm acima da sínfise púbica e a 6cm para fora da linha mediana (Fig. I-113).

A técnica palpatória recomendada pela escola alemã consta de quatro tempos: palpação do fundo, dos flancos, pesquisa da mobilidade cefálica, palpação da escava (Fig. I-114). A palpação abdominal pode apresentar facetas particulares em função da paridade, das posições fetais e de suas variedades e da atitude (defletidas) e da situação fetais. Entretanto, para os fins da assistência pré-natal, essas modalidades não merecem considerações.

OBSTRTRÍCIA NORMAL

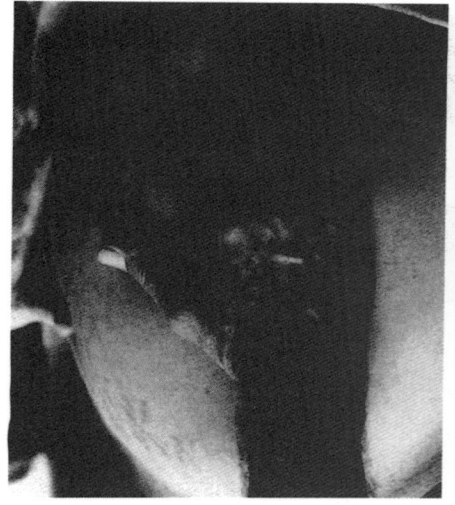

Figura I-108 – Palpação do fundo uterino (bimanual).

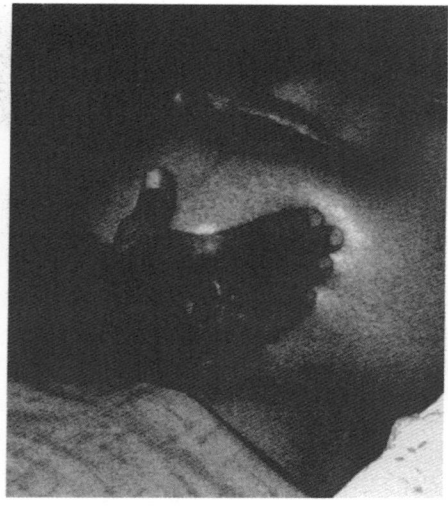

Figura I-109 – Pesquisa do rechaço cefálico (bimanual).

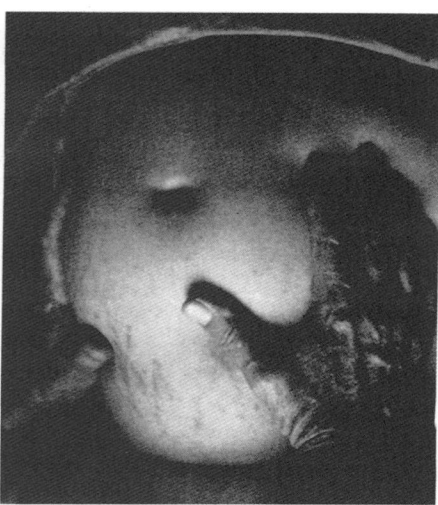

Figura I-110 – Palpação dos flancos (dorso e membros).

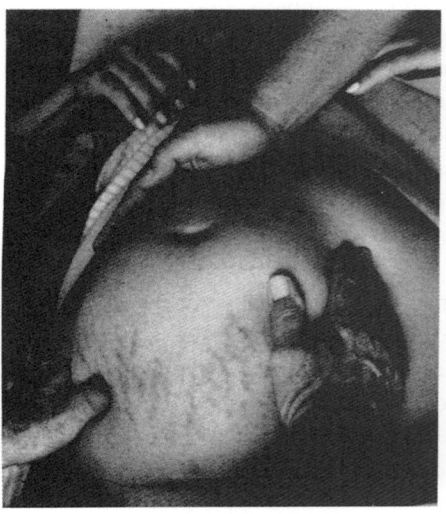

Figura I-111 – Manobra de Budin. A mão do auxiliar força a flexão fetal. Notar a saliência do flanco à direita.

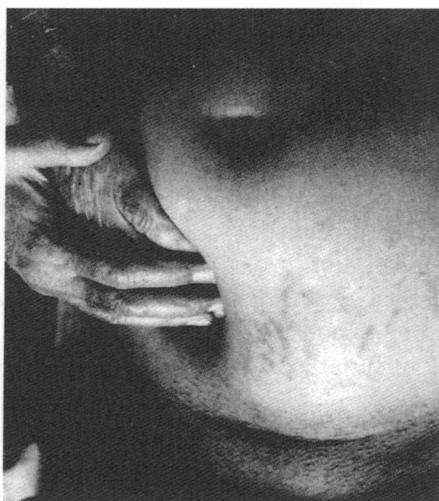

Figura I-112 – Pesquisa do sulco cervical (de baixo para cima ou da cabeça fetal para o dorso).

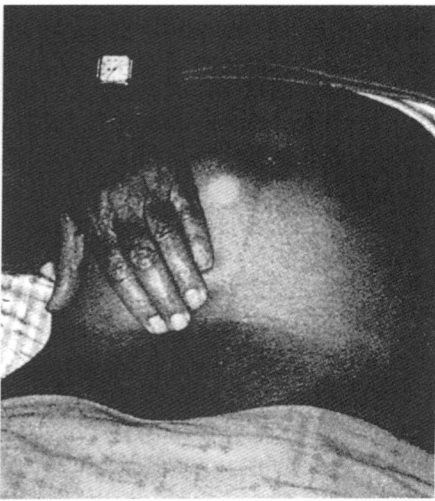

Figura I-113 – Pesquisa da espádua anterior.

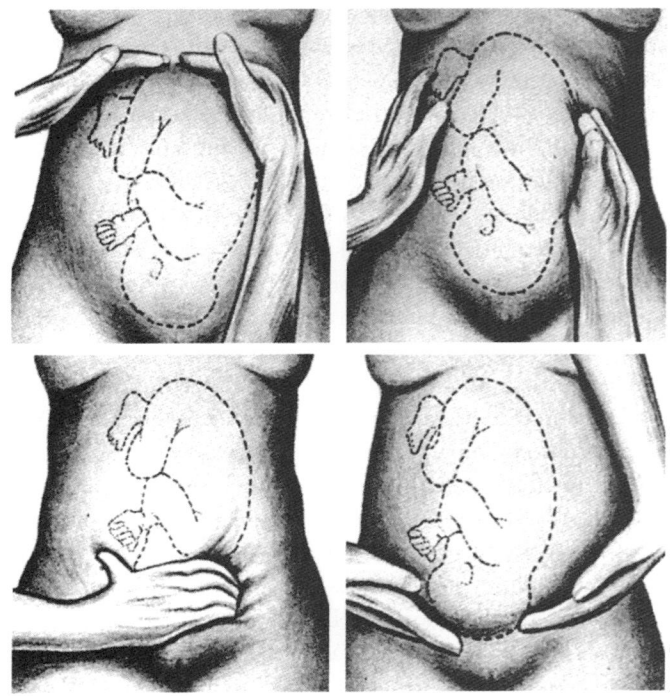

Figura I-114 – Palpação abdominal. Técnica alemã em quatro tempos.

PERCUSSÃO

É método semiótico, praticamente, restrito à primeira metade da prenhez. Pode identificar sinais de ascite (sinal do piparote), de macicez móvel (derrames intra-abdominais pouco volumosos), de presença de ar (timpanismo).

ESCUTA OBSTÉTRICA

Com o advento do sonar-Doppler, a escuta obstétrica clássica, feita com o estetoscópio de Pinard, tem sido relegada a plano secundário. Entretanto, a nosso ver, seus méritos não devem ser descurados na prática clínica, em face da sua simplicidade, economia e valor semiótico. Na falta do estetoscópio de Pinard, a escuta obstétrica poderá ser imediata (pavilhão aplicado diretamente sobre o abdome materno) ou mediata (utilizando-se o estetoscópio clínico com coletor em forma de sino).

O estetoscópio do tipo Pinard consta de três partes: a) auricular, na qual se adapta o pavilhão, tem a forma côncava e seu diâmetro mede 6cm; b) coletora, que se adapta no abdome materno, tem a forma cônica e seu diâmetro mede 5cm; c) condutora, representada por tubo cilíndrico de 12-15cm em média, ligando a coletora à auricular (Fig. I-115).

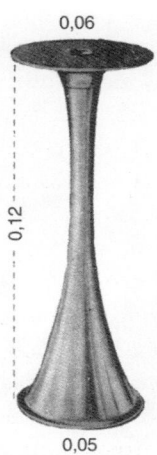

Figura I-115 – Estetoscópio de Pinard.

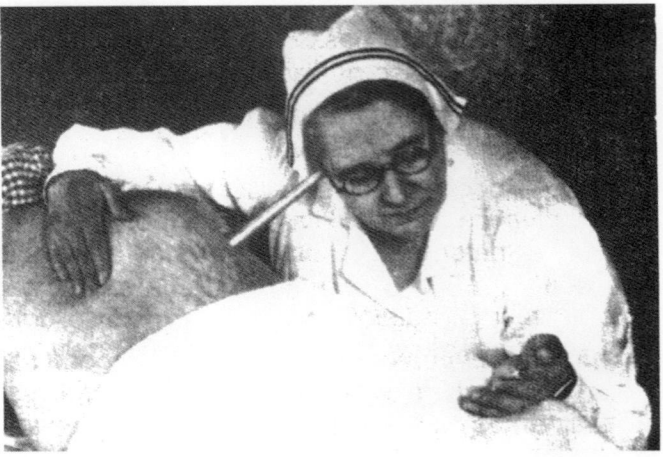

Figura I-116 – Escuta obstétrica executada pela obstetriz Josefina Costa (Briquet, 1939).

Feito de madeira, alumínio e plástico, o estetoscópio de Pinard (escuta) permite verificar a presença de prenhez, a vitalidade do concepto, a presença de gestação múltipla e confirmar o diagnóstico (palpatório) da apresentação e posições fetais. Permite, ainda, surpreender alterações grosseiras do ritmo cardíaco e acompanhar a higidez do concepto durante a gestação e, principalmente, no parto. As bordas das porções auricular e coletora devem ser arredondadas e lisas, para evitar traumatismos da parede abdominal e do pavilhão do auscultador.

Os ruídos captados pela escuta com estetoscópio de Pinard são de origem fetal ou materna. Os fetais compreendem os batimentos do coração, os ruídos de choque, o sopro funicular, os movimentos ritmados e, excepcionalmente, o vagido uterino. Os de origem materna são representados pelo sopro da uterina, ruídos intestinais (borborigmos) e batimentos da aorta abdominal (sinal de Boero).

Técnica da escuta – a gestante, em decúbito dorsal, deverá manter relaxada a parede ântero-lateral do abdome, descoberta até o apêndice xifóide. O parteiro, sentado ou em pé, coloca-se do lado em que fará a escuta, mantendo postura adequada e cômoda, para evitar que a congestão de sua cabeça provoque ruídos de suas artérias (temporais) (Fig. I-116).

Pajot e os clássicos recomendam que a coletora do estetoscópio seja aplicada perpendicularmente sobre a parede abdominal. Adaptado o pavilhão na auricular, com uma das mãos, o parteiro pressiona o hemiabdome oposto, de modo a tornar desnecessária a apreensão da parte condutora. Desse modo, evitam-se ruídos estranhos e, removida a camada de líquido amniótico, a audibilidade será maior por fazer-se a propagação sonora em meio sólido. Embora possa ser realizada durante a contração uterina, a escuta deve ser feita no intervalo das contrações, quando a percepção dos ruídos é facilitada.

• **Batimentos do coração fetal** – influem, na sua maior ou menor percepção, a espessura e o edema da parede abdominal, a presença de hidrâmnio, a implantação placentária anterior, a variedade de posições e atitudes fetais e a contração uterina. Com o estetoscópio de Penard, os batimentos cardíacos fetais, geralmente, são ouvidos após a primeira metade da gestação (4 1/2 meses). Sua freqüência oscila entre 120 e160, com média de 140 por minuto. Não são isócronos com o pulso materno, mas sofrem influência da hipertermia materna (10-20 ruídos para cada grau de temperatura acima de 37°C) e de drogas que provocam taquicardia na gestante. De início (até o quinto mês), o batimento é único, sistólico e audível, de regra, na linha mediana. Posteriormente, torna-se duplo com duas bulhas: sistólica (mais longa) e diastólica (mais curta). A origem do som parte do coração fetal e propaga-se pela coluna em direção ao pólo pélvico. Assim, a sua intensidade guarda relação direta com a maior ou menor proximidade do coração com a parte coletora do estetoscópio. Por isso, a máxima audibilidade observada ocorre em casos de apresentação cefálica defletida de terceiro grau (mento anterior), quando o tórax fetal se coloca diretamente em relação à parede uterina. Também, é mais nítida a percepção sonora quando o estetoscópio é aplicado sobre o plano esquerdo do dorso fetal (OD e SE).

Designa-se "foco de escuta" a região com raio de mais ou menos 3cm, na qual a audibilidade dos batimentos cardíacos é máxima. Situa-se ao nível da quarta vértebra dorsal do feto, "mais ou menos eqüidistante dos pólos cefálico e pélvico" (Briquet, 1939), como representada na figura I-117.

• **Localização do foco de escuta** – nas apresentações cefálicas é infra-umbilical, nas pélvicas é supra-umbilical.

Nas apresentações cefálicas fletidas e defletidas de primeiro grau (bregmáticas), o foco de escuta coincide com a posição (dorso fetal). Na variedade posterior, ele se situa pouco abaixo do meio da linha umbílico-espinhosa (espinha ilíaca ântero-superior); na variedade anterior, o foco de escuta localiza-se no meio da linha umbílico-eminência íleo pectínea (linha de Ribemont-Dessaignes).

Nas apresentações pélvicas, o foco de escuta guarda, também, relação com a posição fetal. Nas sacro-posteriores, ele se encontra no prolongamento supra-umbilical da linha umbílico-espinhosa, cerca de 6cm acima. Nas sacro-anteriores, ele se situa pouco abaixo e para dentro desse ponto.

Nas situações transversas, o foco de escuta coincide com a linha abdominal mediana; junto da cicatriz umbilical, nas acrômio-posteriores, e próximo do pube, nas anteriores.

Nas apresentações cefálicas defletidas de segundo (fronte) e de terceiro (face) graus, o foco de escuta coincide com o das fletidas. Entretanto, não guarda relação com o dorso e, portanto, é invertido. Assim, os focos de escuta das posições direitas, mento e naso anteriores (MDA e NDA) coincidem com aquele da apresentação cefálica fletida esquerda posterior (OEP). Nas mento e naso esquerdas posteriores (MEP e NEP), o foco de escuta se relaciona com o da apresentação cefálica fletida direita anterior (ODA).

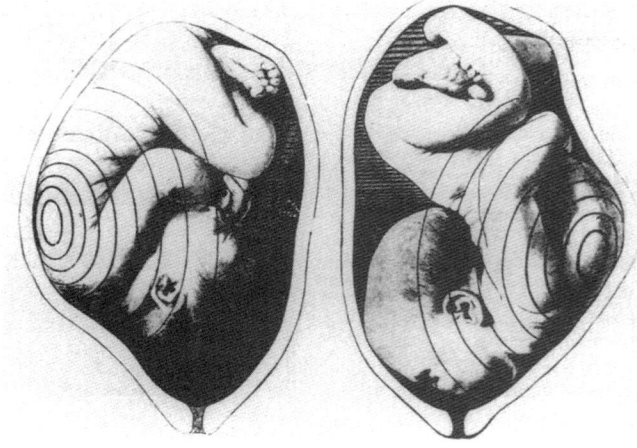

Figura I-117 – Escuta obstétrica. Origem e propagação sonora dos batimentos cardíacos fetais nas apresentações cefálicas fletidas e defletidas (Bumm, 1906).

Nas apresentações cefálicas defletidas de primeiro grau (bregmáticas), o foco de escuta coincide com o das apresentações fletidas que lhes deram origem. Daí, nas bregmáticas anteriores, coincidir com as occípito-posteriores e vice-versa (Fig. I-118). Durante o parto, à medida que a apresentação cefálica progride no canal de parto, o foco de escuta desce e se medianiza (Fig. I-119).

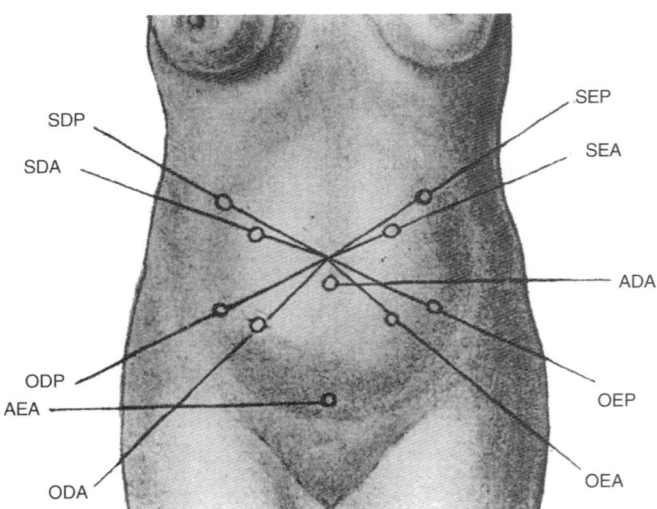

Figura I-118 – Escuta obstétrica. Localização dos focos de escuta nas diversas apresentações, posições e variedades (Briquet, 1939).

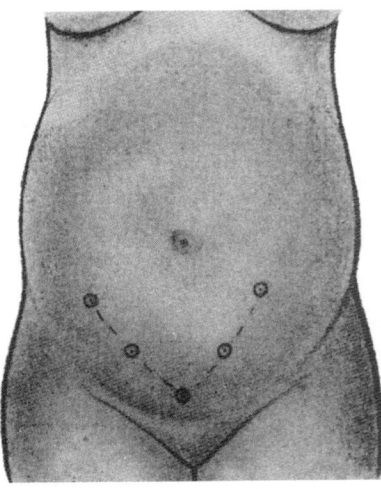

Figura I-119 – Escuta obstétrica durante o parto. Abaixamento e medianização do foco de escuta fetal.

Nas gestações múltiplas, podem-se surpreender vários focos de escuta. Em particular, na prenhez gemelar, podem-se distinguir, perfeitamente, dois. Nesse caso, não são sincrônicos, apresentam freqüências distintas de 8-10 ruídos por minuto e, entre eles, a escuta comprova área de silêncio (zona muda) mais ou menos extensa. Essas características (freqüência distinta e presença de área de silêncio) evitam a possível confusão da propagação de som de um mesmo foco, como pode ocorrer na apresentação cefálica fletida esquerda posterior (OEP). Nessa eventualidade, podem-se ouvir dois focos: o real, situado à esquerda, e o propagado, à direita. Por vezes, na área correspondente à zona de silêncio, podem-se surpreender (prenhez gemelar) ruídos com ritmo de quatro tempos. Trata-se do chamado "sinal de Arnoux", peculiar à presença de prenhez gemelar.

As alterações da escuta de foco, relacionadas com o trabalho de parto, não serão referidas por fugirem ao escopo da semiologia pré-natal. Serão consideradas no capítulo 23.

- **Ruídos de choque** – resultantes dos deslocamentos bruscos parciais e totais do concepto, são perceptivos à palpação e à escuta. Correspondem aos movimentos ativos fetais, referidos após o quarto-quinto mês pelas gestantes. Têm sido comparados, pelos tratadistas, ao ruído que se obtém pela percussão (digital) da face dorsal de mão que tapa o pavilhão da orelha.
- **Sopro funicular** – isocromos com os batimentos fetais foram, segundo Briquet (1939), descobertos por Kennedy em 1883. São perceptíveis, afastados do foco de escuta e podem ser permanentes ou não. Quando acidentais, devem ser relacionados à compressão do cordão entre o dorso fetal e a parede uterina. Se permanentes, traduzem situação estável de angústia da luz dos vasos funiculares, provocada por sua distensão (cordão curto e circulares cervicais) e por nós do cordão. Pinard (Briquet, 1939) os relacionou a dobras valvulares no interior dos vasos do funículo.

Excepcionalmente, podem-se perceber, ainda, sopros provocados por cardiopatias congênitas fetais.

- **Movimentos ritmados** – de difícil percepção, foram descritos por Bar como movimentos lentos, de igual intensidade e regularmente intervalados. Têm sido relacionados a atos de deglutição ou de incursões diafragmáticas do concepto. Sabe-se que o feto executa, normalmente, movimentos de amplitude e relaxamento do tórax. Inclusive sua freqüência e amplitude, perfeitamente identificáveis pela ultra-sonografia, prestam-se para avaliar as condições de sua higidez (perfil biofísico fetal).
- **Vagido uterino** – durante a versão interna, a penetração de ar nas vias aéreas do feto pode provocar o chamado "vagido uterino". Havendo realizado inúmeras intervenções dessa ordem, jamais comprovei esse ruído.
- **Sopro uterino** – é ruído sonoro comparável à sílaba "VU". Isócrono com o pulso materno e de intensidade variável, é audível a partir do quarto-quinto mês da gestação na linha mediana. Depois, à medida que o útero cresce, passa a ser mais perceptível nas bordas uterinas, junto aos ligamentos largos. Por vezes, pode ser identificado no puerpério imediato e mediato (até o quinto dia pós-parto). Sua gênese obedece às leis hemodinâmicas, que relacionam os sopros à passagem sangüínea por condutos de calibres diversos, no caso os vasos da parede uterina.
- **Ruídos intestinais** – relacionam-se ao peristaltismo intestinal na presença de gases e líquidos.

- **Sinal de Boero** – descrito por este obstetra argentino, é ruído materno perceptível cerca de 15 dias após a morte fetal. É sincrônico com o pulso materno e resulta da grande audibilidade dos batimentos da aorta abdominal, em virtude da reabsorção do líquido amniótico (maior propagação sonora em meio sólido).
- **Escuta com o sonar-Doppler** – é mais precoce e pode ser feita a partir da 10ª-12ª semana. Nessa fase da gestação, escuta-se apenas os batimentos cardíacos fetais. Após a 20ª semana, reconhecem-se ainda sons relacionados ao cordão umbilical e à placenta. O ruído correspondente aos batimentos do coração é curto e seco, duplo e às vezes triplo, comparável a ritmo "de galope". O som do cordão umbilical é soproso, único e isócrono com os batimentos do coração fetal. Finalmente, o ruído placentário é mais abafado e comparável ao vento em redemoinho.

PELVILOGIA

Afastada a pelvilogia radiológica, para se evitar a irradiação das gônadas materna e fetal, resta a pelvilogia clínica, que compreende a pelvimetria e a pelvigrafia. A pelvimetria determina as dimensões da bacia, e a pelvigrafia encarrega-se de apreciar sua forma.

Ambas podem ser externa e interna, conforme se pesquisam os diâmetros externos e internos da pelve. As medidas externas, em geral, são determinadas pelo pelvímetro, sendo usual o de Martin (pelvilogia instrumental); para as determinações internas utilizam-se os dedos (pelvilogia digital) (Fig. I-120).

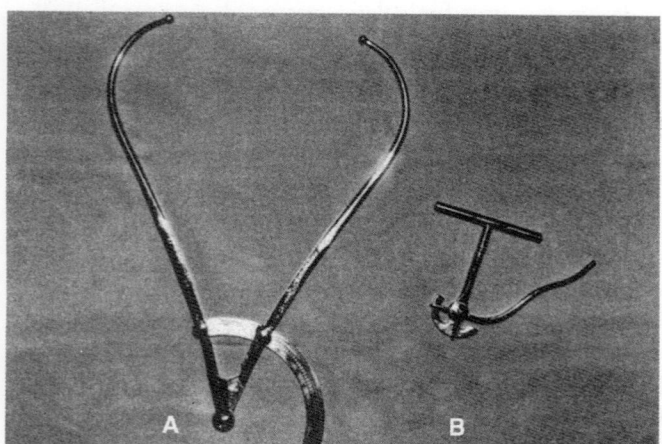

Figura I-120 – Pelvímetro de Martin (A) e de Thoms (B).

Pelvimetria externa – a determinação dos diâmetros externos da bacia (pelvimetria externa) tem sido relegada a plano secundário, porquanto não ocorre relação segura entre os diâmetros externos e internos da bacia. A nosso ver, entretanto, ela deve ser realizada durante o pré-natal, pois a identificação de reduções evidentes dos diâmetros externos obriga a uma realização mais acurada da pelvilogia interna por ocasião do parto.

Seis são os diâmetros a serem medidos na pelvimetria externa: o biespinha, o bicrista, o bitrocantérico, o conjugado externo, o biisquiático e o cóccix-subpúbico (Fig. I-121).
- **Biespinha** (BE) – mede 24cm e vai de uma espinha ilíaca ântero-superior à outra. Para sua medida, as pontas do pelvímetro deverão ser colocadas nas espinhas, para fora da inserção do músculo costureiro.

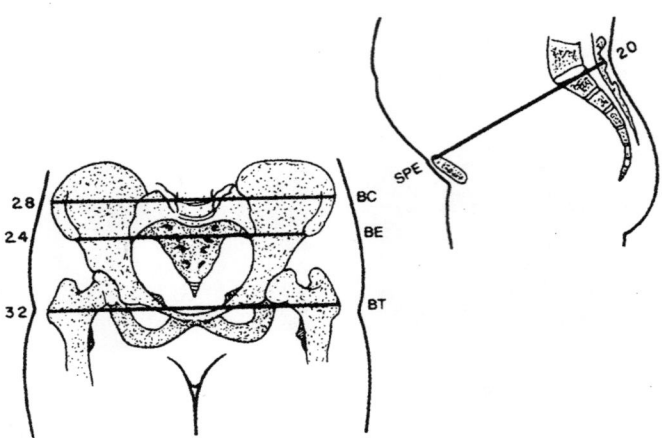

Figura I-121 – Pelvimetria externa. Representação dos principais diâmetros.

- **Bicrista** (BC) – mede 28cm. Situa-se entre os pontos mais afastados das cristas ilíacas. Para sua mensuração, uma vez identificados esses pontos, as pontas do pelvímetro são colocadas sobre ou imediatamente fora deles. A diferença entre os diâmetros BE e BC oscila em torno de 3-4cm. A redução dessa diferença sugere vício pélvico e, quando atinge 2cm, deve-se pensar em bacia raquítica.
- **Bitrocantérico** (BT) – mede 32cm. Situa-se entre as saliências dos trocanteres. Para sua determinação em gestantes obesas, recomenda-se o artifício de Knapp: o pelvímetro será colocado passando pelo meio do monte de Vênus. Embora menos valioso que os diâmetros BE e BC, Fabre (1915) admitia que a redução do BT para 28cm se relaciona com vício pélvico.
- **Conjugado externo** (CE) ou **diâmetro de Baudelocque** – mede 20cm. Situa-se entre o meio da borda superior do pube e a apófise da quinta vértebra lombar (fosseta). Para sua medida a gestante poderá guardar decúbito horizontal lateral, com flexão moderada dos membros inferiores, ou permanecer em pé (Fig. I-122). Baudelocque admitia que esse diâmetro se relacionava com o conjugado verdadeiro ou obstétrico (pontos mais salientes do promontório e da face posterior da sínfise púbica). Entretanto, Williams referiu haver notado, em duas bacias de conjugados verdadeiros iguais, divergências de 5cm entre seus conjugados externos (Fig. I-123). Refere ainda Briquet (1939) a chamada relação de Litzmann, para quem a medida de 20cm para o CE traduz bacia normal. Entre 16 e 19cm a possibilidade de vício pélvico seria de 50% e abaixo de 16cm atingiria 100%.
- **Biisquiático** (BI) – mede cerca de 10,5-11cm e vai da face interna de uma das tuberosidades isquiáticas à outra. Representa, em última análise, a base do triângulo subpúbico. Para sua determinação a paciente deverá manter-se em posição ginecológica expondo a genitália externa. Os dedos polegares identificam as espinhas isquiáticas e medem, com fita métrica ou com o pelvímetro de Thoms, a distância que separa suas bordas internas (Fig. I-124).
- **Cóccix-subpúbico** (CSP) – mede 9,5cm. No parto, após a retropulsão cóccica, aumenta em 1,5-2cm. Vai da face externa da articulação sacrocóccica à borda inferior da sínfise púbica. Para sua determinação uma das pontas do pelvímetro é colocada na face externa da articulação sacrocóccica e a outra na borda inferior do pube (Fig. I-125). A gestante mantém-se na posição utilizada para a determinação do diâmetro BI. Sua determinação, na prática, é pouco utilizada.

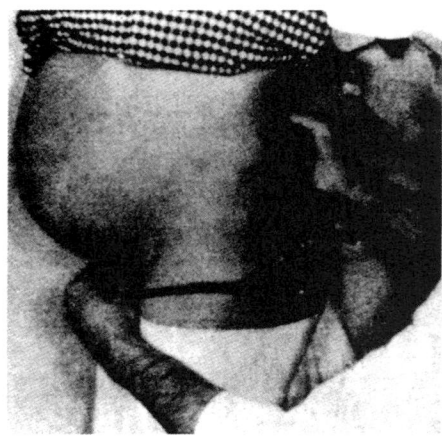

Figura I-122 – Pelvimetria externa. Mensuração do diâmetro conjugado externo pelo Dr. Carmelo Reina (Briquet, 1939).

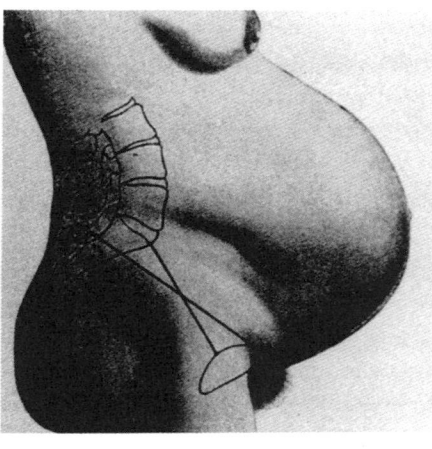

Figura I-123 – Visão esquemática da correlação entre os diâmetros conjugados externo e verdadeiro (promonto-retropúbico).

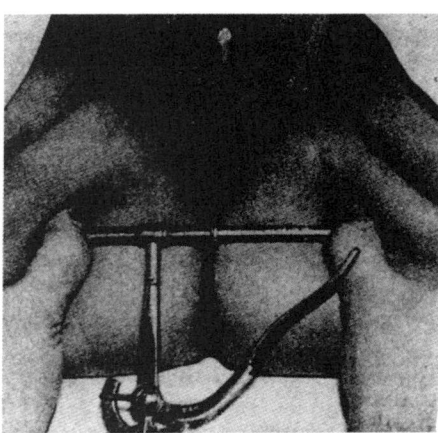

Figura I-124 – Medida do diâmetro bituberoso ou biisquiático com o pelvímetro de Thoms.

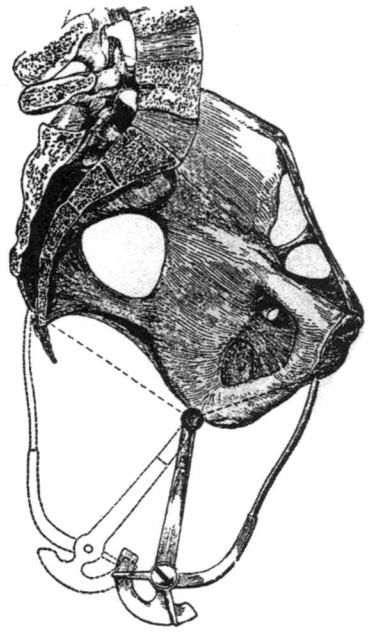

Figura I-125 – Medida dos diâmetros cóccix-subpúbico e dos sagitais anterior (sínfise/espinha isquiática) e posterior (cóccix/espinha isquiática) – pelvímetro de Thoms (Eastman, 1956).

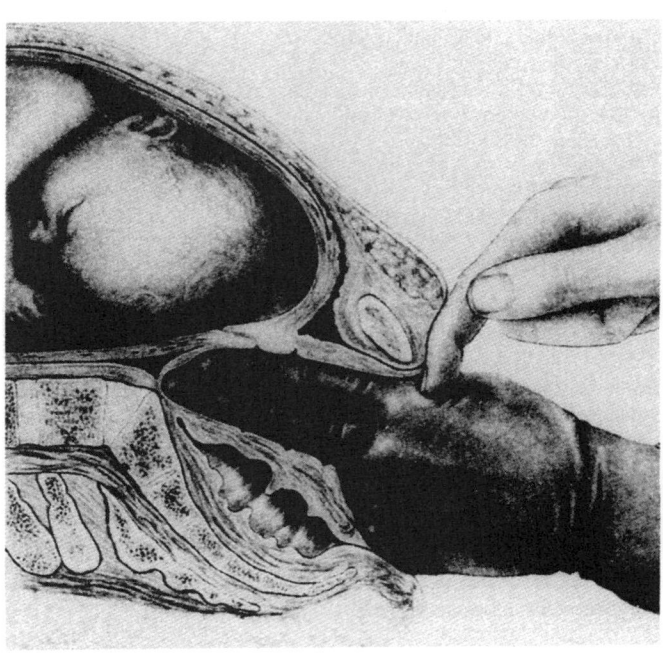

Figura I-126 – Medida do diâmetro conjugado diagonal (Eastman, 1956).

Pelvimetria interna – a determinação dos diâmetros internos da bacia faz-se pelo toque vaginal (em posição ginecológica), que apreciará os seguintes diâmetros ântero-posteriores (conjugados): promonto-retro-sinfisiário, sacro médio-púbico e cóccix-subpúbico. A determinação do diâmetro biciático pela pelvimetria interna é, clinicamente, improvável. Admite-se, para fins assistenciais, que seja equivalente ao diâmetro bituberoso (determinado pela pelvimetria externa), como admitiu Kaltreider (1952) por meio de radiopelvimetrias.

• **Promonto-retro-sinfisiário** (PS) – também chamado conjugado verdadeiro (CV), vai do ponto mais saliente do promontório ao ponto mais saliente da face posterior da sínfise púbica (ponto retropúbico de Crouzat). Mede 10,5-11cm. Para sua determinação (toque vaginal bidigital), o dedo médio procurará atingir o promontório. Em bacias normais e em primigestas com assoalho vulvoperineal resistente, em geral, ele não é atingido. Quando o for, o dedo médio toca a face anterior mais saliente do promontório e aplica-se a borda radial do indicador contra a borda inferior do pube. Marca-se esse ponto com o dedo indicador da mão oposta e mede-se a distância obtida com o pelvímetro ou com a fita métrica. Ao valor obtido (em geral 12cm) dá-se o nome de conjugado diagonal (CD). Reduzindo-se 1,5-2cm, obtém-se o valor do conjugado verdadeiro (CV) ou obstétrico (CO), ou seja, 10,5-11cm (Fig. I-126).

Entretanto, para a real mensuração do CV, devem-se considerar a inclinação pélvica, a altura do promontório e da sínfise e a espessura desta última. Tem maior significação a altura do promontório, pois, quanto mais alto ela for, maior será o CD (Figs. I-127 e I-128). A altura da sínfise (cerca de 4-4,5cm) e sua espessura, embora influam, têm menos valor. Vale a pena, porém, medir a altura da sínfise (dedo indicador atrás da sínfise púbica). Quando a altura do promontório e da sínfise for grande, a redução do CD deverá ser de pelo menos 2cm para se obter o valor do CV.

A inclinação da bacia influi, também, na mensuração do CV. Ela aumenta na posição de Walcher (hiperextensão das coxas) (Figs. I-129) e reduz-se na hiperflexão. Deve-se, ainda, atentar para a possibilidade de existir promontório duplo. Nesses casos, deve-se ter o cuidado de considerar a face mais saliente, no sentido ântero-posterior, para a devida mensuração.

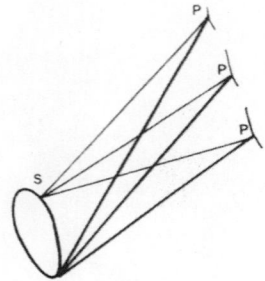

Figura I-127 – Representação esquemática da importância da altura do promontório para a medida do diâmetro conjugado verdadeiro (CV).

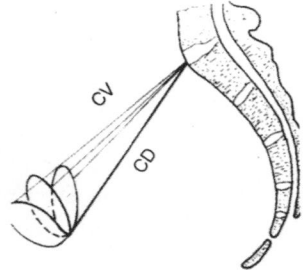

Figura I-128 – Influência da inclinação pélvica na mensuração do conjugado verdadeiro (CV).

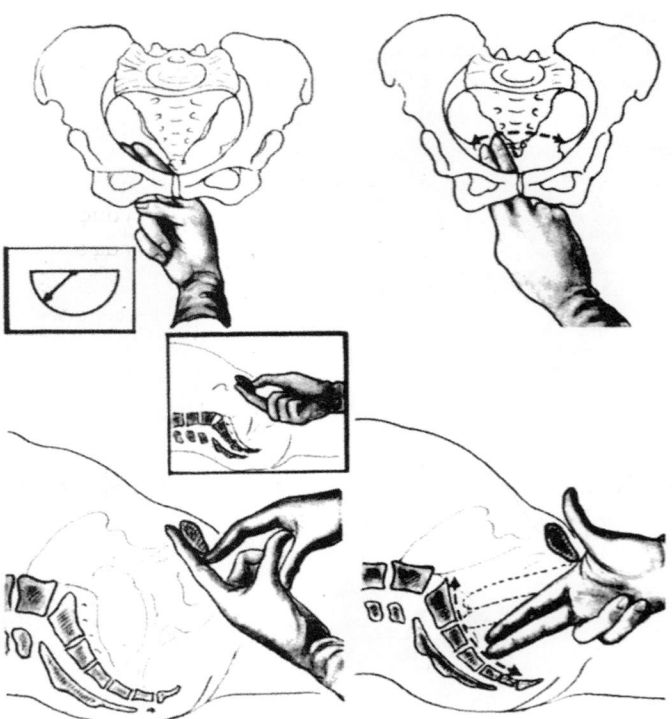

Figura I-130 – Pelvilogia interna. Apreciação do arco anterior e do diâmetro biciático (figuras superiores). Apreciação da altura e da espessura do pube e da curvatura sacra.

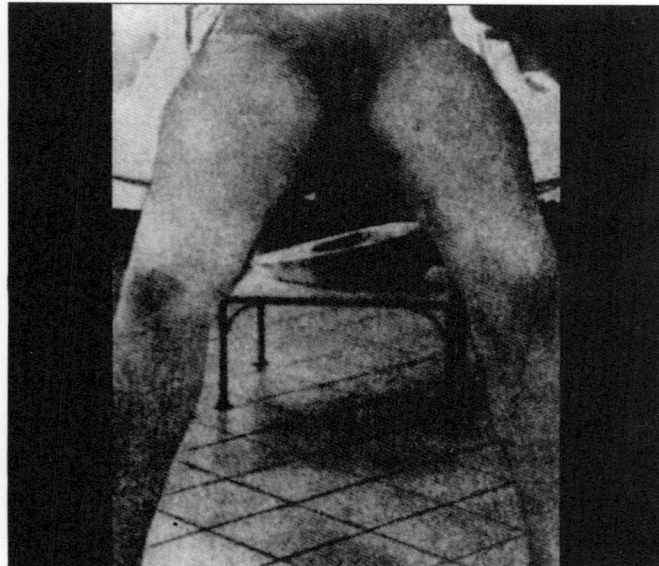

Figura I-129 – Posição de Walcher. Aumento do diâmetro promonto-retropúbico (Dexeus e Dexeus, 1957).

Tabela I-3 – Pelvimetria: valores clássicos e pela ressonância magnética (modificado de Dudenhausen, 1994).

Estreitos	Ressonância magnética	Valores clássicos
Conjugado verdadeiro	11,9	11,0
Transverso médio (estreito superior)	13,3	13-13,5
Sacro médio púbico	11,9	11,0
Biciático	11,6	11,5
Cócci-subpúbico	9,6	9,5
Bituberoso	12,3	11,0

- **Sacro médio-púbico** (SMP) – pelo toque vaginal procura-se atingir o sacro (ao nível da terceira vértebra), medindo-se a distância até a borda inferior e mediana do pube (mede 11,5-12cm).

- **Cóccix-subpúbico** (CSP) – ainda pelo toque vaginal mede-se a distância que vai da ponta do cóccix até a borda inferior e mediana do pube (mede 9cm). A retropulsão cóccica, durante a expulsão cefálica, amplia esse diâmetro em até 2-3cm. A figura I-130 exemplifica alguns detalhes da pelvimetria e pelvigrafia internas.

Dudenhausen (1994) determinou, pela ressonância magnética, os valores dos diâmetros dos três estreitos da bacia (na mulher holandeza). Comprovou que todos os diâmetros, com exceção do transverso médio do estreito superior, estão levemente aumentados (Tabela I-3), atribuindo o fato às melhores condições nutricionais das mulheres.

Pelvigrafia externa – embora se relacione com a forma da bacia, a pelvigrafia externa se fará pela medida dos diâmetros do chamado losango de Michaelis, do diâmetro espino-sinfisiário de Murilo de Araujo e pela identificação da arcada púbica.

- **Losango de Michaelis** – de configuração quadrilátera situa-se na região lombossacral (Fig. I-131). Seus limites são: em cima, a fosseta da quinta vértebra lombar; lateralmente, as fossetas das espinhas ilíacas póstero-superiores; abaixo, pelo

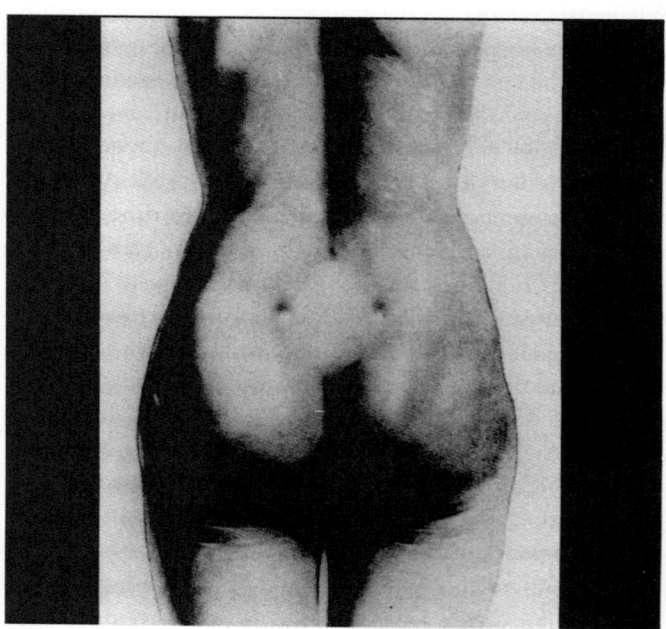

Figura I-131 – Losango de Michaelis. Pontos cutâneos de seus limites.

início do sulco interglúteo (articulação sacrocóccica). Unindo-se esses pontos procuram-se verificar as simetrias dos triângulos laterais. A presença de assimetria entre eles traduz bacia assimétrica (Fig. I-132). Dá-se, ainda, valor semiológico ao triângulo superior do losango de Michaelis. Chamado, também, de supra-sacral de Tarnier, sua altura mede 4cm. Mensuração menor traduz achatamento da bacia com redução do diâmetro CV. A presença de lordose lombar acentuada sugere anomalia óssea da pelve.

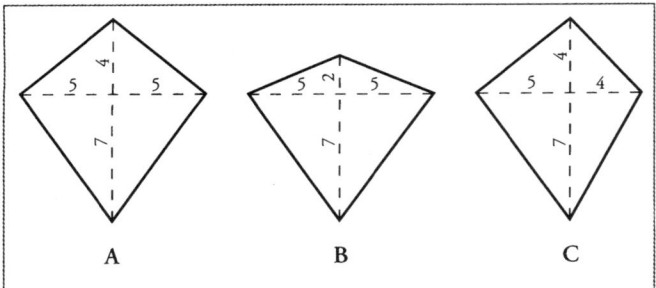

Figura I-132 – Losango de Michaelis: A) bacia normal; B) bacia achatada – redução do triângulo supra-sacral; C) bacia assimétrica.

- **Diâmetro espino-sinfisiário** – deve-se sua determinação a Murilo de Araujo (1936). Vai da espinha ilíaca ântero-superior ao meio da borda superior do pube. Mede entre 12 e 15cm de cada lado. Diferença significativa entre um deles sugere assimetria de bacia.
- **Arcada púbica** – é representada pelo triângulo limitado lateralmente pelos ramos isquiopúbicos, e no ápice, pelo ângulo subpúbico. Sua base mede cerca de 11cm e sua altura, 8-9cm. Aprecia-se, como ensinou Sellheim (Briquet, 1939), adaptando os dedos polegares aos ramos isquiopúbicos (Fig. I-133). Entretanto, para sua real determinação, coloca-se uma régua ou fita métrica ao nível das espinhas isquiáticas (bi-I ou base da arcada) e mede-se a distância que vai do meio da base ao ângulo subpúbico. Na fase final da expulsão, a cabeça fetal fletida adapta-se à arcada púbica e, em torno dela, se fará por deflexão o desprendimento cefálico. A solicitação perineal será tanto menor quanto mais aberta for a arcada, pois, nessas condições, mais completamente ela será ocupada. Em sentido oposto, nas arcadas muito fechadas, a adaptação incompleta da cabeça provoca grande solicitação do períneo e, conseqüentemente, roturas mais extensas.

Pelvigrafia interna – aprecia, pelo toque vaginal, a forma interna da bacia. No estreito superior identifica-se o promontório e, a partir daí e de cada lado, a asa do sacro, a articulação sacroilíaca, a linha inominada, os ramos horizontais do pube e o ponto retropúbico de Crouzat (área mais saliente da face posterior da sínfise púbica). Ao nível do estreito médio, identifica-se a saliência maior ou menor das espinhas ciáticas e os relevos dos músculos obturadores internos.

Além da saliência do promontório, do ponto retropúbico de Crouzat e das espinhas ciáticas, deve-se dar maior importância à concavidade sacral. Quando moderada, reduz o diâmetro ântero-posterior do estreito médio e, quando acentuada, pode reduzir o diâmetro ântero-posterior do estreito inferior (Fig. I-134). O arco anterior da bacia (espaço ocupado pelos ramos horizontais do pube e o diâmetro transverso médio do estreito superior da pelve) tem grande importância para a boa acomodação da apresentação durante a insinuação.

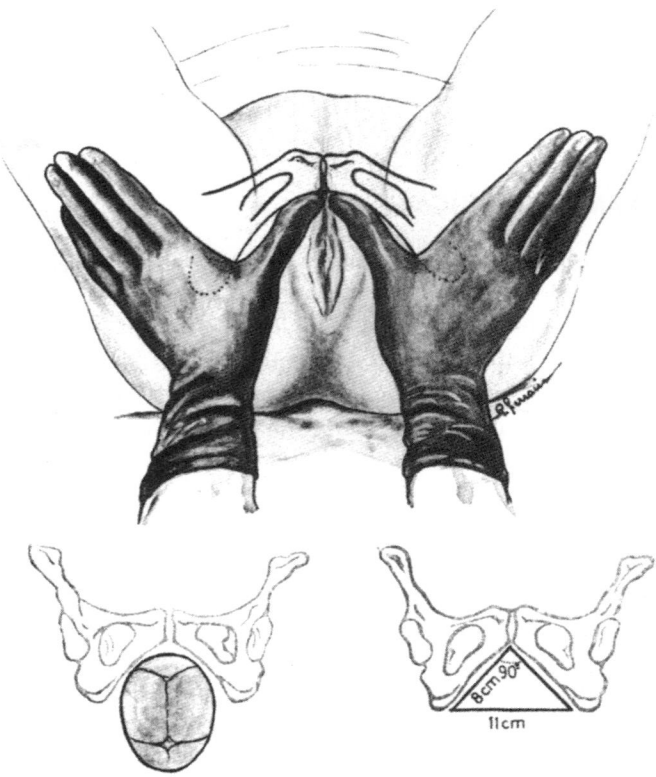

Figura I-133 – Pelvigrafia da arcada púbica, segundo Sellheim.

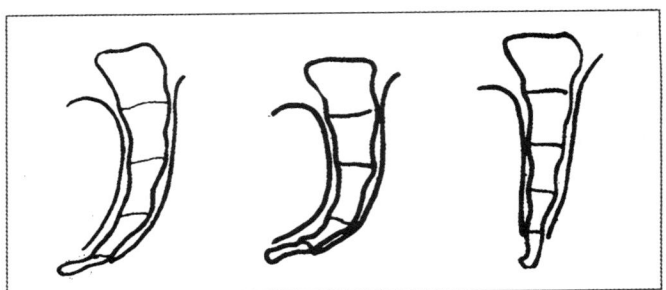

Figura I-134 – Pelvigrafia do sacro. Conformações da curvatura sacral.

CONCLUSÕES DA PELVILOGIA CLÍNICA – a prática sistemática da pelvilogia clínica proporciona ao tocólogo a experiência necessária para, prescindindo da radiologia, obter dados bem aproximados do canal ósseo do parto.

Pode-se suspeitar de assimetria pélvica evidente e consegue-se determinar, com aproximação de até 0,5cm, todos os diâmetros ântero-posteriores (conjugados) de todos os estreitos da bacia. Consegue-se, ainda, determinar o diâmetro transverso do estreito inferior e por ilação, como nos ensina Kaltreider (1952), o diâmetro transverso do estreito médio (BC). Esse autor refere concordância quase absoluta entre os diâmetros biisquiático e biciático, salvo quando se trata de bacia anelada (raríssima).

Na verdade, os únicos diâmetros internos que não se conseguem medir são os transversos (médio e máximo) do estreito superior. Sua importância, entretanto, para fins de escolha da via do futuro parto, é menor e será apreciada pela prova do trabalho de parto. Em particular, a pelvilogia clínica deve preocupar-se mais com as medidas do estreito médio, pois, vencido o obstáculo do estreito superior (cabeça insinuada), é nele em que ocorrem os casos de encravamento cefálico, cuja solução do parto pela via baixa acarreta traumatismos evidentes materno-fetais.

Embora a acuracidade das medidas pelvimétricas seja maior com o emprego da ressonância magnética, importa salientar que seu uso carece de facilidades e associa-se à forte rejeição das gestantes.

EXAME ESPECULAR

Não deve ser descurado durante o pré-natal. Entreaberta a vulva com os dedos indicador e médio de uma das mãos, o espéculo é introduzido (adaptando-se sua forma àquela do intróito vaginal) e rodado de tal modo que sua colher ou lâmina posterior force o fundo de saco vaginal posterior. Esse cuidado favorece a exposição do colo, pois a parede vaginal posterior é mais longa que a anterior.

O exame especular permite observar as paredes vaginais, os fundos de saco vaginais e, principalmente, o colo uterino: sua forma, posição, dimensões, coloração, aspecto do seu orifício externo (circular ou bilabiado), sua permeabilidade (entreaberto ou fechado) e eventuais lesões (cervicites, eversões, pólipos e alterações sugestivas de neoplasias malignas).

Finalmente, o exame especular presta-se para a prática da colposcopia e da citologia funcional e oncótica. Servindo-se do colposcópio, identificam-se imagens da superfície e do intróito do colo uterino. Pela prova de Schiller (embrocação cervical com solução de lugol), localizam-se áreas suspeitas (Schiller positivo), favorecendo a prática de biópsia (biópsia dirigida) que poderá revelar displasias cervicais leves, moderadas e graves.

Durante o pré-natal, a colposcopia e a citologia oncótica (Papanicolaou) devem ser obrigatórias, particularmente em multigestas.

TOQUE

Pode ser vaginal ou retal e unidigital ou bidigital. Durante a gestação, prefere-se o vaginal e o bidigital, por melhor atender o recanto feminino e favorecer a obtenção dos dados de interesse obstétrico. Durante o parto, pode-se ainda praticar o toque manual, cuja execução se fará preferencialmente sob analgesia.

Idealmente, a gestante será colocada na mesa ginecológica (ou na cama) e apenas descoberta a genitália externa. Informada do exame a ser realizado, ela manterá relaxada a parede abdominal ântero-lateral e o assoalho perineal.

Esvaziada a bexiga e obedecidos os princípios de assepsia, o tocólogo, após solicitar que a gestante faça algum esforço defecatório, entreabre os pequenos lábios vulvares e introduz ajustados e delicadamente os dedos indicador e médio lubrificados (cremes antissépticos) em direção ascendente (cotovelo em plano inferior à mão) à procura do colo uterino (Fig. I-135).

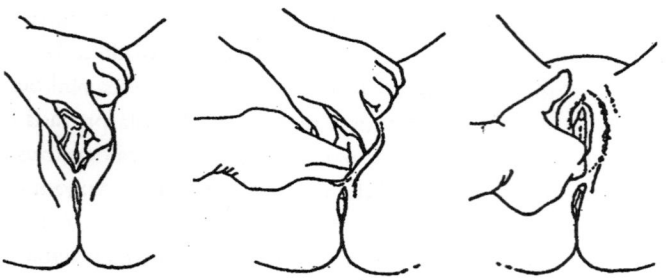

Figura I-135 – Técnica para executar o toque vaginal.

Durante a assistência pré-natal, o examinador deverá apreciar a resistência do assoalho perineal, as características das paredes vaginais e a distensibilidade dos fundos de saco vaginais. Em particular no primeiro trimestre, o toque vaginal apreciará as características do útero. Em relação ao corpo: volume, forma, situação e amolecimento. No que tange ao colo: posição, consistência, comprimento e permeabilidade.

As alterações relacionadas a essas características estão consideradas nos Capítulos 5 e 11. Importa, entretanto, chamar a atenção para determinados aspectos de importância para a assistência pré-natal: permeabilidade do colo uterino (insuficiência do orifício interno) e retroversão fixa do corpo uterino (encarceramento uterino). Tais patologias merecem assistência corretora, a fim de prevenir a interrupção da prenhez.

No que tange à permeabilidade do colo, deve-se alertar os tocólogos para a possibilidade de existirem casos (multíparas) de colos permeáveis a 1,2 e até 3cm em gestantes fora do trabalho de parto. Nesses casos, entretanto, não está presente o esvaecimento, ou seja, o desaparecimento do canal cervical.

Após o terceiro trimestre, o toque vaginal, apesar da ausência de dilatação, permitirá também identificar o pólo que se apresenta no estreito superior. Quando os dedos não tocam apresentação alguma, o tocólogo pensará tratar-se de situação transversa. Pormenores de apresentações (flexões e deflexões) dificilmente poderão ser identificados durante o pré-natal.

Em casos de hemorragia vaginal, em qualquer fase da gestação, o toque deverá ser precedido do exame especular.

Achados do toque vaginal, durante o parto, serão referidos no Capítulo 22.

PESO E CURVA PONDERAL

Na primeira consulta, determina-se, sempre, o peso da gestante, a fim de identificar-se eventual sobrepeso e/ou subpeso. A pesagem nas consultas subseqüentes identificará, pela curva ponderal, o ganho de peso da paciente, cujo eventual desvio do normal será considerado na assistência pré-natal.

Dinâmica uterina – a palpação manual permite perceber as contrações uterinas e, para fins assistenciais, identifica a freqüência das contrações e, razoavelmente, o tono uterino e a intensidade e duração das contrações.

A histerografia externa presta-se para captar a freqüência das contrações e tem sido utilizada na prática da cardiotocografia. A histerografia interna, difundida pela Escola Uruguaia (Alvarez e Caldeyro-Barcia, 1954), é de uso acadêmico e identifica, com acuracidade científica, a freqüência, a duração e a intensidade das contrações e o tono uterino intercontratural.

Amnioscopia – introduzida e sistematizada por Saling (1966), aplica-se, em geral, após a 28ª semana da gestação. Utiliza-se do amnioscópio de Saling (metálico) e, entre nós, também do amnioscópio sólido de acrílico (Rodrigues Lima, 1970). Introduzidos no canal cervical até atingir seu orifício interno, tais instrumentos (com luz auxiliar no de Saling) permitem observar as membranas ovulares e, por meio delas, identificar os aspectos do líquido amniótico (grumos e coloração).

Assim, a amnioscopia presta-se para a identificação do sofrimento fetal crônico (líquido meconial), da prenhez prolongada (exagero de grumos), da isoimunização Rh (líquido amarelo-canário) e da morte fetal (líquido vermelho-escuro). Pode-se, ainda, reconhecer a rotura prematura das membranas, o oligoâmnio e a placentação baixa (risco maior neste último caso). No que tange à coloração do líquido amniótico, não são infreqüentes erros de interpretação.

É praticamente inócua quando bem utilizada. Pode, entretanto, provocar a rotura acidental das membranas. Jamais comprovamos a provocação do trabalho de parto, que alguns autores lhe imputam. O amnioscópio sólido de acrílico é de baixo custo, permite a visualização do trajeto vaginal, dispensa iluminação artificial e, por ser o índice de refração do acrílico quase idêntico ao do líquido amniótico, favorece imagens muito nítidas.

O amnioscópio metálico de Saling, mais complexo do que o sólido de acrílico, consta de um sistema tubular, cuja extremidade distal é obliterada por dispositivo que, uma vez retirado, permite visibilizar, através do colo, as estruturas aí localizadas. Presta-se, em particular, para obter sangue capilar arterial fetal (punção cefálica) e proceder gasometrias (Fig. I-136). O de acrílico consta de diversos diâmetros, para favorecer a inspeção em colos mais ou menos permeáveis (Fig. I-137).

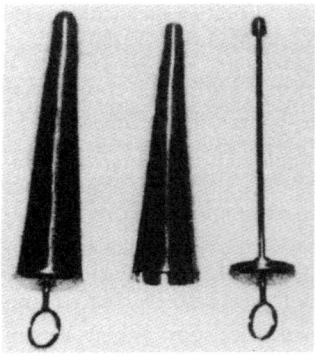

Figura I-136 – Amnioscópio de Saling.

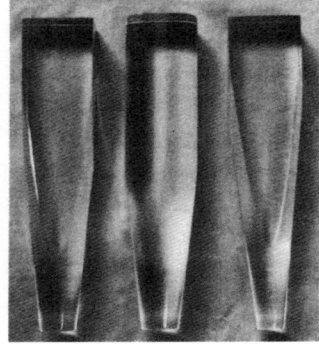

Figura I-137 – Amnioscópios de acrílico.

Amniocentese – seu emprego na propedêutica obstétrica se generalizou em 1952, quando Bevis se serviu dela para avaliar o teor de bilirrubina presente no líquido âmnico em casos de gestantes Rh negativo. Posteriormente, Liley (1961) a consagrou para apreciar o prognóstico e orientar a terapêutica dessa entidade. Sua utilização em semiologia obstétrica, durante o pré-natal, além da indicação já referida, é infinita, prestando-se para:

- Diagnóstico do sexo fetal – presença de pequeno corpúsculo na periferia interna da membrana nuclear (corpúsculo de Barr), nas células do sexo feminino (cromatina sexual).
- Morte fetal – líquido vermelho-escuro com presença de células ciliadas do epitélio respiratório (Barcelos, 1976).
- Sofrimento fetal crônico – líquido amniótico meconial.
- Prenhez prolongada – líquido amniótico meconial tendendo para o amarelo.
- Maturidade fetal assegurada – células fetais orangiófilas acima de 10%; dosagem da creatinina acima de 1,5-2mg/100ml; teor de lecitina acima de 2mg/100ml; relação lecitina-esfingomielina acima de 2; teste de Clements com presença de espuma a partir do terceiro tubo.
- Defeitos genéticos (cromossômicos e metabólicos) – cuja indicação pressupõe idade materna acima de 35 anos ou anamnese familiar suspeita.
- Defeitos abertos do tubo neural (elevação do teor de alfafetoproteína).
- Pesquisa microbiológica (casos de amniorrexe).
- Isoimunização feto-materna (espectrofotometria) – níveis da bilirrubina.
- Eventual amnioinfusão (casos de amniorrexe prematura e para melhor identificação fetal na oligoidrâmnia).
- Aspiração de líquido amniótico (casos de poliidramnia aguda).
- Diagnóstico de rotura das membranas (precoce) pela injeção de substâncias corantes na câmara amniótica (emprego excepcional).

Teores elevados de alfafetoproteína no líquido amniótico denunciam fortemente a ocorrência de defeitos do tubo neural fetal. A alfafetoproteína é de origem fetal e alcança a circulação materna pelas vias transplacentárias e amniótica. Os seus níveis no soro materno se elevam a partir do segundo trimestre, alcançando o máximo na 30ª semana. Níveis elevados sugerem defeitos do tubo neural, e níveis baixos ocorrem em cromossomopatias. Gabbe (1986) salienta possíveis erros na interpretação dos resultados, recomendando a ultra-sonografia morfológica para a confirmação de defeitos do tubo neural.

Em relação aos estudos genéticos, Strassner (1992) refere êxito e acertos em 99,4%, podendo a amniocentese ser realizada a partir da 15ª-16ª semana. Nessa eventualidade, a amniocentese (dita precoce a partir da 10ª-14ª semana) visa evitar a biópsia do vilocorial, cuja prática eleva índices de perdas fetais.

A amniocentese presta-se ainda para, em casos de isoimunização feto-materna pelo fator Rh, proceder à espectrofotometria do líquido amniótico, para avaliar o grau de comprometimento do concepto. O líquido amniótico colhido após centrifugação e filtração é levado ao espectrofetômetro e submetido a comprimentos de onda entre 350 e 550mu e determinadas as diferenças de densidade ópticas a 450mu.

Entre nós, a avaliação da maturidade pulmonar fetal tem sido simplificada pelo chamado teste de Clements (1972), cuja acuracidade justifica seu valor, particularmente quando positivo. Na sua realização, colocam-se em cinco tubos de ensaio de 15 x 100mm as misturas de líquido amniótico, etanol a 95% e soro fisiológico nas quantidades referidas na tabela I-4.

Tabela I-4 – Maturidade pulmonar – teste de Clements.

Tubos	1	2	3	4	5
Líquido amniótico	1ml	0,75ml	0,50ml	0,25ml	0,20ml
Soro fisiológico	–	0,25	0,50	0,75	0,80
Etanol a 95%	1	1	1	1	1

O líquido amniótico não pode conter sangue ou mecônio. Agitando-se a mistura fortemente por 15 segundos, procede-se à leitura após repouso de 5 minutos. O aparecimento de anel de espuma, estável a partir do terceiro tubo, traduz maturidade pulmonar assegurada. Resultados falso-negativos são, entretanto, muito freqüentes (Fig. I-138). Ultimamente temos utilizado apenas três tubos com, respectivamente, 1ml, 0,50ml e 0,25ml de líquido amniótico. A presença de anel de espuma no segundo tubo sugere maturidade fetal assegurada.

Os resultados obtidos se superpõem, praticamente, àqueles denunciados pela determinação da relação lecitina-esfingomielina, cuja técnica é mais complexa. Nesta última prova, quando a relação ultrapassa 2 (o que ocorre, em geral, na 34ª semana), admite-se assegurada a maturidade pulmonar para os fins de se praticar o parto prematuro terapêutico (Gráfico I-2).

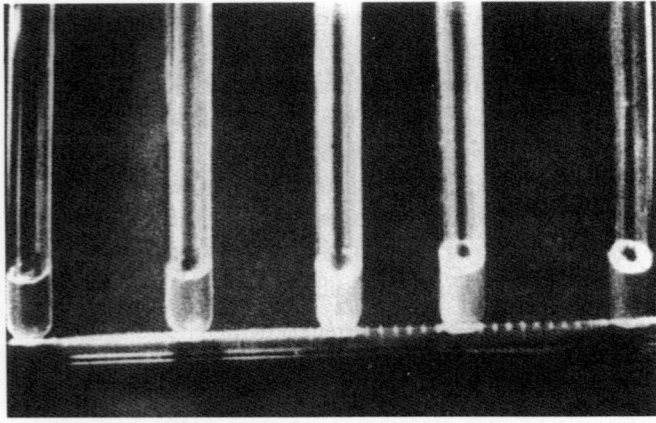

Figura I-138 – Teste de Clements (positivo). Aspecto do anel de espuma.

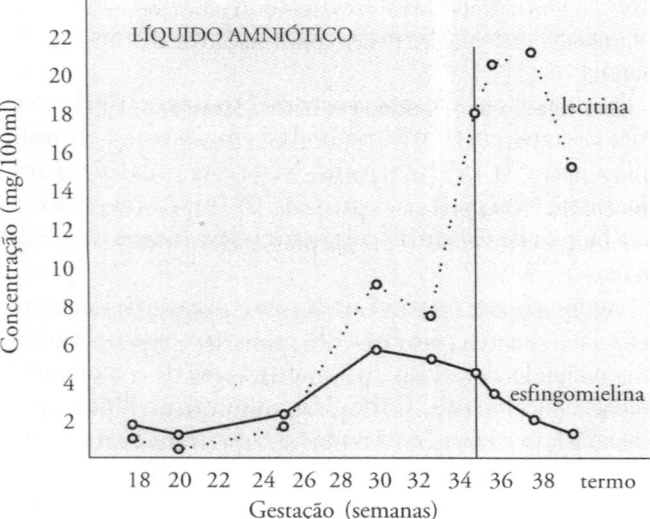

Gráfico I-2 – Relação lecitina-esfingomielina (L/S).

A amniocentese é, ainda, utilizada na assistência ao poliidrâmnio agudo (esvaziamento controlado da câmara amniótico); para a indução de abortamento e do parto prematuro em casos de fetos mortos, pela introdução, na câmara amniótica, de solução de cloreto de sódio a 35% (Aburel, 1937). Em casos de fetos vivos têm sido utilizadas a solução de glicose hipertônica a 50% (exceto em diabéticas) e, ultimamente, as prostaglandinas.

A utilização da amniocentese para a prática de amniografia e da fetografia (injeção de contraste na câmara amniótica para identificação corpórea fetal) está afastada pelos riscos da irradiação e porque a ultra-sonografia a substitui melhor, por ser inócua e efetiva. Quando não estão disponíveis métodos mais sofisticados para avaliar a vitalidade fetal em casos de gestação de risco agravado, a amniocentese, ao identificar a presença de líquido amniótico meconial, presta-se para orientar a conduta terapêutica e justificar a indicação do parto prematuro terapêutico. Mathias e Neme (1973) reduziram o obituário perinatal de gestantes hipertensas de 17,8% para 7,8% apenas com o seu emprego.

Em casos de amniorrexe prematura, a amniocentese, em situações especiais, presta-se para comprovar o seu diagnóstico (gestações precoces), pela introdução de corantes na câmara amniótica, e para permitir a amnioinfusão que ultimamente tem sido considerada na terapêutica temporária dessa patologia.

Finalmente, a amniocentese tem aplicação, por ora restrita, mas de eventual e promissor futuro, na nutrição e na terapêutica fetais. Realizada com o auxílio da ultra-sonografia, a técnica da amniocentese se simplificou, reduzindo em muito os riscos que a cercavam antes dessa associação. Além de localizar a placenta, reduzindo o risco de atingi-la, a ultra-sonografia permite identificar as relações uterofetais e a zona onde se situa a maior coleção de líquido amniótico (área de punção).

Embora possa ser realizada após a 10ª semana (amniocentese precoce) e em qualquer idade gestacional, a amniocentese para o diagnóstico genético é praticada idealmente entre a 16ª e a 18ª semanas. Isso porque, nesse período, a quantidade do líquido amniótico (LA) atinge cerca de 200ml favorecendo: a) sua tecnologia; b) extração suficiente de LA; c) presença adequada de células fetais descamadas; d) redução dos riscos materno e fetal. A punção da câmara amniótica, em geral, é transabdominal. É excepcional a punção transcervical. Quando a inserção placentária é anterior, a punção pode ser suprapúbica (risco de rotura das membranas), mobilizando-se para cima a apresentação fetal (Figs. I-139 e I-140).

Alguns pormenores técnicos, para a prática da amniocentese transabdominal, merecem ser referidos:

• Posição da gestante – decúbito dorsal horizontal com relaxamento muscular da parede ântero-lateral do abdome.

• Cuidados prévios – preparo psicológico da paciente, ultra-sonografia e esvaziamento vesical. Anestesia local no ponto abdominal a ser puncionado.

• Local da punção – localiza-se, em geral, nas situações fetais longitudinais na linha mediana a 4cm abaixo da cicatriz umbilical. Na situação transversa e na técnica suprapúbica, a punção será feita logo acima da borda superior da sínfise (risco de punção vesical e rotura das membranas). Orientada pela ultra-sonografia, a agulha procurará atingir o maior bolsão de líquido amniótico e evitar atingir a placenta e o concepto.

• Acidentes – têm sido muito reduzidos, ultimamente, com o emprego monitorizado da ultra-sonografia. Entretanto, na ausência do conforto sonográfico, têm sido referidas lesões fetais, do funículo e da placenta (Figs. I-141 a I-143).

• Complicações – são excepcionais quando os cuidados de assepsia e os da técnica forem preservados. A ocorrência de amnionite (0,1%) e de fístula amniótica, que pode determinar oligâmnio, é excepcional. Entre as complicações citam-se, em particular, o abortamento e a rotura das membranas ovulares (em especial, na punção suprapúbica). A ocorrência de parto prematuro é improvável e a de luxação congênita do quadril e de pé eqüinovaro não têm sido admitida.

• Aspectos éticos – o casal deverá ser sempre notificado de possíveis acidentes e complicações inerentes à metodologia e esclarecidos de sua utilidade. A abstenção de sua prática, quando indicada, presta-se para ser considerada negligência médica.

• Amniocentese precoce – é a praticada entre a 10ª e a 14ª semanas da gestação. Entre suas vantagens sobre a biópsia do vilo corial salientam-se: a) possibilidade de avaliar os níveis de alfafetoproteínas; e b) obtenção de material em gestações múltiplas. Enquanto a falha de cultura do líquido amniótico após a 16ª semana da gestação é de 1:400 a 1:500, para as amostras obtidas pela amniocentese precoce a taxa de falhas é de 1:100 a 1:200.

Assel e cols. (1992) comprovaram perdas fetais de 1,8% e 0,4%, respectivamente, em amniocenteses precoces (276 ca-

OBSTRTRÍCIA NORMAL

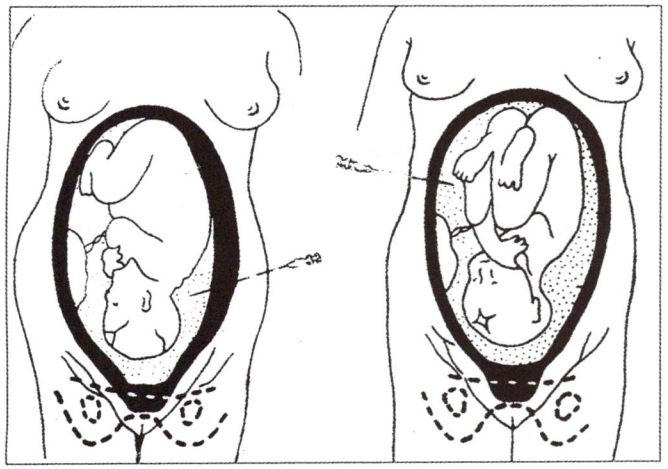

Figura I-139 – Amniocentese. Punções fúndica e lateral.

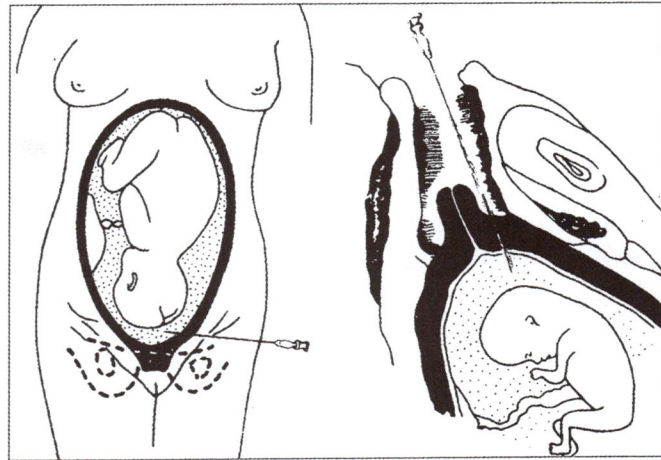

Figura I-140 – Amniocentese. Punções suprapúbica e transcervical.

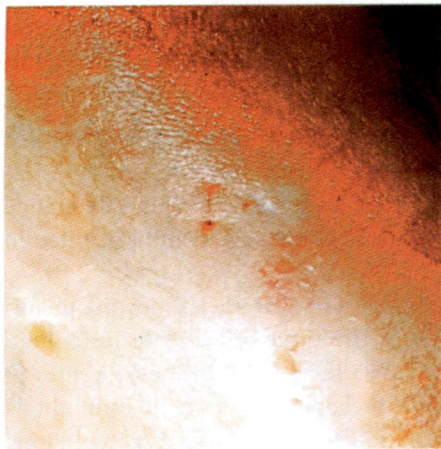

Figura I-141 – Amniocentese. Lesões da parede abdominal.

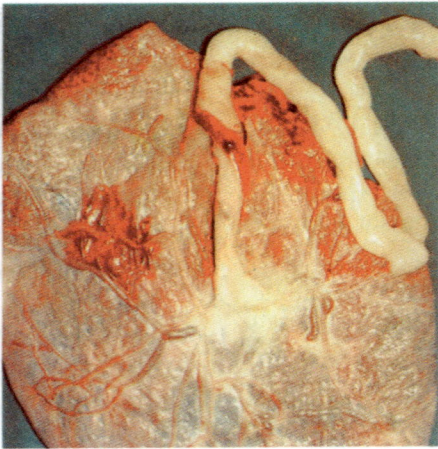

Figura I-142 – Amniocentese. Lesões do cordão umbilical e da placenta.

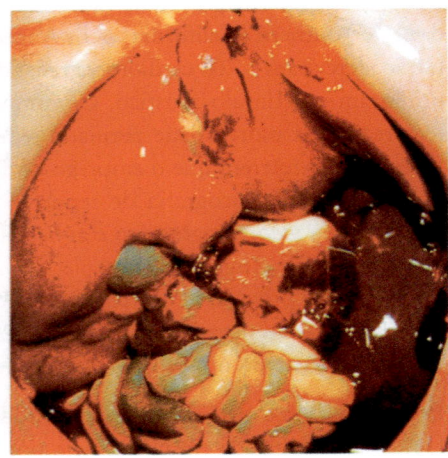

Figura I-143 – Amniocentese. Lesão visceral (cólon).

sos) e do segundo trimestre (542 casos). O maior risco inerente à amniocentese precoce pode, ainda, ser agravado por desconforto respiratório dos recém-nascidos, quando a extração do LA atinge 1ml para cada semana da idade gestacional (Hanson e cols., 1992).

• **Amniocentese em prenhez múltipla** – é de tecnologia mais complexa, devendo assegurar a identificação do LA de cada um dos conceptos. Além disso, são computadas taxas maiores de perdas fetais, que podem atingir a média de 10,8% (Pluggmayer e cols., 1991).

Estímulo acústico – divulgado por Read e Miller (1977) e entre nós por Nilo Luz, consiste na provocação de estímulo acústico (EA) transabdominal sobre a cabeça fetal. Na ausência de estimuladores complexos, temos utilizado a buzina Kobo-Volkswagen com bons resultados (Fig. I-144). Fetos hígidos respondem ao estímulo com taquicardia duradoura (mais de 5 minutos), como se vê na figura I-145. Incluída na cardiotocografia estimulada, ela pode, também, ser utilizada em domicílio, consultório e/ou ambulatório. Para a escuta das alterações da freqüência cardíaca fetal (taquicardia), pode-se utilizar o sonar-Doppler. A falta de resposta fetal (quando repetida) sugere depressão ou óbito fetal e, excepcionalmente, surdez do concepto.

Kuhlman e Depp (1988) referem que o centro cerebral acústico reage a partir da 26ª semana, e Druzin e cols. (1989) comprovaram que o EA positivo está presente após a 26ª-28ª semana.

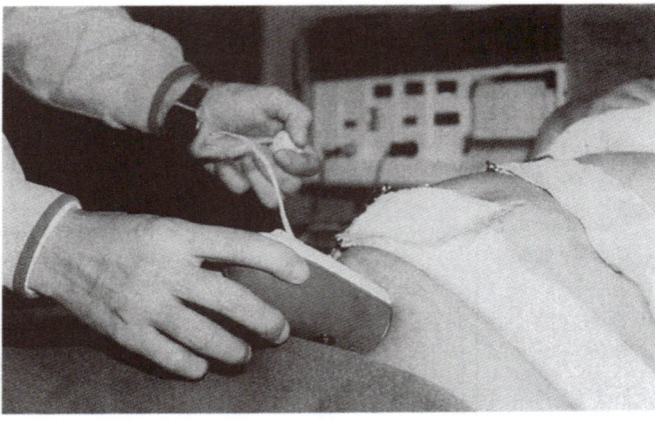

Figura I-144 – Estímulo acústico com a buzina localizada sobre a cabeça.

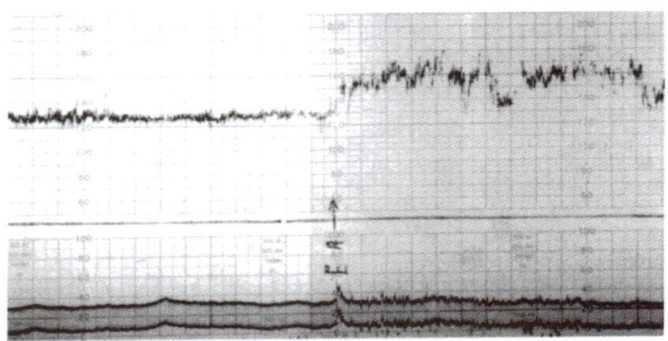

Figura I-145 – Estímulo acústico. Resposta taquicárdica evidente.

Utilizando-se do referido estímulo, Trudinger & Boylan (1980) verificaram que a ausência de resposta fetal se acompanha de aumento evidente na incidência de sofrimento fetal intraparto, restrição do crescimento intra-uterino e baixos índices de Apgar.

Para proceder o estímulo, a fonte sonora é adaptada (transabdominal) sobre a cabeça fetal e ativada por 3 segundos, podendo o estímulo sonoro ser repetido dentro de 1 minuto, se não ocorrer resposta.

Ohel e cols. (1987) demonstraram que conceptos submetidos ao estímulo sonoro até 88 decibéis, durante o parto, não apresentaram alterações de acuidade auditiva posterior. Entretanto, Hanneke e cols. (1994) referem que o EA pode provocar respostas taquicárdicas fetais de até 200 batimentos/minuto, com duração de até 1 hora, responsáveis por hipóxia fetal.

Smith e cols. (1987-1988), da Escola Médica da Universidade de Southern (Califórnia – Los Angeles), em série de publicações reviram 7.763 cardiotocografias de repouso, nas quais utilizaram o estímulo acústico. Comprovaram que, sendo o feto reativo, a mortalidade perinatal reduziu-se a 1,9:1.000. Esses autores referem que o emprego do EA pode dispensar a prática da cardiotocografia de repouso. Nossa experiência, quanto a seu valor prognóstico e aplicabilidade, foi objeto de contribuição de Zugaib (1982).

Em clínica privada, temos realizado o teste em consultório e, apenas quando negativo ou suspeito, obriga-nos a praticar a cardiotocografia ou o perfil biofísico do feto.

Prova do esforço físico materno – introduzida por Stembera (1971), foi divulgada em nosso meio por Neme e cols. (1973 e 1974).

Na sua prática utiliza-se o sonar-Doppler (simplesmente) ou o cardiotocógrafo (para o registro). Consiste nas alterações do ritmo e da freqüência cardíacas do feto, quando se submete a gestante a esforço físico (subir escadas, andar em esteira rolante, fazer flexões repetidas do tronco sobre o abdome).

Simplíssima na realização, inócua, econômica e de fácil interpretação, obteve, na experiência de Neme e cols. (1974), 90% de concordância com a prova de ocitocina. Tem, pois, seu valor e pode ser realizada inclusive nos consultórios privados. Em casos de hipóxia fetal, após o esforço materno, a freqüência cardíaca fetal se altera (arritmia, taquicardia e bradicardia). Bradicardias que permanecem por mais de 2 minutos traduzem hipóxia grave (Figs. I-146 a 149). Irerê Pinto (1976) comprovou sua estreita correlação com a presença de mecônio.

Na sua interpretação fisiopatológica, admite-se que o esforço físico materno, ao desviar o fluxo sangüíneo do leito uteroplacentário para o da área muscular solicitada, prova a redução da oferta de oxigênio para o concepto (Esquema I-6).

Os fundamentos da prova de esforço materno foram confirmados por Vidal e cols. (1980) no Serviço de Caldeyro-Barcia. Reduzindo o fluxo sangüíneo uteroplacentário por meio de compressão bilateral das coxas (área proximal) com pressões de 50mmHg, esses autores identificaram resultados equivalentes aos da cardiotocografia de repouso e de sobrecarga.

Prova da ocitocina – a comprovação de que dois terços dos óbitos fetais ocorrem antes do parto sugere que a causa responsável seja a insuficiência placentária. Assim, é de grande utilidade eventual teste que se preste para identificar, antes do parto, essa patologia.

Na vigência de insuficiência placentária (IP), ocorre prejuízo nas trocas nutritivas (retrição do crescimento intra-útero fetal) e respiratórias (hipóxia fetal) entre mãe e concepto. O teste da ocitocina, também chamado de teste do estímulo da contração uterina, presta-se para avaliar a reserva respiratória do concepto. Foi introduzido por Pose, em Montevidéu (Uruguai) em 1966.

Inclusive na ausência de equipamentos, essa prova pode ser útil para apreciar a vitalidade fetal. Promovendo contrações uterinas que a palpação admite serem de intensidade de parto normal, a ocorrência de 50% de desacelerações da freqüência

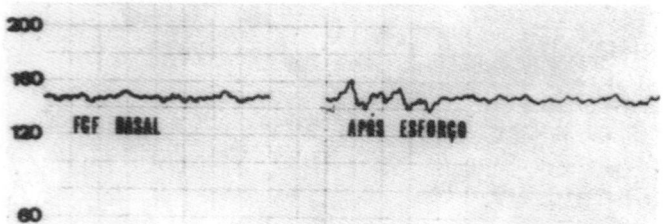

Figura I-146 – Prova do esforço físico materno. Resposta normal (Neme e cols., 1978).

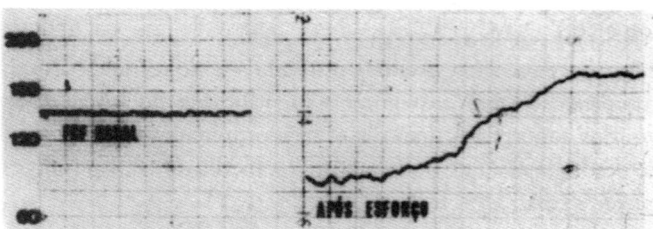

Figura I-148 – Prova do esforço físico materno. Resposta bradicárdica (Neme e cols., 1978).

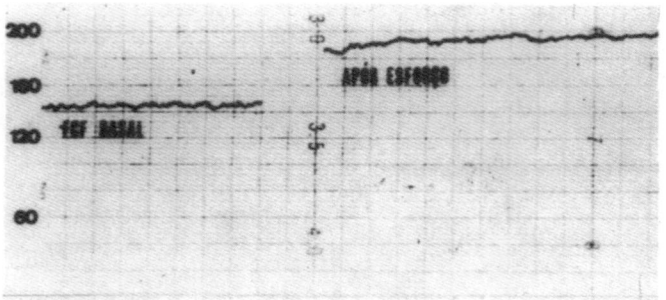

Figura I-147 – Prova do esforço físico materno. Resposta taquicárdica (Neme e cols., 1978).

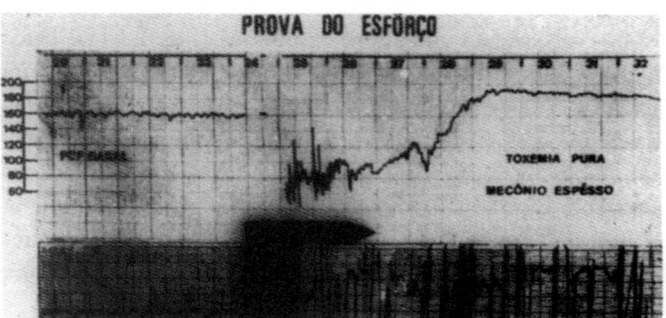

Figura I-149 – Prova do esforço físico materno. Notar a associação de mecônio espesso com a resposta bradicárdica e arrítmica (eletrocardiograma fetal). Gestante com toxemia hipertensiva pura (Neme e cols., 1978).

Esquema I-6 – Prova do esforço físico materno. Interpretação fisiopatológica (Neme e cols., 1978).

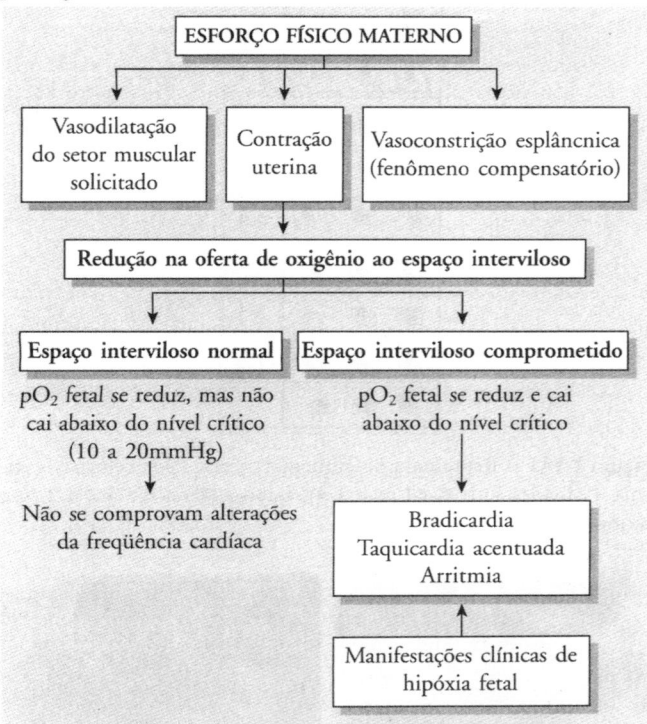

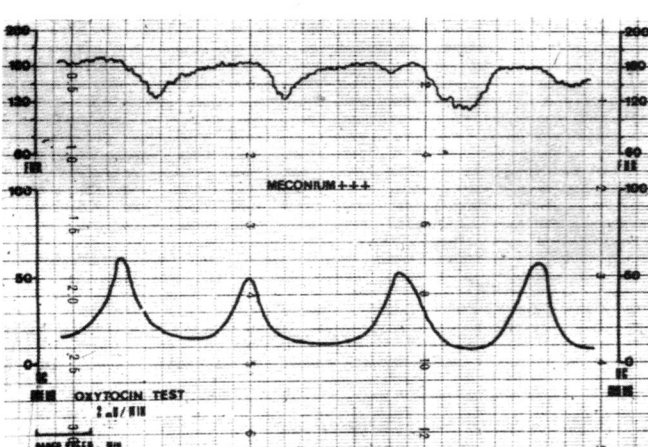

Figura I-150 – Prova de ocitocina. Notar a presença de "dips" II e a sua associação com mecônio +++ (Neme e cols.).

cardíaca fetal, no intervalo das contrações, deve ser considerada prova positiva. Ou seja, prova denunciadora de hipóxia fetal (Fig. I-150).

Assim, na ausência de outros recursos propedêuticos, a positividade de prova de ocitocina implica suspender-se e/ou contra-indicar-se a indução do parto.

Freeman e cols. (1982) encareceram o valor do teste de ocitocina ao afirmarem que a cardiotocografia de repouso é mais facilmente executada; entretanto, é mais sujeita a erros de interpretação. De outro lado, o teste de ocitocina é de realização mais complexa, mas é de maior acuracidade prognóstica. Entretanto, Gauthier e cols. (1979) e Staisch e cols. (1980) referem incidência elevada de resultados falso-positivos (cerca de 75%), que atribuem ao decúbito dorsal da gestante (compressão da veia cava inferior e da aorta) e à ocorrência de hipercontratilidade uterina. Daí porque salientam seu valor prognóstico, particularmente quando seu resultado é negativo. Assim, Grundy e cols. (1984) citam apenas um óbito fetal em 1.000 provas negativas.

• **Técnica para realização** – a paciente obedecerá o decúbito dorsal com tronco soerguido (cerca de 30°-45°), a fim de evitar a compressão da cava inferior (síndrome supino-hipotensiva): posição de semi-Fowler. Em geral, as contrações uterinas são induzidas por infusão de ocitocina, diluída em soro glicosado a 10%. Pela cardiotocografia, controlam-se a contratilidade uterina e a freqüência cardíaca fetal a cada intervalo de 10 minutos. Na interpretação do teste consideram-se:

1. **Resultado negativo** – ausência de desacelerações em 10 minutos (observação de pelo menos 30 minutos).
2. **Resultado positivo** – presença de desacelerações em pelo menos 50% das contrações normais.
3. **Resultado duvidoso** – é assim considerado quando as desacelerações tardias foram provocadas por hipersistolia e hipertonia uterinas (que devem ser evitadas) e/ou por desacelerações não persistentes.
4. **Resultado insatisfatório** – quando o estímulo ocitócico não se seguiu de contratilidade típica do parto.

Pircon e Freeman (1990) consideram ser reativo o teste no qual as contrações normais seguem-se de duas desacelerações de pelo menos 15 batimentos (minuto), durante 15 segundos e ocorrendo dentro de 20 minutos. Em função da conduta assistencial, esses autores recomendam (em geral) repetir o teste a cada 7 dias, quando o resultado for negativo. Se ele for positivo, a conduta a ser seguida dependerá da idade gestacional, da maturidade pulmonar, das condições maternas e do resultado de outros testes de avaliação da vitalidade fetal. Esses outros testes deverão, também, ser realizados, se o resultado do teste de ocitocina for duvidoso.

Nossa experiência na realização do teste tem sido limitada ao emprego da infusão de ocitocina. Entretanto, a literatura consigna excelente resultado com o emprego do estímulo mamilar (Huddleston e cols., 1984; Oki e cols., 1987).

Como norma, deve-se evitar o teste de ocitocina nos casos com história anterior de parto prematuro, amniorrexe prematura, prenhez múltipla, insuficiência do orifício interno, hidrâmnio, placenta prévia e cesárea anterior.

Mobilograma fetal – a gestante, uma vez instruída, capta 70 a 80% dos movimentos grandes do feto, quando controlados pela ultra-sonografia (Rayburn, 1980). Entretanto, movimentos mais delicados (fechar e abrir olhos e dedos), que refletem integridade do sistema nervoso central, não são perceptíveis. A hipoglicemia e a atividade maternas intensificam os movimentos fetais; a hipóxia e as drogas sedativas os reduzem (Natale e cols., 1981).

Sadowsky e cols. (1979) demonstraram que, iniciados na 20ª semana, os movimentos fetais se intensificam, atingindo o máximo entre as 28ª-34ª semanas e declinando até o termo (redução do volume do líquido amniótico). Esses autores (1983) recomendam que a gestante conte os movimentos fetais, duas ou três vezes por dia, durante 30 a 60 minutos e, se o número deles for menor que 3, obriga maior atenção assistencial. Patrick e cols. (1982) comprovaram que o mais longo período sem percepção de movimento fetal foi de 75 minutos (controle pela ultra-sonografia por 24 horas).

Pearson e Weaver (1976) referem que o feto deve realizar pelo menos 10 movimentos a cada 12 horas e, para Sadowsky, o mínimo de 2 movimentos por hora.

Rayburn & Barr (1982) referem que, enquanto 26% dos fetos malformados apresentaram redução dos movimentos, nos normais o fato se reduziu a 4%. Ainda, segundo Rayburn

(1982), dentre 5% de gestantes que referiram redução dos movimentos fetais, a incidência de natimortos foi muito elevada (60 vezes maior), o mesmo ocorrendo com o sofrimento fetal (2 a 3 vezes mais freqüente) e a restrição do crescimento intra-útero (10 vezes mais incidente).

Deve-se, entretanto, considerar a qualificação dos pacientes para valorizar tais informações, não nos esquecendo de que no hidrâmnio, na obesidade e na placentação anterior a percepção da motilidade fetal está prejudicada.

Para a melhor apreciação dos movimentos fetais, recomenda-se que a gestante se coloque em decúbito látero-esquerdo, procedendo, durante 30 a 60 minutos, a contagem em condições e horários similares, pelo menos duas vezes ao dia.

No esquema I-7 apresentamos a seqüência dos métodos a serem utilizados, em função do comportamento da atividade fetal.

Esquema I-7 – Movimentação fetal.

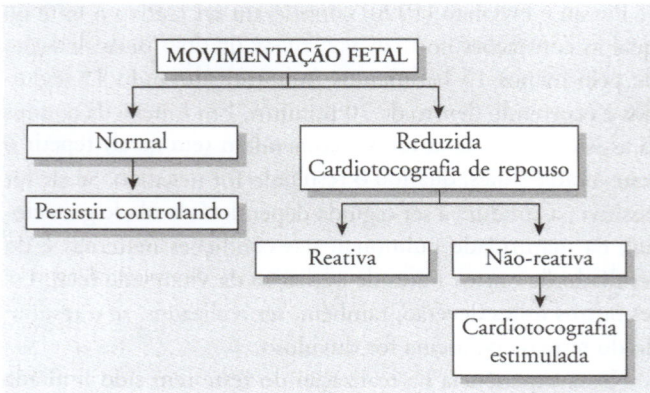

Da revisão da literatura conclui-se: a) a contagem dos movimentos fetais (pela gestante) é de grande utilidade, principalmente nas gestações de risco agravado e de diabéticas; b) deve-se dar maior valor à curva diária dos movimentos; c) o controle da movimentação fetal deve-se iniciar na 28ª semana, quando outros testes deverão ser realizados para orientar a assistência, se for o caso.

McCall e Morrison (1990) salientam serem raros os testes falso-negativos e freqüentes (cerca de 80%) os resultados falso-positivos.

Citologia – a colpocitologia funcional mereceu de Pundel e Van Meensel (1951) excelente revisão, depois enriquecida pela Escola Brasileira nas publicações de Kamnitzer (1953), Luz (1956), Cerruti e Fernandes (1958), Kamnitzer (1960), Rezende e cols. (1970) e Rodrigues Lima e cols. (1970). Quatro teses universitárias a consideraram (Cabral, 1928; Amaral, 1946; e Kamnitzer, 1953 e 1963).

Fundamentada na repercussão colpocitológica das alterações hormonais, vinculadas aos ovários e à placenta (estrógenos e progesterona), a citologia vaginal (Figs. I-151 e I-152) prestou-se durante a gestação para o diagnóstico de:

• **Instalação da prenhez** – intensifica-se o esfregaço progestacional (camada celular intermediária) e reduz-se progressivamente o estrogênico (camada celular superficial).

• **Ameaça de abortamento** – a administração, por 3 dias consecutivos, de 3mg de etinilestradiol, em casos suspeitos, segue-se paradoxalmente de resposta celular progestacional (teste biocitológico de Kamnitzer; 1960), sugerindo bom prognóstico.

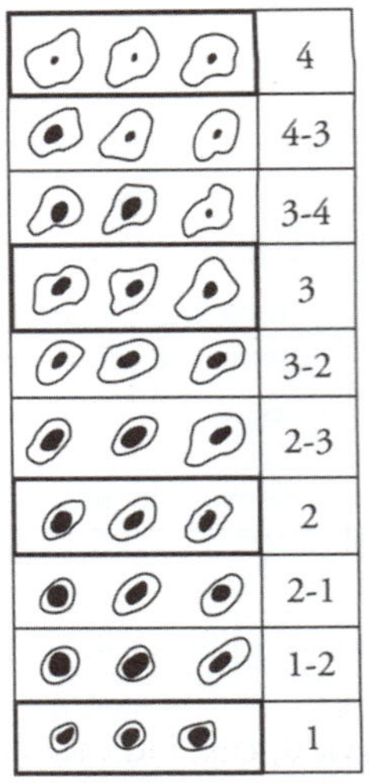

Figura I-151 – Representação esquemática dos tipos celulares vaginais. Camadas superficial (4 e 4-3), intermediária (3, 3-2 e 2-3) e profunda (2-1, 1-2 e 1).

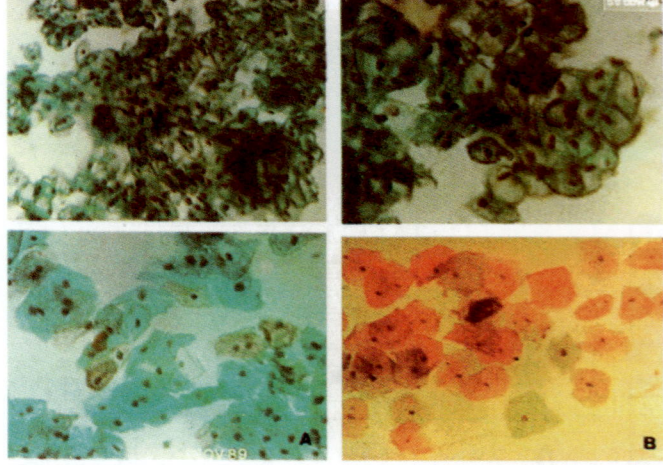

Figura I-152 – Aspectos do esfregaço vaginal. A) Esfregaço da prenhez normal. B) Esfregaço da prenhez ameaçada com grave sofrimento ovular e/ou morte ovular (Barcelos, 1976).

• **Morte ovular** – o esfregaço progestacional é substituído pelo estrogênico, com elevação dos índices de picnose e aparecimento de células da camada profunda. Segundo Barcelos (1976), a presença numerosa de células cilíndricas do epitélio respiratório, no líquido amniótico, denuncia também a morte fetal.

• **Proximidade do parto** – alteração celular progressiva idêntica a de morte ovular, mas não surgem células da camada profunda.

• **Rotura das membranas** – surgimento só após a 28ª semana (Brosens e Gordon, 1965) de células descamadas, oriundas da epiderme fetal (Bourgeois, 1942; Pundell, 1951). Nos esfregaços corados com solução de sulfato de azul-de-nilo, a presença de células coradas em laranja (orangiófilas) sugere células caseosas de origem fetal (Kittrich, 1963). Células de origem materna coram-se em azul.

A contagem das células orangiófilas presta-se para arguir a idade gestacional (acima de 10% sugere maturidade fetal).

Em todas essas aplicações, algumas sujeitas a erros de interpretação, a citologia vaginal foi superada por provas semióticas mais seguras. Daí a razão de seu progressivo abandono, restando, como utilização universal, a chamada colpocitologia oncótica (Papanicolaou), que, associada à colposcopia, representa método propedêutico inigualável para a prevenção, a detecção e o diagnóstico presuntivo da neoplasia maligna do colo uterino.

Colposcopia – idealizada por Hinselmann (1924) e difundida entre nós por Rieper (1924), a colposcopia, servindo-se do colposcópio, identifica diversas imagens da superfície e do intróito do colo uterino. Pela prova de Schiller (embrocação cervical com solução de lugol), localizam-se áreas suspeitas no colo uterino (Schiller positivo), favorecendo a prática de biópsia (biópsia dirigida), que poderá revelar displasias leves, moderadas e graves.

Durante o pré-natal, a prática da colposcopia e da citologia oncótica deve ser obrigatória. E, se necessário, complementada pela conização cervical, cuja indicação dependerá da idade gestacional (risco de abortamento) e da gravidade do achado histopatológico.

Gasometria – praticada, excepcionalmente, durante a gestação (pela cordocentese), a utilização de gasometrias com sangue obtido por punção capilar do couro cabeludo fetal é de uso corrente durante o parto, presente cervicodilatação e rotura das membranas.

Na sua prática utiliza-se o amnioscópio metálico de Saling (dilatação inicial) ou espéculo ou valva para expor o pólo cefálico. Após a punção, o sangue é coletado em tubo capilar heparinizado e examinado de imediato. O pH do sangue fetal é representação indireta da oxigenação fetal. Quando é de 7,25, descarta hipóxia, que deve ser admitida quando ele é de 7,20.

Na tabela I-5 estão referidos os valores normais do pH, pCO_2, pO_2 e "base excess", presentes nas artérias e nas veias umbilicais e no sangue da punção da cabeça fetal.

Tabela I-5 – Gasometria: valores normais (Martim e cols., 1990).

Parâmetros	Artéria umbilical	Veia umbilical	Punção cefálica
pH	> 7,20	> 7,27	> 7,25
pCO_2 (mmHg)	40-50	< 40	< 50
pO_2 (mmHg)	18 + 2	30 + 2	> 20
"Base excess" (mEq/l)	0-< 10	0-< 5	< 6

Ultimamente, o emprego da oximetria de pulso vem substituindo a punção da cabeça fetal (vide Capítulo 23).

Referências Bibliográficas

• A.C.O.G. – Committee Opinion nº 160, 1995, Chorionic Villus Sampling. • AHN, M.O. & cols. – Antepartum fetal surveillance in the patient with decreased fetal movement. *Am. J. Obstet. Gynecol.*, 157:860, 1987. • A.C.O.G. – Guidelines for diagnostic imaging during pregnancy committee opinion nº 158; 1995. In: Perez, M.L. *Tratado de Obstetrícia*. Aniceto Lopes Editor, Buenos Aires, 1943. • ALLAN, L.D. & cols. – Echocardiographic and anatomical correlates in the fetus. *Br. Heart J.*, 44:444, 1980. • ALVAREZ, H. & CALDEYRO-BARCIA, R. – Fisiopatologia de la contraccion uterina y sus aplicaciones en la clínica. *Matern, Infância*, 13:11, 1954. • AMARAL, C.F. – Colpocitologia. Tese. Fac. Med. Univ. Fed. Rio de Janeiro, 1946. • ARAUJO, M.B. – Diâmetro Espino-Sinfisiário. Folha Médica, Rio de Janeiro (25/10/36), 1936. • ASSEL, B.G. & cols. – Single-operator comparison of early and mid-second-trimester amniocentesis. *Obstet. Gynecol.*, 79:940, 1992. • BARCELOS, J.M. – Aspectos citopatológicos do líquido amniótico. Tese. Escola Med. Cirurgia. Est. Rio de Janeiro, 1976. • BARINI, R. – Avaliação da curva de crescimento da altura uterina como método para estimar o peso fetal. Tese de Doutoramento. Fac. Medicina da UNICAMP, 1989. • BERARDINELLI, W. – *Biotypologia*. Livraria Francisco Alves, Rio de Janeiro, 1936. • BEVIS, D.C.A. – The antenatal prediction of hemolytic disease of newborn. *Lancet*, 1:395, 1952. • BOURGEOIS, G.A. – The identification of fetal squamas and the diagnosis of ruptured membranes by vaginal smear. *Am. J. Obstet. Gynecol.*, 44:80, 1942. • BRIQUET, R. – *Obstetrícia Normal*. Livraria Editora Freitas Bastos, São Paulo, 1939. • BRIQUET, R. – *Patologia da Gestação*. Editora Renascença S.A., São Paulo, 1948. • BROSENS, I. & GORDON, H. – The cytological diagnosis of ruptured membranes using nile blue sulphate staining. *J. Obstet. Gynaecol. Brit.*, Cwlth, 72:342, 1965. • CABRAL, T.L. – Modificações de células epiteliais da vagina humana na gravidez e na menopausa. Tese. Fac. Med. São Paulo, 1928. • CLAMAN, A.D. & STRANG, R.I. – Obstetric and gynecology: aspects of heroin addiction. *Am. J. Obstet. Gynecol.*, 83:252, 1962. • CLEMENTS, J. & cols. – Assessment of the risk of the respiratory distress syndrome by a rapid test for surfactant in amniotic fluid. *New Engl. J. Med.*, 286:1077, 1972. • DAHLBERG, B.C.G. – Melanocyte stimulating substances in the urine of pregnant humans. *Acta Endocrinol.*, 60:1, 1961. • DEKABAN, A.S. – Abnormalities in children exposed to X-irradiation during various stages of gestation. Tentative timetable of radiation injury to the human fetus. I. *J. Nucl. Med.*, 9:471, 1968. • DRUZIN, M.L. & cols. – The effect of vibroacoustic stimulation on the nonstress test as gestational ages of thirty-two weeks or less. *Am. J. Obstet. Gynecol.*, 161:1476, 1989. • EASTMAN, N.Y. – *Williams Obstetrics*. Appleton Century-Crofts Inc., New York, 1956. • FISHMAN, R.H.B. – WHO on C.V.S. Safety. *Lancet*, 443:1420, 1994. • FREEMAN, R.K. – The use of oxytocin challenge test for antepartum clinical evaluation of utero placental respiratory function. *Am. J. Obstet. Gynecol.*, 121:481, 1975. • FREEMAN, R.K. & cols. – A prospective multi-institutional study of antepartum fetal heart rate monitoring. I. Risk of perinatal mortality and morbidity according to antepartum fetal heart rate tests results. *Am. J. Obstet. Gynecol.*, 143:771, 1982. • GABBE, S. & cols. – Evaluation of the contraction stress test before 33 weeks gestation. *Obstet. Gynecol.*, 52:649, 1978. • GAUTHIER, R.J. & cols. – Antepartum fetal heart rate testing, 2. Intrapartum test heart rate observation and newborn outcome following a positive contraction stress test. *Am. J. Obstet. Gynecol.*, 133:34, 1979. • GELBONS, M.J. & cols. – Chromosomes, aberrations, and Mammalian Reproduction. In: Mastroigmil, L. & cols. (eds.). Fertilization and Embryonic Development in Vitro. Plenum Press, 1981. • GEMBRUCH, U. & HASMANN, M. – Artificial instillation of amniotic fluid as new technic for the diagnostic evaluation of cases of oligohydramnios. *Prenat. Diagn.*, 8:33, 1988. • GRUNDY, H. & cols. – Nonreactive contraction stress test. Clinical significance. *Obstet. Gynecol.*, 64:337, 1984. • GLEICHER, N. – *Principles and Practice of Medical Therapy in Pregnancy*. Appleton & Lange, Norwalk, 1992. • HANNEKE, I.P. & cols. – The Rationale and Irrationale of Fetal Stimulation. In: Van Geijn, H.P. & Copray, F.J.A. (eds.). *A Critical Appraisal of Fetal Surveillance*. Elsevier, Amsterdam, 1994, p. 188. • HANSON, F.W. & cols. – Early amniocentesis outcome risks, and technical problems at 12,8 weeks. *Am. J. Obstet. Gynecol.*, 166:1707, 1992. • HUDDLESTON, J. & cols. – Contraction stress test by intermittent nipple stimulation. *Obstet. Gynecol.*, 63:669, 1984. • IRERÊ PINTO, A. – Prova de esforço físico e aspecto do líquido âmnico em grávidas e parturientes normais: estudo comparativo. Tese Livre-Docência. Fac. Med. Univ. Fed. Rio Grande do Norte, 1976. • KALTREIDER, F. – Transverse Diameter of Inlet. *Am. J. Obstet. Gynecol.*, 62:163, 1951. • KAMNITZER, M.B. – O ciclo vaginal gravídico-puerperal, normal e perturbado. Tese. Fac. Med. Univ. Fed. Rio de Janeiro, 1953. • KAMNITZER, M.B. – O diagnóstico precoce da gravidez pelo teste biocitológico. Tese. Fac. Med. Univ. Fed. Rio de Janeiro, 1963. • KITTRICH, M. – Zytodiagnostik des Fruchtwasserabflusses mit Hilfe von Nilblau. *Geburtsth. Frauenhk*, 23:156, 1963. • KUHLMAN, K.A. & DEPP, R. – Acoustic stimulation testing. *Obstet. Gynecol. Clin. North Am.*, 15:303, 1988. • LUZ, N. – Comunicação Pessoal. • MARTIN, R.W. & cols. – Evaluation of fetal and neonatal acid-base status. *Obstet. Gynecol. Clin. North Amer.*, 17:223, 1990. • MATHIAS, L. & NEME, B. – Valor da amniocentese na redução do obituário perinatal nas gestações complicadas com síndrome hipertensiva. *Mat. Inf.*, 33:425, 1974. • MAXWELL, D.J. – Fetal blood sampling and pregnancy loss in relation to indication. *Br. J. Obstet. Gynaecol.*, 98:892, 1991. • Mc CALL, J.F. & MORRISON, J.C. – Antenatal fetal assessment: an overview. *Obstet. Gynecol. Clin. North Amer.*, 17:1, 1990. • MENDES-BAUER, C. & cols. – The Contraction Stress Test Revisited. In: Van Geijn, H.P. & Copray, F.J.A. (eds.). Elsevier, Amsterdam, 1994, p. 230. • MULVIHILL, J.J. & cols. – Fetal alcohol syndrome: seven new cases. *Am. J. Obstet. Gynecol.*, 125:937, 1976. • NATALE, R. & cols. – Measurement of fetal forelimb movements in the lamb in utero. *Am. J. Obstet. Gynecol.*, 140:545, 1981. • NEME, B. – Influência da condição social no ciclo grávido-puerperal. *Rev. Ginecol. Obstet.*, 41:421, 1947. • NEME, B. & cols. – Efeitos da prova de esforço sobre a escuta fetal em gestações complicadas por síndrome hipertensivo. *Matern. Infância*, 32:323, 1973. • NEME, B. & cols. – Efeitos das provas de esforço e de pose sobre a escuta fetal; estudo comparativo em gestações complicadas por síndrome hipertensivo. *Matern. Infância*, 33:549, 1974. • OHEL, G. & cols. – Neonatal auditory acuity following in utero vibratory acoustic stimulation. *Am. J. Obstet. Gynecol.*, 157:440, 1987. • OKI, E.Y. & cols. – The breast-stimulated contraction stress test. *J. Reprod. Med.*, 32:919, 1987. • PARDI, G. & cols. – Fetal Blood Sampling During Pregnancy; Risks and Diagnostic Advantages. In: Van Geijn, H.P. & Copray, F.J.A. (eds.). Elsevier, Amsterdam, 1994, p. 537. • PATRICK, J. & cols. – Patterns of gross fetal body movements over 24 hours observations intervals during the east 10 weeks of pregnancy. *Am. J. Obstet. Gynecol.*, 142:363, 1982. • PEARSON, J. & WEAVER, J. – Fetal activity and fetal wellbeing; an evaluation. *Br. Med. J.,* 1:1305, 1976. • PENDE, N. – Les types constitutionnels de feminilité somatique et leur formule endocrinienne. *Presse Medicale,* 103:2094, 1933. • PIRCON, R.A. & FREEMAN, R.K. – The contraction stress test. *Obstet. Gynecol. Clin. North Amer.,* 17:129, 1990. • PLUGGMAYER, M. & cols. – Incidence of abortion after genetic amniocentesis in twin pregnancies. *Pren. Diagn.,* 11:637, 1991. • POSE, S.V. & cols. – Test of Fetal Tolerance to Induced Contractions for the Diagnosis of Chronic Diseases. In: *Perinatal Factors Affecting Human Development.* Scientific Publications 185, Washington, D.C., 1969, p. 96. • PUNDEL, J.P. & VAN MEENSEL, F. – *Gestation et Cytologie Vaginale.* Masson et Cie., Paris, 1951. • RAMOS, J. & CORREA NETTO, A. – *Manual de Propedêutica do Abdome.* Esc. Profissionais Salesianas, 1935. • RAYBURN, W.F. – Clinical significance of perceptible fetal motion. *Am. J. Obstet. Gynecol.,* 138:210, 1980. • RAYBURN, W.F. & BARR, M. – Activity patterns in malformed fetuses. *Am. J. Obstet. Gynecol.,* 142:1045, 1982. • RAYBURN, W. – Antepartum fetal assessment. *Clin. Perinatol.,* 9:231, 1982. • READ, J.A. & MILLER, F.C. – Fetal heart rate acceleration in response to acoustic stimulation as a measure of fetal well-beings. *Am. J. Obstet. Gynecol.,* 129:512, 1977. • RODRIGUES LIMA, J. & cols. – Amnioscopia com amnioscópio sólido. *Trib. Médica,* 13:14, 1970. • ROM, W.N. – Effects of lead on the female reproduction: a review. *Mount Sinai J. Med.,* 43:542, 1976. • SADOWSKY, E. & cols. – Daily fetal movement recording in normal pregnancy. *Rev. Obstet. Ginecol. Practica Med. Perinatal,* 59:395, 1979. • SADOVSKY, E. & cols. – The definition and the significance of decreased fetal movements. *Acta Obstet. Gynecol. Scand.,* 62:409, 1983. • SALING, E. – Amnioscopy. *Clin. Obstet. Gynecol.,* 9:472, 1966. • SAMPAIO Jr., L.F. – Teste Bio-urocitológico. Tese Doutoramento. Fac. Med. Sorocaba. PUC, 1968. • SMALL, M.L. & cols. – An active management approach to the postdate fetus with a reactive monstress test and fetal heart rate decelerations. *Obstet. Gynecol.,* 70:636, 1987. • SMITH, C.V. & cols. – Fetal acoustic stimulation test. II a randomized clinical comparison with the nonstress test. *Am. J. Obstet. Gynecol.,* 155:131, 1986. • SMITH, C.V. & cols. – Continuing experience with fetal acoustic stimulation test. *J. Reprod. Med.,* 33:365, 1988. • SNELL, R.S. & BISCHITZ, P.G. – Effects of estrogen and progesterone on melanin distribution. *J. Invest. Dermat.,* 35:73, 1960. • STADLER, G. – Teste de Clements e síndrome de angústia respiratória idiopática do recém-nascido. Dissertação de Mestrado. Fac. Med. Univ. Fed. Do Rio de Janeiro, 1976. • STAISCH, K.J. & cols. – Blind oxytocin challenge test and perinatal outcome. *Am. J. Obstet. Gynecol.,* 138:399, 1980. • STEMBERA, Z.K. – The Management of Fetal Distress Before and During Labour. In: Huntingford & cols. (eds.). *Perinatal Medicine.* Karger, Basel, 1971, p. 124. • STOECKEL, W. – *Tratado de Ginecologia.* 2ª ed. Ediciones Morata, Madrid, 1933. • STOFFER, S.S. – A gynecologic study of drug addicts. *Am. J. Obstet. Gynecol.,* 101:6, 1968. • STONE, M.L. & cols. – Narcotic addiction in pregnancy. *Am. J. Obstet. Gynecol.,* 109:716, 1971. • STRASSNER, H.T. – Diagnostic Procedures. In: Gleicher, N. (ed.). *Principles and Practice of Medical Therapy in Pregnancy.* Appleton & Lange, Norwalk, 1992, p. 52. • STREISSGUTH, A.P. & cols. – Teratogenic effects of alcohol in humans and laboratory animals. *Science,* 209:353, 1980. • TOUQUET, J.R. & STEER, P. – Management of early pregnancy bleeding in the accident and emergency department. *Arch. Emerg. Med.,* 5:133, 1988. • TRUDINGER, B.J. & BOYLAN, P. – Antepartum fetal heart rate monitoring: value of sound stimulation. *Obstet. Gynecol.,* 55:265, 1980. • VIDAL, O & cols. – Prueba de tolerância fetal a la discriminucion del retorno venoso materno. Publicación Científica no 906; 1980. • ZUGAIB, M. – Contribuição ao estudo do teste da estimulação sônica como método de avaliação da vitalidade fetal. Tese Livre-Docência. Fac. Med. São Paulo – USP, 1982.

10 Propedêutica Obstétrica Complementar

Bussâmara Neme

Nos últimos 40 anos a propedêutica obstétrica enriqueceu-se de inúmeras metodologias, cuja aplicação era até então inexeqüível e/ou se acompanhava de risco materno-fetal que tornava, de certo modo, injustificável e temerário seu emprego. A maioria delas visou aos interesses fetais, com conseqüências notáveis na redução da mortalidade do concepto.

Sem menosprezar a importância das técnicas propedêuticas clínicas, que acabamos de referir no Capítulo 9, é forçoso reconhecer que o advento de novas tecnologias permitiu avançar muito nos entendimentos relacinonados à fisiopatologia fetal e no diagnóstico do seu bem-estar, possibilitando práticas assistenciais preventivas, até então não utilizadas.

O advento da ultra-sonografia e sua aplicação no decurso da assistência pré-natal revolucionaram de tal forma a assistência em Obstetrícia que, sem exagero, pode-se afirmar que essa disciplina deve ser dividida em duas fases principais: pré e pós-ultra-sonografia.

Além das inúmeras aplicações de seu emprego isolado, a ultra-sonografia permitiu e garantiu maior acuracidade e segurança na prática de outras metodologias, como a amniocentese precoce, e outras mais complexas e de risco, como o perfil biofísico fetal, a dopplervelocimetria, a biópsia do vilo corial, a cordoncetese, a embrioscopia e a fetoscopia.

A avaliação clínica da maturidade e vitalidade fetais, cuja determinação, por vezes, esbarra em dúvidas de difícil e improvável acuracidade, tem hoje na ultra-sonografia, quando associada a outras metodologias de risco ou não, recurso insubstituível para garantir condutas assistenciais idôneas em patologias clínicas e obstétricas, que envolvem interesses imediatos e tardios do binômio materno-fetal.

Considerando que tais situações ocorrem, em geral, em gestações do terceiro trimestre, quando a apreciação combinada da maturidade e da vitalidade fetais é obrigatória para a conduta resolutiva da prenhez, o estudo dessas metodologias propedêuticas mais complexas será considerado na Seção VI, relacionada à Perinatologia.

Ao selecionar os métodos propedêuticos complementares utilizáveis, o tocólogo deve considerar:

1. Tais métodos poderão elucidar situações não identificáveis pela propedêutica clínica?
2. Identificadas alterações feto-maternas graves, elas serão passíveis e/ou compatíveis com terapêutica?
3. Os testes complexos podem ser ofensivos para o binômio feto-mãe?
4. A aplicação desses métodos reduzirá a morbiletalidade perinatal?

Na resolução dos casos clínicos mais complexos, nos quais impõe-se o emprego das metodologias que evoluem algum risco fetal, o obstetra deverá contar com a cooperação indispensável de colegas que militam no âmbito da Medicina Fetal e na Assistência Neonatal.

Entretanto, cabe ao tocólogo, após elucidar a gestante e/ou seus familiares sobre os possíveis riscos das metodologias a serem utilizadas, considerar em particular as repercussões perinatais e tardias de sua prática.

O concepto, o mudo inocente, deve contar com o seu advogado de defesa. No caso é o obstetra.

As metodologias propedêuticas complementares serão consideradas nos Capítulos 111-123.

11 Diagnóstico Obstétrico

Alfredo Bauer

O advento da ultra-sonografia e sua aplicação desde os primórdios da prenhez reduziu, evidentemente, a importância da propedêutica clínica, aplicada precocemente, para fins diagnósticos em obstetrícia. Assim, os apectos relacionados à constatação precoce da gestação, da presença de vitalidade fetal, da idade gestacional e do número de conceptos tornaram superadas as técnicas propedêuticas clínicas que até então utilizávamos para a sua identificação.

Entretanto, admitindo que a ultra-sonografia pode não ter presença universal, no rincões de nosso país, admitimos ser justificado o estudo da propedêutica clínica, relacionada a essas situações.

Neste capítulo serão considerados os aspectos clínicos e subsidiários dos seguintes diagnósticos: gestação, idade gestacional, vitalidade fetal, número de fetos, sexo fetal, apresentação fetal, paridade.

DIAGNÓSTICO DE GESTAÇÃO

O diagnóstico de gravidez vem-se tornando cada vez mais seguro e precoce. Na última década, o desenvolvimento de técnicas imunológicas e o emprego da ultra-sonografia transvaginal possibilitaram o diagnóstico correto de gestação já na falha menstrual. Para fins didáticos dividimos o diagnóstico de gravidez em clínico, laboratorial e ultra-sonográfico.

DIAGNÓSTICO CLÍNICO

Prestam-se para o diagnóstico clínico da gravidez dados propedêuticos relacionados a anamnese, inspeção, palpação, toque, ausculta e pela medida da temperatura basal. Os diversos sinais comprovados pelo exame clínico são considerados de probabilidade, quando se referem a alterações relacionadas ao organismo materno (mais precoces), e de certeza, quando dependentes do organismo fetal (mais tardios). No que tange ao diagnóstico de prenhez, são mais relevantes e dignos de menção os sinais que a denunciam com maior precocidade. Ao fazer menção aos diversos sinais denunciadores de gestação, encarecemos que apenas nos reportaremos àqueles de maior simplicidade e acuracidade diagnóstica.

Anamnese – entre os informes colhidos pelo interrogatório e os referidos pelas pacientes salientam-se os seguintes: atraso menstrual, náuseas e vômitos, polaciúria, cólicas no hipogástrio, sialorréia e mastalgia.

• O **atraso menstrual** em mulher eumenorréica, com vida sexual ativa, é o primeiro e o mais importante sintoma clínico para a presunção diagnóstica de prenhez. Entretanto, certas condições fisiológicas (aleitamento), patológicas (endocrinopatias, anemias graves, cistos de ovário) e medicamentosas (pílulas anticoncepcionais, clorpromazina, fenotiazina, reserpina, alfa-metildopa, antiblásticos) podem, também, provocar amenorréia em pacientes não-grávidas. Além disso, deve-se considerar a possibilidade (rara) de ocorrerem perdas sangüíneas regulares, apesar do estado gravídico, até o 3º-4º mês, quando ocorre a fusão da decídua capsular com a parietal. Segundo Touquet e Stern (1988), o fato ocorre em 0,7%.

Outras causas de hemorragia genital podem ocorrer na presença de gestação, levando a erros diagnósticos: óbito de um dos conceptos em prenhez múltipla (Goldman e cols., 1989), placentação baixa e hemorragia coincidente com a nidação, designada sinal placentário e/ou sinal de Hartman.

• **Náuseas e até vômitos**, aparentemente injustificados, são freqüentes até a 10ª semana da gestação.

• A queixa de **polaciúria** é também comum e relaciona-se com a compressão da bexiga pelo corpo uterino, ao exagerar a sua anteversoflexão.

• **Cólicas leves no hipogástrio**, semelhantes àquelas que ocorrem durante a menstruação, são particularmente incidentes em primigestas com hipoplasia uterina.

• No primeiro trimestre da gestação muitas pacientes referem **sialorréia persistente**.

• Finalmente, é comum a queixa de **mastalgia bilateral**, com sensação de aumento de volume das mamas.

• A referência de **movimentação fetal** é relativamente tardia; nas multíparas ocorre em torno da 16ª-18ª semanas, e nas primigestas, mais tarde, entre a 18ª e a 20ª semanas. Nas gestantes obesas, a percepção dos movimentos ativos fetais é postergada.

Inspeção – observa-se, após a oitava semana, coloração arroxeada do vestíbulo e da parede vaginal anterior (sinal de Jacquemier-Kluge), em decorrência da congestão venosa local. Em gestantes de parede abdominal delgada, após a 18ª semana, ou mais tarde, podem ser observadas ondulações da parede anterior do abdome, coincidentes com a movimentação intra-útero fetal.

Palpação – a partir da 10ª-12ª semanas, o corpo uterino pode ser palpado na área hipogástrica. A expressão das mamas pode identificar o escoamento de colostro após a 10ª semana ou até antes.

Toque vaginal – os toques simples e combinado (com o palpar abdominal) são de grande valor para a suspeita diagnóstica de gestação, cerca de um mês após a nidação. Corpo e colo uterinos sofrem processo de amolecimento. A consistência do colo altera-se, e a impressão de cartilagem de nariz passa a ser de lábio. O amolecimento do istmo (sinal de Hegar) é pressentido pelo toque combinado a partir da 6ª-8ª semanas. Para apreciá-lo, quando a posição uterina é de anteversoflexão, os dedos vaginais locam-se no fundo de saco anterior, e os dedos abdominais procuram comprimir o istmo, posteriormente, de encontro aos dedos vaginais (Figs. I-153 e I-154).

No caso de retroflexão, os dedos vaginais locam-se no fundo de saco posterior, e os abdominais procuram encontrá-los, pressionando a face anterior do istmo. Dá-se o nome de sinal de Hegar a essa condição.

Em pacientes com ameaça de abortamento, ou naquelas que abortaram em gestações anteriores, é prudente evitar toques profundos, para comprovar ou não a presença do amolecimento do istmo (sinal de Hegar, 1884).

O corpo uterino, como o colo, sofre processo de amolecimento. Torna-se pastoso e mais facilmente apreendido pelo

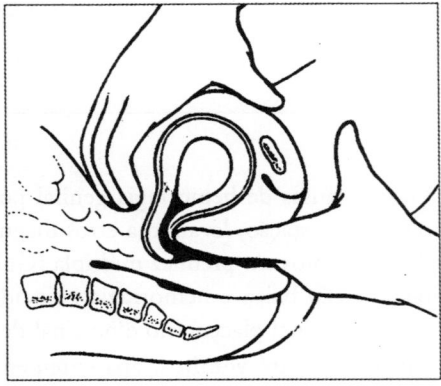

Figura I-153 – Amolecimento do istmo (sinal de Hegar) pode ser identificado ao toque vaginal combinado (mão abdominal).

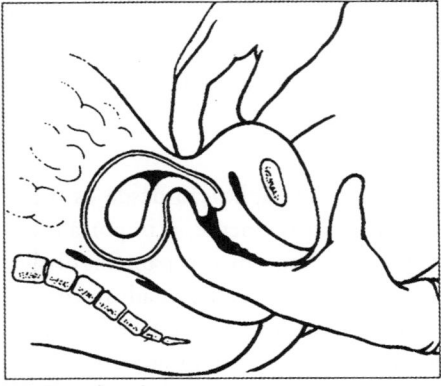

Figura I-154 – Sinal de Hegar identificado em útero em retroversão.

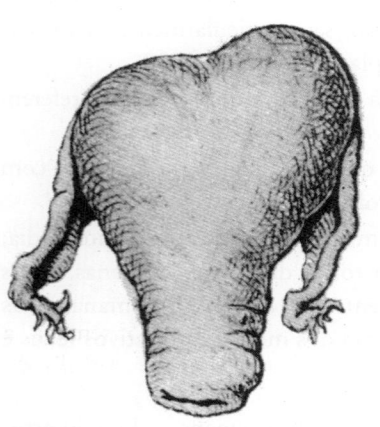

Figura I-155 – Sinal de Piskacheck. Assimetria do corpo uterino (Briquet, 1939).

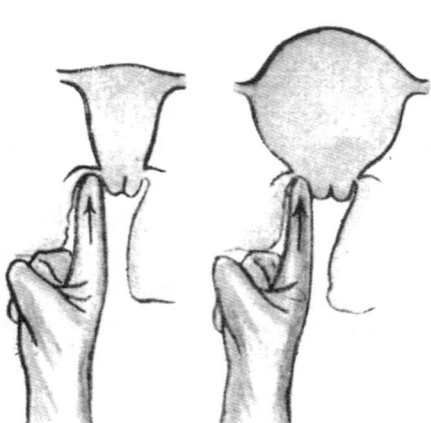

Figura I-156 – Sinal de Noble-Budin. Notar o preenchimento dos fundos de sacos vaginais (Briquet, 1939).

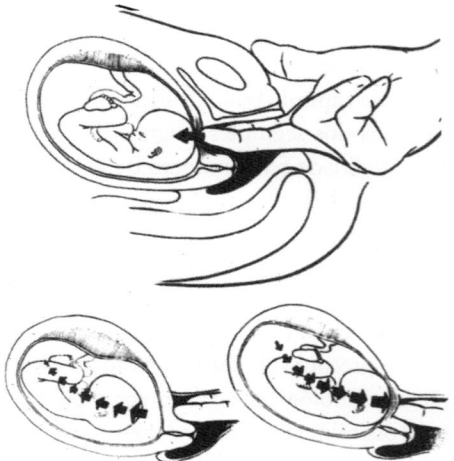

Figura I-157 – Sinal de Puzos. A pressão rápida sobre a apresentação provoca sua elevação e, ao retornar, choca-se com o dedo do tocólogo.

toque combinado (sinal de Holzapfel) e, em virtude do amolecimento do istmo, exagera sua anteversoflexão (sinal de MacDonald).

Quando a nidação ovular é cornual, ocorre maior desenvolvimento do hemiútero correspondente, ocasionando evidente assimetria do corpo uterino (sinal de Braun-Fernwald ou de Piskacheck), como se vê na figura I-155. É sinal precoce e antecede o de Hegar, que apenas se identifica após a 6ª-7ª semanas.

Em seu crescimento, o corpo uterino de piriforme torna-se globoso; assim, ao toque vaginal, ele preencherá os fundos de sacos laterais (sinal de Noble-Budin), como se vê na figura I-156. Ainda pelo toque vaginal, Puzos descreveu o sinal que tem o seu nome: é a comprovação de sensação de rechaço que se tem quando se pressiona, bruscamente, para cima o fundo de saco anterior. O concepto, assim rechaçado, eleva-se e, depois, lentamente, desce e será percebido pelos dedos vaginais (Fig. I-157). Finalmente, o toque combinado pode surpreender contração uterina (raramente) indolor (sinal de Braxton-Hicks).

Outros sinais de mais difícil percepção têm sido referidos. Entretanto, inclusive o seu valor acadêmico pode ser contestado, em face dos atuais recursos propedêuticos que confirmam, precoce e com certeza, o estado gravídico.

Na atualidade, o diagnóstico clínico e diferencial entre útero grávido e presença de mioma uterino, cistos de ovário e hematométrio já não merece maior consideração, pois a ultra-sonografia, como se verá adiante, simplificou a questão.

Ausculta – com o emprego do sonar-Doppler podem-se surpreender batimentos cardíacos fetais a partir da 10ª semana. Com o estetoscópio clínico de Pinard, o fato apenas será possível em torno da 18ª-20ª semanas.

Temperatura basal – em casos de gestações supostas de alto risco e em pacientes portadoras de esterilidade e infertilidade (abortamentos precoces), tem sido recomendado proceder-se à medida da temperatura basal. O exame da curva térmica, a partir do último dia da menstruação, e a comprovação de sua elevação sustentada e permanente por mais de 16 dias, até prova em contrário, sugerem haver ocorrido a fecundação (Fig. I-158). Como causa de erro cita-se a ocorrência de cisto do corpo lúteo (Neme, 1956).

DIAGNÓSTICO LABORATORIAL

O diagnóstico laboratorial de gravidez é baseado no encontro do hormônio gonadotrófico coriônico (hCG) na urina ou no sangue materno.

Em 1928, Ascheim e Zondek identificaram a presença de substância gonadoestimulante na urina e no sangue de grávidas. Esses autores utilizaram ratas imaturas para realizar os testes, para estabelecer o diagnóstico de prenhez. Seguiram-se outros testes, utilizando coelhas impúberes (Friedman, 1929), batráquios fêmeas (Bellerby, 1934; Shapiro e Zwarenstein, 1934), ratas imaturas (Frank e Bergman, 1941), batráquios machos (Galli-Mainini, 1947).

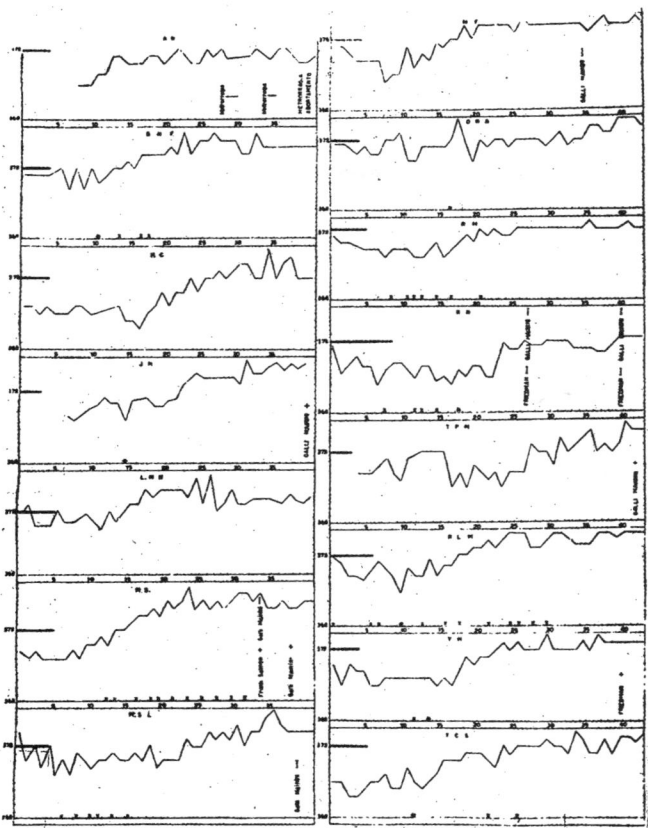

Figura I-158 – Curvas de temperatura basal em pacientes que se tornaram grávidas. Notar que a elevação térmica perdurou por mais de 16 dias. Reações biológicas sinaladas confirmaram o diagnóstico (Neme, 1956).

Todos os testes que utilizam animais injetados com urina de mulheres suspeitas de estar grávidas são chamados testes biológicos. Na atualidade, estão superados e foram substituídos por técnicas imunoquímicas, designadas testes imunológicos. A maior sensibilidade, simplicidade e rapidez dessas técnicas introduzidas a partir de 1960 (Wide e Gemzell, 1960) suplantaram completamente os bioensaios. O hCG é hormônio glicoprotéico produzido na placenta, provavelmente pelo sinciciotrofoblasto, a partir do 10º dia da fertilização, ou seja, quatro dias antes da falha menstrual. Aumenta, progressivamente, até a 12ª semana, caindo posteriormente (ver Capítulo 7). Tem estrutura semelhante a LH, FSH e TSH. Esses quatro hormônios têm duas cadeias peptídicas: alfa e beta. A cadeia alfa é igual nos quatro hormônios, e a cadeia beta é a que determina as diferenciações imunológica e funcional desses hormônios.

Dentre os métodos imunológicos efetuados com urina, citam-se duas modalidades:

Prova de inibição da hemaglutinação – hemácias tendo gonadotrofina coriônica (antígeno) em suas superfícies são colocadas em contato com anti-soro correspondente. Na presença de urina com hCG, ocorre bloqueio do anti-soro e não se comprova aglutinação. As hemácias livres depositam-se no fundo do frasco de ensaio sob a forma de anel. No comércio designa-se Pregnosticon All-in e sua sensibilidade é de 1.000UI/litro.

Prova de hemaglutinação invertida – nessa prova, as hemácias são absorvidas com anti-soro, anti-hCG. Se na urina não há hCG, não ocorre aglutinação e as hemácias depositam-se em anel típico. Quando a urina contém hCG, ocorre aglutinação das hemácias, com formação de sedimento homogêneo. No comércio designa-se Neo-Pregnosticon e sua sensibilidade é de 150UI/litro.

Os métodos imunológicos referidos apresentam reação cruzada com o LH hipofisário, podendo resultar em reações falso-positivas em casos de aumentos do LH hipofisário (castração, menopausa), administração de drogas (fenotiazidas, anticonvulsivantes, hipnóticos, antidepressivos), anticoncepcionais orais, proteinúria (alterando a aglutinação). Tal causa de erro é particularmente freqüente quando os teores de hCG na urina são pequenos.

Para obter-se maior sensibilidade e especificidade com as reações imunológicas, substitui-se a urina pelo sangue, dosando-se a subunidade beta da hCG (porção específica), conforme referido por Vaitukaitis e cols. (1972). Esta é, no momento, a prova mais sensível e precoce para o diagnóstico de prenhez. A gestação pode ser confirmada 10 dias após a fecundação, ou seja, quatro dias antes da falha menstrual.

Quando se utilizam provas com urina, recomenda-se que a amostra seja da primeira micção matinal, na qual há maior concentração de gonadotrofina coriônica.

DIAGNÓSTICO ULTRA-SONOGRÁFICO

O notável desenvolvimento dos aparelhos de ultra-sonografia possibilitou, com grande precisão, o diagnóstico de gravidez nas duas primeiras semanas da falha menstrual (ver Capítulo 112).

Usando-se ultra-sonografia com transdutor abdominal, é possível a visualização do saco gestacional na 6ª semana, a partir do início da última menstruação, ou no 42º dia do ciclo menstrual. Com o advento do transdutor vaginal, maior precocidade foi obtida, visto que tem sido descrita a presença de saco gestacional visível com apenas 2mm de diâmetro, referente ao 2º dia de falha, ou seja, no 30º dia do ciclo (Fig. I-159).

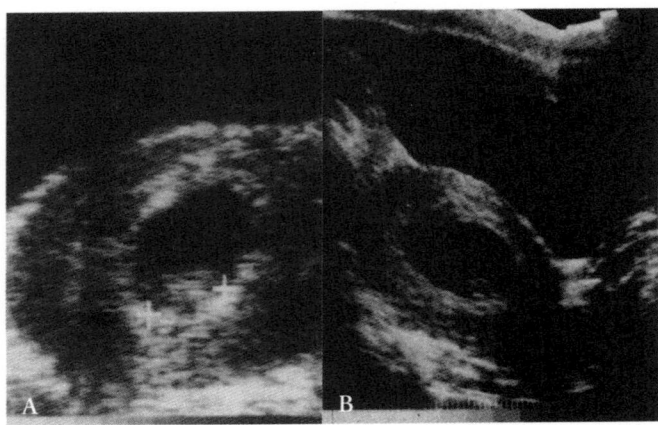

Figura I-159 – Ultra-sonografia. Gestação tópica de oito semanas. A) Entre cruzes o comprimento do embrião (19mm). B) No fundo uterino, coleção líquida em forma de meia-lua (Neme).

Provavelmente, no futuro, provas laboratoriais ou de ultra-sonografia permitirão o diagnóstico de gravidez antes que ocorra a implantação ovular, ou mesmo, quem sabe, na data da fertilização.

DIAGNÓSTICO DA IDADE GESTACIONAL

É de grande importância para o médico conhecer precisamente a idade gestacional. Erro nessa avaliação pode determinar iatrogenia como, por exemplo, o de se realizar parto cesáreo em feto prematuro.

Ademais, em gestação de alto risco, as condutas obstétricas variam conforme a idade gestacional. Isso pode ser observado na amniorrexe prematura, na placenta prévia, na doença hipertensiva específica da gestação etc.

Para o diagnóstico de idade gestacional, pode-se recorrer à propedêutica clínica, à ultra-sonográfica e à radiológica.

Os principais dados da propedêutica clínica são a data da última menstruação, a altura uterina, a época do aparecimento dos movimentos fetais e a dos batimentos cardíacos do feto.

Data da última menstruação – é a principal informação com a qual se baseia para o cálculo da idade gestacional. Para sua utilização correta é necessário que se trate de mulher eumenorréica e que informe a data com segura exatidão; isso ocorre em apenas 18% das gestantes.

A partir do 1º dia da última menstruação, soma-se 280 dias ou 40 semanas para se conhecer a data provável do parto. A regra de Naegele, com a soma de 7 dias e 9 meses ao 1º dia da última menstruação, facilita esse cálculo. Em sentido inverso, para se calcular a data provável do parto em gestante tida como eumenorréica, soma-se 7 dias ao 1º dia do último ciclo menstrual e subtrai-se 3 meses. Para ciclos de 28 dias, alguns preferem acrescentar 10 dias. Na rotina clínica, para sermos ecléticos, falamos em 7-10 dias. Assim, sendo 8 de maio o 1º dia do último ciclo, a data provável do parto será 15 a 18 de fevereiro do ano vindouro.

O ciclo menstrual normal constitui-se de duas fases: a pré-ovulatória e a pós-ovulatória. A primeira é de duração variável, enquanto a segunda é mais ou menos constante, dura cerca de 12-16 dias e média de 14 dias. Daí, para melhor calcularmos a data provável do parto e a real idade gestacional, impõe-se conhecer a duração habitual dos ciclos de cada paciente. Assim, enquanto em ciclos de 21 dias a fecundação ocorre 7 dias após o início da menstruação (14 dias antes da próxima), naqueles de 35 dias a fecundação se dará cerca de 21 dias após o início do ciclo (também 14 dias antes da próxima). Por isso, para calcular a idade gestacional e a idade provável do parto no primeiro exemplo (ciclos de 21 dias), não acrescentaríamos os referidos 7 dias e, no segundo exemplo (ciclos de 35 dias), acrescentaríamos 14 dias.

Em pacientes com ciclos irregulares ou que engravidaram usando anticoncepção hormonal, a data da última menstruação tem pouca confiabilidade. Em relação à informação relacionada ao 1º dia do ciclo menstrual, o obstetra deve, ainda, indagar se ele coincidiu com a data provável para sua ocorrência e se as características da menstruação foram normais. Além disso, não se deve esquecer que, por vezes, a perda sangüínea correspondente à nidação (que ocorre 7 dias após a fecundação) pode, ao ser confundida com menstruação, levar a erros quanto à idade gestacional.

Altura uterina – utiliza-se em casos de gestante com feto único e volume normal de líquido amniótico. O fundo uterino na altura da cicatriz umbilical indica gravidez de 20 semanas aproximadamente (Briquet, 1939). A partir dessa medida (marco factível de ser apreciado), o útero cresce 4cm a cada mês, atingindo 36cm (a partir da sínfise púbica até o fundo uterino) nas multíparas e 32-34cm nas primigestas, nas quais a fixação e/ou a insinuação da apresentação concorre para a chamada "queda do ventre" e a correspondente redução da altura uterina.

Movimentos fetais – seu início é referido pelas multíparas ao redor da 16ª-18ª semanas e, nas primigestas, na 20ª semana. Por depender muito da acuidade da paciente, tem valor apenas relativo. Sua percepção decorre da sensibilidade da parede abdominal. Por isso, em gestantes obesas eles serão percebidos mais tardiamente e não serão referidos pelas gestantes com lesões nervosas sensitivas da coluna medular.

Batimentos cardíacos – a audibilidade inicia-se na 10ª semana, quando se utiliza o sonar-Doppler, e na 18ª semana, quando se emprega o estetoscópio de Pinard.

Gestantes obesas, edemaciadas ou que apresentam placenta com inserção anterior podem ter a ausculta dificultada, invalidando a estimativa da idade gestacional.

Ultra-sonografia

Sem dúvida, a utilização da ultra-sonografia veio contribuir de forma decisiva para o diagnóstico preciso da idade gestacional, com margem de erro de menos de uma semana quando realizada até a 24ª semana de gestação.

Na gravidez inicial, a medida do saco gestacional e do comprimento crânio-nádega presta-se de maneira magnífica para essa avaliação. A vesícula vitelina é facilmente demonstrável e, quando visualizada, diagnostica-se gestação de 7 a 9 semanas (ver Capítulo 112). Após a 12ª semana, as medidas mais freqüentemente utilizadas são as do diâmetro biparietal e do comprimento do fêmur.

Após a 24ª semana, ocorre maior variação biológica e, conseqüentemente, menor precisão diagnóstica. No que tange ao diagnóstico radiológico da idade gestacional, seu valor tem, hoje, somente sentido histórico. Fundamenta-se na pesquisa dos pontos de ossificação epifisários e na cefalometria. É pouco preciso e deve ser evitado por razões genéticas relacionadas à irradiação fetal.

DIAGNÓSTICO DA VITALIDADE FETAL

Sabe-se que o feto está vivo por meio da ausculta dos batimentos cardíacos e de sua movimentação. A expectativa da gestante e de seus familiares, diante do caso suspeito de óbito fetal, exige do obstetra diagnóstico rápido e preciso.

Clinicamente, o tocoginecologista deve pensar na ocorrência de morte fetal sempre que a paciente informar ausência de movimentos do concepto, anteriormente percebidos.

O principal sinal clínico é a ausência de batimentos cardíacos pela ausculta, seja pelo estetoscópio de Pinard (tardia) seja pelo sonar-Doppler (precoce).

É necessário lembrar que algumas situações, como obesidade, poliidrâmnio e gravidez de primeiro trimestre, podem dificultar ou mesmo impossibilitar a ausculta clínica dos batimentos cardíacos fetais. Por esse motivo, é obrigatória nos dias atuais a confirmação diagnóstica pela ultra-sonografia. A mobilidade do coração embrionário é evidente a partir do 26º dia da concepção (6ª semana a partir da última menstruação). A ausência de batimento cardíaco, constatada por ultra-sonografista competente, após essa data, é conclusiva no diagnóstico de morte fetal. Na ausência desse equipamento, os tocólogos se socorriam da mensuração e palpação abdominal e do toque vaginal.

A parada do crescimento uterino e, inclusive, até sua involução e consistência menos elástica e mais pastosa do corpo uterino (absorção do líquido amniótico) serão auferidas pela

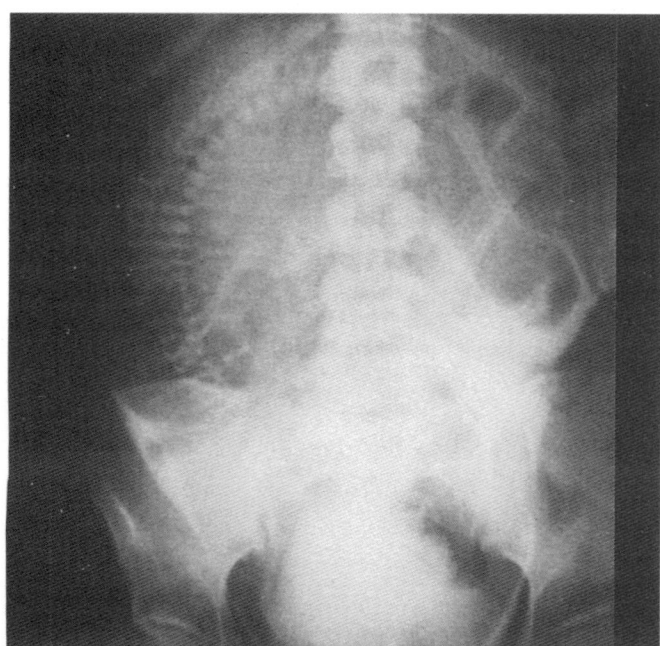

Figura I-160 – Óbito fetal (raios X). Evidente hiperflexão da coluna (Neme).

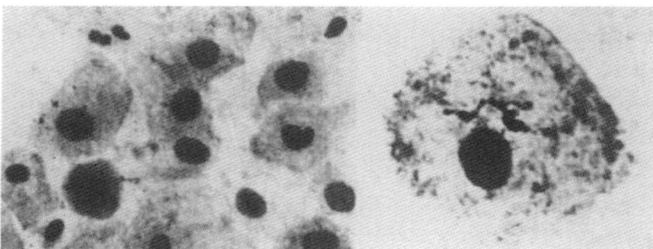

Figura I-161 – Cromatina de Barr (coloração de Shorr).

mensuração e palpação abdominais. Pelo toque vaginal pode-se surpreender crepitação dos ossos do crânio fetal (sinal de Negri), e pelos raios X, seu acavalamento anormal (sinal de Spalding) e a intensa flexão (Fig. I-160).

Finalmente, cerca de 15 dias após o óbito fetal, a escuta da parede anterior do abdome (com o Pinard) comprova a presença dos batimentos da aorta (sinal de Boero), em virtude de haver ocorrido a reabsorção do líquido amniótico e estar o corpo uterino apoiado sobre esse grande vaso.

A radiologia, por meio de sinais clássicos, pode ser utilizada na impossibilidade da realização do exame ultra-sonográfico. O sinal de Roberts, caracterizado pela presença de gás na grande circulação fetal, é patognomônico de morte do concepto, surgindo por volta do 3º dia do óbito. Não é fácil sua visualização. Pelos raios X comprovam-se, ainda, o cavalgamento dos ossos cranianos e a hiperflexão da coluna cervical (sinal de Hartley), cuja identificação, respectivamente, deve-se à liquefação da massa cerebral e à maceração dos ligamentos espinhosos (presentes após cerca de 7 dias do óbito).

DIAGNÓSTICO DO NÚMERO DE FETOS

Será detalhado no Capítulo 112. Entretanto, deve-se desde já salientar que o diagnóstico clínico é tardio e que pela ultra-sonografia transvaginal é possível confirmar o diagnóstico de gemelaridade a partir de 7 semanas após o início da última menstruação.

DIAGNÓSTICO DO SEXO FETAL

O diagnóstico do sexo fetal tem real interesse quando envolve gestação com possibilidade de transmissão de doença ligada ao sexo. Dentre os métodos diagnósticos pode-se, por meio da biópsia do vilo corial, obter a cariotipagem. Seguem-se-lhes a identificação da cromatina sexual (Fig. I-161) nas células descamadas do feto, colhidas por amniocentese, e a visualização direta dos genitais pela ultra-sonografia. A presença da cromatina sexual de Barr, presente em células fetais, denuncia o sexo masculino.

Com aparelhos de ultra-sonografia de última geração e operador competente é possível determinar o sexo fetal em 90 e 100% das vezes na 14ª e 16ª semanas de gestação, respectivamente.

Na atualidade, por meio de pesquisa em sangue materno por reação em cadeia de polimerase (PCR), pode-se diagnosticar o sexo fetal. A partir da oitava semana de gestação, o teste é feito com o sangue da gestante, para onde migra uma quantidade significativa de DNA fetal. Se na amostra for encontrado o cromossomo Y, é a indicação de feto masculino, na sua ausência, feminino.

No caso de gestação gemelar, ou em gestantes previamente transfundidas ou transplantes por sangue ou órgão masculino, pode ocorrer falha na interpretação do exame.

DIAGNÓSTICO DE APRESENTAÇÃO FETAL

A apresentação, a posição e a variedade de posição fetal são diagnosticadas pela palpação e pelo toque vaginal. Com treino nessa propedêutica clínica, poucos casos oferecerão dificuldade diagnóstica. Pelo estudo radiológico (a ser evitado) ou ultra-sonográfico, esses casos duvidosos poderão ser resolvidos.

DIAGNÓSTICO DE PARIDADE

Briquet (1939) apresentou diversas características da genitália, que permitem favorecer o diagnóstico diferencial entre primigestas e multíparas (Quadro I-6).

Quadro I-6 – Diagnóstico de paridade (modificado de Briquet, 1939).

	Primigestas	Multíparas
Seios	Resistentes e firmes	Flácidos e pendentes
Ventre	Parede abdominal firme; abdome com forma ovóide ou globosa; estrias de prenhez atual (fundo azulado)	Parede abdominal frouxa; abdome tendendo à forma de obus e, às vezes, pendular; estrias de prenhezes antigas (fundo branco) e atual (fundo azulado)
Colo uterino	Cônico com orifício externo puntiforme e fechado	Cilíndrico com orifício externo entreaberto e, com freqüência, bilabiado
Vagina	Estreita, com bom tono e paredes rugosas	Relativamente ampla e com pouco tono. Paredes lisas, salvo na porção mediana
Vulva	Fechada pela aplicação dos pequenos lábios; presença de retalhos do hímen	Entreaberta; presença de carúnculas mirtiformes
Períneo	Íntegro	Sinais de rotura ou de cicatrizes a partir da fúrcula

Referências Bibliográficas

• ASCHEIM, S. & ZONDEK, B. – Die Schwangerschafts-diagnose aus dem Harn durch Nachweis des Hypophysenvorderlappenhormons. *Klin. Wchschr.*, 7:1404, 1928. • BELLERBY, C.W. – Rapid test for diagnosis of pregnancy. *Nature*, 133:494, 1934. • BRIQUET, R. – *Obstetrícia Normal*. Livraria Editora Freitas Bastos. São Paulo, 1939. • DENNIS Lo, Y.M. – Prenatal diagnosis of fetal RhD status by molecular analysis of maternal plasma. NEJM, 339: 1998. • FRANK, R.T. & BERGMAN, R.L. – A twenty-four hour pregnancy test. *Am. J. Obstet. Gynecol.*, 42:492, 1941. • FRIEDMAN, M.H. – Mechanism of ovulation in the rabbit. II. Ovulation produced by the injection of urine from pregnant women. *Am. J. Physiol.*, 90:617, 1929. • GALLI-MAININI, C. – Pregnancy test using male toad. *J. Clin. Endocrinol.*, 7:653, 1947. • GOLDMAN, G.A. & cols. – The vanishing fetus. *S. Perinat. Med.*, 17:157, 1989. • NEME, B. – Temperatura basal; seu valor na propedêutica ginecológica. Tese Livre-Docência. Faculdade de Medicina da Universidade de São Paulo, 1956. • SHAPIRO, H.A. & ZWARENSTEIN, H. – Rapid test for pregnancy on xenopus laevis. *Nature*, 133:762, 1934. • SPALDING, A.B. – A pathognomonic sign of intrauterine death. *Surg. Gynecol. Obstet.*, 34:754, 1922. • TOUQUET, J. & STERN, P. – Management of early pregnancy bleeding. *Arch. Emerg. Med.*, 513:133, 1988. • VAITUKAITIS, J.L. & cols. – A radioimmunoassay which specifically measures human gonadotropin in the presence of human liteinizing hormone. *Am. J. Obstet. Gynecol.*, 113:751, 1972. • WIDE, L. & GEMZELL, C.A. – An immunological pregnancy test. *Acta Endocr.*, 35:261, 1960.

12 Assistência Pré-Natal

Bussamara Neme
Marcelo Zugaib

Designada, também, antenatal (Browne e McClure Browne, 1955), anteparto (Eastman, 1956) e/ou higiene da prenhez (Dill, 1957), a assistência pré-natal compreende todas as medidas que o obstetra introduz e/ou recomenda (diagnósticas, preventivas e curativas) durante a gestação (dietéticas e outras), visando à estruturação hígida do concepto e à manutenção e/ou à melhora das condições de saúde psíquica e física da grávida.

SÚMULA HISTÓRICA

Browne e McClure Browne (1955), em sua publicação "Antenatal and Postnatal Care", apresentam excelente evolução histórica da assistência pré-natal, cuja síntese em três fases faremos em seqüência.

A primeira inicia-se com aconselhamentos mencionados em livros hindus (Tscharaka e Susruta), recomendando que as gestantes deveriam manter-se alegres, evitando a cólera e o medo e obedecendo regras dietéticas especiais. Ainda nessa fase, citam-se publicações de Thomas Raynald (1570), de Mauriceau (1668), de Smellie (1774), considerando particularmente aspectos dietéticos durante a gestação acrescidos de recomendações razoáveis, mas destituídas de fundamentos científicos.

Tenon (1788), em sua "Memoires des Hópitaux de Paris", salientou o trabalho de Hôtel Dieu, relacionado à proteção das gestantes. Entretanto, admite-se que a primeira obra publicada, considerando em particular os cuidados pré-natais, seja a de Thomas Bull (1837), "Hints to Mothers for the Management of Health during the Period of Pregnancy and in the Lying-in-room with an Exposure of Common Errors in Connection with these Subjects".

Os anglo-saxões reivindicam para Peel (1840) o primeiro movimento oficial de proteção concreta à gestante operária. Entretanto, já em 1822, José Bonifácio incluía, em representação à Assembléia Constituinte do Brasil, o artigo 18, que rezava: "a escrava, durante a prenhez, e passado o 3º mês, não será obrigada a serviços violentos; no 8º mês apenas será ocupada em casa; depois do parto terá um mês de convalescença e, passado este, durante um ano não trabalhará longe da cria".

Nessa primeira fase, a preocupação maior era com a proteção às gestantes abandonadas e, nesse particular, há referências de criação de serviços para recebê-las, como o Centro de Proteção de Mme. Becquet, onde pontificou Pinard (Paris), a "Lauriston Prematernity Home" (Edinburgh), o "Hôtel Dieu" (Paris), o "Hospital Salpétrière (Paris) e as publicações de John William Ballantyne, solicitando aos governantes maior número dos chamados hospitais de pré-maternidade (1901).

Inicia-se a segunda fase em 1901, quando nos Estados Unidos o "Boston Lying-in-Hospital" introduziu, na assistência às gestantes, as visitas domiciliares e as internações hospitalares. A primeira clínica pré-natal especializada abriu-se em 1910, na Austrália, e foi dirigida por T. G. Wilson, que se fundamentou nas idéias de Ballantyne, que sistematizou a assistência pré-natal recomendando: 1. a supressão da ansiedade e do medo entre as gestantes e puérperas; 2. o diagnóstico e o tratamento precoces das moléstias capazes de agravar o prognóstico materno; 3. a redução da mortalidade perinatal.

A partir dessa data, criaram-se, em todos os países desenvolvidos, nos hospitais-maternidades, os Serviços ou Setores de Pré-natal, visando à assistência das gestantes e considerando as medidas terapêuticas imediatas e aquelas de caráter preventivo em relação ao binômio materno-fetal.

A segunda fase estende-se até 1950-1960, quando, com o advento de numerosas práticas relacionadas à propedêutica obstétrica, inicia-se a terceira e atual fase, na qual se hipertrofiou e se valorizou, em particular, o concepto. Daí surgiu o conceito de perinatologia, salientando-se as medidas que favoreceram o diagnóstico e a terapêutica fetais intra-útero.

Entre nós, coube a Raul Briquet, mestre da Obstetrícia paulista, a criação, em 1925, do Serviço Pré-natal com caráter universitário.

Assumindo a disciplina de Obstetrícia da Faculdade de Medicina de São Paulo (USP), um de nós (Neme), em 1972, ampliou o Serviço de Pré-natal, criando o Pré-natal especializado em: síndromes hipertensivas, cardiopatias, hemopatias, endocrinopatias, isoimunização, moléstias infecciosas e parasitárias, nefropatias, vasculopatias, adolescentes (até 16 anos), idosas (mais de 40 anos) e grande multíparas (mais de 5 filhos), prevenção e diagnóstico do câncer ginecológico, infertilidade e preparo psicológico para o parto e diabetes.

CONCEITO

A Organização Mundial da Saúde (OMS), por intermédio de sua Comissão de Peritos, definiu a proteção à Maternidade: "tem por objeto salvaguardar a saúde das mulheres durante a gravidez e o aleitamento, de lhes ensinar os cuidados a serem dispensados às crianças, permitir parto normal e dar à luz a filho sadio". Ainda, a OMS, sob o enfoque de saúde pública, conceitua a saúde, inclusive a materna, como: "saúde é a sensação de bem-estar físico, mental e social, e não apenas ausência de moléstia". A gravidez é estado especial em que a mulher reage orgânica, psíquica e socialmente de forma diferente. Saúde da gestante é, portanto, a sensação de bem-estar físico, psíquico e social, dentro das condições especiais da grávida.

Para alcançar essas finalidades, o pré-natalista deve estar familiarizado com as modificações orgânicas, funcionais e psicológicas da gestação; ter conhecimento dos fenômenos relacionados a fecundação, nidação e desenvolvimento do concepto e de seus intercâmbios com o organismo materno.

Assim, para que a assistência pré-natal seja adequada, impõe-se que ela seja precoce e assídua, conte com pessoal especializado e tenha retaguarda para internações, quando necessárias. Idealmente, a assistência pré-natal deveria ser precedida pela assistência pré-concepcional. Morton (1963) atribui a ela quatro objetivos: a) detectar existência de condições mórbidas que possam interferir com a estruturação do concepto; b) favorecer a fecundação ovular corrigindo ginecopatias; c) orientação sobre planejamento familiar.

Holland e Bourne (1955) referem que, entre 1.000 gestantes atendidas por eles, apenas 56% apresentavam condições de normalidade para conceber e suportar a sobrecarga gestacional. Daí se infere a real importância do exame pré-concepcional.

IMPORTÂNCIA

A instalação da prenhez representa razão obrigatória para exigir que as pacientes procurem assistência médica. Nessas condições, ao salientar a importância da segurança fetal, o tocólogo sensibiliza as gestantes, que se tornam receptíveis a se submeter aos exames complementares necessários, a ser assíduas em suas visitas médicas e a atender as recomendações dietéticas e terapêuticas, mesmo quando incômodas.

O caráter preventivo da assistência pré-natal é fundamental. Em sua primeira visita médica, a gestante será submetida a exames físicos geral e especial (muitas vezes o primeiro em sua vida adulta) e tocoginecológico, que podem detectar patologias subclínicas, ainda não diagnosticadas. Seu reconhecimento e tratamento previnem possível agravamento durante a evolução da gestação. Reid (1962) refere que 50% das cardiopatas atendidas no Boston Lying-in Hospital desconheciam suas lesões até a primeira visita médica no pré-natal.

Durante o pré-natal, protege-se a unidade sociofamiliar; além das medidas visando ao bem-estar do binômio materno-fetal, o marido participa dessa proteção ao ser submetido a exames, visando identificar possíveis infecções e/ou alterações de natureza genética. Também importa encarecer o aspecto social do pré-natal, no que tange à proteção das mães solteiras ou desamparadas, das adolescentes e daquelas grandes multíparas, cuja subsistência e desnutrição merecem cuidados especiais.

Do ponto de vista universitário, o pré-natal favorece, ainda, o ensino de Graduação e Pós-graduação de Enfermeiras, Obstetrizes, Acadêmicos e Residentes. Biologicamente, a gestação e o parto representam as mais elevadas funções do sistema reprodutor. Quando se atenta para a sobrecarga gestacional natural, verifica-se a dificuldade em se estabelecer o limite entre a saúde e a doença. Daí a importância do pré-natal estar relacionada, principalmente, com a qualidade do pessoal e dos equipamentos que o integram. Visitando serviços universitários suecos em 1967, Neme verificou que às parteiras era permitido assistir partos, praticar e suturar episiotomias e, inclusive, realizar vacuoextrações fetais. Entretanto, não lhes era permitido fazer o pré-natal, pois careciam da condição de qualidade para identificar patologias subclínicas e recomendar seu devido encaminhamento especializado.

OBJETIVOS

Entre seus objetivos, a assistência pré-natal deve atender a interesses maternos e fetais. Entre os primeiros salientam-se:

1. Identificar associações mórbidas e prover o seu devido tratamento (dentição, sífilis, câncer genital, anemias, cardiopatias, nefropatias, diabetes, obesidade, desnutrição, endocrinopatias etc.).
2. Garantir o estado geral da gestante e até melhorá-lo.
3. Prevenir a ocorrência de entidades específicas à gestação (doença hipertensiva gestacional).
4. Propiciar adaptação perfeita do organismo materno às solicitações do ciclo gravídico-puerperal.
5. Orientar hábitos de vida adequados à gestação em relação à higiene alimentar e corporal e às terapêuticas iatrogênicas.
6. Prover assistência psicológica, contribuindo para a solução de problemas e conflitos.
7. Favorecer o preparo psicológico para o parto, salientando as vantagens do parto natural.
8. Instruir a gestante no que se refere aos princípios fundamentais da puericultura neonatal.

Em relação ao concepto, os seguintes objetivos são fundamentais:

1. Prevenção de malformações.
2. Garantir a perfeita estruturação do organismo fetal, identificando a restrição do crescimento do concepto.
3. Prevenção do abortamento, parto prematuro e do óbito perinatal.
4. Prevenção da sífilis e outras infecções e infestações.
5. Diagnosticar e dar assistência aos casos de incompatibilidade sangüínea feto-materna.
6. Prover terapêutica intra-útero de patologias fetais (obstrução uretral, hidrocefalia etc.).
7. Avaliar as condições de maturidade e vitalidade fetais, quando indicado o parto prematuro.

ORGANIZAÇÃO DO SERVIÇO PRÉ-NATAL

Para se garantir assistência pré-natal efetiva, embora simples, são fundamentais as seguintes condições:

1. Iniciar a assistência no primeiro trimestre da gestação, a fim de permitir, precocemente, ações preventivas, educativas e terapêuticas.

2. Controle periódico, contínuo e extensivo à população alvo. Coleta e análise dos dados obtidos em cada consulta. Facilitar o fluxo de informações com os serviços de saúde no sistema de referência e contra-referência. Para tanto se exigem: ficha pré-natal, cartão da gestante e mapa de registro diário das ocorrências.
3. Pessoal treinado e capacitado (médicos e enfermagem).
4. Área física ampla e adequada.
5. Instrumental e equipamentos mínimos (pelvímetro, fita métrica, estetoscópio de Pinard, sonar-Doppler, balança com dispositivo para determinar altura, tensiômetros arteriais, ultra-som e cardiotocógrafos).
6. Apoio laboratorial mínimo (tipagem sangüínea e fator Rh, sorologia para sífilis, exames de urina – tipo I e cultura –, hemograma, parasitológico de fezes e secreção vaginal, colpocitologia oncótica).
7. Avaliações periódicas das ações da assistência prodigalizada, a fim de se considerar mudanças estratégicas e funcionais. Para tanto, considerar os resultados obtidos em relação a morbiletalidade materna e perinatal da população assistida.
8. Reserva de medicamentos básicos (vitaminas, sais de ferro, laxantes, analgésicos, antibióticos, cremes vaginais etc.).

O sistema de referência e contra-referência se encarregará de garantir o encaminhamento de casos clínicos mais graves para centros de maior hierarquia assistencial, recebendo-os de volta com informações sobre exames, diagnósticos, tratamentos feitos e recomendações complementares.

ASSISTÊNCIA PRÉ-NATAL DA PRENHEZ DE BAIXO RISCO

Serão consideradas de importância as seguintes medidas:

1. Primeira consulta – deve ser precoce e, idealmente, deveria ser precedida de consulta pré-gravídica, com a finalidade de serem corrigidas ou minoradas patologias clínicas, cuja presença agrava os prognósticos materno e perinatal. Assim, por exemplo, a associação com o diabetes, cujo controle adequado pré-concepção reduz o risco de malformações fetais.

Na primeira consulta, o tocólogo procurará conquistar a confiança e a simpatia da gestante, salientando-se que nela se estabelecerão as primeiras reações (boas ou más) entre a gestante e o profissional. Deverão ser obtidos dados relacionados com: condições socioeconômicas e culturais, razões da consulta, antecedentes familiares e pessoais (inclusive tocoginecológicos), sexualidade, gestação atual, exame físico geral e especial. Além da trivial propedêutica obstétrica clínica (inspeção, palpação, escuta, pelvilogia, toque vaginal, exame especular), deve-se dar atenção aos níveis tensionais, à coloração das mucosas, ao estado nutricional, à ausculta cardíaca e à presença de edemas. Solicitam-se, ainda, os exames de rotina.

Dessa primeira consulta resultam os diagnósticos obstétricos e de possíveis intercorrências e determina-se a data provável do parto. Como medidas complementares citam-se: exame odontológico, imunizações, práticas educativas, encaminhamentos, agendamento das consultas subseqüentes. Avalia-se, ainda, a condição nutricional da gestante (Fig. I-162) e identificam-se as situações que justificam rotular de risco agravado a presente prenhez (Quadro I-7). Saliente-se, a propósito, que por vezes várias condições rotuladas de risco soem estar presentes, tornando sombrio o prognóstico materno-perinatal.

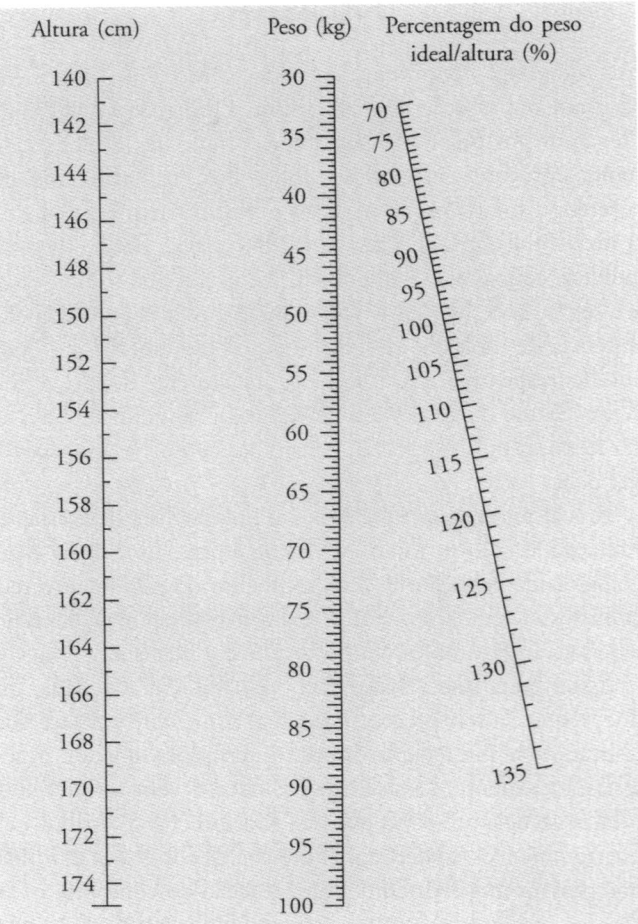

Figura I-162 – Correlação altura × peso ideal. Nomograma utilizado na primeira consulta para calcular o peso ideal para determinada altura. No ponto de corte (encontro) consideram-se como limites da normalidade os pesos que se situam no percentil 95 (limite inferior) e no percentil 115 (limite superior). Pré-natal de Baixo Risco. Normas do Ministério da Saúde, Brasília, 1986.

Quadro I-7 – Avaliação pré-natal de riscos perinatal e materno.

Biológicos
Idade < 16 anos e > 40 anos. Peso < 50kg. Altura < 1,50m. Anamnese familiar de hipertensão, diabetes, malformações e cromossomopatias.

Socioeconômicos
Baixo nível cultural e econômico. Adolescência. Estado civil: solteiras e gestação indesejada.

Ambientais
Deficiência habitacional (residência e saneamento básico).

Comportamentais
Etilismo, tabagismo, atividade física excessiva, deficiência nutricional, uso de drogas, atividade profissional (posição ortostática e indústria de agentes tóxicos).

Patologias clínicas
Hipertensão, cardiopatias, diabetes, nefropatias, obesidade, DST-AIDS, pielonefrite, colagenoses, hemopatias.

Obstétricos anteriores
Infertilidade, abortamento habitual e partos prematuros (mais que um), neonatimortalidade. Macrossomia, malformações e cromossomopatias. Hipertensão. Cesárea (mais que uma).

Obstétricos atuais
Multiparidade (mais que 5 filhos). Primigesta tardia (> 35 anos). Hemorragia genital. Amniorrexe prematura. Poliidrâmnio e oligoâmnio. DHEG. Prenhez prolongada. Gemelidade. Parto prematuro. RCIU. Ganho ponderal excessivo.

DHEG = doença hipertensiva específica da gestação; RCIU = restrição de crescimento intra-uterino.

Dentre elas, as mais incidentes, entre nós, citam-se: patologias hipertensivas, diabetes, hemopatias, abortamentos e partos prematuros. É fundamental, em casos de multigestas, solicitar informes sobre os ciclos gravídico-puerperais anteriores (gestação, parto, puerpério, lactação), salientando ser importante o intervalo entre as gestações. Quando ele é maior que 10 anos, elevam-se as complicações no ciclo atual. E, quando menor que 2 anos, acompanha-se de maior morbidade materna e perinatal.

2. Calendário das consultas – será programado em função da idade gestacional na primeira consulta. Segundo o Ministério da Saúde (Brasil), para as gestantes sem risco, exige-se o mínimo de duas consultas: no primeiro e no terceiro trimestres. Em geral, recomenda-se que sejam cinco para as gestantes que iniciam o pré-natal no primeiro trimestre, quatro para aquelas que o fazem no segundo e duas para as que o iniciam, tardiamente, no terceiro trimestre. A nosso ver, as consultas, idealmente, devem ser mensais no primeiro e no segundo trimestres, quinzenais entre 30 e 37 semanas e, finalmente, semanais até o termo.

3. Consultas subseqüentes – nelas revemos a ficha de pré-natal, reconsideramos a idade gestacional e a data provável do parto, procedemos o exame obstétrico (inclusive o especular e o toque vaginal, se necessários), reavaliamos a coloração das mucosas, a pressão arterial (em especial a diastólica, pois a emoção da primeira consulta pode alterar a sistólica) e controlamos a evolução do aumento ponderal, tendo como reparo os pesos encontrados na primeira e subseqüentes consultas. A figura I-163 permite apreciar a curva do ganho ponderal de cada caso. Deve-se, ainda, alertar a gestante para certos sintomas e/ou sinais que denunciem riscos potenciais maternos e perinatais (edema da face e dedos, cefaléia, perturbações visuais, vômitos freqüentes, crises febris vespertinas, disúria, perda anormal de líquido vaginal, redução da movimentação fetal).

4. Ecografia – recomenda-se, de rotina, entre a 11ª e a 13ª semanas. Quando ela revelar transluscência nucal no feto maior que 25mm, impõe-se transferir a gestante para o setor de risco, onde provas complementares serão utilizadas. Presente translucência nucal suspeita, impõe-se prosseguir na propedêutica, praticando dosagens sangüíneas maternas da subunidade beta de hCG e da alfafetoproteína, para eventual detecção de cromossomopatias e defeitos do tubo neural (veja Capítulos 10, 114, 121 e 123).

Em torno da 22ª-24ª semanas repete-se a ultra-sonografia, agora dita "morfológica", para apreciar a estrutura orgânica do concepto.

Finalmente, importa lembrar que, admitida de início como de baixo risco, a prenhez pode posteriormente sofrer complicações que a transformem em risco agravado. No quadro I-7 sintetizamos as condições que, estando presentes, identificam gestações de risco agravado.

5. Exames laboratoriais – em gestantes de baixo risco, em nosso meio, indicam-se os seguintes: tipagem sangüínea (A, B, O e Rh), sorologia para sífilis, urina (tipo I e cultura), taxa de hemoglobina, hematócrito e colpocitologia oncótica. Ainda em gestantes de baixo risco serão realizados exames de fezes e de secreções vaginais quando queixas são referidas (freqüentes).

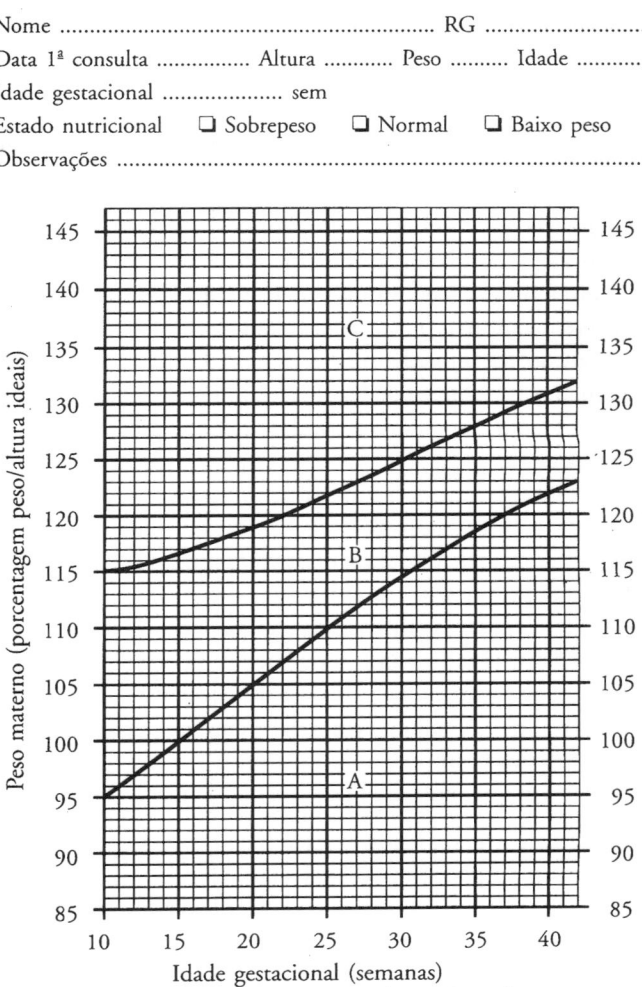

Figura I-163 – Evolução do ganho ponderal. Localizando-se o peso auferido na primeira consulta (em relação aos percentis), pode-se, em cada consulta, acompanhar o ganho ponderal, considerando se é normal, menor ou abaixo do justificado pela idade gestacional. A = peso baixo; B = peso normal; C = sobrepeso.

A determinação e a titulagem de anticorpos (rubéola, toxoplasmose, doença citomegálica, hepatite B e AIDS), sempre que viáveis, devem ser realizadas. A repetição dessas provas laboratoriais será indicada sempre que situações clínicas e/ou sociais a exigirem. Em particular, em pacientes de hábitos promíscuos, a sorologia para sífilis e AIDS e os exames bacterioscópicos e bacteriológicos de secreções vaginais devem ser repetidos (se for o caso).

Quando a gestante é Rh negativo e o marido é Rh positivo, solicita-se o teste de Coombs indireto. Sendo negativo, será repetido a cada quatro semanas a partir da 24ª-26ª. Quando positivo, encaminha-se a paciente para o setor de alto risco.

Se o exame de urina revelar traços de proteinúria, ele será repetido em 15 dias. Quando esse achado coincidir com elevação dos níveis tensionais, transfere-se a gestante para o setor de alto risco. A presença de piúria (urina tipo I) obriga solicitar urocultura e eventual antibiograma. Havendo hematúria e/ou cilindrúria, impõe-se solicitar a cooperação do setor de alto risco.

Dosagem de hemoglobina maior que 11g exclui anemia na gestante. Quando o nível oscila entre 11 e 8g, trata-se de anemia leve ou moderada. Nesses casos pesquisar parasitoses intestinais e deficiência nutricional. Recomendar terapêutica férrica e controlar a resposta sangüínea. No caso de ser negativa encaminhar a paciente para o setor de alto risco.

Quando a anamnese familiar refere macrossomia, poliidrâmnio e diabetes, deve-se rastreá-lo, na gestante, pelo teste de tolerância à glicose, que será considerado positivo quando, após uma hora da ingestão, em jejum, de 50g de glicose, a glicemia for igual ou superior a 130g/dl.

Colpocitologia oncótica III exige revisão cuidadosa do exame ginecológico, exclusão de infecção vaginal e encaminhamento da gestante para grupo especial.

Outras provas laboratoriais serão necessárias, sempre que ocorrerem sintomas ou suspeita da higidez do concepto. Com o progresso da propedêutica fetal e o possível diagnóstico e tratamento intra-útero de algumas patologias fetais, o tocólogo considerará a oportuna realização de testes para a sua identificação.

Embora não seja de rotina, a pesquisa de estreptococo do grupo B (cultura vaginal e anal) tem sido recomendada (Colégio Americano de Obstetras e Ginecologistas, 1996), em casos de infecção de nascituros anteriores, bacteriúria, partos prematuros e rotura das membranas há mais de 18 horas. Com cultura positiva a gestante seria medicada (penicilina) pelo menos 8 horas antes do parto. O recém-nascido será, igualmente, tratado. A anamnese pessoal e familiar, referindo patologias anteriores, impõe, por vezes, outras provas laboratorias complementares (vide Capítulo 143).

6. Determinação da idade gestacional – no decurso da gestação podem surgir complicações que justificam a prática do parto prematuro terapêutico. Nessa eventualidade, o prognóstico perinatal dependerá da determinação correta da idade gestacional. A ultra-sonografia, realizada de rotina, no primeiro trimestre, identifica com segurança apreciável a idade do concepto (erros de 5 dias).

Quando ela não foi realizada no primeiro trimestre, a determinação da idade gestacional se louvará da anamnese (data criteriosa da última menstruação) e da curva evolutiva da altura uterina, apreciada por um único examinador.

7. Apreciação do crescimento fetal – em gestação de baixo risco, ela pode prescindir de ultra-sonografias. A medida cuidadosa da altura uterina, como aconselhada por Belizan e cols. (1978) e praticada, entre nós, por Barini (1989), salvo casos de obesidade e hidrâmnio, permite, clinicamente, apreciação satisfatória (Gráfico I-3).

Na Unicamp, utiliza-se curva de altura uterina, obtida de 522 gestantes normais e cujos conceptos foram adequados para a idade gestacional (Gráfico I-3). Sua determinação, a partir da 20ª semana, permite, com razoável acuracidade, a detecção precoce (clínica) da restrição do crescimento fetal.

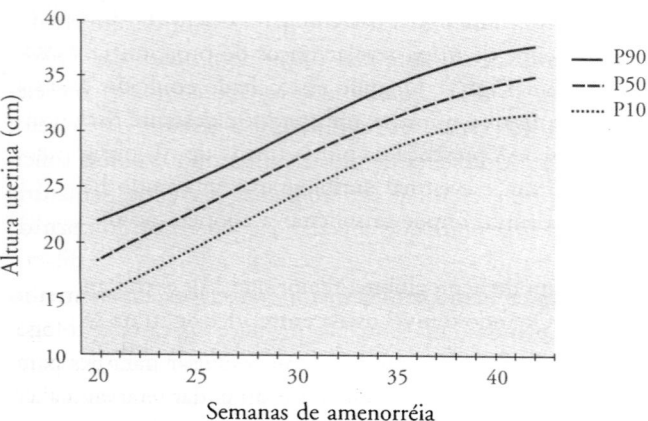

Gráfico I-3 – Curva de altura uterina por idade gestacional.

PREPARO PSICOLÓGICO PARA O PARTO

A preocupação natural e a angústia com que a parturição é esperada pela maioria das gestantes (particularmente, primigestas) justificam a introdução, no pré-natal, de cursos de preparo psicológico para o parto. Nesse particular, diversas técnicas de orientação e esclarecimento têm sido introduzidas.

As referências de meios psicoanalgésicos aplicados para promover o alívio e/ou a supressão das queixas dolorosas citadas pelas parturientes são antigas. Chertok (1957) refere que a primeira menção de analgesia obstétrica por meio da hipnose deve-se a Foissac (1833). Seguida de outras citações, importa salientar a interpretação de Liébault que, em 1866, salientou a importância de atitudes que promovem a distração da atenção da parturiente, com conseqüente efeito analgésico, ao afastar a preocupação com a dor.

No século XIX, a divulgação do emprego da hipnose como medida analgotócica fundamentou-se, particularmente, nos conhecimentos oriundos da Escola Psicológica de Charcot, que admitia que perturbações psíquicas podem provocar sintomas somáticos.

No que tange à preparação psicológica para o parto, duas escolas devem ser consideradas: a russa (Velvovski) e a inglesa (Read).

• **Escola Russa** – em 1924, no II Congresso de Neuropsiquiatria (Leningrado), Velvovski, referido por Chertok, apresentou casos de analgesia hipnossugestiva em tocoginecologia. No mesmo ano, Nicolaiev mencionou a aplicação da hipnose e da sugestão em obstetrícia. Seguiram-se numerosas contribuições de Velvovski, salientando a correlação da dor do parto com a teoria de reflexos condicionados (Pavlov).

O trabalho fundamental sobre a aplicação dos métodos hipnossugestivos em Obstetrícia é de Zdravomislov (1959), no qual esse autor reformulou o conceito de que a dor no parto é atribuída apenas a um fenômeno condicionado, conseqüente à interferência psíquica. Para Zdravomislov, além do fator sugestão, ligado ao fenômeno condicionado, deve-se valorizar o fator dor real, contribuindo para a sinalização dolorosa. Esse autor prefere a expressão "dor sugerida" à expressão "dor reflexo-condicionada".

As contribuições de Velvovski e cols. (1963) e Zdravomislov (1959), representativas da escola russa, podem assim ser resumidas, segundo Chertok:

1. a dor não é necessária durante o parto;
2. a sugestão verbal pode ter efeito analgésico;
3. a hipnose não acarreta riscos, salvo na presença de psicopatias;
4. a ausência do medo e da ansiedade é muito importante.

• **Escola Inglesa** – iniciou em 1933 com a publicação de Read, "Natural Childbirth", segundo a qual a confiança, a compreensão e a ausência de ansiedade-temor são fatores essenciais para o parto sem dor. Segundo Read, a apreensão pelo medo do parto (induzida pela sociedade) provoca tensão psíquica e muscular, com conseqüente agravamento da dor coincidente com as contrações uterinas. Assim, para esse autor, o alívio da dor durante o parto fundamenta-se nas medidas que visam eliminar o medo, evitar a tensão muscular, substituindo-a pela descontração, e promover o relaxamento físico e psíquico da parturiente.

Fundamento fisiopatológico – ao relacionar os fenômenos físicos e emocionais do parto, Read (1946) salientou que o medo, por meio do estímulo do sistema nervoso simpático, determina tensão das fibras circulares do útero.

Held (1947) e Dumont (1951) verificaram que, nas pacientes submetidas a ressecções do nervo pré-sacral (simpático), a duração do parto é reduzida. Em 1950, Kaiser, utilizando a histerografia externa em três níveis do corpo uterino, comprovou que a l-norepinefrina provoca aumento notável e persistente da freqüência das contrações e elevação transitória do tono uterino. Garrett (1954) confirmou esses achados (Fig. I-164).

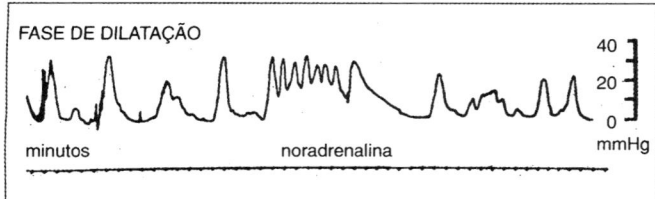

Figura I-164 – A noradrenalina (por via venosa, lentamente) determina incoordenação das contrações uterinas durante a fase de cervicodilatação (Garrett, 1954).

Segundo Barger e Dale (1910), citados por Mitchell e Learmonth (1953), a l-norepinefrina é substância segregada pelas supra-renais como efetora do sistema nervoso simpático. De outro lado, sabe-se que a emoção e o medo são, por meio de centros nervosos superiores, estimuladores da secreção de l-norepinefrina pelas supra-renais.

Em 1963, Neme, praticando raquianestesia segmentar, demonstrou que o automatismo contratural uterino sofre influência unicamente do sistema nervoso simpático. Sua atuação provoca incoordenação e hipertonia uterinas, agravando a dor coincidente com as contrações, em face do domínio da tensão muscular na porção segmentar do útero. Na figura I-165 demonstram-se o que acabamos de expor e os efeitos do bloqueio do sistema nervoso simpático (promovido pela raquianestesia em D_8) sobre as contrações desordenadas do útero. Infere-se do exposto que toda e qualquer medida que bloqueie a influência nociva do sistema nervoso simpático sobre o automatismo uterino (anestesia de condução, hipnose, persuasão, presença do tocólogo, analgésicos, tranqüilizantes etc.), ao corrigir a incoordenação miometrial, reduz a dor coincidente com as contrações do útero no parto (Figs. I-165 a I-167).

Metodologia – os métodos utilizados na preparação psicológica para o parto, em essência, não são diferentes, segundo as escolas russa e inglesa. Em ambas, a nosso ver, importa promover:

1. Esclarecimento das gestantes (lições teóricas) sobre os fenômenos relacionados à gestação e à parturição, encarecendo tratar-se de condições fisiológicas, para cujo desempenho o organismo feminino é adequado.
2. Orientação e tecnologia aplicadas para obter o relaxamento psíquico e corporal durante o parto (dilatação).
3. Orientação e tecnologia aplicadas para promover respiração controlada na fase de dilatação, durante as contrações e o repouso posterior.
4. Orientação e tecnologia aplicadas para promover o esforço expulsivo e o repouso posterior.

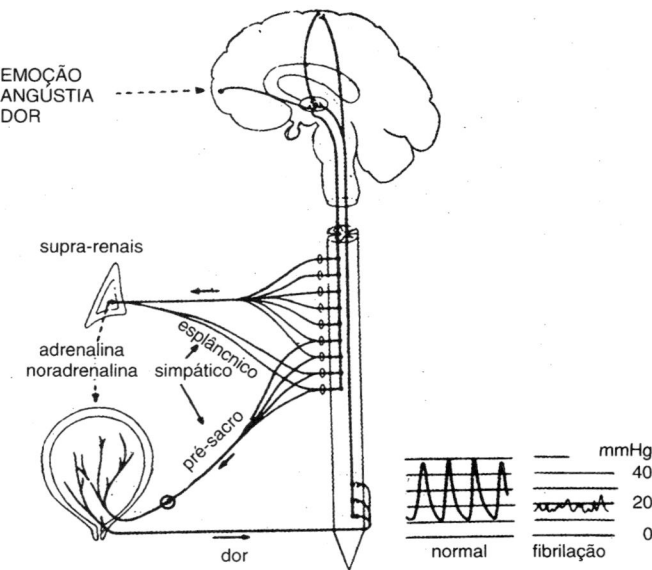

Figura I-165 – A emoção, a angústia e a dor atuando sobre as supra-renais e o sistema nervoso simpático alteram a contratilidade normal, transformando-a em "fibrilação uterina". Esse efeito nocivo estaria ligado à maior elaboração de noradrenalina. À direita, vê-se como a raquianestesia corrige a fibrilação uterina (Neme).

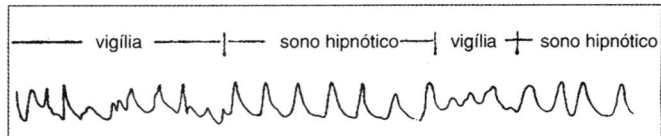

Figura I-166 – Sob a ação do sono hipnótico, as contrações uterinas tornaram-se mais intensas, duradouras e espaçadas. É nítido o efeito sobre a contratilidade do útero (Rodrigues Lopez, Reynolds, Alvarez e Caldeyro-Barcia).

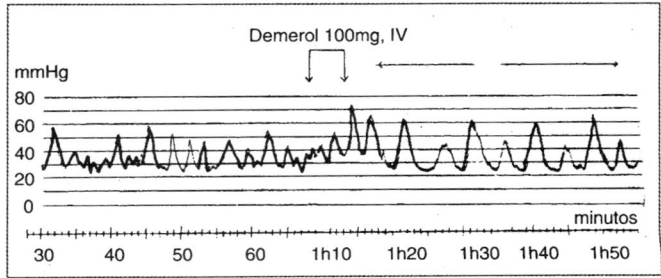

Figura I-167 – Sob a ação do "demerol" reduz-se a freqüência e amplia-se a intensidade e a duração das contrações uterinas (Alvarez e Caldeyro-Barcia, 1954).

Aplicação clínica – segundo nossa experiência, as lições teóricas e as demais medidas fisioterápicas referidas têm melhor aproveitamento quando ministradas por obstetrizes, que estarão presentes durante o parto. Os resultados são evidentes e acompanham-se de evolução clínica da parturição mais tranqüila e associada à redução de intervenções precoces ou desnecessárias.

O momento mais delicado e que, por vezes, se acompanha de descontrole da parturiente é aquele em que a cervicodilatação ultrapassa 6-8cm e a apresentação, ultrapassado o estreito superior, penetra na escava. Nessa fase, a presença do tocólogo e a confiança e o estímulo que inspira são fundamentais para assegurar o prosseguimento e o êxito do parto transvaginal.

Durante alguns anos, Neme teve a oportunidade de promover o preparo psicológico de suas pacientes (lições teóricas), com a colaboração da obstetriz (lições e práticas fisioterápicas). Durante o curso, insinuava-se que a cada paciente seria dada uma nota-apreciação de seu comportamento durante o parto (entre 0 e 10). O esforço das pacientes para serem bem avaliadas colaborou muito com os resultados obtidos.

Cinesioterapia do assoalho pélvico – entre nós, a fisioterapeuta Cláudia de Oliveira tem salientado essa metodologia no pré-natal. A cinesioterapia é a terapia através de movimentos. Aplicada em relação ao assoalho pélvico, ela visa incrementar a função e a força dessa área muscular. Ela visa, ainda, conscientizar a gestante em relação à região perineal, a fim de promover, além da contração, o relaxamento do assoalho pélvico, durante a fase expulsiva do parto. Durante o ensino e a prática da cinesioterapia, deve-se considerar a especificidade, a sobrecarga, a progressão e a manutenção dos movimentos.

A especificidade da contração dos músculos do assoalho pélvico é uma das fases mais difíceis do aprendizado. Muitas gestantes são incapazes de mobilizar essa musculatura regional, a partir da simples instrução verbal. Bump (1991) e Wyman (1994) reconheceram essa capacidade em apenas 51% e 54% dos casos, respectivamente.

Diversas metodologias (equipamentos e pesos) prestam-se para avaliar a força contratural do assoalho perineal. Entretanto, o simples toque vaginal bidigital, praticado pelo mesmo examinador, é suficiente para avaliar a progressão da força muscular solicitada. A manutenção e a persistência dos exercícios são cruciais para a obtenção dos benefícios almejados.

Recomenda-se a realização de 8-12 contrações da musculatura perineal, três vezes ao dia (ou mais), mantendo-se cada contração por 10 segundos. O exercício pode ser praticado em decúbito lateral, sentado ou em pé, com ligeira abdução dos membros inferiores (Figs. I-168 e I-169).

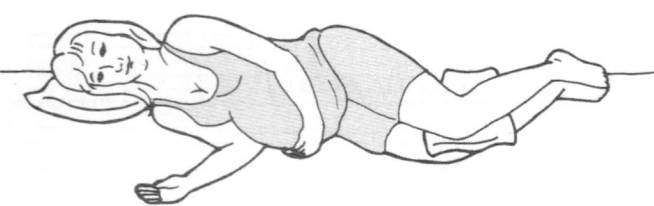

Figura I-168 – Decúbito lateral.

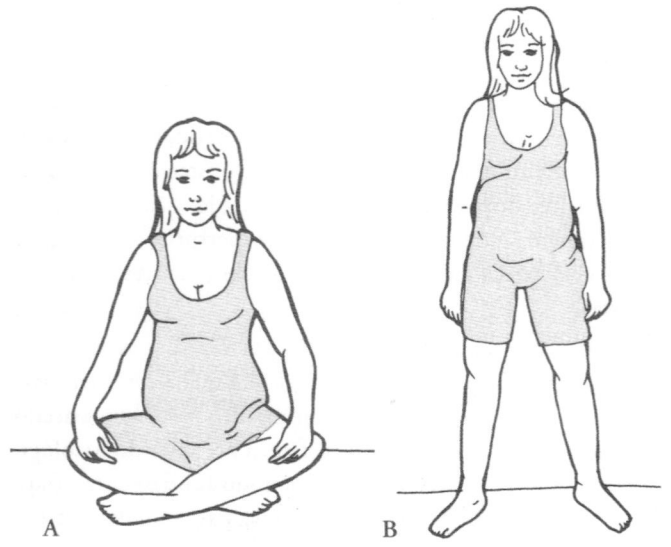

Figura I-169 – A) Posição sentada. B) Posição em pé.

Labrecque e cols. (2001) inquiriram 763 gestantes sobre a aceitabilidade de exercícios e/ou massagens perneais. A maioria concordou com sua prática. Reilly e cols. (2002), entre 230 multíparas (idade média de 28 anos), que na 20ª semana apresentavam mobilidade vesicoureteral maior aos esforços, submeteram 120 à cinesioterapia perineal. A incidência pós-parto de alguma incontinência urinária de esforço foi de 19,2% entre elas. No grupo controle que não praticou a terapêutica perineal a incidência foi de 32,7%.

ASSISTÊNCIA PRÉ-NATAL NA PRENHEZ DE ALTO RISCO

Considera-se de alto risco ou de risco agravado a prenhez em que a gestante ou seu concepto estão sujeitos a sucumbir ou a ser lesados durante o ciclo gravídico-puerperal.

Dentre os fatores de alto risco gravídico citam-se: os socioeconômicos, os demográficos e os médicos. Nesse particular, têm sido publicadas tabelas contendo diversos fatores de risco e sua correspondente pontuação.

A assistência pré-natal aos casos de alto risco inclui grupo multiprofissional de saúde, compreendendo obstetra, enfermeira, nutricionista, assistente social, psicólogo e clínicos especializados. Nela tem lugar proeminente a presença dos elementos indispensáveis para se prover segura e oportuna Medicina Fetal (diagnóstica e terapêutica).

Além dos recursos laboratoriais mínimos, referidos como úteis para a assistência às gestações de baixo risco, serão incluídos outros mais complexos, cuja enumeração será considerada nos Capítulos 10 e 111 a 123.

ACONSELHAMENTO E RECOMENDAÇÕES

Nesse particular, serão considerados os conselhos e as recomendações que as gestantes devem atender durante a evolução da gestação, em função das suas possíveis queixas e incertezas e, principalmente, as relacionadas a seu estado nutricional e às dietas que lhes serão sugeridas. Muitas das noções que apresentaremos serão minudenciadas no Capítulo 13.

Higiene corporal – não deve ser descurada. O banho tépido diário de chuveiro será mantido, evitando-se o de imersão, principalmente em multíparas (canal vaginal permeável) e nas proximidades do termo da gestação. Recomendam-se sabonetes pobres de produtos químicos e irritantes da pele. Esta será protegida por massagens e cremes, se necessário. Gestantes obesas devem cuidar de manter protegidas as pregas inguinais e submamárias e as faces internas das coxas. Para reduzir o aparecimento e a intensidade da pigmentação melanínica (máscara gravídica), aconselha-se evitar a irradiação solar entre 10 e 16 horas e o uso de cremes de proteção solar. Duchas vaginais devem ser evitadas.

A higiene bucal merecerá muita atenção: o tártaro deverá ser removido e o sangramento das gengivas será atenuado com a mudança do tipo de escova, com maior delicadeza no seu uso, com massagem gengival, administração de vitamina C e melhor higiene local.

Vestuário – após o terceiro mês da gestação, o corpo uterino abandona a escavação pélvica e, ao se alojar no abdome, imprime modificações na silhueta da paciente. A partir dessa fase, as vestes devem favorecer a comodidade, sem deixar de lado a elegância, cuja observância atende ao psiquismo da gestante,

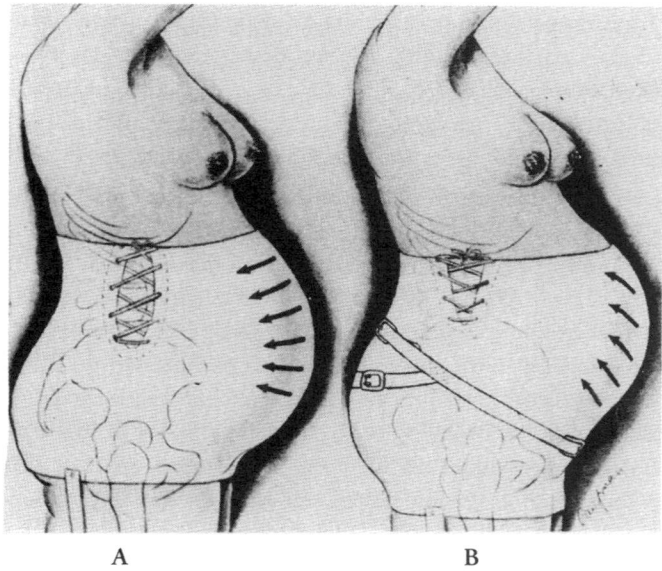

Figura I-170 – Cinta de contenção e sustentação do abdome. A pressão deve ser feita para apoiar (**B**) e não pressionar o ventre (**A**).

já atingido pela alteração corporal inerente à prenhez. Meias elásticas de média ou forte compressão são úteis na vigência de varizes volumosas dos membros inferiores.

Após a 28ª semana, justifica-se o uso de cintas de contenção e suspensão abdominal, cuja altura, entretanto, nunca deve exceder a cicatriz umbilical (Fig. I-170). Seu emprego pode promover alívio em dores do baixo-ventre e sacrolombares. Os sapatos, preferentemente, devem ter saltos baixos ou até ausentes, prevenindo torções dos tornozelos (comuns).

Exercícios físicos – caminhadas vagarosas, após as refeições, e natação são ideais para as gestantes. A atividade muscular estimula a circulação, favorece a função intestinal e mantém o tono dos músculos abdominais e perineais. Mulheres habituadas a fazer exercícios, uma vez grávidas, devem mantê-los, embora reduzindo-os em intensidade e duração. Entretanto, não esquecer que a alteração do centro de gravidade na postura da gestação avançada e o relaxamento de suas articulações favorecem quedas com risco materno e perinatal.

Morrow e cols. (1989) observaram que o exercício em bicicleta ergométrica provoca elevação transitória dos níveis de pressão arterial e da freqüência cardíaca maternas, sem interferir no fluxo da artéria umbilical.

Entretanto, segundo Clapp e Dickstern (1984) e Klebanoff (1990) e Ver Dye (2003), exercícios muito fortes reduzem o peso materno e fetal e podem antecipar o parto. Raymons e cols. (2003) demonstraram, em ratas, que a atividade física forte aumenta a captação de glicose muscular, com redução de 40% nas crias.

Pivarnik e cols. (1990) e McMurray e cols. (1991) comprovaram maior volume sistólico e débito cardíaco na vigência de atividade física. Hemoconcentração e alterações eletrocardiográficas (ST), também, têm sido registradas, sem repercussão maior.

O Colégio Americano de Obstetras e Ginecologistas (ACOG) desaconselha formalmente o exercício em: hipertensas, amniorrexe prematura, ameaça de prematuridade, insuficiência do orifício interno, placenta prévia e restrição do crescimento fetal. A redução do peso fetal (300-350g) tem sido relacionada à escassez do panículo adiposo (Clapp e Capeless, 1990, Gunderson, 2003).

Em tese, o exercício físico e a atividade doméstica, durante a prenhez, devem ser permitidos dentro de limites de segurança materno-fetal. Impõem-se, ainda, considerar as alterações impostas pelo estado gravídico em relação ao equilíbrio, postura, instabilidade articular e às sobrecargas cardiovasculares.

Em gestantes normais, a atividade física segue-se de taquicardia e taquipnéia com repercussão taquicárdica do concepto, cuja duração guarda relação com a duração e a intensidade do esforço muscular (Artal, 1981). Entretanto, em casos de insuficiência placentária por toxemia hipertensiva, o esforço físico materno (Fig. I-171) segue-se de nítida bradicardia fetal, prestando-se para avaliar as condições do bem-estar do concepto, segundo a observação de Neme (Neme e cols., 1973).

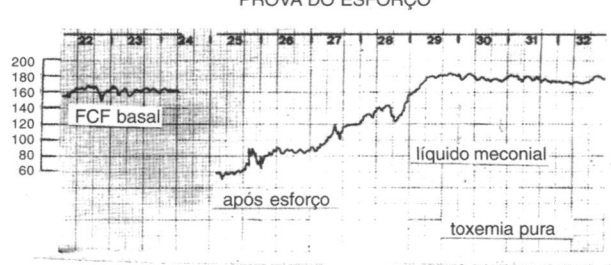

Figura I-171 – Prova de esforço materno positiva. Resposta com intensa e prolongada bradicardia após o esforço (Neme e cols., 1973).

Bell e cols. (1995), também, referem que exercícios fortes respondem por conceptos de menor peso. Em contraposição, entre as gestantes que mantêm sua atividade física habitual, a ocorrência de partos cirúrgicos é menor (Bungum e cols., 2000).

A atividade doméstica não será alterada. A manutenção dela e dos exercícios tem efeito psíquico salutar. O banho de mar calmo é aconselhável, entretanto, deve-se contra-indicar o choque de ondas fortes sobre o abdome.

Aconselha-se que as multigestas não carreguem filhos menores, porquanto, após algum tempo, elas inadvertidamente os apóiam sobre o abdome, podendo, por vezes, o aumento da pressão intra-útero seguir-se de rotura das membranas. Essa condição, aliás, é mais freqüente entre as multíparas e, particularmente, entre aquelas que exercem atividade muscular excessiva.

Função gastrintestinal – a *constipação intestinal* é quase regra durante a gestação (ação redutora do tono intestinal pela progesterona). Além da orientação dietética, recomendam-se frutas, grãos integrais, vegetais, ameixa preta, e indicam-se, se necessário, laxantes estimulantes do peristaltismo intestinal. Devem ser evitados os óleos minerais que interferem na absorção vitamínica (Reid, 1962). Entre outras medidas, sugere-se que em todas as principais refeições sejam incluídos vegetais cozidos (folhas) acrescidos de óleos de oliva e ingestão de um copo de água em jejum. Havendo dispepsia fermentativa, recomenda-se dieta hiperprotéica.

É freqüente a *queixa de pirose*, relacionada ao refluxo gastroesofágico, ao deslocamento ascendente gástrico, provocado pelo crescimento uterino, e ao antiperistaltismo gastroesofágico. Em geral, atinge gestantes portadoras de hérnia diafragmática. Para combater sua ocorrência e intensidade, recomenda-se reduzir o volume de cada refeição, tornando-a mais freqüente; reduzir a ingestão de grandes volumes hídricos; evitar bebidas gasosas; deambular após as refeições; deitar-se em decúbito cefálico elevado e, finalmente, a administração de antiácidos, embora se saiba que a hipercloridria não é apanágio da prenhez. Em alguns casos, quando a queixa é evidente e manifesta-se no meio da noite, justifica-se, inclusive, a administração de derivados da ranitidina (150mg) antes de se deitar (em particular, após a fase de organogênese – 10ª semana). Saliente-se, ainda, que o fator psíquico pode interferir na sintomatologia. A melhora com psicoterapia e tranqüilizantes justifica essa assertiva.

Varizes hemorroidárias provocam queixa freqüente, particularmente em multigestas. Para seu alívio, são úteis os "banhos de assento em água tépida", pomadas anestésicas e supositórios. É indispensável o asseio pós-defecação, sendo desaconselhado o uso de papel higiênico e recomendado o banho ou duchas locais e o emprego de algodão. Situação mais delicada ocorre quando a patologia se complica com trombo hemorroidário, seguido de grande sofrimento. Nesses casos, quando as medidas paliativas não se seguem de alívio, torna-se obrigatório o tratamento cirúrgico local.

Não é raro ocorrer *perversão do apetite,* manifestando-se pelo desejo de comer tijolo, reboque, alimentos ácidos etc. É importante esclarecer a ausência de fundamento nas crendices populares, nas quais se relaciona o fato da necessidade orgânica de certos minerais. Também chamada de "pica ou malacia", essa manifestação deve ser atribuída à alteração do psiquismo da gestante.

Náuseas e vômitos – sua ocorrência até as 10ª-12ª semanas da gestação é freqüente, incidindo principalmente no período da manhã. Em geral, atenuam-se, até desaparecer, após a 12ª semana. Quando persistem, deve-se admitir, até prova em contrário, que são relacionados a alguma patologia gastrintestinal, hepática ou das vias biliares.

Por vezes, os vômitos intensificam-se e, quando não são coibidos, complicam-se com quadro de "hiperemese gravídica", impondo-se internação hospitalar e terapêutica intensiva, corretora da desidratação e das alterações metabólicas (acidose) e nervosas que lhes são conseqüentes (veja Capítulo 32). A melhora dos sintomas, por meio da hipnose, fala em favor da etiologia psicogênica.

Apesar de Depúe e cols. (1987) não terem identificado correlações entre os títulos de gonadotrofinas coriônicas e a intensidade e freqüência de náuseas e vômitos, a observação clínica demonstra que esses sintomas são mais evidentes quando os níveis de gonadotrofinas coriônicas estão mais elevados (primeiro trimestre e mola hidatiforme). Por isso, Erik (1997) não substima esse fator causal etiopatogênico.

Ptialismo – o ptialismo ou a sialorréia é freqüente no primeiro trimestre, podendo, entretanto, embora em menor intensidade, persistir até fases avançadas da prenhez. É mais comum entre as primigestas, embora possa ocorrer ou não em futuras gestações.

A etiologia não tem sido confirmada; porém, tem sido relacionada a fatores psicogênicos. Quando ele é muito intenso e as gestantes rejeitam a saliva, pode provocar desidratação, que impõe reposição hídrica (oral ou, raramente, venosa). O tratamento, uma vez que a etiologia é ignorada, tem sido sintomático, e as diversas drogas utilizadas não têm sido exitosas. A hipnose tem sido recomendada.

Tonturas e vertigens – a maior labilidade neurovegetativa justifica porque tais queixas são freqüentes entre as gestantes. Mudanças bruscas da postura, deitada para a ortostática, particularmente em pacientes de estatura elevada (síndrome postural), e o decúbito dorsal horizontal, em fases avançadas de prenhez, provocam crises lipotímicas com queda evidente dos níveis tensionais.

No primeiro caso, o fato relaciona-se à má adaptação circulatória, com redução do fluxo cerebral, e corrige-se, rapidamente, deitando a paciente em posição de cefalodeclive. No segundo caso (crise postural supina), a compressão do útero sobre a veia cava inferior, ao reduzir o retorno venoso ao coração, provoca a queda do débito cardíaco, seguido de hipotensão arterial e redução do fluxo cerebral. O deslocamento para a esquerda do útero grávido ou o estabelecimento do decúbito lateral segue-se do desaparecimento da sensação de angústia e desfalecimento.

Câimbras – atingem, em geral, os membros inferiores (panturrilha) e manifestam-se, particularmente, durante o repouso noturno. Têm sido relacionadas à hipocalcemia, às compressões de raízes nervosas e às posturas que favorecem sua ocorrência. Os autores clássicos, sem maior fundamento científico, recomendavam diversos agentes terapêuticos (tiamina, cocarboxilase, fisostigmina, neostigmina e outros), de efeito paliativo discutível. Quando ocorrem durante o sono, recomendamos a massoterapia praticada pelo companheiro da gestante. O efeito psíquico dessa contribuição marital é importante.

A hipopotassemia relaciona-se com essa queixa. Sua correção alimentar deve ser encarecida. A banana é rica em pottássio.

Palpitações – quando não se associam às cardiopatias, têm sido relacionadas ao cansaço cardíaco (aumento ponderal rápido e grande) e, principalmente, às alterações de posição do coração, recalcado para a esquerda, à custa do crescimento uterino e, também, por meteorismo intestinal.

Recomendam-se o repouso físico relativo e o regime alimentar hipossódico, que, reduzindo a retenção hídrica, evitarão o rápido aumento ponderal. Na ausência de substrato orgânico, o esclarecimento da paciente é importante para reduzir-lhe a inquietação.

Viagens – viagens em aeronaves pressurizadas são permitidas até em idade avançada da prenhez (38ª semana), sempre que a paciente seja examinada prévia e judiciosamente pelo obstetra (condições cervicais e da contratilidade). Entretanto, devem ser evitadas em aeronaves pequenas, sujeitas a turbulências.

Viagens marítimas e por via férrea, embora permitidas, não devem ser sugeridas quando de longa duração. Nas de automóvel, quando longas, recomendamos que a cada 200km e/ou 2 horas, a gestante deambule cerca de 10 minutos, a fim de favorecer a redistribuição circulatória do sangue acumulado nos membros inferiores e na pelve. Devem ser evitadas aquelas em que a pista mal conservada ou deficiente provoque solavancos e derrapagens violentas, particularmente no primeiro trimestre (risco de abortamento).

O uso de cinto de segurança deve ser encorajado sempre que o ramo inferior se situe abaixo do abdome, e o superior, entre as mamas (menor risco de compressão abdominal e maior conforto). Dirigir automóvel com cuidado e por pouco tempo é permitido. Nas fases avançadas da prenhez, freadas bruscas podem ser perigosas pelo risco de traumatismo provocado pelo encontro do abdome contra o volante (risco de descolamento prematuro da placenta).

Cirurgias – sempre que possível, devem ser adiadas. Quando indispensáveis, cabe ao tocólogo orientar o método anestésico e promover a útero-inibição, a fim de reduzir o risco de abortamento ou parto prematuro.

Coito – é prudente reduzir a freqüência e a profundidade do coito no primeiro trimestre, particularmente nas gestantes predispostas a abortamento. O orgasmo provoca contrações uterinas (presença de prostaglandinas no sêmen).

Nas pacientes com anteversoflexão e retroversão exageradas, o coito no primeiro trimestre pode provocar traumatismo sexual e, por vezes, segue-se de abortamento.

O comportamento da gestante em relação à atividade sexual não é uniforme. Em algumas, a libido diminui, em outras, intensifica-se, havendo pacientes que referem apresentar orgasmo com maior freqüência e apenas durante a prenhez (Master e Johnson, 1966).

No terceiro trimestre, a congestão pélvica, própria da prenhez, torna a penetração profunda desconfortável, e o aumento uterino reduz as opções de posição para o coito. Para tanto, recomendam-se as posições de lado e posterior.

É clássica a recomendação de abstenção sexual no último mês da gestação. Entretanto, Mills e cols. (1991), com base em 10.981 gestações, referem que o coito não se segue de inconvenientes maternos ou fetais no final da prenhez. Entretanto, temos comprovado que, em multíparas com colo permeável, o ato sexual pode favorecer a rotura de membranas. Read e cols. (1993) e Ekwo e cols. (1993) concordam com nossa observação e com o preceito preventivo de abstenção sexual (vaginal após a 36ª semana). O coito é totalmente contra-indicado em casos de placenta prévia, amniorrexe e insuficiência do orifício interno cervical (na ausência de circlagem). Um de nós, Neme, teve gestante de 20 semanas que, inadvertida de haver ocorrido a rotura das membranas, manteve diversos coitos, seguidos de choque séptico e morte.

As gestantes que não apresentam queixas e que desejam manter o convívio sexual não serão coibidas de fazê-lo. Recomendamos, porém, que a penetração não seja profunda e que o ato seja de intensidade moderada. Não devemos subestimar a manifestação da gestante em manter o convívio marital.

Entre nós, Lazar (2002) recomenda que, no 2º e 3º trimestres, o coito deve ser praticado lado a lado. Comprovou, ainda, que o sexo oral persistiu durante toda gestação, sendo mais freqüente no 3º trimestre. É recomendável a abstenção sexual no último mês da prenhez, paricularmente em multigestas.

Secreção vaginal – quando acompanhada de queixa (ardor, prurido, dispareunia), a secreção vaginal pode estar relacionada a colpites específicas (tricomoníase, candidíase, *Gardnerella*), cujo alívio deve exigir terapêutica. O exame do material (bacterioscópico e bacteriológico) é impositivo para orientar a terapêutica.

Embora alguns autores (Morgan, 1979) tenham afirmado a inocuidade da terapêutica com metronidazol (casos de tricomoníase), outros têm referido comprometimento fetal mínimo (Peterson e cols., 1966). Por isso, recomendamos que seu emprego seja parcimonioso e restrito no primeiro trimestre. Os antifúngicos, aparentemente, não são lesivos para o concepto (Tan e cols., 1974; Aselton e cols., 1985). Entretanto, a questão tem sido, ainda, considerada controvertida. Daí recomendarmos sua terapêutica apenas ultimado o primeiro trimestre.

Duchas intravaginais, em gestantes assintomáticas, devem ser evitadas; quando realizadas, não serão profundas nem praticadas sob grande pressão.

Meios ortopédicos – gestantes portadoras de varizes nos membros inferiores devem usar meias elásticas até o nível superior às formações varicosas. Recomenda-se que sejam colocadas após manter os membros inferiores elevados por alguns minutos, a fim de favorecer o esvaziamento sangüíneo do sistema venoso.

A suspensão das mamas, quando volumosas, sem comprimi-las, é útil e preserva o seu sistema contensor; tem importância estética inquestionável. De outro lado, cintas especiais são indicadas quando a cilha abdominal é frouxa e o abdome materno tende a assumir a forma de obus. Devem servir de apoio e não de forte compressão. Por isso, a sua borda superior não deve ultrapassar a cicatriz umbilical.

Em grandes multíparas, a presença de varizes vulvares volumosas provoca queixa dolorosa permanente na posição ortostática. Além do repouso no leito, é recomendável o uso de acolchoados vulvares, para a obtenção do alívio da sintomatologia.

Finalmente, gestantes que referem quedas freqüentes, relacionadas à frouxidão das articulações do tornozelo, devem usar tornozeleiras, recomendando-se calçado largo, cômodo e sem salto ou de salto baixo. Naquelas portadoras de "pés chatos", o uso de palmilhas especiais será útil.

Boca – durante a gestação, a higiene bucal não deve ser descurada. Exames odontológicos periódicos são aconselháveis. A embebição gravídica atinge as gengivas, que se tornam mais sensíveis a traumatismos e processos inflamatórios (gengivite gravídica), relacionados à precária higiene e ao traumatismo promovido pelo escovamento forte e freqüente. Recomendam-se, nesses casos, o escovamento mais delicado (principalmente o noturno) e o massageamento gengival leve (matutino e após as principais refeições).

Embora não se admita, atualmente, que a gestação favorece a instalação de cáries, recomenda-se que aquelas que surgirem sejam tratadas, evitando-se próteses, porquanto o edema das gengivas falseará sua adaptação no pós-parto. A anestesia local, quando necessária, deverá, preferencialmente, não utilizar soluções anestésicas com adrenalina, principalmente em gestantes hipertensas e cardiopatas. Extrações dentárias podem ser realizadas, preferindo-se postergá-las para após o primeiro trimestre. As sessões de tratamentos dentários devem ser limitadas a 30 minutos.

Fumo – o hábito de fumar tem sido associado a abortamentos, partos prematuros e a recém-nascidos de baixo peso (Berkowitz, 1988). Abortos relacionados ao tabagismo são mais tardios que os dependentes de patologias cromossômicas (Alberman e cols., 1976).

O risco da prematuridade e baixo peso fetal guardam relação com o número de cigarros fumados por dia (Gabbe e cols., 1996). Além da redução ponderal (em média de 200g), Hoff e cols. (1986) referem também redução da estatura dos recém-nascidos. Tais efeitos têm sido relacionados a alterações placentárias (calcificações) e conseqüente redução do fluxo e aumento da resistência placentária (Monrow e cols., 1988). Por isso, tratando-se de gestantes tabagistas e, na impossibilidade de lhes proibir de fumar, recomenda-se que reduzem o número de cigarros a cinco ao dia.

A nicotina, pelo seu efeito vasoconstritor e por agir negativamente sobre o apetite, contribui para prejudicar a nutrição da gestante, com repercussão no crescimento do concepto, inclusive entre fumantes passivas (Martin e Bracken, 1986).

Em gestações resultantes de fertilização assistida, a incidência de abortamentos espontâneos foi de 42,1% e 18,9%, respectivamente, entre tabagistas e não-fumantes, apesar da exclusão do fator cromossômico nas tabagistas (Kline e cols., 1983).

Na placenta de gestantes fumantes têm sido identificados: hipertrofia e espessamento da membrana basal do trofoblasto (Van der Veen e Fox, 1982) e calcificações (Brown e cols., 1988); lesões típicas de isquemia e hipóxia crônica local. Entre outras complicações relacionadas ao fumo (nicotina e monóxido de carbono), têm sido, ainda, referidos: descolamento prematuro da placenta (Naeye, 1980), placenta prévia (Williams e cols., 1991; Handler e cols., 1994); rotura prematura das membranas (Hadley e cols., 1990; Harger e cols., 1990).

A suspensão do ato de fumar pré-concepção, e até mesmo durante a gestação, reduz o risco de perdas fetais (Kleinman e cols., 1988).

Entre nós, Pereira Lizo e cols. (1994) não identificaram os referidos efeitos negativos entre tabagistas (18-20 cigarros/dia).

Justus e cols. (2005) dosaram os níveis de catecolaminas (dopamina, norepinefrina, epinefrina e corticotrofina) no sangue de 65 gestantes tabagistas e 100 controles. Comprovaram aumento de todas entre as que fumam.

Cafeína – observações clínicas não são concludentes a respeito de efeitos adversos fetais com a ingestão de café. Entretanto, o efeito estimulante da cafeína sobre a secreção gástrica segue-se de redução do apetite e, conseqüentemente, de nutrição da gestante e do concepto. Esse fato talvez justifique a observação de Mills e cols. (1993) e de Infante-Rivard e cols. (1993), que relacionaram a ingestão de cafeína com perdas fetais.

Outras publicações referem, também, atividade estimulante sobre o feto (Rang e cols., 1997), lembrando que a cafeína se encontra no café, no chá e no chocolate. A Academia Americana de Pediatria não refere impedimento à amamentação (1994).

Hipertermia – embora Smith e cols. (1979) admitam que hipertermias maternas acima de 38,9°C provocam lesões no embrião (degeneração do trofoblasto), Clarren e cols. (1979) não identificaram alterações em recém-nascidos cujas mães tiveram hipertermia elevada no primeiro trimestre. Por isso, em face do desconforto e da desidratação que a febre acarreta, julgamos oportuna a terapêutica antitérmica sempre que o seu nível atingir ou ultrapassar 38°C.

Andersen e cols. (2002), em estudo controle de 24.040 gestantes até 16ª semana, também não comprovaram alterações fetais com hipertermia de até 39°C (mais de um evento).

Álcool – recém-nascidos de alcoólatras podem apresentar a chamada "síndrome alcoólica", que se manifesta por aspecto de debilidade mental e persiste após o nascimento (ver Capítulo 160).

Jones e cols. (1973) referem que, entre gestantes alcoólatras, a mortalidade perinatal está agravada oito vezes e, entre os seus conceptos, a incidência de retardo mental e de microcefalia é maior. Entretanto, o hábito de beber apenas socialmente e em pequena quantidade não se complicou com o comprometimento dos conceptos (Quelette e cols., 1977; Mills e Graubard, 1987).

Pessoalmente, acreditamos que a ingestão de dose pequena de álcool (vinho), durante uma das refeições (jantar), pode contribuir para favorecer a digestão e promover o bem-estar materno, sem inconvenientes fetais.

Drogas – a maior divulgação e a freqüência com que o uso de maconha, cocaína, heroína etc. tem sido referido justificam que o tocólogo, durante o pré-natal, inquira as gestantes a respeito do seu uso, salientando-se que nas usuárias a ocorrência de AIDS é maior (ver Capítulo 160).

Em gestantes usuárias de cocaína têm sido referidos maior risco de abortamentos (Chasnoff e cols., 1985), partos prematuros em até 25% (Neerho e cols., 1989; Phibbs e cols., 1991), restrição do crescimento fetal (Chasnoff e cols., 1989), descolamento prematuro da placenta (Dombrowski e cols., 1991), rotura prematura das membranas (Cherukuri e cols., 1988). Lutizer e cols. (1991) salientaram o fator gravativo sempre que a gestante é poliusuária de drogas. Tais complicações têm sido relacionadas à atuação vasoconstritiva da cocaína sobre os vasos placentários, e conseqüente hipóxia, e à atuação direta sobre o concepto (Woods e cols., 1987; Moore e cols., 1986).

Delaney-Black e cols. (1996), comparando o comportamento de 23 recém-nascidos de mães usuárias de cocaína e de 29 mães não-usuárias, não identificaram evidentes diferenças. Entretanto, foram atingidos, nas primeiras, alterações na orientação, na motricidade, na estabilidade e na reflexia.

Automedicação – o obstetra deve insistir com suas gestantes para evitarem a automedicação, salientando que algumas drogas podem ter efeitos nefastos sobre o concepto, cujo peso é, em geral, 20-30 vezes menor que o de sua mãe.

Em particular, deve-se contra-indicar a automedicação nas primeiras 10 semanas, que correspondem à fase de organogênese fetal. Durante a prenhez e particularmente no primeiro trimestre, com exceção de vitaminas, sais minerais, laxantes e sais férricos, todas as medicações prescritas devem ser necessariamente justificadas, e o benefício de seu uso deve suplantar os eventuais riscos fetais.

Radiografias – devem ser evitadas em geral, e particularmente aquelas que incidem sobre o abdome. Radiografias dentárias podem ser executadas, recomendando-se a proteção (avental de chumbo) do abdome. Radiografia da cabeça e dos membros afastados do abdome (ainda, assim, protegendo-o) podem ser praticadas.

Quando for impositiva a indicação de radiografias, deve-se alertar o radiologista para usar técnicas de proteção abdominal e que reduzem a exposição fetal. Na verdade, na atualidade, o emprego de pelvimetria radiológica é excepcional. De qualquer modo, deve-se obter o consentimento da gestante para submetê-la ao exame radiológico no período até a 25ª semana, em particular.

Cuidados com as mamas – além da contenção e suspensão já referidas, os mamilos quando pouco salientes devem ser submetidos, repetidamente, a trações delicadas, visando favorecer à lactação. Na primeira consulta, jamais esquecer de palpá-las, a fim de excluir a possível presença de nódulos suspeitos neoplásicos, cuja evolução será favorecida pela hormonologia gravídica.

Associações mórbidas – quando estão presentes patologias clínico-cirúrgicas, tratando-se de pré-natal de risco agravado, é indispensável a cooperação de colegas especializados.

Atividades profissionais – devem ser evitadas as atividades que envolvem o trato com fumo, chumbo, fósforo, arsênico, raios X, posição ortostática obrigatória e grandes esforços físicos.

Naeye e Peters (1982) comprovaram que o peso dos conceptos de gestantes, cuja atividade físico-muscular é grande e se exerce, inclusive, no terceiro trimestre, é menor em 150-400g quando comparado com os de grávidas sedentárias. Esse achado não foi confirmado por Klebanoff e cols. (1990) e também por Eitelman e cols. (1990), que observaram apenas maior incidência de partos prematuros entre as gestantes que exercem trabalho prolongado em posição ortostática (ver Capítulo 156).

Vacinações – como regra, devem-se proibir vacinações com germes vivos e mesmo atenuados. Vacinação antifebre amarela e antipoliomielite podem ser feitas na vigência de epidemias (Gabbe e cols., 1991).

Em ambiente rural, recomenda-se a vacinação antitetânica. Nesse caso, consideram-se as seguintes situações: a) em não-vacinadas indicam-se três doses de toxóide antitetânico a partir do 5º mês, com intervalos de oito semanas; b) com vacinação anterior incompleta são aplicadas as doses necessárias para completar as três recomendadas; c) com vacinação completa há 5 anos, indica-se uma dose de reforço; d) com vacinação completa há menos de 5 anos, dispensa-se a revacinação.

Apesar de, teoricamente, haver risco relacionado à vacinação anti-rubéola, a literatura, nos raros casos em que ela ocorreu, não refere comprometimento fetal (ver Capítulo 161).

Queixas dolorosas – são freqüentes as queixas dolorosas durante a prenhez: cefaléia, dor retroesternal, na arcada costal, no hipocôndrio direito, no baixo-ventre e fossas ilíacas, na coluna sacrolombar, na articulação pubiana etc.

A cefaléia, em geral, não tem relação com a gestação. Aquelas gestantes que a referem já a sentiam antes da prenhez. Entretanto, deve-se salientar a queixa de cefaléia associada a perturbações da visão e dor epigástrica, o que denuncia a iminência de eclâmpsia.

Dor retroesternal resulta, com freqüência, de distensão gástrica em gestantes com aerofagia. Nas grandes distensões uterinas, particularmente as primigestas se queixam de dor na arcada costal, relacionada à grande abertura do ângulo de Charpy.

Na apresentação pélvica, a locação do pólo cefálico no hipocôndrio direito provoca, com freqüência, sensação incômoda e até dolorosa. Dores no baixo-ventre e nas fossas ilíacas são mais freqüentes no primeiro trimestre (compressão vesical).

Gestantes que apresentam lombalização e sacralização da coluna sacrolombar queixam-se de dor aí localizada, com propagação para os membros inferiores e, principalmente, nas alterações de postura (Neme). O uso de cintas abdominais contribui para minorar tais sintomas.

Em particular, o estiramento dos ligamentos cruzados da articulação da sínfise púbica acompanha-se, com freqüência, de queixa dolorosa quando o afastamento da superfície articular é grande. Nesses casos, indica-se a contenção da cintura pélvica.

Owens e cols. (2002) salientam que, em geral, os obstetras subestimam a queixa das gestantes que referem dor na região pubiana durante o pré-natal. Enviando questionário a 248 pacientes, que apresentaram o sintoma durante a prenhez, esses autores referem que em uma de cada 36 delas a queixa dolorosa, embora reduzida, persistia. Daí recomendarem maior atenção em medidas terapêuticas (cintos, repouso etc.) para tais gestantes.

Secreções vaginais – quando sintomáticas (volume grande, ardor vaginal, prurido vulvar), devem ser pesquisadas (bacterioscopia e bacteriologia), uma vez que a sua ocorrência guarda relação etiopatogênica com a rotura prematura das membranas (ver Capítulo 73).

Preparo psicológico para o parto – deve ser aconselhado e feito, em particular, para primigestas. Aconselha-se iniciá-lo em torno do sexto mês e se constituirá de esclarecimentos sobre a fisiologia do parto, de exercícios respiratórios e musculares abdominais, perineais e dos membros inferiores e, finalmente, do preparo psicológico, visando abolir o medo do parto, uma vez que ele é função biofisiológica normal.

Nutrição – apesar do grande número de estudos relacionados à nutrição durante o ciclo gravídico-puerperal, persistem, em face das evidentes controvérsias, muitas dúvidas sobre as reais necessidades nutricionais das gestantes e sobre os seus efeitos fetais.

Dentre as finalidades do pré-natal, ressalta-se a preocupação nutricional durante a gestação. Não só no que tange à quantidade, mas também no que se refere à qualidade dos alimentos ingeridos. É função do pré-natalista averiguar as condições nutritivas da gestação por ocasião da primeira consulta e, também, sugerir normas corretoras de eventuais desorientações alimentares (Lindblad, 1988).

É inquestionável que a gestação impõe acréscimo nas necessidades nutritivas. O desenvolvimento fetal e sua estruturação normal o exigem e, quando essa condição não é atendida, devemos admitir que um dos elementos do binômio mãe-feto será comprometido. Experiências animais diversas confirmam esse ponto de vista. Entretanto, em sua maioria, tais estudos experimentais impuseram condições extremas de desnutrição que, excepcionalmente, poderiam ou estiveram presentes em observações clínicas humanas.

Stein e cols. (1972) referem que na última Grande Guerra, no período de 1944-1945, na Holanda, as condições de privação alimentar atingiram condições deficitárias até então não referidas (de até 450 calorias/dia). Em 1947, Smith relacionou os efeitos perinatais dessa grave desnutrição; verificou que o peso médio dos conceptos foi reduzido em 200g; entretanto, a mortalidade e a incidência de malformações não foram comprometidas. Esse autor referiu, ainda, que o peso dos recém-nascidos com a subseqüente melhora nutritiva materna em fase avançada da prenhez voltou a ser normal, concluindo que a desnutrição materna grave comprometeu, isoladamente, apenas o peso fetal, e que o efeito da desnutrição é evidente após o segundo trimestre da gestação, quando será maior o crescimento fetal. O exame intelectual dos conceptos masculinos dessas gestantes, realizado aos 18 anos de idade, não revelou nenhum comprometimento.

No que se refere à gestante, Smith e depois Ribeiro e cols. (1982) comprovaram que entre as referidas gestantes a incidência de hipertensão, toxêmica ou não, foi menor. Deve-se considerar que o desenvolvimento fetal se faz à custa de nutrientes que lhe são ofertados pela circulação materna. Assim, em situações de desnutrição materna, o primeiro impacto atinge o organismo da gestante; o concepto apenas será atingido quando, além de depauperada, ela já não lhe oferecerá os nutrientes indispensáveis para sua estruturação.

Em 1944, Neme freqüentou, em Buenos Aires, maternidade onde apenas eram admitidas gestantes tuberculosas. Era surpreendente comprovar que de parturientes caquéticas nasciam conceptos com peso normal. Em 1946, Neme avaliou 2.000 gestantes na Maternidade Matarazzo (São Paulo), das quais 50% foram internadas como indigentes e 50% o foram em apartamentos. O peso médio fetal, entre as indigentes, apenas não foi comprometido naquelas gestantes que trabalharam como domésticas de famílias abonadas. Provavelmente, foram as condições privilegiadas de sua melhor nutrição a causa responsável pelo não comprometido ponderal fetal.

A Academia Nacional de Ciências (USA) recomenda pequenos acréscimos dos diversos elementos nutritivos para as gestantes, a fim de prover as necessidades da prenhez. A referida recomendação, quando se trata de pacientes em boas condições de nutrição, justifica-se visando minimizar possíveis deficiências (Tabela I-6).

Tabela I-6 – Recomendações nutritivas na gestação (Academia Nacional de Ciências, USA, 1989).

Nutrientes	Não-grávida	Grávida	Acréscimos (%)	Fontes alimentares
Calorias	2.200	2.500	13,6	Proteínas, carboidratos, lipídeos
Proteínas (g)	50	60	20,0	Carne, peixes
Cálcio (mg)	800	1.200	50,0	Leite, queijos, ovos
Fósforo (mg)	800	1.200	50,0	Carne
Magnésio (mg)	280	320	14,3	Peixes, legumes, grãos
Ferro (mg)	15	30	100,0	Carne, ovos, grãos
Zinco (mg)	12	15	25,0	Carne, peixes, ovos
Iodo (mcg)	150	175	16,7	Peixes
Vitamina A (mcg)	800	800	–	Cítricos, verduras, fígado
Vitamina D (UI)	200	400	100,0	
Tiamina (mg)	1,1	1,5	36,3	Grãos, carne de porco
Riboflavina (mg)	1,3	1,6	23,0	Carne, fígado, grãos
Piridoxina (mg)	1,6	2,2	37,5	Carne, fígado, grãos
Niacina (mg)	15	17	13,3	Carne, legumes
Vitamina B$_{12}$ (mcg)	2,0	2,2	10,0	Carne
Ácido fólico (mcg)	180	400	122,0	Fígado, vegetais
Vitamina C (mg)	60	70	16,7	Tomate, cítricos
Selênio (mg)	55	65	18,2	

King e Jacobson (1975) recomendam algum acréscimo adicional dos referidos na tabela I-6, quando a gestante é adolescente.

Aconselhamento dietético – a análise da tabela I-6 sugere que os alimentos mais importantes para as gestantes são, entre outros: frutas e vegetais, grãos, leite ou seus derivados, carnes, peixes, ovos, nozes e feijão. Em geral, é extremamente difícil fazer as gestantes entenderem o valor calórico dos alimentos e como suplementar as necessidades calóricas impostas pela gestação. Por isso, na prática diária, Neme tem recomendado às suas gestantes os seguintes preceitos dietéticos:

1. Mais vale a qualidade dos alimentos ingeridos que a sua quantidade.
2. São alimentos preferenciais: carne (todas), peixes e frutos do mar, ovos, miúdos (fígado, moela), verduras verdes, frutas (todas), queijos em geral (com preferência para os brancos ou sem sal), gelatinas dietéticas, chá ou café (com adoçantes).
3. Evitar ou reduzir: massas, batatas, arroz, refrigerantes, sorvetes, açúcar, pão, chocolates, licores, álcool, sal, leite, frios (presunto, mortadela etc.), doces.
4. A restrição sódica deve ser rigorosa e precoce se a gestante apresentar tendência para ganho ponderal excessivo. Deve ser progressiva, e até quase total, à medida que avança a prenhez. A gestante deve ser conscientizada de que o sal é, em verdade, condimento e que está presente nos diversos alimentos. Seu acréscimo na gestação presta-se apenas para promover a retenção de água. Daí o conseqüente aumento ponderal desnecessário e prejudicial no que tange à sua estética futura.
5. Para assegurar melhor sabor aos alimentos, recomenda-se temperá-los com pimenta, vinagre, limão (principalmente), alho, cebola, orégano etc. Devem ser evitados os produtos comerciais que, em geral, contêm sal.

E para favorecer o seu entendimento, as gestantes são instruídas sobre como se alimentar nas três principais refeições diárias: desjejum, almoço e jantar.

• **Desjejum** – um ovo quente + chá ou café (com adoçantes), 2-3 torradas + queijo branco sem sal (à vontade) + manteiga sem sal (se preferir) + frutas à vontade + um copo de suco de laranja + coalhada seca.

• **Almoço e jantar** – sem restrição de quantidade, recomendam-se: carnes em geral, miúdos, peixes e frutos do mar, verduras cruas, legumes cozidos, frutas e geléias dietéticas. Além desses alimentos, sugere-se acrescentar um ovo, arroz e algum alimento extra, cujo sabor é do agrado da gestante (pouco).

A restrição do leite sempre chama a atenção das gestantes ou de seus familiares, porquanto sua ingestão tem sido largamente recomendada pelos autores e divulgada à comunidade. Entretanto, já vai longe o tempo em que Tarnier recomendava a dieta láctea para os casos de toxemia hipertensiva. Sabe-se que 1.000ml de leite normal contém cerca de 3g de cloreto de sódio. De outro lado, quantidade pequena de coalhada seca ou de queijo branco sem sal contém todos os nutrientes úteis, presentes em 1.000ml de leite.

Finalmente, entre as duas principais refeições, aconselham-se frutas e queijo branco sem sal.

Controle ponderal – o ganho ponderal de cada grávida traduz, de certo modo, a excelência de sua assistência pré-natal.

Na tabela I-7 Pitkin e cols. (1972) referem para cada trimestre o ganho de peso considerado fisiológico, durante a gravidez normal. É óbvio que essa tabela sofre variações discretas, em função de diversas condições peculiares à vida de cada gestante e, a nosso ver, principalmente, em função da restrição ou não da ingestão de sal. O ganho ponderal médio, considerado normal, para o Colégio Americano de Obstetras e Ginecologistas (1985), é de 10-12kg, devendo ser maior para as gestantes que iniciam o pré-natal com peso menor que o normal para sua estatura e menor para aquelas com peso maior que o que lhe é considerado normal.

Tabela I-7 – Aumento ponderal na gestação – fisiológico (Pitkin e cols., 1972).

Componentes	Aumento cumulativo no final de cada trimestre (kg)		
	Primeiro	Segundo	Terceiro
Feto	–	1,0	3,4
Placenta	–	0,3	0,6
Líquido amniótico	–	0,4	1,0
Útero	0,3	0,8	1,0
Mamas	0,1	0,3	0,5
Volume de sangue	0,3	1,3	1,5
Líquido extracelular	–	–	1,5
Total	0,7	4,1	9,5

A tendência para se admitir maior ganho de peso durante a prenhez já havia sido combatida por Naeye (1979), para o qual o aumento excessivo do peso materno, ao se associar com a macrossomia fetal, constitui-se em fator negativo para ambos.

Eastman e Jackson (1968), entre outros autores, já haviam comprovado relações diretas entre o ganho ponderal materno e o peso dos seus conceptos. Embora não padeçam dúvidas de que a desnutrição materna (já referida) compromete o prognóstico do binômio mãe-concepto, é também verdadeira a observação de que nem sempre o ganho ponderal excessivo da gestante depende de supernutrição (aumento estereoplástico). Muitas vezes é a retenção hídrica a causa responsável pelo fato (aumento hidrópico). Durante o pré-natal, já no primeiro trimestre, mas principalmente no segundo, pelo ganho ponderal observado, o tocólogo distingue facilmente as duas condições referidas.

Em serviço pré-natal por nós dirigido, utilizamos o nomograma da figura I-162 para avaliar o peso ideal pré-gravídico das pacientes. E na figura I-163 apresentamos, sinteticamente, quais são, para determinada altura, os pesos ideais mínimo e máximo e o aumento de peso em função da idade gestacional. O exame dessas figuras nos informa se o peso pré-gravídico da paciente era normal em relação à sua altura e, também, se o seu ganho ponderal durante a gestação está dentro dos limites da normalidade. Na tabela I-8, Ciari Jr. (1974) apresenta como, idealmente, deve aumentar o peso materno durante a gestação.

Neme, no que tange ao ganho ponderal durante a gestação, tem idéias próprias, contrárias às clássicas. Analisando os resultados obtidos entre 617 primigestas que assistiu durante o pré-natal, comprovou os seguintes resultados materno-fetais: o ganho ponderal médio das grávidas foi de 8.425g; a incidência de hipertensão arterial máxima de até 140 × 90mmHg, entre as que eram previamente normotensas, foi de 7 casos

Tabela I-8 – Aumento ponderal aceitável (normal) das gestantes no decurso evolutivo da prenhez (Ciari Jr., 1974).

Semana	Aumento	Semana	Aumento	Semana	Aumento
8ª		20ª	2,7	32ª	6,3
9ª	0,2	21ª	3,0	33ª	6,5
10ª	0,3	22ª	3,3	34ª	6,8
11ª	0,4	23ª	3,6	35ª	7,1
12ª	0,6	24ª	3,9	36ª	7,4
13ª	0,7	25ª	4,2	37ª	7,7
14ª	1,0	26ª	4,5	38ª	8,0
15ª	1,3	27ª	4,8	39ª	8,2
16ª	1,6	28ª	5,1	40ª	8,5
17ª	1,9	29ª	5,4	41ª	8,7
18ª	2,2	30ª	5,6	42ª	9,0
19ª	2,4	31ª	5,9		

(1,1%); o peso médio dos recém-nascidos das gestantes que apresentaram hipertensão arterial de até 140 × 90mmHg foi de 3.635g; o peso médio (em geral) dos recém-nascidos foi de 3.226g, e o peso máximo foi de 4.300g.

Em flagrante discordância com os clássicos ensinamentos de que o ganho ponderal reduzido provoca restrição do crescimento uterino ou baixo peso fetal, Neme comprovou peso fetal de 4.200g em gestante não-diabética, cujo ganho ponderal durante a prenhez foi de apenas 3.300g.

Ainda, em 1991, em II gesta que desenvolvera toxemia hipertensiva em gestação anterior e ocorrera o óbito fetal na 36ª semana, o aconselhamento dietético que lhe foi recomendado (rico em proteínas, vitaminas e sais minerais e pobre em hidratos de carbono, lipídeos e sal – restrição severa) seguiu-se, durante a gestação, de perda de peso materno de 800g (58,800:58,000) e o recém-nascido pesou 3.150g. O estado geral dessa gestante não foi comprometido, o puerpério e o parto foram normais e a lactação ocorreu sem inconvenientes.

Neme recomenda que durante a gestação o controle ponderal deve ser rigoroso. Entretanto, não deve ser relacionado à restrição alimentar como medida geral. Devem ser oferecidos, largamente, os nutrientes que garantem a boa estruturação do concepto (proteínas, vitaminas, sais minerais) e restringidos aqueles que promovem depósitos de gordura (lipídeos). Em particular, a ingestão de glicose e de hidrato de carbono será garantida pela oferta liberal de frutos, arroz e amiláceos (pouco). O sal deverá ser afastado, mais ou menos, em função do ganho ponderal mensal que a gestante apresentar, podendo ser totalmente proibido quando for comprovada tendência anormal para retenção hídrica.

Importa lembrar que o sobrepeso de 10-12kg não se reduz totalmente no pós-parto. Nelas, segundo Schauberger e cols. (1992), a redução ponderal, no puerpério, será de 4,8-5kg. O excesso ponderal altera, definitivamente, a silhueta feminina.

Atendendo aos preceitos já enunciados, a gestante e seu concepto terão assegurados suas necessidades nutricionais. Importa, entretanto, salientar algumas noções relacionadas a determinados alimentos e suas implicações específicas com a prenhez.

• **Proteínas** – são indispensáveis para garantir o crescimento fetal, do útero, das estruturas ovulares, das mamas e da volemia sangüínea. Por isso, a maior parte de proteínas oferecidas deve ser de origem animal (carnes, peixes, queijos sem sal e ovos).

- **Minerais e vitaminas** – na tabela I-6 estão referidos os acréscimos de sua oferta durante a gestação. Merecem menção especial a suplementação de ferro, cálcio, zinco, iodo, sódio, ácido fólico e vitamina A.

A necessidade adicional de ferro, a partir da segunda metade da gestação, atinge 1.000mg, distribuídos para o feto e seus anexos (300mg), para os eritrócitos (500mg) e por outras vias de excreção (200mg). Como, normalmente, a gestante não conta com tal reserva férrica (embora questionada) e sendo freqüente, em nosso meio, a anemia ferropriva, a nosso ver, a suplementação férrica deve ser recomendada após a 10ª semana.

O Colégio Americano de Obstetras e Ginecologistas (1993), em consonância com outras entidades, propõe a administração diária de 30mg de ferro elementar, a partir da segunda metade da prenhez. Essa dose pode ser até maior na gestação múltipla e na vigência de anemia ferropriva materna.

A esqueletização fetal justifica a suplementação cálcica da grávida, cuja obtenção, além da medicamentosa, será feita pela pródiga ingestão de queijos e ovos. No que tange à oferta de zinco, Goldenberg e cols. (1995) comprovaram que sua suplementação a gestantes, a partir da 19ª semana, resultou em conceptos com maior peso (125g) e maior circunferência cefálica, quando comparados com aqueles cujas mães não foram tratadas.

Em regiões em que o bócio congênito é endêmico, a suplementação materna de iodo (sal, peixes marítimos) não deve ser descurada. Os alimentos naturais contêm o sódio necessário para suprir as necessidades metabólicas da gestante. O exagero na sua oferta presta-se apenas para incrementar a retenção hídrica, elevar a pressão arterial e o ganho ponderal e deformar a silhueta feminina. Por isso, dietas hipossódicas, em gestantes normais, são desejáveis.

- **Ácido fólico** – a maior oferta de folatos às gestantes tem sido encarecida, há muito, por diversos autores (Whalley e cols., 1969; Hall, 1977) que relacionaram sua carência a defeitos do tubo neural (fetal). Durante a prenhez, a redução dos folatos maternos associa-se a alterações hematológicas (hipersegmentação neutrofílica, eritropoese megaloblástica e, raramente, anemia megaloblástica).

Mills e cols. (1989) não confirmaram relações entre suplementação de ácido fólico e redução da referida incidência de defeitos do tubo neural. Entretanto, Milunsky e cols. (1989), em elentada casuística, demonstraram que essa patologia ocorreu em 0,9:1.000 e 3,3:1.000, respectivamente, em recém-nascidos de mães que receberam ou não suplementação polivitamínica e fólica. Observações de outros autores (Werler e cols., 1993; Czeizel, 1993) concordaram com a referida correlação.

Estudo colaborativo do Centro de Pesquisa Médica Britânico reuniu dados de 33 instituições, incluindo entre as gestantes consideradas, 1.817, que referiram filhos com defeitos do tubo neural em gestações anteriores. Foi evidente a confirmação da ação preventiva de folatos na ocorrência de malformações e defeitos do tubo neural. Em atenção aos resultados dessa pesquisa, os Centros Preventivos de Doenças recomendam que a suplementação de 4mg/dia de ácido fólico seja assegurada, idealmente, desde um mês antes da concepção e até a 14ª semana, a todas futuras e atuais gestantes.

- **Vitamina A** – a comprovação de Warkany (1947), de que a oferta excessiva de vitamina A às ratas prenhes se seguiu da maior incidência de malformações em suas crias, foi reafirmada por Rothman e cols. (1995). Por isso, quando a ingestão de laticínios está assegurada, as gestantes não devem receber, preventivamente, doses adicionais dessa vitamina.

Segundo o Comitê de Opinião do Colégio Americano de Obstetras e Ginecologistas, a dose teratogênica mínima da vitamina A, na gestante, seria de 25.000UI/dia. Por isso, inclusive quando a sua oferta na alimentação habitual é reduzida, o referido Comitê recomenda que a prescrição diária dessa vitamina não ultrapasse 5.000UI.

Falso trabalho de parto – as gestantes, em geral, e as primigestas, em particular, devem ser esclarecidas sobre certas alterações que ocorrem nos últimos 15 dias da gestação (fase de pré-parto ou trabalho de parto secreto).

Entre tais manifestações, salientam-se as alterações da atividade miometrial, representadas pela ocorrência de algumas e cada vez mais freqüentes contrações com dominância fundal (uterina). Tais contrações, ao contrário das de Braxton-Hicks, são percebidas pelas gestantes e podem, quando se associam a reações de medo, promover a liberação de catecolaminas, que intensificam a atividade uterina.

Quando esse fato se associa à penetração da apresentação na escava e com alguma secreção vaginal (embora sem raias de sangue), as gestantes procuram os serviços de maternidade, admitindo haver sido iniciado o trabalho de parto. Tocólogos inexperientes podem agir, iatrogenicamente, promovendo toques vaginais repetidos e administrando, prematura e indevidamente, drogas ocitócicas.

Referências Bibliográficas

- ANDERSEN, A.M.N. & cols. – Fever in Pregnancy and risk of fetal death: A cohort study. *Lancet*, **360**:1552, 2002. • A.C.O.G. – Committee opinion. Vitamina A. Supplementation During Pregnancy. Nº 112, 1992. • A.C.O.G. – Technical Bulletin nº 189, 1994. Exercise During Pregnancy and the Postpartum Period. • ALBERMAN, E. & cols. – Maternal factors associated with fetal chromosomal anomalies in spontaneous abortions. *J. Obstet. Gynecol.*, **83**:621, 1976. • ALVAREZ, H. & CALDEYRO-BARCIA, R. – Fisiologia de la contración uterina y sus aplicaciones en la clinica. *Mat. Inf.*, **13**:11, 1954. • AMERICAN COLLEGE OF OBSTETRICIANS AND GYNECOLOGISTS – *Standards for Obstetric. Ginecologic Services*. Washington, 1985. • AMERICAN COLLEGE OF OBSTETRICIANS AND GYNECOLOGISTS – Substance Abuse in Pregnancy. Technical Bulletin nº 195, 1994. • ARTAL, R. – Maternal cardiovascular and metabolic responses in normal pregnancy. *Am. J. Obstet. Gynecol.*, **140**:123, 1981. • ASELTON, P. & cols. – First-trimester drug use and congenital disorders. *Obstet. Gynecol.*, **65**:451, 1985. • BARINI, R. – Avaliação da curva de crescimento da altura uterina como método para estimular o peso fetal. Tese de Doutoramento. Faculdade de Ciências Médicas da UNICAMP, 1989. • BELISAN, J.M. & cols. – Diagnosis of intrauterine growth retardation by a simple clinical method: measurement of uterine height. *Am. J. Obstet. Gynecol.*, **131**:643, 1978. • BELL, R.J. – The effect of vigorous exercise during pregnancy on birth weigh. *Aus. N.Z.J. Obstet. Gynaecol.*, **35**:46, 1995. • BERKOWITZ, G.S. – Smoking and pregnancy. In: Niebyl, J. R. *Drug Use in Pregnancy*. Lea & Febiger, Philadelphia, 1988, p. 173. • BRITISH MEDICAL RESEARCH COUNCIL – Vitamin Study Research Group. Prevention of neural tube defects. Results of the medical research council vitamin study. *Lancet*, **338**:131, 1991. • BROWN, H.L. & cols. – Premature placental calcification in maternal cigarette smokers. *Obstet. Gynecol.*, **71**:914, 1988. • BROWNE, F.J. & McCLURE, BROWNE, J.C. – *Antenatal and Postnatal Care*. J. & A. Churchill Ltd., London, 1955. • BUMP, R.C. & cols. – Assessment of Kegel pelvic muscles exercise performance after trief verbal instruction. Proced. 24th Annual Meeting of I.C.S. Prague, 1994, p. 123. • BUNGUM, T.J. & cols. – Exercise during pregnancy and type of delivery in nullipare. *J. Obstet. Gynecol Neonatal Nura*, **29**:258, 2000. • CHERTOK, L. – *Les Méthodes Psychosomatiques D'Accouchement sans*

Douleur. L. Expansion Scientifique Française. Paris, 1957. • CHASNOFF, I.J. & cols. – Cocaine use in pregnance. *N. Engl. J. Med.*, **313**:666, 1985. • CHASNOFF, I.J. & cols. – Temporal patterns of cocaine use in pregnancy. *JAMA*, **261**:1741, 1989. • CHERUKURI, R. & cols. – A cohort study of alkaloidal cocaine ("crack") in pregnancy. *Obstet. Gynecol.*, **72**:147, 1988. • CIARI Jr., C. & cols. – Curva ponderal de gestantes normais. *Folha Med.*, **68**:141, 1974. • CLAPP, J.F. & CAPELESS, E.L. – Neonatal morphometrics after endurance exercise during pregnancy. *Am. J. Obstet. Gynecol.*, **163**:1805, 1990. • CLAPP, J.F. & DICKSTEIN, S. – Endurance exercise and pregnancy outcome. *Med. Sci. Sports Exerc.*, **16**:556, 1984. • CLARREN, S.K. & cols. – Hyperthermia a prospective evaluation of a possible teratogenic agent in man. *J. Pediatric.*, **95**:81, 1979. • CLEMENT, S. & cols. – Does reducing the frequency of routine antenatal visits have long effects? Follow-up of participants in a randomized controlled trial. *Br. J. Obstet. Gynaecol.*, **106**:367, 1999. • CUNNINGHAM, F.G. – *Williams Obstetrics*. Appleton & Lange, Norwalk, 1989. • CZEIZEL, A.E. – Prevention of congenital abnormalities by periconceptional multivitamin supplementation. *Br. M. J.*, **306**:16945, 1993. • DELANEY-BLACK, V. & cols. – Prenatal coaine and neonatal outcome. Evaluatinon of dose-response relationship. *Pediatrics.*, **98**:735, 1996. • DEPUE, R.H. & cols. – Hyperemesis gravidarum in relation to estradiol levels, pregnancy outcome, and other maternal factors: A seroepidemiologic study. *Am. J. Obstet. Gynecol.*, **156**:1137, 1987. • DILL, L.V. – *Modern Perinatal Care*. Appleton-Century-Crofts. Inc., New York, 1957. • DINIZ, L.E.V. – Nutrição e gravidez. **In:** Neme, B. *Patologia da Gestação*. Sarvier, São Paulo, 1968. • DIVISÃO NACIONAL DE SAÚDE MATERNO INFANTIL – Pré-natal de Baixo Risco. Programa de Assistência Integral à Saúde da Mulher, 1986. • DOMBROWSKI, M.P. & cols. – Cocaine use is associated with abruptio placentae and decreased birth weight, but not shorter labor. *Obstet. Gynecol.*, **77**:139, 1991. • DUMONT, M. – Étude de l'accouchement chez les primipares opérées avec succés de réserction du nerf présacré pour Dysménorrhée. *Gynéc. et Obst.*, **50**:35, 1951. • EASTMAN, N.J. – *Williams Obstetrics*. Appleton-Century-Crofts, Inc., New York, 1956. • EASTMAN, N.J. & JACKSON, E. – Weight relationship in pregnancy: I the bearing of maternal weight gain and pregnancy weight on birth weight in full term pregnancies. *Obstet. Gynecol. Surv.*, **23**:1003, 1968. • ERIK, M. – Nausea & Vomiting in Pregnancy. *A.C.O.G. Clinical Review*, **2**:1, 1997. • GABBE, S.G. & cols. – *Obstetrics Normal & Problem Pregnancies*. Churchill Livingstone, New York, 1996. • GARRETT, W.J. – The effects of adrenaline and noradrenaline on the intact human uterus in late pregnancy and labour. *J. Obst. Gynaecol. Brit. Emp.*, **61**:586, 1954. • GOLDENBERG, R.L. & cols. – The effect of zinc supplementation pregnancy outcome. *JAMA*, **274**:463, 1995. • HADLEY, C.B. & cols. – Risk factors for preterm premature rupture of the fetal membranes. *Am. J. Perinatol.*, **7**:374, 1990. • HALL, M.H. – Folates and the fetus. *Lancet*, **1**:648, 1977. • HANDLER, A.S. & cols. – The relationship between exposure during pregnancy to cigarette smoking and cocaine use and placenta previa. *Am. J. Obstet. Gynecol.*, **170**:884, 1994. • HARGER, J.H. & cols. – Risk factors for preterm premature rupture of fetal membranes: a multicenter case-control study. *Am. J. Obstet. Gynecol.*, **163**:130, 1990. • HEARDMAN, H. – *A way to Natural Childbirth*. The Williams & Wilkins Co., Baltimore, 1948. • HELD, E. – Uber die sensible und motorische uterus innervation. *Gynaecologia*, **124**:257, 1947. • HOLLAND, E. & BOURNE, A. – *British Obstetric and Gynecological Practice*. William Heinemann Medical Books Ltd., London, 1955. • INFANTE-RIVARD, C. & cols. – Fetal loss associated with caffeine intake before and during pregnancy. *JAMA*, **270**:2940, 1993. • JONES, K.L. & cols. – Patterns of malformation in offspring chronic alcoholic mothers. *Lancet*, **2**:1267, 1973. • KAISER, I. – Effect of Epinephrine and Norepinephrine on Contractions of Human Uterus in Labor. *Surg. Gynec & Obst.*, **90**:649, 1980. • KING, J.C. & JACOBSON, H.N. – Nutrition and pregnancy in adolescente. **In:** Zackler, J. & Brandestadt, W. *The Teenage Pregnant Girl*. Charles, C. Thomas Publisher, Springfield, 1975. • KLEBANOFF, M.A. – The effect of physical activity during pregnancy on preterm delivery and birth weigth. *Am. J. Obstet. Gynecol.*, **163**:1450, 1990. • KLEINMAN, J.C. & cols. – The effects of maternal smoking on fetal and infant mortality. *Am. J. Epidemiol.*, **127**:274, 1988. • KLINE, J. & cols. – Maternal smoking and trisomy among spontaneously aborted conceptions. *Am. J. Hum. Genet.*, **35**:421, 1983. • LABRECQUE, M.; EASON, E. & MARCOUX, S. – Women's views on the practice of prenatal perineal massage. *Br. J. Obstet. Gynaecol.*, **108**:499, 2001. • LAZAR, M.C.S. – Tese de Doutoramento, UNICAMP, 2000. • LIEBAULT, A.A. – Du sommeil et des états analogues considérés surtout an point de vue de l'action du moral sur le physique. Masson & Fils, Paris, 1866. • LINDBLAD, B.S. – *Perinatal Nutrition*. Academic Press Inc., San Diego, 1988. • LUTIZER, B. & cols. – Relationship between gestational cocaine use and pregnancy outcome: a meta-analysis. *Teratology*, **44**:405, 1991. • McMURRAY, R.G. & cols. – Pregnancy. Induced changes in the maximal physiological responses during swimming. *J. Appl. Physiol.*, **71**:1454, 1991. • MARETTI, M. – Hipnose em obstetrícia; nossa experiência. *Rev. Hosp. Clin. FMUSP*, **17**:510, 1962. • MARTIN, T.R. & BRACKEN, M.B. – Association of low birth weight with passive smoke exposure in pregnancy. *Am. J. Epidemiol.*, **124**:633, 1986. • MASTER, W. & JOHNSON, V. – *Human Sexual Response*. Little Bruwn, Boston, 1966. • MILLS, J.L. & GRAUBARD, B.I. – Is moderate drinking during pregnancy associated with an increased risk of malformations? *Pediatric*, **80**:309, 1987. • MILLS, J.L. & cols. – The absence of a relation between the preconceptual use of vitamins and neural tube defects. *N. Engl. J. Med.*, **321**:430, 1989. • MILLS, J.L. & cols. – Moderate caffeine use and the risk of spontaneous abortion and intrauterine growth retardation. *JAMA*, **269**:593, 1993. • MILUNSKY, A. & cols. – Multivitaminic/folic acid supplementation in early pregnancy reduces the prevalence of neural tube defects. *JAMA*, **262**:2847, 1989. • MITCHELL, G.A. G. & LEARMONTH, J. – *Anatomy of the Autonomic Nervous System*. E. & S. Livingston, Ltd., Edinburg, 1953. • MONROW, R.J. & cols. – Maternal cigarette smoking. The effects on umbelical and uterine blood flow velocity. *Am. J. Obstet. Gynecol.*, **159**:1069, 1988. • MOORE, T.R. & cols. – Hemodynamic effects of intravenous cocaine on the pregnant ewe and fetus. *Am. J. Obstet. Gynecol.*, **155**:883, 1986. • MORGAN, F.K. – Metronidazole treatment in pregnancy. *Int. Congr. Symp. Serv. Roy. Soc. Med.*, **18**:245, 1979. • MORROW, R.J. & cols. – Fetal and maternal hemodynamic responses to exercise in pregnancy assessed by Doppler ultrasonography. *Am. J. Obstet. Gynecol.*, **160**:138, 1989. • MORTON, D.G. – The premarital examination. *Clin. Obstet. Gynecol.*, **6**:539, 1963. • NAEYE, R. – Weight gain and the outcome of pregnancy. *Am. J. Obstet. Gynecol.*, **135**:3, 1979. • NAEYE, R.I. & PETERS, E.C. – Working during pregnancy. Effects on the fetus. *Pediatrics*, **60**:724, 1982. • NATIONAL ACADEMY OF SCIENCES – *Recommended Dietary Allowances*. National Academy Press-Washington, 1989. • NEERHOF, M.C. & cols. – Cocaine abuse during pregnancy; peripartum prevalence and perinatal outcome. *Am. J. Obstet. Gynecol.*, **161**:633, 1989. • NEME, B. – Influência da condição social no ciclo grávido-puerperal. *Rev. Ginec. Obstet.*, **41**:421, 1947. • NEME, B. – Neurofisiologia uterina e ciclo grávido-puerperal. *J. Bras. Cir.*, **2**:659, 1963. • NEME, B. – Efeitos do bloqueio anestésico da inervação do útero humano sobre sua contratilidade no trabalho de parto. *Coimbra Médica*, **11**:1005, 1964. • NEME, B. & cols. – Efeitos da prova de esforço sobre a escuta fetal, em gestações complicadas por síndrome hipertensiva. *Mat. Inf.*, **32**:323, 1973. • NORMAS DO MINISTÉRIO DA SAÚDE – Pré-natal de Baixo Risco. Brasília, 1986. • OWENS, K.; PEARSON, R. & MASON, G. – Symphysis Pubis Disfunction – A cause of significant Obstetric Morbidity. *Eur. J. Obstet. Gynecol. Reprod. Biol*; **105**:143, 2002. • PEREIRA LIZO & cols. – Influência do estado nutricional, ganho de peso gestacional e tabagismo maternos sobre o peso e comprimento de recém-nascidos normais em população de alta condição sócio-econômica. *Pediatria Moderna*, **30**:287, 1994. • PETERSON, W.F. & cols. – Metronidazole in pregnancy. *Am. J. Obstet. Gynecol.*, **94**:343, 1966. • PHIBBS, C.S. & cols. – The neonatal costs of maternal cocaine use. *JAMA*, **266**:1521, 1991. • PITKIN, R.M. & cols. – Maternal nutrition. A selective review of clinical topics. *Obstet. Gynecol.*, **40**:773, 1972. • PIVARNIK, J.M. & cols. – Cardiac output responses of primigravid. Women during exercise determined by the direct Fick Technique. *Obstet. Gynecol.*, **75**:954, 1990. • PROCIANOY, G.; MAULAZ, P.B. & SCHLEE, J.C. – Influência do fumo durante a gestação sobre o recém-nascido. J. B. Med., 1970, p. 88. • QUELETTE, E.M. & cols. – Adverse effects on offspring of maternal alcohol abuse during pregnancy. *N. Engl. J. Med.*, **297**:528, 1977. • READ, D.G. – Natural Childbirth Wm. Heinemann Ltd., London, 1993. • READ, J.S. & KLEBANOFF, M.A. – Sexual intercourse during pregnancy and preterm delivery. Effects of vaginal microorganisms. *Am. J. Obstet. Gynecol.*, **168**:514, 1993. • REID, D.E. – *A Textbook of Obstetrics*. W.B. Saunders Co., Philadelphia, 1962. • REILLY, E.T. & cols. – Prevention of post-partum stress incontinence in primigravidae with increased blader neck mobility: a randomised controlled trial of antenatal pelvic floor exercises. *Br. J. Obstet. Gynaecol.*, **109**:68, 2002. • RIBEIRO, M.D. & cols. – Prenatal starvation and maternal blood pressure. *Am. J. Clin. Nutr.*, **35**:535, 1982. • ROTHMAN, K.J. & cols. – Teratogenicity of high vitamin A intake. *N. Engl. J. Med.*, **333**:1369, 1995. • SCHAUBERGER, C.W. & cols. – Factors that influence weight loss in puerperium. *Obstet. Gynecol*, **79**:424, 1992. • SIQUEIRA, A.A.A. P. & cols. – Atualização de uma curva ponderal de gestantes normais no diagnóstico de desnutrição intra-uterina. *Rev. Saúde Pública. São Paulo*, **9**:495, 1975. • SMITH, C.A. – Effects of maternal undernutrition upon the newborn infant in Holland (1944-1954). *Am. J. Obstet. Gynecol.*, **30**:229, 1947. • SMITH, D. W. & cols. – Hyperthermia as a possible teratogenic agent. *J. Pediatric*, **92**:878, 1978. • STEIN, Z. & cols. – Nutrition and mental performance. *Science*, **178**:708, 1972. • TAN, C.G. & cols. – A comparative trial of six day therapy with clotrimazole and nystatin in pregnant patients with vaginal candidiasis. *Postgrad. Med.*, **50**:102, 1974. • TEITELMAN, A.M. & cols. – Effect of maternal work activity on preterm birth and low birthweight. *Am. J. Epidemiol.*, **131**:104, 1990. • THOMS, H. – *Training for Childbirth: A Program of Natural Childbirth with Rooming-in*. McGraw Hill, New York, 1950. • VAN DER VEEN, F. & FOX, H. – The effects of cigarette smoking on the human placenta: a light and electron microscopic study. *Placenta*, **3**:243, 1982. • VAN HOOK, J.W. & cols. – The hemodynamic effects of isometric exercise during late normal pregnancy. *Am. J. Obstet. Gynecol.*, **169**:870, 1993. • VELVOVSKI, I. & cols. – *Psicoprophilaxis de los Dolores del Parto*. Ed. en Lenguas Extranjeras, Moscou, 1963. • WARKANY, J. – Etiology of congenital malformations. *Advances in Pediatrics*, **2**:2, 1947. • WERLER, M.M. & cols. – Periconceptional folic acid exposure and risk of occurent neural tube defects. *JAMA*, **269**:1257, 1993. • WHALLEY, P.J. & cols. – Maternal folate deficiency and pregnancy wastage I. Placental abruption. *Am. J. Obstet. Gynecol.*, **105**:670, 1969. • WILLIAMS, M.A. & cols. – Cigarette smoking during pregnancy in relation to placenta previa. *Am. J. Obstet. Gynecol.*, **165**:28, 1991. • WILLIAMS, S.R. – Nutritional Guidance in Pre-Natal Care. **In:** Worthington, B. S. & cols. *Nutrition in Pregnancy and Lactation*. C. V. Mosby Co., St. Louis, 1985, p. 132. • WYMAN, J.F. & cols. – Relationship between urethral pressure and vaginal measurements during pelvic muscle contraction in incontinent women. Proced. 24th Annual Meeting of I.C.S., Prague, 1994, p. 123. • WOODS, Jr. J.R. & cols. – Effect of cocaine on uterine blood flow and fetal oxygenation. *JAMA*, **257**:957, 1987. • ZDRAVOMISLOV, V.I. – *El Parto bajo Hipnosis (tecnica y resultado en mil casos)*. Editorial Crespilo. Buenos Aires, 1959.

13 Parto: Considerações Gerais

Bussâmara Neme

O ciclo gravídico-puerperal constitui-se de três fases:
a) gestação ou fase evolutiva;
b) parto ou fase resolutiva;
c) puerpério ou fase involutiva.

Atingindo o termo da gestação, surgem manifestações contraturais uterinas e outros sinais clínicos que denunciam a instalação do parto (parto de termo). Raramente tal fato ocorre antes do termo da prenhez (parto prematuro) e, excepcionalmente, após o termo, ou seja, após a 42ª semana de gestação (parto protraído ou seródio).

Nas três situações referidas, o desfecho do parto (expulsão do concepto e de seus anexos) poderá ser:

a) normal ou espontâneo, quando resulta do equilíbrio perfeito ou adaptativo dos fatores que nele intervêm: canal de parto (bacias ósseas e mole), móvel (feto) e força (contrações uterina, da prensa abdominal e do diafragma);
b) distócico, quando um ou mais de um dos fatores referidos fogem da normalidade e impedem a resolução espontânea do parto, exigindo manobras e/ou intervenções cirúrgicas para a sua ultimação.

Evolutivamente, na assistência à parturição, envolveram-se mulheres que a comunidade consagrava como experientes (curiosas); cirurgiões gerais que, por meio de mutilações, extraíam os fetos, em geral mortos, retidos intra-útero, e cujo parto, pela via vaginal, foi impraticável; parteiras de formação prática, médicos não especializados, considerados clínicos, cirurgiões e parteiros; obstetrizes egressas de cursos oficiais e, finalmente, como sói ocorrer na atualidade, médicos especializados na assistência tocoginecológica.

Nessa longa evolução assistencial, parturientes e seus conceptos sofreram conseqüências responsáveis por elevada morbiletalidade imediata, mediata e tardia, cuja redução resultou dos avanços ocorridos na reposição sangüínea, na terapêutica antiinfecciosa, na instituição da analgotócia e na substituição progressiva da tocurgia transvaginal pela prática mais liberal da operação cesárea nos partos distócicos.

À medida que tal conduta foi implementada, a incidência do parto abdominal que, no período de 1940-1950, era de 3%, e de 10-12%, em 1970 (nos Serviços Universitários), elevou-se e atinge atualmente cerca de 35-40% dos partos assistidos em Maternidade-Escola e naquelas Instituições Públicas ou não ligadas ao Sistema Único de Saúde (SUS).

O incremento da incidência da operação cesárea, ocorrido a partir de 1970, chegando a atingir mais de 50% dos partos em maternidades de clientela privada, foi associado ao despreparo paulatino dos obstetras brasileiros, cuja formação tocológica carece do antigo regime de Residência (residir no Hospital) e reduziu-se em duração de dois para apenas um ano, uma vez que os atuais dois anos de Residência em Tocoginecologia, consagrados pelo Ministério de Educação e Cultura do Brasil (MEC), inclui um ano para a Ginecologia. Inclusive, nos raros Departamentos de Tocoginecologia, ligados a algumas Universidades do país, o regime de três anos para a respectiva Residência parece reduzido.

A evidente evolução das disciplinas e/ou setores, vinculados à Ginecologia, resultou em progressivo desinteresse dos Residentes pela operatória obstétrica. Isso porque na resolução de partos, associados a alguma distócia (até a mais leve e, portanto, corrigível), eles, agora, apelam para a prática da cesárea (de fácil execução), cuja segurança, graças aos avanços da anestesia, dos bancos de sangue e da antibioticoterapia, seguiu-se de sua nem sempre justificada maior incidência.

Acresça-se a essas considerações o forte apelo da mídia, ao salientar, na televisão e/ou filmes, o notável sofrimento materno associado ao parto transvaginal. Daí o natural anseio das primigestas em aceitar e até mesmo solicitar o parto cesáreo, cuja prática eletiva é, atualmente, quase regra, apesar dos seus inconvenientes, durante o ato cirúrgico (hemorragia) e no futuro (placentação prévia e acretismo).

O reflexo desses fatores se identifica claramente quando, ao analisar os 2.852.000 partos ocorridos no Brasil em Instituições do SUS, verificamos que apenas 0,4% deles foram associados com manobras tocúrgicas transvaginais. Depreende-se que, nessas maternidades, quando o parto vaginal não é espontâneo ou normal, os nossos obstetras, carentes de experiência tocológica, apelam indiscriminadamente para a via alta, e esta, quando realizada, segue-se fatalmente de sua reincidência no próximo parto, vez que, dentre as indicações gerais de cesárea, a mais freqüente é a de cesárea anterior. E nesse caso, de regra, são intervenções eletivas, cuja morbidade, agravada pela ocorrência de hemorragia, foi considerada em 1988, no Município de Campinas, a primeira causa de morte materna.

São estas, entre outras, as razões por que, ao considerarmos neste livro os capítulos referentes à assistência ao parto transvaginal, persistimos salientando as regras e as técnicas que asseguram sua prática.

No que tange à terminologia, vale a pena conceituar algumas expressões relacionadas ao parto:

– Parto normal: o que transcorre, espontaneamente, pela via vaginal. Também é chamado parto natural.
– Parto operatório: o que exige intervenção, vaginal ou abdominal, para a sua ultimação.
– Parto eutócico: o que evolui em condições de normalidade.
– Parto distócico: o que evolui com normalidade de um ou mais dos fatores do parto.
– Parto induzido: o que foi provocado antes de sua manifestação espontânea.
– Parto dirigido: o que evolui com medidas terapêuticas corretoras de sua evolução. Também é designado parto conduzido.

Finalmente, importa salientar o apelo da mídia e de alguns tocólogos "de fachada", ao salientarem a chamada "Humanização do Parto" e certos modismos, como o parto de cócoras, o parto em banheiras etc. Não me consta que obstetras talentosos tenham assistido suas parturientes de modo desumano.

14 Determinismo do Parto

Roberto Eduardo Bittar
Marcelo Zugaib

INTRODUÇÃO

Embora o conhecimento dos processos que levam à contração da fibra muscular na espécie humana seja fundamental para a prática obstétrica, o tema ainda é pouco conhecido e representa grande desafio para os pesquisadores.

Diferentemente dos outros órgãos constituídos por músculo liso, o útero mantém-se distendido por longo período sem expelir o seu conteúdo. No momento da parturição contrai-se regularmente e expulsa o feto. Os fatores que controlam essa seqüência de eventos ainda não estão bem definidos. Aspectos puramente mecânicos considerados no passado perderam seu valor com o passar do tempo. Hoje, admite-se que o aparecimento das contrações uterinas coordenadas, o esvaecimento e a dilatação cervical que ocorrem no trabalho de parto sejam conseqüentes a eventos fisiológicos em que participam processos bioquímicos maternos, placentários e fetais.

FATORES ENVOLVIDOS NA CONTRAÇÃO E RELAXAMENTO DA CÉLULA MIOMETRIAL

Destacam-se os seguintes:
1. Atividade elétrica da célula miometrial.
2. "Gap junctions" (comunicações intercelulares).
3. Interação entre o cálcio intracelular e as proteínas contráteis.
4. Prostaglandinas, endotelinas, relaxina e óxido nítrico.
5. Hormonais.

Atividade elétrica da célula miometrial

O relaxamento e a contração da célula miometrial depende de sua atividade elétrica. As concentrações de íons (Na^+, K^+, Ca^+ e Cl^-) dentro e fora da célula levam a diferenças de potencial na membrana celular. Quando a célula está em repouso, observa-se potencial negativo de até 10 milivolts. Estando em repouso, observa-se liberdade de movimento de K^+ em ambos os sentidos, enquanto Na^+ fica no exterior da membrana. Quando a permeabilidade da membrana celular se modifica, existe maior intercâmbio de íons por meio da despolarização dessa membrana, principalmente com a saída de K^+ e entrada do Na^+. Nesse momento, modificam-se também as cargas elétricas, alcançando até mais de 10 milivolts. Essa modificação de carga elétrica denomina-se "potencial de ação" e provoca estimulação da fibra, que responde com atividade mecânica ou contração. O potencial de ação provoca descarga elétrica, que dura poucos milissegundos. Imediatamente após a descarga, a célula sofre processo de repolarização, com restituição da permeabilidade e acomodação das cargas elétricas dentro e fora da célula.

A entrada do cálcio para o interior da célula é um dos fatores geradores de potencial de ação (Samborn, 1995). Por sua vez, a entrada e a saída de íons são reguladas por uma série de mecanismos, desde simples diferença de concentração, até por ação de hormônios e canais iônicos operados por diferença de voltagem, ativados pelo Ca^{++} liberado dos estoques intracelulares, operados por segundo mensageiro e canais de K^+ ativados pelo Ca^{++}. A freqüência das contrações depende dos potenciais de ação e despolarização das células e da intensidade do número de células ativadas simultaneamente. À medida que evolui a gestação, o padrão de atividade elétrica miometrial passa de irregular para regular. No trabalho de parto, a atividade elétrica torna-se cada vez mais organizada e aumenta em amplitude e duração.

"Gap junctions"

A coordenação das contrações depende da formação de "gap junctions" que são canais intercelulares constituídos por proteínas – conexinas –, que quando abertos facilitam a comunicação metabólica e elétrica entre as células miometriais (Fig. I-172). A conexina-43 é a principal proteína das "gap junctions".

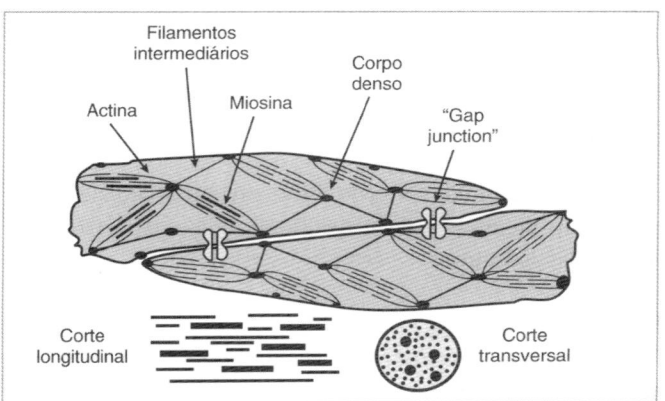

Figura I-172 – Estrutura da célula miometrial.

A função das "gap junctions" é regulada pelo seu número total, permeabilidade e degradação destas (Garfield e cols., 1995). Sua permeabilidade pode variar repentinamente e passar de permeáveis a impermeáveis rapidamente com a fosforilação das conexinas.

O início do trabalho de parto é precedido por aumento dramático do número e tamanho das "gap junctions" em animais mamíferos (Garfield e cols., 1990, 1995). Na espécie humana não se sabe se as "gap junctions" aumentam no final da gestação ou na fase ativa do trabalho de parto (Chow e Lye, 1994). Em muitas espécies, a progesterona diminui o número e a permeabilidade das "gap junctions", enquanto o estrógeno tem efeito contrário (Garfield, 1994). Após o parto, as "gap junctions" desaparecem rapidamente por processo de degradação. O mecanismo exato desse processo é desconhecido.

Interação entre o cálcio intracelular e as proteínas contráteis

O aumento da concentração de cálcio livre na célula miometrial desencadeia sua contração. A base do processo de contração deve-se ao movimento relativo entre os filamentos protéicos de actina (finos) e de miosina (grossos) (Fig. I-172). A interação entre actina e miosina é dependente de cálcio.

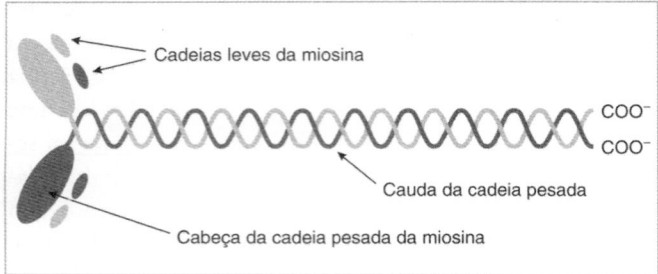

Figura I-173 – Estrutura da miosina.

Estruturalmente a miosina é um hexômero com duas subunidades de cadeia pesada e dois pares de cadeia leve (Fig. I-173). Cada cabeça da cadeia pesada contém locais de ligação para a actina. A miosina apresenta uma cauda longa de estrutura helicoidal que interage com outra subunidade de cadeia pesada.

Para haver contração, a cadeia leve da miosina tem que ser fosforilada por uma enzima denominada cinase da cadeia leve da miosina, que funciona como o principal elemento regulador da contração. Além disso, há necessidade da presença de cálcio e calmodulina (uma proteína). Dessa maneira, ocorre a interação com a actina.

O relaxamento da célula ocorre pela ação de outra enzima, a fosfatase de cadeia leve de miosina, que remove o grupo fosfato da cadeia leve de miosina (Word e cols., 1993; Pato e cols., 1994), além da redução do cálcio intracelular e alteração no potencial de membrana (Samborn, 1995).

Dessa maneira, pode-se afirmar que o estado contrátil do miométrio é definido pelo equilíbrio entre as atividades enzimáticas da cinase de cadeia leve da miosina e da fosfatase de cadeia leve da miosina.

Prostaglandinas

De maneira geral, a síntese e as enzimas responsáveis pela metabolização das prostaglandinas estão restritas às membranas fetais. O âmnio é o principal local de síntese de PGE_2, a partir do ácido araquidônico. Já no cório há predomínio da enzima 15-OH-prostaglandina-desidrogenase (PGDH) que metaboliza a PGE_2 e, portanto, funciona como uma barreira protetora impedindo a passagem de prostaglandinas ativas para a decídua e miométrio. O aumento da produção de prostaglandinas pelo âmnio e cório e sua passagem para os tecidos maternos seriam as primeiras etapas do trabalho de parto (Sangha e cols., 1994). Na decídua ocorre tanto a produção de prostaglandinas sintetases (PGHS) como da PGDH, mas por ocasião do parto suas atividades pouco se alteram. Entre as PGHS, a do tipo 2 (PGHS-2) é a que mais tem interessado os pesquisadores, pois parece ser a enzima mais envolvida no trabalho de parto. Na célula miometrial, durante o trabalho de parto, há diminuição da atividade da PGDH. Devido ao aumento das prostaglandinas eleva-se o cálcio livre intracelular por permitir sua entrada na célula. Além disso, há liberação do cálcio dos depósitos intracelulares e elevação do número de "gap junctions".

Discute-se como se dá o controle da síntese e metabolismo das prostaglandinas. Aparentemente estão envolvidas várias citocinas (interleucinas – IL1α, IL-6, IL-8, IL-10 e fator de necrose tumoral – TNF) e fatores de crescimento (Kniss e Iams, 1998). As citocinas aumentam a produção de prostaglandinas e diminuem o seu metabolismo. A utilização de antagonistas da progesterona (Ru 486) diminuem a atividade da PGDH, enquanto o emprego da progesterona restabelece sua atividade basal (Patel e Challis, 2002). O cortisol, por outro lado, tem efeito contrário ao da progesterona e diminui a atividade da PGDH.

Endotelinas

Seus receptores aumentam no miométrio durante o parto e podem contribuir no aumento da resposta contrátil (Yallampali, 1994). Além disso, favorece a entrada de cálcio na célula miometrial e também parece estimular a produção de prostaglandinas (Fuchs, 1995).

Relaxina

É produzida pela placenta e miométrio (Hollingsworth e cols., 1994). Eleva o AMP cíclico, inibe a formação do inusitol-3-fosfato, promove a saída do cálcio da célula e inibe a fosforilação da cadeia leve da miosina.

Óxido nítrico

Existem evidências de que em algumas espécies animais, o óxido nítrico (NO) tenha importância no relaxamento da fibra miometrial durante a gestação, com função diminuída ao final da gestação em ratas e coelhas. Porém, ainda não está bem definida a verdadeira atuação do NO na espécie humana, uma vez que não se observou modificação da atividade uterina quando foram utilizados inibidores do NO (Morrison e cols., 1996).

Hormonais

Ativação do eixo hipotálamo-hipofisário adrenal fetal – a produção de CRH/ACTH com a consequente produção de cortisol pela adrenal materna e/ou fetal é responsável pela produção de ocitocina, ACTH, CRH e prostaglandinas na placenta, no cório e na decídua (Robinson e cols., 1988). Dados de estudos mais recentes demonstram que a ação do CRH no miométrio depende da fase em que se encontra a gestação. Durante a maior parte da gravidez, o CRH produzido pela placenta mantém-se ligado a proteínas e não desencadeia as contrações uterinas, enquanto no termo da gestação predomina o CRH livre, que leva à contração uterina (Hilhouse e Grammatopoulos, 2001).

Vários são os mecanismos que controlam a produção de CRH. Sua produção pode ser inibida pela progesterona e NO e estimulada pelas citocinas, neuropeptídeos e glicocorticóides (Petraglia e cols., 1996).

Em ovelhas e em outros animais, o feto determina o momento do parto pela ativação do eixo hipotálamo-hipofisário adrenal (HHA) (Flint e cols., 1975; Challis e Gibb, 1996). A elevação dos níveis de CRH e ACTH, com o conseqüente aumento do cortisol, determinam a ativação da enzima 17-alfa-hidroxilase, permitindo que a pregnenolona seja convertida em estrógeno. Portanto, a ativação da 17-alfa-hidroxilase placentária é induzida pelo cortisol de origem fetal. O estrógeno, por sua vez, ativa a produção de PGHS, na placenta e no útero, com a conseqüente produção de PGE_2 e PGF_2-alfa (Fig. I-174). Entretanto, a placenta humana não possui a enzima 17-alfa-hidroxilase e, portanto, esse mecanismo não se aplica. No entanto, estudos em primatas revelaram que no final da gestação também há maior produção de cortisol pela adrenal fetal e de estrógeno pela unidade fetoplacentária. Entretanto, nesse caso, o estrógeno é oriundo da aromatização de precursores da adrenal fetal e não ocorre a ativação da 17-alfa-hidroxilase.

OBSTETRÍCIA NORMAL

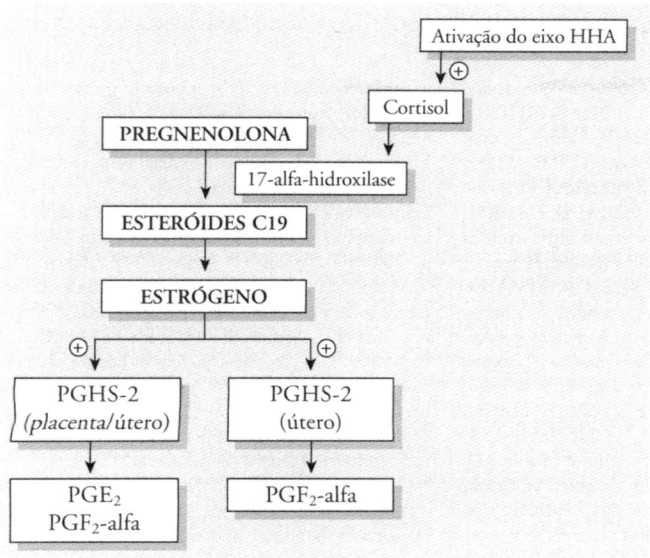

Figura I-174 – Mecanismos endócrinos da parturição em ovelhas (Modificado de Challis e Lye, 2004).

Ocitocina – é um hormônio com poderosa ação estimuladora da atividade uterina humana no final da gestação, principalmente quanto a intensidade, freqüência e duração. Classicamente, é descrita como produzida no hipotálamo e armazenada na neuro-hipófise, porém, estudos indicam que pode, também, ser produzida no âmnio, cório e decídua (Chibbar e cols., 1993).

A resposta à ocitocina depende da concentração de seus receptores (Fuchs, 1995; Zeeman e cols., 1997). Além disso, a ação contrátil da ocitocina no miométrio é maior quanto mais próximo do parto (Caldeyro-Barcia e Sereno, 1959). Os receptores de ocitocina aumentam de 50-100 vezes no primeiro trimestre e 300 vezes no parto (Fuchs, 1995; Zeeman e cols., 1997). Em animais (rata e coelha) a elevação dos estrógenos aumenta e a da progesterona diminui a concentração dos receptores de ocitocina (Maggi e cols., 1988).

O mecanismo de ação da ocitocina baseia-se na ativação de seu receptor na membrana da célula miometrial. Com isso ocorre a interação de proteínas G de ligação que estimulam a atividade da fosfolipase C com a conseqüente produção de inositol trifosfato (segundo mensageiro) que, por sua vez, libera cálcio dos depósitos intracelulares. A ocitocina também estimula a entrada do cálcio pela membrana, embora o mecanismo pelo qual isso ocorre ainda não seja conhecido. Além disso, na espécie humana, a ocitocina estimula a produção de prostagladinas no cório, âmnio e decídua (Fuchs e cols., 1981).

Progesterona e estrógenos – desde a publicação inicial de Csapo, em 1956, sobre a dominância progesterônica na gravidez, a progesterona tem sido alvo de grandes debates. Supõe-se que ela determine, pelo menos em parte, um estado de quiescência uterina mantido na maior parte da gestação, sendo desfeito apenas poucas semanas antes do trabalho de parto. Estudos experimentais em animais (coelhas e ovelhas) demonstraram que a redução sérica da progesterona deflagra as contrações uterinas e o parto (Csapo e Takeda, 1965; Liggins, 1983). Em ovelhas, Liggins (1983) demonstrou que a queda do nível sérico de progesterona, no final da gestação, ocorre em função da maior atividade da enzima 17-alfa-hidroxilase, que promove a conversão da pregnenolona em estrógeno (Fig. I-174). A maior atividade dessa enzima se deve ao aumento do CRH e do ACTH fetal que estimula o cortisol pela supra-renal fetal. É o aumento do cortisol que incrementa a atividade dessa enzima. O estrógeno, por sua vez, aumenta a síntese de actina e miosina intracelular, aumenta as "gap junctions" e a síntese de receptores de ocitocina e de PGF_2-alfa. Entretanto, tal seqüência de eventos não ocorre na espécie humana, pois a placenta não possui a enzima 17-alfa-hidroxilase e, portanto, não ocorre a conversão placentária de progesterona em estrógeno, mas o estrógeno é formado na placenta a partir de andrógenos (DHEA) da supra-renal fetal e não a partir da progesterona. Apesar de a queda da progesterona plasmática não preceder o parto em humanos, o aumento da relação estrógeno/progesterona constitui um dos principais fatores que determinam o aparecimento das contrações uterinas (Mitchell e cols., 1993; Mazor e cols., 1994). O aumento do estrógeno determina a síntese de receptores de ocitocina, a formação de "gap junctions" no miométrio, a síntese de prostaglandinas, as alterações bioquímicas no tecido conjuntivo cervical, como a degradação do colágeno. Além disso, o aumento dessa relação associa-se à queda da atividade da PGHD, cuja função é metabolizar as prostaglandinas (Karalis e Majzoub, 1995).

MODULAÇÃO DA ATIVIDADE UTERINA

A contratilidade uterina durante a gestação, o parto e o puerpério pode ser dividida em quatro fases, na dependência da ação dos fatores inibidores ou estimulantes da atividade uterina (Challis e Gibb, 1996) (Fig. I-175):

Fase 0 – durante a maior parte da gravidez, o útero mantém-se quiescente devido à ação predominante de fatores inibidores de contração: progesterona, prostaciclina, relaxina, NO e possivelmente o CRH.

Fase 1 – próximo ao termo o útero sofre ativação por ação dos estrógeno, aumento de receptores de prostaglandinas, ocitocina, ativação dos canais iônicos e aumento da conexina-43 (componente mais importante das "gap junctions"). A contração uterina depende da interação da actina-miosina. Esta interação é dependente da fosforilação da cadeia leve da miosina (pela cinase de cadeia leve da miosina associada à calmodulina). Para o complexo funcionar há necessidade de cálcio que provém da reserva intracelular ou do meio extracelular.

Fase 2 – uma vez ativado, o útero pode ser estimulado. No trabalho de parto de termo e no prematuro participam, principalmente, as prostaglandinas E2/F2 alfa e a ocitocina. O papel do CRH nesta fase ainda é discutível.

Fase 3 – no pós-parto, a involução uterina ocorre por ação da ocitocina.

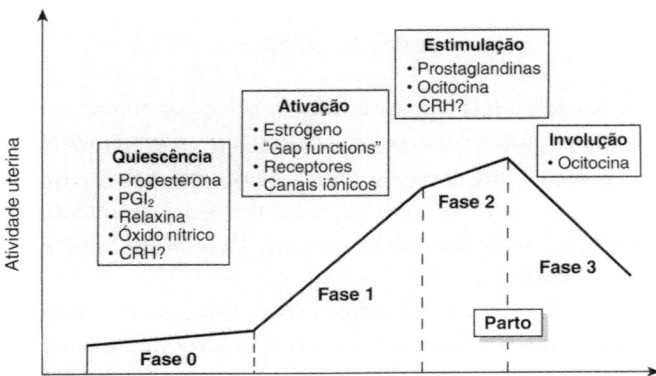

Figura I-175 – Modulação da atividade uterina (Challis e Gibb, 1996).

Referências Bibliográficas

- CALDEYRO-BARCIA, R. & SERENO, J.A. – The response of the human uterus to oxytocin throughout pregnancy. In: Caldeyro-Barcia, R., & Heller, H. (eds.). *Oxytocin*. London, Pergamon Press, 1959, p. 1177.
- CHALLIS, J.R.G. & GIBB, W. – Control of parturition. *Prenat. Neonat. Med.*, 1:283, 1996.
- CHALLIS, J.R.G. & LYE, S.J. – Characteristics of parturition. In: Creasy, R.K. & RESNIK, R. – *Maternal-Fetal Medicine – Principles and Practice*. 5th ed., Philadelphia, Saunders, 2004, p. 79.
- CHIBBAR, R.; MILLER, F.D. & MITCHELL, B.F. – Synthesis of oxytocin in amnion, chorion and deciduas may influence the timing of human parturition. *J. Clin. Invest.*, 91:185, 1993.
- CHOW, L. & LYE, S.J. – Expression of gap junction protein, connexin-43, is increased in the human myometrium towards term and with the onset of labour. *Am. J. Obstet. Gynecol.*, 170:788, 1994.
- CSAPO, A.L. – Progesterone "block". *Am. J. Obstet. Gynecol.*, 98:273, 1956.
- CSAPO, A.L. & TAKEDA, H. – Effects of progesterone on the electric activity and intrauterine pressure of pregnant and parturient rabbits. *Am. J. Obstet. Gynecol.*, 91:221, 1965.
- FLINT, A.P.F. & cols. – The mechanism by which foetal cortisol controls the onset of parturition in the sheep. *Biochem. Soc. Trans.*, 3:1189, 1975.
- FICHS, A.R.; HUSSLEIN, P. & FUCHS, F. – Oxytocin and the initiation of human parturition. II. Stimulation of prostaglandin production in human deciduas by oxytocin. *Am. J. Obstet. Gynecol.*, 141:694, 1981.
- FUCHS, A.R. – Plasma membrane receptors regulating myometrial contractility and their hormonal modulation. *Semin. Perinatol.*, 19:15, 1995.
- GARFIELD, R.E.; TABB, T. & THILANDER, G. – Intercellular coupling and modulation of uterine contractility. In: Garfield, R.E. (ed.). *Uterine Contractility*. Norwell, Serono Symposia, 1990, p. 21.
- GARFIELD, R.E. – Role of cell to cell coupling in control of myometrial contractility and labor. In: Garfield, R.E. & Tabb, T.N. (eds.). *Control of Uterine Contractility*. CRC Press, 1994, p. 39.
- GARFIELD, R.E.; ALI, M. & YALLAMPALLI, C. – Role of gap junctions and nitric oxide in control of myometrial contractility. *Semin. Perinatol.*, 19:41, 1995.
- HILHOUSE, E.W. & GRAMMATOPOULOS, D.K. – Control of intracellular signaling by corticotropin-releasing hormone in human myometrium. In: Smith, R. (ed.). *The Endocrinology of Parturition: Basic Science and Clinical Application*. Switzerland, Karger, Basel, Switzerland, 2001, p. 66.
- HOLLINGSWORTH. M.; DOWNING, S.J.; CHEUK, J.M.S. – Pharmacological strategies for uterine relaxation. In: Garfield R.E.; TABB, T.N. (eds.). *Control of Uterine Contractility*. CRC Press, 1994, p. 401
- KARALIS, K. & MAJZOUB, J.A. – Regulation of placental corticotrophin-releasing hormone by steroids – possible implication in labor initiation. *Ann. N.Y. Acad. Sci.*, 771:551, 1995.
- KNISS, D.A. & IAMS, J.D. – Regulation of parturition update: Endocrine and paracrine effectors of term and preterm labor. *Clin. Perinatol.*, 25:819, 1998.
- LIGGINS, G.C. – Initiation of spontaneous labor. *Clin. Obstet. Gynecol.*, 26:47, 1983.
- MAGGI, M. & cols. – Vasopressin and oxytocin receptors in vagina, myometrium and oviducts of rabbits. *Endocrinology*, 122:2970, 1988.
- MAZOR, M.; & cols. – Human preterm birth is associated with systemic and local changes in progesterone 17 beta-estradiol ratios. *Am. J. Obstet. Gynecol.*, 171:231, 1994.
- MITCHELL,. M.D.; EDWIN, S.; SILVER, R.T. – Potential agonist action of the interleukin I receptor antagonist protein: implications for treatment of women. *J. Clin. Endocrinol. Metabol.*, 76:1386, 1993.
- PATEL, F.A. & CHALLIS, J.R.G. – Cortisol progesterone antagonism in the regulation of 15-hydroxy prostaglandin dehydrogenase activity and mRNA levels in human chorion and placental trophoblast cells at term. *J. Clin. Endocrinol. Metab.*, 87:700, 2002.
- PATO, M.D.; TULLOCH, A.G.; WALSH, M.P. – Smooth muscle phosphatases: structure, regulation and function. *Can. J. Physiol. Pharmacol.*, 72:1427, 1994.
- PETRAGLIA, F.; FLORIO, P. & NAPPI, C. – Peptide signaling in human placenta and membranes: Autocrine, paracrine and endocrine mechanisms. *Endocrinol. Rev.*, 17:156, 1996.
- SAMBORN, B.M. – Ion channels and the control of myometrial electrical activity. *Semin. Perinatol.*, 19:31, 1995.
- SANGHA, R.K.; WALTON, J.C. & ENSOR, C.M. – Immunohistochemical localization, messenger ribonucleic acid abundance, and activity of 15-hydroxyprostaglandin dehydrogenase in placenta and fetal membranes during term and preterm labor. *J. Clin. Endocrinol. Metab.*, 78:982, 1994.
- WORD, R.A.; STULL, J.T. & CASEY, M.L. – Contractile elements and myosin light chain phosphorilation in myometrial tissue from nonpregnant and pregnant women. *J. Clin. Invest.*, 92:29, 1993.
- YALLAMPALI, C. – Role of growth factors and cytokines in the control of uterine contractility. In GARFIELD RE, TABB TN (eds.). *Control of Uterine Contractility*. CRC Press, 1994, p. 225
- ZEEMAN, G.G.; KHAN-DAWOOD, F.S. & DAWOOD, M.Y. – Oxytocin and its receptor in pregnancy and parturition: current concepts and clinical implications. *Obstet. Gynecol.*, 89:874, 1997.

15 Fatores do Parto: Bacia Obstétrica

Bussâmara Neme

O parto resulta da inter-relação de três condições designadas fatores do parto:

1. *Canal do parto* – representado pelas bacias óssea e mole.
2. *Móvel* – representado pelo concepto.
3. *Força* – representada pela contração uterina (de início, durante a cervicodilatação), acrescida da contração da musculatura ântero-lateral do abdome e do diafragma (na fase expulsiva).

Assim, o conhecimento das características das bacias óssea e mole tem valor significativo para a apreciação prognóstica e para a assistência do parto.

BACIA ÓSSEA

O interesse do tocólogo no estudo da pelve óssea limita-se, em particular, à chamada pequena bacia ou escavação pélvica. Designada, ainda, bacia obstétrica, seus limites são o estreito superior ou a entrada da bacia (acima) e o estreito inferior ou a saída da bacia (abaixo). Entre esses dois limites, situa-se o estreito médio.

No estudo da bacia óssea obstétrica importa fazer referência às seguintes características: a) estreitos, forma e diâmetros; b) classificação; c) planos paralelos; d) arcada púbica; e) eixo; f) inclinação; g) curvatura sacral; h) arco anterior; i) diferenças étnicas e sexuais.

Estreitos – representam regiões mais angustiadas, passíveis de impedir ou dificultar a insinuação e/ou a progressão fetal, sendo divididos em superior, médio e inferior.

• **Estreito superior** – inicia-se no promontório, asas do sacro, sinostoses sacroilíacas, linhas arqueadas (antiga linha inominada), eminências ileopectíneas, cristas pectíneas, borda superior da sínfise púbica. Na maioria das bacias, ele tem a forma oval com maior eixo no sentido transverso (Fig. I-176).

São três os diâmetros importantes no estreito superior: o ântero-posterior, o transverso médio e os oblíquos, esquerdo e direito (Fig. I-177).

O diâmetro ântero-posterior, chamado, em geral, de *conjugado verdadeiro* (CV) ou *conjugado obstétrico* (CO), vai do meio do promontório ao ponto mais saliente da face posterior da sínfise púbica. Esse ponto, chamado retropúbico de Crouzat, situa-se a 3-4mm abaixo da borda superior da sínfise púbica.

Mede 10,5-11cm e distingue-se do conjugado anatômico, que do meio do promontório segue até a borda superior da articulação sinfisiária.

O *diâmetro transverso médio* (TM) corta o CV, situando-se na mesma distância do promontório e do pube, medindo 12cm. Não deve ser confundido com o transverso máximo (13cm), o qual liga os pontos mais afastados da linha inominada e se situa mais próximo do sacro.

Os *diâmetros oblíquos* estendem-se, de cada lado, da eminência ileopectínea à articulação sacroilíaca do lado oposto.

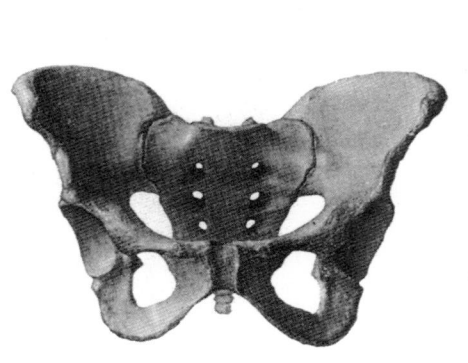
Figura I-176 – Visão frontal do estreito superior.

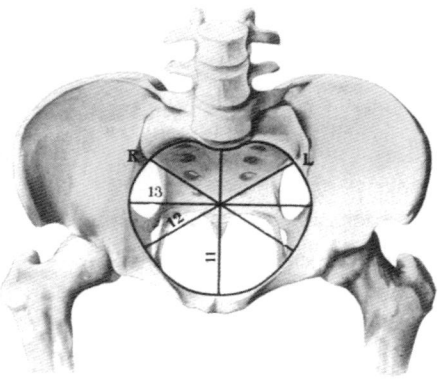
Figura I-177 – Diâmetros do estreito superior (Bumm, 1914).

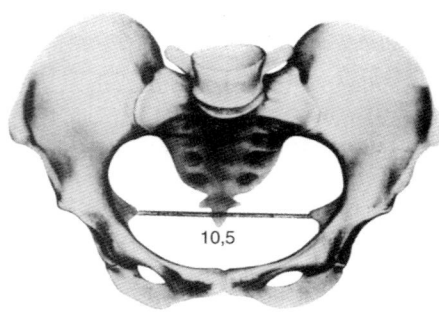
Figura I-178 – Visão superior da pelve. Observar o diâmetro biciático.

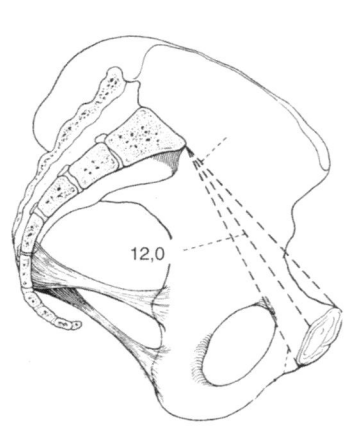
Figura I-179 – Visão lateral da pelve. Notar a direção e a inserção dos ligamentos sacrociático e sacrotuberoso.

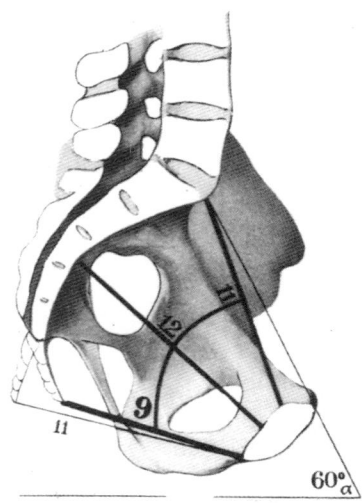
Figura I-180 – Diâmetros ântero-posteriores dos estreitos superior, médio e inferior (Bumm, 1906).

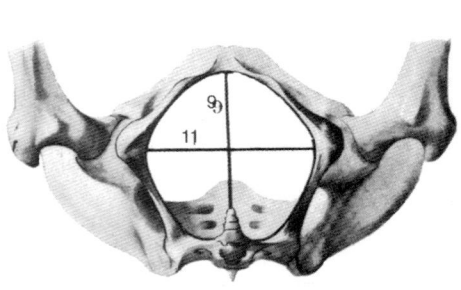
Figura I-181 – Visão inferior da pelve. Notar o diâmetro cóccix-subpúbico (Bumm, 1906).

Bar (1887) os designou primeiro oblíquo (aquele que vai da eminência ileopectínea esquerda à articulação sacroilíaca direita) e segundo oblíquo (aquele que lhe é perpendicular). Medem 12cm.

As variedades de posição, em geral, ocupam o primeiro oblíquo, daí o seu nome (Briquet, 1939).

• **Estreito médio** – inicia-se no encontro da quarta e quinta vértebras sacrais, seguindo de cada lado pela apófise transversa da quinta vértebra sacral, borda inferior do pequeno ligamento sacrociático, espinha ciática e, daí, por uma linha que vai atingir a margem inferior da sínfise púbica. Tem forma mais ou menos circular (Fig. I-178).

Dois diâmetros (ântero-posterior e transverso) devem ser referidos no estreito médio:

1. *Sacro médio-púbico* (SMP) – vai do meio da face anterior da terceira vértebra sacral até o meio da face posterior da articulação pubiana. Mede 12cm (Fig. I-179).
2. *Biciático* (BSc) – vai de uma espinha ciática à outra. Mede 10,5 e 11cm (Fig. I-180).

• **Estreito inferior** – partindo da ponta do cóccix, estende-se, de cada lado, pela borda inferior do grande ligamento sacrociático, face interna das tuberosidades isquiáticas, borda inferior do ramo isquiopúbico até atingir a sínfise. É representado por dois triângulos, tendo como base as tuberosidades isquiáticas.

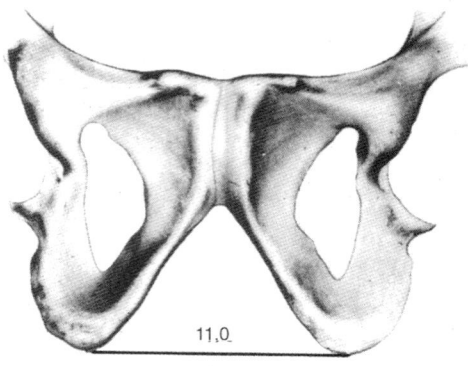
Figura I-182 – Sínfise púbica. Diâmetro biisquiático ou bituberoso.

O anterior tem seu ápice no meio da borda inferior da sínfise, e o posterior o tem na ponta do cóccix. Tem forma elíptica.

O diâmetro ântero-posterior do estreito inferior é chamado *cóccix-subpúbico* (CSP). Mede 9cm e vai do meio da borda inferior da sínfise púbica à ponta do cóccix (Fig. I-180). Na fase final da expulsão fetal, a apresentação ao retropulsar o cóccix o amplia em 2-3cm, favorecendo o desprendimento da apresentação fetal. Daí o nome *conjugata exitus* (ver Fig. I-179).

No estreito inferior, o diâmetro transverso, chamado biisquiático (B. Isq.) ou bituberoso (BT), situa-se entre as duas faces internas da tuberosidade isquiática. Mede 11cm (Fig. I-182).

Classificação – com fundamento na forma do estreito superior, nas dimensões dos seus estreitos e em estudo radiopelvimétrico são notórias duas classificações das bacias obstétricas: a de Thoms (Universidade de Yale, USA) e a de Caldwell e Moloy (Universidade da Colúmbia, USA).

Thoms (1937) reconhecia quatro tipos de bacias obstétricas: 1. *dolicopélica* (diâmetro transverso menor que o ântero-posterior), com forma ovóide longitudinal no estreito superior; 2. *mesatipélica* (diâmetro transverso igual ou levemente maior que o ântero-posterior), com forma circular; 3. *braquipélica* (diâmetro transverso 10-30mm maior que o ântero-posterior), com forma ovóide transversal; 4. *platipélica* (diâmetro transverso 30mm ou mais, maior que o ântero-posterior), com forma achatada.

Dentre 1.100 mulheres brancas, Thoms (1956) comprovou as seguintes incidências para os diversos tipos de bacia por ele considerados: 18,6% para a dolicopélica, 45,9% para a mesatipélica, 32,2% para a braquipélica e 3,2% para a platipélica.

Caldwell e Moloy (1933), com fundamento na forma dos três estreitos da bacia, distinguiram quatro tipos: antropóide, ginecóide, andróide, platipelóide (Fig. I-183).

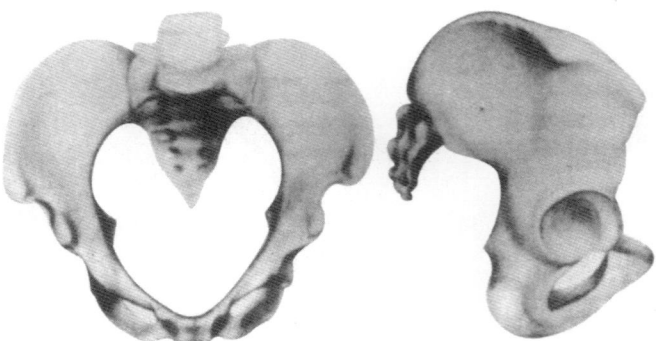

Figura I-184 – Bacia antropóide (Moloy, 1951).

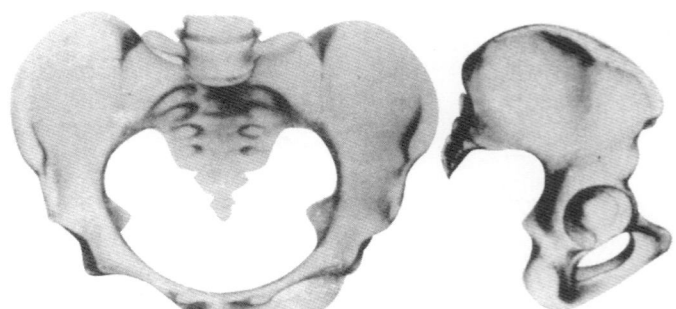

Figura I-185 – Bacia ginecóide (Moloy, 1951).

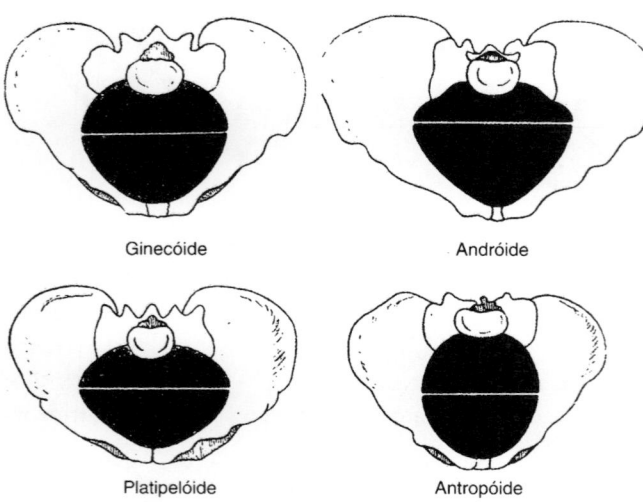

Figura I-183 – Tipos de bacia. Visão do estreito superior.

• **Bacia antropóide** – nela o diâmetro ântero-posterior é maior que o transverso, que está reduzido de modo real ou relativo. Assemelha-se à bacia de símios. O arco anterior (área anterior ocupada pelo diâmetro transverso e sínfise) é longo e, às vezes, estreitado ou não. O diâmetro transverso situa-se bem adiante do sacro, tornando alargado o arco sacroisquiático (posterior). As paredes pélvicas são convergentes ou não, com arcada púbica larga ou estreita (Fig. I-184).

• **Bacia ginecóide** – tem forma arredondada. O diâmetro transverso é levemente maior que o ântero-posterior e situa-se pouco atrás do meio deste último diâmetro. O sacro inclinado para trás amplia o espaço da pelve posterior. A arcada púbica é larga. As paredes pélvicas são retas, com espinhas ciáticas pouco salientes. É freqüente no tipo constitucional pícnico, característico do sexo feminino (Fig. I-185).

• **Bacia andróide** – o diâmetro transverso supera o ântero-posterior e localiza-se bem atrás, próximo ao sacro. O arco anterior da pelve é estreitado, dando aspecto triangular ao estreito superior. As paredes pélvicas convergentes e as espinhas ciáticas salientes reduzem as dimensões dos diâmetros transversos e ântero-posterior do estreito médio da bacia. A arcada púbica é estreita e assume forma de "arco gótico". Aproxima-se do tipo masculino de pelve (Fig. I-186).

• **Bacia platipelóide** – nela o diâmetro transverso do estreito superior supera, nitidamente, o ântero-posterior e situa-se no meio deste último, a uma distância igual do promontório e da sínfise púbica. Nos planos inferiores se assemelha à pelve ginecóide (Fig. I-187).

Em 1938, Steele e cols. comprovaram as seguintes incidências para os quatro tipos de bacias, referidos por Caldwell e Moloy: 62% para a ginecóide; 18,5% para a andróide; 11% para a antropóide e apenas 8% para a platipelóide.

Como se vê, existe muita semelhança entre as classificações de Thoms e a de Caldwell e Moloy. Entretanto, estes últimos autores, com D'Esopo, em 1940, reconheceram que algumas bacias não se enquadram bem nos quatro tipos referidos. Baseando-se, exclusivamente, na forma do estreito superior dividido ao meio pelo diâmetro transverso, em dois espaços (anterior e posterior), eles identificaram 14 tipos de bacias. Dentre elas, quatro, que correspondem à primeira classificação, foram consideradas "puras", e 10 foram chamadas mistas, por terem espaços anterior e posterior diversos em relação aos quatro tipos fundamentais, isto é, espaço anterior característico a um dos tipos e espaço posterior peculiar a outro.

Planos paralelos – a conformação endopélvica apresenta-se como cilindro irregular e pode ser dividida em quatro planos paralelos entre si (Fig. I-188).

O primeiro corresponde e confunde-se com o estreito superior da bacia. O segundo passa pela borda inferior da sínfise púbica até atingir o meio da segunda vértebra sacral. O terceiro passa pelas espinhas ciáticas (plano de Hodge), e o quarto pela ponta do cóccix.

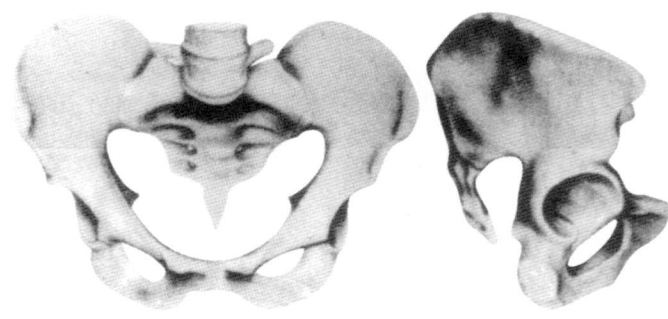

Figura I-186 – Bacia andróide (Moloy, 1951).

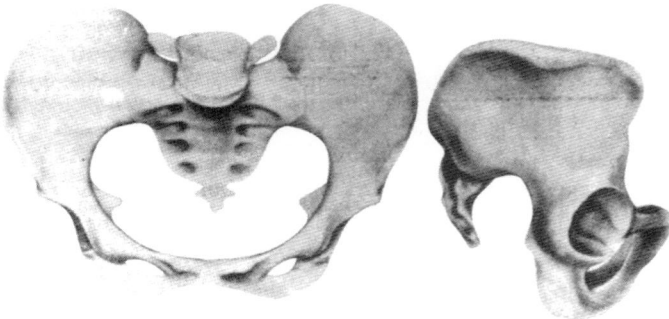

Figura I-187 – Bacia platipelóide (Moloy, 1951).

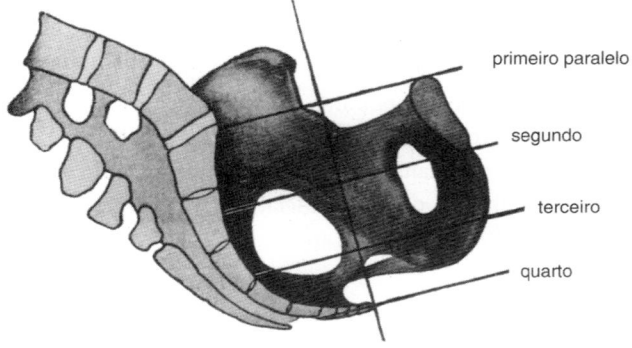

Figura I-188 – Planos paralelos da bacia (Bumm, 1914).

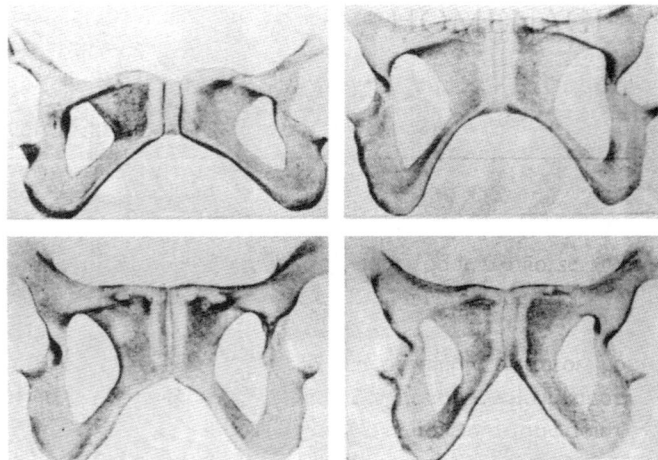

Figura I-189 – Formas diversas da arcada púbica (Moloy, 1951).

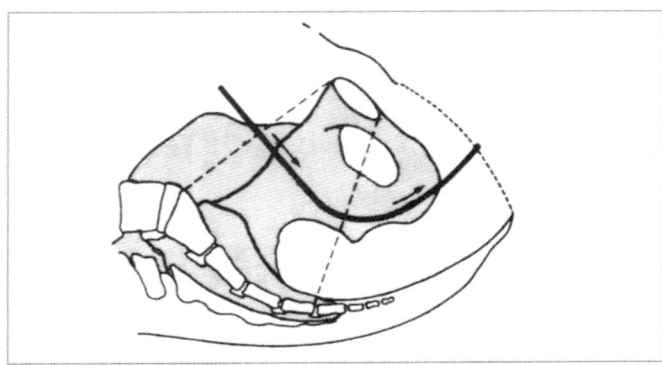

Figura I-190 – Eixo pélvico.

Como se vê, o terceiro plano corresponde ao estreito médio da bacia, cuja angústia representa óbice importante para a progressão ou descida cefálica (distócia do estreito médio) nos partos laboriosos com cabeça encravada na pelve.

Arcada púbica – também chamada ângulo ou arco subpúbico, a arcada púbica tem a forma de um triângulo, cuja base é representada pelo diâmetro biisquiático, e o ápice, pelo encontro dos dois ramos ascendentes do pube, formando a articulação sinfisiária (Fig. I-189).

São medidas normais da arcada púbica: 10,5-11cm para a base, 8cm para sua altura e 90° para seu ângulo. Nas bacias ginecóides, em geral, o ângulo é maior que 90°, e nas andróides é menor e, portanto, mais agudo. Quanto maior o ângulo da arcada, tanto melhor será a adaptação cefálica e menor a solicitação perineal. Ocorre o inverso na arcada de ângulo menor que 90°.

Eixo da bacia – o eixo pélvico é representado pela linha que corta ao meio os diversos planos da bacia. A partir do estreito superior, essa linha se dirige perpendicularmente para baixo até atingir o estreito médio. A seguir, inclina-se para a frente, com concavidade anterior evidente e, depois, para cima, até atingir e ultrapassar o estreito inferior (Fig. I-190).

O eixo pélvico confunde-se com a linha de progressão fetal, após a insinuação. Segundo Sellheim, sua direção lembra a forma de anzol: reta do estreito superior ao inferior, corresponde, no mecanismo de parto, às fases de insinuação e descida, que ocorrem na bacia óssea. Segue-se de linha curva, côncava para diante, ligeiramente ascendente, que é percorrida na bacia mole durante o desprendimento fetal.

Inclinação da bacia – é representada pelo ângulo formado pelo plano do estreito superior com a linha horizontal. Na posição ortostática mede 60°, podendo sofrer variações em função da postura e da atitude assumidas pela gestante.

Curvatura sacral – a face anterior do sacro apresenta curvatura e orientação distintas, repercutindo na dimensão dos diversos diâmetros ântero-posteriores (também chamados conjugados) da bacia (Fig. I-191).

A concavidade anterior excessiva pode reduzir os conjugados do estreito superior e inferior e ampliar o do estreito médio. A redução da referida concavidade (sacro reto) diminui o conjugado do estreito médio. Finalmente, a inclinação ântero-inferior excessiva do sacro amplia o conjugado verdadeiro e reduz o diâmetro cóccix-subpúbico.

Arco anterior – é representado pela hemipelve situada adiante do diâmetro transverso do estreito superior. Seu raio médio oscila entre 6 e 6,5cm (Fig. I-192).

Nas bacias achatadas, o raio de curvatura é fraco (mede mais de 6,5cm); nas bacias geral e regularmente estreitadas, o raio de curvatura é forte (mede menos de 5cm). A apreciação do arco anterior, pelo toque vaginal, presta-se para avaliar a boa ou má adaptação da cabeça no estreito superior da bacia, favorecendo ou dificultando a insinuação do pólo cefálico.

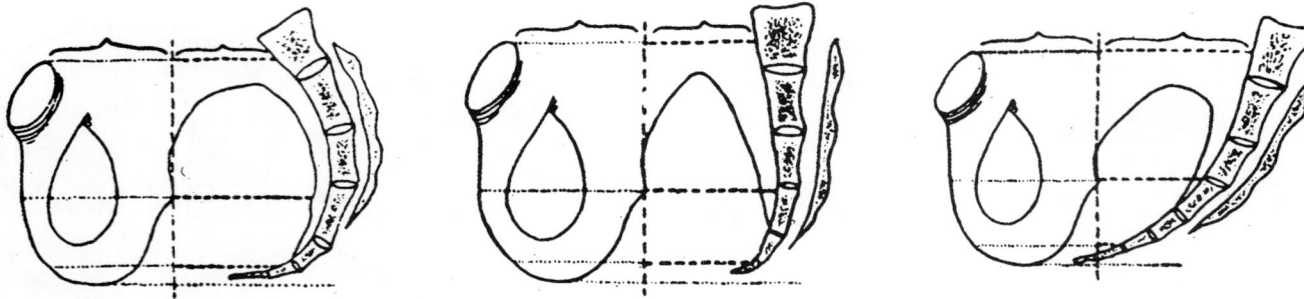

Figura I-191 – Visão lateral do sacro. Notar as diversas situações de sua curvatura (concavidade anterior).

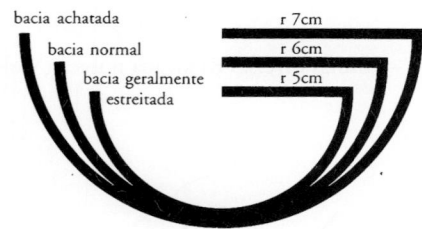

Figura I-192 – Arco anterior da bacia. Raios do arco em relação aos diversos tipos de pelve (Briquet, 1939).

Tabela I-9 – Tipos de bacia e condições nutritivas (Thoms, 1956).

Tipos de bacia	Incidência %	
	Bem alimentadas	Mal alimentadas
Dolicopélica	37,0	18,6
Mesatipélica	46,0	45,9
Braquipélica	17,0	32,2
Platipélica	0,0	3,2

Diferenças étnicas e sexuais – a raça, as condições socioeconômicas, os hábitos e o hábitat interferem na conformação da bacia feminina. A bacia das negras tende para o tipo antropóide, sendo o conjugado verdadeiro mais longo que o diâmetro transverso do estreito superior. Nelas, a pelvimetria externa pode identificar redução dos diâmetros; entretanto, conforme observações de Thoms, é bacia favorável para o parto, graças à maior amplitude da hemipelve posterior.

É possível que as diferenças encontradas entre as bacias de mulheres brancas e negras se deva, em particular, as condições socioeconômicas, metabolismo do cálcio, osteogênese e atividades ósteo-músculo-articulares, distintas nesses dois tipos de pacientes. A pelve de forma oval da mulher civilizada é menos favorável para o parto que a pelve circular das selvagens, das primitivas e daquelas cuja condição socioeconômica lhes impõe maior atividade ósteo-músculo-articular.

Nas selvagens, que vivem ao ar livre e mais expostas à luz solar (metabolismo do cálcio e da vitamina D) e que assumem, habitualmente, a posição de cócoras, o que reforça seu sistema osteoarticular (particularmente na fase infantil), a bacia se alarga. Nelas, nas índias e nas mulheres de raça amarela, a bacia ganha em amplitude, o que perde em altura (menor estatura).

Assim, a insinuação, a descida e a rotação interna serão favorecidas. Observações de Vaughan (1931), de Caldwell e Moloy (1932), de Thoms (1937) e de Steele e cols. (1938) confirmam as observações referidas.

Thoms (1956) comprovou diferenças nítidas entre as pelves de mulheres bem alimentadas ou não, durante a puberdade, conforme demonstra a tabela I-9.

A melhor condição nutritiva, ao ampliar a incidência da bacia dolicopélica (antropóide da classificação de Caldwell e Moloy) e ao reduzir a da bacia platipélica (platipelóide de Caldwell e Moloy), favorece a evolução do parto.

Thoms e Greulich (1944) examinaram bacias de meninas entre 5 e 15 anos de idade. Verificaram que na puberdade predomina a pelve dolicopélica, na qual existe convergência das paredes pélvicas e constrição acetabular. Pouco antes da menarca e no prazo de cerca de 18 meses, a pelve amplia-se nos seus três estreitos, demonstrando-se o efeito trófico exercido pelos estrógenos.

A bacia feminina, em relação à masculina, caracteriza-se por: ser mais ampla e menos alta, ter arcada púbica mais larga e baixa, ser o promontório menos saliente, a sínfise púbica mais curta ou menos alta e as espinhas ciáticas (sendo menos salientes) ampliam o diâmetro biciático. Em geral, os ossos são mais delgados, e as curvas, mais graciosas.

BACIA MOLE

Nas figuras I-193 e I-194 estão representados os músculos que constituem a bacia mole ou musculatura infundíbulo-períneo-vulvar. Também chamado de diafragma pélvico, esse conjunto muscular apresenta três fendas que dão passagem e saída, de cima para baixo, à uretra, à vagina e ao reto.

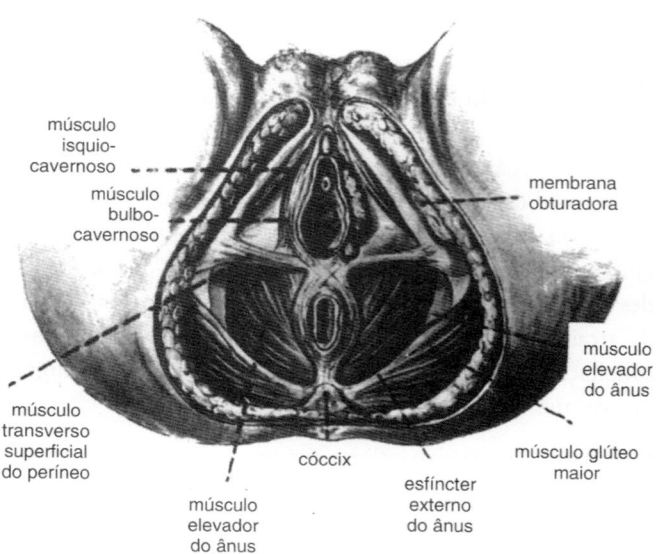

Figura I-193 – Visão subdérmica da musculatura do assoalho pélvico.

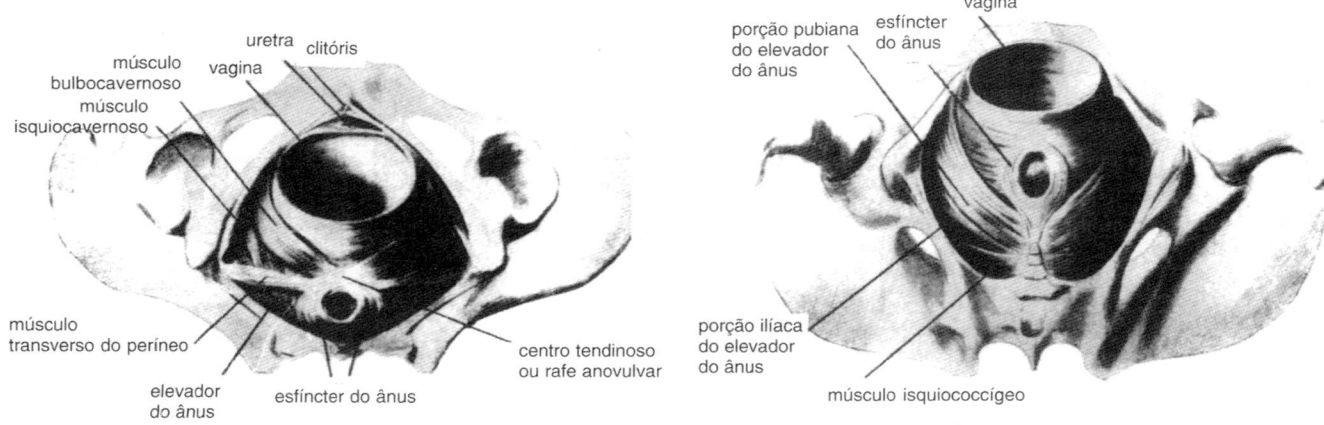

Figura I-194 – Visão inferior do assoalho perineal em fase expulsiva do parto (Bumm, 1914).

O períneo, muscularmente, pode ser dividido em anterior (envolvendo a vulva e a saída vaginal) e posterior (envolvendo o ânus). Em número de seis (três de cada lado), são os seguintes os músculos do períneo anterior: isquiocavernoso, bulbocavernoso e transverso superficial.

No períneo posterior incluem-se o esfíncter e os levantadores do ânus, e posteriormente o músculo isquiococcígeo.

A pelve óssea, seguida pela bacia mole, forma o conjunto designado de canal de parto (Fig. I-195).

Para alguns autores a cavidade uterina, ultimada a cervicodilatação, faria parte integrante do canal de parto. Como é a atividade contrátil uterina que impulsiona o concepto para penetrar e atravessar o canal de parto, parece-me injustificado esse conceito mais amplo.

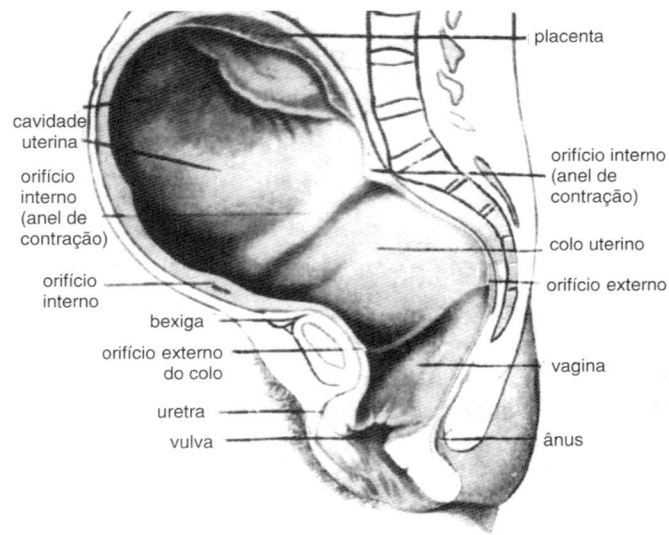

Figura I-195 – Visão lateral do canal de parto (Bumm, 1914).

Referências Bibliográficas

• BORELL, V. & FERNSTRÖM – Radiologic Pelvimetry. *Acta Radiologica* (suppl. 191), 1960. • BRIQUET, R. – *Obstetrícia Normal*. Livraria Editora Freitas Bastos, São Paulo, 1939. • CALDWELL, W.E. & MOLOY, H.C. – Sexual variations in the pelvis. *Science*, 76:37, 1932. • CALDWELL, W.E. & MOLOY, H.C. – Anatomical variations in the female pelvis and their effect in labor with a suggested classification. *Am. J. Obstet. Gynecol.*, 26:479, 1933. • CALDWELL, W.E. & cols. – The more recent conceptions of the pelvis architecture. *Am. J. Obstet. Gynecol.*, 40:558, 1940. • MOLOY, H.C. – *Evaluation of the Pelvis in Obstetrics*. W. B. Saunders Co., Philadelphia, 1951. • STEELE, K.B. & cols. – Clinical evaluation of stereoroentgenography of the female pelvis. *Am. J. Obstet. Gynecol.*, 35:938, 1938. • THOMS, H. – Obstetric significance of pelvic variations; study of 450 primiparous women. *Brit. Med. J.*, 2:210, 1937. • THOMS, H. – *Pelvimetry*. A. Hoeber-Harper Book, New York, 1956. • THOMS, H. & GREULICH, W.W. – Comparative study of male and female pelves. *Am. J. Obstet. Gynecol.*, 39:56, 1940. • THOMS, H. & GREULICH, W.W. – Growth and development of pelvis of individual girls before, during and after puberty. *Yale J. Biol. & Med.*, 17:91, 1944. • THOMS, H. & SCHUMACHER, P.C. – Clinical significance of midplane pelvic contraction. *Am. J. Obstet. Gynecol.*, 48:52, 1944. • VAUGHAN, K. – The shape of the pelvic brim as the determining factor in childbirth. *Br. Med. J.*, 2:939, 1931.

16 Fatores do Parto: Feto de Termo

Bussâmara Neme
Eduardo Neme

O tocólogo deve conhecer as características morfológicas do feto de termo, a fim de poder acompanhar a evolução do trabalho de parto e conduzir a assistência de partos normais ou tocúrgicos de resolução transvaginal. Em particular, assume maior importância o conhecimento dos chamados cintos ou segmentos de distócia, representados pela cabeça e pelos cintos escapular e pélvico, situados, respectivamente, nos ombros e no quadril.

CARACTERES GERAIS

Fetos de termo, em nosso meio, pesam, segundo Briquet (1939), de 3.000g (sexo feminino) a 3.250g (sexo masculino), e seus comprimentos médios, da cabeça ao calcâneo, são de 49cm (sexo feminino) e 50cm (sexo masculino). Segundo Gruenwald (1967), o peso fetal após a segunda metade da prenhez aumenta, linearmente, até a 37ª semana, quando a curva ponderal apresenta menor elevação, em função, particularmente, das condições nutritivas materno-fetais.

Em consonância com fatores genéticos, socioeconômicos e eventuais complicações da gestação, os fetos de termo podem ser pequenos ou grandes para suas idades gestacionais, designando-se de macrossômicos os conceptos com pesos superiores a 4.000-4.500g, e de fetos com restrição de crescimento intra-uterino aqueles com peso situado abaixo do 10º percentil na curva de crescimento fetal de Matheus e Sala (1977), referida no Capítulo 126.

Os cabelos dos fetos de termo medem 1-3cm, as unhas excedem a polpa digital, e a pele é lubrificada por material sebáceo, chamado verniz caseoso, presente, principalmente, no dorso e nas zonas de flexão dos membros.

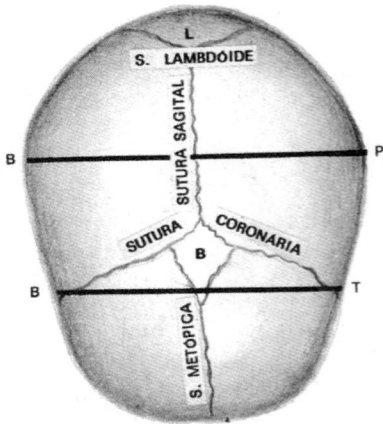

Figura I-196 – Suturas, fontanelas e diâmetros da abóbada craniana. B = bregma; L = lambda; BP = diâmetro biparietal; BT = diâmetro bitemporal (Briquet, 1939).

CABEÇA FETAL

A cabeça fetal constitui-se, no parto, como o principal cinto de distócia a atravessar os estreitos da pelve. Nela, excluída a face, o crânio é formado pelos dois ossos frontais, os dois parietais, os dois temporais, o occipital e as asas do esfenóide.

No feto de termo, esses ossos estão apenas justapostos e separados por espaços membranosos (suturas), cuja confluência limita, por vezes, pequenos espaços (fontanelas). No que tange à assistência ao parto, importa conhecer, em relação à cabeça fetal, as suas suturas, as fontanelas, os diâmetros, as circunferências e as formações especiais.

SUTURAS (Fig. I-196)

1. Sutura sagital ou interparietal, formada pelo adossamento das bordas internas dos ossos parietais.
2. Sutura metópica ou mediofrontal ou interfrontal, situada entre os dois ossos frontais.
3. Sutura frontoparietal, também chamada sutura coronária. Constituída pelo encontro dos ossos frontais com as bordas anteriores dos ossos parietais.
4. Sutura occipitoparietal ou sutura lambdóide, resultante do encontro das bordas posteriores dos ossos parietais com o osso occipital.

FONTANELAS

Representadas por seis espaços membranosos resultantes, em sua maioria (4:6), da confluência das referidas suturas. São também designadas, vulgarmente, de "moleiras". Quatro delas se identificam no sentido ântero-posterior da cabeça: bregma, lambda, obélio e mediofrontal; e duas são laterais: ptério e astério (Figs. I-196 e I-197).

Fontanela bregma – também chamada fontanela anterior ou quadrangular. Resulta da confluência das suturas sagital, coronária e mediofrontal. Tem a forma losângica ou quadrangular; seus ângulos medem cerca de 90°, sendo mais agudo o anterior, que está voltado para a sutura metópica. É, também, designada fontanela grande ou maior porque se apresenta como o mais amplo espaço membranoso do crânio. Em condições normais, mede cerca de 4cm no sentido ântero-posterior e 3cm no transverso. Durante o parto, apesar de intensas modificações representadas pelos fenômenos plásticos (cavalgamentos ósseos e bossa serossangüínea), ela não desaparece; por isso,

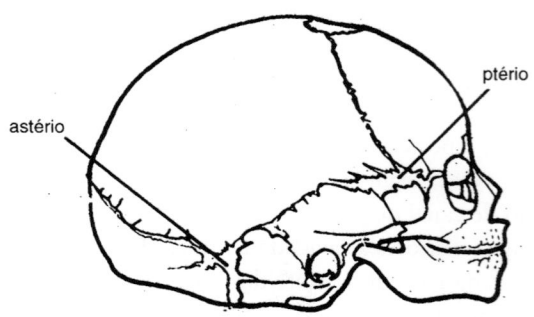

Figura I-197 – Fontanelas laterais: ântero-lateral (ptério) e póstero-lateral (astério).

nesses casos, constitui-se em excelente ponto de reparo para favorecer o diagnóstico de apresentação, de posição e de sua variedade.

Fontanela lambda – também designada fontanela posterior, occipital, triangular e pequena ou menor. Resulta da confluência da sutura sagital com a occipitoparietal. Como refere Briquet (1939), recebeu a designação "lambda" por representar a configuração maiúscula dessa letra grega (quando não se deforma à custa de fenômenos plásticos). No decurso de partos em que a proporção cefalopélvica é limítrofe, a sobreposição do osso occipital sob os parietais pode deformar sua forma triangular. Nessas condições, torna-se angular e apenas serão percebidas, ao toque, as bordas posteriores dos ossos parietais. Dá-se à condição o nome de sinal do compasso de Varnier.

Merecem importância para a assistência ao parto apenas as fontanelas bregma e lambda. Sua identificação pelo toque vaginal permitirá estabelecer o diagnóstico de apresentação, de posição e de variedade de posição cefálica.

As fontanelas bregmática, metópica e lambda e as suturas sagital, coronária e occipitoparietal sofrem ampliação evidente em casos de hidrocefalia, quando o toque identifica, também, a tensão liquórica presente.

DIÂMETROS

Em relação à cabeça fetal, seus diâmetros podem ser: ântero-posteriores, transversos e verticais. Para sua medida, usa-se o pelvímetro de Martin.

Consideram-se, para fins didáticos e de assistência ao parto, os seguintes diâmetros (Quadro I-8), representados nas figuras I-198 e I-199.

OBSTETRÍCIA NORMAL

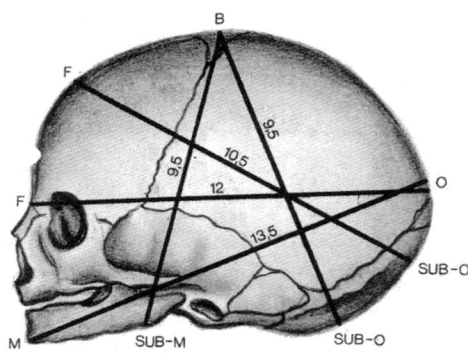

Figura I-198 – Diâmetros ântero-posteriores e verticais da cabeça fetal (Briquet, 1939, modificado).

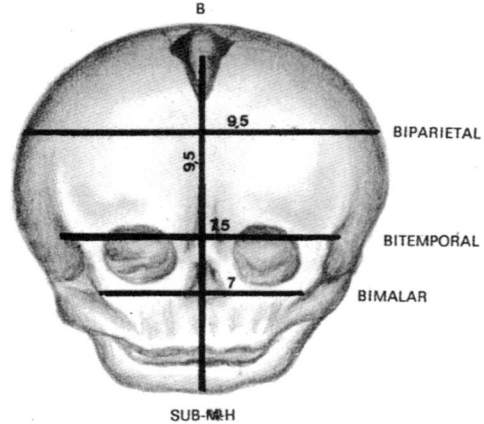

Figura I-199 – Diâmetros transversos da cabeça fetal (Briquet, 1939).

Quadro I-8 – Diâmetros cefálicos.

Orientação	Nomenclatura
Ântero-posterior	Occípito-mentoneiro
	Occípito-frontal
	Suboccípito-frontal
	Suboccípito-bregmático
Transversal	Biparietal
	Bitemporal
	Bimalar
Vertical	Submento-bregmático

Occípito-mentoneiro (OM) – é o maior diâmetro cefálico ântero-posterior. Mede 13cm (boca fechada) e 13,5cm (boca aberta). Vai da ponta do occipício ao mento.

Occípito-frontal (OF) – segue da ponta do occipício à raiz do nariz e mede 12cm.

Suboccípito-frontal (SOF) – mede 10,5cm e vai do suboccipício até a bossa frontal.

Suboccípito-bregmático (SOBr) – dista do suboccipício ao bregma e mede 9,5cm.

Biparietal (BP) – mede 9,5cm e situa-se entre as bossas parietais.

Bitemporal (BT) – situado entre as têmporas e mede 8cm.

Bimalar (BM) – mede 7cm e vai de uma arcada zigomática à outra.

Submento-bregmático (SMBr) – também chamado hio-bregmático (Hbr) ou traqueobregmático. Esse diâmetro se estende do submento ou do ângulo da mandíbula ao meio da fontanela bregmática e mede 9,5cm.

CIRCUNFERÊNCIAS

Relacionadas e coincidindo com alguns dos diâmetros cefálicos, as mais importantes são as seguintes:

Circunferência occípito-mentoneira – medindo 37cm, é, também, designada grande ou maior circunferência.

Circunferência occípito-frontal – mede 34cm.

Circunferência occípito-bregmática – mede 32-33cm.

Circunferência submento-bregmática ou hiobregmática – mede 33cm.

FORMAÇÕES ESPECIAIS

Os tratadistas citam três formações ósseas especiais, das quais duas, o osso epactal e o ossículo de Kerkringeo, têm importância para promover cavalgamentos ósseos durante o parto, e, finalmente, uma, a chamada Cruz de Santo André, relaciona-se com a resistência do crânio.

O **osso epactal** ou **interparietal** situa-se entre o ângulo superior do occipício e a sua porção escamosa. Contribui para a redução do diâmetro ântero-posterior da cabeça, por favorecer a locação do occipício sob as bordas posteriores dos parietais (Fig. I-200).

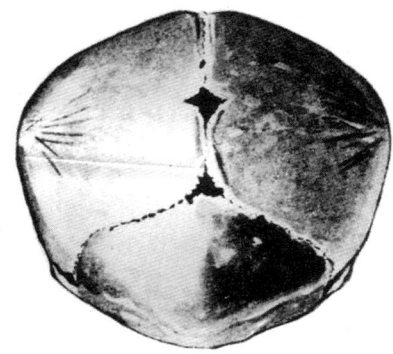

Figura I-200 – Localização do osso epactal ou interparietal na confluência do ângulo superior do occipício (porção escamosa) e as bordas posteriores dos ossos parietais.

O **ossículo de Kerkringeo**, referido por Briquet, como descrito por esse autor holandês, em 1870, encontra-se locado no rebordo posterior do buraco occipital. Segundo Budin (1904), graças a ele, durante os movimentos de extensão cefálica, o occipício desliza sob os ossos parietais.

A chamada Cruz de Santo André é assim formada: no centro situa-se o corpo do esfenóide, os seus ramos anteriores são constituídos pelas asas do esfenóide e escamas temporais, e os ramos posteriores, pelos rochedos de cada lado. Constitui-se, assim, uma formação óssea craniana de extrema resistência. No curso de basiotripsia, intervenção atualmente de valor apenas histórico, sua destruição era e é impositiva (Fig. I-201).

CINTO ESCAPULAR

Correspondendo aos ombros fetais, consideram-se:

Diâmetro biacromial (BAcr) – situado entre os dois acrômios, esse diâmetro mede 12cm e reduz-se, por compressão, a 9cm, por ocasião do desprendimento das espáduas, durante o parto.

Circunferência biacromial – corresponde e relaciona-se com o diâmetro BAcr. Mede 34cm e reduz-se, por compressão, no parto.

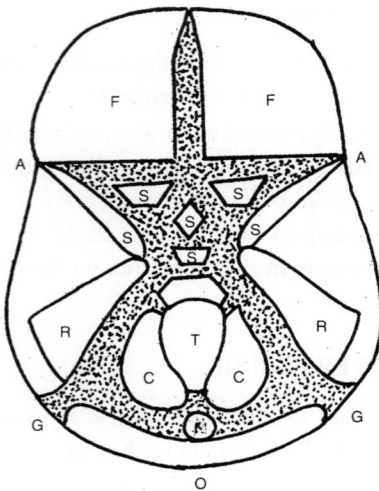

Figura I-201 – Cruz de Santo André. Em FF, porções orbitárias dos frontais; em SSS, peças do esfenóide; em RR, os rochedos; em CC, peças condilianas do occipital; em AA, fontanelas ptéricas; em GG, fontanelas astéricas; em T, buraco occipital (Bonnaire, apud Briquet, 1939).

Circunferência esternodorsal ou **torácica** – envolve o tronco fetal na parte correspondente ao meio do osso esternal e mede 32cm.

CINTO PÉLVICO

Localizado no quadril fetal. Devem ser considerados:

Diâmetro bitrocantérico (BTr) – mede 9cm e estende-se de um grande trocanter ao outro.

Circunferência sacrotibial – envolvendo o quadril nas apresentações pélvicas completas, passa pelo meio da coluna sacral e das tíbias.

Circunferência sacrofemoral – menor que a anterior; envolve o quadril nas apresentações pélvicas incompletas, modo de nádegas ou agripina. Passa pelo meio da coluna sacral e dos fêmures.

Os valores das circunferências referidas sofrem variações em função do maior ou menor aconchegamento dos tecidos por ocasião do parto.

Referências Bibliográficas

• BAR, P. & cols. – *La Pratique de l'Art des Accouchements*. Asselin et Houzeau. Paris; 1914. • BRIQUET, R. – *Obstetrícia Normal*. Livraria Editora Freitas Bastos, S. Paulo, 1939. • GRUENWALD, P. – Growth of the human foetus. In: Mc Laren, A. *Advances in Reproductive Physiology*. Academic Press, New York, 1967. • MATHEUS, M. & SALA, M. – Crescimento intrauterino. Evolução da altura fetal, peso do feto, da placenta e do índice placentário na segunda metade da gestação. *Rev. Assoc. Med. Bras.*, **23**:88, 1977.

17 Contração Uterina

Bussâmara Neme
José Júlio Tedesco
Hugo Sabatino

Desde 1761, Levret, citado por Briquet (1930), afirmou ser o parto operação natural e mecânica, sendo o seu desfecho transvaginal resultante da harmonia de três fatores, o concepto ou móvel, a bacia óssea ou trajeto e a contração uterina ou força, responsável pelo encaminhamento fetal do estreito superior da bacia até a sua explusão.

Na verdade, como veremos adiante (Capítulo 23), no que respeita ao trajeto, além da bacia óssea, deve-se considerar a estrutura muscular do assoalho perineal (bacia mole). E, no que tange à força, deve-se acrescentar o esforço contratural da prensa muscular abdominal e do diafragma.

Dos três fatores referidos, o estudo da normalidade e das alterações da atividade miometrial é o mais importante e fundamental para a assistência do parto transvaginal, uma vez que enquanto a bacia óssea e mole e o concepto não se alteram, a contração uterina pode apresentar alterações evidentes na sua intensidade, freqüência, duração e coordenação.

Daí a importância que os obstetras sempre deram ao estudo da contração uterina e, em particular, às suas alterações no parto, responsáveis por distócias ditas funcionais, culminando com partos precipitados e/ou prolongados, seguidos de mortalidades materna e perinatal.

O útero é órgão único e central, constituído de estrutura muscular lisa, tecido conjuntivo e colágeno, cujas distribuições são diferentes nos diversos segmentos da parede miometrial. Durante a prenhez, as miocélulas, sob o efeito hormonal peculiar e ao crescimento fetal, atingem tamanho 10 vezes maior, sendo mais abundantes na região fúndica.

Na região cervical predomina o colágeno, e a distribuição de fibras musculares atinge 25% na porção superior, 16% na zona média e apenas 6% na parte inferior da cérvix. No Capítulo 5 cita-se como se dispõem as fibras musculares no corpo e segmento inferior do útero e, no Capítulo 14, são referidas as alterações bioquímicas, biofísicas e hormonais, responsáveis pela contratilidade uterina durante a gestação e, em particular, durante o parto.

CARACTERÍSTICAS DO MÚSCULO UTERINO

São atribuídas ao miométrio as seguintes características: a) sensibilidade; b) excitabilidade; c) elasticidade; d) tonicidade; e) contralidade.

Sensibilidade – é discreta no colo e no corpo uterino. Em casos de cesáreas, praticadas sob anestesia local, comprova-se ser mínima a sensibilidade uterina ao se praticar a incisão do miométrio. A diatermocoagulação do colo uterino é, também, praticada com dor local reduzida. A queixa dolorosa referida pelas pacientes relaciona-se, na cesárea, ao manuseio do peritônio e, na diatermocoagulação, à contração uterina. No parto a queixa coincide com a contração e resulta da projeção da apresentação fetal contra o segmento inferior e da compressão de órgãos vizinhos. Contrações, com intensidade de 30-40mmHg, não são identificadas pelas gestantes. Apesar de intensas (30-40mmHg), são indolores e chamadas contrações de Braxton Hicks.

Excitabilidade – consideram-se reflexos contraturais de natureza somática (diatermocoagulação) e psicológica (crises emocionais). A resposta uterina às emoções relaciona-se com a elaboração de catecolaminas (adrenalina e noradrenalina), seguidas de flagrantes alterações da contratilidade, responsáveis, às vezes, por abortamento e/ou parto prematuro (Figs. I-202 e I-203).

Elasticidade – é representada por duas situações: 1. extensibilidade; 2. retratilidade. A capacidade de adaptação da parede miometrial, durante o parto, às alterações do conteúdo uterino (extensibilidade) é evidente e, de outro lado, a redução abrupta do volume do líquido amniótico (rotura das membranas) segue-se do encurtamento das fibras contráteis miometriais (com aumento de sua espessura), mantendo-se, praticamente, inalterado o tono uterino (retratilidade).

Durante a fase de expulsão fetal, à medida que a apresentação avança no canal de parto, a parede uterina, pela retratibilidade, mantém-se adaptada sobre o corpo fetal. Após a expulsão fetal, a parede adapta-se sobre a placenta e após a dequitação, ainda pela retratibilidade, as fibras miometriais esmagam os vasos que as atravessam, garantindo a hemostasia local. Trata-se da chamada transposição retrátil, referida por Bumm (1906), de valor inestimável para a progressão do parto e para a redução da perda sangüínea após a expulsão fetal e da placenta (Fig. I-204).

Nos casos de poliidrâmnio, à medida que se reduz o volume do líquido amniótico, declina o tono e eleva-se a intensidade da contração, mantendo-se a pressão amniótica em níveis praticamente semelhantes – extensibilidade e retratibilidade (Fig. I-205).

Tonicidade – é representada pela pressão intra-uterina no intervalo de duas contrações. Pode estar alterada para mais (hipertonia) e/ou para menos (hipotonia). Apesar do aumento ou da redução moderada do conteúdo uterino, seus valores pouco se alteram.

Contratilidade – por muito tempo se admitiu que nos primórdios da prenhez o útero não mantinha atividade contrátil. Em 1946, Hermogenes Alvarez, utilizando manômetro de água (mais sensível que os de mercúrio) e observando as variações da pressão amniótica, identificou contrações uterinas pequenas e permanentes, até então não reconhecidas. Em sua homenagem foram rotuladas com o seu nome (Fig. I-206).

Estudos posteriores demonstraram que a atividade contrátil uterina está presente durante todo o ciclo gravídico-puerperal. Sua apreciação se fez, progressivamente, por diversas metodologias, cuja aplicabilidade esbarra em diversos fatores negativos.

1. A invasão uterina pelos equipamentos, de início utilizados, era ofensiva, cruenta e dolorosa.
2. Métodos de aplicação externa (equipamentos adaptados na parede abdominal anterior), introduzidos por Shafer (1896), não eram reconhecidos como efetivos.

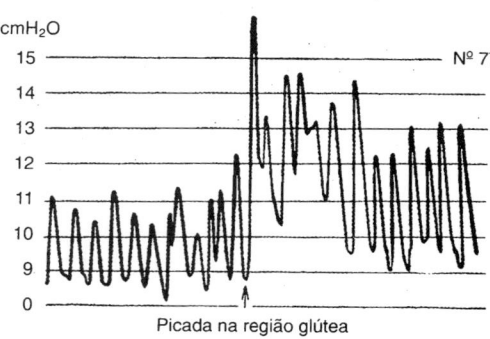

Figura I-202 – Resposta da contração uterina ao estímulo somático (Alvarez e Caldeyro-Barcia, 1954).

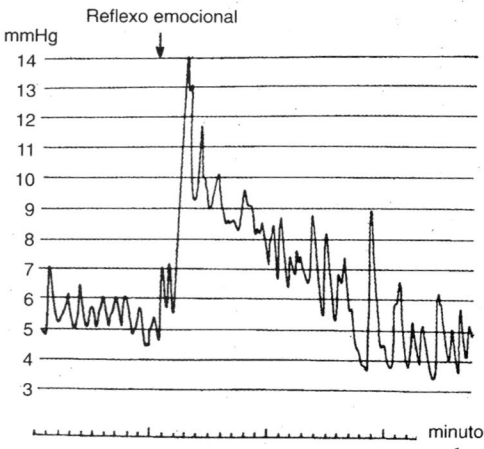

Figura I-203 – Resposta da contração uterina a estímulo emocional (Alvarez e Caldeyro-Barcia, 1954).

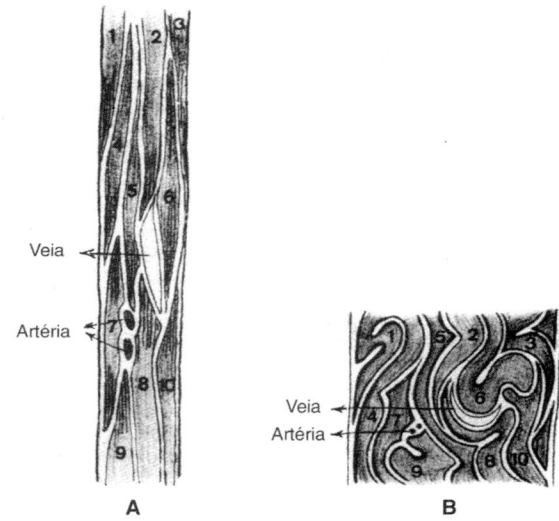

Figura I-204 – A) Fibras uterinas distendidas. B) Após sua retratibilidade (Bumm, 1914).

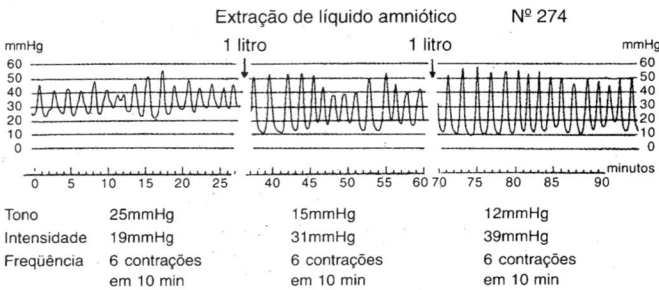

Figura I-205 – Resposta contratural uterina, em face das alterações do volume do líquido amniótico (Alvarez e Caldeyro-Barcia, 1954).

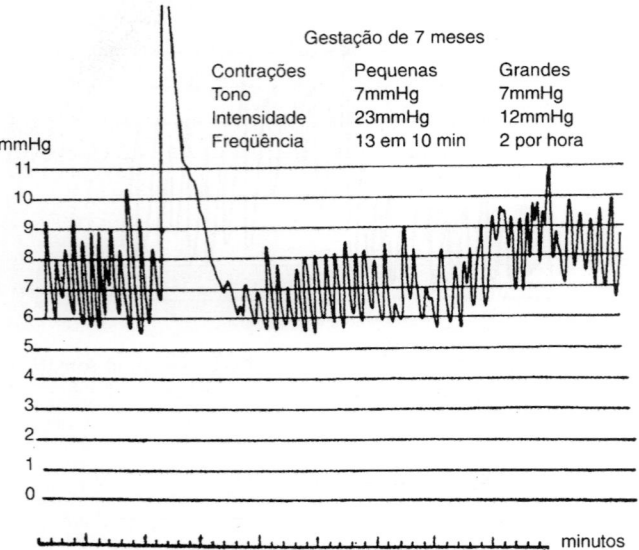

Figura I-206 – Contratilidade uterina durante a gestação. Notar a grande freqüência das pequenas contrações e uma contração maior, imperceptível pela gestante (Alvarez e Caldeyro-Barcia, 1954).

3. A inervação e a neurofisiologia uterina eram pouco conhecidas.
4. Estudos em animais, com equipamentos intracavitários, não poderiam, em verdade, ser aplicados à mulher.
5. Pesquisas realizadas com tiras de miométrio, não sofrendo influência do sistema nervoso, não se prestavam para a acuracidade dos resultados.

SÍNTESE HISTÓRICA DA HISTEROGRAFIA

Os estudos gráficos da contração uterina (histerografia), durante o parto, iniciaram-se em 1867, com Kehrer (*Apud* Reynolds e cols., 1954), seguidos por Schatz (1872), utilizando balões introduzidos na cavidade uterina. A metodologia era cruenta, exigia anestesia e seguia-se de complicações (rotura das membranas e infecção). Em 1873, Westermark, reduzindo o volume dos balões, tornou mais exeqüível essa metodologia e mais seguros seus achados. Seguiram-se estudos em animais, relacionando a atividade uterina com a administração de drogas e anestesias (Wasenius, 1908; Bourne e Burns, 1927).

Considerando que a presença intra-útero de balão provocava irritação local, com resposta contratural do miométrio, carreando falsos resultados, desenvolveram-se diversos tipos de equipamentos, adaptados à parede abdominal, para captar a contratilidade uterina. Introduzida por Schaeffer (1896), seguiram-se inovações por Fabre (1913), Crodel (1930), Dodek (1932), Frey (1933), Lorand (1937) e Reynolds, (1947). Este último, colocando equipos em diversas alturas da parede abdominal, identificou pela primeira vez, durante a parturição, ser a atividade miometrial mais evidente no fundo que nas partes baixas do corpo uterino (dominância fúndica) (Fig. I-207).

Apesar do avanço que esses novos equipamentos proporcionaram, no estudo da atividade miometrial na gestação e no parto, Smith (1954) e depois Ingelman e cols. (1955) criticavam seriamente a tocografia externa, salientando que os dispositivos adaptados na parede abdominal e colocados entre a parede uterina, as membranas e o líquido amniótico não permitiam identificar, com segurança, os valores tensionais da contratilidade uterina (Fig. I-208).

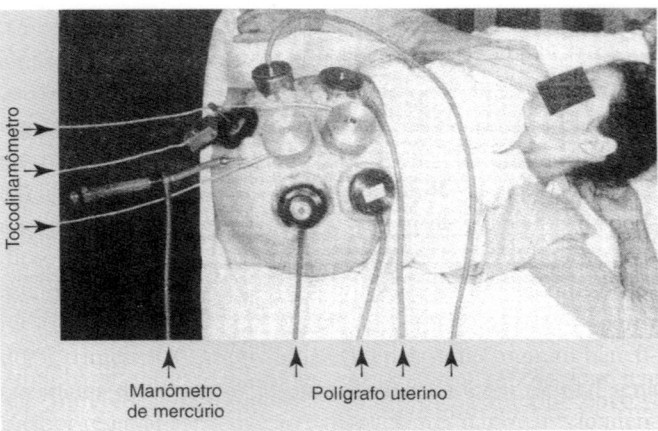

Figura I-207 – Histerografia externa, segundo Reynolds (Reynolds, Harris e Kaiser, 1954).

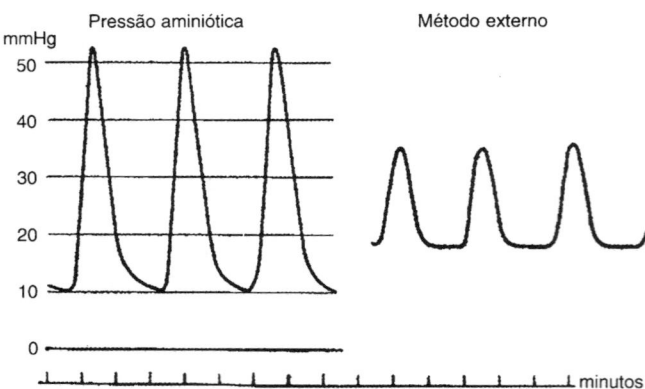

Figura I-208 – Contração uterina pela pressão amniótica e pela pressão através da parede abdominal. Notar a acuracidade superior da pressão intra-amniótica (Alvarez e Caldeyro-Barcia, 1954).

Wieloch (1927) e Mayer (1937), por meio de agulhas introduzidas na câmara amniótica, mediram a pressão em seu interior. Inaugurava-se, assim, a histerografia interna intra-amniótica, cujo grande avanço deve-se à Escola Obstétrica Uruguaia, sob a égide de Hermogenes Alvarez (1948) e a seguir com a colaboração de Roberto Cladeyro-Barcia, substituindo as agulhas por catetéres intra-amnióticos, que permitiram observar e identificar as nuances da pressão intra-amniótica, a intensidade, a freqüência das contrações e o tono de intervalo intracontrações (Fig. I-209). A metodologia com catéter permitiu observar a atividade uterina por horas e até dias. Daí resultou o estudo da atividade uterina no pré-parto (15 dias prévios à instalação espontânea do parto).

Os estudos da atividade uterina, após a expulsão fetal, foram introduzidos por Moir (1936), medindo a pressão placentária (catetéres introduzidos na veia umbilical) em caso de prenhez gemelar e após a expulsão do primeiro feto. Esse estudo foi enriquecido por pesquisas de Alvarez e Caldeyro-Barcia (1948) que, medindo a pressão placentária (catéter na veia umbilical) logo após a expulsão fetal, comprovaram que não ocorre o então chamado "repouso fisiológico uterino" após a saída fetal (Fig. I-210).

Em seqüência, agora com balão intra-útero, comprovaram, após a expulsão placentária, contrações persistentes com fases de relaxamento (Fig. I-211). Aboliram, assim, o conceito clássico de Pinard, que admitia, após a dequitação, contração uterina persistente sem intervalos, consubstanciando o chamado "globo de segurança" de Pinard (Fig. I-212).

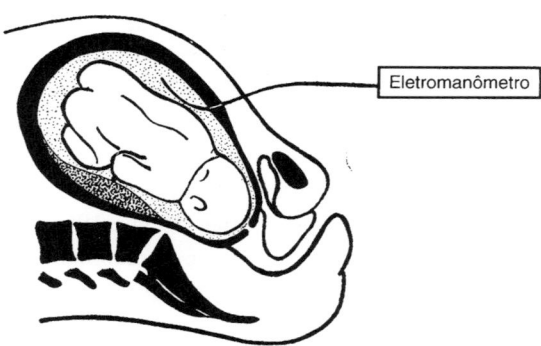

Figura I-209 – Determinação da contração uterina pela técnica intra-amniótica (Alvarez e Caldeyro-Barcia, 1954).

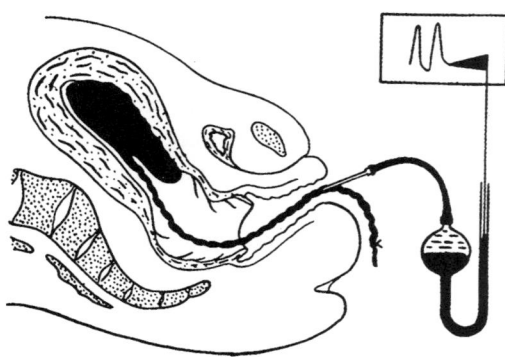

Figura I-210 – Registro da pressão sangüínea da placenta. Determinação da contração uterina pela técnica da pressão placentária (Alvarez e Caldeyro-Barcia, 1954).

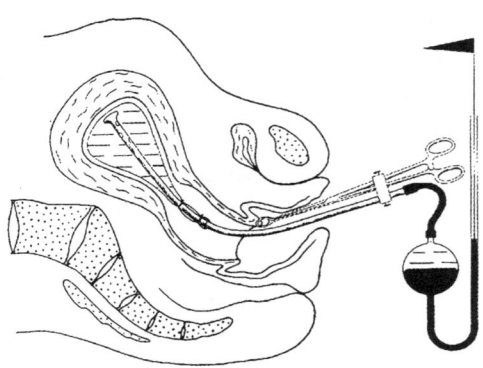

Figura I-211 – Método para registrar as contrações após a dequitação. Determinação da contração uterina pós-parto medida pelo balão intra-útero (Alvarez e Caldeyro-Barcia, 1954).

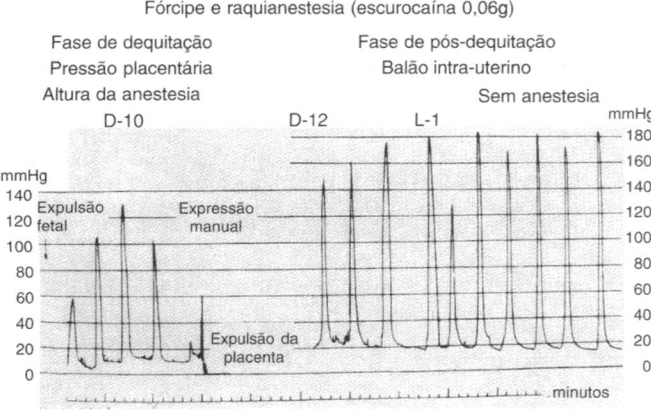

Figura I-212 – Primigesta de termo em trabalho de parto há 43 horas. Aplicação de fórcipe sob raquianestesia (solução de escurocaína, 0,06g). A segunda fase do gráfico demonstra que, na vigência do bloqueio anestésico até D12, não ocorreu retração ou contração permanente do útero, e que, após a dequitação, a intensidade das contrações é maior (Neme, 1960).

A eletro-histerografia, introduzida por Bode (1931) e depois considerada por Dill e Marden (1946 e 1948), Steer e Hertsck (1950), Halliday e Heynes (1950) foi minuciosamente, estudada por Sureau (1956). Entretanto, face à simplicidade e acurácia da histerografia intra-amniótica, sua aplicabilidade clínica não floresceu.

Persistindo em suas pesquisas pioneiras, Alvarez e Caldeyro-Barcia introduziram a técnica da punção intramiometrial, localizando catetéres com balões intramurais em diversas alturas e lados da parede anterior uterina. Comprovam, dessa forma, o chamado "tríplice gradiente descendente", ou seja, as contrações durante o parto iniciam-se no fundo uterino, onde são mais intensas e desaparecem, ao mesmo tempo, de todo o corpo uterino. Chegaram, inclusive, com essa inovação, a estudar a contração miometrial em cada hemiútero. Seus achados permitiram identificar, com precisão, incoordenações da atividade uterina, modificando conceitos clássicos, utilizados até então na classificação das distócias funcionais uterinas. Na verdade, pode-se, sem favor, afirmar que os estudos relacionados à contração uterina no ciclo gravídico-puerperal sejam divididos em duas fases: antes e depois de Alvarez e Caldeyro-Barcia (Fig. I-213 e I-214).

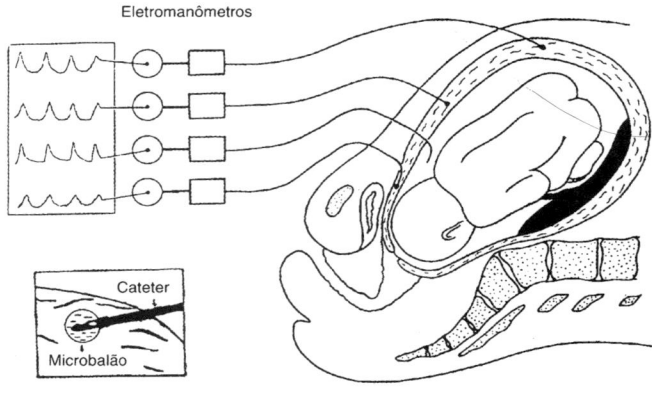

Figura I-213 – Determinação simultânea da pressão intra-amniótica e das pressões miometriais em diversas alturas do corpo uterino (Alvarez e Caldeyro-Barcia, 1954).

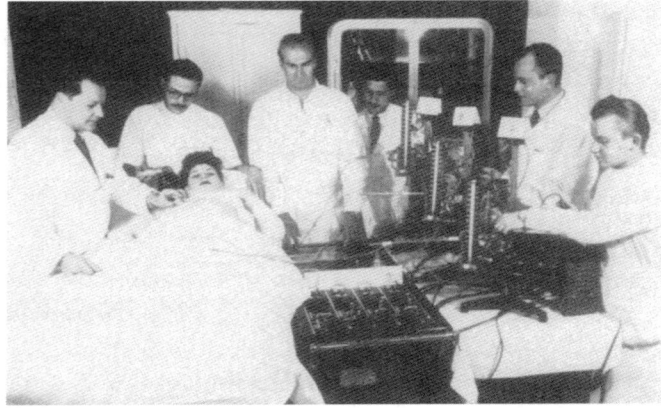

Figura I-214 – Parturiente sob registro intra-amniótico da contração uterina. Equipamento de quatro canais "Poly Viso Recorder". Ao lado da paciente (à esquerda), o professor Hermogenes Alvarez. Defronte ao aparelho, o professor Roberto Caldeyro-Barcia.

INERVAÇÃO E NEUROFISIOLOGIA UTERINAS

A inervação do útero deriva do sistema nervoso simpático e parassimpático, de gânglios intramurais e de inervação espinhal. Nas figuras I-215 e I-216 estão representadas, sinteticamente, as fibras nervosas motoras e sensitivas que atingem o útero. A inervação espinhal eferente (motora) advém das raízes torácicas VI a XII e a inervação sensitiva (aferente) relaciona-se com as raízes torácicas XI e XII e as lombares I e II, que se juntam formando o nervo pré-sacral ou hipogástrio, que atinge a região cervicoístmica do útero.

A inervação simpática provém das raízes torácicas XI e XII e das I e II lombares. A parassimpática advém das raízes sacrais II, III e IV (Kermit e Krantz, 1959). Apesar de controvérsias relativas, a existência de gânglios intramiometriais, defendida por Keiffer (1924), Okamura (1939) e Damiani (1946) e negada por Gruber (1933), Reynolds e Kaminester (1935), Bozler (1937), Eastman (1956) e Mitchell-Learmonth (1953), não resta dúvida que o útero apresenta motilidade autônoma.

O automatismo uterino tem sido comprovado em experiências animais e em gestantes. Restava, entretanto, dúvida sobre que sistema nervoso seria o responsável pela sua regulação. As experiências animais, até então realizadas, não podiam ser aplicadas à mulher. Diversas observações clínicas foram referidas para seu esclarecimento.

1. Whitehouse e Featherstone (1923) – observaram as alterações da contração após bloqueio anestésico total.
2. Leo e cols. (1938) – em 120 gestantes comprovaram exagero da contratilidade uterina em gestantes simpaticotônicas.
3. Held (1947) e Dumont (1951 e 1952) – verificaram partos mais rápidos nas pacientes submetidas à ressecção do nervo pré-sacral (simpático e parassimpático).
4. Woodbury e Abreu (1944), Kaiser e Harris (1950), Alvarez e Caldreyro-Barcia (1954), Garret (1954 e 1955) comprovaram, administrando adrenalina e noradrenalina (drogas com ação simpaticomimética), alterações da contração uterina, representadas por redução transitória (adrenalina) e/ou aumento evidente da freqüência e do tono (Fig. I-217).
5. Neme (1954) estudou, na mulher, a neurofisiologia uterina durante a gestação e o parto. Utilizando-se da anestesia raquídea contínua pela técnica segmentar (Saklad e cols., 1947), observou e registrou (pressão intra-amniótica), na mesma paciente, as contrações uterinas em diversas situações: a) sem anestesia; b) bloqueio anestésico isolado do parassimpático; c) bloqueio anestésico isolado do simpático; d) bloqueio anestésico total parassimpático e do simpático. Ainda na mesma paciente, abolidos os efeitos dos bloqueios anestésicos, administrou drogas simpaticolíticas (cloreto de tetraetilamônio). Observou, como mostra a figura I-218, pela primeira vez na mulher, que apenas o simpático atua sobre o automatismo uterino, alterando o padrão contratural. Esse achado tem importância fundamental para explicar as causas que contribuem para provocar incoordenações uterinas intraparto.

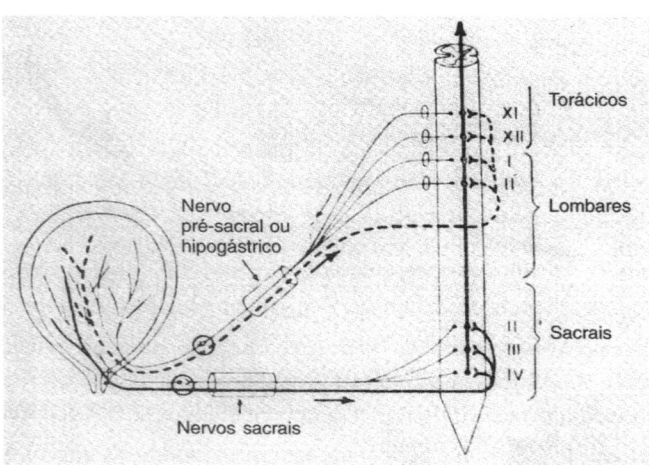

Figura I-215 – Inervação aferente (sensitiva) (Neme, 1978).

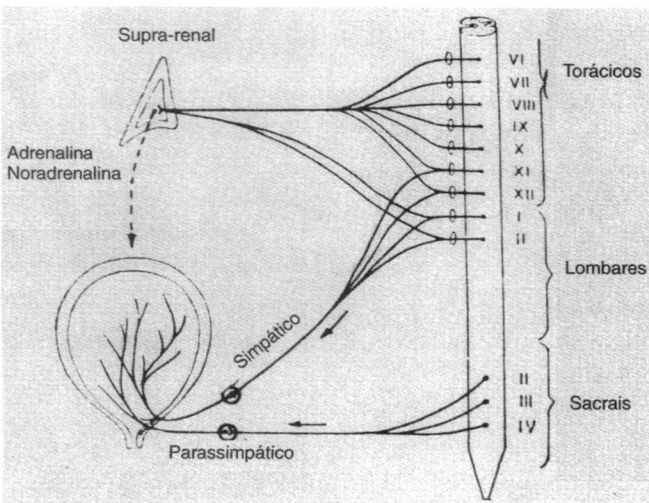

Figura I-216 – Inervação aferente (motora) (Neme, 1978).

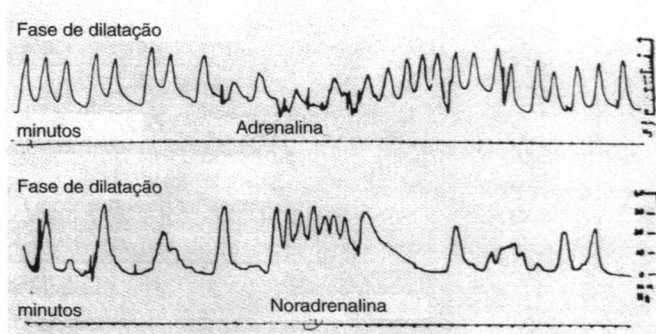

Figura I-217 – A adrenalina e a noradrenalina (por via intravenosa, lentamente) determinam inibição ou incoordenação das contrações uterinas durante a fase de cervicodilatação (Garret, 1954).

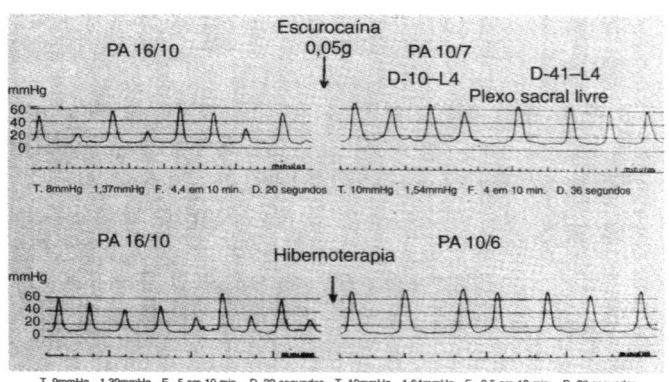

Figura I-218 – Sob a ação do bloqueio anestésico isolado das fibras simpáticas relacionadas com a inervação uterina e da hibernoterapia, a contratilidade uterina apresentou variações semelhantes. A substituição das pequenas pelas grandes contrações se seguiu de aumento da intensidade e duração e redução da freqüência (Neme, 1960).

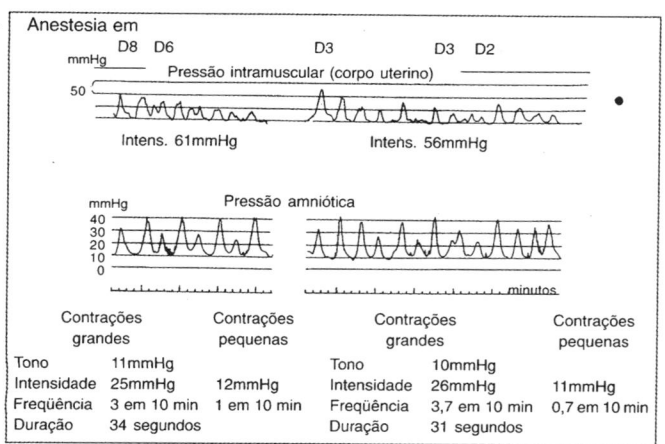

Figura I-219 – Apesar do bloqueio anestésico da inervação de raízes elevadas (D2), a contratilidade uterina mantém-se (Neme, 1960).

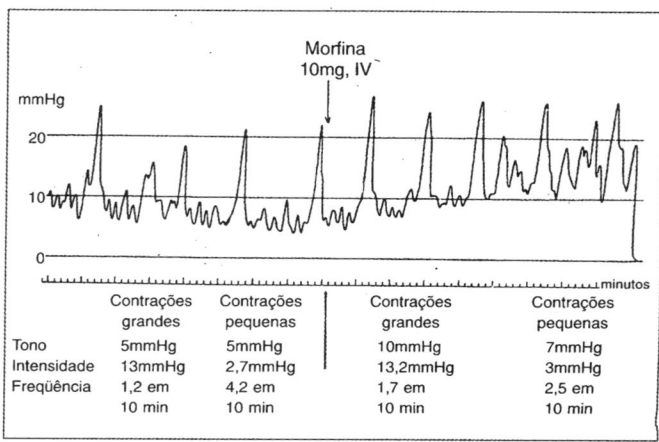

Figura I-220 – Contratilidade uterina no decurso de gestação de 32 semanas. Notar a presença de contrações pequenas e grandes. Progressivamente, durante a prenhez reduz-se a freqüência das pequenas contrações com aumento das grandes (Alvarez e Caldeyro-Barcia, 1954).

A confirmação do automatismo uterino depreende-se do exame da figura I-219, na qual se identifica contratilidade uterina após bloqueio anestésico da inervação tão elevados quanto os das raízes dorsais medulares.

CONTRATILIDADE DA GESTAÇÃO

Pesquisas de Alvarez e Caldeyro-Barcia (1948-1954), utilizando histerografia pelas técnicas intra-amniótica e intramiometrial, demonstraram que a atividade contrátil do útero durante a prenhez é de dois tipos: contrações grandes e pequenas. Estas são freqüentes e imperceptíveis à palpação abdominal. Como já referido, foram indentificadas por Hermogenes Alvarez (1946 e 1948) utilizando manômetro de água. São chamadas de contrações de Hermogenes Alvarez.

As contrações grandes são raras e perceptíveis pela palpação abdominal. Não se acompanham de cólica. Murphy (1947) e Alvarez e Caldeyro-Barcia (1954) comprovaram o aumento progressivo de sua freqüência durante a evolução da prenhez e, particularmente, após a 32ª semana e nos últimos 15 dias da gestação (Fig. I-220).

CONTRATILIDADE UTERINA NO PRÉ-PARTO

Nos últimos 15 dias da prenhez, praticamente, todas as contrações são do tipo grande. Atingem a intensidade de 30-35mmHg, freqüência de 4 em 10 minutos e tono de 5-8mmHg (Fig. I-221).

Essas contrações, como já referido, são chamadas de "Braxton-Hicks". Apesar de sua intensidade, não são acompanhadas de cólica, embora possam ser percebidas pela gestante. Como são fortes igualmente no fundo, no meio e no segmento inferior do útero, o concepto não será projetado de encontro ao orifício interno do colo uterino. Assim, são indolores.

No final do pré-parto, algumas contrações grandes, em função de alterações bioquímicas e hormonais, tornam-se mais fortes no fundo uterino que nas partes inferiores. Nessas condições, o feto desloca-se de encontro ao segmento inferior e do orifício interno do colo, provocando suas distensões, daí serem percebidas pela gestante, com alguma sensação dolorosa, tipo cólica menstrual.

Primigestas e até multigestas temerosas e/ou simpaticotônicas, admitindo estarem em início de trabalho de parto, assustam-se e, por reflexo emocional, liberam catecolaminas, que

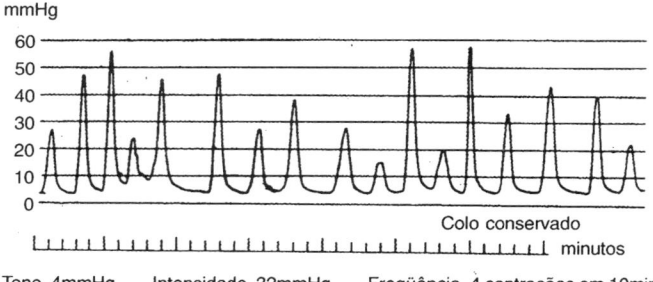

Figura I-221 – Contratilidade uterina no pré-parto. Notar a ausência das contrações pequenas; substituídas pelas grandes (Alvarez e Caldeyro-Barcia, 1954).

alteram a contratilidade normal, agravando a sensibilidade dolorosa e ultimando a situação com falsos trabalhos de parto e conseqüentes internações desnecessárias.

Função da contração uterina na gestação – enumeram-se três como importantes: a) coração periférico; b) distensão e formação do segmento inferior; c) acomodação intra-uterina do concepto.

A contração uterina, ao provocar a expressão da placenta e dos vasos miometriais, promove a fuga do sangue local para a circulação geral, elevando os níveis da pressão arterial. Durante o relaxamento uterino, sangue da circulação geral invade o útero e a placenta, mantendo, dessa forma, as trocas sangüíneas, indispensáveis para a oxigenação e o crescimento fetal.

No pré-parto, a ocorrência progressiva de contrações com dominância fúndica promove a distensão do segmento inferior e do orifício interno do colo e, conseqüentemente, favorece a acomodação intra-útero do concepto. Assim, explica-se por que, em torno da 34ª-37ª semana, a incidência de apresentação pélvica oscila em 37% e, no final da prenhez, ocorre apenas em 3-3,5%.

CONTRATILIDADE DO PARTO

Durante o parto, a atividade miometrial adquire características responsáveis pelo incremento da distensão do segmento inferior (roturas uterinas, silenciosas ou não em parturientes com cesárea anterior), pelo esvaecimento e dilatação cervicais e pelo encaminhamento do concepto através do canal de parto até sua expulsão.

Consideraremos, como demonstraram Alvarez e Caldeyo-Barcia (1954), em relação a essas contrações, as seguintes características: origem, propagação, velocidade e coordenação.

Origem – as ondas contráteis iniciam-se em dois marca-passos, situados de cada lado, junto à implantação tubária no fundo uterino.

Propagação – a partir de sua origem, as ondas contráteis dirigem-se para baixo e para os lados até atingir a zona inferior do corpo uterino.

Velocidade – na sua propagação, as ondas contráteis assumem a velocidade de 1-2cm por segundo. O desaparecimento da onda é mais lento que a sua invasão.

Coordenação – achados histerográficos, obtidos por Alvarez e Caldeyro-Barcia (1954), demonstraram que as contrações são mais intensas na área fúndica do útero que na zona média e mais fortes nessa última que na zona inferior. Esses autores verificaram, ainda, que as contrações desaparecem simultaneamente de todas as áreas do corpo uterino (Fig. I-222).

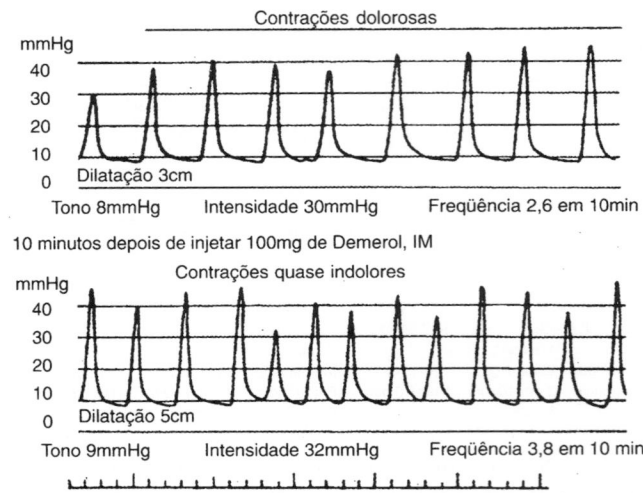

Figura I-223 – Contratilidade normal no parto. Intensidade de 40mmHg; tono de 10mmHg; freqüência de 3-4 em 10 minutos (Alvarez e Caldeyro-Barcia, 1954).

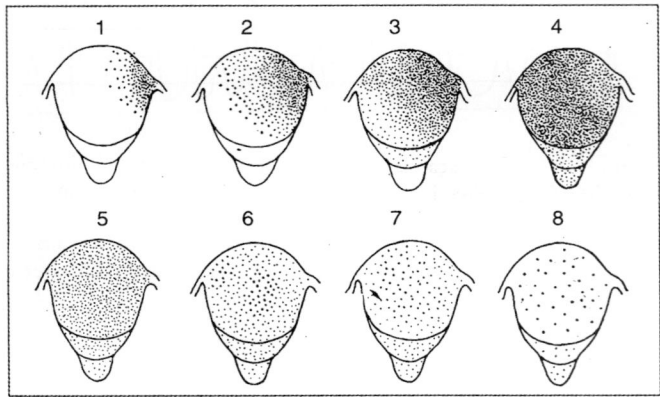

Figura I-222 – Contratilidade uterina no parto. Notar o início no ângulo tubário e a propagação da contração para a área inferior do útero. A contração é mais forte nas áreas superiores e desaparecem simultaneamente de todo o corpo uterino (Alvarez e Caldeyro-Barcia, 1954).

Ao associarem essas características das contrações no parto (origem no fundo uterino onde são mais fortes que nas zonas inferiores e o desaparecimento simultâneo), Alvarez e Caldeyro-Barcia instituíram o chamado tríplice gradiente descendente (TGD), cuja presença é fundamental para o progresso e o êxito do parto vaginal. Alterações dessas características podem ocorrer. Serão consideradas no capítulo 86, referente às distócias funcionais.

A figura I-223 representa a atividade uterina normal durante o parto, com os seguintes valores: freqüência de 3-5 em 10 minutos; intensidade de 40-50mmHg; tono de 10mmHg. Na figura I-224 estão sintetizadas as características de cada uma das contrações e de suas manifestações. Na fase expulsiva do parto, a pressão intra-uterina apresenta-se mais elevada, porquanto, além da contração miometrial, surgem os "puxos" maternos (musculatura da parede ântero-lateral do abdome e diafragma), como se vê na figura I-225.

CONTRATILIDADE NA DEQUITAÇÃO

Pesquisas de Alvarez e Caldeyro-Barcia (1948-1954), por meio de histerografias obtidas com balão intra-uterino e/ou com medida da pressão placentária (já referida), demonstraram

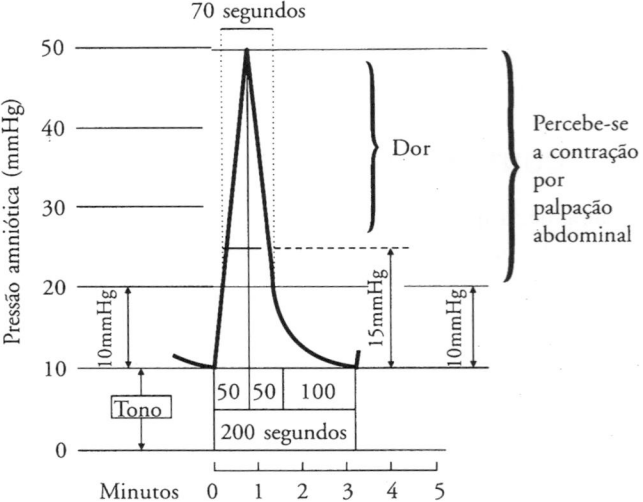

Figura I-224 – Correlação clínica entre percepção, duração e intensidade de uma contração uterina média durante o trabalho de parto. Observam-se distintos fenômenos entre o início da contração: a partir dos 10mmHg (tono) até atingir de forma rápida 20mmHg, quando a parturiente começa a perceber a contração. A partir dos 25mmHg, a parturiente relata o início da dor. O acme da contração chega aos 50mmHg de intensidade máxima. A partir desse momento, começa a fase de relaxamento com dois períodos diferentes: um de relaxamento rápido e outro de relaxamento lento, com 100 segundos de duração. Todo o processo dura em média 200 segundos (Caldeyro-Barcia e Poseiro, 1960).

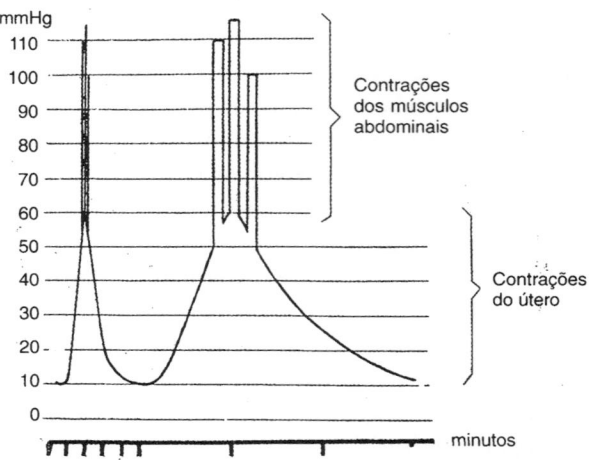

Figura I-225 – Pressão intra-amniótica na fase expulsiva. Notar os valores da contração uterina e das contrações dos músculos abdominais e diafragma (Alvarez e Caldeyro-Barcia, 1954).

que a atividade uterina se mantém após a expulsão fetal, adquirindo, inclusive, maior intensidade que as contrações presentes durante a dilatação e a expulsão. Não ocorre repouso fisiológico. Ao provocar a retratibilidade miometrial, associada ao TGD, as contrações promovem o descolamento, a descida e a expulsão da placenta (em atitude vertical), como se vê na figura I-226.

CONTRATILIDADE UTERINA NO PÓS-PARTO

Expulsa a placenta, as contrações uterinas adquirem o aspecto mostrado na figura I-227, notando-se serem mais intensas e menos freqüentes em relação às do parto. A onda ascensional da contração é mais rápida que a descendente e a duração total da contração atinge cerca de 2-3 minutos.

Tais contrações com essas características visam esmagar os vasos que atravessam a malha miometrial (miotamponamento) e, em face da sua maior duração, associada à hipercoagulabilidade normal da gestação, ocorre o trombotamponamento da superfície livre dos vasos tamponados e a conseqüente hemostasia pós-dequitação. Daí porque a hipotonia uterina responde por dequitação hemorrágica.

As contrações do pós-parto, em geral, não se acompanham de cólicas nas primíparas. Nas multíparas, com freqüência, elas provocam queixa dolorosa, referida como dores de tortos. Na figura I-228 apresentamos, sinteticamente, como se comporta a contratilidade uterina durante a gestação, o parto e o pós-parto imediato.

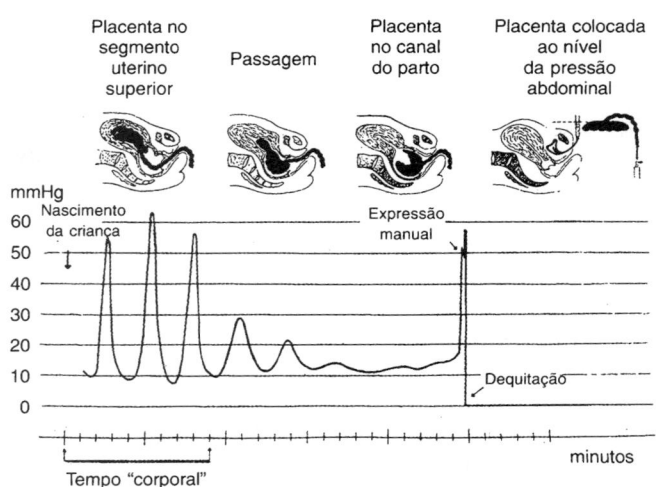

Figura I-226 – Contratilidade uterina medida pela pressão placentária. Notar os valores da intensidade e a menor freqüência (Alvarez e Caldeyro-Barcia, 1954).

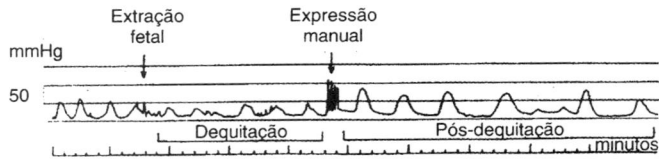

Figura I-227 – Contração intramiometrial no corpo uterino durante a expulsão fetal, a dequitação e a pós-dequitação (Neme, 1960).

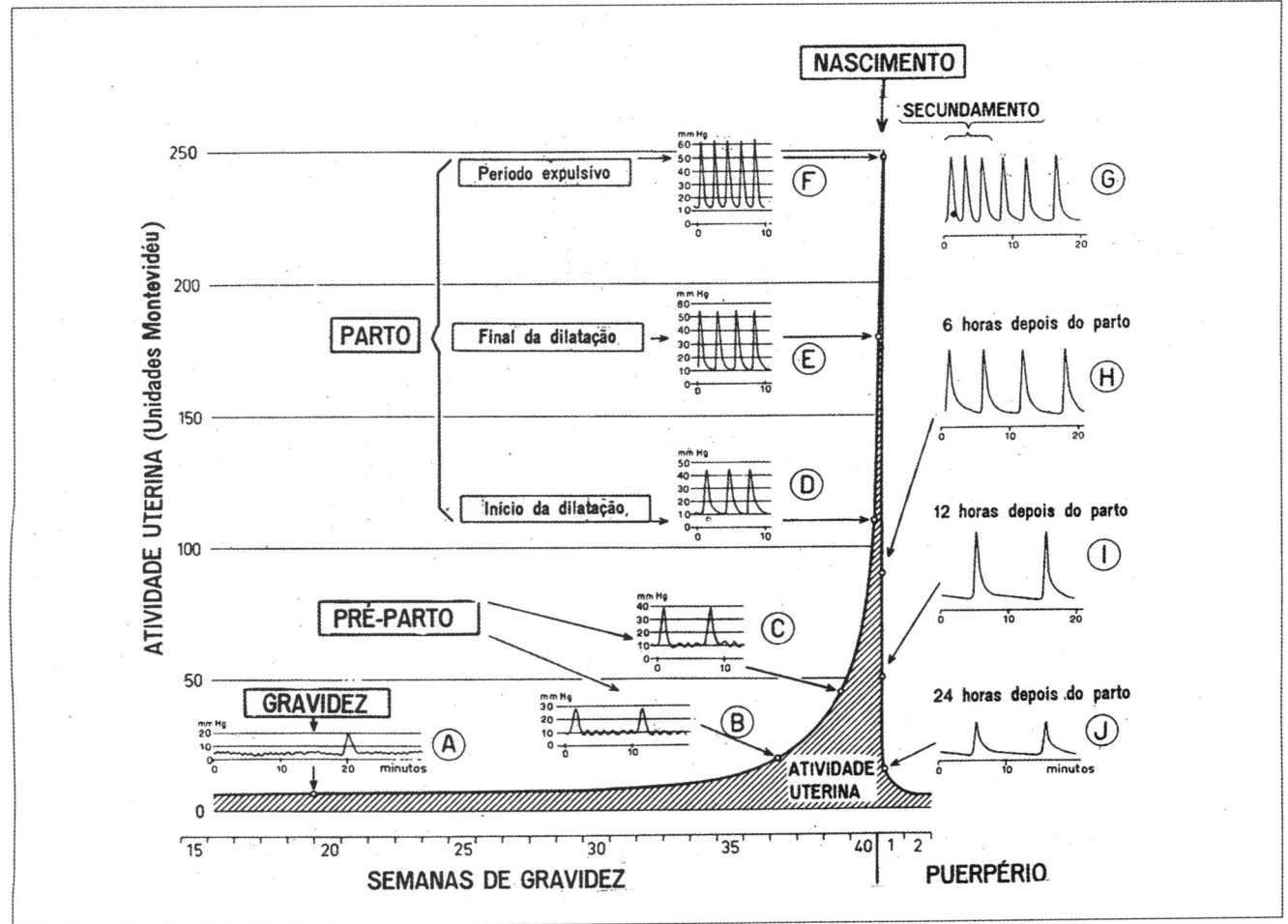

Figura I-228 – Esquema gráfico simplificado e temporocausal das contrações uterinas no ciclo gravídico-puerperal. Cada período está assinalado com letras de A a J, identificando os períodos de gravidez, pré-parto, parto (início e fim da dilatação e expulsão), secundamento e puerpério imediato. A área com traços representa a atividade uterina média em unidades Montevidéu (UM) (Caldeyro-Barcia e Poseiro, 1960).

Referências Bibliográficas

• ALVAREZ, H. & CALDEYRO-BARCIA, R. – Estudos sobre la fisiologia de la actividad contratural del útero humano. *Arch. Ginecol. Obstet. Uruguay*, 7:7, 1948. • ALVAREZ, H. & CALDEYRO-BARCIA, R. – Fisiologia de la contracción uterina y sus aplicaciones en la clínica Mat, Infância, 13:11, 1954. • BODE, O. - "Die Wirkung des Hypophysenhinterlappenhormons auf den schwanger uterus in Elektrohysterogramm. *Arch. Gynäk.*, 144:499, 1931. • BOURNE, A.W. & BURN, J.H. – The dosage and action of pituitary extrat of adrenalin. *J. Obstet. Gynaecol. Br. Emp.* 34:249, 1927. • BOZLER, E. – Physiological evidence for the syncytial character of the smooth muscle. *Science*, 86:476, 1937. • BRIQUET. R. – Obstetrícia Normal. Livraria Freitas Bastos, São Paulo, 1939. • BUMM, E. – Grundriss zum studium der Geburts hilfe. J.E. Bergmamm. Wiesbaden, 1914. • CRODEL, W. – Wehenmessung oder tokergometrie. *Ztschr. Geburtsh. Gynäk.*, 97:138, 1930. • CSAPO, A. – The mechanism of myometrial function and its disorders. In: Brown. Modern Trends in Obstetrics and Gynecology. London, Butterworth & Co., 1955. • DAMIANE, N. – Osservazione sulle caracteristche morfologische e destrubitive dei nervi dell' utero della dona. *Boll. Soc. Ital. Sper.*, 22:216, 1946. • DILL, L.V. & MAEDEN, R.M. – Further studies on the electrical potentials of human uterus in labor. *Am. J. Obstet. Gyneacol.*, 56:213, 1948. • DODEK, S.M. – A new method for graphically recording the contractions of the parturient human uterus. *Surg. Gynecol. Obstet.*, 55:45, 1932. • DUMONT M. – "Étude de l'accouchement chez les primipares opérées avec succès de resection du nerf présacré pour Dysménorrhée". *Gynec. Obstet.*, 50:35, 1951. • EASTMAN, J.E. – Williams Obstetric. New York, Appleton-Century Crofts, 1956. • FABRE, M. – Une méthode d'hysterographie externe. *Bull. Soc. D'Obstet. Gynéc.*, 16:68, 1913. • FREY, E. – Der hysterotomograph. *Zentrab. L. Gynäk.*, 57:545, 1933. • GARRET, W.J. – The effects of adrenaline and nor adrenaline on the human uterus in the pregnancy and labour. *J. Obstet. Gynaecol. Br. Emp.*, 61:586, 1954. • GARRET, W.J. – The effects of adrenaline and nor adrenaline on the intact nonpregnant human uterus. *J. Obtet. Gynaecol. Br. Emp.*, 62:876, 1955. • GRUBER, C.M. – The antonomic innervation of the genito-urinary system. *Physiol. Rev.*, 13:497, 1933. • HALLYDAY, E.C. & HEINS, O.S. – Progress in the study of the modes of action of the human uterus during pregnancy and labour. *South. African M.J.*, 24:571, 1950. • HELD, D. – Über die sensible und motorische uterus innervation. *Gynaecologia*, 124:257, 1947. • INGELMAN-SUNDBERG, A. & LINDGREN – Intra-uterine measurement of pressure during labour. *J. Obstet. Gynaecol. Br. Emp.*, 62:629, 1955. • KAISER, I.H. & HARRIS, J.S. – The effect of adrenalin on the pregnant human uterus. *Am. J. Obstet. Gynaecol.*, 59:775, 1950. • KEIFFER, H. – Le systeme nerveux de l'uterus. Leçons du Jeudi soir a la clinique Tarnier. Vigot Fréres Edit. Paris, 1924, p. 39. • KERMIT, E. & KRANTS – The uterus. *Ann. N. Acad. Sci.*, 75:770, 1959 • KEHRER (1886) – Cit. Reynolds & cols., 1954. • LEON, J.; DURADOURIAN, J. & LEON, C.T. – Tono neuro-vegetativo en el embarazo y el preparto. *Sem. Medica*, 1:1278, 1938. • LEVRET – Cit. Briquet R. Obstetrícia Normal. São Paulo, Livraria Freitas Bastos, 1939. • LORAND, S. – Über einen neuen Wehenzeichnenden apparat (Tokograph). *Zentratl. Gynäk.*, 57:554, 1937. • MARSHALL, F.H.A. – Physiology of Reproduction. New York, Longmans, 1922. • MAYER, A. – Über perkutane Hydramnionpunction in der Schwangerschaft. *Monatschr. F. Geburts. Gynäk.*, 104:259, 1937. • MITCHELL, G.A.G. & LEARMONTH, J. – Anatomy of the autonomic nervous system. Edinburgh, E. & E. Livingstone Ltd., 1953. • MOIR, J.C. – Recording the contraction of the human pregnant uterus. *Edinburgh Obstet. Soc.*, 92:93, 1934. • MURPHY, D.P. – Uterine Contractility in Pregnancy. Philadelphia, Lippincott, 1947. • NEME, B. – Efeitos da raquianestesia sobre as contrações do útero grávido humano. Tese Livre-Docência. Faculdade Medicina Universidade do Brasil, 1960. • NEME, B. – Neurofisiologia uterina e ciclo grávido-puerperal. *J. Bras. Cir.*, 2:659, 1963. • OKAMURA, C. – Die Zahiretchen ganglien in der uterus wand der Ratte und der katze nachegewiesen mittels der vergoedungs-methode. *Ztschr. F. Anat. U. Entw.*, 91:519, 1939. • REYNOLDS, S.R.M. – Phisiology of the uterus, New York, Harper & Brothers, 1949. • REYNOLDS, S.R.M.; HARRIS, J.S. & KAISER, J.H. – Clinical measurement of uterine forces in pregnancy and labor. Springfield, Charles C. Thomas, 1954. • REYNOLDS, S.R.M.; HEARD, O.O. & BURNS, P. – Recording uterine contraction patterns in pregnancy women. Application of the straingage in a multi-channel tokodynamometer. *Science*, 106:407, 1947. • REYNOLDS, S.R.M. & KAMINESTER, S. – The peripheral motor sympathetic innervation to and within the uterus. *Am, J. Obstet. Gynecol.*, 112:640, 1935. • SAKAD, M. & cols. – Intraspinal segmental anesthesia: a preliminary report. Anesthesiology, 8:270, 1947. • SHAEFFER, O. – Cit. Reynolds S.R.M. e cols., 1954. • SMITH, G.N. – Measurements of the forces and strains of labor and the action of certain oxytocic drugs. In: *La Prophylaxie en Gynécologic et Obstetrique*. Gerog-Geneve, Librairie de l'Université, 195. • STERR, C.M. & HERTSCH, G.J. – Eletrical activity of the human uterus in labor. *Am. J. Obstet. Gynecol.*, 59:25, 1950. • SUREAUU, C.J. – Étude de l'activitè électrique de l'uterus na cours dutraval. *Gynecol. Obstet.*, 55:153, 1956. • WHITEHOUSE, B. & FEATHERSTONE, H. – Certain observations on the innervation of the uterus. *J. Obstet. Gynaecol. Br. Emp.*, 30:365, 1923. • WIELOCH, J. – Über messungen des Druckes in normal graviden und hydramniotischen uterus. *Zentrabl. Gynäk.*, 57:129, 1927. • WOODBURY, R.A. & ABREU, B.E. – Influence of epinephrine upon teh human gravid uterus. *Am. J. Obstet. Gynecol.*, 48:706, 1944.

18 Relações Uterofetais: Nomenclatura Obstétrica

Paulo Schmidt Goffi[†]
Bussâmara Neme

Interessa ao parteiro saber como se dispõe o feto dentro do útero materno. A cada condição corresponde um mecanismo de parto, motivo pelo qual é importante conhecer as relações que apresentam entre si o continente (útero) e o conteúdo (feto).

ATITUDE

Entende-se por atitude a relação das diversas partes fetais entre si. Medindo 50cm de comprimento, no termo da gestação, o feto, para se adaptar na cavidade uterina que mede 30cm, assume atitude característica. Em condições habituais, o feto, em atitude obstétrica, apresenta encurvamento da coluna vertebral para diante, com a cabeça levemente fletida, de maneira que o mento se aproxima do esterno; as coxas fletidas sobre o abdome e as pernas fletidas sobre as coxas; os membros superiores, com antebraços fletidos sobre os braços, ficando aconchegados ao tórax. Como que enrodilhado, o feto no conjunto constitui um ovóide, com dois pólos: cefálico e pélvico. Essa atitude seria decorrência da conformação dos ossos e articulações e da atividade muscular do feto, característica para cada espécie animal. Naturalmente, a compressão uterina, assim como a quantidade de líquido amniótico, influi no grau de flexão das partes fetais (Fig. I-229).

SITUAÇÃO

É a relação entre o maior eixo da cavidade uterina e o maior eixo fetal. Um pode coincidir com o outro, ou ser perpendicular, ou estar em ângulo agudo. No primeiro caso se diz "situação longitudinal"; no segundo, "situação transversa"; e no terceiro, "situação oblíqua". A situação oblíqua é intermediária às duas outras.

APRESENTAÇÃO

É definida pela região fetal que ocupa a área do estreito superior e que nele se insinuará. Nos primeiros meses de gestação, por serem pequenas as partes fetais, não se pode falar em apresentação. Só se define a apresentação quando, mais volumoso o feto, nos últimos meses, pode haver dificuldades à passagem pelo desfiladeiro pelvigenital. A região fetal que primeiro procura passagem através da bacia caracteriza a apresentação.

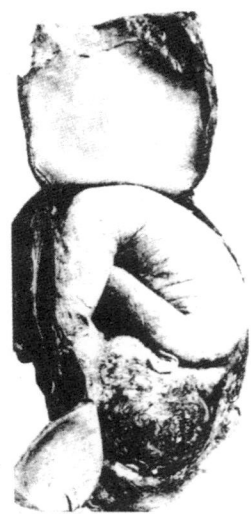

Figura I-229 – Ovóide fetal. Apresentação cefálica em occípito – esquerda anterior (OEA). Notar a flexão corpórea do concepto.

Saliente-se que, quando uma parte fetal se antepõe à apresentação patologicamente, vindo a ocupar a vagina, ou mesmo se exteriorizando pela vulva, falamos em "procidência" ou "procúbito". Por exemplo, um braço que desce adiante da cabeça fetal constitui uma "procidência de braço", e nesse caso nunca se deve dizer que isto é uma apresentação de braço. A distinção entre procúbito e procidência diz respeito à bolsa das águas, íntegra naquele e rota neste. Assim, designa-se procúbito quando a parte fetal coloca-se ao lado da apresentação e de procidência ou prolapso, quando ela ultrapassa a apresentação. Utiliza-se, ainda, a expressão laterocidência para tais situações. Entretanto, esta última confunde-se com procúbito.

Quando em situação transversa, a parte fetal que se ajusta à área do estreito superior é o ombro, designa-se apresentação de ombro ou de espáduas, ou córmica.

Na situação longitudinal, o pólo que se ajusta na entrada da bacia pode ser o cefálico ou o pélvico, quando há duas possibilidades de apresentação: cefálica e pélvica.

A atitude fisiológica da cabeça pressupõe que esteja fletida, com o mento aconchegado ao esterno. Pode acontecer que ela se apresente em extensão ou defletida, à custa de movimentos no sentido ântero-posterior, de grau variado; em um primeiro aparece na área do estreito superior o bregma; em um segundo, a fronte; e em um terceiro, a face. Portanto, quando fletida a cabeça, aparece o occipício, e assim pode dizer tratar-se de "apresentação cefálica fletida, ou de vértice, ou de occipício"; quando defletida, conforme o grau, diz-se "apresentação de bregma", "apresentação de fronte" e "apresentação de face" (Fig. I-230).

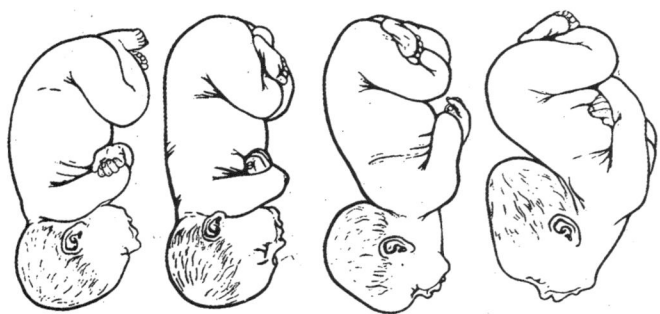

Figura I-230 – Apresentações cefálicas. A partir da esquerda para a direita: cefálica em atitude indiferente; defletida de 1º grau (bregmática); de 2º grau (fronte) e de 3º grau (face).

Quando o feto em apresentação pélvica assume a atitude fisiológica, suas coxas estão fletidas e aconchegadas ao abdome, e as pernas, fletidas e acoladas nas coxas. Nessa condição, trata-se de apresentação pélvica completa.

As demais atitudes assumidas pelos membros inferiores dão origem às chamadas apresentações pélvicas incompletas, a saber: 1. modo de nádegas ou agripina, quando as pernas estiradas, todo o membro inferior encontra-se rebatido de encontro à parede ventral do feto (no estreito superior da bacia só se percebem as nádegas); 2. modo de joelhos; 3. modo de pés (Fig. I-231).

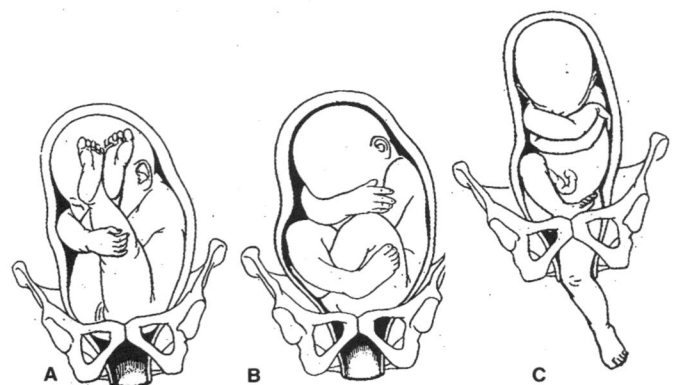

Figura I-231 – Apresentações pélvicas. **A**) Pélvica incompleta, modo de nádegas (agripina). **B**) Pélvica completa. **C**) Pélvica incompleta, modo de pé.

Nos modos de joelhos e de pés, essas partes fetais são as que se apresentam, o que só ocorre como fase evolutiva, durante o parto, pelo abaixamento espontâneo do membro inferior. Assim, no termo da gestação, antes de iniciado o parto, pode-se ter na apresentação pélvica apenas a modalidade "pélvica completa" ou, então, a "modalidade de nádegas".

POSIÇÃO

É o lado da mãe para o qual está voltado o ponto que caracteriza a apresentação fetal. Existem, portanto, duas posições: esquerda e direita.

VARIEDADE DE POSIÇÃO – o ponto que caracteriza a apresentação fetal pode estar voltado para a extremidade do diâmetro transverso, ou para as extremidades dos diâmetros oblíquos (eminência ileopectínea, na frente, e sinostose sacroilíaca, atrás) ou para o pube ou, ainda, para o sacro. Daí as variedades de posição: transversa, oblíqua anterior ou posterior, púbica e sacral (Fig. I-232).

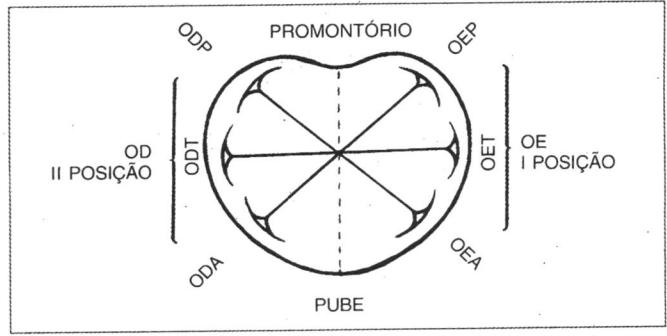

Figura I-232 – Pontos de referência maternos e suas relações com as variedades de posição (Briquet, 1939).

PONTOS DE REPARO E REFERÊNCIA FETAIS

Para cada apresentação tem-se um ponto que a identifica (ponto de reparo) e que se presta para sua nomenclatura (ponto de referência). Os pontos de reparo são percebidos pelos dedos durante o toque vaginal e, tal seja sua relação com os pontos de referência maternos, assim terá completado o diagnóstico de apresentação, posição e variedade da posição.

Com freqüência, os pontos de reparo coincidem com os pontos de referência (Quadro I-9).

Quadro I-9 – Pontos de reparo e referência fetais.

Apresentação	Ponto de reparo	Ponto de referência
Cefálica fletida	Lambda	Occipício
Cefálicas defletidas de 1º grau	Ângulo anterior do bregma	Bregmática
Cefálicas defletidas de 2º grau	Raiz do nariz ou glabela	Naso
Cefálicas defletidas de 3º grau	Mento	Mento
Pélvicas (em geral)	Ponta do sacro	Sacro

NOMENCLATURA

Na nomenclatura das relações uterofetais usam-se as letras maiúsculas indicativas da apresentação, posição e variedade. A primeira letra, correspondente à apresentação, indica o ponto de referência fetal; a segunda, a posição; e a terceira, a variedade. Exemplo: na apresentação cefálica fletida ou de occipício, quando o ponto de referência fetal (occipício – "O") está voltado para a esquerda (posição) e olhando para a extremidade anterior do oblíquo ou a eminência ileopectínea da mãe (variedade de posição), dizem que é uma OEA.

Atenção especial deve ser dada à nomenclatura da apresentação de espáduas ou córmica (por alguns chamada "apresentação transversa", quando na verdade "transversa" é a situação, e não a apresentação). Briquet considerava o ombro que se apresentava, ao passo que os demais autores (universalmente) consideram o lado materno para o qual "olha" o acrômio do feto, ou, melhor, o ponto de referência fetal voltado para a direita ou para a esquerda da mãe. O que para Briquet era uma AEA, era, para os demais, uma ADA. Nas dorso-posteriores, a nomenclatura de Briquet coincide, e nas dorso-anteriores diverge dos demais autores. Note: a variedade de posição é determinada pela orientação do dorso, que será anterior ou posterior. No quadro I-10 estão citadas as diversas apresentações, posições e suas variedades. E nas figuras I-233 a I-238 estão representadas as diversas apresentações e situações.

Além do ponto de referência, as apresentações são caracterizadas por formações anatômicas lineares, tomadas por reparo e que coincidem com um dos diâmetros da bacia.

Por exemplo, na OEA, a linha de orientação é a sutura sagital, que está orientada no sentido do diâmetro oblíquo esquerdo. As linhas de orientação consideradas são:

- Sutura sagital – nas cefálicas fletidas.
- Sutura sagitometópica – nas cefálicas defletidas de bregma.
- Sutura metópica – nas cefálicas defletidas de fronte.
- Linha facial – nas cefálicas defletidas de face.
- Sulco interglúteo – nas pélvicas.

Quadro I-10 – Apresentações, posições e suas variedades.

Ponto de referência	Apresentação	Posição/variedade	Denominação
Occipício	Cefálica fletida	Esquerda anterior	OEA
		Esquerda posterior	OEP
		Direita anterior	ODA
		Direita posterior	ODP
Bregma	Cefálica defletida 1º grau	Esquerda anterior	BEA
		Esquerda posterior	BEP
		Direita anterior	BDA
		Direita posterior	BDP
Raiz do nariz ou maxilar superior	Cefálica defletida 2º grau	Esquerda anterior	NEA
		Esquerda posterior	NEP
		Direita anterior	NDA
		Direita posterior	NDP
Mento	Cefálica defletida 3º grau	Esquerda anterior	MEA
		Esquerda posterior	MEP
		Direita anterior	MDA
		Direita posterior	MDP
Sacro	Pélvica (completa, incompleta ou podálica)	Esquerda anterior	SEA
		Esquerda posterior	SEP
		Direita anterior	SDA
		Direita posterior	SDP
Acrômio	Transversa ou de espádua	Esquerda anterior	AEA
		Esquerda posterior	AEP
		Direita anterior	ADA
		Direita posterior	ADP

OBSTRTRÍCIA NORMAL

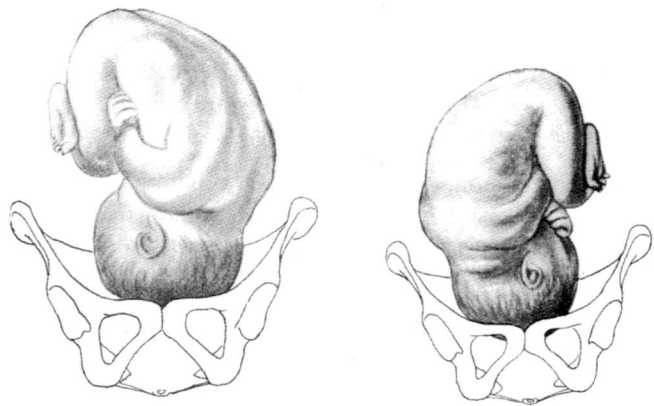

Figura I-233 – Apresentações cefálicas fletidas. À esquerda em OEA e à direita em ODA (Bumm, 1906).

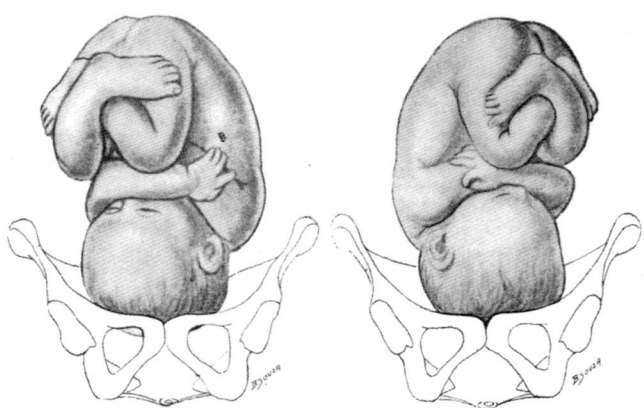

Figura I-234 – Apresentações cefálicas fletidas. À esquerda em OEP e à direita em ODP (Bumm, 1906).

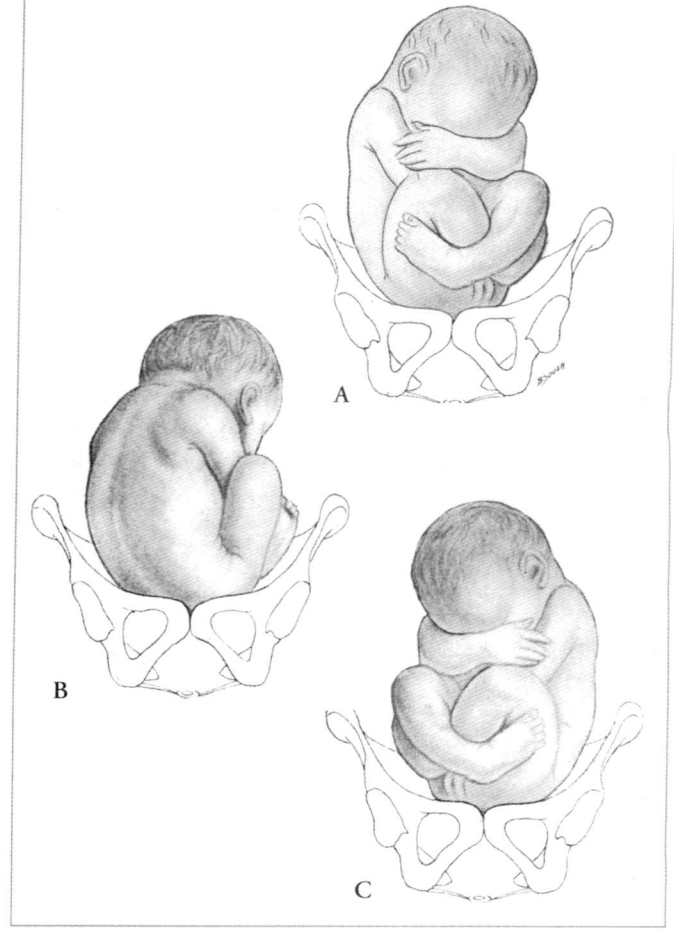

Figura I-236 – Apresentações pélvicas completas. A) SDP; B) SDA; C) SEP.

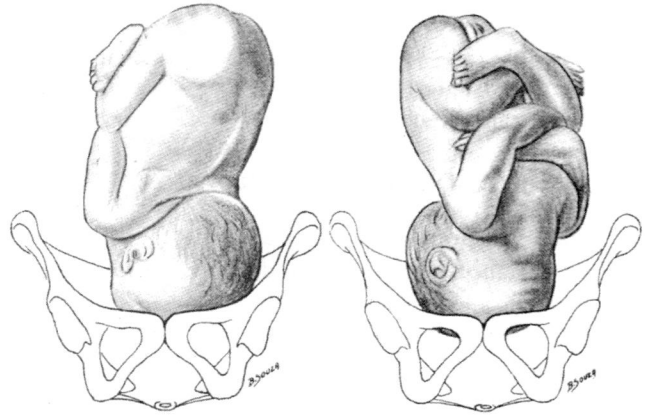

Figura I-235 – Apresentações cefálicas defletidas de 3ª grau (face). À esquerda em MDP e à direita em MEA (Bumm, 1906).

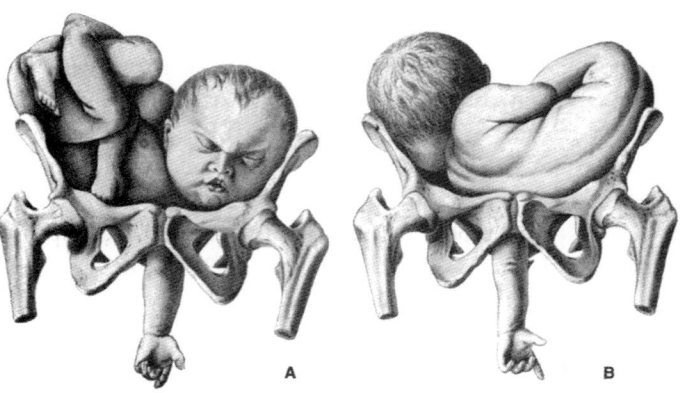

Figura I-237 – Situações transversas. A) Seria ADP para Briquet e conceito universal. B) Seria ADA para Briquet e AEA (universal).

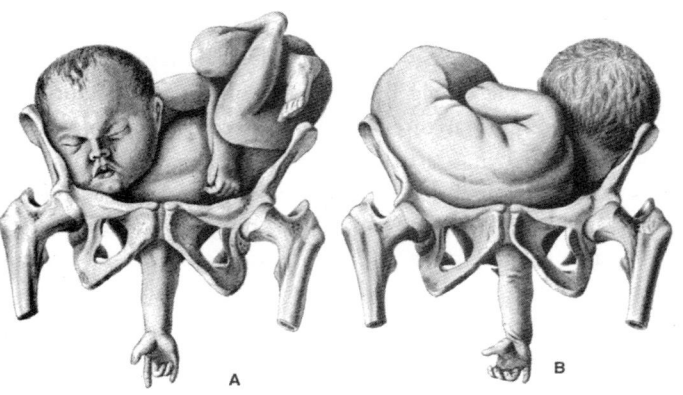

Figura I-238 – Situações transversas. A) Seria ADP para Briquet e conceito universal. B) Seria ADA para Briquet e AEA (universal).

MUTAÇÃO E EVOLUÇÃO FETAIS

Mutação é a mudança de uma posição para outra, por efeito da rotação axial do feto.

Evolução é a transformação de uma situação para outra, havendo circundação da coluna. Pode ser espontânea ou provocada. A espontânea ocorre muito freqüentemente por volta do sétimo mês de gestação, ocasião em que o feto, antes em pélvica ou transversa, evolui para cefálica. As versões provocadas resultam de manobras manuais, atuando sobre o corpo fetal, cujo estudo será considerado nos capítulos 103 e 104.

FREQÜÊNCIA DAS APRESENTAÇÕES – a grande maioria dos fetos mostra-se no termo da gestação em apresentação cefálica fletida (95,5%). As demais apresentações são registradas como: pélvicas 3%, cefálicas defletidas 1%, e córmicas ou de espáduas 0,5%.

CAUSAS DAS APRESENTAÇÕES – qualquer fator que interfira com a conformação do continente ou do conteúdo (útero ou feto e anexos) da bacia e da prensa abdominal pode condicionar as diferentes apresentações. Em condições habituais, o feto apresenta-se em cefálica, e, entre as várias teorias aventadas para explicar o fato, citam-se a da gravitação e a da acomodação de Pajot.

Teoria da gravitação – por força da gravidade, a cabeça, por apresentar maior densidade, viria ocupar a área do estreito superior no final da gestação. Fetos de várias idades foram colocados em líquido, de peso específico idêntico ao do líquido amniótico (1.055), e os que tinham mais de sete meses ficavam mais com a cabeça para baixo, ao passo que os de menor idade se comportavam diferentemente por terem o pólo pélvico com peso específico maior.

Teoria da acomodação de Pajot – "todo sólido de superfícies arredondadas e lisas, contido em outro que apresente alternativamente contração e descontração, procura acomodar-se à forma e às dimensões do continente". Assim, o ovóide fetal acomodar-se-ia dentro do ovóide uterino. Alterando-se as formas e as dimensões do continente ou do conteúdo, patologicamente, tem-se maior incidência de apresentações pélvicas e transversas ou de espáduas.

Existem citações de outras teorias (da correção, da adaptação uterofetoplacentária etc.), porém, têm por base os fenômenos de acomodação.

Referências Bibliográficas

• BRIQUET, R. – Obstetrícia Normal. Livraria Editora Freitas Bastos, São Paulo, 1939. • BUMM, E. – Tratado Completo de Obstetrícia. Francisco Seix, Editor. Barcelona, 1906.

19 Parto: Fenômenos Mecânicos

Bussâmara Neme
Eduarto Neme

Impulsionado pela contração uterina (de início) e depois também pela contração dos músculos abdominais e do diafragma, o concepto deve atravessar o canal de parto e desprender-se da vulva. Ao conjunto de fenômenos passivos (principalmente) e ativos que o feto apresenta, durante sua passagem pelo canal pelvigenital, dá-se o nome de fenômenos mecânicos do parto.

Os achados relacionados ao mecanismo do parto, obtidos pela palpação e pelo toque vaginal, foram revistos, após o advento dos raios X por Warnekros (1917 e 1921) e pela Escola Obstétrica da Columbia University (New York) utilizando a estereorradiologia (Caldwell, Moloy e D'Esopo, em 1933-1935) por Steel e Javert em 1942, e por Moloy em 1942 e 1951.

Rydberg (1954) serviu-se de observações radiológicas e experiências com modelos (bonecos e pelve) de borracha. Calkins (1944 e 1955) e Steer (1980) acrescentaram observações com fundamento em experiência clínica pessoal.

Os fenômenos passivos apresentados pelo feto, na sua passagem pelo canal pelvigenital, embora obedeçam certa uniformidade, sofrem variantes relacionadas com a morfologia da pelve óssea e com a estrutura músculo-aponeurótica das partes moles do canal da parturição. O seu conhecimento é de fundamental valor para a apreciação prognóstica da evolução do parto e, principalmente, para a execução de intervenções extrativas pela via vaginal, durante as quais as manobras deverão respeitar a proporcionalidade e a morfologia do concepto (cabeça) e da bacia óssea.

Em seu trajeto pelo canal de parto, os fenômenos mecânicos apresentados pelo feto serão distintos em função das apresentações cefálicas (fletidas e defletidas) e/ou pélvicas. Daí ser necessário considerar, em particular, cada uma dessas situações, excluindo por patológicas as apresentações defletidas de segundo grau (fronte) e córmicas (situação transversa), cujo estudo será realizado no Capítulo 87.

TEMPOS DO MECANISMO DE PARTO

Em atenção aos princípios enunciados pelas escolas obstétricas alemã e francesa e aos aspectos didáticos, consideraremos seis tempos no mecanismo de parto nas apresentações cefálicas. Importa referir, entretanto, que em geral tais tempos não se realizam isoladamente. São solidários e processam-se em continuidade, de modo a se fundirem em movimento "harmônico de espira" (Briquet, 1939).

1. Insinuação – em sentido amplo, que se aplica às apresentações cefálicas e pélvicas, é a passagem pelo estreito superior da bacia do maior diâmetro da apresentação, perpendicular às linhas de orientação fetais. Como nas apresentações cefálicas, as linhas de orientação fetal (sutura sagital, metópica e linha facial) situam-se em direção sagital; o maior diâmetro da cabeça fetal, perpendicular a elas, é o biparietal. Nas apresentações pélvicas, o bitrocantérico é o maior diâmetro perpendicular à linha de orientação fetal (sulco interglúteo). Assim, nas apresentações cefálicas, insinuação é a passagem pelo estreito superior do diâmetro biparietal. E, nas apresentações pélvicas, é a passagem do diâmetro bitrocantérico.

2. Descida – é o avanço da apresentação (cefálica ou pélvica) do estreito superior ao inferior. Realiza-se conjuntamente com o tempo que se lhe segue (rotação interna), em movimento de progressão espiral.

3. **Rotação interna** – coincidente com a descida da apresentação, a rotação interna visa colocar no sentido ântero-posterior da pelve as suturas sagital e metópica e a linha facial (nas cefálicas) e o bitrocantérico (nas pélvicas). Consequentemente, nas apresentações cefálicas os pontos de reparo fetais (lâmbda nas fletidas, e bregma e mento respectivamente, nas defletidas de primeiro e segundo graus) voltam-se para o pube materno.

4. **Desprendimento da apresentação** – é representado pela exteriorização vulvar completa da apresentação.

5. **Rotação externa** – é a rotação da cabeça, de modo a voltar o ponto de reparo fetal para a posição primitiva e o biacromial no ântero-posterior da bacia. Nas apresentações pélvicas, o tronco fetal roda, colocando o biacromial no diâmetro transverso ou ântero-posterior da bacia.

6. **Desprendimento fetal final** – nas cefálicas é o desprendimento do ovóide córmico (tronco e membros apensos) e do tronco e cabeça fetal (nas apresentações pélvicas).

MECANISMO DE PARTO NAS APRESENTAÇÕES CEFÁLICAS

Descreveremos o mecanismo de parto nas apresentações cefálicas fletidas e defletidas de primeiro (bregmáticas) e de terceiro graus (face).

MECANISMO DE PARTO NAS CEFÁLICAS FLETIDAS

Incidindo em 96-96,5% das apresentações, o estudo do mecanismo de parto nas cefálicas fletidas é básico para a melhor compreensão das demais situações.

Nas multíparas, ao se iniciar o trabalho de parto (com membranas íntegras), a cabeça fetal, em geral, apresenta-se móvel ou levemente adaptada no estreito superior da bacia em atitude de indiferente (lâmbda e bregma, igualmente, afastados do centro da escava pélvica). No parto de primigestas (nulíparas), cerca de 15 dias antes de sua manifestação, a cabeça fetal (inclusive com membranas íntegras), quando não existe desproporção cefalopélvica, encontra-se adaptada e fixa ou levemente fletida e insinuada no estreito superior (lâmbda mais próximo do centro da escava que o bregma). Esse fato é, particularmente, presente quando a gestante refere haver ocorrido abaixamento do abdome ("queda do ventre") nos últimos 15 dias da prenhez.

Respondem por essas distintas condições (presentes nas nulíparas) a maior tonicidade e a tensão das paredes do segmento inferior, do corpo e dos ligamentos uterinos e da parede abdominal (Figs. I-239 e I-240). Concorrem, também, para esse fato: a redução do volume do líquido amniótico; as eventuais alterações da contratilidade uterina, representadas pelo incremento da freqüência e da intensidade das contrações uterinas de Braxton-Hicks, pela dominância fundal (Reynolds e cols., 1948) e pelo tríplice gradiente descendente (Alvarez e Caldeyro-Barcia, 1954).

Assim, no início do parto, o diâmetro cefálico fetal que se apresenta no estreito superior, nas multíparas, é o occípito-frontal (12cm). Nas nulíparas, poderá ser o mesmo ou o suboccípito-frontal (10,5cm), quando ocorreu leve movimento de flexão cefálica (incidência de 90%, segundo Auer e Simmons, 1949). Resumindo: no início do parto, a cabeça fetal pode-se apresentar alta e móvel, ajustada e mobilizável (multíparas), e fixa ou levemente insinuada (nulíparas).

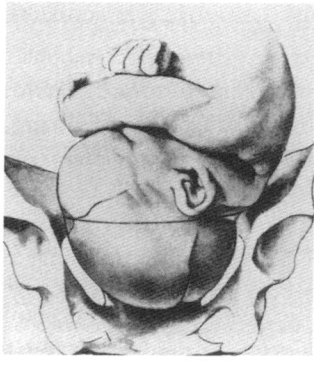 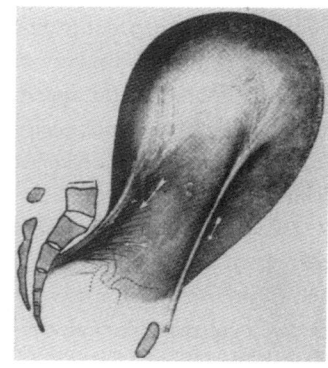

Figura I-239 – Apresentação cefálica fletida. Occípito-esquerda transversa (OET). Notar que o lambda está, praticamente, centrado na bacia (Bumm, 1906).

Figura I-240 – Atuação dos ligamentos uterinos (redondos) para baixo.

Para fins de nomenclatura, em relação à apresentação cefálica fletida, consideramos:
- a fontanela lambda é o ponto de reparo fetal;
- a sutura sagital é a linha de orientação fetal;
- occípito é o termo de referência fetal;
- occípito-frontal é o diâmetro de apresentação;
- suboccípito-bregmático é o diâmetro de insinuação.

Na tabela I-10 apresentamos dados radiológicos de Moloy (1951), relacionando a posição e a variedade de posições cefálicas fletidas (no início do parto), nos diversos tipos fundamentais de bacias.

Tabela I-10 – Apresentações cefálicas fletidas e tipos de bacias (modificado de Moloy, 1951).

Apresentações	Bacias (%)		
	Ginecóide	Andróide	Antropóide
Occípito-posterior	10,0	20,5	28,5
Occípito-transversa	69,0	71,0	37,5
Occípito-anterior	20,0	8,5	17,0

Comprova-se que a variedade de posição transversa é, evidentemente, mais freqüente nas bacias ginecóides, andróides e, também, em geral. Aliás, Steel e Javert (1942) já haviam chamado a atenção para esse fato (63,4%).

Entretanto, na bacia antropóide, embora a posição e a variedade transversa predominem, as occípito-posteriores são freqüentes por se adaptarem melhor ao estreito superior.

Variedades de posição ântero-posteriores (occípito-púbica e occípito-sacral) são raras e privativas de bacia antropóide extrema. Finalmente, importa referir ser a posição esquerda mais freqüente, em virtude da escoliose fisiológica da coluna lombar e de ser mais incidente nela a variedade anterior devido à dextrotorção uterina, à presença do sigmóide e à orientação oblíqua epiplóica.

Na descrição dos movimentos passivos que a cabeça fetal executa, no mecanismo de parto nas apresentações cefálicas fletidas, consideraremos as seguintes fases: 1. insinuação; 2. descida e rotação interna; 3. desprendimento cefálico; 4. rotação externa; e 5. desprendimento do ovóide córmico.

INSINUAÇÃO – a insinuação do pólo cefálico, ou seja, a passagem do biparietal pelo estreito superior da bacia, deve-se a dois movimentos da cabeça fetal: flexão e assinclitismo.

- **Flexão** – é o movimento pelo qual o mento fetal se aproxima do esterno. Visa substituir diâmetros maiores por menores. Assim, o diâmetro de apresentação occípito-frontal (12cm) será substituído pelo suboccípito-frontal (10,5cm) e, finalmente, pelo suboccípito-bregmático (9,5cm), que é o diâmetro de insinuação.

Zweifel, referido por Bumm (1906), relacionou a flexão cefálica à teoria da pressão axial do feto, segundo a qual a contração uterina atuando sobre o pólo pélvico transmite, por meio da coluna vertebral, pressão sobre a cabeça do concepto. Esta é pressionada de encontro à pelve, criando-se em torno da articulação occípito-atloidiana (ponto de apoio) uma alavanca de dois braços (Figs. I-241 e I-242). A resultante da contrapressão pélvica força a flexão do braço maior.

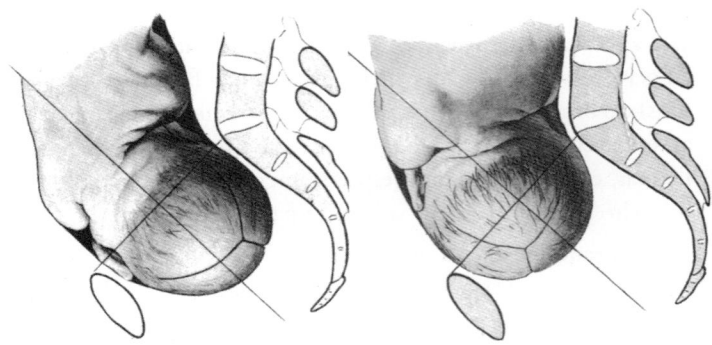

Figura I-243 – Assinclitismo anterior. A sutura sagital aproxima-se do sacro (Bumm, 1914).

Figura I-244 – Assinclitismo posterior. A sutura sagital aproxima-se do pube (Bumm, 1914).

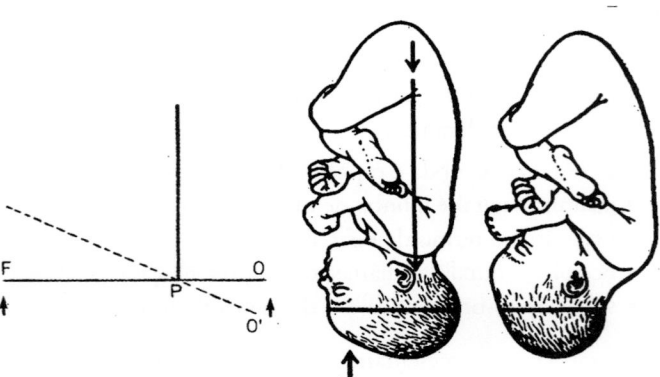

Figura I-241 – Mecanismo da flexão cefálica. A articulação occípito-atloidiana (P) forma alavanca de dois braços (FP e PO). Em face da resistência oposta pela bacia óssea, o braço maior (FP) inclina-se, favorecendo a flexão cefálica (Briquet, 1939).

Figura I-242 – A flexão cefálica resulta da maior contrapressão pélvica sobre o braço maior da alavanca.

Rydberg (1954) refere que no pré-parto já se comprova ligeira flexão cefálica (atitude fisiológica fetal), que se intensifica durante o parto. Esse fato foi, também, referido pelas observações radiográficas de Caldwell, Moloy e D'Esopo (1934). Em condições anormais, podem-se observar hiperflexões cefálicas (bacia geral e regularmente estreita) identificadas pelo toque vaginal, quando o lambda ultrapassa o centro da escava. Em movimento oposto, pode ocorrer a deflexão cefálica (o mento afasta-se do esterno) em graus variáveis.

- **Assinclitismo** – é o movimento de lateralidade cefálica e visa à penetração isolada das bossas parietais no estreito superior. É dito anterior quando a linha de orientação fetal (sutura sagital no caso das fletidas) se aproxima do sacro; é posterior quando ela se aproxima do pube (Figs. I-243 e I-244).

Em condições de normalidade, apesar da inclinação lateral da cabeça, o toque vaginal identifica com facilidade a sutura sagital. Entretanto, em condições extremamente patológicas (bacias muito achatadas e ventre pêndulo), não se consegue tocar a sutura sagital, que se encontrará atrás do pube no assinclitismo posterior (obliqüidade de Litzman) e acima do promontório no assinclitismo anterior (obliqüidade de Nägele). Nesses casos, toca-se a orelha fetal ("apresentação de orelha", dos autores alemães).

Durante a insinuação, o assinclitismo inicial fisiológico é o posterior, ocorrendo, segundo Steel e Javert (1942), em 75,2% dos casos. Em condições normais, à medida que a cabeça se insinua e progride no canal ósseo, a lateralidade posterior se corrige. A sutura sagital passa a ocupar o centro da escava, situando-se na mesma distância do pube e do sacro (fase sinclita) para, finalmente, aproximar-se do sacro (assinclitismo anterior). Sucedem-se, pois, as fases de assinclitismo posterior, sinclitismo e assinclitismo anterior.

Nas primíparas, é mais freqüente o assinclitismo inicial posterior, uma vez que a tensão da parede abdominal anterior projeta o eixo fetal para trás do eixo da bacia. Nas multíparas, com parede muscular abdominal mais frouxa, o assinclitismo posterior pode ser menos freqüente.

Para explicar o assinclitismo, Sellheim (1913) louvou-se na teoria da dimidiação cefálica, que é favorecida pelo acavalamento de um dos parietais sobre o outro. Segundo esse autor, quando o volume do objeto que deve percorrer um cilindro é maior que o diâmetro deste, o sucesso do seu trânsito dependerá de sua bipartição, oferecendo na sua progressão, isolada e progressivamente, cada uma de suas metades (Fig. I-245).

Em gestantes de estatura normal (média de 1,60m), considera-se completa a insinuação quando o ponto ósseo mais saliente da cabeça ultrapassa, levemente, o diâmetro biciático (plano 0 de De Lee). Nas parturientes de estatura elevada, a cabeça fetal pode já estar insinuada (o diâmetro biparietal já ultrapassou o estreito superior), apesar de o ponto ósseo mais saliente da cabeça fetal não ter atingido o biciático da bacia (estreito médio). Inversamente, na estatura muito pequena, com a insinuação ainda não ocorrida, o ponto ósseo mais saliente da cabeça já ultrapassou o diâmetro biciático e, por vezes, aflora na vulva. Essa observação não deve ser esquecida nas aplicações de fórcipe.

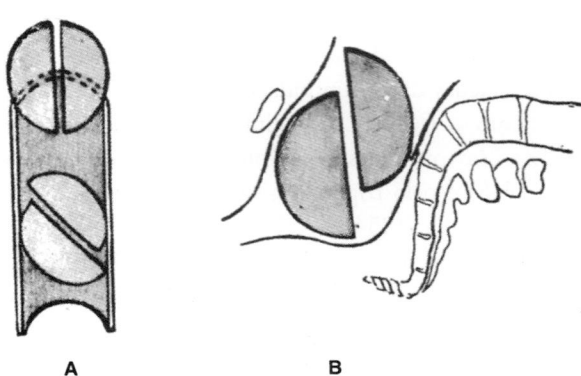

Figura I-245 – Mecanismo responsável pelo assinclitismo. A) Verifica-se que na ausência de dimidiação cefálica a penetração da cabeça seria impraticável. B) Comprova-se a insinuação graças ao assinclitismo (Briquet, 1939).

DESCIDA E ROTAÇÃO INTERNA – uma vez insinuada, a cabeça fetal impulsionada pela contração uterina avança, rodando pelo canal de parto, até atingir o estreito inferior da pelve óssea.

Para avaliar o grau da descida cefálica, no canal de parto, servimo-nos de dois métodos: o de Farabeuf e o de De Lee. No de Farabeuf, como demonstra a figura I-246, diz-se que a cabeça está alta e não insinuada, quando é possível introduzir três dedos transversos entre os planos cefálico e sacrocóccico; situa-se no plano médio e apenas ultrapassando ou tangenciando o diâmetro biciático, quando entre aqueles planos se podem introduzir dois dedos transversos; finalmente, a cabeça está profundamente insinuada, quando apenas um dedo pode ser colocado entre os referidos planos.

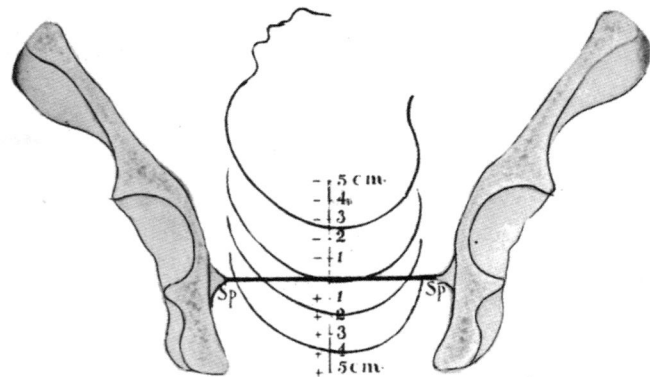

Figura I-247 – Avaliação da descida cefálica (insinuação) pelo método de De Lee. A linha biciática representa o limite entre insinuação (+) e não insinuação (–).

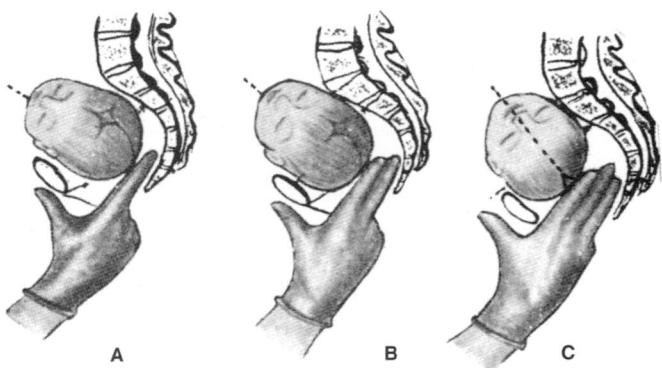

Figura I-246 – Avaliação da descida cefálica (insinuação) pelo método de Farabeuf. **A)** Cabeça baixa e insinuada. **B)** Cabeça no plano médio, em vias de se insinuar. **C)** Cabeça não insinuada, alta (Farabeuf apud Briquet, 1939).

Na atualidade, prefere-se avaliar o grau de descida pelo processo de De Lee, segundo o qual se toma como linha de reparo o diâmetro biciático (diâmetro transverso do estreito médio), designando-o plano zero. Quando o ponto ósseo mais saliente da cabeça fetal tangencia esse plano, diz-se que a apresentação está em vias de se insinuar. Ultrapassado (na descida) esse plano zero, admite-se ter ocorrido a insinuação e designa-se em mais (+) 1, 2, 3 e 4cm o grau de descida da cabeça fetal. Em sentido inverso, quando o ponto ósseo mais saliente do pólo cefálico se situa acima do plano zero, admite-se que não ocorreu a insinuação, e o grau de descida será designado de menos (–) 1, 2, 3, 4 e 5cm (Fig. I-247).

Como já foi referido, o tocólogo deve estar atento para a importância da estatura da gestante e da correspondente altura da bacia obstétrica (distância entre os estreitos superior e inferior), para melhor interpretar a real ou aparente insinuação cefálica.

Já mencionamos que os movimentos passivos fetais, durante o mecanismo do parto, não são isolados. Antes, eles são solidários e ocorrem simultaneamente (Olshausen, 1901). Assim, a cabeça fetal progride no canal de parto, executando um movimento espiróide: "turbinalbewegung", dos autores germânicos. Em outras palavras, a cabeça desce rodando em direção ao eixo do canal de parto.

A rotação interna ou intrapélvica visa colocar o ponto de reparo fetal (lambda nas cefálicas fletidas) de encontro ao subpube. Assim, nas occípito-anteriores, a rotação é de 45° (pequena rotação), nas occípito-transversas é de 90° (média rotação) e nas occípito-posteriores é de 135° (grande rotação). Nas cefálicas fletidas, o desprendimento cefálico normalmente se fará em occípito-púbica (Figs. I-248 e I-249).

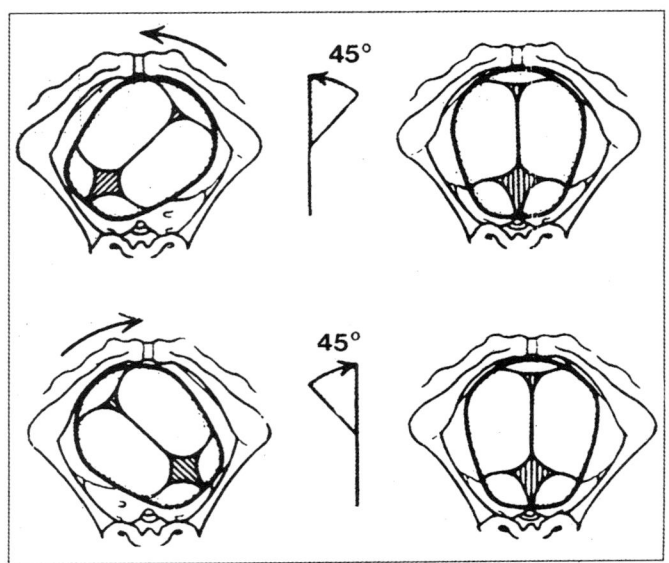

Figura I-248 – Rotação interna nas occípito-anteriores fletidas (esquerda ou direita). Sempre é de 45°.

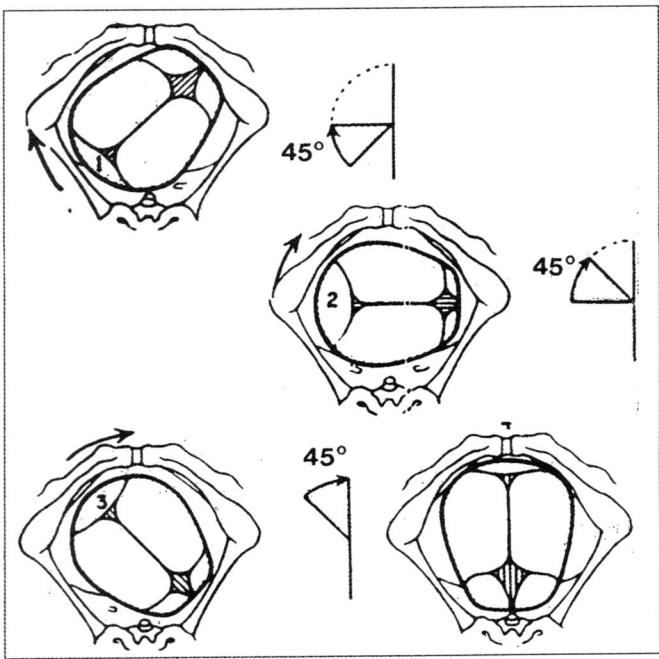

Figura I-249 – Rotação interna nas occípito-posteriores fletidas. Sempre é de 145° no total, executando-se, progressivamente, de occípito-posterior para occípito-transversa (45°), de occípito-transversa para occípito-anterior (45°) e, finalmente, de occípito-anterior para occípito-púbica (45°).

Diversas idéias de vários autores têm sido referidas para justificar a rotação interna cefálica:

• **Anteriorização do dorso fetal** – para Olshausen (1901), a rotação da cabeça para diante, nas cefálicas fletidas, deve-se à anteriorização do dorso fetal. Durante as contrações miometriais, o corpo uterino se achata. Nessas condições, o tronco fetal se acomoda melhor em posição dorso-anterior, arrastando a cabeça que lhe é solidária (Warnekros, 1917). Entretanto, Borell e Fernström (1959), em estudos radiológicos, referiram, contrariando as idéias de Olshausen, que, por vezes, a rotação interna da cabeça precede a do tronco fetal.

• **Flexibilidade desigual do feto** – Sellheim (1913) justificou a rotação anterior nas cefálicas fletidas, louvando-se na flexibilidade desigual da coluna vertebral fetal, na forma do canal de parto (cilindro encurvado para diante) e na tendência ativa do concepto de defletir a cabeça, até então presente em flexão forçada (Fig. I-250).

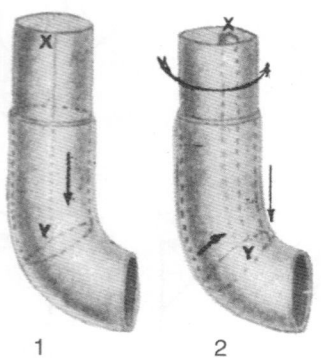

Figura I-250 – Rotação interna. Mecanismo de Sellheim. A flexibilidade desigual da coluna vertebral fetal, associada à tendência ativa do concepto de defletir a cabeça (em flexão forçada), favorece a rotação cefálica ao encontrar o encurvamento do canal de parto. No cilindro 1, uma haste de aço (XY), que não pode sofrer flexão na borda e só no sentido da superfície plana, para se acomodar à curva do cilindro ao avançar, deve, necessariamente, rodar, como se vê no cilindro 2 (Briquet, 1939).

• **Conformação pélvica** – D'Esopo (1959) afirma que a hemipelve anterior (espinhas ciáticas-pube) favorece a locação do occipício. E Bumm lembrava que a forma da arcada púbica também contribui para tanto. Käser e cols. (1970) dão pouco valor à conformação pélvica para justificar a rotação interna. Referem que, inclusive em bacias amplas e cabeças fetais pequenas, também ocorre a rotação interna anterior nas cefálicas fletidas.

• **Conformação muscular do assoalho pélvico** – Käser e cols. (1970) salientam a importância da estrutura muscular do assoalho pélvico, particularmente relacionada ao tono dos músculos elevadores do ânus, para justificar a rotação anterior. Durante a progressão fetal, nas cefálicas fletidas, o occipício é a primeira parte cefálica que pressiona os feixes internos desses músculos. Sua contrapressão força a acomodação do occipício no subpube. É notória a experiência realizada por Dubois, citado pelos tratadistas, realizada em cadáveres femininos. Forçando a cabeça fetal fletida a atravessar o canal de parto, por três vezes ocorreu a rotação anterior. A seguir, em face do conseqüente afrouxamento da musculatura do assoalho perineal, não se comprovou mais a referida rotação. Experiência equivalente já havia sido realizada. Em parturiente morta, a tração cefálica transvaginal por um cordão se seguiu de rotação anterior apenas enquanto a estrutura muscular perineal apresentava tono positivo. A ocorrência de apresentações transversas baixas em grandes multíparas (assoalho perineal frouxo) e em parturientes submetidas a raquianestesias (relaxamento intenso do assoalho perineal) justifica a grande importância da contrapressão ativa dos elevadores do ânus, para promover a rotação interna e anterior, nas apresentações cefálicas fletidas.

• **Conformação cefálica** – para Rydberg (1954), o occipício adapta-se melhor na hemipelve anterior e, principalmente, na arcada púbica.

PATOLOGIA DA ROTAÇÃO INTERNA – nas apresentações cefálicas fletidas podem ocorrer as seguintes alterações da rotação interna: a) rotação inversa (o occipício volta-se para o sacro); b) rotação incompleta (occípito-posteriores persistentes e occípito-transversas baixas); c) rotação excessiva (o ponto de reparo fetal ultrapassa o subpube).

As rotações inversas (occípito-sacral) são mais freqüentes nas bacias antropóide (evidente) e andróide.

As occípito-posteriores persistentes são mais comuns nessas bacias, quando as espinhas ciáticas são proeminentes. Finalmente, as occípito-transversas baixas resultam da insuficiência tônica da musculatura perineal (presente em grandes multíparas e em parturientes submetidas a anestesias de condução, particularmente a raquianestesia).

DESPRENDIMENTO CEFÁLICO – pressionada pela contração uterina e pelo esforço expulsivo (contração da musculatura ântero-lateral do abdome e do diafragma), a cabeça fetal fletida avança e recua (no intervalo das contrações e do esforço expulsivo), até que o suboccipício loque o subpube, no qual se fixará, não ocorrendo mais os movimentos de recuo (Fig. I-251).

Esse ponto fixo no suboccipício, em torno do qual a cabeça fetal realizará movimento de deflexão para, finalmente, exteriorizar-se na vulva, chama-se *hipomóclio*. Assim, nas cefálicas fletidas, o hipomóclio é o suboccipício, que pelo toque se reconhece distante cerca de 7cm do lambda.

Progressivamente, por deflexão cefálica, coincidente com a distensão vulvar, a fronte fetal retropulsa o cóccix (aumentando o diâmetro cóccix-subpúbico de 9,5 para 10,5-11cm) e ultrapassa a fenda vulvar. Por maior deflexão, favorecida pela contrapressão perineal máxima, liberam-se, a seguir, o maciço facial e o mento, completando-se o desprendimento cefálico pela retração final da fenda vulvar (Figs. I-252 e I-253).

Desprendem-se, assim, sucessivamente, os diâmetros cefálicos suboccípito-bregmático (SO-Br – 9,5cm), suboccípito-frontal (SO-Fr – 10,5cm) e, finalmente, suboccípito-mentoneiro (SO-M – 9,5cm). É o que ocorre, normalmente, no desprendimento cefálico em occípito-púbica.

No mecanismo do desprendimento cefálico atuam duas forças: a pressão geral interna (resultante da contração uterina e do esforço expulsivo), que propulsiona a cabeça fetal em direção da menor resistência (vulva), e a contrapressão perineal, que força e favorece a tendência de deflexão-cefálica. Este último movimento é favorecido pela presença da articulação occípito-atloidiana, que garante a flexibilidade cefálica.

Em situações anômalas, o desprendimento cefálico pode-se dar em occípito-sacra e até em occípito-transversa (raríssimo).

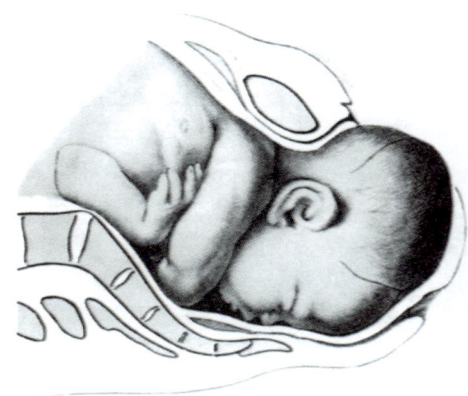
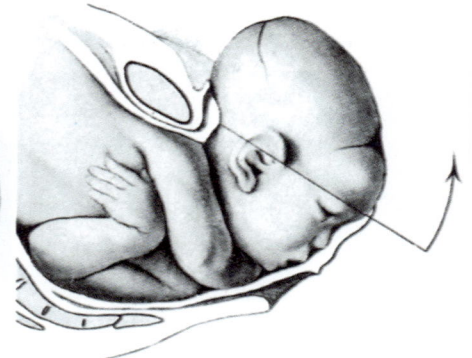
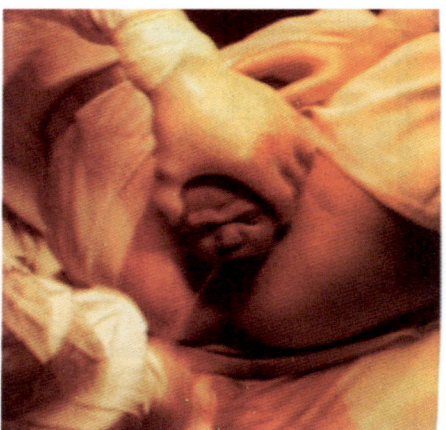

Figura I-251 – Fixação do suboccípcio no subpube (hipomóclio) (Bumm, 1906).

Figura I-252 – Deflexão cefálica para ultimar o desprendimento cefálico (Bumm, 1906).

Figura I-253 – Apresentação cefálica. Desprendimento em occípito-púbica.

Warnekros (1917) e Caldwell, Moloy e D'Esopo (1934) comprovaram, em observações radiológicas, que na fase expulsiva cefálica o concepto, ao executar a extensão da coluna vertebral, corrige suas curvas fisiológicas e favorece a teoria da pressão axial fetal, defendida por Duncan. Assim, a pressão do fundo uterino, exercida sobre o pólo pélvico, propaga-se pela coluna vertebral e atinge o pólo cefálico, que avança pelo canal de parto.

ROTAÇÃO EXTERNA – é o movimento que retorna a cabeça exteriorizada para a posição primitiva e coloca no diâmetro ântero-posterior da bacia o biacromial. Assim, nas posições direita e/ou esquerda, o lambda volta-se para o lado homônimo. Daí a designação que lhe é dada de movimento de restituição ou retorno. Trata-se de movimento espontâneo, envolvendo o tronco e o pólo cefálico fetais (solidários). Excepcionalmente, pode ocorrer rotação externa inversa (em casos de occípito-posteriores).

DESPRENDIMENTO FETAL FINAL – também chamado desprendimento do ovóide córmico (tronco e membros apensos), faz-se em dois tempos: 1. desprendimento do biacromial ou das espáduas; 2. desprendimento restante do tronco e dos membros.

O biacromial insinua-se no diâmetro oblíquo oposto àquele em que se insinuou o pólo cefálico. Em sua progressão, o tronco fetal, solidário à cabeça, avança rodando e, ao nível da bacia mole, coloca o biacromial no sentido ântero-posterior do estreito inferior. Nessas condições, o acrômio ou espádua anterior volta-se para o pube, e o posterior, para o sacro.

Por tração, ou espontaneamente, o acrômio anterior loca e ultrapassa o subpube até atingir a inserção braquial do deltóide, que atuará, no caso, como o hipomóclio. Por elevação da cabeça (artificial ou espontânea), o acrômio posterior vence a resistência perineal e desprende-se, e por abaixamento cefálico completa-se a liberação da espádua anterior.

Finalmente, por movimentos de inflexões laterais desprendem-se o tórax, o abdome e o pólo pélvico, liberando-se o quadril anterior por abaixamento do tronco e o quadril posterior pelo seu levantamento.

Rydberg (1954) refere serem freqüentes os desprendimentos do biacromial em posições oblíquas e transversas.

No que tange à insinuação do biacromial, dados radiográficos obtidos por Borell e Fernström (1958) demonstraram que ela ocorre em um dos diâmetros oblíquos ou no transverso do estreito superior. Admite-se que a rotação do biacromial, isto é, de ântero-posterior acima do estreito superior para transverso ou oblíquo, por ocasião da insinuação, deva-se à rotação interna da cabeça fetal.

Segundo Käser e cols. (1970), em 15 dentre 17 vezes, a rotação interna da cabeça antecede a do biacromial. Borell e Fernström verificaram que, quando o pólo cefálico ultrapassou o diâmetro biciático, o biacromial encontra-se acima do estreito superior e, quando está ocorrendo o desprendimento cefálico, o biacromial tangencia o diâmetro biciático.

Na figura I-254 estão representados todos os movimentos relacionados ao mecanismo de parto, de apresentação cefálica fletida em posição esquerda e variedade posterior (OEP).

MECANISMO DE PARTO NAS CEFÁLICAS DEFLETIDAS

Caracteriza-se a deflexão cefálica quando o mento se afasta do esterno. São três e cada vez mais acentuados os graus de deflexão cefálica (Fig. I-255): de primeiro grau (apresentação bregmática), de segundo grau (apresentação de fronte) e de terceiro grau (apresentação de face).

A deflexão cefálica pode ser primitiva (muito rara) e secundária (comum) e, de regra, é evolutiva. Assim, a deflexão de primeiro grau tende a se intensificar e evoluir para os segundo e terceiro graus. Por vezes, entretanto, esse fato não ocorre e a deflexão inicial não se intensifica. Daí termos apresentações bregmáticas e de fronte persistentes (raras) ou não.

Têm sido referidas várias causas para explicar a ocorrência da deflexão cefálica: forma braquicefálica da cabeça fetal (ramos iguais da alavanca formada pela articulação occípito-atloidiana), hipertrofia da tireóide, defeitos da articulação occípito-atloidiana, rotura intempestiva das membranas em cabeça alta e móvel, vício pélvico, placentação baixa, bacias muito amplas para cabeças pequenas, feto morto, prolapso de membro, principalmente superior (apresentação composta), vícios de conformação uterina e fetal, hidrâmnio etc.

Desvios extremos da atitude uterina têm relação com as deflexões cefálicas. Quando o fundo uterino se desvia intensamente para a direita, arrasta consigo o tronco fetal, forçando a deflexão cefálica. Daí decorre a maior freqüência da apresentação mento-esquerda anterior que resulta da apresentação occípito-direita posterior. Em multíparas, com pronunciado ventre pêndulo, o tronco fetal arrastado pelo corpo uterino desloca o pólo cefálico favorecendo a deflexão (Fig. I-256).

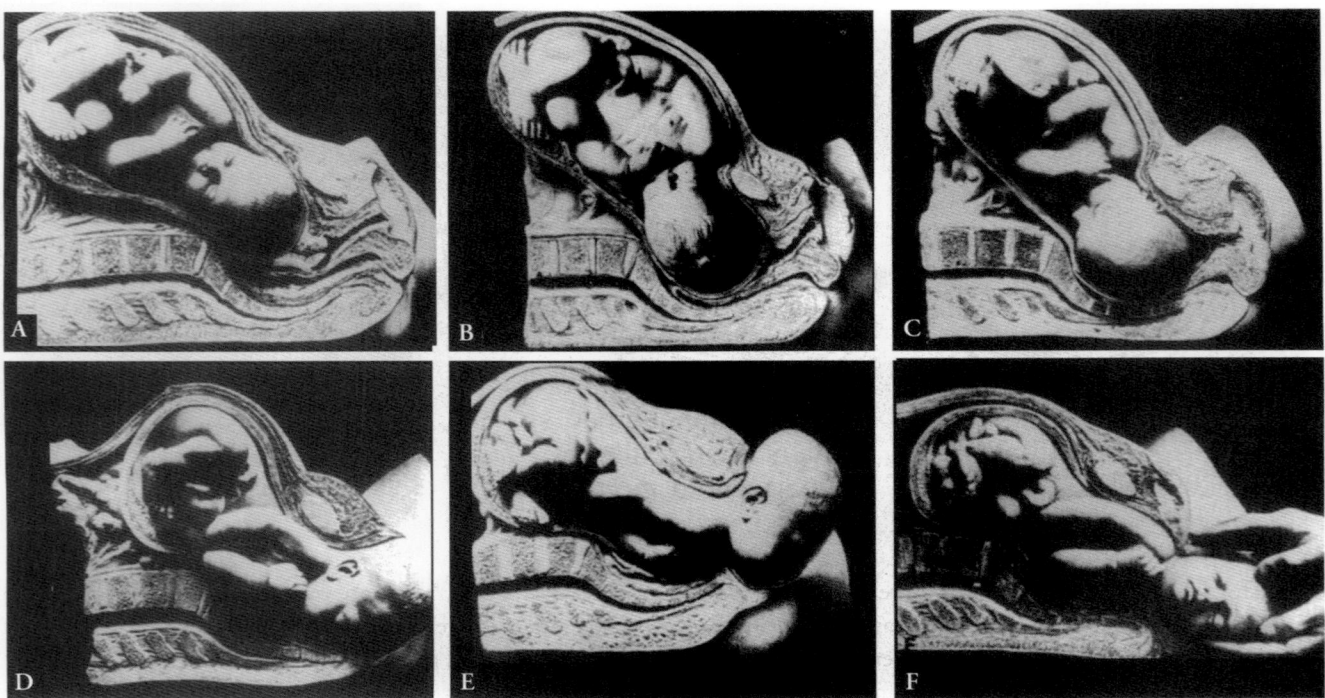

Figura I-254 – Mecanismo de parto em apresentação cefálica fletida. **A)** Trata-se de OEP. **B)** Ocorreu rotação de 45° para OET. **C)** Nova rotação de 45° para OEA. **D)** Após rotação de 45°, a cabeça coloca-se em O. Púbica, como irá se desprender (**E**). Finalmente, após a rotação externa, o biacromial coloca-se no diâmetro ântero-posterior da bacia para se desprender (**F**). (Danforth e cols., 1977).

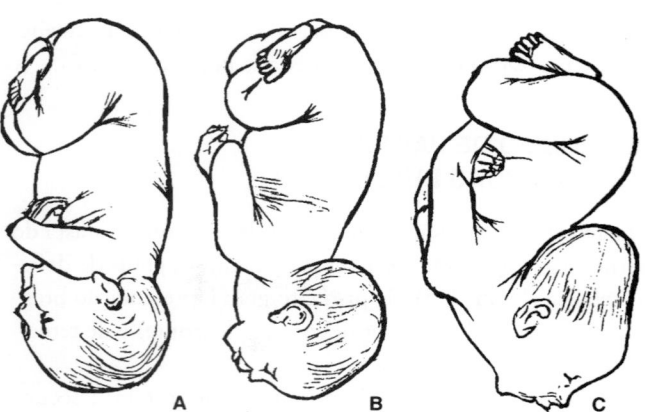

Figura I-255 – Apresentações cefálicas defletidas. **A)** Deflexão de primeiro grau (bregmática). **B)** De segundo grau (fronte). **C)** De terceiro grau (face).

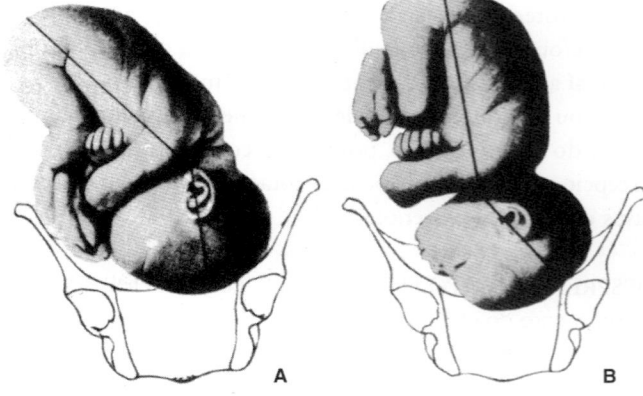

Figura I-256 – **A)** Apresentação cefálica fletida (atitude de flexão total fetal). **B)** O deslocamento lateral do útero ao arrastar o tronco força a deflexão cefálica fetal.

CEFÁLICAS DEFLETIDAS DE PRIMEIRO GRAU (BREGMÁTICA) – também chamada apresentação de sincipúcio, confunde-se com a apresentação cefálica em atitude indiferente. Decorre, com freqüência, de occípito-posteriores com assoalho perineal frouxo. Nessa apresentação, o ponto de reparo fetal é o ângulo anterior do bregma, que deve estar centrado na escava. A linha de orientação fetal é a sutura ságito-metópica. O diâmetro de apresentação e de insinuação é o occípito-frontal (O-Fr), que mede 12cm. O ponto de referência fetal é o bregma.

Ao toque, distingue-se da apresentação cefálica, em atitude indiferente, porque nessa condição se tocam, igualmente afastados do centro da escava, o lambda e o bregma; na deflexão de primeiro grau, o bregma situa-se no centro da escava e dificilmente toca-se o lambda.

Pela palpação abdominal da escava não se identifica maior saliência óssea à direita ou à esquerda, como ocorre nas apresentações fletidas, em que a fronte é mais proeminente.

Vejamos como se dá o mecanismo de parto:

• **Insinuação** – o diâmetro de insinuação é o O-Fr que mede 12cm e sua circunferência atinge 34cm. Como os maiores diâmetros úteis do estreito superior da pelve não ultrapassam 12cm, a insinuação será difícil, podendo ser favorecida pelos movimentos de assinclitismo.

• **Descida e rotação interna** – serão muito penosas, particularmente nas primíparas, em face da relativa angústia da cavidade óssea, para dar passagem à circunferência O-Fr. Atendendo ao preceito consagrado de que a rotação interna é o movimento pelo qual o ponto de reparo da cabeça fetal volta-se para o subpube, o occipício coloca-se em relação ao sacro e o bregma no subpube. Quando na rotação interna de defletidas de primeiro grau o occipício loca o subpube, deve-se concluir que a deflexão foi substituída pela flexão cefálica.

- **Desprendimento cefálico** – o hipomóclio se situará em ponto variável, entre a inserção dos cabelos e a raiz do nariz. O desprendimento cefálico (por menor solicitação perineal) será tanto mais favorável quanto mais próximo da inserção dos cabelos se fizer o hipomóclio (menor circunferência de desprendimento). Locado o hipomóclio, por movimento de flexão, desprende-se o occipício; depois, por deflexão, desprendem-se a fronte e o maciço facial. Diz-se, assim, que ocorrem movimentos de avanço e recuo, com o que não concordamos, pois ambos são movimentos liberatórios da cabeça e, portanto, de avanço.

- **Rotação externa** – liberado o pólo cefálico, pelo movimento de rotação externa, o ângulo anterior do bregma volta-se para a posição primitiva, colocando-se o biacromial no diâmetro ântero-posterior do estreito inferior.

- **Desprendimento fetal final** – não apresenta diferença com o mecanismo que ocorre nas apresentações cefálicas fletidas.

CEFÁLICAS DEFLETIDAS DE TERCEIRO GRAU (FACE) – também chamada apresentação de mento e "de cara". Na deflexão de terceiro grau, o ponto de reparo fetal é o mento, e a linha de orientação fetal é a facial. O diâmetro de apresentação é o mento retrobregmático que mede 10-10,5cm, e o de insinuação é o hiobregmático ou submentobregmático que mede 9,5cm.

A presunção diagnóstica louva-se na palpação da escava, que identifica o evidente ângulo formado pelo occipício e o dorso fetal, constituindo-se o sinal de "golpe de machado" de Tarnier (Fig. I-257). O foco de escuta, contralateral ao dorso, é, particularmente, evidente (som) nas mento-anteriores, quando o tórax fetal se adapta na parede abdominal anterior. A confirmação do diagnóstico se fará pelo toque vaginal, que identificará o mento centrado na escava e a boca fetal, com freqüência, aberta.

A possível confusão da boca com o ânus (nas apresentações pélvicas) se realizará porque a boca faz movimentos de sucção e o ânus de contração esfinctérica. Ainda em relação ao diagnóstico, deve-se considerar a fase frontal da apresentação de face, quando se tocam igualmente afastados do centro da escava o mento e a raiz do nariz (glabela) (Fig. I-258).

- **Insinuação** – adaptada no estreito superior, a cabeça fetal defletida apresenta o diâmetro mento-retrobregmático (10-10,5cm). Por exagero máximo da deflexão, ele será substituído pelo diâmetro hiobregmático ou submentobregmático (9,5cm), que será o diâmetro de insinuação (vai do ângulo da mandíbula ao meio do bregma). A insinuação se dará nos diâmetros oblíquos ou transverso do estreito superior e nunca no ântero-posterior (principalmente o mento-posterior).

- **Descida e rotação interna** – serão fáceis nas mento-anteriores (trajeto curto na face posterior à sínfise púbica). Nas mento-posteriores, inversamente, a descida é impossível, porquanto a distância mento-esterno é menor que a altura do sacro. Nessa eventualidade, a face anterior do tórax fetal choca-se com o promontório. A cabeça fetal fica suspensa, não se completando a descida e a subseqüente e concomitante rotação interna (Figs. I-259 e I-260). A descida é, ainda, dificultada porque a linha axial fetal esbarra numa das hemipelves, à semelhança do que ocorre com um barco que, em vez de ser tracionado pelo meio do rio, o é roçando pela margem. Dessa situação penosa resultam lesões da face e da coluna cervical fetal. Assim, para que a descida se realize, impõe-se que a rotação a anteceda, voltando-se o mento para o subpube.

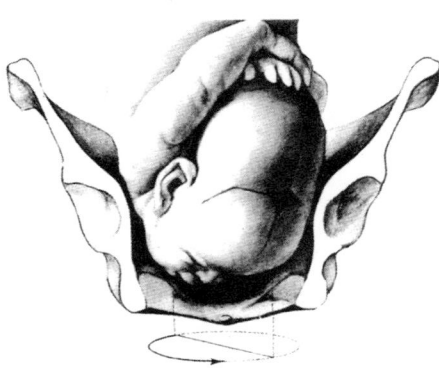

Figura I-257 – Apresentação cefálica defletida de terceiro grau (face) em mento-direito anterior. A face anterior do tórax choca-se contra o promontório, tornando impossível a descida cefálica, que apenas será conseguida após prévia rotação interna para mento-púbica (Bumm, 1906).

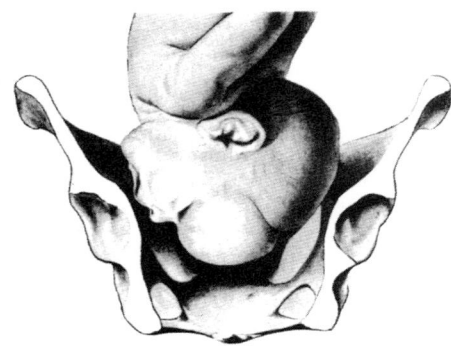

Figura I-258 – Apresentação cefálica defletida de segundo para terceiro grau. Fase frontal de apresentação de face. Notar o sulco evidente entre o occipital e o tronco fetal – sinal de "golpe de machado" de Tarnier (Bumm, 1906).

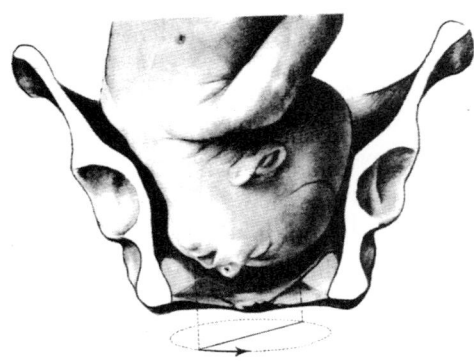

Figura I-259 – Apresentação cefálica defletida de terceiro grau (face) em mento-direito anterior. A rotação interna faz-se no sentido de colocar o mento sob o pube (Bumm, 1906).

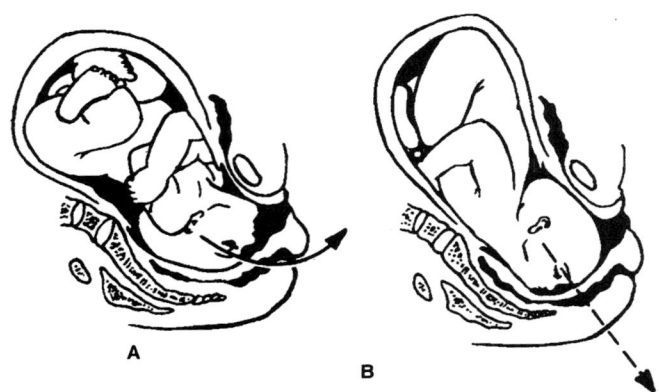

Figura I-260 – Apresentação cefálica defletida de terceiro grau (face). A) Trajeto curto mento-tórax na mento-púbica. B) Trajeto longo quando o mento está voltado para o sacro.

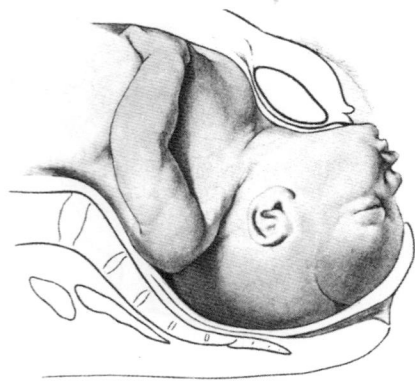

Figura I-261 – Apresentação cefálica de terceiro grau (face). Desprendimento cefálico em mento-púbica (Bumm, 1906).

- **Desprendimento cefálico** – ultimada a rotação interna, o submento (hipomóclio) loca-se no subpube e por movimento de flexão desprendem-se, sucessivamente, a fronte, os parietais e o occipício (Fig. I-261).

- **Rotação externa** – em movimento de rotação externa, o ponto de reparo fetal (mento) volta-se para a posição primitiva, colocando o biacromial no diâmetro ântero-posterior do estreito inferior.

- **Desprendimento fetal final** – não difere daquele que ocorre nas diversas apresentações cefálicas fletidas.

MECANISMO DE PARTO NO VÍCIO PÉLVICO

Embora na atualidade não se justifiquem mais práticas tocúrgicas pela via vaginal, quando está presente o vício pélvico, parece-nos oportuno citar algumas particularidades que ocorrem no mecanismo de parto, nessas situações:

- **Bacia achatada ou platipelóide** – esse tipo de pelve caracteriza-se pela redução do diâmetro ântero-posterior e maior amplitude do transverso, ao nível do estreito superior. Por isso, a insinuação se fará em posição transversa. Exagera-se o assinclitismo a fim de favorecer a penetração isolada das bossas parietais, que será favorecida por evidente desnível das bordas internas desse osso. Por vezes, esse fenômeno plástico atinge 2cm, reduzindo em 1cm o diâmetro biparietal. O crânio deforma-se, pode ocorrer afundamento em um dos parietais (aquele que se adapta no promontório), e às vezes a cabeça adquire a forma do estreito superior (forma renal). A superdistensão do sistema contensor do cérebro pode-se seguir de roturas do seio longitudinal e da tenda do cerebelo (na sua junção – zona crítica).

- **Bacia infundibiliforme** – a redução progressiva dos estreitos nesse tipo de pelve obriga ocorrer hiperflexão cefálica exagerada e progressiva. São mais freqüentes as variedades posteriores.

- **Bacia antropóide** – quando a redução do diâmetro transverso é evidente, a cabeça na insinuação se apresentará em posição ântero-posterior alta (em occípito-sacra ou occípito-púbica). Se o vício não é muito intenso, a insinuação poderá ocorrer em posição oblíqua e, quando se trata de occípito-posterior, as espinhas ciáticas poderão impedir a rotação interna (OP persistente).

- **Bacia geral e regularmente estreitada** – nessa pelve impõe-se ocorrer hiperplexão exagerada (obliqüidade de Roederer) em todos os planos da bacia.

MECANISMO DE PARTO NAS PÉLVICAS

Incidindo em 3-4% dos partos, a apresentação pélvica pode ser completa e incompleta. É completa quando as coxas estão fletidas sobre a bacia; as pernas, sobre as coxas; e os pés, em ligeira abdução, sobre a perna. A incompleta pode ser modo de nádegas (agripina), modo de joelho e modo de pé, conforme se apresenta no estreito superior, respectivamente, a nádega (com os dois membros inferiores rebatidos sobre o tronco), o joelho ou o pé de um dos membros inferiores (Figs. I-262 a I-264).

O ponto de reparo fetal nas apresentações pélvicas é o cóccix, o ponto de referência é o sacro, a linha de orientação fetal é o sulco interglúteo, e o diâmetro de insinuação, o bitrocantério (BT). Nas pélvicas completas, a circunferência de insinuação é a sacrotibial (maior), e nas incompletas, a sacropubiana (menor) (Figs. I-262 e I-263).

Nas pélvicas incompletas, o parto vaginal é de prognóstico mais sério. Isso porque, nelas, a circunferência de apresentação e de insinuação (sacropubiana) sendo menor, a cervicodilatação será mais morosa e, geralmente, insuficiente para a passagem da cabeça derradeira. De outro lado, nas agripinas (modo de nádegas), os membros inferiores, rebatidos e entalados no tronco fetal, dificultam os movimentos de inflexão lateral, que favorecem a progressão do concepto (Fig. I-264).

No mecanismo do parto pélvico, pela via vaginal, consideraremos os seguintes tempos: insinuação; descida + rotação interna; desprendimento do pólo pélvico e do tronco; desprendimento do biacromial; desprendimento da cabeça derradeira.

- **Insinuação** – o diâmetro BT (12cm) coloca-se no estreito superior em um dos oblíquos. Por leve assinclitismo ou sem ele, após aconchegamento dos tecidos (para reduzir o BT a 9,5cm), o pólo pélvico se insinua (Fig. I-265).

- **Descida + rotação interna** – ultimada a cervicodilatação, o pólo pélvico desce rodando até colocar o BT no ântero-posterior da bacia. A rotação interna, nas pélvicas, é sempre de apenas 45°.

- **Desprendimento de pólo pélvico e do tronco** – por movimentos sucessivos de avanços e recuos, o pólo pélvico aflora e avança pela vulva até que o quadril anterior loque o subpube e ali se fixe, constituindo-se o hipomóclio (Fig. I-266). Em um próximo esforço expulsivo, o quadril posterior retropulsa o cóccix e desprende-se. A seguir, completa-se a expulsão do quadril anterior e a do tronco (espontânea ou por ligeira tração). Nas pélvicas incompletas, quando o membro posterior se exterioriza na vulva, o anterior esbarra na sínfise púbica e, para que ocorra o desprendimento do pólo pélvico, impõe-se rotação de 135° do dorso, a fim de transformar o membro anterior em posterior e vice-versa (Figs. I-267 e I-268).

- **Desprendimento do biacromial** – durante a exteriorização do tronco fetal, o biacromial desce e insinua-se no oblíquo da bacia, anteriormente ocupado pelo bitrocantério. O desprendimento do biacromial (BAcr) pode-se dar de duas maneiras: em geral no ântero-posterior da bacia ou no transverso da pelve quando o tronco, após sua expulsão, pende para baixo (ação de gravidade). O acrômio anterior, voltado para o pube, desprende-se e, após retropulsão cóccica (elevando-se o tronco fetal), libera-se o acrômio ou espádua posterior (Fig. I-269).

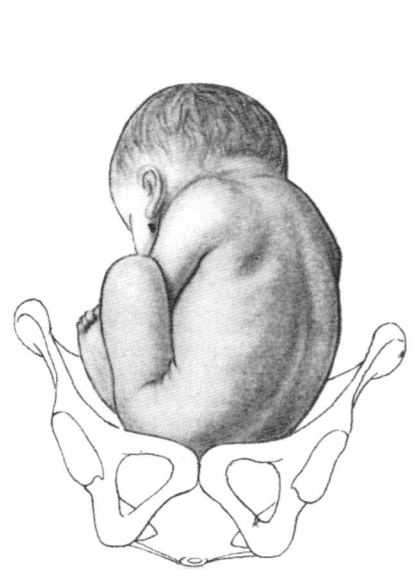
Figura I-262 – Apresentação pélvica completa em sacra esquerda anterior – SEA (Bumm, 1906).

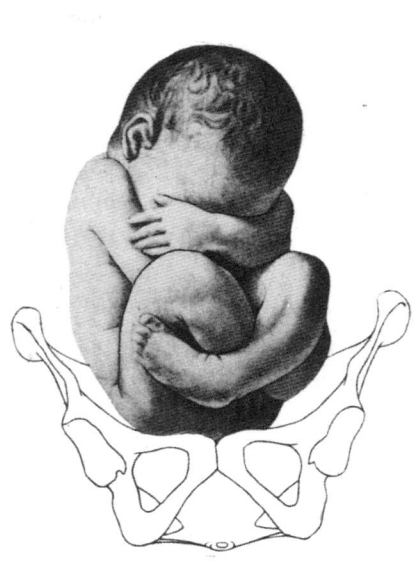
Figura I-263 – Apresentação pélvica completa em sacra direita posterior – SDP (Bumm, 1906).

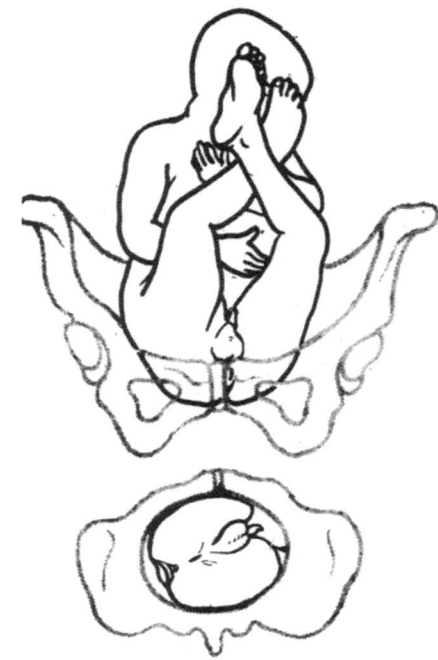
Figura I-264 – Apresentação pélvica incompleta modo de nádegas (agripina).

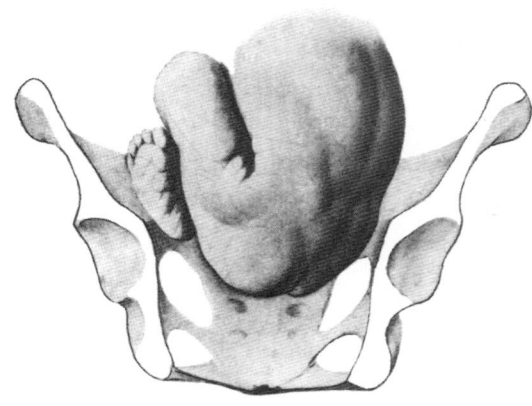
Figura I-265 – Apresentação pélvica completa não insinuada em SEA (Bumm, 1906).

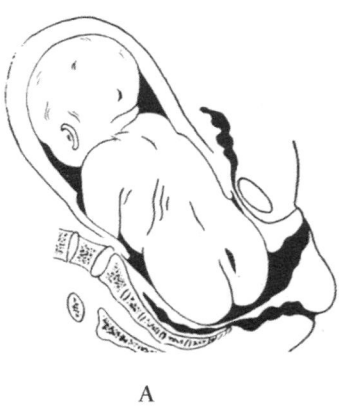
Figura I-266 – A) Apresentação pélvica insinuada em SEA (assinclitismo anterior). O aconchegamento dos tecidos favorece a insinuação e a descida. **B)** O quadril anterior loca o subpube (hipomóclio) e o bitrocantérico coloca-se no diâmetro ântero-posterior da bacia.

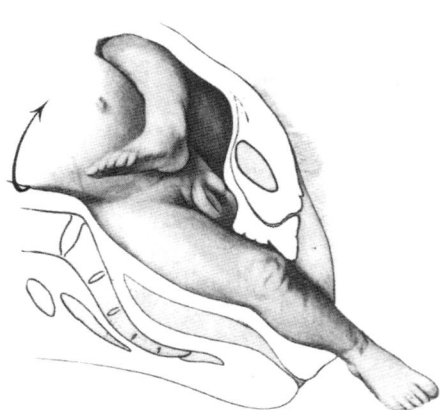
Figura I-267 – Apresentação pélvica incompleta (modo de pé). O membro anterior choca-se contra a sínfise púbica e torna impraticável o desprendimento do pólo pélvico (Bumm, 1906).

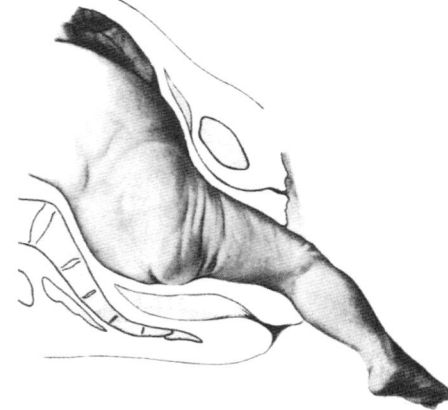
Figura I-268 – Apresentação pélvica incompleta (modo de pé). Exteriorizado o membro anterior, o desprendimento do pólo pélvico ocorre com facilidade (Bumm, 1906).

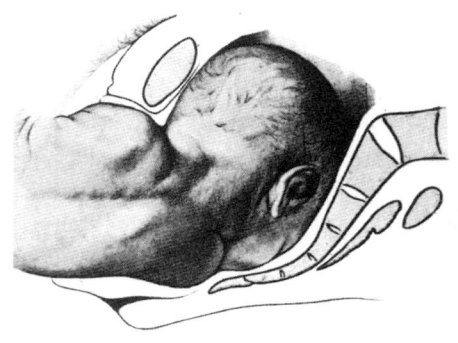
Figura I-269 – Apresentação pélvica. Desprendimento do diâmetro biacromial no sentido ântero-posterior do estreito inferior (Bumm, 1906).

Em 1938, Bracht, executando a manobra que recebeu seu nome, durante assistência ao parto pélvico, verificou que o tronco fetal, ao se desprender, tende a se voltar para cima (lordose acentuada da coluna), apenas voltando-se para baixo, posteriormente, em função da força de gravidade. Esse autor, ao apoiar o tronco e impedir seu abaixamento e, inclusive, forçando-o levemente de encontro ao ventre materno, notou que o BAcr se desprende, ocupando o transverso da bacia.

• **Desprendimento da cabeça derradeira** – uma vez insinuada, a cabeça desce e o suboccipício loca o subpube. A fronte fetal recalca o cóccix, desprendendo-se, sucessivamente, os diâmetros suboccipício-mentoneiro, suboccipício-frontal e suboccipício-bregmático (Fig. I-270). Durante a assistência a partos pélvicos, trações indevidas do tronco fetal podem provocar deflexão dos membros superiores e da cabeça. Quando a expulsão do tronco não é assistida e deixa-se de soerguê-lo, ocorre, com freqüência, sua rotação para trás. A cabeça, a ele solidária, volta-se para trás (rotação sacral).

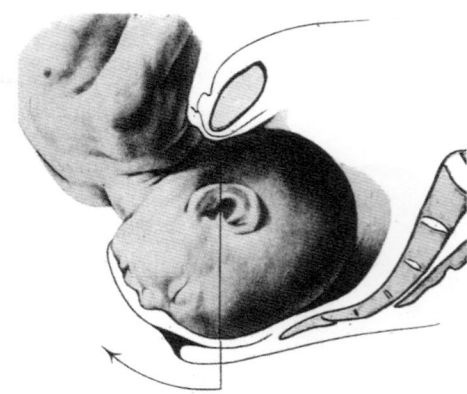

Figura I-270 – Apresentação pélvica. Desprendimento da cabeça última (Bumm, 1906).

Nessa eventualidade, a glabela loca o subpube, libera-se a face, e por levantamento desprendem-se o occipício e a região parietomalar.

Referências Bibliográficas

• ALVAREZ, H. & CALDEYRO-BARCIA, R. – Fisiopatologia de la contracción uterina y ss aplicaciones en la clínica. *Mat. e Inf.*, **13**:11, 1954. • AUER, E.S. & SIMMONS Jr., J.M. – Floating fetal head in primipara at term. *Am. J. Obstet. Gynecol.*, **58**:291, 1949. • BORELL, V. & FERNSTRÖM, I. – Radiographic studies of the foetal shoulders during labour. *Acta Obstet. & Gynaecol. Scand.*, **37**:54, 1958. • BORELL, V. & FERNSTRÖM, I. – Internal anterior rotation of the foetal head. A contribution of its explanation. *Acta Obstet. Gynaecol. Scand.*, **38**:103, 1959. • BORELL, U. & FERNSTRÖM, I. – Mecanismo del Parto. In: Käser, O. & cols. *Ginecologia y Obstetrícia* (Trad.). Barcelona, Salvat Editores S. A., 1970, p. 519. • BRIQUET, R. – *Obstetrícia Normal.* Editora Freitas Bastos, São Paulo, 1939. • BUMM, E. – Grundriss zum studium der Geburtshilfe. J. F. Bergmann, Wiesbaden, 1914. • CALDWELL, W.E. & MOLOY, H.C. – Anatomical variations in the female pelves and their effect in labor with a suggested classification. *Am. J. Obstet. Gynecol.*, **26**:479, 1933. • CALDWELL, W.E.; MOLOY, H.C. & D'ESOPO, D.A. – A roentgenologic study of the mechanism of engagement of the fetal head. *Am. J. Obstet. & Gynecol.*, **28**:824, 1934. • CALDWELL, W.E.; MOLOY, H.C. & D'ESOPO, D.A. – Further studies on the mechanism of labor. *Am. J. Obstet. Gynecol.*, **30**:763, 1935. • CALKINS, L.A. – The second stage of labor. The descent phase. *Am. J. Obstet. Gynecol.*, **48**:798, 1944. • CALKINS, L.A. – *Normal Labor.* Springfield, Charles, C. Thomas, 1955. • DANFORTH, D.N. & cols. – *Obstetrics and Gynecology.* Hagerstown, Harper & Row Publishers, 1977. • De LEE, J.B. & GREENHILL, J.P. – *The Principles and Practice of Obstetrics.* Philadelphia, W. B. Saunders Co., 1943. • D'ESOPO, D.A. – The mechanism of internal rotation and its application to malrotation. *Am. J. Obstet. Gynecol.*, **78**:580, 1959. • KÄSER, O. & cols. – *Ginecologia Y Obstetrícia.* II Vol., Barcelona, Salvat Editores, S.A., 1970. • MOLOY, H.C. – Studies on head molding during labor. *Am. J. Obstet. & Gynecol.*, **44**:762, 1942. • MOLOY, H.C. – *Clinical and Roentgenologic Evaluation of the Pelvis in Obstetrics.* Philadelphia, W. B. Saunders Co., 1951. • OLSHAUSEN, R. – *Beitrag zur Lehre vom Mechanismus der Gelburt.* Sttuttgart, Ferdinand Enke, 1901. • REYNOLDS, S.R.M. & cols. – A multichannel strain-gage tokodinamometer: an instrument for studying patterns of uterine contractions in pregnant women. *Bull. Johns Hopkins Hosp.*, **82**:446, 1948. • RYDBERG, E. – *The Mechanism of Labour.* Springfield, Charles, C. Thomas, 1954. • SELLHEIM, H. – *Die Geburt des Menschen.* Wiesbaden, Bergmann, 1913. • STEEL, K.B. & JAVERT, C.T. – The mechanism of labor for transverse positions of the vertex. *Surg. Gynecol. & Obstet.*, **75**:477, 1942. • STEER, C.M. – Fetal presentation and mechanism effecting delivery. In: Searra, J.J. & Gerbie, A.G. *Gynecology and Obstetrics.* Vol. 2, Hagerstown, Harper & Row, 1980. • WARNEKROS, K. – *Schwangerschaft und Geburt im Röntgenbilde.* Wiesbaden und Münchem, J.F. Bergman, 1917, p. 1921.

20 Parto: Fenômenos Fetais

Eduardo Martins Marques

INTRODUÇÃO

O feto é o elemento passivo do parto, o qual sofre influência das contrações uterinas, o elemento ativo, que o impulsionam pelo trajeto, o canal de parto. Ele é formado de estruturas moles, útero e músculos, e rígidas, ossos e ligamentos, as quais, em conjunto, exercem compressão sobre todo o feto ou partes dele. Essa compressão determina algumas mudanças transitórias na morfologia fetal, que são adaptações à forma e à dimensão do continente materno, denominadas *fenômenos plásticos ou fetais do parto*. Destacam-se a *bossa serossanguinolenta* e o *acavalamento* ou *moldagem óssea craniana*.

BOSSA SEROSSANGÜÍNEA

Forma-se durante o parto, na área de contato entre a apresentação e o orifício do colo uterino durante o período de dilatação ou com o intróito vulvovaginal no de expulsão. Ocorre na área da apresentação que permanece circunscrita a esses dois obstáculos à passagem fetal através do canal de parto. A bossa é tumefação com conteúdo serossangüíneo, formada em processo dinâmico e progressivo, localizada no tecido conjuntivo subcutâneo, de cor violácea e visível na área fetal que se insinuou. Tem dimensões variáveis; costuma ser maior e mais evidente em áreas com maior facilidade para infiltração como pálpebras, lábios e couro cabeludo. Depende, portanto, da corrente serossangüínea dos vasos e capilares venosos que infiltra o tecido conjuntivo subcutâneo, na área da apresentação circunscrita pelo obstáculo. Essa corrente é produto da resistência imposta pelo colo uterino, pelve mole, intensidade das contrações uterinas e da duração do trabalho de parto.

A pressão exercida pela contração uterina, distribuída através do líquido amniótico ao feto, soe ser uniforme enquanto há integridade das membranas. Após sua rotura, no local de contato com o colo uterino, ocorre processo semelhante ao das ventosas: rarefação do ar, queda de pressão local, dilatação dos vasos sangüíneos, transudação e diapedese. Esse é o mecanismo local para que ocorra a formação da bossa. Seu tamanho resulta da pressão exercida sobre a apresentação e da resistência contraposta vinda de baixo. Quanto maior a dificuldade de passagem pelo canal de parto, tanto maior o tamanho da bossa. Isso evidencia que, durante a evolução do trabalho de parto, possa estar ocorrendo uma distócia.

Não basta existir rotura de membranas para ocorrer formação de bossa. Partos com contrações uterinas fracas, com fetos mortos ou nos quais o colo uterino não envolve fortemente a apresentação costumam cursar sem que ocorra a formação de bossa. Há exceções nas quais ocorre sua formação com membranas íntegras, devido à forte adaptação do colo sobre a apresentação: algumas gestações que cursam com oligoamnia e outras, nas quais o líquido amniótico inexiste diante da apresentação.

A coleção serossangüínea não se limita às suturas e fontanelas e pode confundir o examinador durante o toque, dificultando o diagnóstico da apresentação, variedade de posição e posição, no seguimento do trabalho de parto. A região retroauricular do feto, por não se deformar, serve como referência para solucionar eventual dúvida diagnóstica. A localização da bossa, no exame do recém-nascido, poderá estabelecer o diagnóstico retrospectivo da apresentação. Sabe-se que nas apresentações cefálicas fletidas situa-se no ângulo oposto do parietal antônimo, por exemplo: nas occípito-esquerda-anteriores (OEA) localiza-se na parte posterior do osso parietal direito. Nas apresentações de face difunde-se pelas bochechas e região palpebral, conferindo ao rosto aspecto arroxeado. Nas apresentações pélvicas, ocupa o quadril homônimo, nas de acrômio, a espádua homônima; e nas procidências de membros, a porção distal do respectivo membro.

A formação da bossa é processo fisiológico e seu desaparecimento espontâneo ocorre, por meio de reabsorção, nas primeiras 24 a 36 horas após o nascimento; pode acentuar-se durante o choro e a tosse. A simetria completa da cabeça do recém-nascido restabelece-se ao findar a primeira semana. Recém-nascido de nulípara, com bacia estreita, trabalho de parto prolongado e rotura prematura de membranas pode apresentar bossa muito volumosa, conhecida como *caput succedaneum* (cabeça consecutiva).

Outra tumefação, o *céfalo-hematoma*, pode surgir na cabeça de recém-nascidos espontaneamente ou em decorrência de traumatismos ocorridos no parto, seguidos à aplicação de fórcipes ou manobras de desprendimento da cabeça derradeira, como a de Mauriceau, particularmente nas bacias estreitadas. Como tem origem geralmente traumática, pode coexistir com fraturas ósseas cranianas. Aparece entre um e quatro dias após o parto e é constituído de sangue acumulado entre a tábua externa de osso craniano e seu respectivo periósteo descolado (Fig. I-271). É liso, flutuante, elástico, indolor, irredutível, de tensão variável, geralmente atinge um só osso parietal e não transpõe o periósteo. Permanece delimitado pelas suturas, sem que ocorra alteração da cor local do couro cabeludo. Não se modifica durante o choro e a tosse; raramente pode mostrar-se dividido na área correspondente à sutura sagital, caso atinja ambos os ossos parietais. Seu desaparecimento espontâneo é lento, ocorrendo de um a dois meses, e sua reabsorção determina graus variáveis de icterícia neonatal (Fig. I-272).

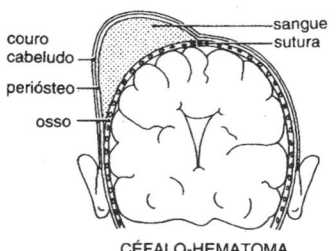
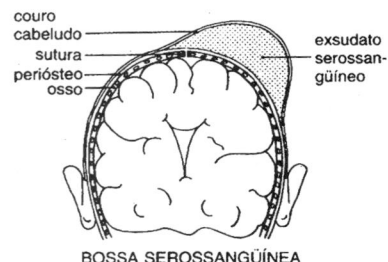

Figura I-271 – Representação esquemática de bossa serossangüínea e céfalo-hematoma.

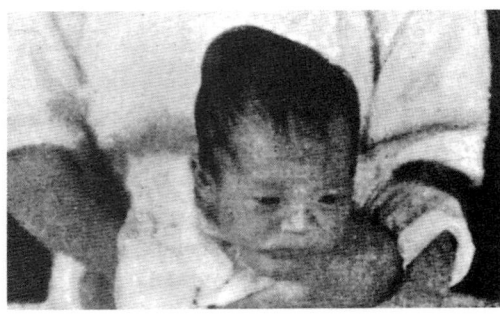

Figura I-272 – Céfalo-hematoma na área do parietal direito (Briquet, 1939).

O tratamento da bossa e do céfalo-hematoma consiste somente na proteção contra traumatismos. São contra-indicadas manipulações locais, punções e incisões, porque poderão levar à ocorrência de infecção secundária.

MOLDAGEM ÓSSEA CRANIANA

Vimos que durante o trabalho de parto a cabeça fetal adapta-se à forma e às dimensões da bacia. A maleabilidade dessa cabeça deve-se à *flexibilidade óssea* e à *interposição membranosa*, que confere espaços entre seus ossos (Fig. I-273). Durante as contrações uterinas, na verdade, não há redução do volume craniano real, pois ao ocorrer compressão cefálica em um sentido há expansão perpendicular concomitante. Nas apresentações cefálicas fletidas e nas pélvicas, por exemplo, a compressão da cabeça exerce-se no sentido ântero-posterior. É processo fisiológico dinâmico no qual não ocorre lesão encefálica fetal; que, caso contrário, poderá ocorrer nas compressões cefálicas excessivas (Fig. I-274).

Durante o trabalho de parto a face e a fronte fetal apresentam-se achatadas, o occipício movimenta-se para a frente e os ossos da abóbada craniana sofrem sobreposição. A porção escamosa do occipital é arrastada por debaixo dos parietais e o mesmo ocorre menos intensamente com os frontais. O parietal que se encontra em contato com o promontório materno desliza sobre seu heterônimo. O resultado final decorrente dessa maleabilidade estrutural cefálica externa é a modificação ana-

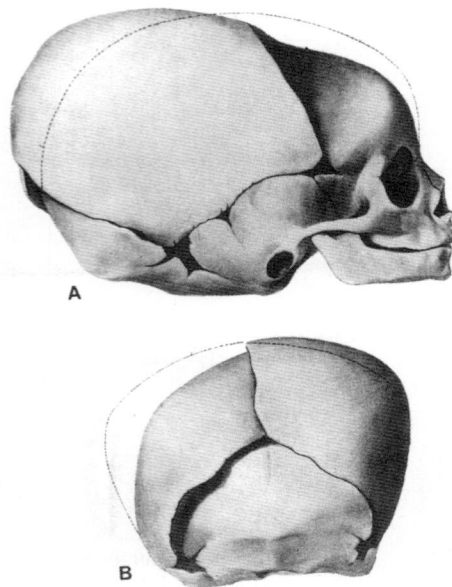

Figura I-273 – Moldagem óssea do crânio fetal. A) Os frontais e o occipital locam-se abaixo dos parietais. B) O parietal direito se coloca abaixo do esquerdo (Briquet, 1939).

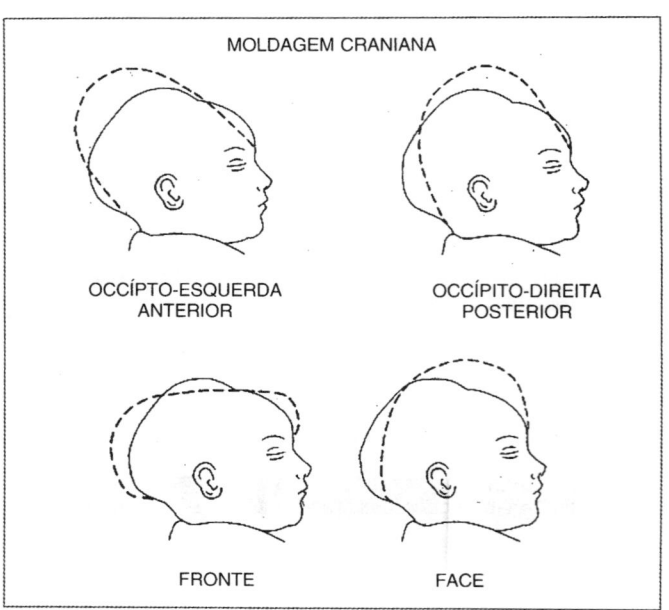

Figura I-274 – Moldagem cefálica nas apresentações occípito-esquerda anterior, occípito-direita posterior, fronte e face.

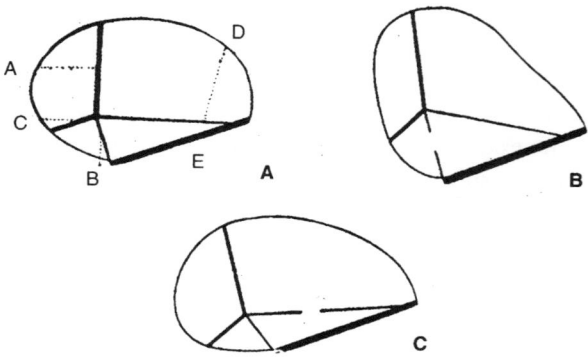

Figura I-275 – Moldagem cefálica externa e dos septos da dura-máter. A) Configuração da cabeça normal, comprovando-se em A a foice do cérebro, em B a parte vertical da tenda do cerebelo, em C o encontro da tenda e foice, em D a parte horizontal da tenda, em E a base do crânio. B) Compressão cefálica ântero-posterior, graças à moldagem, a abóbada se eleva com redução no sentido transverso. A distensão anormal da porção vertical da tenda provoca sua rotura. C) Compressão cefálica vertical (apresentação bregmática e de fronte) e conseqüente alongamento ântero-posterior. Daí a rotura da porção horizontal da tenda (Holland, apud Briquet, 1939).

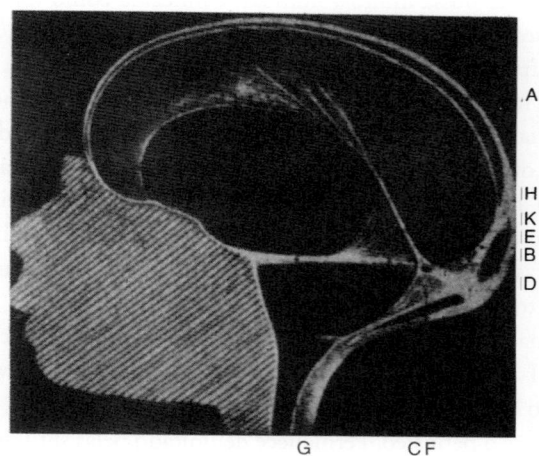

Figura I-276 – Fibras de reforço do sistema ântero-posterior. A = seio longitudinal superior; B = lagar de Herófilo; C = seio occipital; D = massa principal do tecido fibroso; E = feixe que parte da extremidade posterior do seio longitudinal; F = tenda do cerebelo; G = feixe horizontal profundo; H = base da foice; K = área triangular da parte anterior da tenda (Holland, apud Briquet, 1939).

tômica, que passa de esférica para cilíndrica, o que permite melhor proporcionalidade fetopélvica. O conteúdo encefálico interno, concomitantemente, sofre superdistensão de septos e fibras da dura-máter.

A dura-máter é formada por duas camadas: *interna* – reveste o encéfalo, encontra-se aderida à aracnóide, é delgada e transparente; e *externa* – reveste a face óssea interna, é espessa, fibrosa, resistente e assemelha-se ao periósteo. Da camada externa partem quatro septos fibrosos: a foice do cérebro, a tenda da hipófise e a tenda e a foice do cerebelo. Tais septos apresentam regiões espessadas que são constituídas de fibras de reforço que formam dois sistemas: vertical e ântero-posterior. Ambos fornecem sustentação ao sistema contensor do cérebro.

A foice do cérebro e a tenda do cerebelo dividem a cavidade craniana em três cavidades incompletamente separadas entre si, através das quais passam ambos os hemisférios cerebrais e o cerebelo. Podem ser descoladas para cima e para diante se ocorrer superdistensão dos septos durais, modificando-lhes a forma e a posição. Segundo Holland, as tributárias da grande veia de Galeno ou mais raramente ela mesma podem-se romper, determinando hemorragia cerebral subdural de intensidade variável. Mecanismo similar ocorre nas apresentações cefálicas defletidas. Nelas, a compressão cefálica reduz os diâmetros verticais; os perpendiculares, ântero-posteriores, sofrem superdistensão, a qual, se for exagerada, poderá determinar a rotura do feixe horizontal profundo da tenda do cerebelo e de seus vasos, ocasionando hemorragia intracraniana (Figs. I-275 a I-278).

O conhecimento dos mecanismos de parto nas diferentes apresentações, as particularidades do trajeto e as modificações que surgem nas apresentações durante esse trajeto servem para diagnosticar evolução fisiológica do trabalho de parto ou as distócias, que são transtornos evolutivos do parto. Cabeça fetal muito comprimida, com acavalamento ósseo acentuado, pode evidenciar desproporção fetopélvica de graus variados. Torna-se imperativo reavaliar a via de parto, prevenindo a laceração do sistema contensor do cérebro e de seus vasos, a hemorragia intracraniana secundária, os graus variáveis de seqüelas neurológicas e a morte.

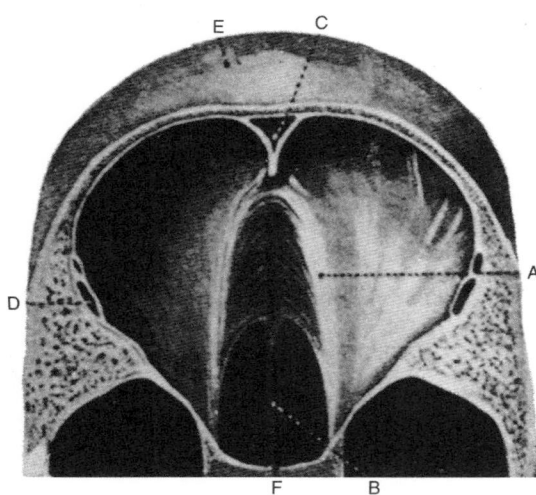
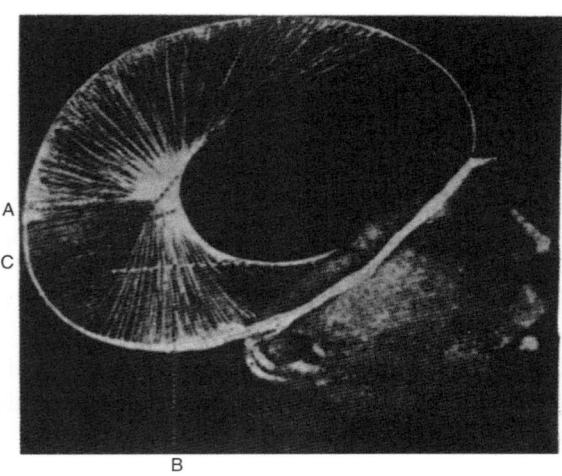

Figura I-277 – Percurso dos feixes horizontais profundos. A = feixe horizontal profundo direito; B = extremidade posterior da foice do cérebro (borda livre); C = lagar de Herófilo; D = seio látero-direito; E = occipital; F = corpo do esfenóide (Holland, apud Briquet, 1939).

Figura I-278 – Fibras da foice e da camada superficial da tenda. A = assoalho do seio reto; B = feixe horizontal profundo; C = feixe vertical anterior (Holland, apud Briquet, 1939).

Referências Bibliográficas

• BRIQUET, R – *Obstetrícia Normal.* São Paulo, Livraria Freitas Bastos, 1939. • GRELLE, F.C. – Obstetrícia. Rio de Janeiro, Livraria Atheneu, 1970. • HOLLAND, E. – *Report on the Causation of Foetal Death his majesty's Stationary Office.* London, 1922. • PRITCHARD, J.A. & MACDONALD, P.C. – *Williams Obstetrics.* 20ª ed., Rio de Janeiro, Livraria Guanabara Koogan, 2000. • SOBOTTA, J. – *Atlas de Anatomia Humana.* Vol. 1, Rio de Janeiro, Livraria Guanabara Koogan, 2000. • CHAVES, M. – Mecanismo de parto. In: *Tratado de Obstetrícia da FEBRASGO*, Rio de Janeiro, Editora Revinter, 2000.

21 Parto: Fenômenos Maternos

Renato Passini Júnior

INTRODUÇÃO

Durante a evolução da gestação ocorrem diversas modificações, anatômicas e funcionais, no organismo materno, preparando-o para o parto. Trata-se de processo fisiológico que atinge, em particular, a bacia óssea, a contratilidade uterina, o segmento inferior e o colo uterinos, a vagina e o assoalho perineal.

O afrouxamento das articulações da pelve condiciona o aumento em seus diâmetros, o deslocamento posterior do sacro e a retropulsão cóccica. Instala-se a dominância contratural fúndica no corpo uterino e/ou o tríplice gradiente descendente.

O segmento inferior do útero, preparado a partir do primeiro trimestre da prenhez, se apresentará no seu termo adelgaçado e distendido, favorecendo a acomodação da apresentação fetal no estreito superior da bacia óssea. A vagina e o assoalho perineal, mais vascularizados e distensíveis, graças à embebição gravídica, tornarão exeqüíveis a descida e a expulsão do concepto.

Neste capítulo consideraremos as principais modificações que ocorrem no organismo materno durante as diversas fases que envolvem a parturição: pré-parto, dilatação cervical, expulsão fetal, dequitação e o chamado quarto período.

FASE DE PRÉ-PARTO

Não é de fácil caracterização, pois seu início, duração e diagnóstico não são claramente demonstráveis. Inicia-se nas duas últimas semanas da prenhez, coincidindo com o aumento de freqüência e intensidade das contrações de Braxton-Hicks. Daí decorre maior distensão e adelgaçamento do segmento inferior, favorecendo, nas primigestas, graças à tensão dos ligamentos pélvicos, a acomodação, a fixação e, às vezes, até a insinuação da apresentação fetal no estreito superior da bacia. Nas multigestas, diante da menor tensão dos ligamentos pélvicos, a apresentação fetal mantém-se adaptada, mas, em geral, móvel no referido estreito.

Nessa fase, algumas contrações apresentam tríplice gradiente descendente. Daí projetar a apresentação de encontro ao orifício interno do colo uterino, forçando sua abertura e provocando cólicas. Primigestas temerosas, admitindo ser trabalho de parto iniciado, procurarão maternidades, nas quais tocólogos pouco esclarecidos podem, também, ser induzidos a erros de interpretação, assumindo condutas inoperantes.

Durante o pré-parto, graças aos fenômenos preparatórios anteriores, o colo uterino, além do amolecimento, encurtamento e medianização, pode-se apresentar permeável à polpa digital nas primigestas e até mais dilatado nas multigestas.

Embora tais alterações cervicais sejam inerentes à fase de dilatação, podem surgir no pré-parto final. Em seu conjunto, essas alterações representam e identificam o amadurecimento cervical, fenômeno fundamental para favorecer a conseqüente dilatação cervical.

FASE DE DILATAÇÃO CERVICAL

Instalado o trabalho de parto, todas as contrações uterinas apresentarão tríplice gradiente descendente (TGD). O gradiente contratural do corpo uterino acompanha-se sempre de alguma sensação de cólica ou dor, uma vez que força e intensifica a distensão do segmento inferior e a abertura e a dilatação do orifício interno do colo uterino.

Duas alterações ocorrem e sucedem-se durante a dilatação cervical: o esvaecimento e a dilatação propriamente dita. O esvaecimento caracteriza-se pela incorporação do canal cervical do corpo uterino, e a dilatação, pelo afastamento progressivo dos lábios cervicais ao nível do orifício externo. Nas primigestas, a seqüência dessas duas alterações é nítida, enquanto nas multigestas elas se superpõem, ocorrendo prática e simultaneamente (Figs. I-279 a I-285).

Os fundamentos fisiológicos que propiciam essas alterações são inerentes a anatomia, histologia e fisiologia cervicais e modificações que se instalam na fase de pré-parto (amadurecimento cervical).

Muitas modificações histofisiológicas, ainda sem explicação convincente, ocorrem no colo durante a gestação e, especialmente, durante o trabalho de parto e puerpério imediato (Stjernholm e cols., 1996).

Essas modificações visam a sua dilatação, possibilitando a passagem do feto do ambiente intra-uterino para a vagina. Se tais modificações ocorrerem precocemente, pode haver dilatação cervical precoce, com ou sem atividade uterina, levando a abortamentos tardios ou trabalho de parto prematuro, além de maior possibilidade de amniorrexe prematura. De forma contrária, o retardo no aparecimento dessas modificações ou a sua não ocorrência podem dificultar ou impossibilitar o parto por via vaginal, levando à chamada distócia cervical. Para o entendimento do papel do colo durante o trabalho de parto, é importante recordar conceitos de sua anatomia e fisiologia, além de considerar as modificações que nele ocorrem durante o trabalho de parto e sua possível atividade própria.

MODIFICAÇÕES DO COLO UTERINO DURANTE A GRAVIDEZ E O PARTO

Durante a evolução da gravidez, uma série de modificações anatômicas e funcionais vai ocorrendo na gestante, preparando-a para o parto. Um dos locais que, aparentemente, pouco se modifica durante a gestação, mas que na verdade sofre processo constante de reestruturação, preparando-se para o parto, é o colo uterino (Ludmir e Sehdev, 2000). As modificações no colo uterino envolvem processo de "amadurecimento" (diminuição de consistência e esvaecimento) e dilatação cervical, sendo ambos avaliados pelo toque vaginal. Abordaremos as modificações cervicais que auxiliarão no entendimento da conduta assistencial ao parto e algumas de suas complicações.

ANATOMIA

O colo uterino é uma estrutura cilíndrica, formada essencialmente por tecido conjuntivo, possuindo dois orifícios (externo e interno) e um canal central, ligando esses dois orifícios.

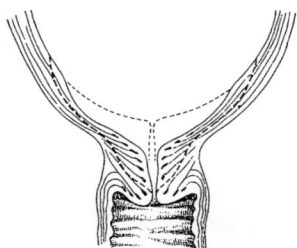

Figura I-279 – Esquema do esvaecimento cervical na primiparturiente.

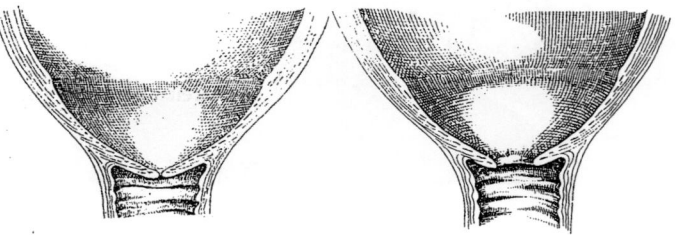

Figura I-280 – Esvaecimento cervical completo na primiparturiente.

Figura I-281 – Início da cervicodilatação na primiparturiente.

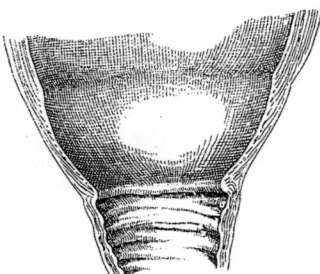 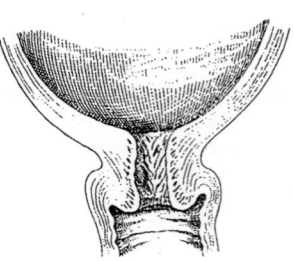

Figura I-282 – Cervicodilatação completa na primiparturiente.

Figura I-283 – Colo de multípara antes do trabalho de parto.

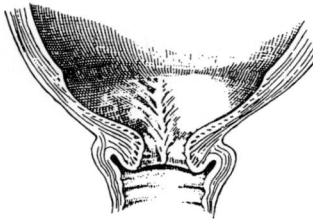 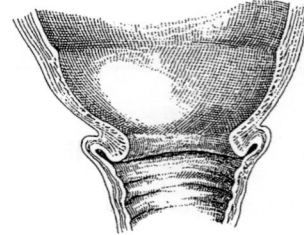

Figura I-284 – Esvaecimento e dilatação simultâneos em colo de multípara.

Figura I-285 – Fase final da cervicodilatação na multípara.

É estrutura de importância fundamental, pois garante a manutenção do feto intra-útero durante a gestação, liberando-o através do trabalho de parto (Ludmir e Sehdev, 2000). Graças à presença de cérvix íntegra, a gestação pode evoluir sem que ocorra perda gestacional prematura. Diversas patologias de colo são descritas, dentre as quais as alterações "funcionais" (insuficiência istmocervical), de forma (hipo/hipertrofia), alterações inflamatórias e/ou infecciosas, além de patologias tumorais, que serão abordadas em capítulos específicos.

Em nulípara, em avaliação digital, a cérvix possui comprimento médio de 3cm, com quase igual diâmetro (Oláh, 1996). Sua sustentação é feita por vários ligamentos: fáscia pubocervical, uterossacros e paramétrios. É composto, essencialmente, por fibras colágenas, sendo essa constituição conhecida desde 1947, com o trabalho de Danforth. Além de fibras colágenas possui na sua estrutura total fibras elásticas, vasos e, aproximadamente 10 a 15% de fibras musculares lisas, que se concentram mais na parte superior, próximo do orifício cervical interno, aparecendo em quantidade muito reduzida próximo ao orifício externo (Ludmir e Sehdev, 2000). Trata-se, portanto, de órgão essencialmente fibroso, composto por feixes de fibras colágenas (resultantes da aglutinação de fibrilas colágenas), dispostos nas mais variadas orientações e direções dentro do colo. Seu componente celular predominante é constituído por fibroblastos, importantes na produção de elementos do tecido conjuntivo (incluindo o próprio colágeno, proteoglicanos e elastina) e enzimas proteolíticas (Oláh, 1996). Outros componentes são as células musculares, os neutrófilos e os mastócitos. A matriz extracelular é formada por componentes fibrilares (colágeno, elastina, proteoglicanos, glicoproteínas etc.) e não-fibrilares (substância amorfa) (Fig. I-286).

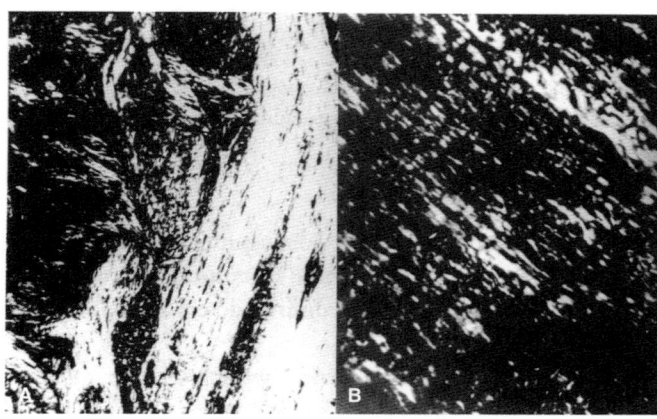

Figura I-286 – Microfotografias de colo uterino fora da prenhez (A) e durante o parto (B). As fibras de colágeno identificam-se como estruturas claras e brilhantes contra o fundo negro. Fora da gestação (A), o colágeno mostra-se como massa densa de feixes de fibras, enquanto durante o parto (B) as fibras apresentam-se separadas, irregularmente fragmentadas e em número muito reduzido (Junqueira e cols., 1980).

Há vários tipos de colágeno no corpo humano, mas somente três tipos intersticiais: tipos I, II e III. No colo, os tipos principais são o I e o III, com predomínio do tipo I (Ludmir e Sehdev, 2000). O tropocolágeno é a unidade do colágeno, sendo formado por três cadeias protéicas do tipo a, dispostas em forma helicoidal. O colágeno do tipo I possui duas cadeias $\alpha 1$ e uma cadeia $\alpha 2$, enquanto o colágeno do tipo III possui apenas cadeias a1, diferentes das anteriores. Os aminoácidos mais importantes na sua constituição são a glicina e a hidroxiprolina.

Outros componentes da matriz extracelular são os glicosaminoglicanos, proteoglicanos e glicoproteínas. Dentre os glicosaminoglicanos, os mais encontrados são os galactosaminoglicanos (sendo o sulfato de dermatam o mais comum – 52 a 73% do total de galactosaminoglicanos) e o ácido hialurônico (8 a 22%) (Oláh, 1996). Proteoglicanos são formados por glicosaminoglicanos ligados à proteína. São capazes de ligar-se ao colágeno, podendo alterar seu diâmetro e outras propriedades.

FISIOLOGIA

O colo é estrutura bastante dinâmica sob o aspecto fisiológico e passa por grandes modificações desde o início da gestação e, especialmente, durante o trabalho de parto e no puerpério imediato, muitas das quais permanecem sem explicação convincente (Stjernholm e cols. 1996). Essas modificações visam permitir sua dilatação, a fim de possibilitar a passagem do feto do ambiente intra-uterino para a vagina, fazendo, portanto, parte do canal de parto. Se tais modificações ocorrerem precocemente, pode haver dilatação cervical precoce, com ou sem atividade uterina, levando a abortamentos tardios ou trabalho de parto prematuro, além de uma maior possibilidade de amniorrexe prematura. De forma contrária, o retardo no aparecimento dessas modificações ou sua não ocorrência podem dificultar ou impossibilitar o parto por via vaginal, levando às chamadas distócias de colo uterino (Ludmir e Sehdev, 2000). Para o entendimento de seu papel durante o trabalho de parto, é importante recordar conceitos de anatomia e fisiologia, além de considerar as modificações durante o trabalho de parto e sua possível atividade própria.

O tecido conjuntivo do colo é renovável. É processo lento, mas dramaticamente acelerado na gravidez e no trabalho de parto (Oláh, 1996; Stjernholm e cols. 1996). Apresenta duas etapas: síntese e degradação do colágeno. Na etapa de síntese do colágeno, ocorre a hidroxilação da prolina e da lisina, além de oxidação. A peptidil-lisina oxidase é a enzima que faz as ligações cruzadas entre as fibras colágenas. O cobre é co-fator para a ação dessa enzima e sua deficiência está associada com resistência anormal do tecido conjuntivo. O fumo também inibe essa enzima (Ludmir e Sehdev, 2000). A degradação do colágeno é feita por colagenases e complementada por gelatinases. Elastases degradam elastina, proteoglicanos e peptídeos colágenos, removendo ligações entre fibras que são importantes para sua estabilidade. A colagenase fica armazenada em forma latente (pró-colagenase), ficando na matriz cervical, em contato com o colágeno e não no interior dos fibroblastos. Pode ser ativada imediatamente e pequena quantidade de ativadores pode induzir dramáticas mudanças na degradação do colágeno. A atividade da colagenase pode ser inibida pela ação de agentes como a $\beta 1$-anticolagenase e a $\alpha 2$-macroglobulina (69% da colagenase está ligada à $\alpha 2$-macroglobulina, 22% está em sua forma livre ativa e 9% na forma latente). Fibrilas parcialmente degradadas são fagocitadas por macrófagos e digeridas por catepsinas intracelulares.

Esse processo de remodelação cervical é fundamental no trabalho de parto. Com a remodelação, o colo uterino fica mais amolecido e sofre encurtamento considerável, desaparecendo sua estrutura cilíndrica, passando a constituir apenas um anel elástico que vai se dilatando com a seqüência do trabalho de parto. Esvaecimento é o nome dado a esse encurtamento do colo, medido, de forma subjetiva, em centímetros ou, mais freqüentemente, em porcentagem de encurtamento em relação ao comprimento normal. Se a remodelação for rápida pode significar cérvix mais amolecida e com esvaecimento mais rápido. Ao contrário, ocorreria maior rigidez do colo, retardo no esvaecimento e trabalho de parto mais prolongado. Na rara condição obstétrica conhecida como "colo aglutinado" (ou "conglutinado"), há remodelação conjuntiva, com esvaecimento cervical, mas não há dilatação.

As alterações do colágeno do colo uterino começam no início da gestação. Por volta de 9 a 14 semanas de gravidez já é possível verificar modificações histológicas no colágeno cervical. As fibras colágenas vão ficando mais delgadas, e os feixes fibrosos, menos compactos, com mais espaço entre as fibras. Estas alterações acentuam-se na gravidez tardia e no trabalho de parto. Nessas fases também se observa maior "edema cervical" e acentua-se a vascularização. Os fibroblastos cervicais vão adquirindo características de células dendríticas, com vesículas em seu interior. Há grande aumento de neutrófilos no colo uterino da grávida.

A hidroxiprolina é considerada marcador da quantidade de colágeno. No termo da prenhez, observa-se quantidade de hidroxiprolina no colo uterino entre 30 e 50% de não-grávidas. Isto corresponde a uma metabolização do colágeno, que atinge seu pico no trabalho de parto. A concentração de hidroxiprolina relaciona-se com a rapidez da dilatação cervical: baixa concentração indica trabalho de parto mais rápido e vice-versa. Em pacientes com insuficiência istmocervical, a concentração de hidroxiprolina está reduzida no colo uterino (Petersen e Uldbjerg, 1996).

Uma alteração fundamental do colo uterino previamente ao início do trabalho de parto é a mudança de sua consistência. Esta alteração parece ser pré-requisito para as demais. É medida, assim como o esvaecimento, revestida de subjetividade, mas poderia ser avaliada objetivamente se tivéssemos como medir a concentração de hidroxiprolina cervical.

As quantidades absolutas de glicosaminoglicanos aumentam até três vezes durante a gravidez, mas decrescem durante o trabalho de parto. O sulfato dermatam, entretanto, cai a 30-45% já no final da gravidez e tem sido sugerido que o início das modificações das concentrações do sulfato dermatam da cérvix, corresponde ao início do processo de esvaecimento cervical. O sulfato dermatam proteoglicano, por sua capacidade de ligação com o colágeno e com a fibronectina, (também existente na cérvix), contribui para a consistência do colo uterino.

Os níveis de ácido hialurônico são baixos no colo uterino durante a gravidez, mas aumentam com o amadurecimento cervical e, mais acentuadamente, no trabalho de parto, saindo de quantidade relativa de 5% para quase 50%. É produzido por fibroblastos e estimulado por vários fatores, incluindo interleucina-1 e prostaglandinas (El Maradny e cols., 1997). Tem importante papel no conteúdo de água da cérvix no termo, o que acarreta dispersão das fibras colágenas. Aumenta a resposta quimiotática de neutrófilos e estimula a síntese de enzimas proteolíticas por fibroblastos cervicais (Hiro e cols., 1986).

O colo uterino também possui receptores de estrógeno (alfa e beta) e de progesterona (A e B). Os níveis desses receptores caem (Fig. I-287) em torno de 15 a 25% na gravidez de termo (Ekman-Ordeberg e cols., 2003), e essa redução coincide com uma diminuição de duas vezes a concentração de hidroxiprolina e um aumento também de duas vezes da solubilidade do colágeno (Stjernholm e cols., 1996). Admite-se que ocorra bloqueio nos receptores de progesterona na gravidez de termo, que cessa após a parturição (Stjernholm-Vladic e cols., 2004). O mecanismo de ação desses hormônios no processo de "amadurecimento" do colo uterino envolve fatores de crescimento, como o insulina-"like" (I e II), mas ainda não é conhecido. Entretanto, as demonstrações sucessivas de variações nos receptores hormonais de estrógeno e progesterona apontam para um controle hormonal local do processo de amadurecimento e remodelamento cervical (Ekman-Ordeberg e cols., 2003).

A relaxina, um hormônio protéico, também tem papel no preparo cervical, podendo regular o amadurecimento por efeito direto nas células cervicais (Hwang e cols., 1996).

Em contraste com o que ocorre no miométrio, a produção de óxido nítrico na cérvix é baixa durante a gestação. Doado-

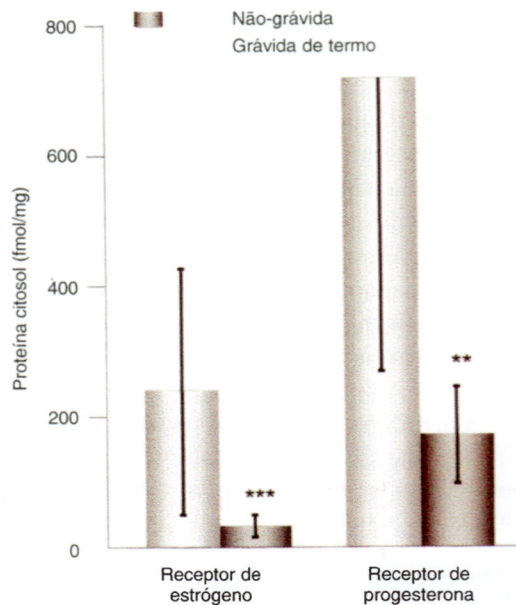

Figura I-287 – Concentração de receptores estrogênicos e progesterônicos em colos uterinos fora da prenhez e em grávidas de termo (Stjernholm e cols., 1996).

res de óxido nítrico são considerados agentes efetivos e seguros de esvaecimento cervical. Esse tipo de constatação, observada em estudos animais, tem sido confirmado em ensaios clínicos (Maul e cols., 2003).

As modificações de consistência, posição, esvaecimento e dilatação cervical levaram à criação, por parte de Bishop (1964), de seu famoso índice, proposto originalmente como indicador de proximidade de parto espontâneo em multíparas. Este índice pode ser utilizado com outras finalidades, como avaliar a possível resposta à indução de trabalho de parto ou à inibição de trabalho de parto prematuro.

MECANISMO FISIOLÓGICO DE MODIFICAÇÃO CERVICAL

Recentes estudos sustentam a idéia de que a parturição é uma cascata de eventos que começa no início da gestação e envolve mãe, feto, placenta, membranas, cérvix e miométrio. Embora alguns hormônios e proteínas chave envolvidos tenham sido identificados, as relações entre esses fatores e outros no tempo e nos tecidos permanece pouco clara (Smith, Mesiano, McGrath, 2002).

O processo de remodelação cervical é extremamente complexo e envolve uma seqüência de alterações bioquímicas, interações entre os componentes celulares e a matriz extracelular, e infiltração estromal por células inflamatórias (Ludmir e Sehdev, 2000). Este processo de remodelação permite que a gravidez atinja o termo, quando então ocorre uma desestruturação arquitetural cervical, que faz com que o colo se apague e se dilate, ocorrendo, no pós-parto, a reconstrução de sua anatomia.

Um proteoglicano de pequeno peso molecular, chamado decorina, está envolvido com a estrutura colágena do colo uterino. A decorina é secretada por células cervicais durante a gestação e reveste as fibrilas colágenas. No final da gestação e no trabalho de parto, a decorina aumenta e acaba afastando as fibrilas colágenas entre si, o que provoca a desorganização da estrutura colágena (Rechberger e Woessner, 1993). Quando as fibras dispersam, a concentração de ácido hialurônico aumenta, incrementando a presença de água no colo (Von Maillot e cols., 1979). Em fases precoces da gestação, esses fenômenos podem ocorrer, provocando um colo uterino muito amolecido e insuficiente para resistir à pressão intra-uterina.

Há dois mecanismos principais propostos para explicar as modificações cervicais: uma reação do tipo inflamatória com migração leucocitária para o colo e liberação de colagenases e elastases, ou a ação de fibroblastos locais, produzindo colagenases. Mais recentemente, Westergren e cols. (1998) levantaram dois mecanismos específicos para explicar o processo de remodelação do tecido conjuntivo cervical: um aumento do "turnover" do colágeno e de pequenos proteoglicanos e de outro a transcripção modificada acompanhada por aumento da produção de versicano.

Acredita-se que há aumento da atividade colagenolítica durante a gravidez. Como o colo uterino não se modifica consideravelmente durante a gestação, sendo as modificações vistas mais próximas e durante o parto, deve haver síntese de colágeno constante durante a gravidez, senão o colo se apagaria antes do termo. Além disso, existem inibidores fisiológicos dessas enzimas, que atuam durante a gestação e que têm atividade reduzida durante o parto (Rechberger e Woessner, 1993). A maturação cervical está relacionada tanto a mudanças da atividade de proteinases no colo, quanto a modificações da composição de sua matriz extracelular (Hwang e cols., 1996). O exato mecanismo do amadurecimento cervical não é conhecido. Stygar e cols. (2002) avaliaram a distribuição e a expressão da matriz metaloproteinase 2 e 9 (MMP-2 e MMP-9) na gestação de termo e imediatamente após a parturição, comparando com não-grávidas. Verificaram que houve aumento da produção dessas enzimas tanto na gravidez de termo quanto no puerpério imediato, em comparação com não-grávidas. Os fibroblastos do estroma cervical e as células musculares lisas foram identificados como as principais fontes de MMP-2, enquanto a MMP-9 foi obtida exclusivamente de leucócitos que invadem o colo. Portanto, essas enzimas devem participar do processo de amadurecimento cervical.

Análise histológica demonstra que os leucócitos (predominantemente neutrófilos e macrófagos) infiltram o colo uterino, coincidindo com o início do trabalho de parto (Figs. I-288 a I-290). Este achado costuma levar ao entendimento de que o trabalho de parto é um processo inflamatório (Osman e cols., 2003). Luque e cols. (1997), em experimentos animais, mostraram a intensa migração de neutrófilos para o colo uterino durante o trabalho de parto, que não atinge homogeneamente todo o colo, enquanto a colagenólise ocorre homogeneamente. Junqueira e cols. (1980) demonstraram, de forma brilhante, essas modificações. Esses autores observaram a grande redução de fibrilas colágenas que sofre o colo durante o trabalho de parto, além da migração leucocitária, com neutrófilos extravasculares que apresentam depleção de seus grânulos citoplasmáticos, o que pode indicar sua participação ativa no processo de dissolução do colágeno. Outros leucócitos também podem participar desse processo, como mostraram Luque e Montes (1989). Os leucócitos produzem proteases, colagenases e elastases (Osmers, Rath, Adelmann-Grill, 1991), mas não são os únicos a produzi-las, uma vez que fibroblastos e células musculares lisas também as secretam (Osmers e cols., 1992).

As interleucinas são consideradas importantes nesse processo, podendo dar início à modificação cervical. Citocinas com a interleucina-1(beta) (IL-1) e a interleucina-8 (IL-8) aumen-

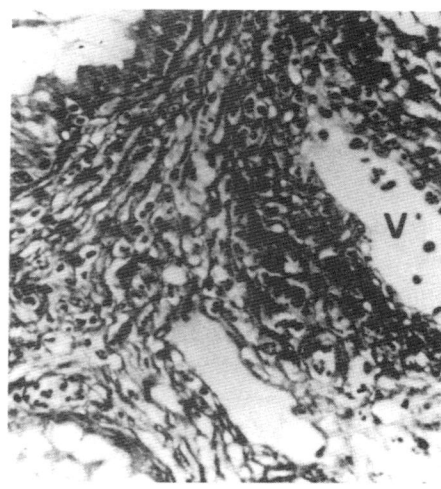

Figura I-288 – Microfotografias de colo uterino intraparto mostrando intensa passagem de neutrófilos e leucócitos polimorfonucleares através de veia (V), em torno de tecidos vizinhos (Luque e cols., 1997).

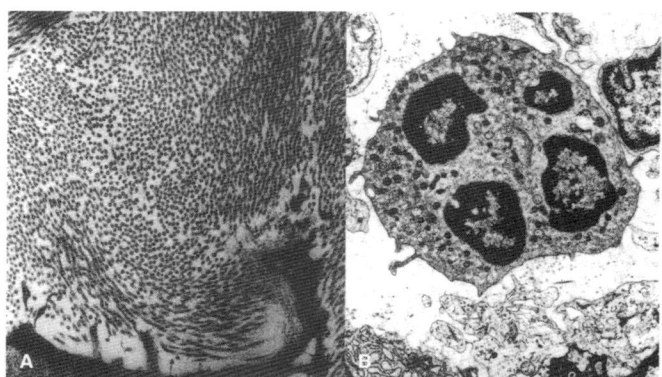

Figura I-289 – Electromicrofotografias de colos de ovelha não-grávida (A) e durante o parto (B). Notar que fora da gestação o colo é constituído quase exclusivamente de feixes densos de fibras de colágeno, e raros fibroblastos se identificam entre as fibras. Durante o parto (B), essas células apresentam estrutura típica de leucócitos neutrófilos com granulações específicas. O arranjo regular das fibras de colágeno identificado fora da prenhez altera-se no parto com dispersão. Anéis envolvendo os neutrófilos ocupam a maior parte da área normalmente cheia de fibroblastos (Junqueira e cols., 1980).

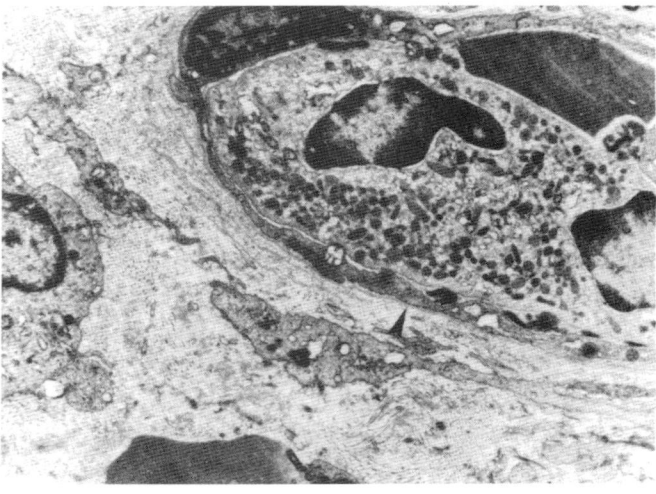

Figura I-290 – Electromicrofotografia de colo intraparto comparando a presença de neutrófilos intravascular (à direita) e extravascular (à esquerda). Notar a drástica redução de granulações específicas nos leucócitos extravasculares (Junqueira e cols., 1980).

tam a atividade das colagenases. No colo, os níveis de IL-1 e IL-8 aumentam durante o trabalho de parto de termo (até a dilatação de 6cm) (Winkler e cols., 1998). Aparentemente, a IL-1 estimula tanto a produção de IL-8 quanto a liberação de colagenases e elastases a partir de fibroblastos cervicais (Ludmir e Sehdev, 2000), o que também parece ocorrer nas células musculares lisas cervicais. A IL-8 é um potente fator ativador e quimiotático de neutrófilos (Barclay, Brennad e Kelly, 1993), podendo estimular a desgranulação destas células.

Outros autores demonstraram o aumento de IL-6 no líquido amniótico durante a fase ativa do trabalho de parto, tanto no trabalho de parto prematuro (Romero e cols., 1990; Hillier e cols., 1993) quanto de termo (Dudley, 1994). A origem dessa interleucina no trabalho de parto prematuro pode relacionar-se à presença de infecção, mas no termo é de origem desconhecida. A IL-6 é conhecida pela sua capacidade de estimular a produção de prostaglandina E_2 pelo âmnio e decídua, podendo ter papel importante na fisiologia do trabalho de parto espontâneo. Durante as fases do trabalho de parto, modificações das membranas ovulares que estão em contato com a cérvix também vão ocorrendo, de maneira semelhante às que estão ocorrendo neste, podendo a IL-6 exercer papel importante nessas alterações, tanto de maneira direta quanto indiretamente, através da prostaglandina E_2.

Estrógenos e seus precursores estimulam a produção de colagenases pela cérvix da gestante (Yoshida e cols., 1993). A progesterona estimula enzimas que degradam o ácido hialurônico, mantendo-o em concentração baixa no colo uterino até o termo, quando os níveis de progesterona e de seus receptores caem. Também é capaz de inibir a produção de IL-8 pelo tecido cervical. Portanto, se os níveis de progesterona diminuem no final da gestação, a IL-8 aumenta e pode ocorrer algo semelhante com o ácido hialurônico (Ludmir e Sehdev, 2000).

Portanto, uma combinação de efeitos relacionados com a presença de decorina, ácido hialurônico, proteases, hormônios e citocinas, mediados por células do estroma cervical e leucócitos periféricos que atuam no colo uterino, parece ser responsável pela remodelação cervical que permite o esvaecimento e a dilatação cervical.

INDUÇÃO ARTIFICIAL DE MODIFICAÇÕES CERVICAIS

É possível provocar o "amadurecimento" do colo uterino de maneira "artificial". Várias substâncias e métodos podem ser utilizados nesse processo (Tabela I-11). No Capítulo 138 este assunto será mais bem abordado. O agente "ideal", entretanto, ainda não está disponível, pois deve aliar ação somente sobre o colo uterino, segurança, ausência de efeitos colaterais, além de baixo custo e simplicidade de utilização (Sawai e O'Brien, 1995).

MODIFICAÇÃO CERVICAL DURANTE O TRABALHO DE PARTO

Como a cérvix é dotada, basicamente, de tecido conjuntivo, acreditava-se que seria estrutura passiva durante o trabalho de parto, e sua dilatação ocorreria devido à atividade miometrial. Recentemente, entretanto, tem sido mostrado que é o estado físico do colo uterino que determina sua taxa de dilatação, sendo também capaz de modular a pressão intra-uterina e a tensão da parede uterina (Oláh e cols., 1991), refletindo na intensidade das contrações. Há vários trabalhos mostrando que, quando a cérvix está complacente, a contração miometrial provoca sua dilatação. Entretanto, já foi comprovado que o colo do útero também possui alguma capacidade de se contrair em todas as fases da gravidez, mas essa capacidade, durante o trabalho de parto, é sincrônica com a contração uterina e ocorre geralmente durante a fase latente. Após 4cm de dilatação, essas contrações cervicais não são mais observadas (Oláh, 1996).

Por tudo isso, deve-se entender que a cérvix uterina é estrutura dinâmica durante o trabalho de parto, mas suas modificações precisam ser mais bem compreendidas. Um maior conhecimento de sua fisiologia proporcionará melhor controle de sua função básica, que é impedir o nascimento antes do termo, não dificultando-o no termo. Como conclui Oláh (1996), talvez cheguemos à condição de conseguir um colo uterino dilatado sem contração uterina, situação essa que substituiria aquilo que se pretende com um cesárea, ou seja, retirar a resistência do colo do útero do processo de nascimento. Por outro lado, partos prematuros e situações de insuficiência istmo-cervical poderiam ser resolvidos de maneira inversa, ou seja, aumentando a resistência do colo uterino. Trata-se, portanto, de estrutura que, sob aparente simplicidade anatômica, esconde grande complexidade funcional e importância prática.

FASE DE DILATAÇÃO CERVICAL

Friedman (1954) correlacionou a contratilidade uterina com a evolução da cervicodilatação, considerando duas fases: de latência e ativa (Gráfico I-4).

Fase de latência – é entendida por alguns como de trabalho de parto já instalado, incluindo-a no período de dilatação. Como a fase anterior, também não possui limites precisos. É um momento que provoca muitas dúvidas para a gestante, principalmente àquelas menos preparadas e/ou mais imaturas emocionalmente, gerando dificuldades de conduta e de relacionamento médico-paciente, pois, muitas vezes, esta não aceita a decisão de aguardar mais algum tempo para a internação.

A atividade uterina é ainda discreta, mas as modificações cervicais (esvaecimento e dilatação) acentuam-se. Não existe, entretanto, dilatação cervical rápida, como ocorre na fase ativa do trabalho de parto. Friedman (1954) inseriu essa fase no período de dilatação, estimando sua duração em aproximadamente 8 horas, mas com grandes variações conforme a paridade e dentro da mesma paridade. Oxorn (1989) indica que a dilatação nessa fase é de 0,35cm/h, e sua evolução e duração

Tabela I-11 – Métodos farmacológicos e não-farmacológicos de provocar modificação cervical.

Métodos farmacológicos	Métodos não-farmacológicos
Sulfato de diidroepiandrosterona	Acupuntura
Estradiol, estriol	Amniotomia
Ocitocina	Cateter de Foley
Misoprostol	Infusão extra-amniótica
Outras prostaglandinas	Dilatadores higroscópicos
Relaxina	"Descolamento" de membranas
Mifepristona	Estimulação de mamilo

Modificado de Chez (1998).

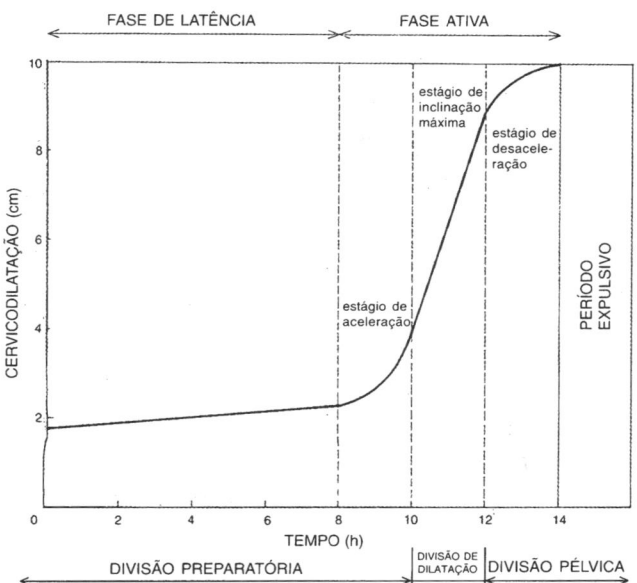

Gráfico I-4 – Curva das fases da cervicodilatação, de acordo com Friedman (1954).

dependerão das modificações que ocorreram na fase anterior. Uma fase latente prolongada pode levantar hipóteses diagnósticas, que poderiam sugerir tanto a fase de pré-parto quanto alguma distócia, funcional ou anatômica.

Nessa fase de latência, a contratilidade uterina torna-se mais eficaz (em termos de coordenação e intensidade) sem, entretanto, provocar modificações significativas na dilatação cervical e queixa dolorosa.

O esvaecimento cervical tende a se completar, sendo pré-requisito para que se proceda à dilatação cervical em nulíparas. A justificativa para indicar cesárea por "falta de dilatação", nessa fase do trabalho de parto ou na fase anterior, decorre, na maioria das vezes, apenas da "falta de esvaecimento", pois esta é a condição, sem a qual não ocorre a dilatação.

Fase ativa – é composta de três estágios: 1. estágio de aceleração, começa a haver dilatação cervical mais progressiva, podendo ser englobada junto com a fase de latência em "divisão preparatória" (Friedman, 1954); 2. estágio de inclinação máxima, no qual ocorre maior velocidade na dilatação, também chamada "divisão de dilatação"; 3. estágio de desaceleração, coincidente com o final da dilatação. Oxorn (1989), citando Friedman, admite duração média dessa fase em torno de 6 horas para primigestas, com velocidade de dilatação de 1,2cm/h e, em multíparas, duração de 2,5 a 3 horas, com velocidade de dilatação de 1,5cm/h. Na prática, o início do estágio ativo não costuma ser determinado com precisão. Acredita-se iniciar com 4cm, mas para Peisner e cols. (1986) apenas 60% das pacientes com essa dilatação estavam em fase ativa, ao passo que quase 90% delas haviam atingido essa fase com os 5cm.

A contratilidade uterina no estágio ativo torna-se cada vez mais intensa, atingindo, como referem Alvarez e Caldeyro-Barcia (1954), 120 unidades Montevidéu a cada 10 minutos (equivalente a 4 contrações, com duração média de 45 segundos, intensidade de 30mmHg e presença de tríplice gradiente descendente).

A dilatação cervical é medida em centímetros e de forma indireta, por meio do toque vaginal. Isso torna a medida muito subjetiva, variando de observador para observador e até mesmo para o mesmo observador. A dilatação vai de 0 a 10cm e/ou palma de mão, quando se completa o período de dilatação.

Kilpatrick e Laros (1989) referem duração média do período de dilatação de 8,1h, com limite de 16,6h, em primíparas não submetidas à anestesia de condução. Em multíparas, também sem anestesia de condução, esses valores foram de 5,7h e 12,5h, respectivamente.

Crowther e cols. (1991) concluem que a duração média do trabalho de parto em nulíparas, desde o início das contrações uterinas regulares até a expulsão fetal, é de 24 horas, sendo de 12 horas a média de duração da fase ativa até o parto.

Acreditamos ser exagerada a duração do parto referida por esses autores. Ainda na ausência de conduta assistencial ativa (emprego judicioso de ocitócicos, rotura de membranas e analgotócia), a nosso ver, a duração do parto em nulíparas normais não deve superar 12 horas, e 8 horas para as multíparas. Ao ultrapassar esses limites, o tocólogo, no decorrer da assistência, deverá estar alerta para a ocorrência de eventuais anormalidades.

Durante a cervicodilatação, estando íntegras as membranas ovulares, alguma quantidade do líquido amniótico se dispõe adiante da apresentação fetal (bolsa das águas) e, como cunha hidrostática, contribui para a abertura do colo durante as contrações uterinas (Figs. I-291 e 292).

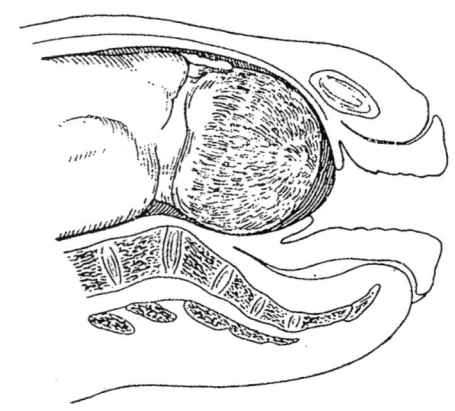

Figura I-291 – Bolsa das águas.

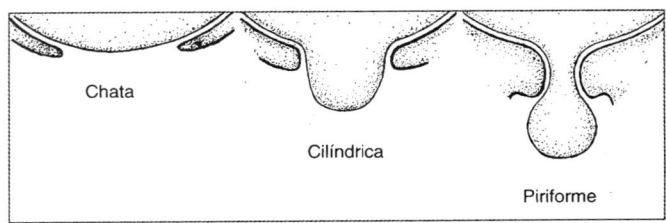

Figura I-292 – Forma da bolsa das águas.

Terminado o período de dilatação, útero e vagina formam praticamente uma cavidade única (canal de parto) por onde deve transitar o concepto.

PERÍODO EXPULSIVO

Também denominado segundo período do parto, inicia-se, de regra, quando a dilatação cervical se torna completa (10cm) e termina com a expulsão fetal.

Sua duração é variável, conforme a paridade materna e outros fatores, tais como volume da apresentação fetal, intensidade da contração uterina, posição materna etc. Há tendência em se admitir duração média de 30 minutos para multíparas e

60 minutos para primíparas (Crowther e cols., 1991), embora alguns autores discordem dessa recomendação. Oxorn (1989) admite duração média de 57 minutos para primigestas, com limite superior de quase 3h, enquanto para multíparas a média seria de 18 minutos, com limite superior de 1h. Kilpatrick e Laros (1989) observaram duração de 54 minutos para primigestas (com duração máxima de quase 2h) e de 19 minutos para multíparas (duração máxima de 1h).

Ultimada a dilatação cervical, em condições normais, a apresentação fetal desce, apóia-se no assoalho perineal e traciona para fora os feixes internos dos músculos elevadores do ânus. Durante as contrações uterinas, na fase expulsiva, o ânus, ao se distender, provoca sensação defecatória e a parturiente reage exercendo "puxos" expulsivos, que incrementam a pressão geral interna uterina.

Contribuem para a efetivação dos "puxos" expulsivos a contração dos músculos da parede ântero-lateral do abdome, do diafragma (descida) e a oclusão da glote.

Durante a expulsão fetal, o segmento inferior uterino atinge máximo estiramento e adelgaçamento, ao contrário do corpo uterino, que se encontra mais espesso, podendo permitir a diferenciação palpatória entre essas duas partes do útero, separadas por leve depressão denominada "anel de retração".

A fase expulsiva exige participação materna ativa, sem a qual se prolonga o desprendimento fetal (ver Capítulo 22).

PERÍODO DE DEQUITAÇÃO

Neste período, a placenta, após descolar-se de seu leito uterino, desce, atinge o canal de parto e expulsa-se pela fenda vulvar. Segundo Alvarez e Caldeyro-Barcia (1954), dentro de 5 a 10 minutos, 80% das placentas estão descoladas. Após a expulsão fetal, as contrações uterinas, agora mais intensas e duradouras, reduzem a área de inserção placentária, forçam o descolamento da placenta e provocam hemorragia local. Quando as margens limítrofes da placenta não estão descoladas, o sangue resultante da rotura dos vasos locais acumula-se e constitui-se o chamado hematoma retroplacentário que, por sua vez, contribui para finalizar o descolamento da placenta.

O descolamento da placenta pode começar em qualquer parte de sua face materna (aquela que possui os cotilédones visíveis e está em contato com a decídua basal). Dependendo da localização em que se inicia o descolamento, pode ou não haver sangramento prévio à saída da placenta (Figs. I-293 e I-294).

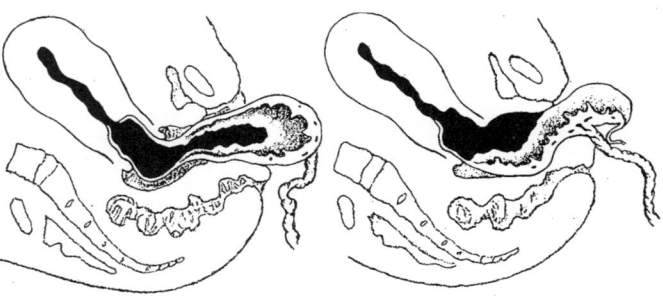

Figura I-293 – Descolamento central da placenta: mecanismo de Baudelocque-Schultze.

Figura I-294 – Descolamento marginal da placenta: mecanismo de Duncan.

Há duas possibilidades: a) descolamento periférico ou marginal chamado de Duncan (menos freqüente e com hemorragia prévia ao descolamento total); e b) descolamento central chamado de Schultze ou Baudeloque (mais freqüente e com hematoma retroplacentário) (ver Capítulo 95).

À saída da placenta segue-se conjuntamente a saída das membranas ovulares, que se destacam, em parte, devido à redução da dimensão uterina e, em parte, pela tração exercida pela placenta durante sua descida.

QUARTO PERÍODO DO PARTO

Também chamado de Greenberg, que o identificou (1946), é o período de 1 a 1h30 que se segue à dequitação. A saída da placenta provoca redistribuição volêmica, não havendo mais desvio do sangue para esse órgão. O esvaziamento uterino reduz a compressão exercida sobre vasos pélvicos, auxiliando o retorno venoso dos membros inferiores. Isso acarreta maior oferta volêmica sangüínea à circulação materna, com aumento do débito cardíaco.

No útero ocorrerão modificações funcionais e anatômicas, fundamentais no controle da hemorragia pós-parto. A rápida redução do tamanho uterino provoca o acotovelamento vascular das artérias uterinas e ovarianas, reduzindo sua pressão de perfusão. A presença de contratilidade uterina mais intensa e de maior duração promove o pinçamento vascular pelas fibras miometriais (miotamponamento), e a rápida coagulação, peculiar à prenhez, condiciona a trombose e a oclusão da superfície livre dos vasos rotos na área de inserção placentária (trombotamponamento), assegurando a hemostasia pós-dequitação (ver Capítulo 89).

Referências Bibliográficas

• ALVAREZ, H. & CALDEYRO-BARCIA, R. – Fisiopatologia da la contracción uterina y sus aplicaciones en la clínica. *Mat. Infáncia*, **13**:11, 1954. • BARCLAY, C.G.; BRENNAD, J.E. & KELLY, R.W. – Interleukin-8 production by the human cervix. *Am. J. Obstet. Gynecol.*, **169**: 625, 1993. • BISHOP, E.H. – Pelvic scoring for elective induction. *Obstet. Gynecol.*, 24:266, 1964. • CHEZ, R.A. – Cervical ripening. *Clin. Obstet. Gynecol.* 41: 606, 1998. • CROWTHER, C. & cols. – Monitoring the progress of labor. In: Chalmers, I. & cols. *Efective Care Pregnancy*. Vol. 2, New York, Oxford Medical Publicaions, 1991. • DANFORTH, D.N. – The fibrous nature of the human cervix, and its relation to the isthmic segment in gravid and non-gravid uteri. *Am. J. Obstet. Gynecol.*, 53:541,1947. • DUDLEY, D.J. & cols. – Clinical value of amniotic fluid interleukin-6 determinations in the management of preterm labour. *Br. J. Obstet. Gynaecol.*, **101**:592, 1994. • EKMAN-ORDEBERG, G. & cols. – Endocrine regulation of cervical ripening in humans—potential roles for gonadal steroids and insulin-like growth factor-I. *Steroids*, :837, 2003. • El MARADNY, E. & cols. – The role of hyaluronic acid as a mediator and regulator of cervical ripening. *Hum. Reprod.*, 12:1080, 1997. • FRIEDMAN, E.A. – the graphic analysis of labour. *Am. J. Obstet. Gynecol.*, 68:1586, 1954. • HILLIER, S.L. & cols. – The relationship of amniotic fluid cytokines and preterm delivery, amniotic fluid infection, histologic chorioamnionitis, and chorioamnion infection. *Obstet. Gynecol.*, 81:941, 1993. • HIRO, D. & cols. – Hyaluronic acid is an endogenous inducer of interleukin-1 production by human monocytes and rabbit macrophages. *Biochem. Biophys. Res. Commun.*, **140**:715, 1986. • HWANG, J.J.; MACINGA, D. & RORKE, E.A. – Relaxin modulates human cervical stromal cell activity. *J.Clin. Endocrinol. Metab.*, 81:3379, 1996. • JUNQUEIRA, L.C.U. & cols. – Morphologic and histochemical evidence for the occurrence of collagenolysis and for the role of neutrophilic polymorphonuclear leukocytes during cervical dilation. *Am. J. Obstet. Gynecol.*, **138**:273, 1980. • LUDMIR, J. & SEHDEV, H.M. – Anatomy and Physiology of the Uterine Cervix. *Clin. Obstet. Gynecol.*, 43:433, 2000. • LUQUE, E.H. & cols. – Leukocyte infiltration and collagenolysis in cervical tissue from intrapartum sheep. *J. Vet. Med.*, 44:501, 1997. • LUQUE, E.H. & MONTES, G.S. – Progesterone promotes a massive infiltration of the rat uterine cervix by the eosinophilic polymorphonuclear leukocytes. *Anat. Rec.*, 223:257, 1989. • MAUL, H. & cols. – Nitric oxide and its role during pregnancy: from ovulation to delivery. *Curr. Pharmol.*, **9**: 359, 2003. • OLÁH, K.S. – The cervix in pregnancy and labour. In: Study, J. Ed., *Progress in Obstetrics & Gynecology*, Vol. 12, New York, Churchill Livingstone, 1996, p. 99. • OLÁH, K.S. & cols. – Measurement of the cervical response to uterine activity in labour and observations on the mechanism of cervical effacement. *J. Perinat. Med.*, **19**(Suppl. 2):245, 1991. • OSMAN, I. & cols. Leukocyte density and pro-inflammatory cytokine expression in human fetal membranes, decidua, cervix and myometrium before and during labour at term. *Mol. Hum. Reprod.*, 1:41, 2003. • OSMERS, R.; RATH, W. & ADELMANN-GRILL, B.C. – Collagenase activity in the the human cervix during parturition: The role of polymorphonuclear leukocytes. In: Leppert, P.C., Woessner Jr., J.F., eds. *The Extracellular Matrix of the Uterus, Cervix and Fetal Membranes: Synthesis, Degradation and Hormonal Regulation*. Ithaca, Perinatology Press, 1991, p. 113. • OSMERS, R. & cols. – Origin of cervical collagenase during parturition. *Am. J. Obstet. Gynecol.*, **166**:1455, 1992. • PETERSEN, L.K. & ULDBJERG, N. – Cervical collagen in non-pregnant women with previous cervical incompetence. *Eur. J. Obstet. Gynecol. Reprod. Biol.*, 67:41, 1996. • RECHBERGER, T. & WOESSNER Jr., J.F. – Collagenase, its inhibitors, and decorin in the lower uterine segment in pregnant women. *Am. J. Obstet. Gynecol.*, 168:1598, 1993. • ROMERO, R. & cols. – Amniotic fluid interleukin-6 in preterm labour: association with infection. *J. Clin. Invest.*, 85:1392, 1990. • SAWAI, S.K. & O'BRIEN, W.F. – Out patient cervical ripening. *Clin. Obstet. Gynecol.*, **38**:301, 1995. • SMITH, R.; MESIANO, S. & MCGRATH, S. – Hormone trajectories leading to human birth. *Regul. Pept.*, 108:159, 2002. • STJERNHOLM-VLADIC, Y. & cols. – Differential regulation of the progesterone receptor A and B in the human uterine cervix at parturition. *Gynecol. Endocrinol.*, **18**:41, 2004. • STJERNHOLM, Y. & cols. – Cervical ripening in humans: potential roles of estrogen, progesterone, and insulin-like growth factor-I. *Am. J. Obstet. Gynecol.*, 174:1065, 1996. • STYGAR, D. & cols. – Increased level of matrix metalloproteinases 2 and 9 in the ripening process of the human cervix. *Biol. Reprod.*, 67:889, 2002. • VON MAILLOT, K. & cols. – Changes in glycosaminoglycans distribution pattern in the human uterine cervix during pregnancy and labor. *Am. J. Obstet. Gynecol.*, 135:503, 1979. • WESTERGREN, T.G. & cols. – Differential expressions of mRNA for proteoglycans, collagens and transforming growth factor-beta in the human cervix during pregnancy and involution. *Biochim. Biophys. Acta.*, **1406**:203, 1998. • WINKLER, M. & cols. – Interleukin-1[beta] and interleukin-8 concentrations in the lower uterine segment during parturition at term. *Obstet. Gynecol.*, 91:945, 1998. • YOSHIDA, K. & cols. – Effect of dehydro-epiandrosteronesulphate, oestrogens and prostaglandins on collagen metabolism in human cervical tissue in relation to cervical ripening. *J. Int. Med. Res*, 21:26, 1993.

22 Parto: Assistência

Bussâmara Neme

No estudo da assistência ao parto, além das medidas que deverão ser tomadas durante as suas três fases principais (dilatação cervical, expulsão fetal e dequitação), consideraremos, ainda, aquelas que se justificam no pré-parto (15 dias que antecedem a instalação espontânea do parto) e no chamado quarto período do parto (1 a 1,5 hora após a dequitação). Na referência das medidas assistenciais, aplicáveis às parturientes, salientamos:

- medidas úteis, que devem ser estimuladas e praticadas;
- medidas prejudiciais ou ineficáveis, que devem ser abolidas;
- medidas cujos benefícios são discutíveis e cuja aplicação aguarda futuras investigações.

ASSISTÊNCIA NO PRÉ-PARTO

Cerca de 15 dias antes do termo da gestação, ocorrem diversas alterações que, em conjunto, caracterizam o pré-parto ou o trabalho de parto secreto. Importa salientar, entre elas, as que atingem a contratilidade uterina e aquelas que lhes são conseqüentes: fixação e insinuação da apresentação, distensão do segmento inferior e amadurecimento do colo uterino.

Entre as alterações importantes da atividade miometrial, presentes no pré-parto, citam-se: maior freqüência e intensidade das contrações indolores de Braxton-Hicks (Alvarez e Caldeyro-Barcia, 1954) e ocorrência ocasional de dominância fúndica (Reynolds e cols., 1949) e de tríplice gradiente descendente (Alvarez e Caldeyro-Barcia), em algumas contrações. Estas duas últimas alterações fazem com que as contrações uterinas sejam percebidas pela gestante, a qual, admitindo estar em início de trabalho de parto, inquieta-se, podendo ocorrer liberação sangüínea de catecolaminas, conseqüente ao estímulo emocional do sistema nervoso simpático (Neme, 1963).

Nessas condições, particularmente, as primigestas podem procurar assistência hospitalar, em que a observação e a terapêutica criteriosas (esclarecimento, decúbito lateral e tranqüilizantes, se for o caso) demonstram tratar-se de falso trabalho de parto.

LOCAL DO PARTO

Idealmente, o parto deve ocorrer em ambiente hospitalar, não se justificando sua assistência domiciliar, pelo maior risco materno e fetal que lhe é inerente. Inclusive nos locais em que o número de leitos-maternidade é exíguo, a assistência hospitalar, durante a parturição, deverá ser assegurada, embora seguida de alta precoce.

A tendência atual de promover "Casas de Parto", em grandes centros, onde não faltam Hospitais-Maternidades, a nosso ver, não se justifica. Apesar do prévio exame das futuras parturientes, para excluir aquelas de maior risco e presença de obstetrizes de boa formação, ainda assim, podem ocorrer complicações (sofrimento fetal, hemorragias etc.) que impõem presença hospitalar e médica para a sua pronta e adequada assistência (vide Capítulo 153). Holt e cols. (2001) referem que, após o prévio exame de 638 pacientes (entre 35-40 semanas), o parto feito por obstetrizes, em unidade não-hospitalar, foi exitoso em apenas 69,3%. Moster, Terje Lie e Markestad (2202), consultando o registro de nascimentos, na Noruega, no período 1967-1996, comprovaram maior morbiletalidade perinatal em hospitais pequenos e pobres de recursos, quando comparados com maternidades-modelo. Entre nós, a Febrasgo, embora reconhecendo o mérito das obstetrizes, recomenda que o parto seja hospitalar. É ato médico e para sua segura assistência impõe-se a presença de equipe multiprofissional: tocólogo, auxiliar, anestesista, neonatólogo e enfermeira obstétrica.

DIAGNÓSTICO DE TRABALHO DE PARTO

Todas as gestantes que admitem estar ocorrendo o início do parto, antes de ser hospitalizadas, deverão ser examinadas, a fim de se confirmar ou não essa situação. Prestam-se, para tanto, os seguintes sinais: a) queixa de cólica, coincidente com todas as contrações uterinas; b) eliminação de muco cervical raiado de sangue; c) alterações do colo uterino (esvaecimento e centralização).

A ocorrência de contrações com dominância fundal e tríplice gradiente descendente, ao projetar a apresentação fetal de encontro ao segmento inferior e ao orifício interno do útero, justifica a percepção dolorosa ou incômoda referida pelas parturientes. A distensão do segmento inferior e a conseqüente solicitação do orifício interno do colo uterino seguem-se de descolamento coriodecidual (sangramento) e da expressão das glândulas cervicais (eliminação de muco), traduzindo-se, clinicamente, pela eliminação do chamado tampão mucoso ou rolha de Schroeder e pelo encurtamento e esvaecimento do canal cervical (Fig. I-295).

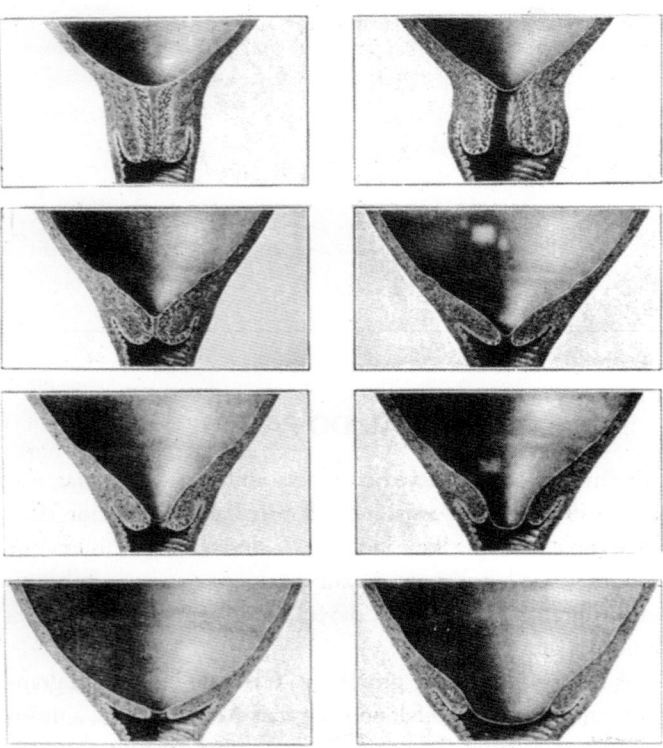

Figura I-295 – Mecanismo da cervicodilatação em primigestas (à esquerda) e multigestas (à direita). Notar que nas multigestas o canal cervical é mais curto e apresenta-se permeável ao dedo explorador. Durante o esvaecimento, ele apresenta menor resistência e completa-se mais rapidamente (Eastman, 1950).

Presentes esses sinais, a parturiente será encaminhada ao Setor de Admissão (Serviços Públicos). Quando se admite tratar de falso trabalho de parto, recomenda-se não liberar a gestante, mantendo-a em observação no hospital por algum tempo, durante o qual, além de excluir a possibilidade de parto, o obstetra se certificará das condições da vitalidade fetal (provas clínicas) e do estado geral materno.

ASSISTÊNCIA NA CERVICODILATAÇÃO

A assistência à cervicodilatação deve ser precedida do exame obstétrico, prévio à internação da paciente, a fim de excluir falsos trabalhos de parto, elevando dessa forma, os custos assistenciais.

CONSENTIMENTO INFORMADO

Ultimamente, em face dos possíveis riscos de processos de má prática, tão e cada vez mais freqüentes em obstetrícia, os tocólogos norte-americanos recomendam discutir com suas pacientes os prós e os contras das vias vaginal e abdominal no parto.

Em particular, no que tange à via vaginal, são considerados os eventuais riscos que atingem o assoalho perineal (colpocistoceles, incontinência urinária e anal). Essa atitude eleva os índices de cesárea, cuja morbidade, na atualidade, tem sido substancialmente reduzida.

Os obstetras que se inclinam para a via abdominal referem, inclusive, que os custos hospitalares e médicos são menores com essa conduta. Infelizmente, os riscos futuros da cesárea eletiva em partos subseqüentes (placentação prévia e acretismo), por serem pouco freqüentes (cerca de 7%), têm sido subestimados, apesar de sua gravidade.

Davila (2001), inclusive, faz referência aos obstetras do Brasil, como favoráveis à via alta, justificando-se assim as elevadas cifras de cesárea nos centros desenvolvidos do País.

PREPARO DA PARTURIENTE

No Setor de Admissão, a parturiente deverá receber os seguintes cuidados:

1. Remoção dos trajes que utiliza.
2. Higiene corporal completa (banho de ducha).
3. Antissepsia vulvoperineal.
4. Tricotomia perivulvar e do monte de vênus.
5. Enteroclisma baixo (esvaziamento retal e do sigmóide).

Tem sido questionado o mérito da tricotomia, pelo desconforto pós-parto que provoca, pelo risco de infecção (AIDS, hepatite B) para quem a pratica e a parturiente, quando ocorre foliculite pubiana, em casos de cesárea. Entretanto, sua realização descaracteriza o aspecto sexual do campo cirúrgico e, para minorar os inconvenientes referidos, aconselhamos que seja praticada com tesoura, removendo os pêlos rente à pele ou por instrumento que preserve esse objetivo.

No que importa ao enteroclisma, pesquisa randomizada de Drayton e Rees (1984) demonstrou que sua prática além de não reduzir o risco de infecção, até o agrava, pois a antissepsia será mais adequada quando as fezes eliminadas (na expulsão) resultam do reto não esvaziado pelo enema. Entretanto, o incômodo que sua realização provoca é compensado ao evitar à parturiente a sensação de eliminação de fezes na presença da equipe assistente. Por isso, quando o trabalho de parto se arrasta por mais de 12 horas, é conveniente repeti-lo. Tratando-se de prática discutível, parece-nos razoável auscultar a paciente a respeito.

Preparada, a parturiente é removida para o centro obstétrico, onde será submetida a exame físico geral, especial e obstétrico completo. Este último, em particular, será minucioso e se constituirá de todos os tempos da propedêutica clínica. Visa estabelecer o provável prognóstico do parto, após identificar as características dos três fatores responsáveis pela sua evolução eutócica (bacia, feto e dinâmica uterina).

Na parturiente que não fez pré-natal, deve-se ainda determinar: as taxas de hemoglobina e do hematócrito, a tipagem sangüínea e o exame de urina (tipo I), devendo a enfermagem se preocupar com o risco de tratar-se de paciente portadora de vírus da AIDS, da hepatite B (contágio profissional).

No trato com a parturiente, o tocólogo deverá assegurar respeito absoluto ao seu natural recato e praticar as manobras propedêuticas com gestos delicados, no intervalo das contrações uterinas.

O obstetra esclarecerá a parturiente e seus familiares sobre as condições que cercam o parto e seu provável desfecho. Entretanto, considerando o aspecto evolutivo que cerca a assistência à parturição, é prudente lembrar os familiares de que a qualquer momento o prognóstico inicial poderá ser reconsiderado. Assim procedendo, preservará sua reputação e competência, ganhando a indispensável confiança de sua paciente e de seus familiares. Thaler e Shmueli (2000), praticando cardiotocografias, sete dias antes do parto, verificaram piores resultados neonatais quando os exames não eram excelentes. Entretanto, Blix e Oian (2001), repetindo a experiência, agora no início do parto, comprovaram resultados falso-positivos e falso-negativos em relação à evolução da parturição.

Nesse particular, Skupski, Rosenberg e Eglinton (2002) aconselham, como útil, a prática prognóstica da cardiotocografia, em particular nos casos de algum risco maior. Kawasaki e cols. (2002) lembram que os resultados perinatais são piores na presença de oligoâmnio.

TOQUE VAGINAL

De todos os tempos da propedêutica clínica, o toque vaginal é aquele que mais informa sobre a evolução do parto e sobre as características dos fatores que estão em jogo. Em relação ao concepto, ele permite identificar a apresentação, a posição e sua variedade, o grau de descida, a presença ou não de membrana, a tensão da bolsa das águas, o volume cefálico (distância maior ou menor entre as fontanelas bregma e lambda), o grau de flexão e assinclitismo, a intensidade dos fenômenos plásticos (bossa serossangüínea, cavalgamento ósseo) e, inclusive, o eventual procúbito e/ou prolapso do cordão.

Na assistência ao parto, ele é utilizado, ainda, para praticar a rotura artificial das membranas e para mobilizar a apresentação, quando se pretende provocar escoamento de líquido amniótico e identificar possível presença de mecônio.

Em relação à pelve óssea, ele permite: apreciar a pelvigrafia interna, identificar e medir todos os seus diâmetros ânteroposteriores (conjugados), sentir a maior ou a menor saliência das espinhas ciáticas, argüir sobre a possível retropulsão cóccica e determinar a forma e o grau de concavidade sacral.

Ainda em relação ao canal de parto, o toque permite controlar a evolução e os graus da cervicodilatação, a amplitude e a elasticidade dos fundos de sacos e do canal vaginal e a resistência do assoalho perineal.

Na atualidade, no decurso da assistência ao parto, não se justifica mais a prática do toque retal. Os avanços da terapêutica infecciosa reduziram sua indicação, tendo Fara e cols. (1956) demonstrado, de há muito, que a morbidade infecciosa puerperal é idêntica em grupos de parturientes submetidas a toques vaginais e/ou retais. Essa observação, confirmada por Crowter e cols. (1989), é acrescida da constatação de que o toque retal atinge mais o recato feminino. Murphy e cols. (1986), em estudo randomizado, comprovaram a preferência das parturientes pelo toque vaginal. Entretanto, em casos de infecção vulvovaginal (bartolinite aguda), admite-se o toque retal.

De regra, recomendamos que o toque vaginal seja bidigital. A natural e fisiológica embebição gravídica torna mais elástica a fenda vulvar e o canal vaginal, favorecendo sua prática. Sob anestesia de condução (analgotócia com peridural), excepcionalmente, o toque manual pode ser necessário em casos de difícil ou impossível identificação dos pontos de reparo fetais (*caput succedaneum*). Nessa condição, impondo-se aplicação de fórcipe, a identificação da linha de orientação cefálica fetal é obrigatória para se conseguir pegas biparietais. Daí a necessidade de se localizar a região retroauricular fetal, que não se infiltra pelos fenômenos plásticos.

Na prática do toque, cujo número durante o parto deve ser reduzido ao mínimo, os preceitos de rigorosa assepsia e antissepsia devem ser obedecidos, apesar da atual segurança que a terapêutica antibiótica prodigaliza.

Solicitando que a parturiente execute esforço defecatório, o tocólogo entreabre a vulva, afastando seus pequenos lábios com os dedos polegar e anular. A seguir, com o mediano, pressiona o assoalho perineal e, conjuntamente, serão introduzidos no canal vaginal este dedo e o indicador. Desse modo, afastam-se os dedos da uretra, tornando o exame menos desagradável e menos infectante. Quando ambas as mãos são utilizadas, enquanto os dedos indicador e polegar da mão esquerda entreabrem e afastam os pequenos lábios, os dedos já referidos da mão direita se encarregarão do toque.

Os dedos devem ser dirigidos, delicadamente, de baixo para cima (cotovelo abaixo do ósteo vaginal) e procurarão identificar, como já referimos, as características do colo, dos fundos de saco vaginais, das membranas, das bacias óssea e mole e do assoalho perineal.

O tocólogo só terminará o exame quando todas as características citadas forem, devidamente, apreciadas. Inclusive, antes de fazê-lo, deverá, ainda, considerar a possibilidade de praticar alguma medida assistencial (rotura artificial das membranas, por exemplo). Desse modo, reduz-se o manuseio vaginal, evitando a repetida reintrodução digital e seus inconvenientes.

POSTURA DA PARTURIENTE

Durante a cervicodilatação, a parturiente poderá manter-se no leito ou deambular. Observações iniciais de Caldeyro-Barcia e Poseiro (1960), comprovadas por outros autores (Hon, 1969; Mendez-Bauer e cols., 1975; La Fuente, 1988), demonstraram que no decúbito dorsal horizontal as contrações uterinas são mais freqüentes e incoordenadas, menos intensas e mais dolorosas. Em contraposição, no decúbito horizontal lateral, o padrão da contratilidade melhora, ocorrendo, em menor freqüência, desaparecimento da incoordenação, baixa do tono e maior intensidade (Fig. I-296).

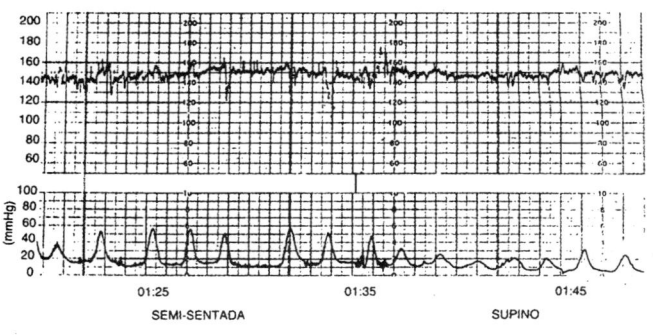

Figura I-296 – Alterações da contratilidade uterina nos decúbitos maternos supino e semi-sentado (Mendez-Bauer e Newton, 1986).

Suzuki e Ming Chen (1980) confirmaram os achados de Caldeyro-Barcia e Poseiro, comprovando que alterações da freqüência cardíaca fetal (desacelerações variáveis e tardias), além de serem menos freqüentes no decúbito lateral, são, inclusive, corrigidas quando esse decúbito substitui a posição supina (Fig. I-297).

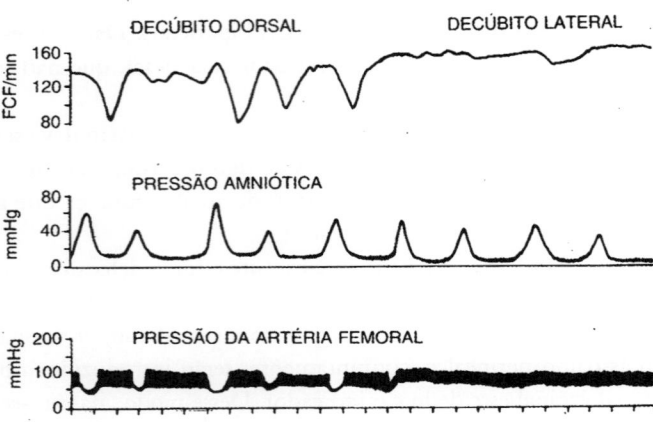

Figura I-297 – Alterações da freqüência cardíaca fetal (FCF) nos decúbitos maternos supino (à esquerda) e lateral (à direita), segundo Bonica, 1967.

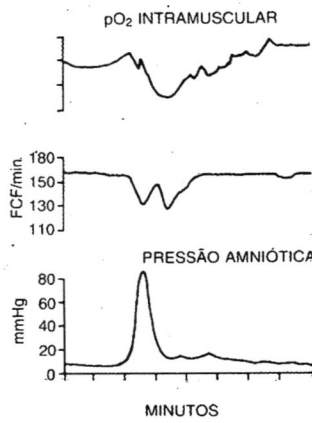

Figura I-299 – Alterações da oxigenação fetal e da freqüência cardíaca fetal, durante a contração uterina (Bonica, 1967).

Além dessas alterações da função miometrial, outros autores comprovaram que o débito cardíaco e o volume sistólico, reduzidos no decúbito dorsal horizontal, elevam-se quando a parturiente assume o decúbito lateral (Fig. I-298). O fato se relaciona à compressão da veia cava inferior, pelo útero grávido, dificultando a circulação de retorno venoso ao coração direito (síndrome postural supina), como referem Scott e Kerr (1963) e Beniarz e cols. (1968). A tabela I-12 demonstra a grande importância do decúbito lateral para elevar o débito do coração (Gibbs, 1981).

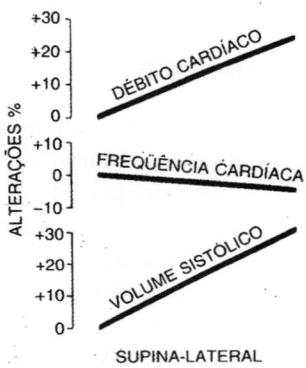

Figura I-298 – Alterações do débito cardíaco e do volume sistólico maternos e da freqüência cardíaca fetal ao se substituir o decúbito supino pelo lateral (Bonica, 1967).

Tabela I-12 – Influência da postura sobre o débito cardíaco – gestação de termo (Gibbs, 1981).

Postura	Alteração (%)
Decúbito dorsal horizontal	< 17
Decúbito dorsal + Trendelenburg	< 18
Decúbito látero-esquerdo + Trendelenburg	> 13
Decúbito látero-esquerdo horizontal	> 13,5

Assim, o decúbito lateral, ao favorecer o fluxo uteroplacentário, contribui para elevar a oferta de oxigênio e reduzir eventual acidose do organismo fetal – Mueller-Heubach e Adamsons, 1971; Gallo e cols., 1988 (Fig. I-299). Saliente-se que o decúbito lateral preferencial deve ser o contralateral à posição fetal. Assim, nas direitas ele deve ser do lado esquerdo e vice-versa nas posições esquerdas. Dessa forma o tronco fetal, por gravidade, arrasta a cabeça fetal, favorecendo a sua rotação interna.

Pela mesma razão, a deambulação será permitida e útil enquanto as membranas estiverem íntegras e a cervicodilatação não ultrapassar 8cm. Nas multíparas, em particular, esse preceito deve ser respeitado, pois, na posição ortostática, a rotura da bolsa das águas pode-se seguir de dilatação completa e de rápida expulsão fetal. Esse incidente não é tão raro, havendo ocorrido quedas de conceptos, inclusive, em vasos sanitários.

Caldeyro-Barcia e cols. (1960), Mendez-Bauer e cols. (1975), Arroyo Frades e cols. (1980) e Read e cols. (1981) verificaram que a posição em pé, ou seja, a deambulação durante a dilatação cervical, melhora a coordenação miometrial, elevando a atividade uterina. Além disso, nessa postura, as parturientes sentem-se mais confortáveis e a duração dessa fase do parto se encurta. Flynn e cols. (1980), Kelly (1988) e La Fuente (1988) confirmaram esses achados e referiram redução da analgesia requerida pelas pacientes.

Stewart (1990) demonstrou que na posição ortostática (deambulação) o efeito favorável da gravidade favorece a pressão da apresentação fetal sobre o segmento inferior e o colo uterino.

Nagai e cols. (1985) comprovaram, em parturientes, elevação dos níveis de β-endorfina, ACTH e cortisol durante as fases de dilatação e expulsão. Entretanto, esses achados foram menos evidentes quando as pacientes assumiam a postura ortostática (na dilatação) e semi-sentada na expulsão (em relação à supina).

Entre nós, Paciornik (1991) e Sabatino e cols. (1984) têm recomendado a posição de cócoras para a fase expulsiva do parto. Esses últimos autores comprovaram excelentes resultados em 63% das parturientes que assim foram assistidas (gasometrias, duração da expulsão, índice de Apgar).

Pöschl (1985), após observar como as parturientes de Trobriand (Papua-Nova Guiné) se posicionam no parto, salientou as vantagens e as desvantagens das posturas vertical e horizontal durante a parturição (Quadro I-11).

Entretanto, durante a dilatação, importa não ser rígido em relação à posição preferida pela parturiente, dando-lhe liberdade para ocupar a postura na qual se sinta melhor (Nagai, 1988). Roberts e cols. (1983) demonstraram as vantagens de alterações de postura, atendendo a preferência da parturiente, para favorecer e encurtar a dilatação cervical.

O BANHO

O modismo e a chamada "humanização do parto" têm introduzido práticas de assistência, carentes de fundamento cientí-

Quadro I-11 – Comparação entre posições vertical e horizontal no parto (modificado de Pöschl, 1985).

Posição vertical deambulação, ortostática, sentada (dilatação) semi-sentada (expulsão), cócoras (dequitação)	Posição horizontal
Vantagens 1. **Ação da gravidade.** Melhor pressão axial fetal. Favorece respiração. Menor pH. Maior índice de Apgar 2. **Mobilidade pélvica.** Melhor adaptação cefálica na arcada púbica. Maior retropulsão do sacro e do cóccix 3. **Contração uterina.** Aumento da intensidade. Redução da freqüência. Redução do tono. Maior atividade uterina 4. **Duração do parto.** Dilatação e expulsão mais rápidas 5. **Postura da coluna.** Cifose corrige a lordose reduzindo tensão muscular e dor. Relaxamento muscular da bacia mole 6. **Fluxo uteroplacentário aumentado** (corrige a compressão aorta-cava inferior) **Desvantagens** Dificulta manobras sobre os genitais na dequitação	**Vantagens** Favorece a visão dos genitais e as manobras na dequitação **Desvantagens** 1. Reduz mobilidade pélvica impedindo retropulsão sacral e cóccica 2. Peso uterino sobre aorta e cava reduzindo débito e volume sistólico cardíaco (síndrome supina) 3. Duração do parto. Dilatação e expulsão mais longas 4. Lordose da coluna. Agravamento e tensão muscular dorsolombares 5. Menos esforço expulsivo. Expulsão demorada 6. Queixa dolorosa mais intensa 7. Pressão abdominal reduzida prolonga a dequitação

fico, que pela sua excentricidade são bem acolhidas pelas parturientes. Entre elas cita-se o banho de imersão durante o parto. Enquanto Geissbühler e cols. (2000) e Gun e cols. (2001) afirmam que o método não se segue de inconvenientes, Kwee e cols. (2000) lembram que a imersão em água quente, por 35 minutos, provoca queda transitória dos níveis tensionais arteriais. Na Alemanha, a aceitabilidade dessa prática explica-se porque, a partir de 1991, o número de partos na cama declinou a menos de 40%, enquanto o na imersão se elevou para mais de 49% e a incidência de episiotomia declinou de 80 para 10% (Eberhard e cols., 2001). Embora não pactue com essa orientação, devo mencionar que duchas repetidas, durante partos prolongados, são pertinentes e muito bem aceitas pelas pacientes.

ALIMENTAÇÃO

No decurso da cervicodilatação lenta e penosa, particularmente em países tropicais, a parturiente se desidrata, consome as reservas de glicogênio e pode evoluir com redução de seu pH sangüíneo, hemoconcentração, redução do potássio e elevação do sódio (Hawkins e Nixon, 1957).

De outro lado, o esvaziamento gástrico se retarda, favorecendo o vômito, cujo risco maior se relaciona com a aspiração do material eliminado, no curso de narcose (síndrome de Mendelson). Esta tem sido, ultimamente, a principal causa de morte materna em relação às anestesias. Por isso, a correção e a profilaxia desses inconvenientes, em partos prolongados, fundam-se na administração (via intravenosa) de solução de glicose a 10% e, como aconselhamos, oferecendo, também, à parturiente, a cada 2 horas, pequenos tabletes de chocolate (pouco volume gástrico e grande valor energético). Quando a cervicodilatação se prolonga (nulíparas), a oferta de pequenos volumes de algum líquido adoçado (150ml), sempre que o intervalo entre a sua ingestão e o parto for maior que 2 horas, não se segue de inconvenientes (Guyton e Gibbs, 1994).

Hausman, Gante e Romney (2001) referem que a hidratação materna, em partos prolongados, melhora a freqüência cardíaca fetal. Garite e cols. (2000) encarecem o valor da hidratação. Referem hidratação venosa a dois grupos de parturientes, dos quais um recebia 125cm/hora e o outro 250cm/hora. Neste último, a contratilidade uterina foi melhor, a incidência de cesárea e a dilatação e a duração do parto foram menores. A infusão venosa de solução glicosada a 10% corrige eventual acidose materna em partos prolongados.

CONTROLE DA VITALIDADE FETAL

Em casos de conceptos de risco agravado, o controle da vitalidade fetal, idealmente, se fará pela cardiotocografia e, após a rotura das membranas, por dados de gasometrias de amostras de sangue, obtidas por punção cefálica fetal (Saling, 1996). Entretanto, na rotina diária e em casos de gestações normais, a vitalidade fetal será controlada pela escuta fetal (estetoscópio de Pinard ou sonar-Doppler) e pela observação da coloração do líquido amniótico (presença de mecônio).

Para prever eventual sofrimento fetal, durante o evolver do parto, alguns autores sugeriram praticar, no início da parturição, provas avaliadoras do concepto:

- Sarno Jr. e cols. (1990), realizando o teste acústico, verificaram ser maior a incidência de sofrimento fetal e de índice de Apgar menor que 7 quando o teste foi negativo.
- Malcus e cols. (1991) realizaram dopplervelocimetria da artéria umbilical. Não comprovaram correlações com a incidência de mecônio, alterações do cordão umbilical, cardiotocografias, Apgar do 1º e do 5º minutos, e com a freqüência de operações.
- Ducey e cols. (1990); Vintzileos e cols. (1995), Gardosi (1995) e Nelson e cols. (1996) verificaram que erros de interpretação da monitoragem eletrônica (falso-positivos) seguiram-se de elevação dos índices operatórios, particularmente da cesárea. Nesse particular, Cibils (1996) salienta serem freqüentes os erros de interpretação das cardiotocografias.

ESCUTA FETAL – de há muito, considera-se, em relação à escuta fetal no intervalo das contrações, duas fases na evolução gravativa do sofrimento fetal intraparto: sofrimento taquicárdico (freqüência acima de 160 por minuto) e sofrimento bradicárdico (freqüência abaixo de 120 por minuto).

Reynolds (1960), bloqueando o cordão umbilical de crias de ovelhas, comprovou ocorrer bradicardia, seguida de taquicardia (compensadora, de Reynolds e de "rebote" de Caldeyro-Barcia), após desfazer o referido bloqueio (Figs. I-300 e I-301).

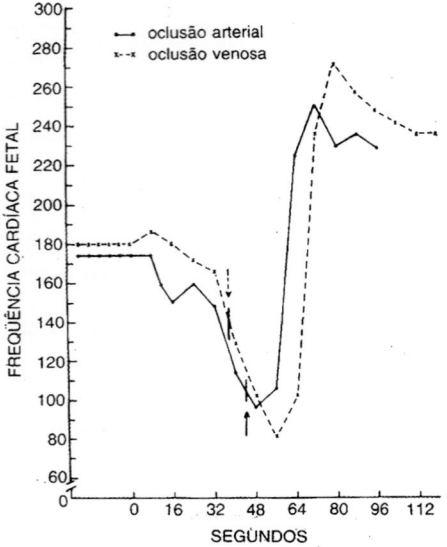

Figura I-300 – Efeitos da oclusão dos vasos funiculares sobre a freqüência cardíaca fetal de ovelhas normais (Reynolds, 1960).

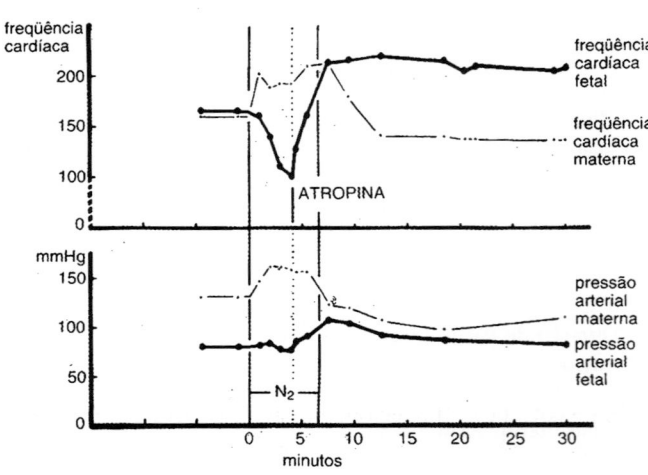

Figura I-302 – Efeitos do bloqueio do vago (atropina) sobre a freqüência cardíaca fetal (Mendez-Bauer e cols., 1963).

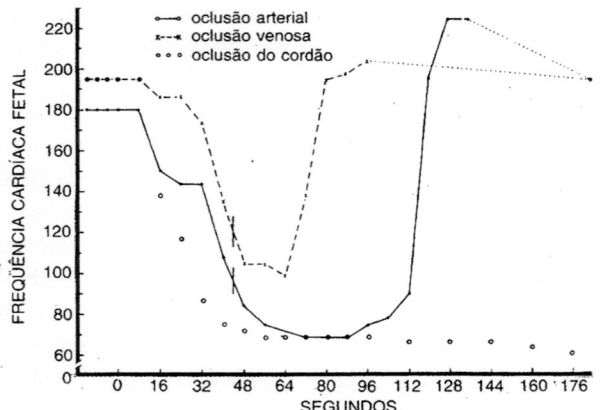

Figura I-301 – Efeitos da oclusão dos vasos funiculares sobre a freqüência cardíaca fetal de ovelhas submetidas à exérese das suprarenais (Reynolds, 1960).

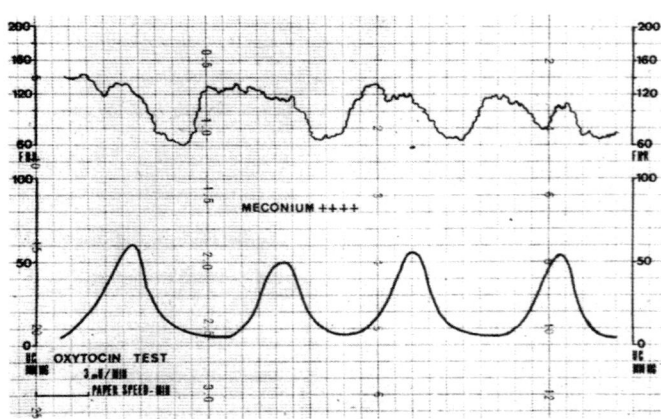

Figura I-303 – Representação de Dips II e suas coincidências com as contrações uterinas (Neme e cols., 1973).

Esse autor relacionou a taquicardia ao estímulo do sistema nervoso simpático (estresse provocado pela hipóxia) e à conseqüente liberação de catecolaminas, pois, extirpadas as suprarenais das crias, a resposta taquicárdica não mais ocorria.

Assim, no decurso do parto, a ocorrência de bradicardia no intervalo das contrações (desacelerações tardias ou Dips II) pressupõe estar presente hipóxia, agora não mais compensada por taquicardia fetal (estafa das supra-renais).

A escuta fetal com o Pinard é descontínua e, por vezes, negativa durante as contrações uterinas intensas, condição em que é factível com o sonar-Doppler. Entretanto, a nosso ver, este último equipamento apenas identifica a freqüência cardíaca, enquanto pelo Pinard podemos perceber variações inconstantes da intensidade do impulso sonoro, cuja ocorrência deve sugerir a presença de alterações no fluxo sangüíneo funicular (circulares, nós verdadeiros e laterocidências).

Determinadas condições podem provocar, na ausência de sofrimento fetal, taquicardias e bradicardias. A hipertermia, a taquicardia materna e certas drogas (hidrazinoftalazina, isoxissuprina etc.) podem seguir-se de aumento da freqüência cardíaca fetal. As contrações uterinas, a rotura das membranas (transitoriamente) e algumas drogas (propranolol) são responsáveis pela ocorrência de bradicardia fetal.

A bradicardia fetal, que coincide com o acme da contração uterina, foi designada, por Caldeyro-Barcia e cols. (1966), de Dip I, e apenas merece maior atenção quando ocorre na vigência de membranas íntegras. A ocorrência de Dip I com membranas rotas deve ser atribuída à compressão da cabeça fetal e ao conseqüente estímulo vagal, porquanto se corrige pela administração materna ou fetal de atropina – bloqueio vagal (Fig. I-302).

Observações cardiotocográficas permitem concluir que o retardo dos batimentos cardíacos fetais (BCF) é considerado patológico quando entre o acme do registro da pressão amniótica e o ponto mais baixo da bradicardia (tempo designado de "decalage") transcorrem 25-60 segundos. Nesses casos, o registro gráfico assume a forma de U, caracterizando aquilo que Caldeyro-Barcia e cols. designaram de Dips II (Fig. I-303).

Relacionamos o surgimento de Dips II com quedas da pressão parcial de oxigênio na circulação fetal. A queda transitória da pO_2 fetal, abaixo de um nível crítico, segue-se de bradicardia fetal relacionada a dois mecanismos: vagal e extravagal. Pela atuação do vago à queda dos BCF, relaciona-se a redução da pO_2 (efeito direto) e a estimulação dos quimiorreceptores dos corpúsculos carotídeos (efeito reflexo). Pelo mecanismo extravagal, a queda da pO_2, agravada pela ocorrência de acidose metabólica (redução do pH), atua sobre o miocárdio provocando depressão do automatismo cardíaco e dos BCF.

Em condições normais, a pO_2 fetal está acima do nível crítico. Assim, contrações normais e até anormais nem sempre provocam Dips II. Quando, entretanto, o nível de pO_2 fetal já está reduzido, condições menos deletérias podem provocar Dips II, cuja amplitude será proporcional à redução de pO_2. A diferença entre a pO_2 basal e o nível crítico traduz as condições da reserva fetal. Quanto menor ela for, tanto maior será a amplitude dos Dips II, causados, inclusive, por contrações uterinas normais. Por isso, a bradicardia guarda relação direta com a *hipoxemia fetal*, e sua ocorrência e intensidade impõem a rápida extração do concepto.

Hon e cols. (1960) relacionaram as desacelerações variáveis com compressões do cordão. Tais quedas dos BCF caracterizam-se pela inconstância de seu achado, por não serem provocadas por contrações uterinas, por desaparecerem com mudanças de postura das parturientes e por sofrerem, às vezes, alterações pela compressão firme do sulco cervical, em casos de apresentação cefálica (circulares do cordão).

Monitorização x propedêutica clínica – o advento da cardiotocografia e da gasometria do sangue fetal obrigou tocólogos e neonatólogos a reformularem seus princípios assistenciais. Enquanto alguns autores são entusiastas da monitorização intraparto (Caldeyro-Barcia e cols., 1973; Renou e cols., 1976; Paul e cols., 1977; Neutra e cols., 1978), outros (Haverkamp e cols., 1979; Wood e cols., 1981; Leveno e cols., 1985; Luthy e cols., 1987; Thacker, 1987; Parer e King, 2000) são de certo modo sépticos a respeito da tranqüilidade que a cardiotocografia proporciona.

Em excelente revisão, MacDonald e Grant (1987) reviram a questão e (Tabela I-13) apresentaram a casuística do conceituado Hospital-Maternidade Nacional de Dublin (Irlanda), cujo exame permite comprovar (estudo comparativo entre controle clínico e monitorizado):

- a incidência de cesárea se elevou com a monitorização;
- a mortalidade perinatal, o índice de Apgar no 5º minuto e o pH maior que 7,20 foram similares nos dois grupos;
- a incidência de convulsões e óbitos neonatais foi 50% menor no grupo monitorizado e submetido a gasometrias.

Tabela I-13 – Avaliação da vitalidade fetal intraparto (MacDonald e Grant, 1987).

Condições clínicas	Monitorização	Propedêutica clínica
Incidência de cesárea	14,53%	6,01%
Incidência de convulsões	4 casos (sem gasometria adicional)	5 casos
Mortalidade perinatal	14 casos	14 casos
Índice de Apgar < 3 no 5'	0,2%	0,1%
pH 7,10-7,20	7,6%	7,5%
pH > 7,20	91,4%	90,4%
Convulsões + óbito neonatal	3 casos	6 casos
Convulsões + sobrevida	9 casos	21 casos

MacDonald e Grant concluem recomendando a determinação de gasometrias do sangue fetal, para reduzir a incidência de cesáreas, quando a cardiotocografia denuncia suspeita de hipóxia intraparto. Em particular, a experiência do grupo de Dublin, com a qual concordamos, permite afirmar que a propedêutica clínica *per se*, controlada por tocólogo experiente e atento, presta-se para controlar com segurança a vitalidade fetal em casos de normalidade.

Tucker e Hauth (1990) reviram os resultados da literatura, relativos à pesquisa prospectiva de mais de 50.000 partos. Referiram que a monitorização contínua intraparto não se seguiu de evidente redução de óbitos fetais, quando comparada com a escuta intermitente.

Hagberg e cols. (2001) admitem a importância de associar a cardiotocografia com a eletrocardiografia. Referem maior acuracidade dos resultados, como se vê a seguir:

	Acidose	Tococirurgia por sofrimento fetal
Cardiotocografia + Eletrocardiotocografia	10/2111	25/2054
Cardiotocografia apenas	132/2256	177/2183

Com fundamento em dilatada experiência clínica, julgo que, nos casos de risco fetal, a indicação da monitorização, quando exeqüível, é impositiva. Importa, entretanto, salientar que a monitorização de rotina elevou os índices de tocurgias vaginais e de cesáreas, agravando o prognóstico materno e perinatal, pela maior freqüência de infecções (Tucker e Hauth, 1990).

A partir de 1990 (Gardosi e cols., 1991; Johnson e cols., 1991) tem sido preconizada a oximetria de pulso fetal (dispositivo locado na bochecha ou têmpora fetal), para medir de modo contínuo a oxigenação fetal. Saliente-se que Luttkus e cols. (1995) demonstraram correlação entre os resultados desse método com os dados da análise do sangue de escalpe fetal, e Haeusler e cols. (1996) comprovaram correlação entre a saturação de oxigênio da veia umbilical e da oximetria de pulso, nos últimos 10 minutos do parto.

A oximetria de pulso exige a invasão da cavidade uterina com mobilização da apresentação e eventuais complicações (procúbito de cordão). Entretanto, seu emprego, associado à cardiotocografia, deverá no futuro melhorar a interpretação das reais condições fetais e, segundo Luttkus e cols. (1997), o método utilizado em 196 partos foi inócuo para mãe e feto. Hanson e cols. (1997) referem que a oximetria de pulso *per se* não representa sinal seguro para o diagnóstico de sofrimento fetal. Entretando, numerosas pesquisas posteriores confirmaram os benefícios da oximetria da pulso (OP). Assim:

1. Dildy e cols. (2000): a OP reduziu em 50% as indicações de cesárea;
2. Garite e cols. (2000): em estudo colaborativo de nove centros médicos, englobando 1.010 casos (502 com controle e 508 com OP), demonstraram queda na incidência de cesárea em casos de oximetria de pulso de 10,2 para 4,5%;
3. Leszczynska e cols. (2002): quando na expulsão a cardiotocografia apresenta dúvidas, a oximetria é mais segura para identificar o sofrimento fetal;
4. Vitoratas e cols. (2002): entre 85 nulíparas, quando o OP foi menor que 30%, praticou-se cesárea e o pH do sangue do cordão umbilical. O valor preditivo positivo para pH inferior a 7,15 foi de 65% e o valor preditivo negativo foi de 95,8%. A sensibilidade foi de 72% e a especificidade de 93%;
5. Porreco e cols. (2004): a OF é útil e tanto mais quando continua;
6. Gorenberg e cols. (2003): quando a OP é inferior a 30%, o pH fetal denuncia acidose.

Finalmente, entre nós, Morais e Madi (2000) já haviam relacionado a OP menor que 30% com pH do concepto (Fig. I-304).

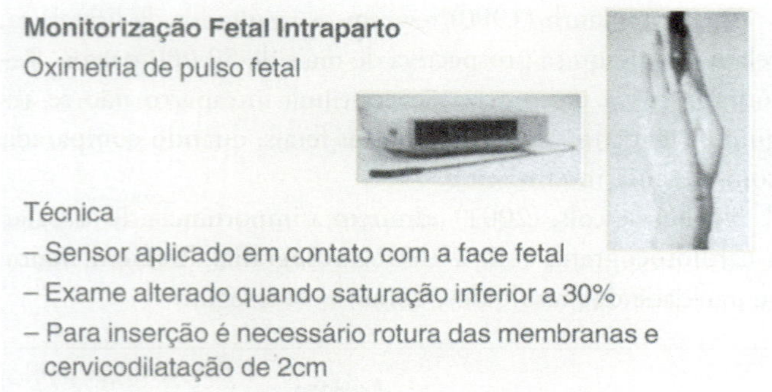

Monitorização Fetal Intraparto
Oximetria de pulso fetal

Técnica
– Sensor aplicado em contato com a face fetal
– Exame alterado quando saturação inferior a 30%
– Para inserção é necessário rotura das membranas e cervicodilatação de 2cm

Figura I-304 –

ASPECTO DO LÍQUIDO AMNIÓTICO (COLORAÇÃO) – a eliminação de mecônio tinge de verde o líquido amniótico (LA), guardando a quantidade do mecônio eliminado pelo concepto, relação direta com a coloração esverdeada e densidade do material que se observa. Para fins de terminologia, consideramos as seguintes situações: LA tinto de mecônio (mecônio +); LA meconial (mecônio ++); LA como "purê de ervilha" (mecônio +++ ou ++++), como se vê nas figuras I-305 a I-308.

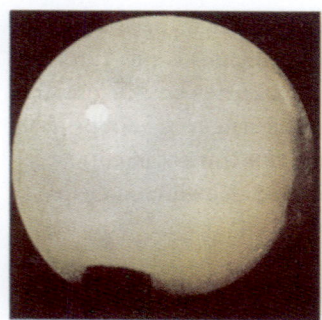

Figura I-305 – Amnioscopia. Líquido amniótico claro.

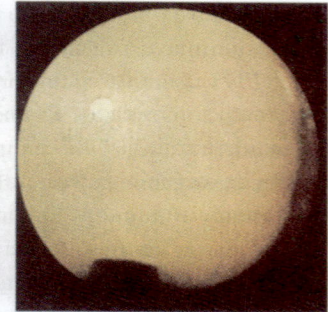

Figura I-306 – Amnioscopia. Líquido amniótico levemente meconial (mecônio +).

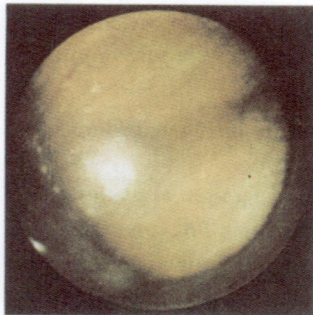

Figura I-307 – Amnioscopia. Líquido amniótico meconial (mecônio ++).

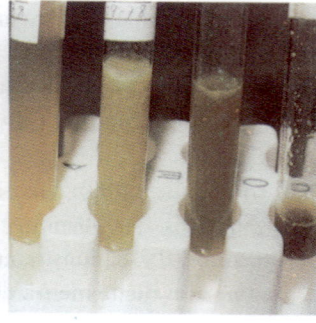

Figura I-308 – Líquido amniótico meconial (mecônio +++ e ++++).

No parto pélvico, a presença de mecônio no LA carece de valor prognóstico perinatal. A compressão do abdome fetal, durante as contrações uterinas e após a rotura das membranas, segue-se, de regra, da eliminação de LA meconial (+++ ou ++++). Nesse tipo de parto, o sofrimento fetal será denunciado, particularmente, pela escuta e pela ocorrência de repetidos Dips II (cardiotocografia).

A comprovação clínica de índices elevados de Apgar (acima de 7) em conceptos que eliminaram mecônio durante o parto contribuiu para reduzir o valor prognóstico perinatal dessa condição (Desmond e cols., 1957; Leslie, 1959; Fenton e Steer, 1962; Woodrow Cox, 1963; *Gulin, 1969*; Trimmer e Gilstrap, 1991). Entretanto, a observação clínica de numerosos chefes de escolas obstétricas (Eastman e Kreiselman, 1941; Hellman e cols., 1958; Walker, 1959; Claireaux e cols., 1960; Mauad Filho e cols., 1978) relaciona a presença de LA meconial com índices agravados de morbiletalidade perinatal. Pessoalmente, preocupa-nos, e muito, a presença de mecônio durante o parto. E essa preocupação é tanto maior quanto mais denso for o LA meconial, pois sua aspiração segue-se de extrema dificuldade para sua remoção, seguindo-se de insuficiência respiratória irremovível.

Irerê Pinto (1976), em parturientes, realizou provas de esforço materno e as relacionou, após amniocenteses ou roturas artificiais das membranas, com o aspecto do líquido amniótico (LA). Comprovou os seguintes resultados:

1. em provas de esforço negativas: LA claro em 95,3% (61:64 casos) e LA meconial em 4,7% (3:64 casos);
2. em provas de esforço positivas: LA meconial em 83,3% (5:6 casos) e LA claro em apenas 16,7% (1:6 casos).

Considerando que Neme e cols. (1974) obtiveram concordância de 90,3% nos resultados de provas de esforço materno e provas de ocitocina, fica, clinicamente, clara a coincidência da presença de LA meconial com mau estado fetal.

Presente a hipóxia, as vísceras do concepto tornam-se isquêmicas, como resultado de vasoconstrição local compensatória (para favorecer maior oferta sangüínea a órgãos mais nobres – cérebro, coração). A hipóxia da parede intestinal provoca aumento do peristaltismo e conseqüente eliminação de mecônio, favorecido pelo relaxamento do esfíncter anal (Desmond e cols., 1957).

Além disso, os movimentos violentos de inspirações forçadas ("gasping") que o concepto executa, na vigência de hipóxia, seguem-se de aspiração profunda do material meconial. Nesses casos, apesar de imediatas e boas condições da vitalidade (índice de Apgar acima de 7), o concepto apresentará comprometimento respiratório neonatal severo, em virtude da obstrução das vias aéreas e da conseqüente atelectasia alveolar.

Em tese de mestrado, Herman (1990) demonstrou que o sofrimento fetal (avaliado pelo índice de Apgar de recém-nascidos) guarda relação direta com o aspecto esverdeado do LA, particularmente, quando associado a desacelerações tardias.

Na ocorrência de Dip I, com membranas íntegras, recomendamos praticar a amniotomia ou proceder à amnioscopia, para comprovar ou não a presença e a intensidade do mecônio.

Greenwood e cols. (2003) salientam que a presença de líquido amniótico claro no início do parto não exclui a possibilidade de tornar-se meconial com a evolução da parturição. Em 8.394 casos de baixo risco, com líquido claro no início do parto, no final surgiu o mecônio em 5,2%.

DIAGNÓSTICO LABORATORIAL DO SOFRIMENTO FETAL (NO PARTO) – gasometrias de sangue fetal, colhido por punções de capilares do couro cabeludo, permitem controlar o metabolismo gasoso e a situação acidobásica do meio interno fetal, em dado momento. O emprego da OP, quando exeqüível, como já referimos, é mais prático e menos cruento que a punção capilar do couro cabeludo.

A determinação do pH sangüíneo do concepto permite conhecer seu estado de hipoxemia. Em condições normais, o feto obtém energia por meio do metabolismo aeróbio da glicose. Ocorrendo deficiência de oxigênio, instalam-se processos químicos anaeróbios (defensivos), com produção de ácido láctico. Daí resultam acidose metabólica e conseqüente queda do pH. Quando a deficiência de oxigênio é aguda (bloqueio do fluxo sangüíneo funicular), a primeira manifestação será o acúmulo de CO_2 e a conseqüente acidose de caráter respiratório (Gulin e cols., 1971). A tabela I-14 relaciona os valores do pH com as condições clínicas fetais (Saling, 1968).

Tabela I-14 – Sofrimento fetal x pH (Saling, 1968).

Valor do pH	Condições fetais
7,25	Feto normal
7,20-7,24	Feto pré-patológico
7,10-7,19	Feto patológico
7,15-7,05	Feto moribundo

ASSISTÊNCIA NO SOFRIMENTO FETAL – para Saling (1968), o achado de pH sangüíneo fetal abaixo de 7,20, seguido de novo declínio, deve-se seguir de extração tocúrgica fetal imediata, quando não se vislumbra parto espontâneo rápido. Enquanto se aguarda a intervenção (preparo da paciente e da sala cirúrgica etc.), recomendamos utilizar algumas medidas atenuantes ou corretoras das condições hipóxicas do nascituro.

Decúbito lateral materno – para afastar e/ou reduzir a pressão que o útero grávido exerce sobre a aorta e, principalmente, sobre a veia cava inferior (em particular durante a contração uterina). O decúbito lateral materno reduz a estase sangüínea intra-útero, favorece o retorno venoso ao coração direito, eleva o volume sistólico e o débito cardíaco e, conseqüentemente, aumenta o fluxo uteroplacentário (Fig. I-309).

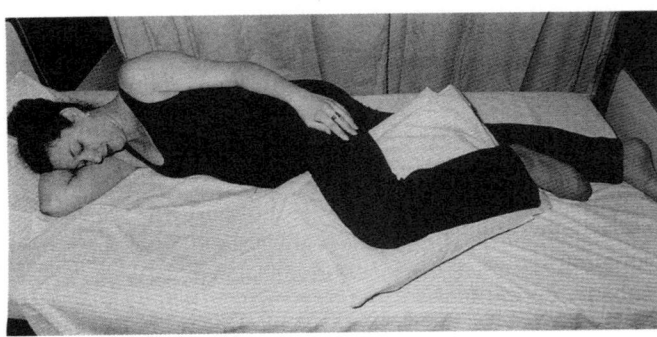

Figura I-309 – Decúbito lateral materno. A presença de apoio almofadado sob um dos membros inferiores favorece o relaxamento e mantém a face ventral do abdome suspensa.

Observações de Bonica (1967), Mueller-Heubach e Adamsons (1971) e de Gallo e cols. (1988) demonstraram que, ao corrigir o decúbito supino materno pelo lateral, ocorrem aumento da pO_2 do sangue e tecidos fetais, acrescido da elevação dos níveis do pH. Tais alterações, estão relacionadas, também, com a melhora da contratilidade uterina (correção de incoordenações), promovida pelo decúbito lateral (Caldeyro-Barcia e Poseiro, 1960; Mendez-Bauer e cols., 1975). Nathan e cols. (2000) comprovaram melhora fetal quando a mãe assume posição semi-sentada (por meio de cardiotocografias de repouso).

Oxigenoterapia materna – entre nós, respectivamente, Duek (1950) e Tisi Ferraz (1953) demonstraram que a oxigenoterapia materna minimiza sinais de sofrimento fetal e reduz o tono uterino em parturientes anêmicas.

Em 1950, Piraux provou que a administração de oxigênio (máscara fechada) a parturientes seguiu-se de elevação da pO_2 do sangue da veia umbilical de 57,3% para 67,7%. Posteriormente, McClure e James (1960), Pristowsky e Frasier (1960), Romney e cols. (1962), Langanke e cols. (1962) e Althabe e cols. (1965) comprovaram, também, a elevação dos níveis da pO_2 materna e fetal. Recentemente, Connelly e cols. (2005), utilizando-se da oximetria fetal de pulso, confirmaram os achados de Althabe, referindo que a oferta materna de oxigênio suplementar melhora os índices da oxigênio-saturação fetal.

Correção da hipertonia uterina – em 1970, Caldeyro-Barcia e cols. recomendaram a administração de drogas uterorrelaxantes (isoxsuprina, orciprenalina), quando o sofrimento fetal agudo se relaciona com hipertonia uterina. Nesse particular, segundo observações de Misrahy e cols. (1963), a correção da hipertonia uterina segue-se de incremento da pO_2 no sangue fetal. Esteban-Altirriba, após larga experiência clínica e laboratorial, confirmou essas observações. Esse autor, administrando ritodrina a 553 parturientes, cujos conceptos apresentavam alterações dos BCF (Dips II e variáveis, taquicardia, variabilidade reduzida) e pH sangüíneo abaixo de 7,25, comprovou correção da acidose fetal em 72,8%.

Quando ocorre incoordenação uterina, a administração de drogas ou de medidas que anulam a influência deletéria do sistema nervoso simpático (diazepínicos, petidina, hipnose, analgésicos, presença do tocólogo) sobre a coordenação motora do útero pode ser extremamente útil para favorecer a cervicodilatação (reduzindo a dor e apressando a dilatação). Em estudos sobre a neurofisiologia uterina humana, demonstramos o efeito primordial do simpático sobre a coordenação miometrial (Figs. I-310 a I-312).

Como se vê na tabela I-15, esse efeito benéfico da uteroinibição não se restringiu aos casos em que estava presente a hipercontratilidade uterina. Por isso, outros mecanismos devem ser considerados para justificar a queda da acidose, além da redução da hipercontratilidade uterina.

Tabela I-15 – Resultados da uteroinibição em casos de acidose fetal (modificado de Esteban-Altirriba, 1988).

Causa provável de acidose	Total	Melhora		Inalterada	
		Nº	%	Nº	%
Hipercontratilidade	78	58	74,35	20	25,65
Problemas do cordão	86	59	68,60	27	31,40
Insuficiência placentária	45	28	62,22	17	37,79
?	306	228	74,50	78	25,50

Administração de glicose hipertônica e bicarbonato de sódio – a correção da acidose metabólica fetal pode ser beneficiada pela administração materna de glicose hipertônica e bicarbonato de sódio. Assim o atestam a experiência clínica e as observações de Carrazone e Cremona (1961), de Adamsons e cols. (1963), de Dawes e cols. (1964) e de Jones (1964). Entre nós, Mangieri Sobrinho e cols. (1988) referiram que a administração de bicarbonato de sódio apenas beneficia o pH quando existe sofrimento fetal.

Como a lactiacidemia do recém-nascido se agrava no pós-parto imediato, Scholander (1959) recomendou a mesma terapêutica para recém-nascidos hipóxicos.

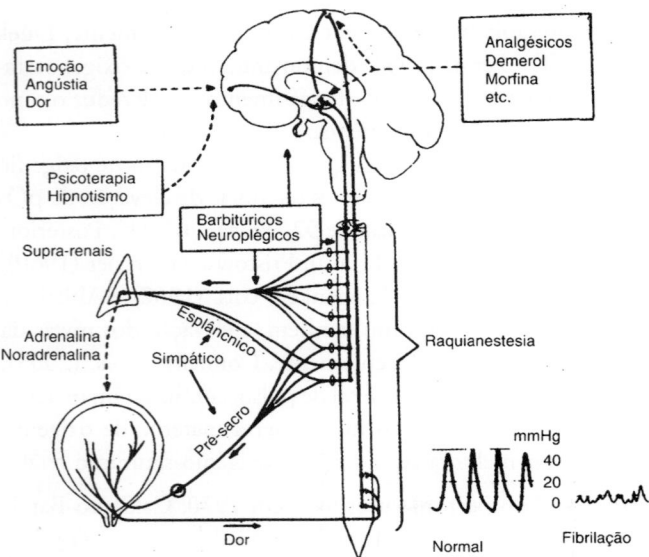

Figura I-310 – Efeitos do bloqueio do sistema nervoso simpático sobre a contração uterina. Notar no gráfico inferior como a raquianestesia transforma a contratilidade uterina de incoordenação (fibrilação) em normal (Neme, 1963).

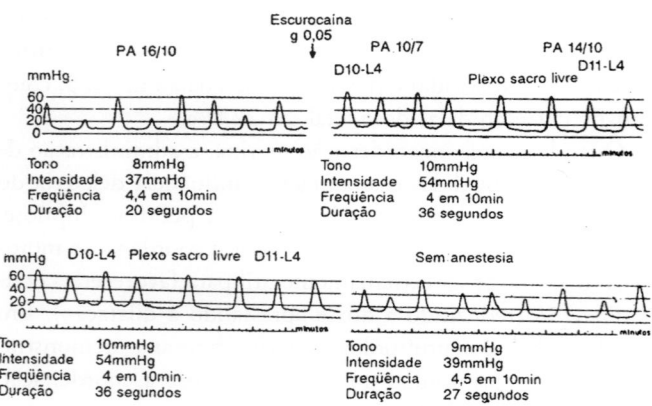

Figura I-311 – Efeitos do bloqueio isolado do sistema nervoso simpático sobre a contratilidade uterina. Notar a evidente melhora da coordenação miometrial após raquianestesia segmentar com bloqueio isolado do simpático (Neme, 1963).

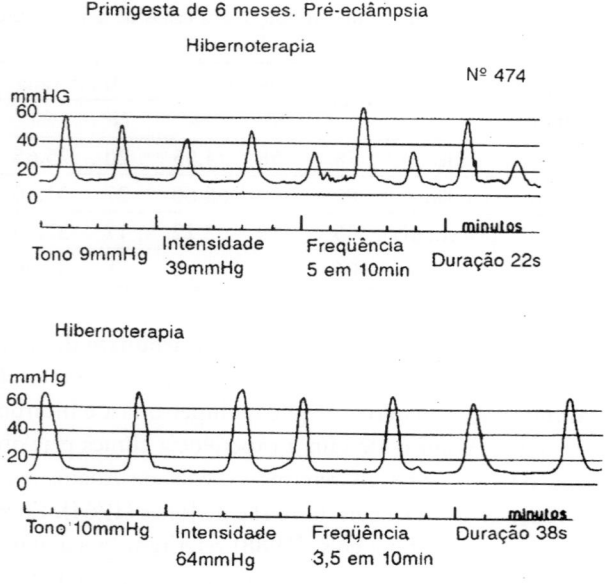

Figura I-312 – Efeitos do bloqueio do sistema nervoso (simpático e parassimpático), pela hibernoterapia, sobre a atividade motora uterina. Notar a regularização das contrações uterinas no gráfico inferior (Neme, 1963).

Administração de atropina – a administração de atropina à parturiente ou ao concepto segue-se de correção da bradicardia fetal (Mendez-Bauer e cols., 1963). Daí haver sido recomendada essa terapêutica em casos de sofrimento bradicárdico.

Entretanto, importa considerar que o débito do coração é produto da freqüência cardíaca multiplicada pelo volume sistólico. A correção da bradicardia pela administração de atropina nem sempre implica, necessariamente, melhora das trocas sangüíneas materno-fetais.

DINÂMICA UTERINA

A cada 30 minutos deve-se controlar a dinâmica uterina. Em condições normais, durante a cervicodilatação, ocorrem 3-5 contrações no intervalo de 10 minutos, tono de 8-12mmHg, intensidade de 40-50mmHg e duração de 40-60 segundos.

Desses parâmetros, apenas a freqüência e a duração das contrações podem ser apreciadas pela palpação manual. Entretanto, ao tocólogo experiente não passam despercebidas alterações evidentes do tono e da intensidade. A comprovação de desvios da contratilidade uterina normal exige a intervenção do tocólogo, para promover sua correção.

TERAPÊUTICA DA OLIGO-HIPOSSISTOLIA – uma vez caracterizada pela menor freqüência e intensidade das contrações, deve-se instalar a terapêutica ocitócica, representada pela infusão (técnica do gotejamento lento) de ocitocina, diluída em soro glicosado a 5-10%, sob estrito controle clínico. São indispensáveis: a) presença constante de assistente ao lado da parturiente; b) limitar a freqüência das contrações de 3-5 a cada 10 minutos; c) controle cerrado da vitalidade fetal.

Em gestantes que fizeram dieta hipossódica rigorosa, a ocitocina deverá ser diluída em solução fisiológica, pois o íon sódio incrementa a contratilidade uterina e eleva o tono vascular (Tatum e Mule, 1956). Entre outros autores, Boylan (1991) refere haver, na atualidade, tendência para assistência mais ativa do parto, com o emprego da ocitocina, sob controle judicioso. Nessas condições não ocorrem os efeitos cardiovasculares e antidiuréticos, que, em doses grandes, lhe são peculiares.

TERAPÊUTICA DA HIPERCONTRATILIDADE – representada pela polissistolia (mais de 5 contrações em 10 minutos) ou pela incoordenação miometrial (elevação do tono), a terapêutica do exagero da atividade uterina poderá ser tentada pelas seguintes medidas:

Decúbito lateral materno – diversas observações clínicas e experimentais, já referidas, demonstraram que a substituição do decúbito supino pelo lateral segue-se da melhora da atividade motora uterina (redução da freqüência, do tono e da incoordenação, com aumento da intensidade). Pessoalmente, recomendamos o decúbito lateral contrário à posição fetal, a fim de favorecer, no mecanismo de parto, a rotação interna e a descida da apresentação.

Inibição do sistema nervoso simpático – como já referimos, o estímulo do simpático segue-se da liberação de catecolaminas, e estas provocam incoordenação uterina. A inibição do simpático será obtida pela redução do medo, da dor e da angústia, por meio de terapêutica analgotócica de condução ou sistêmica, de tranqüilizantes (diazepínicos) e até pela hipnose (Figs. I-313 e I-314).

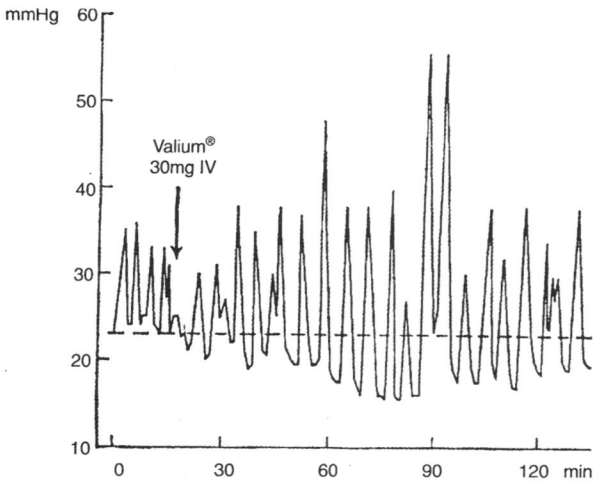

Figura I-313 – O diazepínico (Valium), ao reduzir a dor, segue-se do bloqueio da ação incoordenadora do sistema simpático. As contrações aumentam de intensidade e o tono uterino declina, favorecendo o fluxo placentário (Alvarez e Caldeyro-Barcia, 1954).

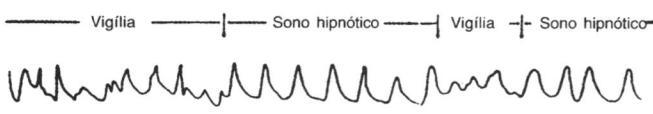

Figura I-314 – A hipnose coordena as contrações uterinas (Reynolds, 1970).

Rotura das membranas – na vigência de polissistolia com hipertonia, a rotura artificial das membranas segue-se de queda da freqüência e do tono e do aumento da intensidade das contrações uterinas. Essa alteração da função motora miometrial, além de incrementar o fluxo uteroplacentário (maior oxigenação fetal), apressa a evolução da dilatação, encurtando a duração do parto (Fig. I-315).

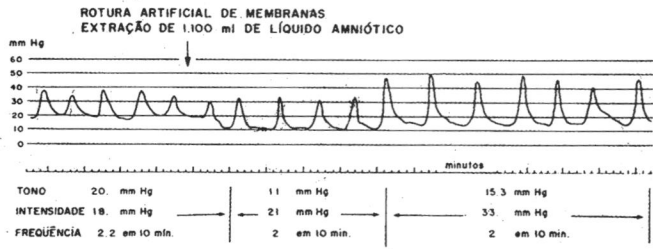

Figura I-315 – Efeitos da rotura das membranas sobre as contrações uterinas e a evolução do parto (Alvarez e Caldeyro-Barcia, 1954).

Presença do médico – deve ser salientado o valor da presença do tocólogo, para deduzir o desassossego e o temor da parturiente (principalmente das primigestas). É comum observar-se redução evidente da queixa dolorosa, provocada pelas contrações, após a chegada do médico de confiança da paciente. Daí não se justificar a ausência do tocólogo, uma vez desencadeado o parto e, principalmente, após cervicodilatação de 6cm.

Associação de analgésicos e ocitócicos – o encurtamento da duração da cervicodilatação atinge grau máximo quando se administram, concomitante e criteriosamente, analgésicos e ocitócicos. Nessa eventualidade, além de se corrigir incoordenações uterinas, obtém-se maior efetividade na função miometrial (redução da freqüência e do tono, e aumento da intensidade das contrações).

Respiração assistida – ensinada no pré-natal ou mesmo no decurso do parto, o controle dos movimentos respiratórios, associado ao relaxamento muscular geral, favorece a evolução da cervicodilatação, em virtude de sua repercussão sobre as contrações uterinas. Preocupada em obedecer a esses ensinamentos, a parturiente desvirtua sua atenção dos estímulos dolorosos, cortando o círculo vicioso: "dor → medo → maior dor", referido por Read (1933), ao recomendar o preparo psicológico do parto.

Woods e cols. (2003) dosaram os teores de vitaminas C e E em parturientes submetidas a cesárea e partos vaginais, no plasma, no líquido amniótico e no cório. Comprovaram maior consumo no parto vaginal (estresse). Daí recomendaram, nos partos prolongados, suas administrações venosas diluídas em soro glicosado.

CONDUTA ATIVA – em 1973, O'Driscoll e cols. sugeriram metodologia ativa durante a dilatação (amniotomia artificial precoce e infusão venosa ocitócica), para reduzir a duração do parto e a incidência de cesáreas. Em 1986, O'Driscoll e Meagher apresentaram resultados encorajadores de sua experiência (Dublin).

Diversas publicações randomizadas comprovaram que essa prática realmente reduz a duração da cervicodilatação, sem interferir negativamente com os resultados perinatais (Read e cols., 1981; Hemminki e cols., 1985; Cohen e cols., 1987; Lopez-Zeno e cols., 1992). Entretanto, Leveno e cols. (1985) referiram aumento na incidência de morbiletalidade perinatal, quando essa metodologia foi utilizada. Apesar de outros autores (Thorp e cols., 1988; Turner, 1988) concordarem com O'Driscoll e cols., somos contrários a essa conduta, porquanto a amniotomia precoce agrava, seguramente, interesses maternos (lesões cervicais) e, provavelmente, aqueles do concepto (maior incidência de Dips I e II; aumento da pressão intracefálica).

Importa ainda salientar que a utilização dessa metodologia impõe monitorização fetal contínua, e o Colégio Americano de Obstetras e Ginecologistas (ACOG), em 1995, salientou que para praticar tal metodologia é impositivo atender certas condições: educar a parturiente; diagnóstico acurado dos fatores do parto; doses elevadas de ocitocina; presença de pessoal habilitado para o acompanhamento do parto.

Boylan e cols. (1993) referiram que a conduta ativa não se seguiu de redução de cesáreas, ao contrário, ocorreu aumento que os autores atribuíram ao uso da analgesia peridural.

CONTROLE DA CERVICODILATAÇÃO

A dilatação do colo, conforme ensina Friedman (1978), é lenta, em geral, até atingir 6cm – fase de latência; evolui, rapidamente, a partir desse momento, até se completar – fase ativa (Fig. I-316). Daí a necessidade de, nesta última fase, controlar sua evolução com toques vaginais mais freqüentes. Essa medida assistencial é, particularmente, importante em relação às multíparas com membranas rotas, para prevenir a ocorrência de partos rápidos, não assistidos, com seus inconvenientes: roturas cervicais e perineais e traumatimos fetais (Fig. I-317). Backe (1991) estudou a duração do parto em 1.881 casos, comprovando que durante a noite eles são cerca

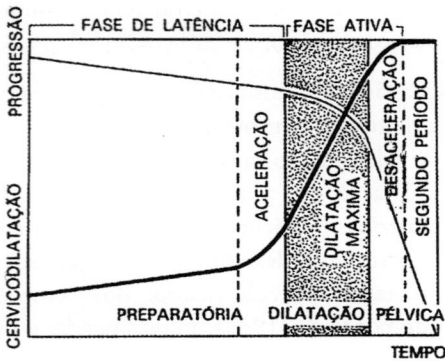

Figura I-316 – Evolução clínica da cervicodilatação (Friedman, 1978).

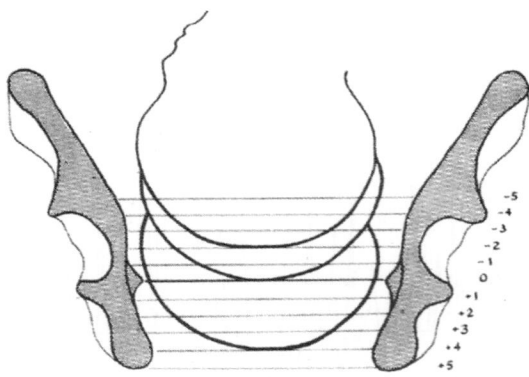

Figura I-318 – Avaliação da descida cefálica na bacia. O plano zero passa pelo diâmetro biciático. Método de De Lee. Acima desse plano não há insinuação e abaixo dele a apresentação está insinuada.

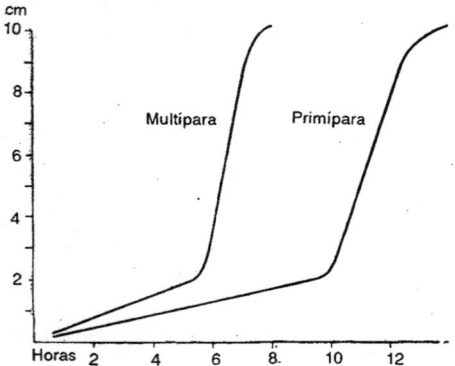

Figura I-317 – Duração da cervicodilatação e do parto em primíparas e multíparas.

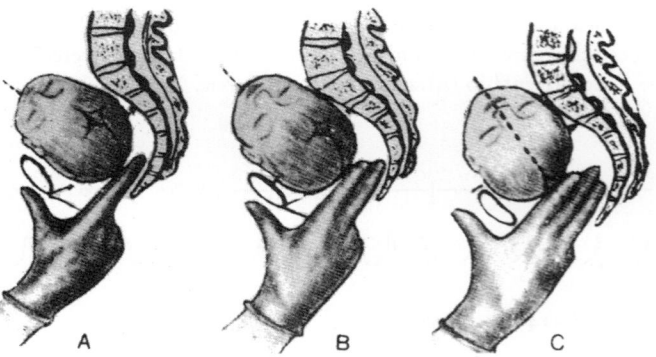

Figura I-319 – Avaliação da descida cefálica na bacia. Método de Farabeuf. A) Cabeça baixa. B) Cabeça no estreito médio. C) Cabeça alta (Briquet, 1939).

de 1-2 horas mais rápidos. E, entre nós, Costa e cols. (1988) salientaram o valor do partograma para controlar a evolução da cervicodilatação.

Instalado o trabalho de parto e, em condições de normalidade, a duração da cervicodilatação gira em torno de 8-10 horas nas nulíparas e cerca de 5-6 horas nas multíparas. O que importa é acompanhar sua evolução progressiva, para identificar, precocemente, seu prolongamento e conseqüente parto prolongado (mais de 12 horas). Friedman (1978) estabeleceu gráficos sugestivos, relacionados à evolução do parto, e para melhor apreciar as intercorrências da parturição, têm sido estabelecidos gráficos, ditos "partograma", nos quais são apresentados, graficamente, os diversos fatores, fetais e maternos, envolvidos na parturição. O Capítulo 23 fará referência especial ao seu emprego. A nosso ver, além de favorecer a identificação precoce de alguma distócia ou anormalidade, sua inclusão na ficha de parto presta-se para a defesa profissional, em face do eventual processo de má prática.

CONTROLE DA DESCIDA E ROTAÇÃO INTERNA

Em geral, a descida e a rotação interna da apresentação fetal fazem-se em função da cervicodilatação. Entretanto, ocorrem situações (distócias) em que, apesar de dilatação cervical completa, a apresentação pode manter-se elevada, com ou sem rotação interna. Mais raramente, podem-se comprovar, ainda, descida e rotação interna finalizadas, apesar de ausência de dilatação do colo. Daí decorre a importância de se controlar, durante a fase de dilatação, como estão evoluindo esses tempos do mecanismo de parto, a fim de tentar, precocemente, sua correção (Figs. I-318 e I-319).

ROTURA DAS MEMBRANAS

Em geral, quando a rotura das membranas (RM) não ocorre espontaneamente, a amniotomia deve ser praticada em momento rotulado de oportuno: dilatação cervical maior que 8cm e colo com espessura média ou fina. Assim procedendo, reduzimos o traumatismo da cérvice (a cunha hidrostática é menos lesiva que a cefálica) e seus inconvenientes no parto (roturas) e no futuro (ectrópios, cervicites etc.).

A amniotomia, quando indicada, deve ser praticada ao nível do pólo superior da bolsa das águas e no final de uma contração uterina. Os dedos indicador e médio serão mantidos dentro da vagina, a fim de evitar o escoamento rápido do LA com seus possíveis inconvenientes: procúbito e prolapso do cordão.

De regra, após a amniotomia, sói ocorrer bradicardia fetal transitória (5-10 minutos). Quando ela persiste deve-se, até prova em contrário, admitir alguma distócia funicular (circulares apertadas, cordão curto, nó verdadeiro, procúbito e prolapso de cordão).

CONTROLE DO ESTADO GERAL

Compreende o controle da temperatura, as freqüências cardíaca e respiratória e a pressão arterial. Nos partos laboriosos e prolongados, a comprovação de hipertermia, taquipnéia e taquicardia pode estar ligada à ocorrência de infecção intraparto, cuja suspeita se confirma pela ocorrência de crises de bacteriemia e fisometria (odor fétido), impondo-se terapêutica antibiótica para o estreptococo do grupo B, como recomenda o Colégio Norte-Americano de Obstetras e Ginecologistas (1996) para a prevenção de infecção neonatal. De outro lado, a dispnéia ortostática e a taquicardia poderão estar relacionadas à insuficiência cardíaca. A queda abrupta da pressão arterial sói ocorrer durante hemorragias, conseqüentes ao descolamento prematuro da placenta (oculto) e/ou à rotura uterina silenciosa ou não.

MANOBRAS DILATADORAS

Excepcionalmente, em apresentações baixas, com sofrimento fetal, a cervicodilatação poderá ser apressada com manobra digital (manobra de Bonnaire), quando o colo é fino e dilatado acima de 6cm (multíparas) e 8cm (primíparas). Dilatações obtidas com incisões bilaterais extensas do colo (Duhrssen) e sob raquianestesia, em partos de hora marcada (Delmas), são menções de valor apenas histórico.

CATETERISMO VESICAL

Não são raros os casos em que a cabeça, profundamente insinuada, desloca a bexiga acima dela, dificultando a micção espontânea. A bexiga cheia agrava a dor, coincidente com as contrações, justificando, por vezes, praticar-se o cateterismo vesical.

Para executá-lo, impõe-se rigorosa antissepsia do intróito vulvar, particularmente da região periureteral. A fim de reduzir o traumatismo da uretra, os dedos indicador e médio, introduzidos na vagina, afastam o pólo cefálico da uretra e a sonda vesical será encaminhada para a bexiga, entre esses dedos.

ANALGESIA

Desde 1974, Alvaro Eugênio entre nós defendeu o emprego do bloqueio peridural contínuo com bupivacaína na analgesia do parto, a partir da fase de dilatação cervical. A analgesia peridural com bupivacaína, após a contribuição nacional de Magalhães Netto (1976), tornou-se o método analgésico mais utilizado nos grandes Centros e Maternidades Nacionais (vide Capítulo 107).

Quando o emprego da peridural contínua é enexeqüível, a analgesia sistêmica dever ser considerada. Mathias e cols. (1982) comprovaram que a administração intramuscular de meperidina (100mg) e/ou de diazepínicos (10mg), entre 1-3 horas, antes da expulsão fetal, não se acompanha de alterações do Apgar no 5º minuto (em relação a grupo controle). Entretanto, a nosso ver, algum efeito depressor sobre a respiração fetal pode ocorrer.

Diggers e cols. (2000) referem ter avaliado a contratilidade uterina, na vigência de peridural contínua, comprovando sua redução (histerografia externa). Entretanto, pesquisas de Alvarez e Cladeyro-Barcia (1954) e nossas (1960), com histerografia interna, demonstram que as anestesias de condução (raqui ou peridural), reduzem a freqüência, mas aumentam a intensidade das contrações uterinas, com conseqüente queda do tono e aumento final do trabalho uterino (em Unidades Montevidéu).

ASSISTÊNCIA NA EXPULSÃO FETAL

Admite-se iniciada a fase expulsiva do parto quando a parturiente executa esforços expulsivos involuntários. Nessa fase da parturição, a dilatação, em geral, está completa, e a apresentação, insinuada e baixa, pressiona os feixes internos dos músculos elevadores do ânus (que se entreabre, sinalizando estímulo defecatório).

Excepcionalmente, pode-se comprovar apresentação baixa no assoalho perineal e ausência de dilatação cervical completa. De outro lado, pode-se identificar esforço expulsivo e dilatação avançada em apresentações altas (desproporção cefalopélvica, cordão umbilical curto, real ou não). Estudaremos, em particular, a assistência na fase expulsiva de partos em apresentação cefálica. A assistência a partos em apresentação pélvica será relatada no Capítulo 93.

REMOÇÃO PARA O CENTRO DE PARTO – nas maternidades em que as parturientes, durante a cervicodilatação, não se encontram em salas de parto, deve-se removê-las para o centro obstétrico. Nas multíparas, a fim de evitar atropelos de última hora, a parturiente será removida, em geral, para a sala de parto, antes que se manifestem esforços expulsivos (cervicodilatação de 6-8cm com bolsa rota e 8cm com bolsa íntegra). Tratando-se de primeiro parto vaginal, a remoção deverá ser feita quando surgirem esforços expulsivos durante as contrações (puxos). Embora resulte em incômodo para a parturiente, a remoção para a sala de parto se justifica para reduzir o risco de infecção e favorecer a assistência na vigência de complicações, na fase expulsiva e na dequitação.

ANALGOTÓCIA – na atualidade não se concebe que se prive a parturiente de alguma medida analgésica na fase expulsiva do parto. O tocólogo que ignora a dor de sua paciente perde o seu respeito (Lull e Hingson, 1945).

Na clínica privada, tem sido utilizada, quase de rotina, a analgesia peridural contínua. Na sua ausência e para terminar o parto, podemos nos socorrer da raquianestesia e/ou da infiltração anestésica dos nervos pudendos internos. Pessoalmente, salvo contra-indicações, para terminar o parto de pacientes sem peridural, preferimos, em nossos Serviços (Rozas, 1970), a primeira por ser efetiva, econômica e de fácil aplicação (ver Capítulo 107).

Segundo Manyonda e cols. (1990), a anestesia epidural lombar não prolonga a fase expulsiva. A nosso ver, o mesmo se pode dizer em relação à raquianestesia com bloqueios anestésicos até D10 em doses pequenas. O inconveniente relacionado à redução da dor (que poderia influir nos puxos) é contrabalançado pelo evidente relaxamento do assoalho pélvico (Neme, 1950 e 1967).

CATETERISMO VESICAL – Malpas e cols. (1949), em estudos radiológicos, demonstraram que, à medida que a cabeça fetal progride na pelve, a bexiga quando cheia será comprimida no subpube (em particular a apresentação cefálica). Daí sua divisão em duas câmaras: anterior e posterior. Durante a descida, a apresentação fetal arrasta a câmara anterior, provocando distensão e traumatismo do sistema musculoligamentar vesical e suas conseqüências (colpocistoceles, incontinência urinária). Daí a remoção de esvaziar, pelo ceteterismo, a câmara vesical anterior. (Figs. I-320 a I-322).

POSIÇÃO DA PARTURIENTE – desde o início contra-indicamos a posição ginecológica em decúbito dorsal horizontal, cujos inconvenientes foram sintetizados por Dunn (1988) no esquema I-8. A posição supina dificulta as excursões respiratórias e, eventualmente, reduz o débito cardíaco, o volume sistólico e o fluxo uteroplacentário.

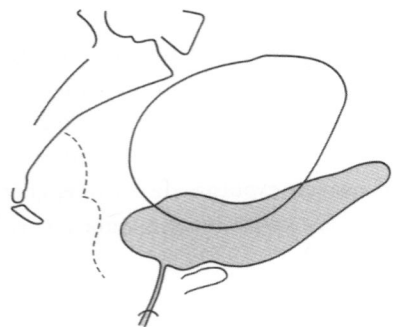

Figura I-320 – A cabeça fetal comprime a bexiga de encontro ao pube, provocando a formação de duas câmaras: a frente e atrás da cabeça fetal (Malpas, 1949).

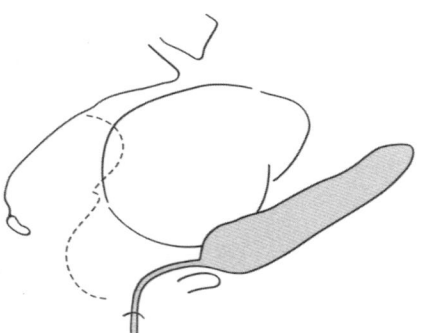

Figura I-321 – O cateterismo vesical reduz a câmara anterior da bexiga (Malpas e cols., 1949).

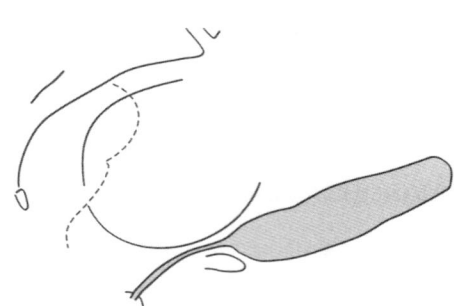

Figura I-322 – A cabeça fetal ultrapassa a bexiga reduzindo as trações exercidas no seu sistema de suspensão (Malpas e cols., 1949).

Esquema I-8 – Conseqüências do decúbito dorsal horizontal no parto (modificado de Dunn, 1988).

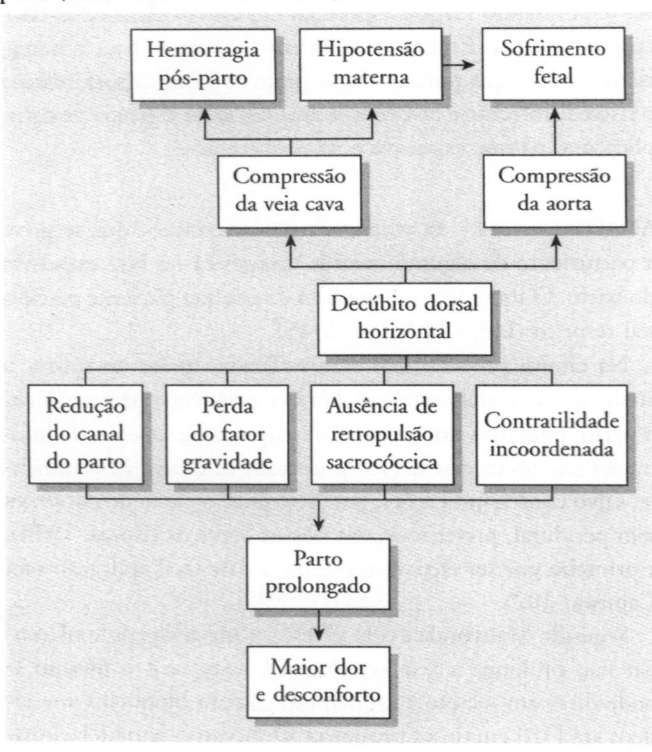

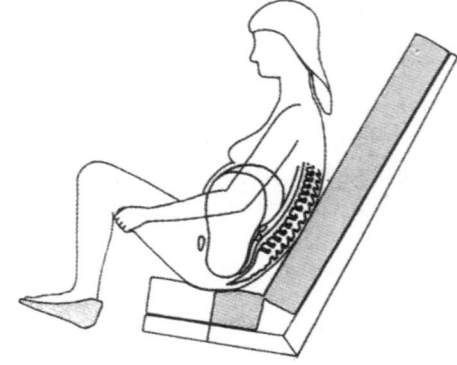

Figura I-323 – Fase expulsiva do parto. Posição materna semi-sentada.

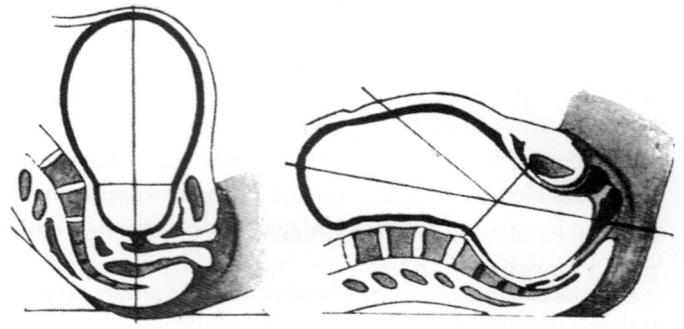

Figura I-324 – Na posição semi-sentada (figura esquerda) o eixo uterino coincide melhor com o eixo do canal de parto (Bumm, 1906).

Recomendamos a posição ginecológica semi-sentada (ângulo mínimo de 45°), mantidos os membros inferiores hiperfletidos em abdução e apoiados em perneiras elevadas, a fim de afastar o sacro da parturiente da mesa de parto, por ocasião do esforço expulsivo (Fig. I-323).

Desaconselhamos por incômodas, para o médico e a parturiente, as posições de decúbito lateral (posição de Sims) e de cócoras. Tais posturas representam, a nosso ver, retrocesso injustificável na assistência ao parto vaginal. Na posição que recomendamos, ampliam-se os diâmetros ântero-posteriores dos estreitos médio e inferior da bacia (báscula do sacro para trás), como foi demonstrado por Borell em 1985 (Fig. I-323) e não o foi na posição de cócoras (Gupta e cols., 1991).

A posição semi-sentada é cômoda para a parturiente, que respira com facilidade, acompanha o desprendimento fetal e descansa no intervalo das contrações. Segundo nossa experiência, essa posição favorece o esforço expulsivo e o intensifica, ao coincidir o eixo uterino com o eixo do canal de parto (Fig. I-324). Além disso, nessa posição, o tocólogo estará em postura cômoda, podendo assegurar melhor e mais rápida assistência, se surgirem complicações inesperadas nessa fase do parto (sofrimento fetal, prolapso de cordão umbilical etc.).

Durante a fase final da expulsão a posição de Laboriè-Duncan, ao ampliar os diâmetros pélvicos, ântero-posteriores (o médio e principalmente o inferior), favorece a expulsão final da cabeça fetal (Fig. I-325).

Dispensam-se, por desnecessárias, mesas de parto, ditas especiais. A mesa cirúrgica habitual propicia condições para manter a posição semi-sentada, favorecendo, quando necessário, a prática de intervenções extrativas transvaginais. E, em segundos, estará adaptada para tocurgias que se realizam em decúbito dorsal horizontal (cesárea etc.). Não é o que ocorre, por exemplo, na posição de cócoras, quando em face de emergências tocúrgicas, a parturiente deve ser transferida para a mesa cirúrgica (Fig. I-326).

Crowley e cols. (1991), em estudo de 1.230 partos de nulíparas, dos quais 634 em cadeiras especiais e 596 no leito ou em mesas de parto comuns, não comprovaram diferenças em relação ao períneo, referindo haver sido maior a incidência de hemorragia de retina entre os conceptos nascidos em cadeiras.

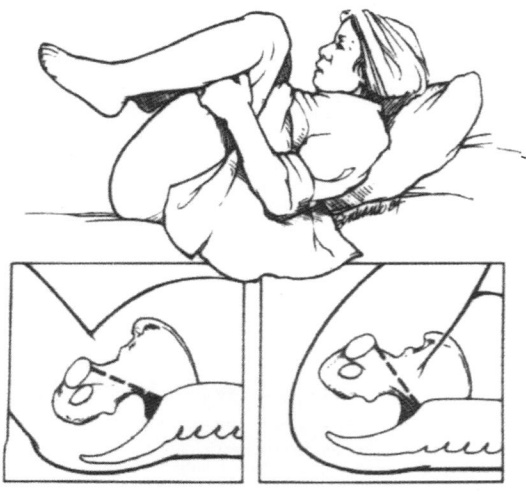

Figura I-325 – Posição de Laborié-Duncam. Ela favorece a ampliação dos diâmetros ântero-posteriores dos estreitos médio e, principalmente, do inferior.

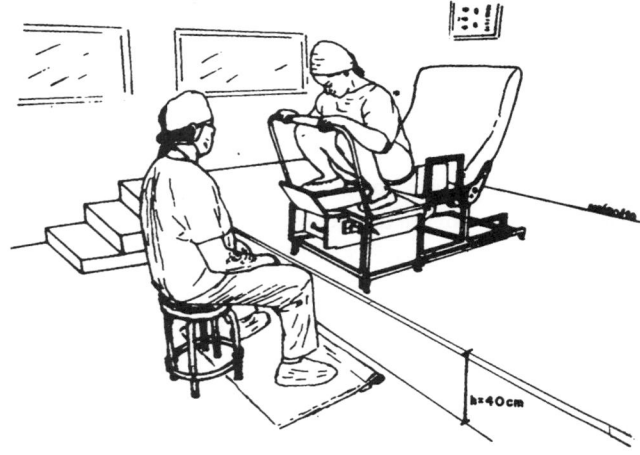

Figura I-326 – Fase expulsiva na posição de cócoras. Mesa de parto presente no Departamento de Tocoginecologia da Faculdade de Ciências Médicas da UNICAMP (Sabatino).

No que diz respeito ao bem-estar fetal, enquanto Humphrey e cols. (1974) referiram queda do pH fetal na posição supina (em relação à sentada), Aarnoudse e cols. (1984) não comprovaram diferenças na pO_2 fetal nas duas diferentes posições. Mauad Filho (1986), considerando dados pessoais e os de Caldeyro-Barcia e cols. (1982) e de Sabatino e cols. (1984), comprovou os resultados apresentados na tabela I-16.

Tabela I-16 – Posição materna na expulsão × pH (Mauad Filho, 1986).

Posição materna	Artéria umbilical	Veia umbilical
Decúbito dorsal horizontal	7,29	7,35
Posição sentada	7,31	7,37
Posição de cócoras	7,29	7,34

Paciornik e cols. (1979) referiram que traçados de disritmias (eletroencefalogramas) ocorreram em apenas 2% dentre 200 conceptos nascidos em partos de cócoras, enquanto naqueles 24 nascidos em decúbito dorsal a condição foi comprovada em 5-10%. Entretanto, segundo Bruck e Ceccato (1991), a incidência de hemorragias da retina foi semelhante nas duas posições (23,1%:23,2%), ocorrendo em apenas 2,3% em recém-nascidos de cesáreas.

No que tange ao traumatismo perineal, são controversos os resultados referidos por Stewart e Spiby (1989) e por Turner e cols. (1988) em relação às posições supina e semi-sentada. E, em relação à hemorragia da dequitação, há acordo de que é maior na posição de cócoras, admitindo-se que o fato esteja relacionado ao aumento da pressão venosa vulvar e da pelve materna (Gardosi e cols., 1989 e Crowley e cols., 1991).

CONTROLE DA VITALIDADE FETAL – a ocorrência de Dip I é comum na fase expulsiva do parto, havendo sido relacionada à compressão intracefálica e ao estímulo vagal do feto (Fig. I-327 e I-328). De regra, segue-se de taquicardia compensadora. Quando, entretanto, a desaceleração persiste no intervalo das contrações (desacelerações tardias), deve-se admitir a interferência de outros fatores (circulares apertados, descolamento parcial da placenta, hipóxia etc.) e, nessas condições, urge terminar o parto.

Na fase expulsiva, a escuta fetal (quando não existe monitorização) deve ser repetida a cada 10 minutos e até a 5 minutos, se a bradicardia intracontração persiste no intervalo delas.

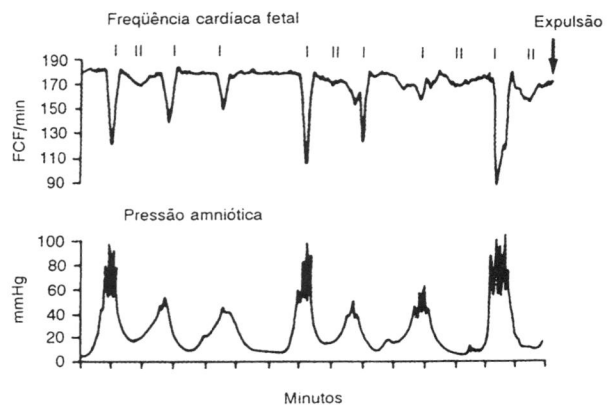

Figura I-327 – Fase expulsiva do parto. Presença de Dips I, coincidentes com as contrações uterinas e os esforços maternos expulsivos.

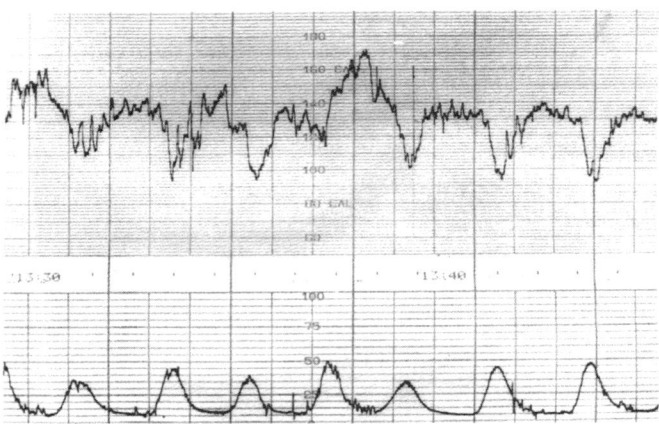

Figura I-328 – Notar que os Dips I, coincidentes com as contrações uterinas, são seguidos de taquicardias compensadoras. O feto tem supra-renais ativas, elaborando catecolaminas.

Hertz e Jarrell (1983) lembram que durante os esforços expulsivos a pressão geral interna uterina atinge níveis superiores a 80mmHg (contração uterina acrescida de puxos) e o tono no intervalo das contrações pode alcançar 20mmHg. Entretanto, Aldrich e cols. (1995), por meio da espectroscopia óptica, demonstraram que durante a expulsão ocorre redução da oxigenossaturação cerebral do feto, compensada, porém, pelo aumento do fluxo sangüíneo cerebral. Mac Donald (1967) demonstrou haver correlação de índices de Apgar abaixo de 4 com pH sangüíneo de 7,20, e De la Rama e Merkatz (1970) observaram que, com esse nível de pH, os recém-nascidos exigiram intensas manobras de reanimação.

Concluindo, Hertz e Jarrell afirmam que a monitorização fetal, por gasometrias, permite distinguir o sofrimento fetal aparente (escuta fetal alterada e LA meconial) da hipóxia e da acidose reais. Fanaroff e Martin (1983), concordando com aqueles autores, recomendam, também, o controle da vitalidade fetal, na expulsão, por gasometrias.

Ultimamente, a oximetria de pulso, quando exeqüível, deve ser utilizada, e Kassanos e cols. (2003) recomendam a dopplervelocimetria da arterial cerebral média, na expulsão, para avaliar a oxigenação cerebral. Honjo e Yamaguchi (2001) relacionaram, na expulsão, a freqüência cardíaca fetal com a acidemia (sangue da artéria umbilical). Quando ocorria bradicardia intensa, a acidemia ocorria em 54%, na bradicardia moderada o fato aparecia e m27,7% e, finalmente, se ocorria apenas taquicardia fetal, a acidemia era de 19,3%.

CONTROLE DO ESFORÇO EXPULSIVO (PUXOS) – La Fuente (1988), concordando com observações de Caldeyro-Barcia e cols. (1979), recomenda que não se insista com a parturiente para manter ou realizar puxos expulsivos no intervalo das contrações. Segundo suas observações, essa atitude provoca sensíveis prejuízos na freqüência cardíaca fetal e nos índices de Apgar dos nascituros. Daí desaconselhar-se os puxos voluntários no intervalo das contrações, uma vez que na descontração o concepto se recupera das condições hipóxicas vigentes durante os "puxos" associados às contrações.

Ocorrendo eliminação de fezes, durante a expulsão, remove-se o material evacuado e, por expressão retrógrada da ampola retal, completa-se seu esvaziamento, seguido de antissepsia local.

PROTEÇÃO DO PERÍNEO – por muito tempo a proteção do períneo se resumia em duas medidas: a) forçar ao máximo a flexão cefálica, a fim de locar no subpube o suboccípicio (para reduzir o diâmetro de desprendimento cefálico); b) recalcar o períneo de encontro à apresentação (mão espalmada sobre compressa), para tornar lenta e progressiva sua expulsão (Fig. I-329).

A comprovação do relaxamento do assoalho músculo-perineal, com sua aparente integridade à inspeção, justificou a alteração dessa conduta, impondo-se a liberalização da prática da episiotomia, particularmente em nulíparas, nas quais a superdistensão perineo-vulvar permite entrever extensas roturas (períneo curto, arcada púbica menor que 90°, volume cefálico grande, primiparidade precoce ou idosa, apresentações bregmáticas e occípito-sacral etc.).

Sugerida por Michaelis (1910), recomendada sua liberalização por De Lee (1920), a episiotomia pode ser lateral, médio-lateral e mediana, melhor chamada perineotomia (Fig. I-330). Contra-indica-se a lateral por lesar, extensamente, os feixes internos do músculo elevador do ânus homolateral. Muitos parteiros recomendam a médio-lateral, por não ter o risco de atingir o esfíncter e a mucosa retal. Entretanto, a sutura unilateral do períneo, com freqüência, segue-se de deformidade muscular e estética vulvar, com conseqüente ruído incômodo por ocasião do coito. Röckner e cols. (1991), também, comprovaram a redução da força muscular do períneo conseqüente a episiotomias médio-laterais.

Berthet e cols. (1991) compararam o comportamento sexual em três grupos de pacientes: a) com episiotomia médio-lateral; b) com perineotomia; c) com períneo íntegro. Não ocorreram diferenças dignas de nota nos três grupos. E, se-

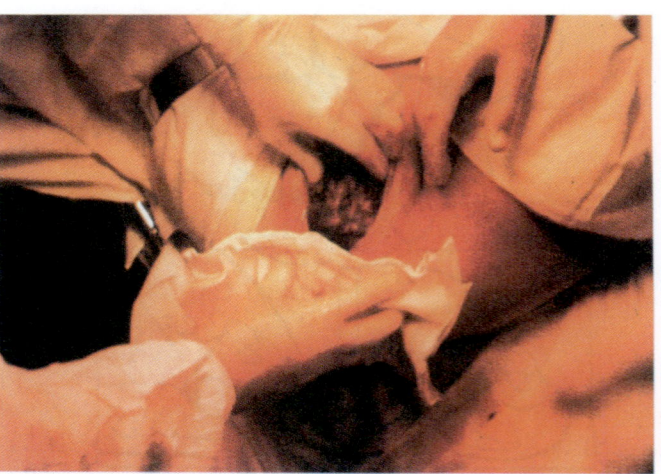

Figura I-329 – Proteção do períneo em fase expulsiva do parto.

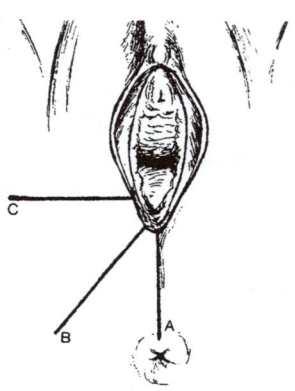

Figura I-330 – Tipos de episiotomias. A mediana é chamada perineotomia.

gundo Thranov cols. (1990), a queixa dolorosa no pós-parto foi equivalente entre episiotomias e roturas perineais espontâneas.

Ao praticar a episiotomia médio-lateral, atingimos a pele, a mucosa vaginal, a aponeurose superficial do períneo e as fibras dos músculos bulbocavernoso, transverso superficial do períneo, e às vezes as fibras internas do elevador do ânus. A perineotomia respeita mais a anatomia: atinge apenas a pele, a mucosa vaginal e as fáscias superficiais e profundas do períneo.

Pessoalmente, concordando com Meira e Lane (1989), recomendamos a prática da perineotomia, cujas vantagens são: menor perda sangüínea, execução e reparação fáceis, maior respeito à integridade anatômica do assoalho muscular (Fig. I-331), menor queixa dolorosa no puerpério imediato e no coito, e melhor aspecto estético. Deve ser praticada sob anestesia (inclusive a local), e sua indicação preferencial louva-se, na presença de tocólogo experiente (capaz de corrigir eventual lesão do esfíncter do ânus e reto), de arcada púbica igual ou maior que 90° (boa adaptação cefálica) e períneo alto e distensível (Figs. I-332 e I-333).

Para evitar sua propagação e a lesão do esfíncter do ânus, recomendamos duas medidas: a) desviar algo para fora da linha mediana, a extremidade inferior, da linha de incisão perineal (ocorrendo propagação, o esfíncter se desloca para fora); b) durante o desprendimento do biacromial, tentar promover primeiro a liberação do acrômio posterior. Daí decorre redução do diâmetro biacromial e evita-se que o acrômio posterior rompa o esfíncter (Fig. I-334).

Episiotomia ou perineotomia devem ser praticadas em momento oportuno: nem muito precoces (maior hemorra-

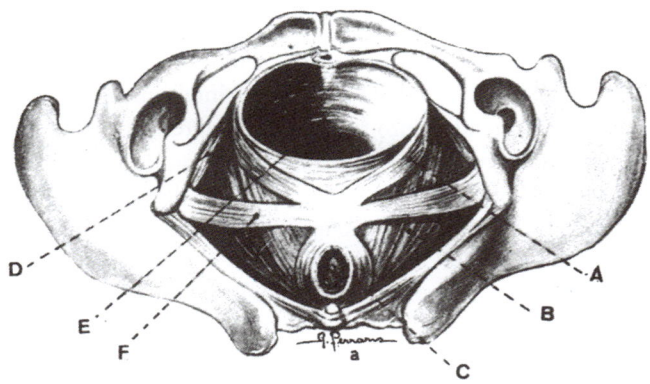

Figura I-331 – Estrutura muscular do assoalho perineal. A = músculo bulbo cavernoso; B = músculo elevador do ânus; C = músculo esfíncter externo do ânus; D = músculo isquiocavernoso; E = vagina; F = músculo transverso superficial do períneo. Notar que a perineotomia respeita a anatomia local, pois não secciona músculos, apenas afasta suas conexões medianas (Bumm, 1906).

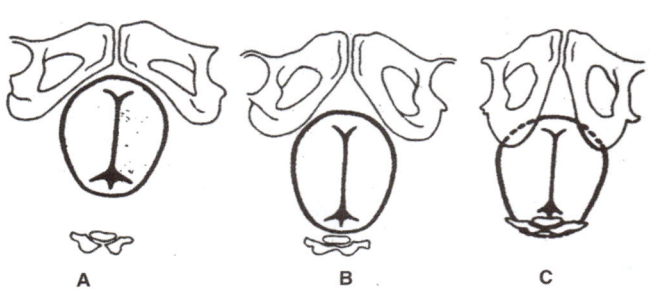

Figura I-332 – Formas da arcada púbica. Notar que naquelas (**B e C**) em que o ângulo é menor que 90° a adaptação cefálica é incompleta.

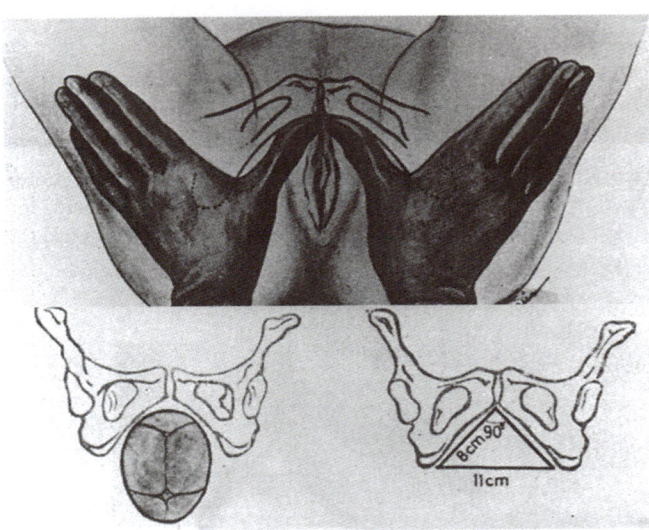

Figura I-333 – Técnica para avaliar, clinicamente, a forma da arcada púbica.

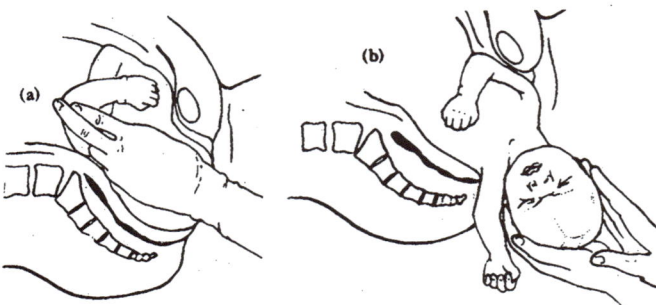

Figura I-334 – Desprendimento do biacromial. A liberação do membro posterior reduz o diâmetro que se desprende.

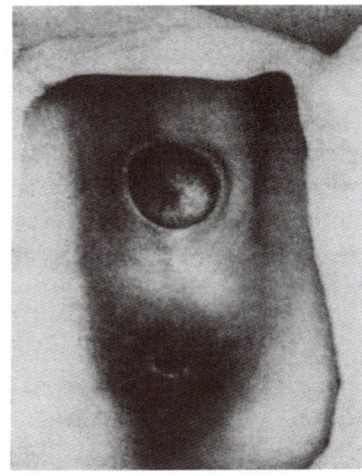

Figura I-335 – Momento oportuno de se praticar episiotomias em primigestas.

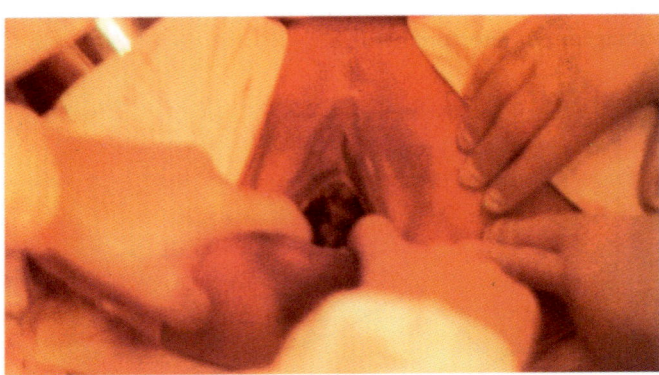

Figura I-336 – Técnica para afastar os feixes internos dos músculos elevadores do ânus, evitando-se atingi-los na prática de perineotomia.

gia) nem tardias, como de início se aconselhava – por roturas submucosas inaparentes (Fig. I-335). Em multíparas com assoalho perineal frouxo ela será desnecessária.

Em geral, a praticamos quando a apresentação força e entreabre a fenda vulvar, sem distendê-la demasiado. Com o dedo indicador da mão esquerda afastamos, para fora, os feixes internos do elevador do ânus direito. O auxiliar executa manobra idêntica à esquerda. Assim, distendidas e afastadas as estruturas musculares, executamos a perineotomia com tesoura ou bisturi (Fig. I-336).

A nosso ver, não procedem as críticas que alguns autores fazem ao emprego da episiotomia (Goodlin, 1983). Entretanto, de acordo com Harrison e cols. (1984), recomendamos sua prática quando a distensibilidade restrita do assoalho perineal sugere roturas extensas e irregulares. Não se trata de atitude de rotina, mas de proteção materna e, inclusive, perinatal. Diversas publicações demonstraram que a prática da episiotomia reduziu a incidência de hemorragia cerebral (nos prematuros) e, em geral, da mortalidade perinatal. Diversas publicações (Sleep e cols., 1984; Gass e cols., 1986; Walker e cols., 1991; Röckner e Ölund, 1991) referem que na Suécia, em nulíparas, a incidência de episiotomia oscila entre 9 e 77% (média de 30%), existindo tendência para reduzir sua prática. Entretanto, em 1993, Sultan e cols., medindo o tono do esfíncter anal, pós-parto, de 79 primíparas, comprovaram comprometimento oculto do esfíncter em 13% delas. Esse achado sugere a importância que deve ser dada à oportuna prática da episiotomia quando as condições locais sugerem hiperdistensão do assoalho pélvico.

Ultimamente, numerosas publicações têm considerado os inconvenientes do parto vaginal e da episiotomia, em face das lesões que ocorrem no assoalho perineal. O'Boyle, Davis e Clhoum (2002) e Bump (2002) recomendam que o obstetra discuta, com sua paciente, os possíveis e eventuais riscos de lesões perineias e suas conseqüências, inerentes ao parto vaginal. Trata-se de aconselhamento preventivo contra os tão freqüentes processos jurídicos presentes em Obstetrícia. Inclusive, alguns, como Faridi e cols. (2002) recomendam evitar o parto vaginal se a prática da episiotomia é tencerária. Goldberg e cols. (2002) referem, entre 34.984 partos, entre 1983 e 2000, redução de 69,6% na incidência de episiotomias.

A nosso ver, a episiotomia de rotina justifica-s nos partos vaginais em apresentação pélvica e nos de prematuros externos, cuja vulnerabilidade vascular cerebral é notória. Nas multíparas com assoalho frouxo, ela será inútil. Entretanto, nas nulíparas, sua prática dependerá da experiência do tocólogo, após considerar os fatores relacionados à expulsão fetal (altura e distensibiliidade do assoalho perineal, ângulo subpúbico, macrossomia fetal etc.). A figura I-337 demonstra sua vantagem em fetos prematuros.

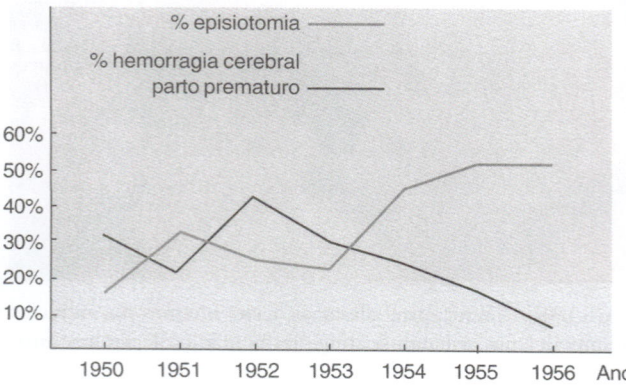

Figura I-337 – A episiotomia reduz a incidência de hemorragia cerebral em partos prematuros (Geneva, 1950).

Simham e Heine (2000), com quem concordo, salientam a importância da experiência do tocólogo na prevenção das roturas perineias de terceiro e quarto graus (comprometimento do esfíncter retal), após considerarem os resultados de partos vaginais, atendidos por residentes, obstetrizes e médicos experientes.

Newman, Lindsay e Graves (2001) encarecem o valor da peridural para reduzir os traumatismos perineais. Nesse particular, nada supera a raquianestesia para relaxar e proteger o períneo, segundo nossa experiência. Daí porque, ultimamente, os anestesistas preferem a associação da raquianestesia com a peridural para fins analgotócicos.

Howard e cols. (2000) e Goldberg e cols. (2003) comprovaram diferenças raciais, no tocante às lacerações e roturas de quarto grau (incluem o esfíncter anal), salientando serem mais incidentes nas asiáticas e menos nas negras.

DESPRENDIMENTO CEFÁLICO – para melhor atender aos interesses maternos (menor traumatismo local) e perinatais (hemorragia cerebral ex-vácuo), a liberação cefálica deve ser lenta e precedida de manobras que forcem ao máximo a flexão da cabeça, reduzindo sua circunferência de desprendimento (suboccípito-bregmática com 32cm).

Durante os movimentos de avanço da cabeça fetal, os dedos indicador e polegar de uma das mãos forçam sua flexão, até que o suboccípcio loque o subpube (hipomóclio). A outra mão, espalmada, se apóia sobre o períneo, impedindo que ocorra abrupta expulsão cefálica (Fig. I-338). A partir desse momento, solicita-se que a parturiente promova esforços expulsivos, com a boca aberta (para reduzir sua intensidade), permitindo-se o desprendimento final lento da apresentação.

Durante a execução desta última manobra, o parteiro deverá proceder com cautela. Ao impedir o desprendimento rápido, não forçará, demasiadamente, através do períneo, a fronte fetal.

Manobras auxiliares da expulsão cefálica, como a de Olshausen (dedo introduzido no reto materno para arrastar a região frontofacial) e a de Kristeller (compressão bimanual do fundo uterino), não são recomendadas (Fig. I-339). Esta última, em particular, provoca aumento violento da pressão intra-uterina e pode-se seguir de traumatismo do miométrio e de vísceras abdominais, de descolamento prematuro da placenta e de lesões do sistema nervoso central do feto (hemorragias do fundo de olho as atestam). Entretanto, pode-se admitir que as mãos espalmadas sobre o fundo do útero impeçam, sem pressionar, o recuo da apresentação fetal, no intervalo dos

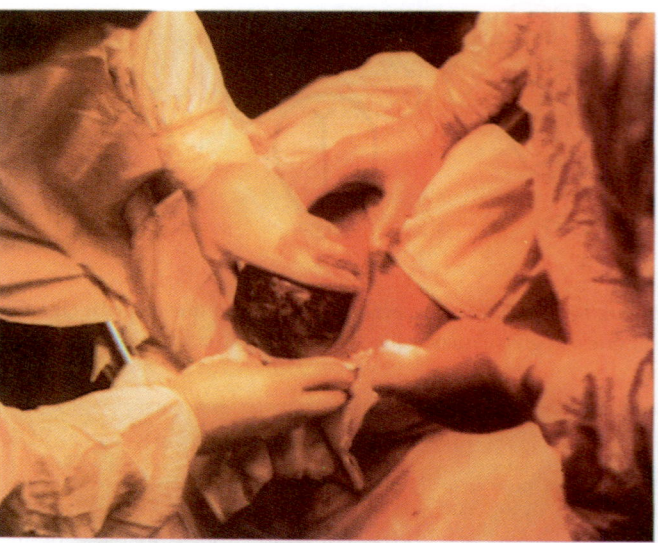

Figura I-338– Desprendimento cefálico final. A mão direita proteje o períneo ao impedir expulsão cefálica abrupta. A mão esquerda força a flexão cefálica, procurando locar no subpube o suboccipício (hipomóclio).

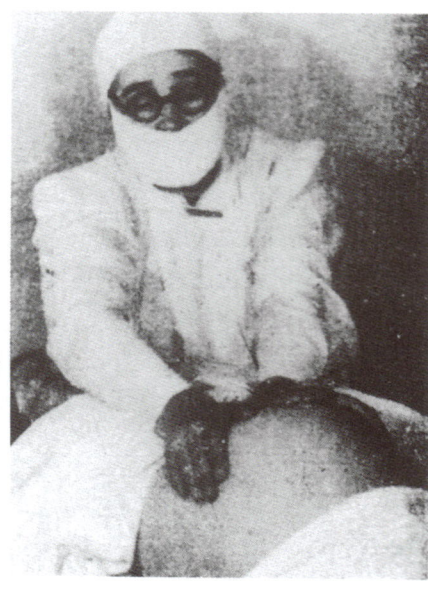

Figura I-339 – Manobra de Kristeller praticada pela chefe das parteiras da Clínica Obstétrica da FMUSP, Josefina Costa (Briquet, 1939).

esforços expulsivos. A pressão sobre o mento através do períneo (M. de Ritgen) pode ser exercida, favorecendo a deflexão cefálica. Nunca a utilizem.

ALÍVIO EXPULSIVO – do ponto de vista assistencial, deve-se considerar, como de sacrifício materno e fetal, a fase expulsiva. Em relação à parturiente, não tem sido raros os casos que culminam com edema agudo pulmonar (em cardíacas e hipertensas), roturas de aneurisma e de vasos oculares, após prolongada ou penosa expulsão fetal. Marchioli e cols. (2004) demonstraram elevação da pressão arterial (principalmente *sistólica) no período* expulsivo. Daí porque o alívio da fase expulsiva se justifica, plenamente, em parturientes cardíacas e/ou hipertensas.

No que tange ao concepto, apesar de Moon e cols. (1990) não terem comprovado prejuízos em relação ao pH e ao índice de Apgar, de há muito os inconvenientes da fase expulsiva penosa têm sido salientados. Entre eles citam-se: a) bradicardia permanente, inclusive no intervalo das contrações, sugerindo hipóxia (Yagi, 1954; Gaziano e cols., 1980); b) maior incidência de sofrimento fetal (Walker, 1953; Jacobson e Rooth, 1971); c) óbitos fetais inesperados (Harrar e Buchman, 1951); d) elevação da pressão arterial sistêmica (Rodrigues Lima, 1954); hemorragias retinianas; elevação da pressão intracefálica (Figs. I-340 e I-341); acidose (Fig. I-342).

Obstetras inexperientes temem e superestimam a sobrecarga fetal da fase expulsiva. Daí para evitá-la apelarem para a cesárea. Importa, entretanto, salientar que o concepto resiste a essa sobrecarga, graças a condições que lhe são peculiares: a) resposta taquicárdica aos Dips I (taquicardia compensadora); b) maior hematose graças à sua particular hemoglobina; c) baixo metabolismo cerebral; d) centralização cerebral (dopplervelocimetria), garantindo maior fluxo ao cérebro, ao coração e às supra-renais.

Nordströn e cols. (2001) referem elevação dos lactatos na mãe e no feto durante a expulsão. Entretanto, Janni e cols. (2002) comprovaram que períodos expulsivos de mais de 2 horas não provocaram pH fetal abaixo de 7,20. E Hansen e cols. (2002) não comprovaram prejuízos fetais em períodos expulsivos de mais de 2 horas.

Nesse particular, importa salientar que enquanto o feto, durante a expulsão, reagir ao estesse dos Dips I com taquicardia, no intervalo das contrações, essa resposta significa que as suas supra-renais estão íntegras e elaborando catecolaminas. O tocólogo não deve precipitar-se, apelando para a cesárea e/ou para extrações vaginais temerárias (Murphy e cols., 2001), agravando os índices tocúrgicos.

Para reduzir os inconvenientes fetais, carreados pela fase expulsiva em primíparas, diversas intervenções, além da episiotomia, têm sido preconizadas e utilizadas: manobra de Kristeller, narcoaceleração, vácuo-extração e fórcipe de alívio.

Com a intenção de avaliar a repercussão dessas diversas práticas sobre o sistema vascular cerebral do concepto, realizamos, em 1972, fundoscopias em recém-nascidos, dentro das primeiras 24 horas após o nascimento, visando identificar a presença e a gravidade de hemorragias no fundo de olho. A intensidade das hemorragias foi assim rotulada: grau I (pontos hemorrágicos), grau II (ecmoses), grau III (hematomas). É o que se vê na figura I-343. Os achados comprovados estão referidos na tabela I-17.

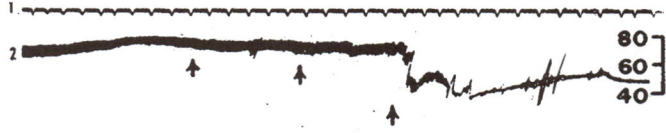

Figura I-340 – O gráfico inferior demonstra evidente queda da pressão arterial sistêmica (ovelha) após o desprendimento fetal (Reynolds, 1960).

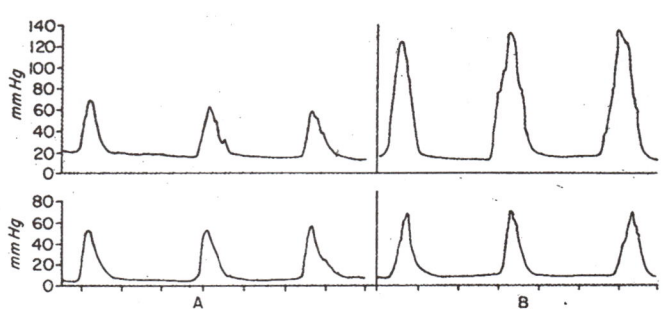

Figura I-341 – Pressão intracefálica fetal durante o parto. À esquerda na cervicodilatação. À direita na fase expulsiva (Bonica, 1967).

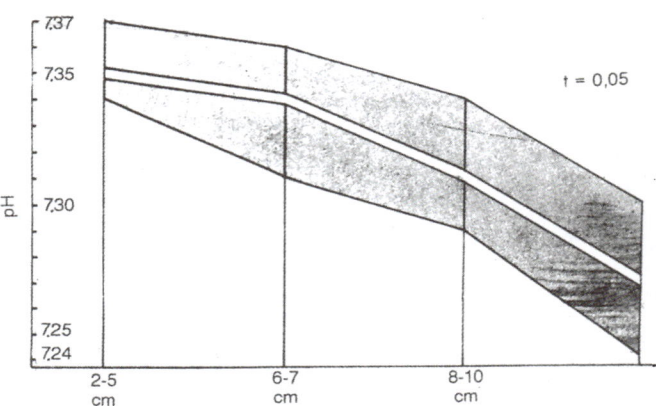

Figura I-342 – Determinações do pH fetal durante a evolução do parto. Notar o seu progressivo declínio (acidose), atingindo níveis mínimos na fase expulsiva (Centaro, 1967).

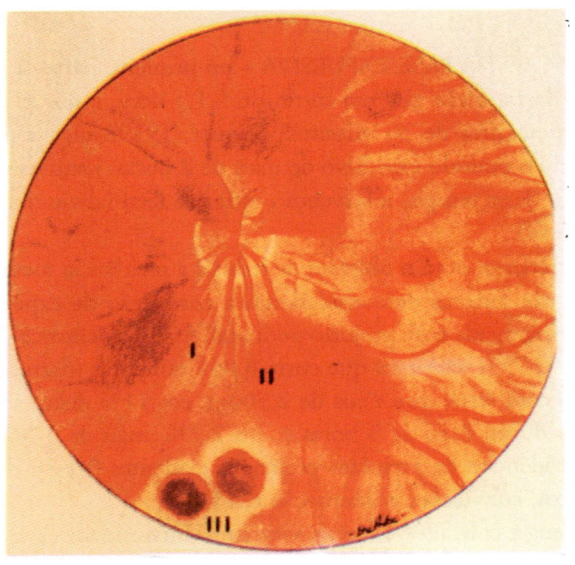

Figura I-343 – Fundoscopia de recém-nascido. Notar pontos hemorrágicos (grau I), ecmoses (grau II) e hematomas (grau III).

Tabela I-17 – Fundoscopia de recém-nascido e manobras obstétricas de alívio da fase expulsiva (Neme e cols., 1972).

Manobras	Graus de hemorragia (%)		
	I	II	III
Parto normal	16,3	16,3	4,5
Kristeller	16,7	75,0	8,3
Narcoaceleração	14,2	21,5	35,7
Vácuo-extração	0,0	0,0	100,0
Fórcipe de alívio	28,3	3,4	0,0
Cesárea eletiva	0,0	0,0	0,0

Admitindo que a hemorragia grau III seja a de maior gravidade, comprovamos que o fórcipe de alívio (cabeça fetal em +3, rodada ou em variedade anterior) é, de todas as manobras, aquela que mais protege o sistema vascular cerebral do concepto. Daí se justificar sua prática, sempre que a expulsão não evolua com facilidade. Garcia Novo (1974), em outro de nossos Serviços, confirmou os resultados já referidos, comprovando que fundoscopias normais são encontradas, respectivamente, em 81,6% e 50,6% em partos terminados com fórcipe de alívio ou espontâneos e naqueles com auxílio da manobra de Kristeller. Aliás, desde 1920, De Lee recomendou seu emprego (fórcipe profilático) e, em 1954, Rom e Rom salientaram as vantagens do fórcipe baixo, particularmente em prematuros, na profilaxia do traumatismo cerebral fetal – quando a expulsão se prolonga (Tabela I-18).

Tabela I-18 – Mortalidade perinatal em prematuros – Influências da episiotomia e do fórcipe de alívio. St. John's Hospital, 1941 (Rom e Rom, 1954).

Tipo de parto	Nº de casos	Nº de mortalidade perinatal	%
Sem fórcipe e episiotomia	765	265	34,1
Só fórcipe	41	7	17,0
Só episiotomia	376	29	7,7
Com fórcipe e episiotomia	191	7	3,6

Observamos ainda que as manobras mais lesivas, em ordem crescente, foram a manobra de Kristeller, a narcoaceleração e a vácuo-extração.

DURAÇÃO DA FASE EXPULSIVA – no primeiro parto, a duração da expulsão gira em torno de 1-1,5 hora, e nos partos seguintes, cerca de 30 minutos. Briquet (1939) julgava prolongado o período expulsivo de mais de 2 horas, justificando, a partir desse tempo, intervenção extrativa fetal (alívio materno e fetal).

Entretanto, com o objetivo de reduzir a incidência tocúrgica, alguns autores desconsideraram a correlação de expulsão fetal prolongada com prejuízo perinatal. Assim, Mentincoglou e cols. (1995) referiram que entre 6.041 nulíparas (partos cefálicos com fetos com mais de 2.500g), em 11% delas, a expulsão durou mais de 3 horas e, em 2,7%, mais de 5 horas, sem evidências de prejuízos perinatais evidentes (Apgar de 5 minutos, convulsões e internação em UTI).

Cheng e cols. (2004) comprovaram (Universidade da Califórnia – São Francisco) que períodos expulsivos de até 4 horas não se acompanharam de prejuízos relacionados à incidência de mecônio, de Apgar e de pH baixo entre os recém-nascidos.

Mittendorf e cols. (2005), após 18 meses do nascimento e utilizando o teste neurológico de Baylev, não identificaram alterações neurológicas relacionadas com o pH baixo ao nascimento (desenvolvimento psicomotor).

A nosso ver, a vigilância de fase expulsiva é que determinará sua duração; entretanto, em face dos efeitos nocivos fetais e maternos que seu prolongamento pode acarretar, julgamos oportunas as medidas, já referidas, que promovem a extração fetal.

CUIDADOS NA ROTAÇÃO EXTERNA – em condições normais, a rotação externa ou sua tendência ocorre de modo espontâneo para a posição primitiva. Quando ela não se realiza, nem a tendência se manifesta, o tocólogo, com as mãos espalmadas, aplicadas sobre os parietais fetais, procurará realizá-la para o lado em que comprovar menor resistência, não insistindo em contrariar a tendência espontânea da rotação externa fetal.

DESPRENDIMENTO DO BIACROMIAL E DO TRONCO – circulares envolvendo o pescoço fetal devem ser desfeitas, fazendo-as ultrapassar o ombro fetal. Quando a manobra é difícil (circulares muito apertados), é preferível seccionar o cordão, entre duas pinças, para evitar sua rotura em manobra intempestiva (Fig. I-344).

O desprendimento das espáduas deve ser lento, a fim de evitar fraturas claviculares e favorecer pela compressão do tórax fetal (Fig. I-345) a máxima eliminação de secreções, presentes nas vias aéreas superiores do concepto. Essa atitude tranqüila, além de reduzir o risco de complicações pulmonares, resultantes da aspiração de secreções mucossangüíneas, identifica a experiência do tocólogo.

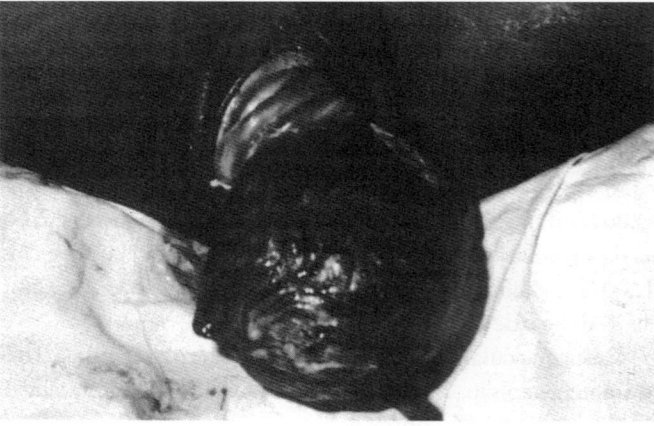

Figura I-344 – Circulares cervicais do cordão (em número de 4).

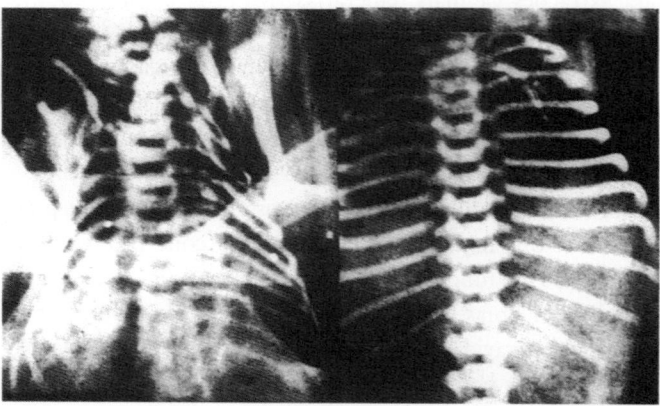

Figura I-345 – Compressão torácica (figura à esquerda), durante o desprendimento do biacromial (Kaeser e cols., 1970).

Com as mãos espalmadas, aplicadas sobre os parietais, o parteiro tracionará a cabeça fetal para baixo, locando a inserção braquial do deltóide no subpube (nunca o úmero, pelo risco de sua fratura). Pela elevação cefálica desprende-se o acrômio posterior, seguindo-se o desprendimento do acrômio anterior e do tronco – por inflexões laterais (Fig. I-346).

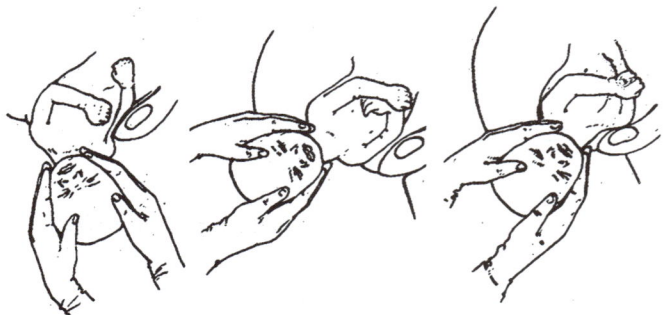

Figura I-346 – Desprendimento do biacromial.

Durante a execução dessas manobras, é recomendável proceder a aspiração bucal de secreções em vias de eliminação.

APREENSÃO DO CONCEPTO – à medida que o ovóide córmico se desprende, o parteiro procurará, com uma das mãos, apreender o concepto pelos maléolos, mantendo-o suspenso, com a cabeça para baixo e soerguida sua fronte (Fig. I-347). Desse modo, além de reduzirmos o risco de aspiração de secreções (a postura de decúbito dorsal horizontal favorece), contribuímos para sua maior eliminação (ação de gravidade), como de há muito aconselhou Gibbert (1953).

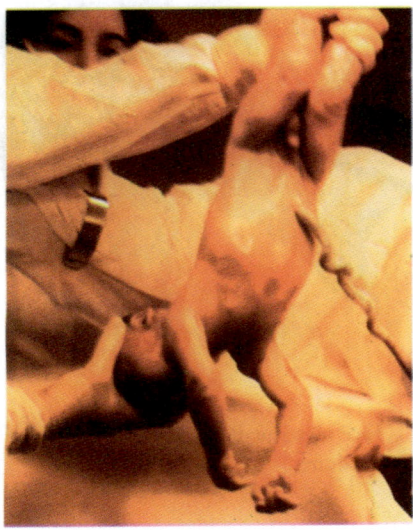

Figura I-347 – Apreensão imediata do concepto após sua expulsão.

Recomendações atuais, ligadas à chamada "humanização do parto", sugerindo colocar-se o nascituro, de imediato, após a sua expulsão, no aconchego das mamas materna (inclusive na cesárea), não tem embasamento científico. Mas, sensibilizam a paciente para a futura lactação.

LAQUEADURA DO CORDÃO UMBILICAL – inúmeras publicações referem que a ligadura imediata do cordão de fetos de termo segue-se de evidente redução da sua volemia e do hematócrito, que apenas se normalizam cerca de uma semana após o parto. Em relação ao hematócrito, Jacomo (1974) comprovou essa situação estar presente até dois meses no pós-parto.

Na figura I-348 apresentamos a correlação referida por Windle (1950), e na tabela I-19, o aproveitamento do sangue placentário nas diversas condutas que presidem a laqueadura do cordão (Pinotti, 1968). A questão foi ventilada, entre nós, ainda, por Goffi (1968) e Jacomo (1974). Seus resultados confirmam os achados de Windle.

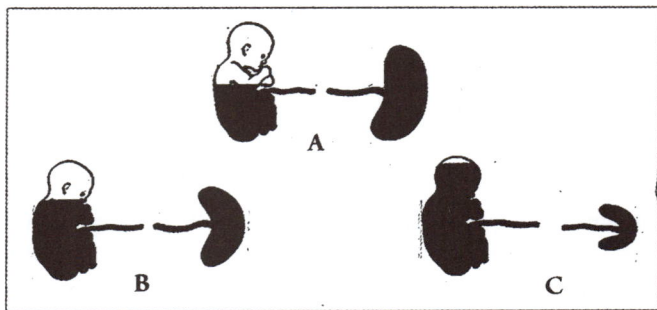

Figura I-348 – Ganho de sangue pelo nascituro em diversas condições relacionadas à laqueadura do cordão. A) imediata; B) após a parada dos batimentos arteriais do funículo; C) após a referida parada e a instalação da respiração extra-uterina (Windle, 1950).

Tabela I-19 – Volume sangüíneo transferido da placenta para o recém-nascido.

Metodologias utilizadas	Volume sangüíneo transferido (g)
Ordenha + desnível da placenta	50,48-64,18
Desnível da placenta + término batimentos arteriais funiculares	38,98-52,68
Desnível da placenta + expressão do corpo uterino	76,48-90,18
Dequitação + elevação da placenta sobre o recém-nascido	92,72-104,42

Sem considerar as particularidades que devem presidir a laqueadura do cordão, em casos de partos prematuros, recém-nascidos deprimidos, de placenta prévia, de descolamento prematuro de placenta, de partos pélvicos vaginais e de cesáreas, recomendamos que no parto normal a ligadura do cordão se faça: a) após colocar o concepto abaixo do nível da placenta; b) ocorrido o primeiro movimento amplo de respiração; c) após cessarem as pulsações das artérias funiculares.

Yao e Lind (1969 e 1974) comprovaram que, colocado o concepto abaixo do nível placentário, antes da ligadura do cordão, o recém-nascido receberá cerca de 80ml de sangue e tanto mais rapidamente quanto maior for o desnível entre ele e a placenta. Contrariamente, colocado acima desse nível, a transfusão de sangue da placenta para o concepto é irrisória, mesmo quando a laqueadura do cordão é tardia. Daí o absurdo do chamado "parto a Leboyer", que recomenda colocar o concepto sobre o tórax materno, antes da laqueadura do cordão.

Os autores que se contrapõem às medidas que favorecem a transfusão sangüínea do cordão para o concepto (inclusive a ordenha do cordão) referem que elas elevam o índice eritrocitário, que se seguirá de hemólise e icterícia fetal. Entretanto, Michaelsen e cols. (1995) e Pisacani (1996) salientam que nos recém-nascidos a reserva férrica se eleva (50mg) e declina a incidência de anemia ferropriva.

Outros inconvenientes (hipervolemia, policitemia, hiperviscosidade e hiperbilirrubinemia) aparentemente não resultaram em prejuízos perinatais (Prendeville e Elbourne, 1989).

ASSISTÊNCIA NA DEQUITAÇÃO

Liberado o concepto, o tocólogo permanecerá ao lado da parturiente, a fim de acompanhar os fenômenos que presidem o descolamento e a descida da placenta. Apreendendo com a mão espalmada o fundo uterino, observa-se que ele tangencia a cicatriz umbilical. Devem ser evitadas ações intempestivas de trações sobre o cordão e de compressões fúndicas uterinas. Também não se justificará a postergação de manobras que favoreçam a expulsão da placenta descolada e descida.

De imediato, a posição semi-sentada ocupada pela parturiente, durante a fase expulsiva, deverá ser substituída pelo decúbito dorsal horizontal. Isso porque diversas publicações (Stewart e cols., 1983; Shannahan e Cottrell, 1985; Stewart e Spiby, 1989) demonstraram que a posição sentada aumenta a perda sangüínea, peculiar à dequitação.

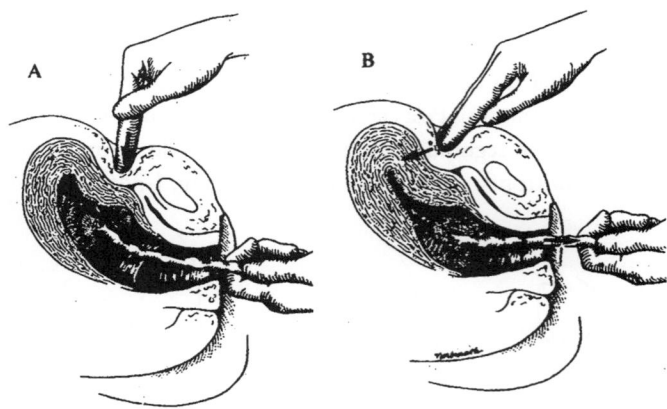

Figura I-349 – Manobra de Freund para favorecer a descida da placenta já descolada.

SINAIS DE PLACENTA DESCOLADA E DESCIDA

Os sinais de descolamento placentário são os seguintes:

a) elevação do fundo uterino cerca de 2-3cm e seu desvio para a direita (sinal de Schroeder);
b) de forma discóide o corpo uterino se torna globoso no sentido ântero-posterior (sinal de Calkins);
c) não transmissibilidade ao fundo uterino das trações exercidas sobre o cordão (sinal de Fabre);
d) a elevação do corpo uterino (pressão justapubiana sobre o segmento inferior) não se segue de subida do cordão (sinal de Kustner).

Os sinais de descida placentária são os seguintes:

a) sensação de peso retal, com ou sem cólica ou puxos (sinal de Calman ou de Mickulicz-Radecki);
b) descida do cordão (sinal de Ahlfeld);
c) torção do cordão, concomitante com sua descida (sinal de Strassman);
d) identificação digital do bolo placentário no fundo de saco posterior da vagina (sinal de Garber).

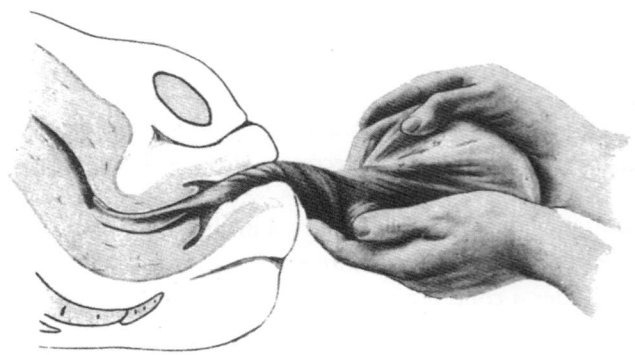

Figura I-350 – Manobra de Jacobs para favorecer completo descolamento das membranas (Briquet, 1939).

EXPULSÃO DA PLACENTA – pesquisas histerográficas de Alvarez e Caldeyro-Barcia (1948 e 1954) derrubaram por terra o conceito de "repouso fisiológico" dos tratadistas e demonstraram que, cinco minutos após a expulsão fetal, 85% das placentas estão descoladas. Assim, ligeira compressão do fundo uterino favorece sua exteriorização vulvar e expulsão.

A manobra de Freund (compressão manual acima e rente à sínfise sobre o segmento inferior) provoca a elevação do corpo uterino e, ao anular o ângulo cervicocorporal, força a exteriorização da placenta. E a manobra de Jacobs (apreensão bimanual e torção da placenta expulsa) favorece o descolamento das membranas ovulares (Figs. I-349 e I-350). Pressões repetidas, imediatamente acima da sínfise púbica, favorecem o descolamento placentário.

A face fetal e, principalmente, a materna da placenta devem ser inspecionadas, a fim de comprovar sua integridade, identificada pelo aconchegamento perfeito de seus cotilédones (Fig. I-351). Certificamo-nos da integridade das membranas introduzindo a mão na câmara amniótica e elevando a placenta (Fig. I-352).

Pormenores relacionados à assistência da dequitação serão apresentados no Capítulo 89.

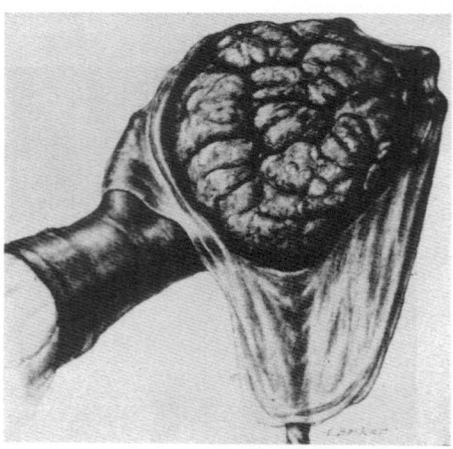

Figura I-351 – Face materna da placenta. Notar o perfeito aconchegamento dos cotilédones.

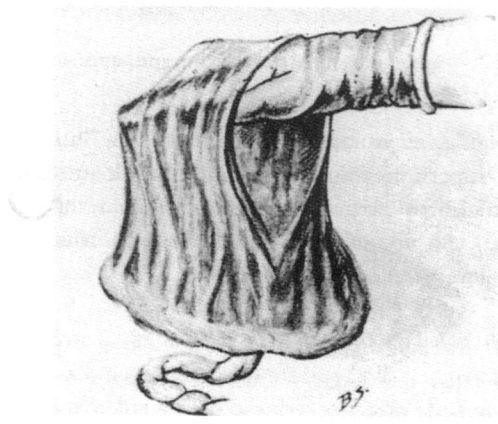

Figura I-352 – Técnica para identificar a integridade das membranas (Briquet, 1939).

Emprego de ocitócicos – a nosso ver, o descolamento e a descida da placenta devem ser apressados pela administração de ocitocina (5UI), diluída em 500ml de soro glicosado a 10% ou de soro fisiológico (se a gestante obedeceu dieta hipossódica), a partir da fase final da expulsão fetal. Não recomendamos a administração de maleato de ergonovina (Ergotrat) e/ou de metilergonovina (Methergin) como queriam Davis e Boynton (1942), uma vez desprendida a espádua anterior fetal. As observações de Alvarez e Caldeyro-Barcia (1954) e a experiência de Holland e Bourne (1955) confirmaram que essa conduta concorre para elevar os índices de retenção placentária (retração do anel de Bandl e/ou do orifício interno do *útero*). *Em nosso meio*, a hipoproteinemia e a anemia ferropriva são comuns. Em face do risco atual do emprego de transfusão de sangue, julgamos indicadas todas as medidas que contribuam para reduzir a hemorragia da dequitação, dentre as quais salienta-se a administração oportuna e adequada de ocitocina e, eventualmente, da metilergonovina (vide Capítulo 89).

Em países subdesenvolvidos (África), em face dos riscos de contaminação pela AIDS (injeções repetidas com a mesma agulha), tem sido sugerida a substituição da ocitocina pelo misoprostol oral, cuja atuação não é imediata e é menos efetiva. Concordando com Prendiville e cols. (2004), sou favorável à conduta ativa na assistência à dequitação, sempre atento aos sinais do descolamento e da descida da placenta. Entretanto, Schemmer e cols. (2001) não comprovaram diferenças nos teores de hemoglobina e hematócrito, administrando ocitocina antes e após a dequitação.

ASSISTÊNCIA NO QUARTO PERÍODO

Introduzido por Leff (1939), que o limitava ao intervalo: parto-remoção da paciente para seu leito, o conceito de quarto período do parto foi estendido, por Greenberg (1946), a uma hora após a dequitação.

Este último autor identificou suas quatro fases: miotamponamento, trombotamponamento, indiferença miouterina e contração miouterina fixa. Javert (1947) valorizou sua importância prognóstica nos índices de mortalidade materna por hemorragia.

Nessa fase do parto serão consideradas as seguintes questões: revisão do canal de parto, reparação das lesões ocorridas, remoção da puérpera para a sala de recuperação e, finalmente, para o ambiente familiar (ou enfermarias em Serviços Públicos).

REVISÃO DO CANAL DE PARTO – expulsa a placenta, procede-se a imediata revisão do canal de parto (colo, vagina e períneo) e, a nosso ver, inclusive, da cavidade uterina, quando a paciente foi submetida à analgotócia. Esta última medida (revisão da cavidade uterina), pouco praticada e aconselhada pelos tratadistas, garante tranqüilidade ao tocólogo, quando após o parto ocorre hemorragia volumosa, por dispensar os inconvenientes de revisão uterina tardia.

REPARAÇÃO DAS LESÕES OCORRIDAS – roturas cervicais serão suturadas com pontos separados, excluindo, quando possível, a mucosa (Fig. I-353). Candal Fonseca (1968), entre nós, salientou a importância de sua perfeita reparação para reduzir a incidência da ectopia e suas conseqüências (patologia cervical). As lesões da vagina poderão ser reparadas com sutura contínua (categute 0 cromado). A episiorrafia de roturas perineais de primeiro (pele e mucosa vaginal) e de segundo graus (pele, mucosa vaginal e elevador do ânus) obedecerá os seguintes tempos: sutura contínua da mucosa vaginal, pontos separados para a aproximação do plano muscular e, finalmente, sutura da pele do períneo com pontos separados (categute 0 cromado). Pormenores técnicos são apresentados nas figuras I-354 e I-355.

Ocorrendo rotura perineal de terceiro grau (pele, mucosa vaginal, elevador do ânus, esfíncter anal e reto), sua reparação impõe a identificação precisa das bordas retraídas do esfíncter (Fig. I-356) e sua aproximação com dois ou três pontos separados com fios de Dexon ou Vycril nº 0.

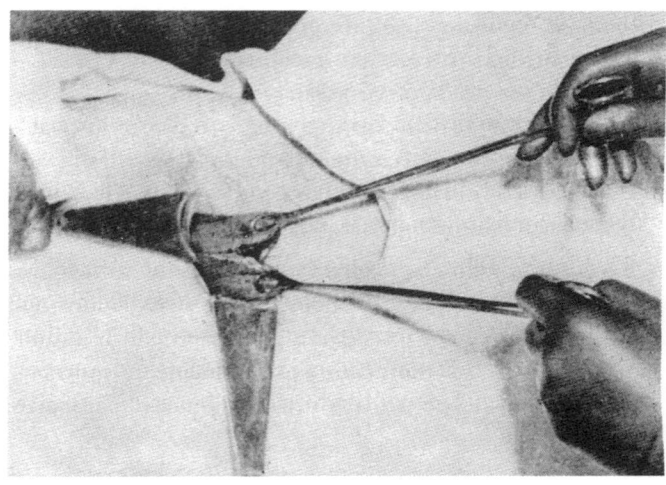

Figura I-353 – Sutura de rotura cervical. Apresentação com pinças de De Lee.

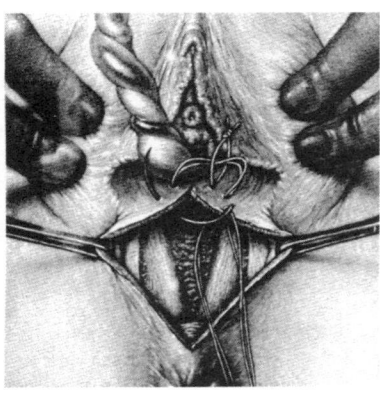

Figura I-354 – Perineotomia. Sutura da mucosa vaginal (chuleio).

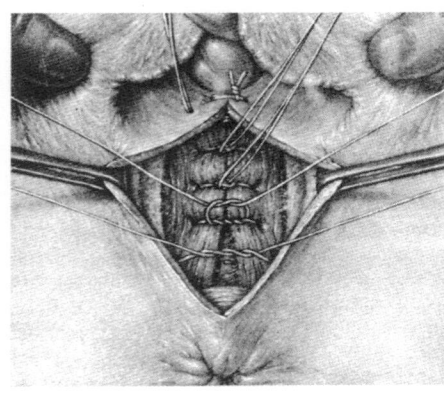

Figura I-355 – Perineotomia. Sutura dos feixes musculares (pontos separados).

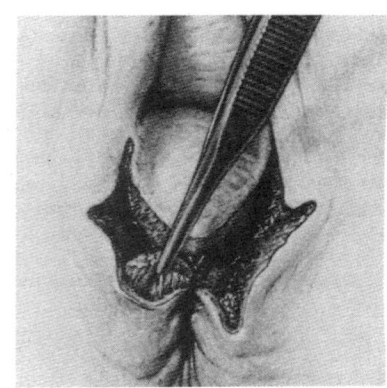

Figura I-356 – Perineotomia com comprometimento do esfíncter anal. Técnica para reparar os feixes musculares rotos e retraídos.

REMOÇÃO PARA A SALA DE RECUPERAÇÃO – durante o quarto período, a paciente será observada com cuidado, controlando-se a retração uterina (globo de segurança de Pinard), a perda sangüínea e o estado geral. O gotejamento da infusão ocitócica será mantido e, naquelas pacientes em que a hemorragia de dequitação foi substancial, aconselhamos adicionar no soro 2mg de metilergonovina (ação mais demorada).

A associação da ocitocina com a metilergonovina é de grande valor. A ocitocina age sobre todo o útero, mas tem atuação fugaz. A metilergonovina age, preferencialmente, sobre o corpo uterino e sua duração é prolongada (Leff, 1945).

Por vezes, em casos de hemorragia pós-dequitação, apesar da administração de metilergonovina e resposta corporal uterina evidente, persiste perda sangüínea (a partir do segmento inferior).

A associação com ocitocina segue-se de hemostasia, em virtude de sua ação se estender, inclusive, ao segmento inferior. Desaconselhamos a administração dessas drogas, em dose única, injetadas no músculo ou na veia. Particularmente, em se tratando da metilergonovina, esta última via (intravenosa) deve ser contra-indicada em geral e, mais particularmente, em parturientes cardíacas e hipertensas, pelos riscos vasomotores que carreia (Chassar Moir, 1970).

ASSISTÊNCIA ATIVA DO PARTO

O'Driscoll e cols. (1984) sugeriram que a menor incidência de cesárea em seus Serviços (Hospital-Maternidade Nacional de Dublin – Irlanda) deve-se à assistência ativa do parto, cujos princípios básicos são os seguintes:

1. remoção oportuna (não precoce) para o centro obstétrico;
2. rotura artificial precoce das membranas;
3. controle horário da cervicodilatação;
4. administração de ocitocina se o progresso da cervicodilatação é menor do que 1cm/hora (com doses elevadas);
5. expectativa de dilatação completa em 12 horas e de 2 horas para a expulsão (tempos de duração máximos).

Com essa conduta, a incidência de cesárea no Serviço desses autores tem sido de 5-6% dos partos. Acreditamos que algumas dessas recomendações são úteis para reduzir a duração do parto; entretanto, não estamos totalmente convencidos de sua inocuidade tardia em relação à mãe e, particularmente, ao concepto.

Frigoletto e cols. (Univeersidade de Harvard, Boston – USA) em 1995 submeteram 1.017 parturientes à conduta ativa, comparando os resultados com grupo controle de 917 casos. O manejo ativo do parto não reduziu a incidência de cesáreas, apenas encurtou a duração do parto e reduziu os índices de infecção.

Em 2000, Sadler, Davison e McCowan (Inglaterra) compararam 320 nulíparas com conduta ativa e 331 com conduta de rotina. A duração da dilatação cervical foi menor na conduta ativa. A incidência de cesárea, de morbidade do concepto e a impressão pessoal das pacientes foram semelhantes. Finalmente, McIntosh e Mozurkewich (2000) reuniram dados de oito publicações, totalizando 4.419 casos com conduta ativa e 4.301 com conduta conservadora. Sem prejuízos fetais aparentes na conduta ativa, os partos foram mais rápidos e a incidência foi menor.

INDUÇÃO ELETIVA DO PARTO

Finalizo este capítulo salientando minha preocupação com a conduta, tão freqüente atualmente, de promover induções eletivas do parto. Dublin e cols. (2000) compararam os resultados materno-fetais de 2.886 e 9.648 pacientes, respectivamente, com indução eletiva e trabalho de parto espontâneo. Nas nulíparas a incidência de cesárea com indução foi maior: 19% para 10%. Nas múltiparas os resultados foram iguais.

Cammu e cols. (2002) referem, comparando indução eletiva com parto de início espontâneo os seguintes números contra a indução: a) incidência de cesárea 9,9% para 6,5%; b) parto vaginal tocúrgico 31,6% para 29,1%; c) necessidade de peridural 80% para 58%; d) UTI neonatal 10,7% para 9,4%.

Nos casos de pacientes já cesariadas, Delaney e Young (2001) compararam 3.746 casos com trabalho de parto espontâneo com 2.943 induzidos. Nestas últimas (indução), foram prevalentes: alterações da freqüência cardíaca fetal, incidência de cesárea, hemorragia pós-parto, anemia e uso da UTI neonatal. Davis e cols. (2001) relacionaram a indução eletiva em pacientes com cesárea anterior à incidência de 6,3% de roturas uterinas, e Fleischman e cols. (2000) comprovaram, comparando indução eletiva com início espontâneo do parto, em pacientes já cesariadas, què nas primeiras (indução eletiva) a incidência de cesárea foi maior (44,3% para 22%), assim como a rotura uterina (5,4% para 2,3%).

Referências Bibliográficas

• AARNOUDSE, J.G. & cols. – Does the fetal oxigen supply improve in the birthing chair? *J. Obstet. Gynaecol.*, 4:141, 1984. • ADAMSONS, J.R.K. & cols. – The treatment of acidosis with alkali and glucose during asphyxia in foetal rhesus monkeys. *J. Physiol.*, 169:679, 1963. • ALAMIA Jr., V. & MEYER, B.A. – A VBAC scoring system that can predict uterine rupture in patients attempting a trial of labor. *Am. J. Obstet. Gynecol.*, 182:S160 nº 511, 2000. • ALTHABE, J.R. & cols. – Effects of oxygen administration to the mother on foetal heat rate and foetal pO_2. In: *Effects of Labor on the Foetus and Newborn.* Pergamon Press, Oxford, 1965. • ALVAREZ, H. & CALDEYRO-BARCIA, R. – Fisiopatologia de la contracción uterina y sus aplicaciones en la clinica. *Mat. e Inf.*, 13:11, 1954. • ALVAREZ, H. & cols. – Ergonovine and third stage of labor. *Obstet. Gynecol.*, 4:105, 1954. • American College of Obstetricians and Gynecologists – Dystocia and the Augmentation of Labor Technical Bulletin, nº 218, 1995. • American College of Obstetricians and Gynecologists – Prevention of early onset Group B Streptococcal disease in newborn. Committee Opinion, nº 173, 1996. • ARNT, I.C. – pH do sangue fetal durante o trabalho de parto. Tese Fac. Med. Univ. Fed. Paraná, 1965. • ARROYO FRADES, J. & cols. – Influence of maternal position during labor on the uterine contractility and its effects on cervical dilatation. Proc. of the IX World Congr. Gynecol. Obstet. (Tokyo) Excerpta Medica. Amsterdam, 1980, p. 969. • BACKE, B. – A circadian variation in the observed duration of labor. Possible causes and implications. *Acta Obstet. Gynecol. Scand.*, 70:465, 1991. • BENIARZ, J. & cols. – Aorto-caval compression by the uterus in later human pregnancy II. An arteriographic study. *Am. J. Obstet. Gynecol.*, 100:203, 1968. • BERTHET, J. & cols. – Perineal incisions and post-partum sexuality. *Contracept. Fertil. Sex.*, 19:71, 1991. • BEYNON, C.L. – The normal second stage of labour. *Brit. J. Obstet. Gynaecol.*, 64:815, 1957. • BLIX, H. & OIAN, P. – Labor admission test: a assessment of the test value as screening for fetal distress in labor. *Acta Obstet. Gynecol. Scand.*, 80:738, 2001. • BONICA, J.J. – *Principles and Practice of Obstetric Analgesia & Anesthesia.* Vol. I F. Davis Co., Philadelphia, 1967. • BORELL, U. – Moldability of the Bony Pelvis During Labor and After Delivery. Proc. of the XI World Congr. Gynecol. Obstet. Springer-Verlag. Amsterdam, 1985, p. 271. • BOYLAN, P.C. – Labor in the primigravid patent. *Curr. Probl. Obstet. Gynecol. Fertil.*, 14:3, 1991. • BOYLAN, P.C. & cols. – Active management of labor. *Am. J. Obstet. Gynecol.*, 168:295, 1993. • BRIQUET, R. – Obstetrícia Normal. Editora Freitas Bastos. São Paulo, 1939. • BRUCK, I. & CECCATO, M.P. – Avaliação neurológica de crianças nascidas de parto de cócoras. *Rev. Bras. Ginec. Obstet.*, 13:109, 1991. • BUMM, E. – Tratado Completo de Obstetrícia. Francisco Seix, Editor, Barcelona, 1906. • BUMP, R.C. – Advising prospective mothers about the maternal morbidity of vaginal chilbirth. *Am. J. Obstet. Gynecol.*, 187:823, 2002. • CALDEYRO-BARCIA, R. & cols. – Adverse perinatal effects of early amniotomy during labor. **In**: Gluck, L. *Modern Perinatal Medicine.* Year Book, New York, 1974. • CALDEYRO-BARCIA, R. & cols. – Control of human foetal heart rate during labor. **In**: *The Heart and Circulation in the Newborn and Infant.* Grune & Straton Inc, New York, 1966. • CALDEYRO-BARCIA, R. & cols. – Effect of position changes on the intensity and frequency of uterine contractions during labor. *Am. J. Obstet. Gynecol.,* **80**:284, 1960. • CALDEYRO-BARCIA, R. & cols. – Monitoreo fetal en el parto. Frequencia cardiaca fetal y equilibrio acido base fetal. Centro Lat.-Amer. Perinatal y Dessarrolho Humano. Montevidéo, 1973. • CALDEYRO-BARCIA, R. & cols. – Nuevo enfoque para el tratamiento del sufrimiento fetal agudo intraparto. *Inst. Mex. Seg. Social. Hosp. Gineco-Obstetrícia,* **1**:597, 1970. • CALDEYRO-BARCIA, R. & POSEIRO, J.J. – Physiology of the uterine contraction. *Clin. Obstet. Gynecol.,* **3**:386, 1960. • CALKINS, L.A. – *Normal Labor.* Charles C. Thomaz Publisher, Springfield, 1955. • CAMMU, H. & cols. – Outcome after elective labor induction in nulliparous women: a matched cohort study. *Am. J. Obstet. Gynecol.,* **186**:240, 2002. • CARRAZONE, P.E. & CREMONA, C.F. – Effects of glucose-phosphatase in foetal distress during labor: clinical observations. *Minerva Gynecol.,* **22**:45, 1961. • CENTARO, A. – Importance of microanalysis during labour for the evaluation of foetal physiopathology. **In**: Horsky, J. & Stembera, Z. K. *Intra-uterine Dangers to the Foetus* Excerpta Medica Foundation, Amsterdam, 1967. • CHASSAR MOIR, J. – The use of ergot in obstetrics. **In**: Phillip, E. E. & cols. *Scientific Foundations of Obstetrics and Gynaecology.* William Heinemann Medical Books Ltd., London, 1970, p. 649. • CHENG, Y.M.; HOPKINS, J.M. & CAUGHEY A.B. – How long is too long: does a prolonged second stage of labor in nulliparous women affect maternal and neonatal outcomes? *Am. J. Obstet. Gynecol.,* **191**:933, 2004. • CIBILS, L.A. – On intrapartum fetal monitoring. *Obstet. Gynecol.,* **174**:1382, 1996. • CIBILS, L.A. & cols. – Effect of l'norepinephrine infusion on uterine contractility and cardiovascular system. *Am. J. Obstet. Gynecol.,* **84**:307, 1962. • CLAIREAUX, A.E. & cols. – Some observations on anoxia as cause of death in the foetus and newborn. *J. Obstet. Gynaecol. Brit. Emp.,* **67**:763, 1960. • COHEN, C.R. & cols. – A prospective randomized study of the aggressive management of early labor. *Am. J. Obstet. Gynecol.,* **157**:1174, 1987. • CONNELLY M.; MORISHITA, M. & MILLER, H. – The effect of supplemental maternal oxygen on intrapartum fetal oxygen saturation using the Nellcor N-400 fetal pulse oximetry system. *Am. J. Obstet. Gynecol.,* **191**:537, 2005. • COSTA, P.L. & cols. – Partograma: sua importância no acompanhamento do parto II. *Rev. Bras. Ginec. Obstet.,* **10**:7, 1988. • CROWLEY, P. & cols. – Delivery in an obstetric birth chair: a randomized controlled trial. *Br. J. Obstet. Gynaecol.,* **98**:667, 1991. • CROWTER, C. & cols. – Monitoring the progress of labor. **In**: Chalmers, I. & cols. *Effective Care in Pregnancy and Childbirth.* Oxford University Press, Oxford, 1989. • DAVIS, M.E. & BOYNTON, W. – Use of ergonovine in the placental stage of labor. *Am. J. Obstet. Gynecol.,* **43**:775, 1942. • DAVIS, R. & cols. – Labor induction in women with one prior low transverse C-section. *Am. J. Obstet. Gynecol.,* **184**:S116, nº 377, 2001. • DAWES, G.S. & cols. – The effect of olkali and glucose infusion on permanent brain damage in rhesus monkeys asphyxiated at birth. *J. Pediat.,* **65**:801, 1964. • DE LEE, J.B. – The prophylactic forceps operation. *Am. J. Obst. & Gynec.,* **1**:34, 1920. • DELANEY, T. & YOUNG, D.C. – Spontaneous versus induced labor with a previous cesarean section. *Am. J. Obstet. Gynecol.,* **184**:S-184, nº 628, 2001. • DESMOND, M.M. & cols. – Meconium staining of amniotic fluid: marker of fetal hypoxia. *Obstet. Gynecol.,* **9**:91, 1957. • DILDY, G.A. & cols. – A multicenter randomized trial of fetal pulse oximetry. *Am. J. Obstet. Gynecol.,* **182**:1-S12 Abstracts no 1, 2000. • DRAYTON, S. & cols. – They know what they're doing. Do nurses know why they give pregnant women enemas? *Nurs Mirror,* **5**:4, 1984. • DRIGGERS, R. & cols. – The impact of epidural analgesia on uterine contractile strenght. *Am. J. Obstet. Gynecol.,* **182**:S-138, nº 430, 2000. • DUBLIN, S. & cols. – Maternal and neonatal outcomes after induction of labor without an idenfied indication. *Am. J. Obstet. Gynecol.,* **183**:986, 2000. • DUCEY, J. & cols. – Value of a screening fetal heart rate tracing in the latent phase of labor. *J. Reprod. Med. Obstet. Gynecol.,* **35**:899, 1990. • DUÉK, H. – A oxygenioterapia na reanimação fetal intra-uterina (resultados, imediatos e tardios). Monografia – Acad. Nacional Medicina, 1950. • DUNN, P.M. – Maternal Posture during labor and delivery: historical and anthropological aspects. Proceed. XII World Congr. Gynecol. Obstet. Vol. 4, Rio de Janeiro, 1988. The Parthenon Publishing Gramp. New Jersey, p. 173. • EASTMAN, N.J. & HELLMAN, L.M. – *Williams Obstetrics.* Appleton-Century-Crofts, New York, 1966. • EASTMAN, N.J. & KREISELMAN, J. – Treatment of experimental anoxia with certain respiratory and cardiac stimulants. *Am. J. Obstet. Gynecol.,* **41**:260, 1941. • EBERHARD, J. & cols. – Alternative Gebarmetho den verandern die geburtsmedizin. *Geburtshilfe Frauenheikd,* **61**:771, 2001. • ESTEBAN-ALTIRRIBA, J. – Treatment of fetal distress. Proceed. XII World Congr. Gynecol. Obstet. Vol. 5. Rio de Janeiro, 1988. The Parthenon Publishing Group, New Jersey, p. 127. • EUGÊNIO, A.G. – Bloqueio peridural lombar contínuo com bupivacaina na analgesia do parto. Repercussão na condição de vitalidade do recém-nascido avaliada pela apreciação do seu estado ácido-básico. Tese Faculdade de Ciências Médicas da UNICAMP, 1974. • FANAROFF, A.A. & MARTIN, R.J. – *Behrman's Neonatal Perinatal Medicine. Diseases of the Fetus and Infant.* C. V. Mosby Co., St. Louis, 1983. • FARA, F.J. & cols. – The use on unlimmited nonsterile vaginal examinations in the conduct of labor. *Am. J. Obstet. Gynecol.,* **72**:1, 1956. • FARIDI, A. & cols. – Anal sfincter injury during vaginal delivery – an argument for cesarean section on request? *J. Perinatol. Med.,* **30**:379, 2002. • FENTON, A.N. & STEER, C.M. – Foetal distress. *Am. J. Obstet. Gynecol.,* **83**:354, 1962. • FLEISCHMAN, S. & cols. – Increased risk of adverse maternal outcomes with induction of labor in women with a history of previous cesarian delivery. *Am. J. Obstet. Gynecol.,* **182**:S-130, nº 399, 2000. • FLYNN, A.M. & cols. – The effect of ambulation in labour on uterine action, analgesia and fetal wellbeing. Proc. of the IX World Congr. Gynecol. Obstet. (Tokyo). *Excerpta Medica.* Amsterdam, 1980, p. 981. • FRIEDMAN, E.A. – *Labor: Clinical Evaluation & Management.* Appleton-Century-Crofts, New York, 1978. • FRIGOLETTO, F.D. & cols. – A clinical trial of active management of labor. *N. Engl. J. Med.,* **333**:745, 1995. • GALLO, M. & cols. – Effects of maternal posture during labor on acid-base balance and pulmonary function of the mother. Proceed. XII World Congr. Gynaecol. Obstet. Vol. 4. Rio de Janeiro, 1988. The Parthenon Publishing Group, New Jersey, p. 181. • GARCIA NOVO, J.L.V. – Efeitos da manobra de Kristeller e do fórcipe de alívio sobre o sistema vascular fetal. Estudo comparativo pelo exame do fundo de olho do recém-nascido. Tese. Faculdade de Medicina de Sorocaba – PUC, 1974. • GARDOSI, J.O. – Intrapartum surveillance: recomendations on current practice and overview of new developments. *Int. J. Gynecol. Obstet.,* **49**:213, 1995. • GARDOSI, J.O. & cols. – Adaptation of pulse oximetry for fetal monitoring during labor. *Lancet,* **337**:1265, 1991. • GARDOSI, J.O. & cols. – Randomizes controlled trial of squatting in the second stage of labour. *Lancet,* **2**:74, 1989. • GARITE, T.J. & cols. – A multicenter controlled trial of fetal pulse oximetry in the intrapartum management of nonreassuring fetal heart rate patterns. *Am. J. Obstet. Gynecol.,* **183**:1049, 2000. • GARITE, T.J. & cols. – A randomized trial on the influence of increased hydration on the course of nulliparous labor. *Am. J. Obstet. Gynecol.,* **182**:S-37, nº 57, 2000. • GASS, M.S. & cols. – Effect of episiotomy on the frequency of vaginal outlet lacerations. *J. Reprod. Med.,* **31**:240, 1986. • GAZIANO, E.P. & cols. – F.H.R. variability and other heart rate observations during second stagelabor. *Obstet. Gynecol.,* **56**:42, 1980. • GEISSBÜHLER, V. & cols. – A prospective comparison of 3.000 water births and 4.000 conventional deliveris. *Obstet. Gynecol.* **81**:202, 2000. • GIBBERT, G.F. – Mechanism, prevention and treatment of asphyxia in the new-born infant. **In**: *Anoxia of the New-Born Infant. A symposium.* Blackwell Scientific Publications, Oxford, 1953, p. 26. • GIBBS, C.P. – Maternal physiology. *Clin. Obstet. Gynecol.,* **24**:525, 1981. • GOFFI, P.S. – Contribuição para o estudo de alguns aspectos do recém-nascido relacionados com o momento da ligadura do cordão umbilical. Tese Faculdade de Medicina de São Paulo (USP), 1968. • GOLDBERG, J. & cols. – Has the use of routine episiotomy decreased? Examination of episiotomy rates from 1983 to 2000. *Obstet. Gynecol.,* **99**:395, 2002. • GOLDBERG, J. & cols. – Racial differences in severe perineal lacerations after vaginal deliverios. *Am. J. Obstet. Gynecol.,* **188**:1063, 2003. • GOODLIN, R.C. – On protection of the maternal perineum during birth. *Obstet. Gynecol.,* **62**:393, 1983. • GORENBERG, D.M. & cols. – Fetal pulse oximetry; correlation between oxygen desaturation, duration, and frequency and neonatal outcomes. *Am. J. Obstet. Gynecol.,* **189**:136, 2003. • GREENBERG, E.M. – The fourth stage of labor. *Am. J. Obstet. Gynecol.,* **52**:746, 1946. • GREENWOOD, C. & cols. – Meconium passed in labor: how reassuring is clear amniotic fluid? *Obstet. Gynecol.,* **102**:89, 2003. • GULIN, L.A. – O sofrimento fetal durante trabalho de parto. Tese Faculdade de Medicina da Universidade Federal do Paraná, 1969. • GULIN, L.A. & cols. – Sofrimento fetal. Alterações da circulação materno-fetal no trabalho de parto e diagnóstico laboratorial do sofrimento fetal. *G.O.,* **5**:9, 1971. • GUN, O. & cols. – Warm tub bathing during labor: maternal and neonatal effects. *Acta Obstet. Gynecol. Scand.,* **80**:311, 2001. • GUPTA, J.K. & cols. – The effect of squatting on pelvic dimensions. *Eur. J. Obstet. Gynecol. Reprod. Biol.,* **42**:19, 1991. • HAEUSLER, M.C.H. & cols. – Fetal pulse oximetry and visual on-line signal identification in the second stage of labor. *Am. J. Obstet. Gynecol.,* **175**:1071, 1996. • HAGBERG, A. & cols. – Intrapartum fetal monitoring cardiotocography – versus cardiotocography plus fetal ECG ST waveform analysis. A swedish randomized control led trial. *Am. J. Obstet. Gynecol.,* **184**:S-19, nº 41, 2001. • HANSEN, S.L.; CLARK, S.I. & FOSTER, J.C. – Active pushing versus passive fetal descent in the second stage of labor. *Obstet. Gynecol.,* **99**:29, 2002. • HARRAR, J.A. & BUCHMAN, M.I. – Unanticipated fetal risks in perineal stage of labor. *Am. J. Obstet. & Gynecol.,* **61**:348, 1951. • HARRISON, R.F. & cols. – Is routine epiziotomy necessary? *Br. Med. J.,* **288**:1971, 1984. • HAUSMAN, N.; GARITE, T. & RUMNEY, P. – The influence of increased intravenous hydratation on the incidence of nonreassuring fetal heart rate patterns in nulliparous labor. *Am. J. Obstet. Gynecol.,* **184**:S-98, nº 307, 2001. • HAVERKAMP, A.D. & cols. – A controlled trial of the differential – effects of intrapartum fetal monitoring. *Am. J. Obstet. Gynecol.,* **134**:399, 1979. • HAVERKAMP, A.D. & cols. – The evaluation of continuous fetal – heart rate monitoring in righ risk pregnancy. *Am. J. Obstet. Gynecol.,* **125**:310, 1976. • HAWKINS, D.F. & NIXON, W.C. – Blood eletrolytes in prolonged labor. *J. Obstet. & Gynec. Brit. Emp.,* **64**:641, 1957. • HELLMAN, L.M. & cols. – Studies in fetal well-being: variations in fetal heart rate. *Am. J. Obstet. Gynecol.,* **76**:998, 1958. • HEMMINKI, E. & cols. – Ambulation vs oxytocin in protracted labour: a pilot study. *Eur. J. Obstet. Gynecol. Reprod. Biol.,* **20**:199, 1985. • HERMAN, L. – Repercussão perinatal do aspecto do líquido âmnico durante o trabalho de parto. Tese Faculdade de Ciências Médicas – UNICAMP, 1990. • HERTZ, R.H. & JARRELL, S.E. – Intrapartum fetal assessment. **In**: Fanaroff, A.A. & Martin, R.J. *Behrmann's Neonatal Perinatal Medicine. Diseases of the Fetus and Infant.* C. V. Mosby Co., St. Louis, 1983, p. 112. • HOLLAND, E. & BOURNE, A. – *British Obstetric and Gynecological Practice.* William Heinemann, Medical Books Ltd., London, 1955. • HOLT, J. & cols. – Child births in a modified midwife managed unit: selection and transfer according to intended place of delivery. *Acta Obstet. Gynecol. Scand.,* **80**:206, 2001. • HON, E.H. – Management of fetal distress. **In**: Reid, D.E. & Barton, T.C. *Controversy in Obstetrics and Gynecology.* W. B. Saunders Co., Philadephia, 1969, p. 239. • HON, E.H. & cols. – The electronic evaluation of foetal heart rate. *Am. J. Obstet. Gynecol.,* **79**:209, 1960. • HONJO, S. & YAMAGUCHI, M. – Umbelical artery blood acid-base analysis and fetal heart rate baseline in the second stage of labor. *J. Obstet. Gynecol. Res.,* **27**:249, 2001. • HOWARD, D. & cols. – Differences in perineal lacerations in black and white primiparas. *Obstet. Gynecol.,* **96**:622, 200. • HUMPHREY, M.D. & cols. – A decreased in fetal pH during the second stage of labor when conducted in the dorsal position. *J. Obstet. Gynaecol. Brit. Commonw.*, **80**:600, 1974. • IRERÊ PINTO, A. – Prova de Esforço físico e aspecto do líquido âmnico em grávidas e parturientes normais; estudo comparativo. Tese Faculdade de Medicina de Universidade Federal do Rio Grande do Norte, 1976. • JACOBSON, L. & ROOTH, G. – Interpretative aspects on the acid base composition and its variation in fetal scalp blood and maternal blood during labour. *J. Obstet. Gynaecol. Br. Commonw.*, 78:971, 1971. • JACOMO, A.J.D. – Efeitos da ligadura precoce e tardia do cordão umbilical no recém-nascido e no lactente. Tese Escola Paulista de Medicina, 1974. • JANNI, W. & cols. – The prognostic impact of a prolonged second stage of labor on material and fetal outcome. *Acta Obstet. Gynecol. Scand.*, **81**:214, 2002. • JAVERT, C.T. – Immediate postpartum period as fourth stage of labor. *Am. J. Obst. & Gynec.*, **54**:1028, 1947. • JOHNSON, N. & cols. – Fetal monitoring with pulse oximetry. *Br. J. Obstet. Gynaecol.*, **98**:36, 1991. • JONES, J.B. – Use of low-molecular weight dextran in management of foetal distress in labor. *Brit. Med. J.*, **1**:909, 1964. • KAESER, O. & cols. – *Ginecologia y Obstetricia.* Salvat Editores S. A., Barcelona, 1970. • KASSANOS, D. & cols. – The clinical significance of Doppler findings in fetal middle cerebral artery during labor. *Eur. J. Obstet. Gynecol. Reprod. Biol.*, **109**:45, 2003. • KAWASAKI, N. & cols. – A diminished intra-partum amniotic fluid index is a predictive marker of possible adverse neonatal outcome when associated with prolonged labor. *Gynecol. Obstet. Invest.*, **53**:1, 2002. • KELLY, J. – Posture in pregnancy and labor. Proceed. XII World Congr. Gynecol. Obstet. Vol. 4. Rio de Janeiro, 1988. The Parthenon Publishing Group, New Jersey, p. 179. • KWEE, A. & cols. – The effect of immersion on haemodynamic and fetal measures in uncomplicated pregnancies of nulliparous women. *Br. J. Obstet. Gynecol.*, **107**:663, 2000. • LA FUENTE, P. – Deambulação durante o trabalho de parto e tipos de puxos; sua influência sobre a evolução do parto e bem estar fetal. Parto Alternativo: Reunião no IX World Congr. Gynecol. Obstet. Rio de Janeiro, 1988. • LANGANKE, D. & cols. – Der einfluzz von medikamenten auf die sauerstoffversorgung des kindes unter der geburt. *Zent. f. Ginäk.*, **84**:1425, 1962. • LEFF, M. – Comparative action of posterior pituitary and ergonovine in third and fourth stages of labor. *Am. J. Obstet. Gynecol.*, **49**:734, 1945. • LEFF, M. – Management of the third and fourth stages of labor based on 11.000 deliveries. *Surg. Gynec. Obst.*, **68**:224, 1939. • LESLIE, D.W. – Ante-partum meconium staining of the liquor amni. *Brit. M. J.*, **2**:612, 1959. • LESZCZYNSKA-GARZELAK, B.; PONIEDZIALEK-CZAJKOWSKA, E. & OLESZCZUK, J. – Intrapartum cardiotocography and fetal pulse oximetry in assessing fetal hypoxia. *Int. J. Gynecol. Obstet.*, **76**:9, 2002. • LEVENO, K.J. & cols. – Cesarean section: an answer to the house of horne. *Am. J. Obstet. Gynecol.*, **153**:838, 1985. • LOPEZ-ZENO, J.A. & cols. – A controlled trial of a program for the active management of labor. *N. Engl. J. Med.*, **326**:450, 1992. • LULL, C.B. & HINGSON, R.A. – *Control of Pain in Childbirth.* J. B. Lippincott Co., Philadelphia, 1945. • LUTHY, D.A. & cols. – A randomized trial of electronic fetal monitoring in preterm labor. *Obstet. Gynecol.*, **69**:687, 1987. • LUTTKUS, A.K. – The safety of fetal pulse oximetry in parturients requiring fetal scalp blood sampling. *Obstet. Gynecol.*, **90**:533, 1997. • LUTTKUS, A.K. & cols. – Continuous monitoring of fetal oxygen by pulse oximetry. *Obstet. Gynecol.*, **85**:183, 1995. • MAC DONALD, D. & GRANT, A. – Fetal Surveillance in Labour – The present position. **In:** Recent Advances in Obstetrics and Gynaecology-Bonnar J. Churchill Livingstone, Edinburg, 1987, p. 83. • MAGALHÃES NETTO, J.M. – Analgesia peridural em obstetrícia. Aspectos materno-fetais. Tese. Faculdade de Medicina da Universidade Federal da Bahia, 1976. • MALCUS, P. & cols. – Umbelical artery Doppler velocimetry as a labor admission test. *Obstet. Gynecol.*, **77**:10, 1991. • MALPAS, T.N.A. & cols. – Displacement of bladder and urethra labor. *J. Obst. Gynaec. Brit. Emp.*, **56**:949, 1949. • MANGIERI SOBRINHO, F. & cols. – Efeito da infusão de bicarbonato de sódio sobre o equilíbrio ácido-base materno-fetal durante o trabalho de parto. *Rev. Bras. Ginec. Obstet.*, **10**:111, 1988. • MANYONDA, I.T. & cols. – The effect of delayed pushing in the second stage of labor with continuous lumbar epidural analgesia. *Acta Obstet. Gynecol. Scand.*, **69**:291, 1990. • MARCHIOLI, M.; ABBADE, J.F. & PERAÇOLI, J.C. – Pressão arterial e freqüência cardíaca avaliadas pela MAPA em primigestas durante o trabalho de parto e puerpério imediato. *Rev. Bras. Ginecol. Obstet.*, **26**:391, 2004. • MAUAD FILHO, F. & cols. – Parto em posição de decúbito dorsal. *Femina*, **14**:1077, 1986. • MAUAD FILHO, F. & cols. – Valor da emissão de mecônio durante o trabalho de parto. *Rev. Ass. Med. Bras.*, **5**:179, 1978. • MC CLURE, J.H. & JAMES, J.M. – Oxygen administration to the mother and its relation to blood oxygen of human foetus during labor. *Am. J. Obstet. Gynecol.*, **80**:554, 1960. • MCINTOSH C. & MOZURKEWICH, E. – Active management of labor: a meta analysis. *Am. J. Obstet. Gynecol.*, **182**:S-134, nº 415, 2000. • MEIRA, A. S. & LANE, E. – Estudo comparativo de epiziotomia mediana e médio-lateral. *Rev. Bras. Ginec. Obstet.*, **11**:48, 1989. • MENDEZ-BAUER, C. & cols. – Effects of atropine on the heart rate of the human fetus during labor. *Am. J. Obstet. Gynecol.*, **85**:1033, 1963. • MENDEZ-BAUER, C. & cols. – Effects of standing position on spontaneous uterine contractility and other aspects of labor. *J. Perinat. Med.*, **3**:89, 1975. • MENTINCOGLOU, S.M. & cols. – Perinatal outcome in relation to second-stage duration. *Am. J. Obstet. Gynecol.*, **173**:906, 1995. • MICHAELSEN, K.F. & cols. – A longitudinal study of iron status in healthy Danish infants: effects of early iron status, growth velocityand dietary factors. *Acta Pediatr.*, **84**:1035, 1995. • MISRAHY, G.A. & cols. – Effects of drugs used in pregnancy on a availability of foetal cerebral oxygen. *Anesthesiology*, **24**:198, 1963. • MITTHENDORF, R. & cols. – Relationships between umbelical cord. arterial blood pH levels at delivery and subsequent neurological outcomes in children. *Am. J. Obstet. Gynecol.*, **191**:SMFM. Abstracts, 432; 2005. • MOON, J.M. & cols. – Perinatal outcome after a prolonged second stage of labor. *J. Reprod. Med. Obstet. Gynecol.*, **35**:229, 1990. • MORAIS, E.N. & MADI, J.M. – Intrapartum fetal pulse oxymetry in the second stage labor: correlation between artery pH at birth. *Am. J. Obstet. Gynecol.*, **182**:S-112, nº 327, 2000. • MOSTER, D.; TERJE LIE, R. & MARKESTAD, T. – Neonatal mortality rates in communities with small maternity units compared with those having larger maternity units. Noruega, 1967-1966. (Registro de nascimentos). • MUELLER-HEUBACH, E. & ADAMSONS, K. – Approaches to the fetus intrapartum and intrauterine. **In:** Abramson, H. *Symposium on the Functional Physiopathology of the Fetus and Neonate.* C. V. Mosby Co., St. Louis, 1971, p. 43. • MURPHY, D.J. & cols. – Early maternal and neonatal morbidity associated with operative delivery in second stage of labour. *Lancet*, **358**:1203, 2001. • MURPHY, K. & cols. – Maternal considerations in the use of pelvic examinations in labour. *Midwifery*, **2**:93, 1986. • NAGAI, H. – Effects of freedom of movement on the fetus during the first stage of labor. Proceed. XII World Congr. Gynecol. Obstet. Vol. 4, Rio de Janeiro, 1988. The Parthenon Publishing Group. New Jersey, p. 191. • NAGAI, H. & cols. – I Childbirth in Different Positions: Psychological Effects on the Mother. Proc. of the XI World Congr. Gynecol. Obstet (Berlin), Springer-Verlag, Berlin, 1985, p. 260. • NATHAN & cols. – The ralationship of maternal position to the results of brief nonstress tests: a randomized clinical trial. *Am. J. Obstet. Gynecol.*, **180**:1070, 2000. • NELSON, K.B. & cols. – Uncertain value of electronic fetal monitoring in predicting cerebral palsy. *N. Engl. J. Med.*, **334**:613, 1996. • NEME, B. – Da raquianestesia em clínica obstétrica. Tese. Faculdade de Medicina de São Paulo (USP), 1950. • NEME, B. – Neurofisiologia uterina e ciclo grávido-puerperal. *J. Bras. Cir.*, **2**:659, 1963. • NEME, B. – *Raquianestesia em Clínica Obstétrica.* Fundo Editorial Procienx, São Paulo, 1967. • NEME, B. & cols. – Efeitos da assistência ao parto sobre o sistema vascular fetal. *Mat. e Inf.*, **31**:5, 1972. • NEME, B. & cols. – Efeitos das provas de esforço e de pose sobre a escuta fetal; estudo comparativo em gestações complicadas por síndrome hipertensivo. *Mat. e Inf.*, **33**:549, 1974. • NESBITT Jr., R.E.L. – Management of fetal distress. **In:** Reid, D.E. & Barton, T.C. *Controversy in Obstetrics and Gynecology.* W. B. Saunders, Philadelphia, 1969, p. 249. • NEUTRA, R.R. & cols. – Effect of fetal monitoring on neonatal death rates. *N. Engl. J. Med.*, **299**:324, 1978. • NEWMAN, M.G.; LINDSAY, M.K. & GRAVES, W. – The effect of epidural analgesia on rates of episiotomy use and episiotomy extension in an inner-city hospital. *J. Matern-Fetal Med.*, **10**:97, 2001. • NORDSTRÖN, L. & cols. – Fetal and maternal lactate increased during active second stage of labour. *Br. J. Obstet. Gynecol.*, **108**:263, 2001. • O'BOYLE, A.L.; DAVIS, G.D. & CALHOUM, B.C. – Informed consent and birth: protecting the pelvic floor and ourselves. *Am. J. Obstet. Gynecol.*, **187**:981, 2002. • O'DRISCOLL, K. & cols. – Active management of labour as an alternative to cesarean section for dystocia. *Obstet. Gynecol.*, **63**:485, 1984. • O'DRISCOLL, K. & cols. – Active management of labour. *Br. Med. J.*, **3**:135, 1973. • O'DRISCOLL, K. & MEAGHER, D. – Active management of labour: the Dublin experience. Baillière Tindall. London, 1986. • PACIORNIK, M. – Epiziotomia: argumentos contra. *Femina*, **19**:228, 1991. • PACIORNIK, M. & cols. – Estudo comparativo entre eletroencefalogramas de indígenas nascidos de parto de cócoras e outros indígenas civilizados nascidos de parto em decúbito dorsal. *Gin. Obst. Bras.*, **2**:241, 1979. • PARER, J.T. & KING, T. – Fetal heart rate monitoring: is it salvageable. *Am. J. Obstet. Gynecol.*, **182**:982, 2000. • PAUL, R.H. & cols. – Clinical fetal monitoring . *Postgrad. Med.*, **61**:160, 1977. • PINOTTI, J.A. – Distribuição do volume sangüíneo entre a placenta e o recém-nascido. Estudo de alguns aspectos de quatro métodos que a modificam. Tese de Doutoramento. UNICAMP, 1968. • PIRAUX, P. – Contribution à l'étude de l'anoxie foetale. *Bull. Soc. Roy Belge Gyn. Obst.*, **26**:104, 1955. • PISACANE, A. – Neonatal prevention of iron deficiency. Placental transfusion in a cheap and physiological solution. *Br. Med. J.*, **312**:136, 1996. • PORRECO, R.P. & cols. – Dystocia in nulliparous patients monitored with fetal pulse oximetry. *Am. J. Obstet. Gynecol.*, **190**:113, 2004. • PÖSCHL, U. – The Optimun Birth Position-Vertical vs Horizontal; The Example of the Trobriand People, Papua New Guinea. Proc. of the XI World Congr. Gynecol. Obstet. Berlin Springer-Verlag. Berlin, 1985, p. 263. • POTTER, E.L. – *Pathology of the Fetus and Infant.* Year Book Publishers, Chicago, 1961. • PRENDEVILLE, W. & ELBOURNE, D. – Care during the third stage of labour. **In:** Chalmers, J. & cols. Oxford University Press. Oxford, 1992. • PRENDEVILLE, W.J.; ELBOURNE, D. & MAcDONALD, S. – Active versus expectant management in the third stage of labour. Cochrane Library Issue 1:2004. Oxford Update software. • PRISTOWSKY, H. – Is the danger vaginal examination in labour overestimated? *Am. J. Obstet. Gynecol.*, **68**:639, 1954. • PRISTOWSKY, H. & FRASIER, T.M. – Apnéa neonatorum obstetric evaluation. *J. Tennessee M. A.*, **53**:421, 1960. • QUILLIGAN, E.J. & CIBILS, L. – Oxygen tension in the intervillous space. *Am. J. Obstet. Gynecol.*, **88**:572, 1964. • READ, D.G. – *Natural Childbirth.* Wm. Heinemann Ltd., Londres, 1933. • READ, J.A. & cols. – Randomized trial of ambulation versus oxytocin for labour enhancement – a preliminary report. *Am. J. Obstet. Gynecol.*, **139**:669, 1981. • RENOU, P. & cols. – Controlled trial of fetal invasive care. *Am. J. Obstet. Gynecol.*, **126**:470, 1976. • REYNOLDS, S.R.M. – *Physiology of the Uterus.* Paul B. Hoeber, Inc. New York, 1949. • REYNOLDS, S.R.M. – Regulation of the fetal circulation. Its relation to fetal distress. *Clin. Obstet. Gynecol.*, **3**:834, 1960. • REYNOLDS, S.R.M. & cols. – Estimation of uterine work in different uterine segments during labour. *Arch. Internat. Pharmacodyn.*, **28**:203, 1949. • ROBERTS, J.E. & cols. – The effects of maternal position on uterine contractility and efficiency. *Birth*, **10**:243, 1983. • RÖCKNER, G. & cols. – The effect of medio lateral episiotomy at delivery on pelvic floor muscle strenght evaluated with vaginal cones. *Acta. Obstet. Gynecol. Scand.*, **70**:51, 1991. • RÖCKNER, G. & ÖLUND, A. – The use of episiotomy in primiparas in Sweden. *Acta Obstet. Gynecol. Scand.*, **70**:325, 1991. • RODRIGUES LIMA, O. – Prophylaxie du traumatisme obstetrical chez le nouveau-né prématuré. **In:** *La Prophylaxie en Gynécologie et Obstétrique.* Libraire de L'Université Georg, Genève, 1954,

p. 1184. • ROM, F.M. & ROM, R.M. – Le rôle du forceps prophylactique dans la protection de l'enfant au cours de l'accouchement chez les primipares. In: *La Prophylaxie en Gynécologie et Obstétrique*. Libraire de L'Université Georg. Genève, 1954, p. 1226. • ROMNEY, S.L. & cols. – Perinatal oxygen environment. *Am. J. Obstet. Gynecol.*, 84:32, 1962. • ROZAS, A. – Contribuição para o estudo da raquianalgesia do parto. Tese. Faculdade de Medicina de Sorocaba – PUC, 1970. • SABATINO, H. – Perinatal and Infantile Repercussions of Deliveries in the Squatting Positions. Proc. of the XI World Congr. Gynecol. Obstet. (Berlin) Springer-Verlag, Berlin, 1985, p. 269. • SABATINO, H. & cols. – Perinatal Repercussion of the delivery in squatting position. *Rev. Bras. Ginec. Obst.*, 6:7, 1984. • SADLER, I.C.; DAVISON, T. & MACCOWAN, L. – A randomized controlled trial and meta-analysis of active management of labour. *Br. J. Obstet. Gynecol.*, 107:909, 2000. • SALING, E. – Advantages of biochemical fetal monitoring during labor. Proceed. XII World Congr. Gynecol. Obstet. Vol. 2, Rio de Janeiro, 1988. The Parthenon Publishing Group. New Jersey, p. 179. • SALING, E. – Comments on past and present situation of intensive monitoring of the fetus during labour. *J. Perinatol. Med.*, 24:7, 1996. • SALING, E. – *Foetal and Neonatal Hypoxia*. Edward Arnould Publishers, London, 1968. • SARNO Jr., A.P. & cols. – Fetal acoustic stimulation in the early intrapartum period as a predictor of subsequent fetal condition. *Am. J. Obstet. Gynecol.*, 162:762, 1990. • SCHEMMER, G. & cols. – A randomized controlled trial comparing prophylactic administration of oxytocin before and after placental delivery in the prevention of post partum hemonhage. *Am. J. Obstet. Gynecol.*, 184:S-20, nº 43, 2001. • SCOTT, D.B. & KERR, M.G. – Inferior vena caval pressure in late pregnancy. *J. Obstet. Gynaecol. Br. Commonw.*, 70:1044, 1963. • SHANNAHAN, M.D. & COTTRELL, B.H. – Effect of the birth chair on the duration of the second stage of labour, fetal outcome and maternal blood loss. *Nursing Research*, 34:89, 1985. • SIMHAN, H.N. & HEINE, R.P. – Third and forth-degree lacerations: the role of physician experience. *Am. J. Obstet. Gynecol.*, 182:S-131, no 405, 2000. • SKUPSKI, D.W.; ROSENBERG, C.R. & EGLINTON, G.S. – Intrapartum fetal stimulation tests: a meta-analysis. *Obstet. Gynecol.*, 99:129, 2002. • SLEEP, J. & cols. – West Berkshire perineal management trial. *Br. Med. J.*, 289:587, 1984. • STEWART, P. – Posture in labour. In: Studd, J. *Progress in Obstetrics & Gynecology*. Vol. 8, 1990, p. 87. • STEWART, P. & cols. – A randomised trial to evaluate the use of a birth chair for delivery. *Lancet*, 1:1296, 1983. • STEWART, P. & SPIBY, H. – A randomised study of the sitting position for delivery using a newly designed obstetric chair. *Brit. J. Obstet. Gynaecol.*, 96:327, 1989. • SULTAN, A. H. & cols. – Anal-sphincter disruption during vaginal delivery. *N. Engl. J. Med.*, 329:1905, 1933. • SUZUKI, K. & MING CHEN, J. – The effect of maternal position in labour upon the fetal heart rate pattern. Proc. of the IX World Congr. Gynecol. Obstet. (Tokyo). Excerpta Medica, Amsterdam, 1980, p. 976. • TATUM, H.J. & MULE, J.G. – Puerperal vasomotor collapse in patients with toxemia of pregnancy; new concept of etiology and rational plan of treatment. *Am. J. Obstet. Gynecol.*, 71:492, 1956. • THACKER, S.B. – The efficacy of intrapartum electronic fetal monitoring. *Am. J. Obstet. Gynecol.*, 156:24, 1987. • THALER, I. & SHMUELI, O – Predicting the outcome of labor by analysis of fetal heart rate records obtained within 7 days of delivery using classification and regression trees. *Am. J. Obstet. Gynecol.*, 182:S-109, Abstracts nº 310, 2000. • THORP, J.A. & cols. – Effects of high-dose oxytocin augmentation on umbelical cord blood gas value in primigravid women. *Am. J. Obstet. Gynecol.*, 159:670, 1988. • THRANOV, I. & cols. – Postpartum symptoms. Episiotomy or tear at vaginal delivery. *Acta Obstet. Gynecol. Scand.*, 69:11, 1990. • TRIMMER, K.J. & GILSTRAP, L.C. – Meconium-crit' and birth asphyxia. *Am. J. Obstet. Gynecol.*, 165:1010, 1991. • TUCKER, J.M. & HAUTH, J.C. – Intrapartum Assessment of Fetal Well-Being. *Clin. Obstet. Gynecol.*, 3:515, 1990. • TURNER, M.J. & cols. – Active management of labour associated – with a decrease in the cesarean section rate in multiparas. *Obstet. Gynecol.*, 71:150, 1988. • VINTZILEOS, A.M. & cols. – Intrapartum electroma fetal heart rate monitoring versus intermittent auscultation. A meta-analysis. *Obstet. Gynecol.*, 85:149, 1995. • VITORATOS, N. & cols. – Abnormal fetal heart rate patterns during the active phase of labor: the value of fetal oxygen saturation. *J. Matern-Fetal Med.*, 11:46, 2002. • WALKER, J. – Fetal distress. *Am. J. Obstet. Gynecol.*, 77:94, 1959. • WALKER, J. – Oxygen levels in human umbelical cord blood. In: *Anoxia the New-Born Infant*. A symposium. Blackwell Scientific Publications. Oxford, 1953, p. 158. • WALKER, M.P.R. & cols. – Epidural anaesthesia, episiotomy, and obstetric laceration. *Obstet. Gynecol.*, 77:668, 1991. • WHO – Multicentre randomised trial of misoprostol in the management of the third stage of labour. *Lancet*, 358:689, 2001. • WINDLE, W.F. – *Asphyxia Neonatorum*. Charles C. Thomas Publishers, Springfield, 1950. • WOOD, C. & cols. – Controlled trial of fetal heart rate monitoring in a low risk obstetric population. *Am. J. Obstet. Gynecol.*, 141:527, 1981. • WOODROW COX, L. – Foetal anoxia. *Lancet*, 1:841, 1963. • WOODS, J.R. & cols. – The effect of labor on maternal and fetal vitamins C and E. *Am. J. Obstet. Gynecol.*, 187:1179, 2002. • YAGI, H. – Prophylaxis of birth injuries in newborns. In: *La Prophylaxie en Gynécologie et Obstétrique*. Libraire de L'Université Gorg Genève, 1954, p. 1150. • YAO, A.C. & LIND, J. – Effect of gravity on placental transfusion. *Lancet*, 2:505, 1969. • YAO, A.C. & LIND, J. – Placental transfusion. *Am. J. Dis. Child.*, 127:128, 1974.

23 Partograma

José Carlos Peraçoli
Izildinha Maestá
Marilza Vieira Cunha Rudge

O partograma é a representação gráfica do trabalho de parto. É excelente meio para mostrar a evolução da dilatação do colo uterino e da descida da apresentação. Associa dois elementos fundamentais na qualidade da assistência ao parto: a simplicidade e a utilidade prática.

O controle gráfico do trabalho de parto supera a intuição e permite o reconhecimento da evolução normal ou anormal do parto, mesmo por observador menos experiente. Seu emprego melhora a qualidade da assistência, permitindo corrigir precocemente os partos disfuncionais, diminuir a incidência de cesárea e identificar os casos em que a estimulação por ocitócicos realmente se faz necessária.

O partograma avalia em um momento definido a evolução do parto como um todo: dilatação cervical, descida da apresentação, variedade de posição fetal, freqüência cardíaca fetal, contrações uterinas, infusão de líquido e drogas e analgesia.

Segundo Friedman (1978), o trabalho de parto pode ser dividido em três períodos distintos e funcionalmente diferentes: período preparatório, período de dilatação e período pélvico. No **período preparatório,** as contrações uterinas coordenam-se e preparam o colo para a fase de dilatação ativa, portanto, esse período caracteriza-se por amolecimento, apagamento e início da dilatação do colo. No segundo período (**dilatação**), ocorre a dilatação completa do colo, e no terceiro período (**pélvico**) desencadeia-se a maior parte dos fenômenos mecânicos do parto, ocorrendo a descida e expulsão do feto.

Os três períodos são facilmente caracterizados e sofrem influências de vários fatores, portanto, o reconhecimento e o entendimento deles são fundamentais para a boa assistência ao parto.

Na evolução clínica do parto podemos estabelecer uma correspondência entre o conceito clássico e o de Friedman:

Literatura clássica	Friedman
Dilatação	Preparatório
	Dilatação
Expulsivo	Pélvico
Dequitação	Dequitação
Quarto período	Quarto período

Friedman (1978) também determinou que a dilatação do colo uterino evolui conforme a curva sigmóide e que a curva hiperbólica representa a descida da apresentação.

A curva sigmóide da dilatação do colo é complexa e pode ser dividida em duas fases: latente e ativa (Fig. I-357). A **fase latente** estende-se desde o início das contrações uterinas regulares até o início da fase ativa. Nessa fase, as contrações estão se orientando, coordenando e polarizando, a curva tende a ser quase horizontal, com pouca variação da dilatação. A **fase ativa** tem início no ponto em que a curva começa a se tornar inclinada e termina com a dilatação completa. Philpott e Castle (1972), para fins práticos, definiram seu início no momento em que o colo está apagado ou esvaecido, a dilatação é de 3cm e as contrações são regulares.

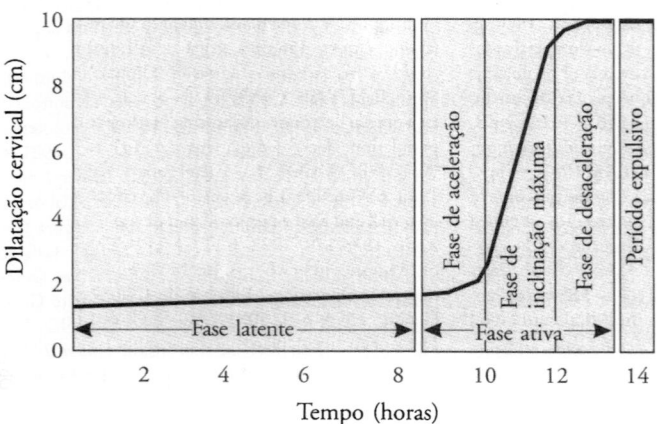

Figura I-357 – Curva de dilatação cervical (período de dilatação): fase latente e fase ativa.

A fase ativa pode ser subdividida em fase de aceleração, de inclinação máxima e de desaceleração. A fase de aceleração é curta e variável, porém importante no resultado do parto. A fase de inclinação máxima é boa medida da eficiência motora do útero. A fase de desaceleração reflete a relação fetopélvica, caracterizando-se nessa fase o início da descida da apresentação, que se continua no período pélvico. A velocidade da dilatação é de 0,8 a 1,5cm por hora.

A curva da descida da apresentação em parto normal é hiperbólica, na qual se correlaciona a descida da apresentação e o tempo (Fig. I-358). A curva hiperbólica também pode ser dividida em duas fases: latente e ativa. A **fase latente** tem início no período preparatório e estende-se até a fase de inclinação máxima do período de dilatação. A **fase ativa** coincide com o final da fase de inclinação máxima da dilatação. A análise conjunta das curvas de dilatação cervical e descida da apresentação é útil para caracterizar a evolução normal ou anormal do trabalho de parto.

Considerando que a dilatação do colo e a descida da apresentação representam progresso do trabalho de parto e refletem os graus de normalidade ou anormalidade, com metodologia objetiva podemos quantificar a evolução do parto. Friedman (1954) relaciona a dilatação cervical em função do tempo, colocando no eixo X o tempo em horas, e no eixo Y a dilatação cervical em cm (à esquerda) e a descida da apresentação (à direita). Considera como ponto de referência para a descida o plano zero das espinhas ciáticas, sendo os valores acima delas negativos e os abaixo positivos.

Em 1972, Philpott e Castle idealizaram novo partograma, construindo uma linha de alerta na hora subseqüente à primeira anotação da dilatação cervical e uma linha de ação quatro horas à direita da linha de alerta (Fig. I-359).

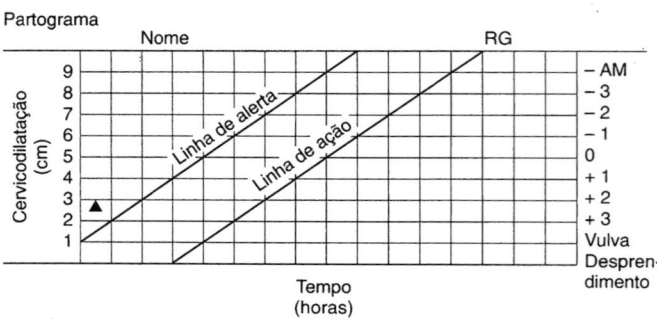

Figura I-359 – Linha de alerta e linha de ação, segundo Philpott (1972).

ORIENTAÇÕES PARA A CONSTRUÇÃO DO PARTOGRAMA

(Fig. I-360)

- Cada divisória horizontal (abscissa) corresponde a 1 hora (tempo) e cada divisória vertical (ordenada) corresponde a 1cm de dilatação cervical (esquerda) e de descida da apresentação (direita).

- O registro gráfico deve ser iniciado quando a parturiente estiver no final da fase latente ou início da fase ativa (duas a três contrações fortes em 10 minutos, dilatação cervical de 3cm). Na dúvida, aguardar uma hora e realizar novo toque vaginal: velocidade de dilatação de 1cm/hora, entre dois toques sucessivos, confirma o diagnóstico de fase ativa do trabalho de parto.

- A dilatação cervical deve ser registrada no ponto correspondente do gráfico, traçando-se na hora imediatamente seguinte a linha de alerta e, em paralelo, 4 horas após, a linha de ação.

- Os toques vaginais subseqüentes devem ser feitos a cada 2 horas, no início da fase ativa e em intervalos menores, quando necessário, no final da fase ativa e período pélvico. A anotação deverá respeitar o tempo no gráfico. Em cada toque vaginal deverão ser avaliadas a dilatação cervical, a altura da apresentação, a variedade de posição e as condições da bolsa das águas.

- Devem ser sistemáticos o registro das contrações uterinas, dos batimentos cardíacos fetais, das condições da bolsa das águas, da cor do líquido amniótico, da infusão de líquidos e drogas e da analgesia.

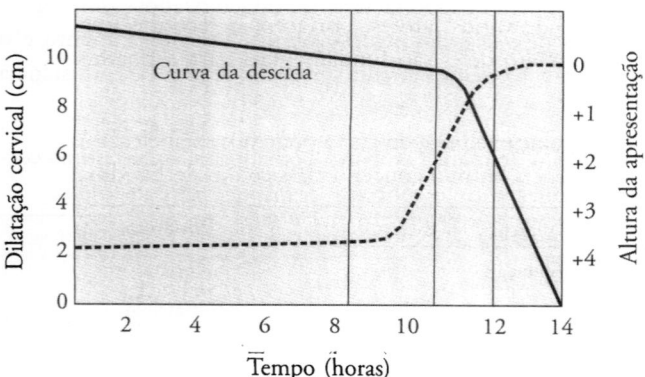

Figura I-358 – Inter-relação entre a descida da apresentação e a dilatação cervical.

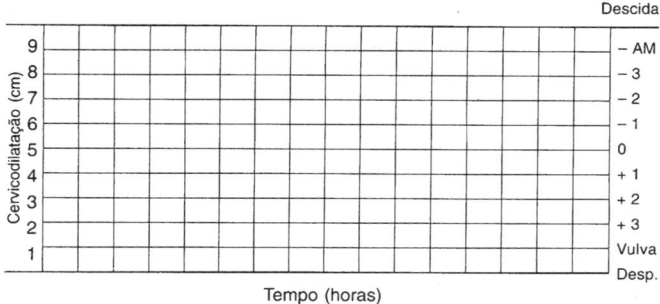

Figura I-360 – Partograma.

A utilização das linhas de alerta e ação facilita o diagnóstico precoce do parto disfuncional. Quando a curva de dilatação cervical ultrapassa a linha de alerta (zona 2) e/ou a linha de ação (zona 3), trata-se de trabalho de parto disfuncional.

A linha de alerta distingue as pacientes com trabalho de parto eficiente e ineficiente, assim como as pacientes com pelve normal e com pelve pequena (Philpott e Castle, 1972b). Quando a dilatação cervical evolui à esquerda da linha de alerta, o percentual de parto vaginal é alto, quando o registro se localiza entre a linha de alerta e a linha de ação aumenta o percentual de cesárea. Esse aumento é maior quando o registro da dilatação cervical ultrapassa a linha de ação.

A identificação das distócias é feita pela observação da curva de dilatação cervical e de descida da apresentação expressas no partograma.

Quando a dilatação cervical não evolui, impõe-se o reconhecimento da fase do trabalho de parto. A falta de progressão da dilatação do colo pode tratar-se de fase latente do trabalho de parto (Rudge e cols., 1999). Se a dilatação cervical não progredir na fase ativa do parto, deve-se avaliar a zona de Philpott: se observada na zona 1, há possível parada, aguardando-se mais 1 hora de evolução para firmar o diagnóstico. Se nas zonas 2 ou 3, indica parada secundária da dilatação (Rudge e cols., 1999). Esta é diagnosticada pela falta de progressão da dilatação em dois toques sucessivos, com intervalo de 2 horas ou mais, na fase ativa do trabalho de parto (Fig. I-361).

Quando o exame do colo mostra evolução da dilatação e nos encontramos na zona 1 de Philpott, trata-se de fase ativa normal, se a dilatação cervical for muito rápida o diagnóstico é parto precipitado ou taquitócico, diagnosticado quando a dilatação cervical e a descida da apresentação ocorrem num período de 4 horas ou menos (Fig. I-362). Se a evolução da dilatação cervical for registrada nas zonas 2 ou 3, estamos diante do diagnóstico de fase ativa prolongada, em que a dilatação do colo uterino ocorre lentamente, com velocidade inferior a 1cm por hora (Fig. I-363).

As distócias relacionadas ao período pélvico, identificadas no partograma, são diagnosticadas apenas após a dilatação completa do colo uterino, identificando-se o período pélvico prolongado e a parada secundária da descida (Rudge e cols., 1999). O período pélvico prolongado é identificado no partograma pela descida progressiva da apresentação, porém excessivamente lenta (Fig. I-364). A parada secundária da descida é diagnosticada por dois toques sucessivos, com intervalo de 1 hora, após dilatação completa do colo uterino (Rudge e cols., 1999) (Fig. I-365).

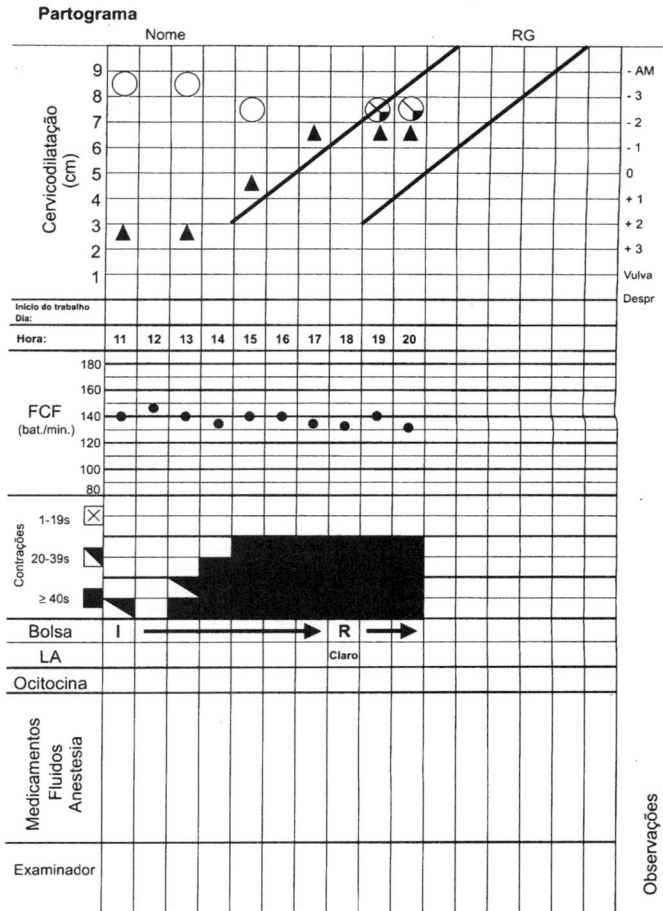

Figura I-361 – Parada secundária da dilatação.

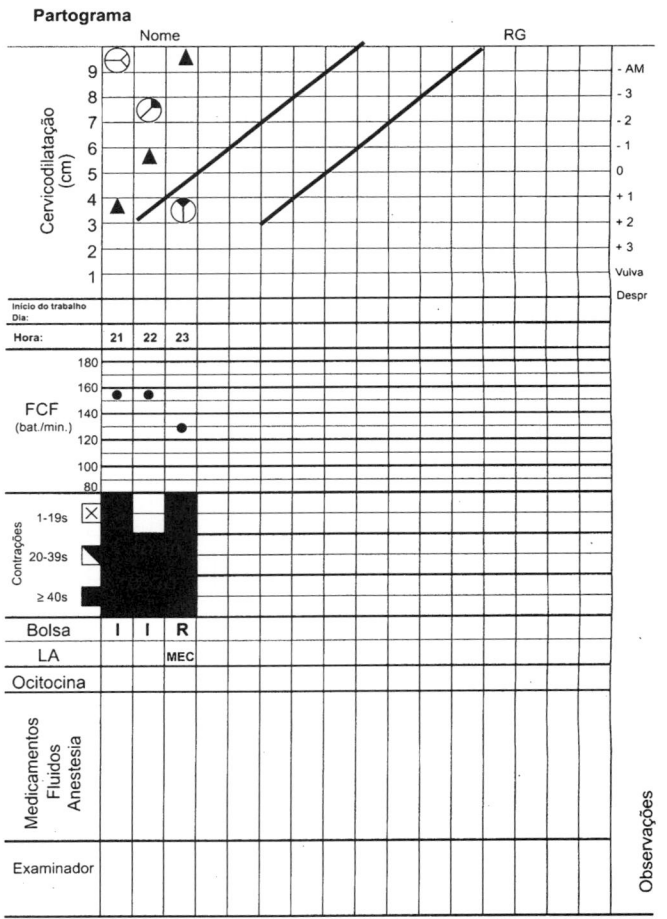

Figura I-362 – Parto taquitócico.

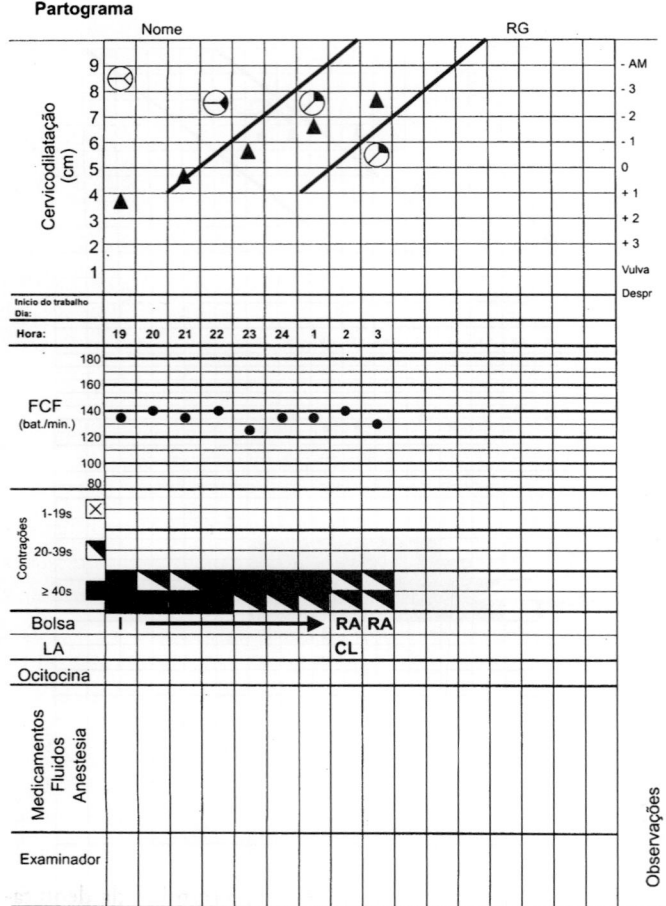

Figura I-363 – Fase ativa prolongada.

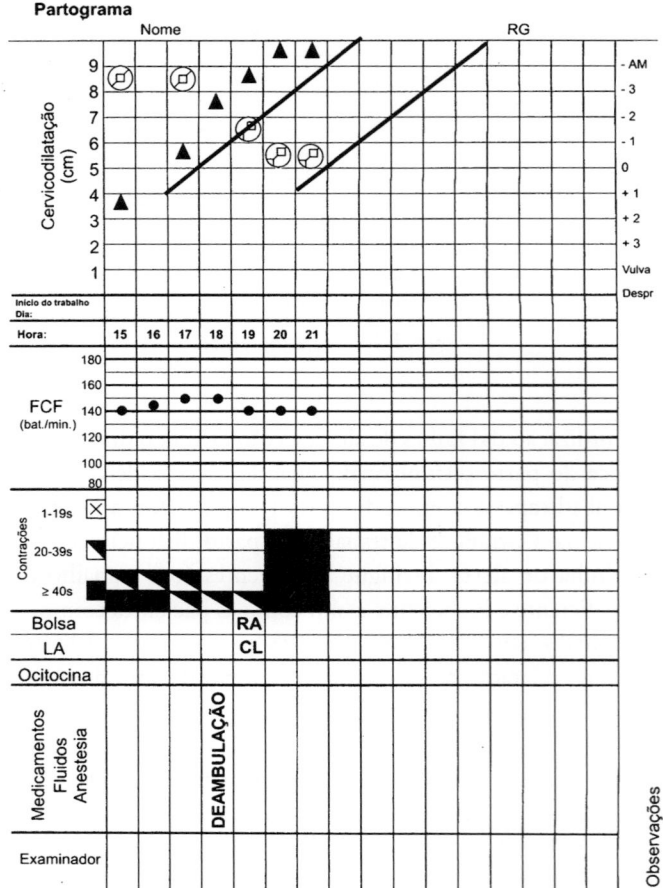

Figura I-365 – Parada secundária da descida.

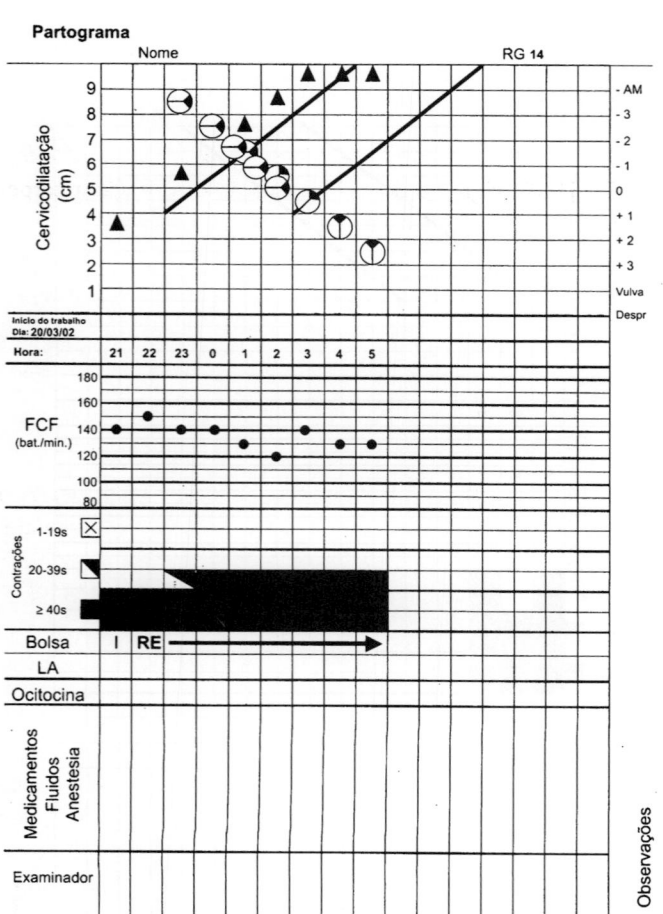

Figura I-364 – Período pélvico prolongado.

Antes de identificar a distócia é necessário conhecer sua etiologia para instituir tratamento adequado.

- Na fase prolongada da dilatação ou da descida falta força, isto é, tem como causa contração uterina deficiente, sedação ou analgesia excessiva; a desproporção cefalopélviva é causa menos relevante.
- Na parada secundária da dilatação ou da descida há bloqueio no canal do parto, determinado primariamente por desproporção cefalopélvica relativa ou absoluta, a deficiência de contração será secundária. A desproporção cefalopélvica absoluta traduz tamanho do pólo cefálico maior que a bacia, entendendo-se por desproporção relativa quando existem apresentações defletidas ou variedades de posição transversa ou posteriores.

Identificada a distócia e conhecida a etiologia de cada alteração esquematiza-se a orientação terapêutica: observação da evolução, administração de ocitócicos, rotura da bolsa das águas, analgesia, indicação de fórcipe ou cesárea.

Vários aspectos devem estimular o uso do partograma na assistência clínica ao parto. Desde 1994, a organização Mundial da Saúde tornou obrigatória a utilização do partograma nas maternidades; seu uso facilita o acompanhamento do trabalho de parto por principiantes ou paramédicos e a passagem de plantão do pré-parto; favorece a utilização racional de ocitócicos e analgesia; é muito útil no diagnóstico precoce das distócias e na conduta a ser adotada em cada uma delas; o partograma é estratégia fundamental para a redução dos índices de cesárea.

Referências Bibliográficas

- FRIEDMAN, E.A. – *Labor: Clinical Evaluation and Management*. New York, Appleton, 1978. • PHILPOTT, R.H. & CASTLE, W.M. – Cervicographs in the management of labour in primigravidae. I The alert line for detecting abnormal labour. *J. Obstet. Gynecol. Brit. Com.*, 79:592, 1972. • PHILPOTT, R.H. & CASTLE, W.M. – Cervicographs in the management of labour in primigravidae. II The action line and treatment of abnormal labour. *J. Obstet. Gynecol. Brit. Com.*, 79:599, 1972. • RUDGE, M.V.C. & cols. – Distócias do trabalho de parto identificadas no partograma. *Femina*; 27:703, 1999.

24 Puerpério: Fisiologia e Assistência

Airton Rodrigues de Mello
Bussâmara Neme

Fernando Magalhães, em suas lições, referia que o ciclo gravídico-puerperal apresenta três fases distintas: a evolutiva que corresponde à gestação, a resolutiva representada pelo parto e a involutiva relacionada ao puerpério, cujo estudo a seguir será considerado.

CONCEITO E DURAÇÃO

Puerpério é o período do ciclo gravídico-puerperal em que as modificações locais e sistêmicas, imprimidas pela gestação no organismo materno, retornam ao estado pré-gravídico.

No que tange à duração, dois marcos devem ser considerados: o início e seu término. Quanto ao início, o acordo é geral e se admite que o puerpério se instala imediatamente após a expulsão total da placenta e das membranas ovulares. Entretanto, no que tange ao seu final, não tem sido uniforme o conceito dos autores clássicos. Para alguns, o retorno ao estado pré-gravídico levaria oito meses a um ano e só então a mulher estaria apta para engravidar, mesmo quando lactando. Para outros, o término natural da lactação ou o retorno das menstruações marcaria o final do puerpério. Eastman (1950) relacionava o fim do puerpério à sexta semana após o parto, concordando com o conceito popular que atribui 40 dias para o chamado "resguardo puerperal".

A não-amamentação e o uso de hormônios esteróides, ao incrementarem as alterações que promovem o retorno do organismo materno ao estado de normalidade, atuam, decisivamente, para encurtar a duração da fase puerperal.

CLASSIFICAÇÃO

Os fenômenos involutivos gerais, inerentes ao puerpério, atingem todo o organismo materno e manifestam-se e instalam-se no pós-parto de modo súbito (descompressão abdominal e suas conseqüências), de modo imediato (alterações hormonais, hematológicas etc.) e de modo mediato (retorno aos ciclos menstruais). Assim, a classificação das fases do puerpério não é uniforme entre os tratadistas.

Classicamente e atendendo às idéias de Vokaer (1955), consideram-se no puerpério três períodos:

1. **Puerpério imediato** – inicia-se após a dequitação e se estende até o 10º dia do pós-parto. Caracteriza-se por regressão manifesta das alterações gravídicas locais e gerais.
2. **Puerpério tardio** – inicia-se no 11º dia e vai até o 45º dia, quando nas puérperas que não lactam se identifica flagrante recuperação dos componentes do sistema genital. Nas lactantes, estas características de recuperação são menos evidentes embora presentes.
3. **Puerpério remoto** – nas não lactantes é o período que decorre do 46º dia até a completa recuperação das alterações imprimidas pela gestação e a volta dos ciclos menstruais ovulatórios normais. Nas lactantes, em geral, inclusive quando menstruam, os ciclos menstruais serão, progressivamente, anovulatórios e depois ovulatórios, com corpo lúteo insuficiente e endométrio misto (Neme, 1953).

Neme acredita ser mais lógico, pelo menos no que se refere à assistência, considerar no puerpério os três períodos seguintes:

1. **Puerpério imediato** – inicia-se após o término da dequitação e estende-se até 1,5-2 horas, que correspondem ao chamado quarto período do parto, quando são mais freqüentes e graves as complicações hemorrágicas e suas conseqüências (Javert, 1947).
2. **Puerpério mediato** – estende-se do final da fase imediata e vai até o 10º dia, quando a regressão dos órgãos genitais é evidente, a loquiação é escassa e amarelada e a lactação (se não impedida) está plenamente instalada. No final dessa fase já não vigora o risco de instalação de infecção puerperal, com exceção das infecções mamárias.
3. **Puerpério tardio** – é o que se segue do 11º dia até o reinício dos ciclos menstruais nas que não lactam e até a 6ª-8ª semana nas lactantes.

FENÔMENOS INVOLUTIVOS LOCAIS NO PUERPÉRIO

Serão consideradas as modificações involutivas que ocorrem no útero, na vagina e vulva, nas trompas, nos ovários, na parede abdominal e no períneo. As alterações anatomofuncionais que atingem as mamas serão consideradas no Capítulo 27.

ÚTERO – consideraremos as alterações macroscópicas e microscópicas que atingem o corpo uterino e o endométrio.

Alterações macroscópicas uterinas – após a dequitação, o fundo uterino, em geral, tangencia a cicatriz umbilical e suas medidas são: 20cm para a altura, 9cm para a largura e 4cm para a espessura. A consistência é firme e indolor. O corpo tem forma achatada com suas paredes anterior e posterior adossadas. Quando restam coágulos e cotilédones, a forma é mais globosa.

Topograficamente, identifica-se, por vezes, a dextrotorção (fisiológica), e havendo retenção urinária o fundo uterino ultrapassa a cicatriz umbilical.

O colo apresenta-se flácido, violáceo e, com alguma freqüência, lacerado nas comissuras, particularmente na esquerda. Colposcopias realizadas no pós-parto identificam, no colo, ulcerações e equimoses. A restauração epitelial inicia-se dentro de quatro dias, e no final do sétimo dia o edema e essas lesões apresentam-se reduzidos. Dentro de seis semanas no pósparto, o colo apresenta características pré-gravídicas, embora algum edema e infiltrado celular possam persistir (Coppleson e Reid, 1966). Até o terceiro dia pós-parto, o colo é permeável ao dedo indicador, tornando-se impérvio após o quinto (primíparas) e/ou o 10º dias (multíparas).

Em condições normais, o ângulo cervicocorporal mede 120° e o cervicovaginal 90°. Apresentando retroposição ou anteversão uterinas exageradas, pode ocorrer estase loquial em função do grau de retroversão uterina (Figs. I-366 e I-367).

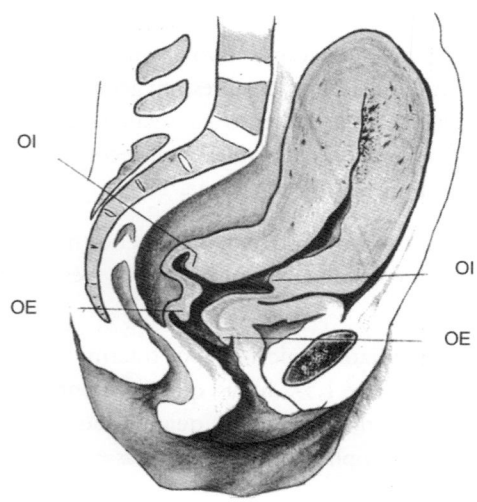

Figura I-366 – Aspecto do trato genital no puerpério imediato. Em OI nota-se o orifício interno e em OE o externo (Bumm, 1906).

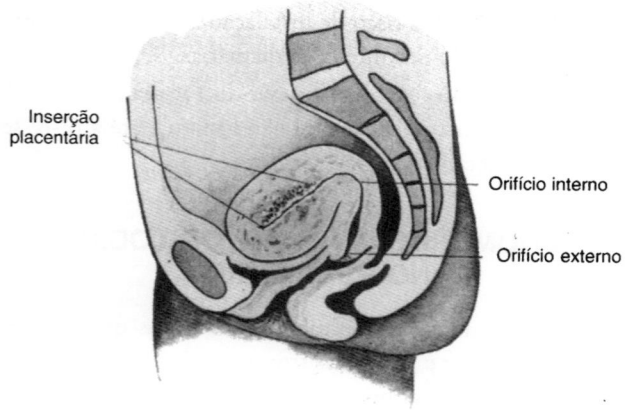

Figura I-367 – Útero puerperal em anteversoflexão exagerada favorecendo a retenção de lóquios (Bumm, 1906).

Os ligamentos uterinos apresentam-se frouxos, principalmente os redondos, com conseqüente anulação ou enfraquecimento de ligamentopexias anteriores. As artérias uterinas apresentam-se tortuosas e, ao nível do *locus placentae*, identifica-se trombose da extremidade terminal dos vasos.

O peritônio visceral, particularmente, ao nível do segmento inferior, apresenta-se pregueado, e a cavidade uterina mostra-se (ao toque) rugosa, em particular na zona de inserção placentária, recoberta por coágulos e fibrina. A coloração do útero é róseo-pálida no corpo (isquemia), rósea no segmento inferior e violácea no colo.

• **Involução uterina** – as alterações involutivas do útero têm sido exaustivamente estudadas há mais de 100 anos (Bowes Jr., 1991). Esse autor refere estudos clássicos de Williams (1931), de Sharman (1953) e de Anderson e Davis (1968), realizados em úteros puerperais, após histerectomias e mortes maternas.

Após o parto, o útero involui rapidamente, de tal forma que, pesando 1.000-1.200g e tendo 20cm de altura e 4cm de espessura, passa no 40º dia a pesar 50-100g e medir 7-8cm de altura e 1 a 1,5cm de espessura.

Em geral, a altura uterina reduz-se diariamente em 1cm até o terceiro dia e depois em 0,5cm até o 12º dia, quando o fundo do corpo uterino tangencia a borda superior da sínfise púbica. Esse fenômeno involutivo sofre influência de certas condições, podendo ser mais lento (hipoinvolução) nos casos em que ocorreram grandes distensões durante a gestação (poliidrâmnio, prenhez múltipla), após cesárea, nas puérperas não-lactantes e quando se instala infecção (endometrite). Outras vezes, a involução é mais rápida (hiperinvolução), como ocorre em puérperas lactantes, grandes multíparas e nos casos em que a mobilização e a atividade física se reinstalam precocemente.

Por vezes, particularmente em multíparas que lactam por muito tempo e naquelas em que ocorreu hemorragia e choque grave durante o parto (com comprometimento isquêmico parcial do lobo anterior da hipófise), o corpo uterino reduz-se a pequeno nódulo (super-hiperinvolução). Nesses casos, felizmente raros, surgem alterações menstruais, galactorréia e até amenorréia, constituindo-se a chamada síndrome de Frommel-Chiari (Neme, 1973).

A involução uterina acompanha-se de cólicas evidentes (dores de tortos), principalmente em II e IVparas, que se tornam menos intensas ou desaparecem após os quarto-quinto dias do puerpério.

A atividade contrátil do útero no puerpério foi revista por Alvarez e Caldeyro-Barcia (1954), Neme (1960) e Hendricks e cols. (1962), que demonstraram: a) após a expulsão da placenta, o útero apresenta contrações intermitentes, cuja intensidade é maior que as do parto, mas são menos freqüentes; b) essa atividade contrátil se intensifica sob ação de drogas ocitócicas (ocitocina e metilergonovina) e, principalmente, prostaglandina $F_{2\alpha}$.

Loquiação – designamos de lóquios o produto de exsudatos, transudatos, produtos de descamação e sangue que procedem da ferida placentária (principalmente), do colo uterino e da vagina. Distinguem-se, quanto à cor, em:

• Vermelhos ou sangüíneos (*lochia rubra* ou *cruenta*) – persistem por dois-quatro dias com evolução decrescente. Constituem-se de sangue, restos de decídua, células epiteliais, muco e cristais de colesterina.

• Escuros ou serossangüíneos (*lochia fusca*) – presentes do 3º-4º dias até o 10º. Resultam de alterações da hemoglobina, redução do número de hemácias e aumento dos leucócitos.

• Amarelos (*lochia flava*) – são encontrados após o 10º dia; têm aspecto purulento e, progressivamente, tornam-se serosos ou brancos. A partir da 5ª-6ª semanas após o parto, confundem-se com a secreção cervicovaginal normal.

No início, o pH dos lóquios é alcalino, com predominância dos cocos sobre os bacilos. Daí resulta a cura espontânea da candidíase vaginal. Na fase final do puerpério, o pH, na ausência de infecção vaginal, torna-se ácido (pH 4,5).

. O cheiro da loquiação normal assemelha-se àquele de queijo bolorento, sofrendo alterações em função da presença de infecção local. Assim, em geral, é pútrido na infecção por anaeróbios, é fecalóide na infecção pela *E. coli* e pelos *Bacteroides* (principalmente o *fragilis*) e é inodoro na presença de estreptococos.

Os lóquios, até o segundo dia pós-parto, são praticamente estéreis. Depois, a flora identificada contém os germes habituais da área cervicovaginal. Holmstrom e Murata (1948) referiram ser excepcional encontrar secreção loquial estéril após 48 horas do parto. Em 61% das vezes foram identificados anaeróbios ou aeróbios facultativos. Guilbeau e cols. (1949), apenas em 6,2% dos casos, comprovaram culturas de loquiação estéreis. Segundo esses autores, em 81,3% estava presente o estreptococo anaeróbio; entretanto, o estreptococo aeróbio β-hemolítico nunca foi encontrado em casos de evolução puerperal normal.

No que tange à quantidade de lóquios eliminados, Bernstine e Bernstine (1951) estudaram a loquiação de 40 puérperas, comprovando: a) nos primeiros dois dias eliminam-se cerca de 225g; b) a maior eliminação ocorre nas primeiras 70-90 horas pós-parto; c) as lactantes eliminam mais que as não-lactantes. Sabe-se, ainda, que a loquiação pode ser mais volumosa após cesáreas e nas pacientes que apresentavam fluxo menstrual metrorrágico. Presente a infecção endometrial, ocorre redução da loquiação.

Finalmente, importa referir designar-se loquiométrio a retenção de lóquios.

Alterações microscópicas uterinas – para explicar a regressão uterina pós-parto, têm sido invocados fenômenos de degeneração celular do tipo gorduroso e hialino e destruição celular.

Em trabalhos clássicos, Sanger foi o primeiro a demonstrar que o processo degenerativo celular se limita à parte externa do citoplasma, restando o núcleo envolvido por diminuta espessura citoplasmática. Segundo esse autor, a redução do volume celular seria de 171 micras de comprimento por 11,5 micras de espessura, para, respectivamente, 17,5 micras e 4,5 micras no final do puerpério.

Esses processos involutivos se fariam graças a processos autolíticos com desintegração do material protéico que seria, após absorção, eliminado pela urina. Em favor dessa assertiva, fala a maior eliminação de nitrogenados nas primeiras 24 horas do puerpério. Além disso, Slemons (1914) comprovou que em puérpera histerectomizada esse fato não ocorre.

As fibras conjuntivas também sofrem esses fenômenos degenerativos, mas em menor escala. Daí, nas grandes multíparas, elas sobrepujarem as fibras musculares, contribuindo para a instalação da chamada "distócia grávido-dinâmica", que se caracteriza pela queda do valor contrátil miometrial.

Alterações macro e microscópicas do endométrio – a dequitação opera-se ao nível da camada esponjosa; destaca-se a camada basal, mas permanece parte da camada esponjosa, graças à qual a mucosa uterina se regenerará (Fig. I-368).

Na cavidade uterina distinguem-se duas áreas: a correspondente à inserção placentária, e a restante, chamada membranosa. Após a expulsão da placenta, a área em que ela estava nidada tem cerca de 10cm de diâmetro. Sua superfície mostra-se tormentosa, avermelhada e irregular, em virtude da saliência dos trombos que chegam a exceder em 0,5-1cm a superfície da membranosa.

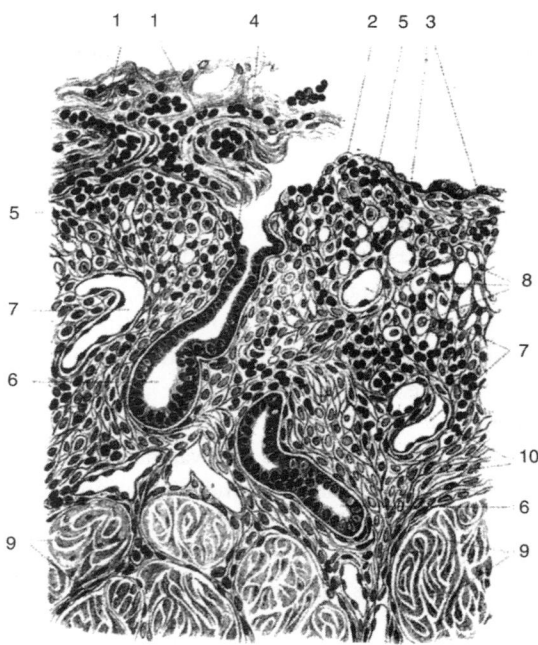

Figura I-368 – Mucosa uterina no sexto dia do puerpério. 1 = área decidual em descamação; 2 = superfície desnuda da decídua; 3 = neoformação do revestimento epitelial do endométrio; 4 = proliferação do epitélio glandular; 5 = camada de granulações separando a camada necrosada da superfície em regeneração; 6 = fundos de saco glandulares ao nível da caduca; 7 = vasos capilares; 8 = células deciduais em desagregação; 9 = camada muscular; 10 = camada profunda da caduca (Bumm, 1906).

O processo involutivo endometrial, que visa reconstituir a mucosa uterina, é distinto nas duas áreas. Enquanto na membranosa ele estará ultimado cerca de 14 dias após o parto, na área placentária esse fato apenas ocorrerá após seis semanas.

Nos primeiros dias do sobreparto, as camadas mais superficiais do estrato esponjoso são eliminadas (processo de infarto e necrose, segundo Anderson e Davis, 1968), ficando a superfície desnudada recoberta por camada de leucócitos que no "situs placentário" chega a ter 5-6mm de espessura. É a chamada "barreira placentária". Nesse estrato subjacente restam apenas tubos glandulares, mais profundamente situados, em contato com o miométrio.

Vokaer (1955) distingue quatro fases nesse processo regenerativo:

1. Fase de regressão – dura do 1º ao 5º dia pós-parto.
2. Fase de regeneração pós-cicatrização do endométrio – vai do 6º ao 25º dia pós-parto.
3. Fase de regeneração pós-proliferação estrogênica – estende-se do 26º ao 45º dia.
4. Fase de regeneração com instalação menstrual (nas que não lactam) e de repouso (nas lactantes).

Via de regra os primeiros ciclos menstruais soem ser anovulatórios (Vokaer, 1955; Neme, 1953). Segundo Pundel (1955), nas não-lactantes, a ocorrência de amenorréia, após dois meses do pós-parto, deve ser considerada condição anormal. Nas lactantes observa-se repouso endometrial variável. Nas que nutrem seus filhos, exclusivamente pela lactação, observa-se amenorréia, e apenas raramente algumas menstruam, sendo anovulatórios seus ciclos. Quando além da lactação os recém-nascidos recebem outras formas de nutrientes, não só o retorno menstrual é mais precoce, como também os ciclos ocorrem com ovulação.

Neme, em observações pela temperatura basal e por biópsias de endométrio, comprovou nesses casos função lútea precária e conseqüente endométrio misto. Reproduzindo diversas casuísticas, Pundel afirmou que 40-70% das puérperas têm seu ciclo menstrual restabelecido antes do término da amamentação. O primeiro ciclo ocorreria nos dois primeiros meses em 20-25%, e em 68%, após o terceiro mês. Sammartino e cols. (1953) realizaram 104 biópsias de endométrio em puérperas que menstruaram. Comprovaram que em 75%, na primeira menstruação, o endométrio foi do tipo estrogênico, sendo proliferativo em 60% e hiperplástico em 40%. A fase secretora instala-se mais tardiamente.

VULVA E VAGINA – após partos transvaginais de primigestas, observam-se na vulva retalhos da membrana himenal necrosada pelo traumatismo decorrente da compressão cefálica fetal. Têm aspecto mamilar e assemelham-se a recortes de folhas de murta – "carúnculas mirtiformes".

O intróito vulvovaginal apresenta-se entreaberto, em conseqüência do afrouxamento transitório ou definitivo do diafragma urogenital. Progressivamente, declina a hiperemia local, passando a apresentar coloração róseo-pálida com aspecto liso e hipotrófico da mucosa vaginal. No final da gestação, o epitélio vaginal é constituído por 35-50 camadas de células, com espessura média de 500 micras. A maior parte compreende a camada intermediária, sendo relativamente escasso o estrato superficial.

Nas adjacências do parto, a espessura do epitélio vaginal reduz-se (particularmente na camada superficial) e ocorre pico de cornificação e eosinofilia celular (Vokaer, 1955). No puerpério mediato (até o 10º dia), o epitélio vaginal sofre regressão rápida e intensa, passando a ter o aspecto de repouso, peculiar às mulheres castradas (Pundel, 1955). O estrato basal não demonstra sinais de proliferação, e o intermediário reduz-se a 10 camadas ou menos. Cai, também, o teor de glicogênio.

Stieve (1925), citado por Ledesma (1949), refere que a redução notável da espessura do epitélio vaginal seria conseqüência do traumatismo do parto. Entretanto, Davis e Pearl (1938) comprovaram quadro semelhante em puérperas pós-cesáreas e relacionaram a condição à atrofia genuína, por carência estrogênica, como ocorre em mulheres menopausadas e/ou castradas. No puerpério tardio (11º dia-6ª semana), o aspecto do epitélio vaginal apresenta-se distinto nas puérperas que lactam ou não. Nas lactantes, o aspecto atrófico é intenso (Pundel e Van Meenzel, 1951).

Em 1941, Alexim designou esse quadro de "colpodistrofia do aleitamento", comprovando pela colpocitologia sua semelhança com a colpite atrófica da menopausa. Essa crise genital regressiva ocorre, também, no óbito fetal intragestação, e durante duas a três semanas o epitélio vaginal é refratário à ação estrogênica e progesterônica (Monrozies e Demol, 1951). Progressivamente e à medida que a intensidade da lactação arrefece, o epitélio vaginal apresentará reação estrogênica até voltar à condição pré-gravídica.

Nas puérperas que não amamentam, as alterações epiteliais regressivas da vagina têm duração menor e, em torno da sexta semana pós-parto, o epitélio se apresentará praticamente proliferado e com o aspecto equivalente do menacme, reinstalando-se os ciclos menstruais.

TROMPAS – ocorre redução da espessura e do comprimento, e a coloração arroxeada cede, passando a róseo-clara. Alterações microscópicas sugestivas de processo inflamatório (sem infecção) desaparecem em 5-15 dias (Andrews, 1951). Esse autor comprovou, ainda, atrofia do aparelho ciliar, cujo desenvolvimento se recupera pela administração de estrógenos e se associa ao desaparecimento das alterações sugestivas de infecção.

OVÁRIOS – também o aspecto histofuncional dos ovários difere em função da lactação. Nas pacientes que amamentam (totalmente), observa-se aspecto ovariano de quiescência relativa, não se identificando, nas primeiras semanas, sinais de crescimento folicular. Naquelas puérperas que não lactam, o ciclo ovariano restabelece-se dentro de seis semanas, ocorrendo, inicial e sucessivamente, ciclos anovulatórios (endométrio proliferativo), ciclos ovulatórios com insuficiência lútea (endométrio misto) e ciclos ovulatórios normais (endométrio secretor). O retorno da fertilidade pós-parto está devidamente referido no Capítulo 26.

PAREDE ABDOMINAL – o tono da musculatura ântero-lateral do abdome e o da pele retornam, progressivamente, em função da maior ou da menor distensibilidade imprimida pelo crescimento uterino intragestação. Kehrer observou a concentração da pigmentação da linha alba, que adquire aspecto bronzeado e fica com a superfície reduzida em 52% do total. Por vezes, quando os limites da distensibilidade muscular e da pele foram ultrapassados, a parede abdominal anterior apresenta-se flácida e pregueada, e às vezes com diástase dos músculos retos e da área periumbilical.

PERÍNEO – o tono da musculatura do assoalho perineal, em geral, não atinge a segurança que apresentava na fase pré-gravídica. Entretanto, progressivamente, recupera-se em grau maior ou menor, em função da assistência prodigalizada na fase expulsiva de partos transvaginais. Com freqüência surgem varicosidades do plexo venoso hemorroidário ou agravam-se hemorróidas preexistentes.

MODIFICAÇÕES GERAIS DO PUERPÉRIO

Serão consideradas as alterações do estado geral e as dos sistemas cardiovascular, digestório, hematopoético, urinário, respiratório, neuropsíquico, osteoarticular, tegumentar, endócrino e do metabolismo.

ESTADO GERAL – de imediato, após o parto, particularmente os laboriosos, a puérpera apresenta-se extenuada pelo esforço muscular dispendido na expulsão. A face e o tronco exibem franca sudorese, a respiração é costal e profunda e a freqüência respiratória reduzida. A paciente sente-se aliviada e, na ausência de estímulos externos (presença de familiares), o cansaço exige repouso, e o sono é impositivo. Ao despertar, causa espanto como se apresenta confiante, esperançosa e, com freqüência, esquecida do transe da parturição.

Calafrio – ainda na sala de parto ou logo após sua remoção, apesar do aconchego do leito, surgem, com freqüência, calafrios, semelhantes aos que ocorrem na vigência de penetração sangüínea de agentes microbianos.

Tal ocorrência tem sido atribuída a estímulos nervosos (liberação de catecolaminas), resfriamento corporal agravado pela restrição alimentar e invasão sangüínea por germes (bacteriemia) e produtos tóxicos advindos da fenda placentária. Klapsia, citado por Briquet (1939), referiu haver comprovado hemoculturas positivas, logo após o parto, em puérperas afebris, relacionando por isso os calafrios a bacteriemias transitórias. Goodlin e cols. (1967) relacionaram o fato com a possível penetração de elementos sangüíneos fetais na circulação materna, atribuindo-lhe, portanto, gênese imunológica.

Temperatura – nesse particular, é clássica a contribuição de Labhardt (1927 e 1952). Esse autor controlou a temperatura axilar (matinal e vespertina) de 20.577 puérperas, durante os primeiros 10 dias pós-parto. Comprovou que apenas em 26,2% das puérperas a curva térmica não atingiu 37°C. Excluídas 15% das pacientes que manifestaram hipertermia acima de 38°C, as restantes (a maioria da casuística), apesar da inexistência de quadro clínico evidente de infecção puerperal, apresentaram temperatura entre 36,8° e 37,9°C.

Essa manifestação de hipertermia se justifica, uma vez que existem no canal de parto pequenas soluções de continuidade, através das quais germes e produtos tóxicos locais invadem a circulação materna nas primeiras 72 horas do pós-parto, sem que se instale quadro clínico infeccioso evidente. Embora se desconsidere, na atualidade, a hipertermia como conseqüência da pojadura das mamas (febre do leite) e da coprostase, é mister que o tocólogo esteja atento para excluir ou detectar outras causas responsáveis pelo quadro febril, coincidente com essas manifestações. Hipertermia provocada pela pojadura não ultrapassa 24 horas (Cunningham e cols., 1989).

Pulso – embora seja característica a labilidade esfígmica no puerpério recente, os tratadistas salientaram a ocorrência de bradicardia de 50-60 batimentos (pulso de Blot) em algumas pacientes no pós-parto mediato. Sua gênese tem sido relacionada ao aumento brusco do retorno venoso, com sobrecarga do coração direito, e ao predomínio vagal.

O tocólogo deve-se precaver quando o pulso e a temperatura apresentam curva escalonante (sinal de Michaelis), sugestiva de processos tromboembólicos. Igualmente, a taquicardia desacompanhada de hipertermia merece atenção em relação à possível presença de cardiopatias e hipovolemias.

SISTEMA CARDIOVASCULAR – a expulsão fetal segue-se de retração uterina e conseqüente invasão sangüínea na circulação de retorno, sobrecarregando a circulação pulmonar. Daí o risco agravado de instalação do edema agudo pulmonar nas cardiopatas (particularmente mitrais) e nas grandes hipertensas. Analisando a evolução de partos de 124 cardiopatas, Neme (1945) comprovou maior incidência do edema pulmonar no período expulsivo e logo após a sua ultimação.

A descompressão abdominal rápida, com a coincidente descompressão vascular do território esplâncnico, segue-se de pletora da circulação local, obrigando pronto reajustamento hemodinâmico para manter os níveis tensionais arteriais. Na ausência dessa acomodação vascular, pode-se instalar quadro hipotensivo, apesar de a hemorragia da dequitação haver sido normal. O risco dessa condição é maior nas pacientes hipertensas, cardiopatas congênitas e naquelas com mais de 40 anos.

A descompressão do diafragma, com seu conseqüente abaixamento, favorece o retorno do coração para sua topografia pré-gravídica. Assim, o *ictus* que havia sido desviado para a esquerda volta a ser localizado na linha mamilar. Progressivamente, desaparecem os sopros fisiológicos da região mesocárdica e a hiperfonese do foco pulmonar. O *volume sangüíneo* retorna ao normal dentro das primeiras seis semanas do pós-parto (Rovinsky, 1970).

O *débito cardíaco* que havia sido reduzido nos últimos 15-30 dias da gestação sofre brusco aumento em conseqüência da repleção da circulação de retorno venoso, dependente da expressão dos vasos e dos seios venosos uterinos. Hansen e Ueland (1966) referem elevação de 10-20%, que se normaliza nas primeiras semanas do pós-parto (Walters e cols., 1966). Em 1987, Robson e cols. concordaram com esses fatos.

A *pressão arterial* sistêmica declina no pós-parto imediato para se normalizar, em condições hígidas, dentro dos primeiros cinco dias. Finalmente, a *pressão venosa* cai bruscamente, após o parto, ao nível dos membros inferiores em virtude do afastamento das causas mecânicas que a mantinham elevada (descompressão das veias ilíacas e principalmente da veia cava inferior).

Entretanto, por alguns dias, a causa mecânica, embora reduzida, ainda persiste. Além dela, outros fatores neurogênicos estão em jogo, mantendo algum embaraço na circulação venosa do baixo-ventre e dos membros inferiores, que respondem pelo progressivo, mas lento restabelecimento de varizes e hemorróidas.

Algumas puérperas, cujos partos foram complicados com fase expulsiva muito laboriosa, apresentam hemorragias conjuntivais, cujo desaparecimento se dará em alguns dias.

SISTEMA DIGESTÓRIO – a descompressão abdominal corrige e normaliza a topografia gástrica, favorecendo o esvaziamento mais rápido do estômago. A discreta paresia e atonia intestinal, a flacidez da musculatura abdominoperineal e o repouso físico relativo justificam a freqüência com que ocorre a obstipação intestinal (coprostase).

Embora o conceito de sapremia e a resultante hipertermia sejam, na atualidade, considerados relegados, não são infreqüentes os casos em que se identifica a correlação enema evacuador e resolução da hipertermia.

As alterações edematosas gengivais regridem em alguns dias, corrigindo-se a gengivite gravídica que lhes era inerente.

SISTEMA HEMATOPOÉTICO – logo após o parto, o *volume sangüíneo* declina em função do volume da hemorragia da dequitação, para retornar ao normal cerca de seis semanas (Lund e Donovan, 1967). Nos 9º-12º dias, já não há vestígio da pletora gravídica.

O número de *hemácias* cai nos primeiros dias, para se normalizar progressivamente. Observa-se *leucocitose* de até 15.000-20.000, à custa, particularmente, dos granulócitos neutrófilos que perdura por quatro-cinco dias. Não há desvio para a esquerda na ausência de infecção. As alterações da fórmula leucocitária se fazem por: a) aumento dos neutrófilos, principalmente no parto e nas primeiras 24 horas; b) ligeira linfopenia com intensa eosinopenia; c) incremento da leucocitose, coincidente com a pojadura mamária; d) queda dos neutrófilos após 48-72 horas até sua normalização no quinto-sexto dias.

As *plaquetas* elevam-se nos três primeiros dias, voltando logo ao normal (Möbius e Johannes, 1963).

A *taxa de hemoglobina* declina e prossegue caindo, mesmo quando o número de hemácias começa a se elevar. O *hematócrito* cai logo após o parto, retornando ao normal após o quinto dia.

A *hemossedimentação* eleva-se, ligeiramente, no primeiro-segundo dias do pós-parto, normalizando-se dentro de três a cinco semanas. A *atividade fibrinolítica* mostra-se aumentada e, segundo Pritchard e cols. (1985), é conseqüente ao estresse da parturição. A *coagulabilidade* está aumentada no puerpério, mantendo-se elevados, em particular, os níveis do fibrinogênio e do fator VIII, com conseqüente risco de fenômenos tromboembólicos. Os níveis do fibrinogênio declinam dentro de 15 dias.

A *hipoproteinemia* presente na gestação intensifica-se no pós-parto, particularmente à custa da fração albumina. Enquanto as globulinas alfa e beta se mantêm relativamente elevadas durante dois a três meses, a gamaglobulina apresenta níveis baixos nesse período.

Finalmente, as *lipoproteínas,* elevadas durante a prenhez, declinam no puerpério, mantendo, entretanto, níveis superiores aos que se encontram fora do estado gravídico.

SISTEMA URINÁRIO – o fluxo plasmático renal, a filtração glomerular e as taxas de uréia e creatinina voltam, progressivamente, às condições gravídicas dentro de quatro-oito semanas (Sims e Krantz, 1958). Em casos de descolamento prematuro da placenta, coincidentes com choque, pode-se manifestar, por vezes, elevação transitória nas taxas de uréia e creatinina, conseqüente à necrose tubular de pequena extensão, sem que se manifeste, clinicamente, quadro de insuficiência renal aguda.

A dilatação uretérica, conseqüente às alterações hormonais (progesterona) e à compressão pelo útero grávido e pela artéria ilíaca (Dure-Smith, 1970), mantém-se nos primeiros dias, pois no pós-parto imediato e mediato o corpo uterino volta a comprimir o ureter (principalmente o direito) ao nível da linha inominada. Por isso não são raros os casos em que infecção urinária anterior se reagudize no puerpério. Em geral, a função ureteral se normaliza dentro de 6-12 semanas (Cietak e Newton, 1985).

A retenção urinária vesical no puerpério imediato é freqüente. Concorrem para tanto o traumatismo neuromuscular da bexiga e sua conseqüente hipotonia (Bennetts e Jud, 1941). Não são raros os casos de "bexigoma", provocando queixa dolorosa angustiante, resolvidos pelo cateterismo e pela extração de mais de 1.000ml de urina. A atonia vesical favorece a ocorrência de urina residual; desse modo, apesar da referência de micções aparentemente normais, pode-se instalar o quadro referido.

Ching-Chung e cols. (2002), entre 2.866 partos vaginais, referem 114 casos de retenção urinária pós-parto (4%). No que tange à etiologia salientam: a nuliparidade, a duração do parto, as anestesias de condução e o traumatismo de partos tocúrgicos. Carley e cols. (2002) salientam também essas anestesias e o parto tocúrgico como fatores causais.

Em geral, a situação resolve-se dentro das primeiras 24-48 horas do pós-parto, exigindo nesse período o cateterismo vesical a cada 6-8 horas. Quando a situação se prolonga por mais tempo, recomende-se o cateterismo permanente com sonda de Foley (grossa), esvaziando-se a bexiga a cada 6 horas para evitar sua obstensão e atonia conseqüente da musculatura vesical.

Cistoscopias pós-parto vaginal identificam, com freqüência, edema, hiperemia e, às vezes, petéquias e sufusões sangüíneas na mucosa vesical. O edema do trígono pode ser tão intenso a ponto de provocar obstrução uretral e retenção urinária aguda.

Nos primeiros dias do puerpério, pode-se observar alguma incontinência urinária, que logo desaparece.

Quando a incontinência urinária resta como seqüela mais tardia, Mörkved e Bok (2000) comprovaram o efeito benéfico a ginástica perineal para remover ou reduzir a sintomatologia.

Após partos vaginais penosos podemos identificar hematúria microscópica e até macroscópica que desaparece rapidamente. Leucocitúria, proteinúria e cilindrúria discretas e transitórias não são infreqüentes. Entretanto, a persistência da leucocitúria deve ser atribuída à infecção urinária sintomática ou subclínica.

SISTEMA RESPIRATÓRIO – a descompressão abrupta do diafragma, conseqüente ao esvaziamento uterino, provoca o retorno do tipo respiratório costal, presente durante a gestação, para o tipo costoabdominal. Além disso, em face do relaxamento do diafragma e da musculatura abdominal, ocorre queda da capacidade vital.

A presença eventual de taquipnéia relaciona-se com hipertermia e hipotensão arterial sistêmica.

SISTEMA NEUROPSÍQUICO – embora não exista padrão uniforme do comportamento neuropsíquico no puerpério, importa salientar que manifestações de insegurança pré-gravídicas podem-se exacerbar, não sendo raridade crises emotivas, associadas com choro fácil, que perduram por até 10 dias (Robinson e Stewart, 1986).

Estudos realizados na Escola Paulista de Medicina (2001), em 113 puérperas, demonstraram a prevalência de 30,1% de disforia puerperal e 15,9% de depressão puerperal.

A sensação de incompetência no trato com o recém-nascido e na ausência de apoio familiar pode agravar aquelas manifestações. Crises nervosas mais sérias podem ocorrer e se desenvolvem quando assumem características de psicose puerperal (ver Capítulo 65 e 98).

SISTEMA OSTEOARTICULAR – as alterações provocadas pela gestação, progressivamente, desaparecem. Admite-se que aumento discreto da cavidade pélvica persistirá (Perez, 1943), apesar da queda dos hormônios responsáveis pela embebição gravídica das articulações.

SISTEMA TEGUMENTAR – com o desaparecimento da embebição gravídica, a pele torna-se menos acetinada e intensificam-se ou reaparecem as rugas faciais. Esse fato é particularmente evidente nas grávidas idosas (acima de 40 anos), nas quais a retenção aquosa gravídica segue-se de distensão da pele facial e aparente rejuvenescimento. Nelas, após o parto, o desaparecimento da embebição gravídica provoca o reaparecimento e até a intensificação das rugas faciais, com conseqüente depressão psíquica.

O dermografismo e o edema regridem e desaparecem rapidamente, embora em algumas puérperas possa ocorrer reaparecimento de edema palpebral e maleolar nas duas primeiras semanas pós-parto.

Nas estrias da prenhez recente, a tonalidade violácea esmaece e substitui-se pelo aspecto nacarado. A hiperpigmentação da face, do abdome e da mama, que no puerpério imediato se intensifica (pela retração da pele), sofre redução progressiva, embora possa persistir por muito tempo e até restar definitiva.

Queda de cabelos, sudorese e unhas quebradiças são queixas freqüentes de puérperas.

SISTEMA ENDÓCRINO – a eliminação da placenta segue-se de queda abrupta de todos os hormônios que lhe são atribuídos (ver Capítulo 7). Com o início da sucção mamária (e na ausência da ação inibitória de estrógenos e progesterona), elevam-se os níveis de prolactina (Mc Neilly e cols., 1983) e ocitocina, cuja secreção, acrescida dos hormônios corticóides, é essencial para a elaboração e a ejeção lacta (ver Capítulo 27).

Na ausência de lactação, após cerca de seis semanas do parto, reinicia-se a função menstrual com o retorno progressivo da elaboração das gonadotrofinas hipofisárias (ver Capítulo 26).

METABOLISMO – o metabolismo basal lentamente se normaliza. Ocorrem balanço nitrogenado positivo e redução do metabolismo lipídico e dos hidratos de carbono dentro de 48 horas. A tolerância à glicose pode estar elevada na fase inicial do puerpério, não sendo útil para o diagnóstico de diabetes.

No que importa ao peso, a puérpera perde cerca de 5.000g logo após o parto (feto, placenta, anexos e líquido amniótico). Dentro de 7-10 dias, perde cerca de 3.000g (útero, lóquios, diurese e transpiração).

O volume da tireóide (aumentado durante a gestação) regride e volta ao normal dentro de 12 semanas (Rasmussen e cols., 1989), o mesmo ocorrendo com seus respectivos hormônios (tiroxina, triiodotironina) dentro de quatro semanas (Gabbe e cols., 1991).

Não são raros os casos em que se instala a tireoidite auto-imune, seguida por hipotireoidismo (Jausson e cols., 1987).

ASSISTÊNCIA

A assistência às puérperas cujos partos ocorreram em maternidades deve ser considerada em âmbito intra-hospitalar e extra-hospitalar.

ASSISTÊNCIA HOSPITALAR – consideraremos os cuidados assistenciais na fase imediata (1,5-2 horas) e na fase que se segue, enquanto a puérpera está internada.

Assistência na fase imediata – após o parto, as puérperas deverão permanecer acamadas e sob maior vigilância durante as primeiras 2 horas, quando não são infreqüentes hemorragias, com ou sem comprometimento sério do estado geral.

Leff (1939), Greenberg (1946) e *Javert (1947)* chamaram a atenção para o maior risco dessa fase, salientando que nela são mais freqüentes as complicações hemorrágicas e os óbitos maternos.

A recém-puérpera apresenta-se, com freqüência, após partos laboriosos, extenuada e sonolenta. Muitas dormem profundamente, e na posição de decúbito dorsal horizontal, em casos de atonia uterina, o sangue é coletado intra-útero e nos fundos de sacos vaginais. Assim, podem entrar em choque, e já presenciamos um caso em que ocorreu o óbito da puérpera, sem queixa e dormindo. A expressão uterina seguiu-se de eliminação de grande volume de sangue e coágulos.

Por isso, é impositivo o controle freqüente do estado geral e das condições de retração uterina. Idealmente, após partos prolongados ou tocúrgicos complicados, as puérperas deveriam permanecer em ambiente de recuperação com enfermagem seletiva.

Assistência na fase mediata – removida para o seu quarto ou para enfermarias, a puérpera deverá ser visitada e examinada, diariamente, pelo seu tocólogo. Ele analisará o seu prontuário clínico, no que tange às anotações da enfermagem, relacionadas ao gráfico da temperatura, à pressão arterial, à freqüência cardíaca, às perdas sangüíneas e, em particular, às eventuais queixas referidas pela puérpera.

A seguir, para detectar alguma complicação subclínica ou queixa omitida, o tocólogo fará anamnese dirigida, relacionada à ocorrência de cefaléia, calafrios, alterações visuais, lipotímias, dispnéia, tosse e escarro, náuseas e vômitos, diarréia, obstipação, tontura, vertigem, retenção ou incontinência urinárias, disúria e polaciúria.

O exame físico geral, especial e tocoginecológico considerará, em particular, tais queixas para identificar ou não suas possíveis correlações com patologias clínicas.

Exame físico geral – será dirigido em relação a pulso, freqüência respiratória, temperatura, pressão arterial e coloração das mucosas.

Taquicardias, na ausência de hipertermia, obrigam examinar as condições cardíacas e, se associadas à curva térmica do tipo escalonante, sugerem processos tromboembólicos. A queixa de dispnéia não-ortostática pode estar relacionada a pneumopatias (mais comuns após operações abdominais); quando presentes no decúbito dorsal e melhoram na posição sentada deve-se admitir cardiopatias.

Temperaturas subfebris são freqüentes no puerpério imediato. Quando ultrapassam 38°C nas 24 horas (em duas tomadas) e acompanham-se de crises de calafrios, deve-se pensar em processo infeccioso puerperal, urinário e/ou mamário (após a instalação da lactação).

Níveis tensionais arteriais baixos, associados à taquicardia, são freqüentes em pacientes que tiveram hemorragia e apresentam-se hipovolêmicas. Surtos hipertensivos podem culminar em convulsões. Essa manifestação até 72 horas *pós-parto* pode ser relacionada à eclâmpsia puerperal; após esse tempo, deve-se admitir, até prova em contrário, a ocorrência de tromboembolismo cerebral.

Na presença de mucosas descoradas, o tocólogo deverá solicitar hemograma e, se for o caso, repor pela transfusão os elementos figurados sangüíneos.

Exame físico especial – o obstetra carece de formação médica para, com segurança, excluir ou identificar patologias clínicas que não atingem a esfera tocoginecológica. Por isso, na assistência puerperal, em face da presença de complicações e patologias clínicas, deve solicitar a colaboração de colegas especializados. Entretanto, apesar de suas limitações, o tocólogo deverá considerar importantes, em puérperas, os seguintes sinais e/ou sintomas:

• **Nervosos** – cefaléia + perturbações visuais e epigastralgia (iminência de eclâmpsia); crise convulsiva após 72 horas do parto (trombose cerebral); cefaléia intensa + vômitos em jato (compressão cerebral – tumor); alteração neuromotora de instalação abrupta (isquemia ou hemorragia cerebral).

• **Pulmonares** – dispnéia com taquipnéia + febre (pneumopatia inflamatória); tosse com escarro sangüíneo (embolia pulmonar).

• **Cardíacos** – dispnéia ortostática (insuficiência cardíaca); arritmias (bloqueios); dispnéia ortostática + arritmia + ausência de valvulopatias (doença de Chagas); dispnéia intensa + taquipnéia + escarro hemoptóico (edema agudo pulmonar).

- **Hepáticos** – icterícia desacompanhada de cólica (hepatites).
- **Urinários** – dor lombar + calafrios + hipertermia (infecção urinária); cólica intensa no trajeto pieloureteral (calculose ureteral); oligúria e/ou anúria (insuficiência renal aguda: necrose tubular e/ou cortical renal).

Na vigência dessas diversas manifestações, a assistência no puerpério deverá contar com a colaboração de médicos especializados, afeitos a essas eventuais patologias clínicas.

Exame físico tocoginecológico – diariamente, avaliam-se as características do corpo uterino. A comprovação de hipoinvolução, consistência amolecida e palpação dolorosa (tríade uterina), associada à hipertermia, é característica de endometrite e/ou endomiometrite.

O tocólogo não deve se esquecer de que, presente bexiga cheia, o corpo uterino se eleva; assim, para o melhor controle da involução uterina, a bexiga deve estar vazia (Fig. I-369).

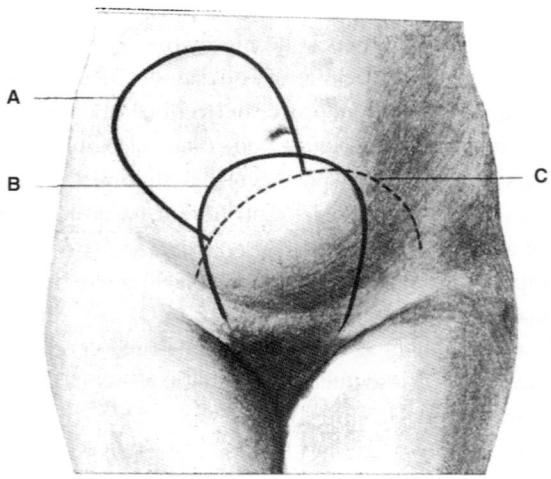

Figura I-369 – Topografia do corpo uterino no puerpério imediato. A = útero recalcado para cima e para a direita pela bexiga cheia; B = bexiga vazia; C = limite superior da bexiga quando cheia (Bumm, 1906).

Acompanham-se, pela inspeção do períneo, a evolução cicatricial de episiorrafias e a eventual ocorrência de sinais (edema, rubor, tumefação) de infecção local.

Dentro de três dias a pojadura atingiu sua máxima evolução. Com o início da amamentação, pode-se comprovar hipo ou hipergalactia, fissuras e rágades mamilares e infecção, cuja assistência está referida nos Capítulos 28, 29 e 101.

Na presença de edema unilateral de membro inferior, associado ou não à hipertermia, pesquisam-se os sinais de flebotrombose (dorsoflexão forçada do pé e palpação dolorosa da panturrilha homônimas).

Toques vaginais e manobras cavitárias uterinas, salvo justificativa clínica, são totalmente contra-indicados.

No quadro I-12 apresentamos modelo de ficha utilizado no Centro de Assistência Integral à Mulher (UNICAMP) para avaliar a evolução clínica do puerpério.

Recomendações assistenciais – entre as recomendações assistenciais, relacionadas ao puerpério mediato, citam-se as seguintes:

- **Cuidados locais** – o *períneo* deve ser mantido seco; o penso vulvar será renovado após micções ou exoneração intestinal. Desaconselha-se a higiene com soluções antissépticas irritantes. As *mamas*, por ocasião da pojadura e enquanto muito ingurgitadas, deverão ser suspensas por sutiãs especiais, que não recobrem os mamilos. Estes não deverão ser cobertos com gaze, nem com cremes e/ou outros preparados ditos protetores. Antes de cada mamada, devem ser limpos com soro fisiológico ou água e, após, mantidos secos.

A ocorrência de contrações com dominância fundal e tríplice gradiente descendente, ao projetar a apresentação fetal de encontro ao segmento inferior e ao orifício interno do útero, justifica a percepção dolorosa ou incômoda referida pelas parturientes. A distensão do segmento inferior e a conseqüente solicitação do orifício interno do colo uterino seguem-se de descolamento coriodecidual (sangramento) e da expressão das glândulas cervicais (eliminação de muco), traduzindo-se, clinicamente, pela eliminação do chamado tampão mucoso ou rolha de Schroeder e pelo encurtamento e esvaecimento do canal cervical (Fig. I-295).

O enfaixamento do *abdome* poderá ser recomendado após o terceiro dia, e seu efeito será apenas contensivo.

As *dores de tortos* podem exigir terapêutica analgésica, e, havendo tendência para *loquiométrio*, recomenda-se que a puérpera adote o decúbito ventral por meia hora, com alguma freqüência. Ocorrendo hipoinvolução uterina, a terapêutica ocitócica se justifica (metilergonovina, por via oral). Na suspeita de restos ovulares, sem hemorragia, prefere-se administrar ocitocina (infusão intravenosa).

No que importa ao emprego de rotina dessas drogas ocitócicas, Adams e Flowers (1960) e Newton e Bradford (1961) não comprovaram vantagens com seu uso. Ao contrário, as queixas de cólicas uterinas foram maiores.

No pós-parto de cesárea, a incisão abdominal deve, em geral, ser recoberta apenas com gaze simples, favorecendo a observação da evolução cicatricial. Diariamente será trocada, mantendo-se a ferida seca e isenta de soluções antissépticas. Após a alta, orienta-se a puérpera para a higiene local com o emprego exclusivo de água e sabão (em episiotomias e cicatriz abdominal).

Após partos tocúrgicos e, inclusive, partos vaginais normais, recomenda-se antibioticoterapia profilática. Embora essa medida seja controvertida, acreditamos que seu uso mereça consideração. Somos favoráveis a ela.

- **Cuidados gerais** – após partos vaginais, a puérpera será mantida no leito por 6 horas no máximo. Aquelas que foram cesariadas o farão por até 12 horas.

A *deambulação precoce* deve ser encorajada e, se necessário, imposta como medida profilática do tromboembolismo e favorecedora de recuperação mais rápida. Quando, por razões clínicas, a puérpera deverá manter-se no leito por maior tempo, recomenda-se, pela mesma razão, a mobilização ativa dos segmentos dos membros inferiores e executam-se movimentos forçados de flexão dos pés sobre as pernas.

O levantar precoce, além de reduzir a estase venosa, favorece, ainda, o peristaltismo intestinal, o esvaziamento vesical e a involução uterina. Por ocasião de deixar o leito pela primeira vez, a puérpera deve sentar-se na cama e assim permanecer, alguns minutos, movimentando os membros inferiores. Essa medida é indispensável para promover a redistribuição circulatória, evitando crises lipotímicas, conseqüentes à anemia cerebral. Igualmente, ao se dirigir ao sanitário e a fim de evitar quedas, a puérpera deve ser acompanhada e/ou manter aberta a porta dele, para eventual socorro.

OBSTRTRÍCIA NORMAL

Quadro I-12 – Modelo de ficha para evolução clínica do puerpério (CAISM-UNICAMP).

	2 horas após dequitação	Dias pós-parto						
		1º	2º	3º	4º	5º	6º	7º
Sintomas								
Gerais Cefaléia, alterações visuais, convulsões								
Respiratórios Dispnéia, tosse, escarro								
Digestórios Náuseas, vômitos, diarréia, obstipação								
Mamários Mastalgia								
Urinários Retenção, incontinência, disúria								
Exame físico								
Mucosas								
Mamas Ingurgitamento, mastite, fissura								
Abdome Flácido, defesa, distensão								
Útero Involução (cm), consistência, sensibilidade								
Lóquios Ausentes, quantidade, coloração, odor								
Cicatriz Seca, úmida, supurada, deiscente								
Membros inferiores Edema, flebite, flebotrombose								
Examinador								

Observação: anormalidades relevantes deverão ser anotadas em **folha de evolução**, separadamente, seguidas de hipótese diagnóstica e conduta.

A puérpera de parto transvaginal receberá *dieta alimentar geral* algumas horas após o parto. Naquelas submetidas a cesárea, sob anestesia de condução (raqui ou peridural), a dieta será leve ou pastosa, apenas nas primeiras horas, passando a ser geral logo após. Se a anestesia for narcótica, a normalização da alimentação deverá ser mais tardia (cerca de 12 horas), uma vez que elas apresentam alguma paresia intestinal.

O *trânsito intestinal,* após partos vaginais, restabelece-se após algumas horas, e a evacuação intestinal será favorecida pela administração de laxativos oleosos. Após cesáreas, recomendam-se laxativos estimulantes do peristaltismo após 24 horas do parto.

Quando a exoneração intestinal tarda além de 48 horas, o emprego de enema intestinal baixo pode ser alternativa útil.

Ocorrendo *retenção urinária,* desaconselhamos protelar, demasiadamente, o cateterismo vesical. Apesar de reconhecer sua eventual responsabilidade por infecção, a postergação do esvaziamento da bexiga complica-se com hipotonia vesical, mantendo o círculo vicioso e conseqüente recorrência da retenção (Kerr-Wilson e cols., 1984).

Quando os cateterismos são repetidos, aconselha-se a administração de antibióticos por alguns dias, uma vez que nessa eventualidade a ocorrência de bacteriúria atinge 40% (Harris e cols., 1977).

As puérperas que se apresentam deprimidas e se sentindo incompetentes para arcar com os cuidados neonatais merecerão maior atenção e particular *apoio psicológico* por parte do tocólogo e de seus familiares. De regra, essa medida se seguirá de melhora comportamental da paciente. Quando, apesar desses cuidados, o quadro clínico se agrava, a colaboração do psicanalista não deve ser postergada (ver Capítulo 66).

A *alta hospitalar* não deve ser postergada. Razões econômicas obrigaram os tocólogos a liberar suas puérperas de partos normais e cesáreos de estadas hospitalares prolongadas (cinco-sete dias). A evolução das pacientes demonstrou que a alta hospitalar precoce é vantajosa. Além de reduzir a incidência de infecção hospitalar, essa medida favorece o aleitamento, estabelecendo maior contato entre a mãe e o seu concepto.

Atualmente, salvo complicações eventuais, recomendamos alta hospitalar após partos vaginais dentro de 24-48 horas e dentro de 72 horas após cesáreas. A nosso ver, o único inconveniente dessa conduta refere-se à possível ocorrência de icterícia tardia do concepto (após o terceiro dia). Por isso, deve-se alertar as puérperas para a questão e/ou recomendar a visita de neonatologista após esse período.

ASSISTÊNCIA EXTRA-HOSPITALAR – a *retirada de pontos de sutura* no pós-operatório normal de cesáreas será feita, em geral, no sétimo dia. Quando alguma secreção serossanguinolenta é identificada, pode-se retirar apenas alguns pontos, postergando-se a retirada dos restantes até o 10º dia.

A drenagem de áreas cicatriciais, onde se localizam essas secreções, favorece sua recuperação mais rapidamente.

Se em episiotomias ou suturas do períneo foram utilizados fios inabsorvíveis, sua retirada não deve ultrapassar o quinto dia do parto, sob pena de provocar queixa dolorosa local.

O retorno à *atividade sexual* apenas será permitido após o 30º dia. Em geral, dentro desse período, as condições cicatriciais do períneo tornam o coito desaconselhável e doloroso. Em pacientes cesariadas e naquelas em que não houve episiorrafia com o assentimento da puérpera, a atividade sexual poderá ser admitida dentro de 30 dias.

A maioria das puérperas, particularmente as lactantes, mostram-se desinteressadas pelo coito. Entretanto, outras revelam maior interesse que o normal.

O retorno ao trabalho extradomiciliar, no pós-parto, não deve ser aconselhado antes de seis semanas. Antes dessa época, poucas puérperas se sentem dispostas e aptas para retornar às suas atividades profissionais.

No que tange ao risco de nova gestação, com restabelecimento de ciclos ovulatórios, recomenda-se a leitura do Capítulo 26.

Finalmente, a *revisão ginecológica pós-parto* se fará dentro de seis-oito semanas, devendo considerar em particular: as mamas, o tono abdominal, o períneo, a topografia e o volume do corpo uterino, a cérvice, o tono vaginal e do assoalho perineal.

Além da inspeção, da palpação (mamas), do exame especular e do toque, o tocólogo não prescindirá da colposcopia e do Papanicolaou. Este é o momento oportuno para orientar o casal sobre as questões relacionadas à anticoncepção e ao planejamento familiar.

Referências Bibliográficas

• ADAMS, H. & FLOWERS, C.E. – Oral oxytocic drugs in the puerperium. *Obstet. Gynecol.*, 15:280, 1960.
• ALEXIM, M. – Dystrophic disturbances in the vagina in lactating women as a result of lack of estrogen. *Year Book Obstet. Gynecol.*, 242, 1941.
• ALVAREZ, H. & CALDEYRO-BARCIA, R. – Fisiopatologia de la contracción uterina y sus aplicaciones en la clinica. *Mat. e Inf.*, 13:11, 1954.
• ANDERSON, W.R. & DAVIS, J. – Placental site involution. *Am. J. Obstet. Gynecol.*, 102:23, 1968.
• ANDREW, M.C. – Epithelial changes in the puerperal fallopian tube. *Am. J. Obstet. Gynecol.*, 62:28, 1951.
• BENNETTS, F.A. & JUD, G.E. – Studies of the postpartum bladder. *Am. J. Obstet. Gynecol.*, 42:419, 1941.
• BOWES Jr., W.A. – Postpartum care. In: Gabbe, S.G. & cols. *Obstetrics Normal & Problem Pregnancies*. Churchill Livingstone, New York, 1991, p. 753.
• BRIQUET, R. – *Obstetrícia Normal*. Livraria Editora Freitas Bastos, São Paulo, 1939.
• BUMM, E. – *Tratado Completo de Obstetrícia* (Trad.) Francisco Seix Editor, Barcelona, 1906.
• CARLEY, M. & cols. – Factors that are associated with clinically overt post-partum urinary retention after vaginal delivery. *Am. J. Obstet. Gynecol.*, 187:430, 2002.
• CHING-CHUNG, L. & cols. – Postpartum urinary retention: assessment of contributing factors and long-term clinical impact. *Aust. NZJ. Obstet. Gynecol.*, 42:365, 2002.
• CIETAK, K.A. & NEWTON, J.R. – Serial qualitative maternal nephrosonography in pregnancy. *Br. J. Radiol.*, 58:399, 1985.
• COPPLESON, M. & REID, B.L. – A colposcopic study of the cervix during pregnancy and the puerperium. *J. Obstet. Gynaecol. Br. Commonw.*, 73:575, 1966.
• CUNNINGHAM, F.G. & cols. – *Williams Obstetrics*. Appleton & Lange, Norwalk, 1989.
• DAVIS, M.E. & PEARL, S.A. – Biology of the human vagina in pregnancy. *Am. J. Obstet. Gynecol.*, 35:77, 1938.
• DURE-SMITH, P. – Pregnancy dilatation of the urinary tract. *Radiology*, 96:545, 1970.
• EASTMAN, N.J. – *Williams Obstetrics*. Appleton-Century-Crofts Inc., New York, 1950.
• GABBE, S.G. & cols. – *Obstetrics. Normal & Problem Pregnancies*. Churchill Livingstone, New York, 1991.
• GREENBERG, E.M. – The fourth stage of labor. *Am. J. Obstet. Gynecol.*, 52:746, 1946.
• GUILBEAU, J.A. & cols. – Penicillin treatment in the obstetrical patient. A study of its effect on the bacterial flora of the postpartum uterus. *Am. J. Obstet. Gynecol.*, 58:101, 1949.
• HANSEN, M. & UELAND, K. – The influence of caudal analgesia on cardiovascular dynamics during normal labor and delivery. *Acta Anaesth-Scand.*, 23(Suppl.):449, 1966.
• HARRIS, R.E. & cols. – Postpartum surveillance for urinary tract infection. Patients at risk of developing pyeloneprhritis after catheterization. *South. Med. J.*, 70:1273, 1977.
• HENDRICKS, C.H. & cols. – Uterine contractility at delivery and in the puerperium. *Am. J. Obstet. Gynecol.*, 83:890, 1962.
• HOLMSTROM, E.G. & MURATA, M. – The bacterial flora of the postpartum uterus. *Am. J. Obstet. Gynecol.*, 56:531, 1948.
• JAFFE, R.B. & cols. – Physiologic and pathologic profiles of circulating human prolactin. *Am. J. Obstet. Gynecol.*, 117:757, 1973.
• JAUSSON, R. & cols. – The postpartum period constitutes an important risk for the development of clinical graves disease in young women. *Acta Endocrinol.*, 116:321, 1987.
• JAVERT, C.T. – Immediate postpartum period as fourth stage of labor. *Am. J. Obstet. Gynecol.*, 54:1028, 1947.
• KERWILSON, R.J.H. & cols. – Effect of labor on the postpartum bladder. *Obstet. Gynecol.*, 64:115, 1984.
• LABHARDT, A. – Anatomie und Physiologie des Wockenbettes. In: Seitz, H. & Amreich, A.I. – *Biologie und Pathologie des Werbes*. Vol. VIII, 1927.
• LABHARDT, A. – Anatomie und Physiologie des Wockenbettes. In: Seitz, L. & Amreich, A.I. *Biologie und Pathologie des Weibes*. Vol. 9. Urban & Schwarzenberg, Berlin, 1952.
• LEDESMA, D.A. – La colpocitologia endocrina. *Obst. Y Ginec. Lat.-Amer.*, 7:37, 1949.
• LEFF, M. – Management of the third and fourth stages of labor based on 11.000 deliveries. *Surg. Gynecol. Obstet.*, 68:224, 1939.
• LUND, C.J. & DONOVAN, J.C. – Blood Volume during Pregnancy. *Am. J. Obstet. Gynecol.*, 98:393, 1967.
• MC NEILLY, A.S. & cols. – Release of oxytocin and prolactin in response to suckling. *Br. Med. J.*, 286:257, 1983.
• MÖBIUS, W. & JOHANNES, S. – Das Verhalten der Trombozytenzahlen Während Schwangerschaft, Geburt Wochenbett. *Zentr. f. Gynak.*, 85:1017, 1963.
• MORKVED, S. & BO, K. – Effect of postpartum pelvic floor muscle training in prevention and treatment of urinary incontinence, a one-year follow-up. *Br. J. Obstet. Gynecol.*, 107:1022, 2000.
• NEME, B. – O parto nas cardíacas. *An. Bras. Ginec.*, 19:286, 1945.
• NEME, B. – Da raquianestesia em obstetrícia. Tese. Faculdade de Medicina de São Paulo (USP), 1947.
• NEME, B. – Temperatura basal; seu valor na propedêutica ginecológica. Tese. Faculdade de Medicina de São Paulo (USP), 1953.
• NEME, B. – Efeitos da Raquianestesia sobre as contrações do útero grávido humano no ciclo gravídico puerperal. Tese. Faculdade de Medicina do Rio de Janeiro (UFRJ), 1960.
• NEME, B. – Endocrinopatias de origem obstétrica. *Mat. e Inf.*, 32:1, 1973.
• NEWTON, M. & BRADFORD, W.M. – Postpartum blood loss. *Obstet. Gynecol.*, 17:229, 1961.
• PUNDEL, J.P. – Les troubles genitaux fonctionnels du post-partum. *Bull. Féd. Soc. Gynéc. Obst.*, 7:157, 1955.
• PUNDEL, J.P. & VAN MEENZEL, F. – *Gestation et Cytologie Vaginale*. Masson, Liège, 1951.
• RASMUSSEN, N.G. & cols. – Ultrassonographically determined thyroid sise in pregnancy and postpartum: the goitrogenic effect of pregnancy. *Am. J. Obstet. Gynecol.*, 160:1216, 1989.
• REZENDE, J. – *Obstetrícia*. Guanabara Koogan, Rio de Janeiro, 1991.
• ROBINSON, G.E. & STEWART, D.E. – Postpartum psychiatric disorders. *Can. Med. Assoc. J.*, 134:31, 1986.
• ROBSON, S.C. & cols. – Haemodinamic changes during the early puerperium. *Br. Med. J.*, 294:1065, 1987.
• ROVINSKY, J.J. – Blood volume and the hemodynamics of pregnancy. In: Phillip, E.E. & cols. *Scientific Foundations of Obstetrics and Gynaecology*. Heinemann, London, 1970.
• SAMMARTINO, R. & cols. – Restabelecimento del ciclo endometrial despues del Parto. *Obst. y Ginec. Lat. Amer.*, 11:1, 1953.
• SHARMAN, A. – Post-partum regeneration of the human endometrium. *J. Anat.*, 87:1, 1953.
• SIMS, E.A.H. & KRANTZ, K.E. – Serial studies of renal function during pregnancy and the puerperium in normal women. *J. Clin. Invest.*, 37:1764, 1958.
• SJÖSTEDT, S. – Acid-base balance of arterial blood during pregnancy, at delivery and in the puerperium. *Am. J. Obstet. Gynecol.*, 84:775, 1962.
• SLEMONS, J.M. – Involution of the Uterus and its Effect upon the Nitrogen output of the urine. *Bull. Johns Hopkins. Hosp.*, 21:195, 1914.
• VOKAER, R. – Hormonologie et récepteurs au cours du post partum normal. *Bull. Fed. Soc. Gynéc. Obst.*, 7:92, 1955.
• WALTERS, W.A.W. & cols. – Cardiac output at rest during pregnancy and the puerperium. *Clinical Science*, 30:1, 1966.
• WILLIAMS, J.W. – Regeneration of the uterine mucosa after delivery, with special reference to the placental site. *Am. J. Obstet. Gynecol.*, 22:664, 1931.

25 Recém-Nascido Normal: Caracterização e Assistência

João Coriolano Rego Barros

Deve-se considerar o primeiro exame físico no recém-nascido (RN) aquele realizado no momento do nascimento, quando a criança é trazida para o berço de reanimação. Trata-se de exame físico sumário, constando de inspeção cuidadosa com a finalidade de avaliar respiração, circulação, tono muscular, cor, irritabilidade reflexa, ou seja, condições de vitalidade, além de malformações grosseiras e maturidade presumível. Essa avaliação de vitalidade ainda é quantificada, apesar das conhecidas limitações, pelo boletim de Apgar (Virgínia Apgar – 1953), nos 1º, 5º e 10º minutos de vida.

Boletim de Apgar

Sinal	Nota		
	0	1	2
Freqüência cardíaca	Ausente	Menor que 100	Maior que 100
Esforço respiratório	Ausente	Lenta e irregular	Bom. Choro forte.
Tono muscular	Flácido	Alguma flexão	Movimentos ativos
Irritabilidade reflexa	Ausente	Caretas	Tosse, espirro, choro
Cor	Azul ou pálida	Rosada. Extremidades cianóticas	Completamente rosada

Quando as condições vitais do RN são consideradas satisfatórias (Apgar de 5º minuto ≥ 7), ele é transferido para a sala de observação, onde permanece por 4 a 6 horas em berço aquecido por fonte de calor radiante, quando os seguintes parâmetros são observados: pressão arterial (PA), freqüência cardíaca (FC), freqüência respiratória (FR), temperatura, cor, respiração, atividade espontânea e tono.

Nas primeiras 3 horas, essa avaliação é feita de hora em hora e, se tudo correr bem, a cada 2 horas. Essa criança deverá ser encaminhada para o setor de baixa complexidade ou alojamento conjunto. De 12 a 24 horas de vida, é realizado o exame físico detalhado, tentando-se fazê-lo de forma rápida, eficiente e sistematizada, respeitando-se a delicadeza do RN, porém em local adequado para evitar exposição desnecessária ao meio ambiente, geralmente frio.

EXAME FÍSICO

O exame físico detalhado é feito em ambiente bem iluminado, aquecido, cerca de 1 hora e meia antes da mamada, colocando-se o RN despido em decúbito dorsal.

Geral – a visão como um todo desse RN permite ao pediatra ter uma impressão geral que, apesar de subjetiva, deve incluir atividade espontânea, postura, tono muscular, fácies, cor e alterações da pele e tipo respiratório. Além disso, dentro do aspecto geral devem ser observados os estados de hidratação e de consciência do RN. Como o RN é muito pobre em tecido subcutâneo, a avaliação do estado de hidratação deve ser pela perda de peso, febre e sequidão de mucosas e não pelo turgor de pele ou depressão de fontanelas. Nessa primeira fase da vida, fica também difícil avaliar o estado de consciência e a atividade espontânea de um RN normal, pois ele dorme cerca de 20 horas por dia, sendo ainda suas respostas sensoriais fracas ou mesmo ausentes.

Algumas síndromes mais conhecidas apresentam-se no RN com fácies característico, podendo ser reconhecidas pelo pediatra já na sala de parto, devendo-se ter extrema cautela antes de passar o diagnóstico para a família, sendo aconselhável sempre que possível solicitar ajuda de geneticista ou mesmo contar com exames especializados. Em repouso, o RN pode fazer "caretas", franzir a fronte com expressão de choro ou desagrado, sem obrigatoriamente chorar, não sendo considerada como dor ou qualquer mal-estar.

A movimentação espontânea é mais intensa nos membros superiores que nos inferiores, que, em geral, apresentam movimentos bruscos de pedalagem, isto é, extensão e flexão alternadas.

A observação do choro do RN na forma de grito agudo, monótono e intermitente, levanta a suspeita de problema neurológico.

Postura – existe tendência natural do RN em manter a posição adotada intra-útero. A postura normal instala-se após o primeiro dia de nascimento. Antes disso, o que se tem é a chamada fase "pretônica" ou de "choque obstétrico". Nesta, predomina a hipotonia, o que leva o RN em decúbito dorsal a manter todos os segmentos do corpo em contato direto com o leito.

O tono muscular exerce papel importante nessa etapa da vida, interferindo diretamente na postura. O RN em decúbito dorsal costuma manter-se com os membros superiores freqüentemente fletidos, com as mãos fechadas e com os membros inferiores semifletidos e com a cabeça voltada para um dos lados. A posição da cabeça modifica-se por ocasião do choro, quando então se posiciona na linha mediana. Quando esse padrão de postura não estiver presente, pensa-se em lesões neurológicas centrais ou periféricas, como edema ou hemorragias cerebrais, asfixia grave ou narcose materna. Entretanto, algumas doenças como a síndrome de Down, *miastenia gravis* e doença de Werdnig-Hoffmann têm na hipotonia muscular o seu componente fundamental, e, logicamente, se presente no RN, modifica sua postura.

Temperatura – no RN, a temperatura média é de 36,5ºC.

Pele – a coloração da pele pode ser rósea, pálida, ictérica ou cianótica. Nos RN de cor branca, a pele apresenta-se rosada, enquanto nos de cor negra ela tende ao avermelhado, mostrando como característica hiperpigmentação em bordas justaungueais, mamilos, peles da bolsa escrotal ou grandes lábios.

Palidez intensa em RN pode significar hemorragia grave, doença hemolítica por incompatibilidade sangüínea materno-fetal ou doença hemorrágica do RN.

Cianose de extremidade mais intensa nos pés que nas mãos é comum em RN normais pela má circulação periférica, melhorando com aquecimento. A cianose patológica manifesta-se igual nos quatro membros.

Icterícia aparece geralmente em 50% dos RN normais. Quando aparece antes de 24 horas de vida, deve ser investigada. A *elasticidade* da pele do RN é grande, sua *textura* delicada, muito lisa e, pela pobreza do tecido celular subcutâneo, torna mais fácil a propagação dos abscessos de modo geral.

A presença de *edema, manchas, nevus, necrose gordurosa, defeitos cutâneos congênitos, melanose postular, epidermólise bolhosa, ictiose* e *erupções* deve ser motivo de investigação.

O *vérnix caseoso* é material gorduroso, esbranquiçado, que recobre o RN, podendo estar praticamente ausente nos pósmaturos.

Millum sebáceo são pontos amarelados, geralmente agrupados na asa do nariz e na região do mento, que aparecem por entupimento das glândulas sebáceas.

Hemangiomas capilares podem estar presentes na nuca, na fronte, nas pálpebras superiores, desaparecendo no final de alguns meses.

Manchas mongólicas são displasias de pele de cor azulada, contornos difusos, extensos ou não, situadas na região lombar, sacral, membros inferiores ou nádegas, mais freqüentes nas crianças negras, amarelas, tendendo a desaparecer em alguns anos.

Eritema tóxico, bastante freqüente em RN, é caracterizado por pequenas lesões eritematopapulosas esparsas e em pequeno número, que desaparecem em poucos dias, tendo como explicação uma reação tegumentar ao ambiente extra-uterino.

Lanugo é pelugem fina e longa, geralmente presente na face, orelhas e dorso, caindo em uma a duas semanas. Os cabelos são finos e escassos. As unhas nos RN pós-maturos, geralmente, ultrapassam a ponta dos dedos.

Cabeça – o perímetro cefálico (PC) vai definir as dimensões do crânio. A maneira correta de se obter o PC é medindo-se a circunferência occípito-frontal (± 34cm). Moldagem ao nascimento, acavalamento de ossos, afastamento ou cranioestenose (soldadura precoce das suturas) alteram a forma do crânio. O acavalamento e o afastamento dos ossos do crânio alteram sua medida, podendo erradamente lembrar micro ou macrocefalia. Em RN de termo a diferença entre o PC e o perímetro torácico é de 1 a 2cm. Na cabeça, outras deformações freqüentemente observadas são a *bossa serossangüínea* ou *caput succedaneum*, mais encontrada na região occipital, e o *céfalo-hematoma*, presente na maioria das vezes na região parietal. No primeiro caso, há extravasamento de líquido plasmático no subcutâneo, enquanto no *céfalo-hematoma* há sangramento bem delimitado, represado entre o osso e periósteo, lembrando bolsa cheia de líquido, respeitando a superfície de um só osso. A *bossa serossangüínea* desaparece até o final da primeira semana, enquanto o *céfalo-hematoma* pode demorar meses até ser totalmente reabsorvido.

Craniotabes é região de tábua óssea depressível, lembrando a consistência de bola de "pingue-pongue", encontrada em RN normais, sendo freqüentemente palpada nos parietais, no limite do osso occipital.

As *fontanelas* são em número de quatro (anterior, posterior, póstero-laterais e mastoideanas). A maioria delas, a anterior, deve ser palpada com a criança tranqüilamente sentada e sua extensão habitualmente ultrapassa 4 a 5cm. Aumento na tensão das fontanelas faz pensar em elevação da pressão intracraniana por hemorragias, coleções líquidas ou tumorais.

Os *cabelos* são observados na sua quantidade, cor, textura, implantação e distribuição no crânio. Os cabelos podem apresentar-se total ou parcialmente despigmentados no albinismo generalizado ou parcial (mecha).

O redemoinho localiza-se no couro cabeludo, que é o ponto central de tensão dos cabelos, causado pela distensão da pele sobre o cérebro em crescimento na vida embrionária.

Olhos – a *distância interpupilar* é importante porque reflete os processos de crescimento do lobo frontal do cérebro durante a embriogênese, ou ser apenas devida a uma distância aumentada entre as órbitas (hipertelorismo ocular), ou a uma distância aumentada entre os cantos dos olhos (telecanto).

Nos primeiros dias de vida, os olhos dos RN permanecem fechados, abrindo-se mais facilmente em resposta a movimento de balanço que pela força.

A *fenda palpebral* normalmente não apresenta inclinação e, caso venha apresentar, sendo para cima, é chamada de mongolóide, e se para baixo, antimongolóide. Nos primeiros dias, as pálpebras estão edemaciadas devido à chamada *conjuntivite química*, causada pela instilação de solução de nitrato de prata a 1%, como profilaxia da gonococcia oftálmica.

A *prega epicantal*, normal, é a dobra de pele sobressalente no canto interno dos olhos, devida ao achatamento e ao alongamento de base do nariz ou ao excesso de pele. Observa-se ainda no exame dos olhos a disposição e a quantidade dos cílios e supercílios, que geralmente são pouco nítidos, de fios curtos e delgados.

O *globo ocular* é observado no seu tamanho, posição, cor da *esclera*, desenho, cor e forma da *íris*, posição da *pupila* e outras alterações. A ausência congênita do globo ocular é chamada *anoftalmia*. A diminuição do volume do globo ocular, *microftalmia*, já ao nascimento, leva-nos a pensar em infecções congênitas como toxoplasmose, rubéola e citomegalovirose.

Exoftalmia pode ser observada no glaucoma congênito por aumento do volume do globo ocular, secundário à elevação da pressão intra-ocular ou ainda como causa sistêmica no hipertireoidismo.

Até por volta da metade do primeiro ano de vida da criança, quando os movimentos oculares passam a ter coordenação, o *estrabismo* é comum. O *estrabismo* permanente, o *nistagmo* e *sinal do sol poente* são anormalidades relacionadas à movimentação do globo ocular e merecem investigação.

A *esclera* pela sua delgadez torna-se azulada no RN. No glaucoma congênito e na osteogênese imperfeita, a cor azulada da *esclera* fica mais acentuada, entretanto, por traumatismo de parto pode ficar hemorrágica ou amarela se o RN está ictérico.

A *íris* é a parte pigmentada do olho e, quando da ausência de cor, nos faz pensar em albinismo, enquanto a hipoplasia da *íris* pode estar associada ao tumor de Wilms. Na periferia da *íris* aparecem as manchas de Brushfield, pequenos pontos amarelos ou esbranquiçados, encontrados em 20% dos RN normais e em 80% dos RN com síndrome de Down.

Nas *pupilas*, observa-se reação à luz, tamanho, *midríase* ou *miose*, forma, simetria, *isocoria* ou *anisocoria*.

Opacificações do *cristalino* são chamadas de *catarata*. Com iluminação lateral adequada, visualiza-se a *córnea*, e o aparecimento de opacificações sugere mucopolissacaridose e outras doenças metabólicas de depósito.

As alterações no *aparelho lacrimal*, como, por exemplo, a dacriocistite, são geralmente mais tardias.

Nariz – é constituído anatomicamente de: raiz, dorso, ponta, columela, ângulo nasolabial, narinas externas e prega nasolabial. Quanto à forma geral, o nariz pode ser grande, pequeno, achatado, bulbosos, proeminentes, piriformes, estreitos, largos, ausentes e malformados. Em relação ao perfil, pode ser reto, côncavo ou convexo. A *ponte nasal* pode ser estreita, larga, achatada ou proeminente, e a raiz do nariz, alta ou baixa. As *narinas* podem ser antivertidas, assimétricas, estreitas, largas, proeminentes e, como malformação importante, a presença de narina única.

A *columela* pode ser hipoplástica ou arredondada, os septos largos, estreitos, desviados, pequenos ou curtos.

Dificuldade de passagem de sonda nasal em uma ou ambas as narinas sugere obstrução de coanas, assim como coriza mucossanguinolenta faz-nos pensar em sífilis congênita.

Filtro, boca, orofaringe e mandíbula – podem-se lançar mão de gráficos já bem estabelecidos (Sivan, Merlob e Reisner), nos quais são comparadas as medidas de *filtro* e *boca*, feitas com compasso, em pacientes em repouso, para idades gestacionais que vão de 27 a 41 semanas de gestação. Em simples inspeção externa, observa-se o *calo de sucção*, a coloração dos *lábios* e os dismorfismos do tipo *lábio leporino*, *fossetas labiais*, *assimetria bucal* e desvio da *comissura labial*.

O exame da *cavidade oral* é feito não só pela inspeção cuidadosa, como também pela palpação com o dedo enluvado. Normalmente, o RN saliva pouco e, quando ocorre o contrário, deve ser investigada atresia de esôfago.

A *língua* geralmente é lisa, com papilas filiformes, e nos RN, é maior que em crianças de mais idade. Devido à hipotonia muscular e mesmo na síndrome de Down, pode-se ter a falsa impressão de *macroglossia* por estar sempre fora da boca. A *macroglossia verdadeira* pode ser congênita e é vista na síndrome de Beckwith e no hipotireoidismo. Um *freio lingual* curto pode restringir a movimentação da língua.

A *gengiva* do RN é fina, clara e sua borda livre geralmente é serrilhada. O *palato* pode ter aspecto ogival ou ainda apresentar fissuras. Junto a sua rafe mediana, aparecem pontos brancos que são formações devidas a acúmulo de células epiteliais que desaparecem em semanas e recebem o nome de *pérolas de Epstein*.

A *orofaringe* é difícil de ser visualizada no recém-nascido e geralmente se apresenta avermelhada, não sendo possível a visualização das amígdalas palatinas, que irão se hipertrofiar somente após contato com microrganismos.

O RN pode já nascer com *dentes* algumas vezes malformados, devendo cair em pouco tempo. Podem atrapalhar o aleitamento ao seio e, pelo risco de aspiração, devem ser extraídos quando estão prestes a cair.

O *maxilar inferior* geralmente é pouco desenvolvido ao nascimento e, quando esse hipodesenvolvimento é muito acentuado, recebe o nome de *micrognatia*.

Orelhas – no exame das *orelhas* observam-se a posição, o tamanho e sua forma. A implantação pode ser baixa se elas estiverem situadas abaixo do plano horizontal que passa pelo canto externo dos olhos. Essa situação em geral vem acompanhada de algumas alterações com a agenesia renal bilateral, anomalias do primeiro arco branquial ou estar associada à síndrome de Down. Um RN com macrocefalia, micrognatia, pescoço curto e rotação posterior das orelhas pode dar a falsa impressão de implantação baixa. As orelhas na sua forma e consistência servem de parâmetros adicionais para o cálculo da idade gestacional. O conduto auditivo externo é tortuoso e o tímpano dificilmente é visualizado.

Pescoço – o recém-nascido apresenta *pescoço* curto, sendo que as malformações mais freqüentes são os cistos de ducto tireoglosso, cistos branquiais, fístulas, torcicolo congênito e fibroma do esternocleidomastóideo. O excesso de pele na nuca pode ter significado importante. Presença de hemangiomas planos na nuca é comum e são comuns a sua involução com o tempo. O *bócio congênito* é achado freqüente em áreas geográficas endêmicas ou em crianças nascidas de mães que receberam iodo e drogas antitireoidianas.

Tórax – a forma do *tórax* do RN é geralmente arredondada, com seu diâmetro ântero-posterior igual ao transverso. Alterações no arcabouço costal modificam a forma do tórax, que pode ser longo ou curto, largo ou estreito, assimétrico, em forma de sino ou em forma de barril. O esterno pode ser proeminente, dando as formas de "peito de pombo" ou "peito de sapateiro", conforme seja este em quilha ou encovado.

A *distância intermamilar* está relacionada com o perímetro torácico. Os *ombros* podem ser largos, estreitos, rodados internamente ou deslocados. As *clavículas* devem ser palpadas de rotina no exame de tórax e as *escápulas* podem ser hipoplásticas ou até mesmo não palpáveis.

O tamanho e o aspecto dos *mamilos* e *aréola* auxiliam na avaliação da maturidade do RN, podendo apresentar-se hipoplásticos ou aplásticos. *Mamilos supranumerários* podem estar presentes e o *ingurgitamento mamário*, tanto em meninos quanto em meninas, quando ocorre, é devido a supressão de hormônio materno, regredindo em semanas.

Pulmões – a respiração no RN é fundamentalmente abdominal e quando está presente o componente torácico faz suspeitar de problema pulmonar. A freqüência respiratória média no RN é de 40 movimentos por minuto em estado de repouso, alterando-se na presença de choro, febre, manipulação ou somente pelo fato de estar desperto.

Coração e vasos – a *ausculta cardíaca* é dificultada com o RN chorando. A *freqüência cardíaca* média é de 120 batimentos por minuto, com limites normais de 70 a 170. A palpação do *pulso radial* é difícil e a do *pulso femoral* é obrigatória, já que sua ausência ou retardo em relação ao radial é sugestivo de coartação da aorta, embora a presença do pulso não exclua essa malformação cardíaca. Atualmente, a medida da *pressão arterial* faz parte do exame físico de rotina de um RN, com valores normais de 80 ± 16 para a *sistólica* e 46 ± 16 para a *distólica*. O encontro de medidas de pressão arterial elevadas levam à suspeita de coartação de aorta ou problemas de malformação renal. *Sopro sistólico* é freqüentemente ouvido nos primeiros dias de vida, sem significado clínico importante, porém se persistir após algumas semanas deve ser motivo de investigação cuidadosa e especializada.

Abdome – o *abdome* do recém-nascido normal em decúbito dorsal pode apresentar-se plano, abaulado por uma obstrução intestinal, ou escavado quando da presença de hérnia diafragmática.

As malformações de *parede abdominal*, como hérnias, onfalocele, diástese do reto, agenesia de músculo da parede, são facilmente reconhecidas e de gravidade variável, sendo na maioria das vezes de resolução cirúrgica.

O *cordão umbilical* é gelatinoso, esbranquiçado e deve conter duas artérias e uma veia. Presença de artéria umbilical única sugere malformações congênitas associadas. O coto umbilical mumifica e desprende-se da parede abdominal por volta do sétimo dia de vida. A higienização adequada auxilia uma cicatrização mais rápida.

Com o abdome flácido e em condições satisfatórias, consegue-se palpar a borda do *fígado* 1 a 2cm abaixo do rebordo costal e o pólo inferior do *baço* geralmente se apresenta aumentado nas doenças hemolíticas e infecções congênitas. Os *rins* às vezes são palpáveis, podendo estar aumentados, porém nem sempre têm significado clínico. O pube, geralmente, mostra-se elevado no RN.

Ânus e reto – investigam-se no *orifício anal* quaisquer anormalidade tais como fístulas, fissuras e imperfuração, sendo que alguns autores defendem o toque retal como um procedimento rotineiro no primeiro exame do RN.

Genitais – nos RN do sexo masculino, o *pênis* apresenta prepúcio com orifício muito estreito e os *testículos* devem estar localizados na *bolsa escrotal*, geralmente contraída, ou no *trajeto inguinal*. Caso contrário, por outro recurso, procurá-los na cavidade abdominal. A presença de hidrocele transitória é freqüente, principalmente nos nascidos de parto pélvico.

Nas meninas, os *pequenos lábios* e o *clitóris* são salientes e notam-se congestão e ingurgitamento vulvar. Secreção vaginal esbranquiçada nos primeiros dias assim como secreção sanguinolenta no final dos primeiros 10 dias são aceitas como normais por alterações hormonais passadas da mãe. Alterações anatômicas em ambos os sexos como, por exemplo, hipospadias, epispadias e escroto bífido em meninos e alterações de hímen como prolapso e hidrocolpos em meninas, além de situações de dúvidas quanto à definição do sexo e genitália ambígua, requerem a presença de especialista.

Região sacrococcígea – verifica-se, ao exame desta região, a presença de massas tumorais (teratoma sacrococcígeo) ou meningoceles. Seio ou fosseta sacrococcígea – depressão na extremidade do cóccix – podem estar presentes, além do *sinus* dérmico, que comunica a pele com o canal raquídeo. Mecha de pêlo sobre uma saliência pode indicar a presença de espinha bífida subjacente.

Membros – *genu recurvatum*, pés tortos posicionais ou não, sindactilia, dedos supranumerários, polidactilia e artrogripose (anquilose congênita) são malformações já perceptíveis na sala de parto. Outras alterações como as ungueais, linha palmar única, paresias, paralisias, equimoses, luxações e fraturas devem ser investigadas ao exame físico detalhado no berçário. A manobra de Ortolani é indispensável para afastar a displasia da articulação coxofemoral.

Sistema nervoso – deve ser realizado exame neurológico sumário do RN observando-se o estado de alerta e o choro, se forte, fraco, ausente ou neurológico (encefálico). Além disso, pesquisa-se se há simetria dos movimentos, postura e as manobras relacionadas ao tono. Avaliação neurológica também é observada, quando da realização da idade gestacional.

Reflexos como de Moro, sucção, preensão, voracidade, Babinski, tônico do pescoço e marcha reflexa completam o exame neurológico.

ANTROPOMETRIA

O peso do recém-nascido depende do sexo, da cor, sendo os meninos mais pesados que as meninas. Os RN de cor negra e amarela, para uma mesma idade gestacional, nascem com peso menor. Ainda em relação ao peso de nascimento, está comprovada a relação direta com algumas condições de pré-natal, por vezes de difícil avaliação, como idade gestacional, estado nutricional da mãe, doenças maternas anteriores e da gestação atual, patologias placentárias, além de outros fatores.

A estatura média do RN é medida com a criança em decúbito dorsal, sendo considerado o valor médio de 50cm para os RN do sexo masculino e 49cm para os do sexo feminino.

O perímetro cefálico (PC), em torno de 34cm, é medido passando-se a fita métrica horizontalmente pela parte mais saliente do osso occipital e pela linha superior da inserção dos supercílios ou glabela.

O perímetro torácico (PT), cerca de 32cm, é medido na altura dos mamilos circundando horizontalmente o tórax. Tomamos como certa a medida efetuada entre a inspiração e a expiração.

ASSISTÊNCIA

Os cuidados ao recém-nascido são iniciados pelo obstetra por meio do acompanhamento da mãe e do concepto durante o pré-natal, cabendo ao neonatologista a continuação destes a partir do nascimento até a sua alta do berçário. Aproximadamente 90% dos RN nascem bem, sem necessidade das manobras habituais de reanimação. Entretanto, a função do neonatologista na sala de parto é o auxílio especializado ao feto na sua adaptação da vida intra para a extra-uterina, atuando de forma a torná-la a mais fisiológica possível. Essa atuação consiste em verificar sempre a vitalidade do recém-nascido ao nascimento prevenindo a perda de calor secando a criança, posicionando-a adequadamente na mesa de reanimação e então promover a desobstrução das vias aéreas superiores estimulando a respiração e a manutenção das condições cardiocirculatórias ideais. Esse conjunto de manobras é conhecido como *reanimação* ou *ressuscitação* e o tempo neste movimento é essencial, porque as lesões devidas à hipoxemia instalam-se rapidamente e são geralmente irreversíveis. A equipe que terá acesso à sala de parto deverá estar devidamente paramentada com avental, máscara, gorro e pró-pés, devendo ser constituída pelo obstetra, anestesista, pediatra, obstetriz, com perfeito entrosamento entre todos. A sala de recepção do RN deve ser confortável, com uma mesa de atendimento e um berço de reanimação dotado de calor radiante, fonte de oxigênio com máscara, aspirador, além de todo o material necessário para o cuidado do RN, conforme mostrado no quadro I-13.

Há algumas situações durante a gestação e trabalho de parto, em que problemas neonatais imediatos podem ser previstos, passando o feto, nessas circunstâncias, a ser considerado de alto risco. Entretanto, algumas condições que podem alertar o pediatra quanto ao nascimento de uma criança de alto risco constam no quadro I-14.

ETAPAS DA REANIMAÇÃO

Assim que houver o desprendimento do pólo cefálico, deverá ser realizada a aspiração rápida da boca e das narinas do RN, para a retirada do excesso de secreção. Essa manobra poderá ser feita pelo obstetra antes mesmo do nascimento completo da criança, usando-se para isso sonda de borracha ou polietileno, ligada ao aspirador da sala de parto. Deve-se evitar a retirada das mucosidades com o dedo envolto em gaze, pelo risco de lesões de mucosa (aftas de Bednar).

Completado o nascimento, a etapa seguinte é o pinçamento e a secção do cordão umbilical (10 a 15cm do abdome) que

OBSTRTRÍCIA NORMAL

Quadro I-13 – Materiais necessários.

Mesa de atendimento do recém-nascido	
Luvas	Solução de nitrato de prata a 1% de preparo diário
Sondas de aspiração nasal e gástrica, números 6, 8 e 10 que terão acesso à sala de parto	Expansores de volume
	Soluções antissépticas (água oxigenada 10 volumes, álcool a 70%)
Cateter umbilical para RN pré-termo e de termo	Soro fisiológico em frasco ou ampolas
Drenos torácicos	Soro glicosado a 5%
Cubas com soro fisiológico	Gluconato de cálcio a 10%
Campos esterilizados e aquecidos para recepção do RN	Bicarbonato de sódio a 3%
Campo fenestrado para a cateterização umbilical	Adrenalina (solução aquosa milesimal)
Fio de algodão, anel de borracha, cadarço ou "cord-clamp" para ligadura de cordão	Equipo para infusão
	Atropina, dopamina, dobutamina, isoproterenol e naloxona
Bisturi e tesoura	Água destilada
Pinças de Kocher	Material para fixação de cânula endotraqueal (tintura de benjoim, micropore e esparadrapo)
Estetoscópio	
Cronômetro de parede ou de pulso	Foco de luz
Gazes estéreis	Compressas macias para secar o RN
Seringas de 10 e 20ml com agulhas	
Material de sala e do berço de reanimação	
Aspirador manual ou elétrico ou bucal descartável ligado ao berço aquecido	Tubos endotraqueais números 2,5, 3, 3,5 e 4
	Laringoscópio com pilhas novas e lâminas retas 0 e 1
Fonte de oxigênio com fluxômetro	Balão auto-insuflável de AMBU com dispositivo de segurança
Máscara facial para RN de termo e pré-termo	

Quadro I-14 – Fatores isolados ou associados que colocam o recém-nascido na condição de alto risco.

Condições maternas	
Características individuais	**História médica passada ou presente ou obstétrica adicional**
Baixa condição socioeconômica, ausência de pré-natal	Doença renal, hipertensão, toxemia ou as três
Grupos étnicos em desvantagem	*Diabetes mellitus*
Situação marital irregular	Doença cardiovascular (reumática, congênita e vascular periférica)
Idade materna: Primigesta idosa (35 anos de idade)	Doença pulmonar produzindo hipoxemia e hipercapnia
Grávida com 16 anos ou menos	Doença de tireóide, paratireóide ou endocrinopatias
Grávida com 40 anos ou mais	Bacteriúria assintomática
Peso materno fora de gravidez menor que 45kg ou maior que 90kg	Baixo estriol urinário
	Púrpura trombocitopênica
Estatura menor que 1,57 m	Doenças neoplásicas
Desnutrição materna	Colagenoses, tuberculose
História gravídica pregressa	Doenças genéticas e/ou mentais
Grande multiparidade	Epilepsia ou doenças mentais
Rotura prematura de membranas	Anemia ou hemoglobinopatias
Parto prematuro (menor que 37 semanas) ou pós-maturo (maior que 42 semanas)	Isoimunização
	Rubéola ou infecção viral, bacteriana
Hemorragia pré-parto, placenta prévia ou abrupta	Drogas maternas: reserpina, lítio, magnésio, álcool, drogas beta-adrenérgicas (prevenir parto prematuro)
Filho com paralisia cerebral, retardo mental, traumatismo de parto, anomalia de sistema nervoso central ou anomalia congênita	Uso de narcóticos, barbitúricos, tranqüilizantes, psicotrópicos ou intoxicação alcoólica
Infertilidade, abortos repetidos, perdas fetais ou morte neonatal	Psicoses graves
Condições de trabalho de parto e parto	
Cesárea ou fórceps anterior	Drogas sedativas ou analgésicas ministradas:
Trabalho de parto prolongado anterior ou atual	Por via intravenosa dentro de 1 hora do parto ou intramuscular dentro de 2 horas do parto
Apresentação de nádegas ou outra anormal	
Prolapso de cordão e/ou compressão de cordão (circular e nós), tetania uterina	Grandes fumantes
	Placenta prévia, descolamento e outras anomalias placentárias ou hemorragias uterinas
Hipotensão materna	
Condições fetais	
Parto prematuro	Ritmo ou freqüência cardíaca anormal
Gestação múltipla	Oligoidrâmnios ou poliidrâmnios
Restrição do crescimento uterino ou fetal	Anomalia fetal
Sofrimento fetal, presença de mecônio	

deve acontecer após cessarem os batimentos ou, então, após a instalação dos movimentos respiratórios. Há situações em que a ligadura do cordão deve ser imediata ou a expressão do cordão (ordenha) é formalmente contra-indicada, como no caso da incompatibilidade sangüínea materno-fetal ou por drogas dadas à mãe por ocasião da anestesia. Existe indicação de ordenha quando houver descolamento prematuro de placenta, rotura uterina, placenta prévia, parto pélvico, anemia e/ou choque aparente.

Recepção do recém-nascido – será feita pela obstetriz ou alguém habilitado para tal, devendo segurar a criança pelos pés e pelas costas em decúbito lateral e com a cabeça um pouco mais baixa que o restante do corpo, no mesmo nível da mãe, evitando-se pendurá-lo pelos pés, o que certamente envolve riscos de hemorragia intracraniana, tração de pedúnculo cerebral e luxação de quadril. O RN será recolhido em campo estéril, seco e previamente aquecido, sendo transportado da maneira descrita para a mesa de reanimação, na qual ficará sob fonte de calor radiante, em decúbito lateral. Será enxugado suavemente com compressas de gazes macias e aquecidas, para evitar o resfriamento, sendo que a temperatura ideal da mesa de reanimação deve situar-se entre 30 e 32ºC. Coloca-se então a criança de lado, em discreto Trendelenburg, para facilitar a drenagem de secreções, iniciando-se a desobstrução das vias aéreas superiores, usando para isso o aspirador elétrico com força de sucção controlável (pressão média de 14mmHg). As sondas de aspiração devem ser de borracha ou polietileno (números 6, 8 ou 10), com abertura terminal lateral. Aspira-se inicialmente a boca, passando depois a sonda pelas narinas, aspirando as fossas nasais e orofaringe, tomando-se o cuidado de introduzir a sonda com aspirador desligado.

Os primeiros instantes da vida podem determinar a sua qualidade, e o recurso disponível até o momento para a avaliação das condições vitais de nascimento do RN é o boletim de Apgar. Pode-se afirmar que o número de RN de termo, sem mecônio, vigoroso, com tono muscular bom, respiração normal, rosado e sem nenhum fator de risco chega a cerca de 90%.

Nessas condições, não será necessária nenhuma outra manobra além das já descritas acima, pois o prognóstico será muito bom. A temperatura da criança pode ser mantida com ela envolta em cobertas secas e quentes ou se possível e desejado, diretamente em contato com a pele da mãe.

Caso a respiração, a freqüência cardíaca e a cor não se normalizem, deve-se passar para a fase de cuidados intermediários. Nessa situação, provoque choro forte com pequenos estímulos cutâneos nas plantas dos pés ou leve fricção nas costas, sendo então oferecido oxigênio ao RN, podendo utilizar-se, para tal, de máscara aberta desde que haja movimentos respiratórios espontâneos, permitindo, com isso, que a criança inale oxigênio a 100%, até ficar corada e com choro forte e ter sua freqüência cardíaca normalizada.

As medidas ressuscitativas iniciais, consistindo de aspiração de vias aéreas superiores, estimulação tátil e oxigenação, por máscara aberta, podem iniciar a respiração regular em 85% dos casos. Se findo o primeiro minuto não houver respiração e freqüência cardíaca regular e cor rosada, devem ser aplicadas manobras mais eficazes dentro de etapa chamada de cuidados intensivos.

Outros procedimentos ainda realizados na sala de parto são:

1. Ligadura definitiva do cordão umbilical, no qual, em primeiro lugar, é colocado um anel de borracha, cadarço ou "clamp" de plástico a 2 a 3cm da inserção, seccionando-se distalmente o cordão a 1cm do "clamp", verificando e anotando número de vasos umbilicais. A superfície do coto deverá ser tratada com álcool a 70%, evitando-se cobrir o umbigo.
2. A identificação do RN será sempre dupla, com pulseira metálica e outra de plástico ou de esparadrapo com o nome da mãe, completando-se a identificação dessa criança com a impressão plantar ao lado da digital materna em ficha apropriada, devendo ser esse procedimento realizado com extremo cuidado e atenção.
3. Profilaxia da infecção gonocócica ocular com a solução de nitrato de prata a 1% de preparo recente (até dois dias), conservado em frasco escuro ao abrigo da luz. Usam-se duas gotas em cada olho, tendo o cuidado de remover o excesso com gaze seca e não umedecida com soro fisiológico.
4. Exame físico sumário na sala de parto antes da remoção do RN para o berçário, verificando e anotando deformidades eventualmente existentes.
5. Preenchimento de ficha de sala de parto com dados referentes à mãe e ao RN, que ficará anexada ao prontuário da criança.
6. Exame da placenta, anotando-se as anormalidades.
7. Exames colhidos do cordão, conforme a rotina de cada serviço.

RN com 2.000g ou menos serão encaminhados diretamente ao berçário de alto risco, sendo colocados em incubadoras, recebendo os cuidados devidos. Aqueles com mais de 2.000g deverão ficar em berços aquecidos em sala de cuidados intermediários, por cerca de 4 a 6 horas em observação rigorosa pelo pessoal da enfermagem, sendo então encaminhados ao setor de alojamento conjunto ou de baixo risco.

Serão levados ao alojamento conjunto os RN que reunirem as seguintes condições:

- peso de nascimento entre 2.500 e 4.000g;
- Apgar de 5º minuto maior ou igual a 7;
- sem necessidade de controle laboratorial;
- sem risco de infecções;
- boas condições clínicas no exame de 6 horas.

Sempre que o RN e a mãe logo após o parto apresentem condições satisfatórias, a criança será apresentada de preferência despida para a mãe, permitindo-se não só contato pele/pele entre as duas, como também ela será colocada ao seio para sucção inicial. A finalidade desse procedimento é aumentar o vínculo mãe/filho e propiciar maior sucesso na fase de amamentação desse novo ser.

O primeiro exame físico completo será feito com 12 horas de vida, juntamente com a idade gestacional, pelo método de Capurro. A permanência no berçário será de pelo menos 72 horas, recebendo alta a seguir. Após 48 horas da alta hospitalar, essa criança deve ser revista no ambulatório de puericultura para o controle das condições do coto umbilical, evolução da icterícia quando houver, além do controle de peso e manutenção da amamentação.

Referências Bibliográficas

• APGAR, V. – A proposal for new method of evaluation of the newborn infant. *Anesth. Analg.*, 32:260, 1953. • ARON, J.D. – In: *Evolução Neurológica do Lactente Normal*. EDART, São Paulo, 1976. • BALLARD, R.A. – Ressuscitation in the delivery room. In: Schaffer & Avery. *Diseases of the Newborn*. 6th ed., Philadelphia, W.B. Saunders Company, 1991. • BLOOM, R.S. – Delivery room ressuscitation of the newborn. In: Fanaroff, Avroy, Richard (eds.). *Neonatal-Perinatal Medicine: Diseases of the Fetus and Infant*. 5th ed., St. Louis, Mosby Year Book, 1992. • Guidelines for perinatal care, Ed. 2 American Academy of Pediatrics/American College of Obstetricians and Gynecologists, 1988. • LEONE, C.R. – Características do recém-nascido prematuro. In: Ramos, J.L.A. & Leone, C.R. *O Recém-nascido de Baixo Peso*. São Paulo, Sarvier, 1986. • MERLOB, P.; SIVAN, Y. & REISNER, S.H. – *In Lower Limb – Standards in Newborns*. • NOBREGA, F.J. – Antropometria, patologias, malformações congênitas do recém-nascido brasileiro e estudos de associação com algumas variáveis maternas. *J. Pediatr.*, 59(Supl. 1): agosto, 1985. • RAMOS, J.L.A. & CORRADINI, H.B. – Exame físico do recém-nascido. In: Marcondes, E. *Pediatria Básica*. 8ª ed., São Paulo, Sarvier, 1991. • SIVAN, Y.; MERLOB, P. & REISNER, S.H. – In: Upper limb standards in newborns. *Am. J. Dis. Child.*, 137: sept, 1983. • TEXTBOOK OF NEONATAL RESUSCITATION. American Academy of Pediatrics and American Heart Association, 2000. • TROSTER, E.J. & GHERPELLI, J.L.D. – Asfixia e distúrbios respiratórios. In: Marcondes, E. *Pediatria Básica*. 8ª ed., São Paulo, Sarvier, 1991. • VALADARES, E.R. & PENA, S.D.J. – In: Manual para o exame morfológico da criança. Comitê de Genética da Sociedade Brasileira de Pediatria. Belo Horizonte, 1988.

26 Anticoncepção no Puerpério e Lactação

Oswaldo R. Grassiotto
Angela Maria Bacha

A amamentação retarda a ocorrência das menstruações, dificulta a ovulação e reduz a fecundidade. No entanto, a duração do período de infertilidade provocado pela lactação é variável e pouco previsível; os padrões menstruais não fornecem indicações confiáveis acerca da ovulação nessa fase. A ovulação pode ocorrer pouco tempo após o parto e até agora não há maneira de prever sua ocorrência.

Geralmente, os casais reiniciam a atividade sexual dentro dos dois primeiros meses que se seguem ao parto. De fato, desde que o endométrio tenha se regenerado e os ferimentos cirúrgicos tenham cicatrizado, existe muito pouco risco de traumatismo ou de infecção ascendente em conseqüência das relações sexuais.

Alguns estudos identificaram que até 10% das mulheres que não utilizam métodos contraceptivos engravidam durante o período de amenorréia provocado pela lactação.

A abstinência sexual prolongada não é alternativa aceitável para a anticoncepção no puerpério. Para as mulheres que estão em aleitamento e não querem engravidar imediatamente após o parto algum método anticoncepcional deve ser utilizado.

FERTILIDADE APÓS O PARTO

Durante os primeiros meses pós-parto (amenorréia inicial), a probabilidade de gravidez é menor, esteja a mulher amamentando ou não. O aleitamento materno retarda o retorno da ovulação após o parto e a amenorréia é um marcador da supressão da ovulação. O risco de engravidar aumenta, portanto, após o retorno das menstruações.

Estima-se o risco de a mulher engravidar nos primeiros seis meses após o parto em até 70% se ela não amamenta; 20% se houver amamentação com suplementação e 10% se a amamentação for a única forma de alimentação do lactente.

Ao final de dois meses de puerpério a metade e aos quatro meses a quase totalidade das mulheres que não amamentam já terão menstruado. Mesmo entre as lactantes, mais da metade tem a primeira menstruação antes do final do sexto mês pós-parto.

Ainda que a ovulação não ocorra regularmente, após a primeira menstruação a lactação não produz efeito contraceptivo apreciável. Essa primeira menstruação que se segue à amenorréia pós-parto pode ser ou não precedida de ovulação. Consideradas todas as mulheres, mais de 60% das primeiras menstruações são precedidas de ovulação. É mais provável a ovulação entre mulheres não-lactantes que entre aquelas que amamentam, principalmente quando a amamentação é o único recurso alimentar do lactente. É também tanto mais provável a ovulação precedendo a primeira menstruação quanto mais longo for o período de amenorréia pós-parto: mesmo entre mulheres com lactação exclusiva, cerca de 40% têm ovulação precedendo a primeira menstruação, mesmo não considerando a duração da amenorréia pós-parto.

As taxas de eficácia contraceptiva da lactação são difíceis de ser precisadas, uma vez que o risco de gravidez aumenta com o tempo. A associação da lactação exclusiva prolongada e amenorréia pós-parto oferece proteção anticoncepcional satisfatória até o sexto mês pós-parto. Entretanto, após esse período, inclusive as mulheres com essa característica de aleitamento devem associar outros métodos anticoncepcionais. Quando o aleitamento exclusivo à demanda não puder ser mantido, os métodos anticoncepcionais deverão ser iniciados entre o 40º e 60º dias de puerpério.

EFEITOS ENDÓCRINOS DA AMAMENTAÇÃO

Quando a mulher não amamenta, ocorre retorno à produção normal de gonadotrofinas hipofisárias após a normalização dos níveis de prolactina, o que ocorre após três a cinco semanas do parto. Assim, a primeira menstruação ocorre por volta de 45 dias pós-parto, não havendo ovulação antes do 25º dia. Medidas terapêuticas que afetem a produção de prolactina, como por exemplo o bloqueio medicamentoso da lactação, antecipam a primeira ovulação. O mecanismo do efeito anticoncepcional da lactação parece ser o mesmo observado em situações de hiperprolactinemia: redução dos níveis das gonadotrofinas FSH e LH (o LH recupera-se mais lentamente na progressão do puerpério) e menor sensibilidade ovariana ao estímulo com essas gonadotrofinas.

Níveis elevados de prolactina inibem a secreção pulsátil de GnRH. Isso pode ocorrer em conseqüência da estimulação da secreção de dopamina pela hiperprolactinemia, diminuindo a secreção do GnRH pelo núcleo arqueado. Existe possível contribuição nessa ação de opióides endógenos que, como a prolactina, são liberados pelo estímulo da sucção do mamilo.

A hiperprolactinemia também parece afetar a função das células da granulosa *in vitro*, diminuindo sua capacidade de produção de esteróides ou a proporção em que os libera. Esse mecanismo pode contribuir para a infertilidade da lactação, ainda que o efeito central seja claramente o mais importante.

Com a progressão da lactação, a depender do estado nutricional da mãe e da freqüência, duração e intensidade das mamadas (influenciadas pela oferta de suplementos na alimentação do lactente), os níveis de prolactina retornam ao normal entre o quinto e sexto mês após o parto. Isso é seguido do aumento rápido dos níveis circulantes de LH, acompanhado do aumento da produção ovariana de estradiol, traduzindo a retomada dos ciclos ovarianos.

MÉTODOS ANTICONCEPCIONAIS

Método da lactação e amenorréia

A combinação lactação-amenorréia nos primeiros seis meses pós-parto tem mostrado influir significativamente na fertilidade. Adequadamente utilizada, essa combinação apresenta taxas de gravidez da ordem de 2% aos seis meses, o que é equiparável ao uso de outros métodos anticoncepcionais. No entanto, o uso adequado desse método tem requerimentos fundamentais que devem ser completamente atendidos:

a) a mulher deve amamentar de maneira exclusiva e à demanda: não deve definir horários rígidos, devem ser preservadas as mamadas noturnas e não deve ser oferecido nenhum complemento alimentar ao lactente;
b) a mulher deve estar em amenorréia (desconsiderados os sangramentos ocorridos nas primeiras oito semanas); sangramentos vaginais posteriores às oito semanas exigem medidas contraceptivas complementares;
c) não devem ter transcorridos seis meses pós-parto.

Deve-se ainda observar que, em situações em que se antevejam dificuldades na plena lactação exclusiva à demanda – lactentes prematuros ou de baixo peso ou com dificuldade para sucção, lactentes com indicação de internação hospitalar ou afastamento temporário da mãe, mulheres com retorno à atividade de trabalho que dificulta o contato com a criança ainda que episodicamente –, a eficácia do método de lactação e amenorréia estará diminuída, devendo ser considerado o uso de outros métodos contraceptivos complementares.

Métodos de abstinência periódica

O uso desses métodos não tem obviamente nenhum efeito adverso sobre a lactação. Estes métodos, em geral, não são recomendados no pós-parto porque os indicadores usuais de fertilidade ou infertilidade têm aferição difícil nessa fase. As curvas de temperatura basal são irregulares na lactante e não podem ser usadas para detectar a ovulação. Os padrões de secreção vaginal também variam muito entre as mulheres que amamentam e nem sempre refletem a atividade hormonal. Entre estudiosos que desenvolvem o método do muco cervical, existe a convicção de que mulheres que já utilizavam esse método no passado (e, portanto, experientes no seu uso) podem utilizá-lo no puerpério sem grandes dificuldades e sem perda da efetividade.

Métodos de barreira

O condom é método contraceptivo seguro, efetivo e totalmente reversível, que, além de prevenir a gravidez, protege o homem e a mulher de doenças sexualmente transmissíveis, e seguramente também protege a mulher de infecções genitais quando a atividade sexual é reiniciada após dar à luz.

O uso do condom configura-se em ótima indicação para a mulher no puerpério e durante a lactação, até que outro método de contracepção seja instituído.

O diafragma vaginal mantém alguma proteção para a mulher no que se refere às infecções genitais, ainda que não tão significativamente quanto o condom. Em geral, não se recomenda seu uso antes que o trato genital da puérpera tenha se recomposto após o parto. Isso exige secreção adequada e atuação do estrógeno ovariano, o que em princípio indica o diafragma como método contraceptivo para a mulher que já retomou seus ciclos menstruais. É importante que a mulher tenha aferição adequada da dimensão e do tipo do diafragma para seu uso, tendo em conta que após o parto as dimensões da vagina e do aparelho de sustentação dos órgãos pélvicos podem ter-se modificado.

Anticoncepcionais hormonais orais (AHO)

Anticoncepcionais hormonais orais combinados (AHOc) – são conhecidos como pílulas anticoncepcionais, combinando um estrógeno (etinilestradiol) e um progestágeno (levonorgestrel, desogestrel, gestodeno, drospirenona, acetato de ciproterona), ambos sintéticos. Podem desencadear potencial de complicações para a mulher nos primeiros meses após o parto, sendo a mais séria o tromboembolismo. A coagulabilidade do sangue permanece aumentada no puerpério imediato, e os contraceptivos com estrógeno sintético afetam os fatores de coagulação na mesma direção.

Os estrógenos sintéticos também parecem alterar a quantidade e a qualidade do leite humano, quando ministrados nos primeiros meses de lactação.

Ainda que não se tenha demonstrado convincentemente maior incidência de complicações tromboembólicas em associação com o AHOc após o parto, a incidência de ovulação nas primeiras oito semanas após parto de termo é tão baixa que provavelmente os riscos da pílula superem seus benefícios nesse período.

Os AHOc não parecem inibir o início da produção do leite; no entanto, a duração da amamentação é encurtada de maneira dose-dependente pelo uso de contraceptivos hormonais combinados, que contêm estrógeno sintético. Quando utilizados nos primeiros meses pós-parto, podem provocar reduções da ordem de 40% na produção do leite. Os mais novos AHOc com menores dosagens, quando iniciados após o estabelecimento da lactação, parecem ter menor efeito inibitório na duração da amamentação e no volume do leite, ainda que ocorra alguma supressão.

A concentração dos constituintes do leite não é modificada pelos AHOc de menores dosagens quando iniciados após o terceiro mês de amamentação, ainda que os esteróides passem para o leite e eventualmente alcancem concentrações detectáveis no lactente.

Entre mães usando contraceptivos hormonais, calcula-se que 0,1% da dose do estrógeno sintético e da maioria dos progestágenos alcance o lactente diariamente. Para a maioria dos AHOc, o lactente está exposto a nanogramas do estrógeno e a microgramas dos progestágenos. Esses níveis médios são muito baixos se comparados com as quantidades de esteróides sexuais naturais que atingem a criança a partir do leite de vaca ou do leite humano. No entanto, os esteróides naturais são rapidamente metabolizados pelo fígado da criança em contraste com a larga vida média dos esteróides sintéticos.

Os recém-nascidos normalmente têm discreto aumento nos níveis circulantes de testosterona e de estrógenos nos primeiros 3 ou 4 meses de vida, o que sugere a possibilidade de que um ou mais órgãos possam ser especialmente suscetíveis aos efeitos dos esteróides sexuais exógenos durante esse período.

Assim, os AHOc não devem ser indicados antes que a lactação esteja completamente estabelecida. Idealmente, devem ser evitados nos primeiros seis meses após o parto ou até que a criança seja desmamada, o que ocorrer primeiro.

Anticoncepcionais hormonais orais de progestágeno isolado – são conhecidos como minipílulas. As preparações disponíveis envolvem os progestágenos sintéticos levonorgestrel, noretindrona, linestrenol e desogestrel. A utilização das minipílulas não tem demonstrado efeitos sobre a lactação. De fato, a minipílula de noretindrona tem sido utilizada amplamente por mulheres lactantes em razão de seus efeitos adversos mínimos sobre a quantidade e a qualidade do leite e sobre a duração da amamentação. As dosagens hormonais utilizadas não produzem anovulação, sendo sua relativa eficácia imputada a efeitos sobre o muco cervical, endométrio e motilidade tubárea. À sua menor eficácia contraceptiva contrapõe-se a baixa fecundidade dos primeiros meses após o parto, tornando esse método atraente para a mulher que pretende utilizar, no futuro, o AHOc, mas que ainda amamenta, durante os primeiros seis meses após o parto.

O produto com desogestrel utiliza uma dosagem pouco maior do princípio ativo, atuando como anovulatório, o que lhe confere maior efetividade contraceptiva. Estudos atuais indicam que, como as outras minipílulas, esse produto não interfere com a produção ou qualidade do leite, podendo, por sua eficácia, ser utilizado pela lactante inclusive após o sexto mês pós-parto.

Anticoncepcionais hormonais injetáveis

Injetáveis de progestágeno isolado – existem evidências oriundas de pesquisas desenvolvidas em todo o mundo de que os injetáveis acetato de medroxiprogesterona Depot (DMPA) e enantato de noretindrona (NET-EN) podem aumentar tanto o volume de leite quanto a duração da lactação. Parece, também, que esses contraceptivos não alteram a qualidade do leite nem sua concentração de imunoglobulinas, como inicialmente se chegou a especular.

Os efeitos desses contraceptivos injetáveis em mulheres amamentando parecem não ser diferentes daqueles que ocorrem em mulheres que não amamentam. No entanto, em pequeno número de mulheres a ocorrência de hemorragia intensa, particularmente em usuárias de DMPA, exige terapêutica.

A quantidade de hormônios transmitidos ao lactente quando a mãe usa DMPA é muito pequena. A transmissão ao leite é máxima imediatamente após uma injeção e declina rapidamente a partir de então. Calcula-se que entre 0,2 e 0,8mcg/kg/dia seja ingerido pelo lactente quando a mãe usa DMPA como contraceptivo injetável trimestral; entretanto, somente pequena fração dessa quantia é absorvida, devido ao metabolismo e à excreção intestinal. Para minimizar qualquer efeito potencial sobre a criança, recomenda-se que a primeira injeção de contraceptivo hormonal ocorra apenas após oito semanas do parto.

Injetáveis combinados mensais – compreendem a associação de um estrógeno "natural" (enantato ou valerato de estradiol) e um progestágeno sintético (algestona, noretisterona, medroxiprogesterona) que aplicados por via intramuscular a intervalos mensais produzem anovulação com um ritmo menstrual regular na maioria das mulheres. Não se têm observado alterações na produção nem na qualidade do leite; entretanto, deve ser levado em conta que o período próximo à aplicação do produto cursa com níveis sanguíneos elevados dos esteróides, sendo razoável supor uma maior passagem para o leite com maior exposição do lactente.

Podem ser utilizados por mães lactantes – a prudência manda que suas indicações e contra-indicações obedeçam aos mesmos critérios aplicados aos anticoncepcionais hormonais orais combinados.

Implantes de progestágeno isolado – o produto disponível hoje no Brasil constitui-se de um único implante de aplicação subcutânea contendo 68mg de etonogestrel (metabólito ativo do desogestrel). Sua taxa de liberação hormonal é de 35 a 45mcg/dia ao final do primeiro ano de uso (um quarto da dose de uma pílula combinada), período em que produz anovulação. Segue-se uma redução progressiva da liberação hormonal até 20mcg/dia ao final do terceiro ano, já não tendo efeito anovulatório porém mantendo até esse período alta eficácia contraceptiva devida a seus efeitos periféricos.

Não produz modificações na produção ou qualidade do leite; estima-se que o lactente receba uma quantidade de hormônios da ordem de 27ng/kg/dia, o que se compara favoravelmente com a exposição do lactente cuja mãe utiliza pílula combinada ou minipílula.

Baseando-se nos dados disponíveis, os implantes de progestágeno isolado podem ser utilizados pela mulher no período de lactação respeitadas as mesmas restrições que se aplicam às minipílulas.

Dispositivo intra-uterino (DIU)

Os dispositivos intra-uterinos têm benefícios bem definidos quando indicados a mulheres que pretendem técnica contraceptiva de alta eficácia e longa duração de uso.

Diversos estudos foram conduzidos para investigar a adequação da inserção puerperal imediata (pós-placentária) do DIU. As taxas de expulsão dos dispositivos atualmente disponíveis, quando aplicados no período pós-placentário, mostram-se muito elevadas. Estudos da OMS têm mostrado taxas de expulsão da ordem de 35 a 44%.

A inserção do DIU na primeira semana que se segue ao parto tem, ainda, taxas de expulsão elevadas, que declinam acentuadamente a partir do terceiro e quarto dias pós-parto, mas continuam ainda muito maiores que aquelas que se observam após a inserção dita de intervalo. Parece muito difícil justificar, portanto, sua indicação.

A inserção do DIU entre uma e seis semanas após o parto tem-se acompanhado de alto risco de perfuração e infecção, e foi há tempos abandonada. Assim, a inserção do DIU deve aguardar período de seis a oito semanas, no mínimo, após o parto. Os resultados dessas inserções são comparáveis aos das inserções de intervalo.

O uso do DIU não tem efeitos na iniciação da produção do leite, na sua composição ou no volume do leite produzido.

Os sistemas intra-uterinos liberadores de levonorgestrel acrescentaram aos dispositivos com cobre a vantagem de não produzirem aumentos no sangramento menstrual – na realidade produzem diminuição substancial deste – e apresentarem uma eficácia contraceptiva maior, com taxas de gestação próximas a zero. Da mesma maneira que os dispositivos com cobre, não afetam a produção ou a qualidade do leite, podendo ser utilizados com as mesmas indicações.

Devem-se determinar os riscos e os benefícios para cada candidata ao uso do DIU. Devem-se descartar contra-indicações médicas, e as mulheres devem ser esclarecidas sobre os riscos de infecção tubária e suas seqüelas. Todas as mulheres devem conhecer os possíveis efeitos colaterais e complicações, a necessidade do controle periódico e os sinais de alarme de complicações iminentes.

Esterilização cirúrgica

A opção da mulher ou do homem pela esterilização cirúrgica deve ser tomada em período razoável de tempo antecedendo o parto e não durante o estresse emocional que acompanha o nascimento de um filho.

A esterilização cirúrgica puerperal não tem nenhum efeito sobre a quantidade ou composição do leite. A exceção possível relaciona-se a alguns métodos de anestesia que podem causar interrupção temporária da lactação. Esse efeito pode ser minimizado pelo uso da anestesia regional ao menor nível efetivo.

ORIENTAÇÃO ANTICONCEPCIONAL NO PUERPÉRIO E LACTAÇÃO

1. Do ponto de vista da saúde da mulher e da criança, é recomendável que se inicie a contracepção ao redor da oitava semana pós-parto.
2. A lactação causa, na realidade, interrupção limitada e pouco previsível na ovulação após o parto. A concepção pode ocorrer antes do reinício da menstruação.
3. O método da lactação e amenorréia pode ser utilizado por mulheres motivadas que disponham de condições para cumprir rigorosamente com seus requerimentos.
4. Métodos de abstinência periódica não são em geral recomendados nesse período.
5. Os métodos de barreira (condom, diafragma vaginal) podem ser utilizados pela mulher ou pelo casal após o parto. O diafragma vaginal exige aferição individualizada para a mulher, consideradas as modificações anatômicas induzidas pela gestação e pelo parto. O condom tem-se constituído em alternativa adequada de contracepção transitória nos primeiros meses de puerpério.
6. Os anticoncepcionais hormonais orais combinados devem ser evitados pela puérpera durante os dois primeiros meses que se seguem ao parto, visando à prevenção de complicações potenciais.
7. A puérpera que amamenta e que pretende usar os anticoncepcionais hormonais orais ou injetáveis combinados deve adiar seu início até o sexto mês após o parto ou até o desmame, o que ocorrer primeiro. Os anticoncepcionais hormonais de progestágeno isolado podem ser usados após o segundo mês pós-parto.
8. Tanto os estrógenos quanto os progestágenos dos anticoncepcionais atualmente disponíveis aparecem no leite materno. Até o momento, não é possível determinar qual a dose de esteróide que a criança pode suportar, nem se podem excluir, definitivamente, efeitos a longo prazo sobre ela.
9. Os dispositivos intra-uterinos podem ser utilizados por mulheres após o segundo mês pós-parto, particularmente quando se pretende anticoncepção de alta efetividade e longa duração.
10. A esterilização cirúrgica feminina é procedimento de execução facilitada durante ou logo após o parto, mas sua realização nesse momento é aquela que mais freqüentemente produz arrependimento no futuro. A decisão pela esterilização não pode ser tomada em meio a uma situação tão repleta de emoções, como é o momento do parto ou do puerpério imediato. Essa decisão deve ser resultado de reflexão adequada e amadurecida do casal envolvido, suficientemente esclarecido e informado pelo médico que o assiste.

Referências Bibliográficas

• CAMPBELL, O.M. & GRAY, R.H. – Characteristics and determinants of postpartum ovarian function in women in United States. *Am. J. Obstet. Gynecol.*, **169**:55, 1993. • CURTIS, K.M.; CHRISMAN, C.E. & PETERSON, H.B. – Contraception for women in selected circumstances. *Obstet. Gynecol.* **99**:1100, 2002. • DIAZ, S.; ARAVENA, R.; CASADO, M.E.; & cols. – Breastfeeding pattern and the duration of lactational amenorrhea in urban Chilean women. *Contraception*, 43:335, 1991. • The FIGO Manual of Human Reproduction – Reproductive Health, Global Issues. The Parthenon Publishing Group, Park Ridge, N.J., USA, Vol. 3, 1990. • GRIMES, D.; SCHULZ, K.; van VLIET, H.; & STANWOOD, N. – Immediate Post-partum insertion of intrauterine devices: a Cochrane review. *Hum. Reprod.*, 17:549, 2002. • IPPF – Déclaration sur l'allaitement, la fertilité et la contraception de post-partum. Federation Internationale pour la Planification Familiale. Regents College, Inner Circle, Regents Park, London, fevereiro, 1996. • SPEROFF, L.; GLASS, R.H.; & KASE, N.G. – *Endocrinologia Ginecológica • Clínica e Infertilidade*. 5ª ed., São Paulo, Editora Manole, 1995. • TUITT, S.T.; FRASER, A.B.; GRIMES, D.A. & cols. – Hormonal contraception during lactation, systematic review of randomized controlled trials. *Contraception*, 68:233, 2003 • TYSON, J.E.; CARTER, J.N.; ANDREASSEN, B. & cols. – Nursery mediated prolactin and luteinizing hormone secretion during puerperal lactation. *Ferti. Steril.*, 30:154, 1978. • VEKEMANS, M. – Postpartum contraception; the lactational amenorrhea method. *Eur. J. Contracept. Reprod. Health Care*, 2:105, 1977. • WHO Special Programme of Research, Development and Research Training in Human Reproduction – Research in Human Reproduction. Biennial Report 1986/1987. World Health Organization, Geneva, 1988. • YEN, S.S.C. & JAFFE, R.B. – *Endocrinologia Reprodutiva*, 2ª ed., São Paulo, Editora Roca, 1990.

27 Lactação: Fisiologia e Assistência

Maria Aparecida Marques dos Santos Mezzacappa
Francisco Mezzacappa Filho

A lactação é o evento fisiológico final do ciclo reprodutivo, e o recém-nascido (RN) normal é apto a sugar já ao nascimento, cabendo à equipe de saúde o aconselhamento e a facilitação da amamentação, tanto em condições normais quanto em situações problemáticas, sendo de extrema importância o conhecimento da fisiologia e assistência à lactação.

A alimentação ao seio materno representou, por décadas, a forma quase exclusiva de nutrição do ser humano nos primeiros meses de vida. Diminuição marcante da amamentação deu-se no início do século XX em conseqüência da industrialização, das mudanças no estilo de vida e do papel da mulher na sociedade, somados à intensa propaganda da indústria alimentícia.

Na década de 1970, surgiu na literatura uma explosão de conhecimentos sobre o aleitamento natural, sendo hoje universalmente aceita a superioridade do leite materno sobre o artificial. São descritas vantagens quanto a estado nutricional, crescimento, desenvolvimento e, sobretudo, diminuição nas taxas de morbimortalidade infantil, tanto em países pobres quanto ricos (Cunningham e cols.,1991; Kovar e cols., 1984).

Apesar de a "cultura da amamentação" estar diretamente relacionada a fatores sociais, culturais e econômicos é inegável o papel da equipe de saúde. A Organização Mundial da Saúde considera as práticas de saúde dirigidas às mães e aos RN uma das maneiras mais promissoras no aumento da prevalência e duração da amamentação (OMS, 1989), sendo aquelas apoiadas em três pontos: informação, manejo prático e rotinas hospitalares.

MORFOLOGIA DA MAMA E FISIOLOGIA DA LACTAÇÃO

Embriologia e morfologia – a glândula mamária origina-se de um espessamento em fita da epiderme, denominado linha mamária. No embrião de sete semanas, ela se estende desde a base dos membros superiores até a raiz dos membros inferiores (Fig. I-370). Pequenas porções dessa estrutura persistem no tórax e penetram no mesênquima subjacente, formando 15 a 20 esboços epiteliais que se ramificam e se canalizam, dando origem aos alvéolos e aos ductos mamários, os quais se abrem na linha mamária original e, graças à proliferação do mesênquima, origina-se o mamilo. A não-proliferação do mesênquima é uma das causas de mamilo invertido. Eventualmente, persistem outros fragmentos da linha mamária, ocasionando a existência de mamilos acessórios, a chamada politelia, ou mesmo o desenvolvimento de uma glândula completa, a polimastia.

Durante a puberdade, o tecido mamário é submetido à estimulação dos esteróides ovarianos, estrógeno, aumentando o sistema de ductos e progesterona, atuando no crescimento e desenvolvimento dos alvéolos mamários. Inicia-se, então, a maturação da mama para uma glândula composta de lobos, lóbulos, alvéolos e ductos (Fig. I-370). Contribuem para a maturação da mama a prolactina, os hormônios do crescimento e tiroidiano, paratormônio, insulina e cortisol, que também influenciam no aumento de tecido conjuntivo e no depósito de gorduras, observado nessa fase do desenvolvimento mamário.

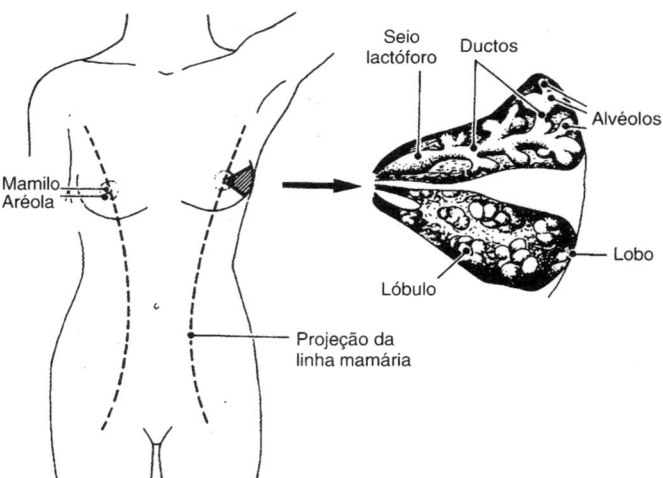

Figura I-370 – Projeção corporal da linha mamária.

A mama feminina madura é composta de 15 a 20 lobos, subdivididos em diversos lóbulos que, por sua vez, contêm 10 a 100 alvéolos. Toda essa estrutura glandular ocupa, principalmente, a região central e superior da mama. Os alvéolos mamários são constituídos, essencialmente, por dois tipos de células: as células B basais, que são consideradas precursoras das células mioepiteliais, e das células A superficiais, responsáveis pela síntese e secreção láctea. O conjunto das células A e B constitui o epitélio de revestimento dos ductos mamários (Vorherr, 1978), que, em número de 15 a 20, termina nas proximidades do mamilo, nos chamados seios lactóforos. Circundando os mamilos, na aréola, encontram-se as glândulas de Montgomery, grandes glândulas sebáceas, cuja secreção lubrifica auréola e mamilo, notadamente, na gravidez e na lactação, períodos nos quais mostram aumento significativo.

A inervação sensitiva é encontrada, em especial, na base do mamilo, justamente no local em que os lábios do lactente produzem maior estimulação à sucção. Poucos receptores são encontrados no parênquima glandular.

Alterações morfológicas na gestação – sob estímulo hormonal produzido pelo corpo lúteo e placenta, a mama apresenta crescimento significativo durante o período gestacional. A magnitude desse aumento deve-se tanto ao número de lobos mamários, como à idade e à paridade da mulher (Vorherr, 1978). É observado aumento expressivo dos lóbulos com proliferação de ductos e alvéolos mamários, que se tornam dilatados e, próximo ao termo, são parcialmente preenchidos por colostro. Ocorre, ainda, elevação significativa de fluxo sangüíneo, havendo maior retenção de água e eletrólitos no interstício. A hipertrofia das células mioepiteliais e do tecido conjuntivo, associada ao maior depósito de gorduras, completa o quadro de modificações responsáveis pelo crescimento da mama durante a gravidez.

Controle hormonal da lactação – o complexo controle hormonal está envolvido no processo de lactação, com a atuação de distintos hormônios nas diferentes fases do ciclo gravídico-puerperal, promovendo condições propícias para o sucesso da amamentação. Para melhor compreensão, pode-se dividir a lactação nas seguintes fases: mamogênese, lactogênese, galactocinese e galactopoese.

A *mamogênese* pode ser compreendida como o desenvolvimento da glândula mamária que ocorre durante o período gestacional. Durante a gravidez, observa-se elevação nos níveis de prolactina, que é produzida pela adeno-hipófise, glândula esta aumentada no período à custa de hiperplasia e hipertrofia das células produtoras de prolactina. A elevação nos níveis de prolactina, nessa fase, parece ter íntima relação com a menor liberação de dopamina hipotalâmica ou fator inibidor de prolactina (PIF) que exerce "feedback" negativo na produção de prolactina. A inibição é mediada por níveis elevados de esteróides ovarianos que, além do efeito hipotalâmico, teriam as seguintes funções: a progesterona atuaria, principalmente, no desenvolvimento dos alvéolos mamários agindo sobre as células lactóforas, preparando-as para a produção láctea, e os estrógenos promovendo aumento dos ductos e alvéolos mamários. No pós-parto, observa-se rápido declínio de estrógeno e progesterona; a prolactina demonstra redução mais gradual, condicionada à existência ou não de sucção por parte do RN.

A *lactogênese* é considerada o início da produção láctea; não ocorre durante o período gestacional, em função do efeito competitivo exercido por estrógeno e progesterona que inibem a atuação da prolactina na célula mamária. No pós-parto, com o declínio dos esteróides ovarianos, desaparece o efeito inibidor sobre os receptores da prolactina, o principal hormônio da lactogênese. A produção láctea adequada pressupõe a glândula mamária completamente desenvolvida e a contribuição de outros hormônios, tais como insulina, glicocorticóides, tireoxina e, possivelmente, hormônio do crescimento.

A secreção mamária dos primeiros dias pós-parto, o colostro, segue-se por uma a duas semanas de leite de transição, para então se iniciar a produção do chamado leite maduro. Observa-se modificação significativa de composição; o colostro apresenta baixa concentração de vitaminas hidrossolúveis, gordura e lactose, sendo muito rico em proteínas, principalmente globulinas. Seu aspecto amarelado deve-se à concentração elevada de caroteno, pré-vitamina A. Nas duas semanas que se seguem ao parto, observa-se aumento gradual de gorduras e lactose, com conseqüente elevação do valor calórico, ao mesmo tempo que ocorre diminuição das globulinas e do total de proteínas.

A *galactopoese* pode ser entendida como a manutenção da produção láctea e depende, diretamente, da secreção de prolactina. Como já comentado, a prolactina mantém níveis elevados durante a gestação e apresenta declínio gradual no pós-parto, devido à baixa dos esteróides ovarianos que, por sua vez, deixam de inibir a liberação de PIF (Fig. I-371). Para que a produção de prolactina continue elevada, é de vital importância a sucção da mama pelo RN. Na impossibilidade, a ordenha mecânica ou manual pode constituir-se em substituta satisfatória.

O efeito da sucção é mediado por neurônios dopaminérgicos e caracteriza-se pela manutenção de pequena produção de PIF, comprodução aumentada da prolactina. Essa resposta é tanto maior quanto mais precocemente se inicia a sucção no pós-parto. Estudos em animais demonstram diminuição significativa na produção de prolactina quando o início da sucção é postergado por 24 a 48 horas (Fuchs, 1991). Estas considerações são fundamentais no estabelecimento de práticas hospitalares que privilegiam a sucção precoce e o abandono das que a retardam.

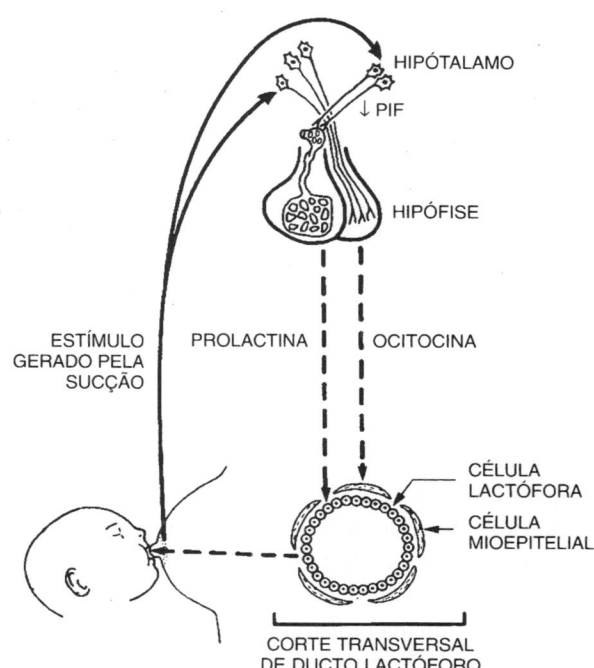

Figura I-371 – Mecanismo mantenedor da lactação.

Entre 20 a 40 minutos após a sucção observa-se um pico de prolactina, com retorno gradual aos níveis basais em 3 a 4 horas. Sucções freqüentes, ao menos 7 a 8 vezes por dia, são necessárias para que se mantenham elevados os níveis de prolactina. Com o progredir dos meses de lactação, observa-se menor elevação nos níveis de prolactina, em resposta à sucção; no entanto, sem se correlacionar com queda na produção de leite.

Quando ocorre espaçamento das mamadas ou a sucção é ineficaz para o esvaziamento da mama, fatores mecânicos locais acarretam diminuição da produção láctea, em virtude da dilatação dos alvéolos mamários e redução de fluxo sangüíneo, com atrofia das células secretoras e mioepiteliais.

A *galactocinese* é considerada a seqüência de eventos por meio dos quais se dá a remoção do leite durante a sucção. Apenas a pequena porção de leite que se acumula nos seios lactóforos, sob a aréola, pode ser removida por forças mecânicas. O leite acumulado nos alvéolos não flui passivamente para os ductos. É necessário que ocorra contração das células mioepiteliais que envolvem as estruturas mamárias, forçando a movimentação láctea em direção ao sistema de ductos, para que ocorra ejeção.

Está bem definido que a ocitocina é o hormônio que promove o estímulo fisiológico para ativação das células mioepiteliais. Ela é secretada por neurônios localizados no hipotálamo cujos axônios se estendem até a porção posterior da hipófise. Nesse local, dá-se a liberação hormonal que, no entanto, ocorre sob controle nervoso originado, *a priori*, de resposta reflexa à estimulação da aréola e do mamilo, durante a sucção (Fig. I-371). Estímulos dolorosos e estresse psicológico atuam por meio da liberação de catecolaminas, antagonizando o reflexo de ejeção.

ASSISTÊNCIA À LACTAÇÃO

A Academia Americana de Pediatria considera que 96% de todas as mães podem amamentar com sucesso se receberem instrução, suporte emocional e estiverem sob circunstâncias ambientais favoráveis (AAP, 1980). O leite materno é de grande importância na redução da morbimortalidade infantil e assegura, *per se*, crescimento adequado do lactente até o quarto a sexto mês de vida, sem necessidade de complementação alimentar. Portanto, esforços de toda a equipe de saúde devem ser empreendidos em todas fases do ciclo gravídico-puerperal, para que se obtenha o sucesso desejado.

Pré-natal – muitas mulheres já têm decidido o método de alimentação de seu filho antes da gestação ou o fazem até o final do terceiro trimestre da gestação. Dessa maneira, o contato precoce do obstetra, no pré-natal, representa uma oportunidade única de educação para a amamentação. As informações fornecidas pelo obstetra são muito mais eficientes que qualquer preleção pediátrica após o nascimento (Winikoff e Baer, *1980*).

Desde o primeiro contato com a gestante deve ser feito um inquérito sobre as atitudes, os conhecimentos e as experiências sobre alimentação infantil, de maneira a estabelecer bases para a instrução quanto ao aleitamento. Atenção especial deve ser dada à primigesta ou à gestante com história de insucesso ou fracasso na amamentação, discutindo-se as vantagens do aleitamento sobre a morbidade do RN, saúde da mãe, aspectos emocionais, econômicos e os efeitos dos anticoncepcionais do aleitamento. É relevante desfazer conceitos errôneos, como modificações na estética das mamas, interferência sobre a *atividade sexual* e impedimento da amamentação por trabalho fora do lar.

O exame físico das mamas deve ser voltado às alterações anatômicas que possam comprometer a técnica de amamentação. Mamilos aplanados ou pseudo-invertidos são relativamente comuns e podem gerar dificuldades da "pega" do RN ao seio. Os mamilos invertidos verdadeiros são aqueles que se mantêm invertidos durante a compressão da aréola, e são, felizmente, menos freqüentes (10% das gestantes), constituindo um fator de dificuldade importante para a sucção adequada do RN.

O uso de "conchas" – peças plásticas arredondadas com orifício central – sob os sutiãs, na fase final da gestação, podem promover uma pressão constante na base do mamilo promovendo sua projeção para a frente. Da mesma maneira, os exercícios de Hoffman para protrusão dos mamilos podem ser utilizados nas fases finais da gestação, já que o manuseio dessa região pode desencadear contrações uterinas e trabalho de parto prematuro. No entanto, tanto os exercícios como as "conchas" não têm efeito, até então, demonstrado durante o pré-natal (Inch e Renfrew, 1991, Neifert, 1998; Lawrence e Lawrence, 1999).

Os cuidados da pele das mamas também são muito importantes. As gestantes devem ser orientadas a usar pouco ou nenhum sabonete nas mamas, a fim de evitar a remoção da oleosidade natural excessiva. A exposição das mamas ao sol pode colaborar para a maior resistência da pele às lesões. Manobras agressivas ou que promovam abrasão da pele não têm efeito comprovado na prevenção de fissuras ou rachaduras. O uso de umectantes, como lanolina, tem indicação apenas em regiões com clima excessivamente seco (Lawrence e Lawrence, 1999).

Intraparto – no período intraparto, a necessidade de sedativos, analgésicos e anestésicos deve ser considerada cuidadosamente, já que o uso indiscriminado pode levar à sonolência da mãe e do RN e impedir o estabelecimento de contato íntimo entre ambos logo após o parto. Um bom exemplo são os benzodiazepínicos, que são eliminados lentamente pelo RN, levando à sonolência com dificuldade de sucção e hipotermia.

Ao nascer, os RN saudáveis devem ser colocados em contato com a pele materna e a sucção ao seio deve ser permitida imediatamente após o parto, a menos que a mãe esteja muito sedada; o RN seja prematuro ou tenha tido um Apgar menor que 6 no 5º minuto. Nessas três situações, essa conduta traz mais riscos que benefícios.

Rotinas hospitalares – o sucesso da amamentação está intimamente relacionado com o processo de aprendizagem do ato de amamentar e altamente influenciado pelas rotinas hospitalares. A filosofia da instituição, dirigida ao estímulo do aleitamento, deve fundamentar-se em rotinas que promovam precocemente o contato mãe/filho e sucção ao seio, mamadas sem horários fixos, alojamento conjunto e, ainda, aleitamento exclusivo. É imperativo normatizar que o RN não receba água, solução glicosada ou leite artificial, pois, além de desnecessários do ponto de vista nutricional, diminuem a capacidade de sucção e comprometem a produção de prolactina. A sucção freqüente e vigorosa favorece ainda a contração e involução uterina, mediadas pela liberação de ocitocina.

A alta hospitalar precoce (AAP, 2004), especialmente para as primíparas, deve ser considerada com muito cuidado. Caso ocorra antes do estabelecimento adequado da lactação, e sem domínio adequado das técnicas de amamentação e dos cuidados para a prevenção de complicações (fissuras e ingurgitamento mamário), pode constituir-se em fator decisivo para o fracasso da amamentação.

Técnicas de amamentação – para que ocorra estímulo epifisário adequado para a secreção e liberação de prolactina e ocitocina, o RN deve ser colocado ao seio nas primeiras horas após o parto. Posteriormente, deve ser respeitado seu ritmo de mamada, que é muito individual. Nos primeiros dias de vida, os intervalos entre as sucções podem variar de 1 a 8 horas, configurando um número de mamadas de 4 a 12 ao dia (Inch e Garforth, 1991). Entre 3 e 7 dias de vida, o número de sucções aumenta, bem como passam a ser mais regulares os intervalos entre elas. O RN necessita ser estimulado a sugar em ambas as mamas em cada mamada, embora, com freqüência, não o faça nos primeiros dias.

Durante a primeira semana pós-parto, se não ocorrer esvaziamento adequado das mamas, pode ser necessário ordenha adicional, para manter e promover a secreção láctea. Após esse período, o RN esvazia melhor a mama bem como apresenta tendência a mamadas mais curtas. A duração é, provavelmente, determinada pela efetividade e velocidade de transferência do volume necessário de leite para satisfazer às necessidades do lactente. Enquanto é real que muitos RN podem finalizar a mamada em 10 minutos, esvaziando completamente a mama, outros podem não fazê-lo, de maneira que a restrição do tempo de mamada pode gerar oferta nutricional insuficiente e ingurgitamento mamário.

O posicionamento do RN ao seio configura-se como um ponto muito importante na técnica de amamentação, principalmente na prevenção de ingurgitamento mamário e lesões mamilares (Fig. I-372). Quando o RN é adequadamente colocado ao seio, o mamilo e o tecido mamário subjacente são tracionados, pela sucção, até a transição entre os palatos duro e mole. Quando uma quantidade inadequada de tecido mamário é apreendida pelo RN, há tendência de movimentação repetida, de saída e entrada do mamilo da cavidade oral do RN. Isso pode determinar lesões de pele, pelo atrito do mamilo e aréola contra gengivas e língua do RN (Inch e Gaforth, 1991; Lawrence e Lawrence, 1999).

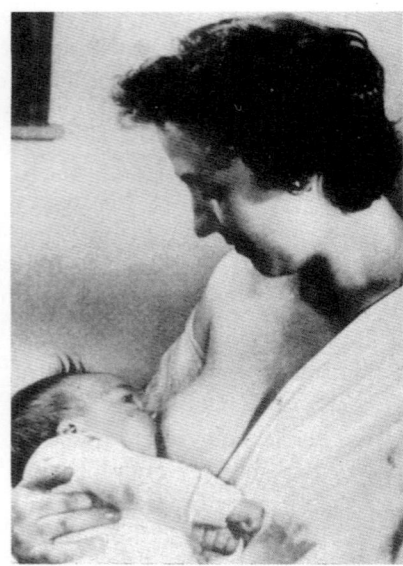

Figura I-372 – Postura materna na amamentação.

A pega incorreta gera, freqüentemente, um ciclo vicioso: esvaziamento insuficiente culminando com aplanamento do mamilo e enrijecimento do tecido mamário, ambos dificultando a preensão correta da mama e a manutenção de sua posição no interior da boca, o que gera mais esvaziamento insuficiente. Como conseqüência, o RN mostra-se faminto, irritado e com choro excessivo, que é interpretado pela mãe como ausência de leite, levando à introdução de mamadeira. A diminuição do reflexo de ejeção, determinada pelo estresse materno, e a sucção menos eficiente do RN, saciado pela introdução da mamadeira, culminam com a redução da produção do leite e decorrente desmame.

DISTÚRBIOS DA AMAMENTAÇÃO

Nas fases iniciais da amamentação, podem ser observados, com alguma freqüência, distúrbios que, se não prevenidos ou tratados de maneira rápida e efetiva, culminam com o desmame.

Rachaduras e fissuras – as rachaduras (feridas superficiais) e as fissuras (lesões que atingem a derme) são problemas comuns que habitualmente ocorrem nos primeiros dias de lactação.

A primiparidade e as anomalias do mamilo são fatores predisponentes para tais lesões. Já, a maior suscetibilidade das pacientes de pele clara às lesões mamilares não é aceita por todos os autores (Lawrence e Lawrence, 1999). O sintoma fundamental é a dor à sucção ou espontânea, às vezes associada a sangramentos, que remite pouco após o início da mamada.

Estudos adequados sobre o tratamento das fissuras são escassos, de forma que grande parte do conhecimento se baseia na expertise de alguns autores (Giugliani, 2003; Lawrence e Lawrence, 1999). Como medidas preventivas, pode-se alternar a posição das mamadas (evitar fricções determinadas pela sucção) e evitar o atrito das roupas sobre as lesões, manter os mamilos secos expondo os mamilos ao ar, focos de luz ou ao sol, ou mesmo secando o mamilo com o uso de secador de cabelos. Quando a lesão já está instalada, deve-se corrigir os erros de "pega" na mamada, iniciar a mamada pelo seio não lesado, aplicar e deixar secar o próprio leite sobre o mamilo ou, mais raramente, suprimir a sucção realizando ordenha manual ou elétrica da mama, até a cicatrização da lesão. Várias drogas têm sido propostas, como vitamina E, pomadas com vitaminas A e D, lanolina e até mesmo corticóide sintético tópico (propionato de halobetasol a 0,05%), todos com efeitos discutíveis ou não estudados adequadamente (Lawrence e Lawrence, 1999; Neifert, 1998).

Ingurgitamento mamário – ocorre após o segundo ao quarto dia de lactação, notadamente relacionado à restrição na freqüência e duração das mamadas ou a problemas de posicionamento do RN ao seio. Se o leite não é removido ocorre estase láctea progressiva que ultrapassa a capacidade de armazenamento, podendo levar à rotura e à atrofia das células secretoras. Há conseqüente ingurgitamento vascular e linfático secundário. Uma vez o alvéolo distendido, a produção de leite começa a ser suprimida. As mamas apresentam aumento evidente de volume e tornam-se dolorosas.

Várias modalidades terapêuticas têm sido propostas, embora nem todas com comprovação científica. O uso de compressas frias, entre as mamadas, pode diminuir a congestão da mama. Compressas quentes, antes das mamadas, e ordenha aumentam o fluxo sangüíneo e facilitam o reflexo de ejeção. Nesse sentido, também pode ser utilizado o "spray" de ocitocina. A sucção eficiente em regime irrestrito e a extração manual ou mecânica do leite constituem-se nas medidas comprovadamente mais eficazes na prevenção e tratamento dessa entidade.

Mastites – na etiopatogenia das mastites estão envolvidas as duas entidades anteriores: lesões mamilares predispondo à invasão bacteriana e restrição ao fluxo de leite acarretada tanto por técnica inadequada quanto por obstrução anatômica dos ductos lactóforos. Como conseqüência, o leite produzido gera distensão alveolar, clinicamente percebida à palpação como nódulos na mama. A distensão mantida acarreta a saída de leite através das paredes celulares, para os capilares e tecido conjuntivo. Essa situação determina uma resposta imune do tipo "corpo estranho". Clinicamente, manifesta-se por sinais inflamatórios locais, aumento de temperatura, tremores e calafrios. Se a obstrução persiste, sobrevém infecção bacteriana e até progressão para abscesso. Portanto, nas fases iniciais a infecção bacteriana pode ser ausente, embora, do ponto de vista clínico, essa diferenciação nem sempre seja fácil. Quando existe infecção, o germe mais freqüentemente, envolvido é o *Staphylococus aureus*.

O tratamento consiste no esvaziamento da mama, manual ou por bomba, especialmente quando a dor impede a sucção. A mamada deve ser iniciada pela mama contralateral e após o reflexo de ejeção passa-se para a mama afetada na tentativa de se minimizar a dor. O tratamento antibiótico visa ao germe mais comumente encontrado. Na presença de sinais de flutuação, está indicada a drenagem cirúrgica (Capítulo 95).

Hipogalactia – a insuficiência de leite, denominada hipogalactia, é a razão mais freqüente para a introdução de alimentação suplementar e para o desmame (Simopoulos e Grave, 1984). Já, a agalactia ou ausência completa de lactação é rara, fazendo parte do quadro clínico da síndrome de Sheehan.

A incidência real de hipogalactia é desconhecida. Está associada a causas biológicas e psicológicas que, provavelmente, atuam em conjunto. Entre as causas mais freqüentes está o esvaziamento incompleto das mamas, por erros das técnicas de amamentação. Outras causas associadas à hipogalactia são a cirurgia prévia das mamas, sobretudo as com incisões periareolares comprometendo os ductos glandulares, variações anatômicas das mamas (deformidades tubulares), mamas submetidas à irradiação, mamas hipoplásticas e assimetria mamária importante (Neifert, 1998).

Também, são relevantes os fatores da esfera psicológica, assim, a angústia, a insegurança e o estresse tendem a inibir o reflexo de ejeção. O diagnóstico é de difícil comprovação e, em geral, baseia-se em dados de história do lactente tais como choro excessivo e ganho ponderal inadequado.

A orientação quanto à técnica de amamentação, as mamadas freqüentes, o esvaziamento completo das mamas e o suporte psicológico constituem a base da terapêutica, podendo resolver grande parte dos casos.

LACTAÇÃO NAS MÃES DE PREMATUROS

O leite materno é considerado o melhor alimento para o RN prematuro, particularmente do ponto de vista imunológico, ainda que do ponto de vista nutricional possa haver inadequação quanto a alguns poucos nutrientes.

A necessidade de internação do RN, às vezes muito prolongada, associada à impossibilidade de sucção ao seio, faz com que a maior dificuldade encontrada pela mãe e equipe médica seja a manutenção da produção láctea, tanto para uso durante a internação quanto para nutrição do lactente após a alta hospitalar.

Os pontos mais importantes para manter a produção láctea constituem-se na informação e na tranqüilização da mãe e no esvaziamento periódico das mamas através de ordenha, manual ou mecânica, simulando a sucção ao seio. Este procedimento tem sido considerado como fundamental para a manutenção de níveis elevados de prolactina.

A ordenha deve ser regular, a cada 2 a 4 horas, inclusive nos períodos noturnos. Contra-indicam-se intervalos superiores a 5 a 6 horas, principalmente na fase inicial. Quando o volume de leite está bem estabelecido poderá ser suprimida uma ordenha noturna (Neifert e Seacat, 1988).

As mamas devem ser ordenhadas por cerca de 10 minutos cada uma, e o número total de ordenhas de no mínimo sete vezes ao dia. O leite coletado deve ser guardado em geladeira e levado ao hospital em temperatura entre 0 e 4°C, quando poderá ser utilizado cru, no máximo por 8 a 24 horas após a ordenha, ou então pasteurizado antes da administração e a seguir congelado por seis meses.

O sucesso dessas medidas depende da conscientização da mãe sobre seu papel efetivo na terapêutica de seu filho. No berçário da UNICAMP, a utilização dessas recomendações, bem como a rotina de reinternação das mães próximo à alta de seus filhos, em esquema de alojamento conjunto, tem resultado, nos RN menores que 1.500g ao nascimento, em 97,5%, 81,2% e 43,3% de amamentação, respectivamente, na alta, no terceiro e sexto mês de vida (Pessoto, 1997).

DROGAS E AMAMENTAÇÃO

A maioria das drogas administradas à mãe, por via enteral ou parenteral, é excretada no leite, geralmente em quantidades mínimas, inferiores a 1 a 2% da dose materna. Entretanto, há dificuldades na avaliação do significado clínico sobre a saúde do lactente, uma vez que apenas recentemente os estudos de exceção de drogas no leite se baseiam em princípios de farmacocinética.

A passagem e a concentração no leite são influenciadas por características da medicação, tais como grau de ionização, solubilidade, peso molecular e ligação protéica. As drogas de baixo peso molecular, baixa ligação protéica, não ionizáveis e lipossolúveis atravessam mais facilmente a membrana celular nos alvéolos mamários. Medicações com meia-vida prolongada, administradas em megadoses e utilizadas cronicamente, apresentam tendência à maior concentração no leite.

Drogas habitualmente não absorvidas pelo trato gastrintestinal (TGI) como hormônios e antibióticos podem não ter significado clínico em crianças maiores, mas nos RN podem atingir altas concentrações em função do pH gástrico elevado, da maior permeabilidade do TGI e ainda das vias de metabolização não completamente desenvolvidas.

As drogas podem estimular ou inibir a lactação, modificar a composição do leite, ou passar ao leite e serem prejudiciais ao lactente. As drogas que afetam a produção do leite podem atuar diminuindo o fluxo sangüíneo mamário, como o caso de estimulantes, descongestionantes e fumo ou aumentando a liberação de PIF, como é o caso da levodopa, ergotamina, bromocriptina, piridoxina e inibidores da monoaminoxidase.

Por outro lado, pode ocorrer estímulo à produção de prolactina com fenotiazínicos, cimetidina, metoclopramida, metisergida, reserpina, clonidina e metildopa. Os anticoncepcionais orais combinados que contêm estrógeno são capazes de alterar a composição ou diminuir a produção de leite. Este efeito ocorre nos primeiros meses da amamentação, não se manifestando quando seu início é postergado até próximo ao sexto mês pós-parto.

As drogas podem ser divididas em três grandes grupos: 1. de uso compatível com a amamentação; 2. de uso criterioso necessitando de seguimento obrigatório do RN; e 3. de uso contra-indicado durante a amamentação. O grupo de drogas contra-indicadas é bem restrito: amiodarona, andrógenos, anticoncepcionais orais combinados, antagonistas hormonais (bromoergocriptina, cabergolina, lisurida, tamoxifeno), drogas imunossupressoras (ciclosporina, azatiaprina, metrotexato), drogas citotóxicas (ciclosfosfamida, bleomicina, cisplatina, entre outras), fenindiona, sais de ouro, compostos radioativos (cobre-64, gálio-67, índio-111, iodo-123, 125 e 131, sódio radioativo, tecnécio-99). No caso deste último grupo de drogas, a suspensão é temporária, dependente do tempo de excreção do composto no leite. Também, não devem amamentar as lactantes que fizerem uso de álcool, nicotina, anfetaminas, cocaína, crack, heroína e maconha (Ministério da Saúde, 2000, AAP, 2001).

Quando a terapêutica materna é necessária, deve-se considerar o risco-benefício potencial da droga a ser ministrada. Alguns conselhos são úteis para diminuir a exposição do lactente: 1. avaliar a real necessidade do tratamento; 2. escolher a droga com menor potencial tóxico e que tenha características que dificultem a passagem para o leite, como o alto peso molecular e a meia-vida curta; 3. evitar associações desnecessárias, utilizando a menor dose efetiva, se possível, com uma única dose à noite, em vez de doses múltiplas; 4. alertar os pais quanto aos possíveis sinais tóxicos; 5. administrar a droga imediatamente após a amamentação ou no momento coincidente com os períodos de sono da criança. Em excelente revisão da questão, Guimarães Silva e cols. (1997) referem e citam as drogas mais seguras (veja Capítulo 101) (Ministério da Saúde, 2000). É importante que obstetras e pediatras tenham sempre à mão uma boa fonte para consulta sobre o uso de medicamentos e amamentação (AAP, 2001, Ministério da Saúde, 2000).

SUPRESSÃO DA LACTAÇÃO

A supressão da lactação está restrita a um pequeno número de situações clínicas, como: patologias maternas severas, uso indispensável de medicações que imponham risco ao lactente e óbito do concepto. Também, nas mães HIV positivas a amamentação é contra-indicada pelo risco de transmissão da infecção pelo leite. A supressão baseia-se em medidas não-hormonais ou clínicas e medidas hormonais. Recomenda-se o enfaixamento diuturno das mamas por 10 dias, evitando, dessa maneira, sua manipulação e estimulação. Também, pode-se associar o uso de compressas frias, restrição hídrica nas primeiras 24 horas e analgésicos.

A diminuição da síntese láctea ocorre em virtude da inibição do reflexo de ejeção, redução dos níveis de prolactina e concomitante ação mecânica da distensão alveolar. Entre as medidas hormonais estão o uso de estrógeno, a associação de estrógeno-progesterona e a bromocriptina. Os estrógenos parecem atuar na glândula mamária, inibindo, localmente, a ação da prolactina, sendo eficiente quando usados na fase da lactogênese. A bromocriptina atua na adeno-hipófise, aumentando a secreção de PIF e inibindo a liberação de prolactina, com eficácia tanto nas fases iniciais da lactação quanto mais tardiamente.

A supressão da lactação pode ser obtida em 60 a 70% das mulheres apenas com medidas clínicas (Kochenour, 1980). Por outro lado, as taxas de sucesso com estrógeno isolado variam consideravelmente, sendo associado a 20% de rebote detectado por ingurgitamento mamário. O uso do estrógeno aumenta os riscos de fenômenos tromboembólicos, principalmente em pacientes com mais de 25 anos e nos partos cesáreos (Zuspan e Copeland, 1992). A bromocriptina, na dose 2,5mg duas vezes ao dia, por 14 dias, tem sido associada a elevadas taxas de sucesso na supressão da lactação, embora ocorram alguns casos de rebote após a suspensão da medicação. Seus raros efeitos colaterais incluem náuseas, vômitos, ocasionalmente hipertensão e vertigem.

Em função das complicações associadas à supressão hormonal da lactação, seu uso rotineiro vem sendo substituído por medidas clínicas (Fuchs, 1991; Zuspan e Copeland, 1992).

LACTAÇÃO E CONTRACEPÇÃO

O período de amenorréia pós-parto é muito variável, dependendo de fatores como idade, paridade, nutrição e eficiência da amamentação. Quanto mais freqüentes e longas as mamadas e quanto maior a duração da lactação, maior será o período de amenorréia e anovulação (Chao, 1987). Por vezes, a ovulação precede a primeira menstruação e, mesmo com a lactação bem estabelecida poderão ocorrer episódios de ovulação nas primeiras 9 a 10 semanas pós-parto, entretanto com incidência relatada de 0,08% (Perez e cols., 1972).

Nos primeiros seis meses pós-parto, a lactação pode ser considerada método anticoncepcional de alta eficácia, com menos de 2% de gravidez (Kennedy e cols., 1989), desde que em esquema de amamentação exclusiva, dia e noite, e que não tenha ocorrido nenhuma menstruação. Merecem especial atenção as mulheres cujos filhos recebem complementação alimentar ou após o sexto mês, mesmo com amamentação ao seio exclusivo. Nessas situações, métodos contraceptivos devem ser indicados.

O uso de métodos de barreira e dispositivos intra-uterinos não tem sido associado a nenhum efeito nocivo sobre a amamentação. A suposta maior incidência de perfuração uterina com a inserção de DIU, em mulheres amamentado, relatada no passado, não foi confirmada (Lawrence e Lawrence, 1999).

Estrógenos em altas dosagens durante a lactação promovem efeitos sobre a composição e volume de leite, da mesma maneira que o estrógeno associado à progesterona tem sido associado à redução da duração da lactação e ao menor ganho de peso do lactente (Chao, 1987; Lawrence e Lawrence, 1999). Já as minipílulas não são relacionadas a efeitos na duração da amamentação e no RN a longo prazo.

As preparações contendo unicamente progestágenos (noretindrona, levonorgestrel, medroxiprogesterona) constituem o método de escolha para a anticoncepção durante a lactação, pois provocam menores modificações na composição e não alteram o volume do leite, havendo sugestões de que o acetato de medroxiprogesterona promove aumento da secreção láctea (Chao, 1987). Os implantes contendo levonorgestrel ou injeções de norentindrona, bem como os anéis vaginais contendo progesterona natural também não modificam a produção láctea e o crescimento do RN (Lawrence e Lawrence, 1999).

Referências Bibliográficas

- AMERICAN ACADEMY OF PEDIATRICS – Committee on nutrition: encouraging breast-feeding. *Pediatrics*, 65:657, 1980. • AMERICAN ACADEMY OF PEDIATRICS – Hospital stay for healthy term newborns. *Pediatriacs*. 113:1434, 2004. • AMERICAN ACADEMY OF PEDIATRICS – The transfer of drugs and other chemicals into human milk. *Pediatrics*, 108:776, 2001. • CHAO, S. – The effect of lactation on ovulation and fertility. *Clin. Perinatol.*, 14:39, 1987. • CUNNINGHAM, A.S. & cols. – Breast-feeding and health in the 1980s: a global epidemiologic review. *J. Pediatr.*, 118:659, 1991. • FUCHS, A.R. – Physiology and endocrinology of lactation. In: Gabbe, S.G. & cols. *Obstetrics Normal & Problem Pregnancies*. New York, Churchill Livingstone, 1991, p. 175. • GIUGLIANI, E.R.J. – Falta de embasamento científico no tratamento dos traumas mamilares. *Jornal de Pediatria*, 79:197, 2003. • GUIMARÃES SILVA, V. & cols. – O uso de drogas e o aleitamento materno. *J. Bras. Ginecol.*, 107:171, 1997. • INCH, S. & GARFORTH, S. – Establishing and maintaining breastfeeding. In: Chalmers, I.; Enkin, M.; Keirse, M.J.N.C. *Effective Care in Pregnancy and Childbirth*. Oxford, Oxford University Press, 1991, p. 1358. • INCH, S. & RENFREW, M.J. – Common breastfeeding problems. In: Chalmers, I.; Enkin, M. & Keirse, M.J.N.C. *Effective Care in Pregnancy and Childbirth*. Oxford University Press, Oxford, 1991, p. 1374. • KENNEDY, K.I. & cols. – Consensus statement on the use of breastfeeding as a family planning method. *Contraception*, 39:447, 1989. • KOCHENOUR, N.K. – Lactation suppression. *Clin. Obstet. Gynecol.*, 23:1045, 1980. • KOVAR, M.G. & cols. – Review of the epidemiologic evidence for an association between infant feeding and infant health. *Pediatrics*, 74(Suppl.):615, 1984. • LAWRENCE, R.A. & LAWRENCE, R.M. – Breastfeeding. A guide for the medical profession. 5ⁿᵈ ed., St. Louis, Mosby, 1999. • MINISTÉRIO DA SAÚDE (Brasil) –Amamentação e drogas. Brasília; 2000 [citada em 14/05/04] Disponível em http://dtr2001.saude.gov.br/bvs/publicacoes/partes/amamentacao_drogas. • NEIFEIRT, M.R. – Clinical aspects of lactation. Promoting breastfeeding success. *Clin. Perinatol.* 26:281, 1999. • NEIFEIRT, M.R. – The optimization of the breast-feeding in the perinatal period. *Clin. Perinatol.*, 25:303, 1998. • NEIFERT, M. & SEACAT, J. – Practical aspects of breastfeeding the premature infant. *Perinatol. Neonat.*, 12:24, 1988. • NEIFERT, M.R. – Returning to breast-feeding. *Clin. Obstet. Gynecol.*, 23:1061, 1980. • ORGANIZAÇÃO MUNDIAL DE SAÚDE. OMS/UNICEF – *Proteção, Promoção e Apoio ao Aleitamento Materno: O Papel Especial dos Serviços Materno-infantis*. Genebra, 1989. • PEREZ, A. & cols. – First ovulation after childbirth: the effect of breast-feeding. *Am. J. Obstet. Gynecol.*, 114:1041, 1972. • PESSOTO, M.A. – *Aleitamento Materno em Recém-nascidos de Muito Baixo Peso*. Dissertação de Mestrado, FCM-UNICAMP, 1997. • RIVERA-CALIMLIM, L. – The significance of drugs in breast milk. *Clin. Perinatol.*, 14:51, 1987. • SIMOPOULOS, A.P. & GRAVE, G.D. – Factors associated with the choice and duration of infant-feeding practive. *Pediatrics*, 74(Suppl.):603, 1984. • VORHERR, H. – Human lactation and breast feeding. In: Vorherr, H. *Lactation. A Compreensive Treratise*. New York, Academic Press, Inc., 1978, p. 181. • WINIKOFF, B. & BAER, E.C. – The obstetrician's opportunity: translating "breast is best" from theory to practice. *Am. J. Obstet. Gynecol.*, 138:105, 1980. • ZUSPAN, F.P. & COPELAND, W.E. – Lactation suppressants. In: Rayburn, W. F. & Zuspan, F. P. *Drug Therapy in Obstetrics & Gynecology*. St. Louis, Mosby Year Book, 1992, p. 304.

28 Obstáculos à Amamentação

José Martins Filho

Obstáculo não é algo definitivo, mas evento temporário que pode ser transposto com perseverança, conhecimento e dedicação. Trata-se muito mais de desafio a ser vencido que de barreira final.

A amamentação deve ser objetivo fundamental de todos os profissionais que atendem puérperas e recém-nascidos, ajudando a mãe a atingir esse objetivo.

Em verdade, poucas mulheres não querem amamentar. O instinto maternal e o desejo de lactar demonstram-se na figura I-373, em comunidade primitiva.

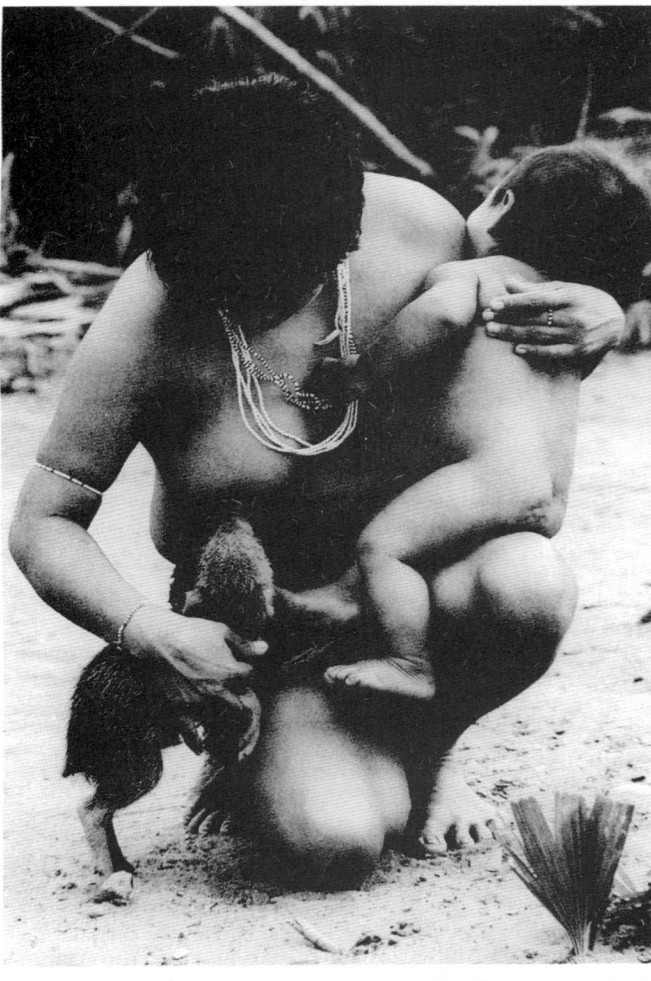

Figura I-373 – Superlativo instinto maternal. Observa-se a atitude de cooperação da índia para favorecer a sucção mamária do pequeno animal (Pisco Del Gaiso, Folha de São Paulo, nº 15024/92).

O desmame precoce é responsável pelo aumento considerável da mortalidade infantil, sobretudo nas populações carentes, e por grande aumento da mortalidade (diarréia, infecções, alergias, asmas etc.), em qualquer nível socioeconômico.

Vários projetos têm sido realizados tentando diminuir essa situação (comunitários, pessoal e internacional).

Dentre outros objetivos, tais projetos destacam: antecipar ao máximo a primeira demanda após o parto, reduzir as cesáreas, assegurar acesso à licença gestante adequada, presença de creches no local de trabalho, além do fundamental apoio familiar, social e da comunidade.

ANATOMIA E FISIOLOGIA DA LACTAÇÃO

Para se discutir os impedimentos da lactação, é preciso conhecer bem a fisiologia da produção de leite (Figs. I-374 a I-376).

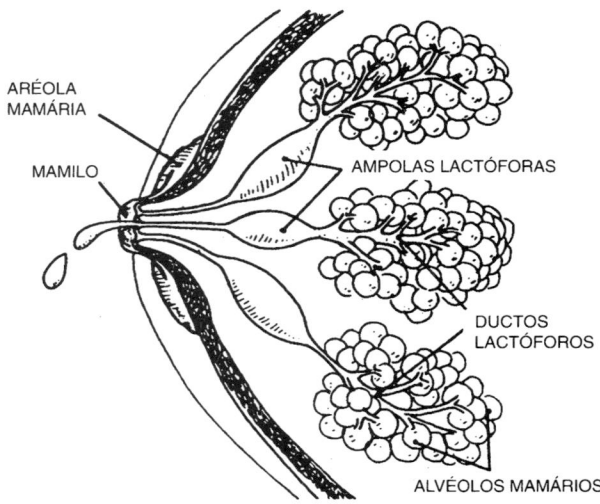

Figura I-374 – Esquema ilustrativo demonstrando um corte transversal da mama. Fonte: Como e Porque Amamentar/Martins Filho, J., Sarvier, 1984.

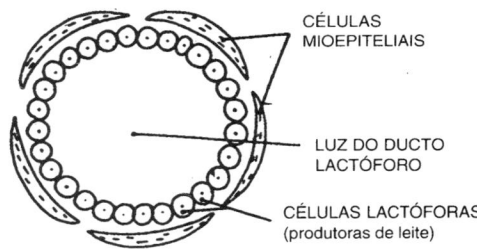

Figura I-375 – Esquema ilustrando, em aumento maior, as células que compõem o alvéolo mamário. Fonte: Como e Porque Amamentar/Martins Filho, J., Sarvier, 1984.

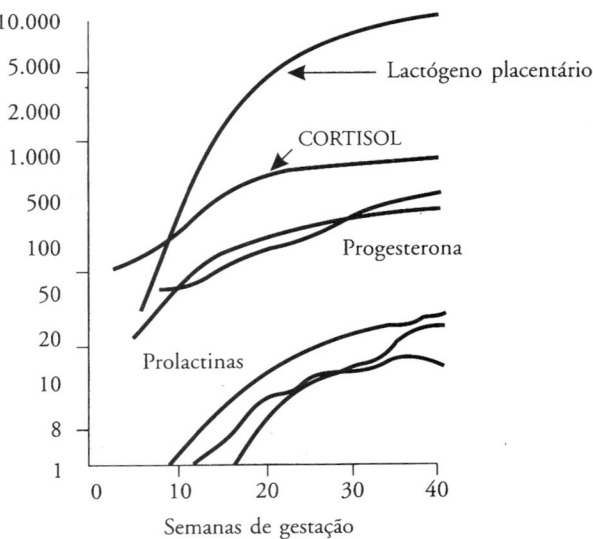

Figura I-376 – Mudanças nos níveis hormonais maternos durante a gravidez. Fonte: Neville, 1983.

Na mama, a secreção láctea ocorre em célula chamada lactófora que, esquematicamente, tem em sua volta uma célula chamada mioepitelial (Fig. I-374). A célula lactófora é produtora, e a célula mioepitelial tem função de contração. O leite, na primeira fase de amamentação, é produzido pelas células lactóforas, estimuladas pelo hormônio (prolactina) produzido na hipófise anterior. Tal hormônio vai aumentando no final da gestação e seu nível plasmático se eleva em função de diversos fatores, inclusive pela estimulação da mama. Toques contínuos na mama podem elevar, consideravelmente, a concentração plasmática de prolactina. Esta, atuando nas células lactóforas, dá início à chamada fase merócrina da lactação, que corresponde a mais ou menos um terço do volume de leite produzido durante cada mamada. É o que chamamos de *leite anterior*.

Durante a sucção, por meio do arco reflexo (mamilo estimulado desencadeia reflexo que na hipófise gera secreção do hormônio ocitocina), ocorre a contração das células mioepiteliais (Fig. I-375) que, realizando expressão celular, "jogam" o leite dentro dos ductos (Fig. I-374), fazendo com que a quantidade maior de elementos lácteos e conteúdos intracelulares se transformem no chamado *leite posterior*. Portanto, leite posterior surge por expressão da célula lactófora comprimida pela célula mioepitelial, sob o efeito da ocitocina. Esse leite que aparece ao final de cada mamada é mais concentrado.

O "leite posterior" equivale a dois terços do total produzido em cada mamada e satisfaz mais o bebê. Esse importante fato fisiológico deve ser bem compreendido.

Desejamos esclarecer que sem o apoio e a participação dos profissionais de saúde, principalmente do obstetra e do pediatra, os primeiros obstáculos surgem já no momento do parto e no período neonatal.

Os hormônios responsáveis pela lactação podem ser inibidos por vários fatores. A própria ação de outros hormônios associados ao estresse, como a adrenalina, pode diminuir a secreção do hormônio hipofisário e, além disso, impedir, em nível periférico, a captação da prolactina nos locais de ação e nos receptores da célula lactófora.

De maneira simplista e objetiva estamos colocando neste capítulo esquemas a respeito da amamentação publicados no livro "Como e Porque Amamentar" de nossa autoria (Figs. I-374, I-375, I-377 e I-378).

DIFICULDADES PARA AMAMENTAR

A problemática

Não se pode discutir, adequadamente, a problemática do impedimento sem entender, além da fisiologia, o desencadeamento do processo de produção de leite, principalmente nas primeiras horas e dias de relação mãe-filho.

Quando começar? É ideal que seja logo após a expulsão fetal, antes mesmo da dequitação. A mãe deve segurar o bebê, fazendo contato pele a pele, para que o bebê sinta, inteiramente, a presença materna. A criança, removido o líquido amniótico que a molha, para não perder calor, deverá ser coberta, juntamente com a mãe, para se manter aquecida.

Nos primeiros 30 minutos pós-parto, tanto o recém-nascido quanto a mãe estão muito ativos e muito espertos; é o momento de máxima estimulação e favorecimento para a lactação. A criança vai estar muito alerta, e o reflexo da sucção será bem mais forte nesse momento do que no restante das próximas 12-24 horas.

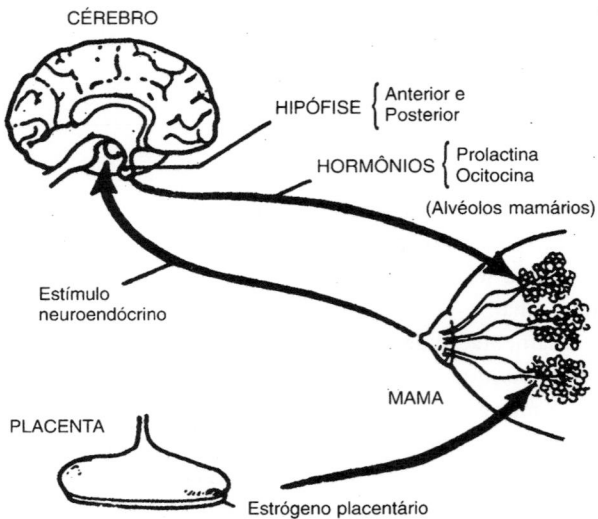

Figura I-377 – Representação esquemática dos estímulos neuroendócrinos responsáveis pela produção de leite. Fonte: Como e Porque Amamentar/Martins Filho, J., Sarvier, 1984.

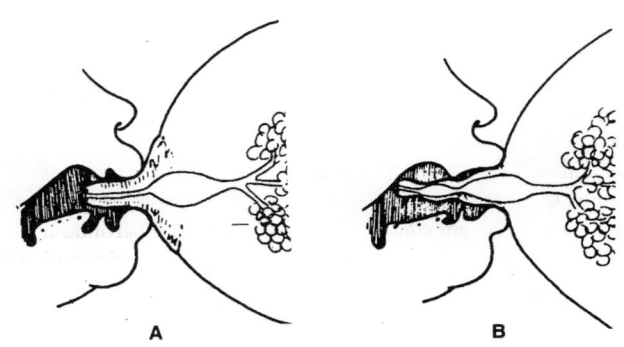

Figura I-378 – Sucção ao seio: A) Maneira incorreta: não há tomada de todo o mamilo. B) Maneira correta: apreensão de todo o mamilo, leve estiramento com a língua tracionando-o por baixo. Fonte: Como e Porque Amamentar/Martins Filho, J., Sarvier, 1984.

A sucção imediata estimula a produção de ocitocina que favorece a dequitação, em virtude do estímulo da contração uterina. A oferta do primeiro leite, o colostro, é importante do ponto de vista imunológico e para estimular os primeiros movimentos peristálticos eficazes, e conseqüentemente a maior eliminação de mecônio. Essa atividade é fundamental na prevenção e na redução da icterícia fisiológica com níveis altos de bilirrubina (por diminuir a reabsorção da bilirrubina através do circuito êntero-hepático).

Como manter a lactação? Por meio do alojamento conjunto, fazendo com que mãe e filho não sofram separação. Desde o início, deve-se estabelecer a livre demanda e permitir que mãe-filho encontrem seu ponto ideal de relacionamento sem interferências.

É importante deixar a criança mamar quando quiser, pelo tempo que quiser, mantendo-nos vigilantes junto da mãe.

A criança deve terminar a sucção da primeira mama antes de ser oferecida a segunda. Ela deve sugar até esvaziar bem a mama, para receber o chamado "leite posterior". Trata-se de leite mais rico, com concentração maior de lipídeos, que satisfaz mais o bebê e importante para o desenvolvimento e o crescimento adequados. Há algum tempo abolimos a utilização de chucas, água e soro glicosado nos intervalos das mamadas. O desmame pode começar na primeira complementação com água da "chuca" feita na maternidade.

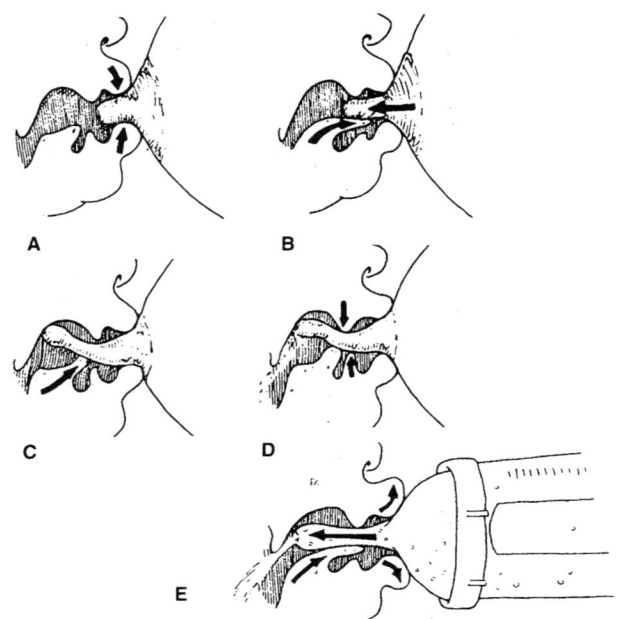

Figura I-379 – Diagramas do mecanismo de sucção no seio (A e D) e na mamadeira (E). A) Os lábios do bebê firmam-se em forma de "C" na junção côncava do mamilo e da aréola, encaixando-se "como uma luva". Os músculos da face se contraem. B) A língua é lançada para a frente, para pegar o mamilo e a aréola. C) O mamilo toca o palato duro quando a língua volta para trás, introduzindo a aréola dentro da boca. A pressão negativa é criada pela ação da língua e das faces contra o mamilo, e o resultado é uma verdadeira sucção. D) As gengivas comprimem a aréola, lançando o leite para o fundo da garganta. O leite flui em contraposição ao palato duro partindo do sistema de alta pressão do seio para a área de pressão negativa no fundo da garganta. E) Em contraste, o grande bico de borracha da mamadeira atinge o palato mole (causando reflexo do vômito) e interfere na ação da língua. A língua é lançada para a frente de encontro à gengiva, para controlar o fluxo excessivo do leite para o esôfago. Os lábios assumem a forma de um "O"; não há compressão porque os músculos da face ficam relaxados (retirado de: Applebaum, R. M. – Modern Management of sucessful breast feeding. *Pediatr. Clin. North Am.*, 203, 1970).

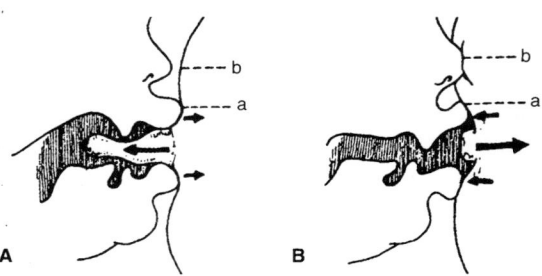

Figura I-380 – Relação entre o ingurgitamento dos seios e os mamilos doloridos. A) Quando o bebê suga um seio normal, os lábios comprimem a aréola e encaixam-se perfeitamente na junção côncava do mamilo com a aréola (a). O nariz fica afastado do seio (b). B) Se o seio está ingurgitado, a junção do mamilo com a aréola torna-se convexa (a). O bebê tenta sugar o mamilo invertido, provocando dor e lesando o epitélio mamilar. Além disso, não há espaço livre para respirar (b). A prevenção do ingurgitamento implica também a prevenção de mamilos doloridos, permitindo uma preensão adequada para a sucção. Fonte: Como e Porque Amamentar/Martins Filho, J., Sarvier, 1984.

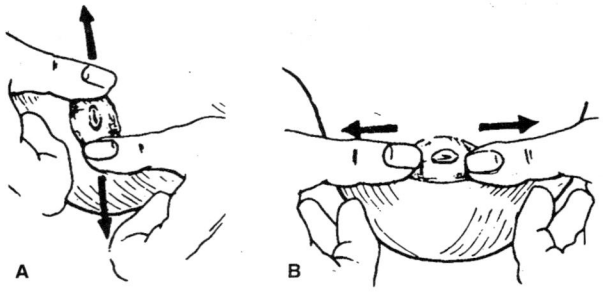

Figura I-381 – Exercícios recomendados por Hoffman para tornar o mamilo mais saliente próximo à data do parto. A) O mamilo fica ereto quando estimulado pelos dois polegares num plano horizontal. B) Repete-se o procedimento com os polegares num plano vertical. À medida que o mamilo se protrai, as adesões na base desaparecem e mantém-se um máximo de protrusão do mamilo para a preensão adequada na amamentação. Fonte: Como e Porque Amamentar/Martins Filho, J., Sarvier, 1984.

Alguns autores denominam de "confusão do mamilo" o problema criado com a alternância entre o bico natural e o artificial, pois os bebês têm de ter atitudes totalmente diferentes para "pegar" o peito e a mamadeira (Fig. I-379). A sucção não adequada aumenta o risco de traumatismo no bico do seio, criando a possibilidade de aparecimento de "ingurgitamento" e de "mastite" (Figs. I-380 e I-381).

O ingurgitamento e a mastite são mais prováveis quando a criança não retira o leite adequadamente do seio (não o esvazia).

É importante não lavar os mamilos com sabão. Mama lavada com sabão, irritada com água boricada ou alguma coisa desse tipo perde a gordura protetora, tornando-se vulnerável a fissuras (rachaduras) do mamilo e ocorrência de infecção.

Esquematicamente, os impedimentos da lactação natural decorrem de:

1. Impedimentos ou dificuldades precoces: a) mamas muito cheias e "ingurgitamento" precoce; b) mamas edemaciadas e dolorosas; c) mamilos dolorosos; d) mamilos rachados; e) mamilos muito curtos; f) mamilos muito compridos; g) criança se recusa a mamar; h) o leite "vaza" muito e engasga a criança; i) o leite tem sangue.
2. Impedimentos e dificuldades tardios à manutenção da lactação: a) queixas de pouco leite ou leite fraco; b) como determinar se a criança está recebendo leite em quantidade suficiente e o que é possível fazer para testar isso? c) recém-nascido não ganha peso adequadamente; d) "criança chorona"; e) volta da mãe ao trabalho.
3. Os impedimentos nos casos excepcionais: a) gemelares; b) recém-nascidos de baixo peso (gêmeos ou não-gêmeos); c) recém-nascido enfermo (anoxiado, malformado etc.); d) língua presa; e) recém-nascido ictérico; f) dificuldades para lactar ou relactar a criança após a doença.

Finalmente, temos os *impedimentos associados aos problemas maternos*: a) mãe enferma; b) parto cirúrgico (cesariana); c) terapêuticas maternas (drogas que passam por meio do leite).

A questão dos mamilos dolorosos, mamilos rachados, mamilos curtos e mamilos compridos – os pediatras não têm auxiliado e orientado as mães para que os mamilos se mantenham adequadamente funcionantes. Mamilos dolorosos, rachados, curtos ou muito compridos são problemas freqüentes. A melhor maneira de ajudar a mãe é solicitar que amamente na frente da equipe para ver como está sendo a "pega". Geralmente, a criança não pega parte suficientemente boa da mama e suga apenas o mamilo, não conseguindo muito leite. A criança deve colocar toda a aréola dentro da boca e não apenas a ponta do mamilo. A sucção em posição inadequada é causa importante de dor. Freqüentemente, não é necessário indicar cremes ou medicamentos, pois, ao promoverem o excesso de lubrificação do mamilo e da aréola, dificultam a "pega". Tenho recomendado, às vezes, a utilização de vitamina E gelatinosa (em cápsulas). Creio que favorece a cicatrização, e as massagens suaves, durante a aplicação, estimulam a produção de leite.

Se a criança suga em má posição, acaba lesando a pele do *mamilo*, ficando *rachado* e com *fissura*. Isso permite a penetração de bactérias e conseqüentemente infecção (mastite). Nesses casos, o correto é continuar amamentando. Para tratar *fissura*, deve-se interromper o uso de sabonetes, cremes, pomadas, água boricada. Lavar apenas com água é suficiente.

É interessante começar pelo mamilo mais doloroso, fazendo boa dobra na pele da aréola, evitando a "pega" exclusiva do mamilo. É interessante a exposição ao sol e ao ar, quando possível, nos intervalos das mamadas, para aumentar a epitelização e a resistência local. Às vezes, é útil a mãe deixar uma gota de leite no fim da mamada, umedecendo o mamilo, principalmente se for colostro. Facilita a cicatrização, pela grande quantidade de células imunologicamente ativas e substâncias protetoras presentes.

Se a mãe persistir amamentando e retirando o excesso de leite com massagem (nunca com bomba), a dor tende a diminuir. Para favorecer a cicatrização, usar após as mamadas secador de cabelo. É interessante experimentar e orientar a mãe como *tirar o leite com expressão manual* (massagem suave, circular, indo com o dedo indicador e polegar, como compasso, rodando em volta da mama até conseguir bom esvaziamento).

Mamilos muito curtos ou compridos – são causa freqüente de desmame. Há exercícios para os mamilos muito curtos chamados de "exercícios de Hoffman", que ajudam muito (Fig. I-382). Faz-se movimento de compasso em volta do mamilo, como explicado na figura.

Verificar, também, se é *mamilo curto ou retrátil* – fazer os exercícios tentando colocá-los para fora (Fig. I-383).

O maior problema é o mamilo invertido, porque, durante a estimulação, o músculo retrai-se e a criança tem muita dificuldade para fazer a "pega" (veja Fig. I-380).

O *baixo peso*, sobretudo em crianças com menos de 800g, costuma ser causa importante de falta de força para mamar, podendo desencadear quadros de hipoglicemia associada à hipotonia. O simples *resfriado*, ao bloquear o nariz, pode impedir boa deglutição. Verifique se não há *problemas na boca* (*machucados, moniliase* etc.). Não esquecer, também, que *bebês fortemente hipoxiados* podem ter lesão central e estar incapacitados de mamar.

Outro problema é o *esvaziamento das mamas por excesso de leite*. Quando a *mama vaza leite* é porque não está sendo esvaziada adequadamente.

Se a queixa da mãe é de que o leite *tem sangue*, mesmo não havendo fissuras ou dor nos mamilos, observe adequadamente a causa.

Impedimentos tardios e a manutenção da lactação

A questão do *pouco leite e "leite fraco"* é problema sério. É preciso saber se a criança está recebendo leite, e a melhor maneira é verificar se está tranqüila, feliz, dormindo bem e se ganha peso adequado.

A média de ganho ponderal de criança no primeiro e segundo mês de vida é de 20 a 30g/dia. Abaixo de 125g por semana ou menos de 500g por mês nesse período está associado a alguma dificuldade ou à hipogalactia materna. Impõe-se

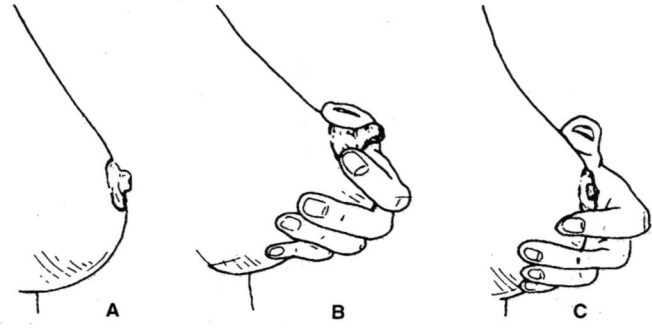

Figura I-382 – **A)** Mamilo normal sem estimulação. **B)** Sendo estimulado pelos dedos polegar e indicador na borda areolar, o mamilo normal permanece protruso. **C)** Com a mesma estimulação, o mamilo pseudo-invertido retrai-se. Fonte: Como e Porque Amamentar/ Martins Filho, J., Sarvier, 1984.

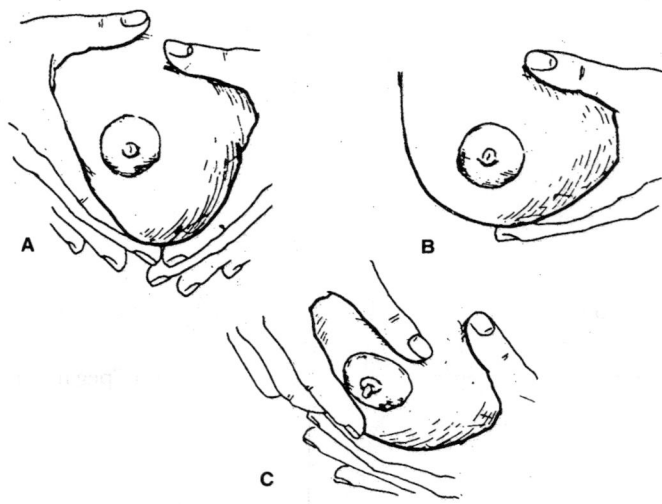

Figura I-383 – Massagem dos seios e expressão manual. **A)** Com os polegares lado a lado e os dedos de ambas as mãos encaixados sob o seio, exerce-se uma pressão suave de cima para baixo na direção do mamilo. **B)** Enquanto uma das mãos segura firmemente o seio, retira-se a outra. **C)** O polegar e o indicador da mão livre são colocados na borda areolar, girando por toda a volta, pressionando para dentro e para trás na direção do tórax, até que haja secreção. Fonte: Como e Porque Amamentar/Martins Filho, J., Sarvier, 1984.

verificar o que está acontecendo: a mãe não está amamentando com a freqüência adequada? A criança não está mamando por tempo suficiente? A mãe encurta o tempo da mamada? A mãe começou a usar suprimentos muito cedo e isso está levando à sucção inadequada?

Será que a criança está *pegando o mamilo bem ou em má posição*? Será que o *reflexo de ejeção láctea* ("let down reflex") da mãe é *fraco*? É possível ajudá-la estimulando ou dando alguma droga que temporariamente melhore a situação?

Assegure-se que a *mamada não é dolorosa* e que você pode ajudar de algum modo. Seguramente, o estresse, a ansiedade e a liberação de adrenalina, nas fases de dificuldade, podem ter papel farmacológico na redução da produção ou na descida do leite. A maior parte das publicações refere que menos de 3% das mulheres não produz leite suficiente.

Mães com desnutrição grave. Mesmo as *moderadamente desnutridas* podem produzir leite suficiente. Só as *severamente desnutridas* produzem leite em menor volume e menor teor de gorduras.

Importa salientar que, na situação de ambiente socioeconômico desfavorável, a oferta de leite artificial agrava os índices de mortalidade infantil por infecção.

Não esquecer que o uso de contraceptivos (presença de estrógenos), a ansiedade, o estresse, os traumatismos do parto e os problemas conjugais devem ser considerados quando surgem dificuldades na amamentação.

Causa freqüente do desmame é aquela em que a mãe alega que seu *bebê chora muito*. A mãe admite que o problema é o leite e inclusive pediatras e obstetras acabam concordando. Lembrar que o choro é a única forma que a criança tem para pedir ajuda. Pode haver choro por insatisfação e desconforto.

O importante é diferenciar o choro de fome do choro por outras causas. Na fome, a criança é capaz de estar bem, imediatamente após a mamada; entretanto, acorda e chora após uma hora. Nessa condição é possível que a criança não esteja *recebendo leite em quantidade suficiente*. O *método de pesada*, criticável às vezes, pode ajudar nessa hora.

Os *recém-nascidos de muito baixo peso* têm debilidade de sucção; podemos então utilizar outros métodos: complementar com colherinhas, xícara, com a sonda nasogástrica ou orogástrica. As quantidades variarão de acordo com a necessidade do bebê. A maior preocupação deve ser com o crescimento. O apoio às mães de recém-nascidos de baixo peso faz com que se sintam seguras, e equipe com objetivos bem claros e definidos seguramente ajuda muito.

A questão do *lábio leporino e da fenda palatina* deve ser avaliada como causa freqüente para o desmame. Em alguns serviços, o lábio leporino é corrigido nos primeiros dias, e a fenda, às vezes, até os 3 meses de idade. A mãe deve ser estimulada a tentar a alimentação ao seio. Ajude a criança a "pegar" em uma boa posição, pois é dessa forma, ficando com grande parte da mama na boca e conseguindo boa "pega", que esses recém-nascidos podem sugar.

Alguns serviços fazem próteses para tentar fechar a fenda e favorecer a boa sucção. Por vezes, a criança engasga e o leite é eliminado pelo nariz; a prótese pode ser útil nesses casos. A contribuição do foniatra e do fonoaudiólogo pode ser de grande valia nesses casos.

A criança com *"língua presa"* também não consegue mamar. Se ela não conseguir projetar a língua para a frente, impõe-se soltá-la, cortando o freio (discutível). Muitas crianças têm a língua inteiramente presa e sugam bem.

Nas crianças com icterícia devemos reconhecer o tipo de icterícia. Confunde-se, freqüentemente, icterícia fisiológica com icterícia provocada pelo leite materno. Icterícia precoce, por problema de incompatibilidade ABO ou Rh, nada tem a ver com o leite. A maioria dos recém-nascidos apresenta alguma icterícia. Quase 70% dos bebês têm icterícia neonatal. Do ponto de vista laboratorial, todos os bebês, ou seja, 100% deles, apresentam níveis de bilirrubina acima dos considerados normais.

A icterícia comumente começa no segundo e no terceiro dias e desaparece a partir de uma semana, no máximo 10 a 12 dias. É mais freqüente no recém-nascido de baixo peso, mas pode ocorrer nas maiores. O tratamento só é necessário se a icterícia for grave. A icterícia precoce não é motivo para suspensão da amamentação. Uma das explicações mais correntes para explicá-la, no curso do aleitamento natural, relaciona-se à menor freqüência de sucção. Daí decorre a redução das contrações peristálticas e da movimentação do bolo fecal, aumentando a reabsorção intestinal da bilirrubina. Se o bebê é estimulado a sugar com freqüência, ocorre aumento do trânsito intestinal, redução da reabsorção da bilirrubina e a icterícia tende a declinar. Se o recém-nascido é levado tardiamente ao seio e a eliminação do mecônio é retardada, ocorre o inverso.

Finalmente, nunca inibir a lactação porque *o recém-nascido está enfermo ou em UTI*. O leite ordenhado da mãe será oferecido ao filho por sonda. Mais tarde, é possível reiniciar o aleitamento por meio de múltiplas técnicas de realeitamento e mesmo de relactação.

E quando a *mãe está enferma*? Hoje se discute se devemos impedir a amamentação de mães enfermas.

Em país onde há condições adequadas para o tratamento de criança aidética, a *AIDS* por si só pode levar o médico a optar pelo desmame. Havendo *doença infecciosa*, é bom discutir a questão com a equipe de saúde e verificar as reais contra-indicações. O impedimento à lactação pode-se justificar em casos de doença mental grave. Há crises de depressão pós-parto, ou quadros de psicoses puerperais, em que a relação com a criança se torna arriscada; às vezes, até pode ocorrer agressão ao filho. Nesses casos separar o recém-nascido da mãe até a sua melhora.

A mesma conduta deveria ser tomada nas *doenças graves, oncológicas,* em que a mãe toma *drogas* de alto poder, que passam para o leite.

Outra causa do desmame relaciona-se com o fato de a mãe estar tomando medicamentos. De maneira geral, são contra-indicações ao aleitamento os medicamentos neurolépticos, alguns soníferos e sedativos, e raros antibióticos.

Finalmente, algumas palavras sobre o *tipo de parto* e o tipo de anestesia em relação ao aleitamento materno.

Em trabalhos que publicamos, demonstramos que mães de parto natural amamentavam em maior quantidade e por mais tempo que aquelas submetidas a cesárea. Recém-nascidos cujas mães receberam doses altas de substâncias anestésicas tendem a ficar sonolentos e ter sucção mais débil. Como acabam mamando tardiamente, podem apresentar maior incidência de hipotermia, hipoglicemia, icterícia fisiológica prolongada etc.

Referências Bibliográficas

• MARTINS Fº, J. – *Crescimento Intra-uterino*. Campinas, 1972 (Tese Doutorado – Faculdade de Ciências Médicas – Universidade Estadual de Campinas). • MARTINS Fº, J. – *Contribuição ao Estudo do Aleitamento Materno em Campinas*. Trabalho apresentado no Seminário sobre estímulo ao aleitamento natural, Campinas, abril 1977. • MARTINS Fº, J. – *Contribuição ao Estudo do Aleitamento Materno na Cidade de Campinas*. Campinas, 1977 (Tese Livre-Docência – Faculdade de Ciências Médicas – Universidade Estadual de Campinas). • MARTINS Fº, J. – Alimentação do prematuro. *Pediatria*, 4:327, 1982. • MARTINS Fº, J. – *Como e Porque Amamentar*. São Paulo, Sarvier, 1984, p. 17. • MARTINS Fº, J. – *Qual é a Questão da Amamentação*. São Paulo, Editora Brasiliense S. A., 1985, p. 68. • MARTINS Fº, J. – Prematuridade. **In:** *Pediatria do I. M. I. P. P.* Rio de Janeiro, Ed. Médica e Científica Ltda., 1991. • MARTINS Fº, J. et al. – Desnutrition intra-utérine, variation du poids à lanaissance en fonction de la classe sócio-economique dans une Maternité de la Ville de Campinas, SP Brésil. *Extrait du "Courrier"*, 24:122. • NEVILLE, M.C. – Regulation of mammary development and lactation: physiology, nutrition and breast-feeding. **In:** Neville, M.C. & Neifert, M.R. (eds.). New York, Plenun Press, 1983, p. 103. • OMS/UNICEF – Proteção, promoção e apoio ao aleitamento materno: o papel especial dos Serviços Materno-Infantil, 1989.

29 Alojamento Conjunto

Maria Aparecida Brenelli-Vitali

CONCEITO

Alojamento conjunto (AC), tradução do termo "rooming-in", é o sistema de prestação de assistência hospitalar simultaneamente à mãe e ao recém-nascido (RN) que são mantidos juntos, lado a lado, no pós-parto. Dessa maneira, estimulando a mulher a amamentar e cuidar de sua criança tão logo quanto possível, assegura-se a não ocorrência de interferências negativas no vínculo mãe-filho e facilita-se o sucesso no aleitamento materno.

HISTÓRICO

A história nos mostra que, sendo os partos realizados em domicílio, os RN eram mantidos junto às suas mães imediatamente após o nascimento (Ungerer e Miranda, 1999). Com a fundação dos hospitais-maternidade, em todos os continentes, essa rotina foi passada para as normas gerais de procedimentos de assistência e obedecida até o final do século XIX por grandes hospitais como o Johns Hopkins Hospital, onde a rotina de AC existiu até 1890 (McBryde e Durham, 1951; Klaus e Kennell, 1970). No início do século XX, os hospitais-maternidade passaram a ser dotados de enfermarias próprias para RN denominadas de berçários. Neste tempo, em que era altíssima a mortalidade infantil por epidemias de diarréia, doenças respiratórias e outras patologias consideradas infecciosas, esta nova proposta de assistência hospitalar, fundamentada em normas rígidas de isolamento, foi rapidamente difundida e facilmente aceita.

Exerceram influência nesta mudança de atitude os resultados positivos das enfermarias de Pierre Budin para crianças prematuras e o sucesso alcançado por Martin Cooney que, após a Exposição de Berlim de 1896, percorreu o mundo mostrando a sobrevida de RN pequenos tratados dentro de incubadoras (Klaus e Kennell, 1970). Também a considerar é a possibilidade de serem gravemente enfermas as mulheres que eram hospitalizadas para cuidados obstétricos e assim, a impossibilidade de cuidar de seus filhos, tornou necessária a criação de locais especiais para os RN (McBryde e Durham, 1951).

Ficaram então instituídos os berçários, enfermarias com grande número de RN e, por décadas, a assistência prestada à mãe e à criança, em praticamente todas as populações desenvolvidas, caracterizou-se por partos hospitalares, longas permanências maternas no hospital, filhos separados de suas mães por vários dias e submetidos às facilidades oferecidas pela indústria de leite à rotina hospitalar.

No final dos anos 40, início dos 50, surgiram as primeiras propostas de modificação desse esquema de assistência ao RN normal. Muitas epidemias por diarréia infecciosa, com altas taxas de mortalidade, acometeram grandes hospitais. Além dos cuidados gerais contra infecção cruzada, vários outros procedimentos foram tentados para minimizar o problema como, por exemplo, a subdivisão dos grandes berçários em unidades menores (Parks e cols.,1953). Porém, muitos serviços encontraram a solução para a prevenção de epidemias ao adotarem o modelo de programas que, visando ao aumento dos laços afetivos, mantinham mães e filhos juntos logo após o parto (Montgomery e cols.,1949; McBryde e Durham, 1951). Assim, essa nova concepção passou a ser descrita nos diversos continentes.

Na década de 1970, e principalmente início dos anos 80, após a publicação de várias experiências sobre o comportamento materno da separação mãe-filho (Klaus e Kennell, 1970; Klaus e cols.,1972; Ringler e cols.,1975), apareceram descritos os resultados de inúmeros programas de AC implantados, sendo essa nova concepção assumida com ampliação progressiva dos objetivos propostos inicialmente (Osório e cols.,1975; Silva, 1977; Cásar e cols.,1981; Mandl, 1981; Martins Filho e cols.,1983; Segre e cols., 1981; Stopiglia e cols., 1984). Um destes objetivos era melhorar os índices de amamentação, pois a separação de mães e RN após o parto, com a permanência destes em berçários, prejudicava o início e a duração do aleitamento.

Mas foi a partir da década de 1980 que grandes investimentos foram empreendidos pela OMS e UNICEF na instituição de políticas de incentivo à amamentação, culminando com a declaração sobre o papel dos serviços de saúde na proteção, promoção e apoio ao aleitamento materno (OMS, 1989). A presença de alojamento conjunto em uma maternidade foi considerada um dos "Dez passos para o sucesso do aleitamento materno" e para a implementação desses passos foi concebida a "Iniciativa Hospital Amigo da Criança" (IHAC).

Em nosso país, embora as normas básicas de alojamento conjunto fazerem parte, desde 1985, do programa da assistência obstétrica e pediátrica a serem observadas nas unidades médico-assistenciais próprias ou conveniadas com o então Sistema Único de Saúde (MPAS/INAMPS, 1985) e, desde 1992, estarem implantadas, sob a coordenação do Programa Nacional de Incentivo ao Aleitamento, ações para a implementação da IHAC, a regulamentação do Alojamento Conjunto somente ocorreu em 26/08/93, por meio da portaria nº 1.016 do Ministério da Saúde. Entretanto, a adoção do sistema de alojamento conjunto não ocorreu de maneira homogênea. Nos anos de 1996-1997, enquanto 92,3% das maternidades públicas da cidade de São Paulo contavam com esse tipo de assistência, entre as privadas essa porcentagem era de apenas 36,8% (Toma e Monteiro, 2001).

VANTAGENS DO ALOJAMENTO CONJUNTO

Como já citado anteriormente, o motivo principal da retomada do sistema de AC na assistência hospitalar à mãe e ao RN foi a diminuição dos índices de infecção nos berçários, modelo reencontrado em programa que tinha o intuito de aumentar os laços da relação mãe e filho. A partir desses objetivos gerais, inúmeros programas foram descritos com especificação de seus propósitos e premissas.

1. Aumentar os índices de aleitamento materno – o berçário tradicional foi, e ainda é, um dos grandes responsáveis pelas altas taxas de desmame precoce. Por não permitir regime de livre demanda, não favorece e até dificulta o estabelecimento da lactação. Os RN ficando ao lado de suas mães logo após o parto, de acordo com suas necessidades físicas e emocionais, sugam com mais freqüência. Isso facilita a apojadura, permitindo que se estabeleça a lactação, e traz à criança outros benefícios como diminuição do consumo energético, aumento na absorção de nutrientes e ganho de peso mais acelerado durante os primeiros dias de vida (Elander e Lindberg, 1984; Yamauchi e Yamauchi, 1990).

No entanto, o sucesso da lactação depende não só da motivação, mas também da ajuda que a mãe recebe durante sua permanência no hospital após o parto (Righard e Alade, 1992; Cernadas e cols., 2003). Como esse tempo é curto, torna-se imprescindível que todo o processo se inicie no pré-natal, com a conscientização do aleitamento e a orientação no preparo das mamas para a alimentação ao seio (Wiles, 1984).

2. **Estabelecer vínculo afetivo entre mãe e filho** – as primeiras horas no pós-parto são de extrema importância para o futuro das relações entre mães e filhos (De Chateau, 1988; Norr e cols., 1989). O AC permite maior, mais rápido e relacionamento mais natural entre eles, favorecendo a aceitação da maternidade e reduzindo os índices de rejeição (Lvoff e cols., 2000). Esta ligação afetiva começou a ser mais valorizada ao serem descritos problemas com a situação da maternidade em mães de RN prematuros, separadas de seus filhos por tempo mais ou menos prolongado (Klaus e Kennell, 1970) e também quando foi mostrado que simples modificações dos cuidados após o parto podiam alterar o comportamento materno subseqüente (Klaus e cols., 1972).

Porém, só o fato de permanecerem lado a lado não significa que essa ligação esteja sendo beneficiada e o AC deve propiciar condições que garantam essa interação. Assim, as rotinas do serviço, assistenciais e operacionais, médicas e de enfermagem, devem ser padronizadas e respeitar os momentos de contato mãe-filho. Deve também haver conscientização que mães cansadas e ansiosas podem vivenciar sentimentos negativos e/ou ambíguos, tornando-se deprimidas e sentindo-se incompetentes. A percepção desses fatos e a devida ajuda pelos profissionais da área minimizam tais sentimentos negativos e favorecem o estabelecimento da relação adequada mãe-filho.

3. **Orientar a mãe no cuidado com o RN** – basicamente, o AC é local de ensino e aprendizagem. A orientação adequada da mãe durante sua permanência hospitalar capacita-a a cuidar integralmente de seu filho, proporcionando mais autoconfiança. A permanência do RN ao lado do leito materno permite que a mãe, supervisionada pelo pessoal de enfermagem, execute os afazeres necessários, recebendo orientações quanto ao de banho, vestuário, alimentação etc. (Valdes e cols., 1995). Também, a avaliação clínica da criança junto à mãe permite ao médico esclarecer muitas de suas dúvidas.

Contudo, como em qualquer outra situação de ensino, são necessárias medidas de avaliação da adequação das orientações transmitidas e do aprendizado obtido. Deve ser considerado o tempo exíguo de permanência em AC, média de 48 horas, quando informações excessivas devem ser transmitidas e assimiladas. Também a capacitação técnica e didática do pessoal médico e de enfermagem, pois pessoas não qualificadas podem ser inseguras no ato de transmitir conhecimentos, sendo-lhes mais fácil executar uma tarefa que orientar sobre ela. Por isso, devem ser alocados para esse setor profissionais que, além da habilidade, tenham perfil que facilite o relacionamento humano, que gostem de transmitir seus conhecimentos. Além disso, formas alternativas de ensino devem ser consideradas, como a utilização de vídeo sobre cuidados com o RN.

4. **Estimular a participação dos pais nos cuidados com o RN** – um sistema hospitalar que proporciona a participação do pai nos cuidados e orientações para com seu filho favorece a percepção e enaltece as vantagens e as necessidades de vida familiar saudável (Arora e cols., 2000). Toda instrução transmitida às mães deveria ser também ouvida pelos pais.

5. **Reduzir incidência de infecção em RN** – a permanência dos RN ao lado de suas mães, sendo alimentados ao seio, diminui, em muito, a probabilidade de se colonizarem e se infectarem, principalmente por germes hospitalares (Segre e cols., 1981; Mustajab e Munir, 1986).

6. **Treinar equipe de saúde** – a oportunidade de treinamento de alunos, residentes e enfermeiras para o atendimento das necessidades do binômio mãe-filho, especialmente em hospitais-escola, melhora o desempenho social da instituição. No entanto, o aluno e o profissional devem ter visão global do AC, não devendo ser priorizada a assistência à criança em detrimento à materna.

7. **Favorecer a troca de experiências entre as mães** – o AC realizado em enfermarias coletivas, com vários binômios mãe-filho, permite o intercâmbio de experiências humanas entre diferentes mulheres. Isso nem sempre é benéfico, havendo necessidade de policiamento constante por parte da enfermagem e intercessão ao ser sentido que tal prática não está sendo positiva.

8. **Melhorar a utilização das unidades de cuidados especiais para RN** – o fato de as mães em AC estarem permanentemente observando seus filhos e desempenhando muitas tarefas com eles, permite que o serviço de enfermagem seja mais agilizado. Acreditam alguns que isso abaixe o custo hospitalar da atenção ao RN, principalmente por requerer menor número de funcionários no corpo de enfermagem, permitindo alocação de maior número de pessoas em áreas mais críticas da assistência. No entanto, acreditamos que em AC as mães não devam assumir responsabilidades do pessoal de enfermagem, mas sim treinadas, orientadas e supervisionadas, funções estas que requerem mais capacitação do pessoal que as executa.

9. **Aumentar o número de crianças acompanhadas por serviços de saúde** – o AC deve permitir grande contato da mãe com médicos e enfermeiras, que lhe transmitem orientações que promovem condições básicas de saúde. Deve ser reforçada a necessidade do acompanhamento das crianças por serviços de saúde, diminuindo, assim, a morbimortalidade infantil da população.

ROTINAS DE ALOJAMENTO CONJUNTO

Cada serviço, de acordo com seus recursos, sua estrutura e até o tipo de população que atende, deve discutir suas normas específicas, obedecendo aos princípios gerais de manter juntos mãe e filho, promovendo a amamentação materna e favorecendo os laços afetivos entre ambos, por meio do relacionamento precoce.

Apesar de mais de 30 anos da volta do AC em nosso país, muitas mulheres ainda não querem este sistema de assistência hospitalar no pós-parto, provavelmente por desconhecerem seus objetivos e suas vantagens. Por isso, durante o pré-natal, elas devem ser informadas sobre o sistema AC e se tornarem cientes do tipo de atendimento que receberá no hospital onde ocorrerá seu parto.

Rotinas gerais

1. **Quanto às mães a serem atendidas** – devem ser atendidas em AC as mulheres que, no pós-parto, se encontrem em boas condições clínicas e emocionais. A análise dessas condições deve ser dinâmica, permitindo que o AC seja iniciado, suspenso e recomeçado dependendo da avaliação momentânea e isolada de cada caso.

2. **Quanto aos RN** – recomenda-se que sejam encaminhados e que permaneçam em AC os RN normais, com boa vitalidade, boa capacidade de sucção e de controle térmico, de-

vendo essa avaliação ser dinâmica. Grosseiramente, podemos protocolar que não sejam encaminhados para AC os RN que apresentarem peso < 2.200g ou idade gestacional ≤ 36 semanas ou Apgar < 7 no 5º minuto. Esses devem ser encaminhadas para internação onde permanecerão o tempo necessário até ser certificado sua capacidade de sucção e deglutição, manutenção térmica e a não existência de sinais clínicos que caracterizem a ocorrência de asfixia perinatal.

Esses critérios de encaminhamento ao AC devem ser elásticos e dependem, além das características do RN, da própria estrutura do serviço. Deve ser considerada a situação de síndromes genéticas e/ou malformações menores em RN vigorosos. Algumas delas como, por exemplo, síndrome de Down, lábio leporino, agenesia de membros, são patologias que por si só não impedem a permanência em AC, mas questiona-se a colocação desses binômios em enfermarias coletivas, junto a crianças normais. Para eles recomendamos, sempre que possível, a realização de AC em quartos individuais, com atenção totalmente individualizada. Também não há nenhum inconveniente em manter em AC crianças em bom estado clínico mas portadoras de alguma enfermidade ou sinal clínico que mereça investigação ou mesmo algum tipo de tratamento como, por exemplo, fototerapia, antibioticoterapia por via oral ou intramuscular.

3. Quanto ao momento de iniciar o AC – mães e RN devem ser mantidos juntos tão logo quanto possível, obedecendo aos seguintes princípios: propiciar contato mãe-filho na sala de parto; primeiros cuidados com o RN devem ser prestados na própria sala de recepção; os RN devem permanecer junto com a mãe após o parto, sem necessidade de sala de observação; deve haver igualdade de condutas independente do tipo de parto, respeitando as condições maternas.

Pelas condutas obstétricas atuais, em que a analgesia é realizada na quase totalidade dos partos e pelas taxas altas de parto cesáreo em muitas populações, reconhecemos as dificuldades para serem obedecidas essas normas. No entanto, é totalmente possível que uma mulher, mesmo sob efeito de drogas anestésicas e em venóclise, desde que auxiliada, consiga amamentar seu filho. Se não houver grande empenho nisso, o AC será iniciado muito tardiamente, privando-se do contato mãe-filho e da amamentação precoces.

4. Recursos humanos – o número de pessoas envolvidas na assistência do AC deve ser definido pelas características e disponibilidade de cada serviço. Uma unidade deve ter funcionários em número suficiente e com perfil característico para que sejam feitas as funções básicas de observação adequada das mães e RN; realização e, principalmente, ensino dos cuidados com as crianças; ajuda necessária nas mamadas e cuidados individuais com as mamas.

Aconselha-se que sejam mantidas as proporções de uma enfermeira para 30 binômios, uma auxiliar de enfermagem para 15 e uma atendente para cada oito (Brasil – Ministério da Saúde. Portaria nº 1.016). Mas essa necessidade é variável, dependendo das características da população atendida.

5. Área física – um hospital deve oferecer as condições mais adequadas possíveis para tornar o AC local agradável. O tamanho dos quartos individuais e das enfermarias, com número variado de leitos, deve obedecer, no mínimo, às padronizações vigentes para área de cada conjunto de leito materno e berço (Brasil – Ministério da Saúde. Portaria nº 1.016) e as acomodações sanitárias devem ser em número e qualidade satisfatórios.

Quanto ao modelo e à disposição dos leitos, várias propostas foram idealizadas (Mandl, 1981). No entanto, manter o RN ao lado da mãe em berço com rodízios, que se desloca facilmente a qualquer local, é opção bastante prática e que se adapta a qualquer tipo de AC.

6. Recursos materiais – para cada binômio, além da cama da mãe e berço do RN, é necessário mesa de cabeceira ou armário tipo criado-mudo para que a mulher possa guardar seus objetos pessoais, além de cadeira. O adequado é que os berços sejam do tipo com gabinete para facilitar a guarda dos materiais necessários para o cuidado individual do RN como fraldas, roupas, sabonete, material de curativo de coto umbilical e até bacia para banho.

Referências Bibliográficas

• ARORA, S. & cols. – Major factors influencing breasfeeding rates: mother's perception of father's attitude and milk supply. *Pediatrics*, 106(URL), 2000. http://www.pediatrics.org/cgi/content/full/106/5/e67. • BRASIL – MINISTÉRIO DA PREVIDÊNCIA E ASSISTÊNCIA SOCIAL – Alojamento Conjunto – normas básicas. *Rev. Paul. Pediatr.*, 3:50, 1985. • BRASIL – MINISTÉRIO DA SAÚDE. Portaria nº 1.016, de 26 de agosto de 1993. • CÁSAR, C.M. & cols. – O sistema de alojamento conjunto para recém-nascido e mãe. *Rev. Bras. Enferm.* 34:48, 1981. • CERNADAS, J.M. & cols. – Maternal and perinatal factors influencing the duration of exclusive breastfeeding during the first 6 months of life. *J. Hum. Lact.* 19:136, 2003. • De CHATEAU, P. – The interaction between the infant and the environment: the importance of mother-child contact after delivery. *Acta Paediatr. Scand. Suppl.*, 344:21, 1988. • ELANDER, G. & LINDBERG, T. – Short mother-infant separation during first week of life influences the duration of breastfeeding. *Acta Paediatr. Scand.* 73:237, 1984. • KLAUS, M.H. & cols. – Importance of the first post-partum days. *N. Engl. J. Med.*, 286:460, 1972. • KLAUS, M.H. & KENNELL, J.H. – Mothers separated from their newborn infants. *Pediatr. Clin. North Am.*, 17:1015, 1970. • LVOFF, N.M., LVOFF, V. & KLAUS, M.H. – Effect of the baby-friendly initiative on infant abandonment in a Russian hospital. *Arch Pediatr. Adolesc. Med.*, 154:474, 2000. • MANDL, P.E. – Some examples of many models of rooming-in. *Assignment Child.*, 55:107, 1981. • MARTINS FILHO, J. & cols. – Alojamento Conjunto – normas de padronização da Disciplina de Neonatologia do Departamento de Pediatria. FCM-UNICAMP. *Pediatria (São Paulo)*, 5:317, 1983. • McBRYDE, A. & DURHAM, N.C. – Compulsory rooming-in in the ward and private newborn service at Duke Hospital. *J. Am. Med. Assoc.*, 145:625, 1951. • MONTGOMERY, T.L.; STEWARD, R.E. & PAULINE SHENK, E. – Observations on the rooming-in program of baby with mother in ward and privative service. *Am. J. Obstet. Gynecol.*, 57:176, 1949. • MUSTAJAB, I, & MUNIR, M. – A rooming-in program for mothers and newborns at Gunung Wenang General Hospital Manado. *Paediatr. Indon.*, 26:177, 1986. • NORR, K.F.; ROBERTS, J.E. & FREESE, U. – Early postpartum rooming-in and maternal attachment behaviors in a group of medically indigent primiparas. *J. Nurse Midwifery*, 34:85, 1989. • ORGANIZAÇÃO MUNDIAL DA SAÚDE – OMS – Proteção, promoção e apoio ao aleitamento materno: o papel especial dos serviços materno-infantis. Genebra, 1989. • OSÓRIO, A.; DIAZ ROSSELLO, J.L. & CAPURRO, H. – Programa de alojamiento conjunto para la madre y el recien nacido. *Bol. Oficina Sanit Panam.*, 391, 1975. • PARKS, J.; McLENDON, P.A. & KELLEY, M. – Optional nursery facilities for the care of mothers and newborn infants. *Am. J. Obstet. Gynecol.*, 66:938, 1953. • RIGHARD, L. & ALADE, M.O.– Sucking technique and its effect on success of breastfeeding. *Birth.*, 19:185, 1992. • RINGLER, N.M. & cols. – Mother-to-child speech at 2 years – effects of early postnatal contact. *J. Pediatr.*, 86:141, 1975. • SEGRE, C. & cols. – Estudo da colonização bacteriana do recém-nascido em alojamento conjunto. *J. Pediatr. (Rio de Janeiro)*, 50:118, 1981. • SILVA, E. – Alojamento conjunto. *J. Pediatr. (Rio de Janeiro)*, 43:53, 1977. • STOPIGLIA, O. & cols. – Alojamento conjunto: o sistema da Maternidade de Campinas (vantagens e desvantagens). *Rev. Paul. Pediatr.*, 2:37, 1984. • TOMA, T.S. & MONTEIRO, C.A. – Avaliação da promoção do aleitamento materno nas maternidades públicas e privadas do Município de São Paulo. *Rev. Saúde Pública*, 35:409, 2001. • UNGERER, R.L.S. & MIRANDA, A.T.C. – História do alojamento conjunto. *J. Pediat. (Rio de Janeiro)*, 75:5, 1999. • VALDES, V. & cols. – The effects on professional practices of a three-day course on breastfeeding. *J. Hum. Lact.*, 11:185, 1995. • WILES, L.S. – The effect of prenatal breastfeeding education on breastfeeding success and maternal perception of the infant. *J. Obstet. Gynecol. Neonatal Nurs.*, 13:253, 1984. • YAMAUCHI, Y. & YAMAUCHI, I. – Breastfeeding frequency during the first 24 hours after birth in full-term neonates. *Pediatrics.*, 86:171, 1990.

Seção II

Patologias Específicas da Gestação

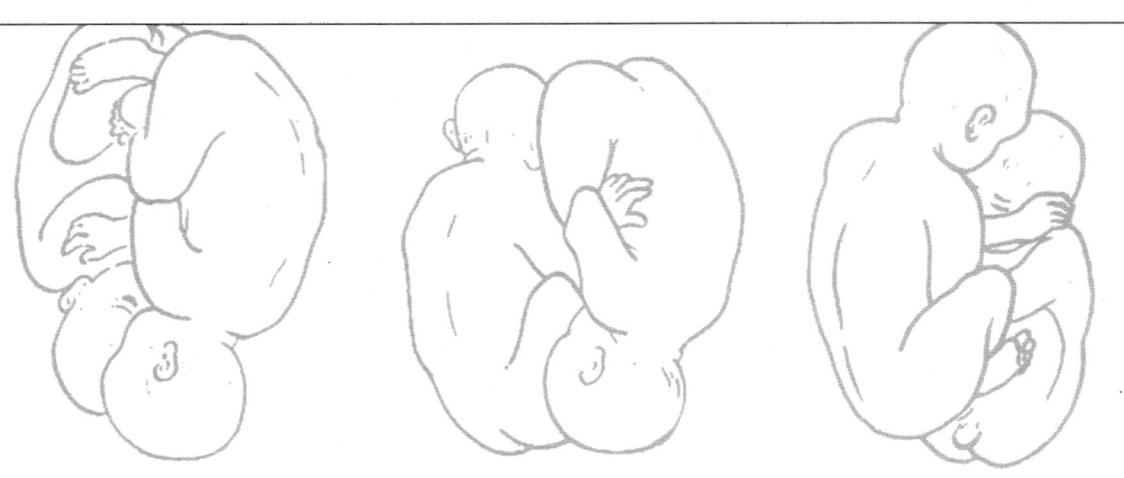

30 Gestação Múltipla

José Carlos Gama da Silva
Helaine Maria Besteti Pires Mayer Milanez

O estudo científico da gravidez gemelar é de longa data e iniciou-se na Inglaterra, em 1876, com Francis Galton, primo de Darwin, despertando interesse desde a sua concepção até o fim de suas vidas, sendo assunto de reflexões por parte de obstetras e pediatras, sociólogos, psicólogos, geneticistas e epidemiologistas.

A presença simultânea de dois ou mais conceptos constitui a prenhez múltipla, classificada em dupla, tripla, quádrupla, quíntupla, sêxtupla etc. Cada produto da prenhez gemelar é um gêmeo; em qualquer situação se consagrou a denominação de prenhez gemelar ou gestação múltipla.

A obstetrícia moderna coloca as gestações múltiplas dentro do capítulo de patologias da gestação (Hawrylyshyn e cols., 1982), pois essa situação acarreta uma maior morbimortalidade, materna e perinatal. Existia grande número de publicações sobre gêmeos, a maior parte delas de relatos de casos e o restante de pesquisas mais direcionadas à investigação da influência do genótipo e do ambiente sobre a variação fenotípica normal ou patológica (Gedda e cols., 1982). Recentemente, pelo aumento da sua incidência, muitas publicações têm abordado técnicas de redução embrionária, complicações maternas e fetais e procedimentos necessários no seguimento dessas gestações múltiplas.

Na atualidade, técnicas de fertilização assistida incrementaram a ocorrência de gestações múltiplas (Martin e Peak, 1999; Koogan e cols., 2000). Elas representam uma das mais comuns condições de alto risco obstétrico, sendo tão freqüentes quanto diabetes ou hipertensão crônica e estando associadas a grandes complicações perinatais; a taxa de mortalidade para gêmeos é cinco a sete vezes maior que para gestações únicas e a morbidade para essas crianças é também maior (Newman, 2004).

A importância da gemelaridade é incontestável: apesar de responder por apenas 3% dos nascimentos, ela é responsável por 13% de todos os partos prematuros, 15% dos pré-termo abaixo de 32 semanas, 21% dos nascimentos de baixo peso (< 2.500g) e 25% dos de muito baixo peso (< 1.500g). Como conseqüência, está associada a 11% de todas as mortes neonatais e 10% dos casos de paralisia cerebral nos Estados Unidos (Newman, 2004). Além disso, a gestante de gemelares tem um risco seis vezes maior de apresentar complicações obstétricas como hipertensão e diabetes.

TIPOS BIOLÓGICOS

Em determinadas ocasiões excepcionais, pode acontecer que mais de um folículo cresça até a fase de ovulação. Se tal fato ocorrer e seus ovócitos forem fecundados, os dois zigotos resultantes darão origem a gêmeos denominados dizigóticos (DZ) ou fraternos, também chamados irmãos de mesma idade, que não apresentam semelhança genética entre si. Como a origem é de dois óvulos, os gêmeos DZ podem ter o mesmo sexo ou sexos diferentes, sempre apresentando ao nascimento dois córions e dois âmnios. Se a implantação dos blastocistos no endométrio for próxima uma da outra podem não se formar duas placentas distintas, que eventualmente poderão se fundir constituindo uma única placenta.

Então, os gêmeos DZ são geneticamente distintos, como qualquer outra criança nascida do mesmo casal. Dizigóticos meio-irmãos têm sido relatados, na condição de que dois óvulos são fertilizados por diferentes pais, e esta constitui a teoria de que a fertilização monovular dispérmica possa ocorrer. Esse fato, no entanto, é pouco comum.

Outro tipo de gêmeos, chamados monozigóticos (MZ), origina-se de um ovo simples fertilizado que se divide em dois outros distintos e individuais. Esses gêmeos são quase sempre geneticamente idênticos e, portanto, do mesmo sexo. Em raras ocasiões, mutações podem causar discordância genética, resultando em fenótipos e dissimilaridades cromossômicas entre os gêmeos MZ.

FREQÜÊNCIA

Hellin mostrou que a freqüência das diferentes formas de gemelaridade obedecia, aproximadamente, à seguinte distribuição:

- Prenhez dupla 1:80 = (1:80)
- Prenhez tripla $(1:80)^2$ = (1:6.400)
- Prenhez quádrupla $(1:80)^3$ = (1:512.000)

Nos Estados Unidos a incidência total de gemelares é de aproximadamente 12/1.000 nascimentos, sendo dois terços DZ (Hrubec e Rabinette, 1984). A freqüência de MZ é mais ou menos constante no mundo, com taxa aproximada de 4/1.000 nascimentos. Essa taxa parece não variar com características maternas como idade ou paridade (Nylander, 1981). Os gêmeos DZ, entretanto, estão associados com ovulações múltiplas e sua freqüência varia entre raças (maior incidência entre os negros) e países (menor freqüência na Ásia). É o que se identifica na tabela II-1.

Outros fatores influenciadores da taxa de dizigozidade (Polin e Frangipane, 1986) seriam: a) a idade materna crescente: aumenta de 3/1.000 em mulheres abaixo de 20 anos para 14/1.000 em idades de 35-40 anos; acima dos 40 anos a taxa diminui (Hrubec e Rabinette, 1984). É estimado que na população norte-americana, um quarto a um terço das gestações múltiplas são devidas à tendência em postergar a gravidez para uma idade materna mais avançada. As gestações gemelares acontecem em mulheres de mais idade, mesmo sem a utilização de terapias de fertilização assistida (Jewell e Yip, 1995; Lynch e cols., 2001). Na população americana, a porcentagem de primigestas acima dos 30 anos aumentou de 5,3% para 24,6% entre 1975 e 2000 (Martin e cols., 2002); b) maior paridade; c) história familiar materna; d) nutrição: menor taxa em desnutridas; e) níveis de gonadotrofinas: mais freqüente em mulheres com LH e FSH elevados, o que explicaria a repetição em uma mesma mulher; f) freqüência coital: aumento da incidência nos três primeiros meses de casamento; g) uso

Tabela II-1 – Taxa de gestações dizigóticas.

População	Grupo étnico	Localidade	Taxa dizigóticos
Asiática	Japonês	Havaí	2,2
	Japonês	Japão	2,3
	Chinês	Formosa	1,4
	Chinês	Havaí	2,1
	Chinês	Malásia	2,8
	Chinês	Singapura	4,1
	Chinês	Hong Kong	6,8
	Malasiana	Havaí	2,2
	Malasiana	Manila	2,7
	Malasiana	Malásia	5,2
	Havaiana	Havaí	3,9
	Coreana	Coréia	5,1
	Coreana	Coréia	5,8
	Coreana	Coréia	7,9
Indiana		Bombaim	6,8
		Bangalore	7,3
		Calcutá	8,1
Caucasiana	Europeu	Espanha	5,9
	Europeu	França	7,1
	Europeu	Suíça	8,1
	Europeu	Holanda	8,1
	Europeu	Alemanha Ocidental	8,2
	Europeu	Noruega	8,3
	Europeu	Suécia	8,6
	Europeu	Inglaterra	8,9
Negros africanos	Bantu	Johannesburg	16,0
	Bantu	Leopoldville	19,0
	Yoruba	Ibadan	40,0
	Yoruba	Ilesha	49,0

Fonte: Diamond, 1986, In: Polin & Fox, 1992.

de técnicas de reprodução assistida. Isoladamente é o fator mais importante responsável pelo aumento da prenhez gemelar. Recente análise do Centro de Controle de Doenças Americano (CDC) estimou que a utilização desses procedimentos contribuiu em 39 a 43% do aumento de trigemelares ou gestações com maior número de fetos desde 1996 e que 40% foi devida à utilização de drogas indutoras de ovulação (MMWR, 2000; Reynolds e cols., 2003).

Assim podemos afirmar que a freqüência de gravidez múltipla é influenciada por vários fatores. Após a utilização da ultra-sonografia (US) sabe-se que a incidência de gestações múltiplas é maior que a anteriormente calculada, provavelmente em torno de 3 a 5% das gestações (Landy e cols., 1986). Acredita-se que, entre as mulheres com gestação gemelar diagnosticada pela US no primeiro trimestre, apenas a metade apresentará um parto gemelar (Varma, 1979; Landy e cols., 1986); muitos dos sangramentos idiopáticos do primeiro trimestre, rotulados como "abortos evitáveis", seriam de fato conseqüentes à perda de um dos embriões de gestação gemelar, fenômeno esse chamado de "vanishing twin" ou o gêmeo desaparecido.

Segundo Herrera (1992) em Tese de Doutorado sobre "Investigação das causas da queda da incidência de gêmeos em uma população brasileira", realizada em Campinas – SP, os fatores que contribuíram para o declínio da incidência de gêmeos foram: diminuição da média de idade materna, diminuição gradativa e acentuada das mulheres negróides entre as parturientes e diminuição também gradativa e acentuada da paridade média, fato observado antes da utilização de métodos anticoncepcionais eficientes.

Mais recentemente, entretanto, vem sendo observado crescente aumento na ocorrência de gestações múltiplas a partir dos anos 80. Em 2001, nos Estados Unidos, ocorreram próximo de 129.000 gestações múltiplas: um acréscimo de 77% nos gemelares e um aumento de 459% nos trigemelares ou em número maior de fetos (Martin e cols., 2002) (Fig. II-1).

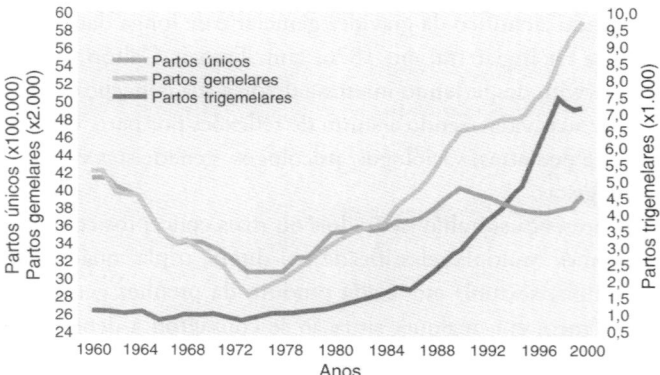

Figura II-1 – Freqüência de nascimentos de acordo com o número de fetos, EUA, 1960-2000 (únicos, gêmeos, triplos e múltiplos maiores.

PLACENTAÇÃO

As placentas de gêmeos são descritas em relação às suas membranas. O saco amniótico da gravidez simples consiste de um córion externo e de um âmnio interno.

Os gêmeos DZ desenvolvem-se dentro de sacos semelhantes devido ao fato de ambos os blastocistos formarem as suas próprias placentas; se os blastocistos são implantados longe um do outro, resultam em duas placentas separadas, cada uma com seu próprio córion e âmnio. Se, no entanto, a implantação ocorrer próxima uma da outra, poderá haver fusão dos discos placentários, mas essas placentas serão sempre dicoriônicas (DC) e diamnióticas, raramente ocorrendo anastomoses vasculares (Figs. II-2 e II-3). Os gêmeos DZ terão sempre duas placentas (DC) com duas cavidades amnióticas diferentes (diamnióticas).

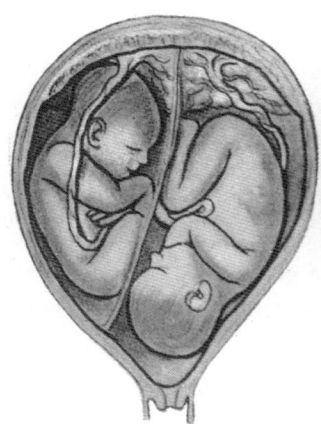 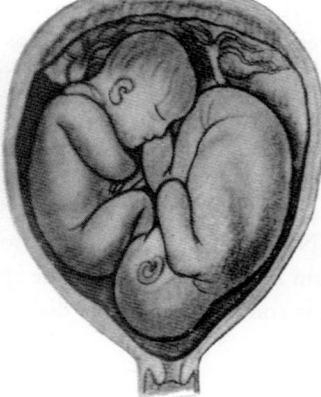

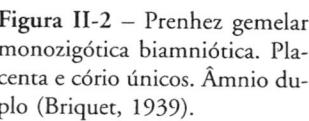

Figura II-2 – Prenhez gemelar monozigótica biamniótica. Placenta e cório únicos. Âmnio duplo (Briquet, 1939).

Figura II-3 – Prenhez gemelar monozigótica monoamniótica. Placenta, cório e âmnio únicos (Briquet, 1939).

Nos gêmeos MZ raramente ocorrem placentas com dois córions e dois âmnios. Algumas placentas MZ têm um córion simples que usualmente rodeia dois âmnios, mas ocasionalmente somente existe um âmnio simples; essas placentas monocoriônicas (MC), embora possam ser mono ou diamnióticas, possuem sempre um disco simples e somente ocorrem em gêmeos MZ. Quase todas as placentas MC têm comunicações de vasos sangüíneos entre as circulações fetais.

Portanto, os gêmeos MZ, dependendo da fase do desenvolvimento embrionário em que ocorre a divisão do ovo, poderão ser DC e diamnióticos (divisão precoce), MC diamnióticos, MC monoamnióticos e, se mais tardiamente levará ao acolamento dos conceptos, a chamada gemelaridade imperfeita. Geralmente, neste último caso, a clivagem do embrião ocorre entre o 13º e o 15º dia, resultando em gêmeos unidos dentro de um âmnio e córion simples. Além daquele ponto, o processo de gemelaridade não pode ocorrer.

A freqüência do tipo de placenta é influenciada pela taxa de DZ. Nos EUA aproximadamente 80% das placentas de gêmeos são DC e 20% MC; na Nigéria, onde os gêmeos DZ são mais comuns, a freqüência de placentas DC se aproxima dos 95% (Benirschke e Kim, 1973).

Como as placentas MC ocorrem somente em gestações MZ, o estudo das membranas estabelece a zigosidade em 20% dos casos. Em aproximadamente 35%, os gêmeos são de sexos opostos e, portanto, necessariamente DZ. Restam somente 45% dos casos (gêmeos de mesmo sexo com placenta DC) nos quais estudos adicionais serão necessários para determinar a zigosidade.

Devemos salientar a importância do diagnóstico de MZ ou DZ. Têm várias implicações, tanto na fase intra-uterina como na periparto, em que as complicações funiculares são maiores nos monoamnióticos; também na fase neonatal, com cuidados pediátricos mais intensos nos casos de transfusões entre os gêmeos, ou no futuro, para a possibilidade de semelhança imunológica nos casos de transplantes de órgãos e risco de doenças hereditárias.

Para o diagnóstico diferencial entre MZ e DZ é necessário exame cuidadoso macroscópico da placenta e âmnio e, às vezes, o estudo histológico para identificar corretamente o septo existente: se mono ou dicoriônico. A presença de um único córion ou um único âmnio rejeita a hipótese de dizigozidade, pois não existem gêmeos DZ MC. Por outro lado, a presença de dois córions ou de dois âmnios não exclui a hipótese de monozigosidade, pois podem ocorrer gêmeos MZ dicoriônicos e diamnióticos.

Os critérios de semelhança entre os gêmeos nem sempre são de fácil aplicação, mas existem muitos caracteres que podem ou não atestar a semelhança genética entre os indivíduos. Os mais usados são os tipos sangüíneos, cor dos olhos, características dos pêlos, morfologia de nariz, lábios, orelhas, dentes e os dermatóglifos.

MORBIDADE E MORTALIDADE MATERNAS

A gravidez múltipla está sabidamente associada à maior morbidade, tanto para a mãe quanto para o seu concepto. Na avaliação da morbidade materna, a literatura é mais limitada. Muitos dos trabalhos não informam sobre os resultados maternos, focando apenas os resultados perinatais. Como a freqüência de gestações gemelares está aumentando, é importante que se conheça a real freqüência das complicações associadas à gestação múltipla.

As adaptações do organismo materno são marcadamente mais acentuadas na gestação múltipla e estão diretamente relacionadas ao número de fetos. As modificações mais precoces envolvem o sistema cardiovascular: a freqüência cardíaca materna aumenta em 15%, tanto na gestação única quanto na múltipla (Rovinsky e cols., 1966). A resistência vascular periférica reduz-se e essa redução é mais marcante na gestação múltipla; o aumento da volemia é diretamente proporcional ao número de fetos: 96% para trigemelares comparado com 48% para gestação única, o que também aumenta a ocorrência de anemia diluicional (Rovinsky e cols., 1965). A anemia é também decorrente de maior carência de ferro e folato, devido não só à demanda fetal aumentada como também à maior expansão do volume sangüíneo materno, em mais ou menos 500ml quando comparados à gravidez única (Veille e cols., 1985).

As adaptações respiratórias também são mais acentuadas. A distensão uterina é mais evidente em gestação múltipla. Em gestação gemelar, o volume uterino às 25 semanas é igual ao de uma gestação única de termo (Devine e Malone, 2004), o que ocasiona maior elevação diafragmática, contribuindo para maior freqüência de dispnéia.

Os níveis hormonais também estão acentuadamente aumentados em gestação múltipla, principalmente aqueles produzidos pela unidade feto-placentária, com correlação direta entre concentração hormonal, massa placentária e número de fetos. A hiperemese gravídica, em conseqüência de seus níveis séricos mais elevados de gonadotrofina coriônica (hCG), apresenta-se em maior ocorrência nas gestações múltiplas.

A demanda de energia também está aumentada. Assim sendo, a necessidade calórica diária está aumentada na gestação gemelar, devendo ser readequada pela dieta (Devine e Malone, 2004).

Com relação a patologias obstétricas, a gestação múltipla associa-se maior ocorrência de hipertensão, diabetes e trabalho de parto prematuro, entre outros.

A hipertensão gestacional aumenta em duas a três vezes a sua incidência (McMullan e cols., 1984), ocorrendo também com maior freqüência o poliidrâmnio, embora sem explicação lógica.

MORBIDADE E MORTALIDADE PERINATAIS

Inúmeras publicações têm mostrado que a morbimortalidade perinatal é maior na gravidez gemelar que na única. A alta incidência de baixo peso ao nascer é a maior causa do aumento da taxa de mortalidade em gêmeos. O parto prematuro e a restrição do crescimento intra-uterino (RCIU) contribuem para este problema.

Além da prematuridade e da RCIU, a gravidez gemelar tem freqüência maior de anomalias congênitas, placenta prévia, descolamento prematuro de placenta, pré-eclâmpsia, acidentes de cordão e apresentações anômalas.

A gravidez gemelar é responsável por cerca de 10% de todos os trabalhos de parto prematuro (TPP) e 25% de todas as mortes pré-termo, apesar de representarem apenas 1% de todas as gestações (Rush e cols., 1976).

Devido aos avanços da medicina fetal e dos cuidados neonatais nos últimos anos, a mortalidade perinatal tem diminuído em todo o mundo. A utilização das provas de vitalidade fetal após as 32 semanas reduziu acentuadamente a taxa de natimortos no estudo de Rattan e cols (1984).

Apesar dos resultados encorajadores, a gestação múltipla continua problemática. Muitos óbitos ocorrem intra-útero ou durante o período neonatal, em associação com a síndrome de dificuldade respiratória, hemorragia intracerebral e enterocolite necrotizante.

A prematuridade pode ser devida à distensão excessiva do útero, associada a seu rápido crescimento e conseqüente TPP, ainda maior nas gestações triplas e quádruplas (Benirschke e Kim, 1973).

DIAGNÓSTICO

É difícil diagnosticar a gestação múltipla nos primeiros meses, a não ser pelo uso do sonar, possível a partir de 8 semanas. Impossível será oferecer cuidado especial se a gravidez gemelar só for diagnosticada no período intraparto. Na literatura antiga apenas 50% das gravidezes gemelares eram diagnosticadas antes do parto. Com o uso da US essa porcentagem foi muito ampliada; nos EUA a freqüência de gestações múltiplas diagnosticadas no pré-natal varia de serviço a serviço, dependendo do grau de utilização da US.

As gestações múltiplas são de suspeita quando:
– o útero é maior que o esperado pela data da última menstruação;
– desenvolvimento de hidrâmnio ou anemia inexplicada;
– suspeita de mais de um batimento cardíaco à ausculta fetal;
– uso de indutores de ovulação.

O diagnóstico diferencial deverá ser feito principalmente com erros na data da última menstruação, aumento do volume amniótico, mola hidatiforme, macrossomia de feto único ou presença de massas uteroanexiais, situações em que o fundo uterino poderá superar o valor esperado.

O diagnóstico pela US, em quase 100% dos casos de gravidez gemelar, é argumento muito utilizado para justificar sua realização rotineira no segundo trimestre. A US fornece o diagnóstico de sacos gestacionais separados a partir da 6ª semana, presença do embrião dentro do saco amniótico às 7 semanas e batimentos cardíacos fetais (BCF) às 7-8 semanas. Com um bom equipamento, o crânio fetal pode ser identificado, embora a acuracidade da medida do diâmetro biparietal (DBP) se inicie a partir de 14-16 semanas (Jeanty e Romero, 1984). O uso do transdutor vaginal, mais sofisticado, possibilita a visualização mais precoce desses dados em uma a duas semanas; o pólo embrionário e o coração fetal são visualizados com 6 semanas e os limites intracranianos são identificáveis às 10-12 semanas (Blumenfeld e cols., 1988).

O registro mais precoce de diagnóstico de gravidez gemelar foi fortemente suspeitado 10 dias após a ovulação e confirmado 25 dias depois (Smith e cols., 1980). Geralmente o diagnóstico pela US no 1º trimestre é relativamente direto ou de certeza. É necessário, entretanto, visualizar os fetos separados. A presença de coleção sangüínea, fluidos na retromembrana ou de proeminência do ovo fetal no saco amniótico não devem ser confundidos com gestação gemelar. A demonstração da viabilidade de cada feto requer a visualização da independência da atividade cardíaca. Às vezes, infelizmente, são cometidos erros quando os exames são apressadamente interpretados.

Segundo Rezende (1987), o diagnóstico da gemelaridade pode ser realizado pelo exame clínico nos últimos meses, embora nem sempre seja fácil. Deve-se lembrar que na gravidez múltipla há maior incidência de doença hipertensiva específica da gestação (DHEG), edema de membros inferiores e suprapúbico, estrias gravídicas, varizes, dispnéia e outros não-específicos (Figs. II-4 e II-5).

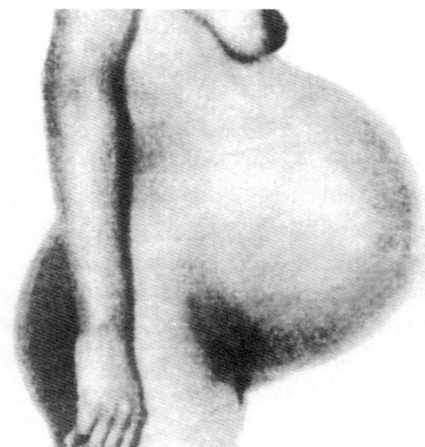

Figura II-4 – Prenhez gemelar. Notar a forma globosa do abdome.

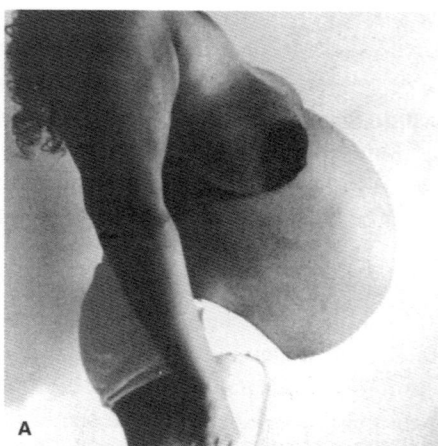

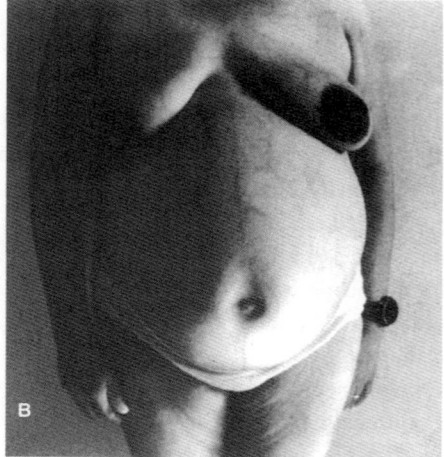

Figura II-5 – Hidrâmnio. Notar a forma ovóide do abdome. **A)** Vista lateral. **B)** Vista frontal.

Na anamnese, deve-se obter a data correta da última menstruação, não confundindo com perdas sangüíneas de outra natureza e assim poder analisar a correlação entre idade gestacional e tamanho uterino. A referência de movimentos fetais simultâneos nos dois flancos é também sugestiva.

A inspeção geralmente revela útero globoso e não-ovóide, sendo possível identificar a presença de sulco em fundo uterino ou face anterior correspondente à separação entre os fetos ou câmaras ovulares. A mensuração do fundo uterino e da circunferência abdominal mostra valores maiores que o esperado para a idade gestacional, embora ocorra gemelaridade com fetos pequenos, presença de oligoâmnio e parede abdominal tensa, sobretudo em primigestas, acarretando medidas normais do abdome (Figs. II-4 e II-5).

A palpação de dois dorsos, dois pólos homônimos (cabeça e cabeça, pelve e pelve) ou pólos diferentes (cabeça e pelve) que pela sua disposição não parecem pertencer ao mesmo feto, é bastante sugestiva de prenhez gemelar.

A ausculta de dois focos separados com freqüências diferentes e zona de silêncio entre eles permite, quase sempre, o diagnóstico de certeza. O uso do Doppler pode facilitar a ausculta; a obtenção simultânea de dois fonocardiogramas com microfones distintos permite diferenciar ritmos semelhantes. O eletrocardiograma fetal após a 20ª semana, pela orientação do eixo elétrico, pode diagnosticar a presença de gêmeos.

O toque vaginal ao final da gestação pode sugerir gemelaridade quando a apresentação for pequena, incompatível com o tamanho uterino. Mesmo após exame clínico cuidadoso, em muitos casos o diagnóstico é inconclusivo. Atualmente, com a US, esses casos são facilmente diagnosticados; na falta desta, a radiologia é, ainda, de utilidade no final da gravidez. O tocólogo, apesar de boa propedêutica clínica, pode omitir o diagnóstico de prenhez gemelar. É clássica a assertiva de que Mauriceau deixou de fazer tal diagnóstico em sua própria irmã.

ASPECTOS CLÍNICOS

Estudos realizados no primeiro trimestre sugerem que a incidência de prenhez múltipla é maior que a habitualmente verificada, devido a perdas significativas que ocorrem no início da gravidez. Poderá ocorrer a reabsorção de um saco gestacional entre 7 a 12 semanas, demonstrável pela US: é o conceito do "gêmeo desaparecido", de incidência real ignorada (Landy e cols., 1982). O desaparecimento de um saco amniótico pode ser, também, devido à gravidez anembrionada. Clinicamente, a regressão de um ovo destruído poderá ser apenas um discretíssimo sangramento. À parte do sangramento do 1º trimestre, geralmente não há complicação materna associada ao desaparecimento de um feto e, em geral, a gestação evolui normalmente (Robinson e Caines, 1977).

CRESCIMENTO E DESENVOLVIMENTO FETAIS

O crescimento individual normal de cada gêmeo é similar ao da gravidez simples até 30-32 semanas de gestação; após essa idade eles não ganham peso tão rapidamente (McKeown e Record, 1952); depois de 32 semanas, o ganho combinado de peso de ambos os gêmeos é, aproximadamente, equivalente ao da gravidez simples, provavelmente devido à nutrição insuficiente dos fetos (Daw e Walker, 1975). Esses achados reforçam o conceito de que os gêmeos não têm atraso de crescimento na primeira metade da gestação (Iffy e cols., 1983).

Os estudos sugerem que as alterações no crescimento dos gemelares ocorrem primariamente no 3º trimestre, piorando com o progredir da gravidez, sendo geralmente assimétrico. Condições patológicas poderão ocasionar gêmeos com pesos diferentes, além do que os gêmeos DZ são indivíduos geneticamente diferentes (Fig. II-6).

Dúvida que ainda persiste, com dados de literatura conflitantes, é se as curvas de crescimento (nomogramas) usadas para gravidez simples são aplicáveis no seguimento da gestação múltipla. Alguns trabalhos encontraram DBP menores nos gemelares em qualquer idade gestacional (Laveno e cols., 1979) e outros mostraram um valor médio de DBP correspondente àqueles da gravidez simples até o terceiro trimestre e, após, diminuição progressiva (Scheer, 1975; Bleker e cols., 1977).

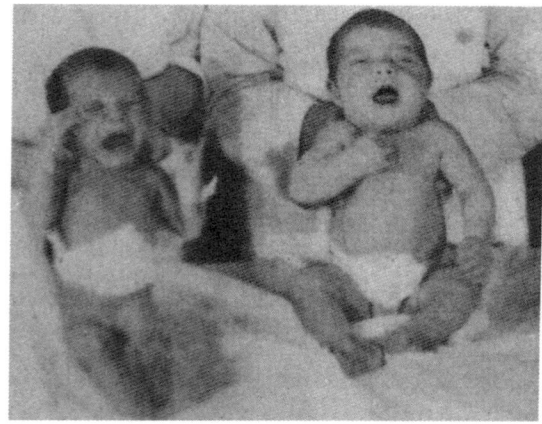

Figura II-6 – Gêmeos com diferença de peso de 1.000g (Briquet, 1939).

Outros investigadores admitem que o crescimento do DBP de cada gêmeo normal é semelhante ao do feto único adequado para a idade gestacional (AIG) em qualquer fase da gravidez; os resultados diferentes dos primeiros estudos seriam devido à inclusão de gêmeos discordantes com RCIU no grupo em estudo (Crane e cols., 1980).

Medidas antropométricas neonatais de gêmeos concordantes sugerem que, apesar de haver redução significante no peso dos gêmeos ao nascimento, a circunferência cefálica e o comprimento do corpo são geralmente semelhantes ao da prenhez simples de mesma idade gestacional (Crane e cols., 1980; Socol e cols., 1984).

Estes achados são compatíveis com as observações à US que mostram que o padrão de crescimento do fêmur em gêmeos é semelhante ao da prenhez simples ao longo da gestação (Graham e cols., 1984; Grumback e cols., 1986; Haines e cols., 1986) porém ocorrendo redução do crescimento da circunferência abdominal após as 32 semanas (Socol e cols., 1984; Grumback e cols., 1986).

Os dados conflitantes sobre o valor da medida dos DBP podem ser assim resumidos: as diferenças significativas nos diâmetros de gêmeos podem refletir o fato de um deles apresentar atraso de crescimento, mas apenas esse achado pode ser artificial; de as medidas seriadas elucidariam essas dúvidas em muitos casos. No entanto, apesar de as diferenças entre as medidas de cada um dos DBP poderem refletir o RCIU de um dos fetos, este não é o único critério a ser utilizado para evidenciar o desenvolvimento anormal *in utero*, já que estará presente quando ambos os fetos tiverem atraso de crescimento.

O uso de vários parâmetros, como o DBP, crescimento do fêmur e da circunferência abdominal refletiria melhor a presença de RCIU. Mais acuracidade em predizer o crescimento apropriado ou não será obtida com a avaliação da estimativa do peso fetal (Brown e cols., 1987; Storlazzi e cols., 1987).

A conclusão mais importante desses diversos estudos é que a utilização dos vários parâmetros ultra-sonográficos seria permitida na gravidez gemelar com considerações ponderadas, sendo possível real avaliação do tamanho fetal. Como os exames podem ser repetidos durante a gestação e o RCIU geralmente ocorre no 3º trimestre, além do fato de a acuracidade preditiva de qualquer medida fetal *in utero* ser inversamente proporcional ao intervalo do exame ao nascimento, Chitkara e Berkowitz (1991) recomendam que na gravidez gemelar os exames sejam realizados a cada 3-4 semanas após a 26ª semana, indicando-se maior freqüência apenas na suspeita de RCIU ou crescimento discordante.

AVALIAÇÃO DA CORIOAMNIOCIDADE

Outro dado ultra-sonográfico importante é o diagnóstico da corionicidade e da amniocidade, pois o risco de complicações em gestação múltipla depende de a placentação ser mono ou dicoriônica. Sabemos que a incidência de RCIU e óbito fetal é maior em gêmeos MC, assim como a síndrome de transfusão gêmeo-gêmeo.

Na gravidez DC são visualizados dois discos placentários separados e os gêmeos podem ser de sexos diferentes. Quando existe placenta única e os gêmeos são de mesmo sexo a divisão da membrana deve ser cuidadosamente observada para o diagnóstico da zigosidade. Geralmente, na gravidez dicoriônica-diamniótica a divisão das membranas aparece espessa, tendo essa medida 2mm ou mais, podendo-se identificar três ou quatro camadas (Townsend e cols., 1988; D'Alton e Dudley, 1989; Winn e cols., 1989). Na gravidez monocoriônica diamniótica apenas duas camadas de membranas são identificadas e estas aparecem finas (D'Alton e Dudley, 1989). O estudo correto da espessura da membrana permite a identificação de gestação DC ou MC em 80 a 90% dos casos (Barss e cols., 1985; Hertzberg e cols., 1987); a contagem do número de camadas aumenta pouco o tempo do exame, mas também aumenta a acuracidade preditiva em quase 100% (D'Alton e Dudley, 1989).

AVALIAÇÃO DA VITALIDADE

A avaliação hemodinâmica feto-placentária na gravidez normal e anormal tem sofrido avanços na última década pelo uso da Dopplervelocimetria; muitos estudos em gestações simples mostram que a velocidade anormal do fluxo na artéria ou veia umbilical ocorre em casos de RCIU, com resultados perinatais adversos (Trudinger e cols., 1985; Berkowitz e cols., 1988). Alguns autores mostraram que na gravidez gemelar normal a razão sístole/diástole (S/D) na artéria umbilical é a mesma que na gravidez simples, quando ambos são AIG (Giles e cols., 1985; Gerson e cols., 1988).

Observando melhor os dados de literatura, o estudo com Doppler não é de uso rotineiro na prenhez gemelar, mas havendo suspeita de RCIU ele poderá ser útil na avaliação do bem-estar fetal.

Chitkara e Berkowitz (1991) sugerem o seguinte esquema para o seguimento da gestação múltipla:

1. Primeira US às 18-20 semanas de gestação – exame biométrico para confirmar a idade gestacional e o tamanho de cada feto; avaliação do volume de líquido amniótico em cada saco gestacional; estudo da anatomia fetal para a detecção de anomalias morfológicas; determinação da corionicidade, número de placentas, espessura e número de camadas na membrana que separa os sacos amnióticos.
2. Se o estudo inicial for normal, novo exame para crescimento fetal às 24-26 semanas e, posteriormente, a cada 3-4 semanas.
3. Se houver evidência de RCIU, crescimento fetal ou volume amniótico discordantes, a vigilância fetal será intensificada, incluindo cardiotocografia freqüente e estudo de Dopplervelocimetria.

A ausência de diástole ou razão S/D inversa geralmente corresponde a óbito intra-uterino iminente e o parto deverá ser considerado se a maturidade fetal o permitir.

TRANSFUSÃO FETO-FETAL

Algumas anormalidades estão associadas com a gravidez múltipla e entre elas está a síndrome da transfusão gêmeo-gêmeo.

A diferença de peso ao nascer entre gêmeos DZ ou MZ dicoriônicos e MZ monocoriônicos mostra os efeitos do tipo de placenta e não da zigosidade. Estes achados são mais bem explicados pela síndrome de transfusão gêmeo-gêmeo, que ocorre em placentas MC e raramente em DC. A circulação arterial de um gêmeo pode estar em comunicação com a venosa do outro, por meio de "shunts" arteriovenosos em setor comum de vilosidades (Benirschke e Kim, 1973). Um feto seria o doador de seu co-irmão tornando-se anêmico e com atraso de crescimento, apresentando-se hidrópico e, freqüentemente, menor que o outro. O receptor torna-se policitêmico e, pela sobrecarga circulatória, manifesta insuficiência cardíaca. Poderão ocorrer tromboses em veias periféricas devido ao estado de hipertransfusão (Fig. II-7).

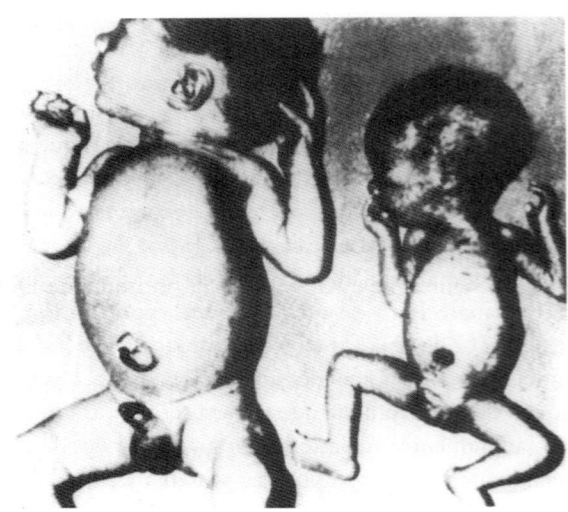

Figura II-7 – Prenhez gemelar. Notar diferença de crescimento entre gêmeos (Lin, 1985).

A taxa de mortalidade perinatal pode atingir até 70% e três fatores estão associados a mau prognóstico (Bebbington e Wittmann, 1989; Gonsoulin e cols., 1990):
– ocorrência precoce com parto antes de 28 semanas;
– presença de hidrâmnio grave que necessite de esvaziamento;
– sinais de hidropisia fetal.

Esta síndrome pode ser diagnosticada à US com os seguintes sinais (Wittmann e cols., 1981):
– gêmeos de mesmo sexo com placenta única;
– presença de duas camadas delgadas separando as membranas entre os sacos amnióticos;
– discordância significativa no crescimento fetal, embora não inevitavelmente presente;
– volume amniótico discordante com oligoâmnio no saco amniótico do doador;
– insuficiência cardíaca com hidropisia em um dos fetos, freqüentemente no gêmeo maior.

O estudos com Doppler na síndrome de transfusão gêmeo-gêmeo são conflitantes; concluem que a presença de grande aumento da resistência periférica e ausência ou mesmo inversão do fluxo diastólico não seriam úteis para identificar o gêmeo doador do receptor mas que, invariavelmente, prognosticariam pobre resultado (Farmakides e cols., 1985; Giles e cols., 1985; Pretorius e cols., 1988).

ANOMALIAS CONGÊNITAS

As anomalias congênitas são mais freqüentes nas gestações múltiplas; a freqüência entre os diferentes autores varia de 1,5 a 3 vezes maior que na prenhez simples (Hendricks, 1966; Kohl e Casey, 1975). Entre os pares de gêmeos nos quais foram detectadas anomalias, ambos foram afetados em 14 a 15%; não houve nenhum caso de trigemelar em que todos os três estivessem afetados. Em nosso estudo, observamos uma taxa de malformações congênitas ao redor de 5% no gêmeo A e próxima a 8% no gemelar B.

Os gêmeos unidos acolados ocorrem com freqüência ao redor de 1 em 50.000 partos e em aproximadamente 1 em cada 600 nascimentos gemelares (Wedberg e cols., 1979; Harper e cols., 1980). Os mais famosos gêmeos unidos foram Chang e Eng Bunker que nasceram na Tailândia (antigo Sião) em 1811; estes xifópagos viveram unidos por 63 anos. A etiologia mais aceita para essa malformação é a da divisão incompleta de um embrião MZ dos 13 aos 15 dias pós-ovulação, sendo mais comum entre fetos femininos; a maioria nasce prematuramente ou são natimortos (Vaughn e Powell, 1979). São classificados de acordo com o local de união: o mais comum é o tórax (toracópagos), seguido pela parede abdominal anterior do xifóide ao umbigo (xifópagos), pela nádega (pigópagos), pelo ísquio (isquiópagos) e pela cabeça (craniópagos) (Figs. II-8 e II-9).

Muitas anomalias cromossômicas conhecidas são relatadas em gêmeos (Benirschke e Kim, 1973); a síndrome de Down não é mais comum em gêmeos do que em fetos únicos. A concordância de Down em gêmeos DZ não é comum, porém há relatos de alta taxa de concordância em pares de DZ, o que não deveria ser esperado mesmo considerando-se a idade materna (McDonald, 1964; Avni e cols., 1983). Esse fato sugere que algumas mulheres possam ter uma predisposição singular para essa anomalia cromossômica.

ÓBITO DE UM DOS GÊMEOS

A morte de um gêmeo *in utero* não é um evento raro. A incidência varia de 2,2 a 8% (Hanna e Hill, 1984). O fluido é reabsorvido do corpo do gêmeo morto, sendo comprimido pelo crescimento do feto vivo, tornando-se um feto papiráceo. O feto não eliminado pode criar situação potencial para coagulação intravascular disseminada (CIVD) na mãe, fato este conhecido na gravidez simples (Pritchard e Ratnoff, 1955); o processo é, em geral, crônico como resposta à liberação de material tromboplástico do feto degenerado para a circulação materna. A incidência dessa complicação felizmente é baixa e, em situações selecionadas, poderá ser usada heparina, permitindo-se o desenvolvimento do outro gêmeo (Angel e O'Brien, 1987). Em gestação gemelar monozigótica pode ocorrer, excepcionalmentee, o entrelaçamento dos funículos com eventual bloqueio do fluxo sangüíneo e óbito fetal (Fig. II-10).

Alguns autores sugerem que quando o óbito é detectado previamente às 34 semanas de gestação deveria ser observado tratamento conservador, com controle rigoroso do sistema de coagulação sangüínea e avaliação clínica semanal da paciente, assim como realização de exames para avaliação do crescimento e vitalidade fetais (Hanna e Hill, 1984). Se ocorrer óbito espontâneo ou induzido no 1º trimestre, prévio à 13ª semana, sem observação de distúrbio de coagulação, a monitorização de fatores de coagulação maternos não seria necessária.

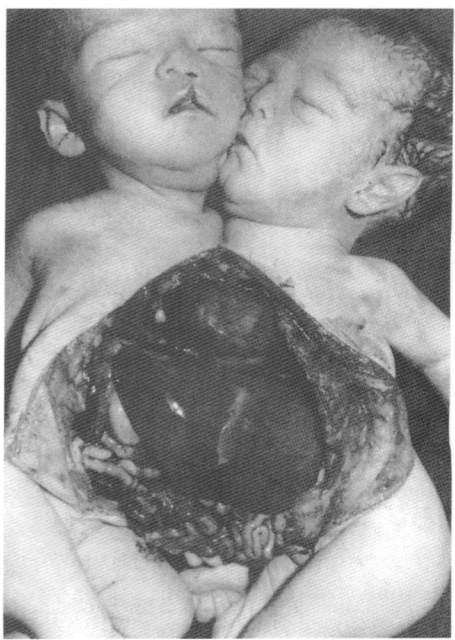

Figura II-8 – Monstruosidade dupla. Toracópagos dicéfalos.

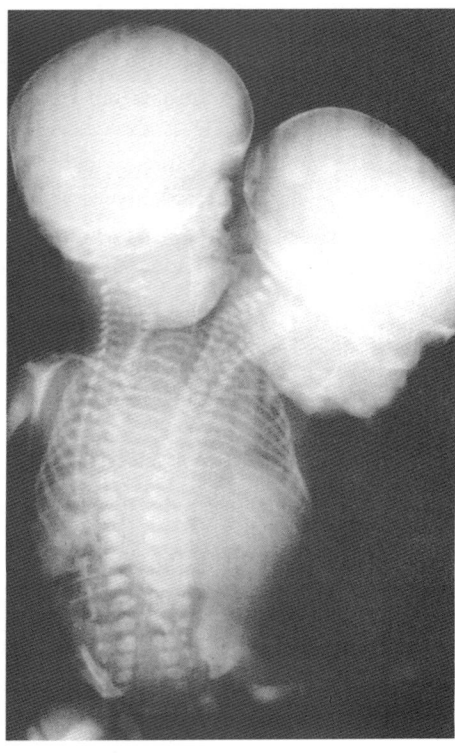

Figura II-9 – Monstruosidade dupla (radiografia). Toracópagos dicéfalos.

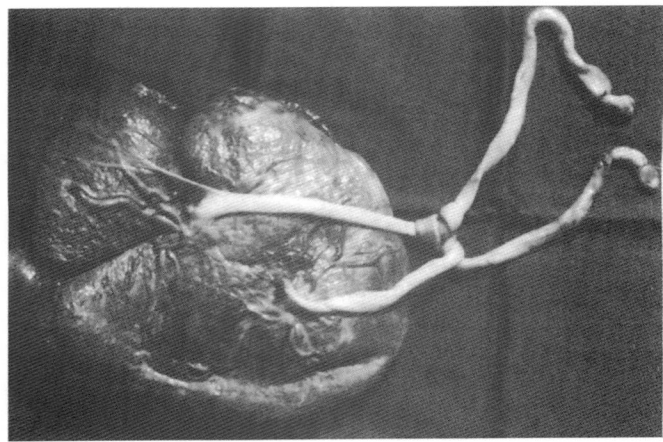

Figura II-10 – Prenhez gemelar monozigótica monoâmnica. Entrelaçamento dos funículos (Neme).

Em revisão de literatura concluiu-se que há 17% de possibilidade de que o gêmeo sobrevivente em gestação MC poderá morrer ou sofrer maior morbidade; esta possibilidade será diferente se ocorrer em gêmeo sobrevivente de gravidez DC (Carlson e Towers, 1989).

ESTUDO DO LÍQUIDO AMNIÓTICO EM GESTAÇÃO MÚLTIPLA

Outro problema que surge quando se estuda a gestação múltipla é a amniocentese e as situações em que ambos os sacos amnióticos deveriam ser puncionados. Gêmeos DZ são geneticamente diferentes e na eritroblastose fetal um gêmeo pode ser Rh positivo e o outro Rh negativo (Beischer e cols., 1969).

Os estudos da maturidade pulmonar em gêmeos são muito complexos, alguns mostrando correlação similar na relação lecitina/esfingomielina (L/E) e outros não (Obladen e Gluck, 1977; Spellacy e cols., 1977). Em geral, concordam que o trabalho de parto na gravidez múltipla pode levar o feto à maior maturidade pulmonar, aparentemente mais freqüente que em gestação única. Observar-se que pode ocorrer também que um feto em resposta ao estresse, associado ou não à rotura prematura de membranas de mais de 16 horas, poderá apresentar maior maturidade pulmonar em relação ao outro gêmeo (Wender e cols., 1981).

De maneira geral, acredita-se que na gravidez gemelar fora de trabalho de parto a relação L/E reflita o estado de ambos os fetos. Se um gêmeo parece anormal e a paciente está em TPP, ambos os sacos deveriam ser puncionados para determinar a maturidade pulmonar. Se a punção for única, deveria ser no gêmeo normal, pois o gêmeo estressado pode ter relação L/E pelo menos tão madura quanto seu irmão.

ASSISTÊNCIA CLÍNICA NA GESTAÇÃO MÚLTIPLA

PERÍODO ANTEPARTO

O diagnóstico precoce da gravidez gemelar é fator crítico na redução da morbimortalidade perinatal (Hunter, 1989), pois, como vimos, a gemelaridade está associada a risco aumentado de DHEG, anemia, acidentes placentários, partos prematuros, distócias funcionais, hemorragias pós-parto e anomalias congênitas.

Se a US não for utilizada de rotina, útero maior que o esperado pela data da última menstruação acompanhado por um bom exame clínico levará à suspeita de gravidez múltipla. Quando houver a suspeita, a US deve ser realizada. Confirmada a gravidez múltipla e, portanto, de maior risco, os cuidados especiais sempre levarão a melhores resultados. Procuramos no decorrer do pré-natal identificar todos os fatores de risco, criar bom relacionamento médico-paciente com consultas mensais até o segundo trimestre, quinzenas até a 36ª semana e semanais até o parto; realizar de rotina exame físico geral, especial e obstétrico; exame vaginal após a 20ª semana para o diagnóstico precoce de ameaça de parto prétermo. Além dos exames rotineiros de pré-natal, solicitar urinálise com dosagens de proteína, glicose, acetona (detecção de desnutrição) e urocultura. Será importante o estudo seriado pela US para avaliação do crescimento e desenvolvimento de cada um dos fetos.

Diversos e recentes estudos vêm enfocando o papel do repouso profilático na gemelaridade, utilizando a internação em épocas precoces da gestação antes mesmo da 28ª semana. Os resultados são bastante controversos em relação ao benefício na redução da mortalidade perinatal e taxa de prematuridade (Marivate e Norman, 1982; Gilstrap III e cols., 1987). O repouso hospitalar tem a desvantagem de ser muito dispendioso e alterar a vida familiar. Em nossas condições recomendamos a diminuição da atividade física e o repouso doméstico da paciente, em decúbito lateral esquerdo, a partir do 3º trimestre. Como não há evidências que sugiram benefício maior do repouso hospitalar na gravidez múltipla, seria melhor reservar a internação para pacientes nas quais são identificados fatores de risco para a ocorrência de TPP ou crescimento anormal *in utero*.

A dieta deve ser balanceada, indicando-se, profilaticamente, reposição de ferro e folato; na presença de anemia grave indica-se transfusão.

A administração profilática de agentes tocolíticos tem sido utilizada com graus variados de sucesso; alguns estudos mostram prolongamento da gravidez e outros não (Harti e cols., 1980; Marivate e Norman, 1982). Devido aos efeitos colaterais adversos como complicações cardiovasculares, o uso dos agentes beta-agonistas deveria ser recomendado somente naquelas pacientes que apresentem TPP.

Os resultados com a circlagem cervical profilática na gestação múltipla não são animadores (Marivate e Norman, 1982). Estaria indicada apenas para as pacientes com história bastante sugestiva ou quando objetivamente diagnosticada uma incompetência istmocervical.

Ainda na assistência clínica, todo sangramento vaginal deve ser valorizado pelo risco de dilatação cervical, placenta prévia, descolamento prematuro de placenta e *vasa* prévia. Nos casos de sangramento, a detecção de hemácias fetais na vagina por meio de técnicas apropriadas indica que um dos fetos pode nascer hipovolêmico ou anêmico, o que deve alertar o pediatra na sua recepção.

O desenvolvimento de hidrâmnio em grau acentuado pode comprometer o estado geral da paciente, indicando amniocentese. Existem relatos de estudos prospectivos de gestações múltiplas, com menos de 34 semanas, complicadas com poliidrâmnio e TPP tratadas com indometacina (Lange e cols., 1989). Os dados sugerem que, em casos selecionados complicados com hidrâmnio, a indometacina poderia ser de valor não somente em prolongar a gestação mas também em reduzir o fluido amniótico.

A avaliação do bem-estar fetal na gestação múltipla é feita, à semelhança das gestações simples, com cardiotocografia anteparto principalmente pelos testes não-estressantes. Os padrões de resposta são semelhantes aos das gestações simples, com sensibilidade e especificidades aceitáveis para o sofrimento fetal crônico. Esses investigadores concluíram que os testes não-estressantes em gêmeos parecem ter prognóstico comparável àqueles de uma gravidez simples de 3º trimestre (Devoe e Azor, 1981; Blake e cols., 1984; Patkos e cols., 1986).

A avaliação com o teste não-estressante deveria começar a partir de 30-32 semanas de gestação e o mau resultado em um dos fetos poderia ser indicação para a resolução da gestação, a depender de sua idade gestacional e estimativa dos prováveis pesos fetais. Já a prova de tolerância à ocitocina (prova de Pose), além de dificuldades técnicas, levaria a risco potencial de desenvolvimento de TPP e amniorrexe, não devendo ser realizada.

PERÍODO INTRAPARTO

No trabalho de parto muitos fatores devem ser avaliados, considerando-se algumas variáveis como idade gestacional, peso estimado dos fetos e suas apresentações.

Para uma boa assistência ao parto na gestação gemelar, exige-se monitorização simultânea de ambos os fetos, avaliação ultra-sonográfica ou mesmo radiológica durante o trabalho de parto e parto, além da presença de anestesista hábil junto à paciente. A paciente deverá permanecer em decúbito lateral com sangue estocado e prova cruzada tipada; preparação adequada para eventual cirurgia imediata e disponibilidade e ocitócicos ou tocolíticos de ação rápida. Presença de equipe obstétrica experiente, pois as complicações ocorrem com maior freqüência. "A conduta no trabalho de parto e parto em gemelares é um excelente desafio à habilidade da equipe que proporciona cuidados para a paciente e seus fetos" (Jackson, 1989).

Na assistência ao parto sabemos que a sobredistensão das fibras musculares uterinas pode favorecer certa hipossistolia, o que poderá ser corrigido cuidadosamente pelo uso de ocitócicos; o amadurecimento precoce do colo, a rotura precoce de membranas levando à diminuição do tono e aumento da intensidade das contrações poderiam, por si só, favorecer a evolução da cervicodilatação.

Os analgésicos e os sedativos serão administrados com parcimônia. O preparo psicológico para o parto, por meio de instruções pré-natais, diminui a ansiedade do casal permitindo trabalho de parto mais tranqüilo. Quanto ao emprego da analgesia de condução há certa controvérsia, mas a peridural contínua tem-se mostrado segura, com melhor prognóstico do gêmeo B quando comparado à anestesia geral (Crawford, 1987).

As combinações de gêmeos no período intraparto podem ser classificadas em três grupos:

1. gêmeo A cefálico/gêmeo B cefálico;
2. gêmeo A cefálico/gêmeo B não cefálico;
3. gêmeo A não-cefálico/gêmeo B cefálico ou não.

Em uma série de Chervenak e cols. (1985) essas apresentações foram encontradas em 42,5%, 38,4% e 19,1% dos casos, respectivamente. Em nosso estudo as freqüências observadas foram respectivamente: 47,4%, 26% e 26,6% (Fig. II-11).

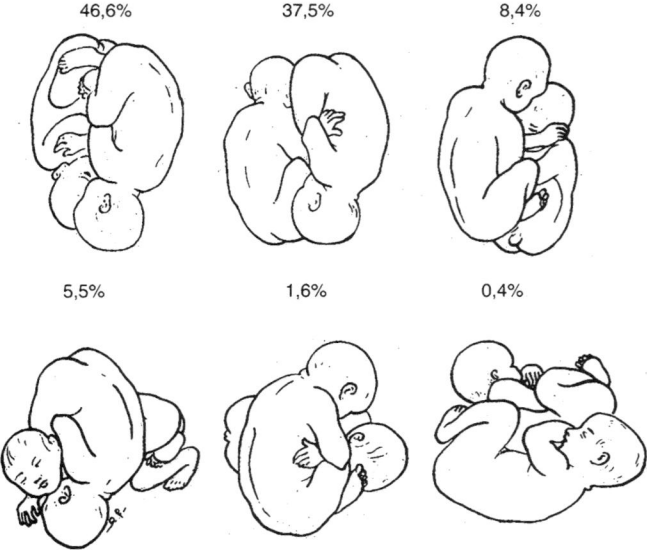

Figura II-11 – Prenhez gemelar. Possíveis disposições fetais intra-útero (Uranga Imaz, 1970).

Não há consenso sobre qual o melhor modo de parto na gestação gemelar e diversos protocolos têm sido propostos, alguns mais, outros menos conservadores, não sendo possível demonstrar que o aumento indiscriminado na incidência de cesárea melhore a condição dos gêmeos ao nascimento (Bell e cols., 1986).

Na combinação cefálico-cefálico a maioria dos investigadores acredita que o parto vaginal seja a melhor opção, devendo a cesárea ser apenas indicada para as mesmas condutas da gravidez simples, principalmente quando possível a monitorização de ambos os fetos durante o trabalho de parto. Em nossa casuística obtivemos nas combinações cefálico-cefálico uma taxa de parto vaginal em 77,7% dos casos.

A melhor conduta no manejo de mulheres em que os gêmeos estão em cefálico-pélvico ou cefálico-transverso é controversa. Chervenak e cols. (1985) citam 11 estudos que indicam aumento da morbimortalidade perinatal associada com o parto vaginal do 2º gêmeo não-cefálico, levando alguns investigadores a indicarem a cesárea nessa situação. Estes dados, entretanto, são conflitantes em relação aos de outros autores. Chervenak, em sua casuística pessoal, apresenta como resultados maior freqüência de parto vaginal nos casos de gêmeos cefálico-pélvicos e cefálico-transversos. Em nosso estudo, a freqüência de parto vaginal nas apresentações cefálico-pélvico e cefálico-transverso foi próxima de 60%. Devido ao mau resultado perinatal documentado de fetos pélvicos de peso inferior a 1.500g nascidos por via vaginal, a cesárea poderia ser de vantagem relativa para essas crianças (Goldenberg e Nelson, 1977; Duenhoelter e cols., 1979). Assim sendo, em situações nas quais o 2º gêmeo tivesse um peso fetal estimado (PFE) inferior a 1.500g, a via de parto indicada seria a abdominal. Entretanto, se o PFE do 2º gemelar estiver entre 1.500 e 3.500g e estando presentes os critérios para parto vaginal pélvico simples, os autores sugerem que essa seria opção aceitável.

Esses autores, analisando sua experiência e a de revisão da literatura, recomendam que a viabilidade do parto vaginal, em relação ao gemelar B nas combinações cefálico–não-cefálico, seria baseada na estimativa ecográfica do peso fetal. Como essa estimativa pelos métodos atuais tem margem de erro muito pequena, e sendo este acima de 1.500g, o parto vaginal poderia ser considerado.

Com base na estimativa ecográfica do peso fetal, versão externa após o nascimento do primeiro gemelar poderia ser tentada, a fim de converter o 2º gêmeo transverso em cefálico. Se a manobra não obtiver sucesso e a estimativa do peso fetal estiver entre 2.000 e 3.500g, poderá ser realizada a versão interna e a extração pélvica, a não ser que exista alguma contra-indicação para o parto vaginal pélvico simples. Se a estimativa do peso fetal for de 1.500g ou menos, ou os critérios não satisfatórios para o parto vaginal, a cesárea, excepcionalmente, deveria ser realizada após a falha da versão externa.

O ideal para se fazer uma avaliação correta seria a realização de um estudo randomizado da via de parto em gestações gemelares com 2º feto em apresentação não-cefálica. Rabinovici realizou esse estudo e chegou à conclusão de que em gestações de mais de 35 semanas e fetos com mais de 1.500g não houve diferença em relação aos resultados perinatais, havendo apenas maior incidência de morbidade febril puerperal nas pacientes submetidas a parto cesárea. Wu Wen e cols. (2004) referem maior mortalidade do segundo gemelar, apesar de cesárea, quando o primeiro nasceu pela via vaginal. Yang e cols. (2005) citam 15.185 casos de partos gemelares (período 1995-

1997), ocorridos nos Estados Unidos, em situação cefálica (1º) e não-cefálica (2º). Os resultados foram mais para o 2º, quando o 1º nasceu pela via vaginal e o 2º nasceu tanto pela via alta quanto pela via baixa (nesse caso maior morbiletalidade).

Alguns autores (Evrard e Gold, 1981) colocam a relutância dos obstetras em considerar o acesso combinado vaginal-abdominal para o parto de gêmeos, mas essa é opção a ser considerada em algumas raras situações obstétricas. Acreditamos que a multiparidade favoreça a resolução de partos gemelares pela via vaginal, inclusive quando o segundo gêmeo não é cefálico.

No caso de gravidez multifetal com a presença de três ou mais fetos, acreditamos que somente em mãos de obstetra bastante experiente deveria ser considerado o parto vaginal. Para eses casos, o modo de parto mais seguro e com melhores resultados é a cesárea eletiva.

Na combinação em que o 1º gêmeo é não-cefálico, as controversas são menores e a cesárea parece ser a melhor via de parto, principalmente para fetos com peso inferior a 2.500g, o que constitui a maioria dos casos. Alguns autores, no entanto, admitem que quando o 1º gêmeo estiver em apresentação pélvica completa com idade gestacional acima de 36 semanas, a orientação deveria seguir a do parto pélvico com feto único, o que achamos bastante discutível. Quando o primeiro gêmeo é pélvico e o segundo cefálico, o risco de colisão cefálica deve ser considerado, daí a indicação de cesárea. Conduta idêntica se justifica quando o primeiro gêmeo se coloca em situação transversa, pois as manobras de versão (externa e interna) devem ser tentadas.

Outra variável importante para o resultado em gravidez gemelar é o intervalo entre o nascimento de cada um dos gêmeos. Após o parto do 1º poderá ocorrer inércia uterina, prolapso de cordão do 2º gemelar ou separação parcial da placenta, levando a hipóxia do 2º feto. A diminuição da dilatação cervical poderá ocorrer, tornando o parto do 2º gêmeo muito difícil.

Os dados de literatura sugerem que o intervalo ideal entre os partos deva ser ao redor de 15 minutos e, certamente, não mais que 30, dados estes baseados previamente à utilização da monitorização fetal intraparto (Spurway, 1962; Fergusson, 1964). Nos Serviços em que houver possibilidade do monitoramento do 2º gêmeo à US, com registro contínuo dos batimentos cardíacos fetais (BCF), certamente este intervalo poderá ser ampliado. Em nossa casuística, o intervalo médio entre o nascimento de cada um dos gêmeos ficou ao redor de 13 minutos, sendo a grande maioria inferior a 30 minutos (91,6%). Apesar do pequeno número de casos com intervalo entre nascimentos superior a 30 minutos, não observamos pior resultado perinatal do 2º gêmeo, quando analisado o índice de Apgar ao 5º minuto.

Leung e cols. (2002) acompanharam 118 partos gemelares transvaginais, com idade gestacional média de 37,1 semanas. O intervalo do nascimento do segundo gêmeo nunca foi de 16,5 minutos. Observaram que até 15 minutos do nascimento do 1º gêmeo o pH sangüíneo do 2º nunca foi menor que 7. Após 16,30 minutos, o pH foi menor que 7 em 5,9% dos casos e atingiu 27% quando o intervalo foi maior que 30 minutos. Nesses casos, o sofrimento fetal atingiu 73% dos conceptos.

Neme, entre nós, durante a parturação transvaginal do 2º gêmeo, recomenda conduta ativa. Instala infusão lenta de ocitocina. Na presença de membranas íntegras executa sua rotura, com discreto esvaziamento do líquido âmnico (para evitar o prolapso do cordão).

Na presença de apresentação cefálica ou pélvica acelerara a infusão ocitócica para a ultimação do parto. Na situação transversa, com pólo cefálico e/ou pélvico baixos (próximos do estreito superior da bacia), executa a versão externa cefálica ou pélvica, seguida de intervenção tocúrgica, se necessário). Ocorrendo o procúbito ou prolapso do cordão, aproveitando-se da hipotonia uterina e da presença de razoável volume do líquido amniótico, executa a versão interna e a extração fetal.

Parece que, apesar de alguns segundos gêmeos necessitarem de parto rápido, outros podem ser seguramente seguidos com observação do BCF e permanecer *in utero* por maior período de tempo. Essa segurança em relação ao segundo gemelar não levaria o obstetra a apressar o parto com manobras intempestivas e maior risco de traumatismos materno-fetais.

Atualmente, sem dúvida, o ideal seria que todos os grandes serviços de obstetrícia tivessem à sua disposição a US para seguimento do trabalho de parto e parto em gestação múltipla. Na admissão, cada gêmeo seria avaliado, rápida e seguramente, quanto a posição, viabilidade, apresentação e peso fetal estimado, definindo-se a via de parto. O peso dos fetos pode ser determinado pelo método de Shepard e cols. (1982). A US também possibilitaria a avaliação do grau de extensão da cabeça quando o feto estiver em apresentação pélvica.

Outra vantagem da utilização da US na assistência ao parto gemelar seria a avaliação da posição do 2º gêmeo após o nascimento do 1º, assim como seu auxílio para a realização de eventuais versão externa ou interna.

Na assistência direta ao parto na gravidez gemelar, uma vez definida a via vaginal, o obstetra deverá ser criterioso no manejo intraparto. O parto do 1º gêmeo segue as mesmas normas para fetos únicos, com episiotomia ampla em casos de prematuridade. Em geral, o parto do 1º gêmeo é espontâneo. Nascido este, o cordão é pinçado e seccionado imediatamente, para se evitar o dessangramento do 2º gemelar; as anastomoses entre as duas circulações feto-placentárias justificariam esse cuidado. Após o nascimento do 1º gêmeo será reavaliada a apresentação do 2º com amniotomia se necessário. A palpação abdominal e o toque vaginal ou a avaliação ultra-sonográfica verificariam a situação do 2º gemelar; nunca confiar no diagnóstico inicial da apresentação feito durante a gravidez ou mesmo após a parturição do 1º gêmeo.

Ocorre período de inércia uterina aparente, irreal, já que o útero continua contraindo-se mas, neste tempo, devido à nova acomodação fetal, a parturiente poderá se sentir aliviada. O uso de ocitocina após a expulsão do 1º feto deve ser criterioso. Raramente estando as placentas completamente separadas ocorre a dequitação da primeira prévia ao nascimento do 2º feto. O parteiro limita-se, nesses casos, a receber a placenta; jamais o obstetra tentará a dequitação.

O intervalo de nascimento entre os gêmeos já foi discutido anteriormente, sendo considerado ótimo entre 5 e 15 minutos.

É o mecanismo de parto do segundo gemelar idêntico ao habitual e os tempos sucedem-se rapidamente, pois o feto, geralmente menor, vai passar por trajeto previamente dilatado. Aguarda-se, portanto, a insinuação da apresentação, quando então se procede à rotura de membranas. Não ocorrendo sofrimento fetal ou perda sangüínea, poderia se aguardar mais ou menos 30 minutos até o segundo parto; se esse não acontecer, estaria indicado o parto operatório.

Na observação prática, normalmente na apresentação cefálica, o parto deve ocorrer logo após a amniotomia, sendo parto natural ou fórcipe. Na apresentação pélvica, havendo urgência, pode ser realizada a grande extração, finalizando-se com a manobra de Bracht e, se necessário, o fórcipe em cabeça última. Na situação transversa ou apresentação córmica, poderá ser utilizada a versão externa ou interna.

Na gravidez múltipla monoamniótica, os riscos do 2º gemelar são maiores. Tornam-se mais comuns os prolapsos de cordão, a colisão fetal e a retração uterina após a rotura das membranas, dificultando difícil a versão. Nessas situações e no fechamento do colo é que estão as principais indicações de cesárea no segundo gêmeo.

A dequitação no parto gemelar, em geral, ocorre de maneira semelhante ao parto único. Já relatamos que após o nascimento do primeiro gêmeo não se deve remover a placenta, pois essa manobra sobre o útero poderia desencadear o descolamento do restante da placenta, se única, ou da segunda, se dicoriônica.

A atonia uterina é freqüente, levando ao uso rotineiro de ocitócicos. Realizar sempre um exame detalhado da placenta para a determinação da corionicidade.

DISTÓCIAS NO PARTO GEMELAR

Além dos acidentes e complicações comuns a todas as parturições, a gemelar apresenta algumas distócias específicas e felizmente raras, mas que assumem caráter de gravidade às vezes intensa.

Situação de mau prognóstico é a rotura da bolsa do 2º gêmeo prévia à do primeiro. Poderá ocorrer o prolapso de cordão ou de membro do 2º gemelar, que se exteriorizará adiante do primeiro. A cesárea estaria indicada se não houver condições de redução e extração.

São temerários os processos de colisão que poderão ocorrer quando um feto, estando na pequena bacia, prende-se a uma parte do outro feto que se encontra em nível superior no canal do parto. Os casos mais comuns ocorrem no primeiro parto de mulheres jovens, nas quais é mais freqüente certa hipertonia e hipersistolia ou na presença de oligoâmnio. São todas mais freqüentes nos monoamnióticos. Geralmente ocorre a morte de um dos fetos e, não raro, dos dois (Figs. II-12 a II-14).

Quanto às apresentações dos fetos a colisão ou entrelaçamento pode ocorrer nas seguintes situações:

- um feto em apresentação pélvica desce, exterioriza-se na pelve, mas não se completa o parto, pois esse é impedido pela cabeça do 2º gemelar;
- sendo os fetos pequenos e a bacia ampla, ambos os fetos, em apresentação cefálica, podem fixarem-se simultaneamente, fazendo com que o pólo cefálico do 2º se coloque entre o do 1º e o tronco, não ocorrendo, portanto, a progressão do parto;
- parto em apresentação pélvica do 1º gemelar não se completa, pois pode colidir com a cabeça do 2º em apresentação córmica.

A colisão incide mais freqüentemente nos pélvico-cefálicos e mais raramente, nos cefálico-cefálicos, cefálico-transversos e, excepcionalmente, nos pélvico-pélvicos.

O diagnóstico é feito intraparto, pois não ocorre a progressão fetal apesar da exteriorização de determinada parte do concepto. Profilaticamente, no tratamento, deve-se evitar a amniorrexe prematura, o que facilitaria o acolamento fetal; evitar, também, a hipertonia uterina e manobras de compressão do fundo uterino durante o parto do 1º gemelar.

Quanto mais precoce for o diagnóstico melhor será o prognóstico fetal. Os casos de colisão serão resolvidos em função das circunstâncias e habilidade do obstetra, por via alta ou baixa. Na colisão entre os gêmeos não existem regras operatórias. O obstetra deve tentar, sob narcose (halotano) que possibilite o relaxamento uterino, rechaçar o feto mais alto antes de tracionar o mais baixo e a manobra terá maior chance de sucesso nos casos mais recentes não profundamente insinuados.

Nos casos de pélvico-cefálicos, se o rechaço do pólo do segundo gemelar não obtiver sucesso, indica-se a manobra de Kimball-Rand, citado por Camano e cols. (1967), o qual sugere que o 1º gemelar seja partejado até o pescoço e tracionado para cima; a seguir, aplica-se o fórcipe no 2º gemelar, desprendendo-se ambos os pólos cefálicos simultaneamente. Na falha dessa manobra, realizar a embriotomia, pois é certa a morte do 1º feto. Nas apresentações cefálico-cefálicos, se não houver resultado na manobra do rechaço e pelo menos um dos fetos estiver vivo, é preferível a indicação de cesárea.

A ocorrência de colisão cefálica é excepcional. Quando ocorre ela desafia o controle do tocólogo. Fox e cols. (1975) revirão a literatura a respeito, referindo 56 casos, cuja solução e prog-

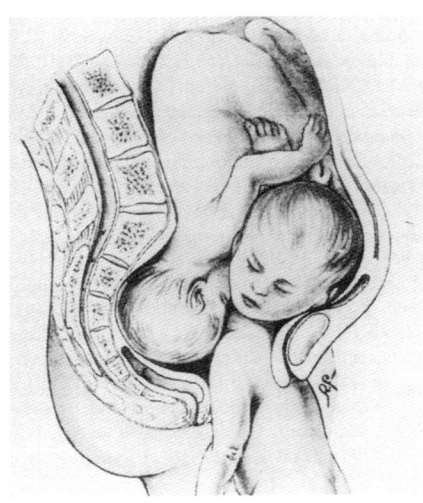

Figura II-12 – Colisão cefálica em prenhez gemelar (Uranga Imaz, 1970).

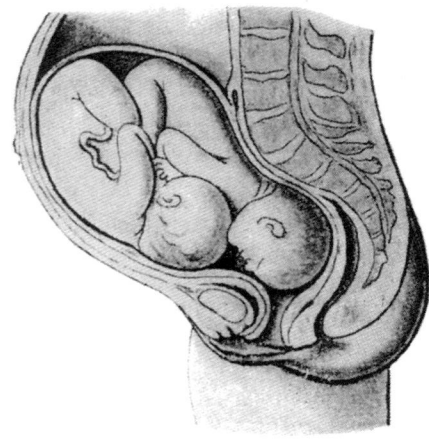

Figura II-13 – Colisão cefálica em prenhez gemelar (Stein, apud Briquet, 1939).

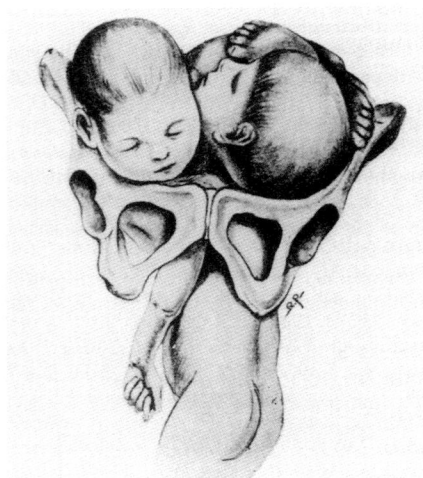

Figura II-14 – Colisão cefálica em prenhez gemelar (Uranga Imaz, 1970).

nóstico estão referidos na tabela II-2. Esses autores recomendam não insistir em manobras vaginais visando promover o desencaixe de 29 a 54%. Praticada a cesárea em diferentes casos, não ocorrem perdas perinatais.

Nos casos de gêmeos acolados, diagnosticados à radiografia ou à ultra-sonografia, em que os gêmeos unidos se evidenciam ou por apresentarem cabeças no mesmo plano (fetos cara a cara) ou movimentos conjuntos dos fetos a cesárea é, sem dúvida alguma, a melhor opção.

Tabela II-2 – Parto gemelar x colisão cefálica.

Manobras	Nº de casos	Mortalidade (%)
Parto espontâneo	2	50,0
Desencaixe do 2º feto	19	29,0
Decapitação do 1º feto	25	54,0
Manobras malogradas + cesárea	3	33,3
Cesárea direta	7	–

Fox, 1975 (casuística pessoal e de outros autores).

Referências Bibliográficas

• ANGEL, J.L. & O'BRIEN, W.F. – Management of the dead fetus syndrome with a surviving twin. *Clin. Decis. Obstet. Gynecol.*, 1:6, 1987. • Australian "In Vitro" Fertilization Collaborative Group – "In Vitro" fertilization pregnancies in Australia and New Zealand. *Med. J. Aust.*, 148:429, 1988. • AVNI, A. & cols. – Down's syndrome in twins of unlike sex. *J. Med. Genet.*, 20:94, 1983. • BARSS, V.A.; BENACERRAF, B.R. & FRIGOLETTO, F.D. – Ultrasonographic determination of chorion type in twin gestation. *Obstet. Gynecol.*, 66:779, 1985. • BEBBINGTON, M.W.& WITTMANN, B.K. – Fetal transfusion syndrome: antenatal factors predicting outcome. *Am. J. Obstet. Gynecol.*, 160:913, 1989. • BEISCHER, N.A.; PEPPEREL, R.J. & BARRIE, J.U. – Twin pregnancy and erythroblastosis. *Obstet.Gynecol.*, 34:22, 1969. • BELL, D. & cols. – Birth asphyxia, trauma, and mortality in twins: has cesarean section improved outcome? *Am. J. Obstet. Gynecol.*, 154:235, 1986. • BENIRSCHKE, K. & KIM, C.K. – Multiple pregnancy. *N. Engl. J. Med.*, 288:1276, 1973. • BENIRSCHKE, K. & KIM, C.K. – Multiple pregnancy. *N. Engl. J. Med.*, 288:1329, 1973. • BERKOWITZ, G.S. & cols. – Sonographic estimation of fetal weight and doppler analysis of umbilical artery velocimetry in the prediction of intrauterine growth retardation: a prospective study. *Am. J. Obstet. Gynecol.*, 158:1149, 1988. • BLAKE, G.D. & cols. – Evaluation of nonstress fetal heart rate testing in multiple gestations. *Obstet.Gynecol.*, 63:528,1984. • BLEKER, O.P. & cols. – Intrauterine growth of twins as estimated from birthweight and the fetal biparietal diameter. *Eur. J. Obstet. Reprod. Biol.*, 7(2):85, 1977. • BLUMENFELD, Z. & cols. – Transvaginal sonografic assessment of early embryological development. In: Timor-Tritsch. I.E. & ROTTEN, S.(eds.). *Transvaginal Sonography*. New York, Elsevier Science, 1988. • BROWN, C.E.L. & cols. – Prediction of discordant twins using ultrasound measurement of biparietal diameter and abdominal perimeter. *Obstet.Gynecol.*, 70:677, 1987. • CAMANO, L.; AZEVEDO, J.R. & DELASCIO, D. – Estudo da colisão no parto gemelar. *Temas de Obstetrícia, Ginecologia e Pediatria Neonatal*. São Paulo, Fundo Editorial Procienx, Vol.II, 1967, p. 233. • CARLSON, N.J. & TOWERS, C.V. – Multiple Gestation complicated by the death of one fetus. *Obstet. Gynecol.*, 73:685,1989. • CHERVENAK, F.A.; JOHNSON, R.E. & YOUCHA, S. – Intrapartum management of twin gestation. *Obstet. Gynecol.*, 65:119, 1985. • CHITKARA, U. & BERKOWITZ, R.L. – Multiple gestations. In: GABBE S.G. et al. *Obstetrics: Normal and Problem Pregnancies*. New York, Churchill Livingstone, 1991. • CHITKARA, U. & cols. – Selective second-trimester termination of the anomalous fetus in twin pregnancies. *Obstet.Gynecol.*, 73:690, 1989. • CRANE, J.P.; TOMICH, P.G. & KOPTA, M. – Ultrasonic growth patterns in normal and discordant twins. *Obstet. Gynecol.*, 55:678, 1980. • CRAWFORD, J.S. – A prospective study of 200 consecutive twin deliveries. *Anaesthesia*, 42:33, 1987. • D'ALTON, M.E. & DUDLEY, D.K. – The ultrasonographis prediction of chorionicity in twin gestation. *Am. J. Obstet. Gynecol.*, 160:557, 1989. • DAW, E. & WALKER, J. – Growth differences in twin pregnancy. *Br. J. Clin. Pract.*, 29:150, 1975. • DEVOE, L.D. & AZOR, H. – Simultaneous nonstress fetal heart rate testing in twin pregnancy. *Obstet. Gynecol.*, 58:450, 1981. • DUENHOELTER, J.H.;

WELLS, C.E. & REISCH, J.S. – A paired controlled study of vaginal and abdominal delivery of the low birth weight breech fetus. *Obstet. Gynecol.*, 54:310, 1979. • EVRARD, J.R. GOLD, E.M. – Cesarean section for delivery of the second twin. *Obstet. Gynecol.*, 57:581, 1981. • FARMAKIDES, G. & cols. – Surveillance of twin preganancy with umbilical arterial velocimetry. *Am. J. Obstet. Gynecol.*, 153:789, 1985. • FERGUSSON, W.F. – Perinatal mortality in multiple gestations: a review of perinatal deaths from 1609 multiple gestation. *Obstet.Gynecol.*, 23:861,1964. • FERRIANI, R.A & MARTINEZ, A.R. – Gestação múltipla. In: Sales, J.M. & cols. *Tratado de Assitência Pré-natal*. São Paulo, Roca, 1989. • FOX, R.L. & cols. – Interlocking twins. Experience with four cases and suggested management. *Obstet.Gynecol.*, 46:53, 1975. • GALTON, F. – The history of twins as a criterion of the relative powers of nature and nurture. *J. Anthropol. Inst. Gr. Br. Ire*, 5:391, 1876. • GEDDA L.; BRENCI G. & TRIPODI F. – Twin research: past and present. In: Bonné-Tamir, B. (ed.). *Human genetics*. Part A, The unfolding Genome. New York, Alan R. Liss Inc. 1982, p. 345. • GERSON, A. & cols. – Umbelical arterial systolic/diastolic values in normal twin gestation. *Obstet. Gynecol.*, 72:205, 1988. • GILES, W.B.; TRUDINGER, B.J. & COOK, C.M. – Fetal umbilical artery flow velocity-time waveforms in twin pregnancies *Br. J. Obstet. Gynaecol.*, 92:490, 1985. • GILSTRAP III, L.C. & cols. – Twins: prophylactic hospitalization and ward rest at early gestational age. *Obstet.Gynecol.*, 69:578, 1987. • GOLDENBERG, R.L. & NELSON, K.G. – The premature breech. *Am. J. Obstet. Gynecol.*, 127:240, 1977. • GONSOULIN, W. & cols. – Outcome of twin-twin transfusion diagnosed before 28 weeks of gestation. *Obstet. Gynecol.*, 75:214, 1990. • GRAHAM, D. & cols. – Biparietal diameter femoral length growth in normal twin pregnancies abstracted. *Proceedings of the Society of Perinatal Obstetricians Annual Meeting*, San Antonio, February, 1984. • GRUMBACK, K. & cols. – Twin and singleton growth patterns compared using ultrasound. *Radiology*, 158:237, 1986. • HAINES, C.J.; LANGLOIS, S.L. & JONES, W.R. – Ultrasonic measurement of fetal femoral length in singleton and twin pregnancies. *Am. J. Obstet. Gynecol.*, 155:838, 1986. • HANNA, J.H. & HILL, J.M. – Single intrauterine fetal demise in multiple gestation. *Obstet. Gynecol.*, 63:126, 1984. • HARPER, R.G.; KENIGSBERG, K.& SIA, C.G. – Xiphopagus conjoined twins: a 300-year review of the obstetric, morphopathologic, neonatal and surgical parameters. *Am. J. Obstet.*, 137:617, 1980. • HARTI KAINEN SORRI, A.L.; KAUPELLE, A. & RISTO, T. – Inefficacy of 17 alpha hydroxyprogesterone caproate in the prevention of prematurity in twin pregnancy. *Obstet. Gynecol.*, 56:692,1980. • HAWRYLYSHYN, P.A.; BARKIN, M.& BERNSTEIN, A. – Twin pregnancies: a continnuing perinatal challenge. *Obstet. Gynecol*, 59:463, 1982. • HEMON, D.; BERGER, C. & LAZAR, P. – Twinning following oral contraceptive discontinuation. *Int. J. Epidemiol.*, 10:319, 1981. • HENDRICKS, C.H. – Twinning in relation to birth weight mortality and congenital anomalies. *Obstet. Gynecol.*, 27:47, 1966. • HERRERA, H.V. – *Investigação das causas da queda da incidência de gêmeos em uma população brasileira*. Campinas, 1992. (Tese de Doutorado. Instituto de Biologia da Universidade Estadual de Campinas). • HERTZBERG, B.S. & cols. – Significance of

membrane thickness in the sonographic evaluation of twin gestations. *A. J. R.*, 148:151, 1987. • HRUBEC, Z. & RABINETTE, C.D. – The study of human twins in medical research. *N. Engl. J. Med.*, 310:435, 1984. • HUNTER, L.P. – Twin gestation: antepartum management. *J. Perinat. Neonatal-Nurs*, 3:1, 1989. • IFFY, L. & cols. – The rate of early intrauterine growth in twin gestation. *Am. J. Obstet. Gynecol.*, 146:970, 1983. • JACKSON, U.M. – Delivery of the second twin. *J. Perinat. Neonatal-Nurs*, 3:22, 1989. • JEANTY, P. & ROMERO, R. (eds.) – What does an early gestation look like? In: *Obstetrical Ultrassound.*, New York, McGraw-Hill, 1984. • KOHL, S.G. & CASEY, G. – Twin gestation. *Mt. Sinai J. Med.*, 42:523, 1975. • KUNZ, J. & KELLER, P.J. – Seckundäre amenorrhee nach ovulationshemmern. *Schweiz Med. Wochenschr*, 104:923, 1974. • KURACHI, K. & cols. – Results of HMG (Hurmegon)- hCG therapy in 6096 treatment cycles of 2166 Japanese women with anovulatory infertility. *Eur. J. Obstet. Gynecol. Reprod. Biol.*, 19:43, 1985. • LANDY, H.J. & cols. – The "vanishing twin": ultrassonographic assessment of fetal disappearance in the first trimester. *Am. J. Obstet. Gynecol.*, 155:14, 1986. • LANDY, H.J.; KEITH, L. & KEITH, D. – The vanishing twin. *Acta Genet. Med. Gemellol*, 31:179, 1982. • LANGE, J.R.; HARMAN, C.R. & ASH, K.M. – Twin with hydramnios: treating premature labor at source. *Am. J. Obstet. Gynecol.*, 160:552, 1989. • LAVENO, K.J. & cols. – Sonar cephalomethy in twins: a table of biparietal diameters for normal twin fetuses and a comparison with singletons. *Am. J. Obstet. Gynecol*, 135:727, 1979. • LEUNG, T. & cols. – Effect of twin-to twin delivery interval on umbilical cord and blood gas in the scond Twins, *Br. J. Obstet. Gynecol.*, 109:63, 2002. • MARIVATE, M. & NORMAN, R.J. – Twins. *Clin. Obstet. Gynecol.*, 9:723, • 1982. • McDONALD, A.D. – Mongolism in twins. *J. Med. Genet.*, 1:39, 1964. • McKEOWN, T.; RECORD, R.G. – Observations on fetal growth in multiple pregnancy in man. *J. Endocrinol*, 8:386, 1952. • MCMULLAN, P.F.; NORMAN, R.J. & MARIVATE, M. – Pregnancy induced hipertension in twin pregnancy. *Br. J. Obstet. Gynecol.*, 91:240, 1984. • MILHAN Jr., S. – Pituitary gonadotrophin and dizygotic twinning. *Lancet*, 2:566, 1964. • NEME, B. – Informação Pessoal, 2004. • NEWMAN, R.B. – Multiple gestation. *Clin. Obstet. Gynecol.*, 47:116, 2004. • NYLANDER, P.P.S. – Serum levels of gonadotropins in relation to multiple pregnancy in Nigeria. *J. Obstet. Gynaecol. Brit. Cwlth*, 80:651, 1973. • NYLANDER, P.P.S. – Pituitary gonadotrophins and multiple births in Nigeria. *Acta Genet.Med.Gemellol*, 22(Suppl.):198, 1974. • NYLANDER, P.P.S. – The factors that influence twinning rates. *Acta Genet. Med. Gemellol*, 30:189, 1981. • OBLADEN, M. & GLUCK, L. – RDS and Tracheal phospholipid composition in twins: independent of gestational age. *J. Pediatr*, 90:799, 1977. • O'CONNOR, M.C. & cols. – The merits of special antenatal care for twin pregnancies. *Br. J. Obstet. Gynaecol.*, 88:222, 1981. • PARISI, P. & CAPERNA, G. – The changing incidence of twinning: one century of Italian statistics. In: Gedda, L.; Parisi, P. & Narace, W.E. – *Twin Research 3. Twin Biology and Multiple Pregnancy*. Alan R. Liss, New York, 1981, p. 35. • PATKOS, P. & cols. – Factors influencing nonstress test results in multiple gestations. *Am. J. Obstet.Gynecol.*, 154:1107, 1986. • PICARD, R. & cols. – Twinning in southern

Israel: seasonal variation and effects of etniathy maternal age and parity. *J. Reprod. Med.*, 35: 163, 1990. • POLIN, J.I. & cols. – Modern concepts in the Management of multiple gestation. Ped.Clin.North. Amer., 33:649, 1986. • PRETORIUS, D.H. & cols. – Doppler ultrasound of twin transfusion syndrome. *J. Ultrasound Med.*, 7:117, 1988. • PRITCHARD, J.A. & RATNOFF, O.D. – Studies of fibrinogen and other hemostatic factors in women with intrauterine death and delayed delivery. *Surg. Obstet. Gynecol.*, 101:467,1955. • RABINOVICI, J. & cols. – Randomized management of the second nonvertex twin: vaginal delivery or cesarean section. *Am. J. Obstet. Gynecol.*, 156:52, 1987. • RATTAN, P.K.; KNUPPEL, R.A. & O'BRIEN, W.F. – Intrauterine fetal death in twins after thirty-two weeks of gestation, abstracted. *Proceedings of the Society of Perinatal Obstetricians Annual Meeting*. San Antonio, February, 1984. • REZENDE, J. – *Obstetrícia*. 5ª ed., Rio de Janeiro, Guanabara Koogan, 1987. • ROBINSON, H.L. & CAINES, J.S. – Sonar evidence of early pregnancy failure in patients with twin conceptions. *Br. J. Obstet. Gynaecol*, 84:22, 1977. • RUSH, R.W.; KEIRSE, M.J.N.C. & HOWAT, P. – Contribuition of preterm delivery to perinatal mortality. *Br. Med. J.*, 2:965, 1976. • SCHEER, K. – Ultrasound in twin gestations. *J. Clin. Ultrasound*, 2:197, 1975. • SHEPARD, M.J. & cols. – An evaluation of the two equations for predicting fetal weight by ultrasound. *Am. J. Obstet. Gynecol.*, 142:47, 1982. • SMITH, D.H.; PICKER, R.H. & SAUNDERS, D.M. – Twin pregnancy suspected before implantation. *Obstet. Gynecol.*, 56:252, 1980. • SOCOL, M.L.; & cols. – Diminished biparietal diameter and abdominal circumference growth in twins. *Obstet. Gynecol.*, 64:235, 1984. • SPELLACY, W.N. & cols. – Amniotic fluid L/S ratio in twin gestation. *Obstet. Gynecol.*, 50:68, 1977. • SPURWAY, J.H. – The fate and management of the second twin. *Am. J. Obstet. Gynecol.*, 83:1377, 1962. • STORLAZZI, E. & cols. – Ultrasonic diagnosis of discordant fetal growth in twin gestations. *Obstet. Gynecol.*, 69:363, 1987. • TOWNSEND, R.R.; SIMPSON, G.F. & FILLY, R.A. – Membrane thickness in ultrasound prediction of chorionicity of twin gestations. *J. Ultrasound Med.*, 7:327, 1988. • TRUDINGER, B.J.; GILES, W.B. & COOKC, M. – Flow velocity wave-forms in the maternal uteroplacental and fetal umbilical placental circulations. *Am. J. Obstet. Gynecol.*, 152:155, 1985. • TURPIN, R. & cols. – Présomption de monozygotisme en dépit d'un dimorphisme sexuel: sujet masculin xy et sujet neutre haplo X. *C. R. Acad. Sci. Paris*, 252:2945, 1961. • VARMA, T.R. – Ultrasound evidence of early pregnancy failure in patients with multiple conceptions. *Br. J. Obstet. Gynecol.*, 86:290, 1979. • VAUGHN, T.C. & POWELL, C. – The obstetrical management of conjoined twins. *Obstet. Gynecol.*, 53(Suppl.):67, 1979. • VEILLE, J.C.; MORTON, M.J. & BURRY, K.J. – Maternal cadiovascular adaptations to twin pregnancy. *Am. J. Obstet. Gynecol.*, 153:261, 1985. • WEDBERG, R. & cols. – Cephalothoracopagus (JANICEPS) twinning. *Obstet. Gynecol.*, 54:392, 1979. • WENDER, D.F. & cols. – Hyaline membrane disease in twin B following prolonged rupture of membranes for twin A. *Conn. Med.*, 45:83, 1981. • WINN, H.N. & cols. – Ultrasonographic criteria for the prenatal diagnosis of placental chorionicity in twin gestations. *Am. J. Obstet. Gynecol.*, 161:1540, 1989. • WITTMANN, B.K.; BOLDWIN, V.J. & NICHOL, B. – Antenatal diagnosis of twin transfusion syndrome by ultrasound. *Obstet. Gynecol.*, 58:123, 1981. • WU WEN S. & cols. – Neonatal mortality in second twin according to cause of death gestational age, and mode of delivery. *Am. J. Obstet. Gynecol.*, 191:779, 2004. • YANG, O. & cols. – Neonatal outcomes in vertex-nonvertex twins according to mode of delivery. *Am. J. Obstet. Gynecol.*, 191:SM TM, Abstract, 418, 2005.

31 Hiperemese Gravídica

João Luiz Pinto e Silva

Emesis gravidarum, ou náuseas e vômitos na gravidez inicial, é aceita como fenômeno extremamente comum, muitas vezes utilizado até mesmo para diagnosticar a presença de prenhez. Desde 2000 a.C. é descrita a associação dessa condição mórbida com a gestação em várias comunicações. Mais de 50% das gestações são complicadas por sua presença, sendo que alguns autores admitem que sua ocorrência está associada a melhor prognóstico fetal.

Dentro da perspectiva evolutiva, alguns pesquisadores têm proposto especulativamente que sua existência teria a função de proteger o embrião da ingestão materna de teratógenos.

Esses dados e hipóteses têm em comum o conceito subjacente de que sua ocorrência é um sinal positivo para o curso natural da gravidez normal e, de algum modo, demonstram ainda persistirem não resolvidos vários aspectos ligados à etiologia e à fisiopatologia da doença.

DEFINIÇÃO

A terminologia usada habitualmente na literatura pode muitas vezes provocar confusão. O termo **emese gravídica** – EG *(emesis gravidarum)* significaria apenas a combinação de náuseas e, ocasionalmente, vômitos na gestação inicial. Tais sintomas, em geral, desaparecem no final do terceiro trimestre. Quando os vômitos ficam mais intensos, persistem e interferem com a nutrição, determinando perda ponderal e afetando o equilíbrio de fluidos, eletrólitos e acidobásico, a doença é denominada **hiperemese gravídica** – HG *(hiperemesis gravidarum)*. É exemplo clássico da inter-relação de variáveis biológicas, psicológicas e sociais. Antigamente, essa condição conduzia com relativa freqüência para a interrupção da gravidez ou até mesmo para a morte materna. Poucos admitiriam que quadros com essa intensidade poderiam ser benéficos para a gravidez.

Atualmente, o desafio maior para os obstetras é reconhecer, durante a assistência pré-natal, a paciente ameaçada por seus vômitos, prevenir seu aparecimento e proceder do ponto de vista higiênico, dietético e medicamentoso sem colocar em risco a saúde do feto e do RN. Para tanto, devem conhecer os conceitos modernos de sua etiologia, epidemiologia e diagnóstico.

ETIOLOGIA

No século XIX, muitas teorias etiológicas foram elaboradas considerando aspectos reflexogênicos, imunológicos e toxêmicos (Fairweather, 1968). Historicamente, causas de origem psicológica também têm sido implicadas com grande freqüência. Desde há muitos anos, acredita-se que o vômito seria manifestação consciente ou inconsciente da mulher para desfazer-se de gravidez indesejada. Até recentemente, muitos psiquiatras têm sugerido que 70 a 90% dos casos de HG são precipitados por fatores psiquiátricos (Fairweather, 1968) e que a histeria, em estudos controlados, tem sido o distúrbio psiquiátrico mais associado ao quadro (Guze e cols., 1958).

Estudo recente realizado por Swallow e cols. (2004) no Reino Unido investigou a saúde psicológica de 273 mulheres, usando o GHC ("general health questionnair") comparado com o NVPI ("nausea and vomiting in pregnancy instrument"). Conclui que náuseas e vômitos intensos na gravidez inicial estão associados com morbidade psiquiátrica anterior, embora a relação não esteja bem explicada.

No início do século XX, uma das hipóteses etiológicas mais populares sugeria níveis hormonais anormais, particularmente os da gonadotrofina coriônica (hCG) (Masson e cols., 1985). Também se elaborou a hipótese da hipofunção do córtex da adrenal ou da insuficiência da produção endógena do ACTH (Kauppila e cols., 1976).

Especial atenção tem sido dada às disfunções tireoidianas. A gravidez e o puerpério têm rápidas e marcantes mudanças dessa glândula. Há associação conhecida entre sua doença e a supressão dos níveis de TSH e elevação de T_4 livre.

Algumas condições obstétricas, como a doença trofoblástica gestacional, afetam igualmente a HG e a função da glândula tireoidiana.

Parte da limitação para o conhecimento da etiologia do problema provém do fato de que apenas os humanos, e nenhum animal, são vítimas do problema, não havendo, portanto, modelos apropriados para estudos perinatais que seriam de grande valia. Outra condição que dificulta esse conhecimento está relacionada à própria definição da patologia, não ficando claros o conceito e a importância que os vários serviços dão à intensidade das manifestações clínicas para sua caracterização como doença.

INCIDÊNCIA

Sugere-se que a HG seja manifestação encontrada apenas em mulheres da civilização ocidental. É muito baixa sua incidência entre esquimós e praticamente inexistente em tribos africanas nativas. Esses achados poderiam sugerir que a HG estaria associada a fatores socioeconômicos, hereditários e/ou dietéticos.

Durante os últimos 20 anos, a incidência da EG, estimada nas sociedades ocidentais, esteve situada entre 50 e 70% das gestações, e a HG, em 2 e 3 para 1.000 gravidezes (Soules e cols., 1980).

Tiersen e cols. (1986) realizaram estudo original de caráter prospectivo, acompanhando 472 mulheres desde 88 dias de gestação até seu término. Destas, 89,4% revelaram algum tipo de sintoma e 55% apresentaram quadros de vômitos. Entre as que não apresentaram sintomas de náuseas ou vômitos, houve proporção significativamente maior de mortes fetais. Nenhum caso de HG foi anotado na série estudada, salientando a característica especial das pacientes que fizeram parte do estudo, todas brancas e de alto nível socioeconômico e cultural, segundo os autores, menos suscetíveis a apresentar a doença.

Weigel e Weigel (1983) também referem que, nas gestantes que apresentaram náuseas e vômitos no início da prenhez, ocorreu menor perda fetal. Entretanto, isso não se verifica, de modo significativo, quando tais sintomas incidem na segunda metade.

Hsu e Witter (1993) comprovaram maior incidência de HG nas gestantes com fetos femininos na população atendida no Johns Hopkins Hospital (Baltimore – USA), como se depreende do exame da tabela II-3.

Tabela II-3 – Hiperemese gravídica × sexo fetal.

	Nº de fetos		Razão
	Masc.	Fem.	Masc.:fem.
Hiperemese gravídica	22	44	1:2
População obstétrica	10.653	10.145	1:0,95

Hsu e Witter, 1993.

Para avaliar a relação do sexo com a HG, Schiff e cols. (2004) realizaram estudo caso-controle de base populacional no estado de Washington, EUA. A população examinada de 2.100 mulheres hospitalizadas por náuseas e vômitos foi comparada com 9.783 sem HG, encontrando os autores associação maior da doença com RN do sexo feminino, quando poderia haver maiores níveis de estrógenos circulantes.

EPIDEMIOLOGIA

Nos últimos tempos são menos comuns as observações de literatura para HG, provavelmente porque há maior difusão de informações sobre o desenvolvimento da gravidez e do parto, diminuindo os aspectos emocionais relacionados à origem do problema. Também se admite que o menor número de casos descritos estaria ligado a medidas terapêuticas mais oportunas e eficientes em disponibilidade na assistência pré-natal.

Algumas mulheres identificam a origem de seus vômitos no excesso de secreção de saliva (ptialismo). Essas pacientes podem, às vezes, produzir até 1 a 2 litros por dia, havendo alguma confusão sobre se a produção é normal ou se a gestante na realidade tem dificuldade em se livrar dela por causa das náuseas que provocam.

Investigação com contorno epidemiológico tem relacionado a HG à história de insucesso gestacional anterior ou ao antecedente da doença em gestação prévia.

Também se associaria com o problema a produção de hCG, utilizando-se como argumento a favor sua ocorrência mais freqüente em gravidezes gemelares e molares, circunstâncias em que essa gonadotrofina é produzida em quantidades maiores que as habituais. O acompanhamento das curvas de produção da hCG coincide com períodos das maiores manifestações da doença, assim como a melhoria ou a resolução dos episódios de vômitos coincide com o desaparecimento (ou queda) da produção do referido hormônio.

A implicação dos hormônios esteróides também tem sido considerada. Sabemos que ao administrar por via intravenosa esses hormônios, mesmo em mulheres não-grávidas, para o tratamento, por exemplo, da hemorragia uterina, notam-se freqüentes queixas de vômitos. Do mesmo modo, são comuns intolerância, náuseas e até vômitos nestas mulheres usando anticonceptivos hormonais, principalmente no período de adaptação ao uso do medicamento. Entretanto, a exemplo do encontrado para a hCG, a tentativa de correlação de EG e HG com a de níveis de estrógenos aumentados tem falhado sistematicamente.

Por muitos anos, o vômito foi considerado como manifestação de resposta alérgica, sugerindo-se que o sinciciotrofoblasto seria o alérgeno, e a histamina, a substância mediadora da resposta alérgica. Baylis e cols. (1983) notaram que crianças nascidas de mães com HG freqüentemente desenvolviam alergias ao leite da vaca e reforçaram a teoria alérgica da doença.

Koch e cols. (1990) detectaram atividade elétrica anormal no estômago de gestante com HG, sem que pudessem explicar a razão dessas disritmias gástricas.

Em estudo colaborativo perinatal, multicêntrico e prospectivo, envolvendo 9.098 grávidas e coordenado por Klebanoff e cols. (1985), concluiu-se que o vômito no início da gravidez ocorre mais freqüentemente entre primigrávidas, jovens, com menor instrução, não-fumantes, obesas e em gravidezes gemelares. Segundo esses autores, a presença de vômitos diminui discretamente o risco de perda fetal e parto prematuro, mas não exerce de modo consistente efeito significativo no peso ao nascimento.

Estudo recente (2003) publicado por autores suíços (Källen e cols.) mostrou que idade materna baixa e nuliparidade aumentariam o risco e fumar antes da gravidez, e o uso de vitaminas, no início da gestação, diminuiria esse risco. Encontraram ainda maior ocorrência da doença em mulheres profissionais que trabalham fora de casa.

Estudo retrospectivo levado à cabo por Rochelson e cols. (2003) com pacientes internadas por HG, por um período de cinco anos mostrou maior incidência em mulheres com peso pré-gestacional baixo para os padrões ideais para idade e sexo.

PATOLOGIA

Sheehan (1939), baseado em estudo de 19 necropsias, descreveu os seguintes achados:

1. evidência de perda de peso, mas sem edema evidente;
2. coração atrofiado com gravidade proporcional à duração dos vômitos;
3. rins gordurosos nas zonas mitocondriais nos túbulos;
4. infiltração gordurosa hepática, centrolobular e menos periportal;
5. encefalopatia de Wernicke cerebral.

FATORES ENDÓCRINOS E SUA RELAÇÃO COM EMESE E HIPEREMESE GRAVÍDICA

Em excelente revisão realizada em 1987, Jarnfelt-Sansioe considera que há poucos trabalhos que descrevem os níveis de hormônios em gestantes em EG. Admite que as causas específicas para explicar a etiologia do problema continuam desconhecidas, mas que existem evidências suficientes para suspeitar a etiologia da doença como de causa hormonal.

Medidas de hCG sérica e na urina em mulheres com HG têm apresentado resultados conflitantes: altas, baixas ou inalteradas têm sido encontradas comparativamente com gestações não-complicadas. Também não foram encontrados níveis aumentados de progesterona, estrógenos, ACTH, cortisol ou hormônio de crescimento. Medidas de prolactina sérica e tiroxina mostraram resultados contraditórios. Um estudo prospectivo, de índole clínica e laboratorial, foi realizado por essa mesma autora em 1985, com medidas realizadas de alguns dos mais importantes hormônios esteróides e não-esteróides em 102 grávidas saudáveis. Tiveram EG no início da gravidez 62 mulheres e, em comparação com mulheres não-afetadas (hormônio medido ao início e fim da gravidez), mostraram os resultados expostos na tabela II-4.

Tabela II-4 – Diferenças no nível sérico de alguns hormônios, no início e no fim da gravidez, em mulheres com náuseas e vômitos, comparadas com mulheres não-afetadas.

	EG (n = 62)	Não-afetadas (n = 40)
	Início da gravidez	Fim da gravidez
	p <	p <
Cortisol	0,05 (–)	NS
Testosterona	NS	0,02 (–)
Progesterona	0,02 (–)	0,05 (+)
Estradiol	NS	NS
Gonadotrofina coriônica	0,05 (+)	0,05 (–)
Prolactina	NS	NS
T$_4$ livre	NS	NS
Hormônio do crescimento	NS	0,07 (+)
Estradiol	NS	NS

O valor de p < 0,05 foi considerado significativo
(+) valores mais altos
(–) valores mais baixos
NS = não-significativo

Conclui a autora que, durante a gravidez, mulheres com EG mostram algumas diferenças de padrão metabólico quando comparadas às não-afetadas pela doença. Especula que teriam "baixa reserva funcional" hepática, sendo hipersensíveis aos estrógenos e seus metabólitos. Esses esteróides teriam, ainda, propriedades eméticas, que seriam explicadas por sua atuação direta na área postrema, setor do "centro controlador de vômitos" do cérebro, sensível a mecanismo quimiorreceptor especial, e observada em algumas doenças como HG e uremia.

Soules e cols. (1980) também buscaram estabelecer de modo prospectivo o papel da hCG e da 17-OH-progesterona (17-OHP) na gênese da doença, nas primeiras 16 semanas de gravidez, e a importância da gonadotrofina coriônica nessa manifestação em mola hidatiforme. Separaram níveis especiais de hCG e 17-OHP de acordo com a severidade das náuseas e vômitos e os correlacionaram a encontrados nos controles normais. Nenhuma correlação pode ser estabelecida entre os níveis desses hormônios e a severidade do quadro clínico observado e tampouco em mulheres com gravidez molar.

Depue & cols. (1987) levantaram a hipótese de que os vômitos da gravidez estariam estimulados por rápidos aumentos nas concentrações de estradiol plasmático, hipótese sem muitos adeptos.

Lagion e cols. (2003) realizaram estudo prospectivo, para estabelecer a relação do nível de hormônios e sua relação com náuseas, com ou sem vômitos. Concluíram que os níveis de prolactina foram menores entre mulheres afetadas, isto é, inversamente proporcional a sua ocorrência, e o estradiol esteve positivamente associado com náuseas com e sem vômitos, até a 27ª semana. Não se encontraram evidências para o estradiol, progesterona ou hormônios sexuais, quando ligados no sangue a globulinas.

A HG, assim como a gestação molar e o coriocarcinoma, tem sido associada com hipertireoidismo bioquímico e clínico. Quando associada a tumores trofoblásticos, o hipertireoidismo desaparece com a remoção da neoplasia. Não tem sido fácil comprovar o mesmo fato com a HG. Em gestantes com HG, os teores do TSH são menores e as dosagens de T$_3$ e T$_4$ estão elevadas e existe correlação positiva entre a concentração da hCG e o estímulo da tireóide com a gravidade da HG.

O hipertireoidismo vigente em casos de HG é designado "transitório", havendo alguns autores sugerido terapêutica antitireoidiana em gestantes com HG. Krentz e cols. (1994) referem que a hCG estimula a tireóide, provocando o hipertireoidismo "transitório" e, conseqüentemente, a elevação de T$_3$ e T$_4$.

Trabalho interessante, tipo caso-controle realizado em 2002 por Erlandsson e cols., no Instituto Karolinska na Suécia, buscou estabelecer se na HG, que se relata atrelada a aumento de gonadotrofinas coriônicas, poderia, como acontece em ratos e em células humanas *in vitro*, haver efeito preventivo protetor para câncer de mama. Os resultados encontrados não conseguem suportar essa interessante hipótese levantada.

FATORES INFECCIOSOS E HG

Em estudo prospectivo recente, Frigo e cols. (1998) procuraram estabelecer relação da HG com a infecção pelo *Helicobacter pyloris*. Consideraram 105 gestantes com HG, comparando-as com 129 sem a manifestação (grupo controle).

Determinando anticorpos contra *H. pylori* (imunoglobulina G) no sangue periférico, identificaram prevalência da infecção em 90,5% e 46,5%, respectivamente, entre as gestantes que apresentaram hiperemese gravídica e aquelas do grupo controle.

Os autores especulam que, no início da gestação, fluidos do espaço intracelular se deslocariam para o extracelular (ação de hormônios esteróides), modificando o pH do trato gastrintestinal e facilitando a manifestação de infecção latente pelo *H. pylori*. Os autores consideram a possível transmissão para o feto e recém-nascido e recomendam eventual terapêutica com metronidazol. Após salientar o risco fetal dessa droga, recomendam a amoxicilina associada a omeprazol, como terapêutica mais segura.

Recentemente novos estudos foram realizados com caráter prospectivo de caso-controle para confirmar essa relação. Todos falharam em estabelecer conclusão a respeito, não encontrando maior soroprevalência de bactéria nas gestantes acometidas, principalmente em relação ao tempo de início e duração dos sintomas. Embora a infecção da *H. pylori* seja fator importante para exacerbar a HG, não pode representar, isoladamente, causa da doença. A rotina sorológica para sua detecção é desencorajada.

DIAGNÓSTICO

A HG pode ser considerada diagnóstico de exclusão após a eliminação cuidadosa de outras causas possíveis de náuseas e vômitos.

No quadro II-1, podem-se notar as principais doenças que deverão ser afastadas, para que se possa concluir com segurança sobre o diagnóstico da doença.

Quadro II-1 – HG × diagnóstico diferencial.

Doenças gastrintestinais	Doenças metabólicas
Apendicite	Diabetes (cetoacidose)
Colecistopatia	Tireotoxicose
Hepatite	**Doenças renais**
Gastroenterite	Infecção urinária
Pancreatite	Litíase renal
Úlcera péptica	Uremia
Patologias obstétricas	**Distúrbios psiquiátricos**
Mola hidatiforme	
Prenhez gemelar	Uso de fármacos
Pré-eclâmpsia	Hérnia hiatal
(HELLP síndrome)	

Clinicamente, é tarefa simples a distinção entre os quadros leves e graves da doença. A EG, geralmente matinal, inicia-se quase que simultaneamente com a detecção da gravidez (muitas vezes alertando para sua possível presença). Diminui progressivamente ao longo do dia, embora variando conforme as circunstâncias que acompanham sua instalação. Também é característica da doença seu abrandamento após a 12ª e a 16ª semanas, tornando-se infreqüente na segunda metade da gravidez. Sua presença após essas fases da prenhez, até prova em contrário, deve sugerir causa orgânica distinta para sua ocorrência.

Em outras (raras) ocasiões, assume caráter grave, denominando-se então HG. Nessas situações, as náuseas são intensas e os vômitos freqüentes, de difícil controle, e sua repetição prejudica profundamente a alimentação. Aparecem alterações da hidratação, depleção de sal, hipocalemia e alcalose metabólica, cetose, cetonúria, alterações hepáticas, renais, retinianas, podendo até mesmo culminar em morte (raríssima na atualidade).

Para o diagnóstico diferencial adequado, poderemos lançar mão de procedimentos laboratoriais e endoscópicos, em geral suficientes para estabelecer a conduta apropriada.

As náuseas acompanham-se de anorexia severa e, conjuntamente com vômitos, podem levar rapidamente à desnutrição (com perda de peso rápida e progressiva da ordem de 300 a 500g diários) e grave desequilíbrio hidroeletrolítico; acompanham o quadro a hemoconcentração e a hipoproteinemia. Em alguns casos, o emagrecimento é de tal magnitude que a inspeção do abdome inferior comprova a presença de três tumores: o do corpo uterino e, de cada lado, os das espinhas ilíacas ântero-superiores (Dubois, 1852).

Instala-se, a seguir, alcalose hipoclorêmica, uma vez que o suco gástrico é rico em cloro e potássio. Inicialmente, os níveis de sódio e de potássio estão normais pela mobilização compensadora do conteúdo intracelular. Com o evoluir do processo, caem os níveis séricos desses elementos e instala-se a oligúria, com quadro bioquímico e histológico de nefrite por perda de sal.

Mulheres com grave HG têm maior risco para insuficiência renal aguda, causada pela severa depleção intravascular de volume (Hill e cols., 2002).

Também se podem observar, algumas vezes, distúrbios funcionais hepáticos, com aumento de bilirrubinas, transaminases e retenção superior a 10% de bromossulfaleína. Nas fases terminais, a icterícia e o coma podem-se instalar e são sinais clínicos de péssimo prognóstico. Relatam-se alterações degenerativas em nervos periféricos (neurites) e até hemorragias retinianas. "As lesões oculares foram bem descritas por Ballantyne (1941). São de grande importância, pois o nervo óptico e a retina (parte essencial do cérebro) informam mais da agressão ao sistema nervoso central do que as neurites periféricas. Além disso, antecedem os distúrbios nervosos de cerca de uma semana, o que constitui precioso interstício para a terapêutica" (Briquet, 1948).

O comprometimento do sistema nervoso é rápido. Ocorre hiporreflexia e até abolição dos reflexos. A paciente refere dor à pressão dos músculos da panturrilha e da coxa. Na fase final que precede o óbito, sobrevém a psicose de Korsakoff (alucinações) e, se acompanhada da remissão dos vômitos, denuncia grave prognóstico com irreversibilidade do quadro clínico.

No quadro II-2 sugerem-se alguns exames laboratoriais e procedimentos que poderão ser realizados para o diagnóstico diferencial e de utilidade para a formulação terapêutica adequada e acompanhamento do quadro clínico.

Quadro II-2 – Exames recomendados para o diagnóstico e acompanhamento da hiperemese gravídica.

Hemograma completo
Dosagem de Na, K, Cl sangüíneos
Urina tipo I/cultura de urina
Uréia e creatinina séricas
Provas funcionais hepáticas (bilirrubinas/transaminases)
Proteínas plasmáticas e urinárias
Amilase sérica
Gasometria arterial
Ultra-sonografia da região hepática, vesicular e renal
Ultra-sonografia obstétrica
Gonadotrofina coriônica quantitativa
Testes de função tireoidiana
Endoscopia gastrintestinal (casos selecionados)

ASSISTÊNCIA

Durante a primeira metade do século XX, várias foram as formas de tratamento propostas para a HG, desde o isolamento completo da paciente em quarto escuro, passando por hidratação forçada, injeção intramuscular do seu próprio sangue, ou de seu marido, hormônio adrenocorticotrófico, até vitaminas e outros.

Admite-se que a variedade de terapias possíveis tem a ver com a incerteza que, todavia, subsiste em relação à etiologia e à fisiopatologia da enfermidade.

Uma recomendação inicial válida para todas as situações possíveis é a detecção e o tratamento cuidadoso de qualquer doença concomitante ou subjacente. Nos casos mais leves, a paciente deve ser informada de que as náuseas e os vômitos são comuns na maioria das grávidas, têm controle singelo e que, em geral, desaparecem no início do segundo trimestre. A perspectiva desse conhecimento e a atitude simpática, tranqüila e confiante do médico assistente são em geral reforços de notável persuasão psicológica, trazendo benefícios imediatos para o controle da situação.

Das primeiras orientações que deverão ser feitas, as dietéticas serão as de melhor resultado. As refeições deverão ser leves, pequenas e freqüentes, ricas em carboidratos (secos), evitando-se alimentos gordurosos e muito condimentados. Algumas mulheres beneficiam-se da ingestão de biscoitos finos, tipo água e sal (mesmo antes de se levantarem) e pelo consumo de líquidos frios, às vezes sorvidos por canudos para evitar gostos e odores capazes de liberar o "gatilho" das náuseas e dos vômitos.

Se as medidas dietéticas falharem, poderemos então lançar mão dos medicamentos. Nessa vertente de tratamento nunca é demais lembrar os riscos da medicação farmacológica antes de se completar a embriogênese (16ª semana), época que se superpõe – como já vimos acima – ao período mais rico dessa sintomatologia.

A terapêutica "zero" ou "do niilismo", considerada adequada pelos que justamente temem efeitos farmacológicos adversos sobre o desenvolvimento fetal, parece-nos exagerada e, atualmente, sem sentido. Há razoável contingente de drogas extensa e intensamente utilizadas durante muitos anos, que já se firmaram como inócuas e de bons resultados.

A estratégia para o uso de medicamentos deverá ser de monoterapia preferencial, menores doses e pelo menor tempo possível.

Trabalho de Bsat e cols. (2003) estuda de forma prospectiva e randomizada 174 pacientes, no primeiro trimestre acometidas por náuseas e vômitos severos, com o objetivo de testar tratamento combinado de piridoxina e metoclopramida *versus* monoterapia com proclorpromazina ou prometazina, concluindo pela vantagem significativa da associação.

Por muitos anos, considerou-se útil para a EG o uso de piridoxina ou vitamina B_6. Reiken e Gant (1974) estudaram sua utilidade em HG e concluíram que essas mulheres apresentariam deficiência relativa dessa vitamina. As doses recomendadas (elevadíssimas) usualmente são de 25 a 30mg/dia. Durante muitos anos, seu uso foi feito em combinação com succinato de doxilamina (anti-histamínico) em fórmula muito popular, que foi retirada do mercado por ser presumivelmente agente indutor de teratogenicidade, o que nunca pôde ser confirmado cientificamente ("Debendox", nome fantasia).

Outro grupo de medicamentos que se pode lançar mão é o dos anticolinérgicos, como a escopolamina e a diciclomina. Em geral, têm efeito aditivo favorável sobre a indução do ptialismo, produzindo boca seca e sonolência como efeitos colaterais para algumas pacientes.

Os anti-histamínicos também têm sido muito empregados nessa doença. Tanto os derivados piperazínicos (meclizina, ciclizina, bunclizina) como as etanolaminas (benzamidas, trimetobenzamidas, dimenidrinatos) e, principalmente, as fenotiazinas (clorpromazina, prometazina, tietilperazina). Têm sido freqüentemente relatados seus benefícios, embora não haja estudos controlados e randomizados que possam sustentar sem dúvidas sua validade. A meclizina, por exemplo, talvez seja o antiemético mais utilizado durante a gravidez em todo o mundo, embora já se tenha relatado teratogênese em animais, não comprovada em humanos. Essa medicação tem, em poucos casos, provocado como efeito colateral sonolência (como quase todos os anti-histamínicos), alguns sintomas extrapiramidais e enrijecimento mandibular com o uso inadvertido ou proposital de altas doses.

A metoclopramida do grupo das benzamidas foi desenvolvida na década de 1960, na França, para uso potencial na gravidez. A maioria de seus efeitos é causada sobre o SNC, com características de bloqueio dopaminérgico. Em dose elevada, principalmente intravenosa, causa sintomas extrapiramidais, sonolência, tonturas e ansiedade. A droga atravessa rapidamente a placenta e concentra-se no leite materno em níveis maiores que no plasma. Poucos estudos controlados sobre seu uso têm sido publicados e, em geral, é reservada para casos mais severos (HG), demonstrando, segundo Harrington e cols. (1983), efeito nitidamente superior a placebos, sem que se pudesse encontrar prejuízo para a integridade do feto.

Estudo recente de Nagrott e cols. (1996) avaliou o efeito sobre a HG da associação de droperidol e difenidramina (infusão contínua) com o de outras drogas, concluindo por resultados animadores (número e duração de internações e readmissões) dessa associação.

Na tabela II-5 estão referidos os antieméticos mais utilizados durante a gestação.

Tabela II-5 – Antieméticos × uso na gestação.

Classe	Nome genérico	Classificação (FDA)
Derivados das piperazinas	Budizina	C
	Ciclizina	B
	Meclizina	B
Derivados das fenotiazinas	Clorpromazina	C
	Prometazina	C
Anti-histamínico	Difenidramina	B
Antagonista da dopamina	Metoclopramida	B
Anagonista da apomorfina	Droperidol	C

FDA – Food and Drug Administration – Hocl, M. e cols., 1994 (modificado).

Corticosteróides são comumente usados para o tratamento de náuseas e vômitos devidos à quimioterapia do câncer. Nesse sentido, tem sido experimentado seu uso em mulheres com HG. Estudo publicado em 2003 por Yost e cols., randomizado e duplo-cego, com placebo, foi conduzido em 126 mulheres que não responderam a vários tratamentos durante o primeiro trimestre. Metilprednisolona por via IV (125mg) seguida de prednisona por via oral (40mg por 1 dia, 20mg por 3 dias, 10mg por 3 dias, 5mg por 7 dias) *versus* placebo, mais regime alimentar, não reduziram a necessidade de re-hospitalização pela doença. Outro ensaio realizado por Ziari e cols. (2004) demonstrou que a prednisolona oral reduz os sintomas menos rapidamente que a prometazina, mantendo porém ação mais prolongada e com menos efeitos colaterais.

Antagonistas da histamina, como a ranitidina e a cimetidina, têm sido usados com crescente freqüência e com resultados promissores, embora exista pouca experiência de literatura para atestar sua segurança.

Se os sintomas são muito severos, impõe-se a internação da gestante para tratamento de suporte intravenoso e reposição calórica, hídrica e eletrolítica. Em geral, a hospitalização, o repouso no leito, a discreta sedação e o afastamento compulsório do ambiente doméstico e familiar repercutem de modo rápido e eficiente na recuperação.

Nas primeiras horas, a privação de alimentos por via oral é providência de grande benefício, período em que se agilizam a avaliação clínico-laboratorial e a cuidadosa atenção para o afastamento de patologias subjacentes.

Antieméticos, antiespasmódicos, antiácidos e complexos vitamínicos são coadjuvantes terapêuticos de grande utilidade e não deverão ser negligenciados da terapêutica de suporte e de equilíbrio da homeostasia.

A reintrodução da alimentação deverá ser gradual e não açodada, após judiciosa conferência com a equipe de nutrição, obedecendo critérios de reposição seletiva às necessidades mais prementes para a saúde da gestante. Dá-se preferência ao oferecimento de alimentos em pequenas quantidades, às vezes diluídos para melhor absorção, e sempre sintonizados com as preferências alimentares referidas pela paciente.

Só raramente há necessidade de atitudes mais agressivas, como a utilização de alimentos por sondas gastroduodenais ou suplementação intravenosa parenteral. Provavelmente, pequena (quase anedótica) persistência de mortalidade materna por HG deve-se à inadequada providência e à eficiência na reposição hidroeletrolítica. Se não se obtém em alguns dias equilíbrio nitrogenado positivo e a gestante segue em processo de perda de peso acentuado, a intervenção agressiva tem de ser iniciada.

Antes do advento da nutrição parenteral, o aborto terapêutico era o caminho único para a resolução das pacientes não-reativas. Já a nutrição enteral, alternativa mais segura e barata, poderá ser opção razoável se a paciente suportar os tubos, freqüentemente desalojados nos acessos de náuseas e vômitos.

Há cada vez mais publicações anunciando o sucesso da nutrição parenteral para HG (Rayburn e cols., 1986) e razoável controle dos riscos mecânicos, tóxico-metabólicos e infecciosos, inerentes ao método, desde que seja utilizado na presença de cuidados especiais de monitorização e estritos protocolos. As primeiras preparações exclusivamente veiculadoras de água, sal e dextrose são agora sucedidas por soluções contendo carboidratos, aminoácidos, eletrólitos variados, preparados de emulsão de lipídeos, vitaminas e outros elementos indispensáveis para curta ou longa manutenção nutricional.

Preparados já foram utilizados em variadas formulações em tempos diferentes da gravidez, não acusando problemas ou compromisso na saúde do feto e do RN que lhes pudessem ser responsabilizados. Partos prematuros relatados parecem estar mais ligados a patologias subjacentes que a problemas de deficiência nutricional, e os RN com baixo peso, acredita-se, já haviam perdido peso antes mesmo que a terapêutica parenteral fosse instituída. Faltam, entretanto, séries mais longas para avaliação real do impacto dessa terapêutica.

Por último, é importante realçar o extraordinário papel da psicoterapia no acompanhamento da HG. Não mais como antigamente se preconizava, punitiva e desumana, considerando que se admitia ser a doença de origem exclusivamente psicogênica, isolando-a completamente de familiares e amigos, sempre se imputando à paciente comportamento simulado e inventivo.

A psicoterapia atual, dirigida individualmente ou à família, o estímulo ao autocontrole e o reforço da auto-estima e até hipnose têm sido relatados como alternativa.

TERAPIAS ALTERNATIVAS

Recentemente (1998), Patricia Murphy apresenta revisão da literatura disponível sobre Medicina Alternativa para o tratamento de complicações de gravidez, especificamente, relacionadas a náuseas, vômitos e hiperemese. Apresenta extensa lista de possibilidades encontradas, como se vê no quadro II-3.

Quadro II-3 – Termos pesquisados para medicina complementar e alternativa.

Acupressão
Acupuntura
"Biofeedback"
Quiroprática
Estimulação elétrica
Cinesionologia
Massagem
Meditação
Moxibustão
Terapia musical
Radioestesia
Reflexoterapia
Técnicas de relaxamento

Murphy, 1998 (modificado).

Há poucas informações na literatura sobre o uso ou eficácia da Medicina alternativa para o tratamento dessa condição. Estudo canadense de 2002, realizado por Hollyer e cols., procurou estabelecer a prevalência de seu uso e se há supervisão adequada durante sua utilização. Mostrou que entre as entrevistadas 61% usaram terapias alternativas como ginger, vitamina B_6 e acupuntura, e apenas 21% consultaram seus médicos ou farmacêuticos habilitados. Mulheres que referiram não usar essas alternativas informaram que o fariam se tivessem mais informações sobre seu benefício e segurança.

Tem sido considerado na atualidade a estimulação de nervos para reduzir náuseas e vômitos e ganho de peso em mulheres no primeiro trimestre da gravidez (Rosen e cols., 2003). Estudos controlados e randomizados sugerem efetividade de estimulação do ponto P6, que, entretanto, é questionada em recente revisão Cochrane, por Jewell e Young (2004).

Segundo essa revisão, que estuda diferentes métodos de tratamento, em 21 "trials" compulsados, as conclusões apontam na direção de que antieméticos possam reduzir a freqüência de náuseas no início da gravidez. Há pouca evidência de efeitos adversos, mas muito pouca informação sobre o seguimento a longo prazo das crianças. Dos novos tratamentos, a piridoxina (vitamina B_6) parece o mais eficiente. Estudos observacionais sugerem não haver evidências de teratogenicidade nesses tratamentos.

A respeito da possibilidade de danos fetais (teratogênese) ocasionados pelo uso de antieméticos, algumas considerações devem ser feitas. Uma delas seria a do papel dos próprios vômitos como potencialmente teratogênicos. Com essa possibilidade, deve-se considerar a associação de desarranjos metabólicos com cetose e alcalose hipoclorêmica. A desidratação, por exemplo, foi associada por alguns autores ao aumento na incidência do palato fendido em estudos com animais, enquanto pudesse produzir decréscimo na ingestão de algum alimento (Schwetz e cols., 1977).

Já estudo de base populacional, caso-controle com 1.950 sujeitos com lábios fendidos (ou pálato ou ambos) mostrou efeito protetor da HG, contra o risco dessa anomalia em recém-nacido (Czeizet e cols., 2003).

Mikovich e Van der Berg (1976) não encontraram taxas diferentes de malformações nos produtos de mulheres que usaram antieméticos (3,7%) e não os usaram (3,2%). Já Kullander e Kallén (1976) encontraram que 72% das mulheres que tiveram malformados sofreram de EG, comparativamente a 60% das que tiveram crianças normais (diferenças estatisticamente significativas). A apreciação desses resultados por Klebanoff e Mills (1986) considera que a metodologia utilizada por cada um dos serviços foi a responsável por esses resultados contraditórios. Segundo esses autores, as perdas fetais seriam menos comuns entre mulheres que vomitam, o que poderia provocar maior concentração de fetos malformados no termo; entretanto, a comparação com o cuidado de analisar as perdas precoces quanto à prevenção de malformações não confirma as diferenças.

A análise das terapêuticas utilizadas, como antieméticas durante a gestação, deve considerar o conceito firmado de que na EG e na HG existe forte componente psicológico envolvido, havendo inúmeros estudos demonstrando que grande parte das pacientes (50% ou mais) melhora bastante com placebo. Até mesmo efeitos colaterais são habitualmente referidos por pacientes com placebo, às vezes mesmo superiores àqueles detectados em pacientes com o uso de fármacos. Nessas condições, é fundamental, para que se obtenha credibilidade no estudo, que sua execução seja de modelo tipo aleatório duplo-cego, estudo infelizmente não comum.

Referências Bibliográficas

• BALLANTYNE, A.J. – Ocular complications in hyperemesis gravidarum. *J. Obstet. Gynaec. Br. Emp.*, 48:206, 1941. • BAYLIS, J. & cols. – Persistent nausea and food aversions in pregnancy, a possible association with cow's milk allergy in infants. *Clin. Allergy*, 13:263, 1983. • BRIQUET, R. – *Patologia da Gestação*. São Paulo, Editora Renascença S.A., 1948. • BRUNTON, L.L. – Agentes que afetam o fluxo de água e a motilidade gastrointestinal, digestivos e ácidos biliares. In: Goodman & Gilman (eds.). *As Bases Farmacológicas da Terapêutica*. 8ª ed. Rio de Janeiro, Guanabara Koogan, 1990, p. 602. • CONNON, J. – Complicações gastrintestinais. In: Burrow, G.N. & Ferris, T.F. *Complicações Clínicas na Gravidez*. 3ª ed., São Paulo, Roca, p. 331. • COSTA, P.L. & cols. – Afecções tocoginecológicas (vários autores). In: Gonçalves, L.H. *Manual de Clínica Médica*. Rio de Janeiro, Guanabara Koogan, 1980. • DEPUE & cols. – Hyperemesis gravidarum in relation to estradiol levels, pregnancy outcome and other maternal factors. A seroepidemiologic study. *Am. J. Obstet. Gynecol.*, 156:1137, 1987. • FAIRWEATHER, D.V.I. – Nausea and vomiting during pregnancy. *Am. J. Obstet. Gynecol.*, 102:135, 1968. • FAIRWEATHER, D.V.I. – Nausea and vomiting during pregnancy. *Obstet. Gynecol. Ann.*, 7:91, 1968. • FRIGO, P. & cols. – Hiperemesis gravidarum associated with Helicobacter pylori seropositivity. *Obstet. Gynecol.*, 91:615, 1998. • GUZE, S. & cols. – Association of clinical psichiatrich disease with hiperemesis gravidarum: a three and a half year follow up study of 48 patients and 45 controles. *N. Engl. J. Med.*, 261:1363, 1958. • HARRINGTON, A. & cols. – Metoclopramide an updated review of its pharmacological propedeutics and clinical use. *Drugs*, 25:477, 1983. • HOD, M. & cols. – Hyperemesis gravidarum, a review. *J. Reprod. Med.*, 39:605-612, 1994. • HSU, C.D. & WITTER, F.R. – Fetal sex and severe hyperemesis gravidarum (Letter to the Editor). *Int. J. Gynecol. Obstet.*, 40:63-67, 1993. • JARNFELT-SANSIOE, A. – Nausea and vomiting in pregnancy: a review. *Obstet. Ginecol. Surv.*, 41:422, 1987. • KAUPPILA, A. & cols. – The function of the anterior pituitary-adrenal cortex axis in hiperemesis gravidarum. *Br. Med. J.*, 1:1670, 1976. • KLEBANOFF, M.A. & cols. – Epidemiology of vomiting in early pregnancy. *Obstet. Gynecol.*, 66:612, 1985. • KLEBANOFF, M.A. & MILLS, J.L. – Vomiting during pregnancy teratogenic? *Br. Med. J.*, 292:724, 1986. • KOCH, K.L. & cols. – Gastrics dysrythimias and nausea of pregnancy. *Dig. Dis. Sci.*, 35:961, 1990. • KRENTZ, A.J. – Hyperthyreoidism associated with hiperemesis gravidarum. *Br. J. Clin. Pract.*, 48:75, 1994. • KULLANDER, S. & KALLEN, B. – A prospective study of drugs and pregnancy II antiemitics drugs. *Acta. Obstet. Gynecol. Scand.*, 55:105, 1976. • LIVINGSTON, G.E. & HAMMIND, C.B. – Hyperemesis gravidarum: is it a disease? *Postgraduate Obstetrics and Gynecology*, 12:1, 1992. • MASSON, G.M. & cols. – E. serum chorionic gonadrophin (HCG), schwargers chafs protein 1 (SP1), progesterone and oestradiol levels in patients with nausea and vomiting in early pregnancy. *Br. J. Obstet. Gynecol.*, 92:211, 1985. • MYLKOVICH, I. & Vand der BERG, B.J. – An evaluation of the teratogenicity of certain antinauseant drugs. *Obstet. Gynecol.*, 125:244, 1976. • NAGEOTTE, M.P. & cols. – Droperidol and diphenhydramine is the management of hyperemesis gravidarum. *Am. J. Obstet. Gynecol.*, 174:1801-1806, 1996. • RAYBURN, W. & cols. – Parenteral untution in obstetrics and ginecology. *Obstet. Gynecol. Surv.*, 41:200, 1986. • SHEEHAN, H.L. – The pathology of hyperemesis and vomiting of late pregnancy. *J. Obstet. Gynaecol. Br. Emp.*, 46:685, 1939. • SOULES, M.R. & cols. – Nausea and vomiting of pregnancy: role of human chorionic gonadotrophin and 17 hydroxiprogesterone. *Obstet. Gynecol.*, 55:696, 1980. • SCHWETZ, B.A. & cols. – Cleft palatus. In: CF-1 mice after deprivation of water during pregnancy. *Toxicol. Appl. Pharmacol.*, 40:307, 1977. • WEIGEL, M.M. & WEIGEL, R.M. – Nausea and vomiting of early pregnancy and pregnancy outcome: an epidemiological study. *Br. J. Obstet. Gynaecol.*, 96:1304, 1989.

32 Doença Hipertensiva Específica da Gestação: Introdução e Considerações Gerais

Bussâmara Neme
Mary Angela Parpinelli

Dentre todas as patologias que se manifestam ou se agravam no decorrer da gravidez, a hipertensão é a mais freqüente e aquela que se acompanha de maior morbimortalidade materna e perinatal. Em países em desenvolvimento, como o Brasil, a hipertensão na gravidez, *sensu latu*, é uma das principais causas de mortalidade, com cerca de 30% do total das mortes maternas, ao lado dos quadros hemorrágicos e infecciosos (Cecatti, 1992; Ministério da Saúde, 1993).

Nos Estados Unidos a doença hipertensiva específica da gestação (DHEG) é a segunda causa de morte materna (15% do total) segundo Hayman (2004), cerca de 200.000 mulheres morrem no mundo por essa patologia.

CLASSIFICAÇÃO E FORMAS CLÍNICAS

Sinteticamente a DHEG manifesta-se pela ocorrência de dois quadros clínicos principais: a) pré-eclâmpsia (hipertensão, proteinúria e/ou edema); b) eclâmpsia (crise convulsiva e, raramente, coma em gestantes com pré-eclâmpsia prévia). Entretanto, a patologia pode apresentar diversas formas clínicas:

- Pré-eclâmpsia pura: hipertensão, proteinúria e/ou edema em gestante, previamente, normotensa, surgindo em geral após a 20ª-24ª semanas de idade gestacional.
- Pré-eclâmpsia sobreposta: quando em gestante hipertensa os níveis tensionais se elevam, surgindo ou agravando-se a proteinúria e/ou edema.
- Pré-eclâmpsia precoce: a que surge antes da 20ª-24ª semanas.
- Pré-eclâmpsia tardia: a que ocorre no final do terceiro trimestre.
- Eclâmpsia convulsiva: a que ocorre em gestante com pré-eclâmpsia e se manifesta e culmina com crise convulsiva tônico-clônica.
- Eclâmpsia comatosa: a que ocorre em caso de pré-eclâmpsia, que culmina em coma, na ausência de convulsões.
- Eclâmpsia tardia ou puerperal: a que se manifesta até 72 horas do pós-parto.
- Eclâmpsia intercorrente: a que se manifesta 72 horas após crise convulsiva anterior (Lichtenstein, 1912).
- Eclâmpsia iminente: quando na urgência da pré-eclâmpsia, surgem hiper-reflexia, tonturas, cefaléia frontal, sonolência e alterações visuais.
- Síndrome HELLP: quando na urgência de pré-eclâmpsia e/ou eclâmpsia surgem: hemólise, plaquetopenia e elevação das enzimas hepáticas.

DEFINIÇÕES CONCEITUAIS

HIPERTENSÃO – a hipertensão arterial é sinal clínico, não uma doença. Sua presença pode ser secundária a diferentes entidades clínicas ou subclínicas, podendo coincidir ou ser desencadeada pela gravidez. Vários conceitos foram propostos para definir hipertensão na gravidez, incluindo os aumentos relativos sobre os níveis pressóricos pré-gestacionais ou do primeiro trimestre (Eastman e cols., 1952), os diferentes níveis pressóricos (MacGillivray, 1961), os níveis diferenciados conforme o estágio da gestação (Doll e Hanington, 1961), ou até as medidas distintas conforme populações, grupos étnicos, diferentes altitudes etc. (Akinkugbe, 1976). Atualmente, tem-se dado preferência àquela sugerida por Nelson, em 1955, que define hipertensão na gravidez pela presença de pressão arterial diastólica (PAD) de 90mmHg ou mais, em duas tomadas, com intervalo não inferior a 4 horas entre elas, ou pela presença de PAD de 110mmHg em uma única medida. Essa definição apresenta várias vantagens, como:

- ser simples, precisa, conveniente tanto por padronizar o manuseio clínico das gestantes quanto por proporcionar comparabilidade entre os dados obtidos de diferentes centros;
- coincidir com a definição clínica de hipertensão e valorizar o nível, e não o aspecto da ascensão da pressão arterial;
- ser corroborada pelos estudos realizados por Friedman e Neff, em 1976, que correlacionaram o nível pressórico materno (PAD $\geq$ 90mmHg) com aumento na mortalidade perinatal.

Entretanto, importa lembrar que, entre nós, não são infreqüentes gestantes cujos níveis pressóricos arteriais são muito baixos, não ultrapassando, por vezes, 80 x 50mmHg. Nessas pacientes se após a 20ª semana da prenhez os níveis tensionais elevam-se e atingem mais 15mmHg na diastólica e 30mmHg para a sistólica, concordando com o preceito de Eastman (1952), admitimos tratar-se de hipertensão gestacional. Mesmo quando a proteinúria é negativa ou menor que 300mg/24 horas, deve-se admitir, até provar em contrário, estar iniciando-se o processo de pré-eclâmpsia. A Sociedade Internacional para o estudo da hipertensão na gestação encarece, em particular, a pressão diastólica (Retzke e Graf, 1994). Assim, o referido aumento da pressão diastólica, em gestante com hipertensão pré-gravídica, deve ser considerado como elemento diagnóstico de pré-eclâmpsia sobreposta. Atendendo esse conceito, o tocólogo colocará essa gestante sob estrita observação e assistência, a fim de retardar ou minorar a evolução da moléstia.

Técnica de medida – preconiza-se que seja realizada com esfingmomanômetro, após um período mínimo de repouso (5 minutos), com a gestante em decúbito lateral esquerdo (mais ou menos 30°), no braço direito com "cuff" à altura do coração, e obtida a partir do IV som de Korotkoff (som de abafamento) (Davey e MacGillivray, 1986).

PROTEINÚRIA – a perda de proteínas pela urina é sinal laboratorial importante das síndromes hipertensivas na gravidez. Ela pode, ocasionalmente, aparecer antes da hipertensão como manifestação de patologia renal vigente ou subclínica, sem a presença de hipertensão ou em associação com ela. Nesta última situação, é condição clínica que define o diagnóstico de pré-eclâmpsia. A concentração de proteínas na urina é dependente de vários fatores, incluindo o volume e o grau de concentração da amostra urinária. O total de proteína excretado é afetado pelo exercício e pela postura (Chesley, 1939). O Colégio Americano de Obstetras e Ginecologistas (1972) definiu como proteinúria na gravidez a presença de 300mg ou mais de proteínas excretadas em urina coletada no período de 24 horas ou 0,3mg de albumina por litro ou 1+ em fita reagente ("sticks"), sendo especificada na amostra densidade < 1.030 e pH < 8,0.

EDEMA – a presença de edema e o ganho de peso aumentado permanecem como sinais de "alerta", não mais como sinais clínicos necessários ao diagnóstico da DHEG. Isso se baseia na ocorrência de edema em cerca de 80% do total das gestações (Robertson, 1971) e no fato de o edema localizado ou generalizado ser comum em gestação normal (Thompson e cols., 1967). Embora Hamlin (1952) tenha observado que a presença de edema de mãos em primigestas correlacionava-se ao desenvolvimento de pré-eclâmpsia seis semanas mais tarde, MacGillivray e Campbell (1980) mostraram que a presença de edema não aumenta o risco de hipertensão.

NOMENCLATURA

De todas as condições clínicas que ocorrem com hipertensão durante a gestação, a de maior interesse para os tocólogos é aquela que se manifesta, em geral, após a segunda metade da prenhez, em pacientes até então normotensas, e que desaparece finalizado o estado gravídico.

É numerosa e confusa a terminologia relacionada a essa condição clínica. Em geral, as denominações que lhe foram atribuídas resultaram da sua possível condição causal e/ou sintomática:

1. Processo gravídico degenerativo: gestose da segunda metade, gestose tardia e gestose hipertensiva.
2. Patologia renal: rim gravídico, nefropatia gravídica e rim de baixa reserva.
3. Etiologia tóxica: pituitoxicose, toxemia hipertensiva.
4. Manifestação clínica: eclampsismo, pré-eclâmpsia e eclâmpsia, hipertensão induzida pela gravidez e hipertensão gestacional.

Na Europa, e particularmente na Alemanha (Rippman, 1968), introduziu-se a denominação EPH-Gestosis, em que as referidas letras representam o edema (E), a proteinúria (P) e a hipertensão (H).

Desde 1948, por sugestão de Raul Briquet, adotamos a designação "doença hipertensiva específica da gestação" (DHEG), introduzida, em 1944, por Goldring e Chassis, pelas seguintes razões:

- exclui os termos gestose (não há processo degenerativo) e toxemia (não se conhece fator tóxico);
- não reconhece distinção etiopatogênica entre pré-eclâmpsia e eclâmpsia;
- afasta o prefixo "pré" que sugere ser obrigatório o desfecho em eclâmpsia;
- exclui a etiologia renal;
- relaciona a entidade à gestação e salienta ser a hipertensão sua principal manifestação clínica.

INCIDÊNCIA

A incidência real da DHEG não é conhecida, uma vez que não há na literatura consenso sobre os critérios diagnósticos e as definições. Por outro lado, as alterações da pressão arterial no curso da gestação, com queda de 10 a 15mmHg, principalmente no início do segundo trimestre (MacGillivray e cols., 1969), podem levar a falso diagnóstico de pré-eclâmpsia em mulher com hipertensão arterial crônica (Chesley, 1978; Davey e MacGillivray, 1986). Ainda é importante considerar a falta de estudos epidemiológicos de incidência ou prevalência que considerem fatores geográficos, raciais e étnicos. Os dados disponíveis de incidência correspondem aos encontrados em diferentes serviços. Nos Estados Unidos e em alguns países da Europa, estima-se que a incidência e a prevalência combinadas das síndromes hipertensivas sejam de 6% (Chesley, 1985; Zeeman e Dekker, 1992). No Brasil, a incidência descrita é bastante variável, 9,8% do total de partos no Serviço de Obstetrícia do CAISM-UNICAMP (Parpinelli e cols., 1996).

Apesar de 25% das gestantes internadas na Clínica Obstétrica da FMUSP serem hipertensas (Neme, 1994), apenas 9% das hipertensas atendidas no mesmo Serviço, em 1955, eram representadas pela DHEG.

Carrara e cols. (1991), analisando as gestantes hipertensas atendidas na Clínica Obstétrica da FMUSP, comprovaram as seguintes entidades:

- pré-eclâmpsia leve – 21,1%
- pré-eclâmpsia grave – 13,0%
- eclâmpsia – 3,2%
- hipertensão pré-gravídica – 43,8%
- pré-eclâmpsia sobreposta – 17,7%

EPIDEMIOLOGIA

Apesar de muito já se ter escrito sobre a possível causa da pré-eclâmpsia, e muitas teorias ainda estarem sendo propostas, a sua etiologia permanece, ainda, essencialmente desconhecida. Dessa forma, buscam-se os fatores predisponentes ou a identificação de mulheres de risco para o desenvolvimento da doença. Entre tais fatores citam-se os que se seguem:

Paridade – a primigesta tem seis a oito vezes mais suscetibilidade de apresentar pré-eclâmpsia e eclâmpsia do que a multípara (Hinselmann, 1924; MacGillivray, 1958). A primeira gravidez, quando cursada com normotensão, funciona como fator protetor para a mulher em relação à pré-eclâmpsia em futura gestação (Chesley, 1978). O aborto tardio na primeira gestação foi descrito como protetor para o desenvolvimento de pré-eclâmpsia na segunda gestação (MacGillivray, 1958), entretanto, essa hipótese não tem sido sustentada por estudos mais recentes (Strickland e cols., 1986).

Para Campbell e cols. (1985), a ação protetora do abortamento, na incidência de DHEG de 6,1% para 1,7%, apenas ocorre quando ele foi tardio (segundo trimestre). Eras e cols. (2000) também encarecem esse fato, mas admitem ser mais evidente após o segundo abortamento. Feeney e Scott (1980) e Robillard e cols. (1993) observaram que a DHEG pode ocorrer em multíparas que "engravidaram" de outro parceiro. Todas as situações referidas convergem para um fator etiopatogênico de natureza imunológica.

Gestação múltipla – apresenta risco para pré-eclâmpsia cinco vezes maior que a gestação simples (Hinselmann, 1924). Conrad e cols. (1995), comparando 3.407 gestações gemelares com 8.287 simples, comprovaram que a incidência de DHEG em primigestas é 14 vezes maior na gestação gemelar. Nas gestações triplas, segundo Skupski (1996), a entidade ocorre em 26,3%.

Mastrobattista e cols. (1997) assinalaram não ocorrer diferença na incidência de DHEG entre gemelares e trigemelares. Entretanto, a gravidade é maior nas últimas. Campbell e cols. (1977) e Mawell e cols. (2000) não observaram incidências diversas, de acordo com a zigosidade.

Mola hidatiforme – apresenta risco 10 vezes maior, tanto em primíparas como em multíparas (Page, 1939), provavelmente também pelo grande volume do vilo corial. Neme (1953), em nosso meio, encontrou 30% de pré-eclâmpsia em 29 casos de mola hidatiforme. Sanchez-Torres e Santamaria (1965) descreveram a presença de endoteliose glomerular (biópsia renal), lesão patognomônica da pré-eclâmpsia, em 14 casos de mola hidatiforme. Nesta patologia a manifestação de pré-eclâmpsia é precoce (antes de 24 semanas).

Poliidrâmnio – a freqüente associação dessa condição com gemelaridade, diabetes, hidropisia fetal e triploidia sugere sua relação causal com a incidência de pré-eclâmpsia. Entretanto, quando esses quadros não estão presentes, não se comprovou sua influência (Jeffcoate e Scott, 1959). O poliidrâmnio devido somente a malformações fetais não aumenta o risco para pré-eclâmpsia (Desmedt e cols., 1990).

A associação de gestação múltipla, mola hidatiforme e poliidrâmnio, este último associado a diabetes, hidropisia fetal e triploidia, corrobora a teoria imunológica, por serem situações que desencadeiam aumento das vilosidades coriais (hiperplacentose) e que, por sua vez, favoreceriam possível inadaptação do organismo materno aos antígenos paternos trazidos pelo feto.

Maior incidência em certas áreas geográficas – embora alguns estudos apontem diferenças na incidência de síndromes hipertensivas entre diferentes grupos étnicos e áreas geográficas, acredita-se que outros fatores (genéticos, doença hipertensiva crônica, manifesta ou subclínica, fatores socioeconômicos, qualidade de assistência médica e outros) possam atuar como variáveis confundidoras para explicar a diferença na incidência de pré-eclâmpsia e eclâmpsia em distintas áreas geográficas (Cooper e Liston, 1979; Arngrimson e cols., 1990).

Zamudio e cols. (1995) em Denver, EUA, verificaram maior incidência de PE e de baixo peso fetal, em altitudes elevadas. Relacionaram o fato à redução do fluxo sangüíneo, nas artérias ilíacas e uterinas. Em 1999, Palmer e cols. referem incidência de PE em 3% em altitude de 1.260m e de 16% na de 3.100m.

Maior incidência em fases avançadas da gravidez – essa condição foi identificada há mais de 70 anos. Não tem sido discutida, na literatura atual, como prerrogativa da pré-eclâmpsia, mas sim como possibilidade de diagnóstico diferencial entre pré-eclâmpsia "pura" e pré-eclâmpsia superajuntada à hipertensão arterial crônica manifesta ou subclínica (Ihle e cols., 1987), ou ainda nos casos de hipertensão leve a moderada sem a presença de proteinúria com o diagnóstico de hipertensão arterial latente (Chesley, 1978).

Baixa recorrência em gravidez subseqüente – a primeira gravidez "imuniza" a mulher aos antígenos do companheiro e provoca resposta imunológica normal à segunda gravidez. Esse argumento foi sustentado pelos estudos de Feeney e cols. (1977), que observaram menor incidência de pré-eclâmpsia em mulheres que sofreram transfusões sangüíneas prévias à gestação. Contudo, a proteção da primeira gravidez não é absoluta e o fator protetor parece estar mais relacionado à ausência de pré-eclâmpsia na primeira gravidez, principalmente quando a idade for inferior a 25 anos e tem baixa probabilidade de desenvolver hipertensão arterial no futuro remoto (Sibai, 1986).

Melhora clínica após o óbito fetal – essa observação foi feita por estudiosos da doença (Beker, 1948). Entretanto, a melhora clínica materna nem sempre acontece de forma imediata. Embora essa afirmação não apresente, nos dias atuais, sustentação geral, um de nós (BN), acompanhando, de perto, durante mais de 60 anos, a evolução de casos de pré-eclâmpsia, está convencido de que o óbito fetal reduz a gravidade da patologia.

Recentemente, em primigesta de gestação gemelar, com pré-eclâmpsia pura, ocorreu o óbito de um dos fetos. A melhora dos níveis arteriais foi evidente.

Maior incidência em gestantes com hipertensão arterial pre-existente – a presença de lesão renal ou vascular de base predispõe ao aparecimento de pré-eclâmpsia. Alguns autores chegam a considerar que a ocorrência de pré-eclâmpsia superajuntada nesse grupo de mulheres seja superior a 70% (Chesley, 1978).

Odegard e cols. (2000) e Sanchez e cols. (2003) concordam com esse fato e Ayala e cols. (2000) referem que a variabilidade tensional (monitorizada 24 horas), no início da prenhez, sugere a ocorrência de PE.

Tendência familiar ou hereditária – a observação de incidência de pré-eclâmpsia, cerca de quatro vezes maior em filhas de mães que tiveram a doença comparadas à população geral (Cooper e Liston, 1979), sustenta a hipótese da suscetibilidade familiar para pré-eclâmpsia por um gene recessivo simples. Posteriormente, Chesley e Cooper (1986) também atribuíram a possibilidade de hereditariedade multifatorial.

Nilsson e cols. (2004) também comprovaram relações da PE em filhas de mães que tiveram a patologia. Entretanto, o fato não ocorre tratando-se de filhas de outro parceiro.

Fatores socioeconômicos e comportamentais – os aspectos socioeconômicos são referenciados como de risco, a partir da diferença de incidência observada, principalmente para os casos de eclâmpsia, nos países desenvolvidos e em desenvolvimento. Enquanto para aqueles países a incidência é de 1 caso para 3.448 partos, como na Suécia (Moller e Lindmark, 1986), nestes, como no CAISM-UNICAMP, a incidência é de 1 caso para 350 partos (Parpinelli e cols., 1996), ou ainda de 1 caso para 108 partos, como na Nigéria (Konje e cols., 1992; Duley, 1992). Nesse contexto, é importante considerar que outras variáveis possam estar interferindo nessa incidência, como por exemplo a assistência pré-natal de boa qualidade com diagnóstico e tratamento precoces, além de outros. Contudo, essas observações são para casos de eclâmpsia, e não existem estudos de base populacional em diferentes países que confirmem a diferença na incidência de pré-eclâmpsia de acordo com nível socioeconômico (WHO, 1987).

Dos fatores comportamentais, o tabagismo durante a gravidez tem sido descrito como fator protetor, ou seja, com redução na incidência de pré-eclâmpsia (Herriot e cols., 1984; Russel e cols., 1966; Klonoff-Cohen e cols., 1993; Spinillo e cols., 1994). A nicotina pode reduzir a atividade específica do fator de ativação plaquetário, a partir da acetil-hidrolase, potente vasodilatador (Miyaura e cols., 1992).

O nível sangüíneo elevado do tiocianato (em tabagistas), potente vasodilatador, e a ação inibidora sobre o tromboxano A (potente vasoconstritor) têm sido, também, relacionados com o efeito protetor da nicotina. Lain e cols. (2005) referem que os níveis de fibronectina plasmática estão elevados na PE. Entretanto, nas gestantes pré-eclâmpticas tabagistas os teores de fibronectina estão reduzidos.

Ao contrário do tabagismo, as condições de trabalho estressantes têm sido apontadas como fator de aumento na incidência da pré-eclâmpsia (Klonoff-Cohen e cols., 1993). Embora não tenha sido bem documentado que a atividade física excessiva se associe a aumento na incidência de pré-eclâmpsia, o repouso é a forma de tratamento das síndromes hipertensivas na gravidez (WHO, 1987).

Fatores nutricionais – diversas hipóteses já foram formuladas sobre a influência de componentes da dieta na incidência de pré-eclâmpsia; entretanto, nenhuma delas, até os dias atuais, conseguiu apoio para ser mantida. Recentemente, a deficiência de cálcio foi implicada como possível fator causal de pré-eclâmpsia (López-Jaramillo e cols., 1989; Belizan e cols., 1991; Carroli e cols., 1994; Bucher e cols., 1996). Entretanto, um ensaio clínico aleatorizado, realizado em diferentes centros nos Estados Unidos e envolvendo 4.589 nulíparas saudáveis, com idade gestacional entre 13 e 21 semanas, que receberam tratamento diário de 2g de cálcio ou placebo, não mostrou diferenças estatisticamente significativas na incidência de síndromes hipertensivas (Levine e cols., 1997).

A incidência da DHEG foi relacionada com dieta hipersódica e hipoprotéica. Hugher (1956) e Hamlin (1958) referiram redução evidente da entidade entre gestantes que obedeceram dieta hipossódica, pobre de hidratos de carbono e rica em proteínas e vitaminas. Langley e Jackson (1994) verificaram que dietas hipoprotéicas provocam aumento da pressão arterial em ratas prenhez.

Ao comprovarem maior teor de sódio intracelular e intraleucocitário nas gestantes que desenvolveram DHEG, Tranquilli e cols. (1988), Testa e cols. (1988) e Seon e Forrester (1989) relacionaram a ingestão do sódio com a incidência da entidade.

Fatores mesológicos – fatores como área geográfica, clima e nutrição têm sido relacionados com a ocorrência da DHEG. Entretanto, é difícil distinguir, entre eles, o mais determinante.

De Snoo (1937) e De Snoo e Remmelts (1938) comprovaram que nas Índias Ocidentais a PE incide mais entre os europeus do que nos nativos (estes excluem o sal na alimentação).

Alguns autores negam a relação climática com a eclâmpsia (Alderman e cols., 1988; Bergstrom e cols., 1992; Jamelle, 1998). Entretanto, em São Paulo, um de nós (Neme) refere maior ocorrência da eclâmpsia nos meses de julho e agosto, quando além do frio a umidade atmosférica é maior.

Associações mórbidas – em 1994, Stone e cols., em estudo de 18.964 gestantes (retrospectivo), relacionaram a obesidade com maior ocorrência de PE, em função da maior resistência insulínica, peculiar a essa patologia. Essa condição, presente no diabetes, foi observada, também, por Amin-Nyame e cols. (2004).

Dieckman (1952) referia incidência de PE em 25-50% entre as gestantes com nefropatia hipertensiva e de até 100% nos casos graves dessa patologia (PE sobreposta). Entre nós, Vasconcelos e Cortes (2000) referem que a hipertensão familiar resulta em valor preditivo positivo em 68% e em valor preditivo negativo em 70% para a ocorrência de DHEG.

Idade materna – em 1986, Hansen comprovou maior incidência de PE em primigestas com mais de 40 anos. Fernandes Costa e cols. (2003), no Recife, verificaram, entre 2.047 gestantes, que a incidência da hipertensão gestacional ocorre em 22,1% nas pacientes com mais de 40 anos de idade e em 16% entre as com menos de 40. Entretanto, essa observação pode estar relacionada a formas frustras e subclínicas de hipertensão essencial, entre as mais idosas. Entre nós, Motta (1993), na UNICAMP, não verificou maior ocorrência de PE nas adolescentes com até 16 anos (15,2 e 12,5% para as adolescentes e as maiores de 16 anos).

Raça – existem referências de maior incidência da PE entre negras (Eastman e Hellman, 1966), árabes muçulmanas e judias iraquianas (Davies, 1979). Entretanto, Chesley (1978), nos EUA, não identificou incidências diversas entre brancas e negras.

Nutrição-dieta – a tentativa de relacionar a incidência menor da PE, durante as guerras, com a hiponutrição, foi desacreditada, em face da menor incidência de primigestas nessas fases (Hauch e Lehman, 1934). Entretanto, Hugher (1956) e Hamlin (1958) referem menor incidência de PE entre as gestantes que obedeceram dieta hiperprotéica, hipervitamínica e hiposódica. Um de nós (Neme), após acompanhar 671 primigestas, que obedeceram dieta hiperprotéica, hipervitamínica e hipossódica (rigorosa), refere incidência de apenas seis casos, nos quais os níveis atingiram 140 x 90mmHg (1,11%). Cinco casos eram gemelares. O aumento ponderal médio foi de 8,420kg e o peso médio dos conceptos foi 3,326kg. Daí admitir ação preventiva da dieta referida.

Inserção placentária – Bieniarz (1959), dentre 25.000 partos, nunca comprovou PE em casos de placenta prévia. Esse autor relaciona o fato com a drenagem venosa uterina mais baixa (que a corporal).

Pré-eclâmpsia anterior – Lie e cols. (1998) referem que na Noruega a incidência de PE atingiu apenas 1,7% entre as secundigestas (cujas gestações anteriores foram normais) e alcançou 13,1% nas que tiveram PE na gestação anterior. Essa reincidência da patologia parece estar relacionada a algum fator individual (?) ou a algum "reliquat" hipertensivo.

Mudança de parceiro – entre 392 multíparas, com mudança de parceiro, a incidência da PE foi de 22-25%, enquanto no grupo controle foi de apenas 3,4% (Dekker e cols., 1998 e 1999). Trupin e cols. (1996) não confirmam esse fato, ao referirem incidência de PE em 3% e 3,2%, respectivamente, em nulíparas e em 573 multíparas com novo parceiro. Entretanto Li e Wi (2000), concordando com Dekker e cols., referem que a mudança de parceiro protege em 30% a ocorrência de PE em gestantes que tiveram a patologia em gestação anterior. Inversamente, ocorre risco maior de 30% entre as que mudaram de parceiro e não tiveram PE anterior.

Resistência à insulina – a correlação entre obesidade e PE foi atribuída à maior resistência insulínica (Polonsky e cols., 1996), sendo notória a maior incidência de PE nas diabéticas graves (em geral obesas ou portadoras de hipertensão pré-gravídica), segundo Stone e cols. (1994) e Sibai e cols. (1995).

Kaaja e cols. (1999), comparando 22 casos de PE com 16 de gestantes normais, comprovaram maior resistência insulínica entre as primeiras, durando até três meses no pós-parto. Entretanto, no que tange ao diabetes gestacional, enquanto Khan e Daya (1996) referem incidência de 20% para PE, Shaffer e cols. (1995) não identificaram maior ocorrência, comparando 197 diabéticas com 197 de grupo controle.

Alterações trombofílicas – Dekker e cols. (1995), examinando 10 semanas após o parto pacientes que desenvolveram PE severa e precoce, comprovaram nelas maior freqüência de alterações trombofílicas (hiper-homocisteinemia, síndrome antifosfolipídeo, coagulopatia, deficiência de proteína S, anticorpo anticardiolipina).

Em 1997, Pampus e cols., comparando pacientes que tiveram PE com as que não tiveram, verificaram, nas primeiras: deficiência da proteína S, maior resistência à proteína C ativada, fator V de Leiden elevado, hiper-homocisteinemia e maior nível de anticorpo anticardiolipina. Powers e cols. (2000) e Rajkovac e cols. (2000), no que respeita a homocisteinemia, verificaram aumento na PE, e não na hipertensão sem proteinúria.

Kupfermine e cols. (2000), de acordo com Pampus, referem anomalias trombofílicas em 68% das pré-eclâmpticas. Entretanto, Livingston e cols. (2000) negam essas alterações. A nosso ver essas discordâncias devem ser, provavelmente, relacionadas a erros diagnósticos vigentes.

Isoimunização Rh – Carver e cols. (2005) referem maior incidência de PE em nulíparas com incompatibilidade ABO-Rh.

PREVISIBILIDADE

No que tange à previsibilidade de determinada gestante desenvolver DHEG, têm sido referidas diversas provas. Dentre elas, na atualidade, as mais mencionadas são:

Ganho ponderal súbito
Para Eastman (1956), o aumento ponderal de 1.000g por semana ou 3.000g por mês denuncia retenção hídrica anormal e eventual tendência para a DHEG. Embora Chesley (1978) não concorde com essa observação, é prudente admitir que em primigestas o aumento súbito do peso, até prova em contrário, deve pressupor tendência para a ocorrência da entidade.

Teste pressórico de Gant – "roll-over-test"
Pratica-se colocando as pacientes (entre as 28ª e 32ª semanas) em decúbito látero-esquerdo e determinando a pressão arterial a cada 5 minutos e por 20 minutos no braço direito. A seguir, colocada a paciente em decúbito dorsal horizontal, determinam-se os níveis tensionais no primeiro e no quinto minutos. O teste é considerado positivo se a pressão diastólica se eleva 20mmHg em qualquer uma dessas medidas, após a mudança do decúbito. Na Clínica Obstétrica do Hospital das Clínicas (USP), Kahhale (1983) comprovou teste positivo em 62,5% das gestantes que desenvolveram DHEG; o teste foi negativo em 94,6% das gestantes, cuja evolução foi normal. Para Degani e cols. (1985), a sensibilidade desse teste atingiu 67%, e a especificidade, 94,5%. Entretanto, Watson e cols. (1995), aplicando o teste em 97 gestantes normais, a partir do terceiro trimestre, comprovaram que, entre as 18 em que a pressão diastólica se elevou 20%, apenas duas tiveram PE.

Teste do exercício isométrico
Degani e cols. (1985) referem que, pelo exercício isométrico, o aumento de 20mmHg na pressão diastólica teve sensibilidade em 81% e especificidade em 96%, com valor preditivo de 81% para a DHEG (testes realizados entre as 28ª e 32ª semanas).

Teste da pressão arterial média
Vasconcellos e cols. (1991), entre nós, confirmaram que a identificação de pressão arterial média maior que 75mmHg sugere ocorrência futura de DHEG e que esse teste tem maior valor preditivo que o "roll-over-test". Esses autores comprovaram, ainda, que a previsibilidade se eleva quando os testes de Gant e da pressão arterial média são positivos. Obtém-se a pressão arterial média aplicando a seguinte equação:

$$PAM = \frac{\text{Pressão sistólica} + 2 \times \text{Pressão diastólica}}{3}$$

Teste da angiotensina II
Em 1961, Abdul-Karim e Assali referiram que a administração de angiotensina II provoca menor resposta hipertensiva em gestantes que em mulheres não-grávidas. Posteriormente, em 1973, Gant e cols. demonstraram que gestantes normotensas que se mostraram reativas (aumento de 20mmHg na pressão diastólica) a determinada dose de angiotensina II (8mg/kg/minuto) são propensas a desenvolver a DHEG. O teste da angiotensina II é de praticabilidade reduzida (é complicado e consome longo tempo).

Teste da dopplervelocimetria
Em 1987, Arduine e cols. demonstraram (dopplervelocimetria) que a redução do fluxo na artéria uterina sugere a ocorrência da DHEG. Realizando dopplervelocimetria, entre a 16ª e 22ª semanas, em 1.198 nulíparas, Steel e cols. (1988) demonstraram que a redução do fluxo uteroplacentário coincide com futura hipertensão e proteinúria (41%) e crescimento restrito fetal (52%).

Montenegro e Rezende Filho (1993), entre nós, North e cols. (1994), Soutf e cols. (1996) confirmaram essas observações. Mello e cols. (2000), repetindo essa experiência (entre 16ª, 20ª e 24ª semanas), comprovaram, para a ocorrência da PE, valor preditivo negativo de 91% e positivo de 79%.

Em 2003, Phupong e cols. e Hille e cols. confirmaram essas observações, sugerindo (os últimos) sua praticidade como rotina pré-natal. Finalmente, Subtil e cols. (2003) comprovaram que a terapêutica pela aspirina não reduziu a ocorrência da PE nos casos em que o fluxo da artéria uterina era reduzido.

Belfort (2005) refere que a comprovação de resistência aumentada na artéria cerebral média (dopplervelocimetria no 2º trimestre, se relaciona com maior incidência de PE.

Testes hematológicos
Segundo Halligan e cols. (1994), nas gestantes propensas a desenvolver DHEG, os níveis de fibronectina materna (condição que traduz lesão endotelial) estão aumentados a partir da 9ª semana (sensibilidade de 85% e especificidade de 60%).

Graf e cols. e Lehlen e cols. (1994) e depois Marinof e cols. (1995), Östlund e cols. (2000) e Cotter e cols. (2001), Tjoa e cols. (2003), Duricié e cols. (2003) confirmaram essa assertiva.

Lopez-Quesada e cols. (2000), Cotter e cols. (2001) e Napolitano (2005) relacionaram níveis elevados da hemocisteína (precocemente) com a ocorrência da PE. Entretanto, Hogg e cols. (2000) não concordaram com esses autores.

Duricié e cols. (2003) e Tjoa e cols. (2003) relacionaram níveis elevados da proteína C reativa (entre a 10ª e 14ª semanas) com a DHEG e com o crescimento fetal restrito, e Shaarany e cols. (2000) comprovaram níveis plasmáticos elevados de endotelina-1 (na 10ª-12ª semana), com a PE.

Testes hormonais
Luckas e cols. (1996) identificaram níveis elevados da gonadotrofina coriônica, a partir das 15-17 semanas, em 48 gestantes que desenvolveram PE. Entretanto, Morgan e cols. (2000) e Lambert-Messerlian e cols. (2000) não comprovaram essa observação.

Diâmetro da artéria braquial
Segundo Kusen e cols. (2003) e Takase e cols. (2003), o fluxo da artéria braquial (dopplervelocimetria), determinado na segunda metade da gestação, relaciona-se (quando reduzido) com a ocorrência da PE, valor preditivo positivo de 90% e negativo de 100%. Landres e cols. (2005) também valorizam essa observação.

Teste do frio
Woisetschlager e cols. (2000), colocando bolsa de gelo na fronte de 122 gestantes (entre a 16ª e 20ª semanas), durante 3 minutos, verificaram aumento dos níveis tensionais arteriais e da freqüência cardíaca naquelas que desenvolveram PE (maior reatividade vascular).

Microproteinúria
Weerasekera e Peiris (2003), dosando, precocemente, a microproteinúria, verificaram sua correlação com a PE, quando ela ultrapassa 375mgl, em 73%.

Débito cardíaco
O aumento precoce do débito cardíaco teria relação com a incidência da PE, segundo Easterlind e cols. (2000). Quando a terapêutica pelo Atenolol corrige essa alteração, a incidência de PE foi de 3,8% e atingiu 14% quando não a alterou.

Savvidou e cols. (2003), em gestantes com incisura bilateral ao Doppler das artérias uterinas, avaliaram sua função endotelial pelo teste do fluxo da artéria braquial e pela dosagem da dimetilarginina (entre 23 e 25 semanas). Essa última substância inibe a enzima óxido nítrico sintase, responsável pela síntese do óxido nítrico (vasodilatador). Sua redução associada à alteração para menos do fluxo da artéria braquial são preditivos da DHEG.

Conclusões
Analisando a questão relacionada aos testes de previsibilidade de DHEG, Fourmer e cols. (1995) concluíram que a dopplervelocimetria das artérias uterinas (em torno das 20 semanas) e a dosagem das gonadotrofinas coriônicas na 17ª semana são os testes mais práticos e positivos. Entretanto, Soltan e cols. (1996) encarecem também a dosagem de fibronectina materna e o teste de exercício isométrico.

PROFILAXIA DA DHEG

Em 1984, Chesley, revendo exaustivamente a epidemiologia da DHEG, não fez referência firme sobre a possibilidade real de sua prevenção. Entretanto, De Snoo (1937) já havia alertado que a hipertensão e a PE eram raras entre as gestantes da África Central, onde o sal inexistia. Além disso, na Austrália, Hugher (1956) e Hamlin (1958) haviam referido ser o regime hipocloretado e hiperprotéico efetivo para reduzir a incidência da moléstia.

A observação clínica de que a incidência da PE é mais ou menos uniforme em países desenvolvidos e subdesenvolvidos, e que sua complicação com convulsão é rara nos primeiros, deixou claro que, embora em relação à PE medidas preventivas não são evidentes, esse fato é factível em relação ao seu desfecho em eclâmpsia.

Analisando a evolução da gestação em 1.000 pacientes de nível socioeconômico elevado e 1.000 de nível baixo, um de nós (BN, 1947) comprovou ser quatro vezes maior a incidência de descolamento prematuro da placenta e duas vezes de eclâmpsia entre as gestantes de nível socioeconômico inferior.

Villar e cols. (1987), López-Jaramillo e cols. (1989) e Belizan e cols. (1988) comprovaram que a administração suplementar de cálcio reduzia a incidência da DHEG. Entretanto, estudo colaborativo realizado nos Estados Unidos (Levine e cols., 1997) não identificou incidência diversa entre as gestantes que receberam 2g de sal/dia e aquelas que ingeriram placebo.

Ultimamente, a droga mais testada para evidenciar efeito preventivo da DHEG tem sido a aspirina (dose infantil diária de 60-100mg).

McFarland e cols. (1990), em 1.226 gestantes, cuja dopplervelocimetria sugeria maior risco para PE, comprovaram, administrando 75mg/dia de aspirina, 148 casos que evoluíram com PE (12%). No grupo controle, esse número atingiu 25%. Entre nós, Pinho do Amaral e cols. (1995), também baseados em achados da dopplervelocimetria, acompanharam, a partir da 28ª semana, dois grupos de gestantes que receberam, respectivamente, 60mg/dia de aspirina e placebo. Seus resultados sugeriram efeito positivo preventivo da droga em relação à DHEG.

Entretanto, ainda entre nós, Atallah (1990), compendiando resultados de estudo colaborativo de 102 serviços universitários, englobando 1.009 gestantes (498 receberam 60mg/dia de aspirina e 511 sem droga), verificou o apresentado na tabela II-6.

Tabela II-6 – Aspirina × prevenção da DHEG (%).

	Grupo com aspirina	Grupo controle
DHEG	6,7	6,0
CIUR	8,5	10,1
Mortalidade perinatal	7,3	6,0

Sibai e cols. (1993), em estudo randomizado, acompanharam a evolução de 3.135 nulíparas, a partir da 13ª-26ª semanas (1.570 com 60mg/dia de aspirina e 1.565 com placebo). A incidência de PE foi de 4,6% no grupo tratado e 6,3% no grupo placebo. Não houve diferenças em relação à média ponderal e ao RCIU. Mas, no grupo tratado, ocorreram 11 casos de descolamento prematuro da placenta e apenas 2 no grupo controle.

Owen e cols. (1993) e Beroys e cols. (1994) também negaram a ação preventiva da aspirina, em estudo de 9.364 casos controlados. Salientaram a inocuidade da droga; entretanto, entre os casos tratados, houve maior necessidade de transfusões sangüíneas.

O efeito anticoagulante da droga é inquestionável. Spitz e cols. (1988) referem que a aspirina (81mg/dia) reduz o efeito pressor da angiotensina II e o teor do tromboxano A_2. Schiff e cols. (1989) administraram aspirina (100mg/dia) a 34 gestantes com "roll-over-test" positivo. Comprovaram queda do tromboxano A_2 em 34,7%. Em gestantes (31 casos) que não receberam a droga, os níveis do tromboxano elevaram-se 51,2%. Esse efeito, à luz das idéias atuais sobre a etiopatogenia da DHEG, justifica a razão, teoricamente, de a aspirina ter seu lugar na eventual prevenção da entidade.

Em 2000, o Erasme Collaborative Groups analisou o efeito da aspirina em 1.644 gestantes (com) e 1.650 (sem), administrada a partir da 14ª-20ª semanas. A incidência de PE foi, respectivamente, de 1,7% e 1,6%. Hogg e cols. (2001) também não reconheceram o efeito protetor da aspirina.

Entretanto, Knight e cols. (2000), em estudo colaborativo de 39 centros, admitem que agentes antiplaquetários reduzem em 15% a incidência de PE. Na Rússia, Vikhlyaeva e cols. (2000) verificaram que a administração de 60mg de aspirina, no segundo semestre (em relação a placebo), reduziu a incidência de partos prematuros de 9,9% para 3,1% e de PIG de 12,3% para 5,7%.

Finalmente, Seki e cols. (2000), administrando desde a 20ª semana, a gestantes de risco para PE, 400mg/dia de "Ozagiel" (inibidor do tromboxano A_1), comprovaram que nas tratadas 55% delas não tiveram PE, enquanto apenas 15% das que receberam placebo não a desenvolveram (grupo de 20 casos).

Entretanto, os resultados da literatura não são concordes, sugerindo que outros fatores etiológicos, ainda que desconhecidos, devem estar presentes (Heyborne, 2000).

Finalmente, um de nós (BN) está convencido, alicerçado em experiência clínica pessoal, que o repouso físico e psíquico, acrescido de dieta hipocloretada e hiperprotéica, são efetivos para reduzir a incidência da DHEG. Entre 671 primigestas de clínica privada que obedeceram a referida conduta, apenas em 7 os níveis tensionais arteriais atingiram 150 x 90mmHg. Inclusive aquelas que apresentavam hipertensão essencial pré-gravídica tiveram seus níveis pressóricos reduzidos, durante todo o evolver da gestação, na ausência da terapêutica hipotensora arterial.

Kilby e cols. (1990) referem que qualquer medida ou droga utilizadas para a prevenção da DHEG devem: a) ter demonstrado ser úteis; b) ter efeitos secundários mínimo; c) ser de fácil aplicação; d) ser de baixo custo. Parece-nos que a dieta hipossódica e hiperprotéica e o repouso físico e psíquico atendem esses princípios.

O emprego de inibidores da síntese do tromboxano A_2 e o da prostaglandina A_1 tem sido tentado. Entretanto, os resultados não têm sido convincentes (Kilby e cols., 1990).

Em 2002, Duvekot e cols., administrando ou não o leite a 161 gestantes, observaram maior incidência de PE entre as que não o receberam.

PROGNÓSTICO NA DHEG

Na vigência de DHEG, deve-se considerar o prognóstico materno e perinatal, imediato e tardio, nas suas duas principais manifestações: DHEG e hipertensão crônica.

Prognóstico materno imediato – a morte materna imediata na DHEG sói ocorrer, principalmente, quando a entidade culmina em eclâmpsia, quando são mais freqüentes complicações como hemorragia cerebral, insuficiência respiratória e edema agudo pulmonar. Entre os elementos que denunciam maior gravidade na eclâmpsia citam-se: recorrência de crises convulsivas, a despeito da terapêutica, proteinúria acentuada, oligúria, hipertermia, icterícia, coma carótico e insuficiência respiratória. Entretanto, importa salientar que, apesar de quadro clínico de discreta gravidade, a negligência assistencial, durante crise convulsiva, permitindo aspiração de secreções traqueobrônquicas, pode agravar o prognóstico e provocar a morte (Fig. II-15).

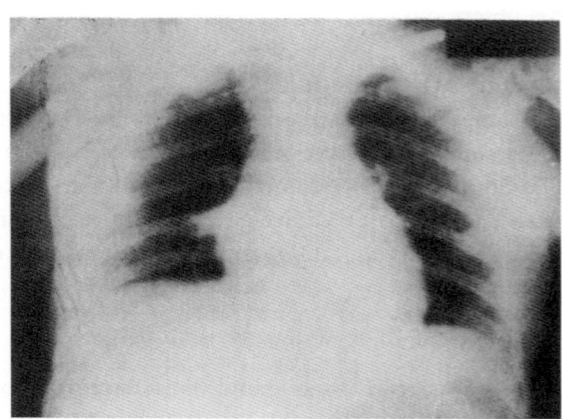
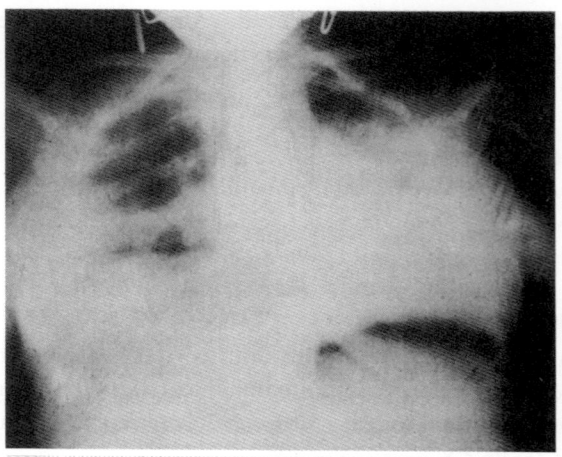

Figura II-15 – I gesta com eclâmpsia. Notar o aspecto dos campos pulmonares antes (**A**) e após (**B**) aspiração violenta de secreções traqueobrônquicas, que se seguiu de pneumonia aspirativa e óbito da paciente.

Necropsias de 74 casos de óbitos maternos ocorridos na Clínica Obstétrica da FMUSP (Neme e Mathias, 1970) revelaram como causa letal: hemorragia cerebral (31%), broncopneumonia aspirativa (18,9%) e insuficiência renal aguda (5,4%). Em 28,3% dos casos, a necropsia não identificou a causa (provavelmente coma carótico com acidose metabólica). Posteriormente, no mesmo Serviço, dentre 33 óbitos maternos, os achados necroscópicos foram: broncopneumonia (52%), edema agudo pulmonar (44%), hemorragia cerebral (28%), coagulopatia (16%), úlcera gástrica perfurada (12%), embolia pulmonar e trombose cerebral (4%) (Zugaib e cols., 1985).

Óbitos maternos imediatos na PE leve são excepcionais e, quando ocorrem, relacionam-se com o seu desfecho em convulsão. Na PE sobreposta e na hipertensão crônica grave, os óbitos maternos são menos freqüentes e relacionam-se com crises hipertensivas agudas (*ictus* cerebral e edema agudo pulmonar), com HELLP síndrome e com DPP e suas complicações (Tabela II-7).

Tabela II-7 – DHEG × mortalidade materna (170 casos).

Quadro clínico	1931-1944 21 casos	1945-1948 35 casos	1949-1956 56 casos	1957-1970 58 casos	1931-1970
Pré-eclâmpsia	–	–	–	8,6%	3,4%
Eclâmpsia	100,0%	100,0%	100,0%	91,4%	95,6%

Clínica Obstétrica da Faculdade de Medicina da USP.

Sibai e cols. (1993) relatam 437 casos de HELLP. A mortalidade materna foi de 1,1% e relacionou-se com coagulopatia (21%), DPP (16%), insuficiência renal aguda (7,7%) e edema agudo pulmonar (6%). Gabbe e cols. (1991) salientam que as complicações maternas e perinatais são mais freqüentes entre as multíparas, nas quais a PE sobreposta é mais freqüente (Tabela II-8).

Tabela II-8 – Eclâmpsia × paridade × complicações (Gabbe & cols.).

Complicações	Multíparas (%)	Primíparas (%)
HELLP síndrome	17,2	8,9
RCIU	17,2	2,5
Insuficiência renal	13,8	2,5
Hemorragia pós-parto	17,2	13,4
Edema pulmonar	13,8	3,2

Prognóstico materno tardio – em 1976, Chesley e cols. reviram a controvertida questão relacionada à eventual seqüela hipertensiva, quando a duração da DHEG supera 3-4 semanas. Concluíram negando esse fato. Entretanto, Sibai e cols. (1995) compararam, 10 anos após, os níveis tensionais de 406 primigestas que desenvolveram DHEG com 409 de evolução normal. Verificaram presença de hipertensão em 15% entre as primeiras e 6% entre as últimas.

Entretanto, a questão ainda não está resolvida, sendo possível admitir que o diagnóstico de processos hipertensivos subclínicos prévios tenha sido descurado entre as gestantes que desenvolveram PE. Essa possibilidade é factível, uma vez que no primeiro trimestre, inclusive em pacientes hipertensas, os níveis pressóricos declinam, atingindo, às vezes, a normalidade.

Prognóstico imediato perinatal – na tabela II-9 apresentamos o obituário perinatal ocorrido em 3.690 gestantes hipertensas, atendidas, sob a supervisão de um de nós (BN), no período 1979-1983, na Clínica Obstétrica da FMUSP. Fica clara a responsabilidade da eclâmpsia e da DHEG sobreposta nos índices de mortalidade perinatal imediata.

Tabela II-9 – Mortalidade perinatal × síndrome hipertensiva (Kahhale, 1991).

Entidade clínica	Mortalidade perinatal (%)	
	1979-1983 (3.690 casos)	1985-1990 (1.449 casos)
Pré-eclâmpsia leve	1,0	1,20
Pré-eclâmpsia grave	4,0	8,60
Eclâmpsia	16,0	9,09
Hipertensão crônica	0,3	2,60
Hipertensão crônica + DHEG	15,0	13,70

Clínica Obstétrica, Hospital das Clínicas da FMUSP.

O prognóstico perinatal mediato (não-tardio) da DHEG relaciona-se, em particular, com a incidência de prematuridade extrema entre os recém-nascidos de partos espontâneos ou de partos prematuros terapêuticos, indicados em casos de gravidade materna e/ou de comprometimento fetal intra-útero insolúvel.

Prognóstico tardio dos recém-nascidos – não têm sido referidas lesões orgânicas tardias em conceptos de mães que desenvolveram PE e/ou eclâmpsia. Dexter e Weiss (1941) não identificaram diferenças entre recém-nascidos de mães eclâmpticas com os de mães de grupo controle.

Enquanto algumas referem prejuízo tardio em conceptos de mães eclâmpticas, Ounsted (1988), em 56 casos, nega esse fato.

Em 1949 foram revistos 79 casos de eclâmpsia, ocorridos na Clínica Obstétrica da FMUSP no período 1944-1948. Considerando a possibilidade de os conceptos que sobreviveram apresentar comprometimento tardio, nove dos conceptos foram seguidos com exames neurológicos, durante até três anos. Não foram identificadas seqüelas entre eles (Neme e Bicudo, 1949).

Referências Bibliográficas

• ABDUL-KARIM & ASSALI. N.S. – Pressor response in to angiotensin in pregnant and nonpregnant women. *Am. J. Obstet. Gynecol.*, 82:246, 1961. • ALDERMAN, B.W. & cols. (Denver) – Weather and occurence of eclampsia. *Int. J. Epidemiol.*, 17:582, 1988. • AMERICAN COLLEGE OF OBSTETRICIAN AND GYNECOLOGISTS – Hypertension in Pregnancy – Technal. Bulletin nº 219, 1996. • ANIM-NYAME, N. & cols. – Insulin resistance and preeclampsia: a role for tumor necrosis factor-cx? *Gynecol. Endocrinol.*, 18:117, 2004. • Arduini D. & cols. (Roma) – Utero-placental blood flow velocity waveforms as predictors of pregnancy-induced hypertension. *Eur. J. Obstet. Gynecol. Reprod. Biol.*, 26:335, 1987. • ARNGRIMSON, R. & cols. – Genetic and familial predisposition to eclampsia and preeclampsia in a defined population. *Br. J. Obstet. Gynaecol.*, 97:762, 1990. • ATALLAH, N.A. & cols. – Estudo randônico controlado da hidralazina e da nifedipina na crise hipertensiva na gestação. *Rev. Bras. Ginecol. Obstet.*, 12:10, 1990. • AYALA, D.E. & cols. – Circadian blood pressure variability in healthy and complicated pregnancies. *Hypert. Pregnancy*, 19:74, 2000. • BELFORT, M. – Low second trimester maternal middle cerebral artery resistance index and subsequent preeclampyse. *Am. J. Obstet. Gynecol.*, 191:SM FM, Abstract, 73, 2005. • BELIZAN, J.M. & cols. – Calcium supplementation to prevent hypertensive desorders of pregnancy. *N. Engl. J. Med.*, 325:1399, 1991. • BELIZAN, J.M. & cols. (Rosário – Argentina) – The relationship between calcium intake and pregnancy-induced hypertension. *Am. J. Obstet. Gynecol.*, 158:898, 1988. • BERGSTROM, S.; POVEY, G.; SONGANE, F. & CHING, C. – Excepta 62:948;1992. Seasonal incidence of eclampsia and its relationship to meteorological data in Mozambique. *J. Perinat. Med.*, 20:153, 1992. • BEROYZ, G. & cols. – A randomized trial of low-dose aspirin for the prevention and treatment of pre-eclampsia among 9,364 pregnant women. *Lancet*, 343:619, 1994. • BIENIARZ, J. – The pathomechanism of late pregnance toxemia and obstetrical hemorrhages. *Am. J. Obstet. Gynecol.*, 78:385, 1959. • BRIQUET, R. – Patologia da Gestação. Renascença, São Paulo, 1948. • BUCHER, H.C. & cols. – Effect of calcium supplementation on pregnancy-induced hypertension and pre-eclampsia: a metaanalysis of randomized controlled trials. *JAMA*, 275:1113, 1996. • CAMPBELL, D.M. & MacGILLIVRAY I. – Preeclampsia in second pregnancy. *Br. J. Obstet. Gynaecol.*, 92:131, 1985. • CAMPBELL, S. & cols. – Twin zigosity and preeclampsia. *Lancet*, 11:97, 1977. • CARRARA, W. & cols. – Aspectos epidemiológicos das síndromes hipertensivas na gravidez. *Rev. Ginec. Obstet.*, 2:68, 1991. • CARROLI, G. & cols. – Calcium supplementation during pregnancy. A systematic review of randonised controlled trials. *Br. J. Obstet. Gynaecol.*, 101:753, 1994. • CARVER, A. – Maternal fetal ABO-Rh blood antigen status and risk for preterm preeclampse. *Am. J. Obstet. Gynecol.*, 191:SM FM. Abstract, 113, 2005. • CASCONCELLOS, M.J.A. & cols. – Predição da pré-eclâmpsia pela associação da pressão arterial média e o teste de Gant. *J. Bras. Ginec.*, 101:505, 1991. • CECCATI, J.G. – Análise da mortalidade materna no Município de Campinas no período de 1985-1991. Tese Doutoramento Faculdade Cient. Médica – UNICAMP, 1992. • CHESLEY, L.C. – Diagnosis of preeclampsia. *Obstet. Gynecol.*, 65:423, 1985. • CHESLEY, L.C. – History and epidemiology of preeclampsia-eclampsia. *Clin. Obstet. Ginecol.*, 27:801, 1984. • CHESLEY, L.C. – The remote prognoses of eclamptic women. Sixth periodic report. *Am. J. Obstet. Gynecol.*, 124:446, 1976. • CHESLEY, L.C. – The variability of proteinuria in the hypertensive complications of pregnancy. *J. Clin. Invest.*, 18:617, 1939. • CHESLEY, L.C. & COOPER, D.W. – Genetics of hypertension in pregnancy: possible single gene control of preeclampsia and eclampsia in the descendants of eclamptic women. *Br. J. Obstet. Gynaecol.*, 93:898, 1986. • CONRAD, D.V. & cols. – Risk factors for preeclampsia in twin pregnancies. A population-based cohort study. *Obstet. Gynecol.*, 85:645, 1995. • COOPER, D.W. & LISTON, W.A. – Genetic control of severe preeclampsia. *J. Med. Genet.*, 16:409, 1979. • COTTER, A. & cols. – Elevated plasma homocysteine in early pegnancy. A risk factor for the development of severe preeclampsia. *Am. J. Obstet. Gynecol.*, 184:S11, 2001. • DAVEY, D.A. & MacGILLIVRAY, I. – The classification and definition of the hypertensive disorders of pregnancy. *Clin. Exper. Hypertens.*, 5:97, 1986. • DAVIES, A.M. – Epidemiology of the hypertensive disorders of pregnancy. *Bull. World Health Organ.*, 57:373, 1979. • De SNOO, K. – The prevention of eclampsia. *Am. J. Obstet. Gynecol.*, 34:911, 1937. • De SNOO, K. & REMMELTS, R. – Die eclampsia geographish betrachtet. Internat. Congr. Verlosk. Gynaecol., 1:107, 1938. • DEGANI, S. & cols. – Isometric exercise test for predicting gestacional hypertension. *Obstet. Ginecol.*, 65:652, 1985. • DEKKER, G.A. – Risk factors for preeclampsia. *Clin. Obstet. Gynecol.*, 42:422, 1999. • DEKKER, G.A. & cols. – Change in paternity: a risk factor for preeclampsia in multiparous women. *Am. J. Obstet. Gynecol.*, 178:S120, 1998. • DEKKER, G.A. & cols. – Underlyind disorders associated with severe early-onset preeclampsia. *Am. J. Obstet. Gynecol.*, 173:1042, 1995. • DEKKER, G.A. & SIBAI, B.M. – Etrology and pathogenens of preeclampsia: current concepts. *Am. J. Obstet. Gynecol.*, 179:1359, 1998. • DESMEDT, E.J. & cols. – Polyhydramnios and associated maternal and fetal complications in sinleton pregnancies. *Br. J. Obstet. Gynaecol.*, 97:1115, 1990. • DEXTER, L. & WEISS, S. – Preeclamptic and eclamptic. Toxemia of Pregnancy. Boston, Little, Brown and Co., 1941. • DIZON-TOWNSON, D.S. & cols. – The factor V Leiden mutation may predispose women to severe preeclampsia. *Am. J. Obstet. Gynecol.*, 175:902, 1996. • DOLL, R. & HANINGTON, E. – International survey of eclampsia and preeclampsia 1958-1959. Epidemiological aspects. *Pathol. Microbiol.*, 24:331, 1961. • DURICIÉ, S. & cols. – Fibronectin and C-reactive protein in pregnancy induced hypertension. *JUGOSL Med. Biohem.*, 22:325, 2003. • DUVEKOT, E.J. & cols. – Pregnant women with a low milk intake have an increased risk of developing preeclampsia. *Eur. J. Obstet. Gynecol. Reprod. Biol.*, 105:11, 2002. • EASTERLING, T. & cols. – Prevention of preeclampsia: treatment with atenolol prior to onset of hyperension. *Hypert. Pregnancy*, 19:82, 2000. • EASTMAN, N.J. – *Obstetrics*. New York, Appleton-Century-Crofts, 1950. • EASTMAN, N.J. – *Williams Obstetrics*. New York, Appleton-Century-Crofts, Inc., 1956. • EASTMAN, N.J. & cols. – Definition and classification of toxemias brought up-to-date. *Am. Comm. On Maternal Welbare*, Chicago, 1952. • EASTMAN, N.J. & HELLMAN, L.M. – *Williams Obstetrics*. New York, Appleton-Century-Crofts, 1966. • ERAS, J.L. & cols. – Abortion and its effect on risk of preeclampsia and transient hypertension. *Epidemiology*, 11:36, 2000. • ERASME COLLABORATIVE GOUP – Failure of systematic low dose aspirin to prevent preeclampsia in primigravidae. *Hypert. Pregnancy*, 19(Suppl.):34, 2000. • FEENEY, J.G. & SCOTT, J.S. – Preeclampsia and changed paternity. *Eur. J. Obstet. Gynecol. Reprod. Biol.*, 11:35, 1980. • FERNANDES COSTA, H.L. & cols. – Idade materna como fator de risco para a hipertensão induzida pela gravidez: análise multivariada. *Rev. Bras. Ginec. Obstet.*, 25:631, 2003. • FOURMER, A. & cols. – Hypertension et grossesse diagnostic physiopathologe et tractement. *Schweiz Med. Wochensckr*, 125:2273, 1995. • FRIEDMAN, E.A. & NEFF, R.K. – Pregnancy outcome as related to hypertension, edema, proteinuria. **In:** Lindheimer, M.D. & cols. *Hypertension in Pregnancy*. New York, John Wiley, 1976, p. 13. • GOLDRING, E. & CHASIS, H. – *Hypertension and Hypertensive Disease*. New York, The Commonwealth Fund., 1944. • HALLIGAN, A. & cols. – Haemostatic, fibrinolytic and endothelial variables in normal pregnancies and pre-eclampsia. *Br. J. Obstet. Gynaecol.*, 101:488, 1994. • HANSEN, J.P. – Older maternal age and pregnancy outcome. A review of the literature. *Obstet. Gynecol. Surv.*, 41:726, 1986. • HAUCH, E. & LEHMANN, K. – Investigations in to the occurrence of eclampsia in Dennmark during the years 1918-1927. *Acta Obstet. Gynecol. Scand.*, 14:425, 1934. • HAYMAN, R. – Hypertension in pregnancy. *Curr. Obstet. Gynaecol.*, 14:1, 2004. • HERRIOT, A. & cols. – Longitudinal evoluation of hemodynamic changes in eclampsia. *Am. J. Obstet. Gynecol.*, 150:506, 1984. • HEYBORNE, K.D. – Preeclampsia prevention: lessons from the low-dose aspirin therapy trials. *Am. J. Obstet. Gynecol.*, 183:523, 2000. • HILLE, H. & cols. – Dopper sonographies creening der a uterina in der gynakologischen praxis. *Geburtshilfe Frauenheilkd*, 63:56, 2003. • HINSELMANN, H. – *Die Eclampsie*. Bonn F. Cohen, 1924. • HOGG, B. & cols. – Second-trimester plasma homocysteine levels and pregnancy-induced hypertension, preeclampsia, and intrauterine growth restriction. *Am. J. Obstet. Gynecol.*, 183:805, 2000. • HOGG, B. & cols. – The influence of gestacional age on the effectiveness of low-dose aspirin for the prevention of hypertensive disease and growth restriction in pregnancy. *Am. J. Obstet. Gynecol.*, 184(1) – Abstract 0218 of the 2001 annual meeting of the society for maternal-fetal medicine. • HUGHER, E.C. – *Obstetric Gynecologic Terminology*. Philadelphia, E. A. Davis, 1972. • HUGHER, T.D. – Antenatal care and the prevention of eclampsia. *Med. J. Aust.*, 2:48, 1956. • IHLE, B.U. & cols. – Early onset pre-eclampsia recognition of underlying renal disease. *Br. Med. J.*, 294:79, 1987. • JAMELLE, R.N. – Eclampsia: is there a seasonal variation in incidence? *J. Obstet. Gynaecol. Res.*. 24:121, 1998. • JEFFCOATE, T.N.A. & SCOTT, J.S. – Some observations on the placental factor in pregnancy toxemia. *Am. J. Obstet. Gynecol.*, 77:475, 1959. • KAAJA, R.J. & cols. – Evidence of a state of increased insulin resistance in preeclampsia. *Metab. Clin. Exp.*, 48:892, 1999. • KAHHALE, S. – Contribuição ao estudodo teste pressórico de Gant. Tese Fac. Med. USP, 1983. • KHAN, K.S. & DAYA, S. – Plasma glucose and preeclampsia. *Int. J. Gynaecol. Obstet.*, 53:111, 1996. • KILBY, M.D. & cols. – A cross-sectional study of basal platelet intracellular free calcium concentration in normotensive and hypertensive primigravid pregnancies. *Clin. Sci.*, 78:75, 1990. • KLONOFF-COHEN, H.; EDELSTEIN, S. & SAVITZ, D. (Univ. California) – Cigarette smoking and preeclampsia. *Obstet. Gynecol.*, 81:541, 1993. • KNIGHT, M. & cols. – Antiplatelet for prevention of pre-eclampsia and its consequences. A systematic review. *Hypert. Pregnancy*, 19(Suppl.):33, 2000. • KONJE, J.C. & cols. – Presentation and management of eclampsia. *Int. J. Gynaecol. Obstet.*, 38:31, 1992. • KUPFERMINE, M.J. & cols. – Severe preeclampsia is associated with genetic thrombophilic mutations. *Hypert. Pregnancy*, 19:37, 2000. • KUSEU, N.K. & cols. – Detection of endothelial dysfunction in preeclamptic patients by using color doppler sonography. *Arch. Gynecol. Obstet.*, 268:113, 2003. • LAIN, K.; POWERS, R. & ROBERTS, J. – Celular fibronectin is drecreased in preeclamptic women who smoke. *Am. J. Obstet. Gynecol.*, 191:SM FM, Abstracts, 81, 2005. • LAMBERT-MESSERLIAN, G.M. & cols. – Second-trimester levels of maternal serum human chorionic gonadotropin and inhibin A as predictors of preeclampsia in the third trimester of pregnancy. *J. Soc. Gynecol. Invest.*, 7:170, 2000. • LANDRES, I. & cols. – A comparison of Doppler wave form parameters versus flow-mediated dilatation of the brachial artery in preeclamptic and normotensive women. *Am. J. Obstet. Gynecol.*, 191:SM FM, Abstracts, 109, 2005. • LANGLEY, S.C. & JACKSON, A.A. – Increased systolic flood pressure in adult rats induced by fetal exposure to maternal low proteins diet. *Clin. Sci.*, 86:217, 1994. • LEVINE, R.J. & cols. – Trial of calcium to prevent preeclampsia. *N. Engl. J. Med.*, 337:69, 1997. • LEVINE, R.J. & cols. – Trial of clcium to prevent preeclampsia. *N. Engl. J. Med.*, 337:69, 1997. • LI, D.-K. & WI, S. – Changing paternity and the risk of preeclampsia-eclampsia in the subsequent pregnancy. *Am. J. Epidemiol.*, 15:57, 2000. • LICHTENSTEIN, F. – Zur Klinik. Therapie und aetrologie der eklampsie, mach einer neun statitik bearbertet auf grund von 400 fallen. *Arch. F. Gynak.*, 95:183, 1912. • LIE, R.T. & cols. – Fetal and maternal contributions to risk of preeclampsia. A population-based study. *BMJ*, 316:1343, 1998. • LIVINGSTON, J.C. & cols. – Tumor necrosis factor alpha polymorphisms, plasma levels, and severe preeclampsia. *Hypert. Pregnancy*, 19(Suppl.):110, 2000. • LIVINGSTON, J.C. & cols. – Maternal and fetal genetic thrombophilias are not associated with severe preeclampsia. *Hypert. Pregnancy*, 19(Suppl.):41, 2000. • LÓPEZ-JARAMILLO, P. & cols. – Calcium supplementation reduces the risk of pregnancy-induced hypertension in an Andes Population. *Br. J. Obstet. Gynaecol.*, 96:648, 1989. • LÓPEZ-JARAMILLO, P.; NARVAEZ, M.; FELIX, C. & LOPEZ, A. – Dietary calcium supplementation and prevention of pregnancy hypertension. *Lancet*, 335:293, 1989. • LÓPEZ-QUESADA, E.; VILASECA, M.A. & LAILLA, J.M. – Plasma total homocysteine in un complicated pregnancy and in preeclampsia. *Eur. J. Obstet. Gynecol. Reprod. Biol.*, 108:45, 2000. • LUCKAS, M.J.M. & cols. – Human chorionic gonadotrophin levels between 15 and 17 weks in women who subsequently develop preeclampsia. *Hypert. Pregnancy*, 15:95, 1996. • Mac GILLIVRAY, I. – Hypertension in pregnancy and its consequences. *J. Obstet. Gynaecol. Br. Emp.*, 68:557, 1961. • Mac GILLIVRAY, I. – Some observations on the incidence of pre-eclampsia. *J. Obstet. Gynaecol. Br. Emp.*, 65:536, 1958. • Mac GILLIVRAY, I. & CAMPBELL, D.M. – The relevance of hypertension and oedema in pregnancy. *Clin. Exp. Hypertension*, 2:897, 1980. • Mac GILLIVRAY, I. & cols. – Blood pressure survey in pregnancy. *Clin. Sci.*, 37:395, 1969. • MARINOFF, D.N.; GLOD, R.A.; BRUDAKER, D.B. & cols. – Utility of a single filconectin level for the prediction of preeclampsia. *J. Matern. Fetal Med.*, 4:160, 1995. • MASTROBATTISTA, J.M. & cols. – The rate of severe preeclampsia is increased in triplet as compared to twin gestations. *Am. J. Perinatol.*, 14:263, 1997. • MAXWELL, E. & cols. – Relationship of twin zygosity and preeclampsia. *Am. J. Obstet. Gynecol.*, 184(1). Abstract of the 2001 Annual meeting of the maternal-fetal medicine. • Mc FARLAND, P. & cols. – Doppler ultrasound and aspirin in regomition and prevention of pregnancy-induced hypertension. *Lancet*, 335:1552, 1990. • MELLO, G. & cols. – A longitudinal study of uterine artery blood flow velociy waveforms for the early detection of preeclampsia in normotensive women with risk factors for pregnancy induced hypertensive disorders (PIHD). *Hypert. Pregnancy*, 19(Suppl.):55, 2000. • MIYAURA, S. & cols. – Effect of a cigarette smoke extract on the metabolism of the proinflammatory autacoid, platelet-activating factor. *Cir. Res.*, 70:341, 1992. • MOLLER, B. & LINDMARK, G. – Eclampsia in Sweden 1976-1980. *Acta Obstet. Gynecol. Scand.*, 65:307, 1986. • MONTENEGRO, C.A.B. & REZENDE FILHO, J. – Doppler na doença hipetensiva materna. *An. Acad. Nac. Med.*, 153:83, 1993. • MORGAN, M.A. & cols. – Second trimester maternal serum β-human chorionic gonadotropin (β-HCG) and alpha-fetoprotein (AFP) are not predictive of severe preeclampsia. *Hypert. Pregnancy*, 19:83, 2000. • MOTTA, M.I. – Influência da idade materna e da idade ginecológica sobre os resultados maternos e perinatais da gravidez na adolescência. Tese Fac. Ciências Médicas, UNICAMP, 1993. • NAPOLITANO, P. & cols. – Umbelical cord plasma homocysteine concentration are elevated at delivery in pregnancie complicated by preeclampse. *Am. J. Obstet. Gynecol.*, 191:SM FM, Abstracts, 110, 2005. • NELSON, T.R. – A clinical study of preeclampsia. *J. Obstet. Gynaecol. Br. Emp.*, 62:48, 1955. • NEME, B. – Fisiopatologia da pré-eclâmpsia. Ilações terapêuticas e preventiva. *GO Atual.*, 7:24, 2002. • NEME, B. – Molas hidatiformes, considerações em torno de alguns sintomas observados em 29 casos. *Rev. Hosp. Nossa Senhora Aparecida*, 6:39, 1953. • NEME, B. & BICUDO, J.C. – Prognóstico do feto e do recém-nascido na eclâmpsia. *Rev. Ginec. Obst.*, 43:188, 1949. • NEME, B. & MATHIAS, L. – Eclâmpsia: Prognóstico materno imediato. Experiências de 20 anos. *Mat. Inf.*, 24:135, 1970. • NILSSON, F. & cols. – The importance of genetic and environmental effect for pre-eclampsia and gestational hypertension: a family study.

Int. J. Obstet. Gynaecol., 111:200, 2004. • NORTH, R.A. & cols. – Uterine artery dpller flow velocity wave forms in the second trimester for the prediction of preeclampsia and fetal growth retardation. *Obstet. Gynecol.*, 83:378, 1994. • ODEGARD, R.A. & cols. – Risk factors and clinical manifestation of pre-eclampsia. *Br. J. Obstet. Gynaecol*, 107:1410, 2000. • ÖSTLUND, E.; HANSSON, L.O. & BREMME, K. – Fibronectin is a marker for organ involuement and may indicate the severity of preeclampsia. *Hypert. Pregnancy*, 19(Suppl.):161, 2000. • OUNSTED, M. – The children of women who had hypertension during pregnancy. In: Rubin, B.C. *Hypertension in Pregnancy*. Amsterdam, Elsevier, 1988. • OWEN, J. & cols. – The effect of lowdose aspirin on umbilical artery doppler measurements. *Am. J. Obstet. Gynecol.*, 169:907, 1993. • PAGE, E.W. – The relation between hydatid mole relative ischemia of the gravid uterus. *Am. J. Obstet. Gynecol.*, 37:291, 1939. • PALMER, S.K. & cols. – Altered blood pressure course during normal pregnancy and increased preeclampsia at high altitude (3.100 meter) in Colorado. *Am. J. Obstet. Gynecol.*, 180:1161, 1999. • PAMPUS van, M.G. & cols. – Underlying disorders asspciated with severe preeclampsia and HELLP syndrome. *Am. J. Obstet. Gynecol.*, 176:S26, 1997 (abstract). • PARPINELLI, M.A. & cols. – Fatores associados à eclâmpsia em gestante com hipertensão arterial. *Rev. Bras. Gin. Obstet.*, 18:705, 1996. • PHUPONG, V. & cols. – Predicting the risk of preeclampsia and small for gestational age infants by uterine artery doppler in lowrisk women. *Arch. Gynecol. Obstet.*, 268:158, 2003. • PINHO DO AMARAL, L.F. & cols. – Utilização do ácido acetilsalicílico na presença da toxemia gravídica. Projeto AAS. *J. Bras. Ginecol.*, 105:127, 1995. • POLONSKY, K & cols. – Noninsulin dependent diabetes mellitus – a genetically programmed failure of the beta cell to compensate for insulin resitance. *N. Engl. J. Med.*, 334:777, 1996. • POWERS, R.W. & cols. – Evidence of endothelial dysfunction in preeclampsia but not gestacional hypertension; increased homocyst (e) ine and cellular fibronectin. *Hypert. Pregnancy*, 19(Suppl.):46, 2000. • RAJKOVAC, A. & cols. – Plasma total homocysteine concentrations in eclamptic, preeclamptic and normotensive women. *Hypert. Pregnancy*, 19:53, 2000. • RETZKE, U. & GRAF, H. – Haufigkeit der schwangerschaftshypertonie in abhangigkeit von der hypertoniedefinition *Zeutrahl. Gynakol.*, 116:73, 1994. • RIPPMAN, E.T. – Gestosis of late pregnancy. *Gynaecologia*, 165:12, 1968. • ROBERTSON, E.G. – The natural history of oedema during pregnancy. *J. Obstet. Gynecol. Br. Common*, 78:520, 1971. • ROBILLARD, P.Y. & cols. – Paternity patterns and risk of pre-eclampsia in the last pregnancy in multiparae. *J. Reprod. Immunol.*, 24:1, 1993. • RUSSEL, C.S. & cols. – Some effects of smoking in pregnancy. *J. Obstet. Gynaecol. Br. Common.* 73:742, 1966. • SANCHEZ, S.E. & cols. – Family history of hypertension and diabetes in relation to preeclampsia risk in Peruvian women. *Gynecol. Obstet. Invest.*, 56:128, 2003. • SANCHEZ-TORRES, F. & SANTAMARIA, A. – Histopatologia renal en la gestacion molar. *Rev. Obstet. Ginecol. Venezuela*, 25:657, 1965. • SAVVIDOU, M.D. & cols. – Endothelial dysfunction and raised plasma concentrations of asymmetric dimethylarginine in pregnant women who subsequently develop preeclampse. *Lancet*, 361:1511, 2003. • SCHIFF, E. & cols. – The use of aspirin to prevent pregnancy-induced hypertension and lower the ratio of thromboxane A_2 to prostacyclin in relatively high risk pregnancies. *N. Engl. J. Med.*, 321:351, 1989. • SEKI, H.; TAKEDA, S. & KINOSHITA, K. – The clinical study on TXA_2 synthetase inhibitor for the prevention of severe preeclampsia. *Hypert. Pregnancy*, 19:22, 2000. • SEON, R. & FORRESTER, T. (Jamaica) – Relationship between leucocyte sodium ontent and high blood pressure during development and resolution of pre-eclampsia. *Clin. Sci.*, 76:199, 1989. • SHAARANY, M. & ABDEL-MAGID, A.M. – Plasma endothelin-1 and mean arterial pressure in the prediction of pre-eclampsia. *Int. J. Gynaecol. Obstet.*, 68:105, 2000. • SIBAI, B.M. – Eclampsia. In: Rubin, P.C. *Hypertension in Pregnancy*. Amsterdam, Elsevier, 1988, p. 320. • SIBAI, B.M. & cols. – Maternal morbidity and mortality in 442 pregnancies with hemolysis, elevated liver enzymes and low platelets. *Am. J. Obstet. Gynecol.*, 169:1000, 1993. • SIBAI, B.M. & cols. – Prevention of preeclampsia with low-dose aspirin in healty, nulliparous pegnant women. *N. Engl. J. Med.*, 329:1213, 1993. • SIBAI, BM. & cols. – Risk factors for preeclampsia in healthy nulliparous women. A prospective multicenter study. *Am. J. Obstet. Gynecol.*, 172:642, 1995. • SKUPSKI, D.W. & cols. – Multiple gestations from in vitro fertilization: successful implantation alone is not associated with subsequent preeclampsia. *Am. J. Obstet. Gynecol.*, 175:1029, 1996. • SOLTAN, M.H. & cols. (Arabia Saudita) – Volues of cortain clinical na biochenical tests for prediction of pre-eclampsia. *Ann. Saude Med.*, 16:280, 1996. • SONE, J.L. & cols. – Risk factors for severe preeclampsia. *Obstet, Gynecol.*, 83:357, 1994. • SOUTIF, C.; PREVOST, A. & ANDRE, M. (França) – Interet du doppler uterin systematique chez la femme primipare. A propos de 315 cas. *J. Gynecol. Obstet. Biol. Reprod.*, 25:819, 1996. • SPINILLO, A. & cols. – The effect of work activity in pregnancy on the risk of severe preeclampsia. *Aust. N. Zealand J. Obstet. Gynaecol.*, 35:380, 1995. • SPITZ, B. & cols. (Texas – Univ. Dallas) – Low-dose aspirin I. Effect of angiotensin II pressor responses and blood prostaglandin concentrations in pregnant women sensitive to angiotensin II. *Am. J. Obstet. Gynecol.*, 159:1035, 1988. • STEEL, S.A. & cols. – Doppler ultrasound of the uteroplacental circulation as a screening test for severe pre-eclampsia with intrauterine growth retardation. *Eur. J. Obstet. Gynecol. Reprod. Biol.*, 28:279, 1988. • STONE, J.L. & cols. – Risk factors for severe preeclampsia. *Obstet. Gynecol.*, 83:357, 1994. • STRICKLAND, D.M. & cols. – The relationship betwee abortion in the first pregnancy and the development of pregnancy-induced hypertension in the subsequent pregnancy. *Am. J. Obstet. Gynecol.*, 154:146, 1986. • SUBTIL, D. & cols. – Randonised comparison of uterine artery doppler and aspirin (100mg) with placebo in nulliparous women. The essai regional aspirin mere-enfant study (part II). *Int. J. Obstet. Gynaecol.*, 110:485, 2003. • TAKASE, B. & cols. – Flow mediated dilatation in brachial artery in the second holf of pregnancy and prediction of pre-eclampsia. *J. Hum. Hypertens.*, 17:697, 2003. • TESTA, I. & cols. – Abnormal membrane cation transport in pregnancy-induced hypertension. *Scand J. Clin. Lab. Invest.*, 48:7, 1988. • THOMPSON, A.M. & cols. – The epidemiology of oedema during pregnancy. *J. Obstet. Gynecol. Br. Commonn.*, 74: 1967. • TJOA, M.L. & cols. – Elevated C-reactive protein levels during first trimester of pregnancy are indicative of preeclampsia and intrauterine growth restriction *J. Reprod. Immunol.*, 59:29, 2003. • TRANQUILLI, A.L. & cols. – Altered cation transport in gestational hypertension I. The significance of intracellular sodium. *Clin. Exp. Hypertens. Part B. Hypertens. Pregnancy*, 7:11, 1988. • TRUPIN, L.S.; SIMON, L.P. & ESKENAZI, B. – Change in paternity: a risk factor for preeclampsia in multiparas. *Epidemiology*, 7:240, 1996. • VASCONCELLOS, M.J.A. & CORTÊS, J.C. – Hypertension familial as a risk factor of preeclampsia. *Hypert. Pregnancy*, 19:105, 2000. • VIKHLYAEVA, E.M.; ASYMBEKOVA, G.U. & ZERDEV, V.P. – Aspirin in prophylaxis and treatment of placental insufficiency lessons from Russian aspirin experience. *Hypert. Pregnancy*, 19(Suppl.):68, 2000. • VILLAR, J. & cols. (John Hopkiun) – Calcium supplementation reduces blood pressure during pregnancy: Results of a randomized controlled clinical trial. *Obstet. Gynecol.*, 70:317, 1987. • WATSON, W.J. & cols. – Pressor response to cycle ergometry in the midtrimester of pregnancy: can it predict preeclampsia? *Am. J. Perinatol.*, 12:265, 1995. • WEERASEKERA, D.S. & PEIRIS, H. – The significance on serum uric acid, creatinine and urinary microprotein levels in predicting pre-eclampsia. *J. Obstet. Gynaecol.*, 23:17, 2003. • WOISETSCHLAGER, C. & cols. – Increased blood pressure response to the cold pressor test in pregnant women developing preeclampsia. *J. Hypert.*, 18:399, 2000. • ZAMUDIO, S. & cols. – Alterations in uteroplacental blood flow precede hypertension in preeclampsia at high altitude. *J. Appl. Physiol.*, 79:15, 1995. • ZEEMAN, G.G. & DEKKER, G.A. – Pathogenesis of preeclampsia: a hypothesis. *Clin. Obstet. Gynecol.*, 35:317, 1992.

33 Doença Hipertensiva Específica da Gestação: Etiopatogenia

Rodrigo Ruano
Marcelo Zugaib

A etiologia da pré-eclâmpsia permanece desconhecida. Inúmeras teorias etiopatogênicas foram descritas e vêm sendo relatadas, tentando explicar a causa e a instalação dessa doença. A importância em se conhecer a etiologia da pré-eclâmpsia consiste na possibilidade de prevenir a sua instalação, isto é, realizar a prevenção primária, o que seria menos dispendioso para o binômio mãe-filho.

A aceitabilidade e a formulação dessas teorias baseiam-se nas seguintes observações:

a) fatores de risco para a doença conhecidos, como, por exemplo, nuliparidade, gestações gemelares, hipertensão arterial crônica, *diabetes mellitus*, nefropatias, doenças do colágeno, trombofilias e síndromes antifosfolpídeos, neoplasia trofoblástica gestacional;

b) manifestação tardia da doença, segunda metade da gestação, principalmente em idade gestacional avançada;

c) recorrência rara em gestações futuras, principalmente após uma gravidez sem pré-eclâmpsia, com o mesmo parceiro;

d) melhora clínica após óbito fetal;
e) os sinais clínicos da doença: hipertensão arterial, proteinúria e edema;
f) mecanismos de lesões hepáticas e renais;
g) história familiar (influência hereditária).

As mais recentes teorias etiopatogênicas, que permanecem em discussão atualmente, são abordadas a seguir.

TEORIAS DA ISQUEMIA PLACENTÁRIA

Há muito tempo se sabe que na pré-eclâmpsia ocorre diminuição do fluxo uteroplacentário, levando à redução do consumo de oxigênio pela placenta e pelo produto da concepção. Atualmente, inúmeros estudos vêm demonstrando que essa isquemia seria causada pela interação inadequada entre o trofoblasto e a decídua, levando à invasão inadequada desse trofoblasto.

Logo após a nidação do zigoto no endométrio, o trofoblasto começa a sua invasão decidual, interagindo com o tecido local. O trofoblasto extraviloso transforma-se em trofoblasto endovascular (substituindo o endotélio das artérias espiraladas), trofoblasto perivascular e trofoblasto intersticial. O resultado da invasão endovascular é a conversão das artérias espiraladas em artérias de baixa resistência e flácidas, com grande diâmetro, sem músculo ou camada elástica, permitindo o fluxo de sangue para os espaços intervilosos. Esta invasão se completa com 20 a 22 semanas de gestação, permitindo circulação suficiente para a nutrição fetal.

Vários estudos descreveram claramente deficiência da invasão trofoblástica na pré-eclâmpsia (Brosens e cols., 1974; Sheppard e Bonnar, 1977), sendo que algumas artérias não são invadidas, fazendo com que as artérias mantenham suas propriedades musculoelásticas e sua responsividade a substâncias vasoativas. Isso leva a redução da perfusão placentária, hipóxia e formação de um ambiente com baixa tensão de oxigênio (Fig. II-16). Esta redução da perfusão é a causa proposta, inicialmente por Page (2002), como desencadeante da pré-eclâmpsia, e é o fator central de diversas teorias propostas atualmente (*teoria da segunda onda de invasão inadequada*).

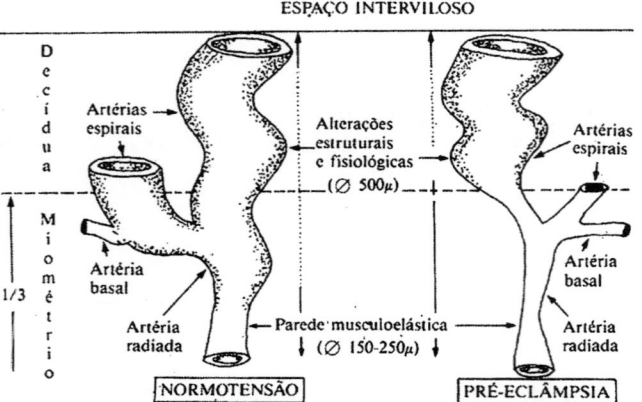

Figura II-16 – Notar que na pré-eclâmpsia a luz das artérias radiada, basal e espiralada está nitidamente reduzida (Brosens e cols., 1972).

Pesquisas recentes, utilizando modelos animais que simulam a pré-eclâmpsia, observaram que, nessa doença, a interação trofoblasto-decídua encontra-se alterada desde o início do processo, havendo alterações na expressão trofoblástica de integrinas (Zhou e cols., 1997), superexpressão de TGF-β3 (Caniggia e cols., 1999) e apoptose citotrofoblástica disseminada (Zhou e cols., 1993). Estes achados sugerem que a etiologia da doença esteja na disfunção dos mecanismos de regulação da diferenciação e invasão trofoblástica. Assim, segundo esses últimos achados, a causa e as alterações funcionais começam precocemente, mas a doença somente se manifesta de forma clínica posteriormente (*teoria da interação trofoblasto-decídua inadequada*).

Outra possível explicação para a causa da isquemia placentária seria a *teoria do estresse oxidativo*. Observa-se aumento de espécies reativas de oxigênio na pré-eclâmpsia, provavelmente devido à função inadequada do trofoblasto que passa a sintetizar e liberar TGF-β3, levando à maior isquemia placentária, culminando com a liberação de espécies reativas de oxigênio, provocando a maior lesão e isquemia placentária (Genbacev e cols., 1996; Caniggia e cols., 1999; Myatt, 2002).

TEORIA DA DISFUNÇÃO ENDOTELIAL

A disfunção endotelial é o fator central e reconhecidamente precoce na fisiopatologia da pré-eclâmpsia, provocando reatividade vascular com resposta exagerada aos agentes vasoconstritores (especialmente a angiotensina), ativação da cascata de coagulação, perda da integridade celular (aumento da permeabilidade vascular) e maior produção de fatores vasoconstritores (endotelina e tromboxano). A etiopatogenia da disfunção endotelial permanece obscura, porém marcadores bioquímicos da ativação endotelial são encontrados em níveis aumentados na pré-eclâmpsia, incluindo fibronectina, fator de Von Willebrand, moléculas de adesão vascular, fator ativador de plasminogênio, fatores de crescimento, inibidor da ativação de plasminogênio, trombomodulina, entre outros, presentes semanas antes da apresentação clínica da doença e que desaparecem logo após o parto (Page, 2002).

A disfunção endotelial é representada pela diminuição da secreção de óxido nítrico (vasodilatador), aumento da expressão de moléculas agregadoras de plaquetas e favorecimento dos processos de coagulação (Baylis e cols., 1996; Nobunaga e cols., 1996; Myatt e cols., 1997; Crews e cols., 2000; Khalil e Granger, 2002).

Além disso, a disfunção endotelial pode ser observada pelo aumento das concentrações de endotelina (Clark e cols., 1992), homocisteína (Raijmakers e cols., 2001) e leptina (McLaughlin e Conrad, 1995; Geary e cols., 1999; Anim-Nyame e cols., 2000).

TEORIA DAS PROSTAGLANDINAS

Essa teoria baseia-se no equilíbrio alterado entre prostaglandinas vasodilatadoras (prostaciclinas) e vasoconstritoras (tromboxano). A primeira é produzida pelo endotélio e a segunda, pelas plaquetas ativadas. Na gestação normal, o aumento dos níveis séricos de prostaciclinas (em relação aos níveis de tromboxano) é responsável pela queda fisiológica dos níveis tensóricos. Na pré-eclâmpsia, foi observado que essa relação permanece contrária, isto é, diminuição dos níveis de prostaciclinas e aumento dos de tromboxano, com conseqüente elevação da pressão arterial sistêmica, isquemia e hipóxia de diversos órgãos-alvos, como a placenta (Walsh, 1985; Fitzgerald e cols., 1990; Baker e cols., 1996; Khalil e Granger, 2002).

TEORIAS HORMONAIS

Essas teorias abrangem alterações funcionais do eixo hormonal, incluindo alterações hipofisárias, adrenais e placentárias. As alterações hipotálamo-hipofisárias referem-se ao aumento de vasopressina, fato observado em cães, mas não confirmado em seres humanos. Alterações funcionais adrenais estariam associadas à maior produção de adrenalina e cortisol (Oian e cols. 1986). Atualmente, fatores hormonais placentários são motivos de estudos, incluindo o aumento da produção de gonadotrofina coriônica e do hormônio adrenocorticotrofico, além da redução de estrógeno e de progesterona, o que poderiam explicar o maior risco de desenvolvimento de pré-eclâmpsia em situações de aumento do volume placentário (gestação gemelar, neoplasia trofoblástica gestacional, hidropisia fetal) (Siler-Krodr e Khodr, 1981; Campbell e cols., 1987).

TEORIAS IMUNOLÓGICAS

Alguns indícios epidemiológicos sugerem a participação da resposta inadequada do sistema imune materno contra o zigoto. Primigestas apresentam seis a oito vezes mais suscetibilidade à pré-eclâmpsia (Surratt, 1994) e representam 75% dos casos de pré-eclâmpsia. A incidência de pré-eclâmpsia é baixa em mulheres que já tiveram uma gestação normal. A multiparidade, portanto, parece exercer efeito protetor contra a doença. Segundo Robillard e cols. (1999), o fator protetor da multiparidade seria perdido quando ocorre a troca de parceiro, fazendo com que a doença seja uma questão de primipaternidade mais do que primiparidade. Esta observação merece ser avaliada a fundo do ponto de vista científico. Exposições prévias aos antígenos paternos, como esperma ou aborto prévio, parecem conferir proteção (Dekker e MacGillivray, 1986), enquanto o uso de métodos de barreira como contracepção e inseminação artificial aumentam o risco de pré-eclâmpsia (Smith e cols., 1997).

Estudos experimentais histológicos e funcionais observaram resposta inflamatória exacerbada durante a interação trofoblasto-decídua. Na pré-eclâmpsia, há resposta imune predominantemente Th1, com liberação de citocinas citotóxicas, com aumento dos níveis de TNF, interleucina-1 e 6, além de ativação de complemento e de polimorfonucleares (resposta inflamatória). Estas citocinas promovem lipólise nos adipócitos, oxidação de ácidos graxos no fígado e impedem a produção de prostaciclinas e óxido nítrico. A resposta inflamatória leva ao estresse oxidativo causando maior lesão e resposta inflamatória (Tsukimori e cols., 1994; Redman e cols., 1999; Saito e cols., 1999).

TEORIA GENÉTICA

Por meio da análise epidemiológica da doença, foi sugerido caráter hereditário da doença. História familiar de pré-eclâmpsia está associada com risco quatro vezes maior de desenvolver a doença na primeira gestação (Treolar e cols., 2001). Chesey e cols. (2000) observaram que filhas de mães que tiveram pré-eclâmpsia apresentaram risco maior de desenvolver a doença que suas enteadas.

A diversidade de manifestações da pré-eclâmpsia, mesmo com a presença de perfusão placentária reduzida, sugere a interação de fatores genéticos maternos com fatores paternos e/ou exógenos. Estes fatores genéticos maternos mostraram-se diferentes entre populações, assim como vários polimorfismos gênicos já foram associados com a pré-eclâmpsia. Um variante do gene do angiotensinogênio é associado à pré-eclâmpsia em Utah e no Japão, mas não na Inglaterra (Morgan e cols., 1995); uma mutação do gene da metileno-tetrafolato redutase, uma enzima que metaboliza a homocisteína, está presente em mulheres pré-eclâmpticas no Japão e Itália, mas não em populações da ex-União Soviética (Powers e cols., 1999). Isso sugere que a terapia preventiva deve ser focada em populações individuais, e não generalizada.

Nesse sentido, a etiologia e a etiopatogenia da pré-eclâmpsia permanecem desconhecidas, existindo inúmeras teorias na tentativa de explicá-las. A maior critica a esses estudos é que cada pesquisador procurou investigar pontos isolados e específicos da doença, contribuindo com o aumento de teorias. Se juntássemos todas essas teorias, poderíamos propor um esquema etiopatogênico provável da doença, na qual a pré-eclâmpsia seria considerada doença multifatorial e provavelmente de causas (etiologias) variáveis com alterações biológicas múltiplas e simultâneas. A etiopatogenia poderia ser resumida do seguinte modo: gestantes suscetíveis (*teoria genética*) expostas a determinados fatores ambientais sofreriam resposta inflamatória exacerbada da decídua contra o trofoblasto (*teoria imunológica*). Essa reação inflamatória exacerbada leva à interação inadequada trofoblasto-decídua (*teoria da interação trofoblasto-decídua inadequada*), invasão inadequada do trofoblasto (*teoria da invasão inadequada do trofoblasto*) resultando nas respostas oxidativas e hormonais (*teorias hormonais e do estresse oxidativo*). Essas substâncias promoveriam maior lesão local, formando círculo vicioso, além de causar lesão endotelial sistêmica (*teoria da disfunção endotelial*) com produção inadequada de prostaglandinas (*teoria das prostaglandinas*), promovendo as manifestações clínicas da doença. Porém, essa seqüência ainda deve ser estudada pela análise desses fatores em conjunto.

Referências Bibliográficas

• ACOG – Practive bulletin. Thyroid disease in pregnancy. *Int. J. Gynaecol. Obstet.*, 79:171, 2002. • ANIMNYAME, N. & cols. – Longitudinal analysis of maternal plasma leptin concentrations during normal pregnancy and pre-eclampsia. *Human Reproduction*, 15:2033, 2000. • BAKER, P.N. & cols. – Plasma of preeclamptic women stimulates and then inhibits endothelial prostacyclin. *Hypertension*, 27:56, 1996. • BAYLIS, C.; SUTO, T. & CONRAD, K.P. – Importance of nitric oxide in control of systemic and renal hemodynamics during normal pregnancy: studies in the rat and implications for preeclampsia. *Hypertens. Pregnancy*, 15:147, 1996. • BERKER, B. & cols. – Sorologic assay of helicobacter pylore infection. Is it useful in hyperemesis gravidarum. *J. Reprod. Med.*, 48:809, 2003. • BROSENS, I.A.; ROBERTSON, W.B. & DIXON, H.G. – The role of the spiral arteries in the pathogenesis of preeclampsia. *Obstet. Gynecol. Annu.*, 1:177, 1974. • BSAT, F.A.; HOFFMAN, D.E. & SEUBERT, D.E. – Comparison of three outpatient regimens in the management of nausea and vomiting in pregnancy. *J. Perinatol.*, 23:531, 2003. • CAMPBELL, E.A. & cols. – Plasma corticotrophin releasing hormone concentrations during pregnancy and parturition. *J. Clin. Endocrinol. Metab.*, 64:1054, 1987. • CANIGGIA, I. & cols. – Inhibition of TGF-beta 3 restores the invasive capability of extravillous trophoblasts in preeclamptic pregnancies. *J. Clin. Invest.*, 103:1641, 1999. • CHESLEY, L.C. – Recognition of the long-term sequelae of eclampsia. *Am. J. Obstet. Gynecol.* 182:249, 2000. • CLARK, B.A & cols. – Plasma endothelin levels in preeclampsia: elevation and correlation with uric acid levels and renal impairment. *Am. J. Obstet. Gynecol.* 166:962, 1992. • CREWS, J.K. & cols. – Decreased endothelium-dependent vascular relaxation during reduction of uterine perfusion pressure in pregnant rats. *Hypertension*, 35:367, 2000. • CZEIZEL, A.E.; SÁRKOZI, A. & WYSZYNSKI, D.F. – Protective effect of hyperemesis gravidarum for nonsyndromic dral clefts. *Obstet. Gynecol.*, 101:737, 2003. • DEKKER, D.A & MAC GILLIVRAY, I. – The classification and definition of the hypertensive disorders of pregnancy. *Clin Exper.*

Hypert. Preg., **B5**:97, 1986. • ERLANDSSON, G. & cols. – Hyperemesis gravidarum and subsequent breast cancer risk. *Br. J. Cancer*, **87**:974, 2002. • FITZGERALD, D.J. & cols. – Thromboxane A2 synthesis in pregnancy-induced hypertension. *Lancet*, **335**:751, 1990. • GEARY, M. & cols. – Leptin concentrations in maternal serum and cord blood: relationship to maternal anthropometry and fetal growth. *Br. J. Obstet. Gynecol.*, **106**:1054, 1999. • GENBACEV, O. & cols. – Hypoxia alters early gestation human cytotrophoblast differentiation/invasion in vitro and models the placental defects that occur in preeclampsia. *J. Clin. Invest.* **97**:540, 1996. • HILL, J.B.; YOST, N.P. & WENDEL, G.D. – Acute renal failure in association with severe hyperemesis gravidarum. *Obstet. Gynecol.*, **100**:1119, 2002. • HOLLYER, T. & cols. – The use of CAM by women suffering from nausea and vomiting during pregnancy. *BMC Complement. Altern. Med.*, **2**:5, 2002. • JACOBSON, G.F. – Helicobacter pylori seropositivity and hyperemesis gravidarum. *J. Reprod. Med.*, **48**:578, 2003. • JEWELL, D. & YOUNG, G. – Intervention for nausea and vomiting in early pregnancy. The Cochrane Library. Issue 2, 2004. • KALLEN, B.; LUNDBERG, G. & ABERG, A. – The relationship between vitamin use, smoking and nausea and vomiting of pregnancy. *Acta Obstet. Gynecol. Scand.*, **82**:916, 2003. • KHALIL, R.A & GRANGER, J.P. – Vascular mechanisms of increased arterial pressure in preclampsia: lessons from animal models. *Am. J. Physiol. Regulatory Integrative Comp. Physiol.*, **283**:R29, 2002. • LAGION, P. & cols. – Nausea and vomiting in pregnancy in relation to prolactin, estrogens, and progesterone: a prospective study. *Obstet. Gynecol.*, **101**:44, 2003. • MCLAUGHLIN, M.K. & CONRAD, K.P. – Nitric oxide biosynthesis during pregnancy: implications for circulatory changes. *Clin. Exp. Pharmacol. Physiol.*, **22**:164, 1995. • MORGAN, L. & cols. – Pre-eclampsia and the angiotensinogen gene. *Br. J. Obstet. Gynecol.*, **102**:489, 1995. • MYATT, L. – Role of placenta in preeclampsia. Endocrine 2002, **19**: 103-11. • MYATT, L. & cols. – Endothelial nitric oxide synthase in placental villous tissue from normal, preeclamptic and intrauterine growth restricted pregnancies. *Hum. Reprod.* **12**:167, 1997. • NOBUNAGA, T. & cols. – Plasma nitric oxide levels in pregnant patients with preeclampsia and essencial hypertension. *Gynecol. Obstet. Invest.*, **41**:189, 1996. • OIAN, P. & cols. – Increased arterial catecholamines in pre-eclampsia. *Acta. Obstet. Gynecol. Scand.*, **65**:613, 1986. • PAGE, N.M. – The endocrinology of pre-eclampsia. *Clin. Endocrin.*, **57**:413, 2002. • POWERS, R. & cols. – Methylenetetralydrofolate reductase polymorphism, folate and susceptibility to preeclampsia. *J. Soc. Gynecol. Investig.*, **6**:74, 1999. • RAIJMAKERS, M.T. & cols. – Hyperhomocysteinaemia: a risk factor for pre-eclampsia? *Eur. J. Obstet. Gynecol. Reprod. Biol.*, **95**:226, 2001. • REDMAN, C.W.; SACK, G.P. & SARGENT, I.L. – Preeclampsia: an excessive maternal inflammatory response to pregnancy. *Am. J. Obstet. Gynecol.*, **180**:499, 1999. • ROBILLARD, P.Y. & cols. – Revisiting the epidemiological standard of preeclampsia: primigravidity or primipaternity? *Eur. J. Obste.t Gynecol. Reprod. Biol.*, **84**:37, 1999. • ROCHELSON, B. & cols. – Low prepregnancy ideal weight ratio in women with hyperemesis gravidarum. *J. Reprod. Med.*, **48**:422, 2003. • ROSEN, T. & cols. – A randomized controlled trial of nerve stimulation for relief of nausea and vomiting in pregnancy. *Obstet. Gynecol.*, **102**:129, 2003. • SAITO, S. & cols. – Quantitative analysis of peripheral blood Th0, Th1 and Th2: Th2 cell ratio during normal human pregnancy and preeclampsia. *Clin. Exp. Immunol.*, **117**:550, 1999. • SCHIFF, M.A.; REED, S.D. & DALING, J.R. – The sex ratio of pregnances complicated by hospitalisation for hyperemesis gravidarum. *BJOG*, **111**:27, 2004. • SHAH, M.S.; DAVIES, T.F. & STAGNARO-GREEN, A. – The thyroid during pregnancy: a physiological and pathological stress test. *Minerva Endocrinol.*, **28**:233, 2003. • SHEPPARD, B.L. & BONNAR, J. – The ultrastructure of the arterial supply of the human placenta in pregnancy complicated by fetal growth retardation. *Br. J. Obstet. Gynaecol.*, **83**:948, 1977. • SILERKHODR, T.M. & KHODR, G.S. – Production and activity of placental releasing hormones. In: Novy, M.J., Resko, J.A., (eds.). *Fetal Endocrinology*, New York, Academic Press, 1981, p. 183. • SMITH, G.N. & cols. – Increased incidence of preeclampsia in women conceiving by intrauterine insemination with donor versus partner sperm for treatment of primary infertility. *Am. J. Obstet. Gynecol.*, **177**:455, 1997. • SURRATT, N. – Severe preeclampsia: implications for critical-care obstetric nursing. *J. Obstet. Gynecol. Neon. Nurs.*, **22**:500, 1994. • SWALLON, B.L. & cols. – Psychological health in early pregnancy: relationship with nausea and vomiting. *J. Obstet. Gynaecol.*, 24:28, 2004. • TREOLAR, S.A. & cols. – Australian twin study of the genetic basis of preeclampsia and eclampsia. *Am. J. Obstet. Gynecol.*, **184**:374, 2001. • TSUKIMORI, K. & cols. – Possible mechanism of vascular damage in pre-eclampsia. *J. Hum. Hypertens.*, **8**:177, 1994. • WALSH, S.W. – Preeclampsia: an imbalance in placental prostacyclin and thromboxane production. *Am. J. Obstet. Gynecol.*, **152**:335, 1985. • ZHOU, Y.; DAMSKY, C.H. & FISHER, S.J. – Eclampsia is associated with failure of human cytotrophoblasts to mimic a vascular adhesion phenotype. One cause of defective endovascular invasion in this syndrome? *J. Clin. Invest.*, **99**:2151, 1997. • ZHOU, Y.; DAMSKY, C.H. & FISHER, S.J. – Preeclampsia in associated with abnormal expression of adhesion molecules by invasive cytotrophoblasts. *J. Clin. Invest.*, **91**:950, 1993. • ZIAEL, S.; HOSSEINEY, F.S. & FAGHIZADOH, S. – The efficacy of low dose of prednisolone in the treatment of hyperemesis gravidarum. *Acta Obstet. Gynecol. Scand.*, **83**:272, 2004.

34 Doença Hipertensiva Específica da Gestação: Fisiopatologia

Bussâmara Neme

A manifestação mais freqüente e característica da pré-eclâmpsia é a hipertensão arterial, e sua ocorrência tem sido relacionada ao espasmo arteriolar. Assali e Prystowsky (1950), administrando droga simpaticolítica (tetraetilamônio – TEAC) e praticando bloqueio anestésico simpático (raquianestesia), demonstraram que o fator responsável pelo vasoespasmo na DHEG é de ordem humoral, e não neurogênio (Fig. II-17). Entretanto, apesar de numerosas pesquisas, persiste desconhecida sua real natureza.

ALTERAÇÕES CARDIOVASCULARES

Taylor e cols. (1990) comprovaram, em gestantes com DHEG, aumento da endotelina (peptídeo derivado do endotélio vascular), que desaparece 48 horas após o parto. Lunnell (1993) apresentou dados comprovando que os teores de endotelina, na DHEG, são maiores na veia umbilical que na circulação geral. Esse achado sugere que a origem da elevação da endotelina é placentária.

Em 1987, Thurnan e cols. identificaram aumento da fibronectina no curso da DHEG. Calvin e cols. (1990) e Brubaker e cols. (1992) confirmaram esse fato, e Taylor (1991) com-

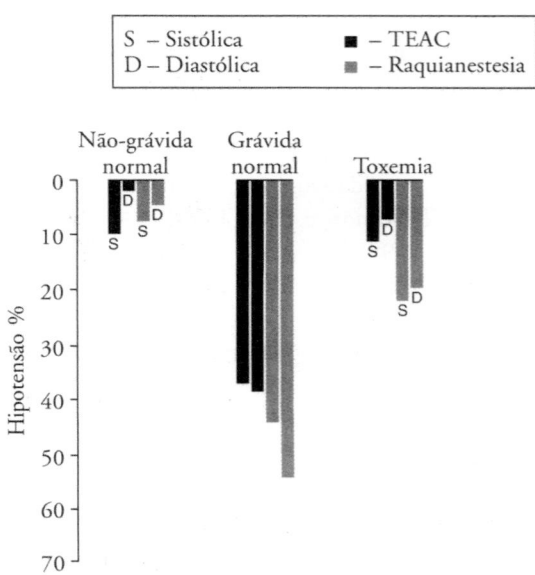

Figura II-17 – Efeitos da raquianestesia alta (D3) e do tetraetilamônio (TEAC) sobre os níveis pressóricos arteriais em pacientes não-grávidas, em gestantes normais e em gestantes com DHEG. Verifica-se que o efeito hipotensivo arterial foi mais evidente sobre as gestantes normais que sobre as que desenvolveram toxemia (DHEG).

provou que esse aumento não depende da hipertensão, pois não se verifica nas gestantes com hipertensão pré-gravídica. A sua elevação no plasma reflete condição específica à DHEG, sugerindo que a lesão endotelial é precoce e antecede os sintomas da patologia.

As gestantes com pré-eclâmpsia apresentam particular reatividade vascular, comprovada em relação ao hormônio vasopressor do lobo posterior da hipófise (Dieckmann e Michel, 1937; Werko, 1950). Gant e cols. (1973) verificaram que as grávidas que reagem mais intensamente à administração de angiotensina II (aumento na pressão arterial diastólica) são aquelas que, com freqüência, desenvolvem pré-eclâmpsia, comprovando, ainda, que o sódio intensifica a resposta hipertensiva. A refratariedade à angiotensina II, observada na gravidez normal, pode ser mediada pela síntese de prostaglandinas vasodilatadoras (prostaciclina, prostaglandina E_2) (Gant e cols., 1974; Cunningham e cols., 1975). O exato mecanismo pelo qual as prostaglandinas ou outras substâncias medeiam a resposta vascular durante a gestação não é conhecido. Walsh (1985) identificou que a produção de prostaciclina é significativamente diminuída, enquanto a de tromboxano A_2 é significativamente aumentada na gestante com pré-eclâmpsia, resultando em vasoconstrição e sensibilidade à infusão de angiotensina II, quando comparada à grávida normal.

Bjoro e cols. (1986) dosaram, no sangue umbilical de recém-nascidos de mães normais e pré-eclâmpticas, os prostanóides $Pg1E_2$; $Pg1F_{2\alpha}$; $Pg1F_{1\alpha}$; tromboxano B_2. Na pré-eclâmpsia (PE), enquanto a $Pg1F_{1\alpha}$ está reduzida (vasodilatadora), o tromboxano B_2 está elevado (vasoconstritor).

Zahradnik e cols. (1994) e Walsh e cols. (1996), além de confirmarem os dados de Bjoro e cols. (1986), verificaram haver sido mais evidente a redução da prostaglandina que a elevação do tromboxano. Em 2000, Malatyalioglu e cols. comprovaram que no pós-parto a prostaglandina se eleva e o tromboxano decresce.

O caráter funcional do vasoespasmo, peculiar à DHEG, pode ser identificado pela fundoscopia ocular, ao demonstrar-se que, sob terapêutica vasodilatadora (hidralazina), os capilares arteriolares da retina dilatam-se. Acresça-se que, na vigência de vasoespasmo, reduz-se o fluxo sangüíneo nos *vasa-vasorum* provocando lesões no endotélio vascular e, conseqüentemente, depósito plaquetário, trombose e hipoxemia local.

Rowe e cols. (2000) submeteram células deciduais, por 40 horas, a regime de hipóxia ou não. Comprovaram aumento do tromboxano no regime hipóxico, sem alteração nas prostaglandinas. No que tange à reatividade vascular elevada da PE (idéia consagrada), Bowyer e Brown (2000), medindo o fluxo cubital, sob ação de drogas vasoativas, não provaram maior reatividade vascular na PE (grupo controle).

Hankins e cols. (1984) referem que a função hiperdinâmica ventricular e o aumento da resistência vascular periférica (presentes na PE) persistem até 12 horas após o parto e, às vezes, até 48-72 horas. Daí o risco da administração indevida de líquidos provocar, nessas puerpéras, o edema agudo pulmonar.

Pesquisa realizada por Wallenburg (1988), em 44 casos de PE pura e superajuntada (não-medicada) e 20 casos de gestação normal, permitiu as seguintes conclusões em relação à DHEG:
- os valores do volume sistólico e do débito cardíaco são menores;
- os índices da pressão arterial média pulmonar são mais baixos;
- a resistência vascular pulmonar é normal;
- a condição hiperdinâmica do miocárdio;
- o volume circulante contraído.

Easterling e cols. (1990) comprovaram que, entre 179 primigestas normais, nas 9 que desenvolveram PE, o débito cardíaco elevou-se antes de manifestar-se o quadro clínico de PE. Finalmente, esses autores lembram que os achados relacionados às alterações cardiovasculares, vigentes na DHEG, devem merecer novas pesquisas para sua aceitabilidade. As discordâncias referidas pelos tratadistas resultam, provavelmente, de erros diagnósticos, de interferências terapêuticas, de diferentes metodologias utilizadas etc.

Khatun e cols. (2000), dosando o neuropeptídeo (potente vasoconstritor), comprovaram seu aumento na DHEG em relação a gestantes normais. Finalmente, Galewska e cols. (2003) identificaram acúmulo de colágeno e redução de elastina nas artérias do cordão umbilical de pacientes pré-eclâmpticas e conseqüente redução do fluxo sangüíneo local. Suzuki e cols. (2003) comprovaram aumento de resistência nas artérias omentais na PE.

A pressão arterial é controlada pelo débito cardíaco, volume sangüíneo, resistência vascular periférica e viscosidade sangüínea e, quando aumentada, um ou vários fatores podem estar alterados. As alterações cardiovasculares da gestação normal em relação à não-grávida e da gestação com pré-eclâmpsia em relação à grávida normal estão sumarizadas na tabela II-10 (WHO, 1987).

Tabela II-10 – alterações cardiovasculares na gestação normal e na com pré-eclâmpsia.

	Gestação normal	Pré-eclâmpsia
Débito cardíaco	↑	igual/↑/↓
Volume sangüíneo	↑	Diminuído
RVP	↓	↑
Pressão arterial	↓ 2ºt./igual termo	↑
Fluxo uteroplacentário	Não se aplica	↓
Fluxo cerebral	↑	Mesmo
Fluxo hepático	↑	Mesmo
Fluxo renal	↑ até 34 sem.	↓

WHO, 1987.
RVP = resistência vascular periférica.

As medidas hemodinâmicas têm sido realizadas na pré-eclâmpsia grave e/ou eclâmpsia e definidas a partir de estudos com monitorização cardiovascular invasiva.

São discordantes na literatura, os dados relacionados às alterações cardiovasculares presentes na DHEG.

As discordâncias citadas devem estar relacionadas às metodologias empregadas, a erros diagnósticos, atitudes posturais diversas, fases diferentes do ciclo gravídico puerperal e prescrição prévia ou não de fármacos.

Cateterizando o coração direito de 45 casos de DHEG grave, Cotton e cols. (1988) não comprovaram alterações atribuídas à PE grave e à eclâmpsia. Na maioria das pacientes, os índices cardíacos foram normais ou elevados, assim como a pressão capilar pulmonar normal e a função hiperdinâmica do ventrículo esquerdo. Daí admitirem que cada gestante deve ser assistida em função de seus índices auferidos. Fleming e cols. (2000), em 26 PE e 43 gestantes normais, identificaram elevação do Troporin I (marcador sensível do dano miocítico cardíaco) na DHEG.

As alterações da microcirculação foram estudadas por meio do resfriamento de gestantes normais e pré-eclâmpticas (Miyanoto, 1988). Suspenso o resfriamento, a volta à temperatura normal foi mais lenta na PE, sugerindo que nelas ocorre vasoconstrição sustentada.

ALTERAÇÕES RENAIS

Devem ser consideradas as alterações renais estruturais, as hemodinâmicas e as secretoras. A correlação da DHEG com os rins justifica porque os autores antigos designavam a patologia de nefropatia gravídica. A lesão renal própria da pré-eclâmpsia localiza-se no glomérulo. Os achados de biópsia identificam:

- lesão glomerular;
- hiperplasia celular justaglomerular;
- lesão da alça de Henle;
- espasmo arteriolar aferente.

A microscopia eletrônica permitiu identificar que a lesão específica, a "endoteliose capilar glomerular", apresenta-se com intensidade variável e caracteriza-se por edema e isquemia das células primordialmente endoteliais, podendo acometer células do mesângio, do glomérulo com citoplasma de aspecto espumoso e vacuolizado. Essas mudanças podem, ainda, ser acompanhadas por depósitos subendoteliais de material protéico (Figs. II-18 e II-19).

Descrita por Spargo e cols. (1959) como "endoteliose glomerulocapilar", essa alteração estrutural tem sido considerada patognomônica da DHEG. Entre nós, Barros (1987) a identificou em 91,5% dos casos de PE pura. Apesar de involução progressiva, sua presença pode ser identificada até 87,3 dias pós-parto.

Em casos graves de DHEG, particularmente, nas formas superajuntadas, que culminam com o descolamento prematuro da placenta (toxêmico), ocorrem lesões necrótico-isquêmicas do córtex renal (necrose tubular aguda) e sua maior extensão culmina com necrose cortical bilateral dos rins. Dentre 85 casos de necrose tubular aguda, atendidos na Clínica Obstétrica da FMUSP, 15 relacionaram-se com o deslocamento prematuro da placenta e 10 com a eclâmpsia (Neme e Mathias, 1964).

Em eclâmpticas mortas, a presença de coágulos na estrutura renal sugere processo de coagulação intravascular.

Finalmente, Shaarawy e cols. (1997), dosando na urina a fosfatase alcalina não específica tecidual (que traduz o comprometimento dos túbulos renais), comprovaram sua elevação nos casos de PE.

Na gestação normal, o fluxo plasmático renal aumenta 50 a 75% e a filtração glomerular em 50% sobre os valores não-gravídicos. A maioria das mulheres com pré-eclâmpsia tem, em relação à gestante normal, leve a moderada diminuição da perfusão renal (30% menor) e da filtração glomerular (20% menor).

Pesquisas de Assali e cols. (1960) demonstraram que na PE a redução de filtração glomerular e do fluxo sangüíneo dependem do vasoespasmo arteriolar que atinge, em particular, a artéria aferente do tufo glomerular. A resistência da circulação renal apresenta-se aumentada, atingindo quase o dobro da gestação normal. Chesley e Duffus (1971), medindo o fluxo renal, comprovaram, na PE, redução de 20% no fluxo plasmático renal (medindo pelo "clearance" de paramino hipurato) e de 32% na taxa de filtração glomerular (medida pelo "clearance" de insulina).

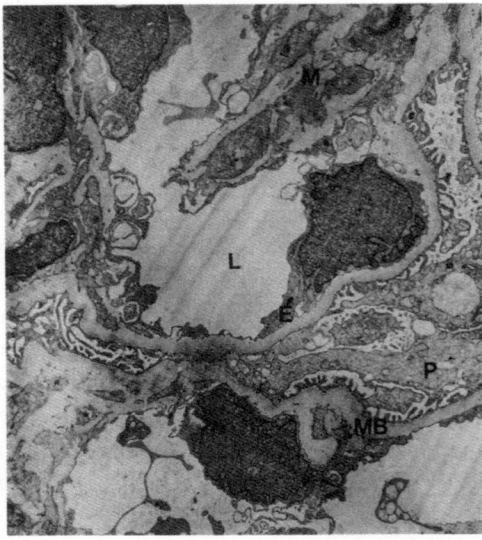

Figura II-18 – Aspecto da estrutura histológica de rim normal (micrografia eletrônica, 1.900x). Notar a luz capilar patente (L). O citoplasma da célula endotelial (E), a membrana basal (MB), os podócitos (P) e a área mesangial (M) não apresentam alterações (cortesia do Dr. Luís B.Saldanha).

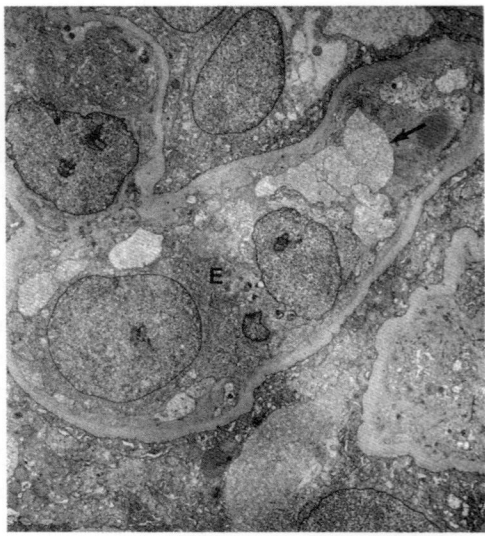

Figura II-19 – Estrutura histológica de rim em caso de DHEG pura. Nota-se tumefação intensa das células endoteliais (E), com vacuolização citoplasmática (seta). Trata-se de endoteliose glomerular (cortesia do Dr. Luís B.Saldanha).

O esquema II-1 demonstra, esquematicamente, o mecanismo das lesões necrótico-isquêmicas presentes na DHEG. A figura II-20 refere-se a quadro clínico de PE sobreposta, complicada com descolamento prematuro da placenta, associado à coagulopatia intravascular disseminada.

Os níveis de uréia e creatinina, de regra, não se alteram. Entretanto, a concentração plasmática do ácido úrico está aumentada e guarda relação com a gravidade da DHEG e com o prognóstico materno e perinatal (Redman e cols., 1976; Bittar e cols., 1991).

ALTERAÇÕES HEPÁTICAS

A lesão hepática freqüente na DHEG é a necrose hemorrágica focal da periferia do lóbulo hepático. Em 1918, Hofbaner a relacionou com a etiopatogenia da eclâmpsia, designando o quadro de "hepatopatia gravídica". Entretanto, Sheehan (1950) salientou sua inconstância, declarando serem elas conseqüência da patologia e não a sua causa (Fig. II-21).

Esquema II-1 – Eclâmpsia. Mecanismo esquemático das lesões necrótico-isquêmicas presentes na DHEG.

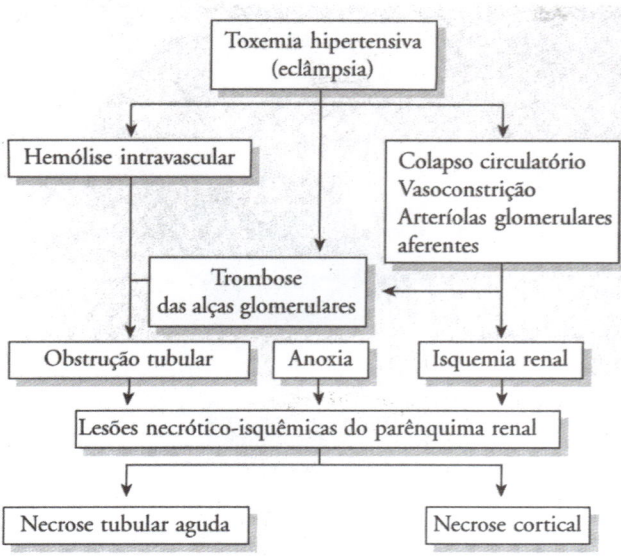

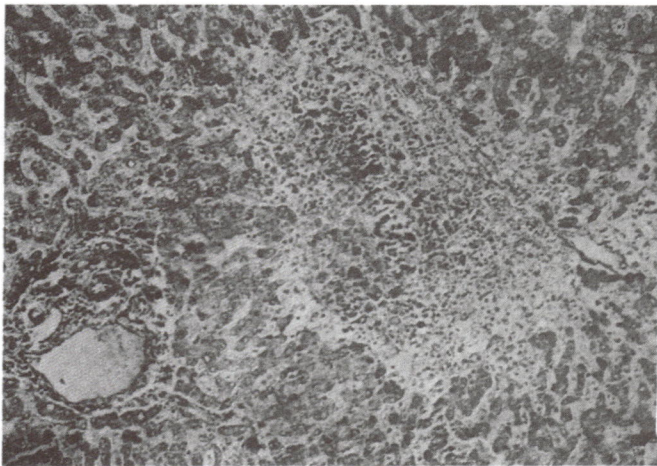

Figura II-21 – Aspecto microscópico (microscopia comum) do fígado em casos de DHEG (eclâmpsia). Notar a necrose hemorrágica focal na periferia do lóbulo hepático (Reid, 1962).

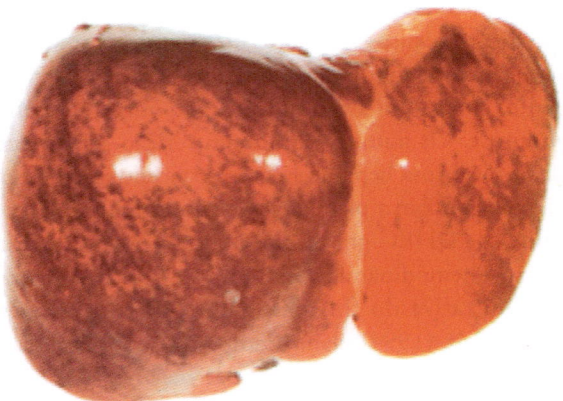

Figura II-22 – Aspecto macroscópico do fígado em caso de eclâmpsia. Notar pontos de hemorragia subcapsular distribuídos pela superfície hepática.

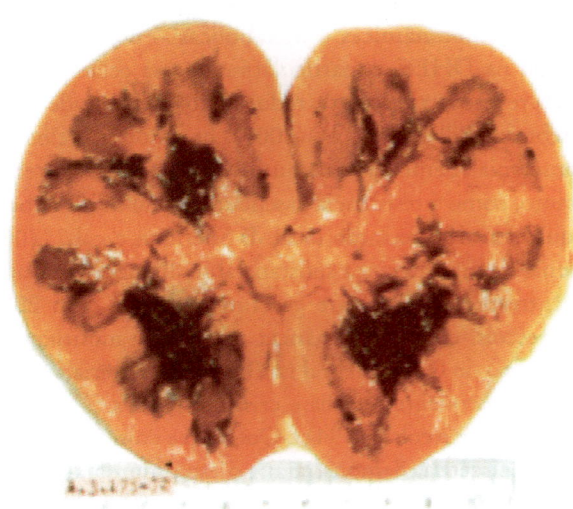

Figura II-20 – Aspecto macroscópico de rim em caso de eclâmpsia que evoluiu com óbito. Notar a presença de coágulos e infiltração sangüínea do parênquima.

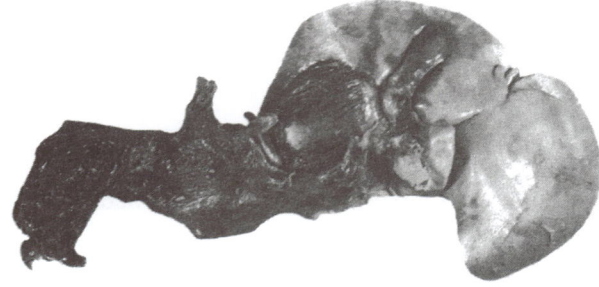

Figura II-23 – Eclâmpsia com óbito materno. A rotura da cápsula de Glisson, provocada por hematoma local, seguiu-se de rotura hepática e inundação sangüínea da cavidade peritoneal.

Quando extensas, confluentes e próximas da cápsula de Glisson, surgem hematomas subcapsulares, cujo volume pode distender e romper a cápsula provocando inundação hemorrágica abdominal (Figs. II-22 e II-23).

Strauss e cols. (1991) salientaram o valor da ultra-sonografia e da ressonância magnética para a detecção dessas hemorragias e comprovaram sua coincidência com quadros clínicos graves da DHEG. No Departamento de Tocoginecologia da UNICAMP, recentemente foi comprovado pela ultra-sonografia quadro de grande hematoma subcapsular hepático em caso de eclâmpsia com HELLP síndrome (Figs. II-24 e II-25).

Sheehan e Lynch (1973) evidenciaram tais lesões em 52, dentre 75 gestantes, acometidas de eclâmpsia e, em 20, dentre 67 pacientes que desenvolveram PE grave.

Na DHEG leve e até moderada, as provas funcionais hepáticas, em geral, são normais. Entretanto, nos casos graves, Romero e cols. (1988) comprovaram elevação da transaminase sérica glutâmico-acética, associada a proteinúria, plaquetopenia, uréia e creatinina elevadas.

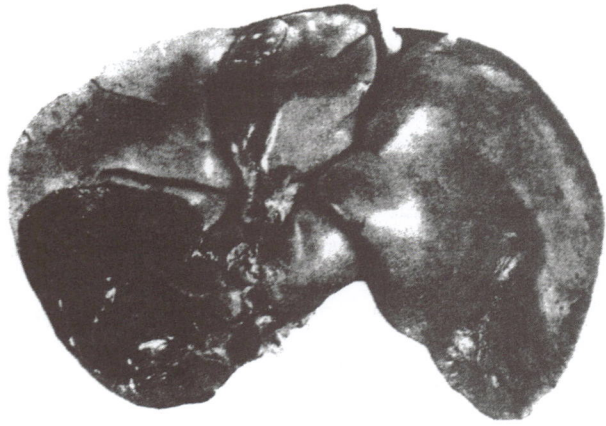

Figura II-24 – Eclâmpsia. Hematoma subcapsular na face inferior do fígado.

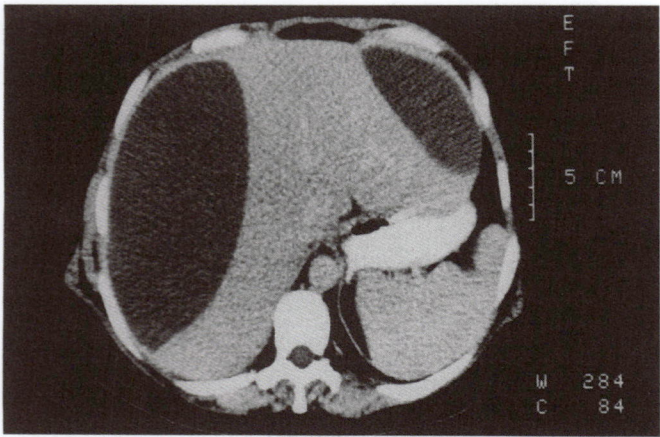

Figura II-25 – Volumoso hematoma hepático em caso de HELLP (CAISM).

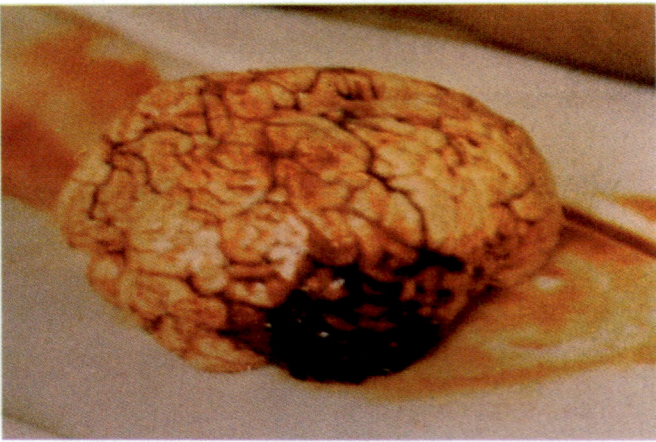

Figura II-26 – Eclâmpsia com óbito materno. A superfície cerebral mostra áreas claras que correspondem a edema generalizado, notando-se foco de hemorragia látero-posterior.

Em 1988, Minakami e cols., no Japão, praticaram 41 biópsias hepáticas em casos de DHEG, comprovando em todas apreciável quantidade de gotas microvesiculares de gordura. Entretanto, apenas em 11 foi identificado quadro de infiltração gordurosa. Os autores verificaram relação direta entre a densidade gordurosa hepatocelular e a concentração de uratos e relação inversa com a plaquetemia. Admitiram relações etiopatogênicas de DHEG grave com infiltração aguda do fígado. Em relação à hemodinâmica, Hoshino (1959) comprovou redução significativa do fluxo sangüíneo hepático, havendo Oosterhof e cols. (1994) identificado, pela doppplervelocimetria, aumento da resistência vascular hepática em 37 pré-eclâmpticas.

Em 1996, Harti e cols., em 56 primigestas com DHEG que não realizaram pré-natal, comprovaram aumento das transaminases (89,7%); aumento da atividade da fosfatase alcalina (85%); incremento da bilirrubina (31%); redução do fibronogênio (10,1%); aumento do nível da protrombina acima de 50% em 10% dos casos.

ALTERAÇÕES CEREBRAIS

Consideraremos as alterações estruturais, hemodinâmicas, metabólicas e funcionais.

Alterações estruturais – as principais lesões cerebrais identificadas em necropsias de eclâmpticas são: hiperemia, anemia focal, trombose, hemorragia e edema. O advento da tomografia computadorizada e da ressonância magnética contribuiu, decisivamente, para identificar as lesões cerebrais presentes e, de certa forma, orientar melhor a conduta assistencial (Fig. II-26).

Diversas publicações posteriores, utilizando-se também da tomografia e algumas da ressonância magnética (Graham e cols., 1988; Duncan e cols., 1989; Milliez e cols., 1990; Sanders e cols., 1991), comprovaram em casos de eclâmpsia as seguintes alterações: áreas de hipodensidade, hemorragias petequiais, edema, atrofia da massa cerebral, aumento dos ventrículos cerebrais.

A ocorrência de hemorragia maior agrava, definitivamente, o prognóstico materno (convulsões reincidentes e coma carótico).

Segundo Schwartz e cols. (2000), o edema cerebral não se relaciona com o grau da hipertensão e, sim, com as alterações das hemácias e das lesões endoteliais.

Duncan e cols. (1989) comprovaram que as lesões são reversíveis dentro de 6 semanas a 3 meses. E, considerando o caráter isquêmico do processo, recomendam a terapêutica vasodilatadora como a ideal nos caos de eclâmpsia.

Alterações hemodinâmicas e metabólicas – McCall (1953) identificou na DHEG e, particularmente, na eclâmpsia, aumento da resistência vascular e redução do consumo de oxigênio cerebrais. Williams e cols. (2000), pela dopplervelocimetria transcranial, demonstraram aumento da perfusão cerebral. Entretanto, como a resistência vascular cerebral se eleva, ocorre o equilíbrio da circulação local. E Sherman e cols. (2002) não identificaram diferença substancial na hemodinâmica cerebral entre pré-eclâmptica e gestantes normais. Em 2004, Zeeman e cols. com a ressonância magnética admitiram algum aumento do fluxo cerebral na PE. Daí resultaria o edema cerebral e conseqüente cefaléia e crise convulsiva.

Van den Veyer e cols. (1994) e Quereski e cols. (1996), pela dopplervelocimetria, demonstraram o espasmo da artéria cerebral média coincidindo com áreas de hipodensidade cerebral, cuja resolução foi verificada após redução dos níveis tensionais arteriais. Williams e MacLean (1994) verificaram aumento da circulação cerebral na PE no decúbito lateral esquerdo (em relação à posição sentada) e Akan e cols. (1993) comprovaram, pela tomografia, áreas uni ou bilaterais de baixa densidade nos lobos parietais e occipital e nos gânglios basais. Eles desaparecem, totalmente, após a recuperação das pacientes.

Alterações funcionais – o relatório de consenso do Comitê Norte-Americano de Obstetrícia e Ginecologia (1992) refere não existirem alterações eletroencefalográficas no curso da DHEG. Entretanto, Rosembaum e Maltby (1943) e Poidevin (1955) citam que as gestantes com DHEG que têm disritmia cerebral são mais propensas a apresentar eclâmpsia (65%:10%).

ALTERAÇÕES SANGÜÍNEAS

No curso da DHEG têm sido referidas as seguintes alterações sangüíneas:

REDUÇÃO DA VOLEMIA – principalmente nos casos de DHEG sobreposta (Dieckmann, 1952; Gleicher e cols. 1992).

REDUÇÃO DA PROTEINEMIA – principalmente à custa da fração albumina. Daí a conseqüente queda da pressão coloidosmótica do plasma. Manien e cols. (2003) comprovaram aumento do fibrinogênio na PE (grupo controle de 14 casos).

REDUÇÃO DOS GLÓBULOS VERMELHOS – Blekka e cols. (1970) não comprovaram redução de glóbulos vermelhos. Como na DHEG ocorre queda da volemia, comprova-se, conseqüentemente, hemoconcentração.

Sintetizando esses achados, Berlin e cols. (1951) determinaram o volume sangüíneo, o volume plasmático e o número de hemácias em casos de PE. Comprovaram: reduções de 26% na volemia, de 16% nos glóbulos vermelhos (anemia) e de 31% no volume plasmático. Daí a conseqüente anemia associada à hemoconcentração, cuja ocorrência agrava o prognóstico (Dieckmann, 1952).

No que tange às plaquetas, sua redução em casos graves de PE (menos de 100.000) relaciona-se com mau prognóstico (Leduc e cols., 1992) e, em particular, quando coincide com a elevação das enzimas hepáticas e a hemólise (síndrome HELLP).

Ahlawat e cols. (1996) comprovaram a presença de fator de agregação plaquetária em 45,4% dos casos de PE, e Koniynenberg e cols. (1997) e Budak e cols. (2000) identificaram maior atividade plaquetária e maior índice de adesão vascular endotelial.

Zusterzeel e cols. (2000), encubando sangue de pré-eclâmpticas e de gestantes normais, verificaram lise eritrocitária maior na PE, não ocorrendo, nesse particular, diferenças entre PE com e sem HELLP. Gupta e cols. (2000) comprovaram maior nível de eritropoetina no sangue do cordão na PE, e Schröcksnadel e cols. (2000), maior quantidade de trombopoetina, relacionada com a gravidade da DHEG (grupo controle).

REDUÇÃO DA PRESSÃO ONCÓTICA PLASMÁTICA – referida por Nguyen e cols. (1986) e Zondervan e cols. (1988). Bhatia e cols. (1987) a relacionaram ao aumento de fibronectina plasmática, provocada pelo vasoespasmo generalizado e pelas lesões do endotélio capilar, com conseqüente aumento da permeabilidade capilar.

ALTERAÇÕES BIOQUÍMICAS – inúmeras alterações bioquímicas têm sido referidas na vigência da DHEG. Os achados nem sempre concordantes devem ser atribuídos a erros de diagnóstico, metodologias diversas, terapêuticas introduzidas e fases diversas da patologia. Sinteticamente, elas serão enumeradas a seguir:

Cloro, potássio e magnésio – não ocorrem alterações evidentes, segundo Dieckmann (1952). Em relação ao magnésio, Fong e cols. (1995) não encontraram alterações (séricas e liquóricas). Entretanto, Mason e cols. (1996) e Standley e cols. (1997) referem sua redução na prenhez normal e mais evidente na PE. Já Sanders e cols. (1999) citam sua elevação (intra e extracelular).

Sódio – ocorre retenção devida a sua fuga para o espaço extravascular, o que se comprova pelo maior teor desse cátion no edema que no soro sangüíneo (Tatum, 1954). Infundindo solução salina em 158 primigestas, Brown e cols. (1966) verificaram retenção sódica evidente em todas e, em particular, nas que evoluíram com PE.

Ferro sérico – aumenta na DHEG e teria maior valor que a urecemia para distinguir a PE de outras formas de hipertensão (Samuels e cols., 1987). Khatun e cols. (2003) comprovaram redução do transporte férrico da mãe para o feto na PE (receptor do transferrino).

Cobre e zinco – estão elevados (Yasodhara e cols., 1991).

Uréia e creatinina – não se alteram (Chesley, 1978).

Ácido úrico – eleva-se. Seus índices relacionam-se com a gravidade da patologia, atribuindo-se a elevação à sua reabsorção tubular renal.

Colesterol e triglicérides – não ocorrem alterações no colesterol, mas elevam-se os triglicérides na PE leve e grave e não na hipertensão crônica (Cratacan e cols., 1996). Para El Zeneiny e cols. (1996), ocorrem elevação dos lipídeos totais, dos triglicérides, do colesterol total e do LDL-colesterol, em consonância com a gravidade da patologia. Entretanto, Chalas e cols. (2002) não encontraram diferenças no colesterol total e no LDL-colesterol e HDL-colesterol.

Vitaminas – ocorre redução das vitaminas C e E (Kharb e cols., 1998; Yanik e cols., 1999) e da E (Gulmezoglu e cols., 1997). Para Bowen e cols. (1998), a vitamina E não se altera, mas a C reduz-se.

Óxido nítrico (NO) – seus níveis e os de seus precursores estariam reduzidos (Brenneck e cols., 1997; Hata e cols., 1999; Beinder e cols., 1999; Tranquilli e cols., 2004).

Para Ranta e cols. (1999), Shaamash e cols. (2000) e Yoon Kim e cols. (2000), os níveis estariam elevados. Para Di Iorio e cols. (1998) e Orange e cols. (2000), os níveis seriam equivalentes na PE e na prenhez normal. Rajagopal e cols. (2003) não identificaram alterações de NO na decídua e membranas fetais na PE.

Grunwald e cols. (1998) infundiram L-arginina (precursora do NO) em pré-eclâmpticas. Não ocorreu redução dos níveis tensionais arteriais, apesar de haver ocorrido sua elevação na secreção nasal. Norris e cols. (1999) identificaram aumento do NO no sangue uteroplacentário e periférico em 15 pré-eclâmpticas (controle de 15 normais).

Finalmente, Celik e cols. (2003), pesquisando níveis de NO no liquor e no soro sangüíneo, em PE, comprovaram aumento no liquor e redução no soro (21 pré-eclâmpticas e 27 normais).

Fator de necrose tumoral – estaria aumentado na PE, segundo Kupfermine e cols. (1994), Vince e cols. (1995), Wang e Walsh (1996), Conrad e cols. (1998), Williams e cols. (1988 e 1999). Entretanto, Opsjon e cols. (1995) e Livingston e cols. (2000) negam esse aumento comparando 80 pré-eclâmpticas com 88 gestantes normais. Em 2002, Yoneyama e cols. referem seu aumento e, finalmente, Sooranna e cols. (2003) o relacionam com maior permeabilidade microvascular, e Scalera (2003), com a disfunção das células endoteliais (que tem íntima relação com a DHEG).

Peptídeo atrial natriurético – sua liberação resulta do estiramento da parede atrial, provocado pela expansão da volemia. Tem ação vasoativa e promove a excreção de sódio e água, pela inibição do sistema aldosterona, renina, angiotensina II (AII) e da vasopressina (Bond e cols., 1989). Thompson e cols. (1986) e Senoz e cols. (1995) referem sua elevação na PE. Entretanto, Freenkel e cols. (1995) e Stepan e cols. (1999) negam o aumento. Odar-Cederlof e cols. (1997) dosaram níveis de agentes vasoativos (peptídeo atrial natriurético, aldosterona, AII, cortisol, vasopressina, noradrenalina, peptídeo cálcico e neuropeptídeo) em 12 casos de PE e 10 gestantes normais. Nas pré-eclâmpticas, identificaram aumento do peptídeo atrial natriurético e redução da aldosterona e do peptídeo cálcico. A redução do cortisol e da AII foi menos evidente.

Epinefrina e norepinefrina – em 21 casos de epinefrina e 4 de HELLP, Naohiro e cols. (2000) identificaram elevação dos seus níveis, associando a hiperfunção simpática com a gravidade da PE.

Homocisteína – estaria elevada na PE para Trig e cols. (2000) (20 casos de PE e 20 de normais). Sanchez e cols. (2000) concordam, e Powers e cols. (2004) referem redução na gestação normal e elevação na PE. Relacionaram o fato com o "clearance" renal.

Proteína C reativa – comparando 118 casos de PE com 57 de normais, Nap e cols. (2004) comprovaram aumento na PE e na restrição do crescimento fetal. Cagirgan e cols. (2004) concordam.

Fator V Leiden – está aumentado na PE (Benedetto e cols., (2002).

Cálcio – biópsias de miométrio, praticadas em gestantes com PE e em normais, demonstraram redução na PE da atividade da adenosina trifosfatase cácica (Carrera e cols., 2003). López e cols. (2003) concordam com o achado.

Selênio – comparando seus níveis em 53 gestações normais e 53 com PE, Rayman e cols. (2003) comprovaram sua redução na PE. Relacionaram o fato com a gravidade da patologia.

Adiponectina – comparando 15 casos de PE com 30 de gestações normais, Ramsay e cols. (2003) identificaram 47% de elevação na PE.

Proteína A plasmática-inibina A-activina A – Bersinger e cols. (2003) referem (19 casos comparados) sua elevação na PE. Entretanto, como o aumento foi mais na activina A, os autores a recomendam como marcador de previsão da PE.

Malondialdeído eritrocitário – Basbug e cols. (2003) verificaram sua elevação na PE, a partir do terceiro trimestre.

VISCOSIDADE SANGÜÍNEA – está aumentada na DHEG, em virtude da hemoconcentração e também porque as globulinas (relativamente elevadas) têm maior viscosidade que a albumina (evidentemente reduzida) (Dekker e Sibai (1992).

Steel e cols. (1990) referem que a redução do calibre (luz) das arteríolas placentárias tem maior importância que a viscosidade sanguínea aumentada, para justificar a dificuldade (resistência) circulatória na artéria umbilical (estudo pela dopplerfluxometria).

EQUILÍBRIO ACIDOBÁSICO – apenas se altera em casos de eclâmpsia, em face do desgaste do glicogênio (convulsões) e do jejum prolongado (acidose).

OXIGÊNIO-SATURAÇÃO SANGÜÍNEA – Siliquini e Revelli (1956) comprovaram sua normalidade no sangue arterial na DHEG. Entretanto, nessas gestantes, a oxigênio-saturação no sangue venoso está elevada. Essa observação permite admitir que a capacidade de fixação de oxigênio nos tecidos está comprometida nessa patologia (hipóxia tecidual).

ALTERAÇÕES DA COAGULAÇÃO – em 1954, Pritchard e cols. referiram que em alguns casos graves da DHEG, com ou sem eclâmpsia, ocorrem anemia microangiopática e conseqüente reticulocitose, hemoglobinemia e hemoglobinúria. Tais alterações foram encarecidas por Weinstein (1982), que as designou de "HELLP síndrome". Nesses casos, surgem alterações morfológicas das hemácias (esquizocitose e esferócitos), semelhantes às que ocorrem na púrpura trombocitopênica. Seu desaparecimento no pós-parto presta-se para excluir esta última patologia (Cunningham e cols., 1985).

Entre nós, Vasconcellos e cols. (1996) comprovaram tais alterações das hemácias em 31% dos casos de PE, culminado em 48% com o agravamento da moléstia (Fig. II-27).

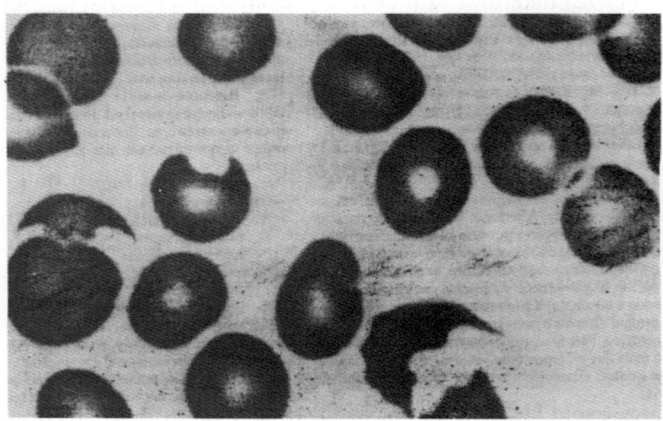

Figura II-27 – Eclâmpsia. Sangue periférico. Alterações morfológicas e hemácias com esquizocitose (Cunningham e cols., 1985).

No que se refere às plaquetas, ocorre sua redução, com recuperação no pós-parto (Romero e cols., 1989). O fato guarda relação com a gravidade e duração da PE (Leduc e cols., 1992) e torna-se grave quando a plaquetemia é menor que 100.000 e associa-se à elevação das enzimas hepáticas e à hemólise, constituindo o quadro clínico designado "HELLP síndrome" por Weinstein (1982).

Admite-se que a trombocitopenia esteja relacionada com a agregação plaquetária e seu depósito no endotélio vascular lesado. Ahlawat e cols. (1996) identificaram, em 45,4% das gestantes com PE, a presença do fator de agregação plaquetária.

A partir de 1954, numerosas publicações surgiram, relacionando alterações da coagulabilidade sanguínea com os casos graves da DHEG:

- Trombocitopenia é o achado hematológico mais freqüente em casos de DHEG (Stubbs e cols., 1986; Burros e cols., 1987). Pritchard e cols. (1954) relacionavam a trombocitopenia ao depósito plaquetário sobre lesões do endotélio vascular conseqüentes à vasoconstrição.
- Os níveis dos produtos de degradação da molécula do fibrinogênio (PDMF) alteram-se sensivelmente nos casos que culminam em descolamento prematuro da placenta (DPP) e com HELLP síndrome. Nos casos de DPP, Neme e cols. (1963) comprovaram sua ocorrência em 100% dos casos.
- Os níveis da antitrombina III mostram-se reduzidos quando comparados com aqueles presentes na gestação normal (Gilabert e cols., 1988; De Boer e cols., 1989; During e Schwarzles, 1990; Weiner e Bonsib, 1990).
- Os níveis plasmáticos do complexo trombina-antitrombina III mostram-se aumentados na gestação normal e principalmente na DHEG (De Boer e cols., 1989; Terao e cols., 1991).

Seu aumento progressivo nessa patologia sugere estado de coagulação intravascular crônica, levando à redução da antitrombina III.

- Saleh e cols. (1992) determinaram os níveis de fibronectina, da antitrombina III e da alfa-2-antiplasmina no plasma de gestantes normais, nas com hipertensão crônica e naquelas com DHEG "pura" e sobreposta. Nestas últimas comprovaram aumento da fibronectina e redução da antitrombina III e da alfa-2-antiplasmina. Tais alterações sugerem lesão endotelial, coagulação intravascular e fibrinólise. Segundo esses autores, como o aumento da fibronectina se relaciona mais com a DHEG que com a redução da antitrombina III e da alfa-2-antiplasmina, a comprovação de seus níveis elevados presta-se para o diagnóstico da patologia. Ho e Yang (1992) determinaram os níveis da antitrombina III, do ativador tecidual do plasminogênio, da beta-tromboglobulina, dos PDMF e o tempo de lise da euglobulina em 20 não-grávidas, em 21 gestantes normais, em 14 com DHEG e em 5 com coagulação intravascular disseminada (CIVD). Segundo esses autores, apenas a antitrombina III e o ativador tecidual do plasminogênio estiveram alterados na DHEG. Os níveis do ativador tecidual do plasminogênio elevam-se progressivamente até que ocorra a manifestação da DHEG e a presença de PDMF denuncia CIVD em curso.

No quadro II-4 estão referidas algumas das alterações da coagulação presentes na DHEG.

Quadro II-4 – Alterações da coagulação na DHEG.

Fatores elevados	Fatores reduzidos
Produtos de degradação da fibrina	Fibrinogênio
Fibrinopeptídeo A	Antitrombina III
Antígeno do fator VIII	Plaquetemia
Atividade do fator VIII	Sensibilidade à prostaciclina
Antitrombina III. Complexo antitrombina	
Beta-tromboglobulina	
Agregabilidade plaquetária	

Perry e Martin Jr., 1992 (modificado).

A elevação dos níveis da fibronectina (glicoproteína secretada pela membrana basal das células endoteliais), nas formas severas de DHEG, comprova o dano endotelial presente nesses casos e as conseqüentes alterações da coagulação (Lehnen e cols., 1994; Graf e cols., 1994).

AUMENTO PONDERAL

O aumento ponderal rápido, na segunda metade da prenhez, é tido como sinal precursor da DHEG. Hamlin (1952) referia que 90% das gestantes que aumentam 4kg de peso, entre as 20 e 30 semanas, apresentaram PE. Entretanto, Chesley (1978) referiu que ¹/₆ das gestantes normais ganham 15kg ou mais, e Gardner e Herdan (1957) observaram que o aumento excessivo de peso prevê a DHEG apenas em ²/₃ das vezes.

SISTEMA RENINA-ANGIOTENSINA-ALDOSTERONA

Apesar de as alterações desses componentes não serem sincrônicas, todos estão elevados na prenhez normal (Pipkin, 1988).

Enquanto Chesley (1978) afirma que o sistema renina-angiotensina-aldosterona está reduzido na DHEG, Pedersen e cols. (1985) não encontraram diferenças em gestações normais e com PE.

São flagrantes as discordâncias da literatura em relação à renina. Brown e cols. (1966) referem redução, Gordon e cols. (1969) citam elevação, e Poranen e cols. (1996) não identificaram diferenças na DHEG. Em relação à angiotensina II, Weir e cols. (1975) e Pedersen e cols. (1985) referem redução, enquanto para Symonds e cols. (1976) estaria elevada ou inalterada.

Karlberg e cols. (1984) e Pedersen (1985) referem redução da aldosterona no terceiro trimestre em gestantes com DHEG. Mas, Armanini e cols. (1992), dosando a aldosterona plasmática em 29 gestantes normais e em igual número com DHEG, comprovaram ser idênticos os valores.

PROSTAGLANDINAS E TROMBOXANO A_2

Zahradnik e cols. (1994), Walsh e Wang (1995) e Suzuki e cols. (2002) comprovaram menor produção de prostaglandinas vasodilatadoras e maior teor de tromboxano A_2 (potente vasoconstritor) em gestantes com DHEG. Nelas foi mais evidente a redução das prostaglandinas que o aumento do tromboxano A_2.

ALTERAÇÕES ENDÓCRINAS

Referências etiopatogênicas, relacionadas a *alterações anatômicas e funcionais da hipófise* (maior secreção de vasopressina e/ou hormônio antidiurético) (Hofbaner, 1921; Anselmino e Hoffmann, 1937, Magalhães, 1945), não têm sido confirmadas com uniformidade.

Casos graves de descolamento prematuro de placenta, ocorridos em pacientes com DHEG sobreposta, que apresentaram hemorragia volumosa e estado de colapso circulatório prolongado, podem-se seguir de quadro clínico de hipopituitarismo (síndrome de Sheehan), conseqüente à necrose do lobo anterior da hipófise.

Dentre 84 óbitos por eclâmpsia ocorridos em nosso Serviço, a necropsia identificou necrose do lobo anterior da hipófise em 6,7%.

No que tange às *supra-renais*, as numerosas pesquisas e publicações que consideraram a produção de glicocorticóides no curso da DHEG não são uniformes e carecem, por isso, de importância. Em relação à *tireóide*, Lao e cols. (1988) comprovaram, na DHEG, redução da tiroxina (T_4) em 33,3% e da triiodotironina (T_3) em 29,2%. Entretanto, Qublan e cols. (2003) não identificaram correlação de seus níveis com a PE grave.

No que tange aos andrógenos, Zeisler e cols. (2000) referem elevação da testosterona e da androstenediona séricas, relacionando a testosterona com o agravamento da patologia. Ficioglu e Kutler (2003) não observaram essa relação, embora refiram elevação da testosterona na PE leve. Finalmente, Ng e cols. (2003) relacionam a elevação da corticotrofina como marcador de PE. Seus níveis declinam após 2 horas de parto.

Função endotelial – em 2003, Ajne e cols., Sarvidou e cols. e Bussen e cols. identificaram disfunção celular endotelial na PE. Sua relação com a hipoxemia vascular é óbvia, favorecendo fenômenos trombóticos.

ALTERAÇÕES UTERINAS

Assali e cols. (1960), caracterizando a artéria uterina, comprovaram na DHEG:

- Redução de 30% no fluxo sangüíneo ao útero.
- Redução de 50% no consumo do oxigênio.
- Resistência elevada em 50%.

Anteriormente, introduzindo radiossódio (Na^{24}) no espaço interviloso e considerando o tempo em que ocorre sua eliminação local, Browne e Veall (1953), Morris e cols. (1956) e Moore e Myerscough (1957) identificaram maior tempo de permanência da droga na área placentária em casos de DHEG, sugerindo estase uterina e, conseqüentemente, menor fluxo sangüíneo uterino.

Utilizando dopplervelocimetria das artérias uterinas, Jouppila e Kirkinen (1986) comprovaram redução do fluxo uterino na DHEG. North e cols. (1994) concordam com essa observação. Entretanto, apesar de esses achados serem mais freqüentes na PE e na restrição do crescimento fetal, esses autores recomendam o teste para a previsão de DHEG.

Zamudio e cols. (1995), entretanto, admitem que a redução precoce do referido fluxo teria valor preditivo para PE. Lombardi e cols. (1989), Kofinas e cols. (1990) e Fairlie e cols. (1991) estenderam esses achados, também, para as artérias umbilicais.

Alvarez e Caldeyro-Barcia (1954), determinando a pressão intra-amniótica, confirmaram achados iniciais de Parviainen e cols. (1951), denunciando hipercontratilidade uterina na DHEG, com hipertonia maior menos evidente na eclâmpsia e maior no descolamento prematuro da placenta, associados à DHEG sobreposta (Figs. II-28 e II-29).

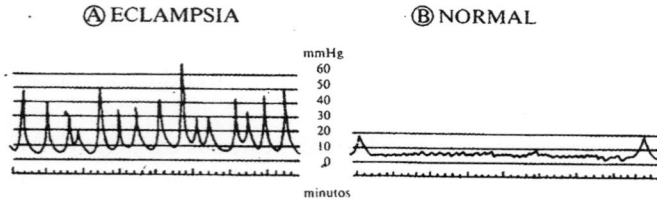

Figura II-28 – Notar a evidente hipercontratilidade presente em caso de eclâmpsia. Registro de pressão intra-amniótica (Alvarez e Caldeyro-Barcia, 1954).

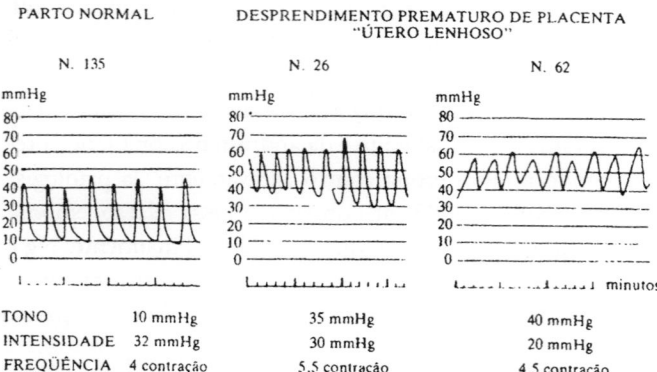

Figura II-29 – Características da contração uterina (pressão intra-amniótica no DPP tóxêmico. Há hipertonia acentuada associada à hipossistolia (Alvarez e Caldeyro-Barcia, 1954).

ALTERAÇÕES PLACENTÁRIAS

Zeek e Assali (1950) confirmaram observações anteriores de Bartholomew e Kracke (1932), comprovando maior incidência de infartos placentários na DHEG (83%) que nas grávidas normotensas (13%) e nas com hipertensão essencial (16%). Aqueles autores relacionaram os infartos e lesões obstrutivas da circulação materna da placenta e conseqüente aterose aguda (descrita por Hertig, 1945) das arteríolas espiraladas e dos lagos venosos deciduais (Figs. II-30 e II-31).

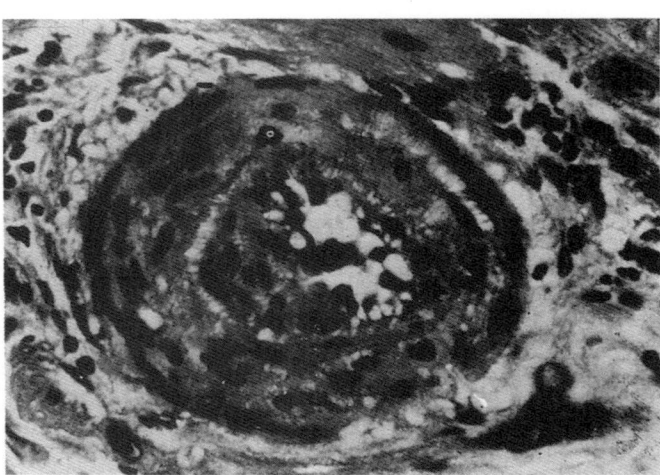

Figura II-30 – I gesta com DHEG (pré-eclâmpsia pura). Biópsia do leito placentário. A porção decidual da artéria espiralada mostra o aspecto de aterose aguda, caracterizado pela necrose fibrinóide e infiltração das paredes lesadas da artéria. A luz está evidentemente reduzida (Brosens e cols., 1972).

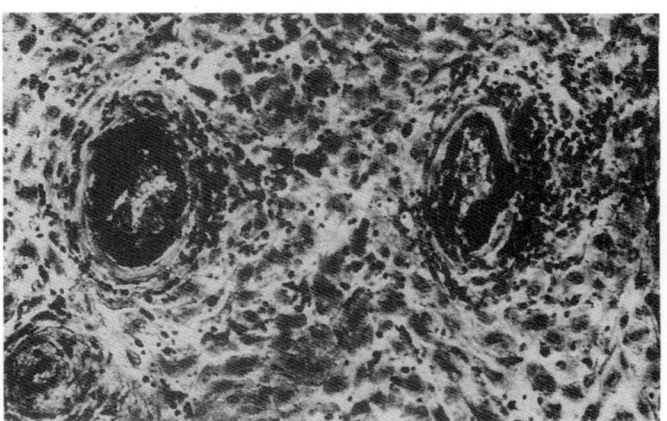

Figura II-31 – Pré-eclâmpsia. Aterose aguda das arteríolas espiraladas deciduais (Zeek e Assali, 1950).

Isidor e Aubry (1957) comprovaram que as arteríolas dos troncos vilosos de placentas, na DHEG, demonstram hiperplasia da camada muscular e espessamento do tecido conjuntivo subendotelial com proliferação fibrocitária. Entretanto, segundo Dixon e Robertson (1958), as lesões hiperplásicas e obstrutivas das arteríolas deciduais são semelhantes em casos de DHEG e de gestantes com hipertensão não relacionada à prenhez.

Pesquisas histoquímicas (Wislocki e Dempsey, 1956) identificaram deficiência de oxigênio em placentas de PE, e Mise e cols. (1998) detectaram aumento de leptina (hormônio placentário humano) na DHEG. Sua presença denuncia relação positiva com a hipóxia placentária.

Mayhew e cols. (2003), examinando placentas de casos de PE, sem e com restrição crescimento fetal, verificaram crescimento viloso deficiente e redução da vasculatura, coincidindo com o menor desenvolvimento fetal. Hafner e cols. (2003), pela ultra-sonografia, comprovaram que até a 16ª semana o crescimento placentário é semelhante na PE e na gestação normal. Entretanto, após a 16ª e até a 22ª semanas ocorre restrição do crescimento placentário na PE e no crescimento fetal.

Walsh e cols. (2000) comprovaram aumento do isoprostano placentário (marcador de estresse oxidativo e provocador de hipertensão) na PE. Thomson e cols. (2000) identificaram efeito vasoconstritor de extratos placentários de PE. Finalmente, Ong e cols. (2003) comprovaram efeito vasodilatador maior da eradicinina nas placas de miométrio e de decídua de PE.

A redução do fluxo das artérias uterinas e umbilicais, presente na DHEG, resulta em menor fluxo placentário, que, desde Brosens e cols. (1972), tem sido atribuído à redução do diâmetro das arteríolas espiraladas (200mm), enquanto na gestação normal atinge 500mm.

Na gestação normal, as arteríolas espiraladas são invadidas, precocemente, pelo trofoblasto, provocando destruição do tecido musculoelástico de suas paredes até o terço interno do miométrio, atingindo, inclusive, a artéria radial. Daí a baixa resistência e a maior perfusão placentária. N PE esse fato ocorre (Fig. II-28). Os fatores causais dessa invasão placentária insuficiente em casos de PE ainda não são bem conhecidos. Sheppard (2000) admite sua relação com o aumento de produção de inibidores do plasminogênio, e Shin e cols. (2003), com fatores de crescimento insulínico e protéicos.

Em relação à função endócrina da placenta, Smith e Smith (1940) comprovaram o aumento da gonadotrofina coriônica e a redução do estriol e da progesterona. A redução desses dois últimos hormônios relaciona-se com a gravidade da PE.

Finalmente, Grannum e cols. (1986), no que tange ao grau da maturidade placentária, não encontraram diferenças entre pré-eclâmpticas e gestantes normais.

Referências Bibliográficas

• AHLAWAT, S. & cols. – Plasma platelet aggregating factor and platelet aggregation studies in preeclampsia. *Acta Obstet. Gynecol. Scand*, 75:428, 1996. • AJNE, G. & cols. – Endothelin converting enzyme (ECE) activity in normal pregnancy and preeclampsia. *Hypertens. Pregnancy*, 22:215, 2003. • AKAN, H. & cols. – The diagnostic value of cranial computed tomography in complicated eclampsia. *J. Belge Radiol.*, 76:304, 1993. • ALVAREZ, H. & CALDEYRO-BARCIA, R. – Fisiopatologia de la contracción uterina y sus aplicaciones a la Clínica Obstétrica. *Mat. Inf.*, 13:11, 1954. • ANSELMINO, K.J. & HOFMANN, F. – Uber die ausscheidung von hypophysär gebildeten gonadotropen Harmonein der normalen Schwangerschaft und bei den Schwangerschaftstoxikosen. *Ztschr. F. Geburtsh. U. Gynäk*; 114:52, 1937. • ARMANINI, D. & cols. – Mineralocorticoid effects mechanism in preeclampsia. *J. Clin. Endocrinol. Metab*; 74:946, 1992. • ASSALI N.S. & PRYTOWSKY, H. – Studies on autonomic blockade I Comparison between The effects of tetraethylammonium chlourid (TEAC) and high selective spinal anesthesia on blood pressure of normal and toxemic pregnancy. *J. Clin. Invest.*, 29:1354, 1950. • ASSALI, N. S. & cols. – Meassurement of uterine blood flow and uterine metabolism. VIII. Uterine and fetal blood flow and oxygen consumption in early human pregnancy. *Am. J. Obstet. Ginecol*; 79:86, 1960. • ASSALI, N.S. – Renal effects of hydrochlorothiazide in normal and toxemic pregnancy. *Clin. Pharmac. Therap.*, 1:48, 1960. • BARROS, A.C.S.D. – Doença hipertensiva específica da gestação. Correlação entre os diagnósticos clínico e histopatológico renal e estudo da reversibilidade da lesão glomerular. Tese Doutoramento. Faculdade de Medicina de São Paulo (USP), 1987. • BASBUG, M. & cols. – Maternal erythrocyte malendioldehyde level in preeclampsia prediction: a longitudinal study. *J. Perinatal. Med.*, 31:469, 2003. • BEINDER, E. & cols. – Nitric oxide synthase activity and Doppler parameters in the fetoplacental and uteroplacental circulation in preeclampsia. *Hypertens. Pregnancy*, 18:115, 1999. • BENEDETTO, C. & cols. – Factor V. Leiden and factor II G 20210 A in preeclampsia and Hellp syndrome. *Acta Obstet Gynecol. Scand.*, 81:1095, 2002. • BERLIN, N.I. & cols. – The blood volume in pregnancy as determined by p. 32 labeled. red blood cells. *Surg. Gynecol. Obstet.*, 94:21, 1951. • BERSINGER, N.A. & cols. – Womem with preeclampsia have increasedscrum levels of pregnancy associated plasma protein A (PAPP-A), ihiben A, a activen A and solube E-selectin. *Hypertens. Pregnancy*, 22:45, 2003. • BHATIA, R.K. & cols. – Mechanisms for reduced colloid osmotic pressure in preeclampsia. *Am. J. Obstet. Gynecol.*, 157:106, 1987. • BITTAR, R.E. & cols. – Uricemia nas síndromes hipertensivas na gestação. *Ginecol. Obstet.*, 2:63, 1991. • BJORO, K. & cols. – Altered angistensin- prostanoid interctions umbelical arteries in pregnancy-induced hypertension. *J. Clin. Lab. Invert. Scand.*, 184 (Suppl. 46):91, 1986. • BLEKKA, M. & cols. – Volume of whole blood and absolute amount of serum proteins in the early stage of late toxemia of pregnancy. *Am. J. Obste. Gynecol.*, 106:10, 1970. • BOND, A.L. & cols. – Atrial natriuretic factor in normal and hypertensive pregnancy. *Am. J. Obstet. Gynecol.*, 160:1112, 1989. • BOWEN, R.S. & cols. – The respone of the dietary antioxidants vitamin E and vitamin C to oxidative strees in pre-eclampsia. *J. Obstet. Gynecol.*, 18:9, 1998. • BOWYER, I. & BROWN, M.A. – Vascular reactivity in normal and hypertensive womem. *Hyppertens. Pregnancy* 19(1) (Suppl):37, 2000. • BRENNECK S.P. & cols. – Eduction of placental nitric oxide synthase activity in pre-eclampsia. *Aus. Clin. Sci.* 93:51, 1997. • BROSENS I.A. & cols. – The role of the spiral arteries in the pathogenesis of preeclampsia. In: Wynn R. *Obstet. Gynecol.* New York, Ann Appleton-Lange, 1972, p. 177. • BROWN J.J. & cols. – Plasma rennin concentration in the hypertesnsive diseases of pregnancy. *J. Obstet. Gynecol. Br. Commonw.*, 73:410, 1966. • BROWNE, J.G.M. & VEALL, N. – The maternal blood flow in normotensive and hypertensive womem. *J. Obstet. Gynecol. Br. Emp.*, 60:141, 1953. • BRUBAKER, D.B. & cols. – The function of elevated plasma fibronectin in pre-eclampsia. *Am. J. Obst. Gynecol.*, 166:526, 1992. • BUDAK, & cols. – Ascilar cell adhesion molecule-I and lecocyte activation in. *Int. J. Gynecol. Obstet.*, 63:115, 1998. • BURROWS, R.F. & cols. – A prospective study investigating the mechanism of thrombocytopenia in preeclampsia. *Obstet. Gynecol.*, 70:334, 1987. • BUSSEN, S. & cols. – Einfluss des vascular endhotelial growth factor (VEGF) auf die entwiklung der schweren praeklanpsie oder des hellp syndrome. *Z. Geburtshiff Neonatol.*, 207:101, 2003. • CALVIN, S. & cols. – Plasma levels of fibronectin and prostacyclin metabolite in peripartum preeclamptic womem. *Am. J. Perinatol.*, 7:125, 1990. • CARGIGAN, S; DONMEZ, A. & ISAPHY, C. – Activated protein C. resistance in preeclampsia. *Clin. Exp. Obstet. Gynecol.*, 31:59, 2004. • CARRERA, F. & cols. – Preeclampsia and calcium – ATPase activity of plasma membranes from human myometrium and placental trophoblast. *Hypertens. Pregnancy*, 22:295, 2003. • CELIK, O. & cols. – Cerebrospinal fluid nitric oxide level changes in preeclampsia. *Eur. J. Obstet. Gynecol. Reprod.*, 111:141, 2003. • CHALAS, J. & cols. – Concentrations of apolipoproteins E, C2 and C3 and lipid profile in preeclampsia. *Hypertens. Pregnancy*, 21:199, 2002. • CHESLEY, L.C. – *Hypertensive Disorders in Pregnancy*. New York, Appleton-Century-Crofts, New York, 1978. • CHESLEY, L.C. & DUFFUS, G.M. – Preeclampsia, posture and renal function. *Obstet. Gynecol.* 38:1, 1971. • CONRAD, K.P. MILER, T.M. & BENYO, D.F. – Circulating levels of immunoreactive cytokines in women with preeclampsia. *Am. J. Reprod. Immunol.* 40:102, 1998. • COTTON, D.B. & cols. – Hemodynamic profile of severe pregnancy induced hypertension. *Am. J. Obstet. Gynecol.*, 158:523, 1988. • CUNNINGHAM, E.G. & cols. – Erythrocyte Morphology in women with severe preeclampsia and eclampsia: preliminary observations with scanning election microscopy. *Am. J. Obstet. Gynecol.*, 153:358, 1985. • CUNNINGHAN, E.G. & cols. – Further observations on the nature of pressor responsivity to angiostensin II in human pregnancy. *Obstet. Gynecol.*, 46:581, 1975. • De BOER, K. & cols. (Amsterdam) – Enchanced thrombin generation in normal and hypertensive pregnancy. *Am. J. Obstet. Gynecol.*, 160:95, 1989. • DEKKER, G.A. & SIBAI, B.M. – Pathophysiology of. Hypertensive disorders. In: Gleicher, N. & cols. *Principles and Practice of Medical Therapy in Pregnancy*. Apleton & Lange, Norwalk, 1992, p. 845. • DI IORIO, R. & cols. – Nitric oxide in preeclampsia: lack of evidence for decrease production. *Eur. J. Obstet. Gynecol. Reprod. Biol.*, 76:65, 1988. • DIECKMAN, W.J. – *Toxemia of Pregnancy*. St. Louis, Mosby, 1952. • DIECKMANN, W.J. – Vascular-renal effects of posterior pituitary extracts in pregnant women. *Am. J. Obstet. Gynecol.*, 33:131, 1937. • DIXON, H.G. & ROBERTSON, W.B. – A study of vessels of the placental bed normotensive and hypertensive women. *J. Obstet. Gynecol. Br. Emp.* 65:803, 1958. • DUCAN, R. & cols. – Blindnes in emclampsia: CT and MR imaging. *J. Neurosurg. Psychiatry*, 1989. • DURING, R. & SCHWARZLES, G. – Antithrombin-III Spiegel bei normalschwangeren und Patientinnen nut schwangerschaftsinduzieter hypertomie. *Zentralbl. Gynacol.*, 112:351, 1990. • EASTERLING, T.R. & cols. (Univ. Washington) – Maternal hemodynamics in normal and Preeclamptic Pregnancies: a longitudinal study. *Obstet. Gynecol.*, 76:1061, 1990. • EL ZENEI NY, H. & cols. – Lipid peroxidation in preeclampsia. In: Yabes-Almirante, C. & Luna. M.M. *Increasingly Safe and Successful Pregnancies. Focus: E.P.H. Gestosis.* Amsterdan, Elservier, 1996, p. 137. • FAIRLIE, F.M. & cols. – Determinants of perinatal outcome in pregnancy-induced hypertension with absence of umbilical artery end-diastolic frequencies. *Am. J. Obstet. Gynecol.*, 164:1084,

1991. • FICIOGLU, C. & KUTLER. T. – The role of androgens in the aetrology and pathology of pre-eclampsia. *J. Obstet. Gynecol.*, **23**:134, 2003. • GALEWSKA, Z. & cols. – Preeclampsia (EPH gestosin) – onduced decrease of MMP-s content in the umbilical cord artery. *Clin. Chim. Acta*, **335**:109, 2003. • GANT, N.F. & cols. – A clinical test useful for predicting the development of acute hypertension in pregnancy. *Am. J. Obstet. Ginecol.*, **120**:1, 1974. • GANT, N.F. & cols. – A study of angiotensin II pressor response throghout primigravid pregnancy. *J. Clin. Invest.*, **52**:2682, 1973. • GILABERT, J. & cols. (Valencia) – Physiological coagulation inhibitors (protein S, protein C and antihrombin III) in severe preeclamptic states and in users of oral contraceptives. *Thromb. Res.*, **49**:319, 1988. • GLEICHER, N. & cols. – *Principles and Pratice of Medical Therapy in Pregnancy*. Appleton & Lange, Norwalk, 1992, p. 853. • GORDON, R.D. & cols. – A prospective study of plasma rennin activity in normal and toxemic pregnancy. *Lancet*, **1**:347, 1969. • GRAF, H. & cols. – Die Klinische (wertigkeif des Plasmafibronektinder schangerschaft. *Zentrab. Gynak.*, **116**:358, 1994. • GRAHAM, R.A. & cols. – Clinicophatological study of neurological complications due to hypertensive disorders of pregnancy. *J. Neurol. Neurosurg. Psychiatry*, **51**:416, 1988. • GRANNUM P. BERKOWITZ, R. & HOBBINS, J. – The ultrasonic changes in the maturing placenta and their relation to fetal pulmonic maturation. *Am. J. Obstet. Gynecol*, **133**:915,1986. • GRUNEWALD, C. & cols. – Exhaled and nitric oxide during L-arginine infusium in preeclampsia. *Ginecol. Obstet. Invest.*, **46**:232, 1998. • GULMEZOGLU, A.M.; HOYMEYR, G.J. & OOSTHUIZEN, M.M.J. – Lipid peroxidation in eclâmpsia. *J. Obstet. Gynecol.*, **17**:132, 1997. • GUPTA, G. & cols. – Estimation of cord blood erythroporentin in pre-eclampsia and eclampsia. *Internat. J. Gynecol. Obstet.*, **71**:1, 2000. • HAFNER, E. & cols. – Placental growth from the first to the second trimester of pregnancy in SGA – fetuses and preeclamptic pregnancies compared to normal foetuses. *Placenta*, **24**:336, 2003. • HAMLIN, R.H.S. – The prevention of eclampsia and preeclampsia *Lancet*, **1**:64, 1952. • HANKINS, G.D.V. & cols. – Longitudinol evaluation of hemodinamic changes in eclampsia. *Am. J. Obstet. Gynecol.*, **150**:506, 1984. • HARTI, A. & cols. – Les troubles de la function hepatique na cours de l'eclampsie. *Rev. Fr. Gynecol. Obstet.*, **91**:237, 1996. • HATAT, T. & cols. – Maternal circulating nitrite levels are decreased in both normal normotensive pregnancies and pregnancies with preeclampsia. *Gynecol. Obstet. Invest.*, **48**:93, 1999. • HEILMANN & cols. – Das Hamoglobin-ein Geburtshilflicher risicofactor. *Gerburtshilfe Frauenheilkd*, **53**:235, 1993. • HERTIG, A.T. – Vascular pathology in the albuminuric toxemies of pregnancy. *Clinics*, **4**:602, 1945. • HO, C.H. & YANG, Z.L. – The predictive value of hemostasis parameters in the development of preeclampsia. *Thromb. Haemostasis*, **67**:214, 1992. • HOFBANER, J – Zur Klärung der Eklampsiefrage Zentrabl. *F. Gynäk*, **41**:1797, 1921. • HOFBANER, J. – Die Ätiologie de Eklampsie Zentracabl. *F. Gynäk*, **42**:745, 1918. • HOSHINO, H. – Hemodynamics studies on liver in toxemias of late pregnancy. *J. Jap. Obstet. Gynecol. Soc.*, **6**:42, 1959. • ISIDOR, P. & ALBURY, B. – A propos d'un type particulier d'arteriopthie de la portion foetale du placenta. Essai d'explication pathogénique. Sés rapparts avec la toxémie gravidique et l'anoxie foetale. *Gynecol. Obstet.*, **56**:152, 1957. • JOUPPILA, P. & KIRKINEN, P. – Blood velocity waveforms of the fetal aorta in normal and hypertensive pregnancies. *Obstet. Gynecol.*, **67**:856, 1986. • KALBERG, B.E.; RYDEN, G. & WICHMAN, K. – Changes in renim – angiostensin-aldosteroneand kallikrein-kinin systems during normal and hypertensive pregnancy. Acta *Obstet. Gynecol. Scand.*, **118**(Suppl.):17, 1984. • KHARB, S. & cols. – Lipid peroxidation and vitamin E levels in preeclampsia. *Gynecol. Obstet. Invest.*, **46**:238, 1998. • KHATUN, R. & cols. – Immunohistochemical study of transferin receptor expression in the placenta of preeclamptic pregnancy. *Placenta*, **24**:870, 2003. • KHATUN, S. & cols. – Increased concentration of plasma neuropeptite Y in patients with eclampsia and preeclampsia. *Am J. Obstet. Gynecol.*, **182**:896, 2000. • KOFINAS A.D. & cols. – Uterine and umbelical artery flow velocity waveform analysis in pregnancies complicated by chronic hypertension or preeclampsia. *South Med. J.*, **83**:150, 1990. • KONIYNENBERG, A. & cols. – Can flow cytometric detection of platelet activation early in pregnancy predict the occurrence of preeclampsia? *Am J. Obstet. Gynecol.*, 177:434, 1997. • KUPFERMINE, M.J. & cols. – Tumor necrosis factor is elevated in plasma and amniotic fluid of patients with severe preeclampsia. *Am J. Obstet. Gynecol.*, **170**:1752, 1994. • LAO, T.T. & cols. – Thyroid function in pre-eclampsia. *Br. J. Obstet. Gynecol.* **95**:880, 1988. • LEDUC, L. & cols. – Coagulation profile in severe preeclampsia. *Obstet.Gynecol.*, 79:14, 1992. • LEHNEN, H. & cols. – Kristiche wurdigung von filionektin bei chwangerschafts-induzierten hypertonie (sih) praeklampsie (P.E.) und plazentainsuffizienz. *Zentrabl. Gynäk.*, **116**:352, 1994. • LIVING, J.C. & cols. – Thrombophilias are not associated with severe preeclampsia. *Hybert. Pregnancy*, **19**:41, 2000. • LIVINGSTONE J.C. & cols. – Tumor necrosis factor alphapolymorphims, plasma levels and severe preeclampsia. *Hypert. Pregnacy*, **19**:110, 2000. • LOMBARDI, S.J. & cols. – Umbelical artery velocimetry as a predictor of adverse outcome in pregnancies complicated by oligohydramnios. *Obstet Gynecol.*, 74:338, 1989. • LÓPEZ, T.T. & cols. – Calcium AT Pase activity of red blood cell ghosts from preeclamptic women. Antepartum and postpartum. *Hypertens. Pregnancy*, 22:247, 2003. • LUNNEL, N.O. – Comunicação em Congresso. São Paulo, 1993. • MAGALHÃES, N.A. – Eclâmpsia experimental. Tese Fac. Med. Univ. Fed. Rio de Janeiro, 1945. • MALATYALIOGLU, E. & cols. – Levels of stable metabolites of prostacyclin and thromboxane A2 and their ratio in normotensive and preeclamptic pregnant women during the antepartum and postpartum periods. *J. Mat. Fetal Med.*, **9**:173, 2000. • MANIEN, G.T.R. & cols. – Increased high molecular weight fibrinogen in preeclampsia. *Thromb. Res.*, **111**:143, 2003. • MASON, B.A. & cols. – Fetal ionized magnesium levels parallel maternal levels during magnesium sulfate therapy for preeclampsia. *Am J. Obstet. Gynecol.*, 175:213, 1996. • MASOTTI, G. & cols. – Differential inhibition of. prostacyclin production and platelet aggregation by aspirin. *Lancet*, **2**:1213, 1979. • MAYEW, T.M. & cols. – Sterelogical investigation of placental morphology in pregnencies complicated by pre-eclampsia with and without intrauterine grown restriction. *Placenta*, **24**:219, 2003. • MAYHEW, T.M. & cols. – Sterelogical investigation of placental morphology in pregnancies complicated by pre-eclampsia with and without intrauterine grown restriction. *Placenta* **24**:219, 2003. • McCALL, M.L. – Central circulation and metabolism in toxemia of pregnancy. Observations of the effects of veratrum viride and Apressoline (1 – hydrazinophthalazine). *Am J. Obstet. Gynecol.*, **66**:015, 1953. • MILIEZ, J. & cols. – Computed tomography of the brain in eclampsia. *Obstet. Gynecol.*, 75:975, 1990. • MINAKAMI, H. & cols. – Preeclampsia: a microvesicular fat disease of the liver? *Am J. Obstet. Gynecol.*, **159**:1043, 1988. • MISE, H. & cols. – Augmented placental production of leptin in preeclampsia. Possible involvement of placental hypoxia? *J. Clin. Endocrinol. Metab.*, **83**:3225, 1998. • MIYAMOTO, S. & cols. – Characteristics of changes in blood circulation induced by cold simulation in preeclampsia womem. *Int. J. Gynaecol. Obstet.*, 27:159, 1988. • MOORE, P. & MYERSCOUGH, P.R. – Clearance rates of radiosodium from myometriun. *J. Obstet. Gynecol. Br. Emp.*, **64**:207, 1957. • NAICHER, T. & cols. – Quantitative analysis of trophoblast invasion in preeclampsia. *Acta Obstet. Gynecol. Scand.*, **82**:722, 2003. • NAOHIRO, K. & cols. – Hellp syndrome and eclampsia: hyperssympathetic state. *Hyper. Pregnancy*, **19**:18, 2000. • NAP, A.W. & cols. – Perfomance of a novel test to quantify activated protein C resistance in womem with a history of pre-eclampsia. *Eur. J. Obstet. Gynecol Reprod. Biol.*, **113**:26, 2004. • NEME, B. & cols. – Fundamentos fisiopatológicos do tratamento de deslocamento prematuro da placenta. Considerações sobre 451 casos. *Rev.Ginec Obst.*, **112**:35, 1963. • NEME, B. & MATHIAS, L. – Necrose tubular aguda: fundamentos tocoginecológicos de sua profilaxia e melhor prognóstico. *Rev. Paul. Med.* 65:291, 1964. • NG, E.K.O. & cols. – The concentrations of circulating corticotropin-realising hormone MRNA in maternal plasma is increase in preeclampsia. *Clin. Chem.*, **49**:727, 2003. • NGUYEN, H. N. & cols. – Peripartum colloid osmotic pressure correlation with serum protein. *Obstet. Gynecol.*, **68**:807, 1986. • NORRIS, L.A. & cols. – Nitric oxide in the uteroplacental, fetoplacental and peripheral circulation in preeclampsia. *Obstet. Gynecol.*, **93**:958, 1999. • NORRIS, N. & cols. – Effective uterine blood flow during exercise in normalamnd preeclamptic pregnancies. *Lancet*, **2**:481, 1956. • NORTH, R.A. & cols. – Uterine artery Doppler flow velocity waveforms in the second trimester of prediction of preeclampsia and fetal growth retardation. *Obste. Gynecol.*, **83**:378, 1994. • ODAR-CEDERLOF, I. & cols. – Atrial natriuretic peptide and vasoactive hormones during preeclampsia compared to normal pregnancy. *Hypertens. Pregnancy*, **16**:19, 1997. • ONG, S.S. & cols. – Myometrial and placental artery reactivity alone cannot explain reduced placental perfusion in preeclampsia an intrauterine growth restriction. *Int. J. Obstet. Gynecol.* **110**:909, 2003. • OOSTERHOF, H., VOORHOEVE, P.G. & AARNOUDSE, J.G. – Enhancement of hepatic artery resistance to blood flow in pre-eclampsia in presence of HELLP Syndrome (hemolysis, elevated enzymes and low platelets. *Obst. Gynecol.*, **171**:526, 1994. • OPSJON, S.L.; AUSTEGULEN, R. & WAAGE, A. – Interleukin I, interleukin 6 and tumor necrosis factor at delivery in preeclampsia disorders. *Acta Obstet. Gynecol. Scand.*, **74**:19, 1995. • ORANGE, S. & cols. – Placental endothelial NOS does not differ in preeclampsia comparated to normal pregnancy. *Hyper. Pregnancy*, **19**(Suppl.):94, 2000. • PARVIAINEN, S.; LANKIVEN, S. & SOIVA, K. – On the tonus of the uterus in toxaemia of late pregnancy recorded by Lorand tocograph. *Gynaecologia*, **132**:19, 1951. • PEDERSEN, E.B. & cols. – Renin, angiotensina II, aldosterona, catecholamines, prostglandins and vasopressin: the importance of pressor and depressor factors for hypertension in pregnancy. *Scand. J. Clin. Lab. Invest.*, **44**(Suppl.):48, 1984. • PEDERSEN, E.B. & cols. – The osmoregulatory system and the renin-angiotensin-aldosterone system in preeclampsia and normotensive pregnancy. *Scand. J. Clin. Lab. Invest.*, **45**:627, 1985. • PERRY K.G. & MARTIN JR. J.N. – Abnormal hemostasis and coagulopathy preeclampsia and eclampsia. *Clin. Obstet. Gynecol.*, **35**:338, 1992. • PIPKIN, F.B. – The renin-angiotensin systemin normal and hypertensive pregnancies **In**: Rubin, P.C. Handbook of Hypertesion. *Hypertension in pregnancy*. Amsterdam, Elsevier, **10**:118, 1988. • PIRES DO RIO, M.S. & cols. – Alterações ultra-estruturais do glomérulo na pré-eclâmpsia. *Rev. Bras. Ginec. Obstet.*, **26**:185, 2004. • POIDEVIN, L.O.S. – An eletroecenphalographic study of patients with toxaemia of Pregnancy and controls. *J. Obstet. Gynecol. Br. Emp.*, **62**:417, 1955. • PORANEN, A.K.; AALTO, M.; MATINLAURE, I. & EKBLAD, U. – Total renin in preeclamptic placenta. *Hypertnes. Pregnancy*, **15**:347, 1996. • POWERS, R. W. & cols. – Renal handling of homocysteine during normal pregnancy and preeclampsia. *J. Soc. Gynecol. Invest.*, **11**:45, 2004. • PRITCHARD, J.A. & cols. – Intravascular hemolysis, Thrombocytopenia and other hematologic abnormalities associated with severe toxemia of pregnancy. *N. Engl. J. Med.*, **250**:87, 1954. • QUBLAN, H.S. & cols. – Severe pre-eclampsia and maternal thyroid function. *J. Obstet. Gynaecol.*, **23**:244, 2003. • QUERESKI, A.I. & cols. – Cerbral Hemodynamics in preeclampsia and eclampsia. *Arch. Neurol.*, **53**:1226, 1996. • RAAB, W. & cols. – Vascular reactivity and electrolytes in normal and toxemic pregnancy. *J. Clin. Endocrinol.*, **16**:1196, 1956. • RAJAGOPAL, M.; MOODLEY, J. & CHETTY, R. – Nitricoxide: does it have a etiological role in pre-eclampsia? A study os decidual biopsies and fetal membranes. *Acta Obstet. Gynecol. Scand.*, 82:216, 2003. • RAMSAY, J.E. & cols. – Paradoxical elevation in adiponectin concentration in women with preeclampsia. *Hypertension*, **42**:891, 2003. • RANTA V. & cols. – Nitric oxide production with preeclampsia. *Obstet. Gynecol.*, **93**:442, 1999. • RAYMAN & cols. – Low selenium status in associated with the occurrence of the pregnancy disease preeclampsia in women from United Kingdom. *Am. J. Obstet. Gynecol.*, **189**:1343, 2003. • REDMAN, C.W.G. & cols. – Plasma urate measurements in predicting fetal death in hypertensive pregnancy. *Lancet*, **1**:1370, 1976. • ROMERO R. & cols. – Clinical significance of liver dysfunction in pregnancy-induced hypertension. *Am J. Perinatol.*, **5**:146, 1988. • ROMERO R. & cols. – Clinical significance, prevalence, and natural history of thrombocytopenia in pregnancy-induced hypertension. *Am. J. Perinatol.*, **6**:32, 1989. • ROSEMBAUM, M. & MALTBY, G.L. – Cerebral dysrithmia in relation to eclampsia. *Arch. Neurol. Psychiat.*, **49**, 1943. • ROWE, CAMPBELL, S. & GALERY, E.D.M. – Effects of hypoxia on regulation of prostanoid production in decidual endothelial cells in normal and preeclamptic pregnancy. *J. Soc. Gynecol. Invest.*, **7**:118, 2000. • SALEH, A.A. & cols. (Univ. Detroit) – Markers for endothelial injury, clotting and platelet activation in preeclampsia. *Arch. Gynecol. Obstet.*, **251**:105, 1992. • SAMUELS, P. & cols. – The origin of increased serum iron in pregnancy induce hypertension. *Am. J. Obstet. Gynecol.*, **157**:712, 1987. • SANCHEZ, S.E. & cols. – Plasma folate, vitamin B12 and homocysteine in preeclamptic and normotensive women. *Hypert. Pregnancy* **19**(Suppl.):35, 2000. • SANDERS, R. & cols. – Intracellular and extracellular ionized and total magnesium in preeclampsia and uncomplicated pregnancy. *Clin. Chem. Lab. Med.*, **37**:55, 1999. • SANDERS, T.G. & cols. – Brain in eclampsia: MR imaging witch clinical correlation. *Radiology*, **180**:475, 1991. • SARVIDOU, M.D. & cols. – Endothelial dysfunction and raised plasma concentrations of asymmetric dimethylarginine in pregnant women who subsequently develop pre-eclampsia. *Lancet*, **361**:1511, 2003. • SCALERA, F. – Intracellular glutathione and lipid peroxide availability and the secretion of vasoactive substances by human umbilical vein endothelial cells after incubation with T.N.F – ex. *Eur. J. Clin. Invest.*, **33**:176, 2003. • SCHRÖCKSNADEL, H. & cols. – Thrombopoietin in preeclampsia. *Hypert. Pregnancy*, **19**(Suppl.):136, 2000. • SCHWARTZ, R.B. & cols. – Preeclampsia-eclampsia: clinical and neuroradiographic correlates and insights into the pathogenesis of hypertensive encephalopathy. *Radiology*, **217**:371, 2000. • SENOZ, S. & cols. – The concentration of plasma natriuretic peptide in normotensive and preeclampsia and eclampsia. *Eur. J. Obstet. Gynecol. Reprod. Biol.*, **62**:173, 1995. • SHAAMASH, A.H. & cols. – Maternal and fetal serum nitric oxide (N.O.) concentrations in normal pregnancy pre-eclampsia and eclampsia. *Intern. J. Gynecol. Obstet.*, 68:207, 2000. • SHAARAWY, M.; MALLAH & YAMANI, A.A.E. – Clinical significance of urinary tissue non-specific alkaline phosphatase in preeclampsia and eclampsia. *Ann. Clin. Brochem.*, **34**:405, 1997. • SHEEHAN, H.L & LYNCH, J.B. – *Pathology of Toxaemia of Pregnancy*. Endinburgh and London, Churchill Livingstone, 1973. • SHEEHAN, H.L. – Pathologic lesions in the hypertensive toxaemias of pregnancy. **In**: Hammond, J. & cols. *Toxaemias of Pregnancy Human and Veterinary*. Phyladelphia, Blakiston, 1950, p. 16. • SHEPPARD, B.I. – Fibrinolysis in the placenta and placental bed in pregnancies complicated by pre-eclampsia and intrauterine fetal growth retardation. The role of trophoblast cells. *Hyppert. Pregnancy*, **19**:11, 2000. • SHERMAN, R.W. & cols. – Cerebral haemodynamics in pregnancy and pre-eclampsia as assessed by transcranial Doppler ultrasonography. *Br. J. Anaesth.*, **89**:687, 2002. • SHIN, J.C. & cols. – Expression of insulin-like growth factor II and insulin-like growth factor binding protein I in the placental basal plate from pre-eclamptic pregnancies. *Int. J. Gynecol. Obstet.*, **81**:273, 2003. • SHOCAERT, J.A. & LAMBILLON, J. – Un nouveau test permettant le diagnostic precoce et differentiel des eats préeclamptiques. *Bruxelas Med.*, 17:474, 1937. • SILIQUINI, P.N. & REVELLI, E. – Patologia del metabolismo dell'ossigeno velle gestosi tardive. *Minerva Gynecol.*, **8**:727, 1956. • SILVER R.K. & cols. – Evaluation of nitric oxide as a mediation of severe pre-eclampsia. *Am. J. Obstet. Gynecol.*, **175**:1013, 1996. • SMITH O.W. & SMITH, G.V.S. – The influence of diethylstilbestiol on the progress and outcome of pregnancy as a comparison of treated and untreated primigravidas. *Am. J. Obstet. Gynecol.*, **58**:994, 1949. • SMITH, G.V. & SMITH, O.W. – Estrogen and progestin metabolism in pregnant women with special reference to preeclamptic toxemia and effect of hormone administration. *J. Obstet. Gynecol.*, **39**:405, 1940. • SOOROANNA, S.R. & cols. – Microvascular permeability is related to circulating levels of tumor necrosis factor in pre-eclampsia. *Cardiovasc. Res.*, **58**:162, 2003. • SPARGO, B.H. & cols. – Glomerular capillary endotheliosis in toxemia of pregnancy. *Arch. Pathol.*, **68**:593, 1959. • STANDA, H.J. & CALDEN, J.F. – Blood Chemistry in preeclampsia and eclampsia. *Am. J. Obstet. Gynecol.*, **28**:856, 1934. • STANDLEY, C.A. & cols. – Serum ionized magnesium levels in normal and preeclamptic gestation. *Obstet. Gynecol.*, **89**:24, 1997. • STEEL, S.A. & cols. – Early Doppler ultrasound screening in prediction of Hypertensive disorders of pregnancy. *Lancet*, **335**:1548, 1990. • STEPAN, H. & cols. – C-type natriuretic peptide levels in women with gestational hypertension and preeclampsia. *Obstet. Gynecol.*, **93**:199, 1999. • STRAUSS, S. & cols. – Sonographic livers changes prior to clinical sings of preeclampsia. *Gynecol. Obstet. Invest.*, **31**:114, 1991. • STUBBS, T.M. & cols. – Evidence of accelerated platelet production and consumption in nonthrombocytopenic preeclampsia. *Am. J. Obstet. Gynecol.*, **155**:263, 1986. • SULTAN B. & cols. – Umbelical blood flow correlated to maternal hemodynamics in severe preeclampsia. *Hypertens. Pregnancy*, **13**:145, 1994. • SUZUKI, Y. & cols. – Reduced fuction of endothelial prostacyclin in humam omental resistance arteries in pre-eclampsia. *J. Physiol.*, **545**:269, 2002. • SUZUKI, Y.˙& cols. – Ultrastrutural changes in omental resistance artery in women with preeclampsia. *Am. J. Obstet. Gynecol.*, **189**:216, 2003. • SYMONDS, E.M.; PIPKIN, F.B. & CRAVEN, D.J. – Changes in the rennin-angiostensin systems in normotensive and hypertensive women during pregnancy and parturion. *Isr. J. Med. Sci.*, **12**:495, 1976. • TATUM, H.J. – Comportamental distribution and shift of water and electrolytes in pre-eclampsia. Part I – Distribution of electrolytes in the serum and edema fluid. *Am. J. Obstet. Gynecol.*, **67**:1197, 1954. • TATUM, H.J. & MULE, J.G. – Puerperal vasomotor collapse in patients with toxemia of pregnancy. New concept of the etiology and a rational plan of treatment. *Am. J. Obstet. Gynecol.*, **71**:492, 1956. • TAYLOR, R.N. & cols. – High plasma celular fibronectin levels correlate with biochemical and clinical features of preeclampsia but cannot be attributed to hypertension alone. *Am. J. Obstet. Gynecol.*, **165**:895, 1991. • TAYLOR, R.N. & cols. – Women with preeclampsia have higher plasma endotelin levels than women with normal pregnancies. *J. Clin. Endocrinol. Metab.*, **71**:1675, 1990. • TERAO, T. & cols. – The relationship between clinical sings and hypercoagulable state in toxemia of pregnancy. *Gynecol. Obstet. Invest.*, **31**:74, 1991. • THOMPSON, J.A. & cols. – Echocardiography left ventricular mass to differentrate chronic hypertension from preeclampsia during pregnancy. *Am. J. Obstet. Gynecol.*, 155:994, 1986. • THOMSEN, J.K. & cols. – Atrial natriuretic peptide concentrations in preeclampsia. *Br. Med. J.*, **294**:1508, 1987. • THOMSON, N.E.; & THORTON, S. & CLARK, J.F. – The effects of placental extracts from normotensive and preeclamptic women on vasoconstriction and oxidative metabolism. *Am. J. Obstet. Gynecol.*, 183:206, 2000. • THURNAN, G.R. & cols. – Plasma fibronectin levels in normal pregnancy and pre-eclampsia: a preliminary report. *Int. J. Gynecol. Obstet.*, **25**:441, 1987. • TRANQUILLI, A.L. & cols. – Amniotic vascular endothelial growth factor (VEGF) and nitric oxide (NO) in women with subsequent preeclampsia. *Euro. J. Obstet. Gynecol. Reprod. Biol.*, **113**:17, 2004. • TUG N. & cols. – The correlation between plasma homocysteine and malondialdehyde levels in preeclampsia. *Neuroendocrinol. Lett.*, **25**:445, 2003. • Van Den VEYER J.B. & cols. – Cerebral vasospasm in eclampsia: Transcranial Doppler Ultrasound findings. *J. Matern-Fetal Med.*, **3**:9, 1994. • VASCONCELLOS, M.; VIANNA, M.A.L. & ROCCO, R. – Avaliação morfológica das hemácias na pré-eclâmpsia. *Rev. Bras. Ginec. Obstet.*, **118**:139, 1996. • VINCE, G.S. & cols. – Interleukin-6, tumour necrosis factor and soluble tumour necrosis factor receptors in women with pre-eclampsia. *Br. J. Obstet. Gynaecol.*, **102**:20, 1995. • WALLENBURG, H.C.S. – Hemodynamics in Hypertensive Pregnancy. **In**: Rubin, P.C. *Hypertension in Pregnancy*. Amsterdam, Elsevier, 1988, p. 60. • WALSH, S.W. – Preeclampsia an imbalance in placental prostacyclin an thromboxane production. *Am. J. Obstet. Gynecol.*, **152**:335, 1985. • WALSH, S.W. & cols. – Placental isoprostane is significantly increased in preeclampsia. *Faseb J.*, **14**:1289, 2000. • WALSH, S.W. & WANG, Y. – Trophoblast and placental villous core production of lipid peroxides, thromboxane and prostacyclin in preeclampsia. *J. Clin. Endocrinol. Metab.*, **80**:1888, 1995. • WALSH, S.W. & WANG, Y. & JESSE, R. – Placental production of lipid peroxides, tromboxane and prostacyclin in preeclampsia. *Hypertens. Pregnancy*, **15**:101, 1996. • WANG, Y. & WALSH, S.W. – TNF concentration and in preeclamptic placentas. *Reprod. Immunol.*, **32**:156, 1996. • WANG, Y. & WASH, S.W. – TNF concentrations and mRNA expression are increased in preeclamptic placentas. *Reprod. Immunol.*, **32**:157, 1996. • WEINER, C.P. & BONSIB, S.M. – Relationship between renal histology and plasma antithrombin III activity in women with early onset preeclampsia. *Am. J. Perinatol.*, 7:139, 1990. • WEINSTEIN, L. – Syndrome of hemolysis, elevated liver enzymes and low platelet count: a severe consequence of hypertension in pregnancy. *Am. J. Obstet. Gynecol.*, **142**:159, 1982. • WEIR, R.J. & cols. – Relationship between plasma rennin, rennin-substrate, Angiotensin II, aldosterona and electrolytes in normal pregnancy. *J. Clin. Endocrinol. Metab.*, **40**:108, 1975. • WERKO, I. – Studies in the problems of circulation in pregnancy. **In**: Hammond, I. & cols. (eds.). *Toxemias of pregnancy Human and Veterinary*. Philadelphia, Blakiston, 1950. • WHO – Tehcnical Report Series nº 628. Geneve, 1987. • WILLIAMS K.P. & MacLEAN, C. – Transcranial assessment of maternal cerebral blood flow velocity in normal vs hypertensive states. *J. Reprod. Med. Obstet. Gynecol.*, **39**:685, 1994. • WILLIAMS, K.P.; REDMAN, C.W.G. & GALERMAN, F. – Variation in cerebral perfusion pressure with different hypertensive states in pregnancy. *Hypert. Pregnancy*, **19**:93, 2000. • WILLIAMS, M.A. & cols. – Maternal secontrimester serum tumor necrosis factor-c.x soluble receptor p.55 (s. TNFp55) and subsequent risk of preeclampsia. *Am. J. Epidemiol.*, **149**:323, 1999. • WILLIAMS, M.A. & cols. – Plasma tumor necrosis factor – c.v. solube receptor p55 (s TNFp55) concentrations in eclamptic, preeclamptic and normotensive pregnant Zimbahwean women. *J. Reprod. Immunol.*, **40**:159, 1988. • WILLIAMS, S.W. – Eclampsia occurs with a significant fall in cerebrovascular resistance. *Hypert. Pregnancy*, **19**:144, 2000. • WISLOCKI, G.B. & DEMPSEY, E.W. – Hystochemical age changes in normal and pathological placental villi (hydatidiform mole eclampsia). *Endocrinology*, **38**:90, 1946. • YANIK, F.F. & cols. – Pre-eclampsia and eclampsia associated with increased lipid peroxidation and decreased serum vitamin E levels. *Int. J. Gynecol. Obstet.*, **64**:27, 1999. • YASODHARA, P. – Trace minerals in pregnancy. *I Copper and Zinc Ind. Nutror. Res.*, **11**:15, 1991. • YONEYAMA, Y. & cols. – Increased plasma adenosine concentrations and severity of preeclampsia. *Obstet. Gynecol.*, **100**:1266, 2002. • YOON KIM, Y.H.K. – Nitric oxide of the uterine, umbilical and antecubital venous blood in women with preeclampsia. *Am. J. Obstet. Gynecol.*, **184**(1) – Abstract of the 2001 annual meeting of the Society for Maternal-fetal medicine. • ZAHRADNIK, H.P. & cols. – Prostaglandine im urin von hypertonen schwangeren. *Zentrabl.Gynak.*, **116**:337, 1994. • ZAMUDIO, S. & cols. – Alterations in uteroplacental blood flow precede hypertension in preeclampsia at high altitude. *J. Appl. Physiol.*, **79**:15, 1995. • ZEEK, P.M. & ASSALI, N.S. – Vascular changes in the deciduas associated with eclamptogenic toxemia. *Am. J. Clin. Pathol.*, **20**:1099, 1950. • ZEEMAN G.G.; HATAB, M.R. & TWICKLER, D.M. – Increased cerebral blood flow in preeclampsia with magnetic resonance imaging. *Am. J. Obstet. Gynecol.* **191**:1425, 2004. • ZEISLER, H. & cols. – Elevated serum levels of androgens and preeclampsia. *Hypert. Pregnancy*, **19**(Suppl.):18, 2000. • ZONDERVAN, H.A. & cols. – Maternal whole blood viscosity in pregnancy hypertension. *Gynecol. Obstet. Invest.*, **25**:83, 1988. • ZUSTERZEEL, P.L.M. & cols. – Erythrocyte instability in pregnancies complicated with preeclampsia. *Acta Obstet. Gynecol. Scand.*, **79**:785, 2000.

35 Doença Hipertensiva Específica da Gestação: Pré-eclâmpsia – Clínica e Assistência

Bussâmara Neme
Mary Angela Parpinelli

INTRODUÇÃO

Entre as diversas formas clínicas pelas quais se manifesta a doença hipertensiva específica da gestação (DHEG), inclui-se a pré-eclâmpsia (PE). Incidindo em cerca de 6-10% das primigestas, o interesse maior do seu estudo decorre, entre outras razões, da possível ação preventiva de a assistência no pré-natal reduzir sua ocorrência e, quando presente, atenuar suas manifestações e complicações (síndrome HELLP, icto hemorrágico, eclâmpsia).

CONCEITO

Surgindo, em geral, no terceiro trimestre da prenhez, a PE, em gestantes normotensas, manifesta-se por hipertensão, proteinúria e/ou edema. Em gestantes previamente hipertensas, o agravamento de seus níveis tensionais arteriais em 30mmHg (sistólica) e 15mmHg (diastólica), após 20-24 semanas, sugere sua ocorrência.

A hipertensão, sua manifestação principal, pode ser precedida por edema visível ou oculto (aumento brusco de peso) e, raramente, por proteinúria (traços ou mais de 300mg/24 horas). Em geral, entretanto, a proteinúria é secundária à hipertensão e relaciona-se com a lesão glomerular (Fig. II-32).

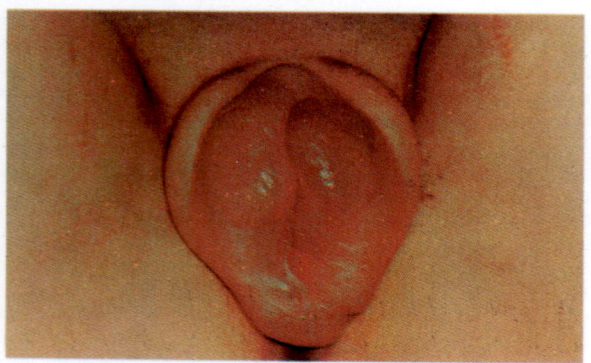

Figura II-32 – Pré-eclâmpsia pura em I gesta. Notar o volumoso edema vulvar.

Embora a "doença" tenha seu curso iniciado precocemente, provavelmente por ocasião da placentação (Fox, 1988), as manifestações clínicas geralmente são tardias, ocorrendo principalmente durante o terceiro trimestre. A precocidade das manifestações clínicas em relação à idade gestacional guarda relação direta com o prognóstico adverso materno e perinatal, devendo alertar para a presença de hipertensão materna subclínica (Ihle e cols., 1987; Parpinelli e cols., 1994) e síndrome antifosfolipídeo (Branch e cols., 1989). Exceção deve ser feita à doença trofoblástica gestacional, única entidade clínica que pode cursar com pré-eclâmpsia no primeiro ou no início do segundo trimestre.

Como a etiologia da doença permanece, todavia, desconhecida, sua prevenção ainda não foi alcançada e a cura definitiva só ocorre após a expulsão da placenta ou de seus restos; admite-se que a ultimação da gestação poderia ser de interesse materno e fetal, o que nem sempre acontece.

O sucesso no manuseio clínico alicerça-se primordialmente no diagnóstico precoce da "doença", com o objetivo de impedir sua evolução para formas mais graves e alcançar maturidade fetal. Esse objetivo pode ser alcançado por meio da *assistência pré-natal regular, com início precoce e com médico atento, a cada controle pré-natal, para a possibilidade da doença*.

DIAGNÓSTICO

Além das rotinas comuns ao pré-natal de todas as gestantes (Capítulo 12), nas pacientes com possível risco de desenvolver doença hipertensiva especificada na gestação (Capítulo 33) devem ser salientadas as seguintes medidas: a) controle mais freqüente dos níveis de pressão arterial e, em particular, o valor diastólico (que não se altera com a emoção); b) vigilância cerrada do ganho ponderal; c) pesquisa do edema (palpebral e digital – sinal do anel); d) avaliação do crescimento fetal.

Grupo de especialistas da OMS, em publicação de 1987, preconizou durante o pré-natal a *pesquisa de proteinúria*, por meio de fita reagente ("sticx"), em amostra de urina colhida no próprio ambulatório, a partir da 24ª semana, e repetida a cada consulta (WHO, 1987). A presença de 1+ ou mais de proteínas em fita sugere o diagnóstico de proteinúria gestacional que pode preceder o aparecimento da hipertensão. Nas gestantes que iniciam o pré-natal após a 24ª semana, deve-se identificar uma das três possibilidades: DHEG pura; DHEG sobreposta; hipertensão crônica. Nesse particular, alguns dados já foram referidos no Capítulo 32, no item Classificação. Importa, entretanto, salientar alguns elementos que se prestam para o diagnóstico clínico dessas três eventualidades clínicas.

- "Clearance" combinado da uréia e ácido úrico – o ácido úrico eleva-se na PE em detrimento da uréia que pode estar elevada na hipertensão crônica isolada ou superajuntada de DHEG (Chesley, 1950).
- Anamnese pregressa – refere ou não hipertensão anterior à gestação.
- Níveis da pressão arterial diastólica – acima de 100-110mmHg, não são comuns na PE pura, e sim na sobreposta e em hipertensas crônicas.
- Fundoscopia ocular – presença isolada de vasoespasmo na PE pura e sinais de processo hipertensivo antigo (cruzamentos arteriovenosos, exsudatos e hemorragia) na hipertensão crônica e na DHEG sobreposta.
- Eletrocardiograma – desvio esquerdo do eixo elétrico na hipertensão crônica e na DHEG sobreposta.
- Aumento do ferro sérico – ausente na hipertensão crônica e elevado, eventualmente, na DHEG pura e/ou sobreposta (causado pela hemólise), segundo Samuels e cols. (1987).
- Níveis de alfafetoproteínas – elevados, às vezes, na DHEG, apesar da ausência de defeitos do tubo neural (Walters e cols., 1985).

- Valores da fibronectina e antitrombina III – elevação da fibronectina e redução da antitrombina III na DHEG (Paternoster e cols., 1996).

A biópsia renal, ao identificar a endoteliose glomerular, denunciaria com maior segurança a DHEG, distinguindo-a da hipertensão crônica. Sua prática, entretanto, durante a gestação, é mais difícil e carreia riscos. Um de nós (B.N.) observou um caso em que sua realização se complicou com crise hipotensiva emocional e óbito fetal.

Como o prognóstico materno e perinatal é diverso na PE pura e sobreposta, apresentamos na tabela II-11 algumas características que se prestam, clinicamente, para identificá-las.

Tabela II-11 – PE × diagnóstico diferencial.

Características	PE pura	PE sobreposta
Idade	Em geral jovem	Em geral > 30 anos
Paridade	Em geral I gesta	Em geral X gesta
Início	Após 32-34 semanas	Antes 32-34 semanas
Pressão arterial diastólica	< 110mmHg	> 110mmHg
Fundoscopia	Espasmos	Espasmos + alterações orgânicas
Creatinina	Normal	Às vezes elevada
Eletrocardiograma	Normal	Às vezes desvio para a esquerda

Neme, 1994.

FORMAS CLÍNICAS

A PE pode ser clinicamente classificada em leve ou grave. Os critérios para o diagnóstico diferencial entre as duas formas encontram-se na tabela II-12. A forma leve pode evoluir rapidamente para grave. A presença de um ou mais dos sinais e/ou sintomas de gravidade, descritos na tabela II-12, já transforma a forma leve em grave.

Tabela II-12 – Diagnóstico diferencial entre PE leve e grave.

Sinais e sintomas	PE leve	PE grave
PAD	< 110mmHg	≥ 110mmHg
Proteinúria	Traços a 1+	≥ 2g/24h ou ≥ 2+ em fita
Cefaléia occipital	Ausente	Presente
Distúrbios visuais	Ausentes	Presentes
Dor epigástrica	Ausente	Presente
Oligúria (< 600ml/24h)	Ausente	Presente
Convulsões	Ausentes	Presentes
Creatinina sérica	Normal	Elevada (> 0,8mg/dl)
Plaquetopenia	Ausente	Presente (< 100.000/mm^3)
Hiperbilirrubinemia	Ausente	Presente (> 1,2mg/dl)
Enzimas hepáticas	Normais/↑ mínimo	Elevadas (≥ 2 × o normal)
RCIU	Ausente	Presente

Modificado de Cunningham & Leveno, 1988.

Pré-eclâmpsia leve

A conduta para seguimento da pré-eclâmpsia leve é objeto de controversa na literatura quanto à necessidade de internação, tipo de dieta, terapêutica anti-hipertensiva, administração de sedativos e atividade física.

Internação – Cunningham e cols. (2001) têm demonstrado preferência pela internação de gestantes com diagnóstico de pré-eclâmpsia, reservando o seguimento ambulatorial apenas para os casos de hipertensão essencial leve. A recomendação baseou-se no seguimento de 3.500 nulíparas, na unidade de gestação de alto risco daquele serviço, e em estudos de diferentes autores que compararam os resultados maternos e perinatais entre mulheres internadas e aquelas que participaram do programa de cuidados ambulatoriais. Esse programa, há que se destacar, incluiu monitorização diária da pressão arterial pela gestante ou familiares, controle de peso e proteinúria três vezes por semana, visita domiciliar por enfermeira duas vezes por semana e retorno semanal ao pré-natal. Outros têm referido maior incidência de pré-eclâmpsia grave no grupo do programa de controle em casa (Barton e cols., 1994; Horsacher e cols., 1995).

No Reino Unido, tem-se dado preferência ao tipo de unidade chamado "daycare", que significa "cuidado-dia" ou "hospital-dia". Essa Unidade objetiva manter o nível de cuidado da gestante com pré-eclâmpsia e reduzir a necessidade de internação. Esta última, além de apresentar alto custo, é, muitas vezes, inconveniente para a gestante. A Unidade baseia-se na utilização de protocolos bem estabelecidos que, ao final de sua aplicação (em um dia, ou em 12 horas), selecionam pacientes que podem ser controladas ambulatorialmente daquelas que necessitam de internação (Walker, 1997).

O quadro II-5 descreve a propedêutica realizada pela unidade "daycare", seguida dos critérios que estabelecem o risco de cada caso, e possibilita a seleção das gestantes para a conduta a ser adotada.

Quadro II-5 – Testes realizados na unidade "daycare" do Glasgow Royal Maternity Hospital, Escócia, Reino Unido.

Materno	Fetal
Cinco medidas de pressão arterial Palpação abdominal Dosagem de ácido úrico sérico Dosagem de uréia sérica Dosagem de hemoglobina Contagem de plaquetas Urinálise para proteinúria	Cardiotocografia Estimativa de peso fetal Estimativa de líquido amniótico Dopplerfluxometria Perfil biofísico fetal

Walker, 1997.

A propedêutica instituída no "daycare" estabelece, ainda, três categorias de gestantes: de baixo, médio e alto risco. O nível de risco é definido quando todos os parâmetros são avaliados. Entretanto, se uma gestante apresenta ainda que um parâmetro apenas de médio ou de alto risco, ela será assim classificada, segundo o mais grave. A gestante de baixo risco é controlada pela clínica de pré-natal, a de médio risco retorna ao "daycare" e a de alto risco é internada. A classificação proposta é:

Baixo risco (quando todos os parâmetros são avaliados):

- média de PAD < 90mmHg;
- ácido úrico < 5,7mg/dl;
- contagem de plaquetas ≥ 200.000mm^3;
- ausência de proteinúria;
- cardiotocografia reativa;
- ausência de sinais de restrição de crescimento intra-uterino (RCIU);
- volume de líquido amniótico normal.

Médio risco (se todos os parâmetros são avaliados):
- média de PAD entre 90 e < 100mmHg;
- ácido úrico < 5,7mg/dl;
- contagem de plaquetas < 200.000 mas ≥ 100.000mm^3;
- proteinúria (++) ou < 1,5g/24h;
- cardiotocografia reativa;
- sinais de RCIU com líquido amniótico normal.

Alto risco (se todos os parâmetros são avaliados):
- média de PAD ≥ 100mmHg;
- ácido úrico ≥ 6mg/dl;
- contagem de plaquetas < 100.000mm^3;
- proteinúria ≥ (++) ou ≥ 1,5g/24h;
- cardiotocografia não-reativa;
- sinais de RCIU e redução de líquido amniótico.

A maioria dos serviços em países de Terceiro Mundo não pode disponibilizar leitos para seguimento hospitalar em gestantes com pré-eclâmpsia leve. Embora a escola americana oriente a internação nesses casos, o tema ainda é controverso. Feeney em 1984, na Inglaterra, conduziu estudo prospectivo com 903 gestantes com diagnóstico de pré-eclâmpsia leve, dividindo-as em dois grupos, sendo 465 internadas e 438 com acompanhamento domiciliar por obstetriz, referindo resultados equivalentes.

Terapêutica – a terapêutica medicamentosa com sedativos na pré-eclâmpsia leve ainda tem encontrado adeptos, justificando-a pela maior reatividade vascular nesse grupo de mulheres. Nesse aspecto, no CAISM, concordando com Cunningham e cols. (2001), *não recomendam seu uso*, principalmente por dificultar a avaliação do bem-estar fetal e a avaliação de sintomatologia materna. Entretanto, um de nós (B.N.) de há muito recomenda, à noite, dose discreta de diazepínico, que favorece o repouso do sono, controla a reatividade vascular da paciente e não se acompanha de depressão após as horas dormidas.

O efeito maléfico de diuréticos nessa condição clínica já está bem estabelecido. Kahhale e Zugaib (1995) compilaram resultados de vários estudos da literatura que sinalizam para a falta de evidências concretas de seu valor, pelos prejuízos maternos (ação diabetogênica dos tiazídicos, hipopotassemia, pancreatite hemorrágica e alteração na perfusão renal com aumento de ácido úrico sérico) e neonatais (alterações eletrolíticas e plaquetopenia). O emprego de diuréticos ficaria restrito a algumas situações clínicas de urgência que serão posteriormente descritas.

Não há concordância sobre as vantagens de se utilizar hipotensores para pré-eclâmpsia leve. Nem tampouco para o nível pressórico a partir do qual se deveria instituir a terapêutica, sendo que os resultados de ensaios clínicos bem estruturados (Tabela II-13) têm desencorajado seu uso. Rediscutiremos a terapêutica anti-hipertensiva mais adiante.

Em dois desses estudos (Sibai e cols., 1987 e 1992), os autores encontraram menor incidência de hipertensão arterial grave no grupo tratado e no primeiro deles houve aumento significativo do RCIU no grupo placebo. Nenhum estudo conseguiu demonstrar aumento significativo no prolongamento da gestação ou de outras variáveis.

A conduta estabelecida pela Disciplina de Obstetrícia, CAISM-UNICAMP, para pré-eclâmpsia leve é seguimento ambulatorial cuidadoso, com retornos ao pré-natal semanais, orientações para controle diário de pressão arterial, da presença de sintomatologia clínica e do controle clínico da movimentação fetal. Nas situações de PAD ≥ 100mmHg, presença de cefaléia, alteração visual, epigastralgia ou redução de movimentos fetais, a gestante deve comparecer ao Serviço para atendimento. Na Clínica Obstétrica da Faculdade de Medicina de Sorocaba, o regime ambulatorial, na PE leve, justifica-se apenas quando a gestante tem condições socioeconômicas e culturais para obedecer aos seguintes preceitos assistenciais: repouso psíquico e físico e dieta alimentar adequada (hipocloretada, hiperprotéica, rica em vitaminas e sais minerais). Na impossibilidade de atender tais condições, para melhor avaliar a evolução do quadro clínico, indica-se, de início, a internação que, em geral, segue-se de melhoria quando a gestante concorda com ela. Sob pressão, a internação infringe o preceito de repouso psíquico e, diante da reatividade vascular exaltada peculiar à moléstia, pode induzir crise hipertensiva, com seus possíveis inconvenientes (edema agudo pulmonar, hemorragia cerebral e convulsões).

Tabela II-13 – Resumo dos resultados de alguns ensaios clínicos randomizados da terapêutica anti-hipertensiva ou placebo em gestantes com pré-eclâmpsia leve.

Autor	Estudo (n)	Prolonga/gravidez (dias)	DPP	HA grave (%)	Cesárea (%)	Peso (kg)	RCIU (%)	Óbito neonatal
Sibai e cols., 1987	Labetalol (100)	21,3	0	15*	32	2.260	9*	0
	Placebo (100)	20,1	2	5	36	2.205	19	1
Sibai e cols., 1992	Nifedipina (100)	22,3	2	8*	35	2.510	4	0
	Placebo (100)	22,5	3	18	43	2.405	8	0
Pickles e cols., 1992	Labetalol (70)	26,6	–	9	24	–	NS	–
	Placebo (74)	23,1	–	10	26	–	NS	–
Wide-Swennsson, 1995	Isradipina (54)	23,1	–	22	26	–	NS	–
	Placebo (57)	29,8	–	29	19	–	NS	–

* $p < 0,05$
Cunningham e cols., 2001.

Helevva e cols. (1993), entre 1985 e 1989, mantiveram em assistência domiciliar 321 gestantes com PE leve, entre 27 e 40 semanas. Delas, 137, por agravamento clínico, foram posteriormente internadas. Não ocorreram eclâmpsia, coagulopatia e descolamento prematuro da placenta. Os autores admitem haver feito economia de 700.000 dólares com essa conduta. Entretanto, entre nós, a internação tardia de pacientes previdenciários ensombrece o prognóstico.

Barton e cols. (2005) admitem o controle em domicílios em casos de PE precoce, quando se trata de paciente com níveis econômico e cultural satisfatórios.

Na Clínica Obstétrica do CAISM, a dieta preconizada não restringe sódio e é hiperprotéica e hipocalórica. Não se administram sedativos ou drogas anti-hipertensivas na PE leve.

Tratando-se, seguramente, de PE pura e ou sobreposta, na Faculdade de Medicina de Sorocaba (PUC) recomendamos terapêutica hipotensiva (dose restrita) e a administração noturna de diazepínicos. Não olvidar que a PE evolui em sua gravidade e que as portadoras apresentam reatividade vascular exacerbada.

Kaaja e cols. (2000) referem que na PE os níveis de noradrenalina estão elevados e ocorre aumento quando se substitui o decúbito lateral pelo ortostático. Um de nós (B.N.) recomenda o decúbito lateral com um dos membros inferiores apoiando-se em almofada, de forma a manter o ventre soerguido. Essa atitude, acrescida do repouso, segue-se de maior fluxo placentário e conseqüente benefício fetal.

No que tange à restrição sódica, em casos de PE leve e/ou moderada, um de nós (B.N.) insiste na sua obediência, diante dos efeitos nocivos do sódio: a) favorece a fixação de água no espaço intersticial (Brown e cols., 1988); b) aumenta a contratilidade e o tono uterinos; c) incrementa a reatividade vascular (Gant e cols., 1973 e 1974). Todos esses inconvenientes devem ser reduzidos ou evitados na DHEG.

Obedecida (realmente) a dieta hipossódica, não se justifica a restrição hídrica, uma vez que não ocorre desvio da água para o espaço intersticial. Segundo Assali e cols. (1960), a hidratação reduz a hemoconcentração, eleva o débito urinário e mobiliza o sódio intersticial. A propedêutica laboratorial inclui a medida sérica de hematócrito e hemoglobina, plaquetas, ácido úrico, uréia e creatinina, além de urina tipo I e dosagem quantitativa de proteína em urina de 24 horas. A avaliação fetal é realizada por ecografia, dopplervelocimetria e cardiotocografia, além do controle materno diário da movimentação fetal. Tanto a propedêudica laboratorial quanto a de avaliação do bem-estar fetal são repetidas de acordo com a evolução clínica. O parto tem sido proposto às 40 semanas em gestantes até então com bom controle clínico e de vitalidade fetal. Embora o término da gravidez possa ser indicado assim que se atingir o termo ou 37 semanas (WHO, 1987), aguarda-se até 40 semanas de idade gestacional na expectativa de trabalho de parto espontâneo. Preconiza-se o parto pela via vaginal e, na presença de colo uterino imaturo, indica-se seu preparo antes de se iniciar a indução do parto (misoprostol em doses baixas, 25mg, repetidas e sob controle – monitorização).

Pré-eclâmpsia grave

É importante observar atentamente a tabela II-12 para identificar como diferentes estágios na evolução da pré-eclâmpsia são incluídos no diagnóstico de pré-eclâmpsia grave. Por exemplo, a presença de PAD ≥ 110mmHg com proteinúria, sem nenhum outro sinal de gravidade, é suficiente para definir pré-eclâmpsia grave, tanto quanto a evidência laboratorial de HELLP síndrome. No primeiro caso, a terapêutica anti-hipertensiva pode estabilizar a doença e permitir o prolongamento da gravidez; no segundo, a conduta conservadora pode ser, eventualmente, desastrosa para o interesse materno. O diagnóstico de pré-eclâmpsia grave deve ser cuidadoso e minucioso, assim como o da idade gestacional, para que se possa providenciar conduta oportuna.

A proposta conservadora é entendida como vigilância ativa às condições clínicas e laboratoriais maternas, bem como o manuseio de terapêutica anti-hipertensiva e/ou anticonvulsivante, além do controle da vitalidade fetal.

Na pré-eclâmpsia grave, quando estiver presente a maturidade fetal, deve-se procurar estabilizar o quadro materno com terapia anticonvulsivante e/ou anti-hipertensiva e resolver a gravidez, atitude de consenso na literatura. A via de parto preferencial é a vaginal, desde que o ambiente hospitalar apresente recursos suficientes para a monitorização constante das condições maternas e fetais durante o trabalho de parto, parto e puerpério imediatos. Na presença de colo uterino desfavorável (índice de Bishop < 6), pode-se recorrer ao preparo de colo prévio à indução ocitócica (ver Capítulo 142).

Ao optar pela via vaginal sob indução, lembrar que o risco fetal pode agravar-se em conseqüência da contratilidade uterina mais freqüente e intensa. Todos os recursos relacionados ao controle da monitorização intraparto devem ser utilizados.

A conduta para o manuseio da pré-eclâmpsia grave com idade gestacional remota ao termo é objeto de muita discussão e controvérsias. O dilema apresenta-se principalmente quanto ao momento mais oportuno de resolução da gravidez, uma vez que o parto imediato aumenta a morbimortalidade neonatal (relacionada principalmente aos graus extremos de prematuridade). Já a tentativa de prolongamento da gravidez eleva a morbimortalidade materna (relacionada às diferentes complicações) e, dependendo da idade gestacional, pode não melhorar a sobrevida neonatal.

Na tabela II-14 estão referidos os resultados obtidos por Sibai (1992), em função das duas condutas seguidas em casos de PE grave, em gestações em torno de 27 semanas.

Tabela II-14 – PE precoce × conduta assistencial (modificado de Sibai, 1992).

Resultados	Conduta assistencial	
	Agressiva (30 casos)	Conservadora (54 casos)
Prolongamento da prenhez (dias)	2	13,2
Idade gestacional no parto (semanas)	26,3	28,0
Peso fetal (g)	709	880
UTI para conceptos (dias)	115	70
Mortalidade perinatal	25	13
Descolamento prematuro da placenta	2 (6,7%)	3 (5,6%)
Eclâmpsia	1 (3,3%)	3 (5,6%)

Nos quadros II-6 e II-7 estão referidas as complicações maternas e perinatais relacionadas com a PE grave.

A internação na pré-eclâmpsia grave é conduta universal. O protocolo de manuseio clínico pode apresentar modificações sutis, de serviço para serviço; entretanto, todos mantêm a linha mestra de vigilância ativa às condições clínicas maternas

Quadro II-6 – Complicações maternas na pré-eclâmpsia grave.

Crise hipertensiva e AVC
Cegueira, em geral transitória
Eclâmpsia
DPP, CIVD
Insuficiência cardíaca, edema pulmonar, síndrome aspirativa
HELLP síndrome
Hematoma subcapsular hepático
Insuficiência renal aguda
Trombose venosa profunda

Quadro II-7 – Complicações perinatais da pré-eclâmpsia grave.

Efeito direto da doença materna e das drogas sobre o feto
RCIU
Parto prematuro
Hemorragia intra e periventricular
Pneumotórax
Anoxia cerebral
Infecção neonatal
Morte perinatal

e à vitalidade fetal. Preconizam-se cuidados rigorosos de enfermagem, propedêutica laboratorial ampliada, avaliação da idade gestacional, do bem-estar fetal, corticoterapia para maturidade pulmonar fetal quando for o caso (entre 26 e 34 semanas), terapêutica anti-hipertensiva e decisão para o parto.

Em 1985, ainda, Sibai e cols. acompanharam, com conduta conservadora, 60 casos de PE grave, entre as 18ª-27ª semanas. Ocorreram DPP (22%), trombocitopenia (20%), HELLP (17%), crescimento fetal restrito (8%), eclâmpsia (6%), insuficiência renal aguda (5%). Não houve óbito materno, mas o óbito perinatal atingiu 87% (31 natimortos e 21 neomortos).

Hall e cols. (2000) acompanharam 340 casos de PE grave precoce (24ª-34ª semanas). O tratamento conservador permitiu prolongar a prenhez por 11 dias. A sobrevida perinatal foi de 94%, e a incidência de cesárea, de 81,5%.

Entre nós, na Clínica Obstétrica da FMUSP (Serviço do Prof. Zugaib), em casos de PE grave sob controle fetal e materno rigorosos, na presença de diástole zero e/ou reversa, foi possível prolongar a gestação por alguns dias sem agravamento perinatal.

Inicialmente, Deirdre e Gordon (2000) conduziram, conservadoramente, 71 casos de PE precoce (antes da 30ª semana), sem aparente prejuízo perinatal. Salienta-se, entretanto, serem essas condutas associadas a riscos perinatais e maternos, impondo-se o consenso familiar.

Cuidados de enfermagem:

- medida de pressão arterial 4 vezes ao dia;
- repouso no leito, preferencialmente em decúbito lateral esquerdo;
- medida diária de peso;
- avaliação diária de proteinúria (labistix);
- controle de diurese em 24 horas;
- orientações para controle materno diário da movimentação fetal e interrogatório sobre sintomatologia clínica.

Propedêutica laboratorial na pré-eclâmpsia grave e eclâmpsia (a ser repetida conforme a evolução clínica):

- hemograma completo com contagem de plaquetas;
- pesquisa de esquizócitos em sangue periférico;
- dosagem sérica de ácido úrico;
- dosagem de bilirrubinas;
- dosagem de LDH (desidrogenase láctica);
- dosagem de enzimas hepáticas AST (aspartato aminotransferase sérica) e ALT (alanina aminotransferase sérica);
- dosagem de uréia e creatinina séricas;
- coagulograma;
- urina tipo I;
- proteinúria quantitativa em urina de 24 horas;
- "clearance" de creatinina.

Propedêutica fetal especializada na pré-eclâmpsia grave e eclâmpsia:

- cardiotocografia diária, em idade gestacional ≥ 28 semanas e/ou peso fetal estimado ≥ 750g;
- ecografia com determinação de peso fetal estimado, grau de maturidade placentária, índice de líquido amniótico (ILA), devendo ser repetida duas vezes por semana ou mais, conforme resultados anteriores;
- perfil biofísico fetal;
- dopplervelocimetrias das artérias uterinas (no primeiro exame), das artérias umbilicais, cerebral média e do ducto venoso (vide Capítulos 137 e 138).

TRATAMENTO

O tratamento da PE precoce e grave impõe "staff" multidisciplinar, representado pelo obstetra, neonatólogo, clínicos e anestesistas. Vários aspectos terapêuticos e prognósticos devem ser considerados.

Além das medidas assistenciais, referidas em relação à PE leve, citam-se outras terapias.

Corticoterapia

O uso de corticosteróide para auxiliar a maturidade pulmonar fetal em presença de pré-eclâmpsia grave e eclâmpsia já é consenso na literatura e fortemente recomendado pelo National Institutes of Health (1994). Em nosso meio, Amorim (1998), em estudo envolvendo 220 gestantes com diagnóstico de pré-eclâmpsia grave entre 26 e 34 semanas, em ensaio clínico duplo-cego e randomizado para corticoterapia antenatal ou placebo, identificou no grupo tratado redução de 50% na incidência de membrana hialina, além de menor incidência de hemorragia intraventricular e mortalidade perinatal. Não houve aumento na morbidade materna, exceto maior freqüência para diabetes gestacional no grupo tratado.

Lembre-se, ainda, de que Schiff e cols. (1993) e Chari e cols. (1996) não identificaram, em recém-nascidos de PE, a ocorrência de amadurecimento pulmonar precoce.

Terapêutica anti-hipertensiva

A terapêutica anti-hipertensiva durante a gravidez fundamenta-se no controle da urgência e emergência hipertensivas (uso agudo) e na terapia de manutenção (uso crônico).

As propriedades ideais do hipotensor para controle da urgência e emergência são:

- possuir ação rápida;
- reduzir os níveis pressóricos de maneira controlada, ou seja, queda de 20% sobre os níveis iniciais;
- não reduzir de maneira acentuada o débito cardíaco;
- melhorar a vasoconstrição uteroplacentária;
- não produzir efeitos adversos maternos ou fetais;
- atuar mais sobre a pressão diastólica que sobre a sistólica.

A terapêutica na hipertensão arterial aguda e grave está discutida no Capítulo 36.

A utilização de hipotensor de manutenção na presença de pré-eclâmpsia tem por objetivo controlar os níveis pressóricos, permitindo prolongar a gravidez, idealmente até a maturidade fetal, e com os menores efeitos adversos à saúde materna e à do feto. Na presença de hipertensão arterial crônica, a terapia anti-hipertensiva fundamenta-se em reduzir a incidência de hipertensão arterial grave, de pré-eclâmpsia superajuntada e de mortalidade perinatal, obviamente com os menores efeitos adversos possíveis. Estudos de metanálise com alfa-metildopa demonstraram redução na incidência de hipertensão arterial grave, contudo não foram capazes de modificar tanto a *incidência* de pré-eclâmpsia superajuntada quanto a mortalidade perinatal nesse grupo de mulheres (Collins e Wallemburg, 1992).

É cada vez mais rico o arsenal de drogas para o controle da hipertensão arterial na gravidez, *entretanto, poucas drogas têm a segurança de uso suficientemente analisada quanto a potenciais efeitos maléficos para o recém-nascido, principalmente a longo prazo.* Particularmente, nenhuma droga se mostrou mais efetiva sobre a pressão diastólica em relação à sistólica. No quadro II-8 estão referidas algumas drogas anti-hipertensivas que têm sido utilizadas no tratamento da DHEG.

Quadro II-8 – Drogas hipotensoras × DHEG.

Inibidores adrenérgicos	Vasodilatadores
Bloqueadores beta-adrenérgicos	Hidralazina
Propranolol	Diazóxido
Pindolol	Nitroprussiato de sódio
Atenolol	**Antagonistas do cálcio**
Oxprenolol	Nifedipina
Betaxolol	Isradipina
Alfa-bloqueadores (ação/central)	Verapamil
Metildopa	
Clonidina	
Antagonistas adrenérgicos (ação periférica)	
Reserpina	
Bloqueadores alfa-adrenérgicos	
Prazosina	
Bloqueadores alfa e beta-adrenérgicos	
Labetalol	

A alfa-metildopa (Aldomet®) é a droga mais utilizada em todo o mundo e a única que apresenta segurança comprovada por estudos de acompanhamento de recém-nascidos e de crianças com até 14 anos, cujas mães a utilizaram para o controle da hipertensão arterial na gravidez (Kyle e Redman, 1992). Seu efeito hipotensor decorre da estimulação dos receptores alfa-adrenérgicos inibitórios centrais. Sua ação tem início demorado, não sendo útil no tratamento agudo de crises hipertensivas. A posologia habitual é de 750-2.000mg/dia, por via oral. Entre os efeitos colaterais mais comuns estão: cefaléia, fraqueza e hipotensão postural.

Os betabloqueadores, em geral, atuam reduzindo o débito cardíaco e, conseqüentemente, o fluxo sangüíneo para a maior parte dos órgãos, inclusive a placenta. A utilização de betabloqueadores na gravidez é controversa, pelos possíveis efeitos adversos sobre o feto e o recém-nascido como: RCIU, bradicardia e hipoglicemia neonatais e maior risco de morte, no primeiro ano de vida, em recém-nascidos de muito baixo peso (Kaaja e cols., 2000).

As drogas betabloqueadoras que mais têm sido estudadas são o pindolol e o labetalol. O pindolol (Visken®), na posologia de 10 a 30mg/dia, é betabloqueador não-seletivo (bloqueio β_1 e β_2); entretanto, possui atividade simpaticomimética intrínseca, que reduz de maneira menos acentuada o débito cardíaco e, conseqüentemente, atenua os efeitos colaterais. O labetalol é representante da classe que atua como antagonista competitivo ao nível dos receptores α_1 e β, produzindo queda na resistência vascular periférica e pouca alteração sobre o débito cardíaco, fluxo renal e uterino. Tem sido considerada a segunda droga, após a hidralazina, para o controle da crise hipertensiva.

A hidralazina (Apressolina®) provoca relaxamento direto do músculo liso arteriolar. A vasodilatação periférica, induzida pela droga, encontra-se associada à estimulação do sistema nervoso simpático, com conseqüente aumento da freqüência e da contratilidade cardíacas, elevação da atividade da renina plasmática e retenção de líquido. A posologia para uso oral é de 50 a 200mg/dia. O uso combinado da hidralazina com alfa-metildopa reduz os efeitos indesejáveis.

Os bloqueadores de canal de cálcio, outra opção terapêutica, atuam primariamente inibindo o influxo do cálcio extracelular para o interior da célula. Produzem redução da resistência vascular periférica proporcional ao grau de vasoconstrição, além de efeito tocolítico leve. As drogas mais usadas são nifedipina, nicardipina, verapamil, isradipina, nimodipina (vasodilatador cerebral). Seu uso crônico durante a gravidez ainda é controverso. Estudos em animais demonstraram redução no fluxo placentário e hipóxia fetal (Parisi e cols., 1989), não verificados por outros (Ahokas, 1988). Em nosso meio, Vasconcellos e cols. (1994) avaliaram o emprego dos bloqueadores de canal de cálcio por meio da dopplervelocimetria e verificaram melhor eficácia do verapamil; entretanto, seus efeitos adversos foram maiores quando comparado a nifedipina, isradipina e nimodipina. A segurança desse grupo de drogas para o uso crônico durante a gravidez ainda necessita de mais estudos. As recomendações do Colégio Norte-Americano de Ginecologia e Obstetrícia (1996) são para uso preferencial no pós-parto.

Entretanto, Vasconcellos e cols. (2000), entre nós, verificaram que o verapramil (240mg/dia) não provoca prejuízo no fluxo das artérias uterinas e umbilicais (dopplervelocimetria).

Comparando o efeito do atenolol e da isradipina (47 casos de cada), Kahhale e cols. (2000) comprovaram melhores resultados dopplervelocimétricos em relação ao concepto com a isradipina.

Neri e cols. (2000) verificaram que os efeitos dos nitratos transdérmicos (gliceriltrinitrato), sobre os níveis tensionais são mais evidentes que os obtidos com a nifedipina.

Borghi e cols. (2000), em 40 casos de PE, tratados com nifedipina (20 casos) e/ou metildopa (20 casos), referem vantagem da primeira em relação aos níveis tensionais arteriais.

Plasmaférese – Baranov e Aboubakirova (2000), na Rússia, trataram 50 casos de PE, entre 28-36 semanas, durante 12 dias (700-900ml de plasma são extraídos em três vezes a cada 4 dias). Ocorreu estabilização da pressão arterial, redução da proteinúria e do edema. A nosso ver é conduta arrojada e de pouca aderência.

Sulfato de magnésio – seu emprego se justifica, com finalidade preventiva, de possível desfecho da PE, em crise convulsiva. Na atualidade, essa conduta se universalizou, em face da sua inocuidade, quando bem controlada, e sua evidente atuação anticonvulsiva. Doses e vias de aplicação serão referidas no Capítulo 36.

Atualmente seu emprego não se restringe, como antes, aos casos de eminência de eclâmpsia e eclâmpsia. A terapêutica justifica-se, também, em casos de PE grave, uma vez internados, enquanto são aguardados os efeitos benéficos da assistência emergencial prodigalizada.

Iterrompida a gestação, a terapêutica pelo sulfato de magnésio deve ser mantida, para evitar eventual crise convulsiva.

Hall e cols. (2000), dentre 318 casos de PE, das quais alguns com sinais de eminência de eclâmpsia, não prescreveram o sulfato de magnésio. Ocorreram 5 casos de eclâmpsia (1,5%), 10 óbitos fetais e 38,6% de cesáreas, indicados por sofrimento fetal.

Repouso físico e psíquico – os benefícios do repouso físico podem ser apreciados no esquema II-2, de autoria de Kahhale e Zugaib (1995).

Esquema II-2 – Mecanismos benéficos do repouso na DHEG (Kahhale e Zugaib, 1995).

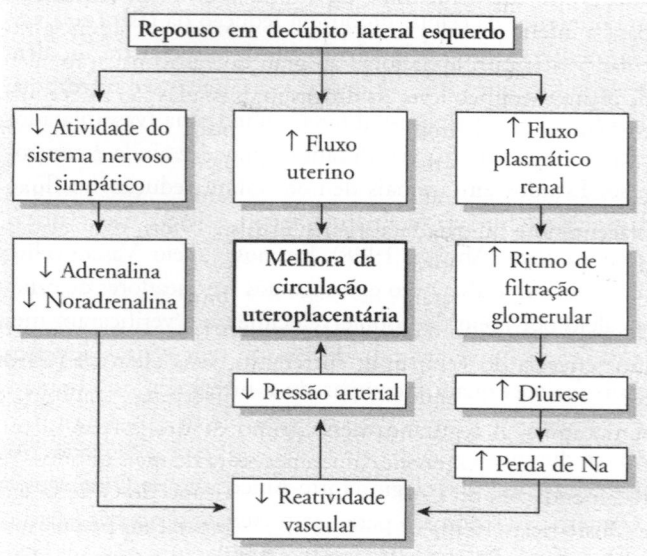

Kaaja e cols. (2000) referem que na PE os níveis de noradrenalina estão elevados e seu aumento ocorre quando se substitui o decúbito lateral pelo ortostático. É recomendável o decúbito lateral, com um dos membros inferiores apoiado em almofada alta, de forma a manter o ventre quase soerguido. Essa atitude, acrescida do repouso, segue-se de maior fluxo uteroplacentário e conseqüente benefício fetal.

O repouso psíquico deve ser assegurado pela presença do médico e da enfermagem e pela administração noturna de diazepínicos. Brown e cols. (2000) comprovaram, analisando a evolução de casos de PE, que os resultados são piores nas pacientes que apresentam elevação noturna de seus níveis tensionais.

Em pacientes de assistência pública, em regime de internação, quando nos fins de semana elas solicitam, insistentemente, alta provisória, a melhor conduta é atendê-las. Um de nós (B.N.) teve a oportunidade de presenciar vários casos, que culminaram com eclâmpsia, em face da não permissão de alta hospitalar.

Nutrição – como ocorre nos casos de PE leve, a dieta deverá ser hipossódica, hiperprotéica e vitamínica e sem restrição de líquidos.

Eminência de eclâmpsia – nos casos em que estão presentes sinais clínicos de eminência de eclâmpsia (cefaléia frontal, perturbações visuais, hiper-neflexia e epigastralgia), a terapêutica indicada confunde-se com a crise convulsiva (vide Capítulo 35).

Imunoterapia – Khodova e cols. (2000) trataram 152 casos de PE (de diversas gravidades), pela imunoterapia (linfócitos alógenos – marido). Esses autores referem redução das complicações (86,2%) e da morbiletalidade perinatal.

Segundo a experiência de Sibai (1992), a nifedipina (bloqueador cálcico), aparentemente, foi mais favorável para os conceptos que a hidralazina (Tabela II-15). Entretanto, Blea e cols. (1997), infundindo nifedipina em 7 ovelhas prenhes, verificaram: a) não ocorreram alterações na resistência vascular cerebral, coronária, pulmonar, renal, hepática e placentária (dose de 5mg/kg/minuto). Com dose dupla da referida, observaram aumento da resistência vascular nas supra-renais, queda do fluxo placentário de 25% e acidose e hipóxia fetais com elevação dos lactatos.

Tabela II-15 – Tratamento da PE precoce – 26ª-36ª semanas (modificado de Sibai, 1992).

Resultados	Droga hipotensora utilizada	
	Nifedipina (24 casos)	Hidralazina (25 casos)
Prolongamento da prenhez (dias)	15,5	9,5
Idade gestacional no parto (semanas)	34,6	33,6
Peso do recém-nascido (g)	1.826	1.580
Incidência de RN de termo (> 36 semanas)	9	2
Sofrimento fetal agudo	1	11
Mortalidade perinatal	1	2
Unidade de tratamento intensivo (dias)	15,1	32,7

Os inibidores da enzima conversora de angiotensina são contra-indicados durante a gravidez. Estudos em animais revelaram malformações fetais, redução acentuada no fluxo placentário, morte intra-uterina e insuficiência renal neonatal, não sendo aceitos para uso em humanos (Broughton-Pitkin e cols., 1980) (veja Capítulo 64).

A hidroclorotiazida é diurético que promove excreção de sódio e água, inibindo sua reabsorção no túbulo renal distal. As tiazidas não devem ser empregadas durante a gravidez, em razão da hipocalemia, hiponatremia, hiperuricemia que provocam risco de pancreatite hemorrágica materna, além de trombocitopenia e distúrbios eletrolíticos neonatais. Podem ser úteis, após o parto, em mulheres hipertensas crônicas de alto risco.

A furosemida (Lasix®) evita a reabsorção de sódio e cloreto ao nível do túbulo proximal, distal e da alça de Henle. Durante a gravidez, seu uso deve-se restringir aos casos de sobrecarga de líquidos, na situação de edema agudo de pulmão. Seu emprego deve ser cauteloso pelo seu poder de redução de volume intravascular e perfusão placentária, habitualmente já reduzidos na situação clínica de pré-eclâmpsia.

Complicações da PE grave – pouco freqüentes na PE leve, as complicações maternas mais incidentes nas formas graves, segundo Errol e cols. (2002), são as seguintes: crise convulsiva, crise hipertensiva aguda, HELLP síndrome, rotura hepática, edema agudo preliminar, insuficiência renal aguda. Coagulopatia intravascular disseminada, hemorragia cerebral e descolamento prematuro da placenta.

Murphy e Stirrat (2000), mantendo conduta conservadora em 71 casos de PE grave e precoce (menos de 30 semanas), referem 15 casos de HELLP (21%); 9 casos de insuficiência renal aguda (13%); 1 caso de eclâmpsia (1,4%); 11 casos de descolamento prematuro de placenta (DPP), ou seja, 15%.

Do lado fetal importa salientar o sofrimento fetal e o óbito perinatal (intra-útero e neonatal). Nesse particular, além dos achados da propedêutica fetal, que avalia a vitalidade do concepto, deve-se chamar a atenção para o oligoâmnio associado à restrição do crescimento fetal.

Parto terapêutico na pré-eclâmpsia grave/eclâmpsia

A decisão pela interrupção da gravidez em mulher com pré-eclâmpsia grave/eclâmpsia, independentemente da presença de trabalho de parto, é definida como parto terapêutico. Os parâmetros decisivos para essa decisão incluem:

- idade gestacional e estimativa ecográfica de peso fetal;
- sinais e sintomas que denotem piora do quadro clínico materno;
- deterioração nos exames laboratoriais;
- evidência de vitalidade fetal comprometida.

Entre esses elementos descritos, a idade gestacional e/ou peso fetal estimado são de fundamental importância para o prognóstico de sobrevida neonatal, consideradas as limitações assistenciais dos serviços de neonatologia.

É importante destacar que a pré-eclâmpsia grave no segundo trimestre se acompanha de elevada morbidade materna e mortalidade perinatal, mesmo nos países de Primeiro Mundo. Nos Estados Unidos, em análise retrospectiva da conduta conservadora em 60 gestantes com pré-eclâmpsia grave em idade gestacional anterior à 28ª semana, a mortalidade perinatal foi de 87%, com 51% de óbito fetal intra-uterino, sendo que o RCIU esteve presente em 39 dos 60 conceptos. A morbidade materna também foi elevada, com 22% de descolamento prematuro da placenta (DPP) e 17% de eclâmpsia e HELLP síndrome. A partir desses resultados, os autores passaram a recomendar conduta ativa, com parto imediato em gestante com pré-eclâmpsia grave no segundo trimestre, para resguardar a saúde materna, uma vez que a conduta conservadora não melhorou a sobrevida neonatal e a morbidade materna mostrou-se elevada (Sibai e cols., 1985).

Esses mesmos autores, em 1990, apresentaram nova casuística com 109 gestantes, na mesma faixa de idade gestacional. O estudo foi prospectivo, com aconselhamento prévio à gestante e/ou familiares, alertando-os para os riscos inerentes do tratamento conservador, tanto para a saúde materna quanto para a sobrevida neonatal. Nesse grupo, 25 gestantes apresentaram idade gestacional à internação inferior a 24 semanas. Destas, 15 mulheres manifestaram o desejo pelo tratamento conservador. Houve apenas um caso de sobrevida neonatal e a morbidade materna foi elevada (três mulheres desenvolveram HELLP síndrome, duas DPP e uma apresentou eclâmpsia). No grupo restante, a idade gestacional à internação esteve entre 25 e 27 semanas. Os resultados maternos e perinatais do tratamento conservador versus conduta ativa estão apresentados na tabela II-16. Embora a sobrevida neonatal tenha sido melhor no grupo de tratamento conservador, os autores destacaram que a manutenção da prenhez nessa situação deve ser

Tabela II-16 – Resultados maternos e perinatais da pré-eclâmpsia grave entre 25 e 27 semanas, de acordo com o tratamento conservador *versus* conduta ativa.

Resultados maternos e perinatais	Conduta ativa (n = 30)	Tratamento conservador (n = 54)
Prolongamento da gravidez (dias)	2,0 + 0,2	13,2 + 8,1*
Idade gestacional no parto (semanas)	26,3 + 0,8	28,0 + 1,2*
Peso do RN (g)	709 + 159	880 + 212*
UTI neonatal (dias)	115 + 94	70 + 32*
Morte perinatal – n (%)	20 (64,5)	13 (23,6)*
DPP – n (%)	2 (6,7)	3 (5,6)
Eclâmpsia – n (%)	1 (3,3)	3 (5,6)

Sibai e cols., 1990. * Significativo.

inerente aos centros terciários de atenção. Em nosso meio, nos melhores serviços de berçário, a sobrevida neonatal nessa faixa de idade gestacional é excepcional, e a orientação mais adotada é a resolução da gravidez por indicação materna. Entre nós, Santos e cols. (1994), em casos de PE grave (sem referência à idade gestacional), conseguiram protelações de 12,5 dias para o parto, com conduta conservadora (30 casos). A mortalidade perinatal foi de 30% e atingiu 44% com a resolução imediata da prenhez. A incidência de SARI foi de 26,6% e 41,2%, respectivamente.

A pré-eclâmpsia grave no terceiro trimestre, com idade gestacional entre 28 e 34 semanas, em nosso meio, tem permitido a conduta conservadora, desde que em centros terciários de atenção. Amorim (1998), em grupo de 218 gestantes com diagnóstico de pré-eclâmpsia grave entre 26 e 34 semanas, descreveu mortalidade perinatal de 27,4%. A morbidade materna foi elevada, com 4,6% (10 casos) de HELLP síndrome, 4,1% (9 casos) de coagulopatia, 3,2% (7 casos) de edema agudo de pulmão e ocorreram duas mortes maternas.

Prognóstico perinatal

O advento da propedêutica fetal, avaliando a maturidade e a vitalidade do concepto, incrementa a ocorrência do parto prematuro terapêutico, reduzindo dessa forma o óbito fetal, que antigamente atingia cifras de 20-60% (Dieckmann, 1952). Na atualidade o obituário neonatal, também, reduziu-se, em face dos progressos da assistência neonatal, embora ainda seja significativo e dependente dos casos de prematuridade extrema.

Friedman e Neff (1976) relacionaram o óbito fetal com os índices da pressão diastólica e os níveis da proteinúria, e Witlin e cols. (2000) salientaram o mau prognóstico perinatal com a restrição do crescimento fetal, particularmente, quando associado ao oligoâmnio.

Ponomareva e cols. (2000) comprovaram o efeito gravativo da associação da PE com a síndrome antifosfolipídeo, e Hibbard e Tripp (2000) referem mau prognóstico perinatal nas usuárias de cocaína.

Nos casos de feto vivo, mas de viabilidade extra-uterina improvável, a resolução da prenhez, para preservar o interesse materno, resulta em questão ética de difícil solução. Nesse particular, importa salientar que a conduta conservadora, sob estrita e idônea assistência da vitalidade fetal e do estado geral da gestante, tem sido, ultimamente, encorajada.

Rep e cols. (2005) e Goodwin e Mercer (2005) referem e salientam o fator gravativo perinatal relacionado à precocidade de instalação da PE.

O prognóstico perinatal tardio (seqüelas) relaciona-se, fundamentalmente, com os índices de prematuridade. Desde Dieckmann (1952), admite-se que os efeitos eventuais de hipoxemia fetal não se seguem de prejuízo comportamental dos recém-nascidos. Um de nós (B.N.) acompanhou, desde 1949 até 1952, 15 recém-nascidos de mães eclâmpticas. Os exames físico, psicológico e comportamental dessas crianças foram sempre normais.

Prognóstico materno

O prognóstico imediato relaciona-se com as complicações já referidas e que agravam a morbiletalidade materna. O parto prematuro terapêutico tem sido decisivo para reduzir tais ocorrências.

Buhims e cols. (2005) referem pior prognóstico materno quando ocorre presença de hemoglobina livre no liquor. Norwitz e cols. (2005) relacionam esse achado com a presença de micro-hemorragias cerebrais, agravando o prognóstico materno.

Persistem, ainda, dúvidas sobre eventual "reliquat" hipertensivo causado pela DHEG. Este fato, assim como outros, provavelmente resultam de diagnósticos errados, interpretando-se como de PE casos de hipertensão essencial subclínica. Na verdade, as mães de gestantes que evoluem com PE, com enorme freqüência são hipertensas.

No passado, autores clássicos admitiam a seqüela hipertensiva da DHEG, relacionando-a com a duração da PE e com a precocidade de sua manifestação.

Numerosas publicações mantêm, ainda, dúvidas sobre a seqüela hipertensiva. Finnerty (1956) verificou que em 29 casos de PE pura, apesar de não ocorrer hipertensão clínica, remanescente, o fundo de olho manteve alterações hipertensivas. Spanderman e cols. (2000) comprovaram resistência vascular mais elevada em gestantes que tiveram PE quando comparadas com aquelas em que a PE não ocorreu. Marin e cols. (2000) citam 273 casos de PE e 83 de gestações normais (partos entre 1973 e 1991). Comprovaram maior incidência de hipertensão tardia entre as que tiveram PE.

Métodos para o parto terapêutico na pré-eclâmpsia grave/eclâmpsia

Após a decisão pela resolução da gravidez, outra decisão importante está na definição da via de parto. A cesárea deve ser o método de eleição nas condições de urgência materna e/ou fetal como: sinais clínicos e/ou laboratoriais de coagulopatia materna, ascite maciça e edema pulmonar, hematoma subcapsular hepático, sinais de choque, DPP com feto vivo, sofrimento fetal agudizado e presença de outras contra-indicações ao parto vaginal (Barton e Sibai, 1991).

Em idade gestacional precoce, algumas condições relacionadas tanto à estática fetal, como por exemplo a apresentação pélvica, quanto à imaturidade do colo uterino limitam ou até contra-indicam o parto por via vaginal. A insuficiência placentária, a presença de oligoâmnio e RCIU predispõem esses fetos à menor tolerância ao trabalho de parto. A presença de colo uterino imaturo (índice de Bishop ≤ 6) preferencialmente requer método de preparo prévio à indução ocitócica, nem sempre disponível. O período de preparo de colo e o trabalho de parto devem ser monitorizados para as condições clínicas maternas e a vigilância do bem-estar fetal. Esse conjunto de condições tem contribuído para a maior indicação de cesárea nesse grupo de gestantes.

No serviço de Obstetrícia, CAISM-UNICAMP, na pré-eclâmpsia grave e peso fetal estimado de até 1.500g, com indicação de parto terapêutico, temos optado pela cesárea segmentar transversa, com a extração fetal realizada sem a rotura das membranas (Passini e cols., 1997) (Fig. II-33). Essa técnica, aparentemente, associa-se a melhores condições de nascimento, por facilitar a extração fetal.

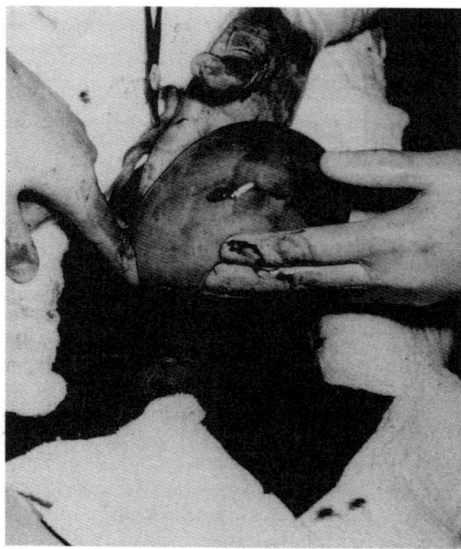

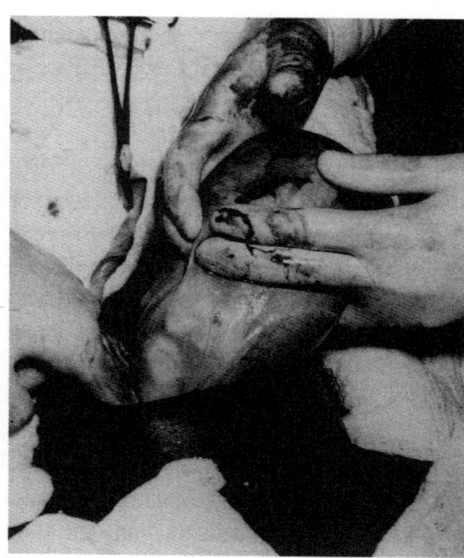

Figura II-33 – **A)** Praticada a histerotomia, o saco ovular íntegro será exteriorizado. **B)** Exteriorizado o saco ovular íntegro, rompem-se as membranas e desprende-se o concepto (Passini e cols., 1997).

O parto vaginal deve ser considerado preferencial em idade gestacional próxima do termo. As condições que o justificam são: presença de trabalho de parto espontâneo, tendência a trabalho de parto mais rápido e menor morbidade puerperal do parto vaginal quando comparada ao parto por cesárea (Pritchard e cols., 1984).

O trabalho de parto pode ser induzido com infusão intravenosa de ocitocina, no mesmo esquema utilizado para as demais situações, entretanto, com cuidado à infusão de líquidos. A ocitocina pode ser administrada simultaneamente ao uso de sulfato de magnésio, embora esta segunda droga tenha discreto efeito inibidor da atividade uterina. Alguns autores referem que ela não interfere no trabalho de parto (Pritchard e cols., 1984; Stallworth e cols., 1981).

Durante o trabalho de parto, a analgesia materna pode ser obtida por meio da administração de pequenas doses de meperidina, por via intravenosa, no esquema de 100mg de meperidina, diluídas para 10ml de solução fisiológica e aplicados pequenos bolos de 20 a 30mg (Barton e Sibai, 1991). O bloqueio peridural pode ser utilizado e é benéfico para a mulher, pelo controle sobre a dor. Entretanto, deve ser cuidadoso pelo maior risco, nesse grupo de gestantes, de hipotensão, condição maléfica tanto para a mãe quanto para o feto, além de maior probabilidade para edema agudo de pulmão, quando da administração intempestiva de soluções cristalóides para compensar a hipotensão materna (Lindheimer e Katz, 1985; Cunningham e Levero, 1995). Mais recentemente, têm-se utilizado opióides no espaço peridural. Essa técnica permite menor dose de anestésico local e minimiza os riscos de hipotensão materna (Colégio Norte-Americano de Ginecologia e Obstetrícia, 1996). Para partos normais e fórcipes de alívio (na ausência de analgesia peridural), pode-se utilizar a infiltração anestésica dos nervos pudendos internos, mas para intervenções mais sérias (fórcipe médio, embriotomia e cesárea) preferimos as anestesias de condução. Tratando-se de paciente com DHEG "pura", o efeito hipotensivo arterial é mínimo, vez que nessa eventualidade o fator que mantém a hipertensão não é neurogênico. Assim, resposta hipotensiva séria apenas se verifica em casos de DHEG sobreposta (Fig. II-34).

Ramanathan e cols. (1991) comprovaram que a entubação traqueal, indispensável na narcose, acompanha-se de elevação aguda da pressão arterial, do hormônio adrenocorticotrófico e da beta-endorfina (ver Capítulo 107).

Nos casos em que se opta pela cesárea, salvo contra-indicações clínicas, recomenda-se os bloqueios anestésicos (raqui, peridural e, atualmente, preferência pela associação da raqui-peridural). Tratando-se de pré-eclâmpsia pura, o efeito hipotensivo arterial será mínimo, como já referido.

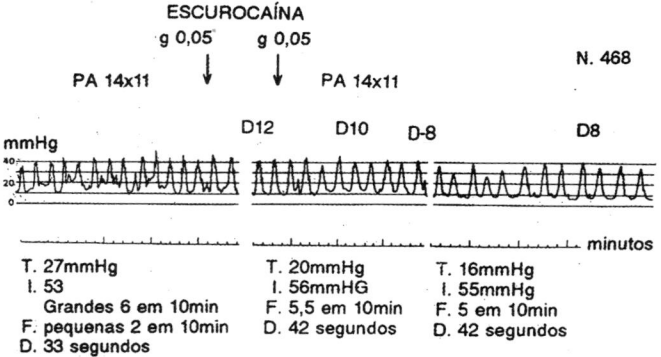

Figura II-34 – I gesta com pré-eclâmpsia pura. Notar que o bloqueio anestésico subaracnóide até as raízes D8 não se seguiu de alterações na contratilidade uterina nem sobre os níveis pressóricos arteriais (Neme, 1960).

Cuidados após o parto

Após o parto, a puérpera deve ser mantida sob vigilância constante, por período mínimo de 24 a 48 horas. O uso de sulfato de magnésio deve ser continuado até 24 horas após o parto, assim como a terapia anti-hipertensiva. A permanência de níveis graves de hipertensão em presença de taquicardia materna pode restringir o uso de hidralazina. Nessas situações, preconiza-se outro regime de drogas, uma vez que não há mais risco fetal. Podem-se utilizar bloqueadores de canal de cálcio e inclusive nitroprussiato de sódio (uso excepcional).

O período de puerpério imediato apresenta risco aumentado para edema agudo de pulmão, pela mobilização de fluidos do edema e redistribuição para o compartimento intravenoso. A eclâmpsia e a HELLP síndrome também podem ser complicações nesse período.

Referências Bibliográficas

• ACOG. Hypertension in Prenancy. Technical Bulletin, nº 219, 1996. • AHOKAR, R.A. & cols. – Nifedipine does not adversely affect uteroplacental blood flow in the hipertensive term pregnancy rat. *Am. J. Obstet. Gynecol.*, 159:1440, 1988. • AMORIN, M.M.R. – Uso de corticóide par a aceleração da maturidade pulmonar fetal. Tese de Doutoramento. F.C.M. Unicamp – Campinas, 1998. • ASSALI, N.S. – Renal effects of hydroahlothiazide in normal and toxenic pregnancy. *Clin. Pharmacol. Therap.*, 1:48, 1960. • BARANOV, I. & ABOUBAKIROVA, A. – Intensive therapy with plasmapheresis for preeclampsia pregnant women. *Hypert. Pregnancy*, 19(Suppl.):69, 2000. • BARTON, J.R.; STANZIANO, G.J. & SIBAI, B.M. – Monitored out patient management of mil gestational hypertension remote from term. *Am. J. Obstet. Gynecol.*, 170:765, 1994. • BARTON, J.R. & SIBAI, B.M. – Low-dose aspirin to improve perinatal outcome. *Clin. Obstet. Gynecol.*, 34:251, 1991. • BARTON, J.R. & cols. – Outpatient management of gestational hypertension remote from term is associated with low perinatal and maternal mortality. *Am. J. Obstet. Gynecol.*, 191:SM FM, Abstracts, 100, 2005. • BLEA, C.W. & cols. – Effect of nifedipine on fetal and maternal hemodynamics and blood gazes in the pregnant ewe. *Am. J. Obstet. Gynecol.*, 176:922, 1997. • BORGHI, C. & cols. – Comparison betwenn nifedipine-gits and methydopa, on blood pressure control, utero placental hemodymanic and fetal outcome in patients with pre-eclampsia. *Hypert. Pregnancy*, 19(Suppl.):64, 2000. • BRANCH, D.W. & cols. – The association of antiphospholipid antibodies with severe preeclampsia. *Obstet. Gynecol.*, 73:541, 1989. • BROUGHTON PITKIN, F.; TURNER, S.R. & SYMONDS, E.M. – Possible risk with captopril in pregnancy: Some animal data. *Lancet*, 1:1256, 1980. •

BROWN, M.A. & cols. (Australei) – Sodium excretion in normal and hypertensive pregnancy: a prospective study. *Am. J. Obstet. Gynecol.*, 159:297, 1988. • BROWN, M.A.; DAVIS, G.K. & MEHUG, I. – The significance of nocturnal (sleep) hypertension in pregnancy. *Hypert. Pregnancy*, 19(Suppl.):58, 2000. • CHARI, R.S. & cols. – Is fetal neurologic and physical development accelerated in preeclampsia?. *Am. J. Obstet. Gynecol.*, 174:829, 1996. • CHESLEY, L.C. – Simultaneous renal clearence of urea and acid uric in the differential diagnosis of the late tosemias. *Am. J. Obstet. Gynecol.*, 59:960, 1950. • COLLINS, R. & WALLEMBURG, H.C.S. – Pharmacological prevention and treatment of hypertensive disorders in pregnancy. In: Chalmers, I. & cols. *Effective Care in Pregnancy and Childbirth*. Oxford, University Press Oxford, 1992, p. 512. • CUNNINGHAM, E.G. & cols. – *Williams Obstetric*. 21th ed., McGraw-Hill, 2001. • CUNNINGHAM, E.G. & LEVERO, K.L. – Management of preeclampsia-induced hypertension. In: Rubin, P.C. *Hypertension in Pregnancy*. Vol. 10, Amsterdam, Elsevier, 1988. • CUNNINGHAM, E.G. & LEVERO, K.L. – Obstetrical concerns for anesthetic management of severe preeclampsia. *Williams Obstetric*. 19th ed. (Suppl. 10). Norwalk, CT, Appleton & Lange, 1995. • DEIRDRE, J. & GORDON, M.S. – Mortality and morbidity associated with early-onset preeclampsia. *Hypert. Pregnancy*, 19:221, 2000. • DRECKMANN, W.J. – *Toxemia of Pregnancy*. St. Louis, Mosby, 1952. • ERROL, R.; HSU, C.D. & REPKE, J.T. – Acute complications of preeclampsia. *Clin. Obstet. Gynecol.*, 45:308, 2002. • FREENEY, J.G. – Hypertension in pregnancy managed at lance by community midwives. *Br. Med. J.*, 288:1046, 1984. • FINNERTY, F.A. – Toxemia of pregnancy as seen by na internist, na analysis og 1081 patients. *Ann.*

Int. Med., 44:358, 1956. • FOX, H. – The placental in pregnant hypertension. In: Rubin, P.C. *Hypertension in Pregnancy*. Amsterdam, Elsevier, 1988. • FRIEDMAN, E.A. & NEFF, R.K. – Pregnancy outcome as related to hypertension, edema and proteinuria. In: Lindheimen, M.D. & cols. *Hypertension in Pregnancy*. New York, John Willy & Sons, 1976, p. 13. • GANT, N.E. & cols. – A study of angiotensin II pressor response throu ghout primigravid pregnancy. *J. Clin. Invest.*, 52:2682, 1973. • GANT, N.E. & cols. – The nature of pressor responsiveness to angiotensin II in human pregnancy. *Obstet. Gynecol.*, 43:854, 1974. • GOODMAN, A. & MERCER, B. – Is severe preeclampsya expression different when it occurs preterm or at term. *Am. J. Obstet. Gynecol.*, 191:SM FM, Abstracts, 103, 2005. • HALL, D.R. & cols. – Expectant management of early onset, severe pre-eclampsia: maternal outcome. *Br. J. Obstet. Gynaecol.*, 107:1252, 2000. • HALL, D.R.; ODENDAAL, H.J. & SMITH, M. – Is the prophylactic administration of magnesium sulphate in women with pre-eclampsia indicated prior to labour? *Br. J. Obstet. Gynaecol.*, 107:903, 2000. • HELEVVA, M. & cols. – Community based home care program for the management of preeclampsia na alternative. *Can. Med. Assoc. J.*, 149:829, 1993. • HIBBARD, J.U. & TRIPP, S.E. – Does cocaine abuse lead to more severe preeclampsia or eclampsia? *Hypert. Pregnancy*, 19(Suppl.):50, 2000. • HORSACHER, R. & cols. – Out patient management of mild pregnancy-induced hypertension. *Am. J. Obstet. Gynecol.*, 172:383, 1995. • IHLE, B.U. – Early onset preeclampsia: recognition of underlying renal disease. *Br. Med. J.*, 294:79, 1987. • KAAJA, R. & cols. – Maternal antihypertensive therapy with beta blockers associated poor outcome in very-low birthweight infants. *Int. J. Gynecol. Obstet.*, 38:195, 2000. • KAH-

HALE, S. & cols. – Efficacy and safety of isradipina and atenolol in hypertensive disorders in pregnancy. *Hypert. Pregnancy*, **19**:98, 2000. • KAHHALE, S. & ZUGAIB, M. – *Síndromes Hipertensivas na Gravidez*. Rio de Janeiro, Atheneu, 1995. • KHODOVA, S. & cols. – The basic principles, conditions, indications and counterindications for immunocytotherapy in preeclampsia. *Hypert. Pregnancy*, **19**:127, 2000. • KYLE, P.M. & REDMAN, C.W.G. – Comparative risk benefit assessment of drugs used in the management of hypertension in pregnancy. *Drug Safety*, **76**:223, 1992. • LINDHEIMER, M.D. & KATZ, A.L. – Hypertension in Pregnancy. *N. Engl. J. Med.*, **313**:675, 1985. • MARIN, R. & cols. – Long-term prognosis of hypertension in pregnancy. *Hypert. Pregnancy*, **19**:199, 2000. • MURPHY, D.J. & STIRRAT, G.M. – Mortality and morbidity associated with erly-onset preeclampsia. *Hypert. Pregnancy*, **19**:221, 2000. • NATIONAL HIGH BLOOD PRESSURE EDUCATION PROGRAM WORKING – Group Report High Blood Pressure in Pregnancy. Consensus Report. *Am. J. Obstet. Gynecol.*, **163**:1689, 1990. • NERI, I. & cols. – Effectiveness of oral nifedipine and trans dermal glyceryltrinitrate on 24 hours flood pressure values in pregnancy-induced hypertension. *Hypert. Pregnancy*, **19**(Suppl.):33, 2000. • NORWITZ, E. & cols. – Validation an quantification of proteonic biomarkers for severe preeclampsic in cerebrospinol fluid. *Am. J. Obstet. Gynecol.*, **191**:SM FM, Abstracts, 105, 2005. • NUMURA, R.M.Y. – Estudo da cardiotocografia anteparto em gestações com diástole zero ou reversa à dopplervelocimetria das artérias umbilicais. Tese Doutorado FMUSP, 2000. • PANSI, V.M. & cols. – Placental vascular responses in nicardipine in the hypertensive ewe. *Am. J. Obstet. Gynecol.*, **161**:1039, 1989. • PARPINELLI, M.A. & cols. – Influência da época do diagnóstico e duração da hipertensão arterial sobre os resultados maternos e perinatais. *RBM Ginecologia e Obstetrícia*, **5**:512, 1994. • PATERNOSTER, D.M. & cols. (Padua) – Fibronectin and antithrombinas markers of preeclampsia im pregnancy. *Eur. J. Obstet. Gynecol. Reprod. Biol.*, **70**:33, 1996. • PASSINI, R. & cols. – Extração fetal com membranas íntegras – Parto Cesárea. 47º Congresso Brasileiro de Obstetrícia e Ginecologia, 1997. • PONOMAREVA, I.V. & cols. – The clinical significance of antiphospholipid antibodres in pregnant women with preeclampsia. *Hypert. Pregnancy*, **19**:134, 2000. • PRITCHARD, J.A. & cols. – Intravascular hemolysis. Thrombocytopenia and other hematologic abnormalities associated with severe toxenia of pregnancy. *N. Engl. J. Med.*, **250**:89, 1954. • PRITCHARD, J.A. & cols. – The Parkland Memorial Hospital protocol for treatment of eclampsia: evaluation of 245 cases. *Am. J. Obstet. Gynecol.*, **148**:951, 1984. • RAMANATHAN, J.; COLEMAN, P. & SIBAI, B. – Anesthetic modification of hemodynamic and neuroendocrine stress responses to cesarean delivery in women with severe preeclampsia. *Anesth. Analg.*, **73**:772, 1991. • REP, A. & cols. – Is neonatal adverse neurological outcome or death predictable at admission of women with early preterm hyppertensive disorders of pregnancy. *Am. J. Obstet. Gynecol.*, **191**:SM FM, Abstract, 97, 2005. • SAMUELS, P. & cols. – The origen of increased serum iron in pregnancy induced hypertension. *Am. J. Obstet. Gynecol.*, **157**:712, 1987. • SANTOS, L.C. & cols. – Conduta conservadora na DHEG grave em gestações pré-termo. *GO – Atual.*, **3**:33, 1994. • SCHIFF, E. & cols. – Fetal lung maturity is not acelerated in preeclampsia pregnancy. *Am. J. Obstet. Gynecol.*, **169**:1096, 1993. • SIBAI, B.M. – Eclampsia VI; maternal-perinatol outcome in 254 consecutive cases. *Am. J. Obstet. Gynecol.*, **163**:1045, 1990. • SIBAI, B.M. – Management and counseling of patients with preeclapsia remote from term. *Clin. Obstet. Gynecol.*, **35**:426, 1992. • SIBAI, B.M. & cols. – Maternal and perinatol outcome of conservative management of severe preeclapsia in midtrimester. *Am. J. Obstet. Gynecol.*, **152**:32, 1985. • SIBAI, B.M. & cols. (Nemphy) – A comparison of labetalol plus hospitalization versus hospitalization alone in the management of preeclapsia remote from term. *Obstet. Gynecol.*, **70**:323, 1987. • SIBAI, B.M. & cols. (Univ. Tenneeseen) – A comparison of no medication versus methyldopa or labetalol in chronic hypertension during pregnancy. *Am. J. Obstet. Gynecol.*, **162**:960, 1990. • SIBAI, B.M. & cols. – Acute renal failure in hypertensive disorders of pregnancy. Pregnancy outcome and remote prognosis in thirty one consecutive cases. *Am. J. Obstet. Gynecol.*, **162**:777, 1990. • SIBAI, B.M.; SARINOGLU, C. & MERCER, B.M. – Eclampsia: VII – Pregnancy outcome after eclampsia and long-term prognosis. *Am. J. Obstet. Gynecol.*, **166**:1757, 1992. • SPANDERMAN, M.E.A. & cols. – The effect of pregnancy on the compliance of large arteries and veins in healthy parous control subjects and women with a history of preeclampsia. *Am. J. Obstet. Gynecol.*, **183**:1278, 2000. • STALLWORTH, J.C. & cols. – The effect of magnesium sulfate on the heart rate valiability and uterine activity. *Am. J. Obstet. Gynecol.*, **140**:702, 1981. • TATUM, H.J. & MULE, J.G. – Puerperal vasomotor collafise in patients with toxemic of pregnancy. New concept of the etiology and a rational plan of treatment. *Am. J. Obstet. Gynecol.*, **71**:492, 1956. • VASCONCELLOS, M.J.A. & cols. – Resultados do uso crônico do Verapamil nas síndromes hipertensivs da gravidez. *Bil. Comissão Nac. Hipert. na Gravidez*, **1**:1, 1994. • VASCONCELLOS, M.J.A. & cols. – Verapamil: its effect on placental circulation in mild to moderale chronic hypertensive pregnant women. *Hipert. Pregnancy*, **19**(Suppl.):142, 2000. • VIEIRA FRANCISCO, R.P. – Predição de valores de pH e de déficit de bases, no nascimento, em gestações com diástole zero ou reversa à dopplervelocimetria das artérias umbilicais. Tese Doutorado, FMUSP, 2002. • WALKER, J.J. – The management of mild/mode-rate hypertension in pregnancy the use of antenatal day care assessment. In: *Hypertension in Pregnancy*. Lodon, Chapman & Hall Medical, 1997. • WALTERS, B.N.J. & cols. – α-fetoprotein elevation and proteinuric preeclampsia. *Br. J. Obstet. Gynaecol.*, **92**:341, 1985. • WHO – *Hypertension in Pregnancy*. Technical report series nº 628. Geneve, 1987. • WHO – Technical report series nº 758. Geneve, 1987. • WITLIN, A.G. & cols. – Predictors of neonatal outcome in women with severe preeclapsia or eclampsia between 24 and 33 weeks gestation. *Am. J. Obstet. Gynecol.*, **182**:607, 2000.

36 Doença Hipertensiva Específica da Gestação: Eclâmpsia

Bussâmara Neme
Eliane Aparecida Alves

CONCEITO

Eclâmpsia é definida pela presença de convulsões tônico-clônicas generalizadas e/ou coma, como manifestação do envolvimento cerebral na pré-eclâmpsia grave, não relacionadas a outra condição patológica. É, das formas hipertensivas, a principal causa de morte materna, com incidência de até 14% do total de casos, conforme diferentes relatos na literatura (Tabela II-17). As mortes podem ser causadas por complicações como hemorragia cerebral, edema pulmonar, insuficiência renal, hepática ou respiratória (esta última, muitas vezes, relacionada à broncoaspiração) que podem acontecer de maneira isolada ou em cascata.

A mortalidade materna, referida por esses autores, relaciona-se, em particular, às diversas condições assistenciais presentes nos países em que ocorreu a eclâmpsia. Enquanto Zuspan, Sibai e Pritchard, nos Estados Unidos, referem taxas baixas, López-Llera (México), Hussain (Blangadesh) citam números elevados.

Tabela II-17 – Mortalidade materna na eclâmpsia segundo diferentes autores.

Autores	Casos N	Óbitos N	%
López-Llera, 1963-1971 e 1973-1979	704	98	13,9
Saldaña-Garcia e cols., 1972-1974	80	11	13,8
Akinkugbe e Coker, 1967-1976	273	29	10,6
Zuspan, 1956-1965	69	2	2,9
Pritchard e cols., 1955-1983	245	1	0,4
Sibai, 1977-1986	200	1	0,5
CAISM, 1986-1994	96	2	2,1
Neme e Mathias, 1970	885	74	8,2
Bhagwanjee e cols., 2000	105	11	10,5
Sammour, 2000	572	26	8,5
Hussain e cols., 2000	763	52	14,7

Os resultados referidos por Neme e Mathias (1970) e os do CAISM (1986) retratam os progressos assistenciais que ocorreram em épocas distintas (melhor pré-natal, internações mais precoces etc.).

INCIDÊNCIA

A eclâmpsia é mais incidente nas gestantes negras, nas adolescentes e nas maiores de 35 anos. Sua ocorrência, antes da 20ª semana, tem sido relacionada à mola hidatiforme e à síndrome antifosfolipídea.

Nos países desenvolvidos, ocorre 4-5 vezes a cada 10.000 partos. Nos subdesenvolvidos, é de 6-100 casos para igual número de partos. A eclâmpsia pode manifestar-se durante a gestação (mais freqüente), o parto e o puerpério.

FISIOPATOGENIA

O mecanismo fisiopatológico que desencadeia a convulsão ainda não está bem estabelecido. Sugere-se edema cerebral, isquemia, hemorragia ou vasoespasmo transitório, encefalopatia hipertensiva ou metabólica. Contudo, nenhum desses fatores etiológicos tem-se mostrado conclusivo (Sibai, 1988).

Alterações cerebrais avaliadas pelos exames neurológicos – para o diagnóstico de eclâmpsia não é necessário presença de alterações ou, até mesmo, realização de exames neurológicos, embora vários exames para a avaliação de alterações neurológicas possam ser utilizados e têm sua principal indicação para o diagnóstico diferencial nos casos de convulsões subentrantes de difícil controle, coma e/ou convulsão após 48 horas do parto, definida por alguns como eclâmpsia atípica. Os principais exames são: punção liquórica (que pode revelar presença de sangue), eletroencefalograma (EEG), tomografia computadorizada (TC) cerebral e arteriografia cerebral. Sibai (1988), procedendo a revisão de diferentes casuísticas, incluindo a sua própria, descreveu o desempenho desses exames na mulher com eclâmpsia.

Ao EEG, a presença de alterações ocorreram em cerca de 75% dos casos, sendo o padrão mais comum com a hipoatividade cerebral difusa ou focal. As anormalidades foram mais freqüentes quando o exame se realizou durante a crise e/ou logo após. Entretanto, em alguns casos, as anomalias persistiram desde seis semanas até seis meses após o parto. Alguns autores sugeriram associação entre as alterações do EEG com níveis elevados de hipertensão materna (Jost, 1948). A tomografia computadorizada infreqüentemente se mostrou alterada, mas sua indicação foi valiosa, principalmente nas situações de depressão neurológica, coma ou na eclâmpsia tardia após 48 horas do parto, para o diagnóstico de hematoma arteriovenoso ou trombose cerebral venosa (veja item Fisiopatologia).

QUADRO CLÍNICO

Em geral, a eclâmpsia *é precedida ou anunciada por cefaléia, alterações visuais, dor epigástrica e hiper-reflexia que compõem o quadro de iminência de eclâmpsia*. Este, se não tratado adequadamente, evolui para convulsão. O tratamento anticonvulsivante na iminência de eclâmpsia é o mesmo da eclâmpsia.

As convulsões podem ocorrer antes, durante ou após o parto, sendo, respectivamente, eclâmpsia gravídica, eclâmpsia intraparto e eclâmpsia puerperal ou tardia. Sua ocorrência é mais comum no final do terceiro trimestre da gestação ou anteparto. A eclâmpsia puerperal, em geral, acontece dentro das primeiras 24 horas. Existem descrições de eclâmpsia até 10 dias após o parto, sendo descrita como eclâmpsia atípica (Brown e cols., 1987; Sibai, 1988), embora a manifestação convulsiva após 48 horas do parto deve suscitar diagnóstico diferencial mais cuidadoso para outras etiologias convulsivas. Dentre mais de 800 casos admitidos como de eclâmpsia e assistidos por um de nós (B.N.), na Clínica Obstétrica da FMUSP, apenas em 6, o insulto convulsivo ocorreu após 72 horas do parto. O exame clínico-neurológico dessas puérperas revelou que todas apresentavam tromboflebite cerebral (Julião e cols., 1956). Brown e cols. (1987) também chamam a atenção para este fato, salientando o valor da tomografia para o diagnóstico.

Os movimentos convulsivos apresentam quatro fases: invasão, contração tônica, contrações clônicas e, finalmente, coma.

Fase de invasão – pode ou não ser precedida de grito ou aura. Essa fase caracteriza-se por fibrilações fugazes dos músculos da face (pálpebras e lábios) e dura cerca de 30 segundos. A boca entreabre-se e apresenta repuxamento unilateral das comissuras. A língua projeta-se para fora e os globos oculares agitam-se esboçando nistagmos. A contração do músculo esternocleidomastóideo traciona a cabeça para a espádua homônima e a face desvia-se para o lado oposto. A contração de músculos dos membros superiores impõe abdução do antebraço, colocando o polegar flexionado sob os dedos da mão fechada (Fig. II-35). Nesse momento, ao cerrar a boca com violência, a língua exteriorizada é atingida, havendo referências de graves lesões. (Fig. II-36).

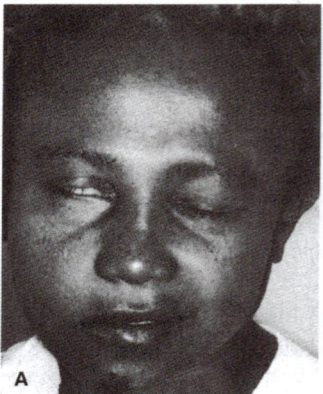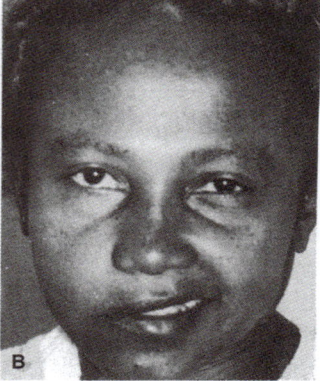

Figura II-35 – Aspectos dinâmicos faciais em caso de eclâmpsia. A) Início da fase invasiva. B) Aspecto de sua fase final.

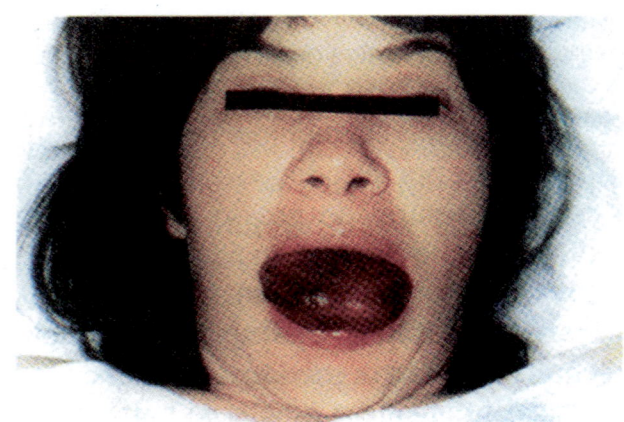

Figura II-36 – (Kahhale e Zugaib, 1995).

Fase de contrações tônicas – tetaniza-se todo o corpo com opistótono cefálico, contração violenta dos masseteres, fechamento brusco da boca, pressionando a língua exteriorizada. O rosto mostra-se cianótico e pletórico, os olhos fixos e desviados para cima mostram pupilas dilatadas que não reagem à luz. Susta-se a respiração.

Fase de contrações clônicas – terminada a fase de contração tônica, ocorre a inspiração profunda (*risco de aspiração de mucosidade nasofaríngea*), seguida de expiração com eliminação de secreções mucossanguinolentas (lesão de língua). As contrações duram cerca de 60 segundos, são violentas e repetidas, atingindo principalmente os músculos dos membros superiores. Na ausência de contenção, podem resultar em fraturas ósseas e até queda do leito.

Fase de coma – a intensidade das contrações clônicas declina progressivamente e entra em resolução muscular e estado pós-ictal. O coma relaciona-se às formas graves, em geral, após crises convulsivas repetidas ou subentrantes. E é de pior prognóstico (Barros e cols., 1986). Em raras circunstâncias, o coma pode ocorrer a partir de uma convulsão, ou sem o seu relato, devido a edema cerebral extenso (Brown e cols., 1988).

A freqüência respiratória após a convulsão eclâmptica, usualmente, torna-se aumentada, com 50 ou mais movimentos por minuto, secundária à hipercapnia da acidemia láctica e aos graus de hipoxemia. A presença de cianose e, principalmente, febre de 39°C ou mais são sinais de alta morbimortalidade, pois freqüentemente se relacionam à hemorragia do sistema nervoso central.

Após a ocorrência da convulsão, comumente, observa-se início de trabalho de parto nas formas de anteparto da eclâmpsia, ou evolução rápida do trabalho de parto nas formas intraparto. Secundária à acidemia e à hipoxemia materna, a freqüência cardíaca fetal pode sofrer diferentes alterações, dentre elas a bradicardia fetal que freqüentemente se reverte dentro de 3 a 5 minutos após a convulsão. Sua persistência, bem como a presença de hipertonia uterina e/ou sangramento, deve sinalizar para o diagnóstico de descolamento prematuro de placenta (DPP).

Complicações como endema pulmonar podem ocorrer e ser secundárias a: baixa osmolaridade plasmática, aumento da resistência vascular periférica, aumento de perfusão de pressão de capilar pulmonar, dano capilar, aumento do retorno venoso pós-parto e/ou insuficiência cardíaca resultante da combinação de hipertensão grave e infusão intravenosa intempestiva. A hemorragia cerebral pode levar à morte súbita e é a complicação mais incidente em mulheres com hipertensão arterial crônica e pré-eclâmpsia superajuntada. A cegueira pode ser complicação da eclâmpsia ou da pré-eclâmpsia grave e ser secundária a: descolamento de retina de diferentes graus, isquemia ou, ainda, infarto do lobo occipital. O prognóstico em geral é bom, com retorno da visão dentro de uma semana.

DIGNÓSTICO DIFERENCIAL

A convulsão pode ser conseqüente a outras condições patológicas que podem estar associadas a gravidez, parto e puerpério (Quadro II-9). Entretanto, até que se estabeleça o diagnóstico diferencial, *toda convulsão em gestação avançada deve ser considerada como diagnóstico de eclâmpsia*.

Quadro II-9 – Diagnóstico diferencial de eclâmpsia.

Acidente vascular cerebral	Epilepsia
• hemorragia intracerebral • trombose venosa cerebral • oclusão arterial cerebral • embolia arterial cerebral • malformação arteriovenosa • rotura de aneurisma cerebral	Doença metabólica • hipoglicemia • hipocalcemia • intoxicação hídrica Doença infecciosa • meningite • encefalite
Lesão cerebral • tumor • abscesso	Púrpura trombocitopênica trombótica
Doença hipertensiva • encefalopatia hipertensiva • feocromocitoma	

Sibai, 1988.

No quadro II-10 estão referidas as manifestações clínicas que se prestam para o diagnóstico diferencial em casos de coma.

O grande número de patologias que podem ser confundidas com eclâmpsia demonstra ser indispensável equipe multidisciplinar para sua ideal assistência (UTI). Embora o tocólogo seja o responsável maior para a resolução terapêutica, importa salientar sua incapacidade para dominar as inúmeras patologias referidas nos quadros II-9 e II-10.

PROGNÓSTICO

Entre as complicações relacionadas à eclâmpsia citam-se: hemorragia cerebral, insuficiência renal aguda (DHEG sobreposta complicada com descolamento prematuro da placenta), rotura hepática, edema agudo pulmonar e coagulopatia. Os índices de mortalidade materna, reduzidos nos países desenvolvidos, são ainda elevados nos subdesenvolvidos (Tabela II-17).

A morbiletalidade perinatal, elevadíssima até 1950, sofreu redução evidente, com a atitude ativa de sua assistência, nos casos de conceptos viáveis (acima de 28 semanas), representada pela cesárea (Tabela II-18).

Tabela II-18 – Eclâmpsia × mortalidade perinatal e materna (Neme e Mathias, 1970).

Grupos	Mortalidade perinatal			Mortalidade materna	
	Fetal	Neonatal	Total	Nº	%
Cesárea: 205 recém-nascidos	2	28	30 14,6%	7	3,7
Via vaginal: 224 recém-nascidos	66	38	104 46,4%	15	6,4

No capítulo 32 foi considerado o prognóstico materno e perinatal na eclâmpsia. Importa salientar a importância da prevenção da PE e, quando ela ocorre, sua correta terapêutica é fundamental para prevenir suas possíveis complicações, dentre as quais se salientam a eclâmpsia, a hemorragia cerebral, o endema pulmonar e a rotura hepática. Lucas e cols. (1995) citam que, entre 2.138 pré-eclâmpticas, tratadas com sulfato de magnésio e/ou fenitoína, o desfecho convulsivo foi de 10:1.089 casos de com fenitoína e de 0:1.049 casos com sulfato de magnésio.

Quadro II-10 – Estados de coma – diagnóstico diferencial.

Sintomas	Hiperglicêmico	Insulínico	Urêmico	Alcoólico	Eclâmptico	Hemorrágico
História	De diabetes	De tratamento insulínico	Insuficiência renal	Ingestão alcoólica	Pré-eclâmpsia	Hipertensão grave
Pressão arterial	Variável	Variável	Elevada	Normal ou baixa	Elevada	Elevada
Aspecto	Pele seca e fria	Sudorese	–	Pletórico	Sudorese	–
Temperatura	–	–	–	Hipotermia	–	Hipotermia
Respiração (tipo)	Kussmaul	–	Kussmaul	–	Cheyne-Stokes	Cheyne-Stokes
Hálito	Cetônico	–	Urêmico	Alcoólico	–	–
Pulso	–	–	–	–	–	Bradicárdico
Glicemia	Elevada (500mg%)	Baixa	–	–	–	–
Uremia	Normal ou elevada	Normal	Elevada	–	–	Elevada?
Líquor	–	–	–	–	Hemorrágico?	Hemorrágico
Acetonemia	Elevada	Ausente	–	–	–	–
Tomografia	–	–	–	–	Alterada?	Alterada
pH	Acidose	–	Acidose	–	–	Acidose respiratória
pCO$_2$	–	–	Densidade baixa	–	–	–
Urina	Cetonúria	–	–	–	–	–

TRATAMENTO DE ECLÂMPSIA

São princípios básicos de terapia na eclâmpsia o controle das crises convulsivas e evitar as mortalidades materna e fetal. É essencial, no manuseio da paciente eclâmptica, a utilização de protocolo padronizado de conduta com a finalidade de evitar outras complicações e melhorar os prognósticos materno e perinatal. Diferentes experiências clínicas (Pritchard e cols., 1984; Sibai, 1988) têm demonstrado melhores resultados maternos e perinatais com a adoção de protocolo padronizado, orientando a conduta assistencial, como se segue: medidas gerais, terapia anticonvulsionante, terapia anti-hipertensiva, conduta obstétrica.

Como medidas gerais, entendem-se alguns cuidados como: o ambiente tranqüilo e o mais silencioso possível. Manter livres as vias aéreas da paciente para reduzir o risco de aspiração e observar decúbito elevado em torno de 30°, com a cabeça lateralizada, para facilitar a remoção das secreções nasofaríngeas. A oxigenação pode ser melhorada com a instalação de cateter nasal com oxigênio (5 litros/minuto). Pode-se colocar cânula de Guedel, com o objetivo de evitar traumatismo na língua (não forçar sua introdução para não desencadear estímulo reflexo e vômitos). Realizar punção venosa para a coleta de exames laboratoriais e manutenção de veia, sondagem vesical de demora, instalação de monitor cardíaco. Contenção leve da paciente, se necessário.

Terapia anticonvulsivante – em 1995, foi publicado o resultado de ensaio clínico colaborativo e multicêntrico com o uso dos três principais anticonvulsivantes (sulfato de magnésio, fenitoína e diazepam) para o manuseio da eclâmpsia. Esse estudo envolveu 1.687 mulheres, em diferentes países, e demonstrou total superioridade do sulfato de magnésio, comparado aos outros dois anticonvulsivantes, em relação à recorrência da crise, morbimortalidades materna e perinatal (Eclampsia Trial Collaborattive Group, 1995). Em 2005, Kjersti e cols. considerando o tratamento anticonvulsivante, preventivo e terapêutico da eclâmpsia, fazem referência às publicações citadas na tabela II-19. A efetividade anticonvulsiva da droga utilizada é fundamental para favorecer o prognóstico materno e o perinatal. A recorrência de crises convulsivas deteriora o estado geral da paciente, induz à acidose metabólica (jejum prolongado e desgaste do glicocênio), provoca insultos hipertensivos agudos (risco de hemorragia cerebral e de edema agudo pulmonar) e, eventualmente, complica-se com apreciável aspiração de secreções tranqueobrônquicas e conseqüente insuficiência pulmonar (Fig. II-37).

Com o sulfato de magnésio tipicamente se observa controle da convulsão logo após a dose de ataque, e dentro de 1 a 2 horas da administração a paciente encontra-se consciente, podendo receber orientações, principalmente relacionadas a tempo e lugar, uma vez que, normalmente, ocorre amnésia para fatos recentes na mulher eclâmptica. A grande vantagem do sulfato de magnésio sobre os demais anticonvulsionantes é o fato de a droga não produzir depressão do sistema nervoso central, tanto materno quanto fetal, ainda que ultrapasse rapidamente a barreira placentária. Recomenda-se sua administração tão logo se concluam as medidas gerais, sem a necessidade de administração de outras drogas, como benzodiazepínicos, para interromper a convulsão. Oradell (1990), no acompanhamento de mulheres eclâmpticas com uso de diazepam intravenoso para interromper a convulsão, referiu complicações como apnéia e parada cardíaca. Embora seja apenas uma observação, é importante cuidado no manuseio dessa droga (benzodiazepínico) na mulher eclâmptica.

Tabela II-19 – Eclâmpsia × prevenção e tratamento.

Profilaxia	Terapêutica	Convulsão e recorrência %
Magpie Grupo (2002)	SO$_4$Mg	0,8
	Placebo	1,9
Coetzee e cols. (1998)	SO$_4$Mg	0,3
	Placebo	3,2
Lucas e cols. (1995)	SO$_4$Mg	0,0
	Ferrateina	0,9
Belfort e cols. (2003)	SO$_4$Mg	0,8
	Nimodipina	2,6
Tratamento		
Grupo colaborativo (1995)	SO$_4$Mg	13,2 e 5,7
	Fenoteína	17,1
	Diazepan	27,9

Kjersti M. e cols., 2005.

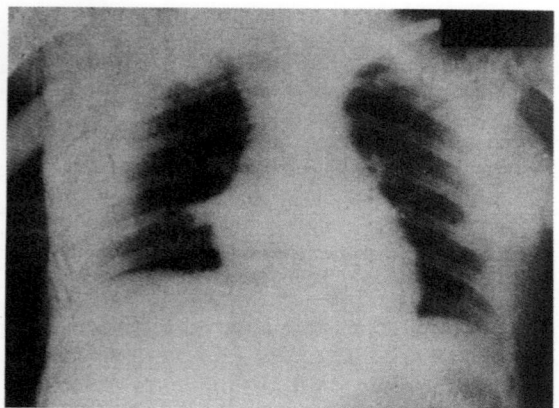

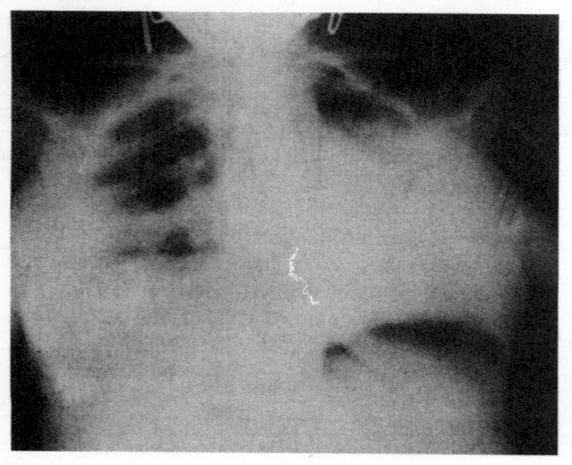

Figura II-37 – I gesta com eclâmpsia. Notar o aspecto dos campos pulmonares antes (A) e após (B) aspiração violenta de secreções traqueobrônquicas, que se seguiu de pneumonia aspirativa e óbito da paciente.

O sulfato de magnésio pode ser utilizado conforme diferentes esquemas (Quadro II-11). No Serviço de Obstetrícia, CAISM-UNICAMP, utilizamos o esquema proposto por Zuspan (1978). Entretanto, pode-se optar inclusive pelo esquema de ataque de Pritchard e cols. (1984), que associa o uso intravenoso e intramuscular, principalmente naqueles casos que exigem transferência da paciente para outros serviços.

Quadro II-11 – Esquemas para uso de sulfato de magnésio ($MgSO_4$-$7H_2O$) na pré-eclâmpsia grave/eclâmpsia.

Zuspan, 1978
Dose de ataque: 4g a 10%, IV, lentamente, em 20 minutos
Dose de manutenção: solução de 10 ampolas a 10% em 400ml de solução glicosada a 5%, IV, 1 a 2g/h (bomba de infusão)

Pritchard e cols., 1984
Dose de ataque: 4g, IV, a 20%, em 3 a 5min, seguido de 10g, IM, a 50%, sendo 5g em cada glúteo
Dose de manutenção: 5g a 50% em injeção, IM, glúteo profundo a cada 4 horas

Sibai, 1986
Dose de ataque: 6g, IV, em 20 minutos
Dose de manutenção: 2 a 3g/hora, IV

Em qualquer esquema, a medicação deve ser mantida por 24 horas após a última crise, ou por 24 horas após sua administração, na iminência de eclâmpsia

Farmacocinética e toxicidade do sulfato de magnésio – o mecanismo exato de ação do sulfato de magnésio no controle e prevenção da convulsão eclâmptica não está totalmente esclarecido. Acredita-se em ação central sobre o córtex cerebral, como relatado por Cunningham e cols. (2001), embora outros autores tenham observado que a droga não modifica traçados eletroencefalográficos anormais (Sibai, 1988).

O magnésio produz relaxamento do músculo liso por mecanismo de competição com a entrada do cálcio na célula, no momento da despolarização. Essa ação induz à ligeira redução na pressão arterial média e da contratilidade uterina durante a infusão da droga, efeito fugaz, que se mantém em torno de 10 minutos. Assim, não se pode considerar o sulfato de magnésio como droga anti-hipertensiva (Fig. II-38).

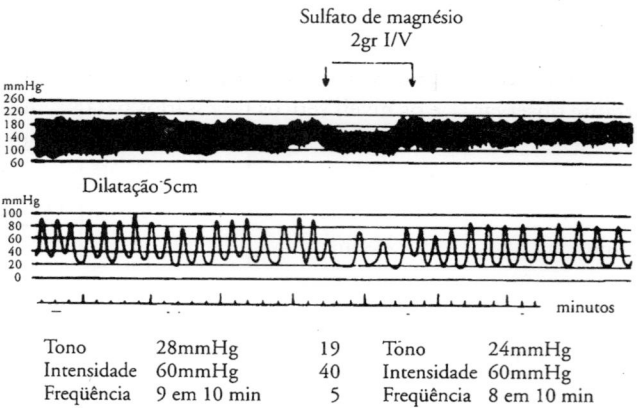

Figura II-38 – Pré-eclâmpsia. Registro da contração uterina (pressão intra-amniótica) e dos níveis pressóricos arteriais. Notar a evidente hipercontratilidade à esquerda do traçado. A administração venosa do $MgSO_4$ não se seguiu de alterações evidentes na contratilidade uterina e nos níveis pressóricos arteriais (Alvarez e Caldeyro-Barcia, 1954).

A excreção do magnésio é primordialmente renal, sendo filtrado pelo glomérulo e reabsorvido pelo túbulo proximal. Em condições de redução significativa na filtração glomerular, poderá ocorrer aumento na concentração do íon magnésio no plasma. Um parâmetro laboratorial que auxilia na avaliação da filtração glomerular é a dosagem de creatinina sérica que, superior a 1,2mg/dl, denuncia a alteração na função renal. Também a redução de diurese pode levar à excreção reduzida da droga e seu aumento no plasma.

A concentração plasmática do magnésio, além dos valores terapêuticos ideais, pode induzir a efeitos colaterais, culminando com apnéia e parada cardíaca. Para a utilização segura do sulfato de magnésio devem-se tomar alguns cuidados como: controle de diurese, pelo menos 25ml/h; presença de reflexos tendíneos profundos, sendo o mais utilizado o reflexopatelar; observação da freqüência respiratória; pode-se também, monitorizar os níveis de magnésio sérico.

Lu e Nightingale (2000) referem que a excreção do magnésio de dá, quase exclusivamente, pela urina, sendo 90% da dose utilizada excretada nas primeiras 24 horas após a infusão. Para o tratamento da eclâmpsia, a concentração plasmática de 1,8-3mmol/l é suficiente. Os primeiros sinais de risco (abolição do reflexo patelar) ocorrem com concentração plasmática de 3,5mmol/l e a parada cardíaca com 12,5mmol/l.

Embora muitos centros em nosso meio não realizem este último tipo de exame, o controle clínico adequado realizado com a observância dos parâmetros citados acima, associado ao conhecimento dos níveis séricos de magnésio com seus efeitos colaterais (Tabela II-20), permite manuseio seguro da droga.

A abolição do reflexo patelar é bom parâmetro clínico para impedir o efeito tóxico do magnésio, orientando, a partir des-

Tabela II-20 – Parâmetros clínicos associados aos níveis séricos de magnésio.

Nível de magnésio sérico (mg/dl)	Parâmetros clínicos
1,5-2,5	Nível na gravidez normal
4-8	Nível terapêutico adequado
9-12	Nível para abolição do reflexo patelar
15-17	Paralisia muscular, parada respiratória
30-35	Parada cardíaca

se achado, a redução na velocidade de infusão da droga. Esse efeito provavelmente é secundário à redução na liberação da acetilcolina pelos impulsos nervosos na placa motora. É importante observar que os níveis séricos necessários para produzir bloqueio neuromuscular são superiores àqueles necessários para controle da crise convulsiva, fato que reforça a teoria de ação central do magnésio no controle da convulsão. Lu e Nightingale (2000) referem que a redução do reflexo patelar ocorre entre concentrações plasmáticas de 3,5-5mml/l, e a parada cardíaca pode ocorrer com 12,5mml/l. O risco do seu emprego é limitado quando a diurese é normal e o reflexo patelar é controlado.

As ações do aumento do magnésio sobre a função neuromuscular são antagonizadas pelo cálcio. Assim, o desenvolvimento de depressão respiratória pode ser revertido pelo emprego intravenoso de 1g de gluconato de cálcio a 10%.

Em 1986, Watson e cols. e depois Sipes e cols. (1994) descreveram novo efeito do magnésio, traduzido por aumento na produção de prostaciclina, observado no plasma de pacientes tratadas, comparado à dosagem no mesmo grupo de mulheres pré-tratadas. Presumivelmente, secundário a esse efeito de aumento nos níveis de prostaciclina, mulhers com pré-eclâmpsia grave têm-se beneficiado do uso de sulfato de magnésio, com melhoria na sintomatologia clínica, como a epigastralgia. Esse achado necessita de mais estudos para sua confirmação.

Klever e cols. (2000) salientam que a flexibilidade das hemácias se relaciona com a microcirculação. O sulfato de magnésio incrementa essa flexibilidade e, conseqüentemente, favorece a microcirculação e a oferta de oxigênio dos tecidos e órgãos. Belfort e Moise (1992) referem aumento do fluxo cerebral com magnésio, fato que não ocorre com a fenitoína (Gerthoffer e cols., 1987).

Begum e cols. (2001) referem que, em Bangladesh, a introdução do sulfato de magnésio no tratamento da eclâmpsia resultou em diminuição da mortalidade materna de 16% para 8%.

Contra-indicação do SO₄Mg – a terapêutica com o sulfato de magnésio é contra-indicada em gestantes com miastenia grave, infarto do miocárdio, patologia renal grave. Importa, ainda, salientar a interação do sulfato de magnésio com os antagonistas do canal de cálcio.

Terapêutica anti-hipertensiva na eclâmpsia e na crise hipertensiva – a presença de hipertensão é essencial ao diagnóstico de pré-eclâmpsia e eclâmpsia. Entretanto, nem todo caso de eclâmpsia é acompanhado de hipertensão arterial grave (PAS > 160mmHg e PAD > 110mmHg). Sibai, em 1988, relatou em 200 casos de eclâmpsia a presença de pressão arterial diastólica ≤ 90mmHg em 20% deles. Embora a eclâmpsia possa ocorrer na ausência de hipertensão arterial grave, sua presença em mulher com pré-eclâmpsia mostrou-se como fator de risco para eclâmpsia (Parpinelli e cols., 1996).

Norwitz e cols. (2002) afirmam ser maior o risco de hemorragia cerebral quando os níveis sistólicos são mais elevados. Fato similar refere-se ao endema agudo pulmonar.

Moller e Lindmark (1986), revisando os casos de eclâmpsia ocorridos na Suécia de 1976 a 1980, identificaram que a hipertensão arterial esteve presente apenas nos últimos quatro dias que precederam o episódio da eclâmpsia.

O objetivo do tratamento da hipertensão grave é prevenir o acidente vascular cerebral e a insuficiência cardíaca congestiva. Por outro lado, o controle pressórico deve ser cuidadoso para evitar grandes quedas pressóricas que possam resultar em danos para os fluxos renal, coronário, cerebral e placentário. Preconiza-se a redução de 20% na PAD, ou seja, mantê-la entre 90 e 100mmHg. No período de 1945-1972, um de nós (B.N.) assistiu 903 casos de eclâmpsia (Clínica Obstétrica da FMUSP).

Na tabela II-21 estão os resultados perinatais e maternos obtidos, comprovando-se o efeito negativo de ação hipotensora arterial superior a 30%.

Tabela II-24 – Mortalidade materna × intervalo convulsão-parto

Intervalo (h)	Nº de casos	Mortalidade materna	
		Nº	%
0-2	292	25	8,6
3-4	199	37	18,6
5-8	311	60	19,3
9-12	179	43	24,0
13-20	139	30	21,6

A hidrazalina, em uso parenteral, tem sido a primeira escolha para o controle da crise hipertensiva em todo o mundo. É vasodilatador arteriolar direto, seguro e eficaz no controle da hipertensão arterial aguda. A hidrazalina tem seu efeito hipotensor máximo na presença de hipertensão por pré-eclâmpsia, e intermediário naquelas com hipertensão crônica. A administração intravenosa da droga tem início de seu efeito entre 10 e 20 minutos, com pico aos 60 minutos e duração da ação entre 4 e 6 horas. A droga pode ser administrada em bolo intravenoso intermitente, com dose inicial de 5mg (diluição de 20mg para 10ml, dose inicial 2,5ml). Em casos de controle pressórico inadequado em 20 minutos, pode-se repetir a dose ou administrar 10mg, sendo 20mg a dose máxima. Se com essa dose não houver controle adequado, deve-se considerar hipertensão refratária à hidrazalina. A infusão contínua da droga pode ser considerada na dose de 0,5 a 1mg por hora.

A tabela II-22 ilustra a evolução da pressão arterial com o uso de hidrazalina em bolo intermitente, não se respeitando o intervalo de administração conforme a farmacocinética da droga. Observa-se que, quando a PAD cai para níveis entre 80 e 90mmHg, acontece bradicardia fetal que só retorna ao normal após aumento da PAD para nível de 100mmHg. Essa curva evolutiva é apresentada em mulher com hipertensão arterial crônica e eclâmpsia (Cunningham e cols., 2001).

Outras drogas têm sido empregadas para o controle da hipertensão arterial grave como o labetalol, por via intravenosa, um betabloqueador que produz antagonismo pós-sináptico

Tabela II-22 – Medidas seriadas da pressão arterial e batimento cardíaco fetal (BCF) em gestante com HAC e eclâmpsia com uso de drogas.

Horário	Pressão arterial (mmHg)	Condição fetal
11:40	240/150	BCF normal
11:45	MgSO$_4$, 4g, IV, e 10g, IM	
11:55	270/130	
11:56	5mg, IV, hidralazina	
12:00	200/120	
12:01	5mg, IV, hidralazina	
12:05	230/130	
12:06	10mg, IV, hidralazina	
12:10	185/120	
12:21	5mg, IV, hidralazina	
12:30	150/105	
12:50	110/80	Bradicardia fetal
13:10	130/90	
13:45	130/100	BCF normal
14:30	150/105	
15:00	150/90	

Cunningham e cols., 2001.

nos receptores $\alpha 1$ e $\beta 2$, promovendo queda na pressão arterial, principalmente por diminuição da resistência vascular periférica. Nos ensaios clínicos comparativos entre labetalol e hidrazalina, o primeiro apresentou vantagem no controle da taquicardia materna, condição que, muitas vezes, pode limitar o uso da segunda droga (Mabie e cols., 1987).

Os bloqueadores de canal de cálcio, dentre eles a nifedipina, potente vasodilatador periférico, com rápido efeito sobre a pressão arterial, administrada sob a forma de uma cápsula (10mg) por via sublingual, podem produzir redução superior aos 20% desejáveis sobre os níveis pressóricos e levar a efeitos colaterais como diminuição no fluxo placentário e de órgãos nobres do organismo materno. Waisman e cols. (1988) e Impey (1993) encontraram hipotensão materna grave e sofrimento fetal com o uso concomitante de nifedipina e sulfato de magnésio.

O diazóxido e o nitroprussiato de sódio são hipotensores potentes; entretanto, seu uso não tem sido recomendado durante a gestação pelos efeitos indesejáveis sobre a saúde materna e a fetal (National High Blood Pressure Education Program, 1990). Podem ser alternativas para o controle da hipertensão arterial grave após o parto. Durante o tratamento médico da eclâmpsia, importa salientar o efeito gradativo da associação de drogas anti-hipertensivas e anticonvulsivantes. Melhores resultados serão obtidos com as drogas de uso habitual em cada instituição.

CONDUTA OBSTÉTRICA

Na vigência de eclâmpsia com feto vivo e viável e na ausência de sinais de parto rápido, se há muito se impôs conduta ativa, representada pela operação cesárea.

Essa orientação, contestada pela maioria das Escolas Obstétricas até 1955, foi preconizada por um de nós (B.N.) desde 1953. Prestou-se para a contribuição de tese (Mathias, 1978) e acompanhou-se de redução evidente da morbiletalidade materna e perinatal (veja Tabela II-18).

O acerto dessa conduta se deve à presteza com que se extrai o concepto e seus anexos. Kraatz e Winter (1958), López Llera (1976) e Chesley (1978) demonstraram que os índices de mortalidade materna se elevam com o tempo decorrido entre a convulsão e o parto (Tabelas II-23 e II-24).

Tabela II-23 – Eclâmpsia × mortalidade materna.

Autores	Intervalos 1ª crise-parto (horas)	Mortalidade materna (%)	Média (%)
Kraatz e Winter, 1958	Até 1	4,0	11,0
77 casos	Mais de 1	18,0	
López-Llera e cols., 1976	Até 6	14,0	
88 casos	7-12	19,0	
	13-24	62,0	33,0
	> 24	53,0	
Menon, 1961	Até 2	7,0	
887 casos	2-4	13,0	
	4-8	19,0	
	8-12	22,0	17,0
	12-18	25,0	
	18-24	32,0	
	> 24	42,0	

Tabela II-24 – Mortalidade materna × intervalo convulsão-parto.

Intervalo (h)	Nº de casos	Mortalidade materna Nº	%
0-2	292	25	8,6
3-4	199	37	18,6
5-8	311	60	19,3
9-12	179	43	24,0
13-20	139	30	21,6
+ 20	112	28	26,3

Chesley, 1978 – dados entre 1914 e 1929.

Nos casos em que a viabilidade do concepto é improvável (menos de 26 semanas entre nós), em face do risco materno, questiona-se a conduta conservadora da prenhez, havendo tendência na literatura pela extração fetal (indução ou cesárea). Considerando o atual progresso da propedêutica fetal e os benefícios da terapêutica anticonvulsivante e hipotensora, parece-nos razoável tentar postergar a resolução da gestação para preservar, eventualmente, os interesses fetais. Nos casos de eclâmpsia intercorrente (gestação mantida até 72 horas após a convulsão), foi possível na Clínica Obstétrica da FMUSP, sem agravar o prognóstico materno, salvarem-se algumas vidas fetais (Neme, 1964).

Progressos relacionados à propedêutica fetal (maturidade e vitalidade) têm permitido reduzir a prática de cesárea, substituindo-a pela via vaginal. O emprego judicioso do misoprastol (doses repetidas de 25mg, conforme a maturação cervical), seguido da infusão de ocitocina, pode e deve ser tentado, quando a vitalidade fetal está presente e a crise convulsiva foi abolida. Quanto à anestesia, Zuspan e Zuspan (1992) e Moodley, Jjunko e Rout (2001) recomendam a peridural, quando inexiste coagulopatia. Os primeiros salientam o risco da hiper-hidratação no decurso da anestesia. Contraindicada a anestesia regional e durante a narcose a oxigenoterapia deve ser liberal.

Referências Bibliográficas

• AKINGUGBE A. & ODUM, C.U. – Mortality in eclampsia in the Lagos University Teaching Hospital: comparison of the recent 10 – year period (1977-1986) with the previous 10 – year period (1967-1976). Proceed. XII World Congr. *Gynecol. Obstet.*, 4:107, 1988. • ALVAREZ, H. & CALDERO-BARCIA, R. – Fisiopatologia de la contracción uterina y sus aplicaciones a la Clínica Obstétrica. *Mat. Inf.*, 13:11, 1954. • AUNE, B. & cols. – Evidence of dysfuncional β2-adrenoceptor signal system in pre-eclampsia. *Br. J. Obstet. Gynaecol.*, 107:116, 2000. • BARROS, A.C.D.S. & cols. – Classificação clínica prognóstica da eclâmpsia. *Femina*, 14:27, 1986. • BEGUM, R. & cols. – Reducing maternal mortality from eclampsia using magnesium suplphate. *Eur. J. Obstet. Gynecol.*, 92:223, 2001. • BELFORT, M.A. & cols. – A comparison of magnesium sulfate and ninadipine for the prevention of eclampsia. *M. Engl. J. Med.*, 348:304, 2003. • BELFORT, M.A. & MOISE Jr. K. – Effect of magnesium sulfate on maternal brain blood flow in preeclampsia: a randomized placebo controlled study. *Am. J. Obstet. Gynecol.*, 167:661, 1992. • BELFORT, M.A. & cols. – Pregnant women with chronic hypertension and superimposed pre-eclampsia have high cerebral perfusion pressure. *Br. J. Obstet. Gynaecol.*, 108:1141, 2001. • BHAGWANJEE, S. & cols. – Intensive care unit morbidity and mortality from eclampsia. An evaluation of the acute physiology and Chromic Health Evaluation II score and the Glasgow Coma Scale score. *Crit. Care Med.*, 28:120, 2000. • BOLTE, A.C. & cols. – Agreement between central venous pressure and pulmonary capillary wedge pressure in severe preeclampsia. *Hypert. Pregnancy*, 19:109, 2000. • BRACKLEY, K.J. & cols. – The maternal cerebral circulation in preeclampsia: investigations using Laplace transform analysis of Doppler waveforms. *Br. J. Obstet. Gynaecol.* 107:492, 2000. • BROWN, C.E. & cols. – Convulsions in hypertensive proteinuric primiparas more than 24 hours after delivery. Eclampsia or some other cause? *J. Reprod. Med.*, 32:499, 1987. • BROWN, C.E. & cols. – Head computed tomographic scans in women with eclampsia. *Am. J. Obstet. Gynecol.*, 159:915, 1988. • CHAMMAS, M.E. & cols. – Expectant management of severe preterm preeclampsia: is intrauterine growth restriction an indication for immediate delivery? *Am J. Obstet.Gynecol.*, 183:853, 2000. • CHAPPELL, L.C. & cols. – Effect of antioxidants on the occurrence of pre-eclampsia in women at high risk. *Lancet*, 354:810, 1999. • CHESLEY, L.C. – *Hypertensive Disorders in Pregnancy*. New York, Appleton-Century-Crofts, 1978. • CHIEN, P.F.W. & cols. – How useful is uterine artery Doppler flow velocimetry in the prediction of pre-eclampsia, intrauterine growth retardation and perinatal death? An overview. *Br. J. Obstet. Gynaecol.*, 107:196, 2000. • CORTZEE, E.J.; DOMMISSE, J. & ANTHONY, J. – A randomized controlled trial of intravenous magnesium sulfate versus placebo in the management of women with severe preeclampsia. *Br. J. Obstet. Gynaecol.*, 105:300, 1998. • CONDE-AGUDELO, A. – Risk factors for pre-eclampsia in a large cohort of Latin American and Caribbean women. *Br. J. Obstet. Gynaecol.*, 107:75, 2000. • CROSS, J.C. – The genetics of pre-eclampsia: a fetoplacental or maternal problem? *Clin. Genet.*, 64:96, 2003. • CUNNINGHAM, F.G. & cols. – *Williams Obstetrics*. 21st ed., USA, MacGraw-Hill Co. Inc., 2001. • CURRIE, L. & cols. – Is there an increased maternal-infant prevalence of factor V Leiden in association with severe pre-eclampsia. *Br. J. Obstet. Gynaecol.*, 109:191, 2002. • ECLAMPSIA TRIAL COLLABORATIVE GROUP – Which anticonvulsivant for women with eclampsia? Evidence from the collaborative eclampsia trial. *Lancet*, 345:1455, 1995. • FLEMING, S.M. & cols. – Cardiac troponin I in pre-eclampsia and gestational hypertension. *Br. J. Obstet. Gynaecol.*, 107:1417, 2000. • GERTHOFFER, W.T.; SHAFER, P.G. & TAYLOR, S. – Selectivity of phenytoin and dihydropyridine calcium channel blockers for relaxation of the basilar artery. *J. Cardiovasc. Pharmacol.*, 10:9, 1987. • HALL, D.R.; ODENDAAL, H.J. & SMITH, M. – Is the prophylactic administration of magnesium sulphate in women with pre-eclampsia indicated prior to labour? *Br. J. Obstet. Gynaecol.*, 107:903, 2000. • HAYMAN, R. & cols. – Plasma from women with pre-eclampsia induces an in vitro alteration in the endothelium-dependent behaviour of myometrial resistance arteries. *Br. J. Obstet. Gynaecol.*, 107:108, 2000. • HUSSAIN, F.; JOHANSON, R.B. & JONES, P. – One year survey of maternal mortality associated with eclampsia in Dhaka Medical College Hospital. *J. Obstet. Gynaecol.*, 20:239, 2000. • IMPEY, L. – Severe hypertension and fetal distress following sublingual administration of nifedipine in a patient with severe pregnancy-induced hypertension at 33 weeks. *Br. J. Obstet. Gynaecol.*, 100:959, 1993. • JOST, H. – Electroencephalographic records in relation to blood pressure changes in eclampsia. *Am. J. Med. Sci.*, 216:57, 1948. • JULIÃO, O.F. & cols. – Tromboflebites cerebrais no puerpério. A propósito de 6 casos. *Rev. Paul. Méd.*, 48:22, 1956. • KAHHALE, S. & cols. – Renal histopathology severety and its correlation with clinical and laboratorial features in eclampsia. *Hypert. Pregnancy*, 19:116, 2000. • KIM, M. & col. – V.E.G.F. expression is increased in the decidua of preterm preeclamptic patients. *Am. J. Obstet. Gynecol.*, 184(1), Abstract of the 2001 annual meeting of the Society Maternal-Fetal Medicine. • KJERSTI, M. & cols. – Eclampsia: morbidity, mortality and management. *Clin. Obstet. Gynecol.*, 48:12, 2005. • KLEVER, T. & cols. – Magnesium and red blood-cell (RBC) flexibility in pregnancy. *Hypert. Pregnancy*, 19(Suppl.):120, 2000. • KRAATZ, H. & WINTER, G.F. – Konservative oder aktive behandlung der eklampsie. *Zentrabl. F. Gynäk*, 80:1393, 1958. • LÓPEZ-LLERA, M. – Complicated eclampsia: Fifteen years experience in a referral medical center. *Am. J. Obstet. Gynecol.*, 142:28, 1982. • LÓPEZ-LLERA, M. & cols. – Maternal mortality rates in eclampsia. *Am. J. Obstet. Gynecol.*, 124:149, 1976. • LU, J.F. & NIGHTINGALE, C.H. – Magnesium sulfate in eclampsia and pre-eclampsia. Pharmacokinetic principles. *Clinical Pharmacokinetics*, 38:305, 2000. • LUCAS, M.J.; LEVENO, K.J. & CUNNINGHAM, F.G. – A comparison of magnesium sulphate with phenytoin for the prevention of eclampsia. *W. Engl. J. Med.*, 333:201, 1995. • MABIE, W.C. & cols. – A comparative trial of labetalol and hydralazine in the acute management of severe hypertension complicating pregnancy. *Obstet. Gynecol.*, 70:328, 1987. • MADAZLI, R. & cols. – Correlation between placental and be biopsy findings vascular cell adhesion molecule and fibronectin levels in pre-eclampsia. *Br. J. Obstet. Gynaecol.*, 107:514, 2000. • MAGPIE TRIAL COLLABORATIVE GROUP – De women with preeclampsia and their babies benefit from magnesum sulfate? The magpie trial: a randomized placebo – controlled trial. *Lancet*, 359:1877, 2002. • MAGNUS, P. & ESKILD, A. – Seasonal variation in the occurrence of pre-eclampsia. *Br. J. Obstet. Gynaecol.*, 108:1116, 2001. • MARSÄL, K. – Association of cerebral perfusion pressure with headache in women with pre-eclampsia. *Br. J. Obstet. Gynaecol.*, 108:126, 2001. • MATHIAS, L. – Contribuição ao estudo da indicação precoce da operação cesárea para redução do obituário perinatal na eclampsia. Tese Livre-Docência FMUSP, 1978. • MENON, M.K.K. – The evolution of the treatment of eclampsia. *J. Obstet. Gynaecol. Br. Commonw.*, 68:417, 1961. • MOLLER, B. & LINDMARK, G. – Eclampsia in Sweden 1976-1980. *Acta Obstet. Gynecol. Scand.*, 65:307, 1986. • MOODELEY, J.; JJUNKO, G. & ROUT, C. – Epidural compared with general anaesthesia for caesarean delivery in conscious women with eclampsia. *Br. J. Obstet. Gynaecol.*, 108:378, 2001. • NATIONAL HIGH BLOOD PRESSURE EDUCATION PROGRAM WORKING – Group Report on High Blood Pressure in Pregnancy Consensus Report. *Am. J. Obstet. Gynecol.*, 163:1689, 1990. • NATIONAL HIGH BLOOD PRESSURE EDUCATION PROGRAM. *Am. J. Obstet. Gynecol.*, 185:51, 2000. • NEME, B. & MATHIAS, L. – Eclâmpsia: prognóstico materno imediato: experiência de 20 anos. *Mat. Inf.*, 24:135, 1970. • NORWITZ, E.R. & cols. – Acute complications of pre-eclampsia. *Clin. Obstet. Gynecol.*, 45:308, 2002. • OHNO & cols. – Increased intracranial blood flow volume in a preeclamptic woman with postpartum photophobia. *Obstet. Gynecol.*, 101(Suppl.):1082, 2003. • ORADELL, N.J. – Medical economics. **In:** *Physicians Desk Reference*. 45th ed., 1990. • PARPINELLI, M.A. & cols. – Fatores associados à eclâmpsia em gestantes com hipertensão arterial. *Rev. Bras. Ginecol. Obstet.*, 18:705, 1996. • PIPKIN, F.B. – The white coat effect in hypertensive pregnancy: much ado about nothing. *Br. J. Obstet. Gynaecol.*, 107:143, 2000. • PRITCHARD, J.A.; MacDONALD, P.C. & GANT, N.F. – *William Obstetrics*. Norwalk, Connecticut, Appleton-Century-Crofts, 1985. • PRITCHARD, J.A. & cols. – The Parkland Memorial Hospital protocol for treatment of eclampsia. Evaluation of 245 cases. *Am. J. Obstet. Gynecol.*, 145:951, 1984. • RONNAUG, A. & cols. – Risk factors and clinical manifestations of pre-eclampsia. *Br. J. Obstet. Gynaecol.*, 107:1410, 2000. • RUDNICKI, M. & cols. – Comparison of magnesium and methyldopa for the control of blood pressure in pregnancies complicated with hypertension. *Gynecol. Obstet. Invest.*, 49:231, 2000. • SALDAÑA-GARCIA, E.H. & cols. – Mortalidad materna y fetal em eclampsia. *Ginecol. Obstet. Mex.*, 42:345, 1977. • SAMMOUR, M.B. – Maternal mortality in pre-eclampsia and eclampsia. *Hypert. Pregnancy*, 19:24, 2000. • SAVVIDOU, M.D. & cols. – Levels of C-reactive protein in pregnant women who subsequently develop pre-eclampsia. *Br. J. Obstet. Gynaecol.*, 109:297, 2002. • SCHIRE, N.J. & cols. – Raised maternal serum inhibin. A concentration at 10 to 14 weeks of gestation in associated with pre-eclampsia. *Br. J. Obstet. Gynaecol.*, 107:795, 2000. • SCHULZ, M.; WACKER, J. & BASTERT, G. – Maternal and fetal serum levels of urapidil and fetal cardiovascular effects in patients with severe preeclampsia under Urapidil-therapy. *Hypert. Pregnancy*, 19(Suppl.):65, 2000. • SIBAI, B.M. – Eclampsia. **In:** Rubin, P.C. *Hypertension in Pregnancy*. Vol. 10, Amsterdam, Elsevier, 1988. • SIBAI, B.M. & cols. – Severe preeclampsia-eclampsia in young primigravid women: subsequent pregnancy outcome and remote prognosis. *Am. J. Obstet. Gynacol.*, 155:1011, 1986. • SIPER, S.L. & cols. – Effects of magnesium sulfate infusion upon plasma prostglandins in preeclampsia and preterm labor. *Hypertension*, 13:293, 1994. • SMITH, P.; ANTHONY, J. & JOHANSON, R. – Nifedipine in pregnancy. *Br. J. Obstet. Gynaecol.*, 107:299, 2000. • THORTON, J.G. – Prophylactic anticonvulsants for pre-eclampsia? *Br. J. Obstet. Gynaecol.*, 107:839, 2000. • VAINIO, M. & cols. – Low dose acetylsalicylic acid in prevention of pregnancy-induced hypertension and intrauterine growth retardation in women with bilateral uterine artery notches. *Br. J. Obstet. Gynaecol.*, 109:161, 2002. • WAISMAN, G.D. & cols. – Magnesium plus nifedipine potentration of hypertensive effect in preeclampsia. *Am. J. Obstet. Gynecol.*, 195:308, 1988. • WANG, J. & cols. – Elevated circulating homocysteine levels in placental vascular disease and associated pre-eclampsia. *Br. J. Obstet. Gynaecol.*, 107:935, 2000. • WATSON, K.V. & cols. – Magnesium sulfate rationale for its use in preeclampsia. *Proc. Natl. Acad. Sci-USA*, 83:1075, 1986. • ZATIK, J. & cols. – Assessment of cerebral hemodynamics during, roll-over test in healthy pregnant women and those with pre-eclampsia. *Br. J. Obstet. Gynaecol.*, 108:353, 2001. • ZUSPAN, E.P. – Problems encountered in the treatment of pregnancy-induced hypertension. *Am. J. Obstet. Gyneecol.*, 131:591, 1978. • ZUSPAN, F.P. & ZUSPAN, K.J. – Antihypertensive therapy during pregnancy. **In:** Rayburn, W.F. & Zuspan, F.P. *Drug Therapy in Obstetrics and Gynecology*. St. Louis, Mosby year Book, 1992, p 105.

37 Doença Hipertensiva Específica da Gestação: Síndrome HELLP

Mary Ângela Parpinelli
Bussâmara Neme

Entre as complicações que agravam o prognóstico da pré-eclâmpsia, citam-se, além da eclâmpsia, a hemorragia cerebral, o edema agudo e a síndrome HELLP (Bouaggad e cols., 1995).

Pritchard e cols. (1954) descreveram a presença de hemólise, plaquetopenia e disfunção hepática em mulheres com eclâmpsia. Em 1982, Weinstein associou definitivamente essas alterações à pré-eclâmpsia grave/eclâmpsia, reunindo-as sob o acrônimo de HELLP, significando H (hemólise), EL (aumento de enzimas hepáticas) e LP (plaquetas baixas), sem estabelecer os padrões bioquímicos e hematológicos para o diagnóstico, que foram sistematizados e definidos por Sibai e cols. em 1986 (Quadro II-12). Ainda que as alterações hematológicas e hepáticas sejam consensuais para o diagnóstico de síndrome HELLP, os critérios e os níveis laboratoriais não o são. Alguns autores atribuem ao diagnóstico de hemólise a queda no hematócrito (< 38%) e defendem como alterado o nível de aspartato aminotransferase sérica (AST), dois ou três desvios-padrão sobre os valores de normalidade estabelecidos, pelos diferentes laboratórios, para o terceiro trimestre da gestação (Martin e Stedman, 1991; Visser e Wallenburg, 1995; Van Pampus e cols., 1998). Outros, com base na ausência dos padrões laboratoriais definidos por Sibai, estabelecem diagnóstico de síndrome HELLP parcial, ou seja, a presença de apenas uma ou duas das alterações (Audibert e cols., 1996; Abramovici e cols., 1999; Abbade e cols., 2002). O Ministério da Saúde do Brasil, por meio do manual de normalização para urgência e emergência obstétrica, padronizou os critérios de Sibai para estabelecer o diagnóstico (MS, Brasil, 2000).

Quadro II-12 – Critérios laboratoriais para diagnóstico de síndrome HELLP.

Hemólise
Esfregaço de sangue periférico com presença de esquizócitos
Dosagem de bilirrubinas totais > 1,2mg/dl
Desidrogenase láctica (LDH) > 600U/l

Elevação de enzimas hepáticas
Aspartato aminotransferase sérica (AST ou TGO) > 70U/l
Desidrogenase láctica (LDH) > 600U/l

Plaquetopenia
Contagem de plaquetas < 100.000/mm^3

Sibai, 1986.

Martin e cols. (1991) avaliaram a evolução da doença em 302 casos e identificaram o nível de plaqueta como fator prognóstico importante para a recuperação no pós-parto, o resultado perinatal e a necessidade de terapia complementar. A partir desta análise categorizaram a síndrome em classes, considerando classe um ou grave o nível de plaquetas ≤ 50.000/mm^3; classe dois ou moderada a plaquetopenia entre 50.000 e 100.000/mm^3 e classe três ou leve a plaquetopenia > 100.000 e < 150.000/mm^3.

EPIDEMIOLOGIA

A incidência reportada pela literatura tem sido de 2 a 12%. Essa variação reflete tanto a falta de consenso nos parâmetros laboratoriais estabelecidos para o diagnóstico como a dificuldade para a identificação da doença, quando os sinais clínicos da pré-eclâmpsia estão ausentes. No CAISM/UNICAMP identificaram-se os parâmetros laboratoriais, definidos por Sibai, em 2,13% do total de mulheres com síndrome hipertensiva na gravidez, *sensu lato* (Parpinelli e cols., 1994).

Além dos aspectos considerados anteriormente, a ausência de estudos epidemiológicos populacionais dificulta o conhecimento da real incidência, inclusive das síndromes hipertensivas na gravidez. As descrições de perfis de risco estão baseadas em casuísticas de alguns autores e não são consensuais. Têm sido consideradas como de maior risco as mulheres com pré-eclâmpsia grave/eclâmpsia remota ao termo e, em especial, aquelas em manejo expectante, com idade superior a 25 anos, multíparas e de etnia branca. Em até um terço dos casos a manifestação pode acontecer no período puerperal.

FISIOPATOGENIA

A **anemia hemolítica microangiopática** é o marco da síndrome HELLP. É atribuída à deformidade e à destruição das hemácias na microcirculação, secundária ao dano endotelial e ao depósito de fibrina nas paredes vasculares. Cunningham e cols. (1985) identificaram, por microscopia eletrônica, que a presença de hemácias com morfologia alterada, esquizócitos e equinócitos, foi significativamente maior no sangue periférico de mulheres com pré-eclâmpsia quando comparado àquele de gestação normal. Os equinócitos caracterizam-se pela mudança na membrana celular e os esquizócitos refletem a hemólise microangiopática (Fig. II-39). Os mesmos autores postularam que na pré-eclâmpsia devam ocorrer alterações lipídicas na composição da membrana celular, particularmente na presença de disfunção hepática, levando à equinocitose e aumen-

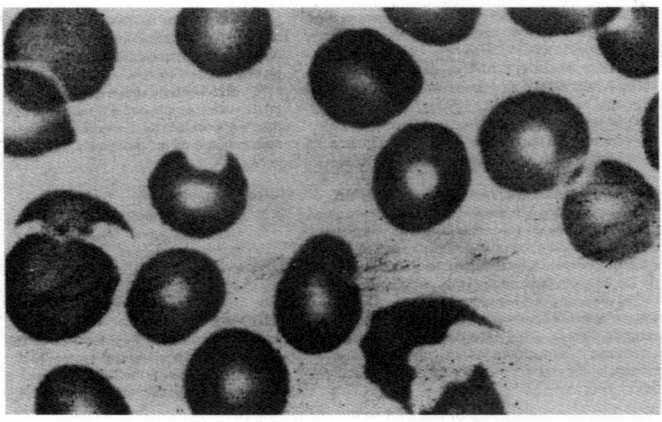

Figura II-39 – Eclâmpsia. Sangue periférico. Alterações morfológicas e hemácias com esquizocitose (Cunningham e cols., 1985).

to na suscetibilidade para hemólise microangiopática, identificada pela presença de esquizócitos no sangue periférico. A anemia hemolítica microangiopática não é patognomônica da síndrome HELLP, estando associada a outras doenças como a púrpura trombocitopênica trombótica, a síndrome hemolítica urêmica, a septicemia e na intoxicação por drogas, particularmente a cocaína, que deve ser considerada para o diagnóstico diferencial.

A lesão hepática classicamente descrita é a necrose parenquimatosa focal ou periportal com depósitos de material hialino nos sinusóides hepáticos. A análise de biópsias hepáticas em mulheres com síndrome HELLP, utilizando-se técnica de imunofluorescência, revelou a presença de microtrombos de fibrina e depósitos de fibrinogênio nos sinusóides hepáticos nas áreas de necrose hepatocelular e, também, em sinusóides histologicamente normais. A biópsia foi obtida a partir dos partos por cesárea, sob visualização direta (Arias e Mancilla-Jimenez, 1976; Aarnoudse e cols., 1986). Estas alterações podem ser responsáveis pela elevação de enzimas hepáticas e pela dor em quadrante superior direito encontradas em mulheres com esta síndrome. Em raras ocasiões, pode ocorrer hemorragia intra-hepática com formação de hematoma subcapsular, complicação com elevada morbimortalidade, principalmente se ocorrer rotura (Figs. II-40 e II-41).

A partir do dano no endotélio vascular, e em resposta a ele, ocorre agregação plaquetária provocando destruição celular e conseqüente plaquetopenia. Os resultados de biópsias de medula óssea em mulheres com síndrome HELLP revelaram aumento de megacariócitos confirmando a plaquetopenia por consumo e destruição periféricos (Thiagarajah e cols., 1984).

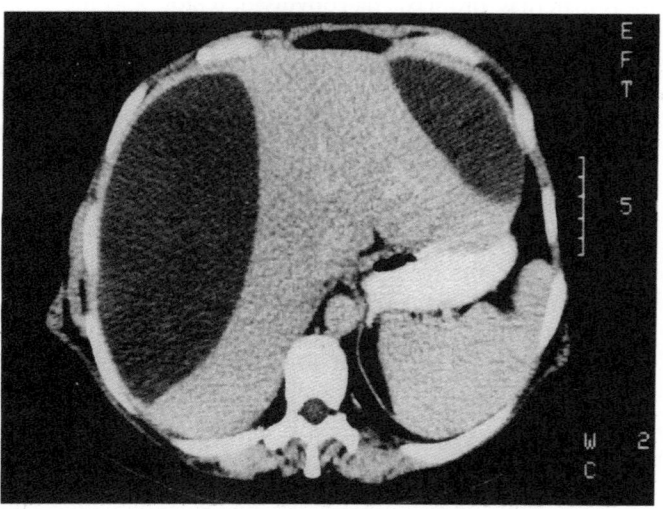

Figura II-40 – Hematoma hepático volumoso em caso de síndrome HELLP (CAISM).

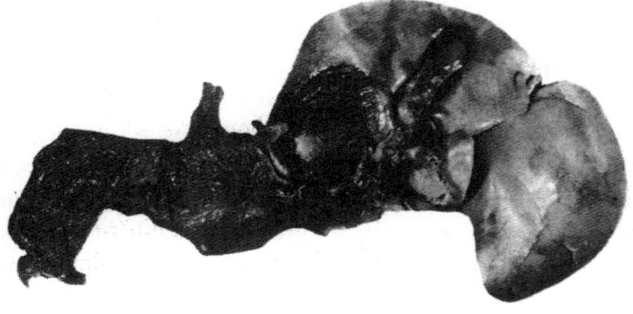

Figura II-41 – Eclâmpsia com óbito materno. A rotura da cápsula de Glisson, provocada por hematoma local, seguiu-se de rotura hepática e inundação sangüínea da cavidade peritoneal.

QUADRO CLÍNICO

As manifestações clínicas podem ser imprecisas, sendo comuns queixas de mal-estar geral, inapetência, náuseas e vômitos em gestantes com pré-eclâmpsia. A dor epigástrica é sintoma bastante freqüente, estando presente em até 80% dos casos, seguida pela queixa de ganho de peso excessivo e agravamento do edema. É importante ressaltar que, em determinadas séries descritas, a hipertensão arterial esteve ausente ou leve em até 20% dos casos e, em 6%, a proteinúria não foi significativa por ocasião do diagnóstico (Weinstein, 1982; Sibai e cols., 1986; Aarnoudse e cols., 1986) (Fig. II-42).

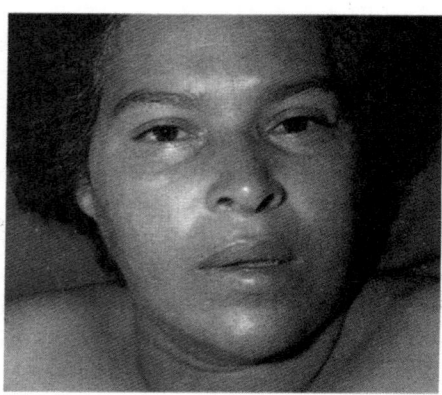

Figura II-42 – Pré-eclâmpsia grave com síndrome HELLP.

O **diagnóstico precoce é, eminentemente, laboratorial e deve ser pesquisado de maneira sistemática nas mulheres com pré-eclâmpsia grave e/ou eclâmpsia**. As complicações tardias, advindas da falta de diagnóstico, têm sido descritas como uma das principais causas de processo por erro médico nos Estados Unidos (Barton e Sibai, 1997). O diagnóstico diferencial com outras entidades também deve ser aventado em mulheres com alterações sugestivas de síndrome HELLP.

DIAGNÓSTICO DIFERENCIAL

Diferenciar a síndrome HELLP de outras entidades clínicas e/ou cirúrgicas que cursam com manifestações clínicas e laboratoriais semelhantes não é tarefa fácil. Entretanto, o obstetra deve estar atento, uma vez que a abordagem terapêutica pode divergir e o erro ou atraso no diagnóstico pode, em determinadas condições, agravar os prognósticos materno e perinatal (Quadro II-13).

Quadro II-13 – Diagnóstico diferencial de síndrome do HELLP.

Anemia hemolítica microangiopática
Púrpura trombocitopênica trombótica (PTT)
Síndrome hemolítico-urêmica (SHU)
Sepse
Intoxicação por drogas (cocaína)
Coagulopatia com consumo de fibrinogênio
Choque hipovolêmico
Sepse
Fígado gorduroso agudo da gravidez (FGAG)
Exacerbação de doenças do colágeno
Lúpus eritematoso sistêmico
Esclerodermia
Doença renal primária
Colecistopatias
Pancreatopatias

Dentre as entidades clínico-cirúrgicas que podem manifestar-se com sinais e sintomas semelhantes à síndrome HELLP, o diagnóstico diferencial é especialmente mais difícil para a PTT, a SHU e o FGAG devido à história clínica pobre para a hipótese diagnóstica.

Tanto a **púrpura trombocitopênica trombótica (PTT)** quanto a **síndrome hemolítico urêmica (SHU)** representam entidades clínicas caracterizadas pela presença de anemia hemolítica microangiopática, plaquetopenia de consumo e formação de trombose intravascular (trombos de plaquetas/fibrina). A etiologia permanece desconhecida e tem como fatores de risco para a ocorrência, além da gravidez, o uso de algumas drogas (ciclosporina, sinvastatina) e a presença de infecções por agentes produtores de endotoxina ou citotoxina, além do HIV. Quanto ao período da gestação, a PTT manifesta-se principalmente após a 24ª semana; já a SHU, majoritariamente, no puerpério. Ainda que ocorra a sobreposição nos parâmetros fisiopatológicos, na PTT há predominância de envolvimento do sistema nervoso central e febre e na SHU a manifestação principal é a rápida e progressiva insuficiência renal. Estas doenças são potencialmente letais, com cerca de 80 a 90% de óbitos. A causa-morte depende tanto do número de órgãos vitais afetados (coração e cérebro) quanto do tempo para o diagnóstico e tratamento. A plasmaférese ou a troca de plasma tem sido a terapêutica de eleição, e a diálise, como suporte terapêutico, principalmente para a SHU. Na suspeita diagnóstica, esses casos devem ser transferidos para centros terciários e conduzidos por equipe multidisciplinar em unidade de terapia intensiva.

O **fígado gorduroso agudo da gravidez (FGAG)** é uma rara, mas potencialmente fatal, doença que ocorre no terceiro trimestre da gestação. Foi descrito por Stander e Cadden (1934), como atrofia amarela aguda da gravidez. Sua ocorrência é de 1 caso para aproximadamente 13.000 gestações. As manifestações clínicas são descritas com a presença de mal-estar geral, fadiga, cefaléia de leve intensidade, náuseas e ocasionalmente vômitos precedendo o aparecimento de icterícia em gestantes no terceiro trimestre da gestação, em torno da 35ª semana de gravidez. Precocemente, o diagnóstico diferencial pode ser favorecido pela avaliação laboratorial com a presença de alargamento nos tempos de protrombina (TP) e tromboplastina parcial (TTPA), que são comumente normais na síndrome HELLP. A deterioração clínica pode acontecer dentro das primeiras 48 horas da manifestação da icterícia, por meio de coagulopatia com elevado consumo de fibrinogênio e plaquetas. A cascata de eventos adversos ou a simultaneidade das complicações como hipoglicemia grave, insuficiência renal, hiperuricemia, hiperlipidemia, amilasemia e leucocitose extrema podem culminar em necrose hepática fulminante. As intervenções oportunas e a resolução imediata da gravidez são imperiosas para a redução das mortalidades materna e fetal. O achado histológico com predominância de gordura microvesicular no parênquina central do fígado (esteatose), corado por óleo vermelho, em material de biópsia não formalizado, tem sido descrito como padrão diagnóstico.

Tem sido descrita a associação entre o FGAG com a deficiência autossômica recessiva na cadeia longa de 3-hidroxiacil-coenzima A deidrogenase, em que gestantes heterozigotas para essa deficiência e com fetos afetados tiveram aumento significativo na ocorrência de pré-eclâmpsia, síndrome HELLP e pequeno para a idade gestacional, comparado às gestações nas quais os fetos não estavam afetados (Barton e Sibai, 2001). A tabela II-25 sintetiza os elementos laboratoriais que se prestam para o diagnóstico diferencial da síndrome HELLP.

Tabela II-25 – Parâmetros clínicos e laboratoriais iniciais que auxiliam o diagnóstico diferencial.

Parâmetros	HELLP	FGAG	PTT	SHU
Hipertensão	++	±	±	±
Proteinúria	++	±	±	±
Plaquetopenia	+++	±	+++	+++
Deidrogenase láctica	↑↑	↑↑	↑↑↑	↑↑↑
Anemia	+	±	++	++
Fibrinogênio	=	↓	=	=
AP/TTPA	=	↑↑	=	=
Glicemia	=	↓↓	=	=
AST	↑	↑↑	↑	±
Bilirrubinas	↑	↑↑	↑↑	±
Amônia	=	+	=	=
Amilase	=	↑	=	=
Uréia/creatinina	+	↑	↑	↑↑↑

± indiferente; + possivelmente presente/alterado; ++ presente/alterado; +++ marcadamente presente/alterado; = normal; ↑ discretamente aumentado; ↑↑ aumentado; ↑↑↑ muito aumentado; ↓ discretamente diminuído; ↓↓ diminuído.

MANEJO CLÍNICO E OBSTÉTRICO

Diante do diagnóstico sugestivo de síndrome HELLP, assim como para os demais casos de pré-eclâmpsia grave/eclâmpsia, a gestante deve, preferencialmente, ser conduzida em centro terciário de atenção.

O manejo inicial não difere do protocolo estabelecido para a pré-eclâmpsia grave, ou seja, estabilização das condições clínicas maternas, profilaxia da convulsão, terapia anti-hipertensiva e avaliação do bem-estar fetal. A segunda etapa relaciona-se à tomada de decisão para o melhor momento e a melhor via para o parto.

A decisão por conduta expectante na síndrome HELLP remota do termo tem sido mais controversa na literatura, se comparada às situações de pré-eclâmpsia grave na ausência de síndrome HELLP. As justificativas para sua não adoção recaem sobre a elevada morbimortalidade materna identificada principalmente nas casuísticas que utilizam os critérios estritos para o diagnóstico de síndrome HELLP, como os estabelecidos por Sibai e cols. em 1986 (Audibert e cols., 1996; Abramovici e cols., 1999) e o pobre resultado perinatal.

Na Holanda, Van Pampus e cols. (1998), em estudo retrospectivo comparando os resultados maternos e perinatais de 51 gestantes com pré-eclâmpsia grave aos de 51 gestantes com síndrome HELLP, pareadas por paridade e idade gestacional à admissão, submetidas a manejo expectante e terapêutica convencional para pré-eclâmpsia grave, encontraram maior ocorrência de morbidade nas mulheres com síndrome HELLP, inclusive fenômenos trombóticos no período após o parto (2 x 0). Entretanto, as diferenças estatísticas nas ocorrências entre os grupos não foram significativas, embora deva ser destacado o pequeno número de casos. Já para os resultados perinatais, os autores encontraram a menor idade gestacional no momento da manifestação da doença e a gravidade da hipertensão materna como significativamente relacionadas a resultados adversos (Tabela II-26).

Majoritariamente, os estudos confirmam a relação direta entre os resultados perinatais com idade gestacional ao diagnóstico de síndrome HELLP (Romero e cols., 1989; Eeltink e

Tabela II-26 – Fatores de risco para o resultado perinatal adverso.

Variáveis	RR	IC 95%
Idade gestacional à admissão (< IG)	1,4	1,10-1,7
Tratamento anti-hipertensivo (sim/não)	3,6	1,02-12,4
Eclâmpsia (sim/não)	3,0	0,58-15,8
Hematócrito (> ou < 38)	2,3	0,70-7,7
Paridade (multípara/primípara)	0,6	0,18-1,9
Pré-eclâmpsia/HELLP	0,6	0,19-2,2

cols., 1993; Magann e cols., 1994; Abramovici e cols., 1999), achado que valida a tentativa de manejo conservador para reduzir a morbimortalidade perinatal com a utilização de corticoterapia antenatal.

Identificam-se, ainda na literatura, algumas propostas de terapias específicas para o tratamento da síndrome HELLP com os objetivos de estabilizar o curso da doença e reduzir a morbimortalidade perinatal a partir do prolongamento da gravidez e/ou a morbidade materna nas manifestações anteparto ou após parto. Muitas dessas terapias também têm sido instituídas em casos de pré-eclâmpsia grave sem síndrome HELLP. Dentre essas propostas terapêuticas pode-se identificar o uso da expansão de volume plasmático (Visser e Wallenburg, 1995); de inibidores da agregação plaquetária como prostaciclina e/ou ketanserin (Belch e cols., 1985; Ashton e cols., 1986) e de corticosteróides, este último passou a ser investigado a partir de observações de reversão temporária nos parâmetros laboratoriais (bioquímicos e hematológicos) em mulheres portadoras de síndrome HELLP após utilização de corticoterapia antenatal, para indução da maturidade pulmonar fetal (Magann e cols., 1993).

Magann e cols. (1994) em ensaio clínico realizado em puérperas com síndrome HELLP, 12 no grupo de estudo e 13 no grupo controle, observaram que no grupo de intervenção (dexametasona 10mg por via intravenosa, com intervalo de 12 horas, por duas doses, seguido da administração de mais 5mg com intervalo de 12 horas por mais duas doses, totalizando 30mg de dexametasona) a recuperação clínica das mulheres foi significativamente mais rápida que no grupo controle (tratamento convencional pré-eclâmpsia/eclâmpsia). Foram resultados encontrados: melhor controle da pressão arterial no período de 24 horas após o parto (p < 0,03), maior débito urinário em 36 horas após o parto (p < 0,02), maior contagem de plaquetas em 24 horas (p < 0,05), menores níveis de LDH e AST em 36 horas após o parto (p < 0,04 e p < 0,05). Não houve diferença significativa na morbidade infecciosa. Um novo ensaio clínico foi realizado pelo mesmo grupo de pesquisadores, agora anteparto, e em 25 gestantes (12 no grupo de estudo e 13 no grupo controle). A intervenção consistiu da utilização de 10mg de dexametasona por via intravenosa com intervalo de 12 horas até o momento do parto. Os autores encontraram resultados semelhantes para as variáveis clínicas e laboratoriais, além de maior intervalo entre a admissão e o parto para o grupo intervenção. Não houve diferença significativa na morbidade grave primária como mortalidade materna, DPP, edema pulmonar, hematoma e/ou rotura hepática. Não foi estudado o efeito destas altas doses de corticóide e em ciclos repetidos sobre as adrenais do feto.

Esses resultados foram confirmados a partir de revisão sistemática que incluiu cinco ensaios clínicos, no total de 170 casos, sendo três anteparto e dois no puerpério. Os autores, entretanto, destacam que as evidências são insuficientes para recomendar a terapia adjuvante com corticóides para a redução da mortalidade ou morbidade grave materna e perinatal (Matchaba e Moodley, 2004). Vale ressaltar que na maioria das vezes a síndrome HELLP tem regressão espontânea em torno de 96 horas após a resolução da gravidez.

Entretanto, na ausência de contra-indicações, a terapêutica com doses elevadas de corticóides deve ser aplicada, quando se pretende optar por conduta conservadora. O'Brien e cols. (2000) acompanharam a evolução de 37 casos de síndromes HELLP, tratados sem corticóides, com corticóides para a manutenção pulmonar e com doses elevadas da droga. Entre as últimas, comprovaram a redução das enzimas hepáticas e a elevação das plaquetas.

Fischer e cols. (2000) avaliaram resultados de 57 casos de síndrome HELLP, dos quais 37 foram submetidos a conduta conservadora e 20 a conduta ativa. As primeiras receberam sulfato de magnésio, apressolina e corticóides. A resolução do parto foi postergada em 7 dias (média) e até em 15,4 dias, quando a idade gestacional era inferior a 32 semanas.

Em 2005, Hetmiel, atendeu 31 casos de HELLP, ocorrendo antes da 30ª semana. Quinze receberam prednizona e 16 não. Os resultados perinatais e maternos foram semelhantes.

A via de parto não necessariamente deve ser a cesárea; ao contrário, atribui-se à cesárea maior morbidade materna se comparada ao parto vaginal. Em uma grande série retrospectiva com 777 casos de síndrome HELLP, a análise das complicações maternas conforme a via de parto, os autores identificaram o dobro de complicações nas mulheres submetidas a cesárea se comparadas às complicações das que foram submetidas a parto vaginal, haja vista complicações cardiopulmonares (18% × 9,4% p < 0,001); complicações hemorrágicas e distúrbios da coagulação (17% × 8% p < 0,001); morbidade infecciosa (41% × 19% p < 0,001) (Martin e cols., 1999).

Em estudo sobre mortalidade materna por síndrome HELLP, o parto imediato por cesárea não preveniu a morte materna, e em alguns casos foi o evento desencadeador da cascata de complicações (Isler e cols., 1999).

A Disciplina de Obstetrícia, CAISM-UNICAMP, atribui para o diagnóstico de síndrome HELLP os critérios estritos descritos por Sibai e cols. (1986) e estabelece como protocolo assistencial a individualização criteriosa de cada caso, adotando medidas terapêuticas de suporte, tal qual as descritas para pré-eclâmpsia grave/eclâmpsia, com controles clínico e laboratorial materno intensivo e de vitalidade fetal. A conduta obstétrica tem a seguinte orientação:

- Nas gestações com mais de 34 semanas ou na presença de maturidade fetal a realização do parto é preferencialmente vaginal, com preparo cervical e indução monitorizada do trabalho de parto.
- Nas gestações com menos de 34 semanas há postergação do parto por 48 horas para corticoterapia antenatal (ver métodos para o parto terapêutico na pré-eclâmpsia grave/eclâmpsia), desde que as condições clínicas maternas e fetais o permitam.

Alguns cuidados têm sido preconizados principalmente nas cesáreas, como:

- Preferência à incisão mediana infra-umbilical, pela menor área de descolamento tecidual e/ou drenagem subaponeurótica pelo maior risco de hematomas.
- Transfusão pré-operatória de plaquetas se plaquetopenia grave (< 40.000/mm^3).

- Anestesia geral na presença de níveis plaquetários menores de 75.000/mm³.

Armstrong e cols. (2005) realizaram cesária em 135 casos de HELLP, dos quais em 107 a incisão abdominal foi o Pfannestiel e, em 38, foi vertical. A incidência de hematoma local foi semelhante.

A utilização de corticóides (dexametosona) para a reversão temporária nos parâmetros clínicos e laboratoriais maternos tem sido considerada principalmente para os casos anteparto; contudo, também tem sido avaliada para os casos com plaquetopenia grave no puerpério.

PROGNÓSTICO IMEDIATO

A síndrome HELLP tem sido associada a resultado materno e perinatal pobre, e a mortalidade perinatal de 7,7 a 60%, com alta incidência de cesárea e com altos índices de prematuridade e de restrição de crescimento intra-uterino.

O percentual de morte materna nas maiores casuísticas tem sido entre 1% e 7% (López-Llera e cols., 1976; Sibai e cols., 1986; Isler e cols., 1999). A morte da mulher ocorre por múltiplos fatores em uma variedade de condições patológicas, principalmente relacionadas às complicações hemorrágicas, intracraniana, hepática e CIVD (Isler e cols., 1999). A morbidade também está aumentada pela tendência hemorrágica que resulta da redução nos níveis de plaquetas e na disfunção hepática (Weinstein, 1985; Martin e Stedman, 1991; Sibai e cols., 1993). Em análise comparativa da morbidade materna em sistema de classificação pelo nível de plaquetas, os resultados mostraram que quanto menor a plaquetopenia (< 50.000/mm³ ou classe 1), maiores e mais graves foram as complicações maternas (Martin e cols., 1999). Uma rara, mas potencialmente fatal, complicação, é o hematoma subcapsular hepático. A dor no quadrante superior direito, as náuseas e os vômitos são os principais sintomas clínicos, não sendo específicos para a presença de hematoma hepático, que deve ser pesquisado em todos os casos de síndrome HELLP. As técnicas de imagem (veja Fig. II-40), como ultra-sonografia abdominal, complementada, quando necessário, por tomografia computadorizada e ressonância magnética, confirmam o diagnóstico. O manejo do hematoma hepático deve considerar as medidas de suporte para a mulher em centro terciário e por equipe multidisciplinar. Na presença de estabilização do hematoma e ausência de rotura, pode-se promover conduta ex-

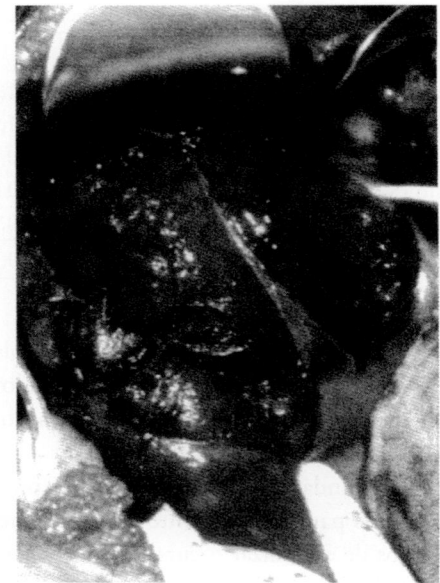

Figura II-43 – Rotura hepática massiva em ambos os lobos em primípara com 34 semanas (Corina e cols., 2004).

pectante, com seguimento por ultra-sonografia e/ou tomografia até a resolução (Parpinelli e cols., 1993). A cirurgia deve ser reservada aos casos de rotura, hepática e/ou grande instabilidade hemodinâmica e pode receber diferentes abordagens, desde o tamponamento por compressas, agentes coagulantes tópicos, cola de fibrina, incorporação de epíploon, ligadura de artéria hepática, lobectomia, até o transplante hepático (Fig. II-43) (Corinna e cols., 2004). A embolização percutânea da artéria hepática tem bons resultados quanto à sobrevida materna, desde que possa ser controlada a hemorragia e haja estabilidade hemodinâmica (Rinehart e cols., 1999).

Haddad e cols. (2000) acompanharam a evolução de 183 casos de síndrome HELLP. Referem maior incidência entre negras, havendo ocorrido eclâmpsia (6%) e descolamento prematuro da placenta (10%). A incidência dessa última complicação foi maior entre as pacientes hipertensas, com anmnese de pré-eclâmpsia anterior e insuficiência renal.

No que tange à evolução de futuras gestações, Mckinney e cols. (2000) comprovaram que entre as 113 gestantes com história de síndrome HELLP anterior ocorreram as seguintes complicações: HELLP (5%), pré-eclâmpsia (45%), descolamento prematuro da placenta (4%), pequenos para a idade gestacional (20%) e prematuros (41%).

Referências Bibliográficas

- AARNOUDSE, J.G. & cols. – A syndrome of liver damage and intravascular coagulation in the last trimester of normotensive pregnancy. A clinical and histopathological study. Br. J. Obstet. Gynecol., 93:145, 1986.
- ABBADE, J.F. & cols. – Partial HELLP syndrome: maternal and perinatal outcome. São Paulo Med. J., 120:180, 2002.
- ABRAMOVICI, D. & cols. – Neonatal outcome in sever preeclampsia at 24 to 36 weeks' gestation: does the HELLP syndrome matter? Am. J. Obstet. Gynaecol., 180:221, 1999.
- ARIAS, F. & MANCILLA-JIMENEZ, R. – Hepatic fobrinogen deposits in preeclampsia-imunofluorescent evidence. N. Engl. J. Med., 295:575, 1976.
- ARMSTRONG, M. & cols. – A comparison of vertical and Pfannestiel incision in patients undergoing cesarean delivery with the syndrome of hemolysis, elevated liver enzymes and low platelets (HELLP). Am. J. Obstet. Gynecol., 191:SM FM, Abstracts, 560, 2005.
- AUDIBERT, F. & cols. – Obstetrics: clinical utility of strict diagnostic criteria for the HELLP syndrome. Am. J. Obstet. Ginaecol., 175:460, 1996.
- BARTON, J.R. & SIBAI, B.M. – Care of the pregnancy complicated by HELLP síndrome. In: Obstetrics and Gynecology Clinics of North America – Critical Care in Obstetrics. Vol.18, Philadelphia, WB Saunders Company, 1991.
- BARTON, J.R. & SIBAI, B.M. – HELLP syndrome. In: Sibai, B.M. Hypertensive Disorders in Women. Philadelphia, WB Saunders Company, 2001.
- BARTON, J.R. & SIBAI, B.M. – Management of severe hypertension in pregnancy – USA. In: Walker, J.J. & Gant, N.F. Hypertension in Pregnancy. London, Chapman & Hall Medical, 1997.
- BOUAGGAD, A. & cols. – Les facteurs du prognostic maternal dans l'eclâmpsie grave. Rev. Fr. Gynecol., 90:205, 1995.
- BRASIL – Urgências e emergências maternas: guia para diagnóstico e conduta em situações de risco de morte materna – Secretaria de Políticas de Saúde, Área Técnica da Saúde da Mulher. Brasília, Ministério da Saúde, 2000.
- CORINNA, W. & cols. – Subcapsular liver hematoma in HELLP syndrome: evaluation of diagnostic and therapeutic options – a unicenter study. Am. J. Obstet. Gynaecol., 190:106, 2004.
- CUNNINGHAM, F.G. & cols. – Erythrocyte morfology in women with severe preeclampsia and eclampsia. Am. J. Obstet. Gynecol., 153:358, 1985.
- CUNNINGHAM, F.G. & cols. – Hypertensive disorders in pregnancy. In: Williams Obstetrics. 20th ed., Stamford, Appleton & Lange, 1997.
- CUNNINGHAM, F.G. & LEVENO, K.L. – Obstetrical concerns for anesthetic management of severe preeclampsia. In: Williams Obstetrics. 19th ed. (Suppl. 10) Norwalk, CT, Appleton & Lange, 1995.
- DULEY, L. – Maternal mortality associated with hypertensive disorders of pregnancy in Africa, Asia, Latin America and the Caribbean. Br. J. Obstet. Gynecol., 99:547, 1992.
- EELTINK, C.M. & cols. – Maternal

haemolysis, elevated liver enzymes and platelets syndrome: specific problems in the newborn. *Eur. J. Pediatr.*, 152:160, 1993. • FISCHER, T.H. & cols. – Prolongation of pregnancies complicated by HELLP syndrome. *Hypert. Pregnancy*, 19:43, 2000. • HADDAD, B. & cols. – Risk factors for adverse maternal outcome among women with HELLP (hemolysis, elevated liver enzymes and low platelets count) syndrome. *Am. J. Obstet. Gynecol.*, 183:444, 2000. • ISLER, C. & cols. – Maternal mortality associated with HELLP syndrome. *Am. J. Obstet. Gynaecol.*, 181:924, 1999. • KAHHALE, S. & ZUGAIB, M. – *Síndromes Hipertensivas na Gravidez*. Rio de Janeiro, Atheneu, 1995. • KYLE, P.M. & REDMAN, C.W.G. – Comparative risk-benefit assessment of drugs used in the manegement of hypertension in pregnancy. *Drug Safety*, 7:223, 1992. • LÓPEZ-LLERA, M & cols. – Maternal mortality rates in eclampsia. *Am. J. Obstet. Gynecol.*, 124:149, 1976. • MAGANN, E.F. & cols. – Antepartum corticosteroids: disease stabilization in patients with the syndrome of hemolysis, elevated liver enzymes, and low platelets (HELLP). *Am. J. Obstet. Gynecol.*, 171:1148, 1994. • MAGANN, E.F. & cols. – Corticosteroids for the enhancement of fetal lung maturity: impact on the gravida with preeclampsia and the HELLP syndrome. *Aus. J. Obstet. Gynaecol.*, 33:127, 1993. • MARTIN, J.N. & cols. – Better maternal outcomes are achieved with dexamethazone therapy for postpartum HELLP syndrome. *Am. J. Obstet. Gynecol.*, 177:1011, 1997. • MARTIN, J.N. & cols. – The spectrum of severe preeclampsia: comparative analysis by HELLP syndrome classification. *Am. J. Obstet. Gynaecol.*, 180:1373, 1999. • MARTIN, J.N. & STEDMAN, C.M. – Imitators of preeclampsia and HELLP syndrome. *Obstet. Gynecol. Clin. North Am.*, 18:181, 1991. • MATCHABA, P. & MOODLEY, J. – Corticosteroids for HELLP syndrome in pregnancy. In: *The Cochrane Library*. Oxford, Update Software, Issue 2, 2004. • McKINNEY, E. & cols. – Subsequent pregnancy outcomes in women with a history of HELLP syndrome less 30 weeks. *Am. J. Obstet. Gynecol.*, 184(1). Abstract of the 2001 annual meeting of the Society for Maternal-fetal Medicine. • NATIONAL INSTITUTES OF HEALTH – Effect of corticosteroids for fetal maturation on perinatal outcomes. 12:1, 1994. • NEME, B. – Doença hipertensiva específica da gestação. In: Bussâmara Neme – *Obstetrícia Básica*. São Paulo, Sarvier, 1994. • NORWITZ, E.R. & cols. – Acute complications of preeclampsia. *Clin. Obstet. Gynaecol.*, 45:308, 2002. • O'BRIEN, J.M.; MILLIGAN, D.A. & BARTON, J.R. – Impact of high-dose corticosteroid therapy for patients with HELLP (hemolysis, elevated liver enzymes and low platelets count) syndrome. *Am. J. Obstet. Gynecol.*, 183:921, 2000. • PARPINELLI, M.A. & cols. – Distúrbio hipertensivo na gravidez acompanhado por síndrome HELLP. *Rev. Bras. Ginec. Obstet.*, 16:129, 1994. • PARPINELLI, M.A. & cols. – Hemorragia hepática sem rotura na gravidez: relato de caso RBGO. 5:248, 1993. • PASSINI, R. & cols. – *Extração Fetal com Membranas Íntegras – Parto Cesárea*. 47º Congresso Brasileiro de Ginecologia e Obstetrícia, 5-9 de novembro de 1997. • PRITCHARD, J.A. & cols. – Intravascular hemolysis, trombocytopenia and other hematologic abnormalities associated with severe toxemia of pregnancy. *N. Engl. J. Med.*, 250:89, 1954. • RINEHART, B.K. & cols. – Preeclampsia-associated hepatic hemorrhage and rupture: mode of management related to maternal and perinatal outcome. *Obstet. Gynaecol Surv.*, 54:196, 1999. • ROMERO, R. & cols. – Clinical significance, prevalence, and natural history of thrombocytopenia in pregnancy-induced hypertension. *Am. J. Perinatol.*, 6:32, 1989. • SIBAI, B.M. & cols. – A protocol for managing severe preeclampsia in the second trimester. *Am. J. Obstet. Gynecol.*, 163:733, 1990. • SIBAI, B.M. & cols. – Maternal and perinatal outcome of conservative management of severe preeclampsia in midtrimester. *Am. J. Obstet. Gynecol.*, 152:32, 1985. • SIBAI, B.M. & cols. – Maternal-perinatal outcome associated with the syndrome of hemolysis, elevated liver enzymes and low platelets in severe preeclampsia. *Am. J. Obstet. Gynecol.*, 155:501, 1986. • THIAGARAJAH, S. & cols. – Thrombocytopenia in preeclampsia: associated abnormalities and management principles. *Am. J. Obstet. Gynecol.*, 150:1, 1984. • Van PAMPUS, M.G. & cols. – Maternal and perinatal outcome after expectant management of the HELLP syndrome compared with pre-eclampsia without HELLP syndrome. *Eur. J. Obstet. Ginaecol. Reprod. Biol.*, 76:31, 1998. • VISSER, W. & WALLENBURG, H.C.S. – Temporising management of severe pre-eclampsia with and without the HELLP syndrome. *Br. J. Obstet. Gynaecol.*, 102:111, 1995. • WEINSTEIN, L. – Syndrome of hemolysis, elevated liver enzymes and low platelet count: a severe consequence of hypertension in pregnancy. *Am. J. Obstet. Gynecol.*, 142:159, 1982.

38 Abortamento Espontâneo

João Luiz Pinto e Silva
Fernanda G. Castro Surita

DEFINIÇÃO

Define-se como aborto a finalização da gestação antes que o feto adquira condições de viabilidade (Ragan e Lai, 2000). A Organização Mundial da Saúde conceitua essa entidade como a expulsão de feto com menos de 500g, peso que corresponderia à gestação entre 20 e 22 semanas de amenorréia (WHO/FIGO, 1976).

CLASSIFICAÇÃO

Os abortamentos podem ser classificados em espontâneos e provocados.

Os abortamentos espontâneos são aqueles que acontecem sem ação deliberada de qualquer espécie. Podem ser classificados em precoces, quando ocorrem antes da 1ª semana de amenorréia, e tardios, quando acontecem após essa data. A grande maioria dos casos, cerca de 80%, é classificada como precoce. A classificação é importante para a identificação de possíveis etiologias, que vão diferir para os abortamentos precoces e tardios (Harlap e Shiono, 1980; Wang e cols., 2003).

Os abortamentos provocados ou induzidos são aqueles em que alguém decidiu pela interrupção da gravidez antes da viabilidade fetal, com os propósitos mais variados. Nesse conceito, inclui-se o chamado abortamento terapêutico, que é uma das formas de abortamento induzido, praticado para preservar a saúde ou a vida materna.

É de conhecimento público que a legislação brasileira (Código Penal de 1940) não permite a realização de aborto a pedido. Entretanto, autoriza essa prática quando há risco de morte materna (abortamento terapêutico) ou quando a gravidez é resultado de estupro. Nos últimos anos, embora não tenha sido alterada a legislação, tem crescido de modo sistemático e contínuo a autorização legal para interrupção da gestação em fetos com malformações incompatíveis com a vida, ampliando-se dia após dia a jurisprudência a respeito.

Finalmente, designa-se abortamento habitual, recorrente ou de repetição, aquele que ocorre após três ou mais gestações de modo consecutivo, e que será tratado em outro capítulo.

EPIDEMIOLOGIA E FATORES DE RISCO

A incidência de abortamentos espontâneos em uma população dificilmente poderá ser estabelecida com fidelidade, devido ao considerável número de perdas que ocorrem antes mesmo de o diagnóstico de gravidez estar estabelecido.

É a complicação mais comum na gravidez inicial, ocorrendo em torno de 12% das gestações clinicamente conhecidas (Zinaman e cols., 1996). Se forem consideradas as gestações subclínicas ou desconhecidas, a freqüência de perdas gestacionais será bem maior.

Estudo com coleta diária de gonadotrofina coriônica humana (hCG) mostrou uma taxa de abortamento após a implantação de 31%, sendo que 70% das perdas ocorreriam antes do diagnóstico clínico da gravidez (Wilcox e cols., 1988).

Em população de aproximadamente 500 mulheres entre 20 e 34 anos, recém-casadas e sem conhecimento prévio de infertilidade conjugal, em que foi colhido hCG diário, a taxa de concepção foi de 40% por ciclo nos primeiros 12 meses. Das 586 concepções conhecidas nesse grupo, 64% resultaram em fetos vivos, 26% foram abortos antes do conhecimento clínico da gestação, 8% foram abortos espontâneos após o diagnóstico da gestação e o restante associou-se a gestações malsucedidas, como gestação molar, gravidez ectópica, óbito fetal e aborto induzido (Wang e cols., 2003).

Vários fatores se relacionam com taxas elevadas de abortamento espontâneo, independente de situações clínicas maternas (síndrome antifosfolipídeo, por exemplo) ou alterações anatômicas (como incompetência istmocervical), que são outras causas mais *específicas* relacionadas ao abortamento espontâneo. Entre esses fatores, chamados *inespecíficos*, devem ser citados:

Idade materna – é o principal fator de risco em mulheres sadias. O aumento na porcentagem de abortamentos é diretamente proporcional ao aumento da idade materna. Publicação recente de revisão de aproximadamente um milhão de gestações consecutivas, em que a taxa de abortamento espontâneo geral foi de 11%, após a estratificação por idade, comprovou-se o aumento da freqüência de abortamento com o aumento da idade materna, com taxas de abortamento de 20% em mulheres com 35 anos, 40% com 40 anos e de 85% aos 45 anos ou mais (Nybo Andersen e cols., 2000). Pesquisadores da Universidade de Cornell analisaram, retrospectivamente, 2.014 gravidezes obtidas por FIV com atividade cardíaca comprovada às sete semanas por sonograma e mostraram claramente a associação de abortos crescentes com a idade materna. As perdas no total das gravidezes foi de 11,6%, sendo 5,3% para as de menos de 30 anos e 82,5% para as de 40 anos ou mais. A maioria das 233 perdas apresentou cariótipos anormais.

Paridade – o risco de abortamento é maior em mulheres com maior paridade, independente da idade materna. O risco de abortamento é duas vezes maior em mulheres que ficaram grávidas duas ou mais vezes (Nybo Andersen e cols., 2000). As com menor risco são aquelas com bom resultado perinatal anterior (3,5%), seguidas das primigestas (5,6%), e as com maior risco aquelas que tiveram a última gravidez terminada em aborto (Reagan, 1989).

Antecedente de aborto – história obstétrica prévia com antecedente de abortamento é fator de risco para uma próxima gestação. O risco para abortamento em gestação após um aborto é de 20%; após dois, 28%; e após três ou mais, pode chegar a 43% (Reagan e cols., 1989). Comparativamente a nulíparas, ou mulheres com gravidez bem-sucedida, em que o risco de abortamento é em torno de 5%, esse é fator de risco significativo.

Tabagismo – o hábito de fumar (especificamente mais de 10 cigarros por dia) mostrou associação com aumento das taxas de perdas gestacionais (risco relativo de 1,2 a 3,4) (Chatenoud e cols., 1998; Dominguez-Rojas e cols., 1994; Ness e cols., 1999). Essa associação mostrou-se ainda mais relevante, quando se excluem das análises as causas de abortamento relacionadas às alterações cromossômicas (Kline e cols., 1995, Alberman e cols., 1976).

Álcool – o consumo de álcool durante o primeiro trimestre mostrou-se associado a aumento das taxas de abortamento espontâneo. O risco mostra-se maior dependendo da quantidade e da freqüência de álcool ingerida e da idade gestacional, sendo pior quanto maior for o hábito e mais precoce for sua utilização durante a gestação (Reindollar, 2000; Windham e cols., 1997).

Consumo de cafeína – alguns estudos epidemiológicos têm sugerido aumento nas taxas de abortamento em mulheres com hábitos de ingestão elevada de cafeína (4-5 xícaras por dia), associando-se a piores resultados principalmente em mulheres não-fumantes e com cariótipo normal (Cnattingius e cols., 2000).

Uso de analgésicos – mulheres que utilizaram antiinflamatórios não-esteróides (AINE), aspirina e acetaminofen foram seguidas em estudo de coorte, observando-se aumento do risco de abortamento nas que utilizaram AINE no período periconcepcional por mais de uma semana, ou que utilizaram aspirina (Li e cols., 2003). Entretanto, necessita-se para conclusões definitivas de maior número de estudos desenhados especificamente para esse objetivo. Recomenda-se que os AINE não devam ser utilizados no período periconcepcional. A aspirina em baixas doses já é utilizada com segurança na prática obstétrica para a prevenção de pré-eclâmpsia em gestantes de risco, sempre após iniciado o segundo trimestre. Doses elevadas precisam ser mais sem estudadas quanto a seu potencial de risco gestacional. O acetaminofen mostrou-se a droga analgésica mais segura na consideração desse risco.

Traumatismo – procedimentos invasivos, como biópsia de vilo corial (BVC) e amniocentese, aumentam o risco de abortamento. A taxa de abortamento espontâneo, considerada após BVC, gira em torno de 6% (MRCE trial, 1991; Smidt-Jensen e cols., 1992; Lippman e cols., 1992), sendo em dois dos estudos citados significativamente maior, comparativamente à amniocentese. A compilação dos dados de três estudos com 8.671 casos mostra maior risco para a BVC (10 x 7,6, RR 1,3 IC 95% 1,1 a 1,5). Com relação ao risco originado pelas cordocenteses, que se realizam em idades gestacionais mais avançadas, o procedimento se constituiria em fator protetor com relação à ocorrência de abortamento espontâneo, com risco estimado em 2% (Antsaklis e cols., 2000; Tongsong e cols., 1998).

Febre – temperatura elevada (37,8°C ou mais) no início da gestação, principalmente no período da embriogênese, aumentaria as taxas de abortamento em modelos experimentais e possivelmente em humanos. Coorte de 24.040 gestantes que apresentaram febre antes da 16ª semana de gestação não mostrou aumento do risco de abortamento (Andersen e cols., 2002).

Outras – exposição materna a agentes potencialmente teratogênicos como drogas, agentes infecciosos, estresse físico, exercícios extenuantes, viagens com muita freqüência é associada a perdas gestacionais. Excepcionalmente, essas condições favorecem o abortamento, principalmente se não forem violentas ou provocarem grande repercussão para a saúde e as condições físicas da gestante.

ETIOLOGIA

É muito difícil estabelecer com clareza o mecanismo etiológico envolvido na gênese do abortamento, considerando a associação simultânea freqüente de diferentes agentes responsáveis por sua ocorrência. No primeiro trimestre, em geral, o abortamento é precedido da morte do embrião dificultando a análise histopatológica e citogenética, que deverá ser feita após a expulsão desse produto da concepção. No segundo trimestre, reúne-se outro conjunto de circunstâncias que apontam para outras possibilidades etiológicas. É habitual o nascimento de fetos vivos, mas incapazes de sobreviver por sua extrema imaturidade. No quadro II-14 estão referidas as causas mais freqüentes de abortamentos.

Quadro II-14 – Etiologia dos abortamentos.

> **Anomalias do produto da concepção**
> Ovo anembrionado
> Alterações cromossômicas
> **Causas maternas locais (uterinas)**
> Malformações uterinas
> Incompetência istmocervical
> Miomatose
> Sinéquias
> Distopias uterinas
> **Causas maternas sistêmicas**
> Doenças crônicas
> Infecções
> Causas imunológicas
> Insuficiência luteínica
> **Traumatismos físicos**

ANOMALIAS DO PRODUTO DA CONCEPÇÃO

Ovo anembrionado – aproximadamente um terço dos abortamentos espontâneos que ocorrem antes da 8ª semana são originados de ovos anembrionados, também chamados de ovos-cegos ou "blind eggs" (nomenclatura utilizada quando não é encontrado embrião dentro do saco gestacional).

Alterações cromossômicas – as cromossomopatias podem ser responsáveis por abortamentos em qualquer fase da gestação, porém estão mais claramente relacionadas aos abortamentos precoces e aos chamados pré-clínicos. Trabalhos experimentais em ratas, com cariótipos manipulados, mostraram que aberrações coromossômicas, como monossomias autossômicas e aberrações incompatíveis com a vida, evoluem para abortamento durante o período de implantação, portanto mais precoces, enquanto as trissomias, potencialmente viáveis, evoluem para abortamento mais tardiamente. Portanto, quanto mais precoces os abortamentos, maior a incidência de alterações cromossômicas. A freqüência dessas alterações é de 50% entre os abortamentos espontâneos entre 8 e 11 semanas e cai para 30% para os abortamentos entre 16 e 19 semanas de gestação (Klein e Stein, 1987).

Apesar de serem reconhecidas como a principal causa de abortamento precoce, as cromossomopatias nem sempre são diagnosticadas por vários fatores, que vão desde as dificuldades com a coleta do material, até as relacionadas com as técnicas de cultura de tecidos, mais complicadas e dispendiosas, o que torna ainda hoje subestimada a freqüência dessas alterações entre os abortamentos. Com freqüência, o processo de aborto inicia-se e completa-se fora do ambiente hospitalar, ou ocorre em circunstâncias pouco favoráveis para a coleta de material representativo e em condições técnicas adequadas para o trabalho de análise do citogeneticista.

Segundo Pena e cols. (1998), apesar disso, a freqüência das diferentes anormalidades é mais ou menos constante nos estudos realizados, sendo as principais as aneuploidias (número anormal de cromossomos). As trissomias estavam presentes em 50% dos casos, a monossomia do cromossomo X (45X ou síndrome de Turner) em 20 a 25% e as triploidias (três cópias de todas as cadeias cromossômicas) em 15 a 20%.

Estudo com 8.841 casos de abortamento espontâneo encontrou 41% de alterações cromossômicas, sendo as mais freqüentes: trissomia autossômica 52%, poliploidias 22%, monossomia do X 19% e outras 7% (Schieve, 2003).

CAUSAS MATERNAS LOCAIS

Esta causa de abortamento é mais comum e desloca-se para o segundo trimestre, geralmente estando associada a abortos euplóides, diferente das causas anteriormente citadas.

Malformações uterinas – as causas maternas relacionadas à conformação uterina devem-se a alterações no desenvolvimento do útero ou anexos, ainda durante a embriogênese, por anormalidade na fusão dos ductos müllerianos, estruturas responsáveis pela formação dos órgãos genitais internos. Em decorrência de anormalidades e desvios fusionais, formam-se os úteros didelfos, bicornos e septados, que são diferentes graus do mesmo tipo de malformação. Essas malformações uterinas podem relacionar-se à esterilidade, abortamento ou parto prematuro, restrição de crescimento intra-uterino, cesárea, hemorragia puerperal (Ben-Rafael e cols., 1991). Vale lembrar que, embriologicamente, o desenvolvimento dos canais müllerianos está intimamente relacionado ao do aparelho urinário, sendo comum a associação das anomalias do útero às dos rins e do sistema excretor (10-20% dos casos).

A ressonância magnética faz o diagnóstico de certeza dessas malformações porque avalia tanto a conformação externa como a interna do útero, sendo porém exame caro e nem sempre disponível. Recentemente cresce a proposta de utilizar a ultrasonografia em três dimensões, por ser mais confortável e mais segura para a paciente.

Na prática, a histerossalpingografia é o exame mais utilizado para o diagnóstico dessas alterações, muito freqüentemente utilizada na propedêutica da esterilidade, permitindo boa observação da cavidade uterina após a injeção de contraste radiopaco que delineia a forma da cavidade uterina sem, porém, mostrar a forma externa do útero. A ecografia tem-se mostrado o exame melhor para o diagnóstico da conformação externa do útero, porém, com menor poder de diferenciação entre os vários graus de acometimento da cavidade uterina, apesar de ser exame de fácil acesso e não-invasivo (Pellerito e cols.,1992). Os esquemas II-3 a II-8 (Iverson e Decherney, 2003) representam as possíveis malformações uterinas, relacionadas a abortamentos, e nas figuras II-44 a II-49 são representados resultados de histerografias em úteros malformados.

Existem evidências demonstrando que a ressecção de septo uterino é efetiva no tratamento da perda fetal recorrente (facilitada em tempos modernos com o advento dos histeroscópios) e que o útero arqueado apresenta menor impacto nas perdas reprodutivas recorrentes. Para as outras variações anatômicas ainda não existe um consenso (Lin e cols., 2002).

Incompetência istmocervical (IIC) – foi descrita há mais de 100 anos por Gream e há 50 anos iniciou-se a recomendação de tratamento cirúrgico (circlagem) para essa patologia, por Palmer e Lacomme. Apesar disso, persistem muitas controvérsias quanto ao modo de se fazer o diagnóstico e seu tratamento (Ludmir, 1988; Harger, 2002).

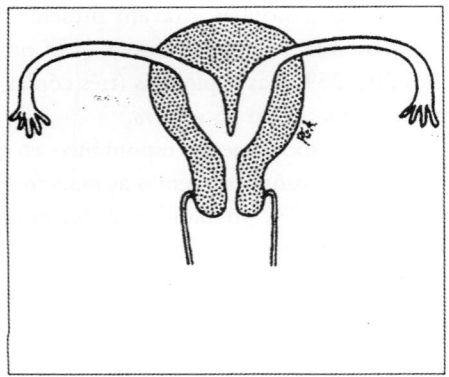
Esquema II-3 – Útero septado incompleto.

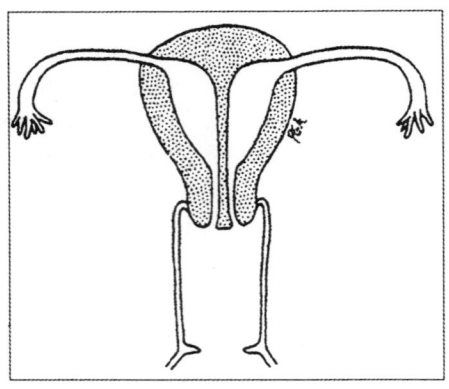
Esquema II-4 – Útero septado completo.

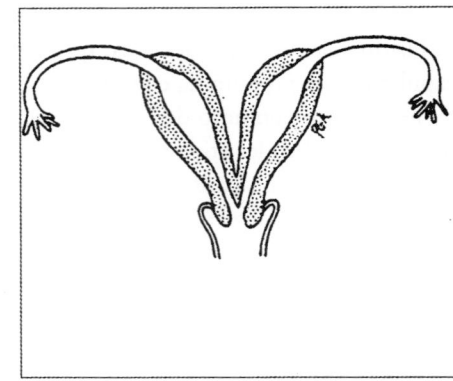
Esquema II-5 – Útero bicorno completo.

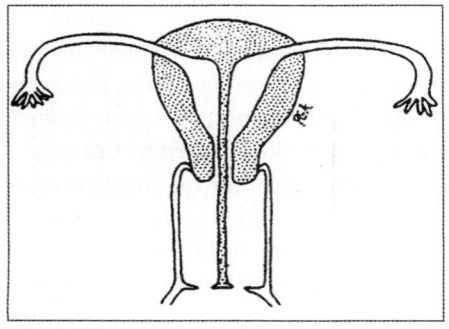
Esquema II-6 – Útero septado completo. Vagina septada.

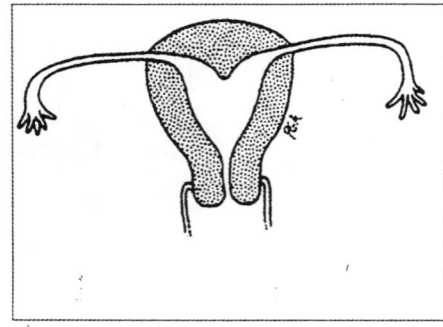
Esquema II-7 – Útero arqueado.

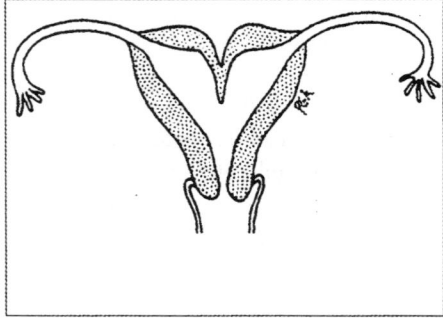
Esquema II-8 – Útero bicorno parcial.

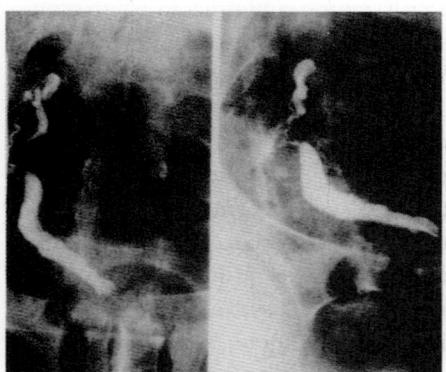
Figura II-44 – Útero unicorno (Neme).

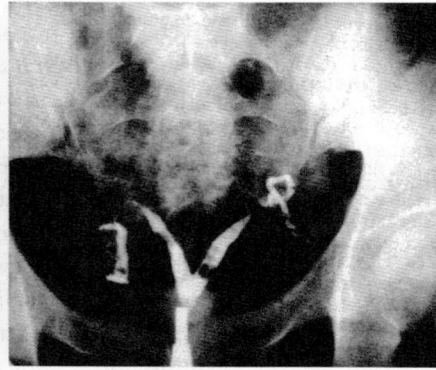
Figura II-45 – Útero bicorno *unicolis* (Neme).

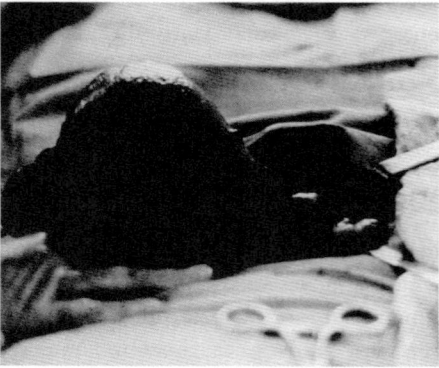
Figura II-46 – Útero bicorno com corno rudimentar à direita (Neme).

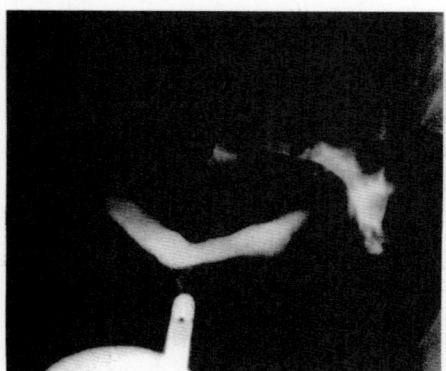
Figura II-47 – Útero bicorno *unicolis*. III gesta. Nulípara (três abortamentos espontâneos) (Neme).

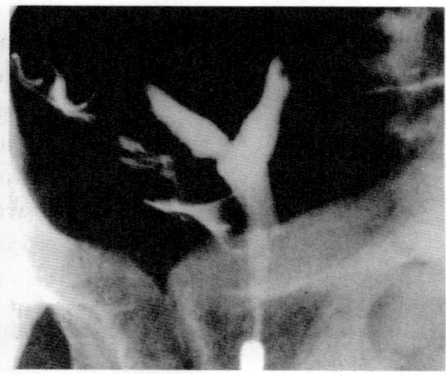
Figura II-48 – Corresponde à figura II-47 após operação de Strassman. Seguiram-se duas gestações com partos prematuros e sobrevida dos recém-nascidos (Neme).

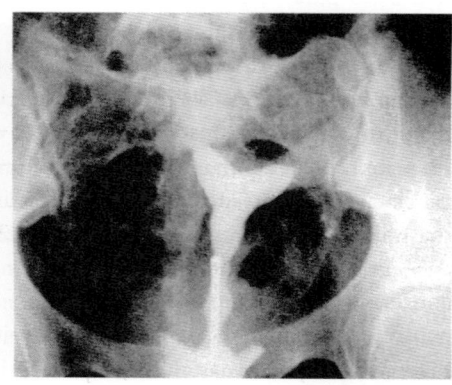
Figura II-49 – Útero cardiforme. III gesta com dois abortamentos espontâneos, seguidos de gestação e parto prematuro de 36 semanas (Neme).

Define-se IIC como a impossibilidade de o colo uterino conter a gestação até o termo. A história obstétrica clássica é a ocorrência de perda gestacional recorrente, com dilatação cervical indolor, silenciosa, geralmente no segundo ou início do terceiro trimestres e que tende a se repetir em gestações subseqüentes em idade gestacional cada vez mais precoce. Ocorre em 0,5 a 1% das gestações, na dependência dos recursos utilizados para o diagnóstico. Quaisquer que sejam os métodos utilizados para sua identificação, é sempre uma patologia sub-diagnosticada e responsável por 15 a 20% das perdas gestacionais no segundo trimestre da gestação.

A etiologia da IIC pode ser congênita ou adquirida. As causas congênitas mais comentadas são: colo uterino encurtado, uma variação biológica, provavelmente a causa mais freqüente de IIC (Iams e cols., 1996); anomalias estruturais decorrentes da fusão imperfeita dos ductos müllerianos, principalmente os úteros bicornos ou unicornos, que são as malformações mais comumente associadas aos maus resultados gestacionais (Golan e cols., 1990); exposição intra-uterina ao dietilestilbestrol e as irregularidades estruturais na cavidade e cérvix uterina causadas por ela (Kaufman e cols., 2000). As IIC adquiridas devem-se à realização de procedimentos traumáticos (cirúrgicos ou não) sobre o colo uterino, como laceração cervical em partos forçados com dilatação incompleta, gestações com superdistensão uterina, segundo estágio do trabalho de parto prolongado, dilatação cervical traumática para curetagem e amputação e conização do colo (Kristensen e cols., 1993). A introdução na atualidade de conizações com alça de alta freqüência (alça de LEEP) tem tornado mais simples o procedimento, não havendo, entretanto, dados suficientes para avaliar se melhoram as complicações estruturais da cérvix, que se associam com maior possibilidade de IIC comparativamente às clássicas chamadas a frio (Crane, 2003).

O diagnóstico clínico da entidade durante a gestação deve ser baseado na história pregressa de perdas gestacionais no segundo trimestre, partos prematuros ou partos muito rápidos, exame cervical demonstrando amolecimento, esvaecimento e dilatação cervical, visualização do colo uterino dilatado com exposição das membranas ou queixa de desconforto como sensação de peso em hipogástrio. A ultra-sonografia para o diagnóstico de IIC não deve ser utilizada de rotina para todas as gestantes, mas é importante no diagnóstico da IIC em gestantes com suspeita clínica (antecedentes, queixa clínica ou exame ginecológico suspeito) (Figs. II-50 e II-51). Medidas do colo uterino menor que 20mm em gestações com mais de 16 semanas constituem-se em forte indicador de IIC em gestantes de risco, bem como a diminuição progressiva das medidas ultra-sonográficas seriadas do colo uterino (ACOG, Pratice Bulletin. Cervical Insufficiency, 2003; Owen e Iams, 2003).

No Setor de Ecografia do CAISM foi realizada uma curva das medidas ultra-sonográficas (Tabela II-27) do colo uterino em gestantes de baixo risco em várias idades gestacionais, com o propósito de se estabelecer o padrão de normalidade dessa medida em nossas gestantes (Andrade, 2003). A construção dessa curva permitiu identificar parâmetros numéricos que poderão facilitar o diagnóstico presuntivo de uma situação de risco para o diagnóstico de IIC.

Em mulheres não-grávidas, com suspeita de IIC, não existem testes igualmente capazes e suficientes que possam avaliar o desempenho de uma futura gestação. Classicamente, utiliza-se a passagem de uma vela de Hegar número 8 através do orifício interno do canal cervical, ou a histerossalpingografia para

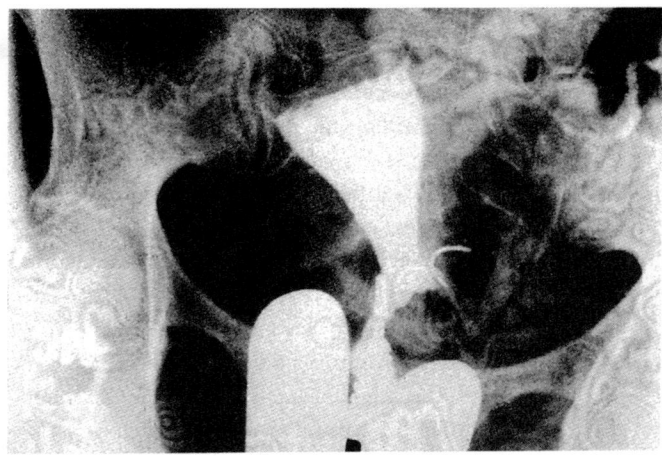

Figura II-50 – Histerografia. Insuficiência do orifício interno (Neme).

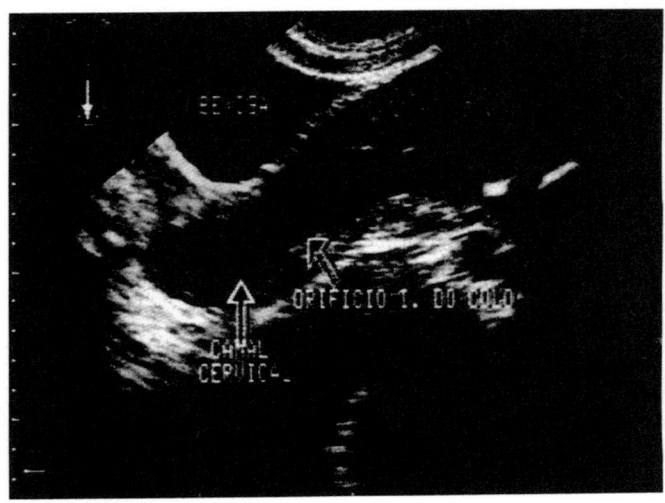

Figura II-51 – Ultra-sonografia. Insuficiência do orifício interno (Neme).

Tabela II-27 – Valores dos percentis 2,5, 10, 50, 90 e 97,5 do comprimento do colo uterino por ultra-sonografia, de acordo com a idade gestacional (IG).

IG (semanas)	Comprimento do colo (mm)				
	p2,5	p10	p50	p90	p97,5
12-16	31,5	36,1	44,1	57,1	64,4
17-20	30,2	33,2	40,8	51,4	59,8
21-24	29,4	33,9	41,4	51,7	55,5
25-28	27,6	31,6	40,8	48,5	53,5
29-32	21,0	29,3	38,1	46,8	50,5
33-36	19,5	26,4	35,8	44,7	49,0

$p < 0,01$.

o diagnóstico da IIC, porém cada caso deverá ser cuidadosamente avaliado quando ocorrer nova gestação, valorizando-se particularmente a história clínica da paciente.

O tratamento da IIC pode ser clínico ou cirúrgico (circlagem). Por muito tempo, acreditou-se que o tratamento cirúrgico seria a melhor e única forma de melhorar os resultados perinatais. Na atualidade, o tratamento volta a ser questionado quanto a sua indicação profilática, ou seja, antes de as alterações cervicais estarem claramente estabelecidas (Harger, 2002).

A circlagem consiste do fechamento do canal cervical com a passagem de uma sutura atraumática com fio inabsorvível, na altura do orifício interno, para diminuir sua dilatação e promover o alongamento do colo uterino. Existem várias técnicas descritas para esse procedimento (Palmer, Espinosa, Espinosa modificado por Bahamondes, MacDonald entre outras), que deve ser realizado preferencialmente entre 14 e 20 semanas de gestação, época em que já terminou a fase de abortamentos relacionados a alterações cromossômicas. A idade superior limite útil para sua realização é bastante discutida, sendo cada vez maior o risco de amniorrexe quanto maior a idade gestacional, devendo ser pesado esse risco e o de não realizar nenhum procedimento, levando-se sempre em conta a experiência e a habilidade cirúrgica do obstetra que vai realizá-la. Lee e cols. (2004) referem que a presença de interleucina-6 no líquido amniótico reduz o êxito de circlagem nos casos de insuficiência do orifício interno do colo uterino. Gomez e cols. (2005) também salientam essa condição, lembrando que a interleucina-6 denuncia infecção uterina em maior acuracidade que os sinais clínicos.

Miomatose – pode estar associada a quadros de abortamento, embora mais freqüentemente se associa a quadros de esterilidade ou de prematuridade. Mais importante que o tamanho é a localização dos miomas, sendo os submucosos e intramurais os que mais se relacionam com problemas na implantação e desenvolvimento ulterior da gestação. Considera-se que o crescimento rápido e a degeneração dos miomas são fatores de mau prognóstico para a evolução da gestação, precipitando os abortamentos.

Sinéquias intra-uterinas – são alterações que formam a chamada síndrome de Asherman, caracterizada por aderências endometriais secundárias a abortamentos ou mais raramente partos. Geralmente ocorrem após curetagem uterina pós-abortamento ou pós-parto, principalmente quando há associação com infecção. Grandes fragmentos de endométrio podem ser destruídos, facilitando a aderência entre as faces da cavidade uterina, prejudicando a implantação do ovo. Também podem ser resultados de cirurgias uterinas (miomectomias, metroplastias) e de endometrites por outras causas. O diagnóstico clínico é feito pela presença de diminuição do fluxo menstrual ou amenorréia, esterilidade ou infertilidade. A confirmação do diagnóstico clínico é feita pela histeroscopia ou histerossalpingografia, e o tratamento consiste na remoção das traves fibrosas através de histeroscopia (Fig. II-52).

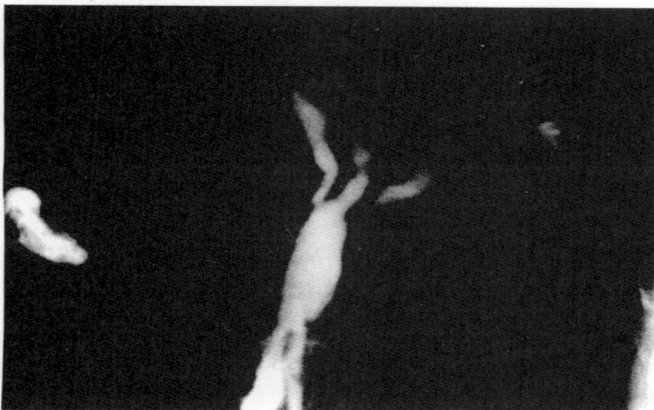

Figura II-52 – Sinéquias uterinas após curetagem para a remoção de restos ovulares (Neme).

Distopias uterinas – retroversões e anteversoflexões uterinas, quando exageradas, favorecem o traumatismo sexual, podendo provocar abortamentos precoces.

CAUSAS MATERNAS SISTÊMICAS

Doenças maternas preexistentes ou adquiridas podem elevar o risco de perdas gestacionais. Todo caso de morbidade materna grave pode associar-se à perda gestacional, entretanto, em algumas situações, mesmo sem o comprometimento grave da saúde materna, pode haver aumento do risco para resultados gestacionais insatisfatórios.

Doenças crônicas – quedas nas taxas de fertilização, maior risco de abortamento e pior resultado neurológico pós-natal foram descritos em mulheres com hipotireoidismo não controlado; já os casos controlados ou subclínicos diagnosticados e tratados na gravidez não se relacionam com resultados adversos (Lazarus e Kokandi, 2000; Glinoer, 2000). No lúpus eritematoso sistêmico existe maior risco de perda gestacional, inclusive abortamento, relacionado à atividade da doença no período periconcepcional (Mintz e cols., 1986). No CAISM, o seguimento de 116 gestantes lúpicas evidenciou taxa de abortamento de aproximadamente 10% (Surita 1997). Nefropatias também se associam a piores resultados gestacionais, com maior risco de abortamento entre as mulheres que engravidam com função renal alterada e principalmente quando associada à hipertensão arterial.

Infecções – as infecções maternas que podem ser transmitidas para o feto são numerosas e freqüentes, sendo geralmente subestimadas. Podem causar abortamentos subclínico e clínico, natimortos, mortes neonatais e nem sempre se estabelece com clareza relação de causa-efeito. A rubéola é doença grave durante o primeiro trimestre da gravidez, cuja incidência de primoinfecção na gestação tem diminuído muito em todo o mundo, após a melhora da cobertura vacinal para populações de risco (mulheres em idade fértil). A primoinfecção no primeiro trimestre da gestação associa-se a abortamento espontâneo em 10 a 15% das vezes e nos casos que não evoluem para aborto o risco de acometimento fetal é muito elevado (Signore, 2001).

Com relação às mulheres infectadas pelo HIV, reportou-se maior risco de abortamento na população africana, o que não se confirmou em outras populações. Hoje se acredita que nas mulheres infectadas em uso de terapia anti-retroviral adequada durante a gestação o risco de abortamento é o mesmo da população geral (Massad e cols., 2004).

A infecção por clamídia (*Chlamydia trachomatis*) também pode estar associada ao abortamento espontâneo. Sua prevalência é maior em mulheres que tiveram essa complicação ou gravidez ectópica que naquelas com gestação normal (Avasthi e cols., 2003).

As hepatites em geral, varicela-zóster, retrovírus, citomegalovírus não são responsáveis diretos por abortamento, mas sim por complicações neonatais que dependem do grau do acometimento intra-uterino.

As infecções bacterianas graves como pneumonia, pielonefrite, meningite, entre outras, podem causar sérios distúrbios no equilíbrio da homeostase materna e por isso se constituírem em causas indiretas de abortamento. Nessa mesma linha, a tuberculose materna na forma pulmonar bacilífera, forma intensamente debilitante, também pode ser causa indireta de aumento do risco.

Causas imunológicas – geralmente associadas a abortamento de repetição, vem sendo exaustivamente estudadas. A síndrome do anticorpo antifosfolípídeo relaciona-se fortemente com perdas fetais em qualquer fase da gestação e será abordada com detalhes no capítulo 144, junto com outras etiologias relacionadas aos abortamentos recorrentes.

Insuficiência luteínica – para a implantação e a manutenção da gravidez, é necessário boa atividade do corpo lúteo ou corpo amarelo. Em alguns casos, observa-se insuficiência luteínica que se define por endométrio anormal ou por concentração sérica de progesterona muito abaixo do esperado. Porém, o diagnóstico dessa insuficiência luteínica é definido após abortamento anterior e nunca durante a gestação. Assim, após comprovação diagnóstica em mulheres com abortamentos de repetição, o uso de progesterona em gestação futura reduz o risco de abortamento (Daya e cols., 1988)

TRAUMATISMOS FÍSICOS

Os traumatismos físicos freqüentemente são considerados causa de abortamento na população leiga, o que de fato não deve ocorrer. Nos casos em que houve algum traumatismo significativo e ocorreu abortamento espontâneo, ou havia outra causa para a ocorrência do abortamento, ou foi algo tão extenso, que comprometeu a estabilidade materna precipitando o evento. Cirurgias abdominais ou não durante a gravidez podem estar relacionadas a abortamento, principalmente se houver manipulação da matriz grávida. Acidentes de trânsito e tentativas sem êxito de provocar abortamento são raramente causas de importância, mas não devem ser desconsiderados.

FORMAS CLÍNICAS

O abortamento espontâneo é processo evolutivo que pode ser classificado em:
- ameaça de aborto ou abortamento evitável;
- abortamento em curso;
- abortamento iminente ou inevitável.

Quanto ao conteúdo eliminado, pode ser considerado: abortamento completo ou incompleto. Ainda com relação ao conteúdo, pode ser considerado produto da gestação normal ovo anembrionado, ou ainda gestação com degeneração molar incompleta. Poderá ainda ser classificado em infectado e não infectado e abortamento retido ("missed abortion"), quando ocorre óbito embrionário antes de se iniciar o processo clínico de abortamento.

AMEAÇA DE ABORTO OU ABORTO EVITÁVEL

Se o curso normal da gestação é interrompido com a ocorrência de sangramento ou cólica, sem que ocorra modificação cervical, estamos diante de ameaça de abortamento. Nessa eventualidade, o sinal clínico denunciador é o sangramento vaginal discreto, geralmente com sintomatologia discreta ou ausente (dor do tipo cólica ou peso na região do hipogástrio).

Do ponto de vista prático, toda vez que estamos diante dessa sintomatologia, admite-se que houve algum "descolamento" do ovo de seu local de implantação, com ou sem desprendimento de algumas vilosidades coriônicas. Daí decorre o sangramento escuro ou vermelho e o estímulo de contrações uterinas percebidas como cólicas.

O exame especular identifica sangramento em pequena quantidade proveniente do canal cervical ou apenas coletado no fundo se saco posterior. Ao toque vaginal, o colo uterino apresenta-se fechado e bem formado; o corpo uterino, compatível com a idade gestacional; e os anexos e fundos de saco, normais e livres.

Havendo dúvidas quanto ao diagnóstico, recomenda-se exame ecográfico transabdominal ou transvaginal (preferencialmente). Presente a vitalidade ovular, solicita-se a dosagem da subunidade beta da gonadotrofina coriônica (para o controle evolutivo do processo).

Ao exame ultra-sonográfico, os batimentos cardiofetais estarão presentes e, se rítmicos e com freqüência em torno de 160bpm, denunciam bom prognóstico, da mesma forma que a visualização ecográfica do saco gestacional com contornos regulares e nítidos, quando ainda não há atividade cardíaca. Pode ou não haver hematoma intra-uterino, que se define como imagem ecogênica, em 90% dos casos é retrocoriônica (entre as membranas e a placenta), mas pode ser retro ou pré-placentária.

A hemorragia é, em geral, o primeiro sinal das gestações patológicas que podem terminar em abortamento. É muito freqüente no início da gravidez; entretanto, sangramento patológico pode ser confundido com a perda sangüínea fisiológica decorrente da implantação do ovo, que ocorre em aproximadamente em um quarto das gestações (sinal placentário de Hartmann). A ameaça de abortamento pode evoluir para gestação normal ou para abortamento inevitável.

O tratamento em caso de abortamento evitável é discutível, justificando-se, quando é possível estabelecer com clareza, a etiologia do processo (por exemplo, incompetência istmo-cervical, causas hormonais ou infecciosas).

Como regra geral, o repouso no leito é medida aconselhável para todas as situações, embora não seja comprovadamente eficaz para prevenir as hemorragias ou mesmo contrações uterinas. É freqüentemente bem recebido pela paciente, que instintivamente tende a realizá-lo, diminuindo a ansiedade, favorecendo seu relaxamento e reduzindo os estímulos uterinos. Deve ser preferencialmente domiciliar, embora algumas situações de descontrole emocional recomendem a internação.

A administração de antiespasmódicos tem sido utilizada, embora nenhum efeito terapêutico útil tenha sido comprovado. O uso de tocolíticos em idade gestacional precoce não é eficiente, vez que, nessa fase da gestação, os beta-receptores uterinos não estão adequadamente sensibilizados. O uso de progestágenos, recomendado no passado, demonstrou ser ineficaz e associou-se ao prolongamento de retenção de embriões mortos e/ou malformados, razão pela qual foi definitivamente abandonado (Pinto e Silva, 1988). A progesterona natural tem sua indicação específica em casos de insuficiência luteínica comprovada em mulheres com perdas fetais de repetição. Observa-se nos dias de hoje, com a evolução da reprodução assistida, seu uso em praticamente todos os casos de sucesso de transferência de embriões, muitas vezes além das 16 semanas, como preconizam a maioria das clínicas especializadas. Tranqüilizantes ou sedativos, em doses pequenas, podem ser administrados. Ao reduzirem a dor, a ansiedade e a tensão maternas, e a conseqüente descarga de catecolaminas, essas drogas passam a ter efeito miorrelaxante e poderiam aditar algum benefício.

ABORTAMENTO EM CURSO E ABORTAMENTO INEVITÁVEL

Nesses casos, além da hemorragia vaginal, que pode ser moderada ou grave, a gestante apresenta-se sintomática, queixando-se de cólicas fortes, dores em baixo-ventre e por vezes náuseas e vômitos.

Ao exame clínico-ginecológico podem ser encontrados: anemia, taquisfigmia, hipotensão e até sinais de choque hipovolêmico, a depender do volume da perda sangüínea pregressa. Casos dessa gravidade não são freqüentes e estão reservados a pacientes não assistidas oportunamente.

O exame especular visualiza sangramento vivo em moderada ou grande quantidade pelo canal cervical, podendo ou não ser acompanhado de restos ovulares. Ao toque vaginal o colo uterino encontra-se pérvio, com dilatação suficiente para o examinador sentir a presença de partes fetais ou anexiais projetando-se através do canal.

A terapêutica conservadora não tem sentido praticada nessa situação. Ao contrário, a atuação mais adequada é acelerar a evacuação uterina, reduzindo a perda volêmica, aliviando as dores materna e encurtando o tempo de exposição da cavidade uterina aos agentes infecciosos.

Se a idade gestacional for inferior a 12 semanas de gestação, a melhor conduta é a curetagem uterina esvaziadora ou a vácuo-aspiração (AMIU – aspiração manual intra-uterina). Se a idade gestacional ultrapassar as 12 semanas, a melhor opção é estimular a atividade uterina com ocitocina ou prostaglandina até a eliminação do feto e anexos. Muito freqüentemente será necessário curetagem ou curagem uterina para completar a "limpeza" da cavidade uterina. A evacuação instrumental exclusiva, antes da eliminação do feto e anexos, é perigosa e contra-indicada nos abortamentos tardios, pelo risco de perfuração uterina que pode ocorrer com alguma freqüência. É prática recomendada, antes de se proceder à dilatação instrumental cervical, o uso vaginal de misoprostol, para facilitar o procedimento, tornando-o menos traumático.

Como todo processo é evolutivo, o exame clínico pode evidenciar situações diferentes. Quando a eliminação ovular for completa (*abortamento completo*), o sangramento e as cólicas vão diminuindo até cessarem espontaneamente. O colo uterino fecha-se, voltando a tornar-se impérvio. O exame ecográfico confirma o diagnóstico por meio da demonstração de linha fina e regular na cavidade uterina.

A eliminação dos restos ovulares pode ser incompleta. Nesse caso, o processo é chamado de *abortamento incompleto*. Nas gestações com menos de 10 semanas, é mais comum a ocorrência de abortamento completo, enquanto naquelas com idade gestacional mais avançada ocorre a eliminação fetal e ficam retidos restos placentários. Nesses casos, o sangramento persiste, o colo uterino mantém-se pérvio e a ecografia mostra conteúdo intra-uterino heterogêneo. O tratamento consiste no esvaziamento da cavidade uterina por curagem, curetagem ou vácuo-aspiração (AMIU). Em alguns casos de abortamento, os sinais e os sintomas desaparecem, ou seja, não há mais sangramento ou cólicas, o colo uterino encontra-se fechado, porém o exame ecográfico mostra presença de conteúdo intra-uterino. Existem controvérsias quanto a partir de que tamanho do conteúdo a paciente deva ou não ser submetida à curetagem. Acredita-se que se for de 20mm ou mais, trata-se de restos e, nessa situação, deve ser feita a curetagem esvaziadora. Se o conteúdo visibilizado for menor que 14mm, provavelmente trata-se apenas de descolamento decidual, dispensando-se a curetagem uterina. Quando o conteúdo uterino oscila entre 14 e 19mm, podem ser utilizados agentes ocitócicos por três a cinco dias e depois reavaliar ecograficamente o conteúdo intra-uterino.

Quando, após a morte assintomática do embrião, não ocorre sua expulsão e reduzem-se os sintomas peculiares à prenhez, designa-se a situação de *aborto retido, retenção de ovo morto* ou "missed abortion". Esse diagnóstico geralmente é feito na consulta de pré-natal, quando o crescimento uterino não é compatível com a idade gestacional ou não se auscultam os batimentos cardíacos fetais. O diagnóstico será confirmado pelo exame ecográfico, lembrando que antes de qualquer intervenção deve sempre ser confirmada e documentada por ecografia a morte do embrião. Após a certeza diagnóstica, a evacuação da cavidade uterina deve ser realizada e as técnicas utilizadas vão depender da idade gestacional, podendo realizar-se dilatação cervical e curetagem nas gestações com menos de 12 semanas e esvaziamento uterino prévio com auxílio de prostaglandina, ocitocina ou mifepristona, com posterior curetagem nas gestações mais avançadas. Recentemente tem sido questionada a necessidade do procedimento cirúrgico para todos os casos. Alguns trabalhos encontraram resultados interessantes, diminuindo as necessidades de um procedimento cirúrgico em mulheres que utilizam métodos como misoprostol ou a associação de mifepristona e misoprostol, e foram seguidas com controle clínico e ecográfico, até a completa eliminação do conteúdo uterino (Chung e cols., 1999; Ankun, 2001; Banerjee e cols., 2001).

Nas gestações precoces pode ocorrer a reabsorção completa do embrião dentro do saco gestacional. Visualiza-se, ao exame ecográfico, o saco gestacional vazio, chamado de *ovo anembrionária*. A ocorrência de vilosidades avasculares e a degeneração trofoblástica acontecem à semelhança do que ocorre nos abortos retidos. O ovo anembrionado seria o outro extremo do mesmo processo degenerativo. Nesses casos, a cavidade uterina deve ser evacuada por meio de dilatação e curetagem ou ainda optar pelo tratamento clínico.

Quando em processo de abortamento a paciente apresentar sinais e sintomas de infecção, trata-se de *abortamento infectado* ou *séptico*. O diagnóstico baseia-se na presença de calafrios, dor referida, taquisfigmia, febre e secreção purulenta proveniente do canal cervical. Essa patologia será abordada no capítulo 151. Cabe ressaltar que a maior causa de aborto infectado é o abortamento clandestino, nos países em que a prática de abortamento é ilegal, realizado por pessoas não capacitadas, em locais impróprios e que ainda é uma das principais causas de mortalidade materna no Brasil e no mundo.

CUIDADOS PÓS-ABORTO

As mulheres submetidas a procedimento cirúrgico devem ficar sob observação por no mínimo 30 minutos após o término do procedimento para o controle do sangramento vaginal e sinais vitais, pelo risco de hemorragia. Mulheres Rh negativas não sensibilizadas deverão receber imunoglobulina anti-Rh. Drogas uterotônicas como o maleato de metilergonovina são efetivas para diminuir o sangramento pós-aborto e na prevenção da hematometria, embora na maior parte dos casos sejam perfeitamente dispensáveis.

As mulheres devem ser orientadas a manter abstinência sexual por duas semanas, não usar absorvente interno pelo mesmo período. Também devem ser orientadas a aguardar em torno de três meses para uma nova gestação. Resultados gestacionais desfavoráveis são descritos em associação a menores intervalos entre o aborto e uma nova gestação (Vlaanderen e cols., 1988; Goldstein e cols., 2002). Dessa forma, algum tipo de anticoncepção deve ser iniciado o mais breve possível.

Referências Bibliográficas

• ACOG Practice Bulletin – Cervical insufficiency. *Obstet. Gynecol.*, 102:1091, 2003. • ALBERMAN, E.& cols. – Maternal factors associated with fetal chromosomal anomalies in spontaneous abortions. *Br. J. Obstet. Gynaecol.*, 83:621, 1976. • ANDERSEN, A.M. & cols. – Fever in pregnancy and risk of fetal death: a cohort study. *Lancet*, 360:1552, 2002. • ANDRADE, K.C.– Curvas de medidas ultra-sonográficas do colo e segmento uterinos em gestantes de baixo risco. Dissertação de mestrado FCM Universidade Estadual de Campinas, 2003. • ANKUM, W.M. & cols. – Management of spontaneous miscarriage in the first trimester: an example of putting informed shared decision making into practice. *BMJ*, 322:1343, 2001. • ANTSAKLIS, A. & cols. – Genetic amniocentesis in women 20-34 years old: associated risks. *Prenat. Diagn.*, 20:247, 2000. • AVASTHI, K. & cols. – A study of prevalence of Chlamydia trachomatis infection in women with first trimester pregnancy losses. *Indian. J. Pathol. Microbiol,.* 46:133, 2003. • BANERJEE, S. & cols. – Expectant management of early pregnancies of unknown location: a prospective evaluation of methods to predict spontaneous resolution of pregnancy. *BJOG*, 108:158, 2001. • BEN-RAFAEL, Z. & cols. – Uterine anomalies. A retrospective, matched-control study. *J .Reprod. Med.*, 36:723, 1991. • CHATENOUD, L. & cols. – Paternal and maternal smoking habits before conception and during the first trimester: in relation to spontaneous abortion. *Ann. Epidemiol.*, 8:520, 1998. • CHUNG, T.K. & cols. – Spontaneous abortion: a randomized, controlled trial comparing surgical evacuation with conservative management using misoprostol. *Fertil. Steril.* 71:1054, 1999. • CNATTINGIUS, S. & cols. – Caffeine intake and the risk of first-trimester spontaneous abortion. *N. Engl. J. Med.*, 343:1839, 2000. • CRANE, J.M.G. – Pregnancy outcome after loop electrosurgical excision procedure: A systematic review. *Obstet. Gynecol.*, 102:1058, 2003. • DAYA, S. & cols. – Progesterone profiles in luteal phase defect cycles and outcome of progesterone treatment in patients with recurrent spontaneous abortion. *Am. J. Obstet. Gynecol.*, 158:225, 1988. • DAYA, S.; WARD, S,. & BURROWS, E. – Progesterone profiles in luteal phase defect cycles and outcome of progesterone treatment in patients with recurrent spontaneous abortion. *Am. J. Obstet. Gynecol.*, 158:225, 1988. • DOMINGUEZ-ROJAS, V. & cols. – Spontaneous abortion in a hospital population: are tobacco and coffee intake risk factors?. *Eur. J. Epidemiol.*, 10:665, 1994. • GLINOER, D. – Thyroid immunity, thyroid dysfunction, and the risk of miscarriage: a propos article by Vaquero & cols. Mild thyroid abnormalities and recurrent spontaneous abortion: diagnostic and therapeutical approach. *Am. J. Reprod. ,Immunol.*, 43:202, 2000 . • GOLAN, A. & cols. – Cervical cerclage – its role in the pregnant anomalous uterus. *Int. J. Fertil.*, 35:164, 1990. • GOLDSTEIN, R.R. & cols. – Neonatal outcomes in immediate versus delayed conceptions after spontaneous abortion: A retrospective cases series. *Am. J. Obstet. Gynecol.*, 186:1230, 2002. • GOMEZ, R. & cols. – Is amniotic fluid interleukin-6 determination of value before the placente of "Rescue cerclage". *Am. J. Obstet. Gynecol.*, 191:SMFM Abstratct, 223, 2005. • HARGER, J.H. – Cerclage and cervical insufficiency: an evidence-based analysis. *Obstet. Gynecol.*, 100:1313, 2002. • HARLAP, S. & SHIONO, P.H. – Alcohol, smoking, and incidence of spontaneous abortions in the first and second trimester. *Lancet.*, 2:173, 1980. • IAMS, J.D. & cols. – The length of the cervix and the risk of spontaneous premature delivery. National Institute of Child Health and Human Development Maternal Fetal Medicine Unit Network. *N. Engl. J. Med.*, 334:567, 1996. • IVERSON, R.E. & DECHERNEY, A.H. – Congenital anomalies of the uterus In: UpToDate, Rose, B.D. (ed.). Wellesley, M.A., 2003. • Kaufman, R.H. & cols. – Continued followup of pregnancy outcomes in diethylstilbestrol-exposed offspring. *Obstet. Gynecol.*, 96:483, 2000. • KLEIN, J. &, STEIN Z. – Epidemiology of chromosomal anomalies in spontaneous abortion: prevalence, manifestation and determinants. In: Bennett, M.J. & Edmonds, D.K. (eds.). *Spontaneous and Recurrent Abortion.* Oxford, Blackwell Scientific Publications, 1987, p. 29. • KLINE, J. & cols. – Cigarette smoking and spontaneous abortion of known karyotype. Precise data but uncertain inferences. *Am. J. Epidemiol.*, 141:417, 1995. • KRISTENSEN, J. & cols. – Increased risk of preterm birth in women with cervical conization. *Obstet. Gynecol.*, 81:1005, 1993. • LAZARUS, J.H. & KOKANDI, A. – Thyroid disease in relation to pregnancy: a decade f change. *Clin. Endocrinol. (Oxf.)*, 53:265, 2000. • LEE, K.Y. – Interleukin-6 but not relaxin predicth outcome of rescue cerclage in women with cervical incompetence. *Am. J. Obstet. Gynecol.*, 191:785, 2004. • LI, D.K.; LIU, L. & ODOULI, R. – Exposure to non-steroidal anti-inflammatory drugs during pregnancy and risk of miscarriage: population based cohort study. *BMJ*, 327:368, 2003. • LIN, P.C. & cols. – Female genital anomalies affecting reproduction. *Fertil. Steril.*, 78:899, 2002. • LIPPMAN, A. & cols. – Canadian multicentre randomized clinical trial of chorion villus sampling and amniocentesis. Final report. *Prenat. Diagn.*, 12:385, 1992. • LUDMIR, J. – Sonographic detectio of cervical incompetence. *Clin. Obstet. Ginecol.*, 31:101, 1988. • MASSAD, L.S. & cols. – Pregnancy rates and predictors of conception, miscarriage and abortion in US women with HIV. *AIDS,.* 18:281, 2004. • MINTZ, G. & cols. – Prospective study of pregnancy in lupus erythematosus. Results of a multidisciplinary approach. *J. Rheumatol.*, 13:4, 1986. • MRCE – Medical Research Council European trial of chorion villus sampling. MRC working party on the evaluation of chorion villus sampling. *Lancet*, 337:1491, 1991. • NESS, R.B. & cols. – Cocaine and tobacco use and the risk of spontaneous abortion. *N. Engl. J. Med.*, 340:333, 1999. • NYBO ANDERSEN, A.M. & cols. – Maternal age and fetal loss: population based register linkage study. *BMJ*, 320:1708, 2000. • OWEN, J. & cols. – Vaginal sonography and cervical incompetence. *Am. J. Obstet. Gynecol.*, 188:586, 2003. • PELLERITO, J.S. & cols. – Diagnosis of uterine anomalies: relative accuracy of MR imaging, endovaginal sonography, and hysterosalpingography. *Radiology*, 183:795, 1992. • PENNA, S.D.J. & cols. – Investigação genética das perdas fetais. In: Isfer, E.V. & cols. *Medicina Fetal. Diagnóstico Pré-natal e Conduta.* Cap. 2, 1998, p. 14. • PINTO E SILVA, J.L. – Aborto. In: Cunha, S.P. & Duarte, G. *Gestação de Alto Risco.* Medsi, 1988, p. 1. • RAGAN, L. & RAI, R. – Epidemiology and the medical causes of miscarriage. *Best Prac. Res. Clin. Obstet. Gynaecol.*, 14:839, 2000. • REGAN, L.; BRAUDE, P.R. & TREMBATH, P.L. – Influence of past reproductive performance on risk of spontaneous abortion. *BMJ*, 299:541, 1989. • REINDOLLAR, R.H. – Contemporary issues for spontaneous abortion. Does recurrent abortion exist?. *Obstet. Gynecol. Clin. North Am.*, 27:541, 2000. • SCHIEVE, L.A. & cols. – *Obstet. Gynecol.*, 101:959, 2003. • SIGNORE, C. – Rubeola. *Prim. Care Update Obstet. Gynecol.*, 8:138, 2001. • SMIDT-JENSEN, S. & cols. – Randomised comparison of amniocentesis and transabdominal and transcervical chorionic villus sampling. *Lancet*, 340:1237, 1992. • SURITA, F.G.C. & cols. – Lupus e gravidez. *RBGO*, 19:413, 1997. • TONGSONG, T. & cols. – Amniocentesis-related fetal loss: a cohort study. *Obstet. Gynecol.*, 92:64, 1998. • VLAANDEREN, W. & cols. – Abortion risk and pregnancy interval. *Acta Obstet. Gynecol. Scand.*, 67:139, 1988. • WANG, X. & cols. – Conception, early pregnancy loss, and time to clinical pregnancy: a population-based prospective study. *Fertil Steril.*, 79:577, 2003. • WHO – Recommended definitions, terminology and format for statistical tables related to the perinatal period and use of a new certificate for cause oh perinatal deaths (Modifications recommended by FIGO as emended October 14, 1976). *Acta Obstet. Gynecol. Scand.*, 56:247, 1976. • WILCOX, A.J. & cols. – Incidence of early loss of pregnancy. *N. Engl. J. Med.* 319:189, 1988. • WINDHAM, G.C. & cols. – Moderate maternal alcohol consumption and risk of spontaneous abortion. *Epidemiology*, 8:509, 1997. • ZINAMAN, M.J. & cols. – Estimates of human fertility and pregnancy loss. *Fertil. Steril.*, 65:503, 1996.

39 Prematuridade: Aspectos Clínicos

João Luiz Pinto e Silva

O parto pré-termo continua como a principal causa de morbidade e mortalidade, a curto e a longo prazo, em crianças normalmente formadas. A prevenção e o tratamento do trabalho de parto são importantes, não como um fim em si mesmo, mas como instrumento para evitar o parto pré-termo e suas nefastas conseqüências.

Nos últimos anos, a despeito de todos os avanços médicos, progrediu-se pouco no esclarecimento da etiologia e assistência ao parto pré-termo e da prematuridade, em sua correta identificação e no controle dos desafios assistenciais, e principalmente em sua perspectiva de prevenção e manejo de seu tratamento.

Segundo Mc Namara (2003), precisamos convencer-nos de que o parto pré-termo não é uma doença, mas um evento, que é resultado de vários fatores isolados ou múltiplos, que se entrelaçam de forma independente ou interdependente. Com freqüência, é o último degrau ou estágio de um processo multifatorial e, embora diferente em sua origem e condicionante, é abordado habitualmente de forma muito semelhante. Por exemplo, no caso de uma gestante com gravidez múltipla, de triplos, a sobredistensão existente é suficiente para dar início ao trabalho de parto antes do tempo, enquanto em outras situações a combinação de fatores de risco de menor importância pode resultar no mesmo efeito. Sua prevenção e evitabilidade nem sempre são prudentes; muitos partos pré-termo ocorrem em virtude de distúrbios como rotura de membranas por amnionite, ou como intervenção planejada para salvaguardar a mãe por motivos de doença grave, ou por problemas relacionados ao bem-estar fetal ou seu crescimento, situações que muitas vezes recomendam o final da gravidez e o nascimento.

CONCEITO

Segundo o Comitê de Normas da Organização Mundial da Saúde (1972), crianças nascidas com menos de 37 semanas completas de gestação, ou seja, com menos de 259 dias contados a partir do primeiro dia do último período menstrual, são consideradas *pré-termo* ou *prematuras*. O mesmo colegiado inclui na definição, ampliando-a, que recém-nascidos com menos de 2.500g de peso devem ser denominados de *baixo peso*.

A discussão sobre o limite da prematuridade e da maturidade, até o momento, não encontrou ponto final, embora seja razoável a aceitação, progressivamente universal, da definição proposta pela OMS, ao considerar que os indicadores de mortalidade perinatal apontam desempenho absolutamente semelhante para as crianças nascidas a partir das 37 semanas de gravidez. Nesse sentido, serve de exemplo a condição excepcional de presença de "membrana hialina" (MH) ou "síndrome da angústia respiratória idiopática do recém-nascido" (SARI) nas crianças nascidas com essa idade gestacional, ao contrário de sua grande proporção com causa da morbimortalidade entre prematuros.

Infelizmente em muitas ocasiões essa definição é inadequada ou insuficiente para a nossa população que, com freqüência, desconhece a data de início de seu último período menstrual, iniciou tardiamente seus controles pré-natais ou fez uso recente de contraceptivos hormonais, o que torna imprecisa a informação disponível e dificulta as decisões do médico atendente.

Do mesmo modo, há dificuldades em se definir os limites inferiores da prematuridade, considerando que a capacidade de sobrevivência de fetos muito pequenos (entre 500 e 1.000g) é variável conforme o serviço que os recebe e também segundo a etiologia relacionada ao nascimento prematuro.

Os fetos que pesam menos de 500g na maioria das vezes não são viáveis e, por isso, nem considerados para fins de estatísticas perinatais. Na ausência de medidas de peso ao nascer, a idade gestacional entre 20 e 22 semanas completas é considerada equivalente a 500g. Quando nem o peso nem a idade gestacional são conhecidos, recomenda-se utilizar o comprimento do corpo (do alto da cabeça ao calcanhar) e, nesses casos, 25cm equivalem a 500g.

Para análises internacionais comparativas das taxas e coeficientes, recomenda-se destacar com clareza quando se considera o peso de 1.000g ou mais (o mais usado) ou 500g ou mais (correção necessária considerando as vitórias da moderna assistência neonatal).

Acima de 34 semanas, os resultados de sobrevivência neonatal em centros terciários são considerados iguais àqueles obtidos para fetos nascidos de termo, sendo que as seqüelas neonatais acompanhadas longitudinalmente são conhecidas apenas para fetos nascidos com menos de 34 semanas. A maior parte dos estudos de "follow-up" disponíveis dizem respeito a nascituros abaixo de 32 ou de 28 semanas de idade gestacional, faltando informações correspondentes a espectros superiores de idade ao nascimento. Outro problema relacionado é que se misturam recém-nascidos da mesma idade cronológica, mas não se separam por etiologia, tipo de assistência prestada, o que não permite que se aborde a questão da prematuridade como um grupo homogêneo.

INCIDÊNCIA

A incidência da prematuridade encontrada na literatura é muito variada, uma vez que sofre influência de múltiplos fatores que agem sobre a população em foco: condições socioeconômicas, região geográfica, fatores raciais, tipo de assistência oferecida à gestante e outros. Segundo Correa (1987), as estatísticas, de modo geral, não diferenciam os fetos de baixo peso daqueles realmente prematuros, o que distorce para mais o valor da cifra referida e fragiliza as comparações.

Na América Latina, com dados colhidos de série de 333.974 nascimentos consecutivos, em 59 maternidades de 11 países, a incidência de baixo peso de nascimento (BPN) variou de 4,6% (Chile) a 14,89% (Vila Nova Cachoeirinha, Brasil), com média de 9%. Na Colômbia, foi apontado, no Hospital Universitário de Cali, a incidência de 12,9%. Esses valores são muito superiores aos correspondentes a nascimentos em países industrializados e, em geral, inferiores às regiões mais subdesenvolvidas, como Bangladesh, na Índia, onde se encontram relatos de cifras regionais de até 50% de BPN. Quando a incidência de BPN é inferior a 15%, como ocorre nos países latino-americanos, 50 a 70% dos nascimentos com peso insuficiente são prematuros e os demais apresentam restrição de crescimento intra-uterino (RCIU), sendo, portanto, pequenos para a idade gestacional.

Villar e Belizán (1974) estudaram as proporções para os recém-nascidos com BPN de prematuros e com atraso de crescimento, confirmando que, quanto maior a taxa de BPN, maior a incidência de RCIU, mantendo-se os prematuros em taxas relativamente constantes (5 a 7%).

Dados coletados pelo Serviço de Neonatologia do Centro de Atenção Integral à Saúde da Mulher da UNICAMP, durante 1997, registraram sobre 3.169 partos de nascidos vivos um índice de baixo peso de 17,3% e de muito baixo peso (entre 500 e 1.500g) de 4,4%. Cumpre ressaltar que esse Serviço é pólo de atenção terciária da importante região de São Paulo e concentra gestação de alto risco (estudo recente constatou, em setembro de 1998, que 70% dos atendimentos realizados no Serviço de Parto de Maternidade do CAISM envolviam pelo menos uma condição de risco).

Nos Estados Unidos a incidência aumentou de 10,6% em 1990 para 11,9% em 2001. Já para os prematuros de muito baixo peso (MBP), peso inferior a 1.500 gramas, os partos aumentaram de 1,16% em 1981 para 1,44% em 2001, primariamente por causa do aumento dos partos múltiplos, originados de técnicas modernas de reprodução assistida (Iams, 2003).

Dados recentes da Fundação SEADE na cidade de São Paulo mostraram taxas de 11% em 1991, 6,98% em 1999 e 7,7% em 2001. No CAISM (Centro de Assistência Integral à Saúde da Mulher), hospital terciário, referência para a Região Metropolitana de Campinas, e pertencente ao complexo hospitalar da UNICAMP, as taxas de BPN têm permanecido nos últimos cinco anos em torno de 16% e as de MBP muito próximas de 4%, cifras elevadas mas compatíveis com a condição de hospital de referência regional.

Dados recentes americanos informam que atualmente nos EUA 3% dos nascimentos vivos são originados de gravidezes múltiplas. Os recém-nascidos de gestação gemelar correspondem a 13% dos pré-termo < 37 semanas, 15% dos < 32 semanas, 21% de todos os BPN e 25% dos de MBP (Martin e cols., 2002).

EPIDEMIOLOGIA

A etiologia da prematuridade (e do trabalho de parto prematuro – TPP) é complexa e pobremente compreendida. Enquanto alguns casos são ocorrências aparentemente sem razão, outros são claramente associados com causas específicas (*incompetência istmocervical*, por exemplo), outros ainda com situação em que múltiplos fatores estão envolvidos (placenta prévia mais malformação congênita).

Para Stublefield (1984), é doença de etiologia multifatorial, e para Chamberlain (1984), ocorre em três situações fundamentais: a) iatrogênicas (cada vez com mais importância em nossas estatísticas), de modo justificado para proteger os interesses da mãe ou do feto, ou mesmo de ambos; na presença de patologias e situações mórbidas incontroláveis e de modo não justificado, como conseqüência de procedimentos diagnósticos ou terapêuticos, ou de erros de avaliação e conduta; b) associadas a situações especiais que, com freqüência, estão acompanhadas de aumento da contratilidade, como infecção, gemelaridade, rotura prematura das membranas (RPM) e outras; c) aquelas em que nenhuma das condições anteriores esteja presente ou qualquer outra possa ser relacionada como causa possível e que corresponderia à metade dos partos prematuros (Rush e cols., 1976).

São numerosos e diversificados os fatores de risco e os diagnósticos clínicos associados ao parto pré-termo e suas taxas atuais. Características reportadas com mais freqüência incluem etnicidade, estado socioeconômico, nutrição deficiente, doenças periodontais, baixo peso materno pré-gestacional, ausência ou inadequada assistência pré-natal, idade materna inferior a 18 anos e acima de 35, trabalho estressante, anemia, uso de cigarros, colonização de trato urinário, anomalias uterinas, leiomiomas, atividade uterina excessiva, dilatação cervical prematura, história de prematuridade anterior. Também desordens obstétricas como RPM, amnionite, incompetência, pré-eclâmpsia, gravidez múltipla, placenta prévia, *abruptio placentae*, anomalias fetais e do líquido amniótico e condições médicas como diabetes, hipertensão, infecções sistêmicas e genitais, doenças do colágeno, uso de drogas, traumatismos podem predispor ao parto prematuro.

Com a finalidade de facilitar a compreensão e a discussão dos diversos mecanismos envolvidos e propiciar a estratégia para seu enfrentamento, dividiremos o capítulo agrupando os principais fatores de risco associados com nascimentos prematuros, conforme proposta modificada de Main em 1988 (Quadro II-15).

FATORES DE RISCO

Demográficos

Idade – tem sido relacionada constantemente como associada a altos índices de prematuridade, principalmente para mulheres nos extremos da vida reprodutiva. Segundo Kaltreider e Koll (1980), foram observados 8,9% para adolescentes com menos de 15 anos, 5,4% para aquelas entre 15 e 19 anos e

Quadro II-15 – Fatores de risco associados com nascimento prematuro (modificado de Main, 1988).

Demográficos
  Idade
  Condição socioeconômica
  Estado civil

Comportamentais
  Hábito de fumar
  Uso de drogas
  Má nutrição
  Exercício físico excessivo

Cuidados pré-natais
  Presença ou ausência de cuidado pré-natal

Riscos pré-gestacionais
  História obstétrica pobre
  Malformações uterinas
  Condições médicas especiais

Complicações obstétricas
  Gestações múltiplas
  Anormalidade no volume do líquido amniótico
  Sangramento vaginal
  Malformações fetais
  Infecções

Tabela II-28 – Porcentagem de prematuros por idade da mãe e cor.

	Idade materna (anos)							
	< 15	15-19	20-24	25-29	30-34	35-39	40-44	45-49
Branca	11,7	7,6	5,7	4,9	5,1	6,0	7,6	8,2
Negra	15,5	13,8	12,4	11,5	11,4	12,0	13,4	16,2

Fonte: Vital Statistics of USA – National Center for Health Statistics 1986 – Modificado e apresentado por Main, 1988.

taxas menores de 2,8% para aquelas entre 20 e 29 anos de idade. Para gestantes acima de 40 anos, a taxa foi de 6%. Em associação a fatores raciais, os números são bastante significativos (Tabela II-28), destacando-se maiores taxas entre menores de 15 anos e maiores de 45 anos.

Entre nós importa destacar os conceitos de Correa (1987) que, entre outras características, considera a primigesta muito jovem ou idosa, e as pacientes de raça negra, mulheres de alto risco para parto prematuro.

Em trabalhos realizados no Serviço de Obstetrícia da UNICAMP, em 1982, por Pinto e Silva e, em 1982, por Teles, não se encontrou associação com a idade, no que se refere a adolescentes, mas houve maior proporção de partos prematuros em mulheres com idade igual ou superior a 35 anos (9,9% para Teles), diferença que não se manteve significativa quando se realizou análise multivariada apropriada.

Cecatti (1991), no mesmo serviço, estudando mulheres na faixa superior da idade reprodutiva, 40 anos ou mais, não encontrou maior incidência de prematuros ou de baixo peso.

Situação socioeconômica – aparece sempre relacionada entre as causas discutidas na epidemiologia da prematuridade. O nível educacional é freqüentemente usado como indicador dessa situação, porque se correlaciona com o nível de ingresso econômico, atividade e tipo de trabalho profissional, qualidade de alimentação, acesso a serviços médicos e oportunidades sociais. Drillien, na década de 1957, realçava a importância dos antecedentes sociais e o nível de ingresso econômico como marcadores dos desempenhos materno e perinatal relacionados à prematuridade. Mais confuso fica o tema se situações étnicas ou raciais são colocadas como variáveis alternativas associadas às relativas ao ingresso mensal, nível escolar, alimentação e outros. Main considera dados norte-americanos que sempre destacam os indivíduos da raça negra como predispostos etnicamente a apresentar duas a três vezes mais prematuros que os não negros, na mesma condição social e econômica. De modo geral, os indivíduos que possuem bom nível socioeconômico-cultural, isto é, alimentam-se adequadamente, têm boa escolaridade, trabalho compatível e acesso a serviços, apresentam taxas de prematuridade baixas.

Estado civil – a exemplo das demais variáveis consideradas no item anterior, é situação controversa. Alinham-se, paralelamente à idade materna, raça, escolaridade e outras variáveis que, embora associadas ao parto prematuro, estão longe de julgar peso específico importante ou definitivo na sua etiologia. Na série apresentada por Telles na Maternidade do CAISM-UNICAMP, em 1990, não foi considerada significativa a situação civil da gestante estudada para o determinismo de prematuridade, mesmo em estudo estatístico que considerou outras variáveis de forma simultânea.

COMPORTAMENTAIS

Hábito de fumar – está definitivamente estabelecida a relação de RCIU com o hábito de fumar; também já se estabeleceu relação com prematuro por idade gestacional. Esse risco persiste mesmo quando são feitos os ajustes necessários para as variáveis que potencialmente confundem, como peso materno, idade, paridade, ganho de peso, uso de álcool e cafeína. Nos EUA, onde 30% de todas as mulheres fumam, estima-se que de 13 a 20% de todos os nascimentos pré-termo são devidos ao hábito materno de fumar.

Uso de drogas – em estudo de MacGregor e cols. (1987), comparando consumidoras e não de cocaína, controladas por idade, paridade, classe social, usuárias de cigarros e complicações médicas, a prematuridade foi mais comum entre as drogaditas. Com o recente aumento do consumo também durante a gestação, diversas publicações têm demonstrado importante associação entre o uso de cocaína e baixo peso, atraso de crescimento e prematuridade.

Má nutrição – desde 1984, Donnelly e cols. acreditavam que a nutrição adequada seria um dos elementos mais importantes para a prevenção da prematuridade. O peso pré-gravídico e o ganho de peso durante a gestação são dois importantes determinantes do peso fetal, seguidos de perto pelo peso de crianças anteriormente nascidas e da história e uso de cigarros, segundo Niswander e Jackson (1974). É aceito por consenso que situações extremas de má nutrição concorrem para a redução do peso ao nascer. Miller e cols. (1978) publicaram estudo extenso sobre fatores de risco para BPN em Kansas City, definindo sete situações em que estão aumentados os riscos para prematuridade:

1. Uso de álcool ou outras drogas.
2. Não realização de pré-natal.
3. Maior de 35 anos de idade.
4. Menor de 17 anos de idade.
5. Baixo peso materno em relação à altura.
6. Ganho de peso baixo durante a gestação.
7. Uso de cigarros.

Exercício físico excessivo – atividades físicas, principalmente em excesso, podem produzir RCIU e TPP. Nos últimos anos, a maior incorporação de mulheres na força de trabalho propiciou maior número de gestações acompanhadas nas mais diferentes atividades de emprego e de solicitação física, originando, a respeito, informações que somente agora começaram a ser esclarecidas. Alguns têm encontrado, por exemplo, maior mortalidade de RN entre as mulheres que trabalham que as que não trabalham, outros não comprovaram diferenças e ainda alguns constataram que mulheres em atividade muscular têm menor risco de parto prematuro que as que não trabalharam durante a gravidez. Os trabalhos e os resultados são bastante controversos porque as circunstâncias em que são feitas as avaliações são marcadamente diferentes e, portanto, de difícil comparação. Dificuldade adicional em várias situações é a impossibilidade de se medir o esforço exigido no trabalho extradomiciliar e no doméstico. Este pode ser até mais exigente em muitas ocasiões e, muitas vezes agregado ao primeiro, ele não é convenientemente considerado. Naeye e Peters (1982), indicando dados de trabalho colaborativo, referiram que recém-nascidos de mulheres que trabalham na posição em pé pesaram menos que os de outras que não o fizeram na mesma idade gestacional. Discutem o papel do trabalho e da posição materna durante ele como partes envolvidas em um prejuízo ao fluxo uteroplacentário, com conseqüente repercussão para o crescimento fetal.

Cuidados pré-natais

Segundo Main, como outros fatores chamados comportamentais, o risco de prematuros ou BPN devido ao pré-natal ausente ou inadequado está potencialmente sujeito a modificações. Mulheres que não realizaram pré-natal têm risco aumentado de dar à luz a recém-nascidos com BPN. Observando somente o mês de início do cuidado pré-natal, não se consegue estabelecer o impacto verdadeiro no resultado perinatal, havendo necessidade de se combinar o mês do início e o número total de consultas realizadas para avaliação mais adequada. Greenberg (1983) conseguiu demonstrar os benefícios sobre vários indicadores, inclusive em prematuros e de baixo peso quando submetidos os grupos mais expostos à melhor cobertura pré-natal.

Riscos pré-gestacionais

História obstétrica – a incidência de prematuros está fortemente relacionada a antecedentes obstétricos desfavoráveis. Em nosso Serviço, Teles encontrou, em 1990, que a porcentagem de partos prematuros foi uma vez e meia superior entre gestantes com antecedentes de aborto. Do mesmo modo, foi significativamente maior entre mulheres com intervalo interpartal igual ou menor que 12 meses ou menor que 24 meses.

Em relação a antecedentes de partos prematuros, observou-se incidência duas vezes e meia maior naquelas com história anterior. Esses dados confirmam os achados de Guzick e cols. (1984), Lieberman e cols. (1987) e Kramer (1987) em estudos controlados. Diversos artigos que utilizam escore de risco destacam o antecedente de parto prematuro como tendo papel importante no contexto do risco presumido (Lazar e cols., 1984) (Tabela II-29).

Malformações uterinas – aumentam o risco de partos prematuros. O risco varia com o tipo de anormalidade encontrada, sendo maior entre mulheres com útero unicorno e didelfo e

Tabela II-29 – Nascimento prematuro espontâneo e recorrente em 6.072 mulheres escocesas – probabilidade futura.

Primeiro nascimento	Segundo nascimento	Probabilidade de prematuro próximo (%)
Termo	–	5
Prematuro	–	15
Termo	Prematuro	24
Prematuro	Prematuro	32

Carr-Hill e Hall (1985).

menor entre aquelas que apresentam apenas um septo fúndico. Cirurgias como circlagem e metroplastias podem melhorar os índices de prematuridade. Miomatose uterina também tem sido associada a aumento do sangramento e rotura prematura de membranas e por extensão à prematuridade.

Condições médicas – nefropatia diabética e doenças do colágeno, em especial o lúpus eritematoso disseminado, favorecem a ocorrência de partos prematuros.

Complicações obstétricas

Gestações múltiplas – a incidência de parto prematuro, segundo Rush e cols. (1976), foi 12 vezes mais alta que nas gravidezes únicas (isto para gravidez gemelar dupla). Segundo Papiernick (1984), as gestações gemelares representam cerca de 1,2% do total de gestações e 2,4% dos recém-nascidos; o trabalho de parto pré-termo é uma das complicações principais, com índice de 35 a 40%. Segundo esse autor, o período médio de gestação é reduzido com o número crescente de fetos contidos no útero.

Para o caso de gêmeos, a média de duração da gestação é de 262 dias, 247 dias para triplos e 237 para quádruplos, segundo relatos de MacKown e Record (1952), que estudaram 23.000 partos múltiplos. O peso cumulativo desses fetos, segundo esse trabalho, mostrou-se progressivamente reduzido com o número maior de fetos (Tabela II-30), o que sugere capacidade limite do útero em conter os fetos.

Tabela II-30 – Duração média da gravidez (dias), peso ao nascer e peso cumulativo de 23.000 partos múltiplos (MacKown e Record, 1952).

	Simples	Duplos	Triplos	Quádruplos
Gestação média (dias)	280,5	261,6	246,8	236,8
Peso médio ao nascer (g)	3.370	2.391	1.814	1.393
Peso fetal total (g)	3.370	4.782	5.442	5.572

Reprodução assistida – partos prematuros e de baixo peso ocorrem com bastante freqüência em gravidezes concebidas após a indução de ovulação e técnicas especiais de reprodução assistida, incluindo fertilização *in vitro*, transferência de gametas e zigotos por via intratubária, congelamento de embriões e transferência de embriões de doador.

Estudo do CDC americano mostrou a grande contribuição dessas técnicas para esse aumento (Wilcox e cols., 1996). Os estudos a respeito mostram que grande parte do aumento, nessas circunstâncias, deve-se, sem dúvida, a gravidezes múltiplas, mas tem sido reconhecida também como conseqüência de gestações simples (Schieve e cols., 2002). Uma explicação que tem sido considerada por alguns autores para explicar esse incremento seria o aumento de relaxina produzida pela superovulação, detectada em pesquisas recentes (Weiss e cols., 1993; Vogel e cols., 2002).

Volume do líquido amniótico – aumentos exagerados (poliidrâmnio) têm sido, a exemplo do que acontece nas gestações múltiplas, relacionados à etiologia da prematuridade. Atribui-se a essas situações especiais mecanismo de sobredistensão uterina que desencadeia a liberação de substâncias (prostaglandinas) detonadoras ou co-associadas ao início do trabalho de parto (com a ocitocina).

Sangramento vaginal – grande quantidade de estudos epidemiológicos relata que essa condição guarda forte relação com o TPP. Embora seja mais ou menos clara essa relação em patologias como placenta prévia e descolamento prematuro da placenta (situações em geral relacionadas com hemorragias severas), sangramentos menos importantes, muitas vezes de pequena monta, também têm sido associados à prematuridade. Estudos demonstraram essa situação para sangramentos ocorridos na primeira metade da gravidez e que são particularmente mais freqüentes nas mulheres que tiveram um ou mais abortos no primeiro trimestre. Supõem alguns estudos que esses episódios poderiam estar relacionados a anomalias cervicais preexistentes, outros, a condições de vida como exercício ou trabalho pesado, segundo Papiernick (1984).

Malformações fetais – entre nós, Teles mostrou que anomalias fetais também estão associadas com aumento de prematuridade, embora em sua hierarquização (Tabela II-31) ocupasse o último lugar, comparativamente a outras variáveis analisadas. Apesar de as malformações serem inevitáveis estatisticamente, têm, entre os sobreviventes, baixa prevalência. O diagnóstico cada vez mais precoce dessas situações já tem levado as estatísticas em outros países a apresentarem-se com valores mais reduzidos, uma vez que esses diagnósticos quase invariavelmente conduzem ao abortamento eugênico.

Infecções – muitos investigadores suspeitam que a RPM e o trabalho de parto prematuro resultam da interação de agentes infecciosos que, em determinadas situações, levariam ao aparecimento do quadro. Em nossos achados (Tabela II-31), a associação de RPM com prematuridade é bastante consistente, não deixando dúvidas quanto à sua importância, restando, entretanto, muita especulação em torno da intimidade do mecanismo.

Tabela II-31 – Análise de regressão logística que resume resultados no CAISM/UNICAMP para variáveis associadas a parto prematuro (Teles e cols., 1990).

Variável	x^2	P<	R
Hipertensão	50,02	0,0001	0,206
Hemorragia	25,30	0,0001	0,143
RPM	21,57	0,0001	0,181
Antecedentes prematuros	9,67	0,002	0,082
Peso habitual	7,83	0,005	0,072
Pré-natal	5,73	0,02	0,057
Malformação	4,07	0,05	0,043

x^2 = Qüiquadrado. P< = Nível de significância. R= Correlação de variável independente com a ocorrência de parto prematuro.

FISIOPATOLOGIA

Os fatores associados à etiologia da prematuridade são conhecidos e discutidos há muitas décadas. Os caminhos da fisiopatologia, entretanto, permanecem obscuros e muito controvertidos.

Segundo Main, cinco fatores estão associados e são uniformemente observados na intimidade dos processos ligados ao parto prematuro:

1. Infecções cervicais, vaginais e do líquido amniótico.
2. Variações na contratilidade uterina.
3. Estresse (psicológico).
4. Falha na expansão do volume plasmático.
5. Toxinas fetoplacentárias.

Muitos trabalhos atuais destacam que o TPP e a RPM freqüentemente resultam da interação de variedade de patógenos genitais que provocam infecções clínicas e subclínicas. Romero e Mazor (1978), em excelente revisão a respeito, propõem que há dados suficientes para associar infecção intra-amniótica, TPP e RPM. Questionam a importância de infecção do trato urinário e bacteriúria assintomática com a prematuridade. Referem que a associação entre essas situações foi verificada antes da era antibiótica e que recentes estudos de pielonefrite e gravidez mostram ligação com TPP mas não com o nascimento prematuro, e adicionam que mulheres com bacteriúria assintomática, convenientemente tratadas, apresentam baixas taxas de BPN. Concluem, ainda, não haver evidência que suporte associação definitiva entre cistite e prematuridade. Por outro lado, há evidências de que a infecção intra-amniótica clínica ou subclínica, particularmente com o envolvimento do estreptococo do grupo B e do *Bacteroides fragilis*, relaciona-se com a patologia. Essa associação tem sido demonstrada por culturas positivas do líquido amniótico, pelo exame histológico da placenta e anexos, pela presença de corioamnionite na placenta de mulheres com RPM e partos prematuros, morbidade infecciosa do RN (inclusive no cordão umbilical) e pelo maior índice de falhas na tocólise em mulheres que tiveram exame histológico com corioamnionite após o nascimento. Daikoken e cols. (1982) demonstravam maior prevalência de endometrite puerperal em mulheres que haviam dado à luz prematuramente, independente de haver ou não RPM.

O papel da atividade uterina antes do início do trabalho de parto não está bem esclarecido. Atualmente, técnicas modernas que utilizam tocodinamômetros especiais têm permitido sua avaliação sem privar a mulher de suas atividades habituais, propiciando inferências menos artificiais.

Vários serviços têm preconizado a monitorização das contrações uterinas de modo ambulatorial para buscar reconhecer aquelas destinadas ao risco de parto prematuro e estabelecer intervenções prévias e oportunas. As gestantes são convidadas a usar um sensor de contrações acinturado sobre seu abdome, conectado a um pequeno registrador eletrônico. Alguns autores, como Morrison e cols. (1987), Mou e cols. (1991) e Dyson e cols. (1991), em estudos randomizados, concluíram por suas vantagens, mas Iams e cols. (1988) e Blouchel e cols. (1992) não detectaram benefícios.

Até o momento não há consenso sobre a efetividade dessa técnica em prevenir o parto prematuro. Está comprovando-se que, em mulheres que experimentam o TPP, a freqüência de contrações é maior no estágio mais precoce da gravidez. As causas que determinam essa conclusão e qual é a seqüência que desencadeia o TPP, todavia, seguem obscuras.

Outras áreas recentes de interesse e de pesquisa relacionam-se às influências de estresse psicológico. Algumas situações especiais poderiam associar-se ao encurtamento da duração da gravidez, embora, em contraposição, haja evidências de que também podem influir prolongando, particularmente, o primeiro estágio do trabalho de parto.

Outro mecanismo potencialmente importante para o TPP poderia ser a falha na expansão do volume plasmático. Goodlin e cols. (1989) demonstraram que 66% de 22 mulheres com TPP ou RPM com TPP tinham medidas do volume plasmático significativamente abaixo da média da grávida normal. Também há evidências indiretas de que gestantes nessas condições respondem bem ao repouso e à hidratação, condição em que há maior expansão de volume plasmático, com diminuição das contrações prematuras.

A fibronectina, polipeptídeo por várias células, incluindo os amniócitos fetais, aparece de modo abundante no líquido amniótico, com papéis ainda não bem definidos. Segundo Lockwood e cols. (1992), sua detecção em secreções cervicovaginais antes da rotura das membranas poderia indicar risco de TPP.

Finalmente, certos fatores de risco, como o uso de cigarro e do álcool, podem determinar o TPP pela ação direta ou indireta de efeitos tóxicos. O hábito de fumar, por exemplo, resulta em metabólitos que afetam o volume de plasma e a perfusão placentária e cruzam diretamente a placenta, provocando no feto respostas especiais, como o aumento na produção de catecolaminas.

DIAGNÓSTICO DO TRABALHO DE PARTO PRÉ-TERMO

É importante relembrar que durante o primeiro trimestre de gestação o útero grávido é relativamente silencioso e refratário às contrações uterinas, sob forte inundação progesterônica e sua ação quiescente, protetora e de segurança para o feto. No meio da gravidez, gradualmente aumenta a atividade cinética muscular em freqüência, intensidade e duração.

São as chamadas contrações de Braxton-Hicks, amiúde responsáveis por numerosos enganos na caracterização no diagnóstico do trabalho de parto pré-termo. Pacientes inexperientes, ou mal orientadas, interpretam essas contrações não-dolorosas como trabalho de parto, ou as confundem com movimentos habituais do feto. Indolores ao início, irregulares e não periódicas, gradualmente aumentam em intensidade, duração e freqüência, até atingirem características coordenadas e de autoperpetuação. Íntimas modificações na estrutura muscular são processadas, e as contrações de pré-trabalho transformam-se em verdadeiro trabalho de parto, que progressivamente promovem o esvaecimento, as mudanças de posição e a dilatação cervical. Muitas grávidas experimentam breves episódios com essas características, que cessam espontaneamente, sem necessidade de tocolíticos e sem que as transformações esboçadas durante esse período se completem e permitam a evolução para o trabalho de parto verdadeiro. Provavelmente, o mais importante no desenvolvimento e na caracterização do trabalho de parto seja a preparação cervical. As mudanças em sua estrutura bioquímica modificam progressivamente para mais o índice de Bishop, importantes para o desenvolvimento regular de contrações uterinas e o início efetivo do processo de parturição.

O conhecimento do processo em sua totalidade é obviamente incompleto e sua aplicação ao trabalho de parto pré-termo, com mais razão, será menos certa. Entretanto, é comum que se transfira esse modelo proposto para os partos de termo para essas situações antecipadas. A experiência clínica faz emergir claramente dessa discussão dois fatos bem caracterizados:

1. muitas dessas contrações, mesmo quando regulares e desconfortáveis, freqüentemente cessam espontaneamente;
2. situações com contrações regulares, de intensidade forte, acompanhadas de modificações cervicais significativas, e mais de 3 ou 4cm de dilatação, muitas vezes são incontroláveis e não são passíveis de inibição completa.

Desse modo, cria-se um dilema clínico: muitas mulheres podem ser tratadas desnecessariamente, ou porque não precisariam, ou porque não adiantaria nada fazê-lo. Aguardar o momento melhor para um diagnóstico mais apurado poderia, por outro lado, alterar a chance de um tratamento oportuno e exitoso. Entende-se, por isso, que exista uma disposição mais liberal para o diagnóstico dessa condição, e que uma atitude mais generosa no diagnóstico leve a tratamentos muitas vezes dispensáveis, o que pode dificultar a análise correta do verdadeiro valor das estratégias de contenção habitualmente usadas e modernamente disponíveis para seu tratamento.

Habitualmente, há algumas dificuldades em se estabelecer o diagnóstico preciso de "ameaça" e de TPP propriamente dito. Em 1978, o Centro Latino-Americano de Perinatologia publicou informação científica que normatizava conceitos e procedimentos em relação ao TPP que foram assumidos e modificados pela Disciplina de Obstetrícia da FCM da UNICAMP e que apresentamos a seguir.

DIAGNÓSTICO DE AMEAÇA DE PARTO PREMATURO

Amenorréia – de 20 a 36 semanas conhecida e correlacionada com sinais clínicos ou ecográficos confirmatórios da idade gestacional.

Tamanho e maturidade fetais – devem estar correlacionados a amenorréia, medida da altura uterina, estimativa clínica do peso fetal, análise retrospectiva de informações de consultas pré-natais anteriores, medidas ecográficas, principalmente as executadas na primeira metade gestacional. O estudo do líquido amniótico pode ser considerado por amniocentese, embora seja procedimento cada vez menos executado no Serviço.

Contrações uterinas – em geral são dolorosas, perceptíveis à palpação uterina e facilmente registradas por tocografia externa; sua freqüência deverá exceder os valores considerados normais para a idade gestacional:

28 a 32 semanas – até duas contrações por hora
33 a 36 semanas – até três contrações por hora.

Observar a dinâmica uterina nas pacientes em repouso, por período não menor que 1 hora, para então registrar como definitivamente alterado o padrão contrátil. Se, entretanto, as contrações forem muito freqüentes, intensas e persistentes, iniciar rapidamente a terapêutica uteroinibidora.

Colo uterino – deve-se encontrar colo cujas características mostrem modificações em relação àquelas esperadas para a paridade e idade gestacional, porém sem alcançar condições típicas de trabalho de parto. Se houver exames anteriores recentes, a confrontação dos achados do toque vaginal será de grande utilidade.

Outros elementos de ajuda – expulsão de "tampão cervical", dor lombossacral, rotura de membranas e/ou fatores associados à maior incidência de TPP.

DIAGNÓSTICO DE PARTO PREMATURO

Amenorréia – a mesma da condição anterior (ameaça).

Contratilidade uterina – freqüência de uma ou mais contrações com sensação de cólica em 10 minutos, duração de mais de 20 segundos; padrão contrátil que se mantém por tempo mínimo de 30 minutos de observação.

Colo uterino – total ou parcialmente "esvaecido" ou "apagado" (considerar sempre a possibilidade de ausência desse quesito nas pacientes multíparas); dilatação de 2cm ou mais, modificação de condições globais em exames sucessivos.

Outros elementos de ajuda – a rotura prematura ou precoce das membranas, ou formação da "bolsa das águas", e o apoio da apresentação sobre a área segmento-cervical. Convém sempre lembrar que esses elementos isolados não podem nunca ser considerados como decisivos para o diagnóstico. O TPP é, a exemplo do trabalho de parto no termo, diagnóstico sindrômico e progressivo.

FRANCO TRABALHO DE PARTO

Definido como situação em que o colo uterino supera os 4cm e a contratilidade uterina se mantém em valores superiores aos indicados no item Contratilidade uterina. Na maioria dos casos, essa situação é irreversível e a continuação do TPP é inevitável.

Em geral há possibilidades, ao se levar em conta os dados mencionados, de diagnóstico de TPP com precisão considerável. Muitas vezes, o alongamento do período de observação, para caracterizar melhor a situação, pode ser decisivo para não perder o momento adequado de se instituir a terapêutica uteroinibidora, motivo pelo qual, acreditamos, deva-se aceitar certo exagero no tratamento, com a adoção de critérios menos rigorosos. Por outro lado, devemos ser cuidadosos em selecionar os casos que não apresentam contra-indicação para a instituição da terapêutica, procurar reconhecer alguns estados mórbidos que deverão evoluir para o parto prematuro, para benefício da mãe e do feto, ou ainda aqueles em que o risco da utilização de drogas potencialmente perigosas supera as expectativas de vantagens que se poderia esperar para o concepto.

TRATAMENTO

O TPP difere pouco do trabalho de parto de termo, exceto por acontecer muito cedo. Não se conhece o exato mecanismo que o desencadeia e com clareza a intimidade do processo envolvido. Muitas vezes, é bastante difícil estabelecer o momento exato de seu início e, mais ainda, determinar se vai ou não evoluir para o parto. A observação conservadora tem demonstrado, muitas vezes, que parte deles não evolui para parto, dispensando-se qualquer ação farmacológica ativa. Outros, porém, evoluem de modo progressivo e acelerado, atingindo rapidamente estágios mais avançados, que são mais difíceis de ser detidos, não permitindo, como acontece em situação de gravidez de termo, conduta expectante para verificar sua consolidação, sem riscos.

O sucesso da inibição depende de diagnóstico precoce, mas essa situação, geralmente dependente da observação de contratilidade uterina, é insuficiente para predizer com acuracidade se o parto vai se consumar ou não. O'Driscoll (1978) afirmou que esse diagnóstico erra em 80% das vezes, e Kragt e Kerse, em estudo realizado em 1990, referem que 33% das mulheres internadas por TPP puderam retornar à casa nas 48 horas seguintes. As dificuldades em se estabelecer com clareza o diagnóstico têm, segundo Breart e cols. (1981), levado a se administrar, desnecessariamente, drogas para inibição em mais de 40% das mulheres.

Há muitos anos têm sido propostas várias drogas e procedimentos para suprimir a contratilidade uterina anormal. Todas aparecem como panacéia, pretendendo máxima potência no que concerne à efetividade, com o mínimo de efeitos colaterais maternos e prejuízos para o feto e o recém-nascido. Em pouco tempo, observa-se sua limitação e procura-se utilizar associação com outras drogas, muitas vezes já abandonadas ou ainda em experimentação, para obter os efeitos desejados. Keirse e cols. (1989) publicaram discussão sobre o assunto listando as principais drogas, seus autores e seus resultados, quando pela primeira vez foram referidas na literatura de língua inglesa (Tabela II-32).

Tabela II-32 – Resumo das principais publicações de tratamento para inibição de TPP nos últimos 35 anos (modificado de Keirse e cols., 1989).

Agentes	Ano	Autor principal	% de sucesso
Relaxina	1955	Abramson	100
Isoxsuprina	1961	Bishop	82
Etanol	1967	Fuchs	67
Orciprenalina	1970	Baillie	70
Ritodrina	1971	Wesselius	80
Fenoterol	1972	Edelstein	71
Salbutamol	1973	Liggins	85
Indometacina	1974	Zuckerman	80
Salicilatos	1974	Gyory	100
Terbutalina	1977	Ingermasson	77
Nifedipina	1977	Anderson	100
Sulfato de magnésio	1972	Steer	77
Diazóxido	1984	Adamsons	94

Segundo essa excelente revisão crítica de literatura, pode-se observar que a formulação do desenho experimental desses diferentes trabalhos pode ser bastante questionada, principalmente no que concerne aos critérios de sucesso utilizados pelos autores em relação às vantagens de suas proposições.

Alguns consideram sucesso total apenas com a redução da contratilidade, outros se o parto é postergado 24, 36 ou mais horas, outros ainda levam em consideração se o nascimento ocorre em RN com mais de 2.500g ou quando não haja parto durante a fase ativa do tratamento. Fica claro que nenhum desses critérios é de igual relevância, tanto para a mãe como para a criança, se não significar aumento real do número de crianças que sobrevivem ou que melhore sua qualidade de vida.

MECANISMOS DA CONTRAÇÃO DO MIOMÉTRIO

Os dois mais importantes componentes de contração miometrial são: a concentração do cálcio intracelular e a cadeia de miosina cinase ("myosin light chain kinase" – MLCK). É bastante complexa e insuficientemente conhecida a intimidade do mecanismo em que drogas e hormônios afetam a contratilidade regulando esses dois componentes. Daftary e cols. (1992) descreveram as bases para a ação terapêutica tocolítica: a) alterações da concentração do AMP cíclico pelos beta-agonistas e inibidores da fosfodiesterase; b) inibição da síntese de prostaglandina sintetase pelos inibidores específicos; c) inibição do fluxo de cálcio pelos bloqueadores dos canais de cálcio e talvez pelo sulfato de magnésio; e d) pela inibição dos receptores de ocitocina pelos análogos da ocitocina.

INDICAÇÕES E CONTRA-INDICAÇÕES DA TERAPIA TOCOLÍTICA

Indicações
- Presença de TPP.
- Idade gestacional compatível com vantagens para o feto.
- Ausência de contra-indicações clínicas ou obstétricas.

Contra-indicações absolutas
- Óbito fetal.
- Sofrimento fetal.
- Anomalia incompatível com a vida.
- Corioamnionite.
- Eclâmpsia ou pré-eclâmpsia severa.
- Hemorragia materna severa de qualquer etiologia.
- Severo compromisso do desenvolvimento fetal.

Contra-indicações relativas
- Hipertensão arterial crônica.
- Nefropatia crônica.
- Diabetes de difícil controle.
- Restrição do crescimento fetal.
- Poliidrâmnio.
- Trabalho de parto com mais de 4cm (dilatação).
- Maturidade pulmonar comprovada em gestações com mais de 34 semanas.

ORIENTAÇÃO CLÍNICA

Ameaça de parto prematuro
- Orientação.
- Repouso físico e sexual.

O repouso no leito, na esperança de reduzir a incidência de parto pré-termo, é indicado predominantemente em gestações múltiplas. A intervenção sistemática não se mostrou efetiva para esse fim. Muitos trabalhos de avaliação de terapias tocolíticas têm incluído prospectivamente o repouso em cama como controle, e alguns referem até mesmo melhores resultados com sua adoção. Profilaticamente, não se consegue estabelecer com certeza suas vantagens, mas está claro que promove aumento do fluxo uterino e melhor nutrição fetal, já reportado por Powers e Miller (1979) em gravidez gemelar.

Trabalho de parto prematuro
- Internação.
- Investigação complementar.
- Hidratação.
- Tratamento com drogas tocolíticas e medidas gerais.
- Corticoterapia.

Hidratação

A hidratação, com expansão rápida de líquidos intravenosos, com ou sem sedação, é usada na maioria dos serviços e preconizada entre nós. Não há, entretanto, avaliação definitiva de seus benefícios. Ao contrário, há dados que mostram não ser mais útil que a ausência de tratamento. Seu uso intempestivo e sem critério clínico de seleção pode aumentar o risco de edema agudo de pulmão, principalmente quando se associam betamiméticos e corticoterapia antenatal. Para seus defensores, a expansão do volume vascular materno de 550-1.000ml provavelmente aumentaria o débito cardíaco e o fluxo uterino, o que permitiria a estabilização dos lisossomos deciduais e, alternativamente, a expansão rápida deprimiria o "release" de ocitocina da hipófise posterior (Nyebel e cols., 1978).

Não raro esta providência é utilizada na abordagem das pacientes durante a fase de diagnóstico de ameaça de trabalho de parto associada a repouso, decúbito lateral e algumas vezes com ligeira sedação. A combinação de atitudes é reconhecida como responsável pela cessação das contrações, atribuindo-se assim um poder terapêutico em trabalhos de metodologia duvidosa e de utilidade discutível.

Investigação complementar

- Urina/urinocultura.
- Hemograma completo.
- Bacterioscopia do conteúdo cervical.
- "Swab" endocervical.
- Ultra-sonografia.
- "Swab" vaginal e anal para a pesquisa de EGB (cultura de estreptococo do grupo B).
- Na suspeita de corioamnionite: amniocentese para citologia, bacterioscopia e cultura de líquido amniótico.

Investigação da maturidade fetal – caso haja dúvidas quanto à maturidade, seja por amenorréia duvidosa ou desconhecida, seja por pré-natal inadequado, proceder à amniocentese para estudo da maturidade fetal, principalmente da pulmonar, por meio da medida da lecitina/esfingomielina ou teste de Clements.

FARMACOLOGIA

Utilizar preferencialmente os grupos de drogas tocolíticas, na seguinte ordem:

Bloqueadores de canais de cálcio

Nifedipina (Adalat®) – 1 comprimido = 10mg.

Dose inicial: 30mg por via oral.

Reavaliar dinâmica uterina 90 minutos depois:

1. Se positiva, administrar mais 20mg por via oral e reavaliar 60 minutos após; se dinâmica e ainda positiva, considerar falha terapêutica e utilizar segunda linha ou outra alternativa.
2. Se negativa, passar para a manutenção de 20mg de 8 em 8 horas por 48 horas, 4 horas após a última dose.

Inibidores de prostaglandinas

Podem ser considerados como segunda opção. São inibidores da síntese e liberação de prostaglandinas (inibidores de prostaglandinas-sintetase).

Indometacina (Indocid®) – dose inicial de 100mg por via retal (supositórios), duas doses, a intervalos de 12 horas.

Dose de manutenção de 25mg por via oral a cada 8 horas, por no máximo 48 horas.

A utilização dos inibidores de prostaglandinas está limitada até 32 semanas de gestação. Seu uso indiscriminado pode levar a oligoâmnio, fechamento precoce do canal arterial e hipertensão arterial em recém-nascidos. No que tange à redução do líquido amniótico, Sandruck e cols. (2005), em 61 casos em que utilizaram a indometacina, apenas em 2 comprovaram oligoâmnio. Nos demais, o fato não foi comprovado até 168 horas após o início da terapêutica.

Agonistas beta-adrenérgicos ou betamiméticos

O uso de betamiméticos para suprimir contrações uterinas pré-termo é maior que o de quaisquer outros agentes inibidores de trabalho de parto. O uso moderno mantido diante de diversas alternativas deteve-se entre aqueles agentes com ação beta-2 específica predominante, como terbutalina, ritodrina, fenoterol e salbutamol.

Esquema proposto (CAISM-UNICAMP):

Terbutalina (Bricanyl®)

Modo de preparar: soro fisiológico a 0,9%, 500ml.

Terbutalina: 10 ampolas (cada ampola = 1ml = 0,5mg).

Velocidade de infusão: iniciar com quatro gotas por minuto e aumentar progressivamente duas gotas a cada 30 minutos, enquanto persistir a atividade uterina e não houver efeitos colaterais prejudiciais, até atingir a dose terapêutica ou "dose útil". Atingido o objetivo, manter a dose útil encontrada por 12 horas. Toda infusão deverá ser realizada preferencialmente com bomba eletrônica. Em 2004, Bisits e cols. compararam a efetividade uterolítica do óxido nítrico e da beta-2-simpaticomimética. A última mostrou-se mais efetiva.

Antagonistas de cálcio (bloqueadores de cálcio na placa motora)

Sulfato de magnésio

1 ampola de $MgSO_4$ a 10% = 10ml = 1g.

1 ampola de $MgSO_4$ a 50% = 10 ml = 5g.

Iniciar o tratamento com uma dose única de ataque de 4g por via intravenosa, em infusão lenta, com monitorização da freqüência cardíaca materna, pressão arterial e freqüência respiratória e diurese.

Modo de preparar:

Soro fisiológico a 0,9%: 400ml.

$MgSO_4$ a 10%: 10 ampolas.

Iniciar a infusão 30 minutos após dose de ataque e não ultrapassar a velocidade de 2g/h, (velocidade de gotejamento sempre menor que 20 gotas por minuto).

Em caso de complicação mais grave, como parada cardíaca ou respiratória, usar gluconato de cálcio por via intravenosa, em infusão lenta, 1 ampola a 10% = 10ml = 1g.

CRITÉRIOS PARA A ESCOLHA DAS DROGAS

A primeira escolha será, salvo contra-indicação, a nifedipina. A segunda deverá ser a indometacina, lembrando seus inconvenientes e limitações, razão pela qual a utilização de drogas beta-estimulantes de receptores ganha realce especial.

Usar o sulfato magnésio em mulheres que apresentarem qualquer uma das seguintes patologias associadas:

- Cardiopatia (arritmia e insuficiência cardíaca congestiva).
- Hipertensão arterial moderada/grave.
- Hipertireoidismo.
- *Diabetes mellitus.*

Para detalhes de cada uma das drogas, outras alternativas, contra-indicações, ver Capítulo 135.

CONSIDERAÇÕES SOBRE OUTROS FÁRMACOS

Antagonistas da ocitocina

Vários antagonistas, análogos da ocitocina, estão sendo investigados (e usados) atualmente Atosiban-Tractocile®). Os resultados obtidos até o momento sugerem que pode haver menos efeitos colaterais maternos em comparação aos betamiméticos, enquanto os efeitos sobre a atividade uterina são bastante semelhantes. Inconveniente relatado é seu alto custo entre nós, sem eficiência superior absolutamente comprovada a justificar seu emprego como primeira escolha. O fármaco não está autorizado pelo FDA para o uso em TP-PT nos Estados Unidos, mas tem ganho espaço em serviços europeus.

Antagonistas de cálcio

Outro bloqueador de canal de cálcio utilizado é o verapamil, que também é usado na cardiopatia isquêmica, na hipertensão arterial e na hipertensão gestacional.

Poucos pequenos estudos realizados mostraram menos efeitos colaterais maternos, maior postergação do parto e menos dias de internação em UTI neonatal. Faltam estudos controlados, de maior porte e randomizados, para estabelecer com clareza vantagens para sua uitilização.

Diazóxido

Potente agente anti-hipertensivo, que também é capaz de inibir contrações uterinas. Tem propriedades parecidas às dos betamiméticos, tanto no sistema cardiovascular como no metabolismo dos carboidratos. Os dados disponíveis não justificam seu uso para bloqueio de TP-PT.

Agentes antimicrobianos

Há grupos de estudo que consideram uma das causas do trabalho pré-termo a infecção subclínica e a colonização bacteriana, com ou sem rotura de membranas. Nessa perspectiva, o uso de antibioticoterapia poderia ser benéfico para o tratamento de mulheres nessas condições (King e Flenady, 2002).

Os estudos resultantes dessa hipótese são conflitantes: quando as membranas estão intactas, a antibioticoterapia não demonstrou benefícios, embora a infecção materna e a enterocolite neonatal tenham se reduzido. Após a rotura de membranas, parece prolongar a gravidez, reduzir a freqüência de corioamnionite e morbidade infecciosa neonatal.

Progesterona

Tem-se mostrado em certas espécies animais um potente inibidor de atividade uterina, o que recomendou sua experimentação em humanos. Há autores que demonstram sua eficiência em estudos controlados e randomizados, principalmente em sua ação profilática, em mulheres predispostas a trabalho de parto pré-termo (Jonhson e cols., 1979; Fonseca e cols., 2003).

CONTROLE DA PACIENTE

Internada – com medicação intravenosa a cada meia hora até negativação da atividade uterina com parâmetros vitais não alterados: AU, PA, pulso, BCF. Após estabilização do quadro, fazer controle-horário. Com medicação oral, fazer controle a cada 2 horas até a alta da gestante. Em relação à corticoterapia, observar o protocolo específico.

Ambulatorial – após a alta, fazer o primeiro retorno em sete dias (no CAISM – PN Especializado). Suspender a atividade sexual até o retorno. Evitar manipulação vaginal (toques). Retirar as drogas no primeiro retorno se não houver mais atividade uterina anormal. Tratar e/ou complementar o tratamento da eventual causa.

ASSISTÊNCIA AO TRABALHO DE PARTO E AO PARTO PREMATURO

O trabalho de parto prematuro (TPP) assemelha-se ao de termo, e cada maternidade empregará suas próprias normas de assistência ao parto. Entretanto, há que se considerar alguns aspectos que se relacionam particularmente às condições maternas e ovulares e, principalmente, ao concepto.

Grau de prematuridade – é reconhecido que a morbiletalidade fetal e do recém-nascido está inversamente relacionada ao tamanho do produto no momento do nascimento. Em outras palavras, quanto menor a criança, pior seu prognóstico e menor sua chance de sobrevida.

Condições associadas – em geral, as circunstâncias que determinam (ou acompanham) o parto prematuro são as mesmas que diminuem a vitalidade do concepto ou o colocam em risco de ter sua higidez comprometida. Assim, será mais preocupante o resultado final de parto prematuro determinado por hipertensão arterial materna ou diabetes gestacional ou cardiopatia que aquele ocorrido na gravidez de evolução normal eletivamente interrompida.

Quando se inicia o trabalho de parto prematuro, se podemos detectar antecipadamente as condições de compromisso da saúde fetal, muito provável sua evolução será tormentosa, e sua vigilância contínua e rigorosa será imposição para salvaguardar os interesses fetais.

ASSISTÊNCIA AO PARTO

Conforme consideramos no início, as normas assistenciais ao TPP não se destacam de modo significativo daquelas do trabalho de parto de termo. Alguns detalhes talvez pudessem ser ressaltados em compatibilidade com a situação provável de maior vulnerabilidade destes conceptos.

Período de dilatação

- A ocorrência inesperada do evento pode surpreender a equipe de assistência que, muitas vezes, relega a plano de menor importância os cuidados da preparação com os intestinos e a higiene do canal de parto, o que deverá ser evitado.
- Evitar exames vaginais repetidos, salvo quando se presume dilatação avançada.
- Ausculta fetal cuidadosa, assim como avaliação da dinâmica uterina a intervalos não superiores a 1 hora (quando disponível, monitorização eletrônica contínua ou intermitente da FCF e das contrações uterinas em registro simultâneo).

- Manutenção de membranas íntegras durante o maior tempo possível do trabalho de parto.
- Transferir a parturiente à sala de partos no momento apropriado, ou seja, quando a dilatação cervical se aproxima de 6-7cm. É importante que a fase rápida do primeiro período se realize de modo seguro e sob controle para evitar atropelos que podem pôr em risco a segurança do recém-nascido.
- Presença de todo pessoal assistencial, como obstetra, anestesista e neonatologista, para que as intervenções correspondentes se façam de modo oportuno e eficaz.
- Recomenda-se, no momento apropriado (dilatação 6-7cm e apresentação insinuada), a instalação da analgesia epidural contínua, até o fim do período expulsivo.
- O uso de analgésicos (como morfina e meperidina) deverá ser descartado, e o de ocitócicos, considerado em situações especiais e sob controle rigoroso.

Período expulsivo

- A episiotomia ampla e generosa deverá ser considerada em todas as ocasiões, mesmo em parturientes multíparas.
- O emprego do chamado fórcipe de alívio ou profilático é conduta discutível, condenável por muitos; admitimos especialmente para pacientes primigestas e em situações nas quais o período expulsivo se prolonga, pondo em risco a integridade e a fragilidade fetais.
- Após o nascimento é recomendável, ainda antes do pinçamento do cordão, aspirar as vias aéreas superiores do recém-nascido e, estando em condições vigorosas, mantê-lo abaixo do nível materno, aguardando alguns minutos para o clampeamento definitivo do funículo, para transferência fisiológica de sangue de reserva.

SITUAÇÕES ESPECIAIS

Apresentações pélvicas

- Nas parturientes nulíparas, recomendar a operação cesariana.
- Nas multíparas, adotar atitude expectante, evitando trações intempestivas do pólo em expulsão, recordando que, especialmente nessas condições, é comum que a apresentação ultrapasse o colo insuficientemente dilatado, deixando para trás o pólo cefálico, que tem maior volume e pode ser aprisionado acidentalmente.

Gravidez gemelar

- Com dois fetos poderá predominar maior tolerância na indicação operatória *ab initio* para qualquer paridade.
- Admitida a via vaginal, a assistência ao primeiro feto se fará de acordo com as normas já consideradas e a do segundo deverá obedecer às práticas da obstetrícia clínica, privilegiando manobras externas de acomodação fetal, geralmente mais fáceis de serem executadas. Na sua falha, a versão interna para resolução do segundo gêmeo não deverá ser procrastinada.

Prematuros nos limites da viabilidade

Há muita incerteza e controvérsia na condução assistencial de prematuros de muito baixo peso (MBP), fetos considerados nos limites da viabilidade.

A atenção inicial do problema centra-se na definição da viabilidade que varia culturalmente de sociedade para sociedade e que, segundo Arnon e cols. (1988), poderia ser considerada como "capaz de nascer vivo", "capaz de nascer vivo e sobreviver" e "capaz de nascer vivo e viver normalmente com razoável certeza". Atualmente, os avanços tecnológicos modificaram as fronteiras dessas condições, fazendo com que fetos considerados pré-viáveis ou inviáveis, há 10-15 anos, sejam agora viáveis e apresentem razoáveis condições de sobrevida com êxito.

Algumas vezes, somos surpreendidos por fetos que foram considerados pré-viáveis e que não somente sobrevivem, como também sobrevivem intactos. Situações como estas demonstram as limitações que temos em fazer predições dessa natureza, fato que deverá ser sempre considerado cautelosamente quando de nossas decisões.

A definição de categorias de baixo peso ao nascer ampliou-se, aceitando subdivisões que têm muito a ver com o prognóstico e com as possibilidades instaladas de o serviço atender com êxito esses recém-nascidos (Tabela II-33).

Tabela II-33 – Categorias de baixo peso < 2.500g (Arnon e cols., 1988).

Categoria	Gramas
Baixo peso ao nascer (BPN)	< 2.500
Muito baixo peso ao nascer (MBPN)	< 1.500
Extremo baixo peso ao nascer (EBPN) ou muito muito baixo peso ao nascer (MMBPN)	< 1.000
Incrível baixo peso ao nascer	< 750

Obviamente não estão separados nessa classificação os prematuros daqueles com atraso de crescimento (prematuros ou não) e que têm baixo peso, o que pode ser considerado obstáculo para a construção de pautas de conduta assistencial que atendessem aos interesses de cada grupo. Porém, a assistência ao trabalho de parto e ao parto não será particularmente diferente e, em face da sua inviabilidade, os procedimentos de manejo obstétrico da situação serão os mesmos.

Enganam-se, todavia, aqueles que pensam ser os partos de prematuros de consecução mais fácil, sem maiores prejuízos para a saúde materna. Em primeiro lugar, há que se considerar que, com freqüência, a etiologia do TTP subjacente envolve situações clínicas de risco (hipertensão, diabetes, cardiopatia, processos infecciosos) que tornam, por vezes, dramáticos quaisquer dos procedimentos habituais de assistência ao parto. É objetivo da atenção pré-natal cuidar de modo apurado que o parto encontre sempre a mãe dentro das melhores condições possíveis de saúde. Em segundo lugar, deve-se considerar que manobras de execução singela, como a cesariana ou até o fórcipe de alívio, para a extração de um recém-nascido de peso normal, tornam-se muito mais delicadas e passíveis de culminar com complicações inadvertidas, tanto para a mãe como para o feto.

É muito importante considerar com bastante clareza quais as possibilidades do Serviço em relação ao prognóstico dos recém-nascidos de baixo peso e prematuros. A tabela II-34 mostra as estatísticas vitais de 1992 apresentadas pelo Serviço de Neonatologia do Centro de Assistência Integral à Saúde da Mulher da UNICAMP.

No mesmo Serviço, no período de janeiro a dezembro de 2003, a tabela II-35 demonstra razoável redução da mortalidade perinatal em partos prematuros.

Pacora e Ingar (2005), comparando o prognóstico de 47.773 prematuros nascidos no período de 1992 a 1999, referem ser o índice ponderal melhor que a idade gestacional.

Tabela II-34 – Serviço: janeiro/92 a dezembro/92 – CAISM/UNICAMP.

Peso	Estatística vital				
	Nº de nascidos vivos	Óbitos neonatais até 7 dias	Óbitos neonatais de 7 a 28 dias	Natimortos	Taxa de mortalidade
500g a < 750g	20	14	0	15	700,0
750g a < 1.000g	36	10	3	17	361,1
1.000g a < 1.500g	84	16	0	18	190,5
1.500g a < 2.000g	129	7	1	12	62,0
2.000g a < 2.500g	279	5	0	11	17,9
2.500g a < 3.000g	741	7	1	4	10,8
3.000g ou mais	1.880	8	0	6	4,3
Totais	3.169	67	5	83	

Tabela II-35 – Mortalidade perinatal – CAISM/UNICAMP.

Peso	Estatística vital				
	Nº de nascidos vivos	Óbitos neonatais até 7 dias	Óbitos neonatais de 7 a 28 dias	Natimortos	Taxa de mortalidade
500g a < 750g	20	14	0	16	700,0
750g a < 1.000g	38	5	3	10	210,5
1.000g a < 1.500g	53	5	1	21	113,2
1.500g a < 2.000g	112	4	1	11	44,6
2.000g a < 2.500g	237	11	1	10	50,6
2.500g a < 3.000g	679	4	2	1	8,8
3.000g ou mais	1.679	3	0	4	1,8
Totais	2.818	46	8	73	

A análise da tabela II-35 mostra que as chances dos recém-nascidos abaixo de 1.000g, em Serviço razoavelmente aparelhado como o nosso, é bem inferior a 50%, ponto considerado por alguns como chave para indicação de cesariana por razões fetais.

Já acima de 1.000g (o que corresponde em geral a fetos acima de 28 semanas), os resultados neonatais crescem de modo alentador, aumentando, também, a qualidade da sobrevida das crianças. Desse modo, a decisão obstétrica deverá ter muito claros os resultados observados no Serviço de Neonatologia onde será tomada, ser cuidadosa na atenção para a capacidade física de assistência neonatal disponível (evitando a sobrepopulação que sempre acarreta maior prejuízo para a qualidade do atendimento) e investir em medidas de proteção durante o parto para oferecer aos berçaristas produtos com potencialidades as mais intactas possíveis.

Nesse contexto, recém-nascidos com menos de 750g praticamente são investimento perdido em nosso meio, e a atenção ao parto deverá, a nosso juízo, ser considerada exclusivamente na perspectiva do interesse materno.

Outro aspecto a recordar é que, nesses limites, o ganho de 1 dia ou 1 semana pode, muitas vezes, significar a diferença entre a vida e a morte, e o uso de corticóides, de agentes tocolíticos e, às vezes, a transferência para Serviços mais aparelhados, usando *a própria mãe como "incubadora do transporte"*, devem ser considerados de modo permanente. Particularmente, em relação ao uso de esteróides na terapia preventiva da membrana hialina, relatos de Doyle e cols. (1986), Kwong e Egan (1986) e outros têm demonstrado decréscimo da incidência dessa patologia pulmonar com sua prática, mesmo em prematuros de menos de 28 semanas, recomendando sua utilização sempre que possível.

Quando a via de parto favorável é a vaginal, recomenda-se a monitorização eletrônica fetal externa contínua com o registro simultâneo das contrações uterinas ou, na sua impossibilidade, vigilância clínica intensa. A interpretação dos traçados nessa idade gestacional deve ser muito cuidadosa, uma vez que são mais freqüentes padrões anormais. Principalmente nos partos após rotura prematura de membranas, desacelerações variáveis de cordão ocorrem mais vezes. Alguns autores recomendam, nessas circunstâncias, instilação transcervical do líquido de solução salina em amniossubstituição, o que não aceitamos em nosso Serviço.

Quando o sofrimento fetal se instala e não se consegue controlar sua causa, indicamos a cesariana segmentar, lembrando que o ato operatório em úteros com região segmentar imatura, muitas vezes, apresenta dificuldades de monta para a mãe e para o feto (traumatismos de extração). Por isso, a indicação deve ser judiciosa, discutida com o neonatologista e eventualmente modificada. Temos usado, algumas vezes, a estratégia da versão externa cefálica para lograr parto transpélvico. A extração fetal, na cesárea com membranas íntegras, é manobra singela. Temo-la praticado a fim de resguardar o traumatismo de conceptos muito pequenos.

Em nosso Serviço, crianças com menos de 1.000g, particularmente abaixo de 750g, devem ser alvo de todas as atitudes conservadoras possíveis (tocólise, amnioinfusão, hiperoxigenação), tentando, se não restar alternativa, a via natural de parto, a menos que as condições maternas críticas determinem atitude mais agressiva.

A situação complica-se mais (e não é raro encontrá-la em situações de extrema prematuridade) quando a apresentação é de nádegas. São muitos os perinatologistas que defendem a cesariana sistemática para essa condição, a despeito do fato de que não há evidências claras de suas vantagens. Segundo Arnon e cols. (1988), esse fato confirma o princípio de que um procedimento não requer confirmação científica para se popularizar em determinadas circunstâncias, e que o fato de que não há evidências definitivas para sua aceitação também não será razão para ser considerado insuficiente. Nessa perspectiva, esses autores advogam que a cesariana deverá ser a via para terminação do parto, em fetos pélvicos de extrema prematuridade, quando houver pelo menos 50% de chances de sobreviver: 25 a 26 semanas ou peso estimado de 750g (com o que concordamos).

Cazan-London e cols. (2005) referem que, para prematuros de 24 semanas, a prática de cesárea eleva os custos sem seguir-se de melhores resultados perinatais. Gelber e cols. (2005), entre 216 partos de prematuros com menos de 1.000g (160 com cesárea e 56 com parto vaginal), apesar de tratar-se de apresentação pélvica, não obtiveram resultados perinatais vantajosos com a cesárea.

No que se refere ao prognóstico perinatal, Goepfert e cols. (2004) salientam que a presença de interleucina-6 no sangue do cordão agrava a morbidade perinatal. An e cols. (2005) citam que nessa condição a ocorrência de doença pulmonar crônica é maior entre os recém-nascidos.

Na presença concomitante das circunstâncias discutidas anteriormente e malformações fetais, na medida do possível, devemos realizar o cariótipo fetal buscando avaliação mais definitiva das razões do investimento que devemos realizar para preservar o feto.

De qualquer modo, a prevenção do parto prematuro parece ser a política mais adequada para enfrentar a magnitude desses problemas. Entre nós, do Terceiro Mundo, fica mais nítida e reconhecida a necessidade de se trilhar por essa estratégia, principalmente quando observamos as circunstâncias evitáveis que estão geralmente subjacentes à etiologia do problema.

CORTICOTERAPIA ANTENATAL

Todo esforço deve ser feito para administrar profilaticamente corticoesteróides a mulheres em TP-PT, seja este espontâneo, seja eletivo e planejado. Seu uso antenatal é reconhecidamente efetivo para estimular a maturação pulmonar fetal e está associado à redução significativa do risco da síndrome da angústia respiratória em lactentes pré-termo.

Essa redução é independente do sexo e aplica-se a recém-nascidos em todas as idades gestacionais, nos quais pode haver risco dessa síndrome. Além desse efeito protetor, adicionalmente reduz o risco de hemorragia intraventricular, leucomalacia periventricular, menor taxa de mortalidade neonatal, redução de custos e da duração da assistência neonatal.

Nenhum dado recentemente apresentado revela malefícios para uma dose única de sua administração, enquanto há dúvidas sobre possíveis efeitos para múltiplas doses (Schaap, 2001; Goldenberg, 2001).

Entre os potenciais riscos com o uso de múltiplas doses estariam: osteoporose, supressão adrenal, restrição do crescimento, alteração na mielinização e na tolerância à glicose.

Os benefícios proporcionados são atingidos sem nenhum risco de infecção materna, fetal ou neonatal. Em mulheres com rotura prematura de membranas, seu uso mantém-se indicado, com mínimo risco de infecção para a mãe ou recém-nascido, considerando benefícios auferidos.

O tratamento deve ser imediatamente iniciado ao se reconhecerem sinais ou sintomas sugestivos de início de trabalho de parto, e não deve ser interrompido quando o parto parecer iminente.

A dose recomendada é de 12mg de betametasona por via intramuscular, repetida 24 horas após, com o máximo efeito protetor atingido após 24 horas da segunda dose, mantendo-se por sete dias. Do mesmo modo, a dose de dexametasona eficiente é de 24mg, administrada com intervalo de 24 horas, não se reconhecendo vantagens de um método sobre o outro. Os dois corticóides são estruturalmente muito semelhantes e o cotejo de eficiência merece pesquisas posteriores.

O período útil para sua administração será o compreendido entre 24 e 34 semanas da gravidez. Sua aplicação abaixo desse tempo gestacional parece não causar resultados, considerando a imaturidade estrutural alveolar.

A sobrevivência eventual de fetos nessa idade gestacional, isto é, de 22 e 23 semanas, sugere que poderia haver possibilidade de alguma resposta. Acima de 34 semanas, igualmente havendo sugestão de imaturidade pulmonar pelo estudo do líquido amniótico, seu uso deveria ser considerado (ver Capítulo 136). O TRH definitivamente deve ser abandonado para essa indicação.

Referências Bibliográficas

• ADAMSONS, K. & WALLACH, R.C. – Diazoxide and calcium antagonists in preterm labor. In: Fuchs, F. & Stublefield, P. G. (eds). *Preterm Birth: Causes, Prevention and Management*. Macmillan, New York, 1984, p. 249. • AKERLUND, M. & cols. – The effect of the human uterus of two newly developed competitive inhibitors of oxytocin and vasopressin. *Acta Obstet. Gynecol.*, 64:499, 1985. • AN, H. & cols. – Interleukin-6, Interleukin-8, and soluble tumor necrosis factor receptor-I in the cord blood as predictors of chronic lung disease in premature infants. *Am. J. Obstet Gynecol.*, 191:1649, 2005. • ANDERSON, A.B.M. – Preterm labour: definition. In: Anderson A. & cols. *Pre-Term Labour*. London, Proc. Royal College of Obstetricians and Gynecologists, 1978, p. 2. • ARNON, E. & cols. – Limit of fetal viability: obstetric consideration regarding the management and delivery of the extremely premature baby in high risk pregnancy. *Obstetrics and Gynecology Clinic of North America*, 15:321, 1988. • BAKKETEIG, L.S. & HOFFMAN, H.J. – Epidemiology of preterm birth: results from longitudinal study of birth in Norway. In: Anderson & cols. *Pre-Term Labour*. London, Proc. Royal Col. Obst. & Gynecologists, 1978, p. 17. • BELITZKY, R. & cols. – *Definiciones y Terminologias Aplicables al Período Pré-natal*. Montevidéo, CLAP – OPS/OMS, 1978 (Publicación Científica CLAP 757). • BISHOP, E.H. & WOUTERSZ, T.B. – Isoxsuprine, a myometrial relaxant – a preliminary report. *Obstet. Gynecol.*, 17:442, 1961. • BLOUCHEL, B. & cols. – Home uterine activity monitoring in France: a randomized controlled trial. *Am. J. Obstet. Gynecol.*, 167:424, 1992. • BISITS, A. & cols. – The randomized nitric oxide tocolysis trial (RNOTT) for the treatment of preterm labor. *Am. J. Obstet. Gynecol.*, 191:683, 2004. • BREART, G. & cols. – A comparision of two policies of antenatal supervision for the prevention of prematurity. *Int. J. Epidemiol.*, 10:241, 1981. • CARR HILL, R.A. & HALL, M.H. – The repetition of spontaneous preterm labor. *Br. J. Obstet. Gynecol.*, 92:921, 1985. • CARSTEN, M.E. & MILLER, J.D. – A new look a+ uterine muscle contraction. *Am. J. Obstet. Gynecol.*, 157:1303, 1987. • CAZAN-LONDON, G. & cols. – Willingness or Unwillingness to perform cesarean section for impeding preterm delivery at 24 weeks gestation: a cost effectiveness analysis. *Am. J. Obstet. Gynecol.*, 191:SM FM. Abstracts, 371, 2005. • CECATTI, J.G. – A gestação na mulher de 40 anos ou mais. É apenas a idade responsável pelo maior risco perinatal? Campinas, UNICAMP, Tese de Mestrado, 1991. • CHAMBERLAIN, G. – Epidemiologia e etiologia do recém-nascido pré-termo. *Clínicas Obstétricas e Ginecológicas*, 11:309, 1984. • CORREA, M.D. – Parto prematuro. In: Rezende, J. *Obstetrícia*. Rio de Janeiro, Guanabara Koogan, 1987, p. 585. • DAFTARY, A.R.

& cols. – A pharmacokimti aproach to preterm labor inhibition. *Journal of Maternal-Fetal Medicine*, 1:104, 1992. • DAIKOKEN, N.H. & cols. – Premature rupture of membranes and spontaneous labor: maternal endometrits risks. *Obstet. Gynecol.*, 59:13, 1982. • DONNELLY, J.F. & cols. – Maternal fetal and enviromental factors in prematurity. *Am. J. Obstet. Gynecol.*, 88:918, 1984. • DOYLE, L.W. & cols. – Effects of antenatal steroid therapy on mortality and morbidity in very low weight infants. *J. Pediatr.*, 108:287, 1986. • DRILLIEN, C.M. – The serial and economic factors affecting the incidence of premature birth. *J. Obstet. Gynaecol. Br. Emp.*, 64:161, 1957. • DYSON, D.C. & cols. – Prevention of preterm birth in highrisk patients: the role of education and provider contact versus uterine monitoring. *Am J. Obstet. Gynecol.*, 164:756, 1991. • FONSECA, E.V.B. & cols. – Profylatic admnistration of progesterone by vaginal suppository to reduce the incidence of preterm birth in women at increased risk: a randomized placebo controlled double-blind study. *Am. J. Obstet. Gynecol.*, 419:213, 2003. • FUCHS, F. & cols. – Effects of alcohool threatened premature labor. *Am. J. Obstet. Gynecol.*, 99:627, 1967. • GAEPFERT & cols. – Umbilical cord plasma interleukin-6 concentration in preterm infants and risk of neonatal morbidity. *Am. J. Obstet. Gynecol.*, 191:1375, 2004. • GELBER, S. & cols. – Cesarean delivery does not offer a benefit to extremely low birthweight (ELBW) neonates in the breech presentation. *Am. J. Obstet. Gynecol.*, 191: SM FM. Abstracts, 409, 2005. • GOLDEMBERG, R.L. & WRIGTH, L.L. – Repeated course of antenatal corticosteroid. *Obstet. Gynecol.*, 97:316, 2001. • GOODLIN, R.C. & cols. – The significance diagnosis and treatment of maternal hypovolemia as associated with fetal maternal illness. *Sem. Perinatol.*, 15:163, 1989. • GREENBERG, R.S. – The impact of prenatal care in different social groups. *Am. J. Obstet. Gynecol.*, 145:797, 1983. • GUZICK, D.S. & cols. – Predictability of pregnancy outcome in preterm delivery. *Obstet. Gynaecol.*, 63:645, 1984. • IAMS, J.D. & cols. – A prospective random trial of home uterine activity monitoring in pregnancies at increajed risk of preterm labor, II. *Am. J. Obstet. Gynecol.*, 159:195, 1988. • IAMS, J.D. – The epidemiology of preterm birth. *Clin. Perinatol.*, 30:651, 2003. • JONHSON, J.W.C. & cols. – High risk prematurity and sterois studies. *Obstet. Gynecol.*, 54:412, 1979. • KALTREIDER, D. F. & KOLL, S. – Epidemiology of preterm delivery. *Clin. Obstet. Gynecol.*, 23:17, 1980. • KEIRSE, M.J.N.C. & cols. – Patern labour. In: Chalnurs, I.; Enkin, M. & Durse, M.A.N.C. *Effective Care in Pregnancy and Childbirth*. Oxford, University Pun, 1989, p. 694. • KING, J. & FLENADY. V. – Antibiotics for preterm labour with intact membranes (Cochrane Review. In The Cochrane Library, Issue 1, 2002. • KRAGT, H. & KERSE, M.J.N.C. – How accurate in a woman's diagnosis of treatment preterm delivery? *Br. J. Obstet. Gynaecol.*, 97:317, 1990. • KRAMER, M.S. – Intrauterine growth and gestacional duration determinants. *Pediatrics*, 80:502, 1987. • KUMAR, D. & cols. – In vitro and in vivo effects of magnesium sulfate on human uterine contractily. *Am. J. Obstet. Gynecol.*, 86:1036, 1963. • KWONG, M.S. & EGAN, E.D. – Reduced incidence of hyaline membrane disease in extremely premature infants following delay of delivery in mother with patern labor: use of utodrine and betamethasone. *Pediatrics*, 78:767, 1986. • LAZAR, P. & cols. – Multicented controlled trial cervical cerclage women at maternals risks of preterms delivery. *Br. J. Obstet. Gynecol.*, 91:731, 1984. • LEWIS, R.B. & SCHULMAN, G. – Influence of acety salicilic acid as intimitor of prostaglandin systens. *Lancet*, 2:1159, 1973. • LIEBERMAN, E. & cols. – Risk factors accounting for racial differencies in the rats of premature birth. *N. Engl. J. Med.*, 317:743, 1987. • LOCKWOOD, C.J. & cols. – Fetal fibronectin in cervical vaginal secretions as a predictor of preterm delivery. *N. Engl. J. Med.*, 325:669, 1992. • MacGREGOR, S.N. & cols. – Cocaine use during pregnancy: adverse perinatal outcome. *Am. J. Obstet. Gynecol.*, 157:686, 1987. • MacKOWN, T. & RECORD, R. – Observations of fetal growth in multiple pregnancies in man. *J. Endocrinol.*, 8:386, 1952. • MAIN, D.M. – The epidemiology of preterm birth. *Clin. Obstet. Gynecol.*, 31:521, 1988. • MARTINS, J.A. & cols. – Rths: final data for 2001. *National Vital Statistics Reports*, 51:1, 2002. • Mc NAMARA, H.M. – Problems and challenges in the managemente of preterm labour. *BJGO*, 110(Suppl. 20):79, 2003. • McGREGOR, J.A. – Prevention of preterm birth: new initiatives based on microbial – lost interactions. *Obstet. Gynecol. Surv.*, 43:1, 1988. • McGREGOR, J.A. – Prevention of preterm birth: new initiatives based on microbial – lost interactions. *Am. J. Obstet. Gynecol.*, 154:98, 1988. • MEYER, M.B. & cols. – Perinatal events associated with maternal smoking during pregnancy. *Am. J. Epidemiol.*, 103:464, 1976. • MILLER, H.C. & cols. – Maternal factors in the incidences of low brith weight infants among black and whith mothers. *Pediatrics*, 26:16, 1978. • MORRISON, J.C. & cols. – Prevention of preterm birth by ambulatory assessment of uterine activity: a randomized study. *Am. J. Obstet. Gynecol.*, 156:536, 1987. • MOSLER, K.H. & ROSEMBOOM, H.G. – Newre moglichkeiten einer tokolitischen. *Z. Gerburtsh Perinatol.*, 178:128, 1972. • MOU, S.M. & cols. – Multicentre randomized clinical trial of home uterine activity monitoring for detection of preterm labor. *Am. J. Obstet. Gynecol.*, 165:858, 1991. • NAEYE, R.L. & PETERS, E.C. – Working during pregnancy effects on the fetus. *Pediatrics*, 69:724, 1982. • NISWANDER, K. & JACKSON, E.C. – Physical characteristics of the gravida and their association with birth weight and perinatal deaths. *Am. J. Obstet. Gynecol.*, 114:304, 1974. • NYEBEL & cols. – Pharmacological inhibition of premature labour. *Obstet. Gynecol. Surv.*, 33:507, 1978. • O'DRISCOLL, M. – Discussion. In: Anderson & cols. *Pre Term Labour*. London, Proc. Royal College of Obstricians and Gynaecologists. 1978, p. 369. • PACORA, P. & INGAR, W. – Fetal ponderol index is more sensitive than birtweight to gestational age to predict fetal and neonatal mortality. *Am. J. Obstet. Gynecol.*, 191:SM FM. Abstracts, 420, 2005. • PAPIERNICK, E. – Prognóstico do recém-nascido pré-termo. *Clin. Obstet. Ginecol.*, 11:329, 1984. • PETRIE, R.H. – Tocolysis using magnesium sulfats. *Seminars Perinatal*, 5:226, 1981. • PINTO E SILVA, J.L. – *Contribuição ao Estudo da Gravidez na Adolescência*. Campinas, UNICAMP (Tese de Doutorado), 1982. • POWERS, W.F. & MILLER, T.C. – Bed rest in twin pregnancy identification of critical period and its cost implications. *Am. J. Obstet. Ginecol.*, 134:23, 1979 • ROMERO, R. & MAZOR, M. – Infection and preterm labor. In: *Pre Term Labor*. London, Proc. Royal College of Obstetricians and Gynecologists. 1978. • RUSH, R.W. & cols. – Contribuition of preterm delivery to perinatal mortality. *Br. Med. J.*, 2:965, 1976. • SANDRUCK, J.; GROBMAN, W. & GERBER, S. – The effect of short term nidomethacin on amniotic fluid volume. *Am. J. Obstet. Gynecol.*, 191:SM FM, Abstrats, 398, 2005. • SCHIEVE & cols – Low and very low birth weight in infants conceived with use of assisted technology reproduction. *N. Engl.*, 346:731, 2002. • SCHWARCZ, R. & cols. – Epidemiologia del bajo peso al nacer en Maternidad de América Latina. Publ. Cient. 915 CLAP OPS/OMS, Montevidéo, 1981. • SHAAP, A.H. & cols. – Effects of antenatal corticoid admnistration on mortality and log term in early preterm, growth-restricted infants. *Obstet. Ginecol.*, 97:954, 2001. • SHIONO, P.H. & cols. – Smoking and drinking during pregnancy. *JAMA*, 255:82, 1986. • STUBLEFIELD, P.G. – Causes and prevention of preterm birth: an overview. In: Fuchs, F. & Stublefield, P.G. *Preterm Birth: Causes, Prevention and Management*. New York, Macmillan, 1984, p. 6. • SUZICK, D.S. & cols. – Predictability of pregnancy outcome in preterm delivery. *Obstet. Gynecol.*, 63:645, 1984. • TELES, E.P.B. – Estudo da associação de variáveis materno-fetais com a ocorrência de partos prematuros. Campinas, 1990. (Tese Mestrado. Faculdade de Ciências Médicas – Universidade Estadual de Campinas). • VILLAR, J. & BELIZÁN, J.M. – The relative contribution of prematurity to perinatal and fetal growth retardation to low birth weight in developing and developed societies. *Obstet. Gynecol.*, 29:1071, 1974. • VOGEL & cols. – S-relaxin as predictor of preterm delivery in women with symptoms of preterm labour. *BJGO*, 109:977, 2002. • WEISS, G. & cols. – Elevated first trimester serum relaxin concentration in pregnant women following ovarian stimulation predict prematurity risk and preterm delivery. *Obstet. Gynecol.*, 82:821, 1993. • WILCOX, L.S. & cols. – Assisted reproductive technologies: estimates of their contribution to multiples births and newborn hospital day in United States. *Fert. Steril.*, 65:361, 1996. • ZUCKERMAN, H. & cols. – Inhibition of human premature labor by indomethacin. *Obstet. Gynecol.*, 44:787, 1974.

40 Prematuridade: Previsibilidade e Prevenção

Roberto Eduardo Bittar
Marcelo Zugaib

Serão considerados, em seqüência, os fatores relacionados à prevenção e à previsibilidade do parto prematuro.

PREVENÇÃO

A idéia de prevenção do parto prematuro data do final do século XIX, quando na Europa já era observado que operárias submetidas a longas jornadas de trabalho tinham maior risco de parto prematuro, fato que caracterizava a natureza social do problema. Ainda nos dias de hoje sua prevenção constitui-se em grande desafio não só por estarem envolvidos os fatores socioeconômicos e educacionais, mas também em virtude de várias causas não serem passíveis de prevenção primária ou serem de origem desconhecida. Com o objetivo de facilitar a análise de vários fatores de risco, foram criados sistemas de pontuação que possibilitam classificar as gestantes em baixo, médio e alto risco, de acordo com fatores sociodemográficos e clínicos (Papiernik e Kaminski, 1974). Tal sistema assim como outros revelaram-se incapazes de identificar de maneira confiável aquelas gestantes de maior risco para o parto prematuro.

Embora desejável, a prevenção primária, ou seja, a remoção ou a redução das causas epidemiológicas geralmente é difícil de ser colocada em prática. Muitas das causas relacionadas à prematuridade já estão presentes antes da gravidez e, portanto, a abordagem pré-concepcional é de suma importância. A avaliação pré-gestacional das condições físicas, psíquicas e sociais visa detectar possíveis riscos para a futura gestação, tais como os relacionados com a idade materna (adolescente ou idosa), quadros infecciosos, situações de estresse, uso de drogas, medicamentos, desvios nutricionais, entre outros.

Nos últimos anos tem sido enfatizada a prevenção secundária com base na identificação de gestantes dos grupos de maior risco para o parto prematuro (por exemplo, baixo peso pré-gestacional, história de parto prematuro anterior, gestação gemelar, incompetência cervical, sangramentos vaginais de segundo e terceiro trimestres). Dessa maneira, diversas alterações podem ser detectadas por meio de exames adequados: as bioquímicas, da contratilidade uterina e das características do colo uterino antes do trabalho de parto. Embora as possíveis intervenções terapêuticas sejam ainda discutíveis, algumas medidas como repouso, circlagem do colo uterino na incompetência cervical, utilização de antibióticos e emprego da progesterona podem impedir o nascimento prematuro (Fonseca e cols., 2001; Fonseca e cols., 2003; Meis e cols., 2003). Deve ser salientado que a presença de fatores de risco por si só não indica necessariamente que ocorrerá o parto prematuro. Nossos dados do Setor de Baixo Peso Fetal da Clínica Obstétrica do HCFMUSP revelam que cerca de 25% das gestantes de risco evoluem para um novo parto prematuro e 75% dos casos atingem o termo da gestação (Bittar e cols., 1996a; Yamasaki e cols., 1998; Fonseca e cols., 1999; Bittar e cols., 2001). Dessa maneira, com tais exames objetiva-se não só identificar os casos que evoluirão para o parto prematuro, como também excluir o risco quando ele não existe, evitando o tratamento e os custos desnecessários.

Com tais finalidades, o estudo dos marcadores de risco para o parto prematuro vem ganhando importância nos últimos anos. O que se procura como atributo de um teste, além de sua capacidade de rastrear com o mínimo de resultados falso-positivos e negativos, são outros fatores que determinam sua funcionalidade, tais como a simplicidade técnica, a reprodução adequada de resultados, a boa adesão da paciente, a inocuidade e o baixo custo.

Deve ser destacado que a aplicação pura e simples de tais métodos não resolve de *per se* o problema da incidência elevada de partos prematuros. É fundamental que, juntamente com a utilização desses recursos, o pré-natal seja mais cuidadoso, com consultas médicas mais freqüentes — uma a cada quatro semanas até a 24ª semana e, a partir de então, quinzenais ou semanais. Tais consultas têm como objetivos verificar eventuais queixas, diagnosticar e tratar infecções vaginais (principalmente as vaginoses) e urinárias, avaliar as contrações uterinas e as condições cervicais pelo exame especular e toque vaginal.

Finalmente, a prevenção terciária por meio da tocólise não é capaz de evitar o parto prematuro na maioria dos casos, embora o uso do corticóide nessa situação possa diminuir a morbidade e a mortalidade neonatal (The Canadian Preterm Labor Investigators Group, 1992).

MEDIDAS PREVENTIVAS DIANTE DO RISCO DE TRABALHO DE PARTO PREMATURO

Na condução dos casos de risco para o trabalho de parto prematuro adotamos os estágios da classificação de Hobel, 1984:

Estágio I

No primeiro estágio, situam-se as gestantes com fatores de risco para o parto prematuro, já apresentados no Capítulo 39. Em tais situações, o importante é a boa assistência pré-natal.

A assistência pré-natal deve ser a mais completa possível, com a participação de profissionais da área de saúde relacionados aos problemas mais comuns. Assim, o ideal é que o obstetra atue como membro de uma equipe em que participam profissionais de enfermagem, assistência social, nutrição e psicologia. Dessa maneira, a gestante poderá receber orientações quanto aos hábitos de higiene, evitando assim as vulvovaginites e corioamnionites; orientações nutricionais diante da desnutrição calórico-protéica e apoio psicológico nos casos necessários.

O exame ultra-sonográfico deve ser realizado o mais precocemente possível, a fim de se estabelecer com precisão a idade gestacional e diagnosticar situações de risco, como a presença de malformações uterinas, miomas e gestação gemelar.

As intercorrências clínicas mais comuns pertencentes a esse estágio, tais como as doenças que levam à insuficiência placentária, as infecções e o desequilíbrio da flora cervicovaginal, devem ser diagnosticadas e tratadas corretamente.

Das causas evitáveis da prematuridade destaca-se a infecção genital. Há evidências epidemiológicas e clínicas que associam a infecção vaginal ao parto prematuro, principalmente em idades gestacionais inferiores a 30 semanas (Andrews e cols., 2000; Carvalho e cols., 2001; Iams & Creasy, 2004). Em mulheres com partos prematuros espontâneos e membranas intactas, identifica-se com maior freqüência a vaginose bacteriana. Nesta ocorre substituição dos lactobacilos por anaeróbios gram-negativos: *Gardnerella vaginalis*, *Peptoestreptococci* sp., *Mycoplasma hominis*, *Ureaplasma urealyticum*, *Mobiluncus* sp., *Prevotella* sp. e *Bacteroides* sp. Na vaginose, o conteúdo vaginal torna-se mais alcalino (pH $\geq$ 5,0), surge corrimento vaginal branco-acinzentado e odor de amina. Dessa maneira, o diagnóstico pode ser presumido ao exame especular; com a medida do pH com fita apropriada aplicada a 2-3cm do intróito vaginal, na parede lateral da vagina; odor de amina de peixe que se desprende quando uma gota do conteúdo vaginal é misturada com uma gota de hidróxido de potássio a 10%. A análise microscópica do conteúdo vaginal, pelo método de Gram, é definitiva para o diagnóstico com o aparecimento das células-pista ("clue-cells"). O tratamento preconizado nesses casos é o metronidazol ou a clindamicina por via oral e/ou local durante sete dias.

As infecções fora do trato genital também têm sido relacionadas ao parto prematuro. Destacam-se as infecções do trato urinário e as intra-abdominais.

A antecipação eletiva ou indicada do parto, geralmente decorrente de doenças maternas que levam à insuficiência placentária, corresponde a cerca de 50% dos casos dos prematuros. Deve ser criteriosamente praticada após avaliação cuidadosa das provas de vitalidade fetal, a fim de se evitar a prematuridade iatrogênica.

Nas anomalias uterinas congênitas (útero didelfo, bicorno e septado), nas portadoras de miomas, na presença de colo curto

(< 20mm) detectado pela ultra-sonografia transvaginal e nos partos prematuros de repetição utilizamos a progesterona natural entre a 16ª e a 36ª semana (Fig. II-53 e Esquema II-9). Utilizamos doses de 100 a 200mg/dia pela via vaginal (Fonseca e cols., 2003). A via oral também pode ser utilizada na dose de 100mg, três vezes ao dia. Nas duas formas de administração deve ser empregada a progesterona micronizada. Estudo recente demonstrou que o emprego do caproato de 17-alfa-hidroxi-progesterona na dose de 250mg/semana, por via intramuscular, entre a 16ª e a 36ª semana de gestação, também é eficaz para evitar o parto prematuro. Entretanto, a forma injetável traz desconforto e dor à paciente, além de não se dispor do produto no mercado (Meis e cols., 2003).

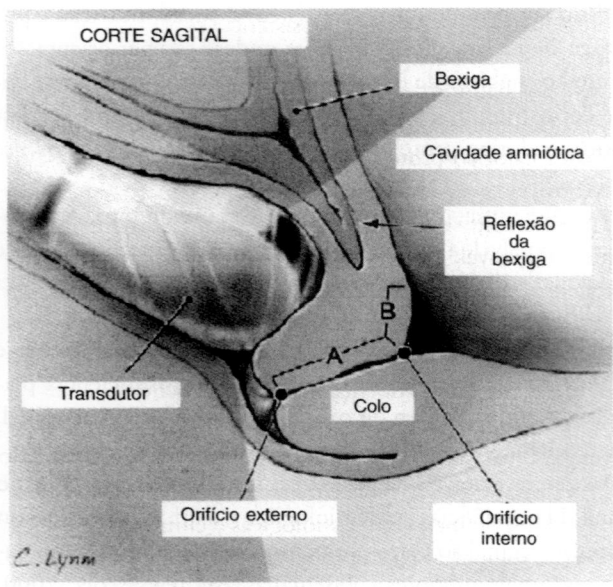

Figura II-53 – Medida do comprimento do colo uterino com a ultra-sonografia transvaginal.

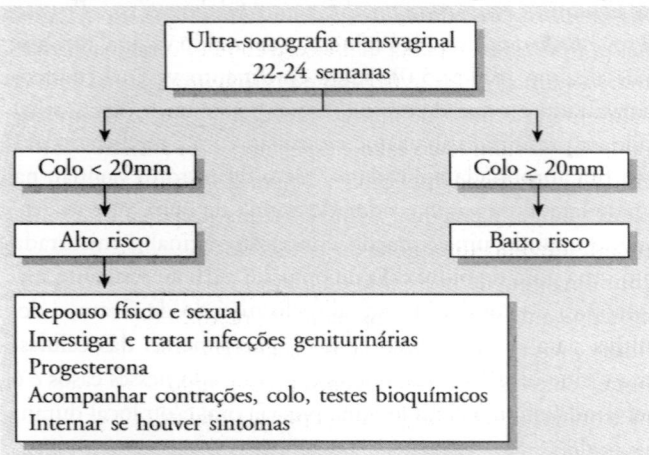

Esquema II-9 – Prevenção do parto prematuro por meio da medida do comprimento do colo uterino pela ultra-sonografia transvaginal.

Nos casos confirmados de incompetência cervical, faz-se a circlagem do colo uterino entre a 12ª e a 16ª semana de gestação. Diante de situações mais específicas, como na gestação gemelar, a gestante é orientada para o repouso físico a partir da 25ª semana. É importante que as gestantes de risco tenham conhecimento dos sintomas e sinais do trabalho de parto, ou seja, o aparecimento de contrações uterinas regulares, durante pelo menos 1 hora, mesmo que indolores; sensação de peso no baixo-ventre e alteração no fluxo vaginal.

Estágio II

Por se tratar de um estágio em que ocorrem os eventos bioquímicos do trabalho de parto prematuro (TPP), a contratilidade uterina é anormal, mas as alterações cervicais podem ser pequenas ou mesmo estarem ausentes (Tabela II-36). O aparecimento de contrações uterinas sem repercussão cervical constitui-se no que se denomina de *útero irritável*, situação em que a gestante deverá ser mantida em repouso e submetida à sedação.

Tabela II-36 – Parâmetros cervicais a serem avaliados.

	Sem alteração	Alterado
Comprimento	≥ 2cm	< 2cm
Dilatação	Impérvio	Presente
Posição	Posterior	Média ou anterior

As intercorrências clínicas, quando presentes, devem ser tratadas especificamente e, pela freqüência elevada, as infecções urinárias e vaginais devem ser sempre investigadas.

Em gestantes sem ultra-sonografia prévia, é imprescindível a realização desse exame com a finalidade de analisar a idade gestacional, as estruturas fetais e o crescimento fetal. Desde que haja viabilidade fetal, ou seja, idade gestacional igual ou superior a 28 semanas, deve-se analisar a vitalidade fetal.

Entre os uterolíticos beta-adrenérgicos, por via oral, empregados nesse estágio destacam-se: a terbutalina 5mg, o fenoterol 2,5mg, o salbutamol 2 e 4mg e o metaproterenol 20mg, utilizados a cada 6 ou 8 horas. Entretanto, o uso dessas drogas por via oral é questionado por muitos autores, já que, por serem mal absorvidas no trato gastrintestinal, com recuperação de 50% nas fezes, nessas dosagens têm mais efeito placebo que terapêutico. Para se obter os efeitos desejados, as doses devem ser elevadas a ponto em que os efeitos colaterais se tornam insuportáveis. Consideramos mais importante manter a paciente em repouso e sob vigilância contínua e, diante do aumento das contrações uterinas e mudança progressiva do colo (Tabela II-36), atuar como no estágio III.

Estágio III

No presente estágio existem contrações rítmicas e eficazes para que ocorra a cervicodilatação.

Utilizamos os critérios de Herron e cols. (1982) para definir o verdadeiro trabalho de parto prematuro: 1. contrações uterinas regulares a cada 5 minutos; 2. dilatação cervical de pelo menos 2cm; e 3. esvaecimento cervical de pelo menos 80%. No falso trabalho de parto, não ocorre a mudança progressiva do colo e as contrações cessam espontaneamente após um período de repouso. Para o diagnóstico diferencial em casos duvidosos, é importante que a gestante permaneça em repouso durante 2 a 3 horas para observação clínica. Ainda, nesses casos, podem ser empregados os marcadores bioquímicos.

Antes de inibir as contrações uterinas, devem-se analisar com cuidado as condições materno-fetais. Diante de doença materna que torne hostil o ambiente intra-uterino, ou que se agrave com a continuidade da gestação, não se deve inibir o trabalho de parto. Quanto ao feto, deve-se estar atento às condições que exijam resolução imediata da gestação (Quadros II-16 e II-17).

Caso se decida pela inibição das contrações uterinas, a gestante deve ser mantida em repouso absoluto no leito e iniciar-se com a hidratação parenteral por meio do emprego de soro

Quadro II-16 – Condições para o uso de tocolíticos.

> Período de latência do trabalho de parto
> Dilatação cervical < 3cm
> Esvaecimento não-pronunciado
> Idade gestacional entre 22 e 35-36 semanas
> Contrações uterinas rítmicas

Quadro II-17 – Contra-indicações para a tocólise.

> Morte fetal
> Sofrimento fetal
> Malformações fetais incompatíveis com a vida
> Restrição do crescimento fetal
> Rotura da bolsa das águas
> Infecção amniótica
> Descolamento prematuro de placenta
> Placenta prévia sangrante
> Síndrome hipertensiva grave
> Diabetes insulino-dependente instável
> Cardiopatias
> Hipertireoidismo
> Anemia falciforme

fisiológico e glicosado a 5%, em partes iguais, no total de 1.000ml. Tal medida se justifica já que cerca de 50% das pacientes com contrações regulares respondem bem apenas com o repouso e a hidratação. Se após 1 hora persistirem as contrações uterinas, introduz-se a terapêutica tocolítica.

UTEROLÍTICOS

Os uterolíticos mais utilizados para a inibição das contrações uterinas são os beta-agonistas, cuja eficiência e margem de segurança estão fundamentadas em ampla experiência clínica. Outras drogas vêm sendo estudadas atualmente, algumas com resultados promissores, mas ainda pouco utilizadas na prática, tais como os antagonistas da ocitocina e a nitroglicerina. Existem muitas dúvidas quando se comparam os resultados de trabalhos científicos sobre os diferentes tipos de uterolíticos, uma vez que a maioria desses estudos não é realizada de maneira controlada e randômica, além de serem adotados diferentes critérios para o diagnóstico do trabalho de parto prematuro.

Beta-agonistas

Entre as drogas beta-adrenérgicas destacam-se: a terbutalina, o salbutamol, a isoxsuprina, o fenoterol e a ritodrina, embora somente esta última tenha sido aprovada pela Food and Drug Administration dos EUA para inibir trabalho de parto. Estas drogas atuam em receptores beta-1 (coração e intestinos) e predominantemente beta-2 (miométrio, vasos sangüíneos e bronquíolos), estimulando-os e determinando o relaxamento da fibra muscular uterina, por diminuição do cálcio livre no interior das células. O mecanismo envolvido nesse efeito consiste na ativação da enzima adenil-ciclase que catalisa a conversão do ATP em AMPc. Este último, por sua vez, ativa a enzima proteína-cinase responsável direta pela diminuição do cálcio intracelular. Portanto, estes fármacos agem em diversos órgãos, e no sistema cardiovascular são potencialmente perigosos. Além disso, atravessam a placenta, tendo sido descritos diversos efeitos colaterais no feto, entre os quais, taquicardia, hiperinsulinismo, hipoglicemia, hipocalemia e hipotensão arterial.

A ritodrina e a terbutalina são as que têm demonstrado maior eficácia em inibir as contrações por determinado período de tempo com menos efeitos colaterais. Assim, apesar de esses uterolíticos, quando utilizados por via intravenosa, praticamente não alterarem o coeficiente de prematuridade, são úteis por adiarem o parto em dois a três dias, tempo suficiente para o emprego dos corticosteróides, importantes por reduzirem as complicações pulmonares e neurológicas do recém-nascido.

O esquema terapêutico com a terbutalina por nós utilizado é o seguinte: diluímos 5 ampolas (1 ampola = 0,5mg) em soro glicosado a 5% (500ml) e infundimos por via intravenosa, iniciando com 2,5mcg/min (10 gotas/min). Aumentamos 10 gotas/min a cada 20 minutos até um máximo de 80 gotas/min. Obtida a dose mínima capaz de cessar as contrações, mantemos o gotejamento por 24 horas. Caso as contrações não diminuam em 6 horas ou se a tocólise for necessária por mais de 24 horas, deve-se questionar a presença de corioamnionite ou insuficiência placentária. Após as 24 horas de administração da droga, diminuímos 10 gotas a cada 20 minutos, até sua suspensão total. Mantemos a paciente em repouso absoluto e sob vigilância por mais 24 horas e, caso ocorra o retorno das contrações, utilizamos o esquema intravenoso por mais uma vez. Não empregamos os beta-agonistas por via oral após a infusão intravenosa, pois os estudos disponíveis não demonstraram ser eficazes em postergarem o parto.

Alguns cuidados devem ser tomados por ocasião do uso dessas drogas: realizar eletrocardiograma materno prévio, controlar cuidadosamente o pulso e a pressão arterial, mantendo o pulso materno abaixo de 120 batimentos por minuto, auscultar periodicamente os pulmões e coração e monitorizar os batimentos cardíacos fetais. Deve-se salientar que os efeitos colaterais cardiovasculares, como o edema agudo de pulmões, são mais freqüentes em situações de hipervolemia materna, tais como no poliidrâmnio, gestação gemelar e em pacientes submetidas à infusão de grande quantidade de líquidos. É importante destacar que, diante da tocólise com beta-agonistas, a administração de líquidos não deve ultrapassar dois litros em 24 horas.

Sulfato de magnésio

O sulfato de magnésio age como um antagonista do cálcio na fibra muscular. Trata-se de uma alternativa para determinadas situações clínicas em que o beta-agonista não possa ser utilizado. Pode ser empregado na dose de 4g diluído em soro glicosado a 10%, infundido por via intravenosa em 20 minutos, como dose de ataque, seguido de 2 a 3g/h, até cessarem as contrações uterinas. A paciente deve ser cuidadosamente monitorizada em relação a diurese, freqüência respiratória e reflexos patelares. Além disso, deve-se avaliar a magnesemia materna a cada 6 horas. Apesar dos riscos potenciais, poucos efeitos colaterais maternos são observados quando a concentração sérica de magnésio é mantida em níveis terapêuticos (4 a 6mEq/l-mg/dl). A hipermagnesemia fetal está relacionada à hiporreatividade e à hipotonia.

Inibidores de prostaglandinas

Os inibidores de prostaglandinas atuam inibindo a enzima cicloxigenase necessária à conversão de ácido araquidônico em prostaglandinas e, aparentemente, são eficazes como uterolíticos, além de serem bem tolerados e de fácil administração.

O esquema mais comumente empregado é o de uma dose inicial de 100mg por via retal, seguidos de 25mg por via oral a cada 6 horas, por um período de dois a três dias, para idades gestacionais inferiores a 34 semanas. Por atravessarem facilmente a placenta, inibem a síntese de prostaglandinas nos tecidos fetais. Como conseqüência podem ocorrer enterocolite necrotizante, fechamento precoce do ducto arterioso, hipertensão pulmonar primária, oligoâmnio e hemorragia intracraniana. Em virtude dessas intercorrências, a ecocardiografia fetal e a ultra-sonografia devem ser realizados com freqüência, a fim de se detectar precocemente sinais de constrição do ducto arterioso e oligoâmnio.

Etanol

O etanol inibe a secreção de ocitocina e hormônio antidiurético pela neuro-hipófise, reduz o número de receptores para ocitocina e age como inibidor da ocitocina no miométrio. Atualmente, não é mais utilizado, já que é menos eficaz que os betamiméticos e apresenta muitos efeitos colaterais, tais como vômitos, agitação, coma e acidose láctica.

Bloqueadores de canais de cálcio

Inibem a entrada do cálcio extracelular através da membrana citoplasmática. As informações disponíveis ainda são escassas, mas relatam bons resultados na inibição do TPP. Dos bloqueadores de canais de cálcio, a nifedipina é a mais utilizada. É empregada na dose inicial de 30mg por via oral, seguidos de 20mg por via oral, a cada 8 horas. O efeito colateral materno mais comum é o enrubescimento facial, mas náuseas e cefaléia também ocorrem. Alguns estudos em animais sugerem que essas drogas reduzem o fluxo sangüíneo uterino e a oxigenação fetal. Portanto, ainda há necessidade de estudos clínicos controlados para determinar com maior precisão a aplicabilidade dessas drogas no TPP.

Antagonista da ocitocina

O antagonista da ocitocina (atosibam) é um peptídeo sintético que age competindo com a ocitocina no seu receptor da célula miometrial e reduz os efeitos fisiológicos da ocitocina. Nos estudos em que foi avaliado, observou-se diminuição significativa das contrações uterinas quando utilizado pela via intravenosa, apresentando efeitos colaterais maternos mínimos, tais como náuseas, cefaléias, vômitos, tonturas, taquicardia e hipotensão arterial (Moutquin e cols., 2000). Os achados perinatais e neonatais até o momento foram semelhantes aos descritos para os beta-agonistas. O produto deve ser administrado em três etapas: 1. inicialmente, emprega-se uma dose de 0,9ml (6,75mg) injetado diretamente na veia durante um minuto; 2. manutenção: infunde-se duas ampolas de 5ml em 90ml de soro glicosado a 5% por via intravenosa, durante 3 horas na velocidade de 24ml/h (300mg/min); 3. se as contrações uterinas persistirem, mantém-se a mesma solução anterior na velocidade de 8ml/h por via intravenosa por um período máximo de 45 horas. A duração total do tratamento não deve exceder 48 horas.

Nitroglicerina

A nitroglicerina sob a forma de "patches" (adesivos) tem sido empregada em alguns estudos como agente tocolítico. Seu mecanismo de ação baseia-se na formação de óxido nítrico, que tem ação relaxante no músculo liso. Em vista do pequeno número de casos avaliados até o momento, há necessidade de maior casuística em estudos controlados.

Em suma, qualquer que seja a droga utilizada, os índices de sucesso permanecem insatisfatórios, porque, embora consigamos muitas vezes diminuir a atividade miometrial, não neutralizamos os fatores relacionados ao desencadeamento do trabalho de parto.

PREVISIBILIDADE

Monitorização das contrações uterinas

A atividade uterina está presente durante toda a gravidez (Alvarez e Caldeyro-Barcia, 1948). A atividade uterina exacerbada, ou seja, 4 ou mais contrações/h em idade gestacional menor ou igual a 30 semanas ou 6 ou mais/h em idade gestacional acima de 30 semanas, é preocupante. A monitorização das contrações uterinas com a utilização de um tocodinamômetro externo é um dos métodos que permitem o rastreamento do parto prematuro. As gestantes predispostas ao TPP apresentam aumento da freqüência das contrações uterinas dias ou semanas que antecedem o trabalho de parto (Katz e cols., 1986; Morrison e cols., 1987; Iams e cols., 1987; Bittar e cols., 1996b; Cesar, 1999; Fonseca e cols., 1999).

Esse método apresenta valor de previsibilidade negativo elevado e pode tranqüilizar o obstetra e a gestante, evitando tratamentos e internações desnecessárias, embora apresente número elevado de resultados falso-positivos. Impõe-se, portanto, diante do resultado positivo, relacioná-lo a outros marcadores do parto prematuro.

Medida do comprimento do colo uterino pelo toque vaginal e pela ultra-sonografia transvaginal

Sabe-se que o encurtamento do colo e a abertura de seu orifício interno (OI) podem ter início semanas antes do TPP (Wood e cols., 1965; Schaffner e Schanzer, 1966; Anderson e Turnbull, 1969). Essas alterações resultam de modificações bioquímicas do tecido cervical, tais como diminuição da quantidade de colágeno, aumento do conteúdo de água e alteração na composição da matriz extracelular do colo uterino (Thomson e cols., 1997). Os mecanismos envolvidos nessas modificações são desconhecidos, mas supõe-se que há participação das contrações uterinas silenciosas ou de eventual processo inflamatório local (Shellhas e Iams, 2002). Sabe-se que a invasão de células infamatórias locais (neutrófilos) causa a produção de colagenases que provocam a lise do colágeno, principal componente do colo (Junqueira e cols., 1980). No parto prematuro, o encurtamento do colo ocorre de maneira semelhante (Leveno e cols., 1986; Papiernick e cols., 1986; Stubbs e cols., 1991).

As alterações cervicais podem ser detectadas clinicamente pelo toque vaginal seriado. Contudo, na previsibilidade do parto prematuro esse recurso não tem-se mostrado útil por apresentar baixa sensibilidade e baixo valor de previsibilidade positivo. Tais resultados são devidos à subjetividade do exame, à grande variação interobservador e à dificuldade em se avaliar o OI do colo (Stubbs e cols., 1991; Holcomb e Smeltzer, 1991; Berghella e cols., 1997).

Com o avanço da ultra-sonografia e a utilização de sondas transvaginais, o exame do colo uterino tornou-se mais eficaz, fornecendo uma visibilização mais real do colo e maior acurácia na previsibilidade do parto prematuro quando comparado ao toque vaginal (Gomez e cols., 1994; Rizzo e cols., 1996) (Fig. II-53). Embora a ultra-sonografia em conjunto com a fibronectina fetal (fFN) seja um dos métodos mais empregados para a previsibilidade do parto prematuro nos últimos anos, ainda não há um consenso sobre as alterações das medidas do comprimento do colo (CC) em função da idade gestacional, nem tampouco do nível de corte ideal do CC abaixo do qual o risco de parto prematuro seja maior. Conseqüentemente, as sensibilidades e as especificidades variam muito entre os diversos autores (Iams e cols., 1996; Taipale e Hiilesmaa, 1998; Yamasaki e cols., 1998; Carvalho e cols., 2003; Freitas Jr., 2001; To e cols., 2001). Tais difrenças resultam de vários fatores, como a técnica ultra-sonográfica empregada, a idade gestacional em que é feito o exame, as diferenças raciais e a presença ou não de fatores de risco para o parto prematuro. Ao ser realizado o exame, devem-se evitar alongamentos e encurtamentos artificiais do colo, em função da pressão exercida no colo e na vagina.

Nossa opinião é que tal método deve ser empregado de preferência nas gestantes com risco para o parto prematuro entre 22 e 24 semanas, na mesma ocasião em que se realiza a ultra-sonografia morfológica fetal. Quando o CC (medida linear entre o OI e orifício externo – OE) for inferior a 20mm, consideramos que a gestante apresenta risco significante para o parto prematuro espontâneo (Fig. II-53 e Esquema II-9). Embora consideremos o ponto de corte de 20mm, há autores que admitem ser de 15mm, outros 25mm e até 30mm (Oliveira e cols., 2000).

Uso de marcadores bioquímicos

Por estarem envolvidos diversos mecanismos fisiopatológicos, existem vários marcadores bioquímicos possíveis de ser utilizados: as interleucinas (IL)-6 e 8, o hormônio liberador de corticotropina (CRH), o estriol sérico e salivar, a fibronectina fetal (fFN) e, mais recentemente, a proteína-1 fosforilada ligada ao fator de crescimento insulina-símile (*ph*IGFBP-1).

Há vários estudos que demonstram que os níveis elevados de IL-6 (Lange e cols., 2003) e IL-8 no líquido amniótico e no conteúdo cervical se associam ao parto prematuro, principalmente na presença de infecções. As interleucinas atraem e ativam neutrófilos polimorfonucleares que liberam enzimas (elastases e colagenases) responsáveis por alterações do colo uterino. No entanto, os resultados para a previsibilidade do parto prematuro mostram baixa sensibilidade e baixo valor de previsibilidade positivo. Em função disso, são mais valorizados como marcadores de infecção (Lockwood e cols., 1994; Coleman e cols., 2001; Goepfert e cols., 2001; Kurkinen-Raty e cols., 2001).

O CRH é produzido no hipotálamo como também na placenta, córion, âmnio e células deciduais (Petraglia e cols., 1987). Alguns autores verificaram elevações do CRH no soro materno a partir da 20ª semana em gestantes submetidas ao estresse e que tiveram parto prematuro (Hobel e cols., 1999). Assim, a dosagem do CRH parece ser útil em determinadas situações, como na presença de estresse, embora sua avaliação na população geral tenha revelado baixa sensibilidade e baixo valor de previsibilidade positivo (McLean e cols., 1999).

Os estrogênios agem diretamente nas células miometriais aumentando a sensibilidade à ocitocina. A ativação do eixo hipotálamo-hipofisário-adrenal materno e/ou fetal relaciona-se à produção placentária de estrogênios decorrente de precursores (DHEAS) da adrenal do feto, que ocorre de três a cinco semanas antes do parto, com conseqüente elevação dos níveis de estriol plasmático e salivar (McGregor e cols., 1995). Entretanto, os estudos disponíveis até o momento não permitem que o estriol salivar seja utilizado de rotina, pois os valores de previsibilidade positivos e de sensibilidade são baixos (McGregor e cols., 1995; Lockwood, 2001).

A fibronectina fetal (fFN) é uma glicoproteína de alto peso molecular produzida pelo trofoblasto. Lockwood e cols., 1991, por meio de estudo histoquímico, verificou sua presença na matriz extracelular adjacente ao trofoblasto. Sua função é assegurar a aderência do blastocisto à decídua. Normalmente, a fFN está presente no conteúdo cervicovaginal durante as primeiras 20-22 semanas de gestação. Após a 22ª semana ocorre a fusão do âmnio com o cório e a fFN desaparece da vagina até a 36ª semana, a menos que haja rotura prematura de membranas, na presença de fator mecânico que separe o cório da decídua ou diante de um processo inflamatório-infeccioso ou isquêmico na interface materno-fetal. Na população de risco para o parto prematuro, a fFN apresenta melhores resultados de previsibilidade em relação aos marcadores anteriormente citados. Sua sensibilidade varia de 70 a 92% quando o parto ocorre com menos de 37 semanas e acima de 90% quando abaixo de 32 semanas (Lockwood e cols., 1991; Morrison e cols., 1993; Nageotte e cols., 1994; Parker e cols., 1995; Bittar e cols., 1996a; Lesson e cols., 1996; Rozenberg e cols., 1997). Além disso, a fFN tem grande aplicabilidade pelo seu elevado valor preditivo negativo, que varia de 81 a 96%, fato que a torna muito útil para afastar o risco de parto prematuro nas duas a três semanas seguintes à realização do teste. Em 1999, nosso estudo fez parte da metanálise de Leitich e cols., que avaliou 27 estudos, tendo obtido sensibilidade (S) de 78%, especificidade (E) de 78%; valor preditivo positivo (VPP) de 69% e valor preditivo negativo (VPN) de 74%, portanto, valores semelhantes aos que havíamos encontrado. Infelizmente, em nosso meio, o acesso ao teste da fFN é difícil e o custo elevado.

Recentemente surgiram evidências de que o parto prematuro seria precedido por alterações na concentração da *ph*IGFBP-1 no conteúdo cervical (Rutanen e cols., 1996). Trata-se de uma proteína produzida pela decídua humana cuja função ainda não está totalmente esclarecida. Sua detecção em amostras cervicais, por meio de anticorpos monoclonais, indica comprometimento decidual. Possivelmente, um fator mecânico, como a contração uterina, a proteólise decorrente de processo inflamatório/infeccioso ou a isquemia local, determine a liberação da *ph*IGFBP-1 da decídua em direção ao canal cervical (Nuutila e cols., 1999).

Recentemente avaliamos o risco de parto prematuro em 105 gestantes assintomáticas com antecedentes de partos prematuros espontâneos por meio do teste da *ph*IGFBP-1 no conteúdo cervical. Considerando-se o nascimento em idade gestacional $\leq$ 34 semanas, o teste seqüencial (a cada três semanas entre a 24ª e a 34ª semanas) revelou S de 94,3%, E de 75,3%; VPP de 58,9% e VPN de 97,2%. Este teste revelou maior taxa de resultados falso-positivos quando comparado ao teste da fFN e à medida do CC pela ultra-sonografia transvaginal (Bittar, 2002). Sendo assim, ainda há necessidade de novos estudos randômicos, controlados e com maior casuística para uma conclusão mais precisa. Recentemente, Shetner e cols. (2005) comprovaram que níveis elevados (mais de 30mg/ml) de ferritina materna se associam a maior incidência de parto prematuro.

Concluindo, a busca por um marcador de previsibilidade ideal para o parto prematuro ainda é um grande desafio. São necessárias novas pesquisas que poderão não só nos ajudar a identificar aquelas gestantes de risco, como também permitir a aquisição de novos conhecimentos relacionados aos mecanismos fisiopatológicos que o determinam.

Referências Bibliográficas

• ANDERSON, A.B.M. & TURNBULL, A.C. – Relationship between length of gestation and cervical dilatation, uterine contractility, and other factors during pregnancy. *Am. J. Obstet. Gynecol.*, 105:1207-14, 1969.
• ANDREWS, W.W.; GOLDENBERG, R.L. & MERCER, B.M. – The preterm prediction study: Association of second trimester genitourinary Chlamydia infection with subsequent spontaneous preterm birth. *Am. J. Obstet. Gynecol.*, 183:662, 2000.
• BERGHELLA, V. & cols. – Cervical ultrasonography compared with manual examination as a predictor of preterm delivery. *Am. J. Obstet. Gynecol.*, 177:723, 1997.
• BITTAR, R.E. & cols. – Cervical fetal fibronectin in patients at increased risk for preterm delivery. *Am. J. Obstet. Gynecol.*, 175:178, 1996a.
• BITTAR, R.E. & cols. – Determinação do risco para o parto prematuro através da detecção da fibronectina fetal na secreção cérvico-vaginal e da monitorização das contrações uterinas. *Rev. Bras. Ginecol. Obstet.*, 18:165, 1996b.
• BITTAR, R.E. & cols. – Cervical insulin-like growth factor binding protein-1 (phIGFBP-1) in patients at increased risk for preterm delivery – preliminary results. *J. Perinat. Med.*, 29(Suppl. I):522, 2001.
• BITTAR, R.E. – Determinação do risco para o parto prematuro por meio da detecção da proteína-1 fosforilada ligada ao fator de crescimento insulina-símile e da medida do colo uterino pela ultra-sonografia transvaginal. São Paulo, 2002. 94p. Tese (Livre-Docência) – Faculdade de Medicina da Universidade de São Paulo.
• CARVALHO, M.H.B. & cols. – Cervical length at 11-14 weeks' and 22-24 weeks' gestation evaluated by transvaginal sonography, and gestational age at delivery. *Ultrasound Obstet. Gynecol.*, 21:135, 2003.
• CARVALHO, M.H.B. & cols. – Associação da vaginose bacteriana com o parto prematuro espontâneo. *Rev. Bras. Ginecol. Obstet.*, 23:529, 2001.
• CESAR, C.M.P.C.S. – Avaliação do risco de parto prematuro através da autopalpação e da monitorização computadorizada da contração uterina. São Paulo, 1999. 90p. Dissertação (Mestrado) – Escola Paulista de Medicina – Universidade Federal de São Paulo.
• COLEMAN, M.A.G. & cols. – Fetal fibronectin detection in preterm labor: evaluation of a prototype bedside dipstick tchnique and cervical assessment. *Am. J. Obstet. Gynecol.*, 179:1553, 1998.
• COLEMAN, M.A.G. & cols. – Predicting preterm delivery: comparison of cervicovaginal interleukin (IL)-1b, IL-6 and IL-8 with fetal fibronectin and cervical dilatation. *Eur. J. Obstet. Gynecol. Reprod. Biol.*, 95:154, 2001.
• FONSECA, E.S.V.B. & cols. – Prevenção do nascimento prematuro: importância da monitorização das contrações uterinas. *Rev. Bras. Ginecol. Obstet.*, 21:509, 1999.
• FONSECA, E.V.B. & cols. – Uterine contraction monitoring in pregnant women using vaginal natural progesterone. *J. Perinat. Med.*, 29(Suppl. I):524, 2001.
• FONSECA, E.V.B. & cols. – Prophylactic administration of progesterone by vaginal suppository to reduce the incidence of spontaneous preterm birth in women at increased risk: a randomized placebo-controlled double-blind study. *Am. J. Obstet. Gynecol.*, 1884:419, 2003.
• FREITAS JÚNIOR, R.A.O. – Comportamento do colo uterino em gestações normais avaliado pela ultra-sonografia transvaginal. Ribeirão Preto, 2001. 77p. Dissertação (Mestrado) – Faculdade de Medicina de Ribeirão Preto – Universidade de São Paulo.
• GOEPFERT, A.R. & cols. – The Preterm Prediction Study: Association between cervical interleukin 6 concentration and spontaneous preterm birth. *Am. J. Obstet. Gynecol.*, 184:483, 2001.
• GOMEZ, R. & cols. – Ultrasonographic examination of the uterine cervix is better than cervical digital examination as a predictor of the likelihood of premature delivery in patients with preterm labor and intact membranes. *Am. J. Obstet. Gynecol.*, 71:956, 1994.
• HERRON, M.A.; KATZ, M. & CREASY, R.K. – Evaluation of a preterm birth prevention program: preliminary report. *Obstet. Gynecol.*, 59:452, 1982.
• HOBEL, C.J. – Prevention of preterm delivery. In: Beard, R.W. & Nathanielsz, P.W. (eds.). *Fetal phisiology and Medicine – The Basis of Perinatology.* New York, Marcel Dekker, Inc., 1984.
• HOBEL, C.J. & cols. – Maternal plasma corticotropin-releasing hormone associated with stress at 20 weeks' gestation in pregnancies ending in preterm delivery. *Am. J. Obstet. Gynecol.*, 180:S257, 1999.
• HOLCOMB, W.L. & SMELTZER, J.S. – Cervical effacement: variation in belief among clinicians. *Obstet. Gynecol.*, 78:43, 1991.
• IAMS, J.D.; JOHNSON, F.F. & O'SHAUGHNESSY, R.W. – A prospective random trial of home uterine activity monitoring in pregnancies at increased risk of preterm labor. *Am. J. Obstet. Gynecol.*, 157:638, 1987.
• IAMS, J.D. & cols. – The length of the cervix and the risk of spontaneous premature delivery. *N. Engl. J. Med.*, 334:567, 1996.
• IAMS, J.D. & cols. – *Obstetrics: Normal and Problem Pregnancies.* Philadelphia, Churchill Livingstone, 2002, p. 755.
• IAMS, J.D. & CREASY, R.K. – Preterm labor and delivery. In: Creasy, R.K. & RESNIK, R. *Maternal-Fetal Medicine – Principles and Practice.* 5th ed., Philadelphia, Saunders, 2004, p. 623.
• JUNQUEIRA, L.C.U. & cols. – Morphologic and histochemical evidence for the occurrence of collagenolysis and for the role of neutrophilic polymorphonuclear leukocytes during cervical dilatation. *Am. J. Obstet. Gynecol.*, 138:273, 1980.
• KATZ, M.; NEWMAN, R.B. & GILL, P.J. – Assessment of uterine activity in ambulatory patients at high risk of preterm labor and delivery. *Am. J. Obstet. Gynecol.*, 154:44, 1986.
• KURKINEN-RÄTY, M. & cols. – Combination of cervical interleukin-6 and -8, phosphorylated insulin-like growth factor-binding protein-1 and transvaginal cervical ultrasonography in assessment of the risk of preterm birth. *Br. J. Obstet. Gynaecol.*, 108:875, 2001.
• LANGE, M. & cols. – Elevation of interleukin-6 levels in clinical secretions as a predictor of preterm delivery. *Acta Obstet. Gynecol. Scand.*, 82:326, 2003.
• LEITICH, H. & cols. – Cervicogenic fetal fibronectin as a marker for preterm delivery: A meta-analysis. *Am. J. Obstet. Gynecol.*, 180:1169, 1999.
• LESSON, S.C. & cols. – Detection of fetal fibronectin as a predictor of preterm delivery in high risk asymptomatic pregnancies. *Br. J. Obstet. Gynaecol.*, 103:48, 1996.
• LEVENO, K.J.; COX, K. & ROAR, M.L. – Cervical dilatation and prematurity revisited. *Obstet. Gynecol.*, 68:434, 1986.
• LOCKWOOD, C.J. & cols. – Fetal fibronectin in cervical and vaginal secretions as a predictor of preterm delivery. *N. Engl. J. Med.*, 325:669, 1991.
• LOCKWOOD, C.J. & cols. – Fetal membrane rupture is associated with the presence of insulin-like growth factor-binding protein-1 in vaginal secretions. *Am. J. Obstet. Gynecol.*, 171:146, 1994.
• LOCKWOOD, C.J. – Biochemical Predictors of Prematurity. In: Smith, R. (ed.). *The Endocrinology of Parturition. Basic Science and Clinical Application.* Front. Horm. Res., Basel, Karger, 27:258, 2001.
• McGREGOR, J.A.; JACKSON, G.M. & LACHELIN, G.C. – Salivary estriol as risk assessment for preterm labor: a prospective trial. *Am. J. Obstet. Gynecol.*, 173:1337, 1995.
• McLEAN, M.; BISITS, A. & DAVIES, J. – Predicting risk of preterm delivery by second-trimester measurement of maternal plasma corticotropin-releasing hormone and alpha-fetoprotein concentrations. *Am. J. Obstet. Gynecol.*, 181:207, 1999.
• MEIS, e cols. – For The National Institute of Child Health and Human Development Maternal-Fetal Medicine Units Network. Prevention of recurrent preterm delivery by 17 Alpha-Hydroxyprogesterone Caproato. *N. Engl. J. Med.*, 348:2379, 2003.
• MORRISON, J.C. & cols. – Prevention of preterm birth by ambulatory assessment of uterine activity: A randomized study. *Am. J. Obstet. Gynecol.*, 156:536, 1987.
• MORRISON, J.C. & cols. – Oncofetal fibronectin in patients with false labor as a predictor of preterm delivery. *Am. J. Obstet. Gynecol.*, 168:538, 1993.
• MOUTQUIN, J.M.; SHERMAN, D. & COHEN, H. – Double-blind, randomized, controlled trial of atosiban and ritodrine in the treatment of preterm labor: a multicenter effectiveness and safety study. *Am. J. Obstet. Gynecol.*, 182:1191, 2000.
• NAGEOTTE, M.P.; CASAL, D. & SENEY, A.E. – Fetal fibronectin in patients at increased risk for premature birth. *Am. J. Obstet. Gynecol.*, 170:20, 1994.
• NUUTILA, M. & cols. – Phosphorylated isoforms of insulin-like growth factor binding protein-1 in the cervix as a predictor of cervical ripeness. *Obstet. Gynecol.*, 94:243, 1999.
• OLIVEIRA, T.A. & cols. – Avaliação do risco de parto prematuro: teste da fibronectina fetal e medida do colo uterino. *Rev. Bras. Ginecol. Obstet.*, 22:633, 2000.
• PAPIERNIK, E. & KAMINSKI, M. – Multifactorial study of the risk of prematurity at 32 weeks of gestation. A study of the frequency of 30 predictive characteristics. *J. Perinat. Med.*, 2:30, 1974.
• PAPIERNICK, E.; BOUYER, J. & COLLIN, D. – Precocious cervical ripening and preterm labor. *Obstet. Gynecol.*, 67:238, 1986.
• PARKER, J.; BELL, R. & BRENNECKE, S. – Fetal fibronectin in the cervicovaginal fluid of women with threatned preterm labour as a predictor of delivery before 34 weeks' gestation. *Aust. N. Z. J. Obstet. Gynaecol.*, 35:257, 1995.
• PETRAGLIA, F. & cols. – Evidence for local stimulation of ACTH secretion by corticotropin-releasing factor in human placenta. *Nature*, 328:717, 1987.
• RIZZO, G. & cols. – The value of fetal fibronectin in cervical and vaginal secretions and of ultrasonographic examination of the uterine cervix in predicting premature delivery for patients with preterm labor and intact membranes. *Am. J. Obstet. Gynecol.*, 175:1146, 1996.
• ROZENBERG, P. & cols. – Evaluating the risk of preterm delivery: a comparison of fetal fibronectin and transvaginal ultrasonographic measurement of cervical length. *Am. J. Obstet. Gynecol.*, 176:196, 1997.
• RUTANEN, E-M. & cols. – Evaluation of a rapid strip test for insulin-like growth factor binding protein-1 in the diagnosis of ruptured fetal membranes. *Clin. Chim. Acta*, 253:91, 1996.
• SCHAFFNER, F. & SCHANZER, S. – Cervical dilatation in the early third trimester. *Obstet. Gynecol.*, 27:130, 1966.
• SHELLHAAS, C.S. & IAMS, J.D. – Ambulatory Management of Preterm Labor. In: HILL, W.C. (ed.). *Ambulatory Obstetrics.* Philadelphia, Lippincott Williams & Wilkins, 2002, p. 14.
• SHETNER, E. & cols. – Elevated ferretin levels: a positive predictor of preterm delivery. *Rev. J. Obstet. Gynecol.*, 191:SM FM. Abstract. 386, 2005.
• STUBBS, T.M.; VAN DORSTEN, J. P. & CLINTON MILLER, M. – The preterm cervix and preterm labor: relative risks, predictive values and changes over time. *Am. J. Obstet. Gynecol.*, 155:829, 1991.
• TAIPALE, P. & HIILESMAA, V. – Sonographic measurement of uterine cervix at 18-22 week's gestation and the risk of preterm delivery. *Obstet. Gynecol.*, 92:902, 1998.
• THE CANADIAN PRETERM LABOR INVESTIGATORS GROUP – Treatment of preterm labor with the beta-adrenergic agonist ritodrine. *N. Engl. J. Med.*, 327:308, 1992.
• THOMSON, A.J.; NORMAN, J.E. & GREER, I.A. – The cervix. In: Elder, M.G.; Romero, R. & Lamont, R.F. (eds.). *Preterm Labor.* New York, Churchill Livingstone, 1997, p. 445.
• TO, M.S. & cols. – Cervical length and funneling at 23 weeks of gestation in the prediction of spontaneous early preterm delivery. *Ultrasound Obstet. Gynecol.*, 18:200, 2001.
• WOOD, C.; BANNERMAN, R.H. & BOOTH, R.J. – The prediction of preterm labor by observation of the cervix and external tocography. *Am. J. Obstet. Gynecol.*, 91:396, 1965.
• YAMASAKI, A.A. & cols. – Prevenção do parto prematuro: emprego do toque vaginal e da ultra-sonografia transvaginal. *Rev. Bras. Ginecol. Obstet.*, 20:35, 1998.

41 Gestação Prolongada

Sebastião Piato
Dariane Sampaio A.M. Piato

Diante do prolongamento da duração da gravidez, o obstetra deve redobrar suas atenções em relação aos cuidados pré-natais, uma vez que em aproximadamente um terço das vezes se desenvolve a temível síndrome da pós-maturidade, responsável pelo aumento da morbidade e da mortalidade perinatais.

CONCEITO E CLASSIFICAÇÃO

A gestação é conceituada como prolongada quando sua duração, calculada desde o primeiro dia da última menstruação, ultrapassa 294 dias ou 42 semanas. O termo pós-datismo, que designava qualquer prolongamento da duração da gravidez além da data prevista do parto, está praticamente abandonado pela literatura mundial.

A gravidez prolongada é classificada em fisiológica, quando não existe insuficiência placentária, e patológica, quando esta complicação está presente, com conseqüente hipoxemia e sofrimento fetal, levando ao aparecimento da síndrome da pós-maturidade (Clifford, 1954).

INCIDÊNCIA

Os índices de gravidez prolongada existentes na literatura variam entre 3,5 e 10%, quando se leva em consideração a duração entre 40 e 42 semanas (Lindell, 1956; McClure-Brown, 1963; Boisselier e Guettier, 1995). Estudos epidemiológicos têm mostrado que a freqüência é mais elevada nas populações de baixo nível socioeconômico e entre as mulheres que apresentam ganho ponderal excessivo (Zwerdling, 1967; Nwoso e cols., 1976; Eden e cols., 1976; Kanadis e Oleszczuk, 1999; Valentin e cols., 2003).

Algumas observações indicam incidência maior em gestantes com idades mais avançadas, assim como as primigestas parecem ter predisposição maior quando comparadas com as multigestas.

ETIOLOGIA

Algumas hipóteses são utilizadas para explicar o prolongamento da gravidez, sendo a mais aceita aquela da insuficiência adrenocortical, que se baseia em produção inadequada de cortisol pelo feto.

Nwoso e cols. (1976) passaram a defender a teoria da insuficiência adrenocortical, baseados nos estudos experimentais de Liggins (1968) e Chez e cols. (1970). Em sua investigação, Liggins (1968) verificou que a administração de cortisol em fetos de ovelhas foi capaz de ocasionar a antecipação do parto. Chez e cols. (1970), por seu lado, obtiveram prolongamento da prenhez em macacas Rhesus em que os fetos foram submetidos a hipofisectomia.

Em 1972, Liggins e cols. acrescentaram novas evidências acerca do papel do cortisol na etiologia da gravidez prolongada. Esses pesquisadores demonstraram que o cortisol liberado por fetos de termo de ovelhas induz o aumento de prostaglandina F2-alfa-placentária, e que esta substância proporciona aumento da sensibilidade do miométrio à ação da ocitocina endógena.

Com o propósito de avaliar o papel do cortisol na espécie humana, Nwoso e cols. (1976) instilaram succinato sódico de hidrocortisona no interior da câmara amniótica de pacientes com gravidez prolongada e colo uterino desfavorável. Constataram que a introdução de 500mg do referido composto foi seguida do desencadeamento do parto em 8 de 10 pacientes, em um prazo de até 120 horas. Em grupo controle, no qual empregaram placebo, apenas duas entre nove grávidas entraram em trabalho de parto no mesmo período de tempo.

A anencefalia é fator fetal que, indiscutivelmente, determina prolongamento da gestação. Outras situações, como deficiência em sulfatase placentária, atividade endócrina excessiva da placenta, fatores intrínsecos do miométrio, fator cervical e fator iatrogênico, são conjecturadas como causadoras de gravidez prolongada (Miyadahira, 1999).

Como bem afirma Resnik (1989), até que seja esclarecido o mecanismo responsável pelo desencadeamento do trabalho de parto, a causa da gravidez prolongada permanecerá uma incógnita.

SÍNDROME DA PÓS-MATURIDADE

Esta complicação sindrômica, que foi descrita pela primeira vez por Ballantine, em 1902, nos casos em que a gravidez ultrapassa sua duração normal, é decorrência de insuficiência placentária. Em aproximadamente 30% dos casos de gravidez prolongada desenvolve-se a síndrome da pós-maturidade (Vorherr, 1975; Rayburn e Chang, 1981; Yeh e Read, 1982). As taxas de pós-maturidade são tanto mais elevadas quanto maior o prolongamento da duração da gravidez.

Patogenia

Disfunção placentária – as investigações anatomopatológicas da placenta, realizadas por Siegel e Rabanus (1986) em casos com a síndrome da pós-maturidade, evidenciaram importantes alterações macroscópicas e histológicas. Os referidos pesquisadores encontraram diminuição variável da espessura placentária, quantidade aumentada de infartos brancos, depósito de fibrina e calcificações. Em relação ao espaço interviloso, observaram diminuição variável, ocasionada pelo depósito de fibrina e processos de trombose. Nas vilosidades coriônicas, notaram ausência de processos regenerativos, edema do estroma, aumento dos nós sinciciais, tromboses arteriais, hialinização e degeneração. Em outro estudo, Molteni e cols. (1978) constataram desenvolvimento placentário insuficiente e relação entre o volume da placenta e o tamanho do feto significativamente mais elevada que a normal. Como decorrência das alterações placentárias referidas, a difusão de oxigênio e a transferência de nutrientes para o feto ficam prejudicadas, levando ao quadro de concepto pós-maduro, analisado adiante.

Oligoâmnio – a diminuição do volume do líquido amniótico, comumente observada na síndrome da pós-maturidade, é proporcional ao grau de insuficiência placentária. Segundo Beischer e cols. (1969), a cada semana de prolongamento da gestação o volume do líquido amniótico sofre decréscimo de cerca de 30%.

Malformações fetais – entre os conceptos pós-maduros observa-se com maior freqüência anencefalia, hipoplasia adrenal e ausência de hipófise (Guaré e Soares, 2003).

Características do concepto pós-maduro

Segundo a descrição clássica de Clifford (1954), os recém-nascidos pós-maduros apresentam as seguintes peculiaridades: panículo adiposo escasso, desidratação, escassez ou ausência de vérnix caseoso, pele seca e enrugada, membros delgados, dedos longos, unhas crescidas, fácies alerto e olhar apreensivo. Devido à falta de vérnix caseoso, a pele desprotegida torna-se acinzentada, podendo apresentar macerações nas pregas de flexão e em áreas genitais. Nos casos em que há emissão de mecônio na vida intra-uterina, a pele apresenta-se esverdeada ou amarelada, dependendo do tempo de exposição.

Levando em consideração as conseqüências da hipóxia intra-uterina, Clifford (1954) classificou os recém-nascidos pós-maduros em três graus: *grau I* – recém-nascidos com os usuais sinais de pós-maturidade; *grau II* – recém-nascidos com os sinais de pós-maturidade e pele tingida por mecônio; grau III – recém-nascidos com os sinais de pós-maturidade, tendo pele, unhas e cordão umbilical de coloração amarela intensa.

Prognóstico

Enquanto os índices de morbidade e de mortalidade nos casos de gravidez prolongada sem insuficiência placentára são semelhantes àqueles observados nas gestações que se resolvem a termo, o prognóstico em relação ao concepto é bastante reservado nos partos pós-termo em que ocorre o desenvolvimento da síndrome da pós-maturidade (Sjostedt e cols., 1958; Magram e Cavanagh, 1963; Depp, 1974; Rayburn e Chang, 1981).

Morbidade perinatal – os conceptos pós-maduros que sobrevivem à hipóxia intra-uterina e às complicações neonatais comumente apresentam problemas no berçário. A aspiração de líquido meconial, que ocorre com certa freqüência, ocasiona distúrbios respiratórios no recém-nascido, como a pneumonite aspirativa, que leva à síndrome de aspiração meconial (Brown e Gleicher, 1981; Usher e cols., 1988; Klingner e Kruse, 1999). Outras complicações neonatais comumente observadas em conceptos que permaneceram em regime de hipóxia intra-uterina prolongada são manifestações relacionadas com hipoglicemia, policitemia, acidose, hipofunção adrenocortical, desidratação e hipovolemia (Knox e cols., 1979; Wirth e cols., 1979; Klingner e Kruse, 1999). A quantidade reduzida de tecido adiposo subcutâneo, associada à deficiência na geração de calor, torna os recém-nascidos pós-maduros propensos à hipotermia (Sims e Walther, 1989).

Mortalidade perinatal – como conseqüência da hipoxemia intra-uterina não diagnosticada adequadamente, a mortalidade intra-uterina e a neonatal aumentam em até três vezes (Miyadahira, 1999). A emissão de mecônio pelo feto é fenômeno freqüentemente observado na pós-maturidade; deve, contudo, ser encarada de maneira criteriosa, uma vez que não se constitui em fator responsável por aumento da mortalidade. Por meio da análise de sua casuística, Green e Paul (1978) observaram 10 óbitos em casos nos quais o líquido colhido por amniocentese se apresentava claro e encontraram índice de Apgar superior a 7, após 5 minutos, em todos os casos em que havia mecônio. Olesen e cols. (2003), citando resultados de estudo de registros nacionais, no período 1978-1993, salientam que a prenhez prolongada se relaciona com maior mortalidade perinatal, infecção puerperal, hemorragias da dequitação e macrossômica.

DIAGNÓSTICO

O diagnóstico de gravidez prolongada pode ser feito durante o pré-natal ou por ocasião do exame do recém-nascido.

Pré-natal – quando se trata de paciente com ciclos eumenorréicos, pode-se ter grande confiança no cálculo da idade gestacional, seja pelo cômputo do número de dias e semanas transcorridos desde o primeiro dia da última menstruação, seja pela aplicação da regra de Naegele. Sempre que possível, deve-se realizar ultra-sonografia para a confirmação da idade gestacional no primeiro trimestre, visto que a medida do comprimento craniocaudal é a que apresenta menor erro (três a cinco dias), com aumento desta margem para uma a duas semanas nos exames ultra-sonográficos realizados no segundo ou terceiro trimestres. A citologia do líquido amniótico é o único método propedêutico realmente eficiente nos casos em que as informações sobre a data da última menstruação não são confiáveis e não foi realizada ultra-sonografia no início da gravidez. O achado de índice de células orangiófilas superior a 50% constitui-se em forte indício de pós-datismo, principalmente se existem conglomerados das referidas células (Brosens e Gordon, 1966). A citologia do líquido amniótico, contudo, tem o grande inconveniente de exigir a prática da amniocentese. Esta deve ser evitada quando há indícios de oligoâmnio, dados os riscos de lesão fetal (Green e Paul, 1978).

Neonatal – o diagnóstico retrospectivo de gravidez prolongada baseia-se em escores, que levam em consideração características físicas e neurológicas do recém-nascido. O escore mais utilizado pelos neonatologistas é o de Capurro e cols. (1978).

Quando está presente a síndrome da pós-maturidade, o diagnóstico neonatal fica facilitado, uma vez que o recém-nascido apresenta as típicas características físicas descritas por Clifford (1954).

AVALIAÇÃO DO BEM-ESTAR FETAL

A vigilância cuidadosa do feto, da placenta e da quantidade do líquido amniótico constitui-se na conduta indispensável para diagnosticar precocemente a insuficiência placentária, evitando-se os danos ao feto decorrentes da hipoxemia. A avaliação do bem-estar fetal, por meio dos procedimentos analisados a seguir, deve ser iniciada a partir de 40 semanas (Braga, 1993).

Monitorização fetal – a cada dois a três dias é preconizada a realização da cardiotocografia de repouso e, se necessário, com estímulo sonoro.

Avaliação do índice de líquido amniótico – o método propedêutico ideal para a avaliação do líquido amniótico é a ultra-sonografia, utilizando-se a técnica dos quatro quadrantes (Rutherford e cols., 1987).

Perfil biofísico fetal – Johnson e cols. (1986) constataram que o perfil biofísico se constitui no procedimento mais seguro para a avaliação do bem-estar fetal. Os referidos autores não tiveram nenhum óbito perinatal em 307 casos de gravidez prolongada, controlados por meio desse método.

CONDUTA

Os elementos de conduta nos casos de gravidez prolongada sem outros fatores de risco são aqueles citados na avaliação do bem-estar fetal, além das condições do colo uterino. Com base nesses elementos, o obstetra pode decidir-se pela interrupção da gravidez ou por aguardar até no máximo 42 semanas. Como bem assinala Cibillis (1976), protelar o parto para além de 42 semanas constitui-se em temeridade. Detectando-se alteração da monitorização ou decréscimo do líquido amniótico, ou ambos, há necessidade de interrupção da gravidez pela cesárea.

Nos casos em que a monitorização mostra sinais de boa vitalidade e a quantidade de líquido amniótico é normal, deve-se verificar se o colo uterino é favorável para a indução do parto. Estando o colo favorável, isto é, permeável e com índice de Bishop superior a 5, fato que ocorre na minoria dos casos, segundo Harris e cols. (1986), deve-se realizar indução após detecção de líquido claro pela amnioscopia. Sempre que possível, ela deve ser acompanhada de monitorização, com cardiotocografia intraparto. No caso de amnioscopia revelando líquido meconial, deve ser indicada a cesárea.

A oligoidramnia, caracterizada quando o índice do líquido amniótico for menor que 5cm, indica a interrupção da gestação. Ocorrendo alteração da cardiotocografia basal ou diminuição do líquido amniótico no decurso do controle, deve-se intervir imediatamente, por via alta. Caso contrário, deve-se realizar avaliação seriada do colo uterino, induzindo o parto tão logo surjam condições favoráveis. Se tais condições não vierem a ocorrer até o fim da 42ª semana, o parto deve ser induzido com aquelas existentes.

O sucesso de indução com colo desfavorável (Bishop inferior a 5) é reduzido, mesmo com o emprego de prostaglandinas, ocasionando elevados índices de cesárea. Weisberg e Spellacy (1977) recomendam a prática do descolamento das membranas para criar condições favoráveis. Durante o aguardo da 42ª semana, devem ser feitos descolamentos sucessivos, desde que seja possível introduzir o dedo indicador através do canal do colo.

A conduta nos casos de gravidez prolongada, com base nas considerações anteriormente apresentadas, é exposta no esquema II-10.

Esquema II-10 – Esquema de conduta na gravidez prolongada.

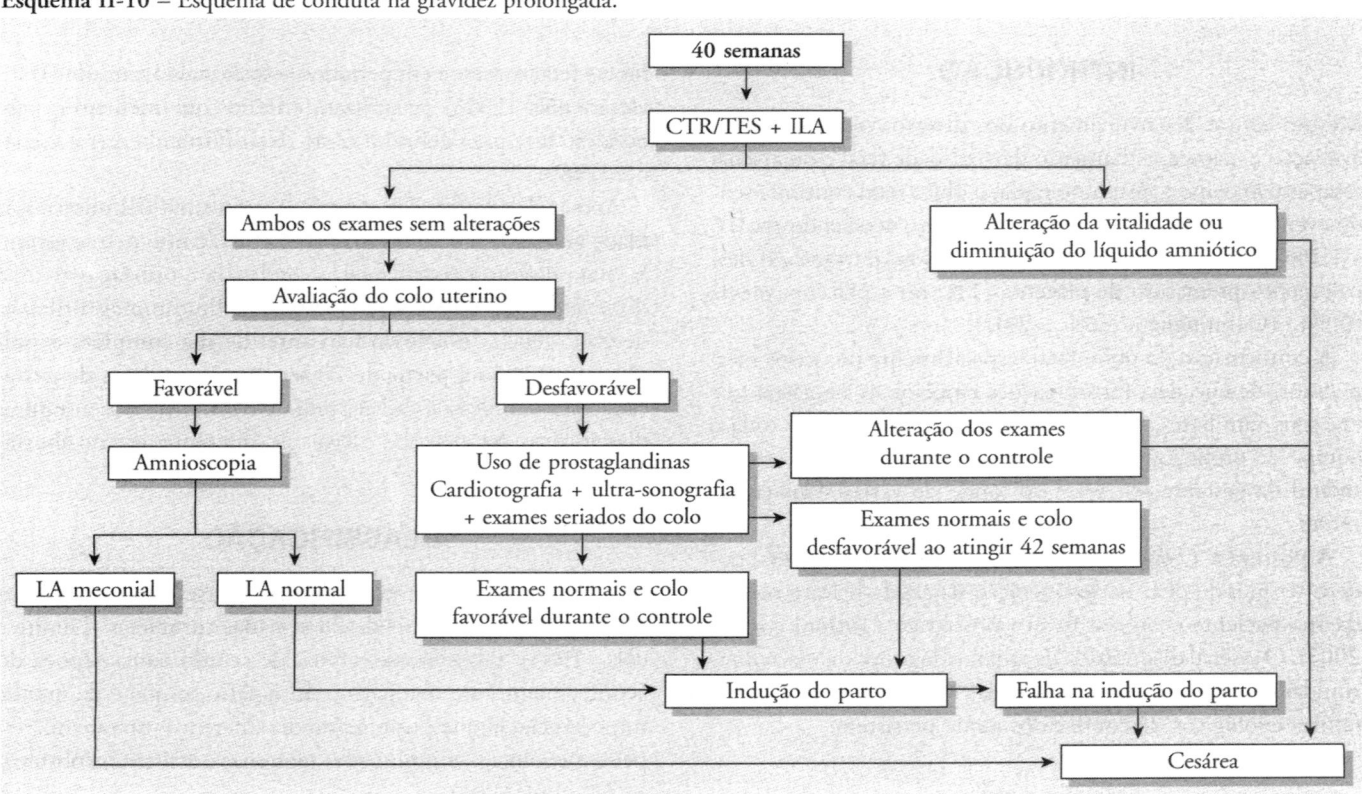

Referências Bibliográficas

• BALLANTINE, J.A. – The problem of the postmature infant. *J. Obstet. Gynecol. Br. Emp.*, 2:521, 1902. • BEISCHER, N.A. & cols. – Studies in prolonged pregnancy. I. The incidence of prolonged pregnancy. *Am. J. Obstet. Gynecol.*, 103:476, 1969. • BOISSELIER, P. & GUETTIER, X. – Prolonged pregnancy. Review of the literature. *J. Gynecol. Obstet. Biol. Reprod.* (Paris), 24:739, 1995. • BRAGA, J.M.F. – Pós-datismo. In: Vaz, F.A.C.; Manissadjian, A. & Zugaib, M. (eds.). *Assistência à Gestante de Alto Risco e ao Recém-Nascido nas Primeiras Horas*. São Paulo, Atheneu, 1993. • BROSENS, I. & GORDON, H. – The estimation of maturity by cytological examination of liquor amniotic. *J. Obstet. Gynaecol. Br. Commonw.*, 73:88, 1966. • BROWN, B.L. & GLEICHER, N. – Intra-uterine meconium aspiration. *Obstet. Gynecol.*, 57:26, 1981. • CAPURRO, H. & cols. – A simplified method for diagnosis of gestational age in the newborn infant. *J. Pediatr.*, 93:120, 1978. • CHEZ, L.A. & cols. – Some effects of fetal and maternal hypophysectomy in pregnancy. *Am.J. Obstet. Gynecol.*, 108:643, 1970. • CIBILLIS, L.A. – Clinical significance of FHR patterns during labor. I. Baseline patterns. *Am. J. Obstet. Gynecol.*, 125:290, 1976. • CLIFFORD, S. – Postmaturity with placental dysfunction. *J. Pediatr.*, 44:1, 1954. • DEPP, R. – The puzzle of postmaturity. *Contemp. Obstet. Gynecol.*, 3:109, 1974. • EDEN, R.D. & cols. – Comparison of antepartum testing schemes for the management of the postdate pregnancy. *Am. J. Obstet. Gynecol.*, 144:683, 1976. • GREEN, J.N. & PAUL, R.H. – The value of amniocentesis in prolonged pregnancy. *Obstet. Gynecol.*, 51:293, 1978. • GUARÉ, S.O. & SOARES, R.C. – Gestação prolongada. In: Camano, I.; Souza, E.; Sass, N. & Mattar, R. (eds.). *Guias de Medicina Ambulatorial e Hospitalar – UNICEF/Escola Paulista de Medicina*. São Paulo, Manole, 2003, p. 163. • HARRIS, B.A. & cols. – The unfavorable cervix in the prolonged pregnancy. *Obstet. Gynecol.*, 62:171, 1986. • JOHNSON, J.M. & cols. – Biophysical profile scoring in the management of the posterm pregnancy. *Am. J. Obstet. Gynecol.*, 154:269, 1986. • KANADIS, W.M. & OLESZCZUK, J. – Obesity as an obstetric risk factor. *Gynekol Pol.*,

70:464, 1999. • KLINGNER, M.C. & KRUSE, J. – Meconium aspiration syndrome: pathophisiology and prevention. *J. Am. Board Fam. Pract.*, 12:450, 1999. • KNOX, G.E. & cols. – Management of prolonged pregnancy: results of a prospective randomized trial. *Am. J. Obstet. Gynecol.*, 134:376, 1979. • LIGGINS, G.C. – Premature parturition after infusion of corticotrophin or cortisol into fetal lambs. *J. Endocrinol.*, 42:323, 1968. • LIGGINS, G.C. & cols. – The physiological roles of progesterone, estradiol 17-beta, and prostaglandin F2alfa in the control of ovine parturition. *J. Reprod. Fertil.*, 16:85, 1972. • LINDELL, A. – Prolonged pregnancy. *Acta. Obstet. Gynecol. Scand.*, 35:136, 1956. • MAGRAM, H.M. & CAVANAGH, W.V. – The problem of the postmaturity: a statistical analysis. *Am J. Obstet. Gynecol.*, 79:216, 1963. • McCLURE, E. & BROWN, J.C. – Postmaturity. *JAMA*, 186:1047, 1963. • MIYADAHIRA, S. – Pós-datismo. In: Zugaib, M. & Bittar, R.E. (eds.). *Protocolos Assistenciais da Clínica Obstétrica da FMUSP*. São Paulo, Atheneu, 1999, p. 257. • MOLTENI, R.A. & cols. – Relationship of placental and fetal weight in human beings. *J. Reprod. Med.*, 21:237, 1978. • NWOSO, V.C. & cols. – Initiation of labor by intraamniotic cortisol instillation in prolonged human pregnancy. *Obstet. Gynecol.*, 47:137, 1976. • OLESEN, A.W. & cols. – Perinatal and maternal complications related to post term delivery: a national register – base study, 1978-1993. *Am. J. Obstet. Gynecol.*, 189:222, 2003. • RAYBURN, W.F. & CHANG, F.E. – Management of complicated postdate pregnancy. *J. Reprod. Med.*, 26:93, 1981. • RESNIK, R. – Post-term pregnancy. In: Creasy, R.K. & Resnik, D. (eds.). *Maternal Fetal Medicine*. Philadelphia, W.B. Saunders, 1989. • RUTHERFORD, S.E. & cols. – The four quadrant assessment of amniotic fluid volume: an adjuvant to antepartum fetal heart testing. *Obstet. Gynecol.*, 70:353, 1987. • SIEGEL, P. & RABANUS, W. – The placenta in postmaturity. *Zentralbl. Gynäkol.*, 88:345, 1986. • SIMS, M.E. & WALTHER, E.J. – Neonate morbidity and mortality and long-term outcome of postdate infants. *Clin. Obstet. Gynecol.*, 32:285, 1989. • SJOSTEDT, S. & cols. – Dismaturity. *Arch. Dis. Child.*, 33:123, 1958. • USHER, R.H. & cols. – Assessment of fetal risk in postdate pregnancies. *Am. J. Obstet. Gynecol.*, 158:159, 1988. • VALENTIN, T.D.; SORENSEN, J.A. & ANDREASEN E.E. – Obese pregnant women have complicated deliveries. Ugeskr. *Laeger*, 165:1027, 2003. • VORHERR, R.H. – Placental insufficience in relation to post-term pregnancy and fetal postmaturity. *Am. J. Obstet. Gynecol.*, 123:67, 1975. • WEISBERG, S.M. & SPELLACY, W.N. – Membrane stripping to induce labor. *J. Reprod. Med.*, 19:125, 1977. • WIRTH, E.E. & cols. – Neonatal hyperviscosity. I. Incidence. *Pediatrics*, 63:833, 1979. • YEH, S.Y, & READ, J.A. – Management of post-term pregnancy in a large obstetric population. *Obstet. Gynecol.*, 60:282, 1982. • ZWERDLING, M.A. – Factors pertaining to prolonged pregnancy and its outcomes. *Pediatrics*, 40:282, 1967.

42 Óbito Fetal

Marco Antonio Borges Lopes
Maria Silvia Ribeiro Monteiro da Silva

INTRODUÇÃO

Mesmo com o desenvolvimento dos diversos métodos para a avaliação e o acompanhamento da vitalidade fetal e no arsenal terapêutico como a insulinoterapia, o óbito fetal continua sendo evento obstétrico relativamente comum, ocorrendo em 0,6 a 1,2% das gestações, incidência que supera, portanto, o descolamento prematuro de placenta (1%) ou a placenta prévia (0,5%) (Cunningham e cols., 2001).

A confirmação do óbito fetal, especialmente nos casos inesperados, desencadeia fortes reações emocionais na gestante e em seus familiares, bem como afeta profundamente toda a equipe de profissionais de saúde que se envolvem no atendimento da gestante por vezes ao longo de várias semanas ou meses.

A postura e a conduta do médico diante do óbito fetal podem ter grande peso na recuperação da saúde física e mental da sua paciente e no seu futuro obstétrico (Torloni e cols., 2003). O arsenal diagnóstico da atualidade proporciona a oportunidade de elucidar várias etiologias do decesso fetal, porém fatores etiológicos desconhecidos ainda persistem.

DEFINIÇÃO

Ainda há, na atualidade, heterogeneidade de conceitos para definir óbito fetal, o que implica falta de uniformidade nas taxas de mortalidade fetal, dificultando comparações desses índices entre populações, de modo que acaba servindo apenas para informar a realidade de determinada população.

A Organização Mundial da Saúde (OMS) define morte fetal como aquela que ocorre antes da completa expulsão ou extração do produto da concepção do organismo materno, independente da duração da gestação (WHO/FIGO, 1977). Nos Estados Unidos da América, o National Center for Health Statistics estabeleceu que a morte fetal deve ser considerada quando o fato ocorre a partir de 20 semanas completas de gestação (Petitti, 1987). Alguns autores, entretanto, relatam morte fetal somente em períodos gestacionais avançados (Hovatta e cols., 1983) ou utilizam critérios que incluem o peso ou a estatura para definir a morte fetal (Gruenberger e Gerstner, 1980).

Apesar das divergências entre os autores na delimitação da idade gestacional e de outros parâmetros, como peso e estatura, para definir a morte fetal, a tendência é utilizar o critério do limite de 20 semanas; portanto, a definição mais utilizada de óbito fetal é: **morte do feto antes de sua completa expulsão ou extração a partir de 20 semanas completas de gestação**. Esta definição é útil na prática clínica, pois as condutas diagnósticas, terapêuticas e legais são diferentes das do abortamento.

CLASSIFICAÇÃO

O óbito fetal é dito precoce quando ocorre entre 20 e 28 semanas, e tardio, a partir de 28 semanas completas (Duarte e cols., 1985). Classifica-se, ainda, de acordo com a época do acontecimento em anteparto e intraparto, o que é de grande importância, já que existem grandes diferenças no que diz respeito a etiologia, complicações maternas e assistência obstétrica (Zlatinik, 1986).

INCIDÊNCIA

A incidência é medida pela taxa de mortalidade fetal, índice que, na maioria das vezes, é mostrado pela taxa de mortalidade perinatal.

A OMS, em 1972, conceituou morte perinatal como a soma dos óbitos intra-uterinos (mortalidade fetal) e neonatais até sete dias e de conceptos com mais de 28 semanas de idade gestacional ou com peso a partir de 1.000g. O Comitê Perinatal da Federação Internacional de Ginecologia e Obstetrícia (FIGO), em 1982, definiu-a como a soma dos óbitos intra-uterinos e neonatais até 4 semanas, de conceptos com mais de 22 semanas de idade gestacional ou com peso a partir de 500g.

A partir da 10ª revisão da Classificação Internacional de Doenças, o período perinatal começa quando se completa a 22ª semana de gestação e termina quando completados 7 dias do nascimento.

A partir daí, a OMS e a FIGO chegaram a consenso sobre o indicador de mortalidade perinatal, que é obtido pela soma das perdas fetais com mais de 22 semanas (mortalidade fetal) com mortes neonatais de até 7 dias, dividida pela soma das perdas fetais com mais de 22 semanas com o número de nascidos vivos.

Em nosso meio, Melo e cols. em 1989 analisaram todos os nascimentos ocorridos no hospital das Clínicas de Porto Alegre, no período de fevereiro de 1983 a janeiro de 1988, e estimaram taxa de mortalidade fetal de 18,5 por 1.000 nascimentos. Outro estudo realizado no Hospital Maternidade Leonor Mendes de Barros, que é uma das referências para gestações de alto risco em São Paulo, estimou uma taxa de mortalidade fetal, no período de agosto de 1996 a maio de 1997, de 33 por 1.000 nascimentos (Aquino e Cecatti, 1998).

Nos Estados Unidos, a taxa de óbito fetal no período de 1995 a 1997 foi de 1,6 por 1.000 nascimentos, sendo a taxa de morte fetal (por 1.000 nascimentos) para estas diferentes doenças (descolamento prematuro de placenta, restrição de crescimento fetal, doença hipertensiva específica da gravidez – DHEG, hipertensão crônica, *diabetes mellitus*) de: 61,4, 9,6, 3,5, 7,6 e 3,9, respectivamente (Smulian e cols., 2002).

Na Suécia, a taxa de mortalidade perinatal, em 1988, foi de 6,5 por 1.000 nascimentos, sendo que 56% dessa cifra se referia à mortalidade fetal (Walles e cols., 1994).

ETIOLOGIA E FATORES DE RISCO

O índice de causas indeterminadas de óbito fetal citado na literatura tem grande variação, podendo ir de 12 a 52% (Ahlenius e cols., 1995; Aquino e Cecatti, 1998).

Segundo Smulian e cols. (2002), o risco relativo para ocorrência de óbito fetal em decorrência das diferentes etiologias seria, respectivamente: descolamento prematuro de placenta 9,2 (intervalo de confiança – IC 95%: 8,8 a 9,7); restrição de crescimento fetal 7 (IC 95%: 6,8 a 7,2); DHEG 1,4 (IC 95%: 1,3 a 1,5); hipertensão crônica 2,7 (IC 95%: 2,4 a 3); *diabetes mellitus* 2,5 (IC 95%: 2,3 a 2,7).

Didaticamente, as causas mais comuns de morte fetal no período anteparto podem ser classificadas em maternas e feto-anexiais (Quadro II-18).

Recentemente, Floryo e cols. (2004) descrevem a utilização da dosagem da proteína S100B no líquido amniótico, no segundo trimestre, para rastrear pacientes com risco de óbito fetal, com história de óbito fetal sem causa aparente. A proteína S100B é proveniente do sistema nervoso central fetal e sua concentração aumentada estaria relacionada (em adultos ou crianças) com lesão cerebral.

CAUSAS MATERNAS

Todas as doenças intercorrentes da gestação, que podem levar à insuficiência placentária e, conseqüentemente, provocar sofrimento fetal, são, em última análise, causas potenciais de óbito intra-uterino. Entre estas salientamos as síndromes hipertensivas, que constituem a principal causa conhecida associada à morte fetal, em decorrência de alterações na circulação

Quadro II-18 – Fatores etiológicos do óbito fetal.

Causas maternas
Síndromes hipertensivas
Gestação prolongada
Disfunções tireoidianas
Diabetes mellitus não controlado
Infecções: sífilis, Chagas, rubéola, citomegalovírus, herpesvírus tipo II, HIV
Infecção intra-amniótica
Isoimunização Rh
Anemia falciforme
Drogas: quimioterápicos, anticoagulantes orais, intoxicação por chumbo ou mercúrio
Síndrome antifosfolipídeos

Causa feto-anexiais
Fetais
Malformações congênitas
Anomalias cromossômica
Placentárias
Descolamento prematuro de placenta
Placenta prévia
Insuficiência placentária
Funicular
Nós verdadeiros de cordão
Circulares apertadas
Torção exagerada
Prolapso de cordão
Rotura de *vasa* prévia

uteroplacentária, com conseqüente insuficiência placentária, nos aspectos nutricional, de oxigenação e endócrino. Um estudo brasileiro encontrou índices de 7,1% e 4,2% de nati-mortalidade e neomortalidade, respectivamente, em gestantes com hipertensão arterial crônica (Atallah e cols.,1986).

Outra causa importante de morte do concepto é a gestação prolongada, principalmente advindo da insuficiência placentária pela senescência placentária, tendo a oligoidramnia e o líquido meconial como seus principais marcadores (Lopes, 1996). As endocrinopatias, como as disfunções tireoidianas e, principalmente, o *diabetes mellitus* não controlado, constituem fatores importantes na etiologia do óbito fetal. Devem-se pesquisar diabetes sempre que a gestante apresentar mau passado obstétrico. O óbito intra-uterino na mulher diabética pode ser determinado por alterações metabólicas (hiperglicemia, hipoglicemia, cetoacidose), por anomalias congênitas ou por hipóxia em decorrência de controle inadequado na fase pré-gestacional ou durante a gestação.

Dentre as infecções, a mais importante é a sífilis, o que justifica sua investigação na primeira e segunda metade da gestação. Em estudo realizado em Ribeirão Preto, observou-se taxa de mortalidade fetal por sífilis de 4,5 por 1.000 (Duarte e cols., 1987), enquanto outro realizado na zona leste de São Paulo encontrou taxa de 1,4 por 1000 (Aquino e Cecatti, 1998). Entre as infecções parasitárias, incluem-se a doença de Chagas, a toxoplasmose e a malária. Entre as virais, a rubéola, a citomegalovirose, a infecção pelo herpesvírus tipo II e pelo HIV. A infecção intra-amniótica, causada por bactérias que ascendem da vagina e do colo uterino após a rotura das membranas ovulares, quando grave, pode provocar a morte do concepto.

A isoimunização ao fator Rh é responsável por razoável parcela de óbitos fetais. Na eritroblastose, a hiperbilirrubinemia, a anemia com deficiência de transporte de oxigênio e a hidropisia, nos casos extremos, acompanham-se da proliferação de focos eritroblásticos que, juntamente com outras alterações, diminuem a permeabilidade placentária, podendo ocasionar a morte fetal por anoxia anêmica.

Há ocasiões em que a hemorragia feto-materna pode ser volumosa e suficiente para causar a morte fetal, independente do tipo sangüíneo. Esse fenômeno tem sido responsabilizado por 10 a 15% dos óbitos intra-uterinos de outro modo não explicados e por 3 a 5% de todos os óbitos fetais (Laube e Schauberger, 1982). As anemias, de modo geral, raramente acometem o concepto, a não ser em casos mais graves. É exceção a anemia falciforme que, freqüentemente, determina morte intra-uterina.

Drogas administradas à gestante também devem ser salientadas, como os quimioterápicos, particularmente os antineoplásicos. Os anticoagulantes orais atravessam a placenta e podem desencadear hemorragia e morte do produto conceptual. São também descritas as intoxicações por metais pesados, como por exemplo o chumbo e o mercúrio. A utilização de antiinflamatórios não-hormonais como a indometacina e o diclofenaco pode levar à morte fetal pelo fechamento agudo do canal arterial fetal (Lopes e Zugaib, 2003).

Branch e cols. (1985) e Scott e cols. (1987) relatam a associação entre presença dos anticorpos anticoagulante lúpico e anticardiolipina e a ocorrência de abortamento espontâneo e morte fetal. Estes anticorpos se apresentam como IgG ou IgM e são freqüentemente encontrados em pacientes com lúpus eritematoso e outras doenças auto-imunes, mas também podem ser detectados em gestantes aparentemente sem doença. Estas imunoglobulinas que reagem contra fosfolipídeos de membrana carregados negativamente podem ocasionar eventos trombóticos e também reagir com antígenos placentários, inibindo o crescimento da placenta e o transporte de nutrientes (Lockshin e cols., 1985). Mais recentemente, Ottaviani e cols. (2004) descrevem a morte súbita e inexplicada do feto de termo de mãe com anticorpo anticardiolipina positivo, feto cujo exame anatomopatológico mostrou fibrose no sistema de condução cardíaco e grave hipoplasia dos núcleos arqueados cerebrais.

Outra causa de morte fetal descrita, e dependente de atividade profissional, é a exposição materna a pesticidas utilizados na agricultura (Regidor e cols., 2004).

CAUSAS FETO-ANEXIAIS

Neste grupo, encontram-se as causas fetais, placentárias e funiculares. Deve ser salientada a importância das malformações congênitas incompatíveis com a vida, justificando a necropsia sistemática dos natimortos.

A freqüência de anormalidades cromossômicas em natimortos, em geral, é de 5 a 6%, isto é, 10 vezes maior que em nativivos (Boué e Boué, 1978). O estudo cromossômico deve ser realizado em todos os casos não esclarecidos, o que só é possível na morte recente, sem fenômeno de maceração.

Entre as causas placentárias, destacamos o descolamento prematuro de placenta que, uma vez instalado, provoca obituário perinatal entre 30 e 80%, dependendo da gravidade do quadro. A placenta prévia por si só pode ser considerada causa rara de óbito intra-útero, enquanto a insuficiência placentária, já referida, é bastante freqüente. As patologias do cordão umbilical são responsáveis por 5 a 10% das mortes fetais, destacando-se os nós verdadeiros, as circulares apertadas, a torção exagerada, os prolapsos e a rotura de *vasa* prévia (Fig. II-54).

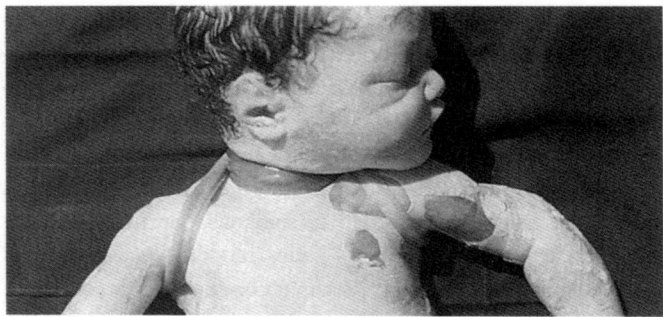

Figura II-54 – Óbito fetal. Presença de circular cervical bem apertada (Neme).

Os protocolos mais recentes sobre morte fetal súbita sem causa aparente sugerem a mesma conduta investigativa realizada na morte infantil súbita de causa aparente, os quais propõem a investigação anatomopatológica detalhada dos centros cardiorrespiratórios e principalmente no diagnóstico de hipoplasia dos núcleos arqueados medulares (Ottaviani e cols., 2004; Matturri e cols., 2002).

No quadro II-19 estão resumidas as condutas investigativas das causas de óbito fetal.

Quadro II-19 – Resumo das condutas investigativas das causas de óbito fetal.

Investigação das causas maternas
Sorologia para STORCH (sífilis, rubéola, toxoplasmose, citomegalovírus, herpes), HIV e Chagas
Hemograma completo com plaquetas (se VCM < 80): eletroforese de hemoglobina
Glicemia, hemoglobina glicosilada, curva glicêmica, TSH, T_3 e T_4 livre
Tipagem sangüínea, Coombs indireto e teste de Kleihauer-Betke
Pesquisa de anticorpos antifosfolipídeos: anticoagulante lúpico, anticorpo anticardiolipina, fator antinúcleo (FAN)
Pesquisa de trombofilias: deficiência de antitrombina III, proteína C, proteína S, resistência à proteína C ativada, hiper-homocisteinemia, deficiência do fator V de Leiden
Investigação das causas feto-anexiais
Fetais
Anatomopatológicos para avaliar malformações congênitas principalmente: cardiopatias e hipoplasia bilateral do núcleo arqueado
Cariótipo fetal
Bacterioscopia e cultura (inclusive viral) no líquido amniótico
Radiografia do corpo inteiro
Placentárias e cordão umbilical
Anatomopatológico

DIAGNÓSTICO

DIAGNÓSTICO CLÍNICO

Os sintomas subjetivos de gestação, se ainda presentes, cessam subitamente. O peso corporal diminui como efeito direto da diminuição da embebição gravídica. A turgescência mamária diminui, e quando o óbito ocorre em gestações avançadas pode ocorrer galactorréia.

A queixa mais comum é a parada da movimentação fetal. Em certos casos, em que o diagnóstico é indubitável, a gestante refere percepção de movimentos fetais muito diminuídos em intensidade e freqüência. Essa sensação deve corresponder a movimentos passivos do concepto que acompanham determinados movimentos maternos mais bruscos.

Outro dado é a constatação da interrupção do crescimento uterino; em períodos maiores, pode-se verificar, inclusive, regressão da altura uterina. Pela palpação pode notar-se redução na quantidade de líquido amniótico, decorrente da absorção deste.

A ausculta dos batimentos cardíacos fetais, com estetoscópio de Pinard ou sonar Doppler, torna-se negativa. Desaparecem também outros ruídos, como o placentário, o da movimentação fetal e o sopro funicular. Quando o óbito é antigo, pode-se perceber o sinal de Boero, que corresponde à ausculta nítida da pulsação da aorta abdominal materna, devido à redução acentuada de líquido amniótico.

Ao toque vaginal, pode-se perceber certa desorganização dos ossos da cabeça do feto já macerado, constituindo o sinal de Negri, presente apenas quando o óbito ocorre no terceiro trimestre.

EXAMES COMPLEMENTARES

Ultra-sonografia – a constatação ultra-sonográfica da ausência de atividade cardíaca sela o diagnóstico em 100% dos casos. Este exame constitui-se elemento propedêutico fundamental para a confirmação do óbito fetal.

Radiologia – a confirmação radiológica foi bastante utilizada antes do advento da ultra-sonografia. A literatura relata mais de 30 sinais sugestivos, dos quais merecem citação os mais freqüentes e característicos. Os principais sinais radiológicos são a superposição dos ossos cranianos (Spalding-Horner), desalinhamento dos ossos cranianos (Brakemann), halo craniano (Deul), hiperflexão da coluna vertebral (Hartley), desorganização da atitude fetal ("bone salad") e presença de gases na circulação fetal (Robert), sendo este último o sinal radiológico mais precoce e o único patognomônico (Fig. II-56).

Amniocentese/amnioscopia – visualização de líquido de tonalidade vermelha ou castanha. Morto o concepto, a difusão da hemoglobina, oriunda da rotura de flictenas, tinge o líquido amniótico (em geral meconial), daí seu aspecto vermelho-acastanhado (Fig. II-56), porém a ausência de coloração característica não afasta a suspeita clínica de óbito fetal. Morto o concepto, a difusão da hemoglobina, oriunda da rotura das flictenas, tinge o líquido amniótico (em geral meconial). Daí o aspecto vermelho-acastanhado (Fig. II-57). Na figura II-58 observa-se mumificação fetal.

Monitorização fetal – quando a suspeita de óbito fetal surge durante o trabalho de parto, pode-se aplicar um eletrodo à apresentação fetal. A ausência de traçado dos batimentos cardíacos sela o diagnóstico. Convém lembrar que a atividade elétrica do coração materno pode ser confundida com do feto morto e, portanto, a freqüência cardíaca da mãe deve ser comparada àquela registrada pelo aparelho. O mesmo pode ocorrer com a monitorização externa.

EVOLUÇÃO CLÍNICA

A maioria dos casos evolui para a expulsão espontânea, sendo que 80 a 90% dos fetos são eliminados em duas ou três semanas do óbito.

O quadro de retenção do feto morto, que é a permanência deste no organismo materno por mais de quatro semanas, ocor-

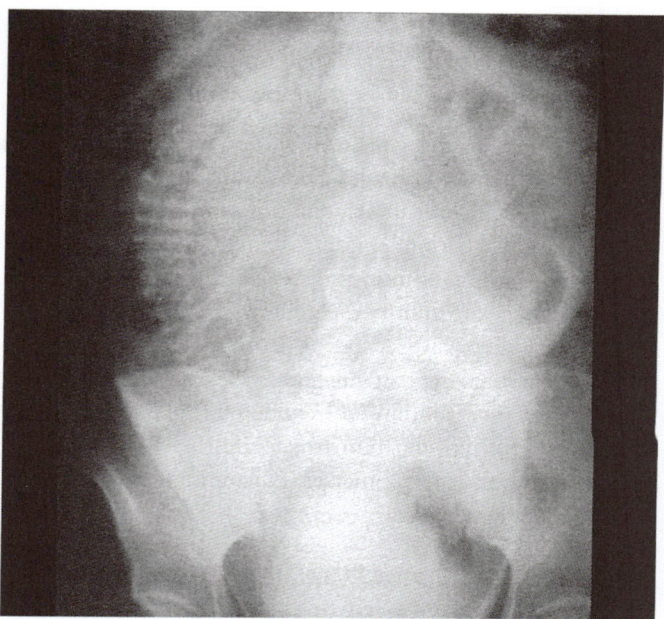

Figura II-55 – Óbito fetal. Hiperflexão da coluna vertebral (Neme).

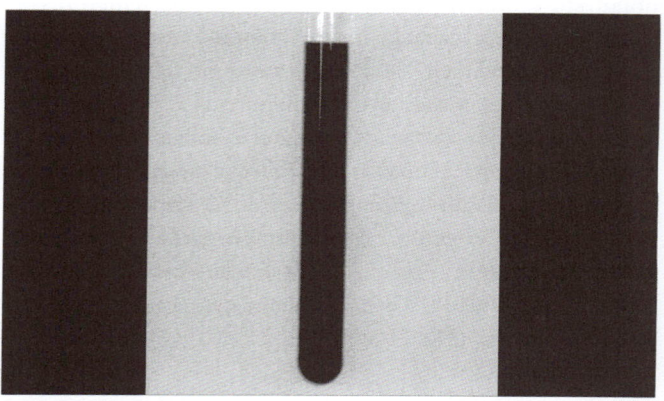

Figura II-56 – Óbito fetal. Líquido âmnico acastanhado (Neme).

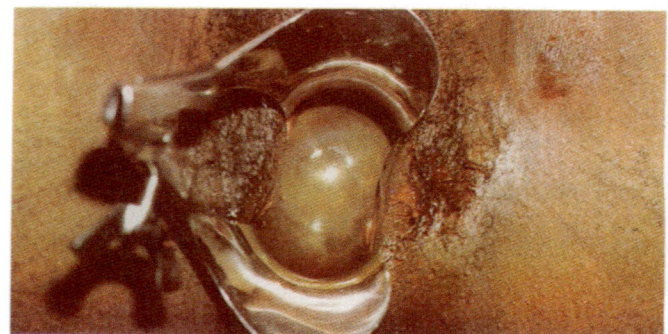

Figura II-57 – Óbito fetal. Exame especular. Bolsa íntegra denunciando, por transparência, líquido amniótico meconial (Neme).

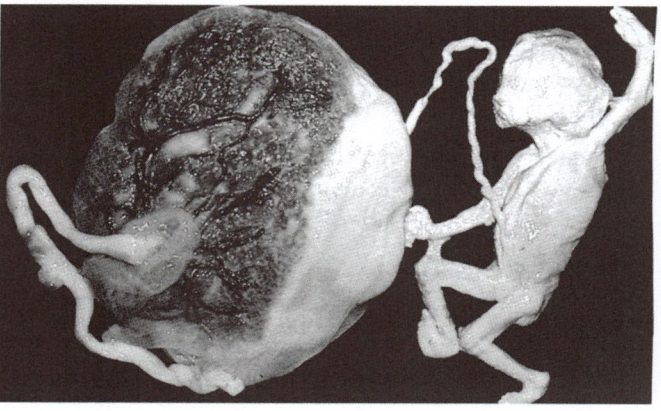

Figura II-58 – Óbito fetal. Mumificação do concepto (Neme).

re em torno de 5 a 6% dos casos. É mais comum e prolongada quanto menor a idade gestacional, e quando decorrente de isoimunização Rh costuma ser rica em complicações.

Coagulopatia – é a principal complicação da retenção do feto morto que, quando instalada, pode levar a mãe a apresentar quadro de coagulação intravascular disseminada pela liberação de substâncias tromboplásticas feto-anexiais. Como conseqüência, ocorre consumo progressivo dos fatores V e VIII, fibrinogênio, protrombina e plaquetas. Em geral, o quadro hemorrágico desenvolve-se após o parto, no momento da dequitação, e costuma ser bastante grave. Deve ser usada heparina 1.000U/hora por via intravenosa em bomba de infusão, até que as plaquetas estejam em número superior a 100.000mm³. A indução do parto deve ser iniciada concomitantemente ao tratamento da coagulopatia.

ACHADOS ANATOMOPATOLÓGICOS

Os principais achados anatomopatológicos são descritos conforme sua ordem cronológica de aparecimento, tendo esse fato importância fundamental na determinação do tempo decorrido do óbito fetal principalmente quando é desconhecida sua etiologia podendo ser dado importante no aconcelhamento para as gestações posteriores (Shanklin e cols., 1964).

A formação de flictenas (vesículas e bolhas de conteúdo hemático) surgem 9 horas após o óbito, a rotura dessas estruturas e a descamação tegumentar ocorre 12 horas após e constituem maceração precoce. A maceração tardia definida pela perda da estrutura tecidual, os derrames serossanguinoletos nas grandes cavidades e o relaxamento das articulações ocorrem em 12 horas (Fig. II-59).

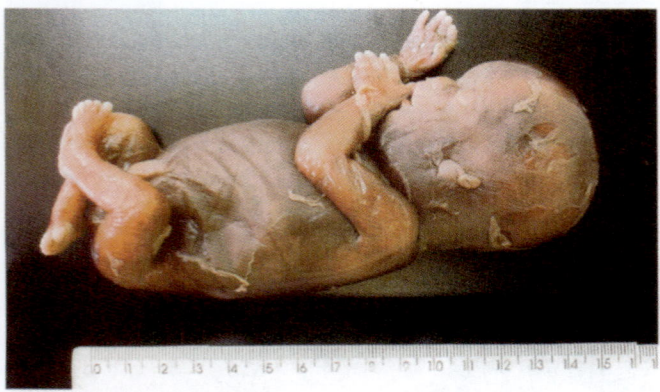

Figura II-59 – Feto macerado 12 horas após o óbito.

A mumificação, podendo até se tornar papirácea, é outro achado anatomopatológico relatado principalmente em gestações até cinco meses, sendo mais comum em óbito de um dos gemelares monozigótico. Se o óbito ocorreu em período muito longo a calcificação pode aparecer, sendo chamado de feto litopédio.

O grande temor das pacientes é a putrefação, e esta só ocorre se houver processo de contaminação do feto mascerado.

CONDUTAS ASSISTENCIAIS

Constatado o óbito fetal, a análise de certos elementos são importantes na escolha da melhor conduta a ser adotada:

História obstétrica anterior (partos vaginais e/ou cesáreas) – dado importante na escolha do método de indução, principalmente com a preocupação de rotura uterina em pacientes com cesárea ou cirurgias uterinas anteriores.

Doenças clínicas e obstétricas – a avaliação das condições clínicas maternas deve ser prioridade.

Malformações – a presença de malformações como monstruosidade dupla, hidrocefalia grave, hidropisia podem ser fatores de dificuldade na indução, podendo lançar mão de condutas como a cefalocentese para a drenagem de hidrocefalias graves.

Apresentação fetal, peso fetal, idade gestacional, altura uterina e condições do colo uterino (índice de Bishop) – avaliação importante, principalmente em relação ao método de indução a ser escolhido.

Metodologia para a maturação cervical disponível – disponibilidade de métodos mais eficazes para a maturação cervical, avaliando suas indicações e contra-indicações.

Tempo decorrido desde a morte do concepto – a conduta pode diferir conforme haja ou não retenção do produto morto.

Fatores de coagulação – se alterados, implicam conduta ativa obrigatória.

Estado psicológico da paciente – é indispensável seu equilíbrio emocional quando se pretende aguardar a expulsão espontânea.

A escolha entre a conduta expectante ou ativa deve ser individualizada após a avaliação global da paciente, levando-se em consideração todos os dados descritos.

CONDUTA EXPECTANTE

Não há inconvenientes em se aguardar a expulsão espontânea do concepto morto, desde que ausente qualquer repercussão materna, física ou psíquica. Esta conduta pode ser válida até quatro semanas após o óbito fetal, período no qual mais de 90% dos casos evoluem para eliminação espontânea.

A avaliação dos fatores de coagulação é indispensável durante o período de espera. Semanalmente, devem ser avaliadas plaquetas e dosado o fibrinogênio. A queda progressiva do número de plaquetas, assim como dosagem de fibrinogênio inferior a 150mg% sugerem instalação de coagulação intravascular disseminada, mesmo que ausente o quadro clínico. Esta constatação implica conduta ativa imediata. A ocorrência de coagulação intravascular disseminada pode ser identificada precocemente pela pesquisa, no sangue materno, de produtos de degradação da fibrina e do fibrinogênio.

CONDUTA ATIVA

É obrigatória sempre que, além do óbito fetal, existir uma ou mais das seguintes situações clínicas: amniorrexe prematura (pelo alto risco de infecção), descolamento prematuro de placenta, placenta prévia centrototal ou de outro tipo acompanhada de hemorragia, isoimunização Rh, retenção de feto morto, coagulopatia, infecção ovular ou distúrbio psíquico.

Na Clínica Obstétrica do Hospital das Clínicas da Faculdade de Medicina da Universidade de São Paulo (Lopes, 2003), quando se opta pela conduta ativa procede-se da seguinte forma: interna-se a paciente, solicitando-se hemograma completo com plaquetas e coagulograma.

Nos casos com idade gestacional inferior a 28 semanas ou altura uterina de até 26cm e sem contra-indicações absolutas para indução:

Colo desfavorável (Bishop menor que 5) – indução do parto com um comprimido de misoprostol (100mcg) por via vaginal, em fundo de saco, com repetição de acordo com a resposta uterina, observando-se a posologia máxima de 200mcg de 4 em 4 horas por 24 a 48 horas.

Colo favorável (Bishop maior ou igual a 5) – indução com ocitocina 5 a 10U em 500ml de soro glicosado a 5% até 20U por 500ml de soro glicosado a 5%. Limitar a dose diária para 40U/dia para se evitar o risco de intoxicação hídrica pelo efeito antidiurético da ocitocina.

Nos casos com idade gestacional maior ou igual a 28 semanas ou altura uterina maior que 26cm:

Colo desfavorável (Bishop menor que 5) sem contra-indicações absolutas à indução – preparo do colo com algum método disponível.

- Misoprostol – comprimidos de 25 a 50mcg por via intravaginal, de acordo com a resposta uterina, repetindo, se necessário, a cada 4 horas.
- Prostaglandina E_2 – 0,5mg por via intracervical em duas doses com intervalo de 4 horas.
- Hialuronidase – injeção por via intracervical de 20.000U a cada 24 horas.

Colo favorável (Bishop maior ou igual a 5) – espontaneamente ou após o preparo com as substâncias já citadas: indução com ocitocina por via intravenosa 2mU/minuto até 32mU/minuto.

CONDUTA NOS CASOS COM CESÁREA ANTERIOR

Devido ao o alto índice de cesáreas em nosso país, esta situação tornou-se bastante freqüente em nosso meio.

Idade gestacional menor que 28 semanas ou altura uterina de até 26cm:

Colo desfavorável (Bishop menor que 5) – preparo do colo com algum método disponível conforme citado anteriormente.

Colo favorável (Bishop maior ou igual a 5) espontaneamente ou após preparo – indução com ocitocina por via intravenosa 2mU/minuto até 32mU/minuto.

Idade gestacional maior ou igual a 28 semanas, ou altura uterina maior que 26 cm, sem contra-indicação absoluta para indução:

Colo desfavorável – a utilização de misoprostol deve ser evitada dando-se preferência à utilização da prostaglandina E_2 ou injeção por via intracervical de hialuronidase (20.000U a cada 24 horas) para o preparo do colo e posterior indução com ocitocina por via intravenosa 2mU/minuto até 32mU/minuto.

Sob rígido controle da contratilidade uterina, pode-se, também, dar início à indução, com o misoprostol (por via vaginal) em doses iniciais e repetidas de 25mcg.

Colo favorável – indução com ocitocina.

As contra-indicações absolutas à indução, nos casos em que a altura uterina é maior que 26cm são: duas ou mais cesáreas, rotura uterina, monstruosidades duplas, cicatriz uterina que não seja a segmentar transversa e placenta prévia ou massa tumoral prévia.

ASSISTÊNCIA AO PARTO

O uso de analgesia e anestesia deve ser liberal, a episiotomia deve ser evitada, sendo o fórcipe contra-indicado. A craniotomia e em alguns casos até a cranioclasia devem ser opções a serem aventadas para preservar o períneo materno, principalmente em fetos grandes.

É importante realizar revisão cuidadosa do canal de parto com avaliação do segmento nos casos com cesárea anterior.

O uso de ocitócico no quarto período diminui a ocorrência de hipotonia uterina. Solicitar estudo anatomopatológico do feto e da placenta. Nas pacientes Rh negativas não-sensibilizadas, administrar gamaglobulina anti-Rh 300mcg por via intramuscular.

Referências Bibliográficas

- AHLENIUS, I. & cols. – Sixty-six cases of intrauterine fetal death. A prospective study with an extensive test protocol. *Acta Obstet. Gynecol. Scand.*, 74:109, 1995. • AQUINO, M.M.& CECATTI, J.C. – Epidemiologia do óbito fetal em população de baixa renda. *Rev. Bras. Ginecol. Obstet.*, 20:71, 1998. • ATALLAH, A.N. & cols. – Estudo randomizado controlado duplo-cego do uso da nifedipina versus hidralazina no tratamento da crise hipertensiva na gestação. In: *Jornada Brasileira de Ginecologia e Obstetrícia*, 28, Paraná, 1986. Anais, Paraná, 1986, p. 110. • BOUÉ, A. & BOUÉ, J. – Chromosomal abnormalities associated with fetal malformations. In: Schrimgeont, J. *Towards the Preventions of Fetal Malformation*. Edinburgh, 1978, p. 49. • BRANCH, D.W. & cols. – Obstetric complications associated with the lupus anti-coagulant. *N. Engl. J. Med.*, 313:1322, 1985. • CUNNINGHAM F.G, & cols. – Fetal death. In: *Williams Obstetrics*, 21th ed., New York, McGraw-Hill, 2001, p. 1073-8. • DUARTE, G. & cols. – Feto morto. Aspectos conceituais e etiopatogênicos (análise de 437 casos). *Rev. Bras. Ginecol. Obstet.*, 7:115, 1985. • DUARTE, G. & cols. – Sífilis e gravidez: ainda um problema. *Rev. Bras. Ginecol. Obstet.*, 97:75, 1987. • FLORIO, P. & cols. – Amniotic fluid S100B protein in mid-gestacion and intrauterine fetal death. *Lancet*, 364:270, 2004. • GRUENBERGER, W. & GERSTNER, G.J. – The causaes of antepartum fetal death: a clinico-pathological study. *Clin. Exp. Obstet. Gynecol.*, 7:210, 1980. • HOVATTA, O. & cols. – Causes of stillbirth: a clinico pathological study of 243 patients. *Br. J. Obstet. Gynaecol.*, 90:691, 1983. • LAUBE, D.W. & SCHAUBERGER, C.W. – Fetomaternal bleeding as a cause for "unexplained" fetal death. *Obstet. Gynecol.*, 60:649, 1982. • LOCKSHIN, M.D. & cols. – Antibody to cardiolipin as a predictor of fetal distress or death in pregnant patients with systemic lupus erythematosus. *N. Engl. J. Med.*, 313:152, 1985. • LOPES, L.M. & ZUGAIB, M. – Atlas comentado de ecocardiografia fetal. Ed. Pessoal., 2003. São Paulo. • LOPES, M.AB. – Estudo da gestação no período de 40 a 42 semanas: avaliação da vitalidade fetal e resultados perinatais. São Paulo, 1996, 122p. Dissertação de Mestrado. Faculdade de Medicina, Universidade de São Paulo. • LOPES, M.A.B. – Óbito fetal. In: Zugaib, M. & Bittar, R. (eds.). *Protocolo Assistencial da Clínica Obstétrica FMUSP*, São Paulo, Atheneu, 2003, p. 287. • MARIANI NETO, C. – Uso do misoprostol para indução do parto com feto morto. *Rev. Paul. Med.*, 106:205, 1988. • MATTURRI, L. & cols. – Brain stem lesions in the hypoplasia of the arcuate nucleus. *Acta Neuropathol.*, 104, 2002, p. 12. • MELO, L.L. & cols. – Natimortalidade e malformações congênitas em natimortos: estudo de freqüência, fatores de risco e padrão de defeitos congênitos em uma população de Porto Alegre. *Rev. AMRIGS*, 33:21, 1989. • OTTAVIANI, G. & cols. – Sudden Unexpected Death of a term fetus in a anticardiolipin-positive mother. *Am. J. Perinatal.*, 21:2, 2004. • PETITTI, D.B. – The epidemiology of fetal death. *Clin. Obstet. Gynecol.*, 30:253, 1987. • REGIDOR, E. & cols. – Paternal exposure to agricultural pesticides and cause specific fetal death. *Occup. Environ. Med.*, 61, 2004, p. 334. • SCOTT, J.R. & cols. – Immunologic aspects of recurrent abortion and fetal death. *Obstet. Gynecol.*, 70:645, 1987. • SHANKLIN, D.R. & cols. – Fetal maceration I. An experimental sequence in the rabbit. *Am. J. Obstet. Gynecol.*, 88:213, 1964. • SMULIAN, J.C. & cols. – Fetal death in the United States: Influence of high-risk conditions and implications for management. *Obstet. Gynecol.*, 100:6, 2002. • TORLONI, M.R. & cols. – Conduta no óbito fetal. *Femina*, 31:5, 2003. • WALLES, B. & cols. – Maternal health care program and markers for late death. *Acta Obstet. Gynecol. Scand.*, 73:773, 1994. • WHO/FIGO – *Acta Obstet. Gynecol. Scand.*, 56:247, 1977. • ZLATINIK, F.J. – Management of fetal death. *Clin. Obstet. Gynecol.*, 29:220, 1986.

43 Anomalias da Placenta, das Membranas e do Cordão Umbilical

Roseli Mieko Yamamoto Nomura

PLACENTA

A patologia da placenta consiste no estudo das alterações desse órgão transitório e multifuncional, que é responsável pela hemostasia das trocas materno-fetais, pela produção de hormônios necessários à gravidez.

MORFOLOGIA NORMAL

A placenta, em geral, apresenta forma redonda ou ovalada. Apresenta duas faces: a materna, ligada à parede uterina (placa basal), e a fetal, em contato com a cavidade amniótica (placa coriônica). Entre as duas se encontra a câmara intervilosa.

O peso das placentas normais varia de 300 a 600g (Barcellos e Nahoum, 1991; Dy e cols., 2004). Adair e Thelander (1925) analisam 370 placentas de termo, sem membranas e sem cordão, e encontram peso médio de 473g. Observam também que o volume médio da placenta de termo é de 460ml com desvio-padrão de 100ml. A superfície média observada pelo método planimétrico é de 248cm^2.

Admite-se a existência de correlação entre o peso fetal e o da placenta. Essa relação cresce com o curso da gravidez, de forma que o ganho ponderal placentário não acompanha o ganho ponderal fetal (Yatter, 1998). As curvas do peso fetal e da placenta, de acordo com a idade gestacional, afastam-se a partir da 16ª semana, o que está representado na curva de Walker (Gráfico II-1). De acordo com Barcellos e Nahoum (1991), a relação ponderal feto-placentária oscila entre 6,3 e 7,6 (Tabelas II-37 e II-38).

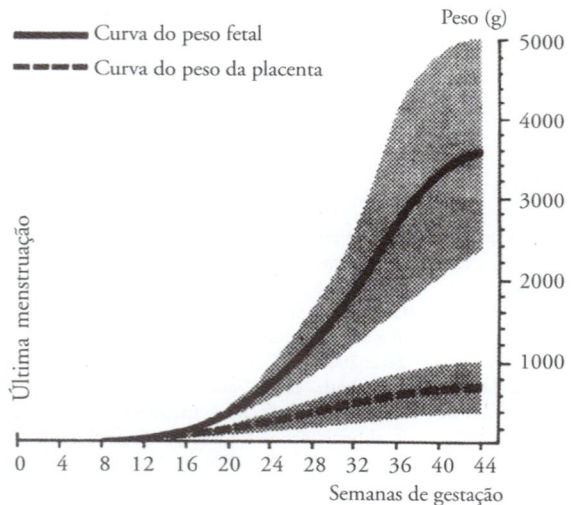

Gráfico II-1 – Pesos do feto e da placenta (Prata Martins, 1986).

Tabela II-37 – Peso de placentas (Barcellos e Nahoum, 1991).

Pesos (g)	%
300 ou menos	2,0
301-400	33,0
401-500	44,0
501-600	13,0
601 ou mais	6,0

Tabela II-38 – Relação ponderal feto-placentária (Barcellos e Nahoum, 1991).

Peso fetal (g)	Peso médio da placenta (g)	Relação ponderal
2.501-3.000	440	6,3
3.001-3.500	480	6,7
3.500-4.000	500	7,4
4.001-4.500	550	7,6

PLACA CORIAL

A **face fetal** da placenta é recoberta pelo âmnio (Fig. II-60), sob esta membrana encontra-se uma camada tecidual rica em células que se continua com a geléia de Wharton do cordão umbilical e na qual caminham os vasos umbilicais. Na superfície fetal, insere-se o cordão umbilical, que pode ter localização central, excêntrica e marginal. Dependendo do tipo de inserção do cordão, observa-se distribuição radial simétrica ou radicular (assimétrica) dos vasos sangüíneos (Kaplan, 1996).

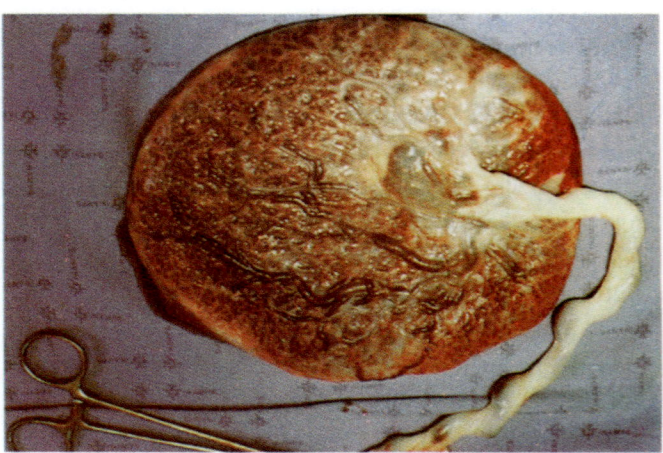

Figura II-60 – Placenta de termo. Face fetal. Notar a inserção do cordão e as formações arteriovenosas (Neme).

Os pedículos vasculares que constituem os eixos dos troncos vilositários de primeira ordem dão origem aos troncos vilositários de segunda ordem, que se dispõem paralelamente à placa coriônica. De cada tronco de segunda ordem partem 20 a 40 troncos de terceira ordem, que correm paralelos até atingirem a placa basal, onde se inserem (raízes dos troncos vilositários). Nesse ponto, os troncos encurvam-se e voltam para a câmara intervilosa, onde originam inúmeros ramos terminais que se voltam para a placa coriônica. Os vilos de terceira ordem, chamados de terminais ou de reabsorção, ocupam dois terços basais do espaço interviloso. As vilosidades raízes aglomeram-se na periferia do lóbulo, deixando o centro relativamente vazio (sistemas tambores). Segundo Crawford (1962) a placenta humana de termo apresenta cerca de 200 cotilédones de diferentes tamanhos que resultam em 20-30 grandes cotilédones (Cross, 1998). Do ponto de vista da mecânica circulatória, cada cotilédone é uma unidade vascular fetal independente. Não existem anastomoses vasculares com vilosidades vizinhas.

CÂMARA INTERVILOSA

É o espaço interposto entre as duas placas placentárias e onde circula o sangue materno, banhando as vilosidades. As paredes dessa câmara são inicialmente constituídas por tecido trofoblástico. Posteriormente, recobrem-se por placas fibrinóides (fibrinóide de Rohr na placa basal e fibrinóide de Langhans na placa coriônica).

A superfície da camada externa das vilosidades terciárias é recoberta por revestimento epitelial constituído por uma camada externa sincicial, e encontra-se em contato com o sangue materno da câmara intervilosa. A camada interna dos vilos terciários é constituída de elementos citotrofoblásticos ou *pela camada de Langhans*. Essas células desaparecem progressivamente desde o final do primeiro trimestre, restando poucas até o termo. O estroma das vilosidades é constituído por tecido conjuntivo frouxo com células estreladas ou fusiformes. Encontram-se no estroma as chamadas células de Hofbauer, reniformes, com aspecto de histiócitos, citoplasma espumoso e inclusões lipídicas. Sua origem e função são pouco conhecidas e tornam-se raras a partir o quarto mês.

O chamado espaço interviloso constitui sistema capilar tridimensional, no qual as vilosidades estão separadas uma das outras por um sistema capilar labiríntico. A superfície vilosa de troca apresenta área de aproximadamente $11m^2$ na placenta normal de termo.

PLACA BASAL

A **superfície materna (placa basal)** é de cor vinhosa, apresenta 18 a 20 lobos (cotilédones maternos) de tamanhos aproximadamente iguais, delimitados por septos originados da placa basal (Fig. II-61). As membranas ovulares inserem-se na borda da placenta.

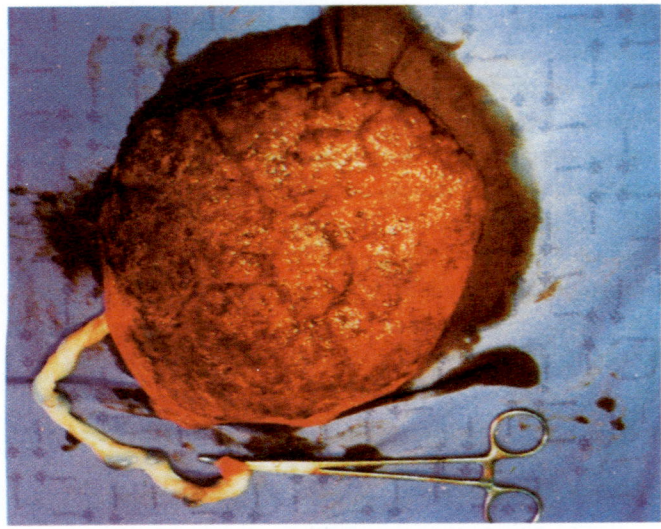

Figura II-61 – Placenta de termo. Face materna. Notar os cotilédones e seus sulcos (Neme).

No termo, os elementos trofoblásticos da placa basal desaparecem quase completamente e a camada de Nitabuch constitui a parede basal da câmara intervilosa. A partir do quarto mês, elementos sinciciais invadem a caduca basal penetrando no miométrio. Os septos intercotiledonares projetam-se na câmara intervilosa subdividindo-a parcialmente em compartimentos contendo cada um uma árvore cotiledonária completa. O suprimento arterial e a drenagem venosa do espaço interviloso realizam-se através da placa basal. O conhecimento do sistema vascular placentário é imprescindível para a compreensão da patologia da placenta.

A parte fetal da placenta é considerada sistema vascular extrafetal cujo desenvolvimento é determinado por fatores maternos e fetais. A circulação intervilosa materna é responsável pela nutrição dos primeiros vilos volumosos. O sistema vascular embrionário progride em direção do estroma viloso extraembrionário com capilarização autóctone de periferia dos vilos. A diferenciação da superfície das vilosidades promove a formação da membrana sinciciocapilar, responsável pelas trocas metabólicas materno-fetais. Conseqüentemente, ocorre aumento importante da superfície total de trocas que irá desempenhar papel fundamental na nutrição e oxigenação fetal.

Com a progressão da gestação, a placenta passa a apresentar não apenas modificações quantitativas com aumento das placas, da sua espessura e de seu volume, mas também alterações qualitativas de sua estrutura geral.

PATOLOGIA DA PLACENTA

A patologia da placenta é fundamentalmente o estudo de vasos e circulação. Anormalidades do desenvolvimento e amadurecimento da placenta constituem a base de muitas alterações morfológicas que põem em risco a nutrição e a oxigenação fetal. O desenvolvimento regular das vilosidades promove o crescimento e o desenvolvimento do concepto, entretanto, mesmo em casos de recém-nascidos sadios, observam-se transtornos da placentação. Portanto, somente têm significado patogenético transtornos especialmente extensos do aparelho viloso que não são compensados por processos simultâneos de adaptação da placenta.

ANOMALIAS MORFOLÓGICAS

As variações morfológicas da placenta incidem em aproximadamente 10% (Prata Martins, 1986) e constituem entidades de potencialidade mórbida. Nas figuras II-62 a II-64 apresentamos algumas anomalias morfológicas de placentas.

Placentas múltiplas

Placentas lobuladas e lobadas – em geral, destituídas de significado patológico, são placentas em que existem esboços de separação da massa placentária pequena (lobulares) ou grande (lobares). O número de lobos ou lóbulos orienta a nomenclatura: bi, tri multilobulares, bi, tri, ou multilobadas. Os aspectos são variados, podendo ser subjetivamente denominados como treviforme, reniforme, cordiforme, semilunar e em ferradura (Fig. II-64).

Placentas partidas – são assim denominadas aquelas em que se observa completa separação entre a fração e a parte principal, podendo ser bi, tri ou multipartida. São formas acentuadas de placentas lobares ou lobulares, e também quase sempre desprovidas de significado clínico. Além do tipo sucenturiado, é mais bem caracterizada a placenta dúplex, tipo bipartido, em que as porções são equivalentes, com vasos próprios e independentes, que se unem nas membranas para formar o cordão umbilical.

Placenta sucenturiada – também chamadas de placentas acessórias, aberrantes e com lobo supranumerário, é o tipo de placenta partida. Caracteriza-se por pequena massa placentária

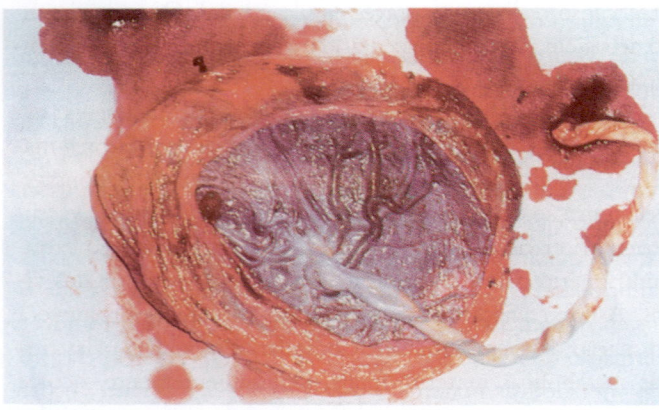

Figura II-62 – Placenta de termo "circunvalada". Notar que as membranas se inserem afastadas das bordas da placenta formando anel típico em cujo centro se insere o cordão umbilical (Neme).

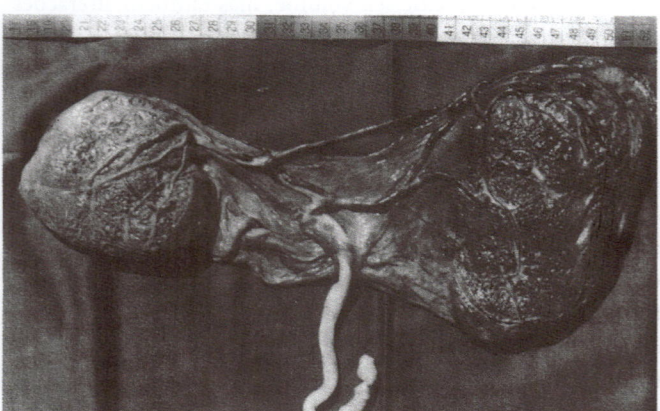

Figura II-63 – Placenta de termo "sucenturiada". Notar massa placentária afastada da porção principal, com o cordão inserindo-se nas membranas que interligam as duas formações (Neme).

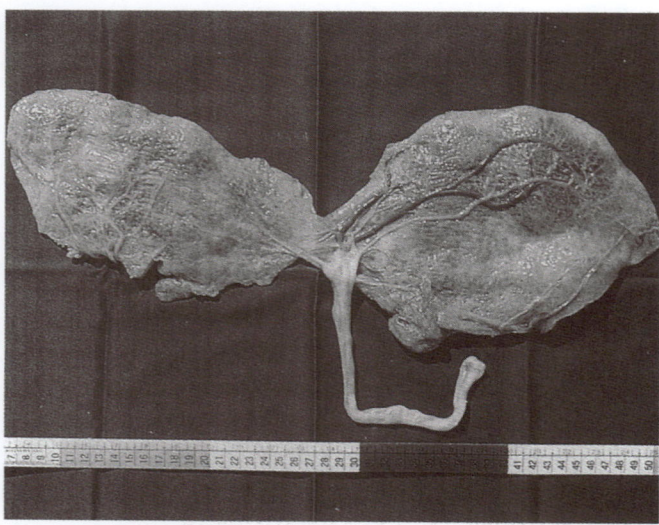

Figura II-64 – Placenta de termo "bilobada" (Neme).

distante da porção principal, constituindo verdadeira "ilha", rodeada pelas membranas, por onde passam os vasos que estabelecem conexão com a parte principal (Fig. II-63). Ocasionalmente, os vasos do lobo acessório estabelecem ligação direta com o cordão. A maior importância clínica dessa anomalia morfológica refere-se ao delivramento incompleto provocando subseqüente hemorragia e/ou infecção. A análise macroscópica da placenta e membranas imediatamente após o parto pode sugerir a retenção de lobo suscenturiado quando apresentar vaso terminando abruptamente na borda placentária.

Placenta membranácea – também chamada de placenta membranosa ou difusa, é caracterizada quando a inserção alcança quase toda a cavidade uterina, não se restringindo à área habitual. Ganha extensão e perde em espessura, não apresentando distinção entre membranas e massa placentária (Hargitai e cols., 2004). Admite-se resultar da implantação profunda do ovo, onde a placenta se desenvolve em toda a superfície coriônica. Não ocorre a diferenciação entre o cório frondoso e o liso. São comuns infartos, acretização, prematuridade, hemorragias e óbito do feto (Prata Martins, 1986).

Placenta zonária – é a placenta que se dispõe em forma de anel completo, também chamada de anular, anelar ou em cinturão. São formas raras e a dequitação é comumente difícil. Apresentam inserção baixa concomitante, o que favorece as hemorragias.

Placenta fenestrada – consiste na ausência de certas áreas de massa placentária, medindo alguns centímetros, revelada na observação da face materna da placenta. É tipo raro de difícil correlação anatomoclínica.

Placentas extracoriônicas

Placenta marginada – caracteriza-se por apresentar orla periférica branca ou amarelada, estendendo-se por toda a circunferência (marginação total) ou parte dela (marginação parcial). O anel resulta da fusão das decíduas da margem basal e capsular. Tem a coloração amarelada por necrose e depósito de fibrina no tecido desvitalizado. A largura da faixa é variável, mas não se assinala nunca a dobra característica própria do tipo circunvalado.

Placenta circunvalada – é aquela que apresenta em toda a circunferência de sua placa coriônica ou em parte dela um anel de fibrina sobre o qual o âmnio e cório formam uma prega (Fig. II-62). A placa coriônica é de menor área que a placa basal, resultando em tecido placentário além dos limites da placa coriônica, sem a cobertura de âmnio e cório. Pode ser placenta circunvalada parcial quando a dobra das membranas se apresenta em apenas parte da circunferência. Pode cursar com hemorragias no terceiro trimestre da gravidez. No pós-parto, pode ocorrer retenção de membranas e hemorragia. Em análise de 1.200 placentas, Prata Martins (1986) relata incidência de 2,3% de placenta circunvalada com mortalidade perinatal de 36% e todos os casos eram prematuros. O autor alerta sobre a gravidade dessa patologia pelo comprometimento no desenvolvimento fetal e elevado risco perinatal.

ANOMALIAS CIRCULATÓRIAS E VASCULARES

Infartos placentários

Os infartos placentários decorrem da obstrução das artérias uteroplacentárias por trombose ou outra oclusiva (Fig. II-65). Quando comprometem até 5% do parênquima placentário, são considerados pequenos e ocorrem em 25% das gestações de termo normais. A incidência de infartos placentários está aumentada em gestações que cursam com as síndromes hipertensivas, onde podem ser extensos, pois as artérias uteroplacentárias estão alteradas (por aterose aguda na pré-eclâmpsia e por espessamento da íntima na hipertensão) predispondo à trombose. Os infartos extensos, que comprometem mais de 10% do parênquima placentário, estão associados ao sofrimento fetal, restrição do crescimento fetal e óbito intra-uterino.

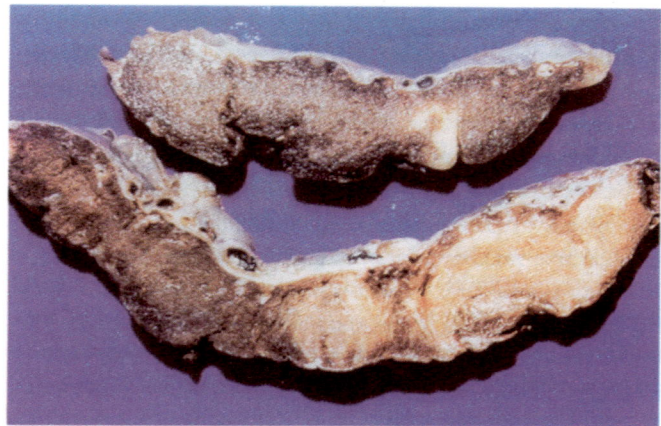

Figura II-65 – Infartos placentários (Altemani).

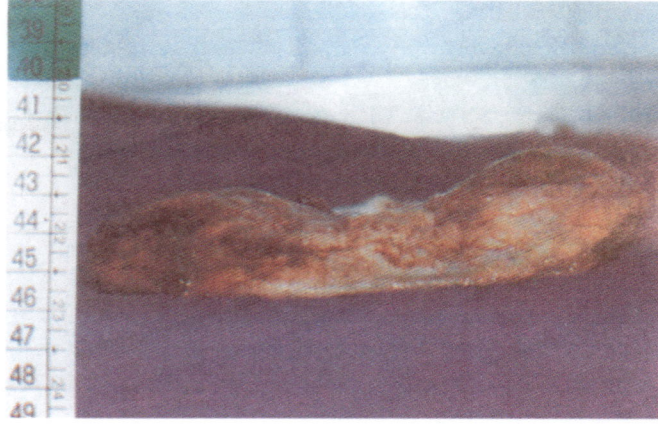

Figura II-67 – Focos de infartos hemorrágicos em placenta (Neme).

Os infartos verdadeiros crônicos podem ser observados, excepcionalmente, em placentas de gestações normais, geralmente únicos e de localização marginal quase exclusiva (Fig. II-66). Esses infartos dificilmente são diagnosticados na placenta não cortada. O corte da placenta faz aparecer o infarto verdadeiro crônico como uma lesão arredondada, de contornos nítidos, consistência firme, coloração branco-amarelada, em contato com a placa basal e estendendo-se, raramente, até a placa coriônica.

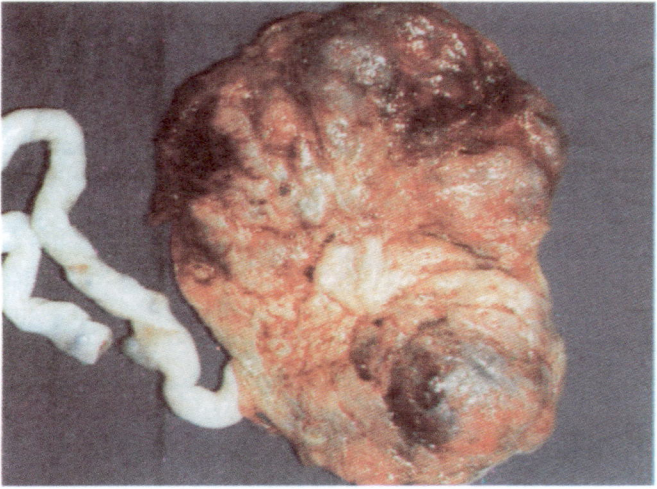

Figura II-66 – Placenta de termo. Face materna. Notar focos de infartos hemorrágicos (Neme).

A superfície seccionada é firmemente granulosa com textura menos compacta na região central onde, por vezes, pode-se encontrar uma cavidade vazia ou preenchida por um coágulo. Habitualmente, tem localização centrocotiledonar. À microscopia caracterizam-se o colapso dos espaços intervilosos com aglutinação das vilosidades entre si e degeneração progressiva das estruturas vilositárias.

O infarto verdadeiro agudo apresenta forma arredondada, de limites imprecisos, correspondendo a um sistema tambor cotiledonário ou a uma árvore vilositária cotiledonária. A lesão apresenta coloração escura e é igualmente mais densa.

O infarto verdadeiro subagudo distingue-se do agudo por seus limites mais nítidos e coloração mais clara e rosada. Estados intermediários entre esses dois estados de evolução podem existir. O aspecto microscópico dos infartos agudo e subagudo são semelhantes, com aglomeração das vilosidades e colapso dos espaços intervilosos, dilatação dos capilares vilosos que ocupam praticamente a maior parte do eixo vilositário, que se encontram repletos de hemácias fetais e início de necrose do revestimento vilositário sincicial com picnose e cariorrexe, seguidas de lise nuclear total (Fig. II-67).

Contrariamente ao que se observa nos infartos verdadeiros crônicos, não existe proliferação citotrofoblástica na periferia da lesão. A presença excepcional de infartos crônicos em placentas de gestações normais indica que, em dado momento de sua evolução, teve lugar o infarto agudo sem manifestação clínica.

Hematomas deciduais

Hematomas basais – são os que acompanham o descolamento prematuro da placenta, também chamados de hematomas retroplacentários. O aspecto macroscópio é geralmente muito característico, apresentando-se como coágulos escuros, geralmente arredondado, aderidos na face materna da placenta. O sangramento retroplacentário é provocado provavelmente pela rotura de arteríola decidual. É mais comum em mulheres com pré-eclâmpsia, nas quais as paredes das arteríolas estão enfraquecidas por alterações próprias da doença. O hematoma retroplacentário pode ter tamanho variado e, ao separar-se da placenta, comprime a área no seu local de formação, formando uma cúpula mais ou menos profunda na face placentária materna. Este aspecto distingue-o do simples coágulo que não deixa marca de compressão na superfície materna. Freqüentemente, associam-se ao infarto placentário adjacente, pois ocorre comprometimento da nutrição das vilosidades coriônicas abaixo da massa do coágulo (Fig. II-69).

Os cortes placentários na altura do hematoma e da cúpula mostram que este é sempre delimitado por tecido vilositário firme, de cor vermelho-escura de limites nítidos. O aspecto macroscópico desse tecido comprimido corresponde exatamente ao do infarto verdadeiro agudo ou subagudo.

Microscopicamente, são evidenciadas coleções de hemácias bem limitadas, lisadas e encerradas em uma rede fibrinosa de abundância variável. Na periferia da lesão, observa-se infiltração leucocitária. Em certas áreas, os elementos celulares da placa basal podem estar completamente dissociados, com sinais evidentes de degeneração. As vilosidades dos tecidos adjacentes encontram-se comprimidas com colapso dos espaços intervilosos e vasodilatação capilar intensa. Observam-se sinais de degeneração sincicial que podem chegar à lise nuclear total.

Os hematomas deciduais recentes não apresentam tromboses dos vasos deciduais, que estarão presentes nos hematomas antigos. Isso parece indicar que a trombose não é causa mas sim conseqüência dessas lesões (Figs. II-68, II-69 e II-70).

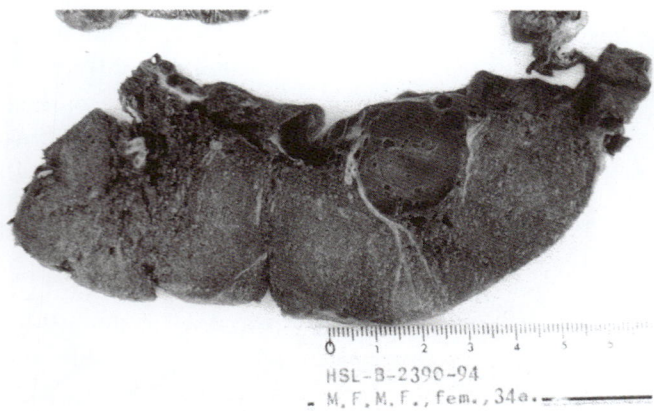

Figura II-68 – Hemangioma da placenta (cortesia de José Geraldo R. Bueno).

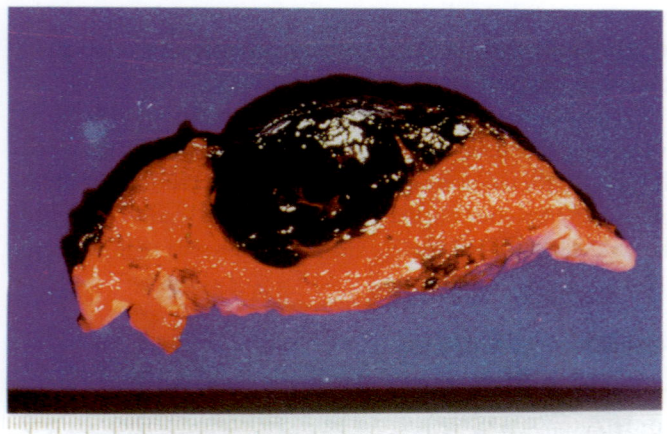

Figura II-69 – Hematoma retroplacentário. Notar a compressão da face materna da placenta pelo hematoma (Altemani).

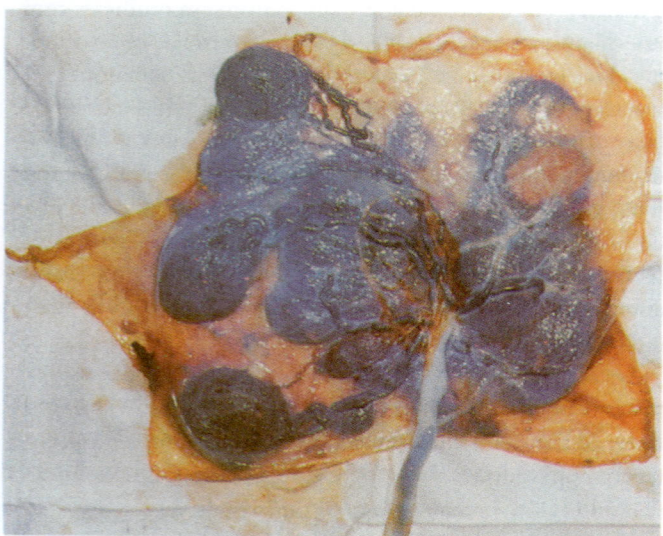

Figura II-70 – Corioangiomas placentários (Neme).

Hematomas marginais – ocorrem em placentas de implantação baixa e são decorrentes da rotura de veias uteroplacentárias na margem da placenta que provocam separação parcial das camadas esponjosa e compacta da decídua. Apresentam-se sob a forma de um *coágulo em forma crescente* acolado à parede externa de um ou vários cotilédones marginais. Esse coágulo pode ter dimensões variáveis e encontra-se situado na borda placentária próxima ao orifício de rotura da bolsa amniótica. Quando o hematoma decidual marginal se forma várias semanas antes do parto, o que é raro, aparece sob forma de depósito branco-amarelado. O aspecto após fixação é característico. A secção do hematoma apresenta forma de triângulo com o vértice situado na reflexão das membranas sobre a circunferência placentária, a base prolongando-se sobre a placa basal da placenta e os lados delimitados pela membrana e pela parede externa do cotilédone marginal.

Os hematomas deciduais marginais freqüentemente acompanham as placentas extracoriônicas. Neste caso, o coágulo não é visível quando se examina a placenta pela sua face materna, mas somente quando se examina de perfil ou pela face fetal e, nesse caso, na condição que as membranas sejam antes retiradas do contorno placentário. Muitas vezes os hematomas marginais determinam hemorragias externas, quase sempre no curso do trabalho de parto. A rotura das veias uteroplacentárias marginais é facilitada nas placentas extracoriônicas pelo estiramento da parede externa da câmara intervilosa durantes as contrações.

Tromboses

Quando fenômenos de necrose ocorrem em qualquer região da parede da câmara intervilosa, pode desenvolver-se a trombose intervilosa. As tromboses podem ser subcoriônicas (originam-se da degeneração localizada do citotrofoblasto coriônico), intervilosa propriamente dita (localiza-se no seio da câmara intervilosa e tem origem na superfície dos troncos vilositários, das vilosidades, septos e ilhotas citotrofoblásticas) ou marginais (localizadas na região marginal da câmara intervilosa).

Tromboses subcoriônicas – apresetam-se como placas nacaradas, mais ou menos extensas, que podem freqüentemente ser percebidas por transparência sob o âmnio da placa coriônica. No corte da placenta, as tromboses subcoriônicas correspondem a depósitos lamelares, branco-amarelados, de forma triangular, com a base sob a placa coriônica e o vértice em direção à câmara intervilosa. Em geral, não causam compressão importante das vilosidades da região subcorial (Hargitai e cols., 2004). Em geral, propagam-se para o seio da câmara intervilosa e não determinam senão redução mínima da superfície da membrana placentária de trocas, não alterando as trocas materno-fetais. Sua formação é facilitada devido à lenta circulação na região subcoriônica (Prata Martins, 1986).

Tromboses intervilosas – o evento inicial é a aderência de plaquetas maternas ao sinciciotrofoblasto promovendo depósito de fibrina conseqüente à trombose do sangue materno em resultado de estase no espaço interviloso. Estes vilos perdem sua função de transporte de oxigênio e nutriente. No entanto, a reserva funcional da placenta é considerável, suportando perdas de até 30% de suas vilosidades. A lesão verificada é dura, de contorno irregular, com limites bem delimitados do tecido normal circunvizinho. As maiorias das lesões localizam-se próximas à placa basal, no revestimento das vilosidades, algumas vezes sobre um septo. A partir desse ponto, as plaquetas aglutinam-se, nascem lamelas fibrinosas dispostas como casca de cebola, que se alternam com camadas de hemácias maternas em vias de lise. Ao microscópio, a lesão consiste de vilos bem separados entre si envoltos em malha de fibrina que oblitera completamente o espaço interviloso. Nas lesões mais antigas, o sinciciotrofoblasto desaparece, ocorre fibrose progressiva do estroma, obliteração dos vasos e as ilhas aparecem sob a forma de ilhas fibróticas, avasculares, em mar de fibrina.

Tromboses marginais – consistem na coagulação dos espaços intervilosos marginais pobres em vilosidades. A lesão é comparável ao trombo vermelho, com formação recente e provavelmente contemporânea ao trabalho de parto. As tromboses pouco estruturadas apresentam aspecto de trombo vermelho. Essas lesões diferenciam-se dos tipos precedentes pela ausência da lamelas fibrinosas orientadas.

Trombose de artéria fetal placentária – não causa infarto das vilosidades coriônicas, porém os vasos distais à lesão colapsam, suas paredes esclerosam, assim como progressivamente todo o estroma da vilosidade, que se torna avascular e não-funcionante. A trombose da artéria fetal é mais freqüente em *placentas* de recém-nascidos de baixo peso para a idade gestacional, mas pode ser encontrada em 4,5% das gestações normais. Geralmente, a trombose acomete menos de 5% do parênquima placentário, mas quando é múltipla, envolvendo 40 a 50% das vilosidades, pode causar morte fetal. Macroscopicamente, a área acometida é branca, seca e de consistência normal, sendo difícil distingui-la de um infarto placentário (Hargitai e cols., 2004).

PLACENTITES

Englobam as vilosites e as corioamnionites, sendo que ambas diferem não apenas nas estruturas envolvidas, como também quanto a agentes etiológicos, vias de infecção e significado clínico. As infecções bacterianas inespecíficas são decorrentes de bactérias da flora vaginal e cervical: *E. coli*, enterococos, *Aerobacter*, *Proteus*, estafilococos, estreptococos e *Clostridium*. O risco é maior na presença da bolsa amniótica rota.

Vilosite – é menos freqüente que a corioamnionite e a principal estrutura afetada é a vilosidade coriônica. O agente etiológico alcança a placenta por via predominante mas não exclusivamente hematogênica e é sempre causador de uma doença materna clínica ou subclínica. Os agentes causadores de vilosite são: bactérias (*Treponema pallidum*, *Listeria monocytogenes*, organismos entéricos e piogênicos), vírus (citomegalovírus, rubéola e outros), protozoários e parasitas (*Toxoplasma gondii*, *Tripanosoma cruzi* e malária). As hipóteses propostas para a etiologia da vilosite de causa desconhecida, que é a mais freqüente, são infecção materna, provavelmente viral, e reação imunológica materna contra os tecidos fetais. Macroscopicamente, dependendo da intensidade da vilosite, a placenta tem aspecto normal. Entretanto, em casos graves de sífilis e toxoplasmose com hidropisia fetal, a placenta é grande, edematosa e branca. Em infecções por *Listeria monocytogenes*, podem-se observar pontos ou pequenas áreas amareladas esparsas no parênquima placentário, os quais representam abscessos e infartos sépticos. Os efeitos da infecção por via hematogênica variam conforme o agente etiológico, a época da gestação em que ocorreu e sua intensidade. Entre esses efeitos estão: malformações, deformações, morte fetal, restrição do crescimento intrauterino, prematuridade e aborto (Altshuler, 1996).

Corioamnionite – veja Capítulo 46.

TUMORES PLACENTÁRIOS

Cistos

A presença de formações císticas chama a atenção pela sua raridade, localizam-se na face fetal da placenta (subcoriônicos) ou na sua espessura (intervilosos). Os cistos decorrem da degeneração e da fluidificação de massas trofoblásticas atacadas de degeneração fibrinóide que provêm do trofoblasto subcoriônico, massas intervilosas, ou do trofoblasto que constitui os septos intercotiledonares. Essas massas fibrinóides, sofrendo fusão central e liquefação, dão origem aos cistos placentários. Não tem nenhum significado em relação ao desenvolvimento fetal (Prata Martins, 1986).

Cistos subcoriônicos – são aqueles que apresentam maiores dimensões, chegando a 6cm de diâmetro. O volume é variável e a localização preferencial é próxima ao ângulo de bifurcação dos vasos do cordão. O conteúdo é variável. A maioria dos cistos pequenos apresenta, no seu interior, material gelatinoso, e os cisto maiores contêm líquido seroso ou sero-hemorrágico. Alguns cistos que se encontram na face fetal são apenas amnióticos e não subcoriônicos.

Cistos intervilosos – são mais freqüentes que os subcoriônicos. Para que sejam evidenciados é necessário o corte da placenta em fatias de cerca de 1cm, após fixação em formol por cerca de 10 dias. De outra forma, o sangue que brota da superfície seccionada mascara os cistos. As maioria desses cistos é de pequena dimensão, atingindo 2cm de diâmetro. A forma é geralmente irregular, localizados em região mais próxima da face fetal da placenta, freqüentemente na porção terminal dos septos intercotiledonares. O conteúdo apresenta aspecto de massa gelatinosa, raramente sanguinolenta.

Corioangioma – é tumor benigno de origem mesotelial e apresenta ampla variedade de aspectos microscópicos (Fig. II-68) que dependem da quantidade e do grau de desenvolvimento dos vasos sangüíneos e tecido conjuntivo que formam quadros histológicos diversos até no mesmo tumor (Ogino e Redline, 2000).

A primeira designação deve-se a Virchow, em 1863 (apud Prata Martins, 1986) que deu ao tumor o nome de *Myxoma fibrosum chorii*. Beneke (1900) foi o primeiro a empregar o termo corioangioma. A freqüência oscila entre 1:700 e 1:9.000.

O tumor é geralmente solitário, embora tenham sido descritos tumores múltiplos (Fig. II-70). Suas dimensões podem variar de 0,5 a 22cm de diâmetro. Pode ocorrer em qualquer localização, inclusive na espessura da placenta, entretanto é mais freqüente na superfície fetal próximo à borda placentária. Sua consistência é firme, comparável à do fibroma. Pequenos corioangiomas podem ser detectados pela palpação cuidadosa da placenta. Habitualmente, apresenta forma redonda ou oval, com superfície lisa revestida por cápsula conjuntiva. Ao corte, o tumor é facilmente destacado do tecido placentário normal, delimitado por pseudocápsula composta pelos vilos subjacentes comprimidos. Desenvolvem-se, às vezes, dentro do tumor alterações regressivas como hemorragia e calcificação (Reynolds e Redmer, 2001).

O tumor apresenta polimorfismo histológico característico, em que se caracterizam três tipos bem definidos: o celular ou jovem, o vascular ou adulto e o degenerativo. O tipo mais maduro é predominantemente vascular, composto por substrato de células coriônicas que suportam numerosos capilares, muito dilatados e cheios de células. Distribui-se difusamente pelo tumor formando aglomerados. O tipo celular jovem é mais raro, composto por células endoteliais e coriônicas, muitas embrionárias, com estrutura compacta. A profusão de células mesenquimais embrionárias, diferenciadas em células coriônicas e endoteliais jovens com atividade mitótica ocasional, representa o tipo mais imaturo de corioangioma. O terceiro tipo é caracterizado pelos vários graus de degeneração, com edema intersticial, vacuolização das células de estroma, degeneração e desaparecimento do revestimento endotelial dos vasos. Certas áreas podem apresentar aspecto molar ou mixomatoso.

A formação dos corioangiomas é explicada pela atividade proliferativa particular de traves angioblásticas formadas por trofoblastos de vilosidades ou da placa coriônica. Cerca de 40% das gestações complicadas de corioangiomas interrompem-se prematuramente por óbito fetal ou por complicações do poliidrâmnio (Prata Martins, 1986).

Coriomas – são tumores que se originam do trofoblasto, conhecidos por moléstia trofoblástica da gestação. Serão abordados em capítulo específico.

Metástase placentárias – o desenvolvimento de tumores malignos no período reprodutivo da mulher não é evento raro, no entanto, poucos casos de metástases placentárias têm sido relatados. Na faixa etária mais jovem predomina o grupo de leucemias e linfomas, após os 35 anos, o carcinoma de mama e o uterino. Muitos fatores controlam a disseminação tumoral no feto, principalmente a eficácia da própria barreira placentária.

MEMBRANAS

Opacidade do âmnio – o âmnio é membrana fina, sem vasos sangüíneos e translúcida. A opacidade é freqüente em casos de corioamnionite. Os exame a olho nu pode evidenciar esse aspecto.

Metaplasia escamosa – são áreas de queratinização da superfície amniótica, freqüentemente encontradas em placentas maduras, próximo à inserção do cordão umbilical. Não apresenta significado patológico (Prata Martins, 1986).

Âmnio nodoso – essa lesão também recebe a denominação de *vernix granulomatosis* do âmnio, caracteriza-se pela presença de inúmeros nódulos de 2 a 3mm de diâmetro, de cor amarelada ou cinzenta na superfície fetal da placenta. Os nódulos são constituídos por epitélios necróticos de âmnio e epiderme, além de vérnix caseosa e fragmentos de pêlos. Associa-se ao oligoâmnio, e a insuficiência renal fetal parece constituir a base fisiopatológica dessa lesão. Por vezes, bridas membranosas podem envolver segmentos fetais, provocando mutilação (Fig. II-71).

CORDÃO UMBILICAL

O cordão tem normalmente duas artérias e uma veia e seu comprimento é muito variado (Fig. II-72). Considera-se cordão curto quando menor que 35cm e longo quando maior que 100cm. O primeiro pode predispor à separação da placenta durante o parto, à rotura e à anoxia no momento da descida do feto no parto devido à tração excessiva (Hargitai e cols., 2004). No puerpério pode provocar a inversão uterina.

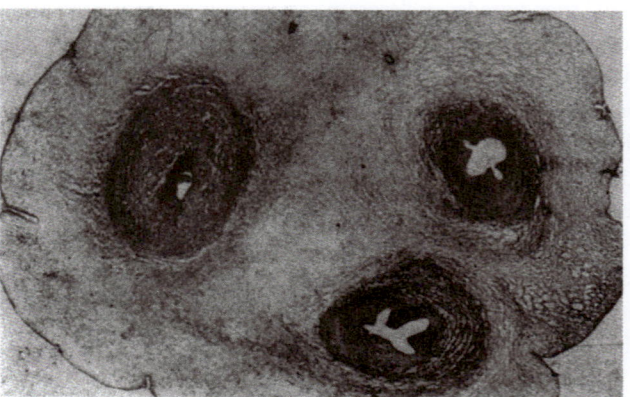

Figura II-72 – Corte transversal de cordão umbilical. Notar as duas artérias e a veia envolvidas pela geléia de Wharton (Neme).

O cordão excessivamente longo predispõe à torção e ao nó do cordão. As principais alterações encontradas no cordão umbilical são:

Artéria umbilical única – devida à aplasia primária ou atrofia secundária de uma artéria durante o desenvolvimento do cordão. Ocorre em 0,2% a 1% dos nascimentos, e sua importância está ligada à associação com malformações fetais, as quais podem ser múltiplas e envolver qualquer sistema de Heifetz (1996).

Inserção velamentosa do cordão – quando se insere nas membranas percorrendo um certo trecho entre o cório e o âmnio antes de entrar no tecido placentário (Fig. II-73). Estes vasos velamentosos são mais suscetíveis à rotura durante o parto, pois não são protegidos pela geléia de Wharton, podendo causar grave hemorragia fetal. Quando os vasos velamentosos cruzam o orifício cervical são chamados de *vasa* prévia, e a rotura desse tipo de vaso está associada à mortalidade perinatal em 60 a 70% dos casos.

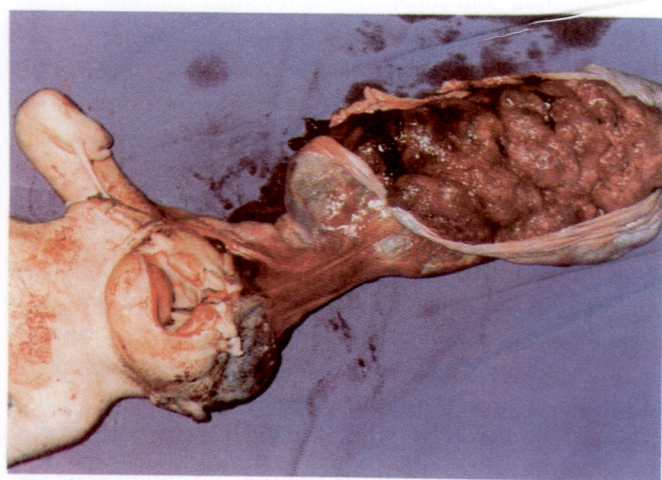

Figura II-71 – Brida amniótica (cortesia da Clínica Obstétrica da Faculdade de Medicina de Sorocaba – PUC).

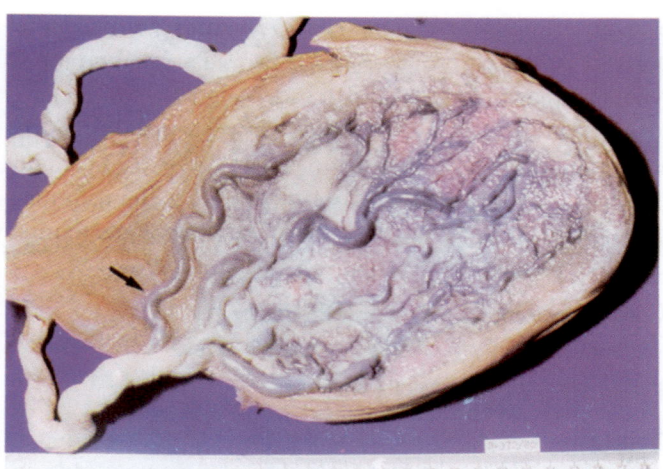

Figura II-73 – Vaso umbilical velamentoso percorrendo o trecho entre o cório e o âmnio antes de penetrar na placenta (Altemani).

Outras lesões de cordão – são mais raras e entre elas estão: nó verdadeiro, torção, trombose e hematoma do cordão (Fig. II-74). Essas alterações podem causar, embora não necessariamente, morte fetal. O nó e a torção do cordão devem ser valorizados como causas de anoxia fetal apenas quando acompanhados de edema, congestão ou trombose nas áreas adjacentes a eles (Heifetz, 1996).

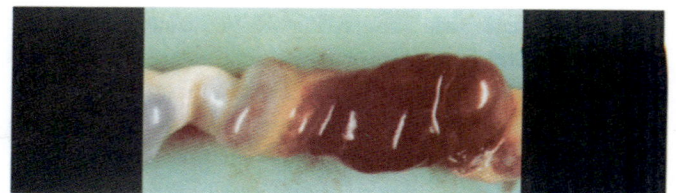

Figura II-74 – Hematoma do cordão umbilical.

Referências Bibliográficas

• ADAIR, F.L. & THELANDER, H. – A study of the weight and dimensions of the human placenta in its relation of the newborn infant. *Am. J. Obstet. Gynecol.*, 10:172, 1925. • ALTSHULER – Placental villitis. *Clin. Obstet. Gynecol.*, 39:549, 1996. • BARCELLOS, J.M. & NAHOUM, J.C. – Patologia da placenta, das membranas e do cordão umbilical. In: Rezende, J. *Obstetrícia*. Rio de Janeiro, Guanabara Koogan, 1991, p. 834. • BERNISCHKE, K. & KAUFMANN, P. – *Pathology of the Human Placenta*. 3rd ed., New York, Springer-Verlag, 1995. • BRIQUET, R. – *Lições de Clínica Obstetrícia*. 1941-1953. • CROSS, J.C. – Formation of the placenta and extraembryonic membranes. *Ann. N.Y. Acad. Sci.*, 857:23, 1998. • DY, C.L.; CHARI, R.S. & RUSSELL, L.J. – *Am. J. Obstet. Gynecol.* 190:1458, 2004. • FOX, H. – *Pathology of the Placenta*. 2nd ed., London, W.B. Saunders, 1997. • HARGITAI, B.; MARTON, T. & COX, P.M. – Examination of the human placenta. *J. Clin. Pathol.*, 57:785, 2004. • HEIFETZ, S. – The umbilical cord: obstetrically important lesions. *Clin. Obstet. Gynecol.*, 39:571, 1996. • KAPLAN, C. – Pospartum examination of the placenta. *Clin. Obstet. Gynecol.*, 39:535, 1996. • OGINO, S. & REDLINE, R.W. – Villous capillary lesions of the placenta: chorangioma, chorangiosis and choranigomatosis. *Pathol. Inten.*, 50(Suppl.):A188, 2000 [Abstract]. • PRATA MARTINS, J.A. – *Placentologia. Placenta – Membranas – Cordão Umbilical*. São Paulo, Roca, 1986. • REYNOLDS, L.P. & REDMER, D.A. – Angiogenesis in the placenta. *Biol. Reprod.*, 64:1033, 2001. • YATTER, J.F. – Examination of the placenta. *Am. Fam. Physician.*, 57:1045, 1998.

44 Moléstia Trofoblástica Gestacional

Koji Fushida

Moléstia trofoblástica gestacional (MTG) é termo que designa cinco entidades histopatologicamente distintas: mola hidatiforme, mola invasora (MI), coriocarcinoma (CCA), tumor trofoblástico do sítio placentário (TTSP) e tumor trofoblástico epitelióide (TTE). A mola hidatiforme é classificada em completa e parcial com base no cariótipo e no exame histopatológico. Devido a dificuldade em se estabelecer diagnóstico anatomopatológico, com a preservação uterina, emprega-se o termo neoplasia trofoblástica gestacional (NTG) para denominar indistintamente qualquer uma das formas malignas (MI, CCA, TTSP e TTE).

A mola hidatiforme, MI e CCA originam-se do citotrofoblasto e do sinciciotrofoblasto. Apresentam algumas características: 1. produzem gonadotrofina coriônica humana (hCG) imunobiologicamente idêntica àquela do trofoblasto normal e existe correlação entre o teor de hCG e o número de células trofoblásticas ativas; 2. as MI e o CCA apresentam grau invasivo acentuado e por via hematogênica causam deportação vilosa e/ou metástases; 3. trata-se de neoplasia com melhor índice de cura com tratamento quimioterápico. Esse índice é superior a 90% quando diagnosticado dentro de quatro meses, após seis meses o prognóstico tende a piorar rapidamente.

A mola hidatiforme completa caracteriza-se anatomopatologicamente pela: 1. inexistência do embrião; 2. hiperplasia difusa do citotrofoblasto e do sinciciotrofoblasto; 3. ausência de hemácia fetal e de vasos na vilosidade coriônica; 4.dilatação hidrópica da vilosidade coriônica com formação de cisterna central responsável pelo aspecto macroscópico de vesículas semelhante a "cacho de uva" (Szulman, 1988).

O líquido das vesículas provém do sangue interviloso materno e é semelhante ao fluido intersticial de outras partes do organismo com adição de hCG, LH, prolactina e testosterona produzidos pelas células trofoblásticas. Há também substâncias procoagulantes provavelmente responsáveis pela formação de coágulos intervilosos e necrose focal de decídua que se manifestam clinicamente como sangramento vaginal (Szulman, 1988).

A mola completa (Fig. II-75) tem na grande maioria o cariótipo 46,XX e os cromossomos são de origem paterna. Origina-se de óvulo fertilizado por espermatozóide haplóide (23,X) que duplica seus próprios cromossomos ou da fertilização simultânea por dois espermatozóides. Os cromossomos maternos estão ausentes ou inativos. Apenas 8% das molas completas têm cariótipo 46,XY, também androgênica. O zigoto 46,XY é inviável (Kajii e Ohama, 1977; Szulman, 1988).

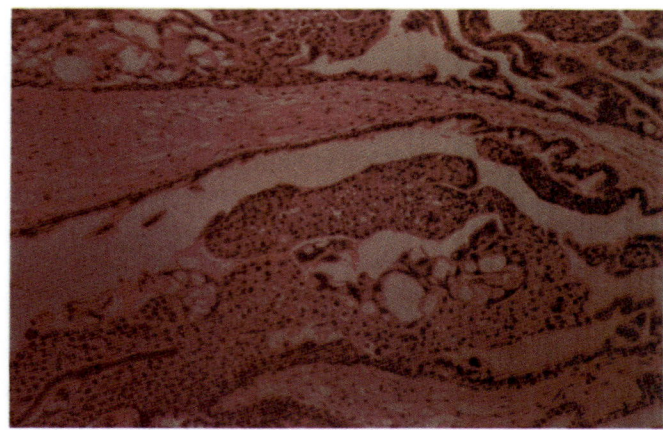

Figura II-75 – Mola hidatiforme completa.

Experiências em camundongos sugerem que o genoma materno é necessário para o desenvolvimento do embrião, enquanto o pronúcleo paterno está relacionado com o desenvolvimento trofoblástico.

A mola hidatiforme parcial (Fig. II-76) caracteriza-se por apresentar: 1. tecido embrionário ou fetal identificável; 2. hiperplasia focal, geralmente do sinciciotrofoblasto; 3. vilosidade coriônica de tamanho variável com edema focal e cisterna central; 4. invaginação das vilosidades e, como conseqüência, inclusão de ambas as camadas trofoblásticas para o interior do estroma; 5. cariótipo, geralmente, triplóide (69,XXX; 69,XXY; e 69,XYY) que resulta da fertilização de um óvulo normal por dois espermatozóides (dispermia) (Szulman, 1988).

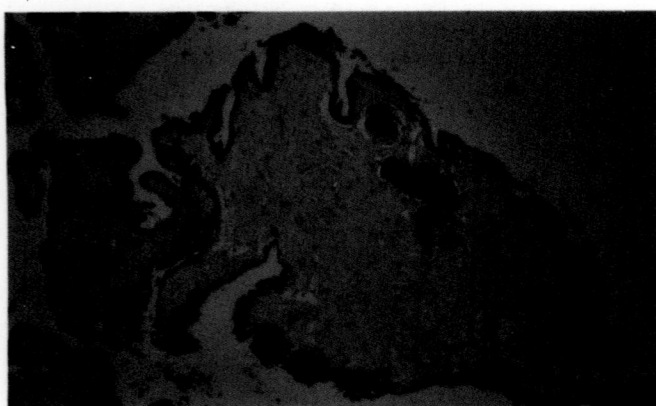

Figura II-76 – Mola hidatiforme parcial.

Na mola parcial a relação cromossômica XXX:XXY é de 2:3, com mola XYY de achado excepcional. No caso de mola parcial tetraplóide, dos quatro genomas, três são de origem paterna, e um, materna. Geralmente, na mola parcial os fetos morrem antes de completar o primeiro trimestre e quando sobrevivem, muitas vezes, apresentam estigma de triplóides como retardo mental, microftalmia, hipertelorismo e outras malformações. Watson e cols. (1987), contudo, relatam que crianças fenotipicamente normais nasceram de gestações com mola parcial. A sobrevivência extra-uterina é possível em concepto mosaico com 69/46 cromossomos.

A incidência de mola hidatiforme é de aproximadamente 1/1.000 gestações em nosso meio. A divergência na sua incidência em diferentes citações na literatura decorre do estudo realizado em hospital geral ou de referência. A mola hidatiforme parcial corresponde aproximadamente a um terço das molas hidatiformes.

A gravidez gemelar de mola hidatiforme completa com feto coexistente apresenta incidência estimada em 1/22.000 a 1/100.000 gestações. Essa entidade difere da mola parcial porque há dois conceptos separados, um com placenta normal e outro com mola hidatiforme completa (Steller e cols. 1994).

As principais diferenças entre mola parcial e completa com feto normal estão apresentadas na tabela II-39.

Cerca de 15% das molas hidatiformes evoluem para mola invasora e 3% para coriocarcinoma. Enquanto a mola invasora é invariavelmente precedida de mola hidatiforme, o coriocarcinoma tem por antecedente a mola hidatiforme em 50%, e os demais provêm após abortamento (25%), parto de termo (22%) e prenhez ectópica (3%), segundo Hertig e Mansell (1956).

DIAGNÓSTICO DE MOLA HIDATIFORME

O sangramento genital é o sinal clínico mais freqüente na mola hidatiforme completa. De início, é semelhante ao do abortamento evitável, sendo mais comum entre o segundo e o terceiro

Tabela II-39 – Diferenças entre mola parcial e completa com feto normal.

	Mola parcial	Mola completa + feto
Sangramento vaginal	Presente ou não	Em 95%
Altura uterina aumentada/ idade gestacional	7%	75%
DHEG	2,5%	40%
Cisto tecaluteínico	0%	40%
Beta-hCG > 100.000mUI/ml	7%	> 50%
Beta-hCG regressão (dias)	23-143 (média 59)	21-278 (média 99)
Citogenética	Triploidia diândrica (69,XXX; 69,XXY; ou 69,XYY)	Diploidia diântrica (46,XX; ou 46,XY e feto 46,XX ou 46,XY)
Índice de malignização	5-10%	30-60%

Kajii e Ohama, 1977; Steller e cols., 1994.

mês da gestação. Com a utilização rotineira do exame ultra-sonográfico na gravidez e dosagem quantitativa de β-hCG, tem-se constatado mola hidatiforme mesmo antes de ocorrer sangramento.

Em pacientes com mola hidatiforme é freqüente a hiperemese. É provável que a hiperemese esteja relacionada ao nível elevado de hCG e dos hormônios tireoidianos. A pré-eclâmpsia está presente em 30% das pacientes com mola hidatiforme completa e quase sempre associada a útero volumoso e hCG muito elevada.

O útero apresenta-se aumentado (Fig. II-77) em relação à idade gestacional em 50% das pacientes com mola hidatiforme completa. Em 30 a 40% existe proporcionalidade e em 10 a 20% o útero pode estar inclusive menor. Os cistos tecaluteínicos estão presentes em 30 a 40% das pacientes com mola hidatiforme (Fig. II-78). São quase sempre bilaterais e ocorrem comumente em pacientes com hCG superior a 40.000mUI/ml. O diâmetro desses ovários pode ultrapassar 15cm e algia pélvica por distensão da cápsula ovariana é comum.

O título elevado de hCG em grávida sugere mola hidatiforme. Se o teor sérico for superior a 250.000mUI/ml, há grande probabilidade de se tratar de mola hidatiforme. Entretanto, na gestação gemelar o nível de hCG pode ultrapassar aquele valor e, nas pacientes que eliminaram parcialmente vesículas ou naquelas com baixo índice de proliferação trofoblástica, como na mola parcial, o título de hCG pode estar abaixo de 40.000mUI/ml.

Em 5 a 10% das pacientes com mola completa observam-se taquicardia, tremores, pele quente e úmida sugestivos de hipertireoidismo. O diagnóstico é confirmado pelos níveis séricos elevados de tireoxina (T_4) livre de triiodotironina (T_3) e TSH deprimido.

A incidência de hipertireoidismo pelo exame laboratorial tem sido relatada em 25 a 64% nas pacientes com mola hidatiforme e CCA. Nessas pacientes, os níveis de hCG ultrapassam 300.000mUI/ml, valor este que excede em muito o pico de concentração de 150.000mUI/ml que ocorre na gestação normal de 10 a 12 semanas. O hipertireoidismo constatado mais pelos exames laboratoriais deve-se à estimulação cruzada do receptor TSH pela α-hCG que é idêntica àquela do TSH.

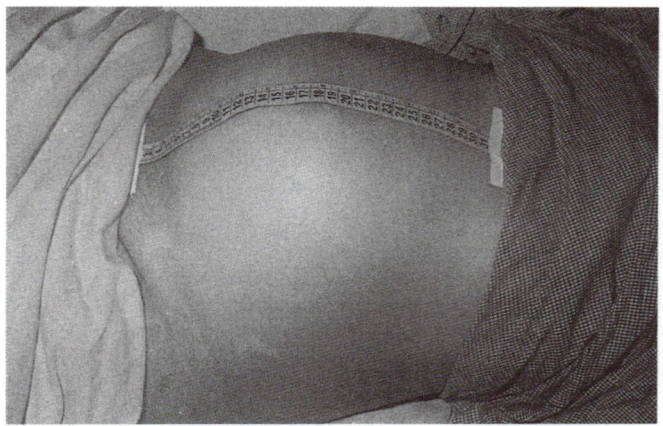

Figura II-77 – Mola íntegra. Gestação de 15 semanas. Notar a altura uterina desproporcional (cortesia do Prof. Chagas de Oliveira).

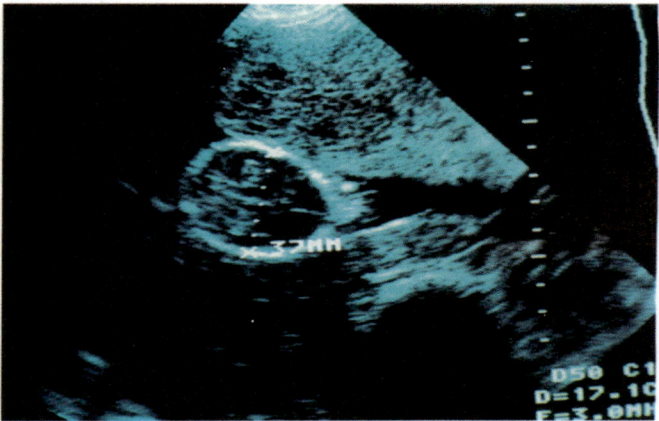

Figura II-79 – Ultra-sonografia de mola parcial com feto de 18 semanas.

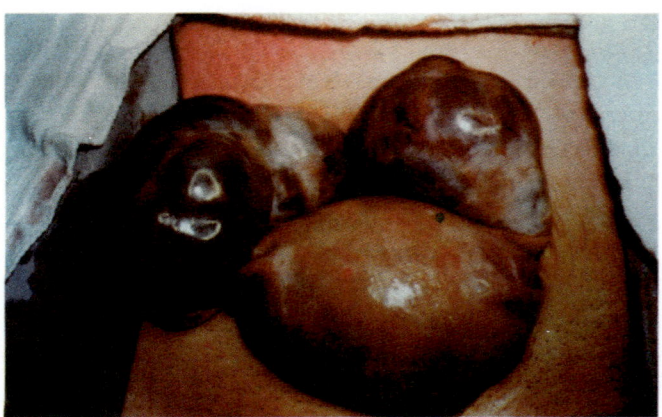

Figura II-78 – Cistos tecaluteínicos na mola completa.

Não existe, de regra, batimento cardíaco fetal na mola hidatiforme. Sua constatação é possível na mola parcial.

A ultra-sonografia é o método mais preciso para diferenciar gestação normal da prenhez molar. Na mola completa, visualiza-se o útero aumentado com múltiplas imagens anecóicas no seu interior. O diagnóstico sonográfico de mola hidatiforme geralmente não é obtido nas primeiras semanas de gravidez. A ausência de movimento cardíaco fetal pela ultra-sonografia em associação com níveis de hCG acima de 82.350mUI/ml permitiu diagnosticar mola hidatiforme em 89% dos casos (Romero e cols., 1985).

A eliminação espontânea de vesículas ocorre na fase avançada de prenhez molar. Na mola parcial (Fig. II-79) pode-se observar ao exame ultra-sonográfico embrião ou feto com restrição de crescimento com ou sem batimento cardíaco, placenta espessada com diâmetro transverso/ântero-posterior > 1,5 e múltiplas imagens císticas de permeio (Fine e cols., 1989).

As pacientes com mola parcial podem apresentar sinais e sintomas de aborto retido ou incompleto e o diagnóstico é confirmado somente após exame histopatológico do material de curetagem.

ESVAZIAMENTO MOLAR

A paciente é avaliada inicialmente em relação ao grau de anemia, condição hemodinâmica, pré-eclâmpsia, hipertireoidismo e desequilíbrio hidroeletrolítico. Na escolha do método para esvaziamento uterino levamos em consideração: volume uterino, idade da paciente, paridade e desejo de ter mais filhos.

Em caso de hipertireoidismo é prudente administrar bloqueador β-adrenérgico e metimazol antes do esvaziamento devido à anestesia e ao procedimento cirúrgico, eventualmente, desencadear em crise tireotóxica manifestada por hipertermia, convulsão, fibrilação atrial ou colapso cardiovascular, com mortalidade superior a 30%.

A dilatação e a curetagem constituem método de eleição para esvaziar a mola completa com altura uterina inferior a 10cm e, quando maior, pelo vácuo-aspiração complementada com a cureta romba de Reynolds. Recomenda-se infundir ocitocina 20U em soro glicosado a 5% após cervicodilatação, para diminuir o risco de perfuração uterina.

A taquicardia e a dispnéia seriam decorrentes de deportação trofoblástica que oclui pequenos vasos causando hipertensão pulmonar e insuficiência cardíaca direita. O edema agudo do pulmão pode ocorrer em qualquer fase do esvaziamento molar e é relatado em 2 a 11% dos casos. Complicação rara durante a indução molar é a embolização trofoblástica maciça, que pode causar insuficiência cardiorrespiratória aguda. Ocorrendo edema agudo do pulmão, administra-se diurético, corticóide, oxigênio nasal e opiáceo. Em muitos casos, os sintomas regridem em 46 a 96 horas.

A histerotomia é indicada na mola parcial com feto com mais de quatro meses, colo desfavorável à indução e sangramento profuso. A histerectomia total profilática é realizada em multíparas com mais de 38 anos. Os ovários com cistos tecaluteínicos devem ser preservados em pacientes com menos de 50 anos, e eventualmente podem ser descomprimidos por punção aspirativa. Na paciente Rh negativa com mola parcial ou completa administrar imunoglobulina anti-Rh.

A incidência de NTG após esvaziamento molar varia de 5,7 a 36%, conforme revisão de Lurain e cols., 1983 (Tabela II-40).

Tabela II-40 – Incidência de NTG após esvaziamento molar.

Autor	NTG	
	nº	%
Delfs, 1959	119	9,2
Goldstein, 1972	116	20,0
Bagshawe e cols., 1973	280	5,7
Curry e cols., 1975	347	20,0
Morrow e cols., 1977	121	26,0
Schlaerth e cols., 1981	77	36,0
Kohorn, 1982	127	27,1
Lurain e cols., 1983	738	19,1

A discordância na definição para a regressão anormal de hCG explica essa ampla variação na incidência de NTG após mola hidatiforme. Na Clínica Obstétrica do Hospital das Clínicas da FMUSP, a incidência de NTG após mola hidatiforme foi de 15% (71/472) (período de 1975 a 2001).

Goldstein e Berkowitz (1982) denominam de alto risco as pacientes com mola hidatiforme que apresentam: 1. nível de hCG acima de 100.000mUI/ml no pré-esvaziamento; 2. volume uterino aumentado em relação à idade gestacional; 3. ovários com cistos tecaluteínicos maiores que 6cm; e 4. condições médicas e fatores epidemiológicos associados que incluem MTG prévia, idade acima de 40 anos, pré-eclâmpsia, coagulopatia, embolização trofoblástica e hipertireoidismo. Neste grupo a incidência de NTG é de 39,8% e no de baixo risco, de 4%.

QUIMIOTERAPIA PROFILÁTICA

Há controvérsia no uso de quimioterapia (QT) profilática na mola hidatiforme. Fasoli e cols. (1982) relatam que a QT profilática diminui a incidência de seqüela trofoblástica de 9 para 3%, Kashimura e cols. (1986), de 18 para 7%.

Da mesma forma, Berkowitz e cols. (1986) referem que das 247 pacientes com mola completa que receberam actinomicina D (Ac D), prolifaticamente, no momento do esvaziamento, em apenas 10 houve invasão uterina local e nenhuma desenvolveu metástase. Kim e cols. (1988) relatam que a QT reduziu a incidência de metástase de 47 para 14% na mola hidatiforme de alto risco. Entretanto, não alterou a incidência em pacientes com mola de baixo risco. A falha de quimioprofilaxia não tem sido atribuída a idade materna, duração da gravidez, grau histológico de tecido molar ou na escolha do contraceptivo. Apesar de a anticoncepção reduzir a reincidência da NTG e ser recomendada para pacientes que tiveram mola hidatiforme de alto risco, muitos autores não a justificam como rotina.

Segundo Jones e Lewis (1988), as principais objeções para QT profilática são:

1. Cerca de 80% das pacientes têm evolução favorável apenas com esvaziamento molar.
2. Praticamente todas as pacientes que vierem a desenvolver NTG, no período pós-esvaziamento imediato, podem ser curadas pelo tratamento disponível.
3. Embora de toxicidade mínima, a droga provoca, por vezes, reações graves e mesmo óbitos têm sido relatados.
4. Agentes citostáticos são teratogênicos e, assim, mutações recessivas podem ocorrer.
5. A resposta à terapia diminui em pacientes com doença persistente após QT profilática.

A QT profilática seria útil em pacientes com prenhez molar de alto risco quando o seguimento pela dosagem de β-hCG for impraticável.

SEGUIMENTO PÓS-MOLAR E DIAGNÓSTICO DE NTG

Verifica-se a cada consulta:

1. Grau de sangramento genital – a loquiação tende a diminuir gradativamente na mola hidatiforme. O sangramento intermitente ou metrorragia e, eventualmente, amenorréia pós-sinéquia uterina, sugerem invasão miometrial. O exame especular permite evidenciar metástase vaginal e invasão cervical.

2. Involução uterina e ovariana – o útero involui na mola hidatiforme em duas a três semanas, e os cistos tecaluteínicos, em dois a quatro meses após esvaziamento molar. A hipoinvolução uterina pode decorrer devido a crescimento da neoplasia, restos molares, adenomiose ou mioma uterino.

3. Dosagem seriada de β-hCG – após esvaziamento molar ocorre regressão rápida do título de hCG em nível abaixo de 1.000mUI/ml dentro de 10 a 15 dias. A curva de regressão até o desaparecimento de hCG é caracterizada por um declínio log-exponencial bifásico, com meia-vida sérica mediana na primeira fase de 1,8 dia, e na segunda fase de 12,8 dias.

Essas meias-vidas são independentes do nível sérico de hCG pré-esvaziamento. O tempo mediano até normalização da hCG foi de 74 dias, com limite de 28 a 430 dias. Com curva de regressão de hCG no 95º percentil, 98% das pacientes com NTG poderiam ser identificadas. Em mais de 50% dos casos isso poderia ser constatado dentro de seis semanas do esvaziamento (Yedema e cols., 1993).

A regressão espontânea nas 596 pacientes com mola hidatiforme ocorreu em 1,8% até o 10º dia após esvaziamento, em 20,5% entre os dias 11 e 30, em 42,8% entre os dias 31 e 60 e, em 34,6%, entre os dias 61 e 170. Todas as pacientes em que os títulos de hCG declinaram espontaneamente ao normal permaneceram livre da doença por mais de quatro anos (Lurain e cols., 1983). O desaparecimento completo de hCG é geralmente obtido em oito semanas em pacientes operadas de histerectomia total profilática, e em 12 a 13 semanas nas submetidas a curetagem de aspiração (Kosasa e cols., 1993). A figura II-80 retrata curva de regressão dos níveis de hCG.

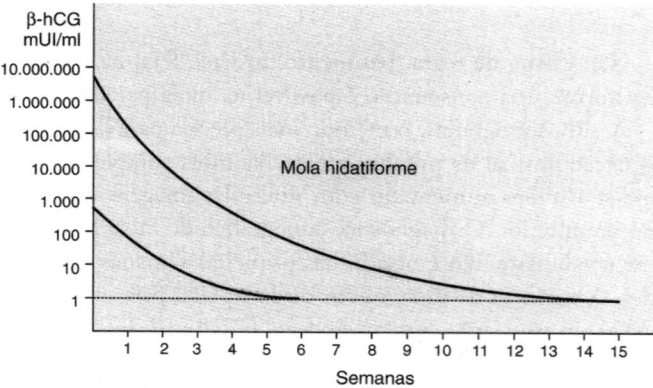

Figura II-80 – Curva de regressão de hCG na mola hidatiforme.

Segundo Bagshawe e cols. (1986), dentre 5.124 pacientes, 0,3% delas mantinham ainda β-hCG anormal após 30-32 semanas do esvaziamento uterino (não requereram QT). Esses autores referem que nas pacientes que em menos de oito semanas o β-hCG foi negativo não ocorreu reincidência de atividade trofoblástica. Entretanto, em 0,5% de pacientes que após 56 dias do esvaziamento tiveram β-hCG anormal ocorreu seqüela de NTG.

Se houver elevação > 10% do título de hCG e duas a três dosagens consecutivas, com intervalo semanal, pode-se deduzir quanto à provável evolução para NTG (Lurain e cols., 1982; Schlaert e cols., 1984). Entretanto, Yedema e cols. (1993) relatam que 15% (20/130) das pacientes com título estável definido como alteração < 10% ou que apresentaram elevação > 10%, com base em pelo menos três dosagens consecutivas de hCG, apresentaram regressão espontânea. Ademais, o nível de hCG pré-esvaziamento daquelas que evoluíram para NTG

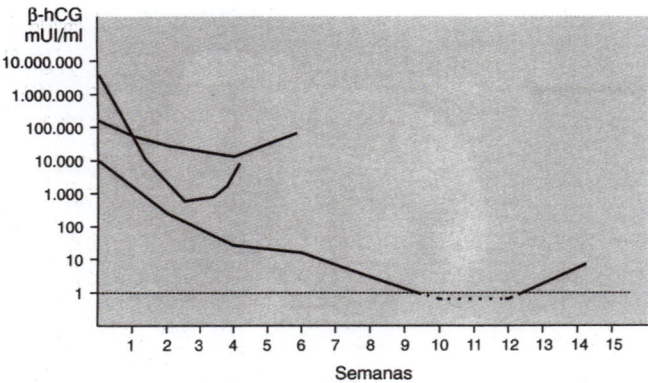

Figura II-81 – Curva de regressão de hCG com posterior elevação tardia.

não diferiram significativamente das pacientes com mola hidatiforme (Fig. II-81).

Kohorn (1993) propõe que o tempo de espera com hCG estável até o início da quimioterapia, na ausência de metástase, possa ser estabelecido com base no nível de hCG. O tempo de espera com o título hCG estável mas elevado, por exemplo, entre 10.000 e 100.000mUI/ml, seria de até duas semanas, e com valor entre 100 e 1.000mUI/ml, de apenas quatro semanas.

Como o índice de depuração de hCG é constante, o tempo requerido para se atingir o valor negativo é determinado pelo nível inicial de hCG e pela produção de hCG pelo tecido trofoblástico remanescente no útero ou extra-uterino (Khazaeli, 1989). Em pacientes com mola parcial que apresenta nível mais baixo esse tempo é menor.

Os níveis séricos de β-hCG são dosados pelo menos a cada 15 dias, até se obter nível indetectável (< 5mUI/ml). A partir desse momento, as dosagens serão realizadas mensalmente. O seguimento é interrompido após um ano de esvaziamento molar ou pelo menos com seis meses de β-hCG negativo.

A radiografia torácica possibilita a detecção de metástase pulmonar e a arteriografia pélvica confirma a extensão de invasão uterina e/ou pélvica (Fig. II-82).

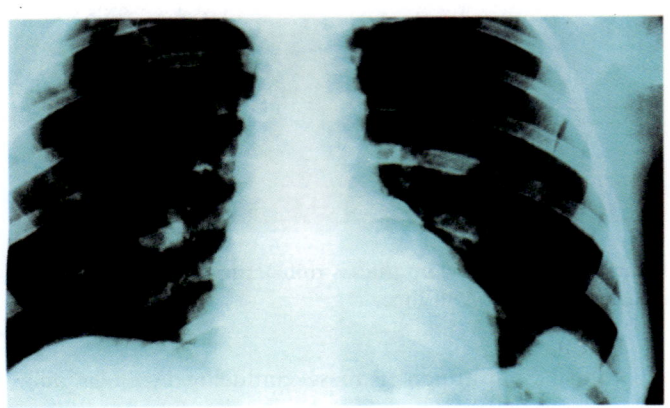

Figura II-82 – Metástase pulmonar de coriocarcinoma.

Na NTG com mais de quatro meses de evolução realiza-se sistematicamente tomografia cerebral e hepática para o estadiamento do tumor.

FORMAS EVOLUTIVAS DA MOLÉSTIA TROFOBLÁSTICA GESTACIONAL

Consideraremos: molas invasoras (MI), coriocarcinoma (CCA), tumor trofoblástico do sítio placentário (TTSP) e o tumor trofoblástico epitelióide (TTE).

As **molas invasoras** preservam a estrutura vilosa como na mola hidatiforme, mas invadem o miométrio e, por vezes, perfuram-no causando hemorragia peritoneal e ocasionam metástases pulmonares e pélvicas.

O **coriocarcinoma** invade o miométrio, lesa pequenos vasos causando intensa hemorragia e metástases precocemente. Os locais onde ocorrem metástases com mais freqüência são: pulmão (70 a 80%), vagina (50%), ovário (15%), fígado (10%) e cérebro (10%). Veja Figs. II-83 a II-86.

Caracteriza-se histopatologicamente pela presença dimórfica de cito e sinciciotrofoblasto, ausência de estroma, citoplasma eosinofílico com vacúolos, núcleo mono, bi ou multinucleado, mais de 10 mitoses em 10 CMA (campo de maior aumento), com invasão vascular da luz para a periferia que causa obstrução vascular e hemorragia extensa, a ultra-estrutura do citoplasma revela microvilosidades no sinciciotrofoblasto.

O TTSP e o TTE são neoplasias derivadas de células trofoblásticas intermediárias, presentes nos vilos coriônicos e nos sítios extravilosos durante a gestação (Kurman, 1991; Shih e Kurman, 1998). O TTSP está relacionado com a diferenciação do trofoblasto intermediário no sítio de implantação (córion frondoso), enquanto o TTE provém do trofoblasto intermediário do córion liso (Figs. II-87 a II-89).

TTSP e TTE são neoplasias com potencial invasivo e causam metástases (Shih, 1998). O diferente estágio de desenvolvimento do trofoblástico intermediário explica o comportamento clínico imprevisível desses tumores (Redline, 1995).

Fisher e cols. (1992), pela análise do DNA, por técnica genética molecular, denominada RFLP ("restriction fragment – length plymorphism"), demonstraram que o TTSP, precedido por gestação de termo, apresentava contribuição materna e paterna, enquanto o que sucede de mola hidatiforme completa tem origem, exclusivamente, androgênica.

O TTSP e o TTE têm crescimento lento, o que os diferenciam do CCA, e estão geralmente restritos ao útero, mas podem invadir colo, ligamento largo, trompa e ovário. As metástases com o TTSP ocorrem em 32% (Felmate e cols., 2001) a 53% (Newlands e cols., 2000). Os locais mais comuns de metástases no TTSP são: pulmões, pelve, nódulo linfático, sistema nervoso central, rim e fígado.

O TTSP é tumor de consistência firme, de coloração acastanhada com pequenas áreas de necrose e hemorragia. Pode fazer protrusão para a cavidade uterina.

Existem algumas diferenças clínicas e laboratoriais entre TTSP e TTE, as quais estão citadas na tabela II-41 (Shih e Kurman, 1998).

Tabela II-41 – Diferenças clínicas e laboratoriais entre TTSP e TTS.

	TTSP	TTE
Antecedente obstétrico		
Parto normal	66%	67%
Abortamento	27%	16%
Mola hidatiforme	7%	16%
Intervalo de tempo desde a última gravidez	2 semanas a 5 anos (média de 3,5 anos)	De 1 a 18 anos (média de 6,2 anos)
Segmento genital	94%	90%
β-hCG (mUI/ml)	< 2.000	< 2.500
Metástases	10-20%	25%

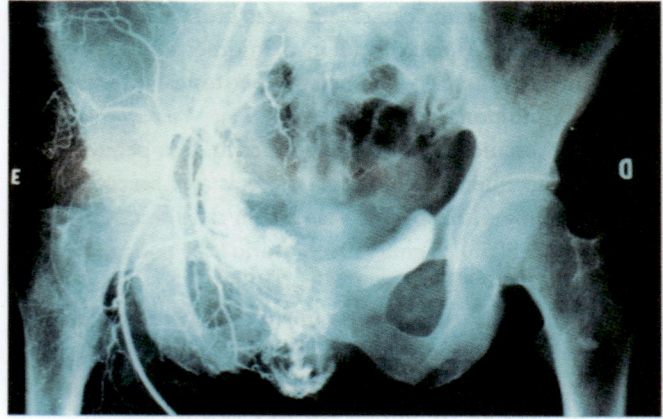

Figura II-83 – Arteriografia pélvica na metástase pélvica e vaginal.

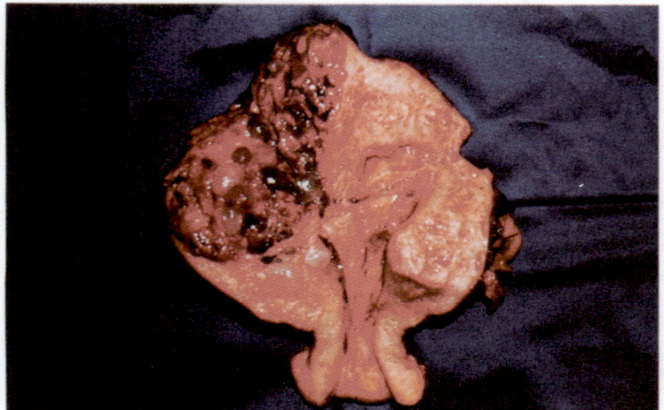

Figura II-84 – Mola invasora no miométrio.

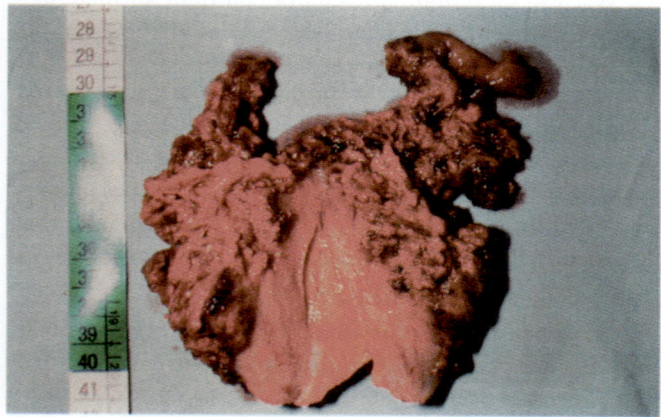

Figura II-85 – Coriocarcinoma com destruição miometrial.

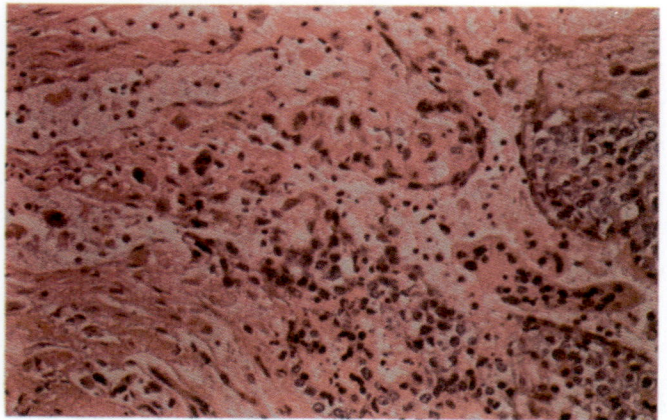

Figura II-86 – Citotrofoblasto e sinciciotrofoblasto no coriocarcinoma e destruição miometrial.

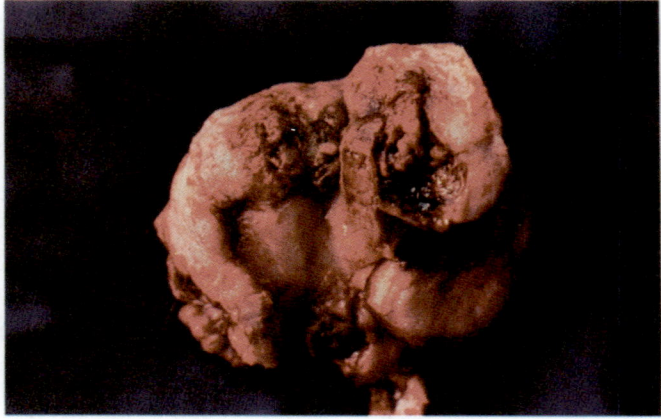

Figura II-87 – TTSP com áreas de sangramento e protrusão para a cavidade uterina.

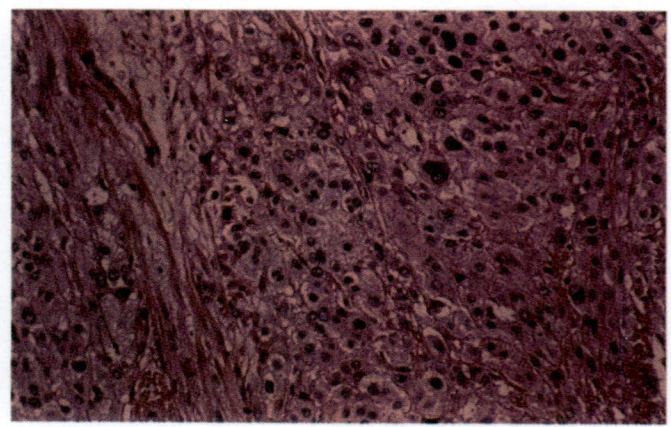

Figura II-88 – TTSP com células trofoblásticas intermediárias.

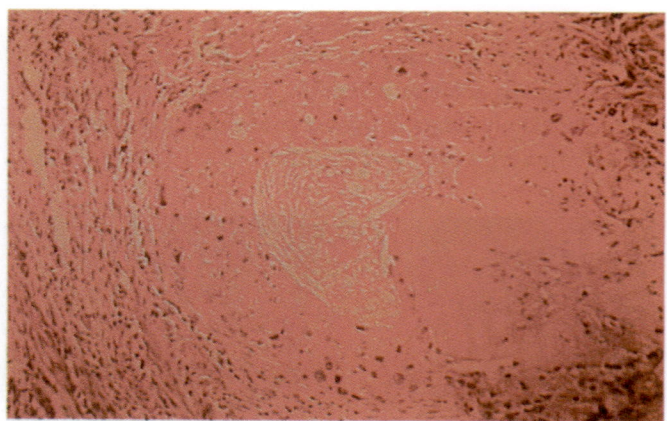

Figura II-89 – TTE com células trofoblásticas intermediárias circundadas por necrose hialina.

O TTSP é constituído de massa confluente de células poliédricas, arredondadas e ocasionalmente de células trofoblásticas intermediárias fusiformes que dissecam fibras musculares. O citoplasma é abundante, claro ou anfofílico e menos eosinofílico que o sinciciotrofoblasto. A maioria das células que constituem o TTSP são mononucleadas. O núcleo varia em volume, forma e coloração. A média de contagem mitótica é de 2/10 CMA e, apenas ocasionalmente, excede 5 mitoses por 10 CMA. O TTSP circunda e infiltra a área vascular. Comumente, as paredes vasculares são parciais ou completamente substituídas pela fibrina que preenche a luz dos vasos. O depósito de fibrina, às vezes, ocorre em toda a extensão do tumor, conferindo-lhe coloração acastanhada. A ultra-estrutura do TTPS diferencia-se do CCA pela presença no citoplasma de feixes de filamentos intermediários com retículo endoplasmático granular (Duncan e Mazur, 1989; Kodama e cols., 1996). O perfil imuno-histoquímico das células de TTSP revela que 50 a 70% se coram para o hormônio lactogênio-placentário (hPL), porém a coloração para hCG é positiva para menos que 10% das células.

A coexistência de TTSP e CCA é observada. Em aproximadamente 15% do TTSP, a coloração hCG/hPL assemelha-se àquela do CCA. Quando o quadro clínico e o imuno-histoquímico forem insuficientes para o diagnóstico diferencial, a citogenética e a análise do DNA por RFLP é útil (Wolf e Lage, 1995).

As células do TTE são menores que as do TTSP e o tamanho é uniforme, formando nichos e massas sólidas bem circunscritas. O citoplasma é eosinofílico e mononucleado. As ilhotas das células trofoblásticas intermediárias são circundadas por necrose hialina que lhe confere "aspecto geográfico". Tipicamente, um pequeno vaso sangüíneo com depósito de material fibrinóide na sua parede é localizado no centro desses nichos do tumor. Os marcadores trofoblásticos hPL e Melcam (molécula de adesão a células de melanoma) são expressos apenas focalmente. No TTSP esses marcadores são difusa e fortemente positivos.

PROGNÓSTICO DA NTG

Diversos fatores relacionam-se com o prognóstico da NTG:

1. **Nível inicial de hCG** – refere-se ao valor obtido no momento do diagnóstico da NTG. Ross e cols. relataram que pacientes com neoplasia trofoblástica metastática (NTM) com níveis de hCG superiores a 40.000mUI/ml apresentaram índice de remissão de 41%, comparativamente a 91% daquelas com níveis menores. Bagshawe (1988) refere índice de mortalidade de 4% quando o nível de hCG é inferior a 4.000mUI/ml; de 15% entre 4.000 e 40.000mUI/ml; de 27% entre 40.000 e 400.000mUI/ml; de 61% quando maior que 400.000mUI/ml.

2. **Duração da doença** – calcula-se desde o término da gravidez anterior até o início do tratamento. Esse intervalo reflete no crescimento do tumor e no seu potencial para a diferenciação celular. Bagshawe correlaciona o índice de mortalidade com o tempo de evolução da doença: 3% com menos de 3 meses; 8% entre 4 e 6 meses; 27% com 7 a 12 meses; 52% com 13 a 24 meses; 63% acima de 24 meses.

3. **Metástases** – os locais metastáticos indicam a progressão biológica da NTG, sendo inicialmente comprometido o pulmão e a pelve e, tardiamente, o cérebro e o fígado. Outros locais podem sediar metástases (Figs. II-90 e II-91).

4. **QT prévia** – a paciente inadequadamente tratada induz a emergência de NTG quimiorresistente. No Brewer Center, 63% das pacientes de longa evolução, tratadas primitivamente com a poliquimioterapia, foram curadas, enquanto após falha da monoquimioterapia apenas 30% sobreviveram.

5. **Tipo de gravidez prévia** – a NTG proveniente após gestação não-molar é virtualmente sempre CCA, enquanto após mola hidatiforme a proporção entre mola invasora e CCA é de aproximadamente 5:1. As pacientes com CCA, após gestação de termo, têm diagnóstico tardio. Esse atraso no diagnóstico resulta em metástases volumosas resistentes à monoquimioterapia.

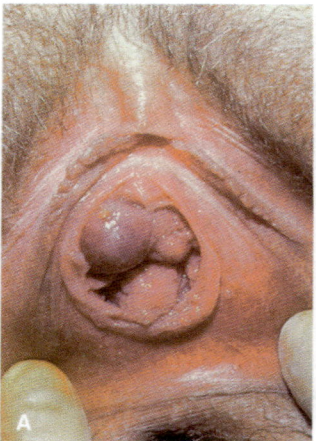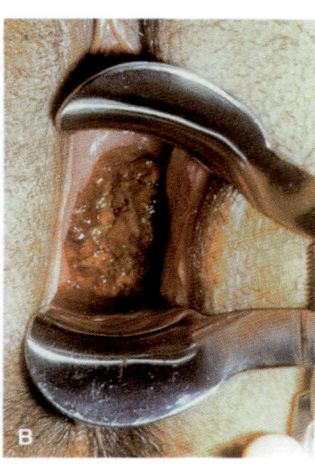

Figura II-90 – A) Metástase vulvar (cortesia do Prof. Chagas de Oliveira). **B)** Metástase cervical (cortesia do Prof. Chagas de Oliveira).

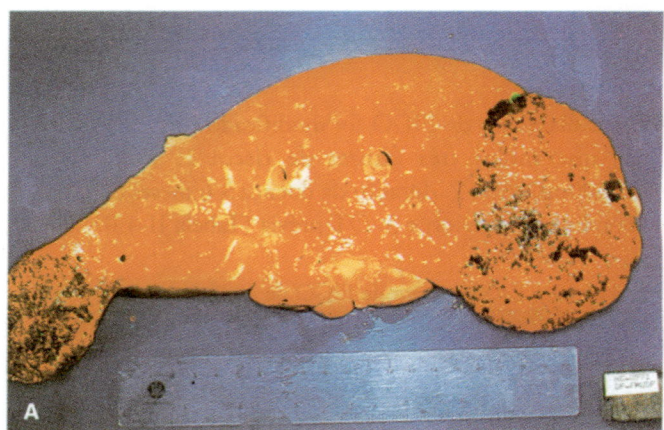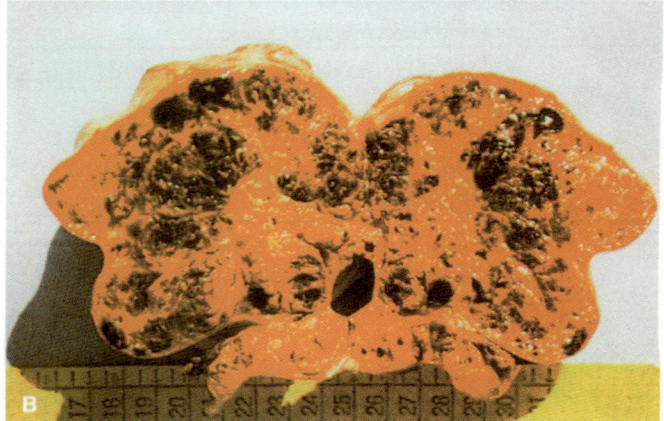

Figura II-91 – Coriocarcinoma. **A)** Metástase hepática (Clínica Obstétrica da Faculdade de Medicina de São Paulo, USP – Koji, 1988). **B)** Metástase ovariana (Clínica Obstétrica da Faculdade de Medicina de São Paulo, USP – Koji, 1988).

6. **Volume do tumor** – Bagshawe e cols. (1988) relata que tumores de 3-5cm apresentam efeito adverso moderado à QT. Nos maiores de 5cm, o efeito adverso é maior.

As classificações mais utilizadas são de Lewis, FIGO e OMS.

Na classificação de Lewis (1979), a NTG compreende a forma não-metastática (NTNM) e metastática (NTM). Na NTMN, o tumor aparentemente está restrito à parede uterina e, na NTM, de acordo com o potencial em desenvolver resistência a QT, é denominada de baixo, médio e alto risco.

Na NTM de baixo risco, as metástases localizam-se apenas no pulmão ou pelve. O título de hCG sérico é inferior a 40.000mUI/ml e a duração da doença é menor que quatro meses. Na de médio risco, as metástases estão limitadas ao pulmão ou pelve, o nível de hCG é superior a 40.000mUI/ml e/ou a duração da doença ultrapassa quatro meses. Na metastática de alto risco, constatam-se metástases cerebral e/ou hepática, e o tumor tornou-se resistente à QT prévia.

A classificação de FIGO de 1984 baseia-se no sistema descrito por Sung e cols., que classificam as NTG de maneira análoga ao estadiamento anatômico para outros cânceres ginecológicos (Tabela II-42).

Tabela II-42 – Estadiamento da FIGO de 1984 para NTG.

Estágio	Localização do tumor
I	Limitado ao corpo uterino
II	Metástases restritas ao trato genital
III	Metástases para pulmão com ou sem comprometimento genital
IV	Metástases para todos os outros locais

O estadiamento da FIGO foi modificado por Einhorn em 1992, que inclui três fatores de risco: 1. hCG sérica > 100.000mUI/ml; 2. duração da doença > 6 meses do término da prenhez anterior; e 3. QT prévia (Tabela II-43).

Tabela II-43 – Estadiamento da FIGO de 1992 para NTG.

Estágio		Definição
I		Doença restrita ao útero
	Ia	porém sem fator de risco
	Ib	com um fator de risco
	Ic	com dois fatores de risco
II		A NTG ultrapassa o útero mas está limitada ao trato genital
	IIa	porém sem fator de risco
	IIb	com um fator de risco
	IIc	com dois fatores de risco
III		Há metástase pulmonar com ou sem comprometimento genital
	IIIa	porém sem fator de risco
	IIIb	com um fator de risco
	IIIc	com dois fatores de risco
IV		Metástases em todos os outros locais
	IVa	porém sem fator de risco
	IVb	com um fator de risco
	IVc	com dois fatores de risco

A classificação modificada da FIGO tem pouca utilidade ao se planejar a terapia.

A terceira classificação baseia-se no sistema de escore, inicialmente relatada por Bagshawe em 1976, posteriormente alterada por Goldstein e cols. em 1982 e modificada pela OMS em 1983 (Tabela II-44).

A classificação da OMS inclui como fatores prognósticos: idade, tipo de gravidez anterior, intervalo de tempo do término da gravidez anterior até o início da QT, nível de hCG sérico, tipo sangüíneo do casal, volume do tumor, local e número de metástases e terapia prévia.

O escore total é obtido somando-se os escores individuais para cada fator prognóstico. Escore total de baixo risco ≤ 4, médio risco de 5 a 7 e de alto risco > 8.

Tabela II-44 – Sistema de escore da NTG com base em fatores prognósticos.

Fator prognóstico	Escore			
	0	1	2	4
Idade (anos)	≤ 39	> 39		
Gravidez anterior	Mola hidatiforme	Aborto	Termo	
Intervalo* (meses)	< 4	4 a 6	7 a 12	> 12
β-hCG (mUI/ml)	$< 10^3$	10^3-10^4	10^4-10^5	$> 10^6$
Grupo sangüíneo (fem. x masc.)		O x A A x O	B AB x	
Maior tumor, inclusive do útero (cm)		3-5	> 5	
Local de metástases		Baço Rim	Intestino Fígado	Cérebro
Nº de metástases		1 a 4	4 a 8	> 8
QT prévia			Mono-QT	2 ou mais drogas

* Intervalo de tempo entre o término da gravidez anterior e o início da QT.

TRATAMENTO DA NEOPLASIA TROFOBLÁSTICA GESTACIONAL

As pacientes com NTG devem ser tratadas quando houver:

1. Ascensão do título de hCG em duas a três dosagens consecutivas ou títulos estáveis acima de 10.000mUI/ml por mais de duas a três semanas.
2. Nível elevado de hCG, por exemplo, acima de 10.000mUI/ml por mais de quatro semanas após esvaziamento.
3. Exame ultra-sonográfico revelando áreas com ecogenicidade elevada no miométrio com hiperfluxo vascular de baixa resistência no local de invasão.
4. Metástases.
5. Diagnóstico arteriográfico de invasão miometrial e metástase pélvica.
6. Diagnóstico histopatológico de CCA, MI, TTSP e TTE em qualquer local.
7. Nível detectável de hCG sem tendência à negativação até seis meses após esvaziamento.

TRATAMENTO DAS NTG NÃO-METÁSTICAS DE BAIXO E DE MÉDIO RISCO

A NTNM inclui os casos sem evidência clínica, radiográfica ou ultra-sonográfica de metástases. Não se recomenda curetagem para fins diagnósticos na NTNM, pois há elevado risco para perfuração uterina ou causar sinéquia uterina e hemorragia. Em 60% das pacientes, o material de curetagem revela apenas reação decidual ou de Arias-Stella, e nos demais casos pode-se constatar a presença do tumor.

A obtenção de diagnóstico histopatológico é irrelevante para diferenciar MI e CCA da NTNM, considerando-se que os quimioterápicos agem com bastante eficácia nesses dois tumores. Na decisão da escolha dos quimioterápicos, é preciso considerar, além da efetividade, os efeitos colaterais, o custo e a opção da paciente pela QT.

Os principais quimioterápicos empregados no tratamento da NTNM e metastáticas de baixo e médio risco são: metotrexato (MTX), actinomicina D (Act D), etoposida e 5-fluorouracil (5-FU). O MTX e a Act D são administrados de várias formas.

Em 1961, Hertz e cols. relatam a experiência inicial de cinco anos com MTX na posologia de 15 a 25mg/dia, IM, durante cinco dias. Berkowitz e cols. (1986) administram MTX 1mg/kg/dia, IM, nos dias 1, 3, 5 e 7, alternadamente com ácido folínico (AF) 0,1mg/kg/dia, IM, nos dias 2, 4, 6 e 8. Das 163 pacientes com NTNM, 74% (121/163) das pacientes obtiveram remissão com apenas um ciclo, enquanto 16% (26/163) requereram dois ou mais ciclos. As demais 10% (16) necessitaram de terapias alternativas que incluíram Act D, poliquimioterapia e histerectomia.

Na NTMN de baixo risco (BR) o esquema MTX-AF em um único ciclo tem induzido remissão completa em 69,2% (15/22) das pacientes e, com repetição de ciclos, em cerca de 80%. A toxicidade foi discreta, com depressão medular em menos que 6% e hepatotoxicidade em 14% das pacientes. Com repetição de ciclos, os efeitos colaterais foram: granulocitopenia inferior a $1.500/mm^3$ em 5,9% das pacientes, plaquetopenia inferior a $10^5/mm^3$ em 1,6%, hepatotoxicidade (TGO > 50U/ml) em 14,1% e dor pleurítica intensa em 3,1%. Nenhuma paciente teve alopecia.

Todas as pacientes com NTM de baixo risco resistente ao MTX-AF, posteriormente, apresentaram remissão completa com Act D ou combinação quimioterápica (Berkowitz e cols. 1986). Wong e cols. (1984) compararam o esquema MTX-AF com MTX por cinco dias em estudo seqüencial de pacientes com NTNM e NTM. O índice de remissão era idêntico, embora no grupo MTX houvesse relativamente mais pacientes com metástases.

Homesley e cols. (1988) administraram 30 a $50mg/m^2$ de MTX, IM, com intervalo semanal em 63 pacientes com NTNM. Cinqüenta e uma (81%) pacientes obtiveram remissão com 3 a 19 ciclos (sete em média) de terapia. Aquelas que não responderam ao MTX semanal apresentaram remissão após 1 a 8 ciclos de Act D.

Garrett e cols. (2002) infundiram MTX na dose de $100mg/m^2$ em bolo, IV, + $200mg/m^2$, IV, em 12 horas, seguido de AF nas pacientes com NTNM e NTM de baixo risco, e obtiveram remissão completa em 64,6% (124/192) pacientes. As demais 68 pacientes alcançaram remissão com Act D (29 pacientes) ou combinação quimioterápica (etoposida + MTX + AcT D ou MTX + Act D + ciclofosfamida).

Goldstein e cols. (1982) empregaram Act D, IV, 9 a 14 mcg/kg/dia durante cinco dias com intervalo de 12 a 14 dias em pacientes com NTNM. As duas pacientes resistentes à Act D apresentaram remissão com MTX. Os efeitos colaterais mais comuns foram náuseas e vômitos em 66% das pacientes, depressão medular e alopecia reversível.

Petrilli e cols. (1980) utilizaram dose única de 40mcg/kg/dia ou $1,25mg/m^2$, IV, em bolo, a cada duas semanas, e constataram remissão de 94%, com média de 4,4 ciclos de QT. A toxicidade foi similar à Act D 0,5mg/dia durante cinco dias. O antiemético (Ondansetron) administrado previamente ao quimioterápico tem atenuado as náuseas e os vômitos.

Sung e cols. aplicaram 5-FU, 28 a 30mg/kg/dia, em infusão IV, durante 10 dias, para tratar de NTNM e NTM. Os ciclos foram repetidos com intervalo de 24 a 31 dias. O índice de remissão completa na NTNM foi de 93%. A toxicidade hematológica grave foi pouco freqüente, mas náuseas e vômitos foram observados em 11,3%, estomatite em 4,2%, hepatoxicidade em 7,5% e diarréia em 20,3% das pacientes.

Wong e cols. (1984) administraram etoposida por VO, na dose de $200mg/m^2/dia$, durante cinco dias, e repetiram após 12 a 14 dias de intervalo. Apenas uma das 60 pacientes apresentou resistência a esse regime. Todas tiveram alopecia e manifestaram algum grau de náusea. Em 25% delas ocorreu neutropenia discreta a moderada, em um caso a neutropenia foi inferior a $1.000mm^3$ e, finalmente, em cinco manifestou-se estomatite.

As pacientes na categoria de médio risco têm sido medicadas com seqüência ou alternância de MTX e Act D. O índice de remissão completa apenas com QT ou coadjuvante com a cirurgia é de 75 a 90%.

TRATAMENTO DA NEOPLASIA TROFOBLÁSTICA METASTÁTICA DE ALTO RISCO

A QT isoladamente pode destruir a metástase cerebral, mas muitos autores recomendam a poliquimioterapia, com irradiação de todo o cérebro. Esse órgão é irradiado na dose total de 30 a 40 Gray (Gy) em 10 frações iguais. A irradiação causa necrose do tumor e é hemostática. A metástase hepática é submetida a 20Gy e a vesical com hematúria, a 8 Gy. A alopecia é ocorrência comum e o corticóide reduz o edema cerebral durante a irradiação.

A poliquimioterapia utilizada na NTM de alto risco nos últimos anos é a EMA/CO (Quadro II-20).

Quadro II-20 – Esquema EMA/CO.

Curso 1 – EMA
Dia 1 – Ondansetron 8mg, IV, de 8/8 horas
Act D 0,5mg em soro fisiológico 100ml, IV, em 15min
Etoposida $100mg/m^2$ em soro fisiológico 250ml, IV, em 30min
MTX $100mg/m^2$ em soro fisiológico 100ml, IV, em 15min
MTX $200mg/m^2$ em soro fisiológico 1.000ml, IV, em 12 horas
Dia 2 – Ondansetron 8mg, IV, de 8/8 horas
Act D 0,5mg em soro fisiológico 100ml, IV, em 15min
Etoposida $100mg/m^2$ em soro fisiológico 250ml, IV, em 30min
AF $15mg/m^2$, IM ou VO a cada 12 horas por 4 doses iniciando 24 horas após início do MTX
Intervalo de 5 dias sem drogas até o curso 2
Curso 2 – CO
Dia 1 – Ondansetron 8mg, IV, de 8/8 horas
Vincristina $1mg/m^2$ (máximo 2mg) em soro fisiológico 100ml, IV, em 15min
Ciclofosfamida $600mg/m^2$, em soro fisiológico 100ml, IV, em 15min
Intervalo de 6 dias ou normalização dos exames hematológicos até o início do próximo curso

Newlands e cols., 2000.

O EMA/CO inclui os três mais potentes agentes antineoplásicos (etoposida, MTX e Act D). A falha em se obter remissão completa da NTG com EMA/CO ocorre em 25 a 50% das pacientes com NTM de alto risco.

Se houver resistência a EMA/CO, a poliquimioterapia conhecida como EP/EMA é utilizada. Neste esquema o CO é substituído por EP (etoposida e cisplatina) e preserva-se o EMA (Newlands e cols., 2000) (Quadro II-21).

Quadro II-21 – Esquema EP/EMA.

Regime EP
Ondansetron 8mg, IV, de 8/8 horas
Etoposida 150mg/m^2 + soro fisiológico 250ml, IV, em 30min
Cisplatina 25mg/m^2 + KCl a 19,1% 7,8ml + soro fisiológico 1.000ml, IV em 4 horas
Cisplatina 25mg/m^2 + KCl a 19,1% 7,8ml + soro fisiológico 1.000ml, IV em 4 horas
Cisplatina 25mg/m^2 + KCl a 19,1% 7,8ml + soro fisiológico 1.000ml, IV em 4 horas
Intervalo de 7 a 21 dias e administra-se o EMA

A depressão medular tende a aumentar com ciclos repetidos de poliquimioterapia. A neutropenia, a plaquetopenia e a estomatite intensa requerem redução de até 25% na posologia dos quimioterápicos ou intervalo maior nos ciclos subseqüentes.

Na Clínica Obstétrica do Hospital das Clínicas da FMUSP, o índice geral de remissão completa nas 206 pacientes com NTG, no período de 1975 a 2001, foi de 95,1%, sendo de 100% nas 137 pacientes com NTNM, 96,6% nas 29 pacientes com NTM de baixo risco, 80,1% nas 31 com NTM de médio risco e de 55,6% nas 9 com NTM de alto risco.

CONTROLE DA QUIMIOTERAPIA

A eficácia dos citostáticos é avaliada pelos níveis de hCG e regressão da NTG no útero e/ou das metástases. Diz-se que a NTG é resistente ao QT, se não houver queda de pelo menos 20% no título de hCG até o 10º dia do término do ciclo. A dosagem seriada de β-hCG permite a detecção mais precoce de proliferação trofoblástica que o exame clínico, ultra-sonográfico ou radiográfico.

Durante a administração de QT em pacientes com NTG observa-se a elevação transitória no valor de hCG denominada "resposta celular", que resulta da destruição de células trofoblásticas e liberação de hCG na circulação. Portanto, o tratamento não deve ser interrompido até o desaparecimento completo desse fenômeno (Tomoda e cols., 1977).

A contracepção é prescrita para evitar prenhez intercorrente que inviabiliza a utilização de hCG como marcador biológico e impossibilita o tratamento efetivo. Emprega-se o termo remissão se o título de β-hCG estiver negativo durante três semanas e remissão completa quando ele se mantiver indetectável por 12 meses consecutivos. A falha em se induzir remissão com monoquimioterapia constitui indicação para o emprego de combinação quimioterápica e/ou intervenção cirúrgica.

CIRURGIA NA NTG

A indicação cirúrgica no tratamento da NTG tem-se modificado. A imensa maioria das pacientes com NTG obtém remissão completa apenas com o tratamento quimioterápico. Entretanto, cerca de 10% não são curadas apenas com a QT.

A exérese primária do útero pode diminuir a duração do tratamento e o número de ciclos necessários para se induzir remissão e eliminar um local provável de resistência e recorrência.

A histerectomia total é indicada em pacientes com prole constituída, no caso de perfuração uterina em multípara, endomiometrite, sangramento genital que não cessa com curetagens repetidas e resistência à QT.

Takeuchi relata que todas as 10 pacientes com mola invasora, submetidas a excisão local do tumor uterino, sobreviveram e 68% obtiveram gravidez subseqüente. Em cerca de 35% das pacientes com NTM o útero não contém mais o tumor após a QT (Hammond e cols., 1980).

Bagshawe (1988) relata que a histerectomia precoce tem o efeito adverso de protelar a introdução da QT efetiva. Embora a experiência inicial de Lewis e cols. (1966) sugira que a QT não aumente a complicação pós-operatória, tem-se constatado aumento no risco de deiscência e/ou infecção se a poliquimioterapia for instituída dentro de 10 dias após cirurgia de maior porte.

A intervenção cirúrgica precoce para metástase pulmonar não tem sido necessária, pois a hemoptise é rara. A toracotomia seria efetuada em pacientes com nódulo pulmonar isolado resistente a cursos repetidos de QT e se a doença não for encontrada em outro local. A opacificação na radiografia pulmonar com título β-hCG negativo pode não corresponder a tumor ativo, mas apenas a hematoma, fibrose ou necrose.

A craniotomia é indicada em pacientes com comprometimento neurológico, conseqüente à hemorragia intracraniana e com foco persistente após regressão das metástases em outros locais.

Em paciente com TTSP, a curetagem e a monitoragem de β-hCG podem ser as opções, quando se tem menos que 5 mitoses/10 CMA e se for possível seguimento adequado (Kurman, 1991). Embora algumas pacientes tenham sido curadas apenas com curetagem, o índice de mortalidade por TTSP e TTE não-metastática é de aproximadamente 10 a 20% (Lathrop e cols., 1988) e, se houver metástase, a mortalidade é superior a 75%.

Finkler e cols. (1988) advogam a histerectomia total como tratamento de eleição, memso com diagnóstico de TTSP não-metastático. Nas pacientes com TTSP e TTE metastáticos, Newlands e cols. (2000) preconizam poliquimioterapia coadjuvante com EMA/EP após histerectomia. A radioterapia é útil em recorrência isolada.

Na ausência de indicador prognóstico confiável no seguimento de TTSP, a curetagem uterina, isoladamente, seria utilizada com cautela, ciente do risco potencialmente fatal envolvido (Deny e cols., 1995).

RECORRÊNCIA DE NTG

Após o tratamento quimioterápico e/ou cirúrgico, o índice de recorrência de NTG nos primeiros 12 meses de seguimento é de 2 a 5%, mas a recorrência é possível mesmo após alguns anos.

Após alta hospitalar recomenda-se a dosagem de β-hCG quinzenal por mais três meses e a seguir, mensal, até completar um ano de β-hCG negativo. A partir de então, a dosagem será bimensal por mais um ano nas NTNM, NTM de baixo e médio risco. A paciente com NTM de alto risco deverá prosseguir a dosagem trimestral por mais três anos, até a alta ambulatorial.

A dosagem de β-hCG deverá estender-se por vários anos nas pacientes com TTSP, porque metástases têm sido relatadas até 10 anos após o tratamento inicial (Finkler e cols., 1988).

São considerados fatores de risco par recorrência de TTSP: 1. contagem mitótica > 5 mitoses/10 CMA (Feltmate e cols., 2001); 2. intervalo de tempo > 2 anos desde a última gestação (Newlands e cols., 2000); e 3. metástases.

OVULAÇÃO E ANTICONCEPÇÃO

O retorno da função normal do eixo hipotálamo-hipófise-ovariano, após esvaziamento molar, é dependente dos níveis de hCG. A resposta do estradiol ovariano à gonadotrofina da mulher menopausada ocorre quando o hCG > 2.000mUI/ml. A resposta do LH hipofisário ao GnRH exógeno retorna quando hCG < 100mUI/ml, e do LH ao estrogênio exógeno com hCG < 20mUI/ml (Miyake e cols. 1981). A ovulação ocorre em 5% das pacientes após esvaziamento molar com hCG < 100mUI/ml, mas não em 60% até o nível atingir valores < 10mUI/ml (Ho e cols., 1985).

No grupo que fazia uso de contraceptivo oral que contém 50mcg de etinilestradiol + 0,5mg de norgestrel, dentro de uma semana do esvaziamento molar, o tempo médio para a regressão espontânea de β-hCG foi de nove semanas, enquanto no grupo com o método de barreira foi de 10 semanas. A NTG ocorreu em 23% (25/108) pacientes no grupo em uso de contraceptivo oral e 33% (35/108) no grupo com barreira. Essa diferença não é estrategicamente significante (Cury e cols., 1989).

GRAVIDEZ PÓS-NTG

Recomenda-se evitar nova gravidez por pelo menos um ano após o término da QT na NTG. Bagashawe (1988) relata que, da análise de 445 pacientes após QT e acompanhadas por período médio de 7,8 anos, não houve prejuízo significante da fertilidade, além do risco aumentado de mola hidatiforme (mola recorrente). A incidência de mola recorrente em Israel e Chicago foi de 1:50 e 1:66, respectivamente. O risco de repetição após duas molas é de 1:6 e, após três molas, de 1,2 (Hancock e Tidy, 2002).

A recorrência de mola hidatiforme com diferentes parceiros sugere que o problema com oócito possa contribuir para o desenvolvimento da mola hidatiforme (Garner e cols., 2002). Após intervalo de um ano ou dois do término da QT, a incidência de natimorto, prematuridade, abortamento espontâneo e malformação congênita é similar àquela da população geral.

Em paciente com atraso menstrual de duas semanas e elevação de β-hCG, o exame ultra-sonográfico transvaginal possibilita diferenciar gestação incipiente de mola recorrente. A dosagem de β-hCG deve ser realizada seis semanas após o parto, para se excluir recorrência de NTG.

Apresentamos a seguir o protocolo de tratamento da NTG na Clínica Obstétrica do Hospital das Clínicas da FMUSP (Quadros II-22 e II-23).

Quadro II-22 – Tratamento quimioterápico da NTNM e NTM de baixo e médio riscos.

Metotrexato 0,4mg/kg dia, IM, durante 4 a 5 dias em ciclos alternados com actinomicina D 12mcg/kg/dia, IV, x 4 a 5
Intervalo de 7 a 14 dias entre os ciclos
Modificar o esquema se não houver queda de pelo menos 20% no título β-hCG até 8º dia do término do ciclo
Após β-hCG indetectável, administrar um ciclo de MTX ou Act D nas NTNM e NTM de baixo risco, e dois, na de médio risco
Histerectomia total e/ou poliquimioterapia no caso de resistência
Monitorizar a toxicidade: hemograma + plaqueta, uréia/creatinina, TGO + TGP 2 vezes por semana, suspender ou protelar QT se constatar plaquetopenia < 100.000/mm^3, leucopenia < 2.500/mm^3, uréia > 50mg/10dl, TGO > 50U/l ou na vigência da estomatite

Quadro II-23 – Tratamento da NTM de alto risco.

QT inicial com EP/EMA
Cirurgia citorredutora, se possível
A cirurgia será realizada, exceto em caso de hemorragia, após pelo menos um ciclo de QT e normalização do coagulograma
Se não for possível a exérese das mestástases aplicar: radioterapia cerebral 30 a 40Gy, hepática 20Gy e vesical 8Gy
Administrar 2 ciclos de QT após título indetectável β-hCG

Referências Bibliográficas

- BAGSHAWE, K.D. – High-risk metastatic trophoblastic disease. *Obstet. Gynecol. Clin. North. Am.*, 15:531, 1988. • BAGSHAWE, K.D. & cols. – Hydatiform mole in England and Wales 1973-83. *Lancet*, ii:673, 1986. • BERKOWITZ, R.S. & cols. – Ten year's experience with methotrexate and folinic acid as primary therapy for gestational trophoblastic disease. *Gynecol. Oncol.*, 23:111, 1986. • BERKOWITZ, R.S. & cols. – Subsequent pregnancy outcomes in patients with molar pregnancy and gestational trophoblastic tumors. *J. Reprod. Med.*, 32:680, 1987. • CURRY, S.L. & cols. – Hormonal contraception and trophoblastic sequelae after hydatiform mole. *Am. J. Obstet. Gynecol.*, 160:4, 1989. • DENNY, L.A. & cols. – Placental site trophoblastic tumor. *Gynecol. Oncol.*, 59:300, 1995. • DUNCAN, D.A. & MAZUR, M.T. – Trophoblastic tumors; ultrastructural comparison of choriocarcinoma and placental-site trophoblastic tumor. *Hum. Pathol.*, 20:370, 1989. • FASOLI, M. & cols. – Management of gestational trophoblastic disease; results of a cooperative study. *Obstet. Gynecol.*, 60:205, 1982. • FELMATE, C.F. & cols. – Placental site trophoblastic tumor: a 17-year experience at the New England Trophoblastic Disease Center. *Gynecol. Oncol.*, 82:415, 2001. • FINE, C. & cols. – Sonographic diagnosis of partial hydatidiform mole. *Obstet. Gynecol.*, 43:414, 1989. • FINKLER, N.J. & cols. – Clinical experience with placental site trophoblastic tumors at the New England Trophoblastic Disease Center. *Obstet.Gynecol.*, 71:854, 1988. • FISHER, R.A. & cols. – Genetic evidence that placental site trophoblastic tumors can originate from a hydatidiform mole or a normal conceptus. *Br. J. Cancer*, 65:355, 1992. • FUSHIDA, K. – Tratamento das neoplasias trofoblásticas gestacionais não-metastáticas e metastáticas de baixo e médio-risco com ciclos alternados de Methotrexate e Actinomicina D e/ou histerectomia. Contribuição ao seu estudo. *Tese – Faculdade de Medicina*, São Paulo, 1988. • GARNER, E.I.O. & cols. – Subsequent pregnancy experience in patients with molar pregnancy and gestational trophoblastic tumor. *J. Reprod. Med.*, 47:380, 2002. • GARRETT, A.P. & cols. – Methotrexate infusion and folinic ácid as primary therapy for nonmetastatic and low-risk metastatic gestational trophoblastic tumors. *J. Repord. Med.*, 47:355, 2002. • GOLDSTEIN, D.P. & BERKOWITZ, R.S. – Gestational trophoblastic neoplasms. Clinical principles of diagnosis and management. Philadelphia, W.B. Saunders, 1982. • GREENFILD, A.W. – Gestational trophoblastic disease; prognostic variable and staging. *Sem. Oncol.*, 22:142, 1995. • HAMMOND, C.B. & cols. – The role of operation in the current therapy of gestational trophoblastic disease. *Am. J. Obstet. Gynecol.*, 136:844, 1980. • HANCOCK, B.W. & TIDY, J.A. – Current management of molar pregnancy. *J. Reprod. Med.*, 47:347, 2002. • HERTIG, A.T. & MANSELL, H. – Tumors of the female sex organs. Part I. Hydatidiform mole and choriocarcinoma. In: *Atlas of Tumor Pathology*. Washington, DC, Fascicle 33, Armed Forces Institute of Pathology, 1956. • HERTZ, R. & cols. – Five year's experience with chemotherapy of metastatic choriocarcinoma and related trophoblastic tumors in women. *Am. J. Obstet. Gynecol.*, 82:631, 1961 • HOMESLEY, H.D. & cols. – Weekly methotrexate for nonmetastatic gestational disease trophoblastic disease. *Obstet. Gynecol.*, 72:413, 1988. • ISHIZUKA, N. – Studies on trophoblastic neoplasis. *Cancer Res.*, 18:203, 1976. • JONES, W.B. & LEWIS Jr., J.L. – Late recurrence of gestational trophoblastic disease. *Gynecol. Oncol.*, 20:83, 1985. • JONES, W.B. & LEWIS Jr., J.L. – Integration of surgery and other techniques in the management of trophoblastic malignancy. *Obstet. Gynecol. North Am.*, 15:565, 1988. • KAJII, T. & OHAMA, K.

– Androgenetic origin of hydatidiform mole. *Nature*, 268:633, 1977. • KIM, D.S. & cols. – Effects of prophylactic chemotherapy for persistent trophoblastic disease in patients with complete hydatidiform mole. *Obstet. Gynecol.*, 67:690, 1988. • KODAMA, S. & cols. – Recurrent placental site trophoblastic tumor of the uterus; clinical, pathologic, ultrastructural, and DNA fingerprint study. *Gynecol. Oncol.*, 60:89, 1996. • KOHORN, E.I. – Evaluation of the criteria used to make the diagnosis of nonmetastatic gestational neoplasm. *Gynecol. Oncol.*, 48:139, 1993. • KOSASA, T.S. – Measurement of human chorionic gonadotropin in gestational trophoblastic neoplasm. *Gynecol. Oncol.*, 48:139, 1993. • KURMAN, R.J. – The morphologic, biologic, and pathology of intermediate trophoblastic. *Hum. Pathol.*, 22:847, 1991. • LATHROP, J.C. & cols. – Clinical characteristics of placental site trophoblastic tumor. *Gynecol. Oncol.*, 31:32, 1988. • LEWIS Jr., J.L. – Treatment of metastatic trophoblastic neoplam. *Am. J. Obstet. Gynecol.*, 136:163, 1979. • LEWIS, J. & cols. – Treatment of trophoblastic disease; with rationale for the use of adjunctive chemotherapy at the time of indicated operation. *Am. J. Obstet. Gynecol.*, 96:710, 1966. • LURAIN, J.R. & cols. – Natural history of hydatidiform mole after primary evacuation. *Am. J. Obstet. Gynecol.*, 145:591, 1983. • LURAIN, J.L. & cols. – Gestational trophoblastic disease; treatment results at the Brewer Trophoblastic Disease Center. *Obstet. Gynecol.*, 60:354, 1982. • MIYAKE, A. & cols. – Restoration of ovarian response to gonadotropins in patients after molar abortion. *Obstet. Gynecol.*, 58:566, 1981. • NEWLANDS, E.S. & cols. – Etoposide and cisplatin/etoposide, Methotrexate, and Actinomycin D (EMA) chemotherapy for patients with high-risk gestational trophoblastic tumors refractory to EMA/cyclophosphamide and vincristine chemotherapy and patients presenting with metastatic placental site trophoblastic tumors. *J. Clin. Oncol.*, 18:854, 2000. • REDLINE, R.W. & ABDUL-KARIM, F.W. – Pathology of gestational trophoblastic disease. *Sem. Oncol.*, 22:96, 1995. • ROMERO, R. & cols. – New criteria for the diagnosis of gestational trophoblastic disease. *Obstet. Gynecol.*, 66:553, 1985. • SCHLAERTH, J.B. & cols. – Single dose actinomycin D in the treatment of postmolar trophoblastic disease. *Gynecol. Oncol.*, 19: 53, 1984. • SHIH, I.M. & KURMAN, R.J. – Epithelioid trophoblastic tumors: a neoplasm distinc from choriocarcinoma and placental site trophoblastic tumors simulating carcinoma. *Am. J. Surg. Pathol.*, 22:1393, 1998. • SMITH, E.B. & cols. – Treatment of nonmetastatic gestational trophoblastic disease; results of methotrexate alone versus methotrexate-folinic acid. *Am. J. Obstet. Gynecol.*, 144:88, 1982. • STELLER, M.A. & cols. – Clinical features of multiple conception with partial or complete molar pregnancy and coexisting fetuses. *J. Reprod. Med.*, 39:147, 1994. • SZULMAN, A.E. – Trophoblastic disease; clinical pathology of hydatidiform moles. *Obstet. Gynecol. North Am.*, 15:443, 1988. • WONG, L.C. & cols. – Use of oral VP-213 as primary chemotherapy agent in treatment of gestational trophoblastic disease. *Am. J. Obstet. Gynecol.*, 150:924, 1984. • WLD HLTH Org. techn. Rep. 692 – Gestational trophoblastic diseases. Geneva, World Health Organization, 1983. • YEDEMA, K.A. & cols. – Identification of patients with persistent trophoblastic disease by means of a normal human chorionic gonadotropin regression curve. *Am. J. Obstet. Gynecol.*, 168:787, 1993.

45 Oligoâmnio e Poliidrâmnio

Nelson Lourenço Maia Filho
Lenir Mathias

OLIGOÂMNIO

CONCEITO

A formação do líquido amniótico (LA) se dá, em grande parte, pelas secreções e excreções do feto, que também o aspira e o deglute, inundando seus sistemas gastrintestinal e pulmonar, tornando-se assim a força dinâmica de um sistema. Existem, apesar de difícil investigação, trocas materno-fetais, maternoamnióticas e âmnio-fetais.

O oligoâmnio é caracterizado pela deficiência de LA na sua quantidade. O volume normal do LA varia de acordo com o tempo de gestação, reduzindo-se, fisiologicamente, nas suas últimas semanas. Após a 40ª semana de gestação ocorre declínio de 33% por semana, devido à senescência placentária. Por isso torna-se necessário estabelecer, paralelamente ao volume do LA, a idade gestacional.

Afora a medida do LA no momento da rotura das membranas corioamnióticas, é difícil determinar clinicamente com precisão seu volume durante a gestação, a não ser por meio da ultra-sonografia para a determinação do índice de líquido amniótico (ILA) (Phelan e cols., 1987).

FREQÜÊNCIA

Em raras instâncias, o volume do LA é tão diminuído a ponto de comprometer a evolução da gestação. Quando isso ocorre, pode tornar de péssimo prognóstico o futuro desse concepto. A freqüência de oligoâmnio é variada na literatura, oscilando entre 0,5 e 5,5%, e isso se deve à falta de uniformidade nos critérios de avaliação e aos valores discordantes quanto aos limites de normalidade. Por meio de avaliações exclusivamente clínicas, as taxas são de 1:3.000 a 1:4.000 nascimentos (Dellenbach e cols., 1971).

Tarari e cols. (1987), por avaliação sonográfica, encontraram freqüência de 2,9%, enquanto Hill e cols. (1983), estabelecendo critérios ecográficos mais rigorosos, como bolsões menores que 1cm, observaram oligoâmnio somente em 0,4%. Mercer e cols. (1984) e Philipson e cols. (1990), empregando critérios mais objetivos, referem freqüência de 3,9%.

Casey e cols. (2000), em estudo que envolveu 6.400 gestantes, após 34 semanas encontraram incidência de 2,3% com ILA menor que 5cm.

IMPORTÂNCIA

Larmon e Ross (1998) referem a importância da avaliação do ILA por meio de exame não-invasivo, para diagnosticar as possíveis associações com gestação de alto risco.

Os riscos de compressão do cordão e sofrimento fetal encontram-se aumentados nos casos de diminuição do LA com trabalho de parto e, principalmente, nas gestações pós-termo (Leveno e cols., 1984; Grubb e Paul, 1992).

A morbimortalidade perinatal é elevada ainda pelo risco de aspiração de mecônio, anoxia, malformações, restrição de crescimento intra-uterino (RCIU), acidose, hipoplasia pulmonar e síndrome de insuficiência respiratória.

Estudos recentes por meio do Doppler demonstram deterioração do fluxo da artéria pulmonar fetal, quando a gestação cursa com oligoâmnio severo (ILA < 2cm) (Blaszczyk e cols., 2003).

É frustrada a tentativa de associar-se o índice de líquido amniótico com o peso fetal, na tentativa de predizer-se parto de fetos pequenos para a idade gestacional ou macrossômicos (Hendrix e cols., 1998).

ETIOLOGIA

Inúmeras condições têm sido associadas à diminuição do LA, cerca de 15 a 25% dos casos ligados a anomalias fetais. Consideraremos causas fetais, maternas e drogas, placentárias e idiopáticas.

Dentre as causas fetais citam-se: RCIU, anomalias congênitas, anomalias cromossômicas, gestação pós-termo e amniorrexe prematura.

Dentre elas salientam-se: anomalias fetais, cromossomopatias (triploidias, trissomia do 18, síndrome de Turner), anomalias geniturinárias (obstrutivas ou por disfunção renal), anomalias do sistema nervoso central, síndrome da banda amniótica, higroma cístico, hipotireoidismo, síndrome de Meckel-Gruber, tetralogia de Fallot e alterações esqueléticas.

Entre as causas maternas destacam-se tabagismo (Tarari e cols., 1987), síndromes hipertensivas, síndrome antifosfolipídeos, doenças do colágeno, diabetes com vasculopatia, hipovolemia materna, uso de drogas como as inibidoras da síntese de prostaglandinas e da enzima de conversão e, enfim, todas as patologias que cursam com insuficiência placentária. Entre as causas placentárias, são considerados os descolamentos prematuros da placenta e a síndrome do transfusor e do transfundido (gestação gemelar).

A etiologia do oligoâmnio pode variar de acordo com sua duração: oligoâmnio de curta duração (menos que cinco semanas) e oligoâmnio de longa duração (mais que cinco semanas).

O corioangioma (que acarreta "shunt", desviando parte do débito placentário), a síndrome transfusor-transfundido (gêmeo transfusor, anêmico, com redução do débito sangüíneo desenvolveria RCIU e oligoâmnio), as anomalias cromossômicas, as anomalias congênitas, as malformações, as hipoplasias uterinas (artérias uterinas delgadas não se adaptando à expansão fisiológica do volume plasmático materno) e os miomas (que comprimem as artérias uterinas) podem causar oligoâmnio de longa duração.

A hipertensão arterial crônica, causa princípio de insuficiência placentária, e conseqüente RCIU seria o principal fator para desencadear oligoâmnio de curta duração.

Muitas outras hipóteses etiopatogênicas têm sido aventadas, como aumento da prolactina decidual ou de seus receptores coriônicos, favorecendo a passagem de água do compartimento amniótico para o materno (Tyson e cols., 1984), aumento insuficiente do volume plasmático materno (Goodlin e cols., 1983) ou da osmolaridade do plasma materno (Ross e cols., 1983) e insuficiência idiopática do calibre e da complacência das artérias uterinas, que não se adaptariam ao aumento do volume plasmático da gestante (Quadro II-24).

FISIOPATOLOGIA

Os mecanismos determinantes da oligoamnia são muitos e dependem das condições maternas, fetais e placentárias. As anomalias fetais comumente se associam às malformações do sistema urinário, o que torna importante a avaliação dos rins e das vias urinárias fetais.

Newbould e cols. (1994) descreveram que necropsias de 89 crianças com oligoamnia somente 3% apresentavam o trato renal normal; 34%, agenesia bilateral; 34%, displasia cística; 9%, agenesia unilateral; e o restante, anomalias renais menores. Na gestação prolongada a oligoamnia reflete o envelhecimento placentário.

Drogas como os inibidores da síntese de prostaglandinas (indometacina) levam à redução da circulação uteroplacentária, diminuição na taxa de filtração glomerular fetal e conseqüente redução da diurese fetal.

Na gestação gemelar, o oligoâmnio isolado ou associado à poliidramnia pode ser conseqüente à síndrome transfusor-transfundido. Na placenta ocorreria comunicação vascular entre os fetos e transfusão de sangue do feto doador para o receptor. O doador torna-se anêmico, desnutrido e hipoxêmico, com conseqüente desenvolvimento de oligoamnia.

Bajoria e cols. (2004) demonstraram em gêmeos monocoriônicos complicados pela síndrome transfusor-transfundido que a concentração de vasopressina no "doador" é três vezes maior que no outro gêmeo, sugerindo que a atividade da vasopressina poderia ser causa de redução na produção de urina fetal e conseqüentemente da oligoamnia. Na amniorrexe prematura ocorre perda persistente de LA.

Para Manning (1981) e Philipson e cols. (1990), nos casos de RCIU, o oligoâmnio seria decorrente de hipóxia. Esta proposição é sustentada pelos estudos de Cohn e cols. (1974), segundo os quais a hipóxia fetal em animais determinaria redistribuição da volemia em detrimento dos rins e pulmões, favorecendo a perfusão sangüínea cerebral e cardíaca. Isso provocaria diminuição do débito urinário e do líquido pulmonar. Campbell e cols. (1973), por meio da ecografia, demonstraram redução da diurese no RCIU. Esta redução abaixo do 10º percentil da curva de normalidade também foi observada por Kurjak e cols. (1981) em 60% de fetos hipotróficos.

DIAGNÓSTICOS

Do oligoâmnio

Clínico – clinicamente é difícil esse diagnóstico e deverá ser suspeitado sempre que houver incompatibilidade entre a altura uterina e a idade gestacional, queixas maternas de mal-estar com os movimentos fetais ou quando houver redução desses movimentos. Ao exame obstétrico percebe-se sensibilidade uterina excessiva à palpação, com volume uterino menor que o esperado para a idade gestacional e fácil reconhecimento das diversas partes fetais. À ausculta, verificam-se desacelerações variáveis da freqüência cardíaca fetal, decorrentes da compressão funicular.

Ultra-sonográfico – com o advento do ultra-som, tornou factível o diagnóstico da redução de líquido amniótico. Com o

Quadro II-24 – Oligoâmnio × causas etiológicas.

Causas fetais	Causas maternas	Causas placentárias
RCIU	Síndrome hipertensiva	Insuficiência placentária
Anomalias congênitas	Síndrome antifosfolípide	Descolamento prematuro da placenta (crônico)
Cromossomopatias	Doenças do colágeno	Rotura prematura das membranas
	Diabetes com vasculopatia	Prenhez prolongada
	Drogas inibidoras da síntese de prostaglandinas	
	Drogas inibidoras da enzima de conversão	
	Hipovolemia	

aperfeiçoamento do método, ficou mais freqüente a constatação de oligoâmnio. O diagnóstico, em certos casos, baseava-se na presença de pequena quantidade de LA nas interfaces fetais ou nas proximidades da parede uterina, ou ainda pela constatação das pequenas partes fetais muito "amontoadas". Obviamente que os resultados dependerão da experiência do examinador e da aparelhagem por ele utilizada. Utiliza-se a valorização semiquantitativa por meio da medida do maior bolsão de LA. Alguns autores definiram este limite em 3cm (Crowley e cols., 1984), outros 2cm (Varma e cols., 1988) e até 1cm (Manning e cols., 1981) ou menos (0,5cm, Mercer e cols., 1984).

Chamberlain e cols. (1984) demonstram aumento da mortalidade perinatal quando o maior bolsão for menor ou igual a 2cm.

Manning e cols. (1981) consideravam a determinação ultra-sonográfica dos diâmetros vertical e transversal do maior bolsão livre de LA. No oligoâmnio a medida do maior diâmetro deveria ser inferior a 1cm. Posteriormente, Moore e cols. (1984), revendo os critérios de normalidade, consideraram oligoâmnio quando o maior diâmetro de maior bolsa de LA fosse igual ou inferior a 2cm. Moore (1990) afirma que a avaliação por meio do maior bolsão é pobre de resultados e que cerca de 58% dos casos com oligoâmnio pelo ILA foram considerados de valor normal pelo método do maior bolsão.

Phelan e cols. (1987) descreveram nova forma de avaliação do volume do LA, a técnica dos quatro quadrantes. Consiste em dividir a área uterina em quatro quadrantes que se cruzam na altura da cicatriz umbilical materna e avaliar o maior bolsão de cada quadrante no seu diâmetro ântero-posterior em cm. O somatório dos quatro valores obtidos constitui o ILA e a quantidade deste pode assim ser classificada:

- Normal: ILA de 8-18cm
- Oligoâmnio: ILA inferior a 5cm
- Intermediário: ILA entre 5 e 8cm
- Poliidrâmnio: ILA > 18cm

Rutherford e cols. (1987) sugerem que ILA menor que 5 é indicativo de mau prognóstico perinatal e que a diminuição do LA está diretamente relacionada com a não-reatividade à cardiotocografia, além da presença de desacelerações da FCF.

Em 1990, Moore determinou uma curva de normalidade do ILA. Estudou a média e os intervalos de confiança do ILA para cada semana de gestação. Verificou aumento do ILA em 25% da 16ª à 27ª semana e posterior perda progressiva até o final do terceiro trimestre, com decréscimo de 29%. Após 40 semanas ocorre queda pronunciada do ILA de 33% por semana.

Sugerem o quinto percentil como limite para caracterizar o oligoâmnio. Entretanto, existem limitações técnicas com o emprego da ultra-sonografia: variação com a idade gestacional, necessidade de aparelho de boa resolução, que permita identificar alça de cordão. As alças de cordão, pressões diferentes do transdutor e movimentos fetais, podem alterar rapidamente as dimensões dos bolsões ou dar a impressão de diminuição do diâmetro.

Trabalho recente de Magann e cols. (2004), avaliando por ultra-sonografia e utilizando índices abaixo do terceiro e quinto percentil para oligoâmnio e acima do 95º e 97º para poliidrâmnio, determinaram que o ILA é melhor para a identificação de oligo ou poliidrâmnio que a medida do maior "bolsão" amniótico.

Anomalias fetais

Nas situações de oligoamnia, torna-se necessária a pesquisa da causa determinante e, em especial, a presença de anomalias fetais. Lembrar que as anomalias fetais urinárias, como obstrução, estenose de colo vesical, atresia de uretra ou das válvulas da uretra posterior e agenesia renal, estão associadas à oligoamnia. A ultra-sonografia é útil no diagnóstico dessas anomalias.

Quando existe produção urinária deficiente, torna-se muito difícil e trabalhoso o diagnóstico das malformações. Gembrush e Hansmann (1988) indicam a amnioinfusão com o objetivo de promover melhor visualização da anatomia fetal ao exame ultra-sonográfico.

Blackwell e cols. (2003), avaliando mais de 16.000 exames de ultra-sonografia, afirmam que o ILA é um importante marcador na detecção de anomalias fetais no segundo e terceiro trimestre da gestação. A mortalidade perinatal, quando existe associação do oligoâmnio com malformação urinária, chega próximo aos 100%. As anomalias craniofaciais também apresentam maior incidência nos casos de oligoâmnio severo, como afirmam Morovic e cols. (2004).

RCIU

O volume do LA está claramente relacionado com o crescimento fetal. No primeiro e segundo trimestres, quando há associação do RCIU simétrico e oligoâmnio, deve-se investigar cromossopatias (triploidias, trissomias). Na associação de oligoâmnio com RCIU assimétrico, no terceiro trimestre, pensar em insuficiência placentária.

Sofrimento fetal

São úteis as provas clínicas de vitalidade, cardiotocografia, perfil biofísico e dopplervelocimetria.

Chauhan e cols. (1999) em trabalho de metanálise com 18 estudos e mais de 10.500 gestantes com ILA menor que 5cm, comparados com outros em que o ILA era maior que 5cm, demonstraram aumento significante nos índices de cesáreas por sofrimento fetal e Apgar menor que 7.

A identificação do ILA menor que 5cm ou do maior bolsão menor que 2cm, segundo Morris e cols. (2004), está associado com maior número de partos operatórios por sofrimento fetal (26% x 15,6%), assim como fetos com maior acidemia (5,1% x 1,3%).

Hipovolemia materna

Há correlação entre expansão do volume plasmático e volume do LA (Goodlin e cols., 1983, Sherer e cols., 1990). Com a hipovolemia materna têm-se reduções do fluxo uteroplacentário, com conseqüente redução do volume plasmático fetal, oligúria fetal, aparecendo o oligoâmnio. Para Kilpatrick e cols. (1991), a hidratação oral com 2.000ml de água produz aumento médio do ILA. Entretanto, essa relação entre expansão do volume plasmático e volume de LA encontra-se alterada, na presença de doença materna que curse com insuficiência placentária, ou mesmo na presença de malformações fetais. Mostra-se útil principalmente na rotura prematura das membranas, nas quais as trocas placentárias continuam acontecendo normalmente.

Vantagens da hiperidratação são descritas tanto na literatura nacional (Rudge e cols., 1993) como em revisão sistemática de Hofmeyer e Gülmezogen publicada na Cochrane Library (Issue 1, 2004), na qual os autores demonstram não só benefícios na prevenção de tocotraumatismos pelo oligoâmnio no trabalho de parto, como, previamente, nos casos em que há indicação de versão externa.

Gestação prolongada

A gestação prolongada caracteriza-se pela senescência placentária. Sabe-se que o volume do LA reduz-se normalmente após 35 semanas, mas após o termo apresenta-se diminuído em 33% por semana, significando diminuição da função placentária. Entretanto, tem sido descrita redução abrupta do LA (Clement e cols., 1987) em 24 horas, tornando importante, na gestação que se prolonga, a reavaliação freqüente do ILA.

Divon e cols. (1995) estudaram 638 gestações pós-termo, em trabalho de parto, e comprovaram que as pacientes com *ILA de 5cm* ou menos apresentavam desacelerações fetais e mecônio.

Morris e cols. (2004) demonstraram que em 1.584 mulheres com gestação prolongada acima de 40 semanas houve associação entre ILA menor que 5 e maiores índices de sofrimento fetal, de aspiração meconial, de morbidade fetal e de *partos operatórios*.

Ingestão de drogas

A indometacina pode diminuir o LA pela redução da filtração glomerular fetal e conseqüentemente da diurese fetal. O efeito é "dose-dependente".

Os inibidores da enzima de conversão podem desenvolver alterações renais fetais (Peipert e Dobbenfeld, 1991). Seu uso na gestação está relacionado a oligoâmnio, sofrimento fetal, hipotensão neonatal e anúria neonatal.

Pryde e cols. (1993) demonstram que as usuárias de inibidores de enzima de conversão podem desencadear hipotensão fetal; hipoperfusão que causa isquemia renal e anúria fetal levando ao oligoâmnio.

EVOLUÇÃO DA GRAVIDEZ

A falta ou a diminuição do LA acompanha-se de significativo aumento de complicações perinatais, sendo mais graves quanto menor o volume. As associações mais freqüentes são:

- RCIU: para Ratten e cols. (1973), Thomas e Smith (1974), Mercer e cols. (1984), Grubb e Paul (1992), o RCIU é sempre secundário ao oligoâmnio.
- Parto pré-termo.
- Maior freqüência de apresentações pélvicas (14,7%), pela restrição dos movimentos fetais.
- Malformações fetais de origem posicional como:
  - Anomalias dos membros: anquilose dos quadris, dos cotovelos, dos joelhos. As mãos são alargadas em pá e os dedos parecem pequenos. Mais raramente podem faltar o rádio e o polegar.
  - Malformações renais com freqüência incompatíveis com a vida.
  - Dismorfismo facial: encurtamento do pescoço, hipertelorismo, epicanto, nariz achatado, retromicrognatismo e orelhas amolecidas, largas e de implantação baixa.
- Alteração da monitorização biofísica, tanto pré-natal como intraparto, por sofrimento fetal crônico e compressão funicular (sofrimento agudo).
- Hipoplasia pulmonar: a patogenia da hipoplasia pulmonar é ainda controversa. Sua incidência ao nascimento tem variado entre 1,1 e 1,4 por 1.000 crianças, segundo Moessinger e cols. (1989).

De acordo com as descrições de Fox e Badalian (1994) e Lauria e cols. (1995), existem três possibilidades para o aparecimento da hipoplasia pulmonar: primeira, a compressão torácica pode impedir a excursão da parede e conseqüentemente a expansão pulmonar; segunda, a falta de movimentos respiratórios diminui a expansão pulmonar; terceira, a mais amplamente aceita, é que a falta do líquido amniótico ou o aumento da perda amniótica prejudicaria o crescimento e o desenvolvimento pulmonar.

Hislop e cols. (1979) mostram que a redução da produção de prolina pelos rins pode ser, na maioria dos casos de oligoâmnio, a responsável pela hipoplasia, pois ela se associa à diminuição do colágeno. A diminuição dos movimentos respiratórios fetais e o da circulação de LA nos pulmões poderiam igualmente ter papel importante segundo Philipson e cols. (1990).

Outro mecanismo tem por base a anormalidade na dinâmica dos fluidos pulmonares diante do oligoâmnio. Normalmente, esses fluidos são transportados ativamente para os espaços pulmonares, determinando uma pressão positiva no lúmen. A pressão na cavidade amniótica parece ser menor na oligoamnia, e isso pode resultar em gradiente de pressão negativa entre o LA e a traquéia, levando à diminuição do fluido pulmonar interno (Dickson e Harding, 1991; Hashimoto e cols., 1991). O desenvolvimento de hipoplasia pulmonar grave parece estar relacionado à precocidade de instalação do oligoâmnio, duração e etiologia.

A relação entre a área torácica menos a área cardíaca dividida pela área torácica apresenta melhor acurácia no diagnóstico da hipoplasia pela ultra-sonografia (Ventzileos e cols., 1989).

Como conseqüência de todos esses problemas, há aumento significativo de duas vezes na incidência de cesáreas, três vezes mais depressão neonatal e nove vezes maior é a mortalidade perinatal.

Winn e cols. (2000) fizeram estudo de coorte prospectivo em 163 casos de oligoâmnio, por amniorrexe prematura, entre 15 e 28 semanas de gestação. Foram encontrados 13% de fetos com hipoplasia pulmonar.

CONDUTA

A partir do diagnóstico da oligoamnia pela ultra-sonografia, é obrigatória a pesquisa da causa determinante.

O oligoâmnio isolado, sem outros comemorativos, em gestação normal de termo, pode não ser um marcador importante de comprometimento fetal, mas a indução de parto nesses casos pode não ser a melhor opção (Conway e cols., 1998; Zhang e cols., 2004). Estudo de Dede e cols. (2004), na Turquia, comparando casos de oligoâmnio e com líquido amniótico normal, que foram induzidos com 50mcg de misoprostol intravaginal, não apresentou diferenças significativas quanto aos riscos perinatais.

Na oligoamnia evidenciada no primeiro e segundo trimestres da gestação, em que predominam as causas de longa duração e, em especial, as anomalias fetais, destaque-se que a ausência ou a redução acentuada do LA dificultará a avaliação ultra-sonográfica. Nesses casos, está indicada a amnioinfusão para a melhora das condições técnicas, a fim de obter-se estudo morfogenético fetal acurado. Entretanto, esse procedimento, para alguns autores, não é isento de riscos, podendo ser causa de rotura prematura das membranas, superdistensão uterina, bradicardia fetal, corioamnionite e parto pré-termo (Tabor e Maier, 1987; Posner e cols., 1990). Para Fisk e cols. (1991) é procedimento exitoso em 95% das vezes.

Uma vez afastada a presença de alterações morfológicas incompatíveis com a vida extra-uterina, verificar a possibilidade de RCIU simétrico. Na presença deste, investigar anomalias cromossômicas (triploidia, trissomias).

Na oligoamnia de longa duração, pensar na possibilidade de ocorrência de hipoplasia pulmonar, pois seu aparecimento está diretamente relacionado com a precocidade de instalação da oligoamnia. Deve ser incluído na avaliação completa do feto seu desenvolvimento pulmonar. Avalia-se à ultra-sonografia a relação área torácica menos a área cardíaca dividida pela área torácica.

Constatado defeito estrutural fetal, pensar na possibilidade de tratamento medicamentoso ou cirúrgico, pois na restauração do volume amniótico há aumento da taxa de sobrevida fetal (Crombleholme e cols., 1990).

Na oligoamnia diagnosticada no terceiro trimestre, procurar as causas determinantes e tratá-las. Destaque especial deve ser dado à presença de RCIU assimétrica e à possibilidade de hipóxia. Os resultados perinatais nesses casos são adversos pela hipoxemia crônica, ocorrendo menor produção de LA e de compressão do cordão, ocasionando hipoxemia aguda, principalmente no trabalho de parto. É obrigatória a avaliação fetal com periodicidade menor, por meio da monitorização clínica e eletrônica, da ultra-sonografia e da dopplervelocimetria.

Como são casos de alto risco fetal, indica-se a interrupção da gestação se houver maturidade fetal ou se as provas de vitalidade estiverem alteradas. Se não houver maturidade e a vitalidade estiver comprometida, administram-se corticóides antes da extração fetal.

Nas situações em que a vitalidade é normal, proceder à avaliação clínica diária do concepto e demais provas a cada três dias. O repouso é importante.

Nos casos de rotura prematura das membranas, além do repouso absoluto para reduzir a perda de LA, proceder à hiper-hidratação materna enquanto se aguarda o trabalho de parto ou a interrupção da gestação.

Em caso de trabalho de parto, fazer monitorização contínua, já que se prevê a presença de compressão funicular seguida de sofrimento fetal agudo. Durante a parturição são mais freqüentes os tocotraumatismos e o sofrimento fetal, seja pela doença de base, seja pela compressão do cordão. Os índices de cesárea são elevados. A amnioinfusão pode ser utilizada no transcorrer do trabalho de parto a fim de se evitar a compressão do cordão, diluir o mecônio e diminuir os riscos de "síndrome de aspiração de mecônio".

A amnioinfusão de cristalóides a 37°C, para reparar a diminuição patológica de líquido amniótico, tem sido em geral mais efetivamente utilizada para prevenir a compressão do cordão que para diluir o líquido meconial (Usta e cols., 1995). Tem sido utilizada ainda para melhorar o contraste na avaliação ultra-sonográfica (Lameier e Katz, 1993) e nos casos de amniorrexe prematura (Wenstrom e cols., 1995; Mino e cols., 1998).

Persson-Kjerstadius e cols. (1999), fazendo revisão bibliográfica sobre a amnioinfusão, concluem que quando utilizada nos casos de oligoâmnio efetivamente diminuem os índices de cesarianas.

Gramellini e cols. (2003) concluem em seus trabalhos que a amnioinfusão anteparto parece trazer benefícios maternos e fetais com baixos índices de risco.

Pitt e cols. (2000), em estudo de metanálise com 14 trabalhos envolvendo 1.533 mulheres com oligoâmnio, que receberam amnioinfusão profilática intraparto, concluíram que houve menores taxas de cesáreas por sofrimento fetal e por outras indicações, menores alterações na freqüência cardíaca fetal, menores taxas de recém-nascidos com Apgar < 7, menos endometrite puerperal e menos acidemia fetal. As evidências encontradas suportam as conclusões dos autores.

Hofmeyer, em revisão sistemática publicada na Cochrane Library (Issue 1, 2004), por meio de 12 trabalhos randomizados em pacientes com mecônio em trabalho de parto, que fizeram amnioinfusão *versus* sem amnioinfusão, encontrou diminuição de partos com mecônio espesso, menores taxas de desacelerações cardíacas fetais, menores índices de cesáreas, menos síndromes de aspiração meconial, menos encefalopatias isquêmicas neonatais e menos utilização de ventilação ou de UTI neonatal. Não houve nenhuma morte perinatal, concluindo que a amnioinfusão está associada à melhora nos resultados perinatais, particularmente nos locais onde a assistência é limitada.

Nos casos de amniorrexe prematura no pré-termo (menos de 26 semanas) De Santis e cols. (2003 e 2004) sugerem fortemente que a amnioinfusão transabdominal é procedimento de baixo risco e pode aumentar a sobrevida fetal intra-útero.

Poder-se-ia questionar se a amnioinfusão traz tantos benefícios maternos e fetais, porque não realizá-la profilaticamente na prevenção de complicações do parto? O mesmo Hofmeyer em Cochrane Library (Issue 1, 2004) demonstrou, após revisão sistemática, que parece não haver vantagem na execução profilática, não se justificando a utilização como rotina obstétrica.

POLIIDRÂMNIO

CONCEITO

Conceitua-se poliidrâmnio ou simplesmente hidrâmnio como o excesso na quantidade de líquido amniótico (LA). Volumes aumentados de LA, entre 2 e 3 litros são freqüentes, porém, nem sempre diagnosticados por métodos clínicos. O poliidrâmnio pode não chegar a ser clinicamente significativo, até que o volume de LA alcance de 3.000 a 4.000ml e deverão ser confirmados por exame ultra-sonográfico. Há referências (raras) de o útero conter cerca de 15 litros de LA.

Em condições normais, o aumento semanal médio de LA é de 20ml entre a 10^a e 14ª semana e de 50ml da 15^a à 28ª semana, atingindo seu volume máximo na 36ª semana (1.000ml), decrescendo até o parto.

O volume é progressivo com o evolver da gestação, apresentando cerca de 30ml na 10ª semana, 190ml na 16^a e chegando a 900 ou 1.000ml por volta da 36ª semana, decrescendo daí até o parto, e mais intensamente nas gestações que ultrapassam as 40 semanas.

Desde as publicações de Phelan e cols. (1987) utiliza-se com maior propriedade o índice de líquido amniótico (ILA) no diagnóstico ultra-sonográfico de avaliação da quantidade de LA, considerando-se poliidrâmnio quando for maior que 24cm. Esses valores foram posteriormente confirmados por outros autores (Moore e Cayle, 1990; Hallak e cols., 1993). Trabalho recente de Magann e cols. (2004) demonstra que a avaliação do ILA pela ultra-sonografia é melhor que a medida do "maior bolsão" para diagnosticar oligo ou poliidrâmnio.

Vários fatores podem modular o ILA, sem que haja patologia associada. A altitude acima dos 2.000m (Yancey e Richards, 1994) e a hidratação materna (Bush e cols., 1996) estimulariam seu aumento.

INCIDÊNCIA

A dificuldade na mensuração da quantidade do líquido amniótico, além da imprecisão na definição do que se considera realmente como poliidrâmnio e a variabilidade fisiológica no volume de LA fazem com que a literatura seja imprecisa em relação às informações sobre a incidência de tal complicação obstétrica; no entanto, sua freqüência é baixa (0,2 a 1,5%). É raríssimo no primeiro trimestre e pouco freqüente no segundo trimestre.

Hill e cols. (1983) avaliaram mais de 9.000 pacientes no pré-natal da Clínica Mayo, por meio de exame rotineiro de ultra-sonografia, entre o final do segundo e o início do terceiro trimestre, com incidência média de 0,9% de poliidrâmnio.

Examinando 36.450 mulheres, Biggio e cols. (1999), na Universidade do Alabama, reportaram como de 1% a incidência de poliidrâmnio.

ETIOLOGIA

Os compartimentos amniótico, fetal e materno estão em equilíbrio dinâmico. O aparecimento do LA ocorre entre o 7º e o 8º dia da fecundação e, até o 30º dia, origina-se de osmose ou diálise por meio das membranas. É constituído de 98 ou 99% de água e 1 a 2% de material sólido orgânico (proteínas) e inorgânico (semelhantes aos fluidos extracelulares) (Abramovich e Page, 1973).

Após o 30º dia, três são as vias de origem: fetal (pele, pulmões, vasos do cordão e, como via principal, urina), materna (por meio dos vasos deciduais); amniótica (por transudação ou excreção). A partir da 20ª semana, preponderam os aumentos progressivos da diurese e fluidos pulmonares fetais. A reabsorção de LA ocorre por várias vias e de maneira constante e rápida. São importantes as vias fetais (digestória, arterial, pulmonar e outras), assim como a amniótica. Em média, existe renovação de 4 a 8 litros de água em 24 horas. As principais alterações nas trocas materno-fetal-amnióticas são de responsabilidade placentária e fetal.

Em estados patológicos, um ou mais desses fatores podem alterar a quantidade de LA. Os hidrâmnios significantes estão freqüentemente (90%) associados a malformações fetais, especialmente do SNC ou do trato gastrintestinal, mas o contrário não é verdadeiro, como demonstram Martinez-Frias e cols. (1999) por meio do Estudo Colaborativo Espanhol de Malformações Congênitas (ECEMC), em que se estudou cerca de 27.000 malformações e encontraram-se apenas 3,7% de poliidrâmnio e outros 3% de oligoâmnio.

De qualquer forma, a quantidade anormal de LA é sempre marcador importante na triagem das malformações, como referem Blackwell e cols. (2003). Importante ressaltar ainda o aumento substancial na mortalidade perinatal nos casos de malformações com poliidrâmnio como referem Carlson e cols. (1990), que encontraram 44% de malformações em mulheres com ILA > 24cm e, destes, seis com aneuploidia e 14 mortes perinatais.

CONDIÇÕES ASSOCIADAS

O aumento do LA ocorre, geralmente, por erro no mecanismo de circulação-produção e pela dificuldade de absorção ou ainda pela associação destes fatores. Há inúmeras condições maternas, placentárias e fetais associadas com poliidrâmnio.

Condições maternas

Poliidrâmnio – tem sido relacionado com diabetes e sua incidência varia amplamente de 1,5 a 6% (Kirkinen e Jouppila, 1978). A causa, apesar de não estar bem explicada, parece ser devida à diurese osmótica fetal ocasionada pela hiperglicemia do feto (Bar-Hava e cols., 1994). O controle clínico do diabetes e a internação precoce podem diminuir a quantidade de LA em casos de hidrâmnio. A freqüência de poliidrâmnio em diabéticas foi reduzida de 26% (Queenan e Gadow, 1970) para 5 a 13% depois da introdução do tratamento com insulina (Hill e cols., 1983).

Isoimunização – o desenvolvimento de poliidrâmnio na gestação sensibilizada pelo fator Rh é de ocorrência comum. Queenan e Gadow (1970), em casos de eritroblastose, encontraram 11,5% de poliidrâmnio, por isoimunização materna, decorrente de outros antígenos do grupo sangüíneo, que devem ser também considerados na etiologia do poliidrâmnio. Fetos hidrópicos por causas não-imunológicas são também associados com poliidrâmnio e devem ser diferenciados de casos isoimunizados. Geralmente estão associados às contaminações verticais por vírus como citomegalovírus, Coxsackie B, parvovírus (Moise, 1997).

Condições placentárias

Corioangioma – é a proliferação benigna de capilares fetais, geralmente associados com a placa coriônica. Varia de tamanho desde alguns centímetros até tumores enormes. Relaciona-se com poliidrâmnio e cardiomegalia.

Placenta cincunvalada – caracteriza-se pela presença de vilos coriônicos na placa coriônica, que é demarcada por dobra das membranas.

Condições fetais

Gemelaridade – o poliidrâmnio é 10 vezes mais freqüente, tanto na gestação monovular como na biovular e na monozigótica, na qual podem existir anastomoses de vasos na placenta. Essas podem ser de três tipos: arterioarterial, venovenosa e arteriovenosa. A mais comum é a primeira. Se um dos gêmeos tiver o coração mais desenvolvido, ele pode enviar sangue para o irmão menos desenvolvido, causando pletora. O gêmeo receptor nasce com policitemia, pletórico e com poliidrâmnio. Em contraposição, o doador é anêmico e freqüentemente exibe redução na quantidade de LA.

Bajoria e cols. (2004) encontraram, em gestações gemelares monocoriônicas, a presença três vezes maior de vasopressina no gêmeo doador que no receptor, inferindo que a vasopressina seria a causadora de oligoâmnio no doador e a hipervolemia, aumentando a diurese, seria causa de poliidrâmnio no receptor.

Naeye e Blanc (1972), em necropsias de gêmeos com poliidrâmnio, verificaram que suas vias excretoras renais apresentavam aspectos alterados. As do gêmeo doador apresentavam luz do túbulo contornado distal cerca de 8% menor que o normal, bexiga pequena, com pouca urina e oligoâmnio. No receptor, a luz do túbulo contornado distal apresentava-se dilatada (38% acima do normal), bexiga aumentada, cheia de urina e poliidrâmnio.

Obstruções gastrintestinais – atresia de esôfago, atresia de duodeno, pâncreas anular, volvo de intestino, hérnia diafragmática, atresia de jejuno, onfalocele. Estes fatores podem ser explicados pela deficiência parcial ou total de deglutição do LA pelo feto, o que ocasionaria total desregulação nos níveis de LA.

Anomalias do sistema nervoso central – anencefalia, hidrocefalia, espinha bífida, microcefalia, hidrocefalia. Parece que a transudação do líquido das meninges expostas seja o fator etiológico do aumento do LA. Outra tentativa de explicação nos casos de anencefalia seria a diurese excessiva causada por estimulação do centro cerebroespinhal desprovido da sua cobertura protetora ou ainda pela falta do efeito antidiurético na insuficiência de vasopressina (Fig. II-92).

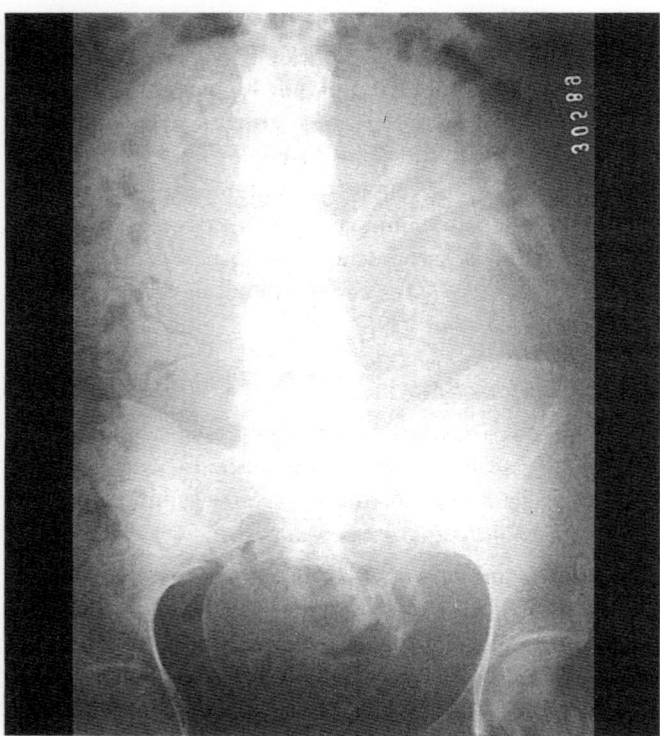

Figura II-92 – Gestante de 36 semanas. Poliidrâmnio. Concepto com microcefalia (Neme).

Malformações do esqueleto – osteogênese imperfeita.

Tumores fetais – adenomatóide do pulmão, teratoma cervical maligno, teratoma sacrococcígeo.

Doenças cardíacas – doença cardíaca congênita grave, arritmias.

Alterações genéticas – síndrome de Down, trissomia do 21, 13 e 18, síndrome hidroletalus, anomalias congênitas múltiplas, miotonia distrófica.

Alterações das funções renal e endócrina – deficiência do hormônio antidiurético, parcial ou completa obstrução renal.

Alterações hematológicas – hemorragias.

Infecções intra-uterinas – rubéola, sífilis, toxoplasmose, parvovirose, Coxsackie B, citomegalovírus.

Miscelânea – fibrose retroperitoneal fetal, feto hidrópico não-imunizado, idiopática.

As causas mais freqüentes de poliidrâmnio incluem: anomalias congênitas do SNC (45%), segundo Jacoby e Charles (1966); alterações gastrintestinais para Hill e cols. (1987); alterações cromossômicas; diabetes materno; isoimunização ao fator Rh; gestação múltipla e causas idiopáticas (34 a 63%), conforme Queenan e Gadow (1970) e Alexander e cols. (1982).

Kirkinen e cols. (1981) referem associação de poliidrâmnio e anomalias congênitas de 30,9%, sendo mais comuns as obstruções gastrintestinais.

DIAGNÓSTICO

Duas formas de poliidrâmnio podem ser descritas: aguda e crônica.

Na **aguda**, mais precoce, ocorre entre 16 e 20 semanas, é mais grave, com alta mortalidade perinatal secundária à ocorrência de parto pré-termo e de malformações fetais incompatíveis com a vida. É condição menos comum e a coleção excessiva de líquido pode ocorrer em poucas horas ou dias, exigindo programação terapêutica muito mais ativa. O aumento volumétrico de LA é rápido, agravando-se dia a dia e atingindo, decorridas poucas semanas, volume considerável (3 a 5 litros ou mais). A sintomatologia decorre do crescimento uterino súbito e é grave. Muitas vezes, as condições maternas exigem interrupção da gestação ou a expulsão fetal pode ocorrer após amniorrexe espontânea. Excepcionalmente, há casos de normalização do excesso de LA e prosseguimento da gravidez.

Na forma **crônica**, o líquido acumula-se durante período relativamente longo, podendo alcançar volumes consideráveis no terceiro trimestre e ser o aumento do útero gradativo e, com isso, a pressão intra-amniótica não difere muito de uma gestação normal.

Em ambos, o volume uterino maior que o esperado, com palpação fetal difícil e batimentos cardíacos fetais pouco audíveis, leva ao diagnóstico de suspeita de poliidrâmnio. Os diagnósticos diferenciais entre poliidrâmnio, ascite e grandes tumores císticos de ovário podem ser feitos por meio da ultra-sonografia.

SINTOMAS

A maioria dos sintomas provém de causas puramente mecânicas, causadas pela pressão exercida internamente e ao redor do útero hiperdistendido e de órgãos vizinhos. Há sensação de desconforto, dores difusas pelo abdome, região lombar e nas coxas.

Com o aumento do volume gradativo, o poliidrâmnio pode ser bem tolerado. Nos casos graves, aparece dispnéia acentuada (paciente só consegue boa respiração em pé), acompanhada por taquicardia, palpitação, cianose e edema dos membros inferiores, vulva e parede abdominal. A compressão das vísceras pode causar constipação, polaciúria e raramente oligúria severa por obstrução ureteral. O aumento de volume dá-se em intensidade variável: lentamente ou em surtos com períodos de estabilização ou mesmo decréscimo. Há remissões definitivas e espontâneas.

EXAME FÍSICO

Inspeção – a pele do abdome apresenta-se distendida, lisa, brilhante e com extensas estrias (Fig. II-93).

Palpação – a consistência do útero é cística, muitas vezes não se percebendo o feto, mesmo pela manobra do rechaço. Algumas vezes, a sensação clínica é de hipertonia, tornando-se mais acentuada nos poliidrâmnios volumosos e naqueles em fase de expansão. Não é fácil relacionar o tono com o tipo de ativida-

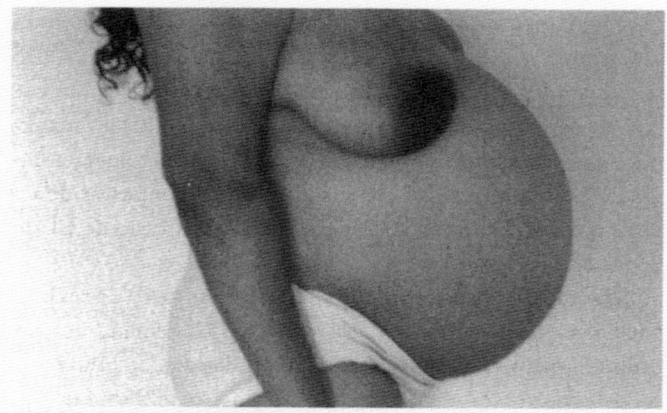

Figura II-93 – Gestante de 32 semanas. Poliidrâmnio (Neme).

de uterina que pode ser de baixa ou de alta contratilidade. Na primeira situação, a atividade uterina é a esperada para a idade gestacional. A hipertonia é pequena ou não ocorre, e a palpação abdominal revela útero de consistência normal. A diminuição de LA pela amniocentese normaliza o tono e não aumenta a atividade uterina. É normal a resposta à perfusão de ocitocina. Nas situações de alta contratilidade, a atividade uterina é desproporcional para a idade gestacional, há hipertonia e hipossistolia; o útero é duro e tenso. É freqüente o parto prétermo, mas o amadurecimento do colo é lento pela baixa eficiência das contrações. A redução do volume pela amniocentese reduz o tono e eleva a intensidade das contrações, apressando a transformação da contratilidade do tipo pré-parto para a de parto. Iniciado o trabalho de parto, ele é acelerado. Não respondem à infusão de ocitocina.

O feto, quando percebido, é extremamente móvel e a apresentação indefinida. Os sinais de piparote (sensação de onda líquida obtida pela percussão do flanco materno) e do rechaço (estrutura sólida em meio líquido) podem estar positivos (Fig. II-94).

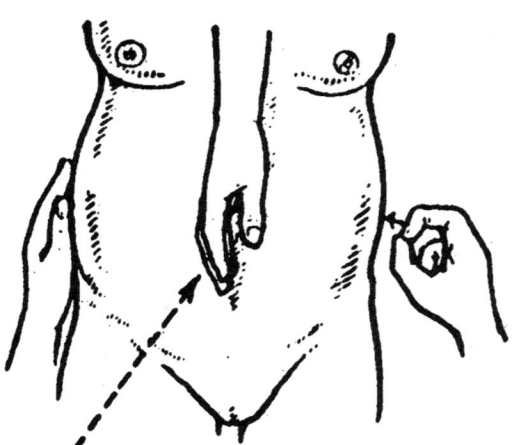

Figura II-94 – Pesquisa do sinal de piparote. Enquanto um auxiliar pressiona medialmente a parede anterior do abdome, o tocólogo percute um dos fluxos enquanto a mão contralateral recebe o choque da onda líquida.

Escuta – os batimentos cardíacos fetais pelo Pinard são surdos ou mesmo imperceptíveis, devido à transmissão do som ser pior em meio líquido que no sólido.

Toque – são freqüentes o colo entreaberto e as membranas tensas.

Em resumo, o diagnóstico é essencialmente clínico, porém, quando o aumento é discreto, exigem-se exames complementares.

EXAMES COMPLEMENTARES

Ultra-sonografia – tem grande importância diagnóstica. Quando solicitada deve avaliar:

1. a biometria uterina e fetal;
2. a quantidade de LA: bolsão maior ou igual a 6cm e menor que 10cm, o poliidrâmnio é moderado e, se igual ou maior que 10cm, grave. ILA > 24cm é considerado poliidrâmnio, mas deve chamar a atenção desde que se apresente > 18cm;
3. alguns defeitos congênitos (anencefalia, hidrocefalia, microcefalia, onfalocele e obstrução gastrintestinal);
4. a presença de gestação múltipla (Fig. II-95);
5. anormalidades placentárias.

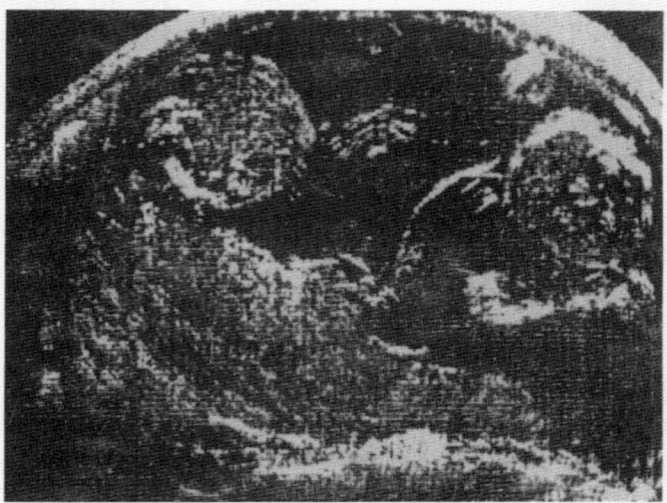

Figura II-95 – Poliidrâmnio e prenhez gemelar. Observar a placenta posterior e o grande volume de líquido amniótico.

Exames laboratoriais básicos:

1. pesquisa de anticorpos anti-Rh materno;
2. pesquisa de diabetes;
3. pesquisa de sífilis e outros agentes de TORCH (toxoplasmose, rubéola, citomegalovirus e herpesvírus);
4. dosagem das proteínas totais e frações no soro materno.

Amniocentese e cordocentese – utilizam-se para a análise cromossômica fetal, da alfafetoproteína no LA, dos níveis de prolactina, da lipase no LA (elevada na obstrução gastrintestinal), da concentração dos ácidos biliares (elevados na obstrução gastrintestinal e ampola de Vater). Se a avaliação for improdutiva, o diagnóstico final de poliidrâmnio será feito no momento do parto.

DIAGNÓSTICO DIFERENCIAL

O poliidrâmnio deve diferenciar-se de quadros que aumentem o volume uterino, como: erro na data do parto, gemelidade, cisto de ovário, leiomioma uterino, moléstia trofoblástica, macrossomia fetal, ascite materna e distensão gasosa materna.

COMPLICAÇÕES MATERNAS E FETAIS

Diagnosticado o poliidrâmnio, deve-se tentar reduzir os riscos decorrentes ou associados. Não somente há aumento de mortalidade fetal (50%), como também da morbidade materna.

Complicações maternas

1. Há maior risco de desenvolvimento da doença hipertensiva específica da gestação (21,2%).
2. Dificuldade respiratória, necessitando de procedimento invasivo, como a amniocentese múltipla, com o risco de infecção e parto pré-termo.
3. Maior incidência de parto pré-termo, pela superdistensão e irritabilidade do útero decorrente do aumento de volume de LA.
4. Maior possibilidade de descolamento prematuro da placenta, por descompressão súbita após amniocentese evacuadora.
5. No parto: parto prolongado e disfunção uterina (superdistensão), prolapso de cordão (escoamento rápido de LA), hemorragia pós-parto por atonia uterina (superdistensão). As cesáreas são mais freqüentemente indicadas por causas maternas ou fetais.

Complicações fetais

1. Malformações fetais incompatíveis com a vida (20-30%).
2. Prematuridade com síndrome de insuficiência respiratória, hemorragia intraventricular e outras complicações.
3. Asfixia mais freqüente ao nascimento, decorrente de descolamento prematuro de placenta, prolapso de cordão, insuficiência placentária e rotura prematura das membranas.
4. Tocotraumatismos decorrentes de prolapso de cordão, gemelidade.
5. Anemia hemolítica microangiopática e trombocitopenia.
6. Associação do hidrâmnio durante o período intraparto, com macrossomia fetal (Chauhan e cols., 1993).
7. Apresentações fetais anômalas e partos operatórios são mais freqüentes.

A mortalidade perinatal é em torno de 50%. Mesmo quando à ultra-sonografia ou à radiografia o feto apresenta-se normal, o prognóstico ainda é reservado. É mais grave quanto mais precocemente se instala o poliidrâmnio, quanto mais rapidamente se desenvolve e quanto maior o volume do útero. Mesmo em recém-nascidos normais, a mortalidade é alta devido à prematuridade (Many e cols., 1995).

Furman e cols. (2000) descreveram resultados perinatais adversos quando o poliidrâmnio vem acompanhado de restrição de crescimento fetal.

CONDUTA

Hidrâmnios discretos, raramente requerem tratamento e, nos casos intermediários e graves, a restrição no leito e de sal geralmente é ineficaz.

A conduta adequada depende de avaliação diagnóstica apropriada. O tratamento será feito sempre com base nas condições maternas e fetais; as maternas apoiadas na sintomatologia, na idade gestacional, no tipo de hidrâmnio e na sua etiologia, e as fetais dependendo do tipo de malformação e da existência ou não de maturidade. Inicialmente, determina-se a eventual causa (diabetes, sífilis, isoimunização etc.), em seguida a terapêutica específica.

No caso de as malformações fetais serem incompatíveis com a vida, indica-se interrupção imediata da gestação. A conduta habitualmente recomendada depende da época da gestação. Inicialmente, aspirar por via transabdominal o líquido amniótico até se obter a normalização do volume. A seguir, prepara-se o colo uterino com misoprostol, indução com ocitocina e amniotomia.

O tratamento expectante pode ser utilizado em gestantes sem sintomas intensos e que, após investigação completa, não se evidenciou malformação fetal. A atitude conservadora se fará até a maturidade fetal ou enquanto as condições maternas assim o permitirem. Pacientes com sintomatologia acentuada exigem internação, repouso no leito e tentativas de reduzir a distensão uterina. Os diuréticos e a restrição de sal são instrumentos terapêuticos sem valor.

Atualmente, indica-se a indometacina nos casos de risco de parto pré-termo e feto inviável antes da 32ª semana. A dose utilizada pelos autores foi de 1,5 a 3mg/kg/dia. Se houver redução importante no LA, diminuir a dose para 25mg de 6/6 horas. Vários autores como Cabrol e cols. (1987), Kirshon e cols. (1990), Mamopoulos e cols. (1990) acenam positivamente com a indometacina no tratamento não-invasivo do poliidrâmnio.

É controverso o mecanismo de ação da indometacina; pode ser por redução dos níveis de prostaglandinas e do fluxo glomerular ou estímulo do hormônio antidiurético (Seyberth e cols., 1983). Na normalização do LA, suspender sua utilização. O uso desse fármaco deve ser cauteloso em função dos riscos potenciais do medicamento sobre o feto: fechamento do ducto arterioso, hipertensão pulmonar e enterocolite necrotizante. Moise (1997); Mari e cols. (1990) e Kramer e cols. (1994), acompanhando com dopplerfluxometria o ducto arterioso, encontraram espasmo neste vaso, mas em nenhum caso ocorreu fechamento ou alteração de fluxo, concluindo, portanto, que sua utilização é dose e tempo dependente. Lange e cols. (1983) observaram, com a indometacina, desenvolvimento de oligoâmnio.

Quando os sintomas respiratórios ou a dor abdominal exigirem alívio, empregar a amniocentese transabdominal evacuadora. Este método, além de alívio do desconforto materno, permite o prolongamento da gestação. Não pode ser considerada intervenção sem riscos, uma vez que se trata de conduta invasiva, podendo desencadear parto prematuro, infecção intra-uterina, descolamento prematuro da placenta, lesão fetal e rotura prematura das membranas. Esses riscos podem ser minimizados se a amniocentese for executada com técnica estéril, guiada pela ultra-sonografia e controlada a remoção de LA.

Elliott e cols. (1994) realizaram 200 amniocenteses em 94 pacientes com hidrâmnio, com retirada de grande volume (cerca de 1.650ml), demonstrando índice de complicação em torno de 1,5%.

Usando-se técnica adequada e atitude estéril, podem-se realizar tantas amniocenteses quantas necessárias para manter o bem-estar da paciente e, portanto, múltiplas amniocenteses poderão ser necessárias para o controle do aumento do LA até a maturidade fetal. Nesses casos, usar agulha de grosso calibre, sob anestesia local, de maneira a permitir a colocação de cateter de polietileno. Evitar o esvaziamento rápido, pois propiciaria a descompressão da câmara amniótica e a maior atividade uterina ou ainda o descolamento prematuro da placenta.

Recomenda-se administração de uterolíticos. A média de aspiração deve ser de 1.500 a 2.000ml, com ritmo de 500ml/h.

Há também a indicação da amniocentese no período pré-parto, com a finalidade de acelerar o trabalho de parto (diminui a hipertonia, melhora a oxigenação no concepto, corrige a hipossistolia, aumenta a atividade uterina, evita prolapso de cordão e a apresentação anômala).

O tipo de parto dependerá das indicações obstétricas. Como o poliidrâmnio associa-se com freqüência às apresentações anômalas, ao prolapso de cordão, ao descolamento prematuro da placenta e ao sofrimento fetal, há percentual aumentado de cesáreas.

No parto, por meio da amniotomia deve-se tentar evitar o prolapso de cordão. Posicionar a paciente em leve Trendelenburg, usar agulha de raqui e executar a amniotomia no final da contração, mantendo-se dedos no pertuito para o controle do esvaziamento. Cuidados especiais devem existir no terceiro e quarto períodos, quando é freqüente a atonia uterina, já que o órgão se apresenta distendido e a fibra muscular tem dificuldades para contração. O uso de ocitócicos é impositivo.

PROGNÓSTICO

Materno – em geral, o prognóstico materno é bom. Dependerá de vários fatores, como a época do aparecimento do poliidrâmnio (quanto mais precoce mais grave), se secundário a alguma patologia (diabetes, sífilis, isoimunização) ou se acompanhado de gestação múltipla (mais sombrio o prognóstico). O obituário é semelhante ao da gestação normal.

A morbidade está ligada ao trabalho de parto, principalmente em virtude da distensão da fibra muscular uterina. Geralmente, o parto é moroso, com hipossistolia, o que favorece o aparecimento de hemorragias no quarto período. Maior possibilidade de descolamento prematuro da placenta podendo ter como conseqüência o choque hemorrágico. São freqüentes as apresentações anômalas e, portanto, as indicações de cesárea.

Fetal – o obituário perinatal, muito mais grave que o materno, varia em torno de 50% pela prematuridade ou por ser portador de malformações importantes.

O hidrâmnio, por si só, pode ser considerado fator independente de risco de morte perinatal, merecendo observação intensiva, mesmo quando não são evidenciadas outras complicações (Maymon e cols., 1998).

Referências Bibliográficas

• ABRAMOVICH, D.R. & PAGE, K.P. – Pathways of water transfer between liquor amnii and the feto-placental unit at term. *Eur. J. Obstet. Gynaecol.*, 3:155, 1973. • ALEXANDER, E.S.; SPHITZ, H.B. & CLARK, R.A. – Sonography of polydramnios. *Am. J. Roentgen*, 138:343, 1982. • BABUT, J.M. & cols. – Diagnostic anténatal des malformation foetales par l'echografie. Vigot. Paris, 1983. • BAJORIA, R. & cols.- Influence of vasopressin in the pathogenesis of oligohydramnios-polyhydramnios in monochorionic twins. *Eur. J. Obstet. Gynecol. Reprod. Biol.*, 113:49, 2004. • BARHAVA & cols. – Amniotic fluid volume reflects recent glycemic status in gestational diabetes mellitus. *Am. J. Obstet. Gynecol.*, 171:952, 1994. • BARSS, V.A. & cols. – Second trimester oligo hydramnios, a predictor of poor fetal outcome. *Obstet. Gynecol.*, 64:608, 1984. • BIGGIO, J.R. & cols. – Hydramnios prediction of adverse perinatal outcome. *Obstet. Gynecol.*, 94:773, 1999. • BLACKWELL, S.C. & cols. – Abnormal amniotic fluid volume as a screening test prior to targeted ultrasound. *Med. Sci. Monit.*, 111:119, 2003. • BLASZCZYK, K. & cols. – Fetal pulmonary artery blood flow valuation in pregnancies complicate by oligohydramnios. *Ginekol. Pol.*, 74:1070, 2003. • BURCK, V. – Congenital malformation syndrome and elavation of amniotic fluid alfa-fetoprotein. *Teratology*, 24:125, 1981. • BUSH, J. & cols. – The effect of intravenous fluid load on amniotic fluid index in patients with oligohydramnios. *Am. J. Obstet. Gynecol.*, 174:379, 1996. • CABROL, D. & cols. – Treatment of polyhydramnios with prostaglandin synthetase inhibitor (indomethacin). *Am. J. Obstet. Gynecol.*, 157:422, 1987. • CAMPBELL, S. & cols. – The antenatal measurement of fetal urine production. *J. Obstet. Ginecol. Br. Cwlth.*, 80:680, 1973. • CARDWELL, M.S. – Polyhydramnios: a review. *Obstet. Gynecol. Surv.*, 42:612, 1987. • CARLSON, D.E. & cols. – Quantifiable polyhydramnios: diagnosis and management. *Obstet. Gynecol.*, 75:989, 1990. • CASEY, B.M. & cols. – Pregnancy outcomes after antepartum diagnosis of oligohydramnios at or beyond 34 weeks' gestation. *Am. J. Obstet. Gynecol.*, 182:909, 2000. • CHAMBERLAIN, P.F. & cols. – Ultrasound evaluation of amniotic fluid volume. *Am. J. Obstet. Gynecol.*, 150:245, 1984. • CHAUHAN, S.P. & cols. – Perinatal outcome and amniotic fluid index in the antepartum and intrapartum periods: a meta-analysis. *Am. J. Obstet. Gynecol.*, 181:1473, 1999. • CHAUHAN, S.P.; MARTIN, R.W. & MORRISON, J.C. – Intrapartum hydramnios at term and perinatal outcome. *J. Perinatol.*, 13:186, 1993. • CLEMENT, D. & cols. – Acute oligohydramnios in postdate pregnancy. *Am. J. Obstet. Gynecol.*, 120:817, 1974. • COHN, H.E. & cols. – Cardiovascular responses to hypoxemia, and acidemia in fetal lambs. *Am. J. Obstet. Gynecol.*, 120:817, 1974. • CONWAY, D.L. & cols. – Isolated oligohydramnios in the term pregnancy: is it a clinical entity? *J. Matern. Foetal. Med.*, 7:197, 1998. • CROMBLEHOLME, T.M. & cols. – intervention in obstructive uropathy prognostic indicators and efficacy of intervention. *Am. J. Obstet. Gynecol.*, 162:1239,/1990. • DE SANTIS, M. & cols. – Transabdominal amnioinfusion treatment of severe oligohydramnios in preterm premature rupture of membranes at less than 26 gestational weeks. *Fetal Diagn. Ther.*, 18:412, 2003. • DE SANTIS, M. & cols. – Transabdominal amnioinfusion treatment of severe oligohydramnios in preterm premature rupture of membranes at less than 26 gestational weeks. *Obstet. Gynecol., Surv.*, 59:231, 2004. • DEDE, F.S. & cols. – Misoprostol for cervical ripening and labor induction in pregnancies with oligohydramnios. *Gynecol. Obstet. Invest.*, 57:139, 2004. • DELLENBACH, P. & cols. – Les anomalies des membranes de l'oeuf. *EMC Paris Obstet.*, 5072:10, 1971. • DICKSON, K.A. & HARDING, R. – Fetal breathing and pressures in the trachea and amniotic sac during oligohydramnios in sheep. *J. Appl. Physiol.*, 70:293, 1991. • DIVON, M.Y.; MARKS, A.D. & HENDERSON, C.E. – Longitudinal measurement of amniotic fluid index in postterm pregnancies and its association with foetal outcome. *Am. J. Obstet. Gynecol.*, 172:142, 1995. • DUMEZ, D. – La chirurgie foetal présent et à venir. J. Gynecol. Obstet. Biol. Reprod., 4:459, 1986. • ELLIOTT, J.P. & cols. – Large-volume therapeutic amniocentesis in the treatment of hydramnios. *Obstet. Gynecol.*, 84:1025, 1994. • FISK, N.M. & cols. – Diagnostic and therapeutic transabdominal amnioinfusion in oligohydramnios. *Obstet. Gynecol.*, 18:270, 1991. • FLIEGNER JRH – Placental function and renal tract studies in pre-eclampsia with proteinuria and long term maternal consequences. *Am. J. Obstet. Gynecol.*, 126:211,1976. • FOURNIE, A. & cols. – Traitement anténatal des malfomations urinaires foetales. *J. Gynecol. Obstet. Biol. Reprod.*, 12:649, 1983. • FURMAN, B. & cols. – Hydramnios and small for gestation age: prevalence and clinical significance. *Acta Obstet. Gynecol. Scand.*, 79:31, 2000. • GOODLIN, R.C. & cols. – Relationship between amniotic fluid volume and maternal plasma volume expansion. *Am. J. Obstet. Gynecol.*, 146:505, 1983. • GRAHAN, D. & SANDER, R. – Amniotic fluid. *Semin. Roentgen*, 17:210, 1982. • GRAMELLINI, D. & cols. – Antepartum amnioinfusion: a review. *J. Matern Fetal Neonatal Med.*, 14:291, 2003. • GRUBB, D.K. & PAUL, R.H. – Amniotic fluid index and prolonged antepartum foetal heart rate decelerations. *Obstet. Gynecol.*, 79:588, 1992. • HALLAK, M. & cols. – Amniotic fluid index. Gestational age-specific values for normal human pregnancy. *J. Reprod. Med.*, 38:853, 1993. • HASHIMOTO, B.E. & cols. – Amniotic fluid volume: Fluid dynamics and measurement techinique. *Semin. Ultrasound CT MRI*, 14:40,1993. • HEALY, D.L. & cols. – Chronic polyhydramnios is a syndrome with a lactogen receptor defect in the chorion laeve. *Br. J. Obstet. Gynaecol.*, 92:461, 1985. • HENDRIX, N.W. & cols. – Intrapartum amniotic fluid index: a poor predictor of abnormal foetal size. *Obstet. Gynecol.*, 92:823, 1998. • HILL, L.M. & cols. – Oligohydramnios: ultrasonically detected incidence and subsequent fetal autcome. *Am. J. Obstet. Gynecol.*, 147:407, 1983. • HILL, L.M. & cols. – Polydramnios: ultrasonically detected prevalence and neonatal outcome. *Obstet. Gynecol.*, 69:21, 1983. • HISLOP, A. & cols. – The lungs in congenital bilateral renal agenesis and dysplasia. *Arch. Dis. Child.*, 54:32, 1979. • HOFMEYER, G.J. – Amnioinfusion for meconium-stained liquor in labor. In Cochrane Library, Issue 1, 2004. • HOFMEYER, G.J. – Prophylactic versus therapeutic amnioinfusion for oligohydramnios in labour in Cochrane Library, Issue 1, 2004. • HOFMEYER, G.J. & cols. – Maternal hydration for increasing amniotic fluid volume in oligohydramnios and normal amniotic fluid volume in Cochrane Library, Issue1, 2004. • JACOBY, H.E. & CHARLES, D. – Clinical conditions associated with hydramnios. *Am. J. Obstet. Gynecol.*, 94:910, 1966. • KILPATRICK, S.J. & cols. – Maternal hydration increases amniotic fluid index. *Obstet. Ginecol.*, 78:1098, 1991. • KIRKINEN, P. & cols. – Umbilical venosus flow as indicator of fetal anemia. *Lancet*, 2:1004, 1981. • KIRKINEN, P. & JOUPPILA, P. – Polyhydramnios: a clinical study. *Ann. Chir. Gynaecol.*, 67:117, 1978. • KIRSHON, B.; MARI, G. & MOISE, K.J. – Indomethacin therapy in the treatment of symptomatic polyhydramnios. *Obstet. Gynecol.*, 75:202, 1990. • KURJAK & cols. – Ultrasonic assessment of fetal kidney function in normal and complicated pregnancies. *Am. J. Obstet. Gynecol.*, 141:266, 1981. • LAMEIER, L.N. & KATZ, V.L. – Amnioinfusion: a review. *Obstet. Gynecol. Surv.*, 48:829, 1993. • LANGE, A.P. & cols. – Labor induction with prostaglandines. *Acta. Obstet. Gynecol. Scand. Sppl.*, 113:177, 1983. • LARMON, J.E. & ROSS, B.S. – Clinical utility of amniotic fluid volume assessment. *Obstet. Gynecol. Clin. North Am.*, 25:639, 1998. • LEVENO, K.J. & cols. – Perinatal outcome in the absence of antepartum fetal heart rate accelerations. *Obstet. Gynecol.*, 61:347, 1983. • LEVENO, K.J. & cols. – Prolonged pregnancy, 1. Observations concerning the causes of foetal distress. *Am. J. Obstet. Gynecol.*, 150:465, 1984. • MAGANN, E.F. & cols. – How well do the amniotic fluid index and single deepest pocket indices (below the 3rd and 5th and above the 95th and 97th percentiles) predict oligohydramnios and hydramnios. *Am. J. Obstet. Gynecol.*, 190:164, 2004. • MAMOPOULUS & cols. – Maternal indomethacin therapy in the treatment of polyhydramnios. *Am. J. Obstet. Gynecol.*, 162:1225, 1990. • MANNING, F.A. & cols. – Antepartum chronic fetal vesicoamniotic shunts for obstrutive uropathy: a report of two cases. *Am. J. Obstet. Gynecol.*, 145:819, 1983. • MANNING, F.A. & cols. – Qualitative amniotic fluid volume determination by ultrasound: antepartum detection of intrauterine groweth retardation. *Am. J. Obstet. Gynecol.*, 139:254, 1981. • MANY, A. & cols. – The association between polyhydramnios and preterm delivery. *Obstet. Gynecol.*, 86:389, 1995. • MARI, G. & cols. – Doppler assessment of the blood flow velocity waveform during indomethacin therapy for preterm labor und polyhydramnios. *Obstet. Gynecol.*, 75:199, 1990. • MARTINEZ-FRIAS, M.L. & cols. – Maternal and fetal factors related to abnormal amniotic fluid. *J. Perinatol.*, 19:514, 1999. • MAYMON, E. & cols. – Isolated hydramnios at term gestation and occurrence of peripartum complications. *Eur. J. Obstet. Gynecol. Reprod. Biol.*, 77:157, 1998. • MERCER, L.J. & cols. – A survey of pregnancies complicated by decreased amniotic fluid. *Am. J. Obstet. Gynecol.*, 149:355, 1984. • MINO, M. & cols. – Amnioinfusion in labor induction of term pregnancies with premature rupture of the membranes and low amniotic fluid. *Int. J. Gynaecol. Obstet.*, 61:135, 1998. • MOESSINGER, A.C. & cols. – Time-trends in necropsy prevalence and birth prevalence of lung hypoplasia. *Pediatr. Perinat. Epidemiol.*, 3:421, 1989. • MOISE, K.J. – Polihydramnios. *Clin. Obstet. Gynecol.*, 40:266, 1997. • MOORE, P.T. & cols. – Sonographic diagnosis of hydramnios and oligohydramnios. *Semin. Ultrasound*, 5:157, 1984. • MOORE, T.R. – Superiority of the four-quadrant sum over the single-deepest-pocket technique in ultrasonographic identification of abnormal amniotic fluid volumes. *Am. J. Obstet. Gynecol.*, 163:762, 1990. • MOORE, T.R. & CAYLE, J.E. – The amniotic fluid index in normal human pregnancy. *Am. J. Obstet. Gynecol.*, 162:1168, 1990. • MOROVIC & cols. – Craniofacial anomalies of the amniotic band in serial clinical cases. *Plast. Reconstr. Surg.*, 113:1556, 2004. • MORRIS, J.M. & cols. – The usefulness of ultrasoundassessment of amniotic fluid in predicting adverse outcome in prolonged pregnancy: a prospective blinded observational study. *Obstet. Gynecol. Surv.*, 59:325, 2004. • MOYA, J.C. – Ultrasound assessent of the pos-mature pregnancy. *Obstet. Gynecol.*, 65:319, 1985. • NAEYE, R.L. & BLANC, W.A. – Fetal renal structure and the genesis of amniotic fluid disorders. Am. J. Pathol., 67:95, 1972. • NAEYE, R.L. & cols. – Fetal endocrine and renal disorders: clue to the origin of hydramnios. *Am. J. Obstet. Gynecol.*, 108:1251, 1970. • NEWBOULD, M.J.; LENDON, M. & BARSON, A.J. – Oligohydramnios sequence: The spectrum of renal malformation. *Br. J. Obstet. Gynaecol.*, 101:598, 1994. • PEIPERT, F.J. & DOBBENFELD, A.E. – Oligohydramnios. A Review. *Obstet. Ginelcol. Surv.*, 46:325, 1991. • PERLAN, L.P. & cols. – Amniotic fluid volume assessmet with the four-quadrant techinique at 36-42 weeks gestacion. *J. Reprod. Med.*, 32:540, 1987. • PERSSON-KJERSTADIUS, N.; FORSGREN, H. & WESTGREN, M. – Intrapartum amnioinfusion in women with oligohydramniosis. A prospective randomized trial. *Acta Obstet. Gynecol. Scand.*, 78:116, 1999. • PHELAN, L.P. & cols. – Amniotic fluid volume assessmet with the four-quadrant techinique at 36-42 weeks gestacion. *J. Reprod. Med.*, 32:540, 1987. • PHILIPSON, E.H. & cols. – Oligodramnios clinical associations and predictive value for intra-uterine growth retardation. *Am. J. Obstet. Gynecol.*, 163:813, 1990 • PITT, C. & cols. – Profhylactic amnioinfusion for intrapartum oligohydramnios: a meta-analysis of randomized controlled trials (Structured abstract). *Obstet. Gynecol.*, 5:861, 2000. • POSNER, M.D. & cols. – The effect of amnioinfusion on uterine pressure and ativith: a preliminary report. *Am. J. Obstet. Gynecol.*, 163:813, 1990. • POTTER, E.L. – Bilateral renal agenesis. *J. Pediatr.*, 29:68, 1946. • PRYDE, P.G. & cols. – Angiotensin converting enzyme inhibitor fetopathy. *J. Am. Soc. Nephrol.*, 3:1575, 1993. • QUEEN, J.T. – Recurrent acute polyhydramnios. *Am. J. Obstet. Gynelcol.*, 106:625, 1970. • QUEENAN, J.T. & cols. – Amniotic fluid volumes in normal pregnancies. *Am. J. Obstet. Gynecol.*, 114:34, 1972. • QUEENAN, J.T. & GADOW, E.C. – Polyhydramnios: chronic versus acute. *Am. J. Obstet. Gynecol.*, 108:349, 1970. • RATTEN & cols. – Obstetric complications whwn the fetus has Potter sindrom. Clinical considerations. *Am. J. Obstet. Gynecol.*, 115:890, 1973. • ROSS, M.G. & cols. – Bulk flow of amniotic fluid water in response to maternal osmotic challenge. *Am. J. Obstet. Gynecol.*, 147:697, 1983. • RUDGE, M.V.C. & cols. – Técnicas para aumentar o líquido amniótico. *Femina*, 21:902, 1993. • RUMEAU-ROUQUETTE, C. & cols. – Naître en France, 10 ans d'évolution. INSERM, Paris, 216, 1984. • RUTHERFORD, S.E. & cols. – The four quadrant assessment of amniotic fluid volume: an adjunct to antepartum foetal heart rate testing. *Obstet. Gynecol.*, 70:353, 1987. • SAFAR, E. & cols. – Indométacine et fonction rénale foetale. Oligamnios réversible à l'arrêt du traîtement. *Presse Me*, 12:1670, 1983. • SEYBERTH, H.W. & cols. – Effect of prolonged indomethacin therapy on renal function and selected vasoactive hormones in very birth weight infantis with symptomatic patent ductus arteriosus. *J. Pediatr.*, 103:979, 1983. • SHERER, D.M. & cols. – Transient oligohydramnios in a severely hypovolemic gravid woam at 35 weeks gestacion, with fluid reaccumulating immediately after intravenous maternal hydration. *Am. J. Obstet. Gynecol.*, 162:770, 1990. • TABOR, B.L. & MAIER, J.A. – Polyhydramnios and elevated intrauterine pressure during amnioinfusion. *Am. J. Obstet. Gynecol.*, 156:130, 1987. • TARARI, S. – L'oligoamnios (Diagnostic, étiologies, pronostic). Thèse Médicine, Nancy, 308, 1985. • TARARI, S.; TREISSER, A. & RENAUD, R – Oligoamnios: diagnostic, etiologies, prognostic. *J. Gynecol. Obstet. Biol. Reprod.*, 16:755, 1987. • THOMAS, I.T. & SMITH, D.W. – Oligohydramnios cause of non renal fature of Potter's syndrom including pulmonary hypoplasia. *J. Pediatr.*, 84:811, 1974. • TISON, J.E. & cols. – Stimulation of a probable biologic action of decidual prolactin on fetal membranes. *Am. J. Obstet. Gynecol.*, 148: 1984. • TREISSER, A. & cols. – Hypotrophie foetale. Dépistage er attitude pratique. X Journées Nationales du Collège des Gynécologues et Obstétriciens Français. Mises à jour en Gynécologie et Obstétrique publiés par M Tournaire. Diffusion Vigot, Paris, 1986. • USTA, I.M. & cols. – The impact of a policy of amnioinfusion for meconium-stained amniotic fluid. *Obstet. Gynecol.*, 85:237, 1995. • VARMA, T.R. & cols. – Ultrasound evalution of amniotic fluid: outcome o pregnancies with severe oligodydramnios. *Int. J. Gynecol. Obstet.*, 27:185, 1990. • VENTZILEOS, A.M. & cols. – Coparison of six different ultrasonografic methods for predicting lethal fetal pulmonary hypoplasia *Am. J. Obstet. Gynecol.*, 161:606, 1989. • WENSTROM, K.; ANDREWS, W.W. & MAHER, J.E. – Amnioinfusion survey: Prevalence, protocols, and complications. *Obstet. Gynecol.*, 86:572, 1995. • WINN, H.N. & cols. – Neonatal pulmonary hypoplasia and perinatal mortality in patients with midtrimester rupture of amniotic membranes – a critical analysis. *Am. J. Obstet. Gynecol.*, 182:1638, 2000. • WOLF, E.L. & cols. – Diagnosis of oligohydramnios related pulmonary hypoplasia (Potter syndrom): value of portable voiding cystourethrografy in newborns with respiratory distress. *Radiology*, 125:769, 1977. • YANCEY, M.K. & RICHARDS, D.S. – Effect of altitude on the amniotic fluid index. *J. Reprod. Med.*, 39:101, 1994. • ZAMAH, N. – Sonographic detection of polyhydramnios. *Am. J. Obstet. Gynecol.*, 143:523, 1982. • ZHANG, J. & cols. – Isolated oligohydramnios is not associated with adverse perinatal outcomes. BJOG, 111:220, 2004.

46 Rotura Prematura de Membranas

João Luiz Pinto e Silva
Marcelo Nomura

CONCEITO

Considera-se rotura prematura de membranas (RPM) aquela que ocorre antes de iniciado o trabalho de parto, independente da idade gestacional. Nessa definição estão incluídas todas as roturas que acontecem entre 20 e 42 semanas de gravidez. As que acontecem antes de 37 semanas são conhecidas como roturas prematuras de membranas pré-termo (RPM-PT), sendo importantes causas de morbidade e mortalidade perinatais. Outro conceito importante é o de período de latência, que é o intervalo de tempo entre rotura e o parto.

FREQÜÊNCIA

A freqüência relatada na literatura varia de 5 a 15% e, em média, 10% das gestações. A grande maioria dos casos ocorre em pacientes de termo (75-80%). A RPM-PT ocorre em cerca de 3% de todas as gestações, mas é responsável por até um terço (30-40%) de todos os partos pré-termo, contribuindo com 20% das mortes perinatais no período.

A história natural dessa entidade clínico-obstétrica, de manejo delicado, dilemático e complicado, passa por dois caminhos, conforme a época de sua ocorrência: na gestação de termo, 65-70% dos casos entram em trabalho de parto, resolvendo-se o parto em lapso de 24 horas; 86% têm o parto em 48 horas; 2-5% permanecem até 72 horas; e 2-5% mais de uma semana após o evento sem entrar em trabalho de parto.

Ainda de acordo com a idade gestacional, pode-se definir a RPM pré-viável, que ocorre antes de 24 semanas, ou antes da viabilidade fetal, e a RPM viável, que pode ser remota (de 24-32 semanas) e limítrofe (32-36 semanas).

CONTROVÉRSIAS CONCEITUAIS E DE FREQÜÊNCIA

Discrepâncias observadas em séries estudadas por vários autores, relacionam-se a inclusão na definição do conceito de período de latência que, para alguns, indicaria o tempo transcorrido entre a rotura das membranas e o início das contrações que marcam o começo do trabalho de parto.

Para Cunningham e cols. (1989) e Gibbs e cols. e Sweet (1989), a definição não deve considerar esse período. Já para Dalton (1986) e Main e Maim (1991) o período de latência é de 1 hora, estendendo-se até 24 horas para O'Hertihy (1988).

A freqüência de patologia varia dependendo da idade gestacional utilizada na definição: Morales e Talley (1983) consideram apenas as RPM a partir de 25 semanas, para Williams (1992), a partir de 24 semanas, e 20 semanas para Krannoschoff (1994).

Mesmo quando a condução conservadora das RPM-PT é proposta, a maior parte dos partos (50-60%) ocorre em uma a duas semanas (Mercer, 2003).

Segundo revisão de casos no segundo trimestre realizada por Shucker e Mercer (1996), o tempo médio de latência (tempo entre a rotura e o parto) foi de 6,6 dias. Cinqüenta e sete por cento deram à luz em prazo de sete dias e 73% até duas semanas do evento. O período de latência, classicamente, é inversamente proporcional à idade gestacional. No entanto, em estudos utilizando medianas de períodos de latência em vez de médias, as diferenças entre diversas idades gestacionais não têm sido significativas (Richards, 1998).

FATORES DE RISCO PARA RPM

Há um elenco de situações associadas por muitos autores a um risco maior de RPM, que podem ser consideradas didaticamente em remediáveis e irremediáveis (Quadro II-25).

Quadro II-25 – Fatores de risco para RPM.

Entre as remediáveis:
- Cervicovaginites
- Incompetência istmocervical
- Tabagismo
- Procedimentos semiológicos pré-natais
  - Amniocentese
  - Biópsia de vilo coriônico
- Coito
- Deficiência de vitaminas (C) e minerais
- Exames cervicais repetidos

Entre os irremediáveis:
- Antecedente de cirurgias prévias
- Antecedente de RPM
- Sangramento vaginal
- Patologias placentárias
  - Placenta prévia
  - Descolamento prematuro de placenta
  - Inserção marginal do cordão umbilical
- Sexo fetal + gemelidade + poliidrâmnio

ETIOLOGIA

A etiologia da RPM é multifatorial. Infecção ou inflamação coriodecidual, enzimas de origem materna, forças mecânicas, conteúdo fosfolipídico das membranas, disrupção do colágeno, citocinas induzidas por sinais fetais e fosfolipases e colagenases de origem bacteriana estão inter-relacionados em sua origem.

A combinação desses elementos com fatores históricos de risco aumenta o risco de RPM. Em estudos de caso controle, o uso de cigarros ou sangramento anteparto na gravidez atual dobra o risco de sua ocorrência (Hadley e cols. e Harger e cols., 1990). Doenças maternas como deficiência de $\alpha 1$-antitripsina, anemia falciforme e síndrome de Ehlers-Danlos também aumentam o risco de RPM. Incompetência istmocervical, gravidezes múltiplas e hidrâmnio e situações de sobredistensão uterina são fatores independentes para RPM. São condições que influenciam a integridade das membranas, ou por alterar sua estrutura colágena, ou por expor as membranas à agressão de organismos bacterianos.

A par das variáveis que, de modo isolado ou associado, constituem a provável etiologia da RPM, algumas têm sido realçadas na literatura atual.

Atividade enzimática – o âmnio é folheto derivado do ectoderma, composto de uma camada de células, dispostas de modo a constituir espessura de 0,08 a 0,12mm e apoiadas em matriz de colágeno (tipos I, III, IV e V), fibrilas reticulares e fibroblastos. O cório, que é derivado do mesodema, forma outra camada celular, de espessura de 0,4mm, e é vascularizado em contraste com o âmnio; os nutrientes passam para o âmnio por processo de difusão.

O colágeno tipo III, principal componente da membrana, contribui para a elasticidade e a resistência do âmnio. Uma colagenase especial é encontrada em grande quantidade na placenta de termo, aumentando sua atividade com o progresso do trabalho de parto. Junto com outra enzima, a tripsina, atua na disrupção da matriz de colágeno, provocando sua rotura. Nas RPM-TP, os níveis dessas enzimas foram detectados especialmente elevados, bem como encontram-se reduzidos os seus naturais inibidores. Outras enzimas com atividades cologenolíticas como elastases, proteases e gelatinases puderam ser observadas igualmente elevadas nessas situações. Níveis elevados de metaloproteinases 1, 8 e 9 e níveis reduzidos de seus inibidores teciduais têm sido encontrados no líquido amniótico de gestantes com RPM-PT (Maymon e cols., 2000). Também têm sido encontradas enzimas com atividade colagenolítica de origem bacteriana em modelos experimentais.

Modificações estruturais – têm sido observadas mudanças estruturais das membranas, com redução total do colágeno, nas situações de RPM, o que diminui sua resistência e elasticidade e favorece sua rotura (Skinner e cols., 1981). Além desse fato, o avanço da idade gestacional incrementa a atividade uterina e impõe estresse mecânico progressivo, enfraquecendo as membranas: por meio do amolecimento e do esvaecimento da cérvix, do aumento da retenção líquida do cório e âmnio e pela redução do seu conteúdo de fosfatidilinositol. Segundo Lavery e cols. (1982), os fosfolipídeos das membranas são importantes elementos estruturais, pois lubrificam suas interfaces de contato, dificultando fraturas, que levam às roturas.

Envolvimento bacteriano – de todas as possíveis causas envolvidas com a RPM, a infecção bacteriana é a associação mais salientada e a que mais recomenda a terminação da gravidez. Investigações prospectivas têm demonstrado 40% de infecção clínica e 70% de infecção histológica comprovadas. Alguns estudos encontram cerca de 30% de culturas positivas do líquido amniótico em RPM acontecida entre 16 e 26 semanas, e igualmente mais de 30% em gestantes de termo.

A colonização assintomática do trato genital pelo estreptococo do grupo B (EGB) tem sido associada à RPM e ao nascimento prematuro (Moller e cols., 1984). De modo similar, a colonização cervical pela *Neisseria gonorrhoea* tem sido referida, com redução do evento quando se erradica sua presença com antibiótico adequado.

A vaginose bacteriana confere 20-50% de risco aproximado para RPM em gestante com história anterior de rotura, se não for realizada a antibioticoterapia (Morales e cols., 1994; Mc Gregor e cols., 1995).

CONSEQÜÊNCIAS

Quando a RPM é diagnosticada, a primeira indagação que deve fazer o obstetra é o tempo transcorrido da gestação. Embora algumas causas e conseqüências estejam muito próximas, não resta dúvida que a patologia promove mais agravos aos interesses materno-fetais e do nasciturno, quando associada à prematuridade, e esta, à imaturidade.

GRAVIDEZ DE TERMO

Nessas circunstâncias, destacam-se:

- O risco maior de infecção para a mãe e recém-nascidos está bem estabelecido, com piora do prognóstico quanto maior o período de latência e inadequada for a manipulação clínico-obstétrica.
- Também seriam mais comuns os partos operatórios, principalmente as cesarianas. A razões estariam ligadas à maior quantidade de indução artificial (com ocitocina ou outras substâncias) em colo desfavorável, a desacelerações precoces e tardias por compressão cefálica e funicular e distócias funcionais. Tocotraumatismos estão descritos com maior freqüência, pela perda do papel protetor do fluido amniótico, principalmente para as apresentações fetais não-cefálicas (a manipulação transparto do feto com líquido ao redor, para manobras extrativas, é em geral menos traumática que em sua ausência).

Em série de 10.540 partos consecutivos, ocorridos no Centro de Assistência Integral à Saúde da Mulher (CAISM) – UNICAMP, no período de 1990 a 1993 (Tabela II-45), observou-se número expressivo de cesarianas (embora não estatisticamente significativo) entre mulheres com RPM.

Tabela II-45 – Distribuição percentual do tipo de parto segundo RPM (CAISM, 1900-93).

Tipo de parto	RPM	Não-RPM	Total
Cesárea	31,7%	29,5%	3.147
Parto vaginal	68,3%	70,5%	7.393
Total	16,5%	83,5%	100%

p = 0,068

GRAVIDEZ PRÉ-TERMO

- Complicações infecciosas maternas e fetais.
- Complicações da prematuridade.
- Complicações do trabalho de parto e parto.
- Hipoplasia pulmonar fetal.
- Deformidades fetais.

Complicações infecciosas – estima-se que a incidência global de corioamnionite é da ordem de 9%. Esse número depende do tempo do período de latência, da forma como é manejada a complicação, do nível socioeconômico e nutricional da paciente e do volume de líquido amniótico residual. A incidência de sepse neonatal é da ordem de 1,4% nas RPM não-complicadas, 8,7% das complicadas por corioamnionite e inversamente proporcional a idade gestacional (Seo e cols., 1922). Número aumentado de leucócitos tem sido encontrado em pulmão dos fetos de mães com corioamnionite, e a pneumopatia resultante contribui para os problemas pulmonares futuros dessas crianças. Uma intrigante paralisia cerebral associada com corioamnionite foi reportada por Murphy e cols. em 1995. Em estudo de caso-controle de 327 recém-nascidos de mais de 36 semanas, a corioamnionite foi considerada fator de risco independente para paralisia cerebral, com OR de 4,1 e IC 95% de 1,6-10,1 (Wu e cols., 2003). Shim e cols. (2005) referem que em casos de RPM, na ausência de sinais clínicos de infecção, a presença de níveis elevados de proteína C reativa, na secreção cervical, denuncia a ocorrência de infecção. Em 2004, esses autores já haviam citado que, apesar da ausência clínica de sinais de infecção, em culturas de líquido amniótico, na presença de colagenose neutrofílica (matrix metallo-proteinase-8), havia infecção em 42%.

Complicações da prematuridade – desafortunadamente, o desempenho perinatal dos produtos originados da RPM-PT é significativamente comprometido. A morbidade a curto e a longo prazo é significativa: infecções, perturbações respiratórias com exigência de ventilação mecânica, enterocolite necrotizante e hemorragia intraventricular. Em alguns serviços e experiências estrangeiras, além do custo altíssimo, 30% dos casos ou morreram ou sobreviveram com variada seqüela, principalmente de ordem neurológica.

Complicações do trabalho de parte e do parto – a condução do trabalho de parto é especialmente delicada quanto mais precoce a idade gestacional. A ausência de fluido amniótico e a baixa idade propiciam situações e apresentações anômalas, aumentando o risco de tocotraumatismos, de distócias, de prolapso de cordão, de sofrimento fetal agudo e descolamento prematuro de placenta.

HIPOPLASIA PULMONAR E DEFORMIDADES FETAIS

Observações em gravidez humanas e de animais, com oligoâmnio severo e prolongado, mostraram risco maior para hipoplasia pulmonar e deformidades da face e das articulações e das extremidades. O mecanismo primário da hipoplasia pulmonar estaria relacionado a uma quantidade de líquido amniótico crítico, que deve existir no interior da traquéia e dos alvéolos durante a fase de desenvolvimento canalicular dos pulmões (entre 17 e 26 semanas). O risco de sua ocorrência dependeria da época da RPM e da severidade da perda do líquido amniótico. Alguns autores relatam incidência de 80% de hipoplasia pulmonar em RPM antes de 25 semanas e oligoâmnio com mais de 14 dias de duração (Lamont, 2003). Não há até agora como determinar o limite de duração da exposição do oligoâmnio para prevenir a hipoplasia, nem elementos diagnósticos perfeitos para sua detecção intra-útero.

Há riscos semelhantes para ocorrência de deformidades faciais e do esqueleto fetal e desenvolvimento da hipoplasia pulmonar. Alguns relacionam a extensão da deformidade com a duração do oligoâmnio, mesmo que a RPM ocorra no terceiro trimestre.

DIAGNÓSTICO

Um diagnóstico acurado é crucial para a conduta adequada na suspeita de RPM. A grande maioria dos casos poderá ser diagnosticada com base na história e no exame físico da gestante. Sempre se deverá ter em mente outras causas de perda de líquido por via vaginal para o diagnóstico diferencial, como perda involuntária da urina, excesso de secreções com avanço da dilatação cervical, prolapso das membranas, cervicites e leucorréias, perda de sangue, sêmem e duchas vaginais. Sintomas sugestivos de RPM devem ser sempre pesquisados e confirmados. Adiar pronta e cuidadosa avaliação pode provocar a perda de intervenção oportuna e sucesso como resultado.

Greg e cols. (1992) listaram instrumentos comprovadamente úteis para o diagnóstico de RPM (Tabela II-46).

Tabela II-46 – Rotura prematura das membranas × diagnóstico (modificado de Greg e cols., 1992).

Anamnese e exame físico	Propriedades do líquido âmnico		Ecografia e introdução de contrastes	Microscopias e colorações específicas
História clínica		Cristalização	Ecografia	Lanugem
Observação do LA	pH	Papel de litmus	Azul-de-Evans	Sudan III
		Azul-de-bromotimol	Azul-de-metileno	Papanicolaou
Altura uterina		Papel da nitrazina	Índigo carmim	Acridina-laranja
Mobilização uterina			Fluoresceína	Sulfato de azul-de-nilo
				Células do vérnix

No diagnóstico clínico da rotura é fundamental realizar o exame físico com a máxima cautela, minimizando os riscos de introduzir infecção, na câmara amniótica, particularmente na gravidez antes do termo. Os exames vaginais pelo toque aumentam os riscos de infecção e acrescentam pouca informação a mais daquela obtida com o uso do espéculo esterilizado (Schutte e cols., 1983). Dessa forma, os toques digitais devem ser proscritos, a menos que o trabalho de parto esteja instalado claramente e o processo de parto seguramente antecipado. Além do diagnóstico visual do líquido amniótico (LA) na vagina, o exame especular permite o diagnóstico objetivo de cervicites, prolapsos do cordão ou de membros fetais, ausência de membranas a recobrir a apresentação. A apresentação fetal fornece a idéia aproximada da dilatação e o esvaecimento do colo, além de propiciar a obtenção de material para culturas. A ausência de LA pode ser confirmada com a mobilização do útero e da apresentação fetal simultânea ao exame especular, e se o diagnóstico permanecer em questão o pH vaginal e a coleta de lâminas para o diagnóstico de cristalização em "samambaia" do LA serão facilitados.

A colheita de material do fundo de saco vaginal distribuído em lâmina favorece, também, o diagnóstico ao identificar pêlos e células de origem fetal (particularmente após o terceiro trimestre), após sua coloração pelo Sudan III, Papanicolaou, acridina-laranja e pelo sulfato de azul-de-nilo.

Kittrich (1963) utilizou esse último método que permite corar, facilmente, os lipídeos intra e extracelulares que se identificam em tonalidade amarelo-claro-escuro (células orangiófilas de natureza fetal). Em gestações após a 28ª semana, esse autor obteve 98,5% de acertos diagnósticos. Trata-se de metodologia inócua, efetiva e econômica (Fig. II-96). Ainda pelo esfregaço pode-se identificar escamas e pêlos fetais (Figs. II-97 e II-98).

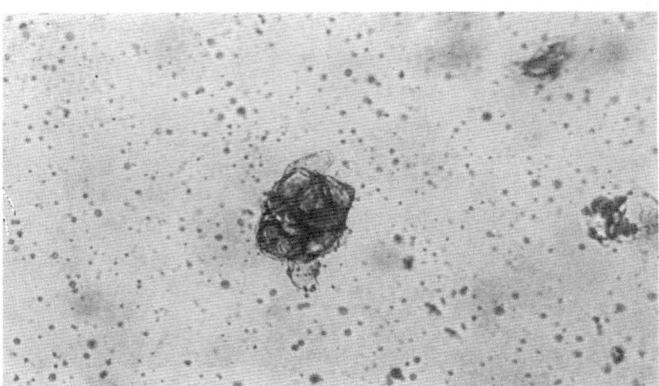

Figura II-96 – Células lipídicas isoladas e formando grumo (colorido pelo azul-de-nilo) (Krasnoschecoff).

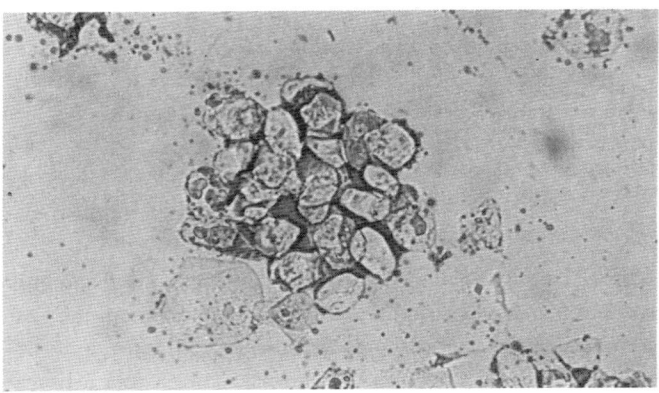

Figura II-97 – Escamas fetais. Elas se apresentam amareladas devido à presença de lipídeos. Na ausência deles, apresentam-se azuladas (colorido pelo azul-de-nilo) (Krasnoschecoff).

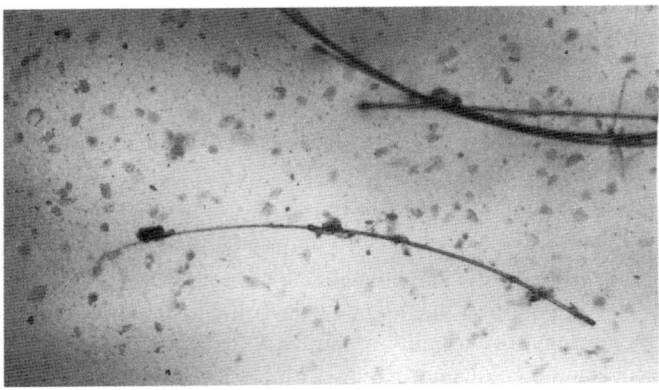

Figura II-98 – Pêlos fetais. Não apresentam torção do eixo (colorido pelo azul-de-nilo) (Krasnoschecoff).

O pH do conteúdo vaginal em gestante está geralmente entre 4,5 e 6,0 e o do LA, usualmente entre 7,1 e 7,3. O papel de nitrazina colocado sobre o conteúdo vaginal torna-se azul com pH acima de 6,0-6,5, orientando o diagnóstico.

Resultados falso-positivos podem ocorrer com a presença de sangue/sêmen, antissépticos alcalinos ou vaginose bacteriana. Alternativamente, falso-negativos podem ocorrer por ação do tempo prolongado de vazamento de líquido e pela existência de mínimas quantidades de LA disponíveis para o exame.

Quando a história clínica e o exame físico esclarecem o diagnóstico, o exame com ultra-som poderá documentar a redução de LA (oligoidrâmnio), o que sugere a presença de rotura. No entanto, cerca de 30% das RPM têm quantidade de LA normal na avaliação ecográfica inicial (Mercer, 1998). Lembrar que alteração da vitalidade fetal, RCIU e malformações renais do feto podem cursar com redução do LA e provocar falso-positivos. A injeção de corantes vitais na cavidade amniótica por amniocentese guiada pela ecografia, e seguida de sua observação em fluido da vagina 30 minutos após, confirma de modo inequívoco o diagnóstico.

Em nosso meio, usamos ainda a chamada "prova do forro do penso ou do absorvente". A paciente coloca o forro sobre a região vulvar e é solicitada a caminhar e modificar várias vezes sua posição por um período de 30 minutos. Se há rotura e perda de LA, recupera-se o forro umedecido e com odor característico "de esperma", de água sanitária e considera-se a prova positiva.

Quando o fluxo percebido pela paciente desde o primeiro momento é escasso, pode-se supor que a rotura tenha se dado nas regiões mais altas, longe do pólo inferior do ovo. É a chamada rotura alta, que em geral produz menos problemas evolutivos e prognósticos para a gravidez. O fluxo cessa em poucos dias e a confirmação diagnóstica se fará pela clínica, que em geral mostra o contraste de LA na vagina, e membranas íntegras junto ao colo, ou posterior ao nascimento, pela observação cuidadosa das membranas após a dequitação.

EVOLUÇÃO

A RPM é comprovadamente situação clínica sem retorno, uma vez que não se tem notícia de cicatrização da membrana espontânea ou induzida artificialmente. Em animais como cobaias, segundo alguns autores, poderia ocorrer a cicatrização do âmnio, fato que não se conseguiu comprovar em gestantes humanas. Para essa incapacidade de regeneração, contribuiria a associação quase sempre presente de infecção, a pressão permanente da apresentação fetal sobre a área defenestrada e o pulso intermitente de LA através de fenda aberta pela rotura.

Os fatores que se relacionam à maior ou à menor gravidade das complicações decorrentes dessa situação clínica incluem: a idade da gestação, o período de latência, o tempo entre a rotura e o parto, a forma de manipulação da vagina, a conduta assistencial utilizada, a associação com doenças maternas e o tipo de apresentação fetal.

Com relação ao feto, e ao recém-nascido, as complicações estão intimamente relacionadas à idade gestacional de ocorrência do evento. A maior gravidade é observada nos produtos das gestações pré-termo e a patologia (RPM) é considerada, isoladamente, o diagnóstico que com maior freqüência requer a internação do recém-nascido em unidade de terapia intensiva (Garitte e cols., 1987).

COMPLICAÇÕES DA RPM PROLONGADA

Como já vimos anteriormente, grande parte das vezes, principalmente na gravidez de termo, o parto ocorre muito próximo do momento da rotura. Quando esse fato não acontece espontaneamente, e o manejo clínico recomenda conduta conservadora e expectante, uma seqüência de eventos pode ser previsível e deve ser cuidadosamente monitorizada.

Em 1964, Bain e cols. descreveram uma série de 20 mortes perinatais relacionadas a gravidezes complicadas por RPM prolongada. Essas crianças tinham fácies anormal, edema de extremidades e de deformidades articulares, e atraso do crescimento. Notaram, ademais, alguma hipoplasia pulmonar, achado muito parecido com os descritos por Potter em recém-nascido com agenesia renal bilateral. Em 1974, Thomas e Smith descreveram a "síndrome de Potter", de origem não-renal, secundária à manifestação de compressão prolongada devida à ausência de líquido amniótico. Sugeriram a denominação de "tétrade do oligoidrâmnio", para ser usada em casos de etiologia não-renal. A hipoplasia pulmonar é o componente principal da síndrome, que ameaça a sobrevivência do RN, pela condição de pequeno desenvolvimento pulmonar. Os sobreviventes dessa complicação subletal podem apresentar como seqüela hipertensão pulmonar e enfisema intersticial. Os componentes de deformidade facial, que se caracterizam por verdadeiro "amasso" do rosto, resultariam da compressão fetal direta pela ausência do líquido amniótico protetor dos contatos. O edema de extremidades, que deforma sua conformação com contraturas forçadas, principalmente das articulações, deve-se com grande probabilidade à relativa imobilidade a que o feto é submetido. Às vezes, esses componentes da síndrome encontram-se desacompanhados das alterações pulmonares, e as alterações remanescentes respondem de modo auspicioso à fisioterapia pós-natal ou a cirurgias corretoras. A restrição de crescimento fetal, incluída originalmente na síndrome de Potter, e por extensão levada à "tétrade", não tem sido comprovada em estudos clínicos e em animais de laboratório, como risco devido ao oligoidrâmnio da RPM.

É muito importante salientar que as numerosas séries que procuram descrever a freqüência desses elementos discrepam em seus achados. Para a hipoplasia pulmonar, por exemplo, variam de zero a 60%, provavelmente pelas diferenças de definição e de critérios para o estudo dos casos relacionados. Igualmente, as séries que apresentam os defeitos de posicionamento dos membros e estigmas faciais vão de zero a 46%.

A capacidade de predizer-se a seqüência de alterações associadas ao oligoâmnio é tarefa das mais complexas. Como características clínicas de importância estariam sua severidade, idade gestacional em que ocorre a RPM e tempo de duração do fenômeno.

As análises univariadas que em geral são feitas dão o tempo de duração da rotura como a variável mais importante como preditora da hipoplasia pulmonar fetal, e as pesquisas com regressão multivariada diminuem essa importância com o controle da idade gestacional à rotura. Os achados que consideram observações em animais de laboratório determinam que o efeito da redução do LA dependeria dos vários estágios do desenvolvimento pulmonar fetal. Comprometer seu desenvolvimento seria possível apenas na chamada fase canicular, que se encerra por volta de 24-25 semanas, o que tornaria improvável o risco de hipoplasia além dessa idade gestacional (Kilbrid e cols., 1996).

Como os fatores clínicos de risco falham em precisar as complicações pulmonares fetais, tem-se utilizado a ultra-sonografia na tentativa de medir durante o pré-natal as dimensões dos pulmões fetais e predizer a hipoplasia. Vários estudos têm demonstrado alta capacidade preditiva para o ultra-som (valores de sensibilidade, especificidade e VPP e VPN acima de 80%), mas em geral relacionam séries que incluem pacientes com alto risco de hipoplasia por anormalidades renais (Tabela II-47).

Tabela II-47 – Diagnóstico por ecografia de hipoplasia pulmonar: estudos com resultados positivos acima de 80% (modificado de Richards, 1998).

Autores	Ano	Nº	Variável de medida da ultra-sonografia
Nimrod	1984	45	Circunferência torácica × idade gestacional
Vintzileos	1989	13	Área torácica + área coração/área torácica
Roberts	1990	20	Dimensões pulmonares
D'Alton	1992	16	Circunferência torácica/circunferência abdominal
Ohlisson	1992	58	Circunferência torácica × idade gestacional

O valor diagnóstico, entretanto, para gestação acima de 24 semanas, com risco menor para essa complicação pulmonar, permanece incerto. Deve-se ter muito cuidado em basear decisões clínicas, após essa idade gestacional, em medidas de ultra-som para estimar o desenvolvimento pulmonar fetal.

Sabendo que os fatores de risco para o desenvolvimento de deformidades esqueléticas são similares àqueles para o desenvolvimento da hipoplasia pulmonar, pode-se concluir que a monitorização ecográfica poderia permitir o acompanhamento de contraturas articulares e de alterações edematosas das extremidades dos membros.

Imaginando que o tempo de rotura prolongado pudesse ter impacto significativo no desenvolvimento de deformidades esqueléticas, a interrupção eletiva seria útil na sua prevenção. Os estudos disponíveis não comprovam que essa atitude reduza a incidência dessas complicações.

Lembrando que essas alterações acontecem em freqüência baixa e podem ser tratadas com sucesso, a indução de parto para sua prevenção ficaria descartada, principalmente comparada ao risco das complicações da prematuridade.

Finalizando, destaca-se que na atualidade existem mecanismos precisos para o diagnóstico antenatal do risco para essas complicações da RPM, seja pela propedêutica clínica, seja pela armada, e que podem oferecer informações ao clínico para decisões mais adequadas.

OUTRAS CONSEQÜÊNCIAS NEONATAIS DA RPM-PT

Embora as principais causas de mortes neonatais associadas à RPM-PT incluam as complicações da prematuridade, infecções e hipoplasia pulmonar, há descrição de associação de acréscimo do risco também para paralisia cerebral e outros prejuízos, como alterações de desenvolvimento neuropsicomotor, doenças crônicas dos pulmões (que incluem dependência mais prolongada de oxigênio), hemorragias intracranianas e enterocolite necrotizante. A retinopatia da prematuridade ocorre em 50% e a displasia broncopulmonar, em cerca de 35% dos recém-nascidos antes de 28 semanas (Mercer, 2003).

CONSEQÜÊNCIAS INFECCIOSAS MATERNO-FETAIS

As infecções intra-uterinas causadas pelo acesso de bactérias da vagina são importante problema em RPM de termo ou prematura.

Quando se instalam as infecções, o parto geralmente se realiza em tempo mais curto. Alguns estudos mostram que quando há culturas positivas do LA existe alta incidência de corioamnionite, menor intervalo para o parto e maior incidência de complicações neonatais como sepse, pneumonia, enterocolite, e aumento das mortes perinatais (Sebire e cols., 1996). As bactérias mais comumente isoladas em culturas de LA são o *Mycoplasma hominis* (25%) e o *Ureplasma urealyticum* (10%), seguidos do *Peptoestreptococcus* sp., *Gardnerella vaginalis* e *Streptococcus agalactiae* (Jacobson e cols., 2003). A infecção intra-uterina encontra-se clinicamente em aproximadamente 30% das RPM-PT e pelo menos 55% apresentam sinais histológicos de infecção ao nascer. Evidentemente, essa situação coincide com maior morbidade e mortalidade materna e neonatal. Se há vantagens na conduta expectante para ganhar tempo à prematuridade, no sentido inverso caminham as desvantagens quanto às infecções da mãe e do concepto.

A predição da infecção intra-amniótica não está igualmente bem resolvida. Os achados clínicos como febre, aumento do pulso, descargas purulentas vaginais, que obviam infecções declaradas, não correspondem à maioria das infecções, geralmente insidiosas e silenciosas.

Usam-se, sem resultados encorajadores, a velocidade de hemossedimentação, a contagem global e diferencial de leucócitos, a dosagem da proteína C reativa quantitativa materna (produto de fase aguda, racional, hepática à infecção) e, mais modernamente, os níveis séricos maternos de interleucina-6, que estariam elevados.

Greig (1998) recomenda acompanhamento clínico cuidadoso, contagem seriada e diferencial de leucócitos e um NST diário acompanhando os achados de Vintzileos e Knuppel, que defendem a idéia de que, na hipóxia e na infecção, compromete-se a reatividade cardíaca fetal e seus movimentos respiratórios. Para esses autores, em NST normal teria valor preditivo negativo de 82 a 93%, comparativamente a outros testes combinados. Alguns têm sugerido que o Doppler da artéria umbilical se modificaria na presença de infecção intra-uterina. Para Greig (1998), um feto com movimentos anormais, alteração dos movimentos respiratórios e NST não-reativo apresenta VPP de 94% para infecção intra-amniótica ou para infecção neonatal.

CONDUTA

RPM NO TERMO

A maioria das gestações de termo, complicadas por RPM, é seguida pelo trabalho de parto e parto.

Em estudo amplo randomizado, metade das mulheres com RPM que foram conduzidas de modo expectante deram à luz no período de até 5 horas e 95% tiveram o parto até 28 horas da rotura (Hannah, 1996).

Estudo realizado entre nós, por Tedesco e cols. (1998), comparou, em população de gestantes brasileiras, as condutas expectante ou ativa com ocitocina de modo prospectivo, randomizado e multicêntrico. Esse trabalho foi o primeiro estudo brasileiro com características de ensaio clínico aleatório, comparando as duas possibilidades "terapêuticas".

Aceita-se como correta a adoção de conduta ativa ou expectante, desde que seja baixa a incidência de infecções nas situações de RPM-T, com monitorização clínica e laboratorial adequada da gestante e do feto, de forma intra-hospitalar e principalmente com a proscrição completa do toque vaginal, procedimento muito comum e fortemente associado à infecção intra-uterina. No referido estudo, 200 gestantes foram selecionadas em quatro instituições públicas diferentes, durante determinado período, divididas aleatoriamente: um grupo para conduta ativa, com indução do trabalho de parto até 6 horas de RPM, e outro expectante, aguardando-se o início de trabalho até 24 horas. O tempo entre a admissão e o parto, o período de latência e o tempo entre a RPM e o parto foram maiores quando se adotou conduta expectante (Gráfico II-2 e Tabela II-48).

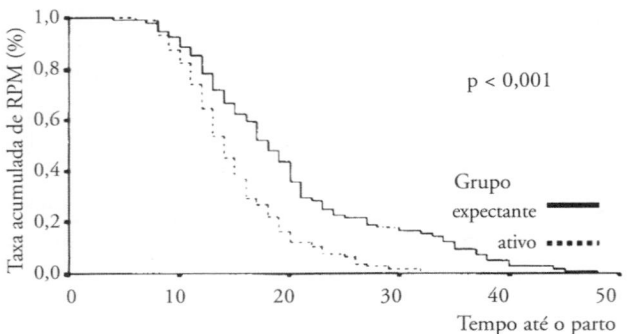

Gráfico II-2 – Taxa acumulada de RPM até o parto, segundo grupo de conduta.

Tabela II-48 – Média e desvio-padrão dos valores referentes a algumas variáveis dependentes das gestantes com RPM-T, segundo a conduta.

Variáveis*	Ativa Média ± DP	Expectante Média ± DP	P
Intervalo admissão-parto**	11,89 ± 4,93	16,80 ± 9,25	< 0,0001
Período de latência**	6,86 ± 2,96	11,25 ± 8,66	< 0,0001
Intervalo entre RPM e parto**	15,03 ± 5,33	20,07 ± 9,56	< 0,0001

* Horas.
** Teste de Mann Whitney.

Em termos práticos, os resultados deste estudo indicam não haver diferenças significativas entre as duas possíveis condutas terapêuticas adotadas, além do tempo maior para o início do trabalho, bem como acúmulo do tempo de internação para a mãe e o recém-nascido para a conduta expectante.

A reflexão sobre esses dados (e outros coincidentes na literatura) leva-nos a ponderar que a conduta expectante poderia ser útil para redução no custo do atendimento, por ser menor o uso de medicamentos e aumentar o custo hospitalar pelo maior tempo de internação.

Em outros países, o uso de rotina de prostaglandinas mais eficientes que a ocitocina tem mostrado bons resultados, e seria altamente recomendado principalmente quando a RPM se dá com colo muito imaturo. Comparativamente com a ocitocina, as prostaglandinas como o misoprostol (E_2) e o dinoprostona (E_2) têm mostrado mais eficácia (Bugalho e cols., 1995; Wing e cols., 1995; Caesy e cols., 1993).

Diante desses dados, é possível, nas gestações de termo, iniciar a indução do trabalho de parto logo após o diagnóstico, com misoprostol ou ocitocina, dependendo da paridade e da ausência ou presença de cicatriz uterina.

RPM PRÉ-TERMO

Não há dúvidas de que o manejo da RPM no pré-termo apresenta características diferentes quando se aborda a patologia nas diferentes idades gestacionais da prematuridade. A maioria das gravidezes se interromperá com o parto pouco tempo após a rotura acontecer. As séries que apresentam números a respeito mostram discrepâncias, porque em geral não consideram momentos diferentes no período de prematuridade e porque misturam elementos etiológicos, que muitas vezes determinam comportamento distinto da contratilidade e de resolução do parto.

Apesar dessas considerações, admite-se que quanto menor for a prematuridade ou, de outro modo, quanto mais avançada a idade gestacional mais pronta será a resolução do parto. Já as gravidezes mais afastadas do termo teriam maior potencial para o prolongamento mais expressivo da gestação, principalmente se a conduta assistencial escolhida for a expectante.

As complicações mais conhecidas da RPM-PT são principalmente de ordem infecciosa, como a corioamnionite e as infecções pós-parto, risco que aumenta com a menor idade gestacional e que de certo modo contribui a modular a conduta clínico-obstétrica. As demais, algumas já comentadas anteriormente, juntam-se às complicações da prematuridade, tanto mais significativas quanto mais extrema for a prematuridade.

CONDUTA CONSERVADORA X INTERVENCIONISTA

Estabelecido o diagnóstico de rotura, os riscos relativos e os benefícios de uma conduta conservadora e de um parto mais rápido devem ser judiciosamente determinados.

A gestante que apresenta diagnóstico evidente de infecção, deslocamento de placenta ou compromisso evidente da saúde fetal (SFA) deve ser cuidada com decisão de buscar a resolução do parto no menor tempo possível. Poucos são os autores que acreditam haver vantagens em condutas expectantes ou conservadores nessas situações.

Se, entretanto, a grávida estiver clinicamente estável, junto com o feto, mesmo que esteja longe do termo, admite-se que a conduta conservadora reduza principalmente o risco de morbidade neonatal dependente da idade gestacional.

A mulher deve ser comunicada de que na maioria das vezes não se consegue bom prolongamento do período de latência e que o diagnóstico inicial da RPM não permite diferenciar de modo satisfatório quais aquelas que desenvolverão, subseqüentemente, as complicações inerentes à patologia.

As situações de manejo devem ser consideradas na perspectiva das diferentes situações e idades gestacionais.

Idade gestacional de 35-36 semanas – esse período de prematuridade próximo do termo em geral cursa com fetos com peso acima de 2.000g, com baixa morbidade neonatal e na maior parte das vezes com a maturidade pulmonar assegurada. Em nosso serviço na UNICAMP, se não há evidência de infecção materna ou de compromisso da saúde fetal, adotamos conduta conservadora, expectante, até 37 semanas completas, quando se providencia a terminação do parto. Não se aplica, nessas situações, nenhuma droga tocolítica ou antibiótico profilático, e, se o trabalho de parto se inicia, rigorosa conduta obstétrica é observada. Justifica-se, entretanto, resolução imediata do parto se houver sinais evidentes de infecção materno-fetal, condição que sempre deverá ser cuidadosamente monitorizada. Na maioria dos "trials" em grandes centros, antibióticos e corticosteróides não são igualmente utilizados (Cox e cols., 1995; Mercer e cols., 1993). Recomenda-se, no entanto, a coleta de culturas anovaginais para estreptococo do grupo B no momento da admissão e a prescrição de antibiótico profilático (penicilina cristalina) durante o trabalho de parto para gestantes com cultura positiva ou com resultados ainda desconhecidos (CDC, 2002). O risco de sepse neonatal está aumentando na RPM, especialmente a RPM-PT.

Idade gestacional de 24(26)-34 semanas – até há pouco tempo preconizávamos o período em questão de 28 a 34 semanas para a uniformização de condutas. À medida que se aperfeiçoavam os recursos de monitorização das condições maternas e fetais, do cotejo sistematizado e científico das diferentes propostas de tratamento e, principalmente, dos formidáveis resultados da Medicina Neonatal, ampliamos, a exemplo da literatura internancional, os limites de prematuridade previável, primeiro para 26 e posteriormente para 24 semanas de gravidez.

Entre os procedimentos principais recomendados para esse período gestacional estão:

- Hospitalização das pacientes.
- Avaliação clínica cuidadosa do bem-estar da mãe e do feto e monitortização contínua dos dados vitais, principalmente se for adotada conduta expectante.
- Caracterização clínica e ecográfica da idade gestacional, apresentação fetal e quantidade de líquido amniótico remanescente.
- Inibição da contratilidade uterina, se houver, com drogas uterolíticas (nifedipina, terbutalina ou sulfato de magnésio) por período suficiente apenas para se buscar a maturidade pulmonar fetal (mínimo de 48 horas).
- Uso de corticoterapia para promover a maturação pulmonar fetal.

Saliente-se que a tocólise profilática após RPM-PT tem demonstrado pequeno prolongamento do período de latência, enquanto a terapêutica (isto é, aquela que só se institui após o início das contrações somente) não tem apresentado os mesmo benefícios (Weiner e cols., 1985; Garite e cols., 1987).

O efeito da tocólise permitiria o uso de antibióticos e corticóides antenatal, o que melhoraria o prognóstico dessas pacientes, o que ainda deve ser comprovado. Também se justifica o uso de tocólise quando se faz necessária a transferência da gestante para o centro terciário de atenção.

Quanto ao uso de corticoterapia, vários estudos têm procurado dirimir as dúvidas sobre seus benefícios em situação de RPM-PT. Dois estudos de metanálise produziram resultados conflitantes: o de Ohlsson (1989) não encontra redução da SARI com o uso de corticóides antenatal, como de Crowley (1995), que sinaliza por benefícios significativos incluindo redução de hemorragia periventricular, enterocolite necrotizante e morte neonatal. Estudo mais recente de Lewis e cols. (1996) demonstrou redução significativa de SARI (18% x 44%), com o destaque que todas as pacientes receberam antibióticos.

O Painel de Consenso do National Institute of Health dos Estados Unidos de 1995 recomenda o uso, na ausência de infecção, entre 30 e 32 semanas, e os dados disponíveis indicam que os benefícios podem superar os riscos entre 24 e 32 semanas. Se a gravidez se estende após sete dias do uso de corticóide, a repetição da terapia não deverá ser realizada (não a repetimos no Serviço), considerando que os efeitos sobre o feto e o estado imunológico materno poderiam ser afetados se o corticóide fosse repetido semanalmente, principalmente em situação de provável infecção. Alguns consideram válida a reintrodução da corticoterapia antenatal se a paciente entre em trabalho para ameaça de parto prematuro, o que não concordamos. A corticoterapia antenatal de repetição, ou de múltiplas doses, está no momento em avaliação para qualquer circunstância clínica, não somente para RPM, e não deverá ser realizada, a não em protocolos de investigação já iniciados.

Idade gestacional menor que 24 semanas – a condição de análise da melhor conduta para RPM deve refletir sempre o potencial de sobrevivência neonatal. Até 24 semanas a maioria dos serviços, a presumida viabilidade está bem documentada. A sobrevivência de fetos com menos de 24 semanas, quando há RPM, é menor que 30%, comparada com 57% ≥ 24 semanas. As alterações da hipoplasia pulmonar fetal e outras associadas já referidas anteriormente são majoritariamente encontradas antes de completadas as 24 semanas.

Nessas circunstâncias, a gestante e seus familiares devem ser confrontados com o impacto do parto imediato e os potenciais riscos de sua não realização. O aconselhamento deve ser realista, se possível objetivo, quanto às conseqüências da manutenção da gravidez, incluindo as disponibilidades e as capacidades do serviço.

No CAISM-UNICAMP, temos encaminhado às pacientes a perspectiva dos inconvenientes de uma atitude conservadora e expectante nessa idade gestacional, sugerindo sua interrupção, logicamente dependente de sua aceitação expressa e claramente compreendida.

PROCEDIMENTOS ALTERNATIVOS EM DISCUSSÃO

USO DE ANTIBIÓTICOS

O uso de antibióticos é controverso e muito estudado na conduta conservadora. Há grande dificuldade em se chegar a conclusões realmente úteis nesse tópico, uma vez que os inúmeros trabalhos publicados são muito heterogêneos no que se refere aos critérios de inclusão: idade gestacional (de 20 a 34 semanas), tipo de antibiótico (betalactâmicos, macrolídeos), tempo de uso de antibiótico, via de administração e conduta adjuvantes (hidratação, corticoterapia, tocólise). O banco de dados Cochrane de Revisões Sistemáticas recentemente revisou o tema, compilando dados de cerca de 6.000 mulheres. Os pesquisadores chegaram à conclusão de que há evidências suficientes que justificam o uso de antibióticos na RPM-PT, e que se deve preferir o uso de macrolídeos (Kenyon e cols., 2001). Os pesquisadores demonstraram que houve redução significativa na incidência de corioamnionite, infecções maternas, partos antes de 48 horas e infecção neonatal, dentre outras variáveis analisadas, quando se comparou o uso de antibióticos ao de placebo. Essa revisão foi fortemente influenciada pelo estudo

ORACLE (Keyon e cols., 2001), que contou com 4.809 mulheres, e que alterou as conclusões de metanálises anteriores. Nesse estudo, além dos benefícios citados anteriormente, foi demonstrado risco aumentado de enterocolite necrotizante em recém-nascidos de mães randomizadas no grupo dos betalactâmicos associados a clavulanato. Além das dificuldades metodológicas já de descritas, algumas críticas foram feitas ao estudo ORACLE: não há comentários sobre o rastreamento de colonização materna por EGB e as gestantes colonizadas foram excluídas e os resultados podem ser generalizados apenas para as não-colonizadas; não houve redução significativa nas taxas de óbito neonatal; a redução dos riscos dos resultados primários no subgrupo de RPM-PT que utilizou eritromicina pode ser devida ao acaso, uma vez que a análise secundária desse subgrupo não foi pré-especificada na metodologia inicial (Hannah, 2001). Portanto, não existem conclusões definitivas sobre essa prática, uma vez que não há avaliações do impacto a médio e a longo prazo do seu uso generalizado na RPM-PT em relação à flora bacteriana materna e neonatal, perfis de resistência antibiótica e repercussões longitudinais após o período neonatal.

HIPER-HIDRATAÇÃO MATERNA

Outra complicação que se instala na RPM-PT é o oligoâmnio. Vintzileos e cols. (1985) mediram seriadamente o volume de LA em 90 pacientes com RPM na 25ª semana e mostraram que o oligoâmnio severo está associado ao resultado desfavorável da gravidez. Para Hady e cols. (1994), mulheres com RPM com volume adequado de LA tem mais chance de prosseguir a gravidez, com melhor sobrevida fetal. Observaram que a incidência de morte perinatal e corioamnionite em gestante com 25 semanas ewstá inversamente correlacionada ao volume de LA. Para Leo e Chieung (1993), o oligoâmnio na RPM é sinal prognóstico desfavorável na conduta expectante da RPM-PT.

Considerando-se os aspectos envolvidos na produção e na excreção do LA, há duas maneiras de se aumentar a sua quantidade: a amnioinfusão e a hiper-hidratação materna. Para os objetivos que se buscam para o tratamento coadjuvante da RPM, devemos considerar apenas a hiper-hidratação. A amnioinfusão serviria para realçar os contornos fetais e facilitar o diagnóstico ultra-sonográfico de sua morfologia (lembrar que a "tétrade do oligoidrâmnio" tem como diagnóstico diferencial a "síndrome de Potter"). A redução do LA severa, que acompanha alguns casos de RPM, torna difícil o acesso de agulhas à câmara amniótica a aumentaria o risco de acidentes fetal e anexial.

Em 1994, Rudge e cols. relataram estudo preliminar, não-randomizado, envolvendo 24 pacientes com RPM entre 26 e 34 semanas, tratadas ou não com hiper-hidratação intravenosa com 4 litros por dia de Ringer-lactato ou soro glicofisiológico. Observaram diminuição de infecção (17,6 x 28,6%), prolongamento da gestação (18,5 x 1,7dias) e menor obituário perinatal (23,5 x 62,5%) no grupo submetido a hiper-hidratação. Segundo esses autores, a expansão do volume plasmático aumentaria a perfusão placentária e a formação de LA.

Como norma de assistência de mulheres com RPM-PT desde que não existam contra-indicações, a hiper-hidratação materna, oral ou intravenosa, é procedimento recomendado no Serviço, a despeito da necessidade de posteriores confirmações científicas.

PROFILAXIA DE INFECÇÃO PERINATAL POR ESTREPTOCOCO DO GRUPO B

Em relação ao uso de antibióticos, a profilaxia intraparto de infecção perinatal por estreptococo do grupo B (EGB) deve ser utilizada em populações de risco: RPM-PT, RPM de termo com mais de 18 horas, febre intraparto e gestantes colonizadas (CDC, 2002). Além disso, em mulheres que tiveram infecções urinárias por EGB, ou antecedente de recém-nascido acometido por EGB, deve-se realizar a profilaxia. É importante frisar que o rastreamento com culturas anovaginais deve ser realizado em todas as mulheres com RPM-PT. Dados parciais do CAISM-UNICAMP mostram taxas de colonização materna por EGB de até 35% em gestantes com RPM-PT (Nomura e cols., 2004). A antibioticoprofilaxia reduz em até 75-95% o risco de sepse neonatal (Schuchat, 2000). Recomenda-se a penicilina cristalina como droga de escolha, pela sua eficácia e pelo seu espectro mais reduzido, com menor risco de indução de resistência bacteriana, e em segundo lugar a ampicilina. Para pacientes alérgicas de baixo risco, ou seja, sem antecedente de anafilaxia, a cefazolina pode ser uma opção, e, nas situações de alto risco, a clindamicina e a eritromicina podem ser alternativas com menor eficácia. Em princípio, a profilaxia deverá ser realizada até a obtenção dos resultados das culturas anovaginais coletadas e, na ausência ou na impossibilidade destas, em todas as mulheres com RPM-PT e em trabalho de parto.

AVALIAÇÃO DO BEM-ESTAR FETAL

Considerando que na RPM em qualquer idade gestacional há risco potencial e permanente de infecção e de compressão e ressecamento do cordão umbilical, a paciente com essa complicação deve ter seu feto sob vigilância permanente.

O relato de desacelerações variáveis na circunstância de RPM-PT é comum, podendo atingir até 32% dos casos (Smith e cols., 1987).

Quando se decide por assistência conservadora, deve-se inicialmente realizar monitorização eletrônica feto-materna mais extensa, principalmente se existem contrações uterinas ou trabalho de parto. Testes de "non-stress" (NST) não-reativos têm sido associados à infecção perinatal, e outros alterados podem sugerir oclusões ocultas do cordão umbilical. Vintzileos e cols. (1986) descreveram NST não-reativos em 78% das pacientes que desenvolveram infecção versus 14% nas que apresentaram testes reativos. O perfil biofísico fetal (PBF) realizado nas 24 horas anteriores ao parto também tem demonstrado alterações (PBF menor ou igual a 6) em associação com culturas de LA positivas e infecção perinatal.

Estabelecer os critérios de utilização desses recursos quanto à assiduidade de repetição e assegurar sua adequada interpretação não é tarefa fácil e muito menos resolvida. Alguns consideram necessária sua realização diária. Quando há suspeita clínica da presença de infecção, alteração na contagem de leucócitos, culturas ou bacterioscopias positivas e o diagnóstico não está claro, sua utilização diária é recomendada.

ASSISTÊNCIAS À RPM PÓS-CIRCLAGEM CERVICAL

A RPM-PT é complicação muito comum em nosso meio, após a realização de circlagem. Para uns seria de 22-24% dos procedimentos eletivos e para outros 72% dos casos realizados em situação de emergência.

Há preocupação na literatura em remover os pontos sempre que está claramente identificada a RPM. Essa providência permite que a morbidade perinatal identificada seja do mesmo porte daquela verificada em gestantes sem circlagem, com RPM, à mesma idade gestacional. Manter os pontos da circlagem prolonga, de modo significativo, a gravidez por 48 horas, mas aumenta a mortalidade perinatal. A prudência recomenda a remoção dos pontos se a RPM ocorrer, uma vez que há risco potencial de complicações sem evidências claras para o feto (Ludmir e cols., 1994; Mercer, 2003), embora não haja consenso definitivo a respeito, especialmente em gestações pré-viáveis.

ASSISTÊNCIA DOMICILIAR À GESTANTE COM RPM

Geralmente, a hospitalização com repouso no leito é indicação universal para RPM. Reconhecendo que na maioria das vezes o período de latência é relativamente curto, que a temível infecção intra-uterina e fetal são de reconhecimento difícil e muitas vezes de aparecimento muito rápido, além de riscos de acidentes funiculares, a hospitalização é prioritária e de bom senso.

Quando os riscos referidos estão aparentemente sob controle ou afastados, a conduta preconizada é conservadora, expectante e de prognóstico prolongado, pode-se considerar a alta hospitalar para acompanhamento ambulatorial.

As vantagens mais explícitas seriam o bem-estar da paciente, ganhos emocionais pela presença do marido, filhos ou familiares e os custos assistenciais mais reduzidos. Os casos deverão ser muito bem selecionados, nos quais predominará o reconhecimento de condições de repouso em casa, fácil acesso à unidade hospitalar onde é atendida, retornos freqüentes assegurados e orientação para hiper-hidratação diária, além da proscrição absoluta de duchas vaginais e da atividade sexual.

Referências Bibliográficas

- ASRAT, T. & GARITE, T.J. – Management of preterm premature rupture of membranes. *Clin. Obstet. Gynecol.*, 34:730, 1991. • BAIN, A. & cols. – Newborn after prolonged leakage of liquor amnii. *BMJ*, 598, 1965. • BUGALHO, A. & cols. – Low dose vaginal misoprostol for induction of labor with a live fetos. *Int.J. Gynecol. Obstet.*, 49:149, 1995. • CARROL, S.G. & cols. – Preterm prelabour amniorrexis: intrauterine infection and interval between membrane rupture and delivery. *Arch. Dis. Child.*, 72:43, 1995. • CASEY, C. & cols. – Vaginal prostaglandins for the ripe cervix. *Int. J. Gynecol. Obstet.*, 44:21, 1993. • COX, S.M. & LEVENO, K.J. – Intentional delivery versus expectant management with premature ruptured of membranes at 30-34 week's gestation. *Obstet. Gynecol.*, 86:875, 1995. • CROWLEY, P.A. – Antenatal corticosteroid therapy: meta-analysis of the randomized trials 1972 to 1994. *Am. J. Obstet. Gynecol.*, 173:322, 1995. • D'ALTON, M. & cols. – Sepiral thoracic versus abdominal circunferencial ratios for the prediction of pulmonary hipoplasia in prom remote from term. *Am. J. Obstet. Gynecol.*, 158:658, 1988. • GREIG, P.C. – The diagnosis of intrauterine infection in women with preterm premature rupture of membranes. *Clin. Obstet. Gynecol.*, 41:849, 1998. • HADI, H.A. & cols. – Premature rupture of membranes between 20-25 weeks gestation role of amniotic fluid volum in perinatal outcome. *Am. J. Obstet. Gynecol.*, 170:1139, 1994. • HADLEY, C.B. & cols. – Risk factors for premature rupture of the fetal membranes. *Am. J. Perinatol.*, 7:374, 1990. • HANNAH, M.E. & cols. – Induction of labor compared with espectant management for prelabor rupture of the membranes at term. *N. Engl. J. Med.*, 334:1005, 1996. • HANNAH, M. – Antibiotics for preterm prelabour rupture of membranes and preterm labour? *Lancet*, 357:973, 2001. • HARGER, J.H. & cols. – Risk factors for premature rupture of fetal membranes. A multicenter case control study. *Am. J. Obstet. Gynecol.*, 163:130, 1990. • JACOBSSON, B. & cols. – Microbial invasion and cytokine response in amniotic fluid in a Swedish population of women in preterm labor. *Acta Obstet. Gynecol. Scand.*, 82:120, 2003. • JOHNSTON, M.M. & cols. – Antibiotic therapy in preterm premature rupture of membranes: a randomized, prospective, double-blind trial. *Am. J. Obstet. Gynecol.*, 163:743, 1990. • KENYON, S.; BOULVAIN M. & NEILSON, J. – Antibiotics for preterm rupture of membranes. *Cochrane Database Syst. Rev.* CD001058, 2003. • KENYON, S.L. & cols. – Collaborative Group – Broadspectrum antibiotics for preterm, prelabour rupture of fetal membranes: the ORACLE I randomised trial. ORACLE Collaborative Group. *Lancet*, 357:979, 2001. • KILBRID, H.W. & cols. – Difining limits of survival: lethal pulmonary hipoplasia after midtrimester premature rupture of membranes. *Am. J. Obstet. Gynecol.*, 175:675, 1996. • KITTRICH, M. – Zytodiagnostik des Fruchtwasserabflusses mit Hilfe von Nilblau. *Geburtsh u. Franenhailk*, 24:156, 1963. • KRASNOSCHECOFF, N.M. – Rotura prematura das membranas ovulares. In: Neme, B. *Obstetrícia Básica*. São Paulo, Sarvier, 1995, p. 406. • LAO, T.T. & CHIEUNG, Y.T. – Expectant management of preterm prelabour rupture of membranes: the significance of olygohydramnio at presentation. *Eur. J. Obstet. Gynecol.*, 48:87, 1993. • LAMONT, R.F. – Recent evidence associated with the condition of preterm prelabour rupture of the membranes. *Curr. Opin. Obstet. Gynecol.*, 15:91, 2003. • LAVERY, J.P. & cols. – The effect of labor on the rheologic response of chorioamniotic membranes. *Obstet. Gynecol.*, 60:87, 1982. • LEWIS, D.F. & cols. – Preterm premature ruptured membranes: a randomized trial of steroids after treatment of antibiotics. *Obstet. Gynecol.*, 88:801, 1996. • LUDMIR, J. & cols. – Poor perinatal outcome associated with retained cerclage in patients with premature rupture of membranes. *Obstet. Gynecol.*, 84:823, 1994. • MAYMON, E. & cols. – Evidence for the participation of interstitial collagenase (matrix metalloproteinase 1) in preterm premature rupture of membranes. *Am. J. Obstet. Gynecol.*, 183:914, 2000. • McGREGOR, J.A. & cols. – Bacterial protease induced induction of chorioamniotic membrane strength and elasticity. *Obstet. Gynecol.*, 69:167, 1987. • McGREGOR, J.A. & cols. – Prevention of premature birth by screeting and treatment for common genital tract infections: results of a prospective controlled evaluation. *Am. J. Obstet. Gynecol.*, 173:157, 1995. • MERCER, B.M. & cols. – Induction versus expectant management in premature rupture of the membranes with mature amniotic fluid at 32 to 36 weeks: a randomized trial. *Obstet. Gynecol.*, 169:775, 1993. • MERCER, B.M. – Management of preterm premature rupture of the membranes. *Clin. Obstet. Gynecol.*, 41:870, 1998. • MERCER, B.M. – Preterm premature rupture of the membranes. *Obstet. Gynecol.*, 101:178, 2003. • MOLLER, M. & cols. – Rupture of fetal membranes and preterm delivery associated with group B streptococci in urine on pregnant women. *Lancet*, 2:69, 1984. • MORALES, W.J. & cols. – Effect of metronidazole in patients with premature birth in preceding pregnancy and bacterial vaginosis: a placebo-controlled, double-blind study. *Am. J. Obstet. Gynecol.*, 171:345, 1994. • MURPHY, D.J. & cols. – Case control study of antenatal and intra partum factors for cerebral palsy in very preterm singleton babies. *Lancet*, 346:1449, 1995. • NIMROD, C. & cols. – The effect of very prolonged membrane rupture on fetal development. *Am. J. Obstet. Gynecol.*, 148:540, 1984. • NOMURA, M.L. & cols. – Prevalência de colonização materna e neonatal por estreptococo do grupo B em gestantes com ruptura prematura pré-termo de membranas e trabalho de parto prematuro. Dados parciais – Tese de Doutorado – FCM – UNICAMP, 2004. • OHLSSON, A. & cols. – Prenatal ultrassonic prediction of autopsy govern pulmonary hypoplasia. *Am. J. Perinat.*, 9:34, 1992. • OHLSSON, A. – Treatments of premature rupture of the membranes: a meta-analysis. *Am. J. Obstet. Gynecol.*, 160:890, 1989. • ROBERTS, A.B. & MICHELL, J.M. – Direct ultrassonographic measurement of fetal lung length in normal pregnancies complicated by prolonged rupture of membranes. *Am. J. Obstet. Gynecol.*, 163:1560, 1990. • ROMERO, R. & cols. – Infection an labor VII. Microbial invasion membrane at term. *Am. J. Obstet. Gynecol.*, 165:129, 1992. • RUDGE, M.V.C. & cols. – Hidratação maternal com solução cristalina para oligohidrâmnio após RPM: estudo preliminar. *J. Bras. Ginec. Obstet.*, 104:355, 1994. • SCHUCHAT, A. – Neonatal group B streptococcal disease-screening and prevention. *N. Engl. J. Med.*, 343:209, 2000. • SCHUCKER, J.L. & MERCER, B.M. – Midtrimester premature rupture of membranes. *Semin. Perinatol.*, 20:399, 1996. • SEBIRE, N.J. & cols. – Preterm prelabour amniorrhexis: relation to histologic chorioamniotic. *J. Mat. Fetal Med.*, 5:227, 1996. • SKINNER, S.J.M. & cols. – Collagen content of human amniotic membranes effect of gestation length and premature rupture. *Obstet. Gynecol.*, 57:487, 1981. • SMITH, C.V. & cols. – Clinical utility of NST in the conservative management of women with preterm premature rupture of membranes. *J. Reprod. Med.*, 32:1, 1987. • SROK & cols. – Preterm birth is associated with increased risk of maternal and neonatal infection? *Obstet. Gynecol.*, 79:75, 1991. • TEDESCO, R.P. & cols. – Comparação entre conduta ativa com ocitocina e expectante na RPM em gestações a termo. *RBGO*, 20:495, 1998. • THOMAS, I.T. & SMITH, D.W. – Oligohydramnios, cause of the nonrenal features of Potter's syndrome including pulmonary hipoplasia. *J. Pediat.*, 84:811, 1974. • VINTZILEOS, A.M. & cols. – Degree of oligohydramnios and pregnancy outcome in patients with premature rupture of membranes. *Obstet. Gynecol.*, 66:162, 1985. • VINTZILEOS, A.M. & cols. – The use of NST in patients with premature rupture of the membranes. *Am. J. Obstet. Gynecol.*, 155:149, 1986. • VINTZILEOS, A.M. & cols. – Comparison of six different methods of predicting lethal fetal pulmonary hipoplasia. *Am. J. Obstet. Gynecol.*, 161:606, 1989. • WEINER, C.P. & cols. – Therapeutic efficacy and cost-efectiveness of aggressive tocolysis for premature labor associated with premature rupture of membranes. *Am.J. Obstet. Gynecol.*, 66:621, 1985. • WING, D.A. & cols. – Misoprostol: an effective agent for cervical ripening and labor induction. *Am. J. Obstet. Gynecol.*, 172:1811, 1995. • WU, Y.W. & cols. – Chorioamniotis and cerebral palsy in term and near-term infants. *JAMA*, 290:2677, 2003. • ZLATINIK, F.J. – conduta nos casos de rotura prematura de membranas no termo. *Clin. Obstet. Ginec. Am.*, 2:383, 1992.

47 Prenhez Ectópica

Bussâmara Neme
Pedro Paulo Pereira
Marcelo Zugaib

Considera-se prenhez ectópica (PE) sempre que a implantação e o desenvolvimento do ovo ocorrem fora de seu sítio normal, isto é, na cavidade corporal do útero. O termo PE é mais abrangente que prenhez extra-uterina, por incluir a prenhez intersticial e cervical. É entidade hemorrágica que, de regra, ocorre no primeiro trimestre da gestação e seu conhecimento é importante porque, em geral, manifesta-se como quadro abdominal agudo, com freqüência associado a estado de colapso circulatório, que impõe diagnóstico precoce e assistência de urgência.

INCIDÊNCIA

A incidência de PE, como mostra a tabela II-49, tem aumentado em diversos países.

Tabela II-49 – Prenhez ectópica × incidência*.

Autores	País	Anos	PE (%)
Robinson e Beral (1979)	Inglaterra	1966-1976	3,8-5,5
Meirik (1981)	Suécia	1961-1978	7,0-20,0
Hocking e Jessamine (1984)	Canadá	1971-1990	5,7-9,3
MacIntosch (1986)	Nova Zelândia	1965-1983	4,0-11,7
Kadar (1990)	EUA	1970-1983	4,5-14,0
Storeide e cols. (1997)	Noruega	1976-1993	9,1-15,4

* Mulheres entre 15 e 44 anos.

Cunningham e cols. (1997) referem que, no período de 1970-1992, nos Estados Unidos, o incremento da incidência elevou-se em 6,1 vezes mais. Saliente-se, ainda, que nem todos os casos de PE são identificados (resolução espontânea) e outros não são notificados (resolução com terapêutica médica).

Diversos fatores têm sido relacionados à maior incidência de PE: maior freqüência de processos infecciosos tubários; métodos anticoncepcionais que interferem com a motilidade das trompas; plásticas tubárias; diagnóstico mais freqüente. Ultra-sonografia transvaginal e dosagem da fração beta da gonadotrofina coriônica humana (β-hCG).

Entre as condições que influem nas casuísticas de PE consideraremos:

Características hospitalares – nos hospitais públicos que recebem casos de urgência, a incidência de PE é maior. Em 1953, Neme e Horo referiram, no Pronto-Socorro do Hospital das Clínicas da Faculdade de Medicina da Universidade de São Paulo (FMUSP), elevada incidência: um caso de PE para cada 23 internações (1:23). No mesmo Serviço, em 1985, Zugaib e cols. comprovaram a freqüência de 1:53. Essas cifras, flagrantemente maiores que as de outros autores, justificam-se em face do caráter assistencial de urgência que esse hospital prodigaliza.

Idade – na tabela II-50 apresentamos dados coligidos por nós (Neme, 1953), relacionando a incidência da idade entre 335

Tabela II-50 – Prenhez ectópica × idade – incidência.

Idade (anos)	Prenhez ectópica	
	Nº casos	%
Até 20	17	5,0
21-29	190	56,1
30-39	126	37,5
+ de 40	2	1,4
Total	335	100,0

casos consecutivos de PE, atendidos no Pronto-Socorro do Hospital das Clínicas da FMUSP, notando-se a grande prevalência entre as pacientes com 21-39 anos e a menor até os 20 e após os 40. No mesmo Serviço, em 1985, Zugaib e cols., analisando 5.122 casos de PE, confirmaram os dados de Neme (1953), demonstrando ser maior a incidência de PE entre 30 e 40 anos de idade. Casuísticas de outros autores (Beral, 1975; Weström e cols., 1981; Rubin e cols., 1983; Kadar, 1990; Nederlof e cols., 1990) confirmaram essa observação.

Paridade – em 1953, comprovamos ser maior a ocorrência de PE entre as multíparas (Tabela II-51). Posteriormente, Zugaib e cols. não identificaram evidência dessa correlação após análise de 5.122 casos de PE.

Tabela II-51 – Prenhez ectópica × paridade – incidência (Neme, 1953).

Paridade	Total internações – nº casos	Prenhez ectópica
Nulíparas	3.162 (40,1%)	51-1,3%
Multíparas	4.723 (59,9%)	218-4,6%

Segundo Kadar (1990), a paridade aparentemente não influi na incidência de PE, devendo eventuais correlações dessa associação ser atribuídas à idade e à raça (Atrash e cols., 1986).

Raça – em 1985, Zugaib e cols., analisando a relação desse fator com a incidência de PE, comprovaram maior freqüência entre as pacientes negras (Tabela II-52).

Tabela II-52 – Prenhez ectópica × raça – incidência.

Raça	PE (%)	Grupo-controle (%)
Branca	58,5	65,3
Negra	40,0	26,5
Amarela	1,5	1,2

Kadar (1990), Nederlof e cols. (1990) e Cuningham e cols. (1997) também comprovaram que a incidência de PE é, em geral, maior entre as pacientes negras.

Condições socioeconômicas – Sherrin (1966) e Rubin e cols. (1983) comprovaram maior incidência de PE em pacientes de condições socioeconômicas precárias. A nosso ver, e considerando a situação em nosso país, existe relação íntima entre raça negra e baixo nível socioeconômico.

Hábitat – as piores condições de saúde e a maior incidência de infecções ginecológicas nas classes pobres que vivem em áreas urbanas são agentes causais para maior freqüência de PE.

Prenhez ectópica anterior – a recorrência de PE foi referida por Schumann (1931) em 22%, por Bender (1956) em 16%, por Bruno e Foix (1955) em 21,4% e por Mäkinen e cols. (1989) em 20%.

Coligindo dados da literatura, Kallemberger e cols. (1978) comprovaram esse fato em 14% das pacientes. Essa observação resulta de serem, em geral, bilaterais os processos infecciosos tubários. Assim, extraída a trompa comprometida, a contralateral e a restante permanecem, podendo, futuramente, sediar nova PE. Garrett e Vukov (1996) e Skjeldestad e cols. (1997) referem que a ocorrência de PE entre 1986-1992 e 1979-1993 foi relacionada à PE anterior, respectivamente, em 38% e 25% dos casos.

Tabagismo – segundo Handler e cols. (1989), nas pacientes que fumam até 10 cigarros/dia, o risco de PE apresenta-se aumentado em 1,4%; nas que fumam mais de 30 cigarros, o risco eleva-se cinco vezes mais.

ETIOPATOGENIA

Em condições normais, o óvulo captado pela porção ampolar da trompa (fímbrias) migra pela sua luz à custa dos movimentos ciliares (metade externa) e peristálticos (metade interna). De regra, a fecundação dá-se no terço externo da trompa e o ovo resultante encaminha-se para o óstio tubário uterino, graças à atividade do aparelho ciliar, às secreções e à atividade peristáltica da trompa. Durante sua migração, que se dá dentro de 48-72 horas, o ovo segmenta-se, atinge a fase de mórula e penetra na cavidade uterina.

Admite-se que a nidação apenas ocorrerá cerca de três dias após, quando, na fase de blastocisto, o trofoblasto, dotado agora de atividade proteolítica, corrói o leito endometrial (em fase secretória avançada) e nele se fixa. Trata-se de fenômeno ativo, regulado pela ação lítica do trofoblasto e antiproteolítica da decídua.

Infere-se desses conhecimentos que, sejam quais forem as razões que retardam o encaminhamento do ovo para a cavidade uterina, o trofoblasto, atingida a referida capacidade de lise, penetrará o tecido subjacente, esteja onde estiver o blastocisto.

Dentre as eventuais causas etiopatogênicas da PE, as mais importantes e freqüentes situam-se nas trompas, porquanto em mais de 95% das vezes as PE são tubárias. Em nosso Serviço, entre 5.122 casos, essa localização ocorreu em 99,7%. Em particular, a etiologia da PE relaciona-se às seguintes causas:

Processos inflamatórios tubários – os processos infecciosos que comprometem, incompletamente, a luz tubária (endossalpingites) favorecem a estagnação do ovo durante sua migração, condicionando sua nidação tubária. Essa condição se tornou mais freqüente nas infecções pelo gonococo e pela *Chlamydia trachomatis*. Entre as pacientes operadas por PE, a incidência de processo inflamatório da trompa foi confirmada em 24,1% (Halpin, 1970), em 25% (Gilstrap e Harris, 1976) e em 39% (Kallemberger e cols., 1978). Svenson e cols. (1985) comprovaram anticorpos IgG contra a *Chlamydia trachomatis* em 65% dos casos de PE.

Yanos e cols. (1996) referem que entre 86 casos de esterilidade (fator tubário) e 15 de PE, os anticorpos anti-*Chlamydia trachomatis* foram positivos, respectivamente, em 53% e 80%.

Saliente-se que a infecção pélvica causada por *Chlamydia trachomatis* pode ser freqüentemente assintomática ou ter sintomas leves. Daí não ser diagnosticada apesar de lesar as tubas, facilitando PE posterior e podendo explicar o porquê da falta de paralelismo entre este fator de risco e o aumento da incidência de PE (Cartwright, 1993).

Além da condição mecânico-obstrutiva, os processos de endossalpingite comprometem a função ciliar da trompa, reduzindo ou anulando sua atividade favorecedora da migração ovular. De outro lado, na doença inflamatória pélvica (DIP), a trompa sofre desvios de sua topografia, condicionados por aderências (perissalpingites) que impedem sua mobilização em direção ao ovário por ocasião da rotura folicular. Além de possível esterilidade, essa condição provoca acotovelamentos da trompa, restringindo sua luz e favorecendo a incidência de PE tubária, ovariana e abdominal (fertilização ectópica).

É provável que o advento da antibioticoterapia tenha contribuído para elevar os índices de PE, ao não impedir a oclusão completa e extensa da luz tubária nos processos inflamatórios.

Processos inflamatórios tubários de causa química, conseqüentes a curativos intra-uterinos com soluções corrosivas, pelo menos em nosso meio, foram incriminados de provocar a nidação tubária (Rodrigues Lima, 1951). Entre 338 casos de PE tubária, comprovamos, em 1953, que em 40% deles as pacientes referiram ter feito uso desse método anticoncepcional ou abortivo.

Blanchet e cols. (1967) referem maior incidência de PE após abortamentos, e Panayatou e cols. (1972) salientaram a condição de ilegalidade de sua prática. Em 1978, comprovamos que, após abortamentos intencionados e ilegais, a incidência de infecção genital oscilou entre 5,8 e 34%.

Atrash e cols. (1997) e Skjeldestad (1997) referem que o abortamento induzido (legal), mesmo quando múltiplo, apenas se relacionou com a incidência de PE quando existiam outros fatores patogênicos associados.

Alterações anatômicas tubárias – De Brux e Dupré-Froment (1961) examinaram 300 trompas resultantes de casos de PE. Identificaram anomalias da estrutura em 169 (72,6%), processos inflamatórios não-específicos em 34 (15%) e salpingite tuberculosa em 16 (6,8%). Entre as alterações anatômicas não-inflamatórias, citam-se divertículos, óstios acessórios e hipoplasia (trompa longa e angustiada).

Em 1956, Wist comprovou a presença de pólipos deciduais localizados, principalmente ao nível das porções ístmica e intersticial das trompas. Tais anomalias agiriam como tampões deciduais, impedindo a progressão migratória ovular.

Endometriose – Frankel e Schenk (1906) constataram focos de endometriose na luz tubária. Louvando-se nesses achados, Sampson (1913) admitiu a etiologia endometriótica da PE tubária. Sammartino e Gori (1943), em 100 trompas histologicamente examinadas, identificaram endometriose em 11% e reação decidual em 31%; duas condições favorecedoras de nidação tubária.

Phillip (1961), em 600 úteros humanos extirpados, comprovou endometriose intersticial (tubária) em 54%.

Tumores justatubários – em particular, miomas intramurais, localizados nas proximidades do óstio uterino da trompa, podem, por compressão extrínseca, comprometer a luz tubária, retardando a migração ovular e bloqueando-a ao nível da zona intersticial da trompa.

Cirurgias tubárias anteriores – segundo Kadar (1990), 12% de todos os casos de PE ocorreram em pacientes submetidas a processos de esterilização tubária falhados e que foram relacionados mais a oclusões incompletas que à formação de fístula término-terminal. Nesses casos, a incidência de PE foi maior quando se utilizou a cauterização laparoscópica das trompas.

Peterson e cols. (1997) acompanharam por 10 anos 10.685 mulheres submetidas à esterilização tubária. A ocorrência de PE posterior máxima ocorreu entre os casos de esterilização laparoscópica por coagulação. Pisarska e Carson (1999) confirmaram esse fato. Ankun e cols. (1996), em estudo de metanálise (1978-1994), incluindo dados de 27 publicações, referem que a maior causa de PE é a referência de PE anterior (infecção tubária contralateral).

As intervenções tubárias com finalidade de promover sua recanalização, também, têm sido relacionadas com a PE tubária (Marchbanks e cols., 1988; Coste e cols., 1991). Pessoalmente, em casos (6) em que praticamos a anastomose tubária término-terminal, comprovamos dois casos de PE, observando, durante a intervenção, que o ovo se encontrava exatamente na junção recanalizada.

Antecedente de PE – mulheres com antecedente de PE são de alto risco para repetir o evento, e apresentam um risco 6 a 8 vezes maior de nova gestação ectópica (Ankum e cols., 1996). Geralmente, 50 a 80% dessas mulheres terão nova gravidez, e 10 a 25% terão outra PE. Entretanto, existem inúmeras variáveis envolvidas como estado da tuba contralateral, tipo de tratamento (salpingectomia, salpingostomia, metotrexato), se o tratamento cirúrgico foi realizado por laparotomia ou laparoscopia e a presença de esterilidade anterior ao evento (Marchbanks e cols., 1988). A maioria dos estudos não leva em consideração estas variáveis, fato este que possibilita análise estatística inadequada.

Perturbações da motilidade tubária – práticas anticonceptivas têm sido relacionadas à etiologia da PE, em virtude de eventuais alterações da motilidade tubária. Tatum e Schmidt (1977) citam incidência de 4,1% entre as usuárias de DIU. Em particular, esses autores encareceram a relação direta entre o tempo de seu uso e determinados tipos de DIU (Tabelas II-53 e II-54).

Embora Tietze (1966) tenha descartado a ação antiperistáltica das trompas na vigência de DIU intra-uterino, outros autores (Eschenbach, 1976; Faulkner e Ory, 1976; Mead e cols., 1976) admitem perturbações da motilidade tubária nessa condição. Entre nós, Maia (1965) comprovou esse fato, analisando gráficos demonstrativos do antiperistaltismo tubário em pacientes com DIU intra-útero.

Ainda, nesse particular, Urquhart (1979) e Weström e cols. (1981) referem maior ocorrência de PE em usuárias de DIU, respectivamente, em 10 e 6-7 vezes. Mol e cols. (1995) coligiram dados de publicações de diversos países (de 1978 a 1994), incluindo 12 estudos.

Outros autores não consideram o DIU fator de risco real, sendo apontado como fator de risco relativo no desenvolvimento de PE. Esse método anticoncepcional apresenta grande eficácia na prevenção da gestação tópica. Daí a maior probabilidade de PE à mulher usuária de DIU que engravide se

Tabela II-53 – Prenhez ectópica × DIU – incidência (Tatum e Schmidt, 1977).

Autor Tipo do DIU	Tempo de uso do DIU (meses)			Total %
	1-12	13-24	25	
Tatum e Schmidt, 1977 TCU 4-2	1,6%	3,0%	7,3%	2,6
Jain, 1976 Lippes Loop	0,78%	1,30%	3,97%	1,45
Vessey e cols., 1974 Lippes Loop Saf-T-Coil	2,6%	3,6%	26,1%	8,9

Tabela II-54 – Prenhez ectópica × DIU – incidência (Tatum e Schmidt, 1977).

Tipo de DIU	Nº gestações	Nº prenhez ectópica	Incidência (%)
DIU não medicado	2.822	115	4,1
DIU de cobre	1.349	40	3,0
Progestaserf	184	30	16,3
Progestaserf-placebo	39	2	5,1

comparada à da mulher que engravida sem estar usando método anticoncepcional (Cartwright e cols., 1993; Mol e cols., 1995).

O emprego de hormônios com finalidade anticonceptiva também tem sido considerado agente etiológico de PE, cuja incidência, segundo Tatum e Schmidt (1977), atingiu 6% com o uso da progesterona pela via oral e 5,2% sob a forma de implante. Guillaume e cols. (1995) observaram maior ocorrência de PE em portadoras de ação lútea irregular.

Fertilização assistida – numerosas publicações relacionam a ocorrência de PE tubária com a prática de fertilização assistida (Marchbanks e cols., 1988; Guirgis e Craft, 1991; Botta e cols., 1995; Marcus e cols., 1995). Nesse particular, tem sido encarecida a associação com patologia tubária prévia.

De Muylder e cols. (1994) referem associação de PE ovariana com a terapêutica indutora de ovulação, e Balmaceda e cols. (1993) citam PE abdominal em caso de fertilização *in vitro*, seguida de transferência embrionária.

Volume ovular – o ovo, na fase de mórula-blastocisto, tem 2-3mm de diâmetro, enquanto a luz tubária na zona ístmica é de apenas 1mm. Assim, sua migração em direção ao óstio tubouterino (graças ao aparelho ciliar e ao peristaltismo tubário) faz-se de modo ativo. Entretanto, se o movimento migratório é lento (obstáculos, como processos inflamatórios) ou longo (trompas sinuosas e longas), seu maior volume pode favorecer sua nidação local.

Arey (1923) refere ser a PE gemelar monoamniótica cinco vezes mais incidente que a intra-uterina.

Hipermaturação ovular – atingida a capacidade corrosiva do trofoblasto, a nidação deve ocorrer. Por isso, quando a trompa é longa e apresenta luz reduzida (hipoplasia tubária) ou ocorrem obstáculos à sua migração, o ovo se fixará onde estiver.

Em 1953, comprovamos que em 10% dos casos de PE tubária o corpo lúteo gravídico era contralateral, sugerindo haver ocorrido sua migração externa. Berlind (1960) observou fato idêntico em 50% dos casos de PE tubária (parece-nos exagerada essa observação).

Cesárea prévia – analisando 138 casos de PE, Kendrick e cols. (1996) não identificaram relações com cesárea prévia.

Cromossomopatias – Kariskoski e cols. (1993) identificaram, em material de PE, 33% de aneuploidias, enquanto nos casos de abortamento uterino o achado foi de apenas 15%.

Fertilização *in vitro* – para Ribic-Pucely (1995), a etiologia da PE só esteve relacionada com a fertilização *in vitro* e a transferência de embriões, quando existia fator tubário de esterilidade.

Nos casos de fertilização *in vitro*, especula-se o papel do uso de volume excessivo do meio de transferência injetado no útero, que extravasaria para a tuba e, ainda, a colocação intratubária inadvertida do cateter de transferência. Nessas situações, a motilidade e os movimentos ciliares da tuba podem ser insuficientes para devolver o ovo à cavidade corporal do útero, visto que muitas dessas pacientes apresentam como causa de esterilidade o fator tubário (Abusheikha e cols., 2000).

MODIFICAÇÕES UTERINAS

Em todas as variedades de PE ocorrem hipertrofia uterina e formação de decídua verdadeira.

O corpo uterino apresenta-se aumentado de volume (equivalente à gestação tópica de oito semanas) e amolecido. A decídua apresenta-se íntegra enquanto o ovo evolui normalmente. Ocorrendo algum descolamento ovular ou a morte do embrião, a queda dos níveis hormonais (estrógeno-progesterona-gonadotrofina coriônica) segue-se de perda sangüínea, com eliminação parcial de fragmentos necrosados da decídua (Jones e Brewer, 1939). Por vezes (raramente), a decídua descola-se em bloco e elimina-se íntegra (Fig. II-99).

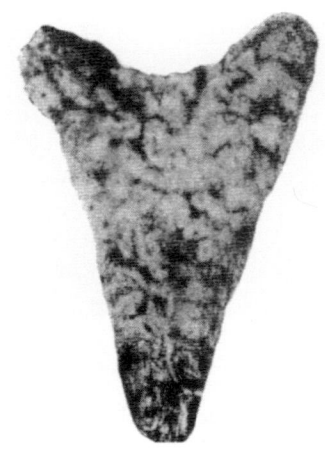

Figura II-99 – Decídua uterina global (Briquet, 1948).

Em 1955, realizando biópsias do endométrio (durante ato operatório para PE interrompidas), comprovamos os seguintes resultados: reação decidual típica em 50%, endométrio secretor com transformações regressivas em 12% e endométrio proliferativo em 8%.

Tietze (1952) e Terbruggen (1952) comprovaram que em casos de PE, após a morte ovular, ocorrem sinais de involução regressiva decidual, com aspecto de secreção "encolhida" e de hiperplasia glandular cística. Em 1954, Arias-Stella descreveu as alterações histológicas, que tomaram o seu nome, que atingem as células e os núcleos das glândulas endometriais e têm distribuição focal: hiperplasia nuclear, perda da polaridade dos núcleos e citoplasma muito vacuolar pelo exagero de secreção.

Bret e cols. (1960) comprovaram as alterações descritas por Arias-Stella em 76%, entre 42 casos de PE, e apenas 37% de alterações secretórias.

Em relação ao tempo de interrupção da PE, o aspecto da decídua evolui, sucessivamente, para decídua típica, decídua em involução regressiva e endométrio proliferativo.

VARIEDADES DE PRENHEZ ECTÓPICA

No quadro II-26 apresentamos as diversas variedades de PE e suas incidências dentre 338 casos assistidos em nosso Serviço, no período de 1949 a 1953 (Neme, 1953).

Quadro II-26 – Prenhez ectópica × variedades e incidência.

Variedades	Localizações	Formas raras
Tubárias (98,5%)	Ampolar • Tubária abdominal • Tubária ovárica Ístmica Intersticial ou angular	Paratubária Retotubária Bilateral Múltipla Recorrente
Ováricas (0,88%) Abdominal (0,66%)		Composta Combinada De termo

Sendo a PE tubária a variedade mais freqüente (98,5%) e as demais raras, consideraremos, em particular, os aspectos clínicos de variedade tubária e, separadamente, as restantes.

Tratando de gravidez após fertilização assistida, algumas formas raras de PE apresentam maior prevalência como: prenhez intersticial 7,3% e prenhez cervical 1,5% (Pisarska e Carson, 1999).

PRENHEZ ECTÓPICA TUBÁRIA

Dentre as variedades de PE tubária, a incidência das localizações ampolar e ístmica atinge a cifra de 96,7%, restando para a variedade intersticial, segundo Queenan (1983), a freqüência de 1,2% (Fig. II-100).

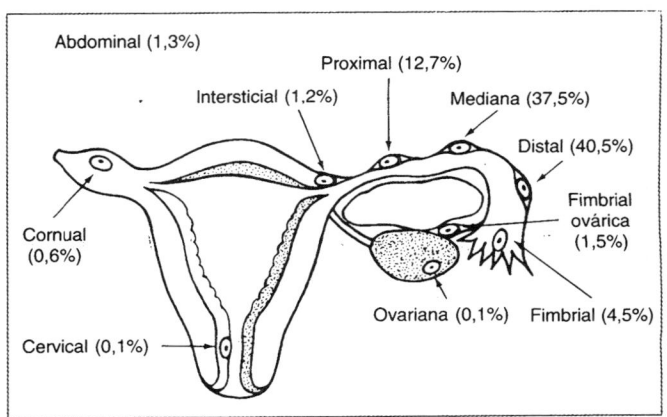

Figura II-100 – Localização e freqüência de gestações ectópicas (Queenan, 1983).

Modificações da trompa – presente a PE tubária, a mucosa apresenta-se espessada, embora não se identifique verdadeira decídua. A reação decidual é descontínua e imperfeita. O ovo fica envolto apenas pela decídua capsular ou reflexa.

Evolução da PE tubária – em geral, o quadro clínico de interrupção das PE tubárias ampolar e ístmica ocorre entre as 6ª e 12ª semanas da gestação, uma vez que a parede tubária não oferece condições vasculares e de distensibilidade que permitam evoluções mais avançadas. Na variedade intersticial, como a trompa se encontra envolvida pela parede uterina, a interrupção da gestação será mais tardia, em torno da 14ª-16ª semanas.

No mecanismo de interrupção das gestações tubárias podem ocorrer quatro eventualidades: rotura da parede tubária, descolamento ovular no leito de implantação, rotura do saco ovular e, muito excepcionalmente, evolução até proximidade do termo.

Rotura tubária – ocorre, de regra, subitamente e de modo espontâneo. Às vezes, segue-se de traumatismo provocado durante ato sexual e/ou toque vaginal.

A rotura da trompa decorre de duas situações: por corrosão e por distensão. As roturas dependentes de corrosão são mais precoces e resultam da penetração trofoblástica progressiva, ultrapassando as camadas mucosa, muscular e serosa visceral. Entre nós, Rodrigues Lima (1944) salientava esse mecanismo. Entretanto, a contribuição da distensão da parede tubária não pode ser excluída do mecanismo responsável pela sua rotura (Figs. II-101 e II-102).

A rotura da trompa, seguida da exteriorização ovular na cavidade abdominal, é a forma evolutiva mais freqüente da PE tubária. Em geral, resulta em quadro clínico de abdome agudo, conseqüente à hemorragia peritoneal mais ou menos copiosa.

Descolamento ovular – sendo a decídua tubária imperfeita, descontínua e escassa, a ocorrência do descolamento ovular do leito de sua implantação (decídua basal) é freqüente. Nessa eventualidade, quando o descolamento é total, ocorre a morte ovular com sua conseqüente reabsorção (ovo muito recente) e/ou expulsão para a cavidade abdominal, à custa de contrações peristálticas da trompa. Nesses casos, o quadro clínico é menos alarmante, sendo precedido por cólicas e hemorragia vaginal discreta (abortamento ovular).

A evolução de PE com descolamento ovular é mais freqüente na variedade ampolar. Quando o descolamento é incompleto, o ovo fica retido nas fímbrias do pavilhão tubário; organizam-se os coágulos de sangue, podendo constituir-se a mola tubária e/ou o litopédio se ocorrer calcificação da massa ovular (Figs. II-103 e II-104).

Rotura do saco ovular – é a forma mais freqüente nos casos de implantação ovular do tipo tuboabdominal e tubovárica primária. O ovo totalmente envolvido pelo saco amniótico protrusa na cavidade abdominal e sua rotura (mecanismo de distensão) se segue de quadro clínico agudo, confundindo-se com aquele que ocorre na evolução de PE com rotura tubária.

Evolução até proximidade do termo – é condição excepcional, mas tem sido referida. Seu estudo será considerado adiante.

SINTOMATOLOGIA

As manifestações clínicas da PE tubária íntegra confundem-se com as que ocorrem nas gestações tópicas. Quando surgem as complicações relativas à sua interrupção (rotura e abortamento tubários e/ou rotura do saco ovular), ocorrem os seguintes sintomas: dor aguda abdominal, tonturas e vertigens, sangramento vaginal, alterações gastrintestinais e urinárias, escapulalgia e choque hemorrágico.

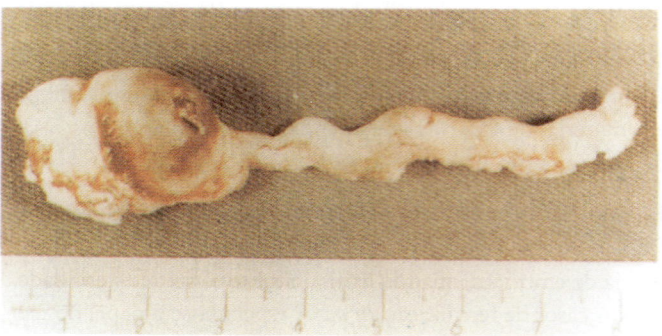

Figura II-101 – Prenhez ectópica ampolar rota. Mecanismo de corrosão.

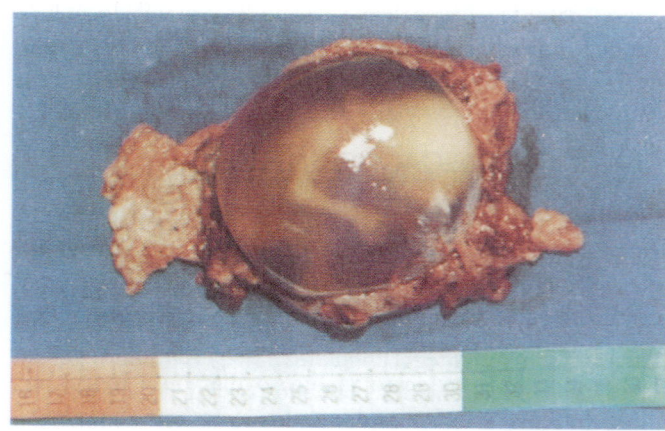

Figura II-102 – Prenhez ectópica rota. Saco ovular íntegro. Mecanismo de distensão.

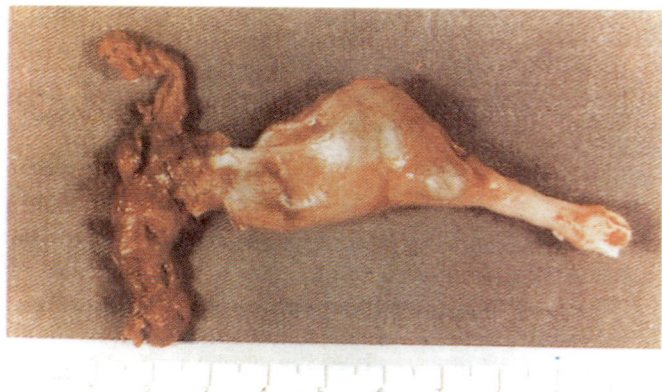

Figura II-103 – Prenhez ectópica ampolar. Descolamento ovular seguido de abortamento tubário. Notar a integridade da zona ístmica e o escape ampolar do material ovular.

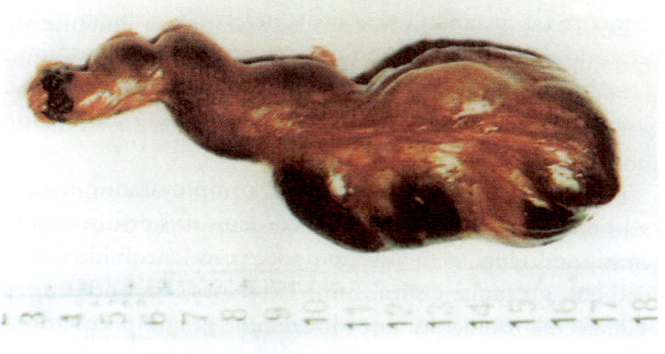

Figura II-104 – Prenhez ectópica ístmica. Abortamento tubário com saco ovular íntegro.

Tabela II-55 – Prenhez ectópica – sintomatologia.

Autores	Nº de casos	Dor (%)	Sangramento vaginal (%)	Amenorréia (%)	Sintomas gastrintestinais (%)	Sintomas urinários (%)	Escapulalgia (%)
Bobrow e Bell (1962)	905	95,0	90,0	88,0	55,0	–	23,0
Blanchet e cols. (1967)	360	96,4	73,6	–	56,6	15,3	16,4
Breen (1970)	654	100,0	80,1	83,6	17,4	–	11,3
Kallenberger e cols. (1978)	179	97,5	68,0	83,0	27,5	–	21,0
Brenner e cols. (1980)	300	99,3	74,3	68,3	–	–	–
Zugaib e cols. (1985)	5.122	98,0	58,3	55,9	37,0	23,0	17,0
Média geral	7.520	97,7	64,6	63,6	38,0	22,5	17,2

Nem sempre há referência de amenorréia. As complicações podem surgir antes da data aprazada para ocorrer a menstruação do ciclo em curso (interrupções muito precoces).

Na tabela II-55 estão citados os sintomas que ocorrem e suas incidências referidas por diversos autores.

As manifestações sintomáticas referidas não são específicas à variedade tubária de PE; elas podem estar presentes e associadas a outros sinais em outras variedades dessa patologia.

Dor – referida em 97,3% e 98%, respectivamente, por Neme (1953) e Zugaib e cols. (1985) em nosso Serviço, sua localização, segundo nossa experiência, foi de 59,3% no baixo-ventre, de 31,9% nas fossas ilíacas, de 2,3% no epigástrio e de 0,6% no hipocôndrio. Embora nem sempre ela se situe na fossa ilíaca homolateral à trompa comprometida, essa concordância ocorre em cerca de 70% das vezes.

Nos casos de roturas da trompa ou de sacos ovulares, a dor é intensa, súbita e comparada a facada. No abortamento tubário, as pacientes referem cólicas no baixo-ventre, que podem ou não culminar em dor aguda se o ovo, até então parcialmente descolado, desprende-se do leito tubário e cai na cavidade abdominal, que se inunda de sangue. Em geral, a queixa dolorosa, após a ocorrência das complicações, inicia-se no baixo-ventre, irradiando-se depois para o hipogástrio, hipocôndrio, ombros, coxas e epigástrio.

Na figura II-105, Queenan (1983) apresenta as diversas incidências de localização dolorosa em casos de PE tubárias interrompidas.

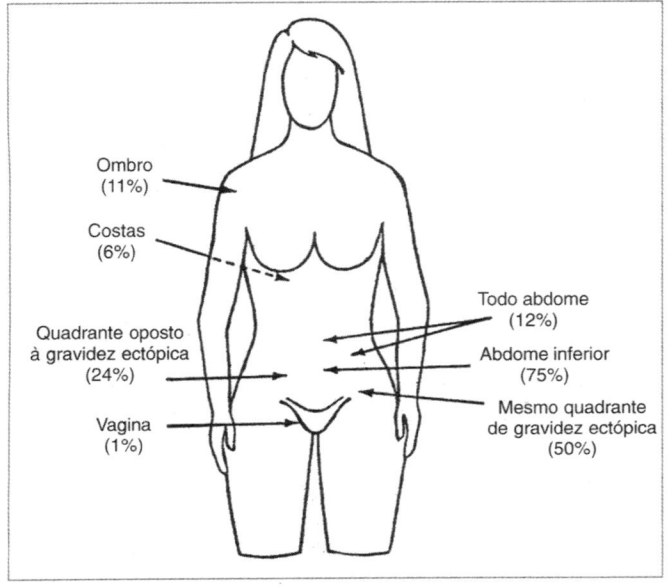

Figura II-105 – Prenhez ectópica. Localizações dolorosas (Queenan, 1983).

Tonturas e vertigens – nos casos em que ocorre invasão sangüínea abrupta da cavidade abdominal, as pacientes apresentam, subitamente, estado vertiginoso (choque peritoneal) ou tonturas relacionados a quedas pressóricas arteriais.

Sangramento vaginal – resulta da queda dos níveis hormonais, quando o ovo perece (descolamento total) ou sofre redução na sua atividade secretória (descolamento parcial). É sintoma mais freqüente e duradouro nos casos de PE que evoluem com descolamento parcial e progressivo do ovo. Pode faltar em casos agudos, resultantes de roturas tubárias. O sangramento é discreto e o sangue é escuro-acastanhado, podendo ser confundido com o que ocorre no abortamento tópico e em ciclos oligomenorréicos.

Alterações gastrintestinais – nos casos de rotura surgem náuseas e vômitos, conseqüentes à irritação peritoneal e ao colapso circulatório periférico (60,6% segundo nossa experiência). Nos abortamentos tubários, esses sinais, em geral, não ocorrem; entretanto, a presença de sangue (mesmo quando pequena) na cavidade abdominal provoca meteorismo e até constipação intestinal. O acúmulo de sangue no fundo de saco de Douglas, em geral, acompanha-se de tenesmo e diarréia (15,8% segundo Blanchet e cols., 1967).

Alterações urinárias – são representadas por disúria e isquiúria, resultantes de processos de PE complicados e organizados e conseqüentes deslocamentos vesicais e do ângulo vesicoureteral. Não são queixas muito freqüentes. Em nosso Serviço, foi referida em 23%.

Escapulalgia – a irradiação dolorosa para os ombros ocorre, segundo estudo pessoal prospectivo, em 49%. Para outros autores, sua incidência seria menor. Atribuímos essa discordância a casuísticas baseadas em pesquisas retrospectivas, nas quais queixas maiores encobrem as menos evidentes.

Rubin (1936) e Lucas Machado (1939), entre nós, relacionaram esse sintoma à irritação do nervo frênico (síndrome genitofrênica) quando o sangue derramado na cavidade abdominal escorre pelas goteiras paracólicas e atinge a cúpula diafragmática. Chamada sinal de Laffont (que a divulgou em 1919), a escapulalgia em 60-70% das vezes é homolateral à trompa comprometida, podendo, ainda, ser bilateral.

Choque hemorrágico – quando ocorre a inundação sangüínea da cavidade peritoneal, duas condições contribuem para que se manifeste quadro clínico de colapso periférico: o volume da perda sangüínea (hipovolemia) e a irritação da serosa (choque peritoneal). A presença dessa última condição deve ser encarecida, pois não são infreqüentes os casos em que, apesar da presença de manifestação de choque, é discreto o volume de sangue na cavidade. Nesses casos, na ausência de reposição volêmica, os níveis pressóricos arteriais normalizam-se após a prática de laparotomia e higiene da cavidade peritoneal. Entretanto, e até prova em contrário, devemos admitir, e dados casuísticos de nosso Serviço (Zugaib e cols., 1985) confirmam haver relação direta entre o volume de perda sangüínea e a gravidade do choque hemorrágico.

DIAGNÓSTICO

Prestam-se para estabelecer o diagnóstico de PE tubária os achados relacionados à propedêutica clínica, laboratorial e física.

PROPEDÊUTICA CLÍNICA

Nesse particular devemos considerar: a anamnese, a inspeção, a palpação, a percussão, a escuta, o toque vaginal, a histerometria e a punção do fundo de saco de Douglas.

Anamnese – a referência de amenorréia em paciente eumenorréica e em fase reprodutiva pressupõe a possibilidade de gestação. Sua referência, associada a quadro súbito abdominal e doloroso, é freqüente nos casos de rotura de PE tubárias. Excepcionalmente, a menção de amenorréia pode faltar quando a PE se interrompe precocemente e antes da data provável da próxima menstruação e/ou quando a hemorragia do meio do ciclo é confundida com menstruação. Em nosso Serviço, dentre 7.520 casos de PE, o atraso menstrual foi referido em 63,6%.

A anamnese refere, ainda, dor em cólica no baixo-ventre, seguida de hemorragia vaginal discreta nos casos de abortamentos tubários. Quando a PE se interrompe com roturas, a queixa dolorosa é súbita, comparada a facada ou pontada, localizada no baixo-ventre e associada a estado de colapso circulatório periférico. Com freqüência, nesses casos, a paciente refere escapulalgia.

Temperatura – nos casos de evolução aguda (roturas), a temperatura, em geral, é subfebril e não atinge 38°C. Entretanto, quando a PE tubária se interrompe e se organiza, pode ocorrer infecção e, conseqüentemente, temperaturas mais elevadas, com curvas térmicas (mais acentuadas à tarde) sugestivas de supuração.

Inspeção – à inspeção observamos a perda sangüínea vaginal discreta e sem relação com eventual quadro de choque hemorrágico. O fácies da paciente mostra-se lívido-cianótico e expressa angústia e sudorese (nos casos de choque). Em multíparas com parede abdominal escassa e evidente diástase muscular, pode-se comprovar a presença de equimose periumbilical (sinal de Cullen).

Palpação – em geral é dolorosa e prejudicada pela presença de alguma reação abdominal. Essa manifestação, entretanto, é evidentemente menos flagrante daquela que ocorre em casos de derrames purulentos, gástricos e pancreáticos. A descompressão brusca é dolorosa (sinal de Blumberg). Nos casos de PE tubária que evoluíram com abortamento tubário, seguidos de organização peritoneal de evolução longa, a palpação superficial pode surpreender sinais de crepitação provocados pela presença de sangue coagulado e ar.

Percussão – nos quadros agudos, conseqüentes a roturas de PE, ela pode ser dolorosa. Nos casos de abortamento tubário, a percussão identifica timpanismo abdominal localizado ou generalizado.

Escuta – excepcionalmente, poderia ser útil nos raríssimos casos de PE tubária íntegra e avançada. Nos demais, presta-se para identificar ruídos aéreos, apesar da presença de meteorismo.

Toque vaginal – a comprovação de corpo uterino amolecido, mas com volume pequeno em relação à amenorréia, associada à presença de tumor anexial parauterino, sugere a presença de PE. Na ausência de queixa dolorosa pressupõe-se PE tubária íntegra. Na presença de quadro abdominal agudo, deve-se admitir haver ocorrido rotura do processo. Nesta última situação, o sangue derramado na cavidade abdominal acumula-se no fundo de saco de Douglas e o toque vaginal profundo provoca dor aguda (grito de Douglas), designado sinal de Proust. A mobilização uterina é extremamente dolorosa e, nos casos de abortamento tubário incompleto, o toque comprova na região anexial comprometida a presença de formação parauterina, comparada a chouriço, pastoso, crepitante e indefinido (sinal de Solovitch).

Histerometria – quando a discordância entre o volume uterino e a amenorréia é evidente, a histerometria, eventualmente, poderia ser praticada. Temos desaconselhado sua realização.

Punção de fundo de saco de Douglas – para os clínicos que não dispõem de provas propedêuticas mais complexas, a punção de Douglas constitui-se em elemento meritório para confirmar a presença de sangue no abdome e sugerir o diagnóstico de PE tubária rota. Na presença de outros elementos da propedêutica clínica, e segundo nossa experiência, ela foi positiva para sangue em 98,2%.

No Pronto-Socorro do Hospital das Clínicas da FMUSP, no Setor por nós dirigido, dentre 5.112 casos de PE, ela foi realizada em 95%, havendo confirmado o diagnóstico em 96,2%. Em 2,5% ela foi falso-positiva e em 1,3% não contribuiu (por ser duvidosa) para o diagnóstico. Maciel e Viggiano (1986), entre nós, obtiveram resultados comprobatórios de PE em 93,6% com a culdocentese; em 80% com a ultra-sonografia; em 84,6% com as provas urinárias biológicas.

A agulha de punção deve ter luz suficientemente larga para garantir a aspiração de sangue espesso, presente no fundo de saco de Douglas. O sangue aspirado é escuro, incoagulável e xaroposo. Injetado sobre gaze branca, mostra pequenos coágulos organizados. Sua presença, com essas características, tranqüiliza o tocólogo que se sentirá mais seguro de não praticar laparotomia branca.

No que tange a essa prova propedêutica, deve-se lembrar de que, presente quadro clínico típico de PE rota, a punção negativa não desobriga o médico de realizar a intervenção terapêutica. Além disso, saliente-se que podem ocorrer resultados falso-negativos (PE íntegra, organizada e intraligamentar) e falso-positivos (rotura de cisto ovariano, menstruação retrógrada, endometriose).

PROPEDÊUTICA LABORATORIAL

Dentre as metodologias propedêuticas laboratoriais utilizadas para o diagnóstico de PE, a mais importante é representada pelas provas biológicas urinária e sangüínea. Citam-se, ainda, como de emprego ocasional as seguintes:

Biópsia do endométrio – havendo suspeita de PE, quando o útero está vazio e sangrando, a presença de decídua gravídica reforça o diagnóstico de PE. Entretanto, a ausência de decídua não exclui a presença de PE interrompida.

Spandorfer e cols. (1996) reconhecem seu valor, inclusive quando pela técnica de congelação. Spandorfer e Barhart (1996), pela ultra-sonografia vaginal, salientam ser menor a espessura da decídua na PE em relação à prenhez tópica.

Dubinsk e cols. (1997) realizaram dopplervelocimetria colorida do endométrio para excluir casos suspeitos de PE, referindo valor preditivo negativo de 97%, e Lavie e cols. (1996) referem que, em 45 casos certos de PE, em 28 a ultra-sonografia vaginal identificou espessura endometrial com três camadas (decídua).

Muco cervical – a identificação de discreta cristalização do muco cervical em útero vazio, associada à suspeita de PE, sugere a presença dessa patologia.

Alterações hematológicas – nos casos de PE interrompida com hemorragia abdominal, têm sido referidos os seguintes sinais: redução do número de hemácias com maior queda dos níveis de hemoglobina (Guixa e Inza, 1955); reticulocitose (Jamra, 1953); presença de hematina no sangue periférico (Whiteau e cols., 1948). Em geral, não se identifica leucocitose. Quando presente e associada à hemossedimentação elevada, a leucocitose sugere infecção de saco ovular de PE organizada.

Provas biológicas – no que tange às provas biológicas utilizadas para promover o diagnóstico de PE, importa salientar os seguintes fatos:

- Elas são positivas na PE íntegra e assim permanecem, por algum tempo, após a morte ovular e a degeneração do trofoblasto (Béclére, 1961).
- A positividade não identifica a localização da prenhez.
- A negatividade não exclui a presença de PE com ovo morto.
- Na presença de cavidade uterina vazia (ultra-sonografia), sua positividade pressupõe a presença de PE.
- Deve-se preferir, pela sua maior sensibilidade, as provas biológicas sangüíneas.

O primeiro passo após suspeita clínica de PE é estabelecer seu diagnóstico. A gonadotrofina coriônica humana é glicoproteína produzida pelo sinciciotrofoblasto, sendo que sua determinação, urinária ou sangüínea, constitui o exame primordial para se avaliar a atividade do trofoblasto. Testes urinários e séricos de alta sensibilidade (respectivamente $\leq$ 25mUI/ml e $\leq$ 5mUI/ml) detectam esse hormônio antes do atraso menstrual. O uso de técnicas imunoenzimáticas e, mais recentemente, imunorradiométricas ou imunoenzimométricas utilizando anticorpos monoclonais aumenta a sensibilidade e a especificidade das dosagens de β-hCG. Isso possibilita a detecção desse hormônio em concentrações cada vez mais baixas, tornando o exame efetivo no diagnóstico da PE. A positividade da β-hCG sérica coincide com o estabelecimento da circulação uteroplacentária e pode ser detectada após 10 dias da ovulação (McCord e cols., 1993). Atualmente os conjuntos de β-hCG obedecem a dois padrões internacionais, de acordo com a Organização Mundial da Saúde: o chamado Terceiro Padrão Internacional (TPI), anteriormente descrito como Preparação de Referência Internacional (PRI), e o Segundo Padrão Internacional (SPI). De acordo com Bangham e Storring (1982), 1mUI/ml de β-hCG obtida por meio de conjunto padronizado segundo o SPI equivale a aproximadamente 2mUI/ml, quando utilizado o TPI (ou PRI).

A concentração sérica da β-hCG em casos de PE tende a ser menor que a observada em gestação tópica de mesma idade. Outrossim, o conhecimento do tempo de duplicação do valor de β-hCG é útil na diferenciação entre a gravidez normal e a ectópica. A gestação tópica inicial exibe a capacidade de duplicar o título de β-hCG entre 1,4 e 3,5 dias Kadar e cols. (1981) relataram que, em duas dosagens consecutivas com intervalo de 48 horas, a ausência de elevação do título de β-hCG de pelo menos 66% revela tratar-se, em 85% dos casos, de PE ou de gestação tópica que resultará em abortamento. Cerca de 85% das gestações inviáveis apresentam tempo de duplicação de β-hCG superior a 2,7 dias, enquanto 13% das gestações ectópicas duplicam o β-hCG em 48 horas. O tempo de duplicação de β-hCG depende da idade gestacional, com 1,5 dia para gestações tópicas com menos de 5 semanas e 3,5 dias na sétima semana (Fritz e Guo, 1987).

A dosagem sérica da progesterona representa exame valioso, especialmente quando existem dúvidas diagnósticas. A concentração sérica de progesterona reflete a produção desse hormônio pelo corpo lúteo e pouco se modifica durante o primeiro trimestre de gravidez. Vários estudos têm evidenciado que os valores séricos de progesterona em gestações ectópicas são significativamente inferiores aos encontrados em gestações tópicas de mesma idade gestacional (Radwanska e cols., 1978; Ledger e cols., 1994). Embora não exista um valor de corte de progesterona sérica indicativo de PE, valores desse hormônio inferiores a 10ng/ml estão associados com gestação não-evolutiva. Por outro lado, concentrações de progesterona superiores a 20ng/ml são consistentes com gestações viáveis, somente 1,5 a 2,5% das gestações anormais apresentam progesterona acima de 25ng/m (Fylstra, 1999). Segundo McCord e cols. (1993), somente 0,16% (2 em 1.279) das pacientes com progesterona abaixo de 5ng/ml tinham gestações viáveis. Nesse estudo, progesterona inferior a 5ng/ml apresentou 99,8% de especificidade na confirmação de uma gravidez anormal. Como não existe um valor de corte de progesterona indicativo de PE, sua utilização fica reservada para os casos de dúvida diagnóstica após a utilização da dosagem seriada da β-hCG e da ultra-sonografia.

PROPEDÊUTICA FÍSICA

Na atualidade, dentre os métodos propedêuticos físicos utilizados para o diagnóstico de PE, pontificam, pela praticidade, a ultra-sonografia e a laparoscopia. O emprego da tomografia (que promove irradiação das gônadas maternas) e da ressonância magnética (antieconômica) tem sido excepcional, embora Murphy e cols. (1990) tenham encarecido o uso desta última.

A histerografia, a histeroscopia e a radiografia simples do abdome merecem apenas citação, apesar de esta última ser útil no diagnóstico da PE abdominal.

Ultra-sonografia – Kelly e cols. (1979) apresentaram dados de diversos autores, demonstrativos da coincidência diagnóstica de PE com a laparotomia e a ultra-sonografia (Tabela II-56).

O exame desta tabela sugere que a ultra-sonografia *per se* não foi infalível para estabelecer o diagnóstico de PE. Entretanto, sua associação com os dados de anamnese, da dosagem

Tabela II-56 – Prenhez ectópica × ultra-sonografia – diagnóstico (modificado de Kelly e cols., 1979).

Autores	Nº de casos	Ultra-sonografia	
		Falso-negativo (%)	Falso-positivo (%)
Kobayashi e cols. (1969)	39	12,8	12,8
Bezjian e Safinski (1979)	93	1,1	5,4
Maklad e Wright (1978)	36	5,7	2,8
Lawson (1978)	235	2,6	3,4
	99	2,0	3,8
Kelly e cols. (1979)	161	3,7	2,5

sangüínea de β-hCG e com a culdocentese torna praticamente improvável o erro diagnóstico de PE interrompida. Nos casos de PE tubária, ainda íntegra, a situação diagnóstica torna-se mais complexa, pois a presença do ovário com cisto folicular e corpo lúteo pode dificultar o diagnóstico diferencial. Entretanto, a comprovação de saco ovular intra-uterino, em geral, descarta a possibilidade de se tratar de PE tubária, pois a variedade de PE combinada é muito rara.

A partir de 1988, diversos autores referiram ter a ultra-sonografia vaginal maior acuracidade que a abdominal para diagnosticar PE íntegra ou precocemente interrompida. É o que se depreende do exame da tabela II-57. Enk e cols. (1990) referem que a sensibilidade e a especificidade da ultra-sonografia vaginal superaram as provas hormonais.

Tabela II-57 – Ultra-sonografia vaginal × diagnóstico de PE precoce.

Autores	Sensibilidade (%)	Especificidade (%)	Valor preditivo	
			Positivo (%)	Negativo (%)
Hopp e cols. (1995)	96	88	89	95
Chew e cols. (1996)	98	–	86	–
Shalev e cols. (1998)	87	94	92,5	90

Recentemente, Emerson e cols. (1992) e Pellerito e cols. (1992) salientaram o mérito da ultra-sonografia colorida, associada à dopplervelocimetria, para a identificação precoce de PE e de gestação tópica inicial. Para tanto, o ultra-sonografista deve observar se a concentração vascular (que sugere a presença de placenta) é intra ou extra-uterina.

Apesar do uso difundido da ultra-sonografia para o diagnóstico, em especial com emprego do transdutor vaginal, não existe concordância a respeito dos critérios diagnósticos utilizados, tampouco da sua efetividade. A sensibilidade da ultra-sonografia transvaginal no diagnóstico da PE varia de 54 a 94%. A visibilização de embrião (ou pólo embrionário) com atividade cardíaca locado em saco gestacional fora da cavidade corporal do útero é sinal diacrítico de PE, embora seja encontrado somente em 15 a 28% dos casos (De Crespgny, 1988; Cacciatori e cols., 1989). A imagem anexial paraovariana semelhante a saco gestacional é denominada anel tubário. Compõe-se de formação anecóica com halo hiperecogênico periférico, que se acredita representar o saco gestacional ectópico circundado por reação trofoblástica. Segundo Brown e Doubilet (1994), esse tipo de imagem é encontrado em 15 a 69% dos casos de PE e está mais relacionado à PE íntegra. A possibilidade de se encontrar imagens altamente específicas, como embrião vivo e anel tubário, é tanto maior quanto mais precocemente a paciente é submetida à ultra-sonografia.

Descreve-se ainda a possibilidade da visibilização de formação anexial sólida ou complexa. Esse tipo de imagem, quando associado a PE, geralmente representa hematossalpinge ou hematoma pélvico, sendo observado em 19 a 89% dos casos de PE (Atri e cols., 1992). Imagem de hematossalpinge associa-se com maior freqüência à PE rota ou em resolução espontânea.

A observação de líquido livre na cavidade peritoneal também constitui importante sinal ultra-sonográfico. Enquanto 10 a 23% das gestações tópicas apresentam líquido livre na pelve, este achado é observado em 40 a 83% dos casos de PE, sendo que em 15% das vezes representa o único achado ultra-sonográfico (Barnhart e cols., 1994). A presença de líquido livre pode ser observada como imagem anecóica ou com ecos, sendo que líquido livre ecogênico é mais representativo de hemorragia peritoneal. O risco de se tratar de PE aumenta apreciavelmente quando a quantidade de líquido na pelve é considerada moderada ou grande, ou ainda quando a presença de líquido ecogênico está associada a uma imagem de formação sólida anexial. Segundo Nyberg e cols. (1987), a associação de líquido livre ecogênico e massa anexial complexa apresenta especificidade de 94% para PE. Ainda, de acordo com esses autores, a quantidade de líquido livre pode ser classificada como discreta, se ocupar somente o fundo de saco posterior, moderada, se recobre o fundo uterino e anexos, e acentuada ao se estender para goteiras parietocólicas e espaço de Morrison.

Utilizadas isoladamente, a dosagem de β-hCG e a ultra-sonografia representam métodos de relevada importância no diagnóstico da PE. Entretanto, seu uso combinado permite diagnosticar praticamente 100% dos casos, evitando, na maioria das vezes, a utilização de técnicas diagnósticas invasivas. Kadar e cols. (1981) descreveram zona discriminatória de β-hCG sérica, compreendida entre 6 000 e 6 500mUI/ml, acima da qual o saco gestacional tópico pode ser identificado por meio da ultra-sonografia pélvica transabdominal. Concluem que a ausência de saco gestacional tópico associada a valores séricos de β-hCG superiores aos da zona discriminatória indica PE. Na verdade, o valor discriminatório de β-hCG sérica que impõe a observação do saco gestacional tópico é dependente do avanço tecnológico dos aparelhos de US e, portanto, tem diminuído ao longo dos anos. Atualmente, com o emprego da ultra-sonografia transvaginal, o valor discriminatório encontra-se entre 1.000 e 2.000mUI/ml de β-hCG (Nyberg e cols., 1987; Barnhart e cols., 1994). O conhecimento do valor discriminatório e do tempo de duplicação de β-hCG associados à ultra-sonografia transvaginal permite a elaboração de construção de algoritmo para o diagnóstico de PE com alta sensibilidade e especificidade (Esquema II-11).

Kircher e cols. (1993) referem que a dopplervelocimetria transvaginal das artérias tubárias identifica menor resistência homolateral à presença de PE.

Finalmente, encarecendo o valor da ultra-sonografia para o diagnóstico de PE íntegra, Mateer e cols. (1996) recomendam praticar a técnica endovaginal em todos os casos de risco para PE (nos serviços de emergência).

Laparoscopia – em 1961, Robert praticou 100 laparoscopias em casos suspeitos de PE, confirmando apenas em 26% seu diagnóstico. Sua indicação e prática são ideais nos casos de PE

Esquema II-11 – Algoritmo do diagnóstico de prenhez ectópica (PE).

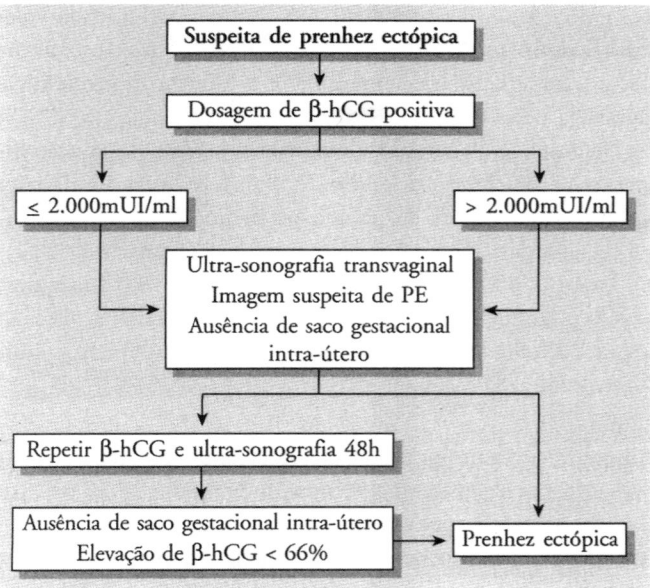

tubária íntegra quando, além do diagnóstico, ela pode permitir a realização de tratamentos conservadores da patologia (remoção do saco ou injeção de metotrexato).

Entretanto, nesse particular, Samuellson e Sjovall (1972) referem que, dentre 166 laparoscopias, em 4 o diagnóstico de PE foi omitido, e que entre 120 casos com prenhez intra-uterina a laparoscopia sugeriu PE em 6.

DIAGNÓSTICO DIFERENCIAL

Vejamos, sinteticamente, como tentar estabelecer o diagnóstico diferencial de PE com diversas patologias.

Abortamento tópico – o estado geral, via de regra, não é comprometido; o volume do útero é proporcional à amenorréia e sua cavidade não está vazia; não há reação abdominal.

Torção de cisto ovariano – em geral, não há hemorragia externa e as provas biológicas, salvo coincidência com prenhez tópica, são negativas.

Processo anexial inflamatório – geralmente é processo bilateral, acompanha-se de febre e de quadro hematológico infeccioso (desvio para a esquerda e leucocitose e hemossedimentação elevadas). Não há sinais de choque hemorrágico, embora possa ocorrer choque séptico. Os testes biológicos são negativos e não há referência de amenorréia.

Roturas de cisto folicular e de corpo lúteo – são condições que freqüentemente se caracterizam por queixa dolorosa, hemoperitônio e hemorragia vaginal, peculiares também à PE. Entretanto, as provas biológicas são negativas, o volume uterino é normal e o quadro abdominal é menos grave.

Apendicite aguda – nessa patologia ocorre hipertermia e leucocitose evidentes, a palpação abdominal provoca dor que se irradia para o epigástrio e localiza-se no ponto de McBurney. Na PE interrompida, a dor é mais baixa e à palpação irradia-se para o pube (sinal de Halban).

Endometriose ovariana – nesse caso, a anamnese refere quadros semelhantes e coincidentes com os ciclos menstruais. Não há referência de amenorréia.

Mioma torcido subseroso – a consistência dura do tumor parauterino e a ausência de amenorréia e de hemorragia vaginal e abdominal são elementos que favorecem o diagnóstico diferencial. A presença associada de gestação tópica pode dificultar a diferenciação com PE íntegra.

Úlcera gástrica perfurada – em nosso Serviço, alguns casos de perfuração gástrica foram confundidos com rotura de PE. Entretanto, na perfuração do estômago a reação abdominal é evidentemente mais intensa (irritação peritoneal é maior com suco gástrico que com sangue). Além disso, quando não existe gestação tópica, faltam outros sinais denunciadores de prenhez, e a culdocentese não identifica sangue.

Pancreatite aguda – com freqüência razoável, foi objeto de confusões, em nosso Serviço, com casos de PE interrompida. O quadro abdominal é muito mais intenso, a localização dolorosa é mais elevada (epigástrica) e irradia-se para trás. A dosagem de amilase sérica (após 2-12 horas) identifica valores grandes de até 200.

Concluindo, vale a pena referir que, apesar de ser relativamente fácil o diagnóstico de PE (na maioria dos casos), podem ocorrer erros com conseqüências sérias. Atrash e cols. (1990) referem que 24 pacientes submetidas à indução para fins abortivos, no período 1972-1985, sucumbiram por ser portadoras de PE combinada (PE e prenhez tópica).

Dosagem da hCG – Draycott e cols. (1996) recomendam dosar a hCG em casos apenas suspeitos de PE antes de se assumir conduta armada. Em 95 casos de úteros vazios, a laparoscopia só foi praticada quando a hCG atingia mais de 1.000UI/l, daí resultando a diminuição de sua prática de 61% para 9%.

PROGNÓSTICO

Na PE, o prognóstico fetal é sombrio, mesmo quando ocorre evolução prolongada sem interrupção. Nesses raríssimos casos, o concepto sofre compressões e hipóxia graves, comprometendo sua morfologia e sua vitalidade. A incidência de malformações é enorme.

Schneider e cols. (1977) salientam que, apesar de haver declinado a responsabilidade da PE no obituário materno, os índices gerais de mortalidade têm-se mantido estáveis e até elevados, em função do aumento evidente de incidência dessa patologia. É o que se depreende do exame da tabela II-58. Atrash e cols. (1987, 1990) referem que nos Estados Unidos, nos índices gerais de mortalidade materna, a ocorrência da PE elevou-se de 8% (1970) para 12% (1987). Entretanto, segundo esses autores, a PE como responsável, *per se*, por mortes maternas declinou de 35/10.000 gestações (1970) para 3,4/10.000 gestações (1987).

Tabela II-58 – Prenhez ectópica × mortalidade materna (Schneider & cols., 1977).

Períodos	Mortalidade materna por 100.000	Mortalidade materna Prenhez ectópica (%)
1950-1954	43,8	8,9
1955-1959	34,4	6,6
1960-1964	34,9	5,3
1965-1969	24,1	7,1
1970-1974	18,7	10,6
Total	31,8	7,4

Em nosso Serviço, o obituário materno declinou de 0,6% (Neme, 1953) para 0,3% (Zugaib e cols., 1985). Essa incidência, relativamente discreta para casuísticas nacionais, justifica-se graças às condições assistenciais que existem no Hospital das Clínicas da FMUSP, onde estão sempre presentes (plantões) tocoginecologistas, cirurgiões gerais, anestesistas e recursos transfusionais.

Goyaux e cols. (2003) reviram a literatura africana dos últimos 20 anos, relacionando a mortalidade materna em casos de prenhez ectópica, que atingiu 1-3%. Esse número é elevado, quando comparado com o de países mais desenvolvidos.

Entre as possíveis complicações pós-operatórias em casos de PE, Kallemberger e cols. (1978) referem infecções urinárias (22,5%), processos pulmonares (12,5%), anemia (23,7%), infecção da parede abdominal (3,1%), outras infecções (5,6%) e causas diversas (4,3%). Em nosso Serviço, a incidência geral de complicações, dentre 5.122 casos, foi de 2,8% (Zugaib e cols., 1985). No que importa ao porvir obstétrico dessas pacientes, Kallemberger e cols., em 1.634 casos, comprovaram gestações tópicas em 46%, recorrência de PE em 14% e esterilidade secundária em 54%.

ASSISTÊNCIA

No que importa à prevenção de PE, e considerando as causas referidas e relacionadas à sua etiopatogenia, devem ser aplicadas as seguintes medidas:

a) tratamento efetivo das infecções tubárias;
b) não deixar coto tubário restante durante salpingectomia;
c) promover boa peritonização nas intervenções cirúrgicas na área pélvica;
d) ligar a trompa contralateral em casos de PE em multíparas com prole satisfatória.

Em virtude dos avanços diagnósticos, que possibilitam com grande freqüência a identificação de formas incipientes de PE, o tratamento dessa enfermidade tem sofrido grande mudança nas últimas décadas. Se no passado o único objetivo era salvaguardar a vida da paciente, por meio de laparotomia com hemostasia e retirada da PE, atualmente, em função do diagnóstico precoce e de melhor conhecimento da sua fisiopatologia, além do objetivo precípuo de outrora, pode-se oferecer, em casos selecionados, condutas terapêuticas mais conservadoras, objetivando-se preservar o futuro reprodutivo das pacientes. Nos dias atuais, o tratamento pode ser cirúrgico (radical ou conservador) ou clínico (medicamentoso ou expectante), sendo que a escolha do tipo de tratamento deve ser individualizada e depende fundamentalmente da integridade ou não da PE, do estado hemodinâmico da paciente, de seu desejo de procriação, do local e tamanho da PE e da experiência do médico com o método a ser empregado.

PRENHEZ ECTÓPICA ROTA

Nessa eventualidade, presente o colapso circulatório, impõe-se corrigir a volemia e de imediato proceder à laparotomia. Sabe-se que a camada endotelial dos vasos lesados se retrai, promovendo o trombotamponamento da sua extremidade rota. Entretanto, a conduta cirúrgica precoce deve ser assumida, pois a correção da volemia e a conseqüente elevação dos níveis pressóricos arteriais seguem-se de desprendimento do trombo e do agravamento do choque hemorrágico.

A narcose, indicada preferencialmente nos casos de pacientes em choque, deve ser feita após alguma correção da volemia. Em nosso Serviço, a principal causa de morte materna foi a parada cardíaca, conseqüente à hipóxia hipovolêmica, agravada pelas técnicas anestésicas.

Na ausência de sangue compatível, a infusão de solução hipertônica de cloreto de sódio (7,5%) deve ser indicada para promover a melhora das condições hemodinâmicas, enquanto se aguarda a reposição volêmica e/ou de hemácias.

Durante a laparotomia, o cirurgião remove os coágulos, aspira o sangue derramado na cavidade abdominal e, após assegurar a hemostasia local, considerará a conduta mais condizente para cada caso:

- A salpingectomia pode ser efetuada tanto por laparotomia quanto por laparoscopia. Contra-indica-se, formalmente, a via laparoscópica na presença de sinais de hipovolemia. Do ponto de vista estritamente cirúrgico, a salpingectomia é a cirurgia ideal, uma vez que promove hemostasia adequada e garante a remoção completa do tecido trofoblástico. É um procedimento simples que consiste na ligadura vascular ao nível do istmo proximal e na borda distal do mesossalpinge. Desse modo, o arco vascular formado pela artéria mesotubárica é ligado em ambas as extremidades. Acrescenta-se a ligadura de vasos anastomosantes entre o plexo mesotubárico e ovárico, especialmente na junção istmoampular. A salpingectomia laparoscópica pouco difere da realizada por laparotomia. Por comodidade cirúrgica, inicia-se do istmo para as fímbrias. Apreende-se a tuba com uma pinça atraumática para sua apresentação e quando existe sangramento ativo para pinçamento do vaso e hemostasia. Utilizando-se bisturi bipolar, inicia-se a coagulação pela região do istmo seguida por secção por tesoura por todo o mesossalpinge, até a porção das fímbrias. A tuba é retirada pelo trocarte maior. A ressecção cuneiforme sistemática não é necessária, uma vez que, além de não assegurar futura implantação intersticial (Kalchman e Meltzer, 1966), aumenta o risco de rotura uterina em gestação posterior (Whitworth e Hill, 1993).
- Quando a paciente deseja maior prole e a área da rotura sugere permitir reconstrução da permeabilidade tubária, pode-se tentar conduta conservadora por meio de implantação da trompa no corno uterino ou por anastomose término-terminal. Saliente-se, entretanto, que essa conduta se segue, com freqüência, de recorrência da PE. Por isso, a nosso ver, ela apenas se justifica quando a trompa contralateral inexiste ou é patológica.
- Em geral, desaconselhamos, em casos graves de PE, a prática de intervenções complementares (histeropexias, apendicectomias, miomectomias).

Na Clínica Obstétrica da FMUSP, desde 1925 até 1941, sob a direção de Raul Briquet, o sangue presente na cavidade abdominal, uma vez aspirado e após filtração, era injetado nas pacientes em choque.

Com o advento dos atuais recursos transfusionais, essa prática foi abandonada. Entretanto, em face dos riscos da infecção pelo HIV e graças aos recursos antibióticos, essa conduta tem sido defendida por Merrill e cols. (1980) e Keith (1989).

Em publicação recente, Yongen (1997) refere ter utilizado essa metodologia, com êxito, em 48 casos de PE interrompida submetidos à laparoscopia.

Na vigência de PE interrompida com condições hemodinâmicas satisfatórias, pode-se considerar a prática da laparoscopia, da laparotomia e da conduta expectante, medicamentosa (metotrexato) ou não. Optando-se pelas duas primeiras, uma vez identificada a trompa sede do processo, pratica-se sua extirpação (salpingectomia) ou, se for o caso (paciente deseja mais prole e trompa contralateral inexiste ou é patológica), remove-se a massa ovular e opta-se por conduta expectante.

Em casos com poucos sintomas, massa anexial menor que 5cm e hemoperitônio menor que 50ml, Cacciatore e cols. (1995), em 118 casos, com atitude expectante, observaram normalização da hCG dentro de 25 dias em 69% e redução da massa em 31% dentro de 35 dias. Runtala e Makinen (1997), em 30 casos sob conduta expectante, comprovaram 88% de gestações tópicas e 4,2% de PE subseqüentes. Entretanto, Dubuisson e cols. (1997), com quem concordamos, preferem remover a trompa se seu aspecto não é bom.

Terapêutica pela imunoglobulina anti-D – tratando-se de paciente Rh negativo (D) e marido Rh positivo, é recomendável a administração da imunoglobulina anti-D (Capítulo 127).

Terapêutica antiinfecciosa – nos casos de PE que evoluíram com rotura ou descolamento ovular, recomendam-se utilizar antibióticos, uma vez que a anemia e a presença de sangue na cavidade abdominal predispõem à morbidade infecciosa. Segundo Layman e Sanfilippo (1990), a morbidade febril incide em 22,4% nesses casos.

PRENHEZ ECTÓPICA ÍNTEGRA

Com o emprego rotineiro da ultra-sonografia em casos precocemente suspeitos, o diagnóstico de PE íntegra tornou-se freqüente (era raro). A conduta assistencial nessa eventualidade, por muitos anos, obedeceu o conselho de Werth (século XIX): "PE diagnosticada dever ser considerada como neoplasia maligna e, como tal, deve ser extirpada".

Os processos de antibioticoterapia, reposição sangüínea, técnicas cirúrgicas, anestesiologia e controle hormonal coriônico alteraram totalmente a assistência aos casos de PE íntegra, contando, eventualmente, com condutas expectantes (niilistas) e conservadoras (cirúrgicas ou medicamentosas).

Condutas conservadoras – mais aplicáveis em casos de PE íntegra, resultaram do diagnóstico mais precoce dessa variedade e têm por finalidade manter a função reprodutora quando desejável. Podem ser realizadas pela laparotomia e pela laparoscopia.

Para Fernandez e cols. (1991), a exeqüibilidade da conduta conservadora dependerá das seguintes condições: a) idade precoce da prenhez; b) níveis baixos de progesterona e da β-hCG; c) ausência de dor abdominal; d) hemoperitônio discreto; e) hematossalpíngeo pequeno.

Citam-se entre as técnicas conservadoras: a expressão tubária, a salpingectomia parcial, seguida de implantação tubária no corno uterino ou de anastomose término-terminal, a incisão linear da trompa (salpingostomia), a aplicação local de metotrexato e de glicose hipertônica, a ooforectomia homolateral, a colpotomia, a aspiração tubária e a terapêutica pela prostaglandina e pelo RU-486. Excepcionalmente, a conduta pode ser niilista.

Expressão tubária – é técnica utilizada durante laparotomias em casos de PE tuboabdominal e ampolar. Seu emprego deve ser evitado, uma vez que ocorre, com freqüência, reincidência de hemorragia e persistência de tecido trofoblástico (Bell e cols., 1987). Essa observação foi confirmada por nós em alguns casos em que utilizamos essa metodologia. Entretanto, Langer e cols. (1990) referem ter utilizado essa técnica em 33 casos, com bons resultados (Esquema II-12).

Quando essa conduta é assumida, justifica-se a metotrexatoterapia adicional (1mg/kg pela via IM) e o controle ultra-sonográfico e hormonal pós-operatório.

Salpingectomia parcial – duas técnicas podem ser utilizadas: a anastomose término-terminal (Esquemas II-13 e II-14) e a implantação cornual da trompa (Esquema II-15). A eleição de cada uma delas dependerá da zona em que se nidou o ovo e das alterações locais conseqüentes à interrupção da PE.

Dentre elas, os melhores resultados estão relacionados à anastomose término-terminal, porquanto o processo de fibrose ao nível da implantação cornual da trompa termina, ao final, provocando obstáculo local. É técnica preferencial nos casos de PE ampular íntegra.

Salpingostomia – é técnica preferencial nos casos de PE ístmica íntegra (Esquema II-16), podendo ser praticada por laparoscopia (Esquema II-17). Pouly e cols. (1986) praticaram 321 salpingostomias em 295 pacientes com PE tubária. Referiram apenas 5% de falhas, por remoção incompleta do trofoblasto.

A intervenção realiza-se com incisão linear da trompa, podendo-se seguir ou não da sutura da parede tubária. Tulandi e Guraenick (1991) afirmam que a recorrência de gestações tópicas é mais freqüente após salpingostomias sem sutura (45%) que com sutura (21%). Langebrekke e cols. (1991) salientam o mérito do emprego do laser, havendo utilizado o método em 74 casos, dos quais dois exigiram nova laparoscopia, e dois, posteriores laparotomias.

Graczykowski e Mishell (1997), em 129 casos de PE tratados com salpingostomia (119) e salpingectomia (10), dos quais 61 receberam metotrexato adicional (1mg/kg por via IM) e 68 sem essa terapêutica, comprovaram persistência de PE em 10 (dentre 119 casos), sendo 9 nas pacientes que não receberam a droga e apenas 1 nas tratadas. Essa observação sugere, fortemente, o benefício da metotrexatoterapia adicional na conduta conservadora da PE.

Segundo Trio e cols. (1995), o tratamento conservador é mais exitoso quando a hCG é menor que 1.000UI/l.

Entre nós, Salvador Silva e Caetano (1990) praticaram salpingostomia linear em 22 casos de PE. Em 54,5%, a histerossalpingografia comprovou que a trompa tratada estava pérvia. Dos 22 casos resultaram 10 gestações (7 tópicas e 3 ectópicas, das quais 2 na trompa operada). Como ocorre nas outras técnicas conservadoras, equipamentos de microcirurgia são indispensáveis para a obtenção de resultados exitosos.

Metotrexatoterapia – inúmeros medicamentos têm sido propostos no tratamento da PE. Em decorrência de sua reconhecida atividade antitrofoblástica, o metotrexato (MTX) tem sido a droga mais utilizada no tratamento medicamentoso da PE íntegra.

MTX intramuscuar – Tanaka e cols. (1982) relataram o primeiro caso de tratamento com MTX por via intramuscular em prenhez tubária intersticial. Atualmente, os dois principais esquemas de tratamento com MTX intramuscular são o de dose única e o de múltiplas doses.

1. Esquema em dose única – em 1993, Stovall e Ling publicaram estudo com 120 casos de PE de até 3,5cm de diâmetro. As pacientes foram tratadas ambulatorialmente com dose única

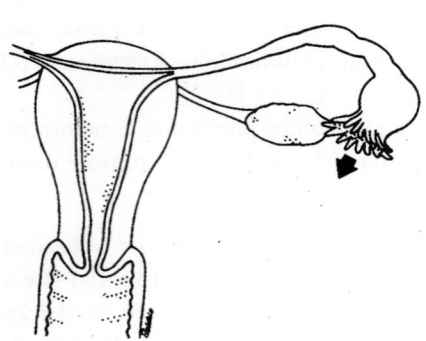
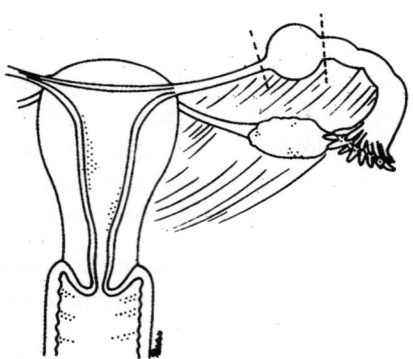
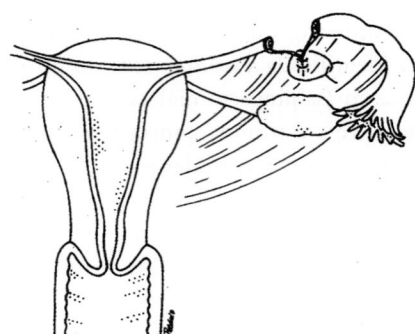

Esquema II-12 – Prenhez ectópica tuboabdominal. Técnica conservadora pela expressão tubária.

Esquema II-13 – Prenhez ectópica ístmica íntegra. Exérese da área tubária comprometida.

Esquema II-14 – Técnica conservadora pela anastomose término-terminal.

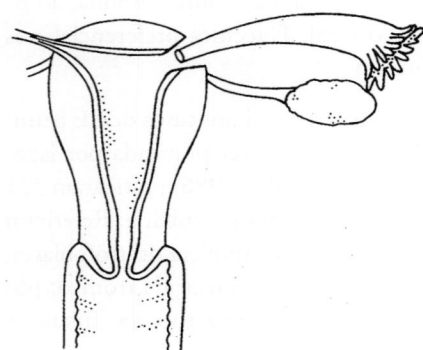
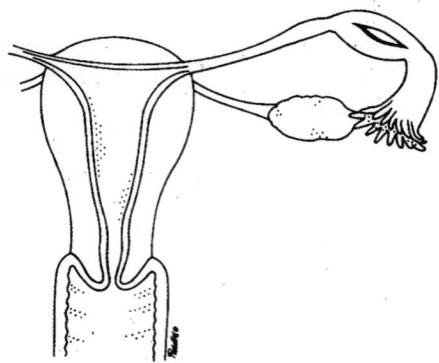
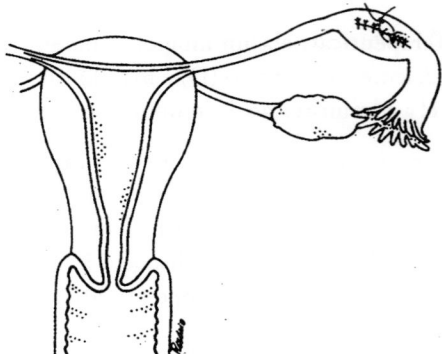

Esquema II-15 – Prenhez ectópica ístmica justacornual. Técnica conservadora pela implantação tubária cornual.

Esquema II-16 – Prenhez ectópica ístmica íntegra. Técnica conservadora pela salpingostomia linear.

Esquema II-17 – Prenhez ectópica ístmica. Sutura da salpingostomia linear.

de $50mg/m^2$ de MTX por via intramuscular. Na ocorrência de elevação, de manutenção ou de queda inferior a 15% nos valores de β-hCG dosados nos dias 4 e 7, repetiu-se a administração de mesma dose no dia 7. Ocorreu sucesso em 113 pacientes (94,2%) e apenas 4 (3,3%) necessitaram de dose complementar por aumento dos valores de β-hCG entre os dias 4 e 7. Não foram observados efeitos colaterais nas pacientes tratadas com sucesso. O índice de permeabilidade tubária ipsilateral, verificado por meio de histerossalpingografia, foi de 82,3%. A dose única intramuscular de $50mg/m^2$ de MTX tem sido empregada com sucesso e representa uma alternativa eficaz e segura no tratamento da PE íntegra. Entretanto, mesmo nessa dosagem, o MTX pode, ainda que raramente, ocasionar efeitos colaterais importantes como leucopenia, pneumonite e alopecia, devendo-se realizar seguimento rigoroso da paciente. Após tratamento com MTX é comum que algumas pacientes apresentem dor transitória durante a primeira semana, que pode ser decorrente de processo inflamatório local ou conseqüente a abortamento tubário. Algumas vezes, é necessária a internação da paciente para distinguir entre a dor transitória e aquela decorrente de rotura tubária. Indica-se intervenção cirúrgica se a dor abdominal for acompanhada de hipotensão ortostática, queda de hematócrito e visibilização pela ultra-sonografia de líquido livre na pelve em moderada ou grande quantidade. Apesar de a concentração sérica de β-hCG ser excelente indicador de atividade trofoblástica, sua queda não é garantia absoluta de sucesso. Vários estudos têm observado rotura tubária, a despeito da diminuição sérica desse hormônio. Mesmo durante a resolução da prenhez tubária, é possível que o tecido trofoblástico descole da parede desse órgão, causando sangramento intratubário, formação de coágulo, distensão da tuba e sua rotura. Após tratamento da PE com MTX, as pacientes devem ser orientadas no tocante ao seu cotidiano. São aconselhadas a não realizar esforços físicos que impliquem risco de rotura tubária; pelo mesmo motivo, devem abster-se de atividade sexual. Álcool e drogas que possam interferir no metabolismo do MTX (como antiinflamatórios não-hormonais, sulfonamidas, tetraciclina, cloranfenicol, fenitoína) têm seu uso proscrito por 15 dias. Pelo mesmo período, as pacientes devem evitar exposição excessiva aos raios solares, em virtude da fotossensibilidade causada pelo MTX. As pacientes de sangue com fator Rh negativo, não sensibilizadas, recebem imunoglobulina Rh.

2. Esquema de múltiplas doses (dose variável) – o esquema de múltiplas doses, também denominado de dose variável, foi descrito por Stovall e cols., em 1991. Nesse estudo foram tratadas ambulatorialmente 100 pacientes com PE íntegra com diâmetro máximo de 3,5cm, conforme a ultra-sonografia transvaginal. Empregou-se MTX (1mg/kg/peso IM/dia) e FC (0,1mg/kg/peso IM/dia) em alternância diária das duas drogas, até a queda mínima de 15% do valor sérico de β-hCG em duas análises consecutivas diárias. Das 96 (96%) pacientes com sucesso do tratamento, 17 (17,7%) necessitaram de dose única de MTX e FC, ao passo que 19 (19,8%) pacientes receberam quatro doses do quimioterápico, que é o número máximo de doses empregadas. Três (3%) pacientes exibiram elevação sérica considerável de enzima hepática e duas (2%) apresentaram estomatite, todos esses casos após a quarta dose do quimioterápico. Permeabilidade tubária homolateral foi evidenciada por meio de histerossalpingografia em 49 (84,5%) pacientes das 58 que se submeteram ao exame. Na tentativa de comparar os resultados do tratamento da PE com MTX intramuscular aplicado por dose única e por dose variável, Barnhart e cols. (2000) revisaram 26 estudos envolvendo 447 pacientes. A taxa de sucesso no protocolo de dose única foi de 88% (258/294), enquanto no protocolo de dose variável obteve-se sucesso em 96% dos casos (147/153). A diferença entre os dois grupos foi estatisticamente significativa (p < 0,05). Comparando-se os dois grupos por meio de regressão logística, a probabilidade de insucesso no grupo tratado por dose única foi o dobro da encontrada no grupo de dose variável ("odds radio" de 1,96). A porcentagem de efeitos colaterais foi significativamente maior (p < 0,05) no grupo tratado por dose variável (48%) que no grupo submetido a tratamento por dose única (29%).

Metotrexato local guiado por ultra-sonografia transvaginal (USTV) – alicerçados na experiência adquirida com aspiração folicular guiada por USTV e para minimizar os efeitos tóxicos secundários ao emprego sistêmico do MTX, Feichtinger e Kemeter (1987) utilizaram pela primeira vez o MTX guiado por USTV no tratamento da PE. Os dois maiores estudos, com mais de 100 pacientes, empregando MTX local por USTV na dose de 1mg/kg, registraram sucesso de 78% (Fernandez e cols., 1993) e 83% (Darai e cols., 1995). Esses pesquisadores não evidenciaram nenhum efeito colateral relativo ao medicamento, tampouco houve registro de acidente ocasionado pela punção. Na Clínica Obstétrica do HCFMUSP, Pereira (1996) administrou dose única de MTX (1mg/kg), guiado por USTV, em 18 pacientes com prenhez tubária com saco gestacional ectópico de até 3,5cm, líquido livre limitado ao fundo de saco posterior, e título de β-hCG de até 15.000mUI/ml. Obteve sucesso em 83% das pacientes, e a permeabilidade tubária ipsilateral foi evidenciada, por histerossalpingografia, em 84% das pacientes que se submeteram ao exame. Também nesse estudo não houve acidente ocasionado pela punção, nem foi evidenciado efeito colateral.

Critérios de seleção de pacientes para tratamento com MTX – Fernandez e cols. (1991) propuseram um sistema de contagem pré-terapêutica preditiva, avaliando seis parâmetros (atraso menstrual, dor abdominal, tamanho da PE, volume de hemoperitônio e valores séricos de β-hCG e da progesterona). Atribuíram valores de um a três à presença e à intensidade de cada um e calcularam o total para cada paciente. Observaram 82% de sucesso do tratamento não-cirúrgico quando da obtenção de total até 12 e índice de sucesso de 50% quando total superior a 12, enfatizando a necessidade de se eleger criteriosamente pacientes para essa modalidade de tratamento.

Elito Júnior e cols. (1999) publicaram um índice prognóstico (Índice Elito-Camano) para o tratamento da prenhez tubária com dose única de MTX por via intramuscular (50mg/m^2). Basearam-se em quatro parâmetros: concentração inicial de β-hCG, aspecto da imagem ultra-sonográfica (hematossalpinge, anel tubário, embrião com atividade cardíaca), diâmetro da massa anexial (cm) e Doppler colorido. Atribuíram nota de zero a 2 para cada parâmetro. Pacientes com pontuação ≥ 5 evoluíram com sucesso em 97% dos casos. Por outro lado, não houve sucesso no tratamento quando a pontuação foi < 5. Os autores concluem que na presença de pontuação ≥ 5 existe boa evolução do tratamento, e desaconselham esse tipo de terapêutica se a soma das notas for < 5 (Tabela II-59).

Tabela II-59 – Índice de Elito-Camano para orientação do tratamento sistêmico com dose única de metotrexato (50mg/m^2 por via IM).

Parâmetros	Pontuação		
	0	1	2
β-hCG (mUI/ml)	> 5.000	1.500-5.000	< 1.500
Aspecto da imagem	Embrião vivo	Anel tubário	Hematossalpinge
Diâmetro da massa anexial (cm)	> 4-5	3-4	< 3
Líquido livre	Acentuado	Moderado	Discreto
Doppler colorido	Elevado risco	Médio risco	Baixo risco

Lipscomb e cols. (1999) avaliaram retrospectivamente 350 casos de PE tubária tratados por dose única de MTX por via intramuscular (50mg/m^2). A taxa de sucesso foi de 91% (320/350). Vários fatores foram analisados: concentração de β-hCG e progesterona, tamanho e volume da massa, atividade cardíaca do embrião, presença de líquido livre, idade e paridade da paciente. A média da concentração inicial de β-hCG e progesterona e a freqüência de atividade cardíaca do embrião foram menores no grupo tratado com sucesso. Não houve diferença estatisticamente significativa em relação aos demais parâmetros. Análise de regressão logística revelou que somente a concentração inicial de β-hCG se correlacionou com o sucesso do tratamento. Quando a β-hCG foi ≥ a 15.000mUI/ml, a taxa de sucesso foi somente de 68%.

Na Clínica Obstétrica do HCFMUSP indicamos o tratamento conservador da prenhez tubária com MTX nas seguintes condições (Pereira, 2003):

1. Prenhez ectópica íntegra de até 4cm de maior diâmetro.
2. Estabilidade hemodinâmica.
3. Desejo de procriação.
4. β-hCG sérica ≤ 10.000mUI/ml e crescente (acima de 10%) em duas dosagens consecutivas (24-48h).
5. Líquido livre limitado à pelve.
6. Normalidade de: hemograma completo, creatinina e enzimas hepáticas.
7. Autorização por escrito após esclarecimento de riscos e benefícios do tratamento proposto.

Contra-indicamos o tratamento na presença de:

1. Sensibilidade reconhecida ao MTX.
2. Necessidade de laparoscopia para o diagnóstico.
3. Úlcera péptica ativa.
4. Impossibilidade de seguimento ambulatorial adequado.
5. Compreensão insatisfatória a respeito do tratamento proposto.

A forma de tratamento medicamentoso empregada no HCFMUSP depende, fundamentalmente, da concentração inicial da β-hCG sérica.

1. **MTX intramuscular (50mg/m^2) dose única: β-hCG sérica ≤ 5.000mUI/ml**

    Dia 1: dosagem de β-hCG + administração de MTX.
    Dia 4: dosagem de β-hCG.
    Dia 7: dosagem da β-hCG, hemograma completo, enzimas hepáticas e creatinina.

A elevação da β-hCG sérica no dia 4 não é indicativa de falha terapêutica, podendo ocorrer por destruição de células trofoblásticas e liberação de gonadotrofina na circulação. Caso não ocorra queda de β-hCG superior a 15% entre os dias 4 e 7, pode-se administrar uma segunda dose de MTX. Declínio de β-hCG superior a 15% entre os dias 4 e 7 permite acompanhamento semanal até a negativação do β-hCG sérica.

2. MTX dose-variável: β-hCG sérica > 5.000mUI/ml e ≤ 10.000mUI/ml

MTX 1mg/kg por via intramuscular (dias 1, 3, 5, 7) alternado com ácido folínico 0,1mg/kg por via intramuscular (dias 2, 4, 6, 8), no máximo de quatro doses.

Dia 1: MTX 1mg/kg por via intramuscular + dosagem da β-hCG.

Dia 2: ácido folínico 0,1mg/kg por via intramuscular.

Dia 3: se a dosagem da β-hCG sérica evidenciar queda de pelo menos 15%, não se aplica MTX e segue-se a paciente com dosagem semanal de β-hCG até a negativação. Caso contrário, repete-se o esquema de MTX alternado com ácido folínico, até queda de 15% de β-hCG, no máximo de quatro doses. Antes de cada dose suplementar de MTX, e após sete dias da última dose, deve-se averiguar a normalidade dos seguintes exames: hemograma completo, creatinina e enzimas hepáticas.

O tratamento local com MTX (1mg/kg), guiado por USTV, é uma opção válida em casos de prenhez tubária com atividade cardíaca do produto conceptual, prenhez cervical e prenhez intersticial, podendo ser exclusivo ou associado ao tratamento sistêmico.

Glicose hipertônica – Laatikainem e cols. (1993) e Gjelland e cols. (1995) trataram (conservador) casos de prenhez íntegra injetando solução de glicose hipertônica (50%) no saco ovular. Para os primeiros, as condições que justificam essa conduta são feto morto e hCG menor que 5.000UI/l. Comparando seus resultados com os auferidos com salpingostomias, verificaram que a permeabilidade tubária atingiu 69% com a solução de glicose e 90% com a salpingostomia.

Ooforectomia homolateral – alguns autores (Jeffcoate, 1967) sugerem a prática da ooforectomia homolateral quando em casos de PE praticamos a salpingectomia. Nessas condições, segundo esse autor, evitar-se-ia a recorrência de PE na trompa contralateral restante por migração externa.

Dentre 375 casos de PE tratados por salpingectomias laparoscópicas, Dubuissom e cols. (1996) comprovaram recorrência de PE em 15% entre as pacientes, nas quais se manteve a trompa contralateral. Compilando dados de 40 publicações sobre PE, Clausen (1996) comprovou recorrência de PE em 10% (tratamento cirúrgico conservador) e 15% (tratamento cirúrgico radical).

Colpotomia – Draa e Bann (1951), dentre 224 casos de PE tubária rotas, praticaram apenas a colpotomia posterior, seguidas de êxito, em 77 pacientes (33%).

Aspiração tubária – pode ser realizada pela laparoscopia e pela culdoscopia, sendo indicada, particularmente, nos casos de abortamento tubário. Como norma, a colpotomia e a aspiração tubária devem ser complementadas por metotrexatoterapia.

Terapêutica prostaglandínica e por RU-486 – Lindblom e cols. (1990), pela laparoscopia, injetaram prostaglandina $F_{2\alpha}$ em trompa, sede de abortamento tubário, e no corpo lúteo. Terminado o abortamento tubário, praticaram colpotomia para favorecer a remoção de coágulos e sangue. Esses autores referiram 26 casos de PE íntegra recente (saco ovular com 2cm), tratados com este método e com êxito em 24 (recorrência de PE homolateral em 2). Embora essa conduta assistencial não tenha obtido adeptos, em face dos efeitos colaterais dessa droga, Degenhardt e cols. (1991) referem ter tratado 30 casos de PE tubária com essa metodologia, quando os índices da β-hCG foram menores que 2.000ml/U/ml. Vejtorp e cols. (1991), dentre 30 casos assim resolvidos, comprovaram permeabilidade da trompa comprometida em 12 dos 14 em que foi feita histerossalpingografia.

Teoricamente, o emprego do RU-486 (antiprogesterona) deverá ser útil no tratamento da PE recente, particularmente quando íntegra.

Conduta expectante – casos de PE interrompidas muito precocemente têm sido assistidos por conduta apenas expectante (Mashiach e cols., 1982; Stovall e cols., 1989). Fernandez e cols. (1988), em 14 casos de PE tubária com menos de 1.000ml/U/ml de β-hCG, optaram por essa conduta; 9 evoluíram sem complicações. Entretanto, mesmo com índices de β-hCG muito baixos (menos de 1.000ml/U/ml), Hochner-Celnikier e cols. (1992) referem casos de rotura tubária de PE assim tratadas.

Korhonen e cols. (1996) admitem a conduta expectante quando a hCG não se eleva em 50% em dois dias e a massa ovular é pequena. Em 60 casos de PE, que atendiam essas condições, os autores compararam os resultados obtidos com pacientes que receberam placebo e/ou 2,5mg/dia por via oral, por 5 dias, de metotrexato. Em 77%, o resultado foi igualmente exitoso.

Dentro da evolução natural da PE, alguns casos podem terminar em abortamento tubário ou em reabsorção completa do tecido trofoblástico. As pacientes com PE de pequeno tamanho e β-hCG com baixas concentrações e em declínio são candidatas para esse tipo de conduta. As taxas de sucesso variam de 48 a 98% (Shalev e cols., 1995; Koo Han, 1998). Títulos de β-hCG inferiores a 1.000mUI/ml indicam alta probabilidade de sucesso. Após conduta expectante, de forma semelhante ao tratamento medicamentoso, a paciente deve seguir acompanhamento rigoroso com dosagens semanais da β-hCG sérica até sua negativação. Deve, também, evitar esforço físico, que aumente a pressão intra-abdominal, até a negativação da β-hCG sérica.

No Hospital das Clínicas do HCFMUSP indicamos a conduta expectante nas seguintes condições (Pereira, 2003):

1. PE íntegra de até 4cm de maior diâmetro.
2. Estabilidade hemodinâmica.
3. Desejo de procriação.
4. Ausência de atividade cardíaca do produto conceptual.
5. β-hCG sérica ≤ 10.000mUI/ml e decrescente (acima de 10%), ou estável (variação até 10%) em duas dosagens consecutivas (24-48h).
6. Líquido livre limitado à pelve.
7. Autorização por escrito após esclarecimento de riscos e benefícios do tratamento proposto.

Contra-indicamos este tipo de tratamento na presença de:

1. Impossibilidade de seguimento ambulatorial adequado.
2. Compreensão insatisfatória a respeito do tratamento proposto.

Conclusões das condutas conservadoras – segundo nossa experiência, o tratamento conservador cirúrgico nem sempre se segue de permeabilidade real da trompa tratada, não sendo raras as ocorrências de PE recorrente homolateral e contralateral. É o que se depreende da análise da tabela II-60. Além disso, com relativa freqüência, exigem-se repetições de laparoscopias e eventual prática de laparotomia (por hemorragias).

Tabela II-60 – Prenhez ectópica × cirurgia conservadora.

Autor	Nº de casos	Gestações	
		Tópicas (%)	Ectópicas (%)
De Cherney e Maheux (1983)	398	46,0	13,8
Hallatt (1986)	200	88,0	24,0
Zockler e cols. (1990)	156	62,0	15,0
Langer e cols. (1990)	142	89,3	10,7
Clasen e cols. (1997)	110	81,2	10,6
Yao e Tulandi (1997)	1.514	61,4	15,4

Para comprovar as condições da trompa não-íntegra comprometida pela PE, recomendamos a prática de hidrotubação durante laparoscopias ou laparotomias. Importa referir que, após tratamentos conservadores da PE, impõe-se controlar, seguidamente, os níveis de hCG. Quando persistem ou se elevam, conclui-se que restou material trofoblástico ativo *in loco* (Spandorfer, 1997).

Finalmente, Floulk e Steiger (1996) e Learman e Grimes (1997) salientam que o custo econômico do tratamento cirúrgico (salpingostomia e salpingectomia) de PE, pela laparoscopia e laparotomia, em geral, é equivalente. Assim, os últimos autores referem que, entre 57.000 casos de PE (Estados Unidos), em 26.000 fez-se laparoscopia, e 70% das pacientes permaneceram internadas por 3 dias. Por isso, para evitar a permanência e/ou recorrência de PE (salpingostomia), os autores, quando a trompa contralateral sugere normalidade, julgam melhor praticar a salpingectomia.

FORMAS RARAS DE PRENHEZ ECTÓPICA

Serão citadas as seguintes variedades de PE: intersticial ou angular, interrompida e infectada, ovárica, abdominal, dupla, composta, combinada, bilateral, retroperitoneal, esplênica e hepática. Faremos considerações sucintas sobre elas.

PE INTERSTICIAL

É também chamada PE angular e situa-se na zona tubária que atravessa o miométrio. É condição rara e caracteriza-se por interrupção mais tardia (em geral em torno das 12ª-16ª semanas), com quadro clínico dramático, em face da grande hemorragia que provoca.

Incidência – entre 338 casos de PE, sua incidência em nosso Serviço foi de 3% (Neme, 1953). Para Queenan (1983), ocorre em 1,2%.

Etiologia – Naujoks (1930) salientou o fator adenomiose que, segundo ele, estaria presente em 50% dos casos de PE tubária intersticial.

Sintomas-diagnóstico – quando a PE intersticial é íntegra, passa despercebida e, ao toque, confunde-se com gestação tópica, presente evidente sinal de Braun-Fernwald ou de Piskacek (Figs. II-106 e II-107). Pela ultra-sonografia, o exagero da assimetria uterina sugere a possibilidade diagnóstica. Em geral, o diagnóstico de PE intersticial é operatório e ocorre após sua rotura. Nesses casos, após a remoção da peça cirúrgica, Wynne (1929) refere, como necessárias para seu diagnóstico, as seguintes condições:

a) presença de embrião ou de vilosidades coriônicas;
b) presença de miométrio envolvendo totalmente o saco ovular, salvo na área rota;
c) ausência de conexão com a cavidade uterina, se não ocorreu a rotura para dentro do útero;
d) integridade da porção ístmica da trompa.

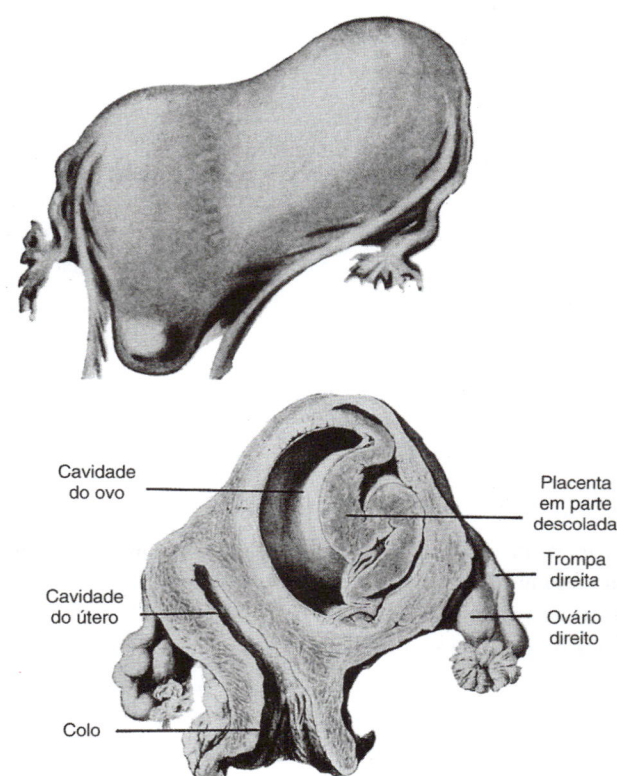

Figura II-106 – Prenhez ectópica intersticial ou angular. Aspectos externo e interno (Bumm, 1922).

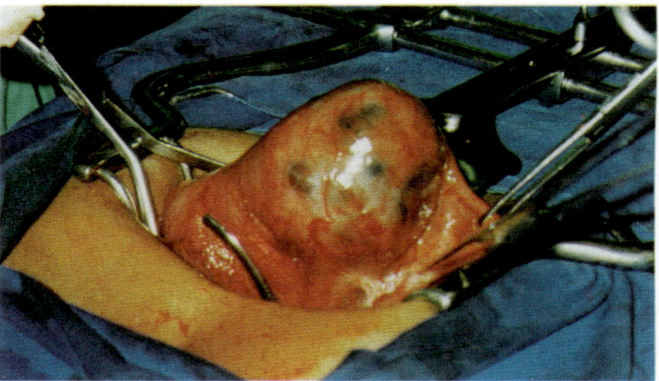

Figura II-107 – Prenhez ectópica intersticial íntegra. Notar à esquerda o corpo uterino e à direita a trompa. Entre ambos se encontra a prenhez ectópica (Clínica Obstétrica da Faculdade de Medicina de Sorocaba).

O quadro clínico, conseqüente à rotura, caracteriza-se pela sua gravidade, pois a presença local de vasos de grande calibre provoca grande perda sangüínea e de rápida ocorrência.

No diagnóstico diferencial, três condições devem, em particular, ser lembradas:

a) mioma uterino subseroso cornual, associado ou não com abortamento tópico;
b) prenhez em corno rudimentar ou em útero bicorno;
c) gestação tópica com sinal proeminente de assimetria uterina.

Evolução – em geral, a PE tubária intersticial evolui para a interrupção por rotura (quase de regra) e/ou por abortamento na cavidade uterina (mais rara). O quadro clínico instala-se, em geral, mais tardiamente.

Não é raro ocorrer a morte do ovo e sua transformação em mola sangüínea ou de Breus. Embora Hellmuth (1925), que reuniu 100 casos de PE tubárias intersticiais da literatura, haja feito referência a dois casos que evoluíram até o termo, julgamos que tal afirmação seja fruto de erro de interpretação, confundindo-se com casos de gestação tópica com implantação cornual.

Prognóstico – é sério quando ocorre a rotura, em face do volume e da rapidez da perda sangüínea.

Wynne (1929) refere que, enquanto a mortalidade materna por PE (em geral) era de 3,7%, tratando-se de PE intersticial, esse número se elevava para 11,9%. Na atualidade, os recursos transfusionais, pessoais, anestésicos e cirúrgicos, presentes em unidade de tratamento intensivo, contribuíram para reduzir os índices de morbiletalidade.

Tratamento – deve ser particularizado em função do desejo de maior prole, das condições locais uterinas, conseqüentes à rotura, e de manter a função menstrual.

Nas multíparas com prole constituída pode-se optar apenas pela ressecção cornual acrescida de esterilização da trompa contralateral (desejo de manter a menstruação) ou da extirpação do útero total ou parcial (de acordo com a capacidade técnica do cirurgião e da gravidade do choque hemorrágico).

Nas pacientes que ainda desejam filhos, pratica-se a ressecção cornual, suturando-se a brecha uterina com pontos separados (fios Dexon nº 0 ou 1).

Em 1996, Hajenius e cols. trataram 8 casos de PE intersticial íntegra, com 4 doses de 1mg/kg de metotrexato por via IM, alternados com 0,1mg/kg de ácido folínico. Soong e cols. (1996) declaram haver extirpado dois casos de PE intersticial íntegra por meio da laparoscopia (controlada com ultra-sonografia intra-abdominal).

PE INTERROMPIDA E INFECTADA

Em geral, essa variedade resulta de casos de PE tubária, em que ocorreu rotura, e sua organização abdominal e/ou de PE abdominal com morte do concepto.

Nessa eventualidade, em face das condições desfavoráveis locais, acreditamos ser a laparotomia mais eficiente que a laparoscopia. Inclusive com excelência de equipamentos e de pessoal, nem sempre o diagnóstico pode ser feito pela ultra-sonografia (Angtuaco e cols., 1994).

Costa e cols. (1991) recomendam a tomografia quando o concepto está morto, admitindo que seja superior à ressonância magnética para identificar a situação abdominal do feto.

PE OVARIANA

A real incidência de PE ovariana tem sido objeto de controvérsias, em face do risco de ser confundida com PE tubária tuboabdominal. Entre os 5.122 casos de PE atendidos em nosso Serviço, Zugaib e cols. (1985) identificaram incidência de 0,1%.

Para evitar a referida confusão, em 1878, Spiegelberg estabeleceu as seguintes condições para se admitir tratar-se de PE ovariana: a) integridade tubária homolateral; b) saco ovular no âmago do ovário; c) o ovário deve estar ligado ao corpo uterino pelo seu ligamento; d) presença de tecido ovariano no saco ovular.

Variedades – as tentativas de Stux (1931) e de Gerstel (1931) de identificar (anatomia patológica) quatro variedades de PE ovariana (superficial, intrafolicular, intersticial e suprafolicular) não encontraram eco na literatura.

Consideramos, clinicamente, apenas duas variedades: superficial (com nidação sobre o folículo roto) e profunda (com nidação no âmago do parênquima ovariano). Além disso, a PE ovariana pode ser primária e/ou secundária.

Etiologia – a PE ovariana pode resultar de alterações da função de captação ovular, presentes nas fímbrias tubárias, e/ou processos aderenciais e inflamatórios, que impedem a mobilização tubária e sua adaptação sobre a área ovariana em que ocorreu a rotura folicular. Assim, apesar da presença de permeabilidade tubária, o óvulo fecundado permanece na superfície ou se aprofunda na estrutura ovariana.

Sintomas-diagnóstico – o quadro clínico de interrupção de PE ovariana confunde-se com aquele que ocorre em casos de PE tubária que evoluíram com abortamento e/ou rotura.

Durante a laparotomia, a real identificação de PE ovariana pode ser difícil. Particularmente, quando o pavilhão tubário está adaptado sobre o ovário, a confusão com a PE tubária tubovariana é freqüente. No que tange à anatomia patológica, a ausência de vilosidades coriônicas na trompa, aparentemente íntegra, tem grande valor para o diagnóstico diferencial.

Prognóstico – confunde-se com o de PE tubária interrompida.

Tratamento – praticada a laparotomia, a atitude conservadora deve pontificar. Assim, quando possível, não faremos ooforectomia, cuja prática apenas se justificará quando encontrarmos dificuldade para extrair completamente o saco ovular.

Têm sido referidos êxitos com o tratamento conservador em casos admitidos de PE ovariana íntegra, pelo metotrexato (Shamma e Schwartz, 1992; Raziel e Golan, 1993; Chelmov e cols., 1994).

PE ABDOMINAL

Em nosso Serviço, ocorreu 11 vezes dentre 5.122 casos de PE. Atrash e cols. (1987), referindo dados do Centro Controlador de Moléstias dos Estados Unidos, citam incidência de 1 caso em 10.000 gestações, e Cunningham e cols. (1997), no Parkland Hospital (Dallas, USA), referem 1 caso para 25.000 partos.

Variedades – a PE abdominal pode ser primária (nidação direta sobre a serosa peritoneal) e secundária (nidação na serosa peritoneal após descolamento ovular de nidação primária na trompa e/ou no ovário).

Studdiford (1942) estabeleceu as seguintes condições para o diagnóstico de PE abdominal primária: a) integridade recente e antiga das trompas e ovários; b) ausência de fístula uteroplacentária; c) nidação exclusiva sobre a serosa peritoneal ou outras estruturas da cavidade abdominal.

A variedade secundária de PE abdominal resulta de gestações ectópicas tubárias e ovarianas. Nesses casos, o trofoblasto deverá ter, ainda, capacidade corrosiva para se implantar, secundariamente, em outras áreas do abdome. Em geral, entretanto, nas PE tubária e ovariana interrompidas, o ovo morre e instala-se o quadro abdominal agudo já referido.

Sintomas-diagnóstico – entre os sinais clínicos que favorecem o diagnóstico de PE abdominal, citam-se os seguintes: a) dor abdominal agravada pelos movimentos fetais; b) náuseas, vômitos e alterações do trânsito intestinal (constipação e meteorismo); c) achados palpatórios abdominais suspeitos: situação transversa ou oblíqua, imprecisão do contorno uterino, superficialidade das partes fetais; d) dificuldade e dor nas tentativas de mobilização fetal, ausência de resposta contrátil uterina após administração de ocitócico (sinal de Braxton-Hicks) – essa condição já foi comprovada por nós em dois casos de PE abdominal avançada; e) ao toque vaginal, o colo apresenta-se muito elevado ou retropúbico; f) presença de corpo uterino apenas levemente aumentado.

Na era pré-ultra-som, a identificação pela radiografia simples do abdome, em projeção lateral, de esqueleto fetal atrás da coluna vertebral era sinal patognomônico de PE abdominal. Com o advento da ultra-sonografia e da tomografia (e também da ressonância magnética), o diagnóstico de PE abdominal tornou-se mais fácil, ao identificar a presença extra-uterina do saco ovular ou da imagem fetal.

Mbura e Mgaya (1986) observaram 16 casos de gestação abdominal dentre 3.259 de PE. Para esses autores, a radiografia contribuiu para o diagnóstico em 93%, o exame clínico em 68% e a ultra-sonografia em 85%. Em nosso Serviço, Nobile e cols. (1985) salientaram a possível confusão de PE abdominal com a ocorrência de rotura uterina silenciosa (feto no abdome) com feto morto.

Evolução – são raros os casos de PE abdominal que evoluem com feto vivo até o termo das gestações. Quase como regra, o concepto sucumbe, seguindo-se manifestações regressivas gestacionais: eliminação da caduca, galactorréia, redução do volume e turgor mamários, perda de peso e, por vezes, até o retorno da função menstrual.

Quando o feto sucumbe e o diagnóstico é postergado por muito tempo, surgem alterações degenerativas, representadas pela sua mumificação, calcificação e, por vezes, supuração, com evidente agravamento materno.

Prognóstico – o prognóstico perinatal é ruim. Mesmo quando não se comprova o óbito do concepto (que ocorre em 95,5% dos casos, segundo Beacham e cols., 1962), ele se apresenta malformado em mais de 50% (Jeffcoate, 1967), como se vê na figura II-108. Stevens (1993), após consultar extensa literatura, refere que entre os conceptos vivos até a 30ª semana, apesar das deformações presentes (face e crânio principalmente), 63% sobrevivem.

O prognóstico materno, graças ao melhor e mais precoce diagnóstico, tem melhorado, embora ainda ocorra a morte das gestantes em 6,4%, segundo Mbura e Mgaya (1986). Além do obituário, devem-se considerar os índices elevados de mor-

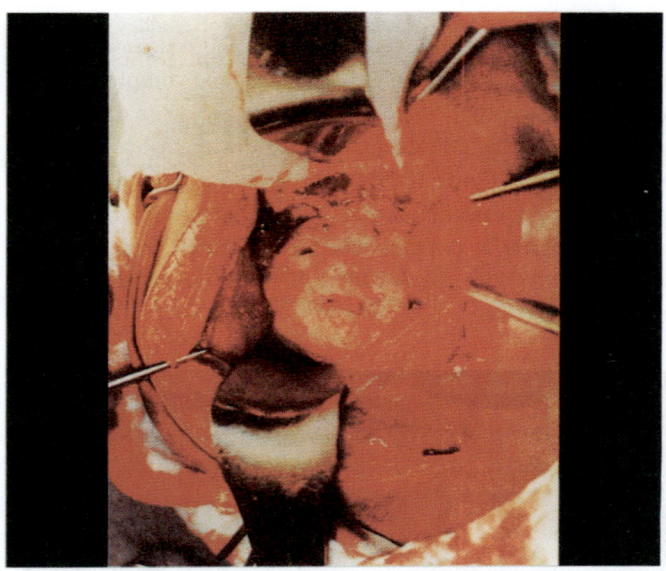

Figura II-108 – Prenhez ectópica abdominal. Notar a face deformada fetal. Feto morto.

bidade pós-operatória (Martin e cols., 1988 e 1990; Costa e cols., 1991). Em nossa experiência, morbidade infecciosa elevada foi comprovada.

Tratamento – a conduta assistencial dependerá, entre outras condições, da idade e da vitalidade fetal. Se o concepto está vivo, pode-se optar por atitude conservadora, mas armada, até que se atinja eventual maturidade fetal. Nesse caso, pratica-se a laparotomia e o momento crucial da intervenção se relacionará com a extração da placenta, cujo descolamento pode provocar lesões de órgãos ou estruturas, nas quais se inseriu, e/ou hemorragia de difícil controle.

No que importa ao tratamento da placenta, Hreshchyshyn e cols. (1961), que reviram 101 casos de PE abdominal, operados no terceiro trimestre, concluíram: 1. a maioria dos autores prefere extrair a placenta durante o ato operatório; 2. essa atitude não agravou o prognóstico materno, em face dos atuais recursos transfusionais; 3. a mortalidade materna foi maior quando se deixou a placenta *in loco*.

Quando o cirurgião opta por não extrair a placenta no ato operatório, sua marsupialização deve ser evitada, pois, além de eventual hemorragia, pode ocorrer infecção, eventração e até fístula de difícil correção.

Rahman e cols. (1982), ao não removerem a placenta em cinco pacientes com PE abdominal, administraram metotrexato, com a finalidade de apressar sua reabsorção. Dentre elas, duas desenvolveram infecção septicêmica e uma sucumbiu. Martin e cols. (1988), também, salientam esses inconvenientes quando não se extrai a placenta. Entretanto, Cunningham e cols. (1997) acreditam que tais complicações são menos graves que a hemorragia que resulta do descolamento intempestivo da placenta. Esses autores preconizam manter a placenta *in loco* e não administrar metotrexato, por favorecer a necrose e a infecção local.

Segundo nossa experiência, quando o descolamento placentário parcial ocorre espontaneamente, optamos por completá-lo, apesar do risco de agravamento hemorrágico. Entretanto, se a placenta permanece totalmente aderida, julgamos prudente não provocar seu descolamento. É oportuno citar que, segundo Mbura e Mgaya (1986), a principal causa de morte materna entre os seus 16 casos de PE abdominal resultou de infecção septicêmica, quando não se removeu a placenta.

Quando a inserção placentária ocorre sobre alças intestinais e sua extração incorre no risco de lesões que complicam, evidentemente, o prognóstico materno, justifica-se manter a placenta *in loco*, seguida de terapêutica antimicrobiana e pelo metotrexato. A figura II-109 representa a evolução da massa placentária em caso de prenhez abdominal em que a placenta restou intocada. A dopplervelocimetria demonstrou as alterações ocorridas entre 14/2/2001 e 17/5/2001, com reabsorção total da placenta.

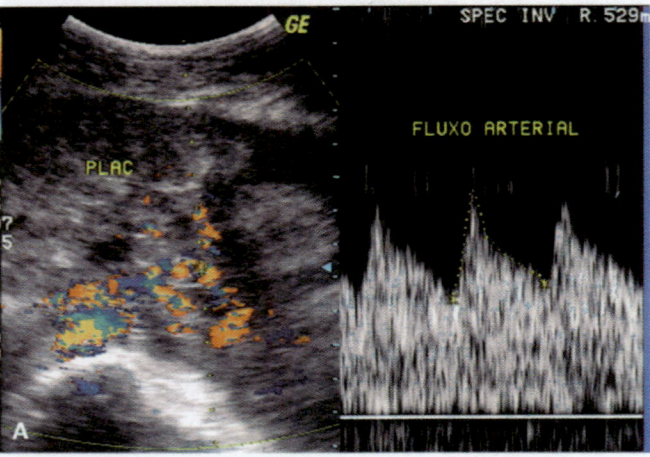

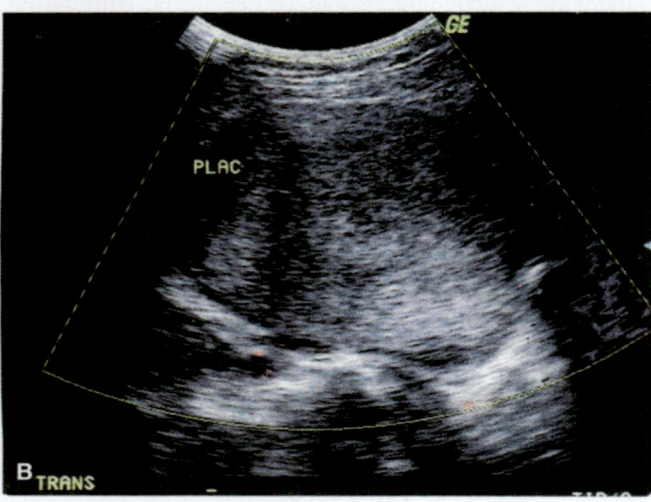

Figura II-109 – **A)** Acretismo placentário. A dopplervelocimetria revela vasos placentários em grande número. **B)** Corresponde à figura A após três meses. A dopplervelocimetria não revela vasos na área correpondente à placenta.

Nos casos de morte do concepto, não surgindo complicações que exijam a resolução cirúrgica do caso, Briquet (1948) recomendava postergar a intervenção, a fim de aguardar a atrofia trofoblástica e favorecer, conseqüentemente, a extração da placenta. Entretanto, essa conduta protelatória incorre, a nosso ver, no inconveniente de favorecer a ocorrência de coagulopatia com suas graves implicações, como foi referido por Winch e Bryans (1960).

Controle da hemorragia do leito placentário – a presença de volumosa e rápida hemorragia, quando se provoca ou se completa o descolamento da placenta, tem sido encarecida por todos aqueles que assistiram essa condição. Além das tentativas locais de promover a hemostasia, alguns autores têm recomendado praticar-se a embolização das artérias que irrigam o leito sangrante (Haseltine e cols., 1984; Martin e cols., 1990; Gilbert e cols., 1992).

Para tanto, após praticar angiografia pélvica, promove-se a introdução de cateter, tamponando o vaso maior, responsável pela hemorragia, com Geolfam. Havendo recorrência hemorrágica, repete-se a manobra sobre o referido vaso ou sobre outros, se necessário.

Kerr e cols. (1993) recomendam que essa conduta seja realizada antes da cirurgia abdominal.

PE TUBÁRIA MÚLTIPLA

Sammartino e Nicholson (1961) reviram a literatura relacionada à essa condição. Comprovaram, entre outros, os seguintes fatos: 1. a ocorrência de rotura não foi, evidentemente, mais precoce que em casos de PE tubária única; 2. a variedade mais freqüente foi a ampolar; 3. o quadro clínico é semelhante ao que ocorre na PE tubária única; 4. a mortalidade materna foi de 9 casos, entre os 165 casos observados no período 1910-1960.

Têm sido referidos casos de PE tubária tripla e até quádrupla (Inju e cols., 1981). Makinde e Ogunniyi (1990) afirmam que, em Ile-Ife (Nigéria), a incidência de PE múltipla é de 1:68 casos dentre as gestações ectópicas.

PE TUBÁRIA COMPOSTA

É aquela que se sucede à rotura e à organização abdominal de PE tubária anterior.

PE COMBINADA

Ocorre com gestação tópica simultânea. O diagnóstico antes da interrupção do processo ectópico é improvável pelos meios clínicos. A ultra-sonografia é fundamental para sua identificação precoce.

PE BILATERAL

Em nosso Serviço, entre 1.655 casos consecutivos de PE, observados no período 1944-1958, comprovamos, com Prata Martins, apenas um caso.

Revendo a literatura, encontramos, até 1958, a referência de 124 casos. Vicens e Cassia (1939) admitem que a fecundação de dois óvulos possa ocorrer após coito único e após coitos subseqüentes. Tractenburg (1944) refere um caso clínico em que o desenvolvimento desigual dos sacos ovulares sugeriu essa situação. Para a identificação (laparotômica) da origem dos óvulos, recorremos ao exame das gônadas e à biópsia dos corpos lúteos.

A ultra-sonografia de rotina, nos primórdios da gestação, é fundamental para estabelecer o diagnóstico antes da ocorrência de complicações, que exijam laparotomia ou laparoscopia.

No caso referido por Neme e Prata Martins (1959), a rotura tubária foi bilateral. Quando a rotura é unilateral, a conduta conservadora, extraído o saco ovular ectópico, deverá ser considerada.

PE RETROPERITONEAL

Em 1973, Hall e cols. publicaram um caso de PE situada no retroperitônio. É provável que tenha ocorrido queda do ovo no abdome e subseqüente corrosão da serosa peritoneal. Entretanto, segundo aqueles autores, pelo menos aparentemente, a superfície peritoneal estava íntegra.

PE ESPLÊNICA

Foi descrito um caso por Mankodi e cols. (1977) em que a biópsia comprovou a presença de vilos coriônicos em área esplênica rota.

PE HEPÁTICA

Santos e Santos (1992), entre nós, referem um caso de PE hepática primária que evoluiu com feto vivo até a 20ª semana, quando se interrompeu.

Revendo a literatura, comprovaram nove casos, dos quais dois no Brasil. Os autores deixaram a placenta, *in loco*, aderida à face inferior do fígado (lobo direito). No 12º dia ocorreu quadro abdominal hemorrágico, conseqüente a descolamento parcial da placenta, que impôs nova laparotomia. A paciente teve alta, após morbidade infecciosa, no 53º dia.

PE CERVICAL

A fertilização assistida (*in vitro* e transferência de embriões) tem sido responsabilizada pelo aumento da ocorrência de PE cervical (Bennett, 1993; Ginsburg, 1994). O ovo fixa-se no canal cervical, distendendo-o progressivamente, até que ocorram perdas sangüíneas conseqüentes ao seu descolamento.

De início, em geral moderada, a perda sangüínea pode ser volumosa e rápida quando vasos de maior calibre são atingidos.

O diagnóstico antes da rotura, nos casos suspeitos, louva-se no exame clínico (canal cervical em tonel) e confirma-se pela ultra-sonografia pélvica (cavidade uterina vazia) ou vaginal (colo aumentado de volume e eventual saco ovular). Barder-Armstrong e cols. (1989) e Rafal e cols. (1990) referem êxito diagnóstico com a ressonância magnética.

Conduta assistencial – de início, a conduta mais freqüentemente adotada foi a histerectomia total. Na atualidade, embora essa terapêutica ainda seja preconizada (multípara), existe tendência para outras metodologias.

Para reduzir o risco de hemorragia incoercível, Lobel e cols. (1990), Simon e cols. (1991) e Frates e cols. (1994) recomendam praticar, prévia à cirurgia, a embolização (com Gelfoam) das artérias uterinas. Entre as modalidades cirúrgicas, incluem-se o descolamento ovular seguido de curetagem, a remoção ovular pela histeroscopia (Ash e Farrell, 1996) e o tamponamento do canal cervical (gaze ou sonda de Foley).

Hung e cols. (1996) trataram com êxito, conservadoramente, 11 casos de prenhez cervical com metotrexato por via IM e/ou local, e Kung e cols. (1997), revendo a literatura inglesa (1983-1995), comprovaram que 22 casos de prenhez cervical foram tratados, igualmente, com metotrexato. Deles, 18, com êxito (78%), e 4 falharam (22%). Dentre 13 que desejavam nova gestação, 9 tiveram gestações tópicas.

Referências Bibliográficas

- ABOULGHAR, M.A.A. & cols. – Transvaginal infection of potassium chloride and methotrexate for the treatment of tubal pregnancy with a live fetus. *Hum. Reprod.*, 5:887, 1990. • ABUSHEIKHA, N.; SALHA, O. & BRINSDEN, P. – Extra-uterine pregnancy following assisted reproductive technologies. *Hum. Reprod.*, 6:80, 2000. • ACKERMAN, R. & cols. – Levels of human chorionic gonadotropin in unruptured and ruptured ectopic pregnancy. *Obstet. Gynecol.*, 60:13, 1982. • ACOG – *Medical Management of Tubal Pregnancy.* Practice Bulletin nº 3 December, 1998. • ANGTUACO, T.L. & cols. – Ultrasound evaluation of abdominal pregnancy (rewiew). *Crit. Rev. Diag. Imaging*, 35:1, 1994. • ANKUN, W.M. & cols. – Risk factors for ectopic pregnancy: a meta-analysis. *Fertil. Steril.*, 65:1093, 1996. • AREY, L.B. – The cause of tubal pregnancy and tubal Twinning. *Am. J. Obstet. Gynecol.*, 5:163, 1923. • ARIAS-STELLA, J. – Atypical endometrial changes associated with the presence of chorionic tissue. *Arch. Pathol.*, 58:112, 1954. • ASH, S. & FARRELL, S.A. – Hysteriscopic resection of a cervical pregnancy. *Fertil. Steril.*, 66:842, 1996. • ATRASH, H.K. & cols. – Abdominal pregnancy in the United State: frequency and maternal mortality. *Obstet. Gynecol.*, 69:333, 1987. • ATRASH, H.K. & cols. – Ectopic pregnancy concurrent with induced abortion: Incidence and mortality. *Am. J. Obstet. Gynecol.*, 162:726, 1990. • ATRASH, H.K. & cols. – Ectopic pregnancy in the United States. 1970-1983. CDC Surveillance Summaries. *MMWR*, 35:29, 1986. • ATRASH, H.K. & cols. – Ectopic pregnancy mortality in the United States, 1970-1983. *Obstet. Gynecol.*, 70:817, 1987. • ATRASH, H.K. & cols. – Maternal mortality in the United States, 1979-1986. *Obstet. Gynecol.*, 76:1055, 1990. • ATRASH, H.K. & cols. – The relation between induced abortion and ectopic pregnancy. *Obstet. Gynecol.* 89:512, 1997. • ATRI, M.; STEMPEL, J. & BRET, P.M. – Accuracy of transvaginal ultrasonography for detection of hematosalpinx in ectopic pregnancy. *J. Clin. Ultrasound.*, 20:255, 1992. • BADER-ARMSTRONG, B. & cols. – Use of ultrasound and magnetic ressonance imaging in the diagnoses of cervical pregnancy. *J. Clin. Ultrasound*, 17:283, 1989. • BANGHAM, D.R. & STORRING, P.L. – Standardisation of human chorionic gonadotropin, hCG subunits, and pregnancy tests [letter]. *Lancet*, 1:390, 1982. • BARNHART, K.; ESPOSITO, M. & COUTIFARIS, C. – Un update on the medical treatment of ectopic pregnancy. *Obstet. Gynecol. Clin. North Am.*, 27:653, 2000. • BARNHART, K.; MENNUTI, M.T.; BENJAMIN, I. & cols. – Prompt diagnosis of ectopic pregnancy in an emergency department setting. *Obstet. Gynecol.*, 84:1010, 1994. • BEACHAM, W. D. & cols. – Abdominal pregnancy at Charity Hospital in New Orleans. *Am. J. Obstet. Gynecol.*, 84:1257, 1962. • BÉCLÉRE, C. – Hormonal diagnosis of extra-uterine pregnancies. *Year Book. Obstet. Gynecol.*, 1961, p. 72. • BELL, O.R. & cols. – Persistent ectopic syndrome: a case report and literature review. *Obstet. Gynecol.*, 69:521, 1987. • BENDER, S. – Fertility after tubal pregnancy. *J. Obstet. Gynaecol. Br. Emp.*, 63:400, 1956. • BENNETT, S. & cols. – Two cases of cervical pregnancy following in vitro fertilization and embryo transfer to the lower uterine cavity. *J. Assist. Reprod. Genet.*, 10:100, 1993. • BERAL, V. – An epidemiological study of recent trends in ectopic pregnancy. *Br. J. Obstet. Gynaecol.*, 82:775, 1975. • BERLIND, M. – The controlateral corpus luteum an important factor in ectopic pregnancies. *Obstet. Gynecol.*, 16:51, 1960. • BERNASCHEK, G. & cols. – Vaginal sonography versus serum humam chorionic gonadotropin in early detection of pregnancy. *Am. J. Obstet. Gynecol.*, 158:608, 1988. • BEZJIAN, A.A. & SAFINSKI, R. – Ultrasound as a diagnostic aid in ectopic pregnancy. *Obstet. Gynecol.*, 53:703, 1979. • BLANCHET, J. & cols. – Ectopic pregnancy; a statistical review of 360 cases. *Canad. Med. J.*, 96:71, 1967. • BOBROW, M.L. & BELL, H.G. – Ectopic pregnancy; a 16 year survey of 905 cases. *Obstet. Gynecol.*, 20:500, 1962. • BOLMACEDA, J.P. & cols. – Early primary abdominal pregnancy after in vitro fertilization and embryo transfer. *J. Assist. Reprod. Genet.*, 10:317, 1993. • BOTTA, G. & cols. – Heterotopic pregnancy following admistration of human menopausal gonadotropin and following in vitro fertilization and embryo transfer. Two cases report and review of literature. *Eur. J. Obstet. Gynecol. Reprod. Biol.*, 59:211, 1995. • BREEN, J.L. – A 21-year survey of 654 ectopic pregnancies. *Am. J. Obstet. Gynecol.*, 106:1004, 1970. • BRET, A. J. & cols. – Les atypies endométriales dites d' Arias-Stella dans la grossesses ectopiques. *Gynécol. Obstet.*, 59:322, 1960. • BROWN, D.L. & cols. – Serial endovaginal sonography of ectopic pregnancies treated with methotrexate. *Obstet. Gynecol.*, 77:406, 1991. • BROWN, D.L. & DOUBILET, P.M. – Transvaginal sonography for diagnosing ectopic pregnancy: positivity criteria and performance characteristics. *J. Ultrasound Med.*, 13:259, 1994. • BRUNO, R.O. & FOIX, A. – Prognostic de la sterilité et de la fertilité dans la grossesse extra-uterine. *Semana Med.*, 107:566, 1955. • BUMM, E. – *Grundriss der Geburtshilfe.* Bergman, Wiesbaden, 1922. • CACCIATORE, B. & cols. – Transvaginal sonography and serum hCG in monitoring of presumed ectopic pregnancies selected for expectant management. *Ultrasound Obstet. Br. Gynecol.* 5:297, 1995. • CACCIATORE, B.; STENMAN, U.H. & YLÖSTALO, P. – Comparison of abdominal and vaginal sonography in suspected ectopic pregnancy. *Obstet. Gynecol.*, 73:770, 1989. • CARTWRIGHT, P.S. – Incidence, epidemiology, risk factors and etiology. In: Stovall, T.G. & Ling, F.W. *Extrauterine Pregnancy: Clinical Diagnosis and Management.* Palatino, McGraw-Hill, 1993, p. 27. • CARTY Jr., M. & BARR, R.D. – The coagulation and fibrinolytic properties of peritoneal and venous blood in patients with ruptured ectopic pregnancy. *J. Obstet. Gynaecol. Br. Commonw.*, 79:1137, 1972. • CHARLEWOOD, G.P. & CULINER, A. – Advanced extra-uterine pregnancy: fifty two cases. *J. Obstet. Gynaecol. Br. Emp.*, 62:555, 1955. • CHASSAR-MOIR, J. – *Munro Kerr's Operative Obstetrics.* Baltimore, Williams & Wilkins Co., 1964. • CHELMOV, D. & cols. – Laparoscopic diagnosis and methotrexate treatment of an ovarian pregnancy: a case report. *Fertil. Steril.*, 62:879, 1994. • CHEW, S. & cols. – The role of transvaginal ultrasonography and colour Doppler imaging in the detection of ectopic pregnancy. *J. Obstet. Gynaecol. Res.*, 22:455, 1996. • CLASEN, K. & cols. – Ectopic pregnancy: let's cut! Strict laparoscopic approach to 194 consecutive cases and review of literature on alternatives. *Hum. Reprod.*, 12:596, 1997. • CLAUSEN, I. – Conservative versus radical sugery for tubal pregnancy: a review. *Acta. Obstet. Gynecol. Scand.*, 75:8, 1996. • CORSAN, G.H. & cols. – Identification of hormonal parameters for successful systemic single-dose methotrexate therapy in ectopic pregnancy. *Hum. Reprod.* **10**:2719, 1995. • COSTA, C.F.F. – Diagnóstico e tratamento da prenhez ectópica abdominal tardia. *Femina,* **14**:797, 1986. • COSTA, S.D. & cols. – Advanced abdominal pregnancy. *Obstet. Gynecol. Surv.,* **46**:515, 1991. • COSTA, S.D. & cols. – Advanced abdominal pregnancy. *Obstet. Gynecol. Surv.,* **46**:515, 1991. • CUNNINGHAM, F.C. & cols. – *Williams Obstetrics.* Norwalk, Appleton & Lange, 1993. • CUNNINGHAM, F.C. & cols. – *Williams Obstetrics.* Norwalk, Appleton & Lange, 1997. • DARAI, E. & cols. – Transvaginal intratubal methotrexate treatment of ectopic pregnancy. Report of 100 cases. *Hum. Reprod.,* **11**:420, 1996. • DE CHERNEY, A.H. & MAHEUX, R. – Modern management of tubal pregnancy. *Curr. Probl. Obstet. Gynecol.,* **6**:9, 1983. • DE CRESPIGNY, L.C.H. – Demonstration of ectopic pregnancy by transvaginal ultrasound. *Br. J. Obstet. Gynaecol.,* **95**:1253, 1988. • DE LEE, J.B. & GREENHILL, J.P. – *Principles and Practice of Obstetrics.* Philadelphia, W. B. Saunders Co., 1947, p. 358. • DE MUYLDER, X. & cols. – Heteropic ovarian pregnancy after clomiphene ovulation induction. *Eur. J. Obstet. Gynecol. Reprod. Biol.,* **53**:65, 1994. • DEGENHARDT, F. & cols. – Behandlung von eileiterschwangers chaften mit prostaglandinen. *Geburtshilfe Frauenheilkd,* **51**:649, 1991. • DRAA, C. C. & BANN, H.C. – Posterior colpotomy: an aid in the diagnosis and treatment of ectopic pregnancy. *Am. J. Obstet. Gynecol.,* **61**:300, 1951. • DRAYCOTT, T.J. & cols. – The introduction of a serum β-hCG threshold for suspected ectopic pregnancy, in a district general hospital is safe and cost effective. *J. Obstet. Gynaecol.,* **16**:277, 1996. • DUBINSKY, T.J. & cols. – Endometrial color flow/image directed Doppler imaging. Negative predictive value excluding ectopic pregnancy. *J. Clin. Ultrasound,* **25**:103, 1997. • DUBUISSON, J.B. & cols. – Histological results of salpingectomy for ectopic pregnancy. A – Series of 344 tubal pregnancies. *Gynaecol. Endosc.,* **6**:341, 1997. • DUBUISSON, J.B. & cols. – Traitement coeliochirurgical radical de la grossesse extra-uterine. *Contracept. Fertil. Sex,* **24**:140, 1996. • ELITO Jr., & cols. – Predictive score for the systemic treatment unruptured ectopic pregnancy with a single dose of methotrexate. *Int. J. Gynecol. Obstet.,* **67**:75, 1999. • ELITO Jr., J. – Índice orientador do tratamento sistêmico da prenhez ectópica íntegra com methotrexate em dose única (50mg/m²), por via intramuscular. Tese de Doutoramento. Escola Paulista de Medicina, 1997. • ELITO Jr., J. – O methotrexate no tratamento sistêmico da prenhez ectópica íntegra incipiente. Tese de Mestrado. Escola Paulista de Medicina, 1995. • EMERSON, D.S. & cols. – Diagnostic efficacy of endovaginal color doppler flow imaging in an ectopic pregnancy screening program. *Radiology,* **183**:413, 1992. • ENK, L. & cols. – The value of endovaginal sonography and urinary human chorionic gonadotropin tests for differentiation between intrauterine and ectopic pregnancy. *J. Clin. Ultrasound,* **18**:73, 1990. • ESCHENBACH, D.A. – Acute pelvic inflammatory disease: etiologic, risk factors and pathogenesis. *Clin. Obstet. Gynecol.,* **19**:147, 1976. • FAULKNER, W.L. & ORY, H.W. – Intrauterine devices and acute pelvic gynecological pathology. St. Louis, C. V. Mosby Co., 1976, p. 205. • FEICHTINGER, W. & KEMETER, P. – Conservative treatment of ectopic pregnancy by transvaginal aspiration under sonographic control and methotrexate injection. *Lancet,* **1**:381, 1987. • FEICHTINGER, W. & KEMETER, P. – Treatment of unruptured ectopic – pregnancy by needling of sac and injection of methotrexate or PGE_2 under transvaginal sonography control. Report of 10 cases. *Arch. Gynecol. Obstet.,* **246**:85, 1989. • FERNANDEZ, H. & cols. – Conservative management of ectopic pregnancy: prospective randomized clinical trial of methotrexate versus prostaglandin sulprostone by combined transvaginal and systemic administration. *Fertil. Steril.,* **55**:746, 1991. • FERNANDEZ, H. & cols. – Methotrexate treatment of ectopic pregnancy: 100 cases treated by primary transvaginal injection under sonografhic control. *Fertil. Steril.,* **59**:773, 1993. • FERNANDEZ, H. & cols. – Spontaneous resolution of ectopic pregnancy. *Obstet. Gynecol.,* **71**:171, 1988. • FERNANDEZ, H. & cols. – The use of a pretherapeutic predictive score to determine inclusion criteria for the non-surgical treatment of ectopic pregnancy. *Hum. Reprod.,* **6**:995, 1991. • FOULK, R.A. & STEIGER, R.M. – Operative management of ectopic pregnancy: a cost analysis. *AJOG,* **15**:90, 1996. • FRANKEL, J.M. & SCHENK, S.B. – La théorie endometriale de la grossesse ectopique. *Am. J. Obstet. Gynecol.,* **3**:393, 1906. • FRATES, M.C. & cols. – Cervical ectopic pregnancy: results of conservative treatment. *Radiology,* **191**:773, 1994. • FRISHMAN, G.N. & cols. – Triplet tubal pregnancy treated by outpatient laparoscopic salpingostomy. *Fertil. Steril.,* **54**:934, 1990. • FRITZ, M.A. & GUO, S. – Doubling time of human chorionic gonadotropin (hCG) in early normal pregnancy: relationship to hCG concentration and gestational age. *Fertil. Steril.,* **47**:584, 1987. • FRYDMAN, R. & cols. – Phase I clinical trial of monoclonal anti-human chorionic gonadotropin antibody in women with an ectopic pregnancy. *Fertil. Steril.,* **52**:734, 1989. • FYLSTRA, D.L. – Tubal pregnancy: a review of current diagnosis and treatment. *Obstet. Gynecol. Surv.,* **54**:138, 1999. • GARRETT, A.M. & VUKOV, L.F. – Risk factors for ectopic pregnancy in a rural population. *Fam. Med.,* **28**:111, 1996. • GERSTEL, G. – Zur Kenntnis der gravitas superficialis ovarii und ihrer Klinischistologischen diagnose. *Virchows Arch.,* **280**:436, 1931. • GILBERT, W.M. & cols. – Angiographic embolization in the management of hemorrhagic complications of pregnancy. *Am. J. Obstet. Gynecol.,* **166**:493, 1992. • GILSTRAP, M.L.C. & HARRIS, R.E. – Ectopic pregnancy: a review of 122 cases. *South. Med. J.,* **69**:604, 1976. • GINSBURG, E.S. & cols. – Early diagnosis and treatment of cervical pregnancy in an in vitro fertilization program. *Fertil. Steril,* **61**:966, 1994. • GJELLAND, K. & cols. – Treatment of ectopic pregnancy by local injection of hypertonic glucose: a randomized trial comparing administration guided by transvaginal ultrasound or laparoscopy. *Acta Obstet. Gynecol. Scand.,* **74**:629, 1995 • GLOCK, J.L. & cols. – Efficacy and safety of single-dose systemic methotrexate in the treatment of ectopic pregnancy. *Fertil. Steril.,* **62**:716,1994. • GOYAUX, N. & cols. – Ectopic pregnancy in African developing countries. *Acta Obstet. Gynecol. Scand.,* **82**:305, 2003. • GRACZYKOWSKI, J. W. & MISHELL, D.R. – Methotrexate prophylaxis for persistent ectopic pregnancy after conservative treatment by salpingostomy. *Obstet. Gynecol.,* **89**:122, 1997. • GRØNLUND, B. & MARUSHAK, A. – Serial human chorionic gonadotropin determination in the diagnosis of ectopic pregnancy. *Aust. N.Z.Y. Obstet. Gynaecol.,* **33**:312, 1993. • GUILLAUME, A.J. & cols. – Luteal phase defects and ectopic pregnancy. *Fertil. Steril.,* **3**:30, 1995. • GUIRGIS, R.R. & CRAFF, I.L. – Ectopic pregnancy resulting from gamete intrafallopian transfer and in vitro fertilization. Role of ultrasonography in diagnosis and treatment. *J. Reprod. Med.,* **36**:793, 1991. • GUIXA, H. & INZA, R. – Embarazo ectopico. *Sinop. Obstet. Ginecol.,* **2**:325, 1955. • HAJENIUS, P.J. & cols. – Serum chorionic gonadotropin clearence curves in patients with interstitial pregnancy treated with systemic methotrexate. *Fertil. Steril.,* **66**:723, 1996. • HALL, J.E. & cols. – Retroperitoneal ectopic pregnancy. *J. Obstet. Gynaecol. Br. Commonw,* **80**:92, 1973. • HALLATT, J.G. – Tubal conservation in ectopic pregnancy: a study of 200 cases. *Am. J. Obstet. Gynecol.,* **154**:1216, 1986. • HALPIN, T.F. – Ectopic pregnancy: the problem of diagnosis. *Am. J. Obstet. Gynecol.,* **106**:227, 1970. • HANDLER, A. & cols. – The relationship of smoking and ectopic pregnancy. *Am. J. Public. Health,* **79**:1239, 1989. • HASELTINE, F.P. & cols. – Uterine embolization in a patient with postabortal hemorrhage. *Obstet. Gynecol.,* **63**:788, 1984. • HELLMUTH, K. – Contribution a l' étude de la grossesse interstitiele. *Klin. Wschr.,* **4**:1451, 1925. • HJORTDAL, V.E. & cols. – Surviving child from tubal pregnancy. *Int. J. Gynecol. Obstet.,* **34**:277, 1991. • HOCHNER-CELNIKIER, D. & cols. – Rupture of ectopic pregnancy following disappearance of serum beta subunit of HCG. *Obstet. Gynecol.,* **79**:826, 1992. • HOCKING, J.C. & JESSAMINE, A.G. – Trends in ectopic pregnancy in Canada. *Can. Med. Assoc.,* **131**:737, 1984. • HOPP, H. & cols. – Diagnostische sicherheit der vaginalsonographie bei ektoper graviditat. *Geburtshilfe Frauenheilkd,* **55**:666, 1995. • HRESHCHYSHYN, M.M. & cols. – What is actual present day management of placenta in late abdominal pregnancy? *Am. J. Obstet. Gynecol.,* **81**:302, 1961. • HUNG, T. H. & cols. – Treatment of cervical pregnancy with methotrexate. *Int. J. Gynecol. Obstet.,* **53**:243, 1996. • JAIN, A.K. – Non-medicated intrauterine devices: review and assessment. W. H. O. Symposium to Advances in Fertility Regulation. Moscow USSR, 1976. • JAMRA, M. – Comunicação pessoal, 1953. • JEFFCOATE, T.N.A. – *Principles of Gynecology.* London, Butterworth, 1967, p. 273. • JERYL, G. & cols. – Ultrasound-guided injection of ectopic pregnany. *Clin. Obstet Gynecol.,* **42**:39, 1999. • JONES, H.O. & BREWER, J.I. – Arterial phenomena associated with uterine bleeding in tubal pregnancy. *Am. J. Obstet. Gynecol.,* **38**:839, 1939. • KADAR, N. – *Diagnosis and Treatment of Extrauterine Pregnancies.* New York, Raven Press, 1990. • KADAR, N.; CALDWELL, B.V. & ROMERO, R. – A method of screening for ectopic pregnancy and its indications. *Obstet. Gynecol.,* **58**:162, 1981. • KALCHMAN, G.G. & MELTZER, R.M. – Interstitial pregnancy following homolateral salpingectoy. *Am. J. Obstet. Gynecol.,* **96**:1139, 1966. • KALLEMBERGER, D.A. & cols. – Ectopic pregnancy: a 15 year review of 160 cases. *South. Med. J.,* **171**:758, 1978. • KARISKOSKI, R. & cols. – Abnormal embriogenesis in the etiology of ectopic pregnancy. *Gynecol. Obstet. Invest.,* **36**:158, 1993. • KELLY, M.T. & cols. – The value of sonography in suspected ectopic pregnancy. *Obstet. Gynecol.,* **53**:703, 1979. • KENDRICK, J.S. & cols. – Previous cesarean delivery and the risk of ectopic pregnancy. *Obstet. Gynecol.* **87**:297, 1996. • KERR, A. & cols. – Preoperative transcatheter embolization of abdominal pregnancy. Report of three cases. *J. Vasc. Interv. Radiol.,* **4**:733, 1993. • KIRCHLER, H.C. & cols. – Early diagnosis of tubal pregnancy: changes in tubal blood flow evaluates by endovaginal color dopplersonography. *Obstet. Gynecol.,* **82**:561, 1993. • KIVIKOSKI, A.I. & cols. – Angiographic arterial embolization to control hemorrhage in abdominal pregnancy. A case report. *Obstet. Gynecol.,* **71**:456, 1988. • KLAS, W.A. & GRAVETT, M.G. – Midtrimester tubal pregnancy with markedly elevated maternal serum α fetoprotein: a case report. *J. Reprod. Med. Obstet. Gynecol.,* **35**:915, 1990. • KOBAYASHI, M. & cols. – Ultrasound. An aid in the diagnosis of ectopic pregnancy. *Am. J. Obstet. Gynecol.,* **103**:1131, 1969. • KOJIMA, E. & cols. – The treatment of unruptured tubal pregnancy with intratubal methotrexate injection and laparoscopic control. *Obstet. Gynecol.,* **75**:723, 1990. • KOO HAN, K. – Conduta expectante na gravidez tubária íntegra. Tese de Mestrado. Escola Paulista de Medicina, 1998. • KOOI, S. & KOCK, H.C.L.V. – Treatment of tubal pregnancy by local injection of methotrexate after adrenaline injection into the mesosalpinx: a report of 25 patients. *Fertil. Steril.,* **54**:580, 1990. • KORHONEN, J. & cols. – Low-dose oral methotrexate with expectant management of ectopic pregnancy. *Obstet. Gynecol.,* **88**:775, 1996. • KORHONEN, J. & cols. – Serum human chorionic gonadotropin dynamics during spontaneous resolution of ectopic pregnancy. *Fetil. Steril.,* **61**:632, 1994. • KUNG, F.T. & cols. – Subsequent reproduction and obstetric outcome after methotrexate treatment of cervical pregnancy. A review of original literature and interntational collaborative follow-up. *Hum. Reprod.,* **12**:591, 1997. • LAATILAINEN, T. & cols. – Comparison of a local injection of hyperosmolar glucose solution with salpingostomy for conservative treatment of tubal pregnancy. *Fertil. Steril,* **60**:80, 1993. • LAFFONT, M. – La douleur tardive élevée dans la grossesse tubaire. *Presse Med.,* **16**:32, 1934. • LANGEBREKKE, A. & cols. – Treatment of tubal pregnancy by laparoscopic laser surgery. *Acta Obstet. Gynecol. Scand.,* **70**:331, 1991. • LANGER, R. & cols. – Reproductive outcome after conservative surgery for unruptured tubal pregnancy: a 15-year Experience. *Fertil. Steril.,* **53**:227, 1990. • LAVIE, O. & cols. – Ultrasonographic endometrial three-layer pattern: a unique finding in ectopic pregnancy. *J. Clin. Ultrasound,* **24**:179, 1996. • LAWSON, T.L. – Ectopic pregnancy: criteria and accuracy of ultrasonic diagnosis. *Am. J. Roentgenol.,* **131**:153, 1978. • LAYMAN, L.C. & SANFILIPPO, J.S. – Febrile and infectious morbidity after laparotomy for ectopic pregnancy: potential for antibiotic prophylaxis. *J. Gynecol. Surg.,* **6**:161, 1990. • LEARMAN, L.A. & GRIMES, D.A. – Rapid Hospital Discharge following laparoscopy for ectopic pregnancy: a promise unfulfilled? *West. J. Med.*, **167**:145, 1997. • LEDGER, W.L.; SWEETING, V.M. & CHATTERJEE, S. – Rapid diagnosis of early ectopic pregnancy in an emergency gynaecology service: are measurements of progesterone, intact and free beta human chorionic gonadotrophin helpful? *Hum. Reprod.*, **9**:157, 1994. • LIPSCOMB, G.H. & cols. – Predictors of success of methotrexate treatment in women with tubal ectopic pregnancies. *N. Engl. J. Med.*, **34**:1974, 1999. • LOBEL, S.M. & cols. – Preoperative angiographic uterine artery embolization in the management of cervical pregnancy. *Obstet. Gynecol.*, **76**:938, 1996. • MACIEL, C.J. & VIGGIANO, M.G.C. – Gravidez ectópica. *J. Bras. Ginecol.*, **96**:179, 1986. • MACINTOSH, M.C.M. – Trends in ectopic pregnancy in New Zealand. *Aust. N. Z. J. Obstet. Gynecol.*, **26**:145, 1986. • MAIA, H. – Comunicação pessoal, 1965. • MAKINDE, O.O. & OGUNNIYI, S.O. – Bilateral tubal and twin pregnancies in Ile-Ife, Nigeria. *Int. J. Gynecol. Obstet.*, **33**:365, 1990. • MÄKINEN, J.I. & cols. – Encouraging rates of fertility after ectopic pregnancy. *Int. J. Fertil.*, **34**:46, 1989. • MAKLAD, N.F. & WRIGHT, C.H. – Grey scale ultrasonography in the diagnosis of ectopic pregnancy. *Ultrasound*, **126**:221, 1978. • MANKODI, R.C. & cols. – Primary splenic pregnancy. Case report. *Br. J. Obstet. Gynaecol.*, **84**:634, 1977. • MARCHBANKS, P.A. & cols. – Risk factors for ectopic pregnancy. A population-based study. *JAMA*, **259**:1823, 1988. • MARCUS, S.F. & cols. – Heterotopic pregnancies after in vitro fertilization and embryo transfer, *Human. Reprod.*, **10**:1232, 1995. • MARTIN Jr., J.N. & cols. – Abdominal pregnancy: current concepts of management. *Obstet. Gynecol.*, **71**:549, 1988. • MARTIN Jr., J.N. & cols. – Angiographic arterial embolization and computed tomography-directed drainage for the management of hemorrhage and infection with abdominal pregnancy. *Obstet. Gynecol.*, **76**:941, 1990. • MARTIN Jr., J.N. & cols. – Emergent management of abdominal pregnancy. *Clin. Obstet. Gynecol.*, **33**:438, 1990. • MASHIACH, S. & cols. – Nonoperative management of ectopic pregnancy: a preliminary report. *J. Reprod. Med.*, **27**:127, 1982. • MATEER, J.R. & cols. – Outcome analysis of a protocol including bedside endovaginal sonography in patients at a risk for ectopic pregnancy. *Ann. Emerg. Med.*, **27**:283, 1996. • MBURA, J.S. & MGAYA, H.N. – Advanced abdominal pregnancy in muhinbile medical centre, Tanzania. *Int. J. Gynecol. Obstet.*, **24**:169, 1986. • Mc CORD, M.L. & cols. – Single serum progesterone as a screen for ectopic pregnancy: exchanging specificity and sensitivity to obtain optimal performance. *Fertil. Steril.*, **66**:513, 1996. • McCORD, L.M.; STOVALL, T.G. & WILD, R.A. – Serum markers for ectopic pregnancy. **In**: Stovall, T.G. & Ling, F.W. (eds.). *Extrauterine Pregnancy: Clinical Diagnosis and Management.* Palatino, McGraw-Hill, 1993, p. 119. • MEAD, P.B. & cols. – Incidence of infectious associated with the intrauterine contraceptive device in an isolated community. *Am. J. Obstet. Gynecol.*, **125**:79, 1976. • MEIRIK, O. – Ectopic pregnancy during 1961-78 in Uppsala country, Sweden. *Acta Obstet. Gynecol. Scand.*, **60**:545, 1981. • MÉNARD, A. & cols. – Treatment of unruptured tubal pregnancy by local injection of methotrexate under transvaginal sonographic control. *Fertil. Steril.*, **54**:47, 1990. • MERRILL, B.S. & cols. – Autotransfusion. Intraoperative use in ruptured ectopic pregnancy. *J. Reprod. Med.*, **24**:14, 1980. • MOL, B.W.J. & cols. – Conctraception and the risk of ectopic pregnancy: a metaanalysis. *Contraception*, **52**:337, 1995. • MOL, B.W.J. & cols. – Diagnosis of ectopic pregnancy after in vitro fertilization and embryo transfer. *Fertil Steril.*, **68**:1027, 1997. • MURPHY, W.D. & cols. – Magnetic resonance imaging of a third trimester abdominal pregnancy. *Magn. Reson. Imaging*, **8**:657, 1990. • NAUJOKS, H. – Uber interstielle Schwangerschaft. *Arch. f. Gynäk.*, **142**:413, 1930. • NEDERLOF, K.P. & cols. – Ectopic pregnancy surveillance, United States, 1970-1987. *M.M.W.R.*, **39**(Suppl. 4):9, 1990. • NEME, B. – Infecção pós-aborto. *Gin. Obst. Bras.*, **1**:27, 1978. • NEME, B. – Prenhez ectópica; dados clínicos relacionados a 338 casos. *Ann. Bras. Ginecol.*, **35**:185, 1953. • NEME, B. – Tratamento da prenhez ectópica associada ao estado de choque grave. *Rev. Gin. Obstet.*, **47**:1, 1953. • NEME, B. & cols. – A prenhez ectópica como emergência tocoginecológica. *Rev. Hosp. Clin. Fac. Med. S. Paulo*, **18**:491, 1963. • NEME, B. & cols. – O endométrio na prenhez ectópica: estudo de 56 casos. *Rev. Hosp. Clin.*, **10**:399, 1955. • NEME, B. & HORO, B. – Diagnóstico da prenhez ectópica. *Rev. Gin. Obstet.*, **47**:375, 1953. • NEME, B. & MATHIAS, L. – Prenhez ectópica: diagnóstico e conduta assistencial. *Mat. e Inf.*, **31**:145, 1972. • NEME, B. & PRATA MARTINS, J.A. – Prenhez tubária bilateral. *Rev. Gin. Obstet.*, **54**:63, 1959. • NOBILE, L. & cols. – Considerações sobre as dificuldades diagnósticas de prenhez ectópica avançada. *Femina*, **13**:143, 1985. • NYBERG, D.A. & cols. – Endovaginal sonographic evaluation of ectopic pregnancy: a prospective study. *Year Book Obstet. Gynecol.*, **1989**, p. 446. • NYBERG, D.A. & cols. – Ectopic pregnanacy: diagnosis by sonography correlated with quantitative hCG levels. *J. Ultrasound Med.*, **6**:145, 1987. • PANAYOTOU, P.P. & cols. – Induced abortion and ectopic pregnancy. *Am. J. Obstet. Gynecol.*, **114**:507, 1972. • PELLERITO, J.S. & cols. – Evaluation with endovaginal color flow imaging. *Radiology*, **183**:407, 1992. • PEREIRA, P.P. – Prenhez ectópica. **In**: Zugaib, M. & Bittar, R.B. *Protocolos Assistenciais: Clínica Obstétrica da FMUSP*. São Paulo, Ed. Ateneu, 2003, p. 261. • PEREIRA, P.P. – Tratamento da Prenhez Tubária Íntegra por Injeção Única de Metotrexato no Saco Gestacional Ectópico. São Paulo, USP, 83p. Tese (Doutorado) – Faculdade de Medicina, Universidade de São Paulo, 1996. • PETERSON, H.B. & cols. – The risk of ectopic pregnancy after tubal sterilization. *N. Engl. J. Med.*, **336**:762, 1997. • PICAUD, A. & cols. – Diagnostic echographique des grossesses extra-uterines (GEU). A propos de 228 GEU confirmees par la laparotomie. *J. Gynecol. Obstet. Biol. Reprod.*, **19**:817, 1990. • PINARD – Nouveaux documents pour servir a l'histoire de la grossesse extra-uterine. *Ann. Gynéc. d' Obst. Paris*, **38**:1, 99, 177, 1982. • PISARSKA, M.D. & CARSON S.A. – Incidence and risk factors for ectopic pregnancy. *Clin. Obstet. Gynecol.*, **42**:2,1999. • POULY, J. L. & cols. – Conservative laparoscopy treatment of 321 ectopic pregnancies. *Fertil. Steril.*, **46**:1093, 1986. • QUEENAN, J.T. – *Managing OB/Gyn. Emergencies.* New Jersey, Medical Economics Books, 1983. • RADWANSKA, E.; FRANKENBERG, J. & ALLEN, E.I. – Plasma progesterone levels in normal and abnormal early human pregnancy. *Fertil. Steril.*, **30**:398, 1978. • RAFAL, R.B. & cols. – Case report M.R. appearance of cervical pregnancy. *J. Comput. Assit. Tomogr.*, **14**:482, 1998. • RAHMAN, M. S. & cols. – Advanced abdominal pregnancy. Observations in 10 cases. *Obstet. Gynecol.*, **59**:366, 1982. • RANSON, M.X. & cols. –Serum progesterone as a predictor of methotrexate sucess in the treatment of ectopic pregnancy. *Obstet. Gynecol.*, **83**:1033, 1994. • RAUTALA, M. & MAKINEN, J. – Tubal patency and fertility outcome after expectant management of ectopic pregnancy. *Fertil. Steril.*, **68**:1043, 1997. • RAZIEL, A. & GOLAN, A. – Primary ovarian pregnancy sucessfully treated with methotrexate. AJOG, **169**:1362, 1993. • RIBIC-PUCELY, M. & cols. – Risk factors for ectopic pregnancy after in vitro fertilization and embryo transfer. *J. Assist. Reprod. Genet.*, 12:594:1995. • ROBINSON, N. & BERAL, V. – Risk of ectopic pregnancy. *Lancet*, **2**:1247, 1979. • RODRIGUES LIMA, O. – Comunicação pessoal, 1951. • RODRIGUES LIMA, O. – *Da Reação Decidual.* Tese. Faculdade de Medicina da Universidade Federal do Rio de Janeiro, 1944. • RUBIN, G.L. & cols. – Ectopic pregnancy in the United States; 1970 through 1978. *JAMA*, **249**:1725, 1983. • RUBIN, J. – Subphrenic colletion of lipiodol following injection into fallopian tube with observation on reverse gravitation of pelvic exsudates and the genitophrenic syndrome in woman. *Am. J. Obstet. Gynecol.*, **31**:230, 1936. • SAMMARTINO, R. & GORI, R.M. – *Embarazo Tubário y Endometrioses.* V Congr. Arg. Obstet. Gynecol., Buenos Aires, 1943, p. 280. • SAMMARTINO, R. & NICHOLSON, R. – Embarazo gemelar tubário unilateral. Caso personal y revision de la literatura. *Obstet. Ginecol. Lat. Am.*, **19**:19, 1961. • SAMPSON, J.A. – The influence of ectopic pregnancy on the uterus with special reference to changes in its blood supply and uterine bleeding based on the study of 25 injected uteri associated with ectopic pregnancy. *Tr. Am. Gynecol. Soc.*, **38**:121, 1913. • SAMUELLSON, S. & SJOVALL, A. – Laparoscopy in suspected ectopic pregnancy. *Acta Obstet. Gynecol. Scand.*, **51**:31, 1972. • SANTOS, P.A.B. & SANTOS, M.F.D.B. – Gravidez hepática primária. *J. Bras. Ginecol.*, **102**:73, 1992. • SCHNEIDER, J. & cols. – Maternal mortality due to ectopic pregnancy. *Obstet. Gynecol.*, **49**:557, 1977. • SCHUMANN, E.A. – *Extrauterine Pregnancy.* New York, Appleton Co., 1931. • SCHUT, D.S.G. & cols. – Gravidez abdominal a termo, com feto vivo pesando mais de 2.500g: relato de caso. *Rev. Bras. Ginec. Obstet.*, **11**:184, 1989. • SCHWARTZ, R.O. & DI PIETRO, D.L. – β-HCG as a diagnostic aid for suspected ectopic pregnancy. *Obstet. Gynecol.*, **56**:197, 1980. • SEIFER, D.B. & cols. – Persistent ectopic pregnancy following laparoscopic linear salpingostomy. *Obstet. Gynecol.*, **76**:1121, 1990. • SHALEV, E. & cols. – Spontaneous resolution of ectopic pregnancy: natural history. *Fertil. Steril.*, **63**:15, 1995. • SHALEV, E. & cols. – Transvaginal sonography as the ultimate diagnostic tool for the management of ectopic pregnancy: esperience with 840 cases. *Fertil. Steril.*, **69**:62, 1998. • SHAMMA, F.N. & SCHWARTZ, L.B. – Primary ovarian pregnancy successfully treated with methotrexate. *AJOG*, **167**:1307, 1992. • SHERRIN, D.A. – Ectopic pregnancy: a review of 113 selected cases. *Canad. Med. Assoc. J.*, **95**:535, 1966. • SIMON, P. & cols. – Selective uterine artery embolization in the treatment of cervical pregnancy. Two cases reports. *Eur. J. Obstet. Gynecol. Reprod. Biol.*, **40**:159, 1991. • SKJELDESTAD, F.E. & cols. – Evaluation of induces abortion as a risk factor for ectopic pregnancy. A case-control study. *Acta Obstet. Gynecol. Scand.*, **76**:151, 1997. • SKJELDESTAD, F.E. & cols. – Increasing incidence of ectopic pregnancy in the Norwegian Country. A population based study 1970-1993. *Acta Obstet. Gynecol. Scand.*, **76**:159, 1997. • SOONG Y.K. & cols. – Laparoscopic excision of early interstitial pregnancy with combined usage of intra-abdominal ultrasonography. *Gynaecol. Endosc.*, **5**:53, 1996. • SPANDORFER, S.D. – Postoperative day 1 serum human chorionic gonadotropin level as a predictor of persistent ectopic pregnancy after conservative surgical management. *Fertil. Steril.*, **68**:430, 1997. • SPANDORFER, S.D. & BARHART, K.T. – Endometrial stripe thickness as a predictor of ectopic pregnancy. *Fertil. Steril.*, **66**:474, 1996. • SPANDORFER, S.D. & cols. – Efficacy of Frosen-section evaluation of uterine curettings in the diagnosis of ectopic pregnancy. *AJOG*, **175**:603, 1996. • SPIEGELBERG – Zur Kasuistik der Ovarial Schwangerschaft. *Surg. Gynecol. Obstet.*, **13**:73, 1878. • STEVENS, C.A. – Malformation and deformations in abdominal pregnancy. *Am. J. Med. Genet.*, **47**:1189, 1993. • STOREIDE, O. & cols. – The incidence of ectopic pregnancy in Hordaland Country Norway. 1976-1993. *Acta Obstet. Gynecol. Scand.*, **76**:345, 1997. • STOVALL, T.G. & cols. – Methotrexate treatment of unruptured ectopic pregnancy: a report of 100 cases. *Obstet. Gynecol.*, **77**:749, 1991. • STOVALL, T.G. & cols. – Outpatient chemotherapy of unruptured ectopic pregnancy. *Fertil. Steril.*, **51**:435, 1989. • STOVALL, T.G. & cols. – Preventing ruptured ectopic pregnancy with a single serum progesterone. *Am. J. Obstet. Gynecol.*, **160**:1425, 1989. • STOVALL, T.G. & LING, F.W. – Single-dose methotrexate: an expanded clinical trial. *Am. J. Obstet. Gynecol.*, **168**:1759, 1993. • STUDDIFORD, W.E. – Primary peritoneal pregnancy. *Am. J. Obstet. Gynecol.*, **44**:487, 1942. • STUX, A. – Die ovarialgravidität. *Monatschr. Geburtsh Gynäk.*, **87**:293, 1931. • SUTER, M. & cols. – The fate of the living viable babies in extra-uterine pregnancies. *Am. J. Obstet. Gynecol.*, **55**:489, 1948. • SVENSON, L. & cols. – Ectopic pregnancy and antibodies of Chlamydia trachomatis. *Fert. Steril.*, **44**:313, 1985. • TANAKA, T. & cols. – Treatment of interstitial ectopic pregnancy with methotrexate: report of a successful case. *Fertil. Steril.*, **37**:851, 1982. • TATUM, H.J. & SCHMIDT, F.H. – Contraceptive and sterilization practices and extrauterine pregnancy: a realistic perspective. *Fertil. Steril.*, **28**:407, 1977. • TIETZE, C. – Extra uterine pregnancy and intra-uterine devices. *Br. Med. J.*, **1**:302, 1966. • TIETZE, K. – Extrauteringravidität. *Geburtsh V. Frauenh.*, 12:740, 1952. • TIMOR-TRITSCH, I. E. & cols. – Sonographic evolution of cornual pregnancies treated without surgery. *Obstet. Gynecol.*, **79**:1044, 1992. • TRACTENBURG, I. – Bilateral simultaneous tubal pregnancy. *Am. J. Surg.,* **64**:147, 1944. • TRIO, D. & cols. – Prognostic factors for successful expectant management of ectopic pregnancy. *Fertil. Steril.,* **63**:469, 1995. • TULANDI, T. & GURAENICK, M. – Treatment of tubal ectopic pregnancy by salpingotomy with or without tubal suturing and salpingectomy. *Fertil. Steril.,* **55**:53, 1991. • TZAFETTAR, J. & cols. – Transvaginal intra-amniotic injection of methotrexate in early ectopic pregnancy. Advantages over the laparoscopic appoach. *Early Hum. Dev.,* **39**:101, 1994. • URQUHART, J. – Effect of venereal diseases epidemic on the incidence of ectopic pregnancy. Implications for the evaluation of contraceptives. *Contraception,* **19**:455, 1979. • VASSEY, M.P. & cols. – Outcome of pregnancy in women using an intrauterine device. *Lancet,* **1**:495, 1974. • VAUNTRAUB, M.T. & cols. – Tratamento da gravidez tubária íntegra com methotrexate intra-amniótico por controle ultra-sonográfico. Relato de um caso. *J. Bras. Ginec.,* **103**:89, 1993. • VEJTORP, M. & cols. – Treatment of tubal pregnancy by local injection of prostaglandin: selection of patients and evaluation of subsequent tubal patency. *Eur. J. Obstet. Gynecol. Reprod. Biol.,* **41**:85, 1991. • VICENS, E. & CASSIA, J. P. – Embarazo tubário bilateral. *Sem. Med.,* **2**:692, 1939. • VILLAS BOAS, F.T. & cols. – Prenhez ectópica – análise de 82 casos. *Rev. Bras. Ginec. Obstet.,* **10**:153, 1988. • WESTRÖM, L. & cols. – Incidence, trends, and risks of ectopic pregnancy in a population of women. *Br. Med. J.,* **282**:15, 1981. • WHITWORTH, C.M. & HILL, G.A. – Laparotomy for ectopic pregnancy: operative techniques. In: Stovall, T.G. & Ling, F.W. *Extrauterine Pregnancy: Clinical Diagnosis and Management.* Palatino, McGraw-Hill, 1993, p. 203. • WINCH, G.C. & BRYANS, F.E. – Hypofibrinogenemia following retained placenta in a case of abdominal pregnancy. *J. Obstet. Gynaecol. Br. Emp.,* **67**:646, 1960. • WIST, V.A. – Ein fall von tubernschwangerschaft verwracht durch endometriose. *Gynaecology,* **141**:298, 1956. • WYNNE, H.M.N. – Intersticial pregnancy. *Am. J. Surg.,* **18**:382, 1929. • YANO, J. & cols. – Correlation of antibodies to clamydia trachomatis and laparoscopically diagnosed tubal clamages. *Jap. J. Fertil. Steril.,* **41**:95, 1996. • YAO, M. & cols. – A comparison of methotrexate versus laparoscopic surgery of the treatment of ectopic pregnancy: a cost analysis. *Can, Hum. Reprod.,* **11**:2762, 1996. • YAO, M. & cols. – Treatmente of ectopic pregnancy by systemic methotrexate transvaginal methotrexate and operative lapatoscopy. *Int. J. Fertil. Menopausal Stud.,* **41**:470, 1996. • YAO, M. & TULANDI, T. – Current status of surgical and nonsurgical management of ectopic pregnancy. *Can. Fertil. Steril.,* **67**:421, 1997. • YOGEN, V.H.W.M. – Autotransfusion and ectopic pregnancy. *Doct,* **27**:78, 1997. • ZUGAIB, M. & cols. – Prenhez ectópica. Estudo de 5.122 casos consecutivos. *J. Bras. Ginecol.,* **95**:17, 1985.

48 Placenta Prévia

Lenir Mathias

DEFINIÇÃO

Placenta prévia é aquela que se insere total ou parcialmente no segmento inferior do útero, localizando-se próxima ou sobre o orifício interno do colo, podendo estar ou não à frente da apresentação fetal.

CLASSIFICAÇÃO

Não existe uniformidade na classificação da placenta prévia, explicando as variações quanto à incidência da patologia.

Foram reconhecidos quatro tipos de inserção placentária:

1. Lateral ou implantação baixa da placenta, quando sua borda inferior se situa pelo menos 7cm do orifício interno do colo.
2. Marginal, quando a borda inferior da placenta atinge o orifício interno do colo, porém não o ultrapassa.
3. Centroparcial, quando a placenta obstrui parcialmente o orifício do colo, podendo ser vista e tocada ao exame vaginal, na dilatação cervical.
4. Centrototal, a placenta cobre totalmente o orifício interno do colo (Fig. II-110).

A classificação dependerá da dilatação cervical no momento do exame. Durante o trabalho de parto, as relações entre a placenta e o orifício interno do colo modificam-se, e os tipos descritos podem alterar-se, passando de um a outro. Assim, a placenta prévia centroparcial, completada dilatação, pode apresentar-se marginal.

Existe sempre certo grau de descolamento da placenta espontâneo em conseqüência da formação do segmento inferior do útero e da dilatação cervical. Esse descolamento associa-se à hemorragia de vasos sangüíneos que se rompem.

FREQÜÊNCIA

O ovo que se implanta no segmento inferior tende a formar uma placenta que no início se situa próxima do orifício interno do colo. O uso sistemático de ultra-sonografia comprovou

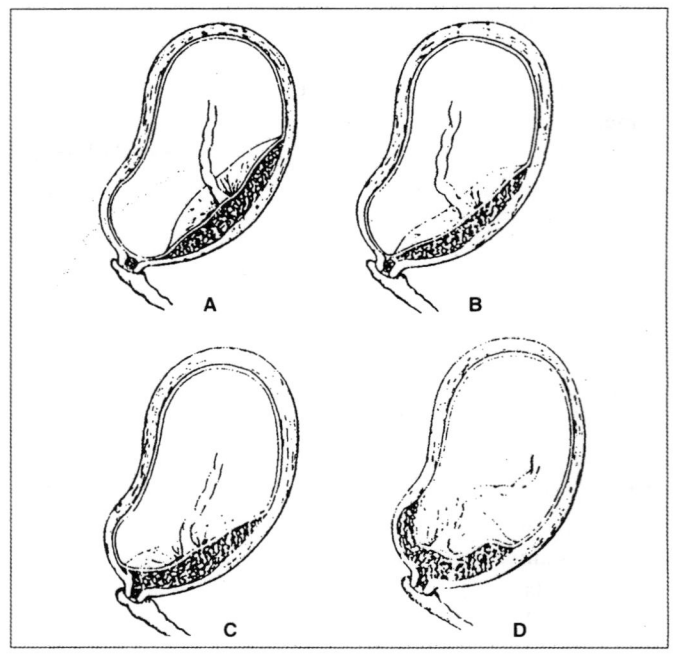

Figura II-110 – **A)** Placenta prévia lateral. **B)** Placenta marginal. **C)** Placenta centroparcial. **D)** Placenta centrototal.

a inconstância das relações anatômicas entre a placenta e o segmento inferior – SI (Barron, 1995). Na grande maioria dos casos, a placenta prévia não é sintomática até o segundo trimestre ou mesmo terceiro trimestre, quando geralmente ocorre a primeira perda sangüínea. Sua incidência varia com a população estudada, critérios e recursos diagnósticos empregados, conceito e classificação utilizados. Varia de 0,3 a 1,7%, considerando-se apenas as placentas prévias sintomáticas, e aumenta em gestantes idosas multíparas, com antecedentes de abortamento e/ou de cesárea, em particular, a eletiva.

Um fato a ser considerado na avaliação da incidência da placenta prévia, obtida pela ultra-sonografia, é a época da gestação em que o exame é realizado. Em 1973, King observa a natureza itinerante aparente da placenta. Clure e Dornal (1990) encontraram em 1.490 ultra-sonografias na 18ª semana de gestação 25% de placenta baixa. Entretanto, no parto, apenas sete dessas placentas eram de inserção baixa persistente. Os mesmos achados foram referidos por Sanderson e Milton (1991) em 4.300 gestantes estudadas pela ultra-sonografia de 18 a 20 semanas. Portanto, placentas situadas próximas do orifício interno do colo, mas não sobre ele, durante o segundo trimestre, ou mesmo no início do terceiro trimestre, não tendem a persistir como placentas prévias no termo. Na ausência de qualquer outra anormalidade, a ultra-sonografia não precisa ser repetida com freqüência apenas para acompanhar a posição da placenta, e não é necessário repouso, exceto se a posição da placenta persistir após a 30ª semana ou tornar-se clinicamente aparente antes daquele período. Diz-se que ocorre "*migração*" placentária, termo incorreto, pois a invasão da decídua pelas vilosidades coriônicas de cada lado do orifício do colo persistirá. O movimento aparente da placenta em relação ao óstio interno, provavelmente, resulta da incapacidade de definir precisamente tal relação de uma forma tridimensional utilizando-se ultra-sonografia bidimensional no início da gravidez. Essa dificuldade está associada ao crescimento diferencial dos segmentos inferior e superior do miométrio à medida que a gravidez progride. Aquelas placentas que migram provavelmente nunca tiveram invasão vilosa circunferencial real que alcançou o orifício interno em primeiro lugar. Para Chapman e cols. (1979) ela poderia simplesmente ser resultante da inexperiência técnica do ultra-sonografista ou da distensão inadequada da bexiga no momento da realização do exame.

Considerando-se o momento do aparecimento da hemorragia, ela é mais freqüente na gestação que no parto. É importante considerar a ocorrência de placenta prévia assintomática, a qual escapa das avaliações estatísticas.

Sob o ponto de vista estritamente anatômico, o diagnóstico de placenta prévia pode ser feito quando o exame dos anexos ovulares, reconstituído o saco amniótico, indicasse haver distância inferior a 10cm entre a borda da placenta e a zona de rotura das membranas (sinal de Barnes). Tais medidas jamais levam em conta a retração das membranas e somente o local da rotura. Aumenta, desse modo, o número de placenta prévia anatômica porque muitas delas assim classificadas e sem perda sangüínea na grande maioria dos casos podem não refletir a realidade. Estima-se em cerca de 6% a possibilidade de recidiva da placenta prévia.

É importante notar que a incidência aumentou com o número de cesáreas prévias: 1,9% com duas e 4,1% com três ou mais cesáreas prévias.

ETIOLOGIA

Os mecanismos envolvidos na gênese da placenta prévia não são totalmente conhecidos. Qualquer problema que leve à deciduação deficiente, forçando o ovo a buscar outros locais para sua oxigenação e nutrição, ou que interfira no processo de nidação, tornando-a tardia e provavelmente mais baixa, pode estar relacionado ao desenvolvimento de placenta prévia.

Processos cicatriciais, resultantes de endometrites anteriores ou curetagens repetidas e/ou intempestivas por abortamentos, bem como a extração manual da placenta, sinéquias uterinas, leiomiomas submucosos, adenomiose e multiparidade principalmente no período interpartal curto, são todas situações que podem levar à destruição arquitetural normal da vascularização uterina, com conseqüentes defeitos de deciduação.

Ainda a contribuir com o que se chama de impropriedade do terreno, com conseqüente deciduação insatisfatória, a presença de cicatrizes uterinas resultantes de histeromias anteriores, principalmente pela realização de cesáreas, deve estar relacionada ao surgimento da placenta prévia.

Ananth e cols. (1997), em estudo metanalítico de 1950 a 1996 envolvendo vários países concluíram que existe grande associação da placenta prévia com antecedentes de cesáreas, principalmente as iterativas, e abortamentos.

Williams e cols. (1991) e Handler e cols. (1994) observaram aumento significativo dessa patologia em gestantes tabagistas. Constataram que gestantes que fumavam pelo menos 20 cigarros por dia eram duas vezes mais propensas a apresentar placenta prévia em comparação com as não-tabagistas. Também constataram associação com o uso de cocaína.

Placentas muitos desenvolvidas em extensão como na eritroblastose e nas gestações múltiplas predispõem à placenta prévia.

Acretismo placentário, placenta increta ou percreta associam-se à placenta prévia pela deciduação mal desenvolvida no segmento inferior. Clark e cols. (1985) constataram que 5% das gestantes com placenta prévia que persiste até o termo também apresentavam acretismo clinicamente significativo.

INFLUÊNCIA DA PLACENTA PRÉVIA SOBRE O CICLO GRAVÍDICO-PUERPERAL

São múltiplas as interferências da placenta prévia com o ciclo gravídico-puerperal:

DURANTE A GESTAÇÃO

Sangramentos genitais – o evento mais característico da placenta prévia é a hemorragia, geralmente no fim do segundo trimestre ou mais tardiamente. Alguns abortamentos podem resultar de localização anormal da placenta em desenvolvimento. Em alguns casos, particularmente naqueles com placenta implantada próxima ao orifício interno do colo, mas não sobre ele, a hemorragia não surge até o início do trabalho de parto, podendo ser de pouco intensa a abundante.

Placenta localizada sobre o orifício interno, formação de segmento inferior e dilatação do colo provocam laceração das fixações placentárias. A hemorragia aumenta em virtude de a incapacidade das fibras miometriais do segmento inferior se contraírem e obstruírem os vasos lesados.

A hemorragia do local de implantação placentária no segmento inferior (SI) pode continuar após a saída da placenta, porque o SI não se contrai satisfatoriamente ou pode resultar de lacerações do colo, friável.

Distúrbios da coagulação – a coagulopatia é rara na placenta prévia. Provavelmente, a entrada de tromboplastina em circulação, como ocorre no descolamento prematuro da placenta, escapa facilmente através do canal cervical e não para a circulação materna.

Rotura prematura das membranas ovulares – ocorre por má adaptação da apresentação à área do estreito superior e/ou amnionite que se instala no pólo inferior do ovo, local onde freqüentemente existem coágulos sangüíneos que se contaminam com bactérias existentes na vagina. A inflamação coriodecidual promove a liberação de proteinases que são capazes de comprometer a integridade das membranas.

Apresentações anômalas – a presença de placenta no SI dificulta o processo natural de acomodação fetal, aumentando sobremaneira a incidência de apresentações pélvicas, córmicas e defletidas.

DURANTE O PARTO

Hemorragias uterinas – com a presença de contratilidade uterina no trabalho de parto, aumenta sobremaneira o risco de hemorragia uterina, provavelmente pelo deslizamento das membranas e conseqüente descolamento placentário parcial.

Alterações de contratilidade uterina – manifestam-se mais freqüentemente por meio da distócia funcional.

Procidência e prolapso do cordão umbilical – o posicionamento da placenta em regiões baixas na cavidade uterina impede boa adaptação da apresentação fetal no estreito superior, além de arrastar consigo porções do cordão umbilical que também se posicionam adiante da apresentação fetal. Outra condição, denominada *vasa* prévia, ocorre quando os vasos fetais seguem através das membranas e apresentam-se no orifício do colo, podendo haver rotura e *vasa* prévia.

Anomalias do terceiro e quarto períodos – pode ocorrer mais risco de acretismo placentário com conseqüente retenção de placenta, atonia uterina pela menor atividade contrátil do SI que pode-se agravar parcial e/ou totalmente pela infiltração miometrial da placenta.

Maior incidência de resoluções cirúrgicas da gestação – taxas de cesáreas significativamente maiores, bem como incidências mais elevadas de histerectomias puerperais.

DURANTE O PUERPÉRIO

Retenção de placenta – as vilosidades placentárias tendem a se aprofundar em direção ao miométrio, ocasionando graus variáveis de acretismo placentário.

Hemorragia e infecção – a anemia, que tem origem na gestação e no parto, perpetua-se e pode agravar-se por contratilidade ineficiente do SI a acretismo placentário. Associada à presença de restos placentários necróticos, muitas vezes infiltrados no tecido miometrial, constitui importante causa de infecção puerperal, principalmente nos casos complicados pela rotura prematura das membranas ovulares.

Lactação – há muito se associa a anemia à hipogalactia.

SOBRE O CONCEPTO

Prematuridade – é uma das principais complicações neonatais associadas à placenta prévia. Na grande maioria das vezes, é conseqüente ao parto terapêutico, praticado por sofrimento fetal e/ou pelo risco materno.

Anoxia fetal – pela hemorragia intensa materna e fetal.

Restrição de crescimento e malformações fetais – devidas à reação decidual imperfeita, má nutrição arterial oferecida pelo SI e espoliação sangüínea constante, com conseqüente hipóxia.

DIAGNÓSTICO

O diagnóstico é determinado pelo quadro clínico. O sangramento genital é o sintoma mais importante. Antes do sangramento genital, a placenta prévia não pode ser evidenciada clinicamente.

O primeiro sangramento ocorre na gestação, podendo, no entanto, surgir somente durante o parto ou excepcionalmente nem ocorrer. Se ocorrer sangramento genital durante a segunda metade da gravidez, suspeitar de placenta prévia ou de descolamento prematuro da placenta. A possibilidade de placenta prévia não deve ser afastada até que a avaliação apropriada, inclusive ultra-sonografia, tenha comprovado significativamente sua ausência. O diagnóstico raramente pode ser estabelecido por exame clínico, a menos que se faça exame vaginal, que nunca é permissível, exceto se a gestante estiver em sala cirúrgica com todo o preparo para cesárea imediata se ocorrer grande hemorragia.

Os demais sinais e sintomas são conseqüentes à espoliação sangüínea ou da simples presença da placenta no SI.

Características do sangramento genital – manifesta-se sempre na segunda metade da gestação, mas com mais freqüência no terceiro trimestre. É imotivado, indolor, de início e cessar súbitos, repetitivo e em geral progressivo. O primeiro sangramento é discreto, mas os subseqüentes são mais intensos, dependendo da extensão da área da placenta descola. O sangue é vermelho rutilante e de intensidade variável. A espoliação sangüínea provocada pelos repetidos sangramentos pode ser causa de anemia e hipoproteinemia materna graves. A perda sangüínea pode atingir grandes volumes, principalmente durante o trabalho de parto, e ser causa de choque hipovolêmico e morte materna.

A hemorragia é determinada pelo descolamento coriodecidual. Para alguns autores, ocorreria falta da adaptação entre as superfícies materna e fetal durante a formação do SI. Nesse caso, até o sexto mês de gestação haveria crescimento paralelo do útero e da placenta, o que não ocorre no último trimestre pelo aumento rápido do primeiro e conseqüentes lacerações entre a placenta e a parede uterina, produzindo perdas sangüíneas de intensidade proporcional ao descolamento (teoria da distensão segmentar de Jacquemier). Para outros, é causado pelo deslizamento do SI sob a superfície ovular, durante o esvaecimento e dilatação do colo uterino (teoria do deslizamento de Schroder) ou, ainda, pelo repuxamento das membranas (teoria da tração de Pinard), conseqüentes às contrações uterinas. O ovo é impulsionado tracionando as membranas, o que não ocorre nas inserções fúndicas. É provável que essas teorias possam explicar o sangramento nos diferentes períodos da gestação. O sangramento precoce, antes da 30ª semana, seria causado pelo crescimento uterino e, conseqüentemente, pela distensão do SI do útero. Como a placenta não consegue acompanhar a referida distensão (não tem igual distensibilidade), ocorrem roturas de suas conexões com a decídua dos vasos locais. O descolamento coriodecidual leva à liberação de prostaglandinas, podendo estimular a atividade uterina.

O estado geral da gestante depende da intensidade e da freqüência dos episódios hemorrágicos e das condições clínicas prévias. Exame clínico minucioso deve ser feito, atento à coloração das mucosas e freqüência do pulso materno e avaliação dos níveis hematimétricos. Perdas sangüíneas de pequena monta mas repetitivas podem levar a quadro de anemia grave, favorecendo o choque hemorrágico.

A palpação abdominal revela útero de consistência normal e indolor. Contrações uterinas são encontradas após episódio hemorrágico; observa-se tono normal nos seus intervalos. São freqüentes as apresentações anômalas e as anormalmente altas, podendo ser sinal clínico de placenta prévia. Na falta de concordância entre a altura uterina e a idade gestacional, pensar na restrição do crescimento ultra-uterino.

A vitalidade fetal geralmente é normal mesmo diante da perda sangüínea. O exame especular pode mostrar colo uterino de aspecto totalmente normal ou evidenciar a presença de tampão mucoso sangüíneo, bem como coágulo sangüíneo em cavidade vaginal ou canal cervical ou ainda sangramento ativo proveniente da cavidade uterina (Fig. II-111).

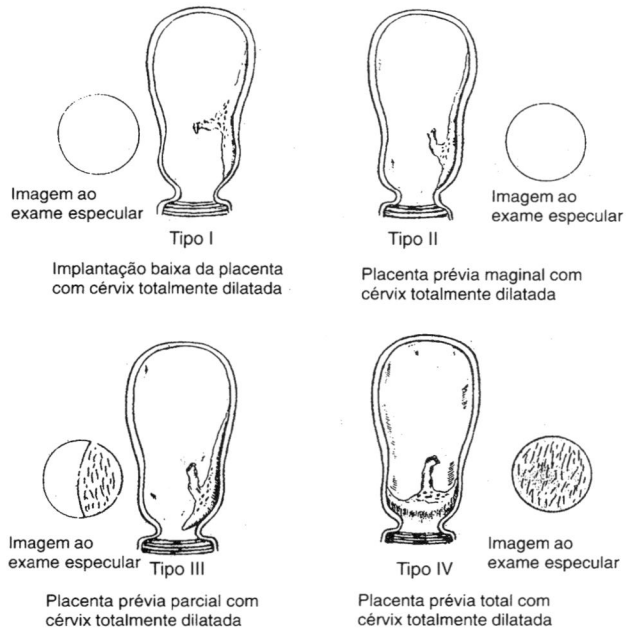

Figura II-111 – Aspectos em casos de placenta prévia pelo exame especular.

O toque revela colo uterino mais amolecido que habitualmente e, na dependência do grau de cervicodilatação e do tipo de placenta prévia, percebe-se a presença de massa esponjosa, esfriável e sangrante.

No trabalho de parto, pode-se comprovar hemorragia com sangue vermelho-rutilante, quase sem coágulos, dependendo do grau de descolamento placentário. Durante as contrações, há aumento do sangramento. Nas placentas marginais, o sangramento pode ser estancado com amniotomia. A pressão da cabeça fetal melhora a perda sangüínea por compressão da placenta.

O trabalho de parto pode ser prolongado devido à hipotonia uterina e a insinuação da apresentação ser impossível pela placenta interposta, principalmente nas placentas prévias marginais posteriores. Nos casos favoráveis, a hemorragia diminui.

A dequitação pode ser problemática pela retração imperfeita do SI, aderências anormais da placenta, fissuras istmocervicais e, conseqüentemente, grande perda sangüínea. No caso de não ocorrer descolamento da placenta após a expulsão fetal e na ausência de sangramento pensar em acretismo placentário.

Hemorragia por hipotonia uterina pode ocorrer no quarto período, podendo ser grave pela incapacidade de contração e retração do SI ou por dequitação incompleta.

Ultra-sonografia – alguns cuidados devem ser tomados no diagnóstico da placenta prévia, pois repleção vesical, pólo cefálico insinuado e occípito-posteriores podem levar a erros diagnósticos. A distensão da bexiga pode comprimir a porção inferior do útero, alongando artificialmente a imagem do colo uterino. O pólo cefálico insinuado ou as placentas posteriores podem não permitir a observação da borda placentária inferior, dificultando o diagnóstico. As inserções posteriores deslocam a apresentação para a frente e, quando marginais, tornam mais difícil a interpretação, por a borda placentária tangenciar o orifício interno (Cohen e cols. 1980).

A maneira mais segura de se diagnosticar placenta prévia é por meio da ultra-sonografia transvaginal, que permite nitidamente a observação do orifício cervical e sua relação com a placenta. Evidentemente, o exame deve ser realizado com cuidado, evitando-se atitudes intempestivas, visto que as placentas centrototais podem causar grande hemorragia. Sempre que possível, a ultra-sonografia pélvica deve ser complementada com a transvaginal. Cuidado especial deve ser tomado para se evitar o contato do transdutor com o colo uterino, pelo risco potencial de hemorragia.

A ultra-sonografia mostra sinais sugestivos de invasão trofoblástica no miométrio, associada à placenta prévia e existindo correlação clínica. O Doppler com mapeamento em cores pode ser de extrema valia para seu diagnóstico. Os sinais de ultra-sonografia convencional mostram a perda de limite entre o leito placentário e o miométrio. O local mais comum é a região do SI na sua parede anterior (zona cicatricial das histerectomias). É possível suspeitar de acretismo com estudo cuidadoso da porção anterior do SI.

Às vezes, o tecido trofoblástico pode atingir a serosa miometrial e a própria bexiga (placenta percreta), deformando essa região e indicando prognóstico ainda mais grave. Um bom enchimento da bexiga é de extrema importância para melhor visualização dessa região.

O diagnóstico de ultra-sonografia de acretismo parcial em placenta de inserção corporal tem sido descrito por Jauniaux e cols. (1996).

A dopplervelocimetria, juntamente com a ultra-sonografia, pode muitas vezes identificar áreas de acretismo placentário. Observa-se a presença de fluxo trofoblástico característico no miométrio que, dependendo do grau de invasão, poderá ser mais evidente contrastando com o leito vascular uterino, principalmente das artérias arqueadas do miométrio não invadido.

DIAGNÓSTICO DIFERENCIAL

CAUSAS OBSTÉTRICAS

O mais importante diagnóstico diferencial faz-se com o descolamento prematuro da placenta normalmente inserida (DPP). No DPP, o quadro é de sangramento súbito, geralmente mais intenso, doloroso, comumente associado às síndromes hipertensivas ou aos traumatismos, além da alteração do tono uterino e dos batimentos cardíacos fetais.

A rotura do seio marginal, cujo diagnóstico se faz retrospectivamente só pela revisão da placenta, dificulta o diagnóstico diferencial com placenta prévia. Outras condições como a rotura da *vasa* prévia, placenta circunvalada, gestação cervical, placenta lobulada, placenta multilobulada, placenta bipartida, sucenturiata (pequena porção de massa placentária se distancia da principal), membranácea, fenestrada, velamentosa, são passíveis de confusão.

CAUSAS NÃO-OBSTÉTRICAS

São representadas por roturas de varizes vulvovaginais, cervicites, pólipos e tumores, todas possivelmente identificadas pelo exame especular.

ANATOMIA PATOLÓGICA

A placenta encontra-se adelgaçada e estendida para compensar a má irrigação local. Apresenta áreas achatadas com cotilédones atrofiados e o cório a descoberto e com alterações morfológicas as mais variáveis possíveis que favorecem o diagnóstico retrospectivo (sinal de Barnes), mas esse diagnóstico apenas corrobora a suspeita clínica.

A diferenciação com rotura do seio marginal é possível porque essa entidade exige a presença de coágulo, aderente à borda placentária e a continuar-se para dentro do seio marginal.

CONDUTA

Suspeitado o diagnóstico de placenta prévia, este não deve ser descartado até que se esgotem as possibilidades propedêuticas e sempre com a paciente internada.

Os fatores que norteiam a conduta dependem da maturidade fetal, presença ou não de trabalho de parto e a intensidade da hemorragia. Estabelecido o diagnóstico, a conduta na gestação será:

CONDUTA EXPECTANTE

• Exame clínico, obstétrico e especular cuidadoso para identificar outras causas de sangramento. Fazer aferição dos níveis hematimétricos, determinação do tipo sangüíneo e reserva de sangue. Dar apoio psicológico à paciente e controle rigoroso dos sinais vitais. Verificar a freqüência cardíaca fetal.

• Sangramento leve ou moderado em gestação com menos de 36 semanas. Objetivam-se maturidade fetal, a melhora clínica da paciente e o controle das perdas sangüíneas. Em geral, a gestante deve ser hospitalizada e excepcionalmente, nos casos de estancada a hemorragia e fácil acesso ao hospital, após plena conscientização da gestante e de seus familiares, permite-se conduta expectante ambulatorial. Este tipo de conduta é apoiado por Drost e Kell (1994), Mouer (1994) e Wing e cols. (1996). Exige-se repouso absoluto no leito com abstinência sexual, suplementação de ferro e de ácido fólico e controle clínico e laboratorial de anemia, de acordo com as perdas sangüíneas. Recomenda-se manter o hematócrito em torno de 30%. Na hemoglobina menor que 8g/dl, indica-se transfusão de sangue. A tocólise pode ser realizada com betamiméticos e indicada na presença de contrações uterinas e na prematuridade extrema. Muitas vezes, pode conter a perda sangüínea. Corticoterapia entre a 26ª e 34ª semana de gestação quando iminente o parto. Controle rigoroso da freqüência cardíaca e assistência psicológica à gestante.

Procede-se à ultra-sonografia vaginal e abdominal, com a finalidade de localização precisa da placenta, verificar possível acretismo, anomalia fetal, posição e peso fetais e, principalmente, a idade gestacional se não feita ultra-sonografia no início da gravidez.

Friesen (1964) e Arias (1988) indicam, para estancar a hemorragia e permitir a continuação da gravidez, a circlagem do colo no sangramento precoce e o repouso. Há necessidade de mais estudos, mas é possível que esse procedimento possa diminuir as perdas sangüíneas de repetição. Entre nós, Neme contra-indica a circlagem e encarece o repouso.

A conduta expectante deve ser imediatamente abandonada nos casos de maturidade fetal confirmada, na vitalidade alterada e na hemorragia materna não controlada.

CONDUTA ATIVA

• Conduta ativa no sangramento abundante, independentemente da idade gestacional, na vitalidade assegurada e na ausência de trabalho de parto. Interrompe-se a gestação em qualquer tipo de placenta prévia por meio da via alta, pois qualquer que seja sua localização a hemorragia pode ser intensa e muito grave.

Nas gestantes Rh negativa e com perdas sangüíneas repetidas, deve-se proceder ao reforço da profilaxia anteparto, com nova administração de imunoglobina anti-Rh.

Recomendações importantes da cesárea:

• A ultra-sonografia vaginal é de importância inigualável para o diagnóstico correto da topografia da inserção da placenta. Nos caso de inserção placentária na parede segmentar anterior a incisão da pele deve ser preferencialmente longitudinal mediana, por favorecer o campo operatório na eventual presença de acretismo.

• Incisão transversa arciforme do SI nas placentas posteriores. Indica-se incisão vertical, segmento corporal na grande vascularização do SI, na inserção placentária anterior e na ausência de formação do SI. A hemorragia fetal pode resultar de incisão uterina transversal. Na inserção placentária anterior, existe rica vascularização do SI e presença de ectasias criando condições favoráveis à hemorragia abundante. Na suspeita de acretismo placentário, recomenda-se histerotomia corporal, evitando-se a incisão sobre a placenta. Se a incisão se fizer em local de grande vascularização, brota-se sangue, em jorros, dos lábios da incisão e das veias e artérias atingidas. São hemorragias profusas que enchem o campo operatório dificultando para os inexperientes a extração fetal. Briquet, em suas lições e recomendações, sugeria a incisão uterina transversa segmentar, nos casos de placenta prévia inserida na parede segmentar anterior do útero. A perda sangüínea imediata conseqüente é compensada pela mais segura hemostasia ao se proceder à sutura miometrial. Neme concorda com a conduta de seu Mestre, após inúmeros casos atendidos.

• Obstrução placentária: descolar manualmente a borda placentária entre a decídua e a face materna, no sentido previamente orientado pelo ultra-som, até atingir as membranas. Excepcionalmente, deve-se fazer extração fetal transplacentária.

• Dificuldade na extração fetal: evitar precipitação na extração fetal, pois podem ocorrer prolongamentos da histerotomia e possíveis lesões intracranianas do feto. Procurar a causa da dificuldade sem precipitações. Na apresentação cefálica alta e móvel, optar pela versão interna bipodálica, com posterior extração pélvica. As situações transversas exigem anestesia geral para o relaxamento uterino, o que facilita sobremaneira a manobra de versão. Entretanto, aumentam a perda sangüínea.

• A extração fetal deve ser lenta, comprimindo o tórax, a fim de eliminar as secreções e clampeamento do cordão umbilical após ordenha.

• Retenção de cotilédones surge com mais freqüência na extração manual da placenta, quando há zona de acretização. Ficam fragmentos placentários que impedem a retração uterina, determinando hemorragia. Não desprezar a possibilidade de cotilédone aberrante. São muito importantes o exame da placenta e a revisão da cavidade uterina após a dequitação.

• Retenção placentária: não fazer arrancamento. Na dificuldade, pensar em aderência anormal da placenta. Sustar a intervenção e proceder como na retenção placentária com acretismo, ou seja, quando a área de acretismo é grande optar pela histerectomia.

• Atonia uterina: infusão de ocitocina em altas doses e de metilergonovina, masagem uterina, principalmente no SI. Pode-se conter a hemorragia por meio do tamponamento uterino com tampão de gaze compressiva. Fracassadas essas manobra, restam a histerectomia ou a ligadura das artérias hipogástricas para o controle da perda sangüínea. A compressão manual da *aorta abdominal* pode ser realizada temporariamente nos casos de hemorragia profusa, enquanto se aguarda por tratamento adequado.

• Parto vaginal somente excepcionalmente: nas implantações laterais e sem sangramento importante e no trabalho de parto avançado na admissão da paturiente, feto sem condições de sobrevivência ou morto. Monitorizar o trabalho de parto, provocar reforço das contrações uterinas com ocitocina após amniotomia. A amniotomia favorece a descida da apresentação e a compressão da placenta, sendo método ocitócico e hemostático. É indicada nas condições cervicais favoráveis, hemorragia de pequena intensidade, placentas prévias laterais e excepcionalmente marginal, apresentação cefálica. A placenta prévia posterior impede a insinuação da apresentação e representa contra-indicação do parto vaginal. Em algumas parturientes pode ocorrer sofrimento fetal ou aumento da hemorragia o que leva a suspender o parto vaginal. Segundo Cunningham e cols. (1993), esse procedimento está proscrito nas placentas prévias, com os quais concordamos. Entretanto, segundo a experiência de Neme é conduta válida nos casos previstos e nas placentas prévias laterais. Tratando-se de feto morto, sua extração pode e deve ser apresentada com o pinçamento da cabeça fetal e/ou pelo abaixamento dos membros inferiores nas pélvicas (Figs. II-112 e II-113).

PROGNÓSTICO

Ultimamente, graças à consciente conduta expectante, à prática oportuna da cesárea e aos recursos da anestesia, da transfusão de sangue e da antibioticoterapia, o prognóstico materno, nos países desenvolvidos, quase se anulou e as perdas perinatais reduziram-se a 15%.

MATERNO

Os óbitos maternos são conseqüentes à hemorragia decorrente da própria placenta prévia, atonia uterina, acretização, dequitação incompleta e mais raramente à infecção puerperal e à embolia gasosa. Quanto à morbidade materna citam-se: anemia, infecção puerperal, complicações resultantes da cesárea e dos procedimentos de transfusão sangüínea.

PERINATAL

Apesar de ainda elevada, a mortalidade perinatal, em torno de 20-25%, também sofreu importante redução nos últimos anos graças à adoção da conduta expectante após o clássico trabalho de Macaffe (1945) e o emprego rotineiro da corticoterapia aos recém-nascidos pré-termo.

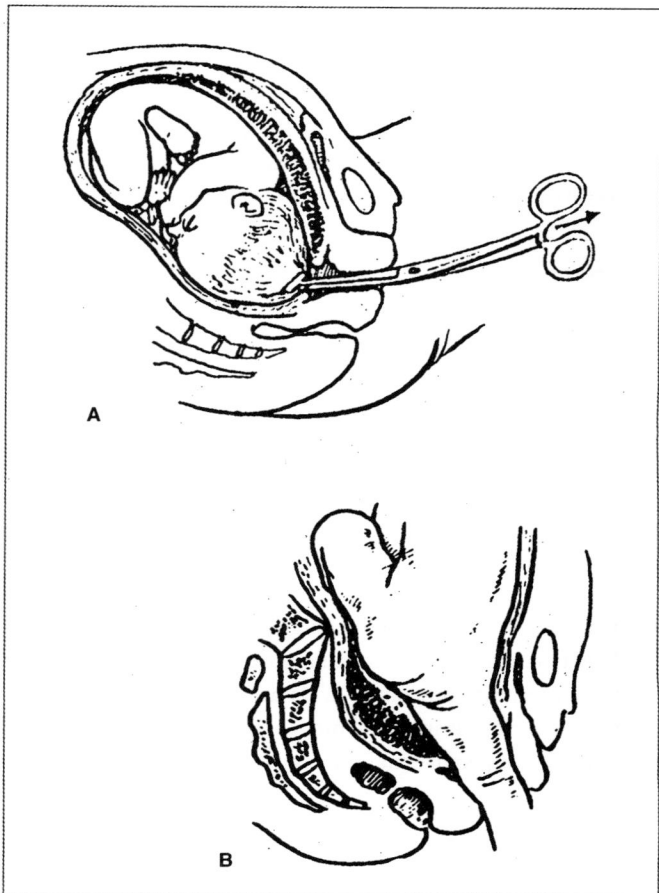

Figura II-112 – A) Placenta prévia marginal. Pinçamento do couro cabeludo fetal em tração cefálica com pinça de Willett. B) Abaixamento do membro inferior para forçar a cervicodilatação e a compressão da placenta prévia marginal.

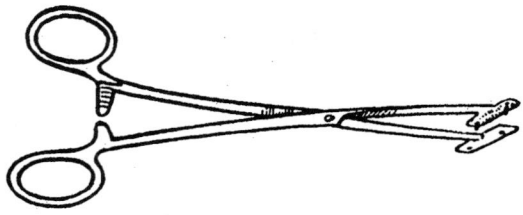

Figura II-113 – Aspecto da pinça de Willett.

As principais causas de mortalidade perinatal são: asfixia intra-uterina, prematuridade, restrição de crescimento intra-uterino, anomalias congênitas e tocotraumatismos. Há ainda que considerar o maior risco de lesões neurológicas tardias.

ACRETISMO PLACENTÁRIO

O termo acreta deriva do latim *accretus* cujo significado é aderência. Não existe plano de clivagem entre a placenta e a decídua, e a placenta permanecerá retida na cavidade uterina.

Em conseqüência da ausência parcial ou total de decídua basal e do desenvolvimento imperfeito da camada fibrinóide (camada de Nitabuch), as vilosidades coriônicas se fixam, invadem ou penetram através do miométrio. Tendo em vista o contato dos tecidos fetais com o sangue materno, não é de estranhar a presença de fibrina na placenta em teor elevado na gestação. Na deciduação defeituosa, a camada de Nitabuch está ausente.

Normalmente, o ovo, graças às vilosidades coriônicas penetra na espessura da porção compacta, superficial da decídua, não alcançando a camada esponjosa. Isso permite a clivagem ao ser descolada. A penetração na camada esponjosa e no miométrio impede a dequitação e é característica do acretismo placentário.

CLASSIFICAÇÃO

A aderência placentária pode ser classificada:

Quanto à profundidade:
– Acretismo, quando se comprova ausência completa ou parcial da decídua basal e da camada esponjosa do endométrio.
– Incretismo, quando as vilosidades invadem mais ou menos profundamente o miométrio.
– Percretismo, quando as vilosidades atingem e ultrapassam a serosa uterina.

Quanto à extensão – a aderência pode ser focal, parcial ou total. Na parcial, enquanto a área de acretismo se mantém aderida, a restante descola-se e, na ausência de miotamponamento e trombotamponamento ao seu nível, a hemorragia persiste. Na aderência total não ocorre hemorragia.

Quanto à localização – corporal e, principalmente, no SI, podendo atingir bexiga, vasos pélvicos e serosa.

FATOR ETIOLÓGICO

Citam-se várias causas: hipoplasia congênita da mucosa, infecção, destruição traumática por curetagem ou descolamento manual, regeneração deficiente pós-parto ou pós-abortamento, impropriedade à perfeita nutrição do ovo, zonas cicatriciais prévias e mioma submucoso.

Segundo Fox (1972), um quarto deriva de complicação de placenta prévia; um quarto de pacientes que deram à luz anteriormente por cesárea; um quarto em submetidas à curetagem prévia; e um quarto em grandes múltiparas, após descolamento prematuro da placenta ou após endometrite.

Admite-se que o acretismo ocorra com maior freqüência na decídua alterada, imprópria para a perfeita nutrição do ovo e em condições associadas com implantação da placenta (segmento inferior, inserções cornuais) ou em casos de cicatriz uterina prévia.

Hardardotti e cols. (1996), em estudos pela microscopia, concluem que quase a metade das mulheres com cesárea prévia apresenta fibras miometrais aderentes.

INCIDÊNCIA

Incide mais freqüentemente em múltiparas, pacientes com cesárea prévia, submetidas a descolamento manual da placenta prévio e aquelas com história de endometrite e curetagens anteriores.

FATORES PREDISPONENTES

Fatores individuais – idade avançada, multiparidade.

Fatores uterinos – malformações uterinas, cicatriz de cesárea prévia, sinéquias, adenomiose, miomas, septos uterinos.

Fatores placentários – nidação baixa em cesárea prévia, endometrite anterior, abortamentos, curetagens múltiplas.

SINTOMATOLOGIA

Depende de sua localização: se no corpo uterino ou segmento inferior. No corpo uterino, o acretismo pode ser assintomático ou cursa com quadro de abdome agudo, podendo complicar com hemorragia ou perfuração de alça com ou sem bloqueio (percretismo).

No segmento inferior, geralmente associado à placenta prévia. Esta pode ser diagnosticada por acaso à ultra-sonografia e, portanto, sem sintomatologia ou apresentar sangramento.

DIAGNÓSTICO

Na inserção corporal, o diagnóstico é feito no momento da dequitação. Expulso o concepto, a placenta permanece retida com ausência de sinais clínicos de descolamento e ausência parcial ou total de plano de clivagem. A hemorragia dependerá das áreas de cotilédones descolados. O volume da hemorragia dependerá da área descolada. Pode ocorrer invasão, além da serosa, a órgãos e vasos vizinhos.

Na implantação e no segmento inferior o diagnóstico é feito pela ultra-sonografia. Tabsh e cols. (1982) e Cox (1988) verificaram na placenta increta a falta de espaço subplacentário sonolucente (decídua basal) e o miométrio subjacente – zona hipoecóica retroplacentária de Pasto e cols. (1983). Pode-se observar ainda irregularidade na espessura do miométrio basal, com áreas mais finas e outras mais espessas ou ausência do miométrio, com grandes dilatações venosas na superfície uterina, no interior da placenta e na parede vesical.

A ressonância magnética é útil, pois torna claramente visíveis os tecidos moles, caracteriza a massa uterina, avalia o espaço retroperitoneal, oferece imagem em qualquer plano, clareza da observação da borda inferior da placenta, permite exames repetidos e identificação dos diferentes tipos de placenta prévia, indica o grau de penetração do vilo no miométrio e a borda inferior da placenta em relação ao colo uterino, e não é procedimento radioativo. Entretanto, apresenta algumas desvantagens: exige aparelhagem complexa, o exame é demorado e pode causar claustrofobia, pânico, ansiedade e desconforto principalmente no final da gestação. É de custo elevado, não recomendada no primeiro trimestre e os movimentos fetais criam artefatos de imagem (Dantendorfer e cols., 1977).

Diagnosticado o acretismo placentário anteparto, deve-se promover o planejamento da assistência antes e após o parto:

Antes do parto – manter os níveis hematimétricos em valores normais, de 10-11g/dl, aumento da ingestão e complementação de ácido fólico e ferro e proceder à transfusão de sangue, se necessário. Rastrear possível invasão da bexiga pela cistoscopia, e nas placentas de inserção posterior, a retossigmoidoscopia. Aguarda-se até a 35ª semana de gestação.

No parto – há necessidade de equipe médica especializada para atendimento desses casos como: radiologista intervencionista, anestesista (um ou dois), cirurgiões gerais, urologista e três obstetras (os mais categorizados) – todos os mais experientes e com maior habilidade técnica. Marcar a cirurgia pela manhã e deve-se ter boa disponibilidade de sangue para transfusão.

EVOLUÇÃO CLÍNICA

O acretismo placentário pode causar hemorragia no pré-parto se advém de placenta prévia; pode invadir o miométrio em cicatriz de cesárea causando rotura uterina na gestação ou no trabalho de parto e evoluir para gestação de termo e trabalho de parto normal.

CONDUTA ASSISTENCIAL

Conservadora – esta conduta deve ser feita apenas em condições bastante limitadas, isto é, no acretismo total ou quase total, nos casos em que não se tentou extração da placenta ou na hemorragia escassa ou ausente no descolamento manual antes do diagnóstico. A não remoção da placenta, com freqüência, pode ser menos grave que a hemorragia.

Conhecimentos importantes: quando a extensão da área de *acretismo* é conhecida contra-indica-se a tentativa prévia de descolamento da placenta. A tração indevida do cordão pode causar inversão uterina. As tentativas de descolamento da placenta retardam a conduta adequada, favorecem o traumatismo e promovem perda sangüínea abundante e conseqüentemente eleva-se a morbiletalidade materna. No tratamento conservador deixa-se a placenta no local e monitoriza-se sua involução clinicamente e pela ultra-sonografia.

A paciente deverá ficar internada por vários dias, acompanhando-se a necrose placentária pela ultra-sonografia e Doppler. Esfregaço vaginal e do colo uterino para o diagnóstico de possível microrganismo, que poderá levar à infecção da área placentária necrosada.

Em geral, após três meses, todo o local se encontra normal. Pode-se ou não usar metotrexato. Seu uso, atualmente, é controvertido, pois diminui a função placentária, mas leva tempo para sua reabsorção. As doses a serem empregadas devem ser altas e usadas por tempo prolongado.

CONDUTA ATIVA

São dados importantes:
- No diagnóstico de acretismo, o parto deve ocorrer até a 35ª semana. Além dessa data, o risco de sangramento no ato cirúrgico aumenta muito.
- Diagnóstico precoce da existência de acretismo placentário exige intervenção precoce, equipe multidisciplinar, sangue e derivados preparados anteriormente.
- Lembrar que o acretismo placentário incide em:
  – 5% dos casos de placenta prévia;
  – 24% dos casos de placenta prévia com uma cesárea anterior;
  – 48% dos casos de placenta prévia com duas cesáreas anteriores;
  – 66% dos casos de placenta prévia com quatro ou mais cesáreas anteriores.
- A mortalidade materna é da ordem de 10%.

ACRETISMO NO FUNDO UTERINO

Acretismo total – indica-se histerectomia subtotal ou total imediata. Na perfuração da alça, tratamento cirúrgico por cirurgião.

Acretismo parcial – o tratamento dependerá da extensão, do comprometimento do estado geral e da experiência do obstetra. Indica-se a extração da placenta e ocitocina ou histerectomia imediata.

Acretismo focal – extirpar a placenta. Proceder à extração manual dos fragmentos placentários aderentes por meio de curagem – gaze seca ao redor dos dedos do cirurgião. Caso persista o sangramento, fazer curetagem uterina complementar do leito placentário com cureta puerperal romba visando à retirada dos fragmentos placentários aderentes no miométrio. Nos casos de cesárea, se o sangramento ainda persistir, fazer o pregueamento endometrial (capitonagem) por meio de pontos em X. No sangramento importante, tamponamento com gaze (o acretismo, em virtude do esgarçamento das fibras miometriais no local de inserção placentária, dificulta o miotamponamento) ou ligadura das hipogástricas para a conservação uterina ou histerectomia subtotal ou total.

ACRETISMO NO SEGMENTO INFERIOR

Nesses casos, pode haver invasão da bexiga, dos vasos pélvicos e da cérvix. Indica-se histerectomia total e há necessidade de urologista para o tratamento da bexiga, de cirurgião vascular, no caso de necessidade de ligadura das hipogástricas e transfusionista pela possibilidade de ocorrência de coagulação intravascular por transfusão de grande quantidade de sangue. O cirurgião vascular deve ser intervencionista para proceder, se necessário, à obstrução da artéria uterina no sangramento intenso.

Estratégia cirúrgica: instalar no pré-operatório cateteres nas artérias femorais até atingir as artérias uterinas contralaterais. Colocar o cateter na artéria femoral direita de maneira a atingir a ilíaca e a uterina do lado oposto para não ocorrer possível dobra nos cateteres. Colocar outro cateter pela artéria femoral esquerda e atingir a artéria uterina direita. Fazer arteriograma de maneira a confirmar a posição dos cateteres. Esse procedimento deve ser feito sob anestesia local ou peridural e sob controle do radiologista intervencionista. Passa-se um cateter-balão de Grentzig's. Insuflar o balão após a laqueadura do cordão umbilical e após observar a existência de acretismo ou sangramento importante com o descolamento parcial da placenta.

A paciente deve estar com acesso venoso central, pressão arterial invasiva e duas venóclises periféricas. Anestesia de condução e ultra-sonografia na sala pela possibilidade de seu uso no intra-operatório. Incisão longitudinal da pele porque permite ampliação rápida da laparotomia, com melhor exposição da cavidade abdominal (6 a 10cm acima da cicatriz umbilical).

A histerotomia será longitudinal fúndica, em uma extensão de 10-12cm, fugindo dos vasos calibrosos ao nível do segmento inferior e da própria localização placentária. Retifica-se a posição do útero que deve ser levado à linha média de incisão. A extração fetal não apresenta dificuldades e será sempre por apreensão dos membros inferiores. Laqueadura do cordão o mais próximo possível de sua inserção placentária. Retirado o recém-nascido, aguardam-se alguns minutos para verificar possível dequitação. Diante da demora, não proceder à extração manual. Insuflam-se os balões. A placenta deve ser deixada *in situ*. Insuflado o balão, após 15 minutos teremos hemostasia uterina. Observa-se que após a insuflação a pressão arterial na parte distal aumenta e após 15 minutos a rede vascular compensa. Há refluxos sangüíneos para outros ramos das artérias ilíacas e forma-se circulação colateral abundante.

No caso de a placenta se descolar espontaneamente no ato cirúrgico, insuflar o balão e fazer reposição sangüínea. Após a cirurgia os balões podem ser desinsuflados. No caso de qualquer sangramento importante, reinsuflá-lo novamente. O cateter pode ser deixado pos três semanas, no fim das quais não haverá mais riscos de sangramento. Após a cirurgia e na ausência de sangramento, os cateteres podem ser removidos por meio de compressão manual no local de inserção e por 5 minutos.

HISTERECTOMIA ABDOMINAL

Quando indicada, lembrar que a embebição gravídica torna mais fácil o descolamento da serosa visceral, e rápida a visibilidade dos ureteres. Há rica vascularização nos órgãos genitais e maior perda de sangue no decurso da cirurgia. Enfim, a própria cirurgia pode precipitar hemorragias torrenciais.

CUIDADOS PRÉVIOS

A histerectomia emergencial é mais grave que a eletiva. Há necessidade de grande disponibilidade de sangue. O intestino deve ser preparado antes da cirurgia. Identificar previamente as margens cervicais por via transvaginal. Anestesia na dependência das condições hemodinâmicas da paciente. Embolização pré-operatória seletiva das artérias uterinas. No diagnóstico de percretismo, a histerectomia se impõe, independente da idade gestacional, da hemorragia e da paridade. Fazer com antecedência a desinfecção da vagina. Vê-se, diante de todos esses cuidados, como é importante, principalmente na inserção baixa da placenta, o diagnóstico correto de acretismo. A cirurgia deverá ser em dia e horário adequados.

COMPLICAÇÕES

Podem ocorrer várias complicações, sendo as principais: hemorragia e hematoma, infecção do trato urinário, lesão da bexiga, trombofletite pélvica, síndrome de Ogilvie, sangramento para a cavidade peritoneal, sangramento no retroperitônio, complicações pulmonares, obstrução intestinal, infecção da incisão abdominal e deiscência na incisão abdominal.

CONCLUSÃO

A negligência e a não-observância de assistência correta e rápida em casos de acretismo acompanham-se quase sempre de óbito materno. A histerectomia abdominal é o tratamento heróico, bem como a hemostasia sangüínea com balões nas artérias uterinas.

Referências Bibliográficas

• ANANTH, C.V. e cols. – The association of placenta previa with history of cesarean delivery and abortion: a metanalysis. *Am. J. Obstet. Gynecol.*, 177:1071, 1997. • ARIAS, E. – Cervical cerclage for temporary treatment of patients with placenta previa. *Obstet. Gynecol.*, 71:545, 1988. • BARRON, S.L. – Bleeding in pregnancy. In: Chamberlain G. *Turnbull's Obstetrics*. 2nd. ed., Edinburgh, Churchill Livingstone, 1995. • CHAPMAN, M.G. & cols. – Significance of the ultrasound location of placenta site in early pregnancy. *Br. J. Obstet. Gynaecol.* 86: 846, 1979. • CLARCK, S.L. & cols. – Placenta previa/accrete and prior cesarean section. *Obstet. Gynecol.*, 66:89, 1985. • COHEN, W.N. & cols. – Techniques of placental imaging. In: Sanders, R.C. & James, A.E. *The Principles and Pratctice of Ultrasonography in Obstetrics and Gynecology*. 2end ed., New York, Appleton, 1980. • COX, S.M. & cols. – Placenta percreta: ultrasound diagnosis and conservative surgical manangement. *Obstet. Gynecol.*, 72:452, 1988. • CUNNINGHAM, F.G. & cols. – Placenta previa. In: *Williams Obstetrics*. 19th ed., Connecticut, Prentice – Hall International Inc, 1993. • DANTENDORFER, K. & cols. – A study of the effects of patients anxiety in magnetic resonance imaging. *Magn. Reson. Imaging*, 15:301, 1977. • DROST, M.L. & KELL, K. – Expectant management of placenta previa: cost-benefit analysis of out-patient treatment. *Am. J. Obstet. Gynecol.*, 170:1254, 1994. • FOX, H. – Placenta accrete, 1945-1969. *Obstet. Gynecol. Surv*, 27:475, 1972. • FRIESEN, B. – Encircling suture of the cervix in placenta previa. *Acta Obstet. Gynecol., Scand.*, 43:122, 1964. • HANDLER, A.S. & cols. – The relationship between exposure during pregnancy to cigarette smoking and cocaine use and placenta previa. *Am. J. Obstet. Gynecol.* 170:884, 1994. • HARDARDOTTI, H. & cols. – Histologic myometrial fibers adherent to the placenta: Impact of method of placental removal. *Am. J. Obstet. Gynecol.*, 174:358, 1996. • JAUNIAUX, E. & cols. – Sonographic diagnosis of a non-previa placenta accretá. *Ultrasound Obstet. Ginecol.* 7:58, 1996. • KING, D.L. – Placental migration demonstrated by ultrasonography. *Radiology*, 109:163, 1973. • MACAFFE, C.H.G. – Placenta previa: A study of 174 cases. *J. Obstet. Gynaecol.Br. Emp.*, 52:313, 1945. • MOUER, J.R. – Antepartum conservative management, in-patient versus out-patient. *Am. J. Obstet. Gynecol.*, 170:1683, 1994. • PASTO, M.E. & cols. – Ultrassonographic findings in placenta increta. *J. Ultrasound Med.*, 2:155, 1983. • SANDERSON, D.A. & MILTON, P.J.D. – The effectiveness of ultrasound screening at 18-20 weeks gestational age for predication of placenta previa. *J. Obstet. Gynaecol.*, 11:320, 1991. • TABSH, K.M.A. & cols. – Ultrasound diagnosis of placenta increta. *J.Clin. Ultrasound*, 10:288, 1982. • WILLIAMS, M.A. & cols. – Cigarret smoking during pregnancy in relation to placenta previa. *Am. J. Obstet. Gynecol.* 165:28, 1991. • WING, D.A. & cols. – Mannagement of symptomatic placenta previa: a randomized, controlled trial of in-patient versus out-patient expectant management *Am. J. Obstet. Gynecol.*, 174:346, 1996.

49 Descolamento Prematuro da Placenta

Luiz Camano
Eduardo de Souza

CONCEITO

O descolamento prematuro da placenta (DPP) é a separação inopinada, intempestiva e prematura de placenta implantada no corpo do útero, depois da 20ª semana de gestação. Obviamente, não se trata do descolamento pós-parto que ocorre na dequitação, nem se confunde com a placenta prévia, cuja inserção se faz na área do segmento inferior.

A separação da placenta antes do parto ocorre em qualquer época da gravidez, mas devemos distinguir os casos precoces dos que se verificam nos últimos meses da gravidez. Quando a separação da placenta ocorre no início da prenhez, seu estudo, pelas características etiopatogênicas, clínicas e terapêuticas de que se reveste, pertence ao Capítulo 38.

SINONÍMIA

O DPP é entidade que apresenta sinonímia muito rica, sendo conhecidas as denominações: hemorragia acidental (Rigby, 1775); acidente de Baudelocque (1796); hemorragia retroplacentária (Pinard, 1892); hemorragia oculta; hemorragia interuteroplacentária; descolamento prematuro da placenta normalmente inserida; descolamento normoplacentário; *ablatio placentae* (Holmes, 1901); *abruptio placentae* (De Lee, 1901); apoplexia uteroplacentária (Couvelaire, 1911); apoplexia placentogenital (Nubiola); eclâmpsia hemorragípara; gestose hemorrágica (Stander) etc.

O termo hemorragia acidental, muito usado pelos autores ingleses, visa a realçar o aspecto imprevisível, contrastando com a denominação de hemorragia inevitável da inserção baixa da *placenta*, na qual se espera a perda sangüínea, em função da localização da placenta. A crítica mais séria ao termo acidental é a de que ele poderia sugerir que o fator traumático desempenharia papel único no desencadeamento do DPP, o que na realidade não se verifica.

Os autores americanos preferem a denominação de *abruptio placentae*, proposto por De Lee em 1901. Gruenwald e cols. (1968) empregam *abruptio placentae* para rotular o quadro clínico, reservando a denominação de DPP para demonstração anatomopatológica.

Em nosso meio, a entidade é denominada descolamento prematuro da placenta (DPP), expressão que se consagrou pelo uso e que adotamos.

HISTÓRICO

Citaremos alguns marcos da evolução histórica do DPP, iniciando no fim do século XVII com Mauriceau, o primeiro a individualizar essa entidade.

Rigby, em 1775, utilizou o termo acidental, para realçar a diferença com a hemorragia da placenta prévia. Em 1796, Baudelocque apresentou clássica descrição do quadro clínico, evidenciando grande capacidade de observação. Assim, encontramos em Briquet (1948) a seguinte citação do notável tocólogo: "O sangue, em vez de se derramar para fora, acumula-se atrás da placenta e ali fica retido, já pelas aderências da borda do hematoma com o útero, já pelas membranas, já pela contração natural do colo que ainda não se abriu por ocasião da hemorragia; donde dois tipos de perda sangüínea – aparente e oculta".

Lachapelle em 1826, contestando os ensinamentos do mestre, não reconheceu autonomia nosográfica dessa entidade e, conseqüentemente, pela autoridade que o seu nome representou, retardou a evolução do conhecimento no que diz respeito ao DPP.

Um século após as observações de Rigby e Baudelocque, em que pesem os elementos anatomopatológicos do DPP, evidenciados por Winter em 1885, Pinard e Varnier, em 1892, estabeleceram definitivamente a autonomia nosológica dessa entidade obstétrica.

Couvelaire, em 1911, em sua magistral tese, analisou o DPP, principalmente em seus aspectos anatomopatológicos e terapêuticos, introduzindo a denominação de apoplexia uteroplacentária. Ressaltaríamos, ainda, os nomes de De Lee (1901), Dieckmann (1936), Moloney e cols. (1949) no estudo das coagulopatias, graves complicações do DPP.

A literatura nacional também é rica em publicações referentes à essa grave entidade obstétrica. Goffi (1951) apresentou interessante revisão dos trabalhos brasileiros que se iniciaram com Octávio Rodrigues de Lima em 1924.

Ressaltem-se, ainda, os estudos de Rudge (1949), Rudge e Almeida (1949), Neme e cols. (1963), Neme (1963, 1968, 1969 e 1971), Camano e cols. (1974), Mauad Filho e cols. (1983), Essinger (1987) e Nardozza (1989).

INCIDÊNCIA

Não há uniformidade na literatura em relação à incidência do DPP; os dados são às vezes até muito díspares. Essa falta de concordância pode ser justificada, vez que a incidência do DPP oscila em função de inúmeras variáveis e, mesmo, segundo determinadas amostras populacionais. É clássico atribuir-lhe a incidência global de 1%.

Davis (1966) assinala que a incidência do DPP também varia segundo a perspicácia do corpo clínico em estabelecer o diagnóstico. Os casos pobres em sinais e sintomas, em que o parto se processa rapidamente e sem complicações, escapam à observação superficial. Por vezes, quando a separação da placenta no anteparto é pequena, o reconhecimento clínico e patológico do evento é quase impossível.

Camano e cols. (1974), em análise de 90.427 partos ocorridos na Casa Maternal e da Infância durante os anos de 1962 a 1967, diagnosticaram 358 DPP, com porcentagem de 0,39%, ou seja, incidência de 1:252 partos. Em nosso Serviço, na Escola Paulista de Medicina, apuramos 91 casos de DPP ocorridos em 11.874 partos, no período de janeiro de 1979 a dezembro de 1988, representando percentagem de 0,77% ou incidência de 1:130 partos.

Neme e cols. (1963) assinalaram incidência de 1,7% em relação ao número total de partos, Rezende (1995), porcentagem que oscilou, nos dois últimos decênios, entre 0,51 e 0,62%, e Cunningham e cols. (1987) relataram a ocorrência de um caso de DPP em 150 partos, exatamente a média que referiu Briquet (1948), ou seja, 1:100 a 1:200 partos.

Käregärd e Gennser (1986), em estudo populacional na Suécia, observaram que, em 849.619 partos, ocorreram 3.959 casos de DPP (0,44% ou 1 em 225). Dados mais recentes situam-no em 6,5% para cada 1.000 partos (Ananth e Wilcox, 2001).

ETIOPATOGENIA

Há, na etiopatogenia do DPP, aspectos atuais, teorias em franca evolução, que, acrescentadas às clássicas, nos dão concepção mais ampla no conhecimento do determinismo do DPP. Assim, num ensaio didático de esquematização, poderíamos dividir as causas do DPP em traumáticas e não-traumáticas (Quadro II-27).

Causas traumáticas do DPP – por muito tempo, a causa traumática foi considerada agente etiológico de importância, sobretudo quando a placenta está implantada na parede anterior do útero. Holmes (1901) admitia essa causa em 67% dos casos. Contudo, nas últimas décadas, tem-se dado valor muito relativo às causas traumáticas no determinismo do DPP (Rezende, 1995; Rudge, 1949).

Camano e cols. (1974), em 358 casos de DPP, encontraram o fator traumático apenas em uma gestante que se atirou do 1º andar da casa Maternal e da Infância da Legião Brasileira de Assistência; essa tentativa de suicídio determinou DPP de suma gravidade. Cunningham e cols. (1997) relataram somente três em 207 casos de DPP que culminaram com decesso fetal no Parkland Hospital.

Causas traumáticas externas do DPP – o traumatismo do útero grávido e a versão externa são exemplos etiológicos raros de DPP.

Quadro II-27 – Causas do descolamento prematuro da placenta.

Causas traumáticas ou mecânicas
   Externas
      Traumas propriamente ditos
      Versão externa
   Internas
      Cordão curto
      Poliidrâmnio
      Retratilidade uterina após expulsão do primeiro feto na gravidez múltipla
      Movimentação excessiva do feto
      Torção do útero grávido
      Hipertensão venosa materno-regional:
         • Posição supina
         • Hipertonia primária
         • Uso indevido de ocitócico

Causas não-traumáticas
   Fatores predisponentes
      • Fatores socioeconômicos
      • Multiparidade
      • Idade
      • Mau antecedente obstétrico
      • DPP em gestações anteriores
      • Tabagismo, alcoolismo e cocaína
      • Fatores determinantes
   Estados hipertensivos:
      • Hipertensão arterial crônica
      • Doença hipertensiva específica da gravidez
      • Outras causas

Acreditamos, porém, que as causas traumáticas externas do DPP deverão aumentar em função do crescente número de acidentes automobilísticos atuais. A literatura já começa a fazer referência a essa possibilidade, como observamos em Raney (1970).

Causas traumáticas internas do DPP – entre as etiologias traumáticas internas do DPP, citaremos as mais importantes:

• A referência ao cordão umbilical curto como causa do DPP é antiga, sendo citada na literatura, constantemente, a clássica de Pinard e Varnier. Briquet (1948) e Davis (1966) admitem essa possibilidade acreditando que o funículo curto exerceria tração sobre a placenta. Eastman e Hellman (1966), Pritchard e cols. (1970) e Hellman e Pritchard (1971) não atribuem valor a essa causa e argumentam que, nos casos de DPP, não se demonstrou maior incidência de cordões curtos.

• Nos casos de poliidrâmnio, principalmente quando ocorre escoamento rápido do líquido amniótico, a redução brusca do tamanho do útero pode provocar o DPP (Davis, 1966; Araújo e Martins, 1969; Grelle, 1970). Segundo Llewellyn-Jones (1963), em 26 casos de DPP relacionados à causa traumática, cinco ocorreram em pacientes com poliidrâmnio após a rotura da bolsa. Karchmer e cols. (1968) observaram, em 125 DPP, três casos, ou seja, 2,4%, relacionados com poliidrâmnio. Valera (1968) encontrou 5,1% de DPP motivados pelo excesso de líquido amniótico, tendo o acidente, na metade dos casos, ocorrido após a rotura da bolsa.

• Citam-se na literatura outras causas traumáticas de DPP como a retratilidade uterina após a expulsão do primeiro feto na gravidez múltipla, a movimentação excessiva do feto, a torção do útero grávido.

• A hipertensão venosa materna regional pode constituir-se em fator traumático interno no desencadeamento do DPP.

Assim, salientam-se algumas concepções etiológicas, relacionando a compressão da veia cava inferior e o conseqüente aumento da pressão venosa, provocando a rotura dos vasos da decídua, com conseqüente hemorragia intersticial. Essa teoria recebeu base experimental e clínica com os trabalhos de Howard e cols. (1953), Mengert e cols. (1953), Haynes (1963), Davis (1966), Burchell e Mengert (1969), que, comprimindo a veia cava inferior, reproduziram o quadro de DPP. Assinale-se, contudo, que existem relatos de laqueação das veias ovarianas e da cava inferior no último trimestre de gestação em que não ocorreu DPP (Stone e cols., 1968).

• Nessa mesma linha de concepção, Alvarez e Caldeyro-Barcia (1954) admitiram que, em alguns casos, a hipertonia primária seria responsável pelo desencadeamento do DPP. A hipertonia uterina aumentando a pressão sangüínea nos vasos deciduais facilita a sua rotura e, conseqüentemente, o DPP. Inverte-se, assim, o ensinamento clássico de que a hipertonia seria determinada pelo hematoma retroplacentário. Poderíamos, ainda, agrupar, nessa mesma linha de idéias, os casos de DPP, pelo uso indevido de ocitócico, levando à hipertonia uterina, para cuja importância Davis (1966) chama a atenção.

• Quanto à posição supina da gestante, ocasionando compressão da veia cava inferior, como assinalam Hellman e Pritchard (1971), deve-se constituir em causa muito rara de DPP.

Causas não-traumáticas do DPP – constituem o aspecto etiológico mais importante.

Fatores predisponentes – Camano e cols. (1974) chamaram a atenção para alguns fatores predisponentes no determinismo do DPP, entre os quais destacaremos os seguintes: aspectos socioeconômicos, multiparidade, idade, mau antecedente obstétrico, DPP em gestações anteriores, tabagismo e alcoolismo.

• Fator socioeconômico – inúmeros trabalhos (Hibbard e Jeffcoate, 1966; Llewellyn-Jones, 1963; Valera, 1968) evidenciam que a incidência do DPP aumenta, significativamente, nas classes menos favorecidas socioeconomicamente. Em nossa vivência raramente observamos *abruptio placentae* na clínica particular.

• Fator multiparidade – a maior freqüência do DPP na multiparidade, assinalada na literatura leva-nos a afirmar que o DPP é apanágio da multiparidade. Hibbard e Hibbard (1963) e Golditch e Boyce (1970) observaram que a incidência de DPP em gestante com cinco ou mais filhos foi três vezes maior do que em primípara. Pritchard e cols. (1970) assinalaram que após a sétima paridade o risco é seis vezes maior do que na primípara. Nossas observações (Camano e cols., 1974) também confirmaram ser o DPP mais freqüente na multípara.

• Fator idade – inúmeros autores, como Hibbard e Hibbard (1963), Hibbard e Jeffcoate (1966), Niswander e cols. (1966), Haynes (1966), Brame e cols. (1968) Valera (1968), Aimone e Carazzone (1968), Golditch e Boyce (1970), referem maior freqüência de DPP nas gestantes mais idosas. Hibbard e Hibbard (1963) e Hibbard e Jeffcoate (1966), observaram que, nas grávidas com mais de 35 anos, há o dobro de possibilidade de DPP, quando comparadas com gestantes de menos de 25 anos. A resultados semelhantes chegaram Golditch e Boyce (1970) ao verificarem que, aos 40 anos, a incidência de *abruptio placentae* é o dobro em relação à gestante com menos de 30 anos. Camano e cols. (1974) demonstraram que as pacientes jovens, de idade compreendida entre 15 e 25 anos, foram menos suscetíveis ao DPP.

• **Fator mau antecedente obstétrico** – Valera (1968) e Brame e cols. (1968) relacionaram os casos de DPP à má história obstétrica pregressa. Haveria, no dizer de Hibbard e Jeffcoate (1966), ineficiência reprodutiva; com freqüência, nas gestações anteriores dessas pacientes, são referidas complicações como abortamento, prematuridade, hemorragia anteparto, neo e natimortos. Estatisticamente, concluíram que a mortalidade perinatal das gestações anteriores ao DPP foi 2,5 vezes maior em relação às gestantes que não apresentaram *abruptio placentae*.

• *Fator DPP em gestações pregressas* – a repetição do DPP em gravidezes subseqüentes deve ser colocada como importante elemento de alerta (Giardinelli e Carazzone (1966). Hibbard e Jeffcoate (1966) verificaram repetição do DPP em 17,3% das pacientes (incidência 15 vezes maior que a esperada). Observaram que a possibilidade de repetição do DPP nas gestantes que o apresentaram duas vezes é da ordem de 25%. Para Valera (1968), a possibilidade de reincidência em prenhezes seguintes é da ordem de 17,5%. Para Brame e cols. (1968), a recorrência é de 12,6%, e para Goditch e Boyce (1970) e Pritchard e cols. (1970), seria de 7%. Karegard e Gennser (1986) referem que o risco de recorrência do DPP aumenta de 0,4 a 4%, ou seja, 1 em 25. Essa elevada incidência de recorrências justifica por que Pritchard e cols. colocaram em pauta o problema da esterilização em multípara com DPP.

• **Tabagismo, alcoolismo e cocaína** – Meyer (1977) e Naeye (1980) chamaram a atenção para o fumo, como fator de risco para o DPP. Marbury e cols. (1983) sugeriram que o consumo de etanol (14 ou mais copos por semana) predisporia ao DPP.

Para Voigt e cols. (1990), o fumo é responsável por 40% das causas de DPP. Parece-nos exagerada essa causa.

O abuso da cocaína, segundo Cunningham e cols. (1987), tem sido descrito na gravidez com associação alarmante de DPP. Slutsker (1992), revendo 10 estudos relativos ao emprego dessa droga, concluiu que a prevalência de DPP foi muito mais assídua em relação à do grupo controle.

Estados hipertensivos – constituem, a nosso ver, a grande causa no determinismo do DPP, uma vez que 50% dos casos por nós estudados eram de hipertensas (Camano e cols., 1974).

A relação estados hipertensivos/descolamento prematuro da placenta, conhecida desde o século XIX, ainda apresenta inúmeros pontos polêmicos, chegando mesmo alguns a negá-la, como Hibbard e Jeffcoate (1966).

Apuramos a importância da associação hipertensão arterial-DPP nas estatísticas de Pritchard e Brekken (1967), que a encontraram em 48%. Valera (1968) e Karchmer e cols. (1968) a observaram em 33%; Golditch e Boyce (1970), em 23,8% e Pritchard e cols. (1970), em 47%. Estes últimos autores concluíram que, em relação ao total de pacientes, a hipertensão foi cinco vezes mais comum nas que tiveram DPP. Hellman e Pritchard (1971) assinalaram que, na literatura, a toxemia é tida como responsável numa incidência que variou de 25 a 60%. Esses autores, considerando todos os casos do DPP, comprovaram que pré-eclâmpsia estava presente em 6,4% e a hipertensão crônica em 9,2%. Entretanto, levando em conta só os casos graves de *abruptio placentae,* a incidência de hipertensão arterial foi da ordem de 47%.

Rezende e Montenegro (1987) acentuaram que a hipertensão materna (toxêmica ou crônica) é responsável por 50% dos casos graves. Está associada ao DPP quando a pressão diastólica for igual ou superior a 95mmHg. Essinger (1987), no Rio de Janeiro, assinalou, na conclusão de sua tese, que "a hipertensão arterial é causa importante, senão a principal, na gênese do DPP (61,8%)".

Na Escola Paulista de Medicina, Nardozza (1989) apurou estados hipertensivos em 75% dos casos, dos quais apenas 14,3% corresponderam à doença hipertensiva específica da gravidez (DHEG). Alicerçados em nossa experiência, julgamos que a hipertensão antiga, com vasculopatia crônica, é a grande causa do DPP, excepcionalmente o atribuímos à DHEG na sua forma pura. Fala a favor dessa concepção a grande freqüência com que as multíparas apresentam DPP, quando comparadas com as primíparas.

Outras causas – têm sido apontadas pela literatura outras causas envolvidas no DPP: anafiláticas, nutricionais (as deficiências de ácido fólico, vitaminas C e E e a estados pluricarenciais), fatores hormonais, patologias placentárias, causas hematológicas, processos inflamatórios locais etc.

Alguns autores têm observado associação entre a rotura prematura de membranas e o DPP. Gonnen e cols. (1989) relataram incidência de 5,6% em 143 casos com menos de 34 semanas. Major e cols. (1995) descreveram incidência de 5% em 756 gestantes entre 20 e 36 semanas. Em metanálise de 54 estudos, Ananth e cols. (1996) observaram risco três vezes maior de DPP na rotura prematura de membranas.

Concepções mais recentes na etiopatogenia do DPP o incluem na chamada síndrome da má adaptação concepto-materna, que culmina com o comprometimento hemodinâmico da circulação uteroplacentária. Perin e Montenegro (1992) expressaram esta idéia de forma clara e sintética. Assinalaram que alterações fisiológicas expressivas ocorrem no organismo materno durante a gestação, provavelmente induzidas pela interação de aloenxerto fetal com o tecido da mãe. O desenvolvimento de tolerância imunológica mútua no primeiro trimestre é responsável por alterações importantes, morfológicas e bioquímicas, na circulação materna sistêmica e uteroplacentária. Mudanças morfológicas decorrentes da invasão trofoblástica na parede vascular das artérias espiraladas transformam o leito vascular uteroplacentário, com diminuição da resistência periférica e aumento do fluxo sangüíneo (Esquema II-18).

A prostaciclina (PGI_2) e o tromboxano A_2 (TXA_2) são prostaglandinas formadas a partir do ácido araquidônico, têm ações opostas nas paredes musculares lisas dos vasos e nas plaquetas. A prostaciclina é vasodilatadora e antiagregante plaquetária, enquanto o TXA_2 atua como vasoconstritor e acentua a agregação placentária e a adesividade às paredes vasculares. A prostaciclina, em quantidade adequada, é necessária para a vasodilatação que ocorre na gestação, indispensável para acomodar o aumento do volume plasmático e do rendimento cardíaco.

Algumas gestantes falham em exibir ou manter respostas de adaptação adequadas à presença do trofoblasto fetal. A invasão trofoblástica nas paredes das artérias uteroplacentárias é incompleta ou ausente, e as artérias espiraladas não se dilatam a contento. O equilíbrio prostaglandínico também não se desenvolve, ocorrendo deficiência de prostaciclina com aumento da ação do tromboxano. Essas gestantes desenvolvem "doença da má adaptação" na circulação sistêmica e uteroplacentária, sendo a toxemia gravídica, a restrição do crescimento intra-uterino e o descolamento prematuro da placenta expressões clínicas dessa síndrome (Esquema II-18).

Esquema II-18 – Conceito de síndrome de má adaptação (Perim e Montenegro, 1992).

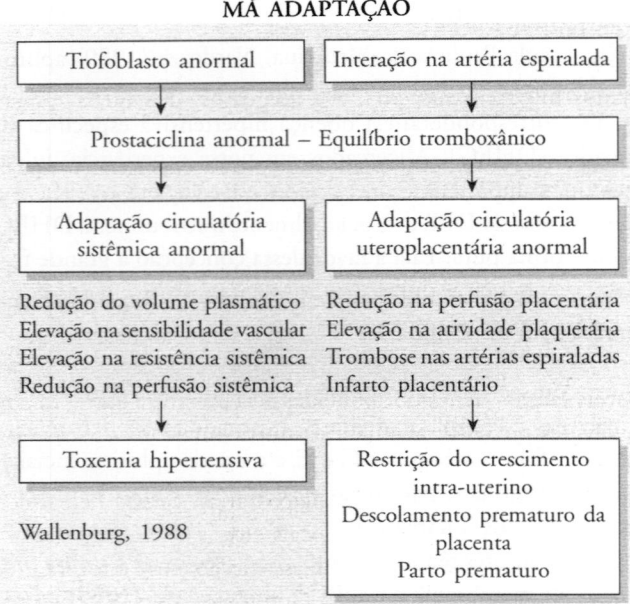

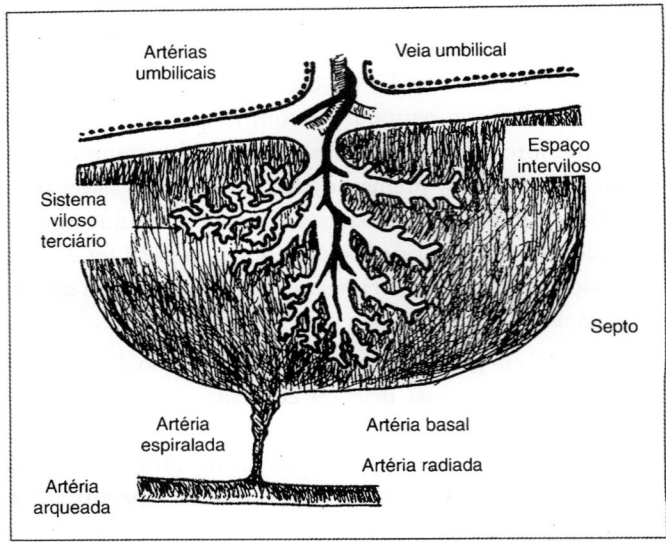

Figura II-114 – Representação da circulação da placenta humana (Perin e Montenegro, 1992).

A circulação da placenta materna é singular para ser desprovida de arteríolas, capilares e microcirculação (Fig. II-114). Na verdade, a circulação uteroplacentária é um "shunt" arteriovenoso que, próximo ao termo da gestação, é responsável pelo fluxo sangüíneo de aproximadamente 500ml/minuto. Essa circulação exacerbada se desenvolve durante a primeira metade da gestação, em virtude da invasão trofoblástica no leito vascular da decídua placentária com a formação do espaço interviloso. Demais disso, em duas ondas completas em torno de 16-20 semanas, o trofoblasto invade os segmentos endometriais e miometriais das artérias espiraladas e destrói a capa musculoelástica desses vasos (Figs. II-115 e II-116). Assim, as artérias espiraladas tornam-se condutos "fetalizados", bastante dilatados, sem estrutura, de forma afunilada – artérias uteroplacentárias. Esse é o ponto crítico importante no processo da placentação e acredita-se ser essencial ao desenvolvimento do fluxo sangüíneo uteroplacentário adequado à nutrição do concepto.

Quando a invasão trofoblástica das artérias espiraladas é incompleta, o fluxo sangüíneo uteroplacentário não se desenvolve normalmente na segunda metade da gestação. O fluxo sangüíneo à placenta é posteriormente comprometido por lesões obstrutivas nas artérias espiraladas, formadas por lipófagos intravasculares e fibrina, processo denominado de aterose aguda. Secundários à aterose aguda e à invasão trofoblástica incompleta da artéria espiralada, vários graus de redução no fluxo sangüíneo uteroplacentário, insuficiência da placenta e áreas de isquemia ou infartos são também encontradiços no DPP.

ANATOMIA PATOLÓGICA

Na gênese do DPP, a lesão primária seria vascular. Novak e Woodruff (1970) assinalaram que as arteríolas espiraladas da decídua podem sofrer processos ateromatosos agudos, com acúmulo de macrófagos e degeneração fibrinóide da túnica íntima, que faz saliência na luz do vaso. A degeneração e a trombose seriam favorecidas pelos processos hipertensivos. Marais (1962) demonstrou que muitas lesões vasculares degenerativas (esclerose, necrose, formação de aneurismas) determinam rotura ou oclusão dos vasos.

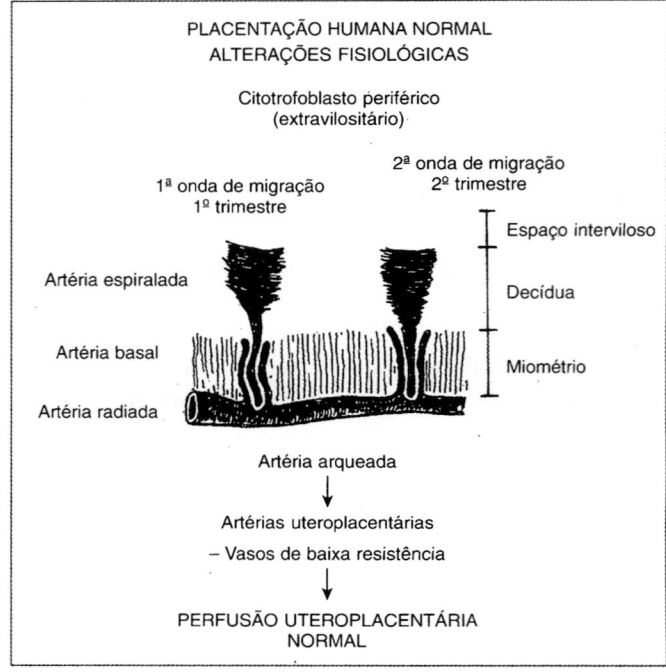

Figura II-115 – Placentação humana normal (Perin e Montenegro, 1992).

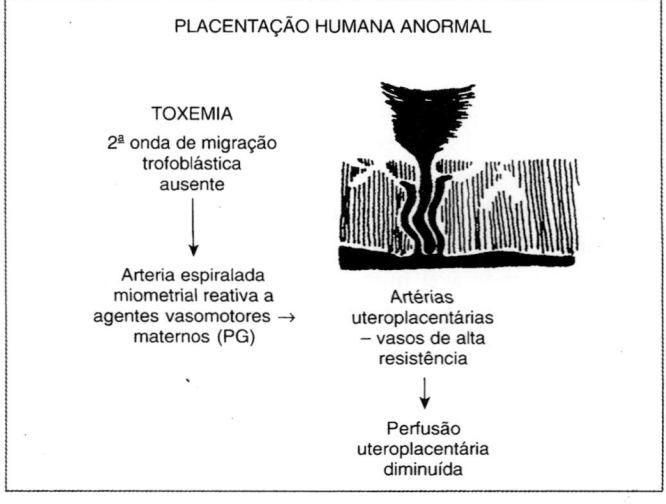

Figura II-116 – Placentação humana anormal (Perin e Montenegro, 1992).

Graças às alterações vasculares assinaladas e à alteração da permeabilidade de pequenos vasos uterinos (Hellman e Pritchard, 1971), criam-se condições para sufusão de sangue na decídua basal, constituindo área hemorrágica dentro da própria placenta, originando o infarto vermelho. O processo é assintomático nessas fases iniciais, constituído por pequeno hematoma decidual que determina a separação e a perda da função da área placentária adjacente. Em determinado instante, a hemorragia decidual torna-se mais profusa, originando descolamento prematuro da placenta.

O útero, abrigando o produto conceptual, é incapaz de realizar a hemostasia através da compressão dos vasos de decídua basal; o sangue que se vai coletando pode ter os seguintes destinos: a) a efusão sangüínea fica retida atrás da placenta, cujas bordas permanecem aderidas à parede uterina; b) a placenta pode se apresentar completamente destacada de sua inserção, porém, com as membranas acoladas ao útero; c) o sangue coletado, por vezes, rompe as membranas e penetra na cavidade amniótica, constituindo o hemoâmnio; d) o sangue em outras circunstâncias descola ou rompe as membranas exteriorizando-se na vagina. Nos três primeiros itens, estamos diante de DPP com hemorragia oculta ou interna e, no item "d", teremos hemorragia externa.

Segundo Hellman e Pritchard (1971), os casos de DPP com hemorragia externa são mais freqüentes, ocorrendo em 80% dos casos. Assinalam que o DPP com hemorragia oculta é de prognóstico mais grave, correspondendo a casos em que a área de descolamento placentário é maior, e com mais freqüência se relaciona etiologicamente à hipertensão arterial (Fig. II-117).

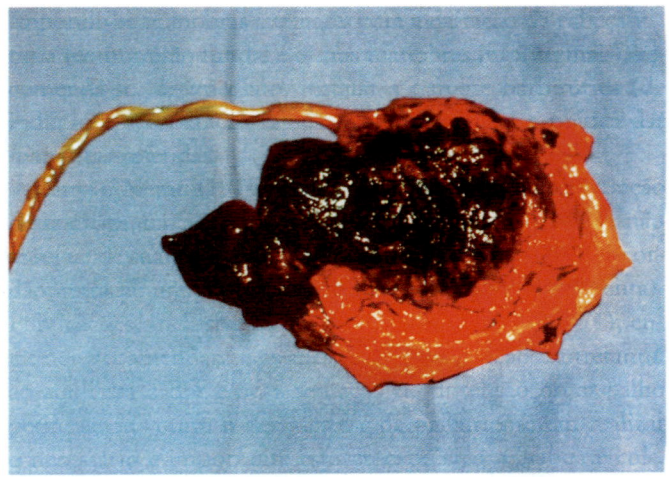

Figura II-118 – Descolamento prematuro da placenta. Notar o coágulo retroplacentário e sob ele a "cratera" placentária (Clínica Obstétrica da Faculdade de Medicina de Sorocaba).

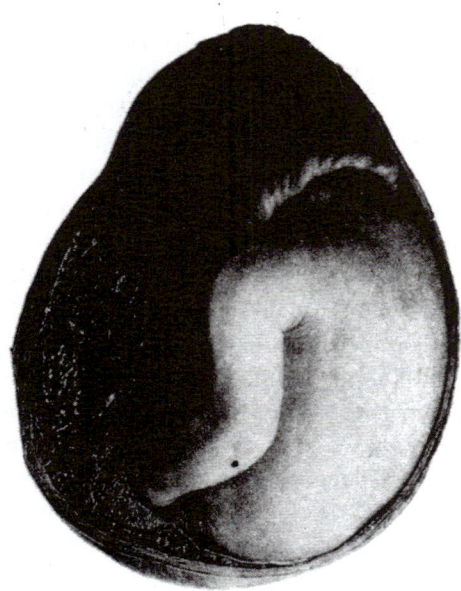

Figura II-117 – Hematoma retroplacentário (hemorragia oculta) em caso de DPP (Eastman, 1956).

No exame da placenta, após o parto, observamos o coágulo retroplacentário, cujo volume varia muito. Ghosn e Khalifé (1968) notaram oscilações de 50 gramas até alguns quilos nas formas graves. Após a remoção dos coágulos da face materna da placenta constata-se área escavada dita depressão ou "cratera", onde ocorreu verdadeiro achatamento dos tecidos. Microscopicamente, na zona que corresponde ao descolamento, segundo Ghosn e Khalifé (1968), os vasos apresentam-se esclerosados, as vilosidades agrupadas, com inúmeras células evidenciando processos degenerativos (Fig. II-118).

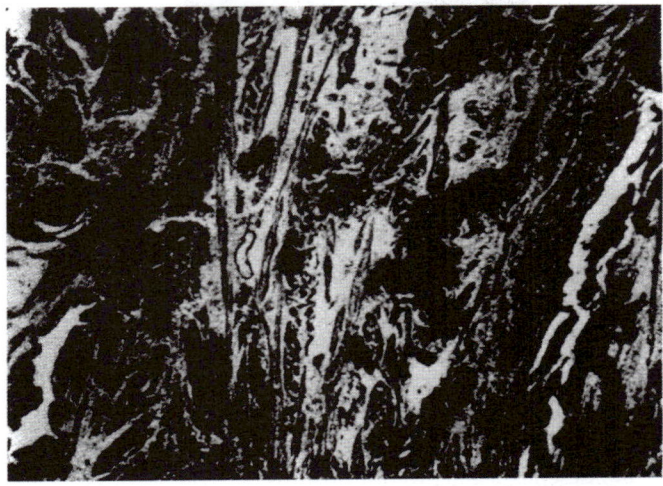

Figura II-119 – Miométrio dissociado pela presença de sangue e coágulos em caso de DPP com apoplexia uteroplacentária (Moraes, 1944).

O útero também é sede de alterações histológicas, encontrando-se as fibras musculares dissociadas ao nível da caduca; com a arquitetura destruída por infiltração sangüínea, proveniente de capilares dilatados ou ectasiados (Fig. II-119).

FISIOPATOLOGIA

No estudo da fisiopatologia do DPP consideraremos as alterações locais (hipertonia uterina e apoplexia miometrial) e as gerais (alterações da coagulação, renais e hipofisárias).

Alterações uterinas – a hipertonia uterina surge como mecanismo reflexo, podendo o tono alcançar valores de 40mmHg, ou seja, quatro vezes maior que o normal. Salienta-se que, apesar da marcante elevação do tono uterino, Alvarez e Caldeyro-Barcia (1954) verificaram ainda contrações rítmicas, inseridas nesta hipertonia. Concluíram, pois, que a designação clínica, comumente empregada, de útero tetânico ou lenhoso discorda da fisiopatologia.

Essa hipertonia agrava sobremaneira o DPP porque comprime forte e ininterruptamente os vasos sangüíneos. Há colapso das veias, com acentuada diminuição do fluxo venoso, porém o arterial pouco se altera, uma vez que a pressão no interior das artérias é superior à pressão intramiometrial.

Essas alterações circulatórias, criando acentuada hipertensão sangüínea venosa intra-uterina, facilitam a rotura de capilares e vênulas da decídua, aumentando a área de descolamento da placenta.

Na chamada apoplexia miometrial, assinalada por Couvelaire, em 1912, resultante da dissociação e da necrose sistêmica das fibras uterinas, já não vigora o preceito de que comumente determinaria inadequada retração uterina, impedindo a hemostasia no pós-parto (Fig. II-120).

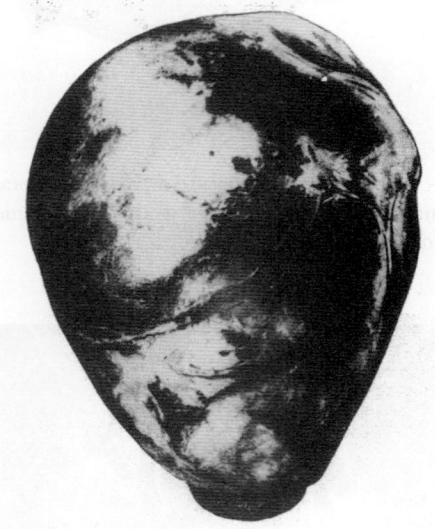

Figura II-120 – Útero com apoplexia uteroplacentária em caso de DPP toxêmica (Briquet, 1948).

Alterações da coagulação – a importância dos quadros hemorrágicos, por distúrbio da coagulação, exige orientação segura do tocólogo, obrigando-o a conhecer certos aspectos etiopatogênicos do problema.

No desencadeamento dos quadros de coagulopatias, os sistemas da coagulação propriamente ditos e o fibrinolítico, por estarem íntima e harmonicamente relacionados, apresentar-se-ão alterados, discutindo-se, porém, em qual deles se processaram as primeiras alterações que irão determinar os graves quadros hemorrágicos.

Entre os que defendem a alteração inicial do sistema de coagulação propriamente dito, citam-se Page e cols. (1951), Schneider (1959) e Scott (1968).

Ocorreria passagem de tromboplastina para a circulação materna, conduzindo a estado de hipercoagulabilidade, culminando com a coagulação intravascular disseminada. Em conseqüência desta, ocorre depleção do fibrinogênio e de outros fatores, principalmente o II (protrombina), V (fator lábil) e VIII (globulina anti-hemofílica) e de plaquetas, exteriorizando-se a coagulopatia por desgaste.

A exaltação do sistema fibrinolítico como causa essencial da coagulopatia tem sido assinalada por vários autores, como Weiner e cols. (1950), Soulier e cols. (1952), O'Driscoll e Lavelle (1955), Lewis e cols. (1958), Cherry e cols. (1961), Phillips e cols. (1957 e 1962) e Levi e cols. (1962). Esta teoria recebeu base experimental com a verificação de que extratos placentários e da decídua (Phillips e cols., 1956) possuem ativadores do sistema fibrinolítico, os quais, penetrando na circulação materna, exaltariam a fibrinólise.

A lise do fibrinogênio e da fibrina determina acúmulo no plasma dos chamados produtos de degradação destas substâncias, polipeptídeos, que apresentam as seguintes e nocivas propriedades farmacológicas: a) inibem o sistema da coagulação propriamente dito no nível de trombina; b) causam polimerização anômala da fibrina; c) aumentam a permeabilidade capilar; d) possuem efeito vasodilatador; e) apresentam ação hipotensora; f) atuam como antiadesivo plaquetário.

Podemos acentuar, contudo, que os dois sistemas da coagulação, harmônica e intimamente relacionados, respondem como um todo. Assim, Schneider (1959) acreditava que poderia ocorrer, quase simultaneamente com esse processo, a exaltação secundária do sistema fibrinolítico. Marzetti e Morini (1964), ressaltando esse aspecto, não consideraram a diminuição do fibrinogênio circulante como resultado de sucessão de duas reações, a coagulação e a fibrinólise, mas, sim, como provável efeito simultâneo da presença de duas reações opostas.

Stefanini e Dameshek (1963) asseguraram, também, que a coagulação intravascular exalta o sistema fibrinolítico, enquanto a ativação primária da fibrinólise é acompanhada de coagulação intravascular.

Além desses aspectos etiopatogênicos assinalados, a coagulopatia adquirida, em obstetrícia, poderia ser determinada pela rápida utilização intra-uterina dos fatores da coagulação, o hiperconsumo local, constituindo a chamada teoria da coagulação extravascular assinalada por Dieckmann (1936), Stouffer e Ashworth (1958), Nilsen (1963), Schmidt-Matthiesen (1966), Willoughby (1966), Skjødt (1967) e outros.

Conforme revisão da literatura, a teoria mais aceita pela maioria dos estudiosos é a da coagulação intravascular, tendo a seu favor inúmeros elementos de ordem experimental e clínica, como acentuou Rosenvasser (1957).

Quanto ao mecanismo, habitualmente aceito, pelo qual se desencadeia a alteração na crase sangüínea, como já assinalaram Delascio e cols. (1963), é o de Schneider (1959), ou seja, o hematoma retroplacentário se expandiria até se romper, e seu conteúdo rico em extratos tissulares ganharia a circulação materna determinando a coagulação intravascular.

Outra possibilidade de explicação da hipofibrinogenemia do DPP, além da coagulação intravascular e da exaltação do sistema fibrinolítico, é a depleção do fibrinogênio e de outros elementos da coagulação que se verificaria pela utilização intra-uterina na composição do próprio coágulo retroplacentário. Essa teoria do hiperconsumo local ou da coagulação extravascular localizada no DPP, já assinalada por Dieckmann (1936), vem ganhando ultimamente inúmeros adeptos, como Stouffer e Ashworth (1958), Nielsen (1963), Schmidt-Matthiesen (1966), Willoughby (1966) e Skjødt (1967a).

Segundo Nielsen, são elementos a favor dessa teoria: o alto teor de fibrina encontrado no coágulo retroplacentário (que é suficiente para explicar a depleção do fibrinogênio), os valores essencialmente baixos do hematócrito e os graus extremos de anemia identificados nessas pacientes.

A coagulação extravascular localizada obriga o tocólogo a procurar dados de ordem clínica e laboratorial que a documentem. O diagnóstico correto do hiperconsumo local intra-uterino dos elementos da coagulação implica não só o estabelecimento de prognóstico melhor em relação à coagulação intravascular disseminada, como também deve orientar as medidas terapêuticas.

Alterações renais – representadas pela necrose tubular aguda e pela necrose cortical bilateral, constituem outras graves complicações do DPP. Essas alterações teriam suas causas na anoxia renal motivada pelo choque, nos espasmos vasculares intra-renais, na liberação de serotoninas, no chamado reflexo isquêmico uterorrenal, na liberação de substâncias nefrotóxicas pelo útero de Couvelaire, na presença de substâncias hemáticas decorrentes do grande volume de sangue conservado que se administra a essas pacientes e, principalmente, na coagulação intravascular disseminada.

Alterações hipofisárias – assinaladas por Sheehan, as alterações hipofisárias de natureza necrótico-isquêmica são atribuíveis ao prolongado estado de choque circulatório ou à coagulação intravascular, que acompanha determinados casos de DPP.

A repercussão dessas alterações a longo prazo são muito variáveis. Há formas graves, felizmente raras, de insuficiência *hipofisária com* conseqüências importantes para o organismo materno. As formas frustras, mais comuns, determinam repercussões endócrinas menos evidentes.

QUADRO CLÍNICO

A anamnese evidencia, de início, dor localizada, em geral no fundo do útero, repentina e intensa, seguida de perda sangüínea.

Trata-se, em geral, de multíparas, de condições socioeconômicas menos favoráveis, relatando com freqüência más ocorrências obstétricas pregressas. Camano e cols. (1974) observaram que a dor mais hemorragia ocorreram em 51,95% de seus casos no termo.

No exame físico geral, verifica-se que as pacientes preferem o decúbito lateral, homônimo do lado da implantação da placenta (sinal de Hastings de Mello e Ivan Figueiredo) e assumem características peculiares a um estado hipovolêmico: fácies pálido, sudorese, mucosas descoradas e pulso alto. A pressão arterial deve ser analisada com espírito crítico, pois, muitas vezes, níveis tensionais aparentemente normais podem traduzir já falência circulatória, vez que inúmeras dessas pacientes são grandes hipertensas.

No exame obstétrico, observamos hipertonia característica, impedindo a percepção de outros elementos ao palpar. Seguindo recomendações de Briquet (1948), faz-se a palpação mensurada da circunferência umbílico-apófise da quinta vértebra lombar e dos diâmetros umbílico-espinhoso e umbílico-sinfisário. A repetição dessas medidas a intervalos de tempo pode nos alertar no sentido da intensidade da hemorragia oculta.

O foco comumente está ausente. Nas formas recentes e leves, é possível auscultar os batimentos cardíacos fetais. Ao toque vaginal, muitas vezes, observam-se perda sangüínea, bolsa das águas tensa e ausência de tecido placentário.

É interessante avaliar e classificar a gravidade do quadro clínico do DPP, uma vez que o prognóstico materno e o fetal estarão diretamente relacionados a ele. A classificação de Gustafson (1945), interessante pelo seu valor prático, divide o DPP em três grupos: médio, moderado e grave. No primeiro, a perda sangüínea é de pequeno vulto. No segundo, a hemorragia externa é copiosa, porém não há estado de choque; ainda se ouve o foco fetal. No terceiro grupo, encontramos estado de choque, hipertonia uterina e ausência de foco.

Araújo e Martins (1969) classificaram em três graus, levando em conta alguns elementos de ordem clínica (Quadro II-28).

DIAGNÓSTICO

DIAGNÓSTICO CLÍNICO

Por meio de cuidadoso exame clínico, o diagnóstico do DPP é quase inconfundível (Briquet, 1948).

Concordando com Haynes (1966), salientamos que os prognósticos fetal e materno são mais favoráveis quando o diagnóstico da entidade é feito precocemente.

Na identificação do quadro clínico do DPP lembraremos que, à anamnese, chama a atenção a dor repentina e intensa, seguida de perda sangüínea, ocorrendo fundamentalmente em multíparas e muitas vezes antes da data provável do parto.

O exame físico geral evidencia sinais de estado hipovolêmico, em que a pressão arterial, não traduzindo, muitas vezes, as condições circulatórias, deve ser analisada com espírito crítico e comparada a outros dados do exame físico (cor das mucosas, pulso, sudorese, pressão venosa central). O choque pode se apresentar, acentuaram Davis (1966) e Pritchard e Brekken (1967), de maneira insidiosa ou rápida. Segundo esses autores a hemorragia externa, em geral, não é o índice real da perda sangüínea total, pois quantidade apreciável de sangue pode estar retida no interior do útero. Para ilustrar a freqüência do choque, basta lembrar que, na casuística de Karchmer e cols. (1968), 19,2% das pacientes foram internadas em estado de choque.

No exame físico especializado salientam-se a hipertonia do útero e o foco muitas vezes ausente. Richardson (1936) refere que o número de batimentos cardíacos guarda proporção com a área da placenta descolada, seria de 160-170 por minuto quando um quarto da placenta estivesse descolado e acima de 180 quando a metade da área de inserção estivesse comprometida. Evoluindo o *abruptio placentae*, observa-se bradicardia da ordem de 70 a 90 batimentos por minuto e, quando o descolamento da placenta corresponder a *três quartos* de sua área, teremos o concepto em fase pré-agônica.

Ao toque vaginal devemos observar, em particular, a perda sangüínea e a ausência de tecido placentário. A bolsa das águas apresenta-se tensa e, quando rota, temos chamado a atenção para a ausência de mecônio. O DPP, por determinar anoxia aguda, não leva à perda de mecônio, mais característica das formas subaguda ou crônica. Exames subsidiários complementam o diagnóstico.

Quadro II-28 – Classificação clínica do descolamento prematuro da placenta (segundo Araújo e Martins, 1969).

Aspecto clínico	Grau I	Grau II	Grau III
Hemorragia vaginal	Leve ou nenhuma	Leve a moderada ou oculta	Moderada a intensa
Miométrio	Aumento de sensibilidade e irritabilidade	Hipersensibilidade, tetania moderada	Tetânico, hipersensível à pressão
Choque materno	Ausente	Ausente, taquicardia	Intenso, extremidades frias, PA variável
Óbito fetal	Não	Sim ou não	Sim
Teste de coagulação	Coágulo firme	Lise do coágulo em 1 hora	Não se forma coágulo ou ele se dissolve em 30 minutos

Para a gestante e o feto, a morbidade e a mortalidade são determinadas pelo tardar do diagnóstico, pela gravidade do descolamento placentário e pela prematuridade.

A cardiotocografia anteparto e a ultra-sonografia, para o acompanhamento dos casos de DPP, firmaram-se como elementos complementares de grande valor (Odendaal, 1976; Quintero e cols., 1978; Saunderson e Steer, 1978; Caspi e cols. 1980; Hofmeyr e Sonnendecker, 1983; Burchell e cols., 1985; Zugaib e cols., 1985b; Ito e cols., 1986; Heinonen e cols. 1986). O uso rotineiro da ultra-sonografia tem permitido reconhecer a presença de áreas anecóicas retroplacentárias, sugestivas da formação do hematoma. Além disso, o sítio de implantação da placenta permite excluir, destarte, a inserção baixa.

Estudos preliminares buscaram estabelecer novos marcadores para essa patologia obstétrica, como trombomodulina (Magriples e cols., 1999), homocisteína (Eskes, 2001) e achados da dopplervelocimetria da artéria uterina (Schuchter e cols., 2001), necessitando da continuação das investigações. Também não há evidências suficientes relacionando a redução de DPP à suplementação com ácido fólico (Mahomed, 2001).

O conjunto de alterações cardiográficas e tocográficas, particularmente as desacelerações tardias relacionadas à hipercontratilidade, nos dá suporte para aventar a possível existência do DPP. Concluímos pela necessidade absoluta da cardiotocografia em casos de sangramentos no terceiro trimestre da gestação, ou na suspeita de trabalho de parto prematuro, especialmente em pacientes hipertensas. Na monitorização antenatal, ou no início do trabalho de parto, o registro de contrações uterinas freqüentes e, mais ainda, acompanhadas de alterações da FCF, deve alertar o tocólogo para a possível ocorrência do DPP.

DIAGNÓSTICO DA COAGULOPATIA

Clínico – o quadro clínico é variável em função da gravidade do distúrbio da crase sangüínea. A coagulopatia pode ser:

Pré-clínica – quando ocorrem alterações sutis nos mecanismos da coagulação, detectáveis somente por meio de propedêutica laboratorial especializada.

Clínica – quando há exteriorização de sinais e sintomas perceptíveis ao exame clínico bem sistematizado.

Dividem-se os sinais clínicos em locais e gerais:

Sinais locais – chamam-nos a atenção o sangramento contínuo pelos genitais externos e a incoagulabilidade desse sangue. A perda sangüínea, discreta ou abundante, é contínua, notando-se a ausência completa de coágulos. Por vezes, visualizamos pequenos coágulos que logo desaparecem. Se tomarmos esses coágulos entre os dedos, percebemos que eles carecem de turgor característico normal.

Sinais gerais – as pacientes apresentam-se pálidas, com sudorese, taquicardia e, às vezes, em estado de choque. Este pode instalar-se de forma abrupta e nem sempre é proporcional à quantidade de sangue perdida. Isso ocorre devido à liberação dos produtos de degradação do fibrinogênio (principalmente as frações D e E), que apresentam ações farmacológicas nocivas e que permanecem horas na circulação, mesmo após a resolução da causa determinante da coagulopatia. Por vezes, ocorrem hemorragias espontâneas do aparelho digestório (gengivorragias) e respiratório (epistaxes), aparecimento de hematomas nos locais da venopuntura e, nas incisões operatórias, sufusões hemorrágicas e petéquias.

Laboratorial – é hábito do tocólogo realizar o discutido teste de Weiner (1950), enquanto aguarda os resultados laboratoriais da propedêutica da coagulação ou na impossibilidade de contar com o laboratório. Recolhem-se cerca de 5 a 10ml de sangue venoso da paciente em tubo de ensaio, que é colocado em banho-maria a 37°C. Marca-se o tempo que leva para coagular, sabendo-se que, normalmente, isso ocorre nos primeiros 10 minutos. Se tal acontecer, mantém-se o tubo em banho-maria durante uma hora, observando-se o coágulo a intervalos regulares, a fim de comprovar se é bem formado (o coágulo normal apresenta-se como massa sólida e elástica, de consistência semelhante à da borracha, extravasando-se o soro por entre as malhas de fibrina), senão se desfaz, se há boa retratilidade etc.

Saliente-se que a trombina é capaz de polimerizar as moléculas de fibrinogênio, as quais, unindo-se, formam a rede de fibrina que, no tubo de ensaio, se traduz pela gelificação do meio (coágulo). Admite-se que, abaixo de 100mg% de fibrinogênio o teste de Weiner se altera.

Ferreira assinalou, no seu trabalho com Neme e cols. (1963), que 50mg% de fibrinogênio bastam para a formação de gel capaz de impedir o derramamento à inversão do tubo de ensaio. Abaixo de 40mg% de fibrinogênio, a formação de gel torna-se insignificante e o sangue não coagula. Essa pequena margem torna perigosa a aceitação do teste do tempo de coagulação para se ajuizar a iminência de quadro de hipofibrinogenemia. Normalmente, após 30 minutos, as fibrilas de fibrina, sob ação da retractoenzima das plaquetas, começam a se retrair, completando-se o total da retração aos 60 minutos.

Quando os valores de fibrinogênio são muito baixos, após 60 minutos, observamos, junto à superfície líquida, pequena massa sólida de fibrina, ou seja, um microcoágulo. Não devemos confundir esse microcoágulo (retração) com a digestão de fibrina (fibrinólise). Concluindo, podemos dizer que o teste de Weiner é precário, por várias razões: a) só é positivo nas fases tardias do processo, quando a perturbação dos elementos de coagulação é muito grave; b) quando normal, pode dar falsa segurança ao obstetra menos avisado; c) não detecta coagulopatia na fase pré-clínica; d) é de realização relativamente demorada, pois são necessárias observações durante cerca de 30 minutos; e) é teste grosseiro quando comparado a uma série de exames que estudam os elementos da coagulação.

Contudo, o teste de Weiner é, por vezes, o único que o tocólogo pode realizar, pois, freqüentemente, não conta com laboratório especializado. Portanto, em que pesem as críticas assinaladas, é exame válido nessas condições.

A propedêutica laboratorial, usada na detecção das alterações de vários elementos nas incoagulabilidades sangüíneas, é, hoje, muito complexa e, a rigor, deveria ser realizada por coagulacionista. Há vários esquemas ou seriações de exames na propedêutica laboratorial a serem executados na documentação da coagulopatia. Vários autores, filiando-se a diferentes escolas de coagulação, dão preferência a determinadas provas.

Procurando ser objetivos ao traduzir opiniões da literatura consultada, acreditamos que os seguintes exames constituem um mínimo necessário:

Dosagem de fibrinogênio – os valores normais no fim da gestação vão de 300 a 600mg%. As taxas críticas situam-se abaixo de 100mg% nos casos de coagulopatias, quer por coagulação intravascular, quer por fibrinólise.

Contagem de plaquetas – as plaquetas apresentam valores baixos nos casos de coagulação intravascular, não se alterando quando a incoagulabilidade está em função da fibrinólise primária.

Métodos que demonstram atividade fibrinolítica – como exemplo, temos o tempo de lise da euglobulina e o teste de floculação do fibrinogênio degradado de Ferreira e Murat (1961). O segundo teste identifica, imunologicamente, os fragmentos D e E resultantes da fibrinólise. Esses métodos apresentam valores aumentados na exaltação primária ou secundária do sistema fibrinolítico. Obviamente, o desejável é a assistência multidisciplinar em que o tocólogo e o hematologista, conhecedor dos problemas da coagulação, analisam e interpretam o chamado coagulograma. Identifica-se, destarte, o mecanismo que está determinando a coagulopatia, o que constitui aspecto fundamental no estabelecimento do prognóstico e absolutamente necessário na condução da terapia a ser adotada.

DIAGNÓSTICO DIFERENCIAL

Deve ser feito com algumas intercorrências clínico-cirúrgicas e com outras entidades obstétricas. Entre as primeiras, certos quadros de abdome agudo podem simular DPP: a apendicite aguda, a pancreatite, o cisto de ovário torcido, a úlcera perfurada, a trombose mesentérica. Algumas entidades obstétricas, como prenhez ectópica avançada, rotura do seio marginal, rotura uterina e placenta prévia, devem ser consideradas no diagnóstico diferencial. O mais importante, a nosso ver, é a distinção com a placenta prévia, pois há casos de sintomatologia não característica que podem levar a erros diagnósticos.

TRATAMENTO

Quanto ao tratamento do DPP, recente protocolo de revisão (Neilson, 2002) apontou os seguintes princípios: parturição rápida, transfusão sangüínea adequada, analgesia adequada, monitorização da condição materna e avaliação da condição fetal. Estes aspectos estão concordes com a atual conduta preconizada em nosso meio.

Didaticamente, separaremos o tratamento em profilático, clínico e obstétrico.

TRATAMENTO PROFILÁTICO

O pré-natal dinâmico e atuante desempenha papel de importância na prevenção do DPP. Consiste na assistência cuidadosa às gestantes mais suscetíveis ao *abruptio placentae*, ou seja, às multíparas de condições socioeconômicas desfavoráveis, às pacientes que já apresentaram DPP e, fundamentalmente, às hipertensas. Nestas, instituímos regime higienodietético com restrição de sódio, hidratos de carbono e gorduras e recomendamos repouso relativo.

Exames laboratoriais, como hematológico completo, dosagens sangüíneas de uréia, ácido úrico, exame de urina etc., devem ser solicitados.

O tocólogo deve evitar que, em gestantes hipertensas, se acrescente doença hipertensiva específica da gravidez, já que a hipertensão de base atrai aquela entidade mórbida. Insistimos, nas gestantes hipertensas, no parto antecipado, em época oportuna, dependendo dos antecedentes obstétricos e da intensidade da hipertensão arterial. Fundamentamos nossa conduta nas condições de maturidade e de vitabilidade do recém-nascido.

TRATAMENTO CLÍNICO

Tratamento do choque – a pronta correção da hipovolemia por meio da transfusão sangüínea é básica no prognóstico materno do DPP. A pressão arterial, como a perda sangüínea externa, pode não espelhar as condições gerais da paciente. Nessas gestantes hipertensas, valores pressóricos supostamente normais constituem-se em sério agravo prognóstico. Daí por que a hipovolemia não deve ser estimada por meios convencionais (O'Driscoll e McCarthy, 1966; Valera, 1968; Bonnar e cols., 1971). Esses autores acentuam que a pressão venosa central fornece índice importante de retorno cardíaco. Hellman e Pritchard (1971) encarecem a sua medida, assinalando que se pode evitar excesso de transfusão sangüínea ou de soro (erros comuns no tratamento de choque do DPP, ocasião em que a pressão venosa excede a 12cm de água).

A hemorragia decorrente do DPP constitui-se em infausta causa de morbidade e mortalidade materna. Preocupados com a magnitude do problema em nosso meio, revisamos o tema e realçamos algumas questões que julgamos relevantes. Baseamo-nos em nossa vivência clínica e em alguns estudos relativos à hemostasia durante a gravidez (Burke e Dignan, 1991; Letsky, 1992).

A conduta hematológica na vigência de hemorragia no DPP, particularmente quando grave, é problema agudo e dramático. Não há lugar para a dúvida, e a conduta deve ser estruturada em sistematização terapêutica previamente estabelecida. Deve envolver o obstetra, o hematologista, o clínico, o anestesista e a equipe de enfermagem mantendo-se pronta e fácil comunicação entre eles, cabendo ao tocólogo papel essencial. O choque hipovolêmico prolongado pode acionar a coagulopatia (CVD), levando à falência hemostática que culmina com hemorragia grave e/ou prolongada. A conduta no sangramento profuso é virtualmente a mesma que a do causado ou sobreposto à falência da coagulação.

A condição clínica usualmente demanda pronto tratamento e, por vezes, não há tempo para a espera dos resultados dos testes que avaliam os fatores de coagulação ou, mesmo, dos exames que detectam a atividade do sistema fibrinolítico (Capítulos 158 e 161).

Inicialmente, é impositivo manter a circulação e a prefusão dos órgãos com qualquer substituto disponível do plasma. Este pode ser um cristalóide ou, de preferência, um colóide.

Em relação ao uso do sangue total e seus derivados, assinalam-se alguns aspectos relevantes:

1. O sangue fresco total é o tratamento indicado na falência da coagulação na vigência de determinadas patologias obstétricas. Ressaltamos, entretanto, que o sangue fresco em geral é de difícil obtenção. Julgamos básico lembrar que o sangue, quando armazenado por mais de 6-24 horas, perde muitos componentes indispensáveis para atender deficiências específicas.

2. O plasma fresco congelado e o concentrado de hemácias proporcionam os componentes necessários, a não ser as plaquetas, presentes no sangue total fresco. Ressalte-se que o plasma fresco congelado pode ser usado na reposição da maioria dos casos de alteração sangüínea, pois contém todos os fatores da coagulação presentes no sangue total. O plasma, quando rapidamente congelado e estocado a $-30^{O}C$, preserva os fatores de coagulação pelo menos por um ano. Assim, o plasma fresco congelado fornece fibrinogênio e os fatores V e VIII incluídos também o inibidor da coagulação antitrombina III. Este último é rapidamente consumido no sangramento obstétrico causado pela coagulopatia intravascular disseminada (CID).

As plaquetas não estão presentes no plasma fresco congelado e sua atividade funcional se deteriora rapidamente no sangue estocado. A contagem de plaquetas reflete o grau de gravidade de coagulação intravascular, bem como orienta a quantidade de sangue a ser transfundida.

Na paciente com hemorragia persistente e com baixa contagem de plaquetas (menor de 50.000/mm^3), deve-se ministrar concentrado de plaquetas. Acrescente-se, contudo, que, para obter hemostasia e controle da hemorragia obstétrica, raramente é necessário o concentrado de plaquetas em adição ao plasma fresco congelado.

Importa considerar que o sangue total armazenado por mais de 48 horas é pobre em fatores lábeis da coagulação – V, VIII – e plaquetas viáveis. Assim, a combinação de plasma fresco congelado e concentrado de glóbulos geralmente preenche as condições da terapia substitutiva nas hemorragias. Em síntese, podemos afirmar que o sucesso da conduta diante da perda significativa de sangue em obstetrícia depende fundamentalmente de excelente organização e preparo da equipe médica para enfrentar uma causa inesperada. O preço das falhas é ominoso em termos de mortalidade e de morbidade. Elas podem ser substanciais com o prolongamento dos cuidados intensivos e com a falência dos órgãos.

Tratamento da insuficiência renal – a melhor maneira de se evitar essa grave complicação do DPP resulta da prevenção do choque. Barry e cols., citados por Hellman e Pritchard (1971), julgaram de valor na profilaxia da falência renal aguda, após conveniente hidratação, a ministração de 20 gramas de manitol em solução hipertônica. Hellman e Pritchard (1971) afirmaram, com base em sua própria experiência, que, quando sangue e solução de Ringer-lactato são dados em quantidades suficientes para determinar hematócrito de 30% e eliminação urinária de 1ml por minuto, as complicações renais são evitadas. Pritchard e Brekken (1967) também já insistiram no controle de diurese durante o quadro do DPP, recomendando a pronta correção da oligúria, com sangue e soluções aquosas eletrolíticas, como a solução de Ringer-lactato. Julgaram que o fluxo urinário satisfatório é de 30ml, no mínimo, por hora durante a assistência ao DPP.

Tratamento dos distúrbios da coagulação – admitiu-se até a década de 1970 freqüência de coagulopatia clínica nos casos de DPP da ordem de 15%. Neme e Pinotti (1992) ressaltou que, em sua experiência, ocorre distúrbio da coagulação em todos os casos de DPP. Inicialmente é subclínico e, procrastinada a conduta efetiva, torna-se manifesto. Ultimamente, na Escola Paulista de Medicina, não presenciamos caso de coagulopatia clínica no DPP, relacionando nossos resultados com a conduta adequada, não postergando o esvaziamento uterino.

O sangue fresco representa a medida terapêutica básica e constitui o tratamento inicial e obrigatório. Fornecendo ao organismo uma série de elementos de coagulação (principalmente fatores V e VIII, fibrinogênio e plaquetas), proporcionam-se meios para a correção da hemostasia. Beller (1964) assinalou que 500ml de sangue possuem 1,2 a 1,5g de fibrinogênio, que proporcionam, quando administradas à paciente, aumento de 30mg% na sua concentração sangüínea.

As plaquetas desaparecem precocemente, em cerca de 24 a 48 horas, no sangue estocado. Conseguimos sua preservação colhendo o sangue em frascos siliconizados e evitando ao máximo a agitação. O fator VIII (globulina anti-hemofílica) é bastante lábil, bem como o XIII (estabilizador da fibrina), e só os encontramos no sangue fresco. Concluindo, importa considerar que o sangue fresco, por vezes, é de difícil obtenção. O concentrado de hemácias e o plasma fresco congelado, como já predito, representam opções de valor.

O objetivo principal no atendimento à CID é remover o estímulo inicial. Existe espectro de gravidade na CID, que varia desde estado compensado, sem manifestações clínicas (porém, com evidências laboratoriais de aumento do "turn-over" dos fatores de coagulação e da fibrinólise), até quadros com maciça e incontrolável hemorragia (com baixa concentração de fibrinogênio plasmático, aumento significativo dos produtos de degradação da fibrina e graus variáveis de trombocitopenia), como está evidenciado no quadro II-29.

Quadro II-29 – Espectro da gravidade da coagulopatia intravascular disseminada (CID) e sua relação com complicações obstétricas específicas (Letsky, 1992).

Estágios	Gravidade da CID	Dados laboratoriais	Fatores obstétricos comumente associados
1	Baixo risco	↑ PDF ↑ Fator FVW* Fator VIII C	Pré-eclâmpsia Feto morto retido
2	Descompensado, sem falência hemostática	Acrescentem-se aos acima: ↓ Fibrinogênio ↓ Plaquetas ↓ Fatores V e VIII	Descolamento prematuro da placenta Pré-eclâmpsia grave
3	Com falência hemostática	↓ Plaquetas Depleção de fatores grosseiros da coagulação, particularmente do fibrinogênio ↑ PDF	Descolamento prematuro da placenta Embolia do líquido amniótico Eclâmpsia

PDF = produtos de degradação de fibrina; FVW = fator de Von Willebrand
Observação: rápida progressão do estágio 1 para o 3 é possível desde que conduta apropriada não seja adotada.

A fibrinólise é exacerbada pela CID e pelos produtos de degradação da fibrina (PDF). Estas últimas substâncias também possuem ação anticoagulante, interferindo na formação do coágulo de fibrina no sítio da lesão. Os PDF interferem tanto na função miometrial como na cardíaca e, dessa forma, contribuem para o agravamento da hemorragia, facilitando o aparecimento do choque. Estabelece-se círculo vicioso, que resulta em desastroso sangramento.

Acentuamos, por fim, que:

• Em situações de risco para o aparecimento de CID, mesmo as de pequeno grau, a sua identificação por meio de testes laboratoriais deve ser pronta para que medidas apropriadas possam ser tomadas.

• Em situações de emergência, o hematologista deve ser contactado de pronto, para que os exames laboratoriais sejam interpretados e a restituição apropriada dos elementos sangüíneos possa ser instituída de forma rápida e segura.

TRATAMENTO OBSTÉTRICO

No tratamento do DPP há histórico a se considerar. Em passado mais remoto, Velpeau e seus seguidores, quando o parto no DPP não se processava rapidamente, pelo pavor da hemorragia passavam à dilatação digital ou instrumental do colo. Realizavam o chamado parto forçado, acrescentando ao DPP o trauma materno com uma série de conseqüências que mais obscureciam o prognóstico materno.

Couvelaire (1922) introduziu a cesárea seguida de histerectomia subtotal, na tentativa de evitar as hemorragias do parto e do pós-parto. Essa terapêutica mutiladora foi posteriormente abrandada, passando a histerectomia a complementar a cesárea quando o útero não apresentasse contração satisfatória.

Solomons (1933) em conduta diametralmente oposta, ou seja, essencialmente conservadora, advoga a resolução do parto por via vaginal. Propõe rotura das membranas ovulares, uso de antiespasmódico e tratamento de choque feito, na época, por meio de solutos e analépticos.

A comparação dos resultados obtidos por Couvelaire e Solomons e seus seguidores mostrou mortalidade materna praticamente igual nas duas orientações.

Em nossos dias, o desenvolvimento dos bancos de sangue e da anestesia, o aparecimento dos antibióticos, o conhecimento das coagulopatias fizeram com que não sejamos intervencionistas sistemáticos nem conservadores ortodoxos. Esquematizamos, como segue, a conduta obstétrica com feto vivo e com feto morto.

Tratamento obstétrico com feto vivo após 28 semanas – quando o feto está vivo, na gestante com DPP, não há o que discutir, impõe-se resolução imediata do parto, escolhendo-se a intervenção obstétrica em função das condições materno-fetais.

Queremos insistir, como conclusão, que, feito o diagnóstico de DPP com feto vivo, é imperativa a resolução imediata do parto, pois, como Valera (1968) alertou com propriedade, a área de descolamento placentário pode aumentar rapidamente, com gravíssimas repercussões fetais.

Tratamento obstétrico com feto morto – freqüentemente, ao admitirmos a gestante com DPP, o concepto já não apresenta sinais de vida. A conduta obstétrica no DPP com feto morto, ainda, apresenta inúmeros pontos polêmicos. Basear-nos-emos, em particular, na orientação que imprimimos nesses casos, fundamentados na análise de nossos resultados e em nossa vivência clínica.

Indicamos a cesariana *ad initio* se o exame obstétrico sugerir que o intervalo de tempo esperado entre a amniotomia e o parto vaginal será maior do que 4 horas.

Optando por conduta expectante, executamos de imediato amniotomia, cujas vantagens são unanimemente apontadas na literatura. A amniotomia proporciona uma série de elementos favoráveis na evolução do DPP: reduz a compressão da veia cava inferior, dificulta a ampliação da área de descolamento placentário, melhora a hipertonia uterina colaborando para coordenar as contrações, diminui a hemorragia, evidencia a presença de hemoâmnio, diminui a pressão intra-uterina, diminui a incidência das coagulopatias ou melhora-as quando já instaladas, diminui o chamado reflexo uterorrenal e induz ou acelera a evolução do parto.

Ministramos, também, derivados da meperidina (Demerol, Dolantina) que, além de ação sedativa, favorecem a evolução do parto por ação coordenadora das contrações.

Não temos ministrado ocitócico de rotina, no intuito de apressar o parto nos casos de DPP. Inúmeros autores o indicam, todavia, quando a evolução do parto não é satisfatória (Carceller e cols., 1960; Neme e cols., 1963; Haynes, 1966; Hibbard e Jeffcoate, 1966; Ashar e Purandare, 1968; Pritchard e Brekken, 1967; Neme, 1969; Grelle, 1970; Hellman e Pritchard, 1971; Neme, 1971; Bonnar e cols., 1971).

Reservamos o emprego do ocitócico para os casos em que a hipertonia não é acentuada e o parto não evolui satisfatoriamente.

Neme (1971) assinalou que a ministração de ocitocina depende do grau de hipertonia uterina presente. Quando o tono ultrapassa 25mmHg (não se consegue perceber, pela palpação, contrações uterinas intercaladas com fases de relaxamento), seu emprego não se justificaria, porquanto sua ministração não se seguiria do aumento das metrossístoles. Cumpre alertar que alguns trabalhos têm mostrado que o uso de ocitócico em DPP favoreceria o desencadeamento das coagulopatias.

Camano e cols. (1974) evidenciaram que após a amniotomia, ministrados os derivados de meperidina e algumas vezes o ocitócico, o parto vaginal ocorreu em 61,27% em menos de 6 horas. Brame e cols. (1968) comprovaram que 30% das gestantes com DPP tiveram o seu parto dentro de 3 horas após a admissão e 75% dentro de 12 horas. O parto vaginal nos casos de DPP, em geral, se processa com brevidade em razão da multiparidade assídua, do exagero da dinâmica uterina e do pequeno tamanho do feto em função da prematuridade, da restrição do crescimento intra-uterino e das medidas terapêuticas.

Procedemos da seguinte forma: 2 horas após a amniotomia reavaliamos o caso em função das condições obstétricas. Apurada progressão evidente da parturição, optamos por observação acurada por mais 2 horas.

Assim, concluindo, indicamos cesárea no DPP com feto morto nas seguintes eventualidades:

a) quando as condições obstétricas não sugerirem parto rápido (menos de cerca de 4 horas);

b) quando não houver resolução do parto em cerca de 4 horas;

c) quando a hemorragia for pronunciada e a espera possa agravar o prognóstico materno;

d) na vigência de coagulopatia, optamos também pela resolução imediata do parto e, simultaneamente, procuramos restaurar a crase sangüínea.

DESCOLAMENTO PREMATURO CRÔNICO DA PLACENTA

O DPP foi consagrado através do tempo como evento agudo, evolutivo e irreversível. Classicamente, o DPP é patologia aguda e evolutiva, isto é, a hemorragia, no sítio de implantação placentária, ao nível da decídua basal, tem progressão inexorável. Observações recentes, entretanto, apontam para a possível existência de quadro evolutivo mais lento, insidioso, denominado DPP crônico (Naftolin e cols., 1973; Costa e cols., 1984; Pritchard e cols. 1985; Zugaib e cols., 1985a; Machado Jr. e cols., 1988).

Rivera-Alsina e cols. (1983), utilizando a ultra-sonografia no acompanhamento de três casos de coágulo retroplacentário, observaram que, em dois deles, não ocorreu sofrimento fetal na presença de coleção de volume inferior a 480ml. Em nossa visão, o diagnóstico do DPP, estando o concepto vivo e viável, impõe a instituição de conduta ativa. Como exceção, poder-se-ia adotar atitude expectante na existência de coágulos de diminutas dimensões, desde que a cardiografia anteparto fosse anormal. Assim, inúmeros relatos recentes chamam a atenção para descolamentos placentários pequenos, que não progridem e não desencadeiam a parturição. Outrossim, assinalamos que, por vezes, não determinam repercussões relevantes na vitabilidade do recém-nascido.

Esta nova concepção teve seu suporte em função dos avanços da ultra-sonografia obstétrica. Cunningham e cols. (1989) demonstraram também o DPP crônico por meio de hemácias marcadas com isótopos de cromo.

Acreditamos, como Zugaib e cols. (1985) e Cunningham e cols. (1989), que essas formas de DPP são raras e, em nossa óptica, a conduta pode diferir da do DPP clássico. Julgamos de valor para orientação destes casos que sejam analisados certos dados fetais (como a idade gestacional, a extensão e a evolução do DPP avaliados à luz da ultra-sonografia e o bem-estar do recém-nascido) e maternos (como os antecedentes obstétricos, a hipertonia uterina, a concomitância de hipertensão arterial, avaliando sua gravidade).

A análise desses elementos nos orientará a respeito da conduta no DPP, levando-nos, por vezes, à não-resolução imediata do parto. Nessa eventualidade, é impositivo cuidadoso seguimento das condições fetais e maternas.

PROGNÓSTICO

PROGNÓSTICO MATERNO

A morbidade materna foi, em passado não muito remoto, bastante alta. Hellman e Pritchard (1971) ponderam que o prognóstico materno depende de uma série de variáveis: extensão da área placentária descolada, perda sangüínea, precocidade do diagnóstico da coagulopatia, presença da apoplexia uteroplacentária, localização da hemorragia (externa ou interna), gravidade das alterações vasculares e insuficiência renal aguda.

Quanto à coagulopatia, podemos afirmar, como Monteleone (1968), ser o DPP a principal entidade responsável pela incoagulabilidade sangüínea. Camano e cols. (1974) referem que, de 358 casos de DPP, em 54, houve coagulopatia clínica (15%), enquanto Neme e cols. (1963) relataram prevalência de 8,6%.

A alteração da crase sangüínea nos casos de DPP foi constantemente assinalada na literatura.

No último lustro foram raros os casos de DPP com manifestação clínica de coagulopatia. Julgamos, com convicção, que a conduta mais ativa, permitindo tempo de expectação no máximo de 4 a 6 horas, fez com que não mais víssemos essa ominosa complicação.

A necrose renal (tubular ou cortical) é outra grave complicação do DPP. Segundo Grelle (1970), ela teria suas causas na anoxia renal motivada pelo estado de choque, no espasmo vascular intra-renal, na liberação de serotoninas, no chamado reflexo uterorrenal, na liberação de substâncias nefrotóxicas pelo útero de Couvelaire e, principalmente, na coagulação intravascular disseminada.

As alterações renais podem determinar insuficiência renal aguda, o que obriga a um controle cuidadoso da diurese, da uremia e do estado eletrolítico. A incidência da insuficiência renal aguda é variável na literatura.

Camano e cols. (1974) tiveram dois casos de insuficiência renal aguda, o que representa 0,55% de todos os casos de DPP, que evoluíram para o óbito. Neme e cols. (1963) assinalaram prevalência de 4,6%.

Cunningham e cols. (1987) relataram que, nos últimos 40 anos no Parkland Hospital, ocorreram cerca de 450 casos de DPP grave, com decesso do nascituro, no qual a terapia de suporte foi realizada com sangue ou solução de Ringer-lactato. Em somente um caso foi necessário indicar diálise em razão da falência renal.

Outra complicação mais rara no DPP é o prolapso de placenta, a sua freqüência, apurada por Camano e cols. (1974), foi de 0,55%.

A puérpera, após tão grave evento, torna-se suscetível a inúmeras intercorrências patológicas. Quanto à patologia do terceiro e quarto períodos do parto, a atenção deve ser fixada para a hemorragia, dependente da atonia uterina ou das coagulopatias. A má contratilidade uterina é referida com certa freqüência; assim, Haynes (1966) a encontrou em 3,4% dos casos; Karchmer e cols. (1968) em 8% e Golditch e Boyce (1970) em 7,5%.

A rotura uterina, trauma que não registramos em nossa casuística, foi encontrada por Pritchard e Brekken (1967) em 1,4% dos casos, por Karchmer e cols. (1968) em 1,2% e por Duarte-Contreras e Palau (1969) em 3% dos casos.

Karchmer e cols. (1968), Duarte-Contreras e Palau e Golditch e Boyce (1969) salientaram que outras entidades podem ser observadas com freqüência nestas puérperas, como infecção puerperal, infecção urinária, íleo paralítico etc. Nas puérperas por nós estudadas encontramos percentagens relativamente altas de puerpério febril. As pacientes cesareadas apresentaram elevada prevalência de deiscência da parede abdominal. A duração da internação também se mostrou aumentada em nossos casos, evidenciando que essas puérperas necessitam de mais tempo para se recuperarem do grave evento pelo qual passaram.

A literatura evidencia que, em função de melhor compreensão da etiopatogenia e de efetiva orientação terapêutica (profilática, medicamentosa e obstétrica), houve substancial redução da mortalidade materna por DPP nos últimos anos.

Assinalamos algumas porcentagens de autores nacionais no que diz respeito ao decesso materno: Goffi (1945) 14,15%;

Neme e cols. (1963) 1,7%; Camano e cols. (1974) 1,1% e Rezende (1995) 0 a 3%.

Nos 358 casos de DPP por nós estudados, tivemos 4 óbitos maternos, ou seja, 1,1%, sendo 2 por coagulopatias e 2 por insuficiência renal aguda.

O prognóstico materno é mais ominoso na presença de maciça hemorragia obstétrica. Esta é definida como perda sangüínea relevante em poucas horas (Findley, 1987). Sua gravidade se torna particularmente marcante quando a perda se processa de forma rápida. Muitas pacientes não sobrevivem quando a hemorragia excede a 50% da volemia (Seeley, 1987). Julgamos, entretanto, que devemos definir hemorragia obstétrica maciça, como fazem Burke e Dignan (1991), como a perda de mais de 1.500ml de sangue, o que representa cerca de 25 a 30% da volemia da grávida.

Assinalamos que o "Report on Confidential Enquires into Maternal Death in England and Walles", 1979-1981, mostra somente 14 mortes maternas atribuídas à hemorragia (7,3 por 1.000.000 de partos). O "Report" referente aos anos de 1982-1984 (Doh, 1989) evidencia melhora de obituário materno decorrente de hemorragia, relatando nove casos neste período.

Acentuaram Burke e Dignan (1991) que nos Estados Unidos, no período de 1974 a 1978, 331 mortes maternas (13,4%) relacionaram-se com hemorragia obstétrica (104 casos foram por hemorragia pós-parto, 71 por rotura uterina, 55 por descolamento prematuro da placenta, 39 por hemorragia não-uterina, 33 decorrentes da retenção da placenta incluindo o acretismo e 19 por inserção baixa da placenta).

PROGNÓSTICO PERINATAL

O concepto, no DPP, tem contra si inúmeros fatores adversos. Além da anoxia causada pelo próprio DPP, acrescentem-se a prematuridade e o baixo peso, motivados pela insuficiência placentária, pois numerosas pacientes apresentam problemas vasculares.

É freqüente a prematuridade nos casos de DPP. Goffi (1945) observou que apenas 50% dos casos estavam no termo e Neme e cols. (1963), 31%. Niswander e cols. (1966) referem 52% de prematuros e Golditch e Boyce (1970), 51,6%.

Afirmam Giardinelli e Carazzone (1966) e Davis (1966) que no DPP pouco ou quase nada se progrediu, nos últimos anos, na luta contra a mortalidade do concepto. Muitos casos apresentam-se na admissão já com feto morto, uma vez que o descolamento da placenta, mesmo moderado, compromete rapidamente a vida do concepto. Carceller e cols. (1960) observaram, em 35% dos casos, ausência de foco na admissão, Neme e cols. (1963), em 81,8%, Brame e cols. (1968), em 82,5%, Davis (1966), em 14% e Duarte-Contreras e Palau (1969), em 42,4% das pacientes.

A literatura evidencia, no estudo da mortalidade perinatal por DPP, dados discordantes, o que de certa forma se justifica, pois o prognóstico fetal oscila em função de inúmeras variáveis.

O prognóstico perinatal, segundo Rezende (1995), é mais desalentador que o materno. Assinalem-se alguns dados nacionais que o ominoso decesso perinatal está expresso em percentagens: Goffi (1945) 56,19%; Neme e cols. (1963) 81,8%; Camano e cols. (1974) 64,19% e Rezende e Montenegro (1987) 5 a 15%.

Nos agravos ao recém-nascido, Edson e cols. (1968) e Nielsen (1970) assinalaram quadro de coagulação intravascular. Cunningham e cols. (1989) acentuaram que nunca observaram essa intercorrência e ponderaram que ela poderia até ser conseqüente de outras patologias decorrentes, por exemplo, da prematuridade, da hipóxia e da sepse. Outro evento de rara ocorrência é a hemorragia feto-materna, representando mais um sério risco ao concepto. Nessa eventualidade, hemácias e sangue do feto são detectados na circulação materna.

O ominoso desfecho perinatal no DPP sempre nos causou séria preocupação. Em nossa óptica, a obstetrícia atual deve ser avaliada pelo desempenho dos infantes no berçário. O DPP continua a nos decepcionar quando vemos a mãe, também sujeita a sérios riscos, retornar para casa com um dos mais trágicos sentimentos, representado pela perda do filho. Essa frustração nos levou a realizar em nosso Serviço (Disciplina de Obstetrícia da Escola Paulista de Medicina) trabalhos visando a reduzir, por meio de medidas pertinentes, os agravos decorrentes do DPP. Fez-se estudo em 90 casos de DPP ocorridos no período de 1979 a 1988.

Em síntese, nossos resultados perinatais mais expressivos foram os seguintes: natimortalidade de 302,6%, mortalidade neonatal precoce de 283%, enquanto o de mortalidade perinatal foi de 500%.

No que diz respeito à relação entre certos dados maternos com esses três coeficientes, podemos afirmar:

• Os estados hipertensivos foram detectados em três quartos dos casos, principalmente a hipertensão crônica (60%), a qual determina mortalidade perinatal 1,5 vez maior, quando comparada com as normotensas. A doença hipertensiva específica da gravidez foi detectada em apenas 14,3% dos casos, agravando o prognóstico do recém-nascido e aumentando a mortalidade perinatal em 0,5 vez.

• O intervalo de tempo decorrente entre a sintomatologia e o parto é muito importante para o porvir do concepto, pois, nas resoluções até 6h, a mortalidade perinatal foi a metade em relação às ocorridas após 12h (Nardozza e cols., 1990).

• Quanto à parturição, os coeficientes de natimortalidade e os de mortalidade perinatal foram maiores nos casos de partos vaginais, uma vez que essa via foi empregada, fundamentalmente, para o feto morto, tendo sido realizada em 22% dos casos (Nardozza, 1989).

• A maioria dos conceptos (61,5%) eram pré-termo, acusando mortalidade perinatal 2,5 vezes maior do que a dos recém-nascidos de termo, fato este determinado principalmente pelo óbito neonatal precoce, ocasionado sobretudo pelo desconforto respiratório (Nardozza e cols., 1990).

• Cerca de metade dos infantes pesava menos que 2.500g, determinando mortalidade perinatal 3 vezes maior quando comparada com a daqueles de peso superior (Nardozza e cols., 1990).

• O índice de Apgar mostrou-se de valor preditivo importante no prognóstico neonatal precoce no DPP (Nardozza, 1989).

Ainda em relação ao prognóstico no DPP, realizados estudo buscando analisar os padrões histopatológicos das artérias do leito placentário em gestações complicadas pelo DPP, comparando-os com a estrutura vascular dos leitos placentários normais (Mesquita, 2003). Separamos, ainda, nosso grupo de estudo (com DPP) de acordo com a presença ou não de distúrbios hipertensivos. Observamos que o padrão histológico considerado patológico (desorganização da camada média e hiperplasia das camadas íntima e média) foi significativamente mais freqüente no grupo de DPP com hipertensão arterial. Além disso, as pacientes acometidas pelo DPP, associado ou não à hipertensão, exibiram diâmetros vasculares menores das artérias espiraladas em relação ao grupo controle.

Estamos convencidos de que o determinismo do DPP esteja intimamente ligado às modificações estruturais da parede vascular diante dos distúrbios hipertensivos. Assim, quando levamos em conta sua tendência em recidivar, pode sugerir que tais alterações histológicas vasculares possam ter valor prognóstico em futuras gestações.

Entendemos, portanto, que a biópsia do leito placentário traz subsídios importantes para avaliar o futuro obstétrico. É de se imaginar que as pacientes que apresentam alterações vasculares relevantes teriam evolução gestacional associada a prognóstico mais reservado.

Devemos deixar como mensagem que, no estudo de patologias obstétricas consideradas como clássicas, nem tudo está bem assentado do ponto de vista assistencial. O DPP, pelas graves repercussões maternas e pelo infausto desfecho perinatal, deve ainda merecer reflexões judiciosas e estudos criteriosos na obstetrícia de nossos dias. Baseados na vivência clínica e na literatura pertinente, acreditamos que o melhor prognóstico materno e perinatal relaciona-se, fundamentalmente, com o adequado atendimento. A imediata assistência à grávida com DPP, o pronto acesso da paciente a um centro de referência e a disponibilidade de equipe profissional multidisciplinar de excelência constituem pré-requisitos fundamentais na procura de melhores resultados nessa grave patologia. Ressaltamos, em apoio a nossas convicções, a interessante observação de Kaunitz e cols. (1985), que apuraram maior prevalência de óbitos maternos na vigência de hemorragia obstétrica, em grávidas atendidas em hospitais que realizam menos de 300 partos por ano.

Referências Bibliográficas

• AIMONE, V. & CARAZZONE, P.F. – Observazione sui rapporti tragestose, eclampsia e distacco intempestivo di placenta normalmente inserta. *Min. Ginnec.*, 20:1004, 1968. • ALVAREZ, H. & CALDEYRO-BARCIA, R. – Fisiopatologia de la contracion uterina y sus aplicaciones em la clinica. *Mat e Inf.*, 13:11, 1954. • ANANTH, C.V.; SAVITZ, D.A. & WILLIAMS, M.A. – Placental abruption and its association with hypertension and prolonged rupture of the membranes: a methodologic review and meta-analisys. *Obstet. Gynecol.*, 88:309, 1996. • ANANTH, C.V. & WILCOX, A.J. – Placental abruption and perinatal mortality in the United States. *Am. J. Epidemiol.*, 153:771, 2001. • ARAÚJO, J.O. & MARTINS, C.P. – Descolamento prematuro da placenta. In: Rezende, J. *Obstetrícia*. Guanabara Koogan S.A., Rio de Janeiro, 1969. • BONNAR, J. & cols. – Blood coagulation and fibrinolysis. In: McDonald, R. R. *Scientific Basis of Obstetrics and Gynecology*. J. A. Churchill, Londres, 1971. • BRAME, R.G. & cols. – Maternal risk in abruption. *Obst. Gynec.*, 31:224, 1968. • BRIQUET, R. – *Patologia da Gestação*. Renascença, São Paulo, 1948. • BURCHELL, R.C. & MENGERT, W.F. – Etiology of premature separation of the normally implanted placenta. *Amer. J. Obstet. Gynecol.*, 104:795, 1969. • BURCHELL, H.J. & cols. – Uterine contraction patterns in abrupto placentae. *S. Afr. Med. J.*, 67:48, 1985. • BURKE, G. & DIGNAN, M.N. – Massive obstetric haemorrhage. In: Studd, J. *Progress in Obstetrics and Gynaecology*. v. 9 Churchill Livingstone, London, 1991, p. 111. • CAMANO, L. & cols. – Descolamento prematuro da placenta. Análise de 358 casos. *Mat e Inf.*, 33:1, 1974. • CARCELLER BLAY, C. & cols. – Tratamiento del desprendimiento precoz de placenta. *Toko-Ginec. Práct.*, 184:442, 1960. • CASPI, B. & cols. – Sinosoidal pattern of uterine contractions in abruptio placentae. *Int. J. Gynaecol. Obstet.*, 17:615, 1980. • COSTA, C.F.F. & cols. – Descolamento prematuro crônico da placenta. *Rev. Bras. Ginecol. Obstet.*, 6:173, 1984. • CUNNINGHAM, F.C. & cols. – *Williams Obstetrics*. 8th ed., Appleton & Lange, Norwalk, Connecticut/San Mateo, California, 1989. • CUNNINGHAM, F.C. & cols. – *Williams Obstetrics*. 20th ed., Appleton & Lange, Connecticut, 1987 • DAVIS, M.E. – Hemorrhage in late pregnancy and the puerperium. In: Danforth, D. *Textbook of Obstetrics and Gynaecology*. Harper & Row, New York, 1966. • DELASCIO, D. & cols. – Hipofibrinogenemia no ciclo gravídico-puerperal. *Mat. e Inf.*, 22:51, 1963. • De LEE, J.B. – A case of fatal hemorrhagic diathesis, with premature detachment of placenta. *Am. J. Obstet.*, 44:785, 1901. • DIECKMANN, W.J. – Blood chemistry and renal function in abruptio placentae. *Amer. J. Obstet. Gynecol.*, 31:734, 1936. • DUARTE-CONTRERAS, A. & PALAU, M.P. – Desprendimiento prematuro de placenta-normoincerta. *Rev. Colomb. Obst. Ginecol.*, 20:69, 1969. • EASTMAN, N.J. & HELLMAN, L.M. – *Williams Obstetrics*. Appleton, New York, 1966. • EDSON, J.R. & cols. – Defibrination syndrome in an infant born after abruptio placentae. *Pediatrics*, 72:342, 1968. • ESKES, T.K. – Clotting disorders and placental abruption: a homocysteina new risk factor. *Eur. J. Obstet. Gynecol. Reprod. Biol.*, 95:206, 2001. • ESSINGER, S.A.T. – Influência da hipertensão arterial na gênese do descolamento prematuro da placenta. Rio de Janeiro, 1987, p. 31 (Tese apresentada à Universidade Federal do Rio de Janeiro). • GHOSN, G. & KHALIFÉ, M. – Apoplexie utéro placentaire. A propos de 72 cas à la Maternité Française de Beyrouth. *Gynéc. Obst.*, (Paris), 67:213, 1968. • GIARDINELLI, M. & CARAZZONE, P.F. – La natimortalità da "distacco intempestivo di placenta normalmente inserta" in Italia dal 1955 al 1962, in basi ai dati statistici dell'ISTAT. *Min. Ginecol.*, 18:703, 1966. • GOFFI, P.S. – Descolamento prematuro da placenta (considerações sobre 106 casos). *Rev. Med.*, 29:459, 1945. • GOFFI, P.S. – Publicações brasileiras sobre descolamento prematuro da placenta. *Rev. Ginec. D'Obst.*, 45:1, 1951. • GOLDITCH, I.M. & BOYCE Jr., N.E. – Management of abruptio placentae. *JAMA*, 212:288, 1970. • GONNEN, R.; HANNAH, J.C. & MILLIGAN, J.E. – Does prolonged preterm premature rupture of the membranes predispose to abruptio placenta? *Obstet. Gynecol.*, 74:347, 1989. • GRELLE, F.C. – *Obstetrícia*. Atheneu, Rio de Janeiro, 1970. • GRUENWALD, P. & cols. – Abruptio and premature separation of placenta. The clinical and the pathologic entity. *Amer. J. Obstet. Gynec.*, 102:604, 1968. • GUSTAFSON, G.W. – The management of abruptio placentae. *Amer. J. Obstet. Gynecol.*, 49:103, 1945. • HAYNES, D.H. – Experimental abruptio placentae in the rabbit. *Amer. J. Obstet.*, 85:626, 1963. • HAYNES, D.M. – Premature separation of the placenta. *Amer. J. Obstet. Gynecol.*, 96:660, 1966. • HEINONEN, P.K. & cols. – Cardiotocographic findings in abruptio placentae. *Eur. J. Obstet. Gynecol. Reprod. Biol.*, 23:75, 1986. • HELLMAN, L.M. & PRITCHARD, J.A. – *Williams Obstetrics*. Meredith Corporation, New York, 1971. • HIBBARD, B.M. & HIBBARD, E.D. – Etiologic factors in abruptio placentae. *Brit. Med. J.*, 2:1430, 1963. • HIBBARD, B. M. & JEFFCOATE, T. N. A. – Abruptio placentae. *Obst. Gynecol.*, 27:155, 1966. • HOFMEYR, G.J. & SONNENDECKER, W.W. – Pseudosinusoidal fetal heart rate patterns. *Br. J. Obstet. Gynaecol.*, 90:1193, 1983. • HOWARD, B.K. & cols. – Supine hipotensive syndrome in late pregnancy. *Obst. Gynecol.*, 1:371, 1953. • ITO, M. & cols. – Fetal heart monitoring and ultrasound in the management of placental abruption. *Int. J. Gynaecol. Obstet.*, 24:269, 1986. • KARCHMER, S. & cols. – Desprendimiento prematuro de placenta normo-inserta. *Ginecol. Obst. Mex.*, 24:135, 1968. • KAREGARD, M. & GENNSER, G. – Incidence and recurrence rate of abruptio placentae in Sweden. *Obst. Gynecol.*, 67:523, 1986. • KAUNITZ, A.M. & cols. – Causes of maternal mortality in the United States. *Obstet. Gynecol.*, 65:605, 1985. • LETSKY, E.A. – Management of massive haemorrhage – the haemotologist's role. In: *Maternal Mortality – The Way Forward. Some Implications of the Report on Confidential Enquires into Maternal Deaths in the United Kingdom 1985-87*. Royal College of Obstetricians and Gynaecologists. Ed. Naren Patel, 1992. • LEWIS, J.H. & cols. – Fibrinolytic fibrinogenopenia. Occurrence in a case of abruptio placentae. *Amer. J. Obstet. Gynecol.*, 75:418, 1958. • LLEWELLYN-JONES, D. – Treatment of accidental hemorrhage. Australian and New Zealand. *J. Obstet. Gynecol.*, 3:97, 1963. • MACHADO Jr., L.C. & cols. – Descolamento prematuro da placenta com evolução crônica: relato de um caso. *Rev. Paul. Med.*, 106:50, 1988. MAGRIPLES, U. & cols. – Trombomodulin: a new marker for placental abruption. *Thromb. Haemost.*, 81:32, 1999. MAHOMED, K. – Folate supplementation in pregnancy. Cochrane Database Sys Rev, 2001. • MAJOR, C.A. & cols. – Preterm premature rupture of the membranes and abruptio placentae: is there an association between these pregnancy complications? *Am. J. Obstet. Gynecol.*, 172:672, 1995. • MARAIS, W.D. – Human decidual spiral arterial studies. Part V. Pathogenetic patterns of intraplacental lesions. *J. Obstet. Gynecol. Brit. Cwlth.*, 69:944, 1962. • MARBURY, M.C. & cols. – The association of alcohol consumption with outcome of pregnancy. *Am. J. Public. Health*, 73:1165, 1983. • MARZETTI, L. & MORINI, A. – Le sindromi emorragiche ostetriche. *Min. Ginecol.*, 16:95, 1964. • MAUAD FILHO, F. & cols. – Descolamento prematuro da placenta normalmente inserida. *Rev. Bras. Ginecol. Obstet.*, 5:99, 1983. • MENGERT, W.F. & cols. – Observations on the pathogenesis of premature separation of normally implanted placenta. *Amer. J. Obstet. Gynec.*, 66: 1953. • MESQUITA, M.R.S. – O leito placentário no descolamento prematuro da placenta. Tese de Doutorado. Universidade Federal de São Paulo, p. 72, São Paulo, 2003. • MEYER, M. – Maternal smoking: pregnancy complications and perinatal mortality. *Am. J. Obstet. Gynec.*, 128:494, 1977. • MOLONEY, W.C. & cols. – Acquired afibrinogenemia in pregnancy. *N. Engl. J. Med.*, 240:596, 1949. • MONTELEONE, P.P.R. – Conceito e incidência das coagulopatias. *Mat. e Inf.*, 27:287, 1968. • NAFTOLIN, F. & cols. – The syndrome of chronic abruptio placentae, hydrorrhea and circumvallate placenta. *Am. J. Obstet. Ginecol.*, 116:347, 1973. • NAEYE, R.L. – Abruptio placentae and placenta previa: frequency, perinatal mortality and cigarrete smoking. *Obst. Gynec.*, 55:701, 1980. • NARDOZZA, L.M.M. – Morbidade e mortalidade perinatal no descolamento prematuro da placenta. São Paulo, 1989, p. 104 (Tese de Mestrado, Escola Paulista de Medicina). • NARDOZZA, L.M.M. & cols. – Prognóstico perinatal, em relação ao peso do concepto, no descolamento prematuro da placenta. *J. Bras. Ginecol.*, 100:426, 1990. • NEILSON, J.P. – Interventions for placental abruption (Protocol for a Cochrane Review), 2002. • NEME, B.

– Descolamento prematuro da placenta. Fundamentos fisiopatológicos da evacuação ovular precoce. *An. Bras. Ginecol.,* **65**:73, 1968. • NEME, B. – Obituário materno no descolamento prematuro da placenta. *An. Bras. Ginecol.,* **65**:149, 1968. • NEME, B. – Abruptio placentae. Physiopatologic fundamentals of precocious ovular extration. *Int. Surg.,* **52**:478, 1969. • NEME, B. – Descolamento prematuro da placenta e conduta terapêutica. *Mat. e Inf.,* **30**:127, 1971. • NEME, B. & cols. – Fundamentos fisiopatológicos do tratamento de descolamento prematuro da placenta (Considerações em torno de 451 casos). *Rev. Ginec. Obstet.,* **112**:25, 1963. • NEME, B. & PINOTTI, J.A. – *Urgências em Tocoginecologia.* Sarvier, São Paulo, 1992. • NIELSEN, P.A. – The mechanism of hypofibrinogenemia in premature separation of the normally implanted placenta. *Acta Obstet. Gynecol. Scand.,* **42**:1, 1963. • NIELSEN, N.C. – Coagulation and fibrinolysis in mother and their newborn infants following premature separation of the placenta. *Acta. Obstet. Gynecol. Scand.,* **49**:88, 1970. • NISWANDER, K.R. & cols. – Fetal morbidity following potentially anoxigenic obstetric conditions. *Am. J. Obstet. Gynecol.,* **95**:838, 1966. • NOVAK, E.R. & WOODRUFF, D. – Ginecologia y Obstetricia. Tratado Anatomopatológico, Clínico y Endocrinológico de Novak. Madrid. Alhambra, 1970. • ODENDAAL, H.J. – The frequency of uterine contractions in abruptio placentae. *S. Afr. Med. J.,* **50**:2129, 1976. • O'DRISCOLL, K. & McCARTHY, J.R. – Abruptio placentae and central venous pressures. *J. Obstet. Gynaecol. Br. Cwlth.,* **73**:923, 1966. • PAGE, E.W. & cols. – The cause of the blood coagulation defect following abruptio placentae. *Amer. J. Obstet. Ginec.,* **61**:1116, 1951. •PERIN, S.M.C. & MONTENEGRO, C.A.B. – Valor do ácido acetilsalicílico na prevenção da toxemia gravídica (Adaptação da Tese de Doutorado da Dra. Suzana Maria Coulon Perin). 44º Congresso Brasileiro de Ginecologia e Obstetrícia. Brasília, de 9-13 Nov. 1992. • PHILLIPS, L.L. & cols. – A study of cytofibrinokinase and fibrinolysin in extracts of tissue from human myometrium, endometrium, decidua and lacenta. *Amer. J. Obstet. Gynecol.,* **71**:342, 1956. • PHILLIPS, L. L. & cols. – The role of the fibrinolytic enzyme system in obstetrical afibrinogenemia. *Amer. J. Obstet. Gynecol.,* **73**:43, 1957. • PHILLIPS, L.L. & cols. – Hemorrhage due to fibrinolysis in abruptio placentae. *Amer. J. Obstet. Gynecol.,* **84**:1447, 1962. • PRITCHARD, J.A. & BREKKEN, A.L. – Clinical and laboratory studies on severe abruptio placentae. *Amer. J. Obstet. Gynecol.,* **97**:681, 1967. • PRITCHARD, J.A. & cols. – Genesis of severe placental abruption. *Amer. J. Obstet. Gynecol.,* **108**:22, 1970. • PRITCHARD, J.A. & cols. – Obstetric hemorrhage. In: – *Williams Obstetrics.* 17th ed., Appleton-Century-Crofts, Connecticut, 1985, p. 395. • QUINTERO, C.A. & cols. – Monitoría de la FCF en el desprendimiento prematuro de placenta normoinserta (abruptio placentae). *Rev. Colomb. Obstet. Ginecol.,* **34**:13, 1978. • REZENDE, J. – Descolamento Prematuro da Placenta. *Obstetrícia.* Editora Afiliada, Rio de Janeiro, 1995. • REZENDE, J. & MONTENEGRO, C.A.B. – Descolamento prematuro da placenta In: Rezende, J. *Obstetrícia.* 5ª ed., Guanabara Koogan, Rio de Janeiro, 1987, p. 549. • RICHARDSON, G.S. – Significance of fetal tones in abruptio placentae. *Amer. J. Obstet.,* **32**:429, 1936. • RIVERA-ALSINA, M.E. & cols. – The use of ultrasound in the expectant management of abruptio placentae. *Am. J. Obstet. Ginecol.,* **146**:924, 1983. • ROSENVASSER, J. – Afibrinogenemia e hipofibrinogenemia em obstetrícia. *Obstet. Ginecol. Lat. Amer.,* **15**:4878, 1957. • SAUNDERSON, P.R. & STEER, P.J. – The value of cardiotocography in abruptio placentae: case report. *Br. J. Obstet. Gynaecol.,* **85**:796, 1978. • SCHMIDT-MATTHIESEN, H. – Fibrinólise e proteólise em obstetrícia e ginecologia. *Rev. Terap. Bayer,* **10**:319, 1966. • SCHNEIDER, C.L. – Etiology of fibrinopenia; fibrination defibrination. *Ann. New York Acad. Sci.,* **75**:634, 1959. • SCHUCHTER, K. & cols. – Uterine artery Doppler and placental volume in the first trimester in the predction of pregnancy complications. *Ultrasound Obstet. Gynecol.,* **18**:590, 2001. • SCOTT, J.S. – Coagulation failure in obstetrics. *Brit. Med. Bull.,* **24**:32, 1968. • SEELEY, H.F. – Pathophysiology of haemorrhagic shock. *Br. J. Hosp. Med.,* **37**:14, 1987. • SKJODT, P. – Intrauterine foetal death with hypofibrinogenemia *Acta Obst. Gynec. Scand,* **46**:59, 1967. • SLUTKER, L. – Risks associated with cocaine use during pregnancy. *Obstet. Gynecol.,* **79**:778, 1992. • STONE, S.R. & cols. – Inferior vena cava and ovarian vein ligation during late pregnancy. *Obstet. Gynecol.,* **32**:267, 1968. • STOUFFER, J.A. & ASHWORTH, C.T. – Hypofibrinogenemia and the placenta. *Am. J. Obstet. Gynecol.,* **75**:407, 1958. • VALERA, E. – Abruptio placentae. *Amer. J. Obstet. Gynecol.,* **100**:599, 1968. • VOIGT, L.F. & cols. – The relationship of abruptio placentae with maternal smoking and small for gestational age infants. *Obstet. Gynecol.,* **75**:771, 1990. • WEINER, A.E. & cols. – Coagulation defects associated with premature separation of the normally implanted placenta. *Amer. J. Obstet. Gynecol.,* **60**:379, 1950. • WEINER, A.E. & cols. – Coagulation defects with intra uterine death from Rh isosensitization. *Amer. J. Obstet. Gynecol.,* **60**:1015, 1950. • WILLOUGHBY, M.L.N. – Obstetric hipofibrinogenaemia. A report of 17 cases. *J. Obstet. Gynecol. Brit. Cwlth.,* **73**:940, 1966. • ZUGAIB, M. & cols. – Evolução crônica do DPP: fantasia ou realidade? *Rev. Bras. Ginecol. Obstet.,* **7**:19, 1985a. • ZUGAIB, M. & cols. – Descolamento prematuro da placenta, forma crônica: análise cardiotocográfica. *Rev. Bras. Ginecol. Obstet,* **7**:36, 1985b.

Seção III

Patologias Clínicas na Gestação

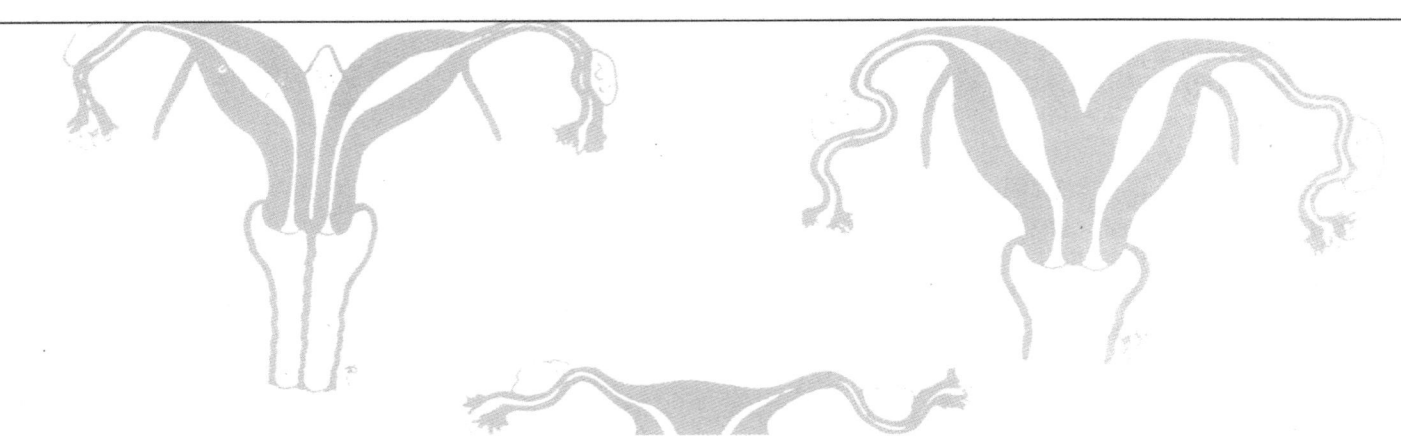

50 Considerações Gerais

Bussâmara Neme

Durante o ciclo gravídico-puerperal, patologias pré-gravídicas, clínicas e/ou cirúrgicas terão sua evolução e prognóstico alteradas, em conseqüência das evidentes modificações locais e gerais que o estado gravídico provoca no organismo materno.

Daí o interesse de seu reconhecimento, pré-concepcional, a fim de serem consideradas as eventuais e possíveis complicações, dependentes da sua associação com o ciclo gravídico.

Embora em algumas dessas patologias a prenhez não provoque agravamento prognóstico e/ou alterações da sua evolução, em outras a sobrecarga gestatória pode seguir-se de sério agravamento, com repercussões no bem-estar materno e fetal. Por vezes, o prognóstico materno agrava-se de tal maneira que surgem problemas éticos quanto à possibilidade de impor-se o parto prematuro terapêutico e até a interrupção da gestação. Nesse particular, pontificam as patologias renais, cardíacas, hipertensivas e neoplásicas malignas.

A nosso ver, todas as jovens, após a menarca, deveriam merecer, dos serviços de saúde, atenção particular, relacionada ao conhecimento de metodologias anticonceptivas e à eventual detecção de patologias subclínicas até então ignoradas. Em nosso meio, inclusive em Centros mais desenvolvidos, essa última condição, ou seja, a ignorância relacionada a patologias subclínicas, é muito freqüente.

Embora falte ao obstetra formação clínica mais dilatada, impõe-se que ele seja capaz de diagnosticar a presença da maioria das entidades clínicas e/ou cirúrgicas, que podem asssociar-se ao estado gravídico.

Por meio da anamnese e da propedêutica clínica, mesmo quando esta última não seja tão esmerada e minuciosa, a identificação e/ou a suspeita de alguma patologia merece, de pronto, a colaboração de especialista para sua confirmação ou exclusão.

A identificação precoce de patologias clínicas, associadas à prenhez, favorece o prognóstico materno-fetal, reduzindo, evidentemente, a morbiletalidade do binômio mãe-concepto.

51 Alergopatias

Ricardo L. Zollner

MANIFESTAÇÕES ALÉRGICAS NA GRAVIDEZ

Não há informações definitivas ou conclusivas para se acreditar que a freqüência de alergia na gravidez difere significativamente das mulheres não-grávidas e na mesma faixa etária. A maioria dos estados alérgicos, incluindo rinite, urticária e reações adversas a drogas ou alimentos, ocorre aproximadamente na mesma incidência populacional de gestantes ou não. Contudo, a asma pelos riscos envolvendo mãe e feto, cuidados e atenções especiais devem ser destinados.

Rinite

A ocorrência dos sintomas de rinite é estimada em cerca de 20% das mulheres durante o período de gravidez. As condições mais freqüentes são as rinites alérgica, vasomotora, medicamentosa e a rinossinusite bacteriana. Estudos que avaliaram alterações nos sintomas de rinite alérgica na gravidez demonstraram que aproximadamente um terço das gestantes apresentaram piora durante esse período. A presença da rinite tem impacto importante na qualidade de vida da gestante, além de ser fator agravante na manifestação da asma e infecções rinossinusais. Dessa forma, o acompanhamento clínico aliado à estratégia de tratamento adequado são fatores relevantes no sucesso do manejo da rinopatia.

Condição singular na paciente grávida é a chamada rinite vasomotora ou gestacional. Fato curioso é observado em mulheres que relatam sua condição de gravidez pelas manifestações de obstrução nasal logo quando ficam grávidas. A rinite vasomotora da gravidez está associada ao aumento do fluxo sangüíneo nos cornetos nasais em decorrência do aumento da atividade glandular nasal e do relaxamento do tono da musculatura lisa vascular, pelo aumento nos níveis de estrógenos e progesterona que ocorrem durante a gestação. O segundo trimestre é o período típico de congestão nasal, normalmente se resolvendo após o parto. Por outro lado, a rinite alérgica, condição inflamatória, imunologicamente mediada, do trato respiratório superior, com nítida associação entre elementos ambientais (exposição a alérgenos ditos ambientais como ácaros, fungos, baratas, polens, entre outros) e genéticos pode ter seus sintomas piorados na gravidez em decorrência da rinite vasomotora ou gestacional. Além disso, poderá ser difícil separar a rinite vasomotora ou gestacional da rinite alérgica subclínica ou, ainda, diagnosticá-la como entidade nosológica principal. Contudo, na rinite vasomotora, todas as pacientes deverão estar recuperadas da rinopatia. A história clínica associada ao exame físico adequado é fundamental para a definição da etiologia da rinite na gravidez. Pelo risco potencial maior de reações sistêmicas aos testes cutâneos de hipersensibilidade imediata, auxiliares no diagnóstico de atopia ou alergia deverão ser preteridos e optados os testes sorológicos *in vitro* para a detecção de IgE específicas.

De maneira geral, deve-se evitar o uso de medicamentos durante a gestação, principalmente no primeiro trimestre, devido ao risco de malformações congênitas. Estima-se aproximadamente entre 1 e 5% as causas de malformações pelo uso de medicamentos. A partir de 1998, a Food and Drug Administration (FDA) estabelece, nos Estados Unidos, classificação de riscos de medicações empregadas na gestação em categorias (Quadro III-1). Assim, os medicamentos que podem ser usados na gravidez recebem uma letra, ou categoria, indicativa de seu risco para mãe ou seu feto. No quadro III-2 estão apontados os principais medicamentos utilizados na rinopatia durante o período gestacional e sua categoria correspondente.

O comitê do American College of Obstetricians and Gynecologists (ACOG) e o American College of Allergy, Asthma, and Immunology (ACAAI) consideram as cromonas (em particular o cromoglicato de sódio), em suas preparações de "spray" nasal, de escolha para ser usados na rinopatia alérgica durante o período gestacional. Essa droga é considerada antiinflamatória sem absorção sistêmica ou reações adversas expressivas. A dose recomendada é a aspersão de 10mg/narina de 8/8horas ou 6/6 horas. Os anti-histamínicos são muito empregados durante a gravidez, reduzindo os sintomas da rinite. A desclorfeniramina e a tripolidina são recomendadas devido à segurança em seu uso quanto aos efeitos adversos. Revisão interessante, utilizando a metanálise como metodologia, identificou 24 trabalhos com população de estudo de cerca de 200.000 gestantes e o uso de anti-histamínicos de primeira geração no primeiro trimestre de gravidez, não constatou associação entre o uso desses medicamentos e anormalidades fetais. Os anti-histamínicos de segunda geração causam menos sedação e menos efeitos anticolinérgicos. A utilização de anti-histamínico tópico nasal em "spray", como a azelastina, pode ser útil, não existindo, até o momento, estudos que demonstrem efeitos nocivos para o feto. Quando necessário empregar-se descongestionantes, a pseudoefedrina é a medicação de escolha durante a gravidez. As preparações da pseudo-efedrina estão normalmente associadas à tripolidina e podem ser administrada por via oral de 8/8 horas ou de 6/6 horas. Por outro lado, a gastrosquise, defeito congênito da parede anterior do abdome, levando à herniação do intestino, e a atresia intestinal fetal podem ser associadas ao uso de descongestionantes durante o primeiro trimestre de gravidez. O uso dessas drogas deverá ser evitado nesse período, mas, se a prescrição for necessária, exigirá atenção redobrada no seguimento clínico. Nos casos de sintomatologia mais crônica e de difícil controle, os corticosteróides tópicos em "spray" aquoso nasal devem ser considerados. Muito embora não haja estudos específicos do uso desses grupos de medicações antiinflamatórias na gravidez, recomenda-se o uso de dipropionato de beclometasona, ou a budesonida ou, mais recentemente a fluticasona no tratamento da rinopatia alérgica na gestação. O controle da rinopatia vasomotora gestacional pode ser feito com os mesmos sintomáticos recomendados para a rinopatia alérgica, assim como o uso de corticoterapia tópica naqueles casos de difícil controle.

Asma

Asma é manifestação respiratória relativamente comum. Estima-se que afete cerca de 5% da população gestante. Considerada uma das principais causas de incapacidade, a asma, na gravidez, pode aumentar o risco de complicações, tanto para a mãe quanto para o feto.

A asma é considerada doença inflamatória das vias aéreas com fatores genéticos e ambientais e apresenta como manifestações clínicas falta de ar, tosse, chiado e aperto no peito. Em sua definição clínica, caracteriza-se pelos episódios que evoluem espontaneamente ou pelo uso de medicações broncodilatadoras. A asma pode ser classificada quanto à gravidade em intermitente e persistente leve, moderada e grave.

Quadro III-1 – Categorias definidas pelo Food and Drug Administration (FDA) para o uso de drogas na gravidez (1998).

Categoria	Descrição
A	Estudos adequados em gestantes não demonstraram risco para o feto no primeiro trimestre de gravidez e não há evidências de riscos para os últimos trimestres
B	Estudos com animais não demonstraram risco para o feto, mas não há estudos adequados em gestantes ou Estudos com animais mostraram efeitos adversos, mas estudos adequados em grávidas não demonstraram risco para o feto no primeiro trimestre de gravidez e não há evidências de riscos para os últimos trimestres
C	Estudos com animais mostraram reações adversas para o feto, mas não há estudos adequados em humanos; os benefícios da droga em grávidas justificam seu emprego, apesar dos riscos potenciais ou Não há estudos adequados com animais ou em humanos
D	Existem evidências de efeitos adversos a fetos humanos, mas o benefício potencial da droga em gestantes justifica seu emprego apesar dos riscos potenciais
X	Estudos com animais ou em humanos demonstram aparecimento de anormalidades fetais ou Relatos de reações adversas fornecem evidências de risco fetal. O risco do uso da droga em gestantes excede nitidamente qualquer benefício possível

Quadro III-2 – Drogas usadas na rinite alérgica classificadas conforme categoria de risco na gravidez, segundo o Food and Drug Administration (FDA).

Medicamentos	Categoria
Corticosteróides intranasais	
Budesonida	C
Beclometasona	C
Fluticasona	C
Triancinolona	C
Flunisolida	C
Cromonas	
Cromoglicato de sódio	B
Anti-histamínicos	
Fexofenadina	C
Desloratadina	C
Loratadina	B
Cetirizina	B
Clorfeniramina	B
Difenidramina	B
Clemastina	B
Tripelenamina	B
Hidroxizina	C
Decongestionantes	
Pseudo-efedrina	C
Anti-histamínicos/descongestionantes	
Fexofenadina/pseudo-efedrina	C
Cetirizina/pseudo-efedrina	C
Loratadina/pseudo-efedrina	B
Outros "sprays" nasais	
Brometo de ipratrópio	B
Azelastina	C
Oximetazolina	C

Índice de avaliação da gravidade da asma (Huff, 1989)

Existem vários métodos para se avaliar a gravidade da crise asmática; um dos mais aceitos para determinar a necessidade de hospitalização utiliza sistema de pontuação de sinais clínicos e sintomas facilmente reconhecidos. É constituído de 7 itens que, quando presentes, cada um recebe 1 ponto; soma igual ou maior que 4 significa necessidade de hospitalização.

1. Freqüência cardíaca – 120 ou mais batimentos por minuto.
2. Freqüência respiratória – 30 ou mais por minuto.
3. Pulso paradoxal – 18mmHg ou mais (na inspiração normal a pressão arterial sistólica cai até 5mmHg. Na asma severa ela cai até 18mmHg ou mais).
4. Pico de fluxo respiratório – 120 litros ou menos por minuto.
5. Dispnéia – moderada ou intensa.
6. Sibilância – moderada ou intensa.
7. Uso da musculatura respiratória acessória – moderada ou intensa.

O entendimento das alterações fisiológicas dos sistemas cardiovascular e respiratório na gravidez auxilia na compreensão da importância do controle da asma no período gestacional para a mãe e seu concepto. A principal alteração do volume pulmonar durante a gestação refere-se à diminuição da capacidade funcional residual, associada ao aumento do tamanho uterino. Em condições normais, a mecânica respiratória não está alterada, não afetando o volume respiratório de 1 segundo (VEF_1), sua capacidade vital forçada (CVF) e o fluxo expiratório forçado. Estes são parâmetros importantes para o diagnóstico funcional da asma.

Durante a gravidez, várias alterações fisiológicas podem ser relevantes no controle da paciente.

- Existe aumento da sobrecarga cardíaca da ordem de 30 a 50% no segundo trimestre (De Swiet, 1980).
- A gasometria arterial evidencia alcalose respiratória própria da gravidez, com níveis-padrão de pH entre 7,40 e 7,47; pCO_2 de 25 a 32mmHg e pO_2 de 90 a 106mmHg (Lim e cols., 1976).

O conhecimento desses valores é muito importante, pois, quando a gestante apresenta dosagem de pCO_2 entre 35 e 38mmHg, já pode estar com certo grau de hipoventilação alveolar e como conseqüência hipóxia fetal, com risco de morbidade e mortalidade perinatais.

Assistência

Geralmente, a asma segue a regra dos *terços*: um terço das gestantes melhora, um terço permanece com o quadro clínico de asma e um terço apresenta piora dos sintomas de asma. Como na primeira gravidez, as gestantes asmáticas costumam manter a mesma apresentação clínica de asma durante as gestações sucessivas. O período de piora dos sintomas asmáticos ocorre entre a 24ª e a 36ª semana de gestação, sendo, contudo, rara a piora durante as quatro últimas semanas ou durante o trabalho de parto.

As orientações e as estratégias para o controle da asma na gestante não diferem de maneira substancial para as não-grávidas. Contudo, deve-se observar que negligenciar os riscos para mãe e feto poderá trazer conseqüências fatais.

O diagnóstico espirométrico da asma durante a gravidez segue as mesmas orientações para a população geral. As medidas de VEF_1 e CVF são usadas para o diagnóstico e o seguimento do tratamento da asma. No acompanhamento da gestante asmática, a cada visita deve-se proceder ao teste espirométrico para a identificação e a correção da broncoconstrição, e dessa forma, aplicar medidas preventivas da diminuição da oxigenação fetal.

Os estudos voltados para a segurança do uso de medicações durante a gravidez são, geralmente, limitados à metodologia retrospectiva e poucos, com seguimento longo, visando ao surgimento de seqüelas posteriores. O quadro III-3 mostra as medicações usadas na gravidez fornecendo sua categoria de risco de reações adversas, segundo o Food and Drug Administration (FDA), 1998. O quadro III-4 apresenta as indicações das medicações de acordo com a classificação dos sintomas clínicos da asma.

Dermatoses alérgicas

Prurido – é sintoma comum (estimado entre 3 e 14%) na gravidez. Pode ocorrer com ou sem lesão cutânea e, de maneira geral, as dermatoses especificamente associadas à gestação são de caráter benigno. Sua fisiopatologia é discutida dentro do contexto de variações da resposta exagerada aos processos fisiológicos de adaptação a gravidez, doenças primárias da pele e manifestações de doenças sistêmicas. A pele e os fâneros na gravidez, por ser período de variações metabólicas e endócrinas significativas, estão sujeitos a alterações. Essas alterações devem ser reconhecidas e controladas pelo ginecologista aliado aos imunologistas clínicos e dermatologistas.

Tratamento – medicação sintomática à base de anti-histamínicos: hidroxizina, 10 a 25mg, 2 a 3 vezes ao dia, ou clorfeni-

Quadro III-3 – Agentes farmacológicos utilizados na asma durante a gravidez e as categorias de risco definidas pelo Food and Drug Administration (FDA).

Medicação	Categoria de risco
Broncodilatadores	
Beta-agonistas	
Albuterol	C
Pirbuterol	C
Levalbuterol	C
Salmeterol	C
Formoterol	C
Metaproterenol	C
Anticolinérgicos	
Brometo de ipratrópio	B
Antiinflamatórios	
Cromonas	
Cromoglicato de sódio	B
Nedocromil	B
Corticosteróides inalatórios	
Budesonida	B
Beclometasona	C
Flunisolida	C
Fluticasona	C
Triamcinolona	C
Fluticasona/salmeterol	C
Inibidores de leucotrienos	
Zafirlukast	B
Montelukast	B
Zileuton	C
Corticosteróides orais	C
Xantinas*	C

* As xantinas possuem propriedades broncodilatadoras leves e ação antiinflamatória equivalente às doses baixas de corticosteróides inalatórios.

Quadro III-4 – Recomendação de terapia farmacológica para asma durante a gravidez*.

Categorias**	Fase terapêutica
Intermitente leve	Administrar beta-agonistas de curta duração (para todas as categorias)*
Persistente leve	Administração de cromonas àquelas pacientes com boa resposta antes da gravidez. Substituir por corticosteróides inalatórios*** se não houver melhora dos sintomas
Persistente moderada	Corticosteróides inalatórios***, mantendo beta-agonistas àquelas pacientes que apresentaram boa resposta à terapêutica anterior à gestação. Adicionar xantina oral e/ou beta-agonistas inalatórios de longa duração para pacientes de difícil controle dos sintomas sob regime de dose média de corticosteróides inalatórios
Persistente grave	Seguir a orientação acima adicionando corticosteróides orais

* Baseado nas recomendações da National Asthma Education Program Report of the Working Group on Asthma During Pregnancy: American College of Allergy, Asthma, and Immunology e American College of Obstetricians and Gynecologists, e III Consenso Brasileiro de Asma.
** Referências publicadas com o uso de albuterol, metaproterenol, ou terbutalina.
*** Beclometasona ou budesonida. Se a paciente necessitar de altas doses de corticosteróides inalatórios, indicar a budesonida.

ramida, 6mg, 2 vezes ao dia, ou ainda triprolidina, 1 comprimido, 2 a 3 vezes ao dia, até o controle e a remissão das manifestações.

Eczema xerótico, dermatite atópica e dermatite de contato – condição rara de etiologia desconhecida e de prognóstico favorável, mas freqüentemente encontrada tanto em primigestas quanto em multíparas. A urticária é manifestação cutânea que pode surgir em qualquer período da gravidez e estar relacionada a qualquer um dos fatores comumente associados à urticária em não-grávidas. A ingestão de alimentos e bebidas industrializados contendo corantes e conservantes, assim como a presença de infecções e infestações parasitárias são os fatores etiológicos envolvidos. Como, de maneira geral, a ingestão de medicamentos está sob controle médico nos acompanhamentos pré-natal, as urticárias associadas às reações adversas a drogas poderão estar sob controle mais adequado.

O tratamento do prurido na gravidez, assim como em qualquer outra condição, obviamente está na dependência de sua etiologia e gravidade. Em linhas gerais, as principais recomendações iniciais estão voltadas para a umectação da pele. Se insuficientes, o tratamento sistêmico é indicado. Assim como para as manifestações alérgicas do trato respiratório alto, os anti-histamínicos indicados no primeiro trimestre são a hidroxizina ou a dexclorfeniramina. Nos casos mais graves, corticosteróides sistêmicos poderão ser administrados, lembrando sua categoria C segundo o FDA.

CONSIDERAÇÕES GERAIS QUANTO AO CONTROLE DAS DOENÇAS ALÉRGICAS

Profilaxia ambiental

Os cuidados com a exposição ambiental de alérgenos é considerada a base do tratamento de doenças alérgicas como rinite, asma ou dermatite atópica. Contudo, o sucesso na aplicação dessa estratégia, requer a definição dos alergenos envolvidos no desencadeamento da alergia por meio de testes cutâneos ou sorológicos que identificarão a presença de anticorpos IgE específicos. Além disso, medidas educacionais que possibilitem o melhor entendimento, por parte do paciente, da relação do ambiente à manifestação clínica da alergia são fundamentais para o sucesso do tratamento do indivíduo alérgico. Essas medidas associadas aos casos em que o tratamento farmacológico está indicado, promovem melhor recuperação dos sintomas.

Imunoterapia na gestação

A eficácia clínica da imunoterapia (IT) ou dessensibilização alergênica tem sido estabelecida como alternativa para o tratamento da doença alérgica, principalmente para a rinite e a reação alérgica ao veneno de inseto e em alguns casos para a asma. A imunoterapia consiste na identificação do(s) principal(s) alérgeno(s) envolvido(s) no desencadeamento do processo inflamatório mediado imunologicamente. Por meio da administração de doses regulares, definidas para o paciente, desencadeiam-se mecanismos moduladores antiinflamatórios e supressores da resposta imunológica específica ao alérgeno. Esse procedimento, dependendo do alérgeno envolvido, pode levar de meses a anos até que se observe diminuição identificável da resposta imune ao alérgeno.

A preocupação das reações sistêmicas à IT põe em discussão os riscos dessa forma de tratamento na gestação. Assim, algumas considerações discutidas em Consensos Internacionais propõem a manutenção da IT em pacientes que já estavam sob essa forma de tratamento e apresentando nítido benefício sem reações adversas. Contudo, é desencorajado o início da imunoterapia durante a gravidez. A IT na gestante não parece proteger ou aumentar o risco de a criança desenvolver a doença alérgica ou ainda de aumentar, na criança, a sensibilização alérgica.

Referências Bibliográficas

- AL-FARES, S.I & JONES, S.V. – The specific dermatoses of pregnancy: a re-appraisal. *J. Eur. Acad. Dermatol. Venereol.*, 15:197, 2001. • BJORKSTEN, B. – The intrauterine and postnatal environments. *J. All. Clin. Immunol.*, 104:1119, 1999. • BLAISS, M.S. – Management of rhinitis and asthma in pregnancy. *Ann. Allergy Asthma Immunol.*, 90:16, 2003. • BOOTHBY, L.A. & DOERING, P.L. – FDA labeling system for drugs in pregnancy. *Ann. Pharmacother.*, 35:1485, 2001. • BOUSQUET, J.; LOCKEY, R. & Malling. H.J. – Allergen immunotherapy: therapeutic vaccines for allergic diseases. A WHO position paper. *J. Allergy Clin. Immunol.*, 102:558, 1998. • CUSTOVIC, A. & cols. – Effect of environmental manipulation in pregnancy and early life on respiratory symptoms and atopy during first year of life: a randomized trial. *Lancet*, 358:188, 2001. • DE SWIET, M. – The cardiovascular system. In: *Clinical Physiology in Obstetrics*. Oxford, Blawell Scientific Publications, 1980. • DIAPER, N.D.; WARNER, J.O. & JONES, C.– A.Immunoregulatory molecules during pregnancy and at birth. *J. Reprod. Immunol.*, 56:19, 2002. • ELLEGARD, E.; HELL-GREN, M.; TOREN, K. & KARLSSON, G. – The incidence of pregnancy rhinitis. *Gynecol. Obstet. Invest.*, 49:98, 2000. • FITERMAN, J.; PASTORINO, A.C. & PEREIRA, L.F.F. – III Consenso Brasileiro de Asma. *J. Pneumol.*, 28(Supl. 1): 2002. • HUFF, R.W. – Asthama in pregnancy. *Med. Clin. North Am.*, 73:653, 1989. • LIM, V.S. & cols. – Acid-base regulation in pregnancy. *Am. J. Phisiol.*, 213:1764, 1976. • METZGER, W.; TURNER, E. & PATTERSON, R. – The safety of immunotherapy during pregnancy. *J. Allergy Clin. Immunol.*, 61:268, 1978. • NAMAZY, J. & cols.

– Use of inhaled steroids by pregnant asthmatic women does not reduce intrauterine growth. *J. Allergy Clin. Immunol.*, 113:427, 2004. • The American College of Obstetricians and Gynecologists (ACOG) and The American College of Allergy, Asthma and Immunology (ACAAI).The use of newer asthma and allergy medications during pregnancy. *Ann. Allergy Asthma Immunol.*, 84:475, 2000. • PLATTS-MILLS, T.A.E. – Allergen avoidance in the treatment of asthma and rhinitis. *N. Engl. J. Med.*, 349:207, 2003. • PLATTS-MILLS, T.A.E. & – The role of intervention in established allergy: avoidance of indoor allergens in the treatment of chronic allergic disease. *J. Allergy Clin. Immunol.*, 106:787, 2000. • REINHARD, G. & cols. – Shifts in the TH1/TH2 balance during human pregnancy correlate with apoptotic changes. *Biochem. Biophys. Res. Commun.*, 245:933, 1998. • SHAIKH, W.A. – A retrospective study on the safety of immunotherapy in pregnancy. *Clin. Exp. Allergy*, 23:857, 1993. • SCHATZ, M. – Interrelationships between asthma and pregnancy: a literature review. *J. Allergy Clin. Immunol.*, 103:330, 1999. • SCHATZ, M. & PETITTI, D. – Antihistamines and pregnancy. *Ann. Allergy Asthma Immunol.*, 78:157, 1997. • SETO, A.; EINARSON, T. & KOREN, G. – Pregnancy outcome following first trimester exposure to antihistamines: meta-analysis. *Am. J. Perinatol.*, 14:119, 1997. • SCHWARTZ, H.J; GOLDEN, D.B. & LOCKEY, R.F. – Venom immunotherapy in the Hymenoptera-allergic pregnant patient. *J. Allergy Clin. Immunol.*, 85:709, 1990. • STENIUS-AARNIALA, B.; PIIRILA, P. & TERAMO K. – Asthma and pregnancy: a prospective study of 198 pregnancies. *Thorax*, 43:12, 1988. • VARNER, A.E. – The Increase in allergic respiratory diseases: survival of the fittest? *Chest*, 121:1308, 2002. • WARNER, J.A. & cols. – Maternal programming in asthma and allergy. *Clin. Exp. Allergy*, 28:35, 1998. • WEETMAN, A.P. – The immunology of pregnancy. *Thyroid*, 9:643, 1999. • WEGMANN, T.G. & cols. – Bidirectional cytokine interactions in the maternal-fetal relationship: is successful pregnancy a TH-2 phenomenon? *Immunol Today*, 14:353, 1993. • WERLER, M.M.; SHEEHAN, J.E. & MITCHELL, A.A. – Maternal medication use and risks of gastroschisis and small intestinal atresia. *Am. J. Epidemiol.*, 155:26, 2002. • WENDEL, P.J.– Asthma in pregnancy. *Obstet. Gynecol. Clin. North Am.*, 28:537, 2001. • WERLER, M.; MITCHELL, A. & SHAPIRO S. – First trimester maternal medication use in relation to gastroschisis. *Teratology*, 45:361, 1992. • WESTERGAARD, T. & cols. – Reproductive history and allergic rhinitis among 31145 Danish women. *Clin. Exp. Allergy*, 33:301, 2003.

52 Pneumopatias

Reynaldo Quagliato

Na gestação ocorrem modificações nas vias aéreas, na caixa torácica e no centro respiratório. As alterações nas vias aéreas como hiperemia, edema, hipersecreção e fragilidade ocorrem principalmente no terceiro trimestre e provocam obstrução nasal, epistaxe e alterações da voz. Estes sintomas exacerbam-se em pré-eclâmpsia e infecções de vias aéreas superiores. Com o aumento do volume uterino e abdominal, o diafragma eleva-se, mas sua função permanece normal.

As provas de função respiratória revelam queda progressiva da capacidade residual funcional (CRF), discreta diminuição do volume residual (VR) e do volume de reserva expiratório (VRE). A capacidade vital (CV) permanece inalterada e a capacidade pulmonar total (CPT) pouco decresce. O volume expiratório em 1 segundo (VEF_1) permanece inalterado, assim como a complacência da parede torácica se encontra diminuída no final da gestação.

O aumento da produção de CO_2 que chega a 34-50% no terceiro trimestre e a progesterona que é estimulante direta do centro respiratório e modifica a sensibilidade à pCO_2 provocam o aumento da ventilação minuto.

Ocasionalmente existe aumento de movimentação das costelas, manutenção da função do diafragma e aumento do volume corrente com discreta elevação da freqüência respiratória. O aumento ventilatório provoca alcalose respiratória com compensação renal mostrando pCO_2 de 28-32mmHg, bicarbonato plasmático de 18-21mEq/l e pH de 7,40 a 7,47.

Hipoxemia discreta e aumento da diferença de oxigênio alveoloarterial podem acontecer na posição supina, devido ao fechamento das vias aéreas com a diminuição da CRF.

O consumo de oxigênio aumenta 33% no terceiro trimestre, pela demanda do feto e pelos processos metabólicos maternos, de modo que existe baixa reserva de oxigênio. No trabalho de parto, a dor e a ansiedade provocam taquipnéia com hipocapnia e alcalose respiratória, com redução do fluxo uterino, hipoventilação alveolar e atelectasias. Por tudo isso, a dispnéia é sintoma muito comum na gestante, chegando até 80% dos casos.

TUBERCULOSE

A tuberculose causada pelo *Mycobacterium tuberculosis* é uma doença cosmopolita e apesar da medicação curativa em 95% dos casos ainda continua sendo grave problema de saúde pública.

Antes se acreditava que a doença melhorava durante a gestação devido ao aumento de volume abdominal, com compressão diafragmática provocando colapsoterapia, método utilizado na era pré-medicamentosa.

Depois, esse conceito mudou radicalmente, e achou-se que a tuberculose se exacerbava durante a gestação e puerpério, sendo indicado o aborto terapêutico. Atualmente, o prognóstico da doença é comparável ao de pacientes não-grávidas, então a conduta deve ser a habitual: diagnóstico precoce e tratamento correto para conduzir a cura, seqüelas mínimas e menos contágio em relação a outras pessoas.

A tuberculose na gestação provoca incidência maior de abortos, crianças de baixo peso e mortalidade perinatal.

O diagnóstico na forma pulmonar é feito pelo achado do bacilo no escarro, sendo necessário no mínimo uma radiografia de tórax para a suspeita. Na forma extra-pulmonar, o diagnóstico pode ser retardado, assim como o tratamento.

A medicação utilizada é o esquema tríplice com isoniazida, rifampicina e pirazinamida. Estas são empregadas na gestação, o mesmo ocorrendo com o etambutol, que é reservado para outro esquema.

São contra-indicados: aminoglicosídeos (estreptomicina, kanamicina) devido a danos no oitavo par craniano fetal; a etionamida é teratogênica; e as quinolonas provocam artropatias no feto.

A isoniazida na gestante pode provocar neurite periférica, devendo ser acompanhada pela piridoxina (B_6). A rifampicina pode estar associada à coagulopatia neonatal reversível com a administração de vitamina K. E a pirazinamida ocasiona artralgias pela elevação do ácido úrico. Todas são hepatotóxicas e podem provocar o aumento das transaminases e bilirrubinas, transitório na maioria das vezes. Se persistir a elevação das transaminases, o esquema terapêutico deve ser suspenso e reiniciado lentamente.

A tuberculose congênita é rara e transmitida por via hematogênica ou por aspiração do líquido amniótico contaminado pela placenta ou pela genitália materna. Então, geralmente, o recém-nascido de mãe bacilífera é contaminado pela via inalatória.

O recém-nascido com a mãe tuberculosa deve ser submetido a quimioprofilaxia primária. Ele recebe isoniazida durante três meses e faz a prova tuberculínica. Se o PPD for reator, mantém-se a medicação até completar seis meses, e caso seja não-reator a droga é suspensa e ele é vacinado com BCG.

PNEUMONIAS

A incidência de pneumonia em 75.000 gestações no Hospital Parkland foi cerca de 1 em 600 (Yost e cols., 2000). Na população adulta, em geral ela acomete 12 por 1.000 pessoas.

Por outro lado observou-se aumento da mortalidade nas gestantes nas pandemias por influenza e nas pneumonias por varicela zóster, de modo que, em caso de piora do quadro, a paciente deve ser internada. Em portadores de HIV, aumenta a incidência da tuberculose, da pneumocistose e criptococose.

As pneumonias são classificadas em hospitalares e extra-hospitalares (adquiridas na comunidade). As adquiridas na comunidade podem ser típicas ou atípicas. As típicas são assim denominadas porque apresentam o quadro clínico clássico com febre elevada, sudorese, dor torácica localizada que se exacerba com a inspiração e tosse seca no início e depois produtiva (marrom).

A anamnese e o exame físico levam à hipótese diagnóstica, mas é necessário radiografia do tórax. Calcula-se que a exposição fetal à radiação é de 0,001rad para uma radiografia de tórax. A exposição fetal menor que 5rad não provoca aumento significativo nas anomalias congênitas, mas está associada a pequeno aumento do risco de câncer infantil (leucemias).

Como os riscos aumentam progressivamente com a dose de radiação, esses procedimentos devem ser utilizados com cuidado, principalmente no primeiro trimestre.

As pneumonias atípicas apresentam quadro clínico diferente do habitual, com tosse seca persistente, queixas gerais como febre e mal-estar e poucos achados respiratórios ao exame físico.

Os agentes etiológicos mais comuns nas típicas são bacterianos: *Streptococcus pneumoniae, Haemophilus influenzae* e *Staphylococcus aureus*. Eles correspondem a cerca de dois terços dos casos da doença.

Os agentes etiológicos das atípicas podem ser bactérias ou vírus: *Mycoplasma pneumoniae, Chlamydia pneumoniae*, adenovírus, vírus da influenza, para-influenza etc.

Muitas vezes, as típicas e as atípicas confundem-se, mesmo com a radiografia de tórax, de modo que o diagnóstico diferencial é muito difícil. Quanto ao escarro, ele não apresenta, com certeza, a flora bacteriana das vias aéreas inferiores, de modo que o diagnóstico etiológico é apenas pela suposição do quadro. Com isso, o tratamento é abrangente para vários agentes, sendo que nas adquiridas na comunidade, sem complicações, utilizam-se amoxicilina, macrolídeos ou quinolonas.

A segurança dos agentes inibidores da neuraminidase para o tratamento das infecções pelo vírus da influenza nas gestantes não está estabelecida.

Quanto às infecções adquiridas no hospital, há predomínio das bactérias gram-negativas, como *Escherichia coli, Pseudomonas aeruginosa* (principalmente nas bronquiectasias), *Acinetobacter* etc. O prognóstico é mais grave com maior mortalidade, de modo que nesses pacientes a busca do agente etiológico é mais intensa com punções traqueais, pulmonares, broncoscopias etc.

Os antibióticos utilizados são cefalosporinas, amoxicilina-clavulanato, aminoglicosídeos e quinolonas. É fundamental estudar os antibióticos quanto ao risco fetal para empregá-los corretamente.

Antibioticoterapia e o concepto (classes)

A) Sem risco fetal: provado ser seguro para uso na gravidez.
B) Risco fetal não demonstrado em estudos humanos ou em animais.
C) Risco fetal desconhecido: sem estudos humanos adequados.
D) Alguma evidência de risco fetal: devem ser evitados.
E) Risco fetal provocado: é contra-indicado.

Categorias A e B	Categoria C
Cefalosporinas	Gentamicina
Clindamicina	Amicacina
Eritromicina – evitar estolato	Vancomicina
Penicilinas	Imipenen
Sulfonamidas – risco de kernicterus; devem ser evitadas no final da gestação	Isoniazida
	Rifampicina
	Pirazinamida
Etambutol	Trimetoprima – inibe o metabolismo do ácido fólico
Anfotericina	
	Amantadina
Categoria D	Aciclovir
Tetraciclina	Ganciclovir
Doxiciclina	Ketoconazol
Aminoglicosídeos – tobramicina e estreptomicina	Fluconazol
	Fluoroquinolona

Em crianças, devem-se evitar sulfonamidas, tetraciclinas, quinolonas e possivelmente metronidazol.

A vacinação contra o vírus da influenza pode ser efetuada após o primeiro trimestre.

TABAGISMO

O tabagismo durante a gestação provoca malefícios na mãe e no feto. Ele é responsável por 20% dos fetos com baixo peso, 8% dos partos prematuros, 5% das mortes perinatais, incluindo síndrome da morte súbita, aumento dos abortos espontâneos, placentas prévias e menor taxa de crescimento do recém-nascido. O desenvolvimento fetal é beneficiado com abandono do tabagismo pela mãe, tanto mais quanto mais precoce isso ocorrer.

A nicotina é a principal responsável pela restrição do crescimento fetal devido à vasoconstrição provocada no útero e placenta, reduzindo o fluxo e a oferta de oxigênio e nutrientes. Essa restrição ocorre em todos os órgãos, inclusive pulmões, levando a alterações funcionais na infância que podem persistir na idade adulta.

Na mãe, a nicotina provoca alterações da freqüência cardíaca e da pressão arterial. O monóxido de carbono tem maior afinidade com a hemoglobina que o oxigênio formando a carboxiemoglobina. Com níveis mais elevados na circulação fetal, leva a hipóxia tecidual, eritropoese, aumento da hemoglobina com hiperviscosidade e aumento do risco de infarto cerebral e má circulação placentária.

O tabagismo também provoca diminuição da capacidade fagocitária dos macrófagos, alterações dos níveis de IgA nas mucosas com comprometimento do sistema imunológico, levando a infecções locais facilitadas pela toxicidade.

O baixo fluxo também leva à redução na concentração de vitaminas no líquido amniótico (como ácido ascórbico), aminoácidos e interferência na síntese protéica.

Pelo dano causado no feto e na criança, além do fator econômico, a gestação é boa ocasião para a mãe entender que o tabagismo deve ser abandonado para evitar que ela esteja transformando o filho em fumante ativo. Em particular, entre asmáticas, o prognóstico agrava-se em casos de fumantes ativos (Sheffield, 2005).

Referências Bibliográficas

• BARTLETT, J.G. – Community acquired pneumonia. *Int. J. Clin. Pract. Suppl.*, 115:18, 2000. • BARTLETT, J.G. & MUNDY, L.M. – Community-acquired pneumonia. *N. Engl. J. Med.*, 333:1618, 1995 • BERKOWITZ, K. & LA SALA, A. – Risk factors associated with the increasing prevalence of pneumonia during pregnancy. *Am. J. Obstet. Gynecol.*, 163:981, 1990. • BUTLER, N.R.; GOLDSTEIN, H. & ROSS, E.M. – Cigaret smoking in pregnancy: its influence on birth weight and perinatal mortality. *Br. Med. J.*, 2:127, 1972. • Consenso Brasileiro de Pneumonias em indivíduos adultos imunocompetentes. *J. Pneumol.*, 27:S3, 2001 • EBRAHIM, S.H. & cols. – Trends in pregnancy-related smoking rates in the United States, 1987-1996. *JAMA*, 283:361, 2000. • FINE, M.J. & cols. – Prognosis and outcomes of patients with community-acquired pneumonia: a meta-analysis. *JAMA*, 275:134, 1996. • FRIEDEN, T.R. & cols. – Tuberculosis. *Lancet*, 362:887, 2003. • JIM, Y. & cols. – The effects of community-acquired pneumonia during pregnancy ending with a live birth. *Am. J. Obstet. Gynecol.*, 188:800, 2003. • KHILNANI, G.C. – Tuberculosis and pregnancy. *Indian J. Chest Dis. Allied Sci.*, 46:105, 2004. • LESSNAU, K.D. & QARAH, S. – Multidrug-resistance tuberculosis in pregnancy: case report and review of the literature. *Chest*, 123:953, 2003. • LIM, W.S.; MACFARLANE, J.T. & COLTHORPE, C.L. – Treatment of community-acquired lower respiratory tract infections during pregnancy. *Am. J. Respir. Med.*, 2:221, 2003. • LUPERCIO, W. & GIGLIOTTI, A. – Tabagismo e suas peculiaridades durante a gestação: uma revisão crítica. *J. Bras. Pneumol.*, 30:176, 2004. • MARIE, T.J. & cols. – Community-acquired pneumonia and do not resuscitate orders. *J. Am. Geriatr. Soc.*, 50:290, 2002. • MCINTYRE J. – Mothers infected with HIV. *Br. Med. Bull.*, 67:127, 2003. • NIEBYL, Jr. – Antibiotics and other anti-infective agents in pregnancy and lactation. *Am. J. Perinatol.*, 20:405, 2003 • NIEDERMAN, M.S. (ed.) – Pulmonary disease in pregnancy. *Clin. Chest Med.*, 13:555, 1992. • POWRIE, R.O. – Drugs in pregnancy. Respiratory disease. *Best Pract Res. Clin. Obstet. Gynecol.*, 15:913, 2001. • RIGOTTI, N.A. – Clinical practice. Treatment of tobacco use and dependence. *N. Engl. J. Med.*, 346:506, 2002. • SCHAEFER, G. & cols. – Pregnancy and pulmonary tuberculosis. *Obst. Gynecol.*, 46:706, 1975. • SHEFFIELD, J. – The effect of active and passive cigarette smoke on pregnant women with asthma. *Am. J. Obstet. Gynecol.*, 191:SMFM. Abstract-322, 2005. • SCHLOSSBERG, D. – Tuberculosis. 2nd ed, Springer Verlag, 1988. • SCHOENDORF, K.C. & KIELY, J.L. – Relationship of sudden infant death syndrome to maternal smoking during and after pregnancy. *Pediatrics*, 90:905, 1992. • SNIDER Jr., D.E. & cols. – Treatment of tuberculosis during pregnancy. *Am. Rev. Resp. Dis.*, 122:66, 1980. • TANQUE, L.T. – Pulmonary problems in pregnancy. *Clin. Pulm. Med.*, 5:83, 1998. • TARANTINO, A.T. – Doenças Pulmonares. 4ª ed., Rio de Janeiro, Guanabara Koogan, 1997. • Yost, N.P. & cols. – An appraisal of treatment guidelines for antepartum community – acquired pneumonia. *Am. J. Obstet. Gynecol.*, 183:131, 2000.

53 Nefropatias

Fernando Antonio de Almeida

Com freqüência, o obstetra, o clínico geral e o nefrologista encontram-se diante de mulheres em idade fértil, portadoras de nefropatias, necessitando de aconselhamento sobre a possibilidade de terem filhos, sobre os riscos maternos e fetais que acompanham essas patologias durante a gestação e, mesmo, que interferência pode ter a gestação sobre a evolução das nefropatias a longo prazo?

Não raro, esses profissionais e suas pacientes são também surpreendidos por gestações não planejadas ou, ainda, descobre-se durante o acompanhamento pré-natal que a gestante era portadora de nefropatia crônica assintomática ou oligossintomática que se tornou aparente na gestação (época de intensas adaptações fisiológicas). Existem ainda gestantes que, por apresentarem anormalidades urinárias em exames de rotina pré-natal, demandam condutas cautelosas ou, algumas vezes, mais agressivas. Finalmente, várias complicações clínicas e obstétricas perinatais podem acompanhar-se de insuficiência renal aguda que, mesmo tendo o tratamento adequado, poderão ter sérias conseqüências.

Aqui reveremos as adaptações funcionais renais induzidas pela gestação, suas influências sobre as patologias renais mais freqüentes e a evolução dessas gestações. Dessa forma, tentamos responder às questões anteriormente apresentadas. Para visão mais detalhada sobre o assunto, o leitor pode reportar-se a revisões bastante atualizadas, abordando um grande número de estudos, realizadas por Ferris, 1988; Lindheimer e Davison, 1991; Lindheimer e Katz, 1991; Jungers e Chauveau, 1997; Paller e Connaire, 2002.

ALTERAÇÕES ANATÔMICAS E FUNCIONAIS INDUZIDAS PELA GESTAÇÃO

MODIFICAÇÕES ANATÔMICAS

O quadro III-5 resume as principais modificações anatômicas e funcionais renais que ocorrem na gestação. Os rins aumentam de tamanho, chegando a ganhar 1cm no seu maior eixo já nos primeiros meses da gestação. Acredita-se que esse "crescimento" seja decorrente de aumento do conteúdo aquoso renal e deve retornar ao seu tamanho original até seis meses depois do parto. De forma geral, todas as estruturas renais aumentam de volume, porém isso é mais evidente em relação aos glomérulos (Ferris, 1988; Lindheimer e Katz, 1991).

Quadro III-5 – Modificações anatômicas e funcionais renais induzidas pela gestação.

> **Anatômicas**
> Aumento do volume renal
> Dilatação das vias urinárias
> (por ação hormonal, obstrução e estrutural)
>
> **Funcionais**
> Hemodinâmica renal
> • Aumento do ritmo de filtração glomerular
> • Aumento do fluxo plasmático renal
> • Aumento da filtração e excreção de proteínas
> Tubulares
> • Aumento da excreção de ácido úrico
> • Aumento da carga filtrada e redução da reabsorção de glicose – glicosúria
> • Redução da reabsorção de aminoácidos

Todo o sistema coletor do aparelho urinário (cálices, pelves e ureteres) sofre dilatação progressiva durante a gestação, o que pode predispor à pielonefrite aguda quando existem infecções do trato urinário baixo, mesmo que assintomáticas. Essa dilatação das vias urinárias parece ser conseqüente à combinação de ações hormonais, "obstrução" ao fluxo urinário pelo útero gravídico e modificações na estrutura tecidual.

Na maioria das vezes, essas alterações anatômicas desaparecem 10 a 12 semanas pós-parto. Dessa forma, o médico deve levar em consideração essas modificações estruturais quando usa métodos radiológicos ou ultra-sonográficos para avaliar a cronicidade das nefropatias (tamanho e aspecto renal) ou a morfologia do sistema coletor (na investigação de uropatias obstrutivas).

MODIFICAÇÕES FUNCIONAIS

Hemodinâmica renal – a gestação acompanha-se de modificações nos determinantes da filtração glomerular (hemodinâmica glomerular) e de algumas das funções tubulares. Quanto às alterações hemodinâmicas, é característico o aumento do ritmo de filtração glomerular (RFG), que pode chegar a valores entre 40 e 50% acima daqueles pré-gestacionais, ocorrendo já nas primeiras semanas da gestação e persistindo até o seu final (Ferris, 1988; Lindheimer e Katz, 1991). Três meses após o parto, o RFG retorna aos valores anteriores à gestação.

O aumento do RFG se deve à vasodilatação e ao aumento do fluxo sangüíneo renal, que podem ser bloqueados (em modelos experimentais) por inibidores de síntese do óxido nítrico (Deng e cols., 1996).

Essas alterações não trazem conseqüências clínicas, porém, reduzem a concentração plasmática de algumas substâncias cuja excreção depende predominantemente da filtração glomerular, como é o caso da uréia e da creatinina. Por esse motivo, durante a gestação, os níveis plasmáticos normais de uréia estão entre 10 e 15mg/dl, e de creatinina entre 0,5 e 0,8mg/dl. Valores acima desses limites devem alertar o médico para investigação mais detalhada da função renal. Considera-se também que o aumento do RFG seja responsável pela maior filtração e excreção de proteínas durante a gravidez, cujos valores podem alcançar até 300 a 500mg em 24 horas, sem significar lesão recente ou agravamento de doença renal anterior (Lindheimer e Katz, 1991).

Alterações tubulares – as alterações mais conhecidas na função tubular relacionam-se à manipulação renal de ácido úrico, glicose, bicarbonato, aminoácidos, e dos mecanismos de concentração e diluição urinária.

Ácido úrico – o "clearance" do ácido úrico aumenta na gestação mais do que o RFG, sugerindo, portanto, maior excreção tubular de uratos. Esse fenômeno ocorre precocemente na gravidez, sendo menos expressivo próximo ao termo. Por essa razão, a concentração plasmática de ácido úrico cai a valores entre 2,5 e 4mg nos dois primeiros trimestres da gestação, elevando-se discretamente no último. Como a excreção de uratos está comprometida na doença hipertensiva específica da gestação (DHEG), seus níveis plasmáticos elevam-se mais intensamente no período pré-termo, podendo, em alguns casos, ser útil como "marcador" bioquímico dessa patologia (Lindheimer e Katz, 1991; Lindheimer e Davison, 1991).

Glicosúria – sabe-se há muito que gestantes apresentam glicosúria mais freqüentemente que mulheres não-grávidas, mesmo na ausência de intolerância à glicose. Welsh e Sims (1960), comparando grupos de mulheres normoglicêmicas grávidas e não-grávidas, observaram que as gestantes apresentavam glicosúria com maior freqüência porque tinham aumento da carga filtrada (aumento do RFG) e transporte máximo (Tm) tubular de glicose (reabsorção) reduzido. Já Davison e Hytten (1975) descreveram que gestantes apresentam, além do aumento da carga filtrada de glicose, redução do Tm e da reabsorção fracional desse açúcar. Essas alterações desaparecem logo após o parto. Em síntese, acredita-se que a principal causa da glicosúria em grávidas seja o aumento da carga filtrada de glicose, que somente se torna aparente na gravidez de mulheres que tenham Tm de glicose mais baixo.

Pelos motivos expostos, deve-se evitar o diagnóstico de *diabetes mellitus*, durante a gestação, baseando-se apenas no achado da glicosúria.

Aminoácidos – a excreção urinária de aminoácidos aumenta substancialmente na gestação, incluindo aminoácidos essenciais. Em algumas regiões, isso pode ter importância clínica, pois essas perdas podem chegar a 2g por dia e contribuir para a desnutrição protéica (Hytten e Cheyne, 1972).

REGULAÇÃO DO EQUILÍBRIO ACIDOBÁSICO E SECREÇÃO DE POTÁSSIO

Durante a gestação ocorrem modificações do pH sangüíneo, da pressão parcial de gás carbônico (pCO_2) e da reserva alcalina (bicarbonato plasmático). A grávida apresenta já nas primeiras semanas da gestação alcalose respiratória discreta, que persiste até a ocasião do parto. O pH eleva-se para valores entre 7,42 e 7,44 (comparado a 7,38 a 7,40 fora da gestação), a pCO_2 reduz-se de 39mmHg para aproximadamente 31mmHg, traduzindo hiperventilação (possivelmente estimulada pela aldosterona) e o bicarbonato plasmático reduz-se de 22 a 26mEq/l para 18 a 22mEq/l. Essas adaptações do equilíbrio acidobásico colocam a grávida em desvantagem diante dos quadros de acidose metabólica aguda, pois possuem menor reserva alcalina.

Durante o ciclo gravídico ocorre balanço positivo de potássio de aproximadamente 350mEq. Apesar disso, a concentração plasmática de potássio sofre queda de 0,2 a 0,3mEq/l (Lindheimer e Katz, 1991).

MANUSEIO RENAL DE ÁGUA E REGULAÇÃO DA OSMOLALIDADE PLASMÁTICA

A retenção hídrica durante a gestação reduz a osmolalidade plasmática em aproximadamente 10mOsm/kg. Essa redução deve-se principalmente à queda na concentração plasmática do sódio, como veremos adiante. Sendo a osmolalidade plasmática o principal estímulo para a liberação de vasopressina (ADH) e para o desencadeamento da sede, o limiar de estímulo para a secreção de ADH assim como o limiar de sede estão também diminuídos em aproximadamente 10mOsm/kg (Lindheimer e cols., 1991). Acredita-se que essa mudança no limiar de liberação de ADH seja responsável pela queda da osmolalidade plasmática, havendo, porém, perfeito equilíbrio entre essas variáveis.

Recentemente, foi descrita síndrome conhecida como "*diabetes insipidus* transitório da gestação", caracterizada por poliúria que aparece geralmente na segunda metade da gestação e melhora rapidamente após o parto. Acredita-se que, na maioria das mulheres, esse quadro seja determinado pela redução dos níveis plasmáticos de ADH conseqüente ao metabolismo acelerado desse hormônio na gestação (Lindheimer e cols., 1991). O "clearance" metabólico da vasopressina pode ser acelerado pela gonadotrofina coriônica (Davison e cols., 1988) e por uma enzima de origem placentária (cistina-aminopeptidase), também responsável por sua degradação (Lindheimer e Katz, 1991).

REGULAÇÃO DO VOLUME EXTRACELULAR

A regulação do volume extracelular (VEC) é muito importante nesse estado fisiológico, tendo os rins papel central no manuseio do VEC. Em geral, as primigestas ganham 12kg de peso durante a gestação, e as multíparas, 11kg. Destes, 60 a 70% (7 a 8 litros) deve-se à retenção hidrossalina. Esse volume líquido distribuiu-se preferencialmente no espaço extracelular (6 a 7 litros; sendo 1,1 a 1,3 intravascular) e apenas 1,5 a 2,5 litros no interior das células. Essa retenção hídrica é acompanhada de intensa retenção salina, tendo o sódio como o principal representante catiônico (sódio 950mEq, potássio 320mEq e cálcio 20 gramas). Embora este seja considerado estado fisiológico em que ocorre "hipervolemia", para os receptores de volume tudo se passa como se esse volume fosse normal (Lindheimer e Katz, 1991), ou melhor, adequado.

Na gestação, existem vários mecanismos que favorecem a excreção e outros que estimulam a retenção de sódio, predominando, necessariamente, este último. O quadro III-6 lista os principais mecanismos envolvidos nesse complexo estado fisiológico. Como a carga filtrada de sódio aumenta muito devido ao aumento do RFG, este passa a ser potente mecanismo de eliminação de sódio. Os fatores físicos peritubulares também favorecem a excreção de sódio na gestação, pois o aumento do fluxo plasmático e a redução da pressão oncótica nos capilares peritubulares prejudicam a reabsorção tubular de sódio e água.

Além desses mecanismos, a gestação é caracterizada por grandes modificações hormonais, algumas delas responsáveis por maior eliminação de sódio e outras por sua retenção. Assim, alguns sistemas hormonais que favorecem a excreção de sódio podem estar ativados na gestação, entre eles, a progesterona, prostaglandinas vasodilatadoras, fator III natriurético ou digoxina-símile e fator natriurético atrial (Phelps e cols., 1988; Hirai e cols., 1988; Lindheimer e Katz, 1991).

Quadro III-6 – Balanço de sódio na gestação.

Fatores que favorecem a excreção de sódio
- Aumento da carga filtrada (↑ RFG)
- Fatores físicos peritubulares (↑ FPR e ↓ pressão oncótica)
- Hormonais – progesterona, prostaglandinas vasodilatadoras, fator natriurético atrial, fator III natriurético ou digoxina-símile

Fatores que promovem a retenção de sódio
- Hormonais – aldosterona, DOCA, estrógenos, angiotensina, prolactina, hormônio de crescimento, ACTH e cortisol
- Influências posturais – decúbito dorsal, sentada e em pé (retêm sódio)

Com relação aos sistemas hormonais retentores de sódio, é conhecida a atividade aumentada de muitos deles durante a gestação: sistema renina-angiotensina-aldosterona (SRAA), desoxicorticosterona (DOCA), estrógenos, ACTH, cortisol, prolactina e hormônio de crescimento (Lindheimer e Katz, 1991).

Há muito, sabe-se que vários componentes plasmáticos do SRAA estão aumentados durante a gestação, especificamente a atividade plasmática de renina (APR), a angiotensina II, o substrato plasmático de renina e a aldosterona (Lindheimer e Katz, 1991). Muitos desses componentes atingem níveis plasmáticos tão ou mais elevados que em situações consideradas francamente patológicas. Por exemplo, a APR e a angiotensina II estão mais elevadas na gestação que em muitos casos de hipertensão renovascular; a aldosterona está mais elevada que em muitos casos de hiperaldosteronismo primário. Em compensação, a sensibilidade dos receptores e de seus efetores celulares está diminuída, possivelmente como resposta às altas concentrações plasmáticas desses hormônios (Gant e cols., 1973; Worley, 1984). Muitos autores acreditam que a principal causa para a hiperatividade do SRAA na gravidez seja uma vasodilatação muito importante determinada pelas prostaglandinas PGE_2 e PGI_2 (Friedman, 1988), acarretando estímulo crônico dos "sensores" de volume que, embora havendo hipervolemia, reconhecem o volume efetivo ainda como "subótimo" (Lindheimer e Katz, 1991).

Acredita-se, entretanto, que o sistema esteja em perfeito equilíbrio, pois responde prontamente às manobras posturais e de restrição de sódio (Lindheimer e Katz, 1991; Vilela e cols., 1992). Nas posições sentada, em pé e em decúbito dorsal ocorre ativação do SRAA com retenção de sódio, enquanto o decúbito látero-esquerdo (DLE) inibe esse sistema e favorece a natriurese. Neste último caso (DLE), o fator natriurético atrial pode ser, pelo menos em parte, responsável pela queda pressórica, aumento do RFG e natriurese (Vilela e cols., 1992).

Um outro mineralocorticóide, com grande atividade retentora de sódio, que tem merecido atenção dos pesquisadores é a desoxicorticosterona. Os níveis plasmáticos da DOCA elevam-se durante toda a gestação, com pico no terceiro trimestre.

REGULAÇÃO DA PRESSÃO ARTERIAL

A pressão arterial sofre redução já nas primeiras semanas da gestação, atinge sua queda máxima (ao redor de 10mmHg na pressão diastólica) no segundo trimestre, voltando a elevar-se progressivamente até o final da gestação, quando alcança valores semelhantes aos do período pré-gestacional (Barron e cols., 1990). Essa queda pressórica deve-se à redução da resistência periférica por existirem áreas de menor resistência no leito vascular placentário e por ocorrer vasodilatação generalizada. Como enfatizado anteriormente, essa vasodilatação deve-se em grande parte ao efeito de prostaglandinas vasodilatadoras e ao menor efeito pressor de vasoconstritores, como a angiotensina II e as catecolaminas (menor reatividade vascular) (Gant e cols., 1987; Friedman, 1988; Barron e cols., 1990).

A inibição prolongada da produção de óxido nítrico, em ratas grávidas, eleva a pressão arterial e produz vasoconstrição sistêmica e renal. Dessa forma, o óxido nítrico parece ser o efetor final do mecanismo de vasodilatação sistêmica e renal encontrado na gravidez (Deng e cols., 1996).

Dois grandes estudos populacionais revelaram que, estando a pressão arterial média acima de 90mmHg no segundo trimestre ou acima de 95mmHg próximo ao termo, existe aumento da mortalidade perinatal (Page e Christianson, 1976). Já Friedman e Neff (1977) descreveram aumento acentuado da mortalidade fetal quando a pressão arterial diastólica materna foi superior a 85mmHg em qualquer período da gestação. Baseando-se em grande parte nesses dados, a maioria dos especialistas considera como limites superiores da normalidade a pressão diastólica de 75mmHg no segundo trimestre e de 85mmHg no terceiro trimestre (Barron e cols., 1990; Lindheimer e Katz, 1991).

DOENÇAS RENAIS NA GESTAÇÃO

Contrariamente ao que se considerava anteriormente, hoje se acredita que doenças renais levando a alterações urinárias assintomática ou oligossintomática, ou mesmo acompanhadas de redução discreta a moderada da função renal são compatíveis com a gravidez, embora, algumas vezes, sejam acompanhadas de maior risco materno e fetal (Lindheimer e Katz, 1991).

AVALIAÇÃO CLÍNICA DA FUNÇÃO RENAL

Na prática diária, além das manifestações clínicas habituais das nefropatias (edema, hipertensão arterial, anemia e alterações urinárias), os exames laboratoriais que fornecem maiores informações a custo relativamente baixo são os que avaliam a função renal de forma global (creatinina e uréia), o exame de urina tipo I e, eventualmente, a proteinúria quantitativa. A ultra-sonografia renal, por não ser invasiva e ter disponibilidade ampla é o exame de imagem mais utilizado. Raramente a biópsia renal se fará necessária para orientar a conduta clínica, tendo, em muitos casos, indicação acadêmica.

Edema – esta é alteração clínica freqüente mesmo em grávidas normais. Por essa razão, muitos médicos tendem a dar menor importância quando presente. O edema relacionado às doenças renais é, geralmente, de maior intensidade, além dos membros inferiores, acumula-se também em tecidos frouxos (pálpebras) e, com freqüência, está associado à hipertensão arterial. A melhor forma de controle clínico do edema é feito por meio do peso sistemático. Todo quadro de edema de aparecimento recente é acompanhado de diminuição do volume urinário, que, muitas vezes, não é percebido pela gestante.

Hipertensão arterial – na gestação, como fora dela, a causa mais freqüente de hipertensão arterial é a forma primária ou essencial (crônica). Quando a hipertensão se torna aparente no terceiro trimestre e está associada ao edema, o obstetra alerta quase que invariavelmente se preocupa com a presença da doença hipertensiva específica da gravidez (DHEG). Entretanto, hipertensão e edema são também a expressão clínica da maioria das nefropatias crônicas glomerulares que muitas vezes descompensam na gravidez. Dessa forma, essa hipótese diagnóstica deve ser sempre lembrada nessas ocasiões.

Alterações urinárias – sem dúvida, na gestação as alterações urinárias mais freqüentes são aquelas relacionadas às infecções do trato urinário (ITU) inferior (disúria, polaciúria e alterações no aspecto da urina). Há porém casos em que a hematúria pode ser macroscópica, podendo, também, a hemoglobinúria estar presente.

Anemia – um dos sinais clínicos mais importantes de insuficiência renal de evolução crônica é a anemia. Novamente, na gravidez, a anemia poderá estar presente sem ter tal significado. Porém, quando associada aos sintomas citados anteriormente, deve ser valorizada. Pacientes portadoras de rins policísticos podem ter menor grau de anemia com a evolução da insuficiência renal. Nesses casos, a palpação e a ultra-sonografia abdominal podem revelar, muitas vezes, massas renais aumentadas de volume e de superfície irregular.

AVALIAÇÃO LABORATORIAL DA FUNÇÃO RENAL

A creatinina plasmática geralmente é suficiente como único teste global da função renal. Por razões expostas anteriormente, a creatinina plasmática reduz-se já no início da gestação, devendo-se considerar como limite superior da normalidade o valor de 0,9mg/dl. O mesmo ocorre com a uréia, que pode ser utilizada como parâmetro auxiliar da função renal, tendo seus valores-limites na gestação ao redor de 15mg/dl.

Com relação ao exame de urina tipo I, pequenas anormalidades bioquímicas podem estar presentes (glicosúria e proteinúria discretas. Porém, na maioria das vezes, essas substâncias são indetectáveis pelos métodos habitualmente utilizados (fitas reagentes). O sedimento urinário não sofre alterações durante a gestação normal.

Quando a proteinúria estiver presente no exame de urina tipo I ou existir edema de caráter mais severo, sua quantificação passa a ter importância, e justifica-se o incômodo de coleta urinária de 24 horas. Se a hematúria for surpreendida no exame de urina, descartado o sangramento genital mesmo que discreto, é aconselhável que seja pesquisado o dismorfismo eritrocitário em amostra de urina fresca. Quando presente, indica que a hematúria tem origem glomerular. Cilindros granulosos podem existir em amostras de urina mais concentradas (primeira da manhã) sem significado patológico. Entretanto, quando há proteinúria mais intensa, tornam-se mais freqüentes e, geralmente, estão associados aos cilindros hialinos. Se no processo de precipitação protéica intratubular houver hemácias ou leucócitos no local, estes podem ser incluídos nos cilindros, dando o aspecto de cilindro hemático ou leucocitário, significando, respectivamente, hematúria de origem glomerular (glomerulonefrite) e leucocitúria de origem tubular (pielonefrite).

Outros testes de função renal têm aplicação apenas acadêmica ou de pesquisa e não serão objeto de atenção neste texto.

Biópsia renal – a biópsia renal quando realizada com a pressão arterial controlada e na ausência de discrasias sangüíneas tem risco semelhante à de mulheres não-grávidas (Packham e Fairley, 1987). Deve-se considerar a indicação de biópsia renal na gestação nas seguintes condições (Lindheimer e Katz, 1991):

1. Presença de glomerulonefrite, antes da 32ª semana, com perda rápida e progressiva da função renal pela possibilidade

de se tratar de glomerulonefrite proliferativa com crescentes epiteliais, que poderia beneficiar-se de tratamento imunossupressor mais agressivo.

2. Síndrome nefrótica descompensada (proteinúria e edema importantes) antes da 32ª semana de gestação para se avaliar o benefício de tratamento com corticosteróides. Como esses agentes podem piorar os distúrbios de coagulação na gravidez, é recomendável que, uma vez indicada, a biópsia seja feita antes de se iniciar o tratamento com esteróides.

3. Insuficiência renal aguda de causa desconhecida em que a morfologia do parênquima renal possa trazer informações adicionais para a evolução e o tratamento.

4. Lúpus eritematoso sistêmico confirmado ou fortemente suspeito em que a biópsia renal possa ser útil para a confirmação diagnóstica ou orientação terapêutica.

Casos de proteinúria ou hematúria (mesmo que dismórfica) discretos sem comprometimento da função renal devem ser apenas acompanhados com rigor.

INFECÇÃO DO TRATO URINÁRIO (ITU)

Como já detalhado anteriormente, a urina da grávida tem maior quantidade de nutrientes que favorecem o crescimento bacteriano. Além disso, as alterações funcionais do trato urinário predispõem à maior freqüência de ITU alto (pielonefrites).

Infecção assintomática – conceitua-se ITU assintomática à presença de bacteriúria (identificada por urocultura) sem queixas clínicas. Ela pode estar presente em 4 a 7% das grávidas, o que não difere das mulheres não-grávidas de mesma faixa etária com vida sexual ativa. A prevalência de ITU assintomática é, porém, maior em grávidas diabéticas e portadoras de anemia falciforme (Cunningham, 1987). Geralmente, essa infecção traduz-se por leucocitúria discreta no exame de urina tipo I, o que não justifica, entretanto, o seu diagnóstico e tratamento em todos os casos de leucocitúria, uma vez que as maiores causas dessa anormalidade urinária são a leucorréia, a higiene vaginal pobre e a coleta incorreta da urina. Assim, quando houver leucocitúria assintomática, é sempre recomendável a realização de cultura de urina segundo técnicas de coleta adequadas antes de se iniciar o tratamento.

Diferentemente das mulheres não-grávidas, a ITU, mesmo que assintomática, deve ser tratada, pois grande parte (25 a 40%) evolui posteriormente com quadro sintomático de cistite e/ou pielonefrite aguda – disúria e polaciúria, febre e dor lombar (Lindheimer e Katz, 1991). Sendo assintomática, há tempo para que o tratamento seja feito, orientado pelo resultado da cultura e pela sensibilidade aos antibióticos. Recomenda-se o tratamento por duas semanas inicialmente com sulfa ou nitrofurantoína, reservando-se os antibióticos mais potentes para os casos de falhas de tratamento ou infecção sintomática. O controle do tratamento deve ser feito com nova urocultura e urina tipo I, reservando-se a investigação diagnóstica mais detalhada nos casos de difícil erradicação da bacteriúria ou de ITU de repetição.

A ITU *assintomática* não se associa a trabalho de parto prematuro ou restrição do crescimento intra-uterino (RCIU).

No puerpério imediato, a bacteriúria pode ser detectada em até 20% dos casos, possivelmente devido a traumas do parto e sondagem vesical. Como esses casos evoluem, na maioria das vezes, para a cura espontânea, só se justifica o tratamento antimicrobiano quando sintomática.

Infecção sintomática – em locais onde se adota a conduta de tratar as ITU assintomáticas, a freqüência das infecções sintomáticas caiu de 1 a 2% para aproximadamente 0,5% das gestações (Cunningham, 1987). Estas geralmente ocorrem no segundo ou no terceiro trimestres da gravidez e, assim como nas ITU assintomáticas, devem-se em 90% das vezes a bactérias gram-negativas, sendo a *Escherichia coli* a mais freqüente. O grande temor das ITU é que venham ter caráter ascendente (pielonefrite aguda – PNA), com sérias conseqüências para a mãe e o feto. Relata-se como complicações maternas da PNA o choque endotóxico, a insuficiência respiratória aguda, a insuficiência renal aguda, as alterações hematológicas e hepáticas. Da mesma forma, são mais freqüentes as complicações fetais associadas à PNA, tais como RCIU, prematuridade, anomalias congênitas e óbito intra-uterino (Lindheimer e Katz, 1991).

Quando a infecção restringe-se ao trato urinário baixo (cistite), o tratamento pode ser feito por duas semanas. Entretanto, na PNA, recomenda-se o tratamento por três a seis semanas, e alguns mantêm, inclusive, antibiótico profilático até o final da segunda semana do puerpério, pois pode haver recidiva do quadro em até 60% das mulheres (Cunningham, 1987). A ampicilina e as cefalosporinas são os antibióticos de menor risco durante a gestação e que apresentam boa atividade antimicrobiana para as bactérias infectantes do trato urinário. Porém, em alguns casos de evolução mais grave ou resistentes a essas drogas, os aminoglicosídeos podem ser usados como alternativa, sempre, porém, orientando-se pelo antibiograma.

INSUFICIÊNCIA RENAL AGUDA

A insuficiência renal aguda (IRA) é complicação com dois períodos de maior incidência na gestação; no início, quando acompanha os abortamentos sépticos, e no final, associada às síndromes hemorrágicas do terceiro trimestre (especialmente o descolamento prematuro de placenta) e à DHEG.

A necrose tubular aguda (NTA) é a causa mais freqüente de IRA nos países do Terceiro Mundo, onde a assistência médica ao parto é ainda muito precária. Na maioria das vezes, está associada à hipovolemia (IRA pré-renal) e ao uso de drogas nefrotóxicas (especialmente antibióticos), evoluindo para a NTA. Embora o quadro tenha bom prognóstico do ponto de vista renal, com recuperação funcional após dias ou semanas, suas complicações (hipervolemia, sangramentos e infecções) são ainda importante causa de óbito materno. Nesses casos, o tratamento dialítico deve ser precoce no sentido de evitar tais complicações (Lindheimer e cols., 1988).

A necrose cortical bilateral (NCB), embora seja causa menos freqüente de IRA na gestação (10 a 30%), quando presente tem prognóstico mais reservado, pois compromete não só as estruturas tubulares (que têm boa capacidade de regeneração), mas também os tufos glomerulares, cuja necrose leva à perda irreparável de função. O prognóstico a longo prazo da NCB depende da extensão e do número de glomérulos comprometidos. A NCB associa-se com freqüência à coagulação intravascular disseminada (CIVD), que é complicação habitual, e a algumas patologias obstétricas, como o descolamento prematuro de placenta, o óbito intra-uterino retido e da DHEG (Kleinknecht e cols., 1973; Chugh e cols., 1976; Lindheimer e cols., 1988). A suspeita dessa condição clínica é indicativa de biópsia renal para se determinar a extensão da lesão, o prognóstico e a abordagem dialítica a mais longo prazo.

Insuficiência renal aguda "específica" da gravidez – existem dois quadros de IRA específicos da gravidez. Um deles está associado à insuficiência hepática aguda (necrose amarela aguda), também cursando freqüentemente com coagulopatias de consumo. Neste, a lesão renal expressa-se por vacuolização ou discretas alterações tubulares e déficit de função renal, cujo prognóstico depende mais da evolução da lesão hepática, pois esta é a principal responsável pela gravidade da moléstia.

A segunda entidade, conhecida como "IRA pós-parto", tem como principal característica estar associada a quadro de anemia hemolítica, plaquetopenia e coagulopatia de consumo. Por esse motivo, é também conhecida como "síndrome hemolítico-urêmica pós-parto". Ocorre desde um dia até várias semanas pós-parto e caracteriza-se por quadro de oligúria ou anúria, hematúria aparente ou microscópica, insuficiência renal de evolução rápida, hipervolemia (hipertensão arterial e insuficiência cardíaca), sintomas neurológicos ligados à hipertensão, à uremia ou à coagulopatia de consumo. As lesões glomerulares são semelhantes às da síndrome hemolítico-urêmica que ocorre na infância. Nos glomérulos há necrose focal, depósitos de fibrina e proliferação discreta. Nas arteríolas, as lesões são mais intensas (edema, depósito de material hialino e necrose) e determinam o prognóstico a longo prazo. Na maioria dos casos, a insuficiência renal é irreversível ou apenas parcialmente reversível com evolução a longo prazo para a insuficiência renal crônica. O fator desencadeante é desconhecido, existindo porém algumas hipóteses, tais como diminutos restos placentários, reação a drogas, reação imunológica etc. (Lindheimer e Katz, 1991). O tratamento para a doença de base é empírico e os resultados erráticos. Podem-se tentar curetagem (quando muito próximo ao parto), uso de anticoagulantes, fibrinolíticos, antiadesivos plaquetários e plasmaférese. Paralelamente, mantém-se o tratamento de suporte de IRA, tais como controle pressórico e diálise.

Desde que não haja contra-indicações maternas, o tratamento dialítico na gestação deve ser feito pela diálise peritoneal. A preferência por esse método dialítico deve-se ao fato de promover transferência de escórias nitrogenadas, de líquidos e solutos de forma mais gradual, evitando-se modificações bruscas na pressão arterial e na composição hidroeletrolítica, sendo melhor tolerado pela gestante e pelo feto. Não sendo possível a realização da diálise peritoneal, a hemodiálise pode ser o método alternativo, dando-se preferência a sessões diárias de curta duração – 2 a 3 horas (Hou, 1987).

DOENÇA RENAL ANTERIOR À GESTAÇÃO

O conhecimento da existência de doença renal anterior à gestação é extremamente importante para a orientação da mulher que pretenda engravidar. Mulheres com função renal muito comprometida (creatinina plasmática > 3mg/dl) geralmente são inférteis. Quando em tratamento dialítico, aquelas em diálise peritoneal ambulatorial contínua (CAPD) engravidam mais freqüentemente que as mulheres submetidas à hemodiálise, possivelmente refletindo menores alterações hormonais nas pacientes em CAPD, que se traduzem em ciclos ovulatórios mais freqüentes (Galler e cols., 1983). Entretanto, mesmo em CAPD, apenas 25% dos conceptos nascem vivos, sendo geralmente prematuros e pequenos para a idade gestacional.

São importantes determinantes do prognóstico da gestação a função renal remanescente, a presença e a gravidade da hipertensão arterial. Nas doenças sistêmicas que comprometem a função renal, tais como colagenoses e diabetes, influenciarão também a evolução da gestação, a gravidade e o estágio clínico da doença de base, assim como se está ou não em atividade (colagenoses).

Em recente análise cumulativa dos relatos da literatura, Lindheimer e Katz (1991) observaram que gestações em nefropatas com função renal relativamente preservada têm curso bastante favorável (Tabela III-1). Baseado nesses dados, acredita-se que em nefropatas com creatinina < 1,5mg/dl, o que corresponde a 50% da função ou mais, a gestação será bem suportada pela mãe e pelo feto. A presença de hipertensão arterial, complicação bastante freqüente das nefropatias crônicas, piora o prognóstico materno e fetal. Nos casos em que há hipertensão associada, são descritos: piora da função renal, fetos pequenos para a idade gestacional (cinco a seis vezes mais freqüentes) e prematuridade (duas vezes mais freqüentes) (Surian e cols., 1984).

Tabela III-1 – Estado funcional da doença renal e evolução da gestação.

	Insuficiência renal (%)		
	Leve	Moderada	Grave
Complicações na gestação	22	41	84
Boa evolução obstétrica	95	90	47
Seqüelas a longo prazo	< 5	25	53

Dados relativos à análise cumulativa dos relatos de literatura (1.162 gestações em 804 mulheres) revistos por Lindheimer e Katz (1991).

Além disso, a hipertensão e a proteinúria preexistente podem agravar-se durante a gestação, tornando ainda mais difícil a diferenciação entre piora da doença renal prévia e/ou toxemia superimposta. Quando o aumento da proteinúria preexistente for causado exclusivamente pelo aumento da filtração glomerular que acompanha a gestação, esta não trará conseqüências para a gestação ou para a doença renal de base (Katz e cols., 1980).

Jones e THayslett (1996) publicaram a maior experiência individual documentada em gestantes com insuficiência renal moderada a grave, sem necessidade de tratamento dialítico (creatinina inicial > 1,4mg/dl). Esses pesquisadores acompanharam 82 gestações em 67 mulheres cuja média da creatinina inicial era de 1,9mg/dl (72% tinham creatinina entre 1,4 e 2,4mg/dl e 18% > 2,4mg/dl). Na experiência desses autores, embora as complicações obstétricas tenham sido elevadas (59% de partos pré-termo e 37% de restrição de crescimento intrauterino) a sobrevida dos conceptos foi alta (93%). Entretanto, as consequências maternas foram sérias, pois 20% das mulheres apresentaram piora da função renal durante a gestação e outras 23% no período pós-parto. A maior parte dos casos em que houve piora da função renal não foi transitória, mas persistente após seis meses. A presença e a gravidade da hipertensão arterial foram crescentes na gestação e correlacionaram-se com a piora da função renal durante a gestação. Da mesma forma, a proteinúria piorou durante a gestação e a incidência de mulheres com proteinúria superior a 3g/l dobrou. Portanto, na experiência desses autores, a gravidez em mulheres com insuficiência renal moderada a grave tem prognóstico relativamente bom para as crianças, porém, risco de conseqüências sérias para a doença renal materna.

GLOMERULONEFRITES E GESTAÇÃO

A glomerulonefrite aguda pós-infecciosa (GNDA) é relativamente rara durante a gestação, uma vez que incide com maior freqüência na infância. Quando presente na gestação, pode simular DHEG, tendo, ao contrário desta, curso benigno e autolimitado. A GNDA geralmente é precedida de infecção de pele ou tonsilar (amigdaliana), a hematúria é mais intensa, a proteinúria menos pronunciada que na DHEG e o edema tende a melhorar em poucos dias.

As glomerulonefrites crônicas (GNC), de evolução progressiva, são as que têm maior interesse. O termo GNC engloba ampla variedade de patologias glomerulares que têm características evolutivas diversas. De forma geral, aplicam-se às GNC as mesmas regras anteriormente expostas, ou seja, quando há apenas anormalidades urinárias assintomáticas sem comprometimento da função renal (creatinina plasmática normal), a evolução da gravidez é muito boa; quando há perda moderada ou severa da função renal e hipertensão arterial, o prognóstico é mais reservado para a mãe e o feto.

Os dados disponíveis sobre glomerulopatias primárias na gravidez referem-se em maior volume à glomerulonefrite por IgA. Existem poucas informações coletadas de forma sistemática sobre a glomerulonefrite por lesões mínimas (nefrose lipoídica), glomeruloesclerose segmentar e focal, glomerulonefrite membranosa e glomerulonefrite membranoproliferativa.

Glomerulonefrite por IgA (GN IgA) – essa glomerulonefrite também conhecida como "doença de Berger" caracteriza-se por proliferação e esclerose glomerulares (mesangial) discretas. Sua expressão clínica é variável, predominando a proteinúria (não-nefrótica) e a hematúria que, por vezes, podem ter caráter macroscópico recorrente. A hipertensão e o edema, embora possam estar presentes, não são sintomas freqüentes. À microscopia por imunofluorescência são característicos os depósitos granulares de IgA e C'3, podendo também haver depósitos de IgG e IgM. Embora seja doença de caráter crônico progressivo, seu curso é relativamente benigno, com 20 a 30% dos casos evoluindo para insuficiência renal terminal ao longo de 15 a 20 anos (Clarkson e cols., 1988).

Três grupos de pesquisadores têm as maiores séries estudadas de glomerulopatia por IgA na gravidez. Packham e cols. (1988a) acompanharam 116 gestações em 70 mulheres portadoras de GN IgA e observaram que em 35% das gestações houve piora da função renal, persistindo apenas em duas. A pressão arterial aumentou em mais de 50% dos casos e permaneceu elevada em 15 mulheres. A mortalidade fetal foi alta (30%) e relacionada à prematuridade. Esses mesmos autores observaram que a lesão renal (biópsia) era mais intensa nas mulheres que estiveram grávidas.

Nas séries mais recentes de Jungers e cols. (1991) e Abe (1991), a evolução das gestações em portadoras de GN IgA foi mais favorável. Relatam mortalidade fetal mais baixa (10 a 15%) e que nas gestantes normotensas o prognóstico foi bom. A exemplo do grupo anterior, observaram que pode haver piora da hipertensão arterial, creditando esse fato à evolução natural da nefropatia. Acompanhando esse grupo de mulheres por período de até 20 anos, Jungers e cols. não observaram diferenças na evolução para insuficiência renal crônica (IRC) terminal se comparado às mulheres que não engravidaram.

Glomeruloesclerose segmentar e focal (GESF) – essa glomerulopatia tem caráter crônico e progressivo, sendo causa freqüente (entre as glomerulonefrites) de IRC terminal. Manifesta-se clinicamente por perda progressiva da função renal, hipertensão e edema, cuja intensidade depende do grau de proteinúria, podendo ter características nefróticas. O acompanhamento de grávidas com GESF foi relatado em pequenas séries (10 a 25 casos) e mostram prognóstico desfavorável para a gestante e o concepto (Surian e cols., 1984; Packham e cols., 1988; Jungers e cols., 1991). Relata-se agravamento da hipertensão em até 75% das mulheres, piora da proteinúria em 50% (irreversível em parte dos casos), mortalidade fetal elevada (25 a 45%), além de prematuridade e fetos de baixo peso.

Glomerulonefrite membranosa (GNM) – os dados referentes à GNM na gestação são controversos. Em pequenas séries há relatos de viabilidade fetal de até 100% dos casos. Entretanto, estudos recentes com número maior de gestações (37 em 17 mulheres) revelam que a mortalidade fetal pode chegar a 35%, com alto índice de abortamento no primeiro trimestre, havendo também prematuridade ao redor de 30% (Jungers e cols., 1991). Com relação à evolução da GNM durante a gestação, têm-se observado piora da proteinúria e da hipertensão arterial e, menos freqüentemente, queda da função renal (Jungers e cols., 1991; Abe, 1991; Jungers e Chauveau, 1997).

Lesões mínimas glomerulares (LMG) – como esse tipo de glomerulopatia é a principal causa de síndrome nefrótica em crianças e tem prognóstico clínico bastante favorável, seria esperado que número maior de mulheres em idade procriativa portadoras de LMG engravidassem e tivessem acompanhamento sistemático. Entretanto, não é isso que se encontra relatado na literatura. Em revisão recente, Abe (1991) compilou 30 casos de LMG nos quais a gestação praticamente não teve efeito sobre a glomerulopatia, relatando, porém, viabilidade fetal de apenas 71%. Como a manifestação clínica mais importante da doença é a síndrome nefrótica, outras considerações são feitas no próximo tópico.

SÍNDROME NEFRÓTICA

Essa síndrome, também conhecida genericamente como "nefrose", é caracterizada por proteinúria intensa, hipoproteinemia, edema e, freqüentemente, hiperlipemia. Pode ser a expressão clínica de uma série de glomerulopatias primárias (lesões mínimas glomerulares, glomerulonefrite membranosa, GESF, glomerulonefrite membranoproliferativa) secundárias a doenças sistêmicas (lúpus e diabetes) ou à própria DHEG. Na realidade, no último trimestre da gestação, a causa mais freqüente de descompensação nefrótica é a pré-eclâmpsia. Entretanto, não entraremos em detalhes sobre essa patologia, pois ela é objeto de capítulo à parte neste tratado.

Quaisquer das doenças glomerulares que cursam com proteinúria podem evoluir com "componente nefrótico" na gravidez devido ao aumento da proteinúria (determinado pela elevação da filtração glomerular) e à hipoproteinemia (diluição) que acompanham a gestação. A descompensação nefrótica antes da 32ª semana deve ser investigada do ponto de vista histológico, desde que não haja biópsia anterior. Essa investigação visa predominantemente a avaliar o potencial benefício do uso de corticóides, tendo em vista não serem essas drogas totalmente inócuas à gestação. Entre as glomerulonefrites primárias, as que mais se beneficiam com o uso de corticóides (redução da proteinúria) são as lesões mínimas glomerulares e, em alguns casos, as glomerulonefrites membranosas e, entre as secundárias, a glomerulonefrite lúpica.

Quando a descompensação nefrótica ocorre já no primeiro trimestre da gestação, o prognóstico fetal é reservado (Jungers e cols., 1986). Entretanto, quando estiver presente em ocasião mais próxima do termo, as intervenções terapêuticas, visando reduzir a proteinúria (corticóides), a retenção hidrossalina (restrição da ingesta de água e sal) e a reposição protéica (alimentar e parenteral), geralmente são suficientes para garantir o final da gestação com sucesso. Os diuréticos devem ser evitados nesses casos, pois as pacientes já apresentam contração do volume intravascular e hipovolemia mais acentuada; mesmo que transitória, pode comprometer o fluxo placentário e levar ao sofrimento fetal.

NEFROPATIAS SECUNDÁRIAS A DOENÇAS SISTÊMICAS

Lúpus eritematoso sistêmico (LES) – essa doença auto-imune com manifestações sistêmicas variáveis pode comprometer os rins em todas as suas estruturas. As lesões glomerulares assim como as arteriolares e intersticiais são determinadas por depósitos de imunoglobulinas (Ig) com ativação do sistema de complemento (C').

Segundo a classificação da Organização Mundial da Saúde, as lesões glomerulares podem ter as seguintes características anatomopatológicas: 1. glomérulos com aspecto normal (mesmo tendo, às vezes, depósitos mesangiais de Ig e C'); 2. apresentar proliferação mesangial focal (forma proliferativa focal); 3. proliferação difusa, inclusive, com crescentes epiteliais e necrose de alças capilares (forma proliferativa difusa); 4. apresentar espessamento da membrana basal glomerular (forma de glomerulonefrite membranosa), podendo haver, nesses casos, associação de proliferação mesangial ou mesmo endocapilar.

As lesões arteriolares são caracterizadas por necrose fibrinóide (doença em atividade) e proliferação fibromuscular semelhante à hipertensão arterial e às lesões tubulointersticiais, por infiltrado inflamatório de linfócitos e células mononucleares.

A expressão clínica do comprometimento renal dependerá da forma de glomerulonefrite e da atividade da doença. O mais freqüente é a proteinúria, que pode ou não ter características nefróticas, hematúria, edema e déficit de função renal. O que distingue o LES das doenças glomerulares primárias é o comprometimento de outros órgãos e sistemas (articular, dermatológico, hematológico, cardíaco, pulmonar, serosa, vasculite etc.), provas imunológicas revelando a presença de auto-anticorpos (FAN, anti-DNA, anti-RNP, anti-Ro, anti-La e anticorpos anti-fosfolípides-aPL), o consumo do complemento total ou suas frações e o aumento de imunocomplexos circulantes (Hayslett e Kashgarian, 1988). Deve-se ressaltar que não há influência da gravidez sobre as provas de atividade lúpica (Lindheimer e Katz, 1991).

A evolução da gestação em portadoras de LES dependerá, em primeiro lugar, da atividade da doença nos seis meses a um ano que precederam a gestação; da presença de anticorpos aPL; do grau de comprometimento da função renal e da presença de hipertensão arterial. Quando a doença está em atividade ou se manifesta pela primeira vez durante a gestação, esta, freqüentemente, terá evolução conturbada com complicações maternas e mortalidade fetal elevada. Por outro lado, quando a doença está fora de atividade, os prognósticos materno e fetal são favoráveis, *independente* da forma de lesão glomerular (Hayslett, 1991).

Hayslett e Lynn (1980), ao acompanharem 67 gestações em 47 mulheres portadoras de LES, a maioria com função renal preservada, observaram que um terço das mulheres apresentaram exacerbação da doença renal (aumento da proteinúria e piora da função) com recuperação após o parto na maioria delas. O curso da gestação foi mais problemático naquelas em que a doença estava em atividade. Fine e cols. (1981) em 52 gestações de mulheres lúpicas não observaram alteração da função renal em 40 delas; em 7 houve piora transitória de função com recuperação pós-parto e, em 5 (10%), piora definitiva dos níveis de creatinina. Jungers e cols. (1982) tiveram resultados semelhantes em 104 gestações que acompanharam em 36 pacientes.

O prognóstico fetal também está associado à atividade do LES. Em grávidas cuja doença está fora de atividade, a mortalidade fetal está ao redor de 10%, podendo chegar, porém, a 50% em mulheres com atividade lúpica durante a gestação (Hayslett, 1991). Estudos recentes procuram relacionar o prognóstico fetal com a presença de anticorpos anticardiolipina e fenômenos trombóticos durante a gestação e/ou puerpério (Hayslett, 1991). Esses estudos revelam também que as grávidas portadoras de anticorpos anticardiolipina na circulação (também conhecido como fator anticoagulante lúpico) são duas a três vezes mais propensas a apresentare abortamentos relacionados a tromboses e infartos placentários (Loizon e cols., 1988). Por essa razão, alguns recomendam o uso de aspirina e corticóides nessas circunstâncias (Lindheimer e Katz, 1991).

Recentemente, foi publicada a observação de Rai e cols. (1997) usando acido acetilsalicílico (AAS) em dose baixa (75mg/dia) associado à heparina 5.000U 12/12 horas em 90 mulheres com abortamentos de repetição e a presença de anticorpos aPL. Com esse tratamento os autores observaram 71% de nascimentos vivos em comparação a apenas 42% quando utilizado o AAS isoladamente.

Além de abortamento, quando a doença está em atividade, a passagem de anticorpos da mãe para o feto (IgG) pode também provocar a "síndrome lúpica neonatal" caracterizada por lesões cutâneas (face) e plaquetopenia transitórias. Menos freqüentes, porém mais importantes devido à sua gravidade, são os bloqueios atrioventriculares provocados pela fibrose endomiocárdica que compromete o septo na região onde se encontra o nó atrioventricular. Esta última complicação está freqüentemente associada à presença, na mãe, de anticorpos contra frações ribonucleares, anti-Ro (SSA/SSB) (Hyaslett, 1991; Jungers e Chauveau, 1997).

Recentemente, Cortés-Hemández e cols. (2002) descreveram uma série de 103 gestações em 60 mulheres acompanhadas entre 1998 e 1999 em Barcelona. Na experiência desses autores ocorreram 66% de nascimentos vivos, 14% de abortos espontâneos, 12% de óbitos intra-uterinos e 8% de abortos terapêuticos. Entre as crianças nascidas vivas, 28% eram prematuras, 35% tinham restrição de crescimento intra-uterino e 1 com lúpus neonatal. Os principais marcadores de risco de má evolução fetal foram: a presença de anticorpos aPL, hipocomplementemia (C3) e hipertensão arterial. A atividade lúpica materna ocorreu em 33% das gestações, com maior freqüência no segundo trimestre da gestação e pós-parto.

Concluindo, em mulheres portadoras de LES, cuja doença está fora de atividade há mais de seis meses, a gravidez e o prognóstico fetal são relativamente favoráveis. Entretanto, se o LES estiver em atividade, as pacientes devem ser desencorajadas a engravidar e, se o fizerem, este deve ser tratado com corticóides ou imunossupressores no sentido de evitar complicações maternas e fetais.

Caso a gravidez ocorra em mulheres que tenham anticorpos aPL e abortamentos de repetição, a equipe médica deve considerar o uso de AAS 75mg/dia e heparina 5.000U de 12/12 horas.

Gestações em portadoras de outras colagenoses, como a periarterite nodosa e a esclerodermia, estão relacionadas ao agravo da hipertensão arterial (às vezes malignização) e da lesão renal com alta mortalidade fetal e materna, esta algumas vezes devida à insuficiência renal aguda. Por essa razão, mulheres portadoras dessas patologias em idade procriativa devem ser desencorajadas a engravidar (Lindheimer e Katz, 1991).

Nefropatia diabética – a gestação em mulheres portadoras de nefropatia diabética incipiente ou com comprometimento funcional discreto tem, em geral, curso relativamente benigno. Na maioria dos casos, há tendência ao agravamento da proteinúria e da hipertensão arterial. Além disso, é também relatada maior tendência a infecções do trato urinário (Forland e cols., 1977) e de toxemia nesse segmento populacional durante a gestação. O primeiro relato de acompanhamento sistemático da gestação em 25 portadoras de nefropatia diabética (a maioria com "clearance" de creatinina < 80ml/min), feito por Kitzmiller e cols. (1981), mostrou que, embora a hipertensão e a proteinúria estivessem presentes na maioria das mulheres e a morbidade neonatal tenha sido grande, 89% dos recém-nascidos sobreviveram. Vários outros relatos mostram, à semelhança desse, bom prognóstico materno e fetal, ressaltando-se, porém, que na maioria dos casos a gestação é terminada antes da 37ª semana (Reece e cols., 1988). Recentemente, Purdy e cols. (1996) descreveram piora da função renal em cinco grávidas de um grupo de onze que já apresentavam nefropatia diabética com insuficiência renal moderada (creatinina entre 1,4 e 1,7mg/dl). Assim, a gravidez deve ser desencorajada em diabéticas com déficit mais acentuado da função renal (creatinina ≥ 1,4mg/dl). O acompanhamento de diabéticas com nefropatia requer o controle da hipertensão (< 130 x 80mmHg), a manutenção de níveis de albumina plasmática (repondo-se quando necessário) e a vigilância periódica quanto a infecções do trato urinário, mesmo que assintomáticas.

Rins policísticos – a doença renal policística (DRP) mais freqüente é aquela determinada por herança autossômica dominante, com prevalência ao redor de 50% nos descendentes. As manifestações clínicas mais freqüentes (hipertensão arterial, hematúria, infecções urinárias e insuficiência renal) ocorrem geralmente após os 30 a 40 anos de idade, fora, portanto, da idade reprodutiva habitual. Quando, porém, a gestação está presente em portadoras de rins policísticos, o prognóstico materno e fetal dependerá do grau de comprometimento da função renal (desfavorável com creatinina > 2mg/dl) e da hipertensão arterial – maior propensão a desenvolver DHEG (First e Pollak, 1988). Pelas características de transmissão genética, sugere-se que, mesmo assintomáticas, mulheres em idade reprodutiva que tiverem parentes de primeiro grau com rins policísticos devam submeter-se à ultra-sonografia renal e ao aconselhamento genético. Recomenda-se a realização de ressonância magnética nuclear cerebral em grávidas com DRP, pois aproximadamente 20% delas têm aneurismas em artérias cranianas. Quando presentes, o parto por via vaginal é contra-indicado, pelo risco de rotura desses aneurismas na fase expulsiva (Jungers e Chauveau, 1997).

Nefropatia de refluxo e pielonefrite crônica – o refluxo vesicoureteral acompanhado de infecções do trato urinário de repetição levando à pielonefrite crônica, por ser defeito congênito na maioria das vezes, ocorre com certa freqüência em mulheres em idade reprodutiva. As duas maiores séries, que juntas somam quase 600 gestações (Kincaid-Smith e Fairley, 1987; Jungers e cols., 1991), relatam mortalidade fetal entre 12 e 15%. O que mais contribui para elevar esse índice de mortalidade fetal são as gestações em mulheres com função renal comprometida (creatinina > 1,3mg/dl) e a presença de hipertensão arterial, que nesses casos pode chegar a 63% (Jungers e cols.). Relatam também esses autores que nesses casos, em que já existe comprometimento renal importante no início da gestação, a evolução materna para insuficiência renal progressiva é mais freqüente.

Litíase das vias urinárias – acredita-se que a movimentação de cálculos nas vias urinárias seja a causa mais freqüente de dor abdominal de origem não-obstétrica em grávidas. A incidência de urolitíase chega, em algumas estatísticas, até a 0,3% das grávidas. Estudos recentes mostram que, além de episódios de dor abdominal, a única complicação dos cálculos de vias urinárias é o aumento no número de infecções (Coe e cols., 1978; Maikranz e cols., 1987). Da mesma forma, a gestação não modifica a evolução da doença calculosa. Quando houver infecção urinária em grávidas portadoras de cálculo, recomenda-se, após o tratamento por três a cinco semanas, a manutenção de antibióticos profiláticos até o puerpério. Se a mobilização de cálculos levar à obstrução ureteral, o tratamento deve ser a retirada por via endoscópica ou, se esta não for possível, a colocação de sonda ureteral com "duplo J", cujas extremidades são colocadas na pelve renal e na bexiga, mantendo-se antibiótico profilático (Rodriguez e Klein, 1988).

GRAVIDEZ EM PACIENTES SUBMETIDAS À DIÁLISE E AO TRANSPLANTE RENAL

Hemodiálise crônica – a concepção em mulheres submetidas à hemodiálise crônica é relativamente rara (estima-se 1/200 mulheres). Quando ocorre, devido à irregularidade ou mesmo à ausência de menstruações, a mulher e a equipe percebem-na em fase mais avançada, ou mesmo quando abortam. A maior parte das gestações em mulheres hemodialisadas acaba em abortamento espontâneo ou óbito intra-uterino precoce (Hou, 1994). O aborto terapêutico é bastante praticado em países onde sua indicação é mais liberal e, mesmo excluindo esses casos, a viabilidade fetal não chega a 20% (Davison, 1991). As complicações associadas à gestação em mulheres dialisadas que elevam a mortalidade fetal são a hipertensão severa com ou sem toxemia superimposta, óbito intra-uterino súbito, trabalho de parto prematuro, descolamento prematuro de placenta e poliidrâmnio (Davison, 1991). Em levantamento recente em quase 200 centros de tratamento dialítico americanos, Hou (1994) observou que, após 1990, 52% das gestações em mulheres hemodialisadas terminam com o nascimento de conceptos vivos, sendo, a maioria, prematuros e de baixo peso para a idade gestacional. Recém-nascidos pequenos para a idade gestacional é a regra (peso médio de 1.900g), e complicações neonatais como a hipocalcemia e tetania secundárias ao hiperparatireoidismo materno são também relatadas (First e Pollak, 1988). Para se tentar levar a gestação a "bom termo", são necessários adaptações ao programa dialítico, bom controle pressórico e do volume circulante, controle adequado da anemia e adaptações nutricionais.

O programa dialítico deve ser adaptado para reduzir os níveis de escórias nitrogenadas (uréia < 75mg/dl), evitar a hipotensão e as flutuações muito grandes do volume circulante durante a hemodiálise ou no período interdialítico. Para tanto, a prática mais freqüente é o emprego de hemodiálises mais freqüentes (diárias) com duração de 2,5 a 3 horas, aumentando-se, assim, o tempo total do tratamento em aproximadamente 50%.

Com o tratamento dialítico mais freqüente, o controle pressórico torna-se mais fácil. Quando houver necessidade de drogas anti-hipertensivas, a metildopa, os beta-bloqueadores e a hidralazina são os mais utilizados e de menor risco materno e fetal.

Os níveis de hematócrito devem ser mantidos acima de 30%. Para tanto, o uso de eritropoetina recombinante humana, durante a gestação, é seguro. As doses de manutenção de eritropoetina em gestantes hemodialisadas aumentam em 50 a 100%, elevando o risco de hipertensão e a necessidade de tratamento anti-hipertensivo (Jungers e Chauveau, 1997).

O aporte nutricional diário deve incluir pelo menos 70g de proteína, 1.500mg de cálcio, 50mEq de potássio, 80mEq de sódio, suplementação vitamínica e dos elementos indispensáveis à eritropoese (ferro e ácido fólico).

Quanto ao momento mais adequado para o parto, deve-se levar em conta que na maioria das gestações há crescimento intra-uterino retardado e que a segurança materna deve estar acima dos fatores fetais, como a prematuridade e suas conseqüências. O trabalho de parto prematuro é a regra e pode ser desencadeado pela hemodiálise. As cesáreas são indicadas apenas por razões obstétricas (Davison, 1991).

Diálise peritoneal ambulatorial contínua (CAPD) – os ciclos menstruais regulares e a concepção são mais freqüentes nas mulheres submetidas à CAPD (Galler e cols., 1983). Por ser contínua, essa modalidade dialítica permite a manutenção de níveis mais baixos de escórias nitrogenadas, um "ambiente" bioquímico e de volume circulante mais constante para a mãe e o feto, bem como níveis de hematócrito mais elevados. Por essas razões, acredita-se que seja mais favorável à gestação. Entretanto, até o momento, o número de casos relatados é insuficiente para que se possa comprovar tal expectativa. Os dados disponíveis mostram que também em grávidas submetidas à CAPD ocorrem as mesmas complicações descritas para a hemodiálise e alta mortalidade fetal (Davison, 1991).

GESTAÇÃO EM PACIENTES TRANSPLANTADAS

Davison (1991) reuniu a experiência e as principais orientações oriundas de mais de 2.300 gestações em aproximadamente 1.600 mulheres submetidas a transplante renal.

O restabelecimento de ciclos ovulatórios e menstruações regulares poucos meses após o transplante é a regra, ocorrendo, em média, uma gestação em cada 50 transplantadas. Aproximadamente 40% das gestações nessas mulheres terminam no primeiro trimestre devido a abortamentos espontâneos ou terapêuticos. Das gestações que ultrapassam o primeiro trimestre, perto de 90% chegam ao seu final com feto viável.

Na maioria das mulheres, o ritmo de filtração glomerular eleva-se durante a gestação, porém, em 15% há piora da função renal que se acredita ser própria da evolução da rejeição crônica que compromete a maioria dos enxertos renais. As rejeições agudas ocorrem em 9% das gestações, e essa incidência não difere daquela em mulheres não-grávidas em período semelhante. Assim, embora haja relatos esporádicos de perda rápida e inexplicável de enxertos durante a gestação e o puerpério, não há evidências de que a gestação comprometa a sobrevida do enxerto. A terapia imunossupressora é mantida como antes da gestação, recomendando-se doses de prednisona de até 15mg/dia, azatioprina até 2mg/kg/dia e ciclosporina A até 5mg/kg/dia.

Até o momento não há experiência sistemática em mulheres transplantadas recebendo os novos imunossupressores mais usados, isto é, o *tacrolimus* e o *micofenolato mofetil*. Em animais, o uso de micofenolato mofetil em doses semelhantes às usadas em humanos provocou malformações fetais graves. Até que se tenham dados mais precisos, a recomendação consensual é de que a gravidez seja evitada com métodos contraceptivos efetivos durante o uso destes imunossupressores. Caso a mulher transplantada venha a engravidar, como a saúde materna é preferencial, recomenda-se que esses novos imunossupressores sejam mantidos nas doses habituais e a dosagem sangüínea realizada com mais freqüência, pois são desconhecidas as possíveis interações da gestação sobre a farmacocinética e a farmacodinâmica desses medicamentos. Até o momento os relatos ocasionais de complicações maternas e fetais aparentemente não diferem daquelas observadas com os imunossupressores clássicos (corticóides, azatioprina e ciclosporina).

As complicações maternas mais freqüentemente relatadas incluem: hipertensão arterial e DHEG superimposta (30%), cujo diagnóstico torna-se difícil, pois o ácido úrico elevado e a proteinúria são alterações laboratoriais habitualmente preexistentes nessas pacientes; prenhez ectópica; diabetes induzido pela gestação e esteróides; leucopenia; septicemia; rotura uterina e morte materna.

As complicações fetais são freqüentes. Prematuridade por trabalho de parto prematuro ou amniorrexe prematura pode ocorrer em até 60% das gestações. São também relatados recém-nascidos pequenos para a idade gestacional, síndrome do desconforto respiratório, anomalias congênitas, hipocorticismo, insuficiência hepática, plaquetopenia e complicações infecciosas neonatais. Restrição de crescimento intra-uterino grave foi relatado por Pickrell e cols. (1988) em 9 de 16 gestações em mulheres que tomavam ciclosporina A. Porém, os dados disponíveis até o momento são insuficientes para se adotar condutas radicais, como a retirada desta droga durante a gestação.

Quanto ao parto, na ausência de problemas obstétricos, prefere-se aguardar o início do trabalho de parto espontâneo. A via vaginal é a preferencial, exceto se houver indicações obstétricas para cesárea. O rim implantado na fossa ilíaca não compromete a formação do canal de parto. Se a cesárea estiver indicada, a incisão mediana é a que permite melhor acesso ao segmento inferior do útero sem riscos para o órgão transplantado. Por causa da imunossupressão, em todo procedimento invasivo está indicado o uso de antibiótico profilático.

As precauções com o recém-nascido visam a evitar problemas relacionados à prematuridade e ao hipodesenvolvimento. O aleitamento materno é desaconselhável, pois os dados relativos à passagem de drogas imunossupressoras para o leite são incompletos.

O aconselhamento familiar para mulheres transplantadas em idade reprodutiva é fundamental. Os métodos de barreira e os anticoncepcionais de baixa dosagem são preferíveis ao dispositivo intra-uterino, pois este tem maior risco de infecção pélvica e de prenhez ectópica.

Davison (1991) coloca os seguintes pré-requisitos como indicativos de boa evolução da gestação em mulheres transplantadas: 1. boa evolução clínica e da função renal nos dois primeiros anos pós-transplante (creatinina plasmática < 2mg/dl ou, preferencialmente, < 1,5mg/dl); ausência de hipertensão e proteinúria ou proteinúria mínima; sem evidências de rejeição; necessidade de imunossupressores limitada aos níveis descritos anteriormente e estrutura física materna compatível com bom prognóstico obstétrico.

REGRAS TERAPÊUTICAS GERAIS PARA AS NEFROPATIAS NA GESTAÇÃO

Pacientes portadoras de nefropatias crônicas geralmente têm tendência à retenção hidrossalina. Entretanto, não se deve de esquecer que durante a gestação ocorre balanço cumulativo de sódio de aproximadamente 950mEq. Dessa forma, a restrição de sódio somente se aplica quando edema ou hipertensão estiverem presentes ou haja insuficiência renal mais pronunciada. Deve-se também evitar a restrição exagerada de proteínas mesmo em mulheres com insuficiência renal avançada, pois as necessidades maternas e fetais estão ao redor de 70g/dia.

Com relação ao uso de diuréticos na gestação, recomenda-se, quando houver edema, déficit importante da função renal, insuficiência cardíaca ou hipertensão arterial crônica resistente aos hipotensores habituais (ver adiante). A exceção é a síndrome nefrótica, na qual os diuréticos podem reduzir ainda mais o volume intravascular e comprometer o fluxo placentário. Nesses casos, são preferíveis a restrição de sódio e água, e a administração de albumina ou plasma que, permanecendo no leito intravascular, aumentam o volume circulante. A hidroclorotiazida (25 a 50mg/dia) ou a clortalidona (12,5 a 25mg/dia) podem ser usadas em pacientes com função renal normal, e a furosemida (20 a 120mg/dia), quando a creatinina plasmática estiver acima de 2mg/dl (Almeida, 1989).

O anti-hipertensivo mais utilizado e com maior experiência acumulada nos últimos anos é a alfa-metildopa. Esse simpatolítico de ação central é bastante seguro para a mãe e o feto, e as doses habituais vão de 500mg até 2g/dia, prescrito preferencialmente a intervalos de 12 horas para facilitar sua administração. Os betabloqueadores com ou sem atividade simpatomimética intrínseca, respectivamente, pindolol e propranolol, são também utilizados com segurança. O propranolol em doses de 80 a 240mg/dia (em intervalos de 12 horas) e o pindolol, 5 a 20mg/dia em dose única. Os vasodilatadores de ação direta (hidralazina 25 a 200mg/dia) ou os bloqueadores dos canais de cálcio (nifedipina 20 a 60mg/dia) foram mais recentemente introduzidos em nosso meio. Essas drogas devem ser utilizadas com mais cautela, pois são muito potentes e têm ação rápida, podendo levar à hipotensão, reduzindo o fluxo placentário. Em casos mais resistentes, essas drogas podem ser associadas (metildopa + betabloqueador + hidralazina ou nifedipina), ou mesmo usadas com um diurético (Almeida, 1993).

Os inibidores da enzima conversora da angiotensina (IECA) e os bloqueadores dos receptores AT_1 da angiotensina II (BRA) não devem ser utilizados na gravidez pelo risco de complicações graves para o feto (oligoâmnio, hipoplasia pulmonar, insuficiência respiratória, insuficiência renal, malformações neurológicas e anencefalia). A rigor, mulheres em idade fértil só devem utilizar IECA ou BRA caso estejam em uso de método anticoncepcional seguro.

As indicações e as adaptações do tratamento dialítico foram relatadas anteriormente em cada patologia em que se aplicam.

RESUMO E CONCLUSÕES

Em linhas gerais, pode-se dizer que a gestação não altera a evolução da maioria das nefropatias crônicas, ocorrendo, entretanto, como complicações mais freqüentes a piora transitória da hipertensão arterial, da proteinúria e da função renal.

Por outro lado, embora exista grande conhecimento acumulado na área e bom controle clínico das nefropatias crônicas, a mortalidade fetal é ainda cinco vezes maior se comparada às gestações de mulheres normais (Abe, 1991). Os elementos clínicos e laboratoriais mais indicativos de má evolução e complicações fetais são: presença de hipertensão arterial; comprometimento moderado a grave da função renal no momento da concepção (creatinina plasmática > 1,5mg/dl) e proteinúria maciça que possa levar à síndrome nefrótica.

Referências Bibliográficas

• ABE, S. – An overview of pregnancy in women with underlying renal disease. *Am. J. Kidney Dis.*, 17:112, 1991. • ALMEIDA, F.A. – Diuréticos no tratamento da hipertensão arterial: tendências atuais. *Rev. Bras. Med.*, 46:374, 1989. • ALMEIDA, F.A. – Tratamento da hipertensão arterial em grupos especiais. *Rev. Soc. Cardiol. ESP.* (in press). • BARRON, W.M. & cols. – The management of hypertension in pregnancy. In: Laragh, J.H. & Brenner, B.M. (eds.). *Hypertension – Pathophysiology, Diagnosis and Management.* Raven Press, New York, 1990, p. 1809. • CHUGH, K.S. & cols. – Acute renal failure of obstetric origin. *Obstet. Gynecol.*, 48:642, 1976. • CLARKSON, A.R. & cols. – IgA nephropathy and Henoch-Schönlein purpura. In: Schrier, R.W. & Gottschalk, C.W. (eds.). *Diseases of the Kidney.* 4th ed., Little, Brown Co., Boston, 1988, p. 2061. • COE, F.L. & cols. – Nephrolithiasis during pregnancy. *N. Engl. J. Med.*, 298:324, 1978. • CORTES-HERNANDEZ, J. & cols. – Clinical predictors of fetal and maternal outcome in systemic lupus erythematosus: a prospective study of 103 pregnancies. *Rheumatology*, 41:643, 2002. • CUNNINGHAM, F.G. – Urinary tract infections complication pregnancy. *Clin. Obstet. Gynaecol.*, 1:891, 1987. • DAVISON, J.M. – Dialysis, transplantation, and pregnancy. *Am. J. Kidney Dis.*, 17:127, 1991. • DAVISON, J.M. & HYTTEN, F.E. – The effect of pregnancy on renal handling of glucose. *Br. J. Obstet. Gynaecol.*, 82:373, 1975. • DAVISON, J.M. & cols. – Serial evaluation of vasopressin release and thrist in human pregnancy: Role of chorionic gonadotropin in the osmoregulatory changes of gestation. *J. Clin. Invest.*, 81:798, 1988. • DENG, A. & cols. – Impact of nitric oxide deficiency on blood pressure and glomerular hemodynamic adaptations to pregnancy in the rat. *Kidney Int.*, 50:1132, 1996. • FERRIS, T.F. – Renal diseases. In: Burrow, G. N. & Ferris, T. F. *Medical Complications During Pregnancy.* W.B. Saunders Company, Philadelphia, 1988, p. 277. • FIRST, M.R. & POLLAK, V.E. – Pregnancy and renal disease. In: Schrier, R.W. & Gottschalk, C.W. (eds.). *Diseases of the Kidney.* 4th ed., Little, Brown Co., Boston, 1988, p. 2533. • FORLAND, M. & cols. – Urinary tract infections in patients with diabetes mellitus: studies on antibody coating of bacteriuria. *JAMA*, 238:1924, 1977. • FRIEDMAN, S.A. – Preeclampsia: a review of the role of prostaglandins. *Obstet. Gynecol.*, 71:122, 1988. • FRIEDMAN, E.A. & NEFF, R.K. – Pregnancy hypertension. A systematic evaluation of clinical diagnostic criteria. PSG Publishing, Littleton, MA, 1977. • GALLER, M. & cols. – Reprodutive function in dialysis patients. CAPD vs. hemodialysis. *Peritoneal Dial. Bull.*, 3(Suppl. 1):30S, 1983. • GANT, N.F. & cols. – A study of angiotensin II pressor response throughout primigravid pregnancy. *J. Clin. Invest.*, 52:2682, 1973. • GANT,

N.F. & cols. – Control of vascular reactivity in pregnancy. *Am. J. Kidney Dis.*, 9:303, 1987. • HAYSLETT, J.P. – Maternal and fetal complications in pregnant women with systemic lupus erythematosus. *Am. J. Kidney Dis.*, 17:123, 1991. • HAYSLETT, J.P. & KASHGARIAN, M. – Nephropathy of systemic lupus erythematosus. In: Schrier, R.W. & Gottschalk, C.W. (eds.). *Diseases of the Kidney* 4th ed., Little, Brown Co., Boston, 1988, p. 2253. • HIRAI, N. & cols. – Plasma levels of atrial natriuretic peptide during normal pregnancy and in pregnancy complicated by hypertension. *Am. J. Obstet. Gynecol.*, 159:27, 1988. • HOU, S. – Peritoneal dialysis and haemodialysis in pregnancy. *Clin. Obstet. Gynaecol.*, 1:1009, 1987. • HOU, S.H. – Pregnancy in women on haemodialysis and peritoneal dialysis. *Baillieres Clin. Obstet. Gynaecol.*, 8:481, 1994. • HYTTEN, F.E. & CHEYNE, G.A. – The aminoaciduria of pregnancy. *J. Obstet. Gynaecol. Br. Commonw.*, 79:424, 1972. • JONES, D.C. & HAYSLETT, J.P. – Outcome of pregnancy in women with moderate or severe renal insufficiency. *N. Engl. J. Med.*, 335:226, 1996. • JUNGERS, P. & CHAUVEAU, D. – Pregnancy in renal disease. *Kidney Int.*, 52:871, 1997. • JUNGERS, P. & cols. – Lupus nephropathy and pregnancy. Report of 104 cases in 36 patients. *Arch. Intern. Med.*, 142:771, 1982. • JUNGERS, P. & cols. – Chronic kidney disease and pregnancy. *Adv. Nephrol.*, 15:103, 1986. • JUNGERS, P. & cols. – Specific controversies concerning the natural history of renal disease in pregnancy. *Am. J. Kidney Dis.*, 17:116, 1991. • KATZ, A.I. & cols. – Pregnancy in women with kidney disease. *Kidney Int.*, 18:192, 1980. • KINCAID-SMITH, P. & FAIRLEY, K.F. – Renal disease in pregnancy. Three controversial areas: Mesangial IgA nephropathy, focal glomerular sclerosis (focal and segmental hyalinosis and sclerosis), and reflux nephropathy. *Am. J. Kidney Dis.*, 9:328, 1987. • KITZMILLER, J.L. & cols. – Diabetic nephropathy and perinatal outcome. *Am. J. Obstet. Gynecol.*, 141:741, 1981. • KLEINKNECHT, D. & cols. – Diagnostic procedures and long-term prognosis in bilateral cortical necrosis. *Kidney Int.*, 4:390, 1973. • LIM, V.S. & cols. – Acid-base regulation in pregnancy. *Am. J. Physiol.*, 231:1764, 1976. • LINDHEIMER, M.D. & cols. – Osmotic and volume control of vasopressin release in pregnancy. *Am. J. Kidney Dis.*, 17:105, 1991. • LINDHEIMER, M.D. & DAVISON, J.M. – Renal disorders. In: Barrow, W.M. & Lindheimer, M.D. *Medical Disorders During Pregnancy.* Mosby Year Book, St. Louis, 1991, p. 42. • LINDHEIMER, M.D. & KATZ, A.I. – The kidney and hypertension in pregnancy. In: Brenner, B. M. & Rector Jr., F. C. (eds.). *The Kidney.* 4th ed., W. B. Saunders Company, Philadelphia, 1991, p. 1551. • LINDHEIMER, M.D. & cols. – Acute renal failure in pregnancy. In: Brenner, B.M. & Lazarus, J.M. (eds.). *Acute Renal Failure.* 2nd ed., Churchill Livingstone, New York, 1988, p. 597. • LOIZON, S. & cols. – Associations of quantitative anticardiolipin antibody levels with fetal loss and time of loss in systemic lupus erythematosus. *Q. J. Med.*, 68:525, 1988. • MAIKRANZ, P. & cols. – Nephrolithiasis in gestation. *Clin. Obstet. Gynaecol.*, 1:909, 1987. • PACKHAM, D.K. & FAIRLEY, K.F. – Renal biopsy: indications and complications in pregnancy. *Br. J. Obstet. Gynaecol.*, 94:935, 1987. • PACKHAM, D.K. & cols. – Pregnancy in women with primary focal and segmental hyalinosis and sclerosis. *Clin. Nephrol.*, 29:18, 1988. • PACKHAM, D.K. & cols. – IgA glomerulonephritis and pregnancy. *Clin. Nephrol.*, 30:15, 1988a. • PALLER, M.S. & CONNAIRE, J.J. – The kidney and hypertension in pregnancy. In: Brenner, B.M. & Rector Jr., F.C. (eds.). *The Kidney.* 6th ed., Philadelphia: W.B. Saunders Company, 2002, p 1659. • PAGE, E.W. & CHRISTIANSON, R. – The impact of mean arterial pressure in middle trimester upon the outcome of pregnancy. *Am. J. Obstet. Gynecol.*, 125:740, 1976. • PHELPS, S.J. & cols. – The influence of gestational age and preeclampsia on the presence and magnitude of serum endogenous digoxin-like immunoreactive substances. *Am. J. Obstet. Gynecol.*, 158:34, 1988. • PICKRELL, M.D. & cols. – Pregnancy after renal transplantation: severe intrauterine growth retardation during treatment with cyclosporin A. *Br. Med. J.*, 296:825, 1988. • PURDY, L.P. & cols. – Effect of pregnancy on renal function in patients with moderate-to-severe diabetic renal insufficiency. *Diab. Care*, 19:1067, 1996. • RAI, R. & cols. – Randomised controlled trial of aspirin and aspirin plus heparin in pregnant women with recurrent miscarriage associated with phospholipid antibodies (or antiphospholipid antibodies). *Br. Med. J.*, 314:253, 1997. • REECE, E.A. & cols. – Diabetic nephropathy. Pregnancy performance and fetal-maternal outcome. *Am. J. Obstet. Gynecol.*, 159:56, 1988. • RODRIGUEZ, P.N. & KLEIN, A.S. – Management of urolithiasis during pregnancy. *Surg. Gynecol. Obstet.*, 166:103, 1988. • SURIAN, M. & cols. – Glomerular disease in pregnancy: a study of 123 pregnancies in patients with primary and secondary glomerular diseases. *Nephron*, 36:101, 1984. • VILELA, M.C. & cols. – Variações hemodinâmicas e hormonais induzidas pela mudança do decúbito dorsal para o decúbito lateral esquerdo em grávidas normais: papel do ANF. Anais do XVI Congresso Brasileiro de Nefrologia, Rio de Janeiro, 1992, p. 103. • WELSH, G.W. & SIMS, E.A.H. – The mecanism of renal glucosuria in pregnancy. *Diabetes*, 9:363, 1960. • WORLEY, R.J. – Pathophysiology of pregnancy-induced hypertension. *Clin. Obstet. Gynecol.*, 27:821, 1984.

54 Hepatopatias na Gestação

Antonio Rozas

Doenças hepáticas graves associadas à gravidez são pouco freqüentes. Algumas como o fígado gorduroso agudo da gravidez, a hepatite por vírus fulminante e a esteatose aguda induzida por tetraciclinas se acompanham de significativa morbiletalidade materna e perinatal e, nesses casos, é imprescindível um diagnóstico precoce e correto para assistência adequada.

O diagnóstico das hepatopatias na gravidez constitui-se, muitas vezes, em um desafio para o clínico. Atualmente, com mais regularidade, são diagnosticadas, nas gestantes, patologias do fígado assintomáticas, como nas hepatites crônicas e nas portadoras assintomáticas do vírus da hepatite B. A gravidez, nessas pacientes, evolui bem para a mãe, enquanto o mesmo não acontece para o nascituro. Na assistência pré-natal, no ambulatório da Clínica Obstétrica da Faculdade de Ciências Médicas de Sorocaba, da PUC – SP, por meio do rastreamento universal do antígeno de superfície do vírus da hepatite B (HBsAg), constatou-se que 1% das gestantes são portadoras assintomáticas do vírus e, em torno de 60%, essas pacientes, durante o parto, transmitem o vírus aos fetos e estes muitas vezes desenvolvem a hepatite neonatal. Em geral, é assintomática, embora apresente conseqüências graves a longo prazo (cirrose, hepatoma).

O FÍGADO NA GRAVIDEZ NORMAL

MODIFICAÇÕES MACROSCÓPICAS HEPÁTICAS

Para Combes e cols. (1963), o volume, o peso, a posição e as relações anatômicas do fígado pouco se alteram durante a gravidez. Os achados em necropsias de mulheres que foram a óbito, sem hepatopatias, durante a gravidez, quando comparados aos de não-gestantes, não mostraram nenhuma diferença digna de nota com os parâmetros macroscópicos hepáticos. Portanto, em gestantes, a hepatomegalia é sugestiva de doença hepática.

MODIFICAÇÕES HISTOLÓGICAS HEPÁTICAS

A histologia do fígado, por biópsia hepática durante a gravidez normal, por ser método invasivo, não tem muitas referências. Classicamente, entre estas, encontra-se a de Ingerslev e Teilum (1945) que, em biópsias de 17 gestantes normais, observaram apenas discreta infiltração gordurosa no citoplasma das células do fígado e ausência de alteração na estrutura dos lobos hepáticos.

MODIFICAÇÕES BIOQUÍMICAS HEPÁTICAS

Metabolismo protéico

Proteínas totais e albumina – os níveis das proteínas totais diminuem progressivamente no decorrer da gravidez, sobretudo à custa da albumina sérica. A redução das proteínas séricas totais, ao termo da gravidez, é da ordem de aproximadamente 20%, ou seja 2g/dl. Acredita-se que a redução protéica esteja ligada a sua hemodiluição e ao aumento da distribuição nos diversos compartimentos orgânicos. Uma manifestação de doença hepática, em não-gestante, é a redução do teor de albumina sérica. Contudo, na gestação, queda isolada e moderada da albumina sérica não deve ser considerada como elemento para o diagnóstico de doença hepática. Há, durante a gestação, discreto aumento das globulinas α, especialmente as α-2 e β, e ligeira redução da γ-globulina. Isso comprova-se pela eletroforese das proteínas plasmáticas.

Proteínas transportadoras de hormônios – as globulinas α, inter-α e β são responsáveis por transporte de hormônios, como a TBG e a TBPA (transportadoras da tiroxina), a transcortina (transportadora do ACTH), a SHBG (transportadora de testosterona e estradiol) e estão aumentadas durante a gravidez e acredita-se que este aumento dependa da ação estrogênica no fígado.

Fatores de coagulação – durante a gravidez, há um estado de hipercoagulabilidade por aumento da maioria dos fatores de coagulação por ação estrogênica nas células hepáticas. Os níveis do fibrinogênio sérico e dos fatores vitamina K-dependentes (VII, VIII, IX e X), produzidos no fígado, aumentam durante a gestação.

Função excretora

Bilirrubina – a hemobilirrubina sérica (indireta) é conjugada na célula hepática ao ácido glicurônico, por ação da enzima glicuroniltransferase e transforma-se na colebilirrubina (direta). Durante a gravidez normal, não há mudança em sua excreção pelas vias biliares. O nível sérico de bilirrubina total, em geral, não se altera, mas em algumas gestantes aumenta levemente, não ultrapassando, ao termo da gestação, 2mg/dl.

Bromossulftaleína – a excreção da bromossulftaleína (BSP), teste hoje pouco utilizado, é normal no início da gravidez, mas no último trimestre reduz sua eliminação na bile por ser mais lenta a conjugação no fígado (Combes e cols., 1963).

Função enzimática

Transaminases e desidrogenase láctica – a transaminase glutâmico-oxaloacética sérica (TGO) e a transaminase glutâmico-pirúvica sérica (TGP), assim como a desidrogenase láctica sérica (HDL) estão apenas ligeiramente acrescidas na gravidez normal, mantendo-se dentro dos valores normais da paciente não-grávida. Essas enzimas aumentam nas hepatopatias quando há necrose celular. Geralmente, os níveis voltam ao normal na primeira semana após o parto (Cerutti e cols., 1976).

Fosfatase alcalina – faz parte de uma família de isoenzimas que, na não-grávida, tem sua origem: 60% no fígado, 30% nos ossos e 10% no intestino. Na gestante, a placenta produz quantidades crescentes de fosfatase alcalina termoestável. A fosfatase alcalina sérica aumenta nas últimas oito semanas da gravidez, atingindo teores em torno de quatro vezes maiores que em não-gestantes, mas o acréscimo é, principalmente, da fosfatase termoestável que se produz na placenta e não em outros órgãos (Kaplan, 1972 e 1986). A fosfatase alcalina termoestável origina-se no sinciciotrofoblasto sem nenhuma participação do feto e sua avaliação, portanto, não é de valor na predição de sofrimento ou imaturidade fetal. Há algum tempo, a determinação da fosfatase alcalina termoestável foi utilizada como teste para o diagnóstico de insuficiência placentária, entretanto essa avaliação não tem mais aceitação como teste útil para a função da placenta (Kessler e cols., 1974; Sussman e cols., 1968). A administração de estrógenos em mulheres não-gestantes suscetíveis pode determinar colestase com elevação da fosfatase alcalina (Mueller e Kappas, 1964).

Gamaglutamiltranspeptidase e 5'-nucleotidase – a atividade sérica da gamaglutamiltranspeptidase e 5'-nucleotidase aumenta ligeiramente durante a gravidez normal. Teores significamente elevados de 5'-nucleotidase, de γ-glutamil e da fosfatase alcalina caracterizam a colestase (Cerutti e cols.,1976; Scholtes, 1979).

Lipídeos

Triglicérides – os níveis de triglicérides séricos aumentam com a evolução da gestação, atingindo altos teores ao final da gravidez. Também aumentam os teores das lipoproteínas de densidade muito baixa (VLDL) e das lipoproteínas de baixa densidade (LDL) segregadas pelo fígado (Svanborg e Vikrot, 1965).

Lipoproteínas e colesterol – a lipoproteína de baixa densidade (LDL) ligada ao colesterol (LDL-colesterol) é a precursora da enorme quantidade de esteróides produzidos pelo sinciciotrofoblasto. O colesterol sérico começa a elevar-se no segundo trimestre da gravidez e atinge um pico em torno do oitavo mês, quando alcança teor em torno de 60% acima do valor no início da gravidez. Segundo McNair e Jaines (1960), o colesterol excede 250mg/100ml em 57% de mulheres no termo da gravidez e valores de até 400mg/100ml não são raros (Quadro III-7).

Quadro III-7 – Testes de função hepática na prenhez normal (Fallon, 1975).

	Período de modificação	
	Efeitos	Máxima (trimestre)
Albumina	↓ 20%	Segundo
γ-Globulina	n ou d ↓	Terceiro
α-Globulina	d ↑	Terceiro
β-Globulina	d ↑	Terceiro
Fibrinogênio	↑ 50%	Segundo
Ceruloplasmina	↑	Terceiro
Transferrina	↑	Terceiro
Bilirrubina	n ou d ↑	Terceiro
BSP	n ou d ↑	Terceiro
Fosfatase alcalina	2 a 4 vezes ↑	Terceiro
Desidrogenase láctica	d ↑	Terceiro
SGOT	n	Terceiro
SGPT	n	Terceiro
Colesterol	2 vezes ↑	Terceiro

n = normal; d = discreto; ↑ = aumento; ↓ = diminuição.

MANIFESTAÇÕES FISIOLÓGICAS DE DOENÇAS HEPÁTICAS AO EXAME FÍSICO EM GESTANTES NORMAIS

O exame físico de gestantes normais revela, não raro, o encontro de nevos aracniformes (*Spider naevi*) e eritema palmar, provavelmente causados pelo alto teor estrogênico circulante. Nessas gestantes, tais achados não dependem de insuficiência hepática (Haemmerli, 1967).

HEPATOPATIAS DURANTE A GRAVIDEZ

As principais doenças hepáticas na gravidez, seja pela gravidade, seja pela freqüência, são:

1. Doenças hepáticas relacionadas especificamente à gravidez
   - Colestase intra-hepática da gravidez
   - Esteatose aguda da gravidez
2. Manifestações hepáticas em patologias obstétricas
   - Na hiperemese gravídica
   - Na doença hipertensiva específica da gravidez
3. Doenças hepáticas não dependentes da gravidez
   - Hepatopatias induzidas por drogas
   - Hepatite transinfecciosa
   - Hepatite crônica
   - Cirrose e hipertensão portal
4. Gestação após transplante hepático

HEPATOPATIAS ESPECÍFICAS DA GRAVIDEZ

Colestase intra-hepática da gravidez

Introdução – a colestase intra-hepática, considerada como peculiar da gestação, é pouco freqüente entre nós. Inicialmente, foi considerada, entre os autores escandinavos, benigna para a mãe e para o feto. Thorling (1955) publicou estudo de 72 gestantes ictéricas, 38 das quais estavam acometidas com o que se denominou de *icterícia da gravidez avançada*. Como não houve morte materna, considerou a patologia benigna. Mais recentemente, diversas publicações têm chamado a atenção para as conseqüências adversas dessa patologia, tanto para a mãe como para o feto e recém-nascido (Roszkowski e Ivey, 1976).

Sinonímia – é extensa: icterícia recidivante da gravidez; icterícia colestática de gravidez; icterícia da gravidez avançada; hepatose da gravidez; e, mais recentemente, colestase intra-hepática da gravidez. Esta última é a designação preferida, pois não faz referência à icterícia ou à recorrência, nem sempre presentes. A denominação de *colestase intra-hepática da gravidez avançada* baseou-se no fato de a maioria dos casos ocorrer no terceiro trimestre, mas posteriormente constatou-se que ela pode desenvolver-se no segundo e, excepcionalmente, no primeiro trimestres (Reyes, 1982).

Hepatose colestática gestacional, termo também utilizado, não é adequado, pois a patologia não apresenta nenhum aspecto histológico degenerativo. *Colestase intra-hepática recorrente gestacional* tem contra si o fato de que a recorrência ocorre em apenas 40 a 50% das gestações (Holzbach e cols., 1983). Nas recorrências, as manifestações clínicas e laboratoriais podem ser menos intensas (Furhoff e Hellstrom, 1973; Johnson e Gustafson, 1975; Rencoret e Aste, 1973).

Incidência – em muitos países, onde podemos incluir o Brasil, a incidência da colestase intra-hepática gestacional ocorre em 1:1000 a 1:2.000 gestantes. A colestase intra-hepática gestacional é mais freqüente em certos grupos étnicos, principalmente entre os escandinavos, indígenas bolivianos e chilenos. Assim, no Chile, Reyes (1982) constatou que a colestase surge em 4% das gestantes chilenas. Entre os escandinavos e certas populações da Europa, a colestase intra-hepática da gravidez ocorre em 1 a 2% das gestações (Heikkinen e cols., 1981). No Canadá, Fast e Roulston (1964) referem um caso para 2.750 gestantes. Entre os australianos, Fisk e Storey (1988) encontraram a colestase em 0,2%.

Etiopatogenia – não está esclarecida. É considerada uma anormalidade genética. Estudos em três gerações sucessivas de famílias nativas do norte da Europa e dos EUA apontaram para um modelo de transmissão mendeliano dominante e poligênico. É possível que fatores ambientais ou multifatoriais influenciem a aparição e/ou a gravidade da doença. Na Suécia e Chile, diversos estudos demonstram claramente uma predisposição familiar da colestase intra-hepática da gravidez (Fagan, 1999; Furhoff e Hellstrom, 1973; Holzbach e cols., 1983; Reyes, e cols., 1981). Admite-se que os esteróides sexuais femininos (estrógenos e progesterona), produzidos normalmente em altos teores durante a gestação normal, em pacientes suscetíveis, desencadeiam a colestase intra-hepática. Aponta a favor desta teoria hormonal o fato de que mulheres que apresentaram a colestase da gravidez podem, mais tarde, quando em uso de drogas contraceptivas orais, desenvolver novamente a patologia (Kreek e cols., 1967). Os estudos de Eisale (1964), Kreek e cols. (1967), Reyes e cols. (1981), Tikkanen e Adlercreutz (1973), Kreek (1967), Lunzer e cols. (1986) mostram que o aumento dos níveis séricos de ácidos biliares, bem como retardo na depuração de BSP podem ser produzidos pela administração de estrógenos a mulheres com antecedentes de colestase intra-hepática da gravidez. O componente progesterônico da pílula contraceptiva também tem sido implicado como responsável por icterícia colestática.

Anatomia patológica – estudos histológicos do fígado, de Svanborg e Ohlsson, por biópsia, mostraram células hepáticas normais e um padrão de colestase intra-hepática com os capilares biliares contendo tampões de bile, especialmente na região centrolobular. Não encontraram necrose hepatocelular. A microscopia eletrônica na colestase intra-hepática revela edema, distorção e atrofia das microvilosidades dos canalículos biliares. Existem leves modificações em outras partes do fígado, mas todas são inespecíficas. Após o parto, desaparecem as alterações histológicas (Adlercreutz e cols., 1967).

Diagnóstico – baseia-se no quadro clínico e confirma-se por exames laboratoriais. Em mais de 70% dos casos, as manifestações clínicas surgem, em geral, no último trimestre da gravidez, ou seja, em 90% das mulheres com colestase, a principal manifestação é o prurido generalizado, não poupa as palmas das mãos e as plantas dos pés, a intensidade é variável. O prurido, muitas vezes perturbador, intenso, diuturno, é responsável por insônia, fadiga, nervosismo e até distúrbios mentais. Contudo, a maioria das gestantes com colestase intra-hepática da gravidez sente-se clinicamente bem. A icterícia ocorre em 10% das gestantes com colestase e, em geral, é leve, do tipo obstrutivo intra-hepático, com fezes claras e urina colúrica (McDonald, 1999). Os achados físicos, na gestante, quando existem, em geral limitam-se a arranhões produzidos pelo ato de coçar. Os sintomas persistem até que tenha ocorrido o parto. A melhora, tanto do prurido como da icterícia, ocorre após o parto, dentro dos primeiros dias.

Alterações laboratoriais

Ácidos cólicos – a colestase intra-hepática tem como alteração laboratorial mais precoce o aumento dos teores de ácidos biliares séricos (cólico, desoxicólico e quenodesoxicólico). A concentração do ácido cólico é 10 a 100 vezes maior que a considerada normal para as não-gestantes (Heikkinen, 1983; Heikkinen e cols., 1982; Hermann e Esselstyn, 1967; Hleber e cols., 1976).

Bilirrubinas – 10 a 20% das gestantes, com colestase, apresentam discreto aumento (2 a 5mg/dl) da bilirrubina sérica total, à custa principalmente da conjugada (direta). Embora o acréscimo seja discreto, há relatos de taxas atingindo 35mg e 100ml, na ausência de hemólise (McDonald, 1999).

Fosfatase alcalina – na colestase gestacional, há aumento significativo da taxa da fosfatase alcalina sérica, atingindo níveis muito acima das elevações observadas na gravidez normal. Os teores da atividade da fosfatase alcalina sérica, da atividade da gamaglutamiltranspeptidase sérica e da 5'-nucleotidase sérica, na colestase intra-hepática da gravidez, são similares aos observados na colestase severa de qualquer outra etiologia (McDonald, 1999).

Transaminases séricas – teores das transaminases séricas pouco mudam na colestase intra-hepática da gravidez, pois não há necrose hepatocelular. Todavia, às vezes, as transaminases alcançam até 500UI/l (Shaw e cols., 1982).

Fatores de coagulação – tempo de protrombina, geralmente, é normal nessa síndrome, a menos que exista má absorção intestinal, pela redução da excreção da bile. Quando a má absorção entérica se agrava pela administração da colestiramina, desenvolve-se prolongamento significativo do tempo de protrombina, mas este se normaliza rapidamente após a administração parenteral de vitamina K_1.

Função de excreção – outras alterações bioquímicas incluem aumento na retenção da BSP. Há também alteração no metabolismo dos estrógenos, caracterizado por redução da excreção urinária de glicuronídeo de estriol e aumento na excreção urinária do sulfato de estriol (Adlercreutz e cols., 1974; Reyes e cols., 1981).

Lipídeos – outras alterações laboratoriais, amiúde observadas na colestase gestacional, abrangem elevação sérica de colesterol, triglicérides, fosfolipídeos e lipoproteínas, incluindo as lipoproteínas de baixa e muito baixa densidade (Johnson e cols., 1973).

Diagnóstico diferencial – os aspectos clínicos característicos, especialmente o prurido intenso, em paciente sadia nos demais aspectos, com elevação acentuada da fosfatase alcalina sérica, habitualmente permitem diferenciar a colestase intra-hepática da gravidez das demais doenças hepáticas associadas à gestação. Deve-se excluir no diagnóstico diferencial: a colestase intra-hepática da gravidez produzida por medicamentos do grupo das fenotiazidas, as hepatites virais, o fígado gorduroso agudo da gravidez, a obstrução mecânica das vias biliares e a doença hepática crônica subjacente. Antes de aceitar o diagnóstico de colestase intra-hepática gestacional, é necessário investigar se a paciente não está ingerindo drogas do grupo das fenotiazinas e outras que causam, ocasionalmente, colestase com icterícia. As gestantes com hepatites virais e fígado gorduroso agudo gestacional geralmente apresentam manifestações clínicas mais graves como anorexia, vômitos, elevações maiores dos níveis de aminotransferases e ainda uma icterícia mais acentuada. No diagnóstico diferencial da colestase e hepatites virais, é importante avaliar os marcadores imunológicos das hepatites. Quando houver hipertensão, edema, proteinúria e icterícia no diagnóstico diferencial, vale lembrar a possibilidade da síndrome HELLP, da doença hipertensiva específica da gravidez. Nos raros casos em que persistam dúvidas, a biópsia hepática poderá ser indicada.

Efeitos sobre a mãe e sobre o concepto – os trabalhos iniciais sobre a colestase intra-hepática da gravidez consideravam que o único efeito da patologia sobre a mãe era o desconforto do prurido. A benignidade materno-fetal da doença, inicialmente propalada, é hoje contestada por vários autores. Assim, uma complicação materna ocasional é a hemorragia pós-parto, dependente do prolongamento do tempo de protrombina. A absorção da vitamina K, precursora da formação da protrombina, está prejudicada na colestase intra-hepática da gravidez (Reyes e cols., 1987; Wilson e Havercamp, 1979). As mulheres com história de colestase intra-hepática gestacional também apresentam risco maior de desenvolver cálculos biliares de colesterol, provavelmente resultantes dos efeitos dos estrógenos sobre a secreção biliar (Svanborg e Ohlsson, 1959). Para o lado do concepto ocorre, de 30 a 60%, prematuridade e/ou restrição do crescimento fetal. Sofrimento fetal ocorre em mais de 30% dos casos. A mortalidade perinatal atinge 3,5%. Foram encontrados ácidos biliares não-sulfatados no sangue de fetos de mães com colestase intra-hepática gestacional, sugerindo que possam estar envolvidos nos efeitos adversos fetais (Rencoret e Aste, 1973; Reid e cols., 1976; Misra e cols., 1980; Laatikaimen e Ikonen, 1977). Alguns autores acreditam que redução da transferência dos ácidos biliares do feto para a mãe através da placenta, resulta em acúmulo na circulação fetal com efeitos prejudiciais para o concepto, podendo até determinar sofrimento fetal e mesmo mortalidade perinatal (Fagan, 1999; Germain e cols., 2002; Reid e cols., 1976).

Tratamento – o tratamento da colestase intra-hepática da gravidez é empírico, uma vez que não se conhece a etiologia. É importante, na colestase intra-hepática gestacional, aliviar o prurido, prevenir e corrigir a coagulopatia e avaliação cuidadosa da vitalidade fetal. Os medicamentos utilizados na colestase intra-hepática da gravidez pertencem a três grupos:

1. os que têm o objetivo de reduzir a produção da bile, como a dexametasona e o fenobarbital;
2. os que se ligam aos ácidos biliares no intestino, facilitando sua eliminação e prevenindo a recirculação êntero-hepática. Pertencem a este grupo o carvão ativado e a colestiramina;
3. os que desintoxicam os ácidos biliares, reduzindo seus efeitos adversos celulares. Pertencem a este grupo a S-adenosilmetionina e o ácido ursodesoxicólico.

Alguns autores aconselham para o alívio do prurido que, nas pacientes resistentes à ação da colestiramina, associe-se o fenobarbital na dose de 100mg/dia. Referem que essa conduta é eficaz em torno de 50% das pacientes (Heikkinen e cols., 1981; Kreek e cols, 1967; Laatikainen, 1978).

Colestitramina – alguns autores têm referido, em casos de prurido intenso, alívio com a colestiramina: 2g por via oral a cada 6 horas. Essa substância é uma resina que se liga fortemente por quelação aos ácidos biliares, e o complexo resultante não-hidrolisado não é absorvido no aparelho digestório da gestante e, em conseqüência, há redução dos teores dos sais biliares e do colesterol séricos. É importante evitar a associação da droga com outros medicamentos, uma vez que, em virtude da ação inespecífica de quelação da colestiramina, ocorre redução na formação do complexo dos ácidos biliares com a colestiramina. Vários outros medicamentos orais também podem ligar-se à colestiramina, e não devem ser administrados simultaneamente. Embora esse medicamento reduza o prurido em mais de 50% das pacientes, os efeitos colaterais são comuns e incluem náuseas, anorexia, flatulência e, às vezes, constipação. A colestiramina reduz significativamente a absorção de gorduras e das vitaminas lipossolúveis (A, D, E e K). A vitamina K é matéria-prima para a produção hepática de vários fatores de coagulação (VII, VIII, IX e X) e, quando não absorvida, pode desenvolver-se uma coagulopatia, com tempo de protrombina prolongado, predispondo à hemorragia no parto. A vitamina K como profilaxia pode ser dada, durante o pré-natal, na dose de 10mg diários, por via oral, com controle a cada 15 dias do tempo de protrombina durante a terapia. Quando o tempo de protrombina se prolonga, está indicada, como terapia, a via intramuscular para a administração de vitamina K_1, na dose diária de 50mg.

S-adenosilmetionina – recentemente, constatou-se que a administração de s-adenosilmetionina, por via oral, produz melhora significativa no prurido, nas transaminases séricas e no teor de bilirrubina (Frezza e cols., 1984).

Ácido ursodesoxicólico – nestes últimos anos, estudos indicam que o uso, por via oral, de ácido ursodesoxicólico, no tratamento da colestase, mostrou-se benéfico tanto para a mãe quanto para o feto (Germain e cols., 2002; Mullally e Hansen, 2002). Muito recentemente, Burrows e cols. (2004), após cuidadosa revisão da literatura a respeito do tratamento da colestase intra-hepática, concluem: "há evidência insuficiente para recomendar carvão ativado, s-adenosilmetionina ou ácido ursodesoxicólico isolados ou em combinação no tratamento das mulheres com colestase intra-hepática da gravidez". As gestantes com colestase intra-hepática da gravidez, em virtude das conseqüências adversas para o feto, como elevada freqüência de sofrimento fetal e parto prematuro, devem, durante a assistência pré-natal, ser observadas de forma rigorosa, por meio do controle da vitalidade fetal e da quantificação dos movimentos fetais (mobilograma), cardiotocografia, perfil biofísico, dopplervelocimetria. O uso judicioso da interrupção da gestação, quando o feto for viável, estará indicada quando o sofrimento fetal estiver presente.

ESTEATOSE AGUDA DA GRAVIDEZ

Conceito – o fígado gorduroso da gravidez tem como característica fundamental a infiltração de gordura, sob forma de microvesículas no citoplasma das células hepáticas.

Sheehan (1940) chamou a atenção, pela primeira vez, para esse achado histopatológico em seis mulheres, que morreram entre 10 e 15 dias após o início de uma sintomatologia, que surgiu no final da gravidez. Esse estudo enfatizou a ausência de necrose das células hepáticas ou alterações inflamatórias e a denominou de "atrofia amarela aguda obstétrica".

Em geral, as pacientes negam antecedente de doença hepática prévia, de alcoolismo, de infecções, ou do uso de qualquer droga. Das seis mulheres autopsiadas por Sheehan, apenas uma apresentava esteatose associada com pré-eclâmpsia. Recentemente, os autores têm chamado a atenção para essa associação em 50% das pacientes. Entretanto, em 10 casos diagnosticados por biópsia hepática ou necropsia, ocorridos no Hospital Regional, na Clínica Obstétrica da Faculdade de Ciências Médicas de Sorocaba (PU–SP), não se constatou a DHEG.

Sinonímia – o fígado gorduroso da gravidez foi, inicialmente, denominado por Sheehan de "atrofia amarela aguda obstétrica". Posteriormente, outros termos passaram a ser usados, como: esteatose aguda da gravidez, metamorfose gordurosa aguda.

Prevalência – a esteatose aguda gestacional é pouco freqüente. Na Clínica Obstétrica da Faculdade de Sorocaba ocorre uma vez em cada 6.000 partos; para Reyes e cols. (1994), em Santiago do Chile, 1 em cada 15.000 gestações, e para Castro e cols. (1996), em Los Angeles, 1 para cada 7.000 gestações.

Anatomia patológica

Exame macroscópico – à necropsia, o fígado, em geral, apresenta peso e tamanho normais, a cor é amarela com ou sem hemorragia subcapsular e a consistência pouco amolecida À autópsia, pela superfície de corte do fígado, amiúde, escorre gordura (Fig. III-1).

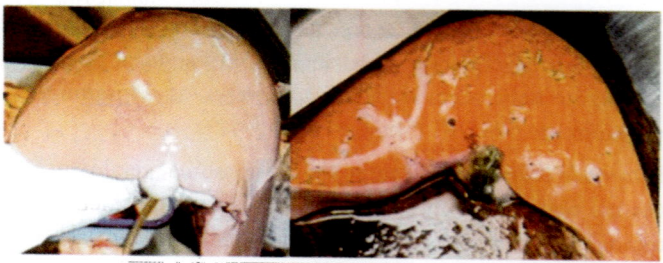

Figura III-1 – Fígado de esteatose. Tamanho normal ou pouco diminuído. Consistência amolecida e cor amarelada.

Exame microscópico – ao microscópio, verifica-se a presença de pequenas vesículas de gordura, dando a aparência de fina espuma. Essa aparência é fornecida pela presença nas células hepáticas de grande quantidade de gordura neutra distribuída em pequenas vesículas. Há predileção para as células centrolobulares, enquanto as periportais são poupadas da infiltração gordurosa. De modo geral, existe pouca necrose ou infiltração de células inflamatórias (Feinstone e cols. 1973). Os núcleos dos hepatócitos localizam-se no centro nas células, em contraste com a posição excêntrica observada na infiltração gordurosa macrovesicular do fígado em outras hepatopatias (Duma e cols., 1965). Os achados histológicos do fígado gorduroso da gravidez referidos são característicos (Fig. III-2). Os estudos com microscopia eletrônica (ME), durante a fase aguda, mostraram alterações nas mitocôndrias, retículo endoplasmático liso e presença de diversos vacúolos no citoplasma (Feinstone e cols. 1973; Svanborg e Ohlsson, 1959). Diversos estudos, de acompanhamento pós-parto, revelam rápida resolução dos achados histológicos e a biópsia é normal ao fim de 30 a 40 dias (Svanborg e Ohlsson, 1959). Esses aspectos mostram-se reversíveis, com base em exames histológicos repetidos em material de biópsias hepáticas seriadas após o parto

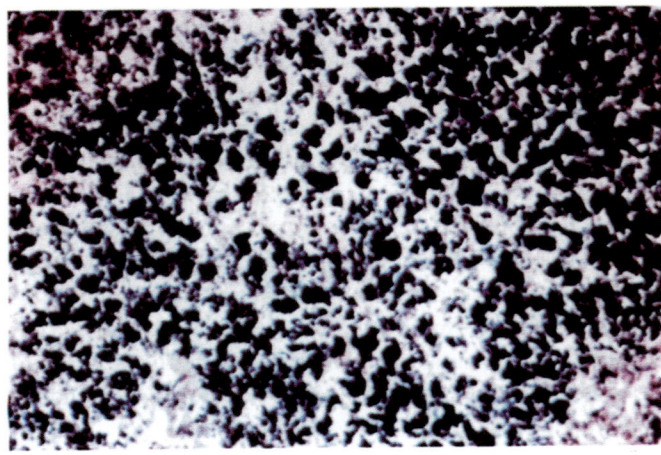

Figura III-2 – Esteatose aguda da gravidez. Aspecto microscópico, gordura em pontos negros.

(Duma e cols., 1965). A esteatose hepática não provoca danos estruturais permanentes na víscera. Outros órgãos, incluindo pâncreas, sistema nervoso central, medula óssea e rins, podem estar comprometidos com alterações vacuolares (Duma e cols., 1965; Morrin e cols., 1967).

Etiopatogenia – a causa dessa condição é desconhecida, mas, segundo alguns, poderia estar relacionada à desnutrição protéica. Algumas pacientes, mas não todas, que desenvolvem o fígado gorduroso agudo estão em muito pobre estado de nutrição. Uma síndrome similar foi descrita em grávidas que receberam terapia com tetraciclina por via intravenosa, para tratamento de infecções urinárias (Schultz e cols.,1963; Kunelis e cols. 1965). A presença de infiltração gordurosa microvesicular e hiperamonemia levantou a possibilidade de um distúrbio metabólico subjacente semelhante à síndrome de Reye, uma doença com quadro similar. A microscopia eletrônica revela, em ambos os distúrbios, aumento mitocondrial. Entretanto, as mitocôndrias do fígado gorduroso agudo gestacional possuem corpos densos que, geralmente, não são observados na síndrome Reye. Entretanto, nessa síndrome observa-se acentuada vacuolização citoplasmática, que não é uma característica do fígado gorduroso agudo gestacional (Weber e cols., 1979; Kapplan, 1940 e 1985). Há, atualmente, correlações genéticas em que mulheres heterozigotas desenvolvem alterações na beta-oxidação dos ácidos graxos por deficiência na cadeia longa da 3-hidroxiacil-coenzima A desidrogenase (Burroughs, 1998).

Quadro clínico – usualmente, o início manifesta-se nas últimas 10 semanas da gravidez. A paciente queixa-se de dor epigástrica crescente, vômitos e após poucos dias são seguidos de icterícia que, rapidamente, aprofunda-se. Em outras pacientes, a doença pode-se revelar, em muitos casos, pelo aparecimento gradativo da anorexia, náuseas, mal-estar, cefaléia, dor no hipocôndrio direito, lembrando o início das hepatites virais. Estes sintomas inespecíficos são acompanhados por vômitos que podem tornar-se muito intensos. Em número, não raro, de pacientes com esteatose hepática aguda da gravidez, o início da patologia é abrupto, com presença de vômitos intensos, persistentes e especialmente acompanhados por dor abdominal, o que deve alertar imediatamente o médico para o diagnóstico. A dor abdominal, persistente e progressiva, pode ser difusa, epigástrica ou limitada ao quadrante superior direito do abdome. A irradiação para as costas sugere pancreatite concomitante, o que foi constatado em algumas pacientes com fígado gorduroso gestacional (Hatfield e cols., 1972). Há referências de que a patologia pode ocorrer em qualquer idade, durante toda a vida reprodutiva da mulher e mesmo após várias gestações normais. Segundo alguns autores, observam-se as manifestações de pré-eclâmpsia, o que sugeriu uma etiologia comum, tanto para o fígado gorduroso agudo gestacional como para a doença hepática da pré-eclâmpsia (Godsey e Newman, 1991; Davies e cols., 1980; Kapplan, 1940; Killam e cols., 1975; Sherlock, 1968). A hipoglicemia é geralmente intensa, amiúde com teores inferiores a 60mg/ml, e estabelece-se precocemente na patologia. Ela ocorre em virtude do desaparecimento do citoplasma das células hepática, substituído por gordura e conseqüente desaparecimento do glicogênio hepático. É um parâmetro importante para se levantar a hipótese da esteatose aguda da gestação (Breen e cols.,1970; Burroughs e cols., 1982; Kaplan, 1985; Riely, 1980). A icterícia aparece vários dias após o início da sintomatologia inespecífica e, em muitas pacientes, torna-se intensa. O curso pode ser fulminante, com sangramento gastrintestinal, coma hepático e insuficiência renal, tornando o diagnóstico diferencial com a hepatite a vírus fulminante difícil. O aparecimento rápido de sangramento difuso generalizado, sonolência e coma uma ou duas semanas depois do início da doença é sinal funesto e, freqüentemente, está associado a um prognóstico fatal. Pancreatite, hipoglicemia e coagulopatia intravascular freqüentemente complicam o curso clínico. Icterícia, apresentando-se com sinais de insuficiência renal, deve alertar para o diagnóstico (Hatfield e cols.,1972). A literatura assevera que grande número de pacientes com fígado gorduroso da gravidez apresenta também aspectos sugestivos de pré-eclâmpsia, incluindo leve hipertensão, edema periférico e proteinúria. Estes achados induziram alguns autores a sugerir uma etiologia comum, tanto para o fígado gorduroso agudo gestacional como para a doença hepática da pré-eclâmpsia (Riely e cols., 1987). Entre os 10 casos por nós observados da patologia, esta associação não esteve presente. A mortalidade materna pode atingir 75% e perda fetal de 85%; entretanto, o reconhecimento precoce está associado ao melhor prognóstico. A resolução ocorre com o parto e a recuperação é completa, sem recorrência em gestações subseqüentes (Riely, 1980; Riely e cols., 1987).

Diagnóstico – o diagnóstico da esteatose baseia-se no quadro clínico, em exames laboratoriais ou na biópsia hepática nas sobreviventes da patologia.

Exames laboratoriais – as alterações laboratoriais no fígado gorduroso da gravidez são extremamente variáveis. É relatada hipoaminoacidemia generalizada no fígado gorduroso da gravidez, em contraste com a hiperaminoacidemia relatada na encefalopatia hepática devido à cirrose ou à hepatite fulminante. Uma elevação na amônia arterial contribui freqüentemente para o coma profundo presente em fases avançadas da doença. O estado neurológico em deterioração também pode ser influenciado pelo choque, acidose e insuficiência renal (Weber e cols., 1979). As transaminases oxaloacética e pirúvica (AST e ALT) pouco se alteram na esteatose aguda da gravidez. O aumento é modesto, não ultrapassando 300 a 500UI/ml, o que é compreensível pois, na patologia, a necrose hepatocelular é escassa (Burroughs e cols., 1982; Kaplan, 1985; Riely, 1980). O nível da fosfatase alcalina eleva-se acentuadamente com taxas muito acima daquelas que são observadas na gravidez normal. O aumento deve-se à colestase sempre presente (Burroughs e cols., 1982; Kaplan, 1985; Riely, 1980). Nas pacientes ictéricas, a hiperbilirrubinemia atinge, com freqüência, teores superiores a 10mg/100ml. Esse aumento se faz à custa, principalmente, da colebilirrubina (bilirrubina direta) regurgitada dos canais biliares para a circulação materna em virtude da colestase. A contagem de glóbulos brancos está sempre elevada. A leucocitose ocorre regularmente. A leucometria varia entre 11.000 e 30.000/mm^3, com predominância de polimorfonucleares (Burroughs e cols., 1982; Kaplan, 1985; Riely, 1980). A leucocitose, de causa ainda não esclarecida, independente de qualquer manifestação infecciosa, ocorreu em todos os nossos 10 casos, sendo que em um deles atingiu 50.000 leucócitos/mm^3. Prolongamento do tempo de protrombina (pode ser superior a 25 segundos), do tempo de tromboplastina parcial, depressão dos níveis de fibrinogênio, plaquetopenia, aumento dos produtos de degradação da fibrina e fibrinogênio, quando presentes na evolução da esteatose, indicam coagulação intravascular disseminada (CIVD) associada. Existe, amiúde, redução acentuada da antitrombina III. Em pacientes com doença grave, podem surgir evidências laboratoriais como anemia microangiopática, hemólise (anemia e aumento da bilirrubina indireta), aparecimento de esquizócitos, eritrócitos crenados e normoblastos no esfregaço sangüíneo (Bernau e cols., 1983; Liebman e cols., 1983; Hellgren e cols., 1983; Burroughs e cols., 1982; Kaplan, 1985; Riely, 1980). A biópsia hepática muito é útil para o diagnóstico. Nos casos de dúvida, raramente pode ser feita no estágio agudo devido à coagulação anormal. Entretanto, ela pode ser realizada após o parto na fase de involução da doença (Duma e cols., 1965).

Diagnóstico diferencial – clinicamente, muitas vezes, a esteatose aguda da gravidez não pode ser distinguida da hepatite fulminante viral. Os marcadores imunológicos da hepatite B (HBsAg, HbcAb, HbeAg, HbeAb), A e C são negativos no fígado gorduroso da gravidez. Também ajuda muito a determinação dos níveis das transaminases, que estão muito elevadas nas hepatites agudas e quase normais na esteatose. A biópsia hepática, quando realizada, faz o diagnóstico diferencial. O fígado gorduroso agudo gestacional, segundo alguns autores, pode ser confundido, no início da enfermidade, com as manifestações da pré-eclâmpsia e da eclâmpsia. Dor abdominal, náuseas e vômitos são mais característicos das pacientes com esteatose aguda. Geralmente, a hemólise intravascular, encontrada com alguma intensidade em pacientes com HELLP síndrome, surge apenas na evolução avançada no fígado gorduroso agudo gestacional. Foram sugeridas, para o estabelecimento do diagnóstico diferencial, com abordagem não invasiva, a ultra-sonografia e a tomografia computadorizada, mas a sensibilidade e a especificidade desses métodos ainda não foram determinadas (Foster e cols., 1980; Campillo e cols., 1986; McKee e cols., 1986).

Tratamento – a hipótese de que a falta de fatores lipotrópicos é parte da etiopatogênese da doença, o cloridrato de colina tem sido usado no tratamento, entretanto, mas não há nenhuma evidência que este medicamento seja benéfico. Muitas modalidades de tratamento têm sido tentadas, incluindo corticoideterapia e hemo*diálise sem valor comprovado.* Uma vez que a condição é potencialmente reversível, o tratamento deve ser agressivamente dirigido com medidas de suporte, na manutenção do volume sangüíneo e do nível normal da glicose e eletrólitos e na correção da coagulapatia. O fator mais importante no tratamento bem-sucedido do fígado gorduroso da gravidez é o reconhecimento precoce e o diagnóstico correto. As pacientes com parto tão logo estabelecido, o diagnóstico apresenta bom prognóstico. As que entram em coma profundo com indícios de CIVD avançada e outras complicações apresentam mortalidade materna significativa. Assim, a identificação imediata dos primeiros sintomas, o acompanhamento pela hospitalização, o apoio das funções vitais e o parto imediato são indispensáveis no tratamento dessa doença potencialmente fatal. No início da doença, as anomalias da coagulação não são acentuadas e a biópsia hepática pode ser valiosa. Posteriormente, a biópsia pode ser viável apenas após a administração de plasma fresco congelado e, de modo geral, é completamente contra-indicada nas pacientes intensamente doentias. O parto é eficaz no tratamento da pré-eclâmpsia e suas complicações hepáticas, e leva a uma sobrevida fetal maior, embora seja improvável que tenha qualquer efeito favorável sobre o prognóstico materno. Depois do diagnóstico estabelecido de esteatose aguda da gravidez, o parto deve ser imediato. A via do parto dependerá das condições obstétricas, mas deve haver liberalidade para a cesárea. Além dessas medidas, a doença hepática pode progredir. Em tais pacientes, deve-se considerar o transplante de fígado quando não houver objeções (Ockener e cols., 1990). A doença, geralmente, não recidiva nas gestações subseqüentes (Breen, 1972).

MANIFESTAÇÕES HEPÁTICAS EM PATOLOGIAS OBSTÉTRICAS

Hiperemese gravídica

Náuseas e vômitos pouco ou moderadamente intensos são comuns no primeiro trimestre da gravidez. Assim, Klebanoff e cols. (1985) constataram que mais de 50% de 9.000 gestantes tinham náuseas e vômitos no início da gravidez. Quando os vômitos são intensos e persistentes e não respondem à terapia simples, a condição é chamada *hiperemese gravídica, vômitos incoercíveis da gravidez ou vômito grave*, que hoje, graças aos cuidados precoces e eficientes, têm melhor prognóstico. Essa patologia obstétrica é definida como vômitos capazes de produzir perda de peso (mais de 5 a 10% do peso anterior), desidratação, evoluindo com distúrbios hidroeletrolíticos (alcalose no início por perda do ácido clorídrico, posteriormente cetoacidose por perda do conteúdo biliar) e deficiência nutricional grave com manifestações de disfunção hepatoencefálicas (Mueller e Kappas, 1964).

Godsey e Newman (1991) estudaram 140 mulheres hospitalizadas por hiperemese. Em 27% destas, foram necessárias múltiplas admissões. Constataram que, quando os vômitos eram intensos e persistentes, encontraram mulheres com azotemia pré-renal com creatinina atingindo níveis tão altos quanto 5mg/dl.

Etiologia – a etiopatogênese da hiperemese gravídica ainda é mal conhecida. Acredita-se que a deficiência dos fatores lipotrópicos, tais como colina e metionina em conseqüência da desnutrição, na fase avançada da hiperemese, determina a infiltração gordurosa do fígado. A etiopatogenia do vômito incoercível parece estar relacionada aos altos níveis séricos da gonadotrofina coriônica e dos estrógenos na circulação sangüínea materna. Isso explicaria a maior freqüência da patologia na gestação múltipla e nos coriomas. Em bom número de pacientes, fatores sociais e psicológicos contribuem para a doença (Goodwin e cols., 1994; van de Vem e cols., 1997; Cerutti, 1976).

Anatomia patológica – encontra-se, na biópsia hepática, principalmente nos casos graves, células infiltradas com grandes gotas de gordura e necrose centrolobular. A necrose hepatocelular, nos casos avançados da doença, explica o aumento da bilirrubina conjugada, que se manifesta por icterícia e alteração das transaminases hepáticas. A icterícia, em vômitos graves, é sinal de mau prognóstico, indicativa de insuficiência hepatica grave. Após o primeiro trimestre, com a cessação dos vômitos, há redução significativa da gordura no fígado e nenhuma lesão persiste.

Quadro clínico – a hiperemese gravídica, quando não interrompida pela hospitalização e tratamento adequado, evolui em três fases sucessivas: emagrecimento, distúrbios hidroeletrolíticos e manifestações hepatoencefálicas. Quando a doença atinge a última etapa, em geral se torna irreversível, culminando com a morte da gestante. No passado, 10% das pacientes, com vômito grave, apresentavam insuficiência hepática severa com icterícia. Entretanto, atualmente, disfunção hepática por hiperemese gravídica é rara em virtude do reconhecimento precoce e tratamento adequado das manifestações por hospitalização, antieméticos, correção dos distúrbios hidroeletrolíticos da desidratação e, em último caso, nutrição parenteral total (Mueller e Kappas, 1964). As provas laboratoriais da função hepática são anormais apenas nas gestantes na hiperemese grave e avançada. A bilirrubina total sérica, nesses casos, em geral, não ultrapassa 5mg/dl; as transaminases glutâmico oxaloacética (TGO) e glutâmico pirúvica (TGP) apresentam altos teores e há retenção na excreção da sulfobromoftaleína. Geralmente, os vômitos desaparecem após alguns dias de tratamento hospitalar, e a gestação evolui sem maiores problemas (Riely, 1988; Adams e cols., 1968; Swaminathan e cols., 1989). O esforço do vômito, em casos severos, pode complicar-se de lacerações esofágicas e raramente rotura, pneumomediastino, pneumotórax (Rees e cols., 1997; Schwartz e Rossoff, 1994). Na fase terminal, hoje rara, há casos referidos complicados por encefalopatia de Wernicke por deficiência de tiamina, cegueira, convulsões, coagulopatia, coma e morte (Robinson e cols., 1998; Tesfaye e cols., 1998).

Diagnóstico diferencial – a associação de anorexia, náuseas, vômitos e alterações significativas dos exames laboratoriais indicando insuficiência hepática sugerem hepatite por vírus. Anormalidades nas provas funcionais hepáticas, na hiperemese gravídica em estágio não avançado, estão ausentes ou são discretas. Atualmente, o diagnóstico diferencial ficou facilitado, mesmo nos casos graves de hiperemese, pela presença nas hepatites virais da positividade dos marcadores imunológicos. A biópsia hepática, em casos duvidosos, revela nas hepatites virais a presença de necrose hepatocelular, infiltração inflamatória periportal e proliferação das células de Kupffer, alterações estas ausentes na hiperemese gravídica (Haemmerli, 1967). Quando ocorrem vômitos persistentes, na primeira metade da gravidez, deve-se fazer o diagnóstico diferencial com outras doenças, tais como gastroenterite, colecistite, pancreatite, hepatite, úlcera péptica, pielonefrite. O fígado gorduroso da gravidez é sempre patologia do terceiro trimestre, enquanto o vômito grave sempre ocorre no primeiro trimestre.

Tratamento – na fase inicial da hiperemese, o uso de antieméticos (metoclopramida, prometazina, draminidrato, proclorperazina e clorpromazina) é recomendado para alívio das náuseas e vômitos. Resultado eficiente tem sido referido com dropoperidol-difenil-hidramina (Nageotte e cols., 1996). Quando estes medicamentos falham no tratamento, é impositiva a hospitalização. Em bom número de pacientes, fatores sociais e psicológicos contribuem para a doença. A correção destas últimas circunstâncias, com o auxílio da psicoterapia, usualmente provoca melhora significativa dos vômitos. Em 20 a 30% das gestantes, ocorre a recidiva após, com a volta para o ambiente domiciliar (Deuchar, 1995). Em casos de vômitos incoercíveis, quando há resistência aos antieméticos por via oral, com a paciente hospitalizada, a metoclopramida pode ser administrada parenteralmente. Soluções cristalóides intravenosas são usadas para corrigir a desidratação, deficiências eletrolíticas e desequilíbrios acidobásicos. Isso requer quantidades adequadas de sódio, potássio, cloretos, lactato ou bicarbonato, glicose e água, os quais deverão ser administrados parenteralmente até que o vômito tenha sido controlado. A maioria das gestantes responde com sucesso ao tratamento, contudo há situações de doença severa na qual a nutrição parenteral total é necessária (van de Vem, 1997).

Fígado na doença hipertensiva específica da gravidez

Anatomia patológica – nos casos leves da DHEG, o exame histológico de biópsia hepática apresenta poucas alterações. Em casos graves ou fatais (pré-eclâmpsia severa e eclâmpsia), as anormalidades histológicas são significativas. O achado, sempre presente, é o de uma necrose fibrino-hemorrágica periportal, com depósito de fibrina nos sinusóides. As lesões fibrinohemorrágicas com necrose perilobular são dependentes da hipóxia hepática e predispõem à formação de hematomas subcapsulares e/ou parenquimatosos e desestruturação hepatocelular. Em casos fatais à necropsia, constata-se, amiúde, 14 necrose centrolobular maciça. Em geral, não há infiltrados inflamatórios (Riely e Fallon, 1999; Killam e cols., 1975).

Provas de função hepática – nas gestantes com DHEG leve, os exames de função hepática mostram-se normais. O envolvimento do fígado na pré-eclâmpsia grave é causa comum de provas hepáticas anormais em gestantes. Detecta-se insuficiência hepática em mais de 50% das pacientes com pré-eclâmpsia severa (Wiener, 1987; Hurwitz, 1972). Nessas pacientes, a presença de necrose hepatocelular revela-se pelo aumento das transaminases glutâmico oxaloácetica sérica (SGOT) e glutâmico pirúvica sérica (SGPT), que atingem níveis pelo menos duas vezes maiores que os das gestantes normais e podem, ocasionalmente, alcançar níveis superiores a 1.000UI/ml. Após o parto, a queda progressiva dos níveis dessas enzimas indica bom prognóstico. A desestruturação das traves de Remak pelas necroses determinam regurgitação da colebilirrubina (bilirrubina direta) para a circulação sanguínea materna e o aparecimento da icterícia. A anemia microangiopática, quando presente, pode contribuir para a icterícia, pela hemólise. A hemólise ocorre pela hipóxia das hemácias, que perdem sua viscosidade e rompem-se ao passar pela microcirculação. Nessas circunstâncias, o esfregaço sanguíneo periférico revela células espiculadas, esquizócitos e eritrócitos com a superfície irregular (células Burr) (Long e cols., 1977; Killam e cols., 1975).

Patogênese – as lesões hepáticas associadas à pré-eclâmpsia e à eclâmpsia, acredita-se, resultam de vasoespasmo, isquemia e hipóxia do órgão. Essas modificações podem resultar em necrose hepatocelular e predispor as pacientes à hemorragia e ao infartamento hepático (Stain e cols, 1996.; Roberts e cols., 1989). O envolvimento hepático é comum nos casos fatais. À necropsia de 97 mulheres mortas por pré-eclâmpsia-eclâmpsia, Rolfes e Ishak (1986) encontraram anormalidades histológicas hepáticas em 72% dos fígados. Na DHEG existe lesão endotelial, que ativa a tromboplastina, agrega as plaquetas e determina o depósito de fibrina nos vasos.

Manifestações clínicas – Weinstein, em 1983, chamou a atenção para a ocorrência, em algumas mulheres, na evolução da DHEG, de uma associação de manifestações que denominou de síndrome HELLP, para descrever hemólise (H), enzimas hepáticas elevadas (EL) e plaquetopenia (LP). A trombocitopenia comumente acompanha elevações nos níveis de transaminases séricas, que variam de 50 a 3.000UI/l, mas geralmente são inferiores a 500UI/l. A bilirrubina sérica, algumas vezes, é moderadamente elevada. A hemorragia conseqüente à necrose fibrino-hemorrágica periportal na DHEG estende-se, por vezes, pelo parênquima e/ou para a região subcapsular, com formação de hematoma que, ao distender a cápsula de Glisson, produz dor no quadrante superior direito do abdome e, ocasionalmente, irradia-se para o dorso ou para a localização subescapular. A presença dessas manifestações levanta a suspeita de hematoma hepático e é impositiva a feitura de um exame ultra-sonográfico ou da tomografia computadorizada em busca de evidências de hematoma subcapsular (Stalter e Sterling, 1985). O hematoma subcapsular, quando atinge grande volume, pode romper-se resultando em hemorragia interna vultuosa e óbito materno freqüente (Castaneda e cols., 1970; Miller, 1972). O hematoma subcapsular hepático forma-se mais freqüentemente na superfície do lobo direito, tanto na superfície anterior como inferior. Cerca de 10 a 15% dos hematomas afetam o lobo esquerdo do fígado (Stalter e Sterling, 1985). A rotura intraperitoneal do hematoma subcapsular é uma complicação grave e ameaçadora, com alto índice de mortalidade materna, embora a sobrevida seja possível em casos com diagnóstico precoce e tratamento imediato (Castaneda e cols., 1970). A maioria dos autores recomenda cesárea imediata em todas as pacientes com o diagnóstico de hematoma subcapsular volumoso, mesmo sem rotura. O desaparecimento das alterações hepáticas funcionais e das manifestações da pré-eclâmpsia geralmente ocorre nos dois primeiros dias após o parto, mas a recuperação completa pode demorar cerca de uma a duas semanas.

Diagnóstico – quando as evidências da DHEG forem inequívocas (hipertensão arterial, edema e proteinúria) e as anormalidades laboratoriais e clínicas indicativas de lesão hepática estiverem presentes, estabelece-se o diagnóstico de hepatopatia associada à pré-eclâmpsia e à eclâmpsia. Hemorragia por hematoma intra-hepático e/ou subcapsular são duas complicações graves, felizmente raras, de envolvimento do fígado com a pré-eclâmpsia e eclâmpsia. Assim, Smith e cols. (1991) referem esta ocorrência uma vez em 45.000 partos. Stain e cols. (1996) revelam uma incidência de 1 em 15.000 partos.

Diagnóstico diferencial – as pacientes com hepatite viral geralmente não apresentam pré-eclâmpsia e, via de regra, os teores das aminotransferases estão muito elevados. Aqui também os marcadores imunológicos das hepatites auxiliam no diagnóstico diferencial. A anamnese cuidadosa do uso ou não de medicamentos hepatotóxicos auxiliam na exclusão da hepatite por drogas.

Tratamento – indica-se a hospitalização, com tratamento intensivo da pré-eclâmpsia, mesmo em pacientes com a forma leve. Quando houver manifestações hepáticas severas associadas à DHEG e estas se acentuarem, especialmente com o estabelecimento da síndrome HELLP ou coagulação intravascular disseminada, existe consenso que se deva interromper a gravidez. Depois do parto, os aspectos clínicos da doença hepática e as anormalidades da função hepática geralmente desaparecem dentro de um ou dois dias. Não há evidências de dano permanente do fígado. As anormalidades laboratoriais usualmente se mantêm por 24 a 48 horas pós-parto e as alterações das enzimas hepáticas, da desidrogenase láctica e da contagem de plaquetas regridem na primeira semana (Rolfes e Ishak, 1986; Sibai e cols., 1986; Erkkola e cols., 1987; Friedenberg e cols., 1978; Martin e cols., 1991). Quando ocorre a rotura de um hematoma subcapsular volumoso, existe agravamento súbito das condições clínicas da paciente com dor abdominal intensa e constante e redução imediata da hemoglobina. O diagnóstico, nessas circunstâncias, pode facilmente ser confirmado pela paracentese. É indispensável de imediato cuidar das condições hemodinâmicas da paciente, com administração de sangue, expansão do volume e tratamento da coagulação intravascular disseminada com plasma fresco congelado, protrombina, complexo antitrombina III e plaquetas. Tão logo iniciado o tratamento clínico, realiza-se simultaneamente a cesárea e a exploração hepática. A cesárea, nessas condições, é a única possibilidade de sobrevida fetal. Descreveu-se uma variedade de intervenções cirúrgicas, incluindo a simples ligadura ou lobectomia completa, dependendo da gravidade das lesões hepáticas e suas localizações. Depois, deve-se proceder à hemostasia hepática com sutura, cautério ou laser. Quando com a sutura não se consegue estancar o sangramento, para alguns o tamponamento hepático dá bons resultados. Em último caso, a ligadura da artéria hepática ou a ressecção parcial do fígado são condutas para a hemostasia hepática (Ralston e Schwaitsberg, 1998). Smith e cols. (1991) referem que, em sua experiência, o tamponamento esteve associado a 80% de sobrevida comparado com 25% se a lobectomia foi realizada. Contrariamente, Stain e cols. (1996) referem que a ligadura arterial era preferível. Os fatores de complicação, como coagulação intravascular contínua, insuficiência renal aguda e a infecção, contribuem para a morte, mesmo em situações nas quais se controla o sangramento hepático. Sempre que o diagnóstico é duvidoso e a intervenção cirúrgica retardada, sobrevém quase uniformemente a morte por causa da exsangüinação aguda. A mortalidade materna é alta, atingindo até 60% com a rotura hepática estabelecida (Ralston e Schwaitsberg, 1998). Hunter e cols. (1995) recorreram ao transplante hepático em uma mulher com hemorragia incontrolável após rotura de hematoma.

DOENÇAS HEPÁTICAS NÃO DEPENDENTES DA GRAVIDEZ

Hepatopatias induzidas por drogas

Sabe-se, desde há muito tempo, que existem várias drogas com efeito deletério sobre o fígado. Do ponto de vista histopatológico, as reações do tecido hepático a diversos medicamentos são variáveis. O tetracloreto de carbono e o acetaminofen, em doses elevadas, determinam efeito hepatotóxico direto e necrose hepatocelular. Atualmente, o uso do tetracloreto de carbono está proscrito, mas o mesmo não ocorre com o acetoaminofen, bastante usado como analgésico. Entretanto, a toxicidade do acetaminofen, faz-se sentir quando ingerido em alta quantidade e essa toxicidade pode ser antagonizada pela administração precoce (dentro de 12 horas) de acetilcisteína, um precursor da glutationa. A avaliação, quando possível, dos teores séricos do acetaminofen é útil na previsão da recuperação (Byer e cols., 1982; Prescott e cols., 1979). A lesão hepática pelas drogas pode ser causada, também, por uma reação de hipersensibilidade idiossincrásica ligada à imunidade celular.

Quadro clínico – em pacientes com anormalidades da função hepática, a anamnese é importante, pois a suspensão do uso *da droga hepatotóxica*, em geral, acompanha-se da reversibilidade das alterações funcionais e histológicas. A ação hepatotóxica de determinadas drogas pode manifestar-se pela colestase induzida por substâncias anabólicas ou contraceptivos esteróides ou por alteração no metabolismo dos lipotrópicos, como ocorre com os esteróides, a tetraciclina, o metotrexato, o álcool e o valproato de sódio. Schultz, em 1963, chamou a atenção, pela primeira vez, para o fato de que altas doses de tetraciclina, por via intravenosa, usada naquela época para o tratamento da pielonefrite aguda em grávidas, causavam um quadro clínico e anatomopatológico idêntico ao do fígado gorduroso agudo da gravidez, com alta mortalidade materna e fetal. O mecanismo desse efeito da tetraciclina não está claro. Acredita-se que o antibiótico iniba a síntese de proteínas hepáticas e determine o simples depósito de gordura no fígado, mesmo na ausência de gestação. A ocorrência de fígado gorduroso relacionado à tetraciclina praticamente desapareceu desde que se reconheceu o risco da terapêutica intravenosa, especialmente durante a gravidez. Embora a patogenia da doença não seja conhecida, acredita-se que possa estar relacionada à inibição da síntese protéica do fígado pelo antibiótico. A tetraciclina não é mais receitada a gestantes devido à disponibilidade de outros medicamentos mais seguros. No entanto, quando se considera o diagnóstico do fígado gorduroso agudo gestacional, deve-se investigar na anamnese a possibilidade da administração da tetraciclina. As reações idiossincrásicas, diferentemente das reações hepatotóxicas, não dependem da administração de altas doses e são mais comuns após repetidas exposições. As reações imunológicas de hipersensibilidade, que se manifestam como uma hepatite aguda, podem ser produzidas pela alfa-metildopa (5% das pacientes), isoniazida (0,1%), halotano (0,01%), clorpromazina (1%), entre outras. Essas pacientes usualmente apresentam febre alta e calafrios, aproximadamente sete dias após a primeira exposição e um a onze dias após várias exposições (Maddrey e Boitnott, 1977). A hepatite tóxica por halotano deve ser suspeitada em pacientes com icterícia ou provas de função hepática anormais no pós-anestésico depois do parto (Klion e cols., 1969).

Existem drogas que interferem com a conjugação da hemobirrubia na célula hepática e, em conseqüência, aumentam na circulação sangüínea a bilirrubina não-conjugada (alfa-metildopa, penicilina, quinidina) ou por ação hemolítica (antimaláricos, sulfonamidas, fenacetina e AAS). Os recém-nascidos destas gestantes, principalmente os deficientes em glicose-6-fosfatodesidrogenase, com hiperbilirrubinemia, podem desenvolver kernicterus (Diamond, 1966). O acetaminofen é usado em doses adequadas como analgésico durante a gravidez, sem maiores conseqüências. Entretanto, quando ingerido em altas doses pode determinar insuficiência hepática aguda. Os sintomas iniciais nessas condições são náuseas, vômitos, sudorese, mal-estar e palidez. Após um período latente de 24 a 48 horas, desenvolve-se a insuficiência hepática. O tratamento impõe-se sempre que a dose ingerida excedeu 7,5g. Uma dose oral de ataque de 140mg/kg do antídoto N-acetilcisteína é seguida por doses de manutenção de 70mg/kg a cada 4 horas por 72 horas, tempo total de tratamento. De acordo com Riggs e cols. (1989), a probabilidade de sobrevida materna e fetal é maior se a N-acetilcisteína é ministrada logo após a ingestão da megadose. Wang e cols. (1997) constataram níveis de acetaminofen similares no sangue materno e do cordão umbilical, o que confirma a transferência placentária.

Hepatite transinfecciosa

Deve-se observar que a pielonefrite pode estar associada a anormalidades das provas de função hepática (Sworn e Innew, 1973; Vermillion e cols., 1971).

Constata-se, freqüentemente, um aumento dos níveis da fosfatase alcalina acima dos níveis normais para a gestação e das aminotransferases, com aumento discreto da bilirrubina sérica total. Entretanto, é rara a icterícia, a não ser que esteja envolvido um organismo beta-hemolítico. A anormalidade desaparece quando a infecção é controlada. Com o tratamento da infecção urinária, a colângio-hepatite transinfecciosa regride.

Hepatites crônicas

Introdução – nos últimos 15 anos, tem sido enfatizada a importância das hepatites crônicas provenientes das hepatites virais agudas B e C.

Variedades – as duas mais freqüentes variedades histopatológicas de hepatites crônicas são: *hepatite persistente crônica* e *hepatite ativa crônica*, relacionadas mais freqüentemente às infecções crônicas viróticas (B e mais amiúde C). Outra variedade, menos assídua, de hepatite crônica é auto-imune, caracterizada por altos títulos séricos de anticorpos antinucleares e uma reação imune celular com predisposição genética.

Hepatite crônica persistente fora da gravidez

Conceito – caracteriza-se pelo exame histológico da biópsia hepática por graus discretos de reação inflamatória crônica persistente, predominantemente com infiltração linfoplasmocitária periportal, com quase ausência de lesão hepatocelular. A hepatite persistente estabelece-se a partir de seis meses de uma hepatite viral aguda, geralmente a B, e pode persistir por 5 ou mais anos. É rara a evolução para cirrose ou para hepatoma. Dada a benignidade dessa patologia, dispensa-se qualquer tratamento medicamentoso.

Quadro clínico – em geral, a hepatite crônica persistente é assintomática. A única manifestação, às vezes presente, é a fadiga. O diagnóstico fundamenta-se em alterações das provas séricas de função hepática (aumento moderado das transaminases, da gamaglutamiltransferase) e a positividade dos marcadores imunológicos das hepatites.

Hepatite crônica persistente e gravidez

A gravidez, o parto e o puerpério, nessas pacientes, evoluem sem anormalidades. Para o lado materno, não há agravamento da função hepática ou manifestações clínicas e pode ocorrer parto de termo por via vaginal. Entretanto, para o lado fetal, as pacientes com HBsAg + e HbeAg + podem, com freqüência, transmitir a infecção viral durante o parto. Nesses casos, o recém-nascido deverá receber imunoglobulina específica e vacina, esta repetida aos seis meses. Com isto evita-se, em geral, a hepatite neonatal (Infeld e cols., 1979).

Hepatite crônica ativa

Conceito – a hepatite ativa crônica, da mesma maneira que a hepatite crônica persistente, é mais bem definida pelos achados histológicos em fragmento hepático obtido por biópsia. O tecido fibroso aumentado estende-se das áreas porta, freqüentemente de modo anastomótico, e é acompanhado por necrose focal e periportal e um amplo exsudato inflamatório constituído de linfócitos, células plasmáticas e elementos mononucleares. Os achados histopatológicos, na biópsia hepática, são mais exuberantes na hepatite crônica ativa que na hepatite crônica pesistente e evoluem, com freqüência, para cirrose hepática do tipo pós-necrótico e para o câncer do fígado.

Quadro clínico – hoje, sabe-se que em grande número de pacientes as hepatites agudas pelos vírus B e C são assintomáticas. Da mesma maneira, muitos casos de hepatite crônica são assintomáticos e acabam rastreados por níveis elevados das transaminases séricas em exames de rotina, por exemplo, em doadores de sangue ou em exames para a admissão em agências de seguro de vida. As manifestações clínicas, na hepatite crônia ativa, são extremamente variáveis, a doença pode ser assintomática ou determinar fadiga persistente, anorexia, perda de peso e debilidade (Stevens e cols., 1997). A hepatite crônica ativa, com freqüência, evolui para cirrose, surgindo os sinais de hipertensão portal (esplenomegalia, ascite, distensão venosa abdominal superficial), hepatoesplenomegalia e varizes esofágicas.

Diagnóstico – o da hepatite crônica ativa é feito pelas manifestações clínicas e pela biópsia hepática. Em algumas pacientes com hepatite crônica ativa de longa duração, ao exame clínico e histopatológico, verifica-se já a presença de cirrose com insuficiência hepática e/ou sangramento de varizes esofágicas.

Hepatite crônica e gravidez

Influência da hepatite crônica sobre a gravidez – o efeito da hepatite crônica ativa sobre a evolução da gravidez é variável (Borhanmanesh e Haghighi, 1970; Cheng, 1977; Stevens e cols., 1997; Whelton e Sherlock, 1968). Quando a paciente apresentar hepatite ativa crônica severa, a interrupção precoce e a mortalidade perinatal estão significativamente aumentadas (Cheng, 1977). As mulheres soropositivas para a hepatite C assintomáticas, sem alterações significativas da função hepática ou de sinais de cirrose e hipertensão portal evoluem normalmente sem problemas durante a gravidez, o parto e o puerpério. Na hepatite crônica ativa sintomática, a interação com o ciclo gravídico-puerperal dependerá da intensidade da doença e se há ou não hipertensão portal (Lee, 1992). Com o tratamento atual da hepatite crônica ativa causada pelo vírus da hepatite C (prednisona, ou mais recentemente com *interferon-alfa* associado à *ribavarina*), com sucesso, em aproximadamente 50% da doentes a fertilidade se restaura (Schwartz e Rossoff, 1994; Davis e cols., 1998). Na hepatite crônica ativa sintomática, de qualquer etiologia, há aumento de complicações clínicas e obstétricas, principalmente de infeções das vias urinárias e da doença hipertensiva específica da gravidez. Nessas pacientes, calcula-se que a mortalidade fetal global seja de aproximadamente 30%, em grande parte atribuível à prematuridade e ao baixo peso de nascimento. Locatelli e cols. (1999) observaram maior incidência de icterícia colestática nas mulheres soropositivas para hepatite C (16%) comparadas com controles negativos (08%).

Tratamento – as pacientes com hepatite ativa crônica, que estejam tomando prednisona, devem manter o uso do medicamento durante toda a gravidez, sem efeitos adversos para a mãe ou para o feto (Schwartz e Rossoff, 1994). Na década de 1970 alguns estudos revelaram que o tratamento com corticóides reduzia a morbiletalidade da hepatite crônica ativa severa, melhorando o prognóstico. A hepatite crônica ativa severa, sem sinais de infecção pelo vírus da hepatite B, pode ser tratada com prednisona, uma vez que os autores não registraram efeitos adversos graves sobre a gravidez ou o feto. A azatioprina, para alguns, deve ser evitada na gravidez em virtude de seus efeitos teratogênicos (Rosenkrantz e cols., 1957; Cook e cols., 1972; Soloway e cols., 1972). Constatou-se que as pacientes nas quais a doença foi conseqüência da infecção pelo vírus da hepatite B respondem mal ao tratamento imunossupressivo com corticóides (Rosenkrantz e cols., 1957). Atualmente, considerável experiência com o tratamento da hepatite crônica ativa, o *interferon-alfa* 2b, relegou o uso dos imunossupressores a um segundo plano O *interferon-alfa* 2b é uma citocina com atividade antiviral. O tratamento por seis meses reduz a viremia e melhora as alterações histológicas em torno de 40% das pacientes, mas em 20% delas há recaída. O nucleosídeo sintético *ribavirina* melhora a eficácia do tratamento quando associado ao *interferon* (Davis e cols., 1998; McHutchinson e cols., 1998). O nucleosídeo análogo *lamivudina* foi também considerado efetivo em aproximadamente 50% das pacientes (Dienstag e cols., 1999; Lai e cols., 1998). Nas mulheres com hepatite crônica auto-imune, os corticosteróides, isolados ou associados com azatioprina, têm aumentado a fertilidade e a sobrevida. O resultado das gestações depende da gravidade da doença (Levine, 2000).

Cirrose e hipertensão portal

Conceito – a cirrose hepática, associada à gravidez, é pouco freqüente mas, quando presente, ocorre aumento significativo na morbiletalidade materna e perinatal. A cirrose hepática é doença crônica e caracteriza-se pela presença de fibrose intensa e extensa do parênquima e de nódulos regenerativos. Mulheres com cirrose são muito provavelmente inférteis. Tradicionalmente, a perda perinatal é alta, e o prognóstico materno, grave. Varizes esofágicas são propensas a sangrar, com hemorragia fatal como conseqüência.

Incidência – a cirrose hepática em gestantes é pouco freqüente. Explica a raridade o fato de que a maioria das cirróticas pertence ao grupo etário em que a gravidez se tornava improvável. Outra explicação se fundamenta na constatação de que as mulheres com essa patologia são inférteis, pois apresentavam amenorréia e ciclos anovulatórios, devido a sua inabilidade de metabolizar os estrógenos corretamente. Schreyer e Caspi (1982) em estudo de revisão, apresentam os resultados da influência da cirrose sobre o ciclo gravídico-puerperal. Nesse grupo, 70% das pacientes tinham cirrose pós-necrótica ou hepatite crônica ativa; 20%, cirrose biliar primária; e 10%, cirrose de Laennec.

Tipos de cirrose – entre as gestantes, a cirrose mais comum é a pós-necrótica, que apresenta nodulações regenerativas grosseiras, conseqüência a longo prazo da evolução das hepatites crônicas ativas determinadas pelos vírus B ou C. Entre as pacientes após o menacme e, portanto, não gestantes, a cirrose de Laennec, conseqüente à desnutrição e à exposição crônica ao álcool, é a mais freqüente. Outras causas raras da patologia em pacientes mais idosas incluem cirrose biliar por colestase de longa duração e cirrose cardíaca por insuficiência cardíaca.

Aspectos clínicos – a sintomatologia apresentada pelas pacientes é semelhante em todos os tipos de cirrose e depende muito da fase evolutiva da doença. Astenia, fadiga, flatulência e má digestão acompanham comumente estas mulheres. Certos sintomas da cirrose são dependentes da hipoalbuminemia, tais como edema e ascite, icterícia, anormalidades metabólicas e, em fase mais avançada da enfermidade, hipertensão portal junto com suas seqüelas de varizes gastroesofágicas e esplenomegalia. Durante o transcurso da gravidez, é comum piora da função hepática. A queixa de hematêmese, por rotura de varizes esofágicas, principalmente quando há hipertensão portal, pode ocorrer. O risco é maior a partir do segundo e terceiro trimestres da gravidez ou durante o parto. A hematêmese é causa de morte materna. Ao exame físico, encontra-se, amiúde, eritema palmar, e *nevus* aracniformes podem ser achados nas pacientes cirróticas devido ao alto teor de estrógeno séricos resultante da insuficiência hepática. Nas mulheres cirróticas, que previamente à gestação se submeteram com sucesso à anastomose portocava ou anastomose esplenorrenal para alívio da hipertensão portal, e que têm boa função hepática, a gravidez evoluiu com baixo risco para a mãe e para a criança.

Diagnóstico – ainda que a cirrose seja o caminho final para uma variedade de doenças hepáticas, as manifestações clínicas são inseparáveis. Estas incluem icterícia, edema, coagulopatia, anormalidades metabólicas e hipertensão portal junto com suas seqüelas de varizes gastroesofágicas e esplenomegalia. O diagnóstico da cirrose, muitas vezes, é facilitado ao clínico em decorrência de exames anteriores que, com freqüência, incluíram a biópsia hepática. Além disso, pode haver história de algum tipo de hepatite ou presença de testes sorológicos positivos para os marcadores da hepatite B, C ou anticorpos antinucleares. Os achados físicos sugestivos da presença de cirrose incluem hepatomegalia, com fígado duro, e esplenomegalia, ascite, angiomas aracniformes, eritema palmar. Os testes de função hepática podem apresentar albumina sérica abaixo dos níveis habituais observados na gestação e prolongamento do tempo de protrombina na doença mais grave. A literatura refere que grande número de pacientes tem o diagnóstico confirmado por biópsia hepática ou diretamente por inspeção do fígado durante a cesárea (Whelton e Sherlock, 1968). Durante a gravidez, pode-se realizar endoscopia do trato gastrintestinal superior para identificar varizes esofágicas nas pacientes e doença hepática crônica.

Influência da gravidez sobre a cirrose – as gestantes com varizes esofágicas são propensas a sangrar, com risco de morte materna como conseqüência. Schreyer e cols. (1982) fizeram uma revisão de 69 gestações em 60 mulheres com cirrose sem anastomose e 28 gestações em outras 23 com cirrose que se submeteram ao desvio com redução de pressão portal. A hemorragia grave de varizes aumentou sete vezes nas mulheres sem desvio, comparada com as que se submeteram a tal procedimento (24 versus 3%). As pacientes com cirrose e varizes gastroesofágicas devem ser informadas do risco significativo de sangramento e, quando existir risco de morte materna, poderá ser indicada a interrupção da gravidez (Britton, 1982). Huchzermayer (1971) descreveu a evolução natural de 95 gestações em 78 gestantes, com cirrose ou hepatite crônica ativa. A maioria das pacientes era portadora de cirrose pós-necrótica, embora algumas tivessem o diagnóstico de hepatite crônica ativa, de cirrose de Laennec e de cirrose biliar primária. Em dois terços dos casos, não houve alteração significativa da função hepática durante a gravidez. Nas pacientes restantes, apareceu um agravamento da função hepática e em algumas icterícia. Duas pacientes melhoraram durante a gravidez. De 23 pacientes com varizes esofágicas, 18 tiveram sangramento gastrintestinal durante a gravidez. Seis dos nove óbitos na série foram o resultado de hemorragias de varizes. Várias pacientes que se submeteram a métodos cirúrgicos de descompressão, com êxito da hipertensão portal durante a gravidez, puderam terminar o ciclo gravídico-puerperal com sucesso materno-fetal. A sobrevida do feto foi afetada pela presença da cirrose materna. Houve 10 natimortos, sete abortos e 67 crianças vivas entre as 78 pacientes com cirrose. O uso de escleroterapia para as varizes sangrantes durante a gravidez pode fornecer uma alternativa segura para anastomose portocava. Experiências controladas sugeriram a eficácia em pacientes não-grávidas e esse tratamento parece razoável para a paciente grávida com sangramento de varizes esofágicas.

Influência da cirrose sobre o CGP e sobre o concepto – Schreyer e cols. (1982), em estudo de revisão de 69 gestações em 60 mulheres (Tabela III-2), apresentam os resultados da influência da cirrose sobre o ciclo gravídico-puerperal e sobre o feto e o recém-nascido. Nesse grupo, 70% das pacientes tinham cirrose pós-necrótica ou hepatite crônica ativa; 20%, cirrose biliar primária; e 10%, cirrose de Laennec. A freqüência de parto prematuro e morte fetal é elevada. As complicações maternas incluíram anemia, toxemia, hemorragia pós-parto e sangramento por varizes esofágicas. Este último ocorreu em 20% das pacientes e esteve associado a óbito materno. Em aproximadamente um terço das pacientes, a incidência de sangramentos por varizes esofágicas durante a gravidez pode ser menor nas que se submeteram à cirurgia descompressiva porta antes da gravidez.

Tabela III-2 – Cirrose e gravidez.

Prognóstico	Percentual
Interrupção precoce (< 20 semanas)	18
Prematuridade (21-37 semanas)	20
Parto vaginal	85
Mortalidade perinatal	18
Complicações maternas	42

Adaptada de Schreyer e Caspi, 1982.

Tratamento – apesar dos riscos, muitas mulheres cirróticas podem ser tratadas com sucesso durante o ciclo gravídico-puerperal. Para essas pacientes, deve-se indicar dieta hiperprotêica e hipossódica. Entretanto, às hepatopatas, na presença de insuficiência hepatocelular severa, impõe-se restrição da ingestão de proteínas. O tempo de protrombina sérica deve ser determinado e, se ele for prolongado, ministrado tratamento com vitamina K_1, ainda que pacientes com cirrose possam ser incapazes de utilizar a vitamina por má absorção no aparelho digestório ou, o que é pior, porque as células hepáticas estão severamente lesadas. Quando o problema é má absorção entérica, a vitamina K₁ deve ser administrada por via intramuscular. Em qualquer caso, o grupo sangüíneo da paciente deve ser determinado e o sangue disponível para o momento do parto caso ocorra hematêmese ou hemorragia uterina pós-parto. Quando existem varizes esofágicas sangrantes, por hipertensão portal, diagnosticadas antes da gestação, pode estar indicada alguma forma de desvio, portocava ou esplenorrenal (Reisman e O'Leary, 1971; Schreyer e Caspi,1982; Wilbanks e Klingers, 1967). Durante o início da gravidez, em gestantes com hipertensão portal e varizes esofágicas, pode-se indicar uma cirurgia de descompressão portocava, mas existe risco de abortamento espontâneo (Hermann e Esselstyn, 1967). Depois de iniciado o trabalho de parto, deve ser terminado em acordo com as condições obstétricas, seja por via vaginal seja por cesárea. Em virtude do aumento da pressão abdominal, um parto prolongado aumenta a probabilidade de hemorragia. Deve-se dar uma atenção cuidadosa ao tratamento da coagulopatia que acompanha a cirrose em algumas pacientes. Isto poderá exigir a administração de plasma fresco congelado, para a correção do tempo de protrombina e concentrado de plaquetas a fim de corrigir a plaquetopenia (Schreyer e Caspi, 1982).

Gestação após transplante hepático

Em 1978, Walcott e cols. realizaram, pela primeira vez, com sucesso em grávida, um transplante hepático. Desde então, tem sido descrito um número crescente, mas ainda pequeno, de mulheres que receberam um transplante hepático com sucesso, no ciclo gravídico-puerperal.

Assim, nos EUA, Laifer e cols. (1990) reportaram uma experiência de transplante hepático em 12 gestações em 11 mulheres. Em três mulheres ocorreu rejeição aguda ou crônica ou hepatite. As complicações gravídicas incluíram hipertensão arterial em metade das mulheres, anemia em 25% e parto pré-termo em 80%. Complicações neuropsiquiátricas foram também comuns. Na França, Ville e cols. (1993) descreveram o resultado das gestações em 19 mulheres após transplante hepático. As 11 gestações viáveis todas atingiram o termo, ainda que a hipertensão se desenvolveu em três e a insuficiência hepática em uma. Skannal e cols. (1995) descreveram um resultado com sucesso em uma mulher com transplante combinado de fígado e rim. Radomski e cols. (1995) apresentaram os resultados do National Transplantation Pregnancy Registry. Descreveram os resultados de 38 gestações em 29 receptoras transplantadas. Mais de 80 dos conceptos foram nativivos, e 40% foram pré-termo. Hunter e cols. (1995) recorreram a transplante hepático em uma mulher com hemorragia incontrolável após rotura de hematoma. Na Alemanha, Reyes e cols. (1998) descreveram 19 gestações em 16 mulheres que se submeteram a transplante hepático. Houve 6 abortamentos, 12 recém-nascidos de termo e um pré-termo. Três dos recém-nascidos de termo apresentaram restrição do crescimento. Dos 13 recém-nascidos, ficaram viavéis 5, ou seja, 35% apresentaram hipertensão e dois (20%) desenvolveram aumento transitório das transaminases séricas.

Referências Bibliográficas

• ADAMS, R.H, & cols. – Hyperemesis gravidarum: Evidence of hepatic dysfuntion. *Obstet. Gynecol.*, 31:659, 1968. • ADLERCREUTZ, H. & cols. – Recurrent jaundice in pregnancy I. A clinical and ultrastructural study. *Am. J. Med.*, 42:335, 1967. • ADLERCREUTZ, H. & cols. – Recurrent Jaundice in pregnancy IV. Quantitative determination of urinary and biliary estrogens, including studies in pruritus gravidarum. *J. Cln. Endocrinol. Metab.*, 38:51, 1974. • BERNAU, J. & cols. – Nonfatal acute fatty liver of pregnancy *Gut*, 24:340, 1983. • BORHANMANESH, F. & HAGHIGHI, P. – Pregnancy in patients with cirrhosis of liver. *Obstet Gynecol* 36:315, 1970. • BREEN, K.J. & cols. – Idiopathic acute fatty liver of pregnancy. *Gut*, 11:882, 1970. • BREEN, K.J. & cols. – Uncomplicated subsequent pregnancy after idiopathic fatty liver of pregnancy. *Obstet. Gynecol.*, 40:813, 1972. • BRITTON, R.C. – Pregnancy and esophageal varices. *Am. J. Surg.*, 143:421, 1982. • BURROUGHS, A.K. & cols. – Idiopathic acute fatty liver of pregnancy in 12 patients. *Q. J. Med.*, 204:481, 1982. • BURROUGHS, A. K. – Pregnancy and liver disease forum, (Genova); 8:42, 1998. • BURROWS, R.F.; CLAVISI, O. & BURROWS, E. – Interventions for treating cholestasis in pregnancy (Cochrane Review). In: *The Cochrane Library*, Oxford, Update Software, Issue 2, 2004. • BYER, A.J.; TRAYLOR, T.R. & SEMMER, J.R. – Acetaminofen overdose in the third trimester of pregnancy. *JAMA*, 247:3114, 1982. • CAMPILLO, B. & cols. – Ultrasonography in acute fatty liver of pregnancy *Ann. Intern. Med.* 105:383, 1986. • CASTANEDA, H.; GARCIA-ROMERO, H. & CANTO, M. – Hepatic hemorrhage in toxemia of pregnancy. *Am. J. Obstet. Gynecol.*, 107:578, 1970. • CASTRO, M.A.A. & cols. – Disseminated intravascular coagulation and antithrombin III depression in acute fatty liver of pregnancy *Am. J. Obstet. Gynecol.*, 174:211, 1996. • CERUTTI, R. & cols. – Behavior of serum enzymes in pregnancy. *Clin. Exp. Obstet. Gynecol.*, 3:22, 1976. • CHENG, Y.S. – Pregnancy in liver cirrhosis and/or portal hypertension. *Am. J. Obstet. Gynecol.*, 128:812, 1977. • COMBES, B. & cols. – Alterations in sulphobromophthalein sodium removal mechanisms from blood during normal pregnancy. *J. Clin. Invest.*, 42:1431, 1963. • COOK, G.C.; MULLIGAN, R. & SHERLOCK, S. – Controlled prospective trial of corticostheroid therapy in active chronic hepatitis, 1972. • DAVIES, M.H. & cols. – Acute liver disease with encephalopathy and renal failure in late pregnancy and early puerperium. A study of fourteen patients *Br. J. Obstet. Gynecol.*, 87:1005, 1980. • DAVIS, G.L. & cols. – Interferon alfa- 2b alone or in combination with rabavirin for the treatment of relapse of chronic hepatitis C. *N. Eng. J. Med.*, 339:1493, 1998. • DEUCHAR, N. – Nausea and vomiting in pregnancy: a review of the problem with particular regard to psychological and social aspects. *Br J. Obstet. Gynaecol.*, 102:6, 1995. • DIAMOND, I. – Kernicterus: revised concepts of pathogenesis and management. *Pediatrics*, 38:539, 1966. • DIENSTAG, J.L. & cols. – Lamivudine as initial treatment for chronic hepatitis B in the United States. *N. Engl. J. Med.*, 341:1256, 1999. • DUMA, R.J. & cols. – Acute fatty liver of pregnancy: report of surviving patient studies with serial liver biopsies. *Ann. Int. Arch Med.*, 63:851, 1965. • DUMA, R.J. & cols. – Acute fatty liver of pregnancy. *Ann. Intern. Med.*, 63:851, 1965. • EISALE, A. & cols. – Hepatic impairment during the intake of contraceptive pills: clinical trial with postmenopausal women. *Br. Med. J.*, 2:426, 1964. • ERKKOLA, R. & cols. – HELLP syndrome. *Ann. Chir. Gynecol.*, 202:26, 1987. • FAGAN, A.E. – Intrahepatic cholestasis of pregnancy. *Clin. Liver. Dis.*, 3:603, 1999. • FALLON, H.J. – Liver diseases. In: Burrow, G.N. & Ferris, T.F. *Medical Complications During Pregnancy*. Philadelphia, Saunders, 1975. • FAST, B.B. & ROULSTON, T.M. – Idiopathic jaundice of pregnancy. *Am. J. Obstet. Gynecol.*, 88:314, 1964. • FEINSTONE, S.M.; KAPIKIAN, A.Z. & PURCELL, R.N. – Hepatitis A: detection by immune electron microscopy of a virus-like antigen associated with acute illness. *Science*, 182:1026, 1973. • FISK, N.M. & STOREY, G.N.B. – Fetal outcome in obstetric cholestasis. *Br. J. Obstet. Gynecol.*, 93:1137, 1988. • FOSTER, K.J. & cols. – Desbury KC, Griffith AH et al: The accuracy of ultrasound in the detection of fatty infiltration of the liver. *Br. J. Radiol.*, 53:440, 1980. • FREZZA, M. & cols. – Reversal of intrahepatic cholestasis of pregnancy in women after high dose S-adenosyl-L-methionine administration. *Hepatology*, 4:274, 1984. • FRIEDENBERG, W.R. & cols. – Severe preeclâmpsia presenting as hepatobiliary disease. *Wls. Med. J.*, 77:117, 1978. • FURHOFF, A.K. & HELLSTROM, K. – Jaundice in pregnancy,. A follow-up study of series of women originally reported by L. Thorling. The pregnancies. *Acta Med. Scand.*, 193:259, 1973. • GERMAIN, A.M. & cols. – Intrahepatic cholestasis of pregnancy na intriguing pregnancy-specific disorder. *J. Soc. Gynecol. Invest.*, 9(1):10, 2002. • GODSEY, R.K. & NEWMAN, R.B. – Hyperemesis gravidarum: A comparison of single and multiple admissions. *J. Reprod. Med.*, 36:287, 1991. • GOODWIN, T.M.; HERSHMAN, J.M. & COLE, L. – Increased concentration of the free b-subunit of human chorionic gonadotropin in hyperemesis gravidarum. *Acta Obstet. Gynecol. Scand.*, 73:770, 1994. • HAEMMERLI, U.P. – Jaundice during pregnancy with special emphasis of recurrent jaundice during pregnancy and its differential diagnosis. *Acta Med. Scand. (Suppl)* 44:1, 1967. • HATFIELD, A.K. & cols. – Idiopathic acute fatty liver of pregnancy death from extrahepatic manifestations. *J. Dig. Dis.*, 17:167, 1972. • HEIKKINEN, J. & cols. – Serum bile acid levels concentrations during normal pregnancy in patients with intrahepatic cholestasis of pregnancy and in pregnant with itching. *Br. J. Obstet. Gynaecol.*, 88:240, 1981. • HEIKKINEN, J. – Serum bile acids in the early diagnosis of intrahepatic cholestasis of pregnancy. *Obstet. Gynecol.*, 61:581, 1983. • HEIKKINEN, J. & cols. – Serum bile acid levels in intrahepatic cholestasis of pregnancy during treatment with phenobarbital or cholestyramine. *Eur. J. Obstet. Gynecol. Reprod. Biol.*, 14:153, 1982. • HELLGREN, M. & cols. – Severe acquired antithrombin III deficiency in relation to hepatic and renal insufficiency and intrauterine fetal death in late pregnancy. *Gynecol. Obstet. Invest.*, 16:107, 1983. •

HERMANN, R.E. & ESSELSTYN, C.G. –The potencial hazard of pregnancy in extrahepatic portal hipertension. *Arch. Sug.*, **95**:956, 1967.

HLEBER, J.P. & cols. – Hepatites in pregnancy. *J. Pediatr.*, **91**:545, 1976.

HOLZBACH, R.T. & cols. – Familial recurrent intrahepatic cholestasis of pregnancy: a genetic study providing evidence for transmission of a sex-limited dominant trait *Gastroenterology,* **85**:175, 1983.

HUCHZERMAYER, H. – Pregnancy in patients with liver cirrhosis and chronic hepatitis. *Acta Hepatosplenol. (Stuttg.,* **18**:294, 1971.

HUNTER, S.K. & cols. – Liver transplant after massive spontaneous hepatic rupture in pregnancy complicated by preeclâmpsia. *Obstet. Gynecol.,* **85**:819, 1995.

HURWITZ, M.D. –Jaundice and pregnancy: A 10-year study and review *S. Afr. Med. J.,* **44**:219, 1972.

INFELD, D.S.; BORKOWF, H.I. & VARMA, R.R. – Chronic pesisitent hepatitis and pregnancy. *Gastroenterology,* 77:524, 1979.

INGERSLEV, M. & TEILUM, G. – Biopsy studies on the liver in pregnancy. II. Liver biopsy in normal pregnant women. *Acta Obstet. Gynecol. Scand.,* **25**:352, 1945.

JOHNSON, P. & cols. –Studies in cholestasis of pregnancy with special reference to clinicals aspects and liver function tests. *Acta Obstet. Gynecol. (Suppl.),* **54**:77, 1975.

JOHNSON, P. & cols. – Studies in cholestasis of pregnancy with special reference to lipids and and lipoproteins. *Acta Obstet. Gynecol. Scand. (Suppl.),* **27**:1, 1973.

KAPLAN, M.M. – Alkaline phosphatase. *N. Engl. J. Med.,* **6**:200, 1972.

KAPLAN, M.M. – Serum alkaline phosphatase – another piece is added to the puzzle. *Hepatology,* **6**:526, 1986.

KAPPLAN, M.M. – Acute fatty liver of pregnancy. *N. Engl. J. Med.,* **313**:367, 1940.

KAPLAN, M.M. – Current concepts acute fatty liver of pregnancy. *N. Engl. J. Med.,* **313**:367, 1985.

KESSLER, W.B. & ANDROS, J.G. – Hepatic function during pregnancy and puerperium. *Obstet. Gynecol.,* **23**:372, 1974.

KILLAM, A.P. & cols. – Pregnancy-induced hypertention complicated by acute liver disease disseminated intravascular coagulation. *Am. J. Obstet. Gynecol.,* **123**:823, 1975.

KLEBANOFF, M.A. & cols. –Epidemiology of vomiting in early pregnancy. *Obstet. Gynecol.,* **66**:612, 1985.

KLION, F.M. & cols. – Hepatitis after exposure to halothane *Ann. Intern. Med.,* 71:467, 1969.

KREEK, M.J. & cols. – Idiopathic cholestasis of pregnancy. The response to challenge with synthetic estrogen, ethinyl estradiol. *Am. J. Med.,* 277:1391, 1967.

KREEK, M.J. & cols. – Recurrent cholestatic jaundice of pregnancy with demonstrated estrogen sensitivity. *Am. J. Med.,* **43**:795, 1967

KREEK, M.J. & cols. –Idiophatic cholestasis of pregnancy. The response to challenge with synthetic estrogen, ethinyl estradiol. *N. Engl. J. Med.* 177:1391, 1967.

KUNELIS, C.T. & cols. – Fatty liver of pregnancy and its relationship to tetracycline therapy. *Am. J. Med.* **38**:359, 1965.

LAATIKAIMEN, T.J. & IKONEN, E. – Serum bile acids in cholestasis of pregnancy. *Obstet. Gynecol.,* **50**:313, 1977.

LAATIKAINEN, T.J. – Effect of cholestyramine and phenobarbital on pruritus and serum bile acid levels in cholestasis of pregnancy. *Am. J. Obstet. Gynecol.,* **132**:501, 1978.

LAI, C.L. & cols. – A one-year trail of lamiduvine for chronic hepatitis B. *N. Engl. J. Med.,* **339**:61, 1998.

LAIFER, A.S. & cols. – Pregnancy and liver transplantation. *Obstet. Gynecol.,* **76**:1083, 1990

LEE, S. – Pregnancy in patients with chronic liver disease. *Gastroenterol. Clin. North Am.,* **21**:889, 1992.

LEVINE, A,B. – Autoimmune hepatitis in pregnancy. *Obstet. Gynecol.,* **95**:1033, 2000.

LIEBMAN, H.A. & cols. – Severe depression of antithrombin III in women with disseminated intravacular coagulation in women with fatty liver of pregnancy. *Ann. Intern. Med.,* **98**:330, 1983.

LOCATELLI, A. & cols. – Hepatitis C virus infection is associated with a highir incidence of cholestasis of pregnancy. *Brit. J. Obstet. Gynaecol.,* **106**:498, 1999.

LONG, R.G.; SCHEUER, P.J. & SHERLOCK, S. – Preeclâmpsia presenting with deep jaundice. *J. Clin. Pathol.,* **30**:212, 1977.

LUNZER, M. & cols. – Serum bile acid concentrations during pregnancy and their relationship to obstetric cholestasis. *Gastroenterology,* **91**:825, 1986.

MARTIN. Jr. J.N. & cols. – The natural history of HELLP syndrome: Patterns of disease progression and regression. *Am. J. Obstet. Gynecol.,* **164**:1500, 1991.

MADDREY, W.C. & BOITNOTT, J.K. – Drug induced chronic liver disease. *Gastroenterology,* 72:1348, 1977.

MCDONALD, J.A. – Cholestasis of pregnancy. *J. Gastroenterol. Hepatol.,* **14**(3):378, 1999.

MCHUTCHINSON, J.G. & cols. – Interferon alfa- 2b alone or in combination witj ribavirin as initial treatment for chronic hepatitis C. *N. Engl. J. Med.,* **339**:1485, 1998.

MCKEE, C.M. & cols. – Acute fatty liver of pregnancy by computed tomography *Br. Med. J.,* 291, 1986.

MCNAIR, R.D. & JAINES, R.V. – Alterations in liver function during normal pregnancy. *Am. J. Obstet. Gynecol.,* **80**:500, 1960.

MILLER, F.G. – Hepatic hemorrhage due to eclâmpsia. *Can. Med. Assoc. J.,* **106**:964, 1972.

MISRA, P.S. & cols. – Idiopathic intrahepatic cholestasis of pregnancy. *Am. J. Gastroenterol.,* 73:54, 1980.

MORRIN, P.A. & cols. – Acute renal failure in association with fatty liver of pregnancy. *Am. J. Med.* **42**:844, 1967.

MUELLER, M.N. & KAPPAS, A. – Estrogen pharmacology. I. The influence of estradiol and estriol on hepatical disposal of sulfobromophtalein (BSP) in man. *J. Clin. Invest.,* **43**:1905, 1964.

MULLALLY, B.A. & HANSEN, W.F. – Intrahepatic cholestasis of pregnancy reviw of the Literature. *Obstet. Gynecol. Sur.,* **57**(1): 47, 2002.

NAGEOTTE, M.P. & cols. –Droperidol and diphenhydramine in the management of hyperemesis gravidarum. *Am. J. Obstet. Gynecol.,* **174**:1801, 1996.

OCKENER, A.S.; BRUNT, E.M. & COHN, S.M. – Fulminant hepatic failure caused by acute fatty liver of pregnancy treates by orthotopic liver transplantation. *Hepatology,* **11**:59, 1990.

PRESCOTT, L.F. & cols. – Intravenous n-acetylcysteine: the treatement of choise for paracetamol poisoning. *Br. Med. J.,* **2**:1097, 1979.

RADOMSKI, J.S. & cols. – Outcomes of 500 pregnencies in 335 female kidney, liver, and heart transplant recipients. *Transplant, Proc.,* 27:1089, 1995.

RAYES, N. & cols. – Pregnancies following liver transplantation – how safe are they ? A report of 19 cases under cyclosporine A and tacrolimus. *Clin. Transplat.,* 12:396, 1998.

RALSTON, S.J. & SCHWAITSBERG, S.D. – Liver hematoma and rupture in pregnancy. *Semin. Perinatol.,* **22**:141, 1998.

REES, J.H.; GINSBERG, L. & SCHAPIRA, A.H.V. – Two pregnant women with vomiting and fits. *Am. J. Obstet. Gynecol.,* 177:1539, 1997.

REID, R. & cols. – Fetal complications of obstetrical cholestasis. *Br. Med. J.,* 1:870, 1976.

REISMAN, T.M. & O'LEARY, J.A. – Portocaval shunt performed during pregnancy in a case report. *Obstet. Gynecol.,* 37:253. 1971.

RENCORET, R. & ASTE, H. – Jaundice during pregnancy. *Med. J. Aust.,* 1:167, 1973.

REYES, H. & cols. – Acute fatty liver of pregnancy: A clinical study of 12 episodes in 11 patients *Gut,* **35**:101, 1994.

REYES, H. – The enigma of intrahepatic cholestasis of pregnancy.Lessons from Chile. *Hepatology,* **2**:87, 1982.

REYES, H. & cols. – Sulfobromophthalein clearance tests before and after ethinyl estradiol administration, in women and men with familial history of intrahepatic cholestasis of pregnancy. *Gastroenterology,* **81**:226, 1981.

REYES, H. & cols. – Steatorrhea in patients with intrahepatic cholestasis of pregnancy. *Gastroenterolog,* **93**:584, 1987.

RIELY, C.A. – Acute hepatic failure at term. Diagnostic problems posed by broad clinical spectrum. *Postgrad. Med.,* **68**:118, 1980.

RIELY, C.A. & cols. – Acute fatty liver of pregnancy. A reassessment based on observations in nine patients. *Ann. Intern. Med.,* **106**:703, 1987.

RIELY, C.A. – Case studies in jaundice of pregnancy. *Sem. Liver. Dis.,* **8**:191, 1988

RIELY, C.A. & FALLON, H.J. – Liver Diseases. **In:** Burrow, G.N. & Duffy, T.P. (eds.). *Medical Complications During Pregnancy.* 5th ed., Philadelphia, Saunders, 1999, p. 269.

RIGGS, B.S. & cols. – Acute acitoaminofen overdose during pregnancy. *Obstet. Gynecol.* 74:247, 1989.

ROBERTS, J.M. & cols. – Preeclâmpsia: a endothelial cell disorder. *Am. J. Obstet. Gynecol.,* **161**:1200, 1989.

ROBINSON, J.N.; BANERJEE, R. & THIET, M.P. – Coagulopathy secondary to vitamin K deficiency in hyperemesis gravidarum. *Obstet. Gynecol.,* **92**:673, 1998.

ROLFES, D.B. & ISHAK, K.G. – Liver disease in toxemia of pregnancy *Am. J. Gastroenterol.,* **81**:1138, 1986.

ROSENKRANTZ, J.G.; GITHENS, J.H.; COX, S.M. & KELLUM, D.L. – Azathioprine (Imuran) and pregnancy. *Am. J. Obstet. Gynecol.,* **97**:387, 1957.

ROSZKOWSKI, I. & MIEDZINSKA, D.P. – Jaundice in pregnancy II. Clinical course of pregnancy and delivery and condition of the neonate. *Am. J. Obstet. Gynecol.,* **101**:500, 1968.

SCHOLTES, P. – Liver function and liver diseases during pregnancy. *J. Perinatol. Med.,* 7:55, 1979.

SCHREYER, P. & CASPI, E. – Cirrhosis – pregnancy and delivery: A review. *Obstet. Gynecol. Surv.,* **37**:304, 1982.

SCHULTZ, J.C.; ADAMSON Jr, J.S., WORMAN, W.W. & cols. – Fatal liver disease after intravenous administration of tetracycline in high dosage. *N. Engl. J. Med.,* **269**:999, 1963.

SCHWARTZ, M. & ROSSOFF, L. – Pneumomediastinum and bilateral pneumo-thoraces in a patient with hyperemesis gravidarum. *Chest,* **106**:1904, 1994.

SHERLOCK, S. – Jaundice in pregnancy. *Br. Med. Bull.,* 24:39, 1968.

SHAW, D. & cols. – A prospective study of 18 patientes with cholestasis of pregnancy. *Am. J. Obstet. Gynecol.,* **142**:621, 1982

SHEEHAN, L. – The pathology of acute cellular atrophy and and delayed chloroform poisoning. *J. Obstet. Gynaecol. Brit. Emp.,* 47:43, 1940.

SIBAI, B.M.; TASLINI, M.M. & ELNAZER, A. – Maternal-perinatal outcome associated with the syndrome of hemolysis, elevated liver enzymes and low platelets in severe preeclâmpsia-eclâmpsia. *Am. J. Obstet. Gynecol.,* **155**:501, 1986

SKANNAL, D.G. & cols. – Pregnancy in a combined liver and kidney transplant recipient with type 1 primary Hyperoxaluria. *Obstet. Gynecol.,* **86**:1633, 1995.

SMITH, L.G. & cols. – Spontaneous rupture of liver during pregnancy: Current therapy. *Obstet. Gynecol.,* 77:171, 1991.

SOLOWAY, R.D. & cols. – Clinical biochemical and histological remission of severe chronic active liver disease. A controlled study of treatments and early prognosis. *Gastroenterology,* **63**:820, 1972.

STAIN, S.C. & cols. – Spontaneous hepatic hemorrhage associated with pregnancy Treatment by hepatic arterial interruption. *Ann. Surg.,* **224**:72, 1996.

STALTER, K.D. & STERLING, W.A. – Hepatic subcapsular hemorrhaga associated with pregnancy. *Surgery,* **98**:112, 1985

STEVENS, M.M.; BUCKLEY, J.D. & MACKAY, I.R. – Pregnancy in chronic active hepatitis. *Q. D. Med.,* **48**:519, 1997.

SUSSMAN, H.;BOWMAN, M. & LEWIS, J.L. – Placental alkalina phosphatase in maternal serum during normal and anormal pregnancy. *Nature,* **218**:359, 1968

SVANBORG, A. & OHLSSON, S. – Recurrent Jaundice of pregnancy. *Am. J. Med.,* 27:40, 1959.

SVANBORG, A. & VIKROT, O. – Lipid plasma fraction, including individual phospholipids at various stages of pregnancy. *Acta Med. Scand.,* **178**:615, 1965.

SWAMINATHAN, R. & cols. – Thyroid function in hyperemesis gravidarum. *Acta Endocrinol. (Suppl.)(Copenh),* **120**:155, 1989.

SWORN, M.J. & INNEW, W.M. – Peripartun hepatic dysfunção and xanthogranulamatous pyelonefritis. *Br. J. Urol.,* **45**:327, 1973.

TESFAYE, S. & cols. – Pregnant, vomiting, and going blind: A case report. *Lancet,* **352**:1594, 1998.

THORLING, L. – Jaundice in pregnancy. *Acta Med. Scand. Suppl.,* **302**:1, 1955.

TIKKANEN, M.J. & ADLERCREUTZ, H. – Recurrent jaundice in pregnancy. III. Quantitative determination of urinary estriol conjugates, including studies in pruritus gravidarum. *Am. J. Med.,* **54**:600, 1973.

VAN DE VEM, C.J.M. – Nasogastric enteral feeding in hiperemesis gravidarum. *Lancet,* **349**:445, 1997.

VERMILLION, S.E. & cols. – Nephrogenic hepatic dysfunction secondary to tumephative xantogranulomatosous pyelonephritis. *Ann. Surg.,* **171**:171, 1971.

VILLE, Y. & cols. – Pregnancy in liver transplant recipients: Course and outcome in 19 cases. *Am. J. Obstet. Gynecol.,* **168**:896, 1993.

WALCOTT, W.O. & cols. – Successful pregnancy in a liver transplant patient. *Am. J. Obstet. Gynecol.,* **132**:340, 1978.

WANG, P.H. & cols. – Acetaminofen poisoning in late pregnancy. A case report. *J. Reprod. Med.,* **42**:367, 1997.

WEBER, F.L. & cols. – Abdnormalities of hepatic mithocondrial urea-cicle enzyme activities and hepatic ultrastruture in acute fatty liver of pregnancy. *J. Lab. Clin. Med.,* **94**:27, 1979.

WEINSTEIN, L. – Syndrome of hemolysis, elevated liver enzymes, and low platelet count: A severe consequence of hypertension in pregnency. *Am. J. Obstet. Gynecol.* **143**:159, 1982.

WHELTON, M.J. & SHERLOCK, S. – Pregnancy in patients with hepatic cirrhosis. Management and outcome. *Lancet,* **2**:995, 1968.

WIENER, C.P. – The clinical spectrum of pre-eclâmpsia. *Am. J. Kidney. Dis.,* 312, 1987.

WILBANKS, G.D. & KLINGERS, K.G. – Pregnancy after portocaval shunt. Report of 2 cases and review of the literature. *Obstet. Gynecol.,* **29**:44, 1967.

WILSON, B.R. & HAVERCAMP, A.D. – Cholestatic jaundice of pregnancy. New perspectives. *Obstet. Gynecol.,* **54**:128, 1979.

55 Pancreatite Aguda: Colecistopatia

Elza Cotrim Soares
Cristiane Kibune Nagasako
Ciro Garcia Montes

PANCREATITE AGUDA

A pancreatite aguda é condição que tem várias causas, mas com patogênese ainda desconhecida.

Na gravidez, esta é uma condição pouco freqüente, com incidência que varia de 0,01 a 0,1%, ocorrendo principalmente em mulheres multíparas, no terceiro trimestre da gravidez e no puerpério (Coblett e Michell, 1972; Wilkinson, 1973; El Mansari e cols., 1996; Ramin e Ramsey, 2001). Em análise de um grupo de 61 mulheres que desenvolveram pancreatite aguda e 244 controles, o risco relativo para pancreatite aguda associada à gravidez foi de 1,43 (Maringhini e cols., 2000).

Sua importância decorre da morbidade e da alta mortalidade com que se reveste, com índices de recorrência pré-parto de até 70% (Bartelink, 1988; Barthel e cols., 1998).

ETIOLOGIA E PATOGÊNESE

Semelhante ao que ocorre em não-grávidas, a litíase de vias biliares é o fator etiológico predominante, estando presente em cerca de 35 a 90% das pacientes (Tranpnell e Ducan, 1975; McKay e cols. 1980; Small, 1980; Everson e cols., 1982; Black e Kelly, 1989; Parker, 2004). Para alguns autores, a diminuição da motilidade da vesícula biliar, que ocorre na gestação, secundária ao aumento dos níveis dos hormônios sexuais, predisporia à formação de colelitíase (Small, 1980; Everson e cols., 1982; Hyder e Barkin, 1992; Ramin e Ramsey, 2001).

As gestantes podem, também, desenvolver pancreatite aguda associada à hiperlipidemia (Cameron e cols., 1974, De Chalain e cols., 1988; Chen e cols., 1989; Nies e Dreiss, 1990; Sanderson e cols., 1991; Suga e cols., 1998). Nessa eventualidade, a pancreatite ocorre, principalmente, nas hipertrigliceridemias dos tipos I, IV e V de Frederickson (Frederickson e cols., 1978), e o nível de triglicérides parece ser o fator comum entre elas, com risco aumentado para trigliceridemia > 1.000mg/dl. A mutação do gene LPL (lipase lipoproteína) vem sendo descrita como uma das causas do agravamento da hipertrigliceridemia na gravidez e conseqüente pancreatite aguda (Suga e cols., 1998).

Entre outras causas mais raras de pancreatite, devem ser citadas: a esteatose hepática aguda da gravidez, a pré-eclâmpsia, a hipercalcemia em geral e o hiperparatireoidismo (Moldenhauer e cols., 2004; Parmar, 2004).

Causas infecciosas também podem estar presentes, incluindo vírus, parasitas e bactérias. Infecções virais incluem cachumba, rubéola, citomegalovírus, Coxsackie B, Epstein-Barr e hepatites A, B e C, além da síndrome da imunodeficiência adquirida (Steinberg e Tenner, 1994; Thomason e cols., 1981; Koff, 1981; Sibai e cols., 1986; Rajala e cols., 1987; Inabnet e cols., 1996). Parasitas, como áscaris podem ser causa de pancreatite aguda, por obstrução do colédoco ou do ducto pancreático. Pancreatite bacteriana pode ser causada pelo *Campylobacter jejuni, M. tuberculosis, Legionella* etc.

As drogas também devem ser lembradas, além do álcool, este, principalmente em pacientes já portadores de pancreatite crônica prévia.

O álcool é agente etiológico muito citado em não-gestantes. No entanto, o que se pode afirmar é que seu consumo diário, em excesso, é a causa mais comum de pancreatite crônica (Sarles e Sahel, 1976; Sarner e Cotton, 1984). Nesses pacientes, podem ocorrer manifestações clínico-laboratoriais recorrentes, semelhantes à pancreatite aguda, com necrose e outras complicações, não poucas vezes graves, podendo mesmo evoluir para o óbito. Não é causa freqüente na gestação.

Entre os medicamentos citam-se: hidroclorotiazida, furosemida, sulfas, metronidazol, corticóides, tetraciclinas, estrógenos, metildopa e drogas anti-retrovirais (Schiffer, 1966; Ances e McClain, 1971; Mallory e Kern, 1980; Standford e cols., 1988).

A maioria dos episódios de pancreatite aguda de origem biliar é associada à impactação do cálculo na ampola, levando à obstrução do ducto pancreático e à hipertensão ductal, ou mesmo à passagem de cálculos menores para o duodeno (Sakorafas e Tsiotou, 2000). Foi comprovado que o evento mais determinante pode não ser a impactação do cálculo no ducto biliar comum, mas a simples passagem de cálculos biliares através da ampola de Vater. Estes, seriam o gatilho para a pancreatite aguda, por obstrução transitória do ducto pancreático. A microlitíase biliar oculta pode, assim, ser causa de cerca de dois terços dos casos sem agente etiológico definido (Acosta e Ledesma, 1974).

Outras lesões obstrutivas podem ser causa da alteração pancreática, como neoplasias ou lesão fibrótica do esfíncter de Oddi.

A ativação intra-acinar de tripsinogênio tem papel central na patogênese da pancreatite aguda, acarretando a ativação de outras enzimas pancreáticas (proteases), com conseqüente dano celular. Radicais livres e citocinas (interleucina-1, IL-6, IL-8 TNF-alfa e outras) mediam a transformação da pancreatite aguda de um processo inflamatório local a um quadro grave de falência multiórgãos (Sakorafas e Tsiotou, 2000).

DIAGNÓSTICO

Os critérios utilizados para o diagnóstico de pancreatite na gravidez são os mesmos utilizados em pacientes não-grávidas. Diante de um quadro clínico de dor abdominal súbita, intensa, com grandes elevações de amilase sérica (cerca de quatro vezes o valor normal), da isoamilase pancreática e da lipase, há alta probabilidade de se tratar de pancreatite aguda (Malfertheiner e Kemmer, 1991). Assim, inicialmente, deve-se realizar a dosagem das enzimas pancreáticas: amilase e lipase.

A amilase total é composta por duas isoenzimas: a isoamilase salivar e a isoamilase pancreática. Por esse motivo, a dosagem da amilase sérica é pouco específica para o diagnóstico de pancreatite aguda, podendo estar aumentada em processos inflamatórios ou tumorais que acometam as glândulas salivares e em portadores de tumores que secretam a isoamilase do tipo salivar. Entre eles podem-se citar os tumores ovarianos (Juang e cols., 2000; Yagi e cols., 1986; Pose Reino e cols., 1989) e o carcinoma pulmonar (Villena e cols., 2002; Tomita e cols., 1988; Martin e Sarma, 1982).

A isoamilase pancreática também pode estar elevada na ausência de pancreatite aguda, como, por exemplo, em processos inflamatórios dos ovários e trompas de Falópio, gravidez ectópica rota, isquemia e perfuração intestinal.

Apesar dessas advertências, a elevação da amilase total em quatro vezes o valor normal sugere fortemente o diagnóstico de pancreatite, ocorrendo níveis séricos menores em outras condições clínicas.

A dosagem da lipase tem sensibilidade semelhante à da amilase, sendo mais específica, pois a maior parte da sua produção depende do pâncreas. Na pancreatite aguda, eleva-se em torno de três a quatro vezes o valor normal, e este aumento permanece por mais tempo que o da a amilase, por cerca de três dias (Sleisenger e Fordtran's, 1998). Deve-se ressaltar que os níveis de normalidade da amilase e lipase séricas são semelhantes em grávidas e não-grávidas (Karsenti e cols., 2001) e que os níveis de amilase não se correlacionam com a gravidade do caso.

Outras alterações laboratoriais podem ser encontradas, como leucocitose, hiperglicemia e elevação das enzimas hepáticas (AST e ALT).

Em casos de colelitíase associada, pode-se ter aumento da fosfatase alcalina, gamaglutamiltransferase e bilirrubina total.

A elevação do estrógeno sangüíneo durante a gestação, aumenta em 25 a 50% os níveis de colesterol (Knopp e cols., 1993). A hipertrigliceridemia acima de 1.000mg/dl pode induzir quadros de pancreatite aguda em alguns casos severos (Gosnell e cols., 2001; Fujita e cols., 1999). O nível normal de triglicérides na gestação é de 300mg/dl, normalizando-se após o parto.

Para avaliação do prognóstico, podem-se aplicar os critérios de Ranson (Tabela III-3). A presença de 3 a 5 critérios correlaciona-se com mortalidade entre 10 e 20%. Acima de 6 critérios a mortalidade pode chegar a 50%, refletindo um quadro sistêmico (Ranson e cols., 1974; Ranson, 1982; Banks, 1997; Howard, 1978 e Bartelink e cols., 1988).

Tabela III-3 – Critérios de Ranson.

Idade > 55 anos
Leucocitose acima de 16.000/mm^3
Glicemia > 200mg/dl
Desidrogenase láctica > 350UI/l
Aspartato transaminase > 250U/l
Durante as 48 horas iniciais
Queda do hematócrito > 10mg/dl
Aumento da uréia > 5mg/dl
Cálcio < 8mg/dl
PaO$_2$ < 60mmHg
Déficit de bases > 4mEq/l
Seqüestro de fluidos > 6 litros

A ultra-sonografia é o exame de imagem inicial de escolha para o diagnóstico, por ser inócuo à mãe e ao feto, e pode trazer informações de grande valia, como presença de litíase, dilatação do ducto biliar comum, aumento do volume pancreático e alteração da ecotextura glandular, além da presença de ascite ou pseudocisto.

Em alguns casos não é possível a visualização adequada do pâncreas, devido à interposição gasosa. Nesses casos, pode ser necessária a realização da tomografia computadorizada de abdome (TC). A TC está indicada para o diagnóstico diferencial com patologias abdominais graves, como perfuração intestinal, avaliação da extensão do processo inflamatório e seguimento das complicações da pancreatite (pseudocisto pancreático). Deve-se discutir o benefício da realização da TC de abdome na paciente gestante, devido à exposição à radiação (Damilakis e cols., 2000; Ames e cols., 2001). Decidindo-se pela sua realização, é obrigatória a proteção fetal durante o exame. Se possível (no período final da gestação), e se necessário, pode-se utilizar a TC, que constitui método superior ao primeiro exame, para a separação entre a forma edematosa e a pancreatite necrotizante (Beger e Buchler, 1989; Balthazar, 1989; Buchler, 1991).

A colangiopancreatografia endoscópica retrógrada pode ser diagnóstica e terapêutica, possibilitando a esfincterectomia endoscópica e, dessa forma, protelar possível conduta cirúrgica. É considerada procedimento seguro durante a gestação, apesar de expor mãe e feto à radiação durante a realização da fluoroscopia, sendo obrigatória a proteção com aventais de chumbo (Tham e cols., 2003; Jamidar e cols., 1995).

Do ponto de vista prático, devem ser levadas em consideração a presença de hipocalcemia (< 7mg/100ml de cálcio sérico), a insuficiência respiratória e a necessidade de reposição de grandes volumes líquidos, como sinais significativos de doença grave.

TRATAMENTO

A orientação terapêutica é semelhante à utilizada em não-grávidas, sendo seu principal objetivo pôr a glândula em repouso, reduzindo os estímulos à secreção de enzimas pancreáticas. Assim, o tratamento é inicialmente conservador; utilizando-se de jejum, sonda nasogástrica (para aspiração da secreção gástrica), reposição hidroeletrolítica adequada (por via intravenosa) e medicamentos para alívio da dor – antiespasmódicos, por exemplo (Meyer e cols., 1991). Quando necessário, não havendo regressão do quadro, deve-se introduzir o suporte nutricional, sendo usada a nutrição enteral ou mesmo a nutrição parenteral prolongada.

Deve ser realizada monitorização cuidadosa nas pacientes consideradas graves. Na evolução, cuidado especial deve ser dado à possibilidade de complicações, como pseudocistos e abscessos.

Os efeitos benéficos da somatostatina, dos agentes bloqueadores dos receptores H$_2$ (cimetidina, ranitidina) e dos inibidores de bomba de prótons (IBP) não foram demonstrados até o presente (Goff e cols., 1982; Loiudice e cols., 1984). No entanto, estes últimos podem ser usados, rotineiramente, com o objetivo de diminuir o estímulo gástrico e, portanto, pancreático (Limberg e Kommerell, 1980).

A terapêutica antiprotease, com a aprotinina (Trasylol®), também não mostrou qualquer benefício (Tranpnell e cols., 1974).

O uso de antibióticos, apesar de controverso quanto ao momento mais adequado, é adotado quando a pancreatite está associada à colecistite ou à colangite, bem como nos casos de pancreatite necrotizante com cisto infectado ou necrose (Meyer e cols., 1991).

Nas hipertrigliceridemias severas com pancreatite aguda há relato do uso, com sucesso, de heparina e insulina na gravidez, resultando na diminuição dos níveis de triglicérides (com o objetivo de estimular a atividade da lipoproteína lípase (LPL) (Henzen e cols., 1999).

Finalmente, em caso de não resposta terapêutica ou de agravamento do quadro, a indicação cirúrgica se impõe.

COLELITÍASE E COLECISTITE

COLECISTITE AGUDA

As doenças das vias biliares, em sua ampla concepção, incluem a colecistite aguda, a cólica biliar, a icterícia colestática e a pancreatite aguda

A colelitíase é condição muito freqüente em adultos, comprometendo cerca de 10% das pessoas que vivem no mundo ocidental e predomina em mulheres, principalmente na faixa etária acima de 40 anos. Geralmente é assintomática, de forma que cerca de 80% das pessoas acometidas, podem não apresentar nenhuma queixa clínica. O risco cumulativo de paciente asintomático vir a necessitar de cirurgia por complicações é de cerca de 1-2% e de 10% em cinco anos, razão pela qual a cirurgia profilática, em geral, não é indicada (Cunnimgham, 1997).

Nos últimos 10 anos, é cada vez mais comum, em mulheres na segunda década de vida, a apresentação de colelitíase como achado ultra-sonográfico, ou mesmo associado a uma de suas complicações, a colecistite aguda.

A colecistite aguda ocorre aproximadamente em 3% dos indivíduos com litíase sintomática (Indar e Beckingham, 2002; Friedman, 1993), sendo esta a causa mais freqüente da complicação infecciosa aguda. Geralmente se desenvolve quando há obstrução do ducto cístico, apesar de que a infecção bacteriana tem participação freqüente nessa complicação. A obstrução do ducto cístico aumenta a pressão intraluminal na vesícula biliar e, associada à bile supersaturada de colesterol, atua como gatilho para a resposta inflamatória aguda. As prostaglandinas I_2 e E_2 medeiam a resposta inflamatória. Infecção bacteriana secundária com bactérias de origem intestinal (*E. coli, Klebsiella* e *Streptococcus faecalis*) podem ocorrer em torno de 20% dos casos. Apesar de a maioria dos pacientes com lama biliar não terem sintomas, essa condição pode causar colecistite aguda. Na gravidez, se a lama biliar persiste (por várias gestações), cálculos biliares podem formar-se.

Diagnóstico

O diagnóstico de colecistite aguda é sugerido em pacientes com colecistopatia, com quadro súbito de dor abdominal, principalmente em quadrante superior direito, e febre. Podem estar presentes sintomas como náuseas, anorexia, vômitos, dispepsia, taquicardia e intolerância alimentar. Ao exame clínico, pode-se avaliar o sinal de Murphy (dor à palpação profunda, em topografia de vesícula, durante a inspiração).

Pode-se observar leucocitose, elevação de transaminases hepáticas e fosfatase alcalina. Nos casos em que a etiologia é a colelitíase, pode-se ter elevação de bilirrubinas (com predomínio de bilirrubina direta).

Deve-se fazer o diagnóstico diferencial com quadros de dor abdominal, acompanhados de febre e leucocitose, tais como apendicite, pancreatite aguda, pielonefrite, litíase renal, doença ulcerosa péptica, hepatite aguda, pneumonia e tumores ou abscessos hepáticos.

A ultra-sonografia é exame seguro para mãe e feto, sendo o de escolha para a investigação inicial de colecistite. Na avaliação ultra-sonográfica, pode-se observar líquido perivesicular, distensão da vesícula biliar, edema da sua parede, litíase e sinal de Murphy ultra-sonográfico. No Doppler colorido pode ser visualizado aumento da vascularização da vesícula biliar, devido ao processo inflamatório. No entanto, não deve ser solicitado como rotina.

A TC não é necessária para o diagnóstico, podendo ser utilizada para investigar a presença de complicações, como perfuração, colecistite enfisematosa, pancreatite e abscessos.

Tratamento

A conduta conservadora é preferencial, sendo as medidas iniciais: jejum, hidratação intravenosa vigorosa, analgesia e antibioticoterapia. Indica-se monitorização fetal, dependendo da idade gestacional (Angelini, 2003). Nos casos clínicos graves, recidivantes ou que não responderam à terapia clínica, deve ser discutida a conduta cirúrgica.

A colecistectomia por via laparoscópica é método seguro para a mãe e para o feto (Consenza e cols., 1999; Barone e cols., 1999), tem duração menor em relação à colecistectomia aberta, com menor manipulação uterina.

A colagiopancreatografia endoscópica retrógrada terapêutica possibilita a esfincterectomia endoscópica e a retirada dos cálculos com cateter ou *"basket"*, seguida da colocação de uma prótese biliar, mantendo pérvia a drenagem biliar (Consenza e cols., 1999; Barone e cols., 1999).

Referências Bibliográficas

• ACOSTA, J.L. & LEDESMA, C.L. – Gallstone migration as a cause of acute pancreatitis. *N. Engl. J. Med.*, 290:484, 1974. • AMES CASTRO, M. & cols. – The use of helical computed tomography in pregnancy for the diagnosis of acute appendicitis. *Am. J. Obstet. Gynecol.*, 184:954, 2001. • ANCES, J.G. & McCLAIN, C.A. – Acute pancreatitis following the use of thiazide in pregnancy. *South Med. J.*, 64:267, 1971. • ANGELINI, D.J. – Obstetric triage revisited: Update on non-obstetric surgical conditions in pregnancy. *J. Midwifrey Womens Health*, 48:111, 2003. • BALTHAZAR, J. – CT diagnosis and staging of acute pancreatitis. *Radiol. Clin. North Am.*, 27:19, 1989. • Banks, P.A. – Practice guidelines in acute pancreatitis. *Am. J. Gastroenterol.*, 92:327, 1997. • BARONE, J.E. & cols. – Outcome study of cholecystectomy during pregnancy. *Am. J. Surg.*, 177:282, 1999. • BARTELINK, A.K.M. & cols. – Maternal survival after acute haemorrhagic pancreatitis complicating late pregnancy. *Eur. J. Obstet. Gynecol. Reprod. Biol.*, 29:41, 1988. • BARTHEL, J.S. & cols. – Endoscopic sphincterotomy for the treatment of gallstone pancreatitis during pregnancy. *Surg. Endosc.*, 12:394, 1998. • BEGER, H.G. & BUCHLER, M. – Management of necrotizing pancreatitis: reply. *Gastroenterology*, 97:511, 1989. • BLACK, P. & KELLY, T.R. – Management of gallstone pancreatitis during pregnancy and the postpartun period. *Surg. Gynecol. Obstet.*, 168:426, 1989. • BUCHLER, M. – Objectification of the severity of acute pancreatitis. *Hepato-Gastroenterology*, 38:101, 1991. • CAMERON, J.L. & cols. – Acute pancreatitis with hyperlipidemia: evidence for a persistent defect in lipid metabolism. *Am. J. Med.*, 56:482, 1974. • CHEN, J.J. & cols. – Hyperlipoproteinemia associated acute pancreatitis complicating with pregnancy: a case report. *Chang Keng I Hsuch.*, 12:232, • COBLETT, R.C. & MICHELL, D.R. – Pancreatitis in pregnancy. *Am. J. Obstet. Gynecol.*, 113:281, 1972. • CONSENZA, C.A. & cols. – Surgical management of biliary gallstone disease during pregnancy. *Am. J. Surg.*, 178:545, 1999. • CUNNINGHAN, F.G. & cols. – Gastrointestinal disorders. In: Stamford, C.T. *William Obstetrics.*, 20th ed., Appleton & Lange, 1997, p 1164. • DAMILAKIS, J. & cols. – Estimation of fetal radiation dose from computed tomography scanning in late pregnancy: depth-dose data from routine examinations. *Invest. Radiol.*, 35:706, 2000. • De CHALAIN, T. M. & cols. – Hyperlipidemia, pregnancy and pancreatitis. *Surg. Gynecol. Obstet.*, 167:469, 1988. • DOWELL, S.F.; MOORE, G.H. & HUTCHINS, G.M. – The spectrum of pancreatic pathology in patients with AIDS. *Mod. Pathol.*, 3:49, 1990. • EL MANSARI, O. & cols. – Acute pancreatitis in the post-partum period, a propos of 3 cases. *J. Clin.*, 133:127, 1996. • EVERSON, G.T. & cols. – Gallbladder function in the human female: effect of the ovulatory, pregnancy and contraceptive steroids. *Gastroenterology*, 82:711, 1982. • FAINTUCH, J. & cols. – Manejo da pancreatite aguda da gravidez – o papel coadjuvante da nutrição parenteral. *Rev. Hosp. Clin. Fac. Med.* São Paulo, 44:76, 1989. • FREDERICKSON, D.S. & cols. – The familial hyperlipoprotenemias, In: Stanbury, J.B. *The Metabolic Basis of Inherital Disease.* New York, McGraw-Hill, 1978, p. 604. • FUJITA, N.; SHIRAI, Y.; TSUKADA, K. & HATAKEYAMA, K. – Gestational hyperlipidemic pancreatitis without non-gestational hyperlipidemia. *Hepatogastroenterology*, 46:2018, 1999. • GOFF, J.S. & cols. – A randomized trial comparing cimetidine to nasogastric suction in acute pancreatitis. *Dig. Dis. Sci.*, 27:1085, 1982. • GOSNELL, J.E.; O'NEILL, B.B. & Harris, H.W. – Necrotizing pancreatitis during pregnancy: a rare cause and review of literature. *J. Gastrointest. Surg.*, 5:371, 2001. • HENZEN, C.; ROCK, M.; SCHNIEPER, C. & HEER, K. – Heparin and insulin in the treatment of acute hypertriglyceridemia induced pancreatitis. *Schweiz Med. Wochenschr.*, 129:1242, 1999.

• HOWARD, J. M. – Treatment of acute pancreatitis. Principles of management. Conservative attitude. In: Howard, J.M. *Surgical Disease of the Pancrea*. Philadelphia, Lea & Febiger, 1978, p. 426. • HYDER, S.A. & BARKIN, J.S. – Pancreatic Disease. In: Gleicher, N. & cols. *Principles and Practice of Medical Therapy in Pregnancy*. Norwalk, Appleton & Lange, 1992. • INABNET, W.B. & cols. – Hyperparathyroidism and pancreatitis during pregnancy. *Surgery*, 119:710, 1996. • INDAR, A.A. & BECKINGHAM, I.J. –Acute cholecystitis. BMJ, 325:639, 2002. • Internacional Statistical Classification of Diseases and Relatedc Health Problems – 10TH edition. World Health Organization, Geneva, 2002. • JAMIDAR, P.A. & cols. – Endoscopic retrograde cholangiopancreatography in pregnancy. *Am. J. Gastroenterol.*, 90:1263, 1995. • JUANG, C.M. & cols. – Hyperamylasemia associated with endometroid carcinoma of the ovary. *Zhonghua Yi Xue Za Zhi (Taipei)*, 63:710, 2000. • KARSENTI, D. & cols. – Serum amylase and lipase activities in normal pregnancy: a prospective case-control study. *Am. J. Gastroenterol.*, 96:697, 2001. • KEITH, R.G. –Definition and classification of chronic pancreatitis. *World J. Surg.*, 27:1172, 2003. • KNOPP, R.H.; WARTH, M.R.; CARROL, C.J. – Lipid metabolism in pregnancy: changes in lipoprotein, trygliceride and cholesterol in normal pregnancy and the effects of diabetes mellitus. *J. Reprod. Med.*, 10:91, 1993. • KOFF, R.S. – Case reports of the Massachusetts General Hospital. *N. Engl. J. Med.*, 304:216, 1981. • LIMBERG, B. & KOMMERELL, B. – Treatment of acute pancreatitis with somatostatin. *N. Engl. J. Med.*, 303:284, 1980. • LOIUDICE, T.A. & cols. – Treatment of acute alcoholic pancreatitis: the role of cimetidine and nasogastric suction. *Am. J. Gastroenterol.*, 79:553, 1984. • MALFERTHEINER, P. & KEMMER, T.P. – Clinical picture and diagnosis of acute pancreatitis. *Hepato-Gastroenterology*, 38:97, 1991. • MALLORY, A. & KERN, F. – Drug-induced pancreatitis: a critical review. *Gastroenterology*, 78:813, 1980. • Maringhini, A. & cols. – Acute pancreatitis in the postpartum period: a population-based case-control study. *Mayo Clin. Proc.*, 75:361, 2000. • MARTIN, P.C. & SARMA, D.P. – Amylase-producing lung cancer. *J. Surg. Oncol.*, 21:30, 1982. • McKAY, A.J. & cols. – Pancreatitis, pregnancy and gallstones. *Br. J. Obstet. Gynecol.*, 87:47, 1980. • MEYER, P. & cols. – Conservative treatment of acute pancreatitis, *Hepato-Gastroenterology*, 38:124, 1991. • MOLDENHAUER, J.S. & cols. – Acute fatty liver of pregnancy associated with pancreatitis: a life – threatening complication. *Am. J. Obstet. Gynecol.*, 190:502, 2004. • NIES, B. M. & DREISS, R.J. – Hyperlipidemic pancreatitis in pregnancy: a case repost and review of the literature. *Am. J. Perinatol.*, 7:166, 1990. • PARKER, M. – Acute pancreatitis. *Emergency Nurse*, 11:28, 2004. • PARMAR, M.S. – Pancretic necrosis associated with preeclampsia-eclampsia. *JOP*, 5:101, 2004. • PAZZI, P. & cols. – Biliary sludge: the sluggish gallbladder. *Dig. Liver Dis.*, 35(Suppl. 3):S39, 2003. • POSE REINO, A. & cols. – Neoplasm of the ovary as a cause of hyperamylasemia. *Ann. Med. Inter.*, 6:207, 1989. • RAJALA, B. & cols. – Acute pancreatitis and prymary hyperparathyroidism in pregnancy: treatment of hypercalcemia with magnesium sulfate. *Obstet. Gynecol*. 71:460, 1987. • RAMIN, K.D. & RAMSEY, P.S. – Disease of the gallbladder and pancreas in pregnancy. *Obstet. Gynecol. Clin. North Am.*, 28:571, 2001. • RANSON, J. H. C. – Etiological and prognostic factors in human acute pancreatitis a review. Am. J. Gastroenterolol., 77:633, 1982. • RANSON, J.H.C & cols. – Prognostic signs and the role of operative management in acute pancreatitis. *Surg. Gynecol. Obstet.*, 139:69, 1974. • SAKORAFAS, G.H. & TSIOTOU, A.G. – Etiology and Pathogenesis of Acute Pancreatitis:current concepts. *J. Clin. Gastroenterol.*, 30:343, 2000. • SANDERSON, S. L. & cols. – Successful hyperlipemic pregnancy. *JAMA*, 265:1858, 1991. • SANDOUK, F.,& cols. – Pancreatic-biliary ascariasis: experience of 300 cases. *Am. J. Gastroenterol.*, 92:2264, 1997. • SARLES, H. & SAHEL, J. – Pathology of chronic calcifying pancreatitis. *Am. J. Gastroenterol.*, 66:117, 1976. • SARNER, M & COTTON, P.B. – Classification of pancreatitis. Gut, 25:756, 1984. • SCHIFFER, M.A. – Fatty liver associated with administration of tetracycline in pregnant and nonpregnant women. *Am. J. Obstet. Gynecol.*, 86:326, 1966. • SIBAI, B.M. & cols. – Maternal perinatal outcome associated with the syndrome of hemolysis, elevated liver enzymes, and low platelets in severe preeclampsia-eclampsia. *Am. J. Obstet. Gynecol.*, 155:501, 1986. • Sleisenger and Fordtran´s Gastrointestinal Liver disease – Pathophysiology, diagnosis and management. 6th ed., Philadelphia, WB Saunders, 1998, p. 823. • SMALL, D.M. – Cholesterol nucleation and growth formation in gallstone formation. *N. Engl. Med.*, 302:1305, 1980. • STANDFORD, K.A. & cols. – Metronidazole associated pancreatitis. *Ann. Intern. Med.*, 109:756, 1988. • STEINBERG,W. & TENNER, S. – Acute pancreatitis. *N. Engl. J. Med.*, 330:1198, 1994. • SUGA, S. & cols. – Identification of homozygous lipoprotein lipase gene mutation in a woman with recurrent aggravation of hypertriglyceridaemia induced by pregnancy. *J. Intern. Med.*, 243:317, 1998. • THAM, T.C. & cols. – Safety of ERCP during pregnancy. *Am. J. Gastroenterol.*, 98:308, 2003. • THOMASON, J.L. & cols. – Pregnancy complicated by concurrent primary hyperparathyroidism and pancreatitis. *Obstet. Gynecol.*, 567(Suppl.):34, 1981. • TOMITA, N. & cols. – Expression of alpha-amylase in human lung cancers. *Cancer Res.*, 48:3292, 1988. • TRANPNELL, J.E. & DUCAN, E.H.L. – Patterns of incidence in pancreatitis. *Brit. Med. J.*, 2:179, 1975. • TRANPNELL, J.F. & cols. – A controlled trial of Trasylol in the treatment of acute pancreatitis. *Br. J. Surg.*, 61:177, 1974. • VILLENA, V. & cols. – Amylase levels in pleural effusions: a consecutive unselected series of 841 patients. *Chest.*, 121:470, 2002. • WEINBERG, R.B. & cols. – Treatment of hyperlipidemic pancreatitis in pregnancy with total parenteral nutrition. *Gastroenterology*, 83:1300, 1982. • WILKINSON, E.J. – Acute pancreatitis in pregnancy. A review of 98 cases and a report of 8 news cases. *Obstet. Gyneco. Surg.*, 28:281, 1973. • YAGI, C. & cols. – Hyperamylasemia associated with endometrioid carcinoma of the ovary: case report and immunohistochemical study. *Gynecol. Oncol.*, 25:250, 1986.

56 Cardiopatias

Antonio Rozas
Nelson Pedro Bressan Filho

Muitos autores, Whittemore e cols. (1982) e Siu e cols. (1997), entre os quais incluímos nós, enfatizam que a maioria das mulheres com doença cardíaca evolui durante o ciclo gravídico-puerperal (CGP) favoravelmente, sem maiores complicações. Existe, também, consenso de que a mortalidade materna por doença cardíaca é rara; entretanto, fazem exceção a essa regra as portadoras de cardiopatias graves como a síndrome de Eisenmenger, a doença vascular obstrutiva (coartação da aorta) e a síndrome de Marfan com aortopatia.

De qualquer maneira, gestantes com doença do coração apresentam sempre, maior ou menor, risco de ser acometidas por complicações como: insuficiência cardíaca, arritmias, tromboembolismo e endocardite bacteriana.

O estudo da associação cardiopatia e ciclo gravídico-puerperal reveste-se de grande importância por várias razões:

1. é assunto de interesse multidisciplinar;
2. é associação relativamente freqüente;
3. porque entre as causas clínicas de morte materna as cardiopatias ainda ocupam lugar de destaque;
4. a morbiletalidade perinatal nas cardiopatias está aumentada.

Interesse multidisciplinar – o assunto interessa ao obstetra, ao cardiologista, ao neonatologista, ao anestesiologista e ao cirurgião do coração.

Ao **obstetra** cabe conhecer as principais alterações cardiovasculares: anatômicas e hemodinâmicas, bem como as respiratórias que ocorrem na gravidez, parto e puerpério normais, caracterizadas por sobrecarga cardiovascular e respiratória que determina algumas manifestações como dispnéia, edema, palpitações, que podem induzir ao diagnóstico de cardiopatia em paciente normal. Compete ao obstetra, especialmente quando a paciente ignora ser cardiopata, analisar criticamente os sintomas e, por meio de cuidadosa propedêutica precordial, rastrear a cardiopatia, socorrendo-se, a seguir, do auxílio do cardiologista para a confirmação diagnóstica.

O **cardiologista** clínico deverá fazer ou confirmar o diagnóstico de cardiopatia e caracterizá-lo do ponto de vista anatômico, funcional e etiológico. Acompanhará, com o obstetra, a paciente durante a gestação, parto e puerpério, mantendo-a nas melhores condições hemodinâmicas e respiratórias.

O **cirurgião cardiológico** poucas vezes atua durante a gravidez, excetuando-se algumas circunstâncias de urgência como em pacientes com estenose mitral apertada e edema agudo pulmonar repetido (hoje quase sempre substituída pela valvoplastia por cateter-balão), troca de valvas protéticas disfuncionais, valvas com endocardite verrugosa e desprendimento de êmbolos. Raramente indica-se de maneira emergencial a cirurgia cardíaca por aneurisma dissecante da aorta, por tamponamento cardíaco em conseqüência de hemopericárdio.

O **anestesiologista** deverá ter conhecimento das alterações anatômicas e funcionais que ocorrem durante a gravidez normal, principalmente as dos aparelhos cardiovascular, respiratório e digestório. É importante que saiba ainda das implicações das diversas técnicas anestésicas sobre o concepto. Assim, a anestesia geral no parto, o uso de narcóticos, barbitúricos, entre outros, deprimem o sistema nervoso central do recém-nascido. Por outro lado, as anestesias de condução (raqui e peridural) acompanham-se amiúde de hipotensão arterial que pode repercutir sobre a vitalidade do concepto.

Compete ao **perinatologista** estar atento para as pacientes com cardiopatias congênitas, pois algumas podem transmitir sua patologia, especialmente as de caráter autossômico dominante como a síndrome de Marfan e a miocardiopatia hipertrófica, em 50% dos recém-nascidos, que pode ser rastreada com o auxílio da ecocardiografia fetal. Outro importante aspecto perinatal pode estar presente nas pacientes com cardiopatia hipertensiva, em virtude de sofrimento fetal por insuficiência placentária e necessidade da interrupção prematura da gravidez ou em mulheres com insuficiência cardíaca congestiva e/ou cianóticas (cardiopatias congênitas cianóticas) que estão mais sujeitas a restrição do crescimento fetal, parto prematuro, sofrimento fetal, natimortalidade ou neomortalidade. Importante ainda é conhecer as implicações dos medicamentos cardiológicos sobre o concepto.

Associação relativamente freqüente – na Faculdade de Ciências Médicas de Sorocaba, da Pontifícia Universidade Católica de São Paulo (PUC-SP) (Serviço do Prof. Neme e Rozas), entre 1960 e 1992 (32 anos), ocorreram 34.519 partos (gestações acima de 22 semanas), destes, 546 (1,6%) foram de cardiopatas. Convém, entretanto, realçar que nas duas últimas décadas houve redução gradual na incidência de gestações e partos em cardiopatas, tendo a incidência se reduzido para 0,8%, especialmente em função do menor número de casos de febre reumática, conseqüentes à profilaxia antibiótica. Na literatura encontramos incidência de cardiopatia em gestantes variando entre 1 e 2% e embora alguns serviços de referência, por essa associação, possam apresentar números maiores, vários autores relatam a redução da freqüência da patologia na gravidez. Entre os autores nacionais, cujas incidências são similares às dos alienígenas, mencionamos: Briquet (1948) – 1,8%, Delascio (1974) – 4,3%, Mauad (1983) – 1,8%; Nosso material (1960-1985) – 1,3%.

ALTERAÇÕES CARDIOVASCULARES NO CGP NORMAL

O aumento no volume de sangue, na massa de glóbulos vermelhos e na freqüência cardíaca, determinados pelos hormônios esteróides, resultam em grande acréscimo do débito cardíaco no evoluir da gravidez, atingindo o pico durante o segundo trimestre e permanecendo constante até o termo. Hormônios placentários, prostaglandinas circulantes e baixa resistência no leito vascular placentário resultam em redução concomitante na resistência periférica e da pressão sangüínea diastólica. Durante o parto, a dor e as contrações uterinas responsabilizam-se em aumento adicional no débito cardíaco e pressão sangüínea, ocorrendo não raramente pequeno número de extra-sístoles. Como enfatizam Hunter e Robson (1992), imediatamente após o desprendimento do feto, o desaparecimento da compressão da veia cava inferior e autotransfusão do útero retraído produz aumento no débito cardíaco. A maioria das alterações hemodinâmicas desaparecem com duas semanas pós-parto.

ALTERAÇÕES HEMATOLÓGICAS

Volume de sangue – há aumento significativo do volume sangüíneo durante a gravidez da ordem de 45 a 50% acima dos níveis pré-gravídicos. Esse aumento se faz mais à custa do plasma (60%) que dos glóbulos vermelhos (20%) e, em conseqüência, ocorre hemodiluição, o que origina sopros funcionais.

Fatores de coagulação – apesar da hemodiluição, os fatores de coagulação estão aumentados, tendo importância superlativa no controle da hemostasia após a dequitação.

ALTERAÇÕES HEMODINÂMICAS

Freqüência cardíaca (FC) – há durante a gravidez aumento gradual da FC basal da ordem de 10 a 15%, resultando em média 10 batimentos a mais por minuto, não ultrapassando, entretanto, 100 batimentos por minuto.

Volume sistólico (VS) – ou seja, a quantidade de sangue que os ventrículos emitem pos sístole em função do aumento do volume sangüíneo também está aumentada.

Débito cardíaco ou volume minuto – que resulta do produto FC × VS, aumento da ordem de 50%. Na gravidez avançada, o decúbito adotado pela gestante tem influência na hemodinâmica. Assim, o débito cardíaco é consideravelmente maior e mais estável quando a gestante adota o decúbito lateral, pois no decúbito dorsal horizontal o útero, volumoso nessa fase da gravidez, comprime, principalmente, a veia cava inferior e reduz o retorno venoso ao coração direito (síndrome de hipotensão supina). No parto, durante o período de dilatação, em conseqüência da contração uterina, há aumento moderado do DC, entretanto, durante o período expulsivo, com esforços vigorosos da parturiente esse aumento se acentua. A liberação de catecolaminas produzida pela dor durante o parto é, também, fator que aumenta o débito cardíaco. Após o parto, com a saída da placenta e o desaparecimento de seus esteróides, ocorre regressão da embebição gravídica e o líquido do espaço intersticial atinge o espaço intravascular, ocorrendo aumento do débito cardíaco entre o terceiro e o quinto dias do puerpério imediato.

Pressão arterial sistólica – mantém-se durante a gravidez nos mesmos níveis pré-gravídicos.

Pressão arterial diastólica – reduz-se particularmente no segundo e terceiro trimestres em decorrência da redução da resistência periférica, de modo mais acentuado entre 28 e 34 semanas. Como conseqüência de a PA sistólica manter-se inalterada e a PA diastólica reduzir-se, há aumento da diferencial sistólica-diastólica.

Pressão venosa – nas extremidades inferiores a pressão venosa aumenta gradualmente durante a gravidez, principalmente por compressão da veia cava inferior e veias ilíacas, aumento esse da ordem de 10cm/água, predispondo ao edema das extremidades inferiores, varizes e hemorróidas. Nas extremidades superiores, durante a gravidez, não há alteração na pressão venosa.

ALTERAÇÕES FUNCIONAIS RESPIRATÓRIAS

Freqüência respiratória (FR) – ocorre aumento discreto na gravidez.

Volume de ar corrente (VC) – aumenta acentuadamente (40%) com o avanço da gestação.

Volume minuto respiratório ou débito respiratório – resulta do produto FR × VC e representa a quantidade de ar que entra e sai dos pulmões por minuto, em condições basais. Aumenta em média de 7,5 litros para 10,5 litros. Essa modificação caracteriza a hiperventilação e o aumento considerável da captação de oxigênio por minuto, fruto do produto conceptual. Essas modificações possivelmente são produzidas pela ação de progesterona sobre o centro respiratório.

ETIOLOGIA

REUMÁTICA

Ainda é a causa mais freqüente de cardiopatia na gestação em nosso meio. Dècourt (1986), Burwell e Metcalfe (1960) referem que a febre reumática aguda identificável por pancardite, artrite, ou outras manifestações agudas é pouco freqüente durante a gravidez. Os últimos assinalam que o diagnóstico de febre reumática aguda durante a gravidez é difícil e que é possível que suas manifestações sejam mascaradas pelas alterações fisiológicas do organismo da gestante. Referem, ainda, que em gestantes muito jovens a atividade reumática pode não estar ausente, mas sim estar oculta. O único caso em nossa casuística foi o de uma adolescente de 14 anos que apresentou pancardite severa no final do puerpério.

Ao contrário, o encontro da doença reumática crônica, com lesões valvulares já instituídas, representa a patologia cardíaca mais freqüente no ciclo gravídico-puerperal.

Importante ressaltar que as insuficiências são mais bem toleradas que as estenoses e desafortunadamente estas últimas são mais freqüentes. A valvulopatia mitral, entre nós, é ainda a causa mais freqüente de doenças cardíacas durante a gravidez, especialmente a estenose mitral. Nessa lesão valvular, quando a área valvar é igual ou menor que 1,5cm^2, ocorre grande prejuízo materno secundário ao edema agudo de pulmão e fetal pela redução da função nutritiva da placenta pelo baixo débito cardíaco aliada à diminuição da função respiratória pela hematose prejudicada pela congestão pulmonar.

Vale destacar que em nosso material 25% das cardiopatias de origem reumática tinham alguma cirurgia cardíaca prévia, entre elas comissurotomias, próteses valvares e mais recentemente valvoplastia percutânea por cateter-balão.

CHAGÁSICA

Encontrada em zonas endêmicas para a transmissão do *T.cruzi* pelos triatomíneos, sendo representada na maioria das vezes por pacientes com sorologia positiva sem manifestações cardiológicas. Quando presente, amiúde, verificamos arritmia cardíaca, especialmente decorrente de bloqueio de ramo direito e mais raramente miocardiopatia. A transmissão vertical é incomum, havendo entre nós quem a refira (Bittencourt, 1969, 1976), redundando em abortamentos. A transmissão pelo aleitamento é rara, recomendando-se a suspensão da amamentação apenas em presença de ragádias sangrantes.

HIPERTENSIVA

Em nosso material, a cardiopatia hipertensiva representa número significativo de casos em decorrência de nosso critério diagnóstico baseado no achado de hipertrofia de ventrículo esquerdo com ou sem insuficiência cardíaca. Esse grupo apresenta alterações vasculares que podem determinar insuficiência placentária e conseqüente restrição do crescimento fetal, óbito intra-uterino e aumento da morbiletalidade perinatal.

CONGÊNITA

Podem ser cianóticas e acianóticas, sendo estas últimas as mais freqüentes, especialmente as comunicações (CIA, CIV e PCA), que de regra geral evoluem bem no ciclo gravídico-puerperal. A maioria das vezes, as pacientes apresentam suas lesões corrigidas por cirurgia previamente à gestação. Cabe ressaltar que nas cardiopatias congênitas cianóticas não-corrigidas, por exemplo, síndrome de Eisenmenger ou tetralogia de Fallot, o prognóstico é sombrio, especialmente quando o hematócrito for superior a 60%.

MIOCARDIOPATIA PERIPARTAL

Quadro cardiológico de etiologia desconhecida que se assesta no final da gestação, parto e puerpério, com insuficiência cardíaca de difícil tratamento secundária à miocardiopatia dilatada em ausência de cardiopatia anterior. Em torno de 50% dos casos ocorre regressão espontânea em seis meses, não sendo recomendada nova gestação naquelas em que a miocardiopatia persiste, pelo risco aumentado de agravamento em nova gestação e óbito materno.

PROLAPSO DE VÁLVULA MITRAL

Patologia de desenvolvimento que mormente se manifesta e que à ecocardiografia apresenta válvula mitral projetando-se na cavidade auricular esquerda, sendo muito benigna sua evolução na gestação. Raramente se associa à insuficiência mitral significativa, exigindo terapêutica antiarrítmica e profilaxia para endocardite bacteriana.

OUTRAS

As cardiopatias degenerativas e coronariopatias isquêmicas são raras entre as gestantes, uma vez que são mais freqüentes em grupo etário não-reprodutivo.

Vale comentar que em certo número de casos encontramos arritmias sem nenhuma evidência de lesão anatômica.

O quadro III-8 mostra a incidência das diversas etiologias de cardiopatia durante a gravidez entre as gestantes da Clínica Obstétrica da Faculdade de Ciências Médicas de Sorocaba, da PUC-SP, entre 1980 e 1992.

Quadro III-8 – Etiologia das cardiopatias entre 1980 e 1992.

	Nº	%
Reumática	127	51,6
Hipertensiva	29	11,7
Chagástica	25	11,4
Congênita	16	6,6
Prolapso de válvula mitral	9	3,6
Miocardiopatia periparto	5	2,1
Arritmia cardíaca	32	13,0

DIAGNÓSTICO

A gravidez permite, em algumas ocasiões, o diagnóstico inicial de cardiopatia insuspeitada, mas também a possibilidade de diagnóstico errôneo de cardiopatia. Esta última afirmação decorre de as alterações fisiológicas hematológicas, hemodinâmicas e respiratórias poderem mimetizar insuficiência cardíaca. O aumento do volume de sangue em circulação, do débito cardíaco, a hemodiluição, a embebição hídrica, o aumento da pressão venosa nas extremidades inferiores e a hiperventilação pulmonar na gravidez normal predispõem ao aparecimento de alterações como dispnéia (hiperventilação pulmonar), edema (embebição gravídica e pressão venosa aumentada nas extremidades inferiores), palpitação, sopros funcionais, além do desvio do eixo elétrico cardíaco para a esquerda ao ECG. Portanto, só o conhecimento dessas alterações fisiológicas permite a análise crítica dos sinais e sintomas existentes no CGP e a presunção do diagnóstico de cardiopatia, que deve ser feito inicialmente pelo obstetra por meio da propedêutica clínica.

Burwell e Metcalfe (1960) estabeleceram alguns critérios que indicam com segurança a presença de cardiopatia orgânica na grávida. Entre os sinais de certeza de cardiopatia estabeleceram: 1. sopro diastólico, salvo em condições excepcionais (anemia grave e crise tireotóxica que desaparecem com o tratamento). Referem os autores: "incorre-se em mínimo erro se todo sopro diastólico for considerado como prova evidente de cardiopatia orgânica"; 2. sopro holossistólico sistólico intenso (grau III ou maior), rude, concomitante com frêmito; 3. cardiomegalia acentuada ao exame radiológico (hoje presumível pela palpação do *ictus* e confirmado pelo exame ecocardiográfico); 4. arritmia grave: fibrilação auricular, "flutter" ao ECG, bloqueio AV total. Referem esses autores que a taquicardia paroxística auricular, que ocorre em pessoas normais, deve ser considerada "enfermidade" enquanto presente, mas não deve ser considerada prova de cardiopatia permanente; 5. outras manifestações menos freqüentes de cardiopatia: atrito pericárdico (pericardite), ritmo de galope (afecção miocárdica), dor anginosa com as características clássicas de isquemia miocárdica, hipertensão venosa generalizada e bacteriemia persistente em gestante com sopro cardíaco de qualquer natureza (endocardite bacteriana). Além de todos esses critérios externados por Burwell e Metcalfe (1960), atualmente a ecocardiografia é método valioso para o diagnóstico de cardiopatia durante a gestação. Estabelecida a presença de cardiopatia em gestante, impõe-se o quadro diagnóstico completo incluindo:

Etiológico – entre nós, a etiologia mais freqüente é a reumática, seguida das congênitas (mais assíduas, felizmente, as acianóticas); em seguida as cardiopatias chagásticas, que em regiões endêmicas é mais presente que as congênitas; restando outras etiologias menos encontradas como a hipertensiva, a degenerativa e a miocardiopatia periparto.

Anatômico – corresponde à descrição do tipo de lesão como as valvares nas cardiopatias reumáticas (estenoses, insuficiências), miocárdicas como miocardite chagástica etc. Quando possível, é importante quantificar-se o grau de lesão, como, por exemplo, a área valvar na estenose mitral mensurada pela ecocardiografia, existindo grande risco de descompensação quando a abertura for inferior a $1,5cm^2$.

Funcional – sem dúvida, a avaliação da capacidade funcional do coração da gestante é importantíssima para o diagnóstico e conduta. A maior parte dos serviços utiliza a classificação proposta pela Associação Cardiológica de Nova York (NYHA), que divide as cardiopatias, do ponto de vista funcional, em quatro classes:

- Classe I – cardiopatas sem limitação da atividade física. A atividade física habitual não produz fadiga, palpitações, dispnéia significativa nem dor anginosa.
- Classe II – cardiopatas com limitação moderada da atividade física. Passam bem em repouso, mas esforços físicos habituais provocam fadiga, palpitações, dispnéia ou dor anginosa.
- Classe III – cardiopatas com limitação severa da atividade física. Só passam bem em repouso, mas qualquer atividade e/ou esforço menor que o habitual provoca fadiga, palpitações, dispnéia ou dor anginosa.
- Classe IV – cardiopatas que apresentam as manifestações de insuficiência cardíaca mesmo em repouso. Qualquer atividade física aumenta a sintomatologia.

DIAGNÓSTICO DIFERENCIAL

O diagnóstico diferencial deve ser feito, principalmente, com: a) gravidez normal, o que já foi anteriormente acentuado; b) pneumopatias: a propedêutica cuidadosa sempre faz o diagnóstico diferencial; c) anemia severa que pode mimetizar ou mesmo produzir insuficiência cardíaca transitória. Quando persiste a dúvida, a correção da anemia faz desaparecer todas as manifestações que faziam suspeitar de cardiopatia orgânica; d) deportação vilosa no corioma benigno (mola hidatiforme) em que múltiplas pequenas embolizações podem determinar manifestações que se confundem com insuficiência cardíaca. Corroboram na diferenciação o exame radiológico, a ultra-sonografia pélvica e a dosagem da gonadotrofina coriônica; e) embolia amniocaseosa que se caracteriza pela invasão da circulação materna por líquido amniótico proveniente de contrações uterinas intensas, determinando manifestação inicial, súbita e freqüentemente fatal de "cor pulmonale" agudo com dispnéia intensa, cianose e choque cardiovascular, cujo diagnóstico pode ser corroborado pela imagem radiológica e alterações ecoeletrocardiográficas. Quando o tratamento intensivo é instituído prontamente e a paciente sobrevive a essa fase, sobrevém a possibilidade de coagulopatia de consumo secundária a riqueza de tromboplastina amniótica.

INFLUÊNCIA DO CGP SOBRE A CARDIOPATIA

O CGP costuma influenciar negativamente, acrescentando complicações cardiológicas especialmente nas cardiopatas pertencentes às classes III e IV (NYHA), tais como: descompensação, arritmias, tromboembolismo, endocardite infecciosa e miocardiopatia periparto.

Descompensação – em virtude da sobrecarga hemodinâmica, as gestantes podem apresentar insuficiência cardíaca durante a gestação, mais freqüentemente no terceiro trimestre; durante o parto, em virtude das flutuações hemodinâmicas pelas contrações uterina e pela dor da parturição; e finalmente durante o puerpério imediato, mais freqüentemente entre o terceiro e quinto dias, pelo aumento do retorno venoso por reabsorção da embebição gravídica do extra para o intravascular, facilitada pelo útero retraído que descomprime a veia cava inferior.

Arritmias – nas cardíacas com arritmias preexistentes, a gravidez pode exacerbar sua gravidade resultando em alterações hemodinâmicas severas. Como referem Chow e cols. (1998), o tratamento medicamentoso é usualmente reservado para pacientes com sintomatologia exuberante ou quando as crises são pouco toleradas na presença de hipertrofia ventricular, disfunção ventricular ou obstrução valvar. Taquiarritmias tais como "flutter" ou fibrilação atriais devem ser tratadas prontamente, evitando-se drogas antiarrítmicas teratogênicas.

Tromboembolismo – na gestação normal, encontramos dois dos três fatores predisponentes para tromboembolismo descritos por Virchow (estase e alteração da crase sangüínea). Nas cardiopatas em insuficiência cardíaca congestiva, o risco para trombose venosa profunda ou arterial pela presença de trombos no átrio esquerdo (estenose mitral e fibrilação auricular) aumenta ainda mais. A tocurgia pela lesão endotelial inevitável acrescenta o fator que faltava para o estabelecimento das tromboses, daí levantar e deambular precocemente no pós-parto é recomendável para reduzir o risco.

Endocardite infecciosa – risco grave conseqüente à invasão bacteriana secundária a procedimentos cirúrgicos durante a gestação e assistência ao parto em cardiopatas especialmente predispostas pela presença de lesões valvares, comunicações interatriais, ventriculares, persistência do canal arterial e prolapso de válvula mitral com regurgitamento.

Miocardiopatia peripartal – Pearson e cols. (2000) referem que a miocardiopatia periparto é uma forma dilatada idiopática diagnosticada como de exclusão, ainda de etiologia inexplicada, caracterizada por disfunção sistólica ventricular esquerda, confirmada ecocardiograficamente, surgindo durante o último mês anteparto ou nos primeiros cinco meses pós-parto. Usualmente, manifesta-se como insuficiência cardíaca, mas arritmias e tromboembolismo também podem ocorrer. Nessa situação, muitas mulheres mostram melhora no estado funcional e função ventricular no pós-parto, mas outras podem ter disfunção persistente ou progressiva. A taxa de recorrência durante gestações subseqüentes é substancial em mulheres com evidência de cardiomegalia persistente ou disfunção ventricular esquerda. Permanece dúvida se a gravidez é segura naquelas com recuperação da função sistólica. A ecocardiografia tem papel decisivo ao avaliar a reserva contrátil em mulheres com função sistólica recuperada, importante para prognosticar ulteriores gestações, mas há, ainda, insuficiência de dados que confirmem ser adequada nova gravidez.

INFLUÊNCIA DA CARDIOPATIA SOBRE A GESTAÇÃO

Abortamento – Greenhill e Friedman (1974) declaram que a incidência de abortamentos e parto prematuros entre as doentes do coração é a mesma que na população geral de gestantes. Pritchard e MacDonald (1980) afirmam que qualquer moléstia que se acompanhe de hipoxemia desde o início da gravidez (insuficiência cardíaca congestiva, taquiarritmia, cardiopatia congênita cianótica) predispõe ao abortamento espontâneo. No caso das cardiopatias congênitas cianóticas, toda vez que a hipóxia é capaz de provocar policitemia com hematócrito acima de 60% a evolução para o abortamento é a regra. Entre nós, Mauad e cols. (1983), analisando 150 cardiopatas, encontraram incidência de 7,3% de abortamento.

Restrição do crescimento uterino e fetal – gestantes com cardiopatia que tenham boas condições hemodinâmicas e reserva funcional suficiente (classes I e II – NYHA) costumam ter desenvolvimento uterino, placentário e fetal normal. Nos casos mais graves (classes III e IV – NYHA), especialmente quando a insuficiência cardíaca ocorre precocemente na gravidez e persiste, ou quando a cardiopatia se acompanha de cianose, há risco significativo de restrição do crescimento uterino, placentário e fetal. Os recém-nascidos de mães cianóticas são inusitadamente pequenos. Convém assinalar que gestantes com estenose mitral severa, em virtude da diminuição do débito cardíaco e da congestão pulmonar, acabam por ter prejuízo importante nas funções nutritivas e respiratórias placentárias, levando a recém-nascidos de menor peso. Sem dúvida, a cardiopatia hipertensiva também se acompanha de restrição do crescimento uterino e fetal por insuficiência placentária. Nessas circunstâncias, a placenta pode tornar-se pequena e infartada, determinando restrição fetal, e ter como epílogo o óbito intra-uterino por hipóxia. Alguns autores acreditam que o aumento do tono uterino, induzido pelo uso de propranolol, pode responsabilizar-se por placenta pequena e infartada e por criança de baixo peso por restrição do crescimento intra-útero. Muitos, entre os quais nos incluímos, não têm observado essa constatação, atribuindo esses resultados à gravidade da cardiopatia que originou a indicação da droga.

Parto prematuro – ainda que Greenhill e Friedman (1974) refiram que o parto prematuro não ocorre mais amiúde entre as cardíacas quando comparadas às gestantes da população geral, esta não é a constatação da maioria dos autores. Niswander e cols. (1967) verificaram que, entre 310 partos de cardiopatas, o parto prematuro ocorreu em 58 (18,7%). Esse número foi percentualmente quase o dobro, quando comparado com grupo controle de 31.180 partos (Projeto Colaborativo). Examinando os protocolos de 376 cardiopatas assistidas na Clínica Obstétrica da Faculdade de Ciências Médicas de Sorocaba, entre janeiro de 1960 e dezembro de 1979, o parto prematuro ocorreu em 46 cardiopatas, ou seja, 12,5%. No grupo controle de 1.150 não-cardiopatas, nesse mesmo período, 105 parturiram prematuramente, ou seja, 9,1%. A tabela III-4 mostra como se distribuíram os partos prematuros de acordo com a classe funcional. Como se vê, as cardiopatas

Tabela III-4 – Partos pré-termo entre as cardiopatas. Freqüência de acordo com a classe funcional da classificação da NYHA. Correlação com grupo controle.

Classificação NYHA	Cardiopatas		Partos pré-termo nas cardiopatas		Grupo controle	Partos pré-termo no grupo controle	
	Nº	%	Nº	%		Nº	%
I	233	62,0	20	8,9			
II	68	18,0	9	13,2			
III	45	12,0	8	17,7			
IV	30	0,8	10	33,3			
Total	376	100,0	47	12,5	1.150	105	9,1

assintomáticas não tiveram maior incidência de parto prematuro, que foi discretamente maior entre as pacientes da classe II. Entretanto, foi duas vezes maior nas da classe III e quatro vezes maior nas da classe IV, quando comparadas às do grupo controle (Rozas, 1986).

Gravidez de termo – as gestantes cardiopatas reumáticas e congênitas acianóticas, com boa reserva funcional, ou seja, pacientes das classes I e II, da classificação da New York Heart Association, atingem em sua maioria o termo. Entre 376 cardiopatas assistidas, de 1960 a 1979 inclusive, na Clínica Obstétrica da Faculdade de Ciências Médicas de Sorocaba, o parto de termo ocorreu em 309, ou seja, 82,5%, enquanto em 1.150 mulheres do grupo controle o parto de termo se deu em 84,3%.

Gravidez prolongada – Szekely e Snaith (1976) referem que a pós-maturidade é rara tanto na população geral quanto entre as cardíacas. Esses autores referem que não há provas de que o repouso prolongado das cardiopatas, na fase final da gravidez, leve à inércia uterina e ao prolongamento da gestação.

Intercorrências obstétricas – não há na literatura referência e em nossa experiência não notamos que as doentes do coração tenham maior ou menor predisposição para as intercorrências patológicas obstétricas, exceção feita à DHEG em cardiopatas com hipertensão crônica.

INFLUÊNCIA SOBRE O PARTO

O parto, de regra, não é influenciado pela cardiopatia. MacGarry e Pearson (1973) afirmam que os períodos de dilatação, expulsão e dequitação têm o mesmo evoluir tanto nas cardíacas como nas parturientes da população geral. Hamilton (1954), Mendelson (1962) e outros admitem que as pacientes em mau estado hemodinâmico e de oxigênio-saturação sangüínea (insuficiência cardíaca congestiva e parturientes cianóticas) têm partos mais rápidos. Weaver e Pearson (1973) referem que os digitálicos, por seu efeito ocitócico sobre o miométrio, acelerariam o parto. Essa atividade do digital seria a responsável por partos mais céleres e prematuros entre as cardiopatas descompensadas e cianóticas. O fórcipe de alívio aplicado com freqüência nas doentes cardíacas encurta o período expulsivo. O emprego de anticoagulantes, não suspensos adequadamente antes do parto, aumenta o risco de hemorragias nos terceiro e quarto períodos do parto e no caso de anticoagulantes orais pode haver ainda risco de hemorragia no nascituro.

INFLUÊNCIA SOBRE O PUERPÉRIO

O puerpério parece não sofrer grande influência da cardiopatia. Em algumas situações de maior gravidade, entretanto, mulheres com insuficiência congestiva estão mais sujeitas a fenômenos tromboembólicos e às infecções puerperais, mormente as submetidas à tocurgia.

A lactação estabelece-se e evolui normalmente nas doentes do coração, entretanto, as pacientes de classe IV (NYHA), devido às más condições hemodinâmicas, devem ser aconselhadas a não amamentar.

INFLUÊNCIA SOBRE O CONCEPTO

Peso – alguns autores, como Barnes (1974), Burwell e Metcalfe (1960), Greenhill e Friedman (1974), Mendelson (1962), Pritchard e MacDonald (1980), acreditam que as pacientes com cardiopatia reumática das classes I e II têm crianças com peso semelhante ao das mães não-cardíacas. O mesmo observaram em relação aos recém-nascidos de mães com cardiopatias congênitas acianóticas. Mauad e cols. (1983), em 150 cardiopatas, encontraram 21,6% dos recém-nascidos com menos de 2.500g comparados a 7,8% dos nascidos da mesma faixa ponderal. Para esses autores, o peso de recém-nascidos de nulíparas cardíacas foi semelhante ao das nulíparas sem cardiopatia.

Entretanto, as multíparas cardiopatas tiveram crianças com peso significativamente menor que as multíparas da população geral. Estudando o peso de 348 recém-nascidos de doentes cardíacas assistidas na Clínica Obstétrica da Faculdade de Ciências Médicas de Sorocaba, entre 1960 e 1979, constatamos que o peso médio dos recém-nascidos das cardiopatas pertencentes às classes I e II da classificação de NYHA e do grupo controle se equivaleu. Peso inferior a 2.500g em cardíacas das classes III e IV foram duas e três vezes, respectivamente, mais freqüente nas mulheres do grupo controle (1.150 recém-nascidos).

Vitalidade – Barnes (1974), Burwell e Metcalfe (1960), Greenhill e Friedman (1974), Pritchard e MacDonald (1980) admitem que os recém-nascidos de cardiopatas reumáticas das classes I e II da classificação da NYHA exibem, ao nascer, tão boa vitalidade quanto os nascidos de mães da população geral. Entretanto, Mauad e cols. (1983) detectaram incidência maior de sofrimento fetal no parto, com o auxílio de monitoragem eletrônica, aumentando o número de cesáreas nessas doentes. Os autores referem que a vitalidade dos recém-nascidos de 150 cardiopatas mostrou-se diminuída. Assim, 19,5% das crianças exibiram índice Apgar de 0 a 6 no primeiro minuto e 4,8% ainda permanecem deprimidos no quinto minuto pós-parto. Também, Niswander e cols. (1967) analisaram o vigor dos recém-nascidos de 318 cardiopatas, sendo 30 descompensadas, e de 30.490 de um grupo controle (Projeto Colaborativo). Notaram que, a despeito do risco aumentado de prematuridade, somente o índice Apgar no fim de 5 minutos mostrou alguma evidência de depressão entre os recém-nascidos de todas as cardiopatias quando comparados aos do Projeto Colaborativo. Quando o índice Apgar foi examinado, baseado no peso, nenhuma diferença foi constatada. Os autores, também encontraram a presença de mecônio em 21% de suas parturientes cardiopatas contra 10% nas outras. Apesar disso, por meio de exame neurológico aos 8 e 12 meses de vida, nenhuma desvantagem das crianças de mães cardiopatas foi verificada.

A vitalidade de 348 recém-nascidos de cardiopatas que deram à luz na Clínica Obstétrica da Faculdade de Ciências Médicas de Sorocaba, entre 1960 e 1979, avaliada pelo índice Apgar, revelou-se discretamente inferior, tanto no primeiro como no quinto minuto de vida, quando comparada com a de 1.150 recém-nascidos de não-cardiopatas (grupo controle). Recém-nascidos de cardíacas das classes I e II, que constituem a maioria, mostraram vitalidade, pelo índice Apgar, equivalente à dos nascidos de mães do grupo controle. Já os filhos de cardíacas das classes III e IV e que constituem, felizmente, a minoria apresentaram-se duas a três vezes mais freqüentemente deprimidos, tanto no primeiro como no quinto minuto pós-parto, quando comparados com recém-nascidos de não-cardiopatas. Por outro lado, medicamentos prescritos às cardíacas durante a gravidez podem interferir na vitalidade do concepto. O uso prolongado de diuréticos pode prejudicar o feto e o recém-nascido, pois atravessam facilmente a placenta. Gray (1968), McAllister e cols. (1973) relatam distúrbio hidroeletrolítico, icterícia neonatal e trombocitopenia grave por uso de diuréticos tiazídicos no final da gravidez. Recém-nascidos de mães que não puderam suspender o uso de anticoagulantes orais apresentaram risco aumentado de hemorragias, especialmente cerebrais, nos partos vaginais. Esse fato decorre das adaptações ósseas do pólo cefálico na parturição de feto anticoagulado, já que a droga atravessa a barreira placentária.

Malformações – conforme referem Jacoby (1964), Jones e Howitt (1965), Meyer e cols. (1964), Szekely e Snaith (1976) e outros, o desenvolvimento normal ovular e embrionário depende do suprimento adequado e contínuo de sangue, com a oxigênio-saturação necessária, através do útero e placenta. Quando diminui esse fluxo, aumenta o risco de anomalia do concepto.

Burwell e Metcalfe (1960) opinam que os filhos de mulheres com cardiopatia valvar reumática não mostraram, na Maternidade de Boston, nenhum indício de maior freqüência de malformações. Referem ainda que, sem provas suficientes, mães com cardiopatias congênitas têm maior incidência de filhos malformados.

Nora e Nora (1978) referem que, quando um dos genitores apresenta cardiopatia congênita, o primeiro descendente tem probabilidade de 2 a 4% de exibir defeito congênito. Pacientes com comunicação interventricular (sem hipertensão pulmonar), persistência do canal arterial (sem hipertensão pulmonar), estenose pulmonar, tetralogia de Fallot ou doença da valva aórtica apresentam 4% de possibilidade de dar à luz uma criança com cardiopatia congênita. Quando o defeito é transmitido como traço autossômico dominante, como acontece na estenose subaórtica hipertrófica idiopática e na síndrome de Marfan, 50% dos recém-nascidos terão a mesma anomalia.

As malformações congênitas podem surgir por causas genéticas, ambientais ou por interação de ambas. Entre as ambientais capazes de determinar defeitos estão alguns medicamentos usados, principalmente no primeiro trimestre da gravidez.

Di Saia (1966) relatou o primeiro caso de teratogenicidade por anticoagulante oral (warfarina), que é muito usado em pacientes com prótese valvar. Hipoplasia nasal, atrofia óptica bilateral e retardo mental foram as manifestações apresentadas pela criança.

Shaul e Hall (1977) e Hall e cols. (1980) revisaram os casos de síndrome warfarínica fetal e verificaram que as lesões mais freqüentes foram a hipoplasia nasal e as epífises pontilhadas.

Hill e Stern (1979) acenam com a desconcertante possibilidade de que, quando a warfarina for ministrada no segundo ou no terceiro trimestre, poderão também surgir defeitos oftálmicos e retardo mental. A evidência maior, entretanto, da ação teratogênica ocorre quando de sua administração no primeiro trimestre.

Mortalidade perinatal – a literatura revela, de maneira quase unânime, aumento das perdas fetais e de recém-nascidos entre as cardiopatas. Hamilton e Thompsom (1941) dividiram as cardiopatas do Boston Hospital em dois grupos: um designado "favorável" constituído por gestantes: a) sem sinais de insuficiência cardíaca; b) transtornos graves do ritmo, como fibrilação atrial, ausentes; c) sem doença grave associada, como diabetes, tuberculose pulmonar ou nefrite; outro grupo, denominado "desfavorável", formado por cardiopatas que não obedecessem aos critérios assinalados e verificaram mortalidade de fetal de 8,6% no grupo "favorável" e 31% no "desfavorável". Refere de maneira especial que a presença de fibrilação atrial se acompanhou de 50% de mortes fetais.

Bunim e Fabricius (1948) encontraram mortalidade perinatal de 9% entre as cardiopatas sem insuficiência cardíaca e em 30% quando presente a descompensação. Nas grávidas não-cardiopatas, a perda perinatal foi de 7%.

Burwell e Metcalfe (1960) examinaram a mortalidade perinatal (incluíram os abortamentos terapêuticos, que foram raros), na Maternidade de Boston, de 1950 a 1956, em 298 gestações de cardiopatas. A mortalidade perinatal das pacientes não-cardiopatas foi de 7 a 8% nesse período. Notaram que esse número foi similar ao observado entre suas cardiopatias assintomáticas (classe I). Entretanto, ao agravar-se a doença, a mortalidade fetal aumentou. A perda de conceptos assim se distribuiu: classe I = 7%, classe II = 13%, classe III = 37% e classe IV = 54%.

Mauad e cols. (1983) observaram, em 150 cardiopatas assistidas no Hospital das Clínicas da Faculdade de Medicina de Ribeirão Preto, entre 1979 e 1981, que o coeficiente de mortalidade perinatal foi maior (7,5%) que nas não-cardiopatas (2,5%).

A análise dos protocolos de 348 conceptos de cardiopatas assistidas entre janeiro de 1960 e dezembro de 1979, na Clínica Obstétrica da Faculdade de Ciências Médicas de Sorocaba, revelou mortalidade perinatal de 5,7%, enquanto entre as não-cardíacas de grupo controle foi de 3,7%. O porcentual de perdas feitas de acordo com a classe funcional das mães foi de 3,6% nas cardíacas assintomáticas (classe I), 4,8% nas com sintomatologia leve (classe II), semelhantes às do grupo controle (3,7%). Entretanto, nas cardiopatas das classes funcionais III e IV (que felizmente constituem a minoria) tivemos perda de conceptos três e quatro vezes maior que nas gestantes do grupo controle, respectivamente (Rozas, 1986).

CONDUTA

ASSISTÊNCIA PRÉ-CONCEPCIONAL

Toda cardiopata deveria, antes de conceber, realizar um exame cardiológico. É sabido que pacientes em boas condições hemodinâmicas passam bem pelo CGP. Entretanto, existem algumas doenças do coração, mesmo com hemodinâmica normal, que se associam com risco de morte materna. Assim, a síndrome de Marfan com dilatação aórtica maior que 4cm, coartação da aorta complicada (valva bicúspide), síndrome de Eisenmenger, hipertensão pulmonar primária são situações que se acompanham de alta mortalidade materna e seria aconselhável que essas cardiopatas se abstivessem de engravidar. Por outro lado, certas pacientes (por exemplo, com estenose mitral apertada) podem beneficiar-se de cirurgias que melhore suas condições hemodinâmicas, permitindo posterior gestação em melhores condições.

A obesidade prévia à gestação, como a adquirida pela ingestão alimentar excessiva, sobrecarrega o coração e seria aconselhável regime de emagrecimento antes de engravidar, porque na gravidez rigorosas dietas de emagrecimento provocam risco de acidose.

ASSISTÊNCIA PRÉ-NATAL

Cardiológica

A assistência pré-natal deve ser precoce e na primeira consulta deve-se fazer observação clínica completa com exame físico detalhado. Além dos exames laboratoriais obstétricos de rotina, complementa-se com os de interesse cardiológico, tais como eletrocardiograma, exames sorológicos para o diagnóstico da doença de Chagas, ecocardiografia e, eventualmente, na dependência do tipo de cardiopatia, cateterismo cardíaco.

Cardiopatas com boa capacidade funcional (classes I e II da classificação NYHA), medicadas ou não, devem ser assistidas ambulatorialmente, entretanto as pertencentes às classes III e IV devem ser hospitalizadas.

O acompanhamento pré-natal deve ser realizado por obstetra e cardiologista em consultas que permitam troca de opiniões. As consultas devem ser freqüentes, se possível a cada 15 dias até 30 semanas e semanal depois disso.

Tratamento cardiológico clínico

O tratamento durante o ciclo gravídico-puerperal é eminentemente clínico e deve atentar para:

Atividade física – as cardiopatas em boas condições hemodinâmicas podem manter atividade física praticamente normal, abstendo-se dos excessos. A atividade física leve (deambulação, relaxamentos) é benéfica para elas. Recomenda-se repouso pós-prandial por 1 a 2 horas e 8 horas de sono noturno.

Psicoterapia – a maioria das cardiopatas carrega dupla carga emocional, ou seja, a da gravidez em si e a da sua doença cardíaca. Aqueles que cuidam da gestante devem transmitir à paciente confiança e otimismo, administrando sedativos suaves para as mais tensas.

Dieta – a alimentação deve ser balanceada (em torno de 2.200 calorias) com o uso parcimonioso do sal. Deve-se evitar aumento excessivo do peso, limitando o ganho ponderal em 8kg.

Infecções – devem ser evitadas durante a gravidez, principalmente as das vias aéreas superiores. Quando há infecção, o tratamento rigoroso deve ser realizado ambulatorialmente nas infecções leves (resfriados, bacteriúria assintomática), mas as agudas febris como a pneumonia lobar, a broncopneumonia, a pielonefrite, a colecistite, as hepatites sintomáticas, devem ser tratadas em regime hospitalar.

Anemia – deve ser evitada por meio de alimentação adequada e uso de ácido fólico e ingestão de medicamento contendo ferro, este último, principalmente, na segunda metade da gravidez. Quando presente, a anemia deverá ser corrigida e, em casos mais graves em que esteja indicada a transfusão, esta deve ser constituída de papa de hemácias.

Tratamento das principais complicações cardiológicas

Insuficiência cardíaca – os sinais de descompensação são: 1. freqüência cardíaca acima de 100 batimentos/min; 2. piora da classe funcional; 3. estertores crepitantes de bases pulmonares; 4. dispnéia progressiva; 5. hemoptise; 6. estase jugular; 7. fígado aumentado de volume e doloroso; 8. edema infra e principalmente suprapúbico; 9. arritmias significativas; 10. vertigens, desmaios, síncopes; 11. alterações visuais; 12. edema agudo do pulmão.

Uma vez diagnosticada a insuficiência cardíaca congestiva ou de edema pulmonar agudo, o tratamento deve ser como em paciente não gestante, ou seja:

Morfina ou meperidina – por via subcutânea ou intramuscular na dose 15 a 20mg. Isso reduz a ansiedade e o estímulo vasoconstritor adrenérgico nos leitos arteriais e venosos. Na mãe, podem determinar taquicardia (meperidina) ou bradicardia (morfina), náuseas, vômitos e retenção urinária (ambas). Esses opiáceos atravessam a placenta, dependendo do tempo entre a administração e o desprendimento do feto, o recém-nascido pode manifestar leve, moderada ou grave depressão do sistema nervoso central. Caso necessário, o neonatologista deverá ser cientificado para que possa utilizar o antídoto dos opiáceos (naloxona), na dose de 0,01mg/kg e, caso não haja resposta adequada, repete-se até três vezes a cada 5 minutos.

Diurético – furosemida por via intravenosa (40 a 100mg) produz diurese rápida e redução do volume sangüíneo. Pacientes, em trabalho de parto, com risco de desenvolver edema pulmonar agudo podem receber furosemida e ao mesmo tempo ocitocina.

Digital – glicosídeo de ação rápida, como digoxina (0,50 a 0,75mg), é ministrado por via intravenosa. Após essa dose digitalizante, a manutenção é feita pela administração diária habitual de 0,25 a 0,5mg. Os glicosídeos digitálicos aumentam a contratilidade miocárdica, diminuem a freqüência cardíaca e a condução atrioventricular.

Aminofilina – é a etilerodiaminal-teofilina, de uso parenteral, com ação broncodilatadora que também reduz a vasoconstrição e aumenta a contratilidade miocárdica, sendo mais usada para o tratamento das crises asmáticas. Entretanto, alguns a indicam na asma cardíaca e na insuficiência cardíaca na dose de 6mg/kg de peso corporal, aplicada lentamente por via intravenosa e, quando necessário, nova dose adicional de 3mg/kg, também por via intravenosa lentamente. Pode ser repetida 30 minutos após a primeira dose.

Vasodilatadores – a terapia com vasodilatadores, como a hidralazina (5mg) por via intravenosa a cada 20 minutos ou nitroglicerina (por via intravenosa ou sublingual) pode ser considerada. É importante fugir da hipotensão arterial brusca que essas drogas podem determinar. A terapia com vasodilatadores é particularmente útil no tratamento do edema agudo do pulmão ou da insuficiência cardíaca congestiva refratária, pois reduz a pós-carga ventricular esquerda.

Oxigênio – deve ser administrado, de rotina, com máscaras ou cateteres nasais (5 a 7 litros/minuto).

Redução do retorno venoso – pode ser conseguido com o auxílio de torniquetes colocados nas extremidades (garroteamento).

Tromboembolismo – a trombose, ou seja, a formação de trombos no sistema cardiovascular, não é rara nas doenças do coração. A insuficiência cardíaca congestiva, a presença de próteses mecânicas, a fibrilação auricular em pacientes com estenose mitral e aurícula esquerda dilatada, a miocardiopatia dilatada, a história de tromboembolismo anterior predispõem à formação de trombos e, destarte, ao embolismo pulmonar ou sistêmico, dependendo da origem do trombo. Diante da alta incidência de tromboembolismo nas pacientes cardíacas, a necessidade de anticoagulantes deve ser avaliada.

Os dicumarínicos são substâncias de baixo peso molecular, atravessam facilmente a placenta e, quando administrados durante o primeiro trimestre, principalmente entre a 6ª e a 9ª semanas, determinam, em 15 a 25% dos fetos expostos, o aparecimento da "síndrome warfarina fetal" já exposta, daí porque devem ser evitados nessa fase. As heparinas, tanto as de alto (18.000 a 40.000) como as de baixo (4.000-6.000) peso molecular, não atravessam a placenta, pois são altamente ionizadas e repelidas eletrostaticamente pelo trofoblasto, não alterando, portanto, o equilíbrio hemostático do feto. No início da gravidez, por não serem consideradas teratogênicas, são as preferidas pela maioria dos autores. Entre a 12ª e a 36ª semanas muitos as substituem por um dos dicumarínicos pela facilidade de administração. Após a 36ª semana retorna-se à heparina, que deve ter seu uso descontinuado imediatamente quando a paciente entrar em trabalho de parto, evitando-se os riscos de hemorragias, especialmente do 3º e 4º períodos do parto, uma vez que sua meia-vida é curta (em torno de 90 minutos). A anticoagulação pode ser reiniciada 24 horas após o parto.

Quando a gestante se torna parturiente em uso de dicumarínicos, seja por falta de sua suspensão, seja ainda por trabalho de parto prematuro, o feto está anticoagulado e corre o risco de hemorragia intracraniana ou em qualquer parte de seu organismo, havendo, nessa circunstância, indicação de interrupção por via abdominal com incisão ampla e sem uso de alavancas para a extração do pólo cefálico fetal. Da mesma maneira, na salvaguarda dos interesses maternos não se indica a anestesia por bloqueio peridural.

Nas pacientes classe funcional III ou IV, especialmente as submetidas a intervenções cirúrgicas, pode-se considerar a anticoagulação preventiva e cuidados gerais, como movimentação passiva no leito, uso de meias elásticas e elevação dos membros inferiores.

Arritmias cardíacas – a maioria dos antiarrítmicos pode ser usada nas cardiopatas, durante a gravidez, parto e puerpério em doses terapêuticas, sem maiores problemas. As discretas, como extra-sístoles auriculares ou ventriculares ou taquicardia sinusal transitória, são encontradas em gestantes e/ou parturientes, com coração normal ou doente e, amiúde, têm origem emocional e são autolimitadas. Muitas vezes, nesses casos, há necessidade de recorrer ao uso de um sedativo ou ansiolítico. Contudo, em cardiopatas graves, essas arritmias podem desencadear a insuficiência cardíaca ou mesmo o edema pulmonar agudo. Disritmias mais graves, como taquicardias paroxísticas sinusais persistentes, mas principalmente as auriculares ou ventriculares, na gestação ou no parto, devem ser corrigidas com terapia farmacológica habitual. Entre os antiarrítmicos, mais pelos cardiologistas, lembramos a digoxina, a quinidina, os agentes betabloqueadores, a procainamida, a lidocaína, o verapamil e a amiodarona. A digoxina, já referida, como droga cardiotônica é, também, usada com freqüência no tratamento da fibrilação atrial, "flutter" e taquicardia supraventricular. A quinidina é administrada nas taquicardias supraventriculares. No trabalho de parto é segura. Entretanto, quando usada no início da gravidez ou por tempo prolongado, têm sido relatados casos de trombocitopenia e ototoxidade neonatal. O propanolol é um betabloqueador usado para tratar taquicardias supraventricular e ventricular, bem como na hipertensão arterial e nas manifestações catecolamínicas do hipertireoidismo, ainda que haja relatos no passado, de que seu uso prolongado durante a gravidez se associe à restrição do crescimento fetal, que hoje acreditamos ser devido a própria gravidade da patologia. Amiodarona é mais problemática pela presença do iodo em sua fórmula e os textos a classificam como contra-indicada na gravidez. Entretanto, há casos reportados descrevendo seu uso com sucesso e cuidadoso seguimento, incluindo a avaliação da função tireoidiana neonatal.

Na temida fibrilação auricular recorre-se à cardioversão medicamentosa ou elétrica. Quando necessária a cardioversão elétrica pode ser realizada com segurança na gravidez. Natale e cols. (1997), em 44 gestações em portadoras de cardioversor-desfribrilador implantável, referem resultado favorável materno-fetal.

No bloqueio auriculoventricular completo, com crises de insuficiência circulatória cerebral aguda, caracterizando a síndrome de Stokes-Adams, está indicada a instalação de marcapasso em qualquer época do ciclo gravídico-puerperal.

Endocardite infecciosa – a prevenção da endocardite infecciosa é importante na assistência à gestante cardiopata. Em toda parturiente, o canal do parto apresentará soluções de continuidade em seu revestimento uterino e vulvovaginal, sendo a maior a área cruenta representada pela superfície onde se implantava a placenta. Os microrganismos mais freqüentemente envolvidos são endógenos, que habitam saprofiticamente o trato genital, como os gram-negativos e os estreptococos anaeróbios.

As lesões ou dispositivos que apresentam maior risco de endocardite são: próteses valvulares cardíacas (principalmente as mecânicas), doenças da válvula aórtica, insuficiência mitral, persistência do canal arterial, comunicação interventricular, coartação da aorta e síndrome de Marfan. Revelam risco intermediário: prolapso da válvula mitral, estenose mitral, doença da válvula tricúspide, doença da válvula pulmonar, endocardite infecciosa prévia, hipertrofia assimétrica septal, estenose aórtica calcificada, próteses intracardíacas não-valvulares. Finalmente, as que se acompanham de menor risco: defeito do septo atrial, placas ateroscleróticas, coronariopatia, aortite luética, marca-passos, lesões cirurgicamente corrigidas sem próteses.

Em nosso serviço, a profilaxia para endocardite bacteriana é feita nas cardiopatas com valvulopatia reumática, congênitas acianóticas (CIA, CIV e PCA) e prolapso de válvula mitral com insuficiência. É indicada nos procedimentos cirúrgicos e dentários durante a gestação e após o parto.

O esquema é o adotado pela American Heart Association (1992) que considera:

1. *Regime de rotina (ampicilina, gentamicina e amoxicilina)* – ampicilina 2g por via intravenosa ou intramuscular mais gentamicina 1,5mg/kg de peso (não exceder 80mg), 30 minutos antes do procedimento; depois amoxicilina 1,5g por via oral, 6 horas depois da dose inicial. Alternativamente, o regime parenteral pode ser repetido 6 horas após a dose inicial.
2. *Regime para alérgicas à penicilina (vancomicina e gentamicina)* – vancomicina por via intravenosa, 1g no espaço de uma hora, mais gentamicina por via intravenosa 1,5mg/kg (não exceder 80mg), 1 hora antes do procedimento, podendo ser repetida 8 horas após a dose incial.
3. *Regime alternativo para pacientes de baixo risco (amoxicilina)* – amoxicilina por via oral, 3 g, 1 hora antes do procedimento, e então, 1,5g 6 horas após a dose inicial. Este regime é também recomendado para procedimentos dentários.

Estes esquemas indicados para procedimentos geniturinários e gastrintestinais podem ser adaptados para profilaxia da endocardite bacteriana durante o parto. Assim, a combinação de ampicilina 8mg/kg de peso corporal e gentamicina 1mg/kg de peso, ministrada por via intravenosa a cada 8 horas, em três doses, iniciando-se logo no começo do trabalho de parto, provê profilaxia ampla, eficaz e segura durante o parto.

Profilaxia para febre reumática – em que pese não haver risco especial de reativação, deve-se proceder à profilaxia para febre reumática ignorando-se a gestação, geralmente por meio da penicilina benzatima 1.200.000UI por via intramuscular profunda a cada 21 dias ou eritromicina nas pacientes alérgicas.

Tratamento cardiológico cirúrgico

Doenças cardíacas cirurgicamente antes da gravidez – atualmente, muita cardiopatias congênitas com lesões significativas (complexas) são corrigidas no período neonatal, e as não complexas, durante a infância. Isso permitiu que muitas mulheres operadas atinjam o período de reprodução em boas condições hemodinâmicas e em condições adequadas para sucesso no CGP. Perloff (1990) refere que 15 a 20% das pessoas com cardiopatia congênita chegam à idade adulta sem correção cirúrgica na infância. Brickner e cols. (2000) chamam a atenção para os defeitos cardíacos congênitos não diagnosticados até a maturidade. Exemplos desses defeitos reportados por esses autores são: defeito septal atrial (DAS) ou comunicação interauricular (CIA), estenose pulmonar, valva aórtica bicúspide e coartação da aorta. Em alguns casos, o defeito é pequeno e não requer correção cirúrgica. Em alguns casos, a correção pode ser realizada durante a gravidez. Entre nós, o encontro de gestantes com cirurgia cardíaca prévia é representado principalmente com lesões valvulares reumáticas, geralmente mitrais ou aórticas ou ainda ambas, corrigidas por valvotomia ou, mais freqüentemente, troca por próteses. Mais recentemente, tem-se indicado em alguns casos de estenose mitral apertada a valvoplastia com bons resultados.

Nos dias atuais, na assistência pré-natal deparamos, não raramente, com gestantes portadoras de próteses cardíacas. As próteses são mecânicas ou biológicas; estas, por sua vez, são homólogas de dura-máter humana (hoje praticamente abandonadas) ou heterólogas de pericárdio bovino ou de válvula aórtica porcina. As próteses mecânicas são utilizadas mais amiúde em posição aórtica e em sua presença é obrigatório o uso de anticoagulantes. As próteses biológicas, mais aplicadas na posição mitral, quando não associadas à presença de trombo(s) observado(s) à ecocardiografia ou a tromboembolismo prévio ou, ainda, à fibrilação atrial, dispensam o uso dos anticoagulantes.

Transplante cardíaco prévio à gravidez – nestas últimas décadas milhares de mulheres, no menacme, vivem com coração transplantado. Centenas delas inadvertidamente ou mesmo por planejamento tornaram-se grávidas. Löwenstein e cols. (1988) referiram-se ao primeiro caso de gestante com transplante cardíaco que transpôs com sucesso o CGP. Desde então, um número relativamente grande de mulheres com coração transplantado tornou-se gestante. Assim, Branch e cols. (1988) estudaram 47 gestações em 35 mulheres com transplante cardíaco. Constataram que aproximadamente 50% tiveram parto pré-termo, e 40%, complicações clínicas e obstétricas. No mesmo ano, Troché e cols. (1998) avaliaram em trabalho de revisão na França 10 gestações de mulheres com transplante cardíaco: a hipertensão arterial ocorreu em 9 das 10 gestações, 50% foi indicada a cesárea, e 50% dos recém-nascidos demonstravam restrição de crescimento. Ainda em 1998, Dashe e cols. fizeram uma revisão de 32 gestações com transplante cardíaco e encontraram: quase 50% de hipertensão arterial, 25% de pré-eclâmpsia, 38% de parto pré-termo, em um terço indicou-se a cesárea, 20% apresentaram episódios denotando rejeição e 40% precisaram de aumento na dose de ciclosporina. Não houve morte materna durante a gravidez, mas 3 das 32 tinham falecido entre seis meses e três anos após o parto.

Cirurgia durante a gravidez – a cirurgia cardiológica na gestação, raramente indicada, já representou no passado motivo de grande preocupação, especialmente pela sobrecarga existente e pelo prognóstico fetal adverso. Atualmente, o grande avanço tecnológico ocorrido nessa área nos permite a sua realização com as mesmas indicações que nas pacientes não-grávidas. Essas situações de extrema gravidade pressupõem a ausência de resposta ao tratamento clínico e são representadas pelo edema agudo de pulmão, tromboembolismo sistêmico e outras insuficiências cardíacas graves, especialmente na segunda metade da gestação. A maioria dos casos corresponde a pacientes com estenoses valvares severas, notadamente mitral, que, atualmente, caso reúnam condições favoráveis (escore de Block inferior a 8), dispõe de valvoplastia percutânea por cateter-balão como opção extremamente segura. Fica reservado o implante de prótese valvar para as situações desfavoráveis ou na presença de disfunções de prótese orovalvares. Próteses biológicas são as preferidas em gestantes, evitando-se o uso de anticoagulantes, mas há quem prefira próteses metálicas de fluxo central para a posição aórtica. Durante o ato cirúrgico, preconiza-se a monitorização cardíaca fetal e a utilização de glicose hipertônica como forma de atenuar as bradicardias fetais comuns às cirurgias com circulação extracorpórea. A cirurgia deve ser feita com circulação extracorpórea, preferentemente de alto fluxo, pulsátil, sem ou com o mínimo de hipotermia e com hemodiluição reduzida. Correção cirúrgica de cardiopatias congênitas geralmente não é realizada na gestação, excetuando-se os riscos de dissecção arterial nos casos de coartação da aorta e síndrome de Marfan. De menor risco e com as mesmas indicações existentes fora do ciclo gravídico-puerperal, está o implante de marca-passo que pode ser feito sem nenhum problema. Historicamente, entre nós, Margutti e cols. (1956) referiram três casos de comissurotomias realizados em gestantes com estenose mitral apertada, com êxito.

Assistência obstétrica

Pré-natal – a assistência do obstetra no pré-natal deve ser feita simultaneamente com o cardiologista. O acompanhamento das gestantes em ambulatório se fará em boas condições hemodinâmicas. Consultas a cada 15 dias até 30 semanas da gravidez e depois semanal até as proximidades do parto, quando então é aconselhável indicar a internação da paciente. A primeira consulta deve ser cuidadosa por meio de anamnese, exame físico e exames laboratoriais de rotina. Orientar, aconselhar e cuidar da gestante quanto a: 1. dieta; 2. atividade física; 3. aumento do peso e obesidade; 4. tabagismo e uso de bebidas alcoólicas; 5. profilaxia das infecções das vias aéreas superiores e geniturinárias; 6. preparo psicofísico para o parto; 7. pressão arterial e diagnóstico precoce da doença hipertensiva específica da gravidez; 8. síndromes hemorrágicas da gravidez; 9. condições de nutrição e hematológicas (anemia, hipoproteinemia, avitaminoses).

Em relação ao concepto, acompanhar o desenvolvimento fetal em cada consulta pré-natal por meio da medida da altura uterina confrontada com o auxílio freqüente da ultra-sonografia que deve ser iniciada na primeira consulta, especialmente quando houver dúvidas quanto à idade da gravidez. Em pacientes mais idosas é de bom alvitre, entre 11 e 12 semanas, a determinação da translucência nucal, para rastreamento das cromossomopatias. Em torno da 20ª semana, deve-se realizar ultra-sonografia morfológica atestando a normalidade fetal. O número de ultra-sonografias a partir dessa época é variável, de acordo com o risco de cada caso, podendo ser realizado quinzenal ou mensalmente. A ecocardiografia fetal será realizada ao redor da 20ª semana de gravidez nas portadoras de cardiopatias congênitas. Para avaliar a vitalidade fetal, a cardiotocografia deve ser realizada a partir da 30ª semana a cada 15 dias, e, quando necessário, o perfil biofísico fetal e a dopplervelocimetria. O estudo líquido amniótico, por meio da amniocentese (método invasivo) ficará restrito aos casos de dúvida quanto à maturidade fetal. Sua indicação dependerá de alterações na cardiotocografia, e/ou do perfil biofísico fetal, e/ou da dopplervelocimetria.

Inibição do trabalho de parto – a inibição do parto prematuro deve ser evitada nas cardiopatas. Em casos de trabalho de parto pré-termo sem etiologia definida com o feto em boas condições de vitalidade, mas imaturo, a inibição pode ser indicada. Entretanto, evita-se o uso do β_1 e β_2-estimuladores (orciprenalina, isoxsuprina, salbutamol, terbutalina, ritodrina, fenoterol), pois estes determinam, principalmente os β_1-adrenérgicos, taquicardia e hipotensão arterial. Os corticóides associados ao β-adrenérgicos têm sido reponsabilizados por desencadeamento de edema agudo pulmonar. O sulfato de magnésio é seguro e tem sido usado na dose de 1g/hora gota a gota na veia, mas seus resultados não são, a nosso ver, satisfatórios. As antiprostaglandinas, principalmente a indometacina, têm-se mostrado eficazes, mas devem ser usadas por curto espaço de tempo em virtude da possibilidade de, quando administradas por tempo mais prolongado, determinarem o fechamento intra-útero do canal arterial fetal. Os bloqueadores dos canais de cálcio também devem ser evitados, pois podem determinar hipotensão arterial.

Posição materna – durante a gravidez, bem como no trabalho de parto, a posição materna é importante. Quando a mulher adota posição supina horizontal, no terceiro trimestre da gestação ou durante o parto, o peso do útero e seu conteúdo comprimem a veia cava inferior e a aorta, principalmente a veia e, em conseqüência, ocorre redução do retorno venoso ao coração. Isso pode causar queda do débito e hipotensão arterial; a isso soma-se a compressão da artéria aorta determinando menor perfusão uteroplacentária, predispondo à hipóxia fetal. As flutuações hemodinâmicas na mãe, que ocorrem durante as contrações uterinas, principalmente no trabalho de parto, podem ser evitadas colocando-se a parturiente em decúbito lateral. Durante o período da cervicodilatação, a parturiente pode adotar a posição sentada no leito, ou em poltrona ao lado. As pacientes assintomáticas podem deambular. No período expulsivo, a parturiente pode manter-se em decúbito lateral com o tronco soerguido e em sua fase final, ou seja, no desprendimento em posição semi-sentada (inclinação de mais ou menos 45° com a horizontal).
Resumindo: desaconselha-se que a parturiente se mantenha em decúbito dorsal em qualquer fase do parto.

Alimentação – durante o trabalho de parto, a alimentação por via oral deve ser abolida. A administração de fluidos por veia deve ser parcimoniosa e cuidadosa, para evitar a descompensação cardíaca.

Controle da vitalidade fetal – os batimentos cardíacos fetais devem ser monitorados com o sonar-Doppler a cada 30 minutos durante a cervicodilatação e a cada 15 minutos durante o período expulsivo. É melhor o controle pelo registro contínuo com o cardiotocógrafo, que permite maior eficácia na observação das acelerações transitórias, indicativas de boa vitalidade fetal ou desacelerações tardias (Dips II), indicativas de comprometimento da vitalidade fetal. A interpretação da presença do mecônio e o momento da amniotomia não diferem em relação às não-cardiopatas.

Analgesia – no trabalho de parto, a analgesia é importante, pois a dor e a ansiedade constituem sobrecarga para o coração e devem ser controladas para evitar insuficiência cardíaca. A dor e a ansiedade, devido às catecolaminas liberadas, determinam o aumento da freqüência cardíaca e da pressão arterial. Além disso, a noradrenalina pode alterar a coordenação da contração uterina, propiciando a instalação da distocia funcional. Analgésicos sistêmicos, como a meperidina, freqüentemente combinados com sedativos ou tranqüilizantes podem ser administrados, precocemente, para evitar a tensão e a apreensão principalmente em pacientes visivelmente nervosas e queixosas. As multíparas podem, algumas vezes, ser conduzidas, durante a cervicodilatação, com solução fisiológica (500ml) e 50mg de meperidina (dolantina, demerol, dolosol), por via intravenosa, gota a gota. Interromper a administração no início do período expulsivo. O bloqueio peridural contínuo é eficaz para aliviar as dores no parto, bem como para corrigir a distocia funcional. As contrações uterinas indolores pela analgesia tornam a hemodinâmica mais estável, pois o desaparecimento da dor determina queda na liberação das catecolaminas. O bloqueio peridural pode acompanhar-se de hipotensão arterial em conseqüência da vasodilatação nos membros inferiores e que se acentua quando a parturiente é mantida em decúbito dorsal horizontal. Por isso, instalada a analgesia, optar pelo decúbito lateral direito com o tronco soerguido. Hoje, nos bloqueios com o uso dos opióides, há menor risco de hipotensão arterial. O bloqueio peridural está contra-indicado em pacientes que recebem anticoagulantes ou em parturientes em choque vascular.

Em parturientes com estenose mitral leve e as com cardiopatia congênita acianótica (CIA, CIV, PCA), o bloqueio peridural é método seguro para controlar a dor. Pacientes com estenose mitral moderada ou acentuada ou com desvio da direita para a esquerda (cianóticas) têm dificuldade de aumentar o débito cardíaco e correm o risco de desenvolver hipotensão grave durante o bloqueio peridural. Isso pode diminuir o fluxo sangüíneo placentário e reduzir a oxigenação do feto. Nessa situação, analgésico como a meperidina, com ou sem acréscimo de sedativo ou tranqüilizante, é uma opção. Atualmente, a analgesia por bloqueio peridural lombar com uso de opióides é isenta do risco de hipotensão arterial severa.

Ocitocina – quando indicada, como nas distocias funcionais, deve ser administrada gota a gota em infusão venosa, e idealmente controlada por bomba de infusão. A administração de grande dose em grande volume fluido e em rápida infusão predispõe à descompensação cardíaca ou à intoxicação hídrica (veja Capítulo 89).

Meias elásticas – são úteis durante o trabalho de parto, pois o represamento venoso nas veias maiores dilatadas dos membros inferiores pode reduzir significamente o retorno venoso.

Segundo período do parto – é desejável encurtar o segundo período do parto, uma vez que o esforço expulsivo realizado pela parturiente aumenta acentuadamente a pressão venosa. O ideal é o parto com a aplicação do fórcipe de alívio sob anestesia regional. A abreviação do segundo período do parto deve ser realizada. Extração difícil a fórcipe, não estando o pólo cefálico profundamente insinuado, pode ser traumatizante, com lacerações dos tecidos moles, hemorragia, choque, condições que são mal toleradas pelas cardiopatas. A episiotomia é obrigatória, dispensando-se somente nas parturientes que apresentam o assoalho pélvico e o períneo com lacerações de segundo grau, não corrigidas.

Quando a parturiente estiver em insuficiência cardíaca congestiva e a cervicodilatação está completa e o pólo cefálico apresentar-se profundamente insinuado na pelve, a aplicação do fórcipe deve ser executada, a menos que ocorra parto espontâneo em poucos minutos.

Neme (1945), analisando o parto em 124 casos, comprovou ser o risco de edema agudo pulmonar mais freqüente na fase expulsiva final e/ou no pós-parto imediato. Em caso de nulípara, com crise de edema agudo pulmonar (em fase expulsiva), praticou a raquianestesia (sangria branca), seguida de aplicação de fórcipe de alívio em êxito (Neme, 1952).

Dequitação – depois do desprendimento fetal, durante o terceiro período do parto, quando a parturiente teve o seu expulsivo encurtado pela aplicação do fórcipe baixo ou de alívio e estando com o canal do parto insensível, seja pelo bloqueio peridural lombar, seja pela raquianestesia baixa, recomenda-se, após breve espera, pela dequitação espontânea, o descolamento e a retirada manual da placenta e, sem perda de tempo, a revisão do trajeto, e caso não haja lacerações, procede-se, em seguida, à episiorrafia. Essa conduta visa minimizar a perda sangüínea. Logo após a saída da placenta, constatado sangramento uterino abundante, estando a paciente com a genitália insensível pela analgesia-anestesia, pode-se proceder à compressão bimanual do útero (manobra de Hamilton), excelente recurso para hemostasia. A droga ocitócica mais usada após o parto é a ocitocina. No bloqueio peridural, não raro, a ocitocina (2 a 5UI) é ministrada, por via intravenosa, diluída em solução salina fisiológica (500ml), em gotejamento lento, se possível, com controle de bomba de infusão, para controlar a atividade contrátil do útero, durante a cervicodilatação e/ou expulsão fetal. Após o desprendimento fetal, adicionam-se 5 a 10UI de ocitocina ao soro que está sendo ministrado e, dependendo do grau de contração-retração uterina, aumenta-se ou não o gotejamento. A injeção, em bolo, de 5 a 10 unidades de ocitocina não deve ser aplicada, pois pode causar hipotensão, taquicardia e aumento do débito cardíaco. A ergonovina e a metilergonovina, muito usadas no passado, ainda, para alguns, têm ação, além de ocitócica, também de vasoespasmo, e disso decorre um aumento da pressão venosa central e hipertensão transitória, e por isso devem ser evitadas. A furosemida na dose de 40 a 80mg pode ser aplicada em pacientes com risco especial de desenvolver edema pulmonar agudo no pós-parto.

Anestesia – para a resolução do parto, tanto por via vaginal como por via abdominal, obtém-se excelente resultado com o bloqueio peridural lombar (Neme, 1949).

Parto por via vaginal – nas aplicações de fórcipe, no descolamento manual da placenta e na sutura das lacerações, a anestesia de eleição, na maioria das parturientes, é o bloqueio peridural lombar. Para sutura de lacerações vulvovaginais, episiotomia, pode-se aplicar a "raquianestesia baixa" ou ainda, em último caso, com menos conforto e eficácia, o bloqueio pudendo ou infiltração local.

Parto por via abdominal – a anestesia para cesárea depende do tipo de cardiopatia e de suas características anatômicas e de seu estado funcional. Na maioria das parturientes reumáticas com lesões valvares discretas ou moderadas pertencentes às classes funcionais I e II, bem como a quase totalidade das cardiopatias congênitas acianóticas (CIA, CIV, PCA), sem hipertensão pulmonar, o bloqueio peridural lombar revela-se excelente. Nesses casos, em algumas circunstâncias (dificuldade na técnica anestésica), pode ser optado pelo bloqueio subaracnóide por anestesiologista competente. Na minoria das pacientes, ou seja, naquelas portadoras de cardiopatia reumática com lesões valvares acentuadas (estenose mitral e/ou aórtica apertadas), cardiopatias congênitas cianóticas, hipertensão pulmonar primária ou secundária, síndrome de Marfan, a preferência é para anestesia geral balanceada. Após pré-oxigenação bem realizada, a anestesia é induzida mediante pequena dose de tiopental ou meto-hexital. A succinilcolina é usada para facilitar a entubação endotraqueal. O óxido nitroso com 50% de oxigênio é então ministrado; trata-se de um agente anestésico muito popular, pois produz poucas alterações na hemodinâmica materna. Elevações temporárias do débito cardíaco, da pressão sangüínea arterial e da freqüência cardíaca são observadas durante a entubação e/ou durante a extubação.

Assistência ao puerpério

Clínica – após o parto, principalmente nas primeiras horas, o cardiologista deve manter-se ao lado da recém-parturida controlando os sinais vitais e as condições cardiopulmonares. Aconselha-se a movimentação corporal, dos membros superiores e inferiores no leito. Recomendam-se, ainda, exercícios respiratórios, principalmente para as puérperas que tiveram parto cirúrgico (cesárea). O exercício respiratório reduz a secreção pulmonar e com isso faz a profilaxia de infecções bacterianas respiratórias e de atelectasias. Para a boa circulação sangüínea nas extremidades inferiores, além da movimentação no leito e de exercícios, aconselha-se a deambulação precoce. O represamento de sangue nas veias dilatadas dos membros inferiores pode ser evitado pelo uso de meias elásticas. As puérperas em boas condições clínicas e hemodinâmicas (classes I e II) devem levantar precocemente e deambular para evitar o tromboembolismo. As puérperas em más condições clínicas e hemodinâmicas (classes III e IV) devem manter-se acamadas com movimentação ativa ou passiva no leito. O repouso é importante após o parto. Em decorrência da hipervolemia nos três a cinco primeiros dias do puerpério, a alta deve ser tardia, após cinco a sete dias.

Obstétrica – após o parto, deve-se usar ocitócico somente quando necessário. Evitar a ergonovina e metilergonovina, principalmente em hipertensas, pois apresentam efeito vasomotor significativo.

A maioria das cardiopatas puérperas pode amamentar, pois pertencem às classes I e II da classificação da New York Heart Association. Proibi-se o aleitamento em pacientes classes III e IV, devido ao esforço físico que acarreta. Enquanto internadas, após o parto, devem ter um descanso adequado de pelo menos 8 horas de sono noturno tranqüilo. Caso necessário pode-se usar 5 a 10mg de um diazepínico. A alta hospitalar deve ser dada após o quinto dia de puerpério.

ABORTAMENTO MÉDICO

São excepcionais as indicações para o abortamento médico por cardiopatia. Na literatura, discute-se a indicação em alguns casos de miocardiopatia dilatada grave, com capacidades funcionais III e IV, já no início da gestação. Também se discute o abortamento médico nas cardiopatias congênitas cianóticas com hematócrito maior que 60%.

Atualmente, alguns indicam a interrupção precoce da gravidez em cardiopatas com alto risco de morte no ciclo gravídico-puerperal nas pacientes com hipertensão pulmonar primária, síndrome de Eisenmenger, síndrome de Marfan (principalmente quando a dilatação do óstio da válvula aórtica for maior que 4cm), coartação da aorta (principalmente quando a válvula aórtica é bicúspide).

ANTICONCEPÇÃO

A cardiopata necessita ser orientada quanto ao planejamento familiar. Assim sendo, a anticoncepção deve ser adequada. Os contraceptivos contendo estrógenos e progestágeno são considerados como predisponentes ao tromboembolismo. As pacientes classes I e II, não portadoras de outras complicações, podem utilizar pílula anticoncepcional, sob controle rigoroso. Acredita-se que portadoras de próteses mecânicas em uso de anticoagulantes possam fazer uso da pílula anticoncepcional, com contra-indicação relativa e especulativa. O DIU deve ser evitado, pois constitui corpo estranho e daí o risco de tornar-se a origem de infecção na endocardite bacteriana em reumáticas e em pacientes com pouca higiene.

A esterilização definitiva é o método mais seguro, de menor risco, podendo ser o de escolha para a cardiopata, principalmente para as que já têm a prole planejada constituída e para as mulheres com cardiopatias graves e sem possibilidade de correção cirúrgica.

PROGNÓSTICO

Materno

O prognóstico materno imediato depende de vários fatores, que denominaremos elementos de prognóstico:

Assistência pré-concepcional e pré-natal – é importante para o bom prognóstico que as gestantes tenham se submetido a cuidadoso exame pré-concepcional, colocando-se nas melhores condições cardiovasculares e respiratórias antes de iniciar uma prenhez. O bom prognóstico também depende de assistência pré-natal iniciada precocemente e conduzida por cardiologista e obstetra competentes e gestante disciplinada, respeitando os agendamentos das consultas, a realização dos exames e a terapêutica prescrita.

Idade da paciente – as pacientes que pertencem a grupo etário avançado apresentam maiores possibilidades de descompensarem durante a gestação, pois, como a cardiopatia existe há mais tempo, a reserva cardíaca geralmente é menor.

Classe funcional no início da gestação – nas pacientes pertencentes às classes funcionais I e II, a incidência de insuficiência cardíaca durante a puerperalidade é baixa, as que iniciam a gestação com classes funcionais III e IV apresentam mortalidade maior (5,8%).

Intercorrência clínicas e obstétrica – qualquer intercorrência clínica e/ou obstétrica na gestação da cardiopata aumenta a sobrecarga circulatória, elevando o risco da paciente. Dentre essas intercorrências são freqüentes anemia, diabetes, infecção urinária, nefropatias, pneumopatias e pré-eclâmpsia-eclâmpsia. De extraordinária importância para a piora do prognóstico é a presença da fibrilação auricular, assim Hamilton e Thompson (1941) consideravam a presença de intercorrências clínicas e obstétricas referidas constituindo o chamado "grupo desfavorável" com mortalidade materna de 16,7%.

Intercorrências obstétricas – também aumentam a sobrecarga circulatória, salientando-se entre elas e toxemia gravídica e os coriomas.

Quanto ao prognóstico materno tardio, a gestação, em geral, não piora a evolução da cardiopatia a longo prazo. Quanto ao risco de óbito da cardiopata durante o CGP, Clark e cols. (2001) enfatizam que, atualmente, complicações pulmonares, miocardiopatia, endocardite infecciosa, doença da artéria coronária e arritmias agudas constituem as principais causas de morte materna nos EUA. Acreditamos, entretanto, que entre nós, o risco de morte materna está de acordo com a classificação adotada pelo Colégio de Obstetras e Ginecologistas (1992), em que as doentes do coração se distribuem em um de três grupos.

Doença cardíaca	Mortalidade (%)
Grupo I	0 a 1
Defeito septal atrial	
Defeito septal ventricular	
Persistência do canal arterial	
Doença tricúspide ou pulmonar	
Tetralogia de Fallot (corrigida com sucesso)	
Válvula biológica (prótese)	
Estenose mitral. NYHA classes I e II	
Grupo II	5 a 15
Estenose mitral com ou sem fibrilação auricular (classes III e IV)	
Válvula artificial mecânica	
Estenose aórtica	
Coartação aórtica com valvas normais	
Tetralogia de Fallot (não corrigida)	
Infarto do miocárdio (prévio)	
Síndrome de Marfan (aorta normal)	
Grupo III	25 a 50
Hipertensão arterial pulmonar	
Coartação da aorta (com envolvimento valvar)	
Síndrome de Marfan (com envolvimento aórtico)	

Fetal

O prognóstico fetal é bom nas pacientes pertencentes às classes funcionais I e II. Entretanto, as pacientes dessas classes funcionais portadoras de cardiopatias congênitas apresentam risco duas a três vezes maior de darem à luz recém-nascidos com cardiopatia congênita (50% delas da mesma natureza que a cardiopatia da mãe). Bunim e Rubricius (1948) referem mortalidade perinatal nas cardiopatas compensadas de 9% e nas com coração normal de 7%. As gestantes pertencentes às classes funcionais III e IV, descompensadas, apresentam incidência de prematuridade e mortalidade perinatal da ordem de 30%, segundo Bunim e Rubricius (1948). Barnes (1974) constatou que em gestantes com cardiopatia congênita cianótica com poliglobulia e hematócrito maior que 50-60% é significativa a incidência de abortamento e somente 5 a 10% têm recém-nascidos viáveis. A longo prazo, é de se admitir que os fetos, que durante a gestação sofreram hipóxia por insuficiência placentária ou pela cianose materna, possam vir a apresentar retardo mental e outras seqüelas neurológicas.

Referências Bibliográficas

• American College of Obstetricians and Gynecologists – Cardiac disease in pregnancy. Technical Bulletin No. 168, 1992. • American College of Obstetricians and Gynecologists – In: Williams Obstetrics – Cardiovascular Diseases, Cunningham e cols, 21ª Edition, MacGraw-Hill, Medical Publishing Division, 2001, p. 1185. • BARNES, C.G. – *Medical Disorders in Obstetrics Practice.* 4ª ed. Oxford Blackwell, 1974. • BITTENCOURT, A.L. – The congenital transmission of Chagas disease as a causa of abortion. *Gaz. Med. Bahia*, 69:118, 1969. • BITTENCOURT, A.L. – Congenital Chagas disease. *Am. J. Dis. Child*, 130:97, 1976. • BRANCH, K.R. e cols. – Risks of subsequent pregnancies on mother and newborn in female heart transplant recipients. *J. Heart Lung Transplant.*, 17:698, 1998. • BRICKNER, M.E., HILLIS, L.D. & LANGE, R.A. – Congenital heart disease in adults. First of two parts. *N. Engl. J. Med.*, 342:256, 2000. • BRIQUET, R. – *Patologia da Gestação.* São Paulo, Editora Renascença, 1948. • BUNIM, J.J. & RUBRICIUS, J. – The determination of the prognosis of pregnancy in rheumatic heart disease. *Am. Hesrt J.*, 35:282, 1948. • BURWELL, C.S. & METCALFE, J. – *Cardiopatias y Embarazo.* Buenos Aires, Ed. Panamericana, 1960. • CHOW, T., GALVIN, J. & McGOVERN, B. – Antiarrhythmic drug therapy in pregnancy and lactation. *Am. J. Cardiol.*, 82:581, 1998. • CLARK & cols. – Cardiac disease. In: Cunningham e cols., *Williams Obstetrics – Cardiovascular Disease*, 21ª ed., McGraw-Hill, Medical Publishing division, 2001, p. 1184. • DASH, J.S., RAMIN, K.D. & RAMIN, S.M. – Pregnancy following cardiac transplantation. *Prim. Care Update OB/Gynecol.*, 54:257, 1998. • DÈCOURT, L.V. – Doença reumática ativa durante a gravidez. In: Lopes, A.C. & Delascio, D. (eds.). *Cardiopatia e Gravidez.* Sarvier, 1986, p. 113. • DELASCIO, D. – Comunicação Pessoal, 1952. DI SAIA, P.J. – Pregnancy and delivery of a patiente with a Starr-Edwards mitral valve prothesis. *Obstet. Gynecol.*, 28:469, 1966. • GRAY, M.J. – Use and abuse of thiazides in pregnancy. *Clin. Obstet. Gynecol.*, 11:568, 1968. • GREENHILL, M.J. & FRIEDMAN, E.A. – *Biological Principles and Modern Practice of Obstetrics.* Philadelphia, Saunders, 1974. • HALL, J.C., PAULI, R.M. & WILSON, K.M. – Maternal an fetal sequelae and anticoagulation during pregnancy. *Am. J. Med.*, 68:122, 1980. • HAMILTON, B.E. & THOMPSON, K.J. – *The Heart in Pregnancy and the Childbearing Age.* Boston, Little Brown, 1941. • HAMILTON, B.E. – Cardiovascular problems in pregnancy. *Circulation*, 9:992, 1954. • HILL, R.M. & STERN, L. – Drugs in pregnancy: effects on the fetus and newborn. *Drugs*, 17:182, 1979. • HUNTER, S. & ROBSON, S.C. – Adaptation of the maternal heart in pregnancy. *Br. Heart J.*, 68:540, 1992. • JACOBY, W.J.J. – Pregnancy with tetralogy and pentalogy of Fallot. *Am. J. Cardiol.*, 14:866, 1964. • JONES, A.M. & HOWITT, G. – Eisenmenger syndrome in pregnancy. *Br. Med. J.*, 1:1627, 1965. • LÖWENSTEIN, B.R. & cols. – Successful pregnancy and vaginal delivery after heart transplantation. *Am. J. Obstet. Gynecol.*, 158:589, 1988. • MacGARRY, J. & PEARSON, J.F. – Time of onset and duration of labor in women with cardiac disease. *Lancet*, 1:483, 1973. • MAUAD, F.F. & cols. – Cardiopatia e gravidez. Revisão de 150 casos. *Rev. Paul. Méd.*, 101:171, 1983. • MARGUTTI, R., NEME, B. & DOMINGOS PINTO, A. – Comissurotomia durante a gravidez. *Rev. Paul. Méd.*, 49:1, 1956. • McALLISTER, C.J., STULL, C.G. & COUREY, N.G. – Amniotic fluid levels of uric acid and creatinine in toxemia possible relation to diuretic use. *Am. J. Obstet. Gynecol.*, 115:560, 1973. • MENDELSON, C.L. – *Cardiac Disease in Pregnancy.* Philadelphia, Davis, 1962. • MEYER, E.C. & cols. – Pregnancy in the presence of tetralogy of Fallop. Observation of two patients. *Am. J. Cardiol.*, 18:874, 1964. • NATALE, A. & cols. – Implantable cardioverter-defibrillators and pregnancy: a safe combination? *Circulation*, 96:2808, 1997. • NEILE, C.A. & SWANSON, W. – Outcome of pregnancy in congenital heart disease. *Circulation*, 24:1003, 1961. NEME, B. – O parto nas cardíacas. *Ass. Bras. Ginec.*, 19:285, 1945. • NEME, B. & LANDULFO, J. – O problema da anestesia da cardíaca grávida. *Matern. Infância*, 7:348, 1949. • NEME, B. – Raquianestesia em parturiente cardíaca descompensada. *Rev. Gin. d'Obst.*, 46:427, 1952. • NISWANDER, K.R. & cols. – Fetal morbility following potentially anoxigenic obstetric conditions. *Am. J. Obstet. Gynecol.*, 98:871, 1967. • NORA, J.J. & NORA, A.H. – The evolution of specific genetic environmental counseling in congenital heart disease. *Circulation*, 57:205, 1978. • PEARSON, G.D. – Peripartum cardiomyopathy: National Heart, Lung, and Blood Institute and Office of Rare Diseases (National Institutes of Health) workshop recommendations and review. *JAMA*, 283:1183, 2000. • PERLOFF, J.K. – Congenital heart disease in adults. In: Braunwald, E. (ed.). *Heart Disease: A Textbook of Cardiovascular Medicine.* 5ª ed., Philadelphia, Saunders, 1990, p. 964. • PRITCHARD, J.A. & MacDONALD, F.C. – *Williams Obstetrics.* 16ª ed., New York, Appleton-Century-Crofts, 1980. • ROZAS, A. – Influência das doenças do coração sobre o ciclo grávido-puerperal. In: Lopes, A.C. & Delascio, D. (ed.). *Cardiopatia e Gravidez.* Sarvier, 1986, p. 59. • SIU, S.C. & cols. – Risk and predictors for pregnancy-related complications in women with heart disease. *Circulation*, 96:2789, 1997. • SHAUL, W.L & HALL, J.G. – Multiple congenital anomalies associated with oral anticoagulants. *Am. J. Obstet. Gynecol.*, 127:191, 1977. • SZEKELY, P. & SNAITH, L. – *Corazon y Embarazo.* Ed Panamericana, Buenos Aires, 1976. • TROCHÉ, V., VILLE, Y. & FERNANDEZ, H. – Pregnancy after heart and heart-lung transplantation. A series of 10 pregnancies. *Br. J. Obstet. Gynaecol.*, 105:454, 1998. • WEAVER, J.B. & PEARSON, J.F. – Influence of digitalis on time of onset and duration of labor in women with cardiac disease. *Br. Med. J.*, 3:519, 1973. • WHITTEMORE, R., HOBBINS, J. & ENGLE, M. – Pregnancy and its outcome in women with and without surgical treatment of congenital heart disease. *Am. J. Cardiol.*, 50:641, 1982.

57 Hemopatias

André Fattori
Fernando Lopes Gonçales Jr.
Valder Roberval Arruda
Carmen Silvia Passos Lima
Fernando Ferreira Costa

ALTERAÇÕES HEMATOLÓGICAS NA GRAVIDEZ

A gravidez está associada a diversas modificações fisiológicas no organismo, incluindo as alterações do volume sangüíneo. Não é possível avaliar os dados hematológicos de gestantes utilizando critérios definidos para a população geral. Dessa forma, é necessário o conhecimento das modificações hematológicas que ocorrem durante a gravidez normal para o diagnóstico adequado da anemia neste período.

CONSIDERAÇÕES GERAIS

A compreensão dos distúrbios fisiopatológicos das anemias que ocorrem durante a gravidez exige discussão, ainda que sumária, sobre a produção e a destruição de eritrócitos. Em condições normais, os eritrócitos sobrevivem em circulação cerca de 120 dias. Portanto, aproximadamente 1% da sua massa é destruída e igual quantidade é produzida diariamente. Essas células têm origem em precursores celulares da medula óssea e são produzidas por meio dos mecanismos de diferenciação, proliferação e maturação celular, denominados eritropoese. A eritropoese resulta, portanto, na produção de células maduras, os eritrócitos, a partir de células indiferenciadas.

Durante a fase de diferenciação, a célula multipotencial dá origem às células precursoras eritróides, com o estímulo do hormônio eritropoetina.

Durante a fase de multiplicação, cada célula precursora eritróide dá origem a 16 outras células eritróides, por meio de divisões binárias simples. O ácido fólico e a vitamina B_{12} desempenham papel fundamental na síntese do DNA necessário a cada divisão celular.

A fase de maturação compreende principalmente a síntese de hemoglobina, das enzimas eritrocitárias e dos antígenos de membrana, a perda do núcleo e das organelas citoplasmáticas. A hemoglobina é um tetrâmero constituído por dois pares de cadeias de globina idênticos, ligados ao complexo ferroporfirina, chamado heme. Constitui cerca de 90% do peso do eritrócito e é responsável pelo transporte de oxigênio. A perda do núcleo limita a sobrevida do eritrócito a cerca de 120 dias, uma vez que impossibilita a síntese de proteínas e enzimas necessárias ao seu metabolismo.

A sobrevida limitada dos eritrócitos exige que a atividade eritropoética seja permanente, para repor as células destruídas. A redução da atividade eritropoética ou o aumento da destruição dos eritrócitos pode ter como conseqüência a anemia.

A anemia é definida como uma concentração de hemoglobina abaixo dos valores de normalidade para determinada faixa etária e sexo. Pode ser classificada de acordo com três critérios: avaliação do volume sangüíneo, determinação dos índices hematimétricos (volume corpuscular médio e hemoglobina corpuscular média) e, ainda, de acordo com os processos fisiopatológicos determinantes.

Considerando a avaliação do volume sangüíneo, podem ser observados dois tipos de anemias: as relativas, decorrentes do aumento do volume plasmático, como a anemia fisiológica da gravidez; e as absolutas, decorrentes da diminuição do número de eritrócitos, como as anemias da perda aguda de sangue e das carências de vitaminas e minerais.

A classificação baseada nos índices hematimétricos considera a anemia como macrocítica, normocítica ou microcítica. Tem aplicação prática, uma vez que pode orientar a investigação e a terapêutica. Por exemplo, a macrocitose sugere a deficiência do ácido fólico ou da vitamina B_{12}, a normocitose, a presença de anemia aplástica ou sangramento agudo, e a microcitose, a deficiência de ferro, a anemia de doença crônica, ou, ainda, a possibilidade de hemoglobinopatia.

De acordo com os processos fisiopatológicos envolvidos, a anemia pode resultar da menor produção de eritrócitos, da sua maior destruição ou, ainda, de perdas sangüíneas agudas.

ANEMIAS DURANTE A GRAVIDEZ

A anemia é complicação comum da gravidez. Ocorre em 20 a 80% das gestantes, segundo os resultados obtidos em vários estudos (Kelton e Cruickshank, 1988; Campbell, 1995) e as estimativas da Organização Mundial da Saúde. Dependendo da gravidade, a anemia pode ter efeito deletério para a mãe ou o feto. Assim, quando a concentração de hemoglobina é menor que 4-6g/dl, há risco de falência cardíaca e óbito materno, ocorrências não observadas quando a sua concentração está situada entre 8 e 10g/dl (Alger e cols., 1979). Entretanto, foram descritas associações entre concentrações de hemoglobina menores que 10g/dl e prematuridade, baixo peso ao nascimento e, ainda, óbitos fetais (Kaltreider e Johnson, 1976; Murphy e cols., 1986). A repercussão da anemia tanto para a mãe quanto para o feto, associada à elevada freqüência de ocorrência da anemia nessa condição, indica a necessidade de sua detecção, a identificação da causa básica e a introdução da terapêutica adequada a cada caso.

As causas mais comuns de anemia durante a gravidez estão apresentadas no quadro III-9.

Quadro III-9 – Anemias da gravidez.

Relativa – anemia fisiológica da gravidez
Absoluta
1. Menor produção de eritrócitos
   a) Alteração na fase de diferenciação celular (anemia aplástica)
   b) Alteração na fase de multiplicação celular (anemia megaloblástica)
   c) Alteração na fase de maturação celular (anemia ferropriva, anemia de doença crônica, talassemias)
2. Maior destruição de eritrócitos – anemias hemolíticas
   a) Hereditárias
   - Alterações das hemoglobinas
     – Estruturais: anemia falciforme, hemoglobinas instáveis
     – No ritmo de síntese das globinas
     – Síndromes talassêmicas
   - Alterações na membrana eritrocitária
     – Esferocitose hereditária
   - Alterações enzimáticas
     – Deficiência de G-6-PD
     – Deficiência de piruvatoquinase
   b) Adquiridas
   - Imunes
   - Hemoglobinúria paroxística noturna
   - Microapópticas
   - Agentes químicos, venenos e infecções
   - Hiperesplenismo
3. Perda aguda de sangue

ANEMIA FISIOLÓGICA DA GRAVIDEZ

É conhecido que gestantes saudáveis apresentam as concentrações de hemoglobina menores que as observadas em mulheres saudáveis não-grávidas (Cleary e Dugann, 1990; Erslev, 1990; Letsky, 1991; Williams e Wheby, 1992; Bain, 1995). Este decréscimo da concentração da hemoglobina é atribuído às modificações do volume sangüíneo que ocorrem durante a gravidez. O volume plasmático aumenta progressivamente durante a gravidez, com início em torno da sexta semana e com tendência à estabilização por volta de 32ª (Cleary e Dugann, 1990; Letsky, 1991). São observados aumentos variáveis de 1.200 a 1.500ml quando considerada gravidez com único feto. Dessa forma, o volume plasmático em gestante é aproximadamente 40% maior que o observado em não-grávidas. Quando considerada a gravidez gemelar, essas diferenças são ainda mais acentuadas (Rovinsky e Jaffin, 1965; Peck e Arias, 1979).

Os mecanismos exatos que determinam a expansão do volume plasmático durante a gravidez são desconhecidos. É possível que fatores, como o aumento da síntese protéica e a maior absorção de sódio e água pela mãe, possam explicá-los. É possível, ainda, que a retenção hídrica resultante da sobrecarga cardíaca imposta pela circulação uteroplacentária contribua para o aumento do volume plasmático (Longo, 1983; Kelton e Cruickshank, 1988).

O volume de eritrócitos também aumenta durante a gravidez, em quantidades que variam de 110 a 560ml, proporcionalmente ao tamanho do feto. Dessa forma, as gestantes apresentam o volume de eritrócitos até 30% maior que o observado em não-grávidas (Taylor e Lind, 1979; Letsky, 1991). O estímulo à atividade eritropoética é atribuído à ação dos hormônios eritropoetina e lactogênio-placentário (Zivny e cols., 1982; Erslev, 1990) ou, ainda, à liberação de fatores de crescimento pelo útero ou feto (Sanengen e Halvorsen, 1985).

Devido à desproporção entre os aumentos do volume plasmático e do de eritrócitos, é observada a redução da concentração da hemoglobina durante a gravidez (Scott, 1972). Essa anemia é, portanto, relativa, uma vez que resulta da hemodiluição, é conhecida como anemia fisiológica da gravidez.

Em 1968, a Organização Mundial da Saúde considerou a concentração de hemoglobina de 11g/dl como o limite inferior aceitável para a gestante (Kelton e Cruickshank, 1988; Letsky, 1991). Enquanto parte dos obstetras concorda com esse valor, outros têm sugerido que o limite de 10g/dl é mais apropriado, particularmente no segundo e terceiro trimestres da gravidez (Kelton e Cruickshank, 1988; Erslev, 1990). Assim, mesmo as mulheres saudáveis apresentam redução dos níveis de hemoglobina durante a gravidez não complicada. Esta redução se manifesta em torno da oitava semana, progride lentamente até as 32ª-34ª semanas e, então, permanece estabilizada até o parto. Não causa danos à mãe ou ao feto, pois, embora a concentração da hemoglobina esteja diminuída, a hipervolemia possibilita a perfusão e a oxigenação adequadas dos tecidos (Eivind e Erslev, 1968; Erslev, 1990). Além da anemia fisiológica da gravidez, é comum a presença de anemias secundárias a outras causas, principalmente aquelas devidas às carências de vitaminas e minerais.

ANEMIA APLÁSTICA

A anemia aplástica é uma doença rara durante a gravidez. Em cerca de um terço dos casos é determinada pelo uso de antiinflamatórios, como a indometacina, de antibióticos, como o cloranfenicol, pela exposição a agentes químicos, como o benzeno, os pesticidas e os herbicidas, infecções pelos vírus das hepatites B e C ou irradiação. A doença é caracterizada pela redução pronunciada das células mutipotenciais da medula óssea por mecanismo imunológico (Young e Maciejewski, 1997), com conseqüente anemia, leucopenia e plaquetopenia. Ascarelli e cols. (1998) observaram taxa de mortalidade de 50% em grávidas com anemia aplástica, sendo que o sangramento e a infecção foram as principais causas de óbitos.

Diagnóstico – anemia normocítica normocrômica com reticulopenia, leucopenia, neutropenia e plaquetopenia são os achados do sangue periférico. Hipocelularidade da medula óssea, à avaliação histológica do órgão, é o achado fundamental para a confirmação do diagnóstico da doença.

Tratamento – o de escolha para pacientes com anemia aplástica grave é o transplante alogênico de medula óssea. Entretanto, a realização do procedimento durante a gestação é assunto controverso, uma vez que requer terapêutica imunossupressora prévia. Ainda, o aumento do risco de rejeição aguda e crônica do enxerto foi observado nessa situação. Outra terapêutica eficaz a ser considerada para pacientes com a doença é a administração de globulina antitimocitária (ATGAM) e ciclosporina (Marsh e cols., 1999). A administração de corticosteróides, testosterona ou outros esteróides androgênicos é também benéfica para pacientes com a doença. Entretanto, podem determinar a virilização da mãe e o pseudo-hermafroditismo do feto feminino. As transfusões de concentrado de eritrócitos e plaquetas são indicadas, respectivamente, para a manutenção da concentração da hemoglobina e para o controle dos sangramentos. A resolução da gravidez ocorre preferencialmente por via vaginal, pois oferece menores riscos de sangramento e infecção.

ANEMIA MEGALOBLÁSTICA

A eritropoese compreende intensa proliferação celular que exige a síntese considerável de DNA. Tanto o ácido fólico como a vitamina B_{12} são indispensáveis para a síntese de timidina, um dos nucleotídeos que compõem o DNA. A carência de uma das vitaminas determina a redução da síntese da timidina e, conseqüentemente, o distúrbio e a redução da síntese do DNA (Campbell, 1995). A anormalidade da síntese do DNA é acentuada e resulta em destruição prematura intramedular de precursores hematopoéticos, caracterizando a eritropoese ineficaz das anemias megaloblásticas. Entretanto, a síntese do RNA não está alterada, pois a timidina não é um componente dessa molécula e, como conseqüência, há síntese normal das proteínas citoplasmáticas. Dessa forma, a célula cresce, porém não se multiplica adequadamente (Campbell, 1995).

No caso da série eritróide, há produção de menor número de eritrócitos, que são, no entanto, mais volumosos que os normais, ou seja, a anemia é macrocítica e com reticulopenia. Leucopenia e plaquetopenia são anormalidades freqüentes ao exame do sangue periférico. Eritroblastos de grande volume e com assincronia de maturação nucleocitoplasmática, os megaloblastos, são observados ao estudo morfológico da medula óssea e dão origem à denominação de anemia megaloblástica.

A carência do ácido fólico ou da vitamina B_{12} compromete a multiplicação celular em todos os tecidos do organismo, principalmente naqueles com intensa atividade proliferativa, como o tecido hematopoético e os epitélios em geral (Campbell, 1995). As manifestações mais usuais da doença são a pancitopenia e as lesões da cavidade oral, como a diminuição de papilas linguais (língua careca), as ulcerações e a queilite. A carência da vitamina B_{12} determina, ainda, a desmielinização dos nervos periféricos e a degeneração dos cordões posterior e lateral da medula espinhal, causando parestesias de extremidades, ataxia e laterações comportamentais (Campbell, 1995; Lovblad e cols., 1997).

As principais fontes de ácido fólico na alimentação são os vegetais e as frutas. A dieta normal contém 50 a 200mcg da vitamina, quantidade suficiente para suprir a necessidade diária básica de 50mcg. Como as reservas do organismo são de cerca de 5 a 10mg, a anemia megaloblástica desenvolve-se rapidamente em casos de dieta carente (Campbell, 1995). Drogas e medicamentos, como o álcool e os anticonvulsivantes, e anormalidades do intestino delgado, como a doença de Chron, as ressecções intestinais ou neoplasias, podem diminuir a absorção da vitamina ou alterar seu metabolismo (Campbell, 1995).

A vitamina B_{12} da dieta é encontrada em produtos de origem animal, como leite, carne e ovos. Necessita para a sua absorção de uma glicoproteína produzida pelas células da mucosa gástrica, o fator intrínseco. A dieta normal contém 3 a 30mcg da vitamina, quantidade suficiente para manter a necessidade diária de 2mcg. As pequenas necessidades diárias podem ainda ser supridas pelas reservas do organismo (5mg) durante períodos prolongados de dieta carente. Dessa forma, a causa mais freqüente da carência de vitamina B_{12} não é a ingestão de quantidades inadequadas da vitamina na dieta, mas sua não-absorção determinada pela falta do fator intrínseco.

CARÊNCIA DE ÁCIDO FÓLICO NA GRAVIDEZ

A necessidade diária de ácido fólico aumenta progressivamente durante a gravidez, atingindo valores próximos a 100mcg por dia (Kelton e Cruickshank, 1988). O ácido fólico é necessário para suprir as necessidades maternas e, ainda, para a formação do feto, da placenta e para a expansão do volume de eritrócitos. A placenta transporta o ácido fólico ativamente para o feto, a despeito da carência materna, mas o metabolismo da vitamina se altera precocemente na gravidez, antes mesmo de ser iniciada a demanda fetal. A gravidez está associada a balanço negativo de ácido fólico, que pode ser observado por meio das concentrações séricas da vitamina, que revela rápido clareamento plasmático, ou ainda pela observação das alterações megaloblásticas na medula óssea (Ek e Magnus, 1981; Kelton e Cruickshank, 1988; Letsky, 1991). Alterações megaloblásticas em aspirados medulares foram observadas em 10 a 60% das gestantes que não receberam suplementação farmacológica de ácido fólico, sendo que maior freqüência dessas anormalidades ocorreu durante o terceiro trimestre da gravidez (Cleary e Duggan, 1990). Outros relatos também apontaram para a ocorrência da anemia megaloblástica no terceiro trimestre da gravidez ou no período pós-parto (Campbell, 1995).

Embora as alterações megaloblásticas sejam freqüentemente observadas ao exame da medula óssea de gestantes, essas anormalidades podem ocorrer sem modificações do sangue periférico e, portanto, sem anemia.

A incidência da anemia megaloblástica, devido à carência de ácido fólico, é estimada em 1 a 5% das gestantes dos países desenvolvidos (Letsky, 1991; Campbell, 1995). A incidência em outras partes do mundo é significativamente maior e reflete o estado nutricional da população (Giugliani e cols., 1984; Campbell, 1995). Assim, a anemia megaloblástica determinada por carência de ácido fólico provavelmente ocorre em cerca de um terço de todas as gestantes do mundo (Campbell, 1995). A incidência é oito vezes maior em gestações múltiplas e parece aumentar em gestações em adolescentes e em gestações sucessivas que ocorrem em curto intervalo de tempo (Campbell, 1995).

Essa anemia resulta, na maioria dos casos, da ingestão de dietas à base de carboidratos ou, ainda, de dietas contendo apenas vegetais cozidos, cujo ácido fólico foi destruído (Letsky, 1991; Campbell, 1995).

Necessidades ainda maiores de ácido fólico caracterizam as gestantes portadoras de anemia hemolítica, particularmente as hereditárias, como as hemoglobinopatias e a esferocitose, uma vez que já necessitavam de suplementação da vitamina, mesmo antes da gravidez.

A anemia megaloblástica por carência de ácido fólico pode também resultar de redução na absorção da vitamina em doenças intestinais crônicas com diarréia, como a doença celíaca, o espru tropical e a enterite regional. Vários anticonvulsivantes, como as difenil-hidantoínas, a pimidona a carbamazepina e o fenobarbital e o álcool têm também sido implicados na redução da absorção intestinal do ácido fólico, por inibição de enzimas que atuam nessa fase do metabolismo.

Ainda, numerosos medicamentos, como o metotrexato, a pirimetamina e a trimetoprima, inibem a enzima diidrofolato-redutase e, dessa forma, agem como antagonistas do ácido fólico. Doses elevadas ou prolongadas da pirimetamina e trimetoprima podem determinar carência do ácido fólico, o que não ocorre no tratamento de infecções com dosagens habituais.

Efeitos da carência de ácido fólico para a mãe e o feto – a carência de ácido fólico parece estar associada a complicações obstétricas, como a pré-eclâmpsia, o descolamento prematuro da placenta e o abortamento espontâneo, embora não de forma consistente (Pritchard e cols., 1962; Varadi e cols., 1966; Pritchard e cols., 1969 e 1970). As associações da carência da vitamina a malformações fetais, como lábio leporino, fenda palatina, defeitos do tubo neural e crianças de baixo peso ao nascimento, foram freqüentemente descritas (Pritchard e cols., 1962 e 1970; Scott, 1972 e 1990; MRC Vitamin Study Research Group, 1991; Kirke e cols., 1992; Chanarin e cols., 1977; Gaul e cols., 1996). Foi observado, ainda, que as crianças nascidas de mães carentes em ácido fólico apresentam maior risco para o desenvolvimento de anemia megaloblástica, principalmente se o parto foi prematuro (Rae e Robb, 1970; Iyengar e Rajalakshmi, 1975; Letsky, 1991; Campbell, 1995).

Diagnóstico – a avaliação do sangue periférico apresenta valor limitado ao diagnóstico da carência de ácido fólico. A macrocitose, comumente atribuída à anemia megaloblástica, pode ocorrer em gestantes, mesmo durante a suplementação da vitamina. É possível, portanto, que a macrocitose existe independentemente dessa carência (Cleary e Dugann, 1990; Letsky, 1991; Campbell, 1995). Além disso, a carência de ferro, freqüentemerte associada à de ácido fólico, poderia mascarar as alterações morfológicas do sangue periférico, contribuindo para reduzir a macrocitose. A identificação da leucopenia e plaquetopenia ao exame do sangue periférico pode auxiliar na confirmação diagnóstica, uma vez que não são observadas em gestantes com depósitos normais de ácido fólico. A concentração sérica da vitamina pode não ser indicador confiável ao diagnóstico da carência. Devido às características dos testes empregados para essas determinações, concentrações normais da vitamina podem ser obtidas, mesmo existindo a carência. Em casos duvidosos, a avaliação morfológica da medula óssea pode ser o exame mais adequado para o esclarecimento diagnóstico.

Tratamento – a Organização Mundial da Saúde recomenda a profilaxia da anemia megaloblástica por meio da administração diária de 1mg de ácido fólico a toda gestante (Kelton e Cruick Shank, 1988; Campbell, 1995). Entretanto, essa dose é insuficiente para aquelas em uso de anticonvulsivantes e para as portadoras de anemias hemolíticas. Para elas, a administração de 5mg diário da vitamina, durante toda a gestação, parece mais adequada (Letsky, 1991).

De maneira geral, o tratamento da anemia megaloblástica é feito por meio da administração de 5mg de ácido fólico por dia, mantido durante toda a gestação e, ainda, por várias semanas após o parto. Se não for observada resposta à terapia oral, o diagnóstico deve ser revisto para excluir a possibilidade de carência de vitamina B_{12}. Naqueles casos com carência de ácido fólico comprovada, sem resposta à terapia oral, deve ser tentada a administração parenteral de ácido folínico.

A transfusão de concentrado de eritrócitos raramente é necessária e administrada apenas a gestantes com anemia acentuada (Hb < 7g/dl) ou com complicações obstétricas que exijam a realização de procedimentos cirúrgicos. É fundamental comentar que o procedimento não é curativo e pode determinar a transmissão de doenças infecciosas, como a síndrome da imunodeficiência adquirida.

CARÊNCIA DE VITAMINA B_{12} NA GRAVIDEZ

A anemia megaloblástica por deficiência de vitamina B_{12} é extremamente rara durante a gestação (Gulden, 1990; Sanfilippo & Lui, 1991; Campbell, 1995). Esse fato pode ser explicado pelas seguintes razões: a) os depósitos são suficientes para suprir as necessidades por muitos anos; b) a carência acentuada da vitamina causa esterilidade; c) a causa mais freqüente de carência da vitamina B_{12} é a gastrite atrófica, que incide principalmente em idosas, fora do período fértil.

Dessa forma, a suplementação rotineira da vitamina B_{12} não é necessária a gestantes (Kelton e Cruickshank, 1988; Letsky, 1991). Em casos que apresentem carência confirmada da vitamina, a terapia parenteral deve ser administrada. Cianocobalamina ou hidroxicobalamina (1.000mcg por ampola) é administrada por via intramuscular, uma vez por semana, por oito semanas, seguida por injeções mensais (Allen, 1992).

ANEMIA FERROPRIVA

Em adultos normais, a medula óssea utiliza diariamente cerca de 20 a 30mg de ferro para a produção dos eritrócitos. Essa quantidade é retirada dos depósitos e é a resposta com o ferro proveniente dos eritrócitos que são continuamente destruídos. Portanto, em condições normais, os depósitos de ferro do organismo permanecem constantes. As perdas diárias de 1 a 2mg são facilmente supridas por meio da absorção de 10% do ferro da dieta. Uma dieta normal deve fornecer cerca de 15 a 20mg de ferro por dia (Moore, 1965; Fairbanks e Beutler, 2000).

A causa mais comum de carência de ferro é a combinação do aumento das necessidades e da dieta pobre em ferro. Além disso, perdas crônicas também podem conduzir à depleção do mineral. A carência de ferro reduz a síntese de hemoglobina, determinando a formação de eritrócitos pequenos e com pouca hemoglobina, ou seja, a anemia é microcítica e hipocrômica (Richard, 1999).

A carência de ferro é a causa mais comum de anemia em todo o mundo.

Carência de ferro na gravidez – a necessidade total de ferro durante os nove meses de gestação é de aproximadamente 800 a 1.000mg, sendo 300 a 350mg o requerido para a formação da unidade fetoplacentária, e o restante, para a expansão do volume de eritrócitos (Vannagell e cols., 1971; Kelton e Cruickshank, 1988; Cleary e Dugann, 1990; Schwartz e Thurnau, 1995). A necessidade diária de ferro aumenta progressivamente durante a gravidez. No último trimestre, aproximadamente 5-6mg de ferro são absorvidos do trato gastrintestinal a cada dia (Schwartz e Thurnau, 1995). Assim, a necessidade diária de ferro em gestantes é acentuadamente maior que a observada em não-grávidas. Freqüentemente, gestantes com dieta pobre em ferro ou mesmo com dieta normal desenvolvem carência do elemento, ainda que a absorção aumente durante a gestação (Vannagell e cols., 1971; Letsky, 1991; Schwartz e Thurnau, 1995). Alguns fatores, como náuseas e vômitos, perda de sangue pelo trato gastrintestinal ou genital, gestação múltipla e associação de parasitoses ou doença crônica, aumentam a probabilidade de depleção do ferro em gestantes. A aquilia gástrica, observada nos últimos meses da gravidez, também contribui para a depleção do mineral.

A prevalência da anemia ferropriva, em gestantes norte-americanas, é de 3,5-7,4% durante o primeiro trimestre e aumenta para 15,6-55% ao final da gestação (Allen, 1994). Vários fatores epidemiológicos, como idade, raça e situação socioeconômica, influenciam a prevalência da doença em gestantes. Assim, a anemia ferropriva é mais freqüentemente observada em mulheres negras e hispânicas, que pertencem a grupos populacionais de baixa renda e, ainda, em gestantes adolescentes com hábitos alimentares inadequados (Expert Scientific Working Group, 1985; Centers for Disease Control, 1990; Beard, 1994; Wadda e King, 1994; Gadowsky e cols., 1995; Schwartz e Thurnau, 1995; Szarfarc e De Souza, 1997).

Vale ressaltar que a carência de ferro é a causa mais freqüente de anemia durante a gestação (Kelton e Cruickshank, 1988; Schwartz e Thurnau, 1995).

Efeitos da carência de ferro para a mãe e o feto – as descrições prévias sobre os efeitos da carência de ferro na mãe e no feto são discordantes. Alguns estudos indicam o aumento do risco de pré-eclâmpsia, crianças de baixo peso ao nascimento e óbitos neonatais (Vannagell e cols., 1971; Schwartz e Thurnau, 1995). Entretanto, é difícil a dissociação da carência isolada do ferro e outros fatores de risco, como por exemplo a desnutrição. A criança nascida de mãe carente em ferro não tem anemia ferropriva ao nascimento. Esse fato pode ser explicado pelo transporte ativo de ferro da placenta ao feto, a despeito das reservas maternas. Entretanto, essas crianças apresentam menores reservas de ferro e correm maior risco de desenvolver anemia ferropriva durante a infância (Puolakka e cols., 1980a; Kaneshige, 1981; Mitelman e cols., 1994; Schwartz e Thurnau, 1995; Hokama e cols., 1996).

Diagnóstico – o da carência de ferro pode apresentar alguma dificuldade em gestantes. Por razões desconhecidas, o volume corpuscular médio (VCM) aumenta discretamente durante os dois primeiros trimestres e tende a mascarar uma carência não acentuada (Chanarin e cols., 1977). Os estudos do perfil do ferro, como as concentrações do ferro sérico e da sua capacidade máxima de transporte, são usados, rotineiramente, na investigação da carência do mineral (Richard, 1999). Em casos de carência, essas concentrações estão diminuídas e aumentadas, respectivamente. Entretanto, ocasionalmente, podem não levar a resultados definitivos, pois sofrem flutuações e são afetados por fatores diversos, como as infecções (Vannagell e cols., 1971; Lipschitz e cols., 1974 e 1980; Letsky, 1991; Ahluwalia, 1998).

Os melhores testes laboratoriais para avaliar a quantidade do ferro disponível são as concentrações da ferritina sérica e dos receptores da transferrina sérica, as quais estão diretamente relacionadas aos depósitos do ferro (Lipschitz e cols., 1974; Puolakka e cols., 1980a; Carriaga e cols., 1991; Richard, 1999). Em casos de carência do mineral, essas concentrações estão diminuídas e aumentadas, respectivamente. Entretanto, em algumas condições, podemos ter carência de ferro e concentrações séricas elevadas de ferritina (por exemplo, infecções crônicas); nesses casos, o diagnóstico pode ser feito com a coloração para ferro em eritrócitos do aspirado de medula óssea.

Tratamento – a administração de ferro para todas as gestantes não é universalmente aceita, particularmente para aquelas com boa nutrição e sem antecedentes de perdas de sangue. Embora não haja evidência dos benefícios da suplementação profilática de ferro a gestantes, considerando o crescimento do feto, o aumento da concentração da hemoglobina materna e a prevenção da pré-eclâmpsia, este parece ser o procedimento mais adequado, uma vez que diminui a prevalência de anemia ferropriva na mãe após o parto e de anemia ferropriva na criança durante a infância (Mitelman e cols., 1994; Centers for Disease Control and Prevention, 1998). Já a administração do ferro a gestantes com anemia ferropriva é indiscutível (Letsky, 1991; Allen, 1992; Schwartz e Thurnau, 1995; Preziosi e cols., 1997; Centers for Disease Control and Prevention, 1998). Dessa forma, a Organização Mundial da Saúde recomenda a administração de ferro a toda gestante a partir do segundo trimestre da gravidez. Doses de 30 a 60mg de ferro elementar por dia devem ser fornecidas a gestantes com depósitos adequados de ferro, enquanto aquelas com anemia ferropriva necessitarão de doses diárias de 120 a 240mg do mineral. Os comprimidos devem ser tomados duas vezes por dia, uma hora antes das principais refeições. As apresentações comerciais mais usuais do medicamento estão listadas na tabela III-5.

Tabela III-5 – Apresentações farmacológicas dos sais ferrosos.

Nome comercial	Unidade (mg)	Conteúdo de ferro elementar (mg)
Sulfato ferroso	1 comprimido = 200	40
	1ml - 20 gotas	25
Noripurum	1 comprimido = 330	100
	1 medida = 5ml	50
Ferrotrat 500	1 comprimido = 500	100
Combiron	1 comprimido = 400	100

O uso do ferro por via intravenosa pode ser de grande utilidade em gestantes carentes, que apresentam intolerância ao medicamento por via oral.

A transfusão de concentrado de eritrócitos é raramente indicada em gestantes com anemia ferropriva. Entretanto, se a anemia é acentuada (Hb < 7g/dl) e a paciente está em trabalho de parto ou será submetida a procedimento cirúrgico de emergência, deve ser administrada para prevenir complicações materno-fetais.

ANEMIA DE DOENÇA CRÔNICA

Uma variedade de doenças infecciosas, como a tuberculose, a endocardite bacteriana a osteomieloite e a síndrome da imunodeficiência adquirida (AIDS), de inflamações crônicas, como o lúpus eritematoso sistêmico, e de neoplasias pode determinar a anemia de doença crônica. O denominador comum a essas doenças é o aumento da produção de citocinas, que medeiam as respostas imune e inflamatória (Means, 1999). Anormalidades funcionais do sistema reticuloendotelial, do metabolismo do ferro e redução da eritropoese são mecanismos determinantes desse tipo de anemia (Andrews, 1999). A insuficiência renal crônica pode também ser acompanhada de anemia de intensidade variável, devido à menor produção de eritropoetina.

Diagnóstico – a anemia é, em geral, discreta ou moderada e os eritrócitos circulantes são microcíticos e hipocrômicos. As concentrações do ferro sérico e da capacidade máxima de transporte de ferro apresentam-se normais ou diminuídas. A concentração da ferritina está normal ou aumentada nessa condição.

Tratamento – as grávidas com anemia determinada por insuficiência renal crônica, inflamação crônica e neoplasias podem obter aumento da concentração da hemoglobina com a administração de eritropoetina recombinante (Braga e cols., 1996). Entretanto, os efeitos adversos do fármaco nessas pacientes não foram suficientemente avaliados até o momento.

HEMOGLOBINOPATIAS

As hemoglobinas A (HbA), A2 (HbA2) e fetal (HbF) são os tipos de hemoglobina identificados no homem normal após o nascimento. Cada um desses tipos de hemoglobina é constituído por um par de cadeia alfa e por um outro par de cadeia de globina, que o caracteriza, ligados a grupos protéticos de ferro e protoporfirina, conhecidos como grupos heme. Dessa forma, a HbA contém, além das cadeias alfa e cadeias beta, a HbA2, cadeias delta, e a HbF, cadeias gama.

A HbF representa cerca de 60 a 80% do total da hemoglobina presente em recém-nascidos. Ao nascimento, ocorre o aumento da produção das cadeias beta e a diminuição da produção de cadeias gama. Em torno dos seis meses de idade, a criança apresenta o padrão das hemoglobinas descrito para o adulto: 95% de HbA, cerca de 2,5% de HbA2, e o restante de HbF.

Anormalidades em genes das cadeias de globina podem produzir anemia hereditária com repercussão para a mãe e o feto. As hemoglobinopatias com maior prevalência são as síndromes talassêmicas e a anemia falciforme.

TALASSEMIAS

As síndromes talassêmicas são identificadas em indivíduos de todas as partes do mundo, mas estão concentradas, predominantemente, em áreas da costa do mar Mediterrâneo e da África Central e em parte da Ásia.

Elas representam um grupo heterogêneo de condições clínicas caracterizado por redução ou supressão total da síntese das cadeias de globina, resultando na formação de eritrócitos com conteúdo inadequado de hemoglobina. As cadeias de gobina produzidas são estruturalmente normais. São classificadas em dois grupos, alfa e beta-talassemias, de acordo com o tipo de cadeia que está representada de maneira inadequada.

O desequilíbrio entre a síntese de cadeias alfa ou beta resulta em acúmulo daquelas cadeias produzidas em ritmo normal. Essas cadeias em excesso são instáveis e precipitam intracelularmente, causando anormalidades na membrana e no metabolismo celular, que resultam, em última análise, em destruição dos eritroblastos no interior da medula óssea (eritropoese ineficaz) ou em redução de sua vida média em circulação (hemólise).

ALFA-TALASSEMIAS

A síntese das cadeias alfa da globina é controlada por dois pares de genes localizados no cromossomo 16. Conseqüentemente, há possibilidade de quatro tipos de alfa-talassemia, de acordo com o número de genes alfa herdados (Tabela III-6).

Tabela III-6 – Hemoglobina normal e alfa-talassemia.

Diagnóstico	Estado genético	Condição materna	Impacto na gravidez
Normal	α-α / α-α	Normal	Ausente
Alfa-talassemia 2	α- / α-α	Normal	Ausente
Alfa-talassemia 1	-- / α-α	Anemia normal ou discreta	Ausente
Doença HbH (heterozigose dupla)	-- / α-	Anemia discreta ou moderada	Pré-eclâmpsia, dificuldades no parto
Hidropisia fetal	-- / --	Fatal	Fatal

A deleção de um único gene alfa (alfa-talassemia 2) não determina anormalidades clínicas ou do sangue periférico. Esses indivíduos são conhecidos como "portadores silenciosos", pois podem transmitir a anormalidade gênica para os descendentes, sem que ela tivesse sido suspeitada para eles próprios (Kilpatrick e Laros, 1995).

Já os pacientes com deleção de dois genes alfa (alfa-talassemia 1) apresentam anemia microcítica e hipocrômica discreta ou apenas microcitose e hipocromia ao exame do sangue periférico (Kilpatrick e Laros, 1995).

A ausência de três genes alfa caracteriza a doença da hemoglobina H, que recebe essa denominação devido ao fato de as cadeias beta se ligarem em tetrâmeros ($\beta 4$), formando a hemoglobina H. Nessa doença, a concentração de hemoglobina é variável, entre 7 e 10g/dl, e transfusões de eritrócitos não são, em geral, necessárias. O quadro clínico é o de talassemia intermediária (Kilpatrick e Laros, 1995).

A ausência de todos os genes alfa impossibilita a síntese de cadeia alfa e, conseqüentemente, o feto não é capaz de sintetizar a HbF ou qualquer outro tipo de hemoglobina normal. Os tetrâmeros de cadeia delta (Hb Bart), resultantes dessa condição, têm alta afinidade pelo oxigênio e liberam quantidades insuficientes do gás para os tecidos. Como conseqüência, o feto apresenta anemia acentuada e insuficiência cardíaca, que determinam a hidropisia fetal e, em geral, o óbito. No entanto, foram descritos alguns casos que sobreviveram com transfusão intra-uterina de eritrócitos e posteriores transfusões regulares (Kilpatrick e Laros, 1995).

Vale comentar que, embora a alfa-talassemia seja determinada, na maioria dos casos, por deleções dos genes alfa, pequenas quantidades dessas cadeias podem ser obtidas de genes mutantes (Letsky, 1985; Nathan, 1972).

Efeitos da alfa-talassemia na mãe e no feto – as alfa-talasemias 1 ou 2 não causam morbidade à mãe ou ao feto. De forma semelhante, as gestantes portadoras da doença da hemoglobina H, em geral, têm gestações sem maiores complicações. No entanto, devem ser observadas com cuidado, pois podem apresentar acentuação da anemia, necessitando de transfusões de eritrócitos para manter concentrações adequadas de hemoglobina (Kilpatrick e Laros, 1995).

Merece menção o fato de que a gestação de um feto, com deleção de todos os genes para a síntese das cadeias alfa da hemoglobina e com a hidropisia, está freqüentemente associada a problemas obstétricos, como a maior incidência de préeclâmpsia e as dificuldades durante o parto por via vaginal, devido à macrossomia fetoplacentária (Kilpatrick e Laros, 1995).

BETA-TALASSEMIAS

A síntese das cadeias beta da globina é controlada por um par de genes localizados no cromossomo 11. Conseqüentemente, os indivíduos são heterozigóticos ou homozigóticos para a beta-talassemia, dependendo da anormalidade ou da ausência de um ou dois dos genes. A causa predominante da beta-talassemia é a presença de alelos anormais, determinados por mutações de ponto (Kazazian e Boehm, 1988; Kilpatrick e Laros, 1995). Há dois tipos de alelos para a beta-talassemia, denominados β^+ e β^0, que determinam a síntese de pequenas quantidades de cadeias beta ou impedem completamente sua síntese, respectivamente. Conseqüentemente, há três formas clínicas da doença dependentes do número e do tipo de gene herdado: a talassemia maior, $\beta^0\beta^0$, a intermediária, $\beta^0\beta^+$, e a menor, $\beta^+\beta$ ou $\beta^0\beta$.

As pacientes com a anemia de Cooley, ou talassemia maior, apresentam anemia acentuada, que aparece vários meses após o nascimento. Necessitam de transfusões periódicas de eritrócitos para manter concentrações de hemoglobina que possibilitem o desenvolvimento físico e intelectual. O ferro obtido dos eritrócitos transfundidos é acumulado em órgãos como o fígado, o coração e o pâncreas. Assim, a hemocromatose secundária às transfusões é a maior causa das complicações da doença, conduzindo freqüentemente esses pacientes ao óbito. A despeito da terapêutica contínua com quelantes do ferro, como a desferrioxiamina, grande parte das mulheres que atingem a idade reprodutiva são amenorréicas e estéreis (Letsky, 1985; Kilpatrick e Laros, 1995).

As pacientes com talassemia intermediária apresentam anemia moderada. Podem necessitar ocasionalmente de transfusões de eritrócitos para manter concentrações adequadas de hemoglobina para as atividades físicas e intelectuais.

Já a anemia microcítica e hipocrômica discreta, sem repercussão clínica significativa, caracteriza as pacientes com talassemia menor.

Efeitos da beta-talassemia na mãe e no feto – a beta-talassemia menor não causa, em geral, morbidade à mãe ou ao feto (Alger e cols., 1979). Pode ocorrer diminuição da concentração da hemoglobina materna pela hemodiluição da gravidez, mas esta, freqüentemente, mantém-se em torno de 10g/dl (Letsky, 1991). São escassas as informações sobre a gestação em portadoras de beta-talassemia maior. No entanto, em casos adequadamente tratados com transfusões de eritrócitos e quelantes de ferro, pode ocorrer gestação normal (Aessopos e cols., 1999). Nassar e cols. (2005) referem que em casos de beta-talassemias o crescimento fetal restrito incide até em 50%. Esses autores recomendam liberalidade no emprego de transfusão de sangue.

Diagnóstico – os resultados da observação dos índices hematimétricos e do esfregaço de sangue periférico alertam para a possibilidade da talassemia. Pacientes com talassemia menor, em geral, apresentam anemia discreta ou moderada. Entretanto, são observadas diminuições do volume corpuscular médio (VCM) e da hemoglobina corpuscular média (CHCM). Microcitose, hipocromia, células em alvo, eritroblastos e policromatofilia são freqüentemente observados ao esfregaço do sangue periférico.

As pacientes com alfa-talassemia 1 e 2 podem ser identificadas apenas por meio dos estudos de síntese da globina ou do mapeamento gênico. As pacientes com doença da hemoglobina H podem apresentar precipitados de hemoglobina em eritrócitos do sangue periférico, evidenciados por meio da coloração com azul-brilhante do cresil. A hemoglobina H pode, ainda, ser identificada por meio da eletroforese de hemoglobina em gel de agarose.

O diagnóstico de beta-talassemia menor pode ser confirmado por meio da eletroforese de hemoglobina, que mostra o aumento característico da HbA2.

Tratamento – as portadoras de heterozigose para as alfa ou beta-talassemias e as portadoras da doença da hemoglobina H, em geral, mantêm concentrações adequadas de hemoglobina durante a gravidez e raramente necessitam de transfusões de eritrócitos (Alger e cols., 1979). A administração profilática de ferro a essas pacientes não é recomendada, pela possibilidade de ocorrência de hemossiderose (Kelton e Cruickshank, 1988; Letsky, 1991). Entretanto, há consenso de que deve haver suplementação de ferro quando a carência for identificada por testes laboratoriais. É recomendada, ainda, a administração diária de 5 a 10mg de ácido fólico para suprir a demanda da eritropoese ineficaz e da gestação (Letsky, 1985; Kilpatrick e Laros, 1995). As transfusões de eritrócitos devem ser consideradas para casos excepcionais, com redução acentuada da concentração da hemoglobina (menor do que 7g/dl) (Letsky, 1985; Kilpatrick e Laros, 1995).

DOENÇAS FALCIFORMES

A hemoglobina S (HbS) é uma variante estrutural resultante da substituição de um aminoácido, o ácido glutâmico pela valina, por mutação no sexto códon do gene da betaglobina. É a mais freqüente de todas as alterações estruturais de cadeia beta, altamente prevalente entre as populações de afro-descedentes (incidências variáveis entre 5 e 10% de heterozigotos AS entre descendentes de africanos e 2% na população geral do Estado de São Paulo), sendo de considerável importância para a prática clínica e obstétrica principalmente nas Regiões Sudeste e Nordeste do Brasil (Zago e Costa, 1985).

Caracteristicamente, a HbS é capaz de formar longos polímeros dentro do eritrócito e causar importante alteração na morfologia bicôncava da hemácia, provocando hemólise crônica tanto pela redução da deformabilidade da membrana, como, em alguns casos, pelo seqüestro na microcirculação esplênica. Além disso, o fluxo sangüíneo pode ser reduzido pelo aumento da viscosidade e da adesividade ao endotélio e impactação de hemácias falcizadas, o que reduz a perfusão e induz à isquemia tecidual. Esse conjunto de alterações pode ser encontrado nos indivíduos homozigotos para a HbS (anemia falciforme) e nos portadores heterozigotos das associações HbS/HbC (hemoglobinopatia SC) e HbS/beta-talassemia (S-beta-talassemia), sendo que essas síndromes são genericamente agrupadas sob a denominação de doença falciforme. Clinicamente, a doença falciforme está relacionada a manifestações peculiares como crises dolorosas generalizadas, infartamento ósseo, úlceras de perna, isquemia pulmonar, acidente vascular cerebral (isquêmico ou hemorrágico), insuficiência renal crônica (esclerose glomerular, isquemia medular renal, necrose de papila), infarto esplênico e imunossupressão. Embora cronicamente esses doentes apresentem hemólise com anemia e icterícia à custa de bilirrubina indireta e elevação das contagens percentual e absoluta de reticulócitos, as manifestações clínicas agudas decorrem da presença de fatores desencadeantes como desidratação, infecções, atividade física exagerada, alterações metabólicas e queda da temperatura. A gestação *per se* constitui tanto um fator de risco materno, relacionando-se à maior incidência de episódios de crises álgicas e síndrome torácica aguda (dor pleurítica e dispnéia), como fator de risco fetal (abortamento espontâneo, restrição do crescimento intra-uterino, baixo peso ao nascimento e prematuridade) (Powars e cols., 1986; Koshy, 1988; Serjeant e Serjeant, 2001). Apesar de todas as possíveis intercorrências tanto para a mãe quanto para o feto, a gravidez não é, entretanto, contra-indicada para essas mulheres.

Complicações durante a gestação

Anemia – as gestantes portadoras de doença falciforme apresentam, como na população de gestantes normais, diminuição dos níveis de hemoglobina em relação ao seu nível basal, o que é mais significativo durante a 32ª e 34ª semanas de gestação. Por tratar-se de um quadro hemolítico crônico, ocorre associação do aumento da demanda metabólica de ácido fólico intrínseca da gestação com a necessidade relacionada à própria eritropoese, tornando esse grupo particularmente suscetível à anemia megaloblástica. É habitual, portanto, a reposição de ácido fólico na dose de 1mg/dia associada à suplementação de ferro (100mg de ferro elementar/dia), a não ser para aquelas pacientes cujos estoques de ferro estejam aumentados quando avaliados pela dosagem de ferritina sérica.

Desenvolvimento fetal – especula-se que lesões microvasculares da placenta causadas pelos fenômenos vasoclusivos tenham papel mais importante na fisiopatologia das perdas gestacionais do primeiro trimestre que o próprio grau de anemia das gestantes. Numericamente, há bastante discrepância entre os dados da literaturam referentes à incidência de abortos espontâneos, com variações nos índices entre séries de cerca de 6 a 14% das gestações. Sabe-se, todavia, que há maior incidência de prematuridade entre as grávidas portadoras de doença falciforme.

A restrição do crescimento intra-uterino ocorre mais freqüentemente nas portadoras de anemia falciforme como decorrência de hipóxia e hipoperfusão da membrana placentária. A placenta dessas pacientes é anormal em tamanho, localização, inserção na parede utrina e histologia. Estudos ultra-sonográficos com Doppler realizados no primeiro trimestre têm demonstrado aumento da resistência vascular, o que pode ser entendido como resultado de lesões crônicas afetando seu desenvolvimento normal. A anemia materna promove diminuição do fluxo sangüíneo na região placentária, sendo relacionada com restrição do crescimento intra-uterino. Entretanto, a anemia materna não influencia o desenvolvimento fetal como fator único: episódios de vasoclusão podem intensificar a restrição do crescimento intra-uterino, sendo possível que arteríolas deciduais sejam obstruídas por agrupamentos de hemácias falcizadas promovendo a hipoperfusão e hipóxia.

Toxemia – há relatos de aumento da freqüência de toxemia gravídica em mulheres com doença falciforme. A falta de critérios para a definição de toxemia gravídica nesse grupo de pacientes, decorrência principalmente do fato de que a hipertensão e a proteinúria podem relacionar-se a alterações renais prévias, exige que esses dados sejam interpretados com cuidado e confirmados por outros estudos (Tuck e cols., 1983).

Tratamento

As pacientes com doença falciforme devem realizar acompanhamento pré-natal com seguimento mais intensivo e, preferencialmente, em um serviço habituado à condução clínica de hemoglobinopatias. Recomenda-se que sejam avaliadas mensalmente até o terceiro trimestre, quando, então, devem ser seguidas semanalmente pelo risco de parto prematuro ou sofrimento fetal associado ao aumento da demanda metabólica do feto em placenta insuficiente. Realmente, as grávidas portadoras de doença falciforme que em nossa experiência evoluíram com complicações graves como síndrome torácica aguda, pneumonia extensa e sepse não mantiveram avaliação pré-natal de nenhum tipo.

O suporte transfusional no período pré-natal é bastante controverso, principalmente quando se considera que os procedimentos transfusionais estão relacionados intrinsecamente a complicações infecciosas, reações transfusionais e aloimunização. Entretanto, grande parte dos serviços de hemoterapia que fazem seguimentos de pacientes com doença falciforme mantém estrutura suficiente para a realização de fenotipagem eritrocitária, oferecendo um suporte com menores riscos de reações adversas. Em nosso serviço, temos preconizado a realização de eritrocitaférese na 30ª semana gestacional, mantendo os níveis de HbS baixos (idealmente menos de 30%), com transfusões regulares a partir de então. Esse procedimento permite: 1. melhor desenvolvimento fetal no período em que a atividade metabólica e o consumo energético são especialmente aumentados em função do crescimento; e 2. reduz a incidência de crises álgicas e complicações relacionadas à falcização das hemácias no período de resolução da gravidez (Morrison e Weser, 1976; Koshy e cols., 1988). Uma consideração importante é de que no período periparto pode ocorrer sobreposição da crise de falcização ao trabalho de parto. Um estudo cooperativo randomizado envolvendo 72 pacientes com anemia falciforme, sendo que 36 foram transfundidas para manter hemoglobina entre 10 e 11mg/dl e HbS inferior a 35%, enquanto o grupo controle de outras 36 pacientes somente receberam transfusões em caso de emergências obstétricas. Nesse estudo, não se evidenciou diferença significativa entre os dois grupos, do ponto de vista das complicações tanto fetais quanto maternas. Houve redução significativa, entretanto, do número de eventos dolorosos no grupo de pacientes sistematicamente transfundidas (Tucky e cols., 1987; Koshy e cols., 1988).

De modo geral, têm sido considerados como indicações para a terapêutica transfusional toxemia gravídica, gemelaridade, mortalidade perinatal em gestações anteriores, sepse, insuficiência renal aguda, níveis de hemoglobina inferior a 6mg/dl, síndrome torácica aguda e hipoxemia (Koshy, 1995; Vichinsky e cols., 1995). A melhor estratégia transfusional deve ser considerada em função da infra-estrutura do serviço (disponibilidade de eritrocitaférese) e dos níveis de hemoglobina da paciente. Sabe-se que a transfusão simples em pacientes falciformes com níveis elevados de hemoglobina pré-transfusional, ainda que promova a redução da porcentagem de HbS circulante, está relacionada ao aumento da viscosidade sangüínea e à intensificação dos fenômenos vasoclusivos. Em geral, opta-se pela transfusão simples quando os níveis de hemoglobina estão abaixo de 6mg/dl. Na impossibilidade da transfusão simples, deve-se considerar a eritrocitaférese ou transfusão de substituição.

A profilaxia de complicações durante o procedimento de parto baseia-se na hidratação vigorosa da paciente, respeitando os limites da função cardíaca, uma vez que ela apresenta alterações cardíacas de base associadas a elevado débito cardíaco e pode, eventualmente, apresentar descompensação clínica durante a gestação. A analgesia adequada (anestesia peridural, por exemplo) para a redução ao mínimo esforço físico necessário é recomendada. As indicações da via de parto e do momento da intervenção devem ser as da prática obstétrica habitual, e a doença falciforme não constitui indicação absoluta de parto cesariano.

A utilização de hidroxiuréia durante a gestação é desaconselhada por algumas indicações de possíveis efeitos teratogênicos.

ESFEROCITOSE HEREDITÁRIA

É uma doença herdada, em geral, de forma autossômica dominante. Determina a deficiência de proteínas da membrana do eritrócito, como a espectrina e a anquirina, com conseqüente formação de eritrócitos em forma de esfera, que são destruídos precocemente no baço. Essa doença não determina morbidade materna ou fetal.

Diagnóstico – a anemia normocítica normocrômica, reticulocitose e esferócitos circulantes são os achados do sangue periférico. O diagnóstico da doença é confirmado por meio do aumento da fragilidade osmótica dos eritrócitos ou eletroforese de proteínas da membrana eritrocitária.

Tratamento – é recomendada a administração de 5mg/dia de ácido fólico a toda gestante com esferocitose hereditária, para suprir a alta demanda da hemólise crônica e da gravidez.

ANEMIA HEMOLÍTICA AUTO-IMUNE

É um tipo incomum de anemia durante a gravidez. Resulta da produção de anticorpos quentes (80 a 90% dos casos) ou frios com especificidade para antígenos da membrana dos eritrócitos, que são destruídos precocemente em circulação. As causas que determinam a produção irregular dos anticopos podem ser identificadas em cerca de 50% dos casos, e incluem alguns medicamentos, como a metildopa, doenças inflamatórias crônicas, como o lúpus eritematoso sistêmico, doenças infecciosas, como a induzida por *Mycoplasma pneumoniae*, e a mononucleose infecciosa, os linfomas e as leucemias (Provan e Weatherall, 2000). Anemia, icterícia e esplenomegalia são as manifestações clínicas mais usuais dessa condição.

Diagnóstico – a anemia normocítica e normocrômica ou macrocítica e normocrômica (depleção dos depósitos de ácido fólico), a reticulocitose e a presença de esferócitos são os achados da avaliação do sangue periférico. O aumento dos níveis séricos de bilirrubinas, particularmente da bilirrubina indireta, a diminuição da concentração da haptoglobina, o aumento do urobilinogênio urinário ou a presença de hemoglobinúria são comuns nessa condição. A confirmação diagnóstica tem como base a identificação de anticorpos ligados à membrana dos eritrócitos ou anticorpos circulantes, por meio dos testes direto e indireto da antiglobulina (testes de Coombs).

Tratamento – os glicorcorticóides são, em geral, efetivos para o controle da anemia. São administrados na dose de 1-2mg/kg/dia por quatro a seis semanas, com redução progressiva da dose até a retirada total do medicamento. A transfusão de concentrado de eritrócitos para a mulher com anemia hemolítica auto-imune grave é complicada pela presença de anticorpos anti-eritrocitários circulantes e fica, portanto, restrita aos casos com descompensação hemodinâmica.

HEMOGLOBINÚRIA PAROXÍSTICA NOTURNA

É uma doença da célula multipotencial hematopoética caracterizada pela formação de eritrócitos, neutrófilos e plaquetas anormais, suscetíveis à lise por complemento (Provan e Weatherall, 2000). Suas complicações incluem anemia, tromboses e insuficiência renal.

Efeitos da hemoglobinúria paroxística na mãe – a doença tem evolução imprevisível na gravidez. A trombose venosa, incluindo a síndrome de Budd-Chiari e a trombose venosa cerebral, ocorre em 50% das mulheres com a doença. Taxa de mortalidade de 10% foi descrita nessas pacientes (Greene e cols., 1983).

Diagnóstico – a anemia normocítica e normocrômica ou microcítica e hipocrômica (depleção dos depósitos do ferro) ou macrocítica e normocrômica (depleção dos depósitos de ácido fólico), reticulocitose, leucopenia e plaquetopenia são as anormalidades do sangue periférico. A redução da expressão dos antígenos CD55 e CD59 em eritrócitos e neutrófilos, por citometria de fluxo, confirma o diagnóstico da doença.

Tratamento – doses de 1-2mg/kg/dia de corticosteróides, por via oral, são efetivas para a redução da hemólise e o aumento da concentração da hemoglobina na maioria das pacientes. O único tratamento curativo para a doença é o transplante alogênico de medula óssea.

ANEMIA POR PERDA AGUDA DE SANGUE

A anemia por perda aguda de sangue pode ocorrer em fases precoces da gestação, como conseqüência de aborto, gravidez ectópica e mola hidatiforme. Entretanto, as hemorragias são mais freqüentes durante o puerpério e podem ter como causas o descolamento prematuro da placenta e a placenta prévia.

Diagnóstico – tem como base a manifestação clínica do sangramento e a anemia normocítica normocrômica com reticulocitose ao exame do sangue periférico.

Tratamento – sangramentos de grande porte requerem transfusões de concentrado de eritrócitos para a restauração do volemia e a manutenção da perfusão de órgãos vitais. Entretanto, usualmente, a quantidade de sangue transfundido não determina a restauração completa da concentração da hemoglobina. Ainda, sangramentos de menor proporção ou duração podem determinar anemia (Hb > 7g/dl) sem repercussão hemodinâmica para a mulher. Esses casos devem receber tratamento com sais ferrosos por cerca de seis meses, para a normalização da concentração da hemoglobina e a reposição dos depósitos do mineral.

Referências Bibliográficas

• AESSOPOS, A. & cols. – Pregnancy in patients with well-treated b-thalassemia: outcome for methers and newborn infants. *Am. J. Obstet. Gynecol.*, 180:360, 1999. • AHLUWALIA, N. – Diagnostic utility of serum transferrin receptors measurement in assessing iron status. *Nutr. Rev.*, 56(5 Pt 1):133, 1998. • ALGER, L. & cols. – Thalassemia and pregnancy: results of an antenatal screening program. *Am. J. Obstet. Gynecol.*, 134:662, 1979. • ALLEN, L.H. – Megaloblastic anemias. In: Wyngaarden, J.B.; Smith Jr., L.H.; Bennett, J.C. *Cecil Texbook of Medicine*. 19th ed., Philadelphia, W.B. Saunders, 1992, p. 846. • ANDREWS, N.C. – Disorders of iron metabolism. *N. Engl. J. Med.*, 341:1986, 1999. • ASCARELLI, M.H. & cols. – Aplastic anemia and immune-mediated thrombocytopenia: concurrent complications encountered in the third trimester of pregnancy. *Obstet. Gynecol.*, 91:803, 1998. • BAIN, B.J. – *Blood cells. A Practical Guide*. 2nd ed., London, Blackwell Science, 1995. • BEARD, L. – Iron deficiency assessment during pregnancy and its importance during pregnant adolescents. *Am. J. Clin. Nutr.*, 59:502S, 1994. • BRAGA, J. & cols. – Maternal and perinatal implications of the use of human recombinant erythropoetin. *Acta Obstet. Gynecol. Scand.*, 75:449, 1996. • CAMPBELL, B.A. – Megaloblastic anemia in pregnancy. In: Pitkin, R.M. & Scott, J.R. *Clinical Obstetrics and Gynecology*. 4th ed., Philadephia, Lippincott-Raven Publishiers, 1995, p. 455. • CARRIAGA, M.T. & cols. – Serum transferrin receptor for the detection of iron deficiency in pregnancy. *Am. J. Clin. Nutr.*, 54:1077, 1991. • CENTERS FOR DISEASE CONTROL – Anemia during pregnancy in low income women. United States. *Morb. Mortal Wkly. Rep.*, 39:73, 1990. • CENTERS FOR DISEASE CONTROL AND PREVENTION – Recommendations to prevent and control iron deficiency in the United States. *Morb. Mortal Wkly. Rep.*, 47(Rr-3):1, 1998. • CHANARIN, I. & cols. – The physiological macrocytosis of pregnancy. *Br. J. Obstet. Gynecol.*, 84:504, 1977. • CLEARY, L.M. & DUGANN, D.B. – Hematologic abnormalities complicating medical disorders. In: Williams, W.J.; Beutler, E.; Erslev, A. J. & Lichtman, M. A. *Hematology*. 4th ed. New York, MacGraw-Hill, 1990, p. 1585. • EIVIND, B. & ERSLEV, A. J. – The tissue tension of oxigen and its relation to hematocrit and erithropoiesis. *Blood*, 31:332, 1968. • EK, J. & MAGNUS, E.M. – Plasma and red blood cell folate during normal pregnancies. *Acta Obstet. Gynecol. Scand.*, 60:247, 1981. • ERSLEV, A.J. – Anemia of endocrine disorders. In: Williams, W.J.; Beutler, E.; Erslev, A.J.; & Lichtman, M.A. *Hematology*. 4th ed., New York, MacGraw-Hill, 1990, p. 444. • EXPERT SCIENTIFIC WORKING GROUP – Summary of a repoet on assessment of the iron nutritional status of the United Stattes populations. *Am. J. Nutr.*, 42:1318, 1985. • FAIRBANKS, V.F. & BEUTLER, E. – Iron metabolism. In: Beutler, E.; Lichtman, M.A.; Coller, B.S. & Kipps, T.J. *Williams Hematology*. 6th ed., New York, MacGraw-Hill, 2000, p. 369. • GADOWSKY, S.L. & cols. – Biochemical folate, B12, and iron status of a group of pregnant adolescents accessed through the public health in southern Ontario. *J. Adolesc. Health.*, 16:465, 1995. • GAUL, G.E & cols. – Fortification of the food supply with folic acid to prevent neural tube is not yet waranged. *J. Nutr.*, 126(3):773S, 1996. • GIUGLIANI, E.R. & cols. – Folate and vitamin B12 among pariturients from Porto Alegre, Brazil. *Rev. Invest. Clín.*, 36(2):133, 1984. • GREENE, M.F. & cols. – Pregnancy and paroxismal nocturanl hemoglobinuria: report of a case and review of the literature. *Obstet. Gynecol. Surv.*, 38:591, 1983. • GULDEN, K.D. – Pernicious anemia vitiligo, and infertility. *J. Am. Board. Fam. Pract.*, 3(3):217, 1990. • HORAMA, T. & cols. – Iron status of newborn to iron deficient anemia mothers. *J. Trop. Pediatr.*, 42(2):75, 1996. • IYENGAR, I. & RAJALAKSHMI, K. – Effect od folic acid supplement on birth weights of infants. *Am. J. Obstet. Gynecol.*, 122:332, 1975. • KALTREIDER, D.F. & JOHNSON, J.W.C. – Patients at high risk for low-birth-weight delivery. *Am. J. Obstet. Gynecol.*, 124:251, 1976. • KANESHIGE, E. – Serum ferritin as an assessment of iron stores and other hematologic parameters during pregnancy. *Obstet. Gynecol.*, 57:238, 1981. • KAZAZIAN Jr., H.H. & BOEHM, C.D. – Molecular basis of prenatal diagnosis of beta thalassemia. *Blood*, 72:1107, 1988. • KELTON, J.G. & CRUICKSHANK, M. – Hematologic disorders of pregnancy. In: Burrow, G.N. & Ferris, T. F. *Medical Complications During Pregnancies*. Philadelphia, W.B. Saunders Co., 1988, p. 65. • KILPATRICK, S.J. & LAROS, R.K. – Thalassemia in pregnancy. In: Pitkin, R.M. & Scott, J.R. *Clinical Obstetric Gynecology*. 4th ed., Philadelphia, Lippincott-Raven Publishiers, 1995, p. 485. • KIRKE, P.N. & cols. – A randomised trial of low dose folic acid to prevent neural tube defects. *Arch. Dis. Child.*, 67:1442, 1992. • KOSHY, M. – Sickle cell disease and pregnancy. *Blood Rev.*, 9:57, 1995. • KOSHY, M. & cols. – Prophylatic red-cell transfusions in pregnant patients with sickle cell disease. A randomized cooperative study. *N. Engl. J. Med.*, 319:147, 1988. • LETSKY, E. – Anemia y hematotínicos em el embarazo. In: Lewis, P. *Farmacologia Clínica em Obstetricia*. Buenos Aires, Editorial Medica Panamericana S.A., 1985, p.37. • LETSKY, E. – Hematologic disorders. In: Barron, W.M. & Lindheimer, M.D. *Medical Disorders During Pregnancy*. St. Louis, Mosby Year Book, 1991, p. 272. • LIPSCHITZ, D.A. & cols. – A clinical evaluation of serum ferritin as an index of iron stores. *N. Engl. J. Med.*, 290:1213, 1974. • LONGO, L.D. – Maternal blood volume and cardiac output during pregnancy: a hypothesis of endocrinologic control. *Am J. Physiol.*, 245:720, 1983. • LOVBLAD, K. & cols. – Retardation of mielination due to dietary vitamin B12 deficiency cranial MRI findings. *Pediatr. Radiol.*, 27(2):155, 1997. • MARSH, J. & cols. – Prospective randomized multicenter study comparing cyclosporin alone versus the combinations of antithymocyte globulin and cyclosporin for treament of patients with non-severe aplastic anemia: a report of the European Blood and Marrow Transplant (EBMT): Severe Aplastic Anemia Working Group. *Blood*, 93:2191, 1999. • MEANS, R.T. – Advances in the anemia of chronic disease. *Int. J. Hematol.*, 70:7, 1999. • MITELMAN, N. & cols. – Iron status markers and serum erythropoietin in 120 mothers and newborn infants: effect of iron supplementation in normal pregnancy. *Acta Obstet. Gynecol. Scand.*, 73:200, 1994. • MOORE, C.V. – Iron nutrition and requirements. *Ser. Haematol.*, 6:1, 1965. • MORRISON, J.C. & WISER, W.L. – The use of prophylatic partial exchange transfusion in pregnancies associated with sickle cell hemoglobinopathies. *Obstet. Gynecol.*, 48:516, 1976. • MRC VITAMIN STUDY RESEARCH GROUP – Prevention of neural tube deffects: results of the medical research council vitamin study. *Lancet*, 338:131, 1991. • MURPHY, J. F. & cols. – Relation of haemoglobin levels in first and second trimesters to outcome of pregnancy. *Lancet*, 1:992, 1986. • NASSAR, A. & cols. – Pregnancy in patients with β-thalassemia intermedia: outcome of mother and newborns. *Am. J. Obstet. Gynecol.*, 191:SM FM Abstracts, 321, 2005. • NATHAN, D. G. – Thalassemia. *N. Engl. J. Med.*, 286:586, 1972. • PECK, T.M. & ARIAS, F. – Hematologic changes associated with pregnancy. *Clin. Obstet. Gynecol.*, 22:785, 1979. • POWARS, D.R. & cols. – Pregnancy in sickle cell disease. *Obstet. Gynecol.*, 67:217, 1986. • PREZIOSI, P. & cols. – Effect of iron supplementation on the iron stataus of pregnant women: consequences for newborns. *Am. J. Clin. Nutr.*, 66:1178, 1997. • PRITCHARD, J.A. & cols. – Infants of mother with megaloblastic anemia due to folate deficiency. *JAMA*, 11:1982, 1970. • PRITCHARD, J.A. & cols. – Megaloblastic anemia during pregnancy and puerperium. *Am. J. Obstet Gynecol.*, 83:1004, 1962. • PRITCHARD, J.A. & cols. – The influence of maternal folate and iron deficiency on intrauterine life. *Am. J. Obstet Gynecol.*, 104:388, 1969. • PROVAN, D. & WEATHERALL, D. – Red cells II: acquired anaemias and polycythaemia. *Lancet*, 355:1260, 2000. • PUOLAKKA, J. & cols. – Serum ferritin as a measure of iron stores during and after normal pregnancy with and without iron supplements. *Acta Obstet. Gynecol. Scand.*, 95(Suppl.):43, 1980a. • PUOLAKKA, J. & cols. – Serum ferritin in the diagnosis of anemia during pregnancy. *Acta Obste., Gynecol Scand.*, 95(Suppl.):57, 1980a. • PUOLAKKA, J.; JANNE, O. & VIHKO, R. – Evaluation by serum ferritin assay of the influence of maternal iron stores on the iron status of newborns and infants. *Acta Obstet. Gynecol, Scand.*, 95(Suppl.):53, 1980a. • RAE, P.G. & ROBB, P.M. – Megaloblastic anemia of pregnancy: a clinical and laboratory study with particular reference to the total and labile serum folate levels. *J. Clin. Pathol.*, 23:379, 1970. • RICHARD LEE, G. – Iron deficiency and iron-deficiency anemia. In: Richard Lee G. & cols. *Wintrobe's Clinical Hematology*. 10th ed., Baltimore, Williams & Wilkins, 1999, p. 979. • ROVISNKY, J.J. & JAFFIN, H. – Cardiovascular hemodynamics in pregnancy: blood and plasma volume changes in multiple pregnancy. *Am. J. Obstet. Gynecol.*, 93:1, 1965. • SANENGEN, J. & HALVORSEN, S. – Regulation of erithropoisis during rapid growth. *Br. J. Haematol.*, 61:273, 1985. • SANFILIPPO, J.S. & LIU, Y.K. – Vitamin B12 and infertility: report of case. *Int. J. Infertil.*, 36(1):36, 1991. • SCHWARTZ, W.J. & THURNAU, G.R. – Iron deficiency anemia in pregnancy. In: Pitkin, R.M. & Scott, J.R. *Clinical Obstetrics and Gynecology*. 4th ed., Philadelphia, Lippincott-Raven Publishers, 1995, p. 443. • SCOTT, D.E. – Anemia during pregnancy. *Obstet. Gynecol. Ann.*, 1:219, 1972. • SCOTT, D.E. & cols. – The role of nutrition in neural tube defects. *Ann. Rev. Nutr.*, 10:277, 1990. • SERJEANT, G.R. & SERJEANT E.B. – *Sickle Cell Disease.* 3rd. ed., Oxford, Oxford University Press, 2001, p. 408. • SZARFARC, S.C. & DE SOUZA, S.B. – Prevalence and risk factors in iron deficiency and anemia. *Arch. Latinoam. Nutr.*, 47(Suppl. 1):35, 1997. • TAYLOR, D.J. & LIND, J. – Red cell mass during and after normal pregnancy. *Br. J. Obstet. Gynecol.*, 86: 364, 1979. • TUCK, S.M. & cols. – Prophylatic blood transfusion in maternal sickle cell syndromes. *Br. J. Obstet. Gynaecol.*, 94(2):121, 1987. • TUCK, S.M. & cols. – Pregnancy in sickle cell disease in the UK. *Br. J. Obstet. Gynaecol.*, 90:1127, 1983. • VICHINSKY, E.P. & cols. – A comparison of conservative and agressive transfusion regimens in the perioperative management of sickle cell disease. The Preoperative Transfusion in Sickle Cell Disease Study Group. *N. Engl. J. Med.*, 333:206, 1995. • VANNAGELL, J.; KOEPKE, J. & DILTS, P.V. – Preventable anemia and pregnancy. *Obstet. Gynecol. Surv.*, 26:551, 1971. • VARADI, S. & cols. – Correlation of peripheral white cell and bone marrow changes with folate levels in pregnancy and their clinical significance. *J. Clin. Pathol.*, 19:33, 1966. • YOUNG, N.S. & MACIEJEWSKI, J. – The pathophysiology of acquired aplastica anemia. *N. Engl. J. Med.*, 336:1365, 1997. • WADDA, L. & KING, J. – Trace element nutrition during pregnancy. *Clin. Obstet. Gynecol.*, 37:574, 1994. • WILLIAMS, M.D. & WHEBY, M.S. – Anemia in pregnancy. *Med. Clin. North Am.*, 76:632, 1992. • ZAGO, M.A. & COSTA, F.F. – Hereditary haemoglobin disorders in Brazil. *Trans. R. Soc. Trop. Med. Hyg.*, 79:385, 1985. • ZIVNY, J. & cols. – Regulation of erythropoiesis in fetus and mother during normal pregnancy. *Obstet. Gynecol.*, 60:77, 1982.

58 Endocrinopatias

Carlos Alberto Maganha
Marcelo Zugaib

TIREÓIDE

Função tireoidiana na gravidez

A função hormonal da tireóide é regulada pela atividade do eixo hipotálamo-hipófise. A produção da tireotrofina (TSH), também chamada hormônio estimulante da tireóide, depende de hormônio hipotalâmico que provoca a sua liberação (TRH), a partir da hipófise anterior.

Uma vez liberada a TSH atua sobre a tireóide, estimulando a secreção de seus hormônios dependentes: a tetraiodotironina (T_4) e a triiodotironina (T_3).

O elemento básico para a síntese hormonal tireoidiana é o iodeto proveniente da dieta e absorvido no trato gastrintestinal. Regiões carentes de iodo podem determinar endemicamente insuficiência tireoidiana (Knobel e Medeiros-Neto, 2004).

No Brasil, desde 1953, o sal deve ser enriquecido com iodo. Contudo, até 1980, cerca de 17 milhões de brasileiros tinham bócio endêmico. Somente a partir da década de 1980 e 1990, com maior controle por parte do Ministério da Saúde, é que, efetivamente, o sal passou a conter quantidades normatizadas de iodo (Medeiros-Neto, 2003).

Outro elemento importante na produção dos hormônios tireoidianos é a tireoglobulina (TG), glicoproteína sintetizada pela tireóide e que fornece a tirosina, elemento presente em formas precursoras hormonais, a monoiodotirosina (MIT) e a diodotirosina (DIT). O mecanismo de união do iodeto à TG (tirosina) denomina-se organificação do iodo (Vaisman e cols., 2004). Posteriormente, o acoplamento da MIT e a DIT dará origem aos hormônios: triodotironina (T_3) e tetraiodotironina ou tiroxina (T_4).

Durante o processo de produção hormonal, papel de destaque é dado à enzima tireoperoxidase (TPO) que está envolvida em diversas reações das anteriormente relatadas (Vaisman e cols., 2004).

A tiroxina (T_4) é o principal hormônio circulante e 85% está ligado a sua proteína carregadora (TBG); 14%, à pré-albumina; e 1%, na forma livre. A T_4 livre, após deiodação periférica, transforma-se em T_3 livre que é a fração ativa do hormônio tireoidiano (ACOG, 2002; Mestman, 2004).

A tireóide, como outros órgãos endócrinos, sofre profundas mudanças durante o ciclo gestatório. Motivado pelo aumento das taxas de filtração glomerular, ocorre aumento da depuração renal de iodo. Essa alteração, combinada com ingestão insuficiente ou limítrofe de iodo, pode ocasionar sua deficiência na produção hormonal fetal (Knobel e Medeiros-Neto, 2004). O aumento anatômico da glândula tireóide, apesar de popularmente fisiológico, pode ser patológico em 50% dos casos e merece investigação quando importante ou em regiões com deficiência de iodo (Burrow, 1993).

Durante a gravidez, a produção crescente de estrógenos estimula, no fígado, aumento na produção de TBG, principalmente nos segundo e terceiro trimestres. Isso faz com que as formas de T_3 e T_4 totais (ligadas) estejam aumentadas fisiologicamente. Esse aumento deve ser levado em conta na avaliação tireoidiana laboratorial, pois não significa aumento concomitante da função hormonal. Então, elevações dos hormônios tireoidianos, durante o segundo e terceiro trimestres, são esperadas, diferentemente da fração livre hormonal que permanece estável (Burrow, 1993; Burrow e cols., 1994; ACOG, 2002) (Quadro III-10).

Quadro III-10 – Hormônios tireoidianos na gravidez e puerpério.

	1º trimestre	2º trimestre	3º trimestre	Puerpério
TSH	NL ou ↓	NL	NL	NL
T_3 e T_4 totais	NL	↑	↑↑	NL ou ↓
T_3 e T_4 livres	NL ou ↑	NL	NL	NL

Função tireoidiana fetal

A tireóide e o eixo hipotálamo-hipófise-tireóide fetais desenvolvem-se independentemente do estado materno. A partir da 11ª à 12ª semanas, a tireóide fetal já é capaz de concentrar iodo e, provavelmente, a partir da 16ª à 18ª semanas seja capaz de produzir sua oferta de hormônios tireoidianos. A placenta é pouco permeável ao iodo e aos hormônios tireoidianos. Acredita-se que apenas 1 a 3% de T_4 livre seja capaz de atravessar a placenta em condições normais (Glinoer, 1997; Glinoer e

Delange, 2000). Essa proporção pode, entretanto, elevar-se até 30% em casos de deficiência hormonal fetal (Glinoer e Delange, 2000).

Durante a vida fetal, a presença de produção normal de hormônios tireoidianos parece ser particularmente importante para o desenvolvimento do sistema nervoso central. Vários processos desse desenvolvimento estão ligados à presença desses hormônios: desenvolvimento prosencefálico (2-3meses), proliferação neuronal (3-4 meses), migração neuronal (3-5 meses), organização neuronal (5 meses-pós-natal), migração da glia (6 meses-pós-natal), mielinização (7 meses-pós-natal) (Glinoer e cols., 1994; Glinoer e Delange, 2000).

A produção hormonal fetal pode ser influenciada por processos patológicos maternos. A produção de anticorpos antitireoidianos maternos, tais como antiperoxidase (anti-TPO), bem como anti-receptor do TSH (TRAb), pode resultar em passagem desses anticorpos através da placenta e desencadear no feto hipo ou hipertireoidismo. Por outro lado, medicações utilizadas no tratamento do hipertireoidismo, como o propiltiouracil ou metimazol, também podem ultrapassar a barreira placentária e desencadear estados fetais hipotireóideos (Mestman, 1998).

Hipertireoidismo

Prevalência e etiologia – o hipertireoidismo é síndrome desencadeada pela produção e circulação excessiva dos hormônios tiroidianos. Sua principal causa é a doença de Basedow-Graves (DGB), representando 95% dos casos (ACOG, 2002; Maganha, 2003). Outras causas de hipertireoidismo na gravidez são: adenoma tóxico, tireoidite subaguda, bócio multinodular, iatrogênico (ingestão excessiva de hormônios tireoidianos), hipertireoidismo transitório (hiperemese gravídica, moléstia trofoblástica e gestação múltipla) (Davis e cols., 1989). A prevalência da DGB na gestação é de 0,1-0,5% (ACOG, 2002). Na Clínica Obstétrica do HC-FMUSP, em 2002 e 2003, a prevalência foi de 1,4%, indicando que mesmo em serviços terciários ela é incomum.

Imunologia – o hipertireoidismo na DGB é causado por anticorpos estimuladores dirigidos ao receptor membranoso de TSH, localizado principalmente na célula folicular tireóidea. Quanto maior a presença de anticorpos estimuladores maior a atividade da doença e mais intensa a liberação e produção hormonal tireoidiana. Os anticorpos podem atravessar a placenta e causar estados de estimulação e inibição tireóidea fetal, ainda que esta última seja incomum.

Na maioria dos laboratórios, os anticorpos estimuladores são medidos pela sua capacidade de inibir a fixação de TSH marcado isotopicamente a membranas solúveis de células tireóideas purificadas de células de suínos. Essa é opção pela facilidade metodológica com sensibilidade alta para a DGB, oscilando entre 70 e 90%. Contudo, é método que não distingue auto-anticorpos estimuladores daqueles bloqueadores do receptor do TSH. Na prática, esse detalhe não acarreta problemas, pois o diagnóstico pode ser feito pela elevação hormonal e quadro clínico. Entretanto, em algumas condições, como na predição de disfunção tireoidiana fetal e/ou neonatal, isso representa entrave. Daí ensaios biológicos com a determinação e a quantificação dos auto-anticorpos estimuladores se tornarem necessários (Cardia e cols., 2001).

A gravidez, pela sua atividade imunomoduladora, melhora a atividade anti-tireoidiana. Aliada à elevação do TBG e ao aumento de formas ligadas ao hormônio tireoidiano, ocorre tendência à melhora da doença, principalmente nos segundo e terceiros trimestres. Em contra-partida, no puerpério, com declíneo da atividade imunossupressora, existe tendência à exacerbação do hipertireoidismo, principalmente até o terceiro mês pós-parto (Barca e cols., 2000; Stagnaro-Green, 2004).

Quadro clínico

Os sinais e os sintomas do hipertireoidismo estão ligados ao estado hipermetabólico (Quadro III-11) (Mestman, 2004). Em gestante com hipertireoidismo descompensado e/ou não tratado observamos: irritabilidade e agressividade, inquietação, tremores finos, taquicardia e perda de peso ou mesmo ganho inferior ao esperado. Hipertensão e/ou pré-eclâmpsia podem ocorrer nos casos de maior gravidade (Mitsuda e cols., 1992). Durante a gravidez, a sintomatologia sofre alterações em consonância à idade gestacional.

Quadro III-11 – Principais sinais e sintomas do hipertireoidismo.

Sintomas	Sinais
Palpitações	Taquicardia
	Elevação da pressão arterial
Insônia	Fibrilação atrial
Irritabilidade, nervosismo	Tremores finos de extremidade
Intolerância ao calor	Hiper-reflexia
Intolerância aos exercícios	Bócio
Prurido	Pele quente
Perda de peso	Urticária
Redução do ganho de peso	
Doença de Graves	
Exoftalmo	Edema periorbital
Lacrimejamento	Proptose
Alteração visual	Edema pré-tibial

No primeiro trimestre, à custa de estimulação por parte da hCG (estrutura similar ao TSH), observamos piora do quadro clínico. Nessa fase, também podemos observar manifestação do hipertireoidismo transitório. Nos segundo e terceiro trimestres, devido ao efeito imunossupressor e à elevação da TBG, melhora a sintomatologia da doença. Contudo, algumas vezes, a doença pode apresentar recidiva ou mesmo manifestar-se pela primeira vez na gravidez. Em contrapartida, no puerpério, com o declínio da atividade gestacional, pode ocorrer novamente piora do quadro.

Complicações maternas e neonatais

O hipertireoidismo não tratado pode desencadear complicações graves para a mãe e seu concepto (Phoojaroenchanachai e cols., 2001) (Quadro III-12).

Quadro III-12 – Complicações materno-fetais do hipertireoidismo não-tratado.

Maternas	Fetais
Abortamento	Prematuridade
Eclâmpsia	Restrição de crescimento intra-uterino
Insuficiência cardíaca congestiva	Óbito fetal
Descolamento prematuro de placenta	Bócio fetal
"Tempestade" tireotóxica	Hipotireoidismo fetal
	Hipertireoidismo fetal e neonatal

Momotani e Ito (1991) estudaram as taxas de abortamento e prematuros em gestantes hipertireóideas tratadas ou não. Encontraram, respectivamente, taxas de 25,7% e 12,8% de abortamentos e 14,9% e 9,5%, concluindo que o tratamento do hipertireoidismo na gravidez reduz o risco dessas intercorrências.

Davis e cols. (1989) estudaram a incidência de insuficiência cardíaca congestiva entre gestantes tratadas e não-tratadas e encontraram diferença significativa (3% *versus* 62%) entre os grupos. Millar e cols. (1994) estudaram o risco relativo de baixo peso, prematuridade e pré-eclâmpsia grave em pacientes não-tratadas, tratadas e grupo controle de gestantes normais. Não encontraram diferenças significativas entre o grupo controle e as gestantes tratadas; porém encontraram diferenças importantes para o grupo não-tratado. O risco relativo nesse grupo, para baixo peso, prematuridade e pré-eclâmpsia grave foi de 9,2, 16,5 e 4,7, respectivamente.

Diagnóstico

O diagnóstico pode ser difícil quando a sintomatologia é frusta, pois pode-se confundir com estados hiperdinâmicos da gravidez. Diante da suspeita clínica, faz-se necessária a dosagem dos hormônios tireoidianos e TSH maternos. Na gravidez, diante da elevação fisiológica das formas ligadas (Quadro III-10), dá-se preferência à dosagem plasmática das formas livres de hormônio tireoidianos (T_4 ou T_3 livres) e TSH. O diagnóstico do hipertireoidismo primário é feito quando o T_4 livre está aumentado e o TSH suprimido (Brent, 1997).

A quantificação da forma livre de tiroxina tem importância na decisão terapêutica. Níveis pouco acima dos considerados normais cursam, em geral, com menores taxas de repercussão. Em virtude de o tratamento clínico implicar complicações fetomaternas, essas pacientes não são habitualmente tratadas. Em contrapartida, níveis elevados de tiroxina livre (> 2ng/ml) estão mais associadas às complicações para mãe e concepto (Mestman, 2004).

A dosagem laboratorial de auto-anticorpos, principalmente aqueles com atividade estimulatória (anti-receptor TSH), tem importante papel no acompanhamento da gestação:

1. A elevação acentuada relaciona-se à atividade auto-imune e à estimulação da tireóide fetal, com conseqüente hipertireoidismo fetal e/ou neonatal. Pode haver dificuldade no controle medicamentoso e necessidade de maiores doses de medicação.
2. Baixos níveis de anticorpos relacionam-se à menor estimulação tireoidiana, podendo reduzir ou suspender a terapêutica antitireoidiana durante a gestação.

Tratamento

O hipertireoidismo descompensado na gravidez causa complicações para o concepto e para a gestante. Todavia, as medicações utilizadas apresentam potencial maléfico, atravessando a barreira placentária e desencadeando maiores taxas de malformações, bem como o bloqueio da glândula e o hipotireoidismo fetal (Momotani e cols., 1986; Wing e cols., 1994; Mortimer e cols., 1997). Daí, o tratamento ser cuidadoso e equilibrado. Terapêutica mínima deve ser utilizada, visando à condição eutireoidiana.

Tratamento medicamentoso – drogas antitireoidianas são as de escolha durante a gestação: propiltiouracil (PTU) e metimazol (MMI), que pertencem à classe das tiouréias. Elas atravessam a barreira placentária e podem causar hipotireoidismo fetal com ou sem bócio. Pelo Federation Drugs Adimnistration (FDA), tais drogas são consideradas de classe D, ou seja, apresentam evidências de risco para o feto humano, mas o benefício do seu uso pode justificar o risco (Briggs e cols., 2002). O mecanismo de ação dessas drogas é similar. Ambas inibem a organificação do iodo pela tireóide e têm efeito máximo após, aproximadamente, 15 dias do início do tratamento. Atribui-se ao PTU, ainda, papel inibitório na desiodação de T_4 livre em T_3 livre, esta última forma ativa do hormônio.

A opção pelo PTU era marcante no tratamento do hipertireoidismo associado com a gravidez. Essa escolha adivinha, principalmente, de trabalhos que atribuíam ao MMI maior passagem (duas a três vezes) transplacentária e malformações fetais, principalmente a *aplasia cutis* (Mandel e cols., 1994). Contudo, esses argumentos, hoje, não têm fundamento.

Estudos recentes indicam que a passagem transplacentária é similar entre as duas drogas (Mortimer e cols., 1997). Além disso, a aplasia cútis, associada ao uso do MMI, é rara (0,03% dos recém-nascidos expostos à droga) (Mandel e cols., 1994). O MMI está associado, também, a uma combinação de malformações denominada embriopatia por metimazol que engloba: atresia cloacal (1:10.000), atresia esofágica (1:2.500) e deficiência psicomotora (Ramirez e cols., 1992; Mandel e cols., 1994; Briggs e cols., 2002; Karlsson, 2002).

Em contrapartida, o MMI apresenta vantagens em relação ao PTU, porque causa menores efeitos gastrintestinais e é de melhor posologia, o que facilita a aderência ao tratamento. Durante a prenhez, a menor dose possível deve ser utilizada para obter-se o controle clínico e para que os níveis de T_4 livre estejam no limite superior de normalidade ou levemente acima desse limite.

O PTU é utilizado na dose de 100 a 450mg diários, divididos em três ou quatro tomadas diárias. O MMI é administrado nas doses de 10 a 30mg diários, em uma ou duas doses diárias (Davis e cols., 1989; ACOG, 2002). Doses superiores a essas podem representar maior passagem para o feto e maiores efeitos adversos. Quando a necessidade da droga é crescente e supera o limite referido, duas possibilidades serão consideradas: 1. uso irregular da medicação pela paciente; 2. refratariedade ao tratamento clínico.

Efeitos colaterais atribuídos as tiouréias ocorrem em 3 a 5% dos casos e são: prurido e "rash" cutâneo, poliartrite migratória, lúpus "like", hepatite medicamentosa (1%) e agranulocitose (1:3.000). Esta é evento grave e exige suspensão imediata da droga (Mestman, 2004).

Outra questão a ser considerada é a possibilidade de suspensão da medicação na gestação. Isso pode ser realizado quando o hipertireoidismo estiver bem controlado com baixas doses de tiouréias e os níveis de TRAb estiverem baixos, em gestações superiores a 34ª-35ª semanas (Mestman e cols., 1995; Mestman, 2004). Daí evitar-se a passagem da droga ao feto, não incorrendo em risco rebote da doença.

As tiouréias demoram entre 7 e 15 dias para atingirem seu melhor efeito, o que obriga a utilização de drogas coadjuvantes que inibam a liberação do hormônio tireoidiano ou que controlem o efeito hiperdinâmico das pacientes descompensadas.

O principal medicamento para controlar o estado hiperdinâmico do hipertireoidismo descompensado é o propranolol. É um betabloqueador utilizado nas doses de 40 a 240mg diários (divididos em quatro doses), principalmente em gestantes com freqüência cardíaca superior a 100 por minuto. Sendo droga coadjuvante, é de utilização restrita para o início do tratamento, devendo ser suspenso quando as tiouréias se efetivarem. Os principais efeitos fetais do uso do propranolol são hipoglicemia neonatal e restrição de crescimento intra-uterino (Briggs e cols., 2002).

Algumas drogas que bloqueiam a liberação do hormônio (iodeto de potássio, solução de lugol forte e dexametasona) precisam ser utilizadas, principalmente em situações emergenciais. No controle laboratorial, o T_4 livre é realizado a cada duas semanas nos casos descontrolados e a cada três a quatro semanas nos bem controlados.

Tratamento radioativo – o tratamento com ^{131}I é contra-indicado na gestação (ACOG, 2002). O ^{131}I pode atravessar a barreira placentária e causar ablação da tireóide fetal após a 10ª semana de gestação e hipotireoidismo congênito antes desse tempo. Recomenda-se intervalo mínimo de quatro meses entre o tratamento com o ^{131}I e a gravidez (ACOG, 2002). Na amamentação, a terapêutica radioativa também está contra-indicada. É recomendado que lactante exposta ao ^{131}I espere ao menos 120 dias para iniciar o aleitamento (Burrow, 1993; ACOG, 2002).

Tratamento cirúrgico – a remoção parcial da glândula é medida de segunda linha na gestação, devido aos riscos cirúrgicos e anestésicos. Se indicada, deve ser realizada prioritariamente entre 14 e 22 semanas de gestação (Girling, 2000; Mestman, 2004).

Suas indicações principais são: refratariedade ao tratamento medicamentoso habitual, necessidade de altas doses de tiouréias, alergia a ambas as medicações ou em bócios gigantes. Indicada a cirurgia, deve-se objetivar a prevenção de crise tireotóxica com o uso de betabloqueadores, mantendo a freqüência cardíaca entre 80 e 100, e o uso de lugol forte uma semana antes do procedimento. Imediatamente após a cirurgia, indica-se a reposição hormonal com levotiroxina (Mestman, 2004).

Tratamento obstétrico – impõe-se diagnosticar e acompanhar as intercorrências da doença sobre o concepto. A ultra-sonografia morfológica (entre 18 e 22 semanas) deve atentar para a eventualidade de bócio fetal (Maganha, 2003). Este pode estar correlacionado:

1. Hipotireoidismo fetal, pela passagem das drogas utilizadas no tratamento materno ou mais raramente pela inibição por auto-anticorpos. Após suspeita ultra-sonográfica, deve-se oferecer à mãe pesquisa fetal (cordocentese e dosagem de TSH e T_4 livre fetais). O tratamento é feito por meio de injeções intra-amnióticas de levotiroxina parenteral e o controle é realizado pela involução do bócio fetal (Gallagher e cols., 2001).
2. Hipertireoidismo fetal, pela passagem de anticorpos estimuladores através da placenta. Esta última é situação muito comum no grupo de gestantes com tratamento definitivo prévio (^{131}I ou cirúrgico) e que apresentam altos níveis de anticorpos estimuladores. O diagnóstico é feito por suspeita clínica (elevação de TRAb, taquicardia fetal) e/ou cordocentese com dosagem de T_4 livre fetal. O tratamento é realizado com PTU ou MMI administrados à mãe.

A ultra-sonografia seriada está indicada, pois o hipertireoidismo, principalmente descompensado, associa-se a maiores taxas de restrição de crescimento intra-uterino (Maganha, 2003).

A avaliação fetal por meio da dopplervelocimetria e perfil biofísico fetal precoces deve ser instituída, principalmente, nos casos de mau controle clínico. O parto deve ser antecipado nos casos de mau controle clínico (Maganha, 2003).

Amamentação

A amamentação em pacientes que ingerem tiouréias é assunto controverso desde a observação de Willians e cols., em 1944, de que um precursor dessas drogas, o tiouracil, tinha concentração três vezes maior no leite que no plasma materno após 2 horas da administração (Mandel e cols., 1994; Mestman, 2004).

O problema da passagem da tiouréia pelo leite é o potencial de sua ação inibitória na produção dos hormônios tireoidianos no recém-nascido e conseqüente comprometimento do seu desenvolvimento neurológico.

Em 1980, Kapman e cols., com o PTU, contradisseram esses achados. Esses autores encontraram taxa de excreção da droga de cerca de 0,025% da ingerida pela mãe nas primeiras 4 horas. Dessa forma para cada 200mg de PTU ingeridos pela mãe o recém-nascido ficaria com 149mcg, o que não levaria a bloqueio efetivo da tireóide da criança (Committee on Drugs, 1994; Briggs e cols., 2002). Sabe-se, ainda, que a excreção do MMI é cerca de quatro a sete vezes maior que a do PTU. Estudos mostraram que a tomada de 40mg de MMI pela mãe resultaria em transferência para seu filho de 70mcg da droga. Isso corresponderia à ingestão de 1,2mg por adulto de 70kg e poderia ocasionar algum grau de bloqueio da glândula do concepto (Committee on Drugs, 1994).

Azizi e cols. (2002), avaliando 34 crianças expostas a 10-30mg de MMI ao dia, não encontraram diferenças entre o desenvolvimento delas para o grupo controle até 48 meses de vida. No quadro III-13 apresentamos esquema para o uso das tiouréias na amamentação.

Quadro III-13 – Recomendações na amamentação de filhos de mulheres com hipertireoidismo.

Avaliação da necessidade de terapêutica com tiouréias
Avaliação individual da necessidade da amamentação
Dose "segura": PTU < 300mg/dia (450mg/dia)
MMI < 20mg/dia
Fracionar a dose
Ingerir a tiamina após cada mamada
Respeitar intervalo 3-4h entre as mamadas
Monitorar freqüentemente função tireoidiana do lactente

Crise tireotóxica ("storm" tireoidiano)

É emergência clínica rara. Ocorre em 1% das pacientes com hipertireoidismo, atingindo taxas de mortalidade materna em torno de 25%. Caracteriza-se por: febre alta, taquicardia, agitação, vômitos, diarréia, desidratação, confusão, estupor, arritmia cardíaca e hipotensão. Laboratorialmente, encontraremos elevação de T_4 livre e supressão de TSH (ACOG, 2002). O tratamento exige cuidados em unidade de terapia intensiva (Maganha, 2003):

Cuidados gerais – manutenção das vias aéreas permeáveis, monitorização dos parâmetros hemodinâmicos, administração de líquidos e calorias, oxigenoterapia e antipiréticos.

Terapêutica medicamentosa – propiltiouracil (PTU), 600-800mg por via oral e/ou por sonda nasogástrica (ataque) e 150-200mg a cada 4/6 horas.

Após 1 a 2 horas da administração do PTU:
- iodeto de sódio, 1g por via intravenosa a cada 6 horas, ou
- solução de lugol forte (5%), 8 gotas por via oral a cada 8 horas, ou
- carbonato de lítio, 300mg por via oral a cada 6 horas;
- dexametasona, 2mg por via intravenosa a cada 6 horas, por quatro doses.

Propranolol, 20 a 80mg por via oral a cada 4/6 horas.

Digoxina em altas doses.

Fenobarbital, 30 a 60mg por via oral a cada 6/8 horas, nos casos de intensa agitação.

Hipertireoidismo neonatal

É situação infreqüente, atingindo menos de 1% das crianças nascidas de mães com hipertireoidismo, sendo bastante grave quando não diagnosticado. Ocorre por passagem de anticorpos estimulantes da mãe para o feto. Durante a gravidez, o feto se beneficia do tratamento materno com tiouréias, porém após o parto, principalmente as crianças que ainda possuem títulos elevados de anticorpos maternos, podem desenvolver a doença (Gallagher e cols., 2001).

Hipotireoidismo neonatal

O hipotireoidismo neonatal pode ser congênito ou transitório; este último quando induzido por drogas.

A incidência do hipotireoidismo congênito na maioria dos países é de 1:3.500 nascidos vivos. Desde a década de 1980, no Brasil (iniciada na APAE – SP por Benjamin Schimdt), é realizada a triagem de hipotireoidismo congênito a todos os recém-nascidos. Essa pesquisa justifica-se pelas graves repercussões às crianças não tratadas (cretinismo) (Medeiros-Neto, 2003).

O hipotireoidismo neonatal transitório é geralmente induzido pelo uso de PTU e MMI. O diagnóstico ainda pode ser intra-uterino e o tratamento é feito com levotiroxina.

HIPOTIREOIDISMO

Prevalência e etiologia

O hipotireoidismo surge, mais freqüentemente, associado à disfunção primária da glândula tireóide. Raramente é secundário a uma patologia da hipófise e/ou hipotálamo.

A doença primária que leva à destruição da glândula pode ser: tireoidite de Hashimoto, tratamento prévio com ^{131}I, ablação cirúrgica da tireóide ou mesmo a DGB em fases mais avançadas. A deficiência de iodo, em nosso meio, é causa pouco comum de hipotireoidismo, devido à política de iodação do sal (Mestman e cols., 1995; Medeiros-Neto, 2003).

O hipotireoidismo é pouco comum na gravidez, principalmente quando não tratado, já que é causa de infertilidade. Acomete cerca de 9:1.000 gestações (ACOG, 2002). Na Clínica Obstétrica do HC-FMUSP, em 2002 e 2003, a prevalência do hipotireoidismo foi de 1,2%.

Quadro clínico

O quadro clínico envolve: fadiga, obstipação, intolerância ao frio, perda de cabelo, aumento de peso, pele seca. O bócio pode ou não existir. Durante a gravidez essa sintomatologia pode-se confundir com a normalidade.

Diagnóstico

O diagnóstico é feito pela dosagem de T_4 livre e TSH em pacientes com suspeita clínica. Naquelas com disfunção glandular primária espera-se TSH elevado e T_4 livre diminuído. A presença de anticorpos antiperoxidase (anti-TPO) e antitireoglobulina (anti-TG) pode relacionar-se com a doença de Hashimoto.

Complicações materno-fetais

Há muito tempo estudos relacionam altas taxas de complicações materno-fetais ao hipotireoidismo não-tratado. Ocorrem, segundo esses estudos, elevação das taxas de abortamento, natimortos, prematuridade, pré-eclâmpsia, anemia e anomalias congênitas.

As taxas de abortamento são maiores em mulheres que apresentam hipotireoidismo pré-gestacional. A presença de anti-TPO aumenta em duas vezes o risco de perdas fetais precoces (17% versus 8,4%), e estima-se que 6% dos abortamentos sejam associados à auto-imunidade tireoidiana (Redmond, 2002). A presença de TSH elevado também se correlaciona com perdas fetais (3,8% versus 0,9%) (Smit e cols., 2000). Quando o TSH é maior que 10mU/l, essa taxa pode chegar a 8,1 (Lazarus e Kokandi 2000; Smit e cols., 2000).

O não-tratamento, mesmo em formas leves de disfunção tireoidiana, está correlacionado, também, ao déficit no desenvolvimento intelectual das crianças.

Os anticorpos anti-TG e anti-TPO não atravessam a barreira placentária, não causando disfunções à tireóide fetal. Os anticorpos anti-receptor de TSH bloqueadores podem atravessar a placenta e causar hipotireoidismo neonatal em 1 para 180.000 recém-nascidos.

Tratamento clínico

O tratamento é realizado por meio da reposição hormonal com levotiroxina sódica. É administrada uma vez ao dia, preferencialmente no jejum (80% de absorção intestinal). Ingerida com alimentos, a absorção cai para 59% (Burrow, 1993).

Podemos iniciar o tratamento com 0,1mg/dia para as pacientes virgens de terapêutica e elevar 0,025-0,05mg dessa dose a cada duas semanas para manter o TSH < 4mU/l (ACOG, 2002). Iniciamos com dose de 50 a 100mcg por dia e elevamos 25mcg a cada 2 semanas.

Apesar da potencial piora do hipotireoidismo durante a gravidez nos segundo e terceiro trimestres, isso nem sempre é observado. Contudo, trabalhos mostram que esse potencial somente se traduz em elevação da necessidade da medicação em 20% das gestações.

As dosagens do TSH e do T_4 livre deve ser realizada nos casos já controlados, em intervalos de 30 a 60 dias.

Tratamento obstétrico

Visa identificar as complicações materno-fetais da doença. A ultra-sonografia deve ser realizada entre 18 e 22 semanas. A avaliação da vitalidade fetal é feita com dopplervelocimetria e perfil biofísico fetal e está indicada principalmente nos casos descompensados (Maganha, 2003).

Hipotireoidismo subclínico

O hipotireoidismo subclínico é definido como elevações dos níveis circulantes de TSH, sem alterações dos valores absolutos dos hormônios tireoidianos (T_4T, T_4L, T_3) em pacientes assintomáticas ou oligossintomáticas.

Sua incidência é de 2 a 2,5% no início da gestação. Klein e cols. (1991 e 2001) mostraram que 58% das gestantes com TSH > 6mU/l apresentam anticorpos anti-TPO contra 11% das gestantes com TSH normal, mostrando etiologia auto-imune como principal causa.

Estudo recente (Haddow e cols., 1999) avaliou o QI de 62 crianças com 8 anos de idade, nascidas de mães que eram portadoras de hipotireoidismo subclínico durante a gestação (tratadas e não-tratadas), em comparação com 124 controles, em uma região sem deficiência de iodo. As crianças de mães com hipotireoidismo subclínico apresentavam QI 4 pontos abaixo do QI das crianças controles. Esse déficit torna-se mais importante entre as crianças de mães não-tratadas, pois a média do QI era 7 pontos mais baixa que do controle. As crianças de mães tratadas apresentaram os mesmos resultados do grupo controle.

Idealmente, o rastreamento do hipotireoidismo subclínico na gestação deve ser feito o mais precocemente possível, na primeira consulta pré-natal ou mesmo pré-concepcional. Devem ser solicitados TSH e anti-TPO, embora outros autores considerem somente o TSH suficiente (ACOG, 2002). O tratamento deve ser sempre instituído se o TSH é maior que 10mU/l (ACOG, 2002) ou se os anticorpos antitireoidianos estiverem presentes em títulos altos (Woeber, 1996; Adlin, 1998), pois a progressão para o hipotireoidismo clínico é muito freqüente.

Considera-se que níveis de TSH maiores que 5mU/l com anti-TPO positivo ou a presença de sintomas são condições suficientes para a introdução de terapêutica (Adlin, 1998). Glinoer e Delange (2000) orientam que o tratamento deva ser instituído quando o TSH for maior que 4mU/l ou o TSH estiver entre 2 e 4mU/l (normal-superior) com anti-TPO positivo (se T_4 livre estiver normal-inferior).

A droga indicada para gestantes com hipotireoidismo é a levotiroxina. Sugere-se que se inicie com dose de 25mcg diários em dose única a ser tomada em jejum (Adlin, 1998; Glinoer e Delange, 2000; Lazarus e Kokandi, 2000). O controle deve ser feito por meio da dosagem de TSH e T_4L a cada quatro a seis semanas, tempo necessário para se atingir novo equilíbrio. Os aumentos devem ser de no máximo 25mcg por vez (ACOG, 2002).

Tireoidite pós-parto

A tireoidite pós-parto é a síndrome que ocorre no primeiro ano após o parto em mulheres sem doença tireoidiana prévia. É doença auto-imune caracterizada por infiltração inflamatória linfocítica, destrutiva e indolor da glândula tireóide (Ginsberg e Walfish, 1977; Amino e cols., 1982; Hayslip e cols., 1988).

A prevalência da tireoidite pós-parto varia de 1,1 a 21,1% (Amino e cols., 1982; Freeman e cols., 1986; Sakaihara e cols., 2000). No Brasil, a prevalência oscila de 6,7 a 13,3%, considerando as puérperas seguidas durante um ano (Barca e cols., 2000).

A etiologia da tireoidite pós-parto não é totalmente conhecida. A presença de anticorpos antitireoidianos em grande número de mulheres, infiltração linfocítica da tireóide e associação com certos subtipos de HLA indica fortemente etiologia auto-imune da doença. Atualmente, a tireoidite pós-parto é considerada como doença causada pelo rebote à imunossupressão da gravidez (Stagnaro-Green, 2004). A evolução da tireoidite pós-parto cursa com três fases seqüenciais: a tireotóxica, a hipotireóidea e a fase de recuperação (Lazarus e Kokandi, 2000).

A fase hipertireóidea, em geral, ocorre um a três meses após o parto e dura cerca de dois meses. Nesse estágio, a tireoidite pós-parto pode ser distinguida de recidiva da DGB por meio da captação de iodo radioativo, que está marcadamente diminuída na tireoidite pós-parto.

A fase hipotireóidea pode iniciar entre três a seis meses após o parto e tende a ocorrer mais precocemente quando precedida pela tireotoxicose que quando se apresenta isoladamente (Fung e cols., 1988). É usualmente temporária, durando seis a oito meses. Durante a fase hipotireóidea, podem manifestar-se: aumento da tireóide (bócio), fadiga, depressão, diminuição da memória, intolerância ao frio, obstipação, espasmos musculares e ganho de peso.

Stagnaro-Green (2004) concluiu que a forma mais comum de apresentação da tireoidite pós-parto foi de hipotireoidismo sem hipertireoidismo prévio em 43% dos casos. O hipertireoidismo isolado ocorreu em 32% e a forma clássica com hipertireoidismo seguido de hipotireoidismo foi a menos comum, ocorrendo em 25% das vezes. Raramente pode ocorrer quadro de hipotireoidismo antes do hipertireoidismo (Lazarus e Kokandi, 2000).

O tratamento é distinto para as fases:

Hipertireoidismo – o hipertireoidismo subclínico pode afetar a qualidade de vida da mulher (Redmond, 2002). Quando necessário, o tratamento do hipertireoidismo é sintomático. Os betabloqueadores são prescritos para aliviar as palpitações, a irritabilidade e o nervosismo. A morbidade associada ao tratamento depende dos efeitos colaterais dos betabloqueadores. As tiouréias não são tratamentos alternativos, pois o hipertireoidismo é causado por tireoidite destrutiva e resulta da liberação de hormônios já formados. A droga de escolha é o propranolol porque ele é facilmente ajustável para a dosagem que alivie as palpitações, a irritabilidade e o nervosismo. A terapia usualmente dura menos que três meses e é ajustada com base nos níveis dos hormônios tireoidianos (Stagnaro-Green, 2004).

Hipotireoidismo – o tratamento do hipotireoidismo na tireoidite pós-parto é controvertido. A decisão pelo tratamento e o momento de seu início são questões ainda não resolvidas. A maioria dos clínicos trataria as mulheres com hipotireoidismo sintomático. No entanto, a importância de tratar as mulheres assintomáticas com níveis elevados de TSH não está clara. Também não há consenso na duração do tratamento. Os benefícios de tratar o hipotireoidismo subclínico incluem o alívio dos sintomas (pele seca, intolerância ao frio, fadiga, função cognitiva diminuída), assim como melhorar a fertilidade em mulheres com disfunção ovulatória. Stagnaro-Green (2004) propõe iniciar o tratamento com levotiroxina em mulheres sintomáticas, que desejam engravidar, ou naquelas com níveis de TSH acima de 10mU/l. A dose inicial de levotiroxina depende dos níveis de TSH, mas é tipicamente de 50mcg ao dia. Os ajustes da dosagem serão baseados nos sintomas e nos níveis de TSH. Instituído, o tratamento é mantido até um ano após a mulher completar sua prole.

A tireoidite pós-parto apresenta, como maior complicação, o desenvolvimento do hipotireoidismo permanente. Sua ocorrência varia de 11 a 30% e é mais comum em mulheres que tiveram a fase de hipotireoidismo (com altos níveis de TSH) e/ou tiveram altos títulos de anticorpos anti-TPO no início da gravidez (Othman e cols., 1990).

Carcinoma tireoidiano

A incidência do câncer de tireóide na gravidez é de 1:1.000. Qualquer nódulo diagnosticado na gravidez merece investigação, já que a malignidade atinge 40% dos nódulos. A gravidez não altera o curso do câncer de tireóide, nem tampouco o prognóstico (Rosen e cols., 1997; ACOG, 2002). Sua presença não está correlacionada a maiores taxas de intercorrências durante a gravidez.

Todavia, diante do diagnóstico da entidade, medidas devem ser tomadas, dependendo da idade gestacional e do estadiamento do tumor. Na maioria dos casos, o tratamento pode ser postergado até o período pós-parto. Se necessária, a tireoidectomia deve ser realizada no segundo semestre, postergando-se a radioterapia para o pós-parto (Rosen e cols., 1997).

PARATIREÓIDE

Metabolismo do cálcio na gestação

A gestante é submetida a uma grande perda de cálcio, tanto por parte do feto, que pode consumir cerca de 300mg de cálcio ao dia (25 a 30g de cálcio durante toda gestação), como também pelo aumento da filtração glomerular. Os efeitos adaptativos que mantêm o equilíbrio do metabolismo são devidos principalmente à elevação do paratormônio (PTH). O PTH age promovendo um aumento da calcemia por meio da ativação da vitamina D (produção de 25-hidroxicolicalciferol) e conseqüente maior absorção de cálcio pelo trato gastrintestinal. Não obstante, é importante rica ingestão de cálcio pela gestante (1.200 a 1.600mg/dia) (Hauache, 2002).

O cálcio atravessa a barreira placentária por transporte ativo. As concentrações de cálcio fetais são maiores que as maternas. Dessa forma, a paratireóide fetal permanece inibida em estado de "hipoparatireoidismo". O recém-nascido apresenta, em 24 a 48 horas, discreta hipocalcemia que, em situações fisiológicas, rapidamente é corrigida pela recuperação das paratireóides (Kort e cols., 1999). O PTH e a calcitonina não atravessam a barreira placentária.

Hiperparatireoidismo

O hiperparatireoidismo primário é raro na gestação e é a principal causa de hipercalcemia na gravidez, principalmente em casos mais graves. O hiperparatireoidismo primário é causado por tumores das paratireóides: adenomas (80 a 90%), hiperplasia (8 a 9%) e carcinomas (1 a 2%). A hipercalcemia também pode ter como causas: carcinomas de topografias diversas, hipertireoidismo, uso de diuréticos tiazídicos, mieloma múltiplo, intoxicação por vitamina D e sarcoidose (Kort e cols., 1999).

As complicações à gestante e seu concepto estão ligadas ao nível de hipercalcemia e presentes em 30 a 80% das gestações. Na maioria das vezes, a hipercalcemia é leve e não desencadeia sintomatologia. Entretanto, nos casos moderados, apesar de ainda não desencadear sintomatologia materna, pode manifestar-se no período pós-natal como tetania neonatal por hipocalcemia. A hipocalcemia neonatal decorre da supressão das paratireóides durante a gestação pelos níveis aumentados de cálcio materno e supressão no momento do parto. Nos casos mais graves de hipercalcemia (cálcio sérico superior a 15mg/dl), podemos ter a crise hipercalcêmica que cursa com fadiga, fraqueza, vômitos, desidratação e estupor com agravamento rápido e altas taxas de mortalidade. Outras complicações são: óbito fetal intra-uterino, abortamento, prematuridade, restrição de crescimento intra-uterino, para o concepto e pancreatite aguda para a mãe (Kort e cols., 1999; Schnatz e Curry, 2002).

O tratamento de escolha é cirúrgico ainda no período pré-concepcional. Contudo, nos casos diagnosticados durante a gestação, a remoção das paratireóides, no segundo trimestre, ainda parece aceitável diante das altas taxas de complicações. O tratamento ante a crise hipercalcêmica deve ser imediato e contempla: hidratação com solução salina a 0,9% (4 a 10 litros em 24 horas), uso de furosemida (aumentar a excreção renal de cálcio), reposição de magnésio e potássio quando necessários. O uso de calcitonina e glicocorticóides é codjuvante na crise (Kort e cols., 1999; Hague, 2001; Schnatz, 2002).

Hipoparatireoidismo

A causa mais comum de hipocalcemia é o hipoparatireoidismo. A deficiência de vitamina D é extremamente rara. O hipoparatireoidismo é mais comumente secundário à tireoidectomia ou à paratireoidectomia.

As manifestações clínicas, quando presentes, incluem câimbras, espasmos, tetania, rigidez, agitação, catarata e elevação da pressão intracraniana.

A hipocalcemia materna implica menor passagem de cálcio ao feto e, conseqüentemente, hiperparatireoidismo fetal levando à desmineralização esquelética, reabsorção subperióstica e até osteíte fibrosa cística.

O tratamento consiste em maior oferta de cálcio materno e maiores doses de vitamina D (calcitriol 0,25-1mg/dia por via oral, em dose única), mantendo a homeostase do cálcio. Os diuréticos tiazídicos podem ser utilizados como coadjuvantes, diminuindo a excreção renal de cálcio (Hague, 2001).

HIPÓFISE

A hipófise, à custa da adeno-hipófise, sofre aumento importante durante a gestação, principalmente devido à hiperplasia e à hipertrofia das células lactóforas decorrentes de estimulação estrogênica. Pode atingir acréscimo de 120% de seu volume pré-gestacional (Bronstein, 2001). Após o parto, o volume decresce lentamente, atingindo seu tamanho normal após o sexto mês.

A produção de prolactina eleva-se na gravidez, principalmente no terceiro trimestre, pois tem papel importante no preparo da glândula mamária para a amamentação. Seus níveis plasmáticos, que previamente à gestação estão ao redor de 10ng/ml, podem atingir em média 200ng/ml no final da gestação. Às vezes, os valores podem atingir até 500ng/ml, tornando descartável o acompanhamento e o diagnóstico de adenomas hipofisários. Os valores de prolactina decrescem após o parto, atingindo a normalidade após três meses. Nas não-lactantes esses valores regridem mais rapidamente, atingindo valores pré-gestacionais já nos primeiros dias de puerpério (Bronstein, 2001).

Hiperprolactinemia

A hiperprolactinemia é a disfunção endócrina mais comum relacionada ao eixo hipófise-hipotalâmico. Ocorre em 0,4% dos adultos, principalmente em mulheres. Quando observada em grupo de mulheres amenorréicas, a incidência pode chegar até 9% (Mah e Webster, 2002).

Segundo Molitch (1992), na gravidez é pouco freqüente (10 entre 30.000 gestações) e sua principal causa são os prolactinomas (Molitch, 2003). A sintomatologia refere: amenorréia, galactorréia, infertilidade, diminuição da libido, hirsutismo e osteopenia. Na gravidez, são mais freqüentes os sinais atribuídos ao crescimento dos adenomas: cefaléia, disfunções visuais, convulsões e rinorréia (Molitch, 2003).

Alguns estudos destacam os efeitos da hiperprolactinemia sobre a gravidez.

Rossi e cols. (1995) encontraram maiores taxas de prenhez ectópica, no grupo de gestantes não-tratadas *versus* tratadas (24 X 5%). Não encontraram maiores taxas de abortamento e nenhuma outra intercorrência. Entretanto, Hirahara e cols. (1998), estudando 42 gestantes tratadas ou não com bromoergocriptina, encontraram taxas maiores de abortamento nas não-tratadas (14 X 47%) (Molitch, 1999).

Os adenomas hipofisários são classificados, quanto ao tamanho, em microadenomas ($\leq$ 10mm) ou macroadenomas (> 10mm) por meio da ressonância magnética (RM) (Bronstein, 2001).

Microadenomas

Os microadenomas representam cerca de 95% dos adenomas hipofisários e costumam ter evolução benigna durante a gestação. Estudos demonstram influência discreta da gravidez sobre o crescimento dos microadenomas. Menos de 5% das pacientes apresentam crescimento tumoral e raríssimas necessitam de tratamento com inibidor dopaminérgico (Bronstein, 2001; Molitch, 2003).

O acompanhamento de microadenoma durante a gravidez prevê:

1. suspensão do agonista dopaminérgico;
2. reintrodução da medicação ao sinal de crescimento expansivo;
3. avaliação laboratorial (dosagem de prolactina) é desnecessária;
4. avaliação pós-natal do crescimento glandular por meio de RM.

Macroadenomas

Os macroadenomas apresentam evolução desfavorável. Cerca de 20 a 40% das gestantes apresentam crescimento tumoral sintomático, necessitando de terapêutica medicamentosa (agonista dopaminérgico) ou mesmo de tratamento cirúrgico (Bronstein, 2001; Molitch, 2003).

O tratamento, na gestação, dependerá do tempo de seu tratamento prévio. Quando superior a um ano com tumor restrito à sela túrcica, preconiza-se: suspensão do agonista dopaminérgico e reintrodução imediata da droga nos casos de suspeita de crescimento. Com tratamento inferior a um ano, preconiza-se a manutenção da medicação (Bronstein, 2001). Havendo resistência ao agonista dopaminérgico, indica-se ressecção transesfeinodal do tumor. Nesses casos, com e com fetos maduros, é preferível a interrupção da gestação e posterior cirurgia (Molitch, 1999). A campimetria pode ser exame auxiliar na detecção precoce da expansão tumoral.

Tratamento cirúrgico

O tratamento cirúrgico dos adenomas consiste na exérese transesfenoidal do tumor. Durante a gravidez, indica-se quando o tratamento clínico é ineficaz. A cirurgia é curativa em cerca de 50 a 60% dos microadenomas e, raramente, leva ao hipopituarismo. Já nos macroadenomas, ocorre cura em apenas 25% dos casos e pode, muitas vezes, desencadear o hipopituarismo (Molitch, 1999).

Agonistas dopaminérgicos

São drogas de eleição no tratamento dos prolactinomas. No Brasil, dispomos de duas opções (ambas derivadas do ergot): a bromoergocriptina e a cabergolina.

A bromoergocriptina é a droga mais utilizada no tratamento dos prolactinomas. É agonista dopaminérgico não específico (D1 e D2). Sua posologia é de 2,5 a 15mg ao dia, administrada duas a três vezes (meia-vida curta). Os principais efeitos colaterais são vômitos (60%), hipotensão postural (25%), cefaléia e fenômeno de Raynaud. Ela reduz os níveis de prolactina em 80 a 90%. Na gravidez, é classificada pelo FDA como classe C (Briggs e cols., 2002). Estudos de sua utilização no primeiro trimestre não encontraram maior associação com malformações, gravidez ectópica, abortamentos, gravidezes múltiplas. Entretanto, a droga atravessa a barreira placentária, o que nos faz racionalizar seu uso (Briggs e cols., 2002).

A cabergolina é derivada do ergot com ação dopaminérgica específica D2. Inúmeras são suas vantagens sobre a bromoergocriptina: a meia-vida longa (65 horas), o que torna sua administração mais aderente (uma a duas vezes por semana); tem baixa porcentagem de intolerância (3%); reduz a prolactina em 96%, diminuindo a massa tumoral pela metade em 90% dos casos. A dose utilizada é de 0,5 a 1mg por semana. Contudo, poucos estudos foram realizados em gestantes para garantir sua segurança. Robert e cols. (1996) e Ricci e cols. (2002) trataram 300 gestações no primeiro trimestre e não encontraram evidências de maior risco fetal.

Amamentação

Embora a sucção estimule a secreção de prolactina, não existem dados relacionando esse reflexo a aumento tumoral (Molitch, 2003). Daí não existirem motivos para desestimular o aleitamento em portadoras de microadenomas. Aquelas com macroadenomas também podem amamentar, mas necessitarão de controle atento quanto ao crescimento tumoral. Os agonistas dopaminérgicos são contra-indicados na amamentação devido ao seu potencial inibitório da produção láctea (Committee on Drugs, 1994). Contudo, estudo em pacientes, com tumor adenoma-hipofisário, ingerindo 5mg ao dia de bromoergocriptina, não observou inibição da lactação nem efeitos aos lactentes (Committee on Drugs, 1994; Briggs e cols., 2002).

Acromegalia

A acromegalia é doença crônica rara caracterizada pela produção excessiva de hormônio do crescimento (GH). A incidência é de três a quatro pacientes por um milhão de pessoas ao ano (Molitch, 2003). A principal causa da secreção é o adenoma hipofisário. Cerca de 80% das pacientes com acromegalia têm macroadenoma. Clinicamente ocorre crescimento excessivo de órgãos que se estende a todos os sistemas. Em 57% das pacientes surge amenorréia e infertilidade. A associação com hiperprolactinemia é grande (30 a 40%).

A acromegalia pode interferir na evolução da gravidez e vice-versa. Ela pode exacerbar-se em 17% das gestantes. A intolerância aos carboidratos é presente em 50% e o diabetes instalado em 10 a 20%. A acromegalia associa-se também à maior retenção de sódio. A hipertensão arterial pode ocorrer em 25 a 35%. Em um terço das pacientes existe associação com doença cardíaca (Herman-Bonert, 2001; Molitch, 2003).

A terapêutica da acromegalia visa restabelecer os níveis de prolactina e de GH, tornando as pacientes férteis. O uso dos agonistas dopaminérgicos pode ser opção terapêutica. Contudo, menos de 20% dos acromegálicos respondem a essa terapêutica. Os análogos de somatostatina (octreotida) são a melhor opção para diminuir os níveis de GH. Contudo, ambas as medicações devem ser descontinuadas na gravidez. A octreotida é considerada classe B pelo FDA. Poucos trabalhos correlacionam efeitos ao concepto (Herman-Bonert, 2001; Briggs e cols., 2002).

Doença de Cushing

A coexistência de gravidez e síndrome de Cushing é rara. Cerca de 100 casos foram relatados. Essa raridade resulta das altas taxas de infertilidade relacionadas à síndrome. A amenorréia, a oligomenorréia e a infertilidade associadas à hipersecreção de cortisol e androgênios ocorrem em 75% das pacientes na idade reprodutiva (Buescher e cols., 1992; Madhun e Aron, 2001).

A principal causa da síndrome de Cushing é um tumor hipofisário secretor de ACTH (doença de Cushing). Outras causas são carcinoma supra-renal, carcinoma broncogênico e adenoma supra-renal (Aron e cols., 1990).

O diagnóstico da doença de Cushing na gravidez pode ser difícil. Ambas as condições estão associadas à intolerância a glicose, obesidade centrípeta, fadiga, edema e hipertensão. As estrias diferem das grávidas normais por apresentarem coloração púrpura e serem profundas e largas (0,5 a 2cm). O hirsutismo e o excesso de acne podem ocorrer devido ao aumento de hormônios androgênicos. A hiperpigmentação pode surgir devido à ação estimuladora do ACTH sobre os melanócitos (Buescher e cols., 1992).

Os resultados de testes laboratoriais confundem-se com os da gravidez normal. O aumento do cortisol total e livre plasmático, dos níveis de ACTH e da excreção de cortisol livre urinário pode ser compatível com os da gestação normal. A prova noturna da dexametasona geralmente indica supressão inadequada durante a gestação. Diante da suspeita de doença de Cushing, impõe-se o diagnóstico etiológico. A RM identifica tanto de tumores hipofisários como de massas abdominais.

A síndrome de Cushing afeta o curso da gestação. Se não tratada previamente pode acarretar mortalidade fetal (abortamento, prematuridade extrema e óbito fetal intra-uterino) em 31% e parto prematuro em 48%. A passagem do cortisol pela placenta leva à supressão das glândulas adrenais fetais. Outras complicações freqüentemente associadas são: hipertensão, diabetes gestacional e miocardiopatia. No puerpério, existe maiores taxas de deiscência e infecção de ferida operatória (Bevan e cols., 1987; Aron e cols., 1990; Buescher e cols., 1992).

O tratamento clínico durante a gravidez é necessário, porém pouco efetivo. A metirapona (primeira escolha no tratamento clínico) não é comercializada no Brasil. O cetoconazol também reduz a esteroidogênese. Em dois relatos de tratamento com cetoconazol na gravidez, a principal complicação foi restrição do crescimento fetal (Madhun e Aron, 2001). Ele é considerado classe C pelo FDA na gravidez (Briggs e cols., 2002).

O tratamento cirúrgico, com ressecção tumoral transesfenoidal, tem sido relatado com sucesso no segundo trimestre da gravidez.

Síndrome de Sheehan

A síndrome de Sheehan relaciona-se à necrose hipofisária conseqüente a partos seguidos de choque. O grau da necrose indica a evolução da paciente (Kovacs, 2003).

Surgem sinais e/ou sintomas de insuficiência hipofisária, meses ou anos após o parto, tais como dificuldade para amamentação, hipoglicemia, hipotensão, irregularidades menstruais ou amenorréia, fadiga, intolerância ao frio. Formas agudas e graves da doença podem ser letais em até 25% das pacientes nos primeiros 30 dias após o parto. A forma aguda cursa com hipotensão e nos casos mais graves o choque hipovolêmico é refratário à administração de volume (Kovacs, 2003).

A patogênese não é totalmente compreendida. Em quase todos os casos há hipotensão grave antecedente, provocada por hemorragia obstétrica. A extensão da necrose depende da intensidade, da duração e da distribuição do espasmo vascular desencadeado pelo choque hipovolêmico.

Na forma aguda, o tratamento deve ser urgente e consiste na administração de hidrocortisona intravenosa (100mg a cada 8 horas) nas primeiras 24 horas e infusão de solução glicofisiológica para a expansão de volume depois de corrigida a perda sangüínea e a administração de hormônios tireoidianos, conforme a necessidade (Kovacs, 2003).

A forma crônica da doença apresenta graus variáveis de insuficiência hormonal. Seu tratamento é feito por meio da reposição hormonal necessária.

Diabetes insípido

O diabetes insípido (DI) pode ser classificado em: causa central e nefrogênico. No DI central, há perda da produção da vasopressina (ou hormônio antidiurético – HAD), e no de causa nefrogênica, incapacidade de ação do ADH (Naves e cols., 2003).

O DI central pode ser devido a tumores hipofisários supraselares, tumores hipotalâmicos; doenças infiltrativas como a sarcoidose, pós-neurocirurgias, traumatismos encefálicos após síndrome de Sheehan, ou ser idiopático. Na gravidez, existe piora do DI devido talvez à elevação dos níveis de vasopressinase – produzida pela placenta – e maior depuração do HAD (Naves e cols., 2003).

Manifestam-se poliúria (> 30ml diurese por kg de peso em 24 horas) e polidipsia, com diminuição da osmolalidade plasmática. A polidipsia pode decorrer de distúrbio psiquiátrico, levando a quadro de DI psicogênico.

O tratamento na gravidez aponta para o uso de análogos da vasopressina (1-desamino-8D-arginina-vasopressina – DDAVP) pela via nasal, inicialmente noturna. A dose varia entre 10 e 40mcg ao dia.

O DI central pode cursar com deficiência de ocitocina. Pode acarretar partos prolongados e maiores taxas de atonia uterina pós-parto.

O DI nefrogênico é raro e mais comum em homens. O tratamento de escolha é feito com diuréticos tiazídicos.

Hipofisite linfocítica

A hipofisite linfocítica caracteriza-se por destruição da hipófise com infiltração maciça linfoplasmocitária, possivelmente de origem auto-imune, durante a gravidez ou puerpério. O quadro clínico caracteriza-se por sinais de massa intracraniana (cefaléia, diplopia) e/ou hiperprolactinemia e/ou diabetes insípido leves. Distingue-se da síndrome de Sheehan, já que não se correlaciona com hemorragia. O diagnóstico do crescimento expansivo é feito por meio de ressonância magnética ou tomografia computadorizada de crânio. Pode ser confundida com adenomas hipofisários em crescimento, já que pode cursar com hiperprolactinemia. Uma grande massa, à ressonância, com pequenas elevações de prolactina sérica (< 150 ng/ml) é mais indicadora de hipofisite linfocítica que de adenoma hipofisário. O tratamento contempla a reposição hormonal. A intervenção cirúrgica é realizada somente em casos exuberantes, nos quais haja sinais de crescimento progressivo tumoral, cefaléia incontrolável ou alterações visuais. Algumas mulheres após o período agudo podem ter involução do processo com retorno da função hipofisária (Molitch, 2003).

ADRENAIS

Feocromocitoma

São tumores originários das células cromafins do eixo simpático adrenomedular e produzem catecolaminas, mais freqüentemente a adrenalina e/ou a noradrenalina. A localização na medula supra-renal é a mais comum, ocorrendo em 90% dos casos. Outros locais possíveis são paragânglios da base do crânio e da bifurcação das artérias ilíacas, tórax, bexiga, cérebro ou órgão de Zuckerkandl. Em 98% apresentam topografia abdominal, preferencialmente à direita. Quanto à agressividade, 90% dos tumores são de evolução benigna (Faiçal e Shiota 1997). Ocorre em 0,1% dos hipertensos diastólicos e na gravidez é raro (Lyman, 2002).

A hipertensão arterial é a manifestação clínica mais comum, acometendo 90% das pacientes e caracterizando-se por resistir ao tratamento habitual. Essa hipertensão pode ser sustentada (50%) ou ocorrer como paroxismos. A forma clássica do feocromocitoma é a hipertensão arterial associada a cefaléia, sudorese profusa e palpitações. Outras manifestações clínicas envolvem: ansiedade, rubor facial, palidez cutânea, náuseas, vômitos, dor precordial e hipotensão ortostática. A intolerância à glicose, e até diabetes, pode ser observada devido ao efeito inibitório das catecolaminas sobre a liberação insulínica pancreática. A dor abdominal também pode ocorrer por isquemia e/ou necrose hemorrágica tumoral (Faiçal e Shiota 1997; Ahlawat e cols. 1999; Lyman, 2002).

O feto é protegido do excesso de catecolaminas maternas graças a uma intensa atividade catabólica placentária mediada pelas enzimas catecolmetiltransferase e monoaminoxidades. Isso implica que as conseqüências ao feto não partem da ação direta das catecolaminas maternas. Contudo, sob efeito intenso alfa-adrenérgico, ocorre vasoconstrição do leito uteroplacentário, insuficiência placentária e conseqüentemente aumento das taxas de abortamento, restrição de crescimento intra-uterino, hipóxia e óbito fetais. As crises hipertensivas paroxísticas podem também desencadear descolamento prematuro de placenta (Ahlawat e cols., 1999).

A mortalidade materna que já foi de 48% antes de 1969, hoje é de 2 a 4% quando o diagnóstico for antenatal e de 14 a 25% quando for intra ou pós-parto.

O diagnóstico de feocromocitoma é confirmado laboratorialmente. O teste mais utilizado para seu diagnóstico é a dosagem do ácido vanilmandélico (VMA) em urina de 24 horas. Isoladamente, apresenta sensibilidade e especificidade de 81 e 88% quando adotado *cut-off* de 9,5mg/24h e de 100 e 92% quando adotado 6,9mg/24h. A excreção de VMA pode sofrer interferência de várias substâncias, sendo estimulada pelo ácido nalidíxico e inibida pela alfametildopa, inibidores da MAO, entre outros (Faiçal e Shiota, 1997; Lyman, 2002).

A dosagem plasmática de catecolaminas pode não contribuir no diagnóstico, já que a secreção pelo feocromocitoma ocorre intermitentemente. Porém valores muito elevados (> 2.000pg/ml) ou muito diminuídos (< 500pg/ml) podem confirmar ou descartar a doença.

Os testes funcionais são utilizados quando a clínica de feocromocitoma é sugestiva e as dosagens não forem elucidativas. O mais empregado é o teste de supressão com clonidina (agonista alfa-2-adrenérgico). A clonidina provoca, em hipertensas essenciais, redução dos níveis plasmáticos de catecolaminas 3 horas após sua administração. Esse efeito não ocorre no feocromocitoma, em que os níveis de catecolaminas se mantêm acima de 500pg/ml (Ahlawat e cols., 1999; Hague, 2001).

O diagnóstico topográfico do tumor na gestante é obtido, preferencialmente, por meio de ressonância magnética. É vantajosa, pois não necessita de radiação e permite visualização dos vasos sem contraste.

O tratamento clínico do feocromocitoma visa controlar a hipertensão, os paroxismos e os principais efeitos do excesso de catecolaminas. Inicialmente, empregam-se drogas alfa-bloqueadoras. No Brasil, a opção é pelo acetato de prasozina, um bloqueador alfa-1-adrenérgico (classe C pelo FDA na gestação). A dose inicial preconizada é de 1mg/dia, chegando-se até à dose de 8 a 12mg/dia. Os betabloqueadores (propranolol ou atenolol) podem ser associados para o controle pressórico e taquicardia após, pelo menos, uma ou duas semanas do tratamento com os alfa-bloqueadores. Nunca se deve iniciar o tratamento do feocromocitoma com betabloqueadores pelo risco de piora da hipertensão, edema agudo de pulmão e espasmo coronário, já que essas drogas levam à resposta exacerbada pelos receptores adrenérgicos às catecolaminas (Ahlawat e cols., 1999; Hague, 2001; Lyman, 2002).

O tratamento definitivo do feocromocitoma é a remoção cirúrgica. Durante a gravidez, o tratamento cirúrgico é idealmente realizado até 24 semanas. Após essa fase, o acesso cirúrgico é prejudicado pelo crescimento tumoral. Quando o diagnóstico é tardio, o tratamento cirúrgico é preferencialmente realizado após o parto. Nessas situações, é conveniente que o parto seja realizado tão logo o feto atingir maturidade. A mortalidade materna da cirurgia após o parto varia de 19 a 31%.

O parto vaginal é contra-indicado, dado seu maior potencial de liberação maciça de catecolaminas em relação à cesariana (Ahlawat e cols., 1999).

Doença de Addison

A doença de Addison ou insuficiência adrenal primária é desordem muito rara na gestação. A causa auto-imune responde à maioria dos casos. A insuficiência adrenal pode ocorrer em associação com outros distúrbios endócrinos, como a tireoidite ou diabetes (Hague, 2001; Ozdemir e cols., 2003).

O quadro clínico é caracterizado por fadiga, anorexia, náuseas e vômitos, perda de peso, mudança na personalidade, aumento da pigmentação principalmente em mucosas, hipotensão e dores abdominais. Nos casos leves pode ser de difícil diagnóstico. O diagnóstico é confirmado pelas dosagens hormonais laboratoriais: o cortisol poderá estar abaixo do normal para a gestação, enquanto os de ACTH estão elevados.

A terapêutica medicamentosa é feita com reposição hormonal. Preconiza-se o emprego da hidrocortisona, 20mg pela manhã e 10mg à noite ou prednisona 2,5 a 7,5mg pela manhã e 2,5mg à noite. Quando persistir o quadro de hipotensão, hiponatremia e/ou hipercalemia, é necessária a associação de droga mineralocorticóide, a fludrocortisona, nas doses de 0,05 a 0,1mg diários.

Em situações de estresse, tais como cirurgias, infecções e no parto, são necessárias doses adicionais de glicocorticóides. No parto vaginal a reposição é feita com hidrocortisona. Inicia-se o trabalho de parto com 100mg em infusão contínua com solução salina a cada 6 a 8 horas. Dose adicional de 100mg de hidrocortisona deve ser administrada pouco antes do período expulsivo. Após o parto, essa dose pode ser reduzida em 50% diariamente, até as doses habituais. Em situações de maior estresse, a redução é feita mais lentamente. No parto cesáreo, administra-se 100mg de hidrocortisona no encaminhamento da paciente, 100mg durante a cirurgia e 100mg na recuperação anestésica. A retirada segue o padronizado anteriormente (Ozdemir e cols., 2003).

OVÁRIOS

Síndrome dos ovários policísticos

A síndrome dos ovários policísticos (SOP), também chamada de anovulação hiperandrogênica, é a causa mais comum de infertilidade de etiologia endócrina, atingindo 6 a 10% das mulheres na idade reprodutiva (FEBRASGO, 2003).

Caracteriza-se pela perda da ciclicidade ovulatória por alteração do mecanismo de retrocontrole hipotálamo-hipófise-ovariano, resultando em ciclos anovulatórios irregulares e quadro de hiperandrogenismo manifestado clínica ou laboratorialmente. Conceitua-se a partir da presença de pelo menos dois entre três critérios, estabelecidos pelo Consenso de Rotterdan em 2003, que incluem: anovulação crônica, sinais clínicos e/ou bioquímicos de hiperandrogenismo, presença de ovários policísticos – 12 ou mais folículos, entre 2 e 9mm de diâmetro, com volume ovariano maior que 10ml (Bart, 2004).

Quadro clínico – manifesta-se por irregularidade menstrual (amenorréia, oligomenorréia) e alteração cutânea androgênica (acne, hirsutismo, oleosidade da pele) e obesidade (FEBRASGO, 2003).

Fisiopatologia – aparentemente, inicia-se com o excesso de produção androgênica de origem indeterminada, que é convertida perifericamente em estrona. Esta inibe a dopamina hipotalâmica, deixando de bloquear o GnRH. Este aumenta a concentração de LH, que age sobre as células da teca, incrementando a produção de andrógenos (FEBRASGO, 2003).

Há consideráveis evidências de associação entre SOP e resistência à insulina, que pode ser explicada por defeito de receptores e agravada pela obesidade, gerando, dessa forma, a hiperinsulinemia (McCarthy e cols., 2004).

As alterações no metabolismo da glicose, provinda dessa resistência aumentada, propiciam alterações no perfil lipídico e aumento do PAI-1, caracterizando maior risco cardiovascular (McCarthy e cols., 2004).

A hiperinsulinemia também potencializa a ação do LH. Este age sobre as células da teca, promovendo o aumento da produção de andrógeno, redução da fração livre da SHBG, elevando ainda mais o andrógeno livre, que resultará em acne, hirsutismo e anovulação crônica, estabelecendo, dessa forma, uma relação com a infertilidade (FEBRASGO, 2003; McCarthy e cols., 2004).

Perda fetal precoce – a prevalência de abortamentos precoces até 12 semanas é de 56% nas portadoras de SOP contra 22% na população geral (McCarthy e cols., 2004).

O abortamento em portadoras de SOP pode ser explicada por causas como: vascularização anormal uteroplacentária, trombose de vasos placentários (aumento do PAI-1), decidualização e adesão celular na interface materno-fetal anormal.

Estudos recentes apontam vantagens do uso da metformina em gestantes com SOP (Heard e cols., 2002). Esses autores (estudo prospectivo) identificaram 40% de gestações em pacientes com infertilidade anovulatória nas usuárias de metformina durante seis semanas.

Jakubowicz e cols. (2002), em estudo retrospectivo, evidenciaram perda fetal precoce em apenas 8,8% nas gestantes tratadas com metformina em relação ao grupo controle (41,9%), em população semelhante, avaliados os valores de glicemia, insulinemia e androgenemia (Jakubowicz e cols., 2002).

Glueck e cols. (2001), em estudo prospectivo, comprovaram taxas de perdas fetais precoces de 73% nas não-tratadas e de apenas 10% nas que receberam metformina.

A metformina é uma dimetilbiguanida. Trata-se de antidiabético oral cuja administração é oral, e a excreção, exclusivamente renal (Hundal, 2003).

Consoante o FDA, a metformina é considerada fármaco de categoria B durante a gravidez (Briggs e cols., 2002), indicando que não há evidências de teratogenicidade. Apresenta receptor específico na placenta (GLUT-01) e cruza parcialmente a barreira placentária.

Referências Bibliográficas

• ACOG. – ACOG practice bulletin. Thyroid disease in pregnancy. Number 37, August 2002. American College of Obstetrics and Gynecology. *Int. J. Gynaecol. Obstet.*, 79:171, 2002. • ADLIN, V. – Subclinical hypothyroidism: deciding when to treat. *Am. Acad. Fam. Physiol.*, 15:1, 1998. • AHLAWAT, S.K. & cols. – Pheochromocytoma associated with pregnancy: case report and review of the literature. *Obstet. Gynecol. Surv.*, 54:728, 1999. • AMINO, N. & cols. – Aggravation of thyrotoxicosis in early pregnancy and after delivery in Graves' disease. *J. Clin. Endocrinol. Metab.*, 55:108, 1982. • ARON, D:C. & cols. – Cushing's syndrome and pregnancy. *Am. J. Obstet. Gynecol.*, 162:244, 1990. • AZIZI, F. & KHAMSEH, M.E. – Thyroid function and intellectual development of children of mothers taking methimazole during pregnancy. *J. Endocrinol. Invest.*, 25:586, 2002. • BARCA, M.F. & cols. – Prevalence and characteristics of postpartum thyroid dysfunction in Sao Paulo, Brazil. *Clin. Endocrinol. (Oxf.).* 53:21, 2000. • BART, C.J.M. – Revised 2003 consensus on diagnostic criteria and long-term health risks related to polycystic ovary syndrome. *Human. Reprod.*, 19:41, 2004. • BEVAN, J.S. & cols. – Cushing's syndrome in pregnancy: the timing of definitive treatment. *Clin. Endocrinol. (Oxf.)*, 27:225, 1987. • BRENT, G.A. – Maternal thyroid function: interpretation of thyroid function tests in pregnancy. *Clin. Obstet. Gynecol.*, 40:3, 1997. • BRIGGS, G.G. & cols. – *Drugs in Pregnancy and Lactation*. Philadelphia, Lippincott Williams & Wilkins, 2002. • BRONSTEIN, M.D. – *Pituitary Tumors in Pregnancy*. Boston, Kluwer Academic Publishers, 2001. • BUESCHER, M.A. & cols. – Cushing syndrome in pregnancy. *Obstet. Gynecol.*, 79:130, 1992. • BURROW, G.N. – Thyroid function and hyperfunction during gestation. *Endocr. Rev.*, 14:194, 1993. • BURROW, G.N. & cols. – Maternal and fetal thyroid function. *N. Engl. J. Med.*, 331:1072, 1994. • CARDIA, M.S. & cols. – Comparação entre diferentes métodos para avaliar a presença de auto-anticorpos dirigidos ao receptor de TSH em pacientes com moléstia de Graves-Basedow. *Arq. Bras. Endocrinol. Metab.*, 45:563, 2001. • COMMITTEE ON DRUGS, AAOP. – The transfer of drugs and other chemicals into human milk. *Pediatrics.*, 93:137, 1994. • DAVIS, L.E. & cols. – Thyrotoxicosis complicating pregnancy. *Am. J. Obstet. Gynecol.*, 160:63, 1989. • FAIÇAL, S. & Shiota D. – Feocromocitoma: atualização diagnóstica e terapêutica. *Rev. Ass. Med. Bras.*, 43:237, 1997. • FEBRASGO – *Manual de Orientação de Ginecologia Endócrina*. São Paulo, Editora Ponto, 2003. • FREEMAN, R. & cols. – Incidence of thyroid dysfunction in an unselected postpartum population. *Arch. Intern. Med.*, 146:1361, 1986. • FUNG, H.Y. & cols. – Postpartum thyroid dysfunction in Mid Glamorgan. *Br. Med. J.*, 296:241, 1988. • GALLAGHER, M.P. & cols. Neonatal thyroid enlargement associated with propylthiouracil therapy of Graves' disease during pregnancy: a problem revisited. *J. Pediatr.*, 139:896, 2001. • GINSBERG, J. & WALFISH, P.G. – Post-partum transient thyrotoxicosis with painless thyroiditis. *Lancet.*, 1:1125, 1977. • GIRLING, J.C. – Thyroid disease in pregnancy. *Hosp. Med.*, 61:834, 2000. • GLINOER, D. – Maternal and fetal impact of chronic iodine deficiency. *Clin. Obstet. Gynecol.*, 40:102, 1997. • GLINOER, D. & cols. – Risk of subclinical hypothyroidism in pregnant women with asymptomatic autoimmune thyroid disorders. *J. Clin. Endocrinol. Metab.*, 79:197, 1994. • GLINOER, D. & DELANGE, F. – The potential repercussions of maternal, fetal, and neonatal hypothyroxinemia on the progeny. *Thyroid.*, 10:871, 2000. • GLUECK, C.J. & cols. – Continuing metformin throughout pregnancy in women with polycystic ovary syndrome appears to safely reduce first-trimester spontaneous abortion: a pilot study. *Fertil. Steril.*, 75:46, 2001. • HADDOW, J.E. & cols. – Maternal thyroid deficiency during pregnancy and subsequent neuropsychological development of the child. *N. Engl. J. Med.*, 341:549, 1999. • HAGUE, W.M. – Drugs in pregnancy. Endocrine disease (including diabetes). *Best. Pract. Res. Clin. Obstet. Gynaecol.*, 15:877, 2001. • HAUACHE, O.M. – Diagnóstico laboratorial do hiperparatiroidismo primário. *Arq. Bras. Endocrinol. Metab.*, 46:79, 2002. • HAYSLIP, C.C. & cols. – The value of serum antimicrosomal antibody testing in screening for symptomatic postpartum thyroid dysfunction. *Am. J. Obstet. Gynecol.*, 159:203, 1988. • HEARD, M.J. & cols. – Pregnancies following use of metformin for ovulation induction in patients with polycystic ovary syndrome. *Fertil. Steril.*, 77:669, 2002. • HERMAN-BONERT, V. – Pregnancy and acromegaly. In: Bronstein; M.D. *Pituitary Tumors and pregnancy*. Norwell, Kluwer Academic Publishers, 2001, p. 109. • HIRAHARA, F. & cols. – Hiperprolastinemic recurrent miscarriage and results of randomized bromocriptine treatment trials. *Fertil. Steril.*, 70:253, 1998. • HUNDAL, R.S. – Metformin: new understanding, new uses. *Drugs*, 63:1879, 2003. • JAKUBOWICZ, D.J. & cols. – Effects of metformin on early pregnancy loss in the polycystic ovary syndrome. *J. Clin. Endocrinol. Metab.*, 87:524, 2002. • KAMPMANN, J.P. &

cols. – Propylthiouracil in human milk; revision of a dogma. *Lancet*, 1:736, 1980. • KARLSSON, F.A. – Severe embryopathy and exposure to methimazole in early pregnancy. *J. Clin. Endocrinol. Metab.*, 87:947, 2002. • KLEIN, R.Z. & cols. – Prevalence of thyroid deficiency in pregnant women. *Clin. Endocrinol. (Oxf.)*, 35:41, 1991. • KLEIN, R.Z. & cols. – Relation of severity of maternal hypothyroidism to cognitive development of offspring. *J. Med. Screen.*, 8:18, 2001. • KNOBEL, M. & MEDEIROS-NETO, G. – Moléstias associadas à carência crônica de iodo. *Arq. Bras. Endocrinol. Metab.*, 48:53, 2004. • KORT, K.C. & cols. – Hyperparathyroidism and pregnancy. *Am. J. Surg.*, 177:66, 1999. • KOVACS, K. – Sheehan syndrome. *Lancet*, 361:520, 2003. • LAZARUS, J.H. & KOKANDI, A. – Thyroid disease in relation to pregnancy:a decade of change. *Clin. Endocrinol. (Oxf.)*, 53:265, 2000. • LYMAN, D.J. – Paroxysmal hypertension, pheochromocytoma, and pregnancy. *J. Am. Board Fam. Pract.*, 15:153, 2002. • MADHUN, Z.T. & ARON, D.C. – Cushing's disease in pregnancy. In: Bronstein, M.D. *Pituitary Tumors an Pregnancy*. Norwell, Kluwer Academic Publishres, 2001, p. 149. • MAGANHA, C.A. – Disfunções tireoideanas. In: Zugaib, M. & Bittar, R.E. *Protocolos Assistenciais da Clínica Obstétrica da Faculdade de Medicina da USP*. São Paulo, Atheneu, 2003, p. 158. • MAH, P.M. & WEBSTER, J. – Hyperprolactinemia: etiology, diagnosis and management. *Sem. Reprod. Med.*, 20:365, 2002. • MANDEL, S.J. & cols. – Review of antithyroid drug use during pregnancy and report of a case of aplasia cutis. *Thyroid*, 4:129, 1994. • McCARTHY, E.A. & cols. – Metformin in obstetric and gynecologic practice: a review. *Obstet. Gynecol. Surv*, 59:118, 2004. • MEDEIROS-NETO, G. – *Hipotireoidismo congênito no Brasil*. São Paulo, 2003. • MESTMAN, J. H. – Hyperthyroidism in pregnancy. *Best. Pract. Res. Clin. Endocrinol. Metab.*, 18:267, 2004. • MESTMAN, J.H. – Hyperthyroidism in pregnancy. *Endocrinol. Metab. Clin. North Am.*, 27:127, 1998. • MESTMAN, J.H. & cols. – Thyroid disorders of pregnancy. *Endocrinol. Metab. Clin. North Am.*, 24:41, 1995. • MILLAR, L.K. & cols. – Low birth weight and preeclampsia in pregnancies complicated by hyperthyroidism. *Obstet. Gynecol.*, 84:946, 1994. • MITSUDA, N. & cols. – Risk factors for developmental disorders in infants born to women with Graves disease. *Obstet. Gynecol.*, 80:359, 1992. • MOLITCH, M.E. – Medical treatment of prolactinomas. *Endocrinol. Metab. Clin. North Am.*, 28:143, 1999. • MOLITCH, M.E. – Pathologic hyperprolactinemia. *Endocrinol. Metab. Clin. North Am.*, 21:877, 1992. • MOLITCH, M.E. – Pituitary tumors and pregnancy. *Growth Horm. IGF Res.*, 13(Suppl. A):S38, 2003. • MOMOTANI, N. & cols. – Antithyroid drug therapy for Graves' disease during pregnancy. Optimal regimen for fetal thyroid status. *N. Engl. J. Med.*, 315:24, 1986. • MOMOTANI, N. & K. ITO – Treatment of pregnant patients with Basedow's disease. *Exp. Clin. Endocrinol.*, 97:268, 1991. • MORTIMER, R.H. & cols. – Methimazole and propylthiouracil equally cross the perfused human term placental lobule. *J. Clin. Endocrinol. Metab.*, 82:3099, 1997. • NAVES, L.A. & cols. – Distúrbios na secreção e ação do hormônio antidiurético. *Arq. Bras. Endocrinol. Metab.*, 47:467, 2003. • OTHMAN, S., & cols. – A long-term follow-up of postpartum thyroiditis. *Clin. Endocrinol. (Oxf.)*, 32:559, 1990. • OZDEMIR, I. & cols. – A case of primary Addison´s disease with hyperemesis gravidarum and successful pregnancy. *Eur. J. Obs. Gynecol. Reprod. Bio.*, 113:100, 2003. • PHOOJAROENCHANACHAI, M. & cols. – Effect of maternal hyperthyroidism during late pregnancy on the risk of neonatal low birth weight. *Clin. Endocrinol. (Oxf.)* , 54:365, 2001. • RAMIREZ, A. & cols. – Esophageal atresia and tracheoesophageal fistula in two infants born to hyperthyroid women receiving methimazole (Tapazol) during pregnancy. *Am. J. Med. Genet.*, 44:200, 1992. • REDMOND, G.P. – Hypothyroidism and women's health. *Int. J. Fertil Womens Med.*, 47:123, 2002. • RICCI, E. & cols. – Pregnancy outcome after cabergoline treatment in early weeks of gestation. *Reprod. Toxicol.*, 16:791, 2002. • ROBERT, E. & cols. – Pregnancy outcome after treatment with the ergot derivative, cabergoline. *Reprod. Toxicol.*, 10:333, 1996. • ROSEN, I.B. & cols. – Thyroid nodular disease in pregnancy: current diagnosis and management. *Clin. Obstet. Gynecol.*, 40:81, 1997. • ROSSI, A.M. & cols. – Outcome of pregnancies in women with treated or untreated hyperprolactinemia. *Eur. J. Obstet. Gynecol. Reprod. Biol.*, 63:143, 1995. • SAKAIHARA, M. & cols. – Postpartum thyroid dysfunction in women with normal thyroid function during pregnancy. *Clin. Endocrinol. (Oxf.)*, 53:487, 2000. • SCHNATZ, P.F. – Surgical treatment of primary hyperparathyroidism during the third trimester. *Obstet. Gynecol.*, 99:961, 2002. • SCHNATZ, P.F. & CURRY, S.L. – Primary hyperparathyroidism in pregnancy: evidence-based management. *Obstet. Gynecol. Surv.*, 57:365, 2002. • SMIT, B.J. & cols. – Neurologic development of the newborn and young child in relation to maternal thyroid function. *Acta. Paediatr.*, 89:291, 2000. • STAGNARO-GREEN, A. – Postpartum thyroiditis: clinical review. *J. Clin. End. Metab.*, 87:4042, 2002. • STAGNARO-GREEN, A. – Postpartum thyroiditis. *Best. Pract. Res. Clin. Endocrinol. Metab.*, 18:303, 2004. • VAISMAN, M. & cols. – Enzimas envolvidas na organificação tireoidiana do iodo. *Arq. Bras. Endocrinol. Metab.*, 48:9, 2004. • WILLIAMS, R.H. & cols. – Thiouracil: its absorption, distribution and excretion. *J. Clin. Invest.*, 23:613, 1944. • WING, D.A. & cols. – A comparasion of propylthiouracil versus methimazole in the treatment of hyperthyroidism in pregnancy. *Am. J. Obstet. Gynecol.*, 170:90, 1994. • WOEBER, K.A. – Diagnostic enigmas in thyroid disease. *West. J. Med.*, 164:177, 1996.

59 Diabetes Mellitus

Belmiro Gonçalves Pereira

INTRODUÇÃO

O *Diabetes mellitus* (DM) complica a vida de milhões de mulheres em todo o mundo e compromete cerca de 3-5% de todas as gestações (Gabbe e Graves, 2003; ADA, 2003).

Atualmente, a mulher diabética tem capacidade reprodutiva semelhante à não-diabética. Isto se deve ao melhor controle de sua doença desde o ponto de vista metabólico até o reprodutivo. Vai longe o tempo em que as opções terapêuticas no tratamento dessas mulheres eram limitadas. Com dieta adequada, insulina e exercícios físicos, o controle durante a gestação é relativamente fácil. É importante lembrar que a participação da equipe de assistência multiprofissional desempenha papel indispensável na aplicação desse conceito. Sem dúvida, o desejo da mulher por esse concepto aliado ao reforço da equipe são fundamentais para o sucesso gestacional (Stell e Duncan, 1980; Ober e Simpson, 1986).

Não existem mais dúvidas de que a assistência reprodutiva da mulher com diabetes deve ter início na fase em que a gestação está sendo planejada. Para tanto, são necessários programas de assistência que incluam o planejamento familiar sob controle estrito e o aconselhamento reprodutivo.

Tanto em nosso país como em centros de referência no exterior, equipes se especializam nesse tipo de atendimento e mostram bons resultados, tais como redução acentuada das patologias fetais e neonatais, além de diminuição das complicações maternas atribuíveis ao diabetes. Todavia, ainda se trabalha para reduzir a elevada incidência de malformações fetais, o que está em vias de se conseguir com a aplicação do conceito de preparo pré-gestacional e o início precoce da assistência pré-natal (Reece e cols., 1996; Reece e Erikson, 1996).

ADAPTAÇÃO METABÓLICA DO ORGANISMO MATERNO À GRAVIDEZ E FISIOPATOLOGIA DO *DIABETES MELLITUS* NA GESTAÇÃO

Durante a gestação, adaptações metabólicas são necessárias para o desenvolvimento adequado do embrião e do feto.

De modo geral, o metabolismo da grávida normal apresenta variações decorrentes das alterações hormonais causadas pela produção hormonal placentária. Até cerca de 27 semanas de gestação ocorre uma fase anabólica em que o acúmulo de gordura se associa a importante consumo de glicose. Nessa fase da gestação, ocorre hiperplasia de ilhotas pancreáticas por ação de hormônios sexuais aumentados pela produção placentária. Entretanto, apesar da hiperplasia, não ocorre aumento da concentração plasmática de insulina, que fica reduzida. É, portanto, uma fase em que há hipoinsulinemia e hipoglicemia. A fase seguinte, após as 28 semanas, caracteriza-se por resistência periférica à ação da insulina causada pela elevada concentração de hormônios sexuais (estrógeno e progesterona) associados à produção elevada de hormônio lactogênio-placentário (hLP) e à ação secundária de cortisol e prolactina que, aumentados, também contribuem para o antagonismo da insulina, cujo mecanismo é definido como "pós-receptor". Dessa forma, o organismo bem adaptado apresenta aumento na produção de insulina. Esse aumento é progressivo e constante até o final da gestação. Nessa fase, entretanto, ocorre catabolismo mais intenso com importante queima de gorduras e consumo de glicose que passa para o compartimento fetal, por isso também existe, habitualmente, redução das concentrações plasmáticas de glicose. Essa fase é chamada de fase catabólica da gestação. Para que essa fase ocorra de forma adequada, é necessário boa reserva pancreática de ilhotas aptas a produzir mais insulina. Se a gestante apresentar certa predisposição ao diabetes, não apresentará tal resposta e desenvolverá a doença. As alterações do metabolismo com predomínio da hipoglicemia justificam o uso de valores de glicemias mais baixas como pontos de corte para o rastreamento e o diagnóstico do *diabetes mellitus* (DM) na gestação.

Além dessas alterações genéricas no metabolismo, modificações nas concentrações sangüíneas de nutrientes nos estados de jejum e pós-prandiais (metabolismo intermediário) também são observadas.

Nos estados de jejum, as concentrações de glicose diminuem pelo consumo fetal e pela redução da disponibilização e utilização do glicogênio hepático. Por esse motivo, há um desvio do catabolismo dos carboidratos para o de proteínas e gorduras (efeito mediado pelo hormônio lactogênio-placentário), com a conseqüente produção de cetonas e radicais ácidos para as situações de jejum prolongado ou superior a 12 horas.

Nos estados pós-prandiais, ocorrem aumentos nas concentrações de nutrientes superiores aos de mulheres não-gestantes por causa do antagonismo existente à ação da insulina, o que causa maior hiperglicemia e aumento da produção de insulina. Esse efeito é mediado pela ação dos hormônios como estrógeno, progesterona e lactogênio-placentários. O conhecimento desse efeito permite entender a necessidade crescente de insulina no controle de gestante com DM.

Na gestante com DM, esses efeitos no metabolismo intermediário são mais intensos, já que nos estados de jejum ocorre um catabolismo exagerado caracterizando um processo de inanição acelerada com intensa produção de cetonas. Já nos estados pós-alimentares, o que ocorre é redução na capacidade pancreática de aumentar a produção de insulina, exacerbando a resposta metabólica de absorção de nutrientes, causando hiperglicemias mais acentuadas.

Em resumo, as gestantes com predisposição ao DM vão desenvolvê-lo por não conseguirem aumento da produção de insulina necessária à manutenção do metabolismo intermediário. Por outro lado, na evolução e controle das diabéticas grávidas, o aumento da necessidade insulina reflete a boa função placentária e a ação de seus hormônios.

PRINCÍPIOS GERAIS DE SEGUIMENTO E TRATAMENTO DA GESTANTE COM DIABETES

Poderíamos dividir as etapas do atendimento à mulher com diabetes em quatro fases:

1. Corresponde ao período pré-gestacional em que a mulher, sabidamente diabética, prepara-se, psicológica, social e metabolicamente, para eventual gestação.
2. Adequação da dieta e da insulinoterapia impostas pela prenhez.
3. Avaliação freqüente da grávida e da vitalidade de seu concepto, com vista à resolução da gestação.
4. Assistência à puérpera e, particularmente, à anticoncepção.

As gestantes com diabetes diagnosticado pela primeira vez durante a gestação deveriam seguir as três últimas etapas de acompanhamento, reforçando a de assistência ao período puerperal, alertando-a para a possibilidade de vir a se tornar, definitivamente, diabética, devendo ser candidata a avaliações de risco familiar como, por exemplo, pesquisas de anticorpos presentes em pacientes com predisposição.

Fase pré-gestacional

Já está bem estabelecido que a embriopatia diabética tem seu determinismo no período pré-gestacional ou é decorrente do controle precário do metabolismo nas primeiras semanas de gestação, embora não se saiba exatamente porque acontecem tais malformações, que são principalmente do sistema nervoso central, cardiovascular e esquelético (Reece e cols., 1996). Está bem avaliada, por vários autores, a redução da incidência de malformações em diabéticas que buscaram programas de anticoncepção na fase pré-gestacional, logrando a euglicemia, e que engravidaram com bom controle metabólico (Tabela III-7).

Tabela III-7 – Cuidados anticoncepcionais em mulheres com *Diabetes mellitus* e incidência de malformações.

Estudo	Participantes (%)	Não-participantes (%)
Fuhrmann e cols., 1983	1/128 (0,8)	22/292 (7,5)
Damm e cols., 1986	2/193 (1,0)	5/61 (8,2)
Steel e cols., 1990	2/143 (1,4)	10/96 (10,4)
Wilhoite e cols., 1993	1/62 (1,6)	8/123 (6,5)

Tyrala, E.E.: In Reece, E.A.: Clínicas Obstétricas da América do Norte, 1996.

Como se observa na tabela III-7, ocorreu redução acentuada da incidência de malformações nas diabéticas que participaram de programas de contracepção antes de engravidar. Esse efeito pode ser decorrente do melhor controle e preparo para a gestação, assim como do início precoce da assistência pré-natal dessas gestantes.

Primeira metade da gestação

A primeira metade da gestação caracteriza-se por aumento do volume de distribuição e consumo da glicose utilizada na produção de gordura e glicogênio hepático (Paul, 1972), pouco modificando as necessidades de insulina (nessa fase há redução das doses de insulina nas diabéticas usuárias desse hormônio). Nas diabéticas gestacionais, raramente diagnosticadas nessa fase, o uso de insulina não costuma ser necessário.

Essa fase é de extrema importância na gênese de alterações morfológicas dos filhos de mães com diabetes. O controle metabólico precário, nesse período, associa-se à maior incidência de deformidades congênitas, que podem ser responsáveis pelo aumento do número de abortos e de malformações por ocasião do parto (Tyrala, 1996; Antsaklis, 1997).

O descontrole metabólico pode ser avaliado pela medida da hemoglobina glicosilada (HbA_{1C}) que, quando aumentada, reflete o mau controle. Níveis de HbA_{1C} aumentados associam-se com maior incidência de malformações, como pode ser avaliado na tabela III-8 (Tyrala, 1996).

É importante realçar que a HbA_{1C} é útil apenas nessa fase inicial da gestação, não tendo, porém, utilidade para a avaliação do controle metabólico e o ajuste de tratamento da grávida.

O diabetes gestacional é de difícil diagnóstico nesse momento da gestação, pois o antagonismo à insulina ainda não se faz presente, mesmo nas portadoras de fatores de risco. Por esse motivo, as gestantes com essas características devem ser submetidas a novas provas de diagnóstico por volta das 30 semanas.

Tabela III-8 – Taxas de malformações fetais de acordo com o nível de hemoglobina glicosilada no primeiro trimestre.

Estudo	HbA$_{1C}$ (%)	Grandes malformações (%)
Miller e cols., 1988	< 7,0	0
	7,0-8,5	5,1
	> 8,6	22,4
Yenen e cols., 1984	< 8,0	3,2
	8,0-9,9	8,1
	> 10	23,5

Tyrala, E.E.: In Reece, E.A.: Clínicas Obstétricas da América do Norte, 1996.

Segunda metade da gestação

Esta etapa da gestação se caracteriza por aumento acentuado das concentrações de hormônios placentários (estrógeno, progesterona e lactogênio-placentário), além do cortisol, que antagonizam a ação periférica da insulina piorando a evolução do diabetes, aumentando a necessidade desse hormônio (Pitkin, 1980). Nesse período, são freqüentes as internações para a avaliação do estado metabólico e o reajuste da dieta e das doses de insulina.

É nessa fase da gravidez que se faz o diagnóstico de diabetes gestacional, pois, com o antagonismo hormonal à insulina, é possível a manifestação da doença, particularmente nas gestantes portadoras de fatores de risco.

Vale a pena reforçar a idéia de se realizar, de rotina, no pré-natal, exame de glicemia de jejum na primeira consulta e repetida por volta de 28 semanas de gestação, caso a primeira esteja com valores inferiores a 90mg/dl.

As gestantes que logram o bom controle do metabolismo devem ter seu parto planejado para o termo, sem necessidade de retirada prematura do feto. Poucas são as vezes em que é indicada a interrupção prematura da gravidez, a não ser pela possibilidade de sofrimento fetal, que é pouco comum nesses casos.

A avaliação da vitalidade fetal deve ser iniciada durante essa fase. Em nosso Serviço (Centro de Atenção Integral à Saúde da Mulher) recomendamos que o início da avaliação de vigilância fetal se faça por volta de 28 semanas com percepção materna dos movimentos fetais (PMMF), acrescida da cardiotocografia seriada (CTG) por volta das 30 semanas (Pereira, 1996). O perfil biofísico fetal (PBF) e a dopplervelocimetria são reservados aos casos de alteração da CTG (Landon e Gabbe, 1996). O parto deve ter vigilância contínua de vitalidade fetal, alternando monitorização eletrônica e clínica.

Em situações de bom controle metabólico, raramente necessitamos avaliar ou promover aceleração de maturidade fetal (Cosmi e cols., 1997a e b). Quando esta se faz imperativa, pode ser medida pela dosagem do fosfatidilglicerol, um dos componentes do surfactante, que, quando presente, traduz a maturidade pulmonar, ou pela avaliação da relação lecitina (L) e esfingomielina (E). De modo geral, se a relação entre estes dois fosfolipídeos for maior que 2/1 significa maturidade pulmonar. Entretanto, nas gestantes com diabetes essa relação não traduz, necessariamente, tal maturidade. Assim mesmo, é importante reforçar a idéia de que acima de 38 semanas de gestação não há necessidade de avaliação da maturidade fetal. Na tabela III-9 mostra-se a relação entre idade gestacional e ocorrência de síndromes de desconforto respiratório em recém-nascidos de diabéticas, de acordo com a via de parto. Na tabela III-10 mostra-se a relação entre a freqüência de prematuros e de síndromes de desconforto respiratório entre diabéticas e controles.

Tabela III-9 – Síndromes de desconforto respiratório (SDR) em recém-nascidos de diabéticas com relação L/E > 2,5 (Olofsson e cols., 1984; Olofsson, 1996).

N	Idade gestacional	Tipo parto	SDR
1	32	Cesárea	Taquipnéia transitória
2	35	Cesárea	Membrana hialina
2	36	Cesárea	Taquipnéia transitória
1	37	Vaginal	Taquipnéia transitória
2	38	Cesárea	Taquipnéia transitória

Tabela III-10 – Incidência de prematuros e de síndromes de desconforto respiratório entre recém-nascidos de diabéticas e de controles normais (Pereira, 1992).

Característica neonatal	Diabéticas (n = 90)	Controles (n = 360)
Idade gestacional < 37	16 (17,8%)	28 (7,7%)
SDR	8 (8,9%)	11 (3%)
SDR/IG	8/16 (50%)	11/28 (39,2%)

Os dados mostrados na tabela III-9 sugerem que entre as portadoras de diabetes há retardo da maturação pulmonar fetal. Esse fato é, geralmente, atribuído ao mau controle metabólico que, por causar hiperglicemia fetal, provoca hiperinsulinismo. O aumento da insulina fetal, agindo nos pneumócitos tipo II, atrasa a produção de surfactante. Já a tabela III-10 mostra que, entre os prematuros, apenas 50% apresentaram síndromes de desconforto respiratório.

O parto deve ser aguardado ao termo na maioria das gestações de diabéticas, ainda que seja difícil para o obstetra resistir à tentação de realizá-lo assim que completadas as 37 semanas. É, entretanto, importante salientar a importância de não deixar que a gestação ultrapasse as 40 semanas.

Período de puerpério

O puerpério merece especial atenção no que se refere à involução dos órgãos genitais, principalmente do útero, teoricamente mais predisposto às infecções. O mesmo deve ser dito para as feridas cirúrgicas que devem estar secas e limpas até a retirada dos pontos.

Em relação à amamentação, que deve ser incentivada, devemos orientar as puérperas quanto à higiene e à manutenção dos mamilos para se evitar fissuras e infecções.

A dieta deve ser mantida com oferta suficiente de todos os nutrientes, e a insulina deve ser administrada utilizando-se a dose pré-gestacional ou metade da dose usada no último dia de gestação, em aplicação única.

O período puerperal tardio é, freqüentemente, esquecido pela equipe de assistência que considera sua missão cumprida ao dar alta para a paciente depois do parto, perdendo a oportunidade de orientá-la quanto a seu futuro reprodutivo. Esse período é propício ao aconselhamento quanto a métodos anticoncepcionais e à orientação quanto ao seguimento médico de sua patologia. Portanto, recomendamos o agendamento de consulta de reavaliação aos 45 dias do pós-parto nos casos de amamentação exclusiva e à demanda, e em 30 dias caso a paciente não esteja amamentando. De modo geral, as diabéticas atendidas no pré-natal e que têm seu parto no mesmo serviço tendem a retornar para a revisão de parto. Apenas 12,5% das diabéticas de nosso ambulatório de revisão puerperal saem sem método anticoncepcional, sendo que 55,7% são laqueadas por ocasião do parto (Tabela III-11).

Tabela III-11 – Distribuição das pacientes diabéticas de acordo com o método anticoncepcional adotado no puerpério.

Anticoncepcional	Número	Porcentagem
Laqueadura	49	55,7
Medroxiprogesterona	10	11,3
Dispositivo intra-uterino	10	11,3
Oral (minipílula)	8	9,1
Sem	11	12,5
Total	88	100

Pereira, 1992.

Tão importante quanto oferecer anticoncepção é referir as puérperas diabéticas para seguimento com clínico, que deverá promover o controle e, em alguns casos, o diagnóstico do diabetes subclínico pela avaliação de antígenos de histocompatibilidade e anticorpos antifosfolipídeos (Parretti e cols., 1998).

Para cumprir esses princípios gerais poderíamos definir cronogramas genéricos de atendimento ambulatorial, internações e realização de exames subsidiários, mediados por equipe de assistência multiprofissional (Fig. III-3).

Idade gestacional (semanas)*	até 12	16	20	24	28	32	34	36	38	40
Consulta	X	X	X	X	X	X	X	X	X	X
Internação	X	X	X	X	X	X		X	X	X
Exames de urina	X	X	X	X	X	X		X		
Função renal	X		X		X			X		
Perfil glicêmico	X	X	X	X	X	X	X	X	X	X
Ultra-sonografia	X	X	X	X	X	X		X		
Vitalidade fetal						X	X	X	X	X	X

* A primeira consulta deve ser agendada o mais precocemente possível, seguindo-se mensal até 32 semanas.

X = fazer o procedimento.

Figura III-3 – Cronograma de assistência pré-natal de gestantes diabéticas atendidas no CAISM.

RASTREAMENTO DO *DIABETES MELLITUS* GESTACIONAL

Na primeira consulta ao pré-natal, as gestantes devem ser avaliadas para a identificação dos fatores de risco para diabetes gestacional (DMG) e se presentes encaminhadas para a realização de testes de glicemia tão cedo quanto possível.

Fatores de risco

Constituem fatores de risco para DMG obesidade excessiva, história pessoal de DMG, glicosúria ou história familiar, em parentes de primeiro grau, sugestiva de DM. Seriam de baixo risco as gestantes brancas que apresentassem ao mesmo tempo idade inferior a 25 anos, peso normal na fase pré-gestacional, ausência de parentes de primeiro grau com história de DM, sem história prévia de intolerância à glicose e história obstétrica prévia favorável. As gestantes com fatores de baixo risco poderiam deixar de realizar testes glicêmicos, embora, de modo geral, seja mais fácil fazer o rastreamento a partir da identificação de fatores de risco. Assim, os testes glicêmicos seriam realizados de forma universal a todas as gestantes na fase de rastreamento. Entre os testes glicêmicos destacamos a glicemia de jejum e a sobrecarga com 50g de glicose (ADA, 2004).

Glicemia de jejum

A glicemia de jejum deve ser realizada de forma rotineira por ocasião da primeira consulta e repetida ao redor das 28 semanas de gestação. Para o rastreamento de DMG, pode ser considerada de forma isolada ou associada aos fatores de risco. Na realização desse exame, não é necessário nenhum preparo da gestante, a não ser o jejum de 8 horas antes da coleta do sangue venoso periférico. Consideram-se como normais valores inferiores a 90mg/dl, embora para alguns autores este valor seja menor que 85. Não há diferenças significativas de sensibilidade de diagnóstico se considerarmos esse valor ou o de 90mg/dl. Se o valor da glicemia de jejum for maior ou igual a 90mg/dl ou com a presença de pelo menos um fator de risco positivo, o rastreamento é considerado positivo e a gestante deve ser encaminhada para a fase de confirmação de diagnóstico com curva glicêmica. Valor superior ou igual a 110mg/dl já confirma o diagnóstico de DMG, devendo a gestante ser encaminhada para perfil glicêmico com a finalidade de se definir a abordagem terapêutica. As gestantes com valores de glicemia de jejum situados entre 90 e 110mg/dl devem ser encaminhadas para a fase de diagnóstico.

Teste de sobrecarga com 50g de dextrosol

O teste de sobrecarga com 50g de dextrosol é o mais utilizado para o rastreamento de DMG nos países de língua inglesa. Em alguns serviços de assistência no Brasil, esse teste também é utilizado, embora tenha sensibilidade e especificidade semelhantes à associação de fatores de risco e glicemia de jejum. Em estudo realizado na Faculdade de Medicina de Botucatu, concluiu-se que a associação fatores de risco e glicemia de jejum têm o mesmo desempenho quando comparada ao teste de sobrecarga com 50g de dextrosol no rastreamento de DMG, porém com menor custo (Ayach, 1999).

Neste teste, 1 hora após a sobrecarga por via oral de 50g de dextrosol, é colhido sangue de veia periférica para a dosagem da glicemia. São considerados normais valores inferiores a 140mg/dl, com sensibilidade de 79%, ou inferiores a 130mg/dl, com sensibilidade de 100%. Considerando este último valor, em vez do primeiro, o número de gestantes que passam para a fase de diagnóstico aumentaria de 6% para cerca de 20% (Caar, 1998) e o custo do exame por caso diagnosticado sobe de aproximadamente U$220 para U$250 se for realizado de forma universal (Coustan e Carpenter., 1989). Em nosso Serviço, raramente usamos este teste, porém quando o utilizamos consideramos como anormal valor igual ou superior a 140mg/dl.

Diagnóstico

Para o diagnóstico de DMG, recomenda-se a curva glicêmica com sobrecarga. São duas as alternativas para realização desta curva: sobrecarga com 100 ou com 75g de dextrosol. Habitualmente, recomenda-se o preparo com dieta de três dias antes da realização deste exame, entretanto, esse processo dificulta sua operacionalização e não modifica sua capacidade de diagnóstico. Assim, em nosso Serviço não realizamos, de rotina, tal preparo. Para a sobrecarga de 100g de dextrosol realizam-se as glicemias de jejum, 1, 2 e 3 horas pós-sobrecarga. Já para a de 75g apenas os três primeiros são considerados. Considera-se como anormal a curva que apresentar um ou mais valores acima do normal. Os valores de normalidade dessas curvas, chamadas de testes de tolerância à glicose oral (TTGO), estão na tabela III-12.

Tabela III-12 – Valores de referência em mg/dl dos testes de sobrecarga com dextrosol (TTGO) para o diagnóstico de DMG.

	Curva de 100g*	Curva de 75g
Jejum	95	95
1ª hora	180	180
2ª hora	155	155
3ª hora	145	–

* Valores de Carpenter e Coustan 1982, 1998 adotados pela ADA, 2004.

Destaca-se que os valores hoje adotados como referência para a curva glicêmica são inferiores aos anteriormente adotados quando se utilizava a curva de O'Sullivan e Mahan, demonstrando maior preocupação com o diagnóstico de DMG. Os novos valores aumentam em cerca de 50% o número de casos diagnosticados da doença (Schwartz e cols., 1999).

O Ministério da Saúde, em seu manual técnico de 2000, recomenda a utilização do teste com sobrecarga de 75g (Ministério da Saúde do Brasil, 2000).

No fluxograma do esquema III-1 resume-se a seqüência de rastramento e o diagnóstico do DMG.

Esquema III-1 – Fluxograma para rastreamento do DMG.

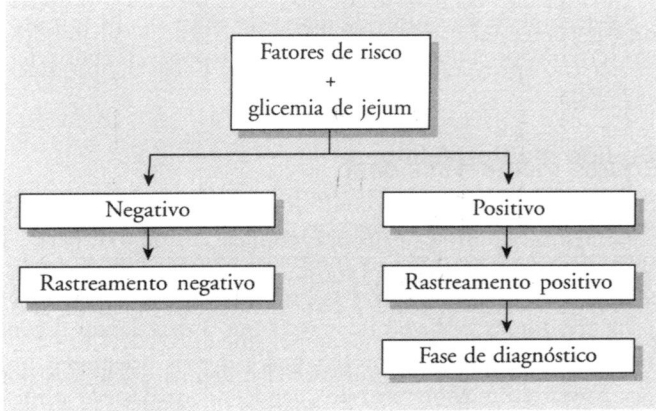

Recorrência do DMG

A recorrência de DMG é de cerca de 69% das gestações subseqüentes àquela em que ocorreu a doença pela primeira vez (gestação-índice). Certas condições da gestação-índice tais como maior paridade, menor idade gestacional por ocasião do diagnóstico assim como a necessidade de insulina para controle estão associadas à maior probabilidade de recorrência (Major e cols., 1998).

TRATAMENTO DA GRÁVIDA DIABÉTICA

O tratamento dado à gestante diabética baseia-se na utilização racional de dieta, insulina e exercícios, aplicados sob orientação de equipe multiprofissional de assistência.

Dieta

A dieta está recomendada para todas as gestantes com diabetes gestacional ou pré-gestacional. Deve conter proteínas, carboidratos, gorduras, sais minerais e vitaminas em quantidades adequadas e nas proporções de uma dieta normal (Beard e Lowi, 1982; Coustan e Felig, 1989). A forma de se prescrever a dieta e sua composição depende da experiência de cada Serviço. No Departamento de Toxoginecologia (DTG) da Faculdade de Ciências Médicas (FCM) da UNICAMP recomendamos que a quantidade de quilocalorias seja calculada utilizando o peso da gestante por ocasião do ingresso ao pré-natal. Para cada quilo de peso oferecem-se 30kcal/dia (com limites de 1.800 a 3.000), divididas em sétimos. De rotina, oferecemos um sétimo a cada refeição pequena que inclui café da manhã, lanche da tarde e ceia, e dois sétimos nas refeições maiores, almoço e jantar.

A prescrição da dieta deve ter orientação do profissional de nutrição que participa da equipe de assistência e, como norma, deverá oferecer várias opções de composição das refeições, de acordo com as possibilidades de cada paciente.

Insulina

A insulinoterapia deve ser iniciada precocemente nas portadoras de diabetes gestacional, assim como nas pré-gestacionais que não usavam insulina, e ajustada às condições da gestação nas diabéticas insulino-dependentes (Freinkel e Goodner, 1962; Gillmer e cols., 1975). Para que esse processo seja mais adequado, devemos prescrever dieta por 48 horas e só depois avaliar o estado do metabolismo por perfil glicêmico.

Na paciente insulino-dependente bem orientada no período pré-gestacional, o ajuste da dose de insulina, na gravidez, é relativamente fácil. Naquelas não-dependentes de insulina, devem ter suspensos os agentes anti-hipoglicemiantes orais (AAHG) que serão substituídos por insulina (Cabero Rouca e Cerqueira, 1997).

A introdução de insulina na gestação pode ser orientada por fórmulas genéricas. Uma das fórmulas propostas e bem conhecida é aquela que utiliza 0,2 a 0,5UI/kg de peso da paciente (Polonsky e Rubenstein, 1986). Esta fórmula, porém, não leva em consideração o estado metabólico do momento atual. Recomendamos, portanto, o uso de acordo com a fórmula que considera o valor da glicemia de jejum do perfil glicêmico, após dieta de dois dias. Com o valor da glicemia de jejum subtraído de 90 e depois dividido por 4 chega-se à dose inicial (Pereira, 1992). Esta dose não deve ultrapassar 25 e também não ser inferior a 5 unidades. A fórmula para este cálculo é a seguinte:

$$DI = \left(\frac{J - 90}{4}\right)$$

onde: DI = dose inicial, e J = valor da glicemia de jejum.

Ao introduzir a insulina pela primeira vez na gestante, devemos fazê-lo na forma NPH humana. O ajuste da dose baseia-se nas avaliações dos perfis glicêmicos. Recomenda-se que não se aumentem mais de 5U a cada perfil alterado. A paciente que é usuária de insulina deve manter o preparado que já utilizava e seguir os ajustes como proposto inicialmente. A associação de insulina regular fica a critério do médico assistente e faz-se de acordo com o perfil glicêmico, embora não seja unanimidade seu uso. Recomendamos o uso sempre que apenas um valor do perfil glicêmico esteja alterado e não seja possível de ser corrigido com o ajuste da dieta.

A evolução natural da gestação em diabética cursa com aumentos progressivos das necessidades de insulina, atingindo, às vezes, valores superiores a 100U. A redução das necessidades desse hormônio pode significar deterioração da função placentária, mas nunca melhora do estado metabólico (exceto nos casos de infecções associadas que, quando controladas, reduzem a necessidade de insulina) (Honko e Khandelwal, 1996).

Ainda não existem pesquisas suficientes que permitam o uso de insulinas de ação ultra-rápida na gestação, portanto, sua prescrição está contra-indicada. Também não recomendamos as insulinas de ação lenta nem preparados com pré-mistura.

Recentemente disponíveis no mercado, as insulinas análogas têm sido prescritas com mais freqüência para diabéticas em idade reprodutiva. As de ação ultra-rápida como a Lispro® e a Humalog®, que têm início da ação em aproximadamente 1 a 15 minutos, pico de ação máxima em cerca de ½ a 1 hora e duração de ação máxima de cerca de 5 horas. Este tipo de insulina quando associada às análogas de ação lenta ou ultralenta podem proporcionar um excelente controle do metabolismo. A insulina de ação ultralenta é a glargina ou a Lantus®, que tem início de ação em cerca de 1 hora e age até 24 horas, sem ter pico de ação, constituindo-se excelente alternativa para o controle de gestantes que já usavam essas substâncias ou as de difícil controle com as insulinas convencionais. Já existem dados de literatura mostrando resultados favoráveis em gestantes diabéticas graves que usaram esse tipo de insulina, não devendo, portanto, ser descontinuada na gestação (De Vitt e Dugdale, 2003).

Agentes anti-hiperglicemiantes orais (AAHO)

Os AAHO continuam sendo proscritos nas gestações de portadoras de *diabetes mellitus* (ADA, 2004). Entretanto, um novo medicamento, o Glyburide® tem sido descrito como alternativa no controle de gestantes diabéticas com doença recente ou gestacional e associado com resultados gestacionais semelhantes aos de gestantes que usaram insulina. Mais importante ainda, nesse tipo de medicamento foi o fato de não ter sido detectado no cordão umbilical após seu uso (Langer e cols., 2000). Yogev e cols. (2005), fundamentados na observação de 404 casos de diabéticas gestacionais, admitem resultados equivalentes com terapêuticas com insulina e Glyburide®.

Exercício físico

Em 1985, a ADA recomendou o exercício físico como parte integrante, adjuvante, no tratamento do diabetes gestacional. Em 1990, Artal publicava os resultados do exercício leve em gestantes com diabetes sem vasculopatia, mostrando que não havia repercussões negativas sobre a pressão arterial e pulso, assim como da função placentária, sendo, portanto, passível de ser aplicado às diabéticas das classes A até C de White.

O exercício leve ou moderado reduz a quantidade de glicose sangüínea, por aumentar seu consumo pelas hemácias e fibras musculares, nestas últimas provavelmente por aumentar a disponibilidade dos receptores de insulina. Observam-se também algumas variações de substâncias vasoativas que limitam a indicação do exercício nas diabéticas com vasculopatia. As figuras III-4 a III-7 mostram as principais modificações promovidas pelo exercício suave nas diabéticas (Artal, 1990).

Apesar das alterações hormonais e de substâncias vasoativas, não se observam modificações importantes nos valores da pressão arterial materna nem nos parâmetros da vitalidade dos conceptos. Van Doorn e cols. (1992) avaliaram as respostas da pressão arterial e o "score" de Fisher para os fetos de diabéticas após exercício vigoroso e observaram que não havia modificação da pressão arterial diastólica, embora fosse verificado aumento de cerca de 40mmHg na pressão sistólica. O escore de Fisher que avalia os parâmetros da vitalidade dos fetos não apresentou modificações.

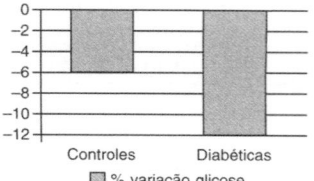

Figura III-4 – Resposta glicêmica ao exercício suave em gestantes sadias e gestantes com diabetes.

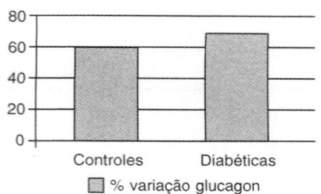

Figura III-5 – Resposta da concentração do glucagon ao exercício suave em gestantes sadias e gestantes com diabetes.

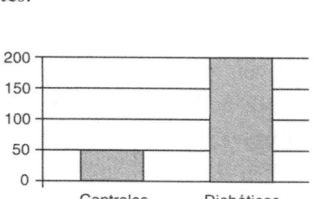

Figura III-6 – Resposta da concentração da epinefrina ao exercício suave em gestantes sadias e gestantes com diabetes.

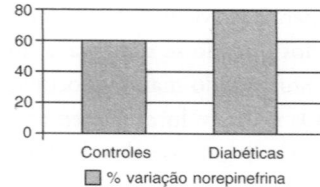

Figura III-7 – Resposta da concentração da norepinefrina ao exercício suave em gestantes sadias e gestantes com diabetes.

Uma das formas mais adequadas de se prescrever o exercício é recomendar caminhada diária de cerca de 30 minutos em terreno aproximadamente plano e, se possível, após refeição suave.

Equipe multiprofissional

É bastante conhecido o efeito da atuação multiprofissional no seguimento e controle de doenças crônicas, como o diabetes. A quantificação desse efeito foi mostrada indiretamente por Sundkvist, na Suécia, em 1989, e é apresentada na figura III-8. As pacientes foram avaliadas nos meses que antecederam o contato com a equipe multiprofissional e depois orientadas por ela, revelando melhor controle quando orientadas por profissionais de saúde, e não exclusivamente por médicos.

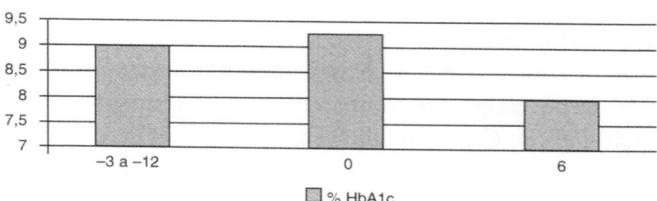

Figura III-8 – Controle glicêmico de diabéticos antes e após contato com equipe de saúde (comparação das porcentagens de hemoglobina glicosilada de 3 a 12 meses antes até 6 meses depois).

REPERCUSSÕES PERINATAIS DA GESTAÇÃO EM PORTADORAS DE *DIABETES MELLITUS*

As principais repercussões perinatais nas gestantes com DM resultam da hiperglicemia que se torna evidente nos casos de controle terapêutico inadequado. A hiperglicemia é responsável por alterações na embriogênese e também na fase de desenvolvimento e crescimento fetais. É sabido que a glicose em níveis elevados na fase embrionária está relacionada com o aumento na incidência de abortos (Mills e cols., 1988) e que nas gestações que evoluem, mesmo com severa hiperglicemia na fase embrionária, ocorre aumento acentuado na ocorrência de fetos/recém-nascidos com malformações. Portanto, a primeira das repercussões fetais do mau controle metabólico no DM é a ocorrência de malformações, mais freqüentes no DM pré-gestacional. Outra importante complicação é a macrossomia presente em elevada proporção dos filhos de diabéticas. Esta resulta da hiperglicemia fetal secundária à materna, já que a glicose atinge concentração fetal de cerca de dois terços da materna, pois atravessa a placenta por processo de difusão facilitada. Os fetos sob regime de hiperglicemia desenvolvem hiperplasia de ilhotas pancreáticas e, portanto, hiperinsulinismo. A insulina é estimulante da utilização de glicose e conseqüente ganho de peso do feto. Como de regra, esse ganho de peso exagerado ocorre depois da segunda metade da gestação resultando em macrossomia assimétrica (Figs. III-9 a III-12).

A hiperinsulinemia também se associa a atraso na maturação pulmonar do feto que, dessa forma, torna-se mais propenso a desenvolver síndrome de descoforto respiratório (SDR) do recém-nascido.

O recém-nascido dessas mulheres com controle pouco adequado desenvolvem mais freqüentemente hipoglicemia e hipocalcemia, além da policitemia por hiperplasia do sistema hematopoético. Com policitemia, há maior intensidade de hemólise e a hiperbilirrubinemia é também característica desses recém-nascidos.

Em relação aos anexos fetais, de modo geral, ocorre placentomegalia e aumento do líquido amniótico. O poliidrâmnio resulta da ação conjunta da diurese osmótica, da placentomegalia e da maior freqüência de movimentos respiratórios destes fetos. As complicações neonatais mais freqüentes entre os filhos de diabéticas podem ser avaliadas na tabela III-13.

Tabela III-13 – Porcentagem de complicações neonatais mais freqüentes entre os recém-nascidos de diabéticas de acordo com três autores.

Autor Recém-nascido	Olofsson, 1996	Von Kris, 1997	Pereira, 1992
Macrossomia	13,8	27,6	31,3
Prematuridade	14,0	21,1	17,8
Malformações	6,8	2,1	3,4
SDR	14,1	–	9,3
Hipoglicemia	20,9	–	19,7
Apgar 1º minuto < 7	14,5	–	16,2

SDR = síndrome de desconforto respiratório.

O recém-nascido

As gestantes com diabetes bem controladas do ponto de vista metabólico, em geral, apresentam bons resultados perinatais, dando à luz a recém-nascidos sadios com características similares às gestantes sem doença. Por outro lado, quando o controle do metabolismo está inadequado, podem aparecer alterações fetais e neonatais características, a depender da fase da gestação em que essas alterações foram mais graves. A maioria das complicações dos recém-nascidos de diabéticas tem seu determinismo provável durante a gestação, outras podem decorrer do período de ovogênese, e outras, da assistência neonatal.

O período periconcepcional está associado à formação do ovo e tem íntima relação com a formação de embrião sadio, particularmente nas gestantes portadoras de diabetes. O descontrole metabólico nessa fase se relaciona à maior incidência de malformações, e seria o responsável por abortos e malformações (Kjos, 1996).

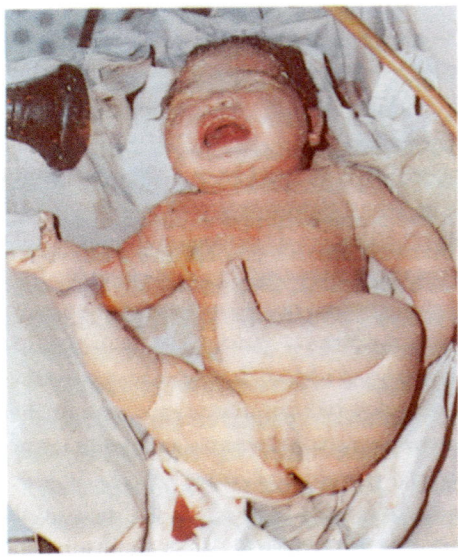

Figura III-9 – Macrossomia fetal. Recém-nascido de diabética. Distócia biacromial. Paralisia de Duchenne-Erb do membro superior esquerdo.

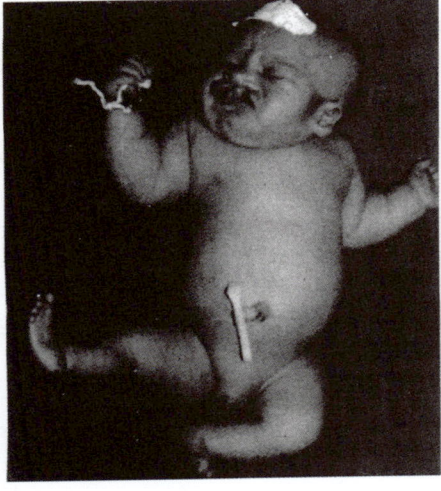

Figura III-10 – Macrossomia fetal. Recém-nascido de diabética. Presença de lábio leporino e anomalia nos membros inferiores (Monaci, 1995).

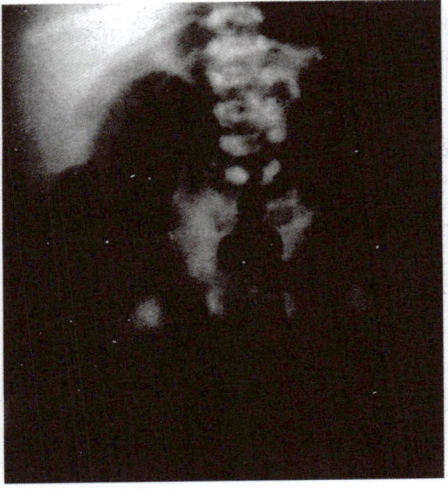

Figura III-11 – Radiografia do recém-nascido da figura III-10. Notar a agenesia de sacro: síndrome da regressão caudal (Monaci, 1995).

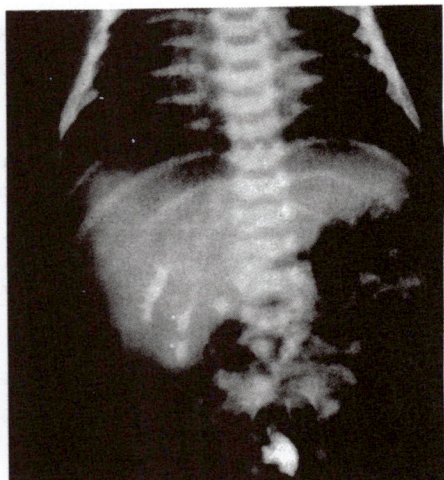

Figura III-12 – Radiografia do recém-nascido correspondente à figura III-10. Agenesia do sacro: síndrome de regressão caudal (Monaci, 1995).

No início da gestação, as alterações do metabolismo é que determinarão o desenvolvimento somático dos fetos de diabéticas, portanto, se serão ou não macrossômicos (Pedersen e Pedersen, 1997), embora o controle durante as outras fases da gestação possam modular esse crescimento. O controle do metabolismo também determina a maior incidência de hipoglicemia neonatal e de síndrome de desconforto respiratório idiopático. A hipocalcemia e a policitemia, mais freqüentes entre os filhos de diabéticas, não têm causa bem determinada, embora se associem ao mau controle glicêmico. Em nosso Serviço, comparamos a incidência de complicações em recém-nascidos de diabéticas com aqueles de gestantes pareadas por idade e número de gestações, e também com gestantes selecionadas ao acaso (Tabelas III-14 e III-15).

Tabela III-14 – Características neonatais imediatas, em porcentagem, dos recém-nascidos de diabéticas (n = 90), controles pareados (n = 180) e controles aleatórios (n = 180).

Variável	Diabéticas (%)	Controle pareado (%)	Controle aleatório (%)
IG < 37	17,8	8,3	7,2
PIG	5,8	10,9	9,5
GIG	31,3	17,5	11,7

Pereira, 1992.
IG = idade gestacional; PIG = pequeno para a idade gestacional; GIG = grande para a idade gestacional.

Tabela III-15 – Características (em porcentagem) dos recém-nascidos de diabéticas (n = 90) comparados com controles pareados (n = 180) e controles aleatórios (n = 180).

Patologia	Diabéticas (%)	Controle pareado (%)	Controle aleatório (%)
Sem	51,1	80,5	84,4
Hiperbilirrubinemia	26,1	8,4	8,4
Hipoglicemia	19,7	0	0
SDR	9,3	3,9	2,2
Policitemia	5,8	0	0
Hipocalcemia	1,1	0	0
Malformações	3,4	1,1	2,2

Pereira, 1992.

A mortalidade perinatal ainda é relativamente elevada em diabéticas, particularmente se comparada com gestantes sadias; como podemos observar na tabela III-16, quando comparada com grupos pareados, é cerca de duas vezes maior, e cerca de cinco vezes quando comparada com grupos aleatoriamente selecionados.

Tabela III-16 – Mortalidade perinatal de gestantes com diabetes (90), controles pareados por idade e número de gestações (180) e controles não-pareados (180).

Mortalidade	Diabéticas (%)	Controle pareado (%)	Controle aleatório (%)
Fetal	4,4	1,7	1,1
Neonatal	2,2	1,7	0,5
Total	6,6	3,4	1,6

Pereira, 1992.

O que se observa, ainda, é alta taxa de morbidade e mortalidade fetal e neonatal. Portanto, há muito a se melhorar na assistência à diabética para se obter resultados excelentes. Uma das formas de se conseguir tais resultados seria promover o seguimento adequado das pacientes no período puerperal, oferecendo orientação e estímulo ao aleitamento materno e anticoncepção eficaz.

FISIOPATOLOGIA DO SOFRIMENTO FETAL NA DIABÉTICA

Existe elevada incidência de sofrimento fetal entre os filhos de gestantes diabéticas. Não se conhece de forma clara a fisiopatologia de tal condição. Porém, sabe-se que nas gestantes diabéticas estariam envolvidas as alterações metabólicas e a associação com doença vascular. As alterações metabólicas envolvidas seriam a própria hiperglicemia, a maior porcentagem de hemoglobina glicosilada (HbA_{1c}) e a acidose resultante da queima de proteínas. Portanto, a avaliação da vitalidade fetal é prioridade no seguimento de gestantes com diabetes.

AVALIAÇÃO DA VITALIDADE FETAL

Atualmente, com o controle metabólico razoável durante a fase pré-gestacional e a gestação, resta avaliar as causas de sofrimento fetal, que são a principal indicação de interrupção prematura da gestação em mulheres com DM (Landon e Gabbe, 1996). A avaliação do bem-estar fetal é, assim, uma das principais prioridades dos centros de assistência às gestantes com diabetes, ainda que se conheça pouco da fisiopatologia do sofrimento fetal em tais pacientes. Acredita-se que sejam as alterações vasculares, por um lado, e os descontroles metabólicos os principais mecanismos. Este último ocorre por aumento das concentrações de hemoglobina glicosilada (HbA_{1C}), que tem maior afinidade pelo O_2, desviando a curva de dissociação da hemoglobina, nos vilos placentário, para a esquerda; pelo aumento da própria glicose que reduz a capacidade de transporte de O_2 pela hemoglobina e nos casos de cetoacidose, o aumento dos radicais ácidos que passam livremente a placenta, assim como a hipotensão e a desidratação causando sofrimento fetal (Landon e Gabbe, 1996).

Existem cinco formas, bem estudadas, de se avaliar a vitalidade dos fetos de gestantes sob risco para insuficiência placentária, a saber: 1. avaliação clínica; 2. cardiotocografia anteparto de repouso e estimulada pelo estímulo acústico; 3. perfil biofísico fetal; 4. dopplervelocimetria; e 5. prova de tolerância às contrações uterinas. Vale ressaltar as avaliações ultra-sonográficas de rotina na assistência que fornecem importantes informações sobre o crescimento fetal, sua anatomia e funções fisiológicas.

1. Avaliação clínica fetal – para a avaliação clínica fetal são usados alguns parâmetros, como medida da altura uterina, avaliação manual da quantidade de líquido amniótico, percepção de movimentos fetais e ausculta *cuidadosa* dos batimentos cardíacos. Todos estes elementos são avaliados de rotina na boa assistência pré-natal e devem estar devidamente anotados na ficha e no cartão da gestante (ver Capítulo 9).

A percepção materna dos movimentos fetais (PMMF) mostrou-se método muito útil na avaliação do bem-estar fetal das gestantes com diabetes, revelando elevada especificidade e valor preditivo negativo, isto significa que, quando os registros de movimentos fetais estão normais, em geral, os fetos estão em boas condições. Na tabela III-17 podemos observar os resultados da aplicação desse método de avaliação fetal nas diabéticas.

Tabela III-17 – Sensibilidade (SEN), especificidade (ESP), valor preditivo positivo (VPP) e valor preditivo negativo (VPN) da PMMF em predizer resultados neonatais em 209 diabéticas.

Variável	SEN	ESP	VPP	VPN
Apgar 1º min	18,5	95,0	35,7	88,7
Apgar 5º min	33,3	94,0	14,2	97,9
Anoxia	45,4	95,4	35,7	96,9

Pereira, 1996.

O grande valor desse método, entretanto, está na sua grande praticidade e custo praticamente zero. É passível de ser realizado a qualquer hora e até nos momentos em que os outros recursos não estão disponíveis. A maioria dos exames avaliados na tabela III-14, por exemplo, foi realizada na véspera ou no dia do parto (93%) (Pereira, 1996; Pereira e cols., 1997).

2. Cardiotocografia anteparto (CTG) – este método é excelente na avaliação do bem-estar fetal em gestantes diabéticas. Pode ser avaliado no estado de repouso após estímulo acústico (EA) ou ainda após estímulo de contrações uterinas, que é o teste de tolerância às contrações uterinas. Para avaliar a acurácia desses métodos podemos utilizar os cálculos de sensibilidade, especificidade e valores preditivos positivo e negativo, em relação aos resultados perinatais. A tabela III-18 mostra a capacidade preditiva de resultados perinatais da cardiotocografia anteparto de repouso (CTG) em gestantes com diabetes (Olofsson, 1996; Pereira, 1996).

Tabela III-18 – Previsão do comprometimento fetal em diabéticas segundo a CTG basal.

Autor	SEN	ESP	VPP	VPN	Variável
Olofsson, 1996	58,3	62,5	17,5	91,7	Apgar 1º min
	100	61,2	5,0	100	Apgar 5º min
	66,7	64,3	11,8	96,4	Primeiro choro
Pereira, 1996	40,7	85,5	28,9	90,9	Apgar 1º min
(n = 214)	83,3	84,1	13,1	99,4	Apgar 5º min
	63,3	84,7	18,4	97,7	Anoxia

Considerando que o índice de Apgar de 5º minuto, a anoxia neonatal e o tempo decorrido até o primeiro choro são bons indicadores de vitalidade fetal, a CTG teve excelente capacidade preditiva desses resultados, com valores de especificidade superiores a 60% e valores preditivos negativos superiores a 90%. Por esse método de avaliação fetal, observa-se que o exame normal está associado a bom resultado perinatal. Em nosso Serviço, recomendamos a realização desse exame *semanalmente* após as 30 semanas, duas vezes por semana acima de 34 e diário após as 36 semanas. Naturalmente, a presença de um exame alterado não determina necessariamente a realização de cesárea ou parto, e sim a repetição do exame ou aplicação de outros exames como estímulo acústico, perfil biofísico fetal, dopplervelocimetria ou mesmo o teste de tolerância às contrações uterinas.

Após o estímulo acústico (EA), alguns exames de CTG basal que eram não-reativos tornam-se reativos (18/38). De um total de 214 CTG basais avaliadas, 38 foram não-reativas, das quais se tornaram reativas 18 após o EA. Entretanto, não foram observadas modificações no valor de especificidade nem no valor preditivo negativo, tendo apenas sido observada redução na sensibilidade e melhora no valor preditivo positivo que passou a ser de 45% (Pereira, 1996) (Tabela III-19).

Tabela III-19 – Sensibilidade, especificidade, valor preditivo positivo e valor preditivo negativo da CTG basal, EA e CTG/EA em predizer resultados de Apgar no 1º minuto de vida.

Exame	SEN	ESP	VPP	VPN
CTG basal (214)	40,7	85,5	28,9	90,0
EA (169)	35,0	87,9	28,0	90,9
CTG/EA (214)	33,3	94,1	45,0	90,7

Pereira, 1996.

3. Perfil biofísico fetal (PBF) – como teste de avaliação fetal em diabéticas ainda é pouco estudado. Segundo Dicker e cols. (1988), apenas 3% desses exames se apresentam alterados nessas pacientes. Quando normal, tem 95% de bom resultado perinatal e cerca de 60% de sensibilidade para anoxia e depressão neonatal. Em 1984, Golde e cols. mostraram o resultado do PBF em 434 diabéticas com CTG normal, que se apresentou normal em 430 casos. Nos 25 casos de CTG não-reativa observaram que 21 PBF foram normais, mostrando, nesses casos, sua grande aplicação.

4. Dopplervelocimetria – tem sido proposta como instrumento de avaliação da vitalidade fetal em mulheres sob risco de vasculopatia placentária. Algumas gestantes diabéticas apresentam risco aumentado de insuficiência vascular, pré-eclâmpsia e restrição de crescimento fetal. Nesses casos, o exame seria útil e poderia ser interpretado como se fossem doenças vasculares. Em 291 exames de 35 gestantes insulino-dependentes, Landon e Gabbe (1996) avaliaram o formato da onda na artéria umbilical. Cinco em 10 pacientes (50%) com doença vascular apresentaram formato anormal, e 3 em 25 (12%) das gestantes sem vasculopatia tiveram esse tipo de alteração. A relação sístole/diástole (S/D) na artéria umbilical, nas mulheres com vasculopatia, esteve relacionada com restrição de crescimento intra-uterino (RCIU). Nos cinco casos com relação S/D elevada na artéria umbilical, ocorreu sofrimento fetal intraparto em um caso e os outros quatro apresentaram RCIU (Landon e Gabbe, 1996).

Kofinas e cols. (1991) estudaram a relação S/D em diabéticas insulino-dependentes com e sem hipertensão, e verificaram que nas primeiras foi de 3,5 ± 2,2 e de 2,4 ± 1,3 nas mulheres sem doença vascular. Reece e cols. (1994) avaliaram a proporção S/D de terceiro trimestre em diabéticas com insuficiência vascular e verificaram que foi maior que 3 em cerca de 50% dos casos. Entretanto, em 18 fetos com CTG anormal, a proporção S/D na artéria umbilical não se relacionou com resultados neonatais desfavoráveis, exceto para alterações metabólicas. Sugerem, também, que o limiar para preocupação da relação S/D na artéria umbilical, nas diabéticas com vasculopatia, seria de 4,2 (Kofinas e cols., 1991) (Tabela III-20).

Tabela III-20 – Sensibilidade (SEN), especificidade (ESP), valor preditivo positivo (VPP) e valor preditivo negativo (VPN) da dopplervelocimetria em predizer resultados fetais e gestacionais de diabéticas.

Autor	Nº	Variável	SEN	ESP	VPP	VPN
Bracero, 1986	33	RCIU/ pré-eclâmpsia	66	96	66	96
Landon, 1989	35	RCIU/ pré-eclâmpsia/SF	100	96	88	100
Johnstone, 1992	128	SF	43	96	33	97

Adaptado de Landon e Gabbe, 1996.
RCIU = restrição de crescimento intra-uterino.
SF = sofrimento fetal.

5. **Teste de tolerância às contrações uterinas ou prova de Pose** – foi uma das provas biofísicas primeiro aplicada na avaliação da vitalidade de gestantes com diabetes (esse teste avalia a resposta da freqüência cardíaca fetal às contrações). Os fetos sob risco de insuficiência uteroplacentária podem apresentar desacelerações tardias da freqüência cardíaca fetal às contrações uterinas induzidas com ocitocina. O teste é considerado positivo nos casos em que houver 30% ou mais dessas desacelerações, negativo no caso de ausência desses eventos, e nos casos intermediários é considerado suspeito. O teste poderia ser indicado em pacientes com CTG alterada de forma persistente, isoladamente ou em associação com o PBF e o Doppler.

Avaliando o desempenho desse exame em 109 diabéticas de todas as classes de White, verificamos que 29 provas foram positivas (27%). O que mais despertou interesse nesse exame foram os valores de sensibilidade e preditivo negativo de 100% ao predizer o diagnóstico de anoxia e índice de Apgar inferior a 7 ao 5º minuto de vida, o que reflete a inexistência de resultados falso-negativos e que todos os positivos em relação aos resultados neonatais foram identificados, como se pode observar na tabela III-21 (Pereira, 1997).

Tabela III-21 – Sensibilidade, especificidade, valor preditivo positivo e valor preditivo negativo do teste de tolerância às contrações uterinas ou prova de Pose em predizer resultados neonatais.

Variável	SEN	ESP	VPP	VPN
Apgar 1º min	58,8	79,3	34,4	91,2
Apgar 5º min	100	75,4	11,1	100
Anoxia	100	78,4	24,1	100

Pereira, 1997.

Ultra-sonografia em diabéticas

Com a evolução do tratamento às gestantes com diabetes, o principal problema neonatal passou a ser a elevada incidência de malformações que assumiram a maior proporção de causas de morte nos recém-nascidos. De modo geral, as malformações atingem um ou mais órgãos e são clinicamente indistinguíveis daquelas decorrentes de doenças genéticas ou causadas por agentes ambientais (Reece e cols., 1996). A ultra-sonografia morfológica deve ser indicada em todas as gestantes com diabetes por volta da 20ª semana. Mais recentemente, a ultra-sonografia em 3D tem sido recomendada para gestantes desse grupo por serem de risco para embriopatia (Cosmi e cols., 1997a e b).

A avaliação do crescimento fetal é obrigatória nas gestantes diabéticas e deve ser feita clinicamente pela medida da altura uterina, com fita métrica. Esse procedimento é, entretanto, dificultado quando a gestante é obesa e nas fases iniciais da gestação, quando ocorre o determinismo das alterações de crescimento (Pedersen e Pedersen, 1997; Cosmi e cols., 1997a e b). Em situações de associação com aumento de líquido amniótico (fato que não é raro na mulher com diabetes), também se recomenda a ultra-sonografia. Portanto, recomendamos a realização de ultra-sonografia na primeira consulta pré-natal e depois a cada quatro semanas.

A avaliação do índice de líquido amniótico (ILA) pelo ultra-sonografista tem grande importância, pois permite, indiretamente, avaliar o efeito do controle metabólico materno sobre o ambiente fetoplacentário, estando aumentado nos casos de controle precário (Olofsson, 1996). Em nosso meio (Pereira, 1992), a incidência de poliidrâmnio entre as gestantes com diabetes é cerca de 25 vezes superior àquela que se observa nas não-diabéticas. A curva de ILA nas gestantes com diabetes situa-se próximo ao percentil 75 da curva de gestantes não-diabéticas, quando avaliadas após a 28ª semana, segundo resultados apresentados na Faculdade de Medicina de Botucatu (Sgarbosa, 1998).

Avaliação do líquido amniótico (LA)

Além da avaliação quantitativa do LA pela ultra-sonografia, podemos estudar suas características físicas e químicas, assim como a celularidade. Entretanto, para estudo do LA utilizam-se métodos invasivos, dispensáveis e facilmente substituíveis por procedimentos não-invasivos como a ultra-sonografia.

Atualmente, com controle metabólico mais fácil e provável, a interrupção prematura da gestação é menos indicada. Embora se descrevam situações de retardo da maturação pulmonar, o estudo do LA para avaliação da maturidade fetal tem indicações muito restritas (Tabelas III-9 e III-10). Em casos de necessidade de aceleração de maturidade fetal podemos usar corticosteróides, mantendo a paciente sob controle metabólico e internada em enfermaria (Tyrala, 1996).

Complicações clínicas e obstétricas

As complicações mais freqüentes na gestante portadora de diabetes são: infecção urinária, hipertensão arterial, poliidrâmnio e, mais raramente, coma metabólico – as quatro dos critérios de mau prognóstico de Pedersen (Pedersen e Molsted-Pedersen, 1965). Em nosso Serviço observamos as seguintes incidências: TPP, 5,6%; hipertensão, 34,4%; infecção urinária, 17,8%; poliidrâmnio, 15,6%. Vale ressaltar que, entre gestantes não-diabéticas pareadas por idade e paridade com essas diabéticas, as diferenças estatísticas de incidência dessas patologias só foram observadas nos casos de poliidrâmnio, mostrando que a idade e a paridade mais elevadas dessas mulheres podem ter sido responsáveis por maior prevalência de alterações.

Além dos critérios de Pedersen para prognóstico da gestação em diabéticas, é recomendada a classificação de White, que é prognóstica e facilita a definição de conduta. Em nosso Serviço, a maior parte das diabéticas são gestacionais (57,8%) e apenas 6,7% apresentam vasculopatia, ou seja, são classe D ou mais na classificação de White modificada por Olofsson (1996).

A tabela III-22 mostra a classificação de White modificada por Olofsson (1996) que reduz o número de classes por junção das que têm vasculopatia proliferativa de qualquer tipo ou lesão vascular.

Tabela III-22 – Classificação de White modificada por Olofsson, 1996 (adaptado).

Classe White	Início	Duração	Doença vascular	Terapia
A*	Gravidez	Gravidez	Ausente	Dieta/exercício
AB**	Gravidez	Gravidez	Ausente	Dieta/exercício/insulina
B	> 20 anos	< 10 anos	Ausente	Dieta/exercício/insulina
C	< 20 anos	> 10 anos	Ausente	Dieta/exercício/insulina
D	Qualquer	Qualquer	Não-proliferativa	Dieta/insulina
F	Qualquer	Qualquer	Proliferativa***	Dieta/insulina

* Curva glicêmica alterada com jejum normal.
** Curva glicêmica alterada com jejum elevado.
*** Doença vascular proliferativa ou lesão orgânica.

A ocorrência de complicações é mais freqüente nas pacientes de classes D e F de White, porém, quando presentes em outras classes, determinam medidas urgentes de controle, podendo determinar a interrupção prematura da gestação. O prognóstico feto-neonatal piora das classes A e AB para a classe F.

COMPLICAÇÕES AGUDAS DO DM DURANTE A GESTAÇÃO: HIPOGLICEMIA E CETOACIDOSE DIABÉTICA (CAD)

Durante a gestação podem ocorrer complicações agudas decorrentes do descontrole metabólico. Entre estas, destacam-se as crises de hipoglicemia, que são as mais freqüentes, e as crises de hiperglicemia associadas a coma e/ou cetoacidose. As crises de hipoglicemia são associadas ao tratamento medicamentoso e resultam do excesso de insulina, sendo freqüentes na madrugada. De modo geral, seu controle depende de ajuste da dose de medicação e da dieta, assim como do controle de possíveis fatores de estresse. Na crise, recomenda-se a ingestão de açúcar dissolvido em um copo de água, sendo a infusão intravenosa reservada para situações especiais.

Por outro lado, as crises de hiperglicemia são resultado de dose insuficiente de insulina ou da associação com infecções que, do mesmo modo, reduzem a ação desta. Entre as crises hiperglicêmicas, a cetoacidose é a mais freqüente e deve ser prontamente diagnosticada e corrigida. Além do quadro clínico, a confirmação do diagnóstico baseia-se nos exames de laboratório em que a gasometria é patognomônica. Para o tratamento, recomenda-se a correção da desidratação, dos eletrólitos e da acidose.

Para o tratamento da CAD é obrigatória a internação em unidade de terapia intensiva, onde deve receber máscara facial de O_2, cateter venoso central de grande calibre, cateter arterial para pressão arterial média, cateter vesical e sonda nasogástrica, além de decúbito lateral esquerdo e monitorização fetal.

Para a correção da desidratação deve-se prescrever inicialmente 1.000ml/h de soro NaCl a 0,9% nos primeiros 60 a 120 minutos, seguidos de 250 a 400ml/h de NaCl a 0,45% após e até que a glicemia esteja abaixo de 200mg/dl. Nessa situação, a infusão de NaCl a 0,45% deve ser de 150ml/h acrescido de dextrose a 5%.

O uso de insulina regular deve ser imediato e iniciar-se com 0,4UI por kg de peso da paciente, por via intravenosa, seguido de infusão contínua de 6 a 10U também por via intravenosa. Após o desaparecimento da CAD, deve manter-se 1 a 2UI por hora nas próximas 12 a 24 horas. Nos casos de potássio sérico baixo é necessária a reposição deste eletrólito. São necessários 40mEq/h quando este está baixo e a metade quando normal. Quando a dosagem deste elemento é superior a 6mEq/l deve ser suspenso. Lembrar de realizar eletrocardiograma durante toda a infusão de potássio. Apenas fazer reposição com bicarbonato nas situações em que o pH seja menor que 7,0. Nesses casos, é necessário acrescentar duas ampolas de bicarbonato (1 ampola = 44mEq) ao soro da hidratação.

É importante ter em mente que durante a CAD o feto estará em acidose, hiperglicêmico e desidratado e que a correção desses eventos no feto dependem do controle materno. Recomenda-se, portanto, que durante a CAD não se realize parto (ADA, 2003).

O parto

O parto deve ser programado para as 38 semanas de gestação nas mulheres que lograram bom controle metabólico durante a maior parte do tempo de gestação (ADA, 2004). Reservam-se as indicações de parto prematuro aos descontroles metabólicos severos, à associação com quadros hipertensivos de difícil controle e às situações de sofrimento fetal.

É recomendado o parto vaginal espontâneo ou induzido, com indicação de analgesia precoce, lembrando que, por se tratar de fetos com macrossomia, há maior incidência de distócias, particularmente de ombro (ver Capítulo 87). Em nossos casos, houve 70% de partos cesáreos, sendo o antecedente operatório a causa mais freqüente, seguida do sofrimento fetal.

No dia do parto, recomenda-se o uso de insulina na dose de 50% da usada no dia anterior e a infusão intravenosa contínua de soro glicosado a 10%. Para isso, é necessário controle da glicemia por punção digital e avaliação por fita. Para a correção dos distúrbios, usar insulina regular ou glicose hipertônica.

No primeiro dia de puerpério, recomenda-se a dose de insulina que a paciente usava antes de engravidar ou, no caso de ser diabética gestacional, 50% da dose do último dia de gestação. Nesses casos, a medicação poderá ser suspensa durante os primeiros dias de puerpério, a depender do perfil glicêmico.

Referências Bibliográficas

• American Diabetes Association – Gestational diabetes mellitus. *Diabetes Care*, 26(Suppl. 1):S103, 2003. • American Diabetes Association – Gestational diabetes mellitus. *Diabetes Care*, 28(Suppl. 1):S88, 2005. • ANTSAKLIS, A.J. – Hyperglycemia and embriopathy. *Diab. Nutr. Metab.*, 10(Suppl. 6):3, 1997. • ARTAL, R. – Exercise and diabetes mellitus in pregnancy. A brief review. *Sport Med.*, 9:261, 1990. • AYACH, W. – *Comparação entre a glicemia de jejum associada aos fatores de risco e o teste oral de tolerância à glicose simplificado no rastreamento de diabete gestacional.* Tese de doutorado da FCM/UNESP, 1999; p. 80. • BEARD, R.W. & LOWI, C. – Commentary. The british survey of diabetic pregnancies. *Br. J. Obstet. Gynecol.*, 89:830, 1982. • CAAR, SR. – Screening for gestational diabetes mellitus. *Diabetes Care*, 21(Suppl. 2):B14, 1998. • CABERO ROUCA, L. & CERQUEIRA, M.L. – Diabetologic education in pregnancy. Is it necessary? *Diab. Nutr. Metab.*, 10(Suppl. 6):5, 1997. • CARPENTER, M.W. & COUSTAN, D.R. – Criteria for screening tests for gestational diabetes. *Am. J. Obstet. Gynecol.*, 144:768, 1982. • COSMI, E.V. & cols. – 2-D vs 3-D ultrasound for the diagnostic of fetal growth. *Diab. Nutr. Metab.*, 10(Suppl. 6):7, 1997a. • COSMI, E.V. & cols. – 3-D ultrasound for the diagnostic of fetal malformations. *Diab. Nutr. Metab.*, 10(Suppl. 6):7, 1997b. • COSMI, E.V. & cols. – New approaches for the treatment of fetal lung immaturity. *Diab. Nutr. Metab.*, 10(Suppl. 6):8, 1997c. • COUSTAN, D.R. & FELIG, P. – Diabetes melito. In: Burrow, G.N. & Ferris, T.F. *Complicações Clínicas na Gravidez.* 3ª ed., São Paulo, Roca, 1989; p. 37. • COUSTAN, R.D. & CARPENTER, M.W. – The diagnosis of gestational diabetes. *Diabetes Care*, 21(Suppl. 2):B5, 1998. • DE VITT, D.E. & DUGDALE, D.C. – Using new insulin strategies in the outpatient treatment of diabetes. *JAMA*, 289:2265, 2003. • DICKER, D. & cols. – Fetal surveillance in insulin dependent diabetic pregnancy: predictive value of the biophisical profile. *Am. J. Obstet. Gynecol.*, 159:800, 1988. • FREINKEL, N. & GOODNER, C.J. – Insulin metabolism and pregnancy. *Arch. Intern. Med.*, 109:235, 1962. • GABBE, S.G. & GRAVES, C.R. – Management of Diabetes Mellitus Complicating Pregnancy. *Obstet. Gynecol.*, 102:857, 2003. • GILLMER, M.D.G. & cols. – Carbohydrate metabolism in pregnancy. Part I – Diurnal plasma glucose profile in normal and diabetic women. *Br. Med. J.*, 3:399, 1975. • GOLDE, S.H. & cols. – The role of nonstress test, fetal biophysical profile, and contraction stress tests in the outpatients management of insulin-requiring diabetic pregnancies. *Am. J. Obstet. Gynecol.*, 148:269, 1984. • HONKO, C.J. & KHANDELWAL, M. – Monitorização da glicose e terapia insulínica durante a gravidez. *Clínicas Obstétricas e Ginecológicas da América do Norte*, 1:49, 1996. • KJOS, S.L. – Anticoncepção em mulheres diabéticas. *Clínicas Obstétricas e Ginecológicas da América do Norte*, 1:237, 1996. • KOFINAS, A. & cols. – Uteroplacental Doppler flow velocity waveform analysis correlates poorly with glycemic control in diabetic pregnant women. *Am. J. Perinatol.*, 8:273, 1991. •

LANDON, M.B. & GABBE, S.G. – Vigilância fetal e momento do parto na gravidez complicada pelo diabetes melito. *Clínicas Obstétricas e Ginecológicas da América do Norte*, 1:111, 1996. • LANGER, L. & cols. – A comparacion of glyburide and insulin in women with gestacional diabetes mellitus. *N. Engl. J. Med.*, 343:1134, 2000. • MAJOR, C.A.; VECIANA, M. WEEKS, J. & MORGAN, M.A. – Recurrence of gestational diabetes: Who is at risk? *Am. J. Obstet. Gynecol.*, 179:1938, 1998. • MILLS, J.L. & cols. – Diabetes in early pregnancy study: Incidence of spontaneous abortion among normal women and insulin-dependent diabetic women whose pregnancies were identified within 21 days of concepcion. *N. Engl. J. Med.*, 319:1617, 1988. • Ministério da Saúde do Brasil – Manual técnico: gestação de alto risco, Brasília, 2000, p. 162. • O'SULLIVAN, J.B. & MAHAN, C.M. – Criteria for the oral glucose tolerance test in pregnancy. *Diabetes*, 13:278, 1964. • OBER, C. & SIMPSON, J.L. – Diabetes mellitus: preventing anomalies through maternal metabolic intervention. *Clin. Obstet. Gynecol.*, 29:558, 1986. • OLOFSSON, P. – *Improved Care in Diabetic Pregnancy.* Tese – University Hospital, Lund, Sweden, 1996, p. 216. • OLOFSSON, P. & cols. – Diabetes and pregnancy: a 21 year swedish material. *Acta Obstet. Gynecol. Scand*, 7(Suppl. 122):62, 1984. • PARRETTI, E. & cols. – Incidenza di complicanze obstetriche in gestanti com IDDM positive per anticorpi antifosfolipidi. *Revista di Obstetrícia e Ginecologia XII*, 2:57, 1998. • PAUL, P.K. – Dynamic of hepatic glycogen: oestrogen and pregnancy. *Acta Endocrinol.*, 71:385, 1972. • PEDERSEN, J. & MOLSTED-PEDERSEN, L. – Prognosis of the outcome of pregnancies in diabetics. *Acta Endocrinol*, 50:70, 1965. • PEDERSEN, M.L. & PEDERSEN, F.J. – Fetal growth delay in early diabetic pregnancy and outcome of pregnancy. *Diab. Nutr. Metab.*, 10(Suppl. 6):22, 1997. • PEREIRA, B.G. – *Avaliação de um Protocolo de Assistência à Grávida Diabética.* Tese de Mestrado da FCM/UNICAMP, 1992, p. 80. • PEREIRA, B.G. – *Cardiotocografia Ante-Parto e Percepção Materna dos Movimentos Fetais na Avaliação do Bem Estar Fetal em Gestantes Diabéticas.* Tese de Doutorado de FCM/Unicamp, 1996, p. 112. • PEREIRA, B.G. & cols. – Accuracy of fetal monitoring during uterine contraction to predict neonatal outcome in diabetic pregnant women. *Diab. Nutr. Metab.*, 10(Suppl. 6):44, 1997. • PEREIRA, B.G. & cols. – Fetal monitoring and maternal perception of fetal movements in the fetal surveillance of diabetic women. *Acta Obstet. Gynecol. Scand.*, 76(Suppl to World Congress):53, 1997. • PITKIN, R.M. – Nutritional requirements in normal pregnancy. *Diabetes Care*, 3:472, 1980. • POLONSKY, K. & RUBENSTEIN, A.H. – Current approaches to measurement of insulin secretion. *Diabetes Metab. Rev.*, 2:315, 1986. • REECE, E.A. & cols. – Diabetes mellitus in pregnancy and the assessment of umbilical artery wave forms using pulsed Doppler ultrasonography. *Ultrasound Med.*, 13:73, 1994. • REECE, E.A. & cols. – Diagnóstico pré-natal e prevenção da embriopatia diabética. *Clínicas Obstétricas e Ginecológicas da América do Norte*, 1:13, 1996. • REECE, E.A. & ERIKSON, U.J. – Patogênese das malformações congênitas associadas ao diabetes. *Clínicas Obstétricas e Ginecológicas da América do Norte*, 1:31, 1996. • SCHWARTZ, M.L; RAY, W.N. & LUBARSKY, R. – The diagnosis and classification of gestacioanl diabetes mellitus: Is it time to change or tune? *Am. J. Obstet. Gynecol.*, 180:1560, 1999. • SGARBOSA, F. – *Índice de Líquido Amniótico (ILA) em Gestantes Diabéticas e a Influência da Qualidade do Controle Glicêmico Materno.* Tese de Mestrado da FCM/UNESP, 1998, p. 110. • STELL, J.M. & DUNCAN, L.J.P. – Contraception for the insulin-dependent diabetic women: the new form one clinic. *Diabetes Care*, 3:557, 1980. • TYRALA, E.E. – O bebê da mãe diabética. *Clínicas Obstétricas e Ginecológicas da América do Norte*, 1:217, 1996. • Van DOORN, M.B. & cols. – Maternal and fetal cardiovascular responses to strenuous bycicle exercise. *Am. J. Obstet. Gynecol.*, 166:854, 1992. • VON KRIES, R. & cols. – Pregnancy outcomes in mothers with progestational diabetes: a population based study in North Rhine (Germany) from 1988 to 1993. *Eur. J. Pediatr.*, 156:963, 1997. • YOGEV, L.O.; XENAKIS, E.M. & ROSENN, B. – Insulin and glyburide therapy: dosage, severety level of gestational diabetes, and pregnancy outcomes. *Am. J. Obstet. Gynecol.*, 192:134, 2005. •

60 Dermatopatias

André Luiz Vergnanini

Durante a gravidez, a pele e seus anexos passam por diversas modificações. Pode-se, genericamente, dividi-los em três grupos: 1. alterações dermatológicas normais da gravidez, freqüentes e consideradas como respostas fisiológicas (Quadro III-14); 2. manifestações cutâneas menos freqüentes, com sintomas e sinais específicos, encontradas somente na gravidez (Quadro III-15); 3. doenças sistêmicas ou alterações cutâneas preexistentes com vários efeitos na gravidez.

Quadro III-14 – Alterações dermatológicas normais da gravidez.

1. Distúrbios da pigmentação
    - Hiperpigmentação: mamilo, aréola, umbigo, vulva, região perianal e linha alba
    - Melasma
2. Distúrbios degenerativos
    - Estrias atróficas
3. Distúrbios dos anexos
    - Pêlo
        - Hirsutismo
        - Eflúvio telógeno
    - Unha: sulcos de Beau, onicólise distal e fragilidade ungueal
4. Distúrbios vasculares
    - Sinal de Chadwick
    - Edema
    - Eritema palmar
    - Varizes
    - Telangiectasias
    - Hemangioma
    - Granuloma piogênico da gravidez

Muitas destas manifestações dermatológicas são prontamente diagnosticadas pelo obstetra. Ocorrem, no entanto, situações duvidosas em que o auxílio do dermatologista se torna imprescindível.

ALTERAÇÕES DERMATOLÓGICAS NORMAIS DA GRAVIDEZ

DISTÚRBIOS DA PIGMENTAÇÃO

Hiperpigmentação – durante a gravidez é fenômeno normal. Ocorre em torno de 90% das grávidas e pode ter início no primeiro trimestre. Geralmente, mulheres pardas são mais suscetíveis do que as brancas (Wong e Ellis, 1984). Pode ser generalizada, mas, comumente, localiza-se nas áreas pigmentadas dos mamilos, aréolas, umbigo, vulva, região perianal, axilas e linha alba (a qual se torna linha negra).

Efélides, nevo melanocítico e cicatrizes recentes também podem escurecer durante a gravidez (Braverman, 1981).

Melasma – na face, ocorre melanodermia, denominada máscara da gravidez, melasma ou cloasma. Atinge cerca de 50-73% das grávidas (Wade e cols., 1978).

Mesmo não estando esclarecida a causa, os níveis elevados de estrógeno e progesterona e, talvez, o hormônio melanoestimulante (MSH) podem ser os responsáveis (Shizume e Lerner, 1954; Snell e Bischitz, 1960), uma vez que o estrógeno e a progesterona são capazes de estimular diretamente a melanogênese (Snell e Turner, 1966). Além do sol, fator desenca-

Quadro III-15 – Manifestações cutâneas próprias da gravidez.

Doença	Início	Prurido	Lesões	Distribuição	Aumento da morbidade e da mortalidade fetal
Herpes gestacional	2º ou 3º trimestre e pós-parto	Moderado a intenso	Eritêmato-pápulo-vésico-bolhosas	Abdome, extremidades, generalizada	Sim
Impetigo herpetiforme	3º trimestre	Discreto	Pústulas	Abdome, axilas, genitália	Sim
Pápulas e placas urticarianas da gravidez	3º trimestre	Intenso	Pápulas e placas eritematosas	Abdome, generalizada	Desconhecido
Dermatite papulosa da gravidez	1º ao 9º mês	Intenso	Pápulas eritematosas	Incaracterística	Discutível
Prurigo gestacional de Besnier	2º e 3º trimestres	Intenso	Pápulas eritematosas	Extremidades, tronco, abdome	Não
Foliculite pruriginosa da gravidez	2º ou 3º trimestre	Moderado	Pápulas foliculares eritematosas e pústulas	Extremidades, tronco, abdome	Desconhecido
Prurido gravídico	3º trimestre	Moderado a intenso	Escoriações, icterícia	Generalizada	Sim

deante ou agravante do melasma, há de se considerar o uso de cosméticos variados contendo perfumes, hormônios e outras drogas que podem contribuir para a pigmentação.

A ocorrência do melasma na gravidez, registrada desde a antiguidade, encontra-se atualmente, com certa freqüência, associada ao uso de anticoncepcionais orais, numa porcentagem de 5-34% das mulheres que tomam anovulatórios, reforçando, assim, a influência dos níveis de progesterona e estrógeno. Essas mulheres são especialmente suscetíveis de desenvolver o melasma durante a gravidez (McKenzie, 1971). Manifesta-se, clinicamente, por manchas castanho-claras e castanho-escuras, localizando-se na face e nas regiões malar, frontal, nasal, labial superior e masseteriana. Freqüentemente, há simetria ou disposição em vespertílio, atingindo as regiões malar e nasal. A intensidade e a extensão da pigmentação variam. Não há relação com doença hepática, ovariana ou das adrenais. Do ponto de vista histopatológico, há aumento da quantidade de melanina epidérmica na camada basal.

Alguns meses após o parto, pode ocorrer redução parcial ou total da pigmentação, contudo há estudos relatando a persistência do melasma após 10 anos em cerca de 30% das mulheres (Wong e Ellis, 1984).

O tratamento consiste em evitar a luz solar, usando-se cremes antiactínicos, contra raios UVA e UVB, com fator de proteção solar em torno de 15, sempre que necessários. Não há tratamento sistêmico para o melasma. Topicamente, empregam-se cremes e loções à base de hidroquinona entre 2 a 10% ou ácido azeláico a 20% ou tretinoína entre 0,05 e 0,1%. Associações de hidroquinona co tretinoína e de hidroquinona com ácido glicólico também são utilizadas. A resposta terapêutica é satisfatória. Pode ocorrer recidiva (Sampaio e Rivitti, 2000; Guevara e Pandya, 2003).

DISTÚRBIOS DEGENERATIVOS

Estrias atróficas – surgem entre o sexto e o sétimo meses de gravidez e encontram-se em aproximadamente 90% das grávidas (Winston e Lewis, 1982). São observadas também na puberdade, na obesidade, na síndrome de Cushing, no tratamento sistêmico com ACTH ou corticóide e na aplicação tópica de corticóides fluorados sob oclusão com plástico, principalmente em áreas intertriginosas. Podem manifestar-se em decorrência de predisposição racial e genética.

Na formação das estrias atróficas, citam-se dois mecanismos principais. Primeiro, o estiramento ou distensão da pele; contudo, apenas este fator, não necessariamente, produz estrias. Segundo, a ação de fatores hormonais, particularmente adrenocorticosteróides e estrógenos placentários (Wong e Ellis, 1984).

As estrias caracterizam-se por faixas de enrugamento e atrofia da pele; inicialmente eritêmato-purpúricas e, posteriormente, ligeiramente despigmentadas e brilhantes. Desenvolvem-se, tipicamente, no abdome, nas mamas, nas coxas e na região inguinal. Histologicamente, as estrias recentes exibem roturas, retração e enrugamento das fibras elásticas e dilatação de capilares da derme (Winston e Lewis, 1982). Não há tratamento.

DISTÚRBIOS DOS ANEXOS

Pêlo

Hirsutismo – um grande número de mulheres pode desenvolver, durante a gravidez, algum grau de hirsutismo, especialmente na face. Contudo, hirsutismo intenso não é comum e pode indicar a presença de tumor virilizante (Judd e cols., 1973) ou doença do ovário policístico (Fayer e cols., 1974).

A pilificação é, geralmente, percebida no primeiro trimestre e ocorre principalmente na face, podendo acometer também braços, pernas e tronco. A espessura do pêlo é variável. Aumento das secreções de hormônio adrenocorticotrófico, adrenocorticosteróides e andrógenos ovarianos tem sido sugerido como possível fator responsável por essas alterações dos pêlos (Winston e Lewis, 1982).

As manifestações discretas do hirsutismo não necessitam de tratamento, pois, geralmente, regridem até seis meses após o parto (Wong e Ellis, 1984). Contudo, pêlos mais grossos podem persistir.

Eflúvio telógeno – a queda de cabelos no período pós-parto, um fenômeno comum, atinge vários graus de intensidade (Schiff e Kern, 1963). O termo **eflúvio telógeno** refere-se à queda abrupta de pêlos telógenos iniciando-se 2-4 meses após o parto (Wade e cols., 1978). No período imediato pós-parto, há conversão de pêlos anágenos (fase de crescimento) em telógenos (fase de queda). Atribui-se tal manifestação à alteração endocrinológica.

A queda de cabelo é assintomática e não há associação com eritema, prurido ou alterações cicatriciais. O eflúvio telógeno evidencia-se, também, em outras condições: após estados infecciosos, distúrbios endocrinológicos, uso de pílulas anticoncepcionais, dietas de emagrecimento e estresse. Não há tratamento efetivo. Geralmente, os cabelos retornam ao estado normal 6-15 meses após o parto. Algumas vezes, podem tornar-se mais finos após a gravidez (Wade e cols., 1978).

Unha

Várias alterações ungueais ocorrem durante a gravidez, não sendo, porém, específicas. Entre elas estão incluídas: sulcos de Beau, onicólise distal e fragilidade ungueal.

Os sulcos de Beau são linhas transversais resultantes da interrupção temporária funcional da matriz ungueal. Já a fragilidade e a onicólise distal (separação da lâmina ungueal do leito na metade distal) são observadas em outras dermatoses como: psoríase, líquen plano e onicomicose, as quais devem ser excluídas. A patogênese e a relação dessas alterações com a gravidez são desconhecidas.

DISTÚRBIOS VASCULARES

As alterações vasculares observadas na gravidez caracterizam-se por congestão, instabilidade vasomotora e proliferação vascular. Praticamente todos os distúrbios vasculares da gravidez resultam dos altos níveis de estrógeno circulantes (Rook e cols., 1986).

A congestão constatada no vestíbulo vaginal (sinal de Chadwick) é o sinal mais precoce de gravidez (Winston e Lewis, 1982).

A instabilidade vasomotora pode ser manifestada por edema da face e das extremidades e ocorre em aproximadamente 50% das mulheres. O edema não é depressivo, é mais acentuado de manhã em resultado do acúmulo de líquido na derme, decorrente do aumento da permeabilidade vascular. Rubor facial e sensações de calor e frio também decorrem de instabilidade vasomotora.

O eritema palmar, outro sinal que surge em torno do segundo mês de gravidez, pode acometer a região palmar difusamente ou localizar-se nas regiões tenar e hipotenar. O eritema palmar desaparece espontaneamente após o parto. Lúpus eritematoso sistêmico, hipertireoidismo e cirrose hepática também causam eritema semelhante.

Distúrbios varicosos, ocorrendo em aproximadamente 40% das grávidas, acometem as veias safena, vulvar e hemorroidária, resultado do aumento das pressões venosas pélvica e femoral causado pelo útero gravídico. Fenômeno de trombose ocorre em torno de 10% das gravidezes (Winston e Lewis, 1982).

Na prevenção e na minimização dos distúrbios varicosos, recomendam-se repouso e uso de meia elástica não só durante a gravidez, como também nas semanas após o parto.

A proliferação vascular mais freqüentemente observada na gravidez são as telangiectasias (vasos da derme bem visíveis por dilatação de vasos existentes e neoformados). Caracteriza-se por uma arteríola central da qual partem ramificações em direção à periferia, lembrando uma "aranha" ("spider").

Estima-se que 70% das mulheres brancas e 10% das negras desenvolvem telangiectasias na gravidez (Hellreich, 1974). Todavia, acredita-se não existir tal disparidade, uma vez que essas manifestações podem passar despercebidas nas mulheres negras.

Hemangiomas pequenos, caracterizados por pápulas eritêmato-purpúricas medindo entre 2 e 10mm, desaparecem à compressão e podem ocorrer na face e no pescoço em torno de 5% das grávidas (Winston e Lewis, 1982).

Ambas as manifestações vasculares, telangiectasias e hemangiomas, tendem a desaparecer até três meses após o parto, persistindo aproximadamente 10% delas, as quais podem ser tratadas, com finalidades estéticas, por meio de eletrocoagulação ou laserterapia.

O granuloma gravídico ou granuloma piogênico da gravidez, um tumor benigno oriundo de proliferação vascular, surge, principalmente, em gengivas, lábios e dedos, entre o segundo e o quinto meses de gravidez. Acredita-se que as lesões gengivais ocorram aproximadamente em 2% das grávidas.

A lesão característica é pápulo-nodular, geralmente única, medindo menos de 1cm e de rápido desenvolvimento. Tem cor vermelha e sangra facilmente, quando traumatizada. A superfície pode estar ulcerada, recoberta por crosta (Fig. III-13). É constituída por neoformação capilar, porém o surgimento precoce de infiltrado inflamatório por infecção secundária explica a idéia primitiva de ser causada por infecção piogênica (Sampaio e Rivitti, 2000). Essa lesão se encontra associada a extensas gengivites, as quais podem predispor o seu aparecimento. Pode ocorrer involução espontânea após o parto, porém, com certa freqüência, é necessário intervenção cirúrgica realizada por eletrocoagulação ou laserterapia.

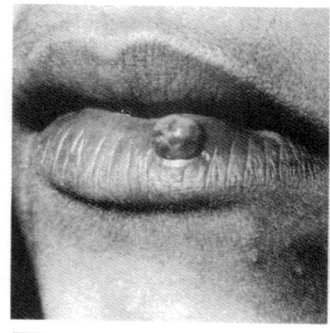 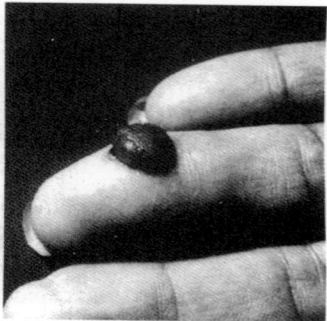

Figura III-13 – Granuloma piogênico da gravidez.

MANIFESTAÇÕES CUTÂNEAS PRÓPRIAS DA GRAVIDEZ

Herpes gestacional – trata-se de erupção polimorfa caracterizada por lesões eritêmato-pápulo-vesiculosas e bolhas tensas acompanhadas de prurido intenso (Fig. III-14). Surge, em geral, no segundo ou terceiro trimestre da gravidez e também no pós-parto. Pode recorrer em gestações subseqüentes. A doença é rara, com incidência variando de 1:3.000-1:50.000 gravidezes (Kolodny, 1969; Shornick, 1987). Sua etiopatogenia, indiscutivelmente imunológica, sugere predisposição genética ao constatar aumento dos antígenos HLA-A1, B8, DR3 e DR4 nas mulheres afetadas (Holmes e Black, 1987). Até o momento, somente quatro casos em mulheres negras foram descritos (Shornick e cols., 1984).

O herpes gestacional, além de dermatose típica da gravidez, ocorre raramente associado à mola hidatiforme (Tindall e cols., 1981) e ao coriocarcinoma (Slazinski e Degefu, 1981).

Precedendo as manifestações cutâneas, geralmente há prurido intenso com duração de dias a semanas. A erupção inicia-se no abdome, sobretudo periumbilical, e nas extremidades

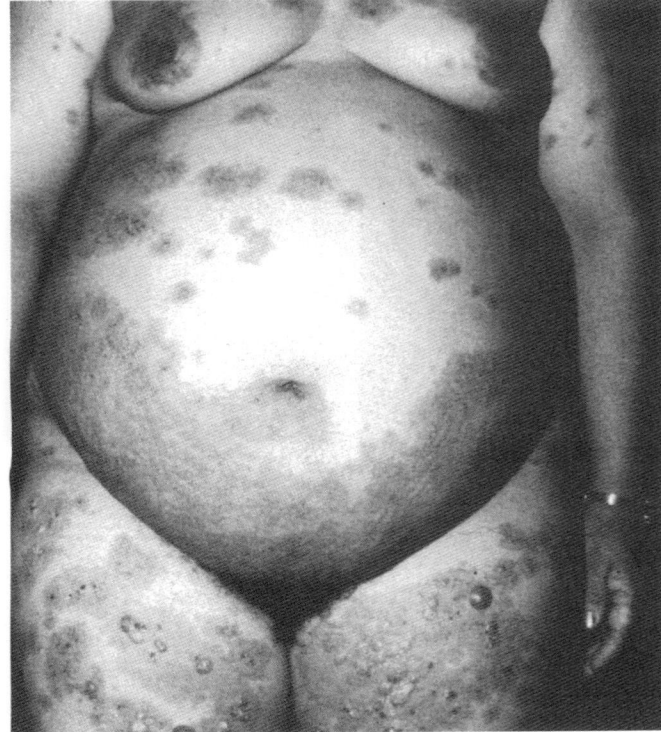

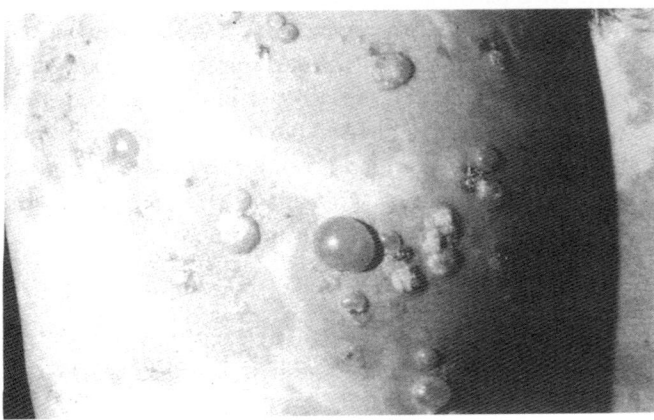

Figura III-14 – Herpes gestacional.

em mais de 50% das pacientes. Em seguida, generaliza-se. Lesões das mucosas são raras e não atingem 10% das pacientes afetadas. Há tendência à regressão espontânea das lesões no final da gravidez. Contudo, nesta fase a exacerbação do quadro ocorre em torno de 75-80% das pacientes (Shornick, 1987). A afecção pode persistir semanas (Holmes e cols., 1983) e até anos (Fine e Omura, 1985) após o parto. A recidiva tende a ser mais precoce e mais severa nas gestações seguintes. Em 20-50% dos casos há recorrência das lesões com o uso de anticonceptivos orais (Fine e Omura, 1985).

A enfermidade é de bom prognóstico para o lado materno, enquanto para o feto há controvérsias no tocante às anormalidades e ao aborto (Holmes e Black, 1984).

O exame histopatológico revela bolhas subepidérmicas contendo eosinófilos e, à imunofluorescência direta, depósito linear de C3 na zona da membrana basal. Em metade dos casos também se observa depósito de IgG.

No tratamento das formas benignas do herpes gestacional, devem-se utilizar apenas anti-histamínicos e corticóide tópico. Nas formas mais severas, emprega-se o uso de prednisona, pela via oral, de 10-100mg por dia. Plasmaférese tem sido usada com sucesso nos poucos casos descritos que não responderam a altas doses de prednisona. Por ser procedimento de risco, sua indicação deve ser bem avaliada (Fitzpatrick e cols., 2002).

Impetigo herpetiforme – é erupção pustulosa, raro da gravidez, considerado por alguns (Oosterling e cols., 1978; Lawley, 1987) como a forma clínica pustulosa da psoríase e, por outros (Pierard e cols., 1983), como entidade distinta da psoríase. A tendência atual é considerá-lo como psoríase pustulosa de Von Zumbush durante a gravidez. Não é doença exclusiva da gestação e acomete também o sexo masculino.

O termo **impetigo herpetiforme** não é adequado, visto que as pústulas características da doença não são bacterianas, mas estéreis. A afecção ocorre, geralmente, no terceiro trimestre da gravidez, embora haja algumas observações demonstrando seu início nos primeiros meses. Após o parto, há regressão das lesões em algumas semanas. Recorrência nas gravidezes subseqüentes é descrita (Oumeish e cols., 1982).

Clinicamente, manifesta-se como placas eritematosas sobre as quais surgem pústulas dispostas, principalmente na periferia, de crescimento centrífugo. Estas são estéreis e, eventualmente, tornam-se impetiginizadas. Têm início no abdome, nas axilas e nas regiões cervical e inguinal, podendo generalizar-se. Nas regiões das pregas, podem assumir aspecto verrucoso. O prurido é raro. As mucosas oral, genital e do trato respiratório podem ser acometidas e pústulas subungueais podem causar onicólise (Lawley, 1987). As lesões cutâneas acompanham-se de sintomatologia sistêmica: febre, calafrio, mal-estar, artralgia, náuseas, vômitos e diarréia. Laboratorialmente, constata-se hipoalbuminemia, hiperuricemia e hipocalcemia, podendo a última provocar convulsões, tetania e delírio. A histopatologia é basicamente indistinguível da psoríase pustulosa descrita por Kogoj (pústula espongiforme).

Originalmente, Hebra (1872) descreveu cinco pacientes com impetigo herpetiforme, das quais quatro morreram, caracterizando a gravidade dessa doença. Com os recursos médicos atuais, o prognóstico da gestante tornou-se melhor; em relação ao concepto, a morbidade e a mortalidade mantêm-se elevadas, principalmente havendo insuficiência placentária.

O tratamento preconizado é a corticoterapia (prednisona), pela via oral, de 40-80mg por dia. Antibioticoterapia nas complicações sépticas e reposição de cálcio e albumina quando necessário. Monitorização e avaliação da maturidade fetal são obrigatórias. Havendo evolução satisfatória da mãe e do feto, a tendência é deixar a gravidez evoluir até o final (Oosterling e cols., 1978).

Pápulas e placas urticarianas da gravidez – Lawley (1987) descreveu esta síndrome como uma das causas de prurido mais comuns na gravidez. Desconhece-se não só a etiologia, como também a incidência exata. A maioria dos casos tem início no terceiro trimestre, surgindo, no entanto, também no primeiro e segundo trimestres (Fig. III-15).

Clinicamente, as lesões iniciais são pequenas pápulas localizadas nas estrias atróficas no abdome, as quais coalescem formando placas eritematosas bastante pruriginosas. Há tendência à generalização poupando a face. Têm, geralmente, distribuição simétrica. Do ponto de vista clínico, as lesões podem ser indistinguíveis da fase inicial do herpes gestacional. Outras alterações dermatológicas descritas na gravidez, como "rash" toxêmico da gravidez, "rash" toxêmico de Bourne e prurigo de Nurse, são, provavelmente, manifestações das pápulas e placas urticarianas da gravidez. Essa enfermidade, típica de primigestas (76%), regride por volta de 2-4 semanas após o parto (Yancey e cols., 1984). Histologicamente, há infiltrado linfo-histiocitário não-específico perivascular com ou sem eosinofilia e imunofluorescência direta negativa.

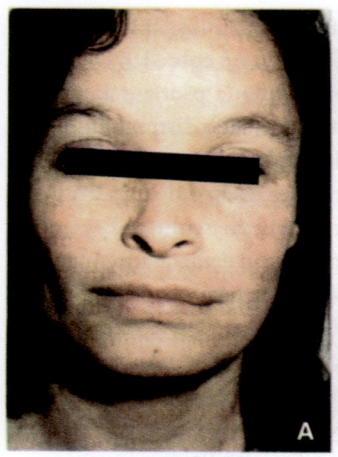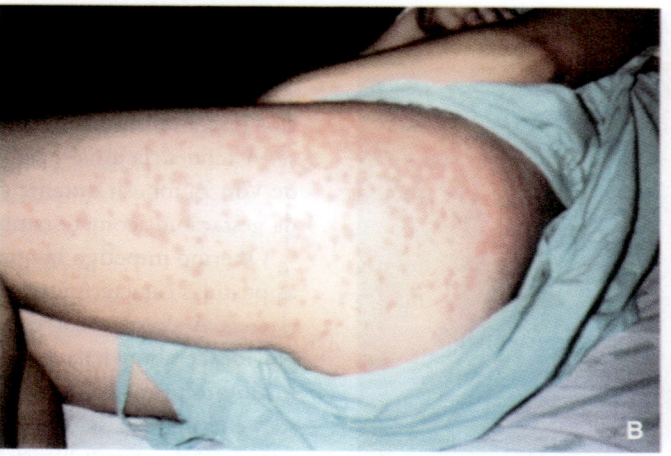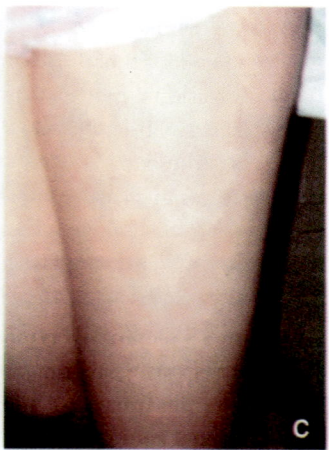

Figura III-15 – A e B) Pápulas e placas urticariformes, pruriginosas da gestação. C) 2 dias após o parto.

Tanto o prognóstico materno quanto o fetal são bons. Recorrência em gestações subseqüentes é rara e o uso de anticoncepcionais orais não desenvolve novas lesões. Na terapêutica, empregam-se corticóides tópicos, anti-histamínicos *per os* e nos casos graves está indicada a prednisona oral (Fitzpatrick e cols., 2002).

Dermatite papulosa da gravidez – caracteriza-se pela erupção de pápulas pruriginosas sem distribuição característica. A afecção tem início em qualquer período da gestação e pode recorrer nas gravidezes seguintes. Esta dermatose parece ser rara, uma vez que pequeno número de casos tem sido descrito na literatura, desde aquela descrita por Spangler e cols. (1962) em 12 pacientes. Clinicamente, manifesta-se por pápulas eritematosas de 3-5mm de diâmetro com crosta hemorrágica central e prurido intenso (Spangler e cols., 1962). Em geral regride 7-10 dias após o parto.

Os exames laboratoriais revelam níveis urinários baixos de estriol e cortisol plasmático e elevados de gonadotrofinas no terceiro trimestre da gravidez. A etiologia desses distúrbios hormonais é desconhecida. Histologicamente, notam-se reação inflamatória não-específica e estudos imunológicos normais.

Nenhuma complicação materna tem sido descrita associada à dermatite papulosa da gravidez, contudo, no estudo de Spangler e cols. (1962), a mortalidade fetal foi de 27%. Discute-se esse achado, uma vez que várias pacientes pertenciam ao grupo sangüíneo Rh negativo e, pelo menos, algumas dessas mortes fetais poderiam ter advindo dessa condição ou de qualquer outra complicação da gravidez. Portanto, se essa dermatose está associada ou não ao aumento da mortalidade fetal, até o momento não está bem esclarecido.

No tratamento da dermatite papulosa da gravidez, emprega-se o uso oral de prednisona na dose de 40-200mg por dia. Dietilestilbestrol na dose de 600-2.500mg por dia também é efetivo no controle do prurido, após 4-5 dias. No entanto, essa medicação vem sendo pouco utilizada, em virtude do alto risco de desenvolver carcinoma vaginal e distúrbios no epidídimo da futura geração.

Prurigo gestacional de Besnier – enfermidade bastante comum com incidência variando de 1:50-1:200 mulheres grávidas. Há dois tipos distintos de prurigo gestacional baseados no período de aparecimento durante a gravidez: no final do segundo e terceiro trimestres e próximo ao parto (Nurse, 1968).

O primeiro tem início, geralmente, entre a 25ª e a 29ª semanas de gestação. As lesões são pequenas, entre 1-2mm, caracterizadas por pápulas eritematosas, intensamente pruriginosas, na face extensora das extremidades e no tronco. A erupção persiste até o parto, quando regride rapidamente. O segundo tem início no término da gestação. As lesões iniciais são no abdome, freqüentemente nas estrias, e posteriormente podem estender-se para o resto do tronco e extremidades. Em ambos os tipos há involução das lesões após o parto, não sendo habitual recorrência nas gravidezes seguintes. A causa do prurigo gestacional é desconhecida. Geralmente pode ocorrer em gestantes com tendência à dermatite atópica.

O exame histopatológico revela vasculite linfocítica e presença de eosinófilos.

O prognóstico é bom para a mãe e para o feto.

O tratamento é sintomático, utilizando corticóides tópicos e anti-histamínicos por via oral.

Foliculite pruriginosa da gravidez – no segundo ou terceiro trimestre da gestação, algumas mulheres desenvolvem erupção pruriginosa semelhante à acne. A etiologia, embora desconhecida, parece ter ação hormonal sugestiva, uma vez que as lesões desaparecem, geralmente, um mês após o parto (Zoberman e Farmer, 1981).

As lesões podem generalizar-se ou localizar-se nos ombros, braços, tórax e abdome. Caracterizam-se por pápulas foliculares eritematosas de 2-4mm ou pústulas e, clinicamente, sugerem quadro acneiforme pós-corticoterapia. O exame histopatológico revela infiltrado inflamatório ao redor do folículo piloso e na derme com imunofluorescência direta negativa.

Quanto ao prognóstico, não têm sido descritos, na literatura, aumentos da morbidade e da mortalidade perinatal. O risco de recorrência em gestações posteriores é desconhecido.

No tratamento emprega-se, topicamente, peróxido de benzoíla a 2-5% e hidrocortisona a 1%, por via oral, anti-histamínicos, com poucos benefícios.

Prurido gravídico – é prurido autotóxico, difuso, e uma das causas mais comuns do prurido na gravidez é decorrente da colestase intra-hepática. Em estudos de várias populações latino-americanas e européias, constata-se incidência dessa enfermidade com variação percentual de 0,02-14, sendo sugestiva a influência de fatores genéticos (Reyes e cols., 1978).

Muito embora o prurido gravídico ocorra mais comumente no terceiro trimestre, os sintomas podem surgir precocemente no primeiro e segundo trimestres. De intensidade variável, tende a ser generalizado, persistente e a desaparecer após o parto. Ocasionalmente, o prurido é seguido de icterícia 2-3 semanas mais tarde. Não há lesões primárias no prurido gravídico, exceto escoriações provocadas pelo ato de coçar.

As formas iniciais de pruridos generalizados autotóxicos são dificilmente distinguíveis de formas discretas de escabiose. A presença de algumas lesões suspeitas, história familiar de prurido ou exacerbação noturna podem indicar terapêutica de prova para a escabiose (Sampaio e Rivitti, 2000).

O diagnóstico de colestase intra-hepática da gravidez é clínico-laboratorial. Gestante com prurido, com ou sem icterícia, ocorrendo no terceiro trimestre e com ausência de outros sintomas, sugere tal diagnóstico. Laboratorialmente, pode haver confirmação diagnóstica da colestase hepática por aumentos da fosfatase alcalina, transaminases, bilirrubina e atraso na excreção da bromossulfaleína.

O prurido gravídico está associado a um maior risco de complicações materno-fetais. Há aumento significativo de partos prematuros, sofrimento fetal intraparto, baixo peso e morte fetal (Reid e cols., 1976).

Quanto à complicação materna, há aumento da incidência de hemorragia pós-parto (Reid e cols., 1976). Portadoras de prurido gravídico devem ser acompanhadas nos grupos de gravidezes de alto risco.

No tratamento, emprega-se localmente creme ou loções antipruriginosas com mentol a 0,25-0,5% (substitui a sensação de prurido por frescor) ou corticóides. Anti-histamínicos *per os* e suplemento de vitamina K podem ser administrados. Recentemente, a fototerapia com luz ultravioleta vem sendo utilizada no tratamento do prurido por colestase, com resultados variados.

DOENÇAS SISTÊMICAS OU ALTERAÇÕES CUTÂNEAS COM VÁRIOS EFEITOS NA GRAVIDEZ

A gravidez propicia mudanças de comportamento de diversas alterações cutâneas preexistentes ou de doenças sistêmicas. Várias infecções podem ser adquiridas ou agravadas durante esse período. Surgem tumores benignos ou malignos, assim como a transformação de benignos em malignos. Há aumento do tamanho e do número de lesões preexistentes. Encontram-se, também, situações em que a gravidez pode não interferir na evolução da doença, assim como regredi-la ou exacerbá-la.

Molusco contagioso – moléstia causada por vírus do grupo *Poxvirus* caracterizada por pápula semi-esférica, ligeiramente eritematosa, séssil, cuja porção central apresenta umbilicação (Fig. III-16). Geralmente é assintomática. Na gravidez, não raramente, encontram-se lesões em pequeno número distribuídas no abdome e na região genital. Sua retirada por curetagem, seguida de pincelagem com tintura de iodo, é efetiva.

Condiloma acuminado – proliferação epitelial benigna, contagiosa, produzida por vírus do grupo *Papovavirus*, classificado como vírus de papilomas humanos (HPV). O condiloma acuminado ou verruga genital, de freqüente, mas não só, origem venérea, caracteriza-se por pápulas vegetantes, não-corneificadas, ocorrendo nas regiões genital e perianal. A falta de higiene contribui para a manutenção da virose (Sampaio e Rivitti, 2000).

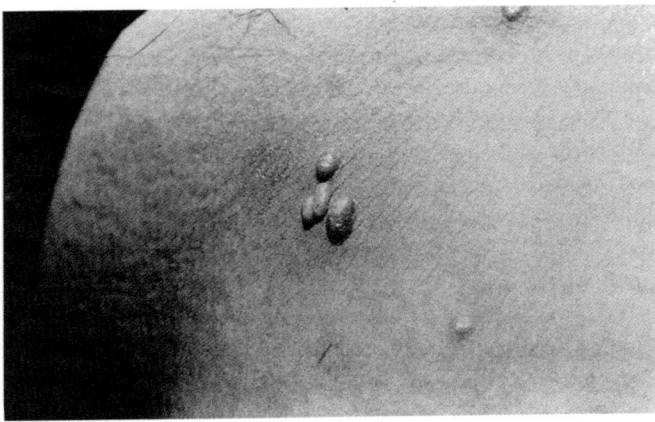

Figura III-16 – Molusco contagioso.

O condiloma acuminado parece ser estimulado durante a gravidez. Pode atingir grandes proporções (condiloma acuminado gigante de Buschke e Loewenstein) e bloquear o canal do parto. O crescimento da lesão nesse período ainda não está elucidado, contudo, aumentos da vascularização e da umidade perineal, além de estimulação hormonal, têm sido responsabilizados (Winston, 1989). Essa enfermidade pode provocar papilomatose laríngea neonatal, pela passagem através do canal do parto infectado (Cook e cols., 1973).

O tratamento de eleição do condiloma acuminado é a aplicação local de podofilina (antimitótico extraído da *Euphorbia resinifera*) a 25% em álcool a 95%. A eletrocoagulação e a laserterapia podem ser realizadas em lesões resistentes. Aplicações tópicas diárias com 5-fluorouracil a 5% têm mostrado bons resultados.

Herpes simples – o vírus do herpes simples, *Herpesvirus hominis*, tem duas subespécies conhecidas: o tipo I, responsável por infecções extragenitais, e o tipo II, relacionado a lesões genitais e de transmissão sexual. Manifesta-se pelo agrupamento de vesículas sobre base eritematosa com prurido e ardor.

As infecções herpéticas genitais, em gestantes, podem acarretar dificuldades ao obstetra na condução desses casos, porque: pacientes infectadas podem ser assintomáticas; episódios recorrentes, mencionados pela paciente, podem não ser detectados ao exame; culturas realizadas antes do trabalho de parto podem não traduzir o que está ocorrendo na hora do parto; há inexistência de testes diagnósticos rápidos e seguros que possam ser realizados durante o parto e, ainda, fatores que favoreçam as diferentes manifestações das infecções neonatais são desconhecidos.

Diante dessas dificuldades, torna-se difícil prever todas as infecções herpéticas neonatais por meio das avaliações pré-natais. Aproximadamente 25% das mães de filhos com herpes neonatal têm história característica de herpes simples genital. Esta infecção apresenta risco expressivo para o feto e o recém-nascido. Cerca de 60% dos recém-nascidos com doença herpética morrerão e, aproximadamente, metade dos sobreviventes serão atingidos por sérias alterações neurológicas ou oftalmológicas.

A infecção propaga-se, principalmente, através do canal vaginal, mas também pode ser diaplacentária. Infecções recentes, até quatro semanas antes do parto, aumentam os riscos para o lado fetal e nem mesmo a cesariana pode ser considerada segura. Gestantes que apresentam herpes simples genital recorrente têm menos de 5% de infecções neonatais. Aparentemente, os recém-nascidos são protegidos por anticorpos maternos e, quando os sintomas de infecção estão presentes, tendem a ser menos severos (Prober e cols., 1987).

O diagnóstico pode ser clínico, ao ser evidenciada a lesão característica do herpes simples. Pesquisa do vírus nas lesões por meio do citodiagnóstico (elemento de diagnóstico presuntivo) mostra a presença de células gigantes multinucleadas. O isolamento do vírus em cultura de tecidos também pode ser realizado.

Não há tratamento efetivo, apenas sintomático. O aciclovir (acicloguanosina) apenas modifica, atenuando os sinais clínicos, sintomas e duração do quadro, mas não cura.

Hanseníase – a hanseníase, mal de Hansen (MH) ou lepra, é moléstia crônica causada pelo *Mycobacterium leprae*, encontrada apenas no ser humano. O contágio se dá de indivíduo para indivíduo, principalmente por germes eliminados pela mucosa nasal. Caracteriza-se por sintomas clínicos, neurológicos e dermatológicos (Sampaio e Rivitti, 1989).

Na gravidez, as manifestações clínicas da hanseníase podem ser desencadeadas mesmo em mulheres que nunca mostraram evidências da doença. Pacientes, mesmo recebendo tratamento adequado durante a gestação, podem apresentar exacerbação da moléstia. A gravidez propicia o aparecimento de lesões dos estados reacionais da lepra. Estes estão exacerbados, principalmente, no primeiro e terceiro trimestres e pós-parto, podendo persistir na lactação ou permanecer por muitos meses.

Os estados reacionais são associados à supressão da imunidade celular durante a gravidez e ao aumento do número de bacilos (Duncan e cols., 1982; Helmer e cols., 2004).

As complicações fetais mais comuns em gestantes com hanseníase incluem retardo de crescimento, baixo peso, placenta pequena e sofrimento fetal. Tais alterações são mais marcantes em mães com lepra lepromatosa (Duncan, 1980). A transmissão placentária do *M. leprae* pode ocorrer e parece estar em torno de 5%.

No tratamento da lepra, durante a gravidez, utiliza-se a dapsona. Contudo, podendo não ser suficiente para controlar a moléstia, faz-se necessária a introdução de outras medicações. Nas formas reacionais, cabe aqui ressaltar a não-utilização da talidomida, por ser altamente teratogênica. Nesses casos, pode ser administrada a corticoterapia sistêmica. O uso da clofazimina durante a gravidez pode prevenir os estados reacionais, mas têm sido descritas anormalidades e mortes neonatais associadas à essa medicação.

Vulvovaginite candidótica – é complicação comum da gravidez. Os fatores etiológicos prováveis incluem alterações hormonais e do pH vaginal, os quais favorecem o crescimento da *Candida albicans*. Manifesta-se, clinicamente, por placas esbranquiçadas arredondadas, isoladas ou confluentes, podendo acometer toda a vagina.

Infecções neonatais podem ocorrer em virtude da passagem através do canal do parto comprometido.

Na gestante, o tratamento pode ser realizado utilizando-se creme de nistatina em aplicação diária por 10-14 dias. Os derivados imidazólicos, como o clotrimazol, que é eficaz empregado na forma de creme a 1%, não causam irritação.

Tricomoníase vaginal – ocorre com bastante freqüência na gestação, atingindo a taxa de 60% das mulheres grávidas (Winston, 1989). Clinicamente, manifesta-se por corrimento amarelo-esverdeado, de odor desagradável, acompanhado de prurido vaginal e dispareunia. A cérvix uterina mostra pequenos pontos hemorrágicos.

O metronidazol, em creme ou geléia, aplicado diariamente por 10-14 dias é suficiente para a cura. Deve-se tratar o parceiro e, nesse caso, a mesma medicação pode ser utilizada *per os*.

Molusco gravídico – conhecido também por fibroma mole, molusco pêndulo e acrocórdon, caracteriza-se por lesões pediculares de 1-2mm, chegando a atingir dimensões maiores. De bases estreitas, consistência amolecida, surgem geralmente em grande número ou têm seu tamanho aumentado nos últimos meses da gravidez. Acometem, mais comumente, as regiões periocular, inframamária, do pescoço e da axila e raiz da coxa. Freqüentemente, persistem após o parto e podem ser tratadas por razões estéticas ou por se localizarem em áreas traumáticas. Para tanto, corta-se a lesão na base ("shaving"), seguida de eletrocoagulação superficial (Fig. III-16).

Melanoma – é o mais maligno dos tumores cutâneos. A Sociedade Norte-Americana do Câncer estimou cerca de 27.600 casos novos de melanoma em 1990, nos Estados Unidos (Silverberg e cols., 1990). Destes, 12.800 seriam no sexo feminino. Baseado nessas informações, calculou que, nesse grupo de mulheres acometidas, 3.100 evoluíram para o óbito, ou seja, 1% de toda mortalidade feminina, em decorrência de carcinomas em 1990. Aproximadamente 30-35% das portadoras de melanoma encontram-se na faixa etária reprodutiva, entre 15 e 44 anos (Reintgen e cols., 1985). A doença acomete igualmente ambos os sexos, mas, aparentemente, pacientes do sexo feminino têm evolução mais favorável.

Em relação à gravidez, há controvérsias na sobrevida das pacientes acometidas por melanoma. Sabe-se ser um dos carcinomas mais freqüentes que ocorrem na gravidez. Estima-se incidência variando de 0,14-2,8 casos a cada 1.000 partos (Smith e Randal, 1969).

Dentre os fatores de aparecimento do melanoma na gravidez, a cogitação de influências hormonais não está bem estabelecida. Níveis elevados de hormônio melanoestimulante (MSH) não predispõem ao aparecimento do tumor na raça negra, ao contrário, a incidência é menor. Tal observação contraria a teoria da elevação desse hormônio, favorecendo o desenvolvimento do melanoma na gravidez. Outras doenças que cursam com aumento desses hormônios não têm maior incidência do tumor (Sampaio e Rivitti, 2000).

Acredita-se, hoje, que o prognóstico do melanoma seja semelhante em pacientes grávidas e não-grávidas. Aparentemente, quando presentes casos de melanoma em certas famílias, aumenta o risco de a gestante desenvolver o tumor (Gleicher, 1979). Pacientes com o diagnóstico de melanoma durante a gravidez devem receber, o mais precocemente possível, tratamento semelhante a quaisquer outros pacientes portadores dessa malignidade (Fig. III-17).

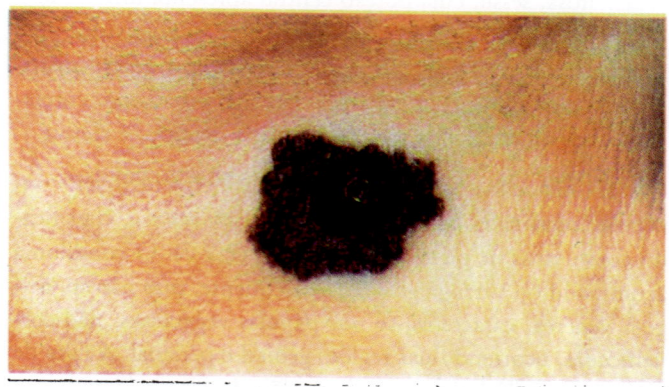

Figura III-17 – Melanoma.

Lesões metastáticas do feto e da placenta são extremamente raras. Em revisão de Rothman e cols. (1973), encontraram-se 35 casos de metástase fetal e placentária. Destes, 11 pacientes tiveram melanoma. Os outros tumores descritos foram linfoma, carcinomas brônquico, gástrico e de mama. Dos casos de melanoma, a placenta estava acometida em sete e o feto em seis, sendo que em dois casos havia comprometimentos materno, placentário e fetal.

Das crianças acometidas, duas apresentaram regressão total do tumor até 2 anos e quatro faleceram. As metástases fetais ocorrem no fígado, no pulmão, na perna, no mastóide e podem ser generalizadas. Gestantes com melanoma devem ter placenta e feto rigorosamente examinados.

Neurofibromatose – a neurofibromatose ou moléstia de Recklinghausen é genodermatose de herança dominante, com ocorrência de 1:3.000 nascimentos. Caracteriza-se por manchas castanho-claras e escuras ("café-au-lait"), de dimensões variadas, e por tumores cutâneos, nodulares, flácidos, depressíveis, com anel herniário da base em forma de domo ou pedunculados. Essa moléstia também pode ser acompanhada de alterações endócrinas, mentais, neurológicas e ósseas.

Aumento do número e do tamanho das lesões é sinal de agravamento da moléstia na gravidez. Hemotórax espontâneo e rotura da artéria renal, em decorrência de neurofibromas invadindo a parede vascular, foram descritos em gestantes (Tapp e Hickling, 1969; Brade e Bolan, 1984). Hipertensão arterial é extremamente comum durante a gravidez nas pacientes com neurofibromatose (Swapp e Main, 1973).

Sarcoidose – doença inflamatória de etiologia desconhecida, granulomatosa, que acomete a pele e outros órgãos como pulmões, linfonodos, olhos, baço, fígado e osso. É rara em nosso meio e freqüente nos Estados Unidos, especialmente em negros (Sampaio e Rivitti, 1989). Durante a gravidez, pode ocorrer exacerbação ou melhora do quadro clínico.

Acne vulgar – a acne pode exacerbar-se por influência do ciclo menstrual, tanto no período pré-menstrual como durante a menstruação. A gravidez pode agravar ou melhorar o quadro clínico, sendo a melhora freqüentemente observada.

No tratamento das formas severas de acne, o ácido retinóico e a isotretinoína, que são altamente teratogênicos, têm sido utilizados pela via oral. Produzem malformações cardíaca, craniofacial e do sistema nervoso central.

Moléstia de Fox-Fordyce – conhecida também como miliária apócrina, resulta de obstrução e rotura da porção intra-epidérmica do ducto das glândulas sudoríparas apócrinas. Sua etiologia sugere natureza endócrina, uma vez que na gravidez há nítida melhora, até remissão das lesões. Caracteriza-se por pápulas arredondadas, da cor da pele, foliculares e pruriginosas, comprometendo axilas, pube, aréola mamária e região inguinocrural (Fig. III-18).

No tratamento podem ser utilizados anovulatórios orais, infiltração intralesional de corticóides e ressecção cirúrgica da área afetada.

Telangiectasia hemorrágica hereditária (doença de Rendu-Osler-Weber) – caracteriza-se por telangiectasias planas ou ligeiramente elevadas localizadas em dedos, face, lábios e mucosas oral e nasal. No curso da gravidez podem ocorrer proliferações vasculares e eventuais sangramentos (epistaxe).

Psoríase – dermatose eritêmato-descamativa de causa desconhecida, freqüentemente, acomete ambos os sexos.

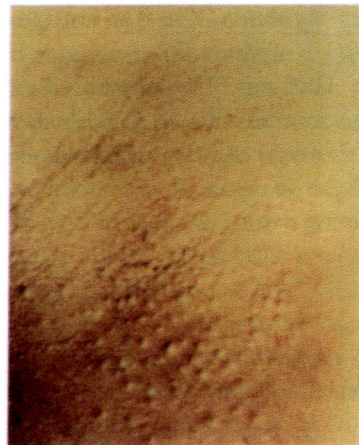

Figura III-18 – Moléstia de Fox-Fordyce.

Durante a gravidez pode ocorrer agravamento, remissão ou não sofrer modificação. Aparentemente, não há complicações fetais.

Pênfigos – dermatoses bolhosas decorrentes do fenômeno de acantólise com presença de anticorpos ao nível dos espaços intercelulares da camada malpighiana, nas formas vulgar, vegetante e foliácea.

Mesmo sendo raras no curso da gravidez, as portadoras da afecção têm um agravamento do quadro dermatológico. Com o advento da corticoterapia, o prognóstico tornou-se favorável tanto para a gestante como para o concepto.

Lúpus eritematoso sistêmico – doença grave, caracterizada por distúrbios imunológicos, acometendo pele, rins, articulações, serosas, sistema nervoso central e outros órgãos. É moléstia eminentemente feminina na proporção de 4:1 e ocorre em torno dos 30 anos. A freqüência do lúpus eritematoso sistêmico na gravidez está em torno de 1:660 gravidezes (Mor-Yosef e cols., 1984).

A maioria das gestantes apresenta exacerbação da moléstia no primeiro trimestre ou no puerpério. O feto em si não parece ser atingido; são descritos, porém, partos prematuros, abortos, retardo do crescimento fetal e natimortos com expressiva freqüência. Formas graves de lúpus eritematoso sistêmico de algumas gestantes podem gerar crianças portadoras da moléstia, complicadas ou não com o bloqueio congênito do coração. Parece que gestantes com anticorpos HLA-B8 e HLA-DR3 têm maior possibilidade de desenvolver a forma de lúpus sistêmico, em suas crianças, no futuro (Provost, 1983).

Utilizam-se, no tratamento, drogas antimaláricas (difosfato de cloroquina) na dose de 250-500mg por dia, *per os*. O mecanismo exato da ação dessas drogas é desconhecido, contudo, são usadas devido à sua ação fotoprotetora e imunorreguladora. A cloroquina pode produzir retinopatia, o mesmo acontecendo no feto; conseqüentemente, a retirada dessa medicação se faz necessária na gestação se a doença estiver controlada.

Por meio da corticoterapia sistêmica, pode-se obter alguma melhora dos sinais e dos sintomas da doença. Azatioprina e ciclofosfamida são introduzidas durante a gravidez, apenas se estritamente necessárias. A talidomida e a isotretinoína são constatadamente teratogênicas.

Eritema nodoso – ocorre com certa freqüência na gravidez e durante o uso de anticonceptivos orais. Pode estar associado a doenças benignas, malignas, infecções virais, bacterianas, fúngicas, por protozoários e drogas (Quadro III-15A).

Quadro III-15A – Situações associadas com eritema nodoso.

Infecções	Drogas
Bactéria	Estrógeno
Estreptocócica	Anticoncepcional oral
Hanseníase	Antibiótico
Leptospirose	Brometo
Tuberculose	Iodeto
Clamídia	Salicilato
Brucelose	
Fungo	**Malignidades**
Paracoccidioidomicose	Doença de Hodgkin
Histoplasmose	Leucemia
Dermatofitose	
Vírus	**Outras**
Herpes simples	Gravidez
Mononucleose	Sarcoidose
Doença da arranhadura do gato	Doença de Behçet
Protozoário	
Toxoplasmose	

O quadro inicia-se com febre, dores articulares e nas panturrilhas e aparecimento de nódulos eritematosos, dolorosos e endurecidos, nas faces anteriores das pernas. Na evolução podem tornar-se violáceos, simulando hematomas (Fig. III-19). Normalmente, as lesões regridem em 2-6 semanas, deixando mancha residual ou atrofia discreta.

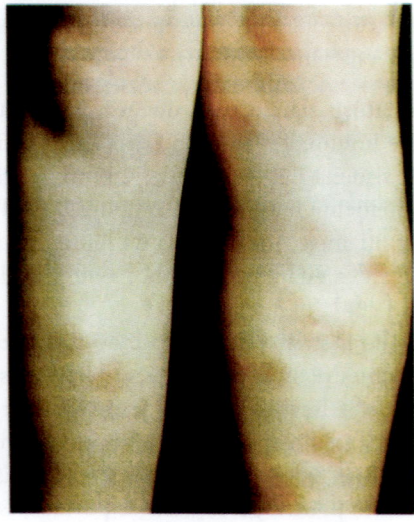

Figura III-19 – Eritema nodoso.

Exames laboratoriais são importantes para a verificação etiológica. O estudo histopatológico é útil para distinguir do eritema indurado, da hanseníase e de outras doenças que lembram eritema nodoso, como vasculite nodular, tromboflebite superficial, periarterite nodosa e goma sifilítica.

O tratamento consiste em investigar e afastar a causa, repouso, uso de antiinflamatórios não-esteróides (aspirina e indometacina) e corticosteróides sistêmicos, após afastada a causa infecciosa. O iodeto de potássio na dose de 0,5-1g por dia, *per os*, é utilizado, principalmente, nos casos de causa não esclarecida.

Eritema polimorfo – o eritema polimorfo ou multiforme é resultado da resposta de hipersensibilidade à formação de imunocomplexos, os quais, na gravidez, não estão completamente esclarecidos. Surge, excepcionalmente, no último trimestre da gestação, podendo haver involução somente após o parto e, ainda, recidiva em gravidezes subseqüentes.

O eritema polimorfo também pode ocorrer após o uso de drogas (analgésicos, barbitúricos, sulfas), infecções bacterianas (amigdalite, sinusite, pneumonia, meningite, tuberculose, hanseníase), viróticas (mononucleose, herpes simples), fúngicas (histoplasmose), por protozoários (malária) e associado a tumores malignos.

Clinicamente, manifesta-se por lesões eritêmato-papulosas, urticarianas, vésico-bolhosas ou purpúricas, isoladas ou confluentes. Acometem o dorso das mãos e dos pés, antebraços, pernas, face e pescoço. As lesões têm como característica centro deprimido (Fig. III-20). Acompanham-se de ardor ou prurido, além de eventuais febre e artralgia (Sampaio e Rivitti, 2000). As mucosas podem estar acometidas. Raramente são encontradas na gravidez as duas formas severas da doença: síndromes de Stevens-Johnson e Lyell (necrólise epidérmica tóxica). Laboratorialmente, pode haver leucocitose, aumento da velocidade de hemossedimentação e albuminúria. O exame histopatológico é importante para afastar outras causas de eritema polimorfo como a hanseníase.

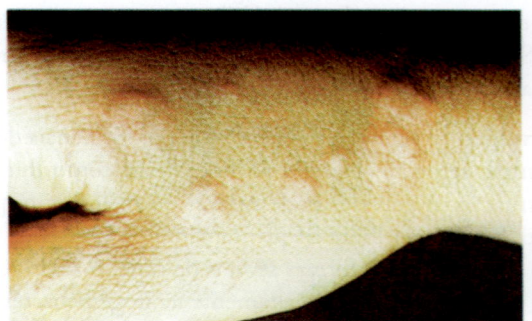

Figura III-20 – Eritema polimorfo.

O tratamento consiste em investigar e eliminar a causa; corticóide tópico e anti-histamínicos nos casos discretos; soluções secativas e antissépticas nas formas bolhosas; analgésicos e antibióticos, quando necessários, e corticoterapia sistêmica (prednisona) 40-120mg por dia, por via oral, nas formas severas.

Referências Bibliográficas

• BRADE, D.B. & BOLAN, J.C. – Neurofibromatosis an spontaneous hemothorax in pregnancy: two case reports. *Obstet. Gynecol.*, 63:35, 1984. • BRAVERMAN, I.M. – *Skin Signs of Systemic Disease.* Philadelphia, W. B. Saunders Co., 1981, p. 761. • COOK, T.A. & cols. – Wart viruses and laryngeal papillomas. *Lancet*, 1:782, 1973. • DUNCAN, M. E. – Babies of mothers with leprosy have small placentae low brith weights and grow slowly. *Br. J. Obstet. Gynecol.*, 87:471, 1980. • DUNCAN, M.E. & cols. – Pregnancy and leprosy: the consequences of alterations of cell – mediated and humoral immunity during pregnancy and lactation. *Int. J. Lepr.*, 50:425, 1982. • FAYER, J.A. & cols. – Virilization in pregnancy associated with polycystic ovary disease. *Obstet. Gynecol.*, 44:511, 1974. • FINE, J.D. & OMURA, E.F. – Herpes gestationis: persistent disease acitivity 11 years postpartum. *Arch. Dermatol.*, 121:924, 1985. • FITZPATRICK, T.B. & cols. – *Dermatologia Atlas e Texto*. Rio de Janeiro, McGraw-Hill Interamericana do Brasil Ltda., 2002. • GLEICHER, N. – Familial malignant melanoma of the female genitália. *Surg. Obstet. Gynecol.*, 34:1, 1979. • HELMER, K.A. – Fenômeno de Lúcio (eritema necrosante) na gestação. *An. Bras. Dermatol.*, 79:205, 2004. • HELLREICH, P.D. – The skin changes of pregnancy. *Cutis*, 13:82, 1974. • GUEVARA, I.L. & PANDYA, A.G. – Safety and efficacy of 4% hidroquinone combined with 10% glycolic acid, antiosidants, and sunscreen in the treatment of melasma. *Int. J. Dermatol.*, 42:966, 2003. • HOLMES, R.C. & BLACK, M.M. – Herpes gestationis. *Der-*

matol. Clin., 1:195, 1987. • HOLMES, R.C. & BLACK, M.M. – The fetal prognosis in penphigoid gestationis (Herpes gestationis). *Br. J. Dermatol.*, 110:67, 1984. • HOLMES, R.C. & cols. – Clues to the etiology and pathogenisis of herpes gestationis. *Br. J. Dermatol.*, 109:131, 1983. • JUDD, H.C. & cols. – Maternal virilization developing during a twin pregnancy: demonstration of excess ovarian androgen production associated with theca lutein cysts. *N. Engl. J. Med.*, 288:118, 1973. • KOLODNY, R.G. – Herpes gestationis: a new assessment of incidence, diagnosis, and fetal prognosis. *Am. J. Obstet. Gynecol.*, 104:39, 1969. • LAWLEY, T.J. – Skin changes in pregnancy. In: Fitzpatrick, T. B. & cols. *Dermatology in General Medicine.* New York, McGraw-Hill Book Co., 1987, p. 2082. • McKENZIE, A.W. – Skin disorders in pregnancy. *Practioner*, 206:773, 1971. • MOR-YOSEF, S. & cols. – Collagen diseases in pregnancy. *Obstet. Gynecol. Surv.*, 39:67, 1984. • NURSE, D.S. – Prurigo of pregnancy. *Aust. J. Dermatol.*, 9:258, 1968. • OOSTERLING, R.J. & cols. – Impetigo herpetiformis on generalized pustular psoriasis. *Arch. Dermatol.*, 114:1527, 1978. • OUMEISH, O.Y. & cols. – Some aspects of impetigo herpetiformis. *Arch. Dermatol.*, 118:103, 1982. • PIERARD, G.E. & cols. – Impetigo herpetiformis and pustular psoriasis during pregnancy. *Am. J. Dermatopathol.*, 5:215, 1983. • PROBER, C.G. & cols. – Low risk of herpes simplex virus infections in neonatos exposed to the virus at the time of vaginal delivery to mother with recurrent genital herpes simplex virus infection. *N. Engl. J. Med.*, 316:240, 1987. • PROVOST, T.H. – Neonatal lupus erythematosus. *Arch. Dermatol.*, 119:619, 1983. • REID, R. & cols. – Fetal complications of obstetric cholestasis. *Br. Med. J.*, 1:870, 1976. • REINTGEN, D.S. & cols. – Malignant melanoma and pregnancy. *Cancer*, 55:1340, 1985. • REYES, H. & cols. – Prevalence of intrahepatic cholestasis of pregnancy in Chile. *Ann. Intern. Med.*, 88:487, 1978. • ROOK, A. & cols. – *Textbook of Dermatology.* Oxford, Blackwell, 1986, p. 274. • ROTHMAN, L.A. & cols. – Placental and fetal involvement by maternal malignancy: a report of rectal carcinoma and review of the literature. *Am. J. Obstet. Gynecol.*, 116:1023, 1973. • SAMPAIO, S.A.P. & RIVITTI, E.A. – *Dermatologia.* São Paulo, Artes Médicas Ltda., 2000. • SCHIFF, B.L. & KERN, A.B. – A study of postpartum alopecia. *Arch. Dermatol.*, 87:609, 1963. • SHIZUME, K. & LERNER, A.B. – Determination of melanocyte – stimulating hormone in urine and blood. *J. Clin. Endocrinol.*, 14:1491, 1954. • SHORNICK, J.K. – Herpes gestationis. *J. Am. Acad. Dermatol.*, 17:539, 1987. • SHORNICK, J.K. & cols. – Herpes gestationis in blacks. *Arch. Dermatol.*, 120:511, 1984. • SILVERBERG, E. & cols. – Cancer estatistics, 1990. *CA* 40:9, 1990. • SLAZINSKI, L. & DEGEFU, S. – Herpes gestationis associated with choriocarcinoma. *Arch. Dermatol.*, 118:425, 1981. • SMITH, R.S. & RANDAL, P. – Melanoma during pregnancy. *Obstet. Gynecol.*, 34:825, 1969. • SNELL, R.S. & BISCHITZ, P.G. – The effect of large doses of estrogen and progesterone on melanin pigmentation. *J. Invest. Dermatol.*, 35:73, 1960. • SNELL, R.S. & TURNER, R. – Skin pigmentation in relation to the menstrual cycle. *J. Invest. Dermatol.*, 47:147, 1966. • SPANGLER, A.S. & cols. – Papular dermatitis of pregnancy: a new clinical entity? *JAMA*, 181:577, 1962. • SWAPP, G.H. & MAIN, R.A. – Neurofibromatosis in pregnancy. *Br. J. Dermatol.*, 80:431, 1973. • TAPP, E. & HICKLING, R.S. – Renal artery rupture in a pregnant woman with neurofibromatosis. *J. Pathol.*, 97:398, 1969. • TINDALL, J.G. & cols. – Herpes gestationis in association with hydatiform mole. *Arch. Dermatol.*, 117:510, 1981. • WADE, T.R. & cols. – Skin changes and diseases associated with pregnancy. *Obstet. Gynecol.*, 52:233, 1978. • WINSTON, G.B. – Skin diseases aggravated by pregnancy. *J. Am. Acad. Dermatol.*, 20:1, 1989. • WINSTON, G.B. & LEWIS, C.N. – Dermatoses of pregnancy. *J. Am. Acad. Dermatol.*, 6:977, 1982. • WONG, R.C. & ELLIS, C.N. – Physiologic skin changes in pregnancy. *J. Am. Acad. Dermatol.*, 10:929, 1984. • YANCEY, K.B. & cols. – Pruritic urticarial papulas and plaques of pregnancy. *J. Am. Acad. Dermatol.*, 3:473, 1984. • ZOBERMAN, E. & FARMER, E. – Pruritic folliculitis of pregnancy. *Arch. Dermatol.*, 117:20, 1981.

61 Oftalmopatias

Newton Kara José Júnior
Leonardo Provetti Cunha

Alterações metabólicas durante o período gestacional influenciam algumas estruturas oculares e funções visuais.

Na maioria dos casos, as alterações oculares relacionam-se com sintomas leves de embaçamento visual, que regridem espontaneamente após a gestação. Entretanto, existem situações potencialmente capazes de causar defeitos graves e irreversíveis à visão, necessitando de acompanhamento oftalmológico especializado.

O objetivo deste capítulo é expor as principais alterações oftalmológicas relacionadas à gravidez, bem como seus sinais e sintomas, e nível de gravidade, a fim de direcionar a condução de casos específicos e identificar situações em que se faz necessário o acompanhamento especializado. O quadro III-16 sumariza o diagnóstico diferencial dos principais sinais e sintomas oculares na gravidez.

Pele, pálpebra e conjuntiva

Cloasma – placas de coloração marrom ao redor das pálpebras. Quando acomete outras áreas da face e pescoço, é chamada máscara gravídica. Em geral, regride após o parto. Pode ser encontrada em mulheres que usam anticoncepcionais orais. Acredita-se que esteja relacionada à elevação do hormônio estimulante de melanócitos (Pritchard e cols., 1985).

Angiomas em forma de aranha e telangiectasias – acometem a face e são comuns no período gestacional. Em geral, também estão relacionados a níveis elevados de estrógenos (Pritchard e cols., 1985).

Ptose palpebral – em geral, unilateral. Relaciona-se, provavelmente, a defeito na aponeurose do músculo elevador da pálpebra superior, secundário a acúmulo de fluido intersticial e níveis hormonais elevados (Beard, 1981).

Vasos da conjuntiva – alterações nestes vasos, como vasoconstrição de capilares, podem ocorrer no final da gravidez.

Petéquias conjuntivais – podem ocorrer devido a vômitos excessivos (Landesman, 1955).

Córnea

A sensibilidade corneana, em geral, está diminuída, retornando ao normal, aproximadamente, dois meses após o parto (Millodot, 1977; Riss e Riss, 1981; Manchester, 1970; Weinreb e cols., 1988). Esse aspecto pode ser acompanhado por diminuição no ritmo do piscar, o que propicia aumento da exposição das camadas externas da córnea, diminuindo sua lubrificação e originando sinais de irritação crônica (ceratite) ou até mesmo úlcera de córnea.

Devido à retenção líquida, ocorre aumento da espessura corneana, a qual retorna ao normal logo após o parto (Riss e Riss, 1981; Manchester, 1970; Weinreb e cols., 1988; Park e cols., 1992; Duncan, 1974).

A curvatura corneana aumenta, aproximadamente, uma dioptria a partir do segundo mês de gestação, regredindo após o parto ou ao final do período de lactação (Park e cols., 1992).

Intolerância ao uso de lentes de contato pode ocorrer devido ao aumento da curvatura e da espessura corneana e às alterações no filme lacrimal decorrentes da menor lubrificação (Imre, 1938).

Quadro III-16 – Diagnóstico diferencial dos principais sinais e sintomas oculares na gravidez.

Sinais e sintomas oculares	Principais diagnósticos diferenciais	Nível de alerta
Olho vermelho	Anormalidades corneanas Uveíte Alergia Glaucoma agudo Hemorragia subconjuntival Conjuntivite Blefarite Pterígio Olho seco	Considerar avaliação oftalmológica
Dor ocular	Ceratite Úlcera de córnea Uveíte Glaucoma agudo Neurite óptica	Avaliação oftalmológica urgente
Baixa visual	Papiledema Amaurose fulgaz Insuficência vertebrobasilar Oclusões vasculares Neurite óptica* Glaucoma agudo* Hemorragia vítrea Descolamento de retina Erro refracional Uveíte* Ceratite* Úlcera de córnea* Hidropisia de córnea*	Avaliação oftalmológica urgente
Ardor/ queimação	Blefarite Olho seco Conjuntivite Pterígio/ pinguécula Episclerite	Considerar avaliação oftalmológica
Fotofobia	Anormalidades corneanas Uveíte Conjuntivite Enxaqueca Neurite	Considerar avaliação oftalmológica
Fotopsias/ moscas volantes	Enxaqueca Descolamento de vítreo posterior Uveíte Hemorragia vítrea Descolamento de retina	Considerar avaliação oftalmológica
Diplopia	Paralisia de nervos cranianos**	Avaliação oftalmológica urgente

* Baixa visual dolorosa.
** Outras causas são pouco freqüentes na gravidez.

Pressão Intra-ocular

A pressão intra-ocular, em geral, encontra-se diminuída durante a gravidez (Becker e Friedenwald, 1953; Kass e Sears, 1977; Imafidon e Imafidon, 1992). Os fatores responsáveis são o aumento da drenagem do humor aquoso, a diminuição da resistência venosa episcleral, a diminuição da rigidez da parede escleral e a acidose metabólica. Adicionalmente, devido ao aumento da espessura corneana, considera-se que a tonometria seja superestimada nesse período.

Erro refrativo

Devido à hidratação do cristalino, que fica mais globoso, a capacidade de convergir os raios luminosos que incidem no olho aumenta. O principal sintoma é o embaçamento visual, devido à indução de miopia (Duke-Elder e Scott, 1971; Jacobson, 1991). Como essas mudanças de grau, em geral, são pequenas, recomenda-se que, caso a paciente já seja usuária de óculos, estes não sejam alterados durante o período gestacional, pois, provavelmente, ao final da gestação, ocasião em que as mudanças no cristalino regredirão, o grau dos óculos precisará ser novamente revisto. Perda transitória de acomodação pode ocorrer durante e logo após a gestação, dificultando a visão para perto.

Estrabismo

Existem relatos de paralisia do VI nervo craniano e descompensações de desvios preexistentes (Nightingale e cols., 1982).

Pacientes com hiperemese gravídica podem apresentar nistagmo e paresias de músculos extra-oculares, devido à depleção de vitaminas essenciais, no caso da encefolopatia de Werneck (Walsh e Hoyt, 1969).

Campo visual

O aumento da hipófise durante a gravidez não é suficiente para causar alterações campimétricas (Fig. III-21), portanto estas devem ser avaliadas para descartar qualquer processo neuroftalmológico (Abramowicz, 1927; Johns, 1956; Carvill, 1923; Finlay, 1923; Haas e cols., 1986).

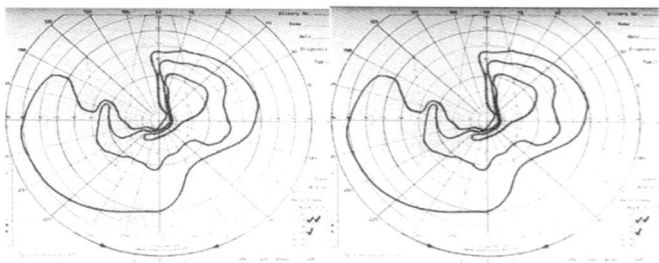

Figura III-21 – Defeito de campo visual secundário a adenoma hipofisário comprimindo quiasma óptico durante a gravidez.

Inflamação e infecção intra-ocular

Há relatos de pacientes com sarcoidose e síndrome de Vogt-Koyanagi-Harada que tiveram piora do quadro durante a gravidez e no período pós-parto (Mayock e cols., 1957; Chumbley e Kearns, 1972; Quillen e cols., 1996).

Pode ocorrer recorrência de toxoplasmose ocular devido à imunossupressão. O risco de transmissão fetal nestes casos é pequeno.

A toxoplasmose ocular pode acometer o feto, por via transplacentária, no caso de infecção materna aguda. A forma congênita causa infecção fetal mais grave quando adquirida no primeiro trimestre, contudo a freqüência da transmissão é maior no terceiro trimestre. Caso a imunidade materna seja adquirida, acredita-se que o feto esteja protegido da infecção congênita.

Retina

Coriorretinopatia central serosa (Fig. III-22) – descolamento seroso da retina, manifesta-se com leve perda visual e metamorfopsia (imagens distorcidas). A resolução, em geral, é espontânea, porém, em alguns casos, pode persistir a baixa visual. O tratamento é expectante na maioria dos casos. A causa da coriorretinopatia central serosa na grávida pode estar relacionada aos altos níveis sistêmicos de corticosteróides e ao estresse materno (Shields e cols., 1991).

Retinopatia diabética (Fig. III-23) – a gravidez pode alterar a evolução da retinopatia diabética já existente. As conseqüências dependerão do estágio em que a doença se encontra no início da gestação. Aproximadamente 10% das pacientes dia-

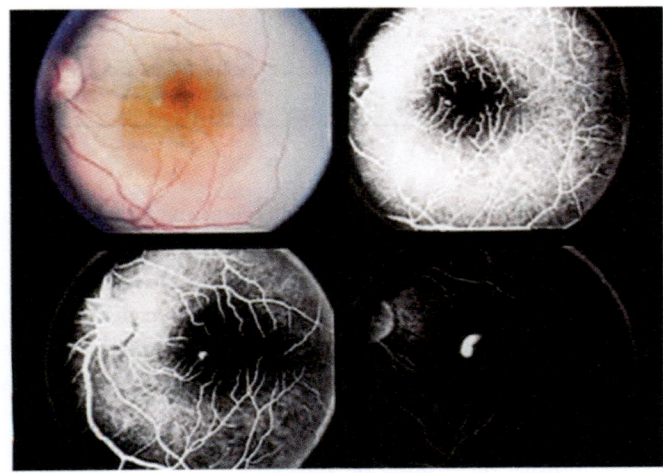

Figura III-22 – Descolamento seroso da mácula na coriorretinopatia central serosa.

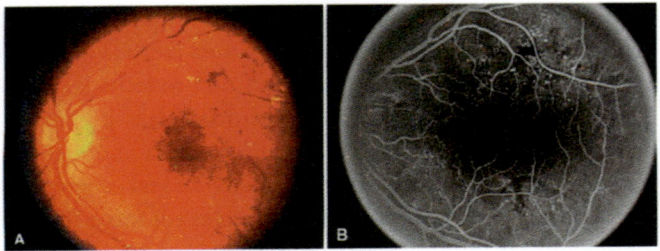

Figura III-23 – A) Retinopatia diabética não-proliferativa. B) Múltiplos microaneurismas visualizados à angiografia.

béticas, sem retinopatia, apresentam, após a gravidez, progressão da doença, com sinais iniciais de retinopatia. E, aproximadamente, 0,2% dessas progridem para retinopatia proliferativa (Fig. III-24) (Dieckmann, 1952).

Nos casos em que já existem sinais de retinopatia antes da gestação, o risco de progressão para neovascularização retiniana é de aproximadamente 20%, principalmente no terceiro trimestre e após o parto (Dieckmann, 1952).

É importante que a paciente portadora de diabetes seja, sempre que possível, examinada e, se necessário, tratada no início da gravidez, e acompanhada pelo oftalmologista durante a gestação. *Diabetes mellitus* gestacional – raramente evolui para retinopatia.

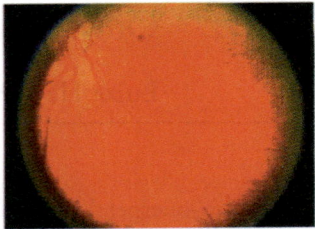

Figura III-24 – Retinopatia diabética proliferativa com neovasos na retina.

Doença hipertensiva específica da gravidez (pré-eclâmpsia/eclâmpsia) – distúrbios visuais, como embaçamento, escotomas, diplopia e fotopsias estão presentes em 25% das gestantes com pré-eclâmpsia grave e em 50% das com eclâmpsia (Dieckmann, 1952). As alterações retinianas mais comuns são: espasmos arteriolares, hemorragias, exsudatos, edema macular, papiledema (Fig. III-25) e descolamento seroso da retina (Fig. III-26) (Schreyer e cols., 1990; Landesman e cols., 1952; Weinstein, 1982).

Síndrome HELLP – descolamento seroso de retina, hemorragia vítrea e cegueira cortical reversível (Weinstein, 1982).

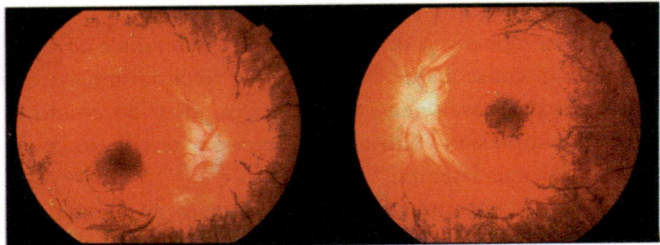

Figura III-25 – Papiledema.

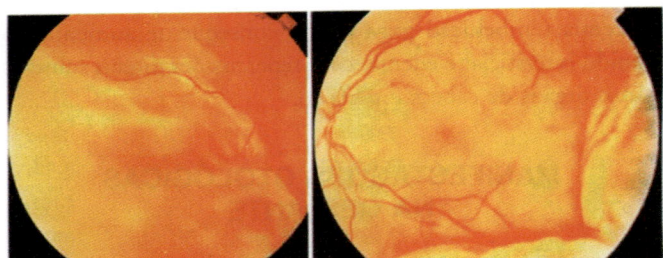

Figura III-26 – Descolamento seroso da retina na pré-eclâmpsia.

Referências Bibliográficas

• ABRAMOWICZ, I. – On bitemporal contraction of the visual field in pregnancy. *Br. J. Ophthalmol*, 11:17, 1927. • BEARD, C. – Ptosis 3rd ed., St. Louis, C.V. Mosby, 1981, p. 60. • BECKER, B. & FRIEDENWALD, J.S. – Clinical aqueous outflow. *Arch. Ophthalmol.*, 50:557, 1953. • CARVILL, M. – Bitemporal contraction of the fields of vision in pregnancy. *Am. J. Ophthalmol.*, 6:885, 1923. • CHUMBLEY, L.C. & KEARNS, T.P. – Retinopathy of sarcoidosis. *Am. J. Ophthalmol.*, 73:123, 1972. • DIECKMANN, W.J. – The Toxemias of Pregnancy, 2nd ed., St. Louis, CV Mosby, 1952. • DIGRE, K.B.; VARNER, M.W. & CORBETT, J.J. – Pseudotumor cerebri and pregnancy. *Neurology*, 34:721, 1984. • DUKE-ELDER, S. & SCOTT, G.I. – The optic nerve. In Duke-Elder, S. (ed.). *System of Ophthalmology*. St. Louis, C.V. Mosby, 1971, p. 136. • DUNCAN, T.E. – Krukenberg spindles in pregnancy. *Arch. Ophthalmol*, 91:355, 1974. • FINLAY, C.E. – Bitemporal contraction of visual fields in pregnancy. *Arch. Ophthalmol*, 52:50, 1923. • HAAS, J.F.; JANISCH, W. & STANECZEK, W. – Newly diagnosed primary intracranial neoplasms in pregnant women: a population-based assessment. *J. Neurol. Neurosurg. Psychiatry*, 49:874, 1986. • HYMAN, B.N. – Postpartum uveitis. *Ann. Ophthalmol*, 8:677, 1976. • IMAFIDON, C.O. & IMAFIDON, J.E. – Contact lenses in pregnancy. *Br. J. Obstet. Gynaecol.*, 99:865, 1992. • IMRE, J. – Pregnancy and the eye: Their Endocrinological Relations, Fifteenth Concilium on Ophthalmology, Egypt, 1937, III, Le Caire, Imprimebie Nationale Boulec, 1938, p. 213. • JACOBSON, D.M. – Superior oblique palsy manifested during pregnancy. *Ophthalmology*, 98:1874, 1991. • JOHNS, J.P. – The influence of pregnancy on the visual field. *Am. J. Ophthalmol.*, 13:1956. • KASS, M.A. & SEARS M.L. – Hormonal regulation of intraocular pressure. *Surv. Ophthalmol.*, 22:153, 1977. • KASSAM S.H. & cols. – Benign intracranial hypertension in pregnancy: current diagnostic and therapeutic approach. *Obstet. Gynecol. Surv.*, 38:314, 1983. • LANDESMAN, R. & cols. – Retinal changes in the toxemias of pregnancy. *Am. J. Obstet. Gynecol.*, 63:16, 1952. • LANDESMAN, R. – Retinal and conjunctival vascular changes in normal and toxemic pregnancy. *Bull. N.Y. Acad. Med.*, 31:376, 1955. • MANCHESTER, P.T. – Hydration of the cornea. *Trans. Am. Ophthalmol. Soc.*, 68:425, 1970. • MAYOCK, R.L. & cols. – Sarcoidosis and pregnancy. *JAMA*, 164:158, 1957. • MILLER, E. & cols. – Elevated maternal hemoglobin A1C in early pregnancy and major congenital anomalies in infants of diabetic mothers. *N. Engl. J. Med.*, 304:1331, 1981. • MILLODOT, M. – The influence of pregnancy on the sensitivity of the cornea. *Br. J. Ophthalmol.*, 81:646, 1977. • NIGHTINGALE, S. & cols. – Wernicke's encephalopathy in hyperemesis gravidarum. *Postgrad. Med. J.*, 58:558, 1982. • PARK, S.B. & cols. – The effect of pregnancy on corneal curvature. *CLAO J.*, 18:256, 1992. • PRITCHARD, J.A.; MACDONALD, P.C. & GRANT, N.F. – *Williams Obstetrics*. 17th ed, East Norwalk, CT, Appleton-Century-Crofts, 1985, p. 188. • QUILLEN, D.A. & cols. – Central serous retinochoroidopathy in women. *Ophthalmology*, 103:72, 1996. • RISS, B. & RISS, P. – Corneal sensitivity in pregnancy. *Ophthalmologica*, 183:57, 1981. • SCHREYER, P. & cols. – Fluorescein angiography in hypertensive pregnancies. *Int. J. Gynaecol. Obstet.*, 34:127, 1990. • SHIELDS, C.L. & cols. – Uveal melanoma and pregnancy. *Ophthalmology*, 98:1667, 1991. • WALSH, F.B. & HOYT, W.F. – *Clinical Neuro Ophthalmology*, 3rd ed., Baltimore, Williams & Wilkins, 1969, p. 625. • WEINREB, R.N.; LU, A. & BEESON, C. – Maternal corneal thickness during pregnancy. *Am. J. Ophthalmol.*, 105:258, 1988. • WEINSTEIN, L. – Syndrome of hemolysis, elevated liver enzymes, and low platelet count: a severe consequence of hypertension in pregnancy. *Am. J. Obstet. Gynecol.*, 142:159, 1982.

62 Otorrinolaringopatias

Luiza Hayashi Endo

Durante o ciclo gravídico-puerperal, o organismo materno sofre alterações fisiológicas, físicas e hormonais que podem acarretar sintomatologia no âmbito da Otorrinolaringologia. Tais modificações devem ser conhecidas pelos otorrinolaringologistas e obstetras, para fazer o diagnóstico preciso e o tratamento correto.

Existem alterações gestacionais que interferem na instalação de afecções otorrinolaringológicas:

a) retenção hídrica de cerca de 4.000ml e do cloreto de sódio, a fim de se manter a osmolaridade;
b) aumento do volume plasmático: de início menos intenso que o líquido intersticial e com inversão da relação no terceiro trimestre;
c) hipoproteinemia à custa da fração de albumina;
d) hipervolemia, com aumento plasmático em 50% e global em 25%. Daí a hemodiluição relativa, com queda dos índices de hemoglobina e hematócrito;
e) aumento dos níveis de estrógenos, progesterona e do cortisol, com conseqüente decréscimo da resposta inflamatória da mucosa nasal, gengival e laríngea, além do estado de imunossupressão relativa, favorecendo a reativação de infecções virais latentes;
f) eleva-se a concentração dos ácidos graxos no plasma e da glicose, a fim de favorecer desenvolvimento fetal, com conseqüente redução dos depósitos de gordura.

As alterações citadas promovem, na gestante, condições de hidremia (embebição gravídica) e conseqüente aumento do líquido intersticial e edema, com repercussões diretas sobre os vários órgãos da cabeça e pescoço.

MANIFESTAÇÕES OTOLÓGICAS NA GESTANTE

Otite média serosa ou plenitude auricular – a sensação de orelhas tapadas, também dito, cheias, ou até mesmo diminuição de audição pode ser referida pelas gestantes conseqüente à presença de líquido na orelha média. Na gravidez ocorrem alterações hormonais, principalmente nos níveis de estrógeno, que levariam a alterações na mucosa da tuba auditiva, provocando disfunção tubária, com conseqüente extravasamento de líquido intravascular. À otoscopia conseguimos visualizar a membrana timpânica de coloração perlácea ou amarelo-citrina, por meio da qual podemos perceber o nível do líquido com ou sem bolhas e que à otoscopia pneumática se percebe a perda da mobilidade timpânica. O exame clínico deve ser bem detalhado, principalmente se a queixa é unilateral, com o objetivo de afastar neoplasias, uma vez que, em adultos com otite serosa unilateral, é mandatória a investigação de tumor de rinofaringe. Em gestantes com essa queixa, devemos realizar audiometria e timpanometria (medida da mobilidade da membrana do tímpano), para confirmar a presença de líquido na caixa timpânica, além de na nasofibroscopia, com uso de fibra óptica para exame direto da rinofaringe. Com o término da gravidez, os sintomas desaparecem quase totalmente, mas, se o tratamento é necessário, podemos realizar a timpanotomia com aspiração do líquido, após anestesia local, que dá alívio imediato da sensação desagradável de plenitude auricular e da hipoacusia. Há quem recuse esse procedimento, quando, então, podemos utilizar os corticosteróides (prednisona) por período curto ou anti-histamínicos. Nos casos mais rebeldes, podemos realizar timpanotomia com colocação de tubos de ventilação, os quais podem ali permanecer até que as pressões se equalizem.

Tuba auditiva ou trompa de Eustáquio – permanentemente aberta (patente) ou semi-aberta durante a gestação, é mais comum a patência da tuba que propriamente a obstrução. Essa entidade é muito observada em não-grávidas com história de rápida perda de peso, estando associada à diminuição do tecido gorduroso em torno da porção cartilaginosa da tuba auditiva.

Normalmente, a tuba auditiva encontra-se fechada, abrindo apenas durante o bocejo, a deglutição e a fala, porém, durante a gestação, pode ocorrer patência tubária anormal, isto é, a tuba pode ficar continuamente aberta ou semi-aberta. Isso tem sido atribuído à perda de tecidos moles em torno da tuba, resultando em diminuição da compressão externa. Derkay (1988) afirma que o ganho de peso insuficiente durante a gravidez atua diretamente no desenvolvimento da tuba auditiva patente, associando-se ainda com vômitos e alterações no metabolismo das gorduras, diminuindo os tecidos em torno da tuba. Estrógenos, prostaglandinas e relaxina têm sido implicados nessa disfunção, mas ainda sem evidências concretas. Os sintomas são sempre interminantes. A paciente pode referir orelhas tapadas e hipoacusia, ou sensação de voz que ecoa (autofonia), levando à distorção na percepção associada à respiração, movimento de palato e voz nasalada. Esses sintomas são agravados quando a paciente se encontra em pé, ou com exercício físico. O diagnóstico pode ser estabelecido pela timpanometria que detecta as mudanças na complacência da membrana timpânica durante a respiração forçada, com exagero na resposta quando a trompa de Eustáquio está patente. O tratamento é difícil e visa amenizar os sintomas ou tentar manter a tuba fechada. Deve-se promover suporte nutritivo bom e adequado para a gestante.

Otospongiose ou otosclerose – o termo considerado mais adequado é otospongiose, embora muitos ainda citem essa patologia como otosclerose. É uma displasia óssea encontrada apenas no osso temporal humano e consiste em áreas de reabsorção seguidas de cicatrização e neoformação óssea. Existem focos de otospongiose em toda a cápsula labiríntica, mas existe predileção dessa neoformação junto à janela oval na área denominada fóssula antefenestra, atingindo 80 a 90% dos casos. Essa neoformação fixa o estribo, e a onda sonora não pode progredir em direção à janela oval, causando, assim, comprometimento da audição. É doença de caráter familiar com herança autossômica dominante, com 25 a 40% de penetrância (Bento e cols., 1998). Geralmente, inicia-se no final da segunda, terceira, ou até mesmo na quarta década de vida, sendo duas vezes mais freqüente na mulher que no homem. Torna-se evidente durante a gestação de mulheres de terceira década de vida que, com história típica, é referido zumbido unilateral persistente após o parto, com perda de acuidade auditiva do mesmo lado. Não há história de tonturas ou relação com ingestão de medicamentos. Tem-se aventado a hipótese de que a otosclerose pode exacerbar-se durante a gestação porque o elevado nível de estrógeno estimula indiretamente o foco otosclerótico. A membrana timpânica, em geral, é de aspecto normal. As provas com uso de diapasão demonstra: Rinne negativo (condução óssea melhor que condução aérea) e, à prova de Weber, existe lateralização do som para o lado comprometido. A audiometria revela perda auditiva de condução de vários graus, dependendo do acometimento. O tratamento pode ser clínico ou cirúrgico, dependente do quadro clínico e da audição. O tratamento clínico é feito com o uso de fluoreto de sódio, com o objetivo de estabilizar o foco de otosponginose.

Existem autores que contra-indicam o uso de fluoreto de sódio durante a gestação, devido ao atraso na absorção óssea pela calcificação acelerada, que pode ser prejudicial para o feto. Entretanto, Shambaugh (1991), da Universidade do Colorado (USA), relata que o uso em pequenas doses está indicado nas gestantes. O tratamento cirúrgico consiste em remover o estribo fixado à platina da janela oval com perda de mobilidade auditiva em muitos casos, porém, somente o otologista poderá, a partir dos exames subsidiários, indicar o tratamento adequado. Outra opção cirúrgica é a de fazer, com instrumento apropriado, um pequeno orifício na janela oval, para colocar sobre ele a prótese (estapectotomia) que fica com a outra extremidade apoiada na bigorna. Essas cirurgias micrológicas restituem a audição em muitos casos, porém, somente o otologista poderá, a partir dos exames subsidiários, indicar o tratamento adequado. Recomenda-se a realização da cirurgia após a última gestação.

Doença de Menière – doença de etiologia e fisiopatologia ainda não definida, podendo manifestar-se por sintomas cocleovestibulares, só cocleares ou só vestibulares. Nessa doença existe aumento da quantidade de endolinfa, com conseqüente dilatação do sistema endolinfático, causando danos nas membranas da cóclea. Isso pode acontecer por aumento de produção ou por falta de absorção da endolinfa. Essa doença tem maior predileção para o sexo feminino, sendo a proporção de três mulheres para um homem (Bento e cols., 1998). Ela se manifesta com crises de vertigens, zumbidos, sensação de plenitude auricular e hipoacusia. Vários autores, como Torsiglieri e cols. (1990), relatam que a doença de Menière pode-se exacerbar com a gestação. Acredita-se que a retenção de líquido resulta em aumento hídrico endolinfático, acentuando os sintomas dessa doença. A audiometria revela perda auditiva neurossensorial, e o exame otoneurológico (exame que avalia as funções labirínticas) é normal. Está contra-indicado o uso de diuréticos e de histamina na gestante, devido a diminuição do débito cardíaco, hipovolemia e hipotensão arterial. Também devem ser evitados benzodiazepínicos. Quando a cirurgia for necessária (vertigens e/ou zumbidos insuportáveis), deve ser realizada de preferência no primeiro trimestre. Recomenda-se o uso de drogas antieméticas e supressoras do sistema vestibular em doses pequenas, para diminuir os sintomas vertiginosos.

Vertigem – durante a gravidez, devido a fatores hormonais, ou seja, aumento de estrógeno e progesterona, há tendência para ocorrer vertigens, como comprovam os vários estudos de Peitersen (1969) e os de Eviator e Goodhill (1969). Esses autores verificaram que, quando os níveis hormonais eram alterados, surgia vertigem e surdez, com mudanças nos traçados da eletronistagmografia (ENG). Aventa-se a hipótese de que ocorra algum mecanismo vascular, como tromboembolismo, ocasionando tonturas.

A área de isquemia localiza-se no sistema vertebrobasilar, afetando o tronco cerebral, o núcleo vestibular e, diretamente, os órgãos sensoriais da orelha interna. Na avaliação clínica, é necessário exame clínico completo, audiometria, eletronistagmografia, radiografia de osso temporal e estudo hematológico. O tratamento é similar ao da doença de Menière.

Surdez súbita – é patologia que se instala subitamente em indivíduo normal, havendo progressão em horas ou dias. Freqüentemente é unilateral e em 80% dos casos pode ser precedida por zumbido ou estalo na orelha antes da perda auditiva. A perda auditiva é do tipo neurossensorial, de graus variados. Essa entidade é rara na gravidez e, quando aparece, geralmente está associada à toxemia hipertensiva.

Acredita-se que a causa da perda auditiva seja secundária à oclusão vascular da orelha interna, provocada pelos níveis elevados de estrógenos, predispondo as gestantes a estado de hipercoagulabilidade, principalmente se coexiste toxemia. Estudos audiológicos e neurológicos são necessários para afastar outras causas de surdez súbita. O tratamento é direcionado para a causa básica (toxemia), sendo contra-indicados os anticoagulantes.

Paralisia do nervo facial – o nervo facial possui três divisões funcionais representadas no tronco cerebral: uma divisão motora para a face, uma sensorial responsável pelo sabor nos dois terços anteriores da língua e uma parassimpática para a vasomotricidade e secreção da glândula lacrimal e para as três glândulas salivares maiores. Assim, se houver paresia ou paralisia do nervo, ocorrerá diminuição funcional em algumas ou em todas essas divisões.

A paralisia facial pode ter várias etiologias: congênitas, inflamatórias, traumáticas, tumorais e metabólicas, entre outras. O termo "paralisia de Bell" ficou reservado para os casos de etiologia idiopática. Bell foi o primeiro a observar a associação entre paralisia facial e gravidez em 1930.

A incidência de paralisia facial na população geral é de 18:100.000 gestações/ano, porém Hilsinger e cols. (1975) observaram que a incidência de paralisia em gestantes é três vezes maior que nas não-grávidas e que aproximadamente 75% dos casos ocorrem no terceiro trimestre da gestação. Sua patogênese permanece desconhecida, mas os autores concordam na existência de um distúrbio vascular dentro do canal de Falópio capaz de levar ao edema e à compressão do nervo. Essa neurite banal do nervo facial passaria despercebida se não fosse a localização dentro de um túnel, tal como é o canal de Falópio, que impede a expansão edematosa provocando a paralisia (Bento e cols., 1998). Sintomas como desvio da boca para o lado oposto, impossibilidade de franzir a testa e de fechar o olho do lado da paralisia e desfiguramento fazem com que a paciente procure imediatamente o especialista. Apresenta ainda alterações no paladar, barulho anormal dos sons, dor (geralmente retroauricular) e diminuição do lacrimejamento. Segundo Torsiglieri e cols. (1990), vesículas podem ser encontradas na cavidade oral e diminuição das papilas linguais podem ser vistas.

O tratamento é controverso. Esteróides sistêmicos são indicados com cautela e seus efeitos devem ser acompanhados pelo obstetra. Seu uso é considerado seguro no terceiro trimestre e recomenda-se começar com doses diárias de 40-60mg, reduzindo-se até o 10º-15º dias. A indicação de descompressão cirúrgica do nervo facial é discutível; a maioria prefere o tratamento conservador. Deve-se acompanhar a evolução do quadro pela eletroneurografia, podendo ser indicada a cirurgia quando, após o período de observação, a paralisia não demonstra indícios de melhora.

SONS AMBIENTAIS E REPERCUSSÃO NA AUDIÇÃO FETAL

Segundo estudos de Gerhardt e Abrams (1996), os sons originários fora do abdome da gestante podem alcançar o ouvido interno do feto. O som deve passar através dos tecidos e dos fluidos que envolvem a cabeça do feto; sendo que os sons de baixa freqüência (menores que 500Hz) penetram facilmente pela cabeça do feto com menos de 5dB de atenuação. Nas freqüências altas, os sons são atenuados entre 20 e 30dB quando atingem a cabeça do feto. A energia sonora no líquido amniótico estimula a audição fetal, via condução óssea, muito mais do que através do conduto auditivo externo e médio. O feto no útero pode detectar facilmente energia sonora de baixas freqüências.

Pierson (1996) refere que há evidências de que o feto pode ter perda auditiva induzida pelo ruído. Devido ao ambiente fetal diferente e a orelha em franco desenvolvimento, a perda auditiva induzida pelo ruído é muito diferente daquela que o adulto apresenta quando exposto a ele. Existem alguns fatos que sugerem perda auditiva induzida pelo ruído nas crianças cujas mães foram submetidas a ruído durante a gestação. Esses estudos são atuais e merecem ser considerados, procurando informar a gestante sobre esse risco.

MANIFESTAÇÕES NASAIS

Grande parte das mulheres apresenta, durante a gestação, algum grau de congestão nasal. Muitos desses casos são resultantes do efeito do estrógeno sobre a mucosa nasal. Alguns autores citaram a relação entre o estrógeno e a mucosa nasal, referindo seu ingurgitamento vascular. Toppozada e cols. (1982) concluíram que, durante a gestação, o estrógeno promove edema da mucosa pelo efeito colinérgico direto, com aumento da produção de acetilcolina.

Geralmente, os sintomas nasais obstrutivos exacerbam-se em torno do terceiro trimestre, em face do pico estrogênico; além disso, há aumento do volume plasmático com retenção de líquidos nos tecidos, favorecendo a congestão. Segundo Derkay (1988), ocorre diminuição da latência nasal na grávida. Citaremos as manifestações nasais a seguir:

Epistaxe – é o termo empregado para sangramentos nasais. A epistaxe pode ser anterior (sangramento de vasos anteriores do septo) ou posterior. Os vasos posteriores nasais são mais calibrosos e, assim sendo, a epistaxe posterior é mais copiosa e dramática. Epistaxe é uma patologia comum na gravidez, de incidência desconhecida. O aumento da congestão vascular e as alterações na mucosa nasal predispõem aos sangramentos transitórios, que são geralmente autolimitados. Podem tornar-se um *problema sério se associados* à hipertensão da pré-eclâmpsia ou eclâmpsia, ao granuloma gravídico, às alterações hematológicas e a aterosclerose. Anamnese e exame físico cuidadosos (rinoscopia), complementados com estudo hematológico (eritrograma e provas de coagulação), são importantes para afastar outras patologias ou fatores predisponentes. No diagnóstico diferencial, devemos incluir desde rinites epidêmicas, massas nasais ou de nasofaringe, telangiectasia hemorrágica hereditária até perfurações septais.

Geralmente, apenas a compressão digital da asa do nariz faz o sangramento ceder (quando o ponto sangrante é na porção anterior do nariz). Caso não ceda, devemos posicionar a paciente sentada, remover os coágulos, visualizar o sítio de sangramento, anestesiar o local e cauterizar química ou diatermicamente. Raramente o tampão é necessário. Medidas profiláticas podem ser empregadas, como manter as cavidades nasais úmidas, controlar a pressão arterial e evitar fatores predisponentes. Quando o quadro não cede com os tratamentos habituais, pode haver necessidade de intervenção cirúrgica, tais como ligadura da artéria esfenopalatina ou da maxilar interna.

Granuloma gravídico – trata-se de um tumor bastante vascularizado, friável, que ocorre na mucosa nasal durante a gestação, também chamado de hemangioma. Pouco freqüente na gravidez, ocorre entre 0,5 e 2,7% das gestantes, porém é causa importante de epistaxe. Esses tumores podem ser sésseis ou pediculados e medem de 3 a 4cm de diâmetro. São geralmente unilaterais.

As lesões surgem, caracteristicamente, no septo nasal e na junção mucocutânea do vestíbulo. Aparecem durante os primeiros meses de gestação e involuem após o parto. Recidivas nas gestações subseqüentes são comuns. Clinicamente, apresentam obstrução nasal e epistaxe. O tratamento, em geral, não é necessário e consiste apenas em esclarecer a gestante que, após o parto, existe tendência a involuir. Na vigência de sangramentos excessivos ou de obstrução nasal importante, a excisão cirúrgica sob anestesia local deve ser considerada.

Rinite gravídica – própria da gestação, ocorre por desenvolvimento gradual da congestão vascular da mucosa nasal. Segundo alguns autores, essa doença decorre do excesso de estrógeno na corrente sangüínea.

As queixas de obstrução nasal surgem em torno do segundo trimestre e seguem até o final da gravidez, sendo extremamente incômodas para a gestante. O sintoma principal é a obstrução nasal permanente, que pode estar associada a coriza (rinorréia aquosa), prurido e espirros. A deficiência de ventilação dos seios pode causar cefaléia frontal com sensação de peso e pressão ao nível dos seios paranasais. Ocorrem, ainda, dificuldade para dormir, diminuição da olfação, tosse e rouquidão. Recentemente, Turnbull e cols. (1996) sugerem o uso do dilatador mecânico nasal durante o sono para aliviar a obstrução nasal, referindo que este material seria o ideal, pois desobstruiria o nariz da gestante sem necessidade do uso de drogas. O bloqueio nasal leva a gestante ao uso freqüente de vasoconstritores, agravando a situação, pela instalação de rinite medicamentosa, com diminuição da capacidade retrátil dos cornetos e intensificando a sintomatologia. Quando necessários esses vasoconstritores tópicos, deve-se orientar seu uso por tempo curto e de preferência diluindo-se a droga em solução fisiológica. À rinoscopia anterior podemos visualizar cornetos excessivamente ingurgitados, secreção serosa e completa obstrução da fossa nasal.

O tratamento é discutível; Holt e Mabry (1983) indicam o uso de beclometasona em aerossol, por ter mínima absorção, bons resultados e sua relativa segurança de uso na gravidez. Mabry (1983) contra-indica tanto o uso de injeções de corticosteróides nos cornetos nasais como a cauterização de cornetos na gestante, apesar de serem procedimentos muito empregados para desobstrução nasal. Recomenda-se lavagem de cavidades nasais com solução fisiológica, ao lado de medicação tranqüilizante e descongestionante por via oral.

Ao usar descongestionante por via oral observar sempre se a gestante não apresenta hipertensão arterial, pois, neste caso, é contra-indicado.

Alergia nasal – a rinite alérgica manifesta-se mais na criança e no adulto jovem apresentando como sintomas típicos: prurido nasal, obstrução, espirros em salva, rinorréia aquosa. Esta rinite pode manifestar-se ou agravar-se durante a gravidez. A conduta em tais casos é a mesma, isto é, afastar fatores desencadeantes, tais como tabagismo no lar, presença de carpetes e tapetes, animais domésticos, uso de perfumes, quartos úmidos com bolor etc. Se apesar de tomadas todas as medidas de profilaxia ambiental os sintomas persistirem e de forma muito incômoda, Noble e cols. (1995) propõem uso de anti-histamínicos e/ou descongestionantes. Os descongestionantes tópicos devem ser limitados para uso por apenas 3 a 4 dias. Esses autores referem que a farmacoterapia é mais eficaz se usada profilaticamente e consideram a droga de escolha para o tratamento da rinite alérgica na gestante o cromoglicato dissódico intranasal.

Polipose nasal – é uma doença de múltiplas e discutíveis causas, tais como alergia nasal, rinite eosinofílica não-alérgica, doença de Kartagener, hipersensibilidade à aspirina e fibrose cística. Existe formação de pólipos nasais levando à obstrução nasal. Na gravidez, pode haver aceleração no crescimento dessas formações polipóides, piorando muito o quadro obstrutivo. A cirurgia, quando imprescindível, deve ser feita sob anestesia local, visando a apenas retirar os pólipos da cavidade nasal para aliviar os sintomas. A cirurgia mais ampla, com remoção de todos os pólipos dos seios paranasais, deve ser reservada para ocasião oportuna, posteriormente ao nascimento da criança.

Sinusites – a infecção dos seios paranasais não é rara durante a gestação. Apresenta como sintomatologia cefaléia em peso, localizada na região do seio acometido ou irradiada, e rinorréia purulenta anterior ou posterior. Provavelmente ocorre em conseqüência de congestão nasal e bloqueio do óstio de drenagem. Existem autores que indicam a avaliação radiológica dos seios, com o objetivo de evitar o uso indiscriminado de antimicrobianos; no entanto, a história clínica mais o exame físico da cavidade nasal direcionado para ver os óstios de drenagem podem estabelecer o diagnóstico. Quando antibióticos são necessários, preconiza-se o uso dos derivados das penicilinas.

MANIFESTAÇÕES ORAIS

Alterações gustatórias – a gravidez pode causar diminuição do paladar, especialmente durante o primeiro trimestre. Em geral, as gestantes apresentam aumento do apetite e alguns desejos por combinação estranha de alimentos ou, ocasionalmente, materiais não-alimentícios. Outra manifestação que pode ser observada é o aumento da secreção salivar.

Gengivite gravídica – o aumento gengival é a manifestação oral mais comum que ocorre na gestação, atingindo 30 a 100% das mulheres. Irritantes locais e má higiene bucal podem exacerbar essa patologia. Pode haver hipertrofia papilar, edema generalizado e hiperemia dos tecidos periodontais. Um a dois porcento das pacientes com gengivite gravídica apresentam lesão discreta granulomatosa interdental (tumor gestacional ou granuloma gravídico), comumente, encontrado na região maxilar anterior. O sintoma primário da gengivite é o sangramento. Essas lesões, geralmente, regridem após o parto. A intervenção cirúrgica não deve ser indicada, a menos que essa condição persista após o parto. Durante a gravidez, a terapia consiste em boa higiene oral e na correção de algum fator de irritação dentária, como cálculos ou cáries.

MANIFESTAÇÕES LARÍNGEAS

Laringite seca da gestação (laringite atrófica crônica) – essa patologia caracteriza-se por atrofia acentuada da mucosa da laringe. Pode ser subseqüente à laringite crônica simples; porém, sua etiologia ainda está indefinida. Geralmente aparece em mulheres com rinite atrófica e tem sido encontrada com certa freqüência em gestantes.

As queixas principais são alterações respiratórias (devido às crostas laríngeas), hemoptise, odor fétido, garganta seca e rouquidão. Ao exame da laringe por meio da laringoscopia indireta (uso de pequenos espelhos com auxílio de luz indireta) ou por meio de fibra óptica, observamos a mucosa laríngea seca e rugosa com crostas de coloração amarelo-esverdeada a negro.

O tratamento é puramente sintomático; limita-se em lubrificar e umedecer a laringe, pois, após o parto, com a volta dos níveis hormonais, os sintomas geralmente desaparecem.

Laringopatia gravídica – freqüentemente, durante a gestação, há alterações na voz, conhecida como laringopatia gravídica. Ocorre diminuição na eficácia vocal, perda das notas altas, fadiga vocal e rouquidão. Todas essas alterações resultam de mudanças na mucosa laríngea, havendo edema, ressecamento e hiperemia. Como quase todas as patologias, essas alterações regridem após o parto, embora algumas possam persistir.

Hemangiomas laríngeos – assim como os hemangiomas nasais, os laríngeos podem ser encontrados durante a gravidez, provocando sangramentos, problemas respiratórios e/ou disfonias, dependendo da localização e do tamanho. O tratamento do hemangioma assintomático é conservador, pois há regressão após o parto.

ENTIDADES CLÍNICAS QUE MELHORAM NA GESTAÇÃO

Rinite atrófica ozenosa – é uma rinite que ocorre de forma insidiosa, com maior freqüência no sexo feminino e, geralmente, na puberdade, com as seguintes características: a) atrofia osteomucosa da parede externa das fossas nasais; b) fetidez típica; c) crostas. Apresenta diagnóstico diferencial com rinolitíase, corpos estranhos e sífilis.

Durante a gravidez, ocorre diminuição acentuada na fetidez, talvez devido à hipervascularização.

Referências Bibliográficas

- BENTO, R.F. & cols. – Doenças do ouvido interno. In: *Tratado de Otologia*. São Paulo, Brasil, SAM. Ed. da Universidade de São Paulo Edusp, 1998, p. 367. • BENTO, R.F. & cols. – Doenças do ouvido médio. In: *Tratado de Otologia*. São Paulo, Brasil, SAM. Ed. da Universidade de São Paulo Edusp, 1998, p. 241. • DAVIDSON, T.M. – *Manual de Otorrinolaringologia: Cirurgia de Cabeça e Pescoço*. 1ª ed., Vol. 2, São Paulo, 1986, p. 29. • DERKAY, C.S. – Eustachian tube and nasal function during pregnancy: a prospective study. *Otolaryngol. Head Neck Surg.*, 99:558, 1988. • EVIATOR, A. & GOODHILL, V. – Dizziness as related to menstrual cycles and hormonal contraceptives. *Arch. Otolaryngol.*, 90:301, 1969. • GERHARDT, K.J. & ABRAMS, R.M. – Fetal hearing: characterization of the stimulus and response. *Semin. Perinatol.*, 20:11, 1996. • HILSINGER, R.L. & cols. – Idiopatic facial paralisis, pregnancy and the menstrual cycle. *Ann. Otol. Rhinol. Laryngol.*, 84:443, 1975. • HOLT, G.R. & MABRY, R.L. – Medications in pregnancy. *Otolaryngol. Head Neck Surg.*, 91:338, 1983. • HUNGRIA, H. – *Otorrinolaringologia*. 5ª ed., Vol. 2, Rio de Janeiro, 1988, p. 17. • MABRY, R.L. – The management of nasal obstruction during pregnancy. *Ear. Nose Throat. J.*, 62:16, 1983. • NOBLE, S.F. & cols. – Allergic rhinitis. *Am. Fam. Physician.*, 51:837, 1995. • PEITERSEN, E. – Disturbances in the central vestibular system after oral contraceptives. *Arch. Otolaryngol.*, 73:725, 1969. • PIERSON, L.L. – Hazards of noise – exposure on fetal hearing. *Semin. Perinatol.*, 20:21, 1996. • SELLARS, S.F. – Acute deafness associated with deprogesterone. *J. Laryngol. Otol.*, 85:28, 1971. • SHAMBAUGH Jr., G.E. – Otospongiosis (otosclerosis): general considerations and nonsurgical treatment. In: English, G.M. (ed.). *Otolaryngology*. Philadelphia, W.B. Saunders, 1991. • TOPPOZADA, H. & cols. – The human respiratory mucosa in pregnancy. *J. Laryngol. Otol.*, 96:613, 1982. • TORSIGLIERI Jr., A.J. & cols. – Otolaryngologic manifestations of pregnancy. *Otolaryngol. Head Neck Surg.*, 102:293, 1990. • TURNBULL, G.L. & cols. – Managing pregnancy – related nocturnal nasal congestion. The external nasal dilator. *J. Reprod. Med.*, 41:897, 1996.

63 Neuropatias

Elizabeth M.A. Barasnevicius Quagliato

As afecções neurológicas podem iniciar ou evoluir durante a gravidez. Uma paciente que apresente comprometimento do sistema nervoso central (SNC) ou periférico (SNP) deve ser aconselhada pelo seu neurologista em relação à contracepção e gravidez, para que uma gestação possa ser planejada de maneira a não comprometer sua qualidade de vida.

CONTRACEPTIVOS ORAIS

Os anticoncepcionais orais com mais de 80mcg de estrógeno relacionam-se à maior incidência de acidentes vasculares cerebrais (AVC), enquanto doses abaixo de 50mcg não acarretam maior risco de AVC isquêmico em pacientes normotensas, não-diabéticas. No entanto, a fumante que usa anticoncepcionais hormonais com doses menores que 50mcg apresenta risco 3,64 vezes maior de ter AVC hemorrágico.

As pacientes epilépticas que usam anticonvulsivantes indutores do sistema microssômico hepático (fenobarbital, fenitoína e carbamazepina) devem utilizar no mínimo uma dose de 50mcg de estrógeno para assegurar a eficácia da contracepção, aconselhando-se também outros métodos associados (espermicidas e preservativos). O ácido valpróico não induz o sistema microssômico hepático de maneira significativa, mas há poucos estudos sobre sua interação com os anticoncepcionais estrogênicos. Os anticonvulsivantes não afetam a eficácia da medroxiprogesterona.

O uso de anticoncepcionais hormonais está contra-indicado nas pacientes com alterações hematológicas que acarretem trombofilia, por aumentar o risco de isquemias arteriais e tromboses venosas cerebrais. O estrógeno pode piorar doenças como a polineuropatia inflamatória desmielinizante crônica, revelar lúpus eritematoso sistêmico latente e acentuar a migrânea. Algumas pacientes com síndrome do anticorpo antifosfolípide podem apresentar coréia com o uso de anticoncepcionais hormonais (Shaner, 2000).

CEFALÉIA NA GRAVIDEZ

Esse sintoma é comum na gravidez e parece não se relacionar com as alterações hormonais desse período. A cefaléia tensional benigna é a mais prevalente, sendo indicado para seu tratamento o acetaminofen, além de técnicas de alongamento e relaxamento.

A migrânea raramente tem início na gravidez e cerca de 80% das pacientes migranosas melhoram durante o segundo e terceiro trimestres da gestação, sendo melhor o prognóstico da migrânea sem aura. A profilaxia da migrânea deve ser interrompida quando a paciente planejar engravidar, pois são descritos casos de toxicidade fetal com propranolol e atenolol.

Para a prevenção das cefaléias intensas são indicados antidepressivos tricíclicos como amitriptilina, nortriptilina, metoprolol e magnésio, que não acarretam deficiências cognitivas nos conceptos. Se houver depressão associada à cefaléia, está indicada a fluoxetina (Gendolla e Evers, 2004).

Os ergotamínicos usados nas crises de migrânea são totalmente contra-indicados na gravidez, por estarem associados com malformações fetais. Não há estudos com o sumatriptano que indiquem sua segurança. Nos dois trimestres iniciais da gestação, o naproxeno sódico pode ser usado com segurança e o AAS a partir do segundo trimestre. Acetaminofen, metoclopramida, paracetamol e meperidina não acarretam risco fetal (Gendolla e Evers, 2004)

DISTÚRBIOS MUSCULARES E DA JUNÇÃO NEUROMUSCULAR

A câimbra nos membros inferiores ocorre em 5 a 30% das gestações, não acarretando risco nem para a grávida nem para o concepto e desaparecendo após o parto. Sua patogênese se relaciona a alterações da concentração de potássio, magnésio, sódio e cálcio, podendo ser aliviada com lactato/citrato de magnésio (122g pela manhã e 244mg à noite), ou carbonato/gluconato de cálcio (500mg três vezes ao dia), além de alongamentos e massagens.

Outra queixa comum – relatada em 10 a 27% das gestações – é a síndrome das pernas inquietas, caracterizada por parestesias (dor, formigamento, inquietação) e irresistível necessidade de mexer as pernas. Os sintomas têm início cerca de 30 minutos após a paciente deitar-se, ocorrendo geralmente no último trimestre da gravidez. Associa-se a movimentos periódicos de flexão dos membros inferiores durante o sono, podendo interrompê-lo. Os fatores associados a essa síndrome são ingestão de cafeína e álcool, neuropatia periférica, distúrbios metabólicos e deficiências de ferro e vitaminas. O uso de ácido fólico, associado a alongamento, caminhadas e massagens pode melhorar esse sintoma. Casos mais resistentes podem ser tratados com L-dopa-carbidopa (100mg/25mg), em dose única ao deitar, podendo-se acrescentar doses suplementares durante a noite.

A gravidez não altera o prognóstico a longo prazo da *miastenia gravis*, embora dois terços das pacientes apresentem piora da fraqueza na gravidez ou no puerpério. Os resultados da timectomia são sentidos após meses e é desejável que as pacientes aguardem um ano após essa cirurgia para engravidar, evitando-se que nessa época estejam usando ciclosporina ou azatioprina (teratogênicas). A força contrátil da musculatura lisa do útero e o trabalho de parto não são comprometidos pela miastenia. O tratamento com anticolinesterásicos, corticosteróides, plasmaférese e imunoglobulina é seguro durante a gestação. A anestesia regional deve ser preferida no trabalho de parto ou cesárea e a lidocaína é o anestésico local de eleição. O uso de sulfato de magnésio para tratar a pré-eclâmpsia está contra-indicado, pois pode precipitar uma crise miastênica. A mortalidade perinatal dos filhos de mães miastênicas é de 6 a 8%, cinco vezes maior que na população normal. Cerca de 10 a 20% desses recém-nascidos apresentam miastenia neonatal transitória, que tem início geralmente nos primeiros quatro dias e melhora espontaneamente dentro de três a seis semanas.

Os recém-nascidos podem ser amamentados sem grandes riscos, evitando-se o uso de ciclosporina, azatioprina e altas doses de anticolinesterásicos pela mãe.

A **distrofia miotônica**, afecção muscular hereditária relacionada com expansão de tripletos, tem seus sintomas agravados na gestação. Metade dos conceptos herdam a doença da mãe, podendo haver antecipação dos sintomas (distrofia miotônica congênita). A distrofia miotônica fetal compromete a deglutição, estando associada a poliidrâmnio.

A gestação pode piorar ou ativar a **polimiosite**, a **dermatomiosite** ou as **doenças do colágeno** a elas associadas. A morte fetal nesses casos é de mais de 50%.

NEUROPATIAS

A **paralisia facial periférica (de Bell)** é três a quatro vezes mais comum na gravidez e puerpério, relacionando-se geralmente ao vírus do herpes simples tipo I. Há controvérsias quanto à indicação do seu tratamento na gestação, sendo indicados prednisona (1mg/kg/dia por cinco dias e doses decrescentes nos cinco dias seguintes) e aciclovir (400mg cinco vezes/dia, por 10 dias). Essas drogas isoladamente têm baixo risco na gravidez. O olho deve ser ocluído e lubrificado com colírios durante a fase de recuperação. O prognóstico da recuperação não é influenciado pela gravidez.

A **síndrome do canal carpiano** ocorre em um quinto das gestantes, caracterizando-se por parestesias (formigamentos e adormecimento) noturnas nas mãos. Relaciona-se ao edema e ganho de peso, mais freqüentes no último trimestre da gestação, acarretando compressão do nervo mediano na sua passagem pelo canal carpiano. O quadro cede espontaneamente nas semanas que se seguem ao parto e deve ser tratado com a colocação de um estabilizador de punho durante a noite.

A **meralgia parestésica** é um quadro decorrente do alongamento do nervo femorocutâneo, pelo aumento da lordose lombossacral e do volume abdominal. Caracteriza-se por parestesias uni ou bilaterais na face ântero-lateral da coxa, ocorrendo esse alongamento quando o femorocutâneo penetra no tensor da fáscia lata ou no ligamento inguinal. O quadro tem resolução espontânea geralmente três meses após o parto.

A ocorrência de **polirradiculoneurite** não é maior na gestação, nem sua evolução difere das que ocorrem nos demais pacientes. Caracteriza-se por ser um quadro inflamatório agudo, imunologicamente mediado, acometendo raízes e acarretando fraqueza muscular nas quatro extremidades, com possível extensão para a musculatura facial e associado a comprometimento autonômico. A plasmaférese, quando indicada, pode ser realizada na gravidez, recomendando-se um aumento da hidratação previamente para evitar hipotensão. Outra indicação para seu tratamento é a imunoglobulina humana por via intravenosa, que também pode ser usada com segurança na gravidez. Os recém-nascidos de mães com polirradiculoneurite não costumam apresentar complicações.

Grávidas com deficiências nutricionais de tiamina podem apresentar **polineuropatia gestacional**, caracterizada por comprometimento distal e simétrico da sensibilidade e da força nos quatro membros.

Durante o trabalho de parto podem ocorrer **compressões de raízes ou nervos periféricos** pela cabeça do feto, pelo fórceps ou pelo mau posicionamento dos membros inferiores no seu ponto de sustentação. A lesão mais comum é a **compressão do plexo lombossacral (L4, L5 ou S1)** – a fronte do feto comprime essas raízes quando passa pela borda posterior da pelve. Uma lesão do **nervo peroneiro** pode ocorrer por compressão na cabeça da tíbia pelo posicionador da perna. O quadro clínico de ambos é semelhante, havendo maior comprometimento da sensibilidade na lesão do plexo. Podem ocorrer compressões nos nervos **femoral** e **obturador**. A maioria das paralisias maternas obstétricas é decorrente de neuroapraxia e regridem em um a dois meses.

ENCEFALOPATIA DE WERNICKE

Esse quadro neurológico grave é uma possível conseqüência da hiperemese gravídica e ocorre por **deficiência de tiamina**, associando-se à desnutrição e à desidratação. Caracteriza-se por apatia, sonolência, perda da memória, catatonia, oftalmoplegia, nistagmo, ataxia, neurite óptica e papiledema. Os fatores de risco são persistência da hiperemese por mais de três semanas e a aplicação de soro glicosado por via intravenosa sem adicionar vitaminas. Apresenta alta taxa de mortalidade e de seqüelas se não tratada com tiamina e restauração do distúrbio metabólico.

CORÉIA GRAVÍDICA

Febre reumática, síndrome do anticorpo antifosfolípide e lúpus eritematoso sistêmico são as afecções mais freqüentemente associadas a esse sintoma. Inicia entre o segundo e o quinto mês da gestação e caracteriza-se por movimentos involuntários rápidos e não-estereotipados nas extremidades, face e língua, desaparecendo durante o sono. A coréia pode desaparecer espontaneamente após semanas e não persiste após o parto. O mecanismo desencadeante é imunológico e relaciona-se a uma disfunção dos circuitos dos gânglios da base, ativada pelos níveis hormonais da gravidez. Os anticoncepcionais podem também desencadear coréia (Fam e Chisholm, 2003).

ESCLEROSE MÚLTIPLA

O efeito da gravidez na esclerose múltipla é assunto controverso. As mulheres portadoras dessa afecção engravidam 13% menos, tanto pelo grau de incapacidade quanto por opção. Algumas publicações apontam para um maior risco de surtos nos seis primeiros meses pós-parto e 20 a 40% das mulheres apresentam acentuação dos sintomas nesse período. Observa-se diminuição do número de surtos no último trimestre gestacional.

Quadros de esclerose múltipla com boa evolução não interferem com fertilidade, gravidez, trabalho de parto, incidência de aborto espontâneo, malformações fetais ou natimortos.

O tratamento profilático com acetato de glatiramer, interferon beta-1 ou 1-β não está indicado durante a gestação por 50% dos médicos. O acetato de glatiramer é considerado uma droga mais segura durante a gestação que os interferons. Apenas 11% dos médicos indicam profilaxia durante a amamentação, sendo também o acetato de glatiramer indicado nesses casos (Coyle e cols., 2004).

TUMORES NA GRAVIDEZ

A menor fertilidade de mulheres com tumores primários do sistema nervoso central diminui a freqüência dessa afecção na gravidez. Alguns tumores crescem durante esse período, sendo isso explicado pela presença de receptores de estrógeno, como ocorre com os meningeomas. Os hemangiomas medulares têm maior risco de rotura com a evolução da gravidez.

A cirurgia para retirar o tumor deve ser realizada na gravidez caso o processo expansivo comprima estruturas vitais. Tumores de crescimento lento podem aguardar o momento propício para sua remoção semanas após o parto.

Para se evitar esforços que possam aumentar a pressão intracraniana, está indicada a cesariana para a maioria das gestantes com tumores cerebrais. A utilização de corticosteróides melhora os sintomas dos tumores, mas pode causar hipoadrenalismo no feto. A quimioterapia, potencialmente teratogênica, deve ser postergada para o pós-parto. A radioterapia craniana deve ser restrita a doses que não acarretem risco para o concepto (menores que 10 rad).

Os tumores da hipófise crescem durante a gestação, mas os microadenomas (menores que 10mm) não aumentam o suficiente para se tornarem sintomáticos. O tratamento dos microadenomas faz-se com bromocriptina e deve ser mantido por semanas a meses, enquanto a indicação terapêutica para os macroadenomas é a exérese cirúrgica. Alguns autores recomendam a suspensão da bromocriptina durante a gestação. A paciente com tumor de hipófise deve ser monitorizada em relação ao campo visual mensalmente durante a gravidez.

EPILEPSIA

As portadoras de epilepsia apresentam um índice de fertilidade de 15% menor que o esperado, devido a irregularidades menstruais, ao efeito de algumas drogas antiepilépticas (DAE) sobre os ovários e o efeito das crises sobre os hormônios relacionados à reprodução. Mesmo assim, um milhão dessas pacientes em idade fértil dá à luz aproximadamente 20.000 bebês por ano nos Estados Unidos (Devinsky e Yerby, 1.994).

As mulheres epilépticas têm sido alvo de preconceito e discriminação mesmo em países desenvolvidos como os EUA, onde na Carolina do Sul era ilegal o casamento de epilépticos até 1986. Nesse estado, a esterilização involuntária de mulheres epilépticas era considerada legal até essa data.

Outra medida incorreta e freqüentemente aconselhada em nosso meio é a interrupção da droga antiepiléptica nas mulheres que desejam engravidar, mesmo que as crises não estejam controladas.

Cerca de 90% das gestações de pacientes epilépticas transcorrem sem complicações, embora seja essa uma situação de risco materno fetal. As gestações nessas pacientes devem ser, sempre que possível, planejadas, levando-se em conta que as drogas antiepilépticas são indutoras enzimáticas e diminuem a concentração do hormônio sexual esteróide, tornando os anticoncepcionais menos eficazes.

Sheiner (2005) cita os resultados referentes a 200 casos de gestantes epilépticas. Não identificou maior morbidade materna e/ou perinatal entre elas.

O prognóstico do controle das crises durante a gravidez relaciona-se com o controle obtido nos meses que a antecederam. A literatura refere que 20% das mulheres apresentam aumento do número de crises durante a gravidez, 5 a 25% apresentam um declínio das crises e 60 a 80% permanecem com a mesma freqüência (Devinsky e Yerby, 1994; Cantrell e cols., 1997).

O aumento da freqüência das crises é explicado pelo decréscimo do nível sérico da DAE, devido ao aumento da volemia, pelas alterações hormonais, privação de sono, alcalose respiratória e fatores emocionais. Mesmo nas pacientes com nível sérico da DAE dentro da faixa terapêutica, observa-se aumento de 10% do número de crises. Durante o trabalho de parto, 1 a 2% das epilépticas convulsiona e 1 a 2% apresentam crises nas 24 horas seguintes.

Os níveis das DAE devem ser monitorizados durante a gestação e nos primeiros dois meses pós-parto, pois ocorre declínio do nível sérico por deficiência de absorção, decréscimo da concentração de albumina, redução da ligação com as proteínas plasmáticas e aumento do "clearance" das DAE. O declínio da concentração de albumina e da ligação com proteínas plasmáticas leva a um aumento da fração livre da DAE, aumentando assim a quantidade da droga disponível para a degradação metabólica, além de os níveis elevados de hormônios sexuais esteróides causarem indução do sistema microssômico hepático e também contribuir para aumentar o "clearance" das DAE (Yerby e Devinsky, 1994; Yerby, 1992).

Os níveis plasmáticos de estrógeno e progesterona aumentam gradualmente e atingem o auge no último trimestre, podendo ocorrer piora das crises nas pacientes em que o estrógeno tiver um aumento proporcionalmente maior que a progesterona e observando-se melhora das crises quando a progesterona prevalecer (Bäckström, 1976; Ramsay, 1987). Estudos animais sugerem ainda que o aumento da gonadotrofina coriônica no primeiro trimestre de gestação contribuiria para o aumento das crises (Loiseau e cols., 1974).

A privação do sono e a menor aderência ao tratamento são observadas em 40 a 90% das pacientes que apresentam aumento da freqüência de crises durante a gravidez (Yerby e Devinsky, 1994). A menor aderência às DAE ocorre devido ao conceito difundido de que elas seriam prejudiciais ao feto. Seus efeitos teratogênicos são bem descritos, mas os riscos para o feto são freqüentemente mal interpretados ou exagerados. O risco de malformações fetais nas mães que apresentam crises de qualquer tipo no primeiro trimestre de gestação é de 12,3%, sendo de 4% nas mães epilépticas sem crises nesse período (Lindhout e cols., 1992).

A maior causa de mortalidade materna em mulheres com epilepsia é o traumatismo causado por crises. Uma crise tônico-clônica generalizada (CTCG) pode romper as membranas fetais ou causar alterações da placenta, aumentando o risco de infecções, trabalho de parto prematuro e morte fetal (Yerby e Devinsky, 1994), sendo mais danosa, portanto, que o efeito das DAE.

A CTCG pode causar hipóxia e acidose materno-fetal, tendo se relacionado a abortamentos e natimortos. O estado de mal epiléptico, eventualidade rara e grave durante a gravidez, acarreta alta mortalidade materno-fetal (Teramo e cols, 1979). Uma CTCG de menor duração pode causar depressão dos batimentos cardíacos fetais durante 20 minutos ou mais (Teramo e cols., 1979).

Estudos retrospectivos apontam para um risco de 1,5 a 3 vezes maior de complicações obstétricas, tais como sangramento vaginal, anemia, hiperemese gravídica, *abruptio placentae*, eclâmpsia e trabalho de parto prematuro em pacientes com epilepsia (Yerby, 1992). Os trabalhos prospectivos são escassos e sugerem que portadoras de epilepsia apresentam risco adicional mínimo de apresentar essas complicações (Shaner, 2000).

O risco de morte fetal situa-se entre 1,3 e 14% nas grávidas epilépticas, contra 1,2 e 7,8% nas demais grávidas, enquanto os óbitos de recém-nascidos estão discretamente maiores dentre os filhos de mães epilépticas (1,3 a 7,8%) comparados aos demais (1,0 a 3,9%) (Yerby e Collins, 1997).

O risco de defeitos congênitos graves na população é de 2 a 4,8%, sendo de 3,5 a 6% nos filhos de mães epilépticas, independente do efeito das DAE. O uso de uma DAE eleva o risco de malformações para 4 a 8%. A freqüência das malformações é de 5,5% nas que usam duas DAE e 11% nas que usam três.

O efeito teratogênico das DAE é maior nas primeiras 10 semanas de gestação, pois o tubo neural fecha entre três e quatro semanas. A fenitoína aumenta em 10% o risco de anomalias congênitas mais graves, enquanto a carbamazepina acarreta um risco menor que este – de 0,5 a 1% apresenta defeitos do tubo neural. Não há concordância em relação ao fato de que essas malformações são dose-dependentes. O uso de valproato de sódio na gravidez aumenta o risco de malformações em três a 20 vezes – 1 a 2% dos conceptos podem apresentá-las. Na Inglaterra, o maior índice de malformações fetais se relacionou ao uso de valproato de sódio (5,9%), sendo de 2,3% com carbamazepina e 2,1 % com a lamotrigina (Tomson e cols., 2004).

O uso de ácido fólico antes e durante a gestação pode diminuir o risco de defeitos do tubo neural, pois as DAE inibem sua absorção.

Adab e cols. (2004) relataram que o valproato de sódio apresentou maior risco que as outras DAE para atraso do desenvolvimento cognitivo (baixo QI verbal) nos filhos de mães que o utilizaram na gestação. A ocorrência de CTCG durante a gravidez apresentou o mesmo efeito a longo prazo.

A síndrome fetal do anticonvulsivante caracteriza-se por dimorfismo facial, fenda labial e palatina, cardiopatia, hipoplasia ungueal e digital, podendo ser causada pela carbamazepina, primidona e ácido valpróico.

Há poucos estudos sobre a teratogênese das novas DAE como a gabapentina, vigabatrina, lamotrigina, topiramato, clobazam e oxcarbazepina. Essas drogas devem ser, se possível, substituídas em paciente que deseja engravidar. A necessidade real da DAE deve ser avaliada em paciente antes da gestação. Se houver necessidade de medicação, a monoterapia com baixas doses deve ser indicada.

As DAE inibem o transporte de vitamina K através da placenta e alguns recém-nascidos de mães epilépticas apresentam deficiência dos fatores de coagulação dependentes da vitamina K, apresentando hemorragia neonatal. Recomenda-se prescrever 10 a 20mg/dia dessa vitamina nas duas a quatro semanas que precederem a data provável do parto. O recém-nascido pode também receber uma injeção de vitamina K (1mg por via IM ou IV) ao nascer (Krumholz, 1992).

Alguns recém-nascidos de mães epilépticas apresentam transitoriamente letargia, irritabilidade e dificuldade para se alimentar, sendo esses sintomas decorrentes da exposição intrauterina às DAE. O leite materno também contém DAE que são ingeridas pelo recém-nascido, mas o benefício da amamentação supera esses possíveis efeitos colaterais.

DOENÇAS CEREBROVASCULARES

O risco de uma **malformação arteriovenosa** (MAV) romper na gestação é de 3,5%, semelhante ao das MAV das mulheres não-grávidas. Não se recomendam, portanto, o tratamento cirúrgico, a embolização ou irradiação das MAV durante a gestação. A cesariana deve ser indicada para as pacientes com MAV que romperam previamente e não foram totalmente corrigidas.

A **hemorragia intracerebral** incide 2,5 vezes mais na gravidez e 30 vezes mais nas primeiras seis semanas pós-parto. Até 44% dessas hemorragias se associam a eclâmpsia e à pré-eclâmpsia. A hemorragia subaracnóide é uma importante causa não-obstétrica de mortalidade materna, podendo um terço desses casos ser secundário à rotura de aneurisma ou MAV. A rotura de um aneurisma indica cirurgia de urgência, enquanto o tratamento de uma MAV pode esperar o término da gestação.

O risco de **acidente vascular cerebral** (AVC) na gravidez é o mesmo das mulheres não-grávidas da mesma idade. No entanto, nas seis semanas que sucedem o parto, o risco torna-se nove vezes maior que nas demais mulheres. Os fatores de risco associados ao AVC são hipertensão arterial, eclâmpsia e pré-eclâmpsia. Pode também se associar a afecções sistêmicas como lúpus eritematoso sistêmico, síndrome do anticorpo antifosfolípide, coagulopatias, cardiopatia emboligênica, vasculites, anemia falciforme, púrpura trombocitopênica trombótica. Um AVC que ocorra logo após o trabalho de parto pode ser decorrente de embolização cerebral de líquido amniótico. A incidência de AVC relacionado à gestação foi de of 46.2/100.000 gestações em Taiwan, tendo 67% apresentado esse quadro no terceiro trimestre e puerpério. A eclâmpsia (37%) e as MAV (26%) foram a principal etiologia de hemorragias cerebrais nessas pacientes, enquanto o AVC isquêmico se relacionou em 44% à doença reumática e a TVC à coagulopatia em 64% (Jeng e cols., 2004).

O tratamento preventivo do AVC isquêmico durante a gestação pode ser feito com heparina, que não cruza a placenta nem é teratogênica. A warfarina relaciona-se a alto risco de teratogenicidade (28%) e não deve ser usada durante a gestação.

A grávida com anticorpos antifosfolípide circulantes, mas sem história de aborto, não necessita de tratamento para prevenir AVC. Mulheres com altos títulos de anticorpo antifosfolípide, abortos anteriores no primeiro trimestre e AVC prévio devem receber tratamento preventivo (AAS, prednisona, heparina subcutânea ou imunoglobulina). A heparina de baixo peso molecular também não cruza a barreira hematoencefálica e reduz a freqüência de efeitos colaterais da heparina, como trombocitopenia, osteoporose e complicações hemorrágicas.

O exame de eleição para o diagnóstico de afecções vasculares cerebrais na gravidez é a ressonância magnética (RM), que não causa dano fetal.

A **trombose venosa cerebral** (TVC) ocorre geralmente no puerpério (Jeng e cols., 2004), caracterizando-se por cefaléia com intensidade progressiva, alterações comportamentais, convulsões e deficiência sensitivo-motora. O quadro comportamental pode ser mais evidente que a deficiência neurológica, iniciando os sintomas de 1 a 30 dias após o parto. O exame de eleição para diagnosticar a TVC é a RM, que evidencia a obstrução dos seios venosos cerebrais e pode ser complementada com imagens angiográficas. A TVC gestacional e puerperal relaciona-se aos anticorpos antifosfolípides, à diminuição da atividade da proteína S, à mutação do fator V de Leiden, aos anticorpos antitrombina III ou à homocistinúria. O tratamento da TVC é a anticoagulação.

Referências Bibliográficas

• ADAB, N & cols. – The longer term outcome of children born to mothers with epilepsy. *J. Neurol. Neurosurg. Psychiatry*, 75:1575, 2004. • BÄCKSTRÖM, T. – Epileptic seizures in women related to plasma estrogen and progesterone during the menstrual cycle. *Acta Neurol. Scand.*, 54:321, 1976. • CANTRELL, D.C. & cols. – Epilepsy and pregnancy: a study of seizure frequency and patient demographics. *Epilepsia*, 38(Suppl. 8):231, 1997. • COYLE, P.K. & cols. – Women Neurologists MS Initiative. Multiple sclerosis gender issues: clinical practices of women neurologists. *Mult. Scler.*, 10:582, 2004. • DEVINSKY, O. & YERBY, M. – Woman with Epilepsy. *Neurol. Clin.*, 12:479, 1994. • FAM, N.P. & CHISHOLM, R.J. – Chorea in a pregnant woman with rheumatic mitral stenosis. *Can. J. Cardiol.*, 19:719, 2003. • GENDOLLA, A. & EVERS, S. – Difficult decisions: headache treatment in pregnancy and childhood. *Schmerz*, 18:378, 2004. • JENG, J.S.; TANG, S.C. & YIP, P.K. – Incidence and etiologies of stroke during pregnancy and puerperium as evidenced in Taiwanese women. *Cerebrovasc. Dis.*, 18:290, 2004. • KRAUSS, G.L., & cols. – Antiepileptic medication and oral contraceptive interactions: a national survey of neurologists and obstetricians. *Neurology*, 46:1534, 1996. • KRUMHOLZ, A. – Epilepsy in pregnancy. In: Goldstein, P.J. & Stern, B.J. (eds.). *Neurological Disorders of Pregnancy*. 2nd ed, Mount Kisco, NY, Futura Publishing Co. Inc., 25, 1992. • LINDHOUT, D. & cols. – Antiepileptic drugs and teratogenesis in two consecutives cohorts; changes in prescription policy paralleled by changes in pattern of malformations. *Neurology*, 42(Suppl. 5):94, 1992. • LOISEAU, P.; LEGROUX, M. & HENRY, P.O. – Epilepsies et grossesses. *Bordeaux Medicine*, 7:1157, 1974. • RAMSAY, R. – Effect of hormones on Seizure Activity During Pregnancy 1. *J. Clin. Neurophysiol.*, 4:23, 1987. • SHANER, D.M. – Neurological problems of pregnancy. In: *Neurology in Clinical Practice*. Bradley, W.G. & cols. 3rd ed., 2000, p. 2257. • TERAMO, K. & cols. – Fetal heart rate during a maternal grand mal epileptic seizure. *J. Perinat. Med.*, 7:3, 1979. • TERAMO & HIILESMA, VK. – Pregnancy and fetal complications in epileptic pregnancies: review of the literature. In: Janz, D. & cols. *Epilepsy, Pregnancy and the Child*. New York, Raven Press, 1982, p. 53. • TOMSON, T.; PERUCCA, E. & BATTINO, D. – Navigating toward fetal and maternal health: the challenge of treating epilepsy in pregnancy. *Epilepsia*, 45:1171, 2004. • YERBY, M. – Risks of Pregnancy in Women with Epilepsy. *Epilepsia*, 33:S23, 1992. • YERBY, M.; FRIEL, P. & MCCORMICK, K. – Antiepileptic drug disposition during pregnancy. *Neurology*, 42(Suppl. 5):12, 1992. • YERBY, M. & DEVINSKY, O. – Epilepsy and Pregnancy. Neurological Complications Pregnancy, 5:45, 1994. • YERBY, M.S. & COLLINS, S.D. – Teratogenicity of antiepileptic drugs. In: Engel, J. & Pedley, T.A. (eds.). *Epilepsy, a Comprehensive Textbook*. Philadelphia, Lippincott-Raven Publishers, 1997, p. 1195.

64 Patologias Hipertensivas

Eliane Aparecida Alves
Marcelo Zugaib

Entende-se por hipertensão arterial crônica (HAC) qualquer doença hipertensiva anterior à gestação ou diagnosticada até a 20ª semana. Considera-se hipertensão quando PA (pressão arterial) ≥ 140 × 90mmHg, tendo a fase V de Korotkoff como indicativa de pressão diastólica (Junqueira, 2000; Mc Alister e Straus, 2001).

A hipertensão essencial ou primária constitui-se na principal causa de HAC na gravidez, representando cerca de 93% dos casos (Zugaib e Kahhale, 1985).

Em países desenvolvidos, as doenças hipertensivas crônicas representam 30 a 50% dos casos de hipertensão arterial (HA) na gravidez. Em nosso meio, sua incidência aproxima-se de 75%.

CLASSIFICAÇÃO E CONDUTA OBSTÉTRICA

Classificamos a hipertensão crônica em não-complicada quando a função renal e a cardíaca estiveram normais, podendo a gestação alcançar a quadragésima semana, desde que assegurada a vitalidade fetal.

A hipertensão é dita complicada quando a gestante apresenta perda da função renal ou cardíaca ou apresentar a toxemia superajuntada (Kahhale e Zugaib, 1995). A gestação poderá ser interrompida diante da deterioração do quadro clínico materno ou diante de sofrimento fetal, não devendo ultrapassar a 37ª semana.

DIAGNÓSTICO

Uma diferenciação entre hipertensão crônica e doença hipertensiva específica da gravidez (DHEG) pode, às vezes, tornar-se difícil. A história documentada da hipertensão antes da 20ª semana norteia o diagnóstico (Zugaib e Kahhale, 1985). Impõe-se a pesquisa de lesões em órgãos-alvos, sugestivos de doença hipertensiva de longa duração como as encontradas na fundoscopia, no eletrocardiograma, no ecocardiograma e na pesquisa da função renal.

INVESTIGAÇÃO LABORATORIAL NA HIPERTENSÃO ARTERIAL CRÔNICA

Exames laboratoriais para todas as pacientes:

- Proteinúria de 24 horas.
- Uréia e creatinina.
- Hemograma completo com contagem de plaquetas.
- Urina tipo I.
- Ácido úrico.
- Glicemia de jejum.

Exames especiais:

- Eletroforese de proteínas.
- "Clearance" de creatinina.
- Coagulograma completo.

- Colesterol total e frações.
- Urocultura com antibiograma.
- Perfil hemolítico.
- Enzimas hepáticas.
- Bilirrubinas totais e frações.
- Gasometria arterial.
- Rotina para colagenoses e trombofilias – anticorpos antifosfolípides e anticardiolipina, FAN, ácido lúpico (anticoagulante lúpico), proteína S e C.
- Propedêutica para feocromocitoma.
- Eletrocardiograma.
- Ecocardiograma.
- Fundo de olho.
- Ultra-sonografia de abdome total e hepático.

TRATAMENTO

Quando a paciente hipertensa crônica inicia a gestação sob terapia anti-hipertensiva, está controlada e a droga utilizada não seja contra-indicada, como os inibidores das enzimas de conversão da angiotensina (ECA), acreditamos que deva ser mantida, ainda que tal droga seja um diurético.

Quanto à escolha da medicação a ser utilizada para tratar a hipertensão grave, deve-se levar em consideração a segurança da droga para a mãe e para o feto, sua eficácia, tempo de ação, controle da pressão com redução adequada para evitar a hipotensão (Zugaib e Kahhale, 1985; Zuspan, 1979).

Sabemos que o fluxo sangüíneo cerebral (FSC) é auto-regulado entre as pressões arteriais médias de 70 e 150mmHg. Acima do limite superior, o FSC aumenta, causando encefalopatia hipertensiva. Abaixo do limite inferior, fluxos diminuídos podem levar à isquemia cerebral ou até ao infarto do miocárdio. Indivíduos diferentes possuem vários limites auto-regulatórios.

O princípio do tratamento da HA aguda na gestação não é reduzir a PA ao normal, como definido para a média da população, mas a níveis nos quais a auto-regulação do FSC funcione normalmente (Wright e cols., 1999). Acreditamos que a redução nos níveis pressóricos de 20 a 30% seja o ideal.

Nos EUA, a Food and Drug Administration (FDA) tem estabelecido sistema de classificação de drogas, de acordo com seus efeitos sobre o feto. É interessante notar que a maioria das drogas anti-hipertensivas utilizadas pertence à classe B e usualmente C. Como ocorre com o uso de qualquer medicamento, deve-se fazer análise risco-benefício que, no caso dos anti-hipertensivos, está claramente a favor do seu uso na gestante.

A análise da literatura e os nossos próprios resultados sugerem que a terapêutica anti-hipertensiva melhora o prognóstico materno-fetal, previne a deterioração da hipertensão, prolonga a duração da gestação.

Embora não haja consenso na literatura mundial, se todas as pacientes hipertensas devam ser tratadas na gestação e nem quais níveis pressóricos exigem tratamento, acreditamos que o objetivo de qualquer terapêutica seja reduzir gradativamente a pressão diastólica para níveis em torno de 90 a 100mmHg, que não comprometem a perfusão uteroplacentária.

AGENTES ANTI-HIPERTENSIVOS PARA PACIENTES GRÁVIDAS

Agentes alfa-agonistas centrais

Esse grupo de drogas contém a alfa-metildopa, provavelmente o medicamento mais comumente utilizado para pacientes gestantes com hipertensão crônica essencial. Usado desde 1960, com poucos efeitos adversos para o feto, a droga age primariamente no sistema nervoso central (SNC); há também ação periférica menor, assim como estimula alfa-2-receptores, e diminuição do tono simpático e da pressão sangüínea arterial. Efeitos colaterais maternos incluem: letargia, língua seca, sedação, depressão, hipotensão postural e raramente anemia hemolítica ou hepatite química.

Usualmente, ministra-se doses iniciais de 250 a 500mg por duas ou três vezes ao dia e o máximo recomendado é de 2g/dia. Pode atravessar a placenta e é secretado no leite, porém exerce pouco efeito hipotensor no recém-nascido. Como a metildopa, a clonidina é agente agonista central de alfa-2-adrenoceptor, que leva à redução no tono simpático materno e na pressão sistólica e diastólica. Não é freqüentemente utilizado na gestação. A dose usual é 0,1 a 0,3mg por VO duas a três vezes ao dia, com o máximo recomendado de 2,4mg/dia.

Vasodilatadores

Hidralazina é um derivado de hidrazinoftalozina e foi uma das primeiras medicações de longa ação usada no tratamento da HAC. Age diretamente no músculo liso arterial para causar vasodilatação e subseqüente redução na resistência periférica.

Efeitos colaterais incluem: retenção líquida, taquicardia e cefaléia. O uso crônico da droga tem levado à rara ocorrência de síndrome lúpus-"like" com trombocitopenia neonatal.

Por muitos anos, baixas doses por via IV têm sido preconizadas para a terapia da crise hipertensiva nas formas graves da pré-eclâmpsia. A dose por via IV para a aplicação é 5 a 10mg a cada 15 a 30 minutos para a pressão sistólica de 160mmHg ou mais e a pressão diastólica $\geq$ 110mmHg. A maioria das pacientes responde à primeira dose, e raramente três doses podem ser necessárias para a ação satisfatória (Field, 1983).

BETABLOQUEADORES (BLOQUEADORES DOS RECEPTORES BETA-ADRENÉRGICOS)

Betabloqueadores adrenérgicos

São eficazes, com poucos efeitos colaterais, e atravessam a barreira placentária.

Podem ser:

- Seletivos (bloqueio β_1)
  - sem atividade simpaticomimética intrínseca (ASI): metoprolol, atenolol;
  - com ASI: acebutalol.
- Não-seletivos (bloqueio β_1 e β_2)
  - sem ASI: propranolol;
  - com ASI: pindolol.

Os betabloqueadores com ASI, tais como o pindolol, caracterizam-se por estimular os receptores beta-2-adrenérgicos, com conseqüente queda da resistência periférica e da pressão arterial e, ao contrário dos demais, manutenção da freqüência cardíaca e do débito cardíaco.

O prapranolol foi o primeiro betabloqueador utilizado na gravidez. Fiddler (1974) observou:

- restrição de crescimento intra-uterino (RCIU);
- anoxia;
- parto prematuro;
- diminuição da resposta fetal diante da hipóxia e aumento da mortalidade perinatal.

No RN:
- depressão respiratória;
- hipoglicemia;
- icterícia;
- bradicardia.

A partir de 1978, surgem trabalhos defendendo o efeito favorável do propranolol na evolução de gestações complicadas por HA e ausência de efeitos nocivos fetais.

Na clínica obstétrica da FMUSP (Serviço do Prof. Marcelo Zugaib), utilizamos o pindolol nas doses de 10 a 30mg/dia (Kahhale e cols., 1985).

Por causa da restrição do crescimento intra-uterino fetal, essa classe de drogas tem sido considerada de segunda escolha para o tratamento de hipertensão na gestação (Zugaib, 1985).

Doses mais baixas, por curto período de tempo, podem ser usadas em grávidas que não apresentem doenças tais como *diabetes mellitus*, trombofilias, hipertireoidismo crônico, claudicação intermitente ou alterações lipídicas. Efeitos colaterais possíveis são: bradicardia, fadiga, depressão, desmaios, náuseas e vômitos.

Nessa classe de drogas, o propranolol e o labetalol são os mais comumente usados. Hipotensão ortostática, cefaléia, tremores e boca seca são alguns dos efeitos colaterais mais comuns.

Betabloqueadores podem também mascarar sinais de hipoglicemia em pacientes insulino-dependentes. A meia-vida, após a administração oral, é freqüentemente de 6 horas, com a maior excreção por via renal.

Antagonistas dos canais de cálcio

Quando o tratamento de ação prolongada, uma vez ao dia, for necessário, essa classe de drogas deve ser considerada. Podem ser administrados por via VO ou IV. Nifedipina de ação prolongada é o agente comumente utilizado.

Os antagonistas dos canais de cálcio passaram a ser utilizados, a partir de 1973, para o tratamento da hipertensão arterial. A capacidade dos antagonistas dos canais de cálcio em reduzir a resistência vascular periférica tem tornado seu uso uma alternativa para o tratamento da hipertensão na gestação.

A nifedipina reduz a pressão sangüínea, sem diminuir, aparentemente, o fluxo sangüíneo (Lindow e cols., 1988; Lurie e cols., 1990; Pahor e cols., 2000).

Diazóxido

Foi utilizado inicialmente para bloquear o trabalho de parto prematuro (TPP). Existem ampolas de 300mg em 20ml. É potente hipotensor com ação direta sobre o músculo arteriolar, relaxando seu tono. Reduz de forma abrupta a PA. É composto tiazídico, estruturalmente equivalente aos diuréticos dessa família (Briggs e cols., 1998).

Inibe a liberação pancreática da insulina, promovendo quadro hiperglicêmico. Na grávida, a dose inicial deve ser de 30mg, podendo ser repetida, 30 minutos após, quando necessário. Leva a importante traquicardia.

Há fortes indícios de que o diazóxido reduz o fluxo uteroplacentário, não somente por diminuição da pressão de perfusão, mas também pelo aumento da resistência vascular uterina.

São descritos casos de hipóxia fetal, natimortos e neomortos. Entre os efeitos adversos são mais comuns: cefaléia, tontura, rubor facial e edema periférico (Koch-Weser, 1974; Thirwell e Zsoster, 1972).

Diuréticos

Os diuréticos tiazídicos têm sido utilizados para a terapia da hipertensão essencial (Psaty e cols., 1977). O uso é altamente controverso na gestação (Sibai e cols., 1983).

Foram utilizados para prevenção da PE no passado, não sendo confirmado tal achado na atualidade. Segundo Garé e cols., seu uso a curto prazo na gravidez diminui o fluxo sangüíneo uteroplacentário.

Dois tipos de agentes diuréticos são utilizados na prática obstétrica. Os tiazídicos, como a hidroclorotiazida, que agem, principalmente, inibindo a reabsorção de Na e Cl nos túbulos distais e sistema coletor. Podem ser usados em dose única diária de 12,5 a 25mg, usualmente como segunda droga ou terapia associada, para potencializar o efeito dos anti-hipertensivos, tais como os antagonistas dos canais de cálcio ou a hidralazina. O uso dos tiazídicos aumenta o nível sérico do ácido úrico, prejudicando o diagnóstico de toxemia superajuntada.

O uso do diurético não é recomendado na presença de pré-eclâmpsia, restrição do crescimento uterino ou Doppler alterado. São efeitos colaterais maternos: hipocalcemia, hipomagnesemia, hiperuricemia e hiponatremia. Efeitos colarerais neonatais são poucos e podem apresentar desequilíbrios eletrolíticos, hiperglicemia e trombocitopenia.

O outro tipo de diurético é o de alça, representado pela furosemida. Tem ação rápida e pode ser usado por via oral ou parenteral. A resposta renal é rápida, mesmo em pacientes com volume intravascular diminuído ou com comprometimento da função renal.

Nitroprussiato de sódio

É o mais potente hipotensor conhecido. Age diretamente tanto na musculatura lisa arteriolar como na venosa.

Dose: 0,5 a 1mcg/min (taxa de infusão 3mcg/min) (Beeckman e cols., 1981).

O metabolismo do nitroprussiato de sódio leva à formação de cianeto e tiocianato, substâncias muito tóxicas, sendo relatados casos fetais de envenenamento pelo cianeto. São mais comuns quando os níveis de infusão ultrapassam 5mcg/kg/min. Deve-se ter cuidado quando é utilizado por mais de 4 horas. É prudente usar essa medicação somente quando outros agentes não foram eficazes ou quando a crise hipertensiva ocorre em pacientes no parto.

A dose recomendada é 0,25 a 1mcg/kg/min por via IV e sua ação se inicia em menos de 1 minuto, com duração limitada de 1 a 3 minutos (Lieb e cols., 1981).

Prazosina

Tem ação vasodilatadora sobre a musculatura lisa arteriolar.

Dose 0,5 a 1mg de 12/12 horas. Pode induzir hipotensão arterial grave (1% dos casos) (Lubbe e cols., 1982; Rubin e cols., 1983).

Captopril

Contra-indicado. Quando utilizado nos segundo e terceiro trimestres, pode acarretar danos ao desenvolvimento e mesmo morte fetal (Broughton-Pipkin e cols., 1982).

Verificam-se: hipotensão, hipoplasia de crânio de recém-nascido, insuficiência renal reversível ou não e:

- morte fetal;
- oligoidrâmnio (diminuição da função renal);
- contraturas dos membros do feto;
- deformações craniofaciais;
- desenvolvimento hipoplástico do pulmão.

TRATAMENTO DA CRISE HIPERTENSIVA

A emergência hipertensiva exige redução rápida dos níveis de pressão arterial em período menor que 1 hora, porque é resultado de alteração abrupta da PA e perda da auto-regulação cerebral, com evidência de lesões vasculares, que são responsáveis pelo quadro clínico de encefalopatia hipertensiva, lesões hemorrágicas dos vasos da retina e papiledema.

Requerem, também, tratamento medicamentoso imediato pacientes com sinais de lesões em órgãos-alvo em progressão, como acidente vascular cerebral, edema agudo de pulmão, síndromes isquêmicas miocárdicas agudas e dissecção aguda da aorta.

O tratamento é feito utilizando-se vasodilatadores por via IV, como a hidralazina, para a redução dos níveis pressóricos, que não deve exceder 30% da PA inicial. É a droga de escolha para o controle da hipertensão na eclâmpsia e pré-eclâmpsia grave.

Age diretamente na musculatura lisa vascular, exclusivamente nas arteríolas, produzindo sua dilatação e queda da resistência periférica local. Efeitos colaterais mais comuns observados são: cefaléia, náuseas e vômitos, taquicardia, hipotensão postural e palpitações.

Diminuição abrupta da PA leva à diminuição do fluxo uteroplacentário e, conseqüentemente, sofrimento fetal. Atingido o controle pressórico, deve-se iniciar a terapêutica anti-hipertensiva de manutenção e interromper a medicação parenteral.

Deve-se lembrar que a hidralazina é contra-indicada nos casos de síndromes isquêmicas miocárdicas agudas e na dissecção da aorta. Em tais situações, estão indicados os betabloqueadores.

A causa secundária mais comum é a doença parenquimatosa renal (dialíticas, transplantes renais e renovasculares), embora mereçam atenção o feocromocitoma e a coartação da aorta, apesar de suas baixas incidências, quando sugeridos por história clínica, por serem responsáveis pela mortalidade materna elevada, aproximadamente 50% dos casos, quando não são diagnosticados e tratados adequadamente.

Podemos ainda apontar como causas secundárias insuficiência cardíaca, lúpus eritematoso sistêmico e causas endócrinas (hipo e hipertireoidismo e síndrome de Cushing).

NEFROPATIA E GRAVIDEZ

Atribui-se às nefropatias o aumento na incidência de abortamentos, de pré-eclâmpsia superajuntada e de morbimortalidade perinatal.

Acredita-se que diante da função renal preservada ou discretamente alterada, com níveis de creatinina < 1,4mg/dl, obtenha-se boa evolução obstétrica e que a gravidez não exerça efeitos maléficos no curso natural da doença. Alguns autores, porém, relatam agravamento diante de algumas nefropatias, tais como no lúpus, na glomerulonefrite membranoproliferativa, na glomeruloesclerose focal (GEF) e na nefropatia por IgA.

Diante de insuficiência renal mais grave, creatinina plasmática entre 1,4 e 2,8mg/dl, o prognóstico é mais reservado, principalmente em relação à deterioração da função renal e elevação da PA. Nos casos de insuficiência renal sabidamente grave, com creatinina > 2,8mg/dl, a possibilidade de concepção é mais baixa e o risco de complicações maternas é alto.

Apesar da fertilidade reduzida, algumas pacientes com insuficiência renal crônica (IRC) acabam engravidando, principalmente as que se encontram em tratamento dialítico recebendo eritropoetina. Nessas, cerca de 20% chegam ao termo e com recém-nascidos vivos, sendo alta a incidência de prematuridade (60%) e RCIU em torno de 40% (Davison e Lindheimer, 1991).

A literatura preconiza início precoce de diálise, tendo como nível para o tratamento uréia > 100mg/dl, embora esse nível não esteja bem definido. A HA é altamente prevalente nesse grupo de pacientes (60 a 80%).

Embora as principais causas de morbidade e mortalidade sejam as doenças cardiovasculares, é descrita a mortalidade em pacientes com hipotensão, sob diálise, por isso deve-se manter a pressão sistólica > 110mmHg pré-diálise.

CAPD x hemodiálise

Tanto a CAPD (diálise peritoneal ambulatorial contínua) quanto a hemodiálise são utilizadas em mulheres grávidas requerendo tratamento dialítico (Hou, 1987; Kioko e cols., 1983).

Vantagem da CAPD

- Manutenção de ambiente intra-uterino constante sem mudança de fluidos.
- Melhor controle da PA, acidemia e anemia.
- Não necessidade do uso de heparina sistêmica.

Apesar dos aparentes benefícios, não elimina a hipertensão, a prematuridade, a incidência de sofrimento fetal e, aparentemente, aumenta a incidência de diabetes gestacional e poliidrâmnio.

A opção ideal não está ainda claramente definida e deve ser subordinada à experiência do centro dialítico envolvido (Pascoal e cols., 1993).

Em qualquer alternativa, almeja-se manter o nível de uréia pré-diálise < 100mg/dl, níveis de hemoglobina > 7mg/dl e níveis de pH e eletrólitos estáveis, além de evitar hipo e hipertensão (Kioko e cols., 1983).

TRANSPLANTE RENAL

O transplante renal geralmente é acompanhado por melhora na função reprodutora. Quando uma paciente transplantada renal se torna grávida, deve ser encarada como paciente de alto risco. O acompanhamento requer particular atenção para o controle da PA, da função renal, de todas as infecções, bem como criteriosa monitorização fetal (Cararach e Andrew, 1990).

Cerca de 40% das gestações não vão além do primeiro trimestre, mas, daquelas que o fazem, 90% terminam satisfatoriamente. Aproximadamente 30% dessas pacientes desenvolvem pré-eclâmpsia. São condições ideais para gestação em paciente transplantada:

- bom estado geral;
- função renal estável por período de dois anos após o transplante;
- creatinina sérica < 2mg/dl;
- ausência de HA;
- proteinúria ausente ou mínima.

O parto pode ser realizado por via vaginal sem nenhum inconveniente. O temor de eventual distocia, pela presença do rim na cavidade pélvica, é infundado, e em quase todos os casos descritos na literatura os partos ocorreram por via vaginal.

O grande temor de todas as gestantes transplantadas é o de malformações, desencadeadas pelos medicamentos usados. Embora a azatioprina (Imuran®) apresente efeitos teratogênicos em animais, com doses bem acima das utilizadas na clínica, em seres humanos as malformações não têm sido observadas com maior freqüência nas mulheres recebendo predisona (Meticorten®), azatioprina (Imuran®) ou ciclosporina (Sandimmun®) em doses baixas (Cockburn e cols., 1989).

Freqüentemente, há necessidade de aumentar a dose da ciclosporina para a manutenção dos níveis séricos na gestação. Os autores atribuem essa necessidade à possível metabolização da droga pelo fígado fetal.

COMPLICAÇÕES

A prevalência de RN pequeno para a idade gestacional é alta, em torno de 50%. Com a imunossupressão "clássica" com azatioprina e prednisona, esse valor tem variado muito, de 8 a 66%.

Embora não se possa afastar possível efeito da ciclosporina, sobre o desenvolvimento fetal, a RCIU parece estar mais relacionada ao surgimento de HA e à função renal basal das pacientes. De qualquer maneira, parece ser mais prudente manter os níveis de ciclosporina na gravidez, na menor concentração que tenha bom efeito imunossupressor.

A influência da gestação no transplante renal é, também, motivo de preocupação, porém pacientes com boa função renal (creatinina < 1,5mg/dl) elevam sua filtração glomerular, como nas gestantes normais, no primeiro trimestre, sendo tanto maior o crescimento quanto melhor for a filtração glomerular pré-gravidez. No segundo trimestre, a função renal permanece estável e no terceiro a filtração glomerular diminui, tanto em gestantes normais quanto nas transplantadas, sendo que a queda nessas últimas é mais pronunciada. Em 15% das pacientes há diminuição significativa e permanente da função renal.

Das transplantadas renais, 30% que recebem ciclosporina apresentam níveis séricos de creatinina no pós-parto maiores que os basais (aproximadamente ≥ a 20%). A nefrotoxicidade da ciclosporina é dose-dependente. O uso combinado das drogas imunossupressoras predispõe ao aparecimento de infecções, principalmente, virais para a mãe e o feto. O feto, por sua vez, pode desenvolver infecção grave por citomegalovírus, herpes simples ou varicela zóster, comuns em pacientes transplantadas.

A incidência de abortamentos oscila de 5 a 45%. Essa discrepância é justificada, já que em países desenvolvidos cerca de 30% das gestações são interrompidas no primeiro trimestre (Srougi e cols., 1979).

No recém-nascido são descritas complicações como:

- síndrome do desconforto respiratório;
- leucopenia;
- infecções;
- trombocitopenia;
- insuficiência adrenal.

A paciente em uso de imunossupressores não deve amamentar para se evitar oferta adicional de tais drogas ao organismo, que foi formado sob a influência desses medicamentos.

HIPERTENSÃO RENOVASCULAR

Atinge 1 a 4% da população de hipertensas (Mann e Pickering, 1992). Suspeita-se do diagnóstico diante de casos de hipertensão acelerada ou maligna, hipertensão arterial grave ou refratária, acompanhada de insuficiência renal progressiva, assimetria renal ou em pacientes jovens com idade inferior a 30 anos.

O tratamento busca a cura, o controle da hipertensão arterial e o restabelecimento da função renal. Indica-se o tratamento cirúrgico quando há obstrução total da artéria renal, grandes fístulas arteriovenosas, lesões da aorta englobando as artérias renais, insucesso do tratamento endovascular.

ASSISTÊNCIA PRÉ-NATAL DE NEFROPATAS

O pré-natal deve ser iniciado o mais rápido possível. Os retornos deverão ser realizados quinzenalmente até a 34ª semana e, posteriormente, semanais até o parto. A função renal deve ser avaliada, mensalmente, por meio da dosagem de creatinina sérica e pela proteinúria de 24 horas.

A pressão arterial deve ser monitorizada cuidadosamente para que seja instalado tratamento imediato, caso se detecte sua elevação (Kincaid e Faerley, 1987). É imperativa a busca de diagnóstico precoce de toxemia superajuntada, que é complicação freqüente nas nefropatias. Devem-se detectar e tratar precocemente casos de infecção urinária.

Acompanhar o desenvolvimento fetal, buscando sinais de restrição do seu crescimento (Davison e Lindheimer, 1991).

FEOCROMOCITOMA

É neoplasia rara, produtora de catecolaminas. Cerca de 90% dos casos localizam-se no abdome, sendo até 70% em adrenais e 13% são malignos.

Entre os sinais clínicos salienta-se a hipertensão arterial em 90% das pacientes, podendo associar-se a cefaléia (80%), sudorese (74%) e palpitações (52%). O diagnóstico na gestação não difere do diagnóstico no estado não-gravídico.

A localização do tumor pode ser obtida por ultra-sonografia abdominal e tomografia, especialmente após o segundo trimestre, devendo-se salientar a desvantagem dos riscos da radiação sobre os fetos. Atualmente, dispomos da ressonância magnética.

O feocromocitoma na gravidez pode ser responsável por abortos, prematuridade, descolamento prematuro de placenta, convulsões e arritmia. O diagnóstico é baseado na dosagem de catecolaminas plasmáticas, ou de seus metabólitos em sangue e urina. No tratamento, podem ser utilizados alfa-bloqueadores, como o prazosina, seguidos dos betabloqueadores e antagonistas dos canais de cálcio. Na crise aguda, o nitroprussiato de sódio pode ser recomendado, com as restrições dessa droga na gestação.

O seguimento clínico é fundamental, pois não é incomum a recidiva do tumor após o tratamento cirúrgico e pode persistir a hipertensão arterial.

COARTAÇÃO DA AORTA

Associam-se à coartação da aorta a hipertensão arterial, a falência do ventrículo esquerdo, a rotura e a dissecção da aorta (Michael e Koszalka Jr.).

A hipertensão arterial sistêmica é o sinal mais freqüente. Quando associada à gravidez, a incidência de mortalidade materna encontra-se entre 3 e 9%, sendo que 80% ocorre antes do trabalho de parto. O óbito no puerpério é raro. A mortalidade perinatal apresenta-se em torno de 13 a 25% dos casos não corrigidos, fato atribuído ao baixo fluxo uteroplacentário. O óbito materno pode ser causado pela rotura de aneurisma cerebral e pela dissecção ou rotura da aorta.

No trabalho de parto, a anestesia epidural com narcóticos é opção razoável. A abreviação do período expulsivo, com fórcipe, é sugerida e recomenda-se a profilaxia da endocardite bacteriana.

INSUFICIÊNCIA CARDÍACA

A hipertensão arterial pode levar a alterações estruturais do ventrículo esquerdo, contribuindo para o desenvolvimento de insuficiência cardíaca (Verdecchia e cols., 1998).

Medidas não-farmacológicas são preconizadas, tais como a restrição de sal e às vezes hídrica. Nesses casos, impõe-se o uso de diuréticos para o controle da hipertensão; os de alça seriam utilizados para as portadoras de insuficiência renal.

Diante de hipertrofia do ventrículo esquerdo, o tratamento medicamentoso é imperativo, pois acredita-se que a regressão da hipertrofia esteja associada à redução da morbidade cardiovascular.

LÚPUS ERITEMATOSO SISTÊMICO

É a doença auto-imune que afeta mulheres durante a idade reprodutora. Não está completamente estabelecido se a gestação pode representar risco para a mulher lúpica. Aparentemente, na ausência de doença ativa, multissistêmica, não haveria piora do lúpus eritematoso sistêmico. O prognóstico da doença tem sido melhorado pela precocidade do diagnóstico e pela melhoria da terapêutica (Barros e Zugaib, 1992).

O envolvimento renal representa a mais séria complicação do lúpus eritematoso sistêmico, principalmente diante da redução da função renal. Haveria alto risco para a piora da hipertensão, aparecimento de proteinúria, fato que dificulta o diagnóstico diferencial entre a piora da função renal e a instalação da DHEG.

As evidências da presença de nefrite nas pacientes com sinais e sintomas de pré-eclâmpsia seriam o aparecimento de hematúria significante e/ou presença de cilindros celulares. Quando o diagnóstico do lúpus é feito durante a gestação, pode ser de pior prognóstico, já que o ideal seria que a gestação ocorresse pelo menos após seis meses de ausência da atividade da doença. As taxas de perdas fetais e abortamentos são altas, sendo a incidência dos últimos duas vezes maior que a população geral. As pacientes que apresentam função renal normal e são normotensas têm maiores chances de sucesso na gestação.

CAUSAS ENDÓCRINAS

Diabetes mellitus

A prevalência da hipertensão arterial em diabéticas é pelo menos duas vezes maior que na população geral. No diabetes tipo 1, a hipertensão associa-se à nefropatia diabética e faz-se necessário o controle rigoroso da pressão arterial, para atrasar a perda da função renal.

Nos casos de diabetes de longa duração, freqüentemente estão presentes as complicações vasculares, incluindo a insuficiência renal e a hipertensão, que são fatores de risco em obstetrícia.

Aceita-se que em pacientes com complicações vasculares, tais como nefropatia e retinopatia, a gravidez não altere o curso natural da doença e também há poucas evidências de que o curso da nefropatia diabética piore a gravidez.

HIPOTIREOIDISMO

É relativamente comum nas mulheres, com prevalência de 8% na população geral. A hipertensão pode estar presente em 40% dos casos. Os níveis séricos de TSH elevados e a diminuição do T_4 livre fazem o diagnóstico.

Indica-se a terapêutica anti-hipertensiva habitual, caso se mantenha após a correção do distúrbio endócrino com tiroxina (Saito e cols., 1983).

HIPERTIREOIDISMO

Diante da suspeita clínica, deve-se dosar o TSH ultra-sensível. A correção geralmente se acompanha de normalização da pressão arterial (Levey, 1990).

SÍNDROME DE CUSHING

Deve ser suspeitada sempre que houver obesidade, pele atrófica, estrias violáceas, face de lua cheia, fraqueza muscular e instabilidade emocional. O diagnóstico baseia-se na elevação do cortisol urinário de 24 horas.

A hipertensão pode estar presente em 80% dos casos, de gravidade variável. Às vezes, o tratamento requer o uso de anti-hipertensivos associados (Sudhir, 1989).

Referências Bibliográficas

• ABE, S.; AMAGOSOCKI, Y. & KONISHIK. – The influence of antecedent renal disease on pregnancy. *Am. J. Obstet. Gynecol.*, 153:508, 1985. • BARROS, V.V. & ZUGAIB, M. – Lupus eritematoso sistêmico e gestação. *Rev. Ginecol. Obstet.*, 3:142, 1992. • BEECKMAN, R.H.; ROCCHINI, A.P. & ROSENTHAL, A. – Hemodynamic effects of nitroprussiate in infants with a large ventricular septal defect. *Circulation*, 64:553, 1981. • BRIGGS, G.G.; FREEMAN, R.K. & YAFFE, S.J. – *Drugs in Pregnancy and Lactation: a Reference Guide to Fetal and Neonatal Risk*. 5th ed., Baltimore (MD), Williams and Wilkins, 1998. • BROUGHTON-PIPKIN, F.; SYMONDS, E.M. & TURNER, S.R. – The effect of captopril (SQ14,225) upon mother and fetus in the chronically cannulated ewe and in the pregnant rabbit. *J. Physiol.*, 323:41, 1982. • CARARACH V; ANDREW J. Tratamiento com ciclosporina in la gestante transplantada renal. *Med. Clin. (Barc)*, 94:198, 1990. • COCKBURN I; KRUPP P; MONKA C. – Present experience of sandlimmun in pregnancy. *Transplant. Proc.*, 21:3730, 1989. • DAVISON, J.M. & LINDHEIMER, M.D. – Renal disease in pregnancy. In: Lee, R.V. & cols. *Current Obstetric Medicine*. vol. 1. St. Louis, Mosby-Year Book, 1991, p. 197. • FIDDLER, G.I. – Propranolol and pregnancy. *Lancet*, 2:722, 1974. • FIELD, C.– Hypertension in pregnancy. *Primary Care*, 10(Suppl. 2):241, 1983. • HOU, S. – Pregnancy in women requiring dialysis for renal failure. *Am. J. Kidney Dis.*, 9:368, 1987. • JUNQUEIRA, S.M. – Medida da pressão arterial na gestante. *Rev. Bras. Hipertens.* 7:59, 2000. • KAHHALE, S. & cols. – Estudo comparativo de gestantes hipertensas crônicas tratadas e não tratadas com beta-bloqueadores pindolol. *Ginecol. Obstet. Bras.*, 8:2, 1985. • KAHHALE, S. & ZUGAIB, M. – Síndromes Hipertensivas na Gestação. Atheneu, 1995. • KINCAID SMITH, P. & FAERLEY, K.F. – Renal disease in pregnancy. Three controversial areas mesangial IgA nephropathy, focal glomerular sclerosis (focal and segmental hyalinosis and sclerosis) and reflux nephropathy. *Am. J. Kidney Dis.*, 9:328, 1987. • KIOKO, E.M.; SHAW, K.M. & CLARK, A.D. – Successful pregnancy en a diabetic patient treated with continuous ambulatory peritoneal dialysis. *Diabetes Care*, 6:298, 1983. • KOCH-WESER, J. – Myocardial inactivity of therapeutic concentrations of hydralazine and diazoxide. *Experientia*, 30:170, 1974. • KOSZALKA Jr., M.F. – Doença Cardíaca e Gravidez. Terapia intensiva obstétrica, pg. 102 cap. 8, 1999. • LEVEY, G.S. – Catecholamine-thyroid hormone interactions and the cardiovascular manifestations of hyperthiroidism. *Am. J. Med.*, 88:6, 1990. • LIEB, S.M.; & cols. – Nitroprussiate induced hemodynamic alterations in normotensive and hypertensive pregnant sheep. *Am. J. Obstet. Gynecol.*, 139:925, 1981. • LINDOW, S.W. & cols. – The effect of sub lingual nifedipine on utero placental blood flow in hypertensive pregnancy. *Br. J. Obstet. Gynaecol.*, 95:1276, 1988. • LUBBE, W.F.; HODGE, J.V. & KELLOWAY, G.D.M. – Anti-hypertensive treatment and fetal welfare in essential hypertensive in pregnancy. A retrospective surgery of experience with various regimes at National Women's Hospital Auckland 1970-1980. *N. Zeal. Med. J.*, 95:1, 1982. • LURIE, S.; FENAKEEK & FRIEDMAN, A. – Effect of nifedipine or fetal heart rate in the treatment of severe pregnancy-induced hypertension. *Am J. Perinatol.*, 7:285, 1990. • MANN, S. & PICKERING, T.G. – Detection of renovascular hypertension. *Ann. Intern. Med.*, 117:845, 1992. • Mc ALISTER, F.A. & STRAUS, S.E. – Measuniement of blood pressure an evidence baseed review. *BMJ.* 322:908, 2001. • PACAK, K. & cols. – Recent advences in genetics, diagnosis, localization and treatment of pheochromocytoma. *Ann. Inter. Med.*, 315, 2001. • PAHOR, M. & cols. – Health outcomes associated with calcium antagonists compared with other first-line anthypertensive therapies a meta-analysis of randomized controlled trials. *Lancet*, 356:1949, 2000. • PASCOAL, J.F. & cols. – Dialystic option in pregnancy hemodialisys or CAPD (abstract). *Hypert. Pregnancy.*, 12:395, 1993. • PSATY, B.M. & cols. – Health outcomes associated with antihypertensive therapies used as first-line agents. A systematic review and meta-analysis. *Jama*, 277:739, 1977. • Registration Committee of the European Dialysis and Transplant Association. Successful pregnancies in women treated by dialysis transplantation. *Br. J. Obstet. Gynaecol.*, 87:839, 1980. • Report of the National High Blood Pressure Education Program Working Group on High Blood Pressure in pregnancy. *Am. J. Obstet. Gynecol.*, 183:S_1, 2000. • RUBIN, P.C.; BUTTERS, L.; LOW, R.A. & REID, J.L. – Clinical pharmacological studies with prazosin during pregnancy complicated by hypertension. *Br. J. Clin. Pharmacol.*, 16:543, 1983. • SAITO, I.; KUNIHIKO, I. & SARUTA,T. – Hypothyroidism as a cause of hypertension. *Hypertension*, 5:112, 1983. • SIBAI, B.M.; ABDELLA, T.N. & ANDERSON, G.D. – Plasma volume findings in pregnant women with mild hypertension: therapeutic considerations. *Obstet. Gynecol.*, 145:539, 1983. • SROUGI, M. & cols. – Gravidez após transplante renal. *Rev. Ass. Med. Brasil*, 25:362, 1979. • SUDHIR, K. & cols. – Hydrocortisone induced hypertension human: pressor responsiveness and sympathetic function. *Hypertension*, 13:416, 1989. • THIRWELL, M.P. & ZSOSTER, T.T. – The effect of diazoxide on the veins. *Am. Heart. J.*, 83:512, 1972. • UK Prospective Diabetes Study Group. Tight blood pressure control and the risk of macrovascular and microvascular complications in type diabetes. UKPDS38. *BMJ*, 317:703, 1998. • VENUTO, R. & cols. – Pheocromocytoma: antepartum diagnosis and management with tumor ressection in the puerperium. *Am. J. Obstet. Gynecol.*, 150:315, 1984. • VERDECCHIA, P. & cols. – Prognostic significance of serial changes in left ventricular mass in essential hypertension. *Circulation*, 97:48, 1998. • World Heath Organization International Society of Hypertension. Guidelines for management of Hypertension. *J. Hypertens.*, 17:151, 1999. • WRIGHT, J.M.; LEE, C.H. & CHAMBER, G.K. – Systematic review of antihypertensive therapies: does the endince assist in choosing a first-line drug. *CMAJ*, 161:25, 1999. • ZUGAIB, M. & KAHHALE, S. – Conceito, classificação e incidência das síndromes hipertensivas na gestação. *Gin. Obst. Bras.*, 8:239, 1985. • ZUGAIB, M.; KAHHALE, S.; BARROS, A.C.S.D. & NEME, B. – Tratamento obstétrico da síndrome hipertensiva e gestação. *Femina*, 13:302, 1985. • ZUSPAN, F.P. – Chronic hypertension in pregnancy. The year Book of Obstetrics and Gynecologic. Chicago, Year Book Medical Publishers, 1979, p. 11.

65 Psicopatologias

Neury José Botega
Marcelo Kimati Dias

Homens e mulheres apresentam diferenças quanto a forma de apresentação, incidência e curso de transtornos psiquiátricos. A inserção social, os papéis da mulher no casamento e no trabalho têm relação com essas diferenças. Por outro lado, o ciclo reprodutivo feminino e as alterações de humor características de algumas fases, como no período pré-menstrual e climatério, ilustram a importância das variações hormonais no psiquismo feminino. Estas particularidades foram apreendidas e descritas desde os tempos hipocráticos, quando a retenção do fluxo menstrual era considerado responsável por alterações do humor e do comportamento.

Transtornos e sintomas psiquiátricos são comuns, especialmente no primeiro e terceiro trimestres de gestação e nos primeiros 30 dias de puerpério. Os fatores envolvidos nesta alta prevalência dizem respeito às diversas dimensões da gravidez e da maternidade. Além de alterações hormonais que provocam transformações no comportamento e psiquismo da mulher nesses períodos, gravidez e maternidade implicam mudanças da inserção social, na organização familiar, na auto-imagem e identidade femininas (Cucchiaro e cols., 1993; Soares, 2000).

Mesmo que durante vários anos os quadros psiquiátricos que surgissem no puerpério fossem vistos dentro de categorias diagnósticas próprias, atualmente são diagnosticados como transtornos de humor, reativos ou psicóticos. Na classificação da Associação Psiquiátrica Norte-americana ("Diagnostic and Statistical Manual", DSM-IV), a condição de puerpério é vista como um especificador apenas nos quadros psicóticos breves. Na Classificação Internacional das Doenças (CID-10), os quadros ligados ao puerpério são diagnósticos de exclusão. A especificidade dessas manifestações é no entanto debatida e a discussão não parece próxima de um final. Este capítulo apresenta uma revisão sobre o tema e sobre os procedimentos terapêuticos envolvendo quadros psiquiátricos na gravidez e puerpério.

TRANSTORNOS PSIQUIÁTRICOS NA GRAVIDEZ

A gravidez foi tradicionalmente vista como período de bem-estar e tranqüilidade. Defendeu-se durante muitos anos que vários quadros psiquiátricos apresentavam melhora espontânea no período, em contraste com a piora esperada no puerpério. No entanto, poucos dados da literatura sustentam hoje a idéia de que a gravidez é de alguma forma protetora quanto à doença mental.

O estudo da prevalência de transtornos psiquiátricos, particularmente as alterações de humor, nesse período, é comprometida pelo fato de que algumas características do período gestacional se sobrepõem a sintomas depressivos. Este é o caso da fadiga, alterações de sono, de peso e da libido, comuns durante a gravidez e que podem ser consideradas sintomas depressivos (Llewelly e cols., 1997). Durante a gravidez, a mulher também apresenta alta incidência de alterações metabólicas como diabetes gestacional, anemia e disfunção tireoidiana. Esses quadros podem ser responsáveis por transtornos mentais a eles secundários.

Transtornos de ansiedade

Quadros de ansiedade, em particular transtorno do pânico, podem apresentar melhora espontânea durante a gestação, ainda que não haja consenso neste dado. Por outro lado, parece haver piora na sintomatologia do transtorno obsessivo-compulsivo (Williams e Koran, 1997). Sabe-se, ainda, que uma porcentagem significativa de pacientes com transtorno obsessivo-compulsivo apresenta início da sintomatologia durante a gestação (Naziroglu e cols., 1992).

Afora transtornos psiquiátricos formais, a instabilidade de humor é comum no início da gravidez, e quase todas as mulheres admitem preocupações relativas ao desenvolvimento do bebê, notadamente quando já houve casos de aborto, malformações ou natimorto. Essas ansiedades podem exacerbar-se com os exames realizados durante o pré-natal. Quando náuseas e vômitos se estendem para além do primeiro trimestre, é preciso atentar para problemas psicossociais que possam explicar o quadro (Lloyd, 1991).

Transtornos depressivos

A incidência de transtornos de humor durante a gravidez é alta. Até 70% das pacientes apresentam sintomas depressivos durante a gravidez, sendo que 10 a 16% preenchem critérios para o diagnóstico de depressão. Um estudo de fatores psicossociais relacionados a sintomas depressivos durante o segundo trimestre da gestação identificou dificuldade nos relacionamentos interpessoais e antecedentes psiquiátricos como fatores de risco para o desenvolvimento desses sintomas (Bernazzani e cols., 1997).

Ainda que quadros depressivos sejam freqüentes, suicídios são mais raros durante a gravidez. Para vários autores, conflito conjugal, história familiar de depressão, antecedente de transtornos depressivos anteriores e gravidez indesejada constituem fatores de risco para o surgimento de quadros depressivos na gravidez (O'Hara, 1987; Kitamura e cols., 1993; Frank e cols., 1987). Um estudo por nós realizado (Freitas e Botega, 2002) avaliou amostra de 120 adolescentes grávidas, atendidas em serviço público de pré-natal, demonstrando considerável incidência de depressão, ansiedade e ideação suicida (por volta de 23%, 21% e 16%, respectivamente).

Transtornos depressivos são particularmente freqüentes em mulheres com história de inúmeros abortos, bem como nos casos em que ocorre um aborto espontâneo (Lloyd, 1991). É importante lembrar as reações de luto, normais ou "patológicas" (quando os sintomas são graves e prolongados), que ocorrem nos casos de natimorto ou de malformações congênitas.

Pode haver pacto de silêncio entre equipe assistencial, familiares e a paciente que deu à luz um natimorto. A criança é representada como uma não-pessoa, sem nome, identidade e lembranças que possam facilitar o processo de luto. A alta precoce diminui o contato com outras mães, mas pode colocar a mulher em uma situação de isolamento em casa. Podem surgir pensamentos irracionais de vergonha e de culpa, baseados no que ela julga ter feito ou deixado de fazer durante a gestação (Bourne e Lewis, 1984). Comparadas a um grupo-controle, mulheres nessa condição, que receberam psicoterapia de apoio, tiveram menos transtornos psiquiátricos em avaliação realizada depois de seis meses do parto, bem como menos sintomas psicológicos quando houve, futuramente, nova gravidez (Forrest e cols., 1981).

TRATAMENTO

Há importantes benefícios advindos do tratamento dos transtornos psiquiátricos que ocorrem na gravidez, especialmente do tratamento dos transtornos de humor. Quadros depressivos não tratados durante a gravidez aumentam o risco de a paciente expor-se a tabaco e álcool, risco de desnutrição e dificuldade de seguir orientações médicas no pré-natal. Ainda assim, esses quadros são subdiagnosticados e pouco tratados. Há também o risco de a interrupção de tratamentos psiquiátricos durante a gestação implicar maior risco de surgimento de quadros psiquiátricos puerperais (Soares e cols., 2001). Em linhas gerais, o tratamento segue os mesmos princípios aplicados a pacientes não-grávidas.

Um dos aspectos mais importantes relacionados ao manejo de transtornos psiquiátricos durante a gestação diz respeito ao uso de psicotrópicos, particularmente no primeiro trimestre de gravidez. Quase todos os psicotrópicos utilizados na prática clínica diária atravessam facilmente a barreira placentária. Poucas dessas drogas apresentam potencial teratogênico definido. É necessário, no entanto, evitar a prescrição de algumas drogas (Quadro III-17), por seus efeitos teratogênicos no primeiro trimestre da gestação, pelo risco de atraso do crescimento e de disfunções neurológicas no segundo e terceiro trimestres, como também pelos efeitos tóxicos e de abstinência no recém-nascido. A seguir são discutidos alguns dados relacionados ao uso de ansiolíticos, antidepressivos, estabilizadores de humor e antipsicóticos durante a gravidez.

Ansiolíticos

Nos casos de ansiedade, aconselha-se a redução de cafeína e de nicotina e a adoção de medidas que possam reduzir o impacto de fatores estressantes. Há inúmeros registros de efeitos teratogênicos de benzodiazepínicos relacionados a disfunções neurológicas e malformações orofaciais. Essas drogas devem ser evitadas no primeiro trimestre. Após esse período, o lorazepam e o clonazepam, preferencialmente em regime de uso episódico, são as opções mais seguras. Essas drogas devem ser reduzidas gradualmente e interrompidas antes do parto, devido a efeitos no recém-nascido, como hipotermia, hipotonia, problemas respiratórios e sintomas de abstinência (Altshuler e cols., 1996).

Antidepressivos

Inibidores de recaptação de serotonina (sertralina, paroxetina e fluvoxamina) foram avaliados por um estudo multicêntrico, que avaliou prospectivamente 267 pacientes expostas durante o primeiro trimestre de gestação (Kulin e cols., 1998). O grupo estudado não apresentou maiores índices de teratogênese ou de parto prematuro que controles não-expostas. Há dados de aproximadamente 1.000 pacientes expostas à fluoxetina durante a gravidez, reunidos a partir de três estudos prospectivos e quatro retrospectivos. Não há nenhum indício de teratogenicidade ou malformações. Não há ainda evidência de alterações do desenvolvimento da linguagem, anormalidade do comportamento ou nível de inteligência das crianças (Pastuszak e cols., 1993). Outros estudos apontam para índices de abortos espontâneos e de malformações semelhantes aos de pacientes não-expostas (Goldestein e Marvel, 1993). Não há registros de toxicidade fetal em nascidos de mães que utilizaram cronicamente fluoxetina até o parto (Bazire, 2003).

Antidepressivos tricíclicos foram pouco estudados, quando administrados a mulheres no início da gestação. Ao todo, 414 pacientes foram expostas no primeiro trimestre a essas drogas, não apresentando evidência de malformações. Há dois casos de malformação em membro inferior, relatados no início da década de 1970, com amitriptilina (Freeman, 1972; Bourke, 1974). Há relatos de abstinência no pós-parto imediato em

Quadro III-17 – Riscos de psicofármacos durante a gravidez.

	Baixo risco*	Risco moderado		Alto risco*	
Antipsicóticos		Haloperidol	(C)	Quetiapina	(C)
		Fenotiazinas	(C)	Sertindole	(C)
		Olanzapina	(C)		
		Clozapina	(B)		
		Risperidona	(C)		
		Loxapina	(C)		
		Tioxanteno	(#)		
		Sulpirida	(#)		
Antidepressivos	Flupentixol (#)	IMAOS	(C)	Amitriptilina	(D)
	Triptofano (#)	Mirtazapina	(C)	Nortriptilina	(D)
		Mianserina	(#)	Fluvoxamina	(C)
		Moclobemida	(#)		
		Trazodona	(C)		
		Moclobemida	(#)		
		Nefazodona	(C)		
		ISRS	(B maioria)		
		Tricíclicos	(C maioria)		
		Venlafaxina	(C)		
		Reboxetina	(#)		
Ansiolíticos e Hipnóticos		Betabloqueadores	(C)	Benzodiazepínicos	(**)
		Buspirona	(C)	Zolpidem	(B)
		Zopiclone	(#)		
Anticonvulsivantes		Carbamazepina	(C)	Acetazolamidas	(C)
		Clonazepam	(C)	Benzodiazepínicos	(**)
		Etossuximida	(C)	Fenobarbital	(D)
		Gabapentina	(C)	Fenitoína	(D)
		Lamotrigina	(C)	Topiramato	(C)
				Valproato	(D)
Outros		Anticolinérgicos	(C)	Acamprosato	(#)
		Dissulfiram	(C)	Metadona	(D Dose Alta)
		Metadona	(B)	Rivastigmina	(#)
		Prometazina	(C)		
		Lítio	(D)		

Baseado em Bazire (2003).

* Classificação do risco de efeitos teratogênicos oferecidos por drogas, segundo o "Food and Drug Administration" (FDA):
  A Estudos controlados em humanos não demonstraram risco com uso no primeiro trimestre.
  B Ou estudos animais não demonstraram risco, mas não há estudos em humanos,
     ou estudos animais demonstraram risco para o feto, mas estudos humanos, não.
  C Ou estudos animais demonstraram risco teratogênico, mas não há estudos em humanos,
     ou não há estudos nem em animais nem em humanos.
  D Há riscos significativos para o feto, mas também há benefícios em certas circunstâncias (por exemplo, risco de morte).
  X Malformações demonstradas em animais, em humanos, ou em ambos, riscos superam benefícios.
  # Não classificado pelo FDA.
** C = Clonazepam; D = alparazolam, clordiazepóxido, diazepam, lorazepam, oxazepam; X = temazepam; IMAOS = inibidores da monoaminoxidases; ISRS = inibidores seletivos da recaptação de serotonina.

recém-nascidos cujas mães foram expostas a clomipramina (Bromiker e Kaplan, 1994). Esses crianças apresentaram sintomas de abstinência, incluindo cianose e dificuldades na alimentação, que melhoraram com o uso da própria droga em baixas doses. Esses quadros parecem depender da dose tomada pela mãe antes da interrupção abrupta.

Entre os *inibidores da monoaminoxidase*, a tranilcipromina não possui ação teratogênica comprovada, apresentando o incoveniente de interagir com a maioria das drogas utilizadas durante o trabalho de parto.

Os primeiros estudos sugerem que os antidepressivos que estão mais recentemente no mercado, como *venlafaxina* e a *mirtazapina*, podem ser utilizados com segurança durante a gravidez (Einarson e cols., 2001). No entanto, enquanto se aguardam mais evidências, esses agentes deveriam ser utilizados com cautela.

O uso da *eletroconvulsoterapia* (ECT) durante a gravidez é considerada uma alternativa segura e eficaz nos quadros depressivos, maníacos ou psicóticos de maior gravidade (Nurnberg, 1989). O procedimento não resulta em riscos consideráveis para o feto.

Estabilizadores de humor

O *carbonato de lítio*, estabilizador de humor de escolha na mania aguda e transtorno afetivo bipolar, tem registros de teratogenicidade, notadamente no coração e grandes vasos, desde a década de 1960. Não deve ser utilizado no primeiro trimestre (Altshuler e cols., 1996). Seus efeitos incluem, ainda, arritmias cardíacas no feto, hipotonia e hipotireoidismo (Schou, 2000). Revisões recentes sobre o tema têm produzido conclusões divergentes (Kellner e cols., 1994; Ferner e Smith, 1992). Como há elevada recidiva de quadros bipolares durante a gravidez e puerpério (20 a 50%, quando da interrupção do lítio), em alguns casos pode-se optar por manter a medicação, ou reintroduzi-la passado o primeiro trimestre.

Os dados existentes sobre anticonvulsivantes utilizados como estabilizadores do humor apontam para maior risco de malformações congênitas. O *valproato de sódio* atravessa a barreira placentária e há vários estudos que sustentam a hipótese de a droga ser teratogênica, causando principalmente espinha bífida (Oakeshott e cols., 1989; Robert e Rosa, 1983). O uso da carbamazepina na gravidez também não é recomendado.

Antipsicóticos

Dados disponíveis sobre teratogenicidade de antipsicóticos são limitados. De modo geral, as butirofenonas, como o haloperidol, são preferíveis às fenotiazinas (por exemplo, clorpromazina). Quando da utilização de antipsicóticos atípicos, foram observados baixos níveis de folato, com o conseqüente risco de defeitos no tubo neural do feto. Se utilizados, deveriam ser acrescidos de suplementação de ácido fólico. O uso de antipsicóticos atípicos, no entanto, na falta de maior número de evidências deve ser evitado (Bazire, 2003).

Referências Bibliográficas

• ALTSHULER, L,L, & cols. – Pharmacological management of psychiatric illness in pregnancy: dilemmas and guidelines. *Am. J. Psychiatry*, 153:592, 1996. • BAZIRE, S. – Psychotropic drug directory 2003/04. Fivepin Publishing, Wilts, 2003. • BERNAZZANI, O. & cols. – Psychossocial factors related to emotional disturbances during pregnancy. *J. Psychosom. Res.*, 42:391, 1997. • BOURKE, G.M. – Letter: antidepressant teratogenicity? *Lancet*, 1:98, 1974. • BOURNE, S. & LEWIS, E. – Pregnancy after stillbirth or neonatal death: psychological risks and management. *Lancet*, ii:31, 1984. • BROMIKER, R. & KAPLAN, M. – Apparent intrauterine fetal withdrawal from clomipramine hydrochloride. *JAMA*, 272:1722, 1994. • CUCCHIARO, G.; MARIANO, E.C. & BOTEGA, N.J. – Psicose puerperal: revisão e casos clínicos. *J. Br. Ginecol.*, 103:347, 1993. • EINARSON, A. & cols. – Pregnancy outcome following gestational exposure to venlafaxine: a multicenter prospective controlled study. *Am. J. Psychiatry*, 158:1728, 2001. • FERNER, R.E. & SMITH, J.M. – Lithium and pregnancy. *Lancet*, 339:869, 1992. • FORREST, G.C.; CLARIDGE, R.S. & BAUM, J.D. – Practical management of perinatal death. *Br. Med. J.*, 282:31, 1981. • FRANK, G. & cols. – Pregnancy-related affective disorders among women with recorent depression. *Am. J. Psychiatry*, 144:288, 1987. • FREEMAN, R. – Limb deformities: possible association with drugs. *Med. J. Aust.*, 1:606, 1972. • FREITAS, G.V.S. & BOTEGA, N.J. – Gravidez na adolescência: prevalência de depressão, ansiedade e ideação suicida. Revista da Associação Médica Brasileira, 48:245, 2002. • GOLDSTEIN, D.J. & MARVEL, D.E. – Psychotropic medications during pregnancy: risk to the fetus. *JAMA*, 270:2177, 1993. • KELLNER, C.H. & cols. – The risk of in utero exposure to lithium. *JAMA*, 271:1828, 1994. • KLEIN, M.H. & ESSEX, M.J. – Pregnant or depressed? The effect of overlap between symptoms of depression and somatic complains of pregnancy on rates of major depression in the second trimester. *Depression*, 2:308, 1995. • KITAMURA, T. & cols. – Psychological and social correlates of the onset of affective disorders among pregnant women. *Psychol. Med.*, 23:967, 1993. • KULIN, N.A.; PASTUSZAK, A. & KOREN, G. – Are the new SSRIs safe for pregnant women? *Can. Fam. Physician.*, 44:2081, 1998. • LLEWELLYN, A.M.; STOWE, Z.N. & NEMEROFF, C.B. – Depression during pregnancy and puerperium. *J. Clin. Psychiatry*, 58(Suppl. 15):26, 1997. • LLOYD, G.G. – Textbook of General Hospital Psychiatry. Churchill Livingstone, London, 1991. • NAZIROGLU, F.; ANEMONE, R. & YARIAURA, T.J.A. – Onset of obsessive compulsive disorder during pregnancy. *Am. J. Psychiatry*, 149:947, 1992. • NURNBERG, H.G. – An overview of somatic treatment of psychosis during pregnancy and postpatum. *General Hospital Psychiatry*, 11:328, 1989. • OAKESHOTT, P. & cols. – Valproate and spina bifida. *Br. Med. J.*, 298:1300, 1989. • O'HARA, M.W. – Post partum "blues", depression and psychosis: a review. *J. Psychosom. Obstet. Gynecol.*, 7:205, 1987. • O'HARA, M.W. & cols. – Prospective study of postpartum blues: biological and psychosocial factors. *Arch. Gen. Psychiatry*, 48:801, 1991. • PASTUSZAK, A. & cols. – Pregnancy outcome following first-trimester exposure to fluoxetine. *JAMA*, 269:2246, 1993. • ROBERT, E. & ROSA, F. – Valproate and birth defects. *Lancet*, 2:1142, 1983. • SCHOU, M. – 50 years lithium treatment. *Encephale*, 26:1, 2000. • SOARES, C.N. – Depressão puerperal, tensão pré-menstrual e depressão na menopausa. In: Lafe, B. & cols. (ed.) – *Depressão no Ciclo da Vida*. Porto Alegre, Artes Médicas, 2000, p. 144. • SOARES, C.N.; VIGUERA, A.C. & COEN, L.S. – Mood disturbance and pregnancy: pros and cons of pharmacologic treatment. *Revista Brasileira de Psiquiatria*, 23:48, 2001. • WILLIAMS, K.E. & KORAN, L.M. – Obsessive-compulsive disorder in pregnance, puerperium and premenstrum. *J. Clin. Psychiatry*, 58:330, 1997.

66 Gastroenteropatias

Adriana Sevá Pereira
Rogério Antunes Pereira Filho

EFEITOS DA GRAVIDEZ NA FISIOLOGIA DO TRATO GASTRINTESTINAL

Na evolução da gravidez normal ocorrem modificações anatômicas, funcionais e hormonais no trato digestório que podem levar a manifestações clínicas diversas. As mais bem demonstradas relacionam-se às alterações da função esofágica e da motilidade gástrica e intestinal (Seymour e Chadwick, 1979; Mincis, 1985). Como decorrência dessas e de outras modificações, algumas até pouco conhecidas, podem ocorrer refluxo gastroesofágico, refluxo duodenogástrico, atraso de esvaziamento da vesícula biliar e do estômago e constipação intestinal. Também terão papel na origem das náuseas e vômitos freqüentes no primeiro trimestre da gravidez (Mallory e cols. 1983; Modigliani e Bernardes, 1991).

Assim, a história natural das doenças gastroenterológicas é modificada em função de alterações decorrentes da gravidez. É o que ocorre, por exemplo, nas úlceras pépticas gástricas e duodenais, na retocolite ulcerativa e na doença de Crohn. A dor abdominal aguda na gravidez também se reveste de aspectos peculiares que envolvem diagnósticos diferenciais ginecológicos, obstétricos, urinários e gastrintestinais, às vezes de difícil elucidação.

Por outro lado, há importantes limitações nos recursos diagnósticos, principalmente os relacionados às imagens. O mesmo ocorre em relação aos recursos terapêuticos. É o caso, por exemplo, das doenças inflamatórias do intestino, cuja terapêutica se baseia em antiinflamatórios, corticóides ou imunossupressores que podem impor alterações na fertilidade, na própria gravidez e na segurança do feto.

Dificuldades semelhantes serão encontradas em boa parte das doenças gastroenterológicas concomitantes com a gravidez. Elas se apresentarão em abdome muito aumentado de volume pelo útero e seu concepto, com as modificações topográficas impostas por essa situação e com as dificuldades para o exame físico abdominal, além das já citadas limitações para os métodos habituais de diagnóstico.

RECURSOS DIAGNÓSTICOS ESPECIALIZADOS NA GRAVIDEZ

Como dissemos, a gravidez traz sérias limitações à utilização de recursos diagnósticos nas doenças do trato digestório. Felizmente, boa parte dessas doenças mostra história clínica, com freqüência suficiente para que se possa estabelecer tratamento eficiente durante esse período, prescindindo temporariamente de exames mais agressivos.

Paralelamente, é preciso estar ciente de que alguns exames complementares podem mostrar alterações consideradas fisiológicas durante a gravidez. Com relação aos exames laboratoriais, não são incomuns discretas leucocitose e anemia, leve hipoalbuminemia dilucional e pequena elevação dos níveis da fosfatase alcalina e da hemossedimentação.

Os exames radiológicos devem ser evitados, a menos que absolutamente necessários para a decisão terapêutica importante ou em situações de risco grave para a mãe ou para a criança. Ainda assim, há que se ter muito cuidado com a proteção desta última. Os riscos fetais diante dos exames radiológicos são bem maiores na fase inicial da gravidez (Brent, 1983; Connon, 1988). Os males trazidos pela radiação ionizante, como alterações cromossômicas, malformações e inclusive óbito fetal, são conhecidos há muito tempo e a eventual necessidade de se decidir sobre a utilização de exame radiológico trará sempre angústia para a grávida, assim como para o médico responsável. A dosagem da radiação e, portanto, o tempo de exposição, assim como a idade fetal naquele momento e a proximidade da fonte são fatores importantes para se avaliar o risco.

A ultra-sonografia é considerada segura durante a gravidez e é o método preferido para a avaliação de doenças abdominais (Derchi e cols., 2001). É muito útil na avaliação do fígado, vesícula, vias biliares, pâncreas, massas abdominais ou doenças agudas do abdome e pode ser perfeitamente realizada sem problemas para a mãe ou para o feto (Modigliani e Bernardes, 1991). Infelizmente, tem limitações que dependem da técnica do operador, da presença do concepto, da cooperação do paciente e, além disso, apresenta sensibilidade diminuída pela presença de gases ou de grande quantidade de gordura. Em casos mais graves, em que a ultra-sonografia não seja decisiva e tenha que se pensar na utilização de métodos mais acurados, como tomografia e ressonância magnética, a avaliação do benefício diante dos riscos deverá ser feita por técnicos da área, junto com a grávida e familiares.

Por outro lado, a endoscopia do trato digestório alto, a sigmoidoscopia e a colonoscopia podem ser utilizadas sem maiores riscos (Cappell e cols., 1996). Deve-se ter cuidado com a medicação utilizada, com hipóxia mesmo que transitória, com hipotensão ou crise de hipertensão e com traumatismos, principalmente na colonoscopia.

Exames mais especializados, que se destinem ao diagnóstico de outras enfermidades que não representem risco imediato, devem ser adiados para após o parto.

NÁUSEAS E VÔMITOS DA GRAVIDEZ

As náuseas e os vômitos associados à gravidez são descritos há muito tempo, porém, sua etiopatogenia permanece não totalmente resolvida. As investigações revelam relação com os níveis de estrógenos e progesterona, juntos ou isoladamente, com alterações da peristalse esofágica, com a diminuição da pressão do esfíncter inferior do esôfago, com disritmias gástricas e com fatores psicossociais.

Ocorrem em mais de 50% das gestantes e, com freqüência, é o principal sintoma da mulher no início da gravidez. Em estudo epidemiológico com 9.098 grávidas, cerca de 56% vomitaram ao menos uma vez nas primeiras 16 semanas (Klebanoff e cols., 1985). Os sintomas começam precocemente, nos primeiros dias, e desaparecem em torno dos três primeiros meses. Em estudo de 1983, (Jarnfelt-Samsioe e cols.) as náuseas surgiram no primeiro trimestre para 91% das mulheres e no terceiro trimestre para 3% apenas, sendo que 50% delas a apresentavam mais pela manhã, 7% mais à tarde e 36% durante todo o dia. Em outro estudo prospectivo recente, com 160 grávidas, 74% tiveram náuseas e para 80% delas durava o dia todo. Apenas 1,8% teve sintomas piores pela manhã, o que contraria a impressão antiga de que, para a maioria, os sintomas eram mais acentuados nesse período do dia (Lacroix e cols., 2000). A duração média dos sintomas foi de 35 dias. Metade das pacientes estava sem sintomas após 14 semanas, e 90%, após 22 semanas. Smith e cols. (2000), avaliando 593 grávidas, mostraram que a náusea foi o sintoma mais desagradável, em termos de duração e intensidade nessas mulheres, ultrapassando os efeitos negativos de eventuais restrições físicas para o trabalho doméstico, para o emprego ou para a vida social.

O **diagnóstico** dessa situação é em geral simples e pode ser feito pela própria paciente, com boa chance de acerto. Trata-se de náuseas constantes ou muito freqüentes no primeiro trimestre da gravidez, sem se acompanhar de dor abdominal, a não ser eventualmente a dor muscular decorrente do esforço para vomitar, sem alterações significativas do hábito intestinal e sem sinais ao exame físico do abdome. Em termos de **diagnóstico diferencial**, se houver dor espontânea ou à palpação do hipocôndrio direito, além das náuseas e vômitos, deve-se pensar em colecistopatia, se houver dor com estômago vazio ou acordar à noite com dor, pense em úlcera péptica e, se forem concomitantes queimação retroesternal e/ou regurgitação, a doença mais provável é a do refluxo gastroesofágico.

Com relação ao **tratamento**, uma vez excluídas outras causas de náuseas e vômitos, os esforços devem concentrar-se na melhora dos sintomas, procurando minimizar os riscos para a mãe ou para o feto. Inicialmente, deve-se dar segurança à paciente, procurando esclarecê-la sobre a transitoriedade e a autolimitação do incômodo. Em parte das mulheres os sintomas são leves e não requerem tratamento. Em outras, porém, os sintomas são muito significativos e exigem a intervenção do médico. Em geral, as náuseas são mais freqüentes que os vômitos e então o tratamento deve ser mais voltado para a melhora da náusea. As medidas são em geral empíricas e sintomáticas, uma vez que a patogenia não está totalmente compreendida.

Na grande maioria dos casos, não há alterações nutricionais e uma orientação dietética que procure introduzir alimentos de digestão menos elaborada e tempo de esvaziamento gástrico mais rápido pode ajudar. Uma dieta à base de caldos salgados, sopas, carboidratos complexos e peito de frango como fonte protéica pode ser a ideal durante o período mais sintomático. O objetivo deve ser o consumo mínimo de 1.500kcal/dia, procurando evitar a desidratação e a perda de peso. A literatura é repleta de medidas de suporte, sugerindo refeições pequenas em maior número à base principalmente de carboidratos como macarrão, arroz, mandioca e batata, líquidos em pequenas porções, evitando os irritantes primários como sucos ácidos e temperos fortes. Alimentos gordurosos, cuja digestão é mais complexa e cujo tempo de esvaziamento gástrico é muito maior, devem ser evitados (Koch e Chritine, 2003).

Quando não há melhora com essas medidas mais simples, pode ser necessário o uso de antieméticos. Nesse caso, usa-se a metoclopramida que, acredita-se, não tem efeitos adversos sobre o feto, apesar de não serem os estudos absolutamente conclusivos. Ela atua para corrigir as disritmias e melhorar a eficiência do esvaziamento gástrico. É o antiemético de escolha na Europa (Einarson e cols., 1998). Estudo recente (Berkovitch e cols., 2000) mostra que o uso de metoclopramida durante a gestação não foi associado com malformação fetal. Outras drogas, como a domperidona não foram suficientemente testadas. Novamente, deve ser usado o princípio geral de evitar-se, a menos que não haja outra opção, o uso de medicamentos na fase de organogênese, embora com muita freqüência tanto *médicos* como pacientes possam exagerar, evitando drogas comprovadamente não-teratogênicas (Pole e cols., 2000).

Hiperemese gravídica – trata-se de complicação séria da gravidez, em que ocorrem vômitos persistentes, sem resposta a tratamento habitual e que acabam levando, a mãe e a criança, a sérios distúrbios nutricionais e hidroeletrolíticos. É ocorrência pouco comum, incidindo em cerca de cinco casos para 1.000 gestantes. Sua etiologia é complexa e está ligada a hiperestrogenemia da fase inicial da gravidez, alterações cerebrais, sistema nervoso entérico e disfunções da musculatura lisa, resultando em distúrbios da motilidade gastrintestinal. Seu tratamento é essencialmente sintomático, exigindo freqüentemente hospitalização para reidratação, reposição de eletrólitos e vitaminas, além da manutenção de fontes calóricas. Em alguns casos, há necessidade de nutrição enteral por sonda (Su e cols. 1996) ou nutrição parenteral total (Levine e Esser, 1988). Parece não haver alterações significantes nos índices de abortamento espontâneo ou no peso médio dos filhos de mães que tiveram *hiperemesis gravidarum* (Depue e cols., 1987). Enfoque mais específico será comentado no capítulo 31.

DOENÇA DO REFLUXO GASTROESOFÁGICO

Trata-se de doença muito freqüente na população geral. Grande número de adultos apresenta durante a vida episódios de queimação retroesternal, sintoma principal da doença do refluxo gastroesofágico (DRGE). Em geral, melhoram com medidas comportamentais simples e antiácidos. Outros têm queimação freqüente, associado ou não à sensação de refluxo, regurgitação, dor retroesternal ou sintomas respiratórios como tosse, rouquidão ou broncoespasmo.

O defeito fisiopatológico mais comum na DRGE é a incapacidade de o esfíncter inferior do esôfago impedir a entrada do conteúdo gástrico na luz do esôfago. Com isso, a secreção acidopéptica do estômago refluirá com freqüência e quantidade patológicas, levando aos sintomas e aos sinais da DRGE. Outros fatores que contribuem são as alterações no clareamento esofágico, o atraso do esvaziamento gástrico, assim como alterações anatômicas do estômago, do diafragma ou do segmento intra-abdominal do esôfago. A presença de hérnia do hiato pode ser fator determinante ou apenas concomitante com o aparecimento dos sintomas.

O refluxo gastroesofágico sintomático na gravidez pode representar, em alguns casos, apenas exacerbação de doença anterior, porém usualmente ele se manifesta pela primeira vez durante a gravidez. Castro (1967) relatou que as mulheres só se queixavam de queimação quando ela passava a incomodar muito e que 52% tiveram o sintoma pela primeira vez no primeiro trimestre, 24% no segundo e 9% no terceiro. Marrero e cols. (1992), em trabalho com 607 mulheres, mostraram que a prevalência e a intensidade da queimação aumentam gradativamente com o tempo de gravidez; 22% das mulheres queixavam-se de queimação no primeiro trimestre, 39% no segundo e 72% no terceiro. Gestantes com história anterior de refluxo gastroesofágico terão maiores probabilidades de desenvolver sintomas. Após o parto, as pacientes melhoram significativamente, tornando-se, com freqüência, totalmente assintomáticas.

Em que pese não estar totalmente clara a fisiopatologia do refluxo na gravidez, parece ser fator importante a influência das alterações hormonais sobre o esfíncter inferior do esôfago. Assim, é aceito que estrógenos e progesterona têm efeito relaxante sobre a musculatura lisa do esfíncter inferior, e esse efeito se exerce desde fases precoces da gravidez, intensificando-se com a evolução desta. Esse relaxamento ocorre até mesmo em grávidas sem sintomas (Van Thiel e cols., 1976-1977; Fisher e cols., 1978). A progesterona tem papel mais importante nesse relaxamento, porém há trabalhos que enfatizam também a necessidade da presença do estrógeno. (Van Thiel e cols., 1977). Além do relaxamento do esfíncter inferior do esôfago, a progesterona diminui o clareamento esofágico e atrasa o esvaziamento gástrico (Atlay e Weekes, 1986).

Outros fatores mecânicos de contenção do refluxo podem estar alterados na gravidez, mas seu papel é difícil de ser adequadamente avaliado. Assim, parece existir relação positiva entre tamanho do útero com o conseqüente aumento da pressão intra-abdominal e intensidade do refluxo. Outras alterações são a possível diminuição de tamanho do segmento de esôfago intra-abdominal, além de deslocamento de estruturas anatômicas que atuam sobre o hiato diafragmático e fixam a parte inferior do esôfago (Borum, 1998).

Quadro clínico e diagnóstico

Os sintomas de esofagite de refluxo decorrem de ação de secreções, principalmente a ácida do estômago, sobre a mucosa do esôfago notadamente em seu terço inferior.

A queixa mais presente é a queimação localizada na região retroesternal baixa. Esse sintoma tende a se acentuar após refeições mais volumosas, que contêm muita gordura, alimentos ácidos, álcool ou quando o paciente se deita após comer. O outro sintoma básico da enfermidade é a sensação de refluxo ou regurgitação de alimentos. Não é raro que o paciente acorde à noite com queimação retroesternal e sensação de refluxo de ácido ou de alimento, assim como pode ocorrer que muitas grávidas prefiram dormir sentadas em cadeira nos momentos mais intensos.

Além desse binômio básico – pirose, regurgitação – pode ocorrer dor retroesternal aguda, às vezes construtiva, provavelmente relacionada às lesões do esôfago ou a contrações incoordenadas do órgão, em função do quadro inflamatório. Esse sintoma deverá ser distinguido da dor de origem cardíaca. Outros sintomas mais raros do refluxo decorrem do comprometimento da orofaringe, laringe ou trato respiratório. Assim, podem aparecer rouquidão, tosse ou crises de broncoespasmo (Sontag e cols., 1992). Complicações como estenose, hemorragia e úlceras de esôfago não são comuns no curto período em que se dá a gravidez.

O **diagnóstico** será feito fundamentalmente pela história clínica, que é muito sugestiva. Dor em queimação, fundamentalmente após comer, piorando quando se deita, e melhorando com antiácido, tem altos índices de sensibilidade e especificidade. Essa melhora sintomática com antiácido pode ser usada inclusive como teste terapêutico. Obviamente, não se justifica nenhum exame radiológico e provavelmente não haverá razões para manometria ou pHmetria.

Para casos especiais, muito sintomáticos e que não responderam ao tratamento ou que apresentem sinais de complicações, o melhor exame é a endoscopia digestória alta. Há trabalhos que mostram essa possibilidade na gravidez, sem que haja prejuízo para a mãe ou para o feto, desde que realizada com monitoramento de oxigenação e pressão arterial e com o uso judicioso de sedação (Castro, 1967; Rustgi e cols., 1986; Cappell e cols., 1996). Para a população geral, mais de 30% dos casos de DRGE não se acompanham de esofagite endoscópica, assim como não há relação tão estreita entre a intensidade dos sintomas e o grau de acometimento do esôfago, visto ao endoscópio.

Tratamento

O tratamento tem dois objetivos básicos: diminuir o refluxo de ácido clorídrico e combater a inflamação da mucosa. Medidas que diminuam o contato da secreção gástrica com a área lesada do esôfago ou que amenizem sua acidez tendem a melhorar rapidamente os sintomas e gradativamente as lesões já estabelecidas.

Muitas pacientes com refluxo leve ou mesmo moderado melhoram com medidas simples, relacionadas apenas a dieta, pequenas modificações no estilo de vida e antiácido. Algumas outras necessitam de medidas mais sérias que incluem dietas mais rigorosas e medicação apropriada por longo período.

Em relação à dieta, devem ser suprimidos os alimentos agressivos para a mucosa, como os sucos de frutas cítricas ou de tomate, o café, os condimentos fortes, o álcool e o chocolate. As gorduras atuam sobre o esfíncter inferior do esôfago diminuindo seu tono e, além disso, atrasam o esvaziamento gástrico, aumentando o risco de refluxo. No caso específico do chocolate, além de ser rico em gorduras, contém metilxantina que altera a função do esfíncter. Os refrigerantes, o chá forte, o álcool, em especial o vinho tinto, pioram os sintomas e devem ser afastados. Demonstrou-se também piora do refluxo com alho, cebola e alimentos de alta osmolalidade como os doces muito concentrados e os molhos.

Além dessas orientações dietéticas, têm importância algumas outras medidas comportamentais:

1. Evitar posições ou condições que elevam a pressão intra-abdominal como meteorismo, constipação intestinal, posição de flexão do tronco sobre o corpo ou roupas apertadas.
2. Evitar distender muito o estômago com refeições muito volumosas ou muito líquido às refeições.
3. Não se deitar após comer.
4. Levantar em cerca de 15cm a cabeceira da cama, como prevenção do refluxo de ácido no período noturno. Lembrar que à noite, a posição facilita o refluxo e o fato de se deglutir menos e produzir menor quantidade de saliva pioram o clareamento esofágico.
5. Evitar o aumento do peso além do desejável na gravidez.
6. Evitar o fumo. Esta é medida extremamente importante, já que é demonstrado o aumento significativo do refluxo provocado pela nicotina.

Alguns medicamentos como anticolinérgicos, bloqueadores do canal de cálcio, teofilina, nitratos e benzodiazepínicos devem, se possível, ser evitados. Diminuem o tono de esfíncter e aumentam o refluxo.

Em relação ao tratamento medicamentoso, os antiácidos à base de hidróxido de alumínio e o magnésio são bastante eficientes no alívio da queimação. Eles são considerados seguros para uso na gravidez e muito pouco absorvidos nas doses habituais (O'Sullivan e Bulinghan, 1984). São problemas reais as eventuais alterações do hábito intestinal decorrentes dos sais de alumínio ou de magnésio.

O sucralfato, substância há muito utilizada no tratamento da úlcera péptica do estômago, tem-se mostrado eficiente no tratamento da DRGE. Na grávida, alguns trabalhos têm revelado que seu uso não se acompanhou de problemas para a mãe ou para o feto (Ranchet e cols., 1990; Brigg e cols., 2002).

Quanto aos inibidores da produção de ácido, a cimetidina e a ranitidina, drogas utilizadas fartamente e com sucesso na terapêutica da esofagite de refluxo, não apresentam segurança absolutamente estabelecida durante a gravidez. A análise de trabalhos publicados e a da classificação dessas drogas pela FDA permitem dizer que elas devem ficar restritas aos segundo e terceiro trimestres da gravidez quando falham a terapêutica antiácida e as medidas higienodietéticas recomendadas antes. No caso especial da ranitidina, vários dados publicados não revelaram teratogenicidade ou toxicidade em animais e mostraram segurança e eficácia no seu uso durante a gravidez (Larson e cols., 1997; Brigg e cols., 2002; Magee e cols., 1996; Kalle, 1998). Esse estudo prospectivo de Magee e cols., de 1996 sugere que o uso de antagonistas H_2 não afeta o parto, não causa malformações fetais nem afeta, de qualquer forma, a saúde da criança, mesmo quando usados nos primeiro trimestre da gravidez. Nesse mesmo sentido, a cimetidina e a ranitidina têm sido usadas para a úlcera péptica durante a gravidez, sem que se demonstre efeitos adversos sobre o feto (Zulli e Dinisio, 1982).

Os inibidores de bomba de prótons são tidos hoje como grande solução farmacológica para a esofagite de refluxo, em virtude de sua potência como inibidores da secreção ácida. Seus índices de cura clínica, principalmente nas esofagites mais graves, são muito superiores aos alcançados por quaisquer outros tratamentos. Eles são capazes de elevar por mais tempo o pH esofágico acima de 4,0, o que é considerado necessário para que haja cicatrização das lesões. Seu uso, em dose adequada durante oito semanas, oferece índices de cura clínica acima de 80%. Entretanto, eles não têm sido usados rotineiramente durante a gravidez, por falta de dados mais definitivos sobre a segurança do feto (Lewis e cols. 1985; Modigliani e Bernardes, 1991). Com relação ao omeprazol, o mais antigo deles, há relato de aumento de mortalidade fetal, dose-dependente, em ratos, assim como registro na FDA de malformações fetais em mulheres expostas ao medicamento (Brigg e cols., 2002). Por outro lado, muitos outros trabalhos recentes têm mostrado segurança no seu uso. No registro da Sociedade Médica Sueca (Kalle, 1998), o número de crianças com malformações em 262 grávidas expostas ao omeprazol foi de 3,1% contra 3,9% da população geral na época. Em estudo realizado com três grupos de grávidas, com 113 delas tomando omeprazol, 113 tomando bloqueador H_2 e 113 sem medicação, não houve diferença no número de nascidos vivos, no número de abortos eletivos ou espontâneos, nos partos prematuros, nas indicações de cesariana ou no peso fetal. A incidência de malformações congênitas foi de 5,1% no grupo do omeprazol contra 3,1 e 3% nos outros grupos (Lalkin e cols., 1998). Outros bloqueadores de bomba, como lanzoprazol, pantoprazol, rabeprazol e esomeprazol, não mostraram toxicidade em animais, porém os dados para segurança em grávidas são ainda insuficientes e não empregá-los, principalmente no primeiro trimestre da gravidez, parece ser a conduta mais correta.

A metoclopramida que atua aumentando o tono do esfíncter inferior do esôfago, melhorando seu clareamento e favorecendo o esvaziamento gástrico, não tem eficácia suficiente na DRGE que justifique seu uso durante a gravidez. Na verdade, ela é muito utilizada para náuseas e vômitos com boa segurança para a mãe e para o feto. Medicações como a cisaprida, a domperidona ou a bromoprida e os agentes pró-cinéticos não são usadas nesse período, pela falta de estudos controlados que as autorizem (Hey e Ostick, 1978).

As complicações como hemorragia, úlcera péptica do esôfago, estenose do esôfago distal, perfurações ou esôfago de Barrett – lesão de mucosa adquirida por refluxo recorrente e que predispõe ao adenocarcinoma – não são freqüentes nesse curto período de gravidez, quando tomadas as medidas comuns de tratamento.

ÚLCERA PÉPTICA

Trata-se de enfermidade muito freqüente na população geral. Dados dos Estados Unidos mostram que 10% dos adultos desenvolvem uma úlcera péptica ao longo da vida (Kurata, 1989). Sua patogênese parece ser a alteração do balanço entre fatores agressivos, como secreção ácido péptica, antiinflamatórios não-hormonais, fumo e mais recentemente *Helicobacter pylor*, e os fatores defensivos, como barreira mucobicarbonatada, defesas celulares intrínsecas e remoção normal do H^+ através do fluxo sangüíneo.

A identificação do *Helicobacter pylori* no início dos anos 80 contribuiu decisivamente para a compreensão da origem da úlcera péptica. Ele tem sido descrito como a primeira causa de uma gastrite histológica que teria papel primordial no desenvolvimento da lesão ulcerosa péptica. Embora apenas cerca de 15% dos portadores do *Helicobacter pylori* desenvolvam úlcera péptica, 90 a 100% dos indivíduos, com úlcera duodenal e 70 a 85% daqueles com úlcera gástrica péptica têm *Helicobacter pylori*. Paralelamente, está demonstrado que a erradicação do *Helicobacter pylori* é associada à grande diminuição da recorrência da úlcera péptica (Rauws e cols., 1988).

A correlação entre úlcera péptica e gravidez não está suficientemente esclarecida. A maioria dos trabalhos sobre sua incidência nessa fase baseiam-se em casos relatados ou em trabalhos prospectivos. As dificuldades para a demonstração mais definitiva prendem-se às limitações para a realização de endoscopia ou exame radiológico em grávidas. Paralelamente, se analisarmos pelos dados de história clínica teremos provavelmente subavaliação do número de casos de úlcera, uma vez que as mulheres nessa fase tendem a se medicar com antiácidos e não procurar tratamento médico, a não ser para incômodo muito grande. Além disso, são muito freqüentes outras doenças de quadro clínico semelhante como náuseas e vômitos da gravidez, DRGE da gravidez ou dor abdominal (Singer e Brandt, 1991).

Sabe-se, entretanto, que a prenhez não representa maior risco de incidência ou recidiva da doença ulcerosa. Muitos autores acreditam, inclusive, que exista melhora dos sintomas ulcerosos durante esse período e menor ocorrência da doença. Muitos estudos epidemiológicos têm demonstrado essa diminuição de incidência. Em estudo multicêntrico de 10 anos, em 149.500 partos ocorreram apenas seis casos de úlcera duodenal (Durst e Kiegler, 1955) e em outro, na Inglaterra e Escócia, em espaço de oito anos, encontrou-se índice de 0,26 úlceras pépticas em 1.000 grávidas contra 0,67 em 1.000 não-grávidas (Vessey e cols., 1992). Em 1953, Clark, analisando 313 gestações iniciadas após a ocorrência de sintomas de úlcera péptica em 118 mulheres, comprovou em 44,8% desaparecimento dos sintomas e em 43,4% sua melhora. Os sintomas recrudesceram em 50% delas três meses após o parto, e em 75% a partir do sexto mês pós-parto (Clark e Tankel, 1954).

Muitos fatores que eventualmente poderiam interferir na evolução do doença ulcerosa durante a gravidez foram investigados. Alguns dados não são decisivos, principalmente no que se refere à secreção ácida gástrica. Van Thiel e cols. (1976), analisando a resposta à pentagastrina na gravidez e no pós-parto, não encontraram diferenças quanto ao pico de secreção ácida e à secreção basal. Por outro lado, Truelove (1966) comprovou ação favorável dos estrógenos na cicatrização da úlcera, e Montoneri e Drago (1997), em trabalho experimental, sugerem aumento da secreção de muco gástrico protetor, mediado pela progesterona. Paralelamente, a diminuição do uso de ulcerogênicos como cigarro, álcool e antiinflamatórios não-hormonais deve ter influência positiva (Michaletz-Onody, 1992).

Quadro clínico e diagnóstico

O diagnóstico da doença será feito basicamente pela anamnese. A história é tão elucidativa que se pode, apenas com esse dado, presumir com bastante segurança o diagnóstico e, a partir daí, instituir-se o tratamento. Os sintomas clássicos da úlcera duodenal são dor epigástrica em queimação, às vezes com sensação da acentuação da fome, que aparece com maior freqüência na ausência do poder tamponante do alimento, 2 a 3 horas após a refeição e à noite, mais comumente entre 23 e 2 horas quando a secreção ácida é máxima. Têm períodos de acalmia de dias e até semanas. Melhora com alcalinos, com a alimentação em geral e com medicamentos anti-secretores. Nem sempre, porém, a história é tão típica e a dificuldade de se utilizar outros métodos fará com que sejam diagnosticados como simples dispepsia, casos de úlcera péptica. Úlceras gástricas têm sido relacionadas com dor mais intensa, ocorrendo mais precocemente em relação às refeições e com pouca melhora após a medicação. A característica da dor, tanto na gástrica como na duodenal, é mais freqüentemente de queimação, porém às vezes apresenta características menos precisas. Quanto ao local, é mais comum a dor no epigástrio, mas pode, às vezes, estar mais deslocada para os hipocôndrios, irradiando-se de forma atípica para as costas.

Complicações relativamente freqüentes na úlcera péptica, como hemorragia e perfuração, não são comuns na gravidez.

Tratamento

A base de tratamento da úlcera visa essencialmente aliviar os sintomas e tentar a cicatrização da lesão, com medicação que não interfira com a evolução da gravidez.

Os antiácidos são boa opção terapêutica nesse período, em função do seu poder neutralizante e de sua baixa absorção intestinal. O esquema terapêutico recomendava doses diárias, 1 e 3 horas, após as refeições e uma dose ao deitar. Estudos mais recentes estabeleceram que 120mEq diários, divididos em quatro tomadas, 1 hora após as refeições e ao deitar, são boa dose terapêutica. São bons produtos os com hidróxido de alumínio e de magnésio. Outra opção, também com baixa absorção e eficiente ação protetora local, é o sucralfato, a ser usado na dose de 1g quatro vezes ao dia. O sucralfato não é teratogênico em animais de laboratório, e trabalhos, com grande número de pacientes, não têm revelado efeitos danosos sobre a mãe ou o feto (Ranchet e cols., 1990; Brigg e cols., 2002).

Quando o resultado desejado com antiácidos ou sucralfato não é atingido, podem ser prescritos os inibidores H_2, entretanto, somente após o primeiro trimestre da gravidez. Embora não existam conclusões definitivas, há muitos relatos de utilização dessas drogas sem efeitos indesejáveis para a grávida ou teratogênicos para o feto (Atlay e Weekes, 1986; Lewis e cols. 1985). A ranitidina tem sido o bloqueador escolhido durante a gravidez, por estar mais bem documentado quanto à segurança da mãe e do feto. Outras considerações sobre o uso, tanto de bloqueadores H_2 como de bloqueadores de bomba (omeprazol, pantoprazol, lanzoprazol, rabeprazol e esomeprazol), estão inseridas no item "Doenças do refluxo" e aplicam-se, para as úlceras pépticas.

Com relação à dieta, durante anos se recomendou dieta "branda" em intervalos curtos, com especial enfoque ao consumo de leite, tido como benéfico à cicatrização. Hoje, após muitas discussões, estamos autorizados a aconselhar dietas normais, ricas em fibras, a intervalos habituais, tirando os irritantes primários (álcool, pimenta, temperos fortes) e os alimentos que para aquela paciente, em especial, provoquem sintomas dispépticos.

Quanto ao leite, deixar para consumo livre, porém avisar que ele não funciona como remédio para a úlcera e que em alguns casos pioram os sintomas, já que seu efeito-tampão imediato pode ser suplantado pela maior secreção ácida que vem a seguir, em função de seu alto conteúdo de Ca^{++} e proteínas. O cigarro deve ser afastado, pois seguramente atrasa a cicatrização.

Atualmente, é consenso tratar o *Helicobacter pylori* em paciente com úlcera duodenal. Não havendo contradições específicas do paciente, não tratar o *Helicobacter pylori* na vigência da úlcera é omissão. Seu tratamento melhora os índices de cura, diminui drasticamente as recidivas e previne o câncer gástrico.

A tabela III-23 mostra os esquemas propostos para o tratamento do *Helicobacter pylori*, segundo o Consenso do Primeiro Seminário Brasileiro sobre o *Helicobacter pylori* realizado em 1977 (Carvalhaes e cols., 1997) para tratamento durante sete dias.

Tabela III-23 – Esquemas de tratamento do *Helicobacter pylori*.

Primeira opção		
1. Inibidor de bomba protônica		2x/dia
Omeprazol	20mg	
Lanzoprazol	30mg	
Pantoprazol	40mg	
2. Claritromicina	500mg	2x/dia
3. Amoxicilina	500mg (x 2)	2x/dia
Segunda opção		
1. Subcitrato de bismuto	120mg	4x/dia
2. Tetraciclina	500mg	4x/dia
3. Furazolidona	200mg	2x/dia

Na segunda opção, pode-se acrescentar inibidor de bomba de próton para os casos muito sintomáticos.

No caso da grávida, no entanto, por sua terapêutica complexa, que envolve no mínimo dois antibióticos (claritromicina e amoxil ou claritromicina e metronidazol), além do bloqueador de bomba e em alguns esquemas o bismuto, esta deve ser deixada para após o parto. Não há urgência para esse tratamento, pois a terapêutica supressiva de ácido é eficiente em curto prazo, é baixa a taxa de complicações da úlcera na grávida e há potenciais riscos dos antibióticos para o feto. Não se justifica, submeter a grávida a todos esses produtos.

Eventuais complicações como hemorragia ou perfuração serão, pela sua própria gravidade, tratadas com a utilização de todos os recursos disponíveis.

DOENÇA CELÍACA

A doença celíaca caracteriza-se por atrofia da mucosa jejunal com conseqüente má-absorção intestinal. A etiologia é a intolerância ao glúten, mais precisamente à fração gliadina dessa proteína que ocorre em cereais como trigo, aveia, cevada e centeio.

Acomete principalmente crianças. Mais raramente, pode ser diagnosticada na vida adulta, podendo ocorrer até a quarta década. A gravidez pode precipitar ou reativar a doença previamente diagnosticada (Stewart e Willoughby, 1988; Willoughby e Truelove, 1980).

O quadro clínico decorre da má absorção e caracteriza-se mais comumente por diarréia crônica com esteatorréia, desnutrição e anemia. No adulto pode ocorrer início insidioso, com sintomas ausentes, sendo a anemia e a esteatorréia os dados principais. Geralmente ocorre amenorréia e, conseqüentemente, infertilidade. O diagnóstico poderá ser feito pela melhora observada com a retirada do glúten, pela biópsia da mucosa jejunal e pela análise dos anticorpos antigliadina, antiendomísio e antitransglutaminase.

O tratamento, que é a base de dieta isenta de glúten e suplementação de vitaminas e eletrólitos, leva à melhora histológica da mucosa intestinal, com conseqüente melhora da absorção intestinal e do estado nutricional. Nesta fase, a paciente pode voltar à fertilidade, podendo engravidar. Durante a gestação, assim como por toda a vida, a dieta deve ser isenta de glúten. A suplementação de vitaminas e de eletrólitos deve persistir enquanto houver alterações laboratoriais e histológicas. Durante a gravidez, deve-se ter o cuidado de realizar controles mais freqüentes dos índices nutricionais: hemoglobinemia, ferro sérico, albuminemia e calcemia, principalmente.

A doença celíaca pode ser determinada geneticamente, tendo em vista que, além da grande proporção de parentes com doença celíaca (cerca de 18% entre pais, 13% entre irmãos e 3% entre os descendentes), há também associação com os antígenos de histocompatibilidade HLA-B8, HLA-DR3 (95%) e HLA-DR7 (Harper e McConnell, 1985). A herança mendeliana não é simples, mas parece haver um ou dois 2 genes principais com efeito heterozigoto e alguns genes modificadores. De qualquer forma, é necessário esclarecer que o risco de gerar filho que venha a ter doença celíaca é cerca de 10 vezes maior que na população não-celíaca.

DOENÇAS INFLAMATÓRIAS INTESTINAIS

Nesta denominação estão incluídas a retocolite ulcerativa inespecífica (RCUI) e a doença de Crohn (enterite regional), enfermidades que afetam a mulher na sua idade reprodutiva e devem ser conhecidas do obstetra, principalmente no que diz respeito aos aspectos fertilidade, efeitos da gravidez sobre as doenças inflamatórias intestinais (DII), das DII sobre a gravidez e o tratamento delas durante a gravidez.

A RCUI acomete cerca de uma a cada 1.000 mulheres entre 20 e 40 anos, enquanto a doença de Crohn afeta 2 a 4 por 100.000 (Warsof, 1983). Nos últimos anos, a doença de Crohn tem aumentado a freqüência em relação à RCUI não só nos países desenvolvidos (Kornbluth e cols., 1998) como também no Brasil (Pereira Filho e cols., 1998; Gaburri e Chebli, 1998). A prevalência das DII na Europa e nos EUA é de 3 a 20 casos para cada 100.000 pessoas. Entretanto, aqui não se conhecem esses dados. Geralmente, o quadro clínico tem início na adolescência e a distribuição parece ser igual entre ambos os sexos, embora alguns trabalhos mostrem maior prevalência entre mulheres na RCUI. Há ocorrência maior na raça branca, entre os judeus e entre parentes de doentes.

A RCUI caracteriza-se por inflamação difusa da mucosa dos cólons e, na quase totalidade dos casos, acomete o reto. Aproximadamente 20% dos pacientes terão a doença em todo o cólon, 40% a terão além do sigmóide, mas não em todo o cólon, e 40 a 50% apenas no reto ou reto e sigmóide. A doença de Crohn acomete fundamentalmente o intestino delgado, os cólons e a região perianal. Mais raramente, são acometidas outras áreas do aparelho digestório. Ela se apresenta com inflamação granulomatosa, ulcerada, assimétrica e descontínua do aparelho digestório. Caracteristicamente, áreas normais estão intercaladas com áreas doentes. Ela ocorre somente no íleo terminal em 40% dos pacientes, no íleo e no cólon em 40%, enquanto somente no cólon em 20%. As fístulas são freqüentes, seja na parede abdominal, seja entre órgãos intracavitários e seja perianal.

A etiologia é desconhecida. As hipóteses mais estudadas incluem infecção, alergia a componentes alimentares, toxicidade de medicamentos, auto-imunidade, resposta imune a antígenos bacterianos, fatores psicossomáticos e genética.

Quadro clínico

O quadro clínico das DII depende da localização e do grau de envolvimento dos órgãos. Os sintomas mais importantes na RCUI incluem diarréia, em geral sanguinolenta, com muco, dor abdominal, sensação de evacuação incompleta e urgência. São episódios que duram dias ou semanas e que se repetem com intervalos variáveis. Em geral, embora nem sempre, a gravidade dos sintomas se relaciona à da doença. Os critérios originais de Truelove e Witts (1955) ainda são bons como guia para avaliar a gravidade da doença. Ele leva em conta o número de evacuações, a presença ou não de sangue, a presença ou não de sintomas gerais como febre, taquicardia e anemia e velocidade de hemossedimentação.

Na doença de Crohn, dependendo do local e da intensidade do acometimento, poderá haver diarréia com ou sem síndrome de má-absorção, dor abdominal, sintomas de obstrução intestinal ou fístulas. Quando a doença de Crohn acomete isolada ou predominantemente a região do retossigmóide, os sintomas disentéricos decorrentes ficam muito parecidos com os da RCUI, sendo difícil o diagnóstico diferencial. Sua história natural é marcada por períodos de agudização e remissão, nem sempre caracterizados com facilidade. Sugere-se para esse fim a utilização dos chamados índices de atividade da doença de Crohn. As doenças inflamatórias do intestino podem cursar com complicações como perfuração, megacólon tóxico, ou câncer de cólon na RCUI e fístulas, abdome agudo obstrutivo ou abscessos na doença de Crohn. Doenças gerais como espondilite anquilosante, artrites periféricas, sacroileítes, úlceras aftosas de boca, esteatose hepática, pericolangite ou colangite esclerosante primária podem acompanhar as DII.

O exame macroscópico das fezes é importante na RCUI. Elas se apresentam purulentas, com sangue, muco e eosinófilos. O exame parasitológico serve para afastar a hipótese de amebíase e a coprocultura para excluir shiguela, salmonela, *clostridium* ou germes oportunistas em pacientes imunodeprimidos. As alterações laboratoriais mais comuns são: 1. anemia, que é proporcional ao sangramento e à atividade da doença;.2. leucocitose, que detecta a gravidade de doença e, portanto, sua presença não é bom prognóstico; 3. aumento da velocidade da hemossedimentação, que é marcador inespecífico da inflamação; 4. alterações eletrolíticas como hipocalemia, acidose ou alcalose metabólica, hipocalcemia e hipomagnesemia; 5. hipoalbuminemia. A doença de Crohn pode mostrar dados semelhantes em acometimento de retossigmóide ou presença de gorduras e ácidos graxos, se houver diarréia com má-absorção.

A colonoscopia, a radiologia e a biópsia são exames necessários para diagnóstico, avaliação da extensão da doença, controle de tratamento ou para se detectar displasias ou estreitamentos. Também poderão servir para diferenciar doença de Crohn e RCUI nos acometimentos mais distais das duas doenças. Devem ser evitados na grávida exames radiológicos. Se houver necessidade, poderá ser feita colonoscopia curta ou até completa, cercando-se de todos os cuidados já referidos anteriormente.

A ultra-sonografia do abdome é bom exame para avaliação de massas abdominais, eventualmente relacionadas à doença de Crohn.

Considerações especiais sobre a gravidez

As doenças crônicas têm influência na fertilidade e no curso da gravidez. A gravidez em mulheres com DII levanta muitas dúvidas para as pacientes e seus médicos, tanto em relação à fertilidade, quanto à morbidade materna e do recém-nascido e, também, ao tratamento.

Fertilidade – geralmente não está alterada ou está pouco diminuída na RCUI (Schneider e Hanert, 1991). Willoughby e Truelove (1980) reportaram índices de concepção de cerca de 90%, que é semelhante aos das mulheres sem DII. Parece justificável não desencorajar a gravidez com RCUI. Mas, se possível, deve-se aconselhar que ela seja retardada até que a doença esteja inativa (Brostrom, 1990). Nas fases inativas, é indicada terapia profilática (Schneider e Hanert, 1991).

A fertilidade na doença de Crohn apresenta-se igual (Khosla e cols., 1984) ou abaixo da população geral (Schneider e Hanert, 1991). As razões para essa diminuição seriam obstrução tubária, diminuição da libido e falta de desejo de engravidar devido à debilidade geral. Pode-se permitir a gravidez na doença de Crohn com atividade média, enquanto nas fases mais graves recomenda-se tratamento clínico ou cirúrgico antes dela (Schneider e Hanert, 1991).

Efeitos das doenças inflamatórias intestinais sobre a gravidez – antigamente era referido que as DII se associavam com morbidade materna e recém-nascidos prematuros (Schade e cols., 1981). Entretanto, trabalhos mais recentes têm demonstrado que as DII não parecem afetar, perigosamente, a paciente, o feto ou o recém-nascido (Brostrom, 1990). Talvez essa mudança de opinião se deva aos tratamentos clínicos e cirúrgicos, responsáveis pela melhora no prognóstico.

O fator determinante para decidir sobre a gravidez é o nível de atividade da doença. Em pacientes com DII quiescente, a freqüência de aborto espontâneo, de nascimentos prematuros, as ocorrências de anormalidades fetais e de nascidos vivos são iguais às da população geral (Connon, 1988). Schneider e Hanert (1991) estudaram 107 mulheres com RCUI ou doença de Crohn, e a média do peso e da estatura de seus recém-nascidos não diferiu da dos de gestações anteriores à doença. Em investigação de 132 pacientes com RCUI, Mogadan e cols. (1981) não encontraram aumento de complicações para o feto, ao comparar com a população geral. Fedorkow e cols. (1989) estudaram 98 gravidezes de pacientes com DII e compararam com grupo controle pareado, 2 para 1, em idade materna, sexo do feto e ano do parto, e verificaram que não houve diferença no ganho de peso e na hemoglobinemia dos conceptos entre os dois grupos. Entretanto, as pacientes com DII tiveram estatisticamente mais partos prematuros que as controles, e o risco aumentou quando houve exacerbação da DII durante a gestação. Resultados semelhantes foram encontrados por Nielsen e cols. (1983) e Khosla e cols. (1984), que verificaram ocorrência de abortos duas vezes maior que o normal quando as DII estavam em atividade durante a gestação.

As complicações da gravidez ocorrem em cerca de 80% das pacientes com RCUI (Schade e cols., 1981). A RCUI é responsável por cerca de 0,01% das internações obstétricas. Podem ocorrer abortos no primeiro trimestre e nascimento de recém-nascidos de baixo peso (Schade e cols., 1981). A paciente com RCUI inativa apresenta bom prognóstico para ter parto normal. Willoughby e Truelove (1980), ao estudar gestações de 147 mulheres com RCUI, verificaram que o desfecho global foi semelhante ao da população geral. As pacientes com doença ativa tinham chance pouco menor de gerar bebê normal. Em análises retrospectivas controladas de casos, Porter e Stirrat (1986) confirmaram o bom desfecho geral.

As complicações da gravidez ocorrem em grande porcentagem das pacientes com doença de Crohn (Schade e cols., 1981). Woolfson e cols. (1990) estudaram 78 gravidezes em 50 pacientes com doença de Crohn, e 27% delas apresentaram anormalidades, tais como aborto espontâneo, prematuridade e doenças respiratórias do feto, sendo que 21% ocorreram na doença inativa e 50% na doença ativa. Nas raras vezes em que a cirurgia é necessária para as complicações das DII, a sobrevida fetal está significativamente reduzida (Connon, 1988). De modo geral, as DII não são contra-indicações para a gravidez nem para o parto normal, e não são indicações para aborto terapêutico (Warsof, 1983), mas a maioria dos autores aconselha que as mulheres com DII devem planejar sua gravidez para quando a doença estiver fora de atividade.

Efeitos da gravidez sobre as doenças inflamatórias intestinais – a gravidez tem pouco efeito adverso sobre as DII, especialmente se a doença está inativa no momento da concepção. Havia ansiedade a respeito dos efeitos da gravidez sobre as DII, porque os primeiros dados mostravam que as exacerbações se associavam à alta mortalidade materna. O risco de agudização da RCUI pode ocorrer em 30% das pacientes, sendo mais freqüente no primeiro trimestre da gravidez (cerca de 14%) ou no puerpério (Willoughby e Truelove, 1980). O risco de agudização da RCUI durante a gestação é de 50%, o que é semelhante ao de pacientes não-grávidas durante um ano (Connon, 1988).

Pacientes que apresentam o primeiro surto de RCUI durante a gravidez têm riscos maiores e a mortalidade materna está em 15% (Nielsen e cols., 1983). Quando a concepção ocorre durante o período de atividade da doença, pode-se esperar remissão em 40% e melhora da RCUI em 33% (Connon, 1988).

A gravidez não parece afetar a doença de Crohn, embora já se tenha sugerido que sim (Sorokin e Levine, 1983). Khosla e cols. (1984) reportaram resultados ruins em pacientes nas quais a doença estava ativa no início da gestação. O início da doença durante a gravidez está associado a pior prognóstico (Zupi e cols,. 1992). A doença de Crohn permanece inativa em 62 a 78% das grávidas e piora em 35% das pacientes nas quais a doença estava em atividade no momento da concepção (Mogadan e cols., 1981). Woolfson e cols. (1990) concluíram que a evolução da gestação não é afetada pela doença de Crohn, mas, quando a gravidez ocorre durante sua atividade, o prognóstico é pior e independe de tratamento clínico ou cirúrgico.

De modo geral, pode-se ser otimista com relação ao curso da RCUI e da doença de Crohn durante a gravidez. Entretanto, a variabilidade inerente às DII não permite predizer sobre a evolução da gestação em curso, tendo como base as evoluções de gestações anteriores da mesma paciente.

A existência de ileostomia por proctocolostomia prévia não altera o curso da gestação e o tipo de parto deve obedecer às indicações obstétricas.

Descendentes de pacientes com doenças inflamatórias intestinais – estudos de famílias de pacientes com DII parecem sugerir que elas são doenças associadas a um mesmo padrão genético. Ambas ocorrem em parentes de primeiro grau com maior freqüência do que seria esperado. Existe alta freqüência de história familiar para as DII, 29% para RCUI e 35% para a doença de Crohn (Harper e McConnell, 1985), mas não se demonstrou caráter genético simples, isto é, se for genético, a herança deve ser poligênica. Muitas pacientes com DII expressam preocupação com a possibilidade de seus filhos desenvolverem a doença, e isso interfere com o planejamento de gravidez. Elas devem ser informadas de que há um risco aumentado das DII nos familiares dos pacientes com DII de cerca de quatro vezes maior que a população geral (Connon, 1988), sendo de 15% para RCUI e 25% para doença de Crohn (Harper e McConnell, 1985).

Efeitos dos medicamentos sobre o feto – na doença de Crohn, o tratamento com doses baixas de sulfassalazina e corticosteróides não tem influência no desenvolvimento do concepto. Tanto a sulfassalazina quanto a prednisona podem ser usadas durante a gestação e a lactação, com segurança para a mãe e sua criança. Pequeno excesso de anormalidades congênitas foi considerado provável devido à atividade da própria doença (Willoughby e Truelove, 1980; Katz e Pore, 2001).

A sulfassalazina não é contra-indicada na gravidez, porém interfere com o metabolismo do ácido fólico e, portanto, deve ser feita complementação durante o período pré-concepção. Embora pareça não ter efeitos sobre o feto, recomenda-se que ela seja suspensa dois a três dias antes da data provável do parto, para evitar sua ligação com a albumina do feto, o que, teoricamente, seria risco para o desenvolvimento de hiperbilirrubinemia neonatal. Ainda que a sulfassalazina passe para o leite materno e, teoricamente, possa causar icterícia, não há evidências de tal risco na criança sadia. A mesalazina é considerada segura durante a gestação e pode ser boa alternativa (Katz e Pore, 2001; Diav-Citrin e cols., 1998).

Os agentes imunossupressores, 6-mercaptopurina e azatioprina são teratogênicos em animais. Não são definitivos, entretanto, os estudos na gravidez, embora trabalhos mais recentes pareçam mostrar que elas são seguras (Alstead e cols., 1990; Katz e Pore, 2001). As dúvidas permanecem não só para as grávidas, como também para o caso dos homens que planejam filhos. Os riscos devem ser pesados, comparando-os com a importância da manutenção do tratamento. Na verdade, o ideal, tanto para a mulher como para o homem, seria conseguir a remissão da doença pelo menos três meses antes da concepção e mantê-la durante a gestação. Pacientes em uso dessas drogas não devem amamentar. O metotrexato é fortemente associado a abortos e malformações, a ciclosporina tem provavelmente nível de segurança próximo da azatioprina, o infliximab não foi ainda avaliado em sua segurança na gestação e a talidomida está formalmente contra-indicada para qualquer mulher em fase reprodutiva.

Terapêutica

Medidas gerais e alimentação – o repouso no leito ou a internação dependerão de cada paciente e com a fase de sua doença. A grávida deve fazer dieta adequada em calorias e proteínas. Nas pacientes com ileíte, deve ser lembrado que as fibras alimentares podem causar obstrução no segmento doente.

Algumas pacientes podem ter intolerância à lactose, que pode causar sintomas desagradáveis. Nesse caso, a dieta deve ser isenta de lactose, isto é, devem ser evitados leite de vaca em qualquer apresentação e seus derivados, como iogurtes, leite condensado, cremes, sorvetes, pudins etc. São permitidos a manteiga e os queijos, pois não contêm lactose.

A alimentação parenteral é raramente indicada durante a gestação, mas, se a diarréia ou as fístulas graves não responderem aos tratamentos de rotina, ela pode ajudar, proporcionando repouso intestinal completo, remissão da inflamação e recuperação do estado nutricional.

Tratamento medicamentoso – o tratamento sintomático para dores e cólicas deve ser feito à base de analgésicos e antiespasmódicos comuns. Com relação à diarréia, não se utilizam os medicamentos antidiarréicos, mas espera-se que ela melhore com a terapêutica da doença.

Com a finalidade antiinflamatória, as drogas tradicionalmente usadas são a sulfassalazina e os corticosteróides. Embora os agentes imunossupressores, 6-mercaptopurina e azatioprina sejam hoje usados em pacientes com baixa resposta às drogas de primeira escolha ou que necessitem de doses altas e mantidas de corticóides, há restrições para seu uso na gravidez. A sulfassalazina é usada por via oral e quando chega ao intestino é metabolizada pelas bactérias do cólon, liberando seu radical ativo, o ácido 5-aminossalicílico (5-ASA), e deixando livre a sulfapirina. Devido a essa característica, a sulfassalazina é muito mais ativa na colite que na doença do delgado. A dose usual para o tratamento da doença ativa é 1 a 1,5g de sulfassalazina a cada 6 horas, e para a profilaxia, uma vez que o controle é atingido, 0,5g a cada 6 horas, sendo, portanto, a dose mínima a ser utilizada de 2g por dia.

Muitos dos efeitos secundários, como anemia hemolítica, dermatite e leucopenia, estão relacionados à sulfapiridina, o que levou à procura de modificações do 5-ASA que permitam que ele chegue ao cólon sem ser absorvido pelo intestino delgado. Existem hoje muitos salicilatos para ser utilizados por via oral, que resistem ao suco gástrico e que são dissolvidos lentamente no intestino, cujo pH é alcalino. Um deles é a mesalamina, contendo 5-ASA revestido por resina acrílica, que parece ter a mesma eficiência que sulfassalazina, mas com menos efeitos colaterais (Bansky, 1991). A apresentação de supositórios ou enemas contendo 5-ASA (Asalit®), para uso retal, tem indicação restrita aos casos com comprometimento do reto e sigmóide, pois há dúvidas de que, por essa via, o medicamento chegue além do cólon descendente.

A prednisona pode ser usada na colite e em outras localizações da doença. A dose usual para doença em atividade é de 40mg por dia por duas a quatro semanas, dependendo da melhora clínica. Deve ser, então, reduzida gradualmente a zero ou à menor dose necessária para manter a remissão. Os efeitos colaterais usuais dos corticosteróides devem afetar a mãe, mas não parece haver risco significativo para o feto. Boa alternativa para o tratamento é a budesonida, corticóide de ação local, para ser usado por via retal ou oral, e que teoricamente não provoca os efeitos colaterais sistêmicos dos corticosteróides.

O tratamento da RCUI e da doença de Crohn com sulfassalazina, mesalazina ou corticóide deve seguir esquema semelhante antes, durante a gravidez e após o parto, sem risco substancial para a mãe e o feto (Brostom, 1990). O emprego de outras drogas deve ser sempre avaliado, levando-se em conta o que foi dito acima.

Outros – a sulfassalazina compete com o ácido fólico na sua absorção. Na gravidez, para evitar deficiências de folato, as pacientes devem receber suplementação de ácido fólico. Nas pacientes com grande comprometimento do intestino, deve-se fazer suplementação com vitaminas e eletrólitos (Sevá-Pereira e Shiwa, 1993).

Cirurgia – o tratamento cirúrgico deve ser reservado para as complicações tais como fístulas, obstruções, abscessos, perfuração, hemorragia, ou quando o tratamento clínico não é eficaz. Na ocorrência de cirurgia, pode ocorrer a morte fetal, mais pela gravidade da doença do que pela própria cirurgia. A indicação para a cirurgia deve ser por indicação materna, apesar dos riscos fetais.

CONSTIPAÇÃO INTESTINAL

É comum a queixa de constipação intestinal na gravidez, 38% em algum momento da gestação e 20% das grávidas no terceiro trimestre (Modigliani e Bernardes, 1991), embora estudo realizado em 1.000 pacientes tenha demonstrado que em 89% não havia alterações do hábito intestinal (Levy e cols. 1971, apud Connon, 1988).

Constipação é definida como diminuição da freqüência das evacuações, com aumento da consistência das fezes e dificuldade para evacuar. Nem sempre a queixa da paciente coincide com esse conceito real do médico, pois existe conceito popular de que é necessário evacuar diariamente, sem considerar a consistência das fezes e a facilidade da evacuação.

Constipação transitória é muito comum e resulta de viagens, mudanças na dieta ou estresses. O tratamento geralmente é desnecessário, pois ela se corrige com o afastamento da situação desencadeante. A constipação crônica pode resultar de doenças anais que provocam dor, como fissura anal ou hemorróidas, doenças sistêmicas, como insuficiência renal e hipotireoidismo, doenças do cólon ou pode ser conseqüente ao uso de medicamentos, tais como codeína, morfina, ferro, medicações anticolinérgicas e alguns antiácidos, como carbonato de cálcio e hidróxido de alumínio. Outras vezes, é fruto de erros alimentares ou de situações como ignorar a necessidade de evacuar com eventual perda da sensação da distensão do reto pelas fezes.

O mecanismo da constipação na gravidez não está bem esclarecido. O tempo de trânsito intestinal está aumentado durante os segundo e terceiro trimestres da gravidez, seguido de normalização no pós-parto (Lawson e cols., 1985). A etiologia passa pelas várias transformações que ocorrem na gestação, tais como progesterona aumentada, que tem efeito inibitório sobre o músculo da parede intestinal, motilina diminuída (Christofides e cols., 1982), pressão do cólon distal pelo aumento do útero no terceiro trimestre, absorção aumentada de sódio, potássio e água pelo cólon.

As pacientes queixam-se de desconforto para evacuar, longos intervalos entre as evacuações e eliminação de fezes ressecadas e fragmentadas. Podem, também, apresentar dor para evacuar e sangramento retal, este geralmente secundário a hemorróidas ou fissura anal.

O tratamento é baseado no aumento da ingestão de fibra alimentar, em quantidade suficiente para tornar as fezes pastosas e úmidas. Isso é conseguido com correções na dieta e o uso de duas a quatro colheres das de sopa de farelo de trigo por dia, que pode ser aumentado à vontade. As fibras alimentares que, por não serem absorvidas e terem sua ação somente na luz intestinal, podem ser usadas por gestantes, na forma de farelo de trigo ou como produto farmacêutico existente sob vários nomes comerciais. A dose é de 15 a 30g por dia ou na dose necessária e suficiente para atingir os efeitos desejados.

Lembrar que a intolerância à lactose é muito freqüente em nosso meio e nessa situação a lactose tem efeito laxante e não induz ao hábito, sendo uma possibilidade o uso do leite de vaca com esse objetivo.

Quando essas medidas simples não resolvem, podem ser usados laxantes leves, por exemplo (Soares e cols., 1991) hidróxido de magnésio (Leite de Magnésia): uma a três colheres das de sopa por dia.

Outros medicamentos laxantes não devem ser prescritos durante a gravidez devido aos riscos para o feto e para a mãe.

HEMORRÓIDAS

As hemorróidas podem aparecer durante a gravidez ou ficam sintomáticas durante ela, manifestam-se com dor, prurido ou sangramento. Provavelmente, essa piora deve ser conseqüência do aumento da pressão intra-abdominal e da estase venosa pelo aumento do útero e do volume do sangue circulante e da maior complacência do assoalho pélvico (Medich e Fazio, 1995). A constipação pode agravar essa condição. As pacientes queixam-se de desconforto anal, sangramento, prurido, protrusão de massa durante a evacuação, ou dor se há trombose.

O tratamento durante a gravidez é clínico com orientação para tornar as fezes menos consistentes e conseqüentemente mais suave a evacuação, repouso, banhos de assento e pomadas ou supositórios usados topicamente. Em casos de trombose aguda, pode ser necessária cirurgia simples, sob anestesia local (Medich e Fazio, 1995). Ocasionalmente, pode ser necessária injeção local de agentes esclerosantes ou ligaduras. Outros procedimentos mais agressivos, tais como os vários tipos de coagulações e cirurgias, devem esperar para após o parto.

Referências Bibliográficas

• ALSTEAD, E.M. & cols. – Safety of azathioprine in pregnancy in inflammatory bowel disease. *Gastroenterology*, 99:443, 1990. • ATLAY, R.D. & WEEKES, A.R. – The treatment of gastrointestinal disease in pregnancy. *Clin. Obstet. Gynecol.*,13:335, 1986. • BANSKY, G. – Inflammatory bowel diseases: conservative therapy. *Therapeutsche Umschau (Bern)*, 48:464, 1991. • BERKOVITCH, M. & cols. – Fetal effects of metoclopamide therapy for nausea and vomiting of pregnancy. *N. Engl. J. Med.* 59:781, 2000. • BORUM, M.L. – Gastrointestinal diseases in women. *Med. Clin. North Am.*, 82:21, 1998. • BRENT, L,L. – The effects of embryonic and fetal exposure to x-ray, microwaves and ultrasound. *Clin. Obstet.Gynecol.*, 26:484, 1983. • BRIGG, G.G.; FREEMAN, R.Y. & YAFFES, J. – Drugs in Pregnancy and Lactation: a Reference Guide to Fetal and Neonatal Risk. Baltimore, Williams and Wilkins, 2002. • BROSTROM, O. – Prognóstico na colite ulcerativa. *Clínica Médica da América do Norte*, 1:221, 1990. • CAPPELL, M.S.; COLON, V.J. & SIDHOM, A.O. – A study of eight medical centers os the safety and clinical efficacy of esophagogastroduodenoscopy in 83 pregnant females with follow-up of fetal outcome with comparison control groups. *Am. J. Gastroenterol.*, 91:348, 1996. • CARVALHAES, A. & cols – Terapêutica e epidemiologia da infecção por *H. pylori* – recomendações do primeiro seminário promovido pelo Núcleo Brasileiro para o estudo do *Helicobacter pylori*. *GED*, 16:99, 1997. • CASTRO, L,P. – Reflux esophagitis as the cause of heartburn in pregnancy. *Am. J. Obstet. Gynecol.*, 98:1, 1967. • CHRISTOFIDES, N.D. & cols. – Decreased plasma motilin concentrations in pregnancy. *Br. Med. J.*, 285:1453, 1982. • CLARK, D.H. & TANKEL, H,I. – Gastric acid and plasma histaminase during pregnancy. *Lancet*, 2:886, 1954. • CLARK, D.H. – Peptic ulcer in woman. *Br. Med. J.*, 1:1254, 1953. • CONNON, J. – Gastrointestinal Complications. In: Burrow, G.N. & Ferris, T.F. *Medical Complications During Pregnancy*. Philadelphia, Saunders, 1988. p. 303. • DEPUE, R.H. & cols. – Hyperemesis gravidarum in relation to estradiollevels, pregnancy outcome and other maternal factors: Sero-epidemiologic study. *Am. J. Physiol.*, 270:G506, 1996. • DERCHI, L.E. & cols. – Ultrasound in gynecology. *Eur. Radiol.*, 11:2137, 2001. • DIAV-CITRIN, O.; PARK, Y.H. & VEERASUNTHARAM, G. – The safety of mesalamine in human pregnancy: a prospective controlled cohort study. *Gastroenterology*, 114:23, 1998. • DURST, J.B. & KLIEGER, J.A. – A report of a fatal hemorrhage due to peptic ulcer in pregnancy. *Am. J. Obstet. Gynecol.*, 70:448, 1955. • EINARSON, A.; KOREN, G. & BERGMAN, U. – Nausea and vomiting of pregnancy: a comparative European study. *Eur. J. Obstet. Gynecol. Reprod. Biol.*,76:1, 1998. • FEDORKOW, D.M.; PERSAUD, D. & NIMROD, C.A. – Inflammatory bowel disease: a controlled study of late pregnancy outcome. *Am. J. Obstet. Gynecol.*, 160:889, 1989. • FISHER, R.S. & cols. – Altered lower esophageal sphincter function during early pregnancy. *Gastroenterology*, 74:1233, 1978. • GABURRI, P.D. & cols. – Epidemiologia, aspectos clínicos e evolutivos da doença de Crohn. *Arq. Gastroenterol.*, 35:240, 1998. • HARPER, P. & McCONNELL, R.B. – Genetics in gastroenterology. In: Berk, J.E. (ed.). *Bockus. Gastroenterology*. Philadelphia, Saunders, 4th ed., 1985, p. 4450. • HEY, V.M.F. & OSTICK, D.G. – Metocloparamide an the gastro-oesophageal sphincter: a study in pregnant women with heartburn. *Anesthesia*, 33:462, 1978. • JARNFELT-SAMSIOE, A.; SAMSIOE, G. & VELINDER, G. – Nausea and vomiting during pregnancy: a contribuition onto its epidemiology. *Gynecol. Obstet. Invest.*, 16:221, 1983. • KALLE, B. – Delivery outcome after the use of acid-supressing drugs in early pregnancy with especial reference to omeprazole. *Br. J. Obstet. Gynaecol.*, 105:877, 1998. • KATZ, J.A. & PORE, G, – Inflammatory bowel disease and pregnancy. *Inflammatory Bowel Dis.*, 7:146, 2001. • KHOSLA, R.; WILLOUGHB,Y.C.P. & JEWELL, D.P. – Crohn's disease and pregnancy. *Gut*, 25:52, 1984. • KLEBANOFF, M.A. & cols – Epidemiology of vomiting in early pregnancy. *Obstet. Gynecol.*, 66:612, 1985. • KOCH, K.L & CHRITINE, L.F. – Nausea and vomiting during pregnancy. *Gastroenterol. Clin. North Am.*, 201, 2003. • KORNBLUTH, A.; SACHAR, D. & SALOMON, P. – Crohn s disease. In: Feldman: Sleisenger & Fordtrans *Gastrointestinal and Liver Disease*. 6th ed. Philadelphia, Saunders, 1998. • KURATA, J.H. – Ulcer epidemiology: Na overview and proposed research framework. *Gastroenterology*, 96:569, 1989. • LACROIX, R.; EASON, E. & MELZACK, R. – Nausea and vomiting during pregnancy: a prospective study of its frequency, intensity and patterns of change. *Am. J. Obstet. Gynecol.*, 182:931, 2000. • LALKIN, A. & cols. – The safety of omeprazole during pregnancy: a multicenter prospective controlled study. *Am. J. Obstet. Gynecol.*, 179:727, 1998. • LARSON, J.D. & cols. – Double-blind placebo controlled study of ranitidine for gastroesophageal reflux syntoms during pregnancy. *Obstet. Gynecol.*, 90:83, 1997. • LAWSON, M.; KERN, Jr. F. & EVERSON, G.T. – Gastrointestinal transit time in human pregnancy: prolongation in the second and third trimesters followed by postpartum normalization. *Gastroenterology*, 89:996, 1985. • LEVINE, M.G. & ESSR, D. – Total parenteral nutrition for the treatment of severe hyperemesis gravidarum: maternal nutritional effects and fetal outcome. *Obstet. Gynecol.*, 72:102, 1988. • LEWIS, J.H. & WEINGOLD, A.B. – COMMITTE ON FDA-RELATED MATTERS, AMERICAN COLLEGE OF GASTROENTEROLOGY – The use of gastrointestinal drugs during pregnancy and lactation. *Am. J. Gastroenterol.*, 80:912, 1985. • MAGEE, L.A. & cols. – Safety of first trimester exposure to histamine H_2 blockers: A prospective cohort study. *Dig. Dis. Sci.*, 41:1145, 1996. • MALLORY, A.; AYRES, S.J. & FRANK, B.W. – Gastrintestinal disorders. In: Abrams, R.S. & Wexler, P. Medical Care of the Pregnant Patient. Little Browm, Boston, 1983, p. 201. •

MARRERO, M. & cols. – Determinants of pregnancy heartburn. *Br. J. Obstet. Gynaecol.*, 99:731, 1992. • MEDICH, D.S. & FAZIO, V.W. – Hemorrhoids, anal fissure and carcinoma of the colon, rectum and anus during pregnancy. *Surg. Clin. North Am.*, 75:77, 1995. • MICHALETZ-ONODY, P.A. – Peptic ulcer disease in pregnancy. *Gastroenterol. Clin. North Am.*, 21:817, 1992. • MINCIS M – Doenças gastrointestinais na gravidez (Editorial). *Gastroenterologia Endoscopia Digestiva*, 4:33, 1985. • MODIGLIANI, R. & BERNADES, P. – Gastrointestinal and Pancreatic disease. In: Barron, W.M. & Lindkeimer, M.D. *Medical Disorders During Pregnancy*. Saint Louis, Mosby Year Book, 1991, p. 323. • MOGADAN, M. & cols. – Pregnancy in inflammatory bowel disease: Effect of sulfasalazine and corticoteroids on fetal outcome. *Gastroenterology*, 80:72, 1981. • MONTONERI, C. & DRAGO, F. – Effect of pregnancy in rats on cysteamine-induced peptic ulcers: role of progesterone. *Dig. Dis. Sci.*, 42:2572, 1997. • NIELSEN, O.H. & cols. – Pregnancy in ulcerative colitis. *Scand. J. Gastroenterol.*, 18:735, 1983. • O'SULLIVAN, G.M. & BULLINGHAN, R.E.S. – The assessment of gastric acidity and antiacid effect in pregnant women by a non-invasive radiotelemetry technique. *Br. J. Obstet. Gynaecol.*, 91:973, 1984. • PEREIRA FILHO, R.A.; FERRAZ, J.G.P. & SEVÁ-PEREIRA, A. – Increasing frequency of Crohn's disease over ulcerative colitis among inflammatory bowel disease. World Congresses of Gastroenterology, Austria, 1998. • POLE, M. & cols. – Drug labeling and risk perceptions of teratogenicity: A survey of pregnant Canadian women and their health professionals. *J. Clin. Pharmacol.*, 40:573, 2000. • PORTER, R.J. & STIRRAT, G.M. – The effects of inflammatory bowel disease on pregnancy: a case-controlled retrospective analysis. *Br. J. Obstet. Gynaecol.*, 93:1124, 1986. • RANCHET, G.; GANGEMI, O. & PETRONE, M. – Sucralfate in the treatment of gravid pyrosis. *G. Ital. Obstet. Ginecol.*, 12:1, 1990. • RAUWS, E.A.J. & cols. – Campylobacter pyloridis-associated chronic active antral gastritis: A prospective study of its prevalence and the effects of antibacterial and antiulcer treatment. *Gastroenterology*, 94:33, 1988. • RUSTGI, V.K.; COOPER, J.N. & COLCHER, H. – Endoscopy in the pregnant patient. In: Rustgi, V.K. & Cooper, J.N. (eds.). *Gastrintestinal and Hepatic Complications of Pregnancy*. New York, Churchill Livingstone, 1986, p. 104. • SCHADE, R.R.; LIPSITZ, D. & Van THIEL, D.H. – Pregnancy and inflammatory bowel disease. *Gastroenterology*, 80:1273, 1981. • SCHNEIDER, W. & HANERT, E. – Pregnancy and chronic inflammatory bowel diseases. *Zeitschrift fur die Gesamte Innere Medizin und ihre Grenzgebiete*, 46:602, 1991. • SEVÁ-PEREIRA, A. SHIWA, S.M.T. – Anexo 5 - Suplementação de vitaminas e sais minerais. In: MAGALHÃES, A.F.N. *Terapêutica em Gastroenterologia*. 2ª ed. São Paulo, Roca, 1993, p. 429. • SEYMOUR, C.A. & CHADWICK, V.S. – Liver and gastrintestinal function in pregnancy. *Postgrad. Med. J.*, 55:343, 1979. • SINGER A.J. & BRANDT, L.J. – Pathophysiology of the Gastrintestinal Tract during Pregnancy. *Am. J. Gastroenterol.*, 86:1695, 1991. • SMITH, C.; CROWTHER, C. & BEILBY, J. e cols. – The impact of nausea and vomiting on women: a burden of early pregnancy. *Aust. N. Z. J. Obstet. Gynecol.*, 4:397, 2000. • SOARES, E.C. & cols. – Constipação intestinal. *Revista Brasileira de Medicina*, 48:29, 1991. • SONTAG, S.J. & cols. – Prevalence of oesophagitis in asthmatics. *Gut*, 33:872, 1992. • SOROKIN, J.J. & LEVINE, S.M. – Pregnancy and inflammatory disease: a review of the literature. *Obstet. Gynecol.*, 62:247, 1983. • STEWART, K. & WILLOUGHBY, J.M.T. – Postnatal presentation of coeliac disease. *Br. Med. J.*, 287:1245, 1988. • SU, J.J. & cols. – Nasogastric enteral feeding in the management of hyperemesis gravidarum. *Obstet. Gynecol.*, 88:342, 1996. • TRUELOVE, S.C. – Stilboestrol, phenobarbitone and diet in chronic duodenal ulcer. *Br. Med. J.*, 2:559, 1966. • TRUELOVE, S.C. & WITTS, L.J. – Cortisone in ulcerative colitis: Final report on a terapeutis trial. *BMJ*, 2:1041, 1955. • VAN THIEL, D.H.; GAVALER, J.S. & STREMPLE, J. – Lower esophageal sphincter pressure in women using sequential oral contraceptives. *Gastroenterology*, 71:232, 1976. • VAN THIEL, D.H. & cols. – Heartburn of pregnancy. *Gastroenterology*, 72:666, 1977. • VESSEY, M.P.; VILLARD-MACKINTOSH, L. & PAINTER, R. – Oral contraceptives and pregnancy in relation to peptic ulcer. *Contraception*, 46:349, 2000. • WARSOF, S.L. – Medical and surgical treatment of inflammatory bowel disease in pregnancy. *Clin. Obstet. Gynecol.*, 26:822, 1983. • WILLOUGHB, Y.C.P. & TRUELOVE, S.C. – Ulcerative colitis and pregnancy. *Gut*, 21:469, 1980. • WOOLFSON, K.; COHEN, Z. & McLEOD, R.S. – Crohn's disease and pregnancy. *Dis. Colon Rectum*, 33:869, 1990. • ZULLI, P. & DiNISIO, Q. – Cimetidine treatment during pregnancy. *Lancet,*, 2:945, 1982. • ZUPI, E. & cols. – Morbo di Crohn e gravidanza. Considerazioni e discussione su un caso clinica. *Minerva Gynecol.*, 44:339, 1992.

67 Doenças Difusas do Tecido Conjuntivo

João Francisco Marques Neto
Tiago Amaral

INTRODUÇÃO

As doenças do tecido conjuntivo (DDTC) caracterizam-se por evoluir com estado inflamatório crônico, envolvendo pele, articulações, anexos articulares e vísceras. O denominador comum que define a maioria dessas condições é a inflamação de tecidos mesenquimais, predominantemente da membrana sinovial, mediada por elementos celulares, citocinas e fatores locais de crescimento. As enfermidades desse grupo mais freqüentemente concomitantes com a gravidez e, portanto, passíveis de nela atuarem, ou ainda de terem sua evolução clínica por ela alterada, são: lúpus eritematoso sistêmico (LES); artrite reumatóide (AR) e artrites crônicas da infância (ACI); esclerose sistêmica (ES) e, mais raramente, as espondiloartropatias soronegativas, dermatopolimiosites e vasculites (ou angiítes) necrosantes (VN) (Cecere e Persellin, 1981; Burrow e Ferris, 1988; Masi e Medsger Jr., 1989; McCarthy Jr., 1989; Kelley e cols., 1989; Dombroski, 1989).

As inter-relações entre gravidez e essas enfermidades podem variar desde manifestações menores, como dor lombar associada às espondiloartropatias soronegativas, até evoluções críticas de nefropatia lúpica ou esclerodérmica, com grave ocorrência de fenômenos tromboembólicos no puerpério (Sridama e cols., 1982); Ostensen e cols., 1987; Krause e cols., 1987).

Adaptações fisiológicas na gravidez podem influenciar no curso das DDTC (Nolten e Rueckert, 1981; Ansar e cols., 1985). Igualmente, o acometimento articular, cutâneo e visceral, bem como suas complicações podem interferir com a gravidez, modificando as condições da mãe, do feto ou do recém-nascido.

As condições mais freqüentemente afetadas, segundo White (1980), Musey e cols. (1987) e Ostensen e Husby (1984 e 1985), envolvem: volume sangüíneo e pressão arterial; trombocitopenias e fatores anticoagulantes, levando a distúrbios da coagulação; mediadores humorais e celulares da reação inflamatória, alterando mecanismos de auto-imunidade; alterações hormonais.

As estratégias para a abordagem desse tipo de paciente ainda não estão inteiramente definidas. Embora complicações mínimas possam ocorrer em pacientes acometidas por formas pouco agressivas, ou em fase de remissão, a gravidez no curso das DDTC deve ser considerada de risco.

Deve haver planejamento que envolva a ação integrada do obstetra e do reumatologista ou internista, de modo a assegurar que as eventuais complicações possam ser evitadas ou controladas por meio de algumas diretrizes: vigilância da atividade da doença; tratamento adequado da enfermidade da mãe; monitorização do desenvolvimento fetal, para melhorar adequação das condições de parto.

Um cuidadoso posicionamento sempre se impõe para avaliar o comprometimento materno e do feto, dado que os procedimentos terapêuticos disponíveis prevêem efeitos tanto sobre o organismo da mãe quanto sobre o desenvolvimento fetal. Um conjunto de procedimentos pode ser requerido, envolvendo, eventualmente, interrupção precoce da gravidez e cuidados especiais para o recém-nascido, ou progressão com monitorização da gravidez e terapia adequada, ainda que agressiva (Unger e cols., 1983; Brabin, 1985; Burrow e Ferris, 1988). Cuidados gerais e de manutenção devem-se associar a recursos técnicos que permitam melhor vigilância das condições da mãe e do recém-nascido, como a monitorização eletrônica dos batimentos cardíacos fetais e a ultra-sonografia seqüencial.

PRINCIPAIS MECANISMOS IMUNOPATOGÊNICOS NAS INTER-RELAÇÕES GRAVIDEZ-DOENÇAS DIFUSAS DO TECIDO CONJUNTIVO

Os mecanismos imunológicos por células estão alterados na gravidez. Há diminuição da relação linfocitária T/B, bem como de linfócitos/monócitos, e elevação dos T "supressor" e T "helper". Alguns desses fenômenos têm sido atribuídos ao efeito direto da gravidez associado à proteína plasmática (alfafetoproteína) e também ao aumento dos níveis de cortisol endógeno. Pode-se admitir um conjunto de situações que promovam a proteção do organismo fetal. A "barreira placentária", por exemplo, impede que as células fetais se transfiram para a circulação materna e também bloqueia o sentido inverso. Entretanto, essa barreira não é absolutamente efetiva, uma vez que trocas antigênicas se efetuam entre a mãe e o feto, estimulando o sistema imunológico. Auto-anticorpos e fatores séricos, encontrados normalmente na gravidez, dentre os quais os antidiótipos, anti-receptores Fc e inibidores da formação de auto-anticorpos, podem atenuar ou inibir a agressão inflamatória. Antígenos de histocompatibilidade do trofoblasto e presença de efeitos imunossupressores locais induzidos por hormônios placentários são outras evidências de que haja proteção imunológica ao feto (Siamopoulou-Mavridou e cols., 1988; McHugh e cols., 1989; Parke, 1989).

Mecanismos imunológicos responsáveis pelas perdas e danos fetais relacionam-se mais freqüentemente aos anticorpos antitrofoblastos, ao antígeno Ro (SS-A) e aos anticorpos antifosfolípides (Lubbe e cols., 1984; Druzin e cols., 1987; Scott e cols., 1988; Stafford-Brady e cols., 1988; Harris e Spinnato, 1990).

ARTRITE REUMATÓIDE

Esta enfermidade caracteriza-se por apresentar poliartralgia, poliartrite, politenossinovite crônica, progressiva bilateral e, geralmente, simétrica, provocando lesões inflamatórias e erosivas em grandes e pequenas articulações.

Mais tardiamente ou menos freqüentemente, pode apresentar complicações extra-articulares, por meio de vasculites, com ou sem o envolvimento do sistema renal. Dentre as DDTC, esta é a entidade mais freqüente e acomete mulheres ainda em fase de reprodução (Felbo e Snorrason, 1961; Oka, 1953; Bulmash, 1979; Kliepple e Cecere, 1989). As artrites crônicas da infância (ACI) reúnem um grupo de condições, que anteriormente eram abordadas sob a designação de artrite reumatóide juvenil. Atualmente, passaram a constituir-se condições mórbidas equivalentes, porém distintas da artrite reumatóide (AR). Mesmo assim, em relação a este capítulo, as mesmas considerações valem tanto para a AR como para as ACI.

Por razões ainda não inteiramente esclarecidas, cerca de 75% das pacientes acometidas por AR apresentam melhora contundente com a evolução da gravidez logo após o primeiro ou o segundo mês. Essa melhora estende-se ao pós-parto, perdurando mesmo durante a lactação. Algumas pacientes não apresentam essa melhora, e outras chegam a piorar, principalmente nos meses iniciais. Entretanto, essas mesmas pacientes tendem a apresentar evolução melhor com as gravidezes subseqüentes (Felbo e Snorrason, 1961; Ostensen e Husby, 1983; Ansar e cols., 1985). Outra verificação interessante é o aumento na incidência de crises da doença durante os primeiros 6 a 12 meses do pós-parto (Masi e cols., 1984; Silman, 1986; Nelson e cols., 1990).

Em relação ao feto, não se descreve nenhum risco especial que não seja decorrente do tipo de tratamento utilizado pela mãe. Contudo, algumas pacientes acometidas por formas mais agressivas de AR, geralmente com títulos elevados de fator reumatóide (auto-anticorpo circulante importante na caracterização da enfermidade) e manifestações sistêmicas, evoluem com complicações fetais e puerperais críticas, seja pela agressividade da AR, seja pelo tratamento mais incisivo (Milusky e cols., 1968; Ullberg e cols., 1970; Mjolnerod e cols., 1971; Slone e cols., 1976; Solomon e cols., 1977; Heinonen e cols., 1977; Endres, 1981; Gabbe, 1983; Lee, 1985; Parke, 1988; Roubenoff e cols., 1988; Gao e cols., 1990; FDA, 1990).

A gravidez pode afetar o curso clínico da AR e geralmente essa melhora não pode ser explicada pelo estado de imunossupressão que ocorre fisiologicamente na gravidez. Se assim fosse, a espondilite anquilosante, doença inflamatória crônica do mesmo grupo nosológico que a AR, também deveria apresentar padrão equivalente de melhora, e isso não ocorre (Ostensen e cols., 1983; Ostensen e Husby, 1984 e 1985). Por outro lado, a imunodepressão induzida pela gravidez, tanto na unidade fetoplacentária quanto na mãe, justifica a recorrência e a virulência de certas infecções naquelas pacientes com menores níveis de T "helper" e diminuição da função celular de polimorfonucleares e macrófagos (Unger e cols., 1983; Ostensen e cols., 1987; Krause e cols., 1987). Também já se procurou associar os níveis de alfa-2-glicoproteína induzida pela gravidez (PAG), sintetizada pelos leucócitos da decídua materna, a índices de atividades de AR, entretanto, ainda sem concordância nas diferentes casuísticas (Ostensen e cols., 1983; Unger e cols., 1983).

Hipótese atraente para justificar como a gravidez altera o curso clínico da AR é a que se prende ao aumento dos níveis circulantes de cortisol livre (Nolten e Rueckert, 1981) e esteróides hormonais (Ansar e cols., 1985). Mas a utilização de contraceptivos orais, em larga escala, como exemplo de terapia combinada estrogenoprogesterônica, não parece interferir com a prevalência da AR, ou mesmo coma recorrência de crises (Hernandez-Avila e cols., 1990).

A melhora da AR durante a gravidez não está também relacionada a certas condições como idade materna, tempo de doença, paridade ou mesmo à ausência de fatores reumatóides circulantes. O mesmo não se pode dizer em relação às condições psicossomáticas, que sempre interferem na deflagração de crises de AR, estando a paciente grávida ou não.

A enfermidade não parece interferir com a fertilidade, contudo a libido pode estar diminuída, dadas as condições de limitação física e deformidades estéticas e funcionais. A freqüência de relações sexuais diminui à medida que a das crises aumenta (Kay e Bach, 1965, White, 1980), principalmente quando a sinovite agride as coxofemorais, tornando a relação difícil e/ou dolorosa. Esse tipo de acometimento articular pode também interferir com a posição do parto por via vaginal. Os padrões de comportamento sexual também podem modificar-se, possivelmente pelas alterações hormonais envolvidas (Masi e cols., 1984).

As inter-relações entre modificações de níveis hormonais e mecanismos de auto-imunidade na grávida acometida por AR têm levado a especulações de quanto a gravidez pode representar fator de risco para o desenvolvimento da enfermidade (Silman, 1986). Encontrou-se associação entre maior freqüência de AR e multiparidade, ou ainda entre esta e a maior agressividade da doença (Cecere e Persellin, 1981). Parece que os efeitos hormonais da gravidez, mantidos a longo prazo, podem, de algum modo ainda não inteiramente esclarecido, interferir com o risco de desenvolvimento subseqüente de AR.

Os membros da família de pacientes com AR apresentam maior incidência da doença que a população geral, o que reforça a idéia de que fatores genéticos contribuem para o maior risco de desenvolvimento da AR (Gao e cols., 1990). Essa suscetibilidade pode ser aumentada em presença de alguns antígenos de histocompatibilidade, que apresentam antigenicidade mais específica em relação à AR, tais como HLA-DR4, HLA-DR1, HLA-DR3. Também disfunções materno-fetais ligadas ao HLA-DO ocorrem mais freqüentemente em gravidez com AR em remissão ou em fase de melhora que em gravidezes quando a doença se mantém em atividade (Gao e cols., 1990). Tudo isso, entretanto, não parece aumentar expressivamente o risco de a gravidez transmitir AR ao concepto.

Terapêutica da AR durante a gravidez – o envolvimento articular durante a gravidez e no puerpério requer a ação conjunta do reumatologista e do obstetra, e mesmo durante o parto, levando-se em conta alguns cuidados que envolvem desde o posicionamento de pacientes no centro cirúrgico até procedimentos anestésicos, como por exemplo a intubação eventual da paciente com subluxação atlantoaxial, complicação freqüente das artrites crônicas da infância.

Em relação aos riscos da avaliação radiológica durante a gravidez, seja para o diagnóstico, seja para o seguimento clínico, ela pode ser contemporizada sem nenhum prejuízo. Entretanto, em pacientes com manifestações sistêmicas críticas, ou com artrite de evolução grave, radiografia do tórax, mantidos os cuidados em relação ao feto, pode contribuir sensivelmente para o diagnóstico, seja evidenciando adenopatia hilar na artrite da sarcoidose, seja demonstrando efusão pleural de tuberculose, lúpus eritematoso ou ainda da própria AR. A avaliação da coluna cervical em flexão deve ser procedida em toda grávida com AR antes do parto. Mais que 3mm de subluxação entre as vértebras C1 e C2 prevêem a necessidade de a paciente utilizar um colar cervical.

A amamentação é possível e necessária, apesar de as pacientes com artrite de ombros, cotovelos, punhos e mãos relatarem extremo desconforto ou ainda dor. Esta pode limitar sensivelmente o desempenho da mãe em relação aos cuidados para o recém-nascido, gerando sério envolvimento psicológico.

O programa básico de abordagem da grávida com AR admite enfaticamente medidas gerais como educação e orientação no que se refere a repouso, postura, atividade física programada, terapia ocupacional e tratamento farmacológico da AR. Este deve ser reprogramado na vigência da prenhez, em decorrência da potencial toxicidade fetal apresentada pelas drogas que compõem o tratamento de base ou remissivo da AR (Lee, 1985; Roubenoff e cols., 1988).

Sempre que a atividade da doença permitir, deve-se suspender toda a medicação, uma vez que os casos de evolução mais benigna apresentam melhora da agressão tecidual durante o decorrer da gravidez. Se necessário, antiinflamatórios não-hormonais podem ser introduzidos, preferencialmente os derivados do ácido propiônico, na posologia mais baixa possível. Para o controle de inflamação isolada está indicada a infiltração intra-articular de corticosteróides, também em doses menores. Quando a enfermidade se revelar mais agressiva, deve-se intervir adequadamente, utilizando-se os recursos tradicionalmente previstos, contudo, sempre levando-se em conta a relação risco-benefício.

A cloroquina pode ser também utilizada, durante a gravidez, nas pacientes com doença mais agressiva, na sua dose de 200mg/dia UD a partir do terceiro mês de gestação, dando-se preferência à forma de hidroxicloroquina. Outras drogas, tidas como remissivas – metotrexato, penicilamina, sulfassalazina e sais de ouro – devem ser sempre evitadas.

O ácido acetilsalicílico cruza a barreira placentária e pode atingir concentrações fetais elevadas, quando usado em posologia antiinflamatória (4g/24h). Em doses inferiores a 100mg/24h, a partir do terceiro trimestre da gravidez, inibe seletivamente a ciclooxigenase placentária materna, sem repercussões fetais. Também se reduzem significativamente os níveis de tromboxano, mas não os de prostaciclinas placentárias. O efeito potencial em prolongar o trabalho de parto, favorecer o sangramento materno fetal, o fechamento precoce do ducto arterial, além de não interferir favoravelmente no curso clínico da AR, torna esse fármaco pouco útil.

O numeroso elenco de antiinflamatórios não-hormonais deve ser encarado com restrições equivalentes às dos salicilatos, e até mais, levando-se em conta as alterações por eles induzidas no equilíbrio hidroeletrolítico e condições hidrodinâmicas. Durante a lactação, algumas dessas drogas, pela sua meia-vida menor e metabólitos mais inativos, como os derivados propiônicos, devem ser preferidas.

Os glicocorticóides em posologia baixa (7,5mg/prednisona/24h) por via oral ou intra-articular podem ser utilizados com segurança tanto em relação à mãe como ao feto (Bulmash, 1979; Roubenoff e cols., 1988). A enzima placentária 11-beta-hidroxiesteróide-desidrogenase inativa o cortisol e outros corticosteróides, conferindo proteção relativa ao feto (Gabbe, 1983).

A dexametasona, por não ser inativada, deve ser preferida no tratamento da AR com gravidez.

Quando se necessita introduzir um esquema de suplementação esteróide para as supra-renais em usuárias crônicas de corticosteróides, sugere-se prescrição diária de 300mg de hidrocortisona (100mg, IV, de 8/8h) durante três dias; a partir do terceiro dia, retornar à posologia oral anterior.

ESCLEROSE SISTÊMICA

Trata-se de enfermidade crônica do tecido conjuntivo, que se caracteriza fundamentalmente por hiperplasia incoordenada de fibras colágenas normais e substância fundamental rica em glicosaminoglicanos, instalada progressivamente na pele e nas vísceras. É doença relativamente rara, predominante no sexo feminino (3:1) e prevalente na faixa etária de 20 a 40 anos (Masi, 1988). Tem como primeiro sinal, em quase 90% dos casos, fenômeno de Raynaud, de instalação insidiosa e evolução progressiva. Edema de extremidades e espessamento de pele, inclusive de face e tronco, podem preceder ou acompanhar o envolvimento visceral, caracterizado por discinesia esofágica e de todo o trato digestório, dilatação jejunoileal, fibrose pulmonar, arritmias cardíacas, miosite e insuficiência renal. O prognóstico de esclerose sistêmica (ES) depende do tipo e da extensão do acometimento visceral, principalmente hipertensão pulmonar e insuficiência renal (Black e Stevens, 1989).

Sua incidência aumenta com a idade, principalmente no período reprodutivo, sendo quase seis vezes menos freqüente que a do lúpus eritematoso sistêmico, e em torno de duas vezes mais freqüente que a das dermatopolimiosites (Masi e Medsger, 1989).

Sua etiopatogenia, ainda não inteiramente elucidada, relaciona-se a disfunções celulares de fibroblastos, mastócitos, linfócitos, plaquetas, macrófagos – ou à liberação de citocinas e/ou fatores locais de crescimento – que explicam a ocorrência de um binômio constituído por dois mecanismos integrados de lesão tecidual: fibrose e endarterite proliferativa. Embora ainda não inteiramente esclarecida, a lesão vascular precede a instalação da fibrose (Masi, 1988).

É essa limitação da complacência do leito vascular que justifica as inter-relações entre os fenômenos da gravidez e as alterações observadas no curso clínico da doença (Ballou e cols., 1984) (Figs. III-27 e III-28).

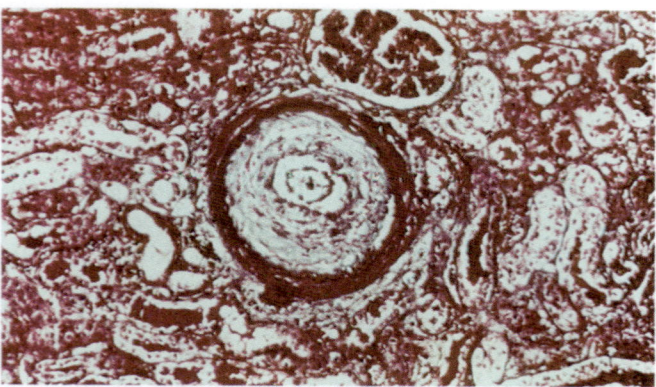

Figura III-27 – Esclerose sistêmica. Histopatológico de pulmão revelando endarterite proliferativa, substrato da hipertensão pulmonar, complicação freqüente da enfermidade.

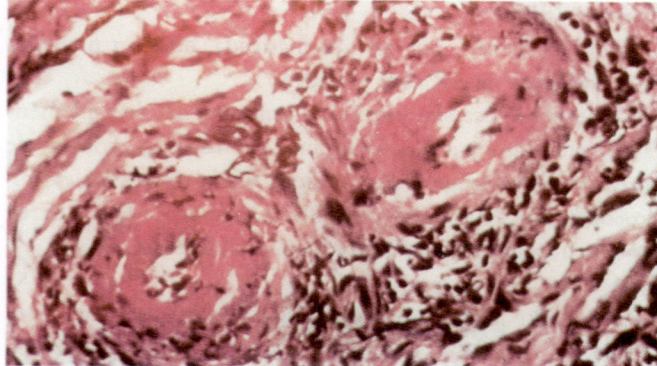

Figura III-28 – Esclerose sistêmica. Histopatológico de rim revelando endarterite proliferativa, substrato da nefropatia esclerodérmica e crise renal.

O fenômeno de Raynaud usualmente reflete a gravidade de acometimento vascular visceral. Quando relacionado à hipertensão arterial ou à insuficiência renal, é preditivo de graves complicações no seguimento da prenhez (Steen e cols., 1989).

Não há muitos relatos descrevendo as inter-relações gravidez-ES, mesmo porque esta não é enfermidade freqüente. Há relatos isolados de complicações como pré-eclâmpsia, abortos, morte fetal e recém-nascidos de baixo peso (Giordano e cols., 1985; Silman e Black, 1988; Maymon e Fejgin, 1989) em pacientes com a forma difusa (dSSc), ou quando a enfermidade se iniciou após a gravidez. A taxa de óbito materno descreve-se em 2-3% das pacientes; pré-eclâmpsia em 6%; e morte perinatal, em 5% (Masi, 1988). Em casuística de 86 pacientes acometidas por ES, comparadas a controles normais, a freqüência de aborto mostrou-se superior na ES, na razão de 16,7%/9,6% (Steen e cols., 1989).

Em geral, a revisão bibliográfica revela que pacientes com ES apresentam problemas durante a gravidez, em razão da limitação na distensibilidade das paredes vasculares. Essa condição aumenta a freqüência de eclâmpsia, insuficiência cardíaca congestiva, insuficiência pulmonar e renal, levando a mãe a condições críticas, ou ainda a sérios problemas para o concepto (Silma e Black, 1988). Essa evolução tem sido controlada por meio de biópsia renal, revelando que a gravidez pode acelerar o curso clínico da enfermidade em algumas pacientes. Eis por que alguns autores tendem a considerar a gravidez na ES como condição de alto risco (Kitridou, 1988; Mais, 1988 e Mais e Medsger, 1989; McHugh e cols., 1989).

Entretanto, há que se considerar a ocorrência de duas formas clínicas bem definidas de ES:

Forma sistêmica limitada (Esl ou lSSc) – também chamada não-inflamatória ou predominantemente fibrosante. Incide em pacientes de maior faixa etária, com predomínio de fibrose sobre a intensidade das alterações vasculares, evolução mais arrastada, envolvimento visceral ou tardio e, conseqüentemente, de melhor prognóstico.

Forma sistêmica difusa (Esd ou dSSc) – também chamada inflamatória ou de agressão predominantemente vascular. Inicia-se na maior parte dos casos a partir dos 20 anos de idade, com intensificação das alterações vasculares que predominam sobre as cutâneas, evolução mais crítica pela maior velocidade de agressão cutâneo-visceral e, conseqüentemente, prognóstico bem mais limitado (Fig. III-29).

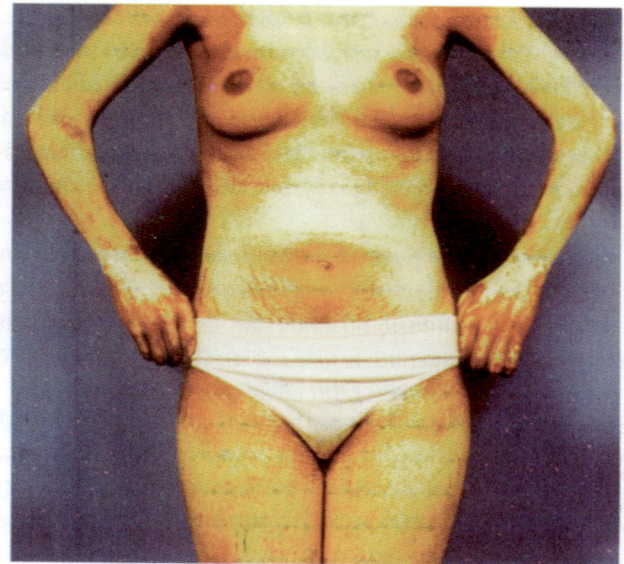

Figura III-29 – Esclerose sistêmica. Acometimento cutâneo difuso caracterizado por discromia de tronco e membros (leucomelanodermia), aderência da pele aos planos profundos e extremidades em garra.

Não há tratamento definitivo para a ES. Em relação ao acometimento cutâneo-vascular, o tratamento é órgão-específico. Vasodilatadores, d-penicilamina e drogas imunossupressoras podem ser utilizados. Exceto por pacientes com derrame pericárdico importante, ou acometidos por miosites inflamatórias ou anemia hemolítica, a utilização de corticosteróides não tem indicação. Inibidores de conversão de angiotensina têm aumentado a sobrevida nas pacientes com insuficiência renal, por neutralizarem a crise renal. Paralelamente, diuréticos podem aumentar a secreção de renina e precipitar a crise renal por redução do volume intravascular, agravando a hipertensão pulmonar (Black e Stevens, 1989).

A cicatrização de incisões cirúrgicas costuma ser normal, a despeito da fibrose cutânea, pelo que cesarianas e outros tipos de intervenção podem ser preconizados sem incidentes.

As alterações do aparelho digestório, freqüentes e intensas no esôfago, podem dificultar sobremaneira a alimentação da paciente e, desse modo, afetar o desenvolvimento fetal.

Usualmente, considera-se a gravidez na ES, principalmente no subgrupo esclerose sistêmica difusa, como condição de risco, a não ser nas formas atenuadas ou em remissão da doença. Em grávidas com acometimento pulmonar, cardíaco ou renal devem-se esperar complicações tanto no curso clínico da ES quanto no trabalho de parto e no puerpério. Em razão disso, a gravidez deve ser desaconselhada, principalmente nas pacientes com acometimento vascular proeminente ou envolvimento pulmonar. Nesses casos, quando ocorre eclâmpsia, esta admite diagnóstico diferencial difícil com a crise renal, cuja evidência mais útil é a elevação dos níveis plasmáticos de renina, geralmente normais na eclâmpsia. Esta costuma ser de ocorrência mais tardia, enquanto a crise renal de ES, usualmente, é mais incidente ao término do primeiro mês de gravidez.

Atenção especial deve ser tomada em relação aos efeitos da medicação de d-penicilamina ou imunossupressores (Milusky e cols., 1968; Mjlonerod e cols., 1971; Solomon e cols., 1977; Endres, 1981; Maymon e Fejgin, 1989). Em relação a riscos anestésicos, a inelasticidade da pele e a vasoconstrição dificultam a venóclise e podem alterar a pressão arterial ou dificultar a cateterização quando necessária. A microstomia, por sua vez, pode dificultar a entubação traqueal e a ventilação assistida.

Em estudo multicêntrico coordenado pelos autores, 570 pacientes acometidas por ES foram avaliadas retrospectivamente no que se refere às inter-relações entre a doença de base e a gravidez. Foram relatadas 94 gravidezes ocorrendo após o início da ES. Verificou-se:

a) Ocorrência e intensidade de complicações revelaram-se com maior freqüência nas pacientes acometidas pela forma sistêmica difusa, tanto em relação à evolução materna quanto aos efeitos sobre o feto e/ou concepto.
b) Eclâmpsia ocorreu em seis (6,38%) das pacientes com Esd, das quais quatro (4,25%) evoluíram para óbito materno, tendo a insuficiência renal pós-parto como a principal causa de morte. As outras duas apresentaram rápida progressão da enfermidade com grave envolvimento cardiorrespiratório, evoluindo para óbito, por falência de múltiplos órgãos, dentro dos 6 e 10 meses subseqüentes.
c) Abortos relacionados à ES ocorreram em 20 gravidezes.
d) Prematuridade em seis (6,38%) e óbito fetal em quatro (4,25%) gravidezes.

DERMATOPOLIMIOSITES/ MIOPATIAS INFLAMATÓRIAS

Este é um grupo de enfermidades raras, caracterizadas clinicamente por estado inflamatório crônico do tecido conjuntivo, resultando em fraqueza progressiva da musculatura estriada, predominamente proximal. Clinicamente, as polimiosites (PM) são similares, principalmente no adulto, limitando-se as diferenças à presença de alterações cutâneas na dermapolimiosites (DM) e também ao prognóstico pior (Masi, 1988; Plotz e cols., 1989; Mintz, 1989).

As dermatopolimiosites/miopatias inflamatórias (DPM) podem ocorrer em qualquer idade, contudo com picos na infância e na meia-idade, e freqüentemente associadas a neoplasias. Pela sua baixa incidência e pouca freqüência na fase fértil da mulher, sua associação com gravidez é rara. Entretanto, pacientes com a forma infantil em remissão podem engravidar, ou mesmo, ainda mais raramente, a doença apresentar seu primeiro surto logo após a gravidez (Tsai e cols., 1973; Bauer e cols., 1979; Rosenzweig e cols., 1989).

A doença conduz à atrofia muscular progressiva das cinturas escapuloumeral e pélvica, o que pode interferir desfavoravelmente, tanto em relação ao trabalho de parto quanto ao posicionamento da paciente. O envolvimento progressivo da musculatura respiratória ou ainda a fibrose pulmonar subseqüente pode comprometer as funções respiratórias, principalmente no terceiro trimestre da gravidez. Também os procedimentos anestésicos e de ventilação assistida da mãe durante o parto podem ser dificultados.

Conquanto o prognóstico para a mãe seja considerado bom, o risco fetal de morbidade e mortalidade é considerado elevado. As perdas fetais, em geral, correlacionam-se com a atividade da doença durante a gravidez ou com a necessidade de procedimentos terapêuticos mais incisivos: corticosteróides em altas doses e/ou imunossupressores. A gravidez deve ser considerada de alto risco, aconselha-se rigorosa monitorização materno-fetal. Surtos de DPM durante a gravidez estão geralmente associados a péssimo prognóstico fetal, embora a doença possa apresentar episódios de melhora após o parto (Katz, 1980; England e cols., 1986; Ditzian-Kadanoff e cols., 1988). Quando a DPM precede a gravidez, o prognóstico materno-fetal depende essencialmente do grau da atividade da doença, que pode, inclusive, não sofrer nenhuma exacerbação durante a gravidez (Gutierrez e cols., 1984; Mintz, 1989).

LÚPUS ERITEMATOSO SISTÊMICO

Trata-se de doença inflamatória crônica do tecido conjuntivo, caracterizada pela perda de tolerância imunológica a vários auto-antígenos, resultando de agressão tecidual, mediada por lesões vasculares multissistematizadas.

De etiopatogenia ainda não inteiramente esclarecida, contudo eminentemente relacionada a distúrbios de auto-imunidade determinados pelos linfócitos e citocinas linfócito-moduladoras, apresenta espectro clínico variado e polimórfico, acometendo todos os órgãos, aparelhos e sistemas, principalmente à custa de arteriolopatia necrosante, por depósitos de imunocomplexos. Daí a extrema variabilidade dos sintomas e sinais apresentados: artralgia e/ou artrite, lesões cutâneas, febre, polisserosite, alopecia, fotossensibilidade, linfadenopatia, fenômeno de Raynaud, acometimento neurológico central e periférico, distúrbios psiquiátricos, vasculite cutâneo-visceral, envolvimento geniturinário e renal. Sem dúvida, é este último que define o prognóstico e a sobrevida na enfermidade. Todos os outros sinais e sintomas, à exceção da nefropatia e das complicações graves do acometimento do sistema nervoso central, podem ser reversíveis e/ou atenuados sob tratamento (Mintz e Rodriguez-Alvarez, 1989) (Figs. III-30 e III-31).

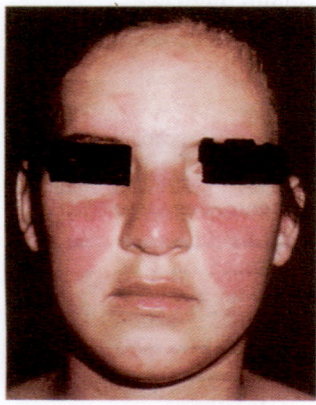 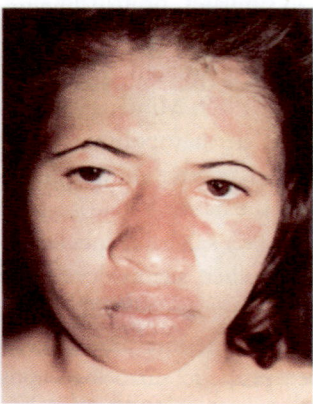

Figura III-30 – Lúpus eritematoso sistêmico. Eritema facial em "asa-de-borboleta".

Figura III-31 – Gestante de 30 semanas. Manifestação cutâneo-facial de lúpus eritematoso sistêmico (Neme).

Evolução do LES na gestação – o curso clínico usualmente é agravado por uma série de fatores químicos e biológicos. A exposição solar pode deflagrar ou piorar a doença, o mesmo ocorrendo com infecções, ou com o uso de determinados medicamentos lupoindutores, como procainamida, hidralazina, fenil-hidantoína e hidrazida. Também, a puberdade, a gestação, o puerpério e o estresse cirúrgico podem-se relacionar com o desencadeamento do quadro clínico (Mais e Medsger, 1989). É a doença que mais freqüentemente acomete adultos jovens, não-caucasóides, do sexo feminino, ocorrendo com freqüência durante a gravidez (Mintz e cols., 1986; Wallace e Dubois, 1987).

Em contraste com a AR, a gravidez pode exacerbar o curso clínico do LES em 30 a 35% das pacientes. Essas porcentagens, entretanto, podem ser alteradas em vigência de tratamento precoce e adequadamente instituído (Fraga e cols., 1974; Zurier e cols., 1978; Lockshin e cols., 1984; Zurier, 1987). Aceita-se mais que a atividade da doença, quando do início da gravidez, esteja mais diretamente relacionada às condições do curso clínico subseqüente. Na paciente em fase de inatividade da doença ou atenuada pelo tratamento, a gravidez poderá não modificar o prognóstico ou até mesmo o curso evolutivo do LES. Já em presença da atividade lúpica, episódios de piora ocorreram com mais freqüência e particularmente no terceiro trimestre e puerpério (Cecere e Persellin, 1981; Fine e cols., 1981; Lockshin, 1989).

Nesses casos, a evolução clínica é mais grave, seja nas estruturas já acometidas, seja pelo envolvimento de novos órgãos, o que pode alterar desfavoravelmente o prognóstico. Este é consideravelmente pior na paciente com nefropatia lúpica em atividade que engravida. Rotineiramente, durante a gravidez, o acometimento renal tende a progredir, clínica e histologicamente, para estágios mais avançados. Formas localizadas de glomerulonefrite podem evoluir para as proliferativas graves, com função renal deteriorada e hipertensão arterial. Torna-se difícil o diagnóstico diferencial entre nefropatia lúpica e toxemia gravídica associada ao LES sem envolvimento renal. O mais sensato é considerar a ocorrência de nefropatia no curso da gravidez, em uma lúpica, à progressão ou agravamento da doença de base.

Contracepção no LES – a fertilidade da paciente lúpica não está diminuída. Deve-se orientar a paciente para que eventual gravidez ocorra apenas em fase de remissão da doença. Por segurança, o período mínimo de remissão de seis meses deve ser requerido. Mesmo assim, somente na ausência de indícios de acometimento renal (Flagra e cols., 1974; Lockshin e cols., 1984; Wallace e Dubois, 1987).

Sempre é problemática a escolha de procedimento contraceptivo para a paciente lúpica. Anticoncepcionais orais devem ser evitados, pelas controvérsias existentes em relação à eventual ação deflagradora ou exacerbadora do LES (Watson e cols., 1984; Buyon e Szer, 1986; Lockshin e cols., 1988). Apesar das restrições feitas aos dispositivos intra-uterinos, esse método segue ainda a melhor opção, bem como a laqueadura tubária, principalmente nas pacientes com acometimento visceral grave, com ou sem nefropatia.

Efeitos do LES sobre o feto – não é fácil esse tipo de avaliação, dada a heterogeneidade das casuísticas relatadas. Contudo, podem-se apontar alguns denominadores comuns:

1. Pacientes lúpicas apresentam freqüência significativamente maior de abortos e sofrimento fetal, variando de 22 a 41% (Zurier e cols., 1978; Fine e cols., 1981), que a da população normal, estimada em 10%.
2. Efeitos adversos podem ser previstos em pacientes que desenvolvem novas crises de LES durante a gravidez ou puerpérios anteriores, ou nas que apresentam doença em atividade, com ou sem nefrite. Também há que se considerar a atuação do tratamento com corticosteróides, sobre o desenvolvimento fetal, embora essa terapêutica diminua o óbito perinatal, cuja ocorrência se relaciona sempre com gestação complicada por nefropatia tratada inadequadamente (Bowie e Thompson, 1963; Grigor e cols., 1977; Abramowoski e cols., Haly e cols., 1988; Lockshin e cols., 1988).
3. Em ausência de acometimento renal ou de graves complicações hematológicas ou neurológicas, as taxas de fertilidade e esterilidade na mulher com LES não diferem significativamente das observadas na população normal. Proteinúria maior que 300mg/24 horas associa-se a 38% de sofrimento fetal, e depuração de creatinina menor que 100ml/minuto, com perdas fetais em torno de 45%.

Várias propostas tentam explicar o aumento da morbidade fetal associada à mãe lúpica: a passagem transplacentária de anticorpos antinucleares, a presença de anticorpos linfocitotóxicos e a vasculoscopia decidual da placenta associada a lesões inflamatórias necrosantes. A descrição de abortos e perdas fetais associados à síndrome de anticorpos antifosfolipídeos, com anticorpos anticardiolipina IgG persistentemente positivos, veio dissociar parcialmente a idéia de que as maiores complicações estariam sempre ligadas ao grau de atividade do LES (Lockshin e cols., 1985; Haly e cols., 1988).

O comprometimento fetal induzido pelo LES também está intimamente ligado às disfunções placentárias. Estas parecem ser mais freqüentes a partir da 25ª semana de gestação, quando se observa restrição de crescimento do concepto, redução dos movimentos fetais, do líquido amniótico e da placenta e bradicardia. Nas pacientes com oclusão arterial ou venosa, trombocitopenia, hipertensão pulmonar, trombose da veia hepática (síndrome de Budd-Chiari), conquanto se constituam em população de risco, não se verificou maior incidência de perdas fetais (Haly e cols., 1988; Asherson e cols., 1989). A histopatologia, contudo, tem demonstrado trombose e oclusão de vasos placentários e proliferação endotelial (Abramwosky e cols., 1980; Haly, 1988).

Evidências clínicas de lúpus neonatal ou malformações congênitas associadas à passagem transplacentária de anticorpos maternos ocorrem em freqüência que varia de 1 a 3% (Harris e cols., 1986; Lockshin e cols., 1988). Entretanto, algumas crianças, nascidas assintomáticas, podem evoluir algum tempo depois com síndrome lúpus-símile, em cerca de 25 a 32% de gravidezes lúpicas com anticorpo anti-Ro (anti-SSA) positivo (Watson e cols., 1984). Bloqueio cardíaco congênito completo é manifestação rara e complicação fetal do lúpus neonatal, embora outras malformações cardíacas menos graves também possam integrar a síndrome associada ao anticorpo anti-Ro.

Abordagem clínica e terapêutica da gestante lúpica – ao início da gravidez, a gestante lúpica deverá estar estadiada clínica e laboratorialmente, no propósito de ter corretamente identificado o espectro do acometimento clínico e também o tipo de evolução do LES. Nessa rotina, devem ser incluídos hemograma completo, velocidade de hemossedimentação, complemento (C3, C4), fatores antinucleares (FAN, anti-DNA, anti-Ro, anti-Sm, anti-La), células LE, IgG anticardiolipina, anticoagulante lúpico, bioquímica plasmática, depuração de creatinina, uréia e uroanálise. Destes, a dosagem seriada do complemento revela o parâmetro laboratorial mais fiel para o seguimento da atividade lúpica na gravidez. Quando esses exames não se revelarem significativamente alterados, é necessário repeti-los a cada trimestre. O LES deve ser mantido em níveis mínimos de atividade, por meio da utilização adequada de glicocorticóides, na dependência das condições de cada gestante. Embora a manutenção de 10mg de prednisona/24 horas, mesmo nas formas atenuadas da doença, diminua a morbidade materna, o uso profilático de corticosteróide não é recomendação formal (Levitz e cols., 1978: Lockshin e cols., 1989).

Entre os glicocorticóides, a escolha deve recair na prednisona e na prednisolona, pois ambas são inativadas pela 11-beta-desidrogenase placentária, ficando assim o feto mais protegido. Os derivados fluorados (betametasona, dexametasona, triancinolona), por não serem assim inativados, podem atuar sobre a fisiologia fetal.

Por outro lado, complicações fetais atribuíveis à prednisona e à prednisolona são elementos menores na relação risco-benefício, dado que as concentrações fetais mal atingem um décimo das maternas. Já em relação à dexametasona, as concentrações são equivalentes. Também, a hipoplasia adrenal no recém-nascido, após administração prolongada de doses elevadas de corticosteróides durante a gestação, é condição incomum (Mintz e Rodriguez-Alvarez, 1989).

A paciente lúpica deve receber durante o trabalho de parto corticosteróides em doses equivalentes ao esquema utilizado para a cobertura de um estresse cirúrgico. Pode-se utilizar, por via parenteral, hidrocortisona ou metil-prednisolona. Em caso de cesárea ou abortamento espontâneo ou terapêutico, o mesmo procedimento deve ser instituído e mantido até que haja condições para a administração por via oral.

Nas pacientes com nefropatia lúpica em atividade, a gravidez acarretará considerável piora, sobretudo em caso de hipertensão arterial e insuficiência renal já instaladas. Dado que a corticoterapia nas doses adequadas por períodos prolongados acelera e agrava essas complicações, há que se cogitar, eventualmente, a interrupção da gravidez.

Uma situação difícil é o diagnóstico diferencial entre pré-eclâmpsia e alterações lúpicas renais, cerebrais e circulatórias, em razão dos procedimentos terapêuticos requeridos, principalmente corticoterapia em doses elevadas. É evidente que, se houver outros indícios de atividade lúpica, como febre, sinovite, lesões cutâneas e linfadenopatia, a decisão fica mais fácil. Quando isso não ocorre, a pesquisa seriada do complemento e do anti-DNA pode definir a reexacerbação do LES. Atente-se que proteinúria, complemento baixo e trombocitopenia também podem ocorrer na pré-eclâmpsia.

Outro problema é a cerebrite lúpica, que, além da corticoterapia, pode requerer o uso de anticonvulsivantes. Destes, o mais seguro ainda é o fenobarbital durante o primeiro trimestre, e mais tarde a fenil-hidantoína.

A utilização de drogas citotóxicas é controvertida e considerada somente após o primeiro trimestre. Geralmente deve ser evitada; contudo, em condições críticas e de exceção, seu uso deve seguir os esquemas propostos para a lúpica não-grávida. Convém lembrar que a azatiopina também é parcialmente degradada pela placenta (Lockshin e cols., 1985; Wallace e Dubois, 1987).

O recém-nascido lúpico – o lúpus neonatal admite lesões cutâneas transitórias (38%) e bloqueio completo do feixe de Hiss (54%), associação presente em 9% dos recém-nascidos. Outras manifestações menos freqüentes são hepatoesplenomegalia, pneumonite, trombocitopenia e anticorpos antinucleares, que atravessam a barreira placentária, com ou sem expressão clínica. Essas condições são autolimitadas e tendem a desaparecer após algumas semanas. A ocorrência de anticorpo anti-Ro no sangue materno, no lúpus neonatal, atinge 83%, sendo essas mães, em sua maioria, praticamente assintomáticas, desenvolvendo LES apenas mais tarde (Watson e cols., 1984; Lockshin e cols., 1988).

A presença de bradicardia fetal, a partir de 10ª semana de gestação, sugere o diagnóstico, confirmado por cardiografia seriada.

Em relação ao aleitamento, há possibilidade de os corticosteróides e de os imunossupressores interferirem com o desenvolvimento do recém-nascido. Conquanto haja necessidade de se diminuir, por esse motivo, a posologia dessas drogas, convém lembrar que a amamentação representa um estado de catabolismo materno, podendo predispor à exacerbação do LES.

SÍNDROME DO ANTICORPO ANTIFOSFOLIPÍDEO

Uma grande variedade de manifestações clínicas recorrentes, muitas das quais também encontradas no cortejo clínico do LES, tem sido associada a anticorpos séricos e fosfolipídeos amnióticos. O espectro atribuído a esses anticorpos pode ser verificado por meio de alguns testes, como anticoagulante lúpico (ACL), VDRL (indicador de reação falso-positiva para sífilis) e anticardiolipina (Parke, 1989; Love e Santoro, 1990; Sammaritano e cols., 1990; Makar e cols., 1990). Acreditava-se anteriormente que o aumento do tempo de coagulação, observado em pacientes com LES, era devido à presença de anticoagulante lúpico. A constatação do mesmo evento em pacientes com outras DDTC, sua correlação paradoxal com trombose e trombocitopenia, levou à verificação de que esse anticoagulante é uma imunoglobulina contra um ou mais grupos de fosfolipídeo, principalmente os carregados negativamente. O fosfolipídeo cardiolipina pode desencadear agressão de tipo anticoagulante e representar o modelo funcional do anticoagulante lúpico.

Atualmente, também se reconhece a presença dessa síndrome isoladamente, sem nenhuma associação com DDTC, isto é, em pacientes normais, portanto, sob forma primária (Branch e cols., 1985; Koskela e cols., 1988).

Essa complexa rede de anticorpos antifosolipídeos ainda apresenta correlação com as várias manifestações clínicas pouco esclarecidas. A sensibilidade e a especificidade das técnicas de detecção variam na dependência das diferentes alterações clínicas e dos títulos de anticorpos encontrados, ou ainda com a atividade da doença de base, nas formas seundárias (Harris e cols., 1987).

Admitem-se correlações com perdas fetais, quando identificadas em grávidas, induzindo a sofrimento fetal, por determinar infartos placentários e inibição do crescimento placentário e do transporte de nutrientes, assumindo a trombose de vasos placentários papel menos importante. As mulheres que desenvolvem anticorpos podem apresentar com maior freqüência do que a verificada na população geral (Boey e cols., 1983; Khamashta e cols., 1988).

Gravidezes na vigência dessa síndrome devem ser consideradas condições de risco e seguidas mediante rigorosa monitorização materno-fetal (Lockshin e cols., 1989; Scott e cols., 1988). Atualmente, apesar de ainda não haver total consenso na literatura, o tratamento da síndrome anticorpo antifosolipídeo é pradonizada, conforme consenso publicado em 2003. Podemos dividir os pacientes em quatro grupos principais:

1. Pacientes que tiveram episódio de trombose anterior à gestação – neste caso, o tratamento é ancorado na anticoagulação. Pode-se utilizar heparina (10.000 a 15.000U/dia) ou heparina de baixo peso molecular. A segunda opção, de mais fácil manejo, deve ser administrada em duas doses diárias de 1mg/kg de enoxiparina, ou dalteparina 5.000U de 12/12h ou nadroparina 0,4ml de 12/12h. Todas administradas por via subcutânea. A utilização de ácido acetilsallicílico em baixas doses (60-80mg/dia) é realizada, porém, com interrupção de cinco a seis semanas antes do parto. Em casos de evento trombótico durante a terapêutica acima, optar por utilizar dicumarínicos, a partir da 14ª semana de gestação, até a 34ª semana (Tincani e cols., 2003).
2. Pacientes com episódios de aborto prévios ou complicações gestacionais prévias – nestes casos, o tratamento é constituído de heparina de baixo peso molecular, em dose única diária, associada ao ácido acetilsalicílico em baixa dose. A anticoagulação pode ser mantida até seis a oito semanas após o parto, mas não há consenso quanto a essa conduta (Tincani e cols., 2003).
3. Pacientes com complicações gestacionais prévias e eventos trombóticos: procede-se conduta similar à dos pacientes do item 1 (Tincani e cols., 2003).
4. Pacientes com dosagem de anticorpo antifosolipídeo positiva, mas sem eventos clínicos – nestes casos, existem aqueles que opinem em não fazer nenhuma intervenção e aqueles que acreditam ser necessário uso de AAS em baixas doses (Tincani e cols., 2003).

USO DE ANTIINFLAMATÓRIOS E IMUNOSSUPRESSORES NA GESTAÇÃO

As doenças difusas do tecido conjuntivo acometem geralmente mulheres jovens e em idade fértil. Freqüentemente nos deparamos com pacientes que manifestam problemas reumáticos durante a gravidez, ou que engravidam durante o tratamento de enfermidade reumática. Eventualmente, a doença inicia-se logo após o término da gestação, ou intensifica-se neste período, comprometendo a fase de aleitamento materno. Há, portanto, que se considerar a relação custo-benefício do tratamento medicamentoso, analisando os efeitos colaterais das drogas para a gestante, para o feto e para o recémnascido. Infelizmente, a literatura médica nessa área é escassa e, por vezes, cientificamente questionável.

Virtualmente, todas as drogas utilizadas para tratar as enfermidades reumáticas interferem com uma ou mais etapas do processo reprodutivo. Entretanto, a maioria das informações advém de estudos com animais e/ou de relatos de caso, gerando dúvidas pelas diferenças entre as espécies, bem como pela disparidade entre as doses usadas em animais e seres humanos.

A seguir, elabora-se análise detalhada das medicações mais utiizadas no dia-a-dia das doenças reumáticas, enfocando seus possíveis efeitos colaterais na gravidez.

ANTIINFLAMATÓRIOS NÃO-HORMONAIS

Com base nos estudos disponíveis, os antiinflamatórios nãohormonais (AINE) não são classificados como teratogênicos (Jansen e Genta, 2000; Ostensen e Ostensen, 1996). Seus efeitos tanto na gestante quanto no feto dependem da inibição sobre a cicloxigenase e a decorrente diminuição da síntese de prostaglandinas (PG). Naturalmente, as PG agem aumentando a contração uterina e a agregação plaquetária, bem como contribuindo para o fluxo renal do feto. Os AINE podem, então, inibir contrações uterinas, prolongando a gestação ou servindo como tratamento de trabalho de parto prematuro (por exemplo, indometacina). A inibição da agregação plaquetária, por sua vez, aumenta o risco de sangramento intracraniano fetal durante o trabalho de parto e a diminuição do débito urinário fetal leva a oligoidrâmnio, que é reversível com a suspensão da medicação.

As PG também participam da manutenção da perviedade do ducto arterioso. Sua inibição pode acarretar fechamento precoce deste e incorrer em hipertensão pulmonar fetal. Em estudos com a indometacina, isso foi notado por volta da 27ª-32ª semanas de gestação (Jansen e Genta, 2000).

Os principais estudos do impacto fetal e materno dos AINE foram feitos com aspirina e agentes inibidores de COX-1 e COX-2, como indometacina, ibuprofeno, naproxeno e cetoprofeno (Jansen e Genta, 2000; Ostensen e Ostensen, 1996). Como são drogas de uso diário na prática clínica, fazemos análise mais pormenorizada de seus efeitos:

Aspirina

a) **Fertilidade e concepção** – a aspirina atravessa a barreira placentária e causa anormalidades em fetos de animais. Entretanto, nenhum estudo prospectivo em humanos mostrou maior incidência de anomalias congênitas (Slone e cols., 1976; Jick e cols., 1981).

b) **Gravidez**

Efeitos maternos – altas doses de aspirina ($\geq$ 3g/dia) inibem as contrações uterinas, prolongam a gestação e inibem o trabalho de parto. Gestantes utilizando aspirina cronicamente apresentaram maior freqüência de anemia, complicações no parto e maior incidência de hemorragia pré e pós-parto (Turner e Collins, 1975; Stuart e cols., 1982). A utilização de baixa dose de aspirina, como agente antiagregante, aparenta ser segura durante a gestação. Essa dose tem sido usada no tratamento de LES, síndrome antifosfolipídeo e perdas fetais recorrentes.

Efeitos fetais – a possibilidade de fechamento prematuro do ducto arterioso é preocupação e casos já foram descritos em natimortos cujas mães usavam doses elevadas de aspirina de forma crônica ou intermitente (Shapiro e cols., 1976; Arcilla e cols., 1969). O uso de doses plenas de aspirina próximo ao parto pode levar a sangramento intracraniano fetal, em especial nos prematuros e recém-nascidos de baixo peso (Rumack e cols., 1981). Casos de oligoidrâmnio e insuficiência renal neonatal transitória também foram descritos (Cantor e cols., 1980).

c) **Lactação** – após uma dose de aspirina, de 0,1 até 21% pode passar para o feto no período de 24 horas (Berlin e Yaffe, 1980). O pico da droga no leite materno é de 2 horas após o pico sérico. Em uso crônico, a probabilidade de o recém-nascido receber doses mais elevadas de aspirina é grande, podendo acarretar acidose metabólica, sangramento, alteração da circulação pulmonar e síndrome de Reye. A Academia Americana de Pediatria recomenda que a aspirina seja usada com parcimônia durante o período de aleitamento materno e que doses elevadas devem ser evitadas.

AINE não-seletivos (não-inibidores específicos de COX-2)

a) **Fertilidade e concepção** – a maioria dos novos agentes não foram investigados em gestantes. De maneira geral, essas drogas não são sabidamente teratogênicas e sua suspensão profilática não é necessária (Ostensen, 1996). No entanto, mulheres com intenção de engravidar não devem utilizar a medicação, pois estudos em animais mostram interferência com a implantação do blastocisto (Dawood, 1993).

b) **Gravidez**
Efeitos maternos – como a aspirina, esses agentes podem aumentar o tempo de gestação e prolongar o trabalho de parto. Há risco de maior sangramento periparto e anemia. Todas essas complicações são mais raras se o AINE for suspenso seis semanas antes do parto (Ostensen e Ostensen, 1996).
Efeitos fetais – aumento do risco de sangramento cutâneo e intracraniano, fechamento prematuro do ducto arterioso, hipertensão pulmonar, disfunção renal, redução do débito urinário e do líquido amniótico já foram descritos. Acredita-se que a suspensão da droga seis a oito semanas antes do término da gestação diminua o risco dessas complicações. Entretanto, o tempo de uso e a dose também estão vinculados com a incidência dessas complicações (Ostensen, 1996; Ostensen e Ostensen, 1996; Nelson e Ostensen, 1997; Hertz-Picciotto e cols., 1990; Roubenoff e cols., 1988).

c) **Lactação** – a maioria dos AINE não atinge grandes concentrações no leite materno, entretanto devem ser usados com parcimônia. Os AINE com ciclo êntero-hepático devem ser evitados. Nenhum antiinflamatório deve ser usado em mães de recém-nascido ictérico, pois a maioria dos AINE desloca a bilirrubina e provoca o kernicterus. Ibuprofeno, indometacina e naproxeno são considerados compatíveis com a amamentação pela Academia Americana de Pediatria.

AINE seletivos (inibidores específicos de COX-2)

Os estudos de AINE seletivos (inibidores específicos da COX-2) na gravidez são escassos. Alguns estudos animais mostram que essa classe de droga não parece ter efeito teratogênico. Em virtude da sua ação seletiva sobre a COX-2, esses agentes teoricamente não levam a aumento do risco de sangramento fetal ou materno periparto. Entretanto, existem os riscos de oligoidrâmnio e de fechamento precoce do ducto arterioso, como no caso dos AINE não-seletivos.

De maneira geral, quando usados em gestantes, quaisquer AINE devem ser administrados nas menores doses possíveis, intermitentemente, e seu uso deve ser descontinuado seis a oito semanas antes do parto.

GLICOCORTICÓIDES

São as drogas mais usadas para tratar as doenças inflamatórias crônicas do tecido conjuntivo fora ou durante a gestação. Os agentes preferidos são a prednisona, a prednisolona e a metilprednisolona, que não são fluorados e, portanto, são mais metabolizados pela 11-hidroxigenase placentária, acarretando menor disponibilidade fetal.

O uso de glicocorticóides (CE) não parece alterar a fertilidade e não há evidências de que a prednisona ou a metilprednisolona sejam teratogênicas em humanos. No entanto, seu uso por semanas ou meses incorre em efeitos colaterais maternos importantes, em especial quando administrados em doses maiores que as equivalentes a 15-20mg de prednisona por dia. Essas complicações são semelhantes às apresentadas por qualquer paciente tratado com CE: imunossupressão, necrose avascular, osteoporose, hipertensão arterial, hiperglicemia, catarata, supressão adrenal, alterações de humor ou de comportamento, psicose, depressão, lesões cutâneas (fragilidade capilar e estrias), dentre outras. Complicações gestacionais também podem ocorrer, como rotura prematura de membranas e exacerbação de *diabetes mellitus* e da hipertensão arterial gestacionais. Até mesmo doses baixas de prednisona (5-10mg/dia) por tempo prolongado já foram correlacionadas a aumento da freqüência de diabetes e hipertensão gestacionais, ou ainda rotura prematura de membranas.

Relatos dos efeitos de altas doses de CE durante a gestação foram feitos por Ostensen (1994 e 2000), Jansen e Genta (2000), Esplin e Branch (1997), Bemas e Hill (1995) e Rayburn (1992). Nesses pacientes, não houve teratogênese ou labioleporino, ao contrário do que fora observado em estudos experimentais (com animais). Entretanto, um estudo mostrou restrição de crescimento intra-uterino (Pirson e cols., 1985). Os riscos de insuficiência adrenal e de infecções constatados em alguns relatos de caso suscitam o monitoramento desses parâmetros em fetos expostos cronicamente a doses altas de CE (Cederqvist e cols., 1977; Jansen e Genta, 2000; Bemas e Hill, 1995; Rayburn, 1992).

Os CE são detectáveis no leite materno. Suas concentrações são mais elevadas nas 4 horas após a ingestão da medicação. A penetração, entretanto, é pequena e não há contra-indicação relevante para a amamentação.

Assim, algumas recomendações gerais durante o uso de CE na gestação devem sempre ser lembradas:

1. uso de cálcio e vitamina D como medicação adjuvante;
2. usar a menor dose necessária pelo menor tempo possível;
3. em pacientes usuários crônicos de CE, há que se manter durante todo o período periparto uma infusão de hidrocortisona (100mg de 8/8horas) para se evitar reação de estresse cortisônico.

DROGAS REUMÁTICAS MODIFICADORAS DE DOENÇA

Essas são agentes que induzem remissão em pacientes com artrite reumatóide (AR). Recentemente, além da cloroquina e do metotrexato, novas drogas reumáticas modificadas de doença foram liberadas para o tratamento da AR – a leflunomida e os agentes biológicos como o infliximab, o etanercept e o adalimumab. Algumas dessas drogas, potencialmente, podem ter também utilidade no tratamento de outras patologias reumáticas como as espondiloartropatias soronegativas, o lúpus eritematoso sistêmico, a artrite psoriásica, a retocolite ulcerativa, a doença de Crohn, a esclerose sistêmica e as miopatias inflamatórias.

Sulfassalazina

É droga eficaz no controle da AR e não há relatos de impedimento de fertilidade feminina com seu uso. Em homens há comprovação de oligospermia, hipomotilidade dos espermatozóides e aumento do número espermatozóides anormais, podendo gerar infertilidade temporária (O'Morain e cols., 1984; Troovey e cols., 1981).

Tanto a sulfassalazina quanto a sulfapiridina atravessam a barreira placentária e estão presentes no feto em concentração igual à materna. Estudos baseados em grande número de pacientes com doença inflamatória intestinal mostraram que não há efeito da droga sobre a gestação ou sobre o feto, sendo seu uso seguro durante a gestação (Zeldis, 1989). A sulfapiridina está presente no leite materno na concentração de 40-50% da concentração sérica materna. Em geral, não há efeitos no recém-nascido, exceto quando a dose é muito elevada, podendo gerar diarréia sanguinolenta no recém-nascido (Jarnerot e cols., 1981; Azad Khan e Truelove, 1979; Berlin e Yaffe, 1980; Branski e cols., 1986).

Antimaláricos

A hidroxicloroquina e o difosfato de cloroquina são freqüentemente usados para tratar LES e para induzir remissão em pacientes com AR. Esta droga não altera a fertilidade da mulher, no entanto pode ultrapassar a barreira placentária. Em fetos de ratos a cloroquina foi encontrada no trato uveal e orelhas, levando à toxicidade nesses órgãos. Estudos humanos retrospectivos não evidenciaram toxicidade fetal, mas há alguns relatos de anormalidades em recém-nascidos de mães que utilizavam altas doses de clorquina (Parke, 1988; Buchanan e cols., 1992; Hart e Naunton, 1984; Paufique e Magnard, 1969).

A suspensão da droga na gestação, porém, não é aconselhada, pois ela apresenta impregnação nos tecidos e sua eliminação lenta manteria o feto sob exposição. Ademais, a interrupção pode levar à agudização das doenças de base, o que provoca maior prejuízo para o feto, em especial nas pacientes lúpicas. Pacientes com AR em geral apresentam melhora espontânea durante a gestação e neste caso a droga poderia ser retirada sem maiores prejuízos.

A cloroquina está presente no leite materno e teoricamente pode-se acumular na retina do recém-nascido. Assim, seu uso durante a amamentação deve ser cauteloso.

Leflunomida

É droga eficaz na indução da remissão da AR, bem como em atrasar a progressão da doença. Trata-se de agente que bloqueia a síntese de pirimidina através de sua ligação com a enzima deidrorotato desidrogenase. Há poucos estudos e relatos de gestações em pacientes com o uso da leflunomida. Dados animais sugerem maior risco de óbito fetal e teratogenicidade (Jansen e Genta, 2000). Portanto, a FDA classifica a droga como classe X (não deve ser usada em hipótese alguma). Assim, a paciente não pode estar grávida ao iniciar a terapia e deve utilizar anticoncepção durante todo o tratamento (Brent, 2001).

Como não se trata de droga mutagênica ou citotóxica, homens em uso da medicação não parecem correr risco de gerar uma criança com defeitos congênitos ou doenças genéticas (Brent, 2001). No entanto, quando a mulher em uso de leflunomida decide engravidar, um esquema de "descontaminação" deve ser realizado. Para tanto, usa-se colestiramina 8g, três vezes ao dia, durante 10 dias. Após, faz-se a dosagem sérica da droga e, caso ainda haja níveis séricos detectáveis, o esquema deve ser repetido. A descontaminação visa abreviar o tempo natural de eliminação dos metabólitos da leflunomida, que pode durar até dois anos (Brent, 2001).

Agentes biológicos

Assim como o metotrexato e a leflunomida, os agentes biológicos – inibidores do fator de necrose tumoral-α (TNF-α) ou bloqueadores de CD20 – mostraram-se eficazes em induzir a remissão na AR e em outras conjuntivopatias, impedindo a progressão da doença. Trata-se de droga administrada de forma subcutânea ou intravenosa em doses periódicas (dependendo de cada tipo – etanercept, infliximab, adalimumab) que agem bloqueando a ação da molécula do TNF-α. Suas implicações na gestação e no feto são desconhecidas. Estudos em animais, com doses bastante superiores às usadas em seres humanos, não evidenciaram efeitos deletérios nos fetos. Entretanto, várias citocinas são necessárias para a fisiologia da gestação e ainda não é conhecido qual o impacto causado pelo bloqueio da ação do TNF-α. Por isso e pelo risco de infecções graves e sepse existentes com o uso desses agentes, não há autorização ou consenso que permita sua utilização durante a gravidez (O'Dell, 2001; Baghai e cols., 2001).

Ouro

O uso do ouro por via intramuscular é comprovadamente eficaz no controle da AR. Há poucos relatos analisando fertilidade e malformações fetais com o ouro. A medicação atravessa a placenta, mas os poucos estudos existentes não mostraram teratogenicidade. Em geral, acredita-se não haver necessidade de suspender a droga em pacientes que engravidam (Ostensen, 1994; Janssen e Genta, 2000). No entanto, alguns autores recomendam fazer a aplicação por via intramuscular no primeiro dia da menstruação, pois, se for constatada a gravidez, há possibilidade de interromper o uso da medicação.

Os sais de ouro são excretados no leite materno. Há pequeno e questionável número de relatos de "rash", nefrite, hepatite e alterações hematológicas associadas com a exposição neonatal a essa droga. Desse modo, o aleitamento deve ser monitorizado cuidadosamente e até evitado nessas pacientes (Ostensen e cols., 1986).

Entretanto, com o advento do metotrexato, da leflunomida e dos agentes biológicos no tratamento da AR, atualmente não mais se usa sais de ouro.

Penicilamina

Essa droga é cada vez menos usada para o tratamento da AR em virtude de seus efeitos colaterais. Está plenamente indicada, entretanto, na doença de Wilson. Sua aplicação na esclerodermia regional (morféia) e esclerose sistêmica é inquestionável, principalmente no que tange à melhora cutânea, tornando-se prescrição formal nessa enfermidade. A penicilamina atravessa a barreira placentária e, em estudos animais, a droga se mostrou teratogênica. Em fetos humanos, alterações do tecido conjuntivo, como *cutis laxa*, hérnias, luxação de quadril e atraso de crescimento, foram raramente observadas (Miehle, 1998). Devido a essas alterações, recomenda-se suspender o uso da droga durante a gestação e durante o aleitamento materno é contra-indicada.

Drogas imunossupressoras

Essas drogas, também conhecidas como agentes citotóxicos, freqüentemente são utilizadas para o tratamento de neoplasias. Em reumatologia, encontram suas indicações em pacientes com LES grave ou nas vasculites. Ocasionalmente, são utilizadas para tratar situações de gravidade da artrite reumatóide, como a vasculite e a neuropatia.

Metotrexato – a maioria das informações sobre metotrexato e história obstétrica é proveniente de estudos com pacientes que recebiam doses elevadas do fármaco, freqüentemente aplicadas para o tratamento de neoplasias. Nessas doses estão relatados: esterilidade reversível em homens, aborto e teratogenia. Estudos mostraram defeitos craniofaciais e apendiculares, bem como anencefalia, hidrocefalia e meningomielopatia (Ostensen, 1994; Jansen e Genta, 2000; Bemas e Hill, 1995; Rayburn, 1992; Esplin e Branch, 1997). Ademais, há um relato de pneumonia descamativa no recém-nascido (Briggs e cols., 1998) e dois outros de mielossupressão, quando o metotrexato em doses elevadas foi associado a outros quimioterápicos (Pizzuto e cols., 1980; Okun e cols. 1979).

Apesar de a dose utilizada nos pacientes com AR ser bem menor (7,5-25mg/semana), deve-se sempre utilizar anticoncepção concomitante. Aconselha-se que a paciente que pretenda engravidar suspenda o uso da droga três meses antes da concepção e que utilize suplementação com ácido fólico. Como o metotrexato está presente no leite materno, a amamentação não é recomendada por potenciais problemas no recém-nascido como imunossupressão, neutropenia, alterações de crescimento e carcinogênese.

Ciclofosfamida – uma das maiores preocupações com o uso prolongado da ciclofosfamida é que as pacientes geralmente evoluem para amenorréia. A incidência varia conforme a forma de administração da droga, atingindo 45% das pacientes que utilizam a medicação por via intravenosa e 70% nas que ingerem a ciclofosfamida diariamente. Em geral, o risco da evolução para amenorréia e falência ovariana precoce aumenta quanto maior a idade da paciente, maior a dose da droga e maior a duração do tratamento. Mulheres com idade superior a 31 anos apresentam risco bastante aumentado para essa complicação.

A ciclofosfamida também apresenta alta teratogenicidade, em especial quando usada no primeiro trimestre da gestação (Ostensen, 1996; Jansen e Genta, 2000; Esplin e Branch, 1997). Em geral as malformações fetais são esqueléticas, palatinas, apendiculares e oculares. Restrição do crescimento fetal (provavelmente de etiologia multifatorial), supressão de medula óssea, infecção e hemorragia também já foram relatadas (Nicholson, 1968). Ademais, a droga aparece em quantidade significativa no leite, podendo gerar complicações no recém-nascido (Wiernik e Duncan, 1971). Desse modo, a ciclofosfamida está contra-indicada durante a gestação e o aleitamento materno, e toda paciente fértil deve receber anticoncepcional durante o uso dessa medicação.

Azatioprina – esta droga imunossupressora é um análogo da purina que interfere com a síntese de ácidos nucléicos. A azatioprina atravessa a barreira placentária, mas está presente em pequena quantidade no feto. Aparentemente, a droga é metabolizada na placenta, o que acarreta a baixa concentração fetal. Estudos, principalmente em mulheres transplantadas renais, não mostram evidências de prejuízo da fertilidade feminina, aumento do número de abortos, nem tampouco de teratogenicidade (Ostensen, 1996; Jansen e Genta, 2000; Esplin e Branch, 1997).

Por outro lado, alguns relatos vinculam a exposição prolongada à azatioprina com algumas complicações fetais como atraso de crescimento, hipoplasia adrenal, níveis rebaixados de imunoglobulinas, anormalidades cromossômicas e infecções por citomegalovírus e gram-negativos (Briggs e cols., 1998).

Em geral, a azatioprina é considerada segura para o uso durante a gestação nos casos que necessitam de imunossupressão mais intensa. Alguns especialistas recomendam, no entanto, a diminuição da dose da medicação após a 32ª semana de gestação para prevenir leucopenia grave e trombocitopenia neonatais (Jansen e Genta, 2000; Davison e cols., 1985). A droga também está presente em pequena quantidade no leite materno e a amamentação não é recomendada pelo risco de carcinogênese e imunossupressão do recém-nascido.

Clorambucil – é droga pouco utilizada em doenças reumáticas. Há evidências de que esta droga, assim como a ciclofosfamida, induz a infertilidade, e métodos de preservação do ovário como uso de agonista GnRH, anticoncepcionais orais e criopreservação devem ser oferecidos a paciente.

Trata-se de droga comprovadamente mutagênica e carcinogênica. Relatos de agenesia renal, malformação uterina, anomalias cardiovasculares existem e, portanto, a droga é contra-indicada na gestação (Sokol e Lessmann, 1960; Steege e Caldwell, 1980). No que se refere à lactação, não há dados disponíveis. Recomenda-se evitar o uso da droga durante o aleitamento materno.

Na atualidade, poucos são os trabalhos que avaliam de maneira objetiva e bem estruturada o impacto das drogas reumáticas na gestação. Assim, análise crítica deve ser feita em cada paciente, analisando custo e benefício do tratamento em cada circunstância. E essa análise, assim como o manejo das doenças reumáticas na gestação, deve sempre ser feita em conjunto, reumatologista e obstetra.

Ciclosporina – os dados referentes às implicações da ciclosporina na gravidez são quase que exclusivamente provenientes da análise de pacientes transplantados renais. Em metade das gestações ocorrem complicações maternas, como hipertensão, pielonefrite, distonia uterina, *diabetes mellitus*, convulsão, encefalopatia e aumento isolado de creatinina. A droga também foi relacionada com aumento de abortos, bem como com fetos e recém-nascidos pequenos para a idade gestacional. Maior número de icterícia, citopenias, coagulação intravascular disseminada leve, hipoglicemia, hemorragia intracraniana e dependência de oxigenioterapia foram relatados em recém-nascidos expostos à ciclosporina (Kitridou, 1988).

A droga é excretada no leite materno e, segundo a Academia Americana de Pediatria, está contra-indicada durante o aleitamento por causar imunossupressão, neutropenia, e por estar associada à indução de carcinogênese. Assim, toda paciente usando ciclosporina deve estar sob método anticoncepcional, e a decisão de suspender o tratamento quando a paciente engravida depende da análise de custo-benefício, visto que não há descrição de malformações fetais.

Referências Bibliográficas

- American College of Rheumatology Ad Hoc Committee on Clinical Guidelines. Guidelines for monitoring drug therapy in rheumatoid arthritis. *Arthritis Rheum.*, 39:723, 1996. • ABRAMWOSKY, C.R. & cols. – Decidual vasculopathy of the placenta in lupus erythematosus. *N. Engl. J. Med.*, 303:668, 1980. • ANSAR, S. & cols. – Sex hormones, immune responses, and autoimmune diseases: mechanisms of sex hormone action. *Am. J. Pathol.*, 121:531, 1985. • ARCILLA, R.A. & cols. – Congestive heart failure from suspected ductal closure in utero. *J. Pediatr.*, 75:74, 1969. • ASHERSON, R.A. & cols. – The "primary" antiphospholipid syndrome: major clinical and serological features. *Medicine (Baltimore)*, 68:366, 1989. • AZAD KHAN A.K. & TRUELOVE S.C. – Placental and mamary transfer of sulphasalazine [letter]. *BMJ*, 2:1553, 1979. • BAGHAI, M. & cols. – Fatal sepsis in a patient with rheumatoid arthritis treated with etanercept. *Mayo Clin. Proc.*, 76:653, 2001. • BALLOU, S.P. & cols. – Pregnancy and systemic sclerosis. *Arthritis Rheum.*, 27:295, 1984. • BAUER, K.A. & cols. – Polymiositis complicating pregnancy. *Arch. Intern. Med.*, 139:449, 1979. • BEMAS, B.L. & HILL, J.A. – Effects of imunosupressive drugs during pregnancy. *Arthritis Rheum.*, 38:1722, 1995. • BERLIN, C.M. Jr. & YAFFE, S.J. – Disposition of salicylasulfapyridine (Azulfidine) and metabolites in human breast milk. *Dev. Pharmacol. Ther.*, 1:31, 1980. • BERLIN, C.M. & YAFFE, S.J. – Excretion of saliculate in humam milk. *Clin. Pharmacol. Ther.*, 27: 245, 1980. • BLACK, C.M. & STEVENS, W.M. – Scleroderma. *Rheum. Dis. Clin. North Am.*, 15:193, 1989. • BOEY, M.L. & cols. – Thrombosis in systemic lupus erythematosus: striking association with the presence of circulating lupus anticoagulant. *Br. Med. J.*, 287:1021, 1983. • BOWIE, E.J. & THOMPSON, J.H. – Thrombosis in systemic lupus erythematosus despite circulating anticoagulants. *J. Clin. Lab. Med.*, 62:416, 1963. • BRABIN, B.J. – Epidemiology of infection in pregnancy. *Rev. Infect. Disc.*, 7:579, 1985. • BRANCH, D.W. & cols. –Obstetric complications associated with the lupus anticoagulant. *N. Engl. J. Med.*, 313:1322, 1985. • BRANSKI, D. & cols. – Bloody diarrhea: a possible complication of sulphasalazine transferred through human breast milk. *J. Pediatr. Gastroenterol. Nutr.*, 5:316, 1986. • BRENT, R.L. – Teratogen update: reproductive risks of Leflunomide (ARAVA™); a pyridime synthesis inhibitor: counseling women taking leflunomide before or during pregnancy and men taking leflunomide who are contemplating fathering a child. *Teratology*, 63:106, 2001. • BRIGGS, G.G. & cols. – Drugs in pregnancy and lactation. 5th ed. Baltimore, Williams & Wilkins, 1998. • BULMASH, J.M. – Rheumatoid arthritis and pregnancy. *Obstet. Gynecol. Annu.*, 8:223, 1979 • BUCHANAN, N.W.M. & cols. – A study of 100 high risk lupus pregnancies. *Am. J. Reprod. Immunol.*, 28:192, 1992. • BUNCH, T.W. – Polymiositis: a case history approach to the differential diagnosis and treatment. *Mayo Clin. Proc.*, 65:1480, 1990. • BURROW, G.N. & FERRIS, T. F. – Medical complications during pregnancy. Philadelphia, Saunders, 1988, p. 603. • BUYON, J. & SZER, I. – Passively acquired autoimmunity and the maternal dyad in systemic lupus erythematosus. *Springer Semin. Immunopathol.*, 9:283, 1986. • CANTOR, B. & cols. – Oligohydramnios and transient neonatal anuria: a possible association with the maternal use of prostraglandin synthetase inhibitors. *J. Reprod. Med.*, 24:220, 1980. • CECERE, F.A. & PERSELLIN, R.H. – The interaction of pregnancy and the rheumatic diseases. *Clin. Rheum. Dis.*, 7:747, 1981. • CEDERQVIST, L. & cols. – Fetal immunoglobulin synthesis following maternal immunosupression. *Am. J. Obstet. Gynecol.*, 129:687, 1977. • COHEN, D.L. & cols. – Infants of mothers receiving gold therapy. *Arthritis Rheum.*, 16:777, 1973. • COTE, C.J. & cols. – Effects on the neonate of prednisone and azathioprine administered to the mother during pregnancy. *J. Pediatr.*, 85: 324, 1974. • DAVISON, J.M. & cols. – Maternal azathioprine theraphy and depressed haemopoiesis in the babies of renal allograft patients. *Br. J. Obstet. Gynaecol.*, 92: 233, 1985. • DAWOOD, M.Y. – Nonsteroidal antiinflammatory drugs and reproduction. *Am. J. Obstet. Gynecol.*, 169:1255, 1993. • DITZIAN–KADANOFF, R. & cols. – Polymyositis with myoglobinuria in pregnancy a report and review of the literature. *J. Rheumatol.*, 15:513, 1988. • DOBBING, J. – Pregnancy and leukemia [letter]. *Lancet*, 1:1155, 1977. • DOMBROSKI, R.A. – Autoimmune disease in pregnancy. *Med. Clin. North Am.*, 73:605, 1989. • DRUZIN, M.L. & cols. – Secondtrimester fetal monitoring and preterm delivery in pregnancies with systemic lupus erythematosus and or circulation anticoagulant. *Am. J. Obstet. Gynecol.*, 157:1503, 1987. • ENDRES, W. – D-penicillamine in pregnancy to ban or not to ban? *Klin. Wochenschr.*, 59:535, 1981. • ENGEL, A. – Rheumatoid arthritis in US adults 1960-1962. In: Bennet, P.H. & Wood, P.H.N. *Population Studies in the Rheumatic Diseases.* Amsterdan, Excepta Medica Foundation, 1968, p. 83. • ENGLAND, M.J. & cols. – Dermatomyositis in pregnancy a case report. *J. Reprod. Med.*, 31:633, 1986. • ESPLIN, M.S. & BRANCH, W.D. – Immunosupressive drugs and pregnancy. *Obstet. Gynecol. Clin. N. Am.*, 24:601, 1997. • FDA – Laberling for oral and rectal over the counter aspirin and aspirin-contaningin drug products: final rule. *Federal Register*, 55:27776, 1990. • FEIGENBAAUM, S.L. & cols. – Lymmpholvict adenohypophysitis: a pituitary mass lesion occurring in pregnancy. *Am. J. Obstet. Gynecol.*, 164:1549, 1991. • FELBO, M. & SNORRASON, E. – Pregnancy and the place of therapeutic abortion in rheumatoid arthiritis. *Acta Obstet. Gynecol. Scand.*, 40:116, 1961. • FINE, L.G. & cols. – Systemic lupus erythematosus in pregnancy. UCLA Conference. *Ann. Intern. Med.*, 94:667, 1981. • FRAGA, A. & cols. – Sterility and fertilityrates, fetal wastage and maternal morbidity in systemic lupus eritematosus. *J. Rheumatol.*, 1:293, 1974. • GABBE, S.G. – Drug therapy in autoimmune diseases. *Clin. Obstet. Gynecol.*, 26:635, 1983. • GAO, X. & cols. – HLA-DR alleles with naturaly occurring amino acid substitutions and risk for development of rheumatoid arthritis. *Arthritis Rheum.*, 33:939, 1990. • GIORDANO, M. & cols. – Pregnancy and systemic sclerosis (letter). *Arthritis Rheum.*, 28:237, 1985. • GRIGOR, R.R. & cols. – Outcome of pregnancy in systemic lupus erythematosus. *Proc. R. Soc. Med.*, 70:99, 1977. • GUTIERREZ, G. & cols. – Polymyositis/dermatomyositis and pregnancy. *Arthritis Rheum.*, 27:291, 1984. • HALY, J. G. & cols. – Lupus pregnancy a prospective study of placental changes. *Arthritis Rheum.*, 31:358, 1988. • HARRIS, E.N. & cols. – Thrombosis, recurrent fetal loss, and thrombocytopenia: predictive value of the anticardiolipin antibody test. *Arch. Intern. Med.*, 146:2153, 1986. • HARRIS, E.N. & cols. – Evaluation of the anticardiolipin antibody test: report of na international workshop held 4 april 1986. *Clin. Exp. Immunol.*, 68:215, 1987. • HARRIS, E.N. & SPINNATO, J. – Should sera of healthy pregnant women be screened for anticardiolipin antibodies? *Arthritis Rheum.*, 33(Suppl.):S28, 1990. • HART, C.W. & NAUNTON, R.F. – The ototoxicity of chloroquine phosphate. *Arch. Otolaryngol.*, 80:407, 1984. • HEINONEN, O.P. & cols. – Birth defects and drugs in pregnancy. Publishing Sciences Group, Littleton, 1977, p. 516. • HERNANDEZ-AVILA, M. & cols. – Exogenous Sex hormones and the risk of rheumatoid arthritis. *Arthritis Rheum.*, 33:947, 1990. • HERTZ-PICCIOTTO, I. & cols. – The risks and benefits of taking aspirin during pregnancy. *Epidemiol. Rev.*, 12:108, 1990. • JANSEN, N.M. & GENTA, M. – The effects of imunosuppressive and anti-inflammatory medications on fertility, pregnancy, and lactation. *Arch. Intern. Med.*, 160:610, 2000. • JARNEROT, G. & cols. – Placental transfer of sulphasalazine and suphapyridine ans some of its metabolites. *Scan. J. Gastroenterol.*, 16: 693, 1981. • JICK, H. & cols. – First trimester drug use and congenital disorders. *JAMA*, 246:343, 1981. • KATZ, A.L. – Another case of polymiositis in pregnancy (letter). *Arch Intern. Med.*, 140:1123, 1980. • KAY, A. & BACH, F. – Subfertility before and the development of rheumatoid arthritis in women. *Ann. Rheum. Dis.*, 24:169, 1965. • KELLEY, W.N. & cols. – Textbook of rheumathology. Philadelphia, Saunders, 1989, p. 2144. • KHAMASHTA, M.A. & cols. – Immune mediasted mechanism for thrombosis:antiphospholipid antibody binding to platelet membranes. *Ann. Rheum. Dis.*, 47:849, 1988. • KITRIDOU, R.C. – Pregnancy mixed connective tissue disease poly/dermatomyositis and scleroderma. *Clin. Exp. Rheumatol.*, 6:173, 1988. • KLIPPLE, G.L. & CECERE, E.A. – Rheumatoid arthritis and pregnancy. *Rheum. Disc. Clin. N. Am.*, 15:213,1989. • KOSKELA, P. & cols. – Significance of false positive syphilis reactions and anticardiolipin antibodies in a nationwide series of pregnant women. *J. Rheumatol.*, 15:70,1988. • KRAUSE, P.J. & cols. – Host defense duning pregnancy: neutrophil chemotaxis and adherence. *Am. J. Obstet. Gynecol.*, 157:274, 1987. • LEE, P. – Anti-inflammatory therapy during pregnancy and lactation. *Clin. Invest. Med.*, 8:328, 1985. • LEVITZ, M. & cols. – The transfer and metabolism of corticosteroids in the perfuse human placenta. *Am. J. Obstet. Gynecol.*, 132:363, 1978. • LOCKSHIN, M.D. – Pregnancy does not cause systemic lupus reythematosus to worsen. *Arthritis Rheum.*, 32:667, 1989. • LOCKSHIN, M.D. & cols. – Lupus pregnancy case-control prospective study demonstration absence of lupuscerbation during pregnancy. *Am. J. Med.*, 77:893,1984. • LOCKSHING, M.D. & cols. – Antidody to cardiolipin as a predictor of fetal distress or death in pregnant patients with systemic lupus erythematosus. *N. Engl. J. Med.*, 313:152, 1985. • LOCKSHING, M.D. & cols. – Neonatal lupus risk to newborns of mothers with systemic lupus erythematosus. *Arthritis Rheum.*, 31:697, 1988. • LOCKSHING, M.D. & cols. – Prednisone does not prevent recurrent fetal death in women with antiiphospholipid antibody. *Am. J. Obstet. Gynecol.*, 160:439, 1989. • LOVE, P.E. & SANTORO, S.A. – Antiphospholipid antibodies: anticardiolipin and the lupus anticoagulant in systemic lupus erythematosus (SLE) and in non-SLE disordes. Prevalence and clinical significance. *Ann. Inter. Med.*, 112:682, 1990. • LUBRE, W.E. & cols. – Lupus anticoagulant in pregnancy. *Br. J. Obstet. Gynecol.*, 91:357, 1984. • MAKAR, A. & cols. – Maternal and fetal complications associating lupus anticoagulant and its management: three case reports. *Europ. J. Obstet. Gynecol. Reprod. Med.*, 36:185, 1990. • MASI, A.T. – Clinical epidemiologic perspective of systemic sclerosis (scleroderma). In: Jayson, M. I.V. & Black, C.M. *Systemic Scleroderma*. John Wiley and Sons Ltd., Sussex, 1988, p. 7. • MASI, A.T. & cols. – Low adrenal androgenic-anabolic steroids in women rheumatoid arthritis (RA): gas-liquid chromatographic studies of RA patients and matched normal control women indicating decreased. II-deoxi-17ketosteroid excretion. *Semin. Arthritis Rheum.*, 14:1, 1984. • MASI, A.T. & MEDSGER Jr., T.A. – A new look at the epidemiology of ankylosing spondylitis and related syndromes. *Clin. Orthop.*, 143:15, 1979. • MASI, A.T. & MEDSGER Jr., T.A. – Epidemiology of the rheumatic diseases: In: McCarry, D.J. Arthritis and Allied Conditions. Philadelphia, La & Febiger, 1989, p. 16. • MAYMON, R. & FEJGIN, M. – Scleroderma in pregnancy. *Obstet. Gynecol. Surv.*, 44:530, 1989. • McCARTHY, D.J. – *Arthritis and Allied Conditions a Textbook of Rheumatology*. Lea & Philadelphia, Febiger, 1989, p. 2045. • McHUGH, N. J. & cols. – Pregnancy outcome and autoantibodies in connective tissue disease. *J. Rheumatol.*, 16:42, 1989. • MIEHLE, W. – Current aspects of D-penicilamine and pegnancy. *Z. Rheumatol.*, 47(Suppl. 1):20, 1988. • MILUSKY, A. & cols. – Methotrexate–induced congenital malformations. *J. Pediatr.*, 72:790, 1968. • MINTZ, G. – Dermatomyositis. *Rheum. Dis. Clin. North Am.*, 15:375, 1989. • MINTZ, G. & cols. – Prospective study of pregnancy in systemic lupus erythematosus: results of a multidisciplinary approach. *J. Rheumatol.*, 13:732, 1986. • MINTZ, G. & RODRIGUES-ALVAREZ, E. – Systemic lupus erythematosus. *Rheum. Dic. Clin. North Am.*, 15:255, 1989. • MJOLNEROD, O.K. & cols. – Congenital connective-tissue defect probably due to D-penicillamine treatment in pregnancy. *Lancet*, 1:673, 1971. • MUSEY, V.C. & cols. – Long term effects of a first pregnancy on the hormonal environment: estrogens and androgens. *J. Clin. Endocrinol. Metab.*, 64:111, 1987. • NELSON, J. L. & cols. – Maternal fetal disparity for HLA–DQ antigens is associated with the pregnancy induced remission of rheumatoid arthritis. *Arthritis Rheum.*, 33:510, 1990. • NELSON, N.M. – Current Therapy in Neonatal-Perinatal Medicine. Toronto, B.C. Decker, Inc., 1990, p. 506. • NELSON, J.L. & OSTENSEN, M. – Pregnancy and rheumatoid arthritis. *Rheum. Dis. Clin. North Am.*, 23:195, 1997. • NICHOLSON, H.O. – Cytotoxic drugs in pregnancy: review of reported cases. *J. Obstet. Gynaecol. Br. Commonw.*, 75: 307, 1968. • NILSSON, I.M. & cols. – Intrauterine death and circulating anticoagulant ("antithromboplastin"). *Acta Med. Scand.*, 197:153, 1975. • NOLTEN, W.E. & RUECKERT, P.A. – Elevated free cortisol indez in pregnancy possible regulatory mechanisms. *Am. Obstet. Gynecol.*, 139:492, 1981. • O'DELL, J.R. – TNF-α inhibition: the need for a tumor necrosis thermostat. *Mayo Clin. Proc.*, 76:573, 2001. • OKA, M. – Effect of pregnancy on the onset and course of rheumatoid arthritis. *Ann. Rheum. Dis.*, 12:227, 1953. • OKUN, D.B. & cols. – Acute leukemia in pregnancy: transient neonatal myelosupression after combination therapy in the mother. *Med.. Pediatr. Oncol.*, 7:315, 1979. • O'MORAIN, C. & cols. – Reversible male infertility due to sulphasalazine: studies in man and rat. *Gut*, 25: 1078, 1984. • OSTENSEN, M. & cols. – Effect of pregnancy and hormonal changes on the activity of rheumatoid arthritis. *Scand. J. Rheumatol.*, 12:69, 1983. • OSTENSEN, M. & cols. – Comparison between serum alpha 2 pregnancy-associated globulin and activity of rheumatoid arthritis and ankylosing spondylitis during pregnancy. *Scand. J. Rheumatol.*, 12:315, 1983. • OSTENSEN, M. & cols. – The effect on pregnancy of functions of inflammatory cells in healthy women and in patients with rheumatic diseases. *Acta Obstet. Gynecol. Scand.*, 66:247, 1987. • OSTENSEN, M. & HUSBY, G. – A prospective clinical study of the effect of pregnancy on rheumatoid arthritis and ankylosing spondylitis. *Arthritis Rheum.*, 26:1155, 1983. • OSTENSEN, M. & HUSBY, G. – Pregnancy and rheumatoid disease: a review of recent studies in rheumatoid arthritis and ankylosing spondylitis. *Klin. Wochenschr.*, 62:891, 1984. • OSTENSEN, M. & HUSBY, G. – Antirheumatic drug treatment during pregnancy and lactation. *Scand J. Rheum.*, 14:1, 1985. • OSTENSEN, M. & cols. – Excretion of gold into human breast milk. *Eur. J. Clin. Pharmacol.*, 31:251, 1986. • OSTENSEN, M. – Optimisation of antirheumatic drug treatment in pregnancy. *Clin. Pharmacokin.*, 27:486, 1994. • OSTENSEN M. & OSTENSEN, H. – Safety if nonsteroidal antiinflammatory drugs in pregnant patients with rheumatic diseases. *J. Rheumatol.*, 23:1045, 1996. • OSTENSEN, M. – Safety on nonsteroidal antiinflammatory drugs during pregnancy and lactation. *Immunopharmacology*, 4:31, 1996. • OSTENSEN, M. – Z Rhematol, 59 (Suppl 2):H70–H74,2000. • PARKE, A. – Antimalarial drugs and pregnancy. *Am. J. Med.*, 85 (Suppl. 4A):30, 1988. • PARKE, A.L. – Antiphospholipit antibody syndromes. *Rheum. Dis. Clin. North Am.*, 15:275, 1989. • PAUFIQUE, I.L. & MAGNARD, P. – Retinal degeneration in two children following preventive antimalarial treatment of mother during pregnancy. *Bull. Soc. Opthal. Fr.*, 69:466, 1969. • PINSKY, L. & De GEORGE, A.M. – Cleft palate in the mouse: a teratogenic index of glucocorticoid potency. *Science*, 147:402, 1965. • PIRSON, Y. & cols. – Retardation of fetal growth in patients recieving immunosupressive therapy [letter]. *N. Engl. J. Med.*, 313:328, 1985. • PIZZUTO, J. & cols. – Treatment of the acute leukemia during pregnancy: presentation of nine cases. *Cancer Treat. Rep.*, 64:679, 1980. • PLOTZ, P.H. & cols. – Current concepts in idiopathic inflammatory myopathies: polymyositis, dermatomyositis, and related disease. *Ann. Intern. Med.*, 111:143, 1989. • QAMAR, P. & cols. – Characteristics of right-titer IgC antiphospholipid antibody in systemic lupus erythematosus patients with and without fetal deach. *Arthritis Rheum.*, 33:501, 1990. • RAYBURN, W. F. – Glucocorticoid therapy for rheumatic diseases: maternal, fetal, and breast-feeding considerations. *Am. J. Reprod. Immunol.*, 28:138, 1992. • REECE, E.A. & cols. – Recurrent adverse pregnancy outcome and antiphospholipid antibody. *Am. J. Obstet. Gynecol.*, 163:162, 1990. • ROCKER I. & HEDERSON W.J. – Transfer of gold from mother to fetus. *Lancet*, 2:1246, 1976. • ROSENZWEIG, B.A. & cols. – Primary idiopathic polymyositis and dermatomyositis complicating pregnancy: diagnosis and management. *Obstet. Gynecol. Surv.*, 44:162, 1989. • ROSOVE, M.H. & cols. – Heparin therapy for pregnant women with lupus anticoagulant or anticardiolipin antibodies. *Obstet. Gynecol.*, 75:630, 1990. • ROUBENOFF, R. & cols. – Effects of anti–inflammatory and immunosupressive drugs on pregnancy and fertility. *Semin. Arthritis Rheum.*, 18:88, 1988. • RUMACK, C.M. & cols. – Neonatal intracranial hemorrhage and maternal use of aspirin. *Obstet. Gynecol.*, 58(Suppl.): 52S, 1981. • SAMMARITANO, L.R. & cols. – Antiphospholipid antibody syndrome: immunologic and clinical aspects. *Semin. Arthritis Rheum.*, 20:81, 1990. • SCOTT, J.R. & cols. – Intravenous immunoglobuli treatment of pregnant patients with recurrent pregnancy loss caused by antiphospholipid antibodies and Rh immunization. *Am. J. Obstet. Gynecol.*, 159:1055, 1988. • SHAPIRO S. & cols. – Perinatal mortality and birth weight in relation to aspirin taken during pregnancy. *Lancet*, 1:1375, 1976. • SIAMOPOULOU-MAVRIDOU, A. & cols. – Outcome of pregnancy in patients with autoimune rheumatic disease before the disease onset. *Ann. Rheum. Dis.*, 47:982, 1988. • SIBAI, B.M. & cols. – Low-dose aspirin in pregnancy. *Obstet. Gynecol.*, 74:551, 1989. • SILMAN, A.J. – Is pregnancy a risk factor in the causation of rheumatoid arthritis? *Ann. Rheum. Dis.*, 45:1031, 1986. • SILMAN A.J. & BLACK, C. – Increased incidence of spontaneous abortion and ferytility in women with scleroderma befor disease onset: a controlled study. *Ann. Rheum. Dis.*, 47:441, 1988. • SLONE, D. & cols. – Aspirin and congenital malformations. *Lancet*, 1:1373, 1976. • SOKOL, J.E. & LESSMANN, E.M. – Effects of cancer chemotherapeutic agents on the human fetus. *JAMA*, 172:1765, 1960. • SOLOMON, L. & cols. – Neonatal abnormalities associated with D-penicil during pregnancy (letter). *N. Engl. J. Med.*, 296:54, 1977. • SRIDAMA, V. & cols. – Decreased levels of helper T cells: a possible cause of immunodeficiency in pregnancy. *N. Engl. J. Med.*, 307:352, 1982. • STAFFORD-BRADY, F.J. & cols. – Successful pregnancy in systemic lupus erythematosus with and untreated lupus anticoagulant. *Arch. Intern. Med.*, 148:1647, 1988. • STEEGE, J.F. & CALDWELL, D.S. – Renal agenesis after first trimester exposure to chlorambucil. *South. Med. J.*, 73:1414, 1980. • STEEN, V.D. & cols. – Pregnancy in women with systemic sclerosis. *Arthritis Rheum.*, 32:151, 1989. • STUART, M.J. & cols. – Effects of acetylsalicylic acid ingestion on maternal and neonatal hemostasis. *N. Engl. J. Med.*, 307:909, 1982. • THORP, J.A. & cols. – Low-dose aspirin inhib thromboxane, but not prostacylin, production by human placental arteries. *Am. J. Obstet. Gynecol.*, 159:1381, 1988. • TINCANI A. & cols. – Antirheumatic drugs in pregnancy. *Lupus*, 11:683, 2002. • TROOVEY, S. & cols. – Sulphasalazine and male infertility: reversibility and possible mechanism. *Gut*, 22:445, 1981. • TSAI, A. & cols. – Dermatomyositis complicating pregnancy. *Obstet. Gynecol.*, 41:570, 1973. • TURNER, G. & COLLINS, E. – Fetal effects of regular salicylate ingestion in pregnancy. *Lancet*, 2:338, 1975. • ULLBERG, S. & cols. – Accumulation of chorio-retino-toxic drugs in the foetal eye. *Nature*, 227:1257, 1970. • UNGER, A. & cols. – Disease Activity and pregnancy associated alpha-2glycoprotein in rheumatoid arthritis during pregnancy. *Br. Med. J. (Clin. Res)*, 5:750, 1983. • WALLACE, D.J. & DUBOIS, E.L. – Lupus pregnancy, and neonatal lupus. In: Wallace, D.J. & Dubois, E.L. *Lupus Erythematosus*. Lea & Febiger, Philadelphia, 1987, p. 565. • WATSON, R.M. & cols. – Neonatal lupus erythematosus: a clinical, serological and immunogenetic study with review of the literature. *Medicine (Baltimore)*, 63:362, 1984. • WERLER, M.M. & cols. – The relation of aspirin use during the first trimester of pregnancy to congenital cardiac defects. *N. Engl. J. Med.*, 321:1639, 1989. • WHITE, C.A. – Collagen disease in pregnancy. In: Sciarra, J.J. *Gynecology & Obstetrics*. Hagerstown, Vol. 3., 1980. • WIERNIK, P.H. & DUNCAN, J.H. – Cyclophosphamide in human milk. *Lancet*, 1:912, 1971. • ZELDIS J.B. – Pregnancy and inflammatory bowel disease. *West. J. Med.*, 151:168, 1989. • ZURIER, R.B. – Systemic lupus erythematosus and pregnancy. In: Lahita, R.G. *Systemic Lupus Erythematosus*. New York, John Wiley & Sons, 1987, p. 541. • ZURIER, R.B. – Pregnancy in patients with rheumatic diseases. *Rheum. Dis. Clin. North Am.*, 15:193, 1989. • ZURIER, R.B. & cols. – Systemic lupus erythematosus management during pregnancy. *Obstet. Gynecol.*, 51:178, 1978.

68 Patologia Venosa: Varizes dos Membros Inferiores e Vulva

Ana Terezinha Guillaumon

INTRODUÇÃO

O estudo do aparecimento de varizes durante a gestação tem merecido muito mais atenção do obstetra que acompanha o desenvolvimento gestacional e as alterações anatômicas e hormonais da grávida do que propriamente dos angiologistas e cirurgiões vasculares. Considerando que o tamanho do feto e, conseqüentemente, do útero nos primeiros meses de gestação não é fator que dificulte o retorno venoso na pelve, podemos deduzir que a principal etiologia dessa patologia é hormonal. Por outro lado, o aumento da pressão intra-abdominal e a compressão do útero gravídico sobre os vasos ilíacos poderiam dificultar o fluxo venoso de retorno, favorecendo o aparecimento de varizes.

Varizes podem ser definidas como veia ou veias dilatadas, alongadas ou tortuosas, que podem levar a repercussões clínicas ou não, embora seus sintomas dependam do grau de comprometimento do sistema.

ANATOMIA

O retorno do sangue dos membros inferiores é realizado por dois sistemas venosos, um superficial e outro profundo, e há a aponeurose muscular entre eles; juntos formam uma unidade funcional de fluxo de retorno.

O sistema venoso superficial é formado pelas veias safena interna ou magna, safena externa ou parva e suas tributárias. As veias do sistema venoso superficial estão localizadas no tecido celular subcutâneo, na região pré-aponeurótica, que vão confluindo e formando os grandes troncos venosos superficiais, que são as veias safenas. A veia safena magna inicia-se no arco venoso do dorso do pé, passa pela região anterior do maléolo interno da tíbia e caminha pela face interna do membro até a fossa oval, onde vai desembocar na veia femoral comum, na região da prega inguinal. A veia safena parva inicia-se na região maleolar externa posterior, estendendo-se por toda a região posterior da perna até próximo ao cavo poplíteo, onde desemboca na veia poplítea.

Os troncos venosos possuem em toda a sua extensão numerosas válvulas bicúspides, orientadas no sentido ântero-posterior, que auxiliam na sustentação do fluxo unidirecional ao coração.

As veias perfurantes fazem a conexão dos sistemas venoso superficial e profundo, atravessando a aponeurose, de direção perpendicular à pele, tendo sentido de fluxo preferencial unidirecional do sistema superficial para o profundo.

As veias profundas acompanham as artérias de mesmo nome, são, portanto, subaponeuróticas e, quando na perna, são duplas. Assim, temos as veias tibiais posteriores, tibiais anteriores e fibulares; juntas vão formar a veia poplítea que, acima do canal dos adutores, vai se chamar veia femoral superficial. As veias profundas têm maior número de válvulas, principalmente as veias da perna, talvez porque a pressão hidrostática que suportam seja maior.

A veia femoral, ao transpor o ligamento inguinal, passa a se chamar veia ilíaca externa que, ao se juntar com a veia ilíaca interna ou hipogástrica, vai formar a veia ilíaca comum direita e esquerda que juntas formam a veia cava inferior. Esta realiza o retorno venoso até o coração direito (Figs. III-32 e III-33).

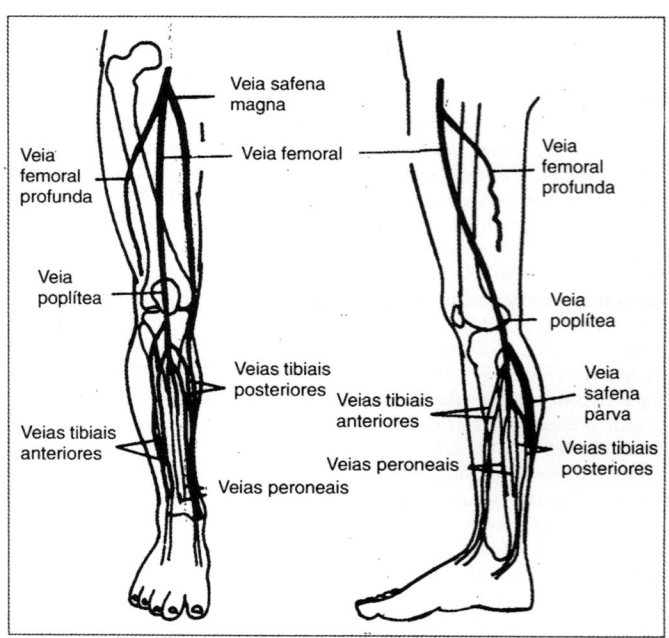

Figura III-32 – Retorno venoso dos membros inferiores.

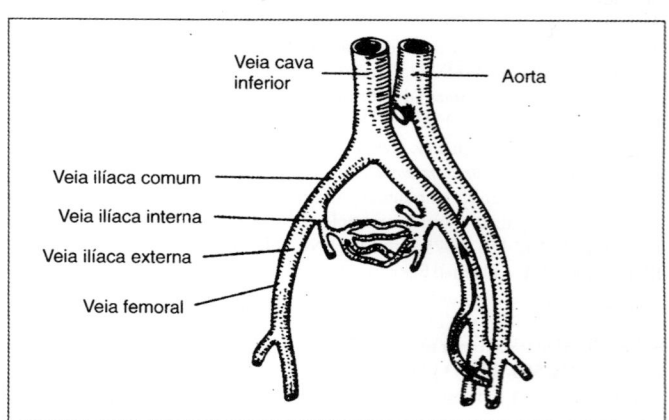

Figura III-33 – Retorno venoso da pelve.

As veias ilíacas estão situadas na pelve e vão sofrer diretamente com ocasional aumento de pressão intra-abdominal pélvica. As veias ilíacas internas ou hipogástricas são veias curtas formadas pelas osteoarticulares e viscerais. A rede venosa visceral, formada pelos plexos vesicais, hemorroidários, uterinos e veias que drenam o períneo, vai nos fornecer subsídios para a avaliação das alterações de fluxo durante o processo da gravidez. Assim, a própria pressão do útero gravídico vai determinar hipertensão nas veias hipogástricas e conseqüentemente, estase nas veias hemorroidárias médias e inferiores, que ocasionam uma dilatação nos plexos hemorroidários e, portanto, hemorróidas. Após o parto, estas freqüentemente regridem.

ETIOPATOGENIA E FISIOPATOLOGIA

O sistema venoso funciona em baixa pressão e isso contribui para que o sistema venoso seja muito complacente, oferecendo pouca resistência ao aumento de volume e de fluxo. Assim, as variações de pressão intra-abdominal e torácica influenciam de forma fundamental no diâmetro e no volume venoso.

As válvulas venosas têm papel decisivo no retorno venoso, quando avaliamos as condições de pressão e fluxo. A função valvar vai depender de dois fatores importantes: das válvulas *per se* e da estrutura da parede dos vasos.

As varizes dos membros inferiores têm sido demonstradas desde a antiguidade, com prevalência de acometimento em mulheres em percentuais variáveis. O aparecimento de varizes na gravidez seria conseqüência, primeiramente, das alterações hormonais detectadas nesse período pelo aumento da secreção de progesterona, que diminuiria o tono venoso e, posteriormente, por dois outros fatores: o aumento do útero conseqüente ao desenvolvimento do feto e o aumento da pressão intra-abdominal que seria transmitida às veias dos membros inferiores pelo peso do útero sobre as veias ilíacas, dificultando o retorno venoso. O fluxo venoso faz-se no sentido caudocranial e do sistema venoso superficial para o profundo. É sabido também que as pessoas normais apresentam maior pressão hidrostática no sistema de veias quando estão paradas do que quando estão andando, pois tanto a impulsão da marcha como os movimentos dos músculos durante esta, principalmente os soleares, auxiliam no retorno venoso. Considerando que essa afirmação ocorre em pessoas que não têm nenhum fator mecânico que dificulte o fluxo, podemos depreender que as grávidas têm fatores importantes de semi-oclusão mecânica, que facilitam o aparecimento de varizes em membros inferiores. Como 75% do sangue circulante está contido nas veias e, por conseguinte, pequenas variações de diâmetro venoso causam grandes variações no volume de sangue circulante. A elevação da pressão intravascular e a diminuição da pressão extravascular ocasionam variação de volume sangüíneo com conseqüente extravasamento líquido para o interstício, causando o edema. Assim, a constante sobrecarga da pressão de fluxo nas veias ilíacas, pelo aumento do útero e da pressão intra-abdominal e pélvica, leva a dilatação dessas veias, com alongamento e tortuosidade e, conseqüentemente, varizes. Devemos considerar também que fatores hormonais, com aumento da produção de progesterona, responsável pelo tono venoso; e as alterações da marcha, como o que ocorre na gravidez, contribuem para o aparecimento de varizes.

Staubesand (1943), procurando fatores genéticos na gênese das varizes, fez considerações bastante interessantes a respeito das alterações na parede vascular varicosa, qual seja, a transformação de miócitos contráteis das células musculares da parede vascular em miócitos modificados. Essas células apresentariam uma atividade de síntese e desintegração elevada, com formação de material fibroso que se altera, aparecendo lisossomos extracelulares, aumento de células matriciais que são corpúsculos heteromorfos limitados à membrana. Como não são controlados pelo sistema intracelular, dão lugar a uma displasia da média, que gera a descompensação da parede da veia. As varizes que aparecem na gravidez, tanto nos membros inferiores como as vulvares ou hemorróidas, não precisam necessariamente ter as alterações acima descritas, pois só a sobrecarga de peso do útero nas veias ilíacas como na rede visceral, *per se*, já facilita o seu aparecimento; considera-se ainda que os plexos venosos que formam a rede visceral se anastomosam entre si e podem, portanto, causar varizes vulvares ou descompensação hemorroidária durante a gravidez. Considerando ainda que o plexo hemorroidário superior, que faz a drenagem do sangue através da veia mesentérica inferior para a veia porta, não possui válvulas e sofre, portanto, maior peso da coluna líquida.

É importante salientar que fatores predisponentes (como hereditariedade), fatores desencadeantes (como idade, gravidez e profissões que exigem longo tempo de permanência em posição ortostática ereta) e as alterações ortopédicas e de marcha só vão agravar o quadro de aparecimento de varizes.

QUADRO CLÍNICO

A semiologia das varizes em si é bastante simples do ponto de vista de inspeção, pois a própria paciente já diagnostica. Porém, o mais importante é o diagnóstico anatômico dos sintomas e das complicações que podem advir, bem como jamais esquecer de que o exame clínico minucioso é de responsabilidade do profissional de saúde. Cada detalhe deve ser avaliado no sentido de obter dados precisos para se proceder ao tratamento e à orientação terapêutica, pois, em sua maioria, parte do tratamento é executada com a ajuda da paciente. A relação médico-paciente deve ser bastante explorada, para se criar cumplicidade e responsabilidade de ação.

As queixas referentes ao aparecimento de varizes apresentam uma gama de sintomas bastante variável e independem da proporção do comprometimento do sistema venoso. Assim, temos como queixas desde leve dor em queimação no período vespertino, nos trajetos venosos ou em todo o membro, após um dia de trabalho, como dores importantes, peso nas pernas, edema vespertino que regridem ou não com o repouso. Os sintomas que a paciente refere vão depender muito de seu estado emocional e psicológico, pois, se considerarmos apenas o aspecto anatômico, verificaremos que não existem terminações nervosas sensitivas nas paredes das veias e, portanto, as pacientes não devem sentir dor. O que pode ser considerado é que a queixa de dor é apenas uma forma de expressão da paciente, pois pode perfeitamente estar se referindo à sensação de peso provocada pelo edema.

Em relação aos sintomas clínicos no período gestacional, devemos nos embasar nos sintomas clínicos, conforme a classificação CEAP (Clinical Ethilogical Anatomic Phisiopathological-American Venous Forum) para indicar o tratamento com mais objetividade pois esta apresenta escore de gravidade da doença venosa (Quadro III-18).

Quadro III-18 – Classificação CEAP. (Cinical Ethiological Anatomic Phisiopathological-American Venous Fórum).

0 – Sem varizes
I – Varizes aparentes
II – Varizes calibrosas (0,4mm)
III – Edema (no exame físico)
IV – Dermatite ocre/fibrose
V – Úlcera fechada
VI – Úlcera aberta

As pacientes em período gestacional deverão ser tratadas imperativamente quando enquadradas na classificação CEAP de III a VI; nos outros estágios da doença venosa, o tratamento vai depender da importância dos sinais e sintomas clínicos, que em alguns casos independem da intensidade do comprometimento do sistema venoso.

As complicações que podem aparecer nas pacientes grávidas portadoras de varizes são em ordem de freqüência: tromboflebite superficial, caracterizada por processo inflamatório no trajeto venoso com calor, rubor, dor e endurecimento da veia; tromboflebite também pode aparecer em mamilo hemorroidário caracterizando trombose hemorroidária, que é bastante dolorosa e as vezes necessita de resolução médico-cirúrgica; tromboflite superficial de safena magna é menos freqüente, porém deve ser cuidadosamente analisada pela sua gravidade. Se o processo não estiver estável e for ascendente, devemos promover a ligadura cirurgia da croça, com o intuito de se debelar possível progressão do trombo para o sistema venoso profundo e risco de embolia pulmonar. Como sabemos ser a gravidez evento clínico que leva a hipercoagulabilidade em pequeno grau, com multiplicação de diversos fatores de coagulação, não é de estranhar a tromboflebite superficial, ou mesmo profunda, durante a gravidez. Podemos ainda ter como complicações as hemorragias espontâneas ou pós-traumatismo local. Às vezes, podem aparecer espontaneamente num botão varicoso cuja espessura da parede da veia é tão fina e tão aderente à epiderme que um aumento de pressão intravenosa pode causar rotura da parede da veia e da pele, ocasionando a perda sangüínea, com sangramento abundante e profuso que pode ser contornado com a elevação do membro e compressão do local. Às vezes, essa rotura leva ao aparecimento de úlcera local que é de difícil cicatrização durante o evoluir da gravidez pela presença da hipertensão venosa associada (Figs. III-34 e III-35).

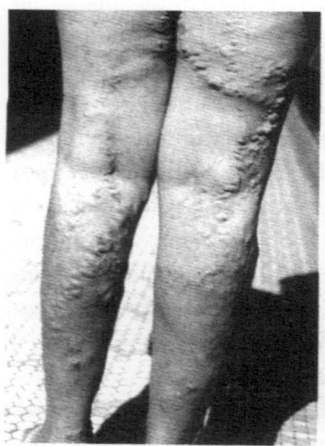
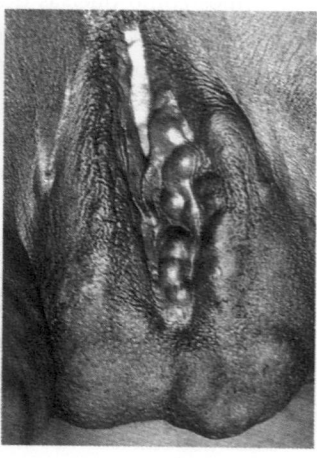

Figura III-34 – Varizes dos membros inferiores em gestante (Neme).

Figura III-35 – Varizes vulvares em gestante (Neme).

EXAME FÍSICO

O exame físico da paciente deve ser realizado sempre em posição ortostática, pois as condições de hipertensão venosa estarão mais acentuadas e facilitam a obtenção de dados necessários para uma melhor avaliação. Pela anamnese e exame clínico conseguimos estabelecer o diagnóstico e a melhor conduta a ser tomada.

À inspeção, verificamos a presença de veias dilatadas, de botões varicosos e alterações da consistência, coloração da pele e volume dos membros. As telengiectasias podem aparecer de forma abundante, principalmente nos pés e tornozelos, com freqüência regredindo após a gestação. Porém, com gestações múltiplas e subseqüentes, a regressão não é total. Devemos enxergar essas telengiectasias pelo aspecto de microfístulas arteriovenosas intradérmicas, possuindo vasos de parede espessada e com membrana elástica interna afinada, conforme estudo histológico da pele, e não como fenômeno exclusivamente venoso.

À palpação, podemos avaliar a consistência das veias, presença ou não de flebites, que se caracterizam por processo inflamatório (presença de calor, rubor e dor) em trajeto venoso, e a palpação de botões varicosos devido a perfurantes insuficientes. Pela percussão das safenas podemos avaliar se as válvulas estão insuficientes ou não, pela presença da progressão da onda de impulso transmitida pela coluna sangüínea, contra corrente do fluxo venoso. Completamos o exame clínico com as seguintes provas para testar a perviedade do sistema venoso:

Prova de Schwartz – consiste na percussão da veia dilatada com as polpas digitais em região superior ao ponto onde se quer verificar refluxos: caso haja, há repercussão da onda de fluxo sangüíneo abaixo do ponto de percussão, percebida pela outra mão, e indicaria a presença de válvulas insuficientes.

Prova de Perthes – tem por finalidade avaliar o sistema venoso profundo, sob o aspecto da perviedade, embora o faça indiretamente. Para sua realização, coloca-se um garrote na região imediatamente superior ao joelho, de forma a comprimir as veias superficiais. Enquanto a paciente deambula, observamos cuidadosamente o aspecto da rede venosa superficial. Se o sistema venoso profundo apresentar oclusão, verificamos que as veias se apresentarão mais ingurgitadas e mais tensas, e a paciente fará referência à dor. Se estiver pérvio, haverá diminuição do calibre e tensão das veias superficiais a montante ao local em que foi colocado o garrote.

Prova de Trendelenburg – o objetivo principal desta prova é a determinação dos pontos de refluxo no sistema venoso. Para a aplicação da prova, colocamos a paciente em decúbito dorsal horizontal e elevamos o membro com o intuito de esvaziar as veias superficiais. Isso feito, aplicamos um garrote. Ao colocarmos a paciente novamente em posição ortostática e não ocorrendo o enchimento das veias superficiais, que o sistema de perfurantes é competente, pois, com a oclusão mecânica proposital, houve desvio do fluxo venoso para o sistema venoso profundo, pelo sistema de perfurantes. Caso haja perfurante insuficiente, verificamos haver enchimento da varicosidade pela existência de refluxo venoso. Completamos o teste com a retirada do garrote e, se houver enchimento da veia no sentido descendente ou retrógrado, deduzimos que a veia safena magna apresenta a válvula da croça insuficiente. É importante salientar que as provas acima descritas por fazerem avaliação indireta dos referidos sistemas podem apresentar resultados duvidosos em sua interpretação.

A prova de Trendelenburg pode ser realizada com o auxílio complementar do aparelho de Doppler, que indica a presença ou não de fluxo, bem como a direção deste, com sensibilidade melhor. Após o exame clínico, podemos deduzir qual o território venoso mais comprometido e qual o fator causal das varizes, para melhor orientação do tratamento a ser proposto.

Como exames complementares não-invasivos de grande importância no auxílio diagnóstico, podemos usar os seguintes:

Doppler linear – este exame complementar é atualmente o mais simples no estudo das gestantes com varizes, pois quando a válvula está insuficiente, durante os movimentos respiratórios a coluna de sangue pode apresentar fluxo retrógrado ou refluxo que será captado pelo transdutor do aparelho Doppler. Quando não se consegue detectar fluxo na veia examinada, sugere diagnóstico de oclusão da luz por trombo.

Dúplex-scan ou eco-Doppler – atualmente este exame tem demonstrado ser bom subsidiário no estudo do sistema venoso, tanto profundo como superficial, apresentando considerável sensibilidade e especificidade na detecção de alterações desses sistemas. Permite o detalhamento dos aspectos anatômicos, como a presença de veias dilatadas, pela medida de seu diâmetro; local de desembocadura da veia safena magna, parva e colaterais, perfurantes e aspectos funcionais, como refluxo, turbilhonamento e insuficiência de válvulas (Figs. III-36 e III-37).

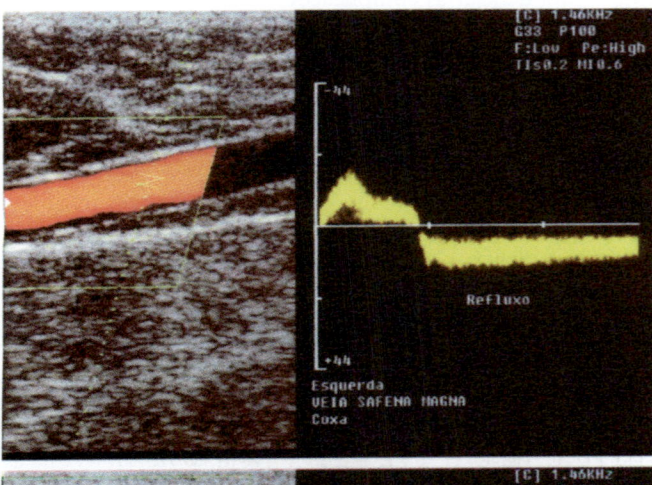

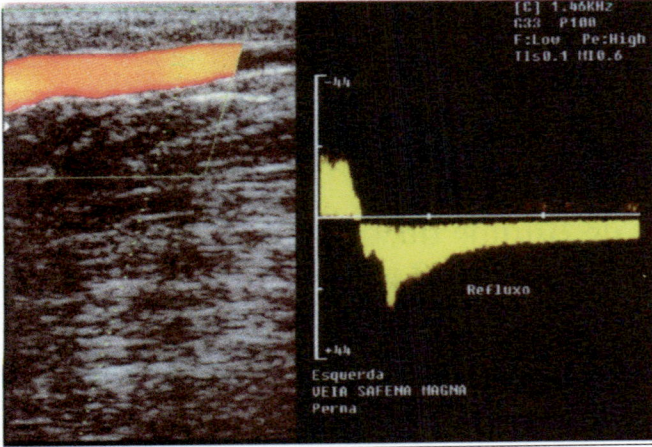

Figura III-36 – Ultra-sonografia com Doppler do sistema venoso do membro inferior, demonstrando insuficiência de veia safena magna desde croça.

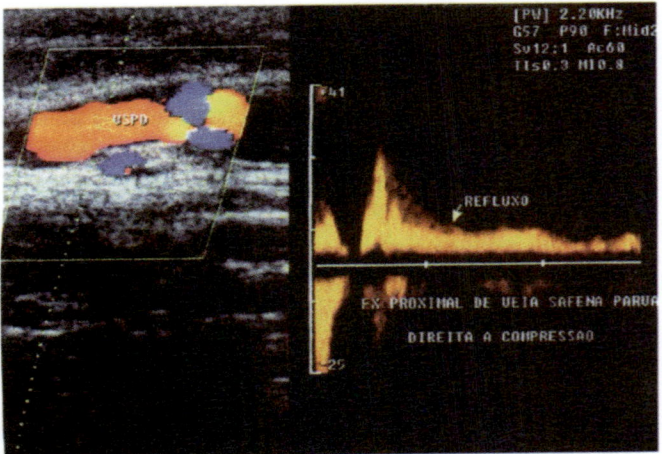

Figura III-37 – Ultra-sonografia com Doppler do sistema venoso do membro inferior, demonstrando insuficiência de veia safena parva.

Pletismografia – os exames pletismográficos perderam importância no diagnóstico das doenças venosas, com o desenvolvimento dos métodos de ultra-sonografia. Têm sido mais utilizados em estudos científicos.

Flebografia – atualmente a utilização de exames radiológicos como a flebografia foi relegada a segundo plano, diante a possibilidade diagnóstica com métodos não-invasivos. Principalmente no período da gestação não deve ser cogitada sua utilização, principalmente nos primeiros três meses, tanto pelo uso da radiologia, que pode causar malformações, como pela utilização de contrastes iodados, que podem causar reações anafiláticas.

Consideramos o dúplex um exame não-invasivo que apresenta boa capacidade de resolução de imagem, sendo uma implementação que veio melhorar a capacidade diagnóstica.

TRATAMENTO

A profilaxia no aparecimento de varizes durante a gestação deve ser feita com orientação de exercícios e ginástica que facilitem o retorno venoso. Assim, temos:

– exercícios de dorsiflexão e extensão dos pés em decúbito dorsal horizontal, com as mãos apoiando a cabeça;
– em decúbito dorsal horizontal, produzir rotação dos joelhos para dentro e depois relaxar (alternadamente);
– em posição ortostática, sempre com as mãos apoiadas em uma barra de ginástica, elevar e abaixar os calcanhares juntos.

Consideramos a deambulação diária o exercício por excelência por melhorar o tono muscular dos membros, facilitando a impulsão para o retorno venoso, bem como a aeração dos pulmões e funcionamento cardíaco, com calçado adequado, macio e que não limite os movimentos dos pés e das pernas.

O tratamento das gestantes deve ser o mais conservador possível, pois a gravidez é uma situação transitória e as alterações venosas podem regredir espontaneamente após o parto, embora, em gestações repetidas, a regressão das varizes pode não ser completa, principalmente nos casos das telangiectasias. O uso de meias elásticas de compressão gradual auxilia no retorno venoso, minimizando os sintomas de varizes, bem como dificultando o aparecimento de complicações. As telangiectasias não devem ser tratadas durante a gestação, pois sinais clínicos podem regredir, embora as soluções esclerosantes atualmente existentes não causem danos às pacientes ou ao feto.

O ganho de peso deve ser controlado, porque é fundamental para a prevenção do aparecimento de varizes na gestação, pois a sobrecarga já existente dificulta a mobilidade e também ocorre a compressão nas veias ilíacas e cava inferior, comprometendo o retorno venoso (Ludbrook, 1964).

A utilização de saltos deve ser ponderada, principalmente porque estes podem dificultar a movimentação dos pés e das pernas, considerando ainda que a gestante no terceiro trimestre da gravidez já apresenta dificuldade de deambulação.

As pacientes com varizes durante o período gestacional podem ser tratadas sintomaticamente com flebotônicos e analgésicos. Sabemos que servem apenas como terapia paliativa, não tratando a etiologia dos sintomas, porém trazem alívio à doente. São medicamentos cuja ação ocorre a nível do tono da parede do vaso, facilitando o retorno venoso e a microcirculação e diminuindo, assim, o edema linfático e a permeabilidade capilar (Ernst e cols., 1990; Smith, e cols., 1999). As drogas mais comumente utilizadas para o tratamento da insuficiência venosa são os flavanóides, as benzopironas e as metilxantinas. Embora haja controvérsia em sua utilização, melhora a qualidade de vida da doente (Jantet, 2000) e em período gestacional tenho utilizado com mais freqüência os flavanóides pela menor quantidade de efeitos colaterais que as pacientes apresentam.

As complicações de varizes devem ser tratadas prontamente, pois as seqüelas serão menores se assim o fizermos. As flebites superficiais devem ser tratadas com antiinflamatórios não-hormonais, repouso em Trendenlenburg até regressão do episódio agudo. Após essa fase inicial de tratamento, é recomendado o uso de meias elásticas durante o período em que a paciente ficar em posição ortostática e em movimento de deambulação, durante todo o período gestacional. A flebite pélvica deve ser prontamente investigada, pois com freqüência seus sintomas se iniciam nos membros inferiores, com dor na panturrilha, aumento de volume, calor local e dor nos trajetos venosos. As hemorróidas devem ser tratadas com orientação dietética, regularização do hábito intestinal e desinfecção local. Já as tromboses hemorroidárias devem ser tratadas cirurgicamente por serem bastante dolorosas.

Nas tromboflebites da veia safena magna, com processo ascendente, deve ser promovida a ligadura cirúrgica da veia na croça, para debelar as complicações descritas anteriormente.

Concluímos que o melhor tratamento para varizes na gravidez é a profilaxia com orientações práticas do dia-a-dia, avaliando a paciente durante todo o período gestacional.

Referências Bibliográficas

• BJORDAL, R.I. – Blood circulation in varicose veins on the lower extremities. *Angiology*, 23:163, 1972. • BUENO NETO, J.; WOLOSKER, M. & PUECHLEÃO, L.E. – Varizes dos membros inferiores. In: Zerbini, E.J. *Clínica Cirurgica Alípio Correa Netto.* 3ª ed., São Paulo, Sarvier, 1974. • ERNST, E.; SARADETH, T. & RESCH, K.L. – Complementary treatment of varicose veins – a randomized placebo-controlled, double bind trial. *Plebology*, 1:42, 1990. • FISHER, F.H. & HAID, H. – *Enfermedades de las Venas.* Barcelona, Salvar Editores, 1984. • HAMMARSTEN, J.; PERDERSE, P. & CEDURERLUNG, C.G. – Long saphenous vein saving surgery for varicose veins. A long term follow up. *Eur. J. Vasc. Surg.*, 4:31, 1990. • JANTET, G. – Relief study: first consolidated European data. Reflux assessment and quality of life improvement with micromized flavanoids. *Angiology*, 51:31, 2000. • LUDBROO, K.J. – Obesity in varicose veins. *Surg. Obstet. Gynecol.*, 118:843, 1964. • MAFFEI, F.H.A. – *Doenças Vasculares Periféricas.* Rio de Janeiro, Ed. Médica e Científica Ltda., 1987. • MORAES, I.N. – Telengectasias. In: Correa Netto, A. (ed.). *Clínica Cirúrgica.* Vol 22, São Paulo, Fundo Editorial Procienx, 1965, p. 419. • SMITH, J.J. & cols. – Evaluating and improving health-related qualify of life in patients with varicose veins. *J. Vasc. Surg.*, 30:710, 1999. • STAUBESAND, J. – Matrix vesikel und mediadysplasie. *Med. Welt.*, 28:1977, 1943.

69 Vícios de Conformação e de Atitude do Útero Prolapso Uterino e Outras Anomalias Uterinas

Luiz Ferraz de Sampaio Júnior (*in memorian*)
Luiz Ferraz de Sampaio Neto

VÍCIOS DE CONFORMAÇÃO UTERINA

Para o desenvolvimento adequado da porção canalicular dos órgãos genitais femininos ocorre, por volta da 10ª semana intra-uterina, a fusão medial dos ductos de Müller (ductos paramesonéfricos). Essa fusão, que deverá se completar por volta da 20ª semana, propiciará as formações anatômicas dos ¾ craniais da vagina, útero e tubas uterinas. Qualquer falha nesse delicado mecanismo poderá determinar separações mediais completas ou incompletas e o surgimento de porções menos desenvolvidas nas estruturas envolvidas.

As malformações müllerianas foram consideradas pouco freqüentes, contudo são reconhecidas como determinantes de consideráveis repercussões na vida fértil da mulher, associando-se a grande número de abortos, partos prematuros e apresentações fetais anômalas (Santimone e cols., 2001).

Com o aperfeiçoamento dos exames de imagem, o diagnóstico das malformações uterinas ficou mais comum e preciso (Woodward e cols., 1995). De fato, Nahum (1998) encontrou uma portadora de malformação uterina para 201 mulheres (prevalência de 0,50%). Esse estudo correspondeu a extenso estudo de metanálise, cujo universo abrangeu 578.138 mulheres, incluindo as sintomáticas e assintomáticas. Ainda de acordo com Nahum (1998), as formas de malformações uterinas mais encontradas foram 39% de útero bicorno, 34% de septo uterino, 11% de útero didelfo, 7% de útero arqueado, 5% de útero unicorno e 4% de outras formas que incluíram útero sólido, hipoplasia e aplasia uterinas.

Naturalmente, a análise de população infértil apresentará maior ocorrência de malformações müllerianas. Raga e cols. (1997) encontraram 6,1% de suas pacientes inférteis com malformações uterinas, sendo que aquelas que apresentaram pior repercussão no potencial reprodutivo foram as portadoras de útero unicorno e útero didelfo. Mulheres com abortamento habitual podem apresentar incidência de 15 a 22% de incidência de malformações uterinas (Narita e cols., 1985).

Outra situação que alerta para a investigação de possíveis malformações uterinas é o achado de malformações do trato urinário alto, pois interferências na formação embriológica dos ductos mesonéfricos poderão determinar anomalias do rim e suas vias excretoras. Como há proximidade anatômica entre ambas as estruturas embriológicas, ductos mesonéfricos e paramesonéfricos (de Müller) habitualmente sofrem interferências comuns.

Em nuligestas a suspeita de malformações uterinas surge quando a dismenorréia é intensa, especialmente se não cede com o uso de analgésicos e antiinflamatórios (Dadwal, 2000).

Nesses casos, a suspeita clínica de malformação uterina será reforçada se houver concomitância de malformação vaginal ou cervical cujos achados são caracterizados durante o exame especular. No toque bimanual, é possível a percepção de irregularidade no fundo uterino ou ainda uma tumoração justa uterina.

Como o exame ginecológico traz poucas informações, a ultra-sonografia permanece a modalidade de escolha como primeiro exame; contudo, a ressonância magnética tem oferecido grandes avanços na abordagem dos casos de malformações uterinas. As técnicas atuais de ressonância magnética permitem apreciar tamanho uterino, contorno fúndico externo, distância intercornual, anatomia dos órgãos adjacentes e presença e limites de septos vaginais associados (Saleem, 2003).

A histerossalpingografia ainda tem seu papel, uma vez que alia a possibilidade de revelar os contornos internos da cavidade uterina com o estudo da permeabilidade tubária, sendo importante no planejamento cirúrgico (Perez e cols., 2001).

A histeroscopia, além de confirmar os dados anteriores, permite saber a espessura e a altura do septo, dados de importância para eventual planejamento cirúrgico posterior. Informa, ainda, a existência ou não da incompetência istmocervical, alteração que coexiste com alguma freqüência nesses casos e deverá ser corrigida no decorrer da gestação.

Classificação – descrevem-se 25 possibilidades de combinações diferentes de alterações do útero-colo-vagina (Jones, 1967). Diversas classificações foram propostas, o que torna a comparação dos resultados terapêuticos muito difícil. A proposta de Buttram e Gibbons (1979) é baseada na fase de embriogênese em que ocorreu a malformação e classifica as diversas possibilidades conforme as características clínicas, o prognóstico reprodutivo e o tratamento (Fig. III-38).

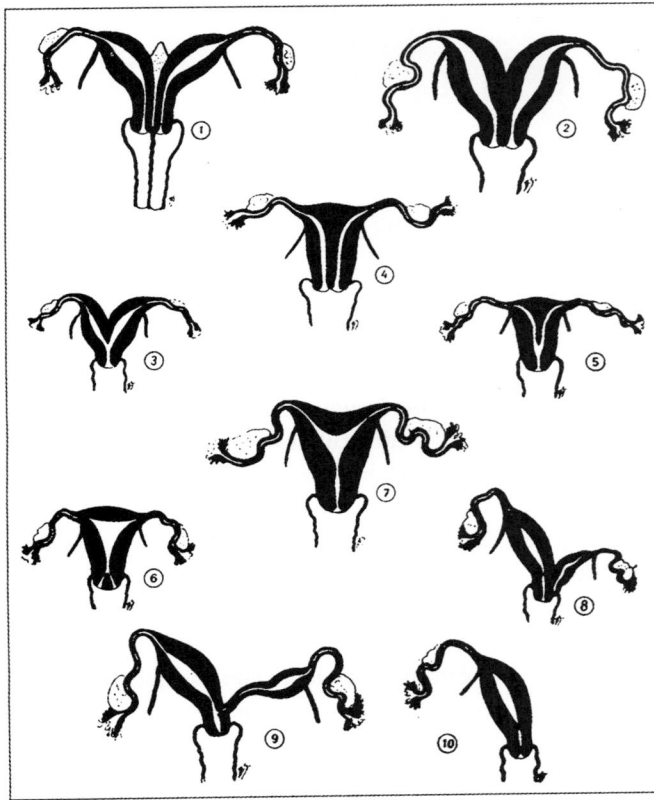

Figura III-38 – Malformações uterinas mais freqüentes em gestação.

1. Agenesia mülleriana segmentar ou hipoplasia
    a) Vaginal
    b) Cervical
    c) Fúndica
    d) Anomalias combinadas
2. Útero unicorno
    a) Com corno rudimentar
        • com cavidade endometrial: comunicante e sem comunicação
        • Sem cavidade endometrial
    b) Sem corno rudimentar
3. Útero didelfo
4. Útero bicorno
    a) Completo (divisão atinge o orifício cervical interno)
    b) Parcial
    c) Útero arqueado
5. Útero septado
    a) Completo (septo atinge o orifício cervical interno)
    b) Parcial
6. Exposição ao dietilestilbestrol

Tratamento – não há necessidade de tratamento de todas as malformações uterinas. Muitas passam despercebidas, permitindo gestações e partos normais. Igualmente, a esterilidade e a infertilidade também não são indicações absolutas para tratar esses casos. É indispensável rotina cuidadosa de esterilidade conjugal para que, excluídos outros fatores, possamos indicar o tratamento (Raga e cols., 1997). Eventualmente, pode ocorrer a dismenorréia grave, causada por corno rudimentar sem comunicação com o oposto. Isto justificaria sua exérese cirúrgica.

No útero unicorno costuma ocorrer o aborto habitual, provavelmente devido ao pequeno tamanho do órgão. Outros autores acreditam que a interrupção da gravidez seja devido às alterações vasculares que ocorrem nesses casos.

O tratamento visa aumentar a cavidade do hemiútero com o uso de ciclos hormonais estrogênicos por longo tempo. Quando ocorre a incompetência istmocervical, está indicada a circlagem (Leo e cols., 1997).

No útero bicorno é rara a esterilidade e o quadro clínico clássico é de abortamento de repetição cada vez mais tardio. Este fato é devido à hipoplasia dos órgãos e, eventualmente, à incompetência istmocervical (especialmente nos bicornos unicervicais). A hipoplasia deverá ser corrigida com ciclos estrogênicos, e a dilatação cervical, com circlagem oportuna. A indicação da reunificação cirúrgica é menos freqüente. Quando usada, prefere-se a operação de Strassman (Fig. III-39 e III-40). Os resultados cirúrgicos são satisfatórios, sendo que Capraro e cols. obtiveram sucesso em 82% dos casos (Graber, 1978). As figuras III-41 a III-43 representam úteros bicornos com DIVs implantados.

A cirurgia histeroscópica é a abordagem de escolha atual no tratamento cirúrgico de algumas das malformações uterinas, especialmente dos septos uterinos – melhores resultados reprodutivos, benefícios pós-operatórios, menor morbidade, convalescença mais rápida, menores custos e ausência de cicatriz abdominal (Colaruci e cols., 2002).

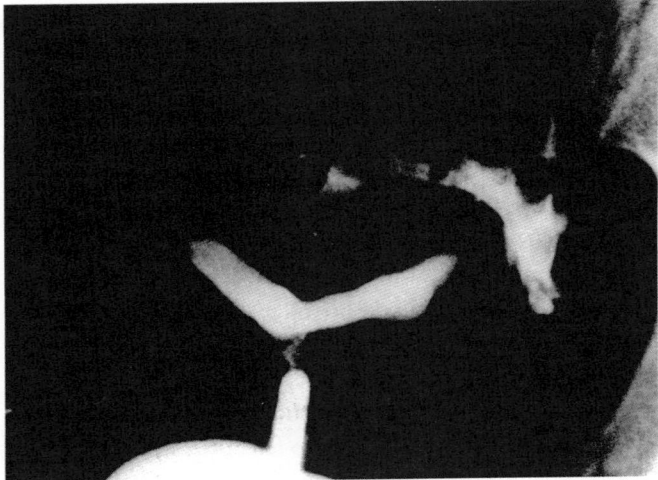

Figura III-39 – Útero bicorne. Colo único. Histerossalpingografia. Caso com cinco abortamentos anteriores (Neme).

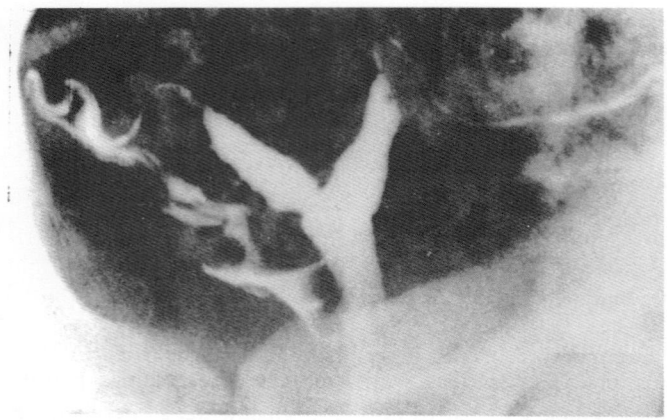

Figura III-40 — Útero bicorne. Colo único. Histerossalpingografia após operação de Strassman. Correção parcial seguida de gestação que evoluiu até 36 semanas. Concepto vivo. Cesárea (Neme).

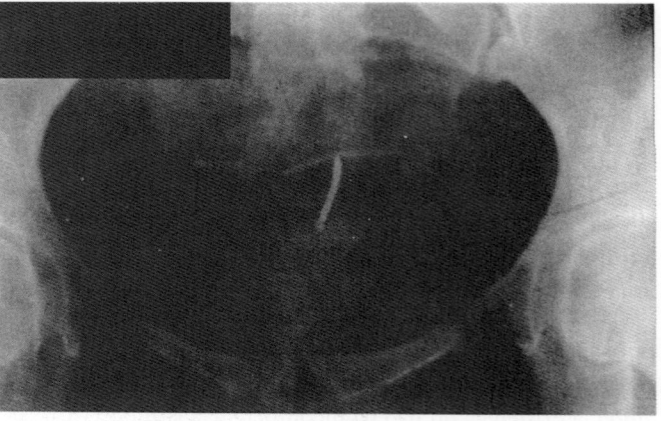

Figura III-42 — Útero bicorne com DIU no corno E.

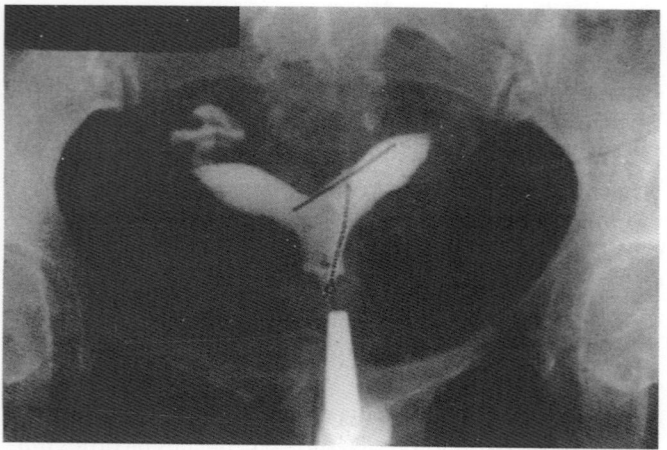

Figura III-41 — Útero bicorne com DIU implantado.

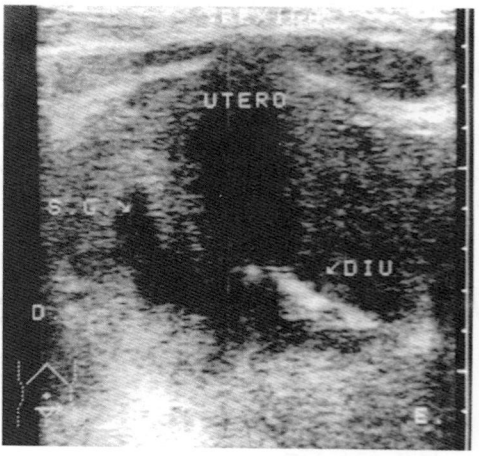

Figura III-43 — Útero bicorne. DIU no corno E e saco gestacional no D.

A histeroscopia permite visão direta do septo e ressecção seletiva; os resultados são progressivamente melhores (Rock e cols., 1987).

Considera-se que são pacientes com indicações para tratamento cirúrgico de malformações uterinas aquelas cujo quadro determinou infertilidade, mas também em pacientes ainda sem mau passado obstétrico e que se encontram em fase de declínio de sua capacidade reprodutiva (mais de 35 anos), com esterilidade sem motivo aparente e antes de se indicar técnicas de reprodução assistida (Colaruci e cols., 2002).

Executada a plástica uterina, a cesariana não necessita ser sistemática, pois todos os autores referem grande solidez da cicatriz cirúrgica (Lecoutour e cols., 1986), especialmente quando a correção se faz sob técnica histeroscópica (Bacsk, 1997). Porém, é justificável maior taxa de parto operatório nesses casos (Narita e cols., 1985; Michalas, 1991).

Complicações — os quadros de abortamentos seguidos, cada vez mais tardios, são típicos das malformações müllerianas (Briquet, 1948). A cavidade de úteros malformados interfere na nidação placentária, provavelmente devido à insuficiência vascular que ocorre na superfície do septo e no endométrio pouco desenvolvido. Perdas fetais no segundo e terceiro trimestres são devidas às alterações de crescimento fetal pela hipóxia e dificuldade de expansão fetal e placentária (Michalas, 1991).

Fedele e cols. (1989) realizaram estudo ultra-sonográfico de gestantes portadoras de útero septado e verificaram que, quando a placenta estava implantada nas paredes laterais uterinas, não ocorreram abortamentos, em oposição àquelas que evoluíram para abortamento cuja implantação placentária se fazia mais freqüentemente em regiões próximas ao septo.

Além das perdas fetais, dos partos prematuros e da maior ocorrência de anomalias na apresentação fetal, é interessante notar a alta freqüência de doença hipertensiva específica da gravidez (DHEG) nas portadoras de malformações uterinas. Ben-Rafael e cols. (1990) relataram a DHEG ocorrendo duas vezes mais em gestantes com malformações uterinas que na população normal. Existem algumas hipóteses para justificar esse achado clínico, dentre elas: isquemia uteroplacentária, hiperplacentose relativa, menor estímulo antigênico fetal e possível associação de malformações renais e uterinas (Ben-Rafael e cols., 1990).

O útero didelfo não leva à esterilidade e permite melhor prognóstico obstétrico que as demais malformações uterinas. Outrossim, existe incidência de partos prematuros maior que a população geral, e também mais apresentações anômalas e distócia de dilatação, colocando tais gestações como de alto risco (Kanakas e cols., 1989).

VÍCIOS DE ATITUDE DO ÚTERO

Retroversão uterina — o achado de útero retrovertido ocorre em torno de 15 a 25% de todas as mulheres. Se a retroversão não é fixa, ocorre sua correção no primeiro trimestre, uma vez que a cavidade pélvica não comportaria seu volume no local.

Entretanto, quando é fixa, sua permanência na escava pélvica segue-se do quadro clínico grave de útero grávido encarcerado segundo Briquet (1948).

Graber (1978) refere um caso em cada 3.000 gestações, contudo Pinheiro e cols. (1996) citaram que essa grave situação acontece apenas em um dentre 20.000 gestações.

As aderências pélvica, as malformações congênitas (útero didelfo ou bicorno), o leiomioma de parede posterior e a associação com placenta increta ou acreta são fatores relacionados com à retroversão e encarceração uterina (Fig. III-44).

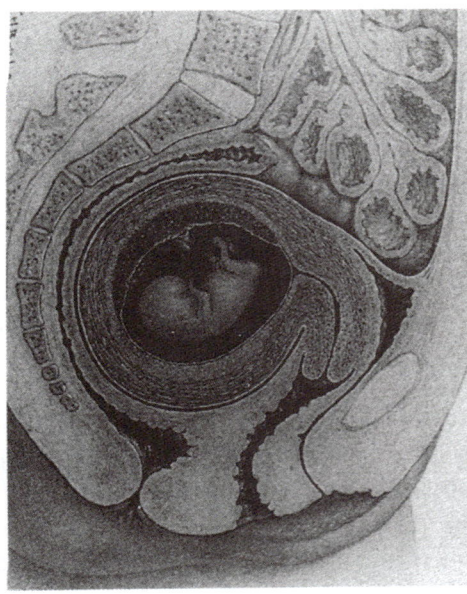

Figura III-44 – Retroversão uterina. Encarceramento uterino (Eastman, 1950).

O sintoma mais característico do encarceramento uterino é a retenção urinária aguda, ocasionada pela compressão da bexiga contra o pube, dificultando a abertura do esfíncter uretral interno (Jeffcoate, 1987). Myers e Scotti (1995), em revisão bibliográfica, detectaram 27 casos de encarceramento de útero grávido associado à retenção urinária aguda.

Nos casos em que há suspeita da interferência da posição uterina na evolução da gestação, pode ser tentada, na 12ª semana (ocasião em que o órgão deverá estar saindo da pelve), a recondução, por meio de toque bimanual delicado. A indicação da posição genupeitoral por 5 minutos duas vezes ao dia tem êxito relativo. O mesmo ocorre com o uso de pessário de Dumontpallier, indicado por alguns autores.

Há situações que poderão exigir tratamento cirúrgico. Classicamente, empregava-se a laparotomia, contudo é possível corrigir a posição viciosa uterina através da tração dos ligamentos redondos assistida por laparoscopia. Freqüentemente, os casos em que é necessária a cirurgia são úteros que estão intensamente fixos por aderência aos órgãos vizinhos; dessa forma somente a lise cirúrgica permitirá sua volta à posição normal (Pinheiro e cols., 1996).

Com a evolução da prenhez, a permanência do útero grávido na escava pélvica segue-se da compressão e descolamento da placenta, traduzindo-se por hemorragias repetidas e óbito fetal.

Casuísticas dilatadas (em grupo controle) demonstraram que a incidência de abortamento em gestantes com retroversão uterina atinge 25,5% e apenas 15,1% nas de atitude uterina normal (médio e anteversão). Daí a sugestão de controlar-se, com toques vaginais, a eventual correção da retroversão do útero grávido, no primeiro trimestre. Nesses casos de retroversão e, também, nos de anteflexão exagerada, aconselha-se reduzir a profundidade da penetração peniana no ato sexual (abortamentos por traumatismo sexual).

Anteflexão uterina forçada – observa-se em abdomes pendulares, com musculatura extremamente enfraquecida e diástase dos retos abdominais. Pode ser favorecida por defeitos da parede conseqüentes a cirurgias malsucedidas (Graber, 1978).

Durante a gestação, nos casos em que o útero permanece no espaço formado pelo afastamento dos músculos retoabdominais, pode acontecer o aparecimento de dores na região lombar, irradiando para o pube ou para as pernas. Essa situação poderá ser aliviada com o uso de cinta obstétrica e diminuição das atividades habituais.

No parto, como o fundo uterino está deslocado para a frente, o eixo do órgão não permite esforços expulsivos adequados. Cabe, nesse momento, colocar a paciente em decúbito dorsal e tentar corrigir o problema com enfaixamento abdominal bem ajustado. Às vezes, apesar dessa medida e dos esforços da paciente, a apresentação, embora insinuada, não se desprende. Nesse caso, justifica-se a aplicação do fórcipe.

PROLAPSO UTERINO

A associação de gravidez e prolapso uterino é rara. Horowitz e cols. (2002) relatam a ocorrência de uma paciente com prolapso uterino em 10.000 a 15.000 partos. São descritos menos de 300 casos na literatura mundial, especialmente em décadas passadas. Há apenas sete casos relatados desde 1968 (Piver e Spezia, 1968; Horowitz e cols., 2002).

Nos EUA estima-se ocorrência de uma gestação complicada por prolapso uterino para 7.500 partos (Kurzel e Nichols, 1980), enquanto na Índia (país menos desenvolvido), a coincidência ocorre em um caso para cada 577 partos (Lavery e Sekboey, 1973) (Fig. III-45).

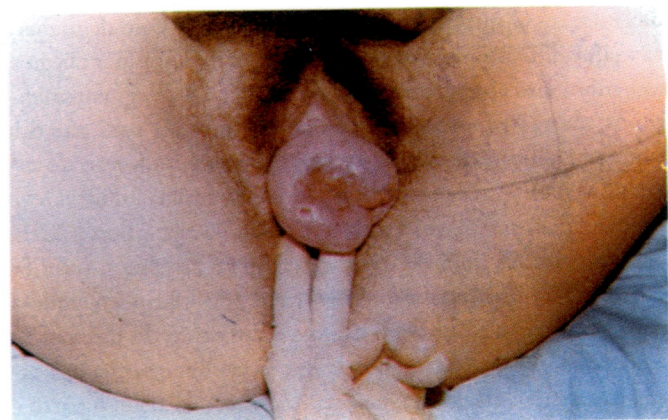

Figura III-45 – Multípara. Gestação de têrmo. Prolapso do colo uterino.

Porém, quando ocorre gestação em útero prolapsado, a evolução da gestação, do parto e do puerpério é perturbada intensamente. O útero exterioriza-se porque seus ligamentos estão enfraquecidos. O que é mais comum entre multíparas, pois estas têm os seus tecidos lesados durante o esforço e traumatismo do parto. Entretanto, pode ser congênito, observável em mulheres nuligestas ou mesmo recém-nascidas (Sepulveda e Cabrera, 1984).

A maioria dos casos refere-se a multíparas. Também pode existir o prolapso por alongamento hipertrófico do colo uterino (Lavery e Sek Boey, 1973). Em ambas as situações, em torno do quarto mês da gestação, freqüentemente o útero sofrerá ascensão na cavidade abdominal, reduzindo espontaneamente o prolapso.

ASPECTOS CLÍNICOS

Gestações – a fertilidade parece ser pouco afetada, pois a incidência de abortos gira em torno de 15%, o que é bem próximo do usual. Com freqüência, a obstrução venosa da circulação aumentada pelas alterações gravídicas conduz a edema de colo, propiciando anoxia que, associada ao traumatismo local dos tecidos, conduz a ulcerações e infecção secundária da mucosa cervical.

Existem referências da coexistência de prolapso uterino e incontinência istmocervical complicando a evolução da gestação (D'Amico Filho e cols., 1996). Os ureteres que atravessam essa região são acotovelados e comprimidos pelo edema, causando estase e dando condições de desenvolvimento de infecção urinária, já descritas, por vezes, nesses casos (Sepulveda e Cabrera, 1984).

Durante esse período é útil reduzir o prolapso e indicar repouso prolongado no leito, para manter o útero dentro da vagina (Horowitz e cols., 2002). Isso é favorecido pela aplicação de um pessário grande de Dumontpallier, Smith-Hodge ou "Dognut". Lembrar da necessidade de sua retirada e limpeza a cada dois a três dias (Suzuki e Shane, 1972). Banhos antissépticos locais diários são úteis para evitar a infecção.

Matsumoto e cols. (1999) efetuaram a suspensão uterina fixando os ligamentos redondos no músculo retoabdominal em gestante no início do segundo trimestre, com resultado satisfatório até o término da gravidez.

Parto – evidentemente, não há prolapso uterino total no final da gestação. O que ocorre é a exteriorização do colo de maneira mais ou menos intensa. Freqüentemente, a mulher chega a esse momento com ulcerações e infecção local. Freqüentemente, os traumatismos que sofreu o colo tornam suas paredes fibrosas e difíceis de dilatar, o que propicia a indicação de cesárea (Matsumoto e cols, 1999; Horowitz e cols., 2002). Deve ser cuidadosamente observada a cervicodilatação, pois poderá ocorrer a rotura do colo e sua extensão ao segmento inferior do útero. O uso judicioso das incisões de Dührssen poderá permitir o parto normal ou mesmo a aplicação do fórcipe. Se o critério clínico assim o ajuizar, estará, perfeitamente, indicada a cesárea; contudo, na maioria das vezes (84,8%), o parto é normal e rápido (Piver e Spezia, 1968).

Puerpério – atenção especial deverá ser dada às lesões existentes que poderão provocar infecção puerperal. Após o parto, o pessário deverá ser recolocado imediatamente, para manter em repouso os ligamentos em involução. As causas de morte materna em parturientes portadoras de prolapso uterino mais descritas na literatura são: infecção puerperal e hemorragia (por lesão propagada do colo) (Sepulveda e Cabrera, 1984). A cirurgia corretiva adequada deverá ser indicada tão logo as condições locais e gerais das pacientes o permitam (Kurzel e Nichols, 1980).

ANOMALIAS UTERINAS MENOS COMUNS NA GESTAÇÃO

Torção do útero grávido – é patologia pouco comum, com 109 casos descritos em literatura (Piot e cols., 1973). A primeira observação dessa condição foi descrita pelo veterinário italiano Columbi em 1692. Somente dois séculos depois, em 1863, é que Virchow apresentou um caso na espécie humana. A maior parte dos úteros grávidos apresenta pequeno grau de rotação, principalmente para a direita (80%). Em raras eventualidades essa rotação pode ser exagerada e conduzir a problemas obstétricos (Zong-Ben, 1986). As causas mais comuns são os leiomiomas uterinos e as anomalias congênitas (Piot e cols., 1973). O tratamento consiste de laparotomia, praticando-se delicada manobra de reposição do útero em sua posição normal. Estando assegurada a viabilidade extra-uterina da vida fetal, executa-se a cesárea nesse mesmo tempo. Retirado o concepto, faz-se a verificação da vitalidade dos tecidos uterinos, pela sua coloração e resposta contrátil à ocitocina. Se tivermos reações favoráveis, terminamos a cirurgia como habitual; caso contrário, devemos considerar a eventual indicação de histerectomia.

Saculação do útero grávido – é estado funcional do útero grávido que pode ocorrer em qualquer período da gestação. Weissberg e Gall (1972) conseguiram encontrar apenas 37 casos descritos na literatura mundial. Trata-se de abaulamento para fora de uma parte da parede uterina à semelhança de divertículo ou hérnia, ficando o fundo uterino por baixo do promontório sacro (Jeffcoate, 1987). Embora presentes as três camadas do órgão, chama a atenção a redução da espessura do miométrio que se continua com tecido muscular de espessura normal no restante do útero (Fields e Pildes, 1963; Ruerbaere e Rochet, 1985). No interior da saculação podemos identificar membranas ovulares, placenta ou partes fetais (Fig. III-46). Feito o diagnóstico durante a gestação, esta não deverá ser perturbada. Se o evoluir do trabalho de parto for favorável, é possível o parto por via vaginal. Entretanto, se ocorrerem obstáculos ou dificuldades, a cesárea será indicada. Após o parto, os tecidos regridem e voltam ao normal, não sendo identificado o defeito por meio da histerossalpingografia. Alguns autores acreditam tratar-se de defeito congênito do miométrio.

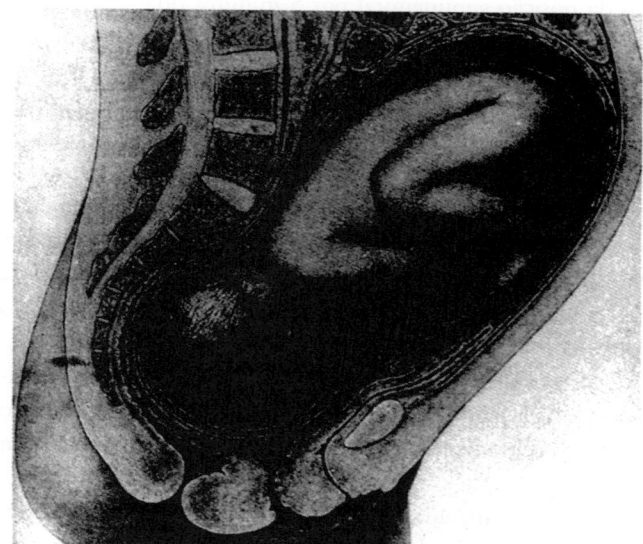

Figura III-46 – Saculação uterina. Notar a locação elevada do colo e a grande distensão da parede uterina posterior (Eastman, 1950).

Hérnia do útero grávido – condição bastante rara, em que o útero grávido se insinua no trajeto herniário inguinal ou de cicatriz umbilical. Pode acontecer com todo o útero ou envolvendo um corno grávido no útero bicorno (Figs. III-47 e III-48). Nos casos de literatura, a penetração herniária fez-se do terceiro para o quarto mês, primeiramente do útero, depois das trompas e ovários. O tratamento preconizado é a redução, se assim o volume do útero permitir; se houver proximidade da viabilidade fetal, deve-se recorrer à cesárea seguida, semanas após, de herniorrafia.

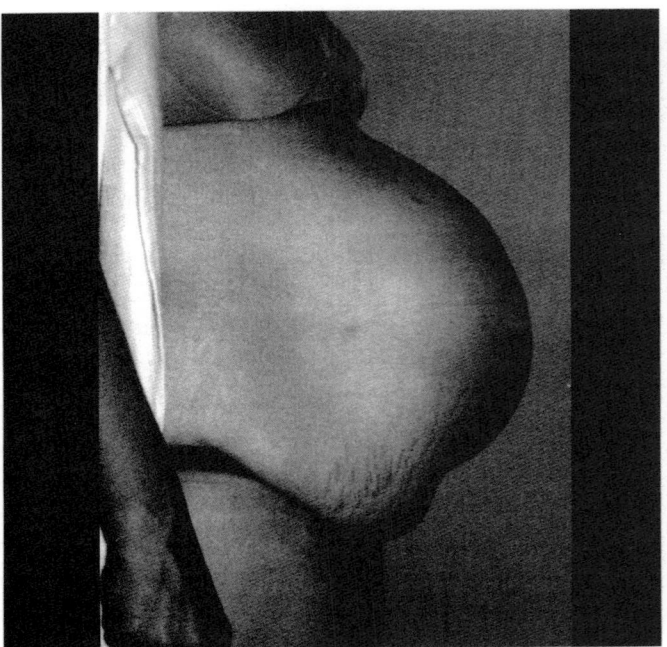

Figura III-47 – Multípara. Gestação de 38 semanas. Hérnia abdominal.

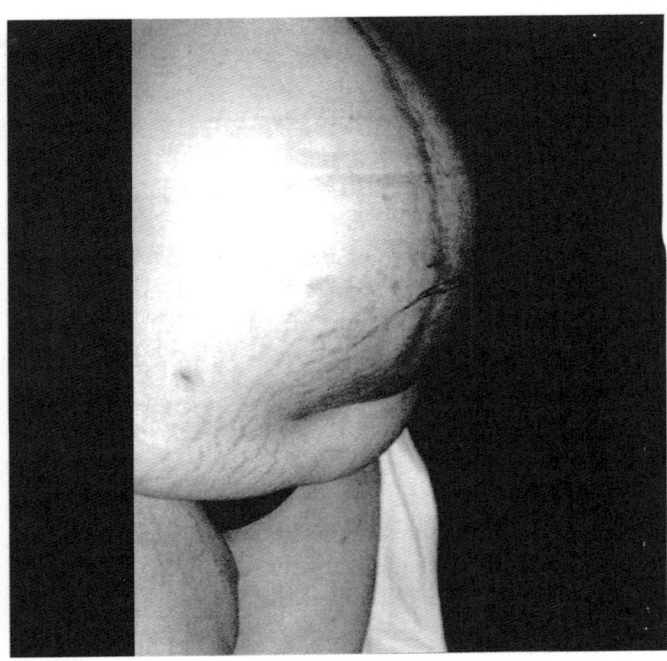

Figura III-48 – Multípara. Gestação de 38 semanas. Hérnia abdominal. Notar a cicatriz mediana supra-umbilical.

Referências Bibliográficas

- BACSK, G. – Uterine surgery by operative hysteroscopy. *Eur. J. Obstet. Gynecol. Reprod. Biol.*; 71:219-22, 1997.
- BEN-RAFAEL, Z. & cols. – The association of pregnancy-induced hypertension and uterine malformations. *Gynecol. Obstet. Invest.*, 30:101, 1990.
- BRIQUET, R. – Patologia da gestação. Renascença, São Paulo, 1948, p. 312.
- BUTTRAM, V.C. & GIBBON, W.E. – Müllerian anomalies: a proposed classification (an analysis of 144 cases). *Fertil. & Steril.*, 32:40, 1979.
- COLARUCI, N. & cols. – The significance of hysteroscopic treatment of congenital uterine malformations. *Reprod. Biomed. Online*, 4(Suppl 3):52, 2002.
- DADWAL, D. & cols. – Hematometra in postmenarchal adolescent girls: a report of two cases. *Gynecol. Obstet. Invest.*, 50:67, 2000.
- D'AMICO FILHO, N. & cols. – Associação entre prolapso uterino e incontinência istmocervical durante a gestação. *Rev. Bras. Ginecol. Obstet.*, 18:361, 1996.
- FEDELE, L. & cols. – Pregnancies in septate uteri: outcome in relation the site of uterine implantation as determined by sonography. *Am. J. Roentgenol.*, 152:781, 1989.
- FIELDS, C. & PILDES, R.B. – Sacculation of the uterus. *Am. J. Obstet. Gynecol.*, 87:507, 1963.
- GRABER, E.A. – Cirurgia uterina en el embarazo. In: Barber, H.R.K. & Graber, E.A. (ed.). *Complicaciones Quirúrgicas en el Embarazo*. Buenos Aires Editorial Médica Panamericana, 1978, p.387.
- HOROWITZ, E.R. & cols. – Prolapse and elongation of the cervix during pregnancy. *Int. J. Gynecol. Obstet.*, 77:147, 2002.
- JEFFCOATE, N. – *Princípios de Ginecologia*. São Paulo, Roca, 1987, p. 944.
- JONES, W.S. – Obstetrical significance of female genital anomalies. *Obstet. Gynecol.*, 10:113, 1967.
- KANAKAS, N. & cols. – Twin pregnancy in the right horn of a uterus didelphys: a case report. *Eur. J. Obstet. Gynecol. Reprod. Med.*, 32:287, 1989.
- KURZEL, R.B. & NICHOLS, D.H. – Genital prolapse during pregnancy. *J. Reprod. Med.*, 24:46, 1980.
- LAVERY, J.P. & SEK BOEY, C. – Uterine prolapse with pregnancy. *Obstet. Gynecol.*, 42:681, 1973.
- LEO, L. & cols. – Cervical cerclage for malformed uterus. *Clin. Exp. Obstet. Gynecol.*, 24:104, 1997.
- LECOUTOUR, S. & cols. – L'avenir obstetricale des úterus malformés. Étude de 155 grossesses. *Rev. Franç. Gynéc.*, 81:357, 1986.
- MATSUMOTO, T. & cols. – Laparoscopic treatment of uterine during pregnancy. *Obstet. Gynecol.*, 93:849, 1999.
- MICHALAS, S.P. – Outcome of pregnancy in women with uterine malformations: valuation of 62 cases. *Int. J. Gynecol. Obstet.*, 35:215, 1991.
- MYERS, D.L. & SCOTTI, R.J. – Acute urinary retention and the incarcerated, retroverted, cravid uterus. *J. Reprod. Med.*, 40:487, 1995.
- NARITA, O. & cols.– Plastic unification of a double uterus and the outcome of pregnancy. *Surg. Gynecol. Obstet.*, 161:152, 1985.
- NAHUM, G.G. – Uterine anomalies. How commom are they, and what is their distribution among subtypes? *J. Reprod. Med.*, 43:877, 1998.
- PEREZ, J.A. & cols. – Prevalência de alterações uterinas e tubárias na histerossalpingografia em mulheres inférteis: estudo de 48 casos. *Radiol. Bras.*, 34:79, 2001.
- PINHEIRO, L.S. & cols. – Gravidez e útero encarcerado. *Rev. Bras. Ginecol. Obstet.*, 18:257, 1996.
- PIOT, D. & cols. – Torsion of the uterus. *Canad. Med. Assoc. J.*, 109:1010, 1973.
- PIVER, M.S. & SPEZIA, J. – Uterine prolapse during pregnancy. *Obstet. Gynecol.*, 32:765, 1968.
- RAGA, F. & cols. – Reproductive impact of congenital Müllerian anomalies. *Hum. Reprod.*; 12:2277, 1997.
- ROCK, J.A.A. & cols. – Resectoscopic technique for the lysis of a class V complete uterine septum. *Fert. Steril.*, 48:495, 1987.
- RUERBAERE, S. & ROCHET, Y. – Les malformations utérines. *Encycl. Méd. Chir. Gynécologie*, 23:A-10, 1985.
- SALEEM, S.N. – MR imaging diagnosis of uterovaginal anomalies: current state of art. *Radiographics*, 23:13, 2003.
- SANTIMONE, M. & cols. – Diagnóstico y tratamiento de un caso de malformación uterina. *Centro Med.*, 42:134, 2001.
- SEPULVEDA, W.H. & CABRERA, J. – Prolapso uterino em primigesta. *Rev. Clin. Obstet. Ginecol.*, 49:111, 1984.
- SUZUKI, K. & SHANE, J.M. – Uterine prolapse in the pregnant primigravida. *Am. J. Obstet. Gynecol.*, 112:303, 1972.
- WEISSBERG, S.M. & GALL, S.A. – Sacculation of the pregnant uterus. *Obstet. Gynecol.*, 39:691, 1972.
- WOODWARD, P.J.; SOHAEY, R. & WAGNER, B.J. – Congenital uterine malformations. *Curr. Probl. Diagn. Radiol.*, 24:178, 1995.
- WORLD HEALTH ORGANIZATION – Measuring reproductive morbidity. Report of technical working group. WHO/MCH/90.4. Division of Family Planning, Geneva, 1989.
- ZONG-BEN, J. – Prolongued pathologic pregnant uterus torsion. *Clin. Med. J.*, 89:850, 1986.

70 Parasitoses

Vicente Amato Neto
Osmar Henriques

INTRODUÇÃO

As infecções parasitárias constituem o grupo de doenças que mais comumente se associa com a gravidez, em função de sua elevada incidência na espécie humana, sobretudo em indivíduos que vivem em comunidades onde as condições de educação, higiene e saneamento básico sejam precárias.

Felizmente, a presença de parasitas no hospedeiro humano parece não alterar significativamente sua capacidade reprodutiva, embora possa alterar a evolução da gravidez normal em algumas situações, tais como:

1. Acometimento do feto por via transplacentária (toxoplasmose, por exemplo).
2. Virulência exacerbada, quando ocorrem durante o período gestacional ou no puerpério (malária, por exemplo).
3. Debilidade da mãe, que induz restrição do crescimento fetal, parto prematuro, aborto fetal ou embrionário, ou óbito fetal intra-útero (calazar e malária, por exemplo).
4. Exposição da mãe e do concepto a fármacos potencialmente tóxicos.

Ainda não está cabalmente estabelecido que o estado gestacional induz imunodepressão fisiológica (Biederman e cols., 1995). Pesquisas com o emprego de testes *in vitro* não demonstraram diferenças significativas das respostas de imunidade celular em grávidas; no entanto, algumas infecções ocorrem com maior freqüência e com pior prognóstico em gestantes (citomegalovirose e infecção por papilomavírus, por exemplo), sugerindo esse fato a existência de estado imunodepressivo durante a gravidez. Por outro lado, as gestantes não são mais suscetíveis a infecções oportunistas, ao contrário do que se verifica em pessoas expostas a medicamentos ou a doenças imunodepressoras.

A mulher pode adquirir a infecção parasitária durante a gravidez ou antes da concepção. O obstetra deve estar atento quanto ao diagnóstico das parasitoses intestinais e sistêmicas na gestante o mais precocemente possível, para que possa adotar medidas terapêuticas apropriadas com a finalidade de evitar atraso do crescimento e perdas fetais, parto prematuro e abortamento. Por meio de exames clínicos periódicos e de exames laboratoriais solicitados no pré-natal (perfil pré-natal), ultra-sonografia, punção amniótica guiada por ultra-sonografia para estudo do líquido amniótico, cordocentese etc., o obstetra pode suspeitar ou reconhecer a existência de doença parasitária durante a gestação. A investigação da ocorrência de parasitoses, principalmente por meio da pesquisa de anticorpos específicos no líquido amniótico, pode ser efetuada precocemente, a partir da 9ª semana de gestação, com riscos mínimos para o feto. Atualmente dá-se grande valor à coleta de líquido amniótico (amniocentese) nos casos em que há suspeita de infecção fetal causada por citomegalovírus ou *Toxoplasma gondii*. Na amostra obtida pode ser demonstrado o patógeno (não só os dois últimos citados), por meio de exame direto ou de cultura em meios apropriados, ou por intermédio da pesquisa de anticorpos específicos. Exames realizados no sangue fetal (cordocentese) depois da 22ª semana de gestação, além de possibilitarem o reconhecimento das condições gerais do feto (hemograma, hemoglobina, proteínas, bilirrubinas etc.), podem proporcionar ao obstetra a oportunidade de isolamento e detecção do agente infeccioso. O controle ultra-sonográfico deve ser realizado periodicamente durante a gestação, quando há suspeita de infecção fetal.

CLASSIFICAÇÃO

As doenças parasitárias distribuem-se classicamente em dois grandes grupos: as causadas por protozoários e as causadas por helmintos. Quanto às suas características fisiopatogênicas, podem ser classificadas em doenças teciduais e não-teciduais, ou seja, as que atingem a intimidade de órgãos em algumas fases de sua evolução e as que se desenvolvem sempre na luz intestinal ou na superfície de outras mucosas. Esse fato tem óbvias implicações terapêuticas e prognósticas. Nos quadros III-19 e III-20 estão relacionadas as protozooses e helmintíases de maior importância em nosso país, que podem ocorrer durante a gestação.

PROTOZOOSES

AMEBÍASE

É doença causada por *Entamoeba histolytica*, parasita cosmopolita, endêmico em regiões tropicais e subdesenvolvidas. Apesar de existirem outras espécies de amebas, *Entamoeba histolytica* é a única dotada de capacidade patogênica para a espécie humana. Estima-se que a prevalência da amebíase, em termos globais, atinja de 5 a 10% da população mundial. O cisto é a forma de resistência e infectante, sendo encontrado nas fezes e na natureza. A transmissão dos cistos eliminados nas fezes de indivíduos infectados dá-se por intermédio de água, alimentos, utensílios e mãos contaminados. O cisto é ingerido e, no intestino delgado, transforma-se em metacisto e, depois, em trofozoíta (fase adulta do parasita), que se instala no intestino grosso, principalmente no ceco e no sigmóide do hospedeiro humano. Excepcionalmente, a transmissão de *Entamoeba histolytica* pode ocorrer por meio da inoculação de trofozoítas na pele e em mucosas. A transmissão durante práticas sexuais (*anilingus* = contato oral-anal) pode induzir o aparecimento de vulvovaginite necrotizante, que às vezes exige intervenções cirúrgicas extensas, tais como a vulvectomia radical.

As infecções intestinais por *Entamoeba histolytica* são freqüentemente assintomáticas, sendo feito o diagnóstico em exame de fezes de rotina. Quando há sintomas, o quadro clínico da amebíase intestinal é muito variado, podendo manifestar-se por náuseas, vômitos, flatulência, desconforto e/ou cólica abdominal e diarréia (forma diarréica). A forma disentérica, pouco freqüente entre nós, na qual há invasão da mucosa intestinal pelos trofozoítas, caracteriza-se pela presença de muco e sangue nas fezes, com ocorrência de febre pouco intensa em cerca de 30% dos casos. A infecção transmural do cólon pode provocar peritonite, com instalação súbita de *rigi-*

Quadro III-19 – Protozooses de importância clínica, no Brasil, durante a gravidez.

Tipos	Agentes etiológicos	Protozooses
Intestinais	*Balantidium coli*	Balantidíase
	Cryptosporydium sp.	Criptosporidíase
	Entamoeba histolytica	Amebíase intestinal
	Giardia lamblia	Giardíase
	Isospora belli	Isosporíase
	Trichomonas vaginalis	Tricomoníase
Sistêmicas	*Entamoeba histolytica*	Amebíase extra-intestinal
	Leishmania braziliensis	Leishmaniose tegumentar americana
	Leishmania donovani	Leishmaniose visceral (calazar)
	Plasmodium sp.	Malária
	Pneumocystis carinii	Pneumocistose
	Toxoplasma gondii	Toxoplasmose
	Trypanosoma cruzi	Doença de Chagas (tripanossomíase americana)

Quadro III-20 – Helmintíases de importância clínica, no Brasil, durante a gravidez.

Tipos	Agentes etiológicos	Helmintíases
Intestinais	*Ancylostoma duodenale**	Ancilostomíase
	Necator americanus*	Ancilostomíase (necatoríase)
	Ascaris lumbricoides*	Ascaridíase
	Enterobius vermicularis	Enterobíase
	Strongyloides stercoralis*	Estrongiloidíase
	Isospora belli	Isosporíase
	Taenia sp.	Teníase
	Trichuris trichiura	Tricuríase
Sistêmicas	*Cysticercus cellulosae*	Cisticercose
	Echinococcus sp.	Hidatidose
	Schistosoma mansoni	Esquistossomose mansônica
	Toxocara canis	Toxocaríase (larva *migrans visceral*)
	Wuchereria bancrofti	Filariose

*Helmintos intestinais com fase larvária tecidual.

dez da parede abdominal, febre alta e sinais de sepse. É freqüente a passagem dos trofozoítas para a circulação portal, geralmente neutralizada pelas células fagocitárias do fígado (células de Kupffer); eventualmente, as amebas implantam-se no fígado (necrose amebiana do fígado) e, mais raramente, nos pulmões e no cérebro, com a formação de abscessos. A sintomatologia, nessas eventualidades, é a de tumor que ocupa espaço no órgão acometido.

A amebíase assintomática, durante a gravidez, pode associar-se com o aparecimento de anemia ferropriva e retardo do crescimento fetal (Weigel e cols., 1996).

A gravidez pode exacerbar a amebíase. Experimentalmente, demonstrou-se que glicocorticóides e progesterona aumentam a gravidade da infecção em animais. Durante a gestação, é muito rara a ocorrência de necrose amebiana do fígado e de outras formas de amebíase extra-intestinal (MacLeod e Carden, 1988).

O diagnóstico específico de amebíase é realizado comumente por meio do achado de cistos ou trofozoítas no exame de fezes (recentemente eliminadas, de preferência); nos laboratórios de rotina, não há condições de distingui-los dos cistos e trofozoítas de *Entamoeba dispar*, não-patogênica, que pode ser encontrada no intestino humano. As formas extra-intestinais da amebíase podem cursar sem a presença de forma de cistos ou trofozoítas nas fezes, sendo necessário, para a realização do diagnóstico, demonstrar a ameba no tecido ou no conteúdo do material necrótico ou do abscesso. Testes sorológicos específicos (hemaglutinação indireta, teste imunoenzimático – ELISA – e imunofluorescência indireta) podem ser úteis para o diagnóstico da amebíase extra-intestinal.

O tratamento da amebíase durante a gravidez deve ser instituído tanto para as formas assintomáticas quanto para as sintomáticas (intestinais e extra-intestinais) da infecção, empregando-se o metronidazol, por via oral, na dose de 750mg, de 8/8h, durante 5 a 10 dias; nas formas assintomáticas, pode-se dar preferência ao estearato de eritromicina, também por via oral, na dose de 125mg, de 12/12h, durante 10 dias. Em formas graves, a conduta deve ser estabelecida pelo infectologista.

BALANTIDÍASE

Parasita preferencial de suínos, *Balantidium coli* infecta o homem ocasionalmente (menos de 1% das pessoas, na maioria dos inquéritos realizados). A infecção dá-se por meio da ingestão de cistos eliminados nas fezes, só ocorrendo raramente transmissão direta inter-humana. Os trofozoítas instalam-se no cólon, podendo invadir a mucosa e a submucosa e provocar reação inflamatória local. A sintomatologia da balantidíase varia desde discretas alterações do hábito intestinal – alternando períodos de obstipação e diarréia – até a presença de quadro disentérico. São excepcionais os casos em que se demonstrou influência da gestação na história natural da balantidíase. O diagnóstico é feito por intermédio de exame parasitológico de fezes, direto, para demonstração de trofozoítas, ou após sedimentação espontânea, para pesquisa de cistos. As tetraciclinas são os medicamentos mais eficientes para o tratamento da balantidíase; não devem, porém, ser administradas a gestantes. Sotolongo e cols. (1966), em Cuba, conseguiram curar a quase totalidade das pessoas com essa protozoose, tratando-as por via oral com paromomicina, antibiótico aminoglicosídeo não-absorvido, que pode ser usado no tratamento da balantidíase em grávidas. Entretanto, a paromomicina não se encontra comercializada atualmente no Brasil.

LEISHMANIOSE VISCERAL (CALAZAR)

A leishmaniose visceral, também conhecida pelo nome de calazar, é endêmica em muitos países (inclusive em algumas regiões do Brasil), mas pode ocorrer sob a forma de epidemias. A transmissão do agente etiológico – *Leishmania donovani* – dá-se por intermédio da picada de mosquitos do gênero *Lutzomya* e *Phlebotomus*. As formas promastigotas do parasita são inoculadas pelos mosquitos em partes expostas da pele, caem na circulação e logo são fagocitadas por macrófagos, no interior dos quais são capazes de multiplicar-se. As formas amastigotas alcançam os linfonodos regionais e os macrófagos de todo o sistema linforreticular.

A maioria das infecções por *Leishmania donovani* evolui de forma assintomática (infecção autolimitada) e a doença (leishmaniose visceral) se desenvolve em apenas pequena parcela dos infectados.

No Brasil, o calazar é atualmente encontrado na maioria dos Estados litorâneos, em Minas Gerais e, também, em áreas suburbanas de grandes cidades, tal como foi demonstrado no Rio de Janeiro (Dietze, 1990).

O quadro clínico clássico da leishmaniose visceral tem como principais características o emagrecimento acentuado e progressivo, presença de febre de pequena intensidade, aumento progressivo do volume do baço e do fígado, anemia e instalação de infecções bacterianas secundárias; não é incomum a morte de alguns doentes não-tratados ou com doença em fase muito avançada, complicada por infecções secundárias. Habitualmente, a evolução do calazar é arrastada, dando-se ao longo de muitos meses, podendo confundir-se com neoplasias malignas. A desnutrição e o emagrecimento são responsáveis pelo estado consumptivo, tornando as mulheres mais férteis e, quando grávidas, com risco de perda fetal. Nos quadros mais leves, a evolução é mais curta, durando poucas semanas, predominando a febre e sendo discreta a hepatoesplenomegalia.

Deve-se suspeitar da ocorrência de calazar quando o paciente, morador de zona endêmica, apresenta febre de duração prolongada, hepatoesplenomegalia e diminuição de, pelo menos, uma das séries (leucocitária, eritrocitária ou plaquetocitária) do hemograma. O diagnóstico específico é realizado por meio da demonstração do parasita em esfregaço de medula óssea, corado pelo método de Giemsa. Nos casos em que persiste a dúvida diagnóstica, pode-se recorrer à punção esplênica, com pesquisa da leishmânia no material obtido.

O tratamento da leishmaniose visceral em gestantes poderá ser iniciado tão logo feito o diagnóstico, empregando-se antimoniais (antimoniato de metilglucamina ou gluconato de antimônio e sódio), ou a anfotericina B nos casos em que a resposta terapêutica aos antimoniais for inadequada, de preferência sob a orientação do infectologista. Não se demonstraram anomalias nos recém-nascidos quando a terapêutica antimonial foi instituída a partir do segundo trimestre da gravidez (Utili e cols., 1995; Gradoni e cols., 1994).

CRIPTOSPORIDÍASE

A infecção intestinal causada por *Cryptosporidium* sp. caracteriza-se por diarréia aquosa, cólicas abdominais, má absorção e perda de peso. Esse coccídio instala-se no jejuno de seres humanos e de várias espécies de outros mamíferos. Os oocistos infectantes são liberados nas fezes, dando-se a transmissão por via fecal-oral ou por intermédio de contato sexual (*anilingus*). A doença é cosmopolita e a incidência varia entre 1 e 4% na população geral, em muitos relatos (Acha e Szyfres, 1986). Em doentes com AIDS, as manifestações clínicas da criptosporidíase são mais intensas, com diarréia profusa, às vezes com perda de vários litros de água por dia, podendo determinar a morte por desidratação se o tratamento não for logo instituído. Raramente a vesícula biliar é atingida com a instalação de colecistite aguda. Em gestantes, os episódios sucessivos de diarréia podem inviabilizar a continuidade da gravidez.

O diagnóstico de criptosporidíase é efetuado por métodos especiais, submetendo as fezes líquidas à prévia concentração e coloração pelo método de Giemsa; a flutuação ou sedimentação, antes do exame, facilita a demonstração dos oocistos em fezes sólidas ou pastosas. Outra técnica emprega o verdemalaquita (safranina + azul de metileno) como corante, adquirindo os oocistos de *Cryptosporidium* a cor vermelho-alaranjada. Nos métodos de fluorescência, para identificação do parasita nas fezes, a acridina e a auramina-rodamina são freqüentemente utilizadas. Na investigação diagnóstica, pode-se recorrer à biópsia do intestino delgado, quando a pesquisa de *Cryptosporidium* nas fezes for negativa. Testes sorológicos ainda não estão padronizados para o diagnóstico de criptosporidíase.

O tratamento da criptosporidíase é fundamentalmente sintomático, feito por meio da administração de soros e eletrólitos, por via endovenosa, e de constipantes intestinais, por via oral. Entre os antiparasitários utilizados com resultados pouco convincentes incluem-se a paromomicina e a azitromicina, em esquemas com altas doses e duração prolongada (Bessette e Amsden, 1995; Dionisio e cols., 1998).

DOENÇA DE CHAGAS
(TRIPANOSSOMÍASE AMERICANA)

Causada por *Trypanosoma cruzi*, estima-se que a tripanossomíase americana acometa de 16 a 18 milhões de pessoas na América Latina (Dias, 1992), a maioria das quais residentes no Brasil. A infecção por *Trypanosoma cruzi* é transmitida: a) por intermédio da picada de inseto hematófago (triatomíneo), que os leigos conhecem pelo nome de "barbeiro" ou "chupança", o qual se instala em domicílios (casas de pau-a-pique ou similares, com frinchas nas paredes) ou no peridomicílio dessas habitações; b) por transfusão de sangue ou de seus componentes; c) de forma congênita.

A doença pode manifestar-se na fase aguda, poucos dias após a ocorrência da infecção, ou na fase crônica, décadas depois, sob forma de miocardiopatia ou de alterações do aparelho digestório (megaesôfago ou megacólon). Pelo menos 50% dos infectados permanecem na fase indeterminada, em que não são evidentes alterações orgânicas, nem ocorrem manifestações clínicas atribuíveis à presença do parasita. As lesões orgânicas observadas na doença de Chagas são atribuídas à ação direta do parasita e aos fenômenos imunoalérgicos. *Trypanosoma cruzi* pode ser demonstrado no sangue, por meio do xenodiagnóstico, em qualquer das fases da infecção ou da doença, existindo, portanto, durante a gravidez, o risco de transmissão congênita.

A forma congênita da doença de Chagas foi descrita originalmente por Carlos Chagas, em 1911, mas sua detecção é incomum, estimando-se que possa ocorrer em aproximadamente 1% das gestações de mulheres infectadas. Gilson e cols. (1995) calcularam em 2 a 10% o índice de transmissão de *Trypanosoma cruzi* de gestante que apresenta a doença de Chagas crônica (forma cardíaca ou digestória) para o feto. Arcavi e cols. (1993) encontraram 8,5% de mulheres infectadas em uma população de gestantes de regiões não-endêmicas de tripanossomíase americana. A infecção do feto dá-se por via transplacentária, em geral entre o 5º e o 9º mês da gestação; também é possível a transmissão pelo líquido amniótico e por intermédio da ingestão de leite materno. Pode ocorrer óbito fetal. O nascidos vivos com a doença apresentam meningoencefalite, hepatoesplenomegalia e icterícia com maior freqüência. Admite-se que alguns infectados nasçam com quadros muito graves, tais como megacólon de instalação rápida, com sobrevida limitada (Bittencourt, 1988). O diagnóstico de tripanossomíase americana no recém-nascido é confirmado pela presença de anticorpos específicos da classe IgM no sangue do cordão ou pela demonstração do parasita no sangue periférico, por meio de pesquisa no creme leucocitário ou de xenodiagnóstico. Pode-se suspeitar erroneamente que alguns recém-nascidos assintomáticos que apresentam sorologia positiva (IgG) estejam infectados; como se trata de transferência transplacentária de anticorpos da mãe durante a gestação, depois de alguns meses esses anticorpos desaparecem de sua circulação, excluindo a presença de infecção fetal. A gestação parece não interferir na evolução da doença de Chagas, a não ser quanto à sobrecarga circulatória, que pode determinar descompensação cardíaca nas grávidas que já apresentam cardiopatia chagásica.

O tratamento específico da infecção por *Trypanosoma cruzi* na fase aguda deve ser indicado a todos os pacientes nos quais o diagnóstico é feito, sendo muito bons os resultados obtidos com o emprego de benzonidazol, administrado na dose de 5mg/kg/dia, por via oral, durante 60 dias seguidos. Deve-se evitar o uso desse medicamento em gestante que se apresenta com doença de Chagas na fase crônica.

GIARDÍASE

A infecção do intestino delgado por *Giardia lamblia* ocorre de forma endêmica (às vezes, epidêmica), principalmente em países situados em regiões de clima temperado e, em menor proporção, nos situados em zonas tropicais. Em nosso país, é alta a incidência de giardíase, principalmente em crianças de idade escolar e em adolescentes. A infecção se dá por intermédio da ingestão de cistos do parasita presentes em água ou alimentos (frutas, legumes etc.) contaminados, em condições de manuseio e higiene inadequados. Os cistos de *Giardia lamblia* eliminados nas fezes de indivíduos infectados são muito resistentes, permanecendo viáveis durante um tempo muito longo no meio ambiente. Depois de ingeridos por seres humanos, os cistos dão origem a trofozoítas no intestino delgado, onde se multiplicam por divisão binária e alcançam grande número, podendo cobrir toda a superfície do duodeno e do jejuno; em alguns casos, instala-se síndrome de má absorção. Na luz intestinal são encontradas, além dos cistos, formas adultas ou trofozoíticas do parasita, que são detectadas nas fezes quando o paciente apresenta diarréia.

Na maioria das pessoas com exame parasitológico positivo para *Giardia lamblia*, a infecção é assintomática. Quando há manifestações clínicas, os sintomas e os sinais podem ser leves (queixas abdominais vagas) ou intensos, com náuseas, vômitos, anorexia, dores abdominais e aumento na formação de gases intestinais; em alguns pacientes, predomina a ocorrência de crises de diarréia, alternadas com períodos de obstipação intestinal.

A gravidez não altera a evolução clínica da giardíase, mas pode haver confusão entre hiperemese gravídica e vômitos causados por essa protozoose. A má absorção de vitamina B_{12} pode ser responsável pelo aparecimento de anemia.

O diagnóstico de giardíase é estabelecido pelo encontro de cistos nas fezes; quando a diarréia é profusa, podem ser encontrados trofozoítas. Pelo menos três exames parasitológicos negativos devem ser efetuados para o diagnóstico de giardíase. Quando não se consegue realizar o diagnóstico por meio de exame parasitológico de fezes, pode-se recorrer ao teste de imunofluorescência direta, empregando-se anticorpos monoclonais específicos, ou ao teste imunoenzimático (ELISA), realizados em amostras de fezes (Garcia e Shimizu, 1997).

Nos casos sintomáticos, a giardíase diagnosticada durante a gestação deve ser tratada especificamente com metronidazol (250mg, de 8/8h, por via oral, durante 7 dias). O resultado do tratamento deve ser avaliado com a realização posterior de exames parasitológicos.

ISOSPORÍASE

Isospora belli é a única espécie do gênero *Isospora* (da subclasse dos coccídios, à semelhança de *Cryptosporidium*) capaz de parasitar o homem, no qual desenvolve seu ciclo biológico completo. Os oocistos eliminados nas fezes podem contaminar água ou alimentos veiculados, pelos quais a infecção é adquirida por pessoas suscetíveis; a transmissão também pode ser direta, fecal-oral, geralmente por contato sexual (*anilingus*). É no intestino delgado que o parasita adulto se instala, o que pode ser demonstrado em biópsia da mucosa. Apesar de diagnosticada esporadicamente, a isosporíase humana sempre foi incomum no Brasil, passando a ser observada com maior freqüência, também em nosso país, em doentes com AIDS (Corrêa, 1990). Pode causar infecção assintomática ou provocar febre, mal-estar geral, dores abdominais, diarréia aguda, anorexia, astenia, meteorismo, emagrecimento e eosinofilia; em pessoas imunocompetentes, a doença costuma ser autolimitada. Em doentes com AIDS, geralmente homossexuais do sexo masculino que praticam o *anilingus*, descreveram-se casos com diarréia crônica e evacuações profusas, cujo agente etiológico foi *Isospora belli*. O diagnóstico de isosporíase é feito por exame parasitológico de fezes, de preferência pelo método de concentração de Faust ou o corante álcool-ácido-resistente de Kynyoun modificado, encontrando-se os esporocistos característicos. O tratamento da isosporíase é efetuado por via oral com trimetoprim-sulfametoxazol (160/800mg, de 6/6h, durante 10 dias; depois, 160/800mg, de 12/12h, durante mais 3 semanas). Em gestantes com isosporíase, o tratamento específico só deve ser indicado quando os sintomas atribuídos à parasitose são muito intensos, deixando-se geralmente para realizá-lo depois do parto, caso o exame parasitológico de fezes ainda continue positivo.

LEISHMANIOSE TEGUMENTAR AMERICANA OU MUCOCUTÂNEA

A infecção por *Leishmania braziliensis* – *Leishmania (Viania) braziliensis* e outras leishmânias do subgênero *Viania* – é transmitida a seres humanos pela picada de insetos que recebem o nome genérico de flebotomíneos (*Phlebotominae*). Trata-se de antropozoonose, cujo reservatório do agente etiológico na natureza é constituído por animais silvestres (roedores, marsupiais, desdentados, primatas etc.) e domésticos (cães). A leishmaniose tegumentar americana é encontrada em quase todos os Estados do Brasil. Clinicamente, pode manifestar-se por lesões cutâneas de aspecto verrucoso, papular, vegetante, nodular, tuberoso, ulceroso etc. As úlceras cutâneas (únicas ou múltiplas) constituem a manifestação mais freqüente da doença, apresentando forma circular e bordas elevadas, talhadas a pique, no centro da qual se encontra fundo granuloso, avermelhado ou amarelado, eventualmente coberto por crosta; seu diâmetro alcança geralmente alguns centímetros. É comum a presença associada de linfadenomegalia. As lesões mucosas estão presentes quase sempre no trato respiratório superior (narinas, orofaringe ou laringe) (Fig. III-49). Podem ocorrer per-

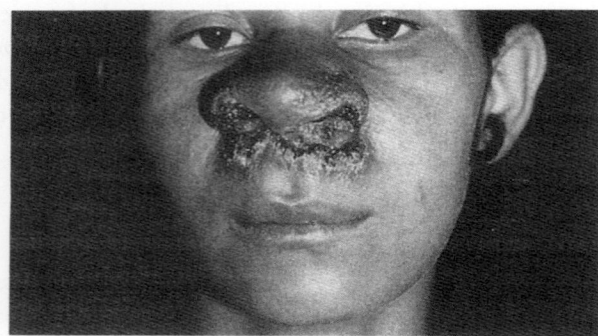

Figura III-49 – Leishmaniose mucocutânea (Neme).

furação do septo nasal e distúrbios da deglutição, dificuldade respiratória, rouquidão ou afonia. Em alguns casos, as lesões limitam-se às mucosas, sem evidências de terem ocorrido na pele. O diagnóstico etiológico da leishmaniose tegumentar americana é feito pelo teste intradérmico de Montenegro ou pela demonstração do parasita, por pesquisa direta de leishmânias nas lesões, ou por exame histopatológico em material obtido por biópsia. Entre os exames sorológicos, o teste imunoenzimático (ELISA) é o que tem demonstrado-se mais sensível e específico.

O tratamento da leishmaniose tegumentar é habitualmente efetuado, no Brasil, com antimoniais pentavalentes (o mais usado em nosso meio é o antimoniato de N-metilglucamina) e – nos casos em que a resposta é inadequada – com anfotericina B. Para indicar-se o tratamento específico da doença em gestantes, deve ser avaliado o risco/benefício, podendo-se utilizar a N-metilglucamina, sempre com a supervisão de infectologista experiente.

MALÁRIA

A malária é uma das principais doenças endêmicas brasileiras, ocorrendo predominantemente na Região Amazônica, sendo causada por quatro espécies de *Plasmodium* – *vivax, falciparum, malariae* e *ovale* –, das quais as duas primeiras têm importância epidemiológica no Brasil. O homem é o único hospedeiro natural desses plasmódios e a transmissão dá-se por intermédio da picada de insetos do gênero *Anopheles*. Os anofelinos têm como hábito picar o homem no fim da tarde e no início da noite. A malária constitui importante causa de morbidade e mortalidade materna e fetal no Norte do nosso país (particularmente no Pará, em Rondônia e no Mato Grosso). A maioria dos casos graves, com o maior número de óbitos por essa doença, tem como agente etiológico *Plasmodium falciparum*.

Uma a duas semanas, em média, depois da inoculação dos esporozoítas de *Plasmodium vivax* e *Plasmodium falciparum*, tempo durante o qual se desenvolve o ciclo biológico (assexuado) do parasita no homem (fase eritrocítica e exoeritrocítica), instalam-se os sintomas da moléstia. O quadro clínico é variável de acordo com a condição imunitária da pessoa infectada: a primoinfecção costuma ser mais grave, com presença de complicações e risco maior de óbito. Quando, nessa eventualidade, há cura, o paciente obtém imunidade parcial, responsável pelo fato de que *infecções subseqüentes* que eventualmente se instalem sejam mais leves ou, mesmo, assintomáticas, ocorrência comum em regiões de alta endemicidade. No casos de gestantes, deve-se, portanto, diferenciar a que chegou recentemente à área endêmica (ou que acaba de retornar de uma visita a ela) e adquiriu malária pela primeira vez, daquela que reside em localidade malarígena e já apresentou anteriormente diversos episódios dessa protozoose.

Na fase aguda, o doente apresenta paroxismos febris, em quatro períodos sucessivos: o de frio, o de calor, o de suor e o de apirexia. A instalação súbita de febre manifesta-se por sensação de frio intenso e tremores generalizados, podendo ser acompanhados de cefaléia, náuseas e vômitos. O período de calor dura de duas a seis horas e tem início quando cessam os calafrios. Há taquipnéia e o paciente tem sede, podendo a temperatura atingir 40°C ou mais. O período de sudorese pode durar de duas a quatro horas. Em seguida, a temperatura acaba por diminuir rapidamente e a cefaléia, a sede e o mal-estar geral desaparecem. O paciente tem a sensação de alívio e tranqüilidade, embora se queixe de cansaço. Livre dos sintomas, pode ter um sono tranqüilo. Se não submetido a tratamento, transcorridas cerca de 48 horas (terçã benigna, por *Plasmodium vivax*, e terçã maligna, por *Plasmodium falciparum*) ou de 72 horas (febre quartã, por *Plasmodium malariae*), o doente volta a apresentar nova crise de malária, semelhante à anterior, que pode repetir-se várias vezes, com os intervalos mencionados.

As formas clínicas da malária podem ser leves, moderadas, graves e de urgência. Essa classificação depende de diversos fatores, tais como intensidade e duração da febre e dos sintomas, do índice de parasitemia e do grau de anemia. Nos indivíduos semi-imunes (que já apresentaram episódios de malária no passado), a febre não costuma ser alta, os sintomas gerais são de intensidade discreta ou moderada, e baixa a parasitemia; embora possa haver anemia, ela não é acentuada. As formas graves e moderadas ocorrem em indivíduos não-imunes, nos quais se instalam os paroxismos febris anteriormente descritos, com altos índices de parasitemia, anemia e diminuição do hematócrito. As formas graves são diagnosticadas quase sempre em indivíduos primoinfectados por *Plasmodium falciparum*, isto é, em pessoas não-imunes, muitas vezes gestantes e crianças. A febre é persistente, pouco elevada, e não costumam ocorrer calafrios ou sudorese. Manifestam-se cefaléia intensa e vômitos repetidos, com presença de delírios. Podem estar parasitadas até 2% das hemácias, sendo, por isso, intensa a anemia e a redução do hematócrito. Se o doente não receber tratamento específico precoce e adequado, pode evoluir para a forma de urgência, com instalação de complicações que, com muita freqüência, provocam o óbito: coma, hipoglicemia, insuficiência renal, insuficiência respiratória, coagulação intravascular disseminada e hemólise maciça. Na malária causada por *Plasmodium vivax*, as complicações citadas só ocorrem excepcionalmente, sendo a letalidade muito menor.

Quando a pesquisa direta de plasmódios no sangue não puder ser realizada ou tiver resultado negativo, o diagnóstico de malária, em áreas endêmicas (ou em pessoas que retornaram recentemente dessas regiões), não deve ser descartado, considerando-se como fatos sugestivos, relacionados com a presença de malária:

1. Febre do tipo intermitente, sobretudo se ocorre junto com os sintomas que a acompanham, com intervalos de aproximadamente 48 ou 72 horas.
2. Anemia do tipo hipocrômico, com número de leucócitos normal ou um pouco diminuído; presença de pigmentos maláricos nas hemácias.

3. Baço com volume aumentado e doloroso à palpação.
4. Residência em zona endêmica ou retorno recente de viagem à zona endêmica, assim como história pregressa de provável picada por anofelinos.
5. Resposta favorável ao tratamento com antimaláricos.

A gravidez interfere na evolução da malária e vice-versa. Nas gestantes são maiores a incidência da doença e de complicações, assim como é mais alta a letalidade. As primíparas parecem estar mais sujeitas a esse infortúnio (Diagne e cols., 1997). Nas gestantes que se expõem à infecção em zonas endêmicas de malária, o índice de infecção por *Plasmodium falciparum* é mais alto, sendo a ocorrência de episódios dessa doença 4,2 vezes maior *em grávidas* do que em não-grávidas nas mesmas condições. Esse fato é observado com maior freqüência em primigestas; nas multíparas o índice de infecção cai progressivamente, na medida em que as gestações vão se sucedendo.

A malária pode determinar insuficiência placentária, associada com o nascimento de recém-nascidos com baixo peso, ou mesmo, com morte fetal (Lee, 1992). Segundo esse autor, embora seja muito comum a demonstração da presença de plasmódios na placenta de mulheres com malária, a infecção do feto ocorre em apenas 0,3%, nos casos esporádicos, e em 1 a 4% dos recém-nascidos de mulheres com malária, residentes em áreas endêmicas.

Com o objetivo de documentar a passagem de *Plasmodium falciparum* pela placenta, Redd e cols. (1996) usaram sangue de cordão umbilical para o estudo de 2.080 mulheres incluídas no estudo que realizaram sobre profilaxia de malária durante a gestação, tendo demonstrado a ocorrência de parasitemia em 140 (6,7%); concluíram que a positividade da parasitemia no cordão umbilical está relacionada com a densidade da infecção observada na mãe. McDermott e cols. (1996) encontraram 53,8 óbitos fetais por 1.000 nascimentos em grávidas com infecção por plasmódios na placenta. Steketee e cols. (1996a, b e c) indicam o uso de quimioprofilaxia com cloroquina em gestantes que residem em áreas endêmicas, a fim de combater a infecção placentária e reduzir o número de fetos com baixo peso ao nascer. Silver (1997) propõe o emprego profilático de antimaláricos, durante a gravidez, em mulheres que residem em regiões endêmicas.

A terapêutica específica precoce constitui a conduta mais eficiente para evitar as complicações da malária e evitar o óbito materno-fetal. Casos de malária por *Plasmodium falciparum* devem, sempre que possível, receber atendimento em unidades de tratamento intensivo, tendo em conta a rapidez da instalação das complicações. Nos casos em que a parasitemia atinge mais de 10% das hemácias, deve-se cogitar do uso associado da exsangüinotransfusão, como medida extrema, às vezes salvadora.

PNEUMOCISTOSE

A infecção por *Pneumocystis carinii* dá-se por via respiratória, admitindo-se que esse parasita (hoje considerado um fungo) já esteja presente no organismo da maioria dos adultos, sob forma de infecção latente, nos pulmões. A pneumonia por *Pneumocystis carinii* resultaria, na maior parte dos casos, da reativação da infecção latente em pessoas imunodeprimidas, sendo a pneumopatia mais comumente observada em doentes com AIDS. O exame radiográfico do tórax apresenta alterações próprias de pneumonite intersticial, que pode evoluir para quadro misto ou de pneumonia alveolar, durante a evolução.

Quando a pneumonia por *Pneumocystis carinii* ocorre durante a gravidez, há grande risco de evolução rápida para insuficiência respiratória e morte. Sabendo-se que a infecção pelo vírus da imunodeficiência humana (HIV) está se tornando cada vez mais freqüente em mulheres e em crianças, tem crescido também, nos últimos anos, a incidência dessa doença em gestantes.

As infecções pulmonares oportunistas que costumam ocorrer em doentes com AIDS são também observadas, obviamente, nas gestantes com essa doença, sendo muitas vezes a primeira manifestação da ocorrência de infecção pelo HIV na mulher. Comparando grupo de grávidas com grupo de não-grávidas acometidas por AIDS, Kumar e cols. (1997) verificaram que a gravidez favoreceu o agravamento dessa doença, com ocorrência de um índice de mortalidade fetal bem maior que o esperado nas grávidas. Entre as gestantes com AIDS, 57% morreram durante a gravidez (entre a 14ª e a 30ª semanas); 44% das outras mulheres tiveram parto prematuro entre a 28ª e a 35ª semanas de gravidez, com alto índice de mortalidade das crianças nas primeiras sete semanas depois do parto, como conseqüência de prematuridade. O tempo de sobrevida médio no grupo de grávidas foi de 9,72 meses, enquanto no grupo de não-grávidas foi de 22,6 meses. A pneumonia por *Pneumocystis carinii* e a tuberculose miliar constituíram as principais causas de óbito em ambos os grupos. Segundo Andiman (1998), os cuidados com a gestante infectada pelo HIV oferece oportunidade única de proteger simultaneamente duas vidas, podendo-se indicar à mãe o emprego de medidas profiláticas e terapêuticas, incluindo o uso de anti-retrovirais, com o qual se reduz acentuadamente o risco de transmissão vertical da infecção às crianças, em particular quando administrados no momento do parto.

TOXOPLASMOSE

Das infecções que acometem a mulher durante a gravidez, uma das mais temidas é a toxoplasmose, em função do risco do acometimento do feto, que pode morrer ou ser vítima de alterações graves, observadas no recém-nascido. É de fundamental importância o diagnóstico precoce de toxoplasmose na gravidez, tendo em vista a possibilidade de instituição de tratamento específico na gestante, o qual poderá evitar que o feto seja atingido pelo parasita. Em mulheres brasileiras em idade fértil, 40 a 80% apresentam imunidade contra *Toxoplasma gondii*, comprovada pela presença no soro de anticorpos específicos da classe IgG, que evidencia a ocorrência de infecção pregressa, assintomática (na maioria dos casos) ou sintomática; essas mulheres e, se grávidas também seus fetos, estão protegidas contra a toxoplasmose. No entanto, não é pequena a parcela de gestantes suscetíveis à toxoplasmose, que poderão ser infectadas durante a gravidez e colocar em risco seus fetos.

A toxoplasmose é uma zoonose encontrada em grande número de espécies de mamíferos e pássaros, acometendo eventualmente seres humanos. O gato é o hospedeiro definitivo, no qual se desenvolve o ciclo sexuado de *Toxoplasma gondii*; no período inicial de sua vida, os gatos são acometidos por essa parasitose, desenvolvem infecção habitualmente assintomática e eliminam nas fezes, durante alguns meses, oocistos desse protozoário. O homem infecta-se ao ingerir oocistos (geralmente em água ou alimentos contaminados por fezes de gatos infectados), ou carne crua ou mal-passada de outros animais (sobretudo de carneiros e de bovinos), na qual se encontram cistos teciduais. Essa é a denominada toxoplasmose adquirida ou pós-natal. Em pessoas imunocompetentes que tiveram toxoplasmose (forma assintomática ou sintomática da toxoplasmose adquirida), o parasita persiste no organismo (particularmente nos músculos e no sistema nervoso central), sob forma de infecção latente, que poderá reativar-se, principalmente em presença de imunodepressão (em doentes com AIDS, por exemplo). Por outro lado, como já mencionamos, a infecção por *Toxoplasma gondii* pode acometer a mulher suscetível durante a gravidez e, atravessando a placenta, atingir o feto e causar toxoplasmose congênita. Na grande maioria das pessoas imunocompetentes, a infecção por *Toxoplasma gondii* passa despercebida (infecção inaparente), induzindo imunidade (positividade de IgG-anti-*Toxoplasma gondii* no soro). Pequena parcela de adultos e crianças imunocompetentes, no entanto, desenvolvem a toxoplasmose (forma adquirida), que pode ser diagnosticada com base em dados clínicos e laboratoriais (Amato e cols., 1995). A toxoplasmose ocular, sob a forma de coriorretinite, acometendo adultos e crianças maiores, resulta quase sempre da reativação de infecção latente, adquirida durante a vida fetal. A transfusão de sangue constitui mecanismo raro de transmissão da toxoplasmose (Figs. III-50 e III-51).

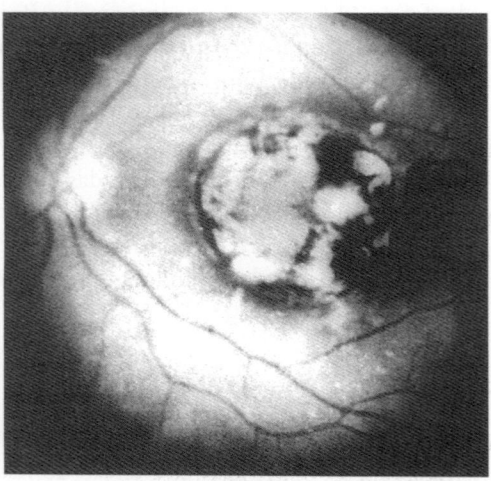

Figura III-50 – Toxoplasmose congênita. Lesão coriorretinal (Stevenson, 1973).

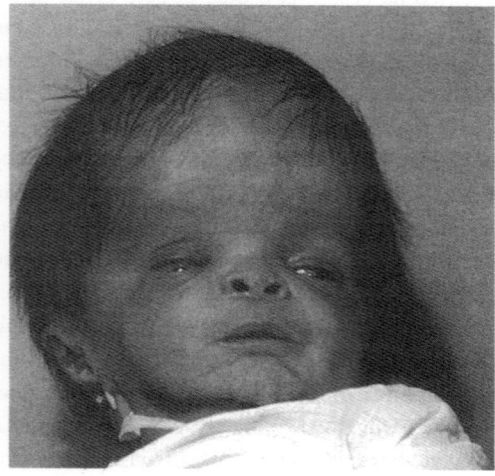

Figura III-51 – Toxoplasmose congênita. Hidrocefalia (Neme).

A infecção congênita ocorre, portanto, como conseqüência da passagem transplacentária de taquizoítas (formas adultas circulantes) de *Toxoplasma gondii*, quando a gestante suscetível sofre a primoinfecção durante a gravidez. Esse fato não ocorre em mulheres imunes, isto é, naquelas que já foram infectadas no passado. O risco de acometimento do feto e a extensão e a gravidade das lesões variam de acordo com a fase da gravidez em que a mulher suscetível é acometida por *Toxoplasma gondii*. É importante assinalar que na gestante, assim como em qualquer adulto, a infecção toxoplasmótica costuma passar despercebida; quando há manifestações clínicas, a forma mais comum é a linfoglandular (com hipertrofia dos linfonodos, febre de pequena intensidade, cefaléia, astenia, mialgias etc.) (Amato e cols., 1995). Os dados epidemiológicos devem sempre ser levados em conta ao efetuar-se a suspeita diagnóstica.

A interpretação diagnóstica das provas imunológicas depende do momento em que elas são efetuadas. Os métodos atuais de detecção de anticorpos da classe IgM apresentam grande sensibilidade; entretanto, sua positividade nem sempre indica contaminação recente. Para tanto, utiliza-se o teste de avidez de anticorpos da classe IgG (1990), realizado sempre que a IgM é positiva. No esquema III-2 está representado o algoritmo para o diagnóstico de toxoplasmose na gestação.

Esquema III-2 – Algoritmo para o diagnóstico de toxoplasmose na gestação.

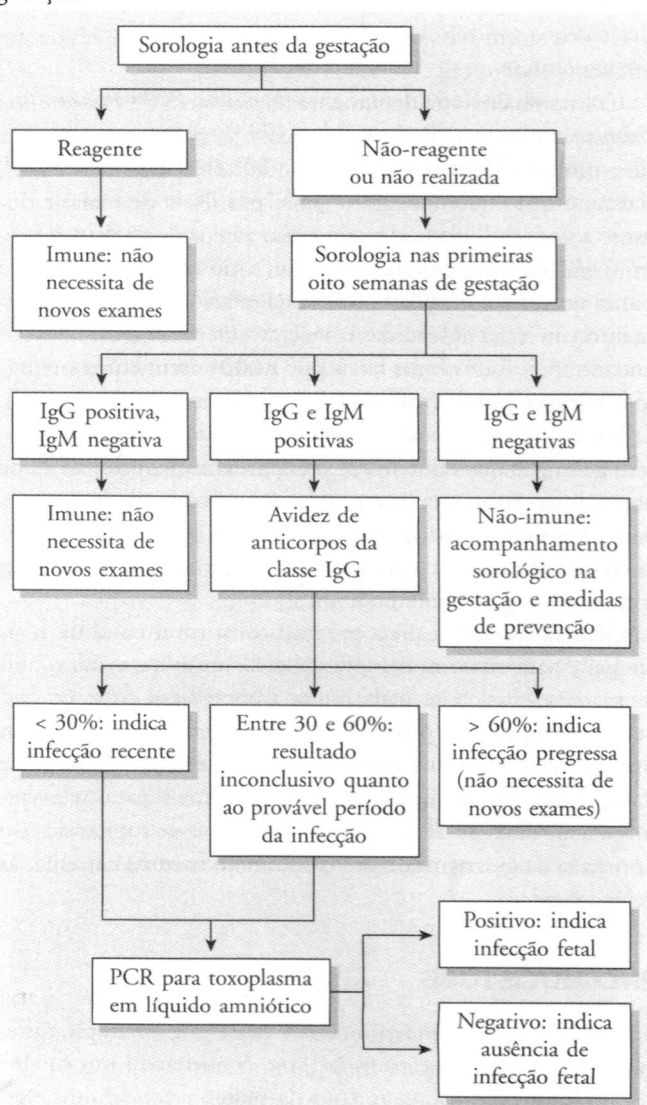

Nas infecções maternas que ocorrem durante o primeiro trimestre da gravidez, é infreqüente o acometimento do feto, verificando-se a passagem transplacentária do parasita em cerca de 25% dos casos; no entanto, quando isso ocorre, o concepto morre, ou sofre malformações muito extensas e graves.

Nas infecções maternas que ocorrem durante o terceiro trimestre da gravidez, o acometimento do feto é comum (de 65 a 90%, tanto maior a freqüência quanto mais próximo o momento do parto); no entanto, nessa eventualidade, predominam as infecções subclínicas do feto, e as malformações, quando ocorrem, são geralmente de menor gravidade (Amato e cols., 1995). A toxoplasmose adquirida pelo feto no final da gestação pode, porém, manifestar-se como infecção parasitêmica aguda do recém-nascido, muito grave, ou sob a forma crônica, em que se instala a retinopatia progressiva da criança, habitualmente assintomática por ocasião do nascimento (Stray-Pedersen, 1992). O fato é que, na toxoplasmose adquirida por mulheres suscetíveis durante a gravidez, analisada como um todo, a infecção é inaparente ou assintomática em 75% dos fetos, leva à doença e à morte 50% dos fetos acometidos, e é responsável por cerca de 30% de recém-nascidos com toxoplasmose congênita que apresentam variados tipos de malformações. As principais alterações observadas nos recém-nascidos com toxoplasmose congênita são: microcefalia ou hidrocefalia, hepatoesplenomegalia, linfadenomegalia, retardo mental, distúrbios oculares (principalmente coriorretinite), surdez, calcificações cerebrais, convulsões, vômitos, icterícia, pneumonite, erupção cutânea, anemia, trombocitopenia e eosinofilia.

O diagnóstico etiológico da toxoplasmose pode ser feito por meio de várias técnicas (Amato e cols., 1995): 1. pesquisa direta em sangue, líquido cefalorraquidiano, saliva, medula óssea, lesões de pele e material obtido de linfonodos, baço e medula óssea, empregando os métodos de coloração de Leishman ou Giemsa, ou a imunofluorescência direta; 2. demonstração da presença de *Toxoplasma gondii* em placenta, sangue, aspirado ou fragmentos de linfonodos e fluidos corpóreos, por inoculação em camundongos, empregando-se na identificação do parasita a imunofluorescência direta, a imuno-histoquímica ou os mencionados métodos de coloração; 3. testes sorológicos, dos quais os atualmente preferidos para uso na rotina dos laboratórios são a imunofluorescência indireta (para pesquisa de IgM e IgG), a reação de hemaglutinação indireta, a fixação do complemento e o teste imunoenzimático de captura (ELISA). O emprego deste último deve ser reservado para a pesquisa de IgM. A reação de Sabin-Feldman, considerada o método-padrão quanto a especificidade e sensibilidade para o diagnóstico sorológico da toxoplasmose, tem hoje seu emprego limitado a laboratórios de pesquisa. A demonstração de alta avidez dos anticorpos anti-*Toxoplasma gondii* da classe IgG encontrados no sangue de gestantes, no primeiro trimestre ou na primeira metade da gravidez, constitui importante indicador de que não existe, ou é muito baixo, o risco de os fetos dessas mães apresentarem toxoplasmose congênita (Lappalainen e cols., 1995; Jenum e cols., 1997).

O diagnóstico precoce da toxoplasmose fetal pode ser efetuado, durante a gravidez, por intermédio da pesquisa de anticorpos específicos no líquido amniótico, colhido por amniocentese guiada por ultra-sonografia, realizada na 16ª (ou mesmo na 12ª) semana de gestação, ou no sangue fetal obtido por cordocentese (punção do cordão umbilical guiada por ultra-sonografia), colhido a partir da 18ª semana de gestação. No feto, a presença de IgA-anti-*Toxoplasma gondii* no soro ou no líquido amniótico, em títulos elevados, constitui recurso a que se tem recorrido para o diagnóstico da doença, quando os resultados da pesquisa dos outros anticorpos (IgM e IgG) não permitiram conclusão segura. O exame ultra-sonográfico do feto, realizado repetidamente durante a gravidez, pode confirmar o diagnóstico estabelecido pelo estudo dos anticorpos no sangue do cordão ou no líquido amniótico, sendo demonstradas com maior freqüência microcefalia, hidrocefalia, hepatoesplenomegalia e calcificações cerebrais, além de outra anomalias; no entanto, a ultra-sonografia só fornece informações fidedignas quando as lesões, irreversíveis, já estão instaladas.

A realização rotineira de teste sorológico para toxoplasmose durante a gravidez ("triagem sorológica"), já no primeiro atendimento, e no decorrer da gestação, nas soronegativas, periodicamente (há especialistas que aconselham a repetição mensal do teste), permite segurança quanto ao diagnóstico e ao tratamento precoces. Há evidências acumuladas na literatura de que a terapêutica da toxoplasmose na gestante diminui a freqüência de infecção placentária e a incidência e a gravidade das lesões fetais. Na atualidade, indica-se o emprego da associação da sulfadiazina (dose média de 1g, por via oral, de 6/6h) com a pirimetamina (dose média de 25mg a 35mg/dia, em dose única por via oral), administrada durante 3 a 4 semanas, alternado com o uso da espiramicina (500 a 750mg, de 6/6h, por via oral), por idêntico período, desde o momento do diagnóstico até o final da gestação (Amato Neto e cols., 1995).

A infecção latente por *Toxoplasma gondii* não sofre reativação durante a gravidez, com possível exceção da mulher que apresenta imunodepressão causada por um ou mais de um de diversos fatores (AIDS, por exemplo), quando o número de linfócitos CD4 no sangue é inferior a 200/mm^3. Nessa eventualidade, a quimioprofilaxia, administrando-se continuamente a sulfadiazina (1g, por via oral, de 8/8h) em associação com dose única de 50mg de pirimetamina, por via oral, de 3 em 3 dias, pode prevenir a reativação da infecção latente e, com isso, a transmissão da toxoplasmose da mãe para o feto (Biederman e cols., 1995). Em imunodeprimidos, os testes sorológicos não devem ser interpretados como se descreveu para pessoas imunocompetentes; não se exige, nesses indivíduos, a positividade de IgM, e basta haver a presença, no soro, de anticorpos da classe IgG, mesmo em títulos baixos (1:256, por exemplo), para o diagnóstico de toxoplasmose ter de ser considerado.

TRICOMONÍASE

Trichomonas vaginalis, protozoário flagelado da família Trichomonadidae, é parasita exclusivo do trato urogenital. É fusiforme ou ovalado (piriforme), com extremidade posterior pontiaguda, dotado de quatro flagelos anteriores e um flagelo posterior. Os seres humanos são os únicos hospedeiros naturais de *Trichomonas vaginalis*, sendo encontrado atualmente em 20 a 25% das mulheres, em muitas das quais não provoca nenhum sintoma. A transmissão dá-se quase que exclusivamente por contato sexual; existe, no entanto, a possibilidade remota de a infecção ser adquirida a partir de objetos ou secreções em que esteja presente o parasita. A vaginite, cuja manifestação é propiciada pelo aumento local do pH, é a infecção mais comum causada por *Trichomonas vaginalis*, que também pode provocar uretrite na mulher e no homem. A manifestação clínica característica da tricomoníase vaginal é a presença de corrimento líquido abundante, de cor amarelo-esverdeada e odor desagradável, acompanhada de desconforto vaginal determinado por ardor ou prurido, de intensidade geralmente moderada, dispareunia e, às vezes, disúria (Bagnolli e cols., 1997).

O diagnóstico da tricomoníase vaginal fundamenta-se no quadro clínico e na demonstração de *Trichomonas vaginalis* no exame a fresco da secreção vaginal.

Em gestantes, a tricomoníase vaginal está associada com a maior incidência de partos prematuros e com crianças de baixo peso ao nascer, principalmente em mulheres negras (Cotch e cols., 1997). A infecção de recém-nascidos por *Trichomonas vaginalis*, embora possível, só é observada raramente.

O tratamento da vaginite ou da uretrite por tricomonas pode ser feito com segurança (não há risco de efeito teratogênico) com o metronidazol administrado por via oral (Czeizel, 1998); a dose indicada é a de 400mg, de 8/8h, durante 7 dias. O parceiro sexual também deverá ser submetido a tratamento semelhante, concomitantemente. Na mulher, é habitual indicar-se também, simultaneamente com o metronidazol administrado por via oral, o uso de cremes ou óvulos vaginais contendo esse ou outro derivado imidazólico (uma aplicação, à noite, antes de deitar-se).

HELMINTÍASES

HELMINTÍASES INTESTINAIS

As helmintíases ou verminoses intestinais encontradas com maior freqüência em nosso país (ancilostomíase/necatoríase, ascaridíase, enterobíase, estrongiloidíase, teníase e tricuríase) são comumente diagnosticadas durante a gravidez, quando se realiza exame parasitológico de fezes, na rotina do pré-natal; quase sempre são assintomáticas.

As infecções causadas por esses helmintos são geralmente adquiridas pela via fecal-oral, isto é, pela ingestão de água ou alimentos contaminados com ovos desses parasitas; apenas na estrongiloidíase e na ancilostomíase a infecção dá-se por intermédio de larvas presentes no solo, que penetram através da pele da pessoa com a qual entra em contato.

É importante lembrar que, no desenvolvimento do ciclo biológico dos ancilostomídeos (*Ancylostoma duodenale* e *Necator americanus*), de *Ascaris lumbricoides* e de *Strongyloides stercoralis*, ocorre a fase em que as larvas do parasita alcançam os pulmões (fase pulmonar), sem provocar sintomas ou causando a síndrome de Loeffler, que se caracteriza por manifestações clínicas de curta duração, autolimitadas (febre, tosse seca e dispnéia), acompanhadas de eosinofilia no hemograma e infiltrados pulmonares evidenciados na radiografia de tórax; depois, atravessando a parede dos alvéolos, as larvas movimentam-se pelas vias respiratórias, no sentido ascendente, até a orofaringe; sendo deglutidas, vão alcançar o tubo digestório, no qual dão origem aos vermes adultos.

As helmintíases intestinais podem ser assintomáticas ou evoluir com sintomas vagos, geralmente leves, entre os quais predominam dores abdominais, náuseas, meteorismo e diarréia ou obstipação. Às vezes, ocorrem evidências que sugerem ou definem o diagnóstico da verminose de que o paciente está acometido: prurido anal, na enterobíase; anemia, na ancilostomíase; eliminação espontânea de proglotes nas fezes, na teníase; eliminação espontânea do próprio verme, na ascaridíase; presença, nas fezes, de filetes esbranquiçados, que constituem o próprio parasita, na tricuríase; quadro disentérico, na estrongiloidíase. Entre as complicações das helmintíases, devem ser mencionadas: a) obstrução intestinal, em crianças, causada por ascaridíase ("bolo de áscaris"); b) obstrução de vias biliares resultante da migração de *Ascaris lumbricoides*, de ocorrência excepcional; c) anemia ferropriva, na ancilostomíase; d) disenteria grave, causada infreqüentemente por *Strongyloides stercoralis*; e) estrongiloidíase disseminada, observada invariavelmente em pessoas imunocomprometidas, em que larvas de *Strongyloides stercoralis* caem na circulação sangüínea e atingem diversos órgãos, particularmente os pulmões (ocorrendo tosse, dispnéia e sibilos), com alto índice de letalidade.

O diagnóstico das helmintíases intestinais é feito por meio do exame parasitológico de fezes. O seu tratamento durante a gravidez poderá ser realizado caso haja manifestações clínicas ou complicações que o justifiquem. O mebendazol pode ser utilizado com segurança no tratamento de diversas helmintíases intestinais, durante a gravidez (ancilostomíase, ascaridíase, enterobíase, tricuríase e teníase). A dose habitual é de 100mg, de 12/12h, por via oral, durante 3 dias seguidos. Na teníase, o tratamento deve ser estendido a 4 dias.

Quando houver sintomas causados pela presença de estrongiloidíase, o tratamento deverá ser efetuado com o tiabendazol, na dose de 50mg/kg/dia (dose máxima de 3g/dia), em duas frações iguais administradas de manhã e à noite, durante 2 dias seguidos.

HELMINTÍASES TECIDUAIS

Nas helmintíases intestinais, os vermes adultos permanecem habitualmente na luz intestinal ou ligados à mucosa do tubo digestivo. Nas helmintíases teciduais (cisticercose, esquistossomose mansônica, filariose, hidatidose e toxocaríase), são acometidos diversos órgãos ou tecidos, de acordo com a localização do parasita.

Os helmintos não se multiplicam na intimidade dos tecidos e têm grande capacidade de desenvolver mecanismos de "evasão imunológica", tornando-se infensos às respostas do hospedeiro, no qual persistem prolongadamente. Uma vez efetuado o diagnóstico de determinada helmintíase tecidual, a decisão de realizar quimioterapia com antiparasitários deve ser precedida pela avaliação do risco/benefício, já que, em algumas circunstâncias, a destruição do helminto poderá determinar conseqüências desastrosas para o hospedeiro. O fato é que, uma vez efetuado em gestantes o diagnóstico de neurocisticercose, esquistossomose mansônica, filariose, hidatidose ou toxocaríase, a conduta deverá ser discutida com o infectologista e por ele orientado o tratamento, caso se decida realizá-lo na vigência da gravidez.

CONTROLE E PREVENÇÃO

O controle das parasitoses durante a gravidez relaciona-se com a detecção dos casos e o reconhecimento das fontes de infecção. Toda mulher deveria ser sempre atendida por clínico e por ginecologista antes de engravidar, realizando-se os exames complementares necessários. Se já estiver grávida, deverá ser examinada pelo obstetra e orientada para fazer os exames incluídos na rotina do pré-natal.

O diagnóstico das parasitoses durante a gestação (assim como fora da gravidez) fundamenta-se na história clínica, nos antecedentes, nos achados do exame físico e nos resultados dos exames complementares cuja realização se tornou necessária, com base nos dados clínicos obtidos. Mesmo em gestantes hígidas é indispensável, no primeiro atendimento, a solicitação de determinados exames complementares: hemograma, testes sorológicos para toxoplasmose, rubéola e sífilis, e exame parasitológico de fezes; a pesquisa do antígeno de superfície do vírus da hepatite B (AgHBs) e de anticorpos contra o vírus da imunodeficiência humana (HIV) devem ser incluídos na rotina do pré-natal, sempre com o consentimento da gestante. Nas áreas endêmicas ou mesmo fora delas, havendo antecedentes que a justifiquem, pode solicitar-se pesquisa de hematozoários no sangue periférico (malária), reações sorológicas para tripanossomíase americana e outros exames complementares específicos e inespecíficos para o diagnóstico de doenças regionais (filariose, hidatidose etc.).

Para poder evitá-las, toda gestante deve ser informada sobre as formas mais comuns de se adquirir infecções causadas por parasitas:

1. Transmissão fecal-oral – os alimentos crus só devem ser ingeridos depois de submetidos a higienização rigorosa; a água utilizada para beber, cozinhar e no banho deve ser clorada; a higiene pessoal deve ser cuidadosa, sobretudo a lavagem freqüente das mãos, com água e sabonete.
2. Contato de larvas com a pele (principalmente no caso de algumas parasitoses intestinais) – deve-se dar ênfase à higiene pessoal, não andando com os pés descalços.
3. Carne de animais – não ingerir carne crua, malcozida ou malpassada (lembrar que o quibe cru contém carne crua).
4. Exposição a vetores – em algumas regiões do Brasil (Região Amazônica, por exemplo), é praticamente impossível evitar picada de insetos; no entanto, deve-se aconselhar as gestantes residentes em áreas não-endêmicas de malária que evitem fazer viagem a elas, assim como que não tomem banhos em riachos e lagoas, em regiões endêmicas de esquistossomose mansônica. Em locais onde há muitos insetos, pode ser indicado o uso de repelentes; as substâncias que contêm dietilmetatoluamida não são contra-indicadas durante a gravidez (Titze e Jones, 1991).

Não há dúvida de que a educação sanitária, a higiene pessoal e a orientação médica poderão permitir à gestante adotar as medidas necessárias para evitar ser acometida por parasitoses intestinais e sistêmicas.

TRATAMENTO

Já mencionamos a necessidade de, antes de tomar a decisão de realizar o tratamento de parasitoses durante a gravidez, fazer cuidadosa avaliação do risco/benefício. Quando a parasitose não está provocando nenhum sintoma incomodativo nem está colocando em risco a saúde da mãe e do feto, o tratamento poderá ser transferido para o fim da gestação ou para depois do parto. Se o médico optar pela realização da terapêutica da parasitose diagnosticada, deve escolher o medicamento mais eficiente, cuja segurança de uso durante a gravidez já esteja estabelecida, e o esquema mais simples. É importante lembrar que o risco potencial de teratogênese, por parte de medicamentos, é sempre maior nos primeiros meses da gravidez. O mebendazol, por exemplo, deve ser administrado de preferência depois do primeiro trimestre da gestação. Está estabelecido que é seguro o emprego de antimoniais, no tratamento do calazar, a partir do segundo semestre da gravidez (Gradoni e cols., 1994; Utili e cols., 1995). Silver (1997) não faz restrição ao tratamento de gestantes com antimaláricos. Quanto ao metronidazol, introduzido na prática médica há várias décadas, não há nenhuma evidência de que se associe com o aparecimento de malformações congênitas (Czeizel e Rockenbauer, 1998), podendo ser usado em qualquer fase da gravidez (Lau e cols., 1992; Piper e cols., 1993; Murphy e Jones, 1994; Burtin e cols., 1995).

Referências Bibliográficas

• ACHA, P.N. & SZYFRES, B. – Zoonosis y Enfermedades Transmisibles Comunes al Hombre y a los Animales. Washington, D.C.: Organizacion Panamericana de la Salud, 1986. 989p. • AMATO NETO, V. & BALDY, J.L.S. (eds.) – Doenças Transmissíveis. 3ª ed. São Paulo, Sarvier, 1989, p. 929. • AMATO NETO, V. & BALDY, J.L.S. (Eds.) – Doenças Transmissíveis. 4ª ed. São Paulo, Sarvier, 1999 (no prelo). • AMATO NETO, V.; MEDEIROS, E.A.S.; LEVI, G.C. & DUARTE, M.I.S. – Toxoplasmose. São Paulo, Sarvier, 1995, p. 154. • ANDIMAN, W.A. – Medical management of the pregnant woman infected with human immunodeficiency virus type 1 and her child. *Semin. Perinatol.*, 22:72, 1998. • ARCAVI, M.; ORFUS, G. & GRIEMBERG, G. – Incidence of Chagas infection in pregnant women and newborn infants in a non-endemic area. *Medicina (Buenos Aires)*, 53:217, 1993. • BAGNOLLI, V.R.; FONSECA, M.; LINHARES, I.M. – Tricomoníase. In: Monteleone, P.P.R. & Valente, C.A. *Infectologia em Ginecologia e Obstetrícia*. São Paulo, Atheneu, 1997. • BERREBI, A.; KOBUCH, W.E.; BESSIERES, M.H. & cols. – Termination of pregnancy for maternal toxoplasmosis. *Lancet*, 344:36, 1994. • BESSETTE, R.E. & AMSDEN, G.W. – Treatment of non-HIV cryptosporidial diarrhea with azithromycin. *Ann. Pharmacother.*, 29:991, 1995. • BIEDERMAN, K.; FLEPP, M.; FIERZ, W. & cols. – Pregnancy, immunosuppression and reactivation of latent toxoplasmosis. *J. Perin. Med.*, 23:191, 1995. • BITTENCOURT, A.L. – American Trypanossomiasis (Chagas' Disease). In: MacLeod, C.L. (ed.). *Parasitic Infections in Pregnancy and the Newborn*. New York, Oxford University Press, 1988. p. 62. • BUNDY, D.A.; CHAN, M.S. & SAVIOLI, L. – Hookworm infection in pregnancy. *Trans. Roy. Soc. Trop. Med. Hyg.*, 89:521, 1995. • BURTIN, P.; TADDIO, A.; ARIBURNU, O. & cols. – Safety of metronidazole in pregnancy: a meta-analysis. *Am. J. Obstet. Gynecol.*, 172:525, 1995. • CORRÊA, M.A.O. – Isósporas parasitas do homem. In: Lacaz, C.S.; Martins, J.E.C.; Martins, E.L. AIDS-SIDA. São Paulo, Sarvier, 1990. • COTCH, M.F.; PASTOREK, J.G.; NUGENT, R.P. & cols. – Trichomonas vaginalis associated with low birth weight and preterm delivery. The Vaginal Infections and Prematurity Study Group. *Sex. Transmitted Dis*, 24:353, 1997. • CZEIZEL, A.E. & ROCKENBAUER, M. – A population based case-control teratologic study of oral metronidazole treatment during pregnancy. *Br. J. Obstet. Gynaecol.*, 105:322, 1998. • de-SILVA, N.R.; KODITUWAKKU, K.K. EDIRISINGHE, S.S. & de-SILVA, H.J. – Ceylon *Med. J.*, 41:99, 1996. • de-SILVA, N.; GUYATT, H. & BUNDY, D. – Anthelmintics. A comparative review of their clinical pharmacology. *Drugs*, 53:769, 1997. • DESMONTS, G. & COUVREUR, J. – Toxoplasmosis in pregnancies and its transmission to the fetus. *Bull. N.Y. Acad. Med.*, 50:146, 1974. • DIAGNE, N.; ROGIER, C.; CISSE, B. & TRAPE, J.F. – Incidence of clinical malaria in pregnant women exposed to intense perennial transmission. *Trans. Roy. Soc. Trop. Med. Hyg.*, 91:166, 1997. • DIAS, J.C.P. – Epidemiology of Chagas' Disease. In: Wendel, S.; Brener, Z.; Camargo, M.E.; Rassi, A. *Chagas' Disease* (American Trypanosomiasis). São Paulo, Sociedade Brasileira de Hematologia e Hemoterapia, 1992. p. 49. • DIETZE, R. – Contribuição ao Estudo dos Aspectos Epidemiológicos do Calazar no Município de Pancas, ES, Brasil. Faculdade de Medicina da Universidade de São Paulo (Tese de Doutorado). São Paulo, 1990, p. 70. • DIONISIO, D.; ORSI, A.; STERRANTINO, G. & cols. – Chronic cryptosporidiosis in patients with AIDS: stable remission and possible eradication after long-term, low dose azithromycin. *J. Clin. Pathol.*, 51:138, 1998. • GARCIA, L.S. & SHIMIZU, R.Y. – Evaluation of nine immunoassay kits (enzyme immunoassay and direct fluorescence) for detection of *Giardia lamblia* and1 *Cryptosporidium parvum* in human fecal specimens. *J. Clin. Microbiol.*, 35:1526, 1997. • GILSON, G.J.; HARNER, K.A.; ABRAMS, J. & cols. – Chagas disease in pregnancy. *Obstet. Gynecol.*, 86:646, 1995. • GRADONI, L; GAETA, G.B.; PELLIZZER, G. & cols. – Mediterraneam visceral leishmaniasis in pregnancy. *Scand. J. Infect. Dis.*, 26:627, 1994. • JENUM, P.A.; STRAY-PEDERSEN, B. & GUNDERSEN, A.G. – Improved diagnosis of primary *Toxoplasma gondii* infection in early pregnancy by determination of antitoxoplasma immunoglobulin G avidity. *J. Clin. Microbiol.*, 35:1972, 1997. • KUMAR, R.M.; UDUMAN, S.A. & KHURRANA, A.K. – Impact of pregnancy on maternal AIDS. *J. Reprod. Med.*, 42:429, 1997. • LAPPALAINEN, M.; KOSKINIEMI, M.; HIILESMAA, V. & cols. – Outcome of children after maternal primary *Toxoplasma* infection during pregnancy with emphasis of specific IgG. *Pediatr. Infect. Dis.*, 14:354, 1995. • LAU, A.H.; LAM, N.P.; PISCITELLI, S.C. & cols. – Clinical pharmacokinetics of metronidazole and other nitroimidazole anti-infectives. *Clin. Pharmacokinet.*, 23:328, 1992. • LEE, R.V. – Protozoan infectious. In: Gleicher, N. (ed.). *Principles and Practice of Medical Therapy in Pregnancy*. Norwalk, Appleton & Lange, 1992. p. 686. • MacLEOD, C.L. – Malaria. In: ——— (ed.). *Parasitic Infections in Pregnancy and the Newborn*. New York, Oxford University Press, 1988. p. 8. • MacLEOD, C.L. & CAR-

DEN, G.A. – Amoebiasis. **In:** MacLeod, C.L. (ed.). *Parasitic Infections in Pregnancy and the Newborn.* New York, Oxford University Press, 1988. pp. 192. • McDERMOTT, J.M; WIRIMA, J.J.; STEKETEE, R.W. & cols. – The effect of placental malaria infection on perinatal mortality in rural Malawi. *Am. J. Trop. Med. Hyg.*, 55(Suppl. 1):61; 1996. • MEIRA, D.A. – Infecção pelo *Plasmodium falciparum* e gravidez. Relato de casos. *Rev. Soc. Bras. Med. Trop.*, 22:99, 1989. • MINKOFF, H.; REMINGTON, J.S.; HOLMAN, S. & cols. – Vertical transmission of toxoplasma by human immunodeficiency virus-infected women. *Am. J. Obst. Gynecol.*, 176:555, 1997. • MURPHY, P.A. & JONES, E. – Use of oral metronidazole in pregnancy. *J. Nurse Midwifery*, 39:214, 1994 • PIPER, J.M.; MITCHEL, E.F. & RAY, W.A. – Prenatal use of metronidazole and birth defects: no association. *Obstet. Gynecol.*, 82:348, 1993. • REDD, S.C. WIRIMA, J.J.; STEKETEE, R.W. & cols. – Transplacental transmission of *Plasmodium falciparum* in rural Malawi. *Am. J. Trop. Med. Hyg.*, 55(Suppl. 1):57, 1996. • SEVER, J.L.; ELLEMBERG, J.H.; LEY, A.C. & cols. – Toxoplasmosis: maternal and pediatrics findings in 23,000 pregnancies. *Pediatrics*, 82:181, 1988. • SILVER, H.M. – Malarial infection during pregnancy. *Infect. Dis. Clin. N. Am.*, 11:99, 1997. • SOTOLONGO, F.; OTERO, R. & ARGUDIN, J. – La paromomicina en el tratamiento de la balantidiasis. *Rev. Cub. Med. Trop.*, 18:103, 1966. • STEKETEE, R.W.; WIRIMA, J.J.; HIGHTOWER, A.W. & cols. – The effect of malaria and malaria prevention in pregnancy on offspring birthweight, prematurity, and intrauterine growth retardation in rural Malawi. *Am. J. Trop. Med. Hyg.*, 55(Suppl. 1):33, 1996a. • STEKETEE, R.W.; WIRIMA, J.J.; SLUTSKER, L. & cols. – Malaria treatment and prevention in pregnancy: indications for use and adverse events associated with use of chloroquine or mefloquine. *Am. J. Trop. Med. Hyg.*, 55(Suppl. 1):50, 1996b. • STEKETEE, R.W.; WIRIMA, J.J.; SLUTSKER, L. & cols. – The problem of malaria and malaria control in pregnancy in sub-Saharan Africa. *Am. J. Trop. Med. Hyg.*, 55(Suppl. 1):2, 1996c. • STRAY-PEDERSEN, B. – Treatment of toxoplasmosis in the pregnant mother and newborn child. *Scand. J. Infect. Dis.*, 84(Suppl.):23, 1992. • TITZE, P.E. & JONES, J.E. – Parasites during pregnancy. *Parasitic Dis.*, 95:75, 1991. • UTILI, R; RAMBALDI, A. & TRIPODI, M.F. & ANDREANA, A. – Visceral leishmaniasis during pregnancy treated with meglumine antimoniate. *Infection*, 23:182, 1995. • VILLAR, J.; KLEBANOFF, M. & KESTLER, E. – The effect on fetal growth of protozoan and Helminthic during pregnancy. *Obstet. Gynecol.*, 74:915, 1979. • WEIGEL, M.M.; CALLE, A.; ARMIJOS, R.X. & cols. – The effect of chronic intestinal parasitic infection on maternal and perinatal outcome. *Int. J. Gynaecol. Obstet.* 52:9, 1996.

71 Doenças Sexualmente Transmissíveis

Paulo César Giraldo
José Antonio Simões
Geraldo Duarte

A Organização Mundial da Saúde (OMS) estima que, a cada ano, ocorram no mundo 340 milhões de casos novos das principais doenças sexualmente transmissíveis (DST), dos quais, 38 milhões na América Latina e Caribe.

Durante a gestação, a ocorrência de DST constitui-se em problema agravado pela presença do concepto, que interpõe dificuldades ao uso de certas drogas e pelas adaptações fisiológicas dessa fase do ciclo gravídico-puerperal.

Se por um lado a gravidez se torna fator complicador, por outro, evidencia-se, nessa ocasião, real possibilidade de se investigar e tratar apropriadamente uma longa lista de DST, na sua maioria assintomática, pois é neste período que a mulher procura com mais freqüência os serviços de assistência médica. Sem dúvida, este é ótimo momento para que os programas de combate às DST tenham aproveitamento máximo, não apenas em relação à terapêutica, mas também para que o processo educacional tenha efeito a médio e a longo prazo.

As DST têm sido responsabilizadas por grande número de patologias associadas ao ciclo gravídico-puerperal (gravidez ectópica, abortamento, parto prematuro, feto de baixo peso, infecção puerperal e infecção neonatal), e suas consequências sociais, emocionais, orgânicas e econômicas. O crescente número de infecção pelo HIV e a possibilidade real da transmissão vertical de muitas das DST tornam imperativa a busca ativa desses casos, principalmente durante a gravidez.

Não se discute mais as vantagens do uso de drogas antivirais para a AIDS e para a infecção herpética (em certos casos) durante o período gravídico-puerperal, além de terem surgido novos antibióticos que vieram reforçar as possibilidades terapêuticas. A imunização ativa e passiva nos casos de hepatite B trouxe contribuição notória para minimizar as consequências tão desagradáveis dessa doença. O estreptococo beta-hemolítico do grupo A é agora raramente um problema, aparecendo, contudo, o o estreptococo beta-hemolítico do grupo B (considerado comensal freqüente na vagina da grávida) como importante agente infeccioso, principalmente para o recém-nascido (RN) prematuro.

As cinco clássicas "doenças venéreas" de algumas décadas atrás (gonorréia, sífilis, cancróide, linfogranuloma venéreo e granuloma inguinal) são encaradas agora de maneira mais abrangente, tendo sido acrescentadas a essa lista outras importantes doenças que também usam o contato sexual como importante via de propagação entre indivíduos (Quadro III-21).

Quadro III-21 – Principais agentes causadores de DST.

N. gonorrhoeae	*M. hominis*
C. trachomatis	*U. urealyticum*
T. pallidum	Herpes simples do tipo 2 (HSV-2)
H. ducreyi	Vírus da hepatite B (HBV)
C. granulomatis	Vírus do papiloma humano (HPV)
Estreptococo do grupo B	Vírus da imunodeficiência humana (HIV)
	T. vaginalis

Estudos de laboratório em animais sugerem que a gravidez interfira no mecanismo de defesa materno pela imunossupressão (Suzuki e Tomasi, 1979) e que substâncias hormonais que suprimem potencialmente *in vitro* a função linfocitária estão presentes no plasma de grávidas (Hill e cols., 1973), notando-se também que existe diminuição de linfócitos T no sangue periférico dessas mulheres (Sridama e cols., 1982). Esse decréscimo celular deve-se principalmente à subpopulação de linfócitos T-"helper" CD4+, não havendo mudança significativa na subpopulação CD8+. Menor concentração das células CD4+ é observada no terceiro trimestre da gestação.

Outras alterações, como os hormônios, as concentrações de proteínas plasmáticas e o aumento da filtração glomerular renal, podem potencializar e modificar o mecanismo de ação dos agentes infecciosos, interferindo diretamente com a terapêutica, tornando-se, às vezes, necessária a ampliação das doses e do tempo de uso dos medicamentos.

O aumento de certas DST poderia, em alguns casos, ser justificado por mudanças anatômicas e funcionais locais que ocorrem nas gestantes. A hiperproliferação e o ingurgitamento (edema e aumento do fluxo sangüíneo) da parede vaginal, o aumento do glicogênio desse epitélio e a diminuição significativa do pH vaginal são alguns dos fatores que poderiam eventualmente facilitar o aparecimento e propagação das infecções. O colo do útero hipertrofia-se, expondo o endocérvix aos microrganismos vaginais e facilitando a infecção pela *N. gonorrhoeae* e *C. trachomatis* (Ayra e cols., 1981).

Outra preocupação contemporânea é a associação das DST, tanto as ulceradas quanto aquelas que apresentam apenas o fenômeno inflamatório, com a infecção pelo vírus da imunodeficiência humana (HIV) (Landers e Duarte, 2000).

O feto, por sua vez, poderá ser afetado pelas DST por via transplacentária ou hematogênica. A placenta pode funcionar como importante filtro para minimizar ou impedir a infecção fetal em muitos casos, porém, é definitivamente insuficiente para evitá-la na sua totalidade. Outra importante forma de contaminação é a ascensão canalicular do agente agressor, às vezes proveniente da própria vagina ou da cérvix uterina, sendo a integridade das membranas amnióticas fundamental para a proteção fetal e da cavidade uterina (Fig. III-52).

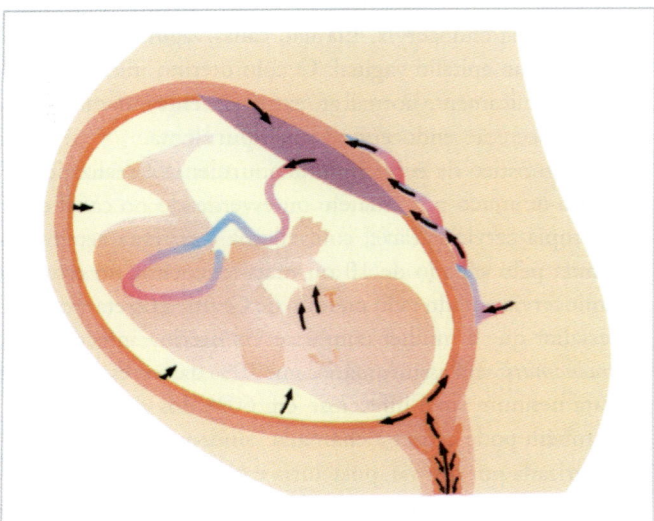

Figura III-52 – Vias de contaminação fetal.

Apesar de não ser possível para a realidade brasileira, a aplicação na totalidade das recomendações feitas pelo CDC (2002) e pelo Ministério da Saúde do Brasil (2004) para o diagnóstico e tratamento das DST na gravidez, acreditamos que elas devam ser levadas em consideração pelos obstetras e demais médicos que prestam assistência de saúde à mulher (Quadro III-22).

GONORRÉIA

A gonorréia é doença infecciosa aguda, transmitida sexualmente por bactéria gram-negativa intracelular (diplococo), a *Neisseria gonorrhoeae* ou "gonococo". A prevalência dessa infecção em gestantes varia de acordo com a população estudada, com taxas que vão de 0,5 a 7%. Embora a sintomatologia possa ser

Quadro III-22 – Recomendações uteis para o diagnóstico e manuseio das DST na gestação.

- Testes sorológicos para sífilis e hepatite B e HIV na primeira visita de pré-natal. Mulheres de alto risco para DST deveriam ser novamente testadas no terceiro trimestre e no parto
- Testes para a detecção de *N. gonorrhoeae* e *C. trachomatis* deveriam ser feitos na primeira visita de pré-natal para as gestantes de risco e em especial com idade menor que 25 anos
- Teste para vaginose bacteriana deveria ser feito na primeira visita pré-natal para as mulheres assintomáticas com alto risco de trabalho de parto pré-termo
- Teste de Papanicolaou na primeira consulta de pré-natal para todas as gestantes, se esta não o possuir nos últimos 12 meses
- Gestantes com história de infecções: herpética primária, sifilítica, estreptocócica do grupo B, por citomegalovírus e hepatite B devem ser encaminhadas para o especialista

a mesma daquela em não-grávida, é infecção séria quando ocorre durante a gravidez, podendo causar complicações tanto para a mãe quanto para o feto.

A gravidez pode alterar significativamente a evolução da infecção gonocócica, que pode ser totalmente assintomática, como na grande maioria das vezes em não-grávidas, causar apenas corrimento vaginal e disúria, bem como surgir formas bem mais graves de doença gonocócica disseminada. Essa forma disseminada ocorre no segundo ou terceiro trimestre, sendo a artrite mono ou poliarticular a manifestação mais freqüente. Geralmente, o quadro é acompanhado de mal-estar, febre e erupção cutânea.

A ocorrência de infecção uterina ascendente é rara, embora possa ocorrer no primeiro trimestre, causando abortamento séptico. Além disso, se essa ascensão for mais tardia, pode causar corioamnionite, com rotura prematura das membranas e parto pré-termo ou ainda infecção neonatal.

Infecção neonatal – embora possa ocorrer ainda intra-útero, por acometimento fetal ascendente, na grande maioria dos casos o RN adquire a doença gonocócica durante a passagem pelo canal de parto. Vários órgãos do RN podem ser contaminados pela *N. gonorrhoeae* tais como olhos, orelhas, orofaringe, estômago e mucosa anorretal. Também podem ocorrer vaginite e uretrite nas crianças do sexo feminino, porém são bastante raras.

A conjuntivite gonocócica neonatal é a manifestação mais comum da doença gonocócica no RN, sendo que o risco de seu desenvolvimento é muito pequeno nas crianças submetidas à aplicação ocular de nitrato de prata a 1%. Ela ocorre do 1º ao 12º dias após o parto e manifesta-se clinicamente por congestão interna e bilateral das conjuntivas com secreção amarelada ou cinzenta abundante, na qual é possível a demonstração dos gonococos no interior dos polimorfonucleares. Sua evolução costuma ser lenta e atualmente quase nunca deixa as seqüelas que eram comuns no passado (úlcera de córnea e/ou cegueira). Porém, cumpre-nos ressaltar que o nitrato de prata não tem nenhum efeito terapêutico nos casos em que a infecção tenha ocorrido ainda intra-útero e também não previne a conjuntivite causada pela *Chlamydia trachomatis*, que atualmente é mais comum que a gonorréia em muitos países.

Diagnóstico – na prática, o diagnóstico de gonorréia é presuntivo, por intermédio da visualização de diplococos gram-negativos no interior dos polimorfonucleares das secreções suspeitas. A sensibilidade pelo método de Gram é alta nos casos de uretrite em homens e quase sempre muito baixa nas endocervicites. Portanto, o diagnóstico definitivo de gonorréia na mulher deverá incluir, além do esfregaço corado pelo método de Gram, uma cultura em meio de Thayer-Martin.

Tratamento – o uso das quinolonas ou tetraciclinas deve ser contra-indicado na gestação, sendo que o tratamento indicado para gonorréia não-complicada é:

- Ceftriaxona – 250mg por via IM, dose única.
- Espectinomicina – 2,0g por via IM, dose única.
- Penicilina G procaína – 4,8 milhões UI, em dose única, precedida de 1g de probenecida VO (1 hora antes da injeção).

A penicilina tem sido menos indicada devido à descoberta de cepas de gonococos produtores de penicilinase, embora isso ocorra apenas em alguns locais em nosso país.

Deve-se considerar a freqüência relativamente elevada de infecção gonocócica associada à infecção por *Chlamydia trachomatis*. Caso isso ocorra ou ainda se não for possível sua pesquisa, é necessário o tratamento específico, em conjunto, pois nenhum dos tratamentos para a gonorréia é 100% eficaz também contra a clamídia.

INFECÇÃO CAUSADA PELA *CHLAMYDIA TRACHOMATIS*

A *Chlamydia trachomatis* é responsável por doenças com importante repercussão orgânica para a população feminina jovem, causando elevadas taxas de morbidade, além de seqüelas irreparáveis do ponto de vista social e orgânico. Estima-se que no mundo ocorram 89 milhões de casos novos de infecção por clamídia por ano, podendo muitas vezes resultar em trabalho de parto prematuro e endometrite puerperal, quando acomete a grávida.

Essa bactéria já é conhecida há bastante tempo como agente causador do tracoma (principal causa de cegueira prevenível), da conjuntivite de inclusão do RN e do linfogranuloma venéreo. A infecção clamidiana do trato genital feminino tem recebido atenção específica também, por estar relacionada a complicações maternas e neonatais (Faro, 2001).

A infecção por clamídia pode ser freqüentemente adquirida por meio de relação sexual ou pelo contato da mucosa com outra área infectada. Atinge indiscriminadamente homens, mulheres e crianças e possui a capacidade de provocar, em muitos casos, infecção significante, sem produzir sintomatologia, particularmente na mulher. Ela tem afinidade pelas células do epitélio colunar, sendo a endocérvix o principal alvo desse microrganismo no trato genital feminino, embora outras áreas com esse epitélio também possam ser infectadas (Faro, 1991).

A associação com a gonorréia é muito freqüente, atingindo cifras que variam de 40 a 60% nas mulheres com infecção (Cates e Wasserheit, 1991). O crescimento das taxas das infecções clamidianas no mundo, provavelmente, foi determinado, entre outros fatores, devido a essas infecções se comportarem de forma silente na maioria dos casos e também pelo antigo uso isolado de penicilinas ou cefalosporinas no tratamento de uretrites e cervicites, que não são eficazes contra a *Chlamydia trachomatis*.

A transmissão de *C. trachomatis* costuma ser mais difícil que a *N. gonorrhoeae*. O homem com uretrite não-gonocócica transmite o agente para a mulher sadia em 40% das vezes, ao passo que a recíproca acontece em 32%.

Infelizmente, não existem sintomas específicos associados à essa infecção nas mulheres, tornando-a clinicamente inaparente em até 70% das vezes.

A prevalência da infecção cervical por *C. trachomatis* nas gestantes varia de 2 a 37% nas diversas publicações. No Brasil, essas taxas parecem ser menores que as da literatura geral. Simões e cols. (1996) utilizando a imunofluorescência direta para *C. trachomatis*, encontraram incidência de 2,1% em gestantes normais. Duarte (1997), para o mesmo tipo de população, encontrou 5,8%.

O recém-nascido de gestante com infecção clamidiana cervical apresenta 60 a 70% de risco de adquirir a infecção por transmissão vertical, durante sua passagem pelo canal de parto. Cerca de 25 a 50% das crianças expostas desenvolverão conjuntivite de inclusão nos dois primeiros meses de vida, e 10 a 20% desenvolverão pneumonia três a quatro meses após o parto (Sweet e Gibbs, 1990).

Além disso, tem sido descrito aumento significativo na ocorrência de parto pré-termo entre as gestantes com infecção por *C. trachomatis*, além de maior incidência de recém-nascidos de baixo peso, mortalidade perinatal e endometrite puerperal (Ryan e cols., 1990). Apesar da associação significativa entre parto pré-termo e infecção por *C. trachomatis*, o uso de antibióticos durante a gestação ainda não consegue, de maneira inequívoca, reduzir as taxas de prematuridade do RN.

Diagnóstico – a *C. trachomatis* é parasita específico das células do epitélio colunar, crescendo na cérvix somente na zona de transição e na endocérvix. Ela não causa vaginite, pois não se desenvolve no epitélio vaginal. O colo uterino infectado pode ser desde clinicamente normal até extremamente inflamado, com erosões e secreção endocervical mucopurulenta.

O diagnóstico da cervicite mucopurulenta é realizado pela presença de muco-pus amarelo ou esverdeado no canal cervical, ectopia cervical friável com edema e eritema acentuados ou ainda pelo achado de 10 ou mais leucócitos no esfregaço da endocérvix corado pelo método de Gram. Entretanto, deve-se ressaltar que a mulher com a cérvix uterina infectada pela *C. trachomatis* será assintomática em 70% das vezes e não apresentará nenhum sinal infeccioso em 60% dos casos.

Também pode causar a chamada "síndrome uretral aguda", caracterizada por disúria, polaciúria e piúria em mulheres com urocultura negativa. As portadoras dessa síndrome costumam apresentar sintomatologia mais longa (cerca de 14 dias) quando comparada com o tempo dos sintomas observados na cistite aguda (cerca de quatro dias). É importante que o clínico esteja atento para o fato de que a *C. trachomatis* não pode ser isolada em urocultura, mas sim por meio de "swab uretral", uma vez que necessita de células epiteliais viáveis. Os princípios para o diagnóstico da infecção por *C. trachomatis* são os mesmos para as outras infecções microbianas, com o uso da citologia, sorologia, cultura e detecção antigênica (Sweet e Gibbs, 1990).

Citologia – é realizada por meio da identificação de inclusões citoplasmáticas em esfregaços cervicais corados pelo Giemsa. Não é recomendada pela sua baixíssima sensibilidade: apenas 20% dos casos de infecção cervical podem ser reconhecidos pela citologia. Citologia negativa para *C. trachomatis* não exclui seu diagnóstico.

Sorologia – apesar da alta resposta imunológica às infecções clamidianas, a sorologia não é o melhor método para seu diagnóstico. As taxas de anticorpos anticlamídia são muito elevadas na população sexualmente ativa, tornando-se método pouco específico.

A determinação de IgA específica para *C. trachomatis* em material endocervical (ELISA) é alternativa viável de detecção e pode ser feita em 6 minutos, o que é altamente desejável no manejo das DST. A IgA "rapid serot test" apresentou sensibilidade de 95,7% espeficidade de 93,1% quando comparada à detecção da *C. trachomatis* por PCR em 167 gestantes (Witkin e cols., 1997).

A fixação do complemento é útil no diagnóstico do linfogranuloma venéreo. A microimunofluorescência, ainda que *muito mais sensível*, tem aplicação muito limitada em nosso meio.

Cultura – o isolamento é o método ideal para o diagnóstico da infecção e considerado padrão-ouro. Infelizmente, é um processo bastante limitado em nosso meio, pois requer cultura em tecido vivo suscetível (*C. trachomatis* não cresce em meios artificiais, pois é parasita intracelular obrigatório). A amostra deve conter células epiteliais, sendo a secreção inadequada. O método mais utilizado é a incubação em células de McCoy tratadas com 5-iodo, 2-deoxiuridina ou ciclo-hexamida. Após um período de 48 a 72 horas, faz-se análise microscópica desse material, utilizando-se anticorpo monoclonal fluorescente para identificar os corpúsculos de inclusão à microscopia óptica.

Detecção antigênica (imunofluorescência direta) – consiste na identificação dos corpúsculos elementares com o uso de anticorpos monoclonais fluorescentes por meio de microscopia. A sensibilidade e a especificidade desse método em populações de alta prevalência são de 95% e 98%, respectivamente. Possui algumas vantagens sobre a cultura: menor custo, não requer câmara fria para o transporte da amostra e o resultado é obtido mais rapidamente. Além disso, é disponível, com relativa facilidade, em nosso meio e a custos razoáveis (Fig. III-53).

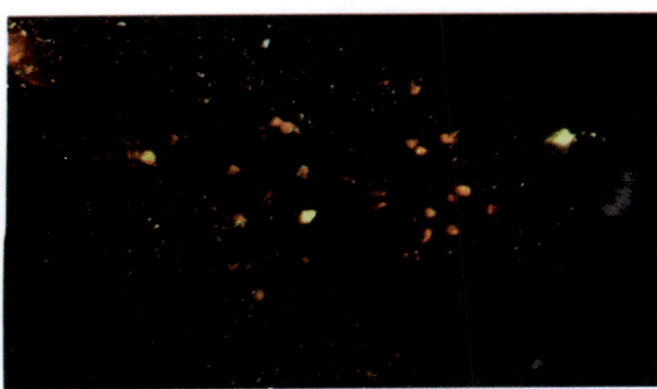

Figura III-53 – Infecção por *Chlamydia trachomatis*. Diagnóstico por imunofluorescência.

Polimerase (PCR) – usada em larga escala nos laboratórios de pesquisas, vem se popularizando progressivamente nos países desenvolvidos, sendo empregada mais rotineiramente na investigação clínica em função das novas técnicas automatizadas. Com sensibilidade e especificidade superiores às culturas, ainda tem utilização restrita no Brasil. O teste consiste em amplificar milhões de vezes o determinante antigênico *C. trachomatis* (epitopo) presente no material investigado, bastando para isso quantidades infinitamente menores do agente, quando comparado às culturas. Tal facilidade possibilitou que o diagnóstico fosse feito utilizando-se urina ou mesmo conteúdo do intróito vaginal, com a mesma sensibilidade e especificidade das secreções endocervicais.

Captura híbrida – outra técnica de investigação baseada em conceitos de biologia molecular, altamente sensível e específica tem sido a opção viável para o diagnóstico da *C. trachomatis*. Esses testes, desenvolvidos mais recentemente, utilizam-se de tecnologia baseada em imonocromatografia (imunodifusão de anticorpos específicos). São rápidos e práticos, porém ainda são de custos elevados. Apesar disso, a facilidade de coleta e do meio de transporte associado ao fato de que muitos convênios médicos (não o SUS), já aceitam sua realização na rotina de exames laboratoriais.

Tratamento – a doxiclina e a ofloxacino são contra-indicadas na gravidez; entretanto dados preliminares têm indicado que a azitromicina na gravidez é segura e eficaz (Passos, 2004). O tratamento da infecção por *C. trachomatis* durante a gravidez pode ser realizado com o estearato de eritromicina, na dose de 500mg, VO, de 6/6h, durante 7 a 10 dias. Nos casos de intolerância gástrica ou hepatoxicidade, deve-se utilizar alternativamente a amoxiclina, na dose de 500mg, VO de 8/8h, durante 7 a 10 dias (o esfolato é contra-indicado na gravidez; CDC, 2002). Uma outra opção é o uso da azitromicina 1g VO, em dose única para o casal.

Devido à freqüente concomitância entre gonorréia e *C. trachomatis*, recomenda-se o tratamento concomitante das duas infecções. Portadores do HIV devem receber o mesmo esquema terapêutico. Para conseguir diminuir a taxa de infecção por microrganismos tão prevalentes, seria necessário reduzir os reservatórios naturais dessa bactéria, procurando tratar as endocervicites de mulheres assintomáticas. Para tanto, seria importante a identificação dos grupos de risco e o reconhecimento da presença desse agente com exames clínicos e laboratoriais de rotina. Especial importância deveria ser dada às grávidas, uma vez que o pré-natal seria ótima oportunidade de fazer o diagnóstico e o tratamento, evitando-se, talvez, muitas complicações maternas e fetais nos locais de alta prevalência (Simões e cols., 1996).

LINFOGRANULOMA VENÉREO

Doença infecciosa de transmissão sexual, é caracterizada pela presença de bulbão inguinal, e causada pela *Chlamydia trachomatis* sorotipos L1, L2 e L3. É pouco freqüente, sendo que sua evolução se faz em três fases diferentes (Figs. III-54 e III-55).

A lesão inicial, pápula ou exulceração indolor, raramente é notada pela paciente e desaparece sem deixar seqüela. Na mulher, localiza-se na parede vaginal, no colo uterino ou na genitália externa (Fig. III-55). Posteriormente, ocorre o acometimento dos linfonodos, que dependem do local da lesão inicial (inguinais, pélvicos ou ilíacos). Esse comprometimento ganglionar geralmente evolui com supuração e fistulização, que pode deixar seqüelas importantes na mulher, como elefantíase genital, estenose do reto e fibrose do canal de parto. Nesses casos, a via baixa para o parto está contra-indicada, pelo elevado risco de roturas.

Diagnóstico – o diagnóstico de certeza é difícil de ser realizado. Na maioria das vezes, é feito em bases clínicas, não sendo rotineira a comprovação laboratorial pela sorologia. Na prática, o diagnóstico de linfogranuloma venéreo deve ser considerado em todos os casos de adenite inguinal, elefantíase genital ou estenose retal.

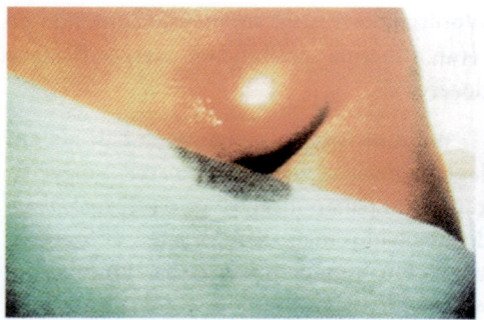
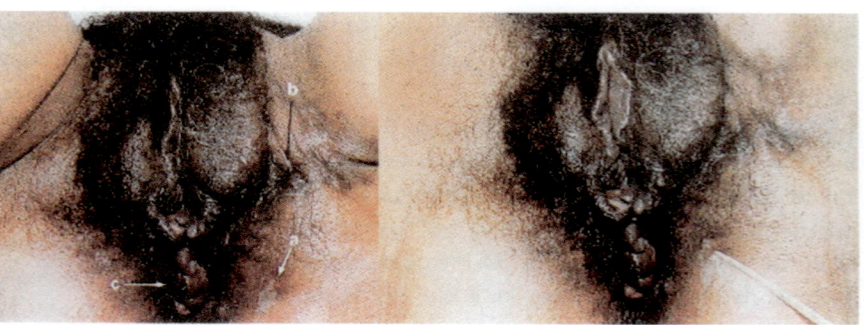

Figura III-54 – Linfogranuloma venéreo – Bulbão.

Figura III-55 – Linfagranuloma venéreo (Passos e Almeida Filho, 2002).

O teste de fixação de complemento "é grupo específico", identificando todos os tipos de *Chlamydia*, havendo reação cruzada com casos de uretrite, cervicites, conjuntivites, tracoma e psitacose. O uso de testes de biologia molecular poderá vir a suprir uma lacuna importante para o diagnóstico do linfagranuloma venéreo.

Tratamento – o tratamento durante a gravidez é o mesmo que aquele descrito para a donovanose, com duração de 21 dias.

INFECÇÃO CAUSADA PELO MICOPLASMA

Micoplasmas são os menores organismos conhecidos que apresentam vida livre. Possuem tamanho intermediário entre as bactérias e os vírus, medindo entre 0,2 e 0,3mm. A característica mais importante na distinção dos micoplasmas como grupo a parte é a ausência de parede celular rígida. Eles são incapazes de sintetizar precursores de parede celular em quaisquer condições. Isso é responsável por várias propriedades biológicas peculiares, como sua resistência a todos os antibióticos beta-lactâmicos e o intenso pleomorfismo entre as células individuais (Baseman e Tully, 1997).

O envolvimento de micoplasmas em seres humanos foi relatado pela primeira vez em 1937, por meio do isolamento desse microrganismo em um abscesso da glândula de Bartholin. Desde então, foram isoladas 13 espécies diferentes de micoplasmas em amostras humanas, particularmente da orofaringe e das mucosas urogenitais. Os micoplasmas humanos pertencem ao gênero *Mycoplasma* e ao gênero *Ureaplasma* (que contém os micoplasmas capazes de hidrolisar a uréia).

Com exceção do *M. pneumoniae*, que causa pneumonia atípica, o papel dos outros micoplasmas na patologia humana ainda é bastante controverso. O *M. hominis* e o *U. urealyticum* estão associados com a colonização e a doença do trato geniturinário dos adultos e do trato respiratório dos recém-nascidos. Apesar disso, essas duas espécies podem ser isoladas de indivíduos assintomáticos, sugerindo que possam ser apenas agentes oportunistas. *M. genitalium* foi recentemente isolado do trato respiratório e do genital, porém seu verdadeiro papel ainda não está claro (Baseman e cols., 1988). Nos últimos anos, outros novos micoplasmas têm sido isolados em amostras de pacientes com AIDS, especialmente naqueles casos de evolução rápida, sugerindo que a presença desses microrganismos poderia ser outra infecção oportunista nesses pacientes ou ainda que poderia representar um co-fator sexualmente transmitido que acelera a progressão para a doença nos indivíduos infectados pelo HIV.

Os recém-nascidos podem ser colonizados com micoplasmas durante sua passagem pelo canal de parto (Dinsmoor e cols., 1989). Essa colonização neonatal tende a não ser persistente, pois há diminuição progressiva de crianças colonizadas em idades maiores.

Após a puberdade, o reaparecimento da colonização ocorre principalmente como resultado do contato sexual. Seu achado é diretamente proporcional ao número de parceiros sexuais. Além disso, aumenta muito mais rapidamente na mulher que no homem, o que sugere que as mulheres sejam mais suscetíveis à colonização desses microrganismos (Shafer e cols., 1985).

O *U. urealyticum*, pela capacidade que possui de produzir urease, pode induzir à formação de cálculos urinários, chamados de cálculos de infecção (mais comumente causados pelos *Proteus*). Supõe-se também que o *M. hominis* esteja envolvido em 5% dos casos de pielonefrite aguda, geralmente associados com obstrução ou manipulação instrumental do trato urinário.

Os micoplasmas são altamente prevalentes, particularmente no trato genital de mulheres sexualmente ativas.

Têm sido demonstradas taxas de colonização vaginal de até 30% para o *M. hominis* e de até 70% para o *U. urealyticum*, dependendo da idade, raça, atividade sexual e nível socioeconômico das mulheres. As taxas de colonização são diretamente relacionadas com a atividade sexual, sendo muito mais comum em indivíduos com múltiplos parceiros sexuais. Chama a atenção também por ser o achado mais comum em grávidas que em não-grávidas. São ainda menos freqüentes nas menopausadas, sugerindo possível influência dos hormônios sexuais na colonização do aparelho genital feminino (McCormack e cols., 1986).

Os micoplasmas são, com freqüência, isolados juntamente com os outros reconhecidos patógenos do trato genital, como *Chlamydia trachomatis*, *Neisseria gonorrhoeae* e estreptococos do grupo B. Essa associação torna muito difícil determinar se há patogenicidade dos micoplasmas.

De qualquer forma, as doenças do trato genital feminino nas quais os micoplasmas são suspeitos de ter papel etiológico são: endocervicite, doença inflamatória pélvica, esterilidade e, durante a gravidez, abortamento, corioamnionite, prematuridade e infecção puerperal.

Tanto o *U. urealyticum* como o *M. hominis* têm sido isolados em aproximadamente 10% das hemoculturas de mulheres com infecção puerperal (Naessens e cols.,1989). Acredita-se que a colonização dos genitais femininos pelo VV possa ser influenciada por fatores genéticos intrínsecos de cada mulher (Jeremias e cols., 1999). A bacteriemia pós-parto resultaria da ascensão dos micoplamas da vagina para o endométrio, causando endometrite puerperal. Também são as causas mais comuns de febre puerperal e febre pós-aborto espontâneo (geralmente autolimitantes e que não necessitam de tratamento). Porém, a sepse por *M. hominis*, muitas vezes, resulta em internação prolongada e, em alguns casos, em artrite aguda supurativa e infecção da ferida cirúrgica pós-cesárea.

Os micoplasmas podem invadir o saco amniótico nas primeiras semanas da gravidez, na presença de membranas íntegras e, portanto, serem causadores de corioamnionite. Esse isolamento aumenta com a instalação do trabalho de parto, rotura das membranas e com o número de toques realizados. O isolamento de *U. urealyticum* na placenta está associado com infecção histológica das membranas e com maior morbidade perinatal, incluindo o nascimento das crianças de baixo peso (Cunningham, 1990).

Estudos que revisaram a contribuição dos micoplasmas sobre as complicações perinatais concluíram que, embora a presença de *U. urealyticum* no trato genital inferior não esteja associada com prematuridade, a presença do microrganismo nas membranas amnióticas mostrou-se associada com corioamnionite histológica e com nascimento pré-termo (Eschenbach, 1993). Em alguns casos, os ureaplasmas também podem contribuir para a rotura prematura de membranas e trabalho de parto pré-termo (Gravet e Eschenbach, 1986).

O *U. urealyticum* também pode ter papel importante em alguns casos de abortamento espontâneo, graças à sua habilidade de causar corioamnionite e outras alterações precoces na gravidez (Joste e cols., 1994).

A taxa de transmissão vertical do *U. urealyticum* varia de 18 a 55% (Sanchez, 1993). A colonização pode persistir nessas crianças por períodos prolongados sem efeitos patológicos. Todavia, nos casos de crianças pré-termo há ocorrência significativa de doença respiratória congênita, que pode ser extremamente grave e às vezes fatal (Payne e cols., 1993).

Recentemente, foram isoladas três espécies de micoplasmas (*M. fermentans*, *M. penetrans* e *M. pirum*) em indivíduos com infecção pelo HIV. Esses micoplasmas têm sido implicados como supostos co-fatores na progressão para a AIDS, pelos seguintes mecanismos: ativação do sistema imune, produção de superantígenos que estimulam a liberação de citocinas ou de radicais livres oxidativos. Esses três micoplasmas hidrolisam a arginina, causando sua depleção nos macrófagos e linfócitos e, portanto, diminuindo a citotoxidade dessas células. Todavia, o exato papel desses micoplasmas na patogênese da infecção pelo HIV ainda não está esclarecido e vem sendo objeto de muitos estudos atuais (Blanchard e Montagnier, 1994).

Diagnóstico – geralmente, a etiologia por micoplasma só é considerada como última hipótese, devendo ser suspeitada em doenças nas quais esses microrganismos desempenham comprovadamente algum papel e quando outras bactérias não são reveladas pelo método de Gram nem pela cultura.

O diagnóstico clínico da infecção pelos micoplasmas é praticamente impossível de ser estabelecido, uma vez que não existe nenhuma sintomatologia característica dela e, também, porque geralmente esses microrganismos estão envolvidos com patologias multicausais.

O diagnóstico ainda é prejudicado porque esses microrganismos não são visíveis no esfregaço corado pelo método de Gram (devido ao seu pequeno tamanho) e porque não crescem, ou crescem mal, nos meios de cultura convencionais.

Se houver suspeita dessa infecção, deve-se tomar cuidado para que a coleta da amostra seja adequada, assim como seu transporte e armazenamento.

A recuperação de *M. hominis* e *U. urealyticum* pode ser realizada a partir das amostras clínicas, e a maioria das culturas positivas pode ser identificada em dois a cinco dias. Amostras líquidas são adequadas, tais como sangue, urina, líquido amniótico e secreções (uretra, colo uterino, trompas). As amostras também podem ser obtidas de fragmentos de placenta ou de qualquer outro tecido por meio de biópsia.

Pacientes com infecções maciças de *M. hominis* podem tornar-se soropositivos ou apresentar aumento significativo no título de anticorpo preexistente. Deve-se salientar que a detecção isolada de anticorpos não pode ser considerada como significativa para o diagnóstico dessa infecção e, portanto, não deve ser utilizada rotineiramente até que haja mais informações. Outros exames laboratoriais ainda podem ser realizados para o diagnóstico das infecções pelos micoplasmas, como o teste da imunofluorescência indireta e a PCR qualitativa e quantitativa (nem sempre acessíveis).

Tratamento – o manuseio dessa infecção depende do reconhecimento das síndromes clínicas nas quais esses microrganismos freqüentemente possam estar envolvidos (uretrite em homens, doença inflamatória pélvica – DIP – em mulheres, pneumonia em RN).

As tetraciclinas são as drogas de escolha, sendo preferível a doxiclina. A azitromicina tem atividade *in vitro* contra o *U. urealyticum*, mas não contra o *M. hominis*. Outras drogas que podem ser utilizadas são as fluoroquinolonas, que têm a vantagem de não ser afetadas pela resistência dos micoplasmas. O tratamento com ofloxacina durante sete dias por via oral é bastante adequado para a uretrite e DIP não-complicada. Nos casos de gestantes, é recomendado o emprego do estearato de eritromicina ou azitromicina, também por sete dias (Tabela III-24).

Tabela III-24 – Tratamento por via oral das infecções por micoplasmas e ureaplasma (CDC, 1998).

Droga	Dose		Duração
Doxiciclina	100mg	2 vezes/dia	1 semana
Ofloxacino	400mg	2 vezes/dia	1 semana
Clindamicina*	300mg	4 vezes/dia	1 semana
Eritromicina**	500mg	4 vezes/dia	1 semana
Azitromicina**	1g	Dose única	—

* Eficaz apenas contra *M. hominis*.
**Eficaz contra *U. urealyticum*, *C. thracomatis* e *N. gonorrhoea*.

O *M. hominis* e o *U. urealyticum* são resistentes às sulfonamidas, à trimetoprima e a todos os antibióticos que agem inibindo a síntese da parede celular (penicilinas e cefalosporinas). Também são freqüentemente resistentes aos aminoglicosídeos e ao cloranfenicol.

SÍFILIS

A sífilis, ou lues, é doença infecciosa sistêmica, representando grande desafio aos serviços de saúde pública em todo o mundo. Estimativas da OMS indicam que a ocorrência mundial dessa doença chega a 12 milhões de casos novos anualmente, com maior freqüência nos países em desenvolvimento e em alguns pontos de recrudescência nos países industrializados.

Para o tocoginecologista, a sífilis, além de seus aspectos dermatológicos ou de medicina interna, representa o espectro da transmissão vertical do *Treponema pallidum* (TP). Sabe-se que o acometimento fetal pode resultar em prematuridade, óbito intra-útero e sífilis congênita, todas complicações graves e perfeitamente evitáveis (Guinsberg e Almeida, 1994).

Disseminação hematogênica transplacentária – a ocorrência de sífilis congênita na atualidade é inaceitável, traduzindo falha dos sistemas de saúde e enorme deficiência no processo educacional da população. Essa forma de transmissão do TP é a responsável pela sífilis congênita nas suas várias formas clínicas e serve como parâmetro para se avaliar a qualidade da assistência pré-natal de determinada população.

Hoje, sabe-se que o TP pode cruzar a barreira placentária em qualquer fase da sífilis, sendo bem maior nas fases iniciais da doença e decrescendo com sua evolução (CDC, 1996). Partindo-se do princípio que a infecção luética é sistêmica desde o seu início, criando possibilidades amplas de exposição da superfície placentária ao TP, é fácil deduzir a freqüência maior dessa forma de transmissão nas fases iniciais da infecção. No entanto, a transmissão vertical do TP não é uma relação direta da infecção placentária, existindo casos em que o feto se contamina sem haver infecção placentária e casos de infecção desse órgão sem acometimento fetal. A gravidade da doença do concepto também varia, apresentado-se mais grave quando a contaminação ocorre durante a gestação (Charles, 1995).

Quanto à fase de gestação em que ocorre a transmissão vertical da sífilis, atualmente se concebe que, apesar de infreqüente, o feto pode ser acometido precocemente, resultando em aborto. Em 1987, Duarte e cols. confirmaram o envolvimento da sífilis (por meio de exame histopatológico da placenta) como causa de aborto. As lesões fetais ocorridas não são clinicamente aparentes até a 15ª-18ª semanas de gestação, pois somente a partir dessa idade gestacional o feto exibe competência imunológica, podendo apresentar o quadro inflamatório reacional da sífilis congênita. Por isso, o acometimento fetal macroscópico é mais comum nos trimestres finais da gestação. Isso depende de fatores como a virulência da cepa, da barreira imunológica da placenta e da espessura da lâmina composta pelo sincício e pelo citotrofoblasto. O sinciotrofoblasto tende ao adelgaçamento com o evoluir da gestação, facilitando a transferência do TP ao feto (Fig. III-52).

Evolução clínica e classificação da sífilis adquirida – as manifestações clínicas da sífilis resultam da interação do *Treponema pallidum* com o organismo humano e da resposta imunológica elicitada, explicando a exuberância clínica de suas lesões em determinadas fases da doença e ausência delas em outras (Webster e Rolfs, 1993). A imunomodulação verificada durante a gravidez, sem dúvida, também colabora com o polimorfismo das lesões sifilíticas nesse período. Outros fatores como a virulência da cepa infectante, forma de contaminação, ou se é reinfecção, também influenciam as inúmeras formas por meio das quais essa moléstia se manifesta (Naud e cols., 1992). Hoje, já se sabe que a infecção pelo vírus da imunodeficiência humana tipo 1 (HIV-1) pode alterar sobremaneira a história natural da sífilis, tanto por apresentar quadros clínicos mais graves como progressão mais rápida para o terciarismo (Hutchinson e cols., 1994; Rolfs e cols., 1997).

Clinicamente, a evolução da sífilis é dividida em fases. Para alguns autores ela pode ser abordada como recente (compreende o primeiro ano de evolução após a contaminação) e tardia (após um ano). Segundo Tramant (1995), sua sintomatologia pode ser classificada como primária, secundária, latente e tardia (Figs. III-56 e III-57), para Duarte (1992), em recente, latente e tardia (Esquema III-3).

Após período de incubação que pode variar de três a seis semanas, surge a úlcera primária (cancro duro ou protossifiloma) próximo ao local de inoculação. Esta lesão permanece

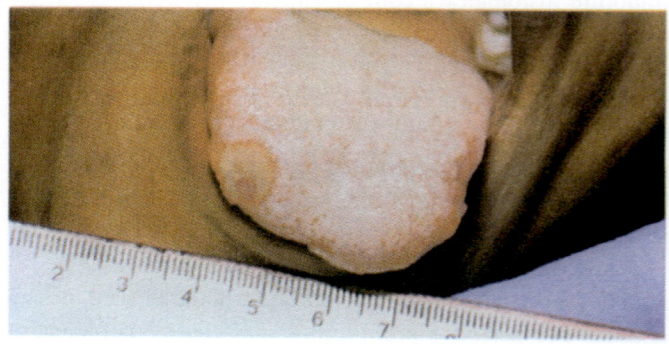

Figura III-56 – Lesão luética primária (cancro) lingual.

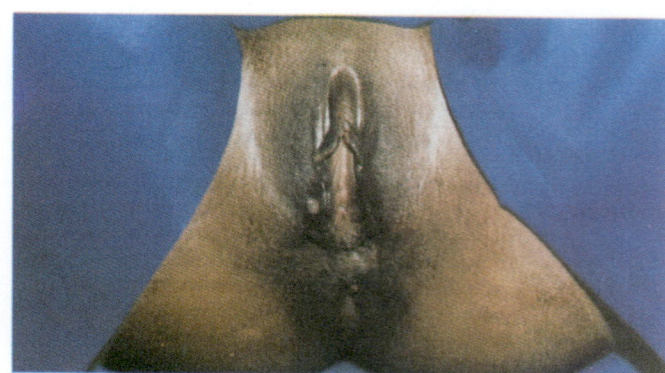

Figura III-57 – Condiloma plano vulvar. Lesão luética primária (Neme).

Esquema III-3 – Cronologia dos eventos clínicos na evolução da sífilis (Duarte, 1992).

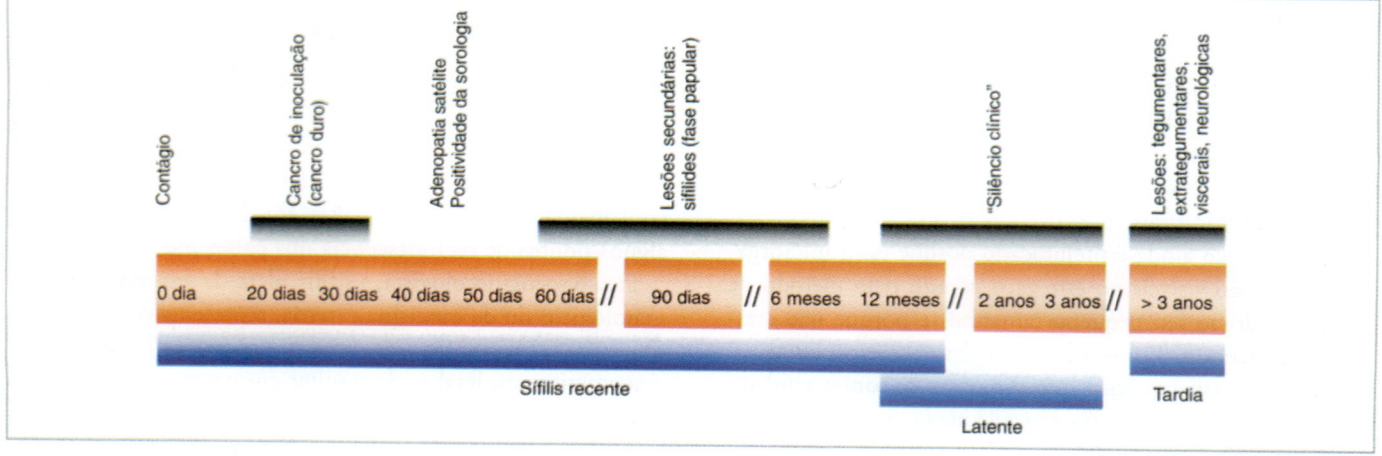

ativa por cerca de quatro semanas, fechando espontaneamente. Acredita-se que a cura da lesão primária seja resultado da resposta imunológica elicitada (Figs. III-56 e III-57).

Após quatro a oito semanas da cicatrização da lesão inicial, cerca de 60 a 90% dos pacientes desenvolvem as manifestações do secundarismo. Embora as lesões cutâneas sejam as mais freqüentemente observadas, qualquer órgão ou sistema pode ser acometido. Assim como na fase primária, as manifestações clínicas secundárias também desaparecem espontaneamente (Figs. III-58 e III-59).

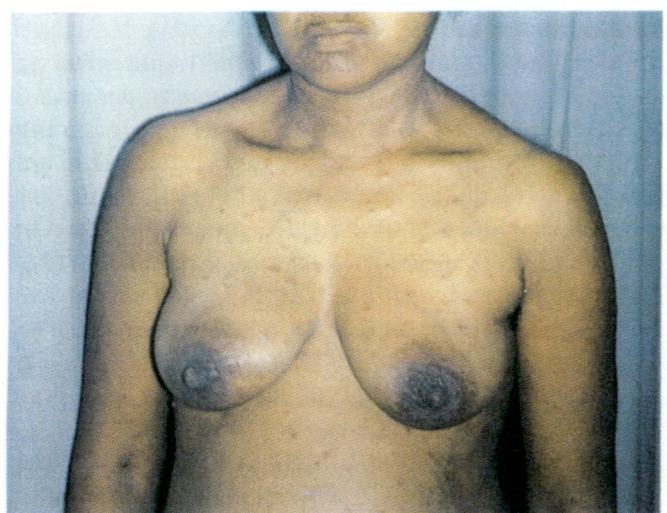

Figura III-58 – Lesões luéticas secundárias da epiderme (Neme).

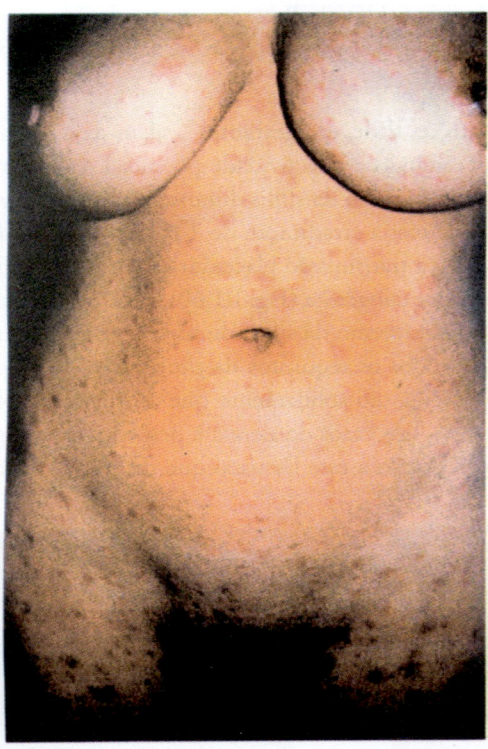

Figura III-59 – Paciente adulta jovem apresentando quadro intenso de pápulas eritematosas em todo o tegumento, expressando a forma secundária de sífilis (Passos e Almeida Filho, 2002).

A fase terciária da sífilis demora anos para se desenvolver, sendo que nesse período o indivíduo infectado permanece assintomático. Cerca de 80% das pacientes com sífilis terciária apresentam comprometimento cardiovascular, e 15%, neurossífilis (Sparling, 1990).

Diagnóstico clínico – na sífilis adquirida, a lesão inicial leva em média três a quatro semanas para manifestar-se. Caracteriza-se por ser lesão ulcerada, desenvolvendo-se no local de entrada do TP no organismo. Geralmente única, indolor, de fundo liso e limpo, com bordas infiltradas e endurecidas, mas sem sinais inflamatórios adjacentes. As localizações extragenitais da lesão primária podem apresentar características diferentes, como na região perianal, onde pode apresentar-se como lesão esfoliativa, fugindo dos padrões clássicos habituais. Na mulher, essa fase é visualizada apenas ocasionalmente, pois essa úlcera classicamente é indolor, não sangra e geralmente localiza-se em região não visível, como no colo uterino ou na parede vaginal. Na gravidez, o polimorfismo da lesão primária é maior, podendo ser observada com borda amolecida e até dolorosa. Associação do cancro mole com o sifilítico chama-se cancro de Rollet ou misto.

As alterações ganglionares satélites do protossifiloma são precoces e típicas, caracterizadas por gânglios endurecidos, indolores, móveis, não-aderidos e sem sinais inflamatórios. Entretanto, em alguns casos, como por exemplo na gravidez, eles podem ser dolorosos.

Entre quatro a oito semanas após o aparecimento do cancro duro surgem as manifestações características do secundarismo sifilítico em resposta à disseminação sistêmica do TP. A grande diversidade e a ausência de prurido nas lesões tegumentares são características nessa fase da doença. Entre elas estão as roséolas, a sifílides (papulosas, pápulo-pustulosas, liquenóide), o condiloma plano e a alopecia (Belda, 1982).

As lesões do secundarismo sifilítico são contaminantes, principalmente aquelas que ocorrem nas mucosas ou semimucosas. As roséolas plantares e palmares são menos infectantes, devido à camada de queratina. O acometimento sistêmico nessa fase não é freqüente, mas pode ser caracterizado por febrícula, mal-estar, cefaléia, "rash" cutâneo, adenopatia e acometimento hepático e renal de graus variados.

Na sífilis latente (precoce e tardia), o "silêncio clínico" faz com que esta fase só possa ser diagnosticada por meio das provas sorológicas. A interação entre o *Treponema pallidum* e o organismo processa-se, resultando em diminuição de resposta imunológica humoral, exacerbando a resposta celular. Todavia, nessa fase a transmissão vertical ocorre com muita freqüência.

Na sífilis adquirida tardia, as manifestações clínicas podem ser cutâneas (nódulos e gomas), cardiovasculares (aortite sifilítica, aneurisma, estenose das coronárias e insuficiência aórtica) e nervosas (paralisia espástica, *tabes dorsalis*, meningite e comprometimento do sétimo par craniano). Em decorrência da baixa espiroquetemia, a transmissão vertical é rara nessa fase.

Diagnóstico laboratorial – sob o ponto de vista da Saúde Pública, além da pesquisa laboratorial da sífilis, também é preciso testar para o HIV-1 e para a hepatite do tipo B. Existem conexões epidemiológicas de realce entre essas três infecções, salientando as vias comuns de contaminação.

Pesquisa em campo escuro – na sífilis primária, a pesquisa do TP em material da lesão em microscopia de campo escuro é o padrão-ouro para o diagnóstico, uma vez que os testes sorológicos geralmente ainda são negativos. Para a coleta do material, deve-se lavar a lesão com soro fisiológico a 0,9% e comprimir sua borda (sem causar sangramento), até provocar saída de serosidade. Nas lesões úmidas do secundarismo sifilítico o

TP também pode ser pesquisado, mas o índice de positividade não é tão elevado como na lesão primária. Ademais, nessa fase, as provas sorológicas já são positivas. Essa técnica também pode ser utilizada para a detecção do TP no líquido amniótico, caracterizando a infecção congênita por esse microrganismo.

Testes sorológicos não-específicos – a pesquisa de anticorpos contra o *TP* pode ser realizada por meio do teste "venereal disease research laboratory" (VDRL), ou do "rapid plasma reagin" (RPR), ambos os testes de floculação. Esses testes que detectam reaginas são de boa sensibilidade, mas a especificidade deixa a desejar. Por serem baseados em anticorpos contra os componentes cardiolipínicos do TP, cria-se a oportunidade de que várias condições clínicas possam apresentar reações cruzadas, como ocorre nos casos de doenças do tecido conjuntivo, doença de Chagas, mononucleose, hanseníase e até a própria gestação. Testes com títulos menores ou iguais a 1/8 podem significar reação cruzada, ascensão sorológica, "cicatriz sorológica" após tratamento ou sífilis tardia/latente tardia, necessitando de anamnese acurada e provas sorológicas específicas para elucidar a situação.

O fenômeno *prozona* é decorrente de excesso de anticorpos em relação à quantidade de antígenos (padronizada) para a reação. Havendo excesso relativo de anticorpos que formam imunocomplexos, impede-se a aglutinação esperada. Nestes casos, o VDRL diluído 1/10, torna positivo a amostra previamente negativa (na verdade falso-negativa).

Testes sorológicos específicos – os testes sorológicos que aferem a presença de anticorpos aos antígenos de surperfície do TP são considerados específicos e utilizados para a confirmação dos casos rastreados pelo VDRL. Atualmente os testes específicos mais utilizados são o "fluorescence test antibody absortion" (FTA-Abs), o de "microhemagglutination of treponema pallidum" (MHA-TP) e o "enzyme linked imunoassay" (ELISA). Uma modificação do FTA-Abs, permitindo identificar imunoglobulina do tipo M, tem sido largamente utilizada para o diagnóstico da sífilis congênita (FTA-Abs-IgM). O ELISA em fase sólida é técnica de baixa complexidade, relativamente econômica e permite automação. Entretanto, sua sensibilidade e especificidade não são melhores que as das provas específicas convencionais para o diagnóstico da infecção luética (Charles, 1995).

Apesar de suas inúmeras vantagens, os testes específicos não são utilizados para o controle da situação na qual se opta por observar a redução nos títulos dos anticorpos contra o TP. Preferem-se as provas inespecíficas, pois são tituláveis, de baixo custo e de menor complexidade (Berkowitz e cols., 1990).

Inter-relação da sífilis com HIV/AIDS – sífilis e AIDS encontram-se intimamente relacionadas. Porém, ao contrário do que se pensava inicialmente, a maioria dos pacientes HIV-positivos que adquirem concomitantemente a sífilis parecem ter os mesmos sinais e sintomas típicos da doença, assim como a sorologia. Entretanto, em alguns casos, observa-se a progressão mais rápida para estágios tardios da sífilis e para o acometimento neurológico, mesmo após o tratamento da sífilis primária ou secundária.

Os indivíduos contaminados pelo HIV-1 apresentam padrão sorológico inconstante ou confuso, com títulos reagínicos para sífilis exacerbados nas fases iniciais da infecção pelo HIV-1 e possibilidade de resultados falso-postivos. Por outro lado, nos estágios avançados da AIDS, quando os níveis de CD4 se encontram reduzidos, essas pacientes podem apresentar atraso na positividade dos testes sorológicos para sífilis (Rusnak e cols., 1994).

Pacientes com infecção pelo HIV-1 apresentam pior resposta sorológica à terapêutica com penicilina, apesar de o seguimento clínico não definir essa diferença claramente. Porém, esse ainda deve ser o antibiótico de escolha, pois o esquema de doses adicionais ou da amoxacilina, recomendado por alguns autores, não melhora em nada o prognóstico (Rolfs e cols., 1997).

Ressalta-se que os indivíduos com sífilis (particularmente com lesões ulceradas) têm até 18 vezes mais risco de transmitir ou adquirir o HIV-1. Portanto, é mandatória a realização sorologia para a pesquisa dessa virose em todos os pacientes com diagnóstico de sífilis.

Tratamento da sífilis em gestantes – além de curar a doença materna limitando a infectividade potencial do produto conceptual, o tratamento da sífilis durante a gravidez deve aduzir aos seus objetivos a erradicação do TP do organismo fetal nos casos em que a transmissão placentária já tenha ocorrido para evitar a doença congênita (Fig. III-60). A indicação da penicilina para o tratamento da sífilis durante a gestação é unânime e preenche todos os requisitos da proposição. Essa indicação está estabelecida tão solidamente que a orientação oficial do CDC (1998), nos casos de alergia à penicilina, é a de preferir a dessensibilização a esse fármaco que utilizar os tratamentos

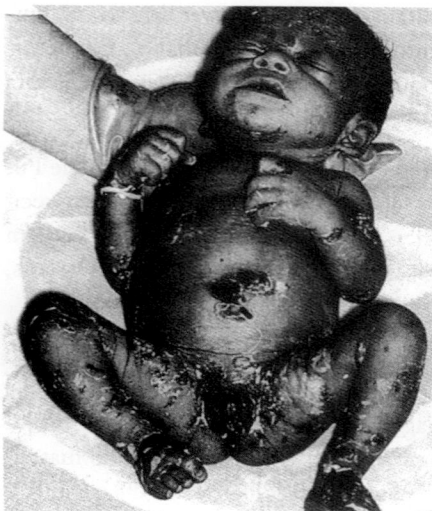
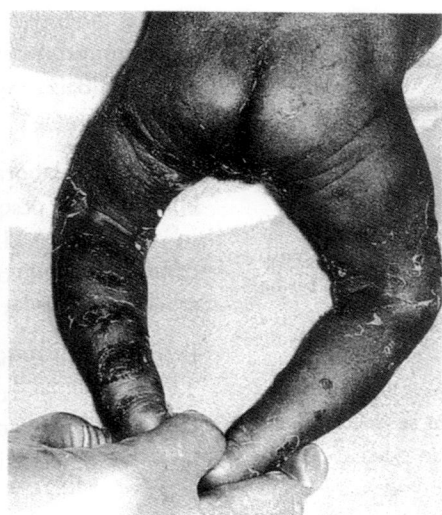
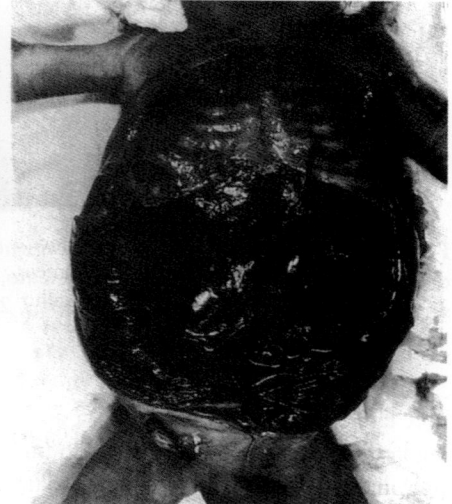

Figura III-60 – Lesões cutâneas e hepatoesplenomegalia (Neme).

alternativos, como as cefalosporinas ou a eritromicina. A eritromicina, cuja eficácia deixa a desejar em decorrência de seu reduzido potencial reduzido de transferência placentária, não trata o feto (Hashisaki e cols., 1993).

Diante dessas limitações das terapêuticas alternativas no combate à sífilis durante a gestação, a conduta mais correta seria a dessensibilização materna, visto que essa preocupação não existe com o feto (feto não desenvolve anafilaxia). O grande impedimento são as condições técnicas para se fazer a dessensibilização, devendo considerar custos e instalações adequadas para tal.

A reação de Jarisch-Herxheimer trata-se de uma reação febril aguda, freqüentemente acompanhada de cefaléia, mialgia e outros sintomas generalizados que podem ocorrer nas primeiras 24 horas após o início de qualquer terapia para a sífilis. Essa reação é mais comum entre pacientes com sífilis recente, os quais devem ser avisados dessa possível reação adversa.

Para a sífilis primária indica-se penicilina benzatina, 2,4 milhões de UI, por via IM. Repetir essa dose em uma semana. Como o polimorfismo das lesões luéticas na gestante é mais pronunciado, dificulta o tempo presumível da doença, preferindo-se optar pelo tratamento como se a infecção tivesse duração maior que um ano, recomendando-se 9.600.000UI de penicilina, divididas em doses semanais de 2.400.000UI, por via IM. Esta dose é considerada elevada, mas têm sido observadas falhas terapêuticas com doses menores (Costa e cols., 1990; Carvalho e cols., 1993; Duarte e cols., 1996).

Seguimento – deve ser realizado pelo VDRL (reação quantitativa) 3, 6 e 12 meses após o tratamento. Espera-se redução de quatro vezes do título inicial do VDRL na primeira avaliação. Apesar da alta eficácia dos tratamentos, falha pode ocorrer com qualquer regime terapêutico.

Se os títulos de VDRL não baixarem quatro vezes após seis meses do tratamento de sífilis recente, deve-se suspeitar de falha terapêutica e também solicitar nova pesquisa de infecção pelo HIV-1.

Em pacientes que apresentam sinais ou sintomas persistentes ou que tenham aumento de quatro vezes no título do VDRL de controle, em comparação com o anterior, provavelmente houve falha terapêutica ou elas foram reinfectadas. Nessas pacientes deve-se realizar uma nova sorologia para pesquisa de HIV-1 e tratá-las novamente. Também está indicada punção liquórica, a menos que fique confirmada a reinfecção.

Pacientes concomitantemente infectadas pelo HIV-1 devem ser avaliadas mais freqüentemente, com intervalos de três meses. Nessas pacientes, alguns autores recomendam que o controle do tratamento seja realizado com punção liquórica. A ajuda de profissional infectologista nesses casos é desejável.

Novas perspectivas – desde que perdidas todas as esperanças de controle da sífilis por meio da educação e orientação populacional, a real perspectiva que nos resta como médicos, cientistas, cidadãos e pais repousa sobre o desenvolvimento de vacinas. As dificuldades para se conseguir vacina para sífilis sempre estiveram ligadas à incapacidade de se obter bom modelo animal para essa doença. Com o advento da biologia molecular e do DNA recombinante, as chances de essas vacinas serem conseguidas estão mais próximas da realidade.

CANCRO MOLE

O cancro mole é doença de transmissão exclusivamente sexual, que ocorre mais freqüentemente nas regiões tropicais. Também é denominada de "cancróide" e popularmente conhecida por "cavalo", é muito mais comum no sexo masculino. É causada pelo *Haemophilus ducreyi*, um pequeno bacilo gram-negativo, e caracteriza-se clinicamente por múltiplas lesões ulceradas (podendo ser única), habitualmente dolorosas, localizadas nas mulheres principalmente em grandes e pequenos lábios, intróito vaginal e vagina. Freqüentemente, essas úlceras são acompanhadas de linfadenomegalia inguinal homolateral extremamente dolorosa ("bubão"), muito mais comum nos homens pelas características anatômicas da drenagem linfática (Fig. III-61).

O período de incubação é geralmente de três a cinco dias e inicia-se com pequena pápula inflamatória com eritema ao redor, que evolui rapidamente para pústula. Ao romper-se, forma úlcera dolorosa característica, que pode ser auto-inoculante. Sua base apresenta exsudato necrótico, amarelado com odor fétido que, quando removido, revela tecido de granulação de fácil sangramento. Suas bordas são irregulares, rasas e não-endurecidas (características que se prestam para o diagnóstico clínico diferencial com a úlcera da sífilis primária).

Diagnóstico – a suspeita clínica é confirmada pela identificação do *Haemophilus ducreyi* em esfregaços contendo secreção da borda ou da base das lesões ulceradas, e não do escarificado, corados pelos métodos de Gram ou Giemsa. Também é útil a realização de cultura desse mesmo material ou ainda de aspirados do bubão. Todavia, dificilmente ocorre acometimento tão pronunciado dos gânglios que possibilite isolar o agente neste local, e trata-se de um procedimento mais invasivo. Além disso, a cultura é de difícil realização, pelas exigências de crescimento do bacilo.

O cancro mole é importante co-fator para a transmissão do HIV, e altas taxas de infecção pelo HIV têm sido reportadas em pacientes com essa patologia. Ademais, não deve ser esquecido que a associação com sífilis primária é bastante freqüente, ocor-

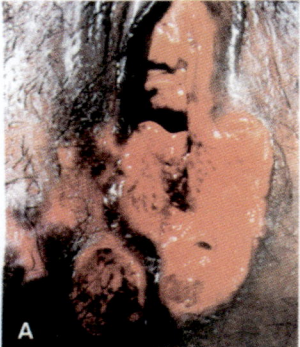
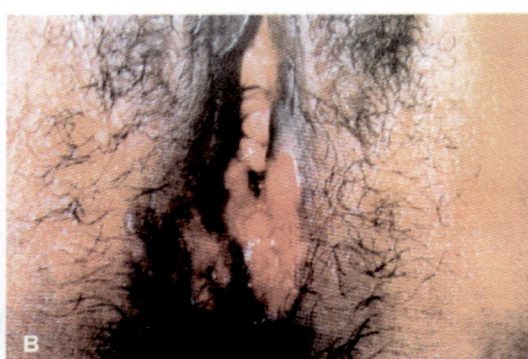
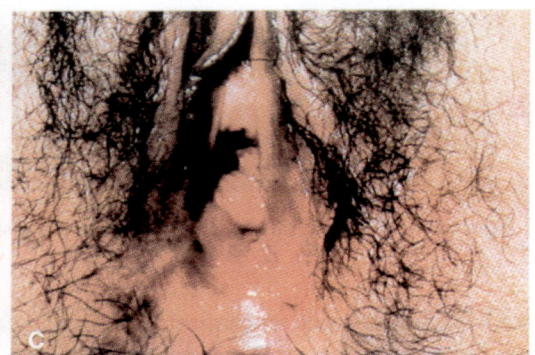

Figura III-61 – Cancro mole. A) Extenso quadro de úlcera genital dolorosa. B) Após uma semana de tratamento. C) Após duas semanas de tratamento (Passos e Almeida Filho, 2002).

rendo em até 15% das lesões típicas (cancro misto de Rollet). Por isso, sempre deve-se realizar concomitantemente a pesquisa de treponema em campo escuro e a sorologia para sífilis, além de sugerir a sorologia para o HIV.

Não foi relatado, até o momento, nenhum efeito adverso para a gravidez ou para o feto. Da mesma forma, a gravidez não parece alterar a evolução do cancróide.

Tratamento – de escolha durante a gravidez deve ser realizado por meio de uma das seguintes opções:

- Ceftriaxona – 250mg, IM, em dose única.
- Estearato de eritromicina – 500mg, VO de 6/6h, durante sete dias.

Esse tratamento sistêmico deve ser sempre acompanhado por medidas locais de higiene e banhos com permanganato de potássio

DONOVANOSE

A donovanose é doença crônica e progressiva, que acomete preferencialmente pele e mucosas das regiões genitais, perianais e inguinais (por isso também é chamada de granuloma inguinal). É causada por uma bactéria gram-negativa, *Calymmatobacterium granulomatis* e freqüentemente associada à transmissão sexual, embora os mecanismos de transmissão ainda não sejam bem conhecidos. Trata-se de doença granulomatosa de baixa contagiosidade, que acomete a população de baixo nível socioeconômico e condições precárias de higiene. É pouco freqüente, sendo mais comum nas regiões tropicais e subtropicais (como no Norte e alguns estados do Nordeste do Brasil).

O período de incubação pode variar de 30 dias a seis meses. Inicia-se com lesões papulonodulares, que se rompem para formar ulcerações com fundo granuloso, de aspecto vermelho vivo e de fácil sangramento. Essas úlceras evoluem lenta e progressivamente, podendo tornar-se vegetantes. Há predileção de dobras na região perianal. Na evolução, podem-se formar granulomas subcutâneos (pseudobulbões) na região inguinal, quase sempre unilaterais. Na mulher, a forma elefantisíaca é observada quando há predomínio de fenômenos obstrutivos linfáticos (Fig. III-62).

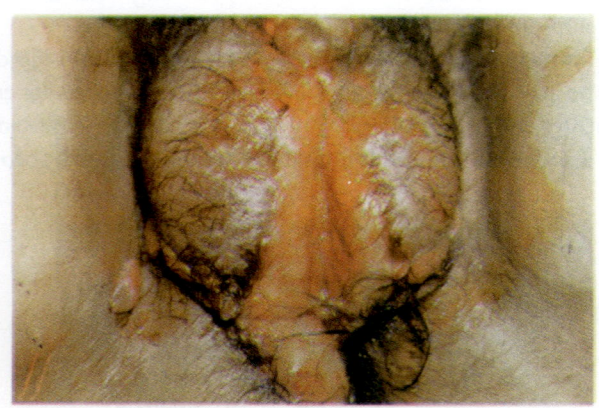

Figura III-62 – Donovanose. Gestante de 18 semanas (Neme).

O diagnóstico pode ser confirmado por meio de identificação dos *corpúsculos de Donovan* em fragmentos biopsiados das lesões ulceradas por meio de exame histopatológico corados pelos métodos de Wright, Giemsa ou Leishman.

Não foi relatada infecção congênita resultante de infecção intra ou anteparto no feto. O tratamento recomendado para donovanose na gravidez é:

- Estearato de eritromicina – 500mg, VO, de 6/6h, até a cura clínica.
- Sulfametoxazol 800mg e trimetoprima 160mg, VO, de 12/12h, até a cura clínica (respeitando-se as restrições impostas pela gravidez).

O critério de cura é o desaparecimento da lesão. As seqüelas causadas pela extensa destruição tecidual pode exigir uma correção cirúrgica posterior ao tratamento.

INFECÇÃO PELO PAPILOMA VÍRUS HUMANO (HPV)

O condiloma acuminado, também denominado verruga genital ou verruga venérea ou ainda "crista de galo", é doença predominantemente de transmissão sexual causada pelo vírus do papiloma humano (HPV).

Esse agente, que tem sido associado também com as verrugas comuns, papilomas de laringe e com neoplasia da cérvix uterina (Cook e cols., 1973; Powell Jr., 1978; Crum e cols., 1984), é um DNA vírus da família Papovavirus. Pode ser identificado por microscopia eletrônica e por técnicas de biologia molecular.

Foram identificados mais de 100 diferentes tipos desse vírus, estando cada um deles mais relacionado a determinados aspectos clínicos. Aproximadamente 20 tipos do HPV podem-se associar às alterações do trato genital, causando, na maioria das vezes, lesões subclínicas. Assim, temos que os sorotipos 1 e 2 estão mais freqüentemente associados à verruga comum. O sorotipo 6 está presente em mais de 90% das verrugas genitais e na maioria dos papilomas laríngeos de crianças (Cook e cols., 1973; Powell Jr., 1978; Crum e cols., 1984; Campion e cols., 1985). O carcinoma cervical invasivo correlaciona-se habitualmente com os sorotipos 16, 18, 45 e 56, que mais recentemente, vem sendo encontrado, também, nas displasias e carcinomas de vulva e pênis (Tabelas III-25 e III-26).

Tabela III-25 – Manifestações clínicas mais comuns dos diferentes tipos do HPV.

Clínica	Sorotipos
Verruga vulvoperineal	6, 11
Neoplasia intra-epitelial de colo, vulva, pênis e ânus	6, 11, 16, 18, 31, 33, 35
Papiloma de laringe	6
Verrugas vulgares	1, 2

Tabela III-26 – Tipos de HPV relacionados a risco de câncer cervical.

Tipo de HPV	Risco de câncer cervical
6/22, 42-44	Baixo ou nenhum
31, 33, 35, 39, 51, 52, 53, 55, 58, 59, 63, 66, 68	Intermediário
16/18, 45, 56	Alto

Fonte: Ferenczy A. Am. J. Obstet. Gynecol., 172:1331, 1995.

A incidência da infecção pelo HPV tem crescido em vários países, constituindo-se atualmente na mais comum DST causada por vírus. Continua sendo mais freqüente que a infecção causada pelo herpesvírus nos Estados Unidos, CDC (1998) e, também no Brasil, baseado em constatações clínicas. Nos últimos 20 anos, o número de indivíduos infectados aumentou em aproximadamente 700%.

O vírus é disseminado tanto pelas lesões macro como microscópicas, podendo haver também auto-inoculação. Entre 25 e 65% dos parceiros sexuais desenvolverão a doença, que tem um período de incubação médio de três meses (um a oito meses). Na gravidez, a infecção tem encontrado as condições ideais de desenvolvimento, chegando a atingir proporções assustadoras (Fig. III-63). A via de parto escolhida poderá ser a abdominal, somente quando houver obstrução do canal de parturição ou risco de grande sangramento, caso contrário a via preferencial deve ser a vaginal. Existe tendência natural de as lesões regredirem no período puerperal, chegando a sumir completamente em alguns casos, o que nos faz suspeitar que, além da queda da resposta imunológica, outros fatores como níveis dos estrógenos, maior vascularização, embebimento dos genitais e calor local possam contribuir para o desenvolvimento marcante do HPV durante esse período.

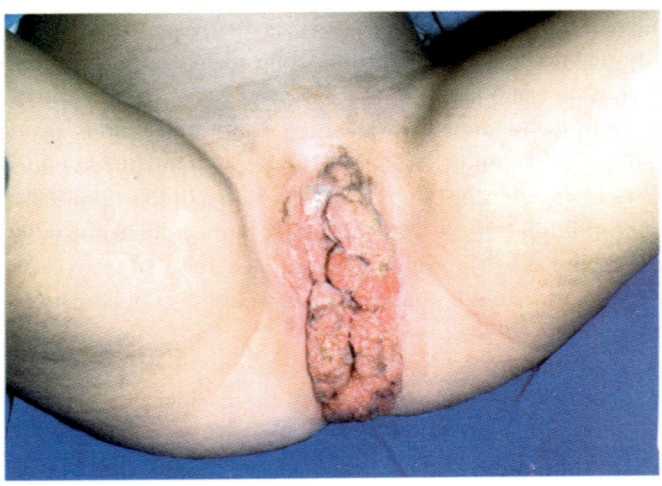

Figura III-64 – Condiloma acuminado I gesta adolescente portadora de AIDS (Neme).

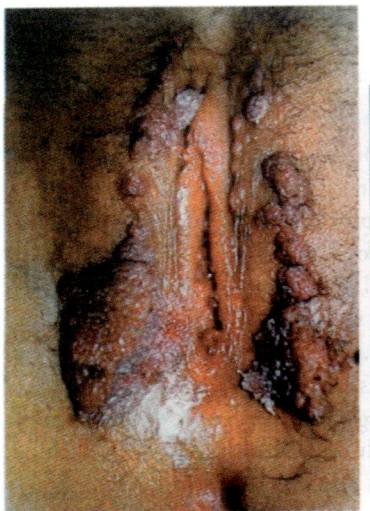 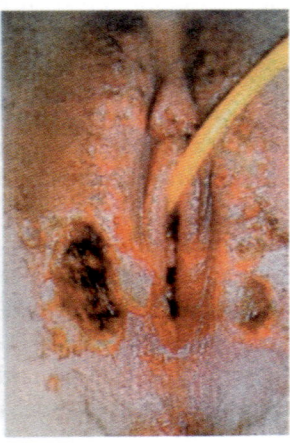

Figura III-63 – Condiloma acuminado – antes e após cirurgia (Passos e Almeida Filho, 2002).

Diagnóstico – a infecção pelo HPV na vagina, colo, vulva e períneo pode não assumir o aspecto típico de "couve-flor", apresentando-se com aparência de leucoplasia ou condiloma plano, podendo confundir-se com displasias de outras causas ou até mesmo com outras DST.

O diagnóstico é feito habitualmente pelo aspecto e por exame clínico nos casos de condiloma acuminado ou pela biópsia nos casos em que o diagnóstico diferencial se impõe (verrugas vulgares, doença de Bower, papulose bowenóide, sífilis e molusco contagioso). Além disso, podem ser utilizadas colposcopia, citologia, cultura, microscopia eletrônica, imunoperoxidase, hibridização do DNA e PCR. Na prática diária, a investigação tem-se restringido à citologia, à colposcopia e à histologia. O uso do ácido acético a 2 ou 3%, seguido por colposcopia, tem sido eficiente forma de diagnóstico das lesões subclínicas mais freqüentemente associadas às neoplasias cervicais (Fig. III-64).

Tratamento – o da infecção pelo HPV na gestação deverá obedecer determinadas táticas de abordagem, condizentes com o número, o tamanho e a localização das lesões, bem como a idade gestacional. As opções terapêuticas incluem a eletro e a quimiocauterização. O uso da podofilina está formalmente contra-indicado na gravidez, uma vez que pode resultar em morte materna e neonatal. Da mesma forma, o 5-fluoruracila e o imiquimo também não devem ser empregados.

Ferenczy (1984) relatou sucesso no tratamento de grávidas usando a terapia a laser, com falha de apenas 5% e poucas complicações. É particularmente útil naquelas lesões muito extensas. A crio ou eletrocauterização do colo e da vagina deverá ser evitada no primeiro trimestre e nas últimas duas semanas que antecedem o parto. Para as lesões extensas, o tratamento de pequenas áreas em múltiplas sessões pode ser conveniente.

De maneira prática, as lesões são cauterizadas com eletrocautério ou aplicação de ácido tricloroacético (ATA) a 70-80%.

Apesar da possibilidade da transmissão vertical, esta parece estar restrita ao momento da passagem da criança pelo canal de parto, não havendo preocupação com a transmissão hematogênica, transplacentária e/ou a via canalicular ascendente. Observou-se que o recém-nascido de parto cesáreo tem menor probabilidade de desenvolver papiloma laríngeo. Entretanto, segundo recentes publicações, não havendo outras indicações obstétricas, a via vaginal vem sendo a forma natural para o término da gestação.

Impõe-se o seguimento dessas mulheres após o tratamento ou mesmo após a remissão do quadro no puerpério, fazendo-se citologias oncóticas e colposcopia do colo uterino, pelo menos a cada seis meses, por um ou dois anos.

INFECÇÃO CAUSADA PELO MOLUSCO CONTAGIOSO

O molusco contagioso é doença benigna causada por um poxvírus (Postlethwaite, 1970) que acomete a pele (excepcionalmente a mucosa), cuja transmissão é preferencialmente sexual. Sua contagiosidade é relativamente baixa e eventualmente pode ser feita por via não-sexual, tendo sido encontrado com certa freqüência em portadores de AIDS. Seu período de incubação varia desde algumas semanas a vários meses, e muitas lesões podem ser resultantes de auto-inoculação.

O vírus multiplica-se no citoplasma, determinando hiperplasia e aparecimento de inclusões que aumentam a célula e deslocam seu núcleo e o resto do citoplasma para a periferia.

As lesões do molusco contagioso são pápulas umbilicadas, cujo centro da lesão é formado por massa de células epiteliais aderentes. Podem acometer a região genital, o períneo e o pube em qualquer idade da vida, poupando apenas as crianças com menos de 1 ano de idade.

Habitualmente, é assintomático e, ocasionalmente, ocorrem prurido e/ou irritação local. O molusco inflamado poderá resultar em furúnculo e estar associado a linfadenomegalia, confundindo-se com infecção herpética quando acompanhado de dor. O diagnóstico laboratorial é feito em esfregaços citológicos, em que se observam as inclusões citoplasmáticas, usando-se a coloração de Giemsa.

O tratamento deve ser feito por meio de curetagem da pápula. Eventualmente, pode-se não fazer nada, uma vez que existe a cura espontânea após dois a quatro anos de evolução.

O molusco contagioso não costuma trazer conseqüências importantes para mãe ou para o RN, sendo, entretanto, fonte de contaminação para o parceiro sexual ou mesmo para familiares (Linhares e cols., 2004).

INFECÇÃO CAUSADA PELO HERPES SIMPLES VÍRUS (HSV)

O herpes genital é doença recorrente de transmissão predominantemente sexual, que tem assumido grandes proporções, sendo a DST ulcerativa mais comum nos países desenvolvidos e de alta freqüência em mulheres jovens no Brasil. Cerca de 34 a 95% das populações adultas investigadas apresentam anticorpos séricos contra HSV e cerca de 0,3% das grávidas excretam o vírus durante o trabalho de parto, causando doença disseminada no recém-nascido em incidência de 1:40 mulheres infectadas.

O estudo da infecção pelo herpes simples vírus na gravidez é importante por duas razões principais: 1. aumento no risco de abortos espontâneos e prematuridade nas infecções primárias; 2. infecção neonatal grave nos casos de infecção materna próximo ao parto (Fig. III-65).

Apesar de rara, a infecção do recém-nascido é potencialmente grande, ocorrendo entre ½ para 500 e 1 para 10.000 partos (Sullivan-Bolyai e cols., 1983) na população geral.

Essa infecção apresenta-se habitualmente assintomática, mas pode comprometer a pele, os olhos e o sistema nervoso central, chegando a culminar com sepse e óbito nos casos mais graves. Quando há comprometimento cerebral ou doença disseminada, a mortalidade pode chegar a 15 a 50% dos casos, restando para os sobreviventes alto grau de seqüelas, a despeito da terapia antiviral.

Especial atenção deve ser dada a essa infecção quando ela *é primária* e próxima ao parto. Por outro lado, o risco de uma mulher com história confirmada de HSV genital *recorrente* ter lesões na hora do parto é de 1,4%, levando a risco teórico máximo de infecção do RN de 8%. Em função disso, pacientes com história de surtos recorrentes de HSV sem lesões genitais na hora do trabalho de parto deveriam aguardar evolução obstétrica normal de parto. A transmissão vertical da mãe para o feto, no caso da infecção primária, chega a ser de até 50% das vezes. Não chega, contudo, a 8% quando a mulher tem história de infecção recidivante (Nahmias e cols.,1971; Prober e cols., 1987).

Na mulher, a cérvix uterina é o principal local de infecção, tendo sido cultivado em 88% dos casos de primoinfecção da genitália externa e em 65% quando o episódio era recorrente. A infecção materna é, portanto, freqüentemente inaparente, concentrando-se no canal de parto grande reservatório de vírus, que poderá acometer o feto, impondo-se o reconhecimento das mulheres de risco para a doença por meio de anamnese dirigida (Figs. III-66 e III-67).

A maioria dos RN infectados adquire o vírus durante a passagem pelo canal de parto ou por ascensão do HSV da cérvix para a cavidade uterina, após a rotura das membranas. Apesar disso, já foram descritas infecções por via hematogênica transplacentária que ocorrem raramente, ⅓ para 500 gestações (Vontver e cols., 1982).

Dignóstico – baseia-se na história clínica detalhada e no aparecimento de lesões vesiculares dolorosas, que se iniciam como pápulas acompanhadas de prurido e queimação e que podem evoluir para úlceras rasas, com ou sem infecção secundária.

O diagnóstico diferencial com cancro mole (cancróide), sífilis primária com infecção secundária, impetigo, lesões traumáticas, doença de Behçet, pênfigo e outras lesões bolhosas deve ser realizado. Os testes laboratoriais para a confirmação incluem: citologia em esfregaço corado pelo Wright-Giemsa, eletromicroscopia, imunofluorescência, técnicas imunoenzimáticas, pesquisa de cadeias de ácido nucléico (hibridização) e culturas do vírus. Com exceção da primeira, todas as outras são de difícil realização e com alto custo, sendo que o diagnóstico, na prática, fica restrito a anamnese, exame físico e citologia da lesão quando as vesículas ainda não se romperam. A realização da citologia tem baixa sensibilidade, tornando-se menor a cada dia subseqüente à rotura. As sorologias em função das altas taxas de positividade têm pouca aplicação prática para a realidade dos serviços nacionais.

Manuseio e tratamento do herpes na gravidez – a infecção herpética assintomática dos genitais poderá ser relativamente comum na gravidez, obrigando os obstetras a ficar atentos para possíveis histórias passadas dessa doença (gestação atual ou

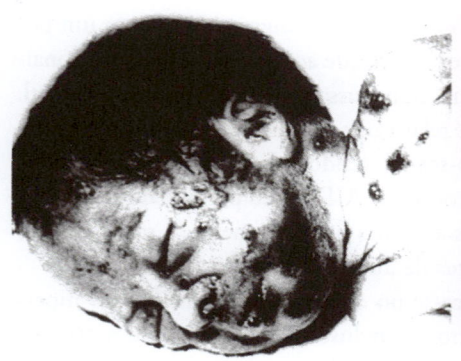

Figura III-65 – Herpes congênito (Sieber Jr. e cols., 1966).

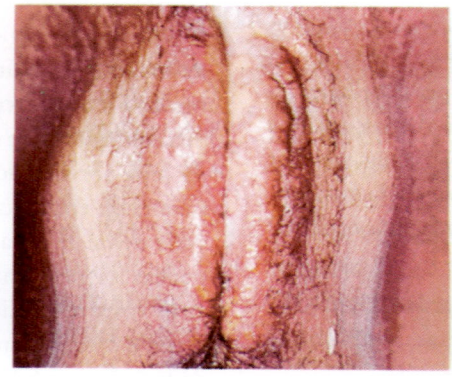

Figura III-66 – Herpes genital (Neme).

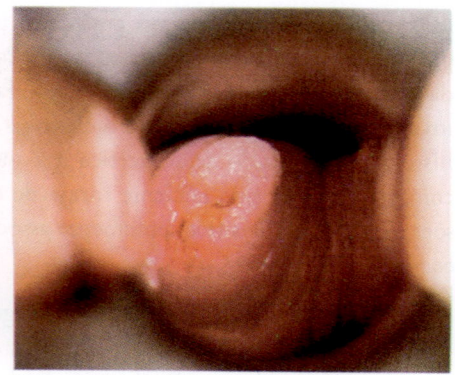

Figura III-67 – Herpes genitocervical (Neme).

anterior) na mulher ou em seu parceiro e, principalmente, identificando aquelas de maior risco para adquirir a primoinfecção próxima do termo. Se lesões herpéticas recorrentes ou primárias estiverem presentes no trato genital, por ocasião do nascimento a via de parto deverá ser a abdominal (cesárea), desde que as membranas amnióticas estejam íntegras ou tenham se rompido até 4 horas antes.

O tratamento com o aciclovir poderá ser empregado em determinadas situações: a forma oral e a intravenosa diminuem o tempo das lesões, particularmente na primoinfecção. Apesar de não estar aprovado para o uso corrente na gravidez, ele tem sido empregado para tratar infecções graves do HSV no período gestacional, sem ter sido observado comprometimento do feto (Baker, 1986). Tendo em vista as graves complicações da primoinfecção do HSV no terceiro trimestre da gravidez, a terapia intravenosa com aciclovir poderá ser indicada (Tabela III-27).

Tabela III-27 – Terapêutica com aciclovir na gestação.

Via	Situação	Dose
Sistêmica	1º episódio – infecção disseminada	5mg/kg 8/8h – 5 a 7 dias
Oral	1º episódio – completando tratamento sistêmico	200mg 5 vezes ao dia – 14 dias
Tópica	1º episódio – recorrente	Pomada a 5% – 4 a 6 vezes ao dia

Levando-se em conta a gravidade da doença para o RN, as condições sociais da população brasileira e a falta de meios diagnósticos acessíveis, propomos um fluxograma que poderá ser considerado pelo obstetra (Esquema III-4).

Esquema III-4 – Fluxograma de Conduta. Infecção pelo herpesvírus na gestação.

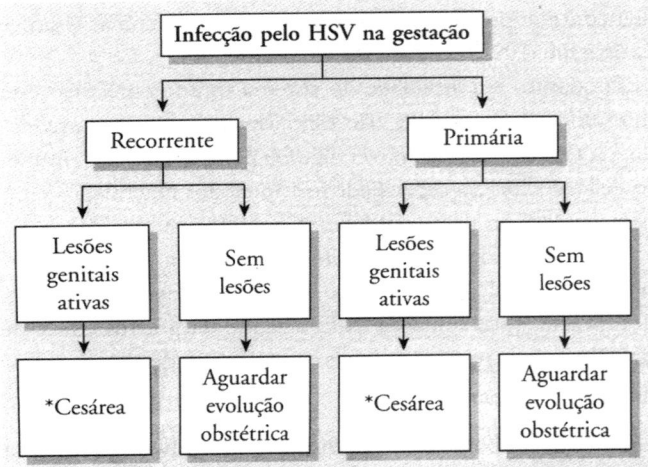

* Bolsa amniótica íntegra ou com rotura com menos de 4 horas/ casos demarcada prematuramente – conduta expectante é recomendável.

HEPATITE POR VÍRUS B (HVB)

A hepatite por vírus B é causada por um DNA vírus e pode ser transmitida pela via parenteral, sexual ou da mãe para o filho (transmissão vertical). No passado, acreditava-se ser infecção transmitida apenas por sangue e/ou instrumentos contaminados, como seringas e agulhas. Hoje, sabe-se que a transmissão heterossexual é responsável por 25% dos casos de HVB, sendo numericamente mais relevante que o relacionamento homossexual na disseminação desse vírus (Alter, 1990).

Diagnóstico – o de infecção clínica aguda pelo HVB baseia-se em dados clínicos e laboratoriais e normalmente não traz dificuldades para ser firmado. Deve ser lembrado que o período de incubação pode ser longo, variando de quatro a seis meses (Duarte, 1997).

As manifestações clínicas da hepatite por vírus B são lideradas por icterícia, desconforto abdominal, mal-estar, náuseas, vômitos e anorexia. Manifestações cutâneas, artralgia e artrite também podem ocorrer, mas não são freqüentes. Do ponto de vista epidemiológico, é importante estar atento para as formas subclínicas que geralmente passam despercebidas ficando sem diagnóstico. Como já foi demonstrado, a possibilidade de evolução assintomática em alguns casos de HVB limita sobremaneira o valor da anamnese em caracterizar grupos de risco para essa infecção.

Laboratorialmente, a hepatite por vírus B aguda caracteriza-se por aumento das enzimas hepáticas (transaminases, fosfatase alcalina, gamaglutamiltransferase) e o aparecimento de alguns marcadores específicos da infecção. Durante a fase de expressão clínica do HVB, espera-se que os exames laboratoriais confirmem os seguintes marcadores: antígeno de superfície do vírus (HBsAg), antígeno "e" (HBeAg), e os anticorpos anti-HBcAg e o anti-HBeAg. O anti-HBsAg é expresso tardiamente, geralmente seis meses após a fase de manifestações clínicas em pacientes com prognóstico favorável, representando a história natural da doença.

Admite-se que em torno de 10% dos pacientes adultos infectados pelo HVB tornam-se portadores crônicos, fato independente de a hepatite por vírus B ser sintomática ou assintomática em sua fase inicial. Desse percentual de portadores crônicos da hepatite por vírus B, até 30% podem desenvolver hepatite crônica ativa (replicação viral) e 10 a 20% desenvolverão cirrose. Apesar da relativa raridade do hepatoma na população adulta geral, considera-se que a HVB seja um dos fatores epidemiológicos para esse tumor. Por outro lado, em crianças contaminadas verticalmente, aceita-se que até 90% delas podem tornar-se portadoras crônicas do vírus e a evolução para cirrose e hepatoma é elevada.

Epidemiologicamente, é de grande interesse para o obstetra o fato do HVB incidir com maior freqüência em adultos jovens, com reais probabilidade de gravidez e, conseqüentemente, de contaminar o feto por transmissão vertical. De forma objetiva, delineia-se claramente a necessidade de atuação para evitar a transmissão sexual do HVB e evitar e/ou controlar sua transmissão vertical (Duarte, 1992). Aceita-se que o risco de transmissão vertical (TV) desse vírus seja de 8% em portadoras crônicas do vírus, podendo chegar a 71% se ocorrer a infecção aguda no final da gravidez (Tong e cols., 1981). A informação de que a gestante é HBeAg é importante porque são os casos de maior risco de transmissão vertical (80 a 90%).

Não sendo possível o rastreamento no pré-natal, aconselha-se realizá-lo em todas as gestantes no momento do parto. Felizmente, existem técnicas laboratoriais cujo resultado pode ser conhecido em média após 4 horas do processamento das amostras, possibilitando instituir cuidados para o recém-nascido e para a puérpera.

No pré-natal, todos os esforços devem ser dirigidos para a identificação sorológica da gestante portadora do HVB. Sabe-se da limitação da anamnese como triadora para a sorologia, mas é fundamental para selecionar aquelas mulheres expostas a maior risco de contaminação. Dentre as situações/comportamentos considerados de risco destacam-se: utilização comunitária de drogas ilícitas por via intravenosa, sexo com pessoas portadoras do HVB, alcoolismo, insuficiência renal/diálise, uso de sangue/hemoderivados e contato de instrumentos/sangue/excreções contaminados com pele apresentando soluções de continuidade.

Tratamento – se a grávida não-portadora do HVB é exposta a um risco efetivo de contaminação, está indicada a imunoterapia passiva com gamaglobulina humana específica, na dose de 0,06ml/kg de peso, repetindo-se esta dose quatro semanas após. Optando-se pela vacinação conjunta, deve-se usar outro grupamento muscular para administrá-la. Sempre que possível, evita-se qualquer medicação no período gestacional, mas, havendo necessidade, busca-se inicialmente alternativas que não representem riscos tanto para a mãe como para o feto. Tanto a imunoterapia passiva como a ativa (vacina fabricada com técnicas de DNA recombinante) podem ser usadas com segurança durante a gestação, mas não deve-se confundir esse período como o de eleição para se iniciar um programa vacinal, por mais seguro que seja.

A observação dos cuidados universais durante o parto da gestante portadora do HVB resulta em benefícios para a equipe médica e para as pacientes. Com essas medidas consegue-se reduzir tanto as taxas de disseminação hospitalar do vírus como as contaminações acidentais da equipe médica. Aos cuidados universais tradicionais acrescenta-se o avental de plástico com mangas longas, óculos de proteção e enluvamento duplo.

Não se comprovou que a cesárea reduz a TV do HVB, por isso a via de parto, nesses casos, é aquela que a evolução obstétrica determinar. Os procedimentos usuais para o parto vaginal são os mesmos, à exceção da episiotomia, que deve ser realizada apenas em casos cuja indicação seja indiscutível. Nessa situação, a episiotomia deve ser protegida com compressa umedecida em polivinilpirrolidona-iodo (PVP-I), evitando-se o contato do sangue materno com o feto, principalmente as cavidades bucal e nasal.

Como norma, clampear o cordão umbilical o mais rapidamente possível, aspirando de forma suave e atraumática as vias aéreas superiores, orofaringe e estômago do recém-nascido.

Considerando a profilaxia da TV do HVB, o recém-nascido deve receber imunoterapia ativa (vacina) e passiva (imunoglobulina específica contra o HVB), de preferência nas primeiras 12 horas de vida. Essas aplicações são administradas na forma de injeções intramusculares, uma em cada nádega do RN. O esquema vacinal deve continuar, programando-se a segunda dose para o primeiro mês de vida, e terceira dose, no sexto mês. A efetividade da vacina pode chegar a 85%, ao passo que a combinação com a imunoglobulina tem efetividade que chega a 95%.

VULVOVAGINITES

As vulvovaginites são seguramente as doenças ginecológicas mais freqüentes durante a gestação. Causam fluxo vaginal constante que podem estar associados com sistemas do tipo prurido e mau odor. As principais causas de vulvovaginites durante a gestação são em ordem decrescente: candidíase vaginal, vaginose bacteriana e a tricomoníase vaginal. Apesar de as duas primeiras não serem consideradas como DST, cabe a discussão destes assuntos neste capítulo em função da sua importância e freqüência. Salienta-se ainda que em muitos casos existe fluxo vaginal aumentado de causa fisiológica e não-infecciosa.

Durante a gravidez, as vulvovaginites assumem aspectos peculiares, embora as causas e o diagnóstico na grávida sejam similares àqueles das não-grávidas. Entretanto, o manuseio das vulvovaginites apresentam alguns aspectos peculiares durante a gestação.

Modificações do trato genital durante a gravidez – a anatomia do trato genital modifica-se consideravelmente durante a gravidez. As paredes vaginais hipertrofiam-se, perdem sua rugosidade característica e são muito mais vascularizadas. No colo uterino há intensa hiperplasia glandular, dando origem às ectopias e levando à exposição de área maior de epitélio colunar em contato com o meio vaginal. Como conseqüência há produção maior de "secreções" cervical e transudato vaginal, com um aumento significativo do fluxo vaginal (Brunham e cols., 1990).

A acidez vaginal é variável e dependente da descamação e da quantidade de glicogênio das células epiteliais. Durante a gravidez, graças ao aumento dos hormônios sexuais femininos, ocorre maior concentração de células epiteliais vaginais descamadas e ricas em glicogênio, o que se constitui em excelente meio para a reprodução dos lactobacilos. Estes, por sua vez, ao promoverem a glicogenólise, liberam ácido láctico em maior quantidade e aumentam a acidez vaginal, exercendo assim papel protetor contra a proliferação bacteriana, especialmente dos anaeróbios.

Essas alterações prestam-se para reduzir a presença vaginal de microrganismos patogênicos. Contudo, além dos lactobacilos, os fungos também se adaptam bem em meios ácidos, havendo boa oportunidade para a *Candida albicans* proliferar.

O sistema imunológico também se encontra alterado durante a gravidez e pode afetar a história natural de algumas infecções. A imunidade celular diminui e, como resultado, reduz a atividade dos linfócitos T, que estão reduzidos pela metade nas gestantes. Esses linfócitos são importantes na defesa contra a proliferação de fungos, vírus e bactérias (Isada e Crossman, 1991).

Enquanto essa atividade do sistema imune específico está diminuída, a imunidade não-específica aumenta sua atividade, na tentativa de promover alguma compensação. O número de leucócitos e a capacidade funcional dos macrófagos também aumentam proporcionalmente durante a gravidez.

Essa imunomodulação gravídica serve para garantir a implantação e o desenvolvimento bem sucedidos da nova vida, porém traz conseqüências para a saúde da grávida, que, de maneira geral, passa a ter seus mecanismos de defesa enfraquecidos.

Guia para a abordagem diagnóstica das vulvovaginites – a prática e a literatura têm demonstrado que a rotina simples e sistemática durante a consulta ginecológica é suficiente para o diagnóstico correto e imediato na maioria dos casos de vulvovaginites.

- *Anamnese:* a descrição subjetiva da paciente em relação às características do corrimento nem sempre é útil para o diagnóstico correto. Nenhum sintoma é único ou patognomônico de qualquer causa de corrimento vaginal. Portanto, o ginecologista nunca deve tratar o corrimento vaginal sem exame ginecológico cuidadoso.

- *Exame ginecológico:* inicia-se pela inspeção da vulva, com atenção especial às alterações de coloração e presença de lesões. Introduzido o espéculo, devem-se avaliar as características do corrimento (quantidade, coloração, consistência), da parede vaginal e do colo uterino (sinais de processo inflamatório). Contudo, é importante salientar que os sinais das vulvovaginites também são inespecíficos e algumas infecções genitais podem ser completamente assintomáticas. O diagnóstico baseado apenas nas características clínicas do corrimento incorre em erro em mais da metade das vezes (Giraldo e cols., 1994; Simões e cols., 1998). Sem a medida do pH vaginal, o teste das aminas ("do cheiro") e a bacterioscopia do conteúdo vaginal, podemos dizer que é quase impossível o diagnóstico etiológico correto (Sobel, 1997).

- *Medida do pH vaginal:* teste rápido e simples que produz *informações valiosas.* É realizado por meio de fita de papel indicador de pH colocada em contato com a parede vaginal durante um minuto. Deve-se tomar cuidado para não tocar o colo, que possui pH muito mais básico que a vagina e pode provocar distorções na leitura. O valor do pH vaginal normal varia de 3,8 a 4,5.

- *Teste das aminas ("do cheiro"):* algumas aminas são produzidas pela flora bacteriana vaginal, particularmente pelos germes anaeróbios. Essas aminas podem ser identificadas quando o conteúdo vaginal é misturado com 1-2 gotas de hidróxido de potássio (KOH) a 10%. Na presença de vaginose bacteriana, ocorre liberação de aminas com odor bastante fétido, semelhante ao odor de peixe. Odor semelhante também pode ser observado em alguns casos de tricomoníase vaginal.

- *Bacterioscopia do conteúdo vaginal:* a análise microscópica do conteúdo vaginal é, na prática, o método definitivo para o diagnóstico etiológico do corrimento vaginal. Diferentes técnicas podem ser utilizadas para preparar o conteúdo vaginal para análise: a fresco, com KOH a 10% e/ou esfregaço corado pelo método de Gram. O achado microscópico típico de conteúdo vaginal normal inclui: células epiteliais vaginais em quantidade moderada (usualmente em maior número que os leucócitos); predominância de lactobacilos em relação às outras espécies de bactérias; ausência de "clue-cells", *Trichomonas vaginalis,* hifas e esporos de leveduras.

- *Culturas:* as culturas em meios de rotina não possuem nenhum valor no diagnóstico das vulvovaginites. Como o ecossistema vaginal é composto por flora bacteriana mista, quase sempre haverá crescimento de uma ou mais bactérias, mas que raramente estão associadas com o processo patológico. A maioria dessas bactérias faz parte da flora vaginal normal. Somente possuem valor no diagnóstico as culturas específicas, *Candida* – meio de Sabouraud; *Trichomonas* – meio Diamond; *Gardnerella* – não indicado.

- *Citologia oncótica (Papanicolaou):* não deve ser utilizado isoladamente para o diagnóstico das vulvovaginites. Possui baixa sensibilidade e especificidade. Além disso, muitas mulheres normais e assintomáticas podem apresentar *Candida* sp. e/ou *Gardnerella vaginalis* como parte de sua flora normal.

CORRIMENTO VAGINAL FISIOLÓGICO

Muitas gestantes que procuram o ginecologista com queixa de corrimento vaginal, na realidade, não possuem nenhuma patologia. O "corrimento" que reclamam nada mais é que o conteúdo vaginal fisiológico. A quantidade média diária é de aproximadamente 4-5g, podendo aumentar com a gravidez, devido às alterações fisiológicas descritas anteriormente (Paavonen, 1983).

O corrimento vaginal fisiológico é transparente ou branco, inodoro, de aspecto mucóide, homogêneo ou pouco grumoso. O pH vaginal é normal e o teste das aminas negativo. À microscopia, a flora vaginal é predominada pelos lactobacilos, com células epiteliais descamativas e presença de raros leucócitos. Em gestante com essas características, o único cuidado a ser adotado é uma orientação bastante clara, transmitindo-lhe a confiança e a segurança da normalidade.

CANDIDÍASE VAGINAL

A candidíase vaginal é a causa mais comum de vulvovaginite infecciosa durante a gravidez. Sua prevalência tem sido relatada como até 10 vezes maior que nas mulheres não-grávidas, ocorrendo em 15 a 40% das gestantes. Simões e cols. (1996), encontraram 19,3% de candidíase vaginal entre as gestantes assintomáticas da UNICAMP.

A clínica típica de candidíase vaginal inclui a presença de corrimento branco pastoso ou caseoso acompanhado por prurido vulvovaginal e eventualmente disúria, queimação e escoriação vulvar. Apesar disso, o quadro típico nem sempre está presente, sendo comum a confusão diangnóstica (Fig. III-68).

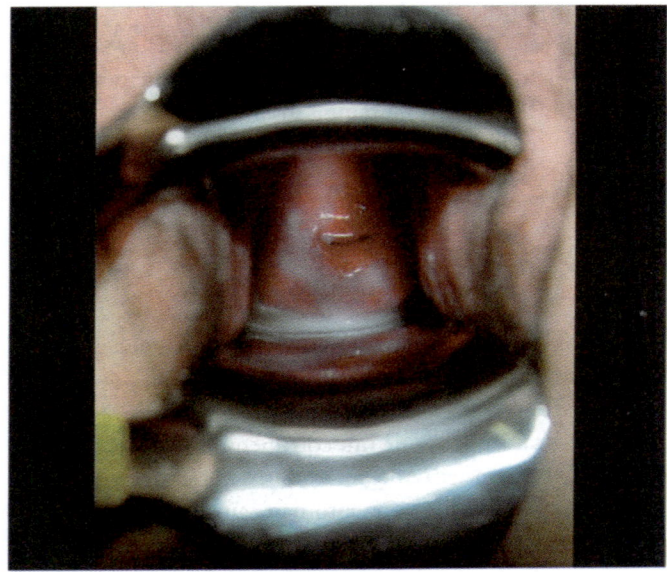

Figura III-68 – Candidíase + vaginose baceriana (Giraldo – Ambulatório de Infecções Genitais/Caism/Unicamp, 2004).

A simples presença de *Candida* na vagina não equivale à existência de doença, visto que 25 a 40% das mulheres com cultura positiva são completamente assintomáticas. A *Candida albicans* pode ser considerada agente comensal com capacidade para se tornar patogênico, na dependência de algumas mudanças que possam ocorrer na vagina hospedeira, como por exemplo a gestação (Giraldo e cols., 2000). Durante a gravidez, a vagina está mais suscetível à candidíase sintomática, sendo mais comum as recorrências e menos eficaz a terapêutica. A elevação na concentração de glicogênio vaginal, devido aos altos níveis de hormônios esteróides, associado ao aumento do calor e da umidade locais propiciam ótimo ambiente para o crescimento e germinação do fungo, particularmente na segunda metade da gravidez. As crianças nascidas de parto normal de mães com a moléstia apresentam até 35 vezes mais possibilidade de desenvolver candidíase oral comprometendo a amamentação. Apesar dw a colonização da vagina e do colo com a *Candida* geralmente ser caracterizada por comensalismo benigno. Em certas condições, quando a imunidade materna está seriamente comprometida (AIDS), pode ocorrer infecção fúngica intra-uterina via ascendente. A infecção intra-uterina por *Candida* é muito rara, mas extremamente grave para o feto (Donders e cols., 1990).

Diagnóstico – deveria sempre considerar os aspectos microbiológicos, estando sempre bem indicada a realização da microscopia com KOH ou mesmo a cultura em meio de Sabauroud. Em casos específicos é de difícil tratamento (Giraldo e cols., 2000). Quadros típicos poderão dispensar rotina laboratorial alongada.

Tratamento – as gestantes sintomáticas devem ser tratadas. A nistatina tópica pode ser utilizada com toda segurança na gravidez, inclusive no primeiro trimestre. Todavia, várias espécies de *Candida não-albicans* têm-se mostrado resistentes a esse antimicótico. Portanto, os agentes imidazólicos constituem-se no tratamento de escolha para a candidíase vaginal na gestação. Vários estudos têm demonstrado que esses agentes são mais efetivos durante a gravidez e que o seu uso também é seguro, inclusive no primeiro trimestre (Sullivan e Smith, 1993).

Devemos salientar que os imidazólicos orais e os triazólicos estão contra-indicados durante a gravidez. O uso de cremes vaginais à base de imiconazol por períodos mais prolongados (10 dias), para o tratamento da candidíase em gestantes, têm apresentado resultados bastante satisfatórios.

Por não ser DST, não se recomenda o tratamento dos parceiros sexuais assintomáticos de mulheres com VVC.

VAGINOSE BACTERIANA

A vaginose bacteriana (VB) é síndrome resultante da substituição dos *Lactobacillus* sp. produtores de H_2O_2 por altas concentrações de bactérias anaeróbias (*Prevotella* sp., *Mobilluncus* sp.), *Gardnerella vaginalis* e *Micoplasma hominis*, que determinam o aparecimento de um corrimento branco pardacento homogêneo, com extremo mal odor. Quase sempre em pequena quantidade, o corrimento não causa prurido, disúria e dispareunia por não provocar resposta inflamatória do epitélio vaginal. Pode causar manifestação irritativa quando estiver em associação com a infecção pela *Candida albicans* (Fig. III-69). A causa dessa alteração microbiana ainda não está clara e sabe-se que um grande número de mulheres adequadamente tratadas voltarão a desenvolver novos episódios de vaginose bacteriana ainda durante a mesma gestação.

A VB é encontrada em 10 a 26% das mulheres grávidas. Na UNICAMP, encontrou-se VB em 9,5% das gestantes assintomáticas (Simões e cols., 1998). Apesar do sintoma mais freqüente de corrimento vaginal com odor fétido, quase metade das pacientes com vaginose bacteriana é completamente assintomática (Camargo e cols., 2002).

Diagnóstico – pode ser feito clinicamente na presença de três destes quatro critérios: corrimento homogêneo, pH vaginal maior que 4,5, teste das aminas positivo, presença de "clue cells" no exame bacterioscópico. Contudo, só a presença de odor fétido e "clue cells" são suficientes para o diagnóstico, pela maior importância destes dois critérios. O diagnóstico também pode ser realizado pela utilização isolada da bacterioscopia vaginal corada pelo método de Gram, pela identificação de certos tipos morfológicos das bactérias envolvidas nessa infecção, tais como *Gardnerella vaginalis*, *Mobiluncus*, *Bacteroides*, e pela diminuição ou ausência dos *Lactobacillus* (Nugent e cols., 1991).

Todas as gestantes deveriam ser tratadas durante o primeiro trimestre para a identificação de presença de VB e em especial aquelas com antecedentes de trabalho de parto prematuro em gestações anteriores e endometrite puerperal.

A associação positiva da presença de vaginose bacteriana com parto pré-termo e/ou amniorrexe prematura (RPM) tem sido demonstrada em diversas publicações. Os primeiros a correlacionar os achados clínicos de vaginose bacteriana com prematuridade de RPM foram Minkoff e cols. (1984), que encontraram taxas significativamente maiores destas complicações entre as portadoras de vaginite inespecífica (40%), quando comparada ao grupo controle, que teve parto de termo (28%).

No Brasil, Simões e cols. (1997) encontraram incidências de TPP, prematuridade, RPM e recém-nascido de baixo peso estatisticamente maiores no grupo de gestantes com VB assintomáticas que no grupo controle. No mesmo sentido, avaliou-se o impacto do diagnóstico e o tratamento da VB durante o atendimento pré-natal de baixo risco na UNICAMP sobre os resultados perinatais. Encontraram redução significativa da prematuridade e de outras complicações no grupo de gestantes com VB tratada em comparação com o grupo com VB não tratada, independente de ter história de prematuridade anterior (Camargo e cols., 2000).

Apesar de ser freqüente a associação em VB e prematuridade, os trabalhos ainda não deixaram claro se o tratamento de VB pode influir nos índices de prematuridade sem causa aparente em mulheres com baixo risco.

Tratamento – recomenda-se o tratamento da VB durante a gestação, usando-se o metronidazol por via oral na dose de 250mg três vezes ao dia por sete dias ou clindamicina, também por via oral na dose de 300mg duas vezes ao dia por sete dias (CDC, 2000). Os dados atuais não dão sustentação para o uso do tratamento tópico durante a gestação. Não se recomenda o tratamento do parceiro sexual.

Os tratamentos tópicos, assim como os de curta duração, têm-se mostrado muito menos eficazes que o por via oral de maior duração (cinco a sete dias). Também a época do tratamento é fundamental, devendo ser instituído o quanto antes no pré-natal para a obtenção de melhores resultados (Camargo e cols., 2002).

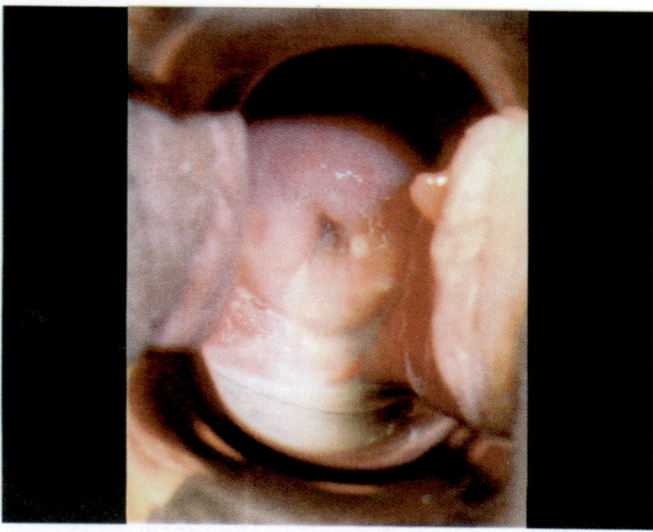

Figura III-69 – Candidíase (Giraldo – Ambulatório de Infecções Genitais/Caism/Unicamp, 2004).

TRICOMONÍASE VAGINAL

A tricomoníase vaginal é inflamação vulvovaginal causada por um protozoário (*Trichomonas vaginalis*) que determina corrimento vaginal abundante, amarelo-esverdeado, acompanhado de disúria, dispareunia, queimação vaginal e mal cheiro.

Diagnóstico – poderá ser feito por meio da microscopia a fresco, adicionando-se uma gota de solução salina ao conteúdo vaginal disposto em lâmina de vidro. À microscopia óptica, em que se observa o flagelo se movimentando tem sensibilidade de 60 a 70%. As culturas específicas podem aumentar a sensibilidade diagnóstica.

Nos últimos anos, tem-se observado diminuição acentuada dessa infecção, tendo sido encontrada na UNICAMP, tricomoníase vaginal em apenas 2,1% das gestantes (Simões e cols., 1998). Cerca de 10% apenas das mulheres com TV referem mau odor e mais da metade delas é assintomática.

Em relação à associação dessa infecção com complicações perinatais, amplo estudo multicêntrico revelou forte associação entre a infecção materna por *Trichomonas vaginalis* e RPM, TPP, recém-nascidos de baixo peso e endometrite puerperal (Heine e McGregor, 1993).

Tratamento – os aspectos clínicos e diagnósticos da tricomoníase vaginal são semelhantes em grávidas e não-grávidas. Dados acumulados recentemente sugerem que o uso do metronidazol durante a gravidez é bastante seguro. Já foram acompanhadas mais de 1.300 usuárias grávidas sem nenhuma conseqüência para o feto. Apesar disso, muitos autores ainda preferem evitar o uso do metronidazol até que a embriogênese esteja completada, utilizando alternativamente apenas o clotrimazol tópico no primeiro trimestre de gestação (Sullivan e Smith, 1993). O tratamento recomendado é o metronidazol 2g por via oral em dose única. O tratamento simultâneo do parceiro sexual é importante.

Referências Bibliográficas

• ALTER, M.J. – Heterosexual activity: a leading risk factor in the transmission of hepatitis B. In: Piot, P. Andre, F.E., (eds.). *Hepatitis B: A Sexually Transmitted Disease in Heterosexuals*. New York, Excerpta Médica, 1990, p. 17. • AYRA, O.P. & cols. – Epidemiological correlates of chlamydial infection of the cervix. *Br. J. Vener Dis.*, 57:118, 1981. • BADRI, M.S. & cols. – Rectal colonization with group B streptococcus: relation to vaginal colonization of pregnant women. *J. Infect. Dis.*, 135:308-12, 1977. • BAKER, D.A. – Viral infection in the female genital tract. In:Galask, R.P.; Larsen, B. Infectious Disease in the Female Patient. Berlin, Springer Verlag, 1986, p.128. • BASEMAN, J.B. & cols. – Isolation and characterization of Mycoplasma genitalium strains from the human respiratory tract. *J. Clin. Microbiol.*, 26:2266, 1988. • BASEMAN, J.B.; TULLY, J.G. – Mycoplasmas: sophisticated, reemerging and burdened by their notoriety. *Emerg. Infec. Dis.*, 3:21, 1997. • BELDA, W. – Sífilis. In: Veronesi, R. *Doenças Infecciosas e Parasitárias*. Rio de Janeiro, Guanabara Koogan, 1982. • BERKOWITZ, K.; BAIXI, L. & FOX, H.E. – False negative screening the prozone phenomenon monimune syndrom and diagnosis of syphilis during pregnancy. *Am. J. Obset. Gynecol.*, 163:975, 1990. • BLANCHARD, A. & MONTAGNIER, L. – AIDS-associated mycoplasmas. *Ann. Rev. Microbiol.*, 48:687, 1994. • BRUNHAM, R.C. & cols. – Sexually transmitted diseases in pregnancy. In: Holmes, K.K., & cols. *Sexually Transmitted Diseases*. 2nd ed., McGraw-Hill Information Services Company, 1990, p. 771. • CAMARGO, R.P.S. & cols. – Screening, diagnosis and treatment of bacterial vaginosis in pregnancy to prevent prematurity in a Brazilian University Hospital. In: Third Internation Meeting on Bacterial Vaginosis Ystads, Sweden (abstract). 2000, p.18. • CAMARGO, R.P.S. & cols. – Vaginose bacteriana: um fator de risco a ser considerado durante a gravidez. *GO Atual*, 9:9, 2002. • CAMPION, M.J. & cols. – Increased risk of cervical neoplasia in consorts of men with penile condylomata acuminata. *Lancet*, 1:943, 1985. • CARVALHO, N.S. & cols. – DST na gestação. In: Naud, P.S.V. *Doenças Sexualmente Transmissíveis e AIDS*. Porto Alegre, Artes Médicas, 1993, p. 210. • CATES Jr., W. & WASSERHEIT, J.N. – Genital chlamydial infections: epidemiology and reproductive sequelae. *Am. J. Obstet. Gynecol.*, 164:1771, 1991. • CDC. CENTERS FOR DISEASE CONTROL – Prevention of perinatal group B streptococcal disease: a public health perspective. *MMWR*, 45:1, 1996. • CDC. CENTERS FOR DISEASE CONTROL AND PREVENTION (CDC) – Guidelines for Treatment of Sexually Transmited Diseases. *MMWR*, 47:1, 1998. • CDC. CENTERS FOR DISEASE CONTROL AND PREVENTION (CDC) – Sexually Transmitted Diseases Treatment Guidelines. *MMWR*, 51:1, 2002. • CHARLES, D. – Sífilis. In: Charles, D. *Infecções Obstétricas e Perinatais*. Porto Alegre: Artes Médicas, 1995, p. 37. • COOK, T.A. & cols. – Wart viruses and laringeal papillomas. *Lancet*, 1:782, 1973. • COSTA, E.L. & cols. – Freqüência de sífilis em recém-nascidos de gestantes luéticas tratadas com dois esquemas posológicos de penicilina benzatina. *Rev. Bras. Ginecol. Obstet.*, 12:196, 1990. • CRUM, C.P. & cols. – Human papillomavirus type 16 and early cervical neoplasia. *N. Engl. J. Med.*, 310:880, 1984. • CUNNINGHAM, C.K. – The role of genital mycoplasmas in neonatal disease. *Clin. Microbiol. Newslett.*, 12:147,1990. • DINSMOOR, M.J. & cols. – Transmission of genital mycoplasmas from mother to neonate in women with prolonged membrane rupture. *Pediatr. Infect. Dis. J.*, 8:843, 1989. • DONDERS, G.G.G. & cols. – Intra-uterine candida infection: a report of four infected fetusses from two mothers. *Eur. J. Obstet. Gynecol. Reprod. Biol.*, 38:233, 1990. • DUARTE, G. & cols. – Sífilis e gravidez. Ainda um problema. *Rev. Bras. Ginecol. Obstet.*, 9:75, 1987. • DUARTE, G. – Sífilis. In: Duarte, G. *Diagnóstico e Conduta nas Infecções Ginecológicas e Obstétricas*. Ribeirão Preto, Scala Editora, 1997, p. 33. • DUARTE, G. & cols. – Correlación entre sífilis, hepatitis B y la infección por el virus de immunodeficiencia adquirida tipo 1 (HIV-1). *Ver. Ibero-Latinoam. de ETS*, 10:11, 1996. • DUARTE, G. – Doenças transmissíveis durante o ciclo grávido-puerperal, In: Morais, E.N. (ed.). *Temas de Obstetrícia*. São Paulo: Roca; 1992, p. 385. • DUARTE G. – Doenças transmissíveis durante o ciclo gravido-puerperal. In: Morais, E.N. (ed.).*Temas de Obstetrícia*. São Paulo, Roca Ltda., 1992, p. 385. • ESCHENBACH, D.A. – *Ureaplasma urealyticum* and premature birth. *Clin. Infect. Dis.*, 17(Suppl. 1):S100, 1993. • FARO, S. – Chlamydia trachomatis: female pelvic infection. *Am. J. Obstet. Gynecol.*, 164:1767, 1991. • FARO, S. – Chlamydia trachomatis. In: Faro, S. & Soper, D.E. *Infectious Diseases in Women*. Philadelphia, Saunders, 2001, p. 451. • FERENCZY, A. – Treating genital condyloma during pregnancy with the carbon dioxide laser. *Am. J. Obstet. Gynecol.*, 148:9, 1984. • GIRALDO, P.C. & cols. – Dificuldades na interpretação clínica das vulvovaginites. *Bol. Inform. Union.*, 19:12, 1994. • GIRALDO, P.C. & cols. – Vaginal colonization by Candida in asymptomatic women with and without a history of recurrent vulvovaginal candidiasis. *Obstet. Gynecol.*, 95:413, 2000. • GRAVET, M.G. & ESCHENBACH, D.A. – Possible role of *Ureaplasma urealyticum* in preterm premature rupture of the fetal membranes. *Pediatr. Infect. Dis.*, 5:253, 1986. • GUINSBERG, R. & ALMEIDA, M.F.B. – Sífilis Congênita. In: Santoro, J.R.M.; Diniz, E.M.A. *Manual de Perinatologia*. Rio de Janeiro, Revinter, 1994, p.123. • HASHISAKI, P. & cols. – Erythromycin failure in the treatment of syphilis in a pregnant women. *Sex. Transm. Dis.*, 10:36, 1993. • HEINE, P. & McGREGOR; J.A. – *Trichomonas vaginalis*: a reemerging pathogen. *Clin. Obstet. Gynecol.*, 36:137, 1993. • HILL, C.A. & cols. – Depression of cellular immunity in pregnancy due to a serum factor. *Br. J. Med.*, 1:513, 1973. • HUTCHINSON, C.M. & cols. – Altered clinical presentation of early syphilis in patients with human immunodeficiency virus infection. *Ann. Intern. Med.*, 121:94, 1994. • ISADA, N.B. & CROSSMAN III, J.H. – Perinatal infections. In: Gabbe, S.G.; Niebyl, J.R.; Simpson, J.L. (eds.). *Obstetrics Normal and Problem Pregancies*. 2nd ed., New York, Churchill Livingstone, 1991, p. 1223. • JEREMIAS, J. & cols. – Relationship between Ureaplasma urealyticum vaginal colonization and polymorphism in the Interleukin-1 Receptor Antagonist Gene. *J. Infect. Dis.*, 180:912, 1999. • JOSTE, N.E. & cols. – Histology and *Ureaplasma urealyticum* culture in 63 cases of first trimester abortion. *Am. J. Clin. Pathol.*, 102:729, 1994. • LANDERS, D.V. & DUARTE, G. – HIV interaction with other sexually transmited diseases. In: Mead, P.M.; Hager, W.D. & Faro, S. Protocols for Infectious *Diseases in Obstetrics and Gynecology*. Malden-Massachusetts, Blackwell Science, 2000, p. 298. • McCORMACK, W.M. & cols. – Vaginal colonization with *Mycoplasma hominis* and *Ureaplasma urealyticum*. *Sex Transm. Dis.*, 13:67, 1986. • MINKOFF, H. & cols. – Risk factors for prematurity and premature rupture of membranes: a prospective study of vaginal flora in pregnancy. *Am. J. Obstet. Gynecol.*, 150:965, 1984. • NAESSENS, A. & cols. – Postpartum bacteremia and placental colonization with genital mycoplasmas and pregnancy outcome. *Am. J. Obstet. Gynecol.*, 160:647,1989. • NAHMIAS, A.J. & cols. – Perinatal risk associated with maternal genital herpes simplex virus infection. *Am. J. Obstet. Gynecol.*, 110:825, 1971. • NAUD, P.S.V. & cols. – Sífilis en la gestación. *Rev. Ibero-Latinoam ETS*, 6:15, 1992. • NUGENT, R.P. & cols. – Reliability of diagnosing bacterial vaginosis is improved by a standardized method of Gram stain interpretation. *J. Clin. Microbiol.*, 29:297, 1991. • PAAVONEN J. – Physiology and ecology f the vagina. *Scand. J. Infect. Dis.*, 31(Supp. 40):31:485, 1983. • PASSOS, M.R.L. & ALMEIDA FILHO, G.L. – Atlas de DST e diagnóstico diferencial. Rio de Janeiro, Revinter, 2002, p. 300. • PASSOS, M.R.L. – Estudo de equivalência entre azitromicina & penicilina G benzatina no tratamento da sífilis. *J. Bras. Doenças Sex. Transm.*, 16:52, 2004. • PAYNE, N.R. & cols. – New prospective studies of the association of Ureaplasma urealyticum colonization and chronic lung disease. *Clin. Infect. Dis.*, 17(Suppl. 1):S11, 1993. • POSTLETHWAITE, R. – Molluscum contagiosum: a review. *Arch. Environ. Health*, 21: 432, 1970. • POWELL Jr., L.C. – Condyloma acuminatum. *Clin. Obstet. Gynecol.*, 15:498, 1978. • PROBER, C.G. & cols. – Low risk of herpes simplex virus infections in neonates exposed to the virus at the time of vaginal delivery to mothers with recurrent genital herpes simplex virus infections. *N. Engl. J. Med.*, **316**:240, 1987. • ROLFS, R.T. & cols. – A randomized trial of enhanced therapy for early syphilis in patients with and without human immunodeficiency virus infection. *N. Engl. J. Med.*, **337**:307, 1997. • RUSNAK, J.M. & cols. – False-positive rapid plasma reagin tests in human immunodeficiency virus infection and relationship to anti-cardiolipin antibody and serum immunoglobulin levels.. *Infect. Dis.*, **169**:1356, 1994. • RYAN Jr., G. M. & cols. – Chlamydia trachomatis infection in pregnancy and effect of treatment on outcome. *Am. J. Obstet. Gynecol.*, **162**:34, 1990. • SANCHEZ, P.J. – Perinatal transmission of Ureaplasma urealyticum: current concepts based on review of the literature. *Clin. Infect. Dis.*, **16**(Suppl. 1):S107, 1993. • SHAFER, M.A. & cols. – Microbiology of the lower genital tract in postmenarchal adolescent girls: difference by sexual activity, contraception and presence of non-specific vaginitis. *J. Pediatr.*, **107**:974, 1985. • SIMÕES, J.A. & cols. – Prevalência e fatores de risco associados às infecções cervico-vaginais durante a gestação. *Ver. Brás. Obstet.*, **18**:459, 1996. • SIMÕES, J.A. & cols – Comparative study of perinatal complications in pregnant women with and without cervicovaginal infection. *Acta Gynecol. Scand.*, **76**:88, 1997. • SIMÕES, J.A. & cols. – Prevalence of cervicovaginal infections during gestation and accuracy of clinical diagnosis. *Infect. Dis. Obstet. Gynecol.*, **6**:129, 1998. • SIMÕES, J.A. & cols. – Antibiotic resistance patterns of group B streptococcal clinical isolates. *Infect. Dis. Obstet. Gynecol.*, **12**:1, 2004. • SOBEL, J.D. – Vaginitis. *N. Engl. J. Med.*, **337**:1896, 1997. • SPARLING, P.F. – Natural history of syphilis In: Holmes, K.K. & cols. *Sexually Transmitted Diseases*. New York, McGraw-Hill Book Company, 1990, p. 213. • SRIDAMA, V. & cols. – Decreased levels of helper T cells. A possible cause of immunodeficiency in pregnancy. *N. Engl. J. Med.*, **307**:352, 1982. • SULLIVAN, C.; SMITH, J.R. – Management of vulvovaginitis in pregnancy. *Clin. Obstet. Gynecol.*, **36**:195, 1993. • SULLIVAN-BOLYAI, J. & cols. – Neonatal herpes simplex virus infection in King County, Washington. Increasing incidence and epidemiologic correlates. *JAMA*, **250**:3059, 1983. • SUZUKI, K.; TOMASI, T.B. – Immune responses during pregnancy. Evidence of suppressor cells for splenic antibody response. *J. Exp. Med.*, **150**:898, 1979. • SWEET, R.L.; GIBBS, R.S. – Chlamydial infections. In: Williams & Wilkins *Infectious Diseases of the Female Genital Tract*. 2nd ed., Baltimore, 1990. • TONG M.J. & cols. – Studies on the maternal-infant transmission of viruses which cause acute hepatitis. *Gastroenterology*, **80**:999, 1981. • TRAMANT, E.C. – Treponema pallidum. In: Mandell, G.L.; Bennett, J.E. & Dolin, R. *Principles and Practice of Infections Diseases*. New York, Churchill Livingstone, 1995. p. 2117. • VONTVER, L. & cols. – Recurrent genital herpes simplex vírus in pregnancy infant outcome and frequency of assintomatic recurrences. *Am. J. Obstet. Gynecol.*, **143**:75, 1982. • WEBSTER, L.A. & ROLFS, R.T. – Surveillance for primary and secondary syphilis – United States, 1991. *MMWR*, **42**:13, 1993. • WITKIN, S.S. & cols. – Detection of anti-Chlamydia trachomatis immunoglobulin A in pregnant women by rapid, 6 minute enzime-linked immunosorbent assay: Comparison with PCR and clamydial antigen detection methods. *J. Clin. Microbiol.*, **35**:1781, 1997.

72 Insuficiência Renal Aguda na Gravidez

Paulo César Ayroza Galvão

Insuficiência renal aguda (IRA) é complicação não usual da gravidez, ocorrendo em menos de 1% dos casos (Krane, 1988). Todavia, em países pobres, em desenvolvimento, a incidência de IRA na gravidez ainda é elevada, apresentando altas taxas de mortalidade, principalmente no primeiro trimestre da gestação, relacionadas a aborto séptico (Krane, 1988; Chug e cols., 1976). Uma revisão em pacientes obstétricas na França mostrou redução dramática nos casos de IRA pós-gravidez: em 1966, 40% das IRA eram relacionadas com gravidez e este número caiu para 4,5% em 1978 (Grumfeld e cols., 1980).

Vários fatores têm contribuído para a redução da incidência de IRA na gravidez, incluindo a legalização do aborto e a realização de tal prática em clínicas especializadas, melhora dos cuidados pré-natais e da assistência perinatal.

As causas de IRA podem ser divididas, didaticamente, em pré-renal, renal e pós-renal. A IRA pós-renal é aquela desencadeada por obstrução, em qualquer nível, da via urinária, como calculose ureteral bilateral, tumores pélvicos, hiperplasia prostática e fibrose retroperitoneal, só para citar alguns exemplos. Qualquer causa de hipovolemia, ou de desidratação, é causa de IRA pré-renal, em que ocorre hipoperfusão renal, diminuição da taxa de filtração glomerular e aumento na reabsorção de água, sódio e uréia. Essa forma de IRA, pré-renal, é caracterizada por histologia renal normal e cura, uma vez corrigido o insulto que a desencadeou (hipovolemia ou desidratação). Por fim, as IRA de causa renal constituem um grande grupo, nos quais estão incluídas glomerulonefrites, vasculites, arterites, nefrites intersticias e necrose tubular aguda (NTA). O principal tipo de IRA é a NTA, causada, principalmente, por choque, de qualquer espécie, e por nefrotoxicidade por drogas (como os aminoglicosídeos).

Apesar de qualquer tipo de IRA poder ocorrer durante a gravidez, há algumas formas que são exclusivas da gravidez, e serão os enfoques principais deste capítulo.

Entre nós, Nence e Mathias (1960) referem 99 casos de insuficiência renal aguda, atendidos na Clínica Obstétrica do Hospital das Clínicas da FMUSP, no período de 1951 a 1960. Na tabela III-28 estão representadas as incidências de necrose tubular aguda em relação às patologias clínicas em que ocorreram.

Tabela III-28 – Necrose tubular aguda (incidência): complicações tocoginecológicas (Neme e Mathias, 1964).

Condições clínicas	Nº total	Necrose tubular aguda	
		Nº de casos	%
Abortamento séptico			
Em geral	2.016	38	1,8
Choque bacteriêmico	42	24	57,1
Rotura uterina	103	7	6,8
Descolamento prematuro da placenta	462	15	3,2
Eclâmpsia	637	10	1,5
Transfusão de sangue	–	5	–

ALTERAÇÕES FISIOLÓGICAS DURANTE A GRAVIDEZ

Após a concepção, ocorrem alterações anatômicas e funcionais no sistema urinário. Os rins aumentam de tamanho, e os cálices, a pelve renal e o ureter se dilatam. Estas alterações são identificadas em mais de 90% das grávidas de termo e podem persistir por até 12 semanas pós-parto (Bailey e Rolleston, 1971; Lindheimer e Katz, 1986). A dilatação ureteral e a conseqüente estase urinária podem contribuir para a propensão que tem a mulher grávida em desenvolver infecção urinária.

Com relação às alterações funcionais renais, uma gravidez normal caracteriza-se por queda na pressão arterial, associada à elevação no débito cardíaco e redução na resistência vascular sistêmica (Chapaman e cols., 1998). A queda da pressão arterial é máxima por volta da sexta semana de gestação, já o débito cardíaco atinge valores mais elevados entre o segundo e terceiro trimestres da gestação (Chapaman e cols., 1998). Com relação à volemia, há aumento progressivo, com concomitante diminuição da osmolaridade e do sódio plasmático. O ritmo de filtração glomerular (RFG) aumenta de modo importante na gravidez inicial. A elevação do RFG, medido por meio do "clearance" de creatinina, é evidente quatro semanas após a concepção e aumenta progressivamente até a 36ª semana (Chapaman e cols., Dunlop, 1981; Dasvison e Dunlop, 1980). O fluxo plasmático renal também se eleva na gestação durante o primeiro e o segundo trimestres, caindo no terceiro trimestre. O aumento do RFG tem implicações clínicas importantes, determinando redução nos níveis plasmáticos de uréia (U) e creatinina (C) durante a gravidez. Valores de U e C considerados normais na mulher não-grávida podem significar insuficiência renal na gestante, motivo pelo qual a creatinina acima de 1mg/dl e uréia acima de 40mg/dl são alertas para um estudo mais detalhado da função renal.

Durante a gravidez ainda se identifica aumento na proteinúria de 24 horas para níveis de 300 a 500mg/dia, bem como o aparecimento de glicosúria, aminoacidúria e aumento da excreção urinária de ácido úrico.

IRA NA GRAVIDEZ

A ocorrência de IRA na gravidez é bimodal, com pico no primeiro trimestre de gestação relacionado principalmente a casos de aborto séptico, e outro no terceiro trimestre, mais relacionado com eclâmpsia e complicações hemorrágicas da gravidez. Contudo, sempre que tomamos contato com uma paciente gestante em IRA, não podemos deixar de considerar a possibilidade de que a insuficiência renal não esteja relacionada com a gravidez. Nesse sentido, várias outras causas de insuficiência renal, não diretamente ligadas à gravidez, devem ser consideradas, principalmente aquelas relacionadas ao uso de drogas nefrotóxicas, hipovolemia e doenças sistêmicas.

IRA NO PRIMEIRO TRIMESTRE DA GRAVIDEZ

Hiperemese gravídica – a hiperemese gravídica, complicação que ocorre principalmente entre a 5ª e 10ª semanas de gestação, pode levar à perda de função renal. Trata-se de uma situação muito rara, relacionada com desidratação e redução do volume extracelular, que podem levar à IRA pré-renal, ou mesmo em casos mais graves de desidratação e hipovolemia à NTA. A perda de função renal, nesses casos, caracteriza-se por elevação dos níveis de U e C, associada a alcalose metabólica, que é típica em casos de vômitos persistentes. O tratamento à base de anti-heméticos e hidratação normalmente corrige os distúrbios metabólicos e recupera a função renal.

Aborto séptico – com melhor informação a respeito de métodos contraceptivos e com a legalização do aborto e melhores cuidados pré-natais, houve drástica redução na incidência de aborto séptico e conseqüente redução nos casos de IRA relacionada a aborto séptico (Gonik, 1986). Contudo, em países não desenvolvidos, com precárias condições de assistência à saúde, ainda é elevado o número de casos de aborto séptico, com altas taxas de IRA (Chug e cols., 1976).

Infecção pélvica em pacientes obstétricos é normalmente ascendente, envolvendo patógenos que fazem parte da flora vaginal normal, favorecidos por algum processo inflamatório, como perfuração uterina, presença de corpo estranho ou retenção de produtos de concepção na cavidade uterina.

Após tentativa de aborto, instala-se um quadro dramático de infecção de rápida evolução. Há febre elevada associada a dores abdominais, náuseas e vômitos. A presença de sepse, com ou sem hemorragia, é o fator precipitante da IRA. O agente infeccioso mais freqüentemente identificado é o *Clostridium welchii*. Os exames laboratoriais mostram leucocitose importante, anemia, hiperbilirrubinemia, elevação de enzimas hepáticas e sinais de coagulação intravascular disseminada. A insuficiência renal é grave e freqüentemente dialítica.

A remoção do tecido necrótico é essencial para a recuperação do paciente, sendo muitas vezes necessária a realização de histerectomia total, associada a ampla cobertura antibiótica. A lesão histológica renal mais comum é a necrose tubular aguda (NTA), que na maioria dos casos é totalmente reversível, dependendo da evolução da doença infecciosa. Em nossa experiência, o segundo achado histológico mais freqüente foi microangiopatia trombótica (Tabela III-29).

Tabela III-29 – Insuficiência renal aguda na gravidez: achado histológico.

Histologia	Nº de pacientes	Doença de base
NTA	4	DPP, placenta prévia, aborto infectado
Microangiopatia trombótica	3	Aborto infectado, eclâmpsia
Glomerulopatia	2	Aborto espontâneo, crise hipertensiva
NIA	1	Aborto infectado
Endoteliose	1	Eclâmpsia

NTA = necrose tubular aguda; NIA = nefrite intersticial aguda; DPP = descolamento prematuro de placenta.

A ocorrência de necrose cortical renal (NCR) também é descrita pós-abortamento séptico e apresenta prognóstico muito pior. A persistência da IRA, mesmo após melhora do quadro infeccioso, com anúria prolongada, sugere fortemente NCR. Em 1973, Kleinknecht descreveu 26 casos obstétricos de NCR, sendo oito após aborto séptico. Não se sabe claramente a fisiopatologia dessa lesão nem porque a grávida é tão propensa a desenvolver esse tipo de patologia, já que a NCR também é descrita no descolamento prematuro da placenta (DPP), placenta prévia e pós-parto, mas parece envolver alterações no sistema de coagulação, que estão presentes em diversas situações na gravidez (Kleinknecht, 1973; Hou, 1991; Chugh e cols., 1994).

IRA NO TERCEIRO TRIMESTRE DA GRAVIDEZ

Hemorragia uterina e descolamento prematuro da placenta – hemorragia uterina é causa importante de IRA na gravidez. Há relatos de que 7 a 16% das insuficiências renais agudas na gravidez sejam devido a essa patologia (Grunfeld e cols., 1980; Kennedy e cols., 1973). A função renal da mulher em pré-eclâmpsia parece ser altamente sensível a perdas sangüíneas, talvez pelo fato de ter menor volume plasmático e fluxo sangüíneo renal, maior resposta pressora à norepinefrina e angiotensina II em relação a grávidas normotensas e também por menor liberação pela placenta de prostaglandinas vasodilatadoras nas gravidas pré-eclâmpticas, comparadas com grávidas normais.

O sangramento devido a DPP, placenta prévia, rotura uterina e patologias da dequitação também podem levar à IRA. O DPP é, em alguns países, a maior causa de IRA na gravidez e deve ser sempre considerado quando se desenvolver quadro súbito de perda de função renal no terceiro trimestre de gestação, mesmo sem evidências de sangramento, já que este pode estar oculto.

A lesão histológica mais comum nestes casos é a NTA que, quase sempre, tem bom prognóstico renal, corrigida a causa do sangramento. Tanto o DPP quanto a hemorragia uterina podem levar à NCR, que deve ser suspeitada sempre que a IRA tiver anúria e evolução prolongada (Grunfeld e cols., 1980; Kennedy e cols., 1973).

Pré-eclâmpsia e eclâmpsia – a pré-eclâmpsia é uma forma de hipertensão específica da gravidez (DHEG), que incide em aproximadamente 5 a 8% das gestantes e aumenta as taxas de morbidade e mortalidade, tanto materna quanto fetal (Lain e Roberts, 2002). Caracteriza-se, por hipertensão arterial, proteinúria, retenção de sódio pelos rins, podendo ou não ser acompanhada por redução no ritmo de filtração glomerular. A incidência de IRA em pacientes com DHEG é baixa, existindo a possibilidade de que vários casos de IRA atribuídos à DHEG estejam impropriamente classificados, devido ao fato de que proteinúria e hipertensão podem ser manifestações de doença renal prévia. As doenças glomerulares renais são muitas vezes assintomáticas e a paciente pode não ter conhecimento de doença renal antes de engravidar, podendo, portanto, erroneamente ser rotulada de DHEG.

Fisher (1981) estudou a histologia renal de 176 pacientes grávidas hipertensas. DHEG foi diagnosticada em 96 casos (55%), caracterizando-se por edema das células do capilar glomerular, chamada de endoteliose renal. O restante foi constituído de casos de nefroesclerose (relacionada com hipertensão arterial) e glomerulopatias, associado ou não a endoteliose (Fisher e cols., 1981).

A IRA da DHEG manifesta-se normalmente de forma leve, com elevação dos níveis de uréia e creatinina, que retornam rapidamente a níveis normais após o parto. Insuficiência renal franca, com necessidade de diálise, é rara e manifesta-se como NTA ou NCR devido à isquemia renal secundária à endoteliose.

Síndrome HELLP – em 1982, Weinstein descreveu uma variação da toxemia gravídica, caracterizada por hemólise, alterações hepáticas, trombocitopenia, a qual chamou de "Hellp syndrome" (HS). A etiologia da HS e sua caracterização como patologia diferente de forma severa de pré-eclâmpsia ainda é assunto controverso (Sibai, 1990).

Os critérios diagnósticos dessa síndrome requerem a presença dos seguintes dados: a) hemólise definida por anemia, aumento de bilirrubinas (>1,2mg/dl) e aumento de DHL (> 600U/l); b) elevação de enzimas hepáticas definida como SGTO > 70U/l; c) plaquetopenia < 100.000/mm^3. O quadro clássico envolve gestantes com mais de 25 anos de idade antes da 36ª semana de gestação, com dor epigástrica ou no hipocôndrio direito (90%), náuseas e vômitos (50%). Noventa por cento das pacientes referem indisposição dias antes do início do quadro. Hipertensão arterial pode estar ausente em 20% dos casos, ser leve em 30% e severa em 50%. A gravidez tem mais de 26 semanas em 85% dos casos.

A IRA secundária a HS é rara segundo alguns autores (Sibai, 1990; Martin e cols., 1990). Nossa experiência sugere o contrário, já que em período de quatro anos assistimos a 12 pacientes com formas graves de IRA secundária a HS, sendo nove casos dialíticos (Ayros e cols., 1993). A evolução da lesão renal foi favorável em todos os casos, e o achado histológico renal foi endoteliose em 11 casos (associada à NTA em três casos e à microangiopatia trombótica em um caso).

Mais recentemente, Celik e cols. publicaram relato de 36 casos com síndrome HELLP. Eram 25 casos de pré-eclampsia grave e 11 de pré-eclâmpsia leve, nos quais se identificaram 36% deles com insuficiência renal aguda (Celik e cols., 2003).

Necrose cortical renal (NCR) – é causa rara e catastrófica de insuficiência renal, na qual há destruição parcial ou completa de todos os elementos do córtex renal e que tem como principal característica clínica a presença de anúria. Dos casos de NCR descritos, 50 a 70% estão relacionados a causas obstétricas (Chug e cols., 1994). Contudo, as razões pelas quais grávidas têm propensão a esse tipo de patologia são desconhecidas.

A incidência de NCR parece ser menor que no passado. Há relatos em que a incidência de necrose cortical foi responsável por 21% dos casos de IRA na gravidez (Davison e Dunlop, 1980), mas atualmente a incidência parece ser muito menor (Donohoe, 1994).

A necrose cortical pode estar relacionada com aborto séptico, DPP, hemorragia uterina, pré-eclâmpsia ou óbito fetal intra-uterino, e o quadro clínico é de insuficiência renal severa, com evolução prolongada e normalmente acompanhada de anúria. O diagnóstico é suspeitado pelo quadro clínico e pode ser confirmado com auxílio de radiografia, tomografia e biópsia renal.

O prognóstico renal é reservado, com alta incidência de casos irreversíveis, e não há tratamento específico, somente medidas de suporte e diálise.

SÍNDROME HEMOLÍTICO-URÊMICA PÓS-PARTO (INSUFICIÊNCIA RENAL IDIOPÁTICA PÓS-PARTO – IRAPP)

A IRAPP é descrita como uma insuficiência renal aguda que pode instalar-se de um a dois meses após um parto que transcorreu sem intercorrências, não relacionada a problemas obstétricos, e que normalmente se acompanha de hipertensão arterial, anemia hemolítica microangiopática e plaquetopenia (Dashe e cols., 1998). Vários termos já foram utilizados para definir essa entidade, incluindo-se síndrome hemolítico-urêmica pós-parto e hipertensão maligna pós-parto (Krane, 1976). Acreditamos ser síndrome hemolítico-urêmica pós-parto (SHU) a melhor definição para esta patologia.

Uma reunião de casos publicados desde 1968, mostra um intervalo sem sintomas entre o parto e o aparecimento da IRAPP. Os sintomas iniciais incluem náuseas, vômitos, diarréia e mal-estar geral. O sedimento urinário revela hematúria e proteinúria, e associado a este quadro há anemia, com características microangiopática (DHL elevado, haptoglobina diminuida, plaquetopenia e presença de esquizócitos).

A mortalidade é elevada, em torno de 60%, e o prognóstico renal não é favorável. A maior parte dos pacientes que sobrevivem permanece em insuficiência renal dialítica.

A histologia renal revela microangiopatia trombótica, com depósitos de fibrina na parede capilar, nas arteríolas e no mesângio. Sinais de nefroesclerose maligna podem estar presentes.

TRATAMENTO DA INSUFICIÊNCIA RENAL AGUDA

O tratamento da IRA pré-renal deve ser feito pelo tocoginecologista e deve ser instituído precocemente. Qualquer causa de hipovolemia em gestante deve ser identificada e corrigida precocemente, para se evitar quadros severos de desidratação e risco de insuficiência renal.

Se estamos diante de uma paciente desidratada, deve-se iniciar reposição de fluido e eletrólitos, dando-se preferência a soluções isotônicas, como soro fisiológico ou Ringer-lactato. Nos casos de hemorragia, a administração de concentrado de hemácias também deve ser considerada. Em situações que se identifique repercussão hemodinâmica, como hipotensão arterial, taquicardia e oligúria, a paciente deve ser monitorizada, com controle rigoroso de pressão arterial, diurese, freqüência cardíaca e, se possível, pressão venosa central.

A IRA de causa pós-renal deve ter como objetivo terapêutico principal a desobstrução das vias urinárias. Dependendo de quanto tempo os rins estavam obstruídos, a função renal pode melhorar imediatamente ou não. Em alguns casos de IRA pós-renal, a desobstrução das vias urinárias leva a um quadro de poliúria que pode provocar desidratação e distúrbios hidroeletrolíticos.

O tratamento das IRA de causa renal propriamente dita (NTA, endoteliose, microangiopatia trombótica, glomerulonefrites etc.) é tema complexo, que merece várias considerações. Se a paciente está no terceiro trimestre de gestação, há razoáveis chances de sobrevida extra-uterina, devendo-se interromper a gravidez, se possível. A causa da IRA deve ser identificada para se instituir tratamento específico.

Volemia – deve ser mantida rigorosamente em níveis normais. Hipovolemia pode ser tão deletéria quanto a hipervolemia, portanto ambas devem ser evitadas. Hipervolemia deve ser abordada com restrição de sódio e água e com uso de diuréticos, como furosemida, na dose de até 400mg por dia. Se não houver resposta a essas doses, a diálise deve ser considerada. Nos casos de IRA com diurese, deve-se estar atento para ocorrência de hipovolemia, que deve ser tratada com expansão volêmica em vez de diuréticos.

Hipercalemia – é uma situação de risco, podendo levar à parada cardíaca, devendo ser tratada prontamente. As alterações eletrocardiográficas secundárias ao aumento do potássio sérico incluem ondas T simétricas e pontiagudas, achatamento da onda P, prolongamento do espaço PR e alargamento do QRS. Pacientes com níveis de potássio acima de 6mEq/l devem ser tratadas:

1. 10 a 30ml de gluconato de cálcio a 10%, por via intravenosa, lentamente. Essa medida não altera os níveis plasmáticos de potássio, mas protege o coração dos efeitos deletérios da hiperpotassemia;
2. 50 a 150ml de bicarbonato de sódio a 8,4%, por via intavenosa, no caso de bicarbonato sérico baixo (sempre verificar gasometria nos casos de hipercalemia);
3. resinas de troca catiônica (Sorcal®), que permutam potássio por cálcio, e podem ser administradas por via oral ou sob a forma de enema de retenção;
4. diuréticos, como o furosemida, que aumentam a excreção de potássio pelos rins;
5. hemodiálise.

O tratamento inicial da hipercalemia é sempre clínico, e não dialítico, já que o tempo de preparo para diálise pode ser um pouco demorado. Mesmo que a diálise esteja indicada, todas as medidas clínicas cabíveis devem ser tomadas imediatamente, enquanto se prepara a diálise.

Acidose metabólica – pode estar presente na insuficiência renal, devendo ser corrigida por meio da administração de bicarbonato de sódio por via intravenosa. Nos casos de hipervolemia associada, ou acidose severa, a diálise está indicada.

Drogas – nenhuma droga nefrotóxica deve ser prescrita para o paciente e devem ser suspensas as que eventualmente estavam em uso. Todas as medicações em uso devem ter sua posologia corrigida para o nível de função renal do paciente.

Diálise – a indicação de diálise em gestantes é mais precoce que em outras formas de IRA, devido a presença do feto. Sempre que houver hipercalemia severa, hipervolemia não responsiva a tratamento conservador ou acidose severa, a diálise estará indicada, independente dos níveis de uréia e creatinina. Quando a uremia é o parâmetro para se indicar diálise, tentamos manter níveis de uréia abaixo de 100md/dl, havendo relatos de que pacientes que dialisam mais de 20 horas por semana tem melhor prognóstico fetal. Com relação ao método dialítico a ser empregado, parece não haver diferenças entre hemodiálise e diálise peritoneal (Okundaye e cols., 1998).

Referências Bibliográficas

• AYROZA, P.C. & cols. – Acute renal failure due to hellp syndrome: renal histology. XII International Congress of Nephrology, Jerusalem, Israel, 1993, p. 232. • BAILEY, R.R. & ROLLESTON, G.L. – Kidney length and ureteric dilatation in the puerperium. *J. Obstet. Gynaecol. Br. Commw*, 78:55, 1971. • CELIK, C. & cols. – Results of the pregnancies with HELLP syndrome. *Ren Fail.*, 25:613, 2003. • CHAPMAN, A.B. & cols. – Temporal relationships between hormonal and hemodynamoc changes in early human pregnanct. *Kidney Int.*, 54:2056, 1998. • CHUG, K.S.; SINGHAL, P.C. & SHARMA. B.K.– Acute renal failure of obstetric origin. *Obstet. Gynecol.*, 48:642, 1976. • CHUGH, K.S. & cols. – Acute renal cortical necrosis—a study of 113 patients. *Ren Fail*, 16:37, 1994. • DASHE, J.S.; RAMIN, S.M. & CUNNINGHAM, F.G. – The long-term consequences of thrombotic microangiopathy (thrombotic thrombocytopenic purpura and hemolytic uremic syndrome) in pregnancy. *Obstet. Gynecol.*, 91:662, 1998. • DAVISON, J.M. & DUNLOP, W. – Renal hemodynamics and tubular function in normal human pregnancy. *Kidney Int.*, 18:152, 1980. • DONOHOE, J.F. – Acute bilateral cortical necrosis. In: Brenner, B.M. & Lazarus, J.M. (eds.). *Acute Renal Failure*. Saunders, Philadelphia, 1993, p. 252. • DUNLOP, D. – Serial changes in renal haemodynamics during normal human pregnancy. *Br. J. Obstet. Gynaecol.*, 88:1, 1981. • FISHER, K.A.; LUGER, A. & SPARG, B.H. – Hypertension in pregnancy: clinical-pathological correlations and remote prognosis. *Medicine*, 60:267, 1981. • GONIK, B. – Septic shock in obstetrics. *Clin. Perinatol.*, 13:741, 1986. • GRUNFELD, J.P.; GANEVAL, D. & BOURNÉRIAS, F.– Acute renal failure in pregnancy. *Kidney Int.*, 18:179, 1980. • HOU, S. – Acute and chronic renal failure in pregnancy. In: Clark, S. I. & cols. *Critical Care Obstetrics*. Boston, Blackwell Scientific Publications, 1991, p. 429. • KENNEDY, A.C. & cols. – Factors affecting prognosis in acute renal failure. *QJ Med.*, 42:73, 1973. • KLEINKNECHT, D.; GRUNFELD, J.P. & GOMEZ, P.C. – Diagnostic procedures and long term prognosis in bilateral renal cortical necrosis. *Kidney Int.*, 4:390, 1973. • KRANE, N.K. – Acute renal failure in pregnancy. *Arch. Intern. Med.*, 148:2374. • LAIN, C.Y. & ROBERTS, J.M. – Contemporary concepts of the pathogenesis and management of preeclampsia. *JAMA*, 287:3183, 2002. • LINDHEIMER, M.D. & KATZ, A.I. – The kidney in pregnancy. In: Brenner, B.M. & Rector, F.C. (ed.). *The Kidney*. 3rd ed., Philadelphia, Saunders, 1986, p. 1253. • MARTIN, J.N. & cols. – The natural history of hellp syndrome: paterns of disease progression and regression. *Am. J. Obstet. Gynecol.*, 164:1500, 1990. • NEME, B. & MATHIAS, L. – Necrose tubular aguda. Fundamentos Tocológicos de sua profilaxia melhor prognóstico. *Rev. Paul. Med.*, 65:291, 1964. • OKUNDAYE, I.; ABRINK, P. & HOU, S. – Registry of pregnancy in dialysis patients. *Am. J. Kidney Dis.*, 31:766, 1998. • SIBAI, B.M. – The hellp syndrome (hemolysis, elevated liver enzymes and low platelet): much ado about nothing? *Am. J. Obstet. Gynecol.*, 162:311, 1990.

73 Infecção pelo Vírus da Imunodeficiência Humana – AIDS

Eliana Amaral
Helaine Maria Besteti Pires Mayer Milanez

INTRODUÇÃO

A infecção pelo vírus da imunodeficiência humana adquirida (HIV), também denominada síndrome da imunodeficiência adquirida ou AIDS, foi inicialmente descrita em 1982, como nova síndrome clínica entre indivíduos com prática homossexual, caracterizada pelo aparecimento de infecções oportunistas, associada a comprometimento importante da imunidade. Casos de imunodeficiência surgiram também em crianças e suscitaram a hipótese da transmissão vertical, da gestante para seu filho. A identificação do agente etiológico, o vírus da imunodeficiência humana (HIV), e o desenvolvimento de testes para a detecção de anticorpos contra ele permitiram posteriormente a identificação dos indivíduos portadores assintomáticos.

São conhecidos dois tipos diferentes de HIV: 1 e 2. O HIV-2 é encontrado predominantemente no Oeste da África, pode ser transmitido da mãe ao filho, mas tem curso clínico da infecção mais lento e menos grave (WHO, 1998). Este capítulo se referirá basicamente ao HIV-1, para o qual se reconhecem hoje inúmeros subtipos. O subtipo B predomina nas Américas (incluindo o Brasil) e na Europa, os tipos A, C e D na África e o E é encontrado na Ásia (Aidscap, Harvard School of Public Health, Unaids, 1996). O subtipo C parece relacionar-se com maior carga viral plasmática e eliminação vaginal quando comparado aos subtipos A e D (John e cols., 1998). Na África, os subtipos predominantes entre gestantes são A, C e D; o subtipo D é mais transmissível para as crianças que o subtipo A, porém resultando em doença de evolução mais lenta (Papathanasopoulos e cols., 2003; Servais e cols., 2004; Yang e cols., 2003). Assim, as diferenças na transmissão vertical (TV) podem também estar associadas a comportamentos específicos dos subtipos virais, além de respostas imunológicas e capacidade de reconhecer os antígenos virais pelo hospedeiro e o efeito das intervenções preventivas.

Nas Américas, predominou inicialmente a transmissão por meio das relações homossexuais masculinas, seguidas da transmissão por uso compartilhado de seringa entre os usuários de drogas ilícitas intravenosas. Com o crescimento destas, as mulheres passaram a representar grupo significativo de infectados e a TV sobrepujou a transmissão por transfusões sangüíneas que predominava entre as crianças. No Brasil, a transmissão heterossexual é responsável por 59,3% dos casos de AIDS em mulheres e ocorre razão masculino/feminino de 2:1 entre adultos. A TV corresponde a 92% dos casos em crianças. Mais de 10 anos após a descrição dos primeiros casos nacionais podem-se reconhecer a heterossexualização, a interiorização, a feminização e o envelhecimento da epidemia (Brasil, 1996; Brasil, 2004).

Já que 40% das pessoas infectadas pelo HIV no mundo são mulheres em idade reprodutiva e que 25% delas poderão transmitir a infecção para seus filhos se não foram implementadas intervenções preventivas adequadas, é muito importante que os profissionais da área de saúde saibam manejar a infecção pelo HIV na gestação (Connor e cols., 1994; Unaids, 2002).

As primeiras publicações sugeriam taxas de até 50% de transmissão vertical do HIV de mães sintomáticas (com AIDS) e/ou entre as crianças que procuravam os serviços especializados numa fase avançada da infecção. O seguimento de todas as crianças expostas ao vírus através de suas mães permitiu calcular a verdadeira taxa de transmissão, que oscila entre 14% nos EUA e Europa, 16% no Estado de São Paulo e 39% na África na ausência de terapia anti-retroviral específica (Newell e Peckham, 1993; Tess e cols., 1998). A amamentação, responsável por 42% da transmissão mãe-filho, contra-indicada desde o início dos anos 90 nas Américas e Europa, mas mantida na África, explica grande parte das diferenças entre os vários continentes (Coutsoudis e cols., 2004).

O grande marco na redução da transmissão vertical do HIV foi a utilização da terapia com zidovudina (AZT) na gravidez, no trabalho de parto e por 42 dias de vida para o recém-nascido (protocolo ACTG 076). A adoção desse protocolo evitou 7 em cada 10 casos, reduzindo a taxa de transmissão de 25,5% para 8,3% (Connor e cols., 1994; Sperling e cols., 1996). Sua implementação na população, quando associado a rastreamento sorológico pré-natal e contra-indicação para aleitamento, resultou em 5,7% de TV, diminuindo 43% dos casos de AIDS perinatal entre 1992 e 1995 nos Estados Unidos, (Fiscus e cols., 1996; CDC, 1997). No Brasil, com o AZT disponível nas formas oral, intravenosa e xarope a partir de 1996 para o Sistema Único de Saúde (SUS), também se observou o forte impacto da intervenção, com redução do número de casos de crianças infectadas e TV abaixo de 5% (Assis-Gomes, 2001; Brasil, 2003 Mussi-Pinhata e cols., 2004) (Fig. III-70).

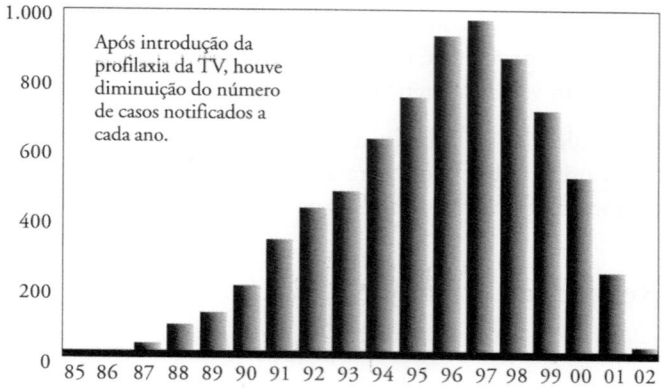

Figura III-70 – Transmissão vertical do HIV no Brasil. 1985-2002 (Fonte: Programa Nacional DST/AIDS/ Ministério da Saúde, 2003). Casos notificados até 30/03/2002.

Outros esquemas de terapia anti-retroviral (TARV) de uso curto, apenas no parto ou últimas semanas de gestação, foram ou têm sido testados com AZT isolado ou associado a 3TC ou nevirapina (Wade e cols., 1998; Wiktor e cols., 1999; Mandelbrot e cols., 2001). Entretanto, com a associação de drogas, a TARV potente resulta em maior redução da TV (Assis-Gomes 2001; Cooper e cols., 2004; Kreitchamn e cols., 2004; Mussi-Pinhata e cols., 2004; Wade e cols., 2004). A segurança relativa do uso dessas drogas na gestação deu respaldo para a recomendação da TARV com três drogas (incluindo sempre o AZT), de acordo com os critérios dependentes da carga viral plasmática (CV) e contagem de linfócitos T CD4 (USA 2004; Brasil 2004).

QUANTAS E QUEM SÃO AS MULHERES COM INFECÇÃO PELO HIV

No Brasil, a prevalência da infecção por HIV em estudos-sentinela entre parturientes de grandes centros urbanos está em torno de 0,6%, sendo maior no Sudeste e Sul (Brasil, 1998). *Essa prevalência é bem inferior àquela observada na África abaixo do Saara, onde pode atingir 30%, ou em países da Ásia, onde atinge 3-5% (WHO, 1998; Unaids-WHO, 2002).Em Campinas – SP, num estudo de base populacional já encontrávamos 0,4% de infecção entre parturientes de 1991, sendo 1% nas maternidades que atendiam exclusivamente a população SUS-dependente, de menor nível socioeconômico (Amaral e cols., 1996), compatível com a pauperização da epidemia de transmissão heterossexual (Brasil, 1996; Brasil, 2004).

No período de 1994-1998, observou-se aumento de 7,6% na notificação de casos de AIDS entre os homens brasileiros, enquanto o número de casos entre as mulheres cresceu 71%. Três quartos da população feminina infectada pelo HIV encontram-se na faixa etária entre 13 e 39 anos (período reprodutivo). O uso dos clássicos "fatores de risco" (como drogadição e sexo comercial) para selecionar gestantes para triagem sorológica mostrou-se inadequado na detecção de gestantes infectadas (Duarte e cols., 1991). Os antecedentes pessoais ou do parceiro que sugerem maior risco, se conhecidos, devem ser utilizados apenas para indicar repetição da sorologia no início do terceiro trimestre. A oferta da sorologia rotineiramente na primeira consulta de pré-natal para todas as gestantes é recomendada no Brasil (Brasil e FEBRASGO, 2001; AMB e CFM, 2001).

MANIFESTAÇÕES DA INFECÇÃO PELO HIV NAS MULHERES E SEU DIAGNÓSTICO

Pesquisas iniciais sugeriam que as mulheres tinham sobrevida mais curta que os homens. Entretanto, esses resultados estavam mascarados pela busca mais tardia das mulheres para seu próprio cuidado. Na ausência de TARV, na África, 14,5% mulheres desenvolveram quadro clínico de AIDS após quatro anos de diagnóstico da infecção (Leroy e cols., 1995). Este valor é muito similar aos 17,5% encontrados por Morlat e cols. (1992) na França, que mostraram que as mulheres francesas tinham prognóstico pouco melhor que os homens infectados, 22,5% dos quais desenvolveram AIDS após quatro anos.

As manifestações clínicas observadas nas mulheres sem uso de TARV são similares às observadas em homens, exceto quanto ao sarcoma de Kaposi, uma manifestação rara entre elas. As condições definidoras de AIDS mais freqüentemente observadas são a pneumonia por *P. carinii*, encefalopatia por *Toxoplasma*, esofagite por *Candida*, citomegalovirose e síndrome consumptiva. Tuberculose e herpes zóster são complicações comuns. As infecções por estafilococo e pneumonias bacterianas são mais freqüentes nas gestantes. (Leroy e cols., 1995). As manifestações ginecológicas comuns incluem lesões neoplásicas intra-epiteliais e invasoras do trato genital inferior associadas ao papilomavírus humano (HPV), herpes genital, candidíase vaginal recidivante e doença inflamatória pélvica (Amaral, 1996). Por isso, desde 1993 o carcinoma invasivo do colo uterino é condição clínica indicativa de AIDS nas mulheres, enquanto as outras condições são apenas sugestivas (CDC, 1993).

A terapia precoce com drogas anti-retrovirais potentes modificou esse quadro e melhorou significativamente o prognóstico da infecção (Hammer e cols., 1997; Gulick e cols., 1997). Esse benefício clínico para a mulher, somado à redução da transmissão vertical conseguida com a intervenção terapêutica e a disponibilidade de testes laboratoriais (para diagnóstico e seguimento) e medicamentos no País, tornam essencial o oferecimento da sorologia para triagem, se não anteriormente, ao menos quando se inicia o acompanhamento pré-natal (Brasil, 1997).

O profissional que oferece triagem rotineira de infecção para HIV deve estar preparado para as conseqüências programáticas, clínicas e emocionais desta intervenção (Wong, 1997). A aceitação da realização da sorologia para detecção do HIV no pré-natal é, de maneira geral, bastante alta (Ghent International Group., 1999; Aynalem e cols., 2004). Entretanto, dados do Sistema de Informação de Pré-natal de 2001 (SIS) mostraram que apenas 35% das gestantes tinham testagem anti-HIV no pré-natal registrada (Brasil, 2001). As razões para sua subutilização incluem principalmente dificuldades operacionais em nível local e resistência dos que atendem pré-natal para solicitar a sorologia. Em virtude do estigma social e das conseqüências para a gestante, o exame deve ser consentido após esclarecimento, com a gestante recebendo aconselhamento antes e após o teste (Quadros III-23 e III-24).

O diagnóstico da infecção pelo HIV baseia-se na realização de provas laboratoriais que identificam a presença de anticorpos contra partículas do vírus, tais como as técnicas de ELISA, Western Blot e imunofluorescência. No Brasil, o Ministério da Saúde regulamentou, por meio da Portaria 59 de 28/01/2003 (Fig. III-71), a realização de testes sorológicos visando ao diagnóstico da infecção pelo HIV, em que se recomenda o emprego seqüencial de testes de triagem (ELISA ou similares) e testes confirmatórios (imunofluorescência ou Western Blot).

Quadro III-23 – Conteúdo do aconselhamento pré-teste sorológico para HIV.

Pré-teste
- Verificar história prévia de testagem, resultado e razões do pedido
- Reafirmar a confidencialidade do teste
- Discutir o porquê da sorologia na rotina pré-natal, conceituando a infecção pelo HIV como DST
- Buscar, com a cliente, identificar possíveis indicadores de risco, em relação a seus comportamentos e dos parceiros.
- Informar sobre os testes realizados, janela imunológica e possíveis resultados, reforçando a possibilidade de muitos resultados falso-positivos entre gestantes
- Esclarecer a diferença entre HIV e AIDS e o prognóstico da infecção
- Discutir as conseqüências para a gestação de se ter o resultado do teste disponível (intervenções possíveis)
- Oferecer apoio técnico e emocional para seguimento do caso, independente do resultado
- Reforçar a necessidade de adotar práticas sexuais seguras, inclusive na gestação
- Registrar a opção informada da cliente para a realização do teste

Quadro III-24 – Conteúdo do aconselhamento pós-teste sorológico para HIV.

Pós-teste, se negativo
- Reforçar que o resultado negativo significa que não está infectada há mais de 8-12 semanas, duração habitual da janela imunológica, o que não garante imunidade à infecção
- Reforçar a necessidade de adotar medidas de prevenção, particularizando-as para a situação específica que envolve essa cliente
- Se for possível estar na janela imunológica, programar nova sorologia
- Demonstrar o uso correto do preservativo

Pós-teste, se positivo
- Rever a possibilidade de significar verdadeiro ou falso-positivo (rever epidemiologia)
- Só confirmar definitivamente a infecção após a segunda amostra, buscando agilidade laboratorial
- Permitir à cliente manifestar suas emoções/reações ao resultado informado
- Após um apoio inicial, reforçar informações sobre significado do teste para a gestante e seu filho, dando informações prognósticas
- Reforçar a importância do acompanhamento médico para ambos e testagem de seu(s) parceiro(s) e outros filhos
- Orientar riscos de transmissão e medidas de prevenção no ambiente doméstico e trabalho
- Demonstrar e reforçar a necessidade de uso de preservativo
- Estimular a cliente a compartilhar o resultado com seus parentes e/ou amigos mais próximos
- Iniciar as condutas clínicas indicadas o mais breve possível
- Oferecer apoio clínico e emocional

Resultados indeterminados ou conflitantes nos testes seqüenciais (teste de triagem positivo com teste confirmatório negativo ou indeterminado) devem ser repetidos para a confirmação. Mesmo que os testes laboratoriais atuais tenham 99% de sensibilidade e especificidade, na situação de triagem sorológica em população de risco baixo (1% de prevalência), a probabilidade de resultados falso-positivos do teste ELISA é elevada e pode corresponder a 50% dos testes positivos inicialmente encontrados.

Assim, só se define a existência de infecção após o resultado dos testes confirmatórios (Western blot e/ou imunofluorescência), indicados para toda amostra positiva ou duvidosa no teste ELISA. Uma segunda amostra deve ser colhida e novamente testada para confirmar a primeira. Entretanto, nem sempre há tempo suficiente para a realização dessas medidas, pois a gestante pode apresentar-se para o primeiro teste no final da gestação ou mesmo somente no momento do parto (Doran e Parra, 2000; Matida e cols., 2003). Nesses casos, a conduta deve ser discutida com a gestante expondo-se a dificuldade de diagnóstico e decidindo com elas o uso da TARV profilática.

A gestação é, em princípio, condição que freqüentemente se associa a dificuldades laboratoriais no diagnóstico de infecções. Sabe-se que a gravidez impõe uma série de modificações imunológicas ao organismo materno, que levam ao aparecimento de fatores de imunomodulação, que podem falsear as provas sorológicas. O resultado indeterminado pode ser, também, devido a soroconversão recente (janela sorológica), presença de outras infecções ou a casos de AIDS terminais, nos quais o indivíduo já não consegue mais produzir anticorpos (Lange e cols., 1987; Forster e cols., 1987; Centers of Disease

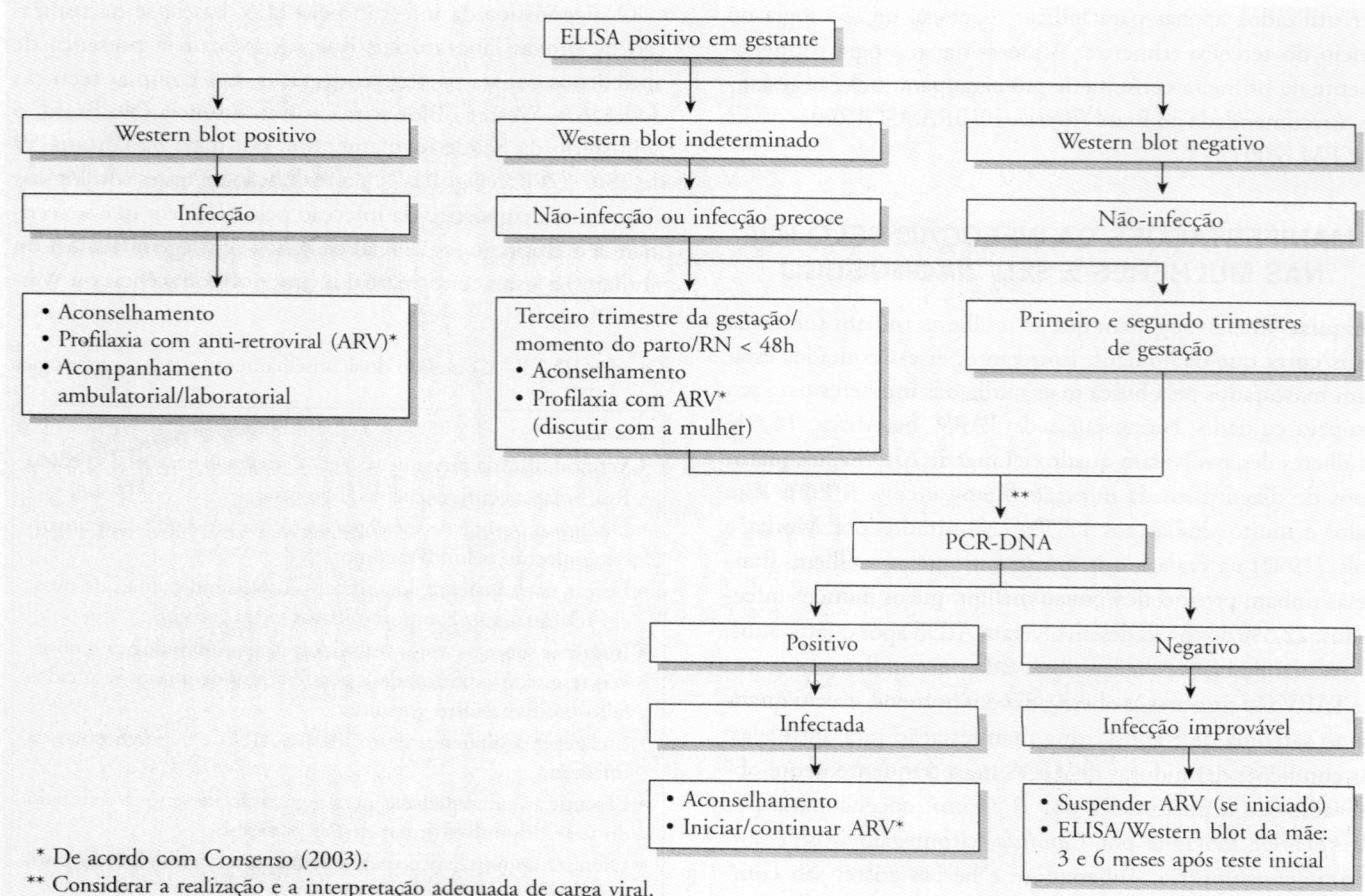

* De acordo com Consenso (2003).
** Considerar a realização e a interpretação adequada de carga viral.

Figura III-71 – Fluxograma para a detecção de anticorpos anti-HIV em indivíduos com idade superior a 2 anos – Ministério da Saúde, 2003.

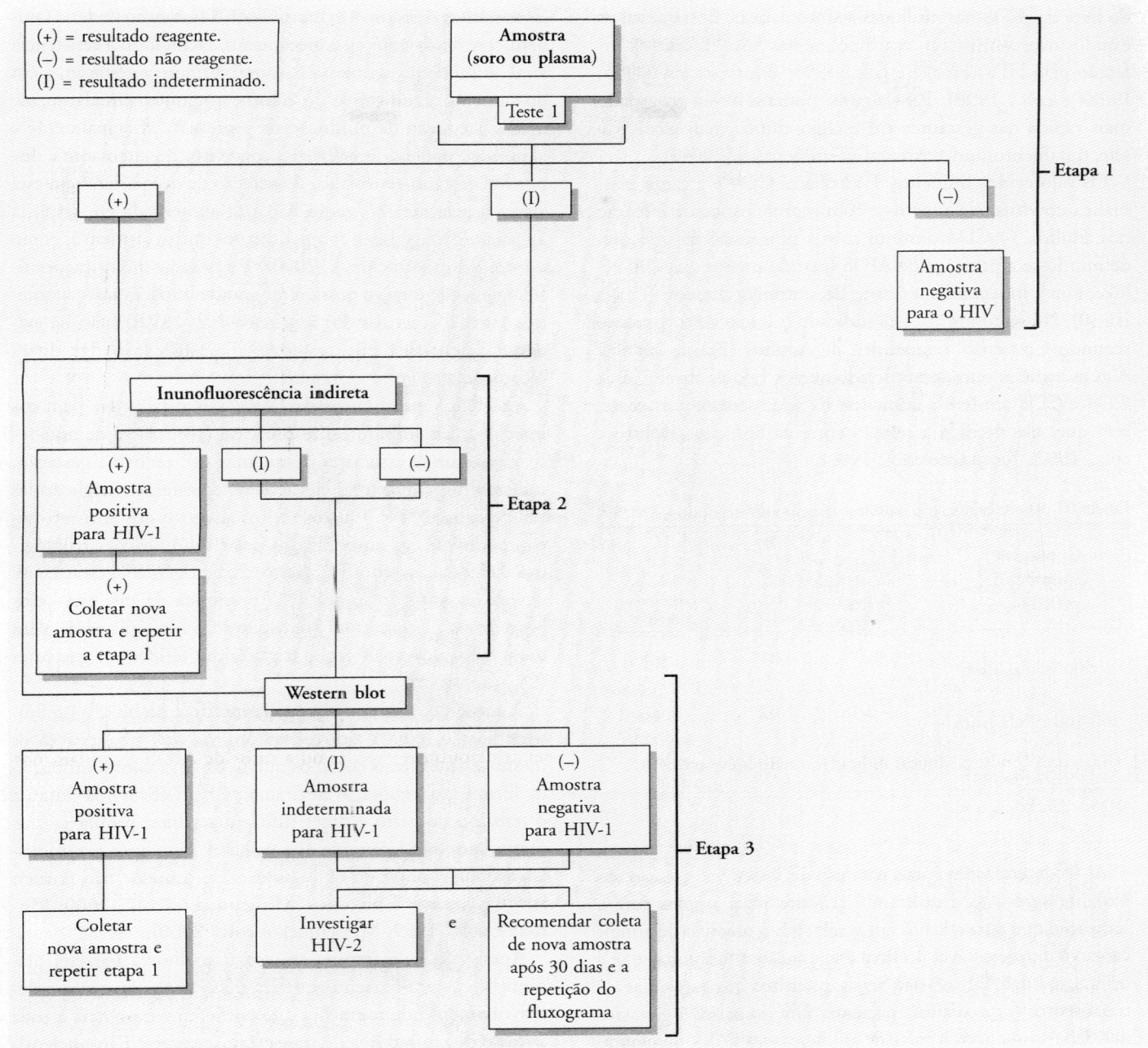

Figura III-72 – Fluxograma para a detecção de anticorpos anti-HIV em indivíduos com idade superior a 2 anos (Ministério da Saúde, 2003).

Control and Prevention, 1998; Watt e cols., 2003). A maior preocupação durante a gestação é com os resultados indeterminados devidos à soroconversão recente, com alta viremia e maior risco de TV-HIV (Jonhson e cols., 2001). Neste caso, o diagnóstico laboratorial deve ser baseado na detecção do vírus, já que a produção de anticorpos é pequena na infecção recém-adquirida.

Também, os testes confirmatórios podem resultar indeterminados. A elucidação diagnóstica exige exames de biologia molecular que detectam a presença de viremia pelo HIV (Fig. III-72). A presença de carga viral plasmática indetectável não pode excluir com segurança infecção inicial. Entretanto, a realização do PCR-DNA, o teste de maior sensibilidade e o cultivo viral não são disponíveis em nosso meio (Matida e cols., 2003).

Os pacientes com resultados indeterminados, durante o processo de soroconversão, geralmente apresentam Western blot positivos no seguimento, após um mês (CDC, 1998; Gurtler e cols., 1996). Recomenda-se a repetição dos testes em um, dois e seis meses. Entretanto, durante a fase de gestação pode não ser possível a espera e, então, deve-se considerar com a gestante a possibilidade de iniciar as medidas de profilaxia para a TV, mesmo diante de um resultado duvidoso.

Se a gestante não realizou a sorologia de triagem durante o pré-natal, na admissão para o parto deve-se realizar o teste rápido, com sangue capilar, de sensibilidade similar aos testes ELISA plasmáticos, disponíveis pelo SUS nas maternidades brasileiras. Isso permite iniciar a profilaxia com AZT no trabalho de parto e parto, o que se mostrou capaz de reduzir a transmissão vertical (Wade e cols., 1998). Recomenda-se a coleta de sangue para sorologia convencional concomitante. Assim, o teste rápido deve ser oferecido a todas as gestantes em idade gestacional avançada ou em trabalho de parto e também puérperas sem testagem anti-HIV (Brasil, 2004).

GRAVIDEZ E HISTÓRIA NATURAL DA INFECÇÃO PELO HIV

Como a gravidez é período de imunodeficiência relativa (Rich e cols., 1995), havia forte suposição de que encurtaria o período livre da AIDS nas mulheres assintomáticas. Entretanto, os estudos não confirmam essa hipótese nas fases iniciais da infecção pelo HIV (Hocke e cols., 1995; Brettle e cols., 1995; Burns e cols., 1998). Para alguns, poderia haver progressão mais rápida nas gestantes em estágio clínico mais avançado sem tratamento anti-retroviral (Temmerman, 2004a).

Os valores dos linfócitos T auxiliares CD4 e a carga plasmática do vírus relacionam-se com o prognóstico da infecção nos adultos. O CD4 diminui com a progressão da infecção, definindo-se a presença de AIDS quando menor que 200 células/mm^3, independentemente de sintomas clínicos (Tabela III-30). Nessa condição, está indicado o início de tratamento segundo Consenso Terapêutico de Adultos (Brasil, 2004b). Alguns estudos têm demonstrado que os valores absolutos de CD4 e CD8 tendem a aumentar na sexta semana pós-parto, sem que seja alterada a relação entre os linfócitos (Miotti e cols., 1992; Tuomala e cols., 1997).

Tabela III-30 – Classificação da infecção pelo HIV segundo CDC/93.

Contagem de linfócitos TCD4	A (assintomático, linfadenomegalia)	B (condições clínicas não-A e não-C)	C (condições clínicas definidoras de AIDS)
(1) > 500 células/mm^3	A1	B1	C1
(2) 200-500 células/mm^3	A$_2$	B2	C2
(3) < 200 células/mm^3	A3	B3	C3

AIDS = A3, B3, C1, C2 e C3.

As recomendações atuais para uso de TARV na gestação são bastante agressivas e utilizando critérios mais amplos para a indicação que para adultos em geral, com o objetivo de atingir carga viral indetectável no final da gestação. Questiona-se se a utilização "profilática" não traria prejuízos aos esquemas de tratamentos futuros a essa paciente, fora do período gestacional. Sabe-se que após o parto de mulheres sem TARV ou usando apenas AZT ocorre efeito rebote com aumento da carga viral, que atinge níveis maiores que os observados de pré-tratamento (Cao e cols., 1997; Melvin e cols., 1997). Parando ou continuando a TARV no puerpério, observa-se aumento da carga viral no período puerperal, sugerindo que as modificações fisiológicas da gestação seriam as responsáveis pelas alterações na uremia (Watts e cols., 2003). Um estudo demonstrou, entretanto, que as mulheres que receberam TARV durante a gestação apresentaram menor risco de desenvolvimento de AIDS no período pós-parto, independentemente da terapêutica (Watts e cols., 2003).

TERAPIA ANTI-RETROVIRAL PARA A PROFILAXIA DE TRANSMISSÃO VERTICAL E/OU TRATAMENTO MATERNO?

A utilização da TARV durante a gravidez deve equilibrar a grande eficiência em prevenir a transmissão vertical, os riscos de toxicidade materna e fetal e de resistência viral, enquanto mantém ou melhora a saúde materna. As alterações gastrintestinais durante a gestação, relacionadas ao aumento do pH gástrico, à redução do peristaltismo e à presença de náuseas e vômitos podem atrasar a absorção dos medicamentos e reduzir seus níveis séricos. A hemodiluição da gestação poderia também contribuir com esse mecanismo, facilitando a resistência viral. A mudança da massa corporal durante a gestação, além do aumento significativo do volume sangüíneo circulante, somado à redução da produção de proteínas, principalmente a albumina, poderia interferir na concentração circulante e disponível dos anti-retrovirais. A excreção de drogas também está alterada pela metabolização hepática aumentada em resposta à ação progestagênica e competição por outros elementos como o estrógeno (Mirochnick, 2000). Embora as modificações fisiológicas da gestação possam ter grande impacto nos parâmetros farmacocinéticos dos anti-retrovirais (AVR), não há evidência científica que respalde a modificação das doses recomendadas entre gestantes.

Os efeitos metabólicos da TARV são atualmente bem conhecidos. Os inibidores de protease (IP), classe de anti-retrovirais que se associa em esquemas utilizados na gestação, induzem hiperglicemia, elevação de colesterol e triglicérides (El-Beitune, 2004). Outros efeitos adversos dos anti-retrovirais poderiam ser amplificados pelas modificações fisiológicas da gestação, como o efeito diabetogênico gestacional, devido ao antagonismo à ação periférica da insulina pelos hormônios placentários, predispondo à hiperglicemia, além do aumento do colesterol e triglicérides séricos em gestantes (Quadro III-25).

A classe de ARV a ser utilizada interfere na biodisponibilidade para o feto. A zidovudina por via oral não alcança os mesmos níveis fetais como os que se observa com a utilização da forma intravenosa. A nevirapina é bem absorvida durante o trabalho de parto e doses suficientes para a profilaxia cruzam a barreira placentária em apenas 1 hora após a administração por via oral. Já os inibidores de protease não cruzam adequadamente a placenta (Mirochnick e cols., 2000; Musoke e cols., 1999; Mirochnick e cols., 2000).

Apesar de a nevirapina atravessar melhor a barreira placentária, a fraca barreira genética dessa droga favorece o desenvolvimento de mutações que conferem resistência a toda a classe dos inibidores de transcriptase reversa não nucleosídeos disponíveis, tornando seu uso arriscado em pacientes com carga viral elevada e/ou baixo potencial de adesão. Além disso, em pacientes com contagem de linfócitos CD4 maior que 250, o risco de hepatotoxicidade a ela relacionado chega a ser 12 vezes maior (Knudton e cols., 2003; Dietrich e cols., 2004). Apesar da ampla utilização da TARV em gestantes e sua boa aceitação, ainda não temos segurança absoluta com relação à sua segurança, toxicidade e teratogenicidade durante a gestação, exceto para o AZT (Anti-retroviral Registry Group, 2004).

O objetivo da TARV profilática na gestante é alcançar uma carga viral indetectável, reduzindo assim os riscos de TV. Deve-se oferecer o esquema com melhores resultados na redução da carga viral, que desencadeie o menor potencial de toxicidade materna e fetal e que tenha o mínimo risco de indução de resistência viral. O uso de ARV nas gestantes assintomáticas e com CD4 maior que 200 células/mm^3 tornou-se popular após a publicação do estudo ACTG 076 (AIDS Clinical Trials Group 076), em 1994. Nesse estudo multicêntrico, foi randomizado o uso de placebo ou AZT no seguinte esquema: AZT por via oral durante toda a gestação após 14 semanas (500mg/dia), associado ao AZT por via intravenosa durante o trabalho de parto e parto (2mg/kg na 1ª hora e 1mg/kg de

Quadro III-25 – Efeitos colaterais associados à TARV.

ARV – classificação/ agente terapêutico	Efeitos colaterais primários e toxicidade
Inibidores da transcriptase reversa nucleosídeos (ITRN)	
Zidovudina (AZT)	Anemia, neutropenia, náuseas, cefaléia, insônia, dores musculares e astenia
Lamivudina (3TC)	Dores abdominais, náuseas, diarréia, exantema e pancreatite
Estavudina (d4T)	Neuropatia periférica, cefaléia, diarréia, náuseas, insônia, anorexia, pancreatite, provas de função hepática alteradas, anemia e neutropenia
Didanosina (ddI)	Pancreatite, acidose láctica, neuropatia, diarréia, dores abdominais e náuseas
Abacavir (ABC)	Náuseas, diarréia, anorexia, dores abdominais, fadiga, cefaléia, insônia e reações de hipersensibilidade
Tenofovir	Nefrotoxicidade, náuseas, vômitos e diarréia. Redução de peso e tamanho, osteopenia e redução do fator de crescimento insulina-símile em fetos de macacos expostos
Inibidores da transcriptase reversa não-nucleosídeos (ITRNN)	
Nevirapina (NVP)	Exantema (incluindo casos da síndrome de Stevens-Johnson), febre, náuseas, cefaléia, hepatite e provas de função hepática alteradas
Delavirdina (DLV)	Exantema (incluindo casos da síndrome de Stevens-Johnson), náuseas, diarréia, cefaléia, fadiga e provas de função hepática alteradas
Efavirenz (EFV)	Exantema (incluindo casos da síndrome de Stevens-Johnson), insônia, sonolência, tontura, distúrbio de concentração e anormalidades do sono
Inibidores de protease (IP)	
Indinavir (IDV)	Náuseas, dores abdominais, nefrolitíase e hiperbilirrubinemia indireta, lipodistrofia
Nelfinavir (NFV)	Diarréia, náuseas, dores abdominais, astenia e exantema, lipodistrofia
Ritonavir (RTV)	Astenia, diarréia, náuseas, parestesia circumoral, alterações do apetite e aumento do colesterol e dos triglicérides, lipodistrofia
Saquinavir (SQV)	Diarréia, dores abdominais, náuseas, hiperglicemia e provas de função hepática alteradas
Amprenavir (AMP)	Náuseas, diarréia, exantema, parestesia circumoral, alterações do apetite e depressão
Lopinavir/ ritonavir (LPV/r)	Diarréia, fadiga, cefaléia, náuseas e aumento do colesterol e dos triglicérides
Atazanavir	Hiperbilirrubinemia indireta, hematúria microscópica

peso/h até o nascimento) e AZT xarope para o recém-nascido durante 42 dias (2 mg/kg a cada 6 horas). Houve redução de 67,5% da transmissão vertical, que foi 25,5% nas usuárias de placebo e 8,3% nas usuárias do AZT. O único efeito colateral encontrado foi anemia do recém-nascido, que se corrigiu sem terapêutica medicamentosa (Connors e cols., 1994).

Depois desse trabalho, vários outros confirmaram a eficácia da zidovudina na prevenção da TV (Sperling e cols., 1996; Dickover e cols., 1996; Newell e cols., 1997; Dabis e cols., 1999; Shaffer e cols., 1999; Wiktor e cols., 1999). Estudos posteriores confirmaram que a droga não é teratogênica. Também não se confirmaram efeitos colaterais tardios no recém-nascido. O acompanhamento de 234 crianças avaliadas no protocolo ACTG 076, com seguimento até os 4 anos de vida, mostrou não haver diferenças entre crescimento ponderoestatural, marcadores de função imune, neoplasias, funções cognitivas e taxas de mortalidade (Sperling e cols.,1996). Outra preocupação com a exposição fetal à zidovudina é a possível ocorrência de toxicidade mitocondrial. Sabe-se que a exposição ao AZT causa depleção do DNA mitocondrial. Entretanto, os estudos clínicos não demonstram que a ocorrência desse problema seja relevante (Poirier e cols., 2003).

Também se observou que o uso de AZT é eficaz mesmo quando só se utilizam os componentes do parto e pós-parto em gestantes sem terapia anti-retroviral na gestação. Assim, o AZT deve ser utilizado mesmo que seja apenas no período intraparto ou para o recém-nascido até 72 horas de vida. Baseando-se em evidências indiretas sugerindo que a transmissão pode estar acontecendo, em maior proporção dos casos, no período periparto (Mofenson, 1997), foi testada a eficácia do uso de anti-retrovirais em esquemas mais reduzidos, como 300mg de AZT por via oral duas vezes ao dia a partir de 36 semanas e 300mg por via oral a cada 3 horas no trabalho de parto, mostrando redução na transmissão vertical de 50% – de 18,6% no grupo placebo para 9,2% no grupo com AZT (CDC, 1998). Argumenta-se que o AZT agiria como profilaxia pós-exposição e que seus metabólitos placentários se concentrariam no feto e seriam eventualmente mais potentes que o AZT não-metabolizado (Wade e cols., 1998).

Entretanto, no Brasil e outros países onde o acesso à TARV é garantido, vivemos com problemas específicos. A melhora do prognóstico da infecção pelo HIV com a instituição do tratamento anti-retroviral precoce e múltiplo trouxe um novo dilema. Estudos recentes mostram eficácia e sugerem segurança para o uso em gestantes da maioria das drogas anti-retrovirais comumente utilizadas no tratamento de adultos, exceção ao efavirenz, um inibidor não-nucleosídeo da transcriptase reversa (INNTR) que apresenta potencial de teratogenicidade evidente, já tendo sido descrito um caso de defeito de fechamento do tubo neural em recém-nascido exposto intra-útero (Fundaro e cols., 2002). Uma síntese de estudos farmacológicos disponíveis incluindo teratogenicidade, mutagenicidade, carcinogenicidade e farmacocinética e toxicidade do que passa a barreira placentária está na tabela III-31.

Segundo o Consenso para o uso de anti-retrovirais em gestantes, como a carga viral é o principal fator prognóstico da infecção vertical e há razoável segurança com os anti-retrovirais, o uso da TARV múltipla (três drogas) é preconizado na gestante para seu próprio tratamento, se CD4 menor que 200 células/mm^3, ou a para profilaxia da TV se carga viral maior que 10.000 cópias, independentemente da idade gestacional. A meta é atingir a carga viral menor que 1.000 cópias após as 34 semanas, o que permitiria parto por via obstétrica, tornando irrelevante a proteção oferecida pela cesárea eletiva (Brasil, 2004b). A associação mais utilizada é AZT/lamivudina (3TC) e nelfinavir (NFV). Recentemente, o uso da nevirapina em terapias de longa duração passou a ser desestimulado pelo risco de hepatotoxicidade fatal (Hivatis, 2004).

Tabela III-31 – Dados pré-clínicos e clínicos sobre o uso de anti-retrovirais na gravidez (modificado do CDC, 1998).

Droga	Categoria FDA*	Passagem placentária	Razão RN:mãe	Carcinogênese animal
Zidovudina (AZT)	C	Humanos	0,85	(+) – tumor vaginal
Didanosina (ddI)	B	Humanos	0,5	(–)
Stavudina (d4T)	C	Macacos Rhesus	0,76	Em andamento
Lamivudina (3TC)	C	Humanos	1,0	(–)
Efavirenz				
Nevirapina	C	Humanos	1,0	Em andamento
Indinavir	C	Ratos	Elevado em ratos, baixo em coelhos	Em andamento
Ritonavir	B	Ratos	1,15 (gestação interm.) ou 0,15-0,64 (termo)	Em andamento
Saquinavir	B	Ratos/coelhos	Mínimo	Em andamento
Nelfinavir	B	Desconhecido	Desconhecido	Em andamento

* Classificação do Food and Drug Administration para uso de drogas na gestação.

Um fator a ser considerado no uso da TARV combinada na gestação é a possibilidade de indução de resistência viral, com conseqüente transmissão das cepas resistentes ao feto. Tal indução pode ocorrer com a utilização de quaisquer das três classes de drogas (inibidores da transcriptase reversa nucleosídeos e não-nucleosídeos e inibidores da protease), podendo restringir as opções terapêuticas futuras quando o tratamento for indicado. A resistência viral é mais freqüente na associação AZT/3TC em terapia dupla (atualmente desaconselhada) e quando se usa TARV em baixa viremia (Johnson e cols., 2001; Clarke e cols., 1999; Soo Aleman e cols., 2002). Uma análise de 220 gestantes HIV-positivas e 24 crianças infectadas demonstrou a presença de mutações associadas ao AZT em 17,3% das gestantes e em 8% dos recém-nascidos, com padrão diferente do materno, não conseguindo confirmar, portanto, a evidência de transmissão de resistência viral (Palumbo e cols., 2001).

A suspensão da terapia múltipla quando ocorre gestação não-planejada é desnecessária, exceção ao uso do efavirenz (EFV). Nas pacientes virgens de tratamento, o início da terapia deve ser postergado até 14 semanas e dependerá dos parâmetros laboratoriais de CD4 e da carga viral. Como AZT isolado é terapêutica proscrita no tratamento de adultos pelo risco de resistência e há concentração do risco de transmissão vertical no terceiro trimestre e no parto, alguns recomendam AZT isolado na gestante apenas nos componentes intra e pós-parto do ACTG 076, com a utilização de terapia potente durante a gestação. Na UNICAMP, seguimos a recomendação do Consenso para anti-retrovirais em gestantes do Ministério da Saúde de 2004, que reserva o uso de AZT isolado para o início após 14 semanas entre gestantes com CV menor que 10.000 cópias/mm^3 e CD4 maior que 350 células/mm^3, indicando a introdução de TARV potente em torno das 28 semanas (início do terceiro trimestre) se carga viral maior que 1.000. Iniciamos TARV antes do terceiro trimestre pelo risco sabido de transmissão do vírus mesmo em idade gestacional precoce, embora responsável por percentual reduzido dos casos, e pelo risco de parto prematuro (Quadro III-26).

EFEITOS DA INFECÇÃO SOBRE A GESTAÇÃO E CUIDADOS ESPECIAIS NO PRÉ-NATAL

Em meados dos anos 80, suspeitou-se que o HIV fosse capaz de produzir a síndrome dismórfica facial (Marion e cols., 1986), mas logo se descartou esta hipótese. Recentemente,

Quadro III-26 – Indicação de anti-retrovirais em gestantes – Consenso Nacional, Ministério daSaúde, 2004.

> Gestante sintomática, qualquer idade gestacional
> *Independente de CD4 e carga viral*
> Tratar com AZT/3TC + NFV ou NVP
> Gestante assintomática
> CD4 < 200 células/mm^3
> Tratar com AZT/3TC + NFV ou NVP
> CD4 > 200 células/mm^3
> Se CV >10.000 cópias/mm^3
> Tratar com AZT/3TC/NFV ou NVP
> Se CV < 10.000 cópias/mm^3
> ACTG 076 (AZT oral) – rever carga viral com 28 semanas

alguns autores têm encontrado associação com abortos ou perdas fetais (Langston e cols., 1995; D'Ubaldo e cols., 1998). Estudo em mulheres americanas mostrou aumento de três vezes nas perdas fetais acima de 10 semanas, correspondendo a 9% (Shearer, 1997). Também se relatou aumento da natimortalidade associada à infecção em estudo africano, mesmo afastando-se possível confusão com a sífilis, uma infecção freqüente nas gestantes infectadas pelo HIV (Temmerman e cols., 1990).

Trabalhos iniciais sugeriam que a utilização de TARV combinada resultava em maior incidência de parto prematuro e recém-nascidos de baixo peso; outros relatavam maior ocorrência de morte fetal intra-útero. Uma revisão de 3.266 gestantes HIV-positivas, acompanhadas entre 1990 e 1998, demonstrou que a análise dessas pacientes, com e sem exposição à TARV potente, após controlar a análise por nível de CD4 e ocorrência de drogadição, não encontrou aumento de prematuridade, baixo peso ou natimortalidade no grupo que utilizou terapia (Tuomala e cols., 2002). Recentemente, sugeriu-se que a associação com prematuridade e baixo peso ocorre quando a TARV se inicia antes da gravidez ou durante o primeiro trimestre (Kowalska e cols., 2003). Recentes dados do Antiretroviral Registry Group, analisando 1.863 mulheres em TARV combinada, controlando o uso de inibidores de protease, demonstraram não haver diferenças entre a ocorrência de prematuridade e baixo peso ao nascer (Anti-retroviral Registry Group, 2004).

Trabalho de parto prematuro e rotura prematura das membranas têm sido observados na África (Taha, e cols., 1995; Bradick e cols., 1990.), mas não nos países desenvolvidos (Spinillo e cols., 1994; Markson e cols., 1996; Johnstone e cols., 1996). Diferentemente de Duarte (1993), não encontramos maiores taxas de baixo peso e prematuridade em gestantes infectadas por HIV (Assis-Gomes, 2001). Em população de 2.254 mulheres HIV-positivas com dois terços referindo pré-natal inadequado, Turner e cols. (1996) puderam demonstrar que o pré-natal adequado reduziu 48% do baixo peso ao nascer, 21% do parto prematuro e 43% dos pequenos para idade gestacional. Então, pré-natal adequado em número e, principalmente, em qualidade é a meta do serviço que atende a uma gestante infectada pelo HIV.

Sabendo que prematuridade e baixo peso são fatores de risco para a transmissão vertical, o pré-natal deve dirigir especiais esforços para evitá-los. Toda e qualquer infecção, em especial as transmitidas sexualmente (clamídia, gonococo, sífilis), as vaginais e aquelas do trato urinário devem ser triadas e tratadas quando presentes. A procura das gestantes HBsAg para profilaxia da hepatite B no RN é obrigatória. Naquelas sem contato prévio com o vírus da hepatite B, está indicada a vacinação (recombinante), que poderia ser feita mesmo durante a gravidez. A sífilis, até 10 vezes mais freqüente nestas mulheres, deve ser diagnosticada e tratada como na gestante não-HIV, diferindo na recomendação de punção liquórica rotineira. A co-infecção com hepatite C é freqüente e, apesar da ausência de medidas profiláticas para o feto, deve ser pesquisada.

Nossa proposta de acompanhamento gestacional inclui os componentes da quadro III-27.

A tuberculose é complicação potencial e o teste de Mantoux deve ser realizado para identificar as reatoras-fortes (> 5mm) que deverão receber profilaxia com isoniazida associada à piridoxina, se não houver infecção ativa que exija tratamento com drogas múltiplas. A toxoplasmose pode ser reativada nessas gestantes, o que será diagnosticado diante de ascensão significativa dos títulos de IgG (maior que duas diluições) e/ou aparecimento de IgM. Lembrar que a cordocentese ou a amniocentese para o diagnóstico de infecção fetal estão contra-indicadas por aumentar o risco de infecção vertical (Tess e cols., 1998). Com CD4 menor que 200 células/mm^3, está indicada a profilaxia para *P. carinii*, com sulfametoxazol-trimetoprima, 800-160mg/dia. Indica-se a profilaxia de toxoplasmose nas mulheres com IgG positiva com espiramicina 3g/dia, até 14 semanas, e sulfadiazina 3g/dia + pirimetamina 50mg/dia + ácido folínico 15mg/dia após o primeiro trimestre (Quadro III-28). O vírus da varicela/herpes zoster é grande risco para essas gestantes. Reativação de herpes zoster e pneumonia por varicela exigem tratamento com aciclovir e contato com varicela indica imunoglobulina hiperimune.

Quadro III-28 – Tratamento profilático para infecções oportunistas.

Se CD4 < 200 células/mm^3
P. carinii (profilaxia primária ou secundária)
Sulfametoxasol (800mg)/trimetoprima (160mg) uma vez/dia, ou
Dapsona 100mg, VO, uma vez/dia
Toxoplasmose
Pirimetamina 25mg, VO, uma vez/dia +
Sulfadiazina 50mg/kg/dia, VO, quatro vezes/dia +
Ácido folínico 15mg, VO, uma vez/dia
Se Mantoux > 5mm
M. tuberculosis: isoniazida – 300mg/dia + piridoxina 50mg/dia

Fonte: Brasil, 2004.

A infecção pelo HIV, além da TARV (particularmente AZT), pode provocar pancitopenia. A isso se soma a anemia fisiológica da gestação e o baixo nível socioeconômico e de nutrição, freqüentes nessas mulheres. Assim, o hemograma mensal é essencial no acompanhamento gestacional. O uso de AZT está contra-indicado se hemoglobina < 7,5g% e/ou neutrófilos < 1.000 células/mm^3. Também é necessária a avaliação da função hepática mensal nas mulheres em uso de TARV, pela toxicidade hepática dessas drogas, assim como diante de alterações significativas de glicemia e perfil lipídico.

Quadro III-27 – Acompanhamento pré-natal para gestantes infectadas por HIV.

- Equipe multi e interprofissional especializada (obstetra, infectologista, enfermeira, psicóloga, assistente social)
- Atenção clínica e obstétrica não-compartimentalizadas
- Serviço de pré-natal integrado à maternidade que realizará o parto
- Grande atenção ao processo educativo referente à infecção pelo HIV
- Não realizar procedimentos invasivos como amniocentese ou cordocentese
- Perfil laboratorial dirigido às complicações clínicas e obstétricas incluindo:
    - Tipagem sanguínea
    - Urina tipo I
    - Urocultura
    - Protoparasitológico
    - Hemograma completo (mensal)
    - Enzimas hepáticas, AST E ALT (mensal)
    - Perfil lipídico com colesterol e triglicérides (mensal)
    - Amilase (mensal)
    - Glicemia (mensal)
    - Sorologia para sífilis (início e 3º trimestre)
    - Sorologia para toxoplasmose (mensal)
    - Sorologia para citomegalovírus
    - Sorologia para hepatite B
    - Sorologia para hepatite C
    - Cultura endocervical para gonococo
    - Pesquisa de clamídia endocervical
    - Bacterioscopia de conteúdo vaginal (inicial e no 3º trimestre)
    - Teste de Whiff e pH vaginal (inicial e no 3º trimestre)
    - Contagem de linfócitos T CD4 e CD8 (inicial)
    - Carga viral para HIV (inicial, em 12 e 34 semanas)
    - Teste de Mantoux ou PPD
    - Ecografia obstétrica e de abdome superior (inicial e no 3º trimestre)
    - Colpocitologia oncológica
    - Colposcopia alargada
- Tratamento anti-retroviral definido pela indicação clínica com concordância da gestante
- Orientação pré-natal sobre prognóstico da gestante e do feto/recém-nascido
- Recomendação para uso de condom nas relações sexuais durante o pré-natal
- Fornecimento de instruções para redução da transmissão vertical no parto, incluindo "kit" e instruções para uso dos anti-retrovirais indicados no período periparto (por exemplo, AZT por via intravenosa para a parturiente e xarope para o recém-nascido) em caso de parto em instituição não preparada

TRANSMISSÃO VERTICAL (TV) DA INFECÇÃO

Os fatores associados a maiores taxas de transmissão vertical do HIV-1 em gestantes não-tratadas com anti-retrovirais incluem características do vírus, concomitância com infecções, como as sexualmente transmissíveis, fatores genéticos, infecção aguda ou avançada (AIDS) na gravidez, condição imunológica (CD4, antigenemia p24, anticorpos neutralizantes), parto prematuro, rotura prematura de membranas, tipo de parto e aleitamento materno (Newell e Peckham, 1993). Demonstrou-se que baixos valores de CD4/CD8, alta carga viral, uso de drogas ilícitas, níveis de vitamina A (imunomoduladora), rotura de membranas maior que 4 horas antes do parto e prática sexual desprotegida de condom e com múltiplos parceiros na gestação estiveram associados a maior transmissão vertical (Semba e cols., 1994; Landesman e cols., 1996; Matheson e cols., 1996).

A maior parte dos casos de transmissão vertical do HIV (cerca de 65%) ocorre durante o trabalho de parto e no parto propriamente dito e os 35% restantes ocorrem intra-útero, principalmente nas últimas semanas de gestação (Bertolli e cols., 1996; Kalish e cols., 1997; Rouzioux e cols., 1995) e através do aleitamento materno (Dunn e cols., 1992). O aleitamento materno representa um risco adicional de transmissão de 7 a 22% (Dunn e cols., 1992; Bobat e cols., 1997; Gray e cols., 1997; Nduati e cols., 2000).

Entre mulheres brasileiras que tiveram 434 filhos, entre janeiro de 88 e abril de 1993 (previamente ao uso do AZT profilático), a TV ocorreu em 16% dos casos. A doença avançada na mãe e a realização de amniocentese no terceiro trimestre quadruplicaram o risco de transmissão. Ter amamentado e criança com tipo sangüíneo Rh negativo duplicou esse risco e ser de raça negra reduziu o risco a um terço. A prematuridade, mais de 10 parceiros sexuais em toda a vida e rotura de membranas prolongada estiveram apenas marginalmente associadas à transmissão, e a via de parto e soropositividade para sífilis não foram importantes (Tess e cols., 1998). Posteriormente, Duarte e cols. (1998) mostraram que o ganho de peso materno insuficiente esteve associado a maior transmissão vertical e maiores taxas de baixo peso e prematuridade.

Existem alguns dados brasileiros publicados sobre a eficácia do regime ACTG 076 e dos fatores de risco para a transmissão vertical em gestantes assim tratadas. Na UNICAMP, a ausência do componente intraparto da profilaxia com AZT foi o determinante de maior transmissão vertical na era pré-TARV potente (Assis-Gomes, 2001), resultado similar ao observado por Nogueira e cols. (2001) no Rio de Janeiro. Em Ribeirão Preto, a TV foi de 8,6% e os fatores que mais se associaram foram rotura de membranas e tipagem sangüínea Rh negativo (Mussi-Pinhata e cols., 2003).

Na África, onde o esquema ACTG 076 não é utilizado, a transmissão vertical ocorre em até 39% das gestações e os fatores de risco para a transmissão são os descritos acima, excluindo-se as drogas ilícitas, que não são importantes na epidemia africana (Newell e Peckham, 1993). Na Europa, antes da introdução da profilaxia com AZT, as taxas estavam entre 14 e 20% (similares ao Estado de São Paulo). Com a introdução do regime ACTG 076, já se observam resultados na Europa e Estados Unidos da América (EUA) de 5% ou menos (Wade, 2003).

Após a reavaliação da via de parto nessas mulheres, as cifras de TV caíram para próximo de 2 a 3%, e com a introdução dos esquemas potentes de tratamento anti-retroviral, falamos hoje em cifras inferiores a 1% (Lutz-Friederich e cols., 1998; Mandelbrot e cols., 1998; Forbes e cols., 1999; Mc Gowan e Shaw, 1999). Alguns autores já demonstraram taxas de TV nulas com a utilização de TARV potente em gestantes soropositivas (Mandelbrot e cols., 2001; Assis-Gomes, 2001).

A carga viral plasmática materna é o fator mais forte e independentemente preditor da TV (Dickover e cols., 1996; Despina e cols., 1998; Cooper e cols., 2002; Kreichtmann e cols., 2004; Ianniddis e cols., 2004). Entretanto, a TV intraparto pode ocorrer pelo contato direto da criança com o vírus presente no trato genital. Em estudo de 122 mulheres não-grávidas, 71% apresentamvam carga viral detectável em seu trato genital e correlação direta com a carga viral plasmática. Entretanto, 25% delas tinham vírus detectável em seu trato genital, com carga virêmica indetectável. O uso de esquemas de anti-retrovirais potentes diminuiu essa incidência e os baixos níveis de CD4 aumentaram o risco de vírus detectável no trato genital (Fiore e cols., 2003). Outro trabalho também evidenciou a não-associação entre carga viral plasmática e de trato genital, demonstrando que mesmo pacientes com carga virêmica indetectável podem transmitir o vírus aos seus filhos (Garcia-Bujalance e cols., 2004).

PARTO DAS MULHERES INFECTADAS PELO HIV

A cesárea eletiva é intervenção sabidamente eficaz em reduzir a transmissão vertical do HIV em gestantes sem tratamento ou sob terapia com AZT. O Estudo Colaborativo Europeu em que a via de parto foi randomizada, a TV ocorreu em 10,5% das mulheres em trabalho de parto versus 1,8% nas mulheres submetidas à cesárea eletiva, uma diferença significativa na ausência de AZT profilático (European Mode of Delivery Collaboration Study, 1999). Em metanálise do International Perinatal HIV Group com 15 estudos incluindo 8.533 pares mães-crianças, houve redução de 50% no risco de TV em mulheres submetidas à cesárea eletiva, independentemente de terapia antenatal (International Perinatal HIV Group, 1999).

Especial atenção tem sido dada ao valor da cesárea eletiva em mulheres com baixa carga virêmica. Mais recentemente, entre mulheres com carga viral inferior a 1.000 cópias/ml previamente ao parto, o estudo PACTG 367 não encontrou diferenças na TV em mulheres submetidas a parto vaginal (0,8%), cesáreas não eletivas (1,1%) ou eletivas (0,8%) (Shapiro e cols., 2002), o que divergiu do achado de Ioannidis e cols. (2001), com 9,8% e 1% de TV em parto vaginal e cesárea eletiva, respectivamente. Assim, o Colégio Americano de Ginecologia e Obstetrícia, assim como o Ministério da Saúde Brasileiro, recomendam a cesárea eletiva apenas em mulheres com carga viral periparto acima de 1.000 cópias ou desconhecida (ACOG, 2000; Brasil, 2004).

A maior morbidade do parto e da cesárea, em particular, em mulheres HIV-positivas está bem estudada (Amaral e cols., 1995; Temmerman e cols., 1994; Bergstrom e cols., 1995; Semprini e cols., 1995; Bulterys e cols., 1996; Read e cols., 2001). Assim, a definição da cesárea eletiva como intervenção efetiva e segura nas mulheres com infecção pelo HIV deve considerar todos os aspectos envolvidos, contrapondo-se os possíveis benefícios ao feto com os potenciais riscos para a mãe.

No parto vaginal, procedimentos que lesem a integridade da pele do feto/RN devem ser evitados. Isso inclui o uso de escalpe cefálico e fórcipe, por exemplo. Alguns trabalhos demonstraram que a rotura prolongada das membranas esteve associada com maior transmissão vertical, assim como trabalho de parto prolongado (Landesman e cols., 1996). A limpeza vaginal com clorexidina na admissão à maternidade resultou em menores taxas de transmissão vertical quando a rotura das membranas aconteceu há mais de 4 horas (Biggar e cols., 1996).

O componente intraparto do ACTG 076 deve ser implementado para qualquer mulher HIV-positiva, independente de ter sido tratada previamente ou do esquema terapêutico utilizado na gestação. Se for indicada a cesárea eletiva, deve ser utilizado ao menos o AZT por via intravenosa de ataque na primeira hora (2mg/kg), preferencialmente 3 horas antes da intervenção. Se não há AZT intravenoso disponível na maternidade, altas doses de AZT em comprimidos (300mg a cada 3 horas) podem ser utilizadas como esquema alternativo (Quadro III-29).

Quadro III-29 – Conduta na internação para o parto de gestantes infectadas pelo HIV.

- Manter membranas íntegras enquanto possível
- Procurar evitar trabalho de parto > 4 horas após a rotura das membranas
- Antissepsia vaginal com clorexidina na admissão para o parto
- Profilaxia antibiótica nas cesáreas (cefalosporina de 1ª geração)
- Não realizar punção de couro cabeludo fetal, fórcipe ou qualquer intervenção que possa comprometer a integridade da pele do feto/RN
- Evitar episiotomia nos partos vaginais
- Proteger área de sangramento da episiotomia ou histerotomia no delivramento do feto
- Aspiração das vias aéreas superiores do RN de forma atraumática
- Não puncionar a veia do recém-nascido antes de limpeza da pele
- Utilizar terapia anti-retroviral durante o trabalho de parto, parto e período neonatal
- Indicar aleitamento artificial
- Via de parto obstétrica se CV < 1.000 cópias/mm^3

ACOMPANHAMENTO PÓS-PARTO E ACONSELHAMENTO REPRODUTIVO

A amamentação é desaconselhada devido à evidência de que é possível a transmissão do HIV por essa via (Brasil, 1998). Estima-se que a mulher infectada próximo ao período do parto que amamente agrega 30% de risco de infecção ao seu filho, o que cai para 14% se for infecção mais antiga em portadora assintomática (Dunn e cols., 1992). A lactação deve ser inibida imediatamente após o parto, o que pode ser conseguido com medidas clínicas ou farmacológicas. As medidas clínicas incluem o enfaixamento mamário, recomendado por 10 dias, evitando-se a manipulação e a estimulação das mamas. A utilização da cabergolina 1mg por via oral, em dose única, além do enfaixamento mamário, aumenta a eficácia da inibição e reduz a possibilidade de lactação rebote (Matida e cols., 2002).

A continuidade da terapia anti-retroviral impõe-se na mulher que tenha indicação clínica segundo as recomendações terapêuticas para adultos. Se só utilizou TARV como profilaxia da TV, sem indicação de tratamento, esta deve ser suspensa imediatamente após o parto. Caso contrário, manter a TARV utilizada na gestação, encaminhando para avaliação pelo infectologista.

A confirmação da infecção no recém-nascido pode demorar desde 3 até 18 meses, dependendo dos recursos laboratoriais disponíveis se a criança não desenvolve quadro clínico de AIDS. Até 50% das crianças infectadas pela via vertical mostrarão testes antigênicos (cultura, PCR) positivos na primeira semana de vida. Quanto ao teste ELISA, que detecta anticorpos anti-HIV, todos os RN serão positivos por transferência passiva da IgG materna pela placenta. Sua permanência além de 15-18 meses é utilizada para indicar infecção por transmissão vertical. Isso prolonga o período de angústia sobre o risco de transmissão vertical para além do intervalo periparto. A avaliação de dois exames de carga viral com resultado indetectável após três meses de vida, confirma a ausência de infecção na criança (Brail, 2001).

O encaminhamento do recém-nascido para a equipe pediátrica especializada deve ser imediato, ou mesmo iniciar-se antes do parto. Lembrar que o recém-nascido sairá da maternidade utilizando o AZT até o 42º dia de vida, em qualquer circunstância, a menos que seja intolerante ou tenha apresentado efeitos colaterais.

Como o aleitamento artificial é aconselhado, a anticoncepção eficaz precisa ser iniciada após os primeiros 30 dias do parto. Essas mulheres devem ser encorajadas a evitar nova gravidez nos primeiros 24 meses utilizando métodos contraceptivos eficazes.

FUTURO REPRODUTIVO

A orientação sobre o futuro reprodutivo é um dos pontos principais da assistência à mulher HIV-positiva no período não-gestacional. O cuidado adequado no pré-natal tem levado a resultados gestacionais favoráveis. As taxas de transmissão vertical baixaram e a sobrevida das crianças infectadas tem melhorado muito. Esse quadro modificou a expectativa das mulheres em relação ao seu futuro reprodutivo. Nos primeiros anos da epidemia, as mulheres queriam ser esterilizadas no momento ou após o parto, o que já não se observa. Cerca de 50% das mulheres que engravidam, mesmo nos países onde o aborto é permitido, não desejam a interrupção da gravidez. Embora não se tenha observado aumento na incidência de gravidez após a implementação do ACTG 076, já se observou redução na incidência de aborto terapêutico entre mulheres canadenses infectadas (Hankins e cols., 1998). Como conseqüência do melhor prognóstico, observou-se que a taxa de partos resultantes aumentou entre as francesas e permaneceu estável nas últimas (Meyer e cols., 1998). Na Brasil, o desejo de gravidez é evidente nesta nova era de TARV, reduzindo a transmissão vertical (Rossi e cols., 2005).

O estímulo ao uso do condom, reforçado na gestação, deve continuar. Ele é imperativo se o parceiro é HIV-negativo, para evitar a transmissão heterossexual. Para o casal concordante, ambos infectados, seu papel incluiria: contracepção, prevenção de exposição sexual a outras DST e prevenção de exposição a vírus mutantes. Alguns recomendam o uso de método duplo, condom e outro, pelas conhecidas falhas de uso do primeiro resultando em gravidez inesperada e/ou indesejada. Outros questionam essa orientação porque essa dupla mensagem desestimularia o uso adequado do condom, que poderia então ser método anticoncepcional eficaz. Na UNICAMP, observamos que as mulheres infectadas pelo HIV reduzem drasticamente a freqüência das relações sexuais após saberem de sua condição de infectadas e 70% das sexualmente ativas passa a usar condom, sendo 30% delas como método duplo (Magalhães e cols., 2002).

Têm surgido dúvidas se o uso de anticoncepcionais hormonais apresentaria interferência sobre o sistema imune, prejudicando-o, ou se a TARV modificaria a eficácia dos anticoncepcionais. Não há dados sobre a possível interação das drogas anti-retrovirais, outras medicações comumente utilizadas por essas mulheres e seus hormônios. Entretanto, se existir comprometimento da função hepática (por exemplo, hepatite C concomitante), o anticoncepcional conjugado deve ser evitado. As doses de hormônios no anticoncepcional devem ser aumentadas quando seu uso é concomitante ao de EFV, uma droga indutora enzimática no fígado (de Maat e cols., 2003). A contra-indicação anterior para o uso de dispositivo intra-uterino (DIU) nas mulheres HIV-positivas foi modificada, sendo esta condição clínica reclassificada para a categoria B (uso possível) nos Critérios de Elegibilidade dos Métodos Anticoncepcionais da OMS (2003).

Definida a anticoncepção eficaz após decisão esclarecida da mulher, devemos estabelecer a rotina do acompanhamento ginecológico que terá como focos clínicos principais a detecção precoce e o tratamento das lesões pré-neoplásicas de colo uterino, vagina e vulva, outras infecções genitais e DST e reforço contínuo à orientação anticoncepcional (Quadro III-30). Como as lesões pré-neoplásicas tendem a recidivar e eventualmente ter evolução mais agressiva nessas mulheres, com pouca modificação apesar da TARV (Duerr, 2003), muitos autores têm recomendado a realização de colpocitologia oncótica de colo uterino acompanhada de colposcopia alargada (incluindo vulva e vagina), a cada 6-12 meses nas mulheres HIV-positiva.

Quadro III-30 – Proposta de seguimento ginecológico fora da gestação.

- Orientação anticoncepcional a cada visita, estimulando o uso de método duplo (condom + outro)
- Colpocitologia oncótica com amostra ecto e endocervical semestral
- Colposcopia alargada, com aplicação de ácido acético a 5% na vulva, vagina e colo uterino semestral
- Biópsia dirigida pela colposcopia em qualquer lesão observada
- Teste de Collins nas lesões vulvares suspeitas
- Tratamento adequado para lesões de baixo e alto grau
- Tratamento paliativo de moniliáse vaginal recidivante (tópico)
- Tratamento com aciclovir na recorrência do herpes genital (intravenoso nos quadros graves)

BIOSSEGURANÇA NO ATENDIMENTO À GESTANTE HIV-POSITIVA

As orientações de precaução universal com sangue e fluidos corpóreos são indicadas no cuidado com qualquer paciente, incluindo aquela HIV-positiva. Isto significa que qualquer contato com sangue ou fluidos deve ser evitado com a proteção de luvas. Se há risco de algum jato de sangue se projetar sobre as mucosas ocular e oral, estas devem ser protegidas por máscara e óculos. É o que ocorre quando se está participando de procedimento cirúrgico. Outros cuidados durante procedimentos cirúrgicos incluem: 1. utilização de luvas duplas visto que, em acidente, a luva externa é perfurada, enquanto a interna é protegida; 2. evitar a passagem do material cortante diretamente para a mão do cirurgião, utilizando cuba ou mesa auxiliar como intermediário; e 3. não utilizar os dedos para orientar suturas em cavidades profundas, substituindo-os por pinça auxiliar.

O risco de transmissão de infecção após acidente perfuro-cortante era de 0,3% ou 3 por 1.000. Demonstrou-se que a utilização de AZT iniciada imediatamente pós-acidente e mantida por quatro semanas reduziu 80% do risco de transmissão ocupacional do HIV. Esse estudo também demonstrou que a transmissão estava relacionada a profundidade do acidente, presença visível e quantidade de sangue retida no objeto cortante/perfurante (como agulhas de punção venosa) e condição clínica do paciente-índice (CDC, 1995). No Brasil (2004), recomenda-se a utilização de profilaxia pós-exposição para os profissionais que sofram acidente ocupacional, sendo o paciente infectado, segundo critérios que podem ser observados na tabela III-32. Lembrar que é necessário colher amostra para sorologia do profissional no momento do acidente, iniciar seguimento clínico e sorológico adequados e registrar como acidente de trabalho. Caso o paciente-fonte não tenha feito sorologia, deve-se realizar o teste rápido, conforme normas do programa de AIDS (2004).

Tabela III-32 – Proposta de profilaxia pós-exposição ao HIV em acidentes profissionais (Fonte: modificado de Brasil, 2003).

Tipo de exposição	Material-fonte	Profilaxia	Terapia anti-retroviral[1]
Percutânea	• Sangue		
	Risco mais elevado[2]	Recomendar	AZT + 3TC + IP
	Risco aumentado[3]	Recomendar	AZT + 3TC + IP
	Sem risco aumentado	Oferecer	AZT + 3TC
	• Líquido orgânico com sangue ou outro potencialmente infeccioso[4]	Oferecer	AZT + 3TC
	• Outros líquidos corporais (por exemplo, urina)	Não oferecer	—
De mucosa	• Sangue	Oferecer	AZT + 3TC + IP
	• Líquido orgânico com sangue ou outro potencialmente infeccioso	Oferecer	AZT + 3TC
	• Outros líquidos corporais (por exemplo, urina)	Não oferecer	—
De pele, risco aumentado[5]	• Sangue	Oferecer	AZT+ 3TC + IP
	• Líquido orgânico com sangue ou outro potencialmente infeccioso	Oferecer	AZT + 3TC
	• Outros líquidos corporais (por exemplo, urina)	Não oferecer	—

1. *Posologia:* AZT 200mg, três vezes ao dia; 3TC 150mg duas vezes ao dia; indinavir 800mg três vezes ao dia por quatro semanas
2. *Risco mais elevado:* presença de dois fatores de risco, a saber, maior volume de sangue (ex: ferimento com agulha de punção) e sangue contendo alto teor de HIV (ex: infecção aguda pelo HIV ou AIDS).
3. *Risco aumentado:* presença de um dos dois fatores de risco acima.
4. *Inclui:* sêmen, conteúdo vaginal, liquor, líquidos sinovial, peritoneal, pericárdico e amniótico.
5. *Incluir:* exposição a maior carga viral, contato prolongado, área extensa, pele com integridade comprometida.

Referências Bibliográficas

- AIDSCAP, HARVARD SCHOOL OF PUBLIC HEALTH, UNAIDS – Final report. The status and trends of global HIV/AIDS pandemic. In. *XI INTERNATIONAL CONFERENCE ON AIDS*, July 5-6. Vancouver, 1996, p. 1.
- AMARAL, E. – *Características epidemiológicas e doenças do trato genital inferior associadas à infecção por HIV em mulheres sob risco de doenças de transmissão sexual*. Unicamp. [Tese de Doutorado], 1996.
- AMARAL, E. & cols. – Evolução obstétrica e perinatal de gestações sob risco de infecção pelo HIV – comparação entre infectadas e não infectadas. *RBGO*, 17:525, 1995.
- AMARAL, E. & cols. – Prevalence of HIV and Treponema pallidum infections in pregnant women in Campinas and their association with sociodemographic factors. *São Paulo Med. J./RPM*, 114:1108, 1996.
- American College of Obstetricians and Gynecologists – *Scheduled cesarean delivery and the prevention of vertical transmission of HIV infection*. Washington: The College, 2000. Committee Oppinion No 219.
- ANTIRETROVIRAL REGISTRY GROUP – *Association between Antiretroviral Therapy during pregnancy and prematurity/ low birth weight*. 11th Conference on retroviruses and opportunistic infections. San Francisco, February 2004.
- ASSIS-GOMES, F. – *Impacto das intervenções na redução da transmissão vertical do HIV: experiência em uma Maternidade Brasileira de 1999 a 2000*. [Tese de Mestrado], 2001.
- ASSOCIAÇÃO MÉDICA BRASILEIRA (AMB), CONSELHO FEDERAL DE MEDICINA – Projeto diretrizes: Assistência Pré-natal. 2001 Alencar, Jr. C.A. (ed.), [http://www.amb.org.br/projeto_diretrizes/100_diretrizes/ASSISTEN.PDF]. Acessado em 16/10/2004.
- AYNALEM, G. & cols. – Who and Why? HIV-testing refusal during pregnancy: implication for pediatric HIV epidemic disparity. *Aids and Behavior*, 8:25, 2004.
- BARDEGUEZ, A.D. & cols. – Effect of cessation of zidovudine prophylaxis to reduce vertical transmission on maternal HIV disease progression survival. *J. Acquir. Immune Defic. Syndr.*, 32:170, 2003.
- BERBEL DA SILVA, C.E. & cols. – Estudo preliminar da transmissão vertical do HIV-1 entre usuárias de AZT – Experiência da UNICAMP. *RBGO*, 19(Supl.):54, 1997.
- BERGSTROM S. & cols.– HIV infection and maternal outcome of pregnancy in Mozambican women: a case control study. *Genitourin. Med.*, 71:323, 1995.
- BERTOLLI, J. & cols. – Estimating the timing of mother-to-child transmission of human immunodeficiency virus in a breast fed population in Kinshasa, Zaire. *JID*, 174:722, 1996.
- BIGGAR, R.J. & cols. – Perinatal intervention trial in Africa: effect of birth cleansing intervention to prevent HIV transmission. *Lancet*, 347:1647, 1996.
- BOBAT, R. & cols. – Breastfeeding by HIV-1 infected women and outcome in their infants: a cohort study from Durban, South Africa. *AIDS*, 11(13):1627, 1997.
- BRADDICK, M.R. & cols. – Impact of maternal HIV infection on obstetrical and early pregnancy outcome. *AIDS*, 4:1001, 1990.
- BRASIL MINISTÉRIO DA SAÚDE. SECRETARIA DE PROJETOS ESPECIAIS DE SAÚDE. COORDENAÇÃO NACIONAL DE DST E AIDS. Boletim Epidemiológico AIDS. Ano XI, no 1 – Semana Epidemiológica 49/97 a 08/98. dezembro de 1997 a fevereiro de 1998.
- BRASIL MINISTÉRIO DA SAÚDE. SECRETARIA DE PROJETOS ESPECIAIS DE SAÚDE. COORDENAÇÃO NACIONAL DE DST E AIDS. Consenso para uso de ARV em gestantes. Brasília, 2004a.
- BRASIL MINISTÉRIO DA SAÚDE. SECRETARIA DE PROJETOS ESPECIAIS DE SAÚDE. COORDENAÇÃO NACIONAL DE DST E AIDS. Boletim Epidemiológico AIDS. Brasília, 2004b.
- BRASIL, Ministério da Saúde – Parto, aborto e puerpério. Assistência Humanizada à Saúde. Manual, 2001.
- BRASIL. MINISTÉRIO DA SAÚDE. SECRETARIA DE PROJETOS ESPECIAIS DE SAÚDE. COORDENAÇÃO NACIONAL DE DST E AIDS. A epidemia da AIDS no Brasil: Situação e tendências. Brasília, 1996.
- BRETTLE, R.P. & cols. – HIV infection in women: immunological markers and the influence of pregnancy. *AIDS*, 9:1177, 1995.
- BRETTLE, R.P. & LEEN, C.L.S. – The natural history of HIV and AIDS in women. *AIDS*, 5:1283, 1991.
- BUJALANCE, & cols. – Quantitation of human immunodeficiency virus type 1 RNA loads in cervicovaginal secretions in pregnat women and relationship between viral loads in the genital tract and blood. *Eur. J. Clin. Microbiol. Infect. Dis.*, 23:111, 2004.
- BULTERYS, M. & cols. – Fatal complications after Cesarean section in HIV-1 infected women. *AIDS*, 10:923, 1996.
- BURNS, D.N. & cols. – The influence of pregnancy on human immunodeficiency virus type 1 infection: antepartum and postpartum changes in human immunodeficiency virus type 1 viral load. *Am. J. Obstet. Gynecol.*, 178:355, 1998.
- CAO, Y. & cols. – Maternal HIV-1 viral load and vertical transmission of infection: The Ariel Project for the prevention of HIV transmission from mother to infant. *Nature Medicine*, 3:549, 1997.
- CDC – Prespectives in disease prevention and health promotion: Public Health Service guidelines for counseling and antibody testing to prevent HIV and AIDS. *MMWR*, 36:509, 1987.
- CDC – Technical guidance on HIV counseling. *MMWR*, 42:5, 1993.
- CENTERS FOR DISEASE CONTROL AND PREVENTION (CDC – Administration of zidovudine during late pregnancy and delivery to prevent perinatal HIV transmission – Thailand, 1996-1998. *MMWR Weekly*, 47:151, 1998.
- CENTERS FOR DISEASE CONTROL AND PREVENTION (CDC) – Case-control study on needlestick injury and HIV transmission. *MMWR*, 44:929, 1995.
- CENTERS FOR DISEASE CONTROL AND PREVENTION (CDC) – Public Health Service Task Force recommendations for the use of antiretroviral drugs in pregnant women infected with HIV-1 for maternal health and for reducing perinatal HIV-1 transmission in the United States. *MMWR Recommendations and Reports*, 47:RR-2. 1998.
- CENTERS FOR DISEASE CONTROL AND PREVENTION (CDC) – Update: perinatally acquired HIV/AIDS – United States, 1997. *MMWR*, 46:1086, 1997.
- CHAPPUY, H. & cols. – Maternal-fetal transfer and amniotic fluid accumulation of protease inhibitors in pregnant women who are infected with human immunodeficiency virus. *Am. J. Obstet. Gynecol.*, 191(2):558, 2004.
- CLARKE & cols. – *J. Med. Virol.*, 59(3):364, 1999.
- CONNOR, E.M. & cols. – Reduction of maternal-infant transmission of human immunodeficiency virus type 1 from mother to infant. Pediatric AIDS Clinical Trial Group Protocol 076 Study Group. *N. Engl. J. Med.*, 335:1621, 1994.
- COOPER, E.R. cols. – Women and Infants' Transmission Study Group. Combination antiretroviral strategies for the treatment of pregnant HIV-1-infected women and prevention of perinatal HIV-1 transmission. *J. Acquir. Immune Defic. Syndr.*, 29(5):484, 2002.
- COUTDOUDIS, 2001.
- COUTSOUDIS, A. & cols. – Method of feeding and transmission of HIV-1 from mothers to children by 15 months of age: prospective cohort study from Durban, South Africa. *AIDS*, 15:379, 2001.
- CUNNINGHAM, C.K. cols. – The Impact of Race/Ethnicity on Mother-to-Child HIV Transmission in the United States in Pediatric AIDS Clinical Trials Group Protocol 316. *J. Acquir. Immune Defic. Syndr.*, 36(3):800, 2004.
- D'UBALDO, C. & cols. – Association between HIV-1 infection and miscarriage: a retrospective study. *AIDS*, 12:1998.
- DABIS, F. & cols. – 6-Month efficacy, tolerance, and acceptability of a short regimen of oral zidovudine to reduce vertical transmission of HIV in breast-fed children in Cote d'Ivoire and Burkina Faso: a double-blind placebo-controlled multicentre trial. *Lancet*, 353:786, 1999.
- DE MAAT, M.M. & cols. – Drug interactions between antiretroviral drugs and comedicated agents. *Clin. Pharmacokin*, 42(3):223, 2003.
- DELMAS, M.C. & cols. – Incidence and outcome of pregnancies in HIV-1 infected women. *Annals. 12th World AIDS Conference*. Geneva, 1998 [24194].
- DESPINA, & cols. – Valor preditivo da carga viral na transmissão vertical do HIV. *JAIDHR*, 178:1, 1998.
- DICKOVER, R.E. & cols. – Identification of levels of maternal HIV-1 RNA associated with risk of perinatal transmission. Effect of maternal zidovudine treatment on viral load. *JAMA*, 275:599, 1996.
- DIETERICH, D.T. & cols. – Drug induced liver injury associated with the use of nonnucleoside reverse-transcriptase inhibitors. *Clin. Infect. Dis.*, 38:5S80, 2004.
- DORAN, T.I. & PARRA, E. – False positive and indeterminate human immunodeficiency virus test results in pregnant women. *Arch.Fam. Med.*, 9:924, 2000.
- DUARTE, G. – *Contribuição ao estudo da infecção pelo vírus da imunodeficiência humana durante o ciclo grávido-puerperal*. Faculdade de Medicina da Universidade de São Paulo/Ribeirão Preto. [Tese de Livre-Docência], 1993.
- DUARTE, G. & cols. – Influence of maternal weight gain on vertical transmission and pregnancy outcome among HIV (+) women. *Annals. 12th World AIDS Conference*. Geneve, 1998 [32232].
- DUARTE, G. & cols. – Valor do questionário específico na identificação de parturientes de risco para infecção pelo vírus da imunodeficiência humana. *J. Bras. Ginecol.*, 101:169, 1991.
- DUERR & JAMIESON – Assisted reproductive techmologies for HIV-discordant couples. *Am. J. Bioeth.*, 2003.
- DUNN, D.T. & cols. – Mode of delivery and vertical transmission of HIV-1: a review of prospective studies. *J. Acquir. Immune Defic. Syndr.*, 7:1064, 1994.
- DUNN, D.T. & cols. – Risk of human immunodeficiency virus type 1 transmission through breastfeeding. *Lancet*, 340:585, 1992.
- EASTMAN,P.S. & cols. – Maternal viral zidovudine resistance and infrequent failure of zidovudine therapy to prevent perinatal transmission of human immnunodeficiency virus type 1 in Pediatric AIDS Clinical Trials Group Protocol 076. *J. Infect. Dis.*, 177:557, 1998.
- ECKER, J.L. – The cost-effectiveness of human immunodeficiency virus screening in pregnancy. *Am. J. Obstet. Gynecol.*, 174:716, 1996.
- EKPINIA, R.A. & cols. – Changes in plasma HIV-1-RNA viral load and CD4 cell counts, and lack of zidovudine resistance among pregnant women receiving short-course zidovudine. *AIDS*, 16:625, 2002.
- EL BEITUNE, P. – *Efeito do uso de anti-retrovirais sobre o metabolismo glicídico de gestantes portadoras do HIV-1 e parâmetros antropométricos e bioquímicos do neonato*. Tese de Doutorado, 2004.
- EUROPEAN COLLABORATIVE STUDY – Exposure to antiretroviral therapy in utero or early life: the health of uninfected children born to HIV infected women. *J. Acquir. Immune Defic. Syndr.*, 32(4):380, 2003
- EUROPEAN MODE OF DELIVERY COLLABORATION STUDY – The European mode of delivery collaboration study. Elective caesarean – section versus vaginal delivery in prevention of vertical HIV-1 tansmission: a randomized clinical trial. *Lancet*, 33:1035, 1999.
- FIORE & cols. – Correlates of HIV-1 shedding in cervicovaginal secretions and effects of anti-retroviral therapies *AIDS*, 17:2169, 2003.
- FIORE, S.; NEWELL, M.L.; THORNE, C.; EUROPEAN HIV IN OBSTETRICS GROUP – Higher rates of post-partum complications in HIV-infected than in uninfected women irrespective of mode of delivery. *AIDS*, 18:933, 2004.
- FISCUS, S.A. & cols. Perinatal HIV infection and the effect of zidovudine therapy on transmission in rural and urban counties. *JAMA*, 275:1483, 1996.
- FORBES, J.C. & cols. – Impact of antiretroviral therapy on the outome of infants born to HIV-infected mothers in British Columbia, Canada. In: *The 2nd Conference on Global Strategies for Prevention of the Transmission from Mothers to Infants*. Montreal, Canada, Abstract, 1999, p. 69.
- FORSTER, S.M. & cols. – Decline of anti p-24 antibody precedes antigenaemia as correlate of prognosis in HIV-1 infection. *AIDS*, 1:235, 1987.
- FUNDARO, C. & cols. – Myelomeningocele in a child with intrauterine exposure to efavirenz. *AIDS*, 16:299, 2002.
- GARCIA, P.M. & cols. – Maternal levels of plasma human immunodeficiency virus type 1 RNA and the risk of perinatal transmission. *N. Engl. J. Med.*, 341:394, 1999.
- GARCIA-TEJEDOR, A.; PERALES, A. & MAIQUES, V. – Duration of ruptured membranes and extended labor are risk factors for HIV transmission. *Int.J. Gynaecol. Obstet.*, 82(1):17, 2003.
- GHENT INTERNATIONAL GROUP – 1998.
- GHENT INTERNATIONAL GROUP ON MOTHER TO CHILD TRANSMISSION OF HIV. *Aids*, 12:2489, 1998.
- GRAY, G.E.; MCINTYRE, J.A. & LYONS, S.F. – The effect of breastfeeding on vertical transmission of HIV-1 in Soweto, South Africa. XI International, *Conference on AIDS*, Vancouver, 1997, Abstract ThC415.
- GULLICK, R.M. & cols. – Treatment with indinavir, zidovudine

and lamivudine in adults with human immunodeficiency virus infection and prior antiretroviral therapy. *N. Engl. J. Med.*, **337**:734, 1997 • GURTLER, L. – Difficulties strategies of HIV diagnosis. *Lancet*, **348**:176, 1996. • HAMMER, S. & cols. – A controlled trial of two nucleoside analogues plus indinavir in persons with human immunodeficiency virus infection and CD4 cell counts of 200 per cubic millimeter or less. *N. Engl. J. Med.*, **337**:725, 1997. • HANKINS, C. & cols. – Is antiretroviral MCT prophylaxis provoking increased pregnancy incidence in women living with HIV? *Annals. 12th World AIDS Conference.* Geneve, 1998 [24199]. • HANSON, I.C. & cols. – Lack of tumors in infants with perinatal HIV type 1 exposure and fetal/neonatal exposure to zidovudina. *J. Acquir. Immune Defic. Syndr. Hum. Retrovirol.*, **20**:463, 1999. • HIVATIS – U.S. Public Health Service Task Force recommendations for use of antiretroviral drugs in pregnant HIV-1-infected women for maternal health and interventions to reduce perinatal HIV-1 transmission in the United States, 2004. • HOCKE, C. & cols. – Prospective cohort study of the effect of pregnancy in the progression of human immunodeficiency virus infection. *Obstet. Gynecol.*, **86**:886, 1995. • INTERNATIONAL PERINATAL HIV GROUP – The mode of delivery and the risk of vertical transmission of human immunodeficiency virus type 1 – a meta analysis of 15 prospective cohort studies. *N. Engl. J. Med.*, **340**: 977, 1999. • IOANNIDIS, J.P. & cols. – Maternal viral load and rate of disease progression among vertically HIV-1-infected children: an international meta-analysis. *AIDS.*, **18**:99, 2004. • IOANNIDIS, J.P.A. & cols. – Perinatal transmission of hHuman immunodeficiency virus type 1 by pregnant women with RNA virus loads <1000 copies/ml John P. A. *J. Infect. Dis.*, *183*:539, 2001. • JOÃO, E.C. & cols. – Vertical transmission of HIV in Rio de Janeiro, Brazil. *AIDS*, 17:1853, 2003. • JOHN, G. & cols. – HIV-1 subtype and shedding of cervicovaginal HIV-1 DNA during pregnancy. *Annals. 12th World AIDS Conference.* Geneve, 1998 [13117]. • JOHNSON, & cols. – Viral resistence. *J. Infec. Dis.*,**183**:1688, 2001. • JOHNSTONE, F.D. & cols. – The effect of human immunodeficiency virus infection and drug use on birth of human immunodeficiency virus infection on birthweight characteristics. *Obstet. Gynecol.*, **88**:321, 1996. • KALISH, L.A. & cols. – Defining the time of fetal or perinatal acquisition of human immunodeficiency virus type 1 on the basis of age at first positive culture. *J. Infect. Dis.*, 175:712, 1997. • KNUDTON, E. & cols. – Drug rash with eosinophilia and systemic symptoms syndrome and renal toxicity with a nevirapina-containing regimen in a pregnant patient with human immunodeficiency virus. *Obstet. Gynecol.*, **101**(Suppll 1):1094, 2003. • KOWALSKA, A. & cols. – *Med Wieku Rozwoj.* 7:459, 2003. • KRETCHMANN, R. & cols. – Perinatal HIV-1 transmission among low income women participants in the HIV/AIDS Control Program in Southern Brazil: a cohort study. *BJOG*, **111**:579, 2004. • LALLEMANT, M. & cols. – A trial of shortened zidovudine regimens to prevent mother-to-child transmission of human immunodeficiency virus type 1. Perinatal HIV-1 Prevention Trial (Thailand) Investigators. *N. Engl. J. Med.*, **343**:982, 2000. • LANDESMAN, S.H. & cols. – Obstetrical factors and the transmission of human immunodeficiency virus type-1 from mother to child. *N. Engl. J. Med.*, **334**:1617, 1996. • LANGE & cols. – Decline of antibody reactivity to outer viral core protein p17 is na erlier serological marker of disease progression in human immunodificiency vírus infection than anti-p24 decline. *AIDS*, **60**:155, 1987. • LANGSTON, C. & cols. – Excess intrauterine fetal demise associated with maternal human immunodeficiency virus infection. *J. Infect. Dis.*, *172:1451*, 1995. • LEROY, V. & cols. – Four years of natural history of HIV-1 infection in African women: a prospective cohort study in Kigali (Rwanda), 1988-1993. *J. Acquired Immune Def. Syndr. Human Retrovirol.*, **9**:415, 1995. • LEWIS, P. & cols. – Cell-free human immunodeficiency virus type 1 in breast milk. *JID*; *177*:34, 1998. • LINDSAY, M.K. & cols. – The impact of knowledge of human immunodeficiency virus status on contraceptive choice and repeat pregnancy. *Obstet. Gynecol.*, **85**:675, 1995. • LINDSAY, M.K. & cols. – The risk of sexually transmitted diseases in human immunodeficiency virus-infected parturients. *Am. J. Obstet. Gynecol.*,**169**:1031, 1993. • LUTZ-FRIEDRICH, R. & cols. – Combining ZDV treatment and elective cesarean section reduces the vertical transmission of HIV 1 below 3% in the German perinatal cohorts. *12th World AIDS Conference.* Geneve, 1998 [23291]. • MAGALHAES, J. & cols. – HIV infection in women: impact on contraception. *Contraception*, **66**:87, 2002. • MANDELBROT, L. & cols. – Lamivudine-zidovudine combination for prevention of maternal-infant transmission of HIV-1. *JAMA*, 285:2083, 2001. • MANDELBROT, L. & cols. – Obstetric factors and mother-to-child transmission of human immunodeficiency virus type 1: the French perinatal cohorts. *Am. J. Obstet. Gynecol.*, **175**:661, 1976. • MANDELBROT, L. & cols. – Perinatal HIV-1 transmission: interaction between zidovudine prophylaxis and mode of delivery in the French Perinatal Cohort. *JAMA*, **280**:55, 1998. • MARION, R.W. & cols. – Human T-cell lymphotropic virus type III (HTLV-III) embryopathy. *Am. J. Dis. Child.*, **140**:638, 1986. • MARKSON, L.E. & cols. – Association of maternal HIV infection with low birth weight. *J. Acquir. Immune. Defic. Syndr. Hum. Retrovirol.*, **13**:227, 1996. • MATHESON, P.B. & cols. – Heterosexual behavior during pregnancy and perinatal transmission of HIV-1. *AIDS*, **10**:1249, 1996. • MATIDA, L. & cols. – *A gestação e o resultado indeterminado na pesquisa laboratorial do HIV.* Secretaria do Estado da Saúde de São Paulo/CRT-SP, setembro de 2003. • MATIDA, L. & cols. – *Considerações sobre o aleitamento materno e o HIV*, Secretaria do Estado da Saúde de São Paulo/CRT-SP, novembro de 2002. • MAYAUX, M.J. & cols. – Maternal factors associated with perinatal HIV-1 transmission: the French cohort study: 7 years of follow-up observation. *J. Acquir. Immune. Defic. Syndr. Hum. Retrovirol.*, **8**:188, 1995. • McGOWAN, J.P. & SHAH, S.S. – Management of HIV infection during pregnancy. *Curr. Opin. Obstet. Gynecol.*, **12**:357, 2000. • MELVIN & cols. – Effect of pregnancy and zidovudina therapy on viral load in HIV-1 infected womwen. *J. Acquir Immune Defic. Syndr. Hum. Retrovirol*, 14:232, 1997. • MEYER, L. & cols. – Incidence of pregnancies in HIV-infected women between 1988 and 1996. *Annals. 12th World AIDS Conference.* Geneve, 1998 [24200]. • MINKOFF, H. & cols. – The relationship of the duration of ruptured membranes to vertical transmission of human immunodeficiency virus. *Am. J. Obstet. Gynecol.*, **173**:585, 1995. • MIOTTI, P.G. & cols. – T-lymphocyte subsets during and after pregnancy: analysis in human immunodeficiency virus type-1 infected and non-infected Malawian mothers. *J Infect Dis.*, **165**:1116, 1992. • MIROCHNICK, M – Antiretroviral pharmacology in pregnant women and their newborns. *Annals New York Academy of Sciences*, 2000, p. 287. • MIROCHNICK, M. & cols. – Pharmacokinetics of nevirapina in human immunodeficiency virus type 1- infected pregnant women and their neonates. *J. Infect. Dis.*, 178:368, 1998. • MOFENSON, L.M. – Advances in the prevention of vertical transmission of human immunodeficiency virus. *Semin. Pediatr. Infect. Dis.*, **14**:29, 2003. • MOFENSON, L.M. – Interaction between timing of perinatal human immunodeficiency virus infection and the design of preventive and therapeutic interventions. *Acta Paediatr Suppl.*, **491**:1, 1997. • MORLAT, P. & cols. – Women and HIV infection: a cohort study of 483 HIV-infected women in Bordeaux, France, 1985-1991. *AIDS*, **6**:1187, 1992. • MUSOKE, P. & cols. – A phase 1 study of the safety and pharmacokinetics of nevirapine in HIV-1 infected pregnant women and their neonates. *AIDS*, 13:479, 1999. • MUSSI-PINHATA, M.M. & cols. – Factors associated with vertical HIV transmission during two different time periods: the impact of zidovudine use on clinical practice at a Brazilian reference centre. *Int. J. STD AIDS*, 14:818, 2003. • NDUATI, R. & cols. – Effect of breastfeeding and formula feeding on transmission of HIV-1: a randomized clinical trial. *JAMA*, **283**:1167, 2000. • NDUATI, R.W. & cols. – Human Immunodeficiency Virus type 1-infected cells in breast milk: association with immunosuppression and vitamin A deficiency. *JID*, *172*:1461, 1995. • NEWELL, M.L. & cols. – Prevention of mother-to-child transmission of HIV-1 infection. *AIDS*, 11(Suppl. A):S165, 1997. • NEWELL, M.L. & PECKHAM, C. – Risk factors for vertical transmission of HIV-1 and early markers of HIV-1 infection in children. *AIDS*, 7(Suppl 1):S91, 1993. • NOGUEIRA, & cols. – Successfull Prevention of HIV transmissions from mother to infant in Brazil using a multidisciplinry term approach. *Braz. J. Infect. Dis.*, 5:78, 2001. • O'SHEA, S. & cols. – Maternal viral load, CD4 cell count and vertical transmission of HIV-1. *J. Med. Virol.*, **54**:113, 1998. • PALUMBO, P. & cols. – Perinatal AIDS Collaborative Transmission Study. Antiretroviral resistance mutations among pregnant human immunodeficiency virus type 1-infected women and their newborns in the United States: vertical transmission and clades. *J. Infect. Dis.*, **184**:1120, 2001. • PAPATHANASOPOULOS, M.A. & cols. – Full-length genome characterization of HIV type 1 subtype C isolates from two slow-progressing perinatally infected siblings in South Africa. *AIDS Res. Hum. Retroviruses*, 19:1033, 2003. • POIRER, M.C. & cols. – Log term mitochondrial toxicity in HIV-uninfected infants to HIV- infected mothers. *JAIDS*, **33**:175, 2003. • READ, J. & cols. – Mode of delivery and postpartum morbidity among HIV infected women: the women and infants transmission sudy. *J. Acquir. Immune Defic. Syndr.*, **26**:236, 2001. • RICH, K.C. & cols. – CD4+ lymphocytes in perinatal human immunodeficiency virus (HIV) infection: evidence for pregnancy-induced immune depression in uninfected and HIV-infected women. *J. Infect. Dis.*, **172**:1221, 1995. • ROSS, J.S. & LABBOK, M.H. – Modeling the effects of different infant feeding strategies on infant survival and mother-to-child transmission of HIV. *Am. J. Public. Health*, **94**:1174, 2004. • ROSSI, A.S. – Fatores associados às opções reprodutivas de mulheres vivendo com HIV. Dissertação de Mestrado. UNICAMP, 2005. • ROUZIOUX, ET AL AND THE HIV INFECTION IN NEWBORNS FRENCH COLLABORATIVE STUDY GROUP – Estimated timing of mother-to-child human immunodeficiency virus type 1 (HIV-1) transmission by use of a Marcov model. *Am J Epidemiol*, **142**:1330, 1995. • ROYCE, R.A. & cols. – Sexual transmission of HIV. *N. Engl. J. Med.*, **336**:1072, 1997. • RUBINSTEIN, A. & cols. – Acquired immunodeficiency with reverse T4/T8 ratios in infants born to promiscuos and drug addicted mothers. *JAMA*, **249**:2350, 1983. • RUDIN, C. & cols. – Attitudes towards childbearing and adherence to safer Sex rules in a cohort of HIV infected women. *Annals. 12th World AIDS Conference.* Geneve, 1998 [14111]. • SEMBA, R.D. & cols. – Maternal vitamin A deficiency and mother-to-child transmission of HIV-1. *Lancet*, **343**:1593, 1994. • SEMPRINI, A.E. & cols. The incidence of complications after caesarean section in 156 HIV-positive women. *AIDS*, **9**:913, 1995. • SERVAIS, J. & cols. – HIV type 1 pol gene diversity and archived nevirapine resistance mutation in pregnant women in Rwanda. *AIDS Res Hum Retroviruses*, **20**:279, 2004. • SHAFFER, N. & cols. – Short-course zidovudine for perinatal HIV-1 transmission in Bangkok, Thailand: a randomised controlled trial. *Lancet*, **353**:773, 1999. • SHAPIRO, D. & cols. – Mother to child HIV transmission rates according to antiretroviral therapy and mode of delivery, and viral load. PACTG 367. (Abstract 114*). 9th Conference on retroviruses and opportunistic infections.* February, 2002. Seattle. • SHEARER, W.T. & cols. – Early spontaneous abortion and fetal thymic abnormalities in maternal-to-fetal HIV infection. *Acta Pediatr., Suppl.*, **421**:60, 1997. • SINEI, S.K. & cols. – Complications of use of intrauterine devices among HIV-1 infected women. *Lancet*, **351**:1238, 1998. • SOO ALEMAN, E.T. – *AIDS*, **16**:1039, 2002. • SOTO-RAMIREZ, L.E. & cols. – Langerhans'cell tropism associated with heterosexual transmission of HIV. *Science*, **271**:1291, 1996. • SPERLING, R.S. & cols. – Maternal viral load, zidovudine treatment, and the risk of transmission of human immunodeficiency virus type 1 from mother to infant. *N. Engl. J. Med.*, **335**:1621, 1996. • SPINILLO, A. & cols. – The effect of fetal infection with human immunodeficiency virus type 1 on birthweight and lengh of gestation. *Eur. J. Obstet. Gynecol.*, **57**:13, 1994. • TAHA. T.E.T. & cols. – The effect of human immunodeficiency virus infection on birthweight, and infant and child survival in urban Malawi. *Int. J. Epidemiol.*, **24**:1022, 1995. • TEMMERMAN, M. & cols. – HIV-1 and immunological changes during pregnancy: a comparison between HIV-1 seropositive and HIV-1 seronegative women in Nairobi, Kenya. *AIDS*, 9:1057, 1995. • TEMMERMAN, M. & cols. / Infection with HIV as a risk factor for adverse pregnancy outcome. *AIDS*, 4:139, 1990. • TEMMERMAN, M. & cols.– Maternal human immunodeficiency virus-1 infection and pregnancy outcome. *Obstet. Gynecol*, 83:495, 1994. • TEMMERMAN,M. – Human immunodeficiency virus and women. *J. Obstet. Gynecol.* 14(Suppl. 2):S75, 1994. • TESS, B.H. & cols. – Breastfeeding, genetic, obstetric and other risk factors associated with mother-to-child transmission of HIV-1 in São Paulo State, Brasil. *AIDS*, 12:513, 1998. • THE EUROPEAN COLLABORATIVE STUDY – Perinatal findings in children born to HIV-infected mothers. *Br. J. Obstet. Gynecol.*, 101:136, 1994. • THE INTERNATIONAL PERINATAL HIV GROUP – The mode of delivery and the risk of vertical transmission of human immunodeficiency virus type 1: a meta-analysis of 15 prospective cohort studies *N. Engl. J. Med.*, 340:977, 1999. • TUOMALA, R. & cols. – Antiretroviral therapy during pregnancy and the risk of an adverse outcome. *N. Engl. J. Med.*, 346:1863, 2002. • TUOMALA, R.E. & cols. – Changes in total, CD4+ and CD8+ lymphocytes during pregnancy and 1 year postpartum in human immunodeficiency virus infected-women. *Obstet. Gynecol.*, 89:967, 1997. • TURNER, B.J. & cols. Prenatal care and birth outcomes of a cohort of HIV-infected women. *J. Acquir Immune Defic. Syndr. Hum. Retrovirol*, 12:259, 1996. • UNAIDS/WHO – Joint United Nations programmme on HIV/AIDS: AIDS epidemic upde. Geneva, WHO, 2002. • UNITED STATES OF AMERICA – Public Health Service Task Force Recommendations for Use of Antiretroviral Drugs in Pregnant HIV-1-Infected Women for Maternal Health and Interventions to Reduce Perinatal HIV-1 Transmission in the United States – June 23, 2004 [http://aidsinfo.nih.gov/guidelines/perinatal/PER_062304.pdf] acessado 16/10/2004 • VILLAMOR, E. & cols. – Weight loss during pregnancy is associated with adverse pregnancy outcomes among HIV-1 infected women. *J. Nutr.*, 134:1424, 2004. • WADE, N.A. – Decline in Perinatal HIV Transmission in New York State (1997 to 2000). *J. Acquir Immune Defic. Syndr.*, 36:1075, 2004. • WADE, N.A. & cols. – Abbreviated regimens of zidovudine prophylaxis and perinatal transmission of the human immunodeficiency virus. *N Engl. J. Med.*, 339:1409, 1998. • WATTS, H. & cols. – Progression of HIV disease among women following delivery. *J. Acquir Immune Defic. Syndr.*, 33:585, 2003. • WHO – Joint United Nations programme on HIV/AIDS: upde. Geneva, 1998. • WIKTOR, S.Z., & cols. – Short-course oral zidovudine for prevention of mother-to-child transmission of HIV-1 in Abidjan, Cote d'Ivoire: a randomized trial. *Lancet*, 353:781, 1999. • WONG, J.G. – To screen or not to screen for HIV in pregnant women. *Posgraduate Med.*, 102:77, 1997. • WORLD HEALTH ORGANIZATION. DIVISION OF REPRODUCTIVE HEALTH – FAMILY AND REPRODUCTIVE HEALTH. HIV in pregnancy: a review. Geneva, 1998. • YANG, C. & cols. – Genetic diversity of HIV-1 in western Kenya: subtype-specific differences in mother-to-child transmission. *AIDS*, 17:1667, 2003.

74 Infecção do Trato Urinário

Helaine Maria Besteti Pires Mayer Milanez

Infecções do trato urinário (ITU) são comuns em mulheres jovens e representam a complicação médica mais freqüente durante a gestação. Elas acometem, anualmente, 10 a 20% das mulheres nos Estados Unidos e respondem por 5,2 milhões de consultas médicas. O custo anual de tratamento dessas mulheres alcança cifras de 1 bilhão de dólares, além dos custos de 100 mil pacientes hospitalizadas anualmente (Powers, 1991).

Uma em cada cinco mulheres apresentará infecção do trato urinário sintomática em algum momento de sua vida (Hamilton, 1996). Várias diferenças anatômicas explicam a freqüência aumentada de ITU em mulheres comparadas aos homens. A uretra feminina é relativamente curta e muito próxima do canal vaginal e região anal, regiões ricamente colonizadas por agentes do trato intestinal. Além disso, o traumatismo uretral desencadeado pela relação sexual facilita a colonização da uretra.

Assim sendo, a infecção urinária é mais freqüente em mulheres jovens e principalmente durante a gestação. Dois a 10% das gestantes apresentam bacteriúria assintomática, com 25 a 35% desenvolvendo pielonefrite aguda (Ledger, 1992; Rouse e cols., 1995). Oitenta porcento das pielonefrites agudas que ocorrem durante a gestação podem ser eliminadas pelo simples reconhecimento e tratamento precoce das infecções urinárias (Ledger, 1992).

ALTERAÇÕES DO TRATO URINÁRIO DURANTE A GESTAÇÃO

A gestação ocasiona profundas modificações na anatomia do trato urinário e na função renal, que são mediadas por hormônios e especialmente por fatores mecânicos, que causam estase da urina e favorecem a infecção. Outro fator também importante nesse problema é a ocorrência de refluxo vesicoureteral (Van Wagenen e Jenkins, 1939).

As alterações da função renal ocorrem muito cedo na gestação e parecem ser mediadas pela vasodilatação intra-renal induzida pela gravidez, ocasionando aumento do fluxo plasmático e da filtração glomerular. Outro fator colaborador é o aumento do volume sangüíneo materno, com maior perfusão renal, o que leva a aumento no volume de urina. Essas modificações são relevantes nas interpretações dos exames de função renal durante a gestação, com redução significativa da normalidade dos níveis de uréia e creatinina (Chesley, 1963; Dunlop, 1981).

Com relação às influências hormonais, os ureteres apresentam mudanças secundárias ao relaxamento do tono devido à ação dos hormônios produzidos pelo trofoblasto (Beydoun, 1985). A produção de progesterona, em particular, ocasiona perda do tono ureteral e esse fato, associado à maior produção de urina, resulta em estase urinária (Van Wagenen e Jenkins, 1939). Além disso, a própria modificação da composição química da urina, que durante a gestação se apresenta enriquecida de glicose e aminoácidos, também facilita o crescimento bacteriano (Daphnis e Sabatini, 1992). Sob essas condições, a colonização de bactérias ocorre mais facilmente, transformando-se em infecção e facilitando a ascensão para o trato urinário superior (Roberts, 1986; Lucas e Cunningham, 1993).

A dilatação do trato urinário é a alteração anatômica mais significativa induzida pela gestação, envolvendo dilatação da pelve renal, dos cálices e dos ureteres; esta alteração pode, eventualmente, levar ao diagnóstico errôneo de obstrução. Ela é mediada por alterações hormonais e também pelos fatores mecânicos, devido ao crescimento do útero grávido. A partir da 12ª semana de gestação, o crescimento uterino fora da pelve assim como a dextroversão uterina favorecem a compressão ureteral, principalmente à direita, ocasionando uretero-hidronefrose (Fainstat, 1963; Roberts, 1976). Faúndes e cols. (1998), por meio de avaliações ultra-sonográficas das medidas dos cálices e da pelve renal durante a gestação, encontraram dilatação em metade delas, sendo o rim direito o mais freqüente e severamente afetado. Bellina e cols. (1970) encontraram que a veia ovariana direita, que está marcadamente dilatada durante a gestação, cruza obliquamente acima do ureter direito e pode contribuir significantemente para a dilatação ureteral direita. Essa compressão, somada às outras alterações funcionais, é também fator facilitador de estase urinária e conseqüentemente de infecção. Uma conseqüência importante dessa dilatação e obstrução é a potencialidade para desencadear infecções urinárias altas mais severas (Cunningham e cols., 2001) (Fig. III-73).

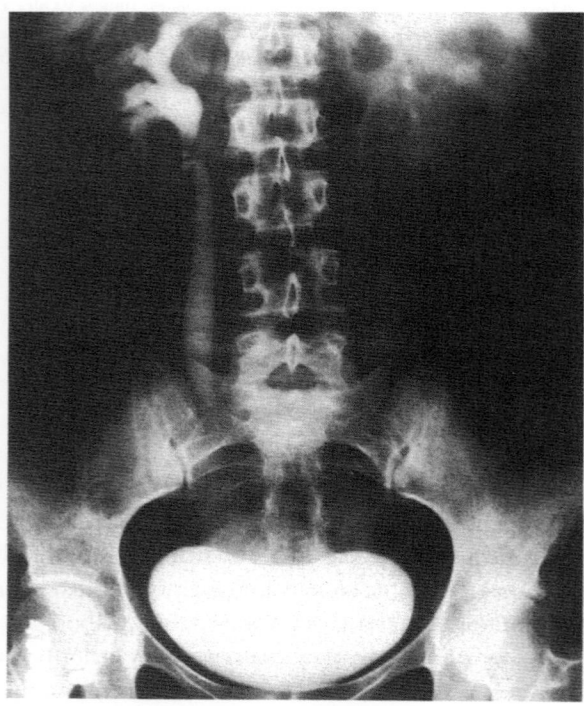

Figura III-73 – Dilatação do bacinete e ureter direitos persistentes no puerpério (Neme).

No puerpério recente, a redução da sensibilidade à distensão vesical, com conseqüente diminuição do reflexo de micção, e a presença de lacerações perineais pelo parto vaginal, associados aos efeitos das anestesias regionais, ocasionam grande distensão vesical com estase urinária importante, o que também facilita maior ocorrência de infecção urinária nesse período.

A interpretação dos exames de avaliação para infecção urinária mudam pouco devido à gestação. A excreção de proteínas está aumentada, porém não alcança níveis a ser detectados nos exames simples de sedimento urinário. A maior parte dos autores concorda que o nível de excreção de proteína em 24 horas deve exceder 300 a 500mg/dia para ser considerado anormal durante a gestação (Baylis e Davison, 1991).

A concentração sérica dos níveis de uréia e creatinina normalmente decresce como conseqüência do aumento da filtração glomerular. Níveis de creatinina acima de 0,9mg/dl geralmente estão associados a dano funcional renal (Cunningham e cols., 1993). A concentração urinária pode apresentar modificações na gestante. Durante o dia, ela tende a acumular água na forma de edema; à noite, enquanto deitada, mobiliza esse fluido e o excreta por via renal. Esta modificação do fluxo urinário à noite leva à noctúria e à urina mais diluída que a da não-grávida (Davison e cols., 1981).

Glicosúria durante a gestação não é achado necessariamente anormal. O aumento na filtração glomerular, associado à menor reabsorção tubular de glicose, leva em muitos casos à presença de glicosúria (Davison e Hytten, 1975). Essa modificação da qualidade da urina é fator favorecedor para o crescimento bacteriano e infecção.

INFECÇÕES DO TRATO URINÁRIO

São as infecções mais comuns durante a gestação. A bacteriúria assintomática é a sua forma mais freqüente, sendo que as infecções sintomáticas poderão acometer o trato urinário inferior levando a cistites ou, ainda, o trato superior ocasionando as pielonefrites.

Os organismos envolvidos como causadores são aqueles da flora perineal normal. Já existem fortes evidências de que a *Escherichia coli* apresenta fatores que aumentam sua virulência (Svanborg-Eden e cols., 1982). Estes fatores são chamados "adesinas" e "fímbrias P" e aumentam a adesividade bacteriana aos receptores de glicoproteínas nas células do epitélio do trato urinário. A estase urinária parece estimular esses fatores, o que, durante a gestação, predispõe à infecção urinária, principalmente no trato urinário superior. As bactérias com "adesinas" são mais capazes de colonizar o intróito vaginal e ascender para o trato urinário (Lattham e Stamm, 1984). Outro aspecto importante dessa "virulência adesiva" é a capacidade de o microrganismo induzir resposta inflamatória e dano renal como resultado da infecção. Outros fatores de virulência incluem cepas que produzem hemolisina e têm o gene papG que codifica a produção das adesinas e fímbrias P (Hooton e cols., 2000). Parece haver relação direta entre a presença desses processos adesivos e a habilidade da bactéria em ocasionar reação inflamatória. Assim, as bactérias que não apresentam fatores de adesividade (não-virulentas) desencadeiam menor resposta inflamatória (Stenqvist e cols., 1987).

A *Escherichia coli* é reponsável por 80 a 90% das infecções urinárias relatadas. Outros agentes gram-negativos aeróbios, como a *Klebsiella*, *Enterobacter* e *Proteus* respondem pela maioria dos outros casos, com os agentes gram-positivos, particularmente *Enterococcus faecalis* e estreptococo do grupo B completando a lista de organismos que freqüentemente causam infecções do trato urinário.

As bactérias gram-negativas têm um componente lipopolissacáride na parede celular conhecido como endotoxina. A integridade bacteriana é necessária para que esse componente não seja liberado. Quando a bactéria se multiplica ou é lisada, esse componente alcança a circulação sistêmica e ocasiona danos direta ou indiretamente por desencadear resposta inflamatória (Michie e cols., 1988). O irônico dessa situação é que o rápido início do tratamento com agentes antibacterianos pode ocasionar exposição maciça da paciente às endotoxinas. Lesão pulmonar mediada por endotoxina pode ocorrer em gestantes com pielonefrite, geralmente após 24 horas de iniciado o tratamento (Cunningham e cols., 1987). Mesmo que esse possível efeito adverso do tratamento teoricamente possa ocorrer, o uso de agentes quimioterápicos geralmente leva à rápida e à completa cura da patologia.

Como fatores de risco associados à ocorrência de infecções urinárias temos aqueles relacionados ao nível socioeconômico. Mulheres que freqüentam os serviços gratuitos de saúde apresentam um risco três vezes maior de ter ITU quando comparadas a mulheres que são atendidas em clínicas privadas (Campbell-Brown e cols., 1987). Mulheres com traço siclêmico também apresentam maior freqüência de bacteriúria, quando comparadas com mulheres sem hemoglobina S (Pritchard e cols., 1973). A presença de *diabetes mellitus* aumenta a incidência de ITU, sendo que geralmente os microrganismos relacionados são *Klebsiella* e *Proteus* (Lye e cols., 1992). As portadoras de anormalidades do trato urinário e aquelas com antecedente de infecções urinárias prévias são mais freqüentemente acometidas por ITU durante a gestação (Lomberg e cols., 1983; Stamm e cols., 1993).

BACTERIÚRIA ASSINTOMÁTICA

É o fator de risco mais importante para a ocorrência de pielonefrite. Sua prevalência durante a gestação varia de 2 a 10%, dependendo da paridade, da raça e do nível socioeconômico. As maiores incidências têm sido descritas em multíparas afro-americanas com traço siclêmico, sendo as menores incidências encontradas em mulheres brancas, de baixa paridade e melhor nível socioeconômico (Cunningham e cols., 1993).

É definida como a condição clínica em que o exame de urina, colhido sob condições adequadas de assepsia, identifique mais de 100.000 colônias de bactérias por ml (Kass, 1956), sendo a paciente assintomática. Geralmente, está presente na primeira consulta de pré-natal, sendo que, após uma cultura negativa inicial, apenas 1% das gestantes desenvolverá infecção urinária (Whalley, 1967).

Se a bacteriúria assintomática não for tratada, cerca de 25% das mulheres infectadas desenvolverão sintomas de infecção urinária durante a gestação. Ela é isoladamente o fator mais evidente para o desencadeamento de pielonefrite. Cerca de um terço das gestantes portadoras de bacteriúria não tratada desenvolverá pielonefrite. O rastreamento e o tratamento da bacteriúria assintomática resultam em expectativa de redução de pielonefrite de 4% para 1-2%. A incidência residual é devida às mulheres que não fazem pré-natal ou têm recorrência de bacteriúria previamente tratada (Lucas e Cunningham,1993).

A importância do rastreamento e tratamento da bacteriúria está focada principalmente no seu potencial em desencadear pielonefrite aguda e também na possibilidade de levar a alterações gestacionais relacionadas à ocorrência de parto prematuro. A possível explicação para essa associação é a de que as bactérias envolvidas no processo infeccioso levariam à liberação de mediadores inflamatórios e produziriam enzimas (fosfolipases e colagenases), envolvendo a produção de prostaglandinas, processos estes capazes de desencadear atividade uterina e rotura das membranas, levando ao parto prematuro e/ou rotura prematura de membranas (Romero e Mazer, 1988; Cox, 1990).

Kass (1962) apresentou dados sobre o impacto da bacteriúria assintomática: de 4.000 gestantes avaliadas, 6% tiveram bacteriúria e 10 de 48 pacientes desenvolveram pielonefrite aguda. Em trabalho posterior do mesmo ano, encontrou que, de 84 pacientes tratadas com antibióticos, apenas 7% tiveram partos prematuros sem mortalidade perinatal, enquanto em 95 pacientes tratadas com placebo ocorreu 27% de partos prematuros e taxa de mortalidade perinatal de 14%. Entre 1.000 mulheres sem bacteriúria, não houve casos de pielonefrite, taxa de prematuridade de 9% e de mortalidade perinatal de 2%. Assim, a bacteriúria produziria um aumento de quatro vezes na taxa de prematuridade.

Outro aspecto desse trabalho de KASS é a avaliação da progressão da bacteriúria assintomática para pielonefrite. Little (1965), estudando 5.000 pacientes, mostrou que, entre aquelas com bacteriúria assintomática, 36% progrediram para pielonefrite quando não tratadas comparadas com 5% de pielonefrite nas tratadas com antibióticos. Outros autores (McFayden e Eykyn, 1968) chegaram a encontrar cifras de 57% de pacientes com bacteriúria assintomática progredindo para pielonefrite, enquanto Swapp (1965) encontrou apenas 14%.

Parece haver associação entre bacteriúria assintomática na gestação e parto prematuro, restrição do crescimento intra-uterino, hipertensão e anemia. Savage e cols. (1967) notaram que pacientes com bacteriúria eram mais freqüentemente hospitalizadas por pré-eclâmpsia. Kincaid-Smith e Bullen (1965) também notaram aumento na incidência de pré-eclâmpsia entre gestantes com bacteriúria assintomática, mas essa incidência não se reduziu com o tratamento apropriado da infecção. Gilstrap e cols. (1981), comparando os resultados de 248 gestantes com infecção urinária assintomática, não encontraram associação da bacteriúria com pré-eclâmpsia e anemia, assim como baixo peso, restrição de crescimento ou parto prematuro.

Outros autores também analisaram a associação entre bacteriúria assintomática durante a gestação e a ocorrência de anemia, definida como nível de hemoglobina inferior a 10g/dl. A incidência de anemia foi de 18% no grupo de bacteriúria assintomática não tratada, comparada com 14% nas pacientes que foram tratadas e 88% nas com falha de tratamento. É difícil estabelecer a relação entre bacteriúria e anemia, parecendo que ambos são problemas relacionados ao baixo nível socioeconômico (Robertson e cols., 1968).

Vários estudos tentam analisar a relação entre bacteriúria assintomática e prematuridade, havendo dificuldades em diferenciá-la da restrição do crescimento intra-uterino. Romero e cols. (1989) usando a técnica de metanálise identificaram, entre 1966 e 1986, 31 trabalhos analisando esse problema. O risco relativo de baixo peso na presença de bacteriúria não tratada foi duas vezes maior que nas pacientes tratadas. Outros autores, utilizando a mesma técnica, concluíram que o tratamento com antibióticos não teve impacto significativo nas taxas de parto prematuro e baixo peso, sendo que outros trabalhos randomizados não reproduziram os achados de Kass (Wang e Smaill, 1990). Trabalhos mais recentes (Schieve e cols., 1994) analisando dados de 25.746 gestantes, encontraram risco relativo de 1,4 para baixo peso, de 1,3 para prematuridade e 1,5 para prematuros de baixo peso.

Diante desses dados, surge a dúvida se realmente valem a pena os programas de rastreamento de bacteriúria assintomática durante a gestação, principalmente discutindo a relação custo-benefício dos diferentes métodos de rastreamento como o teste de nitrito (os organismos presentes na urina convertem os nitratos em nitritos) e o de leucócito-estearase (atividade enzimática de leucócitos na presença de infecção) comparados com a cultura de urina, que apresenta custo mais alto. Os custos do rastreamento incluem laboratório, custos dos exames, retornos da paciente, uso de antibióticos e seguimento da mãe e feto. Apenas se a prevalência de bacteriúria estiver ao redor de 9% o rastreamento com cultura de urina apresenta a melhor relação custo-benefício. Para que a utilização do teste de nitrito ou de leucócito-estearase seja economicamente justificável, prevalência de 6% seria necessária (Lawson e Miller, 1971 e 1973).

A dúvida que surge em se realizar o rastreamento de infecção do trato urinário em gestantes, apenas com o exame do sedimento urinário, seria a falha deste em identificar corretamente as mulheres que realmente estivessem com infecção. Essa dúvida se deve ao fato de que, muitas vezes, o sedimento urinário está alterado e não há presença de infecção. Além disso, soma-se o fato de que se acreditava que, mesmo o sedimento urinário estando normal, poder-se-ia encontrar infecção do trato urinário em grávidas. O teste de nitrito parece apresentar boa correlação com a real presença de infecção. D'Souza e D'Souza (2004) realizaram estudo com 100 gestantes rastreadas rotineiramente para ITU com urocultura. De 100 amostras, apenas duas tiveram cultura positiva, e, quando se analisou a fita urinária dessas pacientes, elas se apresentavam com teste de nitrito fortemente positivo. Os autores sugerem, portanto, que os testes de triagem em fita para ITU em gestantes apresentem boa capacidade de diagnóstico. Não podemos deixar de levar em consideração o pequeno número de pacientes avaliadas nesse estudo.

O tratamento de uma gestante com bacteriúria assintomática pode ser realizado com diversos antibióticos (Tabela III-33). A seleção da droga pode ser baseada na suscetibilidade *in vitro* (antibiograma), porém sua realização de rotina aumenta os custos de maneira significativa. O tratamento empírico com esquema de nitrofurantoína na dose de 300mg/dia por 10 dias tem sido eficaz na maioria das pacientes. Outros esquemas utilizam a ampicilina e as cefalosporinas de primeira geração por 7 a 10 dias. A taxa de recidiva desses esquemas está ao redor de 30% (Cunningham e cols., 1993). Em pacientes com antecedente de infecção urinária de repetição, o tratamento com duração de 10 dias é preconizado, já que essas pacientes são de alto risco para o desenvolvimento de pielonefrites (Hamilton, 1996)

Tabela III-33 – Opções terapêuticas para bacteriúria assintomática durante a gestação (modificado de Cunningham e cols., 2001).

Dose única		
Agente	**Dose**	**Tempo**
Amoxicilina	3g	
Ampicilina	2g	
Cefalexina	2g	
Nitrofurantoína	200mg	
Sulfametoxazol-tripetoprima*	320-1.600mg	
Tratamento de curta duração – 3 dias		
Amoxicilina	500mg	3x/dia
Ampicilina	500mg	4x/dia
Cefalexina	250mg	4x/dia
Nitrofurantoína	100mg	3x/dia
Sulfonamida*	500mg	4x/dia

* Derivados de sulfas devem ser evitados no primeiro trimestre e a partir de 37 semanas, por possíveis efeitos teratogênicos e interferência no metabolismo de bilirrubinas.

A nitrofurantoína, antibiótico com grande espectro contra agentes gram-negativos e positivos, é uma das drogas de escolha para o tratamento das infecções urinárias durante a gestação devido a sua alta eficácia e baixa ocorrência de efeitos adversos, podendo ser utilizada nos três trimestres da gestação (Koren, 1996).

Um outro grupo de drogas com alta especificidade para o tratamento das infecções urinárias são as quinolonas, principalmente o norfloxacino. Apesar de sua alta eficácia no tratamento de infecções urinárias, especialmente no caso de agentes resistentes, existe pouca informação sobre sua eficácia e segurança durante a gestação. As quinolonas, teoricamente, podem ser carcinogênicas e mutagênicas, por alterarem o metabolismo de DNA, interferindo na DNAgirase. Elas apresentam afinidade por medula óssea e particularmente cartilagens. Estudos em animais *in utero* expostos à droga têm mostrado aparecimento de alterações articulares (Koren, 1996). Assim sendo, seu uso só deve ser questionado na ausência de outras possibilidades terapêuticas (Andrews e Gilstrapp, 1996).

Outra opção é a terapia com uma única dose de antibiótico, realizada com relativo sucesso para a bacteriúria, utilizando esquemas com amoxicilina (3g), nitrofurantoína (200mg), cefalexina (3g) ou sulfametoxazol-trimetoprima (320-1.600mg). Os autores enfatizam, no entanto, que todos os trabalhos utilizaram pequeno número de pacientes (Andriole e Patterson, 1991). A associação de fosfomicina-trometamol, na dose única de 3g/dia, também é considerada eficaz no tratamento da bacteriúria assintomática durante a gestação. Zinner (1990) encontrou taxa de cura de 96%, ocorrência mínima de efeitos colaterais maternos (náuseas e vômitos) e ausência de efeitos adversos no feto, considerando esse esquema boa opção de tratamento e favorecendo, também, maior adesão.

A duração do tratamento parece não ter tanta importância sobre os resultados de sucesso ou cura com relação à bacteriúria assintomática. Tem-se sugerido que a falha de tratamento após a terapia com uma única dose pode sugerir infecção urinária alta (Ronald e cols., 1990). A taxa de falha de tratamento para esses esquemas encontra-se ao redor de 30%. Diante de falha de tratamento inicial ou recorrência da infecção, após a utlização de novo esquema terapêutico, a terapia de supressão (profilaxia) deve ser considerada. Van Dorsten e cols. (1987) têm descrito alta eficácia na prevenção de infecções sintomáticas recorrentes com a supressão antibiótica contínua com nitrofurantoína na dose de 100mg/dia.

CISTITE

É caracterizada pela presença de sintomas clínicos evidentes como disúria, urgência urinária e polaciúria. Geralmente, o exame do sedimento urinário apresenta hematúria, leucocitúria e grande número de bactérias. Apesar de os quadros de cistites geralmente não apresentarem complicações, elas podem ser o início de uma infecção ascendente. Aproximadamente 40% das gestantes com pielonefrite aguda tiveram sintomas precedentes sugestivos de infecção urinária baixa (Gilstrap e cols., 1981).

Além disso, sintomas como aumento da freqüência urinária são comuns durante a gestação, não significando necessariamente infecção. O diagnóstico de cistite é, em parte, de exclusão. Algumas evidências clínicas indiretas de infecção urinária são necessárias e devem ser confirmadas com o exame de urina. A presença de sintomatologia com análise de urina normal pode sugerir vaginite ou inflamação uretral não associada à infecção. Leucocitúria na presença de urina estéril pode estar associada à infecção por clamídia ou micobactéria, sendo a eritromicina a droga de escolha (Lucas e Cunningham, 1993).

O tratamento de infecção urinária baixa é diferente da bacteriúria assintomática, visto que nessa situação a terapia de curta duração (três a sete dias) apresenta alta eficácia, com taxas de recidivas muito menores (Harris e Gilstrap, 1981). As pacientes podem ser tratadas ambulatorialmente com ampicilina, cefalosporina ou nitrofurantoína nas doses habituais, por um período de cinco a sete dias. Visto que essas pacientes geralmente são sintomáticas, a terapia deve ser iniciada empiricamente antes da obtenção do resultado da cultura de urina (Andrews e Gilstrap, 1996).

O seguimento da gestante com cistite deve incluir uroculturas periódicas, já que 25% apresentará outras infecções do trato urinário durante a gestação, incluindo possibilidade de evolução para pielonefrite (Andrews e Gilstrapp, 1996)

PIELONEFRITE AGUDA

É uma das complicações médicas mais comuns e mais sérias durante a gestação, ocorrendo em 1 a 2% das gestantes. Oitenta porcento dos casos ocorrem durante o período gestacional e 20% no período puerperal (Gilstrap e cols., 1981; Duff, 1984). Em 1985, mais de 85.000 gestantes foram hospitalizadas nos Estados Unidos devido a essa complicação (Cunningham e cols., 1993).

Sua incidência é variável e depende da prevalência da bacteriúria e do quanto ela é tratada. Gilstrap e cols. (1981) encontraram incidência de 2% em 24.000 pacientes obstétricas estudadas. Dados norte-americanos avaliaram sua ocorrência antes e após o início do rastreamento e tratamento sistemático da bacteriúria. Previamente ao rastreamento, a incidência era de cerca de 3%; após a introdução do rastreamento sistemático e tratamento com antibióticos, essa incidência caiu para 1% (Cunningham e cols., 1993). Esses dados com a introdução de programas de rastreamento são semelhantes aos de outros países (Gratacos e cols., 1994).

A ocorrência de pielonefrite também está aumentada no puerpério. Stray-Pedersen e cols. (1990) encontraram que 8% entre 7.000 puérperas avaliadas apresentavam bacteriúria significativa, e Leigh e cols. (1990), que 34% das gestantes nos primeiros cinco dias após cesárea apresentavam bacteriúria sintomática.

Clinicamente, a sintomatologia da pielonefrite é evidente. A paciente apresenta febre, associada ou não a calafrios, dor ou sensibilidade na loja renal e geralmente refere sintomas prévios sugestivos de infecção urinária baixa. O exame do sedimento urinário revela urina geralmente com grande número de leucócitos, hemácias e bactérias, e a cultura apresenta-se fortemente positiva. Anorexia, vômitos e náuseas podem estar associados, além de sintomas de desidratação. Taquicardia moderada pode ocorrer principalmente nos casos de febre, sendo nessa situação também freqüente a presença de taquicardia fetal. Alguns sinais comprometedores podem ser a presença de febre refratária, taquipnéia e hipotensão, sugerindo evolução para quadro séptico grave. Insuficiência renal transitória pode acontecer em casos não complicados, assim como alteraçoes hematológicas. Um decréscimo no hematócrito deve sugerir hemólise (Cox e cols., 1991; Cunningham e cols., 1993).

Geralmente, a pielonefrite é mais comum após a primeira metade da gestação, unilateral, e em mais da metade dos casos o acometimento é do rim direito. Freqüentemente o início do quadro deve-se a uma infecção urinária baixa, devido à ascensão de bactérias. Setenta e cinco a 90% das infecções são causadas por bactérias que apresentam fatores de adesividade e "fímbrias P" (Stenqvisti e cols., 1987; Väisänen e cols., 1981).

A avaliação inicial da gestante com suspeita de pielonefrite deve incluir exame clínico cuidadoso, análise da urina, avaliação da função renal e hemograma com contagem de plaquetas. Se a paciente se apresentar séptica, hemocultura deve ser coletada. Cerca de 15 a 20% das gestantes com pielonefrite apresentam também bacteriemia e devem receber vigilância mais intensiva (Cunningham e cols., 1993).

Apesar de o diagnóstico da pielonefrite na maioria das vezes ser aparente, ela pode ser erroneamente diagnosticada em mulheres com corioamnionite, apendicite, descolamento prematuro de placenta ou infarto de miomas volumosos. No puerpério, ela também pode ser falsamente interpretada em mulheres com endometrite ou infecção pélvica (Cunningham e cols., 2001).

A partir da definição de diagnóstico de pielonefrite em gestante, ela deverá ser hospitalizada, a fim de iniciar terapêutica com antibióticos por via parenteral, além de hidratação por via intravenosa. Esta última é necessária para oferecer débito urinário adequado, essencial ao tratamento. A avaliação da função renal, por meio da dosagem de creatinina sérica, deve ser realizada inicialmente, visto que a infecção do parênquima renal pode desencadear considerável redução na taxa de filtração glomerular, que geralmente é revertida com as medidas adequadas (Whalley e cols., 1975). A conduta sumarizada adotada em nosso serviço encontra-se no quadro III-31.

Quadro III-31 – Medidas terapêuticas em gestantes com pielonefrite (Caism, UNICAMP).

1. Hospitalização
2. Coleta de exames: hemograma, urina tipo I, urocultura. Se necessário avaliar coleta de creatinina e hemocultura. Radiografia de tórax se sintomas respiratórios
3. Controle de temperatura, diurese e sinais vitais
4. Hidratação por via intravenosa com cristalóides
5. Antibioticoterapia por via intravenosa. Em pacientes em bom estado, a droga inicial de escolha é a cefazolina
6. Repetir análise do sedimento urinário em 48 horas
7. Iniciar tratamento por via oral após 24 horas afebril
8. Manter antibioticoterapia por 10 a 14 dias
9. Urocultura após 48 horas do término do tratamento
10. Alta quando afebril com antibioticoterapia por via oral por mais de 24 horas
11. Antibioticoprofilaxia com nitrofurantoína, 100mg/dia, até 42 dias de puerpério
12. Uroculturas de controle a cada seis semanas

Algumas gestantes com pielonefrite poderão apresentar alterações pulmonares, com quadro de insuficiência respiratória devida à reação inflamatória mediada pelas endotoxinas, que desencadeiam lesão alveolar e edema intersticial pulmonar. Essa situação é considerada rara, com incidência de 2% (Cunningham e cols., 1987). Outros autores relatam incidência ao redor de 8%, quatro vezes maior que a maioria dos trabalhos. Essa alta incidência encontrada parece ser decorrente do uso de agentes betamiméticos na presença de quadro séptico, que aparentemente multiplica os riscos de aumento da permeabilidade pulmonar (Towers e cols., 1991). O aparecimento desse quadro geralmente acontece após a admissão hospitalar e o início da terapia antimicrobiana. Em algumas mulheres, ela pode ser grave a ponto de desencadear a síndrome do desconforto respiratório do adulto, com necessidade de ventilação mecânica e entubação endotraqueal (Cunningham e cols., 1987; Weiner e Jakobi, 1992). As endotoxinas também podem causar hemólise, sendo que cerca de um terço dessas pacientes desenvolvem anemia (Cox e cols., 1991).

As infecções urinárias mais sérias geralmente respondem rapidamente ao tratamento com antibióticos e hidratação por via intravenosa. A escolha do agente antimicrobiano é empírica (Cunningham e cols., 2001). As drogas de escolha são as cefalosporinas e os aminoglicosídeos (gentamicina e amicacina), além da ampicilina isolada ou em associação. As cefalosporinas de espectro alargado (ceftriaxona) têm se mostrado eficazes em 96% dos casos (Cox e Cunningham, 1988; Dunlow e Duff, 1990). Sanchez-Ramos e cols. (1995) compararam, em um estudo randomizado, a utilização de cefazolina por via intravenosa, na dose de 2g a cada 8 horas, com a utilização de ceftriaxona, 1g por via intravenosa por dia. As medicações foram mantidas até que a paciente se apresentasse afebril por 48 horas, após o que recebiam alta com esquema de 10 dias de tratamento por via oral, de acordo com a suscetibilidade do agente na urocultura. Concluíram que a utilização de ambos os esquemas era eficaz, com taxa de sucesso de tratamento de 95%.

Com relação ao uso da ampicilina, anteriormente uma das drogas de escolha, tem sido observada grande resistência das bactérias à sua ação, principalmente a *Escherichia coli*. Duff (1984) relatou índice de falha clínica de tratamento com ampicilina de 27%. Avaliação da sensibilidade *in vitro* das uroculturas a esse agente mostrou que apenas metade das *E. coli* era sensível a essa droga (Horsager e Cox, 1994). Estudos prospectivos recentes (Wing e cols., 1998 e Wing e cols., 2000) têm demonstrado que a utilização de ampicilina, aminoglicosídeos ou cefalosporinas apresenta eficácia em 95% dos casos.

Recentemente, tem sido aventada a hipótese de tratamento ambulatorial para as gestantes com pielonefrites não-complicadas (pacientes clinicamente em bom estado e com exames laboratoriais afastando alteração da função renal). Angel e cols. (1990) realizaram estudo randomizado comparando a eficácia da terapêutica oral *versus* intravenosa nesses casos, para incentivar o tratamento não-hospitalar e conseqüente redução dos custos. Ambos os grupos apresentaram boa evolução, ocorrendo quadro de insuficiência respiratória associada a edema pulmonar em uma paciente tratada por via oral e um caso de anemia hemolítica no grupo de tratamento por via intravenosa. Esse estudo sugere a oportunidade do tratamento não-hospitalar para os casos clinicamente leves, ou até hospitalização de curta duração visando à redução dos custos de atendimento dessas gestantes.

Os sintomas clínicos geralmente apresentam regressão após 48 horas do início da antibioticoterapia, sendo que a terapêutica deve ser mantida por 10 a 14 dias. Cultura urinária de controle deve ser realizada após uma semana do término do tratamento e repetida periodicamente, visto que a possibilidade de recidiva é freqüente. Sugere-se a manutenção de antibioticoprofilaxia com nitrofurantoína nessas pacientes com a intenção de reduzir a taxa de recorrência. Essa medida profilática deve, idealmente, ser mantida até o período puerperal (Cunningham e cols., 1993).

Referências Bibliográficas

• ANDREWS, W.W. & GILSTRAPP III, L.C. – Urinary tract infections. In: Gleicher (ed.). *Principles and Pactice Medical Therapy in Pregnancy*. Norwalk, Appleton e Lange, 1996. • ANDRIOLE, V.T. & PATTERSON, T.F. – Epidemiology, natural history and management of urinary tract infections in pregnancy. *Med. Clin. North Am.*, 75:359, 1991. • ANGEL, J.L. & cols. – Acute pyelonephritis in pregnancy: a prospective study of oral versus intravenous antibiotic therapy. *Obstet. Gynecol.*, 76:28, 1990. • BAYLIS, C. & DAVISON, J. – The urinary system. In: Hytten, F. & Chamberlain, G. (eds.). *Clinical Physiology in Obstetrics*. 2nd ed., London, Blackwell, 1991, p. 245. • BELLINA, J.H.; DOUGHERTY, C.M. & MICKAL, A. – Pyeloureteral dilation and pregnancy. *Am. J. Obstet. Gynecol.*, 108: 356,1970. • BEYDOUN, S.N. – Morphologic changes in the renal tract in pregnancy. *Clin. Obstet. Gynecol.*, 28:249, 1985. • CAMPBELL-BROWN, M. & cols. – Is screening for bacteriuria in pregnancy worthwhile? *BMJ*, 294:1579, 1987. • CHESLEY, L.C. – Renal function *during pregnacy*. In: Carey, H.M. (ed.). *Modern Trends* in Human Reproductive Physiology. London, Butterworth, 1963. • COX, S.M. – Infection induced pre-term labor. In: Gilstrapp, L.C. & Faro, S. (eds.). *Infections in Pregnancy*. New York, NY, Alan R Liss Inc. 1990, p. 247. • COX, S.M. & cols. – Mechanisms od hemolysis ans anemia associated with acute antepartum pyelonephritis. *Am. J. Obstet. Gynecol.*, 164: 587, 1991. • COX, S.M. & CUNNINGHAM, F.G. – Ureidopenicilin therapy for acute antepartum pyelonephritis. *Curr. Ther. Res.*, 44:1029, 1988. • CUNNINGHAM, F.G.; LUCAS, M.L. & HANKINS, G.D.V. – Pulmonary injury complicating antepartum pyelonephritis. *Am. J. Obstet. Gynecol.*, 156:797, 1987. • CUNNINGHAM, F.G. & cols. – Renal and urinary tract diseases. In: *Williams Obstetrics*. 19th ed., New Jersey, Prentice Hall, 1993, p. 1127. • CUNNINGHAM, F.G. & cols. – Renal and urinary tract disorders. In: *Williams Obstetrics*. 21th ed., New York, McGraw-Hill, 2001, p. 1251. • DAPHNIS, E. & SABATINI, S. – The effect of pregnancy on renal function, physiology and pathology. *Am. J. Med. Sci.*, 303:184, 1992. • DAVISON, J.M. & HYTTEN, F.E. – The effect of pregnancy on the renal handling of glucose. *Br. J. Obstet.. Gynaecol*, 82:374, 1975. • DAVISON, J.M.; VALLLOTON, M.B. & LINDHEIMER, M.D. – Plasma osmolarity and urinary concentration and dilution during and after pregnancy: evidence that lateral recumbency inhibits maximal urinary concentration ability. *Br. J. Obstet,. Gynaecol.*, 88:472,1981. • D'SOUZA Z & D'SOUZA D. – Urinary tracty infection during pregnancy – dipsticck urinalysis vs, culture and sensitivity. *J. Obstet. Gynaecol.*, 24:22, 2004. • DUFF, P. – Pyelonephritis in pregnancy. *Clin. Obstet. Gynecol.*, 27:17, 1984. • DUNLOP, W. – Serial changes in renal haemodynamics during normal human pregnancy. *Br. J. Obstet. Gynaecol.*, 88:1, 1981. • DUNLOW, S. & DUFF, P. – Prevalence of antibiotic resistant uropathogens in obstetric patients with acute pyelonephritis. *Obstet. Gynecol.*, 76:241, 1990. • FAINSTAT, T. – Physiologic hydroureter of pregnancy in a four-legged animal. *Am. J. Obstet. Gynecol.*, 87:486,1963. • FAÚNDES, A.; BRICOLA FILHO, M. & PINTO E SILVA, J.L. – Dilatation of the urinary tract during pregnancy: proposal of a curve of maximal caliceal diameter by gestational age. *Am. J. Obstet. Gynecol.*, 178:1082, 1998. • GILSTRAP, L.C. & cols. – Renal infection and pregnancy outcome. *Am. J. Obstet. Gynecol.*, 141:708, 1981. • GILSPTRAP, L.C.; CUNNINGHAM, F.G. & WHALLEY, P.J. – Acute pyelonephritis in pregnancy. An anterospective study. *Obstet. Gynecol.*, 57:409, 1981. • GRATACOS, E. & cols. – Screening and treatment of asymptomatic bacteriuria in pregnancy prevent pyelonephritis. *J. Infect. Dis.*, 169:1390, 1994. • HAMILTON, E.M. – Management of upper and lower urinary tract infections in pregnant women. *J. Am. Acad. Nurse Pract.*, 5:599, 1996. • HOOTON, T.M. & cols. – A prospective study of assintomatic bacteriuria in sexually active young women. *N. Engl. J. Med.*, 343:992, 2000. • HARRIS & GILSTRAP, L.C. – Cystites during pregnancy; a distenct clinical entily. *Obstet. Gynecol.*, 57:578, 1981. • HORSAGER, R. & COX, S. – Acute pyelonephritis. Outcomes and cost effectiveness of ampicilin and gentamicin therapy. *Am. J. Obstet. Gynecol.*, 170:333, 1994. • KASS, E.H. – Assyntomatic infections of the urinary tract. *Trans. Assoc. Am. Physicians*, 69:56, 1956. • KASS, E.H. – Maternal urinary tract infection. *N. Y. State J. Med.*, 2822, 1962. • KASS, E.H. – Pyelonephritis and bacteriuria. A major problem in preventive medicine. *Ann. Inter. Med.*, 56:46, 1962. • KINCAID-SMITH, P. & BULLEN, M. – Bacteriuria in pregnancy. *Lancet*, 1:395, 1965. • KOREN, G. – Can pregnant women safely take nitrofurantoin? *Can. Fam. Physician*, 42:245, 1996. • KOREN, G. – Use of the new quinolones during pregnancy. *Can. Fam. Physician*, 42:1097, 1996. • LATHAM, R.H. & STAMM, W.E. – Role of *fimbriated Escherichia coli in urinary* tract infections in adult women: correlation with localization studies. *J. Infect. Dis.*, 149:835, 1984. • LAWSON, D.H. & MILLER, A.W.F. – Screening for bacteriuria in pregnancy. *Lancet*, 1:9, 1971. • LAWSON, D.H. & MILLER, A.W.F. – Screening for bacteriuria in pregnancy. *Arch Int. Med.*, 132:904, 1973. • LEDGER, W. – Maternal infections during pregnancy. In: Reese, E. Mahoney, M. & Petrie, R. (eds.). *Medicine of the Ftus and Mother*. Philadelphia. J. B. Lippincotti, 1992. • LEIGH, D.A;. & cols. – Posoperative urinary tract infection and wound infection in women undergoing caesarean section: a comparison of two study periods en 1985 and 1987. *J. Hosp. Infect.*, 15:107, 1990. • LITTLE, P.J. – Prevention of pyelonephritis of pregnancy. *Lancet*, 1:567, 1965. • LOMBERG, H. & cols. – Correlation of P blood group, vesicoureteral reflux and bacterial attachment in patients with recurrent pyelonephritis. *N. Engl. J. Med.*, 308:1189, 1983. • LUCAS, M.J. & CUNNINGHAM, F.G. – Urinary infection in pregnancy. In: *Clinical Obstetrics and Gynecology*, 36:855, 1993. • LYE, W.C. & cols. – Urinary tract infections with diabetes mellitus. *J. Infect.*, 24:169, 1992. • MICHIE, H.R. & cols. – Detection of circulating tumor necrosis factor after endotoxin administration. *N. Engl. J. Med.*, 318:1482, 1988. • McFAYDYEN, I.R. & EYKYN, S.J. – Suprapubic aspiration of urine in pregnancy. *Lancet*, 1:1112, 1968. • POWERS, R.D. – New directions in the diagnosis and therapy of urinary tract infections. *Am. J. Obstet. Gynecol.*, 164:1387, 1991. • PRITCH-

ARD, E. & cols. – The effects of maternal sickle cell hemoglobinopathies and sickle cell trait on reproductive performance. *Am. J. Obstet. Gynecol.*, 117:662, 1973. • ROBERTS, J.A. – Hydronefrosis of pregnancy. *Urology*, 8:1, 1976. • ROBERTS, J.A. – Pathophysiology of pyelonephritis. *Infect. Surg.*, 11:633, 1986. • ROBERTSON, J.G.; LIVINGSTONE, J.R.B. & ISDALE, M.H. – The management and complications of assyntomatic bacteriuria in pregnancy. *J. Obstet. Gynaecol. Br. Comwlth*, 75:59, 1968. • ROMERO, R. & MAZOR, M. – Infection and pre-term labor. *Clin Obstet. Gynecol.*, 31:553, 1988. • ROMERO, R.; OYARZUN, E. & MAZOR, M. – Meta analysis of the relationship between syntomatic bacteriuria and pre-term delivery/low birth weight. *Obstet. Gynecol.*, 73:576, 1989. • RONALD, A.R.; CONWAY, B. & ZHANEL, G.G. – The value of single dose therapy to diagnose the site of urinary infection. *Chemotherapy*, 35:2, 1990. • ROUSE, D. & cols. – Screeening and treatment of asyntomatic bacteriuria of pregnancy to prevent pyelonephritis: a cos effectiveness and cost-benefit analysis. *Obstet.Gynecol.*, 86:119, 1995. • SANCHEZ-RAMOS, L.M & cols. – Pyelonephritis in pregnancy: once day ceftriaxone versus multiple doses of cefazolin. *Am. J. Obstet. Gynecol.*, 172:129, 1995. • SAVAGE, W.E.; HAJJ, S.N. & KASS, E.H. – Demographic and prognostic characteristics of bacteriuria in pregnancy. *Medicine*, 46:385, 1967. • STAMM, W.E. & cols. – Natural history of recurrent tract infections in women. *Rev. Infect. Dis.*, 13:77, 1991. • STENQVIST, K. & cols. – Virulence factors of *Escherichia coli* in urinary isolates from pregnant women. *J. Infect. Dis.*, 156:870, 1987. • STRAY-PEDERSEN, B.; BLAKSTAD, M;. & BERGAN, T. – Bacteriuria in the puerperium. Risk factors, screening procedures and treatment programs. *Am. J. Obstet. Gynecol.*, 162:792, 1990. • SVANBORG-EDEN, C. & cols. – Recent progress in the understanding of the role of bacterial adhesion in the pathogenesis of urinary tract infection. *Infection*, 10:327, 1982. • SWAPP, G.H. – Assymptomatic bacteriuria, birthweight and length of gestation in a defined population. In: Brumfitt, W. & Asscher, A.W. (eds.). *Urinary Tract Infection*. London, Oxford, University Press, 196, p. 92. • TOWERS, C.V. & cols. – Pulmonary injury associated with antepartum pyelonephritis: can patients at risk be identified? *Am. J. Obstet. Gynecol.*, 164:974, 1991. • VÄISÄNEN, V. & cols. – Mannose-resistant haemagglutination and p antigen recognition are characteristic of *Escherichia coli* causing primary pyelonephritis. *Lancet*, 2:1366, 1981. • VAN DORSTEN, J.P.; LENKE, R.R. & SCHINFRIN, B.S. – Pyelonephritis in pregnancy: the role of in-hospital management and nitrofurantoin suppression. *J. Reprod. Med.*, 32:895, 1987. • VAN WAGENEN, G. & cols. – An experimental examinations of factors causing ureteral dilatation in pregnancy. *J. Urol.*, 42:1939. • WANG, E. & SMAILL, F. – Infection in pregnancy. In: Chalmers, I.; Enkin, M.; Keirse, M.J.N.C. (eds.). *Effective Care in Pregnancy and Childbirth*. London: Oxford Unibersity Press, 1990, p. 535. • WING, D.A. & cols. – A randomized trial of three antibiotic regimens for the treatment of pyelonephritis in pregnancy. *Obstet. Gynecol.*, 92:249, 1998. • WING, D.A. & cols. – Limited clinical utility of blood and urine cultures in the treatment of acute pyelonephritis during pregnancy. *Am. J. Obstet. Gynecol.*, 182:1437, 2000. • WHALLEY, P J. Bactериruria of pregnancy. Am J Obstet Gynecol, 97: 723, 1967. • WHALLEY, P.J.; CUNNINGHAM, F.G. & MARTIN, F.G. – Transient renal dysfunction associated with acute pyelonephritis of pregnancy. *Obstet. Gynecol.*, 46:174, 1975. • ZINNER, S. – Fosfomycin Trometamol versus pipemidic acid in the treatment of bacteriuria in pregnancy. *Chemotherapy*, 36:50, 1990.

75 Neoplasias Ginecológicas Benignas

Antonio Jorge Salomão

Neoplasias ginecológicas benignas coincidentes com a gestação são identificadas no útero, nos ovários e nas mamas.

NEOPLASIAS UTERINAS

Citam-se entre elas os pólipos cervicais e os leiomiomas do colo e do corpo uterino.

Pólipo – é produto de crescimento tecidual localizado que apresenta eixo conjuntivo vascular coberto por epitélio. Tanto o epitélio escamoso da ectocérvix como os glandulares da endocérvix sofrem alterações com a gestação, aumentando o número de células no pavimentoso e apresentando fenômenos hiperplásticos no glandular.

No início da gravidez, o pólipo fica maior e sangra com facilidade porque é decidualizado e muito vascularizado. Raramente é maligno.

Na maioria das vezes os pólipos cervicais são assintomáticos, entretanto, podem tornar a sê-los manifestando-se por meio de leucorréia, sangramento vaginal e/ou sinusorragia. A perda sangüínea pode ser confundida com ameaça de aborto e prenhez ectópica.

Além da ultra-sonografia e da dosagem da fração beta da gonadotrofina coriônica, para confirmar ou não a gestação e suas eventuais complicações, o exame especular é mandatório, principalmente se o quadro clínico não condiz com história de abortamento, ectópica ou traumatismo vaginal. O diagnóstico do pólipo por meio do exame especular é simples e fácil.

Complementando a propedêutica da cérvix uterina, realiza-se a colposcopia, colhe-se a citologia oncótica e quando houver indicação pratica-se a biópsia do colo uterino.

Essa prática deve ser seguida na rotina do pré-natal e na presença de sangramento uterino durante a gestação, aparentemente não relacionada a ela, pois não são raros os casos de patologia do trato genital inferior, em especial tumor do colo uterino, que são diagnosticados tardiamente, durante a gravidez.

O tratamento do pólipo pode ser conservador quando menor que 2cm e assintomático, basta o seguimento. Nos pólipos maiores e que sangram ou com suspeita de malignidade, deve-se realizar a exerése, seguida da biópsia.

Leiomioma do colo uterino – patologia rara, mais rara ainda no ciclo gravídico-puerperal. Dependendo do tamanho, pode funcionar como *tumor prévio* e causar sintomatologia compressiva da bexiga e do trato intestinal inferior, em função de sua localização. A conduta é o seguimento do mioma, até porque a cirurgia é extremamente difícil e o risco de sangramento freqüente, pela vascularização aumentada do colo durante a gestação.

Leiomioma do corpo uterino – também chamado de mioma, é o tumor benigno mais comum do trato genital feminino, comprometendo 20 a 40% das mulheres durante a fase reprodutiva.

Nos países desenvolvidos as mulheres, hoje força de trabalho, postergam a primeira gestação para os 30 a 40 anos, e esta é a idade na qual os leiomiomas começam a se manifestar, aumentar em número e tamanho. Sua presença tem significante potencial de complicar a fertilidade, a gestação, o parto e o puerpério. É comum a observação de miomas em mulheres inférteis desejosas de filhos com mais de 40 anos de idade.

Os tipos de leiomiomas que comprometem, habitualmente, o futuro reprodutor são os submucosos e somente os intramurais que alteram a cavidade endometrial. Os miomas de colo do útero e aqueles que obstruem o óstio tubário também se associam com quadro de infertilidade e de complicações no ciclo gravídico-puerperal.

Segundo Rosati e cols. (1989), a incidência de mioma na gestação é da ordem de 0,3 a 2,6%. Rice e cols. (1989) encontraram em 6.700 gestações complicações por mioma em 1,4% e Katz e cols. (1989) mostraram que uma em cada 500 grávidas admitidas em Serviço de Urgência foi devido a complicações de mioma.

Entretanto, esses valores não atendem adequadamente a real incidência, porque a maioria permanece assintomática e alguns são achados cirúrgicos durante a cesárea.

DIAGNÓSTICO

Antes do advento do ultra-som, o diagnóstico dos grandes miomas subserosos ou aqueles que subvertiam o contorno uterino eram facilmente realizados. Entretanto, os submucosos e os intramurais não eram detectados (Fig. III-74).

Por meio do exame físico, palpação e toque vaginal, identificam-se somente 40% dos miomas (Rice e cols., 1989). Com o ultra-som o diagnóstico ficou fácil e rápido, assinalando miomas com 2cm ou mais (Figs. III-75 a III-77).

Entretanto, sabemos que há eventuais limitações da sonografia nessa avaliação. Tumor de ovário, mioma com degeneração cística, mioma intraligamentar, gestação molar, gestação ectópica, aborto retido, patologia do intestino e mesmo cabeça fetal têm sido confundidos com mioma (Exacoustos e Rosati, 1993; Kier e cols., 1990; Strobelt e cols.,1994). Nessa situação, a ultra-sonografia com Doppler colorido são recomendados.

Para melhorar a acuracidade quando existe dúvida diagnóstica e nas gestantes obesas, está indicada a ressonância magnética, cuja imagem habitualmente é superior à da ultra-sonografia, especialmente na identificação do mioma uterino (Weinreb e cols., 1990; Zawin & cols., 1996).

O diagnóstico correto proporciona tratamento adequado, evita a cirurgia intempestiva e eventualmente desnecessária, que poderia comprometer o futuro da gravidez.

Impacto da gestação nos miomas

Durante a gestação, os miomas crescem sob os efeitos dos estrógenos. Essa ação é comprovada clinicamente quando constatamos seu crescimento durante a fase reprodutiva, regressão no puerpério e no período da pós-menopausa.

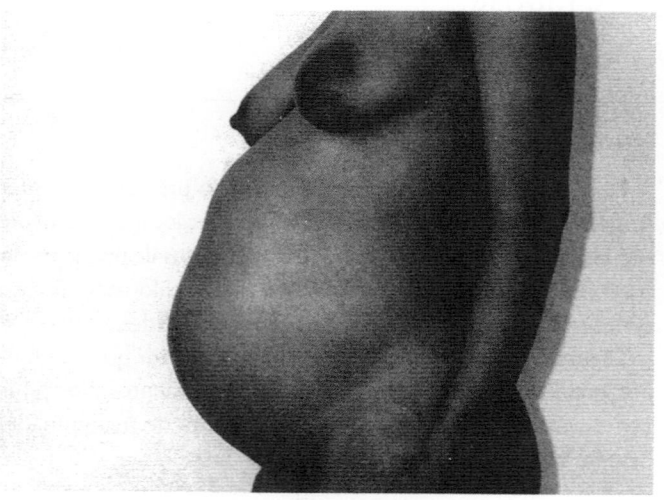

Figura III-74 – Gestação de 26 semanas. Mioma do corpo uterino. O volume abdominal sugere prenhez mais avançada (Neme).

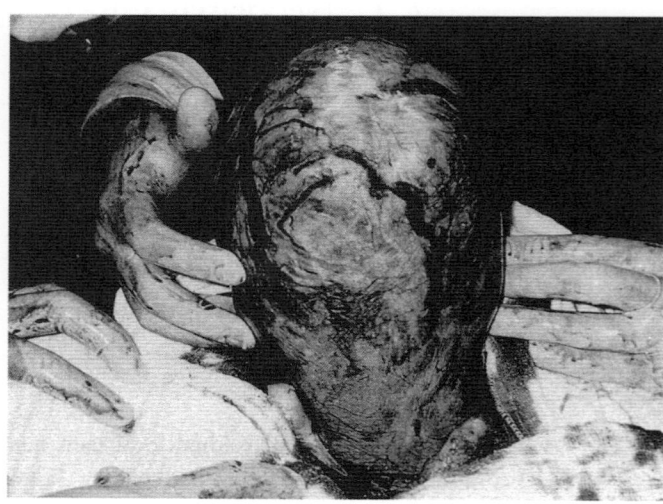

Figura III-76 – Corresponde à figura III-75. Exteriorização do corpo uterino, observando-se seu grande volume (mioma) e vascularização.

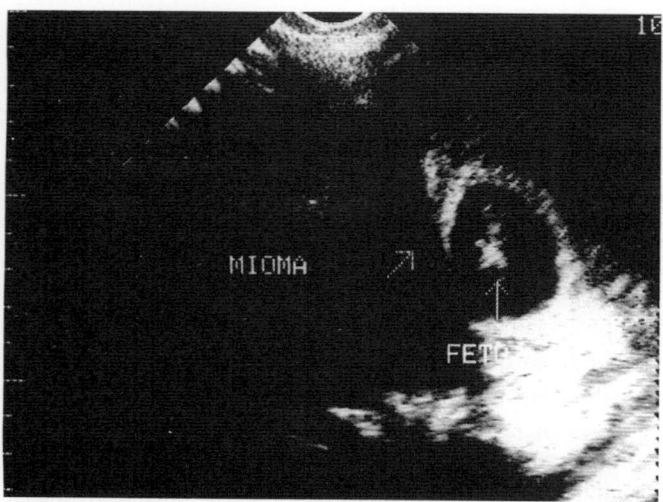

Figura III-75 – Gestação de 9 semanas. Ultra-sonografia identificando o saco ovular e o enorme mioma (Faculdade Medicina de Sorocaba – PUC).

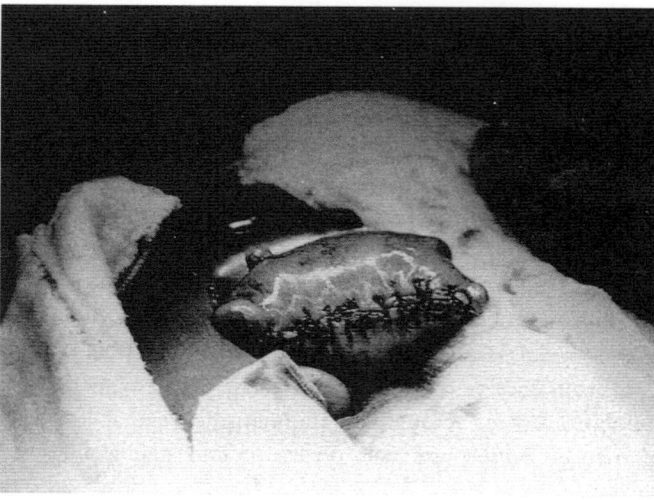

Figura III-77 – Corresponde à figura III-75. Aspecto do corpo uterino após a miomectomia. Não ocorreu a interrupção da prenhez.

Sabemos que os responsáveis pela ação de crescimento dos miomas são os receptores de estrógenos (RE) e os de progesterona (RP), presentes em quantidade normal no tecido uterino e aumentados no mioma. Soma-se ainda a ação adjuvante de *fatores de crescimento (FC)* que aceleram a reprodução celular.

Sabe-se atualmente que o crescimento rápido e normal do útero durante a gestação é provavelmente fruto de mecanismo complexo mediado em parte pelo estrógeno, progesterona e FC, especialmente o derivado das plaquetas (Mendoza e cols., 1990).

Os RE estão reduzidos em número no miométrio normal durante a fase secretora do ciclo menstrual e durante a gestação (Benassayag e cols., 1999). Nos miomas, os RE estão presentes durante todo o ciclo menstrual, contudo eles são parcialmente suprimidos durante a gestação. Os RP estão presentes em ambos, miométrio e mioma, durante o ciclo menstrual e na gestação.

O antígeno Ki-67, associado à proliferação celular, é mais abundante nas células miometriais, mas ainda é maior no mioma durante a gestação (Kawaguchi e cols., 1991). Dessa maneira, os fatores que estimulam o crescimento normal do útero durante a gestação parecem ser estrógeno, progesterona, vários FC e aumento das células Ki-67.

O crescimento do mioma uterino na não grávida parece ter origem, também, do aumento do estrógeno e RE, progesterona e RP, células Ki-67 e do *fator de crescimento epidérmico (EGF)* (Ichimura e cols., 1998; Lumsden e cols., 1988), sendo o estrogênio o provável estimulador da ação do FC epidérmico. Estas observações apóiam o conceito de que os mesmos hormônios e fatores de crescimento que determinam o aumento do volume uterino durante a gestação também estimulam o crescimento do mioma na fase inicial da gravidez.

Lev-Toaff e cols. (1987) e Muran e cols. (1980), monitorando gestações com 202 miomas por meio da ultra-sonografia seriada no 1º, 2º e 3º trimestres, observaram que somente 42% deles mudam significativamente de tamanho (diminuem ou aumentam). Os demais 58% não se alteram (Tabela III-34).

Tabela III-34 – Alteração do volume dos miomas.

	Nº	%
Nenhuma	118	58
Redução	43	22
Aumento	41	20

Lev-Toaff e cols. (1987); Muram e cols. (1980); In-Phelan (1995).

Quando esses miomas foram separados pelo tamanho, os maiores medindo entre 6 e 12cm tornaram-se menores ou não cresceram. Miomas diagnosticados no início da gestação permaneceram com volume inalterado ou tornaram-se menores no final da prenhez. Portanto, conforme a tabela III-34, somente 20% do total dos leiomiomas aumentaram na gestação.

Cunninghan e cols. (2001), modificando o trabalho de Lev-Toaff e cols. (1987), fizeram observações as quais estão apresentadas na tabela III-35.

Especificamente, durante o primeiro trimestre o volume dos miomas pequenos e dos grandes permanecem inalterados ou aumentam (resposta precoce devido ao aumento dos estrógenos).

Já no 2º trimestre os miomas pequenos permanecem inalterados (55%) ou aumentam de tamanho (30%), enquanto os grandes miomas diminuem (48%) provavelmente pelo mecanismo de saturação inicial dos RE ("dowregulation"), ou não alteram seu volume (38%).

Tabela III-35 – Alterações sonográficas dos miomas durante a gestação (Cunninghan e cols., 2001).

Trim.	Pequenos			Grandes		
	Inal. N (%)	Aum. N (%)	Dim. N (%)	Inal. N (%)	Aum. N (%)	Dim. N (%)
1º	7 (58)	5 (42)	0 (0)	1 (20)	4 (80)	0 (0)
2º	42 (55)	23 (30)	11 (15)	11 (38)	4 (14)	14 (48)
3º	14 (61)	1 (04)	8 (35)	5 (29)	2 (12)	10 (59)

Mioma pequeno = 2-5,9cm. Mioma grande = 6-11,9cm. Inal = inalterado; Aum = aumentado; Dim = diminuído.

Independente do tamanho dos miomas no início da gestação, paradoxalmente, no 3º trimestre, os miomas pequenos não se alteram (61%) ou diminuem de volume (35%); enquanto os grandes diminuem em 59% do seu volume ou ficam inalterados em 29% ("dowregulation"). Daí ser impossível determinar com acuracidade o comportamento dos miomas durante a gestação.

Aharoni e cols. (1988) estudaram prospectivamente 32 miomas de 29 gestantes realizando ultra-sonografia a cada três a oito semanas. Cada paciente foi submetida em média a 4,4 exames durante o curso da gestação, e 13 delas foram submetidas à ultra-sonografia final seis semanas pós-parto.

Segundo os autores, não foi observado aumento do tamanho em 25 dos miomas durante a gestação (78%). Somente sete (22%) aumentaram de tamanho, entretanto, não mais que 25% de seu volume inicial. O tamanho dos miomas na 6ª semana do pós-parto não diferenciava significativamente do tamanho durante a gestação.

Rosati e cols. (1992) acompanharam portadoras de mioma fora da gravidez, na sua vigência e no puerpério. Observaram aumento do volume na gestação e diminuição no puerpério. Entretanto, a única modificação de volume estatisticamente significante foi constatada no 1º trimestre, com aumento de 31,6%. Variação no volume uterino menor que 10% não foi considerada.

Assinalam que o crescimento do mioma pode ocorrer. Entretanto, esta modificação é mínima no 2º e 3º trimestre da gestação.

Complicações dos miomas na gestação

A mais comum é a *degeneração carnosa ou vermelha*, que ocorre em aproximadamente 5 a 8% dos casos (Burton e cols., 1989; Phelan, 1995). A *síndrome do mioma doloroso* é mais freqüente no 2º trimestre, usualmente entre a 14ª e 20ª semana, quando o crescimento uterino é mais acentuado (Hasan e cols., 1990). Acredita-se que esse fato ocorra motivado por insuficiência vascular, levando ao *infarto hemorrágico* do mioma.

À microscopia, assinalam-se sinais de infarto, edema agudo que se forma após a isquemia, levando ao estiramento do peritônio e da pseudocápsula que reveste o mioma, surgindo daí a dor intensa. Podem ocorrer posteriormente eventual hemorragia intersticial e degeneração cística.

De acordo com Lev-Toaff e cols. (1987), as degenerações císticas são encontradas mais habitualmente em pacientes com miomas dolorosos (70%) que nos indolores (12%). Exacoutos e Rosati (1993) observaram que os miomas dolorosos, além de sofrerem a degeneração cística, também são os mais volumosos. A ultra-sonografia mostra que em 70% das vezes os miomas dolorosos mostram áreas císticas e/ou padrão ecoestrutural grosseiro (Lev-Toaff e cols., 1987).

Durante o sofrimento do mioma por hipóxia, surgem as contrações uterinas, fato este que requer a internação da paciente, motivada pela liberação de prostaglandina na área inflamada (Dildy e cols., 1992). Podem ocorrer ainda febre, leucocitose moderada, náuseas e vômitos.

O diagnóstico diferencial é feito com torção do ovário, torção de mioma pediculado, apendicite aguda, colecistite e pielonefrite.

O tratamento da *síndrome do mioma doloroso* consiste em repouso no leito, hidratação, analgésicos e antibiótico para bactéria do tipo anaeróbio. Burton e cols. (1989) recomendam o uso de antibiótico na síndrome dolorosa e no puerpério. Embora os narcóticos sejam tradicionalmente as drogas de escolha, pode-se também usar antiinflamatório não-hormonal.

Katz e cols. (1989) recomendam ibuprofeno na dose de 600 a 800mg a cada 6 horas, como medicamento efetivo no tratamento da dor. Esta droga não deve ser dada após a 34ª semana devido aos riscos teóricos do fechamento prematuro do ducto arterioso, hipertensão pulmonar do RN e alterações das plaquetas com hemorragia neonatal. Em casos selecionados, o uso de anestesia epidural com morfina pode ser necessário para aliviar a dor.

A melhora da dor é alcançada dentro de 48 horas da terapia e o tempo médio de tratamento é de 12 dias. Nenhuma paciente deve ser tratada após a 35ª semana da gestação. A partir dessa data, sugere-se a interrupção da gestação. A degeneração miomatosa resistente à terapia sintomática é indicação para intervenção cirúrgica; complicações raras da degeneração vermelha como rotura uterina e coagulação intravascular disseminada são raras.

A torção do mioma pediculado é outra causa da *síndrome do mioma doloroso* e a sintomatologia é semelhante. Esta situação é uma das poucas em que a miomectomia estaria indicada durante a gestação e que poderia ser feita sem a mínima manipulação uterina. O resultado é melhor quando o pedículo tem 5cm ou menos (Burton e cols., 1989, Douglas e Stromme, 1982; Katz e cols., 1989; Cunningham e cols., 2001).

Os miomas podem infectar-se no curso de uma infecção puerperal ou de abortamento séptico. Estas possibilidades existem principalmente se ele estiver localizado no local de implantação da placenta ou se um instrumento como a cureta perfurá-lo. Se o mioma estiver infartado, o risco de infecção é grande, e, quando ocorre, a melhor estratégia no tratamento é a histerectomia.

Impacto dos miomas na gestação

Os estudos referentes aos efeitos dos miomas no prognóstico da gestação são conflitantes. O impacto depende do tamanho, da localização (subseroso, submucoso e intramural), do número e de sua relação com a placenta.

Rice e cols. (1989) concluíram que mulheres com miomas maiores que 3cm apresentam aumento significativo das taxas de parto pré-termo, descolamento prematuro da placenta, dor pélvica e parto cesariano. Tumores menores que 3cm não têm significado sobre a gestação.

Lev-Toaff e cols. (1987) assinalaram que, ocorrendo aumento no volume e no número de miomas, estes fatos são acompanhados de importante elevação nas taxas de retenção de placenta, distócia de apresentação e trabalho de parto prematuro.

Spadola e cols. (2003) revisaram 1.163 gestações únicas e selecionaram aquelas portadoras de mioma diagnosticado por meio da ultra-sonografia. Foram reunidas em dois grupos: gestantes com miomas entre 3 e 6cm (N = 278) e aquelas com miomas maiores que 6cm (N = 136). As portadoras dos maiores tiveram mais cesariana, incisão uterina clássica e histerectomia, porém não apresentaram restrição do crescimento fetal e natimortalidade.

Sheiner e cols. (2004), em Israel, compararam 10 anos de partos únicos de mulheres com e sem mioma. Foram considerados 105.909 partos, dos quais 690 (0,65%) com mioma. O teste matemático utilizado foi a ANOVA.

As seguintes condições foram significativamente associadas aos leiomiomas: nuliparidade, hipertensão crônica, hidrâmnio, diabetes e idade materna. A taxa de mortalidade perinatal foi maior no grupo do mioma que no controle (2,2% x 1,2%). Quando os grupos foram ajustados por idade, paridade, idade gestacional e apresentação anômala, o grupo das gestantes com mioma tiveram taxas mais elevadas de cesárea, descolamento prematuro da placenta, parto pré-termo. Ao contrário, não houve diferença nas taxas de mortalidade perinatal.

Os miomas de localização segmentar atuam como tumor prévio, provocando distócia de apresentação, cesariana e hemorragia pós-parto (Lev-Toaff e cols., 1987; Muram e cols., 1980; Winer-Muram e cols., 1984).

Quando a placenta está em contato com o mioma, complicações importantes como *aborto espontâneo, parto prematuro* (Winer-Muram e cols.,1984), *descolamento prematuro da placenta,* (Exacoutos e Rosati, 1993; Rice e cols., 1989) e *hemorragia pós-parto* (Winer-Muram e cols., 1984) são freqüentes (Tabela III-36).

Tabela III-36 – Complicações da gestação e relação placenta e mioma (Cunninghan e cols., 2001).

Estudo	Complicações	Mioma	
		NCP (%)	CP (%)
Winer-Muram (1984)	Sangramento, dor Principais	5/54(9)	8/35(23)
	Aborto	1/54(2)	9/35(26)
	Parto pré-termo	0	5/35(11)
	Hemorragia pós-parto	0	4/35(11)
Rice (1989)	Principais		
	Parto pré-termo	19/79(24)	1/14(7)
	DPP	2/79(3)	8/14(57)
Total		48/133(36)	35/49(71)

NCP = não-contato com placenta; CP = contato com placenta; DPP = descolamento prematuro da placenta.

Exacoustos e Rosati (1993), acompanhando 12.708 gestações, das quais 492 com mioma, observaram aumento acentuado na taxa de descolamento da placenta naquelas com mioma maior que 200ml, de localização submucosa e sobreposto à placenta. Sepse pós-parto ocorreu em 4% das pacientes.

Entretanto, estes autores não observaram em sua casuística alterações referentes ao tipo de parto, abortamento, parto pré-termo, rotura prematura de membrana e restrição de crescimento fetal intra-uterino. Miomas retroplacentários, com mais de 10cm, comprometem o crescimento fetal.

Coronado e cols. (2000) revisaram por meio de registro em computador o prognóstico da gestação e parto em 2.065 portadoras de leiomiomas. O risco de descolamento da placenta e de apresentação pélvica aumentou quatro vezes; sangramento no 1º trimestre e distócia funcional duas vezes e parto cesariano seis vezes. O risco de descolamento da placenta é maior se ela estiver sobre o mioma.

Miomas que alteram o contorno da cavidade endometrial ou que obstruam as trompas se relacionam com infertilidade, esterilidade e gravidez ectópica. Há relato na literatura da associação mioma e gravidez com displasia caudal do recém-nascido e torcicolo congênito.

Portadoras de miomas, conforme sua localização, devem ser orientadas na fase pré-concepção ou na primeira visita pré-natal sobre os seguintes riscos: 7% de aborto espontâneo, 10 a 15% da síndrome do mioma doloroso, 17% de ameaça de trabalho de parto prematuro, risco teórico de malformação fetal, rotura prematura de membrana 6%, 11% de restrição de crescimento intra-uterino, maior possibilidade do descolamento de placenta, distócia de apresentação em 21%, cesárea em 25% e risco aumentado de sepse pós-aborto e parto (Phelan, 1995).

Algumas conclusões podem ser colhidas destes trabalhos:
1. Não se consegue prever se o mioma irá crescer ou não durante a gestação.
2. A implantação da placenta sobre ou em contato com o mioma piora o prognóstico da gestação, aumentando a possibilidade de descolamento prematuro da placenta, aborto, parto pré-termo e hemorragia pós-parto.
3. Miomas múltiplos estão associados com aumento na incidência de distócia de apresentação e parto prematuro.
4. O mioma degenerado apresenta padrão sonográfico característico.
5. A incidência de cesárea está aumentada.

Cabe ao prenatalista a monitorização da gestação por meio da ultra-sonografia, observando a alteração do mioma e a evolução do produto conceptual.

TRATAMENTO

A *miomectomia dos não pediculados* para a solução da *síndrome dolorosa* persistente na gestação deve ser evitada devido à hemorragia que se segue após o procedimento (Jackson e Garite, 1992). O local de implantação é amplo, vascularizado e tecnicamente a sutura hemostática não é eficiente. Entretanto, em casos selecionados a miomectomia é a única opção fundamentada na persistência da sintomatologia clínica e nas alterações ultra-sonográficas do mioma. O maior risco da manipulação uterina é o parto pré-termo

A *miomectomia durante a cesárea* só esta indicada nos *miomas pediculados*. Nos demais tipos, este procedimento pode seguir-se de hemorragia importante cujo epílogo pode ser a histerectomia.

A *cesárea histerectomia* em pacientes sintomáticas com prole constituída é ótima opção. Neste procedimento, o risco de sangramento é grande e a possibilidade de transfusão de sangue é freqüente. A técnica subtotal é preferencial.

Novas tendências no tratamento dos miomas

Portadoras de miomatose uterina e que querem conservar seu útero, mesmo com prole constituída, têm optado por tratamento minimamente invasivo. Entre eles destaca-se a embolização da artéria uterina (EAU).

Naquelas que desejam gestação futura, a recomendação da EAU ainda não está clara. Os números disponíveis a respeito das taxas de fertilidade e do prognóstico da gestação após a embolização são limitados. A maioria é relatos de casos ou casuística pequena.

Segundo Spie (2002), estima-se que ocorreram 100 gestações após EAU em todo o mundo, porém nenhum grande estudo clareou o prognóstico materno-fetal.

Existem potencialmente razões nas quais a gestação futura poderia ser negativamente afetada após EAU (Spie, 2002). Entre elas destacam-se: lesão isquêmica do ovário com diminuição da reserva folicular e redução da possibilidade de gestação futura, cerca de 2 a 5% das pacientes apresentam menopausa transitória ou mesmo a menopausa definitiva e pequena parcela pode perder seu útero devido a quadro isquêmico importante.

Finalmente, orienta Spie, se a mulher estiver interessada em ficar grávida em intervalo de dois anos após a EAU, este tratamento não é o de escolha e sim a *miomectomia*. Caso pense "engravidar" em tempo futuro distante, a EAU pode ser boa opção, porém, ela deverá ser orientada sobre todos os possíveis riscos.

Infertilidade relacionada ao mioma e falha reprodutiva

O papel do mioma na paciente com dificuldade reprodutiva é motivo de intenso debate. Os mecanismos pelos quais os miomas interferem na fertilidade incluem: oclusão das trompas pelos grandes miomas, alteração da função e motilidade tubária e da relação colo do útero e lago seminal vaginal. Os miomas submucosos podem afetar a implantação e o crescimento do embrião devido à vascularização insuficiente do endométrio.

Não está ainda estabelecido o papel dos miomas subserosos e dos intramurais pequenos com a infertilidade. Desde que não envolvam o óstio tubário ou subvertam a cavidade uterina, o prognóstico é favorável.

Existe consenso de que o leiomioma intracavitário e o submucoso são, provavelmente, causa de infertilidade por dificultar a implantação do embrião à semelhança do DIU.

A relação infertilidade e mioma intramural ainda não está determinada. Quando presente, isoladamente, antes de responsabilizá-lo pelo quadro clínico, outras causas potenciais devem ser consideradas.

Finalmente, parece conveniente aconselhar conduta ativa prévia às pacientes que planejam engravidar e que têm quadro de miomatose significante.

Recentes estudos indicam melhores resultados com técnicas de reprodução assistidas, especialmente em pacientes jovens sem outras causas de esterilidade após a miomectomia (Mara e cols., 2003).

NEOPLASIA BENIGNA DO OVÁRIO

O emprego precoce da ultra-sonografia durante a gestação permite ou favorece o diagnóstico da presença de tumor ovariano. A presença de massa anexial (MA) resulta em dilema relacionado ao diagnóstico e ao tratamento.

Embora o câncer de ovário seja exceção em idade reprodutiva, massas complexas (MC) devem ser avaliadas porque, apesar de ser tênue a possibilidade de malignidade, o risco existe.

A conduta nos casos de MA durante a gestação é difícil e complexa. A prática conservadora pode resultar em complicações como torção, rotura e excepcionalmente em difusão do câncer de ovário. A conduta ativa pode resultar em comprometimento do binômio materno-fetal, caracterizado por interrupção da gestação, parto pré-termo e complicações cirúrgicas maternas.

Dos tumores diagnosticadas durante a gestação, 50% é menor que 5cm, 25% podem ter entre 5 e 10cm e 25% podem ter diâmetro maior que 10cm. Trata-se de achado ultra-sonográfico incidental e, habitualmente, a resolução desses tumores é espontânea. Mais de 90% dos tumores simples, uniloculares, com menos que 5cm de diâmetro, notados no primeiro trimestre regridem espontaneamente.

Pacientes submetidas à técnica de reprodução assistida, representam subgrupo especial, pois seus ovários freqüentemente apresentam cistos no primeiro trimestre, devido a hiperestimulação ovariana.

INCIDÊNCIA E TIPOS MAIS COMUNS

A incidência de MA na gestação varia em função da idade do grupo estudado, do uso de rotina da ultra-sonografia e do tipo de parto. Há tendência em crescer devido ao fato de se fazer mais ultra-sonografia e mais cesariana.

Segundo Katz e cols. (1989) é de 1:200 gestações; para Koonings e cols. (1988), 1:197 parto cesariano e para Decherney e Natan (2003), varia de 1:81 até 1:2.500 gestações.

Segundo Holschneider (2003), a MA mais comum no início da gestação, é o cisto de corpo lúteo gestacional que raramente excede a 6cm de diâmetro. As patologias neoplásicas mais comuns foram: teratoma cístico (21%), cistoadenoma seroso (21%), cisto de corpo lúteo (18%) e cistoadenoma mucinoso.

Whitecar e cols. (1999) revisaram cinco anos de prontuários de Hospitais das Forças Armados Americana e da Universidade do Texas e constataram 130 casos de MA identificados durante a gestação ou diagnosticados incidentalmente durante a cesárea, que necessitaram de laparotomia ou aspiração. Neste mesmo período ocorreram 170.577 partos de nativivos. A incidência de MA nas grávidas que necessitaram de cirurgia foi de 1:1.300 nascidos vivos.

Os tumores mais comuns foram: teratoma cístico maduro (30,8%), cistoadenoma seroso e mucinoso (26%), cisto de corpo lúteo (13%) e outros tumores císticos benignos (7%). Dos 130 tumores, oito eram malignos (6,1%), sendo quatro de baixo potencial de malignidade e quatro carcinomas.

Hopkins e Duchon (1986) assinalaram que dois terços das MA corresponderam a teratoma cístico maduro e cisto de corpo lúteo. Comerci e cols. (1994) referem que 50% dos 27 teratomas císticos maduros, encontrados durante a gestação, foram identificados durante a cesárea.

COMPLICAÇÕES

As complicações mais freqüentes são: torção, rotura e bloqueio da área pélvica podendo levar ao parto obstruído e ao risco de rotura uterina.

As MA habitualmente são assintomáticas, a menos que ocorra a torção e/ou a rotura. Somente 2% das MA se rompem espontaneamente na gestação, contudo o acidente mais provável é a torção. Quando ocorre, resulta em laparotomia de urgência em 30% das vezes (Holschneider, 2003).

A torção do anexo pode envolver o ovário, a trompa e as estruturas auxiliares, isoladas ou conjuntamente. Ela ocorre mais freqüentemente com os cistos, entre a 6ª e 14ª semanas e no puerpério imediato. O quadro clínico caracteriza-se por dor súbita e sensibilidade aumentada do abdome, devido ao fenômeno vascular isquêmico do órgão torcido. Choque e peritonite podem ocorrer. O exame clínico e a ultra-sonografia com Doppler são excelentes métodos propedêuticos na busca do diagnóstico.

Cirurgia imediata é necessária para prevenir a necrose e a perda do órgão em sofrimento, além do parto pré-termo e o risco potencial de morte perinatal. Habitualmente, o ovário direito é mais envolvido que o esquerdo, e os achados histológicos mais comuns são os teratomas e os cistoadenomas.

Procedimento tradicional seguido durante anos de clampear o pedículo vascular do cisto em sofrimento antes de distorcê-lo, evitando a possibilidade de tromboembolismo, foi revisto. Quando oportuno o atendimento, a tendência é conservadora, o cisto poderá ser distorcido, seguido da retirada da massa ou da cistectomia. Estes anexos assim tratados podem manter seu estado funcional (Holschneider, 2003).

DIAGNÓSTICO

Bromley e Benacerraf (1997) relatam que a ultra-sonografia foi capaz de diagnosticar com segurança em 131 MA suspeita, lesões com aspectos de benignidade em 89,3% fundamentadas nas características morfológicas dos tumores. Foram ainda diagnosticados corretamente 95% dos cistos dermóides, 80% dos endometriomas e 71% dos cistos simples. Cerca de 14 das 131 lesões (10,7%) tinham características sugestivas de malignidade. Entretanto, só ocorreu uma confirmação (taxa de 0,8% de malignidade).

Apesar de a ultra-sonografia ser excelente ferramenta diagnóstica nessas patologias, Whitecar e cols. (1999) não foram capazes de caracterizar com clareza os tumores de baixo potencial de malignidade dos das neoplasias benignas.

Segundo Wheeler e Fleischer (1997), a ultra-sonografia com Doppler também não é bom método para distinguir as neoplasias, por apresentar importante padrão de superposição de fluxo sangüíneo, que pode induzir a erro diagnóstico entre cisto de características benignas com o tumor maligno. Entretanto, é o método diagnóstico de escolha.

Quando a ultra-sonografia não caracteriza com precisão o tipo de tumor, a técnica de imagem por ressonância magnética está indicada, principalmente quando existe a possibilidade de a massa ser leiomioma uterino.

Os marcadores tumorais, como indicadores de malignidade, não têm nenhum significado durante a gestação. A própria prenhez determina elevação dos marcadores: alfafetoproteína (AFP), desidrogenase láctica (LDH), gonadotrofina coriônica humana, fração beta (β-hCG) e Ca^{125}.

O diagnóstico diferencial do ovário aumentado de volume, durante a gestação, deve ser feito com lesão do cólon, leiomioma pediculado, rim pélvico e malformação congênita do útero.

TRATAMENTO

Em 1963, Mundell alertou que a remoção de tumor de ovário durante a gestação estava indicada por três razões:

1. eliminar a possibilidade de provocar distócia;
2. afastar o risco de torção, rotura e hemorragia;
3. risco de malignidade. Estas dúvidas persistem até hoje.

A abordagem padrão para a remoção de MA durante a gravidez é a laparotomia. Entretanto, relato recente tem demonstrado que a cistectomia e/ou a ooforectomia laparoscópica podem ser seguramente realizadas.

O procedimento laparoscópico deve ser visto com prudência, pela necessidade de habilidade e nível técnico elevado, em função de limitado campo cirúrgico e do risco de comprometer o útero e o feto. Os cistos retirados por laparoscopia rompem-se mais freqüentemente que os extraídos por laparotomia, podendo levar à irritação peritoneal.

Qualquer MA presente após a 14ª semana da gestação, crescendo em tamanho conforme a ultra-sonografia seriada, contendo componente sólido e líquido (MC) ou vegetações internas, fixa e imersa em ascite é indicação absoluta de cirurgia.

Na gestação inicial, na presença de ovário aumentado, que a ultra-sonografia indica tumor < 6cm e com características de MA simples, devemos pensar em cisto de corpo lúteo. Habitualmente, esse quadro se resolve espontaneamente.

Se a MA observada no primeiro trimestre for unilateral, móvel e cística, é muito pouco provável que seja maligna. O seguimento deve ser feito durante a gestação. Se ocorrerem modificações nas características desse tumor, conforme os achados da ultra-sonografia seriada, deve-se operar no segundo trimestre, após a 14ª semana.

As MA que forem diagnosticadas no terceiro trimestre da gestação, sendo assintomáticas, devem ser seguidas até a terminação do parto, porque o tamanho do útero pode dificultar o acesso ao tumor durante a laparotomia e ainda desencadear o trabalho de parto.

Tumor sólido de ovário ou MC descoberto durante a gestação, habitualmente, deve ser tratado cirurgicamente, apesar do baixo risco de malignidade (2-5%) e, também, para prevenir os acidentes agudos (torção, rotura e hemorragia). Quando descoberto no primeiro trimestre deve ser removido no segundo.

Thornton e Wells (1987) relataram que, com o uso do ultra-som de alto poder de resolução, a abordagem conservadora de muitos tumores císticos uniloculares pode ser adotada. Recomendam a cirurgia nos casos de torção, rotura e/ou obstrução do canal do parto e para os tumores maiores que 10cm de diâmetro devido ao risco de câncer. Cisto entre 5 e 10cm de diâmetro deve ter conduta expectante se suas características forem de cisto simples.

Whitecar e cols. (1999) referendam essa conduta com cautela, porque em seu material 3 das 14 pacientes com cisto unilocular, no momento da cirurgia foi identificado tumor de ovário "borderline".

Fleischer e cols. (1990) e Caspi e cols. (2000) recomendam conduta expectante nos tumores assintomáticos menores que 6cm. Hess e cols. (1988) e Platek e cols. (1995) indicam a ressecção eletiva de qualquer massa ovariana maior que 6cm, persistente após a 16ª semana da gestação.

Finalmente, a remoção eletiva da MA na gestação é de melhor prognóstico que a retirada do tumor em regime de urgência.

NEOPLASIA BENIGNA DAS MAMAS

A grávida pode desenvolver qualquer uma das patologias das mamas vista na população geral, porém estão predispostas a certas complicações próprias do puerpério. Quando presente lesão suspeita, a conduta deve ser direcionada ao diagnóstico preciso e ao tratamento adequado, porém o menos invasivo possível, para não comprometer a gestação e a lactação.

Minucioso exame das mamas deve ser feito na primeira visita pré-natal, que servirá como base comparativa com alterações futuras, que possam surgir durante a gestação e no puerpério. Entretanto, o melhor momento para avaliá-las é fora do período gestacional, antes que ocorram as alterações fisiológicas, as quais, sem dúvida, diminuem a sensibilidade do exame palpatório e dos exames de imagens.

A conduta expectante de lesão suspeita, principalmente as pequenas, não é procedimento adequado, até porque seu desaparecimento, no interior da mama ingurgitada, vascularizada e aumentada de volume, pode dar a falsa impressão de que a lesão "desapareceu" ou "curou" espontaneamente.

De fato, o médico poderá estar iludido com esse falso senso de segurança, e o diagnóstico ser retardado. Pode escapar a oportunidade da identificação inicial de câncer de mama. O diagnóstico e o tratamento das anomalias da mama durante a gestação devem ser feitos à imagem das patologias encontradas na população geral.

DIAGNÓSTICO

No caso de "lesão palpável" inicia-se a propedêutica diagnóstica por meio da punção aspirativa com agulha fina (PAAF), guiada pela ultra-sonografia ou pela palpação, a qual informará imediatamente se se trata de lesão sólida ou cística. No caso de cisto simples ou galactocele, a punção tem caráter terapêutico.

Entretanto, diante de lesão sólida, enviar o material aspirado para o citopatologista experiente e conhecedor das modificações das mamas durante a gestação. Na ausência de diagnóstico, avançar na propedêutica.

A *mamografia* durante a gestação não é o melhor método investigativo, quer para o feto devido à irradiação, bem como por oferecer poucos subsídios maternos, devido às modificações gravídicas. Contudo, quando houver forte suspeita de malignidade e o exame for relevante para o diagnóstico, deve ser realizada, utilizando proteção abdominal materna.

A mama densa, ingurgitada e vascularizada da gestação altera a sensibilidade da mamografia pela diminuição de tecido gorduroso, responsável pelo contraste da imagem (Petrek, 2000).

A radiação ionizante do concepto, apesar de mínima, deve ser evitada. Durante a gestação, praticam-se somente duas incidências e o feto, nessa circunstância, sofrerá exposição menor que 50mrds ou 500mGy. Existe ainda, teoricamente, risco potencial futuro de carcinogênese da mama irradiada, devido ao seu estado de hiperestimulação durante a gestação e na lactação (Petrek, 2000).

O *ultra-som* é o método de escolha para estudar lesão palpável durante o ciclo gravídico-puerperal. Trata-se de método simples, seguro, inócuo, de baixo custo e de boa capacidade diagnóstica. Além dessas vantagens, ainda orienta a punção de cistos ou as punções histológicas para fins de diagnóstico. Entretanto, não tem sensibilidade para diferenciar lesões benignas das malignas.

A *imagem* por *ressonância magnética (IRM)* poderá ser útil em futuro próximo, porém, não existem dados suficientes sobre o que é "imagem normal" durante a gestação e lactação. Segundo o Comitê de Segurança da Sociedade para IRM, "a segurança da IRM durante a gestação não está comprovada" (Kanal, 1994).

Presença de lesão suspeita na qual a propedêutica não definiu com clareza a etiologia, a biópsia (aberta ou por punção) deve ser realizada seguida do exame anatomopatológico.

A *biópsia de fragmento* ("core biopsy") tem ganhado espaço importante na avaliação de nódulos sólidos, por sua natureza menos invasiva que a biópsia a céu aberto. Em mãos experientes, tem a mesma sensibilidade que a biópsia a céu aberto, oferecendo material suficiente para estudo histológico adequado.

Biópsia a céu aberto é o procedimento diagnóstico definitivo e sensível utilizado atualmente. A gestação não contra-indica ou atrasa o procedimento. Habitualmente, não representa risco para o concepto.

ATRASO NA INDICAÇÃO DA BIÓPSIA DIAGNÓSTICA

Lamentavelmente, não raro, lesão encontrada durante a gestação não tem sua gravidade reconhecida por médicos e paciente, o que pode levar a impacto negativo na sobrevida da gestante com câncer de mama (Petrek, 2000; Silva e Reis, 2000).

O adiamento da biópsia cirúrgica diante de "espessamento ou de lesão palpável" ocorre devido às elevadas taxas de complicações seguidas ao procedimento. Há um certo desconforto em realizar a biópsia durante a prenhez.

Em qualquer situação o diagnóstico de certeza é o histopatológico. O esquema III-5 mostra o fluxograma diagnóstico em casos de massa palpável.

DIAGNÓSTICO PATOLÓGICO DOS NÓDULOS RETIRADOS DURANTE A GESTAÇÃO E LACTAÇÃO

Em série com 105 biópsias benignas durante a gestação, 71% das pacientes tinham patologias semelhantes à mulher não-grávida e somente pequena proporção tinha alterações peculiares à gravidez, incluindo hiperplasia lobular, galactocele e mastite da lactação (Byrd e cols., 1962).

As lesões em ordem decrescente de freqüência foram: neoplasias benignas (fibroadenoma, lipoma, papiloma), doença fibrocística, galactocele e lesões inflamatórias. Além disso, infarto localizado da mama, quer por crescimento exagerado de fibroadenoma, quer espontaneamente, pode determinar a presença de massa palpável.

Segundo Byrd e cols. (1962), a probabilidade do diagnóstico de câncer na gestação foi semelhante à população não-grávida (2% x 19%). Slavin e cols. (1993) assinalaram que a maioria dos nódulos retirados das mamas era preexistente.

Secreção papilar sanguinolenta visível ou oculta identificada por meio da citologia é, até certo ponto, comum na gestação e lactação, cerca de 20% e 15%, respectivamente. A possível etiologia estaria relacionada à rápida proliferação ductal e à hipervascularização.

Havendo citologia alterada ou derrame papilar com massa palpável, é imprescindível a exérese para o diagnóstico definitivo.

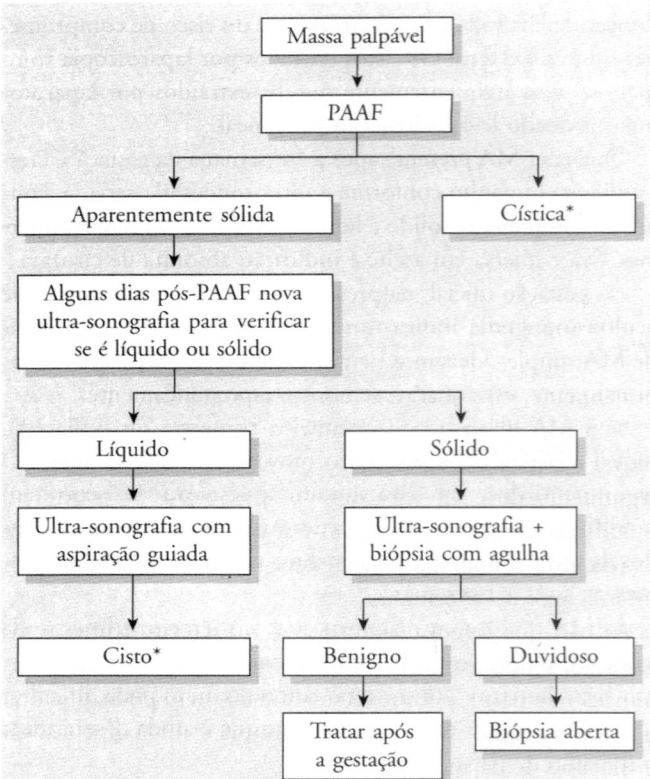

Esquema III-5 – Fluxograma diagnóstico em casos de massa palpável (Petrek, 2000).

* A maioria dos cistos desaparece após a aspiração. Pratica-se nova ultra-sonografia com três a seis semanas para confirmar a resolução ou a necessidade de nova aspiração. Se o cisto recidivar deve-se considerar a possibilidade de biópsia cirúrgica.

O adenoma do lactante, também denominado nódulo da lactação, hiperplasia nodular da lactação, é tumor raro. Apesar do nome, é mais comum durante a gestação que na lactação.

Clinicamente, apresenta-se à semelhança do adenoma tubular: massa palpável, indolor, bem delimitado, lobulado e de consistência elástica, localizado na periferia da mama, quadrante superior externo. O diagnóstico é histológico.

O maior esforço e preocupação são diferenciar essas massas benignas do câncer de mama. A grande maioria das lesões retiradas durante a gestação já estava presente.

Finalmente, as mulheres que desejam ter filhos devem passar por cuidadoso exame físico, e nas de risco, a mamografia é o exame de escolha.

Quando esses cuidados não forem possíveis, minucioso exame é feito na primeira visita pré-natal. O diagnóstico de lesão palpável na gestação inclui as mesmas técnicas para as mulheres não grávidas, embora as alterações gravídicas das mamas mereçam considerações especiais na interpretação dos resultados dos exames.

Referências Bibliográficas

• AHARONI, A. & cols. – Patterns of growth of uterine leiomyomas during pregnacy: a prospective longitudinal study. *Br. J. Obstet. Gynecol.*, 95:510, 1988. • BENASSAYAG, C. & cols. – Estrogen receptor (Eralpha/Erbeta) in normal and pathologic growth of the human myometrium: pregnancy and leiomyoma. *Am. J. Physiol.*, 276:E1112, 1999. • BROMLEY, B. & Benacerraf, B. – Adnexal masses during pregnancy: accuracy of sonographic diagnosis and outcome. *J. Ultrasound Med.*, 16:447, 1997. • BURTON, C.A. & cols. – Surgical mangement of leiomyomata during pregnancy. *Obstet. Gynecol.*, 74:707, 1989. • BYRD, B.F. & cols. – Treatment of the breast tumors associated with pregnancy and lactation. *Ann. Surg.*, 155:940,1962. • CASPI, E. & cols. – Conservative management of ovarian cystic teratoma during pregnancy and labor. *Am. J. Obstet. Gynecol.*, 182:503, 2000. • COMERCI, J.T. & cols. – Mature cystic teratoma: A clinicopa-thologic evaluation of 517 cases and review of literature. *Obstet. Gynecol.*, 84:22,1994. • CUNNINGHAM, F.G. & cols. – *Williams Obstetrics*, 21th ed., Norwalk, Appleton Lange, 2001. • DECHERNEY, A.H. & NATHAN, L. – *Current Obstetric & Gynecologic Diagnosis & Treatment*. 9th ed., McGraw-Hill Companies, 2003. • DILDY, G.A. & cols. – Indomethacinn for the treatment of symptomatic leiomyoma uteri during pregnancy. *Am. J. Perinatol.*, 9:185, 1992. • DOUGLAS, R.G. & STROMME, W.B. – *Operative Obstetrics*. 4th ed., New York, Appleton-Century-Crofts, p. 289, 1982. • EXACOUSTOS, C. & ROSATI, P. – Ultrasound diagnosis of uterine myomas and complication in pregnancy. *Obstet. Gynecol.*, 82:97,1993. • FLEISCHER, A.C. & cols. – Sonographic evaluation of maternal disorder during pregnancy. *Radiol. Clin. North Am.*, 28:51, 1990. • HASAN, F. & cols. – Uterine leiomyomata in pregnancy. *Int. J. Gynecol. Obstet.*, 34:45, 1990. • HESS, L.W. & cols. – Adnexal mass occurring with intrauterine pregnancy: Report of fifty-four patients requiring laparotomy for definitive management. *Am. J. Obstet. Gynecol.*, 158:1029, 1988. • HOLSCHNEIDER, C.H. – Surgical diseases & disorder in pregnancy. In: *Current Obstetric & Gynecologic Diagnosis & Treatment*, 9th ed., McGraw-Hill Companies, 2003. • HOPKINS, M.P. & DUCHON, M.A. – Adnexal surgery in pregnancy. *J. Reprod. Med.*, 31:1035, 1986. • ICHIMURA, T. & cols. – Correlation between the growth of uterine leiomyomata and estrogen and progesterone receptor content in needle biopsy specimens. *Fertil. Steril.*, 70:967, 1998. • JACKSON, D.N. & GARITE, T.J. – Surgical correction of uterine anomalies. In: Plauché, W.C.; Morrison, J.C. & O'Sullivan, M.J. (eds.). *Surgical Obstetrics*. Philadelphia, Saunders, p. 186, 1992. • KAWAGUCHI, K. & cols. – Immunohistochemical analysis of oestrogen receptors, progesterone receptors and Ki-67 in leiomyoma and myometrium during the menstrual cycle and pregnancy. *Virchows Arch.*, 419:309, 1991. • KANAL, E. – Pregnancy and safety of magnetic resonance imaging. *Magn. Reson. Imaging Clin. North Am.*, 2:309, 1994. • KATZ, V.L. & cols. – Complications of uterine leiomyomas in pregnancy. *Obstet. Gynecol.*, 73:593, 1989. • KESSLER, A. & cols. – Myomas vs. contraction in pregnancy: differentiation with color Doppler imaging. *J. Clin. Ultrasound*, 21: 241, 1993. • KIER, R. & cols. – Pelvic masses in pregnancy: MR imaging. *Radiology*, 176:709, 1990. • KOONINGS, P.P. & cols. – Incidental adnexal neoplasm at cesarean section. *Obstet. Gynecol.*, 72: 67, 1988. • LEVTOAFF, A.S. & cols. – Leiomyomas in pregnancy: Sonographic study. *Radiology*, 164:375, 1987. • LUMSDEN, M.A. & cols. – The binding of epidermal growth factor to the human uterus an leiomyomata in women rendered hypo-oestrogenic by continuous administration of an LHRH agonist. *Br. J. Obstet. Gynecol.*, 95:1299, 1988. • MARA, M. & cols. – Management of uterine myomas in women of fertile age. *Ceska Gynecol.*, 68:30, 2003. • MENDONZA, A.E. & cols. – Increased platelet-derived growth factor. A-chain expression in human uterine smooth muscle cells during the physiologic hypertrophy of pregnancy. *Proc. Natl. Acad. Sci. USA*, 87:2177,1990. • MOLLICA, G. & cols. – Elective uterine myomectomy in pregnant women. *Clin. Exp. Obstet. Gynecol.*, 23:168, 1996. • MUNDELL, E.W. – Primary ovarian cancer associated with pregnancy. *Clin. Obstet. Gynecol.*, 6:983, 1963. • MURAM, D. & cols. – Myomas of the uterus in pregnancy: ultrasonographic follow-up. *Am. J. Obstet. Gynecol.*, 138:16, 1980. • PETREK, J.A. – Abnormalities of the breast in pregnancy and lactation. In: Harris, J.A. & cols. *Diseases of the Breast*. Lippincott Williams & Wilkins, 2000. • PHELAN, J.P. – Myomas and pregnancy. *Obstet. Gynecol. Clin. North Am.*, 22: 801, 1995. • PLATEK, D.N. & cols. – The management of a persistent adnexal mass in pregnancy. *Am. J. Obstet. Gynecol.*, 173:1236, 1995. • RICE, J.P. & cols. – The clinical significance of uterine leiomyomas in pregnancy. *Am. J. Obstet. Ginecol.*, 160:1212, 1989. • ROSATI, P. & cols. – Uterine myoma in pregancy: ultrasound study. *Int. J. Gynecol. Obstet.*, 28:109, 1989. • ROSATI, P. & cols. – Longitudinal evaluation of uterine myoma growth during pregnancy: a sonographic study. *J. Ultrasound Med.*, 11:511, 1992. • SHEINER, E. & cols. – Obstetric characteristics and perinatal outcome of pregnancies with uterine leiomyomas. *J. Reprod. Méd.*, 49:182, 2004. • SILVA, H.M.S. & REIS, J.H.P. – Propedêutica armada no ciclo gravídico-puerperal. In: Santos Jr. A Mama no Ciclo Gravídico-Puerperal. Atheneu, 2000. • SLAVIN, J.L. & cols. – Nodular breast lesion during pregnancy and lactation. *Histopatology*, 22:336, 1993. • SPADOLA, S. & cols. – Does size matter? Fibroids and pregnant uterus. *Am. J. Obstet. Gynecol.*, 189(6 Suppl.):S125, 2003. • SPIE, J.B. – Embolization – Is it universally suitable? Program and abstracts from the 3rd World Congress in Obstretics, Gynecology & Inferility. Presented June 22, Washington, DC, 2002. • STROBELT, N. & cols. – Natural history of uterine leiomyomas in pregnancy. *J. Ultrasound Med.*, 13:399, 1994. • THORNTON, J.G. & WELLS, M. – Ovarian cysts in pregnancy: does ultrasound make traditional management inappropriate? *Obstet. Gynecol.*, 69:717, 1987. • WEINREB, J.C. & cols. – The value of MR imaging in distingui-shing leiomyomas from other solid pelvic masses when sonography is indeterminate. *Am. J. Roentgenol.*, 154:295, 1990. • WHEELER, T.C. & FLEISHER, A.C. – Complex adnexal mass in pregnancy: predictive value of color Doppler sonography. *J. Ultrasound Med.*, 16:425, 1997. • WHITECAR; PAUL, M.A.J. & cols. – Adnexal masses in pregnancy: a review of 130 cases undergoing surgical management. *Am. J. Obstet. Gynecol.*, 181:19, 1999. • WINER-MURAM, H.T. & cols. – Uterine myomas in pregnancy. *J. Assoc. Canad. Radiol.*, 35:168, 1984. • ZAWIN, C.G. & cols. – Reproductive outcome after metroplasty. *J. Gynecol. Obstet.*, 55:45, 1996.

76 Neoplasias Ginecológicas Malignas: Colo do Útero, Ovários e Mamas

José Aristodemo Pinotti
Luiz Carlos Teixeira
Carlos Roberto Monti

São poucas as condições médicas que necessitam de uma multiplicidade de técnicas diagnósticas e terapêuticas, com envolvimento de vários especialistas, como o câncer na gravidez e no puerpério. Como o obstetra e o ginecologista geralmente são os primeiros a diagnosticar um tumor durante ou após a gravidez, necessitam de conhecimentos suficientes para orientação diagnóstica e adequado planejamento do tratamento.

Esse conhecimento por parte do médico-assistente deve considerar que o objetivo da terapêutica oncológica, nos estágios iniciais da doença, é curar a paciente, não importando a situação do feto. Já nos casos de tumores pouco responsíveis ao tratamento, deve-se preservar o feto até sua maturidade.

A abordagem da gestante e com câncer deve ser individualizada, requerendo a participação do oncologista-cirurgião, do ginecologista, do obstetra, do radioterapeuta e do quimioterapeuta. Esses especialistas, além da avaliação médica do caso, devem levar em conta os aspectos psicológicos, socioeconômicos e religiosos, a fim de que a conduta seja a melhor possível para a mãe e para o concepto.

O diagnóstico e o tratamento do câncer ginecológico melhoraram consideravelmente nos últimos anos, e isso se refletiu na queda da mortalidade e no aumento do número de casos diagnosticados. Essas neoplasias acometem principalmente as mulheres entre 45 e 60 anos de idade e, portanto, o aparecimento de neoplasia maligna durante a gestação é ocorrência rara.

Entretanto, precisamos ficar atentos para os tumores que acometem a mulher na idade fértil e que são, principalmente, linfomas e leucemias, câncer de mama, neoplasias invasivas ou pouco invasivas de colo uterino, melanomas, sarcomas de partes moles, câncer ovariano, tumores cerebrais e, infelizmente, devido ao aumento no número de mulheres fumantes, câncer de pulmão.

Na esfera ginecológica, as neoplasias que podem mais freqüentemente ocorrer na grávida são por ordem de incidência: câncer do colo, câncer da mama e câncer do ovário. Considerando a biologia de cada um desses tipos de doença, o câncer diagnosticado durante a gravidez está em desenvolvimento há algum tempo, portanto a mulher já era portadora do tumor quando engravidou. Por outo lado, neoplasia que acomete a mulher durante os 12 meses subseqüentes ao parto seguramente se iniciou durante a gestação.

Estas considerações são de grande importância porque o obstetra ou o ginecologista deve considerar como rotina pré-natal o exame dos órgãos genitais e das mamas.

ALTERAÇÕES IMUNOLÓGICAS NA GRAVIDEZ

Uma das questões ainda não esclarecidas na imunologia atual é o fato de o concepto, principalmente dos vivíparos, com toda sua estrutura antigênica diferente da mãe, não rejeitar nem ser rejeitado por ela.

Durante muito tempo atribuiu-se à barreira placentária, à imaturidade imunológica fetal e à imunossupressão generalizada durante a gravidez como os fatores responsáveis por esse mecanismo de tolerância imunológica.

Entretanto, os conhecimentos adquiridos ao longo dos últimos anos evidenciaram que, durante a gravidez, há estado imunológico de modificação da resposta imunogênica, devido à indução dos linfócitos T supressores do feto, o que inibiria a rejeição materna a eles (Goldberg e Frikke, 1980). Esse mecanismo de tolerância, ou adaptação, já foi descrito em 1974 por Olding e Oldstone, que mostraram a inibição da proliferação dos linfócitos maternos pelos linfócitos do sangue do cordão.

Posteriormente, confirmou-se que o linfócito T supressor fetal tem receptores para a fração Fc da imunoglobulina, sendo capaz de suprimir a resposta imunológica (Olding e Oldstone, 1974: Morito e cols., 1979). Assim, durante a gravidez, haveria estímulo dos linfócitos T supressores por secreções celulares fetais, como a alfafetoproteína. Esse fenômeno diminuiria o mecanismo de rejeição e, portanto, o feto não rejeitaria o tecido materno, idéia contrária a que imaginávamos. Este mecanismo explica, racionalmente, o porquê das doenças auto-imunes melhorarem durante a gravidez (Sagawa e Abdon, 1979; Froelich e cols., 1980).

USO DA RADIOTERAPIA DURANTE A GRAVIDEZ

As radiações ionizantes podem provocar alterações no crescimento, morte do embrião, do feto ou recém-nascido e malformações congênitas. Este efeito é proporcional à dose exposta ao concepto; entretanto, ainda não existem valores definidos para a avaliação desse risco.

Considerando os efeitos agudos, ou imediatos, da irradiação, sabe-se que as doses de radiação menores que 250 centigrays (cGy) até a terceira semana de gestação não produzem anormalidades na maioria dos recém-nascidos, embora tenham sido descritos casos de abortos ou reabsorção do embrião. A mesma irradiação aplicada entre a 4ª e 11ª semanas provoca severas anormalidades em vários órgãos. Se há irradiação entre a 12ª e 16ª semanas geralmente ocorrem anomalias ósseas.

Se uma mulher for irradiada entre a 17ª e 20ª semanas, podem ocorrer graus leves de microcefalia, retardamento mental e parada de desenvolvimento. Após a 20ª semana, não ocorrem anormalidades que colocam a vida do feto em risco, mas alterações funcionais surgirão se houver irradiação pélvica abdominal. Graus variados de hepatite e nefrite têm sido descritos, mas o fenômeno mais freqüente é o maior risco para o desenvolvimento de tumor no futuro, principalmente as leucemias.

De acordo com as normas internacionais, a gestante não poderá ter exposição de radiação acima de 0,5 unidade de proteção radiológica (Rem). Também é consenso que se deva indicar o aborto quando a dose de irradiação recebida pela grávida esteja em termo de 10cGy nas primeiras seis semanas da gestação.

Se uma gestante foi irradiada, o médico assistente deve estar atento para os três principais efeitos tardios, que são a diminuição do período de vida, a carcinogênese e as alterações genéticas nos descendentes.

O aparecimento de tumor após irradiação ocorre após longo período de latência; em média cerca de 25 anos para os tumores sólidos e 14 anos para os linfomas e as leucemias. A irradiação uterina aumenta o risco do desenvolvimento de tumor nos primeiros 10 anos de vida em cerca de metade dos fetos expostos.

O mecanismo da carcinogênese por irradiação durante a gestação, provavelmente, é devido à mutação somática ou ao estímulo do oncogênese. Já as alterações genéticas são devidas a mutação gênica, dominantes ou recessivas, aberrações e quebras cromossômicas das células germinativas. A dose máxima permissível para que essas alterações não ocorram e, portanto, não sejam transmitidas é de 10cGy.

CÂNCER GENITAL E GRAVIDEZ

CÂNCER DO COLO UTERINO

Considerando-se os aspectos epidemiológicos, a neoplasia genital que mais freqüentemente acomete a mulher brasileira é o câncer do colo uterino, tanto em suas formas não-invasivas quanto nas invasivas, pois sua ocorrência é particularmente freqüente no período reprodutivo da vida. O desenvolvimento dos programas de prevenção e controle do câncer cervical faz aumentar o número de diagnósticos de neoplasias intraepiteliais e dos casos iniciais do carcinoma invasor, diminuindo conseqüentemente a mortalidade (Nevin e cols., 1995).

Apesar da inexistência de dados significantes na literatura médica brasileira sobre a ocorrência do câncer cervical na gravidez, sabemos que existe correspondência relativa com os dados da literatura, isto é, 1/2.240 gestações. Considerando-se apenas os carcinomas *in situ*, sua ocorrência é de 1/770 gestações (Hacker e cols., 1982).

Não existe orientação padronizada para a detecção de neoplasia cervical durante a gestação, mas a recomendação é que inspeção cuidadosa e avaliação citológica sejam realizadas na primeira consulta pré-natal. Se a mulher tiver história de tratamento prévio para neoplasia intra-epitelial cervical (NIC), a citologia deve ser repetida a cada três meses, não sendo recomendada a biópsia ou a curetagem endocervical, devido aos riscos para o concepto e para a mãe (Jolles, 1989).

Se o diagnóstico de NIC for feito durante a gestação, a paciente deverá ser submetida, bimensalmente, a colposcopia (De Petrillo e cols., 1975). Em alguns casos, quando há evidências significativas de neoplasia invasiva, é necessária a realização de conização, procedimento de risco, pois é muito sangrante e com alta incidência de ressecções incompletas (Hanningan e cols., 1982).

Levando em conta a história natural do carcinoma do colo, as lesões pré-invasivas não merecem tratamento durante a gestação. A paciente deverá ser reavaliada 10 semanas após o parto para a conduta mais adequada (Pinotti e cols., 1992). Acreditava-se que os elevados níveis de estrógeno durante a gestação pudessem acelerar o crescimento das células neoplásicas; entretanto, a ausência quase completa de receptores de estrógeno e os dados de observações clínicas afastaram essa noção incorreta (Twinggs e cols., 1987)

Por outro lado, o diagnóstico de neoplasia invasiva impõe o estadiamento da doença, pois o tratamento é baseado nesse estadiamento. Os exames radiográficos devem ser evitados, conforme referido no item uso da radioterapia durante a gravidez. O estágio final fica, então, restrito ao exame palpatório pélvico, à ultra-sonografia do abdome e mais recentemente à ressonância magnética (Hanningan, 1990).

Uma vez estadiada a doença, devemos estabelecer a correlação com a idade gestacional, pois o carcinoma epidermóide do colo tem evolução lenta, o que permite aguardamos a maturidade fetal. Entretanto, isso nem sempre é verdadeiro, principalmente nos casos de adenocarcinoma do colo, em que há progressão rápida da doença (Lee e cols., 1983)

Embora a questão da conduta diante do carcinoma invasivo obrigue o médico a conversar e explicar à paciente os aspectos evolutivos da doença, respeitando sua vontade (Pinotti e cols., 1992), existe consenso generalizado de que durante o primeiro trimestre os casos dos estágios II e IIa são mais bem tratados com a histerectomia total, com útero cheio, e linfadenectomia pélvica bilateral. Se houver contra-indicação médica ou se durante a laparotomia houver metástases ganglionares, estará indicada a radioterapia.

Devido às alterações anatômicas próprias da gestação, como a expansão da cérvix e do segmento uterino inferior, a irradiação inicial deverá ser externa, na dose de 4.500 a 5.000cGy em quatro semanas, na região pélvica. Com essa dose, haverá a morte fetal e, geralmente, ocorrerá o aborto. Se isso não ocorrer, é necessária a curetagem para que possamos continuar o tratamento, que será braquiterapia se a lesão do colo não for extensa. Havendo lesão extensa e sendo o carcinoma de estágios Ia, b e IIa, deve-se optar por histerectomia, seguida de braquiterapia.

Se o diagnóstico for feito e avaliar após a 26ª semana, devemos considerar a maturidade fetal e avaliar a paciente a cada 21 dias. A via obstétrica deve ser a cesárea corporal, seguida de histerectomia total com linfadenectomia para os estágios I e IIa. Para casos mais avançados, a conduta é a cesárea e a irradiação, iniciada três semanas após a cesárea (Jones e cols., 1991) e, concomitantemente, quimioterapia semanal com platina (NCI).

CÂNCER DE OVÁRIO

Outra neoplasia genital que pode ocorrer na idade fértil e durante a gestação é o câncer de ovário. Sua incidência é baixa e os dados americanos mostram um caso para cada 17.000 a 38.000 partos de termo, o que corresponde a 3 a 6% de todas as massas anexiais detectadas na gravidez (Hess e cols., 1988).

Os tumores germinativos são mais freqüentes (45%) seguidos dos epiteliais (37,5%) e do estroma (10%), segundo Copeland e Landom (1996). O diagnóstico geralmente é feito na primeira visita pré-natal pelo exame físico e pela ultra-sonografia (Jolles, 1985). Não devemos esquecer, entretanto, que os tumores ovarianos podem surgir de forma aguda, com torção ou rotura, e nessa situação a paciente se apresenta com distensão abdominal e dor.

A avaliação ecográfica do abdome é importante para a decisão terapêutica. O aspecto ecográfico de um cisto simples ou funcional não requer abordagem imediata. Uma massa anexial móvel e unilateral, sem ascite, poderá ser explorada, eletivamente, a partir do segundo trimestre (Butery e cols., 1973).

Se os aspectos clínicos e ecográficos e as dosagens dos marcadores tumorais (CA-125, alfafetoproteína e β-hCG) forem sugestivos de neoplasia maligna, uma laparotomia para estadiamento deve ser realizada. Se o tumor for do estágio I, restrito a apenas um ovário, são importantes a exploração do retroperitônio e a biópsia do ovário contralateral.

A interrupção da gravidez deve ser feita se o tumor for dos estágios II e III. Os tumores germinativos também têm a mesma conduta. Se o diagnóstico de uma neoplasia ovariana for feito no segundo trimestre ou no início do terceiro, estando a paciente assintomática, a conduta deve ser protelada até que se tenha a maturidade fetal. Se houver sintomas ou ascite, a abordagem cirúrgica deve ser imediata.

CÂNCER DE MAMA E GRAVIDEZ

Os programas de esclarecimento à população e a utilização dos métodos de diagnóstico combinados, como exame clínico, mamografia, ecografia e termografia, têm aumentado o número de diagnóstico desse tipo de neoplasia. O pico de incidência ocorre no período da perimenopausa, até cinco anos da menopausa; portanto, a freqüência do câncer mamário com a gestação é rara.

White, em 1955, descreveu que no período compreendido entre 1850 e 1950 a incidência dessa associação, câncer de mama-gravidez, foi de 2,8%. Atualmente, aceita-se que essa taxa varie entre 0,2 e 3,8% (Wallack e cols., 1983), dependendo de o diagnóstico ser feito durante a gravidez, a lactação ou em pacientes que foram tratadas por carcinoma e engravidaram.

O exame das mamas deve fazer parte da rotina do pré-natal, justificando a utilização da ecografia e da punção-biópsia por aspiração para o esclarecimento diagnóstico. A termografia, devido às modificações vasculares fisiológicas da mama, e a mamografia, devido ao risco da irradiação e à sua pouca acuracidade em mama muito densa, não devem ser utilizadas (Pinotti e cols., 1983).

É importante, em qualquer caso de suspeita para malignidade, chegar ao diagnóstico, pois a demora poderá, decisivamente, piorar o prognóstico (Zinns, 1979). A biópsia incisional com anestésico local deverá ser realizada principalmente no primeiro trimestre, pois há referências de que a anestesia geral pode ser tetatogênica (Barron, 1984).

Diagnosticado um carcinoma, os exames para o estadiamento devem ser restritos. Não recomendamos a realização da radiografia do tórax no primeiro trimestre, podendo ser realizada nos demais, pois a dose de exposição de 0,008cGy é relativamente inócua ao feto. A cintilografia óssea não é recomendada e somente deverá ser realizada se seu resultado modificar a terapêutica, mesmo sabendo que esse exame expõe a mulher e o feto a 80-190mRem, dose muito aquém da máxima permitida, que, de acordo com os organismos internacionais, é de 500mRem (Baker e cols., 1987). A ultra-sonografia é útil para o inventário das mamas, axilas e dos órgãos abdominais, detectando, também, pequenos derrames pleurais (Figs. II-78 e II-79).

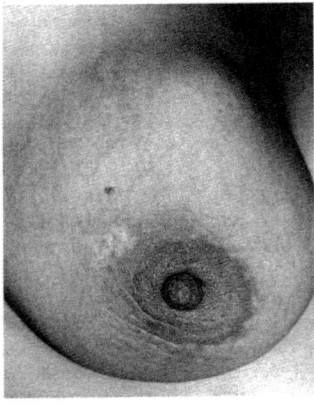

Figura III-78 – Neoplasia maligna em gestante. Notar a saliência da superfície mamária no quadrante súpero-interno (Neme).

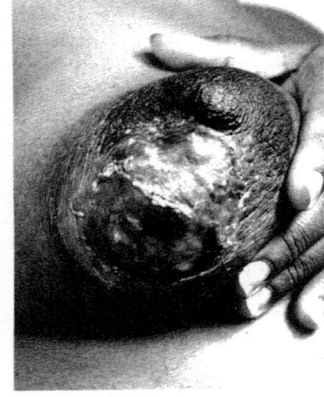

Figura III-79 – Neoplasia maligna avançada da mama em gestante. Notar a ulceração submamilar.

O carcinoma de mama geralmente é do tipo ductal invasivo, semelhante àquele da não-grávida. Ao contrário do que se citava, não há maior número de casos de carcinoma inflamatório que é de 45, semelhante ao de não-grávidas (Clark e Reid, 1978).

O prognóstico da doença está relacionado com o estágio por ocasião do diagnóstico, e com a possibilidade de a paciente ser adequadamente tratada.

No passado, as sobrevidas de cinco anos das mulheres que tinham câncer na gestação ou lactação variavam em torno de 20% (Kilgore, 1929; Harrington, 1937; Haagensen e Stout, 1943; Peters, 1962). A partir do maior conhecimento sobre os fatores prognósticos, definiu-se que as sobrevidas estavam relacionadas, além de ao tumor, também à presença ou não de metástase axilar (Haagensen, 1967). Os dados atuais mostram que o prognóstico está diretamente relacionado com o estadiamento, independente do trimestre da gestação (Wallack e cols., 1983; King e cols., 1985; Ribeiro e cols., 1986).

Outra postura que se adotava era a indicação do aborto terapêutico, pois admitia-se que o estado de hiperestrogenismo aceleraria o desenvolvimento da doença. Entretanto, com freqüência, os carcinomas mamários, na gestação e na lactação, são constituídos por células sem os receptores (Holdaway e cols., 1984), não se justificando, portanto, essa conduta.

O tratamento indicado no primeiro trimestre é a mastectomia radical. A cirurgia conservadora implicaria tratamento irradiante complementar, o que é contra-indicado na grávida na fase de embriogênese e organogênese. Por outro lado, havendo comprometimento axilar, está indicada a quimioterapia adjuvante, devendo-se optar pelos antracíclicos (Capítulo 78). A quimioterapia deve ser evitada nas três semanas que antecedem o parto (Doll e cols., 1989). Se a paciente tiver doença avançada, locorregional ou metástases a distância, o aborto deve ser considerado no primeiro trimestre. Nos demais trimestres, deverá receber quimioterapia, interrompendo-se a gestação quando houver maturidade fetal (Murray e cols., 1984; Willemese VanderSijde, 1990; Gwyn e Theriault, 2001).

Não existe consenso quanto à ooforectomia, sendo prudente realizá-la nos casos mais avançados e quando a via obstétrica for a cesárea. Nos casos iniciais, estágios I e II, não se justifica a realização da ooforectomia (Gallenberg e Loprinzi, 1989).

Dois outros aspectos são relevantes: a supressão da lactação e a utilização dos métodos anticonceptivos. A supressão da lactação está indicada quando houver tratamento cirúrgico e radioterapia no período da lactação. A diminuição do tamanho e da vascularização da mama facilita a abordagem cirúrgica e radioterápica (Anderson, 1979; Horstein e cols., 1982). A amamentação pela mama oposta deve ser evitada, principalmente se a paciente está recebendo quimioterapia, pois as drogas podem ser excretadas pelo leite, ocorrendo síndromes hematológicas no recém-nascido (Beely, 1981; Suttcliffe, 1985).

Embora vários estudos tenham demonstrado que uma gravidez subseqüente não modifica o prognóstico de carcinoma tratado (Cooper e Butterfield, 1970; Mignot e cols., 1986), recomenda-se que a mulher fique de 24 a 36 meses pós-término do tratamento primário sem engravidar, pois é nesse período que costuma ocorrer mais freqüentemente as recidivas. Para que o seguimento seja adequado, com exames periódicos, a paciente que ainda deseja engravidar terá como método anticonceptivo a progesterona ou o DIU. Naquelas com prole definida indicamos a laqueadura tubária. Deve ser discutida também a conveniência da vasectomia pelo marido ou companheiro.

Referências Bibliográficas

• ANDERSON, J.M. – Mammary cancers and pregnancy. Br.J.Med., 1:1124, 1979. • BAKER, J. & cols. – Bone scanning in patients with breast carcinoma. Clin. Nucl. Med., 12:519, 1987. • BARRON, W.M. – The pregnant surgical patient medical evaluation and management. Ann. Int. Med., 101:683, 1984. • BEELY, L.I. – Drugs and breast feeding. Clin. Obstet. Gynecol., 8:291, 1981. • BUTERY, B.W. & cols.. – Ovarian tumors in pregnancy. Med. J. Aust., 1:345, 1973. • CLARK, R.M. & REID, J. – Carcinoma of the breast in pregnancy and lactation. Int. J. Radiation., 4:693, 1978. • COOPER, D.R. & BUTTERFIELD, J. – Pregnancy subsequent to mastectomy for cancer of the breast. Ann. Surg., 171:429, 1970. • COPELAND, L.J. & LANDOM, B. – Malignant disease in pregnancy. In: Gabbe, S.G. & cols. (eds.). Obstetrics Normal and Problem Pregnancies. New York, Churchill Livingstone, 1996, p.1155. • DE PETRILLO, A.D. & cols – Colposcopic evaluation of the abnormal papanicolaou test in pregnancy. Ann. J. Obstet. Gynecol., 121:441, 1975. • DOLL, D.C. & cols. – Antineoplastic agents in pregnancy. Sem. Oncol., 16:337, 1989. • FROELICH, C.J. & cols. – Pregnancy, a temporary fetal graft of suppressor cells in autoimmune disease? Am. J. Med., 69:329, 1980. • GALLENBERG, M.M. & LOPRINZI, C.L. – Breast cancer and pregnancy. Sem. Oncol., 16:369, 1989. • GOLDBERG, E.H. & FRIKKE, M.J. – The role of supressor cells in the fetal escape of maternal immunologic rejection. In: Gooddwin, J.S. (ed.). Supressor Cells in Human Disease States. New York, Marcel Dekker, 1980. • GWYN, K. & THERIAULT, R. – Breast cancer during pregnancy. Oncology, 15:39, 2001. • HAAGENSEN, C.D. & STOUT, A.P. – Carcinoma of the breast. Am. Surg., 118:859, 1943. • HAAGENSEN, C.D – Cancer of the breast in pregnancy and during lactation. Am. J. Obstet. Gynecol., 98:141, 1967. •

HACKER, N.F. & cols. – Carcinoma of the cervix associated with pregnancy. Obstet. Gynecol., 59:735, 1982. • HANNIGAN, E.U. & cols. – Cone biopsy during pregnancy. Obstet. Gynecol., 60:450, 1982. • HANNINGAN, E.V. – Cervical cancer in pregnancy. Clin. Obstet. Gynecol., 33:837, 1990. • HARRINGTON; S.W. – Carcinoma of the breast. Results of surgical treatment when the carcinoma occured in the course of pregnancy or lactation and when pregnancy ocurred subsequente to operation (1910-1933). Ann. Surg., 106:690, 1937. • HESS, L.W.; PEACEMAN, A. & O'BRIEN, W. – Fetal: adnexal mass occurring with intrauterine pregnancy. Am. J. Obstet. Gynecol., 158:1029, 1988. • HOLDAWAY, I.M. & cols.- Steroid hormone receptors in breast tumors presenting during pregnancy or lactation. J. Surg. Oncol., 25:38, 1984. • HORSTEIN, E. & cols. – The management of breast carcinoma in pregnancy and lactation. J. Surg. Oncol., 21:179, 1982. • JOLLES, C.J. – Ovarian cancer:diagnosis, staging, granding and epidemiology. Clin. Obstet. Gynecol., 28:787, 1989. • JONES, S.E. & cols. – Cancer and Pregnancy. Asco-Education – al Book, 1991, p. 228. • KILGORE, A.R. – Tumors and tumor-like lesions of the breast in association with pregnancy and lactation. Arch. Surg., 18:2079, 1929. • KING, R.M. & cols. – Carcinoma of the breast associated with pregnancy. Surg. Gynecol. Obstet., 160:228, 1985. • LEE, R.B. & cols. – Cervical carcinoma and pregnancy: report of 49 cases. Am. J. Obstet. Gynecol., 145:203, 1983. • MIGNOT, L. & cols. – Breast carcinoma and subsequente pregnancy. Proc. Ann. Meet. Am. Soc. Clin. Oncol., 5:57, 1986. • MORITO, T. & cols. – Studies of human cord bood and adult lymphocyte interaction using in vitro immunoglobulin production. J. Clin. Invest., 64:9990, 1979. • MURRAY, C.L. & cols. – Multimodal cancer therapy for breast cancer in the first trimester of pregnancy. JAMA, 25:2607, 1984. • NATIONAL CANCER INSTITUTE: Concurrent chemoradiation for cervical cancer. Clinical Announcement, Washington, Dc, Feb 22, 1999. • NEVIN, J. & cols. – Cervical carcinoma associated with pregnancy. Obstet. Gynecol. Surv., 50:228, 1995. • OLDING, L.B. & OLDSTONE, M.B.A. – Lymphocytes from human newborns abrogate mitoses of their mother's lymphocytes. Nature, 249:161, 1974. • PETERS, M.V. – Carcinoma of the breast associated with pregnancy. Radiology, 78:58, 1962. • PINOTTI, J.A. & cols. – Câncer de mama e gravidez. Perspectivas do uso da ecografia no diagnóstico. J. Bras. Ginec., 93:3, 1983. • PINOTTI, J.A. & cols. – Manual de Oncologia Genital e Mamária. Centro de Referência de Saúde da Mulher, São Paulo, 1992, p.100. • RIBEIRO, G.G. & cols. – Carcinoma of the breast associated with pregnancy. Br. J. Surg., 73:607, 1986. • SAGAWA, A. & ABDON, N.I. – Suppressor cell antibody in systemic lupus erythematosus: possible mechanism for suppressor cell dysfunction. J. Clin. Invest., 63:536, 1979. • SUTTCLIFFE, S.B. – Treatment of neoplasic disease during pregnancy: maternal and fetal. Clin. Invest. Med., 8:333, 1985. • TWINGGS, L.B. & cols. – Cytosolic estrogen and progesterone receptors as prognostic parameters in stage IB cervical carcinoma. Gynecol. Oncol., 28:156, 1987. • WALLACK, M.K. & cols. – Gestacional carcinoma of the female breast. Curr. Probl. Cancer, 7:1, 1983. • WHITE, T.T. – Carcinoma of the breast in the pregnant and the nursing patient. Am. J. Obstet. Gynecol., 69:1277, 1955. • WILLEMESE, P.H.B. & VANDERSIJDE, R. – combination chemoterapy and radiation for stage IV breast cancer during pregnancy. Gynecol. Oncol., 36:281, 1990. • ZINNS, J.S. – The association of pregnancy and breast cancer. J. Reprod. Med. 22:297, 1979.

77 Neoplasias Malignas Não-Ginecológicas

Luiz Carlos Zeferino
Francisco Ricardo Gualda Coelho
Luis Otávio Zanatta Sorian

As neoplasias malignas são a segunda causa mais prevalente de morte entre as mulheres na idade reprodutiva, acometendo aproximadamente 2,2% das mulheres férteis, com idade entre 15 e 40 anos. Durante a gestação, também não são um evento raro: cerca de uma em cada 1000 gestantes poderá ser portadora de câncer (Antonelli e cols., 1996). Esta prevalência tende a ser cada vez maior em decorrência, sobretudo, do aumento na idade média da primeira gestação. Cerca de 1% de todas as mulheres que são diagnosticadas de uma neoplasia estão grávidas (Doneghan, 1986).

Em geral, admite-se que as neoplasias malignas mais comumente encontradas nas gestantes sejam o câncer de mama e do colo do útero, mas as doenças não-ginecológicas, como o melanoma maligno, as neoplasias hematológicas (linfoma e leucemia) e os cânceres do cólon, tireóide e sistema nervoso central, também são prevalentes. Entretanto, são raros os estudos recentes sobre a incidência e a prevalência de cada um dos tipos de câncer durante a gestação. Na Califórnia, entre 1992 e 1997, 56% dos hospitais relataram diagnósticos de neoplasias malignas concomitantes com a gravidez (Smith e cols., 2001). Posteriormente, esses mesmos autores compilaram os dados referentes a 4.539 gestações complicadas por neoplasia, entre 1991 e 1999 (Smith e cols., 2003), também na Califórnia. Dentre as neoplasias não-ginecológicas, o melanoma maligno foi o mais prevalente, acometendo 0,07% das gestantes, seguido pelo carcinoma da tireóide, que atingiu 0,06% delas, sendo que os demais cânceres não-ginecológicos não superaram, individualmente, mais que 0,01% das gravidezes.

Em função do pequeno número de casos para cada um dos diversos tipos de neoplasia maligna, não é possível conduzir estudos clínicos prospectivos e randomizados, fazendo com que a maior parte do conhecimento sobre o prognóstico e os problemas relacionados ao tratamento ainda seja baseada em relatos de casos, pequenos estudos de coorte e metanálises. Sabe-se, entretanto, que o diagnóstico de câncer durante a gestação impõe um desafio para a gestante, sua família e seus médicos. O contraste entre o surgimento de uma nova vida e a tragédia da doença letal desencadeia uma série de problemas psicológicos, éticos e, por vezes, legais. Em geral, os procedimentos diagnósticos e de estadiamento, bem como as modalidades terapêuticas para o câncer, podem trazer prejuízos para o bem-estar ou mesmo para a sobrevivência fetal.

Na prática, é preciso dispor de informações sobre os riscos da mãe e do feto diante do câncer. Quando a interrupção da gravidez está afastada, a utilização da radioterapia e da quimioterapia deverá ser limitada, principalmente no primeiro trimestre, em função dos efeitos adversos sobre o feto, sendo essa terapêutica empregada com maior segurança a partir do segundo trimestre, melhor após a 20ª semana.

Progressos na terapia do câncer tem tornado a cura alvo atingível, mesmo que, em algumas circunstâncias, tenha-se que modificá-la ou retardá-la. De regra, não se deve comprometer as reais possibilidades de cura da gestante com câncer ao modificar ou atrasar a sua terapia. Entretanto, quando a cura ou um resultado paliativo significativo não é alcançável, deve-se garantir a proteção fetal dos efeitos adversos concernentes ao tratamento da neoplasia e suas complicações.

Neste capítulo, abordaremos as repercussões materno-fetais das principais neoplasias não-ginecológicas, bem como o impacto da gestação sobre a evolução e o tratamento destas doenças.

MELANOMA

Epidemiologia, apresentação clínica e diagnóstica – incidência do melanoma maligno vem aumentando mundialmente em velocidade que supera a das demais neoplasias sólidas (Errickson e Matus, 1994). O aumento da incidência vem sendo acompanhado pela diminuição da idade média em que essa neoplasia costuma se apresentar, representando aproximadamente 8% das neoplasias diagnosticadas durante a gestação (Travers e cols., 1995).

Os sinais e os sintomas do melanoma na gestante são semelhantes aos da população geral e a freqüência de aparecimento nas diversas localizações anatômicas também não difere entre as grávidas e não-grávidas. Os principais sinais são mudanças de tamanho, coloração e formato de quaisquer lesões pigmentadas. Dois terços dos melanomas ocorrem em nevos preexistentes. Vale notar que existem certo grau de hiperpigmentação fisiológica e aumento do tamanho dos nevos pigmentados durante a gestação, o que pode ocasionar algum atraso no diagnóstico da doença (Pennoyer e cols., 1997). Sangramento e ulceração são sinais ominosos e merecem ação imediata, sendo que todas as lesões suspeitas devem ser biopsiadas.

O estadiamento inclui a avaliação do tamanho do tumor e a análise da pele circunjacente, sendo que os locais mais freqüentes de metástases são os linfonodos locorregionais e os órgãos distantes. A avaliação radiológica deve ser realizada considerando os sintomas referidos pela paciente, a idade gestacional e a necessidade e quantidade de radiofarmacos para cada teste. Em geral, em mulheres com estágio inicial não é necessária uma avaliação radiológica extensa.

Tratamento e seguimento – embora o efeito da gestação sobre o prognóstico do melanoma maligno venha sendo estudado há muitas décadas, não há evidências suficientes para atestar nenhuma repercussão negativa da gravidez sobre a evolução deste câncer. Recentemente, um estudo de base populacional, conduzido nos Estados Unidos, comparou mulheres que tiveram melanoma diagnosticado no decorrer da gestação com mulheres que tiveram melanoma fora do período gestacional. Não foram encontradas diferenças significativas em termos de estadiamento, espessura do tumor e sobrevida. Este mesmo estudo também não mostrou diferença em termos de prognóstico neonatal, relacionadas ao melanoma (O'Meara e cols., 2005). Há, contudo, estudos que demonstraram certa redução da sobrevida livre de doença entre gestantes quando comparadas aos controles (Wong e Stassner, 1990).

Também não existem evidências de que possa ocorrer regressão do melanoma após o aborto terapêutico (Kirkwood e cols., 1996, Derek e Stassner, 1990; Coulborn e cols., 1989). Não se observou influência dos hormônios feminilizantes sobre a evolução da doença, o que torna a contracepção hormonal após o término da gestação segura e oportuna.

O tratamento do melanoma é eminentemente cirúrgico. A dissecção, de rotina, dos linfonodos ainda é tema controverso e não mostrou ter impacto na sobrevida (Pennoyer e cols., 1997). A técnica da determinação do "linfonodo sentinela" tem-se mostrado de grande eficácia e pequena morbidade, embora em gestantes se deva preferir o azul patente em lugar dos radiofarmacos para que se evite exposição do concepto à radiação.

O melanoma maligno é o tumor que mais freqüentemente emite metástases para a placenta e para o feto. Assim, a placenta deve ser meticulosamente examinada após o parto e, caso as metástases estejam presentes, o recém-nascido deve ser monitorizado quanto ao desenvolvimento de doença maligna. Numa série de 17 casos de metástases placentárias quatro resultaram na morte fetal (Dildy e cols., 1989).

TUMORES ENDÓCRINOS

Os tumores endócrinos podem ocorrer durante a gravidez, tendo sido citados o carcinoma da tireóide, tumores da hipófise, feocromocitoma, adenoma da paratireóide, insulinoma e tumores virilizantes do ovário e da adrenal. Com exceção dos adenomas da hipófise e dos tumores virilizantes da supra-renal, os tumores endócrinos não afetam a fertilidade das pacientes (Geelhoed, 1983).

A passagem transplacentária é pequena e ocorre apenas a partir do final do primeiro trimestre de gravidez, quando a organogênese se completa e o concepto começa a adquirir capacidade de metabolizar estes hormônios. Assim, o feto é pouco afetado pelos níveis hormonais maternos aumentados. Os quadros III-32 e III-33 mostram a ação dos hormônios em níveis elevados sobre a mãe e o feto. Destes tumores, merece destaque apenas o carcinoma da tireóide por ser o mais freqüente.

Quadro III-32 – Hormônios que facilmente atravessam a barreira placentária.

Hormônio	Quadro materno	Conseqüências para o feto
Cortisol	Síndrome de Cushing	Síndrome de Cushing
LATS	Doença de Graves	Tireotoxicose
Esteróides androgênicos	Hirsutismo	Virilização

LATS = long-acting thyroid stimulador.
Fontes: Geelhoed, 1983; Novak e cols., 1970.

Quadro III-33 – Hormônios que pouco atravessam a barreira placentária.

Hormônio	Quadro materno	Conseqüências para o feto
TSH, T$_4$ e T$_3$	Hipertireoidismo	Nenhuma
Somatotropina	Acromegalia	Nenhuma
ACTH	Síndrome de Cushing	Nenhuma
Calcitonina	Carcinoma da tireóide	Nenhuma
Insulina	Insulinoma	Nenhuma

Fonte: Geelhoed, 1983.

Em seu conjunto, as neoplasias endócrinas são relativamente raras, havendo relatos de casos isolados para boa parte delas. Recentemente, entretanto, uma extensa revisão da literatura médica sobre feocromocitoma na gestação foi publicada (Tran, 2004). O carcinoma da tireóide, por ser a mais comum das neoplasias endócrinas a ser encontrada na gestação, será tratado à parte.

CARCINOMA DA TIREÓIDE

Epidemiologia, apresentação clínica e diagnóstica – alterações da função tireoidiana são comuns na gestação, tendo sido extensivamente documentadas. Há repercussões da gestação sobre a tireóide e vice-versa, a exemplo das mudanças no metabolismo de iodina, da concentração plasmática de proteínas carregadoras de tireoglobulina e de alterações imunológicas conseqüentes à gestação (Lazarus, 2004). Entretanto, o câncer de tireóide na gestação é ocorrência pouco comum neste período (Neale e Burron, 2004), mas é a segunda neoplasia mais freqüente em gestantes (Bradley e Raghavan, 2004). Alguns autores estudaram a associação de fatores relacionados à gestação com o risco para câncer da tireóide e seu prognóstico e encontraram apenas pequena elevação do risco entre multíparas ou gestantes com vários abortamentos, mas esses achados não foram consensuais (Paoff e cols., 1995; Galanti e cols., 1995; Preston Martin e cols., 1987; McTierman ee cols., 1987). Também, não existem informações suficientes sobre os mecanismos biológicos e moleculares que justifiquem as associações encontradas (Rosen e cols., 1997).

Clinicamente, o carcinoma da tireóide apresenta-se como uma massa palpável, firme e não compressível na região dessa glândula. Linfonodos na região anterior do pescoço podem estar aumentados. Os nódulos carcinomatosos da tireóide são, em geral, hipofuncionantes, mas alguns tumores foliculares podem secretar tiroxina, provocando sinais e sintomas de hipertireoidismo.

A gravidez pode complicar o diagnóstico do carcinoma da tireóide. Durante a gestação, o volume sangüíneo e a filtração glomerular aumentam fisiologicamente, conduzindo a uma maior excreção renal de iodo e, por conseguinte, a menores níveis plasmáticos de iodo inorgânico. Como resposta, a glândula tireóide passa por um processo de hiperplasia (Inzuchi e cols., 1995). A estimulação da glândula por meio de receptores para estrógeno e progesterona não parece ser relevante nesse processo de aumento tecidual (Jaklick e cols., 1995) e os casos de bócio diagnosticados durante a gestação não devem ser considerados como fisiológicos, mas como agravamento de deficiência subjacente do iodo inorgânico (Stagnaro Green e cols., 1994; Emerson, 1991).

Deve-se realizar biópsia com agulha fina em todas as gestantes com nódulos palpáveis na tireóide, independentemente da idade gestacional. Quaisquer métodos de imagem com radioisótopos são contra-indicados na gestação. Recomenda-se utilizar ultra-sonografia de alta resolução para a determinação do tamanho tumoral e a monitorização de seu comportamento futuro, bem como para a detecção de eventuais nódulos não encontrados ao exame físico ou linfonodos aumentados. Enquanto a ultra-sonografia pode determinar se um nódulo é predominantemente sólido, cístico ou misto, a biópsia com agulha fina fornece material para exame citológico, necessário para determinar se o nódulo é benigno ou maligno. Quando o material da biópsia com agulha fina for insuficiente, recomenda-se biópsia guiada por ultra-som. Os resultados da citologia ou biópsia devem ser analisados em conjunto com os níveis de hormônio estimulador da tireóide (TSH).

Tratamento e seguimento – quando o material da biópsia com agulha fina for positivo para células neoplásicas, particularmente de tumores papilares bem diferenciados, e o nódulo tireoidiano ultrapassar 1,5cm de diâmetro, recomenda-se a realização de tireoidectomia total no segundo trimestre da gestação, preferencialmente em torno da 22ª semana (Rosen e cols., 1997). Se a paciente se recusar a ser operada, pode-se optar pela terapia de supressão tireoidiana com L-tiroxina durante a gestação e acompanhamento rigoroso do crescimento do nódulo por meio de palpação e ultra-sonografia. Se o diagnóstico ocorrer no terceiro trimestre, pode-se aguardar o final da gestação para realizar a cirurgia. Em geral, cirurgias no final do segundo semestre combinadas com terapia de supressão tireoidiana até o parto costumam facilitar os cuidados com o recém-nascido e evitar a ansiedade causada pela programação de uma cirurgia para o pós-parto imediato. Terapia adjuvante com iodo radiativo pode ser postergada para até três a seis meses após o parto, caso o tumor seja de baixo grau. Quando a citologia é sugestiva de tumores pouco diferenciados (carcinoma medular ou linfoma), o aborto terapêutico deve ser discutido para que se possa combinar cirurgia, irradiação e quimioterapia de imediato.

O seguimento realizado com medições de tireoglobulinas não é confiável na gravidez, pois vários fatores ligados à gestação podem interferir na concentração plasmática desse hormônio. O acompanhamento então deve ser realizado com palpação e ultra-sonografia, sendo que só se deve intervir em caso de confirmação de persistência ou recidiva da doença por meio da biópsia por agulha fina. Na ocorrência de metástases a distância, deve-se discutir a realização do aborto terapêutico (Rosen e cols., 1997).

LINFOMA

Epidemiologia, apresentação clínica e diagnóstico – a incidência de linfomas durante a gestação é baixa, acometendo 1 em cada 10.000 grávidas. Os linfomas Hodgkin são os mais prevalentes, pois seu pico de incidência ocorre entre os 20 e 40 anos, coincidindo com a idade fértil das mulheres (Morgan e cols., 1976). O comportamento clínico dos linfomas não parece diferir entre grávidas e não-grávidas, como também a gravidez parece não atrasar o diagnóstico (Gelb e cols., 1996; Lishner e cols., 1992). Também não há diferenças entre os subtipos histológicos comparando as gestantes com as não-grávidas, abaixo dos 40 anos de idade (Gelb e cols., 1996).

A maioria das pacientes não apresenta sintomas no momento do diagnóstico. Quando a doença se manifesta clinicamente, o aumento de linfonodos cervicais e supraclaviculares é a ocorrência mais comum, às vezes cursando com hepatoesplenomegalia. O levantamento tomográfico completo e o uso de marcadores radioisotópicos não são recomendáveis na presença do feto. A rotina diagnóstica para o estadiamento deve ser a mínima necessária, pois a tendência atual é administrar quimioterapia mesmo em tumores iniciais (estádios I e II). Assim, nas gestantes, boa avaliação inicial compreenderia anamnese, exame físico, hemograma completo, biópsia de medula óssea, radiografia de tórax com proteção abdominal, ultra-sonografia e, eventualmente, ressonância magnética.

Tratamento e seguimento – em geral, recomenda-se evitar a quimioterapia até as primeiras 12-16 semanas de gestação e adiar a radioterapia até após a gestação (Gelb e cols., 1996). Os quimioterápicos mais comumente usados são adriamicina, bleomicina, vimblastina e dacarbazina em diferentes combinações. Não parece haver efeito da gestação sobre a sobrevivência das mulheres com linfoma (Gelb e cols., 1996; Lishner e cols., 1992). Também não parece haver maior risco de prematuridade ou restrição do crescimento intra-uterino (Lishner e cols., 1992). A associação de gestação e linfoma não é, por si só, indicação de aborto terapêutico. As recomendações de aborto terapêutico devem ser individualizadas com base nos danos potenciais que os procedimentos para estadiamento, quimioterapia ou radioterapia possam ter sobre o feto (Koren e cols., 1990). A indução do trabalho de parto pode ser realizada quando o feto for viável, se a contagem dos elementos sangüíneos não estiver comprometida por tratamento citotóxico recente. O aleitamento materno está contra-indicado durante o tratamento ativo. Não existem relatos de metástases para a placenta ou para o feto. A transmissão da neoplasia para o feto é extremamente rara, embora haja casos recentemente relatados (Maruko e cols., 2004).

LEUCEMIAS

Epidemiologia, apresentação clínica e diagnóstico – as leucemias são classicamente divididas em agudas e crônicas, mielóides e linfóides e, mais recentemente, avanços da biologia molecular vêm permitindo subdivisões mais específicas. A incidência das leucemias parece ser independente da gestação, todavia, os sintomas da gravidez podem confundir-se com os das leucemias, o que pode dificultar o diagnóstico (Brell e Kalaycio, 1999; Roman e cols., 2005).

Vale também relembrar as alterações hematológicas durante a gestação: o volume plasmático cresce 50%, com aumento de 20 a 50% das células plasmáticas, resultando em anemia normocítica com níveis de hemoglobina variando entre 10 e 12g/dL. A hematopoese pode ser prejudicada se os estoques de ferro e ácido fólico não forem suplementados, sendo que a anemia pode tornar-se microcítica caso o metabolismo materno não acompanhe as demandas fetais. Também costuma ocorrer leucocitose em função do aumento da quantidade de hormônios esteróides. Em geral, a contagem plaquetária não é afetada, ou está no limite inferior da normalidade.

Os sintomas das leucemias são inespecíficos e incluem fadiga, respiração curta, febre e mal-estar. Os sinais incluem sangramentos, infecções e petéquias, todos apontando para disfunção hematológica. Se houver suspeita de disfunção da medula óssea, deve-se realizar aspirado ou biópsia, o que pode ser feito com segurança em qualquer idade gestacional.

Tratamento e seguimento – para todas as leucemias, existem algumas medidas gerais que devem ser tomadas antes do início do tratamento: a colocação de um cateter venoso central para infusão de quimioterápicos e coleta de sangue e a medição com ultra-sonografia da fração de ejeção do ventrículo esquerdo, a qual pode ser comprometida pelos antracíclicos a serem administrados. A tomografia computadorizada pode ser adiada para depois da gestação, dado que o estado dos linfonodos abdominais não é crítico para o tratamento.

A maior parte das mulheres com leucemia aguda tratada durante a gestação sobreviverá até o parto e cerca de 87% dos fetos prosperará. A literatura sugere maior freqüência de prematuridade, o que seria decorrente da quimioterapia e não da doença (Brell e Kalaycio, 1999). Embora as metástases para a placenta e o feto sejam raras, as leucemias estão em segundo lugar na capacidade de proliferar nos produtos da concepção, precedidas apenas pelo melanoma (Dildy e cols., 1989). Assim, deve ser efetivada uma análise histopatológica completa da placenta após o nascimento. O tratamento das leucemias agudas deve ser iniciado imediatamente após seu diagnóstico, sendo que existe certo potencial teratogênico no primeiro trimestre e boa segurança no segundo e terceiro trimestres (Claahsen e cols., 1998; Mesquita e cols., 2005). A quimioterapia permite remissão completa das leucemias agudas em 72 a 76% dos casos (Weibel e Tallman, 1992). Infelizmente, a doença recidiva geralmente no período de um ano.

Com relação às leucemias crônicas, o tratamento específico só deve ser estabelecido ao final da gestação, sendo que durante a gravidez apenas as medidas de suporte são necessárias. Cerca de 96% das mulheres com leucemias crônicas sobreviverão até o parto, sendo que 86% dos fetos chegarão vivos ao final da gravidez. O tratamento tradicional com bussulfano é considerado paliativo, embora seja reconhecida uma melhora da sensação de bem-estar da paciente. Durante a gravidez, o tratamento com transplante de medula óssea deve ser evitado.

CARCINOMA COLORRETAL

Epidemiologia, apresentação clínica e diagnóstico – o carcinoma colorretal durante a gestação é raro, com uma incidência estimada de 1 a cada 50.000-100.000 gestações (Disaia e Creasman, 1997; Capell, 2003). Seu diagnóstico durante a gestação não é fácil, pois os sintomas decorrentes da gravidez sobrepõem-se àqueles da neoplasia: náuseas, vômitos, alterações do hábito intestinal e dor nas costas são comuns em grávidas e o sangramento retal é habitualmente atribuído às hemorróidas. Recomenda-se que o obstetra encaminhe as gestantes com sintomatologia intestinal persistente ao gastroenterologista, dado que o prognóstico do câncer colorretal é significativamente melhor em estágios iniciais (Capell, 2003). Qualquer ocorrência de sangramento retal durante a gestação merece ser investigada com toque retal e, caso os sintomas persistam e não haja causa óbvia para a perda de sangue, deve-se realizar retossigmoidoscopia e colonoscopia. É interessante salientar que cerca de 65% dos carcinomas colorretais diagnosticados durante a gestação estão no reto e 86% estão abaixo da reflexão peritoneal (Bernstein e cols., 1993). Esta distribuição é o oposto da encontrada na população normal, o que facilita o diagnóstico por meio do toque retal (Balloni e cols., 2000).

Infelizmente, o carcinoma colorretal durante a gestação está associado com prognóstico ruim, o que se atribui, sobretudo, ao atraso no diagnóstico. Não existem diferenças de sobrevida quando gestantes e não-gestantes são pareadas por estágio (Bernstein e cols., 1993). O carcinoma colorretal pode afetar o prognóstico da gestação, sendo que apenas 78% das gravidezes resultam em feto vivo (Woods e cols., 1992), principalmente em decorrência de partos prematuros e mortes intrauterinas. Não existem relatos de metástases para o feto, embora tenha sido descrito um caso de implantes placentários (Rothman e cols., 1973).

Tratamento e seguimento – o tratamento do carcinoma colorretal em gestantes deve seguir as mesmas regras empregadas para a população geral, sendo dependente do estágio do tumor e sua ressecabilidade. Entretanto, fatores como idade gestacional, paridade, modo de parto, religião, questões legais e éticas e o desejo de preservar a fertilidade podem entrar em jogo. Sempre que o diagnóstico for realizado antes das 20 semanas de gestação, a cirurgia deve ser realizada para retirar a lesão, sendo que pode ser necessário histerectomia para se ter acesso ao reto ou se houver implantes no útero (Nesbitt e cols., 1985). Outra opção é interromper a gestação e administrar radioterapia e quimioterapia neoadjuvantes e, então, realizar a cirurgia. Após a 20ª até a 24ª semanas de gravidez, pode-se postergar o tratamento definitivo até que se atinja a maturidade fetal. O momento ideal para o parto depende das condições de atendimento neonatal do serviço e varia entre a 28ª e a 32ª semanas (Nesbitt e cols., 1985). Ao mesmo tempo, deve-se manter em mente que atrasos no tratamento podem afetar significativamente o prognóstico.

A via de parto é controversa. Alguns autores recomendam cesariana, que seria justificada para evitar compressão e traumatismos sobre o tumor, assim diminuindo o risco de sangramento e metástases (Disaia e Creasman, 1997; Oleary, 1967). Ainda, a cesariana e a cirurgia para o tumor poderiam ser realizadas simultaneamente. Aqueles que advogam pelo parto vaginal alegam que a própria manipulação do tumor durante o exame retal, defecação e métodos de diagnóstico invasivos equiparam-se à irritação decorrente do parto vaginal (Nesbitt e cols., 1985). Além disso, a regressão do volume uterino e da vascularização pélvica pode facilitar o acesso ao tumor e reduzir a incidência de sangramentos e eventos tromboembólicos. Também vale notar que a cirurgia, atualmente, nem sempre é o tratamento inicial de escolha, especialmente para tumores avançados, quando a abordagem inicial com radioterapia e quimioterapia deve ser adotada (Stockolm Rectal Study Group, 1990). A utilização de prostaglandinas permite amolecimento do colo e facilita o parto vaginal. O somatório de argumentos tende a favorecer a via de parto vaginal em mulheres com carcinoma colorretal, porém não se pode esquecer de considerar a vontade da mulher. As neoplasias malignas podem localizar-se em outras áreas corporais. As figuras III-80 e III-81 espelham carcinomas da face.

NEOPLASIAS DO SISTEMA NERVOSO CENTRAL

Epidemiologia, apresentação clínica e diagnóstico – a incidência de tumores do sistema nervoso central (SNC) em gestantes é muito baixa, ou cerca de 3,6 casos por milhão de nascidos vivos, conforme levantamento populacional realizado na Alemanha (Haas e cols., 1986). Os estudos populacionais e hospitalares são concordantes em detectar menor incidência destes tumores em gestantes que em não-gestantes, mesmo quando pareadas por idade. Uma explicação aventada para esta menor incidência é o potencial antiangiogênico do *milieu* hormonal induzido pela progesterona ou outros fatores hormonais que regulem as respostas maternas ao feto em crescimento (Bengtson e Linzer 2000). A distribuição dos tipos histológicos de tumores cerebrais é semelhante em gestantes e não-gestantes (DeAngelis, 1994).

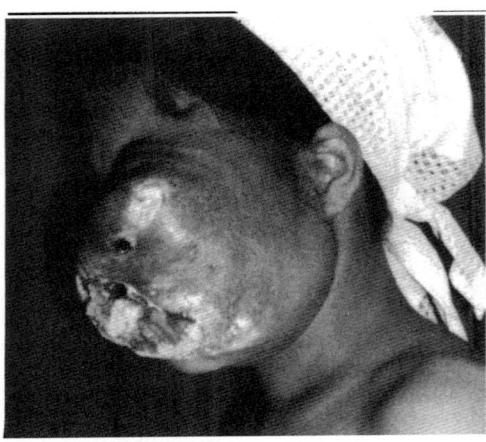

Figura III-80 – Neoplasia maligna da face. Gestação de 28 semanas (Neme).

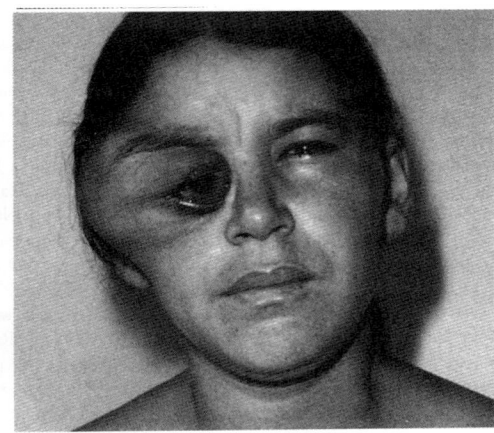

Figura III-81 – Neoplasia maligna temporocular. Gestação de 12 semanas (Neme).

A sintomatologia dos tumores do SNC em gestantes é semelhante àquela em não-grávidas, mas alguns sintomas provocados pelos tumores podem ser confundidos com manifestações típicas da gestação. Por exemplo, náuseas e vômitos, comuns na gestação, também estão presentes em 25% das pacientes com tumores intracranianos. Náuseas e vômitos persistentes podem ser confundidos com hiperemese gravídica (Van Calenberg e cols., 2001) ou hipofisite linfocítica (Osbey e cols., 1999). Cefaléia também pode ocorrer durante a gestação, mas, se particularmente associada com náuseas, vômitos ou sintomas neurológicos focais devem-se usar recursos de neuroimagem para melhor investigá-la.

O diagnóstico de tumores do SNC em gestantes requer imagens de tomografia computadorizada (TC) ou ressonância magnética (RM). Deve-se evitar ao máximo a exposição do feto à radiação, mas esta pode ser completamente colimada pelos aparelhos de TC. A dose de radiação a que o feto está exposto durante TC de crânio é de 1 milirrem, ou o equivalente a duas semanas de irradiação, por raios cósmicos, a que estão submetidos os habitantes de regiões ao nível do mar (Schwartz 1994). A RM não está associada com radiação ionizante, mas a energia eletromagnética pode elevar discretamente a temperatura corporal. A temperatura corporal materna mais elevada já foi associada com malformações do tubo neural dos fetos (Shaw e cols., 1998), porém não se encontraram riscos para o feto de mulheres submetidas à RM.

Tratamento e seguimento – o tratamento de tumores do SNC em gestantes é complicado pela presença do feto. Algumas neoplasias, como o glioblastoma multiforme e ostrocitoma anaplástico, são de evolução muito rápida e agressiva. Estes tipos histológicos requerem diagnóstico e tratamento independentemente da idade gestacional, devendo-se informar a família e o paciente sobre o péssimo prognóstico e que qualquer atraso no tratamento pode ser fatal (Tewari e cols., 2000). Sinais neurológicos estáveis com terapia por meio de esteróides significam apenas que os sintomas estão sendo mascarados. Recomenda-se parto para as mulheres já no início do terceiro trimestre e cuja maturidade fetal associada à estrutura hospitalar permita bom prognóstico para o recém-nascido.

Cirurgias estereotáxicas com radiação podem ser administradas com segurança para o feto, que receberá apenas uma pequena fração da energia (Sneed E cols., 1995). Esta abordagem deve ser levada em conta para as mulheres cujos fetos ainda estão distantes da viabilidade extra-útero conta, após se ter a confirmação histológica do tumor pelo de biópsia estereotáxica.

Tumores do SNC de baixo grau de malignidade requerem tratamento menos agressivo, sendo que alguns deles podem ter evolução clínica que se arrasta por anos. Exceto se a sintomatologia se tornar insuportável, seu controle com esteróides e anticonvulsivantes pode permitir que se espere o fim da gestação para o tratamento do tumor. Quando a terapia for inadiável e o feto ainda não estiver preparado para a vida extra-uterina, poderá ser realizada craniotomia no transcorrer da gestação, tomando-se o cuidado de monitorizar o feto e posicionar a paciente de forma apropriada para manter a circulação materno-fetal (Giannini e Bricchi, 1999). A radioterapia pode ser aplicada a partir do segundo trimestre, desde que sejam tomadas as precauções de posicionar a mulher adequadamente e usar couraças anti-radiação para proteger o concepto (Sneed e cols., 1995). Outras neoplasias malignas: nas figuras III-80 e III-81 estão representadas neoplasias malignas avançadas, coincidentes com gestação.

Referências Bibliográficas

• ANTONELLI, N.M. & cols. – Cancer in pregnancy – a review of the literature: parts 1 and 2. *Obstet. Gynecol. Surv.*, 51:125, 1996. • BALLONI, L. & cols. – Colon cancer in pregnancy: report of a case and review of the literature. *Tumori*, 86:95, 2000. • BENGTSON, N.W. & LINZER, D.I. – Inhibition of tumor growth by antiangiogenic placental hormone, proliferin-related protein. *Mol. Endocrinol.*, 14:1934, 2000. • BERSNSTEIN M.A.; MADOFF, R.D. & CAUSHAJ, P.F. – Colon and rectal cancer in preganancy. *Dis. Colon Rectum*, 36:172, 1993. • BRADLEY, P.J. & RAGHAVAN, U. – Cancers presenting in the head and neck during pregnancy. *Crru. Opin. Otolaryngol. Head Neck Surg.*, 12:76, 2004. • BRELL, J. & KALAYCIO, M. – Leukemia in pregnancy. In: Trimble, E.L. & Trimble, C.U. *Cancer in Obstetrics and Gynecology*. Philadelphia: Lippincott Williams & Wilkins, 1999, p. 177. • CAPPELL, M.S. – Colon cancer during pregnancy. *Gastroenterol. Clin. North Am.*, 32:341, 2003. • CLAAHSEN, H.L. & cols. – Succesful fetal outcome after exposure to doxorubicin and cystosinearabinoside during the second trimester of preganancy – a case report. *Am. J. Perinatol.*, 15:295, 1998. • COULBOURN, D.S.; NATHANSON, L. & BELILOS, E. – Pregnancy and malignant melanoma. *Semin. Oncol.*, 16:377, 1989. • DeANGELIS L.M. – Central nervous system neoplasms in pregnancy. *Adv. Neurol.*, 64:139, 1994. • DILDY III, G.A. & cols. – Maternal malignancy metastatic to the products of conception: a review. *Obstet. Gynecol. Surv.*, 44:535, 1989. • DISAIA, P.J. & CREASMAN, W.T. – *Clinical Gynecologic Oncology*. 5th ed., St. Louis, Missouri, Mosby Year Book, 1997, p. 429. • DONEGAN, W. – Cancer and pregnancy. *Cancer J.*, 3:194, 1983. • EMERSON, C.H. – Thyroid disease during and after pregnancy. In: Braverman, L. & Utiger, R. (eds.). *Werner Engbar's The Thyroid*. 6th ed., Philadelphia, J.B. Lippincott, 1991, p. 1263. • ERRICKSON, C.V. & MATUS, N.R. – Skin disorders of pregnancy. *Am. Fam. Physician*, 605, 1994. • GALANTI, M. &

cols. – Risk of thyroid cancer. *Cancer Causes Control*, 6:37, 1995. • GELB, A.B. & cols. – Pregnancy associated lymphomas: A clinicopathological study. *Cancer*, 78:304, 1996. • GEELHOED, G.W. – Surgery of endocrine glands in pregnancy. *Clin. Obstet. Gynecol.*, 26:865, 1983. • GIANNINI, A. & BRICCHI, M. – Posterior fossa surgery in the sitting position in a pregnant patient with cerebellopontine angle meningioma. *Br. J. Anaesth.*, 82:941, 1999. • HAAS, J.F., JANISH, W. & STANECZECK, W. – Newly diagnosed primary intracranial neoplasms in pregnant women: a population-based assessment. *J. Neurol. Neurosurg. Psychiatry*, 49:874, 1986. • INZUCCHI S.; COMITE, F. & BURROW, G. – Graves' disease and pregnancy. *Endocrine Practice*, 1:186, 1995. • JAKLIC, B.; RUSHIN, J. & GHOSH, B. – Estrogen and progesterone receptors in thyroid lesions. *Ann. Surg. Oncol.*, 2:429, 1995. • KIRKWOOD, J.M. & cols. – Interferon alfa-2b adjuvant therapy of high-risk resected cutaneous melanoma: the Eastern Cooperative Oncology Group Trial EST 1684. *J. Clin. Oncol.*, 14:7, 1996. • KOREN, G. & cols. – Cancer in pregnancy: Identification of unanswered questions on maternal and fetal risks. *Obstet. Gynecol. Surv.*, 45:519, 1990. • LAZARUS, J.H. – Thyroid disorders associated with pregnancy: etiology, diagnosis, and management. *Treat. Endocrinol.*, 4:31, 2005. • LISHNER, M. & cols. – Maternal and fetal outcome following Hodgkin's disease in pregnancy. *Br. J. Cancer*, 65:114, 1992. • MARUKO, K. & cols. – Transplacental transmission of maternal B-cell lymphoma. *Am. J. Obstet. Gynecol.*, 191:380, 2004. • McTIERNAN, A.; WEISS, N. & DALING, J. – Incidence of thyroid cancer in women in relation to known or suspected risk factors for breast cancer. *Cancer Res.*, 47:292, 1987. • MESQUITA, M.M.; PESTANA, A. & MOTA, A. – Successful pregnancy occurring with interferon-alpha therapy in chronic myeloid. *Acta Obstet. Gynecol. Scand.*, 84:300, 2005. • MORGAN, O.S.; HALL, S.E. & GIBBS, W.N. – Hodkin's disease in pregnancy. A report of three cases. *West. Indian Med. J.*, 25:121, 1976. • NEALE, D. & BURROW, G. – Thyroid disease in pregnancy. *Obstet. Gynecol. Clin. North Am.*, 31:893, 2004. • NESBITT, J.C.; KENNETH, K.J. & SAWYERS, J.L. – Colorrectal carcinoma in pregnancy. *Arch. Surg.*, 120:636, 1985. • NOVAK, D.J. & cols. – Virilization during pregnancy: case report and review of the literature. *Am. J. Med.*, 49:281, 1970. • OLEARY, J.A.; PRATT, J.H. & SYMMONDS, R.E. – Rectal carcinoma and pregnancy: a review of 17 cases. *Obstet. Gynecol.*, 30:862, 1967. • O'MEARA, A.T. & cols. – Malignant melanoma in pregnancy. A population-based evaluation. *Cancer*, 103:1217, 2005. • OSBY, N. & cols. – Clinical course of a pituitary macroadenoma in the first trimester of pregnancy: probable lymphocytic hypophysitis. *Int. J. Clin. Pract.*, 53:478, 1999. • PAOFF, B. & cols. – Case control study of maternal risk factors for thyroid cancer in young women. *Cancer Causes Control.*, 6:389, 1995. • PENNOYER, J.W. & cols. – Changes in size of melanocytic nevi during pregnancy. *J. Am. Acad. Dermatol.*, 36:378, 1997. • PRESTON-MARTIN, S. & cols. – Thyroid cancer among young women related to prior thyroid disease and pregnancy history. *Br. J. Cancer*, 55:191, 1987. • ROMAN, E. & cols. – On behalf of the United Kingdom Childhood Cancer Study Investigators. Perinatal and reproductive factors: a report on haematological malignancies from the UKCCS. *Eur. J. Cancer*, 41:749, 2005. • ROSEN, I.B.; KORMAN, M. & WALFUSH, P.G. – Thyroid nodular disease in pregnancy. Current diagnosis and management. *Clin. Obstet. Gynecol.*, 40:81, 1997. • ROTHMAN, A.L.; COHEN, A.J. & ASTARLOA, J. – Placental and fetal involviment by maternal malignancy: a report of rectal carcinoma and review of the literature. *Am. J. Obstet. Gynecol.*, 116:1023, 1973. • SCHWARTZ, R.B. – Neurodiagnostic imaging of the pregnant patient. *Adv. Neurol.*, 64:243, 1994. • SHAW, G.M. & cols. – Maternal illness, including fever and medication use as risk factors for neural tube defects. *Teratology*, 57:1, 1998. • SMITH, L.H. & cols. – Obstetrical deliveries associated with maternal malignancy in California, 1992 through 1997. *Am. J. Obstet. Gynecol.*, 184:1504, 2001. • SMITH L.H. & cols. – Cancer associated with obstetric delivery: results of linkage with California cancer registry. *Am. J. Obstet. Gynecol.*, 189:1128, 2003. • SNEED, P.K. & cols. – Fetal dose estimates for radiotherapy of brain tumors during pregnancy. *Int. J. Radio. Oncol. Biol. Phys.*, 32:823, 1995. • STAGNARO-GREEN, A. – Pregnancy and thyroid disease. *Immunol. Allergy Clin. North Am.*, 14:865, 1994. • STOCKOLM RECTAL STUDY GROUP – Preoperative short term radiation therapy in operable rectal carcinoma: a prospective randomized trial. *Cancer*, 66:49, 1990. • TEWARI, K.S. & cols. – Obstetric emergencies precipitated by malignant brain tumors. *Am. J. Obstet. Gynecol.*, 182:1215, 2000. • TRAN, H.A. – Pheochromocytoma during pregnancy. *Endocr. Pract.*, 10:382, 2004. • TRAVERS, R.L. & cols. – Increased thickness of pregnancy-associated melanoma. *Br. J. Dermatol.*, 132:876, 1995. • Van CALENBERG, S.G. & cols. – An intracranial tumor: an uncomon cause of hyperemesis in pregnancy. *Eur. J. Obstet. Gynecol. Reprod. Biol.*, 95:182, 2001. • WEIBE, K.S. & TALLMAN, M.S. – Chronic leukemia. In: Gleicher, N. (ed.). *Principles and Practice of Medical Therapy in Pregnancy*. New York, Appleton & Lange, 1992, p. 1068. • WONG, D.J. & STASSNER, H.T. – Melanoma in pregnancy. *Clin. Obstet. Gynecol.*, 33:782, 1990. • WOODS, J.B. & cols. – Pregnancy complicated by carcinoma above the rectum. *Am. J. Perinatol.*, 9:102, 1992.

78 Drogas Antiblásticas na Gravidez

Luiz C. Teixeira
Yara C. N. Teixeira
José A. Pinotti

A ocorrência de neoplasia maligna durante a gravidez é rara; entretanto, gestação em mulher em tratamento ou já tratada de câncer é mais freqüente (Nieminen e Remes, 1970).

Sendo a grávida geralmente jovem, as neoplasias malignas mais diagnosticadas são as hematológicas como os linfomas e as leucemias, seguem-se o câncer da mama e do colo uterino e as neoplasias não-invasivas. Foram descritos também sarcomas de partes moles, tumores ovarianos e cerebrais, melanomas malignos, carcinomas da tireóide e do cólon retal (Lutz e cols. 1977, Hass, 1984).

A mulher jovem que foi tratada de neoplasia maligna tem atualmente maiores e melhores condições de sobrevida (Boring e cols., 1992). Os dados acumulados na literatura não conferem à gestação fator de piora no prognóstico da doença. Daí porque cada vez mais se autoriza a gravidez em mulheres que tiveram tumores de bom prognóstico (NIH Consensus, 1990).

Outro aspecto importante a ser considerado refere-se à mortalidade materna. O maior esclarecimento da população e os melhores métodos de diagnóstico têm a facilitado a detecção, durante a gestação, de tumores em estágios iniciais. Estes fatos, por si só, reduziram substancialmente a mortalidade materna; entretanto, foram os avanços da radioterapia e da quimioterapia que mais contribuíram para o aumento na sobrevida livre de doença (Jacob e Stringer, 1990).

CLASSIFICAÇÃO E MECANISMOS DE AÇÃO DAS DROGAS ANTIBLÁSTICAS

As drogas atualmente utilizadas na quimioterapia antineoplásica bloqueiam a proliferação celular devido às suas atuações no DNA, nas enzimas necessárias para a síntese do DNA, no aparelho mitótico e nos receptores hormonais. Considerando esses tradicionais alvos dos quimioterápicos, podemos agrupá-los em agentes alquilantes e antibióticos, antimetabólicos, antimitóticos e anti-hormônios.

Para exercer seus efeitos antineoplásicos no núcleo, essas drogas penetram no interior das células através de difusão passiva, difusão por gradiente de concentração e, raramente, transporte ativo. A sensibilidade das células tumorais aos quimioterápicos é diretamente proporcional ao número de doses aplicadas e inversamente ao tempo de duplicação tumoral e ao intervalo entre as aplicações das doses.

Os alquilantes e os antibióticos ligam-se diretamente ao DNA ou ao RNA, provocando alterações nucleares que levam à destruição das células. São agentes alquilantes a mostarda nitrogenada, a ciclofosfamida, a felilalanina mostarda, o clorambucil, o bussulfam, os metais, como platina e nitrosouréias.

Os agentes antibióticos que freqüentemente utilizamos são a actinomicina D; os antraciclínicos, como adriamicina, epirubicina, daunomicina e mitoxatrona; a mitomicina C e a bleomicina.

Ao contrário dos alquilantes que atuam independentemente do metabolismo celular, as drogas antimetabólicas integram-se a esse metabolismo provocando modificações bioquímicas que impedem a divisão e o crescimento celular. Os mais utilizados são o 5-fluorouracil, um antipirimídico; a 6-mercaptopurina e a 6-tioguanina, são os antipurínicos; o metotrexato, um antifolato e a L-asparaginase que, hidrolisando a asparagina, suprime da célula esse aminoácido essencial para a divisão celular.

As drogas antimitóticas atuam nas proteínas dos microtúbulos que ligam a placa equatorial ao centríolo, durante a metáfase. As mais utilizadas são a vincristina e a vimblastina e, mais recentemente, a vindesina e o navelbina (Teixeira e cols., 1991). Caracteristicamente, essas drogas são neurotóxicas.

O anti-hormônios disponíveis são o tamoxifeno, que bloqueia os receptores de estrógeno; os inibidores das aromatases, a aminoglutetimida, o formestano, o anastrazol e o letrozol, que impedem a conversão-produção de estrógenos nas adrenais e nos tecidos periféricos, e os inibidores dos hormônios hipotalâmicos (GnRH). Estes agentes antineoplásicos, geralmente aplicados por via parenteral-intravenosa, são metabolizados por meio de oxidações, reduções, hidrólise e conjugações no fígado e excretados pelos rins, vias biliares, suor e pulmões. A maior toxicidade ocorre no compartimento de células lábeis como medula óssea (mielodepressão), folículo piloso (alopecia) e aparelho digestório (estomatite, gastrite, enterite). Devido ao seu efeito estimulador nos receptores neurotransmissores do cérebro, localizados na área medular da postrema, são potencialmente emetizantes (Grala e cols., 1991).

PRINCIPAIS ANTIBLÁSTICOS UTILIZADOS NOS TUMORES MALIGNOS DA MULHER

ALQUILANTES

1. **Grupo da mostarda nitrogenada:**

   Mostarda nitrogenada – uso por via intravenosa, indicada nos linfomas malignos e como tratamento intracavitário dos derrames pleurais.

   Fenilalanina mostarda – utilizada por via oral no carcinoma do ovário, mama e no mieloma mútiplo. Pode ser empregada por via intravenosa ou arterial nos melanomas malignos.

   Clorambucil – utilizado por via oral em leucemias linfáticas crônicas, linfomas não-Hodgkin e doença trofoblática.

   Ciclofosfamida – utilizada em quase todos os tipos de tumores, por via oral ou intravenosa.

   Ifosfamida – usada por via intravenosa com atuação semelhante à ciclofosfamida. Requer o uso concomitante do mercaptoetanossulfonato, que é protetor da mucosa vesical.

2. **Grupo alquilsulfonados:**

   Bussulfam – utilizado na leucemias mielóides crônicas por via oral.

3. **Grupo da etilenaminas:**

   Totepa – uso por via intravenosa nos carcinomas epidermóides e, como tratamento intracavitário, nas ascites neoplásicas e intratecal.

4. **Grupo das nitrosouréias** (carmustina) – por via intravenosa no tratamento dos tumores primários do sistema nervoso central, nas metastáticas cerebrais e nos linfomas.

5. **Grupo dos triazênicos** (DTIC) – por via intravenosa e empregada nos sarcomas de partes moles e melanomas.

6. **Grupo dos metais** (cisplatina e carboplatina) – utilizados por via intravenosa nos carcinomas epidermóides e no carcinoma do ovário.

ANTIMETABÓLICOS

1. **Análogos do ácido fólico** (metotrexato) – podem ser utilizados por via oral, intramuscular, intravenosa e intratecal. Empregados em quase todos os tipos de tumores. Tem uso prioritário na moléstia trofoblástica gestacional.

2. **Análogos da pirimidina** (fluorouracila) – por via intravenosa, são utilizados nos adenocarcinomas e em alguns carcinomas epidermóides.

3. **Análogos das purinas** (mercaptopurina, tiaguanina e citarabina) – utilizados por via oral ou intravenosa nas diferentes formas de leucemias e linfomas.

PRODUTOS NATURAIS

1. **Inibidores mitóticos** (vincristina, vimblastina, vinorelbina, taxanos) – por via intravenosa em quase todos os tumores.

2. **Derivados podofilínicos** (tenoposídeo, etoposídeo) – utilizados nos linfomas, leucemias, tumores cerebrais, doença trofoblática, tumores do pulmão e tumores germinativos do ovário.

3. **Antibióticos** (bleomicina, doxorrubicina, mitoxantrona, daunomicina, mitomicina, actinomicina) – por via intravenosa, em vários tipos de tumores, principalmente leucemias, linfomas, adenocarcinomas e doença trofoblástica.

OUTROS

1. **Enzimas** – L-aspaginase é utilizada em leucemias linfáticas agudas.

2. **Hormônios e anti-hormônios:**

   Tamoxifeno – por via oral nos carcinomas da mama e do endométrio.

   Medroxiprogesterona e megestrol – nos carcinomas da mama e do endométrio.

   Aminoglutetimida anastrazol e letrozol (inibidores da aromatase) – por via oral nos carcinomas da mama.

   Goserelina – análogo do GnRH, por via subcutânea, utilizado no câncer da mama.

FARMACOCINÉTICA NA GRAVIDEZ E TRANSPORTE MATERNO-FETAL DOS ANTIBLÁSTICOS

As modificações fisiológicas da gravidez podem alterar a farmacocinética das drogas. A absorção intestinal não é completa devido à diminuição da motilidade (Parry e cols., 1970). O aumento do volume plasmático implica maior diluição dos quimioterápicos hodrossolúveis que, associado à diminuição da albumina, modifica sua distribuição e excreção (Powis, 1985). Além disso, devido à atividade das enzimas hepáticas de oxidação, ocorre, conseqüentemente, aumento na taxa da filtração glomerular e no "clearance" plasmático dos antiblásticos (Redmond, 1985). Portanto, as alterações fisiológicas na gravidez modificam a farmacodinâmica dos quimioterápicos

(Weibe, 1994), dificultando o cálculo da dose a ser administrada e a avaliação e a prevenção dos efeitos colaterais. A inexistência de estudos nessa área leva a indicar a mesma posologia que nas não-grávidas (Doll e cols., 1989).

A passagem dos quimioterápicos através da placenta segue os mesmos princípios observados com as moléculas que atravessam as membranas biológicas. Essa difusão é passiva e as drogas que mais rapidamente cruzam a barreira placentária são aquelas de baixo peso molecular, menor que 1.000 dáltons, não-ionizadas, lipossolúveis e francamente ligadas às proteínas plasmáticas (Powis, 1985).

Assim, a quantidade do quimioterápico que cruza a barreira placentária é dependente da concentração da droga livre no sangue materno, que está relacionada com a expansão do volume plasmático. A hipoproteína que aumenta a concentração da droga livre, o obesidade materna que retém as drogas lipossolúveis e o hábito de fumar, pelo seu efeito vasoconstritor, também são responsáveis pelo aumento do fluxo das drogas pela placenta.

O equilíbrio entre a concentração materno-fetal das drogas é dependente do peso molecular e das características ácidas ou básicas dessas drogas. Como o pH do sangue do cordão umbilical é menor que o do sangue materno, algumas drogas, como o metotrexato, tendem a se acumular no feto, principalmente no líquido amniótico, resultando em aumento de sua potência teratogênica e abortiva.

Algumas drogas, como as derivadas da vinca e os antibióticos antraciclínicos, são seletivamente excluídas da circulação placentofetal, ocorrendo relativa proteção ao feto, que é explicada pela presença de uma glicoproteína na membrana plasmática das células trofoblásticas. Essa proteína tem 180 quilodáltons de peso molecular e é chamada de P-glicoproteína, funcionando como bomba que retira a droga das células. É responsável pelo fenômeno conhecido como MDR – "multi drug resistance" (Cordon-Cardo e O'Brien, 1991).

O líquido amniótico comporta-se como terceiro espaço, podendo, portanto, ser reservatório de drogas. O quimioterápico excretado no líquido amniótico é ingerido pelo feto e reabsorvido no seu tubo digestório, aumentando, assim, a toxicidade. Apesar da imaturidade do fígado fetal, pode ocorrer oxidação dos antiblásticos e sua conseqüente eliminação renal. Ainda não está definido o grau desse metabolismo e a excreção, nem o efeito das drogas no músculo cardíaco e sistema hematopoiético. Portanto, para a proteção do feto recomenda-se não aplicar a quimioterapia nas três últimaas semanas que antecedem o parto (Karp e cols., 1983; Doll e cols., 1989).

TOXICIDADE DOS ANTIBLÁSTICOS NO FETO E NO RECÉM-NASCIDO

A fase embrionária inicia-se durante a terceira semana após a fecundação. Nesse período, o blastócito está implantado e formam-se os primitivos vilos coriônicos. Nas próximas seis semanas, o embrião atinge 4cm, começando o período de organogênese, correspondente à idade gestacional de 10 semanas. A fase fetal é caracterizada pelo crescimento e pela maturação dos tecidos e órgãos.

A administração de qualquer agente antineoplásico durante o período embrionário geralmente resulta em aborto espontâneo (Beeley, 1986). A aplicação de quimioterápicos no período de organogênese é teratogênica e, às vezes, abortiva. No período fetal, ocorrerão deficiências no crescimento e no desenvolvimento. Durante o segundo e terceiro trimestres, portanto, os antiblásticos não causam agressão significativa ao feto, embora tenham sido descritos casos de microcefalia, prematuridade e baixo peso (Doll, e cols., 1989).

Assim, os efeitos tóxicos dos quimioterápicos podem ocorrer imediata ou tardiamente. O efeitos imediatos são o aborto espontâneo, a teratogênese, a prematuridade, o baixo peso e a toxicidade tecidual. Os efeitos tardios estão relacionados com alterações do crescimento e do desenvolvimento, retardo físico ou mental, esterilidade, carcinogênese e teratogenicidade na segunda geração.

As malformações são observadas quando a gestante é exposta aos agentes alquilantes ou antimetabólicos, em freqüência entre 15 e 20% (Garret, 1977; Mulvihill e cols., 1987).

Os antimetabólicos, como metotrexato, fluorouracila, arabinosídeo-citosina, mercaptropina e tioguanina, que têm peso molecular menor que 600 dáltons, são as drogas mais teretogênicas (Jones e cols., 1991).

Em relação aos efeitos dos antiblásticos no decorrer da vida do recém-nascido, foram descritos casos de pancitopenias (Reynosa e cols., 1987) e disfunções gonadais (Schilsky e Sherins, 1985). A carcinogênese, as mutações e as aberrações cromossômicas foram observadas em número limitado de casos (Dempsey e cols., 1985).

Todos estes conhecimentos permitem estabelecer, com relativa segurança, que não há restrições para a utilização dos agentes antineoplásicos no segundo e terceiro trimestres da gestação. Estão formalmente contra-indicados no primeiro trimestre e nas três semanas que antecedem ao parto. Deve-se evitar os antimetabólicos e as drogas de alto grau de toxicidade, como a platina e seus derivados e a adriamicina.

Referências Bibliográficas

• BEELEY, L. – Adverse effects of drugs in the first trimester of pregnancy. *Clin. Obstet. Gynecol.*, 13:77, 1986. • BORING, C.C. & cols. – Cancer statistics. *CA*, 42:19, 1992. • CONSENSUS STATEMENT – *NIH Consensus Development Conference*, June 18, 8:1, 1990. • CORDON-CARDO, C. & O' BRIEN, J.P. – The multidrug resistance phenoype in human cancer. In: De Vita Jr., V.T. & cols. *Important Advances in Oncology*. New York, Lippincott, 1991, p.19. • DEMPSEY, J.L. & cols. – Increased mutation frequency following treatment with cancer chemotherapy. *Cancer Res.*, 45:2873, 1985. • DOLL, D.C. & cols. – Antineoplsic agents in pregnancy. *Sem. Oncol.*, 16:337, 1989. • GARRET, M. J. – Teratogenic effects of combination chemotherapy. *Ann. Intern. Med.*, 80:667, 1997. • GRALA, R.J. & cols. – Methodology anti-emetic trials. *Eur. J. Cancer*, 27(Suppl.1):S5, 1991. • HASS, J.F. – Pregnancy in association with newly diagnosed cancer a population-based epidemiologic assessment. *Int. J. Cancer*, 34:229, 1984. • JACOB, J.H. & STRINGER, C. A. – Diagnosis and management of cancer during pregnancy. *Sem. Perinat.*, 14:79, 1990. • JONES, S.E. & cols. – Cancer and pregnancy. ASCO – Educational Book, 228, 1991. • KARP, G.I. & cols. – Doxorubicin in pregnancy: possible transpacental passage. *Cancer Treat. Rep.*, 67:773, 1983. • LUTZ, M.H. & cols. – Genital malignancy in pregnancy. *Am. J. Obstet. Gynecol.*, 129:536, 1977. • MULVIHILL, J.J. & cols. – Pregnancy out come in cancer patients. *Cancer*, 60:1143, 1987. • NIEMINEN, V. & REMES, N. – Malignancy during pregnancy. *Acta Obstet. Gynecol. Scand.*, 49:315, 1970. • PARRY, E. & cols. – Transit time in the small intestine in pregnancy. *J. Obstet. Gynecol. Br. Cwlth.*, 77:900, 1970. • POWIS, G. – Anticancer drug pharmacodynamics. *Cancer Chemother. Pharmacol.*, 14:177, 1985. • REDMOND, G. P. – Physiological changes during pregnancy and their implications for pharmacological treatment. *Clin. Invest. Med.*, 8:317, 1985. • REYNOSA, E. & cols. – Acute leukemia in pregnancy: the Toronto leukemia study group experience with long-term follow-up of children exposed in utero to chemotherapeutic agents. *J. Clin. Oncol.*, 5:1098, 1987. • SCHILSKY, R.L. & SHERINS, R.J. – Gonadal dysfunction. In: De Vita Jr., V.T. & cols. *Cancer Principles and Practice of Oncology.* Philadelphia, Lippincott, 1985, p. 2032. • TEIXEIRA, L.C. & cols. – Phase III trial of Navelbine (NVB). In: Advanced Breast Cancer (ABC). *Eur. J. Cancer*, 27 (Suppl. 2):5, 1991. • VEIBE, V.J. & SPIPILA, P. E. H. – Pharmacology of neoplastic agents in pregnancy • *Crit. Rev. Oncol. Hematol.*, 16:75, 1994.

79 Lesões Intra-Epiteliais Cervicais na Gestação

Fernanda Erci dos Santos
Carolina Meyer Corsini

O câncer de colo uterino é a neoplasia maligna mais comum na gravidez (Murta e cols., 2002; Guerra e cols., 1998). O acompanhamento pré-natal representa, portanto, uma excelente oportunidade na vida da mulher para o rastreamento de lesões cervicais, por meio da colpocitologia oncótica, exame em que são colhidas e avaliadas células esfoliadas da superfície do colo uterino (Baldauf e cols., 1995). Existem diversas classificações citológicas, sendo as principais os sistemas de Papanicolaou, NIC e de Bethesda (Tabela III-37).

DIAGNÓSTICO

A neoplasia intra-epitelial cervical, antigamente chamada de displasia, caracteriza-se como o crescimento desordenado das células do epitélio cervical de revestimento, sendo que existem diversos graus dessa neoplasia. A NIC I ou displasia leve é definida como o crescimento desordenado do terço inferior do epitélio. Quando já ocorre acometimento dos dois terços inferiores do epitélio, caracteriza-se a NIC II ou displasia moderada. Na NIC III, ou displasia acentuada, mais de dois terços do epitélio estão acometidos, enquanto no carcinoma *in situ* já se observa crescimento desordenado em toda a espessura do epitélio. Atualmente, o sistema NIC é utilizado para classificações histológicas de lesões do colo uterino, enquanto o exame citológico é classificado de acordo com o sistema de Bethesda (Quadro III-34). A neoplasia intra-epitelial cervical (NIC) pode ser suspeitada por meio de uma citologia anormal, entretanto, seu diagnóstico é estabelecido apenas por meio de biópsia cervical.

EVOLUÇÃO

A freqüência de citologias cervicais anormais durante a gestação vem aumentando nas últimas décadas, atingindo até 5% de todas as gestações (Murta e cols., 2002; Yost e cols., 1999).

A maioria dos autores considera mandatória a realização de colposcopia com biópsia dirigida em toda paciente gestante com colpocitologia oncótica alterada (Guerra e cols., 1998). O exame colposcópico obedece a classificação de Barcelona 2002, aprovada pela Federação Internacional de Patologia Cervical e Colposcopia (Quadro III-35) (Walker e cols., 2003).

Quadro III-34 – Sistema de Bethesda, 2001.

Negativo para atipias intra-epiteliais ou malignidade
  Organismos
  – *Trichomonas vaginalis*
  – Fungos morfologicamente compatíveis com *Candida* sp.
  – Desvio do padrão da flora vaginal sugestivo de vaginose bacteriana
  – Bactérias morfologicamente compatíveis com *Actinomyces* sp.
  – Alterações celulares compatíveis com infecção pelo vírus herpes simples

  Outras alterações não-neoplásicas
  – Alterações celulares reacionais associadas a inflamação, radiação e dispositivo intra-uterino
  – Presença de células glandulares pós-histerectomia
  – Atrofia
  – Células endometriais (descamadas e epiteliais) em mulheres com idade superior a 40 anos, fora do período menstrual

Anormalidades de células epiteliais
  Células escamosas
  – Atipias de células escamosas (ASC)
    De significado indeterminado (ASC-US), não podendo excluir lesão de alto grau (ASC-H)
  – Lesão intra-epitelial escamosa de baixo grau (LSIL), inclui displasia leve, NIC I, HPV
  – Lesão intra-epitelial escamosa de alto grau (HSIL), inclui displasias moderada e acentuada, carcinoma *in situ*, NIC II, NIC III
  – Carcinoma de células escamosas

  Células glandulares
  – Atipias de células glandulares:
    Endocervicais
    Endometriais
    Sem especificação
  – Células endocervicais atípicas, favorecendo neoplasia
  – Células glandulares atípicas, favorecendo neoplasia
  – Adenocarcinoma endocervical *in situ*
  – Adenocarcinoma:
    Endocervical
    Endometrial
    Extra-uterino
    Sem especificação

Tabela III-37 – Comparação entre sistema Bethesda, Papanicolaou, NIC e displasia.

Classes (Papanicolaou)	Descrição	Gradação NIC	Sistema Bethesda
I	Normal	Normal	Normal
II	Atipia reativa/inflamatória	Atipia	Normal
II/III	Atipia suspeita	Atipia	ASC
II/III	Atipia com HPV	Atipia, atipia condilomatosa ou coilocitótica	Lesão de baixo grau (LSIL)
III	Displasia leve	NIC I	Lesão de baixo grau (LSIL)
III	Displasia moderada	NIC II	Lesão de alto grau (HSIL)
III	Displasia acentuada	NIC III	Lesão de alto grau (HSIL)
IV	Carcinoma *in situ*	NIC III	Lesão de alto grau (HSIL)
V	Câncer invasivo	Câncer invasivo	Câncer invasivo

Quadro III-35 – Classificação colposcópica – Federação Internacional de Patologia Cervical e Colposcopia.

> I – **Achados colposcópicos normais**
> Epitélio escamoso original
> Epitélio colunar
> Zona de transformação
>
> II – **Achados colposcópicos anormais**
> Epitélio acetobranco plano
> Epitélio acetobranco denso
> Mosaico fino
> Mosaico grosseiro
> Pontilhado fino
> Pontilhado grosseiro
> Iodo parcialmente positivo
> Iodo negativo
> Vasos atípicos
>
> III – **Alterações colposcópicas sugestivas de câncer invasivo**
>
> IV – **Colposcopia insatisfatória**
> Junção escamocolunar não-visível
> Inflamação severa, atrofia severa, traumatismo, cérvix não-visível
>
> V – **Miscelânea**
> Condiloma
> Queratose
> Erosão
> Inflamação
> Atrofia
> Deciduose
> Pólipo

COLPOSCOPIA X GESTAÇÃO

Na paciente gestante, devido às mudanças fisiológicas do período, a junção escamocolunar sofre uma transposição periférica (ectrópio), tornando-se mais acessível e, assim, facilitando a realização do exame colposcópico, principalmente a partir da 16ª semana de gestação. Entretanto, ocorre também amolecimento, cianose e hipertrofia do colo, devido a aumento da vascularização, edema e hiperplasia das células glandulares, tornando a interpretação colposcópica mais difícil (Baldauf e cols., 1995; Paraskevaidis e cols., 2002; Apgar e Zoschnick, 1998).

O epitélio original, pelo influxo hormonal gravídico, aumenta de espessura, com aumento do volume celular. Com isso, aumenta também a oferta sangüínea, conferindo uma vascularização superficial evidente, como um pontilhado fino ou reticular. Além disso, o ectrópio gravídico é de aspecto exuberante, muito congesto, sangrante e com papilas hipertróficas nitidamente acetorreativas após a aplicação do ácido acético. Devido às peculiaridades do exame colposcópico na gestante, é imprescindível a presença de um colposcopista experiente (Baldauf e cols., 1995; Paraskevaidis e cols., 2002).

O PAPEL DO HPV

O papilomavírus humano (HPV) tem um papel importante nas lesões cervicais, sendo atualmente reconhecido como o agente envolvido diretamente na gênese do câncer de colo de útero. Os tipos de HPV de alto risco (16, 18, 31, 33 e 35) são encontrados principalmente nas lesões de alto grau e câncer invasivo, enquanto os tipos de baixo risco (6, 11, 42, 43 e 44) são encontrados nas lesões de baixo grau e nas lesões condilomatosas (Apgar e Zoschnick, 1998; Arena e cols., 2002).

A maioria dos estudos apontam a gravidez como fator de risco para a detecção do vírus HPV, devido a sua maior positividade no grupo das gestantes, em comparação com não-gestantes, com carga viral até 10 vezes maior no primeiro grupo (De Roda Husman, 1995; Apgar e Zoschnick, 1998). Além disso, a prevalência do HPV aumenta com o progredir da gestação e tende a regredir no período pós-parto, fato que pode ser atribuído à imunossupressão transitória da gestação (Arena e cols., 2002; Rando e cols., 1989).

CONDUTA

A gestante diante do diagnóstico de lesão cervical pré-invasiva apresenta muitos medos, questionamentos e necessidade de explorar todas as opções de conduta. É necessário assegurar à paciente que a colposcopia com biópsia dirigida é um método seguro que oferece riscos mínimos para a mãe e para o feto e, além disso, fornece a confirmação de doença pré-invasiva, podendo recomendar a continuação da gravidez sem maiores intervenções (Apgar e Zoschnick, 1998). A paciente deve estar ciente de que a taxa de progressão para a doença invasiva durante o período gestacional é baixa (Murta e cols., 2002; Guerra e cols., 1998; Economos e cols., 1993).

Alguns autores sugerem o uso apenas de citologia e colposcopia sem biópsia dirigida para a avaliação e o acompanhamento de gestantes com citologia cervical alterada, o que exige tanto um serviço de citologia competente quanto um colposcopista extremamente experiente. Entretanto, mesmo um colposcopista experiente pode superestimar algumas mudanças fisiológicas ou, pelo contrário, não visualizar uma lesão, o que pode ocorrer devido ao fato de que muitas lesões não têm padrões suficientes para permitir sua identificação. Por essa razão, a biópsia dirigida, quando necessária, deve sempre ser realizada nas gestantes (Baldauf e cols., 1995; Economos e cols., 1993).

As pacientes com lesão intra-epitelial de baixo grau tendem a ter regressão espontânea ou persistência da lesão, sendo que a progressão para carcinoma invasivo é muito rara no período gestacional (Jain e cols., 1997). É consenso, portanto, que o manejo das portadoras de lesão de baixo grau deve ser conservador. Alguns autores sugerem que o controle citológico e colposcópico dessas pacientes durante a gestação não seria necessário, dada a baixa progressão para doença invasiva, com recomendação de novo controle somente no período pós-parto (Jain e cols., 1997; Apgar e Zoschnick, 1998; Arena e cols., 2002). Tal conduta, entretanto, não é aplicável a todas as pacientes. As exceções são aquelas portadoras do vírus da imunodeficiência humana (HIV), uma vez que estas apresentam progressão acelerada da displasia. Pacientes com história de displasia não tratada que apresentem citologia alterada também são excluídas do esquema proposto (Jain e cols., 1997).

As portadoras de alterações citológicas sugestivas de lesão de alto grau, por sua vez, devem sempre ser submetidas a exame colposcópico com biópsia dirigida e, uma vez afastada a suspeita de invasão, deve-se repetir a colposcopia após aproximadamente quatro a seis semanas. A progressão para doença invasiva é rara, podendo muitas vezes ser adotada conduta conservadora até o parto.

Observa-se que pode ocorrer regressão espontânea das lesões intra-epiteliais cervicais no período pós-parto, sendo mais comum a regressão das lesões de alto grau, principalmente após parto vaginal (De Roda e cols., 1995; Yost e cols., 1999; Ahdoot e cols., 1998). Tal fato sugere que a regressão não seria atribuída à gestação em si, mas à perda do epitélio displástico do colo durante a dilatação cervical e o parto (Paraskevaidis e cols., 2002). Outros fatores também são apontados, como a melhora da imunossupressão que ocorre na gestação e a diminuição da expressão do genoma do HPV (Yost e cols., 1999). Além do parto vaginal, a biópsia cervical também tem sido apontada como fator que pode alterar a história natural da doença por meio de uma reação inflamatória local, o que pode promover a regressão da lesão (Baldauf e cols., 1995; Everson e cols., 2002).

A conização durante a gestação tem sido muito questionada por diversos autores, uma vez que, como exposto anteriormente, a taxa de progressão das lesões intra-epiteliais de alto grau para doença invasiva é baixa, além disso, as altas taxas de complicações (hemorragia materna, abortamento, trabalho de parto prematuro) a as altas taxas de doença residual (até 40% dos casos) desencorajam a realização desse procedimento durante o período gestacional. O risco de doença residual na gestação, como dito, é alto porque a excisão não pode ser tão profunda e extensa quanto necessário devido ao risco de complicações) (Murta e cols., 2002). A relutância em se indicar a conização deve ser superada nos casos de doença invasiva (Vlahos e cols., 2000).

CONSENSO: SBPTGI E COLPOSCOPIA SP E A SOGESP, 2001

Resumo das conclusões

Lesão intra-epitelial de baixo grau – observação com controle citológico e colposcópico durante a gestação e três meses após o parto.

Lesão intra-epitelial de alto grau – mantidas em observação com avaliações trimestrais, utilizando-se colposcopia, citologia e biópsia dirigida. Na suspeita de invasão estromal:

– deve ser indicada conização quando a gestante estiver no primeiro trimestre;
– quando a gestação estiver no terceiro trimestre, é recomendável aguardar a viabilidade fetal;
– quando o diagnóstico de invasão estromal ocorrer no segundo trimestre da gestação, recomenda-se analisar individualmente caso a caso, porém, sempre que possível, esperar a viabilidade fetal.

Referências Bibliográficas

- AHDOOT, D. & cols. – The effect of the rout of delivery on regression of abnormal cervical cytologic findings in the postpartum period. *Am. J. Obstet. Gynecol.*, 178:1116, 1998. • APGAR, B.S. & ZOSCHNICK – Triage of the abnormal Papanicolaou smear in pregnancy. *Primary Care*, 25:483, 1998. • ARENA, S. & cols. – HPV and pregnancy: diagnostic methods, transmission and evolution. *Minerva Ginecol.*, 54:225, 2002. • BALDAUF, J.J. & cols. – Colposcopy and directed biopsy reliability during pregnancy: a cohort study. *Eur. J. Obstet. Gynecol. Reprod. Biol.*, 62:31, 1995. • DE RODA HUSMAN, A.M. & cols. – HPV prevalencein cytomorphological normal cevicalscrapes of pregnant women as determined by PCR: the age-related pattern. *J. Med. Virol.*, 46:97, 1995. • ECONOMOS, K. & cols. – Abnormal cervical cytology in pregnancy: a 17-year experience. *Obstet. Gynecol.*, 81:915, 1993. • EVERSON, J.A.; STIKA, C.S. & LURAIN, J.R. – Postpartum evolution of cervical squamous intraepithelieal lesions with respect to the route of delivery. *J. Lower Gen. Tract Dis.*, 6:212, 2002. • GUERRA, B. & cols. – Combined cytology and colposcopy to screen for cervical cancer in pregnancy. *J. Reprod. Med.*, 43:647, 1998. • JAIN, A.G.; HIGGINS, R.V. & BOYLE, M.J. – Management of low-grade squamous intraepithelial lesion during pregnancy. *Obstet. Gynecol.*, 177:298, 1997. • MURTA, E.F.C. & cols. – High-grade cervical squamous intraepithelial lesion during pregnancy. *Tumori*, 88:246, 2002. • PARASKEVAIDIS, E. & cols. – Management and evolution of cervical intraepithelial neoplasia during pregnancy and postpartum. *Eur. J. Obstet. Gynecol. Reprod. Biol.*, 104:67, 2002. • RANDO, R.F. & cols. – Increased frequency of detection of human papillomavirus deoxyribonucleic acid in exfoliated cervical cells during pregnancy. *Am. J. Obstet. Gynecol.*, 161:50, 1989. • VLAHOS, N.P. & cols. – Clinical significance of the qualification of atypical squamous cells of undetermined significance: an analysis on the basis of histologic diagnoses. *A. J. Obstet. Gynecol.*, 182:885, 2000. • WALKER, P.E. & cols. – International Terminology of Colposcopy: An Updated Report from the International Federation for Cervical Pathology and Colposcopy. *Obstet. Gynecol*, 101:175, 2003. • YOST, N.P. & cols. – Postpartum regression rates of antepartum cervical intraepithelial neoplasia II and III lesions. *Obstet. Gynecol*, 93:359, 1999.

80 Controle Fetal em Neoplasias Malignas

Rossana Pulcineli Vieira Francisco

A gestação em paciente com câncer é cercada de inúmeros conflitos, sendo o principal deles o fato de o médico e a família serem obrigados a conviver intimamente com a vida representada pelo feto e a possibilidade de morte que envolve a paciente. Quando se considera a avaliação fetal na gestante com câncer, deve-se estabelecer principalmente dois pontos centrais: determinar os efeitos sistêmicos maternos do câncer e os efeitos decorrentes dos métodos utilizados para o diagnóstico e mesmo para o tratamento da doença materna, portanto é necessário que se conheça profundamente a evolução esperada da doença.

AVALIAÇÃO FETAL: IDADE GESTACIONAL, MALFORMAÇÕES E CRESCIMENTO

Considerando-se as possibilidades de intercorrências durante essas gestações, deve-se priorizar inicialmente a determinação precisa da idade gestacional. Assim o ideal seria realizar a ultra-sonografia já no primeiro trimestre e confirmar ou estabelecer a idade gestacional definitiva. Esse fato será de suma importância para quaisquer decisões posteriores quanto à presença de restrição de crescimento fetal e mesmo para que se possa inferir a probabilidade de morte ou de morbidades a que será exposto o recém-nascido no caso de interrupção prematura da gestação.

A avaliação do crescimento fetal deverá ser monitorada tanto pela medida cuidadosa da altura uterina como por ultra-sonografia seriada com intervalo mensal, permitindo observar, nos casos de restrição de crescimento fetal, comportamento descendente do percentil de peso fetal em relação à idade gestacional. A avaliação fetal completa-se por apreciação morfológica fetal e caso necessário estudo pormenorizado do coração fetal (ecocardiografia). Ressalte-se a importância de analisar e informar o médico que realiza a ultra-sonografia da utilização de quaisquer tipos de métodos diagnósticos ou terapêuticos que possam implicar risco de malformação fetal.

AVALIAÇÃO DA VITALIDADE FETAL

A vitalidade fetal pode alterar-se, na gestante portadora de câncer, fundamentalmente por dois motivos: insuficiência placentária ou em decorrência do tratamento quimioterápico.

Insuficiência placentária

A insuficiência placentária ocorre mais comumente em casos de câncer do trato genital inferior, em que pode existir desvio do fluxo sangüíneo para o tumor em detrimento da circulação uterina e, em casos de neoplasia avançada, quando o estado de caquexia materna ocasiona desenvolvimento placentário inadequado.

Para avaliação da ocorrência de insuficiência placentária, o teste de vitalidade fetal de escolha é a dopplervelocimetria de artérias umbilicais. Note-se que quando esse vaso exibe valores anormais torna-se imprescindível que se continue o estudo da dopplervelocimetria para se avaliar a resposta hemodinâmica fetal diante da insuficiência placentária. Assim, deve-se estudar a artéria cerebral média e posteriormente, caso esta apresente valores anormais, o ducto venoso, vaso que melhor se relaciona com o diagnóstico de sofrimento fetal. Ainda, deve-se enfatizar a necessidade de agregar outros testes de vitalidade fetal, principalmente o índice de líquido amniótico que comumente diminui em casos de insuficiência placentária.

Tratamento quimioterápico

Outro momento no qual se observam anormalidades nos testes de avaliação da vitalidade fetal é após a utilização de quimioterápicos, principalmente 10 a 15 e dias após seu uso, quando pode ocorrer a depressão medular.

Durante a quimioterapia existe aumento do risco de trabalho de parto prematuro. Freqüentemente, as pacientes acompanhadas nesse serviço queixam-se de contrações esporádicas, sendo raro o diagnóstico de trabalho de parto prematuro.

Importa, muito mais que isso, avaliar o risco de sofrimento fetal e de oligoâmnio em gestantes que, após a quimioterapia, apresentam anemia, trombocitopenia e leucopenia importantes. Nesses casos, a decisão por interrupção da gestação deve ser muito criteriosa, visto que as alterações hematológicas vivenciadas pela mãe também o são pelo feto. Considere-se assim que a indicação de interrupção da gestação nesses casos pode ter efeitos maléficos tanto para mãe, que será exposta a risco de infecção e sangramento elevado, como para o feto. Em situações nas quais se observa a redução do índice de líquido amniótico e mesmo o oligoâmnio, porém com cardiotocografia mantendo-se normal, a opção mais prudente é pelo seguimento do caso, visto que, com a normalização do sistema hematopoético materno, o volume de líquido amniótico tende a retornar a valores normais, permitindo inclusive a continuidade da gestação. Assim, a resolução de uma gestação no intervalo de 10 a 15 dias após término do ciclo de quimioterapia deve ser excepcional e cercada de todos os cuidados possíveis.

Ressaltados todos os cuidados e os momentos críticos em que a vitalidade fetal pode demonstrar-se comprometida durante o seguimento da gestante com câncer, ainda persiste importante dúvida no que se refere ao momento ideal para a interrupção dessas gestações. Tentar estabelecer um momento fixo, que possa ser utilizado em qualquer gestação e diante de qualquer tipo de câncer que a paciente venha apresentar, não nos parece ser a solução. Assim, determinar o melhor momento para o término dessas gestações é conhecer e saber considerar os riscos maternos e fetais tanto da interrupção quanto da continuidade dessas gravidezes.

Referências Bibliográficas

- ODUNCU, F.S. & cols. – Cancer in pregnancy: maternal-fetal conflict. *J. Cancer Res. Clin. Oncol.*, 129:133, 2003. • OEHLER, M.K. & cols. – Gynaecological malignancies in pregnancy: a review. *Aust N. Z. J. Obstet. Gynaecol.*, 43:414, 2003.
- WEISZ, B. & cols. – Cancer in pregnancy: maternal and fetal implications. *Hum. Reprod. Update*, 7:384, 2001.

81 Aspectos Proctológicos na Puerperalidade

Juvenal Ricardo Navarro Góes
Cláudio Saddy Rodrigues Coy

As afecções proctológicas são relativamente freqüentes na prática diária da Tocoginecologia, e seu conhecimento é de grande importância para os especialistas dessa área. Algumas doenças anorretais apresentam, inclusive, parte de sua etiopatogenia fundamentada em doenças e situações clínicas associadas a intercorrências e procedimentos obstétricos. Várias manifestações proctológicas poderão acontecer no transcorrer do período gestacional, no momento do parto ou já no puerpério, determinando por vezes grandes transtornos para a paciente. O domínio, por parte do tocoginecologista, de conhecimentos básicos da Coloproctologia relacionados a essas afecções intercorrentes poderão adicionar tranqüilidade tanto para o médico como para a paciente, possibilitando melhor evolução possível de sua gestação e orientação segura no pós-parto e mais tardiamente na sua evolução a longo prazo.

DOENÇA HEMORROIDÁRIA

Apesar de a real incidência do que se denomina hemorróida não ser totalmente conhecida, trata-se de moléstia freqüente, muitas vezes oligossintomática. Não é infreqüente durante o exame físico deparar-se com mamilos hemorroidários em pacientes sem nenhuma queixa. Por outro lado, muitas vezes a paciente relata ser portadora de hemorróidas, quando ao exame apenas se identifica a presença de plicomas anais. Como lidar com situações distintas, porém freqüentes?

Assim sendo, conhecimentos básicos a respeito da etiopatogenia, diagnóstico e conduta tornam-se úteis na rotina dos ambulatórios. Na maioria dos casos, medidas terapêuticas simples podem ser adotadas, resultando em melhora clínica significativa, restringindo-se assim o encaminhamento ao especialista apenas os casos mais complexos. Este capítulo tem como objetivo fornecer conhecimentos necessários para o diagnóstico correto e orientação terapêutica adequada.

CONCEITUAÇÃO

O plexo hemorroidário pode ser dividido, conforme sua localização, em sua porção interna e externa. O plexo interno localiza-se acima da linha pectínea e apresenta drenagem para o sistema portal através da veia retal superior. O plexo hemorroidário externo encontra-se abaixo da linha pectínea e sua drenagem ocorre para as veias retais inferiores e médias, tributárias das veias pudendas, ilíacas e cava inferior. A comunicação entre os dois plexos ocorre ao nível da linha pectínea, dado que deve ser considerado para a avaliação clínica e terapêutica.

Classicamente, atribuiu-se a denominação de hemorróidas à dilatação venosa do plexo hemorroidário, evidenciada pela presença de formação vascular proeminente no canal anal, acompanhada por sintomas como sangramento ou prurido. Entretanto, novos conceitos a respeito da fisiopatologia denotam que hemorróidas não seriam simplesmente varicosidades. Considera-se que no canal anal existam regiões especializadas formando "bolsas" e constituídas por espessamento da submucosa que conteriam vênulas, arteríolas além de músculo liso e tecido conjuntivo elástico. Assim sendo, hemorróidas ocorreriam quando houvesse a dilatação das bolsas e seu prolapso, acompanhadas por congestão e sangramento. A gestação predispõe e piora os sintomas preexistentes pelo surgimento de mecanismos próprios, como o aumento da pressão abdominal, dificultando o retorno venoso, além de alterações hormonais que propiciariam a dilatação venosa.

CLASSIFICAÇÃO

Hemorróidas internas são classificadas em quatro graus: a) grau 1 (mamilos hemorroidários evidenciados apenas pela amnioscopia); b) grau 2 (presença de prolapso durante o esforço defecatório, seguido de redução espônânea); grau 3 (exige redução manual); e grau 4 (a redução não é conseguida).

A doença hemorroidária externa apresenta-se recoberta pelo anoderma e, em casos mais avançados, podem-se notar mamilos hemorroidários mistos, em função da comunicação existente entre os dois plexos hemorroidários, sendo geralmente volumosos e recobertos proximalmente por mucosa e distalmente por pele (Fig. III-82).

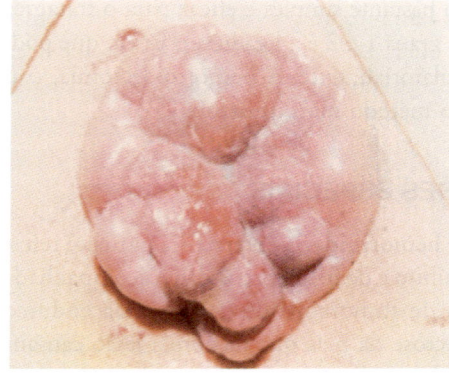
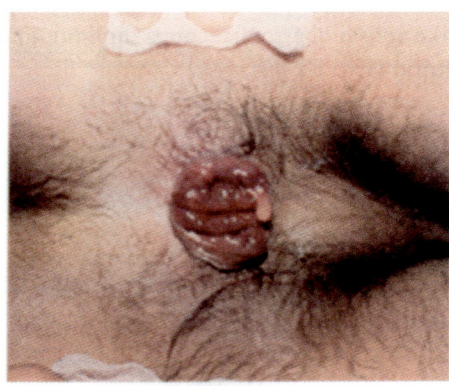

Figura III-82 – Mamilos hemorroidários mistos.

QUADRO CLÍNICO E DIAGNÓSTICO

O sintoma mais comum é o sangramento, caracteristicamente indolor, do tipo gotejamento ao término da evacuação. Com a evolução da doença, a dilatação hemorroidária torna-se mais proeminente e o sangramento ocorre em maior quantidade. Pode ser também referido pela paciente a presença de "nódulo" anal, freqüentemente com redução espontânea, por vezes acompanhado por prurido secundário à presença de muco.

Deve-se considerar que a dor não ocorre em hemorróidas não complicadas e tal sintoma está associado a outras condições como fissura, abscessos e carcinoma de canal anal ou do reto distal. Outras condições devem ser lembradas como a ocorrência de prolapso mucoso ou retal, pólipos do reto e papila hipertrófica.

Ao exame proctológico, a inspeção anal pode ser normal, ou observar-se presença de formação nodular de consistência amolecida e coloração azulada nos mamilos graus 3 e 4 ou recoberta por anoderma na hemorróida externa. Pede-se que a paciente realize esforço evacuatório, podendo-se então observar a presença de prolapso nos casos de hemorróida interna grau 2. O toque retal permite a avaliação quanto ao tono da musculatura esfincteriana e constatar irregularidade da mucosa secundária à presença de lesões neoplásicas ou inflamatórias. A anuscopia faz parte da avaliação rotineira, pois permite o diagnóstico de hemorróidas grau 1, assim como avaliar melhor a extensão das demais lesões.

A retoscopia e a colonoscopia ou enema opaco podem ser indicados em pacientes com sinal de alarme ou que apresentem fatores de risco para carcinoma colorretal.

TRATAMENTO

O tratamento cirúrgico está indicado nas lesões maiores (nos casos de hemorróidas graus 3 e 4) em que o sangramento é volumoso e freqüente, ou na presença de episódios de trombose.

Método bastante simples e eficaz para o tratamento de hemorróidas graus 1 e 2 é a ligadura elástica, que pode ser realizada ambulatorialmente. A hemorroidectomia, com suas variantes, é o método mais utilizado.

SITUAÇÕES ESPECIAIS

Trombose hemorroidária externa – a paciente refere dor anal, de início súbito e de forte intensidade, acompanhada pelo aparecimento de tumoração de consistência endurecida. Pode ocorrer necrose da pele que recobre a lesão causando sangramento. A dor melhora após 48 horas (reabsorção progressiva do trombo) e após o quarto dia, com a diminuição do processo inflamatório (Fig. III-83).

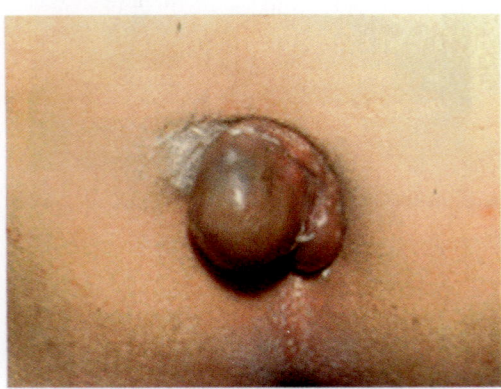
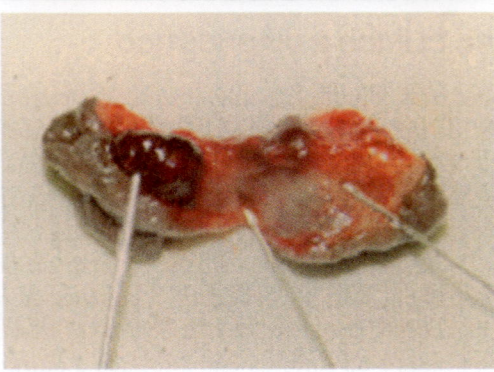

Figura III-83 – Trombose hemorroidária externa. Notar trombos no interior das vênulas.

O tratamento cirúrgico está indicado quando a dor é de forte intensidade (na maioria das vezes nos primeiros dias de evolução), ou quando há presença de necrose e sangramento. A a evolução natural torna-se útil quando ocorrer em gestantes no último mês de gestação, dado que, na maioria das vezes, o tratamento cirúrgico é freqüentemente de difícil execução pelo intenso edema e bastante doloroso no pós-operatório.

Estrangulamento hemorroidário – surge quando o prolapso do componente interno dos mamilos hemorroidários torna-se irredutível, ocasionando congestão e edema acentuados. O exame proctológico freqüentemente evidencia comprometimento circunferencial do ânus, podendo surgir áreas de necrose. Trata-se de condição bastante dolorosa necessitando de tratamento cirúrgico de imediato.

Hemorróidas na gravidez – a doença hemorroidária freqüentemente piora quando é condição preexistente ou surge no último trimestre da gestação, principalmente como decorrência da hipervolemia e aumento da pressão intra-abdominal com possível maior dificuldade de retorno venoso. O tratamento clínico com as medidas dietéticas adequadas freqüentemente é acompanhado de bons resultados e deve ser estimulado, pois melhora os sintomas e a doença hemorroidária, que surge durante a gestação, normalmente regride após o parto. O tratamento cirúrgico deve ser medida de exceção, sendo apenas utilizado na presença de complicações, ou quando os sintomas persistem no puerpério nas pacientes que apresentavam queixas antes da gravidez. Ocasionalmente, ocorre o estrangulamento hemorroidário após o trabalho de parto, condição em que se indica o tratamento cirúrgico imediatamente (Fig. III-84).

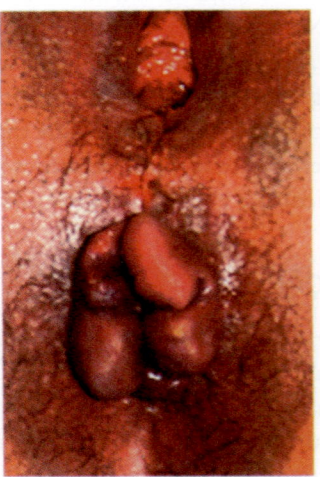

Figura III-84 – Trombose hemorroidária no puerpério imediato.

FISSURA ANAL

A fissura anal, apesar de pouco lembrada no diagnóstico diferencial das afecções anais, não é rara.

QUADRO CLÍNICO

Ocorre dor de média ou forte intensidade à evacuação, freqüentemente acompanhada por sangramento em pequena quantidade. O início dos sintomas pode ocorrer após episódio de evacuação difícil. Ao exame proctológico constata-se a presença de lesão ulcerada, fusiforme, localizada na linha média posterior da borda anal e, menos freqüentemente, na região anterior. Constatada a presença da fissura anal, deve-se evitar o toque retal, pois é bastante doloroso (Fig. III-85).

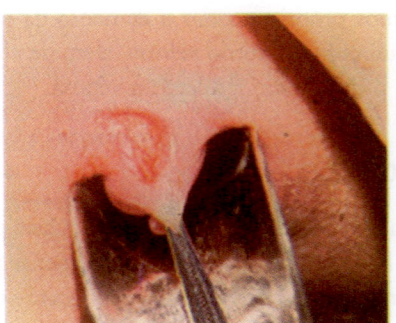

Figura III-85 – Fissura anal.

Na presença de fissuras múltiplas ou com localizações e formas atípicas, deve-se considerar a doença de Crohn, carcinoma de canal anal, doenças sexualmente transmissíveis e tuberculose como possíveis diagnósticos diferenciais.

TRATAMENTO

Na presença de lesões agudas, o tratamento clínico é suficiente na maioria dos casos. Deve-se empregar o uso de fibras para facilitar a evacuação, além do uso de analgésicos e antiinflamatórios. O tratamento tópico com pomadas e supositórios, que contêm, em diferentes concentrações, analgésicos, corticosteróides e adstringentes, também são empregados. Para obter-se relaxamento da musculatura anal, utilizam-se formulações tópicas de pomadas à base de nitratos, com bons resultados.

O tratamento cirúrgico é empregado para os casos crônicos ou sem melhora após o tratamento clínico.

SUPURAÇÕES ANORRETAIS – ABSCESSOS E FÍSTULAS

As supurações anorretais são entidades clínicas freqüentes, geralmente associadas a grande desconforto. O conhecimento da etiopatogenia e dos detalhes anatômicos que cercam essa doença são fundamentais para a abordagem terapêutica correta.

QUADRO CLÍNICO

Fase aguda – a manifestação clínica dessa fase tem como característica principal o aparecimento de abaulamento bastante doloroso, com todos os sinais inflamatórios presentes, de caráter progressivo (evolução de três a sete dias). Dependendo de sua propagação, poderá localizar-se na fossa isquiorretal, na margem anal ou mesmo internamente, no canal anal (Fig. III-86). Ocorre febre em graus variados, assim como toxemia, dificuldade para se sentar, evacuar ou mesmo eliminar gases e urinar. O diagnóstico decorrerá da anamnese e principalmente pela inspeção meticulosa da região anal e perianal. Nos casos de abscessos com disseminação longitudinal proximal ("submucoso" ou supra-esfinctérico), na maioria das vezes, a inspeção poderá ser normal, necessitando, para a confirmação do diagnóstico, da realização do exame endoanal e toque retal, sempre sob anestesia.

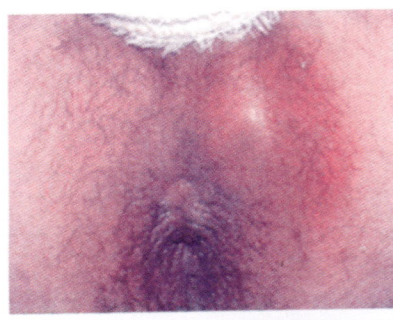

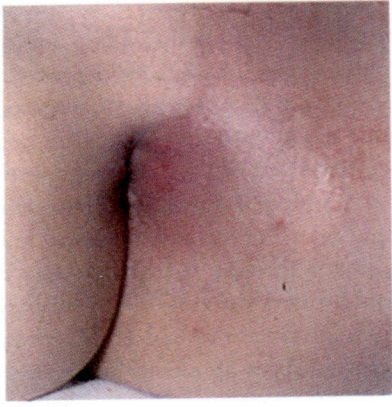

Figura III-86 – Supuração anorretal, fase aguda.

TRATAMENTO

Todo tratamento cirúrgico das supurações perianais, mas principalmente na fase aguda e nos casos de pacientes imunossuprimidos, deverá ser precedido do emprego de antibióticos de largo espectro, com abrangência para germes gram-positivos e gram-negativos e também para anaeróbios, por infusão venosa, sendo nos casos mais graves mantidos no intra e pós-operatório.

PRURIDO ANAL

O prurido anal é queixa bastante freqüente e seu tratamento nem sempre é eficaz. A etiologia poderá estar ligada a inúmeros fatores.

O objetivo principal do coloproctologista na condução do prurido anal será a procura do fator causal.

FATORES ETIOLÓGICOS

Dentre os fatores responsáveis pelo prurido anal consideram-se: a) escape crônico de muco e fezes; b) má higiene anal; c) lesões anais e anorretais; d) verminoses (oxiúrus); e) colpites (fungos); f) *diabetes mellitus*, por vezes idiopática.

TRATAMENTO

Esclarecida a causa do prurido, na maioria das vezes será possível controlar satisfatoriamente o sintoma. Entretanto, em situações em que isso não é possível, ou mesmo com causas cujo tratamento nem sempre é eficaz, como no caso do escape crônico de muco e fezes pela disfunção esfincteriana, o tratamento do prurido não será satisfatório, levando à persistência do sintoma. O uso de pomadas e cremes, alguns deles à base de corticóides, pode ser necessário, mas sempre após o diagnóstico corretamente feito do fator etiológico. Na dúvida, medidas seguras como orientação para higiene adequada, exercícios de "biofeedback" para melhora funcional e uso de dieta não-irritativa e pouco estimulante do trânsito intestinal podem ser muito eficazes, dispensando o uso de corticóides, antibióticos e outras drogas de uso mais seletivo.

INCONTINÊNCIA FECAL

A existência de gradiente de pressão eficiente no canal anal, funcionando como barreira fisiológica entre o reto e o ânus, é fundamental para a continência fecal normal.

A incontinência fecal manifesta-se em graus variados, desde episódios esporádicos de escape de gases, muco e fezes líquidas, referidos mais freqüentemente durante o sono, até incontinência franca, com perda de fezes sólidas, mesmo com a paciente acordada.

Fatores como a diminuição do tono do esfíncter anal interno devido ao traumatismo obstétrico ou cirúrgico estão mais relacionados à incontinência de menor grau e os pacientes podem eventualmente conviver com essa limitação funcional satisfatoriamente, dispensando abordagem diagnóstica e terapêutica mais agressiva. Entretanto, a associação com outros fatores (degenerativos, seqüelas de AVC etc.) pode determinar graus mais graves de incontinência fecal. Esse grupo de pacientes necessita de abordagem mais específica, com a realização de exames de imagem (ultra-sonografia, ressonância magnética, defecograma), assim como de exames de fisiologia anorretocólica.

Levando-se em conta a complexidade dos eventos envolvidos no mecanismo da continência fecal, a avaliação dos portadores de incontinência fecal deverá ser sempre a mais abrangente possível. A definição da extensão do defeito anatômico, da limitação funcional e das eventuais condições clínicas associadas determinantes do sintoma permitirá o planejamento mais adequado da abordagem terapêutica (em geral no pós-parto).

Referências Bibliográficas

• BAESSLER, K. & Schuessler, B. – Childbirth-induced trauma to the urethral continence mechanism: review and recommendations. *Urology*, 62(Suppl. 1):39, 2003. • BARRETT, W.L.; CALLAHAN, T.D. & ORKIN, B.A. – Perianal manifestations of human immunodeficiency virus infection: experience with 260 patients. *Dis. Colon Rectum*, 41:606, 1998. • BOLLARD, R.C. & cols. – Anal sphincter injury, fecal and urinary incontinence: a 34-year follow-up after forceps delivery. *Dis. Colon Rectum*, 46:1083, 2003. • BUCHANAN, G.N. & cols. – Efficacy of fibrin sealant in the management of complex anal fistula: a prospective trial. *Dis. Colon Rectum*, 46:1167, 2003. • CERDAN, F.J. & cols. – Anal sphincteric pressure in fissure in ano before and after lateral anal internal sphincterotomy. *Dis. Colon Rectum*, 25:198, 1982. • FARIDI, A. & cols. – Anal sphincter injury during vaginal delivery – an argument for cesarean section on request? *J. Perinat. Med.*, 30:379, 2002. • FENNER, D.E. & cols. – Fecal and urinary incontinence after vaginal delivery with anal sphincter disruption in an obstetrics unit in the United States. *Am. J. Obstet. Gynecol.*, 189:1543, 2003. • FLESHMAN, J. – Advanced technology in the management of hemorrhoids: stapling, laser, harmonic scalpel, and ligasure. *J. Gastrointest. Surg*, 6:299, 2002. • FRUDINGER, A. & cols. – Assessment of the predictive value of a bowel symptom questionnaire in identifying perianal and anal sphincter trauma after vaginal delivery. *Dis. Colon Rectum*, 46:742, 2003. • GARCEA, G. & cols. – Results following conservative lateral sphincterotomy for the treatment of chronic anal fissures. *Colorectal Dis.*, 5:311, 2003. • GIBBONS, C.P. & READ, N.W. – Anal hypertonia in fissures: Cause or effect? *Br. J. Surg*, 73:443, 1986. • GIORDANO, M. & cols. – Pruritus, ani. *Minerva Chir.*, 54:885, 1999. • GOLIGHER, J. – *Surgery of the Anus Rectum and Colon*. Baillière Tindall, UN, 1984. • GORDON, P.H. & NIVATVONGS, S. – *Principles and Practice of Surgery for the Colon, Rectum and Anus*. 2nd ed., Quality Medical Publishing, Inc., 1999. • GUPTA, P.J. – Infrared coagulation versus rubber band ligation in early stage hemorrhoids. *Braz. J. Med. Biol. Res.*, 36:1433, 2003. HALL, W. & cols. – Frequency and predictors for postpartum fecal incontinence. *Am. J. Obstet. Gynecol.*, 188:1205, 2003. • HAMALAINEN, K.P. & SAINIO, A.P. – Incidence of fistulas after drainage of acute anorectal abscesses. *Dis. Colon Rectum*, 41:1357, 1998. • HO, Y.H. & cols. – Randomized controlled trial of primary fistulotomy with drainage alone for perianal abscesses. *Dis. Colon Rectum*, 40:1435, 1997. • KNOEFEL, W.T. & cols. – The initial approach to anorectal abscesses: fistulotomy is safe and reduces the chance of recurrences. *Dig. Surg.* 17:274, 2000. • LAL, M. & cols. – Does cesarean delivery prevent anal incontinence? *Obstet. Gynecol.*, 101:305, 2003. • LEE, H.H. & cols. – Multiple hemorrhoidal bandings in a single session. *Dis. Colon Rectum*, 37:37, 1994. • LEFF, E.I. – Hemorrhoidectomy-Laser vs non-laser: Outpatient Surgical experience. *Dis. Colon Rectum*, 35:743, 1992. • LINDSEY, I. & cols. – Chronic anal fissure. *Br. J. Surg.*, 91:270, 2004. • MARTINEZ HERNANDEZ MAGRO, P. & cols. – Endoanal sonography in assessment of fecal incontinence following obstetric trauma. *Ultrasound Obstet. Gynecol.*, 22:616, 2003. • MOESGAARD, F. & cols. – High fiber diet reduces bleed and pain in patients with hemorrhoids. *Dis. Colon Rectum.*, 25:454, 1982. • NIVATVONGS, S. & Goldberg, S.M. – An improved technique of rubber band ligation of hemorrhoids. *Am. J. Surg.*, 144:379, 1982. • NORTH Jr., J.H. & cols. – The management of infectious and noninfectious anorectal complications in patients with leukemia. *J. Am. Coll. Surg.* 183:322, 1996. • OBERWALDER, M. & cols. – The association between late-onset fecal incontinence and obstetric anal sphincter defects. *Arch. Surg.*, 139:429, 2004. • PARELLADA, C. – Randomized, prospective trial comparing 0.2 percent isosorbide dinitrate ointment with sphincterotomy in treatment of chronic anal fissure: a two-year follow-up. *Dis. Colon Rectum*, 47:437, 2004. • PINTA, T. & cols. – Delayed sphincter repair for obstetric ruptures: analysis of failure. *Colorectal Dis.*, 5:73, 2003. • RAO, S.S. – Pathophysiology of adult fecal incontinence. *Gastroenterology*, 126(Suppl. 1):S14, 2004. • SANGALLI, M.R. & cols. – Anal incontinence in women with third or fourth degree perineal tears and subsequent vaginal deliveries. *Aust. N. Z. J. Obstet. Gynaecol.*, 40:244, 2000. • SENAGORE, A. & cols. – Treatment of advanced hemorrhoidal disease: A prospective randomized comparision of cold scalpel vs contact Nd: YAG laser. *Dis. Colon Rectum.*, 36:1042, 2003. • SONODA, T. & cols. – Outcomes of primary repair of anorectal and rectovaginal fistulas using the endorectal advancement flap. *Dis. Colon Rectum*, 45:622, 2002. • THOMSON, W.H.F. – The nature of hemorrhoids. *Br. J. Surg.*, 62:542, 1975. • WAGENIUS, J. & Laurin J. – Clinical symptoms after anal sphincter rupture: a retrospective study. *Acta Obstet. Gynecol. Scand.*, 82:246, 2003. • WILLIS, S. & cols. – Childbirth and incontinence: a prospective study on anal sphincter morphology and function before and early after vaginal delivery. Langenbecks Arch. Surg., 387:101, 2002. • ZETTERSTROM, J. & cols. – Obstetric sphincter tears and anal incontinence: an observational follow-up study. *Acta Obstet. Gynecol. Scand.*, 82:921, 2003. • ZMORA, O. & cols. – Fibrin glue sealing in the treatment of perineal fistulas. *Dis. Colon Rectum*, 46:584, 2003.

82 Viroses

Rosa Maria de S. Aveiro Ruocco
Joelma Queiroz Andrade
Pedro Paulo Roque Monteleone
Pedro Augusto Araujo Monteleone

Nas últimas décadas, o avanço no estudo das infecções congênitas foi notável. A sofisticação das técnicas laboratoriais tem permitido identificar, com precisão, a doença materna. Com isso, o diagnóstico da infecção, que antigamente era baseado somente em dados clínicos, tem-se fundamentado em testes imunológicos confiáveis.

Embora a ultra-sonografia não seja método sensível para o diagnóstico do acometimento fetal, sua evolução fornece subsídios importantes para a investigação desses casos e apresenta maior sensibilidade nos casos graves de infecção congênita.

A maior preocupação suscitada por qualquer virose materna é a identificação da infecção fetal e a presença de malformação. No princípio, a cultura do líquido amniótico, obtido por meio da amniocentese, parecia valiosa, entretanto, o aparecimento de resultados falso-positivos e falso-negativos levou à necessidade de pesquisas de novas técnicas de investigação diagnóstica. A cordocentese, que foi iniciada na década de 1980, permitiu a avaliação do sangue fetal e novas informações foram adquiridas. Apesar de a presença de IgM no sangue fetal confirmar a infecção, a ausência não a exclui. Dessa forma, a pesquisa direta do vírus pela reação em cadeia de polimerase via transcriptase reversa (PCR) pode auxiliar no diagnóstico, mas também apresenta limitações. Atualmente há estudos tentando associar a carga viral detectada no líquido amniótico e o prognóstico do recém-nascido.

As infecções viróticas adquiridas durante a gestação são, geralmente do trato respiratório superior e têm resolução espontânea. Tais infecções, freqüentemente, permanecem localizadas e não têm efeito sobre o desenvolvimento do feto. Contudo, em alguns casos, o agente pode entrar na circulação sangüínea materna e atingir a placenta e até mesmo o compartimento fetal.

A via hematogênica é o principal meio de infecção fetal, porém, não é exclusiva. O vírus pode comprometer o leito placentário sem infectar o feto, pode comprometer este sem infectar a placenta, infectar ambos e não infectar nenhum dos dois.

As infecções adquiridas intra-útero podem provocar: reabsorção do embrião, abortamento, óbito fetal, malformações, restrição do crescimento fetal, prematuridade e alterações de aparecimento pós-natal (Cooper e cols., 1995).

Neste capítulo serão consideradas as seguintes entidades: rubéola, citomegalovírus, hepatites A, B, C, D, E, F, G, com maior ênfase nas três primeiras. Serão, ainda, referidos varicela, gripe ou influenza, sarampo e caxumba.

RUBÉOLA

A rubéola foi considerada infecção relativamente benigna até a descoberta de sua teratogenicidade pelo oftalmologista australiano Normam Gregg, em 1941. Nesse período, ocorreu na Austrália uma epidemia desse vírus e inúmeras crianças nasceram com catarata congênita e coube a esse médico correlacionar a infecção congênita com a referida alteração.

A síndrome da rubéola congênita pode ser considerada uma doença viral crônica que começa na vida intra-uterina e continua na infância. O potencial lesivo do vírus da rubéola foi mais bem estudado no início da década de 1960, quando foram descobertas técnicas para seu cultivo e definidos os critérios sorológicos para o diagnóstico da infecção em gestantes (Webster, 1998).

Em 1964, nos Estados Unidos, uma epidemia de rubéola atingiu cerca de 250.000 gestantes, sendo 30.000 casos de natimortos e 20.000 de recém-nascidos, com diversas alterações provocadas pela infecção congênita. As alterações descritas na década de 1940, que foram denominadas de síndrome da rubéola congênita, repetiram-se nos Estados Unidos. Porém, o vírus dessa epidemia provocou inúmeras outras alterações, como restrição do crescimento fetal, miocardite, hepatite, púrpura trombocitopênica e alterações ósseas nos recém-nascidos. Então, pela gravidade dos casos acometidos, denominou-se o quadro de síndrome da rubéola congênita ampliada (Webster, 1998).

A virose materna pode causar: abortamento precoce ou tardio, embriopatia, restrição do crescimento fetal, parto prematuro, óbito intra-uterino, infecção congênita, malformação, óbito neonatal e aparecimento tardio de defeitos. As alterações fetais observadas são: surdez, alterações oculares, como a catarata e o glaucoma; alterações cardiovasculares, principalmente, a persistência do canal arterial e alterações do sistema nervoso central, como o atraso do desenvolvimento neuropsicomotor (Webster, 1998). Poderão ocorrer manifestações clínicas ao nascimento, como hepatoesplenomegalia, icterícia, anemia hemolítica, meningoencefalite, miocardite, trombocitopenia e radioluscência óssea (Webster, 1998).

A patogênese da síndrome da rubéola congênita inicia-se com a viremia materna, que afeta a placenta, e, em seguida, provavelmente, pela migração das células infectadas, é transmitida rapidamente para o feto. Neste, os órgãos são infectados; entretanto, o acometimento dependerá do seu estágio de maturação. Quanto mais precoce for a infecção, danos maiores serão observados (Webster, 1998).

A teratogenicidade do vírus da rubéola é inquestionável, mas o mecanismo de acometimento ainda não foi totalmente esclarecido. A lesão celular observada no início da gestação parece não envolver o sistema imune, já que a resposta imunitária fetal não pode ser detectada nessa fase. A replicação viral pode levar a anormalidades mitocondriais e alterações do esqueleto celular e, mais recentemente, tem-se investigado a possibilidade de esse vírus provocar a morte celular por apoptose (Pugachev e Frey, 1998).

É questionado se a teratogenicidade do vírus seria diferente em diversas regiões e se o comportamento viral seria mais agressivo durante os períodos epidêmicos, quando muitos dos estudos foram realizados.

Há, na literatura, poucas investigações sobre o diagnóstico pré-natal de rubéola e o seguimento dos recém-nascidos, principalmente daqueles com pesquisa do agente etiológico em amostra de líquido amniótico positiva; nesses casos, em vários países, a gestação é interrompida. Os principais estudos que utilizaram o PCR para o diagnóstico pré-natal de rubéola foram realizados em produto de interrupção da gestação e poucos em amostras de líquido amniótico (Bosma e cols., 1995b; Tanemura e cols., 1996).

CARACTERÍSTICAS DO VÍRUS DA RUBÉOLA

O vírus da rubéola é normalmente esférico, mede 50 a 70nm de diâmetro, sendo um RNA vírus. É classificado como membro da família Togavirus e gênero *Rubivirus*. Somente um tipo imunológico distinto tem sido descrito e parece não ocorrer reação sorológica cruzada entre o vírus da rubéola e outros vírus conhecidos (Cooper e cols., 1995).

Esse vírus se multiplica em primatas e em vários animais de laboratório. Porém, em nenhum desses animais causa o aparecimento de infecção congênita.

DESCRIÇÃO DA DOENÇA

A rubéola é doença exantemática aguda e ocorre predominantemente na infância e na adolescência. Tem distribuição universal e a incidência de casos aumenta no final do inverno e no início da primavera.

É transmitida, principalmente, por contato direto com indivíduos infectados, por meio de gotículas de secreções nasofaríngeas. A transmissão pelo contato com objetos contaminados com secreções nasofaríngeas, sangue e urina não é freqüente (Cooper e cols., 1995).

O indivíduo infectado pode transmitir a doença durante os cinco dias que precedem o aparecimento do exantema e até sete dias após. Crianças com rubéola congênita podem eliminar o vírus durante período superior a um ano, sendo o risco de transmissão mais importante nos primeiros meses de vida. Todos os recém-nascidos devem ser considerados excretores do vírus nos três primeiros meses de vida (Cooper e cols., 1995).

PERÍODO DE INCUBAÇÃO

O período de incubação varia de 12 a 23 dias, sendo em média 17 dias (Cooper e cols., 1995).

ASPECTOS CLÍNICOS

O quadro clínico da rubéola caracteriza-se por exantema maculopapular e puntiforme difuso que se inicia na face, couro cabeludo e pescoço, espalhando-se, posteriormente, para todo o corpo. A febre baixa e a presença de linfoadenopatia retroauricular, cervical e occipital, geralmente antecedendo por 5 a 10 dias ao exantema, são sinais que colaboram para o diagnóstico diferencial diante de outras doenças exantemáticas.

Pode ocorrer período prodrômico com febre baixa, cefaléia, dores generalizadas, conjuntivite, coriza e tosse. Cerca de 25 a 50% das infecções pelo vírus da rubéola são subclínicas (Cooper e cols., 1995).

O vírus é excretado 7 a 14 dias antes do quadro agudo e até 15 dias após o desaparecimento do exantema, aproximadamente.

DIAGNÓSTICO LABORATORIAL

A maioria dos casos de rubéola é assintomática e o diagnóstico baseia-se nos exames sorológicos.

Os anticorpos específicos contra rubéola aparecem durante a fase exantemática da doença. As imunoglobulinas da classe IgM aparecem primeiro e posteriormente surgem as da classe IgG. Tanto a IgG quanto a IgM atingem os níveis mais elevados em torno de 7 a 10 dias após o início dos sintomas. Os anticorpos da classe IgM desaparecem em torno de três a sete semanas depois da fase exantemática, enquanto os da classe IgG permanecem estáveis indefinidamente. Porém, atualmente, utilizando testes extremamente sensíveis, é possível detectar anticorpos da classe IgM após período de tempo superior ao citado anteriormente, provocando grande dificuldade na definição de doença aguda ou relativamente recente ou até mesmo remota.

A reação da inibição da hemaglutinação identifica os anticorpos específicos, porém não os especifica. Representa o somatório dos anticorpos IgG e IgM. Já as técnicas imunoenzimáticas possibilitam essa diferenciação. O teste imunoenzimático pela técnica de captura apresenta sensibilidade elevada para a pesquisa de IgM e com raros resultados falso-positivos.

Na doença aguda, os anticorpos neutralizantes são detectados no soro, 14 a 18 dias após a exposição, com pico em torno de um mês, e persistem durante 6 a 12 meses.

A IgA aparece em torno de 10 dias após o exantema, podendo persistir durante anos. A IgD e a IgE aparece em torno de seis a nove dias após a infecção, permanecendo por dois meses, declinando em seis meses.

Na reinfecção da doença, há geralmente aumento dos títulos de IgG e normalmente não há aparecimento de IgM. A avidez de IgG pode auxiliar na suspeita de reinfecção, já que nesses casos a avidez de IgG seria baixa e na primoinfecção seria alta.

A solicitação de sorologia para rubéola é rotina no pré-natal. Se a paciente for suscetível, deverá ser vacinada no puerpério. Nas pacientes com imunoglobulinas IgM e IgG positivas, deve-se pesquisar a presença de quadro clínico e, se presente, definir a idade gestacional que ocorreu. Se a gestante não refere quadro clínico, deve-se pesquisar seu estado imunitário, com cartão de pré-natal anterior ou carteira de vacinação. Se não for possível confirmar sua imunidade, pode ser um caso de doença assintomática que poderá levar conseqüências para o feto, porém com risco inferior a casos sintomáticos. Nesses casos, a avidez de IgG também auxilia, já que nas infecções mais antigas a avidez é alta.

No Setor de Medicina Fetal do Ambulatório de Obstetrícia do Hospital das Clínicas da Faculdade de Medicina da Universidade de São Paulo, várias gestantes são atendidas com sorologia positiva para rubéola (IgG e IgM) após intervalo de tempo prolongado da vacinação. Em 2001, houve a campanha de vacinação de mulheres em idade fértil e, ainda em 2004, há gestantes com IgM positiva na sorologia pela técnica de ELISA e imunofluorescência, com seguimento normal do recém-nascido.

Gestantes que apresentam contato com pacientes com rubéola deverá verificar seu estado imunitário. Se imune, deverá ser tranqüilizada e, se suscetível, repetir a sorologia em três semanas. Na presença de soroconversão, os riscos deverão ser expostos para o casal, lembrando que as repercussões fetais graves ocorrem durante o primeiro trimestre.

RESPOSTA IMUNE FETAL

Após a entrada no organismo da gestante e antes do desenvolvimento da resposta imune materna, o vírus espalha-se por via hematogênica, atingindo múltiplos tecidos maternos e até mesmo a placenta. A produção dos anticorpos pela grávida provoca o desaparecimento do vírus na sua corrente sangüínea, mas este pode permanecer durante meses na placenta (Tondury e Smith, 1966).

No início da gestação, o feto infectado é incapaz de se defender, pois a transferência de IgG materna para ele por meio da placenta inicia-se somente na metade da gravidez. Na sexta semana de gestação, pode ser detectada IgG materna no líquido celômico, mas essa imunoglobulina parece ser ineficiente nessa fase. No primeiro trimestre de gestação, as imunoglobulinas circulantes no sangue fetal correspondem em torno de 5 a 10% do nível materno. A taxa de transferência materno-fetal de imunoglobulinas aumenta progressivamente com a idade gestacional e a IgG no cordão umbilical, na gestação de termo, pode exceder a da mãe (Preblud e Alford, 1990).

INFECÇÃO PLACENTÁRIA

As referências à patologia placentária na rubéola são relativamente escassas, a maioria relacionada aos casos de interrupção da gestação. A macroscopia é pouco característica, podendo o órgão ser aparentemente normal. No entanto, ao contrário do que ocorre, na maioria das outras infecções hematogênicas, esse órgão pode encontrar-se hipoplástico e, à microscopia, pode-se observar hipoplasia das vilosidades e troncos vilosos (Garcia e Bittencourt, 1995).

Em 1969, Driscoll descreveu achados histopatológicos em fetos e placenta após a epidemia que ocorreu nos Estados Unidos no período de 1964 a 1965. Lesões foram descritas no endométrio, na placenta, no embrião e no feto. A demonstração de lesões vasculares no tecido coriônico, no embrionário, e a vilosite esclerosante, em placentas de segundo e terceiro trimestres, podem explicar as malformações fetais, especialmente as vasculares e a restrição do crescimento fetal.

As membranas da superfície fetal podem apresentar áreas ou segmentos de hipotransparências. O cordão umbilical pode exibir zonas nacaradas esparsas e vasos espessados, visíveis por meio da geléia de Warthon (Garcia e Bittencourt, 1995).

Microscopicamente, no primeiro trimestre, observa-se vasculite nas vilosidades, na placa coriônica e no cordão umbilical. Caracteriza-se por necrose do endotélio vascular em coriorrexe (Garcia e Bittencourt, 1995).

A disseminação viral para o feto parece ocorrer por intermédio de êmbolos de células endoteliais infectadas. Pode-se observar também necrose do trofoblasto com aglutinação das vilosidades lesadas, em parte unidas, por meio de rede de fibrina, em que se vêem neutrófilos em coriorrexe, caracterizando quadro da vilosite e intervilosite agudas. Posteriormente, ocorre fibrose do estroma com desaparecimento dos vasos (Garcia e Bittencourt, 1995).

Acredita-se que a angiopatia obliterativa dos tecidos coriônicos e fetais tenha importante papel na origem das anomalias congênitas. Nas placentas de gestação avançada, encontram-se lesões ativas ao lado de vilosidades com fibrose, mostrando que a placenta pode ser atingida durante toda a evolução da gravidez nos surtos de viremia materna (Garcia e Bittencourt, 1995).

Devido à ação citopática viral, observam-se inclusões arredondadas eosinofílicas, de limites precisos, circundadas por halo claro, polimorfas, localizadas nos núcleos e citoplasma de células da decídua, do citotrofoblasto extraviloso, do endotélio vascular e do epitélio amniótico, assim como em células de Hofbauer. Infiltrado inflamatório de tipo crônico em vilosidades não é visto com freqüência. Quando aparece é de grau *discreto*, *preferencialmente*, em áreas justadeciduais (Garcia e Bittencourt, 1995).

A infecção no terceiro trimestre de gestação pode levar a infiltrado celular mononuclear nas membranas placentárias e decídua e vasculite, o que pode culminar em placentite (Garcia e Bittencourt, 1995).

INFECÇÃO E ACOMETIMENTO FETAL

Existe controvérsia sobre se a doença assintomática pode acometer o feto. Miller e cols. (1982) não encontraram nenhum caso de infecção congênita quando a infecção materna foi assintomática. Já Tanemura e cols. (1996) encontraram 15% de transmissão vertical nesses casos. Andrade (2004) observou retinopatia em "sal e pimenta" em recém-nascido sem outras manifestações de infecção congênita, de mãe com rubéola diagnosticada somente pela soroconversão, sem quadro clínico. Recomenda-se que, no aconselhamento, o casal, com sorologia de rotina de pré-natal com IgM reagente sem sintomatologia, deve ser tranqüilizado e não há indicação nem de diagnóstico pré-natal e nem de interrupção da gestação. Porém, esses riscos, mesmo inferiores aos dos casos com sintomatologia, devem ser citados e o recém-nascido deverá ser avaliado adequadamente.

A incidência de defeitos congênitos decorrentes da rubéola materna é citada em inúmeras publicações e mostram números discrepantes. Investigações prospectivas sobre o risco de nascimento de recém-nascido vivo e malformado, após exposição materna, no primeiro trimestre, vieram mostrar a real dimensão do problema. Alguns autores referem as seguintes porcentagens: 38% (Horstmann e cols., 1965), 14% (Sever, 1965), 10% (Lündstrom, 1962) e 56,1% (Figueroa-Damian e cols., 1989). Essas variações não são apenas pela possibilidade de diferentes cepas virais de patogenicidade diferente, mas também pelo pequeno número de casos avaliados e a diferentes métodos de investigação.

Siegel e Greenberg (1960), analisando 294 casos de rubéola na gravidez, no período de 1949 a 1958, encontraram 14,3% de óbito fetal. Nos casos com exposição durante as primeiras oito semanas de gestação, observaram 50% de óbito fetal e com a exposição no terceiro mês 20%, e não encontraram diferença nos períodos epidêmicos e não-epidêmicos. Segundo os autores, a rubéola congênita está associada com prematuridade, óbito fetal e malformações.

Miller e cols. (1982) estudaram pacientes com quadro confirmado de rubéola no período de janeiro de 1976 a setembro de 1978. De 1.016 pacientes, 95% apresentaram quadro cutâneo. Foram acompanhadas 966 pacientes, 523 (54%) interromperam a gravidez e 36 (4%) evoluíram para abortamento espontâneo. Ocorreram nove óbitos intra-útero, quatro desses com malformações, sendo dois casos de anencefalia e dois casos de agenesia renal. Em cinco pacientes, cujos fetos não apresentavam malformações, três eram pequenos para a idade gestacional. Observaram cinco óbitos neonatais. Trezentos e sete dos 309 casos que nasceram vivos foram seguidos até a idade de 2 anos.

Dentre os 273 recém-nascidos acompanhados, foram encontrados defeitos compatíveis com síndrome da rubéola congênita em 20 casos. Cinco recém-nascidos, todos expostos durante as primeiras oito semanas, tinham defeitos cardíacos. Quinze casos de surdez neurossensorial foram observados, sendo grave e isolada na maioria desses, e todos com exposição ao vírus, entre a 8ª e a 17ª semana de gravidez (Tabela III-38).

Tabela III-38 – Transmissão vertical da rubéola congênita *versus* dano fetal (Miller e cols., 1982; Tang, J.W. e cols.).

IG do QC	Infecção (%)	Dano fetal (%)	Risco total (%)
2 a < 11 semanas	100	90	90
11 a 12 semanas	73	50	34
13 a 16 semanas	63	33	17
17 a 18 semanas	38	7	3
19 a 22 semanas	32	0	0
23 a 26 semanas	25	0	0
27 a 30 semanas	38	0	0
31 a 36 semanas	58	0	0
≥ 37 semanas	82	0	0

IG = idade gestacional; QC = quadro clínico.

Grillner e cols. (1983), estudando 491 casos de rubéola na gestação ocorridos no período de 1978 a 1980, descreveram os resultados em relação à infecção fetal, de acordo com a idade gestacional: 40%, entre 1 e 8 semanas; 57%, entre 9 e 12; 57%, entre 13 e 14; 70%, entre 15 e 16; 22%, entre 17 e 20; 17%, entre 22 e 24. Observaram 30 a 40% de alteração auditiva nas crianças que nasceram e que tinham sido expostas ao vírus nas primeiras 14 semanas de gestação, sendo que um caso de acometimento auditivo foi observado entre as 117 crianças cujas mães cursaram com rubéola entre a 17ª e a 24ª semana de gravidez.

Cradock-Watson e cols. (1989), analisando produto de abortamento, isolaram o vírus em 10 de 11 fetos (91%) de pacientes infectadas entre 2 e 8 semanas, em 5 de 8 (63%) entre 9 e 10 semanas, em 2 de 16 (13%) entre 11 e 19 semanas. Mostraram que o método de hibridização foi superior ao isolamento na detecção viral nesses tecidos.

Figueroa-Damian e cols. (1989), analisando, no período de 1990 a 1997, 66 gestantes com diagnóstico de rubéola, encontraram 52,2% de infecção no primeiro trimestre, 34,5% no segundo trimestre e 13,3% no terceiro trimestre. Nos casos de doença no primeiro trimestre, 71% dos fetos infectaram-se, sendo que 51,6% apresentaram alterações compatíveis com síndrome da rubéola congênita.

Andrade (2004), estudando 33 casos de rubéola no primeiro trimestre e 27 no segundo e terceiro de gestação, detectou 45,45% de acometimento fetal no primeiro grupo. Não foi observado acometimento no grupo de gestantes com quadro clínico em idade gestacional superior a 12 semanas.

ACOMETIMENTO FETAL

Defeitos cardíacos

Após a entrada no feto, o vírus espalha-se pelo seu sistema vascular. Tondury e Smith (1966) encontraram lesão endotelial não-inflamatória nos vasos e no coração em material de abortamento. Em 295 embriões, identificaram lesão celular necrótica no miocárdio, especialmente nas células subendocárdicas do átrio esquerdo. Em 16% ocorreu desenvolvimento anormal do septo *secundum*, e em dois casos, atraso no fechamento do septo ventricular membranoso.

A lesão celular direta do vírus no septo pode causar aumento de defeitos septais associados com infecção no primeiro trimestre (Tondury e Smith, 1966).

Necrose endotelial e degeneração focal no miocárdio, sem reação inflamatória, também foram observadas em alguns abortos examinados por Driscoll (1969).

A lesão cardiovascular mais comum é a persistência do canal arterial associada com infecção, entre 11 e 48 dias após a fertilização, e estenose da artéria pulmonar e/ou de seus ramos, entre 16 a 57 dias após a fertilização (Ueda e cols., 1992).

Em necropsias de recém-nascidos com síndrome da rubéola congênita, são encontradas, freqüentemente, proliferação da camada íntima de artérias de grande e médio calibre das circulações sistêmica e pulmonar, sendo que, em alguns casos, pode ser tão grave que pode levar à oclusão da luz do vaso (Webster, 1998). A malformação cardíaca pode ocorrer após a infecção nas primeiras 12 semanas de gestação, sendo rara após esse período (South e Sever, 1985).

Alterações oculares

As alterações oculares, particularmente a catarata, são observadas em torno de 75% dos casos de infecção congênita. Ocorre opacificidade da lente, resultando em catarata central ou nuclear que está associada freqüentemente com microftalmia. O exame oftalmológico pode mostrar, também, atrofia da coriorretina e pseudo-retinite pigmentar. Há diversas descrições de casos de atrofia ou hipoplasia da íris.

O período de suscetibilidade é relativamente curto. Em 13 recém-nascidos que apresentavam catarata, o quadro clínico materno tinha ocorrido entre 12 e 43 dias após a fertilização, enquanto em 43 fetos infectados, após 43 dias da fertilização, nenhum desenvolveu catarata (Ueda e cols., 1982).

Vijayalakshmi e cols. (2002), analisando 46 crianças com sorologia positiva para rubéola, observaram ambos os olhos alterados em 89% das pacientes. Catarata foi diagnosticada em 81 olhos (93,1%), sendo a maioria nuclear (79,97%). Microftalmia foi observada em 74 olhos (85,1%), anormalidades da íris em 51 (58,6%) e retinopatia pigmentar em 33 (37,9%). Outras manifestações sistêmicas, incluindo alterações cardíacas em 23 (50%), anormalidades neurológicas em 16 (34%) e envolvimento de múltiplos órgãos, ocorreram em 32 (70%) crianças (Fig. III-87).

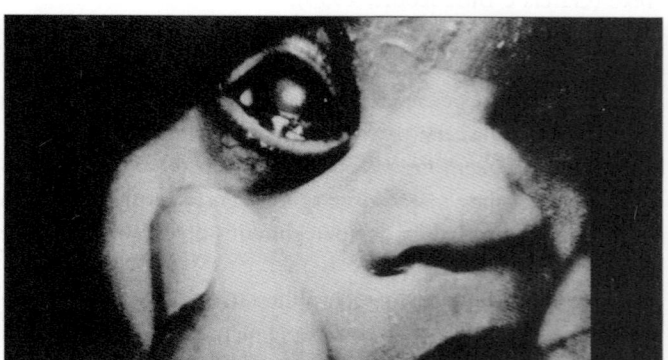

Figura III-87 – Rubéola congênita. Catarata (Giles e Monif, 1969).

Alterações auditivas

A surdez neurossensorial, que pode progredir após o nascimento, é o defeito mais comum resultante da infecção que ocorre nas primeiras 16 semanas de gravidez. Pode ser leve, parcial e, excepcionalmente, total. É mais intensa nas freqüências baixas que nas altas. Isso pode comprometer o desenvolvimento da linguagem falada, pois essas são as freqüências essenciais para o desenvolvimento. O sistema vestibular é raramente afetado (Webster, 1998).

A perda auditiva é causada pela ação direta do vírus no epitélio do ducto coclear e na estria vascular, repercutindo na endolinfa, levando a modificações secundárias e na estrutura do ducto coclear. A ausência de alterações auditivas na infecção fetal, após a 16ª semana de gestação, pode ser explicada pela resposta imune fetal e pela presença de anticorpos maternos na corrente sangüínea fetal (Webster, 1998).

Rahman e cols. (2002), analisando 198 crianças com deficiência auditiva e 200 normais, encontraram anticorpos para rubéola em 74% das crianças com problemas auditivos e em 18% das normais. Entre as mães das crianças com problemas auditivos, 67% eram imunes para rubéola e 14% das de crianças normais também já apresentavam imunidade. Observaram ainda que 41% das mães das crianças com deficiência auditiva tinham apresentado febre e exantema no início da gestação.

DIAGNÓSTICO DA INFECÇÃO FETAL

Podem ser observadas as seguintes alterações à ultra-sonografia: restrição do crescimento fetal, microcefalia, microftalmia, malformações cardíacas (estenose pulmonar, coartação da aorta, defeitos septais), hidropisia fetal, catarata, espessamento placentário e alterações do volume de líquido amniótico.

Propedêutica fetal invasiva – a amniocentese pode ser realizada após a 16ª semana de gestação. A pesquisa viral no líquido pode ser realizada pelo método de PCR e isolamento viral em cultura de células.

A cordocentese, com coleta concomitante de líquido amniótico, deve ser realizada a partir da 20ª semana de gestação. No sangue fetal podem ser pesquisados sinais específicos da infecção, tais como presença de IgM para rubéola e identificação do agente etiológico por meio da PCR ("polimerase chain reaction") e de sinais inespecíficos, como elevação da IgM total, eritroblastose, plaquetopenia, elevação das enzimas hepáticas.

Isolamento e reação em cadeia de polimerase

O risco de acometimento fetal, quando a rubéola ocorre na gravidez, é avaliado principalmente pela idade gestacional no momento em que ela apresenta o quadro clínico da infecção. Há situações em que pode ser difícil estimar, de forma precisa, esse risco e as técnicas de diagnóstico pré-natal podem desempenhar papel de grande utilidade. A detecção de IgM específica para rubéola no sangue fetal, obtida pela cordocentese, tem sido empregada, mas somente deve ser realizada a partir da 20ª semana de gestação, já que podem apresentar resultados falso-negativos pela imaturidade do sistema imune fetal, dificultando assim sua utilização (Enders e Jonatha, 1987).

O isolamento viral é o método padrão para o diagnóstico da infecção pelo vírus da rubéola. No entanto, o longo tempo necessário para obter o resultado final torna sua utilização, para fins de diagnóstico pré-natal, pouco útil na prática clínica. Com o objetivo de contornar esse problema, métodos de identificação do RNA foram introduzidos. O vírus da rubéola pode ser detectado em material biológico pela técnica de hibridização de ácido nucléico, porém, resultados falso-negativos têm sido relatados (Ho-Terry e cols., 1988). Outra alternativa consiste na utilização da transcriptase reversa, seguida pela reação em cadeia da polimerase amplificada, descrita por Ho-Terry e Terry (1990), que é mais sensível para a detecção desse vírus. Esses exames são realizados no líquido amniótico, obtido pela amniocentese que provoca menor risco de perda fetal.

Pode-se salientar a importância do diagnóstico intra-útero da rubéola em amostra de líquido amniótico por Nested-PCR. Além de ser teste rápido, com resultado obtido em 24 a 48 horas, após a coleta, é confiável com sensibilidade e especificidade de 100%, segundo Bosma e cols. (1995a). Esses autores, ao analisar o produto de interrupção da gestação utilizando o método de PCR e o isolamento viral, encontraram 92% das amostras positivas em ambas as técnicas. A análise por PCR de material com cultura positiva para o vírus da rubéola detectou RNA viral em 15 de 16 amostras (sensibilidade de 94%) e nenhum resultado falso-negativo (especificidade de 100%) para o método de PCR. Esses resultados são semelhantes aos de Ho-Terry e cols. (1990), demonstrando a importância do método de PCR no diagnóstico pré-natal.

Daffos e cols. (1984) analisaram 18 casos dessa infecção e realizaram cordocentese, entre 20 e 26 semanas, colhendo sangue, e pesquisaram IgM nesse material. Encontraram, em idade gestacional inferior a 12 semanas, 77% dos fetos infectados e, acima de 12 semanas, 66% de infectados.

Hwa e cols. (1994) analisaram 103 casos de rubéola durante a gravidez. Utilizando-se de cultura de líquido amniótico e pesquisa de IgM no sangue do cordão umbilical, o diagnóstico pré-natal foi possível em 95 pacientes. Foram realizadas 93 cordocenteses e duas amniocenteses. Cinco casos de infecção intra-uterina foram detectados no pré-natal e um caso após o nascimento. Dos seis casos infectados, uma criança teve surdez, duas gestantes interromperam a gravidez, dois recém-nascidos foram normais e um recém-nascido não teve seguimento. A taxa de transmissão vertical foi observada de acordo com a idade gestacional: entre a 1ª e 10ª semanas, de 10%; entre 11ª e 14ª, de 11,8%; 15ª e 19ª, de 2,9%; e 20ª e 29ª, de 6,5%. Concluíram que o risco da infecção congênita nos casos de infecção materna, em Taiwan, é baixo.

Bosma e cols. (1995b), analisando material de interrupção de gestação (placenta e tecidos fetais), detectaram o vírus em 67% dos casos com infecção nas primeiras 12 semanas de gestação pelo método de PCR e, quando associaram PCR e isolamento, detectaram o vírus em 70% dos casos. Observaram concordância em 79% das análises. Na análise de líquido amniótico e na amostra de vilo coriônico, observaram concordância em 7 das 10 análises. Em três casos, somente a PCR foi positiva, o que pode demonstrar maior capacidade na detecção viral, em pequena quantidade de material, como na amostra de vilo coriônico. Concluíram, também, que a presença do vírus na amostra de vilo coriônico pode não predizer infecção fetal e pode ocorrer infecção fetal sem detecção viral na placenta.

Tanemura e cols. (1996) estudaram 34 pacientes, pelo método de PCR, tendo verificado resultado positivo em 8 (23,5%) e negativo em 26. Dos casos negativos, 24 recém-nascidos eram saudáveis e, desses, 4 apresentavam IgM positiva no cordão. Ocorreu 1 óbito fetal intra-útero e em 1 caso houve interrupção da gravidez. Dentre os 8 casos positivos, 6 interromperam a gestação e 2 nasceram vivos, com IgM positiva no cordão, porém assintomáticos.

Revello e cols. (1997), estudando 20 materiais de necropsias de casos de rubéola congênita, observaram que a análise por PCR detectou 15 casos (75%); a cultura, 6 (20%); e o isolamento, 4 (20%). A análise do líquido amniótico pelo método de PCR foi positiva em oito casos acometidos e negativa em oito casos não-infectados, mostrando sensibilidade e especificidade de 100% para o diagnóstico de infecção fetal. Concluíram que o material mais adequado para análise por PCR é o líquido amniótico.

Katow e cols. (1998), estudando 253 casos de rubéola, encontraram 48 com presença do genoma viral no líquido ou no sangue fetal. A gravidez foi interrompida em 40 das 48 com resultado positivo. Sete nasceram, sendo que dois apresentavam alterações sugestivas da síndrome da rubéola congênita. O genoma viral foi identificado em 36,7% (41/112) das mães que apresentaram quadro clínico e em 5% (7/141) das sem quadro clínico. Das 184 gestações com resultado da pesquisa viral negativa, todos os recém-nascidos foram normais.

TERAPÊUTICA

Não existe terapêutica até o momento e o uso de imunoglobulina após o contato não previne a transmissão fetal e pode mascarar o quadro clínico e laboratorial da infecção materna.

VACINA

Embora a incidência global tenha diminuído, nos países desenvolvidos, devido aos programas de imunização, o número de mulheres em idade reprodutiva suscetível à infecção continua em torno de 20%, segundo Sever e White (1968). Ainda há índices elevados de mulheres em idade de 15 a 19 anos, suscetíveis à rubéola, em países como a França (12%), a Itália (10%) e a Alemanha (8%) e, no Reino Unido, somente 1 a 3% (Pebody e cols., 2000). No Estado de São Paulo, Monteleone (1977), pesquisando a presença de anticorpos pela reação de inibição da hemaglutinação em gestantes, encontrou 81,5% de imunidade.

No Estado de São Paulo, o Programa de Controle da Rubéola e da síndrome da rubéola congênita foi implantado em 1992. Foi realizada campanha de vacinação indiscriminada para toda a população de 1 a 10 anos, com a vacina tríplice viral, atingindo cobertura vacinal de 95,7%. Estudos sorológicos realizados após a campanha evidenciaram aumento significativo da soroprevalência de anticorpos contra rubéola, na faixa etária vacinada, sendo em média de 97,5% (São Paulo, 2001).

Durante o período de 1992 a 2000, no Estado de São Paulo, à semelhança do que ocorreu com o sarampo, verificou-se o deslocamento da infecção por rubéola da faixa etária infantil para a população de adultos jovens. A cobertura vacinal contra a rubéola é alta, porém não-homogênea. Vários municípios não atingiram a meta proposta de vacinar pelo menos 95% das crianças, com 1 ano de idade, com a vacina tríplice viral. Esse fato, juntamente com a falha primária da vacina, que é de 5%, contribuiu para o acúmulo de pessoas suscetíveis. A maior proporção dos 2.556 casos confirmados em 2000, no Estado de São Paulo, tanto homens quanto em mulheres, encontrava-se na faixa etária de 20 a 29 anos (58,6%). A região metropolitana da Grande São Paulo concentrou 67% dos casos. Em gestantes, foram confirmados 133 casos com IgM positiva, sendo 17% e 72%, nas faixas etárias de 15-19 anos e 20-29 anos, respectivamente (São Paulo, 2001).

No Brasil, em 1999, 2000 e 2001, constatou-se surto de rubéola em 10 estados da Federação que contribuíram para elevar a incidência da rubéola no País. Entre pessoas de 20 a 29 anos, foi constatada incidência de 23 casos por 100.000 habitantes, já entre pessoas de 15 e 19 anos, a incidência foi de 8,8 por 100.000 habitantes. Essa tendência de atingir a população de faixa etária mais elevada pode ser explicada pela implantação da vacina tríplice viral para crianças de 1 a 10 anos de idade. A população acima dessa faixa que não foi vacinada encontrava-se ente 20 e 29 anos, com alta prevalência de suscetibilidade em 2000 (São Paulo, 2001).

A conseqüência desses surtos, com alta incidência entre adultos jovens, foi o aumento da incidência da síndrome da rubéola congênita. Entre 1997 e 2000, foram notificados 876 casos suspeitos e 132 confirmados. O número de casos confirmados aumentou de 38, em 1999, para 78, em 2000. Pela subnotificação, esses números podem representar apenas pequena parcela da real incidência (São Paulo, 2001).

Em 1996, a rubéola e a síndrome da rubéola congênita foram incluídas na lista de doenças de notificação compulsória pelo Ministério da Saúde. A vacinação contra a rubéola foi instituída, em todo o País, de maneira gradativa, entre 1992 e 2000, com introdução da vacina tríplice viral (contra sarampo, rubéola e caxumba) aos 15 meses de idade. Com esse quadro de aumento do número de casos notificados, foi realizada campanha de vacinação contra a rubéola em 2001, em todo o território nacional, na tentativa de vacinar as mulheres em idade fértil e com isso reduzir os casos da síndrome da rubéola congênita (São Paulo, 2001).

A vacina dupla viral é preparada a partir da cepa viva atenuada do vírus de sarampo *Edmonston Zagreb* e da rubéola, *Wistar RA 27/3*. Cerca de 95 a 100% dos vacinados soroconvertem entre 21 e 28 dias após a vacinação. Os anticorpos IgM podem ser detectados em torno de duas semanas após a vacinação e duram até seis semanas. Anticorpos IgG são detectados após 12 a 15 dias, alcançando o pico entre 21 a 28 dias após a vacinação. A imunidade induzida pela vacina é duradoura, provavelmente por toda a vida.

A vacinação é recomendada para mulheres em idade fértil e na maternidade no pós-parto e pós-aborto. Não é recomendada sua utilização durante a gestação. As mulheres vacinadas deverão evitar a gravidez por período de 30 dias após a aplicação.

Em estudos e acompanhamentos realizados nos EUA com a atual cepa vacinal da rubéola *RA 27/3*, 272 mulheres suscetíveis foram vacinadas antes e durante o início da gestação; nasceram 272 nascidos vivos dessas pacientes e não foi detectado nenhum caso de síndrome da rubéola congênita.

Desde 1998, vêm sendo realizadas campanhas contra rubéola nas mulheres em idade fértil no Caribe, Chile e Costa Rica, onde foram vacinadas inadvertidamente cerca de 200 grávidas, e no pós-seguimento não foi detectado nenhum caso de síndrome da rubéola congênita.

De todos os seguimentos realizados, nenhum caso de embriopatia foi relatado até o momento, dessa forma não se recomenda o aborto para mulheres que venham a ser vacinadas e desconheciam o seu estado de gravidez inicial ou venham a engravidar antes dos 30 dias recomendados para evitar a gravidez. Essas gestantes deverão ser seguidas no pré-natal normal, com avaliação ultra-sonográfica da morfologia fetal entre a 20^a e a 26ª semana de gestação. A avaliação do recém-nascido deverá ser realizada com a sorologia para rubéola no momento do parto. Na presença de suspeita de infecção congênita do recém-nascido, é recomendada a coleta de amostras, de preferência das secreções nasofaríngeas, para a pesquisa viral e diferenciar o vírus selvagem do vacinal. Isso é importante para ratificar a segurança da vacina mesmo durante a gestação (São Paulo, 2001).

CITOMEGALOVÍRUS

A infecção congênita causada pelo citomegalovírus (CMV) acomete entre 0,2 e 2,2% dos recém-nascidos (Satgno e cols., 1986). No Brasil, embora poucos estudos epidemiológicos tenham sido realizados, foi demonstrado que a incidência de infecção congênita pelo CMV varia de 0,55 a 6,8% (Pannuti e cols., 1985; Santos e cols., 2000). Entre os recém-nascidos infectados, 5 a 20% são sintomáticos ao nascimento. Entre os assintomáticos, 10 a 15% apresentarão seqüelas que incluem deficiência neurossensorial, epilepsia, paralisia cerebral, atrofia do nervo óptico, microcefalia, atraso no desenvolvimento psicomotor e retardo mental (Ahlfors e cols., 1999).

A transmissão do vírus ao feto pode ocorrer como resultado da infecção materna aguda ou da reativação de um vírus endógeno. A presença de anticorpos maternos antes da concepção não previne a transmissão vertical (Fowler e cols., 1992). Lazzarotto e cols. (2000) observaram que a taxa de transmissão vertical do vírus foi de 1,2 e 12,9% em gestantes soropositivas e soronegativas, respectivamente, indicando que a imunidade materna pré-concepcional pode diminuir o risco de infecção em trono de 90%.

AGENTE ETIOLÓGICO

O CMV é um herpesvírus humano também denominado HHV-5, pertencente à família Herpesviridae e subfamília B-Herpesviridae, que possui o homem como seu único hospedeiro (Gabbe, 2002).

Esses vírus apresentam uma propriedade biológica peculiar. Após a primoinfecção, o vírus não é eliminado do organismo e permanece em seu interior, sob a forma latente, podendo ser reativado em diferentes circunstâncias, principalmente nas situações de modificação da resposta imune, como a gestação.

A contaminação é inter-humana, necessitando de contato íntimo, no qual as secreções biológicas como a saliva, as lágrimas, o leite materno, as secreções genitais e a urina atuam como vetores (Azam e cols., 2001). Outras fontes de transmissão horizontal incluem a transfusão sangüínea, que possui risco de transmissão do CMV, em torno de 2 a 3% por unidade transfundida.

A utilização de drogas antivirais, particularmente o ganciclovir, tem permitido diminuir a incidência de infecção pelo CMV em pacientes transplantados (Gabbe, 2002).

EPIDEMIOLOGIA

A prevalência da infecção depende das condições socioeconômicas da população. Stagno e cols. (1986) encontraram prevalência de 83,5% em gestantes de baixo nível socioeconômico, com incidência de infecção aguda durante a gestação de 6%. Já em gestantes de classe econômica elevada, a prevalência foi de 49,3% e, somente, 2% dessas mulheres desenvolveram infecção aguda na gestação.

No Brasil, estudos têm mostrado que a prevalência de anticorpos IgG anti-CMV em gestantes varia de 66,5 a 92% (Santos e cols., 2000). Já em países desenvolvidos como os Estados Unidos, a prevalência varia entre 50 e 60% em mulheres de classe média/alta e 70 e 80% naquelas de classe baixa. Na Europa, 45% das gestantes são soropositivas para o vírus no início da gestação (Azam e cols., 2001).

Segundo Brown e Abernathy (1998), a soroconversão durante a gestação é de aproximadamente 1%. As gestantes com maior exposição ao vírus e maior probabilidade de soroconversão são as enfermeiras, as trabalhadoras de creches, de unidades de diálise, de serviço de saúde mental e aquelas que cuidam de imunodeprimidos. Nesses casos, é importante a determinação da situação sorológica como parte da avaliação pré-concepcional.

PATOGÊNESE

Devido ao baixo grau de virulência do CMV, muitos recém-nascidos mostram-se assintomáticos. Nesses casos, a infecção foi, geralmente, adquirida no terceiro trimestre de gravidez. No entanto, a replicação viral é persistente, podendo-se detectar o vírus vários meses após o nascimento. Em torno de 50% das crianças infectadas excretam o vírus pela urina até os 6 anos de idade (Garcia e Bittencourt, 1995).

As lesões podem ser causadas tanto pela ação citopática do vírus quanto pela isquemia secundária e vasculite, que é achado freqüente nessa infecção. O infiltrado inflamatório é constituído por plasmócitos, linfócitos e macrófagos. Essas alterações contribuem para a disfunção dos órgãos envolvidos (Garcia e Bittencourt, 1995).

Os mecanismos imunológicos parecem ter importância na patogênese dessas lesões. Em conseqüência da replicação viral persistente, a resposta humoral é prolongada, resultando na formação de complexos imunes, que se depositam nos glomérulos renais. Outro mecanismo indireto de lesão celular consiste na destruição de células infectadas pela reação imune mediada por células (Stagno, 1990).

Nas infecções pelo CMV, há produção de uma proteína que fica na superfície das células infectadas e que atua como receptor Fc, podendo ligar-se não especificamente à porção Fc de qualquer imunoglobulina. Por esse mecanismo, cria-se uma capa protetora para a célula infectada que assim se protege do ataque imunológico. Esses mecanismos protetores contribuem para a persistência do vírus no organismo (Garcia e Bittencourt, 1995).

Os portadores de infecção congênita pelo CMV apresentam resposta imune celular insatisfatória, demonstrada pelo teste de transformação blástica. Linfócitos de crianças infectadas não produzem interferon quando ativados pelo antígeno viral, *in vitro* (Stagno, 1990).

PATOLOGIA

Na avaliação anatomopatológica dos casos acometidos pelo CMV, geralmente se observa restrição de crescimento com hipoplasia dos órgãos, e a hepatomegalia é muito freqüente, podendo ser observada também esplenomegalia.

No encéfalo, observam-se opacificação e espessamento das meninges e extensas áreas de destruição do tecido nervoso. Pode-se observar também microcefalia, assimetria cerebral, micrognatia, lisencefalia e poroencefalia. Quando a necrose ocorre em torno do aqueduto de Silvius, a gliose que se segue pode levar à obstrução ou ao estreitamento do aqueduto causando hidrocefalia (Garcia e Bittencourt, 1995).

A encefalite citomegálica envolve tanto a substância cinzenta quanto a branca. As lesões predominam nas áreas periventriculares, envolvendo também o epitélio ependimário e o plexo coróide. As áreas necróticas são, posteriormente, substituídas por gliose e calcificação, esta última constituindo aspecto radiológico sugestivo dessa infecção (Garcia e Bittencourt, 1995).

Nos pulmões, podem-se encontrar aspectos de dismaturidade estrutural, infiltrado intersticial de linfócitos e plasmócitos ao lado de inclusões nas células e do epitélio brônquico e, no fígado, podem ser observadas células com inclusões juntamente com infiltrado inflamatório, principalmente portal e áreas de necrose, com desorganização das traves hepáticas.

Há infiltrado mononuclear intersticial nos rins, associado a inclusões intranucleares nas células dos túbulos renais (Garcia e Bittencourt, 1995).

Outras alterações observadas são microcefalia, neurite do nervo óptico, retinocoroidite, coloboma e catarata. No fígado, no baço e nos rins, encontra-se eritropoese extramedular (Garcia e Bittencourt, 1995).

PRIMOINFECÇÃO MATERNA

Após o contato com o vírus, segue-se o período de incubação que varia de 28 a 60 dias, quando se desenvolvem os primeiros sintomas da doença, que incluem: febre, fadiga, mialgia, faringite, tosse, náuseas, diarréia, cefaléia e adenomegalia. A disseminação viral ocorre por via hematogênica. Pode ocorrer eliminação do vírus pela saliva, lágrimas, secreção cervical, respiratória e trato digestório.

Durante a gestação, as alterações laboratoriais que sugerem infecção pelo CMV são: elevação das aminotransferases, linfopenia, linfocitose com linfócitos atípicos, trombocitopenia e presença de anticorpos da classe IgM específicos (Bodéus e cols., 2001).

Van Lierde e Lamy (1995) observaram persistência de IgM durante um período superior a 12 semanas em 25% dos casos de infecção aguda. Além disso, Lazzarotto e cols. (1999) detectaram anticorpos da classe IgM em 70% dos casos de reativação da doença e notaram também que em 20 a 30% das infecções primárias a IgM não é detectada.

Nas reações imunológicas, a interação de um anticorpo com antígeno multivalente é feita por meio de ligações moleculares. O termo que define essa força de ligação é denominado avidez. Em qualquer resposta imunológica primária, os anticorpos produzidos após estímulo antigênico inicialmente apresentam baixa avidez. À medida que a resposta imunológica amadurece, os anticorpos da classe IgG vão apresentando avidez cada vez maior.

A determinação da avidez da IgG anti-CMV tem adquirido importância cada vez maior no diagnóstico da infecção aguda. A afinidade desses anticorpos é baixa nas primeiras semanas após a infecção aguda, aumentando progressivamente até se tornar alta após quatro a cinco meses (Bodéus e cols., 2001). Valores de avidez abaixo de 30% são compatíveis com infecção recente (menos de quatro meses) e valores superiores a 50% traduzem infecção pregressa. Valores entre 31 e 49% não permitem nenhum tipo de conclusão (Bodéus e cols., 2001).

REATIVAÇÃO DA INFECÇÃO MATERNA

A reativação da doença, na maioria dos casos, é assintomática. Clinicamente se manifesta pela excreção viral, e laboratorialmente, pelo aumento da concentração dos anticorpos IgG em pacientes imunes. Lazzarotto e cols. (2000) observaram que os anticorpos da classe IgM podem ser produzidos durante os episódios de reativação, porém em baixos títulos, e podem ser identificados durante um período que pode variar de seis a nove meses.

Boppana e cols. (2001) concluíram que os anticorpos maternos prévios protegem o feto de um acometimento sistêmico grave. No entanto, há questionamentos a respeito. Ahlfors e cols. (1999) observaram que tanto a infecção primária quanto a reativação podem ocasionar quadros de infecção congênita. Observaram que 65% das crianças com seqüelas neurológicas estavam associadas a quadros de reativação da infecção materna e não de infecção primária.

INFECÇÃO CONGÊNITA

Apesar da morbimortalidade associada à infecção congênita pelo CMV, pouco se conhece sobre o mecanismo de transmissão vertical do vírus. Aproximadamente 15% das gestantes que adquirem a infecção primária no início da gestação evoluem para abortamento espontâneo (Fisher e cols., 2000). Nesses casos, a placenta geralmente apresenta evidências de infecção, permitindo sugerir que o envolvimento placentário é muito importante no processo de transmissão vertical do vírus.

O vírus é transmitido quando os leucócitos infectados atravessam a placenta e atingem a circulação fetal por meio dos vasos do cordão umbilical (Negishi e cols., 1998). O vírus atinge predominantemente o epitélio tubular renal, onde inicia sua replicação. Como conseqüência, ocorre excreção do vírus pela urina, fazendo com que o líquido amniótico funcione como reservatório. Dessa forma, a carga viral no líquido amniótico refletiria a carga viral na urina fetal e esta, por sua vez, a replicação viral nos rins. Além disso, o líquido amniótico infectado ingerido pelo feto permite que o vírus se instale e se replique na orofaringe, atingindo a circulação sistêmica fetal e acometendo diversos órgãos.

Stagno e cols. (1986) avaliaram a urina de recém-nascidos com infecção congênita e encontraram elevada carga viral nas crianças sintomáticas. Guerra e cols. (2000) mostraram que parece haver correlação entre a carga viral avaliada na urina do feto e na do recém-nascido.

A transmissão vertical ocorre durante toda a gestação. A idade gestacional parece não influenciar o risco de transmissão intra-útero. Entretanto, as repercussões fetais parecem ser mais graves quando a infecção ocorre em idade gestacional inferior a 20 semanas (Azam e cols., 2001). Quando a infecção aguda ocorre no primeiro trimestre, o risco de seqüelas neurológicas varia em torno de 35 a 45% dos casos. Já no segundo e terceiro trimestres, o risco varia entre 8 a 25% e zero a 7%, respectivamente (Van Lierde e Lamy, 1995) (Figs. III-88 e III-89).

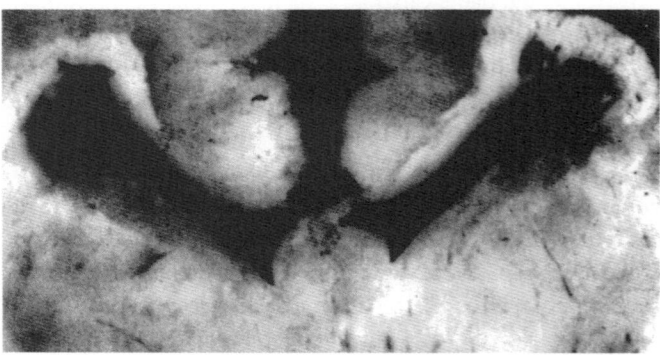

Figura III-88 – Infecção citomegálica congênita. Calcificação dos ventrículos laterais (Gilles e Monif, 1982).

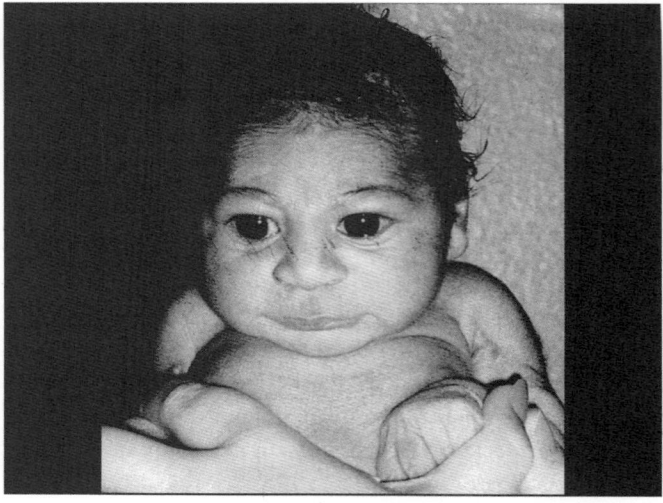

Figura III-89 – Infecção citomegálica congênita. Microcefalia (Neme).

DIAGNÓSTICO DA INFECÇÃO FETAL

Em 1971, foi realizado o primeiro diagnóstico pré-natal de CMV por Davis e cols. Sua importância é inquestionável, apesar da presença de valores preditivos indefinidos e da falta de marcadores prognósticos. Porém, representa uma opção na condução dos casos de infecção primária por CMV.

O diagnóstico da infecção fetal pode ser realizado por meio de procedimentos invasivos, como a amniocentese ou a cordocentese. É proposto para os casos de soroconversão materna confirmada ou na presença de alterações ultra-sonográficas (Revello e Gerna, 2004).

No líquido amniótico, a presença do vírus é pesquisada utilizando-se o método da reação em cadeia de polimerase (PCR) ou cultura de células.

A pesquisa viral utilizando-se PCR é o método mais sensível. Entretanto, alguns fatores devem ser considerados antes da realização do procedimento. Primeiramente, alguns resultados falso-negativos na análise do líquido amniótico têm sido relatados quando a coleta é realizada antes da 20ª semana de gestação. Por isso, tem sido preconizada a coleta de líquido *amniótico a partir de 21 semanas de gestação*. Segundo, é necessário um intervalo de tempo em torno de seis a nove semanas entre o início do quadro clínico materno e a realização do procedimento para que o vírus possa ser detectado no líquido amniótico (Lazzarotto e cols., 1999).

Embora a identificação do vírus no líquido amniótico seja o teste mais sensível e específico para o diagnóstico da infecção congênita, não é capaz de identificar a gravidade da infecção fetal.

Novos métodos de avaliação do prognóstico fetal têm sido pesquisados. A determinação da carga viral no líquido amniótico parece ser o mais promissor. Segundo Guerra e cols. (2000), uma carga viral superior a 10^5 cópias/ml no líquido amniótico está relacionada com o aparecimento de sintomas no recém-nascido em 100% dos casos e, nos casos com carga viral inferior a 10^5 cópias/ml, há 92% de probabilidade de ausência de sintomas ao nascimento. Utilizando nível de corte do resultado da análise da carga viral de 10^3 cópias/ml, observaram chance de 81% dos fetos e/ou dos recém-nascidos estarem não infectados quando a carga viral era inferior a esse valor e, quando esse resultado é superior a 10^3 cópias/ml, há 100% de probabilidade de infecção intra-útero.

Esses autores também encontraram 24,6% de transmissão vertical do vírus, sendo que 41,7% eram sintomáticos ao nascimento. Esses valores são diferentes dos descritos por Stagno e cols. (1986) que referiram 30 a 40% de transmissão vertical.

Enders e cols. (2001) observaram taxa de transmissão vertical de 20,6 e 57,6% dos recém-nascidos sintomáticos.

Enders e cols. (2001) encontraram sensibilidade de 100% do diagnóstico pré-natal quando associaram a presença de IgM no sangue fetal e a presença do DNA viral no líquido amniótico ou no sangue fetal. Segundo esses autores, a infecção fetal pode ser excluída, com resultado negativo da pesquisa viral associado ao exame ultra-sonográfico normal.

Exame ultra-sonográfico

No estudo das infecções congênitas, as limitações do exame ultra-sonográfico são bem estabelecidas. Este não é método sensível para o diagnóstico da infecção fetal. O feto anatomicamente normal pode estar infectado e também a normalidade não prediz prognóstico favorável. Enders e cols. (2001) encontraram exame fetal alterado em somente 11,8% das gestantes com primoinfecção confirmada.

Segundo Enders e cols. (2001), a presença de alterações ultra-sonográficas associada ao resultado positivo da pesquisa viral no líquido amniótico ou no sangue é o marcador de gravidade mais importante da doença fetal ou do recém-nascido.

As principais alterações ultra-sonográficas associadas à infecção pelo CMV são:

Sistema nervoso central – ventriculomegalia, calcificações cerebrais e microcefalia.

Coração – cardiomegalia, ecogenicidade aumentada das paredes ventriculares e derrame pericárdico.

Abdome – hepatoesplenomegalia, calcificações hepáticas, ascite, intestino ecogênico.

Placenta e líquido amniótico – placenta espessa, ecogênica, oligoidrâmnio ou poliidrâmnio.

Outras – restrição de crescimento fetal e hidropisia (Crino, 1999).

RASTREAMENTO SOROLÓGICO PRÉ-NATAL

O rastreamento sorológico de rotina ainda não é consenso. As opiniões nesse sentido são divergentes pois:

- Os testes laboratoriais são onerosos.
- Os mecanismos de transmissão vertical não estão totalmente esclarecidos.
- Não há tratamento pré-natal eficaz até o momento.
- A imunidade materna prévia à concepção produz proteção parcial contra a infecção pelo CMV.

No entanto, o rastreamento pode diminuir a incidência de infecção aguda, uma vez que gestantes soronegativas poderiam beneficiar-se de medidas profiláticas. O rastreamento permite o diagnóstico precoce da infecção congênita, e o diagnóstico pré-natal, que cuidados especiais sejam adotados com o recém-nascido prevenindo a disseminação viral (Couto e cols., 2003).

No serviço de Obstetrícia do Hospital das Clínicas da Universidade de São Paulo esse exame não faz parte da rotina pré-natal. Somente é solicitado na suspeita de infecção materna, exame ultra-sonográfico com alterações sugestivas de infecção congênita e, para gestantes que trabalham em creches ou escolas de educação infantil, profissionais da área da saúde e pacientes com comprometimento do seu sistema imune.

HEPATITES VIRAIS

INTRODUÇÃO

As hepatites virais são importantes causas de doença hepática crônica e têm sido alvo de pesquisas e de cuidados preventivos nas últimas décadas, em decorrência das suas altas prevalências mundiais e da morbidade e mortalidade que as acompanham (há uma estimativa de 5 milhões de indivíduos com hepatite crônica pelo vírus B e infecção pelo vírus da hepatite C apenas nos Estados Unidos) (Pusl e cols., 2002).

Atualmente estão descritas as hepatites do tipo A, B, C, delta (D), E, F e G. O vírus da hepatite B foi isolado somente em 1960; o da hepatite A, no início dos anos 80; e o da hepatite C, em 1989. Outras duas classes de vírus foram identificadas nos anos 80, os da hepatite D e E. Acredita-se que mais tipos virais existam, incluindo os recém-identificados vírus F e G.

Do ponto de vista epidemiológico, a transmissão sexual de agentes infecciosos causadores de hepatite ocorre mais freqüentemente com os vírus das hepatites tipos B, C e delta, sendo que os tipos B e C podem evoluir para doença hepática crônica e carcinoma hepatocelular primário (Tabela III-39). Os vírus das hepatites A e E provocam hepatites agudas. As formas graves levam à necrose hepática fulminante. É descrita, ainda, a hepatite por herpesvírus, abordada nos diagnósticos diferenciais.

Tabela III-39 – Tipos de hepatites virais atualmente conhecidos e suas principais características.

Tipos	Vírus	Antígeno	Anticorpo	Transmissão	Período de incubação	Cronicidade
A	Picorna (HAV-RNA)	HAV-Ag	anti-HAV	Fecal-oral	15-50 dias (28)	Não
B	Hepadna (HBV-DNA)	HBs Ag HBc Ag HBe Ag	anti-HBs anti-HBc anti-HBe	Parenteral Percutânea Sexual Perinatal	60-180 dias	3-10%
C	Flavivírus (HCV-RNA)	HCV-Ag	anti-HCV	Parenteral Percutânea Sexual (?) Perinatal (?)	30-120 dias	50-70%
D	Satélite (HDV-RNA)	HDV-Ag	anti-HDV	Parenteral Percutânea	60-180 dias	2-70%
E	Calicivírus (HEV-RNA)	HEV-Ag	anti-HEV	Fecal-oral	30-60 dias	Não
G	Flavivírus (HGV-RNA)	HGV-Ag HGV-C-Ag	anti-HGV	Parenteral	30-120 dias	?

Hepatite aguda é definida como aquela em que os sintomas e as alterações laboratoriais associados à infecção viral retornam ao normal dentro de seis meses do início da infecção. Assim, hepatite crônica é identificada pela persistência dos sintomas e/ou das alterações laboratoriais anormais após os primeiros seis meses do início da infecção (Holcomb, 2002).

A hepatite é uma das mais sérias doenças hepáticas na gravidez (Cunningham e cols., 2000).

É importante salientar que a gestação *per se* provoca alterações hepáticas fisiológicas que, sendo conhecidas, evitam a interpretação errônea das dosagens laboratoriais, a saber: proteína total (5,5-8g%); albumina (3,5-5,5g%); fibrinogênio (330-600mg%); tempo de protrombina (12-14s); bilirrubinas totais (0,3-1mg%); fosfatase alcalina (60-200μm/l); desidrogenase láctica (DHL = 200-450U/l); AST/STGO (0-35U/l); ALT/STGP (0-35U/l); gamaglutamiltransferase (1-45U/l); colesterol (180-280mg%); e triglicérides (< 260mg%) (Fagan, 1994).

O quadro clínico geral das hepatites virais é determinado pelo aparecimento de sintomas iniciais comuns a todos os vírus hepatotrópicos, que precedem a icterícia em duas semanas, sendo manifestados por náuseas, vômitos, cefaléia, febre e, às vezes, dor em hipocôndrio direito; a melhora dos sintomas coincide com o aparecimento da icterícia.

Das hepatites virais, as que despertam maior interesse na gestação são as do tipo A, B, C e E.

HEPATITE A

Também conhecida como hepatite infecciosa, a hepatite A é causada por um RNA vírus (HAV), da família Picornavirus. O HAV é um enterovírus transmitido pela via fecal-oral, tendo, por isso, maior prevalência nas áreas onde o saneamento é precário. Em geral, a transmissão ocorre pela ingestão de alimentos ou água contaminados, mas são descritas, ainda, formas de transmissão direta aos contatantes domiciliares. O HAV tem período de incubação de duas a seis semanas (média de quatro semanas), durante o qual se reproduz no fígado. É eliminado nas fezes duas semanas antes e até uma semana após o início do quadro clínico, podendo ser encontrado também no sangue e na saliva, embora em concentrações bem menores que nas fezes. Como há viremia muito rapidamente durante a fase aguda, a transmissão sangüínea raramente ocorre (Gilstrap e Faro, 1997), também não há evidência de transmissão pela saliva (Ministério da Saúde, 1999).

A presença do vírus nas fezes é o primeiro sinal identificado, antes do aparecimento dos sintomas. A seguir, ocorre elevação de alanina aminotransferase (ALT ou TGP), aumento de bilirrubinas e os sintomas aparecem. Logo após o início destes, anticorpos HAV são formados (primeiro IgM e mais tarde IgG), levando à proteção contra futuras infecções do HAV (Gráfico III-1) (Gilstrap e Faro, 1997; Holcomb, 2002).

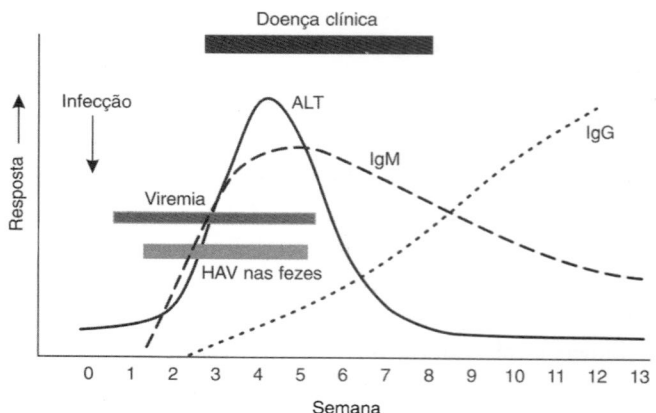

Gráfico III-1 – Perfil sorológico da hepatite A.

Os sintomas mais comuns incluem febre, fadiga extrema, náuseas, diarréia, anorexia, dor no quadrante superior direito e icterícia. O período de infectividade vai até uma a duas semanas após o aparecimento dos sintomas. Desde que alguns casos cursem sem icterícia, o diagnóstico pode assemelhar-se a um quadro gripal. A hepatite A é autolimitada, necessitando, em geral, apenas de cuidados de suporte, sendo que apenas 20% dos acometidos requerem hospitalização na fase aguda (por desidratação importante ou sinais de falência hepática).

Aqueles que apresentam náuseas relacionadas à elevação das enzimas hepáticas devem ser estimulados a ingerir, freqüentemente e em pequenas porções, alimentos com baixa concentração de gorduras e proteínas e alta de carboidratos. A ingestão de líquidos previne a desidratação. Ocasionalmente, podem ser ministradas medicações para o controle das náuseas e/ou da dor, de forma criteriosa, em função da sobrecarga hepática.

A infecção pelo HAV não se associa à hepatite crônica e a recuperação completa é esperada em 99% dos infectados. Estão descritas formas recorrentes meses após a recuperação, mas isso raramente leva ao quadro de hepatite fulminante, com falência total do fígado (0,1%) e só ocorre se o estado de saúde da gestante era precário anteriormente ao contágio. A letalidade por hepatite A aguda é descrita como 0,3%, sendo mais elevada (1,8%) em pessoas acima dos 49 anos.

Hepatite A e prenhez – a hepatite A aguda pode ocorrer em aproximadamente 1/1.000 gestantes. A gestação não tem efeito conhecido sobre o curso da doença e a hepatite A tem pouco, se nenhum, efeito adverso sobre a gravidez, principalmente nos países industrializados. Em populações pobres, porém, pode associar-se a resultados adversos, como prematuridade e morte perinatal. O vírus não é teratogênico e a taxa de transmissão para o feto e o recém-nascido (RN) é extremamente baixa. Os RN de mães com hepatite A aguda deverão receber imunoglobulina. O risco de transmissão horizontal da mãe para o RN existe e condições rigorosas de higiene e assepsia das mãos, principalmente, devem ser orientadas durante o período de aleitamento (Gilstrap e Faro, 1997). A prevenção pode ser realizada por medidas de saneamento e de higiene, como lavagem meticulosa de alimentos e das mãos. A imunização é a forma mais efetiva de prevenção para o HAV, sendo utilizados dois tipos de produtos:

Imunoglobulina – tem eficácia de 85% quando administrada por via intramuscular antes da exposição ao HAV ou dentro das duas semanas posteriores à exposição (dose de 0,02ml/kg), sendo a proteção mantida por três a seis meses. É recomendada para pessoas que tiveram contato intradomiciliar ou sexual com portadores da hepatite A e para indivíduos que viajarão para regiões endêmicas de média e alta prevalência do vírus. Pode ser ministrada à gestante recém-exposta e ao RN cuja mãe tem infecção aguda recente.

Vacina – feita com vírus inativado; para alguns, seu uso é seguro durante a gravidez (Ministério da Saúde, 1999), enquanto outros questionam a comprovação dessa segurança durante a gestação e lactação (Holcomb, 2002), o que leva ao uso apenas nas gestantes consideradas de risco para adquirir a infecção. É altamente imunogênica e tem eficácia de 94% quando administrada em duas doses e está indicada em grupos de risco, como pessoas vivendo em instituições (prisão, "day-care", hospitais e asilos), viajantes para áreas endêmicas onde o saneamento é questionável, usuários de drogas injetáveis e infectados com hepatite crônica B e/ou C. Deve ser ministrada ao RN com mãe sob infecção aguda (Ministério da Saúde, 1999; Cunningham e cols., 2000).

HEPATITE B

É uma inflamação do fígado causada pelo vírus HBV, um DNA vírus da família Hepadnaviridae, descoberto nos anos 60. Embora o vírus possa ser encontrado no sangue durante o primeiro mês após a infecção, é essencialmente hepatotrópico, onde se reproduz (Lau e Wright, 1993). O período de incubação da hepatite B aguda situa-se entre 45 e 180 dias.

Os principais modos de transmissão do HBV são perinatal, sexual (sêmen e secreções vaginais), sangue e seus derivados e por agulhas contaminadas naqueles usuários de drogas injetáveis (Baddour e cols., 1988; Alter e cols., 1989; CDC, 1990; Walsh e Alexander, 2001). Cerca de 33% dos casos são transmitidos por atividade heterossexual, e 17% homossexual (Howell, 1999). A transmissão por drogas injetáveis é 17% e os 35% restantes têm fonte desconhecida.

Uma pequena porcentagem afeta profissionais da saúde e pacientes em hemodiálise. Nos países em desenvolvimento e de clima tropical as infecções pelo vírus B, agudas ou crônicas, têm maior prevalência e a transmissão materno-infantil responde pela maior parte da disseminação do vírus, sendo comuns a insuficiência hepática crônica por cirrose e o carcinoma hepatocelular.

Nos Estados Unidos, a prevalência é de 4,9%, e não aumenta até a puberdade, sugerindo que a transmissão sexual é a mais importante via de transmissão (Walsh e Alexander, 2001). No Brasil, estudos de prevalência do HBV detectaram índice médio de infecção de 8% na Região da Amazônia legal, de 2,5% nas Regiões Centro-Oeste e Nordeste, de 2% na Região Sudeste e de 1% na Região Sul (Ministério da Saúde, 1999).

O vírus da hepatite B é mais complexo por ser um DNA vírus. O HVB é composto por um núcleo protéico e um envelope externo lipídico. A proteína viral primária, responsável pela infecção, está contida dentro da camada lipídica externa e é conhecida como antígeno de superfície da hepatite B (HBsAg). O núcleo contém outros componentes virais, incluindo o "core" do HBV, o antígeno e, e o DNA viral.

Precedendo o aparecimento dos sintomas, há aumento do HBsAg no sangue. Em seguida, os testes de função hepática se alteram, surgem os sintomas prodrômicos e é possível a observação de icterícia. Quando os sintomas aparecem, pode ser identificada a resposta inicial da produção de anticorpos contra a proteína do "core", pela presença de anti-HBc-IgM. Esta é a resposta primária e é seguida por uma queda nos títulos de HBsAg. Finalmente, são produzidos anticorpos contra o "core" e os antígenos de superfície (anti-HBc-IgG e anti-HBs).

O desenvolvimento do anti-HBc-IgG não promove imunidade duradoura, enquanto o anticorpo desenvolvido para o antígeno de superfície (anti-HBs) o faz. Podem ser medidos, também, o antígeno e, contido no núcleo viral (HBeAg), seu anticorpo (anti-HBe) e o HBV-DNA. A presença dos antígenos indica replicação viral e um estado infeccioso. A presença aguda do HBsAg, de anti-HBc-IgM e de HBV-DNA indica que o paciente é potencialmente infectante, sendo máximo o grau de infectividade quando está presente o HBeAg (Gráfico III-2).

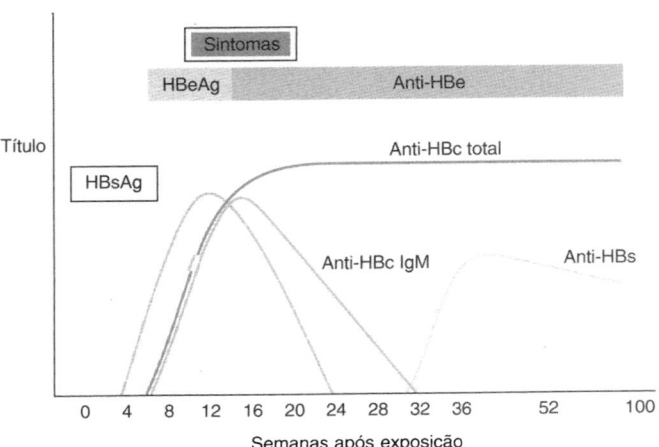

Gráfico III-2 – Perfil sorológico da hepatite B, com evolução natural para cura.

A persistência do HBsAg no sangue, além de seis meses do início da infecção, indica a cronicidade. A maior parte dos infectados (90-95%) com o HBV pode recuperar-se totalmente; menos de 1% pode obituar pela infecção aguda. No entanto, 5 a 10% tornam-se portadores e desenvolvem a doença crônica; destes, 30 a 40% podem evoluir para cirrose ou câncer.

O fator mais importante na identificação de quem desenvolverá a infecção crônica é a idade em que a doença foi adquirida. Recém-nascidos de mães portadoras do HBV têm alta probabilidade (cerca de 90%) sem a adoção de medidas profiláticas.

O risco diminui com a idade, sendo 50% em bebês, 25% em crianças e 10% em adultos. A elevação das provas hepáticas e a presença de histologia inflamatória denotam a infecção sintomática, porém muitos portadores crônicos podem permanecer assintomáticos, com testes de função hepática e histologia normais. A alfafetoproteína é o marcador utilizado no seguimento com vistas à detecção do câncer hepatocelular (Holcomb, 2002).

Hepatite B e prenhez – a incidência de infecção aguda pelo vírus B na gestação é de 0,1%, sendo que nos países desenvolvidos a infecção aguda na gravidez cursa de modo semelhante àquela da não-gestante, embora alguns sintomas possam ser mais intensos em razão dos desconfortos gastrintestinais próprios da gravidez. Diferentemente nos países em desenvolvimento, a desnutrição, a coexistência de outras doenças sistêmicas e as parasitoses tendem a piorar o quadro materno. A icterícia é geralmente evidente e as concentrações de aminotransferases são marcantemente elevadas (acima de 500U/l, e geralmente maiores que 1.000U/l). Complicações fetais, como aborto ou óbito, não são conseqüências da hepatite aguda ou crônica *per se* (Hieber e cols., 1977). Pastorek e cols. (1989) estudaram gestantes com antigenemia positiva do HBV (HbsAg) durante toda a gravidez e não encontraram efeitos adversos nos RN dessas gestantes, quando comparados aos de gestantes não-portadoras do vírus. Van Os e cols. (1991) observaram crianças geradas por fertilização *in vitro*, nas quais o meio de cultura (soro humano inativado) estava inadvertidamente contaminado pelo HBV e não encontraram evidências de nenhum dano pela exposição ao vírus, tanto no período embrionário quanto no fetal.

As mulheres portadoras crônicas do HBV representam importante veículo de transmissão quando se tornam gestantes. Nos Estados Unidos, 0,09 a 1,5% das gestantes são portadoras crônicas (Malecki e cols., 1986; Summers e cols., 1987; Cruz e cols., 1987); 0,34% no Canadá (Delage e cols., 1986); 1,81% na França (Descos e cols., 1987), e 2,2% na Austrália (Pesce e cols., 1989). No Brasil, foi observada em 0,84% das gestantes de Ribeirão Preto (SP) (Duarte e cols., 1997).

A infecção fetal ocorre em 5% dos casos durante o último trimestre da gravidez em decorrência das micro-hemorragias placentárias fisiológicas (Ohto e cols., 1987). As restantes, na grande maioria, acontecem durante o nascimento pela contaminação do feto com sangue e secreções maternas. Dependendo da população estudada, cerca de 1% das gestantes são riscos potenciais para seus filhos.

Nos pacientes sintomáticos, a hepatite B usualmente evolui nas seguintes fases:

Fase prodrômica – sintomas inespecíficos de anorexia, náuseas e vômitos, alterações do olfato e paladar, cansaço, mal-estar, dor abdominal localizada no quadrante superior direito, artralgia, mialgias, cefaléia e febre baixa.

Fase ictérica – inicia-se após 5 a 10 dias da fase prodrômica, caracterizando-se pela redução na intensidade destes sintomas e o aparecimento de icterícia. Colúria precede esta fase por dois ou três dias.

Fase de convalescença – a sintomatologia desaparece gradativamente, geralmente em 2 a 12 semanas.

A hepatite B crônica pode evoluir de forma:

Persistente – de bom prognóstico, em que a arquitetura do lóbulo hepático é preservada.

Ativa – caracterizada por necrose hepática, que pode evoluir para cirrose hepática ou para câncer.

Mais de 60% dos casos de hepatite B aguda são assintomáticos ou produzem sintomas leves, simulando um quadro gripal; a maior parte das pacientes é anictérica, e só é observada elevação de bilirrubinas pelos testes específicos (Ministério da Saúde, 1999; Robinson, 1990). Embora poucas pessoas depurem o antígeno até em um ano, a maioria desenvolve tanto hepatite crônica ativa (caracterizada pelo retorno dos sintomas da doença), quando hepatite crônica persistente (marcada por sintomas leves ou ausentes associados a dosagens anormais persistentes das enzimas hepáticas) e, raramente, apresentam infecção de progressão fulminante para falência hepática e morte.

Os cuidados com a gestante apresentando infecção aguda pelo vírus B incluem medidas de suporte como hidratação, controle das náuseas e vômitos, dieta apropriada e proibição de bebidas alcoólicas. A gestante com sintomas acentuados deve ser hospitalizada e monitorada para sinais de atividade uterina, função hepática, além da vigilância do bem-estar e do crescimento fetal.

Os contatantes próximos (principalmente sexuais) devem ser aconselhados, testados e vacinados quando indicado. A paciente precisa ser informada que não existem relatos sobre efeitos teratogênicos do vírus e que deverá ficar sob seguimento por seis meses, no mínimo, com controle para o HBsAg e o anti-HBs (Ruocco, 2002).

O diagnóstico laboratorial é realizado pela identificação dos marcadores virais descritos anteriormente:

HBsAg – antígeno da superfície capsular do vírus, indica infectividade.

Anti-HBsAg – anticorpo reacional, demonstra resposta imunológica do indivíduo à infecção.

HBeAg – antígeno originado do "core" (partícula central) viral, mostrando que há replicação viral e, portanto, alta infectividade.

Anti-HBe – anticorpo que pode estar presente antes do anti-HBsAg e indicar resposta imune parcial com diminuição da infectividade.

Anti-HBc – anticorpo contra o "core" do vírus B, que aumenta precocemente no desencadear da resposta imune (o antígeno HBc não é mensurável no soro).

As principais interpretações sorológicas estão discriminadas no quadro III-36.

Outros testes que estimam a lesão hepatocelular na hepatite B aguda são: as aminotransferases (alanina aminotransferase/ALT e a aspartato aminotransferase/AST), previamente denominadas transaminases (respectivamente, TGP e TGO), que geralmente estão acima de 500UI/l; a bilirrubina total elevada, podendo alcançar níveis entre 5 e 20mg%; a fosfatase alcalina geralmente aumentada; o leucograma revelando, em geral, neutropenia com linfocitose relativa.

Quadro III-36 – Possíveis interpretações sorológicas dos perfis sorológicos para hepatite B (Gilstrap e Faro, 1997).

Padrões possíveis	HBsAg	Anti-HBsAg	Anti-HBc IgG	Anti-HBc IgM	Interpretações
1	–	–	–	–	Suscetível
2	+	–	–	–	Infecção aguda pelo HBV
3	+	–	+	+	Infecção aguda
4	+	–	+	–	Infecção crônica pelo HBV
5	+	+	+	–	Perfil ocasional na infecção crônica, especialmente com doença ativa ou avançada
6	–	+	+	–	Recuperação da infecção pelo HBV, imunidade devida à infecção natural
7	–	–	+	+	Lacuna ou janela imunológica durante a recuperação da infecção aguda
8	–	–	+	–	Padrão de recuperação da infecção muito antiga e teste não sensível para detectar baixos níveis de anti-HBsAg ou suscetível com falso anti-HBc positivo ou estado de portador com baixos níveis de HBsAg
9	–	+	–	–	Resposta à imunização ativa contra o HBsAg ou receptor de imunoglobulina contra hepatite B ou infecção antiga pelo HBV resolvida

Na hepatite crônica, a biópsia hepática definirá o diagnóstico histológico e permitirá a avaliação da atividade da doença.

A gestante, apresentando sinais e sintomas de hepatite aguda, deve ser rastreada por um painel laboratorial específico, consistindo da pesquisa de HBsAg, anti-HBs, anti-HBc (IgG e IgM), HBeAg, anti-HBeAg, além da pesquisa sorológica para hepatites A e C. O obstetra deve também pesquisar outras doenças hepáticas, incluindo doenças virais (como mononucleose infecciosa devida ao vírus Epstein-Barr), doenças específicas da gravidez como pré-eclâmpsia/eclâmpsia/HELLP síndromes (veja em Diagnóstico diferencial).

Gestantes com HBsAg presente no soro são infectantes. Se apresentarem positividade para HBeAg são altamente infecciosas, pois este antígeno só está presente durante a replicação viral (gestante HBsAg e HBeAg positivos promove risco de infecção da criança em 70-90%; enquanto as que apresentam HBsAg positivo, HBeAg negativo e anti-HBe positivo indicam 10% de probabilidade).

Gestantes com apenas o anti-HBsAg presente estão imunologicamente curadas.

A maioria dos autores defende que toda grávida seja rastreada de rotina para a presença do HBsAg, pois o rastreamento da gestante apenas considerada de risco acaba identificando 50% de todas as portadoras crônicas (IDIC, 1986; Malecki e cols., 1986; Summers e cols., 1987; Gonzáles e cols., 1988; IPAC, 1988; Pesce e cols., 1989; ACOG 1992.

Esta norma, embora traga um custo extra para a assistência pré-natal, tem sido altamente eficaz, prevenindo a hepatite crônica na maioria dos filhos de mães HBsAg positivas (Arevalo e Washington, 1988). A informação para os neonatologistas sobre a mãe portadora do HBsAg é essencial para o tratamento preventivo precoce do recém-nascido.

A gravidez e a lactação não são contra-indicações para a utilização da vacina. Assim, mesmo durante a gravidez, mulheres negativas para HBsAg e consideradas de risco para adquirir o HBV devem ser vacinadas. Se não forem vacinadas, as gestantes suscetíveis devem ser testadas também no último trimestre da gravidez, ou mesmo na internação para o parto, permitindo que sejam tomadas as medidas profiláticas para a criança nas primeiras 24 horas de vida. Os recém-nascidos de mães HBsAg positivas devem receber imunoglobulina hiperimune (HBIG) na dose de 0,5ml por via intramuscular, com 12 horas de vida, além de uma dose inicial da vacina para o vírus B (5mcg de vacina recombinante por via intramuscular) em até sete dias. Se as duas substâncias forem ministradas ao mesmo tempo, as injeções deverão ser aplicadas em locais diferentes, sendo o quadríceps o mais indicado para a criança.

As crianças devem receber a segunda e terceira doses da vacina com 1 e 6 meses de vida e precisam ser testadas para HBsAg com 12 a 15 meses de idade.

Embora o vírus seja detectado no leite, o aleitamento materno é permitido, desde que a criança tenha recebido a profilaxia específica (proteção de 90-95%), pois não foram observadas diferenças nas taxas de infecção quando a criança foi amamentada nessas condições (Hsu e cols., 1988).

Uma das principais medidas de prevenção da infecção é a vacinação para hepatite B pré-exposição, que tem por objetivo eliminar a transmissão do HBV na população geral. Extremamente eficaz, 90-95% de resposta vacinal em adultos imunocompetentes não apresenta toxicidade. Efeitos colaterais são leves e raros, como discreta dor no local da aplicação (3-29%), febre nas primeiras 48 a 72 horas após vacinação (1-6%) e excepcionalmente fenômenos alérgicos relacionados a determinados componentes da vacina.

A aplicação no adulto deve ser pela via intramuscular no músculo deltóide, pois a aplicação em glúteo comprovadamente tem menor eficácia. A dose para adultos é de 1ml e, para crianças menores de 12 anos, de 0,5ml, e o intervalo preconizado pelo Ministério da Saúde é de um e seis meses.

A gestante que interrompeu o esquema vacinal após a primeira dose deverá realizar a segunda assim que possível e a terceira deverá ser indicada com intervalo de pelo menos dois meses da dose anterior. É considerada resposta vacinal adequada a presença de anticorpos anti-HBs dosados pela técnica sorológica ELISA, igual ou acima de 10^3mUI/ml.

No que se refere à prevenção da contaminação de profissionais de saúde lidando com pacientes infectados pelo HBV, recomenda-se o uso das precauções universais em relação ao sangue e aos líquidos corporais de qualquer paciente.

Caso um profissional de saúde não-imunizado contra o vírus da hepatite B seja exposto a material infectado pelo HBV, deve receber uma dose da HBIG, se possível, nos primeiros sete dias de exposição e, em seguida, ser vacinado contra a hepatite B. Essa orientação deve ser seguida para qualquer pessoa exposta ao HBV.

A duração da eficácia da vacina persiste por longos períodos, podendo ultrapassar 10 anos. Doses de reforço não são recomendadas a intervalos regulares, devendo ser realizada somente em alguns casos pós-exposição e em profissionais de saúde que fazem diálise. Neste último caso, há indicação de repetição anual do anti-HBs e indicação de uma dose de reforço nos profissionais que apresentem sorologia não-reativa (Ministério da Saúde, 1999).

Quanto ao parto, nas gestantes com sorologia positiva para o HBV, a cesárea parece não reduzir a transmissão vertical. No caso do parto vaginal, deve-se evitar ao máximo o contato da criança com o sangue materno, por meio da não realização ou proteção da episiotomia, do clampeamento rápido do cordão umbilical e da aspiração efetiva, porém delicada das vias aéreas do recém-nascido.

As gestantes com hepatite B que também sejam portadoras do HIV tendem a cronificar a hepatite. A infecção pelo HIV pode, ainda, prejudicar a resposta vacinal para a hepatite B. Por conseguinte, portadoras do HIV, ao serem vacinadas, devem ser testadas para o HBsAg dentro de um a dois meses após a terceira dose. Revacinação (com três doses adicionais) pode ser considerada para as que não responderam ao esquema inicial. Portadoras do HIV que não respondem ao segundo esquema vacinal devem ser advertidas de que permanecem suscetíveis à infecção pelo HBV.

HEPATITE C

A hepatite C é uma infecção freqüentemente pouco sintomática em suas fases iniciais e com longo tempo de incubação (10 a 20 anos), dificultando o diagnóstico precoce. Dados do Ministério da Saúde (2002) estimavam a existência de 1 a 2 milhões de infectados com o vírus C no País.

O agente dessa hepatite é um RNA vírus da família Flaviviridae, denominado vírus da hepatite C (HCV). Existem pelo menos seis diferentes genótipos, ou expressões, de um sorotipo do vírus da hepatite C, implicando variações no curso clínico da infecção, dificuldades para o desenvolvimento de vacina e ausência de resposta efetiva e terapêuticas recentes. Os genótipos podem ser divididos em subgrupos a, b e c.

O período de incubação para o HCV é mais variável do que o do HBV (14-180 dias). Após uma a três semanas da exposição, e antes da elevação dos testes de função hepática, o HCV-RNA pode ser detectado no sangue.

No início da hepatite aguda e da elevação dos testes da função hepática, somente cerca de 40 a 50% dos pacientes irão apresentar anticorpos contra o HCV. Assim, pacientes com suspeita de infecção por este vírus devem ser testados a cada dois meses, até que os testes se tornem positivos ou até que o risco de doença seja eliminado. Muitos pacientes com infecção pelo HCV somente produzirão anti-HCV entre dois e seis meses após a exposição.

O teste de ELISA é utilizado para primeiro observar o aparecimento do anti-HCV; sua sensibilidade é alta (90 a 95%), mas resultados falso-positivos podem ocorrer, principalmente na hepatite crônica ativa auto-imune e na hepatite alcoólica. Este teste não diferencia o estado de infecção atual ou passada. Os testes de RIBA ("immunoblot recombinante") ou de PCR (reação da cadeia da polimerase) podem testar os resultados do ELISA.

Ao contrário da hepatite B, em que cerca de 5% dos infectados desenvolverão doença crônica, 85% ou mais dos infectados pelo HCV casualmente poderão desenvolver a hepatite crônica. A razão para essa discrepância está no genoma viral, que pode se alterar por si mesmo e resultar em variantes não reconhecidas pelos anticorpos desenvolvidos contra o HCV. A progressão da hepatite C crônica para cirrose ou carcinoma hepatocelular pode levar 20 a 30 anos, mas poderá afetar pelo menos 70% daqueles com a infecção crônica (Holcomb, 2002).

A hepatite C é transmitida principalmente pelo sangue, sendo mais incidente em usuários de drogas injetáveis, pessoas que receberam fatores de coagulação antes de 1987 e transfusões de sangue antes de julho de 1992 e indivíduos sob hemodiálise são de maior risco. O Brasil conta com o teste NAT ("nucleic acid test"), desde 2002, que encurta o período para o diagnóstico da presença do vírus C em doadores de 70 para 20 dias (janela imunológica), sendo obrigatório seu uso na triagem de todo sangue doado (Ministério da Saúde, 2002).

O risco de transmissão em relação sexual monogâmica é muito baixo, mas a hepatite C pode ser transmitida sexualmente nas pessoas com múltiplos parceiros; Holcomb (2002) relata que a atividade sexual com vários parceiros pode ser um risco mais relacionado ao potencial uso de drogas ilícitas do que o simples contato com as secreções corporais. Tem sido relatada, ainda, a infecção em usuários de cocaína pelo compartilhamento dos "canudos" contaminados com sangue oriundo das narinas de indivíduos infectados. O uso de drogas, tanto por via intravenosa quanto intranasal, contribui 60% para novos casos de hepatite C no Estados Unidos. Outros riscos menos comuns são o uso de "piercing", tatuagens, transplante de órgãos provenientes de doadores infectados e transmissão vertical (TV).

Hepatite C e prenhez – a transmissão mãe-filho tem sido documentada repetidamente, embora o momento exato e o modo de transmissão não sejam completamente conhecidos, gerando um crescente interesse obstétrico e pediátrico (Gillett e cols., 1996). As mulheres com maior risco de infecção pelo HCV são as usuárias de drogas injetáveis.

A prevalência de positividade para o anticorpo contra o HCV (anti-HCV) na gestação varia de 2,3 a 4,5% nos Estados Unidos e de 1 a 2% na Europa (Dore e cols., 1997; Hillemanns e cols., 2000). A proporção de mulheres com anti-HCV positivo que têm infecção ativa com viremia é de 60 a 70%. Parece que a TV ocorre apenas naquelas mães com HCV-RNA detectável e com altos níveis de carga viral (acima 10^6 cópias/ml). A taxa de transmissão vertical é estimada em 4 a 7% por gravidez, nas gestantes apresentando viremia pelo HCV. A co-infecção com HIV aumenta de quatro a cinco vezes essa taxa de transmissão.

O estudo dos efeitos do HCV no curso da gestação demonstrou não haver diferenças estatísticas para parto prematuro, sangramento vaginal, diabetes gestacional, alterações hipertensivas e restrição do crescimento fetal, além do índice de Apgar, pH de cordão umbilical e peso ao nascimento. O uso do escalpe em couro cabeludo nas crianças de mães anti-HCV positivas é contra-indicado. A estimativa de Dore e cols. (1997) sobre a TV para crianças nascidas de mães com hepatite C e carga viral positiva foi de 6,2%, sendo que os autores não observaram nenhum caso entre 735 crianças nascidas de mães com HCV-RNA negativo.

Para crianças nascidas de mães virêmicas, o risco de transmissão encontrado por Roberts e Yeung foi de 5% aumentando até 9% se a mãe é usuária de droga injetável, e até 19% se também for infectada pelo HIV (Roberts e Yeung, 2002; Fischler e cols., 1996; Garland e cols., 1998). Romero-Gomez e cols. (1997) relatam que a viremia é mais baixa durante a gravidez que após o parto, o que é consistente com o fato da menor taxa de transmissão mãe-filho.

A cesárea eletiva não é recomendada para mulheres com infecção crônica apenas pelo HCV. O tratamento visando prevenir a TV é limitado devido à alta toxicidade fetal dos medicamentos utilizados para a hepatite C no momento. O aleitamento não é considerado um importante risco para a transmissão do HCV, principalmente se as papilas mamárias não estiverem traumatizadas e a hepatite materna está estável.

É aconselhado que as gestantes de risco para infecção pelo HCV sejam rastreadas para a presença de anticorpos anti-HCV; se estes forem positivos, recomenda-se, ainda, os testes quantitativos para HCV-RNA. As crianças nascidas de mães com hepatite C devem ser testadas para HCV-RNA em duas ocasiões: entre 2 e 6 meses de idade e com 18 a 24 meses, quando também devem ter o anti-HCV sangüíneo quantificado.

A história natural da transmissão vertical da hepatite C permanece incerta, especialmente o curso da infecção no primeiro ano de vida, quando algumas crianças parecem ter resolução espontânea (Roberts e Yeung, 2002). Parece que a gravidez por si só não tem influência no curso da hepatite C, porém poucos dados estão disponíveis sobre o efeito do HCV na gestação (Floreani e cols., 1996).

Bellini e cols. (1999) não encontraram diferença significativa nos níveis de transaminases ou gama-GT em gestantes com HCV-RNA positivo antes e durante a gestação, enquanto a dosagem de bilirrubinas aumentou significantemente durante a gravidez. A incidência de colestase intra-hepática da gravidez associada ao HCV foi de 20%, com risco relativo (RR) de 23,2 vezes, e a taxa de RN pré-termo (< 37 semanas) verificada foi de 22% (RR = 2,4), ambas mais altas que a média populacional das gestantes. Não se encontrou mortalidade perinatal maior ou morbidade mais alta nos recém-nascidos de gestantes HCV positivas, incluindo 62% dos quais foram amamentados. A taxa de TV foi 3/44, com 24 meses de seguimento.

Interessantes são os achados de Conte e cols. (2000), que verificaram queda na proporção de gestantes com transaminases elevadas durante a gestação (56,4% no primeiro mês; 7,4% no último trimestre), ocorrendo uma elevação após o parto (54,5%), sem que não houvesse nenhuma alteração de viremia concomitante, sugerindo fortemente, como outros estudos, que a gravidez exerce efeito favorável (possivelmente mediado por imunomodulação) sobre a necrose das células hepáticas nas mulheres anti-HCV positivas.

A probabilidade de infecção percutânea para o vírus da hepatite C é de 1,8%, mas, dependendo do teste utilizado para diagnóstico da infecção, o risco pode variar de 1 a 10%. É importante ressaltar que não existe intervenção específica para prevenir a transmissão deste vírus após exposição ocupacional (Ministério da Saúde, 1999).

Um aspecto polêmico é o achado do vírus da hepatite C associado a oócitos não fertilizados, circundados por sua zona pelúcida intacta, obtidos de mulheres com viremia e anticorpos positivos para o vírus C submetidas às técnicas de fertilização artificiais. Daí suscitar questões concernentes à segurança do manuseio da fertilização assistida para essas mulheres e à boa prática de criopreservação e doação das células (Papaxanthos-Roche e cols., 2004). Atualmente, não há vacina para hepatite C e a imunoglobulina não oferece proteção aos indivíduos expostos.

HEPATITE D

Também conhecida como delta, é causada por um pequeno vírus defectivo (HDV), descrito pela primeira vez em 1977, que se replica efetivamente apenas na presença do antígeno de superfície da hepatite B (HBsAg) e é limitada aos hepatócitos. Esta infecção é adquirida por via parenteral e, provavelmente, por contato pessoal nas áreas endêmicas, sendo seu modo de transmissão semelhante ao do HBV. É descrito que a infecção crônica freqüentemente leva à doença hepática grave, com progressão para cirrose em mais de 70% dos acometidos. Porém, muitos relatos demonstrando a gravidade da evolução da hepatite D foram realizados antes da identificação do HCV, sendo possível que, em algumas instâncias, o HCV tenha sido um co-fator (Negro e Rizzetto, 1995). Todos os pacientes com HDV têm HBsAg no sangue, mas muitos marcadores da atividade de replicação do HBV (como HBV-DNA e antígeno e – HBeAg) podem estar ausentes. O diagnóstico é realizado pelo achado dos anticorpos anti-HDV em paciente HBsAg positivo e confirmado pelos achados de HDV-RNA no sangue ou HDV-Ag em tecido hepático.

A melhor prevenção para esse vírus é a vacinação para hepatite B (Walsh e Alexander, 2001). Não foram encontrados relatos na gravidez.

HEPATITE E

A hepatite E é uma hepatite viral aguda entericamente transmitida e devida ao vírus E (HEV), recentemente diagnosticado (Reyes e cols., 1990). Causa epidemias em larga escala nas áreas endêmicas de países em desenvolvimento, sendo a causa mais comum de hepatite viral epidêmica na Índia. Sua disseminação ocorre pela ingestão de água contaminada com fezes.

A hepatite E é mais perigosa na gestante, com mortalidade materna de 15 a 20%, comparada à população geral. A infecção, durante epidemias, tem maior incidência e gravidade no terceiro trimestre, período em que ocorre a falência hepática aguda. A prevalência em gestantes dos países com maior incidência dessa hepatite pode atingir 31,7%, como na Índia, Paquistão e África (Khuroo e Kamili, 2003; Chowdhury e cols., 1997). As características clínicas e laboratoriais da hepatite E não permitem diferenciação acurada entre a infecção aguda pelo HEV e a falência gordurosa do fígado da gravidez. O prognóstico nas gestantes com infecção aguda pelo HEV é melhor que o da falência hepática (mortalidade 16% vs. 68%), porém a mortalidade fetal pode girar ao redor de 50%. As duas patologias costumam cursar com profunda icterícia, graus importantes de encefalopatia (3-4), além de tempos anormais nos testes de coagulação. A presença dos anticorpos IgG e IgM para o HEV pode auxiliar no diagnóstico, porém as gestantes de áreas endêmicas também podem apresentar positividade para esses anticorpos (Hamid e cols., 1996).

HEPATITE F

A hepatite F foi mencionada na literatura há poucos anos. No momento, referências à hepatite F são raras. Essa infecção foi observada como uma variante da infecção pelo vírus da hepatite B. Não é encontrada literatura concernente à gestação e à hepatite F.

HEPATITE G

O vírus da hepatite G é o mais recente membro das hepatites virais a ser identificado. Atualmente existe pouco conhecimento sobre o vírus. Parece ser transmitido por sangue, sendo detectado em menos de 2% do sangue de doadores nos Estados Unidos. Apesar de a infecção poder durar acima de 16 anos, a doença é benigna e raramente é associada com elevação dos testes de função hepática. A infecção pode ser diagnosticada por PCR. Embora encontrado em portadores crônicos do HCV, o vírus G parece não ter impacto sobre a gravidade da doença hepática ou a resposta à terapêutica antiviral. Também parece não ter influência sobre o curso da hepatite B (Walsh e Alexander, 2001).

HEPATITE FULMINANTE

Como a discussão precedente mostrou, a evolução das hepatites virais agudas que leve à hospitalização é rara, e ocorre em menos de 15% dos pacientes. A hepatite fulminante é mais rara ainda, com menos de 2% dos casos.

Essa entidade é definida como uma disfunção hepática, súbita e grave, que pode evoluir para necrose celular hepática maciça. Se não for controlada, leva à encefalopatia hepática. O prognóstico da hepatite fulminante é reservado e a única cura definitiva é o transplante de fígado.

Sinais e sintomas incluem icterícia, aumento e amolecimento do fígado durante a fase inflamatória aguda. Com o progresso da necrose hepatocelular, o fígado torna-se atrofiado e suas funções passam a ser inadequadas. As enzimas hepáticas (AST, ALT, fosfatase alcalina e GGT) tornam-se elevadas, a bilirrubina sérica aumenta, todos os testes de coagulação tornam-se prolongados e a hemoglobina e o hematócrito caem. Pode haver sangramento nas fezes, a função renal é comprometida, com aumento de uréia e creatinina plasmáticas. Ocorre aumento de leucócitos em decorrência dos danos hepáticos. A eliminação de líquidos pode ficar comprometida, traduzindo-se por edema generalizado, pulmonar e ascite. A pressão intracraniana também pode elevar-se (Holcomb, 2002).

DIAGNÓSTICO DIFERENCIAL

Os principais diagnósticos diferenciais das hepatites virais são (Quadro III-37):
- Infecção por outros agentes virais (herpes simples, vírus Epstein-Barr, citomegalovírus).
- Toxoplasmose, leptospirose.
- Hepatite auto-imune.
- Hepatite por drogas: agrotóxicos, álcool, idiossincrasia a drogas, uso de dosagem excessiva de medicamentos, como, por exemplo, acetaminofen, tetraciclina, ingestão acidental (cádmio).
- Colecistite ou coledocolitíase.

A hepatite causada pelo vírus herpes simples, também relatada na gravidez, é extremamente rara e associada à elevada mortalidade materna (43%), tendo como características distintas a presença de vesículas orais ou vulvares, típicas da patologia. Por ser uma hepatite rara, geralmente é necessária a biópsia hepática mostrando inclusões intranucleares para o diagnóstico final. O diagnóstico acurado é crítico porque a terapêutica anti-retroviral imediata aumenta marcadamente a sobrevida (Klein e cols., 1991).

OUTRAS VIROSES

Serão consideradas, ainda, outras viroses: varicela, gripe ou influenza, sarampo, caxumba, mononucleose infecciosa.

VARICELA

A varicela é uma doença infantil e apenas 5 a 15% dos adultos são suscetíveis (Sever, 1978; Horstmann, 1982). A incidência é excepcional entre gestantes; são relatados índices de 0,01 a 0,7 caso por 1.000 gestações (DeNicola e Hanshaw, 1979; Brunell e cols., 1983; Oxman e cols., 1983).

O quadro clínico e as complicações são mais importantes e mais freqüentes quando a virose acomete adultos. Não há relatos de que a gestante tenha agravamento da patologia. Brunell (1984) relaciona 150 gestantes que adquiriram a infecção; relata um caso de êxito letal materno.

Os primeiros relatos de malformações fetais devidas à varicela materna no primeiro trimestre da gravidez datam de 1947 e foram descritos por Laforet e Lynch. A infecção materna não aumenta a incidência de abortamentos. Quando ocorre no primeiro trimestre pode determinar deformidades fetais significativas: surdez, microftalmia, catarata, coriorretinite. Aproximadamente 5 a 7% das gestantes que têm varicela nas primeiras semanas dão à luz a crianças com defeitos congênitos (Figs. III-90 e III-91). O acompanhamento a longo prazo das crianças atingidas é limitado devido ao número escasso de

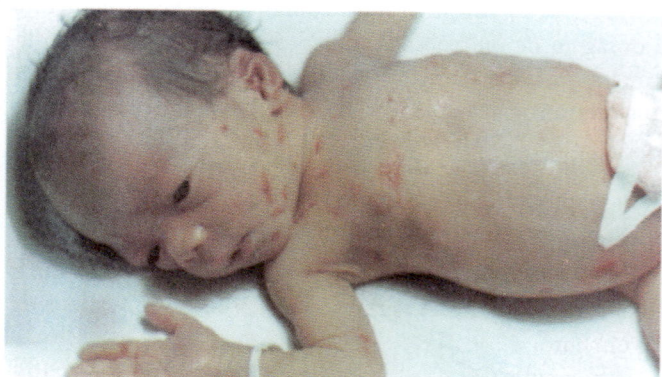

Figura III-90 – Varicela congênita (Neme).

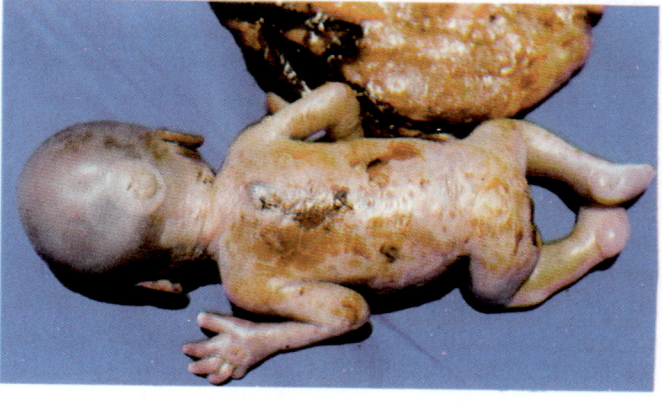

Figura III-91 – Varíola congênita (Neme).

Quadro III-37 – Características das doenças hepáticas durante a gestação.

Doença	Incidência na gestação	Trimestre	Sintomas	Icterícia	Dosagens laboratoriais	Efeitos adversos
Hiperemese gravídica	0,3-1,0%	1º ou 2º	Náuseas e vômitos	Leve ou ausente	Bilirrubina total < 4mg/dl ALT (TGP) < 200U/l	Recém-nascido de baixo peso
Colestase intra-hepática da gravidez	0,1-0,2% (USA)	2º ou 3º	Prurido	Em 20-60% 1-4 semanas após o início do prurido	Bilirrubina < 6mg/dl ALT (TGP) < 300U/l Aumento de ácidos biliares	Óbito fetal, prematuridade, sangramento, 3,5% de mortalidade fetal
Doença do trato biliar	Desconhecida	Qualquer	Dor no flanco superior direito, náuseas, vômitos, febre	Com obstrução do trato biliar comum	Se pedra no trato biliar comum, bilirrubina e GGT aumentadas	Desconhecida
Hepatite induzida por droga	Desconhecida	Qualquer	Nenhum ou náuseas, vômitos, prurido	Precoce (na hepatite colestática)	Variável	Desconhecida
Esteatose hepática aguda da gravidez	0,008%	3º	Dor em abdome superior, náuseas, vômitos, confusão na fase avançada	Comum	ALT (TGP) < 500U/l, Baixa glicemia, aumento tardio de bilirrubinas e amônia na doença, CIVD acima de 75%	Mortalidade materna ($\leq$ 20%) e mortalidade fetal (13-18%) aumentadas
Pré-eclâmpsia e eclâmpsia	5-10%	2º ou 3º	Dor em abdome superior, edema, hipertensão, alterações de consciência	Tardia (5-14%)	ALT (TGP) < 500U/l (a menos que infecção), proteinúria, CIVD em 7%	Mortalidade materna aumentada (menos de 1%)
Síndrome HELLP	0,1% (4-12% de mulheres com pré-eclâmpsia)	3º	Dor em abdome superior, náuseas, vômitos, mal-estar	Tardia (5-14%)	ALT (TGP) < 500U/l, plaquetas < 100.000/mm³, hemólise, aumento de DHL, CIVD em 20-40%	Mortalidade materna (1-3%) e fetal (35%) aumentadas
Hepatite viral	Mesma da população geral	Qualquer	Náuseas, vômitos, febre	Comum	ALT (TGP) bem aumentada (> 500U/l), aumento de bilirrubinas, CIVD é rara	Mortalidade materna aumentada na hepatite E

ALT (TGP) = alanina aminotransferase; GGT = gamaglutamiltranspeptidase; CIVD = coagulação intravascular disseminada; DHL = desidrogenase láctica. Reproduzido de Knox, T.A. & Olans, L.B. – Current concepts: Liver disease in pregnancy (review article). *N. Engl. J. Med.*, 335:569, 1996.

casos e à alta mortalidade perinatal. Porém, a maioria das crianças atingidas irá apresentar deficiência psicomotora significativa. As gestantes que adquirem varicela no terceiro trimestre podem ter filhos com varicela congênita. É quadro neonatal grave e a mortalidade do recém-nascido é elevada. A varicela materna no final da gestação acarreta infecção fetal em 17 a 24% dos casos (Meyers, 1974; DeNicola e Hanshaw, 1979; Horstmann, 1982; Oxman e cols., 1983).

GRIPE OU INFLUENZA

É uma doença infecciosa aguda, altamente contagiosa, caracterizada por período de incubação de um a três dias. O quadro clínico é de início abrupto e as manifestações principais atingem o aparelho respiratório: coriza, espirros, dor de garganta e tosse não produtiva, a princípio. A sintomatologia sistêmica consiste de febre elevada, astenia, anorexia, cefaléia e mialgias. O quadro clínico tem duração de 4 a 10 dias.

O agente etiológico é um vírus que contém RNA de cadeia única e pode ser classificado em três tipos: A, B e C. Esses vírus têm a capacidade de alterar constantemente os genes que codificam para suas proteínas, sendo que os dos tipos B e C apresentam variações em menor grau do que o do tipo A.

O diagnóstico de gripe é basicamente clínico; a confirmação laboratorial por meio do isolamento do vírus ou de reações sorológicas exige laboratório especializado (Pignatari,

1993). O potencial teratogênico do vírus da gripe é contraditório. Foram relatadas malformações cardíacas e do sistema nervoso.

O tratamento das gestantes acometidas da virose pouco difere do habitual. Exige repouso e administração de analgésicos e antitérmicos: aspirina, acetaminofen e dipirona. Diante de complicações pulmonares bacterianas, a grávida deve ser medicada com antibióticos que comprovadamente não têm efeitos nefastos para o feto. As medicações antivirais estão em fase experimental; portanto, não merecem mais comentários no momento.

SARAMPO

A associação de sarampo e gravidez é muito rara, da ordem de 6 a 40 casos por 100.000 gestações. As complicações da virose não estão aumentadas na gravidez.

Não está definido nenhum padrão a respeito das eventuais malformações desencadeadas pelo vírus. Alguns trabalhos mostram incidência aumentada de abortamento, prematuridade, óbito intra-uterino e recém-nascido de baixo peso.

Amler (1984) e Horstmann (1982) indicam a utilização de gamaglobulina (0,25mg/kg) a gestantes expostas à virose; tal profilaxia deve ser empregada até seis dias após o contato. Pode evitar ou minorar a sintomatologia da virose; mas não se conhece o efeito protetor pra o feto. A vacina anti-sarampo é contra-indicada para gestantes.

CAXUMBA

Apresenta freqüência em gestantes inferior à do sarampo; os índices relatados então entre 0,8 e 10 casos por 100.000 gestações (Garcia e cols., 1980; Kim-Farley, 1984).

A virose na gestante tem evolução clínica semelhante à dos adultos em geral (Horstmann, 1982). A transmissão transplacentária é viável, apesar de excepcional (Jones e cols., 1980; Kurtz e cols., 1982). Garcia e cols. (1980) isolaram o vírus da caxumba em embriões ou fetos abortados espontânea ou voluntariamente. Jones e cols. (1980) obtiveram culturas positivas em material colhido, no momento do parto, da orofaringe de recém-nascidos cujas mães tiveram caxumba alguns dias antes do nascimento.

Vários trabalhos são unânimes em afirmar que a virose materna, incidindo nas primeiras semanas de gravidez, provoca o abortamento com freqüência duas vezes superior à da população geral. Alguns trabalhos relacionam a virose materna com a fibroelastose endocárdica, comprovação muito questionada por outros pesquisadores. O vírus da caxumba foi isolado do leite materno.

Não há tratamento específico para a infecção; a imunoglobulina inespecífica profilática mostrou-se ineficaz (Cardo e Pinczowski, 1993). A vacina para a caxumba está contra-indicada para gestantes (Fig. III-93).

MONONUCLEOSE INFECCIOSA

Causada pelo vírus Epstein-Barr, que é do grupo herpes e tem sido isolado em cultura de sangue periférico, da nasofaringe e dos linfonodos. Quando sintomática, apresenta-se comumente com febre, dores de garganta, linfadenopatia, linfocitose atípica e desenvolvimento de anticorpos heterófilos. O início da sintomatologia geralmente coincide com o desenvolvimento da resposta imune pelo hospedeiro. A doença é autolimitada em quase todos os casos, entretanto, o vírus permanece latente no genoma dos linfócitos B, provavelmente durante toda a vida do hospedeiro. O diagnóstico baseia-se no quadro clínico, nas anormalidades sangüíneas características, na produção de anticorpos heterófilos e na presença de anticorpos específicos anti-EB (Longo e Mesquita, 1993).

A infecção é muito rara na gravidez. Os casos descritos estão insuficientemente documentados. Relata-se incidência aumentada de abortamentos e natimortos. Ainda não foi determinado o papel do vírus Epstein-Barr em infecções congênitas, bem como seu papel na mortalidade perinatal.

Referências Bibliográficas

• ABERNATHY, M.A. – Cytomegalovirus infection. Semin. Perinatol., 344:1366, 1998. • AHLFORS, K.; IVARSSON, S.S. & HARRIS, S. – Report on a long-term study of maternal and congenital cytomegalovirus infection in Sweden. Review of prospective studies available in the literature. Scand. J. Infect. Dis., 31:443, 1999. • ALTER, M.J. & cols. – Importance of heterosexual activity in the transmission of hepatitis B and non-A, non-B hepatitis. J. Am. Med. Assoc., 262:1201, 1989. • American College of Obstetricians and Gynecologists. – Guidelines for hepatitis B virus screening and vaccination during pregnancy. ACOG Committee Opinion, nº 111. Washington, DC: American College of Obstetricians and Gynecologists, 1992. • AMLER, R.W. – Measles in pregnancy. In: Amstey, M.S. Virus Infections in Pregnancy. Orlando, Grune & Stratton, 1984. • ANDRADE, J.Q. – Rubéola na gestação: transmissão vertical avaliada por PCR e resultados perinatais. São Paulo, 2004.03p. Tese [Doutorado] – Faculdade de Medicina, Universidade de São Paulo. • AREVALO, J.A. & WASHINGTON, A.E. – Cost-effectiveness of prenatal screening and immunization for hepatitis B virus. J. Am. Med. Assoc., 259:365, 1988. • AZAM, A.Z. & cols. – Prenatal diagnosis of congenital cytomegalovirus infection. Obstet. Gynecol., 97:443, 2201. • BADDOUR, L.M. & cols. – Risk factors for hepatitis B virus infection in black female attendees of a sexually transmitted disease clinic. Sex. Transm. Dis., 15:174, 1988. • BELLINI, P. & cols. – Effects of hepatitis C virus infection on pregnancy outcome. Am. J. Obstet. Gynecol., 180(1S-II) (Suppl.):67S, 1999. • BODÉUS, M; BEULNÉ, D. & GOUBAU, P. – Ability of three IgG-avidity assays to exclude recent cytomegalovirus infection. Eur. J. Clin. Microbiol. Infect. Dis., 20:248, 2001. • BOPPANA, S.B. & cols. – Intrauterine transmission of cytomegalovirus to infants of women with preconceptional immunity. N. Engl. J. Med., 344:1366, 2001. • BOSMA, T.J. & cols. – PCR for detection of rubella virus RNA in clinical samples. J. Clin. Microbiol., 33:1075, 1995a. • BOSMA, T.J. & cols. – Use of PCR for prenatal and posnatal diagnosis of congenital rubella. J. Clin. Microbiol., 33:2881, 1995b. • BROWN, H. & ABERNATHY, M.P. – Cytomegalovirus infection. Semin. Perinatol., 344:1366, 1998. • BRUNELL, P.A. & cols. – Expanded guidelines for use of Variccella Zoster immune globulin. Pediatrics, 72:886, 1983. • CARDO, D.M. & PINCZOWSKI, H. – Caxumba. In: Prado, E.C.; Ramos, J. & Valle, J.R. Atualização Terapêutica. São Paulo, Artes Médicas, 1993, p. 53. • CDC – Centers for Disease Control. Summary of notifiable diseases. United States, 1990. Morbidity and Mortality Weekly Report, 39:25, 1990. • CHOWDHURY, R.; TABOR, A. & OTTESEN, B. – Acute vital hepatitis in pregnancy. Acta Obstet. Gynecol. Scand., 76(Suppl.167):23, 1997. • CONTE, D. & cols. – Prevalence and clinical course of chronic hepatitis C vírus (HCV) infection and rate of HCV vertical transmission in a cohort of 15,250 pregnant women. Hepatology, 31:751, 2000. • COOPER, L.Z.; PRELUD, S.R. & ALFORD, C.A. – Rubella. In: Remington J.S. & Klein J.O. (eds.). Infections diseases of the fetus and newborn infant. 4th ed., Philadelphia, Saunders, 1995, p. 268. • COUTO, J.C.F. & cols. – Citomegalovírus e gestação: um antigo problema sem novas soluções. Femina, 31:509, 2003. • CRADCK-WATSON, J.E. & cols. – Detection of rubella virus in fetal and placental tissues and in throats of neonates after serologically confirmed rubella in pregnancy. Prenat. Diagn., 9:91, 1989. • CRINO, J.P. – Ultrasond and retal diagnosis of perinatal infection. Clin. Obstet. Gynecol., 42:71, 1999. • CRUZ, A.C.; FRENTZEN, B.H. & BEHNKE, M. – Hepatitis B: a case for prenatal screening of all patients. Am. J. Obstet. Gynecol., 156:1180, 1987. • CUNNINGHAM, F.G. & cols. – Distúrbios gastrintestinais. In: Williams Obstetrícia. 20ª ed., Rio de Janeiro, Guanabara Koogan, 2000, p. 1019. • DAFFOS, F.; FORESTIER, F. & GRANGEOT-KEROS, L. – Prenatal diagnosis of congenital rubella. Lancet, 11:1, 1984. DAVIS, L.E. & cols. – Intrauterine diagnosis of cytomegalovirus infection: viral recovery from amniocentesis fluid. Am J. Obstet. Gynecol., 109:1217, 1993. • DELAGE, G. & cols. – Prevalence of hepatitis B virus infection in pregnant women in the Montreal area. Can. Med. Assoc. J., 134:897, 1986. • DE NICOLA, L.K. & HANSSHAW, J.B. – Congenitol and neonatal varicella. J. Pediatr., 94:175, 1979. • DESCOS, B. & cols. – AntiHBc screening for the prevention of perinatal transmission of hepatitis B virus in France. Infection, 15:434, 1987. • DORE, G.J.; KALDOR, J.M. & McCAUGHAN, G.W. – Systematic review of role of polymerase chain reaction in defining infectiousness among people infected with hepatitis C virus [see comments]. *BMJ*, **315**:333, 1997. • DRISCOLL, S.F. – Histopathology of gestacional rubella. *Am. J. Dis. Child.*, **118**:49, 1969. • DUARTE, G. & cols. – Hepatite B e gravidez. *RBGO*, **19**:653, 1997. • ENDERS, G. & JONATHA, W. – Prenatal diagnosis of intrauterine rubella. *Infection*, **15**:162, 1987. • ENDERS, G. – Röteln-Embryopathie notch heute? *Frauenheilkd*, 42:403, 1982. • ENDERS, G. & cols. – Prenatal diagnosis of congenital cytomegalovirus infection in 189 pregnancies with known outcome. *Prenat. Diag.*, **21**:362, 2001. • FAGAN, E.A. – Diseases of liver, biliar system and pancreas. **In:** Creasy, R.R. & Resnick, R. *Maternal-Fetal Medicine. Principles and Practice*. 3rd ed., Philadelphia, Saunders, 1994, p. 1040. • FIGUEROA-DAMIAN, R. & cols. – Resultado de los embarazos complicados com rubéola, 1990-1997. *Salud Pública de Mex.*, **41**:271, 1989. • FISCHLER, B. & cols. – Verical transmission of hepatitis C virus infection. *Scand. J. Infect. Dis.*, **28**:353, 1996. • FISHER, S. & cols. – Human cytomegalovirus infection of placental cytotrophoblasts in vitro and in utero: implications for transmission and pathogenesis. *J. Virol.*, 74:6808, 2000. • FLOREANI, A. & cols. – Hepatitis C infection in pregnancy. *Br. J. Obstet. Gynaecol.*, **103**:325, 1996. • FOWLER, K.B.; STAGNO, S. & PASS, R.F. – The outcome of congenital cytomegalovirus infection in relation to maternal antibody status. *N. Engl. J. Med.*, **326**:, 663, 1992. • GABBE, M. – Cytomegalovirus infection. **In:** *Normal and Problem Pregnancies*. 4th ed., Churchill Livingstone Inc, 2002, p. 301. • GARCIA, A.G.P. & cols. – Intrauterine infection with mumps virus. Obstet. Gynecol., 56:756, 1980. • GARCIA, A.G.P. & BITTENCOURT, A.L. – A placenta nas infecções hematogênicas. **In:** Bittencourt, A.L. (ed.). *Infecções Congênitas Transplacentárias*. Rio de Janeiro, Revinter, 1995, p. 15. • GARCIA, A.G.P. & BITTENCOURT, A.L. – Patogenia e patologia das infecções hematogênicas do concepto. **In:** Bittencourt, A.L. (ed.). *Infecções Congênitas Transplacentárias*. Rio de Janeiro, Revinter, 1995, p. 33. • GARLAND, S.M. & cols. – Hepatitis C – role of perinatal transmission. *Aust. N. Z. J. Obstet. Gynaecol.*, **38**:424, 1998. • GILLETT, P.; HALLAM, N. & MOK, J. – Vertical transmission of hepatitis C virus infection. *Scand. J. Infect. Dis.*, **28**:549, 1996. • GILSTRAP III, L.C. & FARO, S. – *Infections in Pregnancy*. 2nd ed., New York, John Wiley & Sons, 1997. • GONZÁLEZ, L. & cols. – The maternal-infant center in the control of hepatitis B. *Acta Obstet. Gynecol. Scand.*, **67**:421, 1988. • GREGG, N.M. – Congenital cataract following German measles in the mother. *Trans. Ophthalmol. Soc. Aust.*, **3**:34, 1941. • GRILLNER, L. & cols. – Outcome of rubella during pregnancy with special reference to the 17th-24th weeks of gestation. *Scan. J. Infect. Dis.*, **15**:321, 1983. • GUERRA, B. & cols. – Prenatal diagnosis of symptomatic cytomegalovirus infection. *Am. J. Obstet. Gynecol.*, **183**:476, 2000. • HAMID, S.S. & cols. – Fulminant hepatic failure in pregnant women: acute fatty liver or acute viral hepatitis? *J. Hepatol.*, **25**:20, 1996. • HANSHAW, J.B. – Congenital cytomegalovirus. **In:** Bergsma, D. & cols. *Birth Defects Intrauterine Infection*. New York, Library Congress, 1968, p. 19. • HIEBER, J.P. & cols. – Hepatitis and pregnancy. *J. Pediatr.*, **91**:545, 1977. • HILLEMANNS, P. & cols. – Obstetric risks and vertical transmission of hepatitis C virus infection in preganancy. *Acta Obstet. Gynecol. Scand.*, **79**:543, 2000. • HOLCOMB, S.S. – An update on hepatitis. *Dimens. Crit. Care Nurs.*, **21**:170, 2002. • HORSTMANN, D.M. – Viral infection. **In:** Burrow, G.N. & Ferris, T.T. *Medical Complications During Pregnancy. Philadelphia*, W.B. Saunders, 1982, p. 333. • HORSTMANN, D.M. & cols. – Maternal rubella and rubella syndrome in infants. *Am. J. Dis. Child.*, **110**:408, 1965. • HO-TERRY, L. & cols. – Diagnosis of fetal rubella infection by nucleic acid hybridization. *J. Med. Virol.*, **24**:175, 1988. • HO-TERRY, L.; TERRY, G.M. & LONDESBOROUGH, P. – Diagnosis of foetal rubella virus infection by polymerase chain reaction. *J. Gen. Virol.*, 71:1607, 1990. • HOWELL, C. – Hepatitis and the nurse practitioner. Satellite symposium – 5th Annual conference for Nurse Practitioners. Washington, DC, 1999. • HSU, H.-M. & cols. – Efficacy of a mass hepatitis B vaccination program in Taiwan. Studies on 3464 infants of hepatitis B surface antigen-carrier mothers. *J. Am. Med. Assoc.*, **260**:2231, 1988. • HWA, H.L. & cols. – Prenatal diagnosis of congenital rubella infection from maternal rubella in Taiwan. *Obstet. Gynecol.*, **84**:415, 1994. • IDIC – Infectious Diseases and Immunization Committee. Hepatitis B: update on perinatal management. *Can. Med. Assoc. J.*, **134**:883, 1986. • IPAC – Immunization Practices Advisory Committee. Prevention of perinatal transmission of hepatitis B virus: prenatal screening of all pregnant women for hepatitis B surface antigen. *Morbidity and Mortality Weekly Report*, **37**:341, 1988. • JONES, J.F. & cols. – Perinatal mumps infection. *J. Pediatr.*, **96**:912, 1980. • KATOW, S. – Rubella virus genome diagnosis during pregnancy and mechanism of congenital rubella. *Intervirology*, **41**:163, 1998. • KLEIN, N.A. & cols. – Herpes simplex virus hepatites in pregnancy: two patients successfulluy treated with acyclovir. *Gastroenterology*, **100**:239, 1991. • KHUROO, M.S. & KAMILI, S. – Aetiology, clinical course and outcome of sporadic acute viral hepatitis in pregnancy. *J. Viral Hepatitis*, **10**:61, 2003. • KIN-FARLEY, R.J. – Mumps in pregnancy. **In:** Amstey, M.S. *Viral Infection in Pregnancy*. Orlando, Grune & Sttratton, 1984, p. 169. • KNOX, T.A. & OLANS, L.B. –Liver disease in preganancy (review article). *N. Engl. J. Med.*, **335**:569, 1996. • KURTZ, J.B. & cols. – Mumps virus isolated from a fetus. *Br. Med. J.*, **284**:471, 1982. • LAU, J.Y. & WRIGHT, T.L. – Molecular virology and pathogenesis of hepatitis B. *Lancet*, **342**:1335, 1993. • LAZZAROTTO, T. & cols. – New advances in the diagnosis of congenital cytomegalovirus infection. *Intervirology*, 42:390. 1999. • LAZZAROTTO, T. & cols. – Prenatal indicators of congenital cytomegalovirus infection. *J. Pediatr.*, **137**:90, 2000. • LEE, J.Y. & BOWDEN, S. – Rubella virus replication and links to teratogenicity. *Clin. Microbiol. Vir.*, **13**:571, 2000. • LONG, J.C. & MESQUITA, P.E. – Mononuclease infecciosa. **In:** Prado, F.C.; Ramos, J. & Walle, J.R. *Atualização Terapêutica*. São Paulo, Artes Médicas, 1993, p. 51. • LÜNDSTROM, R. – Rubella during pregnancy. A follow-up study of children born after an epidemic of rubella in Sweden, 1951, with additional investigations on prophylaxis and treatment of maternal rubella. *Acta Paediatr.*, **52**:1, 1962. • MALECKI, J.M. & cols. – Prevalence of hepatitis B surface antigen among women receiving prenatal care at the Palm Beach County Health Department. *Am. J. Obstet. Gynecol.*, **154**:625, 1986. • MEYIER, H.M. & cols. – Attenuated rubella virus II. Productioin of an experimental live vaccine and clinical trial. *N. Engl. Med. J.*, **275**:575, 1966. • MILLER, E.; CRADOCK-WATSON, J.E. & POLLOCK, T.M. – Consequences of confirmed maternal rubella at sucessive stages of pregnancy. *Lancet*, **2**:781, 1982. Ministério da Saúde. Brasil, 1999. http://www.aids.gov.br/assitencia/mandst99/man_hepatites.htm. Ministério da Saúde. Brasil. Hepatites virais. In Manual de Controle das Doenças Sexualmente Transmissíveis. Programa Nacional de DST e AIDS. 3ª Edição – 1999. http://www.aids.gov.br/assistencia/manual_dst/hepatite.htm. Ministério da Saúde. Brasil. Programa Nacional de Controle das Hepatites Virais. 2002. http://www.aids.gov.br/final/imprensa1/hepatite.htm. • MONTELEONE, P.P.R. – Infecções na gravidez. *Femina*, 5:26, 1977. • NEGISHI, H.; YAMADA, H. & HIRAYAMA, E. – Intraperitoneal administration of cytomegalovirus hyperimmunoglobulin to the cytomegalovirus infected fetus. *J. Perinatol.*, **18**:466, 1998. • NEGRO, F. & RIZZETTO, M. – Diagnosis of hepatitis delta virus infection. *J. Hepatol.*, **22**:136, 1995. • OHTO, H. & cols. – Intrauterine transmission of hepatitis B virus is closely related to placental leakage. *J. Med. Virol.*, **21**:1, 1987. • OXMAN, M.N. & cols. – Management of delivery of mother and infant when herpes simplex, varicella-zoster, hepatitis on tuberculoses have occured during pregnancy. *Curr. Clin. Topics Infect.*, 4:224, 1983. • PANNUTI, C.S. & cols. – Congenital cytomegalovirus infection. Occurence in two socioeconomically distinct populations of a developing country. *Rev. Inst. Med. Trop. São Paulo*, **27**:105, 1985. • PAPAXANTHOS-ROCHE, A. & cols. – PCR-detected hepatitis C virus RNA associated with human zona-intact oocytes collected from infected women for ART. *Human Reprod.*, **19**:1170, 2004. • PASTOREK, J.G. – Hepatitis B. *Obstet. Gynecol. Clin. North Am.*, **16**:645, 1989. • PEBODY, R.G.; EDMUNDS, W.J. & CONYN, M. – The seroepidemiology of rubella in Western Europe. *Epidemiol. Infect.*, **125**:347, 2000. • PESCE, A.F.; CREWWE, E.B. & CUNNINGHAM, A.L. – Should all pregnant women be screened for hepatitis B surface antigen. *Med. J. Australia*, **150**:19, 1989. • PREBLUD, S.R. & ALFORD, C.A. – Rubella. **In:** Remington J.S.; Klein J.O., (eds.). *Infectious Diseases of the Fetus and Newborn Infant*, 3rd ed., Philadelphia, Saunders, 1990, p. 196. • Prenatal diagnosis of congenital rubella in the second trimester of pregnancy. *Prenat. Diagn.* **23**:509, 2003. • PUGACHEV, K.V. & FREY, T.K. – Rubella virus apoptosis in culture cells. *Virology*, **250**:359, 1998. • PUSL, T. & NATHANSON, M.H. – Chronic viral hepatitis: diagnosis and therapeutics. *J. Clin. Gastroenterol.*, **34**:496, 2002. • RAHMAN, M.M. & cols. – Congenital hearing impairment associated with rubella lessons from Bangladesh. *South Asian J. Trop. Med. Public. Health*, **33**:811, 2002. • REVELLO, M.G. & cols. – Prenatal diagnosis of rubella virus infection by direct detection and semiquantitation of viral RNA in clinical samples by reverse transcription-PCR. *J. Clin. Microbiol.*, **35**:708, 1997. • REVELLO, M.G. & GERNA, G. – Pathogenesis and prenatal diagnosis of human cytomegalovirus infection. *J. Clin. Virol.*, **29**:71, 2004. • REYES, G.R. & cols. – Isolation of DNA from the virus responsible for enterically transmitted non-A, non-B hepatitis. *Science*, **247**:1335, 1990. • ROBERTS, E. & YEUNG, L. – Maternal-infant transmission of hepatitis C virus infection. *Hepatology*, **36**(Suppl.1):S106, 2002. • ROMERO-GOMEZ, M. & cols. – Hepatitis C virus infection in pregnancy and after delivery. *J. Heptol. Suppl.*, **26**(Suppl.1):188, 1997. • ROBINSON, W.S. – Hepatitis B virus and hepatitis delta virus. **In:** Mandell, G.L.; Douglas, R.G. & Bennett, J.E. (eds.). *Principles and Pratice of Infectious Diseases*. 3rd ed., New York, Churchill Livingstone, 1990, p. 1204. • RUOCCO, R.M.S.A. – Hepatites virais na gravidez. **In:** Zugaib, M. & Bittar, R.E. *Protocolos Assistenciais da Clínica Obstétrica*. 3ª ed., São Paulo, Atheneu, 2002. • SANTOS, D.V.; SOUZA, M.M. & GONÇALVES, S.H.L. – Congenital cytomegalovirus infection in a neonatal intensive care unit in Brazil evaluated by PCR and association with perinatal aspects. *Rev. Inst. Med. Trop. São Paulo*, 42:129, 2000. • São Paulo (Estado). Centro de Vigilância Epidemiológica. Programa de Controle da Rubéola e da Síndrome da Rubéola Congênita. São Paulo, CVE, 2000, 2p. • São Paulo (Estado). Centro de Vigilância Epidemiológica. Campanha de vacinação contra a rubéola para mulheres-2001. São Paulo, CVE, 2001, 5p. SEVER, J.L. – Rubella epidemic 1964: effect on 6000 pregnancies. *Am. J. Dis. Child.*, **110**:441, 1965. • SEVER, J.L. & WHITE, L.R. – Intrauterine viral infections. *Ann. Rev. Med.*, **19**:471, 1968. • SIEGEL, M. & GREENBERG, M. – Fetal death, malformation and prematurity after materanal rubella: results of prospective study, 1949-1958. *N. Engl. J. Med.*, 262:389, 1960. • SOUTH, M.A. & SEVER, J.L. – Teratogen update: the congenital rubella syndrome. *Teratology*, **31**:297, 1985. • STAGNO, S. – Cytomegalovirus. **In:** Remington, J.S. & Kelin, J. (eds.). *Infectious Disease of the Fetus and Newborn Infant*.Philadelphia, Saunders Co., 1990, p. 241. • STAGNO, S. & cols. – Primary cytomegalovirus infection in pregnancy. Incidence, transmission to fetus, and clinical outcome. *JAMA*, **256**:1904, 1986. • SUMMERS, P.R. & cols. – The pregnant hepatitis B carrier: evidence favoring comprehensive antepartum screening. *Obstet. Gynecol.*, **69**:701, 1987. • TANEMURA, M. & cols. – Diagnosis of fetal rubella infectio with reverse transcription and nested polymerase chain reaction: a study of 34 cases diagnosed in fetuses. *Am. J. Obstet. Gynecol.*, **174**:578, 1996. • TONDURY, G. & SMITH, D.W. – Fetal rubella pathology. *J. Pediatr.*, **68**:867, 1966. • UEDA, K.; TOKUGAWA, K. & KUSUHARA, K. – Perinatal viral infections. *Early Hum. Dev.*, **29**:3, 1992. • VAN LIERD & LAMY, M. – Cytomegalovirus et grossesse. *Encycl. Med. Chir. (Elsevier, Paris), Gynéclogie/ Obstétrique*, **5**:39, 1995. • VAN OS, H.C. & cols. – The influence of contamination of culture medium with hepatitis B virus on the outcome of in vitro fertilization pregnancies. *Am. J. Obstet. Gynecol.*, **165**:152, 1991. • VIJAYALAKSHMI, P. & cols. – Ocular manifestations of congenital rubella syndrome in a developing country. *Indian J. Ophthalmol.*, **50**:307, 2002. • WALSH, K. & ALEXANDER, G.J.M. – Update on chronic viral hepatitis. *Postgrad. Med. J.*, 77:498, 2001. • WEBSTER, S.W. – Teratogen update: congenital rubella. *Teratology*, **58**:13, 1998.

Seção IV

Patologia do Parto e do Puerpério

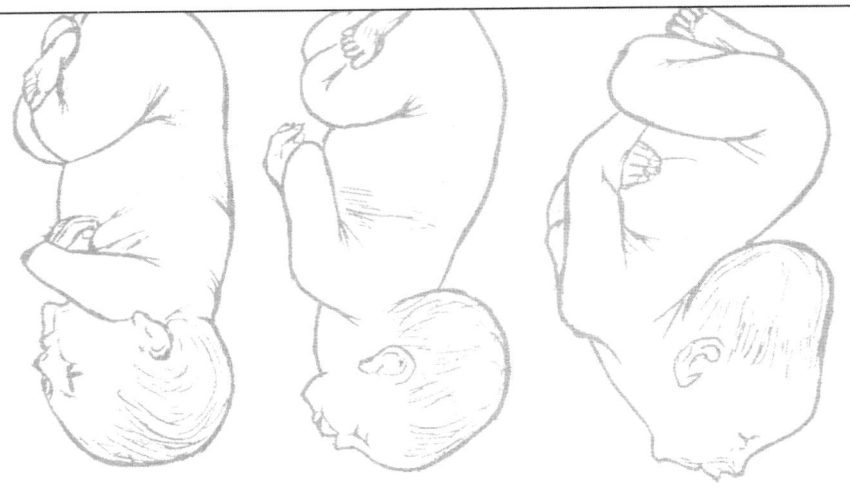

83 Distócias: Conceito e Classificação

Bussâmara Neme

CONCEITO

O parto transvaginal espontâneo resulta do equilíbrio harmônico de três fatores intervenientes em sua resolução:

1. o **canal** (bacia e partes moles);
2. a **força** (contração uterina e da musculatura ântero-lateral do abdome e do diafragma);
3. o **móvel** (feto e anexos ovulares).

O vocábulo distócia *(dis* = perturbação ou dificuldade + *tokos* = parto) significa a ocorrência de qualquer anomalia em algum (distócia simples ou única) ou em vários (distócia agravada) dos fatores acima referidos.

Durante a parturição, a presença de anormalidade em algum dos três fatores citados não implica, necessariamente, a impossibilidade de ocorrer o parto transvaginal, uma vez que os fatores restantes poderão intervir favorecendo sua compensação. Assim, presente a redução dos diâmetros da bacia, a ocorrência de fenômenos plásticos cefálicos e de maior atividade miometrial poderá favorecer a devida compensação e o conseqüente parto transvaginal.

No referido exemplo, a distócia resultante da redução dos diâmetros da bacia foi compensada pela redução dos diâmetros cefálicos fetais (fenômenos plásticos) e pelo incremento da contratilidade uterina. Esta última reação compensatória, representada por poli-hipersistolia (aumento da freqüência e da intensidade das contrações uterinas), ao reduzir o fluxo sangüíneo uteroplacentário, provoca conseqüentemente a hipoxemia fetal. Infere-se do que foi acabado de expor que a presença de determinada distócia pode, e com freqüência o faz, criar novas condições agravantes do parto (distócia agravada).

CLASSIFICAÇÃO

Intervêm no parto fatores maternos e feto-anexiais. Daí ocorrerem distócias ditas maternas e ditas feto-anexiais:

Distócias maternas:
  Distócia óssea (bacia óssea)
  Distócia funcional (contração uterina e
    da musculatura auxiliar)
  Distócia de partes moles (canal de parto mole)

Distócias feto-anexiais:
  Distócia fetal (feto)
  Distócia anexial (cordão umbilical e membranas)

84 Distócia Óssea

Bussâmara Neme

CONCEITO

Bacia viciada, distócia óssea e desproporção cefalopélvica não devem ser consideradas situações clínico-obstétricas equivalentes.

Entende-se por *bacia viciada* qualquer alteração em sua forma, dimensões e inclinação.

Distócia óssea é conceito clínico, sugerindo dificuldade atual na progressão e ultimação do parto em função de anormalidade pélvica (óssea).

Finalmente, *desproporção cefalopélvica* é conceito geral, sem especificação. Pode, por isso, ocorrer em bacias ósseas normais e até amplas, quando o volume geral (macrossomia) ou parcial (hidrocefalia) do concepto foge do normal. Pode, ainda, ocorrer quando, apesar da normalidade da bacia a atitude cefálica, se apresenta em deflexão aumentando seus diâmetros de insinuação (cefálicas bregmáticas e de fronte).

IMPORTÂNCIA

Briquet, em suas lições (1940-1953), salientava que os progressos relacionados à segurança da operação cesárea (anestesia, transfusão e antibioticoterapia) seguiram-se de redução da importância do conhecimento da distócia óssea. Eastman (1948) salientava que a melhor apreciação clínica da bacia deveria reduzir a incidência da cesárea e das aplicações de fórcipe no seu plano médio.

Lamentavelmente, em nosso meio, o desconhecimento e a desconsideração pela apreciação clínica da bacia (pelvimetria e pelvigrafia internas) seguiram-se de incremento absurdo nas indicações de cesárea e na redução injustificada das aplicações de fórcipe em apresentações insinuadas e/ou baixas.

Entretanto, apesar da atual desconsideração com a importância da propedêutica pélvica, importa salientar, a fim de prevenir os tocólogos incautos, que as aplicações de fórcipe em plano médio (+ 1 de De Lee) são responsáveis por traumas materno-fetais não desprezíveis.

HISTÓRICO (Súmula)

Apesar de se tratar de conceito simplista (mecânico), o problema da distócia óssea e da conseqüente desproporção cefalopélvica permaneceu descurado até o século XVIII, quando outros problemas mais complexos já haviam sido estudados. Nem mesmo Mauriceau (1668) relacionou, devidamente, ao vício pélvico o insucesso de Hugo Chamberlen na aplicação de fórcipe em parturiente que sucumbiu pós-rotura uterina, na clínica dirigida pelo mestre francês.

Aparentemente, dois fatos justificavam a desconsideração que os tocólogos atribuíam à bacia até então: o conceito de que durante o parto (como ocorre em certos mamíferos) a pelve se ampliava à custa da articulação púbica e a idéia de que o concepto teria atuação mecânica efetiva na resolução do parto.

Deve-se a Deventer (1701) o início da era científica relacionada ao estudo da distócia óssea no parto ao referir: a) a sínfise púbica não se abre; b) o sacro bascula para trás; c) e se dá a ocorrência de dois tipos de bacias: *justomajor* (bacia ampla) e *justominor* (bacia estreitada, em geral achatada).

Seguiram-se estudos de Levret, 1753, sobre os estreitos da bacia; de Smellie, 1754, salientando o valor do conjugado diagonal da pelve; de Sigault, 1777, recomendando a sinfisiotomia; de Baudelocque, 1775-1781, sobre a pelvimetria externa e, particularmente, o conjugado externo; de Michaelis, 1851, referindo-se ao losango que tem seu nome; de Litzmann, 1855, sobre a correlação do conjugado externo e o vício pélvico.

A partir de 1895, surgem os estudos radiopelvimétricos, que adquiriram grande importância com os trabalhos da Escola de Yale (Thoms) e da Colúmbia, Caldwell, D'Esopo e Moloy. Atualmente, por razões de interferência genética, a radiopelvimetria foi afastada da propedêutica obstétrica e sua menção tem apenas valor histórico.

FREQÜÊNCIA

Segundo Bumm (1906) e atendendo ao conceito de Litzmann (bacia viciada é aquela em que há redução de 1,5cm em um ou mais de seus diâmetros), a incidência de vício pélvico seria de 10-12%. Entretanto, situação distócica com dificuldade para a parturição apenas ocorreria em 3-5%.

Na Clínica Obstétrica da Faculdade de Medicina da USP, Paula Martins (1953) referiu que a distócia óssea foi a indicação de cesárea em 33,8% dentre 269 intervenções realizadas. Eastman (1950), entre 1.000 cesáreas, referiu 27,3% por vício pélvico. A presente desconsideração pela apreciação clínica da bacia (inclusive em Serviços-Escola) torna impraticável a referência de números atuais sobre a verdadeira freqüência da distócia óssea em nosso meio.

CONCEITO DE VÍCIO PÉLVICO

Excluídas as bacias que apresentam evidentes alterações na forma e, para fins clínicos, consideraremos, como Eastman (1950), pelve viciada aquela que apresenta diâmetros com as seguintes mensurações: conjugado obstétrico ou verdadeiro (CV) menor que 10cm (estreito superior), biciático menor que 9,5cm (estreito médio) e bituberoso menor que 8cm (estreito inferior).

Entretanto, apesar dessas reduções na mensuração desses diâmetros, a dificuldade no parto poderá ou não se manifestar, em função das seguintes condições:

a) grau da redução dos diâmetros (flagrante ou limiar);
b) volume da apresentação;
c) intensidade da moldagem cefálica;
d) extensão e grau da flexão cefálica;
e) intensidade da contração uterina e do esforço expulsivo;
f) compensação de diâmetros transversos pelas perpendiculares e vice-versa.

Importa, ainda, referir algumas observações sancionadas pela clínica:

a) não valorizar, exclusivamente, o estreito superior;
b) salientar a importância do estreito médio, cuja apreciação incorreta responde por incidência apreciável de traumas materno-fetais;
c) valorizar a mensuração do bituberoso, pois, em geral, reflete a mensuração do biciático (Mengert, 1948);
d) valorizar reduções de vários diâmetros.

Em relação ao estreito médio, a distócia se apresenta em 44,2% apenas quando o biciático está reduzido, e em 65% quando o sacro médio púbico também se reduz (Thoms e Schumacher, 1944). Em relação ao estreito inferior, a distócia se manifesta na relação 1:9 quando o vício é limiar em apenas um dos diâmetros, e 1:3 quando ela incide nos dois: ântero-posterior e transverso (Kaltreider, 1952).

CLASSIFICAÇÃO

Stander (1945) refere que apenas o crânio apresenta maior variabilidade na forma do que a pelve. Daí decorre a complexidade em se classificar, clinicamente, determinada bacia viciada, quando se excluem aquelas formas (raras) com flagrantes e intensas alterações.

Inúmeras classificações foram propostas tendo por fundamento a morfologia (Deventer, 1701; Litzmann, 1861), a etiopatogenia (Gonzales, 1907) e os critérios mistos (Bumm, 1906). Esta última, preferida por Briquet (1941), considerava dois grupos:

1. Bacias viciadas freqüentes:
   - bacia achatada
   - bacia geral e regularmente estreitada
   - bacia achatada + geral e regularmente estreitada
2. Bacias viciadas infreqüentes:
   - bacia assimétrica
   - bacia infundibuliforme
   - bacia oblíqua ovalar de Naegele
   - bacia transversalmente estreita (de Robert)
   - bacia osteomalácica
   - bacia espondilolistésica
   - bacia por exostose e tumores ósseos

Em 1950, Eastman reformulou essa classificação, considerando cinco grupos de vícios pélvicos:

1. Vício do estreito superior.
2. Vício do estreito médio.
3. Vício do estreito inferior.
4. Vício de vários estreitos.
5. Vícios raros, incluindo entre eles as bacias:
   - transversalmente estreitada (bacia de Robert);
   - fendida;
   - desenvolvimento imperfeito do sacro;
   - de assimilação;
   - obliquamente estreitada (bacia de Naegele);
   - osteomalácica;
   - secundárias a anomalias da coluna: cifótica, ciforraquítica, escoliótica, cifoescoliótica, cifoescoliótica raquítica, espondilolistésica (espondilólise, espondiloclise, espondiloptose);
   - secundárias a anomalias do fêmur (coxálgica e claudicação bilateral);
   - atípicas (calos, tumores e fraturas ósseas);
   - anãs (verdadeira, hipoplástica, condrodistrófica, cretina, raquítica).

VÍCIO DO ESTREITO SUPERIOR – muito valorizado antigamente, é de apreciação mais fácil, particularmente em relação ao diâmetro ântero-posterior (CV). O vício atinge com maior freqüência o diâmetro CV nas parturientes de cor branca, e o transverso médio, nas negras.

Deve-se considerar reduzido o CV quando ele medir 10cm ou menos (Mengert, 1948). Do ponto de vista prognóstico do parto, considera-se para conceptos normais:

a) prova de trabalho de parto, quando o CV mede 9-10cm;
b) via baixa exeqüível (com embriotomias), quando o CV mede 8-9cm;
c) via alta obrigatória, quando o CV mede menos de 7cm.

Não esquecer que a bacia andróide, apesar de apresentar mensurações normais dos diâmetros CV e transverso máximo, torna impraticável a insinuação, em virtude de ter sua hemipelve anterior forma de "igreja gótica" (Capítulo 15).

VÍCIO DO ESTREITO MÉDIO – muito valorizado, relaciona-se, com freqüência, com partos prolongados, nos quais, em que pese estar a apresentação insinuada (cefálica), ela resta encravada no estreito médio, apesar dos acentuados fenômenos plásticos e da boa contratilidade uterina.

Para sua apreciação clínica, louvamo-nos da mensuração do sacro médio púbico (diâmetro ântero-posterior) e do bituberoso (diâmetro transverso do estreito inferior), porquanto, em geral, a sua medida corresponde à do biciático (diâmetro transverso do estreito médio).

Em 1930, Hanson referiu a coincidência das occípito-posteriores com a distócia do estreito médio, citando, em 1936, que, quando o biciático mede menos de 9,5cm, essa posição persistente ocorre em 20,9%.

Caldwell e Moloy (1933) e Caldwell e cols. (1935) salientaram o valor da curvatura sacra nos casos de biciático reduzido, lembrando que, nessa eventualidade, poderia ocorrer compensação pelo aumento do diâmetro sagital posterior (espaço do meio do biciático até as 3ª e 4ª vértebras sacras). Em 1947, Eller e Mengert e, em 1982, Chen e Huang concordaram com aqueles autores; entretanto Hanson (1952), depois de lembrar que, durante a expulsão, pelo movimento de báscula, o sacro amplia em até 3cm o diâmetro ântero-posterior do estreito médio, admitiu valor compensatório maior ao diâmetro sagital anterior (do meio do biciático ao meio da face posterior da sínfise púbica).

Cunningham e cols. (1997) admitem ocorrer distócia do estreito médio quando o bituberoso mede menos de 10cm.

Entretanto, não se deve excluir totalmente o vício pélvico do estreito médio quando o bituberoso é normal. Embora rara, a bacia anelada (estreitos superior e inferior normais), com estreito médio reduzido (isolado), pode ocorrer.

VÍCIO DO ESTREITO INFERIOR – a progressiva valorização do estreito médio reduziu a importância prognóstica do estreito inferior por várias razões:

a) raramente ocorre constrição isolada do estreito inferior;
b) em geral ocorrem, simultaneamente, constrições dos estreitos médio e inferior, sendo a distócia daquele mais valorizada;
c) em 1948, Mengert referiu observação na qual, em cabeça aflorando a vulva, a radiopelvimetria detectou que o biparietal estava fixado no biciático;
d) são raríssimas as bacias infundibuliformes, nas quais, sendo normais as mensurações dos estreitos superior (grande) e médio (normal), a distócia se localiza no estreito inferior.

VÍCIO DE VÁRIOS ESTREITOS – é ocorrência presente nas bacias geral e regularmente estreitadas.

VÍCIOS PÉLVICOS RAROS – a maior segurança introduzida na prática da cesárea tornou injustificadas as tentativas do parto vaginal, na quase totalidade dessas pelves. Por isso, atendendo ao valor histórico da evolução da distócia óssea, faz-se apenas menção sintética dessas pelves raras, cujo estudo obstétrico carece de importância na atualidade.

Bacia transversalmente estreitada (bacia de Robert) – nela o desenvolvimento das duas asas do sacro foi imperfeito. Também chamada pelve dupla de Naegele, é muito rara (Fig. IV-1).

Bacia fendida – caracteriza-se pela ausência na solidarização pubiana. Associa-se a alterações da parede abdominal e ectopia da bexiga.

Bacia com sacro imperfeito – descrita por Litzmann; nela, o desenvolvimento do sacro é imperfeito e ocorre evidente redução dos diâmetros transversos (Fig. IV-2).

Bacia de assimilação – resulta de lombalizações (fusões) das vértebras sacras (assimilação baixa) ou de sacralizações das vértebras lombares (assimilação alta). Nos casos de assimilação alta (sacralização da 1ª lombar), ocorre alguma redução do conjugado verdadeiro. Permite, às vezes, o parto vaginal (Fig. IV-3).

Bacia obliquamente contraída – identificada por Naegele em 1803, que publicou monografia, em 1839, referindo 35 casos. Nela, o hipodesenvolvimento da asa do sacro é apenas unilateral (Fig. IV-4). Para Naegele, quando o diâmetro oblíquo reduzido mede 8,5cm ou menos, a via baixa é impraticável.

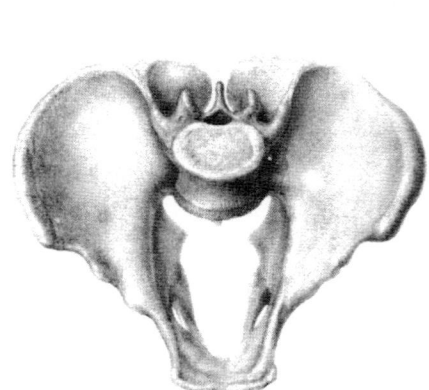

Figura IV-1 – Bacia transversalmente estreitada (Eastman, 1950).

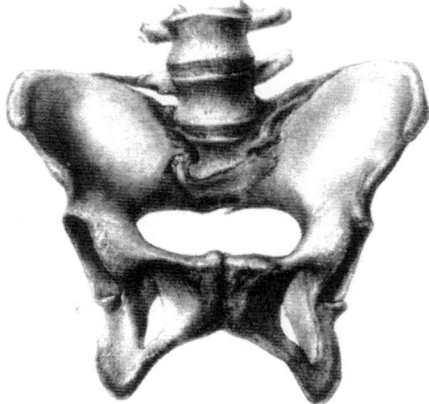

Figura IV-2 – Bacia com sacro imperfeito – Litzmann (Eastman, 1950).

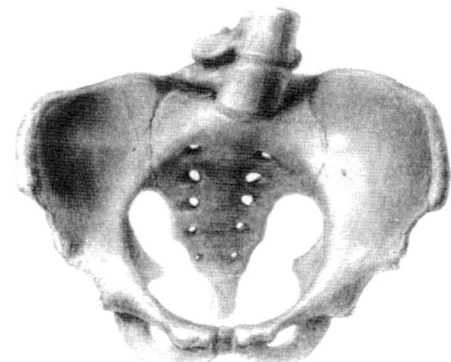

Figura IV-3 – Bacia de assimilação alta (Eastman, 1950).

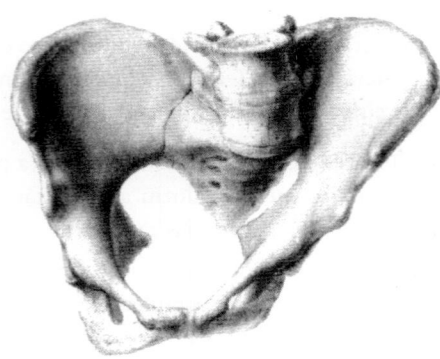

Figura IV-4 – Bacia obliquamente contraída – oblíquo ovalar de Naegele (Eastman, 1950).

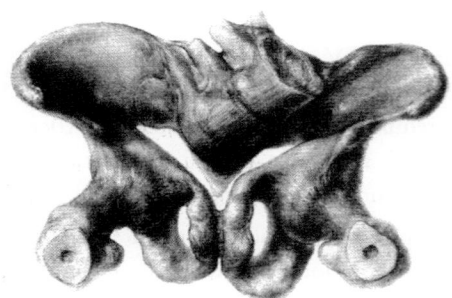

Figura IV-5 – Bacia osteomalácia (Eastman, 1950).

Bacia osteomalácica – resulta da ocorrência de osteomalácia. Nela, o amolecimento ósseo segue-se de deformações evidentes da pelve (Fig. IV-5). Segundo Eastman (1950), na era pré-antibiótica, o amolecimento pélvico permitiu parto vaginal, apesar das deformações presentes.

Bacias conseqüentes a anomalias da coluna – as anomalias da coluna vertebral devem ser baixas, a fim de não favorecer desvios compensatórios, e ocorrer em idade jovem. Descrevem-se os seguintes tipos:

- Bacia cifótica – a alteração da coluna é baixa e, geralmente, o ventre tem a forma pendular (Figs. IV-6 a IV-8).
- Bacia ciforraquítica – nela, a deformação é pouco intensa e, por vezes, permite o parto transvaginal.
- Bacia escoliótica – a escoliose da coluna provoca deformações variáveis, conforme possa a sua localização (em altura) seguir-se ou não de compensações (Figs. IV-9 a IV-11).
- Bacia cifoescoliótica raquítica – na qual se associam os fatores ligados à cifoescoliose e ao raquitismo (Fig. IV-12).

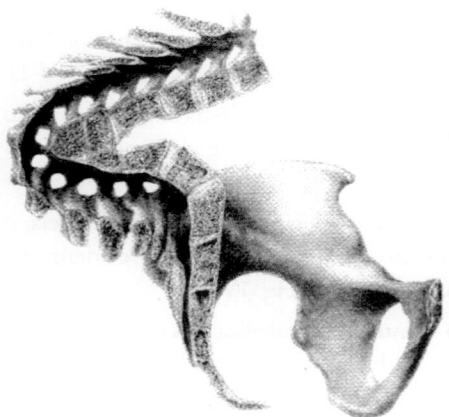

Figura IV-6 – Bacia cifótica (Eastman, 1950).

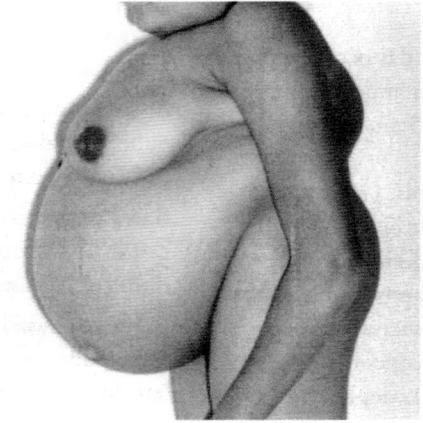

Figura IV-7 – Bacia cifótica. Aspecto corporal lateral. Ventre em pêndulo.

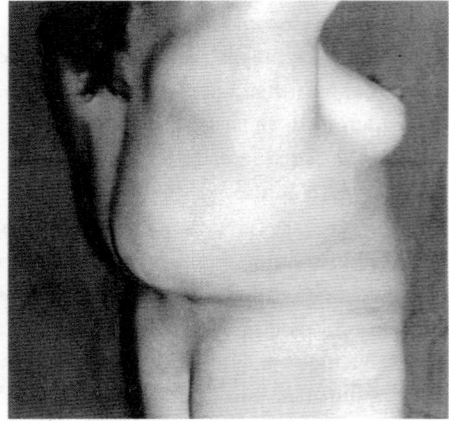

Figura IV-8 – Bacia cifótica. Aspecto corporal posterior.

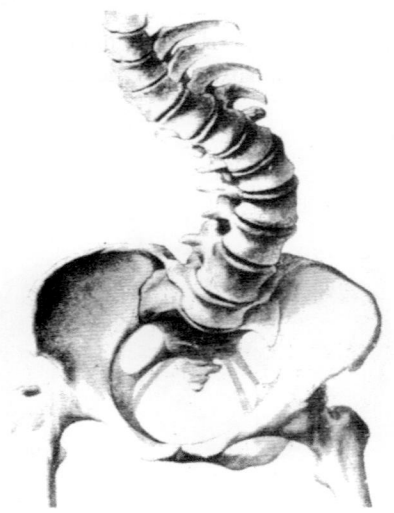

Figura IV-9 – Bacia escoliótica (Bumm, 1914).

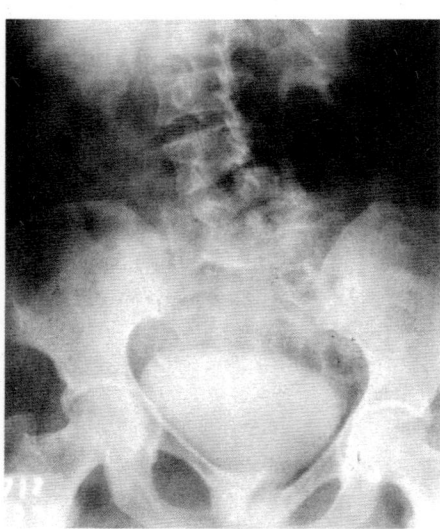

Figura IV-10 – Bacia escoliótica (raios X). Notar a deformação do estreito superior e, inclusive, da sínfise púbica.

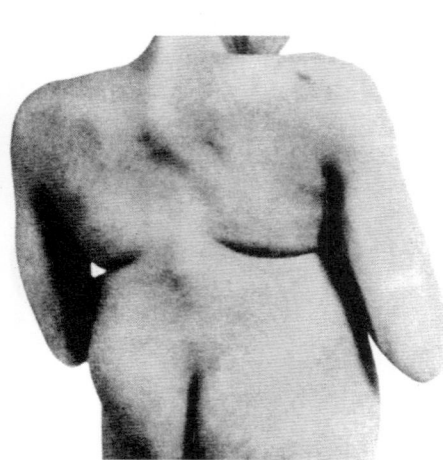

Figura IV-11 – Bacia escoliótica. Visão corporal posterior.

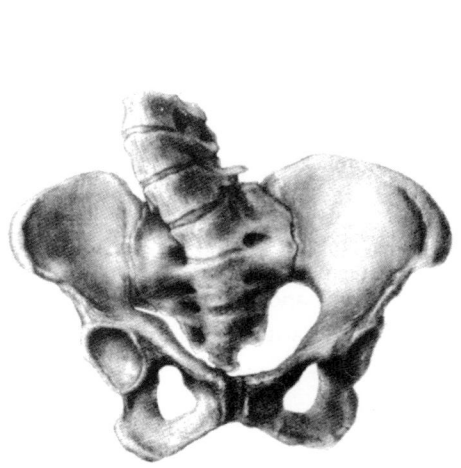
Figura IV-12 – Bacia cifoescoliótica raquítica (Eastman, 1950).

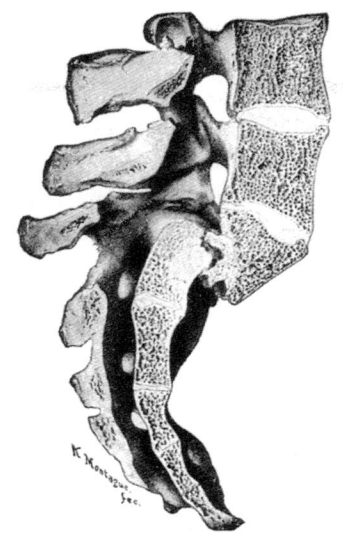
Figura IV-13 – Bacia espondilolistésica. Projeção lombar (Eastman, 1950).

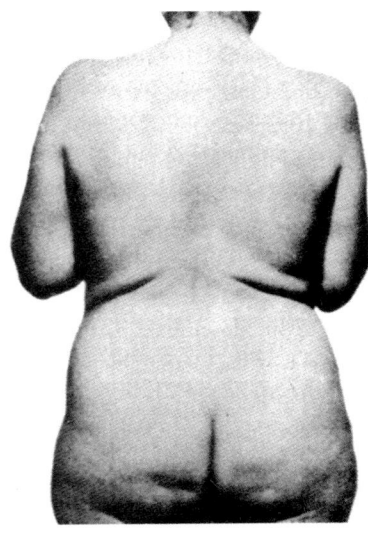
Figura IV-14 – Bacia espondilolistésica. Visão corporal posterior (Eastman, 1950).

- Bacia espondilolistésicas – compreendendo três graus de deslizamentos ou projeções anteriores da coluna: espondilolise (projeção lombar, Fig. IV-13); espondiloclise (projeção apenas da 1ª lombar); espondiloptose (projeção total das vértebras lombares).

Nessas pelves reduz-se o conjugado verdadeiro, e a visão posterior das pacientes é típica (Fig. IV-14).

Bacias conseqüentes a contrapressão femoral – podem ser por contrapressões bilateral e, mais freqüentemente, unilateral. Nelas ocorre o afundamento das hemipelves contralateral à lesão da articulação coxofemoral (Fig. IV-15). Por vezes, permitem o parto vaginal.

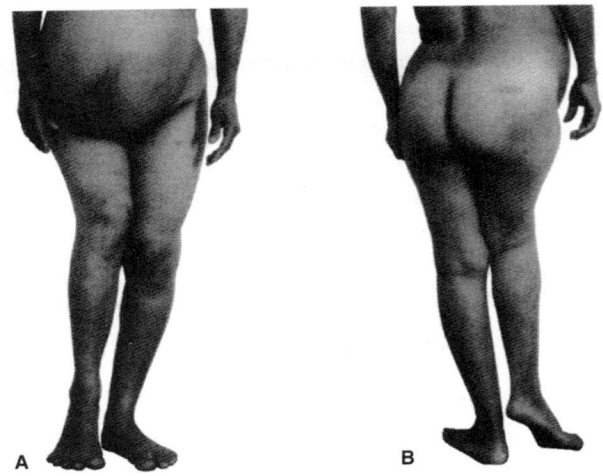
Figura IV-15 – Contrapressão femoral à direita. A) Visão frontal. B) Visão posterior.

Bacias atípicas – resultantes da presença de calos ósseos, tumores e conseqüentes a fraturas mal consolidadas (Fig. IV-16).

Bacia anã – o nanismo pode determinar diversas malformações pélvicas (raras). Breus e Kolisko (1904), citados por Eastman (1950), referem os seguintes subtipos: a) anã verdadeira (ausência de ossificação das epífises); b) anã hipoplástica (distingue-se da pelve normal apenas pelo volume); c) anã condrodistrófica (quando o tronco é normal, mas os membros inferiores são curtos); d) anã cretina (relacionada ao hipotireoidismo juvenil); e) anã raquítica (assemelha-se à pelve raquítica, mas seu volume é, ainda, mais reduzido).

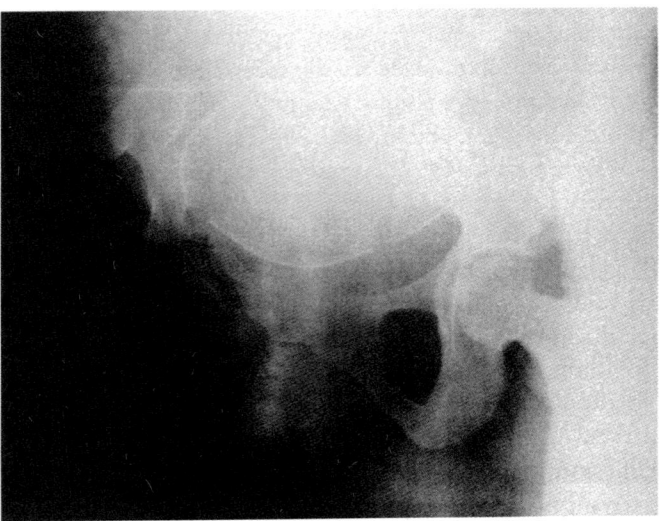
Figura IV-16 – Ausência do membro inferior direito.

DIAGNÓSTICO

De início, deve-se distinguir *vício pélvico* (bacias com redução de seus diâmetros ou alteradas na sua conformação) de *desproporção cefalopélvica* (volume cefálico maior que a capacidade pélvica). Esta última situação pode ocorrer em casos de vício pélvico ou de bacia normal com macrossomia cefálica fetal.

Diagnóstico radiológico – o emprego da radiopelvimetria tem sido relegado em face dos riscos genéticos e neoplásicos fetais. Em nosso meio, inclusive os Serviços-Escola não contam com os equipamentos utilizados para a sua realização.

Fine e cols. (1980) referem ser a radiopelvimetria dispensável, por serem mínimas as diferenças encontradas nos diâmetros pélvicos com o seu uso e com a pelvimetria manual (clínica). Desde 1979, o Colégio Americano de Obstetrícia e Ginecologia reduziu o valor da radiopelvimetria ao concluir que o seu emprego proporciona apenas discreto avanço na assistência ao parto. Tocólogos ingleses têm idêntica postura (Morrison, 1995).

O comitê internacional de defesa contra irradiações sustenta que a dose máxima de irradiação fetal não deve exceder a 0,01Gy (Reekie e cols., 1967). Como, eventualmente, na radiopelvimetria convencional esse limite pode ultrapassar, outras metodologias têm sido preconizadas. Saliente-se, entretanto, que pela radiopelvimetria é possível medir, com razoável exatidão, os dois diâmetros transversos dos estreitos superior e médio, cuja apreciação tem muito valor na condução do parto.

Diversas publicações têm procurado aperfeiçoar as técnicas radiopelvimétricas (Ferguson e Sistrom, 2000), relacionando-as com a postura da gestante (Colcher e Sussman, 1944) e com a correção da magnificação das imagens (Brown, 1972). Entretanto, na atualidade, a importância da radiopelvimetria tem sido reduzida e quase abandonada.

Federle e cols. (1982) e, posteriormente, Camus e cols. (1987) e Morris e cols. (1993) salientaram o mérito da tomografia computadorizada para avaliar os diâmetros ântero-posterior e transversos da bacia, destacando suas vantagens: acuracidade e baixa irradiação fetal, que, segundo Federle e cols., atinge apenas 0,0025Gy. Entretanto, em geral, o uso da tomografia, na prática, não tem sido constatado (razões econômicas e técnicas).

Em 1985, Stark e cols. referiram, pela primeira vez, o uso da ressonância magnética (RM) para mensurar a pelvis obstétrica. Salientaram suas vantagens: ausência de irradiação, boas imagens, não necessidade de correções de magnificação. Inclusive permite identificar partes moles e avaliar a cabeça e o ombro dos fetos (Sporri e cols., 1997; Kastler e cols., 1993).

Wright e cols. (1992) encarecem o mérito da ressonância magnética para a mensuração dos diâmetros ântero-posteriores da pelve. Referem que em 21 gestantes próximas do termo (8 com apresentação pélvica e 13 cefálicas) houve concordância com as medidas obtidas pela radiopelvimetria. Mas ocorreu discordância com o diâmetro transverso do estreito superior (discreta) e com o transverso do estreito médio (evidente). Na rotina, sua prática esbarra no valor dos equipamentos e, particularmente, pela postura da grávida no canal angustiado imposto pela metodologia.

Avanços técnicos na prática da RM poderão, no futuro, justificar o seu emprego em casos nos quais a pelvimetria clínica resulte ineficaz ou precária.

Finalmente, importa referir que Morgan e cols. (1986) e depois Morgan e Thurneau (1988 e 1992), utilizando os raios X e a ultra-sonografia, avaliaram índices feto-pélvicos, em nulíparas, com risco de desproporção cefalopélvica, reconhecendo-lhe valor prognóstico. Essa metodologia não foi sancionada na prática clínica.

Diagnóstico ultra-sonográfico – a ultra-sonografia abdominal permite avaliar, com precisão, o diâmetro biparietal fetal, o qual, geralmente, mede 9,5cm. Assim, em parturientes cujo CV é maior do que essa medida, admite-se a possibilidade de ocorrer insinuação nas apresentações cefálicas. Em apresentação cefálica fletida, quando esse fato não ocorre, o tocólogo deve admitir redução do diâmetro transverso do estreito superior e/ou em dolicocefalia fetal.

Deutinger e Bernaschek (1987), pela via transvaginal, mediram o conjugado verdadeiro (CV) e o transverso máximo do estreito superior, em 76 gestantes, das quais 36 fizeram radiopelvimetria. Comprovaram concordância do CV em todas e a impossibilidade de apreciar o transverso máximo em 7.

Schlensker (1979) e Heidegger (1987) referem que a ultra-sonografia permite avaliar, com boa precisão, a mensuração do diâmetro conjugado verdadeiro. Entretanto, Nakano (1981) não lhe reconhece grande acuracidade. A nosso ver, seu emprego, durante o parto, pode ser dispensado pelas seguintes razões:

1. A pelvilogia clínica, bem realizada, permite avaliar com apreciável segurança (erros menores que 0,5-1cm) todos os diâmetros dos diversos estreitos da bacia (com exceção apenas do transverso do estreito superior).
2. Quando o CV é normal (10,5-11cm) e a apresentação cefálica não se insinua, apesar de presentes boa dinâmica uterina e cervicodilatação avançada, prescinde-se da medida do transverso do estreito superior para se indicar a cesárea.
3. Na resolução do parto pela via vaginal, além da proporcionalidade cefalopélvica, devem ser considerados outros fatores: volume cefálico real e, após, os fenômenos plásticos; a contratilidade uterina; atitude e posição cefálicas (deflexões).

Ao prescindir das metodologias referidas, para a apreciação da proporcionalidade cefalopélvica, o tocólogo deve se esmerar na prática da pelvilogia clínica e considerar, devidamente, todos os fatores intervenientes na condução do parto.

Diagnóstico clínico – o diagnóstico clínico do vício pélvico louva-se nos achados da inspeção, palpação e da pelvilogia. Importa lembrar, de início, ser fácil identificar o vício pélvico (VP) absoluto e relativamente difícil, o limiar. Consideraremos, em particular, os achados que permitem fazer o diagnóstico de VP nos três estreitos da pelve e/ou admitir a ocorrência de desproporção cefalopélvica.

Diagnóstico de pelve rara – de regra é fácil, em virtude das evidentes alterações que se comprovam pela pelvilogia clínica, pela postura e deambulação das pacientes.

Diagnóstico do VP no estreito superior – não apresenta grande dificuldade e se fundamenta nas seguintes comprovações:

1. Fácil mensuração do CV, pelo toque vaginal.
2. Apresentação cefálica alta, fixa ou móvel, apesar de eficiente dinâmica uterina e cervicodilatação avançada.
3. Maior freqüência de vícios de apresentação (defletidas) e de situação (transversas).
4. Abdome do tipo pendular em nulíparas.
5. Plano ósseo cefálico (parietal) ultrapassando em altura o plano da borda superior da sínfise púbica (sinal de Müller ou de Pinard) (Fig. IV-17).
6. Prova de Müller: compressão cefálica transabdominal forçando a penetração da apresentação no estreito superior. O toque vaginal comprovará sua penetração no estreito superior (Fig. IV-18).
7. Prova de Hofmeier ou Hillis: compressão fúndica do corpo uterino para forçar a insinuação cefálica (Fig. IV-19).
8. Apresentações ântero-posteriores altas: occípito-anterior e occípito-sacra sugerem redução do diâmetro transverso.
9. Presente CV normal ou amplo (maior de 10,5-11) a insinuação cefálica não ocorre, apesar de contratilidade uterina normal e eficaz.

Diagnóstico de VP no estreito médio – é de apreciação mais difícil, e não raramente ocorrem erros de interpretação, seguidos de traumas materno-fetais após tentativas forçadas (fórcipe médio) para resolução transvaginal do parto. Prestam-se para a suspeita clínico-diagnóstica os seguintes elementos:

1. Tipo constitucional intersexual da gestante.
2. Espinhas ciáticas bem salientes.
3. Curvatura sacra reduzida (sacro reto).
4. Diâmetro sacro-médio púbico menor que 9,5-10cm.

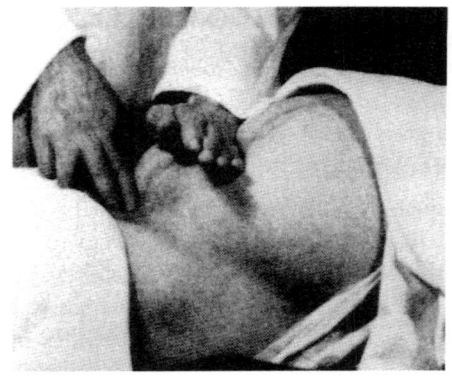
Figura IV-17 – Sinal de Müller. O plano ósseo cefálico situa-se acima do nível da borda superior da sínfise (Chassar-Moir, 1964).

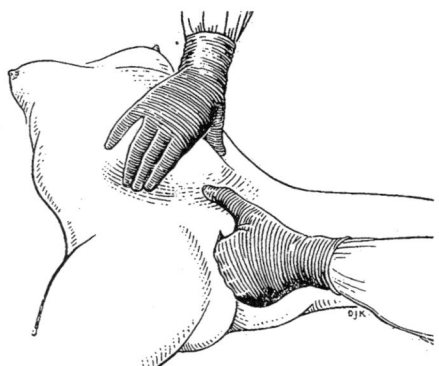
Figura IV-18 – Prova de Müller (Chassar-Moir, 1964).

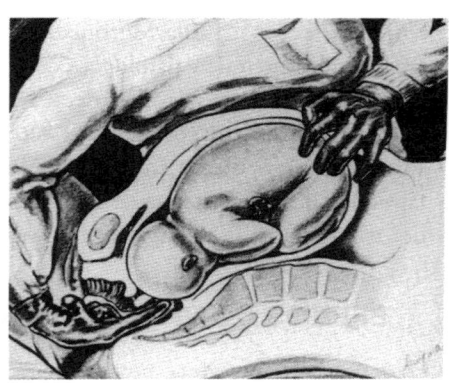
Figura IV-19 – Prova de Hofmeier ou *Hillis* (De Lee e Greenhill, 1943).

5. Posições e variedades occípito-posteriores estacionárias ou persistentes.
6. Apresentação cefálica retida no plano 0 (zero) de De Lee, apesar de boa dinâmica uterina e dilatação cervical completa.
7. Anamnese de parto anterior difícil, apesar de normais as medidas dos diâmetros dos estreitos superior e inferior.
8. Diâmetro bituberoso menor que 9,5-10cm. Esse diâmetro, de regra, é idêntico ao do biciático (Eller e Mengert, 1947; Kaltreider, 1952).

Diagnóstico do VP no estreito inferior – o diagnóstico é facilitado pela possível mensuração de seus diâmetros ântero-posterior (cocci-subpúbico) e transverso (bituberoso). Além disso, o toque vaginal permite apreciar a maior ou menor retropulsão cóccica, que pode ampliar em 1,5-2cm o cocci-subpúbico.

A importância prognóstica do estreito inferior é menor que a do estreito médio. Isso porque, ultrapassado este último, de regra, a apresentação não encontrará dificuldade em vencer o inferior.

Fazem exceção a essa assertiva os excepcionais achados de sacro com proeminência inferior e da bacia infundibuliforme. Em mais de 60 anos de atividade tocológica, apenas uma vez fomos obrigados a praticar cesárea em paciente com esse tipo de pelve, apesar de a apresentação estar baixa e francamente insinuada.

Desproporção cefalopélvica – essa condição pode ocorrer em duas enventualidades: a) concepto macrossômico (4.000-4.500g) e bacia normal; b) concepto com pólo cefálico normal, mas bacia viciada.

O diagnóstico clínico é fácil quando a desproporção se instala no estreito superior e não ocorre a insinuação, apesar de boa flexão cefálica, fenômenos plásticos evidentes e contração uterina eficaz. O quadro clínico identifica sinal de Müller ou de Pinard presentes (ressalto cefálico suprapúbico).

Maior dificuldade diagnóstica ocorre quando a cabeça fetal, após transpor o estreito superior, atinge e não consegue ultrapassar o estreito médio. Essa situação menos freqüente (cabeça encravada), mas associada a mau prognóstico materno-fetal, para o parto transvaginal, só ocorre em bacias com tendência anelada do estreito médio. Inclusive, tocólogos experientes têm incidido em erros de interpretação dessa situação, seguidos de aplicações elevadas do fórcipe (plano 0 ou + 1 de De Lee), com conseqüente traumatismo materno-fetal.

EFEITOS DO VP SOBRE O CICLO GRAVÍDICO-PUERPERAL

Na vigência de VP, podem ocorrer efeitos negativos sobre os organismos materno e fetal e, em relação à mãe, tais inconvenientes podem ser comprovados durante a gestação, o parto e o puerpério.

Efeitos maternos do VP na gestação – dependem particularmente da redução do estreito superior e são representados por:

- Encarceramento uterino (bacias espondilolistésicas ou com redução evidente do conjugado verdadeiro).
- Dificuldades respiratórias e até edema agudo pulmonar (bacias cifoescolióticas), com redução da capacidade vital.
- Ventre do tipo pendular.
- Apresentações altas e mobilizáveis, favorecendo mutações e vícios de apresentação (pélvicas e defletidas) e de situação (transversas).

Efeitos maternos do VP no parto – são freqüentes os seguintes efeitos negativos:

- Cervicodilatação morosa (pouca solicitação da cunha cefálica).
- Edema do colo uterino (do lábio anterior na pelve achatada e de todo o colo na pelve geral e regularmente estreitada).
- Rotura prematura e precoce das membranas (má adaptação da apresentação no estreito superior).
- Procidência do cordão (cinco vezes mais freqüente).
- Procidência do membro superior (apresentação composta).
- Síndrome de Bandl-Frommel (distensão excessiva do segmento inferior, com anel de Bandl inclinado e tangenciando a cicatriz umbilical; retesamento dos ligamentos redondos – em geral o esquerdo –, culminando às vezes com rotura uterina.
- Descida e rotação interna lentas e estacionárias (occípito-posteriores na bacia antropóide e occípito-transversas na andróide).
- Parto prolongado, apesar de eficiente dinâmica uterina e avançada cervicodilatação.

Efeitos maternos do VP no puerpério – nos partos prolongados, cuja assistência exigiu ou não intervenções extrativas, podem ocorrer:

- Infecção uterina (intra e pós-parto).
- Necrose dos tecidos do canal baixo do parto e da vagina (fístulas). Bumm (1914) relacionava a etiologia das fístulas tocogenéticas com as bacias achatadas. Entretanto, em estudo

radiopelvimétrico, Paula Martins e Neme (1954) demonstraram que a referida patologia ocorre, em particular, nas pacientes com bacia viciada no estreito médio.
- Diástases das articulações pubiana e sacroilíaca.
- Luxação da articulação sacrocóccica.
- Choque séptico: conseqüente à invasão microbiana a partir dos tecidos mortificados do canal de parto (Bungeler, 1940).

EFEITOS DO VP SOBRE O CONCEPTO

O comprometimento fetal provocado pelo VP, em geral associado a partos prolongados, segue-se ou pode-se seguir de:
- Trauma cerebral (pelo exagero dos fenômenos plásticos e/ou intervenções extrativas).
- Afundamentos ósseos (particularmente dos parietais, na pelve achatada).
- Céfalo-hematomas.
- Hipóxia perinatal (relacionada à hipertonia uterina e aos procúbitos do cordão).
- Pneumonia aspirativa neonatal (coincidente com infecção intraparto).

Revistos os efeitos nocivos provocados na parturiente e em seu concepto, vigente o VP, importa salientar que a maioria dessas complicações é atualmente excepcional. Os modernos preceitos da assistência ao parto desaconselham o parto prolongado (mais de 12 horas) e as tocurgias extrativas penosas em vícios pélvicos flagrante e, inclusive, nos limítrofes.

MECANISMO DE PARTO NO VP

O estudo do mecanismo de parto, presente o VP, teve sua importância progressivamente reduzida, à medida que a segurança prognóstica da cesárea aumentou. Entretanto, o tocólogo bem formado deve ter noção de algumas particularidades, que lhe permitirão, excepcionalmente, realizar partos pela via transpélvica, apesar da presença de VP limiar.

Bacia achatada – nessa pelve exagera-se o assinclitismo (anterior ou de Naegele e posterior ou de Litzmann), a fim de favorecer a insinuação isolada de cada um dos parietais. Para a Escola Alemã (Litzmann), o assinclitismo inicial anterior seria o mais favorável; para a francesa (Tarnier e Varnier), seria o posterior.

Bacia geral e regularmente estreitada – nesse caso exagera-se, ao máximo, a flexão cefálica (hiperflexão).

Bacia assimétrica – a insinuação tende a se efetuar no diâmetro oblíquo maior, seguindo-se de hiperflexão e assinclitismo.

Bacia antropóide – nela, a insinuação se dá em occípito-posterior em 83% (Caldwell e cols., 1935). Quando ocorre redução do diâmetro transverso, a cabeça desloca-se para a hemipelve posterior (que é ampla) e o bitemporal cruza o diâmetro transverso angustiado. Por isso, o parto é de bom prognóstico e, ocorrendo indicação de fórcipe, eleva-se a cabeça e executa-se a rotação interna acima do estreito médio, seguida de sua tração em occípito-púbica.

Bacia andróide – nessa pelve, após a insinuação, a cabeça resta em posição transversa profunda ou posterior. A rotação interna, nas aplicações de fórcipe, deve ser realizada na bacia mole. Havendo tendência infundibuliforme, o parto transpélvico é impraticável.

PROGNÓSTICO DA VIA DO PARTO

Embora a prova do trabalho de parto seja soberana para determinar ou não a exeqüibilidade da via baixa, devem-se considerar, em relação aos diversos estreitos, alguns parâmetros clínicos que *a priori* sugerem a via de parto preferencial ou possível.

Estreito superior – quando o conjugado verdadeiro (CV) é menor que 8,5cm (para Eastman, 1950) e/ou 8,9cm (para Browne e McClure Browne, 1955), deve-se optar pela via alta *ab initium*. Se o CV é maior que 9,5cm, a via baixa é possível e, quando sua medida oscila entre 8,5 e 9,5cm, justifica-se (em conceptos pequenos) proceder a prova do trabalho de parto. Se o diâmetro transverso médio apresenta-se reduzido (menor que 10cm), a possibilidade de êxito para a via vaginal dependerá da possível compensação oferecida pelo CV (Weimberg e Scadron, 1946).

Estreito médio – a redução do diâmetro biciático para 9cm eleva os índices da via abdominal, particularmente em bacias do tipo ginecóide e achatada (falta de espaço para compensação). Nesses casos, segundo Kaltreider (1952), a indicação da cesárea é pacífica.

Estreito inferior – são raros os casos em que ocorrem dificuldades no parto transpélvico por vício isolado do estreito inferior. Importa referir que as bacias andróides tendem a se afunilar; entretanto, a bacia do tipo infundibuliforme é extremamente rara. Quando o bituberoso mede 8cm ou menos, a distócia é quase certa, criando-se grande risco para lesões perineais, por má ou incompleta adaptação cefálica na arcada púbica. Na atualidade, os índices radiológicos, relacionando a determinação da área do estreito superior e a área cefalopélvica, não têm sido utilizados para a apreciação prognóstica da via do parto em casos de vícios pélvicos limítrofes.

ASSISTÊNCIA

Identificada a distócia óssea flagrante, a via abdominal tem indicação absoluta. A cesárea será, também, indicada nos vícios pélvicos limiares, em casos de apresentações pélvicas. Entretanto, idealmente, o obstetra, após esclarecer à paciente e seus familiares, deverá permitir que o trabalho de parto prossiga até obter cervicodilatação de pelo menos 6cm. Essa conduta justifica-se porquanto distendido suficientemente o segmento inferior, a incisão miometrial, mais próxima do orifício interno, respeitará a anatomia miometrial, o sangramento será menor e o risco de propagação incisional se reduzirá.

Obedecendo a esse preceito assistencial, evitam-se ocorrências de placentação baixa e acretismo responsáveis, atualmente, por mortalidade materna freqüente e injustificada. A figura IV-20 demonstra que presente cervicodilatação completa a incisão miometrial, durante cesáreas, será muito baixa e, praticamente, na altura do orifício interno do colo.

Prova do trabalho de parto – na distócia óssea limiar, apesar da atual liberalização nas indicações de cesárea, deve-se promover a prova de trabalho de parto, que se julgará satisfatória quando as seguintes condições forem obedecidas: dinâmica uterina normal em todos os seus parâmetros, amniotomia artificial (se a espontânea não ocorreu), atingida cervicodilatação de pelo menos 4cm, duração mínima de 6 horas e máxima (a ser evitada) de 12 horas.

Na sua execução, o tocólogo resguardará sua responsabilidade, esclarecendo sua finalidade à parturiente e aos familiares, mantendo-se permanentemente presente e cercando-se das metodologias atuais que avaliam a vitalidade fetal intraparto.

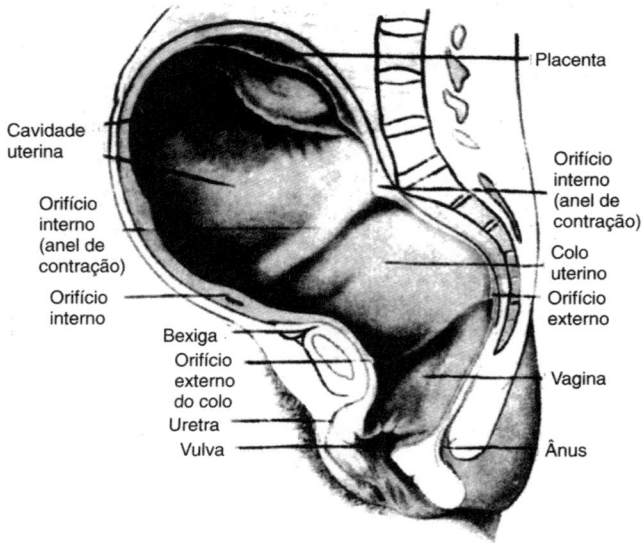

Figura IV-20 – Canal de parto com cervicodilatação completa.

Medidas assistenciais abandonadas – estão, atualmente, superadas as indicações da sinfisiotomia e do parto prematuro (para impedir o crescimento fetal). Embora os inconvenientes da sinfisiotomia, como foi proposta por Sigault (1768) e depois por Zarate (1931), tenham sido minorados, em 1945, por Tolosa, que desaconselhou a abdução forçada dos membros inferiores, seu emprego deve ser evitado, em face dos atuais recursos da terapêutica antiinfecciosa (permitindo a cesárea inclusive na presença de infecção intraparto). Sua prática, como sugeriu Brindeau, nos casos de cabeça última encravada em partos pélvicos, talvez pudesse ser considerada quando o vício pélvico seguramente é limiar. Já a praticamos nessa situação.

O emprego da versão interna seguido da grande extração fetal, como se praticou, antigamente, nos fórcipes falhados, não mais se justifica.

Nesses casos, se o feto está morto, pratica-se a embriotomia; se está vivo, recomendamos a cesárea, apesar das manipulações praticadas. Finalmente, contra-indicamos frontalmente a vácuo-extração, pelo trauma vascular fetal que provoca hemorragia de terceiro grau do fundo de olho (Neme e cols., 1972).

Medidas assistenciais de exceção – na distócia limítrofe, justificam-se entre elas o fórcipe de prova e determinadas posições maternas.

Embora não se justifique a pretensão de vencer a resistência pélvica, pela função tratória do fórcipe, deve-se admitir que, se praticada por tocólogo experiente, a intervenção poderá ser admitida em multíparas em casos de distócia óssea relativa do estreito médio.

Reproduzindo o mecanismo de parto mais condizente para a pelve em questão, o obstetra deverá recuar da tentativa sempre que a rotação interna e a descida da apresentação se mostrarem difíceis. Entretanto, não se deve esquecer de que a tração promovida pelo fórcipe anula a flexão cefálica (aumentando os diâmetros) e de que a locação das suas colheres reduz em algo a capacidade pélvica.

Determinadas posturas maternas prestam-se para ampliar os diâmetros pélvicos. Entre as que são facilmente executadas, destacamos:

Posição de Laborié-Duncan (hiperflexão das coxas sobre a bacia) que aumenta em 1-1,5cm o estreito inferior (Fig. IV-21).

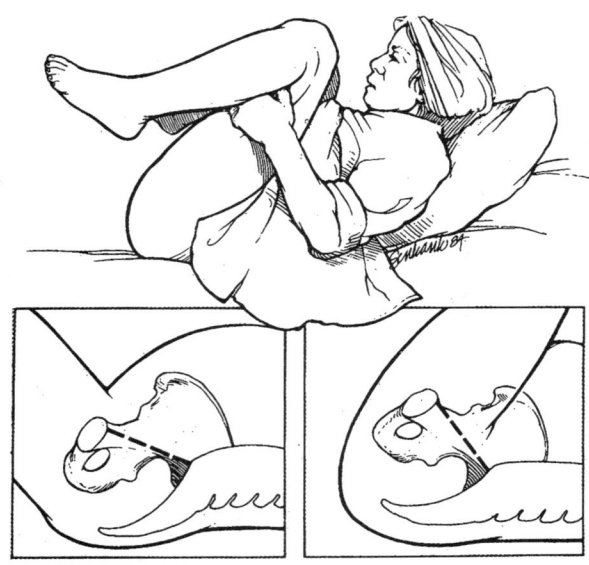

Figura IV-21 – Posição de Laborié-Duncan.

Posição de Sims (decúbito lateral + flexão da coxa sobre a bacia) que aumenta os diâmetros ântero-posteriores dos estreitos médio e inferior em até 3cm (Hanson, 1952; Borell, 1970), pelo movimento de báscula para trás do sacro. Alguns autores referem, também, a posição de hiperextensão dos membros inferiores, recomendada em 1889 por Walcher. Entretanto, estudos radiográficos de Brill e Danelius (1941) não demonstraram aumento dos diâmetros pélvicos após a sua execução. Além disso, é posição muito incômoda.

Importa referir que, na fase expulsiva, a posição materna semi-sentada (ângulo de pelo menos 45° com a horizontal), mantendo-se os membros inferiores (prega poplítea) soerguidos nas perneiras, garante, igualmente, a báscula do sacro e respeita melhor a comodidade da parturiente e do obstetra.

Embriotomias – suas indicações se limitam a pelves em que a medida do CV do estreito superior ultrapassa 7-8cm. Em conceptos de termo mortos, com volume normal (cabeça e tronco medidos pela ultra-sonografia), a cesárea deverá ser a intervenção de eleição, sempre que o CV for igual ou menor que 7cm.

CONCLUSÕES

Na assistência aos casos de distócia óssea, deve o tocólogo ater-se aos conselhos dos grandes mestres da Obstetrícia. Para Fernando Magalhães, o artifício técnico não corrige a desproporção; para Raul Briquet, as tentativas forçadas do parto vaginal respondem por traumas e seqüelas maternos e fetais; para Eastman, só para o tocólogo experiente, a bacia estreita revela seus segredos.

Referências Bibliográficas

• BORELL, V. & FERNSTRÖM, I – Mecanismo del parto. In: Käser, O. & cols. *Ginecologia y Obstetrícia* (Trad.). Salvat Editores SA, Barcelon, 1970, p. 519. • BRIQUET, R. – *Lições na FMUSP.* 1940-1953. • BROWN, R.C. – A modification of the Colcher-Sussmn technique of x-ray pelvimetry. *Am. J. Roentgenol.*, 115:123, 1972. • BROWNE, F.J. & McCLURE BROWNE, J.C. – *Antenatal and Postnatal Care.* J. & A. Churchill Ltd., London, 1955. • BUMM, E. – *Grundriss Zum Studium der Geburtshilfe.* J.F Bergmann. Wiesbaden, 1906. • BUNGELER, W. – *Choque Obstétrico no Parto Prolongado.* Reuniões Clínico-Patológicas. Escola Paulista de Medicina, 1940. • CALDWELL, W.E. & MOLOY, H.C. – Anatomical variations in the female pelvis and their effect in labor with a suggested classification. *Am. J. Obstet. Gynecol.*, 26:479, 1933. • CALDWELL, W.E. & cols. – Further studies on mechanism of labor. *Am. J. Obstet. Gynecol.*, 30:763, 1935. • CAMUS, M. & cols. – Pelvimétrie par tomodensitométrie. *J. Gynecol. Obstét. Biol. Reprod.*, 16:327, 1987. • CHASSAR MOIR, J. – *Munro-Kerr's Operative Obstetrics.* Williams & Wilkins Co., 1964. • CHEN, H.Y. & HUANG, S.C. – Evaluation of midpelvic contraction. *Int. Surg.*, 67:516, 1982. • COLCHER, A.E. & SUSSMAN, W.A. – A practical technique for roentgen pelvimetry with a new positioning. *Am. J. Roentgenol.*, 51:207, 1994. • CUNNINGHAM, F.G. & cols. – *Williams Obstetrics.* Appleton & Lange, Stamford, 1997. • De LEE, J.B. & GREENHILL, J.P. – *The Principles and Practice of Obstetrics.* W. B. Saunders Co., Philadelphia, 1943. • DEUTINGER, J. & BERNASCHEK, G. – Vaginosonographical determination of the true conjugate and the transverse diameter of the pelvic inlet. *Arch. Gynecol.*, 240:241, 1987. • EASTMAN, N.J. – Pelvic mensuration: a study in the perpetuation of error. *Obstet. Gynecol. Surv.*, 3:301, 1948. • EASTMAN, N.J. – *Williams Obstetrics.* Appleton-Century-Crofts, Inc. New York, 1950. • ELLER, W.C. & MENGERT, W.F. – Recognition of midpelvic contraction. *Am. J. Obstet. Gynecol.*, 53:252, 1947. • FEDERLE, M.P. & cols. – Pelvimetry by digital radiography. A low-dose examination. *Radiol.*, 143:733, 1982. • FERGUSON, J.E. & SISTROM, C.L. – Can fetal pelvic disproportion be predicted? *Clin. Obstet. Gynecol.*, 43:247, 2000. • FINE, E.A. & cols. – An evaluation of the usefulness of X-Ray pelvimetry: comparison of the Thoms and modified Ball method's with manual pelvimetry. *A. J. O. G.*, 137:15, 1980. • GABBE, S.G. & cols. – *Obstetrics. Normal & Problem Pregnancies.* Churchill Livingstone, New York, 1996. • HANSON, S. – Transversely contracted midpelvis with particular reference to forceps delivery. *Am. J. Obstet. Gynecol.*, 33:385, 1936. • HANSON, S. – Sagittal expansion in narrow midpelvis. *Am. J. Obstet. Gynecol.*, 63:1312, 1952. • HEIDEGGER, H. – Intrapartale sonographishe Untersuchung bei klinischem verdacht aut missverhältnis. *Zentralbl. F. Gynäk.*, 109:1387, 1987. • KALTREIDER, D.F. – Pelvic shape and its relation to midplane prognosis. *Am. J. Obstet. Gynecol.*, 63:116, 1952. • KALTREIDER, D.F. – Criteria of midplane contraction; what is their value? *Am. J. Obstet. Gynecol.*, 63:392, 1952. • KASTLER, B. & cols. – Fetal shoulder measurements with MRI. *J. Comput. Assist. Tomogr.*, 17:777, 1993. • MENGERT, W.F. – Estimation of pelvic capacity. *JAMA*, 138:160, 1948. • MORGAN, M. A. & cols. – The fetal-pelvic index as an indicator of fetal-pelvic disproportion. A preliminary report. *A. J. O. G.*, 155:608, 1986. • MORGAN, M.A. & THURNEAU, G.R. – Efficacy of the fetal-pelvic index for delivery of neonates weighing 4.000 grams or greater: a preliminary report. *A. J. O. G.*, 158:1133, 1988. • MORGAN, M.A. & THURNEAU, G.R. – Efficacy of the fetal-pelvic index in nulliparous women at high risk for fetal-pelvic disproportion. *A. J. O. G.*, 166:810, 1992. • MORRIS, C.W. & cols. – Computed Tomography pelvimetry, accuracy and radiation dose compared with conventional pelvimetry. *Austral. Radiol.*, 37:186, 1993. • MORRISON, J.J. & cols. – Obstetric pelvimetry in the UK. An appraisal of current practice. *Br. J. Obstet. Gynaecol.*, 102:748, 1995. • NAKANO, H. – Assessment of dystocia pelvis by ultrasound pelvimetry. *Acta Obstet. Gynaecol. Ypn.*, 7:1077, 1981. • NEME, B. & cols. – Efeitos da assistência ao parto sobre o sistema vascular fetal. *Mat. & Inf.* 31:5, 1972. • NEME, B. & GALLUCCI, J. – Fístulas urinárias e fatores tocogenéticos. *Rev. Hosp. N. Senhora Aparecida*, 6:48, 1953. • PAULA MARTINS, C. – Radiopelvimetria. *Rev. Hosp. Clin.*, 8:43, 1953. • PAULA MARTINS, C. & NEME, B. – Bacia na etiopatogenia das fístulas tocogenéticas, com referência especial à distócia do estreito médio. *Rev. Hosp. Clin. Fac. Med. Univ. S. Paulo*, 9:51, 1954. • REEKIE, D. & cols. – The radiation hazard in radiography of the female abdomen and pelvis. *Br. J. Radiol.*, 40:849, 1967. • SCHLENSKER, K.A. – Ultraschallmessungen der Conjugata vera Obstetrica. *Geburts Fraunkeilkd*, 39:333, 1979. • SPORRI, S. & cols. – Pelvimetry by magnetic resonance imaging as a diagnostic tool to evaluate dystocia. *Obstet. Gynecol.*, 89:902, 1997. • STANDER, H.J. – *Textbook of Obstetrics.* D. Appleton-Century Co., New York, 1945. • STARK, D.D. & cols. – Pelvimetry by magnetic resonance imaging. *Am. J. Roentgenol.*, 144:947, 1985. • THOMS, H.A. & SCHUMACHER, P.C. – The clinical significance of midplane pelvic contraction. *Am. J. Obstet. Gynecol.*, 48:52, 1944. • TOLOSA, B. – Cesárea e sinfisiotomia. *Mat. & Inf.*, 1:15, 1945. • WEINBERG, A. & SCADRON, S.J. – Value and limitations of pelviradiography in management of dystocia, with special reference to midpelvic capacity. *Am. J. Obstet. Gynecol.*, 52:255, 1946. • WRIGHT, A.R. & cols. – M R Pelvimetry: a practical alternative. *Acta Radiol.*, 33:582, 1992. • ZARATE, E. – Symphysiotomia parcial sub-cutânea. *Rev. Gin. Obst.*, 25:305, 1931.

85 Distócias de Partes Moles: Tumores Prévios

Bussâmara Neme
Paulo Bastos Albuquerque

Conceito – denomina-se distócia de trajeto ou parto obstruído a parada da progressão fetal pelo canal de parto por motivos mecânicos, apesar de presente contratilidade uterina normal. Insere-se, nesse contexto, a "distócia de partes moles" causada por condições congênitas, espásticas e cicatriciais, ou por anomalias de posição localizadas nas estruturas integrantes do canal de parto: colo, vagina e vulva.

DISTÓCIAS DO COLO UTERINO

As principais causas de distócia localizadas no colo uterino são: edema, rigidez, aglutinação, septação, atresia, desvios de posição e prolapso total.

Edema do colo – durante o parto, o edema do colo é de origem mecânica e resulta da compressão cervical entre a apresentação fetal e o rebordo ósseo da bacia. Em geral, é secundário a vício pélvico (bacia achatada ou geralmente estreitada) e ocorre após a insinuação (em geral cefálica) conseqüente à compressão demorada do colo de encontro ao arco anterior da bacia.

Distinguem-se duas formas de edema do colo: mole ou simples e duro ou rígido.

O **edema mole** é freqüente na bacia achatada; em geral, localiza-se no lábio anterior, uma vez que, neste tipo de pelve, ocorrendo assinclitismo posterior pronunciado, o lábio anterior sofrerá compressão de encontro ao arco anterior da bacia. O estorvo à circulação de retorno (linfática e venosa) segue-se da formação do edema, cuja magnitude depende da intensidade e duração da compressão (Fig. IV-22).

A consistência é mole ou pastosa, renitente ou elástica. Ao toque, o colo edemaciado situa-se adiante da apresentação e do pube; mais volumoso na porção terminal, sua estrutura se adelgaça à medida que se aproxima da zona de compressão. Daí sua forma de "badalo de sino". Acima da área comprimida, o tecido cervical não apresenta edema. À inspeção, o colo mostra-se de coloração vermelho-cianótica.

O **edema duro**, em geral, ocupa quase todo o colo e se identifica particularmente nas bacias geral e regularmente estreitadas após partos prolongados. Tem consistência de couro cozido e espessura uniforme em todo o seu contorno, revestindo a cabeça fetal como calote (Briquet, 1941-1953).

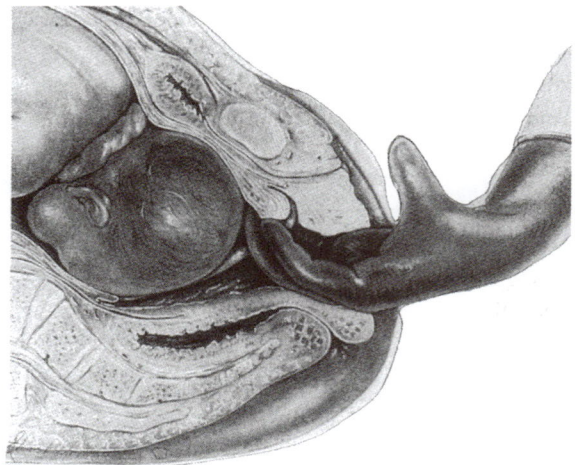

Figura IV-22 – Edema dos lábios anterior e posterior do colo. Notar que a cabeça fetal comprime as paredes cervicais de encontro à sínfise púbica e o promontório (Titus e Willson, 1955).

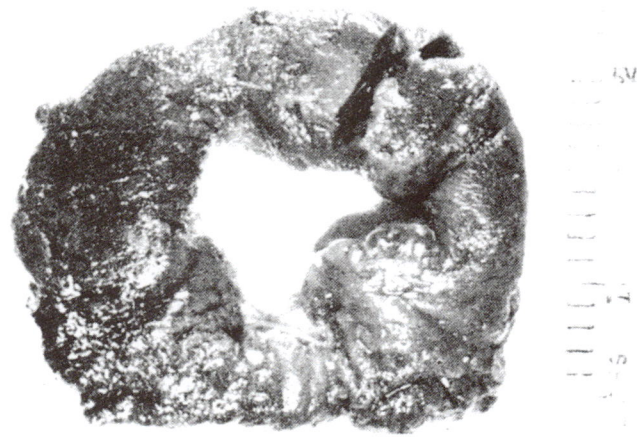

Figura IV-23 – Destacamento anular do colo (Chassar Moir, 1964).

À inspeção (com vulvas), o colo apresenta-se espesso, de coloração roxo-escura, com dilatação para 4-5cm e envolvendo a bossa serossangüínea. Por vezes, identificam-se pontos necrosados na superfície.

Ao progredir na pelve, a cabeça fetal, nas bacias geral e regularmente estreitas, comprime todo o contorno do colo, sobre o qual se adapta; repele o orifício externo para baixo, ocasionando o alongamento cervical. Na assistência ao parto, em casos de edema do colo pode-se aplicar na região do edema 3 a 5ml de hialuronidase na dose de 20.000UI que resolve a maioria dos casos ou recalcar seus rebordos durante a contração acima da apresentação fetal. Nos casos em que essas manobras resultam improfícuas e urge extrair o concepto, se a dilatação atingiu pelo menos 7-8cm, justifica-se praticar incisões cervicais uni ou bicomissurais nos pontos correspondentes às 2 e 10 horas do mostrador de relógio. Ultimamente, em face da maior segurança da cesárea, a indicação dessas incisões tem sido limitada a casos em que a espessura delgada do colo e a cervicodilatação conseguidas não predispõem a propagações incisionais altas.

Rigidez do colo – conceitua-se como colo rígido aquele que não esvaece ou não se dilata ou, então, só o faz muito lentamente. Distinguem-se três tipos: anatômica, patológica e espasmódica.

Na **rigidez anatômica** as bordas do colo apresentam-se espessas, resistentes e indolores. Em geral se identifica em primíparas idosas.

A **rigidez patológica** resulta de cicatrizes, cauterizações, lesões luéticas e de outras condições que alteram a estrutura fibrosa do colo. A compressão circular e prolongada do colo, pela cabeça fetal profundamente insinuada, pode provocar necrose isquêmica e até o arrancamento e o seqüestro anular do colo (Fig. IV-23). Magalhães Netto e Adeodato Filho (1991) referem dois casos ocorridos na Maternidade "Climério de Oliveira" (Salvador), e Braga (1962) cita caso observado por ele na Maternidade "Filomena Matarazzo" (São Paulo). Conizações e amputações cervicais anteriores e seguidas de infecção com alguma freqüência provocam fibroses cicatriciais que dificultam a cervicodilatação (Gibbs e Moore, 1968).

A **rigidez espasmódica** corresponde ao espasmo cervical em casos de maior riqueza de filetes nervosos nas zonas próximas do orifício externo (Danforth, 1959). Pode ser tratada com 100mg (2ml) de meperidina diluídos em 8ml de glicose a 25% e aplicar em *bolus* endovenoso na quantidade de 2 a 3ml, ou indicar analgesia com duplo bloqueio anestésico (peridural e raqui).

Ekerhovd e cols. (2000) demonstraram com biopsias do colo uterino (estudo histoquímico) a presença de óxido nítrico, relacionando sua atividade com o relaxamento do colo. Em 2003, Vaisanen-Tommiska e cols. comprovaram aumento do óxido nítrico no cérvix durante a evolução de dilatação.

Ekerhouvd e cols. (2003) verificaram que a aplicação vaginal do óxido nítrico (mononitrate isosorbide) favorece a cervicodilatação sem inconvenientes fetais, apesar de ocorrerem efeitos colaterais maternos. Finalmente, Faltin-Traub e cols. (2000) salientam após exame do colo, para fins de determinar o índice de Bishop, que a concordância dos resultados foi de apenas 39% (exame em 83 gestantes).

Aglutinação do colo – nessa condição, ocorre o esvaecimento do colo, mas não se processa a dilatação e não se entreabrem os lábios do orifício externo. Sua etiologia é incerta: congênita, processo infeccioso (principalmente em nuligestas) com destruição do epitélio cervical.

Em geral, o orifício externo está voltado para trás e apresenta-se impérvio. Ao toque, quando as paredes do canal cervical são muito delgadas, pode-se ter a falsa impressão de dilatação total, sentindo-se, inclusive, suturas e fontanelas. Tocólogos inexperientes têm aplicado fórcipe sobre a cabeça fetal envolvida pelas paredes cervicais, provocando lesões e arrancamentos graves. Certa vez, fui alertado por colega mais experiente, felizmente em tempo, de que estava incidindo nesse erro (Fig. IV-24).

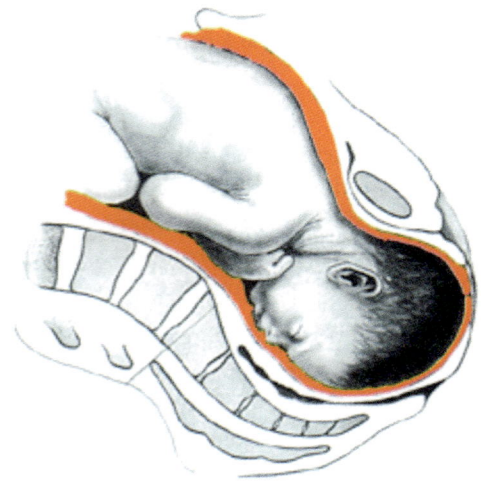

Figura IV-24 – Aglutinação do colo (De Lee & Greenhill, 1943).

Em geral, forçando a abertura do colo com o dedo indicador, medianizando-o e pressionando sua abertura com movimentos espirais para desfazer aderências, consegue-se, facilmente, dilatação para 4-6cm e até mais.

Como já referimos, a dilatação cervical insuficiente, vigente em casos de distócia do colo, pode impor a resolução do parto pela via alta sempre que manobras dilatadoras delicadas resultam negativas e não estejam presentes as condições que justificam a prática de incisões cervicais. Incisões extensas, como as recomendadas por Dührssen, devem ser totalmente evitadas.

Septação do colo – é anomalia congênita cuja espessura pode impedir a dilatação e, por conseguinte, o parto transvaginal. A sua incisão pode ser exitosa e evitar o parto cesáreo.

Tratando-se de septo muito espesso, essa manobra pode-se seguir de hemorragia, impondo-se hemostasia por compressão das bordas incisadas ou por pontos de sutura.

Atresia – relacionada a hipoplasia genital, é condição rara, pois tais pacientes têm dificuldade maior para engravidar. Entretanto, quando presente, a dilatação é morosa e muitas vezes não se completa, pois as alterações estruturais que condicionam o amadurecimento cervical são escassas.

Desvios do colo – distopias corporais uterinas espontâneas ou conseqüentes a intervenções cirúrgicas podem provocar desvios acentuados do colo, deslocando-o, em geral, para diante ou para trás.

Durante o trabalho de parto, mantido o desvio, a apresentação distende intensamente o segmento inferior para a frente ou para trás, provocando a chamada saculação ou dilatação saciforme do segmento inferior (Fig. IV-25).

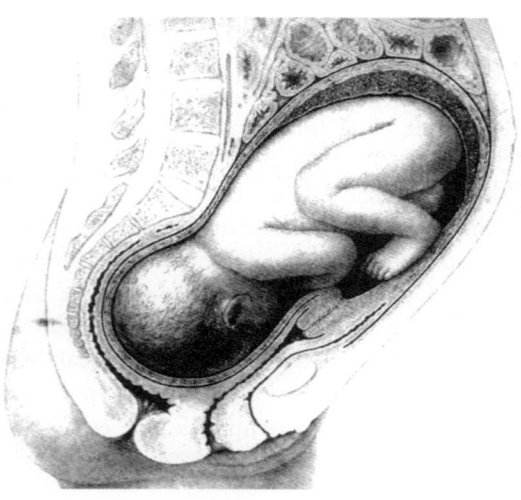

Figura IV-25 – Saculação posterior do segmento inferior do útero. Notar a topografia elevada do colo à frente do concepto (Eastman, 1950).

Quando, apesar do seu deslocamento, o colo pode ser atingido pelo dedo indicador, o tocólogo procura medianizá-lo e, se a manobra é coroada de êxito, pode ocorrer o parto vaginal. Caso contrário, apelará para a cesárea, pois a postergação da assistência pode-se seguir de rotura uterina.

Prolapso total do colo – é atualmente entidade rara durante o parto. Isso porque, durante a gestação, ocorre a elevação do colo, à medida que evolui o crescimento uterino. Entretanto, quando está presente intenso alongamento hipertrófico, apesar de alguma elevação, resta, na vagina e adiante da apresentação, a porção edemaciada do colo, criando obstáculo a sua dilatação (Figs. IV-26 e IV-27). Em geral, é possível, durante a contração uterina, forçar a dilatação e fazer com que o colo seja deslocado atrás da apresentação. Entretanto, na falha desse intuito, a cesárea deverá ser indicada.

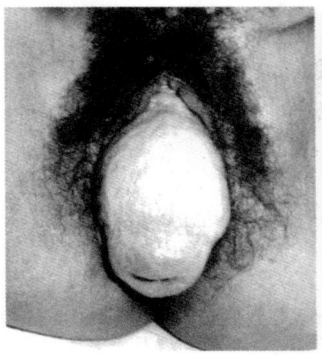 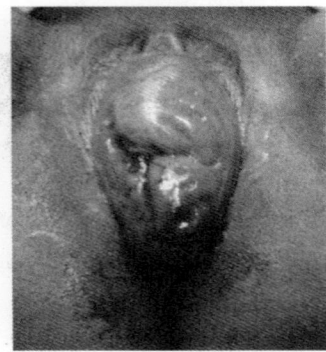

Figura IV-26 – Prolapso total do colo uterino. Gestação de 26 semanas.

Figura IV-27 – Prolapso total do colo uterino. Gestação de 22 semanas. Notar o edema hipertrófico do colo.

DISTÓCIAS DA VAGINA

Entre as causas de distócia vaginal citam-se os septos, a atresia, o prolapso e a rigidez. Embora alguns citem, também, o vaginismo como causa de distócia, jamais observamos essa patologia em mais de 50 anos de atividade obstétrica.

Septos vaginais – podem ser longitudinais (completo e incompleto) e tansversais. No caso de septo longitudinal, a vagina é dupla e nem sempre os canais vaginais têm a mesma capacidade de ampliação (Figs. IV-28 e IV-29).

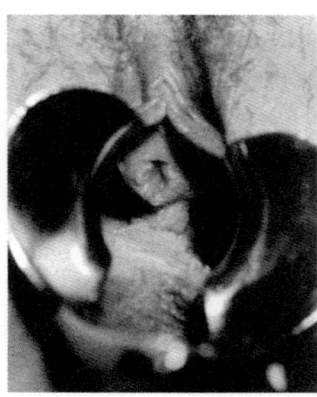 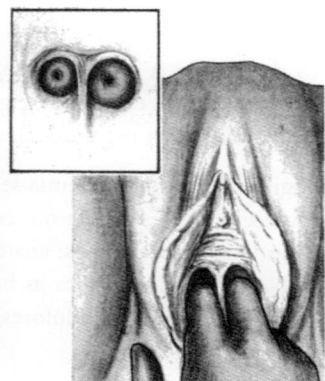

Figura IV-28 – Septo vaginal completo e longitudinal espesso.

Figura IV-29 – Septo vaginal completo e longitudinal delgado (Uranga Imaz, 1970).

Durante o parto, a apresentação, ao deslocar o septo para um dos lados vaginais, pode progredir e ocorrer o parto vaginal. Quando o septo é incompleto, espesso e resistente, a sua secção, entre duas pinças ou sem elas, permitirá o avanço e a expulsão fetal. Tratando-se de septo transversal, sua progressiva distensão, ao ampliar o seu orifício central, pode confundi-lo com o orifício cervical. Aprofundando-se os dedos, identificam-se o colo uterino e a apresentação fetal. Por vezes, a distensão de septo transversal pouco espesso pode permitir o avanço da apresentação até o ultrapassar. Quando isso não ocorre, deve-se incisá-lo nos sentidos longitudinal e transversal (em cruz), ampliando-se manualmente a sua abertura.

Excepcionalmente, em casos de associação de hipoplasia e septos vaginais, impõe-se praticar a cesárea. Na presença de septos vaginais, devemos admitir a presença de outras anomalias dos órgãos genitais (Capítulo 69). Com freqüência, existem, coincidentes, dois colos e útero duplo.

Atresia vaginal – pode ser completa em extensão (em geral de natureza congênita) e incompleta por efeito de processos inflamatórios ou lesões cicatriciais e cirurgias prévias (plásticas, correção de fístulas etc.). De Lee refere caso de vagina tortuosa e fibrosa, conseqüente a parto tocúrgico anterior. Apesar de tornar impraticável o coito, a paciente concebeu e o parto cesáreo foi impositivo.

Apesar dos fenômenos de embebição gravídica, a progressão da apresentação pode ser impossível. Quando o tocólogo antevê risco de trauma materno (principalmente) e fetal, na progressão e expulsão do concepto, justifica-se a indicação da cesárea. O canal vaginal pode apresentar, ainda, angústia anular em determinado ponto (congênito), cuja resistência, por vezes, apesar dos fenômenos de embebição gravídica, exige a prática de sua incisão.

Prolapso vaginal – excepcionalmente, colpoceles e retoceles, isoladas ou em conjunto (colpocistorretoceles), impedem o parto vaginal. Em geral, à medida que a apresentação progride, é possível reduzir as distopias, deslocando, para cima e para trás da apresentação, as paredes vaginais prolapsadas.

As manobras devem ser precedidas do esvaziamento vesical e praticadas preferencialmente sob anestesia de condução, durante os esforços expulsivos, ou sob aplicação de fórcipe.

Rigidez vaginal – ocorre com maior freqüência nas primigestas idosas (iniciação sexual tardia) e nas primigestas adolescentes com desenvolvimento incompleto da genitália (hipoplasia).

Homer (1927), citado por De Lee e Greenhill (1943), chamou a atenção para determinado tipo constitucional feminino, no qual a vagina se apresenta rígida, dificultando a progressão da apresentação. Tais pacientes apresentam obesidade do tipo adiposo genital e, nesses casos, o preenchimento da fossa isquiorretal pela gordura torna a vagina angustiada e inelástica. Aplicações de fórcipe em plano médio, nessas parturientes, em geral, provocam trauma vaginal evidente, com exposição ampla da fossa isquiorretal.

Embora a episiotomia possa ser exitosa, na atualidade, graças à relativa inocuidade da cesárea, não se justificam episiotomias amplas, à moda de Schuchardt.

DISTÓCIAS DA VULVA

No estudo da distócia vulvar, consideraremos as varizes, o edema, os condilomas acuminados, as bartholinites agudas, a linfogranulomatose venérea, a hipoplasia e a rigidez vulvares.

Em geral, as condições referidas não provocam situações distócicas graves ou impeditivas do parto transvaginal. Entretanto, quando assumem características superlativas, o tocólogo deverá considerar até onde o parto pela via baixa é vantajoso em relação à cesárea, no que importa à inocuidade materna.

Varizes vulvares imensas são apanágio de grandes multíparas. Roturas na fase expulsiva podem cercar-se de risco hipovolêmico materno. De regra, as formações varicosas vulvares não impedem mecanicamente a expulsão fetal. E, quando algumas muito dilatadas (na fase expulsiva) ameaçam romper, é recomendável seccioná-las entre duas pinças e ligá-las. Na verdade, quando isso não é feito e ocorre a rotura vascular, em geral, após a expulsão fetal, o sangramento se reduz e sua ligadura não se cerca de dificuldades.

O **edema vulvar**, peculiar à gestose hipertensiva edematosa, às cardiopatias congestivas graves e ao manuseio repetido da vulva (em partos prolongados), excepcionalmente compromete a resolução vaginal do parto (Fig. IV-30).

Condilomas acuminados podem, pela sua extensão e volume, criar obstáculo à passagem fetal. Embora ela possa ocorrer, há que se considerar, para evitar o trauma materno conseqüente, o parto cesáreo (Fig. IV-31).

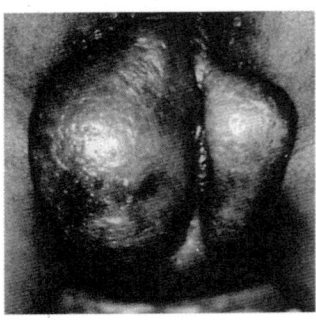 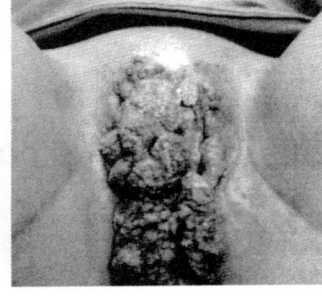

Figura IV-30 – Edema da vulva.

Figura IV-31 – Condiloma acuminado vulvar e perianal. Adolescente (16 anos) aidética.

Situação quase equivalente ocorre em casos de **bartholinites agudas** bilaterais. Nesta eventualidade, torna-se difícil praticar episiotomias médio-laterais. Quando as tumorações não são muito volumosas, pode-se, após punções evacuadoras, optar pela perineotomia. A antibioticoterapia profilática não deverá ser descurada.

A infiltração dos tecidos vulvoperineais e perirretais (septo retovaginal), conseqüente à **linfogranulomatose venérea**, pode impedir a progressão da apresentação fetal. Tentativas de parto vaginal, nesses casos (felizmente raríssimos), podem cercar-se de trauma materno grave, com lesões vaginovulvares e retais de difícil reparação e cicatrização. Nesses casos, a indicação de via alta deve ser liberal. Pollard e Hellendal (1942) referiram caso de rotura de reto, conseqüente a parto vaginal, em parturiente portadora dessa doença venérea. Tivemos a oportunidade de assistir parto vaginal de paciente com essa patologia, seguido de traumatismo vaginal extenso de difícil reparação. Excepcionalmente, tumores da vulva (mioma) (Fig. IV-32) podem, quando sésseis, impedir o parto vaginal. Outras vezes, apesar de pediculados, podem criar obstáculo à passagem fetal (Fig. IV-33).

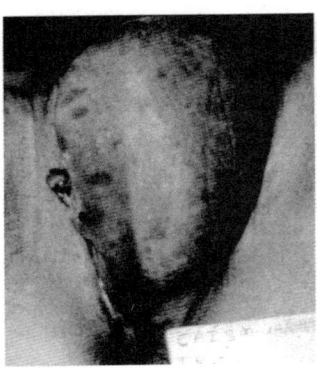 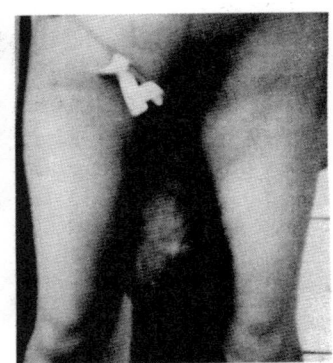

Figura IV-32 – Mioma vulvar localizado no grande lábio direito.

Figura IV-33 – *Molluscus peridulum*.

Primigestas idosas e adolescentes podem apresentar **vulva rígida**, inelástica e hipoplástica (adolescentes). Em geral, a prática de episiotomia torna possível o parto vaginal. Quando, entretanto, nas adolescentes, coexistem hipoplasias dos fundos de sacos vaginais, do canal vaginal e da vulva, o parto cesáreo será preferencial.

TUMORES PRÉVIOS

Conceito – são chamados prévios os tumores de órgãos genitais ou não que se colocam à frente da apresentação fetal, dificultando ou impedindo a progressão fetal. Dentre eles citam-se: o carcinoma do colo uterino, os miomas, os tumores do ovário e, excepcionalmente, os tumores da parede vaginal, do reto, rins pélvicos, fecalomas, cálculos vesicais gigantes, baço ectópico e tumores ósseos.

CARCINOMA DO COLO UTERINO

Excluindo o carcinoma *in situ* e o microcarcinoma, por não criarem obstáculos mecânicos à progressão fetal, importa, nesse particular, considerar a presença do carcinoma invasivo, cuja presença, pelo volume ou pela invasividade (mais freqüente), condiciona dificuldade para a dilatação cervical e a descida da apresentação.

O diagnóstico clinicamente não se cerca de dificuldades. À inspeção (exame especular), reconhecem-se a tumoração irregular, que sangra facilmente, e a presença de secreção saniosa e fétida. O toque agrava o sangramento e comprova ser a tumoração endurecida (forma infiltrativa) ou não (forma proliferativa). O colo apresenta-se rígido e inelástico. A citologia e a biópsia confirmarão o diagnóstico.

A ampliação cervical, quando ocorre, poderá se fazer à custa de propagação ao segmento inferior e/ou aos paramétrios com lacerações sérias. Estas são de difícil sutura, em face da friabilidade dos tecidos. Por isso, identificada a tumoração durante o parto, a via vaginal deverá ser evitada, optando-se pela cesárea, preferentemente segmento-corporal ou corporal, para reduzir o risco de propagações baixas da incisão e de infecção.

Após a extração fetal, a conduta, em relação à neoplasia, será dependente do seu estádio e da experiência cirúrgica do tocólogo assistente (Capítulos 75 e 76).

Miomas – podem atuar como tumor prévio, quando se localizam no colo e no segmento inferior. Quando inserido no corpo uterino, apenas os miomas subserosos pediculados podem descer e se antepor à apresentação fetal, alojando-se no fundo de saco de Douglas (Figs. IV-34 a IV-37).

A condição distócica, neste último caso e nos miomas assestados no segmento inferior, apenas ocorre quando a tumoração não se desloca para cima, com o crescimento uterino e com a distensão do segmento inferior. Nos miomas do segmento inferior, esta possibilidade vai ocorrer apenas naqueles assestados na parede anterior. Nos miomas do colo, a dificuldade se apresentará em função do volume da neoplasia e da sua permanência à frente da apresentação.

Segundo Tarnier, citado por Briquet (1941-1953), mioma de colo com volume de "ovo de galinha" pode ser fator suficiente de distócia, tais as suas condições de sede, forma e consistência.

Presentes os miomas referidos, Olshausem referia apresentações defletidas em 53%, pélvicas em 24% e situação transversa em 19%. O parto, em geral, é prolongado, quando se tenta resolvê-lo pela via vaginal (miocontratilidade uterina anormal).

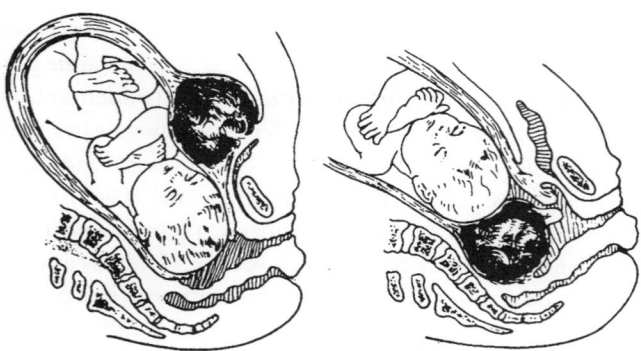

Figura IV-34 – Miomas uterinos do segmento inferior do útero. À esquerda, atua como tumor prévio. À direita, atua como agente distócico, embora não seja prévio (Uranga Imaz, 1970).

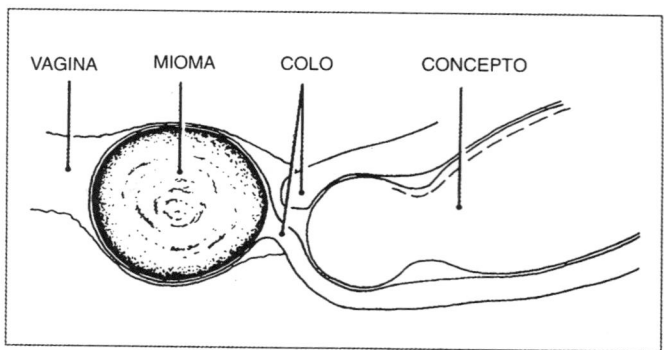

Figura IV-36 – Representação esquemática da figura IV-35.

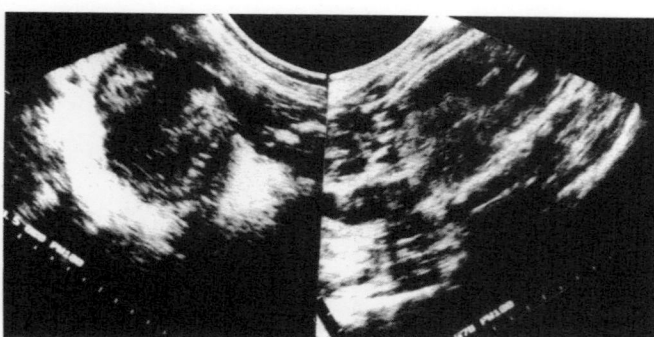

Figura IV-35 – Ultra-sonografia. Prenhez de 22 semanas. À direita, identifica-se o corpo fetal, seguido pelo pólo cefálico. À frente deste se nota o mioma do lábio posterior do colo uterino.

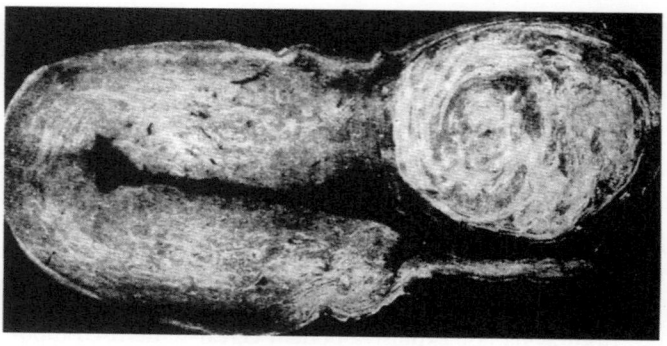

Figura IV-37 – Tumor prévio (mioma do colo uterino). Histerectomia total (Eastman, 1950).

Presente a distócia e a impraticabilidade da via baixa, impõe-se praticar a cesárea. A remoção do mioma será factível quando é pediculado. Quando é intramural, tratando-se de multípara não desejosa de prole maior, pode-se praticar a histerectomia, preferentemente a subtotal (nos miomas do segmento inferior) e a total (naqueles do colo). Nas pacientes que desejam mais filhos, a remoção de miomas intramurais deverá ser evitada, pois, com freqüência, a miomectomia complica-se com hemorragia local (Figs. IV-35 e IV-36).

Tumores do ovário – Beischer e cols. (1971) comprovaram que, dentre 164 tumores do ovário associados com gestação, 25% eram teratomas císticos e outros 25% eram cistoadenomas mucinosos. Raramente os tumores do ovário são prévios, pois, com o crescimento uterino, eles se afastam da cavidade pélvica. Quando presentes e a apresentação é alta e móvel, pode-se tentar a elevação do tumor, possibilitando (pedículo longo) a adaptação da apresentação no estreito superior da bacia. É manobra que raramente surte resultado positivo, particularmente se o volume e a consistência da tumoração forem grandes (Fig. IV-38).

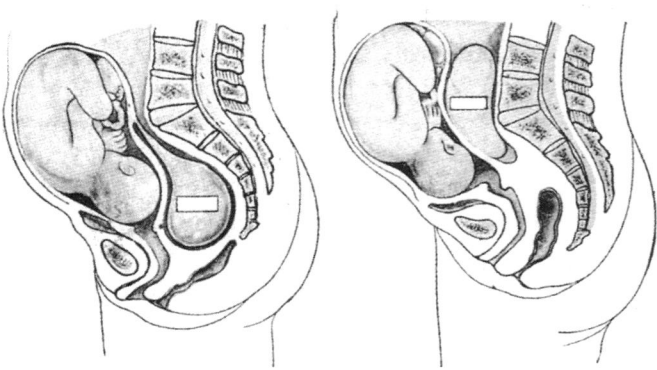

Figura IV-38 – Cisto seroso do ovário (Eastman, 1950).

Em geral, resolve-se o parto pela via alta. Após a extração fetal, devem ser feitas a exérese do tumor e a biópsia de congelação. No caso de ser confirmada a malignidade, em função da idade da paciente e do grau potencial da sua malignidade, impõe-se praticar a pan-histerectomia e a omentectomia.

OUTROS TUMORES PÉLVICOS

Cistos vaginais de origem embrionária (canais de Gartner) podem, pelo seu volume, criar obstáculos à progressão da apresentação. Tivemos a oportunidade de assistir multípara na qual um cisto da parede vaginal protrusava na vulva e dificultava a expulsão cefálica. A punção evacuadora da tumoração cística seguiu-se de desprendimento fetal. Em seguida, diante das boas condições da paciente, praticou-se a exérese do cisto.

O **carcinoma do reto** foi objeto de excelente publicação por Pederson, citado por Briquet (1941-1953). O risco de rotura do tabique retovaginal e do próprio reto (após cirurgia anterior) justifica a indicação da cesárea. Tumores benignos do reto, não sendo volumosos, após se deslocarem, podem permitir o parto vaginal.

A presença de **rim ectópico**, alojado na escavação pélvica, também tem sido referida como tumor prévio. Em geral, sua presença obriga a prática da cesárea, pois, nesses casos, o volume renal é maior que o normal.

A extração ou não do rim prolapsado será da alçada de especialistas (urologistas e nefrologistas), que considerarão sua capacidade funcional e aquela do rim contralateral.

Fecalomas volumosos também podem atuar como tumor prévio. Entretanto, nesses casos, a evacuação prévia retossigmoidal, sob anestesia de condução, poderá permitir o parto vaginal.

Excepcionalmente, a presença de **cálculo gigante na bexiga** pode dificultar e até impedir a insinuação cefálica. Nessa eventualidade, presente o trabalho de parto, pratica-se a cesárea e, em seguida, por incisão vesical, a exérese do cálculo e a sutura da bexiga. Deve-se manter sonda de demora (sonda de Foley) durante 8-10 dias no pós-operatório. Já tivemos oportunidade de comprovar essa situação. Entretanto, jamais observamos ou tivemos conhecimento de **baço ectópico** atuando como tumor prévio.

Finalmente, a literatura refere casos de tumores ósseos, localizados na face anterior do sacro, atuando como obstáculo prévio à apresentação. Haeger (1951), revendo a literatura, a propósito de tumores prévios, verificou que 99 deles eram de **natureza extragenital**, sendo que em 58% se tratava de tumores ósseos benignos e em 10% de tumores ósseos malignos.

Referências Bibliográficas

• BEISCHER, N.A. & cols. – Growth and malignancy of ovarian tumours in pregnancy. *Aust. N. Z. J. Obstet. Gynaecol.*, 11:208, 1971. • BRAGA, L.F. – Avulsão anular do colo. *Comunicação Pessoal*, 1962. • BRIQUET, R. – *Lições de Clínica Obstétrica*. Faculdade de Medicina da Universidade de S. Paulo (USP), 1941-1953. • CALKINS, L.A. – The importance of the firm cervix in prolonged labor. *AJOG*, 67:801, 1954. • CHASSAR MOIR, J. – *Munro-Kerr's Operative Obstetrics*. Baltimore, Williams & Wilkins Co., 1964. • DANFORTH, D.N. – Dystocia and the cervix. *Clin. Obstet. Gynecol.* 2:284, 1959. • DE LEE, J.B. & GREENHILL, J.P. – *The Principles and Practice of Obstetrics*. Philadelphia, W. B. Saunders Co., 1943. • EASTMAN, N.J. – *Williams Obstetrics*. New York, Appleton-Century-Crofts Inc., 1950. • EKERHOVD, E. & cols. – Nitric oxide synthases in the human cervix at term pregnancy and effects of nitric oxide on cervical smooth muscle. *Am. J. Obstet. Gynecol.*, 183:610, 2000. • EKERHOVD, E. & cols. – Vaginal administration fo the nitric oxide donor isosorbide mononitrate for cervical ripening rat term: a randomized controlled study. *Am. J. Obstet. Gynecol.*, 189:1692, 2003. • FALTIN-TRAUB, E. & cols. – Reproducibility on the Bishop score in term pregnant women. *Am. J. Obstet. Gynecol.*, 182:141, 2000. • GIBBS, C.E. & MOORE, S.F. – The scarred cervix in pregnancy. *Gen. Pract.*, 37:85, 1968. • HAEGER, K. – Review of pelvic tumors arising extragenitally and obstructing delivery. *Acta Obstet. Gynecol. Scand.*, 30:391, 1951. • MAGALHÃES NETTO, J.M. & ADEODATO FILHO, J. – Distócia do trajeto e desproporção cefalopélvica. In: Rezende J. *Obstetrícia*. Rio de Janeiro, Guanabara Koogan, 1991, p. 772. • POLLARD, W.E. & HELLENDAL, H. – Death due to intraperitoneal rupture of a strictured lymphogranulomatous rectum during parturition. *AJOG*, 44:317, 1942. • URANGA IMAZ, F. – *Obstetrícia Prática*. Buenos Aires, Inter Médica Editorial, 1970. • TITUS, P. & WILLSON, J.R. – *Management of Obstetric Difficulties*. St. Louis, C.V. Mosby Co., 1955. • VAISANEN-TOMMISKA & cols. – Nitric oxide metabolites evidence for the role of cervical nitric oxide in cervical ripening. *Am. J. Obstet. Gynecol.*, 188:779, 2003.

86 Distócia Funcional

Bussâmara Neme
Marcelo Zugaib

CONCEITO

Também chamadas distócia da força (contração uterina e prensa abdominal), conceituam-se como distócia funcional as alterações que, durante o parto, atingem a normalidade da contratilidade uterina.

Em síntese, admitem-se como normais, no trabalho de parto, as seguintes características da contração uterina: freqüência de 3 a 5 contrações em 10 minutos, intensidade de 40 a 50mmHg, duração de 40 a 60 segundos, tono de intervalo entre 8 e 12mmHg e presença de tríplice gradiente descendente (Capítulo 17). Embora independente da atividade miometrial, deve-se, ainda, a nosso ver, considerar no estudo da distócia funcional a contração dos músculos que promovem o esforço expulsivo involuntário e voluntário (musculatura ântero-lateral do abdome e diafragma).

Seu estudo, com fundamento limitado a observações clínicas (palpação e toque), foi exaustivamente considerado por tocólogos franceses (Demelin, 1927), norte-americanos (De Lee e Greenhill, 1943), ingleses (Jeffcoate, 1950), argentinos (Peralta Ramos, 1931; Moragnez-Bernat, 1945) e uruguaios (Turenne, 1940). Na falta de recursos histerográficos, esses obstetras identificaram síndromes clínicas (estritura e trismo cervicais), que o desconhecimento da estrutura do colo e, depois, o avanço da propedêutica uterina (histerografia intra-amniótica e intramiometrial), introduzidos pela Escola de Montevidéu (Alvarez e Caldeyro-Barcia, 1954), tornaram injustificados.

Entretanto, pesquisas posteriores, relacionadas com a estrutura anatômica e histoquímica do colo uterino, identificaram sua razoável contribuição na evolução da fase latente (dilatação cervical) do parto. Esses achados são, ainda, passíveis de aceitação universal.

IMPORTÂNCIA

A importância do conhecimento relacionado à distócia funcional resulta de duas possíveis complicações: o parto precipitado e o parto prolongado. Nas duas eventualidades, podem ocorrer inconvenientes, mais ou menos graves, maternos e fetais. Assim, o parto precipitado, além de provocar lesões das estruturas moles do canal de parto (roturas cervicais, vaginais e do períneo), pode atingir a integridade cerebral do concepto, acarretando roturas do seu sistema contensor (hemorragia cerebral) e redução da oferta de oxigênio para seus tecidos (hipóxia).

Mais freqüente em multíparas, o desprendimento abrupto do concepto pode, ainda, acarretar sua queda e conseqüentes roturas do cordão, lesões cerebrais, descolamento parcial da placenta, hemorragia materna etc. Inclusive, implicações médico-legais podem ser levantadas, quando ocorre suspeita de atitude provocativa materna, no sentido de comprometer a vida do concepto.

Por outro lado, o parto prolongado, particularmente quando associado à rotura prematura ou precoce das membranas e com indevido manuseio vaginal, segue-se de estafa e de morbidade infecciosa que atingem os organismos materno e fetal. A ocorrência da acidose fetal, sendo inerente ao prolongamento do parto, condiciona sofrimento fetal que impõe a prática de intervenções extrativas, nem sempre inócuas para o concepto (traumas, pneumonia aspirativa etc.).

FREQÜÊNCIA

Jeffcoate e cols. (1952) referem incidência de 1% para as distócias funcionais graves. Entretanto, esse número, com certeza, é maior quando se consideram os quadros clínicos pouco evidentes, cujo diagnóstico não é feito.

Diversos fatores clínicos intervêm na freqüência da distócia funcional. Entre eles, salientaremos: a paridade, o sistema nervoso simpático, a idade gestacional, a constituição, a proteinemia e a anemia materna.

Em 277 casos de distócia funcional (ineficiente ação uterina), Jeffcoate e cols. comprovaram que a ocorrência atingiu 262 nulíparas e apenas 15 multíparas. Nestas últimas, a distócia se manifestou, em particular, em pacientes submetidas a cesáreas e/ou que tiveram partos complicados anteriores.

Entre as nulíparas, a patologia atinge mais as idosas (adenomiose) e as adolescentes (hipoplasia), sendo mais freqüente a distócia por deficiência contratural e/ou por resistência anormal da cérvix.

Em 1938, Leon e cols. comprovaram que a incoordenação uterina é mais freqüente nas parturientes simpaticotônicas. Esse fato foi comprovado por nós, em 1963, ao constatarmos que a incoordenação motora uterina se deve apenas à atuação isolada do sistema nervoso simpático.

A ocorrência de deficiente ação uterina tem sido referida em casos de gestações prolongadas (Stewart, 1952) e em partos prematuros espontâneos (Eastman, 1950).

Stewart e Bernard (1954) admitiram maior freqüência de distócia funcional nas pacientes do tipo constitucional brevilíneo (baixa estatura, valor-tronco maior que valor-membros, pescoço grosso e curto, ângulo do apêndice xifóide maior que 90° – classificação de Berardinelli, 1936). Nesse particular, De Lee e Greenhill (1943) descreveram a chamada "síndrome distrófico-distócica", peculiar a parturientes cuja constituição, além das características brevilíneas, apresentava o tipo intersexual.

A hipoproteinemia e a anemia hipocrômica (Tisi Ferraz, 1953) também foram consideradas causas de distócia funcional hipotônica.

CLASSIFICAÇÃO

As primeiras classificações da distócia funcional resultaram da semiologia clínica, representada por observações palpatórias e do toque vaginal (Demelin, 1927; De Lee e Greenhill, 1943). Seguiram-se classificações fundamentadas em achados da histerografia externa, cujo real valor se limita a identificar apenas a freqüência das contrações uterinas.

Alguns aspectos históricos merecem referência: Demelin, na França, reconhecia apenas duas modalidades de distócia funcional:, a) oligossistolia (menor número de contrações); e b) polissistolia (maior número de contrações). De Lee e Greenhill (1943), nos Estados Unidos, referiam quatro condições: a) anergismo (contrações ausentes); b) hipoergismo (contrações fracas e pouco freqüentes); c) hiperergismo (contrações fortes e freqüentes); e d) disergismo (contrações irregulares).

Peralta Ramos (1931), na Argentina, considerava duas situações: a) distócias simples; e b) distócias complexas. Na simples estaria presente ação uterina coordenada (sinergia), com quatro possibilidades: oligossistolia, polissistolia, tetania (contrações subentrantes) e contratura (contração permanente). Entre as complexas, na ausência de sinergismo ou coordenação, esses autores citavam as síndromes de Schikelé e de Demelin, nas quais estariam presentes espasmos do orifício interno (estritura) e do orifício externo (trismo) do colo uterino e, finalmente, a síndrome de Bandl (anel de constrição do limite superior do segmento inferior do útero) e a síndrome de Frommel (distensão máxima do segmento inferior com retesamento do ligamento redondo esquerdo) – eminência de rotura uterina.

Jeffcoate (1949 e 1952), na Inglaterra, admitia quatro situações, como se vê no quadro IV-1.

Quadro IV-1 – Distócias (Jeffcoate).

Inércia hipotônica (contrações raras e fracas)
Estados hipertônicos
a) ao nível do orifício interno do colo uterino
b) útero colicóide (contrações esparsas em diversas áreas do corpo uterino)
c) ação uterina assimétrica (contrações diferentes em cada hemiútero)
d) distócia cervical

Na verdade, até 1948-1950 a única observação merecedora de referência deve-se a Reynolds e cols. (1954), que por meio de histerografia externa, captada em diversas alturas do corpo uterino, referiu que durante o parto a contratilidade uterina tinha dominância fúndica.

As deficiências dos métodos utilizados resultaram em diversas classificações, cujo valor clínico perdurou até 1950, quando Alvarez e Caldeyro-Barcia estudaram a contratilidade uterina por meio da associação da histerografia interna e intramiometrial (transabdominal). Só então foi possível identificar as alterações gerais e locais da atividade miometrial e relacioná-las com a observação clínica. Daí resultou a classificação apresentada no quadro IV-2.

Quadro IV-2 – Distócia funcional – classificação.

1. Ondas contráteis normais
(tríplice gradiente descendente presente)
a) Oligossistolia: primária e secundária
b) Polissistolia: propriamente dita e tetania
2. Ondas contráteis anormais
(tríplice gradiente descendente ausente)
a) Estados hipertônicos: segmento inferior hipertônico;
útero colicóide; anéis de constrição
b) Ação uterina assimétrica
3. Resistência cervical anormal

A presente classificação tem fundamento acadêmico, em face da dificuldade de serem identificados todos os seus quadros pelos métodos clínicos (palpação e toque). Na prática clínica, são reconhecidas cinco condições: 1. oligossistolia; 2. polissistolia; 3. segmento inferior hipertônico; 4. colo uterino resistente; e 5. esforço muscular expulsivo deficiente.

OLIGOSSISTOLIA

Também chamada inércia hipotônica (Jeffcoate e cols., 1952) e anergismo e hipoergismo (De Lee e Greenhill, 1943), caracteriza-se pela redução da freqüência, intensidade e duração das contrações uterinas. A hipocontratilidade pode atingir essas três características da atividade miometrial; entretanto, na maioria das vezes são mais alteradas a freqüência e a intensidade. Admite-se, histerograficamente, ocorrer oligossistolia quando a intensidade das contrações não supera 25mmHg (hipossistolia), a freqüência se limita a duas contrações a cada 10 minutos (bradissistolia) e o tono de intervalo não atinge 10mmHg. Nessa eventualidade, a atividade uterina se encontra abaixo de 100 unidades Montevidéu (produto da intensidade pela freqüência).

Importância – a maior importância dessa distócia deve-se à sua maior freqüência (Eastman, 1950) e ao quadro pouco alarmante que a caracteriza, em função do qual, na falta da devida correção, o parto se prolonga, acarretando inconvenientes maternos (infecção) e fetais (hipóxia). Assim, Nixon e Smith (1957) referiram mortalidade perinatal agravada nesses casos. Na era pré-antibiótica, essas complicações assumiam tal significação que os parteiros de então qualificavam a distócia de "la bête noire" do parto (Infantozzi, 1944), e a importância do prognóstico do parto prolongado era de tal ordem que o V Congresso da Associação de Obstetrícia e Ginecologia dos Países Nórdicos considerou a questão em tema oficial, em 1948.

Classificação – a oligossistolia pode ser primária e secundária.

A **oligossistolia primária** é mais freqüente e incide, em particular, nas primigestas, nas adolescentes (hipoplasia uterina), no parto prematuro, nos casos de sobredistensão uterina (hidrâmnio, prenhez múltipla), na prenhez prolongada, nas parturientes portadoras de adenomiose e nas submetidas precocemente a analgesia sistêmica. Em 1956, Karanastasis relacionou a condição à hipoestrogenemia, e Mercado (1947), à hipoproteinemia.

A **oligossistolia secundária**, na atualidade muito rara, resulta do esgotamento da fibra miometrial após parto prolongado associado a desproporção cefalopélvica.

Sintomas e diagnóstico – a identificação das oligossistolias é fácil e independe de técnicas histerográficas mais apuradas. Na vigência de oligossistolia primária, a queixa dolorosa da paciente é discreta e pouco freqüente. A palpação abdominal confirma a coexistência de contração uterina com a queixa da paciente. Entretanto, a intensidade, a duração e a freqüência da atividade miometrial estão nitidamente reduzidas.

A cervicodilatação, embora ocorra, é lenta, e o parto se prolonga. O toque vaginal não identifica evidente tensão das membranas durante as contrações uterinas, e não ocorre solicitação cervical pela apresentação fetal.

A sintomatologia da oligossistolia secundária não difere da referida em relação à primária. Entretanto, é antecedida por trabalhos de parto, com contratilidade exacerbada, e a paciente se apresenta esgotada e sofrida. Com freqüência, as membranas já estão rotas, e não é rara a ocorrência de infecção intraparto com conseqüente hipertermia, taquiesfigmia e fisometria (líquido amniótico fecalóide).

A situação, atualmente rara, resulta de trabalho uterino prolongado e intenso em casos de desproporção céfalo-pélvica descurados.

Prognóstico – a maior gravidade prognóstica da oligossistolia resulta do prolongamento do parto e de suas conseqüências: infecção e trauma maternos e morbiletalidade perinatal agravada. Em suas duas formas (primária e secundária), o agravamento prognóstico resulta, em última instância, do despreparo do tocólogo em reconhecer e identificar a patologia miometrial e postergar a devida assistência.

Embora o advento da terapêutica antiinfecciosa tenha reduzido os riscos dos casos clínicos infectados, importa lembrar que, em sua solução tocúrgica, são mais freqüentes o trauma e a morbiletalidade materna e perinatal.

Assistência – nas duas formas clínicas de oligossistolia, importa administrar droga intensificadora da atividade miometrial, salientando-se o emprego da ocitocina. Entretanto, enquanto na oligossistolia primária a administração de ocitocina se impõe como medida inicial, na oligossistolia secundária, essa terapêutica, quando indicada, será precedida de outras medidas.

Na assistência de oligossistolia primária deve-se, de início, distingui-la de casos de falso trabalho de parto. Nesta última condição, nem todas as contrações uterinas coincidem com sensação de cólica e não estão presentes as alterações cervicais que denunciam a ocorrência do tríplice gradiente descendente (característico da contratilidade uterina normal do parto).

Firmado o diagnóstico de trabalho de parto com oligossistolia primária, a administração de ocitocina será instalada a fim de evitar o prolongamento do parto. Inclusive quando está presente a desproporção cefalopélvica, essa terapêutica estará justificada para estabelecer a "prova de trabalho de parto" e para promover a distensão do segmento inferior nos casos que exigirem a operação cesárea.

Vale a pena referir, historicamente, os antecedentes relacionados às drogas utilizadas para incrementar a contração uterina. Entre elas, citam-se o quinino em doses pequenas, as vitaminas B1 e C, o azul-de-metileno, a glicose hipertônica, os estrógenos, a esparteína e a digitalina. Entretanto, a real terapêutica, visando reforçar a contração uterina no parto, teve início em 1909, quando Blair Bell administrou a fração posterior da hipófise para corrigir situação de hemorragia uterina pós-parto.

Em 1911, Hoffbauer, na Alemanha, propôs seu emprego em casos de inércia uterina e, entre nós, Fernando Magalhães (1911) e Briquet (1914) a utilizaram e recomendaram os critérios de suas indicações. Em 1915, De Lee salientou os riscos maternos e fetais da utilização da pituitrina (fração total do lobo posterior da hipófise), na qual Kahm e cols. (1928) distinguiram duas frações: hipertensora e antidiurética (pitressina ou vasopressina) e ocitócica (ocitocina – Pitocin). Esta última infelizmente possuía, também, alguma ação hipertensiva, devido à presença de impurezas.

Em 1954, Du Vigneaud e cols. sintetizaram a ocitocina, excluindo-se, assim, os inconvenientes dos efeitos vasopressores, e Boissonas e cols. (1955), do Laboratório Sandoz, a comercializaram sob o nome de Syntocinon®.

A partir de 1968 surgiram publicações (Karim, 1971; Hendricks, 1971; Hinman, 1972) demonstrando o efeito contrátil uterino das prostaglandinas $F_{2\alpha}$ e E_2. Entretanto, a irregularidade de sua atuação (incoordenações e abrupto aumento da freqüência e intensidade das contrações uterinas) e alguns efeitos colaterais (náuseas, vômitos e diarréia) não encorajaram, de início, sua indicação para a terapêutica da oligo-hipossistolia (redução da freqüência e intensidade das contrações). Daí decorreu o seu maior emprego para a indução de partos, particularmente em fetos mortos, para a prática de abortamentos (legais ou não) e, como veremos adiante, para promover a maturação cervical em casos de distócia cervical.

A administração inicial das prostaglandinas (pelas vias oral, venosa e extra-amniocoriônica), com a finalidade de induzir partos e inclusive abortamentos, tem sido substituída pela sua aplicação cervicovaginal, sob a forma de gel e de comprimidos (Shepherd e cols., 1979; Prins e cols., 1983; Macer e cols., 1984 e outros). Segundo nossa experiência, ocorre atuação evidente sobre o colo (maturação: amolecimento e esvaecimento) após 4-6 horas do início da terapêutica.

De regra, a atuação inicial do misoprostol (análogo da prostaglandina E_1) se faz sobre o colo (amadurecimento), seguindo-se a referida resposta miometrial indesejada. Tais efeitos adversos deveram-se às doses utilizadas (50mg) e aplicadas no fundo de saco vaginal posterior. Ultimamente, reduzindo a dose para 25mg e repetindo-a, se necessário, não comprovamos os efeitos indesejáveis citados. Acreditamos que maior experiência clínica justificará o emprego do misoprostol, também, na terapêutica da oligo-hipossistolia.

Na terapêutica da oligossistolia primária, a administração da ocitocina já foi testada pela via nasal. Entretanto, é pacífica e universal a preferência por sua aplicação venosa, diluída em solução glicosada a 5%, pela técnica do gotejamento lento e, sempre que possível, com equipo de bomba de infusão constante. Acreditamos que, na prática diária, a ausência da referida bomba pode ser atenuada pela presença permanente de tocólogo experiente ao lado da parturiente.

Esse preceito, que também se justifica quando se utiliza a bomba de infusão, resulta da seguinte observação: após algum tempo de infusão de ocitocina, a resposta contrátil uterina, que de início era discreta, torna-se evidente e pode ultrapassar os limites da normalidade, ocorrendo polissistolia (mais de 5 contrações por minuto), hipertonia (tono de intervalo acima de 12mmHg) e conseqüente sofrimento fetal.

Por muito tempo se admitiu que o referido incremento da contratilidade uterina, apesar de não haver sido aumentada a dose de ocitocina exógena administrada, fosse devido à elevação dos níveis da ocitocinemia, à custa de secreção endógena dessa substância. O fato, inclusive, relacionava-se ao chamado reflexo de Ferguson, segundo o qual a projeção da apresentação de encontro às partes baixas do canal de parto provocaria a elaboração e secreção de ocitocina (Chard e Gibbens, 1983).

Pesquisas de Wilson (1988), Mitchell e cols. (1988) e Noort e cols. (1989) demonstram que, enquanto a ocitocinemia basal não se eleva nas induções do parto (pela administração de ocitocina), comprova-se evidente elevação dos níveis de ácido araquidônico e de prostaglandinas $F_{2\alpha}$, cuja ação miocontrátil explicaria o incremento abrupto da resposta uterina à infusão de ocitocina. Saliente-se, entretanto, que a ocitocina, durante o parto, é secretada em "pulsos" curtos, discretos e repetidos, mantendo regular a ocitocinemia basal (Fuchs e cols., 1991).

Na terapêutica da oligossistolia primária, recomendamos diluir 5UI de ocitocina em 1.000ml de soro glicosado a 5-10%, de modo a ter 5mU de ocitocina em 1mm da solução. Na ausência do equipo de infusão constante, inicia-se a estimulação contrátil uterina gotejando-se 4 gotas por minuto e aumentando progressivamente o gotejamento (a cada 15-30 minutos), até obter-se dinâmica uterina aceitável para o parto (3-5 contrações por minuto, com duração de 40-60 segundos, tono de intervalo de 8-12mmHg e intensidade em torno de 40-50mmHg).

Na verdade, inclusive para tocólogos experientes, a apreciação do tono e da intensidade contrátil carece de acuracidade. Entretanto, a freqüência e a duração útil da contração (acima de 20mmHg, a contração é perceptível à palpação) podem ser apreciadas.

Ocorrendo aumento da freqüência acima de 5 contrações por minuto, deve-se, de imediato, reduzir o gotejamento, sabendo-se que a duração média do efeito contrátil da ocitocina é fugaz e não ultrapassa 5 minutos (Cunningham e cols., 1989). Idealmente, as parturientes submetidas a essa terapêutica ocitócica deveriam ser monitorizadas, de modo a se comprovar com maior e contínua observação as repercussões fetais de sua administração.

Embora Seitchik e cols. (1984) tenham referido que a elevação indesejada da ocitocinemia persiste por até 40 minutos, segundo nossa experiência clínica, a hipercontratilidade provocada pela ocitocina tem duração menor. Thorp e cols. (1988), concordando com nossa observação, não comprovaram efeitos nocivos fetais nos casos em que iniciaram a infusão com 4mU de ocitocina e acrescentaram 4mU a cada 15 minutos.

O emprego do referido gotejamento ocitócico, em casos de oligossistolias primária e secundária, deve ser cercado de maior preocupação assistencial nas grandes multíparas, nas grandes distensões uterinas (hidrâmnio, prenhez múltipla), nos casos de taquicardia fetal (no intervalo das contrações) e na presença de líquido amniótico levemente meconial. Deve também ser contra-indicado na situação transversa com segmento inferior distendido e no sofrimento fetal (bradicardia no intervalo das contrações e presença de mecônio denso).

Em parturientes com cesárea anterior e na presença de oligo-hipossistolia, a administração de ocitocina deverá ser monitorizada, impondo-se a presença de equipe de bom padrão assistencial. Embora o risco de rotura uterina não seja tão freqüente, o tocólogo não deve subestimar essa possibilidade.

Nos casos de oligossistolia secundária (injustificada e rara na atualidade), a parturiente deverá ser reexaminada para excluir a presença de desproporção cefalopélvica e a de sofrimento fetal. Excluídas essas condições, cuja ocorrência impõe a solução abdominal do parto, a terapêutica ocitócica será postergada até se obter a recuperação do estado geral da paciente (geralmente comprometido pela estafa, inanição, hemoconcentração e acidose metabólica). Para tanto, infunde-se, com relativa velocidade, soro glicosado a 10% ou soro glicofisiológico enriquecido com glicose.

Recuperado o estado geral, administra-se a terapêutica ocitócica, como já foi referido nos casos de oligossistolia primária, e alivia-se a fase expulsiva do parto pela aplicação do fórcipe baixo (feto vivo) ou craniotomia (feto morto). A analgotócia de condução não deve ser descurada.

POLISSISTOLIA

Caracteriza-se pelo aumento da freqüência das contrações uterinas acima de 5 em 10 minutos. Nessas condições, a duração da fase de descontração se reduz, e o útero volta a se contrair antes que o seu tono atinja o nível de normalidade (10-12mmHg). Daí decorrem duas alterações: redução da intensidade das contrações e hipertonia uterina (Fig. IV-39).

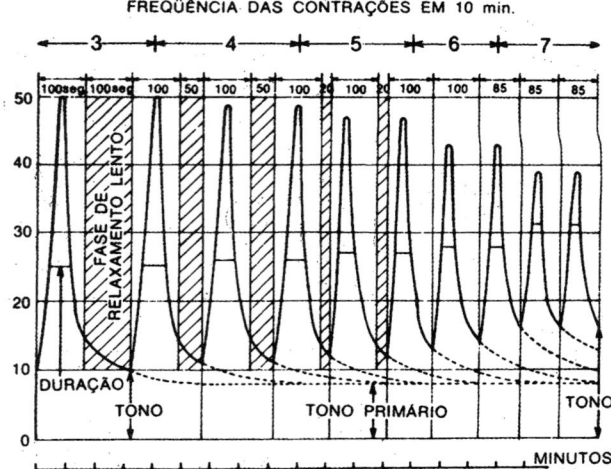

Figura IV-39 – Polissistolia. O incremento da freqüência das contrações segue-se de redução da intensidade e de hipertonia.

Pela palpação uterina, pode-se captar nuances de contrações e descontrações, enquanto o tono, no intervalo das contrações, não supera 20-25mmHg. A partir desse momento, a palpação identifica o corpo uterino, permanentemente contraído e até tetanizado, e as contrações são subentrantes, não mais ocorrendo relaxamentos miometriais.

Distingue-se, portanto, clinicamente, a polissistolia propriamente dita da tetania pela impossibilidade de serem percebidas, nesta última condição, fases de relaxamento uterino. Em ambas, o prognóstico fetal estará agravado pela ocorrência da hipertonia e pela conseqüente redução do fluxo sangüíneo uteroplacentário e fetal.

Etiologia – embora possa ocorrer espontaneamente em casos de desproporção cefalopélvica e de situação transversa, a polissistolia, em geral, resulta de iatrogenia dependente do emprego abusivo e indiscriminado de ocitocina. Alvarez e Caldeyro-Barcia (1954) a identificaram em casos de toxemia hipertensiva (polissistolia com hipertonia) e, em particular, no descolamento prematuro da placenta (tetania).

Sintomas e diagnóstico – a palpação abdominal identifica facilmente a polissistolia ao surpreender mais de cinco contrações em 10 minutos e ao conseguir identificar nuances de contração e relaxamento uterinos, o que não ocorre em casos de tetania.

A parturiente queixa-se permanentemente de pressão uterina, apresentando momentos de exacerbação (durante as contrações) e alguma melhora, embora não substancial, entre elas. No curso de tetania, a queixa dolorosa é permanente, e a parturiente angustiada e agitada não se aquieta, alterando sucessivamente o decúbito e a postura.

Ao toque, se as membranas estiverem íntegras, surpreende-se a bolsa das águas permanentemente tensa. À escuta, de início, em casos de polissistolia simples, surpreendemos fases de bradicardia, coincidentes com as contrações e taquicardias no intervalo delas, sugerindo reduções e recuperações do fluxo placentário-fetal.

Quando a polissistolia mantém-se e o tono tende a elevar-se, a escuta ao não constatar fases de taquicardias compensadoras sugere o esgotamento das supra-renais fetais, seguindo-se o quadro de sofrimento fetal.

Com a progressiva elevação do tono uterino, a escuta com o estetoscópio de Pinard torna-se precária e, às vezes, até negativa. É o que ocorre na fase de tetania.

Já extraímos, entretanto, conceptos vivos em pacientes com útero lenhoso, em gestantes com descolamento prematuro da placenta. Em geral, o feto não sobrevive à hipóxia provocada por essa grave alteração da contratilidade uterina.

Prognóstico – a hipertonia uterina, conseqüente à polissistolia, segue-se de inconvenientes materno-fetais distintos, em função da presença ou não da desproporção cefalopélvica, incompatível com parto transvaginal. Nas duas situações, a redução do fluxo uteroplacentário provoca o sofrimento e até o óbito fetal (hipóxia). Na ausência de desproporção cefalopélvica, a rápida evolução do parto e o abrupto desprendimento fetal podem seguir-se de trauma cerebral (descompressão cefálica e quedas), rotura e desinserções do cordão umbilical.

No que tange à parturiente, têm sido referidos: descolamento prematuro da placenta, roturas cervicovaginoperineais e, raramente, até de segmento-corporais uterinos. Na vigência de membranas íntegras, embora excepcionalmente, pode ocorrer embolia amniótica, seguida, na maioria das vezes, de morte materna.

Quando a desproporção cefalopélvica impede o parto transpélvico, a negligência assistencial acarretará o óbito fetal (hipóxia conseqüente à redução do fluxo e/ou ao descolamento da placenta).

O segmento inferior uterino ao se distender eleva o anel de Bandl, que se aproxima do nível umbelical, palpando-se retesado e em orientação oblíqua (síndrome de Bandl). O reconhecimento palpatório associado ao ligamento redondo esquerdo, devido à dextro-torção fisiológica do útero, constitui-se na chamada síndrome de Bandl-Frommel.

Esse quadro clínico, rotulado de iminência de rotura uterina, provoca grande sofrimento materno e poderá culminar em rotura segmento-corporal do órgão parturiente.

Assistência – polissistolias conseqüentes à presença de desproporção cefalopélvica evidente (vício pélvico, apresentações e situações fetais viciosas) justificam a indicação do parto abdominal, após considerar a possibilidade de superação dessas condições distócicas.

Nos casos de polissistolia iatrogênica (administração intempestiva de ocitocina) ou não (toxemia hipertensiva e de causa ignorada), não estando presente grave sofrimento fetal, diversas medidas terapêuticas têm sido utilizadas para sua eventual resolução. Dentre elas, algumas merecem apenas menção histórica, pois a clínica não sancionou seus reais efeitos benéficos: o íon magnésio (Abarbanel, 1945), a oxigenoterapia (Tisi Ferraz, 1953; Notter, 1957; Rodrigues Lima e cols., 1970), a relaxina (Embrey e Garrett, 1959), a adrenalina (Garrett, 1954; Garcia e Garcia, 1955) e o álcool (Fuchs, 1965 e 1967). Entre as medidas assistenciais efetivas, salientaremos: a rotura das membranas, o decúbito lateral e as drogas uterolíticas.

A hipertonia e a polissistolia, presentes nos casos de hidrâmnio ou em parturientes com volume de líquido amniótico normal ou apenas aumentado, sofrem evidente correção após o esvaziamento da câmara amniótica por punção ou rotura das membranas (Fig. IV-40). Igualmente, a substituição do decúbito materno supino pelo lateral segue-se da redução do tono e da freqüência das contrações uterinas.

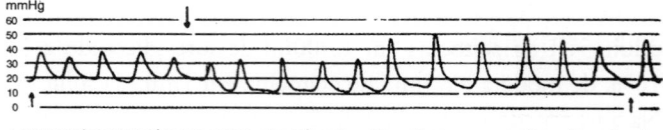

Figura IV-40 – Polissistolia com hipertonia. A rotura artificial das membranas (seta) seguiu-se de redução do tono uterino e da freqüência das contrações uterinas e de aumento da intensidade (Alvarez e Caldeyro-Barcia, 1954).

Quando essas medidas de fácil aplicação resultam improfícuas, indicam-se, transitoriamente, as drogas uterolíticas (Poseiro e cols., 1968; Rodrigues Lima e cols., 1970; Zalel e cols., 1990), cuja administração foi recomendada por Caldeyro-Barcia (1970), no sentido de reduzir a hipertonia e favorecer a recuperação, *in utero*, do concepto em sofrimento. Corrigida a hipercontratilidade, o exame obstétrico orientará a melhor solução do caso clínico.

Em 1944, estagiando no Serviço do Prof. Manuel Luis Pérez (Buenos Aires), B. Neme observou idêntica conduta com administração de narcose (balsofórmio). Burke e cols., em 1989, recomendaram o emprego da terbutalina para obter a correção da polissistolia, enquanto se aguardava a oportunidade de extrair o concepto. Observaram os resultados em dois grupos: grupo 1 – 31 casos que receberam terbutalina, seguida de cesárea; grupo 2 – 19 casos em que se praticou, de imediato, a cesárea. Segundo os dados desses autores, o índice de Apgar menor que 7 no 5º minuto foi comprovado no grupo 2. Entretanto, o pH baixo ocorreu mais no grupo 1 (55%:29%). A nosso ver, em face do sofrimento fetal, nos casos de polissistolia persistente e incorrigível com outras medidas, a melhor solução seria a rápida extração fetal.

O emprego da terapêutica uterolítica justifica-se, plenamente, na ausência de condições para a rápida resolução do parto.

Os referidos quadros clínicos de poli-hipersistolia e de tetania são, em verdade, atualmente, situações históricas. Nos centros desenvolvidos, a indicação liberal da cesárea, impedindo provas de trabalho de parto exaustivas, seguidas de esgotamento e acidose materno-fetais, já não ocorre.

ESTADOS HIPERTÔNICOS

Na ausência do tríplice gradiente descendente (TGD), a distócia funcional pode resultar de atividade miometrial localizada ao nível do segmento inferior (segmento inferior hipertônico), em várias áreas isoladas do corpo uterino (útero colicóide) e no anel de Bandl e outras regiões corporais (anéis de constrição).

Etiologia – a ocorrência de hipertonia ao nível do segmento inferior e de áreas contraturais uterinas isoladas e múltiplas, em geral, relaciona-se com o exagero da atividade do sistema nervoso simpático e com a conseqüente liberação de catecolaminas (Fig. IV-41) presentes em parturientes temerosas (Garcia e Garcia, 1955).

A constrição ao nível do anel de Bandl ou de outras regiões uterinas, referida e admitida por diversos autores, particularmente por Rucker (1927 e 1946), Rudolph (1937) e Rudolph e Fillds (1947), é extremamente rara na atualidade, e sua etiologia tem sido relacionada a partos obstruídos, prolongados e com estafa e inanição maternas. Desde que Smellie (1730) descreveu um caso, 22 nomes distintos foram atribuídos a essa

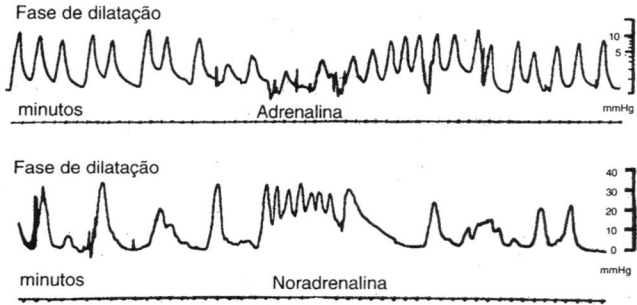

Figura IV-41 – Efeitos da adrenalina e da noradrenalina sobre a contratilidade uterina (Garcia e Garcia, 1955).

possível patologia. Jeffcoate admite que sua presença resulta da evolução final dos estados hipertônicos. Presentes quadros de constrição, o parto não progride. Diferentemente do que ocorre na poli-hipersistolia, o segmento inferior não se distende e, conseqüentemente, o risco de rotura uterina não existe. Após 60 anos de intensa atividade clínica, um de nós (B. Neme) apenas uma vez a identificou em caso resolvido por cesárea, após administração infrutífera de adrenalina, recomendada por Rucker, em 1927. A coluna cervical do concepto morto, envolvida pelo anel de constrição, obrigou-nos a praticar sua secção, para possibilitar a extração fetal (Fig. IV-42).

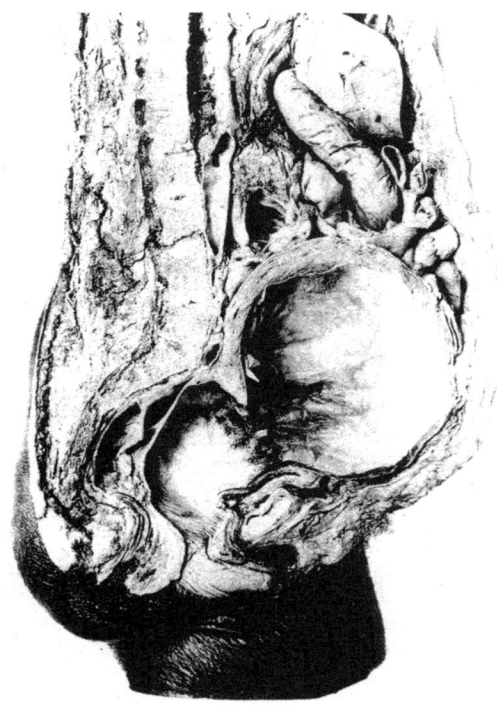

Figura IV-42 – Anel de constrição do anel de Bandl (Danforth e cols., 1947).

Sintomas e diagnóstico – a real identificação e localização de maior atividade miometrial, ao nível do segmento inferior e/ou em outras áreas do corpo uterino, deveu-se à técnica histerográfica introduzida por Alvarez e Caldeyro-Barcia (pressão intramiometrial). Clinicamente, pela palpação abdominal e pelo toque vaginal, o tocólogo pode identificar a presença do anel de constrição; entretanto, não poderá firmar o diagnóstico de útero colicóide e apenas suspeitará da ocorrência de segmento inferior hipertônico.

Em geral, presente o anel de constrição, o concepto está morto. A parturiente refere dor intensa e espontânea ao nível da constrição miometrial (de regra, no anel de Bandl). A anamnese comprova ter sido prolongado e penoso o trabalho de parto, e a paciente apresenta-se tensa, angustiada e extenuada. Embora completa a dilatação, a apresentação fetal persiste estacionária na sua progressão. A palpação abdominal comprova ressalto ao nível do anel constritivo e o toque uterino pode, às vezes, atingi-lo e identificá-lo.

A queixa dolorosa, nos casos de segmento inferior hipertônico, é referida pela parturiente como sendo quase permanente, mas exacerbada e localizada nas regiões hipogástrica e sacra, durante as contrações uterinas. O toque vaginal, combinado com a palpação abdominal, comprova que o retesamento miometrial é mais intenso ao nível do segmento inferior do que na área corporal (Fig. IV-43). Além disso, o relaxamento contratural é mais evidente no corpo do que no segmento inferior. Apesar da presença freqüente das contrações uterinas, a dilatação é morosa, e o parto se prolonga com evidente queixa dolorosa e sofrimento da paciente.

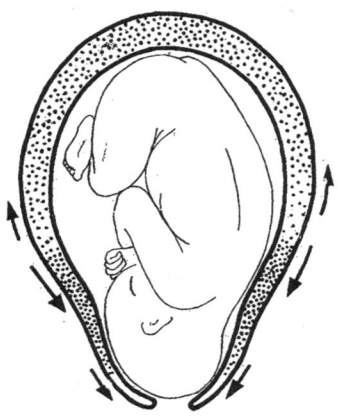

Figura IV-43 – Segmento inferior hipertônico (Alvarez e Caldeyro-Barcia, 1954).

O concepto pode não apresentar sinais de sofrimento, pois nem sempre ocorre hipertonia corporal uterina. Daí a denominação de "inércia hipertônica" referida por Jeffcoate e cols. (1952).

O quadro clínico do útero colicóide será, na prática clínica, suspeitado apenas quando a queixa dolorosa, embora não muito intensa, for permanente e não tiver localização precisa.

A palpação não identifica áreas de maior contratilidade, e nem sempre ocorre hipertonia uterina (Fig. IV-44). Assim, embora o parto se prolongue com cervicodilatação morosa e arrastada, o feto pode não apresentar sinais de sofrimento. A

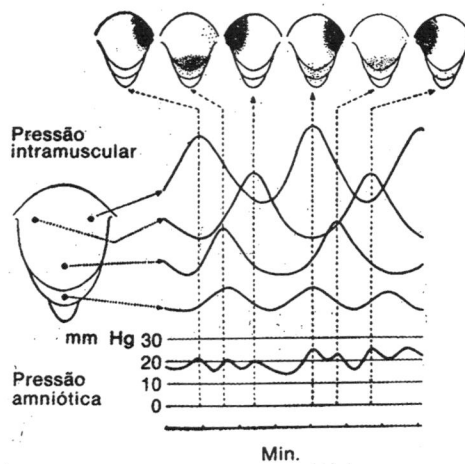

Figura IV-44 – Útero colicóide. As contrações surgem e se localizam, alternadamente, em diversos marcapassos (Alvarez e Caldeyro-Barcia, 1954).

parturiente, entretanto, apresentar-se-á esgotada e sofrida, solicitando insistentemente o término do parto. Por meio da determinação da pressão intramiometrial, Alvarez e Caldeyro-Barcia (1954) comprovaram que, por vezes, o início da atividade miometrial ocorre ao nível do segmento inferior (ondas ascendentes). Nessas condições, a cervicodilatação se posterga, uma vez que a duração da contração é maior ao nível do segmento inferior (Figs. IV-45, IV-46 e IV-47).

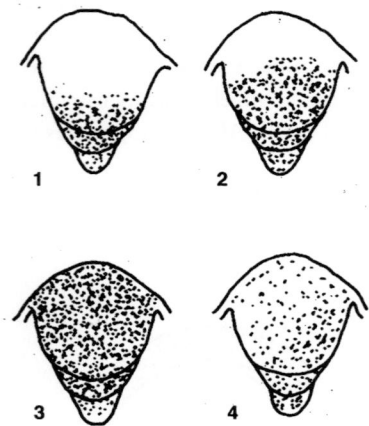

Figura IV-45 – Atividade uterina no parto identificando ondas ascendentes. Pressão intramiometrial (Alvarez e Caldeyro-Barcia, 1954).

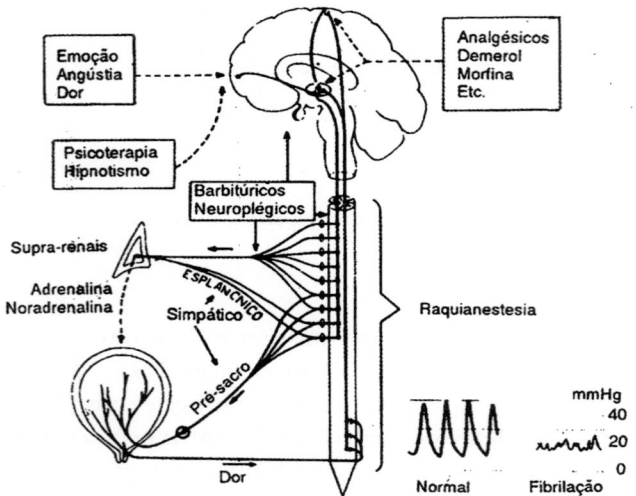

Figura IV-46 – Efeitos do bloqueio do sistema nervoso simpático sobre o automatismo uterino (neurofisiologia uterina). Notar que todas as medidas terapêuticas que inibem o efeito deletério do simpático melhoram a coordenação uterina (Neme, 1963).

Prognóstico – quando o conceito de "parto prolongado" (tolerado) era maior do que 48, 36 e até de 24 horas, a coincidência de rotura das membranas e a de infecção intraparto agravavam definitivamente o prognóstico materno e fetal. Isso porque, naquele tempo, o risco de infecção peritoneal, ao contra-indicar a prática da cesárea, seguia-se de intervenções extrativas vaginais traumáticas para mãe e concepto com suas conseqüências: choque, hemorragia e infecção maternas, e hipóxia e hemorragia cerebral fetais.

Assistência – há muito nos insurgimos com o prolongamento do parto além de 12 horas. Nesse particular, discordamos de Friedman (1978), que admite ser prolongada a fase de latência na cervicodilatação apenas quando atinge 20 horas nas nulíparas e 14 horas nas multíparas.

A ocorrência da sintomatologia referida e de cervicodilatação morosa (menos de 1cm/hora nas nulíparas e 1,5cm/hora nas multíparas) deve alertar o obstetra para proceder nova apreciação dos fatores intervenientes do parto (canal, móvel e força), visando identificar possíveis fatores distócicos (Capítulos 22 e 23).

Excluídas as anomalias relacionadas ao canal (bacia e partes moles) e ao móvel (concepto), devemos admitir estarem presentes alterações da dinâmica uterina, impondo-se rapidamente sua correção (condução do parto). Para tanto, serão úteis, entre outras, as seguintes medidas assistenciais: o decúbito lateral e a rotura das membranas. Entretanto, como já referimos ao considerar a etiologia dos estados hipertônicos uterinos, impõe-se primordialmente reduzir a dor, a angústia e o temor da parturiente (Read, 1933 e 1946). Com a finalidade de inibir a ação incoordenadora do sistema nervoso simpático (Neme, 1955) e a conseqüente liberação sangüínea de catecolaminas (Garrett, 1954; Garcia e Garcia, 1955), são fundamentais: a presença tranqüilizadora do tocólogo da parturiente, a administração de drogas sedativo-tranqüilizadoras (diazepínicos, meperidina etc.), a instalação de analgesia de condução (peridural contínua) e a prática, inclusive, da hipnose (Figs. IV-46 a IV-52). Observações histerográficas de Poseiro (1957) demonstraram que a associação das drogas sedativo-tranqüilizadoras e da analgesia com a ocitocina segue-se de evidente melhora da dinâmica e da coordenação uterinas. Aliás, Trillat e Magnin (1946) já haviam referido o efeito benéfico dessa associação medicamentosa, e Dumont (1951) observou serem muito rápidos os partos em pacientes submetidas a ressecção do nervo pré-sacro (simpático).

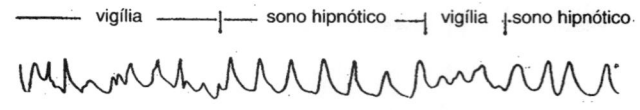

Figura IV-47 – Efeitos da hipnose sobre a contratilidade uterina no parto (Alvarez e Caldeyro-Barcia, 1954).

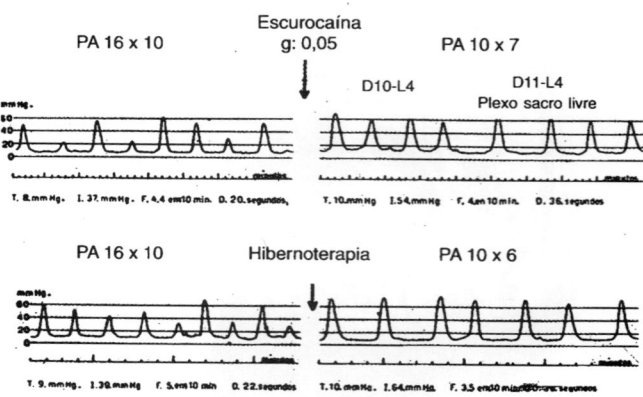

Figura IV-48 – Efeitos do bloqueio anestésico do sistema nervoso simpático sobre a contratilidade uterina no parto (raquianestesia segmentar atingindo apenas o simpático). Notar a melhora da contratilidade observada também sob o efeito da hibernoterapia (Neme, 1963).

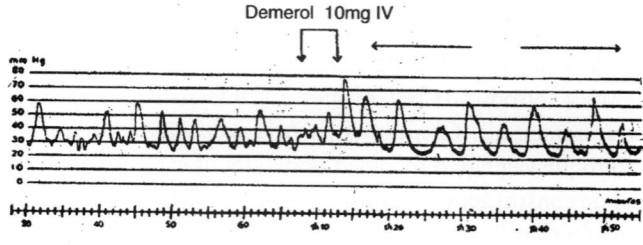

Figura IV-49 – Efeitos da analgesia pelo Demerol® sobre a contração uterina no parto. Notar a redução da freqüência e do tono e o incremento da intensidade das contrações (Alvarez e Caldeyro-Barcia, 1954).

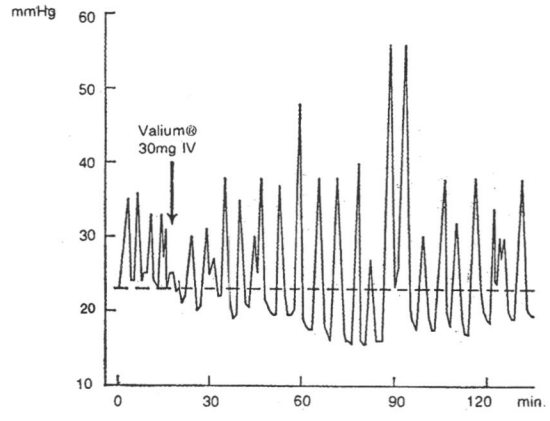

Figura IV-50 – Efeitos da analgesia pelo Valium® sobre a contração uterina no parto. Notar a mesma resposta obtida com o Demerol® (Fig. IV-49).

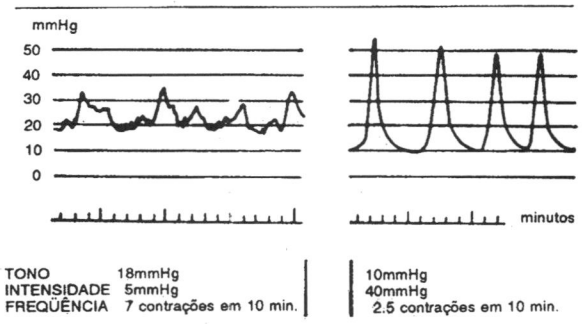

Figura IV-51 – Efeitos da raquianestesia sobre a contração uterina no parto. Notar a extraordinária redução do tono e da freqüência e o aumento da intensidade das contrações (Alvarez e Caldeyro-Barcia, 1954).

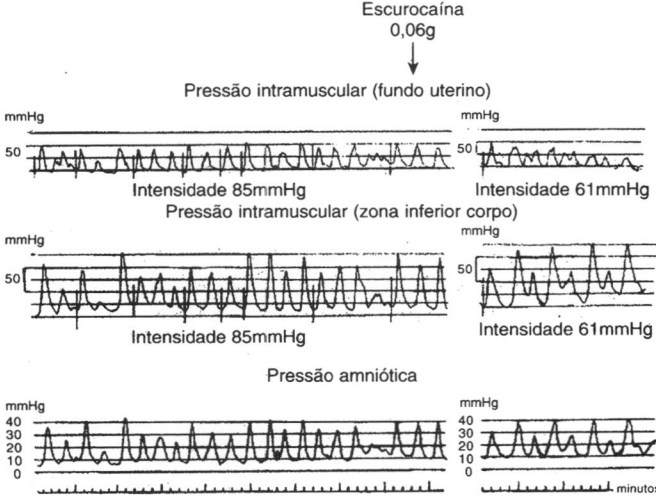

Figura IV-52 – Histerografia intramiometrial e intra-amniótica. Notar que nesta última o quadro contratural é normal. Pela técnica intramiometrial nota-se que a contratilidade é maior na zona inferior que no fundo uterino (Neme, 1960).

Quando essas medidas não se seguem de progressão razoável da cervicodilatação e da descida da apresentação, impõe-se terminar o parto pela via abdominal. Nos casos de anel de constrição, alguns autores admitiram conseguir a resolução constritiva com a administração de adrenalina (Rucker, 1927; Barlovatz, 1949; Kaiser, 1950). Em nossa experiência, essa terapêutica não surtiu resultado, obrigando-nos, como já referimos, a praticar cesárea e secção do anel de constrição para conseguirmos a extração fetal.

AÇÃO UTERINA ASSIMÉTRICA

Trata-se de anomalia contratural uterina, cuja identificação e diagnóstico devem-se exclusivamente à histerografia intramiometrial (Alvarez e Caldeyro-Barcia, 1954).

Segundo esses autores, em geral, apenas um dos marcapassos uterinos (localizados junto à inserção uterina da trompa) entra em atividade, provocando ondas contráteis que invadem todo o órgão, mantendo-se o TGD. Mais raramente, os dois marcapassos entram em atuação, provocando ondas contráteis distintas não só na intensidade como também no momento de aparecimento. Daí o assincronismo funcional seguido de pequeno aumento da pressão intra-uterina e do prolongamento do parto.

DISTÓCIA CERVICAL DINÂMICA

Os autores clássicos faziam referência a duas patologias espásticas localizadas no colo uterino: o espasmo do orifício externo (trismo) e o espasmo do orifício interno (estritura). Schickelé, da Escola Obstétrica de Strasburgo (1928), admitia atividade espástica do colo dissociada daquela do corpo uterino. E Peralta Ramos (1931), na Argentina, designou essa situação distócica funcional de "síndrome de Schickelé".

Estudos da estrutura histológica do colo uterino, datados do século XIX (Duhrssen e Acconci, 1891; Aschoff e Stieve, 1927), ao admitirem a existência de fibras elásticas na cérvix, justificaram a possibilidade de sua atividade espástica e a ocorrência das distócias referidas.

Estudos posteriores da estrutura histológica do colo, particularmente os de Danforth (1947) e Danforth e cols. (1974), não comprovaram a existência de fibras elásticas no seu orifício externo e apenas tecido conjuntivo fibroso. Progressiva e lentamente foram identificadas fibras elásticas nas proximidades do orifício interno que, por essa razão, poderiam apresentar espasmo e distócia. Pesquisas posteriores de Berwind (1954), confirmando os achados de Danforth, comprovaram (microscopia óptica) que a presença de colágeno domina o estroma cervical. E, de acordo com Rorie e Newton (1967), fundamentados na planometria, a presença de fibras musculares no colo é de 29% no terço superior, 18% na zona média, 6% no terço inferior e atinge 69% no corpo uterino. Leppert e cols. (1982), utilizando a microscopia eletrônica, confirmaram também a presença de fibras elásticas distribuídas irregularmente no colo uterino.

A principal função do colo no início da prenhez é a de manter o concepto intra-útero, no que é auxiliado pela presença de progesterona (quiescência contratural uterina). A partir da 9ª-14ª semanas, ocorrem progressivas alterações cervicais, representadas pela dissociação irregular e afinamento das fibras do colágeno e pela maior vascularização e edema locais. Tais alterações são responsáveis pela progressiva redução da consistência cervical, culminando no termo da gestação com o chamado "colo maduro" (Minamoto e cols., 1987). Efeito cervical similar foi observado por Theobald e cols. (1982) com o emprego da prostaglandina.

As alterações na consistência (amolecimento) e na espessura (afinamento) do colo sofrem, ainda, influência da presença de outras proteínas, cuja interferência sobre o colo será estudada no Capítulo 21 relativo às modificações maternas do parto.

Contrações do colo uterino, provocadas por ocitócicos, têm sido comprovadas eletromiograficamente em gestantes no primeiro e segundo trimestres (Pajntar e cols., 1988). Hughesdon (1952) e Wendell-Smith (1954) relacionaram tais contrações à presença de fibras musculares distribuídas na face externa do colo e que apresentam conexões com fibras elásticas do segmento inferior do útero.

Tais achados justificam admitir que, apesar das progressivas alterações impostas ao colo uterino, durante a gestação e o parto, a presença de fibras elásticas nos seus terços superior e inferior concorre para a instalação da estritura cervical (espasmo do orifício interno) e para a excepcional instalação do trismo cervical, representado pela aglutinação dos lábios cervicais e cuja ocorrência B. Neme constatou, apenas uma vez, em 60 anos de intensa prática obstétrica. Após locação de fórcipe, verificou que os lábios cervicais, com espessura mínima, envolviam totalmente a cabeça fetal, permitindo tocar suas suturas e fontanelas. Através do pequeno pertuito que restava do canal cervical, retiradas as colheres do fórcipe, a dilatação total foi realizada por simples e facílima manobra digital.

A comprovação de que a resistência cervical se reduz, progressivamente, durante a gestação, atingindo a sua máxima redução no termo e, particularmente, após a instalação do trabalho de parto, justificou o abandono do emprego da raquianestesia (Neme, 1967), para proceder o "parto em hora marcada", como foi praticado por Delmas (1928) e seus seguidores: Bittmann (1935) e Ostrecil (1934), na Alemanha; Lascano (1936), na Argentina; Octávio de Souza (1928), Aguinaga (1929) e Martiniano Fernandes (1932), no Brasil.

Na atualidade, presente o espasmo e, principalmente, a resistência anormal do colo, relacionada à sua precária maturação, a terapêutica de escolha recai no emprego da prostaglandina E_2 (gel) e/ou, na falta dela, do misoprostol, em dose inicial de 25mg, a ser repetida, se necessário.

Dificuldades na cervicodilatação, relacionadas a processos fibróticos e/ou cicatriciais (diatermocoagulação profunda) e a intervenções cirúrgicas anteriores (conização e amputação cervical) não se enquadram no conceito de distócia funcional. Trata-se de distócia de partes moles, e sua correção independe da atuação das prostaglandinas, devendo ter, se necessário, resolução cirúrgica.

PRENSA ABDOMINAL INSUFICIENTE

Na fase expulsiva do parto, o esforço expulsivo (involuntário e/ou voluntário) realizado pela parturiente resulta da contração da musculatura ântero-lateral do abdome e do diafragma. Dele decorre o aumento da pressão geral interna uterina (contração uterina + esforço expulsivo) e a resultante progressão e expulsão fetal.

Em pacientes pusilânimes e naquelas em que o sistema muscular é hipotrófico, a apresentação resta no assoalho perineal, sem que ocorra sua expulsão. Nessa situação, como foi referido no Capítulo 22, são contra-indicadas a manobra de Kristeller e a administração suplementar de ocitocina. A aplicação do fórcipe de alívio (baixo), pela redução do trauma materno e da hipóxia perinatal, tem sua maior indicação, segundo nossa experiência.

Referências Bibliográficas

• ABARBANEL, A.R. – The spasmolysant action of magnesion ions on the tetanically contracting human gravid uterus. *Am. J. Obstet. Gynecol.*, 49:473, 1945. • AGUINAGA, A. – Esvaziamento extemporâneo do útero pelo processo de Delmas. *Rev. Gin. d'Obst.*, 23:227, 1929. • ALVAREZ, H. & CALDEYRO-BARCIA, R. – Contraction of the human uterus recorded by new methods. *Surg. Gynecol. Obstet.*, 91:1, 1950. • ALVAREZ, H. & CALDEYRO-BARCIA – Fisiopatologia de la contracción uterina y sus aplicaciones en la clinica. *Mat. e Inf.*, 13:11, 1954. • ANDERSON, G.G. & cols. – Intravenous prostaglandins E_2 and F_2 α for induction of term labor. *Am. J. Obstet. Gynecol.*, 112:382, 1972. • BELL, W.B. – Therapeutic value of the infundibular extract in shock, uterine atony and intestinal paresis. *Brit. Med. J.*, 2:1609, 1909. • BERARDINELLI, W. – *Biotipologia*. Livraria Francisco Alves, Rio de Janeiro, 1936. • BERWIND, T. – Elektronenmikroskopische Untersuchungen am Fasersystem der Cervix Uteri der Frau. *Arch. F. Gynäk.*, 184:459, 1954. • BITTMANN, O. – Erfahrungenmit der Schnellentbindug nach Delmas nebst einigen Kritischen Bemerkungen zur Uterus innervation und zur Berechtigung der Lumbalanästhesie in der Geburtshilfe. *Arch. f. Gynäk.*, 159:618, 1935. • BOISSONAS, R.A. & cols. – Une nouvelle synthèse de l'oxytocine. *Helv. Chim. Acta*, 38:1491, 1955. • BRIQUET, R. – *Lições de Clínica Obstétrica*. 1940-1953. • CALDEYRO-BARCIA, R. & HELLER, H. – *Oxytocin*. Pergamon Press. Oxford, 1961. • BURKE, M.S. & cols. – Intrauterine resuscitation with tocolysis: an alternative month clinical trial. *J. Perinatol.*, 9:296, 1989. • CHARD, T. & GIBBENS, G. L. D. – Spurt release of oxytocin during surgical induction of labor in women. *Am. J. Obstet. Gynecol.*, 147:678, 1983. • CUNNINGHAM, F.G. & cols. – *Williams Obstetrics*. Appleton & Lange, Norwalk, 1989. • DANFORTH, D.N. – Fibrous nature of the human cervix and its relation to the isthmic segment in gravid and nongravid uteri. *Am. J. Obstet. Gynecol.*, 53:541, 1947. • DANFORTH, D.N. & cols. – The effect of pregnancy on the human cervix changes in collagen, glycoproteins and glycosaminoglycans. *Am. J. Obstet. Gynecol.*, 120:641, 1974. • De LEE, J.B. & GREENHILL, J.P. – *Principles and Practice of Obstetrics*. W. B. Saunders, Philadelphia, 1943. • DELMAS, P. – Évacuation extemporanée de l'uterus en fin de grossesse. *Bull. Soc. D'Obst. et Gynéc.*, 17:413, 1928. • DEMELIN, L. – *La Contraction Utérine et les Discinésis Corrélatives*. Paris, 1927. • DUMONT, M. – Étude de l'accouchement chez les primipares opérées avec succés de résection du nerf présacré pour Dysménorrhée. *Gynec. et Obstet.*, 50:35, 1951. • DU VIGNEAUD, V. & cols. – The synthesis of an octapeptide amide with the hormonal activity of oxytocin. *J. Am. Chem. Soc.*, 75:4879, 1954. • EASTMAN, N.J. – *Williams Obstetrics*. Appleton-Century-Crofts, Inc., New York, 1950. • EMBREY, M.P. & GARRETT, W.J. – The effect of relaxin on the contractility of the human pregnant uterus. *J. Obstet. Gynaecol. Brit. Emp.*, LXVI:594, 1959. • FERNANDES, M. – O método de Delmas no tratamento da inserção viciosa da placenta. *Rev. Med. Pernambuco*, 2:175, 1932. • FRIEDMAN, E.A. – *Labor: Clinical Evaluation and Management*. Appleton-Century-Crofts, New York, 1978. • FUCHS, F. – Effect of ethyl alcohol upon spontaneous uterine activity. *J. Obstet. Gynaecol. B. Commonw*, 72:1011, 1965. • FUCHS, A.R. & cols. – Oxytocin secretion and human parturition. Pulse frequency and duration increase during spontaneous labor in women. *A. J. O. G.*, 165:1515, 1991. • FUCHS, F. – Effect of alcohol on threatened premature labor. *Am. J. Obstet. Gynecol.*, 99:627, 1967. • GARCIA, C.R. & GARCIA, E.S. – Epinephrine-like substances in the blood and their relation to uterine inertia. *Am. J. Obstet. Gynecol.*, 69:812, 1955. • GARRETT, W.J. – The effects of adrenaline and noradrenaline com the intact human uterus in late pregnancy and labour. *J. Obstet. Gynaecol. Brit. Emp.*, 61:586, 1954. • HENDRICKS, C.H. & cols. – Efficacy and tolerance of intravenous Prostaglandins F_2 α and E_2. *Am. J. Obstet. Gynecol.*, 111:564, 1971. • HINMAN, J.W. – Developing applications of prostaglandins in obstetrics and gynecology. *Am. J. Obstet. Gynecol.*, 113:130, 1972. • HOFFBAUER, J. – Hypophysenextrakt als Wekemittel. *Zentr. f. Gynäk.*, 35:137, 1911. • HUGHESDON, P.E. – The fibromuscular structure of the cervix and its changes during pregnancy and labour. *J. Obstet. Gynaecol. Brit. Emp.*, 59:763, 1952. • INFANTOZZI, F. – *Comunicação Pessoal*. Montevideo, 1944. • JEFFCOATE, T.N.A. – Prolonged labour. *Lancet*, 2:61, 1961. • JEFFCOATE, T.N.A. & cols. – Innefficient uterine action. *Surg. Gynecol. Obstet.*, 95:257, 1952. • JEFFCOATE, T.N.A. & cols. Dystocia due to or associated with abnormal action. In: Holland, E. & Bourne, A. *British Obstetric and Gynecological Practice*. William Heinemann, London, 1955. • KAHM, O. & cols. – The active principles of the posterior lobe of the pituitary gland: 1. The demonstration of the presence of two active principles; 2. Separation of the two principles and their concentration in the form of potent solid preparations. *J. Am. Chem. Soc.*, 50:573, 1928. • KAISER, I.H. – The effect of epinephrine and norepinephrine on the contrations of the human uterus in labor. *Surg. Gynecol. Obstet.*, 90:649, 1950. • KARANASTASIS, D. – Les oestrogènes et leur importance dans l'inertie utérine. *Gynécol. et Obstet.*, 55:513, 1956. • KARIM, S.M.M. – Prostaglandin and Reproduction. In: McDonald, R.R. *Scientific Basis of Obstetrics and Gynecology*. Churchill, London, 1971. • LEON, J. & cols. – Tono neurovegetativo en el embarazo y el preparto. *Sem. Medica*, 1:1278, 1938. • LEPPERT, P.C. & cols. – Conclusive evidence for the presence of elastin in human and monkey cervix. *A. J. O. G.*, 142:179, 1982. • MACER, J. & cols. – Induction of labor with prostaglandin E_2 vaginal suppositores. *Obstet. Gynecol.*, 63:664, 1984. • MINAMOTO, T. & cols. – Immunohistochemical studies on collagen types in the uterine cervix in pregnante and non-pregnant states. *A. J. O. G.*, 156:138, 1987. • MITCHELL, M.D. & cols. – The regulation of prostaglandin biosynthesis during human labor. In: *Proceed. XII World Congr. Gynecol. Obstet*. Rio de Janeiro, 5:11, 1988. • MORAGNEZ-BERNAT, J. – *Clínica Obstétrica*. Ateneo, Buenos Aires, 1945. • NEME, B. – Da inervação e neurofisiologia uterinas. Estado atual. *Rev. Hosp. Clin. FMUSP*, 10:163, 1955. • NEME, B. – Efeitos do bloqueio anestésico da inervação do útero humano sobre sua contratilidade no trabalho de parto. *Arq. Obstet. Ginecol. S. Paulo*, 4:1, 1963. • NIXON, W.C. W. & SMITH, C.N. – Physiological and Clinical aspects of uterine action. *J. Obstet. Gynaecol. Brit. Emp.*, LXIV:35, 1957. • NOORT, W.A. & cols. – Changes in plasma levels of PgF_2 α and PgI_2 metabolites at and after delivery at term. *Prostaglandins*,

37:3, 1989. • OSTRECIL, A. – Überdie Schnellentbindung am Ende der Schwangerschaft und Während der Geburd nach Delmas und über die modifikation dieser methode. *Zentr. f. Gynäk.*, **28**:325, 1934. • PAJNTAR, M. & cols. – Longitudinally and circularly measured E.M.G. activity in the human uterine cervix during labour. *Acta Physiologic Hungarie*, **71**:497, 1988. • PERALTA RAMOS, A. – *Distócia Uterina Pos Disociación de la Sinergia Funcional*. Primer Congr. Argentino Obstet. y Ginecol. Buenos Aires, 1931. • POSEIRO, J.J. – Efectos de las drogas analgesicas, sedantes y tranquilizadoras sobre la contractilidad uterina espontanea y la resposta uterina a la ocitocina. *II Congr. Uruguaio. Ginecotocologia*, **2**:269, 1957. • POSEIRO, J.J. & cols. – Acción de la orciprenalina (Alupent) sobre la contractilidad del utero huamano gravido, el sistema cardiovascular materno y la frequencia cardiaca fetal. *Arch. Ginecol. Obstet.*, **23**:99, 1968. • PRINS, R.P. & cols. – Cervical ripening with intravaginal prostaglandin E_2 gel. *Obstet. Gynecol.*, **61**:459, 1983. • READ, G.D. – *Natural Childbirth*. Wm. Weinemann Ltd., London, 1933. • READ, G.D. – Correlation of physical and emotional phenomena of natural labor. *J. Obstet. Gynaecol. Brit. Emp.*, **53**:55, 1946. • REYNOLDS, S.R.M. & cols. – *Clinical Measurements of Uterine Forces in Pregnancy and Labor*. Charles C. Thomas, Springfield, 1954. • RODRIGUES LIMA, J. & cols. – Ação da orciprenalina na contratilidade uterina no trabalho de parto. *J. Bras. Ginecol.*, **70**:253, 1970. • RORIE, D.K. & NEWTON, M. – Histologic and chemical studies of the smooth muscle in the human cervix and uterus. *A. J. O. G.*, **99**:466, 1967. • RUCKER, M.P. – Treatment of contraction ring dystocia with adrenalin. *Am. J. Obstet. Gynecol.*, **14**:609, 1927. • RUCKER, M.P. – Constriction ring dystocia. *Am. J. Obstet. Gynecol.*, **52**:984, 1946. • RUDOLPH, L. – Constriction ring dystocia. *JAMA*, **108**:532, 1937. • RUDOLPH, L. & FILLDS, C. – Constriction ring dystocia. *Am. J. Obstet. Gynecol.*, **53**:796, 1947. • SCHICKELÉ, G. – Les contractions spasmodiques de l'utérus parturient troubles d'innervation autonome du corpet du col. *Gynec. et Obstet.*, **17**:406, 1928. • SEITCHIK, J. & cols. – Oxytocin augmentation of dysfunctional labor. IV. Oxzytocin pharmacokinetics. *Am. J. Obstet. Gynecol.*, **150**:225, 1984. • SHEPHERD, J. & cols. – Induction of labour using prostaglandin E_2 pessaries. *Br. Med. J.*, **2**:108, 1979. • SOUZA, O. – O parto a hora certa (método de Demas). *Brasil. Med.*, **43**:964, 1929. • STEWART, R.H. – Uterodynamics in pregnancy and labor, with special reference to calcium and quinine *Am. J. Obstet. Gynecol.*, **64**:359, 1952. • STEWART, D.B. & BERNARD, R.M. – Clinical classification of difficult labor and some examples of its use. *J. Obstet. Gynaecol. Brit. Emp.*, **61**:318, 1954. • THORP, J.A. & cols. – Effects of high-dose oxytocin augmentation on umbelical cord blood gas values in primigravid women. *Am. J. Obstet. Gynecol.*, **159**:670, 1988. • TISI FERRAZ, P. – *Do Oxigênio no Trabalho de Parto*. Tese Livre Docência. Fac. Med. Univ. Brasil., 1953. • TRILLAT, P. & MAGNIN, P. – *Treatment of Functional Cervical Dystocia by Combination of Anesthesia and oxytocics (Method of Delalande)*. Year Book Obstet. Gynecol., 1946, p. 126. • WENDELL-SMITH, C.P. – The lower uterine segment. *J. Obstet. Gynaecol. Brit. Emp.*, **61**:87, 1954. • WILSON, T. – Oxytocin stimulates the release of arachidonic acid and prostaglandin F_2 a from human decidual cells. *Prostaglandins*, **35**:771, 1988. • ZALEL, Y. & cols. – Ritodrine treatment for uterine hyperactivity during the active phase of labor. *Int. J. Gynecol. Obstet.*, **31**:237, 1990.

87 Distócia Fetal

Bussâmara Neme
Antonio Rozas

INTRODUÇÃO

Progressos no âmbito da neonatologia e a conseqüente valorização do concepto, associados aos riscos jurídicos de má prática, tão expressivos em clínica obstétrica, resultaram em evidente restrição ao parto transvaginal, quando a sua ultimação impõe medidas tocúrgicas.

Inclusive, quando a expulsão fetal é exeqüível pela via baixa, ainda que a essa condição se enquadre em normalidade, os obstetras têm sido instados a discutir com suas pacientes os eventuais e possíveis inconvenientes, relacionados ao assoalho perineal. Assim, o obstetra sente-se coagido e temeroso quando opta pela via vaginal do parto. E, conseqüentemente, de acordo com a sua parturiente, apela com freqüência e cada vez mais pelo parto cesárea.

Entretanto, tratando-se de publicação didática, mencionaremos, a seguir, todas as manobras tocúrgicas utilizáveis na solução de distócias durante a evolução e a consumação do parto pela via vaginal. Sem, entretanto, deixar de salientar que tocúrgias complexas e traumáticas para o binômio materno-fetal não mais se justificam nos dias atuais.

No decurso do parto, o feto pode apresentar diversas condições que dificultam, complicam e/ou impedem a parturição pela via transvaginal. Citam-se, entre elas, os vícios de apresentação, de atitude, de situação e de volume fetal (Quadro IV-3).

Quadro IV-3 – Distócia fetal.

Distócias de apresentação	Distócias de atitude
Cefálicas fletidas	Defletidas
• Occípito-posterior persistente	Látero-flexões
• Hiperflexão cefálica	**Distócias de situação**
• Ântero-posteriores altas	Transversas ou oblíquas
• Apresentação composta	**Distócias de volume**
• Cabeça alta e móvel	Total – gigantismo (hipermegalia)
• Occípito-transversas baixas	Parcial ou regional (teratologia)
Pélvicas	

DISTÓCIAS DE APRESENTAÇÃO

No que tange às distócias de apresentação, serão referidas as que ocorrem em apresentações cefálicas fletidas e nas pélvicas.

CEFÁLICAS FLETIDAS

No quadro IV-3 estão referidas as distócias que podem ocorrer nas apresentações cefálicas fletidas.

Occípito-posterior persistente (OPP)

Nas apresentações cefálicas fletidas, o desprendimento da cabeça fetal se faz em occípito-púbica (OP). Assim, nas occípito-posteriores, a rotação interna necessária para permitir o desprendimento cefálico é de 135° (rotação interna máxima). Por isso, quando apesar de dilatação completa e boa contratilidade uterina, a cabeça fetal permanece em occípito-posterior, estabelece-se a condição distócica designada occípito-posterior permanente (OPP).

Segundo D'Esopo (1941) e Barreto e Fagundes (1952), nas OP, apesar de a maior rotação interna ser necessária, ocorre evolução normal do parto, respectivamente, em 70 e 85% dos casos.

Enquanto os autores norte-americanos salientavam a importância distócica das occípito-posteriores (OP), os tocólogos latinos e germânicos não lhe davam grande importância. Calkins (1942) salientava que as OP apenas se distinguiam das demais apresentações cefálicas fletidas pela sua morosa rotação interna. Entre nós, Rezende (1945) considerou, exaustivamente, a questão em relatório oficial apresentado na I Jornada Brasileira de Ginecologia e Obstetrícia (São Paulo).

Freqüência – deve-se distinguir as OP transitórias daquelas ditas persistentes (OPP); Calkins (1953) refere que estas últimas, dentre 10.000 partos, ocorreram em 6%, e Gustafson (1939), além de citar incidência de apenas 3,6%, insiste que a assistência criteriosa (abstencionista) reduziria a necessidade de resolução cirúrgica do parto (fórcipe) e de seus inconvenientes traumáticos.

Em todas as casuísticas, a incidência das OPP direitas é maior que as esquerdas (3:2, segundo Beard, 1950). Calkins relaciona o fato à presença do sigmóide e do reto (à esquerda) e porque a bexiga, durante o parto, quando repleta, desloca-se mais para a direita.

Etiologia – diversos fatores têm sido referidos como responsáveis pela persistência das OP: fetais, pélvicos e anexiais (Quadro IV-4).

Quadro IV-4 – Occípito-posterior persistente – causas.

Fetais	Maternas	Pélvicas (bacia)
Concepto pequeno	Assoalho perineal frouxo	Bacia com tendência infundibuliforme
Tendência para deflexão	Oligossistolia	Bacia com redução dos diâmetros transversos
Tono fetal discreto	Prensa abdominal insuficiente	Bacia com pube alto e agudo
Locação placentária ântero-esquerda		Diâmetro biciático reduzido

Beard salientou três fatores como os principais: assoalho perineal frouxo, oligo-hipossistolia e flexão cefálica insuficiente, salientando que, *per se,* nenhum desses fatores pode ser o responsável. Daí admitir suas possíveis associações. Deve-se, entretanto, referir, ainda, o tipo de bacia em que esses fatores poderiam ser mais atuantes: as pelves com diâmetro transverso reduzido, particularmente a hemipelve anterior (bacia tipo andróide), como foi salientado por Siedentoft e Gerewitz (1935), e as pelves com tendência infundibuliforme.

No que tange à responsabilidade da contrapressão da musculatura perineal, durante o avanço da apresentação promovido pela contração uterina e pelo esforço expulsivo, Beard salientou, em particular, a atuação dos músculos elevadores do ânus e dos pubococcígeos. Lembre-se de que o emprego indevido das anestesias de condução (peridural e raqui com doses grandes) e o conseqüente bloqueio das musculaturas abdominoperineais podem contribuir decisivamente para dificultar e impedir a rotação interna de 135°.

Diagnóstico – do ponto de vista clínico, prestam-se para o diagnóstico os seguintes achados:

• **Palpação** – percepção das pequenas partes em relação à parede ântero-lateral esquerda (ODP) ou direita (OEP) do abdome; palpação mais fácil do sulco cervical nas ODP (por se colocar para fora do músculo reto-anterior) e sua localização bastante à direita da linha mediana do abdome.

• **Escuta** – o foco pode ser bem audível no meio da linha umbílico-espinhosa à direita e à esquerda, devido à discreta flexão (atitude indiferente da cabeça).

• **Toque** – toca-se o lambda em relação à articulação sacroilíaca direita ou esquerda, e a linha de orientação fetal ocupa o primeiro oblíquo nas ODP e o segundo oblíquo nas OEP. Quando fenômenos plásticos excessivos (bossa serossangüínea) impedem ou dificultam sentir o lambda, apela-se por toque mais profundo, a fim de identificar a região retroauricular fetal, que não sofre fenômenos de inibição.

• **Ultra-sonografia** – é dispensável para estabelecer o diagnóstico durante o parto. Entretanto, Souka e cols. (2003) recomendam utilizá-la nos partos obstruídos (cabeça encravada com fenômenos plásticos evidentes), por julgarem ser mais efetiva que o toque vaginal.

Evolução – as OP, em geral, evoluem para parto espontâneo, após completar-se a rotação interna espontânea de 135°. Entretanto, nesses casos, observa-se maior dificuldade e demora nessa fase do parto que, segundo Calkins (1953), se alongaria, particularmente, nas nulíparas (observação de mais de 10.000 casos). Dados de Phillips e Freeman (1974) sugerem que, nas OP, o parto se prolonga em 1 hora nas multíparas e em 2 horas nas nulíparas.

Embora, há muito tempo, Bumm (1906) tenha referido que a rotação cefálica se faça em função da rotação do tronco, Beard, em radiografias, pôde constatar que, por vezes, a cabeça permanece em OP apesar de haver ocorrido a rotação do tronco. Assim, para este autor, que desde 1933 se preocupou com o estudo das OP, a persistência em OP não deve ser relacionada à falha da orientação do dorso fetal. Beard admite dois tipos de OP: 1. lambda voltado diretamente para articulação sacroilíaca; e 2. lambda situado entre essa articulação e a extremidade do diâmetro transverso.

Na verdade, nas apresentações OP, três possibilidades poderão ocorrer: 1. rotação de 135°, transformando-a em occípito-púbica (a mais freqüente e normal); 2. rotação para trás de 45° (10%), ocorrendo a chamada occípito-sacral; 3. rotação para diante de apenas 45°, mantendo-se a apresentação detida em occípito-transversa. Enquanto a rotação sacra é mais freqüente em casos de assoalho perineal frouxo e de ventre pêndulo (que dificulta a orientação anterior do tronco), a detenção em occípito-posterior e em occípito-transversa se relaciona, em particular, com vícios pélvicos.

Prognóstico – podem ocorrer inconvenientes maternos e fetais com o respectivo agravamento prognóstico. O prolongamento da fase expulsiva e a estafa materna e uterina que lhes são conseqüentes podem se seguir de maior incidência de morbidade infecciosa e hemorrágica. De outro lado, a indevida indicação e prática do fórcipe pode acarretar trauma materno (lesões vaginoperineais extensas).

Fitzpatrick e cols. (2001) salientaram que, em aplicações de fórcipe, são mais incidentes roturas perinerais de terceiro grau, com comprometimento do esfíncter anal. Para evitar essa complicação, sugiro que após a locação do suboccipício no subpube (feito o hipomóclio) o obstetra retire as colheres do instrumento. Assim, as manobras que visam proteger o assoalho perineal serão facilitadas. Segundo nossa experiência, a episiotomia deve preceder a locação do fórcipe.

No que importa ao concepto, além do possível trauma conseqüente à maior incidência tocúrgica, deve-se salientar a hipóxia perinatal, uma vez que a fase expulsiva prolongada pode reduzir o pH fetal (acidose) e a oferta do oxigênio (hipóxia).

Menticoglou e cols. (1995) referem que 15 recém-nascidos de partos ocorridos em 13 hospitais do Canadá, no período de 1982-1994, apresentaram traumatismo medular. Em todos, os partos exigiram fórcipe com rotação interna maior que 90°.

Fitzpatrik, Quillan e O'Herlihy (2000) referem na tabela a evolução final de 13.542 partos, dos quais 246 eram occípito-posterior (Tabela IV-1).

O exame dessa tabela permite concluir que nas occípito-posteriores, em nulíparas e, também, nas multíparas, foram

Tabela IV-1 – Evolução final de 13.542 partos (%).

Resultados	OA-Opara	OP-Opara	OA-Xpara	OP-Xpara
Parto normal	73%	29	93	55
Cesárea	9%	26	4	17
Cesárea por distócia	38%	73	43	89
Vácuo	11%	16	2	7
Fórcipe	7%	29	1	21
Peridural	70%	86	29	59

OA = occípito-anterior; OP = occípito-posterior.

maiores as incidências de cesáreas eletiva ou por distócia, de fórcipe, de vacuoextração e da pendural. Ainda esses autores, em 2001, referem ser mais incidentes nas occípito-posteriores as roturas do esfíncter anal.

Assistência – presentes, durante a parturição, as referidas condições que dificultam a rotação interna das OP, o tocólogo deve recomendar (preventivamente) que a paciente, durante a dilatação, obedeça o decúbito contralateral à posição fetal (decúbito látero-esquerdo nas OP).

Completada a cervicodilatação e ultimada a insinuação, a permanência da cabeça fetal em OP, por mais de 1-2 horas, deve ser rotulada para fins de conduta assistencial de OP persistente. O limite máximo de 2 horas apenas se justificará quando a descida não se completou e não teve início a fase expulsiva.

Quatro medidas assistenciais em função das condições materno-fetais deverão ser aplicadas:

1. Administração de ocitocina – seu emprego justifica-se, em particular, quando está presente a oligo-hipossistolia, a cabeça está insinuada e há ausência de eventual vício pélvico.

2. Rotação manual da cabeça fetal – para sua melhor e mais efetiva realização, o emprego da anestesia de condução (raqui ou peridural) é ideal. Além de a ação analgésica favorecer a manobra, importa salientar que, em face do seu insucesso e até mesmo quando ela resulta positiva, a ultimação do parto poderá beneficiar-se da aplicação do fórcipe baixo (pega direita em occípito-púbica). Essa conduta pressupõe presença de insinuação e suficiente descida cefálica.

Para tentar a rotação manual, aconselha-se utilizar a mão antônima da posição fetal (mão esquerda na direita e mão direita na esquerda), aplicando seus quatro dedos sobre o occipício e o polegar adiante da orelha em correspondência com a sínfise. A pressão deverá ser orientada no sentido do ponteiro do relógio na direita e no sentido oposto na esquerda. A manobra será mais efetiva se o tocólogo ou seu auxiliar forçar (com mão abdominal) a anteriorização da espádua e do tronco fetal. O êxito da manobra dependerá de ter a bacia diâmetro ântero-posterior amplo ou normal (o que não ocorre nas andróides e platipelóides) e de estar presente boa flexão cefálica.

3. Aplicação de fórcipe – em cabeça francamente insinuada, dois tipos de instrumentos poderão ser utilizados: o de Simpson-Braun e o de Kielland. Quando se aplica o primeiro, após a rotação de 135°, retiram-se as colheres para proceder sua reaplicação em pega direta em occípito-púbica. Na occípito-direita posterior, a fim de evitar o possível retorno da cabeça para a posição primitiva (posterior), é recomendável relocar primeiro a colher direita, seguida da esquerda. Essa prática obriga a realizar a manobra do descruzamento dos cabos (inconveniente, sem importância). O inverso se fará nas OEP.

Em particular, prefiro o fórcipe de Kielland que, por ser reto, favorece a rotação interna e dispensa a reaplicação. Nesse caso, aplica-se primeiro a colher posterior e depois a anterior, realizando a manobra de La Chapelle. Quando aplicado o instrumento e a rotação interna se mostrar difícil, recomendo proceder a rotação sacral. Nesse caso, em face dos maiores diâmetros de desprendimento cefálico, recomenda-se ampliar a episiotomia (médio-lateral preferencial), pelo menor risco de atingir o esfíncter anal.

D'Esopo (1941) refere que, nas bacias antropóides e principalmente nas andróides, a rotação interna com o fórcipe deve ser precedida de elevação da apresentação, seguida de tentativa de sua rotação em plano mais elevado. Segundo nossa experiência, essa manobra é realmente útil e, para o seu maior êxito, recomenda-se que a elevação da apresentação se faça em movimento sincrônico de rotação (helicoidal inverso).

A anestesia ideal para a aplicação de fórcipe em OP persistentes é, a nosso ver, a ráqui, pelo incomparável relaxamento do assoalho perineal que provoca.

4. Cesárea – será a solução de eleição quando surge sofrimento fetal. Nessa condição, em face da presença de vício pélvico limiar, a extração fetal, pela via vaginal, é temerária. Sua indicação também se justificará quando a aplicação de fórcipe não se segue de êxito, inclusive na rotação sacral, fato que denuncia a presença de vício pélvico flagrante (fórcipe falhado).

Hiperflexão cefálica

Também chamada obliqüidade de Roederer (Briquet, 1940-1953), é a apresentação cefálica na qual a flexão se exagera e o ponto de reparo fetal (lambda) ultrapassa o centro da escava pélvica (Fig. IV-53). Relaciona-se, em geral, com bacia geral e regularmente estreitada, com rigidez anormal do colo uterino, com cabeça fetal grande e com conceptos mortos e/ou macerados.

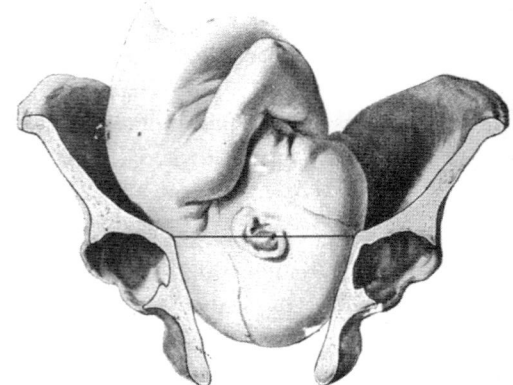

Figura IV-53 – Hiperflexão cefálica (obliqüidade de Roederer). Notar a intensa flexão cefálica (Bumm, 1906).

O toque vaginal, que é fundamental para o diagnóstico, comprova nas posições esquerdas (mais freqüentes) que o lambda, ao ultrapassar o centro da escava, desloca-se para a sua direita e o bregma, muito elevado, não é atingido.

Na assistência, quando o feto está vivo, de regra, impõe-se praticar a cesárea, pois, apesar da hiperflexão (que reduz o diâmetro e a circunferência de apresentação e insinuação), o parto transvaginal se prolonga e não ocorre. Tratando-se de feto morto e grande, indica-se a embriotomia (craniotomia e cranioclasia, se for o caso). Para favorecer o relaxamento máximo do canal de parto, a raquianestesia é preferencial.

Ântero-posteriores altas

Também chamadas apresentações sagitais altas, podem ocorrer em cefálicas fletidas (freqüentes) e defletidas (raras). Entre as fletidas, a sutura sagital dispõe-se no sentido ântero-posterior do estreito superior da bacia, e o occipício poderá se colocar em relação ao pube (occípito-púbica) ou em relação ao sacro (occípito-sacral) (Fig. IV-54).

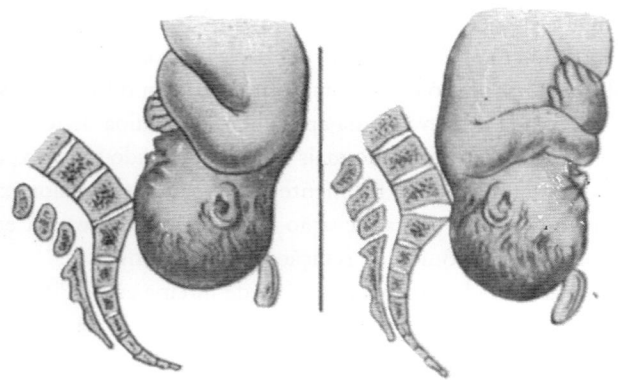

Figura IV-54 – Apresentações ântero-posteriores altas. À esquerda occípito-púbica e à direita occípito-sacral (Martius, 1964).

Admite-se que a sutura sagital nem sempre se situa exatamente no diâmetro ântero-posterior, podendo apresentar discreta obliqüidade ou se colocar paralelamente a ele. O dorso também não se apresenta francamente anteriorizado, devido à lordose lombar.

Freqüência – é condição rara. Lacreta e Blay (1953), entre nós, comprovaram 15 casos dentre 25.514 partos, ou seja, 0,58%.

Steele e Javert (1942) referiram incidências de 1,8% para as occípito-anteriores e de 0,6% para as posteriores altas. Estas últimas, quando insinuadas, ocorreriam em 0,8% (estudo radiológico). É provável que a incidência seja maior, pois, clinicamente, os diagnósticos se restringem aos casos em que a condição occípito-anterior é persistente (Kirchhoff, 1949).

Segundo Montell (1948), as occípito-sacrais seriam mais freqüentes nas nulíparas e as occípito-púbicas nas multíparas (estudo de 48 casos) e, para Sprunck (1939), as sagitais altas, em geral, seriam quatro vezes mais incidentes nas nulíparas.

Etiologia – Lacreta e Blay (1953) consideraram, exaustivamente, essa questão, salientando fatores etiológicos maternos (mecânicos e dinâmicos), fetais, ovulares e acidentais. Das inúmeras causas referidas pela literatura antiga, particularmente a alemã, que muito se referiu à entidade, sobressai o vício pélvico representado pela bacia antropóide.

Moloy (1951), em 200 casos radiografados no início do parto, verificou a incidência de 17% de sagitais altas nas bacias francamente antropóides.

Guthmann e Brockmann (1937), praticando radiografias em incidência lateral em 44 casos, verificaram sagitais altas quando o ângulo de inclinação da bacia era de 70° (normalmente é de 60°). Briquet, em suas lições, referia, entre as causas pélvicas, o tipo achatado de bacia, em que, ao avançar, o promontório divide o estreito superior em duas metades, devendo a cabeça fetal se orientar sagitalmente na hemipelve mais ampla. Nessa eventualidade, admite-se que os conceptos devem ser pouco volumosos ou prematuros.

Os autores germânicos enfatizaram o fator forma da cabeça fetal representado por cabeça de abóbada achatada e reduzido diâmetro occípito-frontal com tendência braquicefálica (Martins, 1915). Segundo este autor, a bacia infundibuliforme favoreceria a ocorrência das apresentações sagitais altas quando a cabeça fetal assume a forma braquicefálica, e Weinzierl (1928) referiu a importância da rotura intempestiva da bolsa das águas.

Outras numerosas causas foram referidas; entretanto, a nosso ver, três devem ser as mais importantes: o vício pélvico, a forma da cabeça e a rotura intempestiva da bolsa das águas. Importa, ainda, referir que, apesar de se valorizar a etiologia da pelve, Zaharova (1949) salienta não ser freqüente a reincidência da patologia em outras gestações.

Evolução do parto – descrevem-se três mecanismos:

1. Mecanismo de Müller (1924) – o pólo cefálico se insinua e progride, mantendo sempre a sutura sagital nos diâmetros ântero-posteriores da bacia (tanto para occípito-púbicas como para occípito-sacrais), com ligeiros movimentos de assinclitismos laterais. Segundo Lascano (1935), a insinuação é facilitada nas occípito-sacrais porque o biparietal se coloca no diâmetro transverso máximo, mas a progressão ou descida é mais difícil nessa condição. Inversamente, na occípito-púbica, a insinuação é mais difícil e a descida será facilitada.

2. Mecanismo de Sanger e V. Herff – a insinuação se fará por movimentos de lateralidade, colocando a apresentação em um e outro oblíquo. Na descida, restabelece-se a orientação ântero-posterior. Esse mecanismo seria privativo das occípito-púbicas.

3. Mecanismo de Pankow – a insinuação se fará em um dos oblíquos e a descida no ântero-posterior da pelve. Também é privativo das occípito-púbicas.

A duração do parto, segundo diversos autores, é pouco maior, não devendo ser responsabilizada a contração uterina (Lascano, 1935).

Diagnóstico – a palpação identifica pequenas partes na área média da parede abdominal nas occípito-sacrais. À escuta, o foco situa-se na linha média infra-umbilical, sendo mais nítido na occípito-sacral.

O toque vaginal será fundamental para firmar o diagnóstico ao reconhecer que a sutura sagital ocupa o diâmetro ântero-posterior da pelve, identificando a lambda voltada para o sacro (occípito-sacral) ou para o pube (occípito-púbica) nas cefálicas fletidas.

Embora possam ocorrer apresentações ântero-posteriores defletidas altas, jamais a identificamos em nossa atividade clínica.

Prognóstico – em geral, é melhor nas occípito-púbicas; entretanto, estará agravado quando são executadas tentativas de extração fetal pela via transvaginal em apresentações altas. Lacreta e Blay (1953) reviram 239 casos da literatura (inclusive da era pré-antibiótica), comprovando incidência tocúrgica de 69%.

Assistência – quando a insinuação não ocorre e a cabeça permanece alta, apesar de presentes rotura das membranas e cervicodilatação avançada, a indicação da cesárea é pacífica. Também o é nos casos em que a bacia é do tipo infundibuliforme.

Se os diâmetros ântero-posteriores do estreito médio e inferior são normais e a apresentação está francamente insinuada, pode-se admitir a via baixa. Se o parto espontâneo não ocorrer, a extração fetal poderá ser tentada pela aplicação de fórcipe, introduzindo-se primeiro a colher direita para evitar o descruzamento dos cabos.

Não se justifica, durante essa intervenção, tentar transformar as occípito-sacrais em occípito-púbicas, pois a necessária rotação interna de 180° será mais lesiva que o desprendimento cefálico em occípito-sacral. O instrumento preferencial é o de Kielland, porque sua articulação por deslize permite praticar assinclitismos laterais que favorecerão a progressão unilateral das bossas parietais (dimidiação cefálica).

A anestesia de escolha nesses casos, a nosso ver, deverá ser a ráqui baixa, que promove relaxamento máximo do assoalho perineal, sem comprometer a contração uterina e o esforço expulsivo.

Apresentação composta

É designação introduzida pela Escola Germânica e se identifica pela presença de membro ou membros do concepto ao lado (laterocidência) ou adiante da apresentação (procúbito com bolsa íntegra e procidência ou prolapso com bolsa rota).

Freqüência – na Clínica Obstétrica da Faculdade de Medicina da USP, Salomão e cols. (1975) referiram a incidência de 1:801 partos (38 casos dentre 30.464 partos). A literatura comprova números entre 0,5 e 2% dos partos em apresentação cefálica com fetos vivos (Eastman e Hellman, 1966), havendo Goplerud e Eastman (1953) comprovado a condição 65 vezes dentre 42.410 partos (1:652). Breen e Wiesmeien (1968) e Weissberg e O'Leary (1973) referiram incidências entre 1:377 e 1:1.213 partos.

Pela ordem, ocorrem, nas apresentações cefálicas, as seguintes situações: a) presença de uma mão ou de um braço; b) presença de duas mãos; c) presença de pé e mão; d) excepcionalmente duas mãos e dois pés. Em geral, é o membro súpero-anterior que se apresenta, uma vez que a espádua anterior é mais baixa (73,7% de nossos casos). A distócia é mais freqüente nas occípito-posteriores, por haver maior espaço livre ao longo da parede anterior do útero (Brindeau e Brouha, 1927).

Etiologia – a intromissão de membros fetais entre a apresentação e o canal de parto resulta, em última instância, da insuficiente adaptação do segmento inferior do útero sobre o concepto. Assim, ocorre com maior freqüência nas seguintes condições: multiparidade, hidrâmnio, prenhez múltipla, vício pélvico e apresentação de face (Chan, 1961; Bhose, 1961; Nettles e Brown, 1962).

Dentre 38 casos atendidos em nosso Serviço, a incidência de multíparas foi de 92,1%, de prematuridade, 26,3%, e de prenhez múltipla, 18,4%. Breen e Wiesmeien (1968) e Cruikshank e White (1973) salientaram o fator feto pequeno, e Ang (1978) referiu que as manobras de versão externa cefálica favorecem a ocorrência (procidência de membro inferior).

Diagnóstico – no decurso do parto, o tocólogo deve admitir essa distócia quando, após a rotura das membranas, a apresentação cefálica permanece alta e desviada do estreito superior. O toque comprovará ou não a suspeita diagnóstica e, se confirmada, deverá distinguir mão de pé, se tais partes fetais não estiverem exteriorizadas (Figs. IV-55 e IV-56). Além disso, o tocólogo deve-se preocupar com a possível presença, concomitante, do cordão em laterocidência.

Evolução – na presença de apresentação composta, podem ocorrer dificuldades na insinuação e/ou na rotação interna. Tratando-se de occípito-esquerda anterior, o membro prolabado, ao se colocar atrás da apresentação, favorece a rotação, ocorrendo o inverso quando ele se coloca adiante.

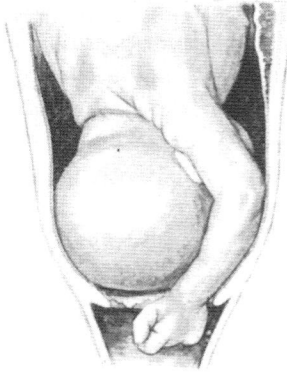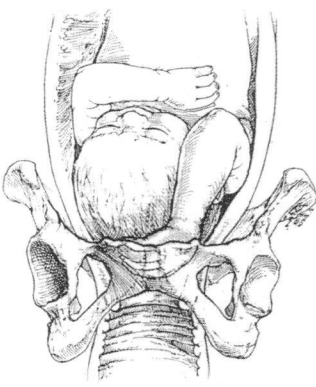

Figura IV-55 – Apresentação composta. Prolapso de membro superior (Martius, 1964).

Figura IV-56 – Apresentação composta. Procúbito de membro superior (Eastman, 1950).

Quando o concepto é pequeno e o canal de parto é amplo, pode ocorrer parto vaginal espontâneo (nas procidências de membro superior). Entretanto, deve-se considerar improvável essa solução quando o prolapso for do membro inferior e estiver presente o vício pélvico, mesmo quando for limítrofe.

No Serviço que dirigi, a incidência de cesárea foi de 57,9%. Em 23,7%, o parto vaginal foi espontâneo (10,5% com redução do membro); em 10,5%, praticou-se o fórcipe e, em 8%, foram versões internas, seguidas de grande extração fetal.

Importa salientar a situação raríssima representada pelo deslocamento dorsal do braço que, ao se dispor sobre a nuca fetal e manter o cotovelo acima da sínfise, torna impraticável a insinuação e a descida. É ocorrência peculiar às apresentações cefálicas defletidas e o braço envolvido é o posterior.

Prognóstico – em nosso Serviço, a mortalidade materna foi nula, e a perinatal corrigida (excluídos os fetos já mortos na internação) atingiu 5,26%.

A morbidade perinatal foi elevada (63,1%) e se relacionou a traumas (25%) e hipóxia (75%). A morbidade materna de 10,52% foi relacionada a lacerações do fundo de saco posterior, rotura uterina e infecção puerperal (um caso, respectivamente).

Goplerud e Eastman (1953) referem 1,5% de mortalidade materna e 14,3% de perdas perinatais quando só o braço se exterioriza. Quando mais de um membro prolabou, esse número se elevou para 20%. A casuística desses autores revela rotura uterina, em 33,3%, atribuída à prática de versões internas.

Todos os autores revelam agravamento prognóstico perinatal quando o membro prolabado é o inferior e, particularmente, quando ocorre o prolapso do cordão (que ocorreu em 11-20% dos casos) (Weissberg e O'Leary; 1973).

A elevada morbiletalidade materna e perinatal, referida pelos autores citados, justificava-se na pré-antibiótica, pelo risco de infecção materna com a prática da cesárea (casos com infecção intraparto).

Assistência – a ocorrência de vício pélvico, de prolapso do cordão e de mais de um membro exteriorizado justifica a liberal indicação da cesárea.

Quando não existe vício pélvico (inclusive o limítrofe), a bolsa está íntegra e não se identifica presença de procúbito de cordão, pode-se tentar a manobra de reposição. Para tanto, rotas as membranas, procura-se, no intervalo de contrações, elevar a parte fetal laterocidente acima do biparietal, mantendo-a, assim, até que ocorra nova contração seguida de descida da apresentação.

É manobra mais exeqüível em multíparas com cervicodilatação avançada. A reposição de membro inferior é mais difícil e seu êxito improvável. Conseguida a reposição e insinuada a apresentação, o parto vaginal poderá ser espontâneo ou favorecido pela aplicação de fórcipe. Goplerud e Eastman (1953), em seus 50 casos, comprovaram 24 partos vaginais espontâneos.

A versão interna apenas se justificará para os casos de prenhez gemelar e para o segundo feto. A cesárea é a conduta de eleição, embora obstetras experientes possam tentar, previamente, a reposição em ambiente cirúrgico e presentes todas as condições para a rápida reformulação da via do parto.

Quanto à anestesia de escolha, parece-nos que a peridural contínua se presta para tentar a reposição e, se necessário, para praticar a cesárea.

Cabeça alta e móvel

Nas nulíparas com apresentação cefálica, no termo da prenhez, a cabeça fetal pode-se apresentar: a) móvel e alta (raramente); b) adaptada no estreito superior, mas mobilizável (pouco freqüente) ou fixa (freqüente); e c) levemente insinuada (menos freqüente).

Nas multíparas, com membranas íntegras, a cabeça, em geral, apresenta-se alta e mobilizável.

Em primigestas, contribuem para a melhor adaptação cefálica no estreito superior os seguintes fatores: a tração para baixo, exercida pelos ligamentos redondos e pela musculatura do retináculo pélvico; a contração e o tono uterinos; a maior tensão da parede ântero-lateral do abdome. Além disso, a tensão mais efetiva do segmento inferior uterino ajusta melhor a apresentação no estreito superior da bacia, favorecendo a flexão cefálica, sua fixação e eventual insinuação.

Freqüência – dentre 661 primigestas, Auer e Simmons (1949) comprovaram que, no início do parto, a cabeça fetal se apresentava alta e móvel em 62 casos (8,7%). E, entre eles, os tipos de bacias foram ginecóide (75,2%), geral e regularmente estreitada (9,6%), assimétrica (3,2%), achatada (4,8%), antropóide e outras nos restantes (7,2%).

Para Bäder (1936), dentre 7.898 primigestas, a incidência de cabeça alta e móvel foi de 6,3% e para Farkas (1935) foi de 8%.

Etiologia – entre nós, Adeodato (1952) referiu as seguintes causas: a) resistência exagerada ou aderência anormal das membranas no pólo inferior do ovo. Calkins (1948) salientou essa condição em multíparas; b) cordão curto (real ou relativo), particularmente entre as multíparas; c) apresentação composta; d) retração do anel de Bandl e/ou segmento inferior hipertônico; e) desproporção cefalopélvica, ocorrendo, ainda, 33,3% de vício pélvico do estreito médio.

Em 100 casos de cabeça alta e móvel, Hansen (1950) identificou os seguintes tipos de bacias: 36 ginecóide-antropóide, 33 ginecóide, 15 andróide-ginecóide, 7 platipelóide-ginecóide, 3 platipelóide-andróide, 3 antropóide-ginecóide e 3 restantes de outros tipos.

Diagnóstico – resulta dos seguintes achados: forma cilíndrica do abdome (inspeção); cabeça móvel e alta pela manobra de Leopold; distância evidente entre o ombro anterior e o rebordo da sínfise púbica (palpação). Ao toque, a cabeça se identifica apenas adaptada no estreito superior e muito acima do diâmetro biciático (plano 0 de De Lee).

Entretanto, o tocólogo não deve se esquecer de que, em gestantes de baixa estatura, a distância entre o estreito superior e o biciático sendo muito pequena pode induzir a erros, admitindo-se insinuação em cabeça ainda alta.

Um de nós (B. N.), nos primórdios de sua formação tocológica, em nulípara, na qual se entreabrindo os lábios vulvares visualizavam-se cabelos fetais, tentou o parto vaginal. A descida cefálica (fórcipe) foi dificílima. O concepto sucumbiu e ocorreu fístula vesicovaginal.

Prognóstico – dependerá da evolução do parto e de erros de interpretação quanto à proporcionalidade cefalopélvica. A insistência na conduta transvaginal tocúrgica agrava, definitivamente, o prognóstico materno-perinatal, quando o vício pélvico é a causa da distócia.

Speiser e Speck (1946) referiram ser fundamental a identificação da capacidade pélvica em casos de multíparas com cabeça alta e móvel. A resolução dos partos, presente o vício pélvico, pela prática da versão interna e extração fetal, seguiu-se de 38% de perdas perinatais e de 9,5% de mortes maternas.

Assistência – presente a situação em nulíparas e/ou em multíparas (após a rotura das membranas), deve-se considerar a possibilidade ou não da insinuação cefálica. Para tanto, Auer e Simmons (1949) referiram diversas manobras, das quais aconselhamos as de Müller e de Kerr. Na primeira, enquanto um auxiliar pressiona a cabeça com a mão espalmada (locados os dedos entre o occipício e a fronte) para dentro da bacia, o tocólogo, pelo toque vaginal, comprova o grau de sua descida e possível insinuação. Na de Kerr, a mesma manobra será feita apenas pelo tocólogo.

Admitida a possibilidade de insinuação, permite-se a evolução do parto; entretanto, sem esquecer que, em cerca de 30% das vezes, pode estar presente, ainda, vício pélvico do estreito médio. Assim, a qualquer momento (geralmente após cervicodilatação avançada), após 4-6 horas de prova de trabalho, a via do parto poderá ser reformulada, optando-se pela cesárea.

Auer e Simmons (1949) referem que, dentre 62 nulíparas, o parto foi transvaginal em 47 (76%), havendo sido normal em 18 (28,8%), fórcipe baixo em 19 (30,4%), fórcipe médio em 7 (11,2%) e fórcipe alto em 3 (4,8%). Em 24% praticou-se a cesárea. Considerando que em 4 parturientes ocorreram lesões traumáticas sérias e que 2 conceptos sucumbiram (hemorragia cerebral), esses autores concluíram que a incidência de cesárea deveria ter sido maior (40%).

Concordando com Auer e Simmons, julgamos que a incidência de cesárea deve ser dilatada, não se justificando, na atualidade, aplicações médias e altas de fórcipes.

Occípito-transversas baixas

Por vezes, a cabeça fetal fletida, após insinuar, descer e ultrapassar o diâmetro biciático, resta baixa e persistente em variedade de posição transversa (sutura sagital coincidindo com o diâmetro transverso do estreito inferior). A essa condição dá-se o nome de apresentação occípito-transversa baixa ou profunda, sendo mais freqüente a posição direita (ODT baixa).

Etiologia – três condições clínicas favorecem essa ocorrência: o assoalho perineal frouxo, a oligo-hipossistolia secundária e o tipo de bacia (platipelóide, andróide e, eventualmente, antropóide). A frouxidão da musculatura do assoalho perineal, particularmente em grandes multíparas mal assistidas em partos anteriores, pode ser insuficiente para garantir a contrapressão necessária para promover a rotação anterior da cabeça.

Após partos prolongados e penosos, a deficiente contração uterina pode não conseguir exercer a pressão necessária para projetar a cabeça de encontro ao assoalho perineal. Essas duas situações negativas são apanágio de grandes multíparas, presente a chamada "distócia grávido-dinâmica".

Nas pelves platipelóides, a insinuação e a descida, em geral, fazem-se em variedade transversa. Se a redução dos diâmetros ântero-posteriores da bacia é evidente, a rotação para occípito-púbica pode ser impraticável. Nas pelves andróides, a tendência infundibuliforme que as caracteriza (redução das áreas dos estreitos médio e inferior) dificulta a rotação interna das occípito-posteriores. Finalmente, importa referir que a proeminência das espinhas ciáticas contribui decisivamente para barrar a rotação interna, inclusive em pelves antropóides.

Diagnóstico – louva-se na comprovação, pelo toque vaginal, de que a apresentação persiste na escava em variedade transversa baixa, apesar de cervicodilatação completa por mais de 1 hora (*conceito pessoal*).

Prognóstico – o prolongamento do período expulsivo e a freqüente ultimação do parto por intervenção extrativa (fórcipe), com grande rotação interna (135°) ou por rotação inversa (occípito-sacral), são condições que podem agravar os índices de morbiletalidade materna e perinatal. Grelle e cols. (1952), entre nós, referiram obituário perinatal de 2,7% em 36 casos (1 óbito).

Assistência – três medidas assistenciais poderão ser tomadas em seqüência: rotação manual da cabeça, administração de ocitocina e aplicação de fórcipe. Inicia-se por tentar rodar, manualmente, a cabeça e incrementar a contratilidade uterina com o emprego judicioso de ocitocina, particularmente na presença de oligo-hipossistolia.

Quando tais medidas resultam infrutíferas, aconselha-se o *emprego do fórcipe* (o de Kielland e o de Luikard são os de eleição). Aplicado o instrumento, tenta-se, de início, a rotação ao nível da escava. Se ocorrer dificuldade, aconselha-se elevar a apresentação em movimento sincrônico de rotação interna, colocando a lambda em relação ao subpube. Quando essa manobra resulta difícil, opta-se pela rotação inversa, desprendendo-se a cabeça em occípito-sacral.

Excepcionalmente, em bacias infundibuliformes, é necessária a prática da cesárea. Foi o que ocorreu apenas uma vez em nossa experiência de 55 anos de atividade clínica.

APRESENTAÇÃO PÉLVICA

É aquela em que o pólo pélvico fetal ocupa a área do estreito superior e nele vai se insinuar. Consideram-se duas modalidades fundamentais de apresentações pélvicas: completa e incompleta, com três variedades (Quadro IV-5).

Quadro IV-5 – Apresentação pélvica.

1. Apresentação pélvica completa
2. Apresentação pélvica incompleta
   Variedades: a) de nádegas ou agripina
   b) de joelho
   c) de pé ou podálica

Apresentação pélvica completa – apresenta-se com as duas coxas fetais fletidas sobre a bacia, as pernas fletidas sobre as coxas e os pés fletidos sobre as pernas (Fig. IV-57). Ao toque, os pés se situam acima da nádega fetal.

Apresentação pélvica incompleta

• **Modo de nádega** – neste caso, os dois membros inferiores em extensão estão rebatidos sobre a face anterior do tronco fetal (Fig. IV-58). Também chamada agripina, por se acredi-

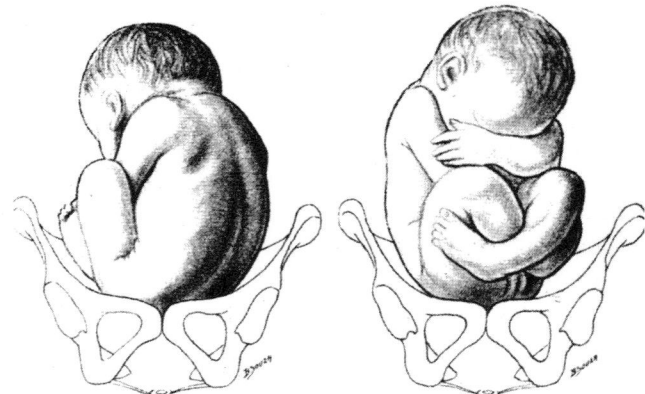

Figura IV-57 – Apresentação pélvica completa. À esquerda em SEA e à direita em SDP (Bumm, 1906).

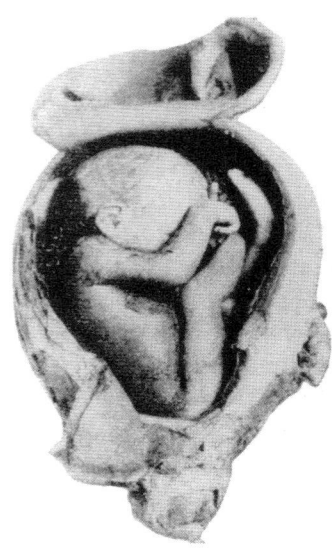

Figura IV-58 – Apresentação pélvica incompleta (modo de nádegas ou agripina) em SDP (Bumm, 1906).

tar que a mãe do imperador Nero nasceu nessa condição. É, ainda, designada pelos autores norte-americanos de apresentação pélvica franca.

• **Modo de joelho** – nesta condição, um dos membros inferiores descompleta a flexão da coxa sobre a bacia e o joelho apresenta-se, ao toque vaginal, em geral, à frente das nádegas.

• **Modo de pé** – neste caso, o toque vaginal identifica um dos pés ou ambos adiante das nádegas fetais (Fig. IV-59).

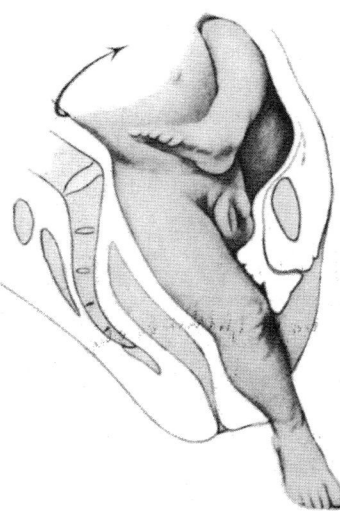

Figura IV-59 – Apresentação pélvica incompleta (modo de pé), membro anterior encravado no pube (Bumm, 1906).

Essas duas últimas variedades eram antigamente designadas apresentações pélvicas descompletas, modo de joelho ou pé, porquanto resultaram de apresentação pélvica completa, seguidas de abaixamentos de joelho ou pé.

A designação agripina relaciona-se com a crença de que a mãe de Nero nascera nessa apresentação. Para autores norte-americanos é apresentação pélvica franca.

As apresentações pélvicas incompletas, modos de joelho e de pé são também designadas de pélvicas descompletas, porque se originam de pélvicas completas, após deflexão da coxa (modo de joelho) e da perna (modo de pé).

Nomenclatura – na apresentação pélvica, o ponto de reparo fetal é a ponta do cóccix, a linha de orientação é o sulco interglúteo e o ponto de referência é o sacro. Daí utilizarmos a letra S inicial para designarmos as diversas variedades de posição que podem ocorrer: sacrais anteriores (SEA e SDA), sacrais posteriores (SEP e SDP) e sacrais transversas (SET e SDT).

Importância – na era pré-antibiótica, quando o risco materno na prática da cesárea era grande, o conhecimento das manobras utilizadas na assistência ao parto transvaginal, em casos de partos em apresentação pélvica, era de tal monta que, em 1888, V. Winckel já havia descrito 21 manobras para a extração da cabeça derradeira.

Demelin, em face do elevado obituário perinatal que ocorria nos partos pélvicos transvaginais, admitiu incluir a apresentação pélvica no limiar da distócia. E De Lee, ao se referir à importância da assistência ao parto pélvico, escreveu: "Deixe-me ver como um homem assiste a um parto pélvico e eu lhe direi que tipo de parteiro ele é" (tradução).

Freqüência – em 100.000 partos atendidos em seu Serviço, Pinard comprovou a freqüência de 3,3%. Esse número, considerado clássico para gestações únicas (simples) e de termo, não se alterou com o tempo, e Cunningham e cols. (1997) comprovaram também, no termo da gestação, a incidência de 3%, em 58.334 partos de gestação única, ocorridos no período 1991-1994. Esse número, entretanto, sofre alterações em função da idade gestacional, do peso fetal, da paridade e da idade das parturientes.

Até a 28ª-30ª semana e para pesos fetais de 1.000-1.500g, a incidência de 35% declina para 3-4% no termo da gestação (Tompkins, 1946).

Walsh e Kuder (1944) salientam maior incidência entre as primigestas idosas (4,72%:6,76%), referindo nítida supremacia das pélvicas incompletas entre elas. Weingold (1984) refere que a freqüência de apresentação pélvica é maior (5,2%) entre as grandes multíparas e relaciona o fato à maior incidência de prematuridade entre elas. Realizando ultra-sonografia, de rotina, no decurso da gestação, esse autor comprovou, como se vê na tabela IV-2, a grande importância da prematuridade na freqüência da apresentação pélvica.

Tabela IV-2 – Apresentação pélvica (AP) × peso fetal.

Peso (g)	<1.000	1.001-1.499	1.500-1.999	2.000-2.499	2.500-3.499	>3.500
AP %	40,4	34,7	19,6	9,1	3,3	1,9

Weingold, 1984.

Vermelin e Ribon (1952) referiram 28% de pélvicas completas e de 72% para as incompletas entre as primigestas, e de 42% e 58%, respectivamente, entre as multigestas.

Em nosso Serviço, a incidência de pélvicas completas foi de 35% e de incompletas de 65%, sendo as SEA as mais freqüentes, seguidas das SDP.

Etiologia – são consideradas causas maternas e ovulares as descritas no quadro IV-6.

Quadro IV-6 – Apresentação pélvica × etiologia (causas).

Causas maternas	Causas fetais
Vícios de conformação uterina (útero bicórneo, cordiforme, cilíndrico e septado)	Prematuridade
	Prenhez múltipla
	Brevidade do cordão umbilical
Miomas uterinos	Vícios de conformação fetal (hidrocefalia, anencefalia, dolicocefalia)
Placenta prévia	
Primiparidade (idosa e precoce)	Inserção placentária fúndica e cornual
Hidrâmnio	Malformações cerebrais
Oligoâmnio	
Vício pélvico (estreito superior)	
Hereditariedade	

Até a 28ª-30ª semana, a maior capacidade uterina fúndica abriga melhor o pólo cefálico, daí a predominância da apresentação pélvica nessas fases da gestação. A partir da 32ª-36ª semana, o concepto executa cambalhota (versão intra-uterina fisiológica) e adapta a sua cabeça na escava pélvica. Contribuem para tanto: o desenvolvimento vertical do útero (que supera o transverso), a maior freqüência e intensidade das contrações uterinas de Braxton-Hicks, a progressiva distensão do segmento inferior, o maior peso da cabeça fetal (ação da gravidade), o volume do líquido amniótico (que favorece a cambalhota) e a melhor acomodação cefálica no estreito superior (Vartan, 1949).

A atividade tônico-muscular fetal deve, também, contribuir para promover a cambalhota, pois, como foi referido, a incidência de malformações é maior na apresentação pélvica (Hytten, 1982; Kitchen, 1982).

Assim, as causas enumeradas no quadro IV-6 serão responsáveis pela manutenção da apresentação pélvica, por dificultarem a evolução fetal (cambalhota), em virtude da menor capacidade e distensibilidade uterinas (vícios de conformação uterina, miofibromas, primiparidade idosa e precoce, oligoâmnio, prenhez múltipla, brevidade do cordão e inserção cornual da placenta), ou por impedirem melhor acomodação cefálica no estreito superior (placenta prévia, hidrâmnio, vício pélvico, prematuridade e vícios de conformação fetal).

Em 1946, Eastman relacionou a forma piriforme do útero com a maior incidência de apresentação pélvica, e Stevenson (1950) comprovou que, em 76 casos de apresentações pélvicas, a inserção placentária era cornual, sendo 71% delas esquerdas e 29% direitas. Fianu e Vaclavinkowa (1978), em estudo ultra-sonográfico de 124 casos de apresentações pélvicas, confirmaram a observação de Stevenson. Os dois autores referem que essa causa tem maior incidência em primigestas.

Finalmente, Nandi (1936) salientou o fator causal hereditariedade, referindo ser a apresentação pélvica três a sete vezes mais incidente em gestantes da mesma família.

Mecanismo do parto – no Capítulo 19 "Parto: Fenômenos Mecânicos" referimos como ele se dá nas apresentações pélvicas. Entretanto, importa salientar alguns pormenores que podem ocorrer:

Desprendimento do biacromial – Bracht (1936) e Vermelin e Ribon (1952) referiram que, permitindo-se evolução espontânea do parto, o biacromial, em geral, desprende-se no diâmetro transverso do estreito inferior da bacia.

Deflexão dos braços e da cabeça – trações exercidas sobre o tronco fetal provocam, em geral, a deflexão dos braços e da cabeça, dificultando a evolução do parto ao acrescentarem a presença dos braços ao volume da cabeça (deflexão dos braços) e/ou ao aumentarem os diâmetros cefálicos de insinuação, descida e desprendimento (substituição do suboccípito bregmático pelo occípito mentoneiro).

Wilcox (1949), em excelente publicação, referiu que no parto pélvico a cabeça pode se apresentar fletida (39,8%), defletida (10,7%) e em atitude indiferente (49,5%). Em 19 casos de cabeça defletida, permitida a evolução normal do parto, a mortalidade fetal foi de apenas 4,3%.

Leon (1953) admitiu que o emprego dos raios X na rotina demonstraria que a deflexão cefálica é mais incidente do que referem os autores clássicos. Concordando com Svenningsen e cols. (1985), recomenda-se a via alta quando a hiperextensão cefálica é pronunciada (Fig. IV-60).

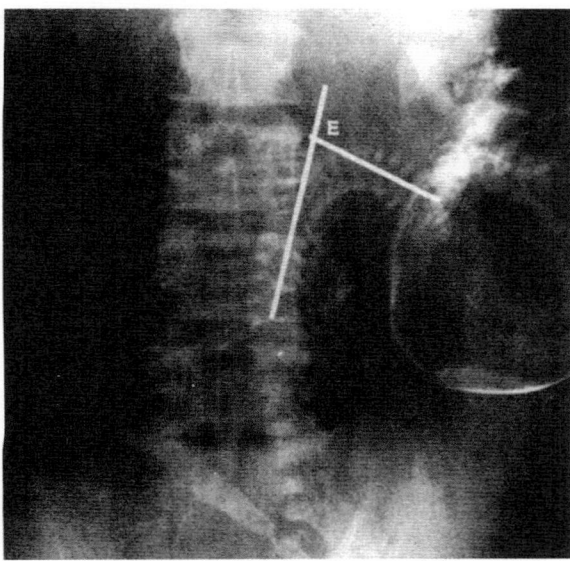

Figura IV-60 – Apresentação pélvica com hiperdeflexão cefálica. Notar o ângulo formado pelas linhas coincidentes com a coluna dorsal e cervical.

Rotação posterior do dorso – nessa eventualidade (raríssima), ocorre concomitantemente a rotação sacral do occipício e, com freqüência, a deflexão da cabeça com seus óbvios inconvenientes e dificuldades.

Sacras incompletas – nas agripinas, o desprendimento do tronco será demorado, porquanto os membros inferiores rebatidos sobre sua face anterior dificultarão sua inflexão lateral. Além disso, a circunferência de insinuação e descida fetais serão a sacrofemoral (agripinas) e a sacropúbica (modo de pés), que medem menos que a sacrotibial, que ocorre nas sacras completas. Assim, o trânsito da cabeça pelo canal de parto, insuficientemente dilatado pelo pólo pélvico, será difícil, senão impraticável. A distócia será agravada em fetos prematuros, nos quais os diâmetros cefálicos superam nitidamente aqueles do ovóide córmico.

Sacra anterior persistente – referida por Torpin (1952) e associada à sacra incompleta, essa condição impõe a resolução do parto pela cesárea.

Hiper-rotação cefálica – Warnekros por meio de raios X a identificou em 1918. Leon (1953) e Hall (1953) não acreditavam que essa anomalia agravasse o prognóstico fetal nos partos pélvicos transvaginais.

Evolução do parto – Fernando de Magalhães referiu apresentar o parto pélvico dificuldades crescentes. Isso porque os cintos de distócia, que se sucedem na progressão e expulsão do feto, são cada vez maiores: bitrocantérico, biacromial e, finalmente, cabeça derradeira.

A maior incidência de rotura prematura e/ou precoce das membranas, que ocorre nas pélvicas, é atribuída à má adaptação e à irregularidade do pólo pélvico no estreito superior e, segundo Wolf (1939), ao menor raio de curvatura da bolsa das águas.

A dequitação foi bem estudada por Budin, que admitiu ocorrer o descolamento da placenta antes do desprendimento cefálico, em virtude da progressiva retração uterina, após o sucessivo desprendimento do pólo pélvico e do ovóide córmico.

Em 1956, Mac Pherson e Wilson por raios X (injetando contraste no cordão umbilical exteriorizado) confirmaram as idéias de Budin, comprovando que o descolamento placentário antecede o desprendimento cefálico (Fig. IV-61).

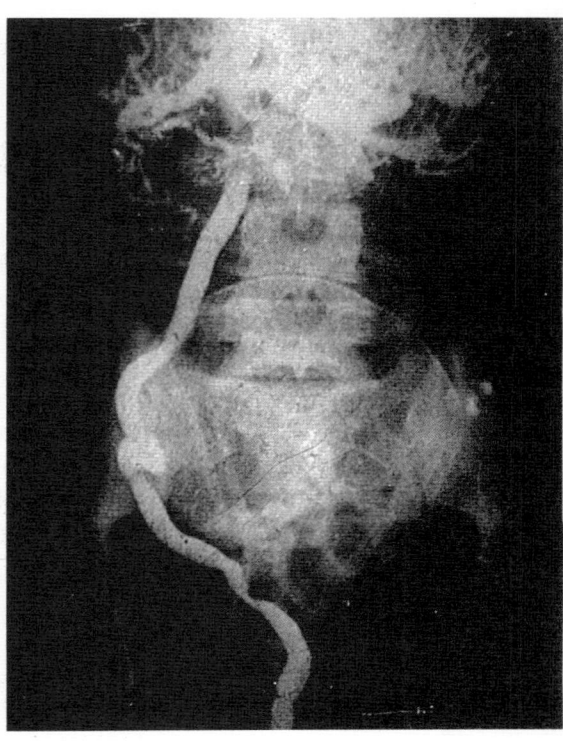

Figura IV-61 – Notar que o descolamento da placenta antecede o desprendimento cefálico (Mc Pherson e Wilson, 1956).

A bossa serossangüínea, nas pélvicas completas e incompletas agripinas, localiza-se na nádega anterior. Nas pélvicas incompletas, modo de joelho e de pés, localiza-se nessas partes fetais.

Diagnóstico – na atualidade, a ultra-sonografia tornou fácil e segura a identificação da apresentação pélvica. Entretanto, como o prognóstico fetal guarda relação direta com o diagnóstico prévio ao início do parto e porque nem sempre o tocólogo pode contar com o referido equipamento, referiremos os parâmetros clínicos que permitem suspeitar ou firmar o diagnóstico de apresentação pélvica.

Anamnese – devem ser considerados os seguintes dados: antecedentes maternos ou pessoais de pélvicas; percepção de movimentos ativos fetais na área inferior do abdome; sensação incômoda (95% em primigestas e 80% em multigestas) subcostal direita (Horta Barbosa, 1943); não percepção de alívio epigástrico no termo da prenhez.

Palpação – permite identificar o pólo fetal no fundo uterino, com características cefálicas (regular, duro e irredutível), estando presente a sensação de rechaço. A escava se apresenta semicheia e as características do pólo que se apresenta sugerem ser o pélvico (irregular, duro, mas redutível).

Escuta – o foco fetal é supra-umbilical e situa-se à esquerda (sacro-esquerda) e/ou à direita (sacro-direita) da linha mediana e cerca de 5-6cm acima do umbigo.

Toque – durante a gestação, ausente a cervicodilatação e presentes as membranas íntegras (volume do líquido amniótico normal ou aumentado), o toque vaginal não identifica a sensação de rechaço, a dureza e a irredutibilidade, características do pólo cefálico.

Durante o parto e após a rotura das membranas, o toque vaginal exclui as características do pólo cefálico (inclusive, não identifica suturas e fontanelas) e comprova a presença da ponta do cóccix, do sulco interglúteo e da coluna sacral.

Não se deve insistir, durante o toque, na identificação do sexo fetal. Além de traumas que atingem o escroto (Tiwary, 1989), a vulva e até o períneo do concepto, o tocólogo pode confundir o escroto com grandes lábios (quando estes estão muito infiltrados por edema) e os grandes lábios com o escroto (quando a bolsa escrotal está repuxada para cima).

Ainda, durante o toque, distingue-se a boca do ânus porque naquela se identificam as arcadas alveolares e, no ânus, o tono e a contração do esfíncter. Entretanto, em casos de fetos mortos, a ausência desses sinais anais pode tornar mais difícil o diagnóstico.

Quando, pelo toque, se percebem pequenas partes fetais, impõe-se distinguir pés e mãos fetais. Identifica-se o pé pela presença do calcanhar, pelo reduzido afastamento do grande artelho e pela linha reta que reúne as extremidades digitais (Fig. IV-62), e as mãos, pelo grande afastamento do polegar e pela linha curva que reúne as extremidades digitais.

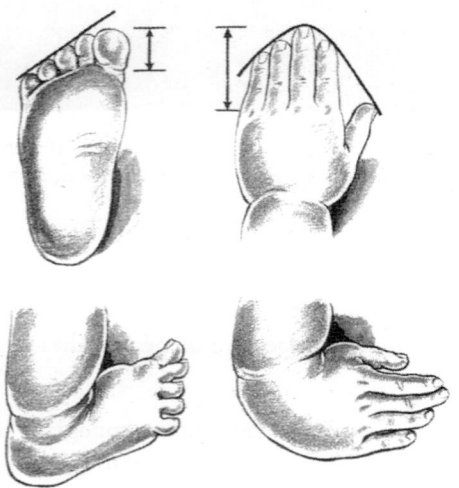

Figura IV-62 – Identificação ao toque de mãos e pés (De Lee e Greenhill, 1943).

Finalmente, importa não confundir, durante o toque, a apresentação pélvica com as apresentações cefálicas fletidas e defletidas e com a situação transversa. A presença de volumosa bossa serossangüínea, nas cefálicas fletidas e defletidas de primeiro grau (bregmáticas), pode simular nádega fetal. Confirmam-se as cefálicas pela presença de suturas e pela região retroauricular, que não se infiltra.

Na apresentação de face, a excessiva infiltração serossangüínea das bochechas (confusão com nádegas) e a presença da boca (confusão com o ânus) podem levar a erros que se evitam pela identificação das arcadas alveolares, por eventual movimento de sucção (boca) e pelo tono e contração do esfíncter (ânus). Na apresentação de fronte, os dois globos oculares podem confundir com a presença de bolsa escrotal com os dois testículos. Entretanto, a identificação da sutura metópica e da raiz do nariz (que não se infiltra) entre os globos oculares facilita o diagnóstico.

Prognóstico – a liberalização das indicações da operação cesárea e a restrição da via vaginal, na assistência aos casos de partos em apresentação pélvica, seguiram-se de evidente melhora do prognóstico perinatal. Entretanto, apesar dessas alterações de conduta, as morbiletalidades materna e perinatal estão agravadas na apresentação pélvica. Para tanto, contribuem a maior morbidade infecciosa materna na cesárea, as indicações indevidas da via vaginal, como também a maior incidência da prematuridade e de malformações fetais nas pélvicas.

Prognóstico materno – a restrição da via transvaginal em casos de partos com apresentação pélvica em nulíparas (particularmente idosas e adolescentes) com cervicodilatação incompleta e manobras extrativas intempestivas seguiu-se de evidente melhora do prognóstico materno. Leon (1953) referiu que até 1941 (era pré-antibiótica), na Clínica Eliseo Canton (Buenos Aires), a mortalidade materna atingiu 2%, sendo de 1,7% em geral e de 3,5% para as parturientes idosas.

Contribuíam para a morbiletalidade materna as seguintes complicações: roturas vulvoperineais, cervicais e do segmento inferior do útero, disjunção da articulação sinfisiária e infecção puerperal (conseqüente a partos prolongados e manipulações repetidas do canal de parto). Inclusive, lesões retais foram referidas e publicadas por Lesh (1952).

Na atualidade, a morbidade traumática materna reduziu-se drasticamente com a maior e quase total indicação da cesárea. Entretanto, quando essa intervenção é praticada, a insuficiente incisão miometrial para a extração da cabeça última pode-se seguir de sua propagação e conseqüentes hemorragia e morbidade infecciosa. Collea (1980) referiu morbidade infecciosa de 49,3% na cesárea e apenas de 6,7% após partos vaginais.

Ainda no que importa ao prognóstico materno, Hannah e cols. (2004) referem 917 casos de partos pélvicos, referentes a 85 centros. Não identificaram diferenças posteriores entre os partos vaginais e cesáreas no que se relacionou com: a) lactação; b) relações filho-mãe; c) dor; d) incontinência urinária; e d) depressão.

Prognóstico perinatal – a morbiletalidade perinatal, no parto pélvico transvaginal de rotina, é cerca de três a cinco vezes maior do que aquela que ocorre nos partos em apresentação cefálica. Guyer e Heaton (1946) e Todd e Steer (1963) referiram, respectivamente, cifras de mortalidade perinatal 4,5 e 4 vezes maiores nas pélvicas, quando comparadas com as cefálicas. Entre nós, Neme e cols. (1946) referiram 8,1%; Rodrigues (1956), 13,2%; Rezende e cols. (1958), 3,1% (após ampliar as indicações de cesárea de 5,4% para 16,6%). Publicações alienígenas, antigas e mais recentes, de Redman (1950), Calkins (1955), Ward e Parsons (1955), Brosset (1956), Hall e Kohl (1956), Rivière e cols. (1956), Todd e Steer (1963), Dunn e cols. (1965), Bird e Mc Elin (1970), Alexopoulos (1973) e de Cox (1982), citam cifras de mortalidade perinatal oscilando entre 2,6 e 8,6%. Gimovsky e Paul (1982) referem 8,5% de perdas fetais em partos pélvicos (2,2% nas cefálicas), mesmo quando se praticou a cesárea em 74% deles. Essa casuística demonstra a gravidade prognóstica perinatal vigente na apresentação pélvica.

No estudo do prognóstico e da morbiletalidade perinatal em casos de partos pélvicos transvaginais, devemos considerar: 1. causas da morbiletalidade perinatal; 2. causas de óbito perinatal; e 3. fatores obstétricos e prognóstico perinatal.

Causas da morbiletalidade perinatal – a morbidade neonatal, conseqüente aos partos pélvicos transvaginais, é nitidamente agravada quando, na sua assistência, substitui-se a conduta conservadora (observação até o desprendimento cefálico) pela ativista (trações sobre o ovóide córmico).

As lesões traumáticas fetais podem atingir a cabeça, boca, coluna cervical, faringe, mandíbula, músculos do pescoço, membros superiores, órgãos abdominais, membros inferiores e genitália (Capítulos 93 e 128).

No estudo da responsabilidade pela morbidade tardia, relacionada à apresentação pélvica, deve-se salientar (para excluir) a importância da prematuridade e das malformações fetais pela sua maior incidência. Essas duas condições *per se* podem e devem ser responsáveis pela morbidade tardia que conceptos nascidos em apresentação pélvica apresentarão.

Brenner e cols. (1974) demonstraram serem as malformações fetais mais incidentes nas pélvicas (Gráfico IV-1), e inúmeras publicações referem morbidade agravada entre os prematuros. Nesse particular, Cruikshank e Pitkin (1977) referiram que a incidência de alterações neuromotoras em recém-nascidos prematuros de partos pélvicos sóem ocorrer independentemente do parto ter sido vaginal ou cesáreo (Tabela IV-3).

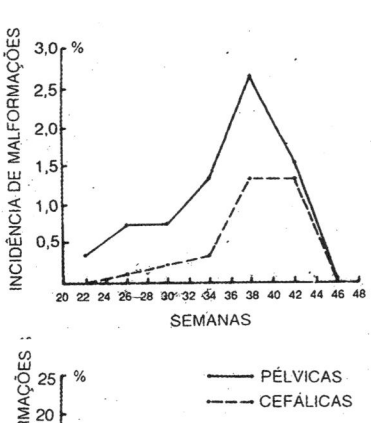
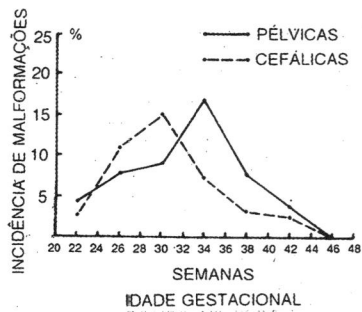

Gráfico IV-1 – Incidência de malformações na apresentação pélvica (linha cheia) e nas cefálicas (linha pontilhada) (Brenner e cols., 1974).

Tabela IV-3 – Partos prematuros × alterações neurológicas.

Patologia	Parto vaginal (%)	Parto cesáreo (%)
Disfunção mental no 8º mês	28	42
Alterações motoras no 8º mês	40	38
Alterações neurológicas após um ano	4	4

Cruikshank e Pitkin, 1977.

Entretanto, as maiores dificuldades relacionadas aos partos vaginais e cesáreos em apresentação pélvica não podem nem devem ser subestimadas.

Embora Hambert e Akesson (1973) tenham negado maior incidência de disfunção cerebral mínima em conceptos nascidos em partos pélvicos vaginais, Alexopoulos (1973) observou 70 alterações cerebrais (espásticas e epilépticas) dentre 511 partos de fetos com 1.500g ou mais. Tank e cols. (1971) referiram que entre 12 casos de calcificação supra-renal, em 8 o parto foi pélvico transvaginal e, como demonstra a tabela IV-4 (dados de Kauppila, 1975), as seqüelas tardias são mais freqüentes entre os prematuros nascidos de partos em apresentação pélvica que naqueles de partos cefálicos.

Tabela IV-4 – Prematuridade × seqüelas.

Tipo de parto	Nº total	Aprendizado		
		Classes especiais	Classes para retardados	Prejuízo na leitura e escrita
Cefálicos	550	1,6%	0,5%	26,2%
Pélvicos	556	5,7%	2,5%	43,3%

Kauppila, 1975 (modificado).

Fianu e Joelsson (1979) comprovaram (963 fetos de termo) que a incidência de alterações motoras e na leitura ocorreram, respectivamente, em 19% e 4% em recém-nascidos de partos pélvico e/ou cefálicos. Nos prematuros, essa incidência é de 20%. Comparando os resultados, em função da via do parto, como se vê na tabela IV-5, o prognóstico tardio foi agravado pelo parto transvaginal.

Tabela IV-5 – Parto pélvico × seqüelas.

Alterações	Via do parto			
	Vaginal		Abdominal	
	Nº casos	Alterações (%)	Nº casos	Alterações (%)
Síndrome hipercinética				
Impulsividade	239	27,6	3	3,1
Redução na atenção	239	27,6	2	2,0
Emotividade	233	26,9	3	3,1
As três alterações	176	20,3	2	2,0
Comprometimento no aprendizado				
Dislexia	244	28,2	2	2,0
Disgrafia	242	28,0	1	1,0
Discalculia	244	28,2	1	1,0
As três alterações	180	20,8	1	1,0
Desordens da fala	45	5,2	2	2,0

Fianu e Joelsson, 1979 (modificado).

Whyte e cols. (2004) acompanharam, durante 2 anos, 923 crianças, nascidas de partos pélvicos em 85 centros. Não identificaram diferenças neurológicas entre os resultantes de partos vaginais e cesáreos.

Causas do óbito perinatal – a mortalidade perinatal, após partos pélvicos transvaginais, relaciona-se, em especial, com o traumatismo encefálico e conseqüente hemorragia provocada pela rotura do sistema contensor cerebral (rotura da veia de Galeno). Atribui-se menor importância à hipóxia. Em nosso Serviço, Garcia Novo e cols. (1978) verificaram que, no parto cesáreo, as fundoscopias (fundo de olho) de recém-nascidos (63 casos) não apresentavam hemorragias; entretanto, em 100 casos de recém-nascidos de partos vaginais estiveram presentes em 26,6% (nulíparas) e em 5,9% (multíparas).

Entre outras lesões traumáticas responsáveis por perdas fetais, citam-se, ainda, lesões bulbares e da medula (secção) e roturas de órgãos intra-abdominais (fígado, baço).

As lesões hepáticas (roturas), em geral, resultam da apreensão indevida do tronco fetal durante as manobras extrativas.

Fatores obstétricos e prognóstico perinatal – diversas condições obstétricas podem influir no prognóstico de nascituros de partos pélvicos transvaginais. Citam-se, entre eles, os seguintes:

• Idade e paridade – de há muito Walsh e Kuder (1944) chamaram a atenção para o pior prognóstico perinatal entre as nulíparas, particularmente as idosas (maior resistência das partes moles). Essa observação, embora possa ser verdadeira, quando se consideram parturientes atendidas por tocólogos experientes, não corresponde à verdade quando nos reportamos a casuísticas de Maternidades-Escola, nas quais é comum subestimar-se o risco do parto pélvico transvaginal nas multíparas.

No Serviço que militamos, comprovamos que a mortalidade perinatal foi, respectivamente, de 7,9 e 8,3% entre nulíparas e multíparas de termo (Neme e cols., 1946). Redman (1950) comprovou o mesmo fato, referindo obituário de 6,8% para nulíparas e de 8,6% para multíparas. Em Estocolmo, no Hospital Sabbatsberg, instituição de excelência, para conceptos de termo, a mortalidade perinatal foi de 1,9% (nulíparas) e 1,6% (multíparas), e nos prematuros foi de 19,6% (nulíparas) e 11,3% (multíparas). A nosso ver, o fato se relaciona com as seguintes causas: displicência na avaliação das condições materno-fetais que indicam ou contra-indicam a via vaginal, maior tendência para atitude ativista na assistência das multíparas (trações indevidas), maior incidência de cesárea nas nulíparas e, finalmente, atribuição da assistência a médicos mais experientes nas nulíparas e a menos experientes nas multíparas.

• Idade gestacional e peso fetal – Calkins (1955), em partos pélvicos transvaginais, referiu as seguintes cifras de mortalidade perinatal e suas relações com o peso fetal: 2,2% para conceptos com mais de 2.500g, 7% para aqueles entre 1.500 e 2.500g e 15% para os de menos de 1.500g. Numerosas casuísticas confirmam os dados de Calkins, comprovando ser maior a mortalidade perinatal entre conceptos pré-termo (Crespigny e Pepperell, 1979; Graves, 1980; Kauppila e cols., 1981; Westgren e cols., 1985; Bodmer e cols., 1986). A maior perda perinatal, comprovada entre os prematuros, deve ser atribuída à sua maior vulnerabilidade vasculocerebral, à menor resistência craniana e, particularmente, ao relativo maior volume cefálico (em relação ao ovóide córmico) que lhes é pertinente.

Assim, em face da insuficiente dilatação das partes moles promovida pelo pólo pélvico e pelo tronco fetal, a cabeça derradeira resulta alta e encontra dificuldade para seu desprendimento. A situação será mais evidente nas pélvicas incompletas, nas quais as circunferências fetais de insinuação, progressão e desprendimento são a sacropúbica (modo de joelho e pé) e a sacrofemoral (agripinas), cujos diâmetros são menores que a sacrotibial (nas pélvicas completas). Cahill e cols. (1991) referem que 80% dos casos em que se comprovam hemorragia cerebral tratava-se de prematuros com peso de até 2.200g.

A responsabilidade do peso fetal (relacionado com a prematuridade), no obituário perinatal, depreende-se do exame da tabela IV-6, apresentada por Fianu (1976), e referente ao Hospital Sabbatsberg, e do gráfico IV-2, referido por Chassar Moir e Meyercough (1971).

Tabela IV-6 – Parto pélvico × mortalidade perinatal.

Peso fetal (g)	Nº casos	Mortalidade perinatal (%)
1.000-1.500	15	40,0
1.501-2.000	19	10,5
2.001-2.500	65	10,8
2.501-3.000	203	1,5 ⎤
3.001-4.000	431	1,4 ⎦ 1,45
4.001-4.500	46	6,5

Fianu, 1976 (modificada).

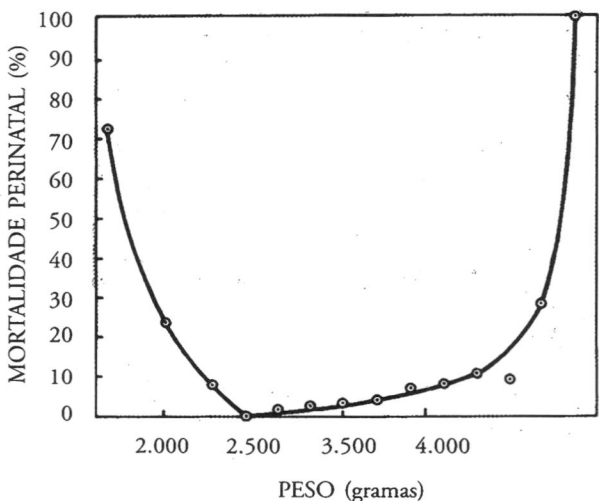

Gráfico IV-2 – Mortalidade perinatal no parto pélvico. Notar o incremento dos índices em conceptos com menos de 2.500g e mais de 4.000g (Chassar Moir e Meyercough, 1971, modificado).

O exame da tabela IV-6 e do gráfico IV-2, além de demonstrar os inconvenientes da prematuridade e/ou peso, permite vislumbrar como o prognóstico perinatal melhora entre 2.400 e 4.000g e piora após as 4.000g. Os dados referidos por Fianu são muito ilustrativos; entretanto, Tejani e cols. (1987) referiram que, entre 280 conceptos nascidos em apresentação pélvica e com menos de 2.000g, a incidência de hemorragia cerebral foi idêntica para os casos de cesárea, fórcipe e normais. Esses dados controversos explicam-se, a nosso ver, pela categoria dos tocólogos que se encarregaram da assistência dos partos pélvicos pela via vaginal.

Finalmente, importa referir que conceptos com restrição de crescimento intra-uterino (RCIU) não se comportam como os prematuros, no que tange à vulnerabilidade vásculo-cerebral; entretanto, eles são muito suscetíveis à hipóxia, que ocorre no prolongamento da expulsão fetal.

• Vício pélvico – a desproporção cefalopélvica, inclusive quando limítrofe, contra-indica a via vaginal e agrava definitivamente o prognóstico perinatal. Os autores norte-americanos, em particular, recomendavam que se faça radiopelvimetria para a escolha da via do parto. Acreditamos, entretanto, que a pelviologia clínica associada à ultra-sonografia (calculando a morfologia e o peso fetais) permitem prescindir da propedêutica radiológica (em face dos seus inconvenientes genéticos).

Cheng e Hannah (1993) reviram a questão da mensuração pélvica pelo RX e pela tomografia. Concluíram pela sua pobre aplicabilidade, em face dos resultados discordantes identificados. Morrison e cols. (1995) concordaram com esses autores. Van Loon e cols. (1997) salientam a maior acuracidade da ressonância magnética. Utilizada em 235 casos, ela, praticamente, não reduziu a incidência de cesáreas (42%), em relação aos casos em que não foi realizada (50%).

Rosenau e cols. (1990), com casuística de 357 casos, praticaram a cesárea em 47,9%, a grande extração em 0,6% e a manobra de Mauriceau em apenas 0,3%. A mortalidade perinatal corrigida foi de 0,28%. Para esses autores, a comprovação de biparietal maior que 10cm impõe a prática de cesárea, cuja indicação é, também, obrigatória no vício pélvico (mesmo que limítrofe) e na hiperextensão cefálica.

- Duração do parto – seja pela exaustão da parturiente (após 12 horas), seja pela dificuldade na fase expulsiva (obrigando intervenções extrativas), a duração maior do parto agrava o prognóstico perinatal. Segundo Pomerance e Daichmann (1952), a mortalidade perinatal de 2,8%, quando o parto dura menos de 24 horas, se eleva para 9,3% e 19%, respectivamente, quando o parto se prolonga até 48 horas.

- Rotura das membranas – roturas prematura e precoce das membranas agravam o prognóstico perinatal, por favorecerem a instalação de infecção intraparto e alterarem a contratilidade uterina (hipertonia). Além disso, a coincidência com hipóxia favorece o precoce procúbito e o prolapso do cordão umbilical. Rovinsky e cols. (1973) referem que, nas pélvicas agripinas, a incidência do prolapso do cordão é de 1,7% e, nas incompletas, modo de joelho ou pé, atinge 10,9%. Segundo Pomerance e Daichmann (1952), vigente essa complicação, o obituário perinatal atinge 25%.

A ausência da cunha hidrostática, representada pela integridade da bolsa das águas, interfere com a cervicodilatação e contribui para agravar o prognóstico perinatal. É o que se depreende na análise da tabela IV-7.

Tabela IV-7 – Mortalidade perinatal × apresentação fetal – rotura prematura das membranas.

Peso fetal (g)	Mortalidade perinatal (%)	
	Pélvicas	Cefálicas
2.000-2.500	17,8	13,1
1.500-1.999	60,0	32,3
1.000-1.499	86,2	45,7
500-999	89,0	100,0

Scott, 1974.

- Experiência do tocólogo – é notória a frase com que De Lee salientou a importância que a experiência do obstetra assume na assistência aos partos pélvicos transvaginais. Sadowsky e cols. (1944) referiram que, no Hospital Hadassah (Jerusalém), a mortalidade perinatal de 20,2%, em partos pélvicos vaginais assistidos por todo "staff" do Serviço, declinou para 4,7% quando apenas os tocólogos mais experientes se encarregaram da assistência.

- Atitude assistencial – após a publicação de Bracht (1938), ficou patente e pacífica ser abstencionista (apenas observação até o desprendimento da cabeça derradeira) a melhor conduta assistencial no parto pélvico transvaginal.

Em 1926, Ridley observou que a mortalidade perinatal de 5,4% nos partos assistidos pelas obstetrizes do seu Serviço se elevou para 19,1% quando os acadêmicos e médicos se encarregaram da assistência. Esse autor relacionou o agravamento prognóstico perinatal às manobras extrativas efetuadas pelos últimos.

Segundo nossa experiência, a mortalidade perinatal de 5% (manobra de Mauriceau) se elevou para 34,3%, quando se procedeu a extração fetal (Neme e cols., 1946). Krause e cols. (1991) acompanharam, por 5-7 anos, recém-nascidos de partos pélvicos transvaginais (52 casos). Verificaram, no que tange ao comportamento neuromotor e intelectual, melhores resultados nos conceptos nascidos de parto espontâneo, quando comparados com aqueles que exigiram compressão cefálica na manobra de Bracht.

- Cesárea anterior – a referência de cesárea em parto anterior desaconselha a opção pela via vaginal. A rapidez com que a cabeça derradeira passa pelo segmento inferior e o seu maior volume e consistência são condições que favorecem a rotura miometrial.

Casanova e cols. (1977), analisando 2.148 partos pélvicos, referiram 18 roturas uterinas, dentre as quais, em duas, o parto anterior foi cesáreo.

- Sexo fetal – Fianu (1976) comprovou em sua casuística que a perda de conceptos é maior entre aqueles do sexo masculino. Na tabela IV-8 apresentamos os números que foram identificados em dois hospitais de Estocolmo.

Tabela IV-8 – Mortalidade perinatal × sexo fetal – parto pélvico.

Sexo fetal	Peso fetal (g)	Mortalidade perinatal (%)	
		Hospital Sabbatsberg	Hospital Sodersjukhuset
Masculino	1.000-2.500	23,7	48,8
	> 2.500	2,5	4,6
Feminino	1.000-2.500	9,8	34,7
	> 2.500	1,1	2,9

Fianu, 1975 (modificado).

- Atitude fetal – Westgren e cols. (1981) acompanharam, por 2-4 anos, 33 recém-nascidos de apresentação pélvica, que apresentaram hiperextensão cefálica intra-útero. Dentre os 26 que nasceram pela via vaginal, 5 apresentaram seqüelas neurológicas (22%). Naqueles nascidos por cesárea não ocorreram seqüelas. Bhagwanani e cols. (1973) lembraram que deflexões maiores que 90° provocam lesões medulocervicais e, por isso, devem ser resolvidas pela cesárea. Entretanto, tais lesões têm sido referidas inclusive após partos cesáreos (Cattamanchi e cols., 1981), provocando lesões graves da medula (Figs. IV-63 e IV-64).

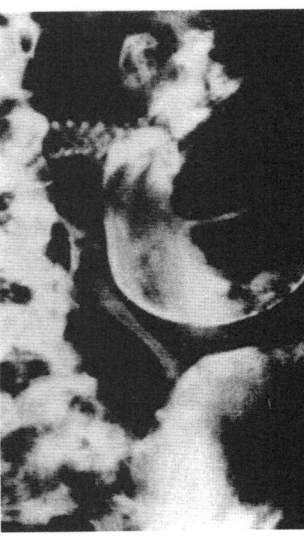

Figura IV-63 – Apresentação pélvica. Hiperextensão cefálica.

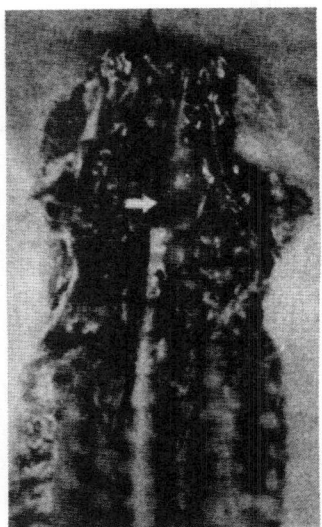

Figura IV-64 – Secção completa da medula cervical (Cattamanchi e cols., 1981).

Os números apresentados na tabela IV-7 demonstram, ainda, como a qualidade hospitalar (corpo clínico) influi na mortalidade perinatal (o Hospital Sabbatsberg é instituição de excelência).

- Prenhez gemelar – além do risco de eventual colisão cefálica, quando a apresentação do primeiro gêmeo é pélvica e a do segundo cefálica, Prata Martins e cols. (1980), em nosso Serviço, comprovaram pior prognóstico perinatal no parto transvaginal para o primeiro gêmeo, quando sua apresentação foi pélvica. Daí, recomendarem, nesses casos, a via abdominal. Mc Carthy e cols. (1981) referiram maior gravidade na prenhez gemelar para conceptos pesando 1.000-1.250g (para os dois fetos), e Kelsick e Minkoff (1982) aconselham a cesárea sempre que um ou ambos os fetos são pélvicos.
- Assistência neonatal – Bodmer e cols. (1986) sugerem que as casuísticas comparativas, relacionadas a partos prematuros, em apresentação pélvica, devem considerar que, nos últimos anos, o progresso da assistência neonatal foi imenso. Assim, pelo menos em parte, os melhores resultados obtidos pelo incremento nas indicações da cesárea devem ser atribuídos mais à melhor assistência neonatal que à via abdominal do parto.
- Via do parto – em nosso Serviço, Zugaib e cols. (1985) comprovaram neomortalidade para recém-nascidos entre 1.000 e 4.000g de 5,6% na via alta (391 casos) e de 15,6% na via vaginal (237 casos).

Costa e cols. (1989), no Recife, analisaram resultados em 246 partos pélvicos. Comprovaram mortalidade neonatal precoce em 2,8% na cesárea e em 24,6% no parto vaginal. Para conceptos com menos de 2.500g, os resultados foram, respectivamente, de 3,7% e 47%, e para os com mais de 2.500g de 0% e 2,8%.

Penn e Steer (1991) inquiriram 180 obstetras ingleses sobre a via de parto preferencial no parto pélvico. Apenas 12% indicaram cesárea para conceptos com menos de 26 semanas e somente 35% reconheceram ser a cesárea melhor para fetos pré-termo. Entretanto, 76% desses tocólogos praticaram a cesárea em prematuros e, dentre eles, 71% referiram que o fazem pelo receio de implicações legais (má prática).

É difícil compreender as discrepâncias das casuísticas consultadas. Entre nós, enquanto Camano e cols. (1981) e Lippi e cols. (1982) são favoráveis à via alta nos casos de prematuros, concordando com a maioria dos autores estrangeiros (Kiely, 1991), outros autores (Tejani e cols., 1987) discordam dessa orientação. Inclusive para conceptos de termo, Audra e Putet (1990), Croughan-Minihane e cols. (1990) e Roumen e Luyben (1991) admitiram segurança perinatal equivalente para as duas vias.

Cheng e Hannah (1993) analisaram 24 publicações, referindo a mortalidade neonatal em partos pélvicos, realizados pela via vaginal e por cesárea. Para os conceptos de termo, os índices de mortalidade foram: 75 para 7.695 partos vaginais e 2 para 4.026 na cesárea.

É verdade que casuísticas de diversos serviços nem sempre mencionam a experiência dos envolvidos na assistência. Entretanto, os resultados são tão expressivos que não se pode deixar de reconhecer ser temerária a via vaginal Em face dos riscos de má prática, justifica-se, plenamente, a opção pela cesárea.

Conduta assistencial – deve ser considerada durante o pré-natal e o parto.

Assistência no pré-natal – durante o pré-natal, a presença de apresentação pélvica após a 32ª semana (primigestas) e/ou a 34ª (multigestas) impõe considerar a indicação e a prática da versão externa cefálica.

Versão externa – considerada medida útil na era pré-antibiótica, em face do maior risco da cesárea (mais incidente nas pélvicas), seu emprego carreia riscos fetais que lhe são inerentes (descolamento prematuro da placenta, roturas do cordão umbilical, óbito fetal, rotura prematura das membranas, trauma vertebral e, excepcionalmente, até óbito materno por embolia amniótica) (Stine e cols., 1985). Entretanto, o advento da ultra-sonografia, da monitorização fetal e das drogas uterolíticas reduziu, evidentemente, os riscos feto-maternos referidos.

Briquet (1940-1953) contra-indicava a manobra pelos riscos referidos e porque a não correção da causa etiológica da apresentação pélvica seguia-se, com freqüência, da reversão da apresentação. Grimes e cols. (1952) também admitiram existir fator causal para a apresentação pélvica: dentre 748 versões externas ocorreram 19,1% de reversões; em 778 versões espontâneas, essa cifra foi de apenas 9,6%.

Siegel e Mc Nally (1939), revendo 26 publicações compendiando 2.269 versões externas, comprovaram 3,13% de óbitos fetais. Inquirindo 49 tocólogos, esses autores chegaram à conclusão de que 27 a aconselhavam e 22 não recomendavam a manobra. Jokela (1949), após praticar, com êxito, 1.031 versões externas, aconselhou realizá-la entre a 30ª e a 32ª semanas em primigestas e entre a 34ª e a 37ª semanas nas multigestas.

Entre as causas que dificultam sua realização citam-se: a inserção cornual da placenta (Stevenson, 1950; Fianu e Václavinková, 1978), a apresentação agripina (Tompkins, 1946), a apresentação composta (Ang, 1978) e a hiperextensão cefálica (Bhagwanani e cols., 1973). Ao permitir identificar tais condições, a ultra-sonografia favoreceu as indicações e a segurança da manobra, cuja prática, após 1975, tem sido maior (Ylikorkala e Hartikainen-Sorri, 1977; Ferguson e Dyson, 1985; Hofmeyer, 1983).

Em 1949, Vartan, praticando a versão externa, reduziu a incidência de apresentação pélvica, no termo da gestação, de 3-4% para 1-1,5%, e Ylikorkala e Hartikainen-Sorri referem redução de 4,5% para 2,9%. Entretanto, além de referirem grande incidência de reversões, Kasule e cols. (1985) salientaram os riscos fetais (2,6% de óbitos perinatais). E Lau e cols. (1997), praticando versão externa em 241 gestantes (entre 36 e 37 semanas), comprovaram maior incidência de sofrimento fetal. Saliente-se, entretanto, que a ocorrência de defeitos genéticos se relaciona com a apresentação pélvica no termo da prenhez.

Para praticar a manobra, recomendamos os seguintes cuidados: esvaziamento intestinal (laxativos na véspera), cateterismo vesical, posição de cefalodeclive acentuada, ambiente hospitalar, ultra-sonografia prévia e monitorização fetal intra e pós-intervenção. Eventualmente, recomenda-se a administração venosa de tranqüilizantes e uterolíticos, cerca de 60 minutos antes da intervenção. As manobras (bimanuais) devem ser delicadas e procurarão orientar a cabeça e o pólo pélvico no sentido da flexão fetal (Fig. IV-65). Não se justifica a insistência, quando obedecidos esses preceitos a evolução fetal não ocorre. Além de contra-indicar sua prática na prenhez gemelar, salienta-se que a versão externa pode, ainda, ser realizada em multíparas com bolsa íntegra, inclusive no termo e no início do parto.

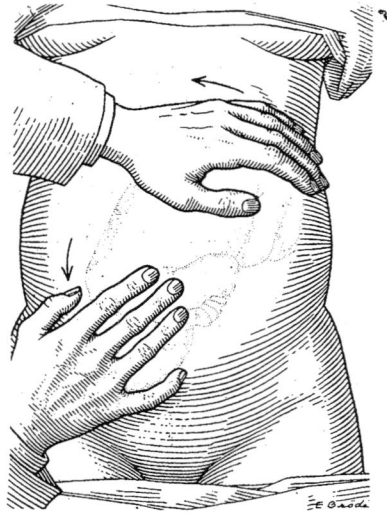

Figura IV-65 – Versão externa. Notar que as manobras forçam a evolução fetal no sentido da flexão fetal (Pritchard e cols., 1985).

Hofmeyer (1983), em 30 casos em que a realizou, obteve êxito em 29 e, no termo da gestação, comprovou reversão em apenas três casos. Em 30 casos em que não realizou a manobra no termo da prenhez, a apresentação se manteve pélvica em 67%. A incidência de cesárea foi de 20% quando se praticou a versão externa e foi de 43% quando não se realizou. Hanss (1990), dentre 357 casos de apresentação pélvica, praticou a versão externa com êxito em 48,9%. A incidência da cesárea, nesses casos transformados em apresentação cefálica, foi de 17,2%, enquanto, naqueles que persistiram em pélvicas, a incidência da via alta atingiu 77,5%. Esses resultados e os de outros autores justificam, atualmente, o emprego judicioso da versão externa.

Zhang e cols. (1995) informam não haver ocorrido óbito fetal, desde 1980, nos Estados Unidos, dependente da prática de versão externa.

Uterolíticos – a redução do tono uterino e a inibição de eventuais contrações, induzidas pelo estímulo dependente da manobra, justificam plenamente a administração de drogas uterolíticas pré e intra-intervenção.

Fernandez e cols. (1995), utilizando a terbutalina em versões externas, praticadas em gestantes de termo, observaram êxito em 52% com a droga e apenas em 27% com placebo. E Marquette e cols. evidenciaram bons resultados com a ritodrina.

Finalmente, importa considerar a importância prognóstica de estar o tocólogo consciente previamente da ocorrência da apresentação pélvica (Freese, 1989). Assim, feito o diagnóstico no pré-natal, por ocasião do parto, não será surpreendido pela distócia e deverá ter cercado a parturiente das medidas que assegurarão seus interesses e os do concepto (ambiente hospitalar e presença de anestesista, neonatólogo e obstetra experientes). O risco perinatal, em face da surpresa do achado, estará agravado mesmo quando se pratica a cesárea (Bingham e Lilford, 1987).

Assistência no parto – a redução dos riscos inerentes à cesárea e a justa valorização do concepto (precoce e tardia – seqüelas) reduziram drasticamente a incidência do parto pélvico transvaginal. A conseqüência dessa atitude seguiu-se do progressivo despreparo dos tocólogos para executar as manobras eventualmente necessárias.

Bilodeau e Marier (1978), Gimovsky e cols. (1980), Hucheroft e cols. (1981), Green e cols. (1982) e Martin e cols. (1983) salientaram, entretanto, que, para conceptos pesando 2.000-3.500g (excluídas outras causas distócicas), os resultados perinatais praticamente são idênticos nas duas vias do parto.

Na assistência aos partos em apresentação pélvica pela via vaginal, três condutas têm sido consideradas:

1. Abstencionista ou conservadora – defendida por Ridley (1926), foi reavivada por Bracht (1938), cuja manobra é, no momento, de uso universal. No que importa à atitude conservadora, Vermelin e Ribon (1952) desaconselharam inclusive a prática da alça do cordão, e Woodrow Cox (1955) recomenda não intervir, permitindo que a expulsão do concepto ocorra apenas graças à ação da gravidade (Fig. IV-66). A cabeça derradeira será extraída por fórcipe.

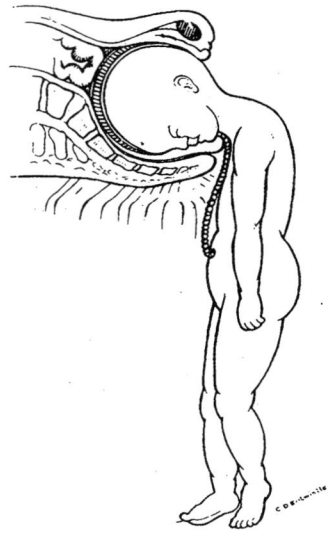

Figura IV-66 – Desprendimento fetal pela técnica conservadora, "manobra do enforcamento" (Woodrow Cox, 1955).

2. Intervencionista ou ativista – defendida por Dieckmann (1946), Ware e cols. (1947) e Granjon e Henrion (1959), que recomendavam a extração fetal, de rotina, sob narcose.

3. Eclética – é, na atualidade, a mais condizente com os resultados perinatais e aquela que recomendamos: manobra de Bracht e aplicação do fórcipe em cabeça última quando ela não se desprende espontaneamente.

Escolha da via do parto – os diversos fatores intervenientes no parto (canal, móvel e força) deverão ser devidamente apreciados quando o tocólogo optar pela via vaginal. Para tanto, impõe-se que as propedêuticas clínica e armada (ultra-sonografia) não sejam descuradas.

Canal do parto – além da pelvilogia clínica, o obstetra deverá considerar a cervicodilatação (deve ser completa), a distensibilidade e capacidade do canal vaginal e a resistência do assoalho perineal. Molumphy e cols. (1953) referiram que a bacia antropóide é favorável, e Kaltreider (1957) salientou os inconvenientes distócicos das pelves platipelóide e andróide. O emprego da radiopelvimetria tem sido aconselhado particularmente em nulíparas. Entretanto, em face dos seus inconvenientes genéticos (materno-fetais), não a temos realizado. Embora aconselhadas por alguns autores, a tomografia (menor irradiação) e a ressonância magnética não têm sido utilizadas, na rotina, em virtude da complexidade dos equipamentos que a elas são inerentes (Burr e Johanson, 1996).

Como já foi referido no estudo da pelvilogia clínica, ela se presta, quando bem executada, para apreciar razoavelmente a capacidade pélvica. Thompson e Bernstine (1978) referiram que a ultra-sonografia se presta apenas para medir o biparietal. Entre as multíparas, a anamnese de partos anteriores (em relação ao peso fetal) favorece a escolha da via do parto. Para conceptos entre 2.500 e 3.500g, Weingold (1984) admitiu, para a via vaginal, as seguintes mensurações da bacia para o estreito superior: 11cm para o CV e 11,5cm para o transverso médio. E, para o estreito médio: 11,5cm para o SMP e 10cm para o BC.

Móvel – a ultra-sonografia permite apreciar a conformação e o peso fetal (erros de 10%), afastando os riscos inerentes a hidrocefalia, anencefalia, hipermegalia e hiperextensão cefálica. Watson e Benson (1984) realizaram ultra-sonografia em 254 casos de apresentação pélvica, no sentido de avaliar o peso fetal. Os erros do cálculo em 85% das vezes se limitou a 255g. Entre conceptos de 3.600 e 4.000g, o parto vaginal sem óbitos fetais atingiu 70%. De outro lado, importa considerar que, além da maior fragilidade crânio-vasculocerebral do concepto prematuro, seu pólo cefálico supera nitidamente o pélvico. Saliente-se, ainda, que a hiper-rotação da cabeça, a posição fetal em dorso anterior e a hiperextensão cefálica (deflexão) agravam o prognóstico fetal na via vaginal. Abroms e cols. (1973), revendo a literatura, referiram que em 77 casos com hiperextensão da coluna, dos quais, em 53, o parto foi vaginal, ocorreram 11 transecções completas da parte inferior da coluna cervical. Ballas e cols. (1978) salientaram, também, os inconvenientes da hiperextensão cefálica. Em 233 apresentações pélvicas consecutivas, esses autores comprovaram, em 35, deflexão ligeira e, em 2, deflexão total (ver Fig. IV-63), chamando a atenção para o pior prognóstico desta última condição, como já foi referido.

Caterini e cols. (1975) referiram que, em 73 casos de hiperextensão cefálica resolvidos pela via vaginal, ocorreram 10 óbitos fetais, 5 casos de hemorragia cerebral e 15 de lesões medulares e vertebrais. Ballas e Toaff (1976) confirmaram o risco agravado dessa atitude fetal. Esse autor e cols. (1978) recomendaram a cesárea nesses casos.

De outro lado, diversas publicações salientaram ser mais incidentes as malformações fetais na apresentação pélvica (Hytten, 1982; Suzuki e Yamamuro, 1985). Segundo Berendes e cols. (1965), a incidência seria de 3,1% para as pélvicas e de 1,9% para as cefálicas. Ralis (1975) comprovou incidência de 25% de apresentações pélvicas em casos de meningocele; Braun e cols. (1975) citaram 43% em casos de trissomia 18; Piccolo e cols. (1979), 19,6% nos de hipopituitarismo idiopático; Nelson e Ellenberg (1985), um terço de malformações não-cerebrais. Lembre-se, ainda, de que na gestação gemelar (Fox e cols., 1975), além do risco da colisão cefálica (primeiro feto pélvico e segundo cefálico), o prognóstico na via vaginal foi pior em relação ao segundo gemelar, em nosso Serviço.

A literatura obstétrica é discordante quando considera os resultados perinatais, relacionados ao parto pélvico, em função da via de escolha e do peso fetal. Com base em diversas casuísticas (Crespigny e Pepperell, 1979; Mann e Gallant, 1979; Karp e cols., 1979; Graves, 1980; Collea, 1980; Tejani e cols., 1987; Amon e cols., 1988; Weissman e cols., 1988; Secol e cols., 1988) e em nossa experiência pessoal somos de parecer que, em geral, o parto pélvico transvaginal (excluídos fatores negativos) poderia ser o de escolha para os conceptos com mais de 37 semanas, pesando entre 2.500 e 3.500g. Entre 1.000 e 2.000g, a via alta deve ser a preferencial e, entre 2.001 e 2.499g, os casos deverão ser individualizados, considerando maior liberalidade para a via baixa entre as multíparas.

Entretanto, a opção pela cesárea justifica-se pelas seguintes razões: 1) a maior valorização do concepto; 2) os riscos jurídicos de má prática; 3) ao preparo tocúrgico dos anuais tocoginecologistas; e 4) ao atual menor risco de infecção e hemorragia da via abdominal.

Força – oligossistolia e polissistolia interferem na evolução do parto pélvico transvaginal. A primeira, pelo prolongamento do parto e particularmente na fase expulsiva; a segunda, pelo risco de deflexão cefálica. A qualidade da musculatura auxiliar de expulsão fetal será fundamental para favorecer e garantir a progressão do ovóide córmico na fase final do parto (evitando-se trações).

Entre nós, Goffi (1978) estabeleceu índice prognóstico que relacionou com os resultados perinatais, quando se opta pela via vaginal. Considerou os seguintes cinco parâmetros: cervicodilatação, proporcionalidade cefalopélvica, quantidade de líquido amniótico (tempo de rotura de bolsa), experiência do tocólogo e presença de patologias associadas; atribuindo notas a cada uma dessas condições: zero (desfavorável), 1 (regular) e 2 (favorável), considerou ser o prognóstico ótimo (soma 10), bom (soma 9), regular (soma 7-8), duvidoso (soma 4-6) e mau (soma até 4).

Reconsideração da via de parto – admitida a via vaginal (presentes todas as condições que a justificam), a qualquer momento (mesmo após a exteriorização de membros inferiores e da nádega), o tocólogo poderá reconsiderar sua atitude assistencial, optando pelo parto cesáreo. A terapêutica antiinfecciosa resguardará a segurança materna, não se justificando insistir na via vaginal quando surgem complicações ou dificuldades imprevisíveis.

Inclusive após a expulsão do ovóide córmico, justifica-se a reconsideração da via vaginal, quando a cabeça última permanece elevada e não insinuada, apesar de conveniente compressão fúndica associada à sua melhor orientação no estreito superior pela mão vaginal. Excepcionalmente na situação referida, concordando com Dexeus e Salanch (1955), praticamos por duas vezes, com êxito, a sinfisiotomia.

Em casos de parto gemelar, a eventual complicação representada pela colisão das cabeças fetais obriga praticar-se a cesárea, apesar da exteriorização do ovóide córmico do primeiro gêmeo (Tabela IV-9).

Tabela IV-9 – Parto gemelar × colisão cefálica.

Manobras	Nº de casos	Mortalidade (%)
Parto espontâneo	2	50,0
Desencaixe do segundo feto	19	29,0
Decapitação do primeiro feto	25	54,0
Manobras malogradas + cesárea	3	33,3
Cesárea direta	7	–

Fox, 1975 (casuística pessoal e de outros autores).

Em mais de 60 anos de intensa atividade obstétrica, na assistência vaginal de partos gemelares, jamais nos deparamos com essa complicação.

Medidas assistenciais no parto pélvico transvaginal – a referida possível reconsideração da via do parto justifica a razão por que o parto pélvico vaginal deve ser atendido em ambiente cirúrgico e na presença, além do tocólogo, de um auxiliar, do anestesista e do neonatólogo.

Episiotomia – a ampliação vulvoperineal é impositiva no parto pélvico. Além de prevenir a deflexão dos braços e da cabeça, a episiotomia (médio-lateral preferencial) favorecerá a execução de eventuais manobras extrativas. Inclusive nas multíparas, sua prática é ou pode ser aconselhável.

Posição da parturiente (expulsão) – recomendamos a posição ginecológica semi-sentada (ângulo de 45°), com as pregas poplíteas apoiadas em perneiras elevadas e os membros em intensa flexão. Assim, durante o esforço expulsivo, a cintura pélvica se eleva e, ao soerguer o sacro da mesa cirúrgica, favorece seu movimento de báscula para trás, aumentando os diâmetros ântero-posteriores dos estreitos médio e inferior da pelve.

Monitorização fetal – Wheeler e Greene (1975) salientaram a necessidade de se proceder, de rotina, a monitorização fetal no trabalho de parto, em face do risco de procúbito e prolapso do cordão. Importa referir que a ocorrência de mecônio é normal no parto pélvico. Assim, clinicamente, o controle deve se ater à freqüência cardíaca fetal (Fig. IV-67). Nesse particular, Ron e cols. (1985) comprovaram que a taquicardia fetal não se acompanha de pO_2 fetal reduzido. Além disso, a bradicardia, em particular, deve ser relacionada à compressão do cordão umbilical (experiências de Reynolds, 1960).

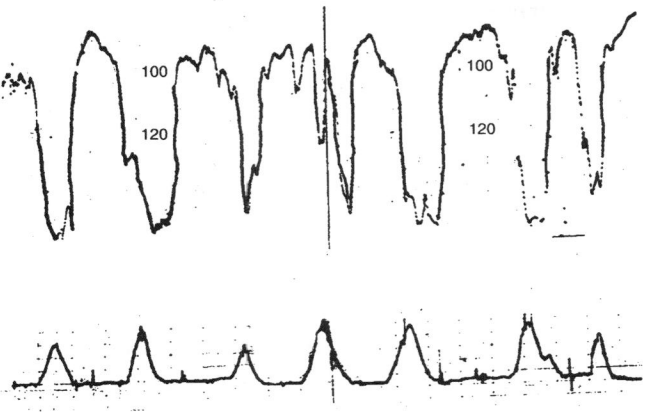

Figura IV-67 – Monitorização fetal. A presença de seguidos Dips umbilicais sugere a ocorrência de compressão do cordão umbilical (Wheeler e Greene, 1975).

Cibils (1989) salientou a importância da monitorização fetal, referindo que desacelerações umbilicais repetidas e irregulares sugerem compressão do cordão e se acompanham de hipóxia fetal e até de óbito do concepto.

Terapêutica ocitócica – durante a expulsão, recomendamos administrar ocitocina (5UI, diluídas em 500ml de soro glicosado a 5%), tornando mais rápido o gotejamento após a exteriorização do pólo pélvico. Lahaye (1957) e Gerisch e Martin (1960) concordam muito com essa prática.

Altura da mesa cirúrgica – para favorecer as manobras assistenciais, que se impõem quando a cabeça última não se desprende, recomenda-se que a mesa cirúrgica seja mantida bem elevada (Fig. IV-70).

Anestesia – é preferível a infiltração anestésica dos nervos pudendos internos (sem adrenalina), por não interferir na contratilidade uterina e não alterar ou reduzir o esforço expulsivo. Impondo-se manobras auxiliares para a extração da cabeça última (compressão fundal e outras manobras intravaginais), recomenda-se, de imediato, instalar a narcose barbitúrica (de indução e recuperação rápidas), que favorecerá a prática das manobras referidas.

Cury e Neme (1974) demonstraram que a administração dessa droga, na fase expulsiva de partos pélvicos, de regra, não se segue de sua passagem para o concepto (compressão do cordão, retração uterina e descolamento prematuro da placenta). Publicações, inclusive nossa (Neme, 1950; Piato, 1971), entre nós, recomendaram as anestesias de condução. Entretanto, ao abolirem a dor e/ou a sensação de distensão do assoalho perineal, provocam o desinteresse da parturiente em realizar o necessário e importante esforço expulsivo. Chahda e cols. (1992) comprovaram que a anestesia peridural em partos pélvicos transvaginais se segue de: período expulsivo mais prolongado, maior necessidade de terapêutica ocitócica e incidência de cesárea.

Utilizando a raquianestesia, recomendamos que a dose anestésica seja reduzida e que a altura do bloqueio nervoso não ultrapasse D10. Dessa forma, abole-se a dor e mantêm-se a contração uterina e a força da prensa abdominal (o efeito anestésico é maior sobre a sensibilidade do que sobre a motricidade). O parteiro orientará a parturiente, quando fazer puxos expulsivos.

Manobra de Bracht – é a de escolha. Ao preservar o preceito de não intervir e evitar trações, ela previne a deflexão dos braços e da cabeça. Deve-se a Baldi (1944) sua introdução na América Latina. No Serviço que militamos, Lacreta (1951), em sua experiência com 210 casos, comprovou evidente redução da morbiletalidade perinatal (em relação à manobra de Mauriceau), referindo obituário perinatal global de 0,94% (2 óbitos) e de 1,2% entre as nulíparas. A morbidade foi de 1,42%.

Bracht (1936) observou que conceptos vivos e com tonicidade muscular preservada executam acentuada lordose após o desprendimento das nádegas. Assim, o tocólogo com compressa aquecida e envolvendo a cintura pélvica fetal apenas apóia o ovóide córmico, projetando o dorso fetal de encontro à parede anterior do abdome materno. O biacromial, em geral, aflora à vulva no transverso da bacia e a cabeça fletida se desprende espontaneamente (Fig. IV-68).

Em 1938, Bracht apresentou 206 casos de partos pélvicos atendidos por sua manobra, sem óbitos fetais. E Naujoks (1938) comparou a manobra ao "ovo de Colombo". Em 1947, Paquet e Pirson referiram sua experiência, relatando obituário

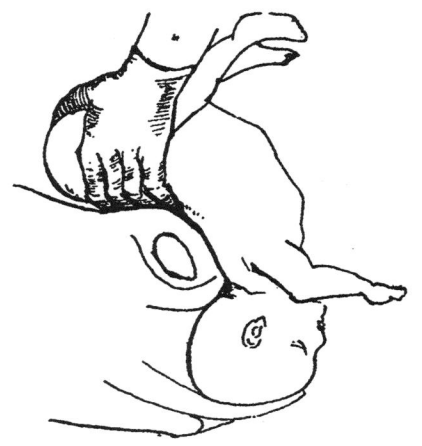

Figura IV-68 – Manobra de Bracht.

perinatal de 15% com a manobra de Mauriceau e de apenas 5,5% com a manobra de Bracht. Henberger (1940-1941), dentre 151 casos (50% de nulíparas), referiu mortalidade de apenas 1,3% e Baldi e Cabello (1950), em 301 casos, citaram perdas fetais de 1,6% (casos em que a manobra falhou). A técnica que preside sua realização será, ainda, considerada no Capítulo 104.

Compressão fúndica uterina – sua prática é impositiva, quando a cabeça derradeira permanece alta e não se desprende, apesar da manobra de Bracht (Fig. IV-69).

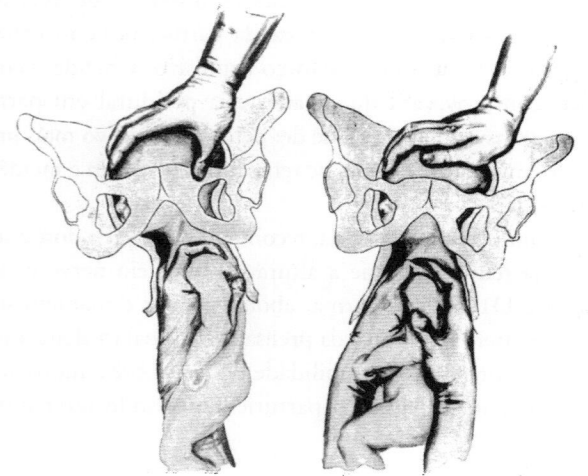

Figura IV-69 – Compressão cefálica fúndica uterina.

Enquanto o auxiliar (ou o próprio operador), com a mão espalmada e aplicada sobre o fundo uterino, força delicadamente a penetração da cabeça na escava; o cirurgião, com a mão intravaginal, procura manter a cabeça fletida, orientando-a nos maiores diâmetros do estreito superior. Na prática dessas manobras, a violência não deve substituir a arte. Para tanto, impõe-se atitude segura e calma.

Excepcionalmente, quando o colo é causa de retenção cefálica, pode-se realizar sua incisão bicomissural. Finalmente, convém lembrar que, durante a expulsão do pólo pélvico, a manobra de Kristeller deve ser totalmente evitada, pois sua prática favorece a deflexão dos braços e eventualmente da cabeça.

Fórcipe × manobra de Mauriceau – uma vez insinuada e descida, a cabeça pode não se desprender. Nesses casos, por muito tempo, optou-se pela manobra de Mauriceau, cuja prática pode cercar-se de lesões da boca fetal, dos filetes nervosos do plexo cervical (paralisias) e até da coluna vertebrocervical, com comprometimento medular.

Entre nós, desde 1941, Tolosa recomendou substituir a manobra de Mauriceau pela aplicação do fórcipe. O instrumento de escolha é o de Piper e, na sua ausência, pode-se utilizar o de Simpson-Braun. São condições ideais para sua aplicação: cabeça insinuada, fletida e avançada na escava; linha de orientação fetal no ântero-posterior da bacia (pegas diretas em occípito-púbica e excepcionalmente em occípito-sacral). Aplicadas as colheres, a principal função do instrumento é forçar a flexão cefálica (Baxter, 1949) e, para tanto, a tração deve ser executada para baixo, obedecendo a linha de progressão fetal de Sellheim (Fig. IV-70).

Apesar de sua grande experiência na prática da versão interna, Potter (1939) aconselhava realizar a compressão fúndica do útero antes de aplicar o fórcipe. Milner (1975), como se vê na tabela IV-10, demonstrou as vantagens da extração instrumental cefálica.

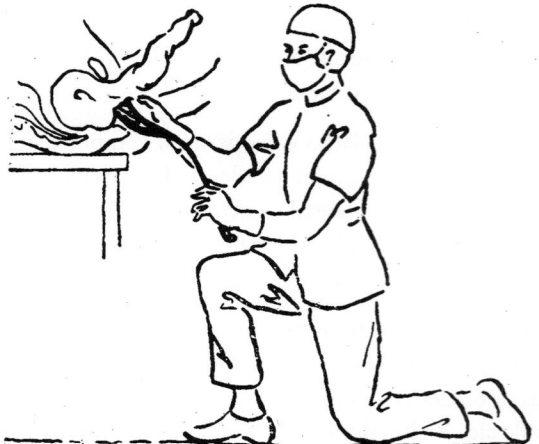

Figura IV-70 – Linha de tração do fórcipe aplicado em cabeça derradeira (Goffi, 1952).

Tabela IV-10 – Apresentação pélvica. Vantagem do uso do fórcipe na cabeça derradeira (Milner, 1975).

Peso fetal (g)	Fórcipe × mortalidade perinatal × nº de casos	
	Não	Sim
1.000-1.499	87:41	18:4
1.500-1.999	94:21	45:5
2.000-2.499	129:10	95:0
2.500-3.000	182:7	184:1

Crenshaw e Miller Jr. (1983) confirmaram os achados de Milner para conceptos pesando entre 1.000 e 1.499g, referindo mortalidade perinatal de 47% sem fórcipe e de 22% com seu emprego.

Nossa experiência endossa totalmente o emprego do fórcipe e, entre nós, Goffi (1952) também o preconizou.

Pormenores técnicos da aplicação do instrumento serão considerados no Capítulo 104.

Tratamento do cordão – durante o trânsito do ovóide córmico pelo canal de parto, o cordão umbilical sofre compressão que, ao atingir, em especial, a veia (flácida), reduz o fluxo sangüíneo ao feto, sem impedir a fuga do sangue fetal (artérias menos compressíveis) (Figs. IV-71 e IV-72). Assim, os conceptos nascidos de partos pélvicos transvaginais apresentam-se com volemia reduzida e, conseqüentemente, pálidos e dessangrados. Schupp Christian e Brady (1991) comprovaram que os recém-nascidos de partos pélvicos vaginais apresentam pH sangüíneo menor e pCO_2 maior que os nascidos de partos cefálicos.

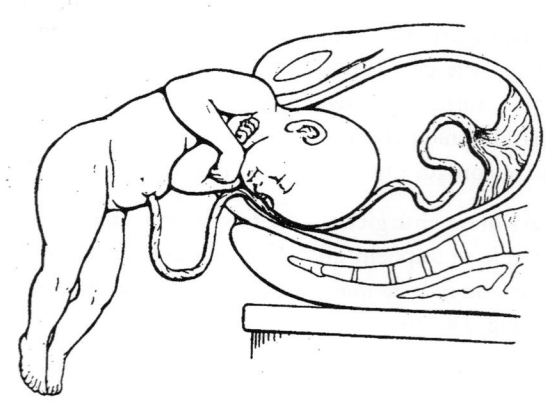

Figura IV-71 – Parto pélvico. Compressão do cordão umbilical.

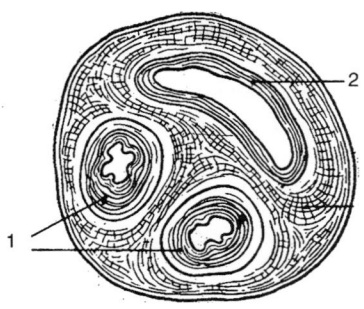

Figura IV-72 – Cordão umbilical. 1. Artérias. 2. Veias.

Balsamo e Neme (1980) comprovaram que o sangue de *reserva placentário*, nos partos pélvicos transvaginais, atinge 144,58ml, e só 83,33ml nos cefálicos. Por isso, a laqueadura do cordão deve ser precedida de três ou quatro manobras de sua "ordenha", a fim de corrigir a hipovolemia fetal (além de colocar o concepto abaixo do nível placentário).

Revisão da cavidade uterina e do canal de parto – ultimada a dequitação, é obrigatória a revisão da cavidade uterina e do canal de parto, porquanto a possível ocorrência de lesões do segmento inferior e do colo (propagadas) exigem pronta reparação.

Embriotomia – quando ocorre o óbito fetal e a cabeça resta encravada, a fim de reduzir o traumatismo materno, recomenda-se praticar a embriotomia cefálica pela manobra de Gustafson (janela na nuca fetal, seguida da aplicação do cranioclasta).

Em caso de hidrocefalia fetal, quando a tomografia comprova comprometimento sério da massa encefálica, Borno e cols. (1978) recomendaram a punção cefálica transabdominal para reduzir o volume líquido e permitir a via vaginal.

Sinfisiotomia – Menticoglou (1990) reviu a literatura relacionada ao emprego da sinfisiotomia em casos de partos pélvicos complicados com encravamento cefálico por desproporção cefalopélvica. Referiu que 80% dos conceptos foram salvos com esse procedimento. Embora já tenhamos utilizado, com êxito, essa medida por duas vezes, reconhecemos que seu emprego é temerário em relação à parturiente e ao concepto. Para sua execução, impõe-se o conhecimento prévio das dimensões da bacia e do pólo cefálico e experiência anterior com essa intervenção de absoluta exceção (Capítulo 104).

Cesárea anterior – pessoalmente desaconselhamos via vaginal em casos de apresentação pélvica em parturiente já cesareada. Sarno e cols. (1989) referiram que praticaram a via vaginal em 27 casos, dentre 137 que apresentavam essa situação, obtendo resultados exitosos.

Cesárea no parto pélvico – o maior risco perinatal e o progressivo despreparo dos tocólogos no manejo de intervenções transvaginais seguiram-se de alargamento absurdo das indicações de cesárea nos casos de partos em apresentação pélvica. Sibai e Anderson (1988) lembraram que possíveis processos jurídicos, relacionados a má prática assistencial, contribuem decisivamente para elevar os índices da cesárea.

Marchick (1988), em revisão da literatura, comprovou que apesar de serem praticamente iguais os resultados perinatais em casos selecionados de apresentação pélvica, resolvidos pelas vias vaginal ou abdominal, a incidência de cesárea se elevou até atingir 90% dos casos. E relacionou essa elevada incidência às seguintes causas: a) maior morbiletalidade na via vaginal; b) facilidade e tranqüilidade na cesárea; c) inexperiência dos tocólogos; d) receio de processos relacionados a má prática.

De outro lado, as dificuldades que cercam a assistência aos partos pélvicos transvaginais são: a) impraticabilidade de executar prova de trabalho de parto; b) dificuldade na avaliação da proporcionalidade feto-pélvica; c) ausência de moldagem cefálica e o risco de ocorrer a retenção da cabeça derradeira corroboraram decisivamente para transformar a cesárea em intervenção de eleição para conceptos prematuros e hipermegálicos.

Assim, incidências de cesárea de 43,9% (Wolter, 1976), de 24% (Quilligan, 1988), de 32,6% (Oian e cols., 1988) e de 32% (Mahomed, 1988) não devem ser consideradas elevadas, porquanto, a nosso ver, apesar de serem atendidas as condições, que sugerimos permitir a indicação da via vaginal, a incidência, em geral, de cesárea nas pélvicas deveria ultrapassar 50%.

Green e cols. (1982) comprovaram que o incremento da cesárea de 22% para 94%, em casos de partos pélvicos de termo, não se seguiu de evidente melhora no prognóstico perinatal. Esses autores, inclusive, chamaram a atenção para a elevada incidência de depressão (asfixia), ocorrida nos casos resolvidos pela via abdominal. Entretanto, Weingold (1984) referiu evidente melhora nos resultados perinatais, quando a incidência de cesárea atingiu 81% nos partos pélvicos de conceptos pesando mais de 2.500g (Tabela IV-11).

Tabela IV-11 – Apresentação pélvica × morbiletalidade perinatal (1973-1980).

Morbiletalidade perinatal	Via vaginal (%)	Cesárea (%)
Mortalidade perinatal	19,3	3,4
Morbidade perinatal	5,7	0,8
Índice de Apgar < 7 (5')	5,8	1,1

Weingold (1984).

Para prevenir complicações pulmonares conseqüentes à aspiração de líquido amniótico (em geral, meconial nas pélvicas), recomenda-se proceder a aspiração da câmara amniótica antes de atuar mecanicamente sobre o feto (aspiração reflexa).

Embora a morbiletalidade seja elevada em recém-nascidos prematuros, inclusive quando nascidos em apresentação cefálica e pela cesárea, não padece dúvida de que, no parto pélvico transvaginal, as perdas perinatais assumem números absurdos, justificando a incidência liberal da via abdominal em conceptos pré-termo (Barbara e cols., 1986).

Quando o tocólogo carece de experiência e trata-se de primigesta, é recomendável a opção pela cesárea, mas ela não deve ser realizada fora do trabalho de parto. A obtenção de cervicodilatação de 6cm ou mais, ao coincidir com razoável distensão do segmento inferior, reduz os riscos de propagação da incisão miometrial e, pela sua maior amplitude, favorece a extração fetal e, principalmente, o desprendimento cefálico. Inclusive, nessa intervenção, a laqueadura do cordão deve ser antecedida de duas ou três manobras de "ordenha".

Não têm sido raros os casos de luxação da articulação coxofemoral e de fraturas do fêmur, quando a restrita brecha miometrial e a inabilidade do tocólogo dificultam a extração do pólo pélvico. Para prevenir esses inconvenientes, Calvert (1980) recomendou, também, ser ampla a incisão uterina.

Schutterman e Grimes (1983) compararam os resultados materno-fetais em dois grupos: 221 casos com incisão miometrial transversa e 195 com incisão vertical (segmentares). Não comprovaram diferenças que justificariam a incisão vertical. Nossa experiência concorda com esses autores.

Conclusão – atendendo dados da literatura e com fundamento na experiência acumulada em 60 anos de assistência obstétrica (dos quais, oito em regime de Médico-Interno-Residente), acreditamos serem úteis, em geral, as seguintes recomendações:

1. Cesárea para os conceptos prematuros com peso entre 1.000 e 2.500g e para os fetos de termo com mais de 3.500g.
2. Parto transvaginal, quando todos os fatores do parto são normais e nitidamente favoráveis para os conceptos pesando em torno de 2.500 a 3.500g.
3. Maior liberalidade nas indicações da cesárea em nulíparas e quando estão presentes patologias clínicas associadas.
4. Não subestimar o risco perinatal nas multíparas.
5. Reformulação da via vaginal para a abdominal, em face das dificuldades do desprendimento da nádega e, inclusive, da cabeça derradeira (situação excepcional).
6. Presença de obstetra experiente quando a via vaginal for eleita.
7. Não esquecer que a morbiletalidade materna é maior no parto abdominal.
8. No parto transvaginal, presença de equipe: obstetra, auxiliar, anestesista e neonatólogo.

Embora seja quase universal a opção pela cesárea, na assistência aos partos em apresentação pélvica, ainda, persistem discordâncias nesse particular. Algumas publicações mais recentes atestam essa assertiva. Assim:

1. Danielian, Wang e Hall (1996) – considerando os índices de anemia, infecção da parede, hemorragia e índice de Apgar, não comprovaram vantagem na via alta.
2. Irion, Almagb e Morabia (1998) – concordam com os autores referidos.
3. Krebs cols. (2001) – em partos pélvicos transvaginais, a incidência de Apgar menor que 7, no quinto minuto, foi maior que no grupo controle: 75% para 92%. Apesar disso, o comportamento dos conceptos foi equivalente.
4. Rao e cols. (2001) – dentre 2.174 partos pela via vaginal, comparados com 8.733 por cesárea, a incidência de fratura de clavícula foi de 4% para 0,3%; de Apgar menor que 4 no quinto minuto, de 1,2% para 0,3%; de pH do sangue do cordão umbilical de 7,10, de 6,4% para 2,4%; paralisia tipo Erb, de 0,9% para 0,1%. Concluem recomendando a cesárea.
5. McNiven e cols. (2001) – comparando 1.043 casos resolvidos pela cesárea com 1.045 pela via vaginal, comprovaram melhores resultados perinatais com a via alta. E a recomendam.
6. Krebs, Langhoff e Roos (2003) – esses autores recomendam a prática de cesárea eletiva na apresentação pélvica.

Finalmente, desejamos encarecer a necessidade de ensinar-se aos residentes de tocoginecologia todas as manobras executáveis na assistência transvaginal de partos em apresentação pélvica. Sua solução tem morbiletalidade agravada quando o obstetra se depara, inesperadamente com essa situação e o parto assume caráter de emergência.

DISTÓCIAS DE ATITUDES DEFLETIDAS

São três os graus de deflexão cefálica: de primeiro grau (bregmática), de segundo (fronte) e de terceiro grau (face), sendo freqüente a sua progressiva evolução do primeiro para o terceiro grau durante o transcorrer do parto. Assim, embora possam ser primitivas, em geral, as defletidas resultam de apresentação cefálica em atitude indiferente ou ligeiramente fletida. São, pois, evolutivas, podendo a deflexão sustar-se em um dos seus graus ou atingir sua plenitude em apresentação de face (Fig. IV-73).

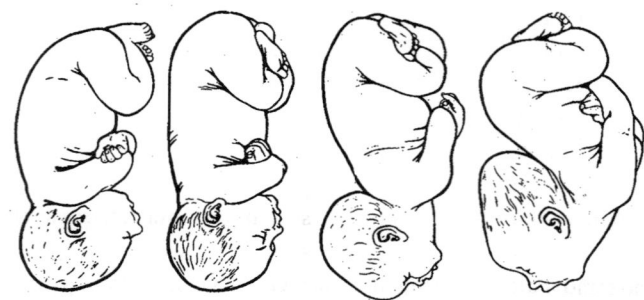

Figura IV-73 – Apresentações cefálicas. Da esquerda para à direita: cefálica fletida, cefálica defletida de primeiro grau (bregmática), de segundo grau (fronte) e de terceiro grau (face).

DEFLETIDAS DE PRIMEIRO GRAU (Bregmáticas)

Na Clínica Obstétrica da Faculdade de Medicina da Universidade de São Paulo, a incidência de apresentação bregmática persistente foi de 0,3% (Araujo e Guariento, 1956). Perez (1943) referiu incidência maior de 1-1,5%, e outros autores (Magnin e Trillat, 1978; Gernez, 1978) admitiram oscilações entre 0,4 e 1%.

Etiologia – os autores citam as seguintes causas associadas com a apresentação bregmática: vício pélvico, concepto pequeno ou morto, rotura prematura das membranas, placenta prévia lateral e marginal, prolapso de membros. Todas essas condições coincidentemente favorecem a ocorrência das occípito-posteriores.

A braquicefalia fetal tem sido lembrada por alguns autores. Isso porque, nessa condição, são iguais os ramos da alavanca formada pela articulação occípito-cervicoatloidiana (Capítulo 19).

Evolução – como os diâmetros de apresentação e de insinuação (OF) medem 12cm, a passagem cefálica pelo estreito superior e sua progressão no canal de parto se farão com dificuldade, exigindo maior atividade uterina e tempo mais prolongado para ocorrerem.

Diagnóstico – não ocorrendo flexão e permanecendo a cabeça em atitude indiferente ou ligeiramente defletida, a palpação da escava comprovará que occipício e fronte serão igualmente salientes. Os batimentos cardíacos fetais (foco) poderão ser igualmente intensos à esquerda e à direita.

O toque vaginal identificará o bregma no centro da escava, ladeado pelas suturas sagitometópica. Não se deve esquecer de que quando se tocam bregma e lambda igualmente afastados do centro da escava, trata-se de atitude cefálica indiferente.

Prognóstico – em virtude da restrita proporcionalidade cefalopélvica, o parto se prolonga e a incidência tocúrgica (aplicações de fórcipe) se eleva com suas conseqüências: trauma materno e morbiletalidade perinatal.

Na era pré-antibiótica, quando a indicação da via abdominal era evitada, V. Winckel referiu 15% de perdas perinatais.

Assistência – identificada a deflexão de primeiro grau, deve-se permitir (com raras exceções) que o parto prossiga, podendo ocorrer a correção para flexão (o que é mais freqüente) ou a evolução para deflexões de segundo e, finalmente, de terceiro graus (mais raras).

Não se recomenda o emprego de manobras manuais para forçar a flexão. Esta, quando não ocorre espontaneamente, poderá ser conseguida (em geral) pela aplicação de fórcipe, procedendo-se a rotação interna como se faz nas fletidas, isto é, voltando o lambda ou occipício para o pube. Para tanto, a raquianestesia (relaxamento máximo do canal mole do parto) e o fórcipe de Kielland (que favorece a rotação por ser reto) serão condições de eleição.

Quando não se consegue corrigir a deflexão, roda-se a cabeça para occípito-sacral e, nesse caso, importa praticar episiotomia suficiente, pois os diâmetros cefálicos que se desprenderão serão maiores. Na vigência de vício pélvico, mesmo quando limiar, deve-se optar pela cesárea.

DEFLETIDAS DE SEGUNDO GRAU (Fronte)

São apresentações francamente distócicas, podendo ser, excepcionalmente, primitivas (Titus e Wilson, 1955). Em geral, são secundárias às defletidas de primeiro grau (bregmáticas). Evolutivamente, podem ser transitórias, evoluindo para deflexão de terceiro grau (face) ou podendo ser persistentes.

De início, os tocólogos contestavam a possibilidade de ocorrência de deflexões de segundo grau persistentes. Entretanto, Lachapelle, em suas memórias sobre 40.000 partos, não só a identificou como externou suas idéias sobre o provável mecanismo de parto.

Incidência – a freqüência de apresentação de fronte persistente é rara. No Serviço em que militamos, ela incidiu 11 vezes dentre 10.027 (1:911) partos ocorridos no período de 1944-1952 (Araujo e Guariento, 1953). Connell e Parsons (1952) referiram a freqüência de 1:1.440 partos, e Abell (1973) referiu incidência média de 1:500 partos. Para Gonçalves (1928), a naso-direita posterior (NDP) foi mais encontradiça, para Giuntini (1952), ela ocorreu em 56,6% e a naso-esquerda anterior (NEA) em 26,6%. Na casuística de Araujo e Guariento, as NEA foram mais encontradas que as NDP. Meltzer e cols. (1968) e Ingolfsson (1969) concordaram com os dados daqueles autores. Após análise de 21 publicações, Araujo e Guariento comprovaram incidências de 1:3.543 (Posner e Buch, 1943) a 1:233 (Giuntini, 1952) e a média de 1:1.603 partos. Parecendo-nos que a grande freqüência referida por Giuntini se deveu a considerar como persistentes fases transitórias da apresentação de fronte. Cunningham e cols. (1989) referiram a ocorrência de apenas 11 casos dentre 50.000 partos ocorridos em seus Serviços.

Etiologia – são fatores responsáveis pela apresentação de fronte persistente as causas que forçam a deflexão cefálica e aquelas que impedem ou não favorecem a flexão. Consideram-se, didaticamente, causas maternas, fetais e ovulares.

Causas maternas – têm sido citados: a paridade, a obliqüidade do útero, o vício pélvico, os tumores prévios e o espasmo do anel de Bandl. Embora, para os autores antigos (V. Winckel, Pinard, V. Jaschke), a multiparidade fosse mais causal, para Connell e Parsons (1952), a ocorrência em nulíparas atingiu 63,6% dos casos. Entretanto, a maioria dos autores atuais confirma a observação dos antigos (Bednoff e Thomas, 1967; Kovacs, 1970; Cruikshank e White, 1973). Diversas publicações encareceram a importância etiológica do vício pélvico (Nolting, 1932, com 48,6%; Bret, 1945, com 56%; Ingerslev, 1951, com 25%; Hellman e cols., 1950, com 53,8%). Entretanto, Brault (1934) salientou que as bacias amplas, por não forçarem a flexão cefálica, também podem ser responsabilizadas pelas deflexões.

Causas fetais – têm sido referidos: os fetos pequenos e/ou grandes (dimensões cefálicas), a dolicocefalia (alteração dos braços da alavanca cervicoatloidiana), a hidrocefalia, os tumores do pescoço (tireoidianos) e a prenhez gemelar (Fig. IV-74). Nesta última condição, a presença dos dois fetos em apresentação cefálica forçaria a deflexão, e o relaxamento do segmento inferior, após a expulsão do primeiro gêmeo, favoreceria a deflexão.

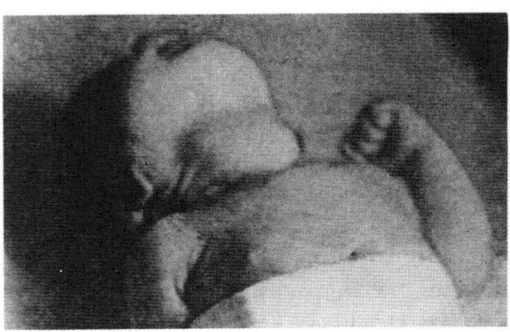

Figura IV-74 – Bócio congênito em recém-nascido no 3º dia de vida.

Causas ovulares – entre elas, citam-se: o hidrâmnio, a placentação baixa e o cordão curto (real ou relativo).

Diagnóstico – embora o diagnóstico possa ser admitido pela palpação (nas naso-anteriores pode-se perceber a mandíbula como ferradura – Budin), a sua real identificação se fará pelo toque vaginal: ponto de reparo fetal representado pela raiz do nariz ou glabela centrado na escava e pela presença da sutura metópica. Ladeando a glabela, sentem-se as arcadas orbitárias.

Para identificar a chamada fase frontal da apresentação de face, o toque também é fundamental. Na fronte persistente, não são tocados a boca, o mento, nem o bregma. Na fase frontal da apresentação de face, tocam-se, igualmente afastados do centro da bacia, o mento e a raiz do nariz. Este achado sugere que, finalmente, a apresentação de fronte (transitória) evoluirá para a deflexão máxima, ou seja, para apresentação de face ou deflexão de terceiro grau.

Mecanismo do parto – descreveram-se três mecanismos para a insinuação: o de Lachapelle, o de Mangiagalli e o de Pollosson.

Segundo Mme. Lachapelle, o mento e o occipício penetram o estreito superior na mesma altura. Briquet (1940-1953) e Nolting (1932) endossaram essa idéia. Assim, o pólo cefálico seria comparável a um triângulo isósceles, cujo vértice corresponderia à fronte fetal. Para Mangiagalli (1928), desceria primeiro o mento e, para Polloson (citado por Araujo e Guariento), seria o occipício.

Brault (1934) admitiu serem possíveis os três mecanismos. Entretanto, a nosso ver, enquanto o mecanismo de Mangiagalli representaria tendência evolutiva para a deflexão de face, o de Pollosson seria indicação de apresentação de bregma, ainda não defletida para a fronte.

A rotação interna ocorre no plano inferior da pelve após ultrapassado o diâmetro biciático, e o hipomóclio, em geral, se faz no maxilar superior, podendo, ainda, se instalar na raiz do nariz e até na boca aberta, como que mordendo a arcada púbica.

A insinuação e a descida se fazem à custa de acentuados fenômenos plásticos, uma vez que não ocorre a substituição de diâmetros. Daí produzir-se alongamento da cabeça no sentido frontocervical e o diâmetro occípito-frontal atingir 14-15cm. A extremidade cefálica adquire, então, a forma de cone triangular (Bumm, 1906) ou de cone truncado.

O desprendimento cefálico se faz, em geral, em dois subtempos: 1º) a glabela locada no subpube (hipomóclio), por movimento lento de flexão, liberam-se, sucessivamente, a fronte e o occipício; 2º) por movimento de deflexão, desprende-se a face. Por vezes, na ausência de rotação interna completa, a cabeça se desprende em posição oblíqua e até transversa.

A bossa serossangüínea estende-se da glabela ao bregma, assumindo o aspecto de "gorro de granadeiro" (Döderlein, 1923) ou do "Pão-de-açúcar" (Correa da Costa, 1944). A raiz do nariz não se infiltra. A fronte proemina (fronte olímpica), podendo se manter permanente na vida adulta.

Evolução clínica – o parto espontâneo com concepto vivo apenas será viável quando a bacia for muito ampla e o concepto normal, ou quando a bacia for normal e o feto muito pequeno. Em qualquer dessas hipóteses, a contratilidade uterina deve ser muito efetiva (27%, para Ingerslev, 1951).

A rotura das membranas, com freqüência, é precoce e/ou prematura, ocorrendo, segundo Ingerslev, em 28,4% nas nulíparas e em 16,4% nas multíparas. A dilatação cervical foi morosa, e o parto, exaustivo de regra, teve a duração de 37,3 horas (nulíparas) e 20,8 horas (multíparas), na casuística de 200 casos reunidos por Ingerslev.

O parto espontâneo foi referido em 50% por Mangiagalli, em 40% por Sjöwall (1934), em 39,5% por Ingerslev, em 58,8% por Lachapelle e em 64,8% por Nolting. Entretanto, a nosso ver, tais números elevados devem ser atribuídos à evolução da apresentação de fronte para bregmática ou face. Isso porque, em condições normais, o diâmetro e a circunferência de insinuação nas defletidas de segundo grau, medindo, respectivamente, 13-14cm e 37cm, superam os diâmetros e a área do estreito superior da pelve.

Prognóstico – o prognóstico materno na era pré-antibiótica se complicava pelo prolongamento do parto e conseqüente infecção e pelas lesões necróticas dos tecidos do canal de parto (inclusive fístulas). Ingerslev refere 2% de roturas uterinas e óbitos maternos. Mangiagalli, ao seu tempo, referiu 10% de perdas maternas.

Na atualidade, esses números não subsistem, uma vez que a indicação liberal da cesárea garantiu resultados maternos mais satisfatórios.

No que tange ao concepto, Ingerslev referiu mortalidade perinatal de 21% em partos vaginais espontâneos e 43% nos operatórios (5% de hemorragias cerebrais). Araújo e Guariento, em nosso Serviço (11 casos), referiram 9% de perdas perinatais. Levy (1976) referiu perdas perinatais em 1,28-8% e Ingerslev salientou que a insistência pelo parto vaginal pode provocar 16% de óbitos perinatais.

Assistência – a redução dos riscos inerentes à cesárea transformaram essa intervenção em conduta preferencial diante das defletidas persistentes de segundo grau. Entretanto, sem discordar dessa atual tendência assistencial, somos de parecer que essa intervenção deve ser precedida de algumas medidas, dentre as quais, salientam-se as seguintes: a) pelviologia clínica cuidadosa para excluir vício pélvico e/ou identificar pelve muito ampla; b) observação cuidadosa (pelo toque vaginal) para identificar eventual acentuação da deflexão (fase frontal da apresentação de face), com tendência à transformação da apresentação de fronte na de face.

Entre nós, Fernando Magalhães (1933) recomendava esperar com ciência, paciência e consciência. Outros tocólogos preferem intervir logo pela via abdominal. Briquet, em suas lições, aconselhava o decúbito lateral homônimo ao occipício quando se estabelecesse a fase frontal da apresentação de face, e o decúbito lateral homônimo ao mento quando a deflexão se completava, a fim de favorecer a descida, a rotação e a locação anterior do mento.

Manobras externas ou internas para correção da deflexão têm sido tentadas quando a insinuação não ocorre, sendo mais exitosas as que forçam a deflexão, pretendendo a transformação para apresentação de face. Ingerslev admitiu êxito em 12 vezes dentre 15 tentativas. Entretanto, salientou o risco de ocorrer, durante elas, o prolapso do cordão umbilical. Em apresentação insinuada, além de pouco exitosas, essas manobras cercam-se de inconvenientes traumáticos fetais. Borrell e Fernström (1966) referiram (raios X) que, por vezes, a boca fetal aberta (nas naso-posteriores) choca-se com o promontório, impedindo a evolução para a deflexão de terceiro grau (face). Nesses casos, esses autores recomendavam elevar a apresentação e forçar o fechamento da boca fetal.

Nas apresentações altas, a prática da versão interna está superada pelos riscos maternos (rotura uterina) e, particularmente, os fetais (traumas, óbitos e seqüelas). O emprego da sinfisiotomia não merece menção, mesmo quando se considera o seu valor histórico. A aplicação do fórcipe em cabeça insinuada foi referida por Ingerslev em 65 casos (32,5%), seguindo-se de perdas perinatais em 16%.

Finalmente, cumpre assinalar que, na atualidade, duas medidas são preferenciais: expectativa armada para se obter a transformação espontânea em apresentação de face e o emprego da cesárea se, após cervicodilatação avançada e boa atividade uterina, essa eventualidade não ocorrer. Em geral, essa conduta expectante é mais razoável quando se trata de multíparas, pois, nas nulíparas com fetos grandes, inclusive, a apresentação de face resulta em morbiletalidade perinatal agravada. Cruikshank e White referem que, em bacias normais, a deflexão de segundo grau evolui para a de face em 91% dos casos.

DEFLETIDAS DE TERCEIRO GRAU (Face)

Quando a deflexão cefálica é máxima (deflexão de terceiro grau ou apresentação de face), embora os diâmetros de apresentação (submento-retro-bregmático) e de insinuação (submento-bregmático) sejam compatíveis com os da pelve normal, comprova-se maior dificuldade no parto em virtude do desvio lateral da pressão axial fetal. O ponto de reparo e de referência fetal é o mento, e a linha de orientação é a facial (mento, boca e nariz).

Freqüência – na Clínica Obstétrica da Faculdade de Medicina da Universidade de São Paulo, Serviço com características de pronto-socorro, a incidência foi de 1:228 partos. Entretanto, na casuística de Tucker e cols. (1950), relacionada a 39.687 partos domiciliares, ela foi de 1:544 partos (73 casos). Cruikshank e White (1973) referem a incidência de 1:600 partos.

Mais freqüente nas multíparas (3:1, segundo Reddock, 1948, ou 2:1, segundo Reinke, 1953), as apresentações em mento-esquerda anterior (MEA) e em mento-direita posterior (MDP) são mais encontradiças (62,4%).

Etiologia – têm sido referidas diversas causas e, dentre elas, salientam-se as seguintes: a desproporção cefalopélvica (63,5% para Posner e Buch, 1943; e 39,4% segundo Hellman e cols., 1950; a hipermegalia fetal; a prematuridade ou concepto pequeno; os vícios de conformação cefálica, representados pela anencefalia (30% segundo Salzmann e cols., 1960) e a dolicocefalia (quando é maior o ramo occipital da alavanca cervicoatloidiana); as circulares do cordão; a meningocele; o hidrâmnio; o bócio fetal; a placentação prévia; a obliqüidade uterina (Duncan). Em nosso Serviço (Neme e cols., 1985), a multiparidade esteve presente em 87,5% dos casos.

Posner e Buch salientam a responsabilidade da prática incorreta de versão externa na etiologia da deflexão de terceiro grau. A evolução do concepto nas pélvicas deve-se fazer forçando a atitude de flexão fetal, a fim de evitar a extensão cefálica.

Diagnóstico – a palpação abdominal, particularmente em parturiente com parede flácida, pode identificar a concavidade do dorso fetal, o pronunciado ângulo cervicocefálico, referido como o sinal de "golpe de machado" (Tarnier), e a superficialidade das pequenas partes fetais nas mento-anteriores. O foco de escuta é contralateral ao dorso e muito audível nas mento-anteriores (precórdio anteriorizado).

O toque vaginal confirma a deflexão de terceiro grau ao tocar o mento centrado na escava e, acima dele, a boca (arcada alveolar e movimento de sucção) e o nariz (ladeado pelos globos oculares). Nesse particular, a localização de bossa serossangüínea nas pálpebras pode favorecer confusão com a apresentação pélvica e seus órgãos femininos. Na atualidade, a ultra-sonografia define o diagnóstico. Campbell (1965) refere apenas 1 em 20 casos é diagnosticado pela palpação. Na falta da ultra-sonografia, justifica-se o emprego de raios X (Fig. IV-75).

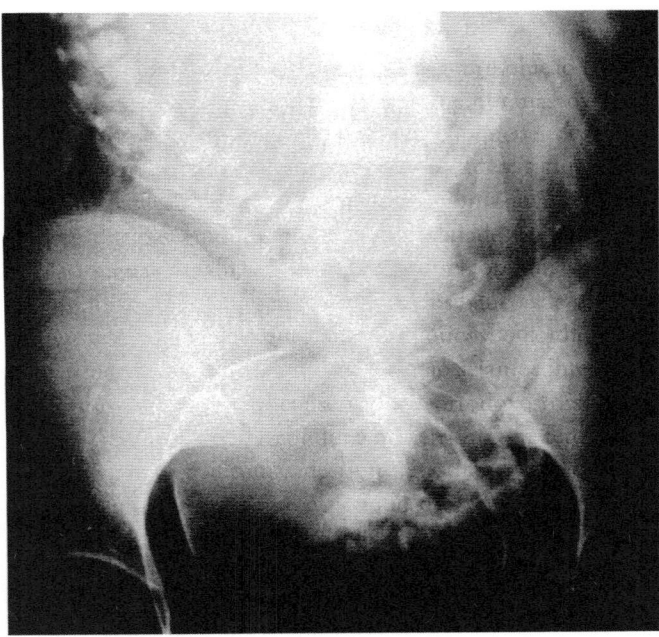

Figura IV-75 – Apresentação cefálica de terceiro grau (face). Notar a intensa deflexão e o ângulo cervicocefálico (sinal do golpe de machado de Tarnier).

Mecanismo do parto – a insinuação se fará principalmente no diâmetro transverso da bacia. Deve-se, entretanto, não admitir, errônea e prematuramente, que esteja completa. Por vezes, a face pode estar muito baixa e o biparietal ainda não haver transposto o estreito superior, pois a distância das bossas parietais à face é maior que ao occipício.

Deve-se, ainda, distinguir, durante o mecanismo do parto, a fase frontal da apresentação de face. Seu reconhecimento resulta de o mento e a glabela serem tocados igualmente afastados do centro da escava. Na deflexão total (face), o mento é tocado no centro da escava.

Nas mento-posteriores, a descida completa é impraticável, pois a distância mento-esternal é menor que a altura do sacro. Além disso, a face anterior do tórax fetal choca-se com o promontório materno (Fig. IV-76). Impõe-se, por isso, rotação complementar, transformando as mento-posteriores em anteriores. Nesta última variedade de posição (mento-anterior), a descida é rápida e ocorre antes de se completar a rotação interna, porque a distância a descer é apenas representada pela altura do pube.

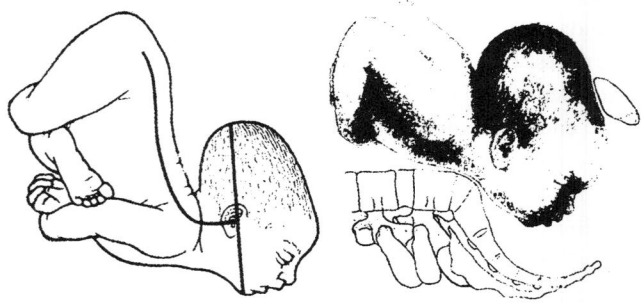

Figura IV-76 – Apresentação cefálica defletida de terceiro grau. Notar como o tórax fetal choca-se com o promontório.

Evolução clínica – o parto sói ser prolongado, pois, de regra, a apresentação de face resultou evolutivamente das defletidas de segundo grau. A rotura precoce das membranas é mais freqüente, e a face não é boa cunha para forçar a dilatação.

A pressão axial fetal, ao provocar acentuado ângulo cervicocefálico, projeta a face fetal de encontro a uma das paredes do canal de parto. Desse modo, dificulta a progressão ou descida da apresentação, como ocorre em barco que cursa rio arrastando-se pelas suas margens. Além disso, a rotação interna nas mento-posteriores apenas se fará após o mento haver ultrapassado francamente o diâmetro biciático. Apesar dessas dificuldades, Reinke (1953) referiu partos espontâneos em 70% dentre seus 94 casos. A bossa serossangüínea atinge a face fetal, infiltrando as pálpebras, as regiões maxilares e os lábios fetais (Figs. IV-77 e IV-78). A face se deforma e, assim, permanece por tempo prolongado (dias), podendo apresentar edema pronunciado, escoriações, flictenas e ecmoses.

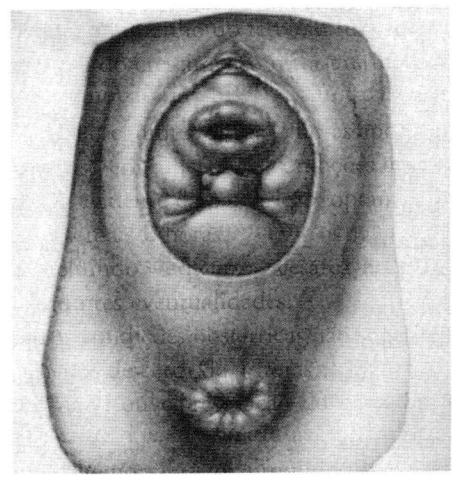

Figura IV-77 – Apresentação de face. Notar o aspecto da face fetal.

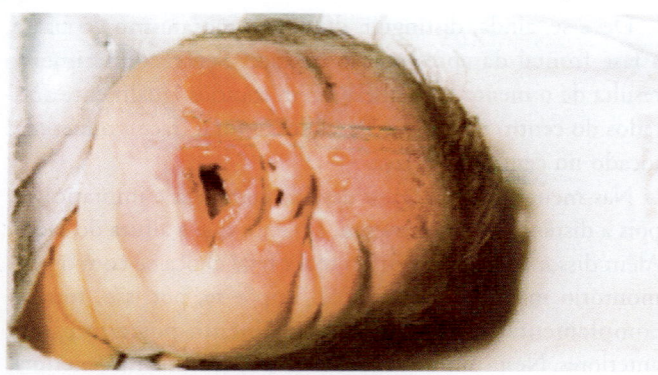

Figura IV-78 – Apresentação de face. Notar lesões da face fetal.

Prognóstico – estará agravado em relação à parturiente, em virtude do prolongamento do parto e da conseqüente maior morbidade infecciosa. Por isso, é mais grave para as mento-posteriores. No que tange ao concepto, a morbiletalidade perinatal dependerá da hipóxia e da compressão cerebral e cervical de encontro ao subpube com desordem na circulação de retorno da cabeça. O estiramento do pescoço fetal nas mento-posteriores provoca evidente compressão da traquéia e edema da laringe, podendo seguir-se de sufocação e até de roturas de suas estruturas (Lansford e cols., 1968). A freqüente ocorrência de laterocidências do cordão umbilical agrava o prognóstico do nascituro (hipóxia); Copeland e cols. (1968) salientaram a importância do diagnóstico precoce para favorecer o prognóstico.

Assistência – inicia-se por cuidadosa avaliação da proporcionalidade feto-pélvica, uma vez que o vício pélvico é importante causa etiológica. Quando o tocólogo suspeita de sua presença, particularmente nas nulíparas, a indicação da via abdominal é absoluta (mesmo quando é limiar).

Afastada a presença do vício pélvico e de desproporção feto-pélvica e identificadas a posição e a variedade mento-anterior, aguarda-se o parto espontâneo. Tratando-se de multípara com abdome pêndulo ou em obuz, é recomendável corrigir a obliqüidade do corpo uterino, para fazer coincidir o eixo feto-corporal-pélvico. Para favorecer a rotação interna, recomendam-se o decúbito lateral homônimo ao occipício (na fase frontal) e o decúbito lateral antônimo ao occipício na fase facial propriamente dita.

Quando se trata de mento-posterior, também se optará, de início, pela conduta observadora. Segundo Eastman (1950), em dois terços dos casos ocorre rotação para mento-anterior e o parto vaginal. Tratando-se de nulípara e se a rotação interna se mostra difícil, recomenda-se o parto cesáreo.

Quando se trata de multípara com feto de volume normal e a dilatação está completa, as mento-posteriores poderão ser transformadas em mento-anteriores pela aplicação de fórcipe. Indica-se, nesse caso, o de Kielland, por favorecer a rotação nas mento-posteriores. Nas mento-púbicas, pode-se, ainda, utilizar o fórcipe de Simpson-Braun. Schwartz e cols. (1986) referiram que a manobra será mais fácil e exitosa em conceptos com peso de até 3.425g.

Atualmente, como já foi referido em relação à apresentação de fronte, as manobras visando à correção da deflexão de terceiro grau não se justificam. Igualmente, está afastada a prática da versão interna. A maior segurança materna e principalmente perinatal pela cesárea tem elevado a incidência dessa intervenção nos casos de apresentação de face em nulíparas e de mento-posteriores nas multíparas.

LÁTERO-FLEXÕES

Em condições normais, para que ocorra a insinuação, a cabeça executa movimentação de lateralidade ou de assinclitismo, referido por Sellheim (1813) como de dimidiação cefálica (Capítulo 19).

Em condições especiais (anormais), o assinclitismo se exagera, constituindo-se as apresentações chamadas de parietal, de orelha ou de obliqüidade. Distinguem-se dois tipos de látero-flexões anormais ou excessivas: a anterior, descrita por Naegele, em 1813, e a posterior, referida por Litzman, em 1851. Nas duas eventualidades trata-se de assinclitismo dito patológico e sua ocorrência se constitui em condição distócica.

Látero-flexão anterior – no assinclitismo patológico anterior (de Naegele), o parietal anterior desce profundamente e a sutura sagital se aproxima do promontório, podendo ser tocada a orelha fetal anterior nas proximidades do pube; daí a designação de apresentação de orelha anterior que alguns lhe conferem (Fig. IV-79).

As fontanelas bregma e lambda são identificadas na mesma altura e a última mais próxima do centro da escava. É condição menos freqüente que a de látero-flexão posterior (1:3) e ocorre principalmente em multíparas com evidente flacidez da parede ântero-lateral do abdome e sem vício pélvico. Por isso e porque a concavidade sacra favorece a descida do parietal posterior, seu prognóstico é favorável.

Na assistência ao parto, tratando-se de vício de atitude e ausente o vício pélvico, recomenda-se corrigir o ventre em pêndulo por meio de cintas de contenção abdominal, ou por pressões bimanuais da parede anterior do útero durante as contrações uterinas. Por vezes, completa a dilatação, pode-se aplicar o fórcipe de Kielland, cuja articulação por deslize favorece a correção do assinclitismo.

Látero-flexão posterior (de Litzman) – é mais freqüente que a anterior (3:1) e se relaciona, em geral, com vício pélvico. Nessa condição, penetra primeiro no estreito superior o parietal posterior. A sutura sagital se aproxima do pube e, ao toque, identifica-se, por vezes, a orelha fetal posterior. Até prova em contrário, essa condição é expressão de achatamento da bacia (Fig. IV-80).

Pela palpação, identifica-se o pólo cefálico sobre o arco anterior da bacia e um sulco entre eles (sinal de Hegar). O prognóstico se complica porque o pube dificulta a insinuação do parietal anterior. O parietal posterior locado no promontório pode apresentar afundamento (Fig. IV-81), e o útero superdistendido pode se romper se o tocólogo insistir em conduta expectante.

Para a resolução do parto, na atualidade, prefere-se a via abdominal.

DISTÓCIA DE SITUAÇÃO

SITUAÇÃO TRANSVERSA

Também designada apresentação transversa ou oblíqua, é aquela em que o maior eixo fetal cruza perpendicular ou obliquamente o maior eixo uterino (que é o longitudinal). É, portanto, distócia de situação e, nela, o ponto de reparo fetal é o acrômio que se apresenta, e a linha de orientação é o gradeado costal. Alguns autores, por isso, a designam de apresentação córmica ou de espádua.

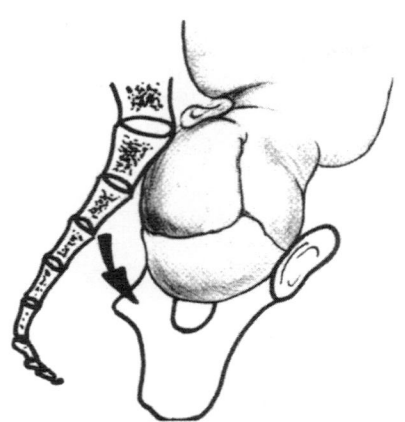

Figura IV-79 – Apresentação cefálica. Assinclitismo patológico anterior (Naegele).

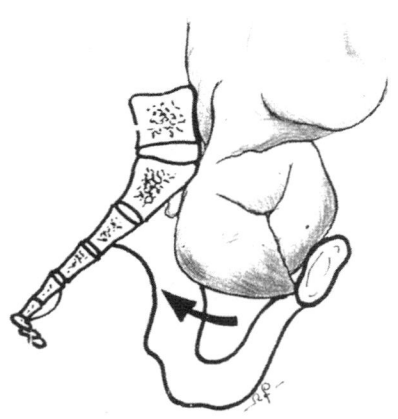

Figura IV-80 – Apresentação cefálica. Assinclitismo patológico posterior (Litzman).

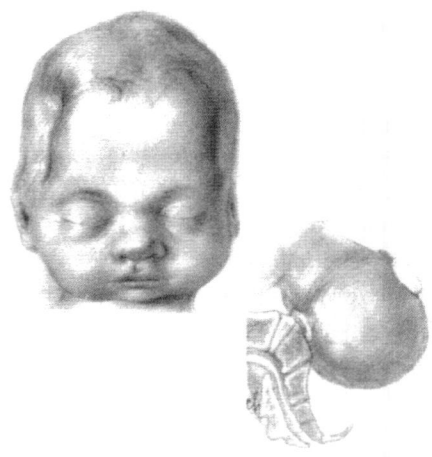

Figura IV-81 – Apresentação cefálica. Assinclitismo anterior patológico. Afundamento do parietal posterior de encontro ao promontório (Eastman, 1950).

Freqüência – têm sido referidas incidências de 1:103 a 1:1.200 e média de 1:300 partos (Mac Gregor, 1964; Sandhu, 1977). Na Clínica Obstétrica da Faculdade de Medicina de São Paulo, Araujo e cols. (1951) comprovaram 64 casos dentre 8.740 partos, ou seja, 1:137 ou 0,73%. Prevaleceram as dorso-anteriores (56,2%) e, dentre estas, as acrômio-direitas (57,8%).

Etiologia – devem-se considerar duas condições etiológicas fundamentais: causas que favorecem a mobilidade fetal e as que deformam a cavidade uterina. Entre elas, citam-se:

- a prematuridade incidiu em 32,8% no material de nosso Serviço;
- a maceração fetal;
- o hidrâmnio;
- a prenhez múltipla, incidindo em 12,8% dentre os 735 casos de Roust (1946) e particularmente no segundo gêmeo (85%);
- a hipotonia uterina peculiar às multíparas (94% em nosso Serviço);
- o vício pélvico em 18,5% (Ferrari e Roust, 1946);
- a placentação prévia;
- os vícios de conformação uterina, particularmente o útero arqueado ou bicórneo (22%);
- os tumores prévios uterinos, como o mioma uterino de localização segmentar e os cistos ovarianos retidos no fundo de saco vaginal posterior;
- os vícios de conformação e atitudes fetais (anencefalia, procidência de membros, cordão curto).

Stevenson (1951) salientou o fator localização da placenta (fúndica e prévia) em virtude da redução do diâmetro vertical do corpo uterino.

Eastman (1950) citou a importância etiológica dos seguintes fatores: relaxamento uterino (multiparidade), vício pélvico e placenta prévia, e lembra que a situação transversa é 10 vezes mais freqüente nas multíparas que nas nulíparas.

Diagnóstico – a inspeção, a palpação e a escuta prestam-se para admitir clinicamente o diagnóstico de situação transversa fetal. Pela inspeção, a forma do abdome é globosa (iguais diâmetros transversal e longitudinal), a escava se apresenta vazia e o foco de escuta encontra-se na linha mediana infra-umbilical (perto do umbigo nas posteriores e da sínfise nas anteriores).

O toque vaginal identifica o côncavo axilar, o acrômio que se apresenta e o gradeado costal que representa a linha de orientação fetal (Fig. IV-82). O feto perde sua atitude normal. O diâmetro cefalopélvico (CP) inflete-se na região do pescoço, e o coto da espádua forma o vértice de um triângulo constituído pelos segmentos acrômio-cefálico (AC) e acrômio-pélvico (AP). Se o braço e a mão fetal forem acessíveis, o tocólogo identificará, com facilidade, o acrômio que se apresenta ao cumprimentar o concepto com sua mão homônima (ao acrômio). Para favorecer o diagnóstico, recomenda-se, ainda, que o tocólogo realize a sobreposição fetal no espaço. Atualmente, a ultra-sonografia permite comprovar, com facilidade, a situação transversa e, na falta dela, justifica-se utilizar os raios X (Fig. IV-83).

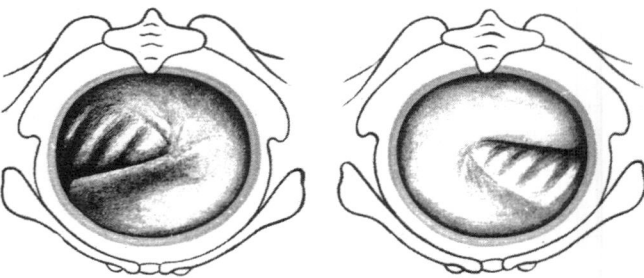

Figura IV-82 – Situação transversa ao toque vaginal. Côncavo axilar e gradeado costal.

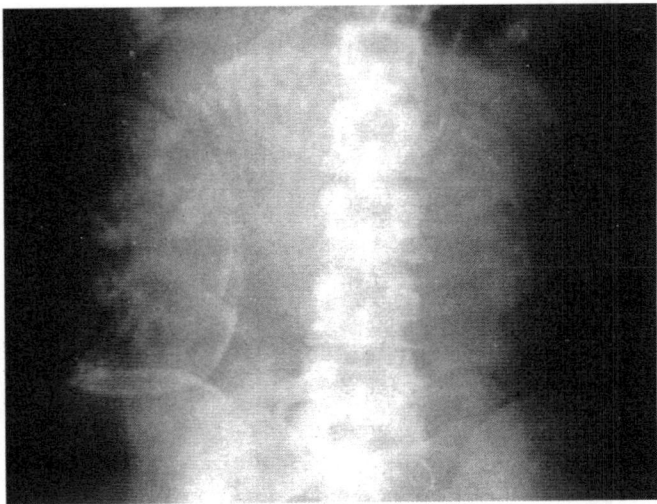

Figura IV-83 – Situação transversa. Notar a deflexão cefálica (raios X).

Para fins de nomenclatura consideraremos, como sugerem os autores germânicos, três letras: a primeira refere-se ao acrômio (A); a segunda, à variedade do acrômio que se apresenta (esquerdo ou direito) e a terceira à orientação do dorso fetal (anterior e posterior). Teríamos, assim, as seguintes possibilidades: acrômio-esquerdo anterior (AEA) e/ou posterior (AEP); acrômio direito anterior (ADA) e/ou posterior (ADP), como se vê nas figuras IV-84 e IV-85. Outros autores preferem relacionar a segunda letra ao lado em que se situa a cabeça fetal. Nesse caso, voltando a face palmar da mão fetal para cima, o polegar volta-se para o lado em que está a cabeça.

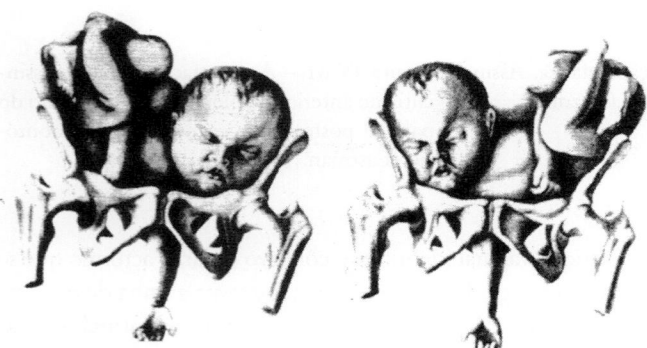

Figura IV-84 – Situação transversa. Acrômio-esquerda posterior (AEP) e acrômio-direita posterior (ADP) (Seigneux, 1909).

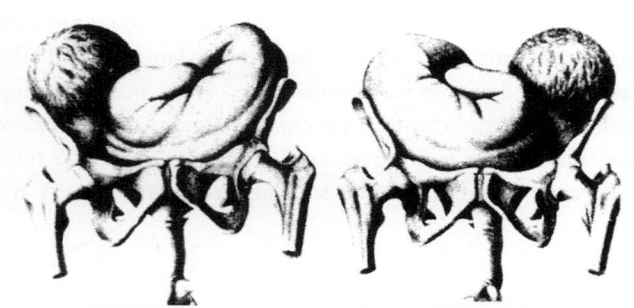

Figura IV-85 – Situação transversa. Acrômio-esquerda anterior (AEA) e acrômio-direita anterior (ADA) (Seigneux, 1909).

Leon (1959) referiu que, pelos raios X de fetos em situação transversa, foi possível comprovar que o dorso pode, ainda, orientar-se para cima (dorso-superior) e para baixo (dorso-inferior), como se vê na figura IV-86. Assim, nas dorso-inferiores, pela palpação, serão perceptíveis as pequenas partes voltadas para a face anterior do abdome materno e, nas dorso-superiores, pelo toque vaginal, pode-se identificar pés e mãos fetais. Ainda, radiologicamente, Leon (1942) comprovou hiper-rotação cefálica e Denny (1951), hiperextensão da cabeça fetal (em fetos vivos).

Nas dorso-anteriores, a palpação identifica facilmente o dorso (superfície uniforme, extensa e resistente) e, nas dorso-posteriores, as pequenas partes serão palpadas como cilindros móveis. Cockburn e Drake (1968) referem que a postergação diagnóstica eleva os índices de mortalidade perinatal (de 9,2% para 27,5%).

Evolução – em condições de normalidade pélvica e fetal (feto vivo e normal), a solução transvaginal do parto é impraticável. Entretanto, em condições especiais, a situação transversa (primitiva) pode sofrer correções espontâneas, transformando-se em apresentação cefálica (cabeça em nível mais baixo que o pólo pélvico), ou pélvica (pólo pélvico mais baixo que a cabeça).

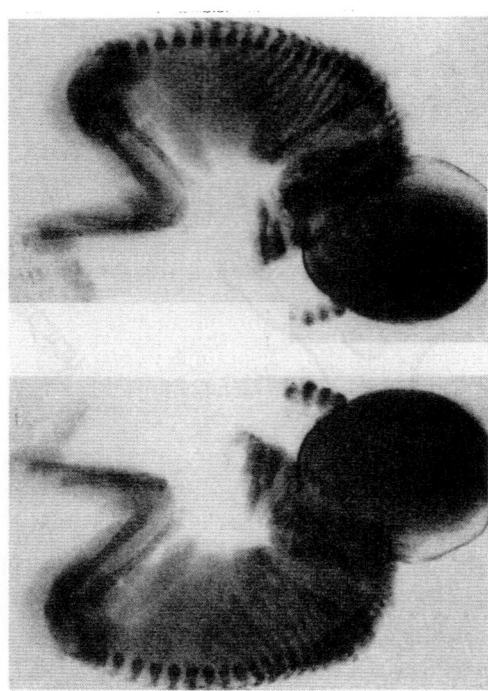

Figura IV-86 – Situação transversa. Dorso-superior e dorso-inferior.

A literatura clássica refere três mecanismos pelos quais o parto vaginal, em condições especiais (bacia ampla, feto pequeno ou morto), pode ocorrer: de Roederer, de Denman e de Douglas.

Mecanismo de Roederer (1756) – ou de *conduplicato corpore*. Nessa eventualidade, a compressão fetal é máxima. O ovóide córmico dobra-se em ângulo agudo, cujo vértice é o tórax, e a cabeça se aprofunda no abdome. Desprendem-se primeiro a espádua e a parte do tórax, a seguir, conjuntamente, a cabeça e o resto do tronco e, finalmente, o pólo pélvico (Fig. IV-87). Segundo Döderlein (1923), não existem referências de esse mecanismo ocorrer em casos de conceptos vivos.

Mecanismo de Denman (1772) – é peculiar às dorso-posteriores. A cabeça volta-se para diante, locando-se na fossa ilíaca interna, e a espádua anterior se manterá atrás da sínfise. Dobra-se o tronco ao nível das últimas vértebras dorsais. Desce o pólo pélvico, libera-se o braço posterior e, por fim, a cabeça (Fig. IV-88).

Mecanismo de Douglas (1844) – mais freqüente nas dorso-anteriores. Geralmente, nesse caso, o feto está morto. A cabeça se ajusta ao lado do tronco e da espádua no meio da bacia. À custa de fortes contrações uterinas, o pescoço se alonga e a

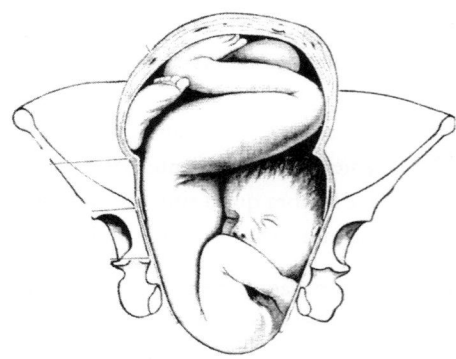

Figura IV-87 – Situação transversa (ADA) – mecanismo de parto em *conduplicato corpore* – mecanismo de Roederer (De Lee e Greenhill, 1943).

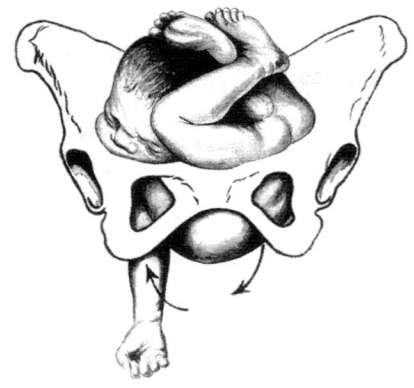

Figura IV-88 – Situação transversa. Mecanismo de parto ao modo de Denman (De Lee e Greenhill, 1943).

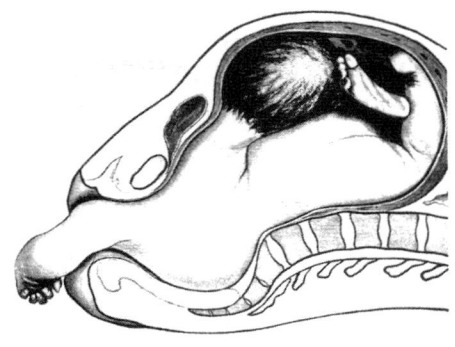

Figura IV-89 – Situação transversa. Mecanismo de parto ao modo de Douglas (De Lee e Greenhill, 1943).

espádua desce até que a cabeça se apóie acima da sínfise. Descem o tronco e o cinto pélvico, que se desprendem seguidos da cabeça última (Fig. IV-89).

Quando o feto é normal ou grande, apesar de dimensões pélvicas regulares, o parto vaginal espontâneo não ocorre. Nesses casos, rotas as membranas, exterioriza-se o braço fetal e, à custa de contrações uterinas intensas, o tronco penetra na escava. O feto, de regra, sucumbe (hipóxia), ocorre infecção intraparto, o segmento inferior se distende e o anel de Bandl se eleva até atingir a cicatriz umbilical (sinal de Bandl) e os ligamentos redondos (principalmente o esquerdo) palpam-se retesados (sinal de Frommel). A essa situação, que decorre de assistência relegada, dá-se o nome de situação transversa abandonada, e ao quadro clínico que a caracteriza, de síndrome de Bandl-Frommel e também de iminência de rotura uterina, que ocorrerá fatalmente se a assistência adequada não for estabelecida.

Prognóstico – na atualidade, com o emprego liberal da cesárea (em fetos vivos), o prognóstico perinatal se alterou definitivamente para melhor. Na Clínica Obstétrica da Faculdade de Medicina de São Paulo, quando a prática da versão interna era conduta freqüente, a morbidade materna atingiu 18,7%, havendo ocorrido roturas uterinas em 9,3%. O obituário materno foi nulo. Em relação ao concepto, 34,3% deles já estavam mortos na internação e, dentre os vivos, ocorreram 23,6% mortes perinatais.

Garber e Ware (1951) referiram incidência de 73,8% óbitos fetais, assim distribuídos: 81,1% e 57,1%, respectivamente nos períodos de 1934-1943 e 1944-1949. No que se refere à mortalidade materna, foi de 18,2% (1934-1938), 9,1% (1939-1943) e 0% (1944-1949), atingindo a média de 9,2%. Esses autores relacionaram os melhores resultados obtidos, após 1944, à maior incidência da operação cesárea; e os piores resultados, à prática da versão interna.

Ferrari e Roust (1946) referiram que na Maternidade Eliseo Canton, em Buenos Aires, foram atendidos 735 casos de situação transversa, no período de 1901-1945. Em 68,5% deles, praticou-se a versão interna; o obituário materno foi de 6,39% e o perinatal atingiu 52,91%. Firpo (1943), no Instituto de Maternidad U. Fernandez, em Buenos Aires, salientou que até 1922 não se realizaram cesáreas na solução desses casos e a versão interna se praticava em 75% deles.

Na tabela IV-12 são apresentados os resultados totais referidos por esse autor, demonstrando que o emprego da cesárea, após 1933 e até 1942, beneficiou apenas o prognóstico perinatal, pois, na ausência de drogas ativas contra a infecção, a sua prática seguiu-se de mortes maternas por peritonites.

Tabela IV-12 – Situação transversa × prognóstico.

Períodos	Mortalidade materna (%)	Mortalidade perinatal (%)	Versão (%)	Cesárea (%)
1912-1922	6,82	30,68	75,0	0
1933-1942	8,22	12,16	58,1	10,9

Firpo, 1943.

Na atualidade, o prognóstico materno e fetal melhorou em virtude da terapêutica antibiótica, da maior incidência da cesárea (com restrição da versão interna) e com o diagnóstico anteparto (ultra-sonografia). Foram referidas perdas fetais em 3,9% (Hourihane, 1968) e em 24% (Yates, 1964).

As mortes maternas têm sido atribuídas à infecção, ao trauma materno (rotura uterina) e à hemorragia; e as perinatais, ao prolapso do cordão (20 vezes mais freqüente que nas cefálicas) e aos traumatismos do parto (versão interna e grande extração pélvica).

Assistência – deve-se considerar a assistência durante a gestação avançada (após a 32ª-34ª semanas) e no parto.

Alguns autores, comprovada a situação transversa nestas idades gestacionais, recomendam tentar a versão externa, transformando-a em apresentação pélvica (quando o pólo pélvico é mais baixo) ou cefálica (se a cabeça estiver mais baixa). Acredita-se que essa última condição é mais justificável. Entretanto, deve-se considerar a freqüente possibilidade de reversão à situação anterior, contra-indicando-se a manobra nos casos de hidrâmnio e prenhez gemelar, concepto hipermegálico, útero malformado, placenta prévia e cesárea em partos anteriores.

Mac Gregor (1964) recomendou, no termo da gestação, a administração de ocitocina, precedida da versão externa e rotura das membranas. Em 96 casos assim conduzidos, Edwards e Nicholson (1969) referiram que, em 86, o parto foi transvaginal, ocorrendo sofrimento fetal em apenas quatro conceptos.

Durante o parto, em seu início e com membranas íntegras (excluídos o vício pélvico ou possível desproporção cefalopélvica), pode-se também tentar transformar a situação transversa em longitudinal (para cefálica de preferência). No parto avançado ou não, com membranas rotas, a cesárea terá sua indicação liberal em conceptos vivos e viáveis. Em casos de fetos mortos, se a dilatação do colo estiver avançada e o pólo pélvico for acessível, pode-se proceder o abaixamento do pé ou pés, seguido da extração fetal, ou até a versão interna e a extração vaginal se o útero não estiver enxuto (bolsa rota há muito tempo) e o concepto for de volume pequeno ou normal (nunca no macrossômico).

A literatura tem referido as seguintes cinco condições para indicar a cesárea nesses casos: 1. situação transversa irredutível pela versão externa, 2. nulípara em início de parto, 3. cervicodilatação incompleta, 4. sofrimento fetal, 5. iminência de rotura uterina. A essas cinco condições acrescentarei, ainda, a ausência de tocólogo experiente para realizar eventuais manobras pela via vaginal, a amniorrexe precoce, a presença de parto cesáreo anterior e o prolapso do cordão. A liberal indicação da cesárea reduziu a mortalidade perinatal de 33,2 para 2% (Harris e Epperson, 1950).

Nos casos de situação transversa abandonada (bolsa rota, infecção intra-uterina, membro superior exteriorizado, feto morto), deve-se considerar a possibilidade de praticar a embriotomia cervical (degola), cuja exeqüibilidade dependerá da presença de tocólogo experiente e da acessibilidade do pescoço fetal. Budin considerava três situações: 1. cabeça fetal abaixo do anel de Bandl (pescoço acessível); 2. cabeça pouco acima do anel de Bandl (pescoço dificilmente acessível); 3. cabeça muito acima do anel de Bandl (pescoço inacessível). Nesta última situação e havendo sinais de iminência de rotura uterina, a indicação da cesárea ao preservar os interesses maternos deve ser liberal, inclusive em fetos mortos.

A partir de 1941-1945, com o advento da terapêutica quimioterápica e antibiótica, o prognóstico materno e perinatal foi, evidentemente, favorecido pela indicação precoce e liberal da cesárea. Na prática dessa intervenção, alguns autores sugerem a incisão longitudinal segmento-corporal do miométrio, a fim de favorecer o acesso e a extração fetal. Em nossa experiência, essa atitude pode ser dispensável, praticando-se suficiente incisão transversa e arciforme no segmento inferior do útero.

DISTÓCIA DE VOLUME

GIGANTISMO FETAL

O excesso de volume fetal pode ser generalizado (gigantismo) ou regional (teratologia).

Conceitua-se como concepto gigante ou hipermegálico aquele cujo peso oscila entre 4.000 e 5.000g, havendo maior tendência na literatura para assim designar os fetos cujo peso ultrapassa 4.500g (Fig. IV-90). Considerando que partos vaginais de conceptos com mais de 4.000g apresentam, em geral, dificuldades por ocasião do desprendimento das espáduas (do biacromial), agravando os índices de morbidade perinatal, acreditamos, preventivamente, que esse limite seja o razoável para admitir o gigantismo fetal. Esse conceito foi aceito também, entre outros, por Benedetti e Gabbe (1978), Modanlou e cols. (1980 e 1982) e Boulet e cols. (2003).

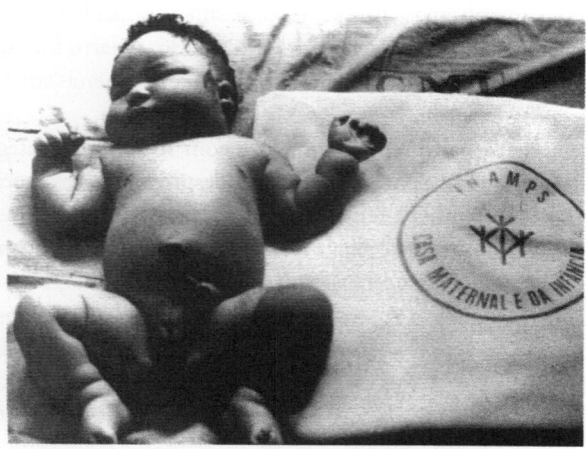

Figura IV-90 – Gigantismo fetal.

Freqüência – entre nós, Amorim e cols. (1946) referiram incidência de 5% (critério de 4.000g). Leon (1943), na Argentina, cita que, entre 51.000 partos assistidos na Maternidade Eliseo Canton, ocorreram 125 fetos gigantes (mais de 4.500g), ou seja, 1:400, referindo que o peso máximo observado foi de 6.500g. Nathanson (1954), nos Estados Unidos, comprovou a freqüência de 1,77% (critério de 4.500g). Ainda nesse país, dentre 33.545 partos, Spellacy e cols. (1985) referiram a incidência de 1,7% de conceptos macrossômicos, e Panel e cols. (1991), na França, para fetos com mais de 4.000g, comprovaram 4,5%.

Etiologia – têm sido referidas as seguintes causas responsáveis pelo gigantismo fetal:

• **Hipermaturidade** – Calkins (1948) e Eastman (1950) negaram a influência dessa causa na etiologia do gigantismo fetal. Entretanto, Arias (1987) e Chervenak e cols. (1989) referem macrossomia em casos de prenhez prolongada de 20 a 43%.

• **Fator genético** – é o mais importante, responsável pela macrossomia (Langer, 2000). Aparentemente, a influência materna é dominante e relaciona-se positivamente com a estatura. O único hormônio fetal relacionado com o peso é a insulina. Daí sua designação de hormônio do crescimento (Hill, 1982). O fator tireóide tem sido afastado e, ultimamente, encarecida a presença de leptina como fator genético importante.

• **Multiparidade espaçada** – na casuística de Nathanson, a incidência foi de 19,7% para nulíparas e de 80,3% para multíparas.

• **Diabetes materno** – é observação corrente e se refere também aos casos de estado pré-diabético (diabetes gestacional), incidindo particularmente em obesas. Entre nós, para fetos com mais de 4.000g, a incidência em diabéticas foi de 18% em nosso Serviço (Monaci e cols., 1985). Nos Estados Unidos, Langer e cols. (1991) referiram, para igual peso, a incidência de 20,6%.

• **Sexo fetal** – Nathanson comprovou incidências de 68,9% e 31,1%, respectivamente, para os conceptos masculinos e femininos, e Sarno e cols. (1991), de 63% e 37%. O fato tem sido atribuído à função testicular e sua secreção de testosterona.

• **Obesidade materna** – a incidência de macrossomia fetal é particularmente evidente nas obesas superalimentadas, podendo incidir em 69,7% delas (Spellacy e cols., 1985).

• **Macrossomia em partos anteriores** – essa referência e a presença de diabetes seriam, para Pauerstein (1987), as principais causas etiológicas a ser consideradas. Na Clínica Obstétrica da Faculdade de Medicina da USP, Mathias e cols. (1983) comprovaram essa condição em 28,9% (peso de 4.500g).

Diagnóstico – prestam-se, clinicamente, para admitir o gigantismo: a inspeção, a palpação-mensuração e o toque vaginal.

Pela inspeção, comprova-se que o volume uterino é excessivo e a forma do abdome é ovóide (seria globosa no hidrâmnio e na prenhez múltipla). A palpação exclui o hidrâmnio e identifica o pólo cefálico volumoso e alto, apesar de bacia normal ou ampla.

A mensuração revela que a altura uterina e a circunferência abdominal ultrapassam, evidentemente, os seus índices de normalidade (36cm para a altura e 106cm para a circunferência). Pelo toque, comprova-se que, apesar de a bacia ser normal e até ampla, a cabeça fetal fletida permanece alta e móvel. O tocólogo experiente percebe que a distância entre o bregma e o lambda (sutura sagital) é maior que a normal.

Atualmente, afastado o emprego dos raios X, apelamos para a ultra-sonografia, que fornece dados ponderais fetais com erros em torno de 10%, quando bem praticada.

O'Reilly-Green e Divon (2000), comparando resultados clínicos e ultra-sonográficos, na apreciação intra-uterina do peso fetal, concluíram que ocorreram resultados falso-positivos e negativos. Os ultra-sonográficos não foram menos sujeitos a erros em fetos com mais de 4.000g. Entretanto, Zelop (2000) refere que a ultra-sonografia tridimensional tem maior acuracidade que a bi.

Evolução – a superdistensão uterina se relaciona, freqüentemente, com hipossistolia e dilatação cervical morosa. A descida e a rotação interna, dependendo do grau de proporcionalidade cefalopélvica, poderão não se realizar ou ser mais penosas.

A expulsão cefálica exigirá maior distensão perineal, episiotomias mais extensas e, com maior freqüência, traumatismos do assoalho perineal. De regra, o momento mais distócico do parto incidirá no desprendimento das espáduas, pois, na hipermegalia, o desenvolvimento do tronco excede o da cabeça fetal. Assim, em conceptos com mais de 4.500g, a freqüência do encravamento biacromial exige assistência idônea, a fim de reduzir a incidência de fratura da clavícula e distensão e/ou desinserção de filetes nervosos do plexo cervicobraquial (Capítulos 93 e 128). Deve-se admitir dificuldade no desprendimento dos ombros quando a progressão ou a descida cefálica se prolonga (Acker e cols., 1986).

Hopwood (1982) refere que a ocorrência da distócia de espádua tem aumentado nos últimos 15 anos e atribui o fato ao melhor pré-natal, à maior idade das gestantes, à obesidade e ao maior aumento ponderal durante a gestação. Têm sido referidas incidências progressivas de 1,7% para fetos de 4.000g (Viggiano e cols., 1987) e de 9,5% para fetos de 4.500g (Mathias e cols. em nosso Serviço, 1983).

Gherman (2002) reviu a literatura inglesa no período de 1980 a 2001 e comprovou incidências de 0,3 a 30%.

Prognóstico – quando se insiste no parto transvaginal, o prognóstico materno se agrava em virtude da ocorrência de lesões do canal de parto, da incidência de hemorragia pós-parto (8,7%, segundo Viggiano e cols.) e, às vezes, de infecção após partos prolongados e muito manuseados. Quando a desproporção feto-pélvica é evidente e a assistência ao parto é descurada, pode ocorrer rotura uterina.

Em relação ao concepto, a morbidade traumática atinge particularmente os filetes nervosos do plexo cervicobraquial, quando ocorre o encravamento do biacromial. Na casuística de Amorin e cols., esse inconveniente ocorreu em 5%. Benedetti e Gabbe (1978) referiram mortalidade perinatal de 290‰, e morbidade em 20% dos casos.

Al-Najashi e cols. (1989), entre 17.127 partos ocorridos na Arábia Saudita, comprovaram incidência de 5,8% de fetos com mais de 4.500g. Trauma neonatal imediato atingiu 43% dos recém-nascidos, sendo a paralisia tipo Erb a patologia mais freqüente. Gonik e cols. (1991), entre 162 casos de macrossomia, comprovaram 24 casos (15%) de paralisia braquial. Em nosso Serviço, Zugaib e cols. (1985) referiram índice de Apgar menor que 7 em 3% dos recém-nascidos com mais de 4.500g e nenhum caso entre os de 4.000g. O obituário perinatal foi, respectivamente, de 3% e 0,7%. Segundo Morrison (1992), dentre 254 casos de distócia do biacromial, em 82 ocorreu paralisia braquial.

Beall e Ross (2000) referem incidência de fratura de clavícula em 0,5 entre 4.297 partos vaginais. Salientam que a maioria ocorreu em conceptos com mais de 4.000g.

Boyd e cols. (1983) salientaram que 50% dos casos de paralisias braquiais são conseqüentes à distócia do biacromial em fetos hipermegálicos. Segundo esses autores, ocorre grave asfixia em 143% nesses casos (em geral, a incidência é de 14%). Mc Call (1962) encareceu que 28% dos recém-nascidos de partos com encravamento do biacromial, após 5-10 anos, apresentam alguma alteração neuropsiquiátrica. A distócia do biacromial não é exclusiva de fetos com peso acima de 4.000g. Entretanto, Acker e cols. (1985) referiram que a incidência de 7% nessa faixa ponderal é 11 vezes maior que em fetos normais e 22 vezes maior se o peso fetal ultrapassa 4.500g.

Finalmente, O'Leary e Leonetti (1990) referiram que o prognóstico é particularmente grave quando se associam diabetes, obesidade, pós-datismo e macrossomia fetal, como se vê na tabela IV-13.

Tabela IV-13 – Lesões do plexo braquial × peso do RN – via do parto, 77.616 partos (1985-1993).

Pacientes	Peso do RN	Parto vaginal	Cesárea
Não-diabéticas	< 4.000g	0,65 (33:50.428)	0 (15.532)
	4.000-4.500	4,32 (22:5.097)	0,53 (1:1.892)
	4.500-4.999	16,59 (11:663)	0 (366)
	> 5.000	53, 57 (3:56)	0 (561)
Diabéticas	< 4.000g	1,8 (3:1.651)	0,86 (1:1.163)
	4.000-4.500	16,13 (4:248)	0 (315)
	4.500-4.999	28,57 (1:35)	0 (94)
	> 5.000	200 (1:5)	0 (15)

Modificado de Ecker, 2004.

Seeds, Thomas e Peng (2000) e Myriam e cols. (2002) salientam, em particular, o mau prognóstico perinatal em mães diabéticas. Para estes últimos autores, a mortalidade fetal foi de 5,9‰ em diabéticos e 4,0‰ em normais (conceptos com mais de 4.250g).

Assistência – o alargamento das indicações da cesárea seguiu-se de evidente melhora do prognóstico materno e perinatal em casos de hipermegalia fetal. Entretanto, quando a bacia é normal ou ampla e o volume cefálico não torna impraticável a sua insinuação e descida, pode-se, se necessário, aliviar a expulsão pela aplicação de fórcipe.

Expulsa a cabeça fetal, quando o desprendimento das espáduas se complica e não ocorre com a assistência habitual, recomendamos, em seqüência, as seguintes manobras: a) extração primeiro do braço posterior; e b) transformação do braço posterior em anterior e vice-versa. Gabbe e cols. (1991) recomendaram, ainda, exercer forte pressão sobre a região suprapúbica, para forçar o abaixamento do acrômio-anterior (Fig. IV-91). Já no século XIX, Kiliam recomendava, nessa distócia, a retirada prévia do braço posterior. Lembre-se, ainda, de que pode ocorrer fratura da clavícula quando essas manobras são postergadas e se insiste na extração forçada das espáduas.

O tocólogo, comprovada a distócia biacromial, não deve substituir a arte pela força. A manobra de Kristeller e as trações violentas da cabeça exteriorizada devem ser evitadas. Em geral, as manobras já referidas conseguem vencer a distócia. Quando isso não ocorrer, pode-se, ainda, pressionar digitalmente uma ou duas das clavículas, a fim de provocar sua fratura.

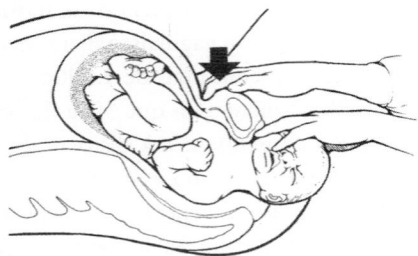

Figura IV-91 – Distócia biacromial. Pressão suprapúbica para favorecer abaixamento do ombro anterior (Gabbe e cols., 1991).

Gonik e cols. (1983) lembraram, com razão, que a hiperflexão dos membros inferiores maternos segue-se da ampliação dos diâmetros ântero-posteriores dos estreitos médio e inferior da bacia. Pessoalmente, recomendamos elevar as perneiras que suportam os membros inferiores, a fim de afastar o sacro da mesa cirúrgica. Essa medida favorece o movimento de báscula do sacro (para trás), ampliando os diâmetros ântero-posteriores dos estreitos médio e inferior.

Finalmente, como medida excepcional, Sandberg (1988) referiu a execução da manobra de Zavanelli (reintrodução da cabeça na vagina seguida de cesárea). Praticada em oito casos, ela foi exitosa em sete vezes. O'Leary e cols. (1993) referiram que, em 59 casos (da literatura), o êxito dessa manobra ocorreu em 53. Dentre os recém-nascidos, três sucumbiram e dois apresentaram seqüelas neurológicas. A nosso ver, salvo malformações fetais evidentes, o parto, em geral, se ultima pela via vaginal com o emprego das manobras já citadas. A sinfisiotomia e a manobra de Zavanelli devem ser evitadas.

A eventual previsão do encravamento biacromial é falha (Cronen, Bader e Ajams, 2000 e Poggi e cols., 2003). Ela pode ocorrer, inclusive, em fetos com menos de 4.000g (Gherman, 2002). Daí sua imprevisibilidade.

Nassar e cols. (2001), em fetos com mais de 4.500g, tentaram o parto vaginal em 180 casos, obtendo êxito em 168 (88,9%). Mas ocorreu traumatismo fetal em 7,7%. A indução do parto casos de macrossomia agrava o prognóstico fetal, elevando os índices de cesárea (Sanchez-Ramos e cols., 2002).

Presente o encravamento biacromial, Gherman (2002) recomenda, sucessivamente, as seguintes manobras:

1. Manobra de McRoberts – o auxiliar eleva os membros inferiores da parturiente com forte flexão das coxas sobre o abdome e pressiona a área suprapúbica para forçar a descida do ombro anterior (Fig. IV-92).
2. Extração prévia do membro posterior – dentre 89 casos ocorreu fratura do úmero em 11 (12,4%).
3. Manobra de Zavanelli – já referida.
4. Sinfisiotomia.
5. Compressão fúndica do útero.
6. Histerotomia – incisão uterina forçando saída do membro superior.

Em nossa experiência, comprovado o encravamento dos ombros, praticamos, sucessivamente, as seguintes manobras:

1. Extração prévia do membro posterior.
2. Transformação do membro anterior em posterior, seguida de sua extração.
3. Manobra de McRoberts.
4. Clidotomia uni ou bilateral.

A fim de relaxar ao máximo o assoalho perineal, recomenda-se praticar a raquianestesia e a episiotomia médio-lateral (menor risco de atingir o esfíncter retal).

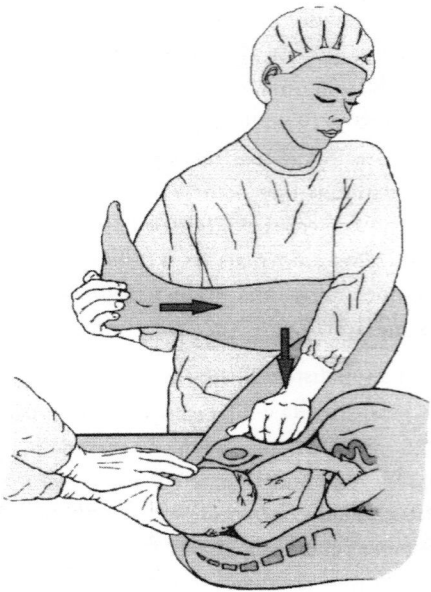

Figura IV-92 – Manobra de McRobertz.

Na execução das manobras extrativas, as pressões devem ser progressivas e persistentes, evitando-se trações intempestivas (Capítulo 99).

Quando se prevê desproporção feto-pélvica, mesmo se limítrofe, recomenda-se optar pela cesárea. Para reduzir a possibilidade de propagação da incisão miometrial, deve-se permitir que a cervicodilatação progrida até pelo menos 6-8cm, praticando-se a incisão miometrial no segmento inferior, agora bem distendido, com evidente concavidade arciforme para fugir do pedículo uterino (se ocorrer sua propagação). Cheung e cols. (1990) referiram incidências de cesárea, para fetos com mais de 4.000g, de 41,3% em nulíparas e de 8,4% para multíparas. Entre estas últimas, a referência de macrossômicos nascidos pela via vaginal em partos anteriores justifica optar-se pela mesma via.

Finalmente, se o concepto está morto e não existe vício pélvico evidente (conjugado verdadeiro menor que 8), deve-se considerar a indicação de embriotomia (craniotomia, cranioclasia, clidotomia bilateral).

EXCESSO DE VOLUME REGIONAL

Podem ocorrer, entre outras, as seguintes mais freqüentes modalidades: hidrocefalia ou macrocefalia, hidrotórax e ascite, doença cística renal, distensão vesical, tumores fetais, excessivo biacromial e monstruosidades.

Hidrocefalia – ventriculomegalia

A hidrocefalia congênita deve-se ao acúmulo exagerado do liquor na cavidade craniana, resultante da hipersecreção dos plexos coróides dos ventrículos laterais e do terceiro ventrículo, ou da obstrução localizada em algum ponto de sua circulação normal. Têm sido referidos acúmulos liquóricos de 500 até 1.500ml ou mais. Cunningham e cols. (1997) referiram que até 5.000ml podem ser encontrados e que a circunferência cefálica pode atingir até 80cm (Fig. IV-93).

Têm sido referidas duas variedades de acúmulo de liquor cefalorraquidiano: a meníngea (liquor coletado nas meninges), que é raríssima, e a ventricular, na qual o liquor, coletado nos ventrículos, recalca a massa encefálica de encontro à calota

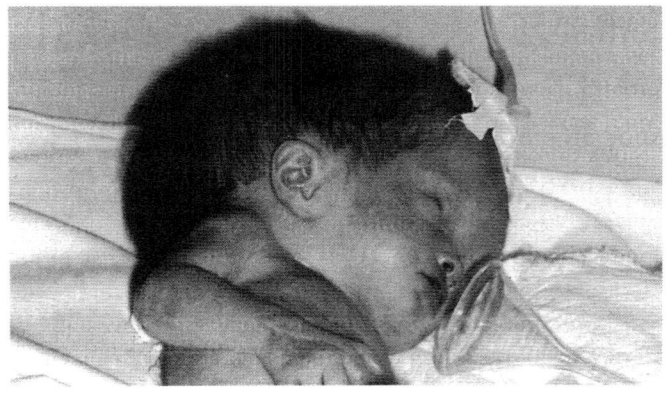

Figura IV-93 – Hidrocefalia fetal.

óssea craniana, reduzindo-a, progressivamente, até a condição laminar. Os ossos cranianos, recalcados para fora, alargam as suturas e fontanelas, podendo ocorrer, nas formas mais graves, a protrusão ou a penetração da massa líquida entre elas. Excepcionalmente, pode ocorrer forma mista de acúmulo liquórico.

Freqüência – têm sido referidas incidências de 1:1.000-1:2.000 gestações. Entretanto, Crenshaw e cols. (1952) comprovaram a patologia em 1:500 gestações (número aparentemente exagerado e relacionado à condição de ser a Clínica Mayo, Serviço de excelência), referindo ser a hidrocefalia a mais freqüente dentre as malformações do sistema nervoso central (70%).

Com freqüência, a hidrocefalia se associa com outras patologias, como a mielomeningocele, a espinha bífida e outras malformações: 14 vezes em 20 casos em nosso Serviço segundo Prata Martins e cols. (1985).

Diagnóstico – pela palpação pode-se identificar pólo cefálico de volume excessivo, lembrando-se de que a entidade é mais freqüente no hidrâmnio e na apresentação pélvica (Young, 1946). Tratando-se de apresentação cefálica, a desproporção cefalopélvica é evidente e o sinal de Müller (plano cefálico acima do plano do pube) é facilmente detectado.

O toque (na apresentação cefálica) comprova que as suturas são largas e suas bordas ósseas são denteadas e até crepitantes (ossificação incompleta). Ao nível das fontanelas (alargadas), a tensão liquórica é evidente, podendo, por vezes, dar origem à encefalocele.

Atualmente, tratando-se de apresentação pélvica ou de hidrocefalia moderada, contamos com a ultra-sonografia, cuja realização, associada à tomografia, permitirá fazer o diagnóstico da condição, estabelecer o prognóstico tardio do concepto e orientar a conduta assistencial. Assim, Patter e cols. (1991) identificaram a ocorrência de hidrocefalia unilateral em uma de suas parturientes.

A imagem ultra-sonográfica permite distinguir o diâmetro biparietal e o diâmetro dos ventrículos laterais, identificar a espessura do córtex cerebral e comparar o volume da cabeça com o do tórax e do abdome fetal (Clark e cols., 1985). A ultra-sonografia permite o diagnóstico precoce da patologia (em torno da 16ª-20ª semanas), pois o aumento do volume liquórico é mais precoce que aquele da cabeça fetal (Campbell, 1977; Hyndman e cols., 1980; Chervenäk e cols., 1985).

Assistência no pré-natal

O controle ultra-sonográfico visa: identificar outras anomalias, a progressão da ventrículo-dilatação e as medidas do bi-parietal e da circunferência cefálica. Faz-se a cada 4 semanas (antes da 30ª semana), a cada 2 semanas (entre a 30ª e 34ª semanas) e semanal (após a 34ª semana).

Praticam-se sorologias maternas para toxoplasmose, rubéola, doença citomegálica e lues e, fetais, quando forem positivas na gestante.

A monitorização fetal estará prejudicada em face dos danos neurológicos. Vintzileos e cols. (1987) comprovaram discordâncias em relação ao perfil biofísico.

Evolução – partos transvaginais têm ocorrido em casos de hidrocefalia pouco evidente. Entretanto, nas formas graves da patologia, a distócia por desproporção cefalopélvica impede o parto pelas vias naturais, a menos que o pólo cefálico seja reduzido em suas dimensões (craniotomia).

Erros assistenciais podem ocorrer nas duas eventualidades, com repercussões traumáticas materno-fetais. Assim, nas formas leves, com concepto vivo, cujo porvir pós-parto poderia ser assegurado, a via vaginal agrava o seu prognóstico imediato e tardio. E, de outro lado, nas formas graves, a prática da cesárea atinge os interesses maternos sem concorrer para o benefício fetal.

Prognóstico – o prognóstico materno, em casos de hidrocefalia fetal, pode ser agravado, em virtude de traumatismos conseqüentes a partos vaginais tocúrgicos (embriotomias, fórcipes, extrações pélvicas) ou de roturas uterinas decorrentes de postergação assistencial.

No que tange ao concepto, as possibilidades de vida útil serão reduzidas e até anuladas, em função da menor ou maior compressão da massa encefálica. Hobbins e cols. (1979) referem que a vida neurológica será praticamente nula quando a espessura cortical se reduz a 10mm ou menos.

Interferem no prognóstico fetal: o grau de dilatação cervical, a associação com outras anomalias estruturais e cromossômicas e o período em que se instalou o processo (melhor quando no 3º trimestre).

Cerca de 30-40% sucumbem intra-útero (Den Hollander e cols., 1998); 65% após derivações dentro de 5 anos (Pilu e cols., 1999) e 4% quando o processo é "borderline". Em 54% o comportamento neuropsicomotor será anormal (Pilu e cols.).

Assistência – na gestação avançada e durante o trabalho de parto, a conduta obstétrica será a seguinte:

Hidrocefalia pronunciada – nessa eventualidade, a vida cerebral do concepto estará seriamente comprometida. Entretanto, tratando-se de feto vivo e de apresentação cefálica, pratica-se a punção craniana (via vaginal) através de uma das fontanelas para esvaziar o conteúdo liquórico e permitir o parto vaginal. Nos casos de apresentação pélvica, é recomendável proceder previamente a punção craniana e o esvaziamento liquórico. Se o concepto está morto, pode-se eleger a redução cefálica pela craniotomia (é conduta preferencial) e, se a apresentação for pélvica, pratica-se a perfuração na abóbada palatina em cabeça última retida ou em alguma sutura dilatada.

O esvaziamento liquórico, na apresentação cefálica como na pélvica, pode, ainda, ser praticado por punção craniana transabdominal, orientada pelo ultra-som (cateterismo vesical prévio é obrigatório). Schwarcz e Duverges (1951) aconselham o método de Lacoux-Van Hullvel para esvaziar hidrocefalias em pélvicas com feto morto. Consiste em seccionar a coluna cervical e introduzir sonda esvaziadora no crânio fetal.

Hidrocefalia discreta – o diagnóstico intra-útero dessa condição nem sempre é exeqüível, apesar do emprego da ultra-sonografia. Admitindo, entretanto, que durante o trabalho de parto a suspeita está presente, deve-se eleger o parto abdominal, a fim de reduzir o risco do trauma fetal (cerebral).

Durante a gestação, se a maturidade fetal está assegurada, deve-se proceder o parto prematuro terapêutico pela cesárea, transferindo aos neurocirurgiões e aos neonatólogos a assistência do recém-nascido. Quando a idade gestacional não assegura a vida extra-uterina (que depende da qualidade dos Serviços neonatais), praticam-se ultra-sonografias seriadas para controlar o aumento dos ventrículos, enquanto se aguarda a obtenção da viabilidade de vida extra-uterina, que deverá ser antecipada pelo emprego de corticóides (maturação pulmonar).

Outras opções assistenciais, nesses casos, seriam a cefalocentese e a terapêutica fetal intra-útero, por meio de derivação do liquor para a esfera amniótica. Entretanto, dados da literatura (Manning, 1986; Manning e cols.; 1986; Grannun e Copel, 1990) não demonstram que os resultados obtidos com essas condutas trazem vantagens em relação aos conceptos não-tratados. Além disso, as derivações intra-útero cercam-se de algum risco materno e nem sempre atendem aos interesses fetais (já comprometidos). Daí as conseqüentes implicações éticas que sua prática condiciona. Michejda e cols. (1986) sugerem as seguintes condições para selecionar os casos para essa terapêutica fetal: ausência de outras malformações; comprovação de progressivo aumento ventricular e redução da estrutura cortical; gestação única; idade gestacional incompatível com vida extra-uterina; concordância da gestante (em face dos possíveis riscos) e do pai no que tange ao "follow-up" do concepto.

Tais casos clínicos devem ser atendidos por "staff" multi-disciplinar, no qual os fetólogos terão primazia na sua resolução. Entretanto, idealmente, a terapêutica do concepto estará mais assegurada após o parto (cesáreo, de preferência).

Em face dos maus resultados imediatos e tardios, relacionados aos conceptos, a tendência atual é substituir a via alta pela via vaginal, na parturição desses casos (McCurdy e Seeds, 1993; Kuller e cols., 1996; Den Hollander e cols., 1998).

Segundo Gurewitsch e cols. (2000), dentre 41 casos de meningomielocele, dos quais em 22 o parto foi vavinal, não ocorreu meningite posterior.

Hidrotórax e ascite

Com freqüência se encontram associados e devem-se ao acúmulo de líquido seroso nas cavidades torácica e/ou abdominal. Quando presentes e forem surpreendidos no parto após a expulsão cefálica, impõe-se, muitas vezes, o esvaziamento da massa líquida.

A ascite, apesar de rara, é mais freqüente que o hidrotórax, cuja ocorrência é raríssima (jamais a surpreendi). Em geral, manobras delicadas e progressivas de tração, em casos de ascite, seguem-se da expulsão fetal. Quando o êxito não ocorre, apela-se para o esvaziamento abdominal e até para a evisceração do concepto morto. Rodeck e cols. (1988) referem haver surpreendido, pelo ultra-som, oito casos de hidrotórax durante a gestação. Realizada a drenagem torácica intra-útero, os resultados foram bons em cinco deles que não apresentavam outras malformações.

Doença cística renal

Geralmente estão acometidos os dois rins (rins policísticos). É ocorrência rara. Entretanto, Linch, em 1906, reuniu 50 casos da literatura. Com freqüência, no parto, as manobras extrativas fetais são exitosas. Quando falham, procede-se a evisceração do concepto, agora já morto (Fig. IV-94).

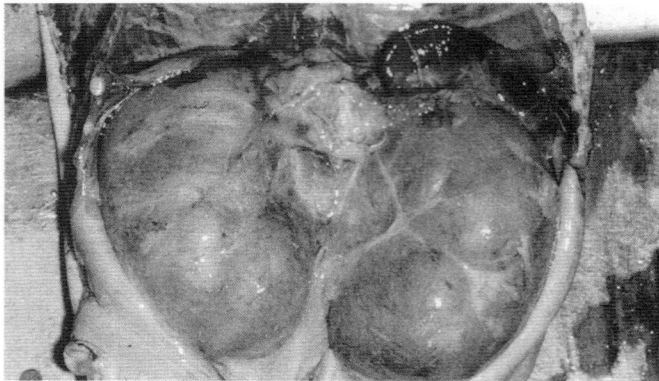

Figura IV-94 – Doença cística renal.

Distensão vesical

Essa condição deve-se à atresia ou à obstrução da uretra, acumulando-se a urina fetal excretada na bexiga e nas vias urinárias superiores. Thierstein e cols. (1948) referem caso de acúmulo urinário de 4.200ml (Fig. IV-95).

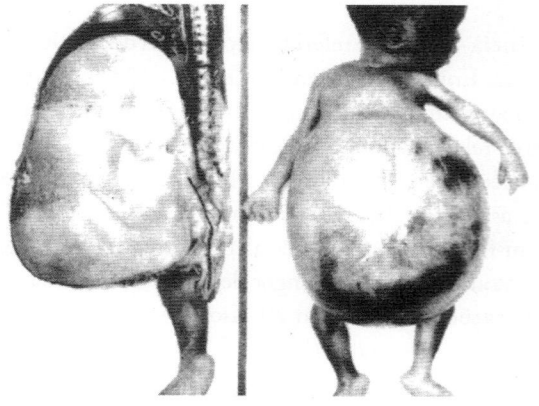

Figura IV-95 – Atresia uretral com intensa distensão vesical (Eastman, 1950).

Em geral, o parto vaginal se realiza. É condição rara. Beachan e Beachan (1952) referem que dentre os 43 casos de atresia uretral, referidos por Menegaux e Boidot (1934), a distensão vesical ocorreu apenas em três casos. Daí, Shaw e Marriott (1949) admitirem que a excreção renal fetal é muito discreta.

A ultra-sonografia, ao permitir realizar o diagnóstico precoce e a intragestação dessa entidade, proporcionou condições para prevenir o comprometimento renal por meio da terapêutica fetal (derivação vesicoamniótica).

Tumores fetais

Podem ser localizados na região sacrocóccica, no abdome, na cabeça e no pescoço. O teratoma sacrocóccico é um dos tumores mais freqüentes, podendo ser sólido e líquido (Figs. IV-96 a IV-105).

Na era pré-ultra-sonográfica, seu diagnóstico, durante a gestação, era excepcional. Araujo Onofre (1940) referiu incidência de 1:35.000 gestações e citou um caso resolvido pela via vaginal em que o feto pesou 3.250g e a circunferência do tumor cístico atingiu 42cm.

A distócia, entre outras razões, dependerá da consistência tumoral (maior na sólida e menor na cística) e, segundo a revisão da literatura, a apresentação pélvica não é mais freqüente nesses casos. Durante o parto, os tumores císticos devem ter seus diâmetros reduzidos através de punções, e os sólidos (25% deles são malignos) serão fragmentados.

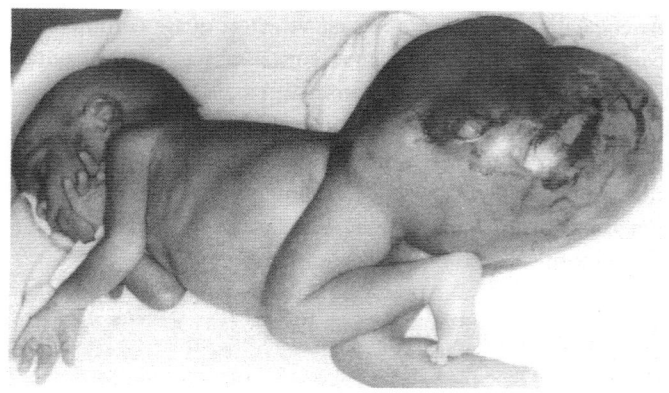

Figura IV-96 – Tumor sacrocóccico.

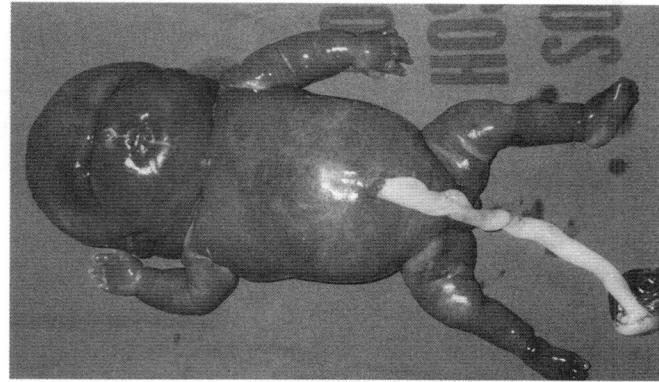

Figura IV-100 – Higroma cístico (Clínica Obstétrica da Faculdade de Medicina de Sorocaba – PUC).

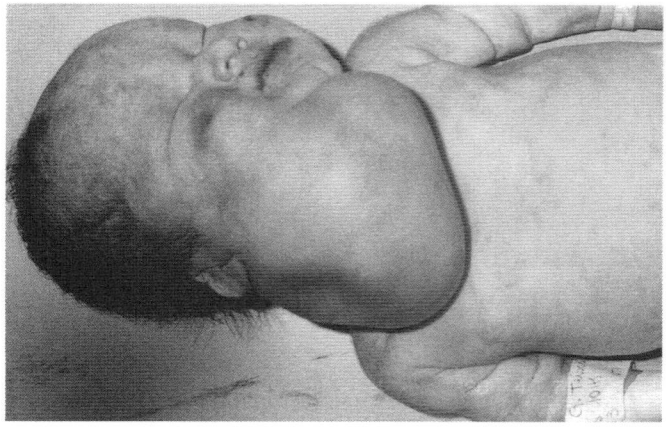

Figura IV-97 – Teratoma cervical (Clínica Obstétrica da Faculdade de Medicina de Sorocaba – PUC).

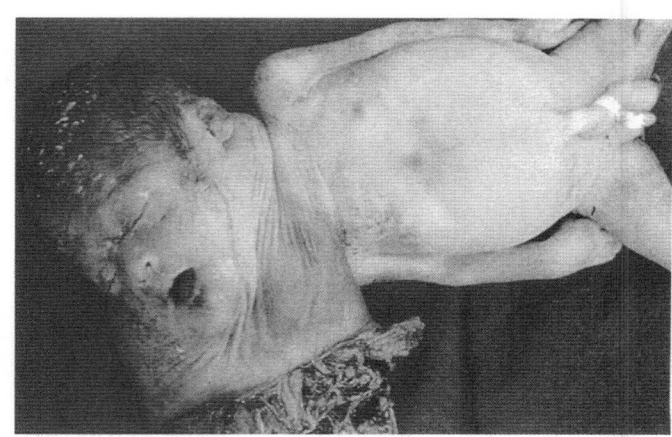

Figura IV-101 – Tumoração cervical.

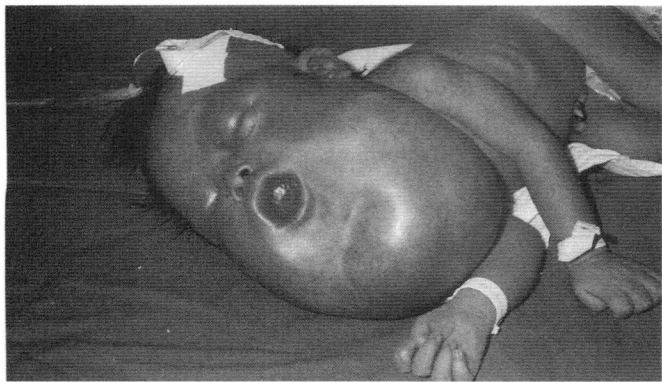

Figura IV-98 – Hemangioma cervical (Clínica Obstétrica da Faculdade de Medicina de Sorocaba – PUC).

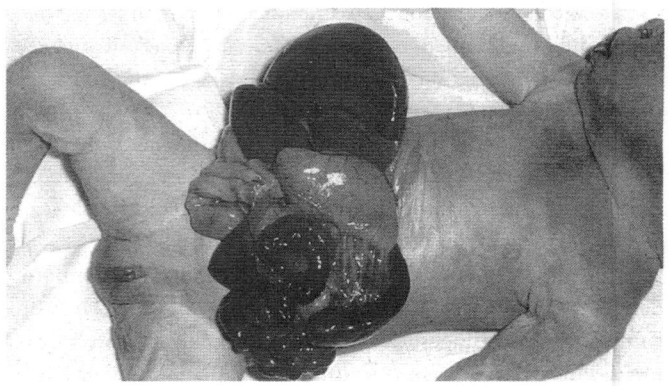

Figura IV-102 – Onfalocele.

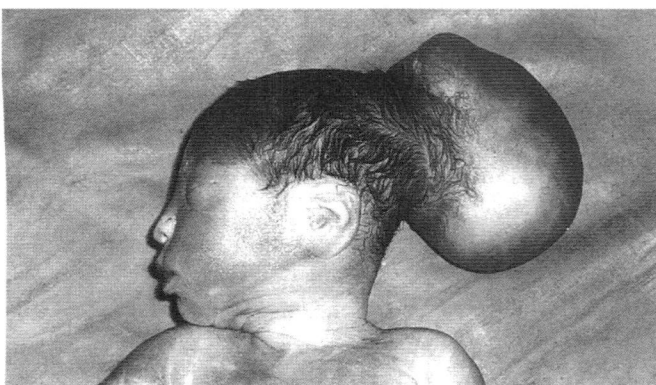

Figura IV-99 – Encefalocele.

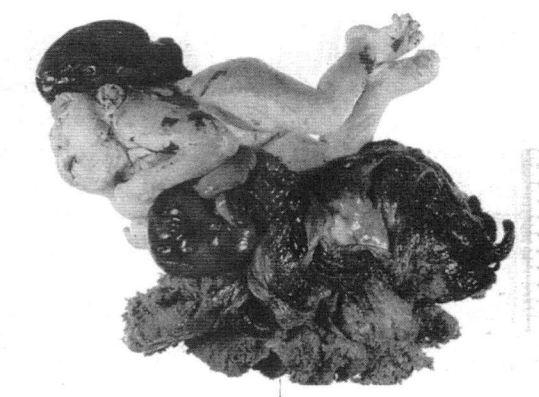

Figura IV-103 – Polimalformações. Distócia abdominal.

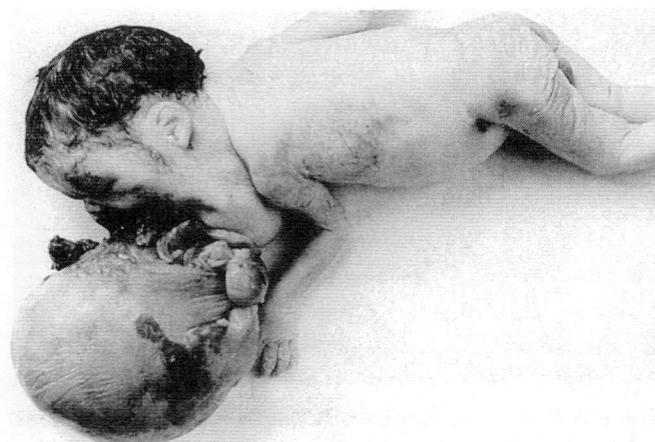

Figura IV-104 – Tumoração facial.

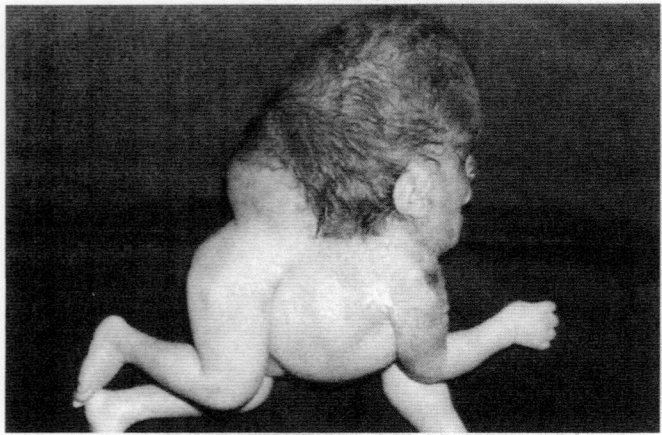

Figura IV-105 – Tumoração dupla cervicotorácica.

Briquet, em suas lições, recomendava o artifício de Rivière para solucionar a distócia em casos de apresentação pélvica: recalca-se para cima o corpo fetal e abaixa-se e exterioriza-se a tumoração.

Em 1947, Baxter referiu caso de glioma cerebral que provocou distócia grave; salientou sua excepcional raridade, citando que até essa época a literatura referia apenas um caso similar, publicado em 1933 por Russel e Ellis.

O advento da ultra-sonografia e a sua prática de rotina no decurso da assistência pré-natal favoreceram o diagnóstico dos tumores fetais intragestação. Assim, o tocólogo não será surpreendido pela sua presença durante o trabalho de parto. Daí a indicação preventiva da cesárea, quando o excessivo volume desses tumores sugere injustificável trauma materno no parto transvaginal. Kuhlmann e cols. (1987) referiram que o diagnóstico dessa condição antes da 30ª semana justificaria sua manipulação intra-uterina.

Excessivo biacromial

Essa condição é praticamente apanágio da macrossomia fetal e sua referência foi citada no capítulo correspondente a essa condição. A assistência dessa distócia será considerada no Capítulo 128. Em casos de microcefalia, apesar do biacromial não ser excessivo, tratando-se de apresentação cefálica, pode ocorrer dificuldade para o desprendimento do ombro.

Monstruosidades

Deve-se a Shrewsburg (1949) excelente revisão da história sobre monstruosidades fetais. Nesse particular, interessa ao obstetra o estudo da anencefalia e dos monstros duplos.

Anencefalia – caracteriza-se pela ausência quase completa do cérebro e da abóbada craniana, com exceção do osso frontal. O corpo fetal se apresenta bem desenvolvido e a circunferência toracoacromial, em geral, supera os índices de normalidade. A face é vultuosa e os olhos projetados dão a impressão de olhos de sapo (Fig. IV-106). Geralmente essa condição ocorre em casos de hidrâmnio e se associa com espinha bífida e meningomielocele.

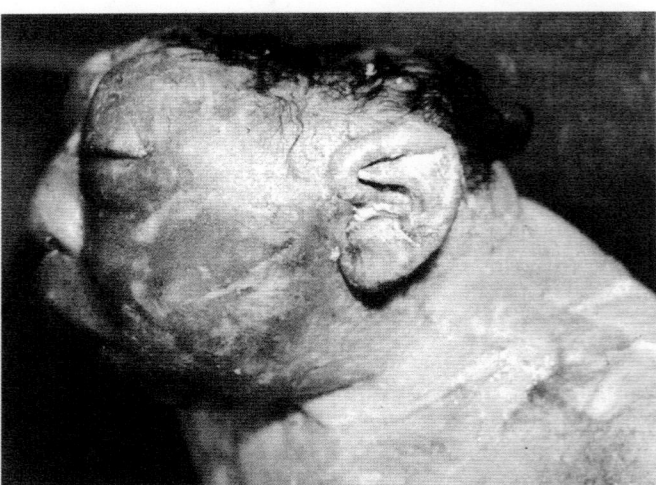

Figura IV-106 – Anencefalia.

O **diagnóstico** na apresentação cefálica se faz pelo toque, que reconhece os olhos salientes, a boca aberta com língua projetada, a ausência do crânio e os rebordos duros dos ossos dos rochedos. Ao toque profundo, os dedos podem atingir a sela túrcica, provocando estremecimentos e até convulsão fetal pela compressão do forame magno (sinal de Boero).

Durante o parto, pode ocorrer hemorragia procedente do plexo coróide com desprendimento de massa encefálica. A maior freqüência da entidade em apresentações pélvicas deve alertar o tocólogo para excluir sua presença, quando optar pela cesárea nesses partos. Nas apresentações cefálica ou pélvica, a distócia se localiza, de regra, no desprendimento do biacromial que, nas cefálicas, se resolverá inclusive pela clidotomia bilateral.

Monstros duplos – Bumm (1906) salientou que para os tocólogos o seu estudo apenas interessa em função da distócia que provocam. Nesse sentido, consideram-se as seguintes eventualidades: a) fetos gêmeos, bem conformados e unidos pela cabeça ou pelo pólo pélvico (craniópagos, isquiópagos, pigópagos); b) monstros duplos aderidos pelo tronco (toracópagos, dicéfalos); c) fetos com duplicidade só da cabeça (driposopo) ou do pólo pélvico (dipigo).

No primeiro caso (a), o parto vaginal pode ocorrer, porquanto os conceptos se dispõem em linha e se desprendem sem dificuldade. Na segunda eventualidade (b), as condições distócicas se agravam, podendo ocorrer o desprendimento de um dos fetos; entretanto, o restante ao se dispor em situação transversa agrava a distócia. Na terceira possibilidade, a duplicidade cefálica ou do quadril cria a distócia, impossibilitando o parto vaginal.

Barter (1952) referiu que a incidência dos monstros duplos é tão excepcional que a maioria dos tocólogos jamais se deparou com a condição. Antes da ultra-sonografia, o diagnóstico, em geral, apenas ocorria no decurso do parto, criando dificuldades e surpresa para os tocólogos. Na atualidade, identificada a *situação* durante a prenhez, em que pese o valor relativo dos conceptos, indica-se, no parto, a cesárea para favorecer os interesses maternos, e a incisão miometrial preferencial deve ser a segmento-corporal (Figs. IV-107 a IV-111).

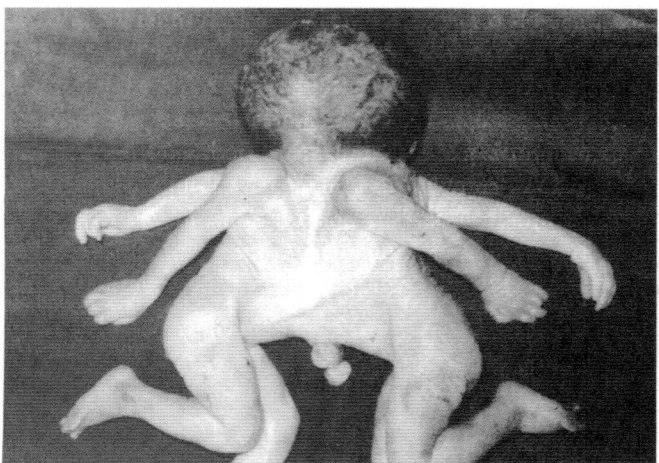

Figura IV-107 – Monstruosidade dupla. Unicefálica.

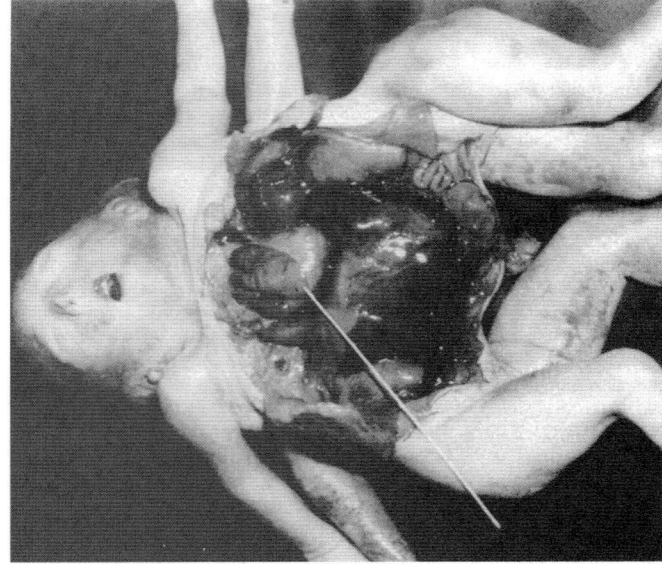

Figura IV-108 – Monstruosidade dupla. Unicefálica.

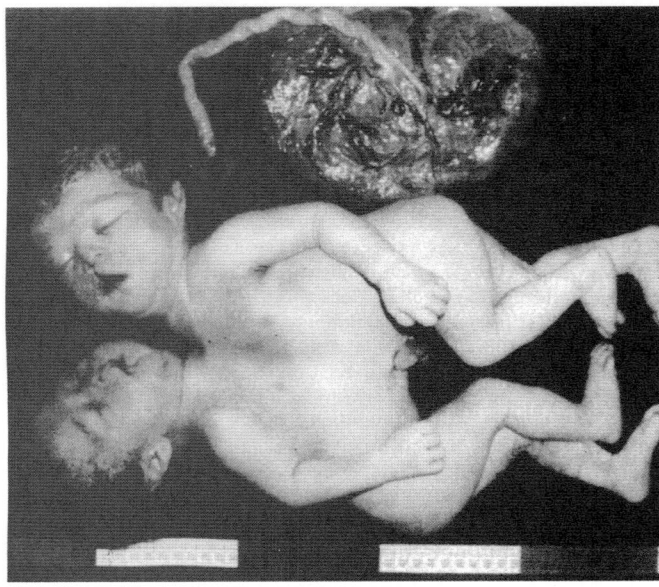

Figura IV-109 – Monstruosidade dupla. Toracópagos dicéfalos.

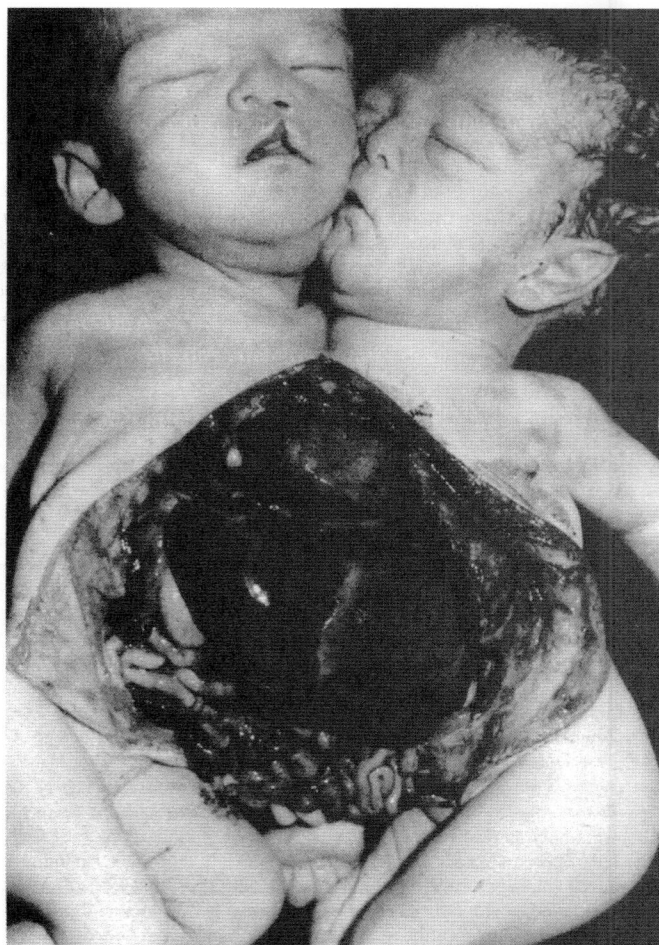

Figura IV-110 – Monstruosidade dupla. Toracópagos dicéfalos.

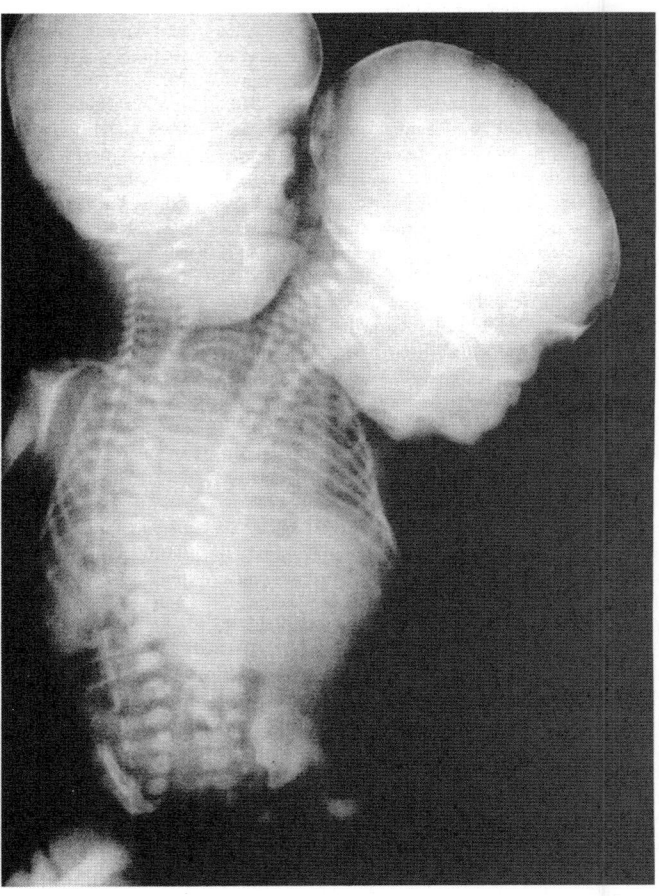

Figura IV-111 – Monstruosidade dupla (raios X). Toracópagos dicéfalos.

Referências Bibliográficas

• ABELL, D.A. – Brow presentation. *S. Afr. Med.J.*, 47:1315, 1973. • ABROMS, I.F. & cols. – Cervical cord injuries secondary to hyperextension of the head in breech presentations. *Obstet. Gynecol.*, 41:369, 1973. • ACKER, D.B. & cols. – Risk factors for shoulder distocia. *Obstet. Gynecol.*, **66**:762, 1985. • ACKER, D.B. & cols. – Risk factors shoulder dystocia in the average-weightinfant. *Obstet. Gynecol.*, **67**:614, 1986. • ADEODATO FILHO, J. – Aspectos clínicos da cabeça alta (distócia de encaixamento). *Rev. Ginec. d'Obst.*, **44**:688, 1952. • ALEXOPOULOS, K.A. – The importance of breech delivery in the pathogenesis of brain damage. *Clin. Pediatr.*, **12**:248,1973. • AL-NAJASHI, S. & cols. – Shoulder dystocia; a clinical study of 56 cases. *Aust. N. Z. J. Obstet. Gynecol.*, **29**:129, 1989. • AMON, E. & cols. – How perinatologists manage the problem of the presenting breech. *Am. J. Perinatol.*, **5**:247, 1988. • AMORIM, J. & cols. – Prenhez e parto com feto de volume excessivo. *Mat. e Inf.*, **3**:261, 1946. • ANG, L.T. – Compound presentation following external version. *Aust. N. Z. J. Obstet. Gynaecol.*, **18**:213, 1978. • ARAUJO, J.O. & cols. – Considerações sobre a situação transversa. *Arq. Cir. Clin. Exper.*, **16**:1, 1953. • ARAUJO, J.O. & cols. – Considerações sobre o parto pélvico em nulípara. *Rev. Ginec. d'Obst.*, **47**:367, 1953. • ARAUJO, J.O. & GUARIENTO, A. – Considerações sobre a apresentação de fronte. *An. Bras. Ginec.*, **36**:203, 1953. • ARAUJO, J.O. & GUARIENTO, A. – Considerações sobre a apresentação bregmática. *An. Bras. Ginecol.*, **41**:217, 1956. • ARIAS, F. – Predictability of complications associated with prolongation of pregnancy. *Obstet., Gynecol.*, **70**:101, 1987. • AUDRA, P.H. & PUTET, G. – Reste-t-il des indications de voie basse dans la presentation du siège 2 *Rev. Fr. Gynecol. Obstet.*, **85**:545, 1990. • AUER, E.S. & SIMMONS Jr., J.M. – The floting head in the primipara at term. *Am. J. Obstet. Gynecol.*, **58**:291, 1949. • BAIRD, D. – *Combined Textbook of Obstetrics and Gynecology.* E. & S. Livingstone Ltd., 1950. • BALDI, E. – Nuestra experiência con la manobra de Bracht en la atención del parto en presentacion pelviana. *Rev. Med. Cir. Patol. Fem.*, **12**:580, 1944. • BALLAS, S. & cols. – Deflexion of the fetal head in breech presentation management and outcome. *Obstet. Gynecol.*, **52**:653, 1978. • BALLAS, S. & TOAFF, R. – Hyperextension of the fetal head in breech presentation. Radiological evaluation and significance. *B. J. Obstet. Gyneaecol.*, **83**:201, 1976. • BALSAMO, S. & NEME, B. – Efeitos do parto pélvico transvaginal sobre a volemia do recém-nascido. Aplicação terapêutica na redução da morbiletalidade perinatal. *Ginec. Obstet. Bras.*, **3**:231, 1980. • BARBARA, B. & cols. – Has use of cesarean section reduced the risks of delivery in the preterm breech presentation? *Am. J. Obstet. Gynecol.*, **154**:244, 1986. • BARTER, R.H. – Dystocia due to fetal abnormalities. *Surv. Obst. Gynecol.*, 7:521, 1952. • BAXTER, J. – Foetal brain tumours as a cause of dystocia. *J. Obst. Gynaec. Brit. Emp.*, **54**:380, 1947. • BAXTER, J. – Some observations on the after-coming head. *J. Obstet. Gynaecol. Br. Emp.*, **56**:106, 1949. • BEACHAN, D. W. & BEACHAN, W.D. – Dystocia due to fetal megabladder. *Am. J. Obstet. Gynecol.*, **63**:203, 1952. • BEALL, M.H. & ROSS, M.G. – Clavicular fracture in labor: risk factors and associated morbidities. *Am. J. Obstet. Gynecol.*, **182**:S-132, nº 406, 2000. • BEARD, R. – The occipito-posterior position: its mechanism and treatment. Preece, Adelaide, 1933. • BEARD, R. – Occipito-posterior positions. *J. Obstet. Gynaecol. Brit. Emp.*, **57**:33, 1950. • BEDNOFF, S.L. & THOMAS, B.E. – Brow presentation. *N. Y. J. Med.*, **67**:803, 1967 • BENEDETTI, T.J. & GABBE, S.G. – Shoulder dystocia – a complication of fetal macrosomia and prolonged second stage of labor with midpelvic delivery. *Obstet. Gynecol.*, **52**:526, 1978. • BERENDES, H.W. & cols. – Factors associated with breech delivery. *Am. J. Public Health, 55:708, 1965.* • BHAGWANANI, S.G. & cols. – Risks and prevention of cervical cord injury in the management of breech presentation with hyper extension of the fetal head. *Am. J. Obstet. Gynecol.*, **115**:1159, 1973. • BHOSE, L. – Compound presentation. A review of 91 cases. *J. Obstet. Gynaecol. Br. Commonw.*, **68**:307, 1961. • BILODEAU, R. & MARIER, R. – Breech presentation at term. *Am. J. Obstet. Gynecol.*, **130**:555, 1978. • BINGHAM, P. & LILFORD, R.J. – Management of the selected vaginal delivery versus cesarean section for all cases. *Obstet. Gynecol.*, **69**:965, 1987. • BIRD, C.C. & McELIN, T.W. – 500 consecutive term breech deliveries. *Obstet. Gynecol.*, **35**:451, 1970. • BODMER, B. & cols. – Has use of cesarean section reduced the risks of delivery in the preterm breech presentation? *Am. J. Obstet. Gynecol.*, **154**:244, 1986. • BORNO, R.P. & cols. – Special delivery cesarean section in management of primigravidas with breech complications. *Am. J. Obstet. Gynecol.*, **132**:336, 1978. • BORRELL, U. & FERNSTRÖM, I. – The mechanism of labor. *Radiol. Clin. North Am.*, 5:73, 1966. • BOULET, S.L. & cols. – Macrosomic birth in the United States: determinants, outcomes and proposed grades of risk. *Am. J. Obstet. Gynecol.*, **188**:1372, 2003. • BOWLES, H.E. & McKEE, R.D. – Ruptures of umbelical cord with case of intrapartum rupture of all vessels. *Surv. Obstet. Gynecol. California Med.*, **70**:422, 1949. • BOYD, M.E. & cols. – Fetal macrosomia – prediction, risks, and proposed management. *Obstet. Gynecol.*, **61**:715, 1983. • BRACHT, E. – Zur Manualhilfe bei Beckenendlage. *Zeitsch f. Geburts und Gynäk.*, **112**:271, 1936. • BRACHT, E. – Zur Behandlung der Steiilage. *Zentr. f. Gynäk.*, **31**:1735, 1938. • BRANDEBERRY, K.R. & KISTNER, R.W. – Prolapse of umbelical cord; analysis of 116 cases at Cincinnati General Hospital. *Am. J. Obstet. Gynecol.*, **61**:356, 1951. • BRAULT, P. – La présentation du front. *Gynéc et Obst.*, **29**:45, 1934. • BRAUN, F. H. T. & cols. – Breech presentation as an indication of fetal abnormality. *J. Pediat.*, **86**:419, 1975. • BREEN, J.L. & WIESMEIEN, E. – Compound presentation, a survey of 131 patients. *Obstet. Gynecol.*, **32**:419, 1968. • BRENNER, W.E. & cols. – The characteristics and perils of breech presentation. *Am. J. Obstet. Gynecol.*, **118**:700, 1974. • BRET, J. – Étude de la présentation du front. *Gynéc. et Obst.*, **44**:428, 1945. • BRINDEAU, A. & BROUHA, M. – Anomalies du foetus. **In:** Brindeau, A. *La Pratique de l'Art des Accouchements.* Vigot Frères. Paris, 1927. • BRIQUET, R. – *Lições de Clínica Obstétrica.* Faculdade de Medicina de São Paulo. USP, 1940-1953. • BROSSET, A. – The value of prophylactic external version in cases of breech presentation. *Acta Obst. Gynec. Scandinav.*, **35**:555, 1956. • BROWNE, A.D.H. & CARNEY, D. – Management of malpresentations in obstetrics. *Br. Med. J.*, **2**:1295, 1964. • BUMM, E. – *Tratado Completo de Obstetrícia.* Tradução espanhola por: Montaner M. & Fargas M. (da 14ª edição alemã). Fracisco Seix, Editor. Barcelona, 1906. • BURR, R.W. & JOHANSON, R.B. – Breech presentation: is external cephalic version worthwile? **In:** Studd, J. *Progress in Obstetrics & Gynaecology,* **12**:87, 1996. • CAHILL, D.J. & cols. – Breech presentation: is a reduction in traumatic intra cranial hemorrhage feasible? *J. Obstet. Gynecol.*, **11**:417, 1991. • CALKINS, L.A. – Occiput posterior. *Am. J. Obstet. Gynecol.*, **38**:993, 1939. • CALKINS, L.A. – Occiput posterior- normal apresentation. *Am. J. Obstet. Gynecol.*, **43**:277, 1942. • CALKINS, L.A. – Management of labor. *Illinois M. J.* **94**:231, 1948. • CALKINS, L.A. – Occiput posterior presentation. *Obstet. Gynecol.*, **1**:466, 1953. • CALKINS, L.A. – Breech presentation. *Am. J. Obstet. Gynecol.*, **69**:977, 1955. • CALVERT. J.P. – Intrinsic hazard of breech presentation. *Br. Med J.*, **281**:1319, 1980. • CAMANO, L. & cols. – Conduta obstétrica no prematuro pélvico. *Ginecol. Obstet. Bras.*, **4**:385, 1981. • CAMPBELL, J.M. – Face presentation. *Aust. N. Z. Obstet. Gynaecol.*, **5**:231, 1965. • CAMPBELL, S. – Early prenatal diagnosis of neural tube defects by ultrasound. *Clin. Obstet. Gynecol.*, **20**:351, 1977. • CASANOVA, A.N. & cols. – Morbimortalidad en la presentatión pelvica. Revision de 2.148 embarazos. *Ginecol. Obstet. Mex.*, **41**:69:1977. • CATERINI, H. & cols. – Fetal risk in hyperextension of the fetal hand in breech presentation. *Am. J. Obstet. Gynecol.*, **123**:632, 1975. • CATTAMANCHI, G.R. & cols. – Intrauterine quadriplegia associated with breech presentation and hyperextension of fetal head: a case report. *Am. J. Obstet. Gynecol.*, **140**:831, 1981. • CHADHA, Y.C. & cols. – Breech delivery and epidural analgesia. *Br. J. Obstet. Gynaecol.*, **99**:96, 1992. • CHAN, D.P. – Study of 65 cases of compound presentation. *Brit. Med. J.*, **2**:560, 1961. • CHASSAR MOIR, J. & MEYERSCOUGH, P.R. – *Kerr's Operative Obstetrics.* Balliere, Tindall, Cassell, London, 1971. • CHENG, M. & HANNAH, M. – Breech delivery at term: a critical review of the literature. *Obstet. Gynecol.*, **82**:605, 1993. • CHERVENA, J.L. & cols. – Macrosomia in the postdate pregnancy: is routine sonographic screening indicated. *Am. J. Obstet. Gynecol.*, **161**:753, 1989. • CHERVENÄK, F.A. & cols. – The management of fetal hydrocephalus. *Am. J. Obstet. Gynecol.*, **151**:933, 1985. • CHEUNG, T.H. & cols. – Macrosomic babies. *Aust. New Zealand J. Obstet. Gynaecol.*, **30**:319, 1990. • CIBILS, L.A. – Fetal heart rate patterns during labor in breech presentation. **In:** Belfort, P. & cols. Proceed. XII World Congr. Gynecol. Obstet. Rio de Janeiro, 1988, p. 179. The Parthenon Publishing Group Ltd. New Jersey, 1989. • CLARK, S. & cols. – The role of ultrasound in the aggressive management of obstructed labor secondary to fetal malformations. *Am. J. Obstet. Gynecol.*, **152**:1042, 1985. • CLEMETSON, C.A.B. & BUTLER, N.R. – Oxygen saturation of umbelical artery and vein blood at birth, with special reference to cord obstruction. *Proc. Roy. Soc. Med.*, **46**:94, 1953. • COCKBURN, K.G. & DRAKE, R.F. – Transverse and oblique lie of the fetus Australian & N. Zeeland *J. Obstet. Gynecol.*, **8**:211, 1968. • COLLEA, J.V. – Current management of breech presentation. *Clin. Obstet. Gynecol.*, **23**:525, 1980. • COLLEA, J.V. & cols. – Randomized management of Term Frank Breech Presentation: study of 208 cases. *Am. J. Obstet. Gynecol.*, **137**:235, 1980. • CONNEL, J.N. & PARSONS, M. – Brow presentation. *Bull. Margareth Hagne Maternity Hospital.* **5**:88, 1952. • COPELAND, G.N. & cols. – Face and brow presentations. *N. C. Med. J.*, **29**:507, 1968. • CORREA DA COSTA, C. – *Lições de Clínica Obstétrica.* Edit. Guanabara Koogan Ltda. Rio de Janeiro, 1944. • COSTA, C.F.C. & cols. – Apresentação pélvica na Maternidade da Encruzilhada no ano de 1987 – estudo sobre 246 casos. *J. Bras. Ginec.*, **99**:383, 1989. • COX, C. & cols. – Changed prognosis of breech-presenting low birth weight infants. *Br. J. Obstet. Gynaecol.*, **89**:881, 1982. • CRENSHAW, J.L. & cols. – Hydrocephalic births. *Am. J. Obstet. Gynecol.*, **63**:63, 1952. • CRENSHAW, C. & MILLER Jr., J.M. – How to deliver the less than 1500 – gram infant. **In:** Zuspan, F. P. & Christian, C. D. *Reid's Controversy in Obstetrics and Gynecology – III.* W. B. Saunders Co., Philadelphia, 1983, p. 152. • CRESPIGNY, L.J.C. & PEPPERELL, R.J. – Perinatal mortality and morbidity in breech presentation. *Obstet. Gynecol.*, **53**:141, 1979. • CROUGHAN-MINIHANE, M.S. & cols. – Morbidity among breech infants according to method of delivery. *Obstet. Gynecol.*, **75**:821, 1990. • CRUIKSHANK, D.P. & PITKIN, R.M. – Delivery of the premature breech. *Obstet. Gynecol.*, **50**:367, 1977. • CRUIKSHANK, D.P. & WHITE, C.A. – Obstetric malpresentations twenty year experience. *Am. J. Obstet. Gynecol.*, **116**:1097, 1973. • CUNNINGHAM, F.G. & cols. – *Williams Obstetrics.* MacGraw-Hill, 2001, p. 462. • CUNNINGHAM, F.G. & cols. – *Williams Obstetrics.* Prentice-Hall International Inc. Appleton & Lange. Norwalk, 1989. • CURY, M. & NEME, B. – Assistência ao parto pélvico transvaginal. Fundamentos da analgotócia pela associação da infiltração anestésica local e da narcose barbitúrica. *Mat. e Inf.*, **33**:625, 1974. • DALLEY, G. – Logical treatment of breech presentation. *J. Obst. Gynaecol. Brit. Emp.*, **59**:841, 1953. • DANIELIAN, J.; WANG, J. & HALL, M.H. – Long term outcome by method of delivery of fetuses in breech presentation at term: population based follow-up. *Br. Med. J.*, **312**:1451, 1996. • DE LEE, J. & GREENHILL, J.P. – *The principles and Practice of Obstetrics.* W. B. Saunders Co., Philadelphia, 1943. • DEN HOLLANDER, N.S. & cols. – Prenatally diagnosed fetal ventriculomegaly: prognosis and outcome. *Prenat. Diagn.*, **18**:557, 1998. • DENNY, F. – The flying foetus. *J. Obstet. Gynaec. Brit. Emp.*, **58**:427, 1951. • D'ESOPO, D.A. – The occipitoposterior position: its mechanism and treatment. *Am. J. Obstet. Gynecol.*, **42**:937, 1941. • DEXEUS, S.

& SALANCH, M. – La sinfisiotomia complementaria de recurso o de emergencia en el curso de la extracición fetal por las vias naturales. *Congr. Int. Gynécol. et D'Obstet. Genèv,* 1954, p. 774, 1955. • DIECKMANN, W.J. – Fetal mortality in breech delivery. *Am. J. Obstet. Gynecol.,* 52:349, 1946. • DODEK, S.M. & cols. – Scientific management of breech presentation in the primipara at term. *South Med. J.,* **61**:1223, 1968. • DÖDERLEIN, A. – *Tratado de Obstetrícia* (Trad.). Ed. Labor S. A. Barcelona, 1923. • DUNN, L.J. & cols. – Term breech presentation: a report of 499 consecutive cases. *Obstet. Gynecol.,* **25**:170, 1965. • EASTMAN, N.J. – Comentários. *Obst. Gynecol. Surv.,* **1**:193, 1946. • EASTMAN, N.J. – *Williams Obstetrics.* Appleton-Century-Crofts, Inc. New York, 1950. • EASTMAN, N.J. & HELLMAN, L.M. – *Williams Obstetrics.* Appleton-Century-Crofts, New York, 1966. • EDWARDS, R.L. & NICHOLSON, H.O. – The management of the unstable lie in late pregnancy. *J. Obstet. Gynaecol. Br. Commonw,* **76**:713, 1969. • FARKAS, J. – Question of movable head in primiparas. *Year Book Obstet. Gynecol.,* 1935, p. 145. • FELL, M.R. – Placental position and breech presentation. *J. Obstet. Gynaecol. Brit. Emp.,* **63**:760, 1956. • FERNANDEZ, C.O. & cols. – A prospective randomized blinded comparison of terbutaline versus placebo for singleton term external cephalic presentation. *Am. J. Obstet. Gynecol.,* **174**:326, 1996.• FERRARI, R.A. & ROUST, C. – Presentation de tronco (estudo comparado sobre 926 casos). *Bol. Soc. Obst. y Ginec. B. Aires,* **25**:326, 1946. • FIANU, S. – Fetal mortality and morbidity following breech delivery. *Acta Obstet. Gynecol. Scand.* **56** (Suppl.): 1976. • FIANU, S. & JOELSSON, I. – Minimal brain dysfunction in children born in breech presentation. *Acta Obstet. Gynecol.,* **58**:295, 1979. • FIANU, S. & VâCLAVINKOWâ, V. – The site of placental attachment as a factor in the aetrology of breech presentation. *Acta Obstet. Gynecol. Scand.,* **57**:371, 1978. • FIRPO, J.R. – La presentación de tronco atraves de 31 anos. An. Inst. Mat. Assist. Social "Prof. V. Fernandez". Buenos Aires, 1943, p. 159. • FITZPATRICK, M.; MCQUILLAN, K. & O'HERLITY, C. – Influence of persistent occiput posterior position on delivery outcome. *Obstet. Gynecol.,* **98**:1027, 2001. • FITZPATRIK, M.; QUILLAN, K. & O'HERLIHY, C. – Influence of occipito-posterior position on delivery outcome. *Am. J. Obstet. Gynecol.,* **182**:S-134, nº 417, 2000. • FOX, R.L. & cols. – Interlocking twins. Experience with four cases and suggested management. *Obstet. Gynecol.,* **46**:53, 1975. • FREESE, U.E. – The impact of defensive medicine on the management of breech presentation. **In:** Belfort, P. & cols. *Proceed. XII World Congr. Gynecol. Obstet.* Rio de Janeiro 1988, p. 191. The Parthenon Publishing Group Ltd., New Jersey, 1989. • FULLER, H.W. & cols. – Review of management of persistent occiput posterior positions . *Obstet. Gynecol. Surv.,* **5**:673, 1950. • GABBE, S.G. & cols. – *Obstetrics Normal & Problem Pregnancies.* Churchill Livingstone, New York, 1991. • GARBER Jr., E.C. & WARE Jr., H.H. – Transverse presentation of the fetus. *Am. J. Obstet. Gynecol.,* **61**:62, 1951. • GARCIA NOVO, J.L.V. & cols. – Fundoscopias de recém-nascidos de apresentação pélvica, I – Parto Cesáreo. *Gin. Obst. Bras.,* **1**:399, 1978. • GARCIA NOVO, J.L.V. & cols. – Fundoscopias de recém-nascidos de apresentação pélvica. II – Parto transvaginal. *Gin. Obst. Bras.,* **1**:405, 1978. • GERISCH, G. & MARTIN, K.F. – Veber die Geburtserleichterung bei Beckenendlagengeburten. *Zentr. f. Gynäk.,* **80**:1960, 1958. • GERNEZ, L. – La présentation du bregma, cette méconnue. *Rev. Franc. Gynéc.,* **73**:757, 1978. • GIMOVSKY, M.L. & PAUL, R.H. – Singleton breech presentation in labor. *Am. J. Obstet. Gynecol.,* **143**:733, 1982. • GHERMAN, R.B. – Shoulder dystocia: an evidence-based evaluation of the obstetric nightmare. *Clin. Obstet. Gynecol.,* **45**:345, 2002. • GIUNTINI, T. – Contributo clinico-statistico al parto per la fronte. *Scritti Ost Gin.,* **5**:224, 1952. • GLOPERUD, J. & EASTMAN, N.J. – Compound presentation. A survey of 65 cases. *Obstet. Gynecol.,* **1**:59, 1953. • GOFFI, P.S. – Fórcipe em cabeça derradeira. *Rev. Med. Cir. S. Paulo,* **12**:351, 1952. • GOFFI, P.S. – Contribuição para o estudo do parto da cabeça derradeira. Tese. Fac. Medicina São Paulo (USP), 1966. • GOFFI, P.S. – Índice prognóstico no parto em apresentação pélvica. *Rev. Ginec. Obst.,* **135**:5, 1978. • GOLDITCH, I.M. & KIRKMAN, K. – The large fetus – management and outcome. *Obstet. Gynecol.,* 52:26, 1978. • GONÇALVES, H. – Conduta do parteiro nas apresentações persistentes de fronte. Tese. Fac. Med. Rio de Janeiro, 1928. • GONEN, R.; BADER, D. & AJAMS, M. – A policy of elective cesarean delivery for fetal macrossomia is not effective in reducing brachial plexus injury. *Am. J. Obstet. Gynecol.,* **182**:S-140, nº 432, 2000, • GONIK, B. & cols. – An alternate maneuver for management of shoulder dystocia. *Am. J. Obstet. Gynecol.,* **145**:882, 1983. • GONIK, B. & cols. – Shoulder dystocia recognition: diferences in neonatal risks for injury. *Am. J. Perinatol.,* **8**:31, 1991. • GRANJON, A. & HENRION, R. – L'accouchement en présentation du Siège. *Gynéc. et Obstet.,* **58**:43, 1959. • GRANNUN, P.A. & COPEL, J.A. – Invasive fetal procedures. *Radiol. Clin. N. Amer.,* **28**:217, 1990. • GRAVES, W.K. – Breech delivery in twenty years of practice. *Am. J. Obstet. Gynecol.,* **137**:229, 1980. • GREEN, J.E. & cols. – Has an increased cesarean section rate for term breech delivery reduced the incidence of birth, trauma and death. *Am. J. Obstet. Gynecol.,* **142**:643, 1982. • GRELLE, F.C. & cols. – Conduta nas paradas médio-pélvicas em transversa. Fundação "Clara Basbaum", 1952, p. 145. • GRIMES, W.H. & cols. – Management of breech presentation in pregnancy and labor. *JAMA,* **148**:788, 1952. • GUREWITSCH, E.D. & cols. – Mode of delivery and outcome of fetal meningomyelocele 8 years experience at a tertiary care center. *Am. J. Obstet. Gynecol.,* **182**:149, 2000. • GUSTAFSON G.W. – Simple technic for cramofony on the high after – Coming head. *Am. J. Obstet. Gynecol.* **38**:522, 1939. • GUTHMANN, W. & BROCKMANN, R. – Beckenneigungwinkel und Beckenform bein Hohem Geradstang und Chrägstand. *Mschr. Geburtsh,* **105**:97, 1937. • GUYER, H.B. & HEATON, C.E. – The fetal risk in breech delivery. A study based on 708 cases. *Am. J. Obstet. Gynecol.,* 52:362, 1946. • HALL, C.C. – The Hazards of external version. *West J. Sung.,* **61**:239, 1953. • HALL, J.E. & KOHL, S.J. – Breech presentation: a study of 1456 cases. *Am. J. Obstet. Gynecol.,* **72**:977, 1956. • HANNAH, M.E. & cols. – Maternal outcomes at 2 years after planned cesarean section versus planned vaginal birth for breech presentation at term: the international radomized term breech trial. *Am. J. Obstet. Gynecol.,* **191**:917, 2004. • HAMBERT, G. & AKESSON, H.O. – A sociopsychiatric follow-up study of 200 breech born children *Acta Psychiatr. Scand.,* **49**:264, 1973. • HANSEN, H.W.C.T. – Clinical study of 100 cases of unengaged head at onset of labor. *Gynaecologia,* **130**:278, 1950. • HANSS Jr., J. W. – The efficacy of external cephalic version and its impact on the breech experience. *Am. J. Obstet. Gynecol.,* **162**:1459, 1990. • HARRIS Jr., B.A. & EPPERSON, J.W. – An analysis of 131 cases of transverse presentation. *Am. J. Obstet. Gynecol.,* **59**:1105, 1950. • HELLMAN, L.M. & cols. – Face and brow presentation. *Am. J. Obstet. Gynecol.,* **59**:831, 1950. • HILL, D.E. – Fetal effects of insulin. *Obstet. Gynecol. Ann.,* **11**:133, 1982. • HOBBINS, J.C. & cols. – Ultrasound in the diagnosis of congenital anomalies. *Am. J. Obstet. Gynecol.,* **134**:331, 1979. • HOFMEYER, G.J. – Brow presentation. *Acta Obstet. Gynecol. Scand.,* **30**:278, 1951. • HOPWOOD Jr., H.G.O. – Shoulder dystocia: fifteen years experience in a community hospital. *Am. J. Obstet. Gynecol.,* **144**:162, 1982. • HORTA BARBOSA, L.A. – Compressão subcostal, sinal valioso de apresentação pélvica. *Rev. Ginec. d'Obstet.,* **1**:285, 1943. • HOURIHANE, M.J. – Etiology and management of oblique lie. *Obstet. Gynecol.,* **32**:512, 1968. • HYNDMAN, J. & cols. – Diagnosis of fetal hydrocephalus by ultrasound. *N. Z. Med. J.,* **91**:385, 1980. • HYTTEN, F.E. – Breech presentation: is it a bad omen. *Br. J. Obstet. Gynaecol.,* **89**:879, 1982. • INGERSLEV, M. – Brow presentation. *Acta Obst. Gynec. Scandinav.,* **30**:278, 1951. • INGOLFSSON, A. – Brow presentation. *Acta Obstet. Gynecol. Scand.,* **48**:486, 1969. • IRION, O.; ALMAGBALY, P.H. & MOREBIA – Planned vaginal delivery versus elective caesarean section: a study of 705 singleton term breech presentation. *Br. J. Obstet. Gynaecol.,* **105**:710, 1998. • JOKELA, P.S. – Prophylactic external cephalic version in breech presentation. *Ann. Chir. Gynaecol. Fenn.,* 3(Suppl.):38, 1949. • KALTREIDER, D.F. – Fetopelvic grading of breech presentation. *JAMA,* **165**:132, 1957. • KARP, L.E. & cols. – The premature breech: trial of labor or cesarean section. *Obstet. Gynecol.,* **53**:88, 1979. • KASULE, J. & cols. – Controlled trial of external cephalic version *Br. J. Obstet. Gynaecol.,* **92**:14, 1985. • KAUPPILA, O. – The perinatal mortality in breech deliveries and observations on affecting factors. A retrospective study of 2227 cases. *Acta Obstet. Gynecol. Scand.,* **39**(Suppl.): 1975. • KAUPPILA, O. & cols. – Management of low birth weight breech delivery. *Obstet. Gynecol.,* 57:289, 1981. • KELSICK, F. & MINKOFF, H. – Management of the breech second twin. *Am. J. Obstet. Gynecol.,* **144**:783, 1982. • KIELY, J.L. – Mode of delivery and neonatal death in 17.587 infants presenting by the breech. *Br. J. Obstet. Gynaecol.,* **98**:898, 1991. • KIRCHHOFF, H. – *Das Lange Becken.* Thieme. Stuttgart, 1949. • KITCHEN, W.H. – Infants born before 29 weeks gestation: survival and morbidity at 2 years of age. *Br. J. Obstet. Gynaecol.,* **89**:887, 1982. • KLINGENSMITH, P. – Posterior rotation of the occiput during labor. *Am. J. Obstet. Gynecol.,* **44**:623, 1942. • KOVACS, S.G. – Brow presentation. *Med. J. Aust.,* **2**:820, 1970. • KRAUSE, W. & cols. – Assistierte spontangeburt V. S. Manualhilfe nach Bracht im rahmen der vaginalen geburt aus beckenendlage – spatmorbiditat im alter von 5-7 jahren. *Deus Z. Geburtshilfe Perinatol.,* **195**:76, 1991. • KREBS, L. & LANGHOFF-ROSS, J. – Elective cesarean delivery for term breech. *Obstet. Cynecol.,* **101**:690, 2003. • KUHLMANN, R.S. & cols. – Fetal sacrococcygeal teratoma. *Fetal Ther.,* 2:95, 1987. • KULLER, J.A. & cols. – Cesarean delivery for fetal malformations. *Obstet. Gynecol. Surv.,* **51**:371, 1996. • LACHAPELLE Mme. – *Pratique des Accouchements.* J. B. Baillière. Paris, 1825. • LACRETA, O. – Contribuição para o estudo da manobra de Bracht no parto em apresentação pélvica. Tese Fac. Med. de São Paulo (USP), 1951. • LACRETA, O. & BLAY, B. – Posição sagital alta. *Rev. Ginecol. d'Obst.,* 47:553, 1953. • LAHAYE, M. – La perfusion d'orasthin dans la presentation du siège. *Bull. Soc. Roy. Bel. Gynec. d'Obst.,* 27:44, 1957. • LANGER, O. – Fetal macrosomia: etiologic factors. *Clin. Obstet. Gynecol.,* **43**:690, 2003. • LANGER, O. & cols. – Shoulder dystocia: should the fetus weighing 4000 grams be delivered by cesarean section? *Am. J. Obstet. Gynecol.,* **165**:831, 1991. • LANSFORD, A. & cols. – Respiratory obstruction associated with face presentation. *Am. J. Dis. Child.,* **116**:318, 1968. • LASCANO, J.C. – Las posiciones diretas O. P. y O. S. en el estrecho superior. *Rev. Med. Rosário,* nº 10, 1935. • LAU, T.K. & cols. – Pregnancy outcome after sucessful external cephalic version for breech presentation at term. *Am. J. Obstet. Gynecol.,* **176**:218, 1997. • LAZER, S. & cols. – Complications associated with the macrosomic fetus. *J. Reprod. Med.,* **31**:501, 1986. • LEON, J. – *Presentation Pelviana.* Libraria "El Ateneo" Editorial. Buenos Aires, 1953. • LEON, J. – *Tratado de Obstetrícia* – Tomo I. Editoral Científica Argentina, S. R. L. Buenos Aires, 1959. p. 701. • LEON, J. & GAVIOLI, R.L. – Actitud anormal de la cabeça del feto en la situacion transversa al final del embarazo. *Arch. Clin. Obst. Y Ginecol. "Eliseo Canton",* **1**:173, 1942. • LEVY, D. L. – Persistent brow presentation. A new approach to management. *South Med. J.,* **69**:191, 1976. • LIPPI, U.G. & cols. – Alguns aspectos do parto em apresentação pélvica. *Gin. Obst. Bras.,* **5**:355, 1982. • MAC GREGOR, W.G. – Aetiology and treatment of the oblique, transverse and unstable lie of the foetus with particular reference to antenatal care. *J. Obstet. Gynaecol. Br. Commonw,* **71**:237, 1964. • MAC PHERSON, J. & WILSON, J.K. – A radiological study of the placental stage of labour. *J. Obstet. Gynaecol. Brit. Empr.,* **63**:321, 1956. • MAGALHÃES, F. – *Clínica Obstétrica.* Edit. Guanabara-Koogan, Rio de Janeiro, 1933. • MAGNIN, P. & TRILLAT, P. – Accouchement normal et pathologique. Baillière, Édit. Paris, 1978. • MAHOMED, K. – Breech delivery: a critical evaluation of the mode of delivery and outcome of labor. *Int. J. Gynaecol. Obstet.,* **27**:17, 1988. • MANGIAGALLI, L. – *Lezioni di Obstetricia e di Clinica Ostetrica.* Soc. Am. Ist. Edit. Scientífico. Milano; 1928. • MANN, L.I. & GALLANT, J.M. – Modern management of the breech delivery. *Am. J. Obstet. Gynecol.,* **134**:611, 1979. • MANNING, F.A. – International fetal surgery registry; 1985 update. *Clin.*

Obstet. Gynecol., **29**:551, 1986. • MANNING, F.A. & cols. – Catheter shunts for fetal hydronephrosis and hydrocephalus: report of the International Fetal Surgery Registry. *N. Engl. J. Med.*, **315**:336, 1986. • MARCHICK, R. – Antepartum external cephalic version with tocolysis: a study of term singleton breech presentation. *Am. J. Obstet. Gynecol.*, **158**:1339, 1988. • MARQUETE, G.P. & cols. – Does the use of a tocolytic affect the success rate of the external cephalic version? *Am. J. Obstet. Gynecol.*, 174:327, 1996. • MARTINS, H. – Die Ätiologie des hohen Geradstand dargestellt am sechs einegen im Laufe von einem Jahre Beobachteten Fällen. *Zentr. f. Gynäk.*, **39**:345, 1915. • MATHIAS, L. & cols. – Macrossomia fetal. Estudo de 114 casos. *Gin. Obst. Bras.*, **6**:51, 1983. • McCALL, J.O. – Shoulder dystocia – a study of aftereffects. *Am. J. Obstet. Gynecol.*, **83**:1486, 1962. • McCARTHY, B.J. & cols. – The epidemiology of neonatal death in twins. *Am. J. Obstet. Gynecol.*, **141**:252, 1981. • McCURDY, C.M. & SEEDS, J.W. – Route of delivery of infants with congenital anomalies. *Clin. Perinatol.*, **20**:81, 1993. • McNIVEN, P. & cols. – Prevention: planned cesarean delivery reduces early perinatal and neonatal complications for breech presentations. *Can. J. Anesth.*, **48**:1114, 2001. • MELTZER, P.M. & cols. – Brow presentation. *Am. J. Obstet. Gynecol.*, **100**:255, 1968. • MENTICOGLOU, S.M. & cols. – High cervical spinal cord injury in neonates delivery with forceps. Report of 15 cases. *Gynecol. Obstet.*, **86**:589, 1995. • MENTICOGLOU, S.M. – Symphysiotomy for the trapped aftercoming parts of the breech: A review of the literature and a plea for its use. Aust. *New Zealand J. Obstet. Gynaecol.*, **30**:1, 1990. • MICHEJDA, M. & cols. – Present status of intrauterine treatment of Hydrocephalus and its future. *Am. J. Obstet. Gynecol.*, **155**:873, 1986. • MILNER, R.D.G. – Neonatal mortality of breech deliveries with and without forceps to the aftercoming head. *J. Obstet. Gynaecol. Brit. Commonw.*, **82**:783, 1975. • MODANLOU, H.D. & cols. – Large-for-gestational-age neonates: anthropometric reasons for shoulder dystocia. *Obstet. Gynecol.*, **60**:417, 1982. • MODANLOU, H.D. & cols. – Macrosomia-maternal, fetal, and neonatal implications. *Obstet. Gynecol.*, **55**:420, 1980. • MOLOY, H.C. – *Clinical and Roentgencoligic Evaluation of the Pelvis in Obstetrics.* W. B. Saunders. Philadelphia, 1951. • MOLUMPHY, P. & cols. – The obstetrical status of the dolichopellic-anthropoid pelvis. *Obstet. Gynecol. Surv.*, **8**:615, 1953. • MONACI, J. & cols. – Incidência de macrossomia em 188 recém-nascidos de mães diabéticas. *J. Bras. Ginec.*, **95**:39, 1985. • MONTELL, Y. – Der hohe Geradstand. *Ann. Chir. Gyn. Fenn.*, **37**:250, 1948. • MORRISON, J.C. – The diagnosis and management of dystocia of the shoulder. *Surg. Gynecol. Obstet.*, **175**:515, 1992. • MORRISON, J.J. & cols. – Obstetric pelvumetry in the UK: an appraisal of current practice. *Br. J. Obstet. Gynaecol.*, **102**:748, 1995. • MÜLLER, A. – Die mechanik der geburt. *Arch. f. Gynäk.*, **121**:502, 1924. • MYRIAM, A.J. & cols. – Birth weight and fetal death in the United State: the effect of maternal diabetes during pregnancy. *Am. J. Obstet. Gynecol.*, **187**:922, 2002. • NANDI, G. – Habitual breech presentation. *Calcuta M. J.*, **31**:289, 1936. • NASSAR, A. & cols. – Fetal macrosomia (> 4.500g): perinatal outcome of 231 cases. *Am. J. Obstet. Gynecol.*, **184**:S-135, nº 148, 2001. • NAUJOKS – Zur Behandlung der Steisslage. *Zentr. f. Gynäk.*, **31**:1735, 1938. • NELSON, K.B. & ELLENBERG, J.H. – Predictors of low and very low birth weight and the relation of these to cerebral palsy. • NEME, B. – Parto pélvico e profilaxia do trauma fetal. *An. Bras. Ginec.*, **56**:91, 1963. • NEME, B. & cols. – Mortalidade natal e neonatal nas intervenções obstétricas. *Rev. Paul. Med.*, **29**:163, 1946. • NEME, B. & cols. – Conduta na apresentação de face. *Gin. Obst. Bras.*, **8**:181, 1985. • NETTLES, J.B. & BROWN, W.E. – Compound presentation. *Clin. Obstet. Gynecol.*, **5**:968, 1962. • NOLTING, D.E. – La presentación de frente en la maternidad del Hospital Rivadavia y en el Instituto de Maternidad. *La Semana Méd.*, **1**:1236, 1932. • OIAN, P. & cols. – Breech delivery: an obstetrical analysis. *Acta Obstet. Gynaec. Scand.*, **67**:75, 1988. • O'LEARY, J.A. – Cephalic replacement for shoulder dystocia: Present status and future role of the Zavanelli maneuver. *Obstet. Gynecol.*, **82**:847, 1933. • O'LEARY, J.A. & LEONETTI, H.B. – Shoulder dystocia: prevention and treatment. *Am. J. Obstet. Gynecol.*, **162**:5, 1990. • O'REILLY-GREEN, C. & DIVON, M. – Sonographic and clinical methods in the diagnosis of macrosomia. *Clin. Obstet. Gynecol.*, **43**:309, 2000. • PANEL, P. & cols. – Accouchement du gros enfant. Conduit a term et resultats a propos de 198 dossiers. *J. Gynecol. Obstet. Biol. Reprod.*, **20**:729, 1991. • PAQUET, P. & PIRSON, P. – La presentation du siège. Etude comparative des mèthodes de Bracht et de Mauriceau. *Bruxelles Med.*, **27**:400, 1947. • PATTEN, R.M. & cols. – Unilateral hydrocephalus: prenatal sonographic diagnosis. *Am. J. Roentgenol.*, **156**:359, 1991. • PAUERSTEIN, C.J. – *Clinical Obstetrics.* John Wiley & Sons, New York, 1987. • PAULA MARTINS, C. & NEME, B. – Conduta na apresentação pélvica. *Mat. e Inf.*, **30**:15, 1971. • PENN, Z.J. & STEER, P.J. – How obstetricians manage the problem of preterm delivery with special reference to the preterm breech. *Br. J. Obstet. Gynaecol.*, **98**:531, 1991. • PEREZ, M.L. – *Tratado de Obstetrícia.* Aniceto López Editor. Buenos Aires, 1943. • PHILLIPS, R.D. & FREEMAN, M. – The management of the persistent – occiput posterior position: A review of 552 consecutive cases. *Obstet. Gynecol.*, **43**:171, 1974. • PIATO, S. – *Raquianestesia no Parto Pélvico.* Tese Esc. Paul. Medicina, 1971. • PICCOLO, F. & cols. – Hypopituitary dwarfism and breech delivery. *Arch. Dis. Child.*, **54**:485, 1979. • PIGEAUD, H. & cols. – Accouchement en presentation du siège. Application de la méthode de Bracht. *Gynècol. et Obstèt.*, **51**:324, 1952. • PILU, G. & cols. – The clinical significance of fetal isolated cerebral borderline ventriculomegaly: report of 31 cases and review of the literature. *Ultrasound Obstet. Gynecol.*, 14:320, 1999. • POGGI, S.H. & cols. – Intrapartum risk factors for permanent brachial plexus injury. *Am. J. Obstet. Gynecol.*, **189**:725, 2003. • POMERANCE, W. & DAICHMANN, I. – Fetal and neonatal result in breech presentation in primiparous patient at term. *Am. J. Obstet. Gynecol.*, **64**:110, 1952. • POSNER, A.C. & BUCH, M. – Face and persistent brow presentation. *Surg. Gynec. Obst.*, **77**:618, 1943. • POSNER, L.B. & cols. – Face and brow presentation. A continuing study. *Obstet. Gynecol.*, **21**:745, 1963. • POTTER, M.G. – Pitfalls of podalic version and extraction. *Am. J. Obstet. Gynecol.*, **37**:675, 1939. • PRATA MARTINS, J.A. & cols. – Prognóstico do primeiro gêmeo em apresentação pélvica. *Gin. Obst. Bras.*, **3**:425, 1980. • PRATA MARTINS, J.A. & cols. – Conduta obstétrica e prognóstica na hidrocefalia. *Gin. Obst. Bras.*, **8**:199, 1985. • PRITCHARD, J.A. & cols. – *Williams Obstetrics.* Appleton-Century-Crofts, New York, 1985. • QUILLIGAN, E.J. – Cesarean section, 1988. To have or have not. *West J. Med.*, **149**:700, 1988. • RAIO, L. & cols. – Perinatal outcome of breech delivery at term: an epidemiologic study. *Am. J. Obstet. Gynecol.*, **184**:S-59, nº 167, 2001. • RALIS, Z.A. – Birth trauma to muscles in babies born by breech. Delivery and its possible fatal consequences. *Arch. Dis. Child.*, **50**:4, 1975. • REDDOCK, J.W. – Face presentation. *Am. J. Obstet. Gynecol.*, **56**:86, 1948. • REDMAN, T.F. – Fetal loss on breech presentation: primigravidas and multigravidas compared. *Brit. M. J.*, **1**:814, 1950. • REINKE, T. – Face presentation. *Am. J. Obstet. Gynecol.*, **66**:1185, 1953. • REYNOLDS, S.R. M. – Regulation of the fetal circulation. *Clin. Obstet. Gynecol.*, **3**:834, 1960. • REZENDE, J. – O problema das occipitoposteriores. *An. Bras. Ginec.*, **20**:465, 1945. • REZENDE, J. & cols. – Apresentação pélvica na Maternidade "Carmela Dutra". *Rev. Ginec. d'Obst.*, **52**:535, 1958. • RIVIÈRE, M. & cols. – Pronostic foetal dans l'accouchement en présentation du siège. Étude statistique. *Gynecol. et Obstèt.*, **8**:466, 1956. • RODRIGUES, L.R. – Apresentação pélvica na Maternidade do Hospital dos Servidores do Estado. Estudo de 281 casos. *Rev. Ginec. d'Obst.*, **98**:859, 1956. • RODECK, C.H. & cols. – Long term in utero drainage of fetal hydrotorax. *N. Engl. J. Med.*, **319**:1135, 1988. • ROEMER, F.J. – Relation of torticolles to breech delivery. *Am. J. Obstet. Gynecol.*, **68**:1146, 1954. • ROSEN, R.H. – Short umbelical cord. *Am. J. Obstet. Gynecol.*, **66**:1253, 1953. • ROSENAU, L. & cols. – Facteurs pronostiques de l'accouchement en presentation du siège. A propos de 357 grossesse monofoetales a term. *Rev. Fr. Gynécol. Obstet.*, **85**:271, 1990. • ROUMEN, F.J. M. E. & LUYBEN, A.G. – Safety of term vaginal breech delivery. *Eur. J. Obstet. Gynecol. Reprod. Biol.*, **40**:171, 1991. • ROVINSKY, J.J. & cols. – Management of breech presentation at term. *Am. J. Obstet. Gynecol.*, **115**:497, 1973. • RUDGE, M.V.C. & cols. – Aspectos obstétricos da macrossomia fetal. *J. Bras. Ginec.*, **100**:281, 1990. • RYDHSTROM, H. & INGEMARSSON, I. – The extremely large fetus. Antenatal identification, risks, and proposed management. *Acta Obstet. Gynecol. Scand.*, **68**:59, 1989. • SADOWSKY, A. & cols. – Management of delivery in breech presentation. *Acta Med. Orient.*, **3**:81, 1944. • SALOMÃO, A.J. & cols. – Apresentação composta. Material de 12 anos da Clínica Obstétrica da Faculdade de Medicina da Universidade de São Paulo. *Mat. e Inf.*, **34**:255, 1975. • SALZMANN, B. & cols. – Face presentation. *Obstet. Gynecol.*, **16**:106, 1960. • SANCHEZ-RAMOS, L.; BERNSTEIN, S. & KAUNITZ, A.M. – Expectant management versus labor induction for suspected fetal macrosomia. A systematic review. *Obstet. Gynecol.*, **100**:997, 2002. • SANDBERG, E.C. – The Zavanelli maneuver extended; progression of a revolutionary concept. *Am. J. Obstet. Gynecol.*, **158**:1347, 1988. • SANDHU, S.K. – Transverse lie. *J. Indian Med. Assoc.*, **68**:205, 1977. • SARNO Jr., A.P. & cols. – Vaginal birth after cesarean delivery. Trial of labor in women with breech presentation. *J. Reprod. Med. Obstet. Gynecol.*, **34**:831, 1989. • SARNO, A.P. & cols. – Fetal macrosomia in a military hospital: incidence, risk factors, and outcome. *Mil. Med.*, **156**:55, 1991. • SCHUPP CHRISTIAN, S. & BRADY, K. – Cord blood acid-base values in breech-presenting infants born vaginally. *Obstet. Gynecol.*, **78**:778, 1991. • SCHUTTERMAN, E.B. & GRIMES, D.A. – Comparative safety of the low transverse versus the low vertical uterine incision for cesarean delivery of breech infants. *Obstet. Gynecol.*, **61**:593, 1983. • SCWARTZ, A. & cols. – Face presentation. *Aust. N. Z. Obstet. Gynaecol*, **26**:172, 1986. • SCOTT, W.C. – Treatment of patients with premature rupture of the fetal membranes: a) Prior to 32 weeks; b) After 32 weeks. **In:** Reid, D.E. & Christian, C.D. *Controversy in Obstetrics and Gynecology. II.* W. B. Saunders Co., Philadelphia, 1974, p. 55. • SECOL, M.L. & cols. – Apgar scores and umbelical cord arterial pH in the breech neonate. *Int. J. Gynaecol. Obstet.*, **27**:37, 1988. • SEEDS, J. W. – Malpresentations. **In:** Gabbe, S.G. & cols. *Obstetrics. Normal & Problem Pregnancies.* Churchill Livingstone. New York. 1991, p. 539. • SEEDS, J.W.; THOMAS, C. & PENG, C. – Does augmented growth impose an increased risk of fetal death. *Am. J. Obstet. Gynecol.*, **183**:316, 2000. • SEIGNEUX, R. – *Précis d'Obstetrique Operatoire.* Librairie Kündig, 1909. • SHAW, R.E. & MARRIOTT, H.J. – The origin of amniotic fluid and the Bearing on this problem of foetal urethral atresia. *J. Obst. Gynaec. Brit. Emp.*, **56**:1004, 1949. • SHREWSBURY, J.F.D. – A contribution to the historical record of monstrous births. *J. Obst. Gynaec. Brit. Emp.*, **56**:67, 1949. • SIBAI, A.E. & ANDERSON, G.D. – How perinatologists manage the problem of the presenting breech. *Am. J. Perinatol.*, **5**:247, 1988. • SIEDENTOFT, H. & GEREWITZ, H. – *Etiology of Occipitoposterior Presentation.* Year Book Obstet. Gynecol., 1935, p. 203. • SIEGEL, I.A. & McNOLLY, H.B. – Breech presentation and prophylactic external cephalic version. *Am. J. Obstet. Gynecol.*, **37**:86, 1939. • SJÖWALL, A. – Contribution à l'étude du prognostic et du traitement de la présentation du front. *Gyn. et Obst.*, **30**:326, 1934. • SOUKA, A.P. & cols. – Intrapartum ultrasound for the examination of the fetal head position in normal and obstructed labor. *J. Matern. Fetal Neonatal Med.*, **13**:159, 2003. • SPEISER, M.D. & SPECK, G. – Evaluation of treatment of persistently. Unengaged vertex in the multipara. *Am. J. Obstet. Gynecol.*, **51**:607, 1946. • SPELLACY, W.N. & cols. – Macrossomia – maternal characteristics and infant complications. *Obstet. Gynecol.*, **66**:158, 1985. • SPRUNCK, O. – Über den hohen Geradstand. *Zentr. f. Gynäk.*, **63**:2104, 1939. • STEELE, K.B. & JAVERT, C.T. – Roentgenography of the obstetric pelvis. *Am. J. Obstet. Gynecol.*, **43**:600, 1942. • STEVENSON, C.S. – The principal cause of breech presentation in single term pregnancies. *Am. J. Obstet. Gynecol.*, **60**:41, 1950. • STEVENSON, C.S. – Certain concepts in the handling of breech and transverse presentation in late pregnancy. *Am. J. Obstet. Gynecol.*, **62**:486, 1951. • STINE,

L. E. & cols. – Update of external cephalic version performed at term. *Obstet. Gynecol.,* 65:642, 1985. • SVENNINGSEN, N.W. & cols. – Modern strategy for the term breech delivery – A study with a 4-year follow-up of the infants. *J. Perinat. Med.,* 13:117, 1985. • TANK, E.S. & cols. – Mechanism of trauma during breech delivery. *Obstet. Gynecol.,* 38:761, 1971. • TEJAM, N. & cols. – Effect of route of delivery on periventricular-intraventricular hemorrhage in the low birth-weight fetus with a breech presentation. *J. Reprod. Med.,* 32:911, 1987. • TEJANI, N. & cols. – Method and route of delivery in the low birth weight vertex presentation correlated with early periventricular/intraventricular hemorrhage. *Obstet. Gynecol.,* 69:1, 1987. • THIERSTEIN, S.T. & cols. – Kidney function in the fetus. *Am. J. Obstet. Gynecol.,* 56:1178, 1948. • THOMPSON, H.E. & BERNSTINE, R.L. – *Diagnostic Ultrasound in Clinical Obstetrics and Gynecology.* John Wiley & Sons, New York, 1978. • TITUS, P. & WILSON, J.P. – *The Management of Obstetric Difficulties.* C. V. Mosby Co., St. Louis, 1955. • TIWARY, C.M. – Testicular injury in breech delivery: possible implications. *Urology,* 34:210, 1989. • TODD, W.D. & STEER, C.M. – Term breech. Review of 1006 term breech deliveries. *Obstet. Gynecol.,* 22:583, 1963. • TOLOSA, B. – *Fórcipe na Cabeça Derradeira.* Palestra na Clínica Obstétrica. Fac. Med. S. Paulo (USP), 1941. • TOMPKINS, P. – Inquiry into causes of breech presentation. *Am. J. Obstet. Gynecol.,* 51:595, 1946. • TORPIN, R. – A new syndrome in labor: frank breech presentation sacro anterior position, associated with dystocia. *Am. J. Obstet. Gynecol.,* 64:565, 1952. • TUCKER, E. & cols. – Study of face presentation in normal mature fetus. *Surg. Gynec. Obst.,* 90:199, 1950. • URANGA IMAZ, F. – *Obstetrícia Practica.* Intermédica, Buenos Aires, 1970. • USTA, I. & cols. – Mode of delivery of singleton breech: 11 years experience at a single center. *Am. J. Obstet. Gynecol.,* 184:S-171, nº 577, 2001. • VAN LOON, A.J. & cols. – Pelvimetry by magnetic resonance imaging in breech presentation. *Am. J. Obstet. Gynecol.,* 163:1256, 1990. • VARTAN, C.K. – Behavior of fetus in utero with special reference to incidence of breech presentation at term. *J. Obstet. Gynaecol. Brit. Emp.,* 52:417, 1949. • VERMELIN, H. & RIBON, M. – L'accouchement spontané dans les présentations du siège. *Gynec. Obstet.,* 47:852, 1948. • VIGGIANO, M. G. C. & cols. – Macrossomia fetal. *J. Bras. Ginecol.,* 97:423, 1987. • VINTZILEOS, A.M. & cols. – Perinatol management and outcome of fetal ventriculomegaly. *Obstet. Gynecol.,* 69:5, 1987. • WALSH, J. W. & KUDER, K. – Breech presentation in the eldery primipara. *Am. J. Obstet. Gynecol.,* 47:541, 1944. • WARD, C.V. & PARSONS, R.M. – Five-year analysis of breech deliveries. *Am. J. Obstet. Gynecol.,* 69:284, 1955. • WARE, H.H. & cols. – Management of breech presentation. *Am. J. Obstet. Gynecol.,* 54:748, 1947. • WARNEKROS, K. – *Schwangerschaft und Geburt im Röntgenbilde.* J. F. Bergmann. München, 1921. • WATSON, W.J. & BENSON, W.L. – Vaginal delivery for the selected frank breech infant at term. *Obstet. Gynecol.,* 64:638, 1984. • WEINGOLD, A.B. – The management of breech presentation. In: Iffy, L. & Charles, D. *Operative Perinatology. Invasive Obstetric. Tercnics.* Macmillan Publishing Co., New York, 1984, p. 537. • WEINZIERL, E. – Über den hohen Geradstand mit Besondere Berücksichtigung der Kjelland Zange in der Frage der Therapie. *Ztschr. Geburtsh,* 86:221, 1923. • WEISMAN, A. & cols. – Low birthweight breech infant short-term and a long-term outcome by method of delivery. *Am. J. Perinat.,* 5:289, 1988. • WEISSBERG, S.M. & O'LEARY, J.A. – Compound presentation of the fetus. *Obstet. Gynecol.,* 41:60, 1973. • WESTGREN, M. & cols. – Hyperextension of the fetal head in breech presentation: a study with long-term follow-up. *Br. J. Obstet. Gynaecol.,* 88:101, 1981. • WESTGREN, L.M.R. & cols. – Preterm breech delivery: another retrospective study. *Obstet. Gynecol.,* 66:481, 1985. • WHEELER, T. & GREENE, K. – Fetal heart rate monitoring during breech labour. *Br. J. Obstet. Gynaec.,* 82:208, 1975. • WHYTE, H. & cols. – Outcomes of children at 2 years after planned cesarean birth versus planned vaginal birth for breech presentation at term. The international randomized term breech trial. *Am. J. Obstet. Gynecol.,* 191:864, 2004. • WIGGLESWORTH, J.S. & HUSSEMEYER, R.P. – Intracranial birth trauma in vaginal breech delivery. The continued importance of injury to the occipitol bone. *Br. J. Obstet. Gynaecol.,* 84:684, 1977. • WILCOX, H.L. – Attitude of fetus in breech presentation. *Am. J. Obstet. Gynecol.,* 58:478, 1949. • WILSON, J.R. – *Management of Obstetric Difficulties.* C. V. Mosby Co., St. Louis, 1961. • WOLF, F. – Die ätiologie des unzeitigen Blasensprunges. *Zentrab. f. Gynäk.,* 63:2002, 1939. • WOLTER, D.F. – Patterns of management with breech presentation. *Am. J. Obstet. Gynecol.,* 125:733, 1976. • WOODROW COX, L. – The technique of breech delivery. *J. Obst. Gynaec. Brit. Emp.,* 62:395, 1955. • YATES, M.J. – Tranverse foetal lie in labour. *J. Obstet. Gynaecol. Br. Commonw,* 71:245, 1964. • YLIKORKALA, O. & HARTIKAINEN-SORRI, A. – Value of external version in fetal malpresentation in combination with use of ultrasound. *Acta Obstet. Gynecol. Scand.,* 56:63, 1977. • YOUNG, R.L. – Abnormal presentation among malformed infants. *Am. J. Obstet. Gynecol.,* 52:419, 1946. • ZAHAROVA, Z.M. – Clinical features of ligh direct cephalic presentation. *Akush Ginek.,* 1:14, 1949. • ZAMBONINI, A. – Le anomalie del cordone ombelicale; considerazione cliniche e rilievi statistici. *Riv. Ital. Ginec.,* 28:60, 1945. • ZELOP, C.M. – Predction of fetal weight with the use of three-dimensional ultrasonography. *Clin. Obstet. Gynecol.,* 43:321, 2000. • ZHANG, J. & cols. – Efficacy of external cephalic version: A review. *Obstet. Gynecol.,* 82:306, 1993. • ZUGAIB, M. & cols. – Apresentação pélvica I. Influência da via do parto sobre a neomortalidade precoce. *Gin. Obst. Bras.,* 8:108, 1985. • ZUGAIB, M. & cols. – Estudo comparativo de duas faixas ponderais de fetos macrossômicos. *Gin. Obst. Bras.,* 8:301, 1985.

88 Distócia Anexial

Bussâmara Neme
Paulo Bastos Albuquerque

A evolução do parto pode apresentar dificuldades e/ou complicações relacionadas aos anexos: cordão umbilical principalmente, membranas ovulares e, excepcionalmente, placenta. Quando o fluxo do cordão é comprometido com hipóxia e até morte fetal, chamamos de acidentes de cordão. Esses acidentes podem ser encontrados em 15% dos óbitos fetais; sua incidência desde a concepção até o termo é de 35% das gestações. Com a ultra-sonografia, monitorização fetal e estudos com modelos em animais consegue-se entender melhor como podem afetar o feto. Diferentes características das estruturas do cordão podem favorecer a acidentes: capacidade de tensão, diâmetro, circunferência, quantidade de geléia de Wharton e peso, características estas que podem ser determinadas geneticamente.

DISTÓCIAS DO CORDÃO UMBILICAL

Citam-se, como principais, as seguintes condições:

1. Comprimento curto e longo.
2. Nós verdadeiros e falsos.
3. Torções e sinuosidades.
4. Procidências: procúbito e prolapso.
5. Circulares.
6. Inserção velamentosa.
7. Tromboses.

Comprimento curto e longo

Leonardo Da Vinci foi um dos primeiros a descrever o cordão, tendo observado que seu comprimento varia com a idade gestacional: aproximadamente 32cm na 20ª semana de gestação e oscilando entre 32 e 60cm no termo, independente da raça ou paridade. Admite-se ser curto quando mede 20cm ou menos e longo quando ultrapassa 70cm. Pode ser ausente ou atingir 300cm, como o relato de caso clínico por Stallabras (1960).

O cordão curto pode ser real (20cm na placentação baixa e 30-35cm na inserção fúndica) e aparente ou relativo, quando estão presentes circulares, e são mais freqüentes em casos de cordões longos, flacidez uterina (multiparidade) e maior volume de líquido amniótico.

A incidência de cordão curto é pequena. Zambonini (1945) em 10.295 partos comprovou a condição em 45 casos (cordão com menos de 30cm), ou seja, 0,43%. Associa-se freqüentemente com anomalias congênitas, podendo estar ligado à menor movimentação fetal, como em gemelaridade monoamniótica com fetos coligados, sirenomelia, brida amniótica, anencefalia e na acárdia.

Miller e cols. (1981) sugeriram que o comprimento do cordão sofre influência do volume do líquido amniótico presente nos dois primeiros trimestres da gestação e com a movimentação fetal. O diagnóstico clínico de suspeita para cordão curto prevê: contrações uterinas irregulares e como que incompletas apesar de freqüentes, sopros funiculares, dificuldade na progressão cefálica em fase expulsiva e bradicardia quando se comprime fortemente a região cervical do feto (sinal de Block) em casos de circulares do cordão. Ainda nessas condições, a monitorização (cardiotocografia) pode surpreender os chamados "DIPS" umbilicais ou desacelerações variáveis (Capítulo 113).

Na evolução do parto, em presença de cordão curto, tem sido referidos: prolongamento da fase expulsiva, rotura do cordão, desinserção do cordão ao nível da placenta, descolamento placentário e até inversão uterina incompleta.

A presença de cordão longo é mais freqüente em fetos masculinos que femininos, nas apresentações cefálicas, em multíparas é mais longo que nas primíparas, nos gemelares podem ter comprimentos discordantes. Não existem estudos que demonstrem maior sofrimento fetal ou mau prognóstico no cordão longo.

Entretanto, em virtude da maior probabilidade de ocorrências de prolapso, podem ocorrer perdas fetais. Um de nós (B.N.) viveu essa situação em caso de cordão longo (1,60cm), como se vê na figura IV-112.

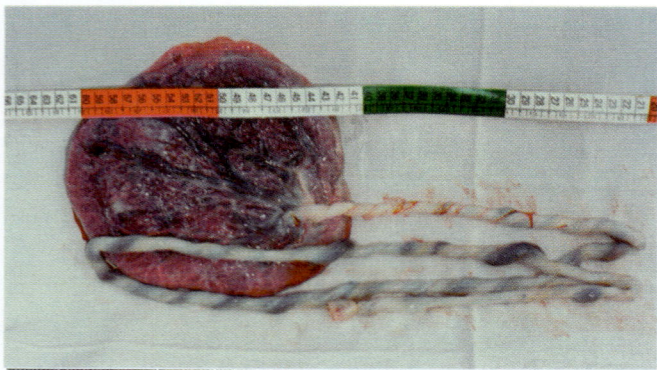

Figura IV-112 – Cordão umbilical longo. Prolapso do cordão e óbito fetal.

No que tange ao **prognóstico perinatal**, Zambonini refere que em 36, dentre os 45 casos de cordão curto real que observou, não ocorreram complicações dignas de nota. Em 1.166 casos de circulares, condicionando cordão curto relativo, o obituário fetal foi de 0,93%.

Rosen referiu maior incidência de sinais de sofrimento fetal (269 casos, dos quais 12 reais e 257 relativos) na fase expulsiva, sem ocorrência, entretanto, de óbitos fetais. Entre nós, Duek (1939) referiu um caso de rotura do cordão intra-útero em brevidade relativa. A presença de cordão longo associa-se com circulares e maior incidência de laterocidências, cujo estudo se fará adiante.

Nós do cordão

Podem ser reais ou verdadeiros e falsos. Estes são representados por espessamentos gelatinosos (nó falso gelatinoso) ou por enovelamentos dos vasos umbilicais (nó falso vascular). V. Winckel referiu incidência de 4-5% para os reais. Browne (1925), Benirschke (1962) e Spellacy e cols. (1966) calcularam a incidência em 0,04-1%.

Sua **ocorrência** foi relacionada por V. Winckel à presença de volume excessivo de líquido aminiótico e com cordão longo. Hennessy (1944) admitiu que tais situações se estabelecem entre a 10ª e a 20ª semana, quando há maior espaço para a mobilidade fetal (Fig. IV-113).

O **diagnóstico** intra-útero é difícil, senão improvável. Têm sido referidas alterações repentinas e graves da escuta fetal e grande movimentação precedendo o óbito fetal. Particular-

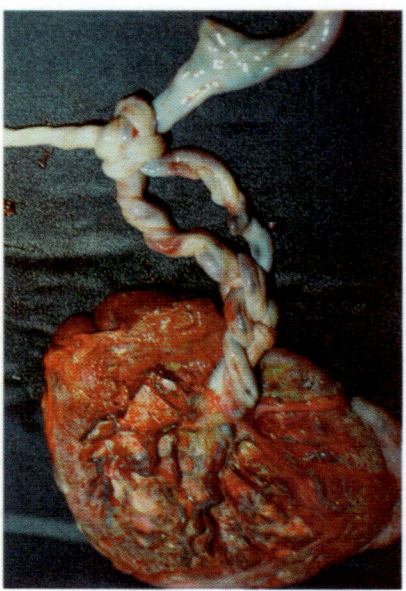

Figura IV-113 – Nó de cordão.

mente, temos observado (suspeitado e confirmado) que a escuta fetal com o estetoscópio de Pinard identifica, além de bradicardias transitórias *sine materia,* variações nos impulsos cardíacos (às vezes, muito menos intensos), apesar de freqüência cardíaca fetal normal. Nessas condições, tem-se indicado a cesárea e, por vezes, confirmado a presença de nós verdadeiros. Briquet, em suas lições, citava maior risco fetal na prenhez gemelar monovitelina, quando o emaranhado dos funículos pode provocar a morte dos gêmeos. Hammacher (1968) referiu que a instalação abrupta de intensa bradicardia, até prova em contrário, sugere compressão grave do cordão.

Em relação ao **prognóstico perinatal**, têm sido referidos sinais de sofrimento e morte fetal sem explicação obstétrica plausível.

Tardieu, citado por Browne (1925), praticou nó verdadeiro em cordão; tracionou-o ao máximo e comprovou que, insuflando líquido, este vencia a barreira ao nível do nó. Browne repetiu a experiência e verificou que, tal seja a compressão do nó, ocorre obstrução real. Pessoal e clinicamente, já comprovamos o fato com óbito fetal em três casos assistidos. É verdade que a gelatina de Wharton e o constante impulso sangüíneo através dos vasos do cordão tornam difícil o grande apertamento do nó. Entretanto, o fato tem sido observado, e o óbito ocorre porque o esmagamento da veia (mais flácida) é possível. Delra e cols. (1986) referiram que a redução do fluxo umbilical em ovelhas se segue de queda da oxigenação e nutrição fetais, e conseqüente restrição do crescimento intra-uterino, semelhante ao que ocorre em pacientes tabagistas e naquelas que vivem em locais de grande altitude. Itskovitz e cols. (1987) demonstraram, experimentalmente, que a oclusão parcial do cordão umbilical se segue de expressão sangüínea dos vasos esqueléticos (dos fetos) e conseqüente aumento do débito cardíaco, a fim de manter a oxigenação necessária do concepto.

Presentes crises de bradicardias e variações ocasionais e evidentes dos impulsos cardíacos, se as condições locais sugerem que o parto vai tardar, recomenda-se a prática da cesárea, atendendo ao princípio *in dubio pro reo*.

Para se admitir que o óbito fetal pode ser associado ao nó de cordão são configuradas as seguintes anormalidades de fluxo: o diâmetro do cordão no lado placentário estará aumentado quando comparado com o lado fetal, haverá sinais de sangramento antigo na região do nó, no exame histológico será vista distensão da veia umbilical no lado placentário e hemorragia arterial no lado fetal. Em 1.000 casos de óbito fetal estudados, apenas sete ocorrerão por nó verdadeiro do cordão (Pauli, 1993).

Torções e sinuosidades do cordão

O comprimento e a elasticidade desiguais dos vasos do funículo justificam a comprovação de sinuosidades e torções do cordão. Em geral, não determinam obstrução efetiva dos seus vasos. É condição rara. Corkill (1961) referiu sete em 12.696 partos e Di Terlizzi e Rossi (1955) assinalaram um caso em 15.415 partos.

Edmonds (1954), em 100 casos, verificou que em 82 deles a torção do cordão se fez para a direita e que sua ocorrência foi maior nas gestações duplas. Esse autor, em oposição ao que pensam Browne (1925 e 1955), não acredita que sinuosidades e torções do cordão possam provocar o óbito fetal.

Procidências do cordão

Diversas terminologias têm sido referidas em relação a essa situação:

- Laterocidência – presença do cordão ao lado da apresentação, após a rotura das membranas (Budin).
- Procúbito – presença do cordão ao lado da apresentação com membranas íntegras (Fig. IV-114). Cope (1951) designou de apresentação de cordão se este se encontra adiante da apresentação e a bolsa das águas está íntegra.
- Prolapso – presença do cordão adiante da apresentação com bolsa rota.
- Procidência complicada – quando se encontra membro fetal prolabado ao lado do funículo.

A **freqüência**, referida por Brandeberry e Kistner (1951), foi: 0,25% nas cefálicas; 4,58% nas pélvicas; 12% nas situações transversas, ocorrendo em 0,34% em primíparas e 0,52% nas multíparas. Para Mengert e Longwell (1940), seria, respectivamente, de 0,37%, 4,54% e 14,27%. Rezende e Montenegro (1991), em 10.000 partos, referiram freqüência de 1:250.

Fenton e D'Esopo (1951) referiram incidência geral de 0,35% entre 60.788 partos e afirmaram que a redução da incidência (de 1,3%), em seu Serviço, relacionou-se com a maior liberalidade da cesárea em casos de vício pélvico. Dentre os 216 casos desses autores, a maior responsabilidade na incidência coube à situação transversa e às apresentações defletidas e pélvicas. Em nosso Serviço, Zugaib e cols. (1984) referiram 1:185 partos.

Em relação à **etiologia**, Fenton e D'Esopo salientaram como causa principal a má adaptação da apresentação no estreito superior da bacia associada a gemelidade, prematuridade ou conceptos pequenos, cordão longo, hidrâmnio, inserção viciosa da placenta, e como a segunda causa mais importante, rotura intempestiva da bolsa das águas (no acme da contração) na presença de apresentação alta.

Briquet, em suas lições, citava Metzer, para quem teria grande responsabilidade etiológica a alteração da loja genupeitoral, onde se situa o cordão, e que incide em particular nas transversas, deflexões, pélvicas, hipotonia uterina e segmento inferior pequeno. Marcano (1947) salientou o fator multiparidade. Finalmente, importa lembrar que a hipóxia fetal, ao reduzir o fluxo sangüíneo, favorece a flacidez do cordão e sua conseqüente procidência. A má técnica na rotura artificial das membranas, permitindo o escoamento abrupto do líquido amniótico, é também responsável pelo acidente.

No quadro IV-7 são apresentadas, sinteticamente, as causas predisponentes e determinantes das procidências.

Quadro IV-7 – Procidências do cordão × causas.

Predisponentes			Determinantes
Maternas	Fetais	Anexiais	
Vício pélvico	Situação transversa	Hidrâmnio	Escoamento intempestivo do líquido amniótico
Tumor prévio	Gemelalidade	Cordão longo	
Multiparidade	Fetos pequenos	Inserção viciosa da placenta (prévia, marginal e velamentosa)	Manobras intra-uterinas Hipóxia fetal Má técnica na rotura artificial das membranas

Prestam-se para o diagnóstico:

Inspeção – comprova a ocorrência do cordão prolabado e a presença ou não de batimentos arteriais.

Escuta – surpreende bradicardias, irregularidades e, principalmente, alterações repentinas da freqüência cardíaca fetal (Gusberg, 1946).

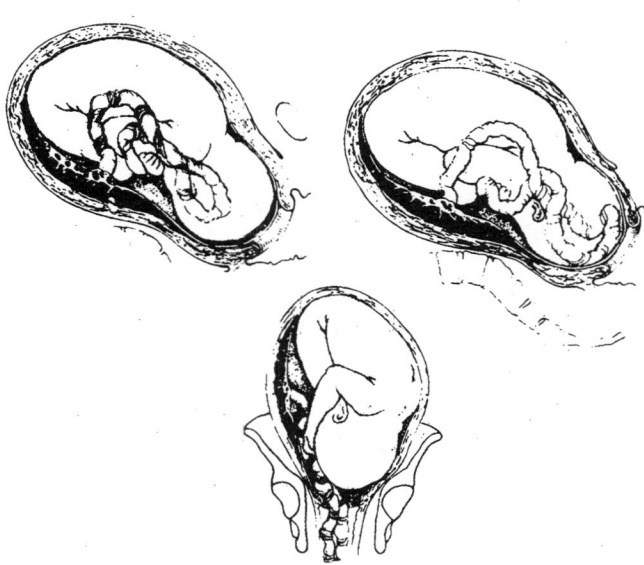

Figura IV-114 – Procúbito e prolapso do cordão.

Toque vaginal – identifica facilmente a presença do cordão se as membranas estão rotas. Se íntegras, exige experiência para a referida comprovação.

A ocorrência de bradicardia prolongada após a rotura das membranas (a transitória é fisiológica) obriga à prática do toque. Essa medida é impositiva, em particular, nos casos de gestação gemelar, defletida, situação transversa e pélvica.

Pelo toque, deve-se excluir a presença de inserção velamentosa (cordão e vasos fixos), excluir os batimentos da artéria vaginal longa (sinal de Osiander) e lembrar que o cordão prolabado, em geral, situa-se no seio sacroilíaco e, excepcionalmente, atrás do pube (Budin, Demelin).

Ultra-sonografia – Lange e cols. (1985), em 1.471 gestantes, pesquisaram a presença de laterocidência do cordão, havendo-a diagnosticado em apenas 9 casos: 6 em situação transversa ou oblíqua e 3 em apresentações pélvicas.

O **prognóstico materno**, em geral, não se altera quando o feto está morto. Comprovada a presença de batimentos arteriais, a urgência em se extrair o concepto pode-se seguir de traumatismos que agravam a morbidade puerperal. Para Pierce (1948), ela foi de 10,3%, enquanto, em geral, não ultrapassou 7,3%.

O **prognóstico perinatal** é sério, pois o cordão se equipara às artérias coronárias no adulto. A compressão mais fácil, exercida sobre a veia do cordão, provoca o bloqueio do fluxo sangüíneo da mãe para o feto. Na era pré-antibiótica, quando as indicações de cesárea eram restritas, foram referidas perdas fetais de 40-50% em casos operados e em 80-90% em partos vaginais espontâneos. Mengert e Longwell (1940) citaram óbitos fetais em 46,6% e até em 66,6% quando as apresentações eram altas. Brandeberry e Kistner (1951) referiram 29,3%.

Na casuística de Kush (1953), o obituário fetal de 49% se reduziu a 12% nos casos resolvidos pela cesárea. Cope (1951) referiu obituário de 27,9% dentre 350 casos atendidos, salientando que em 42 resolvidos pela cesárea as perdas fetais foram de apenas 4,8%. Em geral, o prognóstico é pior nas apresentações cefálicas, principalmente quando o cordão se situa atrás do pube; é melhor quando se coloca no seio sacroilíaco. Em 1988, Duchatel e cols. salientaram a gravidade dessa distócia, referindo que, inclusive em casuísticas recentes, relacionava-se com 10-20% de perdas fetais.

As condições que nortearão a **assistência** são as seguintes: cervicodilatação, integridade ou não da bolsa das águas, paridade e vitalidade fetal. Em tese, quando o feto está vivo, a conduta assistencial recomenda sua rápida extração por intervenção que alie essa condição à ausência ou reduzido o traumatismo materno e fetal. Morto o concepto, o parto será espontâneo ou embriotômico (para resguardar os interesses maternos). Impraticável a via vaginal, devendo-se, excepcionalmente, optar pela cesárea.

Em multíparas, quando o cordão prolaba no curso de rotura da bolsa e a dilatação é completa, tocólogos experientes podem tentar a extração do concepto pela aplicação de fórcipe (cabeça insinuada) ou, excepcionalmente, pela versão interna (cabeça alta) ou extração pélvica (na apresentação podálica). Nesses casos, não se deve esquecer de que a procidência do cordão é mais freqüente no vício pélvico; daí a importância de excluir sua ocorrência antes de tentar a via vaginal.

Quando se opta pela cesárea e enquanto se satisfazem as condições para sua execução (anestesista e transporte para o centro cirúrgico), a maioria dos autores recomenda que a parturiente assuma a posição genupeitoral (Fig. IV-115). Pesso-

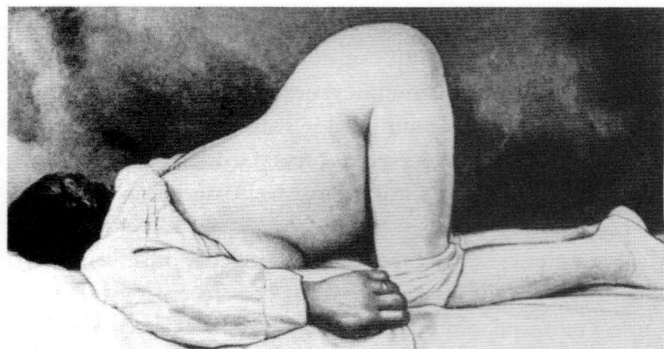

Figura IV-115 – Posição de cefalodeclive (De Lee e Greenhill, 1943).

almente, em face do desconforto que lhe é pertinente, prefiro estabelecer posição pronunciada de cefalodeclive (Trendelenburg), enquanto recalcamos a apresentação para cima (cefálica ou pélvica), afastando-a do cordão prolabado. Nessa situação, a anestesia de escolha será a narcose.

Nos casos de cordão prévio ou apresentação de cordão (Cope, 1951), a bolsa estará íntegra. Assim, na apresentação cefálica, urge extrair o concepto antes que as membranas se rompam. Tratando-se de pélvicas em multíparas, com dilatação completa e ausência de vício pélvico, a opção pela via vaginal pode ser considerada, em função, a nosso ver, da presença de tocólogo experiente.

Quando se indica a cesárea, pode-se utilizar as anestesias de condução (a ráqui é de execução mais fácil e rápida). Nas pélvicas, se a opção for pela via vaginal, recomendam-se a infiltração anestésica dos nervos pudendos internos e, se necessária, a complementação pela narcose barbitúrica (de indução e recuperação rápidas), como foi referido em assistência aos partos pélvicos.

Enquanto se aguarda condições para a prática da cesárea, a parturiente ocupará a posição da figura IV-115. Por incomodar, prefiro manter a posição ginecológica em Trendelenburg, elevando pelo toque vaginal a apresentação.

As manobras de reposição do cordão prolabado têm sido abandonadas por serem infrutíferas, por reincidência do prolapso e pelo agravamento da hipóxia perinatal. Finalmente, deve-se encarecer, como medida preventiva desse acidente, que a rotura artificial das membranas não permita o abrupto escoamento do líquido amniótico.

Circulares do cordão

Trata-se de volteio do cordão em qualquer região fetal. Em geral, localizam-se no pescoço (95%), podendo apresentar mais de uma volta. A literatura consigna um caso de Gray (1853), com nove circulares. Podem ser classificadas em A e B de acordo com Giacomelli (1988).

As do tipo A (Fig. IV-116) envolvem o pescoço de maneira mais livre e podem desfazer-se espontâneamente. As do tipo B (Fig. IV-117) mostram tipo de entrelaçamento que pode torná-las cada vez mais justas.

As cervicais ocorrem em cerca de 25% dos partos quando existe apenas um volteio, duas circulares podem ocorrer em 2% dos partos e três circulares em 0,2%. Sua etiologia relaciona-se com comprimento excessivo do cordão e com o volume grande do líquido amniótico. A suspeita de sua presença já foi referida quando consideramos a questão do cordão curto (relativo). Particularmente, para seu diagnóstico, recomendamos executar a manobra sugerida por Block (1931): consiste na

PATOLOGIA DO PARTO E DO PUERPÉRIO

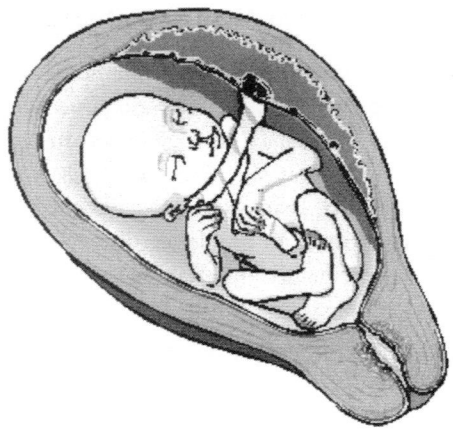

Figura IV-116 – Circulares tipo A.

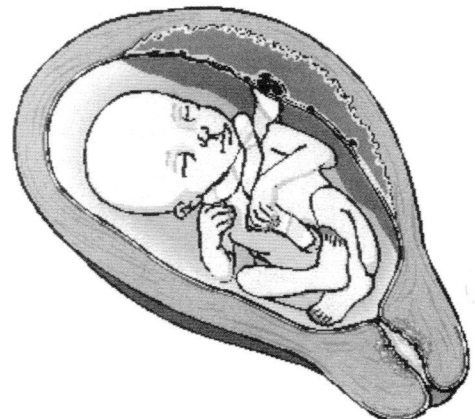

Figura IV-117 – Circulares tipo B.

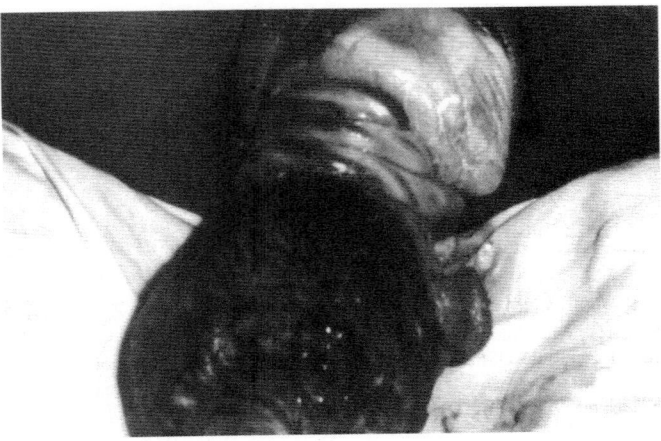

Figura IV-118 – Parto normal. Presença de 4 circulares cervicais (cordão longo com 80cm).

compressão manual do sulco cervical que provoca bradicardia fetal. Quando o canal de parto é francamente permeável e a fase expulsiva se prolonga sem outras justificativas, deve-se admitir a presença de cordão curto real ou relativo (várias circulares em cordão longo). Se o parto está sendo monitorizado, os "DIPS" umbilicais sugerem a ocorrência de situações anômalas relacionadas ao cordão umbilical.

Clemetson e Butler (1953) demonstraram que, na presença de circulares cervicais do cordão, a pO$_2$ na veia umbilical é idêntica à dos casos normais (63%:62%); entretanto, ocorreu evidente diferença da pO$_2$ no sangue das artérias: 31% em casos normais e 6% na presença de circulares. Esse achado demonstra que circulares apertados provocam redução pro-

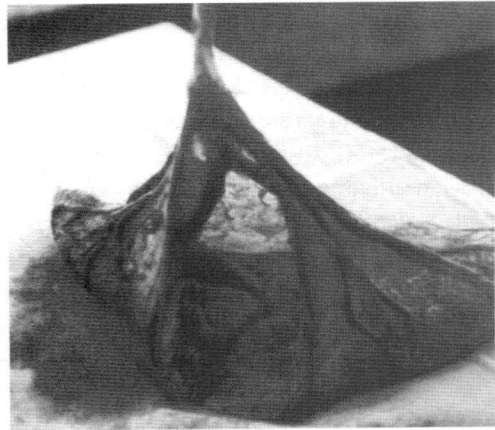

Figura IV-119 – Inserção velamentosa do cordão.

gressiva da oxigênio-saturação dos tecidos fetais, agravando as condições do concepto (Fischer, 1964), sem, entretanto, elevar os índices de mortalidade perinatal (Fig. IV-119).

Bowles e McKee (1949), revendo a literatura, consignaram apenas sete casos de rotura intraparto de cordão em casos de circulares e citaram um caso pessoal em que ocorreu o óbito fetal. Em nosso Serviço, Garcia Novo e cols. (1974) publicaram um caso com óbito fetal.

Durante o parto, identificada a presença de circular ou de circulares cervicais de cordão, após o desprendimento cefálico, o tocólogo deverá tentar desfazê-los antes de permitir o desprendimento final do nascituro. Se a tentativa adequada de passá-los atrás da espádua fetal for infrutífera, deve-se laquear e seccionar o cordão entre duas pinças, a fim de evitar possíveis desinserções e roturas.

Inserção velamentosa do cordão

Nessa condição, o cordão não se insere na placenta. Ele penetra pelas membranas, quando seus vasos se ramificam, e caminham até alcançar a borda placentária (sem gelatina de Wharton), como se vê na figura IV-119. Briquet, em suas lições, referia ser de Wrisberg (1773) a primeira descrição dessa entidade. Por vezes, um ou mais vasos colocam-se adiante da apresentação, constituindo-se o vaso prévio.

Robert Meyer (1930) referiu a incidência de 0,5% e, entre nós, Delascio (1948) cita 0,91%.

O **diagnóstico** é impraticável com colo impérvio. Após a dilatação, ao toque vaginal, os vasos prévios, que se identificam no pólo inferior do ovo, dão a sensação de cordões duros e fixos com pulsações isócronas com os batimentos cardíacos fetais. Distinguem-se do cordão prévio porque este se desloca facilmente e porque sua pulsação aumenta no relaxamento e reduz-se durante a contração uterina. Ao contrário, no vaso prévio, a turgidez vascular aumenta na contração.

Durante a cervicodilatação e na ausência de toque, a ocorrência de pequena hemorragia, após a rotura das membranas, deve alertar o tocólogo. O relacionamento da perda sangüínea com as contrações uterinas (quando aumenta) e com as condições fetais (sofrimento) é de observação freqüente. O estado geral materno não se altera, porquanto a hemorragia é fetal. A amnioscopia permite comprovar a presença de vasos prévios.

A presença da hemorragia pode sugerir a ocorrência de placentação baixa e/ou descolamento prematuro da placenta. Neste último caso, ocorrem hipertonia e comprometimento do estado geral. Na placenta prévia, o toque identifica a massa placentária descolada.

O **prognóstico** materno não se altera. O risco fetal, entretanto, é grande quando a veia é lesada, e Delascio referiu 61,6% de óbitos fetais. Na assistência, durante o parto, deve-se protelar a rotura das membranas até se obter dilatação cervical avançada. Quando a rotura artificial das membranas é necessária, devem-se evitar atingir os vasos prévios. A extração fetal deve ser apressada e, dependendo das condições maternas (canal de parto) e fetais (sofrimento), será feita pela aplicação de fórcipe ou pela cesárea, sendo recomendável a ordenha do cordão (feto dessangrado). Em presença de vasos prévios e membranas íntegras, a opção pela cesárea deve ser generosa e universal.

Tromboses

Omoy e cols. citam que tromboses poderiam originar-se da coagulação intravascular disseminada fetal, ocorrendo mais freqüentemente no diabetes, pré-eclâmpsia ou vilosites, favorecendo assim a ocorrência de óbito fetal.

É desconhecido quando o trombo ocorreu, se antes ou depois do óbito fetal, porém vários autores sugerem que os trombos sejam responsáveis pelo óbito fetal. Segundo Altemann, são encontrados trombos organizados em 78,5% das placentas com 2 a 7 dias de retenção placentária, e em natimortos com um dia de retenção placentária trombos organizados são raramente encontrados e, quando encontrados, sugere-se que ocorreram antes do óbito. A importância do seu diagnóstico baseia-se no fato de que não se apresentam causas significativas no estudo do óbito fetal, a menos que, nesses casos, todo o cordão seja estudado, pouco freqüente em nosso meio; porém, é de grande valia, pois evidencia a natureza acidental do óbito, principalmente nos dias de hoje, em que ocorrem ações judiciais em virtude de maus resultados na assistência ao parto.

Observa-se na figura IV-120 a completa obstrução da veia umbilical em caso de óbito fetal intraparto ocorrido em 2001 no Hospital Universitário da Universidade de São Paulo, durante a expulsão em gestação de termo.

DISTÓCIA DAS MEMBRANAS OVULARES

As membranas ovulares podem se romper antes do termo da gestação (rotura prematura), no início do parto (rotura precoce) e no seu final, com dilatação completa (rotura retardada).

No Capítulo 46 foi considerada a questão da rotura prematura. A rotura precoce (parto seco na gíria) e a rotura tardia (preferencial) não implicam problemas distócicos, com repercussões materno-perinatais importantes.

DISTÓCIA PLACENTÁRIA

A localização baixa da placenta, particularmente a placenta prévia centrototal e também a centroparcial, pode-se associar a complicações da parturição, representadas por hemorragias, apresentações e situações anômalas fetais.

No Capítulo 46 seu estudo foi considerado como patologia da nidação, complicando a evolução da prenhez.

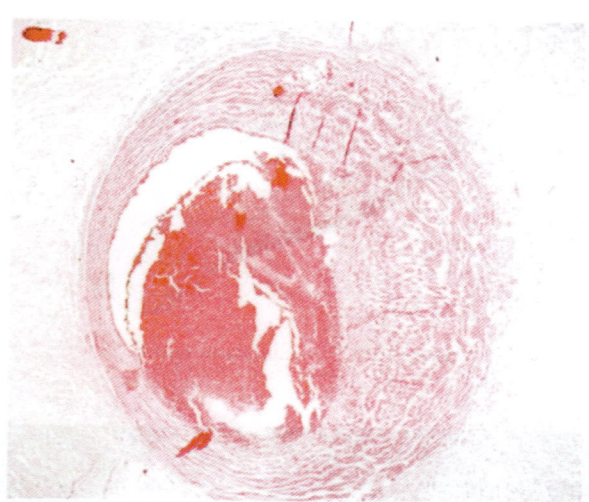

Figura IV-120 – Obstrução da veia umbilical.

Referências Bibliográficas

• BENIRSCHKE, K. – A review of the pathologic anatomy of the human placenta. *Am. J. Obstet. Gynecol.*, **84**:1595, 1962. • BOWLES, H.E. & McKEE, R.D. – Ruptures of umbilical cord with case of intrapartum rupture of all vessels. *California Med.*, 70:422, 1949. • BRANDEBERRY, K.R. & KISTNER, R.W. – Prolapse of umbilical cord; analysis of 116 cases at Cincinnati General Hospital. *Am. J. Obstet. Gynecol.*, 61:356, 1951. • BRIQUET, R.C. – *Lições de Clínica Obstétrica*. Fac. Med. de São Paulo. USP, 1940-1953. • BROWNE, F.J. – Abnormalities of umbilical cord which may cause antenatal death. *J. Obstet. Gynaecol. Br. Emp.*, 32:690, 1925. • BROWNE, F.J. & McCLURE BROWNE, J.C. – *Postgraduate Obstetrics and Gynaecology*. Butterworth & Co. (Publishers) Ltd., London, 1955. • CLEMETSON, C.A.B. & BUTLER, N.R. – Oxygen saturation of umbilical artery and vein blood at birth, with special reference to cord obstruction. *Proc. Roy Soc. Med.*, 46:94, 1953. • COPE, E. – Presentation and prolapse of umbilical cord an analysi of 350 cases. *J. Obstet. Gynaecol. Br. Emp.*, 58:259, 1951. • CORKILL, T.F. – The infant's vulnerable life-line. *Austr. N. Z. J. Obstet. Gynaecol.*, 1:154, 1961. • CRICHTON, J.L. – Tensile strength of umbilical cord. *Am. J. Obstet. Gynecol.*, 115:77, 1973. • DELRA, F. & cols. – Fetal O_2 comsumption in Sheep during controlled long-term reductions in umbilical blood flow. *Am. J. Physiol.*, 250:1037, 1986. • DELASCIO, D. & GALLUCCI, I. – Nó do cordão umbilical. *Rev. Assoc. Paul. Med.*, 18:40, 1941. • DELASCIO, D. – Contribuição para o estudo da inserção velamentosa do cordão umbelical. Tese. Fac. Med. de São Paulo. USP, 1948. • DeLEE, J.B. & GREENHILL, J.P. – *The Principles and Practice of Obstetrics*. Philadelphia, W.B. Saunders Co., 1943. • DI TERLIZZI, G. & ROSSI, G.F. – Studio-clinico-statistico sulle anomalie del funicolo. *Ann. Obstet. Ginecol.*, 77:459, 1955. • DUCHATEL, F. & cols. – Histoire d'une chute. La procidence du cordon ombilical. *Rev. Fr. Gynécol. Obstet.*, 83:561, 1988. • EDMONDS, H.W. – The spiral twist of the normal umbilical cord in twins and singletons. *Am. J. Obstet. Gynecol.*, 67:102, 1954. • FENTON, A.N. & D'ESOPO, A. – Prolapse of cord during labor. *Am. J. Obstet. Gynecol.*, 52, 1951. • FISCHER, E.L. – Cord entanglement and fetal prognosis. *Obstet. Gynecol.*, 23:608, 1964. • GARCIA NOVO, J.L.V. & cols. – Rotura espontânea de vaso do cordão umbilical no parto. *Mat. e Inf.*, 33:219, 1974. • GIACOMELLO, F. – Ultrasound determination of nuchal cord in breech presentation. *Am. J. Obstet. Gynecol.*, 159:531, 1988. • GUSBERG, S.B. – Prolapse of the umbilical cord. *Am. J. Obstet. Gynecol.*, 52:826, 1946. • HENNESSY, J.P. – True knots of the umbilical cord. *Am. J. Obstet. Gynecol.*, 48:528, 1944. • HERSHKOVITZ, R. & cols. – Risk factors associated with true knots of umbilical cord. *Eur. J. Obstet. Gynecol. Reprod. Biol.*, 98:36, 2001. • ITSKOVITZ, J. & cols. – Effects of cord compression on fetal blood flow distribution and O_2 delivery. *Am. J. Physiol.*, 21:100, 1987. • KUSH, A.W. – Prolapse of the umbilical cord. *Am. J. Obstet. Gynecol.*, 66:182, 1953. • LANGE, I.R. & cols. – Cord prolapse: its antenatal diagnosis. *Am. J. Obstet. Gynecol.*, 151:1083, 1985. • MENGERT, W.F. & LONGWELL, F.H. – Prolapse of the umbilical cord: analysis of 58 cases. *Am. J. Obstet. Gynecol.*, 40:79, 1940. • MILLER, M.E. & cols. – Short umbilical cord: its origin and relevance. *Pediatrics*, 67:618, 1981. • PAULI, R.M. – The umbilical cord and stillbirth WiSSPers, 1-8, 1993. • PIERCE, R.R. – Penicillin vaginal suppositories and the prevention of postpartum morbidity. *Am. J. Obstet. Gynecol.*, 55:313, 1948. • REZENDE, J. & MONTENEGRO, C.A.B. – Distócias do cordão. Macrossomia do feto. Anencefalia. In: Rezende, J. *Obstetrícia*. Rio de Janeiro, Guanabara-Koogan, 1991, p. 809. • SPELLACY, W.N. & cols. – The umbilical cord complications of true knots, nuchalcoils and cord around the body. Report of collaborative study of cerebral palsy. *Am. J. Obstet. Gynecol.*, 94:1136, 1966. • ZUGAIB, M. & cols. – Prolápso del cordon umbilical. Consideraciones sobre 273 casos. *Rev. Lat. Perinat.*, 4:119, 1984. • WEISSMAN, A. & cols. – Sonographic measurement of the umbilical cord and vessels during de normal pregnancies. *J. Ultrasound Med.*, 113:11, 1994.

89 Fisiopatologia da Dequitação

Bussâmara Neme

CONCEITO E IMPORTÂNCIA

A patologia da dequitação resulta das alterações que podem ocorrer no mecanismo normal, que preside o descolamento e a expulsão da placenta. Por isso, a identificação e a assistência dos quadros clínicos patológicos que ocorrem no decurso da dequitação pressupõem conhecer-se bem a fisiologia e o mecanismo dos fenômenos que provocam o descolamento e a expulsão da placenta.

A importância imediata, clínica, assistencial e prognóstica, relacionada às complicações da dequitação, resulta da ocorrência de hemorragia, cujo volume e velocidade de instalação respondem por elevada morbiletalidade materna, particularmente nos países subdesenvolvidos.

Briquet, em suas lições (1940-1953), afirmava conhecer-se o tirocínio do tocólogo pela maneira como ele se conduz na assistência à fase de dequitação, cujo estudo mereceu a atenção de obstetras de grande prestígio das escolas francesa e alemã.

- Baudeloque e Stein: estudaram as alterações do descolamento e da expulsão da placenta.
- Ritgen: salientou o risco de se tentar manobras extrativas intra-uterinas, preferindo, para evitá-las, deixar a placenta *in loco*.
- Strassmann: sistematizou os sinais clínicos que denunciam haver ocorrido o descolamento placentário.
- Ahlfeld: repudiou as manobras intempestivas visando à extração da placenta, recomendando o afastamento do parteiro da parturiente nessa fase: "Hand Weg von der Gebärmütter".
- V. Winckel: estabeleceu as regras assistenciais a serem atendidas nessa fase do parto e que vigoraram por muitos anos.

Consideraremos neste capítulo a fisiologia da dequitação, a patologia de suas fases de descolamento e de expulsão e, finalmente, as complicações e os acidentes que podem ocorrer no decurso de sua assistência.

FISIOLOGIA DA DEQUITAÇÃO

Consideram-se três fases no mecanismo fisiológico da dequitação: descolamento, descida e expulsão da placenta e anexos.

DESCOLAMENTO DA PLACENTA

Após os trabalhos pioneiros da Escola de Montevidéu (Alvarez e Caldeyro-Barcia, 1954), já não vigora o princípio de "repouso fisiológico" uterino que se admitia ocorrer após a expulsão fetal e cuja duração seria de 15 minutos. Aliás, já em 1918, Warnekros e depois Brandt (1933) haviam comprovado, em estudos radiológicos, que o útero humano, logo após a expulsão fetal, persiste apresentando contrações, e Danforth (1942) referia que na macaca o descolamento placentário se inicia antes da expulsão fetal.

Injetando contraste na veia umbilical, imediatamente, após o desprendimento do concepto, Alvarez e Caldeyro-Barcia surpreenderam e registraram contrações uterinas mais intensas e demoradas que aquelas que ocorrem na fase expulsiva. E nós (1967), registrando pressões intramiometriais durante as fases expulsiva e de dequitação, comprovamos, também, não ocorrer o "repouso fisiológico" e ser as contrações miometriais mais intensas e prolongadas após o desprendimento fetal (Figs. IV-121 a IV-123).

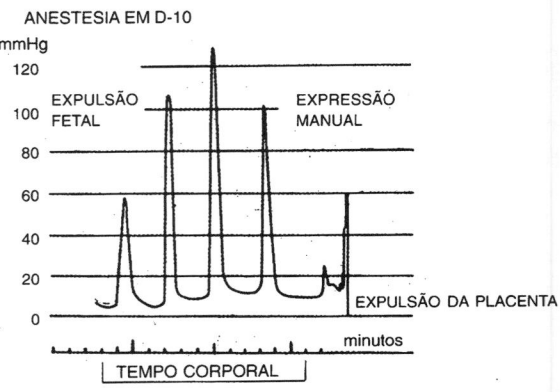

Figura IV-121 – Registro da contração uterina (pressão placentária) após a expulsão fetal. Notar que não ocorre "repouso fisiológico" e que as contrações são mais intensas que as que ocorrem na cervicodilatação – 40-50mmHg (Alvarez e Caldeyro-Barcia, 1954).

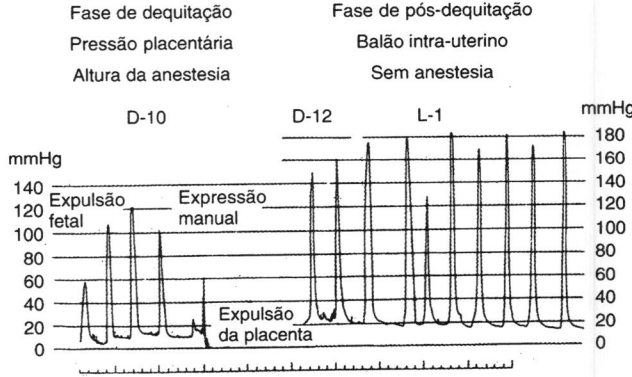

Figura IV-122 – Registro da contração uterina (pressão placentária) após a expulsão fetal. Notar contrações com intensidades superiores a 100mmHg (Neme, 1960).

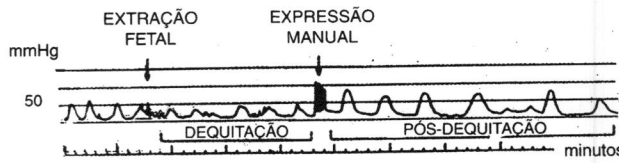

Figura IV-123 – Registro de contração uterina (pressão intramiometrial). A contratilidade persiste após a extração fetal e intensifica-se após a expulsão da placenta (Neme, 1960).

Em 1949, Burton-Brown injetou contraste na veia umbilical após o desprendimento fetal e verificou: a) após a expulsão fetal o leito de inserção placentária se reduz em 30% (em virtude da retração uterina); b) apesar dessa redução, a placenta nem sempre se descola; c) o descolamento, em geral, inicia-se quando surge contração uterina que reduz o leito de inserção da placenta em 50%; e d) contrações seguintes aumentam o descolamento inicial até completá-lo.

Os achados de Burton-Brown derrubaram os antigos conceitos que atribuíam o início do descolamento da placenta à retração uterina, e a ultimação do seu descolamento, à presença do hematoma retroplacentário. Calkins (1933) referiu que, em média, o descolamento dura cerca de 4 minutos e que em 10 minutos ele se completa em 88% dos casos. Para Alvarez e Caldeyro-Barcia, esses números seriam, respectivamente, de 6 minutos e 77,5%. Esses autores conceituaram como dequitação retardada aquela cuja duração exceda 10 minutos e, como retenção placentária, aquela que não se completa dentro de 30 minutos após a expulsão fetal.

DESCIDA DA PLACENTA

Quando a parturiente assume o decúbito dorsal horizontal, a placenta, uma vez descolada, desce até a região cervicovaginal à custa das contrações uterinas normais (com dominância fundal). E ali permanece devido à flacidez do fundo de saco vaginal posterior. Nas posições ortostática ou sentada, a descida da placenta dependeria, ainda, da ação da gravidade que também favoreceria sua imediata expulsão.

EXPULSÃO DA PLACENTA

Na posição deitada (horizontal), excepcionalmente, a expulsão será espontânea. Geralmente, a placenta e os seus anexos serão expulsos por leve manobra de expressão-compressão fundal uterina. Ao se exteriorizar na vulva, o bolo placentário mostra a sua face fetal (mecanismo de Baudelocque) ou a sua face materna (mecanismo de Duncan).

Baudelocque (1796), em sua publicação "L'Art d'Accouchement", descreveu dois mecanismos de desprendimento placentário: central e marginal. Schultz, em 1865, reviu a questão, comprovando ser o mecanismo central mais freqüente. Daí designá-lo de "M. de Baudelocque" e muitos o taxarem de "M. de Baudelocque-Schultze". Duncan (1871) comprovou ser o descolamento marginal mais freqüente e admitiu um mecanismo misto. Em 1918, Warnekros, referiu ser esta última condição muito freqüente.

Ahlfeld, no século XIX, referiu incidência de 77% para o mecanismo central, 17% para o marginal e 6% para o misto. Eastman (1950) refere que o mecanismo central incide em 70% e, finalmente, De Lee (1937), observando o orifício interno do útero, com valvas, verificou que o mecanismo central (de Baudelocque-Schultze) é peculiar às inserções fúndicas de placenta, e o marginal (de Duncan), às inserções laterais.

HEMORRAGIA DA DEQUITAÇÃO

O descolamento da placenta se faz ao nível da camada compacta da decídua. Respeita, portanto, a camada esponjosa. Os vasos que mantêm a conexão vascular coriodecidual rompem-se por ocasião do descolamento, ocorrendo, em conseqüência, perda sangüínea, dita fisiológica. Seu volume e hemostasia foram, de início e por muito tempo, relacionados à retração uterina permanente e conseqüente esmagamento dos vasos ali situados. Ocorreria, assim, a hemostasia por "ligaduras vivas", em função do estabelecimento do chamado "globo de segurança" de Pinard. Admite-se que a perda sangüínea, no decurso da dequitação, oscile entre 250 e 500ml. Além deste último parâmetro (500ml), deve-se considerar anormal a perda sangüínea. Newton e cols. (1961) e Newton (1966) salientam que, em geral, os tocólogos subestimam em 50% o volume da hemorragia.

Thiery (1988) afirma que, nos partos induzidos com prostaglandina, a hemorragia da dequitação é menor do que a que ocorre nas induções por rotura das membranas e infusão de ocitocina. E Stewart e cols. (1983) referem que a perda sangüínea é maior nos partos em posição sentada (em cadeiras obstétricas). Esses autores informam que na Inglaterra, no período 1964 a 1986, a hemorragia de dequitação foi responsável por 95 óbitos maternos a cada 100.000 partos, e no período de 1976 a 1978 esse número se elevou para 102 por 100.000 partos.

Pritchard e cols. (1962) e Deleeuw e cols. (1968), por meio da contagem de eritrócitos, calculam que no parto vaginal a perda sangüínea seria de 600ml. Concordado com Newton e cols., aqueles autores, também, admitem que o volume da perda sangüínea seja subestimado. Entretanto, com sentido terapêutico-assistencial, devemos considerar como excessivas as hemorragias que ultrapassam 500ml.

Pritchard e cols. (1962) referem perda sangüínea de 500ml no parto vaginal; 750ml na cesárea; 1.000ml na cesárea-histerectomia. Dildy (2002) reformula esses dados para 500ml no parto vaginal normal; 1.000ml na cesárea eletiva; 1.500ml na cesárea-histerectomia; 3.500ml na histerectomia de emergência.

Em 1939, Leff, considerando a grande responsabilidade da hemorragia pós-dequitação, nos índices de mortalidade materna, designou de quarto período do parto a fase que decorre da expulsão da placenta até a remoção da parturiente para o seu leito. Em 1946 e 1947, respectivamente, Greenberg e Javert concordaram com Leff, e, a partir dessas datas, diversos autores têm atribuído ao parto um quarto período, cujas fases foram assim divididas por Greenberg: a) miotamponamento uterino; b) trombotamponamento uterino; c) indiferença miouterina; e d) contração miouterina fixa (que corresponderia ao "globo de segurança" de Pinard).

Discordando de Greenberg e com fundamento em pesquisas de Alvarez e Caldeyro-Barcia e nossa (1960), comprovamos que a hemostasia pós-dequitação não se deve à contração miouterina fixa. Ela deve ser atribuída à contração uterina mais intensa e prolongada (peculiar ao pós-parto) e à rapidez com que ocorre o trombotamponamento dos vasos, conseqüente ao incremento dos fatores da coagulação durante o estado gravídico. Em outras palavras, não existe miocontração uterina fixa no pós-parto.

Para fins didáticos, estudaremos na patologia da dequitação as anormalidades relacionadas ao descolamento e à expulsão da placenta e os possíveis acidentes e complicações que cercam sua assistência. Mattos e Maretti (1975), revendo 102 casos de hemorragia ocorridos no pós-parto, comprovaram que a atonia uterina foi a causa em 59,7%, e a retenção de placenta ou de cotilédones, em 11,8%.

PATOLOGIA DO DESCOLAMENTO DA PLACENTA

Complicações ou patologias no descolamento placentário podem resultar de duas entidades: hipotonia e/ou atonia uterinas e aderências anormais da placenta.

HIPOTONIA OU ATONIA UTERINAS

A menor capacidade contrátil miometrial pode complicar a fase de descolamento da placenta, ao não reduzir a sua área de inserção. Nessas condições, em geral, o descolamento é apenas parcial. A placenta permanece retida e os vasos presentes na zona parcialmente descolada persistem sangrando. Segundo Sheehan (1949), em 98 casos fatais de retenção da placenta, a atonia foi a causa principal.

Etiologia – entre as causas etiológicas que provocam a atonia uterina, têm sido referidas as seguintes: distensão uterina exagerada (hidrâmnio, prenhez múltipla, macrossomia fetal); parto prolongado (vício pélvico, desproporção feto-pélvica, distócia funcional); descolamento prematuro da placenta (apoplexia uteroplacentária); placenta prévia (hemorragia e choque); infecção intraparto; multiparidade (distócia grávido-dinâmica); manobras indevidas (manobra de Kristeller); analgotócia sistêmica, *particularmente* pelo halotano e outros compostos halogenados (Gilstrap e cols., 1987). Sheehan (1949) admitiu que a implantação cornual da placenta favorece a hipotonia uterina, e Williams (1952) destacou que o útero bicórneo ou com tendência para bicórneo, também, favorece a retenção da placenta por hipotonia.

Sintomas e diagnóstico – ocorre hemorragia mais ou menos evidente e não são identificados os sinais clínicos que denunciam haver ocorrido o descolamento da placenta (Capítulo 22). O exame tocoginecológico não comprova a presença de traumas do canal de parto e/ou do segmento inferior do útero e é negativo para a presença de anéis de constrição.

Prognóstico – entre outros fatores depende de:

a) tipo do descolamento da placenta: é mais sério no marginal, no qual as manobras de expressão corporal uterina são menos exitosas;
b) assistência prodigalizada; Ahlfeld (1912) salientou os inconvenientes de manobras intra-útero precipitadas;
c) coincidência com infecção intraparto: nesses casos, a morbidade infecciosa é freqüente e na era pré-antibiótica foi responsabilizada por elevado obituário materno. Pastore (1936) salientou que, nos casos em que o hematócrito está abaixo de 30%, a ocorrência de infecção é a regra. Na Clínica Obstétrica da Faculdade de Medicina da USP, de 1922-1942, ocorreram nesses casos 81,8% óbitos maternos, dos quais 72,7% por infecção. Em 1943-1953, apesar de terapêutica antiinfecciosa, o obituário foi de 20%, e todos por infecção (após partos em domicílios e espera assistencial postergada).

Atualmente, a assistência precoce e o emprego de antibióticos reduziram e quase anularam a ocorrência da morbiletalidade materna. Entretanto, importa salientar que manobras indevidas (manobra de Crédé) e/ou mal realizadas (descolamento manual incompleto) podem representar fatores agravantes pelas suas conseqüências habituais: hemorragia e infecção.

Assistência – devemos considerar medidas preventivas e curativas. Do ponto de vista profilático aconselhamos:

a) evitar o prolongamento do parto, particularmente das fases expulsiva e da dequitação;
b) manter gotejamento ocitócico lento (ocitocina diluída em soro glicosado a 5-10%) na fase expulsiva e incrementar sua administração após o desprendimento fetal.

Em 1942, Davis e Boynton recomendaram administrar (pela veia) ergonovina, após o desprendimento do acrômio anterior, a fim de apressar o descolamento da placenta e reduzir a hemorragia que lhe é inerente. Diversos autores reconheceram os méritos dessa conduta porque provocava rápido descolamento e reduzia a hemorragia. Assim, Quigley (1948) referiu que o volume da hemorragia de dequitação, após o emprego dessa medida, se reduziu de 327ml para 181ml. Entretanto, Diddle (1942) a contra-indicou e, depois, Alvarez e Caldeyro-Barcia (1954) demonstraram que a rotina dessa medida se seguiu da elevação dos índices de encarceramento placentário (de 6,5% para 12%).

Pesquisa colaborativa da WHO (2001), incluindo dados de diversos centros (Argentina, China, Egito, Irlanda, Nigéria, África do Sul, Suiça, Tailândia e Vietnã), comparou, em partos vaginais, os resultados da administração de ocitocina (10UI pela via venosa e/ou muscular) a 9.266 casos, e de misoprostol (600mg pela via oral) a 9.264 parturientes.

Perda sangüínea maior de 1.000ml ocorreu em 366 casos (4%) no grupo misoprostol e em 263 (3%) no de ocitocina (riscos de 1,39 para 1,63, respectivamente). Doses adicionais de ocitocina foram necessárias em 1.398 casos (15%) no grupo misoprostol e em 1.002 (11%) no de ocitocina. Os resultados obtidos eram de prever-se, uma vez que o efeito das drogas são mais rápidos e efetivos pelas vias venosa e muscular.

Prendiville e cols. (2004), na assistência à dequitação, compararam as condutas ativa (ocitócicos antes da expulsão da placenta) e passiva (ocitócicos após a expulsão). A conduta ativa teve resultados melhores em relação à perda sangüínea e à duração da dequitação. Entretanto, nos casos em que se utilizou a ergometrina ocorreram náuseas, vômitos e hipertensão.

A nosso ver, a ocitocina deve ser administrada após a expulsão da placenta, e a ergometrina, apenas após a expulsão da placenta. Ambos pela técnica de gotejamento intravenoso. A administração da ergometrina antes da expulsão placentária eleva a ocorrência de retenção placentária em virtude da possível retração do orifício interno do útero.

Presentes a atonia e/ou a hipotonia uterinas e ausentes os sinais de descolamento placentário, aconselhamos, em seqüência, as seguintes medidas: administração de ocitocina (gotejamento venoso) e massagem corporal uterina. Não havendo hemorragia preocupante, aguardamos até 10 minutos e, se a moderada expressão do corpo uterino (Figs. IV-124 e IV-125) não se seguir de êxito, prosseguimos realizando o descolamento manual da placenta (ver Técnica no Capítulo 104). Embora Combs e Laros (1991) admitam que o descolamento manual da placenta, não ocorrendo hemorragia importante, deva ser postergado até 30 minutos após a expulsão fetal, somos favoráveis à sua realização mais precoce (e sem inconvenientes).

Na era pré-antibiótica, essa manobra foi extremamente criticada por perigosa e agravante do prognóstico materno (Briquet, 1932; Titus, 1940; De Lee-Greenhill, 1943). Esses au-

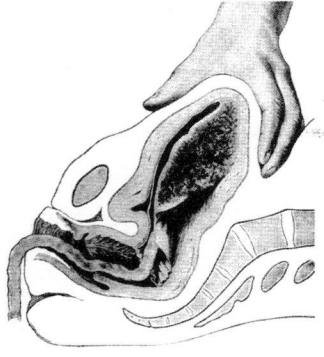

Figura IV-124 – Expressão fúndica uterina (Briquet, 1932).

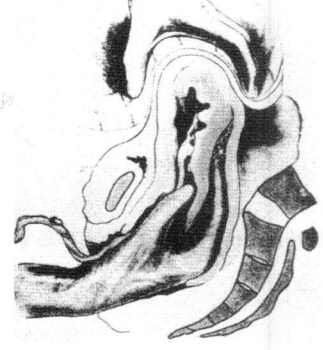

Figura IV-125 – Extração manual da placenta (De Lee e Greenhill, 1943).

tores e outros do século XIX (Puzos, Ritgen, Herdler) salientaram os seus riscos e a morbiletalidade infecciosa que a cercava, chamando a atenção para a forma tromboembólica da infecção anaeróbia que lhe era conseqüente. Entretanto, desde 1939, Leff relacionava os maus resultados a ela atribuídos, à postergação da sua execução e à presença de infecção uterina, quando era realizada.

Os tocólogos que incriminavam o descolamento manual precoce da placenta preferiam postergar sua execução, realizando antes a manobra de Crédé (expressão manual e violenta do corpo uterino). Entretanto, importa referir que sua prática, além de traumatizar o miométrio e agravar a hipotonia, segue-se, com alguma freqüência, de inversão uterina e do comprometimento do estado geral. Chassar-Moir (1962), em particular, repudiava seu emprego, preferindo praticar o descolamento manual da placenta. A técnica para a execução da manobra de Crédé impõe: a) cateterismo vesical; b) medianizar o útero; c) boa apreensão do corpo uterino; e d) coincidência com contração uterina.

Para a boa execução da extração manual da placenta, recomenda-se anestesia, a fim de permitir relaxamento abdominal e favorecer a apreensão do fundo uterino. Entre nós, Almeida (1952) a realizou em 93 casos dentre 19.925 partos (0,46%); a morbidade infecciosa foi de 7,5%, e a mortalidade materna, nula. Em minha atividade clínica tenho realizado, com muita freqüência, o descolamento manual da placenta, sem observar inconvenientes mórbidos.

Na ausência de condições para a execução da extração manual da placenta (falta de anestesista) e presente hemorragia apreciável, recomendamos proceder a manobra de Ahlfeld, que consiste em se pressionar, fortemente, a região suprapúbica (com uma das mãos) e ao mesmo tempo fazer a expressão corporal uterina. Evita-se, desse modo, a ocultação pélvica do útero, que dificulta a apreensão do fundo uterino.

ADERÊNCIAS ANORMAIS DA PLACENTA

A literatura clássica refere que o descolamento placentário pode ser impedido ou retardado por aderências fisiológicas excessivas, relacionadas a processos inflamatórios anteriores, e/ou por destruição parcial da mucosa uterina (curetagens excessivas em número e profundidade).

Embora se possa admitir, em princípio, a etiologia inflamatória e a conseqüente escassez da decídua como responsáveis por aderências excessivas, parece-nos que áreas pequenas e difusas de acretismo superficial explicariam melhor os casos de descolamentos retardados e resolvidos pela administração de ocitócicos, massagens e expressões corporais uterinas. De outro lado, em partos prematuros, a inexistência de fenômenos degenerativos da placenta, ao nível da esponjosa (degeneração hialina, calcificações e infartos), explicaria por que nessas condições o descolamento da placenta pode ser mais difícil (por aderência excessiva).

ACRETISMO PLACENTÁRIO

Deve-se a Langhans (1875) o conceito de que a placenta, ao se descolar de seu leito de implantação, respeita a camada esponjosa da decídua. Entretanto, por vezes, as vilosidades coriais ultrapassam essa camada, penetram no miométrio e podem até atingir e ultrapassar a serosa uterina.

O termo acreta deriva do latim *accretus* e significa aderir. Assim, no acretismo, vilosidades coriais apresentam-se aderidas ao miométrio e, como referiram Tarnier e Budin, não existindo plano de clivagem entre elas e a decídua, a placenta permanece retida na cavidade uterina (Fig. IV-126).

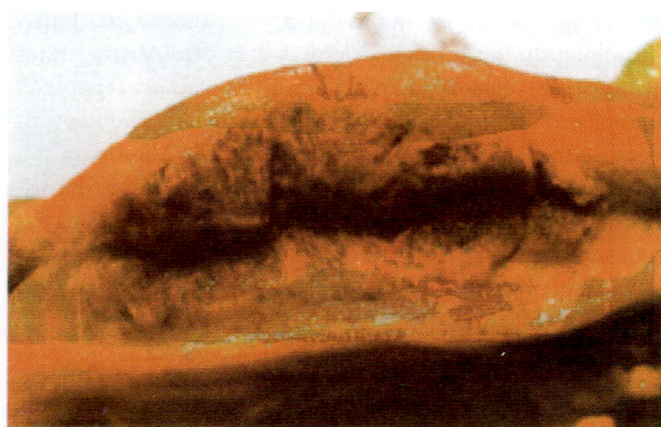

Figura IV-126 – Acretismo placentário. Notar a placenta intimamente inserida no miométrio.

Os tocólogos antigos (Tarnier, Budin) já haviam comprovado casos de acretismo placentário, atribuindo a Berry Hart (1889) e a Hofmeyer (1890) as primeiras observações histopatológicas do processo. Kaltreider (1945), partindo de idéias de Irving e Hertig (1937), considerou três situações: a) acretismo ou aderência patológica, quando se comprova a ausência completa ou parcial da decídua basal e da camada esponjosa; b) incretismo, quando as vilosidades coriais ultrapassam aquelas camadas e invadem, mais ou menos profundamente, o miométrio; c) percretismo, quando as vilosidades atingem e ultrapassam a serosa uterina. Entre nós, Lordy e Machado (1961) salientaram que a nidação junto ao óstio tubário favorece o acretismo (estudo histológico).

Freqüência – Kaltreider, em 1945, reviu 177 casos da literatura, referindo a incidência de 1:24.000 partos (com fundamento histopatológico). Entretanto, Irving e Hertig (1937) admitiram a incidência de 1:1.956 partos, referindo que muitos casos de acretismo placentário passam despercebidos e tidos como de aderência excessiva. Em 1950, Eastman referiu que, dentre 65.000 partos ocorridos em seu Serviço (John Hopkins, Hospital em Baltimore), jamais comprovou caso de acretismo total, admitindo por isso que o processo, de regra, é parcial e não atinge toda a área de inserção placentária.

Breen e cols. (1977) reviram as publicações referentes ao acretismo placentário, citando incidências de 1:540 a 1:7.000 partos.

Casuísticas mais recentes referem incidências de 1:2.500 (Read e cols., 1980) e 1:1.900 partos (Zaki e cols., 1998). Zelop e cols. (1993) salientam que, em 65% dos casos de hemorragia grave intraparto, o acretismo foi o responsável.

Etiologia – têm sido referidas as seguintes condições determinantes do acretismo: a) lesões da mucosa uterina, conseqüentes a curetagens excessivas e numerosas, descolamentos manuais da placenta, injeção intra-uterina de soluções corrosivas; b) decídua escassa em função de insuficiência de corpo lúteo; c) nidação junto ao óstio tubário (Lordy e Machado, 1961); miomatose submucosa e placentação prévia (Phaneuf, 1940).

Em particular, devemos salientar a ocorrência de acretismo ao nível do segmento inferior em pacientes cesariadas em partos anteriores. Fox (1972) reviu 622 casos da literatura, comprovando relação etiológica com cesárea anterior, com curetagens e com multiparidade, respectivamente, em 25% para cada uma dessas condições.

Por serem essas patologias mais freqüentes em multíparas, depreende-se que o acretismo placentário é mais freqüente entre elas, sendo raros os casos referidos em primigestas. Em nosso Serviço, de 1971-1978, ocorreram 25 casos de placenta acreta, dos quais 11 foram documentados histologicamente (Prata Martins e cols., 1983). Todos os casos ocorreram em multíparas, e a anamnese referia passado de cesáreas, descolamento manual de placenta, endometrites e curetagens.

A cesárea, em particular a eletiva, na qual a incisão miometrial é alta, altera a conformação da cavidade uterina. Ao atingir essa cavidade, o ovo, com trofoblasto ainda incapaz de nidar-se, desliza e atinge o segmento inferior do útero, onde se nidará, constituindo-se a placentação prévia. Como nessa área a decídua é carente de capacidade anticorrosiva, o trofoblasto a ultrapassa, invadindo o miométrio e, às vezes, até a ultrapassa, daí o acretismo.

Clark, Koonings e Phelan (1985) referem, no período 1977-1983, 292 casos de placenta prévia dentre 97.799 partos. A incidência foi de 0,26% em úteros íntegros de 10% nos submetidos a quatro ou mais cesáreas. Comprovaram 5% de acretismo em úteros íntegros e 25% nos de uma cesárea, de 45% com duas e de 65% com mais de quatro cesáreas.

Sintomas e diagnóstico – expulso o concepto, a placenta permanece retida e não se identificam os sinais clínicos de seu descolamento. Nos casos de acretismo parcial, surge hemorragia externa, proveniente das áreas em que existem cotilédones descolados. No acretismo total (jamais comprovei essa situação) não se comprova hemorragia externa e nos raros casos de percretismo pode-se comprovar quadro clínico de hemorragia interna (Collins e cols., 1978; Cario e cols., 1983; Archer e Furlong, 1987).

O diagnóstico clínico decorre, em geral, da constatação de ausência de clivagem, entre a placenta e a parede uterina, por ocasião de tentativa do seu descolamento manual, realizada por tocólogo experiente. No acretismo total (raríssimo), como é óbvio, não se comprovam planos de clivagem. No parcial, identificadas zonas de clivagem, os dedos do parteiro, ao esbarrar com áreas de incretismo, não conseguem progredir ou avançar. O volume e a intensidade da hemorragia externa serão tanto maiores quanto mais extensas as áreas descoladas e, portanto, tanto menores as zonas de acretismo.

A ultra-sonografia permite comprovar casos de incretismo (Tabsh e cols., 1982; Cox e cols., 1988); entretanto, seu emprego é excepcional quando a hemorragia presente impõe rápida solução do caso clínico. O diagnóstico histopatológico se limitará aos casos resolvidos pela histerectomia. Pasto e cols. (1983) referem que a ausência do espaço sonolucente subplacentário ou de zona hipoecóica retroplacentária é achado que sugere o incretismo placentário.

Panoskaltsis e cols. (2000), em gestantes portadoras de placenta previa, particularmente quando localizadas na parede anterior do útero, recomenda a ultra-sonografia e até a ressonância magnética, para identificar eventual acretismo e sua extensão. Pessoalmente, além de concordar com esses autores, tenho recomendado aos obstetras que solicitem a cooperação de equipe multidisciplinar na solução desses casos. Nos últimos anos, a placentação prévia, acrescida de acretismo, tem sido, em nosso meio, a principal causa de morte materna intraparto.

Hull e cols. (1999), para fins diagnósticos, recomendam a ultra-sonografia tridimensional. E Dildy (2002) sugere maior acuracidade com a ultra-sonografia colorida, associada à ressonância magnética.

Prognóstico – em geral, é sério e dependerá da extensão e da profundidade do processo e do tipo de assistência prodigalizada (ambiente em que o parto ocorreu e tirocínio do tocólogo). Entre as complicações que agravam o prognóstico e que podem ser provocadas pela assistência citam-se a rotura, ou melhor, a perfuração uterina, a inversão uterina, a hemorragia e o choque pós-parto, relacionados à retenção parcial dos cotilédones.

Infere-se que o prognóstico da placenta acreta parcial pode ser mais grave que o da total, pois naquela (acreta parcial) o tocólogo, ao tentar descolar e extrair a placenta, pode provocar as referidas complicações. Fox (1972), dentre os 622 casos que reviu da literatura, informa que essa conduta foi responsável por 25% dos óbitos que ocorreram. Daí, Cunningham e cols. (1989) referirem preferência pela histerectomia.

O'Brien e cols. (1996) reviram 109 casos de placenta percreta. Durante a assistência 7% sucumbiram.

Assistência – deve ser considerada nas duas possíveis eventualidades de acretismo: total e parcial. No que tange a placenta acreta total, consideram-se duas alternativas: deixar a placenta *in loco* ou realizar a histerectomia.

Para tanto, deverão ser apreciadas as seguintes condições relacionadas à parturiente: paridade, idade e desejo de manter a função reprodutora. Para multíparas, com prole constituída e idade avançada ou não, a melhor solução será a exérese do útero. Para as jovens que desejam mais filhos optamos pela conduta conservadora, mantendo-se a placenta *in loco*. Sua absorção, após processo de necrose, deverá ser apressada pela terapêutica com metotrexato. Kaltreider (1945) e Muir (1948) referem observações de casos assim conduzidos com bons resultados e, inclusive, seguidos de novas gestações.

Em nosso Serviço, dois casos foram resolvidos com êxito com essa conduta. Progressivamente, os índices de gonadotrofina coriônica foram declinando até se anular, seguindo-se ciclos menstruais normais.

Quando o acretismo é parcial, a conduta dependerá de sua extensão, do comprometimento do estado geral (hemorragia), da presença ou não de infecção uterina (partos prolongados e ocorridos há muito tempo) e, em particular, da experiência do obstetra.

Não havendo infecção grave e identificada a zona ou as zonas de acretismo, impõe-se apreciar a sua extensão. Se o tocólogo se convencer de que a extirpação da placenta será difícil (área de acretismo grande) e de que a curetagem complementar não conseguirá remover a massa placentária restante, a melhor solução será interromper a tentativa de descolamento e optar pela histerectomia.

Quando a paciente é jovem e deseja mais filhos e a área de acretismo não ultrapassa 20% da inserção placentária, pode-se, em caráter excepcional, promover a extirpação (dedos e unhas) da maior parte possível da placenta, seguida da curetagem cuidadosa da massa restante, com cureta romba de Winter. Nesses casos, a manobra deverá ser precedida da administração liberal de ocitocina e metilergonovina, a fim de reforçar a retração miometrial, espessar a parede uterina e reduzir, desse modo, o risco de perfurações.

Em 1940, Meyer e Ashworth, na ausência de antibióticos e de melhores recursos transfusionais, não justificavam essa conduta, recomendando *ab initium* a extirpação do útero. Segundo esses autores, a mortalidade materna foi de:

- 58% quando após o descolamento manual da placenta se praticou curetagem uterina;
- 36,4% quando a tentativa de descolamento manual de placenta se seguiu de histerectomia vaginal e de 18,9% se a histerectomia foi abdominal;
- 0% quando *ab initium* se optou pela histerectomia abdominal.

Svanberg (1949) concordava com o emprego imediato da histerectomia, referindo que as tentativas prévias de descolamento manual da placenta seguem-se de 60-70% de óbitos maternos. Entretanto, como já referimos, acreditamos que o advento e o progresso das terapêuticas antiinfecciosa, transfusional e pelo metotrexato permitem tentar a referida conduta conservadora.

Em 26 casos de acretismo parcial, atendidos em Serviço por nós dirigido (Camano e cols., 1976), em 69,3% deles praticamos apenas o descolamento manual e em 11,5% fizemos curetagem complementar. Em apenas 5 casos (18,5%) realizamos a histerectomia subtotal, tratando-se, um deles, de acretismo total. A terapêutica antibiótica preventiva é impositiva nesses casos (Capítulo 48).

PATOLOGIA DA EXPULSÃO DA PLACENTA E ANEXOS

Por vezes, apesar de descolada, a placenta resta encarcerada na cavidade uterina. Trata-se, pois, de encarceramento placentário em virtude da retração do anel de Bandl ou do orifício interno do útero. O encarceramento pode ser total ou parcial, segundo toda a placenta se situe na cavidade uterina ou se parte dela transpõe os cintos de constrição (Fig. IV-127).

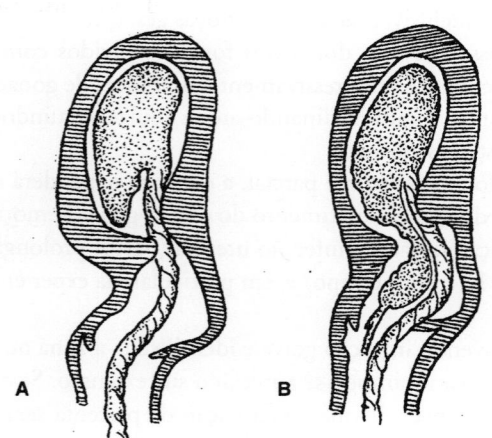

Figura IV-127 – Encarceramento placentário. **A)** Completo. **B)** Incompleto.

Sintomas e diagnóstico – o corpo uterino apresenta-se globoso e com contrações irregulares. Observam-se, coincidindo com as contrações uterinas, jatos sangüíneos intermitentes e alternativas de descidas e subidas do cordão umbilical. A compressão forte do corpo uterino provoca a repleção da veia umbilical (síndrome de Strassmann).

O toque vaginal e/ou uterino comprova a retração do orifício interno ou do anel de Bandl, impedindo o progresso intra-uterino dos dedos ou da mão do tocólogo.

Assistência – resume-se na extração manual da placenta, cuja execução será favorecida pela narcose (relaxamento dos anéis de constrição), garantindo-se a posterior reação contratural miometrial pela administração de ocitócicos (ocitocina e metilergonovina).

Em 1938, Woodbury e cols. e, em 1952, Williams preferiam evitar o ato cirúrgico referido, antecipando-o pela administração de nitrito de amilo, seguido da manobra de expressão corporal uterina. Acreditamos que, atualmente, a administração de uterolíticos poderá ser útil para promover o relaxamento dos anéis de constrição.

Carroli (1991), em casos de retenção de placenta, recomenda injetar 25-30ml de soro fisiológico acrescido de 10UI de ocitocina através da veia umbilical. Segundo esse autor, essa medida reduziria a necessidade de se praticar a extração manual da placenta. Entretanto, Bider e cols. (1991) não observaram diferença na dequitação empregando essa metodologia. E Thomas e cols. (1990), em estudo randomizado, comprovaram que a drenagem sangüínea do sistema placentário (manutenção aberta do cordão, recomendada por alguns) não se segue de mais rápida expulsão da placenta.

Finalmente, apenas como menção histórica, citaremos o chamado descolamento hidráulico da placenta, praticado no século XIX e revivado entre nós por Rodrigues Lima (1947), por meio da introdução de cerca de 500ml de soro fisiológico (através da veia umbilical) no interior da estrutura vascular placentária.

Segundo Gracalone e cols. (2000), a drenagem do sangue placentário (cordão umbilical desclampeado) poderia, eventualmente, favorecer a expulsão placentária, dispensando a extração manual.

ACIDENTES DA DEQUITAÇÃO

Nesse particular serão referidas: a) entidades consequentes à má assistência durante a dequitação (retenção de anexos e inversão uterina); e b) complicações que nem sempre dependem de conduta assistencial inidônea (atonia uterina e alterações da coagulação). Em todas essas situações, a consequência prognóstica principal é a hemorragia, seguida da morbidade infecciosa, cuja instalação se relaciona, intimamente, com a anemia e a hipoproteinemia.

RETENÇÃO DOS ANEXOS

Consideram-se a retenção de cotilédones e a das membranas ovulares (cório e âmnio). Em geral, essas patologias estão associadas com as gestações múltiplas, com as placentas subcenturiadas e com o acretismo parcial.

A retenção de anexos, particularmente a de cotilédones, acompanha-se de estelicídio sangüíneo persistente e responde, muitas vezes, pela ocorrência de hemorragia tardia no puerpério. O diagnóstico se fará pela inspeção da face materna da placenta (cotilédones) e/ou pelo exame das membranas (Capítulo 22). A revisão cuidadosa da cavidade uterina identifica a presença de anexos, ainda aderentes à decídua.

Nesse caso, antes de retirar a mão da cavidade uterina, o tocólogo procurará descolar os anexos retidos, praticando a curagem (digital) ou o seu descolamento manual. Essas manobras poderão ser complementadas pela curetagem (cureta romba de Winter) da zona da aderência, reforçando-se, concomitantemente, a retração uterina pela administração intravenosa (gotejamento rápido) de ocitocina e metilergonovina.

Quando apenas as membranas são retidas, sua extração manual ou digital (com gaze envolvendo os dedos) será obrigatória se 2/3 delas estão aderidas. Quando a retenção é discreta, pode-se prescindir das manobras extrativas, recomendando-se, no pós-parto, terapêutica ocitócica e antibiótica. Em geral, as membranas restantes se eliminam, progressivamente, com os lóquios (cuja quantidade e duração estarão aumentadas).

INVERSÃO UTERINA AGUDA

Trata-se de eversão do corpo uterino, que pode ou não se exteriorizar na vulva. Briquet referia-se à patologia como o *reviramento corporal uterino*, como dedo de luva, de dentro para fora.

Sua ocorrência é rara (1:1.709 partos, segundo Urbanetz e Fantin Filho, 1989) e, em geral, relaciona-se com atitudes intempestivas aplicadas para promover o descolamento e/ou a expulsão da placenta.

Classificação – a inversão uterina tem sido classificada em aguda e crônica, conforme se identifica após o parto (até 48 horas, segundo Kellog) ou no puerpério tardio (após semanas e até meses).

Fernando Magalhães considerava três condições de inversão uterina, em relação ao pós-parto: imediata (horas), recente (dias) e crônica (meses ou semanas). Briquet, em suas lições, considerava dois tipos de inversão uterina: ginecológica e puerperal. Esta última podendo ser aguda, subaguda e crônica, conforme se estabelecesse horas, dias ou meses após o parto.

Pode-se ainda classificar a inversão uterina considerando a intensidade da eversão corporal em parcial e total (Fig. IV-128) ou em intra-uterina, intravaginal e extravulvar.

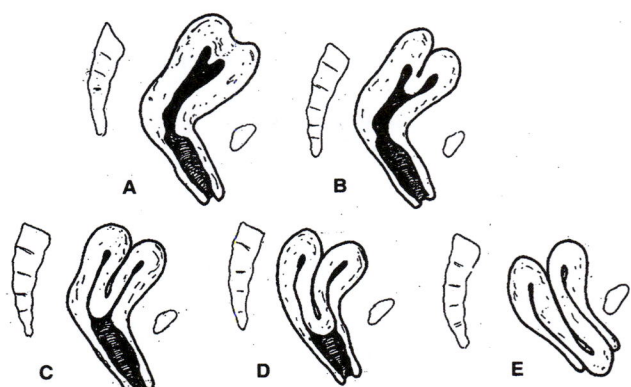

Figura IV-128 – Inversão uterina. A, B, C e D) Incompleta (graus progressivos). E) Completa (Achard e Carreras Roca, 1972).

Etiologia – Perez (1943) considera causas predisponentes (atonia uterina e rotura extensa cervical) e determinantes (trações sobre o funículo e/ou sobre a placenta e manobra inadequada de Credé – pressão e não-expressão do corpo uterino).

Embora alguns autores (O'Connor, 1977) afirmam ser exagerada a responsabilidade etiológica das manobras intempestivas, admitindo a ocorrência de eventuais anormalidades uterinas (atonia uterina local, fraqueza congênita etc.), consideramos que a atonia uterina acrescida de atitudes assistenciais violentas responde pela maioria dos casos dessa patologia. A associação desses dois fatores etiológicos da inversão sói estar presente, em maior freqüência, nas grandes distensões uterinas (hidrâmnio e prenhez múltipla).

Duncan (1881) e Jones (1913) já salientavam a importância etiológica do relaxamento do fundo uterino como causa primária, admitindo ser a patologia mais freqüente nas inserções fúndicas da placenta. A essa condição predisponente somam-se outras: permeabilidade do colo uterino, aumento da pressão intra-abdominal, superdistensão uterina com rápida expulsão fetal, acretismo placentário, placenta subcenturiada, trações sobre o funículo e placenta e compressão fúndica uterina. Em caso de relaxamento do fundo uterino, associado à tração da placenta, inclusive em cesárea, pode ocorrer a inversão do útero (Rezende e Barcellos, 1965).

No decurso de descolamento manual de placenta retida, três causas podem provocar a inversão uterina: a) retirada da mão antes do descolamento total da placenta; b) retirada da mão em fase de repouso uterino; c) fenômeno de sucção provocado pela introdução cavitária da mão (Sales, 1992).

Freqüência – é ocorrência rara e relaciona-se, como referimos, com assistência precária, na fase de dequitação. Por isso é mais freqüente em meios subdesenvolvidos ou na presença de tocólogos inexperientes e/ou atrevidos.

Kitchin e cols. (1975) referem a incidência de 1:2.284 partos e Platt e Druzin (1981), 1:2.148 partos.

Sintomas e diagnóstico – a propedêutica clínica assinala as seguintes condições:

Anamnese – a paciente refere dor no baixo-ventre, associada ou agravada pelas contrações uterinas. Nas inversões parciais, o preenchimento total da vagina, pelo corpo uterino evertido, provoca sensação de distensão vaginal, pressão vesical e tenesmo retal.

Inspeção – nas inversões parciais ou intra-uterinas e/ou intravaginais, chamam a atenção a hemorragia e, por vezes, o estado sincopal relacionado mais ao estiramento do peritônio visceral e da inervação uterina do que ao volume da hemorragia. Nas inversões completas ou extravulvares, observam-se o corpo uterino evertido e a sua superfície (endouterina) "porejando" sangue espumoso, na área correspondente à inserção placentária (Fig. IV-129).

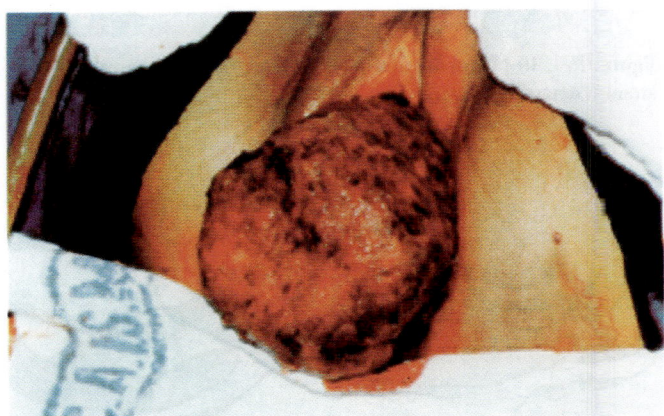

Figura IV-129 – Inversão uterina completa. Notar o "porejamento" serossangüíneo (CAISM).

Palpação abdominal – nas inversões parciais ou incompletas, quando a inspeção não comprova a presença do útero evertido, a palpação abdominal não identifica a presença do corpo uterino ou apenas percebe alguma resistência hipogástrica.

Toque vaginal – comprova a presença do corpo uterino evertido, como tumoração mole e depressível, e os fundos de sacos vaginais em continuidade com a tumoração. Lewin e Bryan

(1989), reconhecendo a maior dificuldade diagnóstica dos casos de inversão parcial, recomendam o emprego da ressonância magnética para sua identificação. A medida parece-nos exagerada e dispensável.

Prognóstico – os recursos de transfusão sangüínea e dos antibióticos reduziram, drasticamente, a mortalidade materna nos casos precocemente atendidos. Certa vez, atendemos puérpera com inversão total, em grave e final estado de choque (20 batimentos cardíacos por minuto). Transfundida, sob pressão, e reanimada com manobras respiratórias, foi possível, após 30 minutos, praticar com êxito a manobra de taxe (sob narcose) e recuperar a paciente.

Antes dos recursos referidos, os autores antigos referiam mortalidade materna de 14-25%. A postergação da assistência agrava, definitivamente, o prognóstico (choque hemorrágico-neurogênico e infecção). O estiramento do pedículo vascular uterino reduz o fluxo sangüíneo ao nível do anel de estrangulamento, podendo provocar necrose isquêmica, infecção e até gangrena da zona circulatória comprometida. Entre nós, De Luca e Camano (1960), em 11 casos, não comprovaram óbitos maternos.

Assistência – o estudo dos fatores causais da patologia deixa claro ser ideal a prevenção de ocorrência da inversão. Entretanto, quando ela ocorre, a medida assistencial de escolha e de aplicação imediata é representada pelas manobras de taxe, central ou lateral (Figs. IV-130 e IV-131).

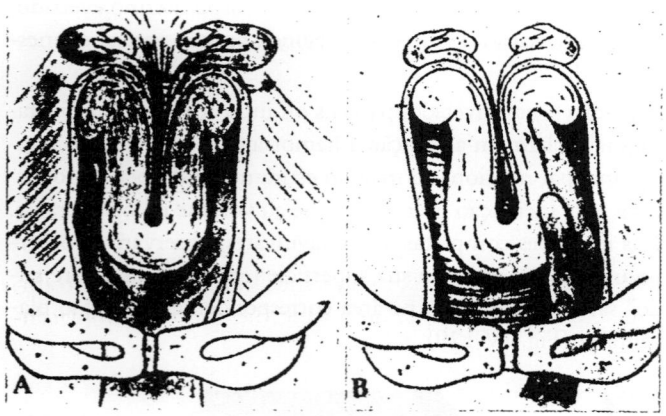

Figura IV-130 – Inversão uterina completa. A) Taxe central. B) Taxe lateral (Achard e Carreras Roca, 1972).

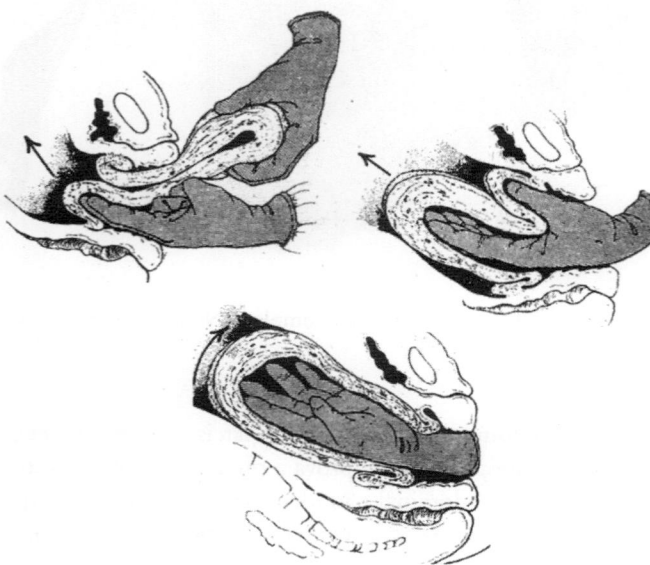

Figura IV-131 – Inversão uterina completa. Taxe lateral. Manobras progressivas para a redução (Benson, 1970).

Sob anestesia, preferentemente narcótica (relaxante de anéis de constrição), de indução e recuperação rápidas (Fluotane®), e associada às medidas que combatem o colapso vascular (transfusão de sangue total), o tocólogo tentará, de início, a manobra de taxe central. Para tanto, enquanto com os dedos da mão espalmada distende-se a zona correspondente ao anel de constrição, procura-se, após expressão do corpo uterino evertido (para reduzir seu volume, aumentado pelo edema e sangue), pressioná-lo, centralmente, para cima, em direção ao abdome inferior.

A manobra deve ser realizada com pressão permanente e lenta, evitando-se o desânimo que o malogro inicial da manobra pode sugerir. Quando, entretanto, apesar de tais cuidados, não se consegue êxito, passa-se ao taxe lateral ou periférico.

Nessa manobra, após a expressão corporal do útero, para reduzir seu volume, introduz-se a mão espalmada em um dos ângulos do anel de estrangulamento e deslizando os dedos, no sentido do corpo uterino, procura-se pressioná-lo, lateral e progressivamente, para cima.

Em nossa experiência, as manobras de taxe, quando executadas com paciência e auxiliadas pela narcose referida, seguem-se, sempre, de êxito. Uma vez reposto o órgão no abdome, aconselhamos complementar a intervenção com o tamponamento cerrado da cavidade uterina e da vagina e com a terapêutica ocitócica (liberal e prolongada).

Nos casos em que restam cotilédones aderidos na parede uterina evertida, procura-se retirá-los antes de praticar as manobras de taxe. Quando a placenta ainda está parcialmente inserida e ocorre hemorragia, tenta-se o taxe, e só após a reposição uterina é que se procederá ao descolamento digital das áreas acoladas. Quando toda a placenta está inserida e não ocorre hemorragia, trata-se de acretismo total. Nesse caso, após a reposição uterina pelo taxe, aplica-se o tratamento já referido para o acretismo total, preferindo-se, então, a histerectomia a deixar a placenta *in loco*.

No pós-operatório imediato, completa-se a correção do colapso vascular (hemorrágico e neurogênico) e prescreve-se terapêutica antibiótica preventiva.

Cerca de 6 horas após a intervenção e refeito o estado geral, inicia-se a retirada, lenta e progressiva, da gaze de tamponamento vaginal e uterino.

Quando as manobras de taxe se mostram improfícuas, Thiery (1988) recomenda a administração de uterolíticos (ritodrina ou similar), que favorecerão o relaxamento do anel de constrição e a reposição intra-abdominal do corpo uterino. A seguir, esse autor recomenda injetar $PGF_{2\alpha}$ no âmago do miométrio (via transabdominal) para garantir a hemostasia.

Nos casos excepcionais de manobras de taxe malogrados, impõe-se apelar para outras medidas tocúrgicas, realizáveis pelas vias abdominal (inversão aguda) e vaginal (inversão crônica). Huntington recomendou, em 1921, a via abdominal para a correção da inversão aguda.

Corrigido, parcial ou totalmente, o estado geral, pratica-se a laparotomia (sob narcose ou anestesia de condução); pinças de garra (de Halle, de Poussy, de Museus) serão aplicadas, de início, unilateralmente e nas proximidades do anel de estrangulamento. Procura-se, assim, tracionar para dentro da cavidade abdominal a parede uterina. À medida que a manobra surte resultado positivo, outras pinças serão aplicadas, progressivamente, até a desinversão total do corpo uterino (Fig. IV-132).

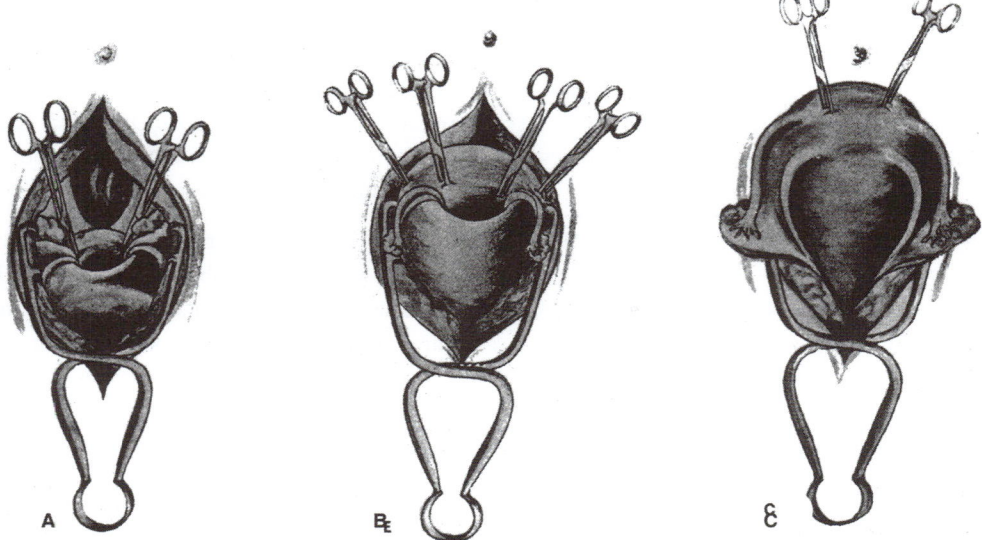

Figura IV-132 – Inversão uterina aguda. Reposição pela via abdominal (T. de Huntington). A) Primeiro tempo. B) Segundo tempo. C) Terceiro tempo (Briquet, 1932).

As manobras referidas poderão, se necessário, ser associadas e favorecidas pelas manobras de taxe central ou periférico. Corrigida a inversão, recomendamos praticar o tamponamento cerrado do útero e da vagina, acrescido de terapêutica ocitócica (ocitocina e metilergonovina), pela técnica do gotejamento lento, por 6 horas, e de antibioticoterapia. A gaze de tamponamento será retirada, lenta e progressivamente, após 6-12h. Quando, durante a técnica de Huntington, o anel de constrição dificulta a reposição abdominal do corpo uterino, Haultain (referência de Briquet), na Inglaterra (1901), recomendava praticar a incisão do lábio cervical posterior.

Intervenções pela via vaginal são as de escolha na inversão crônica (ginecológica) e consistem na correção da distopia pela colpo-histerotomia posterior (Küstner-Picolli) ou pela colpo-histerotomia anterior (Kehrer-Spinelli), como se vê nas figuras IV-133 a IV-135.

ATONIA UTERINA PÓS-PARTO

É a principal causa de hemorragia e choque, durante e após a dequitação. Sua importância no obituário materno, particularmente nos países subdesenvolvidos e na era pré-transfusional (de sangue), foi salientada por inúmeros tratadistas e autores nacionais (Araujo e Neme, 1946 e 1949; Goffi, 1947).

Beechan (1947), Javert (1947), entre outros, referiram que até essa época a hemorragia pós-parto era a principal causa de morte materna direta, responsabilizando a atonia uterina pela sua ocorrência. Considerando suas causas determinantes, Calkins, em 1933, referiu que em 90% das vezes elas poderiam ser evitadas.

Etiologia – citam-se, nesse particular, as seguintes condições:

1. Hiperdistensão uterina – presente na prenhez múltipla e hidrâmnio.
2. Parto prolongado associado a infecção uterina.
3. Manobras inadequadas – a de Kristeller compromete a retração uterina.
4. Tipo de descolamento placentário – a hemorragia é mais freqüente no marginal; entretanto, por passar despercebida, por algum tempo, no central (hematoma retroplacentário) é mais grave.
5. Condições que comprometem a contração e a retração uterinas – analgotócia sistêmica, miomas uterinos, hipoproteinemia, grande multiparidade (Colizzi e Fiorilli, 1976), partos induzidos (Brindsen e Clark, 1978).

Sintomas e diagnóstico – a palpação comprova que o corpo uterino se apresenta amolecido, flácido e, em geral, elevado. Contrações uterinas, quando perceptíveis, são raras, duram

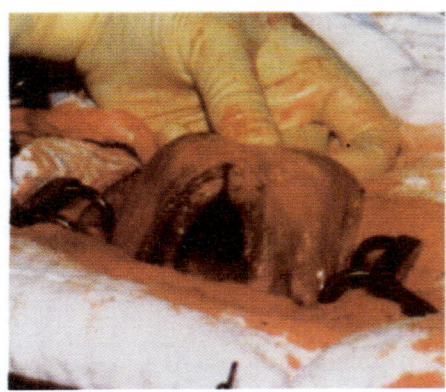

Figura IV-133 – Inversão uterina crônica. Reposição abdominal do corpo uterino após colpo-histerotomia anterior.

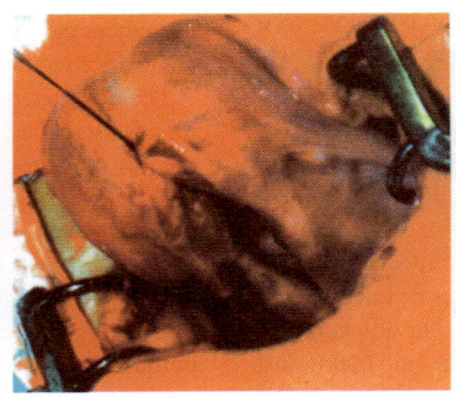

Figura IV-134 – Sutura da histerotomia com pontos separados de categute 0 (Dexon).

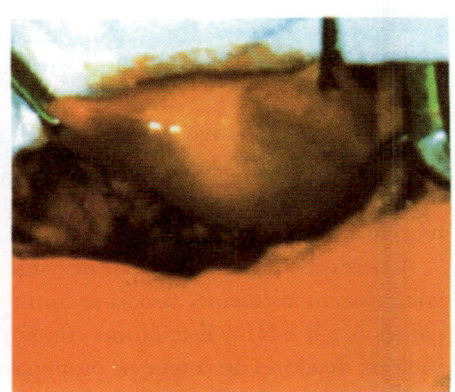

Figura IV-135 – Histeropexia após redução de inversão uterina crônica à custa dos ligamentos redondos.

pouco tempo e são pouco intensas. A perda hemorrágica é volumosa e, geralmente, reduz-se durante as contrações (se perceptíveis) e aumenta no intervalo delas. A revisão do canal de parto e da cavidade uterina exclui a presença de lesões de partes moles e de rotura uterina.

O diagnóstico diferencial deverá ser feito em relação às seguintes condições:

Coagulopatia – a coagulação é lenta ou ausente e o coágulo formado é frouxo.

Lesões de partes moles – o útero apresenta contrações evidentes e o sangue que se escoa, permanentemente, é vivo. A revisão do canal de parto as identifica.

Rotura uterina – a perda sanguínea externa não se coaduna com o eventual comprometimento do estado geral. O sangue é vivo e xaroposo. A revisão da cavidade uterina comprova a rotura.

Retenção de cotilédones ou de placenta subcenturiada – o útero apresenta fases evidentes de contração normal e a hemorragia incrementa-se durante o seu relaxamento. A revisão da cavidade uterina fará o diagnóstico. Pessoalmente, concordando com Blanchette (1977), recomendamos, de rotina, a revisão da cavidade uterina após partos vaginais (como medida preventiva de hemorragia pós-parto).

É importante lembrar que, em grávidas normotensas, a hemorragia pode provocar, transitoriamente, elevação dos níveis tensionais. De outro lado, gestantes hipertensas podem apresentar pressão arterial normal, após perda sanguínea apreciável. Nessas duas situações, o tocólogo pode, induzindo em erro de apreciação, subestimar o quadro clínico e postergar a assistência. Finalmente, devemos considerar o risco de ocorrer grande perda de sangue pós-parto em puérpera em decúbito dorsal horizontal, cuja altura e volume uterino não foram, convenientemente, controlados nas salas de recuperação. Nesses casos, a expressão uterina pode revelar grande massa de coágulos sanguíneos retidos na cavidade uterina.

Prognóstico – dependerá das seguintes condições:

Velocidade da perda sanguínea – em geral, é rápida. Isso porque é grande o desenvolvimento da circulação local (venosa e arterial) e a ausência de válvulas nos largos troncos venosos coloca os seios uterinos em comunicação ampla com as veias hipogástricas e cava inferior. Infere-se, dessa observação, que a protelação assistencial assume grande importância prognóstica.

Volume da hemorragia em relação ao peso corporal – considera-se grave a perda sanguínea que excede 1% do peso corporal.

Ambiente – o prognóstico agrava-se quando o parto se dá em ambiente que não favorece a rápida reposição sanguínea e/ou as intervenções necessárias, para assegurar a hemostasia (parto domiciliar).

Estado geral e nutritivo – a anemia e a hipoproteinemia, inerentes aos casos de placenta prévia, com anamnese de surtos hemorrágicos prévios são, particularmente, agravantes na hemorragia atônica.

A necessidade de transfusão de sangue, após hemorragia volumosa, infelizmente, associa-se com riscos de infecção: hepatites A e B e HIV. Esta última condição tem sido comprovada em doadores de sangue na proporção de 1:40.000 (Ward e cols., 1988) a 1:250.000 (Bove, 1987). Pessoalmente, tive a infelicidade de perder uma paciente por choque séptico após transfusão de sangue contaminado.

Finalmente, em casos de choque hemorrágico grave, tardiamente assistido, Sheehan e Murdoch (1938) referiram a ocorrência de necrose do lobo anterior da hipófise (síndrome de Sheehan), cuja ocorrência é rara nos países desenvolvidos. Entretanto, formas leves ou subclínicas dessa síndrome são mais freqüentes e manifestam-se por alterações menstruais e da fecundidade (Grimes e Brooks, 1980).

Assistência – nesse particular, deve-se encarecer o emprego de atitudes terapêuticas, obstétricas ou não, visando à prevenção da falha ou à redução da atividade contratural do miométrio. Para tanto, conhecendo as possíveis causas etiológicas da atonia, o tocólogo, além de evitar suas atuações, procurará, preventivamente, contra-indicar o parto domiciliar ou em Serviços mal equipados (de pessoal, equipamento e reposição sangüínea).

Por ocasião do parto, é prudente praticar a revisão da cavidade uterina, a fim de detectar possíveis lesões e/ou retenção de cotilédones. As pacientes suscetíveis de apresentar atonia uterina deverão ter suas veias cateterizadas e, através delas, mantido o gotejamento lento de soro glicosado a 5-10% (500ml), acrescido de ocitocina (5UI). Após a expulsão da placenta, recomendamos acrescentar mais 15 a 20UI de ocitocina, apressar o gotejamento e associar, à solução infundida, 0,2mg de ergonovina (Ergotrat®) ou de metilergonovina (Methergin®). Essa terapêutica será mantida pelo menos até 1,5 hora após o parto, quando admitimos estar assegurada a hemostasia uterina (miotrombotamponamento uterino).

Quando essas medidas não foram aplicadas e ocorrer o quadro de atonia, com conseqüente hemorragia volumosa, as seguintes atitudes assistenciais deverão ser tomadas:

Administração venosa – pela técnica do gotejamento lento, de ocitócicos (ocitocina + metilergonovina), conforme foi referido. Nas pacientes que obedeceram dieta hipossódica, os ocitócicos serão diluídos em soro fisiológico, pois o íon sódio, além de elevar o tono vascular, aumenta a capacidade contrátil uterina (Tatum e Mule, 1956).

As doses de ocitocina poderão ser liberais; entretanto, as de ergonovina ou metilergonovina não deverão exceder 0,4mg (2 ampolas), em face do seu efeito vasomotor, particularmente contra-indicado nas pacientes hipertensas e cardiopatas (Browing, 1974). A administração desses ocitócicos no âmago do miométrio e/ou pela via muscular ou venosa, em dose única, deverá ser frontalmente contra-indicada. No primeiro caso, a droga perde-se com a hemorragia local e, no segundo, o efeito da ocitocina é fugaz e o da ergonovina e metilergonovina poderá provocar reações vasomotoras adversas. Em casos de pacientes com toxemia hipertensiva leve ou subclínica, atendidas em nosso Serviço, por mais de uma vez, essa medida terapêutica seguiu-se de crise convulsiva.

Nas doses terapêuticas utilizadas, não temos observado efeitos adversos relacionados com a administração venosa (gotejamento) da ocitocina (hipotensão arterial, retenção hídrica), como referem Cunningham e cols. (1999).

Presente a atonia uterina, a administração de ocitócicos deve ser imediata, pois a protelação assistencial, em face da velocidade da hemorragia, implicará a necessária reposição volêmica, sabendo-se que o sangue próprio da paciente é o ideal. Daí porque o gotejamento da solução ocitócica deverá, de início, ser muito rápido até se obter a devida resposta uterina.

A associação da ocitocina com a ergonovina e/ou metilergonovina justifica-se porque, enquanto as últimas atuam, prevalentemente, sobre o corpo do útero e por muito tempo, a ocitocina age sobre o corpo e o segmento inferior (retraindo-o) e tem tempo de ação limitado (Leff, 1945) (Fig. IV-136).

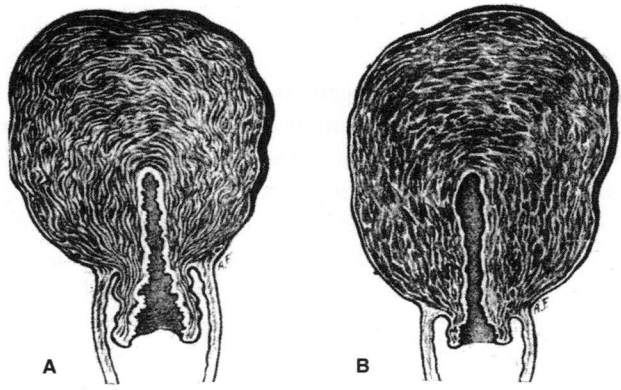

Figura IV-136 – A) Efeito isolado da metilergonovina. B) Efeito de sua associação com a ocitocina (Leff, 1945).

Em casos excepcionais de atonia uterina, que não responderam à terapêutica ocitócica referida, Tagaki e cols. (1975), Hayashi e cols. (1981), Toppozada e cols. (1981) e Heyl e cols. (1984) administraram, com êxito, a prostaglandina ($PGF_{2\alpha}$) por via intramuscular. Quilligan (1983), inclusive, recomendou a aplicação transabdominal dessa droga, diretamente, no âmago da massa miometrial.

Noort e cols. (1989) referem que, durante o parto, os mais elevados níveis de prostaglandinas endógenas são comprovados após a dequitação; essa observação sugere a grande importância que assumem na hemostasia pós-parto.

Em 1984, Magil reuniu a experiência de 10 centros que utilizaram essa droga em casos de atonia uterina pós-parto, com êxito efetivo em 88%. Entretanto, seu emprego provoca efeitos adversos colaterais (náuseas, vômitos, hipertensão, irritação local, no uso IM) e deve ser contra-indicada em portadores de asma e hipertensão (Zahn e Yeomans, 1990) e limitada aos casos que não respondem à associação de ocitocina com ergonovina (Kerekes e Domokos, 1979).

Buttino e Garite (1986) e Keirse (1988) salientam os inconvenientes colaterais do emprego das prostaglandinas naturais e referem que seu análogo sintético, 15-methyl $PGF_{2\alpha}$ ou sulprostone (Prostin 1,5M®), tem a mesma efetividade com menos efeitos colaterais. Keirse recomenda o uso de 1mg de $PGF_{2\alpha}$ (no âmago do miométrio ou de 500µg de sulprostone IM). Hayashi e cols. (1981) recomendam administração intramuscular de 0,25mg de sulprostone a cada 1-2 horas (até 5 doses, sem inconveniente).

Diversas vias têm sido utilizadas: a) intramiometrial (Tagahi e cols., 1975; Thiery e Delbeke, 1985; b) intramuscular (Hayashi e cols., 1981); c) vaginal (Hertz e cols., 1980); d) intra-útero (Zahradnik e cols., 1977); e e) intravenosa (Zahradnik e cols., 1977). Parece-nos que, em face da urgência da resposta terapêutica, as vias de escolha deveriam ser: intramuscular, intravenosa e intramiometrial. Poeschmann e cols. (1991), em estudo randomizado, comprovaram o efeito mais efetivo do sulprostone (via intramuscular) sobre o da ocitocina (via intravenosa), na redução do volume da hemorragia da dequitação – 324ml:374ml. Nos casos em que essas drogas não foram administradas, o volume da perda sangüínea atingiu 548ml.

Dildy (2000) sugere a administração retal do misoprostol, cujo emprego tem sido utilizado nos países subdesenvolvidos (África), onde a AIDS é freqüente. Evita-se, assim, o emprego de agulhas, cujo uso repetido é comum. Amali e cols. (2001), administrando misoprostol (800mg por via retal), comprovaram sua maior eficiência em relação à ergometrina. Em 1948, O'Brien e cols., em 14 casos que não responderam à ocitocina e 10 com a metilergonovina, a administraram o musoprostol (1.000g) por via retal, tendo resposta efetiva.

Excitação mecânica do corpo uterino – o tocólogo deverá massagear, leve e permanentemente, o fundo e a face anterior do corpo uterino. Ahlfeld comparava a atitude à percussão uterina e, como queria Fleichmann (Briquet), a excitação mecânica deveria resumir-se ao afloramento uterino. Tenho tido a oportunidade de comprovar o efeito benéfico dessa conduta assistencial. A sua aplicação, enquanto se aguardam outras medidas, sói ser útil e efetiva, devendo o tocólogo persistir, sem desânimo, na sua prática.

Expressões ou compressões do corpo uterino não deverão ser praticadas, pois a presença de coágulos e trombos favorece a hemostasia.

Compressão bimanual do corpo uterino – descrita por Hamilton em 1901, mereceu menção especial de Eastman (1950) e seus discípulos. Têmo-la empregado no pós-parto imediato, com evidente eficácia, quando ocorre hemorragia volumosa e enquanto aguardamos os efeitos da terapêutica ocitócica e da reposição volêmica (Fig. IV-137).

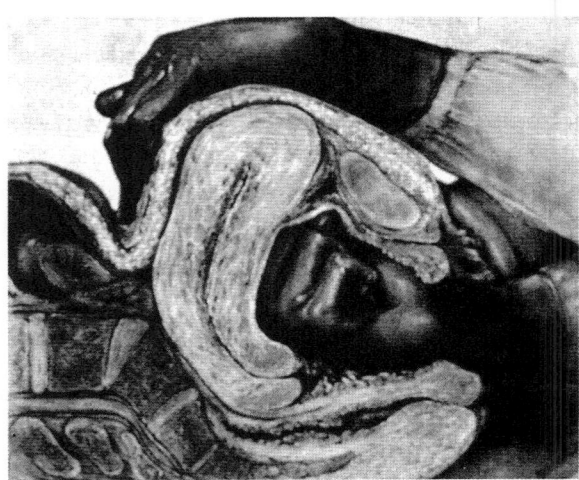

Figura IV-137 – Atonia uterina. Compressão bimanual do corpo uterino (Eastman, 1950).

A manobra consiste na compressão permanente do útero, com a mão abdominal espalmada sobre o seu fundo e parede posterior, e a mão vaginal (com punho fechado) aplicada sobre a parede anterior.

Maier (1993) concorda com essa medida, encarecendo sua aplicação simples e efetiva.

Pressão transabdominal do corpo uterino – faz-se colocando sobre a parede anterior do abdome, em correspondência com o corpo uterino, sacos cheios de chumbo (com pesos de pelo menos 5kg), que pressionarão entre si as paredes anterior e posterior do corpo uterino e este de encontro à coluna vertebral.

Tamponamento da cavidade uterina – é medida de indicação controversa. Em nossa experiência, quando bem realizado, tem sido útil para evitar intervenções mais complexas e agravantes do estado geral. Seus detratores afirmam que sua prática se segue de falsa sensação de segurança, pois, como rolha, impediria o aparecimento de hemorragia vaginal, embora persista perda sangüínea intra-uterina.

Sua aplicação, para ser efetiva, exige experiência do tocólogo. Ele deve ser realizado sob anestesia e preencher, cerradamente, toda a cavidade uterina (Fig. IV-138).

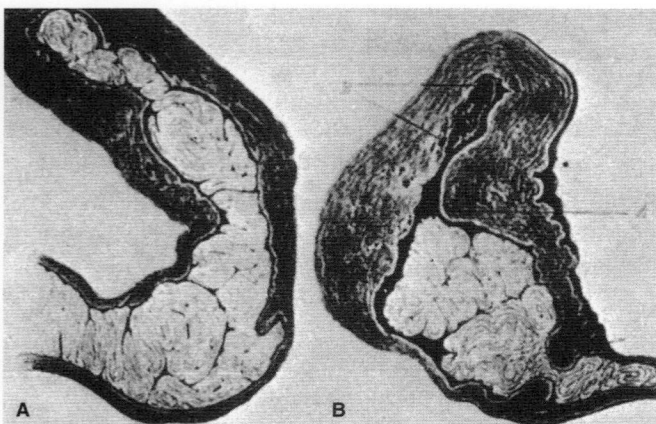

Figura IV-138 – Atonia uterina. Tamponamento uterino. A) Técnica perfeita. B) Técnica incompleta (Chassar Moir, 1964).

Com a mão abdominal espalmada, o tocólogo pressiona o fundo uterino para baixo. Com valvas e pinças de De Lee, o auxiliar expõe e entreabre o canal cervical. A gaze de tamponamento, apreendida, também, por pinça de De Lee, é introduzida, progressivamente, pelo obstetra, até a mão abdominal sentir que ela atinge, sob pressão, o fundo uterino. O preenchimento da cavidade uterina deve ser completo. Para seu maior efeito hemostático, devem-se colocar os referidos sacos de chumbo sobre a parede abdominal, ao nível do corpo uterino. No pós-operatório, a antibioticoterapia será impositiva e a retirada progressiva e lenta da gaze terá início cerca de 6-12 horas após a manobra.

A partir de 1945, com o advento da antibioticoterapia, justificou-se o alargamento nas indicações dessa conduta (Aaberg e Reid, 1945; Sewall e Coulton, 1946; De Voe e Hunt, 1947; Posner, 1957; Lester e cols., 1965).

Pessoalmente, temos utilizado esta medida, recomendando associá-la com pressão transabdominal do corpo uterino, por meio de sacos de chumbo colocados sobre o abdome.

Compressão da aorta – por meio da parede abdominal, com o compressor de Rissmam (Briquet, 1932), tem valor apenas histórico. Entretanto, na vigência de laparotomias (cesáreas, rotura uterina etc.), quando ocorre violenta e rápida hemorragia uterina, enquanto se instala a terapêutica ocitócica e se procedem medidas hemostáticas, a compressão manual da aorta, de encontro à coluna vertebral, justifica-se como medida paliativa, no sentido de reduzir o volume da perda sangüínea. Temos utilizado esse expediente em casos de hemorragia por rotura uterina, com evidente redução da perda sangüínea.

Irrigação da cavidade uterina – Clerc (1946) recomendou a irrigação da cavidade uterina com solução iodada aquecida a 50°C, e Fribourg e cols. (1973), também, aconselharam a lavagem uterina com solução fisiológica aquecida.

Esta medida, assim como a compressão transabdominal da aorta, merece, a nosso ver, apenas menção histórica.

Medidas cirúrgicas – quando as medidas anteriores não resultam suficientes para promover e manter a hemostasia uterina, impõe-se admitir, até prova em contrário, estarem presentes lesões de partes moles do canal de parto e/ou rotura uterina. Afastada essa hipótese, deve-se apelar para medidas cirúrgicas. Entre elas consideram-se:

• **Ligadura das artérias hipogástricas** – Reich e Nechtow (1961) referem que a ligadura das artérias hipogástricas é, em geral, postergada além do justificado. Daí recomendarem que a decisão de sua prática seja mais precoce. Esses autores e Clark e cols. (1985) verificaram que, apesar da ligadura bilateral dessas artérias, persiste circulação colateral que mantém o fluxo uterino. Entretanto, entre 110 casos referidos pela literatura, ela foi coroada de êxito em 78,2% (Gonçalves e cols., 1988).

Burchell (1964), Burchell e Olson (1966) e Burchell e Mengert (1969) comprovaram que, após as ligaduras, declina a pulsatibilidade do sistema arterial situado além das ligaduras, permitindo que ocorra a formação de trombos e conseqüente hemostasia. Esses autores verificaram, ainda, que não ocorre prejuízo substancial no fluxo sangüíneo da bexiga, alças, nádegas e vulva (Fig. IV-139).

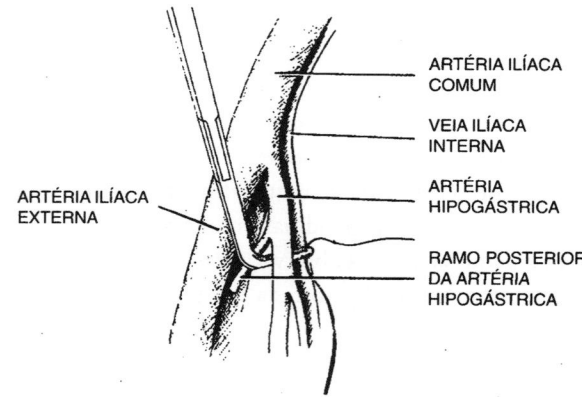

Figura IV-139 – Ligadura da artéria hipogástrica.

Para Clark e cols. (1985), a ligadura das artérias hipogástricas é efetiva em apenas 42% dos casos e, quando seu efeito hemostático falha, exige-se praticar a histerectomia. A ligadura arterial apresenta algum risco, exigindo, para a tranqüilidade, o concurso de cirurgião vascular.

• **Ligadura das artérias ovarianas** – é de técnica mais delicada que a ligadura das artérias hipogástricas; deve preservar o fluxo sangüíneo aos ovários (Cruikshank e Stoelk, 1983). Tem sido pouco utilizada.

• **Ligadura das artérias uterinas** – para alguns autores (O'Leary e O'Leary, 1966; Clark e Phelan, 1984), deveria ser a primeira ligadura arterial a ser praticada e apenas susta a hemorragia de origem uterina.

A ligadura deve ser feita ao nível do ponto onde a artéria sobe ao lado do útero, impondo-se a exérese de parte pequena do miométrio a esse nível (Fig. IV-140).

De há muito, Mengert e cols. (1969) comprovaram que a ligadura de todos esses vasos da área pélvica seguiu-se de ocorrência de novas gestações. Entre nós, Andrade (1987) refere caso clínico de gestação após ligadura das artérias hipogástricas.

• **Histerectomia abdominal** – a indicação de histerectomia abdominal, em casos de atonia uterina, é contingência extrema e apenas justificada quando as demais medidas falharam. Sua indicação pode ser mais liberal em casos de multíparas, com prole satisfatória e próxima da menopausa.

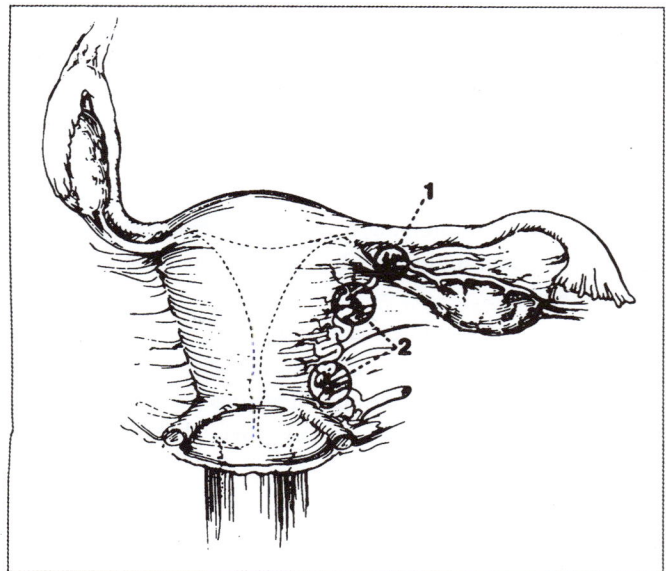

Figura IV-140 – Ligadura da artéria uterina. Locais onde pode ser feita.

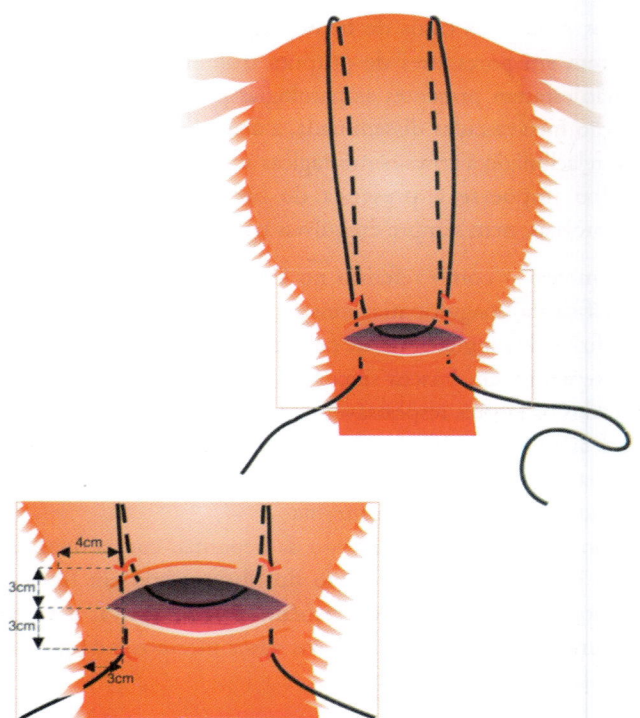

Figura IV-141 – Sutura corporal uterina. Técnica de B-Lynch, 1997.

Sua prática, na terapêutica das complicações da dequitação, reduz-se, ultimamente, aos casos de acretismo total ou parcial (múltiplo), às roturas extensas e infectadas do corpo e segmento inferior do útero e aos casos de coagulopatia e atonia uterina, resistentes à terapêutica bem conduzida.

Geralmente, quando indicada, em casos de hemorragia uterina, pós e intraparto, a histerectomia de escolha é a subtotal, a fim de não agravar o estado geral, já alterado, de tais pacientes. Por outro lado, não se justifica aguardar a véspera do desfecho letal para a sua execução. Finalmente, em virtude do risco já presenciado por nós, em diversas oportunidades, de afrouxamento das ligaduras das artérias uterinas, recomendamos, para tal, fios sintéticos, inextensíveis e de absorção demorada (Dexon, Vycril).

• **Embolização de artérias pelvianas** – Brown e cols. (1979), Pais e cols. (1980) e Jander e Russinovich (1980) referem, como medida útil, a embolização de artérias pelvianas (transcateter) para controlar hemorragias pós-parto. A indicação dessa metodologia justifica-se nos casos em que a hemorragia se propaga para os ligamentos largos e áreas subperitoneais, tornando difícil a prática de ligaduras arteriais.

Ito e Okamura (1989) referem quatro observações nas quais praticaram, no pós-parto, a embolização de vasos sangrantes com partículas de Geolfam, ali colocadas através de cateteres de polietileno, introduzidos na artéria femoral. A técnica prevê a utilização de arterioangiografia. Os quatro casos desses autores foram coroados de êxito.

Deve-se a Heaston e cols. (1979) a primeira publicação a respeito (com êxito). Em 1997, Vedantham e cols. referem 67 casos com êxito em 65. Hong e cols. (2004) são entusiastas dessa metodologia.

Sutura corporal uterina – em 1997, B. Lynch e cols. praticaram, com êxito em 5 casos de atonia uterina incontrolável, a sutura corporal do útero. A técnica foi utilizada também com êxito por Dacus e cols. (2000) em 4 casos, por Ferguson em 2, em 12 por Vangsgaard e por Pal e cols. (2003) em 6 pacientes. Trata-se de técnica cuja finalidade é a de aproximar, compressivamente, as paredes uterinas anterior e posterior (Fig. IV-141). Hayman e cols. (2002) recomendam essa conduta e Dildy (2002), revendo as medidas que se utilizam nesses casos, refere que a metodologia B-Lynch tem sido praticada com efeito hemostático efetivo.

Balão intra-útero – Johanson e cols. (2001), em 2 casos, introduziram na cavidade uterina balão de plástico insuflando-o ao máximo. O efeito foi útil.

ALTERAÇÕES DA COAGULAÇÃO

Como complicação hemorrágica, pós-dequitação, a coagulopatia de consumo (coagulação intravascular disseminada) é, particularmente, freqüente em casos moderados e graves de descolamento prematuro da placenta (DPP), de partos de fetos mortos e retidos por longo tempo (principalmente hidrópicos) e de embolia amniótica.

Trata-se, em geral, de coagulopatia em função de processo de coagulação intravascular disseminada e do hiperconsumo local dos fatores de coagulação (hematoma retroplacentário em casos de DPP oculto).

Hemorragia pós-parto, por alterações da coagulação, pode ocorrer, ainda, embora menos freqüente, em casos de portadores de púrpura trombocitopênica (doença de Willebrand ou de Werlhof).

Diagnóstico – quando a coagulopatia está relacionada à coagulação intravascular disseminada (quase a totalidade dos casos), ela se identifica, clinicamente, pela hemorragia com ausência de coágulos ou por coágulos frouxos.

Excluídas outras eventuais causas de perda sangüínea pós-dequitação, o diagnóstico de coagulopatia será feito, quando ocorre coagulação retardada ou coágulo frouxo, pelo teste do tubo de Wiener (Capítulos 49).

Outras provas, como o teste da pesquisa, no sangue, de produtos de degradação da molécula de fibrina, e o coagulograma, além de mais complexas, exigem a presença de laboratório, nem sempre presente no momento da hemorragia.

Nos raríssimos casos de hemorragia pós-dequitação, que ocorrem em portadores de púrpura trombocitopênica, além de não estarem presentes as patologias provocadoras da coagulação intravascular disseminada, a anamnese comprova passado relacionado a crises hemorrágicas anteriores. Para seu diagnóstico impõe-se a presença de hematologista e provas laboratoriais, nem sempre exeqüíveis na fase aguda assistencial.

Tratamento – como referido no Capítulo 49, a terapêutica específica da coagulopatia, nesses casos, é representada pela transfusão de sangue total, de colheita recente, e coletado, preferentemente, em frascos siliconizados. Assim estarão presentes todos os fatores responsáveis pela normalidade da coagulação e as hemácias, garantidoras de hematose e corretoras da hipóxia. Esta última condição agrava a perda sangüínea, pela coincidência de hipotonia uterina.

Contra-indicamos o emprego da heparina, com a finalidade de impedir a transformação do fibrinogênio em fibrina. Em nossa experiência, essa terapêutica pode agravar a perda sangüínea, em face do calibre dos vasos uterinos e da grande área placentária sangrante.

A administração de doses elevadas de fibrinogênio tem sido condenada pelo risco de adicionar "fogo à fogueira". Seu emprego (8-12g) agravaria o processo de coagulação intravascular, favorecendo o depósito de fibrina na microcirculação de diversos órgãos (rins, supra-renais, hipófise, cérebro).

Em face do risco de provocar, no futuro, hepatite tipo B, temos limitado a administração de fibrinogênio a casos excepcionais, em doses limitadas (2-4g), e apenas após o esvaziamento uterino.

No Capítulo 49 estão citadas as demais regras terapêuticas da coagulopatia. Importa, entretanto, salientar que, enquanto essas medidas são tomadas, não devemos descurar de outras condutas assistenciais corretoras da hipóxia, da hipotonia e da atonia uterinas.

Nos casos excepcionais de púrpura trombocitopênica, além das medidas tocológicas, impõe-se, também, que o sangue transfundido seja fresco (rico em plaquetas) e coletado em frascos siliconizados. Transfusão adicional de plaquetas poderá ser necessária em casos mais sérios, mantidos os mesmos cuidados (sangue fresco e frasco siliconizado).

Referências Bibliográficas

• AABERG, M.E. & REID, D.E. – Manual removal of placenta. *Am. J. Obstet. Gynecol.*, 49:368, 1945. • ACHARD, A. & CARRERAS ROCA, M. – *Emergências em Tocoginecologia*. Barcelona, Editorial Rocas, 1972. • ALMEIDA, A. – A extração manual da placenta, em face da moderna terapêutica antiinfecciosa. *Mat. e Inf.*, 11:577, 1952. • ALVAREZ, H. & CALDEYRO-BARCIA, R. – Fisiopatologia de la contracción uterina y sus aplicaciones en la clínica obstétrica. *Mat. e Inf.*, 13:11, 1954. • AMALI, U. & cols. – A randomized study comparing rectally administered misoprostol versus syntometrine combined with an oxytocin infusion for the cessation of primary post partum hemorrhage. *Acta Obstet. Gynecol. Scand.*, 80:835, 2001. • ANDRADE, A.T.L. – Gravidez após ligadura bilateral das artérias hipogástricas. *Femina*, 15:863, 1987. • ARAUJO, J.O. & NEME, B. – Mortalidade materna (considerações sobre 356 óbitos). *Mat. e Inf.*, 2:3, 1946. • ARCHER, G.E. & FURLONG, L.A. – Acute abdomen caused by placenta percreta in the second trimester. *Am. J. Obstet. Gynecol.*, 157:766, 1987. • BEECHAN, C.T. – Analysis of deaths from postpartum hemorrhage. *Am. J. Obstet. Gynecol.*, 53:442, 1947. • BIDER, D. & cols. – Oxytocin or saline injected intra-umbelically did not influence the third stage of labor. *Acta Obstet. Gynecol. Scand.*, 70:321, 1991. • BENSON, R.C. – *Manual de Obstetrícia & Ginecologia*. Rio de Janeiro, Guanabara Koogan, 1970. • BLANCHETTE, H. – Elective manual exploration of the uterus after delivery: study and review. *J. Reprod. Med.*, 19:13, 1977. • B-LYNCH, C. – The B-Lynch surgical technique for the control of massive post-partum hemorrhage. An alternative to hysterectomy? Five cases reported. *Br. J. Obstet. Gynaecol.*, 104:372, 1997. • BOVE, J.R. – Transfusion associated hepatitis and AIDS – What is the risk. *N. Engl. J. Med.*, 317:242, 1987. • BREEN, J. L. & cols. – Placenta accreta, increta and percreta: a survey of 40 cases. *Obstet. Gynecol.*, 49:43, 1977. • BRINDSEN, P.R.S. & CLARK, A.D. – Postpartum haemorrhage after induced and spontaneous labour. *Br. Med. J.*, 2:855, 1978. • BRIQUET, R. – *Obstetrícia Operatória*. São Paulo, Companhia Editora Nacional, 1932. • BRIQUET, R. – *Lições de Clínica Obstétrica*. Fac. Med. de São Paulo, USP, 1940-1953. • BRIQUET, R. – Hemorrhage of the third and fourth stages of labor. Trans. Intern. & Fourth Congress Obst. Gynecology. St. Louis, C. V. Mosby Co., 1951. • BROWN, B.J. & cols. – Uncontrollable postpartum bleeding: a new approach to hemostasis through angiographic arterial embolization. *Obstet. Gynecol.*, 54:361, 1979. • BROWNING, D.J. – Serious side effects of ergometrine and its use in routine obstetric practice. *Med. J. Austral.*, 1:957, 1974. • BURCHELL, R.C. – Internal iliac artery ligation: hemodynamics. *Obstet. Gynecol.*, 24:737, 1964. • BURCHELL, R.C. & MENGERT, W.F. – Internal iliac artery ligation: a series of 200 patientes. *J. Int. Fed. Obstet. Gynecol.*, 7:85, 1969. • BURCHELL, R.C. & OLSON, G. – Internal iliac artery ligation aortograms. *Am. J. Obstet. Gynecol.*, 94:117, 1966. • BURTON-BROWN, J.R.C. – Essay on physiology of third stage of labor. *J. Obstet. Gynaecol. Br. Emp.*, 56:847, 1949. • BUTTINO, L. & GARITE, T.J. – The use of 15 methyl F_2-α prostaglandin (Prostin 15M) for the control of postpartum hemorrhage. *Am. J. Perinatol.*, 3:241, 1986. • CALKINS, L.A. – Management of the third stage of labor. *JAMA*, 101:1128, 1933. • CAMANO, L. & cols. – Acretismo placentário. Análise de 27 casos. *Mat. e Inf.*, 35:69, 1976. • CARIO, J.M. & cols. – Placenta percreta presenting as intra-abdominal antepartum hemorrhage: case report. *Br. J. Obstet. Gynaecol.*, 90:491, 1983. • CARROLI, G. – Management of retained placenta by umbelical vein injection. *Br. J. Obstet. Gynaecol.*, 98:348, 1991. • CLARK, S.L. & cols. – Hypogastric artery ligation for obstetric hemorrhage. *Obstet. Gynecol.*, 66:353, 1985. • CLARK, S.L. & PHELAN, J.P. – Surgical control of hemorrhage. *Contemp. Obstet. Gynecol.* August, 70, 1984. • CLARK, S.L. KOONINGS, P.P. & PHELAN, J.P. – Placenta previa/accreta and prior cesarean section. *Obstet. Gynecol.*, 66:89, 1985. • CLERC, J.P. – Manual extraction of placenta and puerperal morbidity. *Gynaecologia*, 121:213, 1946. • COLIZZI, E. & FIORILLI, A. – Il problema obstetrico della grande multipara, con particolare risguardo ad alcuni casi de emorragia postpartum. *Min. Gin.*, 28:351, 1976. • COLLINS, M.L. & cols. – Placenta previa increta with bladder invasion. *JAMA*, 240:1749, 1978. • COMBS, C.A. & LAROS Jr., R.K. – Prolonged third stage of labor; morbidity and risk factors. *Obstet. Gynecol.*, 77:863, 1991. • COX, S. M. & cols. – Placenta percreta: ultrasound diagnosis and conservative surgical management. *Obstet. Gynecol.*, 72:452, 1988. • CRUIKSHANK, S.H. & STOELK, E.M. – Surgical control of pelvic hemorrhage: ovarian artery ligation. *Am. J. Obstet. Gynecol.*, 147:6, 1983. • CUNNINGHAM, F.G. & cols. – *Williams Obstetrics* Norwalk, Appleton & Lange, 1989. • DACUS, J.V. & cols. – Surgical treatment of uterina atony employing the B-Lynch technique. *J. Matern. Fetal Med.*, 9:194, 2000. • DAVIS, M.E. & BOYNTON, W. – Use of ergonovine in the placental stage of labor. *Am. J. Obstet. Gynecol.*, 43:775, 1942. • De LEE, J.B. – *The principles and Practice of Obstetrics*. Philadelphia, W.B. Saunders Co., 1937. • De LEE, J.B. & GREENHILL, J.P. – *The Principles and Practice of Obstetrics*. Philadelphia, W.B. Saunders Co., 1943. • DELEEUW, N.K.M. & cols. – Correlation of red cell loss at delivery with changes in red cell mass. *Am. J. Obstet. Gynecol.*, 84:1271, 1968. • DE LUCA, L. & CAMANO, L. – Inversão uterina tocogenética. *Mat. e Inf.*, 19:431, 1960. • De VOE, R.M. & HUNT, A.B. – Manual removal of placenta. *West. J. Surg.*, 55:647, 1947. • DILDY, G.A. – Postpartum hemorrhage: new management options. *Clin. Obstet. Gynecol.*, 45:330, 2002. • EASTMAN, N.J. – *Williams Obstetrics*. New York, Appleton, 1950. • FERGUSON, J.E.; BOURGEOIS, F.J. & UNDEERWOOD, P.B. – B-Lynch suture for postpartum hemorrhage. *Obstet. Gynecol.*, 95:1020, 2000. • FOX, H. – Placenta accreta, 1945-1969. *Obstet. Gynecol. Surv.*, 27:475, 1972. • FRIBOURG, S.R.C. & cols. – Intrauterine lavage for control of uterine atony. *Obstet. Gynecol.*, 41:876, 1973. • GIACALONE, P.L. & cols. – A randomized evaluation of two techniques of management of the third stage of labour in women at low risk of postpartum haemorrhage. *Br. J. Obstet. Gynaecol.*, 107:396, 2000. • GILSTRAP, L.C. & cols. – Effect of type of anesthesia on blood loss at cesarean section. *Obstet. Gynecol.*, 69:328, 1987. • GOFFI, P.S. – Versão interna: sobre 243 casos. *Rev. Ginec. d'Obst.*, XLI:549, 1947. • GONÇALVES, S.C. & cols. – Eficácia da ligadura das artérias ilíacas internas em hemorrágicas obstétricas. *J. Bras. Ginec.*, 98:487, 1988. • GRABER, E.A. – A sign of placental separation. *Am. J. Obstet. Gynecol.*, 59:699, 1950. • GREENBERG, E.M. – The fourth stage of labor. *Am. J. Obstet. Gynecol.*, 52:747, 1946. • GRIMES, H.G. & BROOKS, M.H. – Pregnancy in Sheehan's syndrome. Report of a case and review. *Obstet. Gynecol. Surv.*, 35:481, 1980. • HAYASHI, R.H. & cols. – Management of severe postpartum hemorrhage due to uterine atony with prostaglandin F_2-α. *Obstet. Gynecol.*, 58:426, 1981. • HAYMAN, R.G.; ARULKUMARAN, S. & STEER, P.J. – Uterine compression sutures: surgical management of postpartum hemorrhage. *Obstet. Gynecol.*, 99:502, 2002. • HEASTON, D.K. & cols. – Transcatheter arterial embolization for control of persistent massive puerperal hemorrahage after bilateral surgical hypogastric artery ligation. *Am. J. Roentgenol.*, 133:152, 1979. • HERTZ, R.H. & cols. – Treatment of postpartum uterine atony with prostaglandin E_2 vaginal suppositories. *Obstet. Gynecol.*, 56:129, 1980. • HEYL, P.S. & cols. – Recurrent inversion of the puerperal uterus manged with 15(5)-15 methyl prostaglandin F_2-α and uterine packing. *Obstet. Gynecol.*, 63:2, 1984. • HONG, T.M. & cols. – Uterine artery embolization: an efective treatment for intractable obstetric hemorrhage. *Clin. Radiol.*, 59:96, 2004. • HULL, A.D. & cols. – Three-dimensional ultrasonography and diagnosis of placenta percreta with bladder involvement. *J. Ultrasound Med.*, 18:853, 1999. • HUNTINGTON, J.L. & cols. – Acute inversion of uterus. *Boston. Med. Surg.*, 184:376, 1921. • INGRAHAM, C.B. & TAYLOR, S. – Spontaneous annular detachement of the cervix during labor. *Am. J. Obstet. Gynecol.*, 53:873, 1947. • IRVING, F.C. & HERTIG, A.T. – Placenta accreta. *Surg. Gynecol. Obstet.*, 64:178, 1937. • ITO, M. & OKAMURA, H. – Trans catheter embolization of pelvic arteries. **In:** Proceed World XII Congr. Gynecol. Obstet. Rio de Janeiro. Vol. 5, 1989, p. 287. The Parthenon Publishing Group. New Jersey. • JANDER, H.P. & RUSSINOVICH, N.A.E. – Transcatheter Geolfam embolization in abdominal, retroperitoneal, and pelvic hemorrhage. *Radiology*, 136:337, 1980. • JAVERT, C.T. – Immediate postpartum period as fourth stage of labor. *Am. J. Obstet. Gynecol.*, 56:1028, 1947. • JOHANSON, R. & cols. – Management of massive postpartum haemorrhage: use of a hydrostatic balloon catheter to avoid laparotomy. *Br. J. Obstet. Gynaecol.*, 108:420, 2001. • KALTREIDER, D.F. – Placenta accreta. *Bull. School Med. Univ. Maryland*, 30:1, 1945. • KEIRSE, M.J.N.C. – Prostaglandin for postpartum hemorrhage. **In:** Proceed. XII World Congr. Gynecol. Obstet. Rio de Janeiro. The Pergamon Publishing Group. New Jersey, 1988, p. 273. • KEREKES, L. & DOMOKOS, N. – The effect of prostaglandin F_2-α on third stage labor. *Prostaglandins* 18:161, 1979. • KITCHIN, J.D. & cols. – Puerperal inversion of the uterus. *Am. J. Gynecol.*, 123:51, 1975. • LEFF, M. – Management of the third and fourth stages of labor. *Surg. Gynecol. Obstet.*, 68:224, 1939. • LEFF, M. – Comparative action of posterior pituitary and ergonovine in third and fourth stages of labor. *Am. J. Obstet. Gynecol.*, 49:734, 1945. • LESTER, W.M. & cols. – Reconsideration of the uterine pack in postpartum hemorrhage. *Am. J. Obstet. Gynecol.*, 93:321, 1965. • LEWIN, J.S. & BRYAN, P.J. – M. R. imaging of uterine inversion. *J. Comput. Assist. Tomog.*, 13:357, 1989. • LORDY, C. & MACHADO, W. – Placenta acreta. *An. Paul. Med. Cir.*, 81:251, 1961. • MAC-KENZIE, I.Z. – The therapeutic roles of prostaglandins in obstetrics. **In:** Proceed. XII World Congr. Gynecol. Obstet. Rio de Janeiro, Vol. 5. The Parthenon Publishing Group. New Jersey, 1988, p. 149. • MAGIL, B. – PGF_2-α for postpartum hemorrhage: how well does it work. *Comtemp. Obstet. Gynecol.*, 23:111, 1984. • MAIER, R.C. – Control of postpartum hemorrahage with uterine packing. *Am. J. Obstet. Gynecol.*, 169:317, 1993. • MATTOS, T. & MARETTI, M. – Causas das hemorragias do 4º período do parto em nosso meio e suas medidas profiláticas. *Mat. e Inf.*, 34:353, 1975. • MEYER, J.H. & ASHWORTH Jr., J.W. – Placenta accreta: brief survey of literature, with report of case. *Virginia M. Monthly*, 67:36, 1940. • MENGERT, W.F. & cols. – Pregnancy after bilateral ligation of the – internal iliac and ovarian arteries. *Gynecol. Obstet.*, 34:660, 1969. • MUIR, J.C. – Conservative treatment of placenta accreta with subsequent normal pregnancy. *Am. J. Obstet. Gynecol.*, 56:807, 1948. • NEME, B. – Da Raquianestesia em Obstetrícia. Tese Fac. Med. de São Paulo. USP, 1950. • NEME, B. – Raquianestesia em Clínica Obstetrícia; fundamentos fisiopatológicos de sua indicação e técnica. São Paulo, Fundo Editorial Procienx, 1967. • NEME, B. – Assistência ao parto. 4º período. *Obstet. y Ginecol. Lat. Amer.*, 41:169, 1983. • NEME, B. – A histerectomia no ciclo grávido-puerperal. Estudo crítico a propósito de 99 casos. *Ginec. Obstet. Bras.*, 9:231, 1986. • NEME, B. & SALOMÃO, A.J. – Patologia da dequitação; conduta terapêutica. *Rev. Med.*, 56:1, 1972. • NEME, B. & PINOTTI, J.A. – *Urgências em Tocoginecologia.* São Paulo, Sarvier, 1992. • NEWTON, M. – Postpartum hemorrhage. *Am. J. Obstet. Gynecol.*, 94:711, 1966. • NEWTON, M. & cols. – Blood loss during and immediately after delivery. *Obstet. Gynecol.*, 17:9, 1961. • NOORT, W.A. & cols. – Changes in plasma levels of PGF_2-α and PGI_2 metabolites at and after delivery at term. *Prostaglandins*, 37:3, 1989. • O'BRIEN, P. & cols. – Rectally administered misoprostol fot the treatment of postpartum hemorrhage unresponsive to oxytocin and ergometrine. A descriptive study. *Obstet. Gynecol.*, 92:212, 1998. • O'BRIEN, J.M.; BARTON, J.R. & DONALDSON, E.S. – The management of placenta percreta: conservative and operative strategies. *Am. J. Obstet. Gynecol.*, 175:1632, 1996. • O'CONNOR, M.C. – Recurrent postpartum uterine inversion. *Br. J. Obstet. Gynaecol.*, 84:789, 1977. • O'LEARY, J.L. & O'LEARY, J.A. – Uterine artery ligation in the control of intractable postpartum hemorrhage. *Am. J. Obstet. Gynecol.*, 94:7, 1966. • O'LEARY, J.L. & O'LEARY, J.A. – Uterine artery ligation in the control of intractable postpartum hemorrhage. *Am. J. Obstet. Gynecol.*, 94:920, 1966. • PAIS, S.O. & cols. – Embolization of pelvic arteries for control of postpartum hemorrhage. *Obstet. Gynecol.*, 55:754, 1980. • PAL, M.; BISWAS, A.K. & BLATTACHARYA, S.M. – B-Lynch brace suturing in primary post-partum hemonhage during cesarean section. *J. Obstet. Gynaecol. Res.*, 29:317, 2003. • PANOSKALTSIS, T.A. & cols. – Placenta increta: evaluation of radiological investigations and therapeutic options of conservative management. *Br. J. Obstet. Gynaecol.*, 107:802, 2000. • PASTO, M.E. & cols. – Ultrasonographic findings in placenta increta. *J. Ultrasound Med.*, 2:155, 1983. • PASTORE, J.H. – A study of the blood loss in the third stage of labor and factors involved. *Am. J. Obstet. Gynecol.*, 31:78, 1936. • PEREZ, M.L. – *Tratado de Obstetrícia.* Buenos Aires, Aniceto López Editor, 1943. • PHANEUF, L.E. – Inversion of the uterus: a report of five personal cases. *Surg. Gynecol. Obstet.*, 71:106, 1940. • POESCHMANN, R.P. & cols. – A randomized comparison of oxytocin, sulprostone and placebo in the management of the third stage of labour. *Br. J. Obstet. Gynaecol.*, 98:528, 1991. • POSNER, L.B. – The "membrane mitt" A gauze mitt for removal of retaine secundiner. *Am. J. Obstet. Gynecol.*, 73:453, 1957. • PRATA MARTINS, J.A. & cols. – Placenta acreta. *Gin. Obst. Bras.*, 6:61, 1983. • PRENDIVILLE, W.J.; ELBOURNE, D. & McDONALD, S. – *Active Versus Expectant Management in the Third Stage of Labour.* Oxford, The Cochrane Library. Issue 1, 2004. • PRITCHARD, J.A. & cols. – Blood volume changes in pregnancy and the puerperium: III. Red blood cell loss and change in apparent – blood volume during and following vaginal delivery, cesarean section and cesarean section plus total hysterectomy. *Am. J. Obstet. Gynecol.*, 84:1272, 1962. • QUIGLEY, J.K. – Puerperal hemorrhage: its the present mortality rate unnecessarily high? *New York State J. Med.*, 48:55, 1948. • QUILLIGAN, E.J. – *Current Therapy in Obstetrics and Gynecology 2.* Philadelphia, W. B. Saunders Co., 1983. • READ, J.A.; COTTON, D.B. & MILLER, F.C. – Placenta accreta: changing clinical aspects and outcome. *Obstet. Gynecol.*, 56:31, 1980. • REICH, W.J. & NECHTOW, J.R. – Ligation of internal iliac (hypogastric) arteries: a lifesaving procedure of uncontrollable gynecology and obstetric hemorrhage. *J. Int. Coll. Surg.*, 36:157, 1961. • REZENDE, J. & BARCELLOS, J.M. – Inversão uterina em cesárea. *Rev. Ginec. Obst.*, 117:38, 1965. • RODRIGUES-LIMA, J. – Descolamento hidráulico da placenta. Tese Fac. Nacional Medicina Univ. do Rio de Janeiro, 1947. • SALES, J.M. – Inversão uterina tocogenética espontânea. *Femina*, 20:137, 1992. • SECHER, N.J. & cols. – Haemodinamic effects of oxytocin (Syntocinon) and methyl ergometrine (Methergin) on the systemic and pulmonary circulations of pregnant anesthetized women. *Acta Obstet. Gynecol. Scand.*, 57:97, 1978. • SEWALL, C.M. & COULTON, D. – Manual removal of placenta: benignin procedure. *Am. J. Obstet Gynecol.*, 52:564, 1946. • SHEEHAN, H.L. – Retained placenta and postpartum haemorrhage. *Br. Med. J.*, 1:849, 1949. • SHEEHAN, H.L. & MURDOCH, R. – Postpartum necrosis of the anterior pituitary: pathological and clinical aspects. *Br. J. Obstet. Gynaecol.*, 45:456, 1938. • SORBE, B. – Active pharmacologic management of the third stage of labor. A comparison of oxytocin and ergometrine. *Obstet. Gynecol.*, 52:694, 1978. • STEWART, P. & cols. – A randomized trial to evaluate the use of birth chaer delivery. *Lancet*, 1:1296, 1983. • SVANBERG, N. – Placenta accreta, report of case. *Acta Scand. Obstet. Gynecol.*, 28:452, 1949. • TABSH, K.M.A. & cols. – Ultrasound diagnosis of placenta increta. *J. Clin. Ultrasound*, 10:288, 1982. • TAGAKI, S.T. & cols. – The effects of uterine intramuscular injection of PGF_2-α in severe postpartum hemorrhage. International Conference on Prostglandins. Florence, 1975, p. 26. • TARMIER, E. & BUDIN, P. – *Traité de l'Art des Accouchements.* Paris, G. Steinhel, 1901. • TATUM, H.J. & MULE, J.G. – Puerperal vasomotor collapse in patients with toxemia of pregnancy – new concept of the etiology and a rational plan of treatment. *Am. J. Obstet. Gynecol.*, 71:492, 1956. • TERRY, M.F. – A management of the third stage to reduce feto-maternal transfusion. *J. Obstet. Gynaecol. Br. Commonw*, 77:129, 1970. • THIERY, M. – Postpartum hemorrhage: introduction. **In:** Proceed. XII World Congr. Gynecol. Obstet. Rio de Janeiro, Vol. 5. The Parthenon Publishing Group. New Jersey, 1988, p. 267. • THIERY, M. – Acute puerperal inversion of the uterus. **In:** Proceed. XII World Congr. Gynecol. Obstet. Rio de Janeiro, Vol. 5. The Parthenon Publishing Group. New Jersey, 1988, p. 297. • THIERY, M. & DELBEKE, L. – Acute puerperal uterine inversion. Two-step management with a β-mimetic and a prosttaglandin. *Am. J. Obstet. Gynecol.*, 153:891, 1985. • THOMAS, I.L. & cols. – Does cord drainage of placental blood facilitate delivery of the placenta? *Aust. New Zealand J. Obstet. Gynaecol.*, 30:314, 1990. • TITUS, E.C. – Inversion of uterius. *Am. J. Obstet. Gynecol.*, 39:893, 1940. • TOPPOZADA, M. & cols. – Control of intractable atonic postpartum hemorrhage by 15-methyl prostaglandin F_2-α. *Obstet. Gynecol.*, 58:327, 1981. • URBANETZ, A.A. & FANTIN FILHO, A. – Inversão uterina aguda: revisão de cinco anos. *Rev. Bras. Ginec. Obstet.*, 11:195, 1989. • VANGSGOARD, K. – B-Lynch suture in uterine atony. *Ugeskr Laeger*, 162:3468, 2000. • VEDANTHAM, S. & cols. – Uterine arterial embolization: an underused method of controlling pelvic hemorrhage. *Am. J. Obstet. Gynecol.*, 176:938, 1997. • WARD, J.W. & cols. – Transmission of human immunodeficiency virus (HIV) by blood transfusions screened as negative for HIV antibody. *N. Engl. J. Med.*, 318:473, 1988. • WATERS, E.G. – Surgical management of postpartum hemorrhage with particular reference to ligation of uterine arteries. *Am. J. Obstet. Gynecol.*, 64:1143, 1952. • WHO – Multicentre randomized trial of misoprostol in the management of the third stage of labour. *Lancet*, 358:689, 2001. • WILLIAMS, B. – The aetiology and treatment of the adherent placenta. *J. Obst. Gynaecol. Br. Emp.*, 59:220, 1952. • WOODBURY, R.A. & cols. – Relationship between abdominal uterine and arterial pressures during labor. *Am. J. Physiol.*, 121:640, 1938. • ZAHN, C.M. & YEOMANS, E.R. – Postpartum hemorrhage: placenta accreta, uterini inversion and puerperal hematomas. *Clin. Obstet. Gynecol.*, 3:422, 1990. • ZAHRADNIK, H.P. & cols. – Prostaglandin F_2-α and 15-methyl prostaglandin F_2-α anwendung bei massinven uterinen blutungen. *Geburtsh. Franenh.*, 37:394, 1977. • ZAKI, A.M.S. & cols. – Risk factors and morbility in patients with placenta previa accreta compared to placenta previa non-accreta. *Acta Obstet. Gynecol. Scand.*, 77:391, 1998. • ZELOP, C.M. & cols. – Emergency peripartum hysterectomy. *Am. J. Obstet. Gynecol.*, 168:1443, 1993.

90 Infecção Intraparto

José Eduardo Nestarez
Bussâmara Neme

CONCEITO

É infecção da cavidade amniótica, de seus anexos e, eventualmente, do feto que se inicia no transcurso do trabalho de parto.

É também chamada de coriomnionite clínica e infecção amniótica.

INCIDÊNCIA

A incidência das formas clínicas varia de 0,5 a 1% de todas as gestações.

ETIOLOGIA E MECANISMO

1. A infecção do âmnio pode ser provocada por qualquer germe da vagina.

2. A infecção pode alcançar a cavidade amniótica por via ascendente ou transcervical: direta (corioamniorrexe), para Evaldson e cols. (1980), a infecção segue a via coriodecidual; corioamniótica com membrana íntegra (conseqüente à desvitalização do pólo inferior do ovo) (Prevedourakis e cols., 1971); extra-amniótica com membrana íntegra.

Não é indispensável a rotura das membranas ovulares para permitir a ocorrência de infecção intraparto.

3. As conseqüências sobre o feto são diferentes, conforme a via de infecção. Se a via é direta, ocorre contaminação do líquido amniótico, podendo determinar pneumonia congênita e parto prematuro. Se a via é hematogênica extra-amniótica (coriodeciduite), com contaminação do espaço intraviloso, ocorre infecção hematogênica (fetal e materna), podendo-se disseminar. O estreptococo do grupo B, *S. agalactiae,* representa grave risco para o aparecimento de complicações maternas e neonatais, principalmente em prematuros (Regan e cols., 1991). A infecção neonatal por esse agente tem sido, ultimamente, muito considerada.

4. A via hematogênica é utilizada pela *Listeria monocytogenes* (Petrilli e cols., 1980) e, algumas vezes, pelo estreptococo tipo A, para atingir a cavidade amniótica.

Segundo Romero e cols. (1992), a presença de lesões inflamatórias das membranas corioamnióticas serve como marcador de invasão microbiana da cavidade amniótica.

FATORES PREDISPONENTES

1. Rotura prematura das membranas, especialmente quando o tempo de latência até o início do parto se prolonga por mais de 48 horas. O uso de antibioticoterapia profilática após a rotura pode prolongar o período de latência, mas não diminui a ocorrência de morbidade infecciosa (Mercer e cols., 1992). Segundo McDonald (1992), a ocorrência de cultura vaginal positiva para *Ureaplasma urealyticum,* na 28ª semana, aumenta em três vezes o risco de rotura prematura de membranas; infecções por enterobactérias parecem não ter o mesmo efeito. Para Naeye e Peters (1980), a infecção do líquido amniótico seria a determinante da rotura prematura de membranas.

Importa salientar o fator etiopatogênico da rotura prematura das membranas, lembrando que a incidência de infecção amniótica ocorre com tempo de latência menor que 18 horas.

2. Colo dilatável ou permeável no final da gestação, com desaparecimento do tampão mucoso. Torna recomendável a suspensão da atividade sexual no final da prenhez ou o uso de preservativos.

3. Alterações na flora vaginal nativa (colpites). A presença de lactobacilos produtores de H_2O_2 protege contra infecções genitais por alguns piógenes (*Gardnerella, Bacteroides, Peptostreptococcus, Ureaplasma, Chlamydia*). A presença de tricomonas na vagina está relacionada à maior possibilidade de corioamnionite (Martin, 1990). Hiller e cols. (1992) e Larsen e Galask (1980) mostram que as alterações fisiológicas da gravidez (aumento da acidez vaginal) protegem o feto, tornando cada vez mais benigna a flora normal. A flora vaginal nativa depende de vários fatores: estado hormonal, nível socioeconômico, promiscuidade sexual. Outro fator que pode alterar a flora normal é a realização de cerclagem; a presença do fio como corpo estranho altera as condições normais vaginais.

4. Diminuição da atividade antimicrobiana do líquido amniótico. Tal atividade tem sido atribuída a lisozimas, imunoglobulinas, lisinas B, inibidores peptídicos iônicos, espermina, beta-globulinas, zinco ligado a proteínas, relação zinco/fosfato (Schlievert e cols., 1977). Quando ocorre baixo nível de zinco, anemias, quedas de resistência geral por outras infecções, esta capacidade bacteriostática do líquido amniótico fica prejudicada. Tal atividade é seletiva, sendo incapaz de impedir o crescimento de algumas bactérias aeróbias e anaeróbias (Galask e Snyder, 1970).

5. Mecanicamente, a cavidade amniótica é protegida pelo fechamento fisiológico do canal cervical, durante a gestação, pelo tampão mucoso e pela integridade das membranas.

6. Coito pré-parto: Naeye (1982) mostra que a rotura prematura de membranas ocorre, com freqüência, 10 vezes mais quando ocorre coito prévio: as enzimas proteolíticas do sêmen podem "permeabilizar" as membranas (expostas nos colos permeáveis); o líquido seminal defende-se mal das contaminações por *Escherichia coli*; determinados germes aderem-se aos espermatozóides.

7. Trabalho de parto prolongado, especialmente se precedido por pré-parto insidioso. A atividade contrátil pode levar à infecção para a decídua pelo efeito de aspiração do conteúdo vaginal (Douglas e Stromme, 1976).

8. Exames vaginais repetidos mormente se realizados sem os devidos cuidados de antissepsia. O descolamento de membranas para estimular as contrações ou a realização de amnioscopias podem causar o mesmo efeito.

9. A gestante apresenta diminuição da resposta imunológica. Apesar da leucocitose, não ocorre aumento dos linfócitos. Segundo Walker (1992), os linfócitos da gestante têm aumento do potencial de resposta em vez de aumento de atividade.

10. Outras causas – práticas propedêuticas (amniocentese, cordocentese) e terapêuticas (transfusão intra-uterina e cerclagem) respondem também pela infecção amniótica. Segundo Creasy e Resnik (1999), ela ocorre em 2-8% na cerclagem, 1% na aminocentese e 5% na transfusão intra-uterina.

MICROBIOLOGIA

Em geral, predomina a flora polimicrobiana. Em 1982, Gibbs e cols. colheram líquido amniótico em casos de infecção intraparto. Os bacteróides foram os mais freqüentes (25%), seguidos do estreptococo grupo B (12%), estreptococo aeróbio (13%), *E. coli* (10%) e de outras cepas aeróbias gram-negativas (10%).

Segundo Blanco e cols. (1983), outras publicações referem a presença do *Mycoplasma hominis* (35%). Sweet e cols. (1987) citam que, apesar de a presença da *Chlamydia trachomatis* no colo uterino ser freqüente, sua ocorrência na infecção intraparto é rara.

DIAGNÓSTICO E QUADRO CLÍNICO

Deve-se distinguir a infecção amniótica com membranas íntegras e rotas.

1. Infecção amniótica com membranas rotas:
   - os sinais mais importantes aparecem na mãe após 48-72 horas de amniorrexe: fluxo malcheiroso (fisometria) com freqüência purulento, febre, taquicardia, leucocitose. Entretanto, há casos de infecção com ausência total de sintomas (Friedman, 1973);
   - laboratorialmente podemos enfatizar o papel da leucocitose, o aumento da velocidade de hemossedimentação e a dosagem da proteína C reativa (Ohlsson e Wang, 1990);
   - a identificação de germes em culturas de material vaginal e líquido amniótico tem importância relativa, devido à urgência da patologia. Para Bobitt e Ledger (1978), a contagem de germes superior a 103 colônias/ml de líquido amniótico estava associada com morbidade feto-materna;
   - o exame das membranas e da placenta pode fornecer informações. Esta perde seu aspecto brilhante, bem como as membranas. O cordão torna-se edemaciado, escuro e friável. Para Wilson e cols. (1964), tais alterações podem ocorrer sem sinais clínicos de infecção. O inverso também é verdadeiro, colocando em dúvida a importância de tais sinais;
   - no feto, a monitorização biofísica mostra taquicardia e desacelerações com as contrações;
   - o parto pode ser pré-termo, e o recém-nascido apresenta, com freqüência, pneumonia congênita.

2. Infecção amniótica com membranas íntegras:
   - os sinais maternos são escassos: febre e taquicardia moderadas ou inexistentes;
   - sofrimento fetal intraparto sem razão aparente que o justifique. É causado pelo edema vilositário por aumento das prostaglandinas E_2 que ocasionam extravasamento de líquidos. Podemos distinguir três etapas: a) depressão fetal com sinais de hipóxia anteparto (taquicardias, desacelerações etc.); b) síndrome de desconforto respiratório no recém-nascido, pois alguns germes gram-negativos destroem os surfactantes; e c) sinais de infecção grave: sepse, meningite, otite média, artrite séptica etc.

CONDUTA

1. Medidas profiláticas:
   - evitar a prática do coito a partir de 36 semanas de gestação e mesmo antes nos casos de colo dilatável. Creatsas e cols. (1981) sugerem o uso de preservativo no relacionamento sexual no final da gestação;
   - evitar tanto exames vaginais traumáticos no final da gestação como a manipulação das membranas. Para Lenihan (1984), haveria relação direta entre exames vaginais antes do termo e a ocorrência de rotura prematura de membranas com conseqüente risco de infecção;
   - tratar, durante o pré-natal, as infecções vaginais;
   - pesquisar, durante o pré-natal, situações que possam causar dilatação precoce do canal cervical;
   - em casos de amniorrexe prematura, induzir o parto tão logo possível de acordo com a maturidade fetal. Na rotura no termo, iniciar a indução antes de 12 horas do episódio. O parto, ocorrendo após 24 horas de membranas rotas, provoca aumento significante de infecção puerperal (Evaldson e cols., 1980);
   - evitar exames vaginais no período de latência e, o menos possível, durante o trabalho de parto;
   - evitar processos invasivos de monitorização nestes casos;
   - evitar o trabalho de parto prolongado.

2. Medidas na suspeita de infecção:
   - cultura do líquido amniótico obtido diretamente da vagina ou mediante amniocentese quando com membranas íntegras. É recomendada a realização de esfregaço com líquido amniótico centrifugado, corado pelo método de Gram;
   - realizar hemograma: tem valor limitado, pois a gravidez impõe modificações na maioria dos parâmetros. Entretanto, suspeitar de corioamnionite com leucocitose acima de 12.000, alterações na hemossedimentação acima de 20% e proteína C reativa acima de 2mg/dl (sem valor após contrações por períodos superiores a 6 horas);
   - administrar antibióticos de largo espectro. Em pacientes com cultura cervical positiva para estreptococo do grupo B ou *Neisseria gonorrhoeae*, o uso de antibióticos de amplo espectro não piora a mortalidade perinatal, embora possa aumentar a incidência de pneumonia (Maxwell e Watson, 1992); em 50% das invasões da cavidade amniótica existe a participação de mais de um agente microbiano. Os esquemas mais preconizados são: penicilina + cloranfenicol, cefoxetina isolada, gentamicina + metronidazol, e outros;
   - após o resultado da cultura, adequar a antibioticoterapia.

3. Medidas na infecção confirmada:
   - o útero deve ser esvaziado (indução) o mais rápido possível em qualquer época da gestação;
   - se a infecção não for intensa e não existir sofrimento fetal, induzir o parto, com indicação liberal de cesárea, a qualquer sinal de insucesso ou agravamento séptico;
   - perante infecção grave com sofrimento fetal, tratando-se de concepto viável, indicar cesárea, respeitando os cuidados necessários nestes casos. A prática de cesárea extraperitoneal está abandonada;
   - no momento da extração fetal e após o pinçamento do cordão, administrar antibióticos de largo espectro;
   - no puerpério, manter a antibioticoterapia e introduzir ergóticos.

Lembrar que perante a infecção as contrações uterinas representam fenômeno precoce, parecendo que a natureza quer resolver espontaneamente tal complicação. Segundo Romero e cols. (1992), tal fato estaria relacionado com o aumento de endotelina 1 e 2 no líquido amniótico de gestantes com infecção amniótica. Isto reforça a idéia de que a uteroinibição nestes casos é contra-indicada.

Grether e Nelson (1997) referem maior incidência de paralisia cerebral em conceptos, inclusive quando de peso normal. Yoon e cols. (1996) comprovaram no líquido amniótico (na infecção intraparto), em casos de prematuros, níveis elevados de citocinas inflamatórias, associados à leucomalacia periventricular.

PROGNÓSTICO

Na atualidade, graças à terapêutica antimicrobiana, o prognóstico materno é bom. Entretanto, a mobiletalidade dos conceptos (particularmente os prematuros) ainda é elevada (Garite e Freeman, 1982), sendo mais incidentes os processos inflamatórios pulmonares e a síndrome de membrana hialina (13%).

CONDUTA NA CESÁREA

A técnica extraperitoneal está abandonada. A incisão uterina segmentar, transversa e baixa é preferencial. Extraído o concepto, o cirurgião e os auxiliares trocam de indumentais e luvas. Os campos de proteção são removidos e trocados. A exteriorização do corpo uterino e sua lavagem (a cavidade) com soro fisiológico aquecido é discutível. Jamais a praticamos.

Referências Bibliográficas

- BLANCO, J.D. & cols. – A controlled study of genital mycoplasmas in amniotic fluid from patients with intra-amniotic infection. *J. Infect. Dis.*, 147:650, 1983.
- BOBITT, J.R. & LEDGER, W.J. – Amniotic fluid analysis: its role in maternal and neonatal infection. *Obstet. Gynecol.*, 51:56, 1978.
- CRAIG, V. & cols. – Incidência de fatores de risco materno intraparto para a identificação de neonatos sob risco para a ocorrência precoce de sepsis estreptocócica do grupo B: um estudo prospectivo. *Am. J. Obstet. Gynecol.*, 1:161, 2000. Ed. Brasileira.
- CREASY, R.K. & RESNIK, R. – *Maternal-Fetal Medicine*. Philadelphia, W.B. Saunders Co., 1999, p. 659.
- CREATSAS, G. & cols. – Bacterial contamination of the cervix and premature rupture of membranes. *Am. J. Obstet. Gynecol.*, 139:522, 1981.
- DOUGLAS, R.G. & STROMME, W.B. – Management of complications during labor. In: Douglas, R. G. & Stromme, W. B. (eds.). *Operative Obstetrics*. New York, Appleton, 1976, p. 390.
- EVALDSON, G. & cols. – Premature rupture of the membranes. *Acta Obstet. Gynecol. Scand.*, 59:385, 1980.
- EVALDSON, G. & cols. – Premature rupture of the membranes and ascending infection. *Br. J. Obstet. Gynaecol.*, 89:793, 1982.
- FRIEDMAN, E.A. – Obstetric infection in labor. In: Charles, D. & Finland, M. (eds.). *Obstetrics and Perinatal Infections*. Philadelphia, Lea & Febiger, 1973, p. 501.
- GALASK, R.P. & SNYDER, I.S. – Anti-microbial factors in amniotic fluid. *Am. J. Obstet. Gynecol.*, 106:59, 1970.
- GARITE, T.J. & FREEMAN, R.K. – Chorioaminionites in the preterm gestation. *Obstet. Gynecol.*, 59:539, 1982.
- GIBBS, R.S. & cols. – Quantitative bacteriology of amaniotic fluid from patients with clinical intra-amniotic infection at term. *J. Infect. Dis.*, 145:1, 1982.
- GRETHER, J.K. & NELSON, K.B. – Maternal infection and cerebral palsy in infants of normal birth weight. *JAMA*, 278:207, 1997.
- HILLER, S.L. & cols. – The relationship of hydrogen peroxide-producing lactobacilli to bacterial vaginosis and genital microflora in pregnant women. *Obstet. Gynecol.*, 79:369, 1992.
- LARSEN, B. & GALASK, R.P. – Vaginal microbial flora: practical and theoretic relevance. *Obstet. Gynecol.*, 55:110, 1980.
- LENIHAN Jr., J.P. – Relationship of antepartum pelvic examinations to premature rupture of the membranes. *Obstet. Gynecol.*, 83:33, 1984.
- MARTIN, D.H. – Erythromicin treatment of Chlamydia trachomatis infections during pregnancy. 30th ed., Atlanta, ICAAC, 1990.
- MAXWELL, G.L. & WATSON, W.L. – Preterm premature rupture of membrane: results of expectant management in patients with cervical cultures positive for group B streptococcus or Neisseria gonorrhoeae. *Am. J. Obstet. Gynecol.*, 166:945, 1992.
- McDONALD, H.M. & cols. – Pre-natal microbiological risk factores associated with preterm birth. *Br. J. Obstet. Gynaecol.*, 99:190, 1992.
- MERCER, B.M. & cols. – Erythromycin therapy in preterm premature rupture of the membranes: a prospective, randomized trial of 220 patients. *Am. J. Obstet. Gynecol.*, 166:794, 1992.
- NAEYE, R.L. & PETERS, E.C. – Causes and consequences of premature rupture of fetal membranes. *Lancet*, 26:192, 1980.
- NAEYE, R.L. – Factors that predispose to premature rupture of fetal membranes. *Obstet. Gynecol.*, 60:93, 1982.
- OHLSSON, A. & WANG, E. – An analysis of antenatal tests to detect infections in preterm premature rupture of the membranes. *Am. J. Obstet. Gynecol.*, 162:809, 1990.
- PETRILLI, E.S. & cols. – Listeria monocytogenes chorioamnionitis: diagnosis by transabdominal amniocentesis. *Obstet. Gynecol.*, 55(Suppl 3):5S, 1980.
- PREVEDOURAKIS, C.N. & cols. – Bacterial invasion of amniotic cavity during pregnancy and labor. *Obstet. Gynecol.*, 37:459, 1971.
- REGAN, J.A. & cols. – Vaginal infections and prematurity study group: the epidemiology of group B streptococcal colonization in pregnancy. *Obstet. Gynecol.*, 77:604, 1991.
- ROMERO, R. & cols. – Endothelins-1 e 2 levels are increased in the amniotic fluid of women with preterm labor and microbial invasion of the amniotic cavity. *Am. J. Obstet. Gynecol.*, 166:95, 1992.
- ROMERO, R. & cols. – The relationship between acute inflamatory lesions of the preterm placenta and amniotic fluid microbiology. *Am. J. Obstet. Gynecol.*, 166:1382, 1992.
- SCHLIEVERT, P. & cols. – Bacterial growth inhibition by amniotic fluid. VII – The effect of zinc suplementation on bacterial inhibition activity of amniotic fluids from gestation of 20 weeks. *Am. J. Obstet. Gynecol.*, 127:603, 1977.
- SWEET, R.C. & cols. – Chlamydia trachomatis infection and pregnancy outcome. *Am. J. Obstet. Gynecol.*, 156:98, 1987.
- WALKER, J.J. – Immunological changes in normal pregnancy. *Eur. J. Obstet. Gynecol.*, 43:167, 1992.
- WILSON, M. G. & cols. – Prolonged rupture of the membranes. *Am. J. Dis. Child.*, 107:138, 1964.
- YOON, B.H. & cols. – Interleukin-6 concentrations in umbelical cord plasma are elevated in neonates with periventricular white matter lesions associated with periventricular leukomalacia. *Am. J. Obstet. Gynecol.*, 174:433, 1996.

91 Traumatismos Maternos do Parto

Bussâmara Neme
Mário Macoto Kondo

CONCEITO E CLASSIFICAÇÃO

No decurso do parto espontâneo e, particularmente, no operatório, podem ocorrer traumatismos que atingem estruturas genitais e extragenitais do organismo materno. Entre esses traumatismos ou lesões, merecerão nossa atenção, pela sua freqüência, as entidades citadas no quadro IV-8.

Em geral, essas complicações devem ser reparadas de imediato, para reduzir sua gravidade prognóstica. Por isso, o tocólogo, ultimada a dequitação e, excepcionalmente, até antes de ela ocorrer, deve proceder à revisão da cavidade uterina e do canal de parto, a fim de identificá-las e proceder seu tratamento.

O quadro traumático mais grave, representado pela rotura uterina, será considerado, em particular, no Capítulo 92.

Quadro IV-8 – Traumatismos maternos no parto.

Lesões do canal de parto
  Colo: roturas, necrose isquêmica, arrancamentos
  Vagina: paredes, fundos de sacos
  Períneo: roturas em geral, rotura central
  Vulva: hematoma, lacerações, varizes, clitóris

Lesões extragenitais
  Viscerais: reto, fígado, via urinária
  Vasculares: hemorragias intraperitoneais, hemorragias extraperitoneais
  Musculares: músculo elevador do ânus, músculo esfíncter anal, músculo retoabdominal
  Neurológicas: plexo lombossacral
  Osteoarticulares: disjunção sinfisária, luxação sacrocóccica

Lesões uterinas
  Rotura uterina

LESÕES DO CANAL DE PARTO

Consideraremos as lesões que atingem o colo uterino, as paredes vaginais, o períneo e a vulva.

LESÕES DO COLO UTERINO

Três tipos de lesões cervicais podem ocorrer durante o parto: roturas (freqüentes), necrose isquêmica (rara) e arrancamentos (excepcionais).

As *lacerações cervicais,* inclusive após partos espontâneos de duração normal, são freqüentes. Em geral, unicomissurais e, mais raramente, bicomissurais, as roturas do colo limitam-se a sua porção vaginal, e sua extensão não ultrapassa 3-4cm. Raramente, entretanto, tais lesões podem estender-se, atingir o orifício interno e até o segmento inferior (roturas supravaginais), seguindo-se de coleção sangüínea intraligamentar extraperitoneal e quadro de choque hemorrágico. Nesses casos, a lesão da artéria uterina (rara) e/ou de seus ramos, em geral, exige a prática de laparotomia para a devida hemostasia. Em face da proximidade dos ureteres, o tocólogo deve evitar sua inclusão nas ligaduras.

Atualmente, evitado o prolongamento dos partos e afastado o emprego de aplicações de fórcipes altos e até no estreito médio, a ocorrência de tais lesões é excepcional.

Etiologia – dentre as causas mais freqüentes das roturas cervicais citam-se:

a) manobras dilatadoras forçadas do colo (manobra de Bonnaire);
b) intervenções extrativas do feto com colo incompletamente dilatado (fórcipe, versão interna, extração pélvica);
c) tentativas digitais, com a finalidade de forçar a locação do lábio anterior do colo atrás da apresentação fetal;
d) parto prolongado, com apresentação insinuada e cervicodilatação incompleta;
e) rotura inoportuna das membranas (antes de colo dilatado ou dilatável);
f) esforços expulsivos prematuros (antes de cervicodilatação completa).

Todas essas possíveis causas serão tanto mais lesivas quanto mais resistente for o óstio cervical (edema, eletrocoagulações anteriores etc.). Em casos de rotura precoce das membranas, com insinuação profunda cefálica coincidente, a compressão demorada do colo situado entre a cabeça fetal e os ossos pelvi-anos segue-se de sua mortificação e até de *necrose isquêmica,* complicada ou não, com lesão idêntica da parede vesical (fístula vesicovaginal, após a eliminação tardia dos tecidos necrosados). Essa complicação é mais provável em partos prolongados, quando o lábio anterior do colo se apresenta com edema e locado adiante da cabeça fetal e comprimido entre ela e a sínfise púbica (Fig. IV-142).

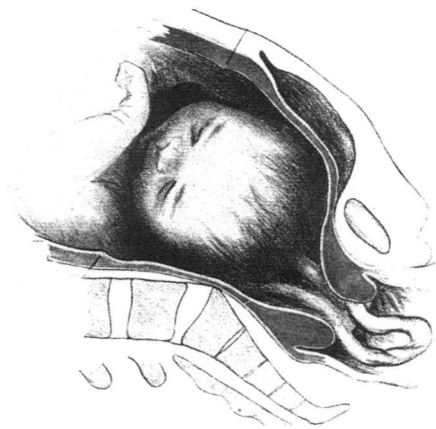

Figura IV-142 – Apresentação cefálica alta em caso de vício pélvico. Compressão do colo uterino ao nível do promontório (posterior) e sínfise púbica (anterior). Prolapso do cordão (De Lee e Greenhill, 1943).

Quando a necrose isquêmica envolve, circularmente, todo o canal cervical, como pode ocorrer em casos excepcionais de colo resistente (lesões cicatriciais fibrosas e antigas), têm sido referidos arrancamentos de fragmentos do colo e até de toda a estrutura cervical – arrancamento anular do colo (Jeffcoate e Lister, 1952 e Spritzer, 1962). É o que se vê na figura IV-143. Esse tipo de traumatismo pode, também, ocorrer em aplicações de fórcipe e vácuo-extrator sob colo aglutinado (Spritzer, 1962).

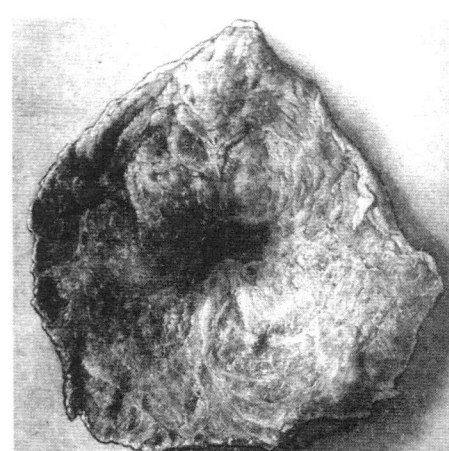

Figura IV-143 – Arrancamento anular do colo (Eastman, 1950).

Sintomas e diagnóstico – as lesões cervicais, em geral, provocam hemorragia de pouco vulto. Entretanto, quando sua propagação é extensa e/ou quando se trata de várias lacerações (roturas estreladas do colo), a perda sangüínea pode ser volumosa.

O diagnóstico se firmará pela revisão do canal de parto, que deve contar com um auxiliar e ser feita por meio de valvas e pinças de De Lee (Figs. IV-144 e IV-145), apreciando-se toda a circunferência cervical. Nos casos em que a rotura cervical se estende e atinge o fundo de saco vaginal, podendo, inclusi-

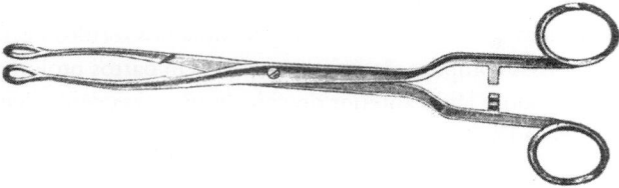

Figura IV-144 – Pinça de De Lee. Notar a extremidade em anel ovalar.

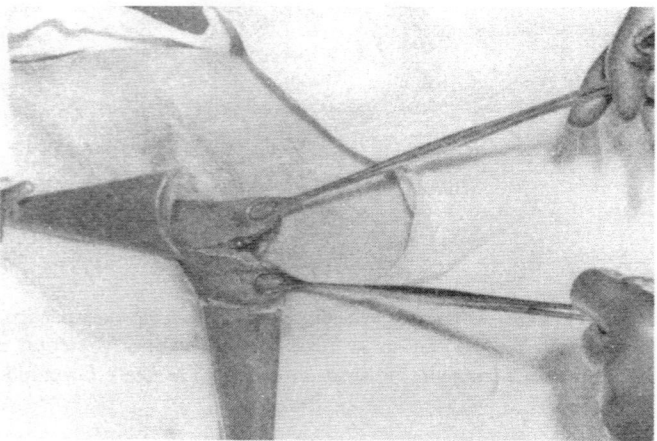

Figura IV-145 – Pinças de De Lee aplicadas sobre os lábios cervicais rotos (Eastman, 1950).

ve, alcançar o segmento inferior, a hemorragia poderá ser grande e coletar-se no ligamento largo e até na cavidade peritoneal, obrigando à realização de laparotomia para a devida reparação das estruturas comprometidas. Em mais de 60 anos de atividade obstétrica jamais comprovei essa grave e rara complicação (B. Neme).

Assistência – durante a evolução do trabalho de parto deverão, preventivamente, ser evitadas todas as causas etiológicas citadas de lesões cervicais.

As lesões comissurais do colo serão reparadas pela sua sutura em pontos separados, com categute cromado 0 ou 00, excluindo-se a mucosa. O primeiro ponto de sutura deve distar cerca de 0,5cm do final da rotura (Fig. IV-146).

A reparação de lesões necróticas e dos tecidos mortificados, conseqüentes à compressão prolongada do colo, é difícil e nem sempre é exitosa. Em geral, ocorrem esgarçamentos dos pontos de sutura, agravando o traumatismo cervical. Nesses casos, temos tido, às vezes, o cuidado de limitar a assistência apenas à hemostasia dos vasos sangrantes, acrescida, por vezes, de tamponamento vaginal. Quando a sutura de lacerações mais simples não foi perfeita, o colo permanecerá bilabiado e evertido, favorecendo a patologia cervical posterior. A terapêutica antibiótica não deve ser descurada quando as lesões do colo são extensas e complicadas, com mortificação tecidual.

LESÕES DAS PAREDES VAGINAIS

As lesões das paredes vaginais decorrem, em geral, da propagação de roturas perineais (espontâneas ou conseqüentes a propagações de episiotomias) e atingem, em particular, a parede posterior. As lesões extensas laterais podem ocorrer durante a aplicação de fórcipe com colheres fenestradas, por ocasião da rotação interna, em bacia com espinha ciática saliente.

Roturas dos fundos de sacos vaginais sóem ocorrer em parturientes adolescentes (fundos de sacos vaginais rasos) e em aplicações de fórcipe, quando a ponta das colheres, acidentalmente, penetra e perfura o fundo de saco vaginal. Por vezes, durante a prática de episiotomias, a ponta da tesoura pode atingir a parede vaginal posterior e incluir a parede retal, comunicando a vagina ao reto.

Na reparação das lesões vaginais, utilizamos o categute cromado 0, pela técnica do chuleio, procurando coaptar com perfeição as bordas da ferida. Quando a lesão se propaga e/ou atinge os fundos de sacos vaginais, a presença de auxiliar é indispensável para, utilizando valvas, favorecer a identificação e a extensão das lesões. Isso porque a possível desinserção da parede vaginal (colporrexe) pode estar complicada com a comunicação do canal vaginal com a cavidade peritoneal.

Recomendamos que o primeiro ponto de sutura das roturas vaginais seja feito acima do início da lesão (junto ao fundo vaginal), a fim de evitar possível hemorragia e hematoma vulvovaginal.

Quando ocorre a lesão vaginorretal, a sutura da parede retal será feita em duas camadas: a primeira em chuleio com agulha atraumática e a segunda com pontos separados, recobrindo a primeira. Os fios de categute cromado 0 ou 00 deverão ter seus nós voltados para a vagina.

LESÕES DO PERÍNEO

Lesões perineais são freqüentes em partos espontâneos de primíparas (30% ou mais) e, também, naqueles de multíparas que tiveram seu períneo suturado em partos anteriores. Em geral, são lesões que atingem e incluem a vagina e a vulva.

Conforme sua extensão, as roturas do períneo são classificadas em três graus: a) primeiro grau, quando atingem a fúrcula vulvar; b) segundo grau, quando se estendem e se aproximam, sem incluir o esfíncter anal; e c) terceiro grau, quando atingem e incluem o referido esfíncter e o reto (de quarto grau para alguns, quando o reto é atingido) (Fig. IV-147).

Etiologia – dentre os fatores que favorecem as roturas do períneo, salientam-se: a) volume cefálico real excessivo; b) maiores diâmetro e circunferência cefálica, em virtude de deflexões de primeiro grau (bregmáticas) e de desprendimento cefálico em occípito-sacral ou em occípito-púbica pouco fletida; c) desprendimento do ombro fetal, com locação inadequada do hipomóclio no acrômio anterior; d) biacromial excessivo, pre-

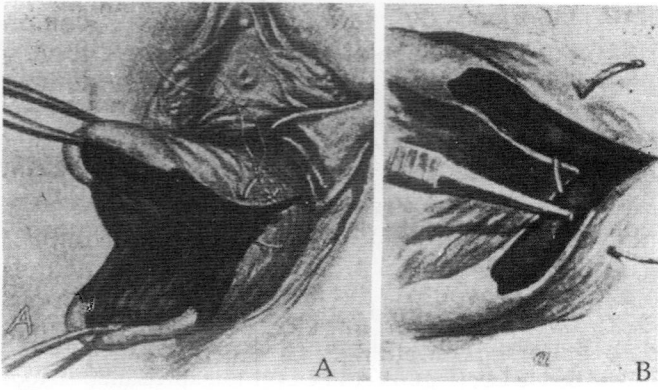

Figura IV-146 – Rotura comissural do colo. A) Apreensão dos lábios cervicais para seu reparo. B) Sutura excluindo a mucosa.

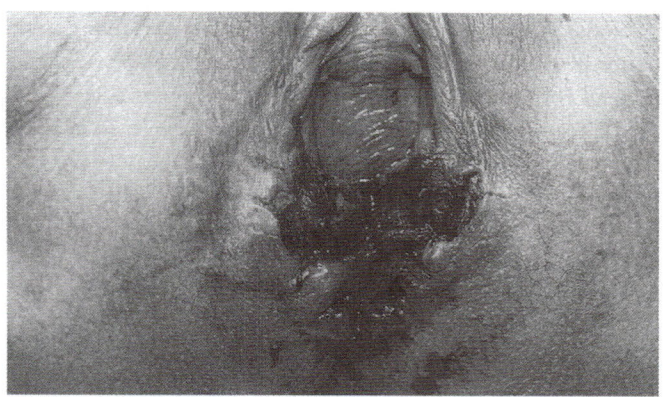

Figura IV-147 – Rotura completa do períneo (terceiro grau).

sente em fetos macrossômicos; e) edema do períneo conseqüente a seu manuseio excessivo; f) arcada subpúbica aguda com conseqüente má adaptação cefálica; g) distensibilidade precária do períneo, comum nas primigestas precoces e idosas.

Na prática da episiorrafia, como já foi referido no Capítulo 22, devemos proceder à sutura em chuleio da parede vaginal e, com pontos separados (Dexon 0), à miorrafia dos elevadores e do esfíncter nos casos de rotura do terceiro grau.

Por vezes, apesar da integridade aparente do assoalho perineal, as pacientes no pós-parto referem incontinência de gases e fezes. Burnett e cols. (1991), em 62 casos em que essa queixa ocorria, praticaram endossonografias, comprovando defeitos do esfíncter externo do ânus em 90%, do esfíncter interno em 65%, e do corpo perineal em 44%. Daí o cuidado que o tocólogo deve ter na reparação das lesões perineais submucosas e, principalmente, na sua profilaxia (Capítulo 22).

Rotura central do períneo – é condição muito rara e identifica-se por rotura do períneo mantendo-se íntegro o anel vulvar. A literatura nacional consigna alguns casos (Mota, 1948; Pereira, 1945) e na Clínica Obstétrica da Faculdade de Medicina de São Paulo (USP), no período de 1940-1954, ocorreram dois casos (Tolosa e Pawel, 1940; Martins e Sawaya, 1954).

Duas condições são necessárias para a ocorrência da rotura central do períneo: períneo muito alto e grande resistência do anel vulvar. Durante a expulsão, a cabeça (necessariamente pequena) ou o membro fetal pode vencer e romper centralmente as estruturas do períneo e exteriorizar-se (Figs. IV-148 e IV-149).

A assistência se resumirá em estender a rotura, seccionando-se o anel vulvar, seguida da sutura do períneo. Ingraham e cols. (1949), dentre 159 casos atendidos, referem que apenas em 26 ocorreu morbidade febril e apenas em um caso a reparação perineal foi imperfeita. Dentre 19 pacientes que tiveram partos posteriores, não ocorreu recorrência da lesão.

LESÕES DA VULVA

Quando o anel vulvovaginal é resistente ou angustiado e na assistência, durante a expulsão, o tocólogo insiste em não praticar a episiotomia, podem ocorrer lacerações vulvares e, inclusive, do clitóris. Neste último caso, a hemorragia, em geral, não é pequena, impondo-se hemostasia cuidadosa, a fim de não agravá-la.

A reparação das lacerações vulvares e do clitóris se fará com categute simples 000, com pontos separados ou em "U" e com agulha atraumática. Quando as lesões clitoridianas são próximas do meato uretral, recomendamos cateterizar a uretra, a fim de evitar sua eventual inclusão na sutura reparadora.

Após intervenções vaginais extrativas (aplicações de fórcipe, embriotomias, extração pélvica) e, inclusive, após partos normais, podem-se identificar hematomas localizados nos grandes lábios, no períneo e na vagina. Nesta última eventualidade, a rotura ou laceração submucosa de vasos arteriais (principalmente) ou venosos segue-se do acúmulo gradual e progressivo de sangue em uma das fossas isquiorretais. Constitui-se, assim, hematoma com projeção vulvovaginal, mais ou menos volumoso, associado à deformação unilateral da vulva.

O *hematoma vulvovaginal* é entidade pouco freqüente (1:4.640 partos, segundo Almeida e Zaragoza, 1949) e ocorre, principalmente, nas primíparas. Sua identificação, em geral, é feita após o chamado quarto período do parto (1 hora e 30min após a dequitação), podendo ser precoce ou tardia. Em 1922, Ribeiro, entre nós, versou o tema em tese de doutoramento.

A distensão local e progressiva que provoca se segue de queixa dolorosa gradativa, que a puérpera refere ser localizada na região vulvovaginoperineal. À inspeção, a hemivulva atingida mostra-se distendida, deformada e com coloração violáceo-escura (Figs. IV-150 e IV-151). A tumoração é dolorosa, elástica, tensa e flutuante.

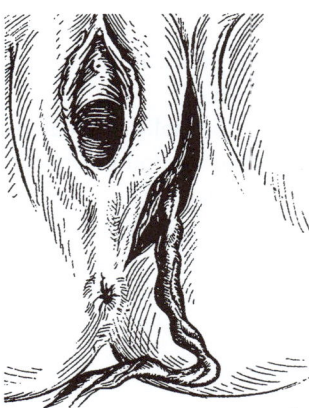

Figura IV-148 – Rotura central do períneo. Nesse caso ela foi lateral exteriorizando o cordão umbilical. Em geral é central (Chassar Moir, 1964).

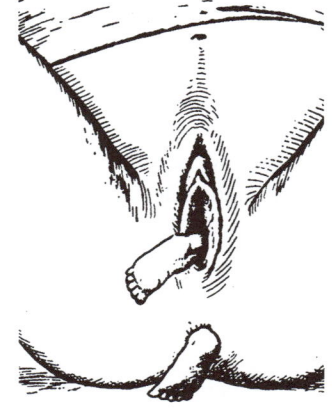

Figura IV-149 – Rotura vaginorretal com exteriorização anal do pé fetal (Chasar Moir, 1964).

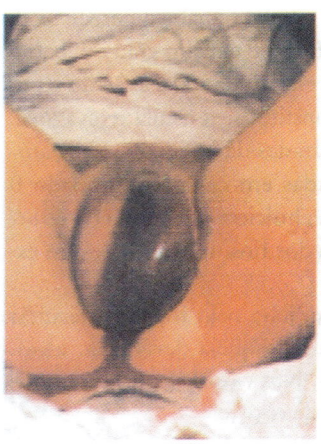

Figura IV-150 – Hematoma vulvovaginal após parto normal.

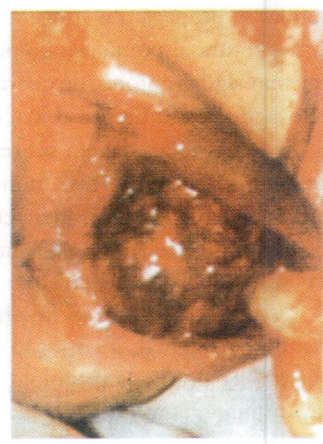

Figura IV-151 – Hematoma vulvovaginal após sua incisão para o devido tratamento. Notar a sonda uretral locada a fim de favorecer a reparação cirúrgica.

O toque vaginal comprova a deformação, o enchimento do canal vaginal e a integridade de sua mucosa. Embora, raramente, tal seja o volume do sangue ali coletado, pode ocorrer comprometimento do estado geral.

Na sua assistência, quando o hematoma é muito volumoso, impõe-se sua drenagem, com incisão suficientemente ampla para permitir a remoção dos coágulos, a identificação dos vasos sangrantes e a devida hemostasia. Nos casos, não raros, em que não se consegue individualizar a fonte da hemorragia, fazemos a sutura cruzada e em massa da área sangrante. Assegurada a hemostasia, sutura-se a incisão praticada e, como medida complementar, pratica-se tamponamento cerrado vaginal.

A retirada da gaze se fará, lenta e progressivamente, a partir de 6 horas após sua introdução vaginal. A terapêutica antibiótica, nesses casos, não deverá ser descurada.

Hematomas vulvovaginais pouco pronunciados podem prescindir de drenagem. Nesses casos, a compressão resultante do tamponamento cerrado da vagina pode ser exitosa. Sempre que executamos o tamponamento cerrado da vagina, aconselhamos praticar e manter o cateterismo vesical, enquanto ele perdurar, a fim de favorecer a drenagem da bexiga. Além disso, impõe-se observação criteriosa pós-cirúrgica, pois o hematoma pode recrudescer.

Em geral, a evolução é boa. Entretanto, na era em que os recursos transfusionais eram precários, Hamilton (1940) referiu obituário materno de até 21% dentre 156 casos referidos na literatura. McFlin e cols. (1954) reviram 73 casos de hematomas, conseqüentes a partos, referindo que o tratamento foi conservador em 50,7% e cirúrgico (incisão, drenagem e sutura) em 49,3%.

LESÕES EXTRAGENITAIS

Serão consideradas as lesões: viscerais, da via urinária, hepáticas, vasculares, musculares, neurológicas e osteoarticulares.

LESÕES VISCERAIS

As lesões viscerais, durante o parto, atingem, particularmente, o reto, as vias urinárias e, excepcionalmente, o fígado e o baço.

Lesões retais

Ocorrem, em geral: a) durante a prática de episiotomia, quando a ponta da tesoura que incisa o períneo atinge a parede vaginal posterior e, inclusive, o septo vaginorretal; b) quando perineotomias se propagam e atingem o esfíncter anal e a parede retal; c) nas roturas espontâneas do períneo de terceiro grau ou, como querem alguns autores, de quarto grau. Quando a lesão do septo retovaginal passa despercebida, constitui-se a fístula retovaginal.

As lesões retais devem ser reparadas de imediato. Utilizam-se agulhas atraumáticas, montadas em categute cromado 0 em duas camadas: a primeira em chuleio e a segunda de reforço em pontos separados. Os nós dos fios utilizados devem estar voltados para a vagina.

Quando da reparação imediata feita pelo tocólogo resultar fístula retovaginal, a correção dessa seqüela deverá ser, idealmente, da alçada de protologista. Nos casos de pertuito fistular exíguo, a cura espontânea pode ocorrer.

Lesões da via urinária

As lesões da via urinária podem atingir os ureteres, a bexiga e a uretra. As *lesões ureterais* ocorrem, em geral, durante a prática de cesárea-histerectomia e/ou de histerectomias puerperais (totais).

Nessas intervenções, a *lesão ureteral* sói ocorrer quando optamos pela extirpação total do útero. Jamais comprovei lesão ureteral em histerectomias subtotais. Daí limitarmos a indicação da técnica total aos casos de infecção uterina e de neoplasias malignas genitais.

Comprovada a lesão do ureter no ato cirúrgico, deve-se apelar, sempre que possível, para a colaboração de colega urologista. Na sua ausência, o tocólogo poderá praticar a reimplantação do ureter na bexiga, cuja realização será facilitada por se tratar, em geral, de lesão baixa do ureter (Neme e Azevedo, 1962).

As *lesões da bexiga* podem ocorrer: a) no curso de cesáreas, particularmente iterativas; b) durante intervenções extrativas pela via vaginal (fórceps altos e embriotomias); c) após partos prolongados levando à necrose tissular das estruturas vaginais, vesicais e cervicocorporais uterinas.

O advento da incisão de Pfannenstiel, na prática da cesárea, contribuiu para aumentar a incidência de lesões vesicais nas intervenções iterativas. Felizmente, a sua identificação no ato cirúrgico e sua fácil e imediata sutura seguem-se, em geral, de efetiva reparação. Entretanto, impõem-se manter drenagem permanente vesical por 8-10 dias.

A sutura da lesão vesical, durante a cesárea, se fará em três camadas: a primeira, em chuleio, com agulha atraumática montada em fio de categute simples 0 ou 00 ou categute cromado 000; a segunda, de modo semelhante, utilizando fio de categute cromado 00; e a terceira, com pontos separados de categute cromado 0 ou 00, reforçando as suturas anteriores. Em geral, os resultados são bons, porquanto as lesões vesicais no curso de cesáreas se localizam na parede anterior e no fundo da bexiga.

Durante a prática de fórceps altos, particularmente quando se aplica o de Kielland, pela técnica do volteio, podem ocorrer lesões vesicais de difícil reparação e improvável êxito. Isso porque tais lesões, além de serem irregulares e extensas, localizam-se na parede póstero-inferior da bexiga. O risco de lesões vesicais, durante embriotomias, ocorre, em particular, quando se pratica a degola fetal, com o emprego do gancho de Braun e a tesoura de Dubois.

Finalmente, após partos muito prolongados e com cabeça fetal insinuada e encravada na bacia, a ocorrência de necrose isquêmica das estruturas locais segue-se do aparecimento tardio (cerca de 6-10 dias) de fístulas vesicovaginais (após a queda dos tecidos necrosados).

Por muito tempo, os autores clássicos relacionaram essa condição, repetindo ensinamentos de Bumm (Rudge, 1941), às bacias achatadas. Entretanto, radiopelvimetrias realizadas por Martins e cols. (1954) demonstraram que as fístulas tocogenéticas, conseqüentes a partos prolongados, resultam, em geral, de bacias com vício do estreito médio.

Lesões vesicais, sem comprometimento total da parede da bexiga, podem resultar de partos espontâneos e/ou tocúrgicos. Nesses casos, não se comprova a perda permanente de urina, e a manifestação clínica das lesões da mucosa restringe-se à presença de hematúria, mais ou menos intensa, que desaparece no puerpério, após 24-48 horas. Também nessa condição é prudente manter-se o cateterismo vesical até o clareamento da urina.

Finalmente, importa referir que as *lesões da uretra* podem resultar da prática indevida de cateterismo vesical, em casos de cabeça fetal profundamente insinuada. Nessa eventualidade, para evitar o traumatismo uretral, recomendamos introduzir o cateter entre os dedos indicador e médio, locados de permeio à cabeça fetal e à arcada púbica.

Lesões *clitoridianas e vulvares* podem, ainda, se estender e atingir o meato uretral. Geralmente, nesses casos, a sutura se fará com agulha atraumática, fios de categute simples 00 ou cromado 000 e pontos separados. Preferencialmente, deve-se evitar o cateterismo, a fim de reduzir o risco de necrose isquêmica da sutura.

Rotura hepática

A rotura hepática, conseqüente a traumatismo do parto, é acidente raro e tem sido relacionada a elevações súbitas da pressão intra-abdominal, provocada por vômitos, compressão abdominal, esforço expulsivo etc. Entre nós, Costa e cols. (1980) referem caso em que a rotura do fígado se relacionou com a manobra de Kristeller.

Rademaker (1943), Haller e cols. (1951) e Speert e Tillman (1952) relacionaram a entidade a lesões hemorrágicas do fígado, vigentes no curso de doença hipertensiva específica da gestação (DHEG), complicada com eclâmpsia.

Esses autores e outros, atualmente, atribuíam a rotura do fígado à presença de hematomas subcapsulares do órgão, cujo incremento de volume seguia-se de rotura da cápsula de Glisson e do parênquima hepático (Villegas e cols., 1976).

Quadros abdominais graves, conseqüentes a roturas hepáticas, não são freqüentes. Camano e cols. (1980) referem dois casos dentre cerca de 70.000 partos atendidos na Escola Paulista de Medicina. Na Clínica Obstétrica da Faculdade de Medicina da Universidade de São Paulo, sob nossa direção (1972-1985), ocorreram dois casos com evolução fulminante seguida de óbito materno (Fig. IV-152).

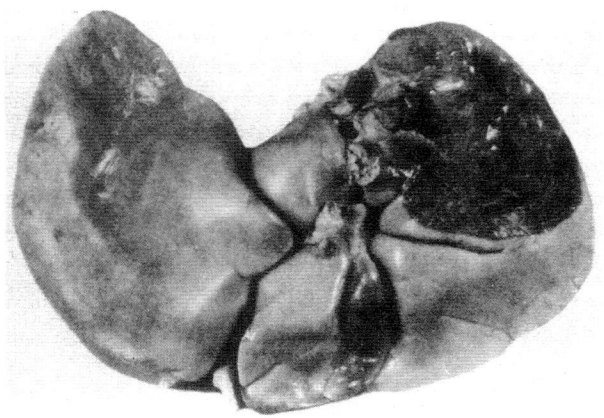

Figura IV-152 – Rotura hepática em caso de eclâmpsia.

Recentemente, no Hospital-Maternidade Leonor Mendes de Barros, gestante normotensa, na 32ª semana da prenhez, apresentou quadro agudo abdominal, complicado com colapso circulatório de instalação abrupta. A laparotomia identificou rotura hepática, havendo ocorrido o óbito materno. A paciente vinha recebendo "aspirina", 100mg, diariamente, como medida profilática de toxemia hipertensiva.

O advento da tomografia e da ressonância magnética prestou-se para, concordando com esses autores, demonstrar a presença de hematomas intra-hepáticos e subcapsulares volumosos em casos graves de pré-eclâmpsia e eclâmpsia (Harti e cols., 1990; Kronthal e cols., 1990; Ardill e cols., 1991).

Recentemente, em caso de DHEG complicado com HELLP síndrome, internado no Departamento de Tocoginecologia da Faculdade de Medicina da UNICAMP, comprovamos (tomografia) a presença de enorme hematoma subcapsular do fígado que, felizmente, não se rompeu e evoluiu para reabsorção.

Tais hematomas, até então não diagnosticados e, inclusive, não suspeitados, podem se romper, em particular, durante o parto, em virtude das alternâncias de aumentos da pressão intra-abdominal, provocadas pelos vômitos, contrações uterina e, principalmente, pelo esforço expulsivo.

Sintomas e diagnóstico – a referência de dor pré-hepática intensa, em casos graves de DHEG, deve pressupor, até prova em contrário, a presença de lesões vasculares do fígado, particularmente se o caso clínico evolui como HELLP síndrome.

A ocorrência de intensificação súbita da queixa dolorosa, seguida de quadro abdominal irritativo, hipotensão arterial progressiva, dor no ombro direito (sinal de Lafont) e choque, sugere, fortemente, haver ocorrido a rotura da cápsula de Glisson e do parênquima hepático.

Assistência – sempre que possível, os casos de DHEG graves, complicados com queixa dolorosa pré-hepática ou complicados com HELLP síndrome, devem ser submetidos a tomografia e/ou a ultra-sonografia da região hepática.

A comprovação de hematoma subcapsular do fígado justifica, preventivamente, a prática do parto cesáreo, evitando-se, desse modo, as alternâncias violentas de aumentos de pressões intra-abdominais e outras manobras, como a de Kristeller. Caso o parto haja evoluído para a expulsão, deve-se praticar o fórcipe de alívio para evitar os puxos maternos.

Quando o quadro clínico abdominal sugere a ocorrência de inundação hemorrágica abdominal, a resolução cirúrgica deve ser imediata e, sempre que possível, executada com colega habituado a cirurgias traumáticas abdominais.

Prognóstico – é sempre grave para o binômio materno-fetal. Entre nós, Andrade e cols. (1974) referiram um caso de rotura hepática espontânea (hepatite crônica), durante o pós-parto imediato, e reviram as 88 observações referidas pela literatura.

Dentre os 88 casos revistos, em 79,5% deles estava presente a DHEG, na sua forma convulsiva ou não. Sucumbiram todas as pacientes não operadas e, das 56 que foram submetidas a cirurgia, 35 se recuperaram (62,5%). O obituário perinatal atingiu 93,4% dos casos revistos.

Rotura esplênica

De ocorrência raríssima, durante a gestação, na ausência de traumatismo. Tivemos oportunidade de observar um caso, em paciente com esplenomegalia. O quadro clínico de hemorragia interna seguiu-se de laparotomia e recuperação da gestante, sem óbito fetal (Fig. IV-153).

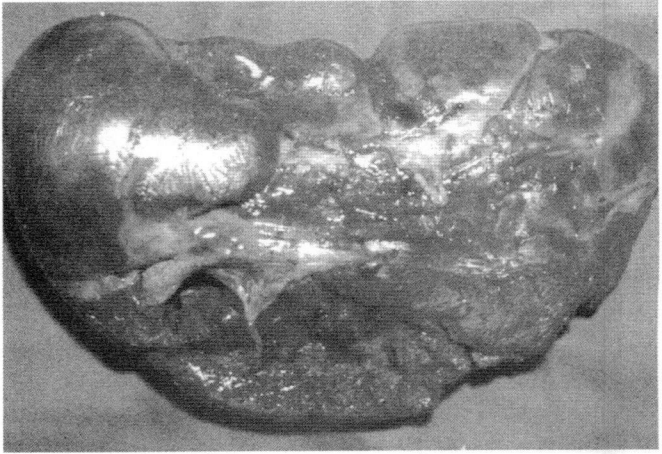

Figura IV-153 – Rotura do baço. Esplenomegalia.

Lesões vasculares

Durante o parto, os níveis tensionais arteriais se elevam a cada contração uterina e, particularmente, na fase expulsiva, quando essas alterações são máximas, em função dos puxos executados pela parturiente. Ainda durante essa fase do parto, à medida que a apresentação fetal progride no canal de parto, o bloqueio compressivo da circulação venosa pélvica provoca o ingurgitamento das veias da região vulvar, particularmente, evidente em estruturas varicosas, que podem romper.

Durante a assistência ao parto de evolução normal e, principalmente, durante o tocúrgico, podem ocorrer lesões vasculares venosas e/ou arteriais espontâneas ou conseqüentes a assistência indevida. Assim, durante partos normais, têm sido referidas roturas de aneurismas de artérias cerebrais, da aorta torácica e abdominal, de varizes uterinas, pélvicas e vulvares, de vasos retroperitoneais, do pedículo vascular uterino (rotura uterina), da artéria esplênica e de outras áreas (Harding e Concannon, 1943; Delascio e cols., 1960; Luce, 1962; Clemenger e Siegal, 1965; Espt e Dettling, 1974).

De outro lado, durante o parto tocúrgico, particularmente em cesáreas, pode ocorrer a propagação da incisão miometrial, atingindo os vasos do pedículo uterino. Em intervenções pela via vaginal, roturas cervicais podem se estender até o orifício interno e, inclusive, até o segmento inferior, atingindo vasos cérvico-segmentares, que podem exigir laparotomias para sua devida hemostasia. Soto e Collins (1958) referem incidência de 1:310 partos para essa complicação, número este que, a nosso ver, é elevado.

Os quadros clínicos conseqüentes a essas possíveis lesões vasculares são, como é óbvio, inúmeros e distintos. Em todos eles, o fator agravante deve-se à hemorragia, cuja importância prognóstica se relaciona com o local em que ocorre, com a natureza do vaso atingido (artéria ou veia), com o calibre vascular e, finalmente, com a velocidade da perda sangüínea e a presteza da assistência.

Limitando-nos apenas aos casos de roturas vasculares da esfera genital, coincidentes com partos vaginais de evolução e resolução espontânea ou não, devemos considerar duas possibilidades: a) hemorragia intraperitoneal; e b) hemorragia retro e extraperitoneal.

No primeiro caso, o quadro clínico se manifestará por evidente queixa dolorosa abdominal, sinais moderados de irritação peritoneal e progressivo comprometimento do estado geral (hipotensão e choque). Na segunda eventualidade, o hematoma pode ser retroperitoneal e do ligamento largo. A queixa e as manifestações pós-parto são progressivas e representadas por dor em uma das fossas ilíacas, comprometimento do estado geral e ausência de sinais irritativos peritoneais. O toque vaginal ou retal profundo identifica volumosa massa pastosa, enchendo o fundo de saco vaginal lateral e homônimo ao ligamento largo infiltrado (Fig. IV-154).

Os vasos atingidos podem ser veias do ligamento largo e/ou do pedículo uterino, em casos de lesões subperitoneais, conseqüentes a roturas segmentares uterinas ou a propagação extensa e supravaginal de roturas cervicais. Assim, o hematoma retroperitoneal pode se propagar para cima até atingir os flancos e a região lombar.

Atualmente, o emprego da ultra-sonografia e da tomografia presta-se para confirmar a suspeita clínica e orientar a conduta assistencial. Indicada a laparotomia, concomitantemen-

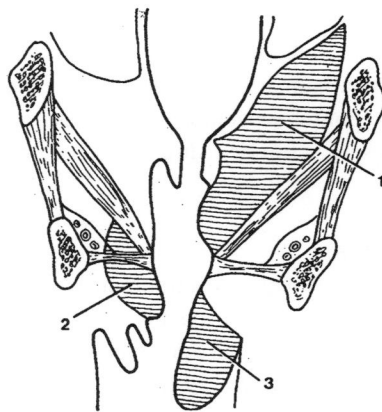

Figura IV-154 – Representação esquemática de hematoma intraligamentar (1), vaginal (2) e vulvar (3).

te com a recuperação do estado geral, incisa-se o peritônio, removem-se os coágulos, e procura-se reconhecer vasos sangrantes. Nem sempre, entretanto, consegue-se identificá-los para proceder sua ligadura.

Nessa eventualidade, recomendamos não insistir em manobras excessivas que agravam a perda sangüínea. Procede-se à ligadura da artéria hipogástrica homolateral ao hematoma. Preenche-se o espaço vazio com Geolfam e cerra-se o peritônio. Nos hematomas volumosos do ligamento largo, as estruturas anatômicas mostram-se de tal modo alteradas que o risco da ligadura iatrogênica do ureter deve ser considerado (Cavanagh e cols., 1978).

Finalmente, importa referir que as lesões vasculares resultantes de partos tocúrgicos abdominais ou vaginais devem ser reparadas, de imediato, em face da grande riqueza da trama vascular local e do calibre dos vasos atingidos. Em particular, salientaremos as lesões vasculares que ocorrem na propagação da incisão miometrial, no curso de cesáreas segmentares transversas, aquelas conseqüentes à propagação segmentar de roturas cervicais e, finalmente, às que resultam de rotura estrelada dos fundos de saco vaginais. Segundo McFlin e cols. (1954), hemorragias e hematomas subperitoneais podem seguir-se de morte materna até em 56,7%, quando a devida assistência tarda.

LESÕES MUSCULARES

As mais comuns são a rotura dos músculos elevadores do ânus e a do esfíncter anal. Como entidade rara, cita-se, ainda, a rotura do músculo retoabdominal (Infantozzi, 1937; Torpin, 1943). Enquanto as duas primeiras condições são peculiares aos partos transvaginais, espontâneos ou cirúrgicos, a terceira relaciona-se com superdistensões do abdome anterior e com a manobra de Kristeller, executada principalmente em multíparas.

As lesões dos músculos elevadores do ânus resultam da superdistensão do assoalho perineal, provocando roturas de suas fibras e/ou redução do seu tono, com conseqüente fraqueza do diafragma pélvico. A rotura do esfíncter anal pode resultar da extensão de roturas perineais espontâneas e/ou da propagação indevida de perineotomias.

A sutura dos músculos elevadores do ânus não oferece dificuldade maior; deverá ser feita com pontos separados e fios Dexon ou Vicryl 0. Entretanto, a retração dos feixes musculares do esfíncter retal roto exige, para sua perfeita reparação, que as extremidades retraídas sejam corretamente identificadas, procedendo-se à sutura com os fios e técnica como já referido. Deve-se contra-indicar o uso de fios inabsorvíveis, porquanto a função esfinctérica, por ocasião da defecação, poderá ser prejudicada pela sua permanência e não-absorção.

A rotura do músculo retoabdominal provoca intensa dor local e, tal seja o diâmetro e a natureza dos vasos implicados (artéria epigástrica ou um de seus ramos), formação de hematoma mais ou menos volumoso, que se acumulará sob sua bainha fibrosa anterior e se estenderá, inferior e lateralmente, entre a aponeurose dos músculos transversos do abdome e a fáscia transversal que recobre o peritônio (Rose, 1946).

A palpação local e a contração muscular agravam a queixa dolorosa. A tumoração correspondente ao hematoma constituído não se move com a respiração. A ultra-sonografia revela a presença de coleção sangüínea e sua extensão, orientando a conduta assistencial.

Quando o hematoma é volumoso, mesmo quando não compromete o estado geral, impõe-se promover sua drenagem por meio de incisão abdominal, proceder a remoção dos coágulos e ligar os vasos sangrantes. A sutura do músculo roto deve ser feita com categute cromado 0 ou 1, com pontos em "U", afrontando as estruturas musculares, sem grande tração, a fim de evitar possível esgarçamento. A drenagem (drenos de Penrose) deve ser cogitada.

Roturas incompletas ou apenas esgarçamentos parciais seguem-se de quadro clínico pouco evidente e, de regra, dispensam a solução cirúrgica. Resolvem-se com analgésicos, bolsa de gelo e repouso muscular.

A literatura obstétrica é escassa em relação ao prognóstico dessa entidade. Entretanto, Torpin (1943) refere quatro óbitos dentre 28 pacientes, quando a devida assistência não foi prodigalizada ou foi postergada.

LESÕES NEUROLÓGICAS

Neurites traumáticas atingem, em especial, as estruturas nervosas situadas na escava pélvica: nervos obturadores internos (ramo colateral anterior), glúteos superiores (ramo colateral posterior) e ciáticos (ramo terminal). Raramente é atingido, também, o nervo crural que se apóia na linha inominada. O nervo mais comprometido é o ciático, que tem dois ramos: o ciático poplíteo externo ou nervo peroneiro e o ciático poplíteo interno ou nervo tibial posterior. O peroneiro (mais comprometido) sofre compressão direta sobre os ossos, enquanto o tibial é protegido pelo músculo piramidal (Araujo, 1940). Sói se manifestar, principalmente, após partos prolongados com permanência longa da cabeça fetal na escava (partos encravados) e terminados, em geral, por aplicações de fórcipe médio, que exigiram trações e rotação interna penosas.

Atribui-se à compressão do plexo lombossacral, pelo pólo cefálico, a principal causa das paralisias maternas do pós-parto.

As lesões traumáticas dos filetes nervosos têm sido relacionadas, particularmente, à sua compressão pelo pólo cefálico (entre o promontório e a linha inominada) e, mais raramente, à sua distensão coincidente com movimento excessivo de báscula do sacro para trás.

A sintomatologia, em geral, manifesta-se no pós-parto e se resumirá em queixa dolorosa e fenômenos neuromotores e sensitivos, cuja ocorrência, para fins diagnósticos e assistenciais, impõe a colaboração de neurologistas. Com freqüência, os casos se resolvem com cura.

LESÕES OSTEOARTICULARES

Duas condições merecerão nossa atenção: a disjunção da articulação sinfisária e a luxação sacrocóccica.

Disjunção sinfisária

Em geral a diástase da articulação pubiana resulta:

a) de partos com desproporção cefalopélvica relativa que, para fins de insinuação cefálica, exigem o afastamento excessivo das bordas internas da articulação pubiana;
b) de aplicações de fórcipe com soerguimento intempestivo do pólo cefálico de encontro à arcada púbica e antes de se consumar o devido hipomóclio no suboccipício;
c) do levantamento abrupto e violento do tronco fetal, por ocasião do desprendimento do biacromial de fetos macrossômicos;
d) de extrações pélvicas, quando a cabeça derradeira choca-se com violência sobre a articulação pubiana. A situação é mais freqüente nas deflexões cefálicas que exigem manobras para sua correção (compressão fúndica etc.).

Disjunção sinfisiária iatrogênica pode, também, ocorrer em casos de sinfisiotomias, associadas à abdução forçada das coxas da parturiente.

O afastamento das bordas articulares do pube pode resultar de simples hiperdistensão e de rotura da cartilagem e/ou dos ligamentos. Neste último caso, quando o afastamento dos ossos pubianos é grande, a articulação sacroilíaca, uni ou bilateralmente, poderá ser comprometida.

Sintomas e diagnósticos – a puérpera refere dor na articulação pubiana, que se agrava pela palpação. Por vezes, a queixa dolorosa inclui a articulação sacroilíaca, com irradiação homolateral para a coxa. A flexão e a extensão dos membros inferiores são penosas e até impraticáveis.

Podem ocorrer sintomas urinários, relacionados a hematoma retrossinfisiário (retenção) e/ou estiramento e relaxamento do esfíncter uretrovesical (incontinência). A mobilidade da articulação pode ser comprovada nos movimentos que provocam abdução, elevação dos membros inferiores e deambulação. Esta, em particular nos casos graves, pode assumir a característica anserina (bamboleio à semelhança do andar de pato).

Na posição ortostática, quando se solicita à puérpera que se apóie sobre um dos seus membros inferiores, havendo comprometimento sério de uma das articulações sacroilíacas, a bacia inclina-se para o lado oposto à articulação comprometida (sinal de Trendelenburg).

A pressão exercida no nível do monte de Vênus (meio) agrava a dor. Pelo toque vaginal (retropúbico) comprova-se o afastamento das superfícies articulares (1 ou 2 dedos transversos) e, coincidentemente, a dor se intensifica. O mesmo se verifica quando os dedos pressionam a articulação sacroilíaca comprometida (Fig. IV-155).

A sintomatologia e os sinais clínicos referidos são de tal modo sugestivos que a radiografia pode ser dispensada para firmar o diagnóstico clínico da patologia. Na verdade, o que importa nem sempre é a extensão da diástase, mas sim a queixa da paciente e os sintomas coincidentes.

Durante o parto, o tocólogo pode verificar que houve disjunção da sínfise, quando a dificuldade na expulsão cefálica, de súbito, torna-se fácil e acompanha-se de ruído ou estalido crepitante.

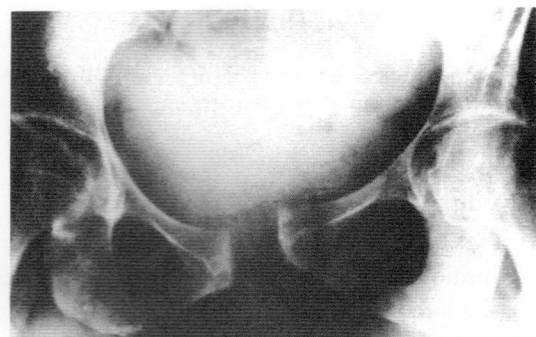
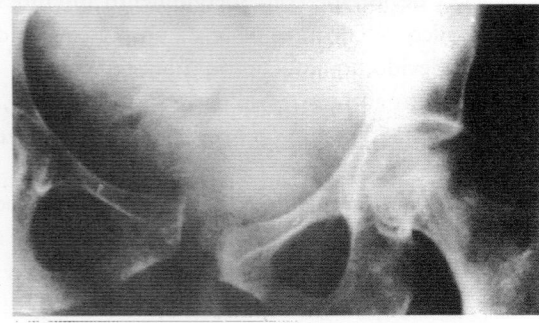

Figura IV-155 – Diástase de sínfise púbica. Notar o afastamento e o desnível das superfícies articulares pubianas.

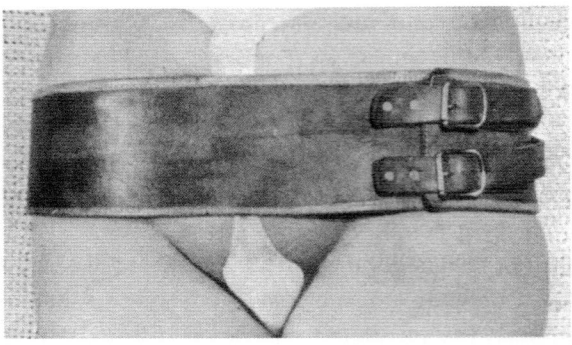

Figura IV-156 – Sistema de contenção da pelve (Chassar Moir, 1964).

direta com o grau do afastamento articular e com sua sintomatologia. Casos de maior gravidade (afastamentos maiores que 4cm) podem exigir imobilização por meio de engessamento, cabendo ao ortopedista decidir sobre a duração de sua manutenção.

Luxação sacrocóccica

Durante o movimento de deflexão da cabeça, na fase final do desprendimento fetal, o cóccix sofre normalmente movimento de retropulsão, com conseqüente ampliação do diâmetro cóccix-subpúbico de 9,5cm para 11cm. Quando excessivo, esse movimento pode provocar a luxação da articulação sacrocóccica, com conseqüente dor local, que pode perdurar por muito tempo.

O toque vaginal e/ou retal, ao pressionar esta articulação, provoca dor aguda, que recrudescerá sempre que alguma compressão ocorrer sobre ela. Do ponto de vista assistencial, recomendam-se, na fase aguda e nas eventuais recorrências, calor local e infiltração articular de hidrocortisona. Quando a queixa persiste por longo tempo, o que não é raro ocorrer, pode ser impositiva a prática da coccigectomia.

Assistência – nos casos graves, idealmente, será de alçada do ortopedista que se encarregará de, por meios ortopédicos e/ou de cintas especiais, forçar a aproximação das superfícies articulares comprometidas.

Na falta desse especialista e quando o processo é de pouca gravidade, pode-se, com faixa larga de esparadrapo ou cintas especiais (Fig. IV-156), promover e manter a compressão circular da bacia.

Comprovada a disjunção da sínfise púbica, a puérpera deverá manter repouso no leito, cuja duração guardará relação

Referências Bibliográficas

• ALMEIDA, A. & ZARAGOZA, A. – Hematoma vulvo-vaginal. *Mat. e Inf.*, 7:226, 1949. • ANDRADE, A. S. & cols. – Rotura espontânea do fígado no ciclo gravídico-puerperal. *Mat. e Inf.*, 33:351, 1974. • ARAUJO, J.O. – Neurites e paralisias grávido-puerperais. *Rev. Ginec. d'Obst.*, 34:147, 1940. • ARDILL, R. & cols. – Ultrasound can be helpful in evaluation of HELLP syndrome. *J. Diagn. Med. Sonography*, 7:345, 1991. • BRIQUET, R. – *Obstetrícia Operatória*. Companhia Edit. Nacional, 1932. • BURNETT, S.J.D. & cols. – Unsuspected sphincter damage following childbirth revealed by anal endosonography. *Br. J. Radiol.*, 64:225, 1991. • CAMANO, L. & cols. – Rotura espontânea do fígado na puerperalidade. *Femina*, 8:938, 1980. • CAVANAGH, D. & cols. – *Obstetric Emergencies*. Harper & Row Publishers, Hagerstow, 1978. • CHASSAR MOIR, J. – *Munro Kerr's Operative Obstetrics*. The Williams & Wilkins Co., Baltimore, 1964. • CLEMENGER, A.K. & SIEGAL, H.A. – Spontaneous rupture of utero-ovarian veins at term with fetal and maternal salvage. *Ariz. Med.*, 22:193, 1965. • COSTA, C.F. & cols. – Rotura do fígado pela manobra de Kristeller. *Rev. Bras. Ginec. Obstet.*, 2:29, 1980. • DELASCIO, D. & cols. – Hemorragia retroperitoneal no ciclo grávido-puerperal. A propósito de um caso de rotura da veia ovariana no parto. *Mat. e Inf.*, 19:109, 1960. • De LEE, J.B. & GEENHILL, J.P. – *The Principles and Practice of Obstetrics*. W. B. Saunders Co., Philadelphia, 1943. • EASTMAN, N.J. – *Williams Obstetrics*. Appleton-Century-Crofts, Inc., New York, 1950. • ESPT, E. & DETTLING, J.J. – Spontaneous rupture of vein of gravid uterus. *Obstet. Gynecol.*, 43:573, 1974. • HALLER, A.P. & cols. – Spontaneous rupture of the liver in a patient with non-convulsive eclampsia. *A.J.O.G.*, 62:1170, 1951. • HAMILTON, H.G. – Postpartum labial or paravaginal hematomas. *A.J.O.G.*, 39:642, 1940. • HARDING, K.M.D. & CONCANNON, A.B. – Unusual case of intraperitoneal bleeding from ruptured uterine vein during pregnancy. *J. Obstet. Gynaecol. Brit. Emp.*, 50:208, 1943. • HARTI, A. & cols. – L'hematome sous-capsulaire du foie. Complication de la toxemie gravidique. *Rev. Fr. Gynécol. Obstèt.*, 85:127 1990. • INFANTOZZI, J. – Hematoma retromuscular de la vaina del recto del abdomen y embarazo. *Arch. Urug. Med. Cir. Esp.*, 11:145, 1937. • INGRAHAM, H.A. & cols. – Report of 159 third degree lacerations. *A.J.O.G.*, 57:730, 1949. • JEFFCOATE, T.N.A. & LISTER, U.M. – Annular detachment of the cervix. *J. Obstet. Gynaecol. Brit. Emp.*, 59:327, 1952. • KRONTHAL, A.J. & cols. – Hepatic infarction in preeclampsia. *Radiology*, 177:726, 1990. • LUCE, J.W. – Recurrent utero-ovariian vein rupture: report of 3 cases. *Obstet. Gynecol.*, 20:120, 1962. • MARTINS, C.P. & cols. – Bacia na etiopatogenia das fístulas tocogenéticas; com referência especial à distócia do estreito médio. *Rev. Hosp. Clin. Fac. Med. Univ. S. Paulo*, 9:51, 1954. • MARTINS, C.P. & SAWAYA, C. – Rotura central completa do períneo. Parto perineal. *An. Bras. Ginec.*, 37:139, 1954. • McFLIN, T.W. & cols. – Puerperal hematomas. Report of 73 cases and review of the literature. *A.J.O.G.*, 67:356, 1954. • MOTA, M.A. – Um caso de rotura central do períneo. *Rev. Hosp. N. Sra. Aparecida*, 1:33, 1948. • NEME, B. & AZEVEDO, J.R. – Fístulas uro-genitais e incontinência urinária de esforço. *Mat. e Inf.*, 21:341, 1962. • NEME, B. & GALLUCCI, J. – Fístulas urinárias e fatores tocológicos. *Rev. Hosp. N. Sra. Aparecida* 6:48, 1953. • NEME, B. & PINOTTI, J.A. – *Urgências em Tocoginecologia*. Sarvier, São Paulo, 1992. • PEREIRA, J.M.S. – Sobre um caso de rotura central do períneo. *An. Bras. Ginec.*, 49:377, 1945. • RADEMAKER, L. – Spontaneous rupture of the liver complicating pregnancy. *Am. Surg.*, 118:396, 1943. • RIBEIRO, B.A. – Contribuição ao estudo dos hematomas vulvovaginais. Tese Fac. Med. Cir. S. Paulo, 1922. • ROSE, D. – Spontaneous hematoma of abdominal wall in pregnancy. *New Engl. J. Med.*, 234:582, 1946. • RUDGE, W.S. – Contribuição para o tratamento das fístulas urogenitais pela plástica do desdobramento. Tese. Fac. Med. S. Paulo. USP, 1941. • SOTTO, L.S.J. & COLLINS, R.J. – Perigenital hematomas. Analysis of 47 consecutive cases. *Obstet. Gynecol.*, 12:259, 1958. • SPEERT, H. & TILLMAN, A.J.B. – Rupture of the liver in pregnancy; a rare complication of eclampsia. *A.J.O.G.*, 63:1127, 1952. • SPRITZER, T.D. – Annular detachment of the cervix during labor and delivery by vacuum extrator. *A.J.O.G.*, 83:247, 1962. • TOLOSA, B. & PAWEL, M. – Rotura central completa do períneo. *An. Bras. Ginec.*, 9:44, 1940. • TORPIN, R. – Hematoma of the rectus abdominis muscle in pregnancy. *A.J.O.G.*, 46:557, 1943. • VILLEGAS, C.H. & cols. – Ruptura espontânea del higado en la toxemia del embarazo. *Gynecol. Obstet. Mex.*, 40:387, 1976.

92 Rotura Uterina

Sérgio Balsamo
Bussâmara Neme

A rotura uterina (RU) é acidente hemorrágico de grande gravidade prognóstica materna e perinatal. Pela sua freqüência, aquilata-se a qualidade assistencial dos Serviços em que ocorre, pois, na maioria das vezes, durante o parto é precedida por quadro clínico (iminência de rotura uterina) que, permitindo antever sua ocorrência, contribui para sua prevenção.

CONCEITO

Trata-se de rotura total ou incompleta da parede miometrial, relacionada ao corpo e ao segmento inferior do útero. As soluções de continuidade miometrial localizadas abaixo do orifício interno do útero são designadas de roturas cervicais.

Embora possa ocorrer, excepcionalmente em gestações antes da 28ª semana (Golan e cols., 1980; Zugaib e cols., 1982; Sophoudis e cols., 1989), os tratadistas restringem, clinicamente, a entidade aos casos que se instalam após essa idade gestacional.

INCIDÊNCIA

A rotura uterina incide com maior freqüência nos países subdesenvolvidos, onde a assistência vaginal ao parto é ainda cercada de maiores riscos, pela insistência dessa via, nos casos em que está presente a desproporção cefalopélvica. Nessa eventualidade, a postergação da devida assistência ou a prática de aplicações altas de fórcipe e da versão interna, seguida de grande extração fetal, são as principais causas de sua ocorrência.

Em Benghasi, Líbia, Rahman e cols. (1985) referem incidência de 1:585 partos; no Gabão, a freqüência atingiu 1:725 partos (Picaud e cols., 1989). Na Turquia Asiática, Kafkas e Taner (1991) referem a elevada freqüência de 1:96,6 partos; na Guinea, Balde e cols. (1990), 1:119 partos.

Nos países desenvolvidos, quando as parturientes não foram cesareadas em partos anteriores, a freqüência da entidade é mínima. Entretanto, o abuso e a liberalidade nas indicações da operação cesárea eletiva têm sido responsabilizados por roturas de cicatrizes uterinas incidentes, inclusive durante as fases finais da prenhez. Daí a razão por que a redução da incidência da RU não tem sido dramática.

Recentes publicações têm encarecido a responsabilidade da cesárea anterior na incidência da RU, quando se opta pela indução do parto, a fim de tentar a via vaginal. Assim, para Ravasia, Wood e Polland (2000), a incidência de RU foi de 1,4% com a indução e de apenas 0,45% quando ela não foi utilizada.

Zelop e cols. (2000) salientam que a anamnese de parto vaginal anterior protege de RU as pacientes já cesareadas, que são submetidas a trabalho de parto no futuro. Entre 1.021 casos, a incidência de RU foi de 2,5% (com parto vaginal anterior) e 3,9% (sem parto vaginal anterior). Em publicação posterior, esses mesmos autores referem números menores, respectivamente, de 0,2% e 1,1%.

Esposito e cols. (2000) e Shipp e cols. (2000) referem que a incidência de RU, em pacientes cesareadas e submetidas à prova de trabalho de parto, é menor quando o intervalo entre a cesárea e o próximo parto é mais longo, declinando de 2,25% (intervalo de 18 meses) para 1,02% (intervalo maior de 36 meses).

Nesse particular, Bujold e cols. (2002) referem as seguintes incidências de RU, em função do intervalo referido. Menos de 12 meses, 4,7%; entre 13 e 24 meses, 2,69%; de 25 a 36 meses, 0,92%; mais de 36 meses, 0,86%. Alamia J. e Meyer (2000) lembram que a indução do parto em parturiente já cesareada deve atender às condições do colo uterino. Estabeleceram um escore, não muito diferente do de Bishop, referindo que entre 820 casos a incidência de RU foi de 3,1% quando a soma do escore foi menor que 4. Inclusive submeter pacientes já cesareadas à prova de trabalho de parto tem sido contra-indicado por vários autores (Mozurhewich e Hutton, 2000), que analisando 15 estudos controlados, de 47.682 casos, referem incidências de 2,1% (prova de trabalho) e de 1,45% (cesárea eletiva).

Na tabela IV-13 o American College of Obstetric and Gynecology (1999) refere a incidência de rotura uterina em parturientes com cesárea prévia. Processos de má prática justificam por que Ofir e cols. (2003) recomendam cesárea em pacientes com cesárea anterior.

Tabela IV-13 – Rotura uterina × tipos de incisão uterina.

Tipo de incisão uterina	Rotura uterina (%)
Clássica	4-9
Vertical segmentária com ⊥	4-9
Vertical segmentária	1,7
Transversa baixa	0,2-1,5

ACOG, 1999 (modificado).

Embora possam incidir em nulíparas, as RU são, entretanto, mais freqüentes entre as grandes multíparas, nas quais além de serem mais freqüentes lesões miometriais em partos anteriores (curetagem, descolamentos manuais de placenta, miomectomias, acretismos placentários, cesáreas), são, também, mais comuns as resoluções de partos complicados pela via vaginal.

ETIOLOGIA

No que tange a etiologia da RU, devem ser considerados fatores predisponentes e desencadeantes. No quadro IV-9 estão representadas as principais condições favorecedoras e determinantes de sua ocorrência.

Multiparidade – parturientes multíparas são mais sujeitas a RU, porquanto a cada prenhez as fibras miometriais sofrem fenômenos degenerativos (hialinização) que enfraquecem a parede uterina. Entre elas são mais freqüentes tocurgias anteriores lesivas da integridade miometrial (curetagens, descolamentos manuais da placenta).

Eastman (1950) de há muito chamou a atenção dos tocólogos, recomendando, inclusive, a esterilização de mães com mais de cinco filhos vivos. Fuchs e cols. (1985), também, ob-

Quadro IV-9 – Rotura uterina × etiologia.

Fatores predisponentes	Fatores desencadeantes

1. Má qualidade do miométrio
   Multiparidade
   Acretismo placentário
   Cirurgias uterinas anteriores
   Cesáreas anteriores
   Endometriose
   Anomalias congênitas
   Rotura uterina anterior
2. Desproporção cefalopélvica
   Vício pélvico
   Macrossomia fetal
   Hidrocefalia
3. Outras condições distócicas
   Situação transversa
   Distócias de partes moles
   Tumores prévios
	1. Hipercontratilidade uterina
	2. Intervenções cirúrgicas
	   Versão interna
	   Fórcipes altos
	   Extração pélvica
	   Embriotomias
	   Descolamento manual da placenta
	   Curetagens
	3. Traumatismos

servaram a importância da grande multiparidade na etiologia da RU, referindo ser cerca de 20 vezes mais freqüente nelas que nas de baixa paridade. Daí o maior risco de se proceder induções do parto nessas pacientes, particularmente quando se utilizam os derivados prostaglandínicos, cuja resposta contratural uterina sói ser violenta.

Apresentações viciosas (defletidas e transversas) e patologias da nidação são, também, apanágio da grande multiparidade e, com freqüência, exigem intervenções vaginais que aumentam o risco de ocorrer RU.

Acretismo placentário – quando a resolução do acretismo placentário se faz pela via vaginal, em geral, as tentativas de descolamento da placenta nem sempre são exitosas, exigindo complementação pela curetagem. Tratando-se de útero puerperal de termo, com freqüência, ocorre lesão miometrial com conseqüente enfraquecimento da parede uterina.

Na vigência de acretismo placentário pode ocorrer RU, durante gestações, no primeiro e segundo trimestres (Sophoudis e cols., 1989; Nagy, 1989) em casos de percretismo.

Cirurgias uterinas anteriores – nas miomectomias intramurais, localizadas no istmo uterino, o risco de RU, ao nível do segmento inferior, é maior que nas miomectomias realizadas em miomas do corpo uterino.

Intervenções corretoras de malformações uterinas (operação de Strassman), em casos de útero bicórneo, enfraquecem a parede miometrial e favorecem a ocorrência de RU.

Cesáreas anteriores – são, particularmente, predisponentes à RU as cesáreas corporais (Ritchie, 1971) e aquelas realizadas durante a gestação (pequena cesárea). Como fatores agravantes dessa predisposição citam-se: a endometriose interna e à endometrite pós-cesárea e as suturas miometriais em "chuleio" ou contínuas. Nessas duas condições, ocorre o enfraquecimento local do miométrio, provocado pela má cicatrização e necrose isquêmica da parede uterina.

Picaud e cols. (1990) reviram 606 casos de RU ocorridos dentre 62.193 partos. Nas pacientes submetidas a cesárea em partos anteriores, a repetição da operação ocorreu em 39% e, em 61%, os partos foram vaginais. A incidência de RU nos casos de cesárea anterior foi de 5%; destas 1,5% entre cesáreas segmentares; 26% nas segmento-corporais e 33% nas corporais.

As roturas uterinas conseqüentes a cesáreas corporais, com freqüência, ocorrem no último trimestre ou nas proximidades do termo. Seguem-se, em geral, de hemorragia profusa, morte fetal e maior morbiletalidade que as que ocorrem em cicatrizes de cesáreas segmentares transversas (zona pouco contrátil uterina). Neste último tipo de intervenção, é comum observar-se a deiscência da cicatriz com integridade do peritônio visceral e ausência de hemorragia (fibrose e hialinização da cicatriz). Por isso a morbiletalidade fetal e materna é pouco expressiva.

Segundo Nielsen e cols. (1989), a rotura de cicatriz de cesárea anterior, quando se tenta o parto vaginal, ocorre em 0,6% e a deiscência da cicatriz em 4%. Entre 1.008 partos transvaginais (com cesárea anterior), não ocorreram perdas maternas e/ou fetais.

Endometriose – a endometriose interna, localizada nas proximidades do istmo uterino, contribui para a ocorrência de RU, uma vez que as alterações locais reduzem a resistência miometrial ao nível do segmento inferior do útero. Nesse particular, a sutura imperfeita do miométrio (incluindo o endométrio), durante as cesáreas, é a grande responsável pela endometriose local.

Anomalias congênitas – em casos de úteros duplos ou bicórneos, a ocorrência de gestação no corno de menor capacidade predispõe à RU (Haberthur e cols., 1990). Entre 31 casos de RU referidos por Picaud e cols. (1989), essa causa (malformação uterina) foi a mais freqüente.

Desproporção cefalopélvica – nessa eventualidade, provocada por vício pélvico, macrossomia fetal, hidrocefalia e apresentação anormal (fronte persistente), o segmento inferior ao se distender, progressivamente, pode romper-se. Konje e cols. (1990), em Ibadan, e Kafkas e Taner (1991), na Turquia Asiática, referem ser esta a principal causa de RU em seus países (subdesenvolvidos).

Outras condições distócicas – na situação transversa, tratando-se de feto vivo e de termo, o parto transvaginal é impossível. Nessas condições, à custa de atividade uterina intensa distende-se o segmento inferior, e o concepto, ao final localiza-se praticamente nele. Em conseqüência da sua exagerada distensão, o segmento pode romper-se. É o que ocorre, com freqüência, nos casos de situação transversa abandonada (feto morto com membro prolabado e infecção uterina).

Em casos de colo rígido, saculações uterinas e tumores prévios, pelo mesmo mecanismo (distensão do segmento inferior) pode, também, ocorrer a RU.

Hipercontratilidade uterina – no decurso do parto, a hipercontratilidade uterina, em geral, apresenta-se espontaneamente, em casos de desproporção cefalopélvica, vícios de apresentação e de situação, distócias de partes moles e tumores prévios.

Resulta, portanto, da luta uterina contra eventual obstáculo, presente no canal de parto, impeditivo da progressão e expulsão fetal. A conseqüente distensão do segmento inferior pode culminar em sua rotura. Situação equivalente sói ocorrer em casos de estimulação ocitócica iatrogênica, com cervicodilatação incompleta. Meehan (1988) e Meehan e cols. (1989) admitem o uso judicioso da ocitocina em parturientes já cesariadas. Referem que entre 1972 e 1987 atenderam 2.434 parturientes com cesárea em partos anteriores. Dentre elas em 55% o parto foi transvaginal e a ocitocina foi utilizada em cerca de 32% dos casos. Apesar dessa terapêutica, a incidência de RU declinou de 1:169 partos para 1:506. Ocorreram dois óbitos maternos. Esses autores referem que a indicação de cesárea em seu Serviço foi de 10-11% e insistem que a presença de cesárea anterior não se justifica como indicação de nova operação. Entretanto, contrapondo-se a essa idéia, esses autores referem perdas perinatais em 50% quando a RU ocorreu.

Esses resultados negativos justificam por que é praticamente consenso evitar-se, em cesareadas, induções associadas com misoprostol, acrescido de ocitocina (Taylor e cols., 2002).

No que tange ao emprego de prostaglandinas para induzir partos, Macones e cols. (2005), em publicação referente a 17 instituições, não identificaram risco maior de rotura uterina, embora o acidente possa ocorrer.

Intervenções cirúrgicas – tocurgias transvaginais, realizadas por tocólogos inexperientes, particularmente quando ausentes *as condições* maternas que possibilitam sua execução, desencadeiam, por vezes, a RU.

Dentre elas, conforme nossa experiência, a versão interna é aquela que mais freqüentemente provoca a rotura do miométrio. Aplicações altas de fórcipe de Kielland, em cabeça fetal alta e móvel, principalmente quando se elege a técnica do volteio, podem lesar o segmento inferior por ocasião da locação das colheres (principalmente a anterior ou primeira).

A prática intempestiva de extração pélvica com cervicodilatação incompleta provoca roturas do colo com possível propagação supravaginal, atingindo o segmento inferior. A embriotomia cervical (degola), praticada com o gancho de Braun e a tesoura de Dubois, pode atingir e lesar o segmento inferior, quando a mão vaginal do tocólogo não protege, convenientemente, a parede uterina.

Em casos de acretismo, a insistência em tentativas de conseguir o descolamento placentário e de remover restos de cotilédones pode, em mãos inexperientes, ultrapassar o miométrio e sua serosa, atingindo a cavidade abdominal. O mesmo pode ocorrer em curetagens realizadas em úteros puerperais e após o esvaziamento de gestações molares (hidatiforme) de idade avançada.

Finalmente, traumatismos violentos provocados por acidentes automobilísticos têm sido incriminados por RU em pacientes com gestação avançada (Onwudiegwu e cols., 1990).

CLASSIFICAÇÃO

As RU podem ser classificadas em relação a sua etiologia, localização, direção, extensão e complicação. Quanto à *etiologia*, como já referimos, elas podem ser: espontâneas e provocadas ou traumáticas. Enquanto as primeiras (espontâneas) são mais freqüentes durante gestações avançadas, em pacientes com cesárea anterior, as segundas (provocadas) são peculiares a partos mal assistidos, operatórios ou não.

A RU pode ser corporal, segmentar ou segmento-corporal, conforme sua *localização* se restrinja ao corpo e ao segmento inferior ou atinja essas duas partes do útero (Figs. IV-157 a IV-160). Em relação à *direção* ou orientação da lesão miometrial, a RU pode ser longitudinal, transversal e oblíqua.

No que tange à *extensão*, as RU podem ser completas, quando atingem todas as camadas da parede uterina e incompletas quando não incluem a serosa uterina. Esta última condição é encontradiça durante a prática de cesáreas iterativas (segunda ou mais intervenções).

Farmer e cols. (1991), entre 1983 e 1989, atenderam 137 parturientes com cesárea anterior. Em 68,8%, tentaram e conseguiram parto vaginal em 79,2% sem inconvenientes. Em 0,7% das submetidas a cesárea iterativa, comprovaram deiscência assintomática da cicatriz. Dentre os casos complicados com deiscência, apenas 3,4% apresentaram hemorragia e 5,6% referiram dor.

As RU podem-se restringir à parede miometrial (RU simples). Por vezes, entretanto, particularmente nas roturas segmentares, a lesão uterina propaga-se a órgãos vizinhos (bexiga, vagina e, excepcionalmente, reto), constituindo-se o quadro de "RU complicada". Finalmente, em casos de ventre pêndulo, a distensão exagerada da parede posterior do segmento inferior do útero provoca a desinserção da parede vaginal, estabelecendo-se o quadro designado "colporrexe".

Quando a RU ocorre no parto e não é identificada, surge, em geral, quadro infeccioso puerperal.

QUADRO CLÍNICO

Deve-se distinguir os quadros clínicos conseqüentes à RU durante a gestação e o parto (espontâneo e tocúrgico).

Durante a gestação, com exceção dos raros casos provocados por versão externa e acidentes traumáticos, a quase totalidade das RU ocorre em cicatrizes de cesáreas anteriores (principalmente as corporais e segmento-corporais) e, por vezes, de miomectomias conservadoras.

Em casos de cesárea anterior, no último trimestre da gestação e, particularmente, no pré-parto (15 dias antes do termo), a instalação de contrações uterinas mais freqüentes, intensas e com dominância fúndica, ao intensificar a distensão do segmento inferior, solicita cicatrizes miometriais aí localizadas,

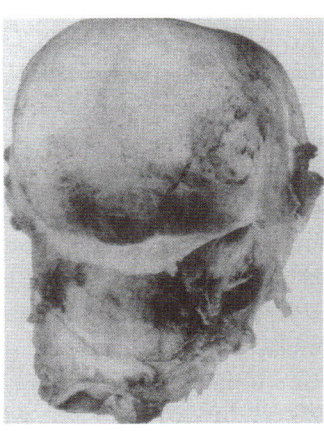

Figura IV-157 – Rotura uterina segmento-corporal.

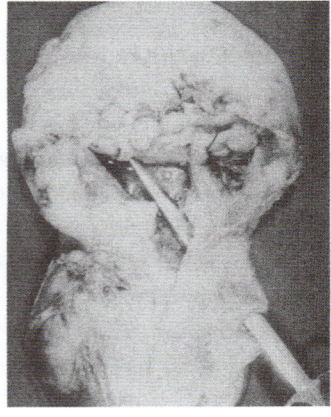

Figura IV-158 – Rotura uterina segmento-corporal.

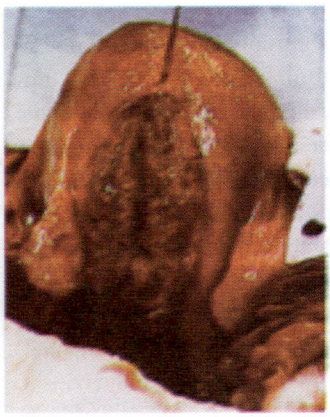

Figura IV-159 – Rotura uterina corporal-extensa.

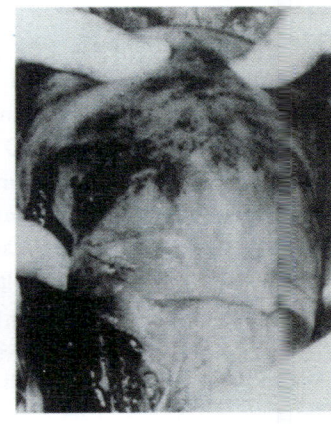

Figura IV-160 – Descolamento prematuro da placenta. Rotura uterina segmento-corporal.

podendo, lenta e progressivamente, provocar sua efração. O processo, em geral, é assintomático (a cicatriz fibrosa não sangra ou a hemorragia é mínima) e, com freqüência, a RU é incompleta (serosa visceral íntegra). Em nossa experiência, essa situação ocorre em cerca de 5% dos casos.

Quando a RU é completa, geralmente, pode ultrapassar os limites da cicatriz miometrial e atingir vasos calibrosos. O quadro clínico torna-se evidente, com a presença de dor localizada, hemorragia vaginal (nem sempre apreciável), sinais de irritação peritoneal e comprometimento progressivo do estado geral (choque hemorrágico).

Se a extensão da rotura é grande, o concepto deixa o corpo uterino, invade a cavidade abdominal e, em conseqüência do descolamento parcial ou total da inserção placentária, sucumbe por hipóxia.

A palpação abdominal identifica duas massas representadas pelo concepto (com superficialidade de suas pequenas partes) e corpo uterino. A escuta, de regra, é negativa.

As RU que ocorrem durante o parto, em úteros sem cicatrizes de partos anteriores, devem-se, em geral, a duas causas: à distensão excessiva do segmento inferior (desproporção cefalopélvica, uso inadvertido de ocitocina) e ao emprego das intervenções vaginais traumáticas já referidas, dentre elas pontificando a versão interna.

Na vigência de desproporção cefalopélvica, com ou sem a administração de ocitocina, as contrações uterinas tornam-se subentrantes, ocorre hipertonia, o segmento inferior se distende, o anel de Bandl eleva-se (sinal de Bandl) e aproxima-se do umbigo, os ligamentos redondos se retesam, principalmente o esquerdo que se anterioriza (sinal de Frommel).

Tal quadro clínico, designado síndrome de "Bandl-Frommel" ou de "iminência de rotura uterina", caracteriza-se por intenso sofrimento da parturiente, cuja queixa constante prenuncia a rotura miometrial, se não ocorrer a inibição da contratilidade uterina (espontânea ou medicamentosa) e se o tocólogo não esvaziar o útero.

No curso de versão interna (e também na externa), quando a dificuldade na manobra de evolução fetal se torna, de repente, muito fácil, deve-se admitir, de pronto, a possibilidade de haver ocorrido a RU. Por outro lado, nas aplicações altas de fórcipe, nas extrações pélvicas difíceis, nos partos vaginais em casos de descolamento prematuro da placenta (com evidente hipertonia), a ocorrência de hemorragia volumosa imediata deve, até prova em contrário (revisão cavitária), sugerir a mesma possibilidade.

Consumada a RU, o quadro clínico assim se apresenta:

Dor – a queixa dolorosa, presente durante a fase de iminência de rotura (síndrome de Bandl-Frommel), culmina com dor abrupta e intensa, localizada no hipogástrio, seguindo-se de acalmia dolorosa transitória. O silêncio que se segue é denunciador de RU e do desaparecimento da intensa distensão do segmento inferior do útero. Quando a brecha miometrial é grande, o concepto invade a cavidade abdominal, e a retração do corpo uterino provoca o descolamento parcial ou total da placenta que, nesse caso, também pode se alojar no abdome. Por vezes, a paciente refere dor escapular direita (principalmente), sugerindo presença de líquido na cavidade abdominal e conseqüente irritação das raízes nervosas frênicas (sinal de Lafont).

Hemorragia – seu volume guarda relação com a extensão da rotura e os vasos que atinge. Nos casos de deiscência de cicatriz de cesárea, em geral, ela é discreta. Quando resulta de traumatismo tocúrgico ou de hipertonia iatrogênica (ocitocina) é mais volumosa. Por vezes se exterioriza, discretamente, pela vagina, sendo, entretanto, volumosa na cavidade peritoneal.

Choque – diretamente relacionado com o volume da hemorragia, sua manifestação, mais ou menos rápida, dependerá do diâmetro e do número dos vasos atingidos. Raramente, quando o quadro clínico é discreto e passa despercebido, a conduta conservadora (observação armada) segue-se de infecção peritoneal, manifestando-se, tardiamente, quadro de choque séptico.

DIAGNÓSTICO

O quadro clínico descrito é suficientemente característico para sugerir o diagnóstico. Sua confirmação clínica se fará pela inspeção, pela palpação abdominal e pelo toque intra-uterino.

A inspeção pode, por vezes, identificar a saída vaginal de alça intestinal e o cateterismo vesical surpreender hematúria intensa (RU complicada com lesão vesical). Se a RU ocorre no final da expulsão, a placenta, ao abandonar a cavidade uterina e cair na cavidade abdominal, provoca a subida do cordão umbilical (sinal de Donald). O sangue eliminado pode ter aspecto xaroposo.

Pela palpação identificam-se:
- subida da apresentação (sinal de Recasens);
- aumento da hemorragia vaginal quando elevamos ou mobilizamos a apresentação (sinal de Freund);
- crepitação subcutânea, denunciadora de presença de ar (sinal de Clark);
- quando o concepto abandona a cavidade uterina e cai na cavidade abdominal, a palpação surpreende a superficialidade dos membros e partes fetais (feto a flor da pele) e duas massas: o corpo uterino retraído e o corpo fetal.

O toque intra-útero comprova a solução de continuidade da parede miometrial, a extensão da rotura e a situação elevada do concepto, quando se alojou na cavidade peritoneal.

A escuta fetal, de regra, é negativa, podendo, entretanto, ser positiva de início nas RU pequenas em que a área de descolamento placentário não é grande. Farmer e cols. (1991) recomendam monitorização fetal de rotina nos casos de trabalho de parto em pacientes já cesariadas. Lembram que a ocorrência de desaceleração dos batimentos cardíacos, sem causa aparente, deve sugerir a efração da cicatriz com conseqüente hipóxia fetal.

Situação diagnóstica mais complexa surge quando a RU não é identificada durante ou logo após sua ocorrência. O fato relaciona-se, em geral, com as RU que se localizam em cicatrizes de cesáreas anteriores (pouca perda hemorrágica e discreta dor) ou naquelas que se dão em partos domiciliares, atendidos por "curiosas" ou profissionais inexperientes. Nesta eventualidade, a ultra-sonografia é o método propedêutico de escolha, porquanto identifica o corpo uterino vazio e o corpo fetal alojado na cavidade abdominal.

O diagnóstico diferencial, com a prenhez ectópica (PE) abdominal avançada, entre outras condições, far-se-á pelo volume corporal uterino: grande na RU e pequeno na PE.

Finalmente, importa salientar que o diagnóstico de RU de pequena extensão não é fácil. Tocólogos pouco habituados a praticar a revisão da cavidade uterina, com freqüência, deixam de surpreender pequenas roturas. Um de nós (Neme), em algumas oportunidades, confirmou a presença dessa complicação em casos em que sua ocorrência havia sido afastada.

Osmers e cols. (1988) e Fukuda e cols. (1988) recomendam que gestantes, com cesárea em partos anteriores, sejam submetidas a ultra-sonografias, nas proximidades do termo da prenhez, com a finalidade de observar eventual alteração do segmento inferior (localização da cicatriz). Além de orientar a decisão de se tentar ou não a via vaginal, Osmers e cols. referem haver identificado e confirmado a ocorrência de deiscência assintomática de cicatriz de cesárea anterior.

PROFILAXIA

Dentre as medidas preventivas da RU destacam-se as seguintes:

- durante o parto considerar, devidamente, o risco de RU, quando estão presentes os fatores predisponentes de sua ocorrência (ver etiologia);
- apressar a extração fetal na presença dos sinais de iminência de RU. Preferir, nessa eventualidade, a via abdominal para a resolução do parto, em face da possível presença de desproporção cefalopélvica;
- limitar as indicações de versão interna. Quando indicada, é impositiva a presença de tocólogo experiente;
- evitar aplicações altas de fórcipe. Se o instrumento de eleição é o Kielland, não utilizar a técnica do volteio;
- não praticar extração pélvica com cervicodilatação incompleta;
- favorecer a fase expulsiva em parturientes com cesárea anterior;
- na prática da cesárea, obedecer aos seguintes preceitos técnicos, com a finalidade preventiva de rotura de cicatrizes em futuras gestações e partos: incisão miometrial segmentar, transversa e arciforme; sutura da brecha uterina com pontos separados, excluindo o endométrio; fios de sutura de absorção mais lenta (sintéticos e cromados 0); não apertar demasiado os pontos praticados; antibioticoterapia profilática; evitar a cesárea eletiva, indicando a cirurgia após cervicodilatação mínima de 6cm (favorecendo incisão uterina justa-cervical);
- monitorização fetal, de rotina, em pacientes cesariadas, quando se pretende tentar a via vaginal;
- em pacientes com anamnese de RU em partos anteriores, evitar a instalação do trabalho de parto. Phelan (1990) recomenda que o parto dessas gestantes seja cesáreo e se faça logo após a 36ª semana.

Pessoalmente, não endosso essa conduta como rotina assistencial. Se a RU foi corrigida com pontos separados, pode-se admitir, não havendo outras contra-indicações, o prosseguimento da prenhez até a 40ª semana.

PROGNÓSTICO

É grave para o binômio mãe e concepto. Entre outros fatores contribuem para agravá-lo os seguintes: extensão da rotura, local em que ocorreu, precocidade do diagnóstico e da assistência, causa provocadora, rapidez da instalação do choque e ocorrência do choque séptico.

O advento dos bancos de sangue, da antibioticoterapia e os avanços da anestesiologia têm contribuído para melhorar o prognóstico materno. Entretanto, no que importa ao concepto, sua sobrevida depende, entre outras razões, da presteza com que se estabelece o tratamento, da rapidez com que se instala o colapso vascular materno e da extensão da área placentária descolada.

No período de 1919 a 1970 (Neme e Prata Martins, 1972) foram atendidos 211 casos de RU na Clínica Obstétrica da Faculdade de Medicina da Universidade de São Paulo.

A tabela IV-14 demonstra que o obituário materno entre 211 casos se reduziu, progressivamente, até atingir a cifra de 2% no período de 1963-1970.

Tabela IV-14 – Rotura uterina – mortalidade materna.

Períodos	1919-1944	1945-1951	1952-1958	1959-1962	1963-1970
Nº de casos	43	25	61	34	48
Nº de óbitos	30	7	7	5	1
Obituário (%)	69,7	28,0	11,6	17,8	2,0

Quanto ao obituário perinatal, ele atingiu a cifra total de 43%, em virtude de muitos casos de RU não terem ocorrido no Serviço. Ao serem internadas, as pacientes apresentavam-se em choque e o concepto estava morto.

Na maioria dos casos que culminaram em morte materna, o acidente ocorreu em domicílio. No período de 1931-1948 a RU foi, no Serviço, a principal causa de morte materna (45%) dentre os 53 casos provocados por hemorragia. Refletindo a melhora assistencial local progressiva, com a redução drástica de partos domiciliares, comprovamos, no mesmo Serviço, que entre 1971 e 1982, dentre 94 óbitos maternos, dos quais 10 por hemorragia, a RU foi responsável por 2 (20%).

A mortalidade materna é, particularmente, maior em pacientes não submetidas a cesáreas em partos anteriores e quando a RU resulta de manobras intempestivas (Van Der Merwe e Ombelet, 1987), em partos ocorridos em países subdesenvolvidos (África e Turquia Asiática), nos quais têm sido referidas cifras de mortalidade materna e perinatal deprimentes: 20,9% materna e 75,3% perinatal (Balde e cols., 1990); 7,5% materna e 62% perinatal (Konje e cols., 1990); 7,3% materna e 82,9% perinatal (Kafkas e Taner, 1991). No Zimbabwe, a RU é a principal causa de morte materna.

TRATAMENTO

Estabelecido o diagnóstico, o tratamento é sempre cirúrgico e se resumirá em duas condutas: histerectomia e sutura uterina.

O ato cirúrgico deve ser imediato e coincidente com medidas visando ao restabelecimento do estado geral (choque hemorrágico ou séptico).

Na tabela IV-15 apresentamos os dados relativos aos 211 casos de RU atendidos na Clínica Obstétrica, verificando-se nossa preferência pela sutura uterina.

Apesar do grave estado geral das pacientes, particularmente quando jovens e desejosas de prole, preferimos evitar a remoção do útero, a fim de não agravar as condições maternas e

Tabela IV-15 – Rotura uterina – tratamento.

Tratamento	1919-1944	1945-1951	1952-1958	1959-1962	1963-1970
Sutura	27 (62,8%)	19 (76,0%)	54 (88,5%)	28 (82,3%)	39 (81,2%)
Histerectomia	16 (37,2%)	6 (24,0%)	7 (11,5%)	6 (17,7%)	9 (18,8%)
Nº de casos	43	25	61	34	48

preservar as funções menstrual e reprodutora. Para tanto, como a tabela IV-16 demonstra, reduzimos progressivamente a incidência de ligaduras tubárias no período de 1933-1972, nos casos resolvidos pela sutura.

Tabela IV-16 – Rotura uterina – ligadura tubária.

Período	Sutura	Ligaduras	
		Nº	%
1933-1944	10	10	100,0
1945-1951	19	15	78,9
1952-1958	54	20	37,0
1959-1962	28	5	17,8
1963-1972	39	15	38,4

O acréscimo verificado entre 1963 e 1970 deveu-se à conduta transitória de caráter mais ginecológico da então chefia do Serviço (Prof. José Medina).

As vantagens cirúrgicas da sutura uterina sobre a histerectomia podem ainda ser comprovadas pelo exame da tabela IV-17. Nela verificamos a menor incidência da mortalidade materna, quando reduzimos a extensão da operação e não agravamos o estado geral já alterado. Como vê, entre 167 casos de RU tratados pela sutura do miométrio, a mortalidade materna global foi de 17,4%; nos casos em que praticamos a histerectomia, essa cifra se elevou para 47,7%.

Técnica e indicações da sutura uterina – de modo geral, para evitar maior perda sangüínea e preservar as funções menstrual e reprodutora, aconselhamos optar-se pela sutura do miométrio. Entretanto, sua escolha estará contra-indicada nos casos de RU que passaram despercebidas, foram diagnosticadas tardiamente e complicaram-se com infecção peritoneal e choque séptico. Nesses casos, a prática da histerectomia impõe-se.

Praticada a laparotomia, o tocólogo remove o concepto e seus anexos e examina as condições da lesão uterina.

Nesse particular, deve-se ter o cuidado, quando o concepto se situa no útero, de não prolongar a brecha uterina ao se proceder sua extração. Quando a lesão é pequena, em face do volume do concepto, pode ocorrer a propagação da lesão miometrial, com conseqüente comprometimento de vasos maiores.

Neme, ainda quando acadêmico, assistiu acidente dessa ordem, com inclusão da artéria uterina. A hemorragia conseqüente provocou a morte da paciente.

Ao optar pela sutura e para reduzir a hemorragia, aplicam-se pinças de De Lee sobre os pedículos uterinos. A seguir, com fios de categute cromado zero ou, preferencialmente, com fios do tipo Dexon ou Vycril (semi-sintéticos de absorção mais lenta), pratica-se a sutura, em uma única camada, excluindo o endométrio e com pontos separados.

Os pontos não devem ser muito apertados, a fim de favorecer a circulação local e a cicatrização. A sutura em chuleio, embora mais rápida e hemostática, peca pela isquemia que condiciona, podendo provocar necrose miometrial isquêmica e até seqüestro de tecido miometrial (eliminação vaginal).

Finalmente, importa referir que a sutura em pontos separados, ao favorecer melhor coaptação das bordas da brecha uterina e mais perfeita cicatrização, torna mais seguro o porvir obstétrico das pacientes, nas quais não se faz a esterilização tubária. Importa ainda lembrar que a sutura do miométrio deve ser precedida da regularização das bordas da ferida uterina.

Técnica e indicações da histerectomia – como já referimos, nas RU complicadas com infecção peritoneal, mormente em multíparas e em pacientes pré-menopáusicas, a opção pela histerectomia impõe-se. Essa conduta é tanto mais preferencial quanto mais irregulares, extensas e propagadas forem as lesões uterinas.

Nesses casos, em função do comprometimento do estado geral da paciente, em face da maior dificuldade técnica e da maior perda sangüínea que provoca, preferimos evitar a histerectomia total, optando pela técnica subtotal. Entretanto, na presença de infecção local evidente (uterina e peritoneal), não nos parece recomendável essa última indicação.

Dentre 35 histerectomias por RU, praticadas em nosso Serviço, 30 foram subtotais (85,7%) e apenas 5 (14,3%) foram totais. O risco de eventual câncer de colo no futuro não deve merecer maior consideração nesse momento. A prática rotineira e profilática da citologia oncótica justifica, plenamente, a conduta conservadora preconizada.

Durante a histerectomia, o tocólogo deve utilizar fios inabsorvíveis ou de absorção lenta na ligadura dos pedículos uterinos. Em face da embebição gravídica local, a ligadura com fios de categute simples e até mesmo cromado pode afrouxar, seguindo-se de hemorragia abdominal volumosa e rápida e morte da paciente. Neme teve a oportunidade de assistir a dois óbitos maternos nessas circunstâncias.

Operações complementares – quando a RU é complicada e comprometeu a integridade vesical ou atingiu o ureter, o tocólogo deverá, sempre que possível, solicitar a cooperação de urologista, cuja maior experiência no trato dessas lesões assegurará melhor recuperação das pacientes. Na falta desse especialista, o obstetra se encarregará de reparar as lesões vesicais e de assegurar a continuidade da via urinária implantando o ureter, preferencialmente, na bexiga ou no intestino (excepcionalmente).

Parto vaginal e rotura uterina – quando a apresentação fetal está profundamente insinuada e fez-se o diagnóstico de RU, o tocólogo fará a extração do concepto pela aplicação de fórcipe e, por vezes, inclusive da placenta pela via vaginal. A seguir, sem perda de tempo, praticará a laparotomia. Na verdade, essa situação é pouco freqüente. Em geral, o diagnóstico de RU, após partos vaginais, é realizado pela revisão da cavidade uterina. Essa medida, encarecida por Hawkins (1955), é obrigatória após partos pélvicos, extrações pélvicas, versões internas, fórcipes altos e descolamento prematuro da placenta.

Tabela IV-17 – Rotura uterina – mortalidade materna. Conduta cirúrgica.

Períodos		1919-1944	1945-1951	1952-1958	1959-1962	1963-1970	Total
Sutura	Nº de casos	27	19	54	28	39	167
	óbitos	16 (59,2%)	3 (15,7%)	7 (13,2%)	3 (10,7%)	0	29 (19,7%)
Histerectomia	Nº de casos	16	6	7	6	9	44
	óbitos	14 (87,2%)	4 (66,6%)	0	2 (33,3%)	1 (11,1%)	21 (47,7%)

Referências Bibliográficas

• ACOG. – Vaginal birth after previous cesarean delivery. *Practice Bulletin* nº 5, 1999. • ALAMIA, J.V. & MEYER, B.A. – A VBAC scoring system that can predict uterine rupture in patients attempting a trial of labor. *Am. J. Obstet. Gynecol.*, **182**(1):S-160, nº 511, 2000. • AJEJE, R. & cols. – Rotura uterina espontânea precoce em gravidez de 20 semanas. *Med. Minas Gerais*, **122**:46, 2002. • ARAUJO, J.O. & NEME, B. – Mortalidade materna: considerações sobre 356 óbitos. *Mat. e Inf.*, **2**:3, 1946. • BALDE, M.D. & BASTERT, G. – Decrease in uterine rupture in Conakry, Guinea by improvements in transfer management. *Int. J. Gynecol. Obstet.*, **31**:21, 1990. • BALDE, M.D. & cols. – Uterine rupture – an analysis of 81 cases in Conakry, Guinea. *Int. J. Gynecol. Obstet.*, **32**:207, 1990. • BERGER, D. & cols. – Uterus with a scar. The results of a selection of patients for vaginal delivery. 884 case histories. *J. Gynecol. Obstet. Biol. Reprod.*, **20**:116, 1991. • BUJOLD, E. & cols. – Interdelivery interval and uterine rupture. *Am. J. Obstet. Gynecol.*, **187**:1199, 2002. • CUNNINGHAM, F.G. – *Williams Obstetrics*. Appleton & Lange. Norwalk, 1989, 406. • DE MUYLDER, X. – Maternal mortality audit in a Zimbabwean province. *Arch. Gynecol. Obstet.*, **247**:131, 1990. • EASTMAN, N. – *Reunião Científica*. John Hopkins Hospital, 1953. • EDEN, R.D. & cols. – Rupture of the pregnant uterus: a 53 year review. *Obstet. Gynecol.*, **68**:671, 1986. • ESPOSITO, M.A. & cols. – Association of interpregnancy interval with uterine scar failure in labor. A case control study. *Am. J. Obstet. Gynecol.*, **183**:1180, 2000. • FARMER, R.M. & cols. – Uterine rupture during trial of labor after previous cesarean section. *Am. J. Obstet. Gynecol.*, **165**:996, 1991. • FERNANDES, M. & VIEIRA, O.F. – Roturas do útero. *Rev. Ginec. Obst.*, **102**:467, 1958. • FUCHS, K. & cols. – The grand multipara. Is it a problem? A review of 5785 cases. *Int. J. Gynaecol. Obstet.*, **23**:321, 1985. • FUKUDA, M. & cols. – Examination of previous caesarean section scars by ultrasound. *Arch. Gynecol. Obstet.*, **243**:221, 1988. • GOLAN, A. & cols. – Rupture of the pregnant uterus. *Obstet. Gynecol.*, **56**:549, 1980. • HABERTHUR, F. & cols. – Offene uterusruptur bei gravidem uterus bicornis-ein fallbericht. *Geburtshilfe Frauenheilkd*, **50**:731, 1990. • HAWKINS, R.J. – Exploration of the uterus following delivery. *Am. J. Obstet. Gynecol.*, **69**:1094, 1955. • KAFKAS, S. & TANER, C.E. – Ruptured uterus. *Int. J. Gynecol. Obstet.*, **34**:41, 1991. • KONJE, J.C. & cols. – Ruptured uterus in Ibadan – a twelve year review. *Int. J. Gynecol. Obstet.*, **32**:207, 1990. • KYODO, Y. & cols. – A case report of destructive mole after uterine rupture. *Am. J. Obstet. Gynecol.*, **158**:1182, 1988. • LESTER, W. & cols. – Reconsideration of the uterine pack in postpartum hemorrhage. *Am. J. Obstet. Gynecol.*, **98**:329, 1965. • MACONES, G. & cols. – Labor induction and argumentation: independent risk factors for uterine rupture. *Am. J. Obstet. Gynecol.*, **191**:5MFM. Abstracts 221, 2005. • MEEHAN, F.P. – Trial of scar with induction/oxytocin in delivery following prior section. *Clin. Exp. Obstet. Gynecol.*, **15**:117, 1988. • MEEHAN, F.P. – Update on delivery following prior cesarean section. A 15-year review 1972-1987. *Int. J. Gynecol. Obstet.*, **30**:205, 1989. • MOZURHEWICH, E.L. & HUTTON, E.K. – Elective repeat cesarean delivery versus trial of labor. A meta-analysis of the literature from 1989-1999. *Am. J. Obstet. Gynecol.*, **183**:1187, 2000. • NAGY, P.S. – Placenta percreta induced uterine rupture and resulted in intraabdominal abortion. *Am. J. Obstet. Gynecol.*, **161**:1185, 1989. • NEME, B. – Rotura uterina e conduta conservadora iatrogênica. *Ginec. Obstet. (Peru)*, **12**:205, 1966. • NEME, B. – A histerectomia no ciclo-grávido puerperal. Estudo crítico a propósito de 99 casos. *Ginec. Obst. Bras.*, **9**:231, 1986. • NEME, B. – Urgências durante o parto. In: Neme, B. & Pinotti, J. A. *Urgências em Tocoginecologia*. Sarvier, São Paulo, 1992, p. 131. • NEME, B. & PRATA MARTINS, A. – Tratamento da rotura uterina. *Rev. Hosp. Clin.*, **18**:290, 1963. • NIELSEN, T.F. & cols. – Rupture and dehiscence of cesarean section scar during pregnancy and delivery. *Am. J. Obstet. Gynecol.*, **160**:569, 1989. • OFIR, K. & cols. – Uterine rupture: risks factors and pregnancy outcome. *Am. J. Obstet. Gynecol.*, **189**:1042, 2003. • ONWUDIEGWU, U. & cols. – Rupture of the gravid uterus following a road traffic accident. *Int. J. Gynecol. Obstet.*, **33**:273, 1990. • OSMERS, R. & COLS. – Sonographic detection of an asymptomatic rupture of the uterus due to necrosis during the third trimester. *Int. J. Gynaecol. Obstet.*, **26**:279, 1988. • PHELAN, J.P. – Uterine rupture. *Clin. Obstet. Gynec.*, **33**:432, 1990. • PICAUD, A. & cols. – L'Accouchement des uterus cicatriciels. A propos de 606 cas pour 62.193 accouchements. *Rev. Fr. Gynecol. Obstet.*, **85**:387, 1990. • PICAUD, A. & cols. – Les ruptures uterines. A propos de 31 cas observes au Centre Hospitalier de Livreville (Gabon). *Rev. Fr. Gynécol. Obstet.*, **84**:411, 1989. • PLASS, E.D. – Forceps and cesarean mortality in fetal newborn and maternal morbility and mortality – appleton-tange. White House Conference, 1933. • RAHMAN, J. & cols. – Rupture of the uretus in labor; A review of 96 cases. *Acta Obstet. Gynecol. Scand.*, **64**:311, 1985. • RAVASIA, D.; WOOD, S. & POLLAND, J. – Uterine rupture during induced trials of labour in women with a previous cesarean delivery. *Am. J. Obstet. Gynecol.*, **182**(1):S-162, nº 520, 2000. • RITCHIE, E.H. – Pregnancy after rupture of the pregnant uterus. *Br. J. Obstet. Gynaecol.*, **78**:642, 1971. • SHIPP, T. & cols. – Does the interbirth interval affect the risk for uterine rupture. *Am. J. Obstet. Gynecol.*, **182**(1):S-157, nº 499, 2000. • SOPHOUDIS, I. & cols. – Spontanrupter der Gebarmuter in der 20. Schwangerschaftswoche durch invasive plazenta. *Zentr. f. Gynakol.*, **111**:921, 1989. • TAYLOR, D.R. & cols. – Uterine rupture with the use of PgE_2 vaginal inserts for labor induction in women with a previous cesarean section. *J. Reprod. Med. Obstet. Gynecol.*, **47**:549, 2002. • TOLOSA, B. – Considerações sobre 32 casos de ruptura do útero. *Rev. Ginec. Obst.*, **27**:2, 1933. • VAN DER MERWE, J.V. & OMBELET, W.U.A.M. – Rupture of the uterus: a changing picture. *Arch. Gynecol.*, **240**:159, 1987. • YETMAN, T.J. & NOLAN, T.E. – Vaginal birth after cesarean section: *Am. J. Obstet. Gynecol.*, **161**:1119, 1989. • ZELOP, C. & cols. – The effect of prior obstetrical history on the risk of uterine rupture during a subsequent trial of labor. *Am. J. Obstet. Gynecol.*, **182**(1):S-157, nº 502, 2000. • ZELOP, C. & cols. – Effects of previous vaginal delivery on the risk of uterine rupture during a subsequent trial of labor. *Am. J. Obstet. Gynecol.*, **183**:1184, 2000. • ZUGAIB, M. & cols. – Rotura uterina espontânea no segundo trimestre da gravidez. *J. Bras. Ginec.*, **92**:327, 1982.

93 Traumatismos Fetais do Parto: Aspectos Obstétricos

Bussâmara Neme
Soubhi Kahhale

INTRODUÇÃO

A grande importância do estudo do traumatismo fetal, para tocólogos e perinatologistas, resulta das suas possíveis conseqüências imediatas e tardias e, em particular, da sua possível prevenção (em geral). O estudo evolutivo do traumatismo obstétrico, decorrente de intervenções extrativas fetais, demonstra o declínio evidente de sua incidência e de sua responsabilidade no obituário perinatal, graças à liberalização da operação cesárea.

Morstad (1953) refere que, dentre 44.533 partos ocorridos entre 1930 e 1945, na Maternidade Universitária de Oslo, ocorreram 5,17% de óbitos fetais, dos quais 44% resultaram de traumatismo obstétrico. Diversas publicações anteriores e contemporâneas (Levine e cols., 1984) confirmaram a responsabilidade do parto instrumental na etiologia do traumatismo fetal.

Russell e Sutherland (1949), nesse particular, salientaram que o parto hospitalar não se acompanhou de redução da mortalidade perinatal provocada pelo traumatismo obstétrico (2,48% no hospital e 2,56% no domicílio). Malzberg (1951), examinando 643 débeis mentais, estabeleceu evidentes relações com partos traumáticos, particularmente entre as nulíparas. Daí, Lebedev, na Rússia, haver recomendado, desde 1951, substituir o fórcipe alto pelo baixo e a versão interna pela cesárea.

Neme e Araujo (1955), entre 7.885 partos ocorridos na Clínica Obstétrica da Faculdade de Medicina de São Paulo, comprovaram traumatismo cerebral em 1,8% dos recém-nascidos, apesar da incidência de cesárea no Serviço não atingir, nesse período, 10% dos partos. Levine e cols. (1984) referem que no Hospital-Escola da Universidade de Cincinnati (Ohio – USA), no período de 1974 a 1981, entre 13.870 partos ocorreram 168 traumatismos em 162 recém-nascidos (1,3%).

A maior liberalidade na prática da cesárea e a drástica redução na indicação de intervenções extrativas transvaginais complexas corroboraram, evidentemente, para declinar a incidência de óbitos perinatais, conseqüentes a traumatismos obstétricos. Entretanto, importa, ainda, alertar os tocólogos para as possíveis repercussões tardias de traumatismos de menor gravidade, que, embora não provocando a morte do concepto, seguem-se de seqüelas neuromotoras e mentais. Tais indivíduos se constituirão, no futuro, em pesado fardo socioeconômico, cuja assistência obrigará envolver neonatólogos, pediatras, neurologistas, ortopedistas, psiquiatras, legistas e o Serviço Social comunitário.

Aos neonatologistas que, de imediato, atendem tais recém-nascidos cabe prodigalizar a assistência necessária para garantir sua sobrevivência. Neurologistas e pediatras se encarregarão de firmar o diagnóstico e orientar o tratamento, a fim de prevenir ou reduzir as possíveis seqüelas neuromusculares. Ortopedistas serão envolvidos na recuperação das lesões osteoarticulares presentes. Psiquiatras deverão corrigir as alterações comportamentais psíquicas e médicos legistas serão solicitados para definir a eventual responsabilidade da assistência tocológica. Finalmente, o Serviço Social será acionado para oferecer escolas e ambientes especiais para orientar o desenvolvimento educacional dos indivíduos sobreviventes.

Finalmente, importa salientar o ônus sentimental e econômico que envolve os familiares desses conceptos, cuja sobrevivência, cada vez maior, nem sempre se acompanha, no futuro, de comportamento normal neuromuscular e psíquico.

CONCEITO

Morstad (1953), em exaustiva monografia sobre o tema, conceituou os traumatismos fetais, também designados traumatismos obstétricos, como ocorrências desfavoráveis, dependentes de fatores externos ou internos (falha na correlação entre a força e a adaptação), com conseqüente distúrbio funcional permanente ou temporário do recém-nascido. Esta maneira de conceituar o traumatismo fetal demonstra que já em 1953 havia preocupação em relacionar as lesões comprovadas mais sob o ponto de vista funcional que sobre o aspecto estrutural.

O atual desenvolvimento da Medicina Fetal resultou em ampliação do conceito de traumatismo fetal, que de início foi relacionado apenas a complicações assistenciais durante o parto. Os avanços relacionados à propedêutica e à terapêutica fetais, com o advento da amniocentese, da cordocentese, das transfusões intra-uterinas e das cirurgias fetais, acarretando eventuais lesões dos conceptos, ampliaram o antigo conceito de traumatismo fetal. Entretanto, como tais medidas propedêutico-assistenciais visam, em última instância, preservar a sobrevida ameaçada de conceptos, restringiremos nosso estudo apenas às lesões ocorridas durante a assistência ao parto, considerando, em particular, seus fatores etiológicos, predisponentes e determinantes e sua profilaxia.

Importa, ainda, referir que traumatismos fetais podem resultar de acidentes maternos, conseqüentes a choques de automóveis e outros. Stafford e cols. (1988) citam que, dentre oito óbitos maternos provocados por acidentes, ocorreram oito óbitos fetais e em dois fetos havia fratura do crânio.

Responsabilidade do tocólogo – diversas publicações têm demonstrado que comprometimentos neurológicos de recém-nascidos (imediatos e/ou tardios) nem sempre são relacionados a condutas assistenciais traumáticas durante o parto. Rosen e Dickinson (1992) e Phelan e Ahn (1994) salientam que, apesar do grande aumento da operação cesárea nos Estados Unidos, a incidência de paralisia cerebral não se alterou.

Outros autores comprovaram nem sempre ocorrer relação evidente entre a incidência de paralisia cerebral com Apgar baixo (Colégio Americano de Obstetras e Ginecologistas, 1996), com a presença de mecônio (Dijxhoorn e cols., 1986), com pH abaixo de 7,0 (Nagel e cols., 1995) e com monitorização eletrônica (Phelan e cols., 1996).

Entretanto, apesar de as observações referidas desvincularem eventuais seqüelas neurológicas da assistência à parturição (Achiron e cols., 1993; Asakura e cols., 1994), devemos alertar os obstetras para sua responsabilidade na ocorrência e possível prevenção. O tocólogo não deve preocupar-se com o tratamento desses conceptos. A ele cabe reconhecer o recém-nascido traumatizado (diagnóstico), providenciar sua assistência precoce ("staff" necessário), ter consciência das possíveis conseqüências e, mais do que tudo, conhecer os fatores predisponentes e determinantes de sua ocorrência, a fim de atuar na sua possível prevenção.

A assistência aos recém-nascidos traumatizados e suas manifestações clínicas serão consideradas no Capítulo 128. Por isso, nessa exposição consideraremos, em particular, os diversos fatores envolvidos na ocorrência de traumatismos fetais, durante o parto normal e nas diversas intervenções obstétricas.

Modernas práticas propedêuticas (ultra-sonografia, tomografia computadorizada e ressonância magnética) têm sido úteis para detectar anteparto e lesões nervosas centrais (hemorragias, necroses etc.) que, durante o parto, manifestam-se com sinais de sofrimento fetal. Esses casos podem, por vezes, ser objeto de processos contra obstetras, incriminados de má prática assistencial (Paul e cols., 1986; Stoddard e cols., 1988).

CLASSIFICAÇÃO

Traumatismos fetais podem atingir: o cérebro, a medula, os nervos, os ossos, as articulações, a face, o pescoço, os olhos, a pele, os órgãos genitais e as vísceras. Daí sua classificação em:

- Traumatismos cerebrais
- Traumatismos medulares
- Paralisias
- Fraturas e arrancamentos epifisários
- Traumatismos cranianos
- Outras lesões: face, boca, pescoço, olhos, ouvidos, órgãos genitais e vísceras

TRAUMA CEREBRAL

O traumatismo do sistema nervoso central (cérebro, cerebelo e bulbo) é, de todos, aquele que mais freqüentemente se segue de óbito perinatal e/ou de seqüelas que comprometem, definitivamente, a vida dos indivíduos acometidos. Felizmente, a restrição das indicações da via vaginal, na solução de partos distócicos, seguiu-se de evidente redução de sua incidência.

Súmula histórica – na evolução histórica de nossos conhecimentos relacionados ao traumatismo cerebral e as suas conseqüências, devem ser citados os seguintes nomes (Briquet, 1940-1953):

- North (1826) – o primeiro a relacionar as convulsões de recém-nascidos com partos distócicos.

- Cruveilhier (1832) – apresenta figuras de cérebro de recém-nascidos em seu "Atlas de Anatomia Patológica" com um hematoma subdural.
- Little (1843) – filia a paralisia espástica cerebral ao traumatismo do parto (três vezes em cada quatro casos). Daí a designação de moléstia de Little à essa entidade.
- Little (1862) – em monografia salientou a influência do parto sobre o comportamento ulterior dos indivíduos, chamando a atenção para o risco da hipóxia e da hipercontratilidade uterina.
- Freud (1889-1897) – reduz a importância da hemorragia cerebral na etiologia da moléstia de Little, afirmando que apenas 30% dos casos lhe deveriam ser atribuídos.
- *Finkelstein (1902)* – chama a atenção dos pediatras para as seqüelas do traumatismo obstétrico.
- Beneke (1910) – desenvolve técnica para abrir o crânio sem lesar a tenda do cerebelo e a veia de Galeno, favorecendo o exame do sistema contensor do cérebro.
- Ylppö (1919) – refere a vulnerabilidade dos prematuros para o traumatismo cerebral, citando incidências de 90% (com peso menor que 1.000g) e de 76,5% (peso menor que 1.500g).
- Holland (1922) – apresenta relatório famoso de 167 recém-nascidos mortos, dos quais 48% apresentavam lesões do sistema nervoso central: 81 casos com rotura da tenda do cerebelo e cinco casos com rotura da foice. Esse autor salientou a importância do sistema contensor do cérebro (Capítulo 20) e referiu serem fatores de risco na determinação de hemorragia cerebral: o fórcipe alto, a cabeça derradeira, as pegas defeituosas de fórcipe, a primiparidade em geral e, em particular, a idosa, a prematuridade e a diátese hemorrágica.
- Roberts (1925) – praticou 423 punções liquóricas em recém-nascidos, comprovando, com freqüência, a tonalidade amarelada (bilirrubina). Relacionou a presença de liquor hemorrágico com partos vaginais difíceis, particularmente em prematuros. Verificou, ainda, que em 60 casos, apesar de liquor hemorrágico, apenas 26 conceptos apresentavam sintomatologia evidente, dos quais 12 sucumbiram e dois apresentaram graves seqüelas.
- Ricci (1924) – apresenta, entre nós, sua Tese de Doutoramento, sobre o sistema contensor do cérebro, estudado pela técnica de Beneke.
- Sunde (1930) – salienta a vulnerabilidade dos fetos prematuros e insurge-se contra a via transvaginal na execução de seus partos. Inclusive chamou a atenção para a etiologia traumática de certos métodos de reanimação (método de Schultze).
- Irving (1930) – em prematuros extremos comprovou 40% de hemorragia cerebral, apesar de o parto ter sido normal.
- Ehrenfest (1931) – em monografia salienta as repercussões oculares do traumatismo obstétrico, representadas pelo nistagmo (35%) e pelas hemorragias da retina dos recém-nascidos (12%).
- Ford (1937) – publica livro sobre "Doenças do Sistema Nervoso na Infância e Adolescência", relacionando-as com o parto.
- Benda (1945) – salienta o valor das seqüelas tardias do traumatismo fetal, referindo que, dentre 130 casos de indivíduos com déficit mental, a anamnese comprovou a responsabilidade do traumatismo no parto.
- McKiddie (1949) – refere que a hipermaturidade, com a conseqüente hipóxia fetal, também, relaciona-se com deficiência mental.
- Phelps (1950) – reduz a importância do traumatismo cerebral na etiologia de deficiências mentais, salientando o fator genético (experiência larga em necropsias).
- Courville (1950) – também reduz a etiologia traumática e encareceu a causa hipóxica, muito valorizada na atualidade.
- Finalmente, importa lembrar que, entre nós, Lefèvre (1953) e Walter Maffei, em suas lições de neuropatologia (1940-1988), limitavam a importância etiológica do traumatismo obstétrico na determinação de desvios do comportamento mental e neuromotores de indivíduos, atribuindo-os mais a malformações congênitas, infecções do sistema nervoso e, principalmente, fatores genéticos.

A partir de 1980, grande número de contribuições fez referência à etiopatogenia do traumatismo cerebral e, em particular, de sua manifestação com paralisia cerebral. Dentre elas, a revisão de Niswander (1983) deve ser conhecida de todos os tocólogos, quando se manifestam sobre a responsabilidade do obstetra na incidência da referida entidade neurológica.

Shields e Schifrin (1988) correlacionaram 75 casos de paralisia cerebral com a anamnese da evolução das gestações e partos das mães. Comprovaram relações com a hipóxia perinatal (8%), com o traumatismo fetal (11%) e com o sofrimento fetal intragestação (cardiotocografia) em 35%. Em 27% ocorreram sofrimento fetal crônico na gestação, hipóxia intraparto e traumatismo fetal. Durante a gestação comprovaram a restrição de crescimento fetal, mecônio e hipermaturidade.

Cushier (1961), Dweck e cols. (1974), Brown e cols. (1974), Low e cols. (1978) e Niswander (1983) admitem que a hipóxia, agindo sobre fetos humanos, pode determinar lesões cerebrais e conseqüentes atrofia e necrose dos hemisférios cerebrais. Entretanto, salientam ser freqüente a ocorrência de hipóxia intraparto e rara a incidência de paralisia cerebral. O grande problema, segundo esses autores, é reconhecer quando e qual condição hipóxica provocará a paralisia cerebral.

Resultados propedêuticos, relacionados com achados da cardiotocografia e do perfil biofísico fetal, nem sempre se relacionam com a incidência de paralisia cerebral. Resultados falso-negativos associam-se a comprometimento fetal, e falso-positivos seguem-se de intervenções desnecessárias. Também os resultados do índice de Apgar apresentam flagrante discordância com a evolução pós-natal e com os achados da monitorização fetal (Banta e Thacker, 1979). Esses autores comprovaram que a acidose fetal (pH < 7,2) também não guarda concordância absoluta com o índice de Apgar dos recém-nascidos. Resultados falso-negativos ocorrem em 9-23,6% e falso-positivos em até 30,3 a 69,2%.

Havercamp e cols. (1976 e 1979), Renou e cols. (1976), Kelso e cols. (1978) e Wood e cols. (1981), respectivamente, em gestações de alto e baixo risco, comprovaram que o benefício prognóstico real da cardiotocografia e da escuta (Linard ou sonar-Doppler), em relação aos nascituros, não se mostrou evidente. Grant e cols. (Dublin), em 1989, endossam esses achados.

Os estudos e as pesquisas, nesse campo da patologia perinatal, sugerem que a hipóxia crônica é de prognóstico mais sério e que atua mais durante a gestação sobre prematuros pós-maturos e estresse crônico materno. E salientam que a responsabilidade do tocólogo em casos de comprometimento lesional do sistema nervoso central deve ser revista em virtude de sua possível gênese anteparto.

Etiopatogenia – os fatores predisponentes e determinantes do traumatismo cerebral e fetal estão representados no quadro IV-10.

Quadro IV-10 – Traumatismo fetal × fatores etiopatogênicos.

Fatores predisponentes	Fatores determinantes
Moldagem excessiva do crânio	Fórcipe
Prematuridade	Intervenções sobre cabeça última
Hipóxia	Cesárea
Hipertonia uterina	Parto normal
Diátese hemorrágica	Outras manobras

Moldagem excessiva do crânio – durante o parto, a cabeça fetal, ao atravessar a bacia óssea, deve-se moldar à sua forma. Essa moldagem cefálica é possível porque as peças ósseas componentes do crânio são separadas e apenas interligadas por formações membranosas. Entretanto, a presença do sistema contensor do cérebro (foice do cérebro, tenda do cerebelo e seus sistemas de reforço) atua limitando a referida adaptação craniana (Capítulo 20).

Durante a moldagem cefálica, a redução de determinado diâmetro faz-se à custa daquele que lhe é perpendicular. A foice situa-se entre os hemisférios cerebrais e liga-se, mediana e perpendicularmente, à tenda do cerebelo. Assim, sua distensão vertical para cima (redução do diâmetro occípito-frontal) ou horizontal para a frente (ampliação do diâmetro occípito-frontal) segue-se de trações sobre a tenda. É o que ocorre, respectivamente, nas apresentações cefálicas fletidas e defletidas, designando-se de "zona crítica", pela freqüência com que é lesada a porção anterior da tenda do cerebelo (rotura do seio reto e da veia de Galeno).

Na vigência de moldagens cranianas excessivas, o limiar de distensibilidade desses septos pode ser ultrapassado e seguido de roturas que se estendem aos vasos (veia de Galeno principalmente) com conseqüente hemorragia cerebral (Figs. IV-161 e IV-162).

Holland (1922), após descrever minuciosamente a anatomia do sistema contensor do cérebro, cita os seguintes fatores intervenientes na sua rotura: a) intensidade da força atuante (maior ou menor moldagem craniana); b) direção da força atuante (maior ou menor flexão e deflexão cefálica); c) modo de atuação da força (gradual ou repentina); e d) grau de plasticidade e resistência craniana (relacionado com a maturidade

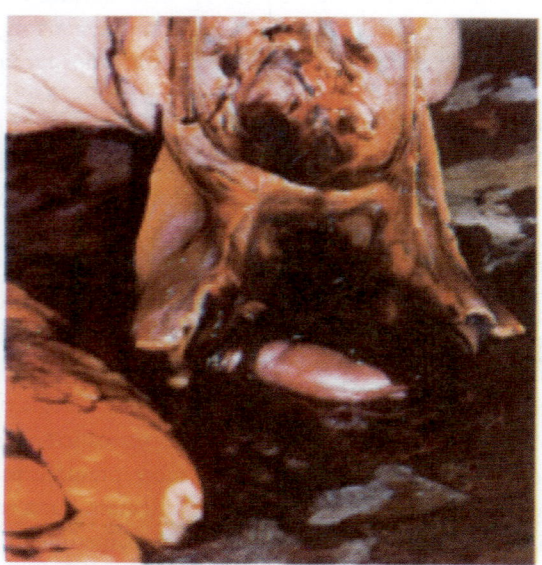

Figura IV-161 – Rotura do sistema contensor do cérebro.

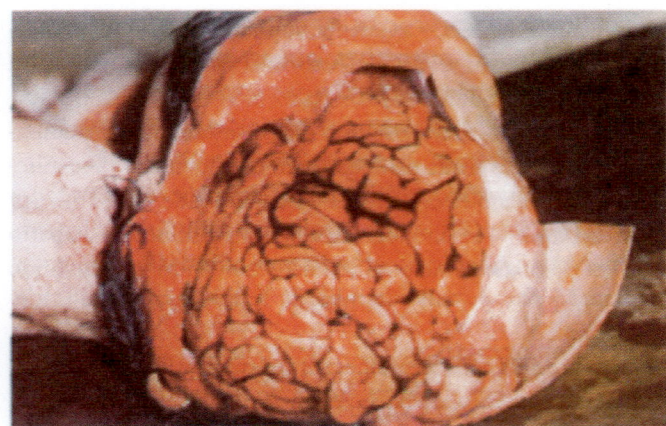

Figura IV-162 – Traumatismo cerebral. Hemorragia do encéfalo.

fetal). Yagi (1930) relacionou as lacerações do sistema contensor do cérebro a três fatores: a) força atuante sobre o crânio; b) estase circulatória local; e c) resistência craniana. E Rydberg, em 1954, referiu que, sob forte moldagem cefálica, os seguintes fatores atuam como meios de defesa das lesões cerebrais: a fuga sangüínea do cérebro, a fuga liquórica e a penetração da massa encefálica no forame magno. Segundo Yagi (306 necropsias), quando é a força que predomina, lacera-se a duramáter; quando a estase circulatória é intensa, rompem-se os vasos. No parto prolongado, na hipertonia uterina, nas alterações da circulação funicular e, principalmente, na extração da cabeça derradeira, a estase circulatória é a regra.

As hemorragias intracranianas podem ser subdurais, subaracnóideas, intraventriculares, da massa cerebral e extradurais. Segundo Ehrenfest, os vasos lesados são as veias do seio longitudinal superior (cavalgamento dos parietais) e as do seio venoso, lateral e tributárias (locação occipital sob os parietais). A hemorragia extradural, em geral, está associada a fraturas de ossos cranianos. De regra, tem menor repercussão prognóstica (Saunders, 1948).

Prematuridade – segundo Morstad (1953), o primeiro a referir a vulnerabilidade dos prematuros foi Joerg (1829). Entretanto, nesse particular, deve-se a Ylppö (1919 e 1924) a comprovação da maior freqüência de hemorragias cerebrais entre os prematuros e de sua relação com a fragilidade vascular que lhes é inerente. Enquanto no feto de termo a rotura vascular apenas ocorre com sucções de 520mmHg, nos prematuros se dá com 250mmHg. Em 1983, Kudrjavcev e Schoenberg referem ser de 2% a incidência de paralisia cerebral (em geral) e que esse índice se eleva entre os prematuros. Paneth e Stark (1983), também, endossam esse fato.

Karin e cols. (1985) salientam que a relação da paralisia cerebral com a prematuridade é menor entre os recém-nascidos com menos de 1.500g e Geirsson (1988) admite esse risco entre 1.000 e 2.000g.

Além dessa condição, Ford (1937) salientou a responsabilidade de outros fatores responsáveis pelo traumatismo cerebral dos prematuros: a delgadez do crânio, a consistência gelatinosa do cérebro, a mielinização nervosa deficiente e a imaturidade dos centros nervosos.

Benda (1945) endossou as idéias de Ford e lhes acrescentou os seguintes fatores: maior volume relativo do segmento cefálico, menor embebição das partes moles maternas (maior resistência) e maior incidência de apresentações pélvicas. No que se refere aos partos vaginais, Weissman e cols. (1989) referem maior gravidade na apresentação pélvica.

Hipóxia – as lesões nervosas de natureza hipóxicas relacionam-se, em particular, com seqüelas tardias comportamentais. Nos casos graves, além da privação tecidual do oxigênio, surgem petéquias distribuídas irregularmente na massa encefálica e provocadas pelas lesões conseqüentes à congestão e às roturas vasculares. Schachter (1951) estudou 353 indivíduos entre 3 e 18 anos de idade com deficiência mental. Verificou pela anamnese que a asfixia esteve mais relacionada com esses casos que o parto traumático.

Aliás, Courville (1950) e Windle (1950) já haviam considerado a questão, chamando a atenção para a relação hipóxia-hemorragia cerebral.

Clapp e cols. (1988) praticaram, em ovelhas, a oclusão intermitente do cordão umbilical, comprovando que ela provoca bradicardia e alterações da atividade eletrocortical das crias. Histologicamente, verificaram que ocorrem lesões da substância branca cerebral.

Low e cols. (1989), dentre 120 óbitos perinatais relacionados à hipóxia, identificaram em 16 necropsias áreas de necrose do sistema nervoso central, referindo que esse achado se relacionou com hipóxia ante, intra e pós-natal. Ferrari e cols. (1990) referem que, em 19% dos casos, o pH do sangue capilar fetal intraparto foi menor que 7,2. Nesses casos, a ultrasonografia identificou hemorragia periventricular em 55% dos nascituros. Entretanto, 44% desses conceptos não apresentaram sinais clínicos de asfixia intraparto e neonatal (alterações congênitas).

Hipertonia uterina – o aumento do tono uterino pode provocar dificuldades nas trocas circulatórias transplacentárias em função da compressão dos ramos das artérias e veias uterinas. A redução do fluxo e a estase sangüínea conseqüentes respondem por hipóxia e traumatismo hemorrágico cerebral. Myers (1975) demonstrou em macacas a importância do estresse sobre a contratilidade uterina (hipertonia), e Crandon (1979) relacionou a ansiedade materna com repercussões hipóxicas sobre o concepto. Tive a oportunidade de comprovar esse fato em gestantes acompanhadas durante seu pré-natal. Conceptos nascidos de gestações associadas com estresse crônico materno apresentaram menor crescimento intra-útero que seus irmãos (B.N.).

Diátese hemorrágica – em 1936, Toverud referiu ser a diátese hemorrágica o fator predisponente de hemorragia cerebral. Entretanto, Salomonsen (1939) e Fiechter (1941) comprovaram que os nascituros apresentam coagulabilidade normal, e Sandford e cols. (1942) salientaram a raridade da diátese hemorrágica entre os recém-nascidos (0,04%). Embora Potter (1961) tenha negado que a administração de vitamina K se segue de redução na incidência de coagulopatia (apesar de aumentar o tempo de protrombina), Shepherd (1959) refere que o obituário perinatal de prematuros se elevou de 35,5% para 72% quando não se administrou à mãe essa vitamina.

Fórcipe – a ocorrência de traumatismo cerebral nas aplicações de fórcipes resulta das seguintes condições:

a) pegas elevadas em apresentação não-insinuada – nesses casos, em geral, existe desproporção cefalopélvica relativa e, para que a insinuação e a descida se realizem, a cabeça fetal sofrerá reduções excessivas em seus diâmetros;
b) pegas atípicas – frontomastóide e, principalmente, occípito-frontal, na qual pode ocorrer lesão da porção basilar e escamosa do occipital com comprometimento bulbar. Outras vezes, a introdução das colheres é desigual e aquela cuja ponta se apoiou diretamente sobre a bossa parietal determina seu afundamento e, às vezes, sua fratura;
c) deflexão precoce da cabeça fetal antes que se instale o suboccipício no subpube (hipomóclio);
d) trações intempestivas realizadas na ausência de contrações uterinas e dos puxos maternos;
e) episiotomias tardias ou insuficientes em casos de assoalho perineal muito resistente.

Intervenções sobre a cabeça última – a grande responsabilidade das intervenções realizadas para desprender a cabeça última (partos pélvicos, versão interna e extrações pélvicas) resulta dos seguintes fatores:

a) a rapidez com que se instalam os fenômenos de acomodação cefalopélvica;
b) a expressão corporal retrógrada com conseqüente aumento da pressão vascular intracraniana;
c) manobras de compressão cefálica transabdominais;
d) maior incidência de apresentação pélvica entre prematuros (cabeça maior em relação ao ovóide córmico).

Cesárea – na verdade, a operação cesárea é medida preventiva do traumatismo cerebral. Entretanto, não são excepcionais os casos de recém-nascidos de cesárea que o apresentaram. O fato se relaciona com:

a) histerotomias praticadas após tentativa infrutífera de se conseguir parto vaginal em casos de partos distócicos (hemorragia hipóxica);
b) dificuldades na extração cefálica, quando a brecha miometrial é insuficiente (cesárea eletiva), quando a apresentação cefálica é alta, móvel e defletida ou pélvica. Esta última situação é, particularmente, incidente em casos de prematuros. Plass (1933) reuniu 162 casos de traumatismo cerebral após a prática de cesárea.

Parto normal – o traumatismo cerebral, após partos vaginais, ditos normais, em geral se relaciona com:

a) partos prolongados associados à hipercontratilidade uterina e à hipóxia;
b) contrapressão perineal excessiva e prolongada, com a finalidade errônea de proteção ao períneo;
c) resistência anormal do assoalho perineal e episiotomias tardias e/ou insuficientes.

Fundoscopias de recém-nascidos de partos normais, realizados por nós (Neme e cols., 1972), demonstraram a freqüente presença de hemorragias do fundo de olho desses conceptos (traumatismo vasculocerebral), sugerindo que, inclusive, o parto espontâneo pode ser incriminado pelo traumatismo cerebral. A observação de que a incidência dessas hemorragias foi maior entre as nulíparas sugere que a maior dificuldade da fase expulsiva foi a causa responsável por esse achado.

Outras manobras – entre elas citam-se as manobras de Kristeller, a vácuo-extração e a de Schultze (para reanimação fetal).

Nossas pesquisas relacionadas a fundoscopias de recém-nascidos demonstraram que a manobra de Kristeller (violento aumento da pressão intra-uterina) e a vácuo-extração fetal (pressão negativa de sucção cefálica) são, particularmente, nocivas no que se relaciona ao traumatismo vasculocerebral (Neme e cols., 1972).

Segundo Guzmán (1943), a incidência de traumatismo cerebral reduziu-se após o afastamento da manobra de Schultze, com a finalidade de reanimação de conceptos.

Na tabela IV-18, Towner e cols. (1999) referem a incidência de hemorragia intracraniana em diversas intervenções obstétricas. Deduz-se dos números apresentados a grande responsabilidade da vácuo-extração falhada e que exigiu a aplicação complementar de fórcipe e a cesárea eletiva (dificuldade na extração cefálica).

Tabela IV-18 – Tipo de parto × hemorragia intracraniana.

Tipo de parto	Hemorragia intracraniana
Vácuo + fórcipe	1 para 280
Fórcipe	1 para 664
Vácuo-extração	1 para 860
Cesárea com trabalho de parto	1 para 907
Cesárea eletiva	1 para 2.040
Parto normal	1 para 1.900

Towner e cols., 1999 (modificado).

TRAUMATISMOS MEDULARES

Segundo Ehrenfest (1931), apenas excepcionalmente se encontram lesões medulares sem alterações da coluna vertebral. Entretanto, em excelente revisão da literatura, Stern e Rand (1959) referiram ser mais comuns os casos de lesões da medula sem lesões da coluna que aqueles que se acompanham de fraturas. Apesar dessa observação, ao considerar este capítulo, estudaremos conjuntamente os traumatismos da coluna e da medula, salientando a necessidade de admitirmos lesões medulares, apesar da integridade da coluna. Embora menos freqüentes que os traumatismos cerebrais, as lesões medulares e da coluna, também, soem ocorrer após partos extrativos transvaginais: encravamento do biacromial, extração de cabeça derradeira em partos pélvicos e, principalmente, após versão interna seguida de grande extração pélvica (Figs. IV-163 a IV-167) (Capítulo 128).

A redução nas indicações e nas ocorrências dessas intervenções seguiu-se, obviamente, da concomitante queda na incidência do traumatismo medular e da coluna. Entretanto, no passado e antes da liberalização da operação cesárea, Pierson (1923) referia 47% de lesões medulares e 38% de fraturas da coluna após versões internas e grande extração pélvica. Ainda em 1943, Guzmán, em 3.579 natimortos, encontrou 10 com fratura da coluna (0,28%).

Etiopatogenia – as lesões da coluna e da medula ocorrem, principalmente, após versões internas e grande extração pélvica. Raramente resultam de aplicações altas de fórcipe e de distócia do biacromial.

A medula é incluída em estojo duplo: ósseo e fibroso. O ósseo é formado pelas vértebras inelásticas, que se articulam por discos intervertebrais e ligamentos. O estojo fibroso é constituído pela dura-máter raquídea que se fixa desigualmente: de modo sólido nos segmentos cervical e lombar, e frouxo no segmento dorsal. Além dessas conexões, a medula apresenta ligações, em cima, com as raízes nervosas dos plexos braquial e cervical e, embaixo, com a cauda eqüina. O segmento dorsal é o mais traumatizável (Briquet, 1932).

Na coluna do recém-nascido, as vértebras cervicais apresentam três porções ossificadas, cuja fusão só ocorrerá entre os primeiros 6 anos de vida (Hadley, 1956). Essa condição anatômica, ao favorecer os movimentos de hiperextensão e hiperflexão, possibilita flexões e extensões mais amplas que, embora não se sigam de fraturas, podem comprometer a medula e os filetes nervosos dos plexos braquial e cervical.

Três fatores determinantes concorrem para provocar lesões medulares e da coluna: a) a força ou a tração excessivas; b) a hiperextensão; e c) a torção. Nos partos distócicos em que se executam manobras complexas para o desprendimento do biacromial e da cabeça derradeira, esses fatores poderão estar presentes isolada ou associadamente.

Trações – trações verticais ou axiais da coluna são menos lesivas que as trações laterais. Entretanto, quando excessivas, podem acarretar lesões da medula quando o estiramento de suas fibras ultrapassa o limite de sua distensibilidade. Trações laterais excessivas, em geral, executam-se durante a manobra de Deventer-Müller, para promover o desprendimento do biacromial (gigantismo fetal). Nesses casos, as fraturas, em geral, situam-se nas vértebras cervicais (principalmente a sexta) e

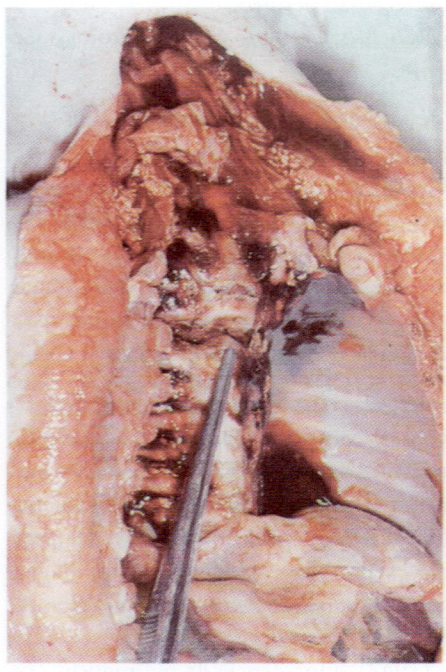

Figura IV-163 – Fratura da coluna vertebral (dorsal) após extração pélvica.

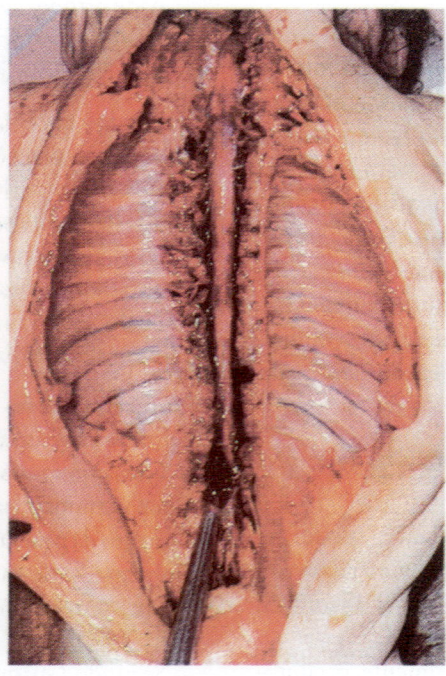

Figura IV-164 – Traumatismo medular alto após versão interna e extração pélvica.

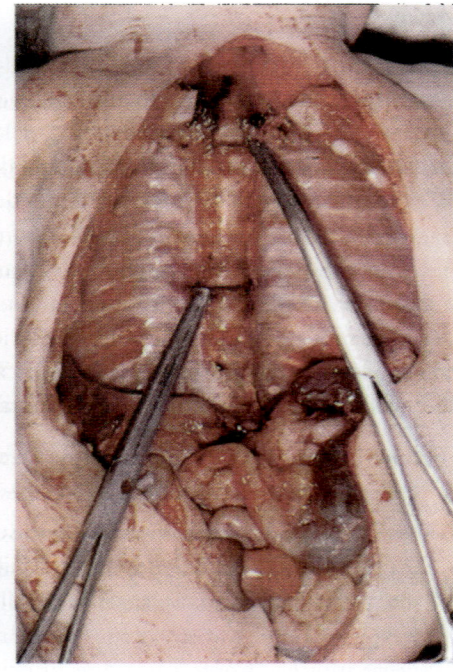

Figura IV-165 – Traumatismo medular baixo após extração pélvica.

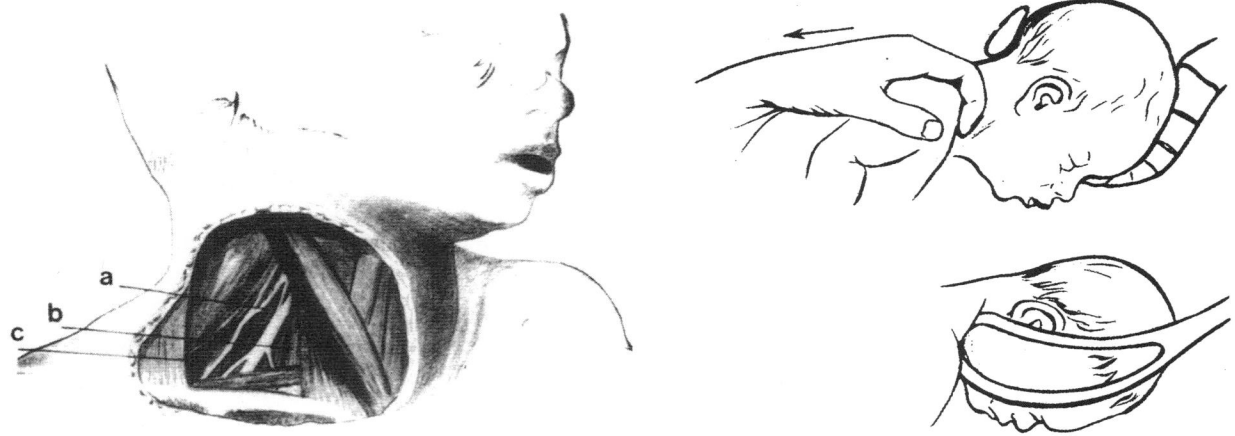

Figura IV-166 – Mecanismo da distensão do plexo braquial. Em **a**, **b** e **c** os nervos atingidos durante a manobra de Mauriceau e pela aplicação de fórcipe em cabeça última (Briquet, 1939).

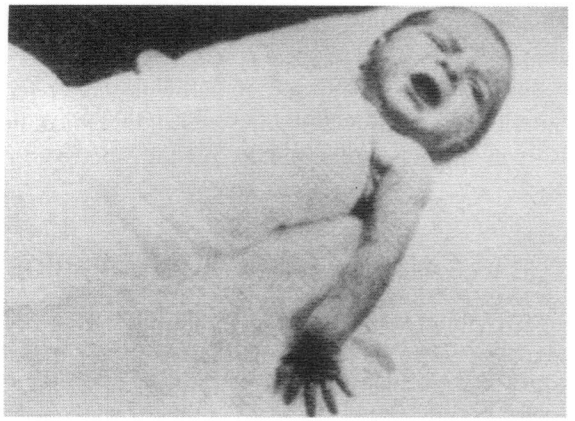

Figura IV-167 – Paralisia braquial alta ou radicular superior (Duchenne-Erb) – Briquet, 1932.

fazem-se com destacamento dos arcos laterais. Foederl (1931), que observou 21 casos, refere que as lesões medulares, após partos normais, em geral, situam-se na porção cervical.

Torção – torções extremas, como as que se executam nas manobras de Rojas, podem determinar laceração de ligamentos e fraturas.

Hiperextensão – é coincidente com a prática da manobra de Mauriceau, quando o tocólogo traciona, fortemente, a cabeça derradeira suspensa no canal de parto. Zellweger (1945) refere que após partos pélvicos as lesões medulares podem situar-se em qualquer altura; entretanto, são mais raras nas porções altas (cervicais). Nos partos em apresentação cefálica, a hiperflexão cefálica pode projetar a apófise odontóide de encontro à medula, e a hiperextensão (defletida), forçar o arco do atlas de encontro ao forame magno.

Tração + hiperextensão + torção – a associação desses três fatores determinantes de lesões da coluna e medulares sói ocorrer, particularmente, na execução da manobra de Rojas, quando, além da deflexão dos braços, observa-se dificuldade na extração da cabeça derradeira. Em 15 recém-nascidos com lesão da medula cervical, em todos a aplicação de fórcipe se fez com grande rotação cefálica interna.

Dentre os quadros clínicos conseqüentes às lesões medulares, o mais grave é o que resulta da sua secção completa (paraplegia flácida total). Outras alterações, relacionadas a compressões e lesões parciais da medula, são representadas por alterações da deflexão, também, com comprometimento do plexo braquial.

Finalmente, importa referir que as lesões medulares não são progressivas. Manifestam-se, de imediato, após o parto. Esta observação referida por Ford e cols. (1927) é importante para excluir a responsabilidade do tocólogo quando sugerem, tardiamente, manifestações neuromotoras que não devem ser relacionadas com a assistência obstétrica.

PARALISIAS

As paralisias conseqüentes a traumatismos obstétricos podem ser: periféricas (braquial, das cordas vocais e facial) e central (nervo frênico).

Paralisia braquial

A paralisia braquial, em geral, ocorre após a extração cefálica (derradeira ou primeira), conforme sejam os dedos que furculam o pescoço do feto ou as colheres do fórcipe os responsáveis pela hiperdistensão do plexo braquial (Figs. IV-166 e IV-167).

Sua incidência, dentre 7.885 partos assistidos na Clínica Obstétrica da Faculdade de Medicina de São Paulo, no período de 1944 a 1955, foi de 0,21% (17 casos), assim relacionados: 4,9% na extração pélvica, 2,3% no parto pélvico, 0,97% no fórcipe, 0,25% na cesárea e 0,03% no parto normal. Como se vê, embora excepcional, também pode ocorrer após partos normais (Neme e Araujo, 1955). Embora possa ser bilateral, em geral é unilateral e acomete mais o plexo braquial à direita.

McFarland e cols. (1986) referem que a incidência de paralisia braquial é de 50,2% para 100.000 partos. Sua ocorrência foi, particularmente, evidente entre os conceptos com peso maior que 4.000g (2,5 vezes maior) e de 4.500g (21 vezes maior).

No Hospital Maternidade-Escola da Universidade de Cincinnati, entre 1974 e 1981 ocorreram 13.870 partos. Dos 162 recém-nascidos que apresentaram traumatismo obstétrico, em 36 esteve presente a paralisia braquial (0,25%).

Distinguem-se três tipos de paralisia braquial:

a) alta ou radicular superior, chamada de Duchenne-Erb;
b) baixa ou radicular inferior, chamada de Klumpke;
c) total ou radicular superior e inferior.

Os aspectos clínicos e as alterações neurológicas que essas formas de paralisia apresentam são referidas no Capítulo 128.

Etiopatogenia – das teorias que procuram explicar a causa das lesões do plexo braquial, a da distensão nervosa é a mais aceita. Trabalhos experimentais de Duval e Guillain (1898-1901), em cadáveres recentes de recém-nascidos, mostraram:

- O abaixamento da espádua distende as raízes do plexo, sobretudo as raízes 5 e 6, e achata, lateralmente, a primeira dorsal. Quando a manobra é excessiva, ocorre a rotura intra-raquidiana das três raízes superiores e a desintegração histológica da primeira dorsal à custa do seu esmagamento contra a primeira costela.
- A elevação do braço em abdução provoca resultado idêntico pela reflexão do plexo sobre a cabeça umeral. As lesões nervosas conseqüentes vão desde a distensão e alongamentos, até a roturas parciais e arrancamentos das raízes nervosas da medula, que também se apresentará lesada. Daí porque, co-incidentemente, com a paralisia braquial comprova-se hipotonia do membro inferior homolateral.

O plexo braquial sofre hiperdistensão proporcional ao afastamento cefaloacromial, podendo ser agravado pela rotação da cabeça com concomitante látero-inclinação oposta à tração braquial. O risco lesional do plexo está, particularmente, presente quando ocorre a deflexão dos braços e executam-se manobras para transformar o acrômio anterior em posterior e vice-versa (Rendu, 1930).

No desprendimento da cabeça derradeira salienta-se a atuação nociva dos dedos que furculam e comprimem o pescoço, máxime quando somada à rotação viciosa e inversa do tronco e da cabeça e, principalmente, quando o concepto se apresenta hipotônico, como ocorre na hipóxia.

A paralisia braquial alta é rara e relaciona-se com as lesões das raízes cervicais 5 a 8 e a primeira dorsal. Provoca paraplexia braquial completa e envolve toda a musculatura do membro superior.

Paralisia das cordas vocais

Extremamente rara. A lesão do nervo recorrente, relacionada a trações excessivas da coluna cervical, manifesta-se por alterações da fonação e da respiração, em conseqüência da paralisia das cordas vocais. Pode ser unilateral (afonia) e bilateral (dispnéia, cianose e estridor).

Paralisia facial

É relacionada a pegas com o fórcipe (em geral frontomastóidea ou com aprofundamento desigual das colheres). A lesão do nervo facial resulta da sua compressão no seu trajeto intraparotídeo ou do tronco nervoso, ao emergir do buraco estiloióide. Manifesta-se logo após o parto (Figs. IV-168 e IV-169).

Hepner (1951) refere que, na sua etiopatogenia, o fórcipe não é o fator exclusivo, e White e cols. (1996) salientam que em 18.500 partos ocorreram 27 conceptos que apresentaram paralisia facial e, dentre eles, apenas em 18 foi aplicado o fórcipe. Entretanto, dentre 7.885 partos feitos na Clínica Obstétrica da Faculdade de Medicina de São Paulo, ocorreu em 39 recém-nascidos (0,5%), dos quais 37 nasceram por fórcipe (Neme e Araujo, 1955). Hepner admitiu que o traumatismo do nervo após partos normais resulta de sua compressão ao nível do promontório. Isso porque, dentre 40 paralisias faciais esquerdas e 16 direitas, a posição cefálica era homolateral, respectivamente, esquerda e direita.

Levine e cols. (1984) referem incidência de 104 casos de paralisia facial periférica em 13.870 partos ocorridos (0,75%). Em todos, o fórcipe foi a causa provável.

A paralisia facial central não se instala, precocemente, após os partos e, em geral, associa-se a lesões do cérebro e de outros nervos.

Paralisia do frênico

Em geral, a paralisia do frênico associa-se a lesões do plexo braquial, pois suas relações anatômicas são íntimas. Assim, sua etiopatogenia se confunde com aquela que provoca paralisias braquiais.

Os aspectos clínicos com que se manifesta serão referidos no Capítulo 128, salientando-se que a lesão do frênico direito é mais freqüente que a do esquerdo (menos exposto ao traumatismo).

FRATURAS E ARRANCAMENTOS EPIFISIÁRIOS

Dentre as fraturas resultantes de traumatismos fetais, salientam-se, pela freqüência, as da clavícula, as do fêmur e as do úmero. As dos ossos da perna são muito raras e as do crânio serão referidas adiante.

Fratura da clavícula

Admite-se que mais de 95% das fraturas em recém-nascidos atingem as clavículas. Têm sido referidas incidências em relação aos partos: 0,2% (Neme e Araujo, 1955; Levine e cols., 1984); 0,75% (Madsen, 1955); 2,9% (Joseph e Rosenfeld, 1990). Ocorrem, em geral, nas distócias do biacromial; são muito mais freqüentes após partos cefálicos que nos pélvicos e atingem, em particular, a clavícula anterior. Em relação à etiologia, importa ressaltar sua relação com o gigantismo fetal e as manobras intempestivas para desprender os ombros. Podem resultar de ação direta dos dedos do tocólogo ou indireta quando a clavícula não resiste à compressão exercida sobre ela pelo canal de parto angustiado (Figs. IV-170 e IV-171).

Roberts e cols. (1995), depois de referirem 215 fraturas de clavícula em 65.000 partos, salientam que sua incidência pode ser inevitável, uma vez que ocorrem, inclusive, na ausência de dificuldade durante o parto.

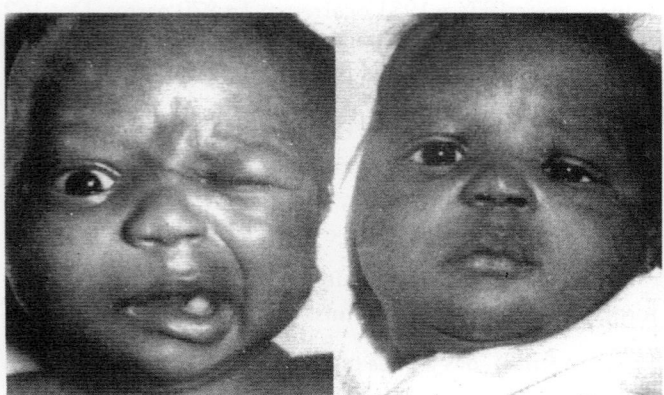

Figura IV-168 – Paralisia facial direita. Notar o desvio facial contralateral. À direita, o aspecto após 1 mês.

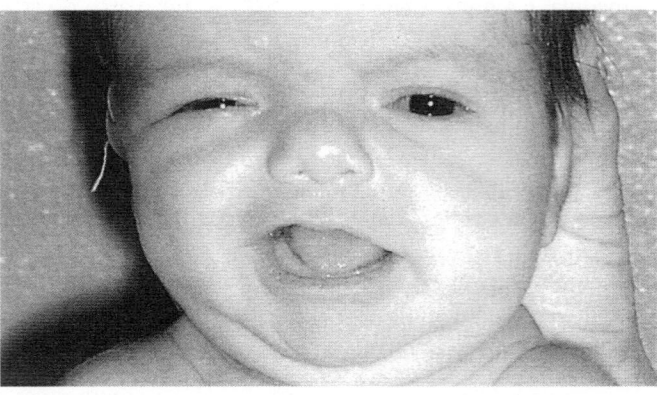

Figura IV-169 – Paralisia facial direita de gravidade menor que a referida na figura IV-168.

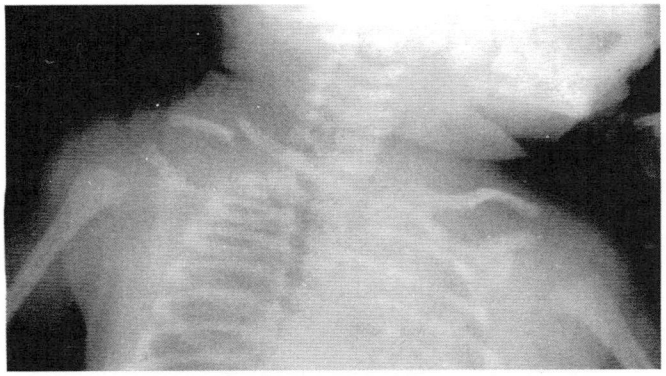

Figura IV-170 – Fratura clavicular direita.

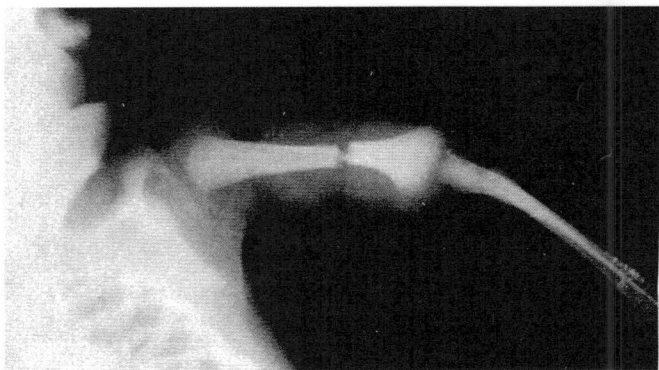

Figura IV-173 – Fratura do úmero.

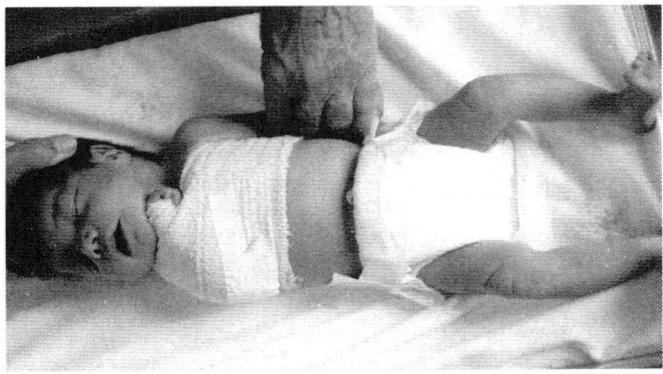

Figura IV-171 – Fratura clavicular direita. Técnica do enfaixamento imediato.

Fratura do fêmur

Mais freqüente nas manobras que se executam para realizar a versão interna e o abaixamento dos membros inferiores, particularmente, na apresentação pélvica incompleta modo de nádegas. As fraturas do fêmur também podem ocorrer no parto cesáreo (Fig. IV-172).

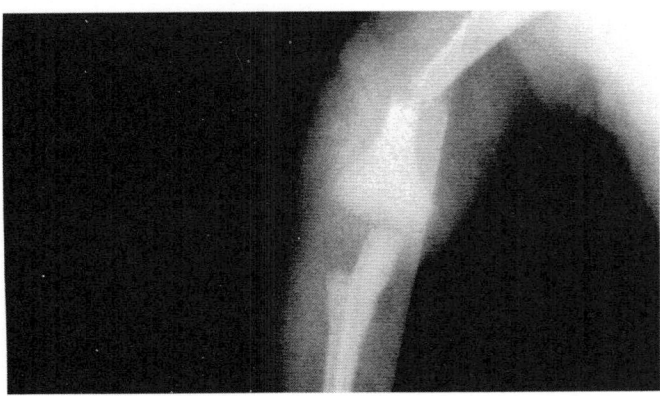

Figura IV-172 – Fratura femoral.

Em ambas as situações, a lesão do fêmur resulta da apreensão indevida do fêmur e de sua tração violenta de encontro às estruturas do canal de parto ou da brecha uterina insuficiente (na cesárea). A lesão, em geral, localiza-se no terço superior do fêmur, que é a porção mais delgada desse osso.

Fratura do úmero

De regra, a diafisária é, dentre os ossos longos, a mais freqüente. Madsen (1955), entre 105.119 partos (período de 1920-1949), dos quais resultaram 786 fraturas (0,75%), referiu 42 fraturas do úmero dentre 70 que atingiram ossos longos. Neme e Araujo (1955), entre 7.885 partos (1944-1954), comprovaram apenas um caso após versão e manobra de Rojas (Fig. IV-173).

Dois mecanismos envolvem sua ocorrência: a) quando defletidos os braços (parto pélvico), procede-se, por manobra rotatória, a transformação do braço posterior em anterior e vice-versa; b) quando no desprendimento do biacromial (parto cefálico) loca-se o úmero no subpube (hipomóclio) e não a inserção braquial do deltóide.

Fratura de ossos dos membros inferiores

É raríssima. Em 64 anos de atividade obstétrica em diversos Serviços, nunca a comprovei. Ocorre por ocasião de versões internas e extrações pélvicas.

Arrancamentos epifisiários

São, também, excepcionais e, em geral, coexistem com outros traumatismos conseqüentes a extrações pélvicas e a trações intempestivas sobre os membros fetais. Podem ser confundidos, pela sua sintomatologia, com a paralisia braquial.

O diagnóstico radiológico pode resultar negativo, por serem as cartilagens epifisiárias do recém-nascido destituídas de pontos de ossificação.

TRAUMATISMOS CRANIANOS

Além do céfalo-hematoma já referido no Capítulo 20, citam-se as depressões, as fissuras e as fraturas.

Depressões – em geral, localizam-se nos parietais e apresentam aspecto arredondado ou ovalar. Resultam de partos normais com bacias viciosas e são conseqüentes à compressão cefálica de encontro ao promotório, ponta do cóccix e espinhas ciáticas (Fig. IV-174). Aplicações de fórcipe, nas quais a ponta das colheres não ultrapassa, evidentemente, as bossas parietais também resultam em afundamentos de parietais.

Fissuras – podem estar relacionadas com vícios de ossificação e apresentam-se como soluções incompletas localizadas, principalmente nos parietais e frontais.

Fraturas – as localizadas em ossos do crânio resultam de pegas atípicas e imperfeitas de fórcipe (pegas occípito-frontais, occípito-mastóide e de introdução incompleta das colheres), de partos espontâneos com desproporção cefalopélvica, de quedas do nascituro em desprendimentos rápidos e também de tentativas de infanticídio.

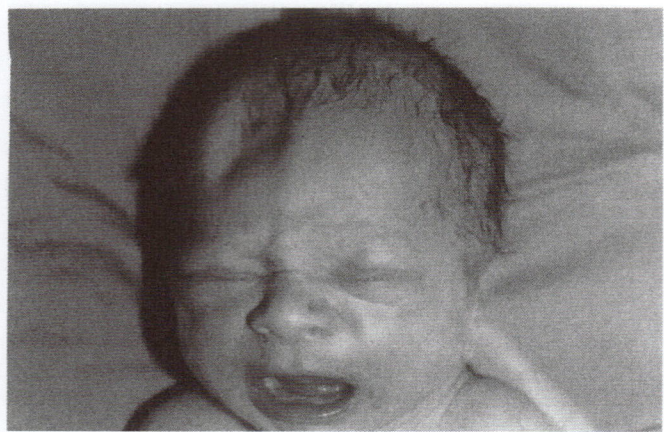

Figura IV-174 – Afundamento do osso frontal (aplicação de fórcipe).

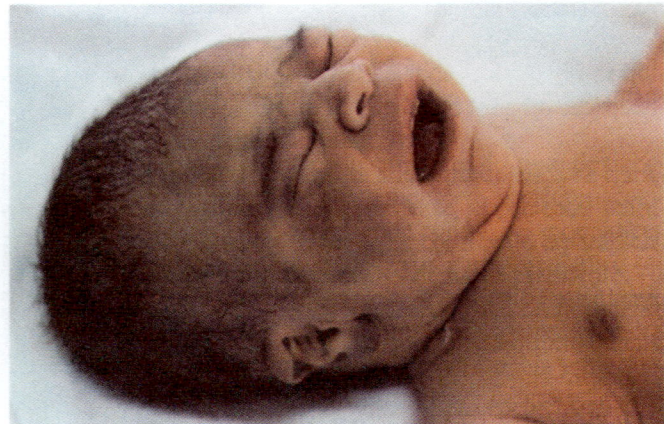

Figura IV-176 – Ecmose da face (aplicação de fórcipe).

Esta última causa deve ser, por vezes, lembrada para eximir a responsabilidade do tocólogo. Ehrenfest (1931) lembra que nos casos de fraturas espontâneas a pele da região lesada apresenta apenas ligeira hiperemia, e o exame da bacia e a evolução do parto mostram-se anormais. Nas lesões criminosas, registram-se lesões múltiplas da pele, e a fratura pode atingir mais de um dos ossos cranianos (Fig. IV-175).

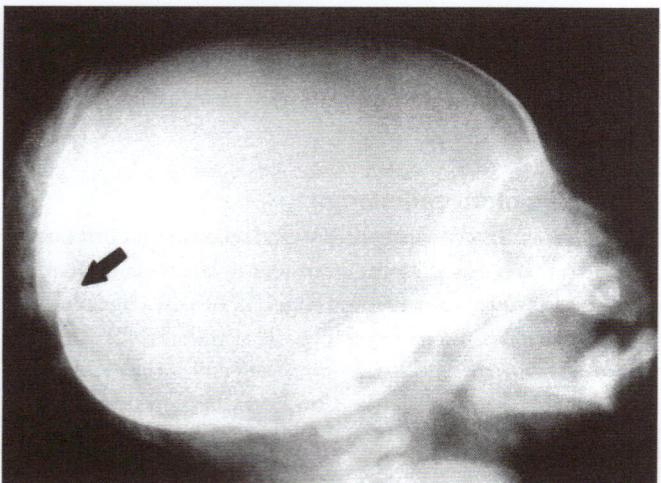

Figura IV-175 – Fratura do osso occipital (seta).

OUTRAS LESÕES

Dentre as mais freqüentes, embora raras, citam-se:

Lesões da face – atingem a pele (equimoses) e o masseter e resultam de aplicações de fórcipe com pegas típicas (bimalar) ou atípicas. A marca das colheres localizadas na face (área parietomalar), conhecidas como marca de Baudelocque, não deve ser considerada de natureza traumática e dependente de assistência inadequada (Fig. IV-176).

Elas resultam de pegas típicas e perfeitas de fórcipe. Entretanto, quando as pegas são imperfeitas ocorrem equimoses, hematomas e até soluções da continuidade da pele se ocorrerem transvios das colheres. Briquet, em suas lições, citava Hoffstaetter (1911), referindo que esse tocólogo identificou quatro casos de hematoma do masseter em recém-nascidos extraídos por fórcipe e versão interna. Ainda em aplicações atípicas de fórcipe pode ocorrer fratura do nariz, cuja ocorrência, excepcional, após parto normal, foi referida por Olshausen (Briquet, 1940-1953).

Na operação cesárea, durante a abertura da parede uterina (a bisturi), o tocólogo pode atingir a cabeça fetal, incisando a pele ao nível da face e de outras áreas cefálicas.

Lesões da boca – ocorrem durante a manobra de Mauriceau, quando os dedos indicador e médio introduzidos na boca do nascituro podem esfoliar a abóbada palatina e o rebordo alveolar. Esta manobra visa apenas a manter a flexão cefálica. Quando o tocólogo se serve dela para promover trações, pode ocorrer a luxação da articulação temporomandibular.

Lesões do pescoço – a mais freqüente é o torcicolo traumático, conseqüente à tração e à pressão exageradas exercidas sobre o músculo esternocleidomastóideo, associadas a hiperextensão e rotação da cabeça derradeira em partos e extrações pélvicas. Há que se distinguir o torcicolo traumático, de certa forma da responsabilidade do obstetra, do torcicolo congênito (muito raro), conseqüente à atitude viciosa do pescoço e da cabeça em casos extremos de oligoâmnio. Excepcionalmente, durante a reanimação de recém-nascidos (entubação), podem ocorrer lesões da traquéia (Fig. IV-177).

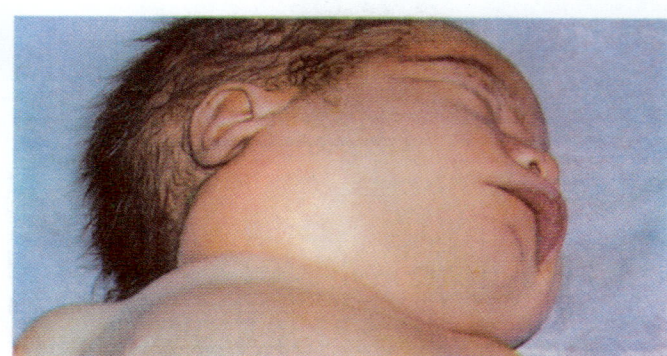

Figura IV-177 – Rotura da traquéia após extração pélvica.

Lesões oculares – após aplicações de fórcipe não são raras. Além das hemorragias do fundo de olho (equimoses e hematomas) presentes, inclusive, após partos normais (mais freqüentes nas primíparas) e, particularmente, mais evidentes após as manobras de Kristeller, vácuo-extração e narcoaceleração do parto, citam-se o lagoftalmo e a protrusão ocular (Fig. IV-178).

Calcula-se que o lagoftalmo ocorra em 10% após aplicações de fórcipe. A protrusão ocular já foi referida após partos laboriosos. Entretanto, a nosso ver, ela ocorre em aplicações de fórcipe, com pega frontomastóidea, quando a fenestra da colher se aplica, fortemente, sobre uma das órbitas do nasci-

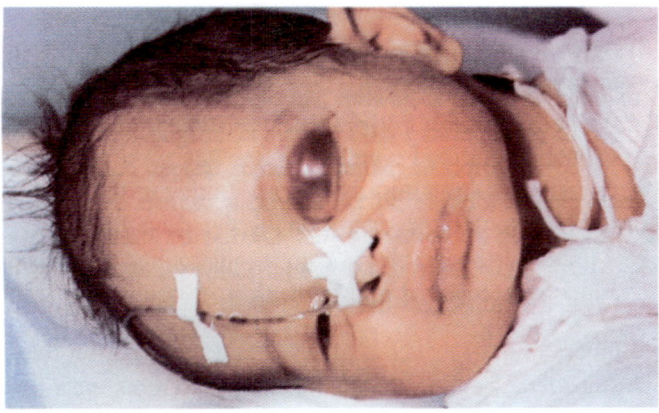

Figura IV-178 – Hematoma ocular. Aplicação da fórcipe com pega oblíqua frontomastóidea.

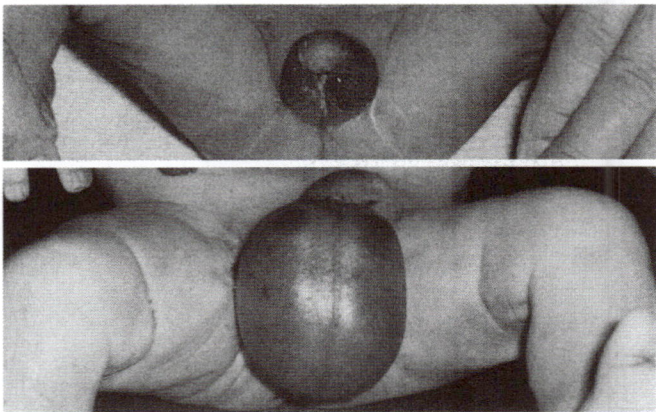

Figura IV-179 – Hematoma escrotal. Apresentação pélvica.

turo. Em nossa atividade obstétrica, em 1941, tivemos o desprazer de provocá-la. Mas ao retirar a colher, em cuja área fenestrada o globo ocular se apresentava preso pelo nervo óptico, tivemos a felicidade de não seccioná-lo. Orientado pelo meu Mestre, Raul Briquet, repuz o globo ocular na órbita, mantendo-o nela por leve curativo compressivo. Infelizmente, não me foi possível acompanhar a evolução desse caso.

Lesões do ouvido – Ehrenfest (1931) refere que lesões documentadas do ouvido, provocadas por partos traumáticos (pegas de fórcipe imperfeitas), podem provocar surdez e surdo-mudez.

Lesões dos órgãos genitais – resultam de partos em apresentação pélvica (edema da vulva e do escroto) e, principalmente, quando no manuseio indevido da apresentação, o tocólogo insiste em estabelecer o diagnóstico do sexo do recém-nascido. Certa vez assistimos a um caso de rotura completa do períneo provocada por obstetra que tentou várias vezes identificar o sexo do concepto (Fig. IV-179).

Lesões viscerais – embora raras, ocorrem após partos pélvicos transvaginais. Resultam da compressão abdominal, coincidente com as manobras que se executam para extrair o concepto e, também, do aumento da pressão vascular abdominal, decorrente do desvio retrógrado do volume sangüíneo venoso para os órgãos do baixo-ventre.

As vísceras mais atingidas são o fígado e as supra-renais e suas lesões se devem à apreensão bimanual indevida do abdome fetal, por ocasião de extrações pélvicas e, na antigüidade, pela manobra de Schultze para reanimação fetal (Figs. IV-180 a IV-182).

Potter (1940), entre 2.000 necropsias de recém-nascidos, comprovou 24 casos de rotura hepática, e Urrizola (1949) referiu 20 casos dentre 8.311 partos.

Browne (1922), entre 400 natimortos, comprovou 27 casos de hemorragia da supra-renal, e Lepage e cols. (1956) salientaram que, em 9% dos recém-nascidos necropsiados, havia hemorragia da supra-renal e todas foram relacionadas a partos distócicos (versão, extração pélvica e hipóxia).

PROFILAXIA DO TRAUMATISMO FETAL

Admite-se, atualmente, que lesões cerebrais hipóxicas podem não ter relações com a assistência ao parto e ser, com freqüência, provocadas por fatores genéticos, malformações e sofrimento fetal não diagnosticados intragestação. Entretanto, não se pode eximir a responsabilidade do tocólogo com os traumatismos obstétricos conseqüentes a manobras intempestivas, violentas e inadequadas praticadas durante o parto.

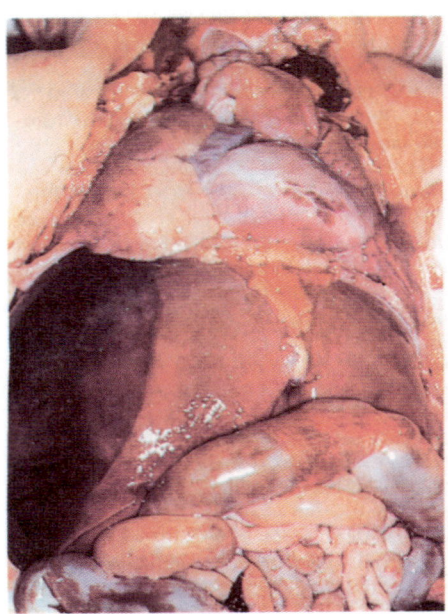

Figura IV-180 – Traumatismo hepático-hematoma.

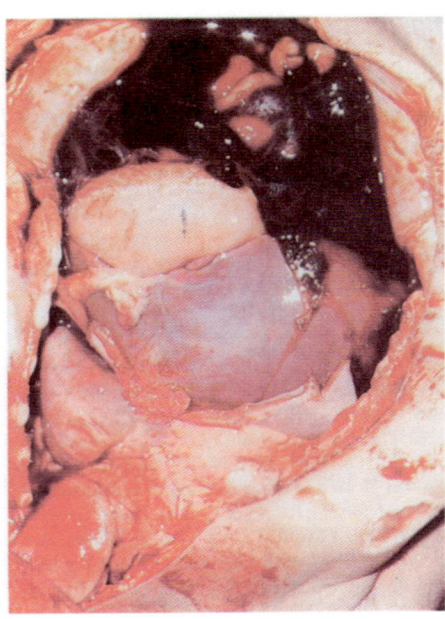

Figura IV-181 – Traumatismo hepático-rotura.

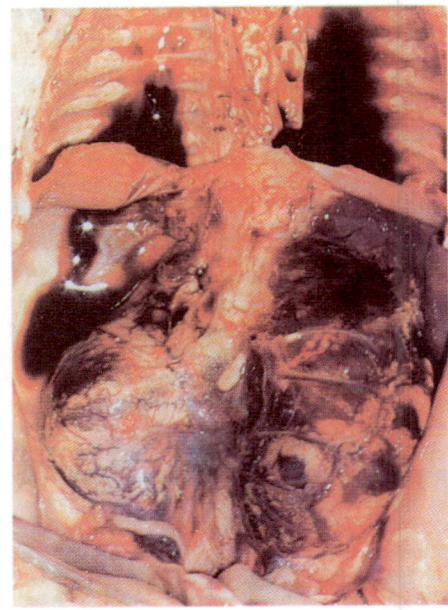

Figura IV-182 – Traumatismo abdominal extenso, inclusive das supra-renais.

A devida prevenção desses traumatismos decorre do conhecimento de suas causas predisponentes e determinantes que foram referidas neste capítulo.

Assim, no que tange à profilaxia do traumatismo fetal obstétrico, importa encarecer as seguintes causas determinantes:

1. As aplicações altas de fórcipe e suas pegas atípicas e imperfeitas.
2. A versão interna, seguida de extração pélvica.
3. A manobra de Kristeller.
4. A hipóxia crônica.
5. A prematuridade.
6. O parto pélvico (via vaginal) em casos de conceptos hipermegálicos e prematuros.
7. A prenhez prolongada.
8. A postergação assistencial em casos de sofrimento fetal intraparto.
9. A opção do parto transvaginal, presente a desproporção cefalopélvica.
10. A analgotócia sistêmica.
11. O prolongamento excessivo da fase expulsiva do parto.
12. A prática de cesárea eletiva com segmento inferior espesso e incisão miometrial insuficiente.

Embora outras causas possam estar relacionadas com traumatismos fetais, estas que citamos nos parecem as mais freqüentes e importantes na sua atuação.

Referências Bibliográficas

• ACHIRON, R. & cols. – Fetal intracranial haemorrhage; clinical significance. *Br. J. Obstet. Gynaecol.*, 100:995, 1993. • AMERICAN COLLEGE OF OBSTETRICIANS AND GYNECOLOGISTS, 1996. • ASAKURA, H. & cols. – Intrapartum atraumatic nonasphyxial intracranial hemorrhage in a full-term infant. *Obstet. Gynecol.*, 84:680, 1994. • BANTA, H. & THACKER, S. – Assessing the costs and benefits of electronic fetal monitoring. *Obstet. Gynecol. Surv.*, 34:627, 1979. • BARROS DE ABREU, L. – Traumatismos dos recém-nascidos. *Mat. e Inf.* 12:211, 1953. • BENDA, C.E. – The late effects of cerebral birth injury. *Medicine*, 24:71, 1945. • BENEKE, R. – Über Tentoriumzerreissungen bei der Geburt, sowie die Bedeutung der Duraspannung für chronische Gehirnerkrankungen. *Munch. Med. Woch.*, 57:2125, 1910. • BRIQUET, R. – *Obstetrícia Operatória*. Companhia Editora Nacional, São Paulo, 1932. • BRIQUET, R. – *Lições de Clínica Obstétrica*. Faculdade de Medicina de São Paulo, 1940-1953. • BROWN, J. & cols. – Neurological aspects of perinatal asphyxia. *Dev. Med. Child. Neurol.*, 16:567, 1974. • BROWNE, F.J. – Neonatal death. *Br. Med. J.*, 32:590, 1922. • CLAPP, J. F. & cols. – Brain damage after intermittent partial cord occlusion in the chronically instrumental fetal lamb. *Am. J. Obstet. Gynecol.*, 159:504, 1988. • COURVILLE, C.B. – Contribution to study of cerebral anoxia; neonatal asphyxia and its relation to certain degenerative diseases of brain in infancy and childhood. *Bull. L. Ang. Neur.*, 15:155, 1950. • CRANDON, A. – Maternal anxiety and neonatal well-being. *J. Psychosom. Res.*, 8:113, 1979. • CROTHERS, B. – Birth injuries from the viewpoint of the neurologist. In: Davis C.H. & Carter B. *Gynecology and Obstetrics*. Vol. II, Hagerstown, 1953. • CUŞHIER, I. – Prolapse of the umbilical cord, including a late follow-up of fetal survivors. *Am. J. Obstet. Gynecol.*, 81:666, 1961. • DIJXHOORN, M.J. & cols. – Apgar score, beconium and acidaemia at birth in relation to neonatal neurological morbidity in term infants. *Br. J. Obstet. Gynaecol.*, 86:217, 1986. • DWECK, H. & cols. – Developmental sequelae in infants having suffered severe perinatal asphyxia. *Am. J. Obstet. Gynecol.*, 119:811, 1974. • EHRENFEST, H. – *Birth Injuries of the Child*. New York, Appleton-Century-Crofts, 1931. • FERRARI, B. & cols. – PVH-IVH in relation to fetal-newborn metabolic acidosis. *J. Foetal Med.*, 10:59, 1990. • FIECHTER, N. – Hypoprothrombinemia and hemorrhagic diathesis of the newborn and their relation to vitamin K. *Monatschr. f. Geburtsh.*, 111:1, 1941. • FOEDERL, V. – Die Holsmarkquetschung, eine Unterart der Geburts traumatichen Schädigung des Zentralnervensystems. *Arch. f. Gyñak.*, 143:598, 1931. • FORD, F.R. & cols. – *Birth Injuries of the Central Nervous System*. Baltimore, Williams & Wilkins Co., 1927. • FORD, F.R. – *Deseases of the Nervous System in Infancy, Childhood and Adolescence*. Springfield, Charles C. Thomas, 1937. • GEIRSSON, R.T. – Birth trauma and brain damage. *Clin. Obstet. Gynecol.*, 2:195, 1988. • GRANT, A. & cols. – Cerebral palsy among children born during the dublin randomised trial of intrapartum monitoring. *Lancet*, 2:1233, 1989. • GUZMÁN, V.G. – Sobre hemorragia intracraneana del recien nacido. *Obst. Ginecol. Lat. Amer.*, 1:132, 1943. • HADLEY, L.A. – *The Spine: Anatomico-Radiographic Studies. Development and the Cervical Region*. Springfield, Charles C. Thomas Publishers, 1956. • HAVERCAMP, A. & cols. – The evaluation of continuous fetal heart rate monitoring in high-risk pregnancy. *Am. J. Obstet. Gynecol.*, 125:310, 1976. • HAVERCAMP, A. & cols. – A controlled trial of the differential effects of intrapartum fetal monitoring. *Am. J. Obstet. Gynecol.*, 134:399, 1979. • HEPNER Jr., W.R. – Some observations of facial paresis in the newborn infant; etiology and incidence. *Pediatrics*, 8:494, 1951. • HOLLAND, E.L. – Cranial stress in the foetus during labour. *J. Obstet. Gynaecol. Br. Emp.*, 29:549, 1922. • IRVING, F. – The obstetrical aspects of intracranial hemorrhage. *N. Engl. J. Med.*, 203:499, 1930. • JOSEPH, P.R. & ROSENFELD, W. – Clavicular fractures in neonates. *Am. J. Dis. Child.*, 144:165, 1990. • KARIN, B. & cols. – Predictors of low and very low birth wieght and the relation of these to cerebral palsy. *JAMA*, 254:1473, 1985. • KELSO, I. & cols. – An assessment of continuous fetal heart rate monitoring in labor: a randomized trial. *Am. J. Obstet. Gynecol.*, 131:526, 1978. • KUDRJAVCEV, T. & SCHOENBERG, B.S. – Cerebral palsy: trends in incidence and changes in concurrent neonatal mortality, Minn., 1950-1976. *Neurology* (Cleve), 33:1433, 1983. • LEBEDEV, A.A. – Intracranial birth injury to the newborn in relation to the course and management of labor (Summary) *J. Obstet. Gynaecol. Br. Emp.*, 58:504, 1951. • LEFÈVRE, A.B. – Aspectos neurológicos do trauma obstétrico. *Mat. e Inf.*, 12:169, 1953. • LEVINE, M.G. & cols. – Birth trauma: incidence and predisposing factors. *Obstet. Gynecol.*, 63:792, 1984. • LOW, J. & cols. – Intrapartum fetum asphyxia: a preliminary report in regard to long-term morbidity. *Am. J. Obstet. Gynecol.*, 130:525, 1978. • LOW, J.A. & cols. – Temporal relationship of neuropathologic conditions caused by perinatal asphyxia. *Am. J. Obstet. Gynecol.*, 160:608, 1989. • MADSEN, E.T. – Fractures of the extremities in the newborn. *Acta Obstet. Gynecol. Scandinav.*, 34:41, 1955. • MAFFEI, W. – *Lições de Neuropatologia*. Fac. de Medicina de São Paulo e de Sorocaba, 1940-1988. • MALZGER, B. – Statistical aspects of mental deficiency due to birth trauma. *Am. J. Ment. Defic.*, 54:427, 1951. • McFARLAND, L.V. & cols. – Erb-Duchenne's palsy: a consequence of fetal macrosomia and method of delivery. *Obstet. Gynecol.*, 68:784, 1986. • McKIDDIE, J.M. – Foetal mortality in postmaturity. *J. Obstet. Gynaecol. Br. Emp.*, 56:386, 1949. • MENTICOGLOU, S.M. & cols. – High cervical spinal cord injury in neonates delivery with forceps. Report of 15 cases. *Obstet. Gynecol.*, 86:589, 1995. • MORSTAD, O. – Birth injuries. *Acta Obstet. Gynecol. Scand.*, 33(Suppl. 1):7, 1953. • MYERS, R. – Maternal psychological stress and fetal asphyxia: a study in the monkey. *Am. J. Obstet. Gynecol.*, 122:47, 1975. • NAGEL, H.T.C. & cols. – Follow-up of children born with an umbilical arterial blood pH < 7. *AJOG*, 173:1758, 1995. • NELSON, K. & ELLENBERG, J. – Apgar scores as predictors of chronic neurologic disability. *Pediatrics*, 68:38, 1981. • NEME, B. – Efeitos da assistência ao parto sobre o sistema vascular fetal I – observações pela fundoscopia de recém-nascidos. *Mat. e Inf.*, 31:9, 1972. • NEME, B. & ARAUJO, J.O. – Trauma fetal: incidência na Clínica Obstétrica da Faculdade de Medicina da Universidade de São Paulo. *Rev. Ginec. Obst.*, 49:25, 1955. • NEME, B. & cols. – Efeitos da assistência ao parto sobre o sistema vascular fetal III – Observações pela fundoscopia de recém-nascidos em primíparas e multíparas. *Mat. e Inf.*, 31:13, 1972. • NEME, B. & cols. – Efeitos da assistência ao parto sobre o sistema vascular fetal IV – Observações comparativas no parto espontâneo e na aplicação de fórcipe de alívio. *Mat. e Inf.*, 31:17, 1972. • NEME, B. & cols. – Efeitos da assistência ao parto sobre o sistema vascular fetal V – Observações comparativas na aplicação de fórcipe de alívio e na manobra de Kristeller. *Mat. e Inf.*, 31:21, 1972. • NEME, B. & cols. – Efeitos da assistência ao parto sobre o sistema vascular fetal VI – Observações comparativas na aplicação do fórcipe de alívio e na vácuo-extração. *Mat. e Inf.*, 31:25, 1972. • NEME, B. & cols. – Efeitos da assistência ao parto sobre o sistema vascular fetal VIII – Observações relacionadas à fundoscopia de recém-nascidos de mães submetidas à narco-aceleração do parto. *Mat. e Inf*, 31:33, 1972. • NEME, B. & RUI, P. – Mortalidade natal e neonatal nas intervenções obstétricas. *Rev. Paul. Med.*, 29:163, 1945. • NISWANDER, K.R. – Asphyxia in the fetus and cerebral palsy. *Year Book Obstet. Gynecol.*, 1983, p. 107. • PANETH, N. & STARK, R.I. – Cerebral palsy and mental retardation in relation to indicators of perinatal asphyxia: epidemiologic overview. *Am. J. Obstet. Gynecol.*, 147:960, 1983. • PAUL, R.H. & cols. – Fetal injury prior to labor: does it happen? *Am. J. Obstet. Gynecol.*, 154:1187, 1986. • PHELAN, J.P. & AHN, M.O. – Perinatal Observations in forty-eight neurologically impaired term infants. *AJOG*, 171:424, 1994. • PHELAN, J.P. & cols. – Is intrapartum fetal brain injury in the term fetus preventable? *AJOG*, 174:318, 1996. • PHELPS, W.M. – Cerebral palsy problem. *Postgrad. Med.*, 7:206, 1950. • PIERSON, R.N. – Spinal and cranial injuries of babies in breech deliveries. *Surg. Gynecol. Obstet.*, 37:802, 1923. • POTTER, E.L. – Fetal and neonatal deaths: statistical analysis of 2.000 autopsies. *JAMA*, 115:996, 1940. • POTTER, E.L. – *Pathology of the Fetus and Newborn*. Chicago, Year Book Publishers Inc., 1961. • RENDU, A. – Paralysie obstétricale du membre supérier. *Rev. Orthop. Chir. Appareil Moteur*, Set, 1930, p. 459. • RICCI, H. – *Roturas do Aparelho Contensor do Cérebro Fetal*. Tese Fac. Med. São Paulo (USP), 1924. • ROBERTS, M.H. – The spinal fluid in the newborn with special reference to intracranial hemorrhage. *JAMA*, 85:500, 1925. • ROBERTS, S. W. & cols. – Obstetric clavicular fracture. The enigma of normal birth. *Obstet. Gynecol.*, 86:978, 1995. • ROM, F.M. & ROM, R.N. – Le rôle du forceps prophyylactique dans la protection de l'enfant au cours de l'accouchement chez les primipares. In: *La Prophylaxie* en Gynécologie et Obstetrique. Librarie de L'Université Georg. Genéve, 1954, p. 1226. • ROSEN, M.G. & DICKINSON, J.C. – The incidence of cerebral palsy. AJOG, 167:417, 1992. • RUSSELL, W.T. & SUTHERLAND, I. – Mortality amongst labies from injury at birth. Br. J. Social Med., 3:85, 1949. • RYDBERG, E. – Two hundread year's teaching of the mechanism of labor: medicohistorical sketch. Am. J. Obstet. Gynecol., 68:236, 1954. • SALOMONSEN, L. – Uber spat auftretende Gekirnblutungen ber Neugeborenen. Acta Paediat., 24:442, 1939. • SANDFORD, H.N. & cols. – Is administration of vitamin K to the newborn of clinical value. JAMA, 118:697, 1942. • SAUNDERS, C. – Intracranial haemorrhage in the newborn. J. Obstet. Gynaecol. Br. Emp., 55:55, 1948. • SCHACHTER, M. – Observations on the prognosis of children born following trauma at birth. Am. J. Ment. Defic., 54:456, 1951. • SHIELDS, J.R. & SCHIFRIN, B.S. – Perinatal antecedents of cerebral palsy. Obstet. Gynecol., 71:899, 1988. • STAFFORD, P.A. & cols. – Lethal intrauterine fetal trauma. Am. J. Obstet. Gynecol., 159:485, 1988. • STERN, W.E. & RAND, R.W. – Birth injuries to the spinal cord. Am. J. Obstet. Gynecol., 78:498, 1959. • STODDARD, R.A. & cols. – In utero ischemic injury: sonographic diagnosis and medicolegal implications. Am. J. Obstet. Gynecol., 159:23, 1988. • SULAMAA, M. & VARA, P. – An inverstigation into the occurrence of perinatal subdural haematoma; its diagnosis and treatment. Acta Obstet. Gynecol. Scandinav., 31:400, 1952. • SUNDE, A. – Die prognose der Frühgeborenen und die prophylaxe der Geburtstraumas. Acta Obst. Gyn., 9:477, 1930. • TOVERUD, K.U. – Etiological factors in the neonatal mortality with special reference to cerebral hemorrhage. Acta Pediatr., 18:249, 1936. • TOWNER, D. & cols. – Effect of mode of delivery in nulliparous women on neonatal intracranial injury. N. Engl. J. Med., 341:1709, 1999. • URRIZOLA, A. – Arch. Hosp. Clin. Niños, 17:62, 1949. • WALKER, C.H.M. & BALF, C.L. – Capillary resistance studies. Part I: The newborn infant. J. Obstet. Gynaecol. Br. Emp., 61:1, 1954. • WEISSMAN, A. & cols. – Survival and long-term outcome of infants delivered at 24 to 28 weeks' gestation, by method of delivery and fetal presentation. J. Perinatol., 9:372, 1989. • WHITE, D.A. & cols. – Facial nerve palsy-frequencies associated with spontaneous, forceps and cesarean deliveries. AJOG, 174:353, 1996. • WINDLE, H. – Asphyxia Neonatorum. Springfield, Charles C. Thomas Publishers, 1950. • WOOD, C. & cols. – A controlled trial of fetal heart rate monitoring in a low-risk obstetric population. Am. J. Obstet. Gynecol., 141:527, 1981. • YAGI, H. – Birth injuries in the newborn; experimental investigation of mechanical process of intracranial hemorrhage in the newborn. Japan J. Obst. Gynec., 13:551, 1930. • YLPPÖ, A. – Pathologisch-anatomische Studien bei Frühgeborenem. Z. Kinderheilk, 20:212, 1919. • YLPPÖ, A. – Zum Entstehungsmechanismus der Blutungen bei Frühgeburten und Neugeborenen. Z. Kinderheilk, 38:32, 1924. • ZELLWEGER, H. – Ueber Geburtstraumatische Rückeumarkslaesionen. Helvet. Paediat. Acta, 1:13, 1945.

94 Infecção Puerperal

Bussâmara Neme
Sérgio Peixoto

CONCEITO

Considera-se infecção puerperal a que se localiza nos órgãos *genitais* e que ocorre após o parto ou abortamento recentes. Entre outros sintomas, manifesta-se por:

- hipertermia de 38°C ou mais, presente em pelo menos quatro tomadas diárias bucais;
- hipertermia que se manifesta 24 horas após o parto;
- hipertermia que ocorre em pelo menos 2 dias, dentre os primeiros 10 de pós-parto.

Esse conceito estabelecido pelo Committee on Maternal Welfare, em 1919, após sofrer algumas modificações, foi endossado pela Federação Internacional das Sociedades de Ginecologia e Obstetrícia (FIGO).

Outras condições clínicas, como as infecções urinária, pulmonar, mamária e venosa, podem-se manifestar, no puerpério recente, com quadro febril similar ao da infecção puerperal, caracterizando quadro clínico de morbidade febril puerperal. Daí a necessidade de excluírmos outras patologias febris presentes no puerpério imediato, antes de admitirmos tratar-se de infecção puerperal.

IMPORTÂNCIA

Os conselhos de Semmelweis, obrigando médicos e enfermeiras a lavarem suas mãos com água clorada na assistência aos partos, seguiram-se de drástica redução da mortalidade materna relacionada à infecção puerperal. Entretanto, apesar dos preceitos de assepsia e antissepsia enunciados por Lister (1867) e dos conhecimentos de bacteriologia introduzidos por Pasteur, a responsabilidade da infecção puerperal, nos índices de morbiletalidade materna, permaneceu elevada até o advento da quimioterapia e da antibioticoterapia.

Em nosso meio, a publicação de Araujo e Neme (1946), relacionando as causas de 356 óbitos maternos, ocorridos no período de 1931-1944, na Clínica Obstétrica da Faculdade de Medicina da Universidade de São Paulo – Serviço do Prof. Raul Briquet –, demonstrou que 46,8% deles foram devidos à infecção puerperal e apenas 8,9% a síndromes hemorrágicas e 5,9% à eclâmpsia. Com o emprego judicioso da terapêutica antiinfecciosa, esses mesmos autores analisaram 79 óbitos maternos ocorridos no mesmo Serviço, de 1944-1948, comprovando notável redução da responsabilidade da infecção nos índices de mortalidade materna: 46,8% para a eclâmpsia, 34,4% para as síndromes hemorrágicas e 18,7% para a infecção puerperal.

Ainda, segundo esses autores (Araujo e Neme, 1952), dentre 171 cesáreas realizadas em casos infectados, em 1941, a morbidade febril puerperal incidiu em 51,5% e ocorreram cinco óbitos por peritonite (2,3%). Com o emprego pós-operatório de sulfas, penicilina e estreptomicina, em 175 casos infectados, no período de 1945-1951, a morbidade febril declinou para 14,3% e não ocorreram mortes maternas.

Em 1978 revimos a responsabilidade isolada, respectivamente, do parto e do abortamento na determinação de mortes maternas por infecção puerperal. Os números apresentados na tabela IV-19 demonstram que, progressivamente, as complicações infecciosas pós-aborto foram superando as causas pós-parto.

Esta observação, endossada por outros autores (Walker e cols., 1976), na Inglaterra, vem sendo contestada por dados

Tabela IV-19 – Obituário materno – infecção puerperal.

Etiologia	1931-1944 173 casos	1945-1948 18 casos	1949-1956 40 casos	1957-1970 68 casos	Total 299 casos
Pós-parto	114 65,8%	7 38,8%	16 40,0%	16 23,5%	153 51,1%
Pós-aborto	59 34,1%	11 51,1%	24 60,0%	52 76,4%	146 48,8%

Neme, 1978.

casuísticos de diversos Comitês de Mortalidade Materna do Estado de São Paulo, demonstrativos de que a importância da infecção puerperal, na etiologia da morte materna, vem cedendo lugar às síndromes hipertensivas e equilibrando-se com as síndromes hemorrágicas.

Entretanto, apesar do emprego profilático de antibióticos em parturientes submetidas a cesárea, em 10 a 20% delas ocorrem processos de endometrite e endomiometrite (Duff, 1987).

Nos casos em que ocorre rotura prematura das membranas, essas complicações atingem 25% (Gibbs e Blanco, 1982). Pauerstein (1987) refere incidência de 1-8% de infecções *post-partum* nos Estados Unidos da América do Norte; entretanto, a causa infecciosa persiste como a segunda causa de morte materna no país (depois da toxemia hipertensiva).

ETIOPATOGENIA

Consideraremos as causas predisponentes e a bacteriologia responsáveis pelos quadros de infecção puerperal.

CAUSAS PREDISPONENTES

No quadro IV-11 estão referidas as principais causas predisponentes de infecção puerperal pós-parto. Dentre elas, Blanco (1992) salienta a responsabilidade das seguintes: grande número de toques vaginais, tempo da rotura das membranas e duração do trabalho de parto.

Quadro IV-11 – Infecção puerperal pós-parto. Causas predisponentes.

Tocurgia abdominal
Rotura prematura das membranas
Manipulações repetidas no canal de parto
Tocurgia vaginal traumática
Parto prolongado
Hemorragia ante, intra e pós-parto
Placentação baixa
Condições socioeconômicas
Atividade sexual
Retenção de restos ovulares
Circlagem (insuficiência do orifício interno)
Monitorização interna
Idade materna
Gemelaridade

Tocurgia abdominal – a incidência crescente das indicações e da prática da operação cesárea tem sido responsabilizada pelo incremento nos índices de morbiletalidade materna. Entre as condições que agravam o prognóstico materno, no curso de cesáreas, citam-se: a) a cesárea eletiva, complicada com maior volume hemorrágico e propagações da incisão miometrial em segmento inferior espesso; b) a cesárea tardia após partos prolongados e manuseados; c) a cesárea após amniorrexe prolongada e complicada com infecção materna; d) a cesárea com apresentação fetal profundamente insinuada obrigando a manipulações, para favorecer a elevação da apresentação e suas conseqüências (propagação extensa da incisão miometrial e lesões vasculares do pedículo uterino); e) a contaminação e a irritação da cavidade peritoneal, por líquido amniótico infectado (fisometria); f) as complicações técnicas (lesões de alças, da bexiga, do ceco).

Na tabela IV-20, Gibbs e cols. (1980) demonstram a evidente responsabilidade (risco) do parto abdominal, na etiologia da infecção puerperal. Em nosso Serviço (Clínica Obstétrica da Faculdade de Medicina de São Paulo), Zugaib e cols. (1985) verificaram que as principais causas foram: cesárea (20%), rotura prematura das membranas (21%) e parto prolongado (7,7%).

Tabela IV-20 – Riscos de infecção puerperal (Gibbs, 1980, modificado).

Condições clínicas	Risco	%
Cesárea + rotura das membranas > de 6-12h + manipulações vaginais + condição socioeconômica precária	Muito alto	40-85
Cesárea + rotura das membranas < 6h + condição socioeconômica precária ou cesárea eletiva ou cesárea com rotura das membranas + situação socioeconômica boa	Alto	10-40
Cesárea eletiva + situação socioeconômica boa. Parto vaginal + amniorrexe prolongada + traumatismos locais	Moderado	3-10
Parto vaginal não-complicado	Pequeno	1-3

Importa, entretanto, ressaltar que o advento e o emprego profilático da antibioticoterapia têm sido fundamentais para reduzir os riscos de infecção puerperal pós-cesárea, justificando-se, assim, a absurda liberalidade de sua prática em nosso meio. Entretanto, Gibbs e cols. (1978 e 1980) demonstram que a incidência de 1,2% de endometrite puerperal no parto vaginal se eleva para 38,5% na cesárea. Segundo Blanco e Gibbs (1980), em casos normais, a incidência de endometrite puerperal foi idêntica na cesárea clássica (corporal) e transversa (segmentar).

As razões por que a infecção endometrial é mais freqüente no pós-parto de cesáreas não têm sido bem elucidadas. Entretanto, deve-se considerar, entre outras possibilidades, a maior manipulação endouterina, a presença de fios de sutura, a necrose isquêmica da cicatriz miometrial, os hematomas locais e o derrame de líquido amniótico meconial na cavidade peritoneal (irritação + infecção).

Rotura prematura das membranas – embora possam ser encontrados germes na câmara amniótica, com membranas íntegras, não padece dúvida de que essa comprovação, raramente, complica-se com infecção amniótica clínica. De outro lado, culturas de material amniótico, obtido após 12 horas de amniorrexe, em geral, mostram-se positivas para as bactérias que habitam o canal cervicovaginal (Minkoff, 1983; Leigh e Garite, 1986). Rotas as membranas, germes anaeróbios e gram-negativos aeróbios, presentes no material cervicovaginal, invadem o corpo uterino, justificando-se, assim, a associação amniorrexe prematura e infecção intra-uterina, particularmente, evidente quando o intervalo entre rotura das membranas e parto se prolonga. Isso porque, entre outras causas, a ocorrência de contrações uterinas favorece a aspiração intra-uterina do material cervicovaginal contaminante.

Manipulações repetidas no canal de parto – os toques vaginais repetidos e as manobras intracavitárias (curagens e curetagens pós-parto, descolamento manual da placenta) elevam os índices de infecção puerperal ao introduzirem flora microbiana exógena e endógena na cavidade uterina. São condições agravantes os toques vaginais que executam manobras dilatadoras do colo e a extração incompleta dos anexos ovulares (o material trofoblástico é ótimo meio de cultura).

Tocurgia vaginal traumática – aplicações altas de fórcipe, grande extração pélvica, manobras dilatadoras do colo, versão interna complicada com rotura uterina etc., em geral, associam-se com soluções de continuidade do canal de parto, favorecendo a migração microbiana, cuja multiplicação é favorecida pela mortificação dos tecidos locais.

Parto prolongado – o maior intervalo que ocorre nos partos prolongados, entre a rotura da bolsa das águas e o parto, justifica por que essa situação clínica eleva os índices de infecção puerperal. Além disso, segundo Bungeler (1939), a compressão prolongada dos tecidos maternos do canal de parto, pela cabeça fetal, segue-se de sua mortificação, favorecendo a multiplicação bacteriana local. Segundo esse autor, o chamado choque "obstétrico" (grave estado de colapso circulatório pós-parto *sine causa*), na verdade, teria nessa causa sua etiologia. Assim, nesses casos, tratava-se de choque séptico ou bacteriêmico, causado pela invasão circulatória maciça de agentes microbianos presentes nos tecidos necrosados.

Hemorragia ante, intra e pós-parto – embora Cunningham e cols. (1997) coloquem em dúvida a causa anemia como fator predisponente de infecção puerperal, tem sido referida a responsabilidade das grandes perdas sangüíneas, na redução da resistência antiinfecciosa, com repercussão positiva nos índices de infecção puerperal. É verdade ser difícil dissociar as causas hemorrágicas daquelas resultantes de traumas e manipulações do canal de parto, tão freqüentes nos partos prolongados.

Placentação baixa – a presença de tecido trofoblástico descolado, nas proximidades do canal cervical, justifica por que a infecção extra-amniótica e a infecção puerperal são mais incidentes em casos de placentação prévia. Na era pré-antibiótica, Winter enquadrava os casos de placenta prévia entre os de grau IV para os efeitos de infecção.

Condições socioeconômicas – nesse particular citam-se: a) estado civil (promiscuidade sexual) e maior índice de infecções cervicovaginais entre as solteiras; b) condição nutritiva (hipoproteinemia); e c) amniorrexe prematura (mais freqüente entre gestantes que trabalham em posição ostostática). Watts e cols. (1990) e Andrews e cols. (1995) salientam a coincidência de morbidade infecciosa pós-cesárea com a infecção pela vaginose bacteriana e pelo *Ureoplasma urealyticum*.

Idade materna – a referência de que a infecção endometrial pós-cesárea é mais freqüente em adolescentes (menores de 17 anos) que em pacientes com idade acima de 35 anos, referida por Magee e cols. (1994), na relação de 44%:15%, talvez esteja relacionada ao comportamento sexual e ao estado civil das mais jovens. Essas situações, *per se* ou associadas, podem justificar maior risco de ocorrência de infecção puerperal pós-parto.

Atividade sexual – Naeye (1979) refere maior incidência de partos prematuros e infecção puerperal em pacientes que mantêm vida sexual em gestação avançada. Essa condição é, particularmente, verdadeira em multíparas, cujo colo é, francamente, permeável.

Retenção de restos ovulares – a retenção de restos ovulares (placentários em particular) favorece a ocorrência de infecção endometrial, pois, na presença de flora habitual do canal de parto, constituem-se em excelente meio de cultura para a multiplicação microbiana. Acresça-se que sua presença, em geral, resulta de extrações placentárias incompletas em partos mal assistidos.

Circlagem – Charles e Edwards (1981) referem que a prática de circlagem, em casos de insuficiência do orifício interno uterino, eleva os índices de infecção amniótica (incidência de 9,6% em 115 casos operados). Em pós-partos de cesáreas, realizados em pacientes com circlagem, tem-se comprovado maior incidência de endometrite.

Monitorização interna – tem sido questionada a responsabilidade da monitorização interna como causa de maior incidência de infecção puerperal. Admite-se que seriam os partos complicados, que a exigem, a causa eventual em foco. Entretanto, Gibbs (1982) admite a possibilidade, justificando seu emprego apenas quando estritamente necessária.

Gemelaridade – Suonio e Hutunen (1994) referem maior índice de endometrite e de infecção da parede abdominal em gestações gemelares resolvidas por cesárea. É possível que essa observação esteja relacionada com o estado nutritivo dessas pacientes, em face da maior solicitação nutricional inerente à gemelaridade e à maior hemorragia de dequitação, que lhes é peculiar.

BACTERIOLOGIA

Em geral, os agentes microbianos responsáveis pela infecção puerperal são aqueles que, normalmente, representam a flora cervicovaginal (Quadro IV-12).

Quadro IV-12 – Bacteriologia na infecção puerperal.

Aeróbios
Estreptococo dos grupos A, B e D
Enterococcus
Bactérias gram-negativas: *E. coli*, *Klebsiella pneumoniae* e *Proteus*
Staphylococcus aureus
Gardenellera vaginalis

Anaeróbios
Peptococcus sp.
Peptostreptococcus sp.
Bacteroides: *bivius*, *fragilis* e *disiens*
Clostridium: *welchii* ou *perfringens*
Fusobacterium sp.
Mobiluncus

Outros
Mycoplasma hominis
Chlamydia trachomatis
Neisseria gonorrhoeae

American College of Obstetricians and Gynecologists (1998).

Culturas obtidas de material purulento, colhido de focos de infecção puerperal, demonstram que a flora presente é polimicrobiana; mais prevalente a anaeróbia. Conforme dados de Gilstrap e Cunningham (1979), em material colhido durante cesáreas (com bolsa rota há mais de 6 horas), foi anaeróbia e aeróbia em 63%, anaeróbia em 30% e só aeróbia em apenas 7%.

Os germes isolados por esses autores foram: *Peptostreptococcus* e *Peptococcus* espécies em 45%, *Bacteroides* em 9%, *Clostridium* em 3%, *Streptococcus faecalis* em 14%, estreptococo do grupo B em 8%, *Escherichia coli* em 9%.

Em 1987, Gibbs chamou a atenção para a freqüência patogênica do *Bacteroides bivius*, e Walmer e cols. (1988), para o *Enterococcus* nas endometrites pós-cesárea.

A atuação patogênica dos micoplasmas tem sido admitida por alguns autores (Platt e cols., 1980; Lamey e cols., 1982; Blanco e cols., 1983). Entretanto, o quadro clínico que se lhes atribui (*Mycoplasmas hominis* e *Ureaplasma urealyticum*) é de pequena gravidade e, com freqüência, evolui para resolução espontânea.

Manifestações tardias de infecção puerperal têm sido relacionadas à etiologia pela *Chlamydia trachomatis*, cuja presença na flora vaginal gira em torno de 6-8%, sendo mais prevalente nas adolescentes (20%), segundo Livengood (1992), com moléstias sexualmente transmissíveis (Ismail e cols., 1985). Entretanto, Harrison e cols. (1983) não comprovaram correlação entre culturas positivas para esse agente e a incidência ou ausência de infecção clínica. Quando ocorrem crises repetidas de calafrios (bacteriemias), deve-se admitir, em particular, a etiologia pelo estreptococo do grupo B, *E. coli* e bacteróides.

Ciclo biológico da infecção – na fase inicial do processo infeccioso predominam agentes aeróbicos (+ ou –). Exetuam-se os casos em que ocorrem tecidos desvitalizados ou coleções de sangue, que favorecem, desde o início, a anaerobiose. A infecção aeróbica condiciona redução local progressiva do pO_2, seguindo-se a ocorrência da flora anaeróbica. Segundo Newton (1990), em culturas obtidas em casos de cesárea, que evoluíram com endometrite puerperal, os aeróbios estiveram presentes em 70% dos casos e os anaeróbios em 80%

FORMAS CLÍNICAS

A infecção puerperal pode assumir três formas clínicas: a) localizada; b) propagada; c) generalizada. Os germes presentes no canal cervicovaginal (infecção endógena é mais freqüente) ou nele introduzidos no transcurso do parto encontram campo fértil para se multiplicar, quando ocorrem soluções de continuidade e mortificação necrótica nas estruturas do canal do parto.

Localizada, de início, a infecção pode-se propagar e até se generalizar, assumindo gravidade prognóstica paralela à invasividade e à agressividade microbiana. No quadro IV-13 apresentamos as citações clínicas que podem ocorrer.

Quadro IV-13 – Infecção puerperal – quadros clínicos.

Localizada	Propagada	Generalizada
Vulvoperineal	Miofascites Endomiometrite	Peritonite generalizada
Vaginite	Salpingite	Septicopioemia
Cervicite	Anexite	
Endometrite Parede abdominal	Parametrite Pelviperitonite Tromboflebite pélvica	Choque séptico

INFECÇÃO VULVOPERINEAL

Muito freqüente na era pré-antibiótica (abscessos), as infecções perineais são, na atualidade, raras e manifestam-se, particularmente, nas parturientes cujo períneo, pelo manuseio excessivo, apresenta-se com lesões e edema que exigem episiotomias amplas que invadem a fossa isquiorretal.

Nesses casos, nem sempre a execução de episiorrafia segue-se de hemostasia perfeita, e a presença de sangue em ambiente infectado favorece a multiplicação microbiana e a ocorrência de abscesso local.

O quadro clínico manifesta-se com dor, edema e tumefação locais, hipertermia vesperal, defecação e deambulação dolorosas e sensação de estiramento dos fios locados no períneo. O toque vaginal e/ou retal e a pressão sobre a sutura perineal acompanham-se de agravamento intenso da queixa dolorosa.

VAGINITE-CERVICITE

A presença de numerosa flora polimicrobiana no canal cervicovaginal, em gestantes assintomáticas, justifica por que sobre mucosa vaginal traumatizada e sobre a cérvix uterina com lesões necróticas (cervicodilatação incompleta com apresentação cefálica insinuada) podem-se instalar processos infecciosos superficiais.

Aí localizado, o quadro clínico que se manifesta é pobre em sintomas, exteriorizando-se, em geral, por abundante secreção seropurulenta e, excepcionalmente, por temperatura subfebril.

ENDOMETRITE

É a forma clínica mais freqüente de infecção puerperal. Sua ocorrência guarda relação direta com a prática de cesáreas e intervenções vaginais após partos prolongados, com membranas rotas há muito tempo e com muita manipulação intravaginal e intra-útero.

Ignora-se a real incidência de endometrite. Isso porque alguns casos evoluem sem manifestações clínicas evidentes e, em outros, sendo a alta hospitalar precoce (segundo e terceiro dias pós-parto), o quadro clínico, mais tardio, eclode na residência.

Enquanto em partos vaginais bem assistidos sua incidência atingiu 2,6%, esse número se elevou para 6% quando os partos foram prolongados e complicados (Sweet e Ledger, 1973). Na era pré-antibiótica, essa incidência era maior e, segundo esses autores, atingia 13% entre parturientes de situação econômica favorável e 27% entre as indigentes. Para De Palma e cols. (1982) e Gilstrap e Cunningham (1979), entre as pacientes cesariadas, após partos prolongados e submetidos a numerosos toques, a incidência de endometrite puerperal alcançou a cifra de até 100%.

Felizmente, as infecções localizadas no endométrio são de evolução tranqüila e, inclusive, na era pré-antibiótica, eram de prognóstico bom, e os sintomas desapareciam com terapêutica simples (transfusão de sangue, ocitócicos, bolsa de gelo sobre o ventre).

A tríade uterina que ocorre em casos de endometrite puerperal caracteriza-se por: a) subinvolução; b) dor à palpação; c) amolecimento corporal. A temperatura oscila entre 37,5 e 38°C, e a loquiação pode ser inodora (estreptococos beta-hemolíticos do grupo A) e/ou fecalóide (enterococos, *E. coli*, *Bacteroides fragilis*).

As manifestações da endometrite mais precoces estão relacionadas à etiologia pelo estreptococo beta-hemolítico do grupo B, e as mais tardias, à *Chlamydia trachomatis*. Por isso, nessa etiologia o quadro clínico se declarará após a alta hospitalar.

PAREDE ABDOMINAL

Manifestando-se, em geral, a partir do quarto dia do pós-operatório, as infecções da parede abdominal ocorrem com maior freqüência nas obesas; na incisão de Pfannestiel, particularmente, nas cesáreas iterativas; nos partos prolongados com manuseio grande; nas infecções intraparto (fisometria).

Sua reduzida incidência atual deve-se à terapêutica antibiótica profilática e à prática mais precoce da cesárea, com membranas íntegras e reduzido número de toques vaginais. Na sua etiologia interfere, particularmente, a deficiente hemostasia e o conseqüente hematoma subaponeurótico e/ou do tecido celular subcutâneo.

MIOFASCITES

Embora muito raras, as infecções da área vaginoperineal que se propagam e atingem os músculos e as fáscias próximos adquirem gravidade ímpar, quando em sua evolução atingem estruturas mais profundas e estendem-se até as nádegas e coxas. Por vezes, após cesáreas, atingem a parede abdominal (Fig. IV-183).

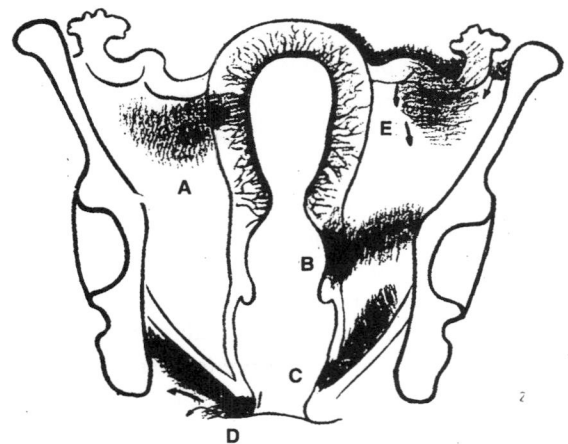

Figura IV-183 – Formas clínicas de infecção propagada. Em B, parametrite baixa; em A e E, flegmões pélvicos; em C e D, miofascites; em E anexite. Em A, propagação de endomiometrite.

A gravidade do quadro clínico guarda relação com a profundidade e/ou extensão do processo. Manifesta-se, em geral, entre os terceiro e quinto dias do puerpério, com queixa dolorosa local, calafrios e hipertermia. A região látero-perineal envolvida, após se apresentar com edema, rubor e tumefação, pode ser sede de necrose dos tecidos envolvidos, identificada pela deiscência da episiotomia.

Nesses casos, crises repetidas de calafrios sugerem a invasão reincidente de germes na circulação da puérpera. Como a flora microbiana local é constituída, particularmente, de organismos anaeróbios (clostrídios, bacteróides) e gram-negativos aeróbios (*E. coli*), a puérpera evolui com grave quadro de colapso circulatório (choque séptico).

Felizmente, essa forma de infecção puerperal propagada é rara. Golde e Ledger (1977), dentre 110.000 partos vaginais, a identificaram em apenas um caso. Em 64 anos de atividade tocológica, presenciei apenas dois casos dessa entidade. Entretanto, após cesáreas executadas em casos infectados, assistimos várias puérperas com processos infiltrativos das fáscias da parede abdominal, com grave evolução, que exigiram extensas ressecções das estruturas comprometidas, apesar da terapêutica antibiótica administrada. Shy e Eschenbach (1979) referem que, em sua evolução septicêmica, a miofascite necrotizante foi responsável por 20% das 15 mortes maternas ocorridas no King Country Hospital de Washington, no período de 1967-1976.

ENDOMIOMETRITE

A invasão microbiana do miométrio (microabscessos) agrava os quadros clínicos de endometrite, tornando mais sério o prognóstico da infecção puerperal. A tríade uterina, peculiar à endometrite, assume aspectos mais intensos e, além das manifestações locais, surgem crises repetidas de calafrios, hipertermia elevada e persistente. O estado geral compromete-se progressivamente, não sendo raros os casos que evoluem com colapso circulatório (choque séptico).

A loquiação, em geral abundante, escumosa e fétida (etiologia microbiana anaeróbia), é, por vezes, escassa e inodora (estreptococo aeróbio do grupo A). O quadro clínico da endomiometrite é mais encontradiço após operações cesáreas e, quando surge após partos vaginais (menos freqüentes), relaciona-se com partos prolongados, nos quais o intervalo entre a rotura das membranas e a expulsão fetal foi longo e, particularmente, agravado por toques vaginais numerosos.

Piek e cols. (1989), dentre 192 casos em que praticaram ultra-sonografias no pós-parto, comprovaram imagem de gás em 26 (13,54%), reveladora de endomiometrite. No terceiro dia, a imagem de gás desapareceu em 12 casos, mas persistiu em 14.

SALPINGITE-ANEXITE

Salpingites (infecção tubária) e anexites (infecção tubária e do ovário) puerperais isoladas não são freqüentes. Essas patologias soem ocorrer, em geral, após práticas abortivas e conseqüente infecção.

No pós-parto, complicam casos de endomiometrite e com freqüência se associam a quadros de pelviperitonite. Assim, a sintomatologia clínica, de início localizada, evolui até se confundir com aquela que é peculiar a essa última patologia.

O processo inflamatório, em sua fase inicial, atinge a mucosa e a muscular tubárias (endomiossalpingite) e pelas vias venosa, linfática ou por continuidade (infecção gonocócica) estende-se aos ovários (anexite) e peritônio pélvico (pelviperitonite).

Por vezes, o anexo comprometido constitui-se em bloco, sob a forma de abscesso, cuja evolução dependerá da virulência dos germes responsáveis, da resistência das pacientes e da atuação efetiva da terapêutica infecciosa. A rotura do abscesso assim constituído segue-se de quadro peritoneal agudo, com freqüência complicado com choque séptico.

Essa grave condição é precedida por sintomatologia geral (taquicardia, hipertermia do tipo supurativo, taquipnéia) e local (dor no baixo-ventre que se exacerba com a palpação profunda e com a descompressão brusca). O toque vaginal, dificultado pela reação abdominal (mais evidente na fossa ilíaca comprometida), provoca dor aguda à mobilização uterina e ao tocar o fundo de saco de Douglas (sinal de Proust), quando o peritônio pélvico está comprometido (pelviperitonite).

A rotura do abscesso pélvico agrava e muito o prognóstico materno. Manifesta-se por dor aguda e súbita, acompanhada de náuseas, vômitos e vertigem. Com freqüência, ocorre queda da pressão arterial, sudorese, agitação e pode culminar em choque. O estado geral se agrava. A palpação abdominal é dolorosa e intensifica-se pela descompressão brusca (sinal de Blumberg). A radiografia do abdome identifica ar localizado ou pneumoperitônio. A punção do Douglas pode aspirar pus.

PARAMETRITE

Embora o processo infeccioso puerperal possa atingir os parâmetrios anterior e posterior, na quase totalidade das vezes trata-se de parametrite lateral, em geral unilateral.

Lesões cervicais extensas, após partos vaginais prolongados e complicados com mortificação dos tecidos locais, favorecem a invasão microbiana do tecido conjuntivo fibroareolar parametrial. O processo pode, ainda, instalar-se após cesáreas quando a incisão miometrial se propaga para baixo e se estende até a inserção ístmica dos ligamentos parametriais laterais.

Propagando-se pela via linfática, o processo infeccioso estende-se entre os folhetos do ligamento largo, constituindo-se em abscessos ou flegmões, com localização alta, baixa e mista.

O flegmão do ligamento largo pode propagar-se para cima, atingindo as fossas ilíacas, e envolver o corpo uterino. O flegmão da base do ligamento largo propaga-se para a região póstero-lateral da pelve e para o tecido conjuntivo retrocervical. Pode, ainda, ocupar o espaço paravesical lateral e atingir o paramétrio posterior, envolvendo o reto.

Mais raramente, seguindo o trajeto dos vasos uterováricos, a infecção propaga-se para cima, atingindo a região renal e, inclusive, a diafragmática (abscesso subfrênico). Entretanto, é mais freqüente a sua extensão para as fossas ilíacas até atingir a espinha ilíaco-ântero-superior e alcançar a arcada de Poupart (Fig. IV-183).

Diagnóstico – além da queixa dolorosa, presente há vários dias, e da evolução do quadro febril, para o tipo supurativo (exacerbações evidentes vesperais), ocorrem crises de calafrio, taquiesfigmia, sudorese e comprometimento progressivo do estado geral.

O quadro clínico do flegmão do ligamento largo (parametrite alta), na fase supurativa, é mais abdominal. A palpação da fossa ilíaca comprometida identifica dor, alguma reação da parede e tumefação depressível de limites imprecisos, estendendo-se para fora até a crista ilíaca e para dentro até o umbigo.

O toque vaginal é pouco esclarecedor. Pode-se, entretanto, ao aprofundá-lo, sentir a massa inferior do flegmão.

Tratando-se de flegmão da base do ligamento largo (parametrite baixa), também na fase supurativa, a reação abdominal pode faltar e o seu diagnóstico se fará, particularmente, pelo toque vaginal: fundo de saco lateral ocupado por tumefação dolorosa, depressível, com flutuação, estendendo-se da região ístmica uterina até a parede pélvica (sem sulco de separação).

O corpo uterino encontra-se deslocado para o lado oposto do processo supurativo, e a sua mobilização (difícil e parcimoniosa) provoca dor intensa.

Quando a pelvicelulite se propaga para o espaço vesicouterino (parametrite anterior) ou para trás (parametrite posterior), os sinais referidos percebem-se nos fundos de saco anterior e posterior, podendo ocorrer, respectivamente, sintomas urinários (polaciúria, retenção urinária) e retais (tenesmo e dificuldade defecatória).

Finalmente, o processo infeccioso pode ser global, preenchendo o ligamento largo, desde sua base e até alcançar e ultrapassar a crista ilíaca (pela via extraperitoneal).

Na atualidade, a ocorrência de tais quadros clínicos é excepcional. A ultra-sonografia, a tomografia computadorizada e a ressonância magnética são indispensáveis para o seu diagnóstico topográfico.

PERITONITES

A infecção puerperal peritoneal pode limitar-se ao peritônio pélvico (pelviperitonite) ou estender-se a toda cavidade abdominal (peritonite generalizada). Os quadros clínicos resultantes, embora apresentando alguma similitude, são particularmente acentuados, quando toda a área peritoneal foi acometida pelo processo inflamatório.

Diagnóstico – deve-se suspeitar de natureza peritoneal as infecções puerperais que ocorrem após partos prolongados muito manuseados; operações cesáreas não-eletivas associadas a amniorrexe prematura e a tentativas frustras de intervenções vaginais; a quadros clínicos de infecção intraparto manifesta; a roturas uterinas de diagnóstico precoce e, particularmente, tardio etc.

Quando, após tais contingências clínicas, surge quadro infeccioso abdominal, associado a comprometimento mais ou menos sério do estado geral (hipertermia, taquiesfigmia, hipotensão arterial), o tocólogo deve, até prova em contrário, admitir a presença de processo infeccioso peritoneal.

Tratando-se de pelviperitonite, o estado geral e a toxemia séptica são menos evidentes. A palpação do abdome inferior comprova discreta reação peritoneal, mas o toque vaginal, além de provocar dor aguda (sinal de Proust), identifica abaulamento, mais ou menos pronunciado, do fundo de saco vaginal posterior (fundo de saco de Douglas).

A puérpera refere, com freqüência, tenesmo retal, surtos diarréicos, calafrios, sudorese e dor no baixo-ventre. Os níveis tensionais arteriais, geralmente, mantêm-se normais.

A percussão do abdome comprova timpanismo moderado e a sua descompressão brusca provoca dor pouco intensa, não sendo evidente o sinal de Blumberg (compressão e descompressão bruscas dolorosas). A temperatura retal supera a axilar em 1-2°C.

Quando o processo peritoneal se generaliza (peritonite generalizada), todos os sinais e sintomas referidos, nos casos de infecção localizada à pelve, apresentam-se intensificados, mais evidentes e acrescidos de outras manifestações.

Assim, está mais alterado o estado geral, com evidência de hipotensão arterial sistêmica: pulso taquiesfígmico, depressível e filiforme; respiração rápida e superficial do tipo costo-superior, com imobilidade abdominal; hipertermia permanente, com eventual fase de hipotermia e até febre álgida nas fases finais; manifestações nervosas, dependentes da toxemia séptica (agitação, delírio, insônia, torpor e apatia).

A queixa dolorosa espontânea, de início localizada no baixo-ventre, irradia-se para todo o abdome, podendo estar reduzida nas fases finais (apatia) e agravada nas alterações rápidas de postura.

À inspeção, delineia-se o fácie hipocrático (olhos côncavos, nariz afilado e aspecto angustiado); a língua está seca e saburrosa; tendência à posição semi-sentada (para reduzir a dor); ocorrência eventual de soluços (irritação frênica).

Surgem náuseas e vômitos provocados pelo antiperistaltismo de segmentos intestinais. Agravados pela sudorese profusa, esses sintomas provocam desidratação (hemoconcentração) e alterações metabólicas (hipopotassemia, hipocloremia e acidose).

A palpação abdominal surpreende reação evidente da sua musculatura, dor à compressão e seu agravamento intenso pela descompressão brusca (sinal de Blumberg). A percussão identifica timpanismo generalizado ou localizado e, quando a quantidade do líquido peritoneal é grande, pode-se surpreender os sinais de macicez móvel pelas mudanças nos decúbitos laterais (Fig. IV-184).

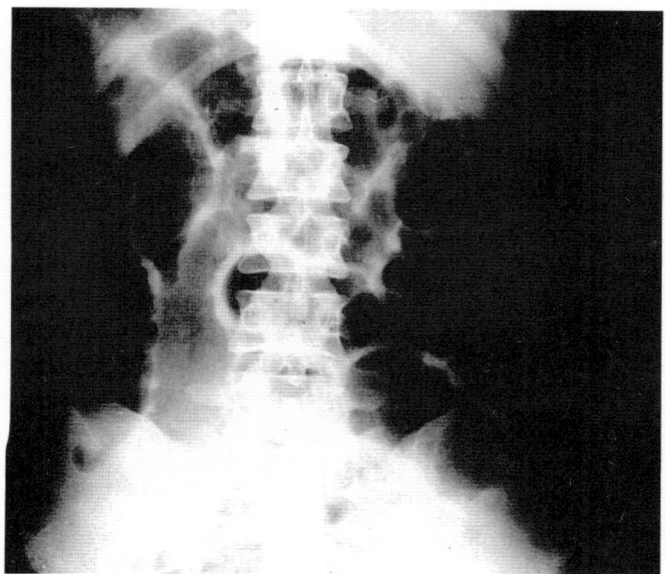

Figura IV-184 – Peritonite generalizada. Notar a distensão das alças intestinais, presença de líquido e ar.

A ausculta da face anterior do abdome, no início do processo, comprova ruídos hidroaéreos, que desaparecem quando se instala o íleo paralítico generalizado (silêncio abdominal).

O toque vaginal é doloroso (irritação peritoneal), mesmo quando não se constata o abaulamento do fundo de saco posterior vaginal. Finalmente, a gasometria pode identificar queda da pO_2 e pH (acidose e hipóxia) e elevação da pCO_2 nos casos graves complicados com choque séptico. Por vezes, o quadro abdominal complica-se com comprometimento infeccioso a distância (empiema), como se vê na figura IV-185.

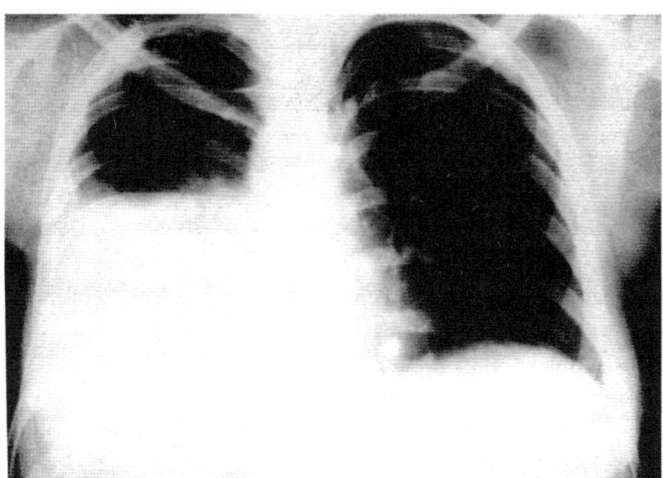

Figura IV-185 – Empiema em caso de infecção puerperal (peritonite).

TROMBOFLEBITE PÉLVICA

No puerpério mediato, após partos normais e, particularmente, após partos vaginais traumáticos e operações cesáreas segmentares, com incisão transversa propagada, não são infreqüentes complicações venosas profundas (veias dos membros inferiores e da área pélvica), caracterizadas pela ocorrência de tromboses, com ou sem infecção.

Chatelain e Quirk (1990) referem que a patologia ocorre em 3:1.000 partos e que sua complicação em embolização pulmonar incide em 15-24% dos casos, provocando a morte de puérperas em 12-15%. Weber e cols. (1990) citam que a trombose venosa profunda (TVP) incide anualmente em 600.000 casos na Alemanha Ocidental, respondendo por mortalidade de 7,3 para cada 100.000 casos.

A responsabilidade do estado puerperal, na incidência da TVP, infere-se da observação de Virchow (1856), que relacionava a patologia à tríade: lesão do endotélio da íntima da veia, redução da velocidade do fluxo circulante e alterações sangüíneas.

Sabe-se que durante a gestação ocorrem elevação dos fatores V, VII, VIII, IX, X, XII (de coagulação) e do fibrinogênio, criando-se estado de hipercoagulabilidade, agravado no puerpério febril pela ocorrência de hemoconcentração. Além dessas alterações favorecedoras da coagulação intravascular, Usznski e Abildguard (1971) identificaram, no sangue de grávidas, a presença de inibidores da fibrinólise produzidos pela placenta.

A ocorrência de trombose das veias pélvicas, seguida da contaminação microbiana dos trombos, é freqüente nos casos de infecção puerperal propagada (parametrites e peritonites), constituindo-se, assim, a tromboflebite pélvica (TP), cuja complicação mais séria é a embolização de trombos infectados para os pulmões, cérebro e rins (Fig. IV-186), caracterizando o quadro clínico de septicopioemia.

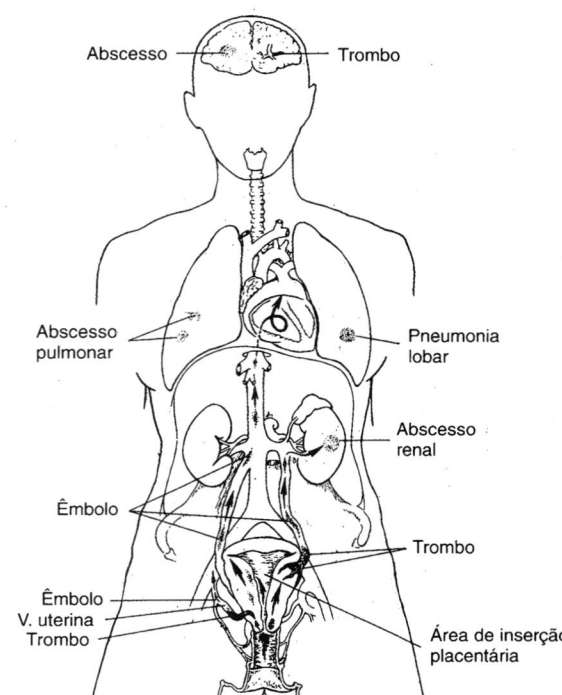

Figura IV-186 – Áreas corporais, sede de focos tromboembólicos.

Deve-se distinguir a tromboflebite da flebotrombose. Nesta, o processo instala-se, principalmente, nas veias profundas dos membros inferiores e são mais freqüentes as embolias trombóticas (ausência de infecção local). Naquela (tromboflebite), o trombo infectado, mais aderente ao endotélio venoso, reduz o risco de suas embolizações.

A incidência (riscos) de ocorrência de tromboembolismo está representada na tabela IV-21 (Bonnar, 1985, modificado).

Sintomas e diagnóstico – complicações trombótico-venosas, no puerpério, quando não provocam a obstrução venosa das veias da pelve e dos membros inferiores (veia femoral) e o conseqüente aumento do volume e da temperatura locais (Figs. IV-186 e IV-187), podem evoluir sem chamar, de início, a atenção do tocólogo.

Tabela IV-21 – Tromboembolismo – incidência (Bonnar, 1985, modificado).

Complicações tromboembólicas	Baixo risco Cirurgia 30' sem imobilização	Risco moderado Cesáreas complicadas Parto vaginal traumático	Varizes – obesidade Infecção pós-cirurgia	Alto risco Tromboembolismo anterior
Trombose da panturrilha	< 3%	10-30%		30-60%
Trombose da veia proximal (ilíaca e cava)	< 1%	2-8%		6-12%
Trombose da pulmonar	< 0,01%	0,1-0,7%		1-2%

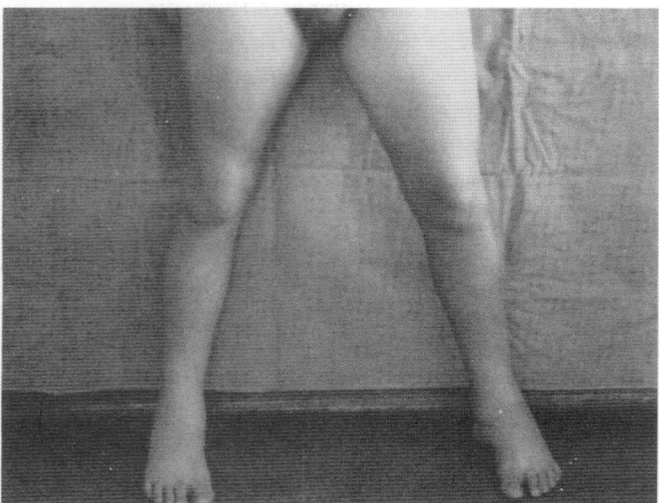

Figura IV-187 – Trombose femoral (membro inferior esquerdo).

As puérperas, cerca de 3-5 dias após o parto, apresentam hipertermia com curva escalonante (sinal de Michaelis) e taquiesfigmia inexplicável (sinal de Mahler) e referem queixas vagas (mal-estar, inquietação, angústia).

A terapêutica antibiótica, inclusive quando bem orientada, não se segue da resolução febril, e a propedêutica clínica não identifica sinais que justifiquem o quadro clínico. A comprovação dessas manifestações deve alertar o obstetra para a possibilidade de tromboflebite pélvica, com ou sem migração trombótica. Praticamente, pode-se confirmar a ocorrência do processo pela administração de heparina. A remissão dos sintomas dentro de 24-36 horas, até prova em contrário, sugere a hipótese diagnóstica. E o toque vaginal, ao identificar massa parauterina indefinida, reforça a possibilidade.

A paciente refere, em relação ao membro atingido, dor à palpação muscular da panturrilha e à dorsoflexão forçada do pé sobre a perna. O diagnóstico da trombose venosa profunda é favorecido pela ultra-sonografia, particularmente nas tromboses situadas acima da veia poplítea (trombose femoroilíaca), dispensando o emprego da flebografia. Prestam-se, ainda, para o diagnóstico a tomografia e a ressonância magnética, cuja utilização esbarra na complexidade e nos custos de sua prática.

O quadro clínico fica patente quando surge embolização trombótica infectada ou não, atingindo rins, cérebro e, particularmente, pulmões. A localização renal segue-se de dor localizada na loja renal e hematúria; a cerebral por queixas disestésicas e, às vezes, por quadro convulsivo, muitas vezes sugerindo eclâmpsia puerperal tardia. Nesses casos, a exclusão de outras manifestações comuns, a pré-eclâmpsia e o aparecimento tardio da convulsão são importantes para o diagnóstico diferencial que a tomografia favorece.

A complicação embólica mais freqüente é a pulmonar. Daí o interesse de considerá-la em particular. Outras áreas corporais podem ser comprometidas (cérebro, rins, veias pélvicas), como se vê na figura IV-188.

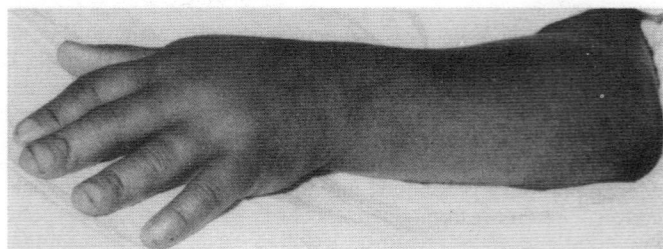

Figura IV-188 – Trombose umeral (membro superior esquerdo).

Embolia pulmonar – microembolizações pulmonares podem não apresentar quadro clínico flagrante, e por isso passam despercebidas. A recorrência embólica de trombos maiores, em geral, segue-se da tríade sintomática, representada por dispnéia, dor torácica e hemoptise. Entretanto, apenas em 25% dos casos de embolia pulmonar tal quadro foi identificado, em 1987, por Kakkar e Sasahara (Tabela IV-22).

Tabela IV-22 – Tromboembolismo pulmonar – sintomas e sinais (CAISM – UNICAMP, 1988).

Sintomas	%	Sinais	%
Dispnéia súbita	81,0	Taquipnéia	92,0
Dor torácica	74,0	Taquicardia	44,0
Apreensão	59,0	Pirexia	43,0
Tosse	53,0	Trombose venosa profunda	34,0
Hemoptise	30,0	Cianose	19,0
Sudorese	27,0		
Desmaio	13,0		

Esta observação não é recente, pois, desde 1964, Schulman e Zatuchni e, depois, Provan (1965) afirmavam, respectivamente, que em 85 e 50% das vezes a embolia pulmonar ocorria sem sintomas prévios. Jeffcoate e Tindall (1965) observaram que em apenas 30% dos casos a embolia havia sido precedida de sintomas.

O quadro clínico que se manifesta guarda relação com o grau de obstrução venosa, provocado pelos trombos. Assim, além dos sintomas já referidos, podem ocorrer dor violenta (infarto pulmonar), dispnéia grave com evidente queda da pO_2 e até choque cardiogênico e morte materna, dentro de 24 horas, em 20-30% das puérperas.

Vigente o infarto pulmonar, eleva-se a desidrogenase láctica e a bilirrubina. A TGO não se altera e a fosfatase alcalina, eventual e tardiamente, eleva-se.

A obstrução de vasos pulmonares arteriais pelo trombo (quando volumoso) segue-se de: 1. redução de fluxo sangüíneo ao coração esquerdo e conseqüente queda do débito cardíaco; 2. aumento da pressão pulmonar; 3. necrose hemorrágica (infarto isquêmico) da área pulmonar atingida; 4. depressão da função pulmonar (Taber, 1984).

Quando a obstrução arterial pulmonar ultrapassa 60% do fluxo sangüíneo, a elevação da pressão na circulação direita provoca a dilatação aguda do ventrículo homônimo e a conseqüente elevação da pressão venosa central. A redução do fluxo sangüíneo ao coração esquerdo provoca a queda do débito cardíaco e dos níveis pressóricos sistêmicos, podendo culminar com a parada cardíaca.

Raramente, pode ocorrer dor epigástrica ou do hipocôndrio direito, em virtude do aumento do volume hepático, conseqüente à congestão da circulação direita.

O exame físico pode revelar: taquicardia, taquipnéia, tosse, cianose e queda tensional. Ao exame do tórax, pela inspeção, palpação e escuta, podem-se identificar: ausência do murmúrio pulmonar, frêmito pulmonar, expansão torácica reduzida, hiperfonese da segunda bulha pulmonar e até ritmo de galope, quando ocorre insuficiência cardíaca.

A palpação abdominal pode revelar o aumento hepático e dor à pressão do seu rebordo.

O leucograma, nos casos de embolia pulmonar, conseqüentes a flebotrombose, é inespecífico. Entretanto, revela leucocitose, quando se trata de embolia séptica e/ou de infarto pulmonar.

A gasometria pode comprovar redução da pO_2 e pH; entretanto, a presença de pO_2 acima de 80-90mmHg exclui o diagnóstico de embolia pulmonar.

A radiografia dos campos pulmonares é inespecífica. Por isso, quando se revela normal e o quadro clínico é grave, presta-se para confirmar o diagnóstico. Têm sido achados: condensações pulmonares periféricas, infarto pulmonar, atelectasia de base, derrame pleural e elevação da cúpula diafragmática.

O eletrocardiograma apenas se altera nos processos trombóticos intensos. Nesses casos, além da taquicardia, ocorrem desvio do eixo elétrico para a direita e aumento do coração direito. Surgem arritmias, depressão do segmento ST, inversão da onda T e alterações do QRS.

A cintilografia pulmonar, quando é normal, exclui a embolia pulmonar. De outro lado, quando alterada, não é patognomônica de embolia pulmonar, podendo estar relacionada a outras patologias: atelectasia, pneumonia, congestão pulmonar etc.

O quadro clínico da embolia pulmonar e os antecedentes precursores da embolização são bastante típicos e, de regra, dispensam outras provas terapêuticas, para justificar o diagnóstico e o tratamento. Entretanto, a prova inconteste do processo estabelece-se pela arteriografia pulmonar. A comprovação de angiograma normal exclui, definitivamente, o diagnóstico de embolia pulmonar.

CHOQUE SÉPTICO

As formas clínicas mais sérias de infecção puerperal (miofascite, endomiometrite, peritonite e septicopioemia) podem evoluir com grave quadro de colapso periférico (choque séptico), precedido por crises repetidas de calafrios e quedas dos níveis tensionais arteriais, cujo estudo será considerado no Capítulo 159.

Importa, entretanto, salientar a extrema gravidade dessa complicação, que pode desfechar em morte de puérperas em 20-50%. A flora microbiana mais encontradiça, nesses casos, é representada pela *E. coli*, bacteróides e clostrídios.

ASSISTÊNCIA

Em todas as formas clínicas de infecção puerperal, a terapêutica antiinfecciosa é fundamental e, em geral, suficiente para a cura do processo. Entretanto, alguns quadros clínicos exigem medidas complementares, indispensáveis para apressar e garantir a sobrevivência das pacientes.

TRATAMENTO ANTIINFECÇÃO

Processos de pelviperitonite, peritonite generalizada e endomiometrite gasosa, complicados com septicopioemia e choque bacteriêmico, exigem assistência de magnitude ímpar. O elevado obituário materno, que pode atingir e até ultrapassar a cifra de 50%, justifica essa afirmação. Quando tais patologias estão presentes, impõe-se, de imediato e concomitantemente, administrar os recursos que combatem a infecção, o choque e a hipóxia.

Dentre os microrganismos que provocam os processos mais graves, salientam-se os clostrídios, os bacteróides, a *Escherichia coli*, o *Pseudomonas aeruginosa*, o grupo *Proteus*, os *Enterococcus*, os estreptococos do grupo B.

A presença etiológica do *Clostridium welchii*, em casos de partos prolongados e de abortamento séptico, não é rara. Quando presente, o quadro clínico de regra é grave. Manifestam-se icterícia hemolítica de rápida instalação, hemoglobinúria, crepitação uterina, olúgúria e sério comprometimento do estado geral. Apesar do quadro clínico referido, as hemoculturas repetidas resultam negativas, em virtude de sua condição de anaeróbio estrito e de falhas na colheita do material.

Deve-se suspeitar da presença do *Bacteroides fragilis* quando se identificam os seguintes elementos: odor fecalóide (antigamente relacionado só a *E. coli*), associado à patologia tromboembólica e negatividade das culturas. É, também, anaeróbio estrito.

A *E. coli* é encontrada em associação com outros microrganismos: *Enterococcus*, *Streptococcus faecalis* etc. Como já referimos, o odor fecalóide não lhe é específico. Tem sido responsabilizada por 50% dos casos de choque séptico pós-aborto (Duff e Gibbs, 1983).

O emprego abusivo e indiscriminado dos antibióticos tem modificado a flora microbiana encontrada nos processos infecciosos de natureza tocoginecológica. Ledger (1988) refere no quadro IV-14 como se alterou, progressivamente, de 1940 a 1980, a incidência preponderante dos germes patogênicos de interesse genital.

Quadro IV-14 – Patogenia bacteriana em tocoginecologia (Ledger, 1988).

I – Era pré-antibiótica – 1930-1940 　　Organismos gram-positivos 　　*Streptococcus pneumoniae* 　　Estreptococo beta-hemolítico do grupo A 　　*Peptostreptococcus* II – 1950-1959 　　*Staphylococcus aureus* III – 1960-1969 　　*Clostridium welchii* 　　*Escherichia coli* IV – 1970-1979 　　*Bacteroides fragilis* V – 1980 　　*Chlamydia trachomatis* 　　*Enterococcus*

Os princípios fundamentais da terapêutica antiinfecciosa, na presença de quadro infeccioso tocoginecológico de urgência, devem obedecer os critérios referidos no quadro IV-15.

Quadro IV-15 – Tocoginecopatias de urgência – terapêutica antiinfecciosa.

1. Considerar a freqüência da flora microbiana
2. Colheita de material para bacterioscopia e cultura com antibiograma
3. Iniciar com antibióticos de largo espectro – via intravenosa
4. Controle da nefrotoxicidade (insuficiência renal)
5. Associações terapêuticas
6. Suspensão terapêutica

Considerar a freqüência da flora microbiana – em face da gravidade do quadro clínico infeccioso, a terapêutica antiinfecciosa deverá ter início imediato e a escolha das drogas a serem administradas será fundamentada no conhecimento da flora microbiana local mais freqüente (individual em cada centro hospitalar).

Colheita do material de focos de infecção – deve preceder a administração de antibióticos e/ou quimioterápicos. A colheita de material vaginal, cervical e uterino (casos de abortamento séptico), de pus coletado por punções (do fundo de saco de Douglas ou transperitoneal) e de sangue será seguida de exame bacterioscópico, de cultura e de antibiograma.

Escolha de antibióticos e quimioterápicos – antes de se obterem os resultados da cultura e do antibiograma, deve-se optar pela administração de antibióticos e/ou quimioterápicos de ação efetiva, pelo seu largo espectro de ação sobre bactérias aeróbias e anaeróbias. Isso porque, na maioria das infecções tocoginecológicas, ocorre a presença de flora polimicrobiana (Capítulo 162).

Citam-se, como associações úteis, entre outras, as seguintes: a penicilina cristalina (evitar a potássica) + cloranfenicol; a associação referida, acrescida de gentamicina; a associação inicial com o metronidazol.

O metronidazol (Flagyl®) é muito efetivo para combater infecções anaeróbias e pouco atuantes sobre germes gram-positivos e bacilos aeróbios gram-negativos. Quando utilizado para combater processos polimicrobianos, deve ser associado a aminoglicosídeos para atuar sobre os coliformes e/ou com a penicilina para cobrir as infecções por cocos gram-positivos aeróbios.

Os aminoglicosídeos (gentamicina, tobramicina, amicacina) são muito ativos contra os bacilos aeróbios gram-negativos. Devem ser associados com a clindamicina, o metronidazol e a ampicilina, para cobrir as infecções por germes gram-positivos e anaeróbios. A gentamicina é, dentre eles, a droga preferencial (econômica); entretanto, nas pacientes imunodeprimidas e na suspeita de infecção pelo pseudomonas, deve-se preferir a amicacina (Phillips e Cassady, 1982; Levine e cols., 1985), apesar de todos os aminoglicosídeos serem, também, efetivos nesses casos. Os efeitos nefrotóxicos e ototóxicos dos aminoglicosídeos devem ser levados em conta quando seu emprego é prolongado (Riff e Jackson, 1971; Levine e cols., 1985).

Nas eventuais infecções pela *Chlamydia trachomatis*, recomendam-se a doxicilina (oxitetraciclina) e a eritromicina. Duff (1992) recomenda, de início, o emprego de cefalosporinas e/ou penicilina para o tratamento das endometrites e parametrites. Entretanto, se existe imunodepressão, esse autor sugere uma das seguintes associações: a) clindamicina + gentamicina; b) metronidazol + penicilina + gentamicina.

Obtido o resultado do antibiograma, diversos autores (Weil e cols., 1964; Charles e MacAulay, 1970; Mead e Gump, 1976) salientam a vantagem de atender aos seus resultados, alterando a terapêutica antiinfecciosa previamente administrada. No quadro IV-16 referimos o comportamento de certos antibióticos e o grau de sensibilidade microbiana em relação a eles (dos germes mais freqüentes nas infecções tocoginecológicas) (Dinsmoor e Gibbs, 1988).

Quadro IV-16 – Infecções tocoginecológicas – sensibilidade bacteriana à antibioticoterapia.

Microrganismo	Agentes antibióticos ativos
E. coli	Cefalotina, ceftriaxona, gentamicina, tobramicina, norfloxacino, clindamicina, cloranfenicol, tetraciclina, kanamicina, carbenicilina, metronidazol, cefaloridina
Klebsiella sp.	Cefoxitina, ceftriaxona, ampicilina, norfloxacino, gentamicina, cloranfenicol, tetraciclina, kanamicina, cefaloridina
Proteus sp.	Cefoxitina, ceftriaxona, norfloxacino, gentamicina, metronidazol, cloranfenicol, kanamicina, carbenicilina
Enterobacter sp.	Ceftriaxona, norfloxacino, gentamicina, cloranfenicol, carbenicilina
P. aeruginosa	Norfloxacino, carbenicilina, ceftazidima, tobramicina, gentamicina, quinolonas
N. gonorrhoeae	Norfloxacino, piperacilina, penicilina G, eritromicina
Enterococcus	Piperacilina, ampicilina, norfloxacino, ceftrioxona, gentamicina
Staphylococcus aureus	Cefoxitina, ceftriaxona, ampicilina, norfloxacino, clindamicina, eritromicina
Bacteroides fragilis	Ampicilina, cefoxitina, metronidazol, clindamicina, cloranfenicol
Peptostreptococcus	Cefoxitina, ceftriaxona, ampicilina, metronidazol
Chlamydia	Tetraciclina
Mycoplasmas	Tetraciclina
Clostridium	Penicilinas G, cloranfenicol, clindamicina, metronidazol

As doses devem ser, de início, liberais e a via de administração preferencial é a venosa, pela técnica do gotejamento contínuo. Esses autores salientam o valor do metronidazol (1.000mcg de início e 500mcg a cada 6 horas) e da tobramicina, pois têm ação efetiva sobre os *Pseudomonas* e os *Proteus*.

Ledger e cols. (1974) relatam que a associação da penicilina e do cloranfenicol à kanamicina e/ou à gentamicina tem valor equivalente. Entretanto, considerando a maior efetividade sobre a flora coliforme gram-negativa e, particularmente, sobre o *Pseudomonas* e a menor ototoxicidade da gentamicina, Mead e Gump (1976) dão preferência a ela em relação à kanamicina.

Nas infecções pelo *Bacteroides fragilis*, deve-se preferir a clindamicina, associada ao cloranfenicol. Igualmente, nas infecções pelo *Pseudomonas*, não se deve esquecer a atuação efetiva da carbenecilina. Finalmente, desejo encarecer nossa experiência com a associação da penicilina G (grandes doses) com o cloranfenicol e o metronidazol, na terapêutica de casos graves, pelo espectro alargado de ação (exceção para o *Pseudomonas*) e pelo aspecto econômico, que os recomenda, em condições peculiares aos países subdesenvolvidos.

Os nomes comerciais das drogas referidas no quadro IV-16 são os seguintes: Carbenecilina, Amplacilina (ampicilina), Keflin (cefalotina), Mefocin (cefoxitina), Flagyl (metronidazol), Kefasol (cefazolina), Rocefin (ceftriona), Claforan (ceftaxima), Fortaz (ceftazidima), Garamicina (gentamicina), Larocin (amoxicilina), Staficilin (oxacilina), Ceporan (cefaloridina), Floxacin (norflaxacino), Tobramicina (tobramicina), Novamin (amicacina), Quemicetina (cloranfenicol), Tetrex (tetraciclina), Delacim-C (clindamicina), Pantomicina (eritromicina), *Ofloxacina* e *Eprofloxacina* (quinolonas).

Em complemento ao quadro IV-16, no quadro IV-17 sugere-se a sensibilidade clínica preditiva dos antimicrobianos em relação aos diversos agentes inrfecciosos (Peixoto). Mais pormenores, ver capítulo 162.

Controle da nefrotoxicidade – a presença de oligúria ou anúria exige particular cuidado, em face da ação nefrotóxica de determinados antibióticos. Dentre eles os mais nefrotóxicos são os aminoglicosídeos, que provocam lesão tubular renal. Tal efeito é, diretamente, proporcional à porcentagem de sua eliminação renal. Os aminoglicosídeos, em particular, são livremente filtrados e parcialmente reabsorvidos ao nível do túbulo proximal. Também são nefrotóxicas, dentre outros, as cefalosporinas (em especial as cefaloridinas), as tetraciclinas, a anfotericina B, a polimixina, a colestina e as sulfamidas.

Nos casos de insuficiência renal aguda (IRA), a associação preferencial consta de cloranfenicol (eliminação hepática) e da penicilina sódica cristalina. Deve-se evitar a penicilina potássica, em virtude do risco de retenção do potássio e conseqüente hiperpotassemia (Tabela IV-23).

Quando a IRA está presente e a etiologia pelo *Pseudomonas* exige o emprego da tobramicina, suas doses devem ser, em horas, calculadas pelo valor da creatinina multiplicado por 8. Por outro lado, na presença de IRA, recomenda-se reduzir as doses ou dilatar o prazo de sua administração (Bennet e cols., 1977; De Broe e cols., 1986).

Tabela IV-23 – Antibioticoterapia e insuficiência renal aguda.

Droga	Creatinina sérica 4-10mg/100ml	Creatinina sérica > 10mg/100ml
Ampicilina	1-2g/6h	1-2g/8h
Penicilina G	> 2 milhões U cada 5-12h	> 2 milhões U cada 12h
Cefalotina	20mg/kg cada 6-8h	20mg/kg cada 24h
Clindamicina	não reduzir	10mg/kg cada 8-12h
Cloranfenicol	não reduzir	não reduzir
Oxacillina	não reduzir	1g cada 8-12h

Mead & Gump, 1976.

Duff e Gibbs (1983) salientam a preocupação particular que pacientes imunossuprimidas impõem quando está presente a infecção pelo *Pseudomonas*. Nesses casos, a associação da carbenecilina com a amicacina se faz útil, plenamente, quando há suspeita clínica de infecção.

As cefalosporinas não são recomendadas como monoterapia, salvo em situações especiais (Azambuja, 1990), embora deva ser dada grande importância ao antibiograma na seleção dos antibióticos a serem prescritos. McLean e McAllister (1990) salientam que nem sempre ocorre concordância entre a atividade microbiana *in vitro* e *in vivo*.

Robbie e Sweet (1983) referem que o metronidazol não deve ser agente primário na escolha terapêutica contra infecções mistas aeróbias-anaeróbias (pélvicas). Sua prescrição justifica-se, nesses casos, quando outros esquemas terapêuticos falharam.

Associações terapêuticas – inferem-se do exame do quadro IV-6 no item relacionado às alternativas, quando estão presentes associações microbianas.

Suspensão terapêutica – o tratamento antiinfeccioso, com quimioterápicos e antibióticos, apenas será suspenso após a evidente melhora do quadro clínico e na ausência de hipertermia por pelo menos três dias. A suspensão definitiva, em geral, é precedida da redução progressiva das doses administradas (Capítulo 162).

Quadro IV-17 – Sensibilidade clínica preditiva na infecção puerperal aos antibióticos (Peixoto).

Aeróbios gram-positivos	Aeróbios gram-negativos	Anaeróbios
Penicilina G (1ª geração)	Aminoglicosídeos	Cloranfenicol (G+)
Derivados da penicilina:	Quinolonas	Metronidazol (G–)
2ª geração – ampicilina e amoxicilina	Cefalosporinas (2ª, 3ª e 4ª geração)	Clindamicina (G+/–)
3ª geração – carbenicilina e ticarcilina	Aztreonoma (Azactan®)	Tianfenicol (G+)
4ª geração – piperacilina		
Cefalosporinas (1ª geração)		
Quinolonas		

Infecção hospitalar
Pós-operatório
Pós-parto/aborto
Queimaduras

(*Staphylococcus aureus*)

↓

Vancomicina/Teicoplanina
(Tasgocid®)
Oxacilina (Stalicin®)

Tetraciclinas (clamídias)
Netilmicina (Netromicina®)

Amoxicilina + ácido clavulânico – Clavulin®
Ampicilina + sulbactama – Unasyn®
Ticarcilina + ácido clavulânico – Timentin®
Piperacilina + tazobactama – Tazocin®
Amoxacilina + sulbactama – Trifamox IBL®

Imipenem/Meropenem
Ertapenem
Cefalosporinas (2ª geração)
Quinolonas

DST

Tetraciclinas
Doxiciclina
Minociclina

Macrolídeos:
Azitromicina
Roxitromicina
Claritromicina
Diritromicina

PROFILAXIA DA INFECÇÃO PUERPERAL

Nos casos de partos prolongados, com rotura das membranas há longo tempo e submetidos a manuseio excessivo, deve-se recomendar a administração profilática de antibióticos. Essa conduta é, atualmente, universal. Nesse sentido, têm sido utilizadas a ampicilina e as cefalosporinas durante o ato operatório e por mais 24-48 horas. Nos casos de cesáreas eletivas ou não, mas não complicadas com assistência inidônea, um de nós (B.N.) tem utilizado, com excelente resultado, apenas o cloranfenicol (2g/dia) até 48 horas após o parto (Capítulo 162).

TRATAMENTO DAS INFECÇÕES LOCALIZADAS

A menor gravidade prognóstica das formas clínicas localizadas de infecção puerperal dispensa o emprego de politerapêutica antibiótica. E, por serem raras as alterações do estado geral, a assistência resume-se na administração oral de antibióticos (penicilina, ampicilina, cefalosporinas, cloranfenicol).

Nos casos de endometrite não-complicada com endomiometrite, recomenda-se, ainda, o repouso físico e a administração oral de maleato de ergonovina ("ergotrate, methergin") a cada 8 horas.

Por vezes, o toque vaginal surpreende, por meio do óstio cervical, a presença de restos placentários, ou são identificados pela ultra-sonografia (indicada em casos de loquiação hemorrágica persistente). Nesses casos, após cobertura efetiva por antibióticos, impõe-se realizar a curagem uterina (completada ou não pela curetagem), para a remoção dos referidos restos.

Considerando que a endometrite é mais evidente após cesáreas, deve-se, nos casos de partos prolongados (principalmente), colher material uterino durante a operação, para obter culturas para germes aeróbios e, particularmente, para os anaeróbios.

Nos casos de endometrite que não respondem rapidamente à terapêutica antibiótica, o tocólogo deve reexaminar a puérpera e, se tiver sido cesariada, observar com cuidado a cicatriz operatória abdominal. Abscessos da parede podem manter o quadro febril.

TRATAMENTO DAS INFECÇÕES PROPAGADAS

A maior gravidade prognóstica dessas formas clínicas impõe terapêutica antibiótica associada, administrada pelas vias oral ou venosa. As doses devem ser elevadas, com a finalidade de se obter o controle do processo infeccioso, evitando-se, se possível, o tratamento cirúrgico complementar.

O estado geral será apoiado por hidratação (soluções cristalóides e Ringer-lactato), por transfusão de sangue total ou de glóbulos. Drogas vasoativas apenas serão administradas quando os níveis da pressão arterial as exigem.

O tratamento cirúrgico complementar será indicado quando, apesar da antibioticoterapia criteriosa (preferentemente, orientada pelo antibiograma) e intensa, a sintomatologia não regride e o processo tende a complicar-se.

Miofascites – nas da área pélvica, a drenagem do foco infeccioso é impositiva e naquelas da parede abdominal deve-se ressecar as estruturas comprometidas e drenar a área atingida.

Endomiometrite – por vezes, apesar da terapêutica infecciosa e daquela que apóia o estado geral, o processo endomiometrial, presentes numerosos abscessos, persiste e chega a comprometer a sobrevida da paciente (choque séptico).

Nessas condições, a exérese do foco pode-se tornar necessária e, quando indicada, a histerectomia deve ser total. Em Serviço por nós dirigido, algumas vezes tivemos de reoperar pacientes, nas quais, praticada a técnica subtotal, a melhora só ocorreu após a extirpação do colo uterino (comprometido).

Salpingite-anexite – de regra, o processo infeccioso anexial regride com a terapêutica antibiótica oportuna. Quando, entretanto, o tratamento foi postergado e evoluiu para abscesso pélvico, a solução cirúrgica deve ser considerada. Na vigência de rotura do abscesso, melhores resultados serão obtidos pela cirurgia (Tabela IV-24).

Tabela IV-24 – Rotura de abscesso pélvico – choque séptico (Queenan, 1983).

Autores	Fase	Nº de casos (%)	Incidência cirúrgica	Mortalidade (%)
Vemeeren e Te Linde (Johns Hopkins)	1925-1944 1945-1953	22 25	1 13	90,0 12,0
Pedowitz e Bloomfield (Brooklyn)	até 1947 1948-1959	16 127	1 90	100,0 3,1
Mickal e Sellman (New Orleans – Charity Hospital)	1951-1959 1960-1966	54 55	94	11,0 3,7

Parametrites – nos processos da base do ligamento largo, a drenagem cirúrgica será indicada quando o toque identificar pela menor tensão e/ou pela flutuação que a patologia evoluiu para supuração.

Quando o flegmão do ligamento largo se elevou e atingiu a fossa ilíaca, atingida a fase supurativa (hipertermia vespertina e flutuação pela palpação abdominal), a drenagem será realizada pela via abdominal (extraperitoneal) pouco acima da arcada inguinal (Fig. IV-189).

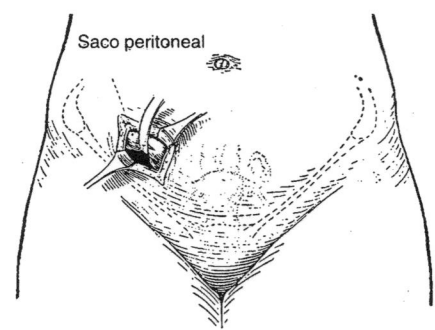

Figura IV-189 – Técnica para drenagem do flegmão do ligamento largo alto.

Antes de proceder à incisão do flegmão, é prudente puncioná-lo com agulha de luz larga. Além de orientar a drenagem e comprovar a presença de pus, permite colher material para provas bacterioscópicas e bacteriológicas, complementadas pelo antibiograma.

PELVIPERITONITE

O tratamento da **pelviperitonite** resume-se na prática da colpotomia posterior, seguida da drenagem do fundo de saco e na administração de antibióticos.

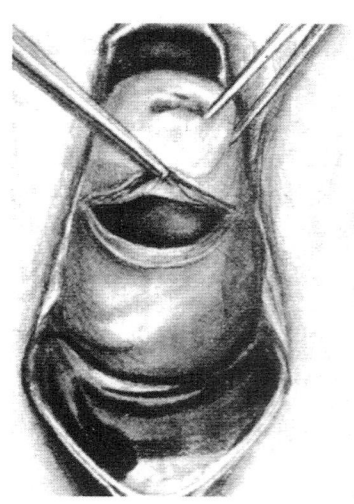

Figura IV-190 – Colpotomia posterior. Primeiro tempo pela incisão transversa da vagina (Bumm, 1914).

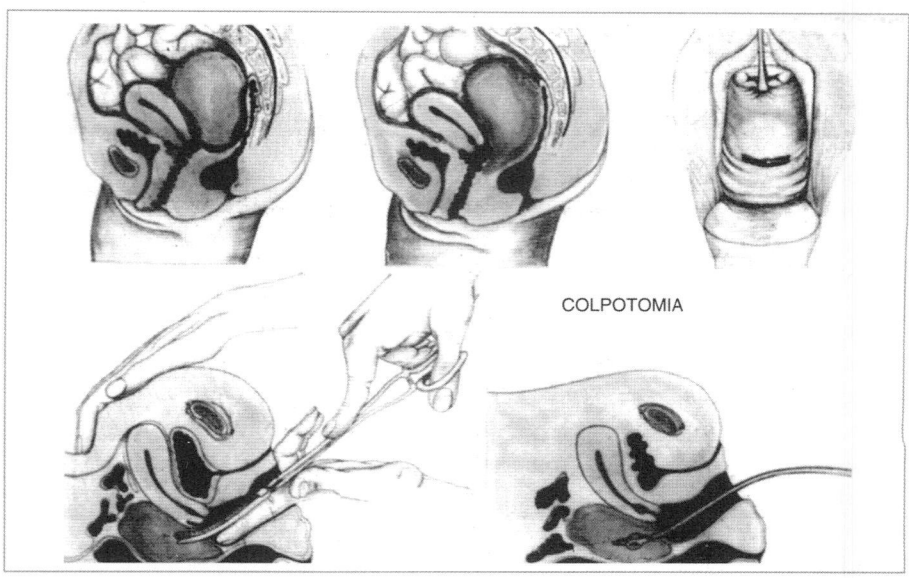

Figura IV-191 – Abscessos retrouterinos. Drenagem do fundo de saco de Douglas.

Como, na maioria das vezes, o estado geral não está comprometido e o processo infeccioso peritoneal é localizado e restrito à pelve, as medidas assistenciais referidas seguem-se do alívio dos sintomas e, rapidamente, da cura do processo.

A incisão e a drenagem do fundo de saco posterior devem ser precedidas da sua punção. Além de justificar a colpotomia (ao constatar a presença de secreção seropurulenta ou purulenta), permite colher, com relativo rigor de assepsia, material que será submetido a provas microbiológicas e favorecerá a orientação terapêutica (antibiograma).

Retirada a agulha de punção, pratica-se, sob anestesia, pequena incisão transversal (3-4cm) do fundo de saco vaginal posterior (Fig. IV-190). Com pinça de Cheron, introduzida no sentido para cima, para não atingir o reto, rompe-se o peritônio e com o dedo indicador investiga-se a cavidade pélvica, divulsionando eventuais lojas aí presentes. Deve-se manter a drenagem do pelviperitônio (Fig. IV-191) utilizando os drenos de Pezzer ou de Malecot (Fig. IV-192), quando disponíveis.

Geralmente, após a intervenção, a hipertermia declina e, progressivamente, desaparece. Ocorrendo retorno do quadro febril, deve-se admitir, até prova em contrário, que existem lojas abscedadas, não-drenadas, em nível superior, que poderão impor a necessidade de se praticar laparotomia, para a sua necessária remoção ou drenagem (Fig. IV-193).

TROMBOFLEBITE PÉLVICA

Já referimos que os casos de tromboflebite pélvica, em geral, não se acompanham de complicações embólicas. Admitido ou confirmado o diagnóstico, indica-se a terapêutica anticoagulante (heparina, de início, é ideal), pela via venosa, com a finalidade de impedir a formação de novos trombos, para impedir e reduzir o crescimento daqueles já presentes e para atenuar o vasoespasmo arteriolar.

A paciente obedecerá repouso no leito e, em casos de processos venosos obstrutivos que provocam edema e aumento do volume de membros inferiores, recomenda-se elevar o membro comprometido.

A dose inicial de heparina será de 5.000-10.000U, seguida de 1.000U/hora, diluídas em soro glicosado a 5%. O controle

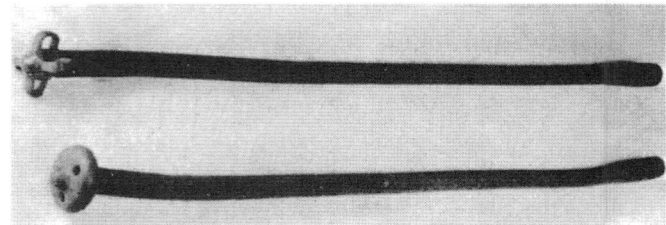

Figura IV-192 – Drenos de Pezzer e de Malecot.

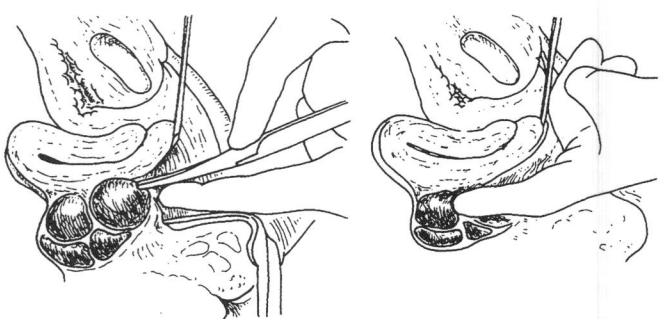

Figura IV-193 – Lojas de abscessos retrouterinos (Titus e Willson, 1955).

da ação anticoagulante se fará pela determinação do tempo de tromboplastina parcial ativada (TTPA), que deverá ser mantido entre 1,5 e 2,5 vezes do normal. Na impossibilidade laboratorial desse controle, pode-se utilizar o tempo de coagulação (técnicas de Lee e White), que deverá ser mantido acima de 15 minutos. A dose diária de heparina girará em torno de 20.000-40.000U.

Embora a heparina possa ser administrada pela via venosa intermitente, a sua infusão venosa, contínua e lenta é a preferida, pois obtém níveis satisfatórios constantes e permanentes. Essa via e essa forma de administração da heparina devem ser mantidas por 7-14 dias, até se obter a regressão e a resolução do processo.

A antibioticoterapia, nesses casos, deve visar à flora anaeróbia e, em particular, aos bacteróides (clindamicina, cloranfenicol e metronidazol) (Capítulo 162).

PERITONITE GENERALIZADA

Quando se trata de **peritonite generalizada**, o comprometimento do estado geral, mais intenso, exige medidas assistenciais imediatas, no sentido de combater a infecção, a desidratação e as alterações vasculotensionais e metabólicas. Idealmente, as pacientes devem ser atendidas em unidades de tratamento intensivo (UTI) e as medidas assistenciais serão de natureza médica e cirúrgica.

Tratamento médico – o tratamento médico de casos de peritonite puerperal inicia-se pelo suporte do estado geral e pela correção dos distúrbios eletrolíticos e metabólicos que as pacientes apresentam.

Nesse sentido, deverão ser corrigidas as situações de anemia (transfusão de sangue total), de desidratação (soluções cristalóides), de acidose (oxigenoterapia, soluções de glicose hipertônica e bicarbonatada), de hipopotassemia (potássio) etc. A presença colaborativa de clínicos e de recursos laboratoriais é indispensável para a administração segura desses elementos, visando à correção das referidas perturbações.

A administração de líquidos, visando à correção da desidratação (perdas pela sudorese, respiração, aspiração de secreções gastroentéricas, diurese) e da hemoconcentração, será controlada pela determinação constante da pressão venosa intra-auricular direita.

Drogas vasoconstritoras, administradas pela via venosa e diluídas em soluções cristalóides, serão utilizadas quando surgem sinais hipotensivos arteriais.

Outras medidas complementares deverão ser adotadas: posição semi-sentada no leito (Fowler) por provocar o acúmulo de pus no abdome inferior e favorecer a respiração; cateterismo vesical permanente (controle da diurese); sonda nasogástrica (aspiração de secreções e gases e introdução de alimentos); oxigenoterapia (quando a pO$_2$ está reduzida).

O combate à infecção será feito pela terapêutica antibiótica e quimioterápica. De início, e antes de se obterem os resultados de culturas e antibiogramas de materiais coletados da cavidade peritoneal, serão administradas doses liberais, pela via venosa e pela técnica do gotejamento lento, drogas antimicrobianas de amplo espectro, porquanto, de regra, nas infecções puerperais, a flora presente é multiforme.

Embora, em condições de normalidade, a flora vaginal constitua-se de germes anaeróbios, aí presentes em vida saprofítica, a introdução na genitália de germes gram-positivos aeróbios segue-se da atuação infecciosa dos primeiros, estabelecendo-se, assim, a infecção polimicrobiana.

Estudos de Monif e cols. (1976) demonstraram a presença dos seguintes germes em infecções dos genitais femininos: aeróbios em 23,1% e anaeróbios em 76,9%. Dentre os *Bacteroides*, o *fragilis* esteve presente em 8,9%, os clostrídios ocorreram em 4% e os enterococos em 4,5%.

A terapêutica antibiótica inicial se fará pela administração de penicilina G, cloranfenicol, garamicina e/ou metronidazol.

A penicilina G age sobre os cocos gram-positivos aeróbios e anaeróbios, com exceção dos estafilococos produtores de penicilase. A garamicina atinge as bactérias entéricas gram-negativas (*E. coli, Aerobacter, Klebsiella*) e, inclusive, o *Staphylococcus aureus*.

No que se refere aos anaeróbios gram-negativos e ao *Bacteroides fragilis*, contamos com o cloranfenicol, a carbenecilina e o metronidazol. Por muito tempo, na Clínica Obstétrica da Faculdade de Medicina da USP, sob a minha direção, administramos em casos graves de infecção peritoneal, durante 24 horas e pela via venosa, a associação da penicilina G (doses de 10-30 milhões) com o cloranfenicol (doses de 2-4g), com excelentes resultados clínicos.

Atualmente, utilizamos essa associação acrescida do metronidazol (doses de 2g). O referido esquema antibiótico deverá ser alterado, se for o caso, em função do resultado do antibiograma.

Quando a cultura identifica o *Pseudomonas*, o emprego da carbenicilina não deve ser descurado.

A fim de serem obtidos, precocemente, níveis sangüíneos elevados, recomendamos que o gotejamento da infusão antibiótica seja rápido, de início, administrando-se em uma hora pelo menos 1/4 da referida terapêutica.

Tratamento cirúrgico – a inundação purulenta da cavidade peritoneal exige, a par do tratamento médico, a prática de laparotomia (mediana e infra-umbilical de preferência).

A intervenção, nesses casos, pode ser difícil e exigir, para sua boa resolução, a presença de cirurgião geral, além do tocólogo. Aberto o abdome, deve-se colher material para culturas e antibiogramas; proceder ao cuidadoso reconhecimento de suas estruturas; aspirar o material purulento; desfazer septos de lojas, quando existem; lavar a cavidade com soro fisiológico aquecido.

Antes de se proceder ao fechamento da cavidade, abrem-se quatro janelas (duas supra-umbilicais e duas infra-umbilicais), por meio das quais drenos tubulares ou de Penrose serão mantidos por tempo variável, segundo a evolução clínica do processo.

Muitas vezes, o comprometimento do útero e a coincidência de choque séptico obrigam a prática de histerectomia (total, de preferência) e até mesmo de pan-histerectomia, quando os anexos estão envolvidos.

SEPTICOPIOEMIA

Durante a evolução de tromboflebite pélvica séptica, a ocorrência de embolização atinge, particularmente, os pulmões, instalando-se o grave quadro de embolia pulmonar, cuja terapêutica visa três finalidades: garantir e corrigir o estado geral, combater a infecção e prevenir a recorrência embólica.

Garantir e corrigir o estado geral – recomendam-se, para tanto:
- Oxigenoterapia (cateter, máscaras e até a técnica hiperbárica), a fim de corrigir a hipóxia e manter a pO$_2$ acima de 70mmHg.
- Sedação pela morfina (5-10mg) ou meperidina (50-100mg).
- Suportar os níveis arteriais (dopamina diluída em solução glicosada a 5% e isoproterenol). O isoproterenol, além de elevar o débito cardíaco, promove o relaxamento da musculatura lisa brônquica e reduz a hipertensão pulmonar. A infusão dessa droga deve ser controlada, rigorosamente, em função da freqüência cardíaca, dos níveis pressóricos arteriais, da diurese e da pressão venosa central. Quando a taquicardia ultrapassa 100 batimentos por minuto, deve-se suspender a administração dessa droga.
- Reduzir o broncoespasmo: pela administração venosa, como já referimos, de isoproterenol e da aminofilina. Esta última tem, ainda, ação diurética particularmente benéfica se ocorre edema pulmonar. Prescrevem-se 4-5mg por quilo de peso

(em 20 minutos) e depois 250mg diluídos em 500ml de solução glicosada a 5%.

- Suporte cardíaco: apenas será realizado, pela digoxina, quando ocorrer insuficiência cardíaca.

Combate à infecção – nos casos de êmbolos sépticos, a administração dos antibióticos é impositiva. Como a presença do *Bacteroides fragilis* é comum nos casos de tromboflebite pélvica, devem-se prescrever, especificamente, a clindamicina, o cloranfenicol ou o metronidazol.

Prevenção da recorrência embólica – a prevenção da recorrência embólica será obtida por duas medidas: administração de droga anticoagulante e pelas ligaduras venosas das veias ovarianas e, inclusive, da veia cava inferior, se necessária.

CHOQUE SÉPTICO

A assistência médico-cirúrgica dos casos de infecção puerperal, que se complicam com choque séptico, será objeto de considerações no Capítulo 159.

Referências Bibliográficas

- American College of Obstetricians and Gynecologists Antimicrobial Therapy for Obstetric patients. Techenical Bulletin nº 245, 1998. • ANDREWS, W.W. & cols. – Association of post-cesarean delivery endometritis with colonization of the chorionamnion by ureaplasma urealyticum. *Obstet. Gynecol.*, 85:509, 1995. • ARAUJO, J.O. & NEME, B. – Mortalidade materna; considerações sobre 356 óbitos. *Mat. e Inf.*, 2:30, 1946. • ARAUJO, J.O. & NEME, B. – Mortalidade materna; considerações sobre 79 óbitos. *Rev. Ginec. d'Obst.*, 43:673, 1949. • ARAUJO, J.O. & NEME, B. – A operação cesárea antes e depois dos antibióticos. *An. Bras. Ginec.*, 34:129, 1952. • AZAMBUJA, A.B. – Antibióticos e quimioterápicos. *Rev. Bras. Med.*, 47:229, 1990. • BENNET, W.M. & cols. – Guidelines of drug therapy in renal failure. *An. Inter. Med.*, 86:754, 1977. • BERENSON, A.B. & cols. – Bacteriologic findings of post-cesarean endometritis in adolescents. *Obstet. Gynecol.*, 75:627, 1990. • BLANCO, J.D. – Intra-amniotic infections. In: Gleicher, N. *Principles and Practice of Medical Therapy in Pregnancy*. Norwalk, Appleton & Lange, 1992, p. 712. • BLANCO, J.D. – Postpartum endometritis. In: Gleicher, N. *Principles and Practice of Medical Therapy in Pregnancy*. Norwalk, Appleton & Lange, 1992, p. 727. • BLANCO, J.D. & GIBBS, R.S. – Infections following classical cesarean section. *Obstet. Gynecol.*, 55:167, 1980. • BLANCO, J.D. & cols. – A controlled study of genital mycoplasmas in amniotic fluid from patients with intra-amniotic infection. *J. Inf. Dis.*, 147:650, 1983. • BONNAR, J. – Venous thromboembolism and gynecologic surgery. *Clin. Obstet. Gynecol.*, 28:432, 1985. • BUNGELER, W. – *Reuniões Anátomo-Clínicas na Escola Paulista de Medicina*. São Paulo, 1939. • BRIQUET, R. – *Obstetrícia Operatória*. Companhia Editora Nacional, São Paulo, 1932. • CHARLES, D. & EDWARDS, W.R. – Infectious complications of cervical cerclage. *Am. J. Obstet. Gynecol.*, 141:1065, 1981. • CHARLES, D. & Mac AULAY, M. – Use of antibiotics in obstetric practice. *Clin. Obstet. Gynecol.*, 13:255, 1970. • CHATELAIN, S.M. & QUIRK Jr., J.G. – Amniotic and thromboembolism. *Clin. Obstet. Gynecol.*, 33:473, 1990. • CUNNINGHAN, F.G. – Wrehanus Obstetrics. Prentice-Hall Intervatimol. Inc. Appleton & Longe, 1997. • DE BROE, M.E. & cols. – Choice of drug and dosage regimen. *Am. J. Med.*, 80:115, 1986. • DE PALMA, R.T. & cols. – Continuing investigation of women at high risk for infection following cesarean delivery. *Obstet. Gynecol.*, 60:53, 1982. • DINSMOOR, M.J. & GIBBS, R.S. – The role of the newer antimicrobial agents in obstetrics and gynecology. *Clin. Obstet. Gynecol.*, 31:423, 1988. • DUFF, P. – Pathophysiology and management of post cesarean endomyometritis. *Obstet. Gynecol.*, 67:269, 1986. • DUFF, P. – Prophylactic antibiotics for cesarean delivery. A simple cost-effective strategy for prevention of postoperative morbidity. *Am. J. Obstet. Gynecol.*, 157:794, 1987. • DUFF, P. – Antibiotics for pelvic infections. In: Rayburn, W. F. & Zuspan, F. P. *Drug Therapy in Obstetrics and Gynecology*. St. Louis, Mosby Year Book, 1992, p. 577. • DUFF, P. & GIBBS, R.S. – Pelvic vein thrombophlebitis: diagnostic dilemma and therapeutic challenge. *Obstet. Gynecol.*, 38:365, 1983. • DUFF, P. & GIBBS, R.S. – Bacteremia in obstetrics. In: Richard, L. *Critical Care of the Obstetric Patients*. New York, Churchill Livingstone, 1983. • GIBBS, R.S. & cols. – Endometritis following vaginal delivery. *Obstet. Gynecol.*, 56:555, 1980. •

- GIBBS, R.S. – Chorioamnionitis and infectious morbidity associated with intrauterine monitoring. In: Monif, G. R. G. *Infectious Diseases in Obstetrics and Gynecology*. Philadelphia, Harper & Row, Publishers, 1982, p. 363. • GIBBS, R.S. & cols. – Antibiotic therapy of endometritis following cesarean section: treatment successes and failures. *Obstet. Gynecol.*, 52:31, 1978. • GIBBS, R.S. – Microbiology of the female genital tract. *Am. J. Obstet. Gynecol.*, 156:491, 1987. • GIBBS, R.S. & BLANCO, J.D. – Premature rupture of the membranes. *Obstet. Gynecol.*, 60:671, 1982. • GILSTRAP, L.C. & CUNNINGHAM, F.C. – The bacterial pathogenesis of infection following cesarean section. *Obstet. Gynecol.*, 53:545, 1979. • GOLDE, S. & LEDGER, W.J. – Necrotizing fasciitis in post partum patients. *Obstet. Gynecol.*, 50:670, 1977. • HARRISON, H.R. & cols. – Cervical Chlamydia trachomatis and micoplasmal infections in pregnancy. *JAMA*, 250:1721, 1983. • ISMAIL, M.A. & cols. – Chlamydial colonization of the cervix in pregnant adolescents. *J. Reprod. Med.*, 30:549, 1985. • JEFFCOATE, T.N.A. & TINDALL, V.R. – Venous thrombosis and embolism in obstetric and gynecology. *Aust. N. Z. J. Obstet. Gynecol.*, 5:119, 1965. • KAKKAR, V.V. & SASAHARA, A.A. – Diagnosis of venous thrombosis and pulmonary embolism. In: Bloom, A.L. & Thomas, D.R. *Haemostasis and Thrombosis*. Edinburgh, Churchill Livingstone, 1987, p. 779. • LAMEY, J.R. & cols. – Isolation of mycoplasmas and bacteria from the blood of postpartum women. *Am. J. Obstet. Gynecol.*, 143:104, 1982. • LEDGER, W.J. – A historical review of pelvic infections. *Am. J. Obstet. Gynecol.*, 158:687, 1988. • LEDGER, W.J. & cols. – The use of parenteral clindamycin in the treatment of obstetric-gynecologic patients with severe infection. *Obstet. Gynecol.*, 43:490, 1974. • LEIGH, J. & GARITE, T.J. – Amniocentesis and the management of premature labor. *Obstet. Gynecol.*, 67:500, 1986. • LEVINE, J.F. & cols. – Amikacin resistant gram-negative bacille: correlation of occurrence with amikacin use. *J. Infect. Dis.*, 151:295, 1985. • LIVENGOOD, C.H. – Chlamydial infections. In: Gleicher, N. & cols. *Principles and Practice in Medical Therapy in Pregnancy*. Norwalk, Appleton & Lange, 1992, p. 617. • MacLEAN, A.B. & McALLISTER, T. – Antimicrobial therapy in obstetrics and gynaecology. In: *Clinical Infection in Obtetrics and Gynaecology*. Oxford, Blackwell Scientific Publications, 1990. • MAGEE, K.P. & cols. – Endometrits after cesarean. The effect of age. *Am. J. Perinatol.*, 11:24, 1994. • MEAD, P.B. & GUMP, D.W. – Antibiotic therapy in obstetrics and gynecology. *Clin. Obstet. Gynecol.*, 19:109, 1976. • MICKAL, A. & SELLMAN, A.H. – Management of tubo-ovarian abscess. *Clin. Obstet. Gynecol.*, 12:252, 1969. • MINKOFF, H. – Prematurity: infection as an etiologic factor. *Obstet. Gynecol.*, 62:137, 1983. • MONIF, G.R.G. – *Infectious Diseases in Obstetrics and Gynecology*. Philadelphia, Harper & Row, Publishers, 1982. • MONIF, G.R.G. & cols. – Cul-de-sac isolates from patients with endometritis, salpingites-peritonites and gonococcal endocervicites. *Am. J. Obstet. Gynecol.*, 124:838, 1976. • NAEYE, R.L. – Coitus and associated amniotic fluid infections. *N. Engl. J. Med.*, 301:1198, 1979. • NEME, B. – Infecção pós-aborto. *Ginecol. Obstet. Bras.*, 1:27, 1978. • NEME, B. – Infecções por gram-negativos em ginecologia e obstetrícia. *J. Bras. Med.*, 42:69, 1982. • NEME, B. – Abortamento séptico associado ao choque: fundamentos fisiopatológicos de sua terapêutica. *Mat. e Inf.*, 24:345, 1965. • NEWTON, E.R.; PRIHODA, T. & GIBBS, R.S. – Clinical and microbiological analysis of risk factors for puerperal endometritis. *Obstet. Gynecol.*, 75:402, 1990. • NIEDER, K. – Fisiologia y patologia del puerpério. In: Schwalm, H. & Döderlein, G. *Clínica Obstétrico-Ginecológica*. Madrid, Editorial Alhambra S.A., 1966, p. 305. • PAUERSTEIN, C.J. – *Clinical Obstetrics*. John Wiley & Sons, New York, 1987. • PEDOWITZ, P. & BLOOMFIELD, R.D. – Ruptured adnexal abscess (tubo-ovarian) with generalized peritonitis. *Am. J. Obstet. Gynecol.*, 88:721, 1964. • PHILIPS, J.B. & CASSADY, G. – Amikacin: pharmacology indications and cautions for use, and dose recommendations. *Sem. Perinatol.*, 6:166, 1982. • PIEK, P.C. & cols. – Echographic diagnosis of gas in endometrites. *Afr. Med. I.*, 76:203, 1989. • PLATT, R. & cols. – Infection with *Mycoplasma hominis* in postpartum fever. *Lancet*, 2:1217, 1980. • PROVAN, J.L. – Raised skin temperature in early diagnosis of deep vein thrombosis of the leg. *Br. Med. J.*, 2:234, 1965. • QUEENAN, J.T. – *Managing OB/GYN. Emergencies*. Oradell, Medical Economics Books, 1983. • RIFF, L.J. & JACKSON, G.G. – Pharmacology of gentamicina in man. *J. Infect. Dis.*, 124(Suppl.):98, 1971. • ROBBIE, M.O. & SWEET, R.L. – Metronidazole use in obstetrics and gynecology; a review. *Am. J. Obstet. Gynecol.*, 145:865, 1983. • SCHULMAN, H. & ZATUCHNI, G. – Pelvic thrombophlebitis in the puerperal and postoperative gynecologic patient. Obscure fever as an indication for anticoagulant therapy. *Am. J. Obstet. Gynecol.*, 90:1293, 1964. • SHY, K.K. & ESCHENBACH, D.A. – Fatal perineal cellulitis from an episiotomy site. *Obstet. Gynecol.*, 52:293, 1979. • SOPER, D.E. & cols. – Risk factors for intraamniotic infection: a prospective epidemiology study. *Am. J. Obstet. Gynecol.*, 161:562, 1989. • SUONIO, S. & HUTUNEN, M. – Puerperal endometrits after abdominal twin delivery. *Acta. Obstet. Gynecol. Scand.*, 73:313, 1994. • SWEET, R.L. & LEDGER, W.I. – Puerperal infections morbidity. A two year review. *Am. J. Obstet. Gynecol.*, 117:1093, 1973. • TABER, B. – *Manual of Gynecologic and Obstetric. Emergencies*. Philadelphia, W. B. Saunders Co., 1984. • TITUS, P. & WILLSON, J.R. – *The Management of Obstetric Difficulties*. St. Louis, C. V. Mosby Co., 1955. • USZNSKI, N. & ABILDGUARD, U. – Separation and characterization of two fibrinolytic inhibitors from human placenta. *Thromb. Haemost.*, 25:580, 1971. • VARNER, M.W. & GALASK, R.P. – The use of antibiotics in postoperative obstetric infections. In: Iffy, L. & Charles, D. *Operative Perinatology. Invasive Obstetrics Techniques*. London, Macmillan Publishing Co., 1984, p. 830. • VERMEEREN, J. & TE LINDE, R.W. – Intra-abdominal rupture of pelvic abscess. *Am. J. Obstet.*, 68:402, 1954. • WALKER, J. & cols. – *Combined Textbook of Obstetrics and Gynecology*. Edinburgh, Churchill Livingstone, 1976. • WALMER, D. & cols. – Enterococci in post-cesarean endometritis. *Obstet. Gynecol.*, 71:159, 1988. • WATTS, D.H. & cols. – Bacterial vaginoses as a factor for post-cesarean endometritis. *Obstet. Gynecol.*, 75:52, 1990. • WEIL, M.H. & cols. – Shock caused by gram-negative microorganisms. Analysis of 169 cases. *Ann. Intern. Med.*, 60:384, 1964. • WEBER, W. & cols. – Diagnosis of deep vein thrombosis. *Hospimédica*, 8:28, 1990. • ZUGAIB, M. & cols. – A infecção purperal nos dias atuais. *Gin. Obst. Bras.*, 8:52, 1985.

95 Mastite Puerperal

Bussâmara Neme

No decurso do ciclo gravídico-puerperal, processos inflamatórios da mama – mastites – ocorrem, particularmente no puerpério, em virtude dos fatores intervenientes relacionados à amamentação. As alterações fisiológicas e preparatórias à lactação, que atingem as mamas durante a gestação, assumem aspectos superlativos dentro das 72 horas no puerpério, quando elas aumentam, rápida e intensamente, de volume com distensão excessiva da pele, acompanhando-se de queixa dolorosa mais ou menos evidente.

Assim, o início da amamentação, particularmente em primíparas, acompanha-se de dificuldades, e com freqüência surgem rachaduras e fissuras perimamilares e periareolares que favorecerão a invasão microbiana mamária – mastites. Esta é a mais importante complicação da lactação.

Sua maior incidência ocorre nas pacientes que, durante o pré-natal e/ou nos primórdios da lactação, não foram devidamente orientadas sobre as técnicas que devem ser observadas nos primeiros dias da amamentação (Capítulos 28 e 29).

INCIDÊNCIA

A literatura refere incidências de mastites em 1-90%, salientando ser o processo mais freqüente nos partos hospitalares (Noack, 1955) que nos domiciliares – 7,8%:1,5%, segundo Unshelm (1954). Marshall e cols. (1975) referem que 2,5%, dentre as lactantes, apresentam infecção mamária e em 4,6% delas instala-se o abscesso.

Em geral, a mastite é unilateral; entretanto, não são raros os casos em que as duas mamas são comprometidas simultânea e/ou consecutivamente e, por vezes, com recorrências em uma das mamas ou em ambas. Concordando com Muth (1956), temos observado que os quadrantes externos das mamas são os mais atingidos pela infecção, havendo, pois, correspondência com suas vias de drenagem linfática.

ETIOLOGIA

Devem-se considerar, nesse particular, os fatores predisponentes e os agentes microbianos envolvidos no processo infeccioso.

Fatores predisponentes – dentre eles devem ser salientados os seguintes:

- Pele frágil, peculiar às nulíparas e às pacientes loiras ou ruivas, favorecedora da instalação das rachaduras e fissuras.
- Aumento excessivo do volume mamário ("pojadura"), com conseqüente estase láctea e queixa dolorosa, criando dificuldades na sucção nas nulíparas pusilânimes (Fig. IV-194).
- Mamilos umbilicados, planos ou pequenos, impeditivos de sua boa apreensão bucal pelos recém-nascidos.
- Fissuras e rachaduras perimamilares. Devereux (1970) salienta que, embora ocorram infecções mamárias sem fissura ou rachaduras, a presença delas deve ser considerada a causa mais importante para favorecer a patologia.

Agentes microbianos – o germe mais freqüentemente responsável é o *Staphylococcus aureus*. Entretanto, têm sido referidas, ainda, as infecções pelos estreptococos fecal e beta-hemolítico, pela *Escherichia coli*, pela *Klebsiella pneumoniae*, pelo *Bacteroides fragilis*, pelo *Streptococcus agalactiae* e pelo enterococo (Thompsen e cols., 1983; Charles e Miro, 1984; Kenny e Zedd, 1977; Schreiner e cols., 1977).

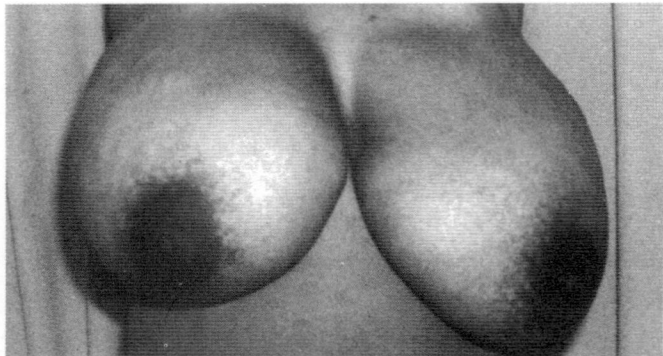

Figura IV-194 – Hipertrofia mamária complicada com estase láctea.

Culturas de secreções nasal e da nasofaringe de recém-nascidos assintomáticos, com freqüência, identificam a presença do referido estafilococo. Breuning e Harnisch (1955) referem essa ocorrência em 2,4% no primeiro dia de vida e em 61,2% no quarto dia, demonstrando que a presença desse microrganismo é comum nas infecções dos berçários, atingindo, inclusive, o pessoal envolvido com o manuseio dos conceptos (63,7%, segundo Breuning e Harnisch).

Duncan e Walker (1942), além de comprovarem a grande freqüência de culturas positivas para o estafilococo na nasofaringe de recém-nascidos e no leite materno, afirmam que a infecção dos conceptos precede à das mães. Colbeck (1949) também admite esse fato e lembra que a infecção materna resulta da presença do germe referido na pele, no cordão umbilical e na nasofaringe dos conceptos.

A presença constante desse agente microbiano obriga isolar os berçários sempre que 20% das puérperas apresentam alguma infecção das mamas (Ravenhold e Laveck, 1957). Estudos de Wysham e cols. (1957) confirmam a grande importância que a presença de enfermeiras contaminadas (culturas de nasofaringe) assume na etiologia das infecções mamárias.

Estudos imunológicos (Beer e cols., 1974; Parmely e cols., 1976; Pittard e Bill, 1979) demonstraram haver intercâmbio imunológico materno-fetal, justificando a razão por que, apesar da grande constância da presença do estafilococo, os casos de infecção são, relativamente, escassos. Vakil e cols. (1969) demonstraram ser o colostro e o leite materno ricos em lisozima (enzima ativa contra germes gram-negativos, inclusive, o estafilococo dourado). Oram e Reiter (1968) demonstraram que o colostro e o leite materno são ricos em lactoferrina (proteína com ação bacteriostática e bactericida). Esses fatores e o intercâmbio imunológico materno-fetal são defensivos contra a infecção das mamas.

Por vezes, a ocorrência de mastite puerperal assume caráter epidêmico, relacionado com o surgimento de novas cepas de estafilococos antibiótico-resistentes. A infecção dos recém-nascidos resulta, de regra, da contaminação por pessoal inexperiente e infectado (vias aéreas e mãos) e dos berçários superpovoados, nos quais conceptos infectados contaminam os demais.

PATOGENIA

Através de fissuras e rachaduras da pele periareolar, dos mamilos e dos canais galactóforos, os germes presentes na boca e na nasofaringe de recém-nascidos invadem a mama, provocando as seguintes patologias infecciosas: linfangite, mastite intersticial, galactoforite, mastite parenquimatosa e abscesso submamário (Fig. IV-195).

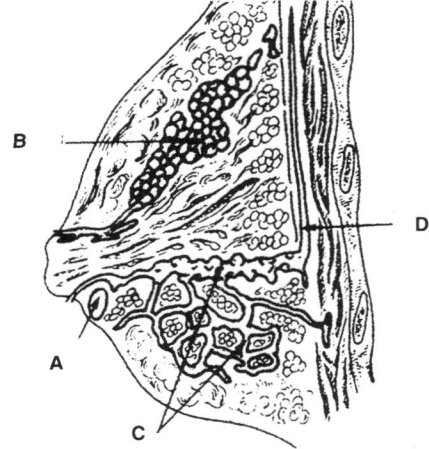

Figura IV-195 – Localizações de processos inflamatórios mamários. A) Abscesso subareolar. B) Galactoforite. C) Mastite intersticial. D) Abscesso submamário (Briquet, 1932).

A linfangite resulta do comprometimento da rede linfática periglandular e, geralmente, da invasão microbiana através de fissuras perimamilar e/ou periareolar. De início, são envolvidos os linfáticos superficiais. Depois, são atingidos os mais profundos que acompanham os canais galactóforos e os do tecido intersticial periacinoso, resultando, ao final, em mastite intersticial (Fig. IV-196).

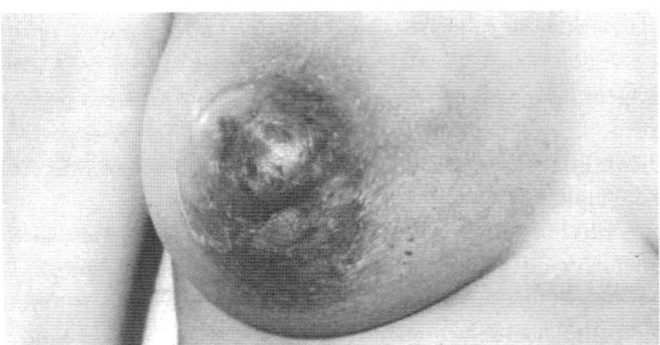

Figura IV-196 – Linfangite mamária extensa em processo de mastite (abscessos subareolares).

A penetração microbiana pelos canais galactóforos resulta em galactoforites, seguidas de eliminação de leite, associado à presença de pus e raios de sangue. A propagação do processo infeccioso aos ácinos glandulares constitui, finalmente, a mastite parenquimatosa (Fig. IV-197).

Durante a evolução das referidas patologias mamárias, a ocorrência de suas fusões ou não segue-se da formação de abscessos e até de necrose tecidual (Fig. IV-198), quando adequada terapêutica antibiótica não susta sua progressão. A invasão microbiana para a região retromamária (condição rara) segue-se da formação de abscesso submamário ou do flegmão retromamário.

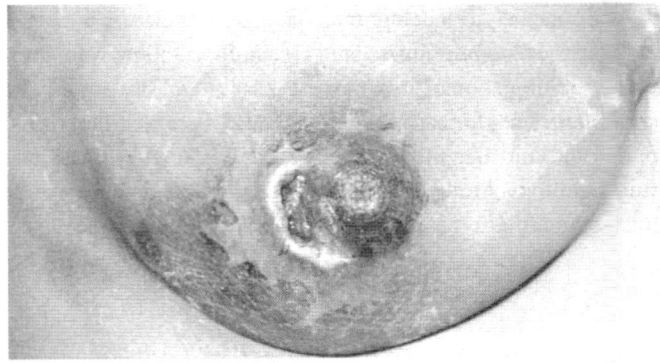

Figura IV-197 – Linfangite mamária em processo de mastite com perda de tecido por propagação epidérmica superficial.

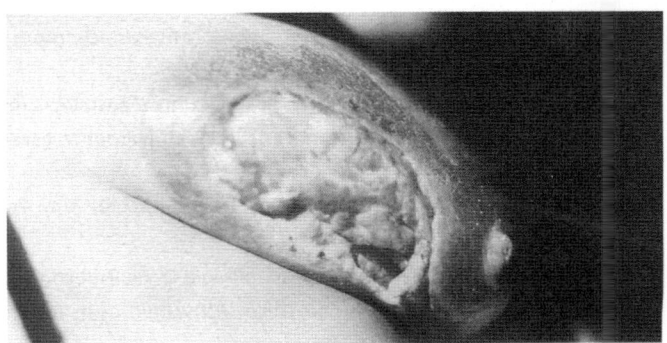

Figura IV-198 – Necrose tecidual em processo de mastite puerperal.

SINTOMAS E DIAGNÓSTICO

O quadro clínico, nos processos infecciosos da mama puerperal, identifica, entre outros sinais e/ou sintomas, os seguintes: dor espontânea e agravada pela sucção, palpação e mobilização da mama; sinais locais de infecção (edema, calor e eritema); hipertermia elevada (39°-40°C), associada a crises de calafrio.

Na linfangite superficial notam-se faixas ou placas eritematosas que, por vezes, estendem-se até a axila e comprometem seu sistema ganglionar. A área mamária envolvida se apresenta tensa, quente e dolorosa.

Os processos de galactoforite e de mastite parenquimatosa evoluem com manifestações progressivas de mastalgia espontânea, agravada pela palpação, pela mobilização dos braços e, particularmente, pela sucção. Surgem, ainda, crises de calafrio e febre elevada (39°-40°C).

Na ausência de terapêutica condizente, o processo evolui para abscessos, os quais se estabelecem, em geral, dentro de 8-12 dias após o parto. Observa-se, então, em relação à área comprometida, a deformação mamária, pele tensa e vermelha, edemaciada e quente. O emprego da ultra-sonografia de mama comprometida pode favorecer o diagnóstico precoce da ocorrência de abscessos profundos (Hayes e cols., 1991).

Nas fases iniciais, a palpação é muito dolorosa. Progressivamente, a tensão da área subjacente se reduz até serem identificados sinais de flutuação local. A expressão mamária, nesses casos, com freqüência segue-se de ejeção de leite e pus. Segundo Thompsen e cols. (1983 e 1984), a contagem, no leite, de leucócitos além de 10^6/ml e de bactérias maior que 10^3/ml, comprova a presença de infecção. Esses autores comprovaram, ainda, que contagens de leucócitos abaixo de 10^6/ml e de bactérias aquém de 10^3/ml ou ausentes (estéril) são freqüentes em puérperas assintomáticas.

As alterações do leucograma, além de precisarem a evolução do processo, prestam-se para o diagnóstico diferencial com outras patologias não inflamatórias das mamas (neoplasias). Finalmente, nos raros casos que evoluem para flegmão retromamário, cujo diagnóstico se retarda, de início, pela escassa sintomatologia local (presente e a geral), o grande acúmulo de pus retromamário faz com que a mama flutue no pus.

PREVENÇÃO

Dentre as medidas preventivas de infecções mamárias, em puérperas, cujos partos foram hospitalares, recomendam-se as seguintes:

a) isolamento imediato de recém-nascidos infectados e daqueles, potencialmente, infectados (rotura prematura de membranas, fisometria, infecção intraparto);
b) afastar do pessoal encarregado da assistência aqueles que apresentam infecção nasofaringeana, particularmente estafilocócica;
c) uso rotineiro de máscara buconasal, no manuseio com os recém-nascidos;
d) lavagem cuidadosa das mãos (do pessoal e da puérpera), com soluções antissépticas, no trato individual com os recém-nascidos;
e) reexame de todo o pessoal do setor (cultura de secreções nasofaringeana), particularmente para cepas resistentes de estafilococos;
f) esvaziamento lácteo da área periariolar, antes de iniciar a sucção. Assim, as arcadas alveolares do recém-nascido não se apoiarão, diretamente, sobre o mamilo;
g) uso de sutiãs que elevam as mamas (retificando os canais galactóforos) e que mantenham descobertos e secos os mamilos;
h) prevenção e tratamento de fissuras e rachaduras: limitar a sucção até o máximo de 10 minutos, para cada mama, nos primeiros dias da lactação; higiene mamilar antes e após cada mamada; aplicação linear de nitrato de prata (solução a 1-2%) nas fissuras que ocorrerem; sucção com o apoio e uso de bicos de mamadeira;
i) favorecer o escoamento lácteo de mamas ingurgitadas, com a instilação nasal de ocitocina, 10 minutos antes de cada mamada, e o emprego de bombas de sucção (de preferência elétricas);
j) contra-indicar aplicações de cremes sobre o mamilo e a região perimamilar; evitando-se umidade local;
k) recomendar amamentação precoce e freqüente (desde o primeiro dia), porquanto essa medida previne ou reduz a incidência do ingurgitamento mamário.

ASSISTÊNCIA

Configurado o quadro clínico de infecção mamária no puerpério, devem-se, antes de instalar a terapêutica antiinfecciosa, colher por expressão mamária o leite e o pus que se escoam pelo mamilo, a fim de promover culturas. De início e enquanto se aguardam seus resultados, administram-se antibióticos de atuação prevalente sobre estafilococos, eventualmente, já identificados no hospital em que o parto ocorreu. A antibioticoterapia deve ser precoce, a fim de evitar a possível formação de abscessos.

Considerando a comodidade de pacientes (na maioria das vezes já em sua residência), tem-se administrado a eritromicina (via oral), na dose de 2g/24 horas, por até pelo menos três dias, após o desaparecimento da sintomatologia febril. Os resultados de culturas e dos antibiogramas poderão sugerir ou não a substituição do antibiótico, previamente, administrado.

Como a maioria das cepas de estafilococos, em ambiente hospitalar, produz penicilase, deve-se evitar a penicilina G. Também não se justifica o emprego da ampicilina por não atuar sobre os estafilococos resistentes e ser destruída pela beta-lactamase. Dentre as cefalosporinas, também, são efetivas a cefalexina e a cefalotina (doses de 500mg, a cada 6 horas) (Capítulo 162).

Em casos de mastite supurativa, a presença de pus no leite e a dor provocada pela sucção obrigam a suspensão provisória da lactação. Deve-se soerguer as mamas com sutiãs especiais para retificar os canais galactóforos e favorecer o escoamento mamilar, a fim de evitar a estase láctea. A lactação deverá ser reiniciada após a cura real do processo.

Alguns autores (Devereux, 1970; Applebaum, 1970; Marshall e cols., 1975) recomendam não interromper a lactação, e seus resultados justificam encorajá-la por ser útil e inócua para o recém-nascido. Entretanto, na presença de abscesso e pus no leite, a lactação deve ser interrompida, porquanto a sua manutenção agrava o ingurgitamento da mama comprometida.

Quando a terapêutica devida é postergada e a infecção evolui para abscessos, identificados sinais de flutuação (e só após isso), a drenagem é impositiva. A incisão cirúrgica deverá ser linear, a fim de evitar a secção de canais galactóforos e a conseqüente ocorrência de fístulas lácteas.

Sob narcose (nunca com anestesia local, por ser insuficiente), a incisão deve ser suficientemente ampla. Se necessário, por divulsão digital, todas as eventuais regiões de abscessos serão intercomunicadas e seguidas de drenagem com drenos de Penrose ou tubulares. Estes serão mantidos até que o processo de restauração se faça do fundo para a superfície. A drenagem incisional poderá ser coadjuvada por outra em pontos de declive e, por vezes, na prega submamária (interesse cosmético). Em geral, após a drenagem, a cura do processo infeccioso é rápida.

Entre nós, Tolosa (1942), com finalidade cosmética, recomendava a drenagem de abscessos mamários pelo emprego de termocoagulação múltipla da área comprometida. Tivemos a oportunidade de acompanhar e tratar alguns casos, com êxito, utilizando essa medida.

No flegmão retromamário, a incisão será feita na prega submamária e a drenagem favorecida pela gravidade. A terapêutica antibiótica, após as drenagens, será mantida até se consumar a cicatrização e a cura da infecção.

O combate à dor será feito com o emprego de analgésicos e antiinflamatórios. Finalmente, não se deve esquecer que as drogas utilizadas são eliminadas pelo leite, podendo sua prescrição, por muito tempo, cercar-se de implicações com os recém-nascidos (American Academy of Pediatrics, 1989). No que tange à eritromicina, Matsuda (1984) não comprovou efeitos negativos sobre o concepto.

Na era pré-antibiótica, a terapêutica de mastites puerperais, pela radioterapia antiinflamatória, foi muito preconizada (Araujo Cintra, 1945). Na atualidade, essa conduta assistencial foi afastada.

PROGNÓSTICO

A administração adequada e precoce de antibióticos seguiu-se de surpreendente melhora do prognóstico dos casos que se complicam com processos inflamatórios das mamas no puerpério. Antes do advento e do emprego dessas drogas, o quadro infeccioso evoluía com grande sofrimento e repercussão no estado geral. Aguardavam-se a manifestação do abscesso e sua fase de flutuação para a conseqüente drenagem cirúrgica. Apesar dessa medida, a cicatrização e a restauração da área mamária comprometida ocorriam lentamente, com freqüente prejuízo estético da mama.

Referências Bibliográficas

• AMERICAN ACADEMY OF PEDIATRICS – Transfer of drugs and other chemicals into human milk. *Pediatrics*, **84**:924, 1989. • APPLEBAUM, R. M. – The modern management of successful breast feeding. *Pediatr. Clin. North Am.*, **17**:203, 1970. • ARAUJO CINTRA, R.R. – A radioterapia na mastite puerperal. *Rev. Paul. Med.*, **27**:308, 1945. • BEER, A.E. & cols. – The immunologic significance of the mammary gland. *J. Invest. Dermatol.*, **63**:65, 1974. • BREUNING, M. & HARNISCH, R. – Erneuter anstieg der Mastitisfrequenz, Bakteriologische Untersuchungen über Ausbreitungsweg und Prophylaxe. *Zentr. f. Gynäk.*, **77**:430, 1955. • CHARLES, D. & MIRO, R.E. – Mastitis. In: Iffy, L. & Charles, D. *Operative Perinatology. Invasive Obstetric Techniques*. Macmillan Publishing Co., New York, 1984, p. 851. • COLBECK, J.D. – An extensive outbreak of staphylococcal infections in maternity units. *Can. Med. Assoc.*, **61**:557, 1949. • DEVEREUX, W. P. – Acute puerperal mastitis. *Am. J. Obstet. Gynecol.*, **108**:78, 1970. • DUNCAN, J.T. & WALKER, J. – Staphylococcus aureus in the milk of nursing mothers and the alimentary canal of their infants. *J. Hyg. (London)*, **42**:474, 1942. • FERNANDES, M. & FERNANDES, R. – Ocitocina intra-nasal no tratamento do engurgitamento mamário. *Rev. Ginec. Obstet.*, **116**:65, 1965. • HAYES, R. & cols. – Acute inflammation of the breast. – The role of breast ultrasound in diagnosis and management. *Clin. Radiol.*, **44**:253, 1991. • KENNY, J.F. & ZEDD, A.J. – Recurrent group B streptococcal disease in an infant associated with the ingestion of infected. *J. Pediatr.*, **91**:158, 1977. • MARSHALL, B.R. & cols. – Sporadic puerperal mastitis. An infection that need not interrupt lactation. *JAMA*, **233**:1377, 1975. • MATSUDA, S. – Transfer of antibiotics into maternal milk. *Biol. Res. Pregnancy Perinatol.*, **5**:57, 1984. • MUTH, H. – Zur mastitis puerperalis. *Geburtsh. U. Frauenkeilk*, **16**:271, 1956. • NOACK, H. – Die mastitis puerperalis in der Penicillinära; Beobachtungen and 110 fällen aus der Stadt Leipzig. *Geburtsh. U. Frauenkeilk*, **15**:224, 1955. • ORAM, J.D. & REITER, B. – Inhibition of bacteria by lactoferrin and other iron-chelating agents. *Biochim. Biophys. Acta*, **170**:351, 1968. • PARMELY, M.J. & cols. – In vitro studies on the T-lymphocyte population of human milk. *J. Exp. Med.*, **144**:358, 1976. • PITTARD, W.B. & BILL, K. – Immunoregulation by breast milk cells. *Cell Immunol.*, **42**:437, 1979. • RAVENHOLD, R.T. & LAVECK, G.D. – Staphylococcal disease; an obstetric, pediatric and community problem. *Am. J. Pub. Health*, **46**:1287, 1957. • SCHREINER, R.L. & cols. – Possible breast milk transmission of group [b-streptococcal infection. *J. Pediatr.*, **91**:159, 1977. • THOMPSEN, A.C. & cols. – Leukocyte counts and microbiologic cultivation in the diagnosis of puerperal mastites. *Am. J. Obstet. Gynecol.*, **145**:938, 1983. • THOMPSEN, A.C. & cols. – Course and treatment of milk stasis, non infectious inflammation of the breast and infectious mastitis in nursing women. *Am. J. Obstet. Gynecol.*, **149**:492, 1984. • TOLOSA, B. – Tratamento cirúrgico das mastites e paramastitis puerperais. *Rev. Ginec. Obstet.*, **36**:157, 1942. • UNSHELM, E. – Zur ätiologie der Mastitis. *Zentr. f. Gynäk.*, **76**:1312, 1954. • VAKIL, J.R. & cols. – Susceptibility of several microorganisms to milk lysozymes. *J. Dairy Sci.*, **52**:1192, 1969. • WYSHAM, D.N. & cols. – Staphylococcal infections in an obstetric unit. II Epidemiologic studies of puerperal mastitis. *N. Engl. J. Med.*, **257**:304, 1957.

96 Complicações Urinárias no Puerpério

Bussâmara Neme

Durante o trabalho de parto podem ocorrer traumatismos (compressões e distensões exageradas) das vias urinárias, cujos inconvenientes e complicações se manifestarão no puerpério imediato ou mediato.

COMPLICAÇÕES NO PUERPÉRIO IMEDIATO

São complicações que se manifestam, em geral, dentro dos primeiros cinco dias do pós-parto: hematúria, incapacidade vesical e incontinência urinária.

A insinuação e a descida da apresentação fetal, no canal de parto, provocam modificações evidentes da topografia da bexiga, porções justa e intravesical dos ureteres e da uretra.

Malpas e cols. (1949) estudaram, radiologicamente, estas alterações, concluindo que o trígono vesical, à medida que a apresentação fetal avança, desloca-se anteriormente, colocando-se na região retropúbica. A parede posterior da bexiga curva-se para diante, de modo a constituir, com a uretra, uma linha contínua situada no eixo da bacia. Por vezes, ao comprimir a bexiga, durante a descida, a cabeça fetal pode delimitar duas zonas vesicais: uma situada adiante e outra atrás da apresentação. Por isso, repetindo-se o cateterismo vesical, após a expulsão fetal, ainda se pode encontrar, nesses casos, grande volume urinário, que não foi extraído no cateterismo inicial, porque se encontrava na câmara vesical posterior.

Estas alterações topográficas, mais evidentes nas bacias viciadas e, principalmente, na distócia do estreito médio (Paula Martins e cols., 1954), explicariam a distensão, a compressão e os traumatismos do trato urinário baixo, no decurso dos partos em geral e mais particularmente nos partos prolongados e distócicos.

A distensão da porção justa e intravesical dos ureteres favoreceria o refluxo vesicoureteral (Hutch e cols., 1963; Hedrick e cols., 1967). Por outro lado, a compressão mais ou menos evidente e duradoura da bexiga favoreceria o aparecimento das lesões de sua mucosa e submucosa, identificadas pela cistoscopia e pela hematúria pós-parto. Nos casos extremos, poderiam ocorrer lesões fistulosas de natureza necrótico-isquêmica, responsáveis pelas soluções de continuidade dos setos e estruturas que separam vagina, uretra e bexiga.

O traumatismo das vias urinárias, conseqüente ao parto, reduz a resistência local às infecções, cuja eclosão ou agravamento seria facilitado pela presença da bacteriúria assintomática ou pela introdução de germes com a prática, de rotina, do cateterismo vesical durante a fase expulsiva (Brumfitt e cols., 1961; Le Blanc e Mc Ganity, 1964).

A prática do cateterismo vesical, quando se realizam cesáreas, e a manutenção da sonda na bexiga, por 12-24 horas, são também condições que favorecem a instalação ou o agravamento de infecção urinária no puerpério imediato.

Ainda em função da incisão de Pfannestiel, na prática da cesárea, a eventual maior dificuldade na extração fetal pode levar a lesões da mucosa vesical, agravando infecções preexistentes, pela redução da resistência local.

Hematúria – visível ou microscópica, é provocada por traumatismo da uretra ou da mucosa vesical, inclusive sem solução da continuidade da parede da bexiga.

A realização de cateterismo vesical em parturientes com cabeça fetal profundamente insinuada, utilizando sondas de plástico e sem obedecer a devida técnica, pode determinar traumatismo uretral seguido de hemorragia local e hematúria no puerpério mediato.

Como medida preventiva recomenda-se, na prática do cateterismo vesical, introduzir a sonda entre dois dedos (indicador e médio), locados no subpube, a fim de afastar a apresentação fetal da uretra.

Nos casos de indicação de cesárea, deve-se evitar praticar o cateterismo antes de remover a paciente para o centro cirúrgico. Além disso, se a anestesia eleita for a de condução (raquianestesia ou peridural), o cateterismo deve ser feito após sua realização. Isso porque, na posição sentada (para realizar a punção e a introdução da solução anestésica), a eventual angulação da sonda pode, também, provocar o traumatismo uretral.

Presente a hematúria visível, deve-se controlar o clareamento progressivo da urina, evitando-se, sempre que possível, recorrer a novo cateterismo vesical. Quando a urina é francamente hemorrágica, o emprego transitório desta medida pode ser necessário, não só para evitar a obstrução uretral por coágulos (distensão vesical), como também para promover a remoção de coágulos (lavagem vesical com soro fisiológico aquecido), favorecendo mais rápida recuperação da puérpera. Nesses casos, a administração profilática de antibióticos não deve ser descurada (Capítulo 162).

Incapacidade vesical – a superdistensão vesical é freqüente durante e após o parto. Em geral, é conseqüente à administração exagerada de líquidos pela via venosa, às dificuldades obstrutivas uretrais (edema e traumatismo) e às lesões da inervação vesical, durante a prática de intervenções extrativas fetais pela via vaginal.

Presentes a repleção vesical e a incapacidade de urinar (isquiúria paradoxal), o escoamento da urina se fará, involuntariamente, por gotejamento lento (estrangúria).

Kerr-Wilson e cols. (1984) referem que o cateterismo vesical precoce apressa a recuperação da paciente. Em 1994, Andolf e cols. praticaram ultra-sonografia em 539 puérperas no terceiro dia pós-parto. Apenas 12 delas (1,5%) apresentavam urina residual e só 4 exigiram cateterismo.

Manifesta-se por dor angustiante localizada no baixo-ventre nem sempre associada, pela paciente e até mesmo pelo médico, à retenção urinária com grande distensão vesical. Não são infreqüentes os casos em que a puérpera clama por socorro de urgência, presente o "bexigoma" não diagnosticado.

Para seu devido e fácil diagnóstico, impõe-se ter em mente sua possível ocorrência que se identifica: a) pela ausência de micções há algum tempo; b) pela palpação abdominal (tumor tenso na região hipogástrica com dor agravada pela compressão); c) pela percussão da tumoração (macicez com convexidade voltada para cima).

O cateterismo vesical promove alívio imediato da sintomatologia. Tivemos a oportunidade de recolher até mais de 2.000ml de urina em casos dessa complicação. O esvaziamento da bexiga, de início, deve ser rápido e depois mais lento, a fim de evitar, embora excepcional, eventual e possível hemorragia *ex-vacuo* da mucosa vesical.

A drenagem permanente da bexiga (sonda aberta) será mantida por 24 horas. Depois será intermitente por 12 horas, seguida da retirada da sonda. Em geral, as funções vesical e miccional se restabelecem sem inconvenientes. Na presença de cateterismo, a antibioticoterapia profilática é obrigatória e será estendida por mais 24 horas após a retirada da sonda. Posteriormente (15 dias após), o exame de urina (cultura) confirmará ou não a ausência de infecção urinária remanescente.

Incontinência urinária – a presença de imediata incontinência urinária no pós-parto, de regra, resulta de lesões vesicouterovaginais, não identificadas durante partos transvaginais. Excepcionalmente, em Serviço que dirigimos, a incontinência urinária ocorreu após operação cesárea. O operador transfixou as paredes anterior e posterior da bexiga, antes de atingir a cavidade uterina; a reparação imperfeita da parede vesical posterior resultou em fístula vesicossegmentar uterina.

Estabelecido o diagnóstico de fístula vesicouterina ou vesicovaginal e quando o pertuito fistular é pequeno, deve-se praticar e manter o cateterismo vesical por alguns dias, na esperança de ocorrer a reparação cicatricial local e o fechamento da fístula.

Identificada a lesão vesical durante o ato cirúrgico, recomenda-se sua imediata reparação seguida de cateterismo vesical por 10 dias, associado à antibioticoterapia preventiva. Quando, entretanto, o diagnóstico de fístula vesicouterina ou vesicovaginal é postergado, o tocólogo, prudentemente, deve solicitar a cooperação de urologista, mais habituado à assistência desses casos.

COMPLICAÇÕES NO PUERPÉRIO MEDIATO

Vários fatos, coincidentes com o puerpério, podem favorecer a eclosão ou o agravamento da infecção urinária. Entre eles citam-se: a) pelo seu volume e altura, volta o corpo do útero a se apoiar no estreito superior, intensificando os fenômenos compressivos dos ureteres; b) o traumatismo da bexiga, provocando sua hipotonia e conseqüente retenção urinária; c) a distensão das porções justa e intravesicais dos ureteres, acrescida da distensão e traumatismo da bexiga, determinando o aparecimento do refluxo vesicoureteral; d) a necessidade de se proceder ao cateterismo transuretral da bexiga, em alguns casos de incapacidade vesical.

Entre as complicações urinárias que se manifestam no puerpério mediato (após 7-10 dias), citam-se a infecção e a incontinência urinárias.

Infecção urinária – a manifestação de infecção urinária no pós-parto mediato pode ser primária ou reincidência de infecção preexistente.

A presença de processos urológicos anteriores, de natureza obstrutiva (urolitíase, estenoses, acotovelamentos, ptose renal significativa), tumoral e infecciosa (infecções das vias urinárias na infância, puberdade e iniciação sexual), contribui, de modo evidente, para a instalação, agravamento e perpetuação da infecção das vias urinárias.

Admite-se que em mais da metade dos casos a presença de infecção urinária na gestação representa o agravamento de processo infeccioso anterior. Por outro lado, Crabtree (1942) salienta que esta possibilidade de reinfecção gravídica não ultrapassaria 20% dos casos quando, com tratamento conveniente, se erradica a infecção inicial.

Daí se infere que o reconhecimento e o tratamento adequado destes processos patológicos do trato urinário, antes da gestação, constituem medidas positivas no sentido de se reduzir a incidência da pielonefrite e de suas complicações, durante o ciclo gravídico-puerperal (Crabtree, 1942; Dodds, 1945; Culp, 1963; Hutch e cols., 1963; Monson e cols., 1963).

Importa lembrar que determinadas condições clínicas favorecem a instalação e/ou a recorrência da infecção urinária materna no puerpério: o diabetes (Eastman e Hellman, 1966), a bacteriúria assintomática (Giles e Brown, 1962), a anemia hipocrômica (menos de 10 gramas de hemoglobina), segundo Walley (1965) e a hipoproteinemia (Martin, 1967).

Identificado o processo infeccioso urinário e o agente ou agentes microbianos responsáveis, a terapêutica será estabelecida e orientada pelo antibiograma, devendo prolongar-se até que estejamos seguros de sua erradicação, cuja certeza deverá ser estabelecida após exame completo de urina colhida cerca de 15-30 dias após a suspensão da antibioticoterapia.

Incontinência urinária – a ocorrência de incontinência urinária no puerpério tardio, em geral, resulta do estabelecimento das chamadas fístulas tocogenéticas, resultantes da queda e eliminação de escaras de tecidos necrosados (necrose isquêmica) e mortificadas de estruturas uterinas, vesicais, vaginais e uretrais.

Durante o parto, a compressão prolongada de estruturas tissulares pela cabeça fetal, de encontro aos ossos da bacia, pode provocar sua necrose isquêmica. De início, as áreas necrosadas permanecem *in loco*, não se comprovando a presença de pertuitos fistulares da via urinária. O fato ocorrerá cerca de 8-10 dias após o parto, quando os tecidos necrosados e mortificados se desprendem, estabelecendo-se a perda urinária involuntária.

Como já foi referido no Capítulo 91 "Traumatismos Maternos do Parto", as fístulas tocogenéticas resultam, em geral, de partos prolongados com cabeça fetal encravada no estreito médio da bacia óssea, como foi demonstrado em nosso Serviço por Paula Martins e cols. (1954).

Presente a incontinência urinária de manifestação tardia, provocada pela presença de fístula tocogenética, deve-se, por algum tempo, manter o cateterismo vesical permanente. Quando o pertuito fistular é pequeno, por vezes, a recuperação cicatricial tissular se segue do seu fechamento, tornando desnecessária a sua futura correção cirúrgica. Quando esse fato não ocorre (o que é mais freqüente), cerca de dois a três meses após o parto, a cirurgia se encarregará da sua cura.

Enquanto o cateterismo vesical estiver estabelecido, a terapêutica antibiótica será impositiva.

Viktrup e cols. (1992) referem a ocorrência de incontinência urinária (sem lesões do trato urinário) em 7% dentre 3.050 primíparas. A cura ocorreu em todas após três meses do parto.

Referências Bibliográficas

• ANDOLF, E. & cols. Insidious urinary retention after vaginal delivery: prevalence and symptoms at follow-up in a population – based study. *Gynecol. Obstet. Invest.*, **38**:51, 1994. • BRUMFITT, W. & cols. – Urethral catheter as a cause of urinary tract infection in pregnancy and puerperium. *Lancet* **2**:1059, 1961. • CRABTREE, H. – *Urological Diseases of Pregnancy*. Little Brown Co., Philadelphia, 1942. • CULP, D.A. – Diagnostic procedures in uropediatric problems. *Postgrad. Med.*, **33**:386, 1963. • DODDS, G. – Bacteriuria in pregnancy, labour and puerperium. *J. Obstet. Gynaecol. Brit. Emp.*, **38**:773, 1951. • DODDS, G. – Pyelonephritis. *Proc. Rog. Soc. Med.* **38**:665, 1945. • EASTMAN, N.J. & HELLMAN, L.M. – *Williams Obstetrics*. Appleton-Century-Crofts, New York, 1966. • GABE, J. – Urinary complications of pregnancy. *Proc. Roy. Soc. Med.*, **38**:653, 1945. • GILES, C. & BROWN, J.A.H. – Urinary infection and anaemia in pregnancy. *Brit. Med. J.*, **2**:10, 1962. • HEIDRICK, W.P. & cols. – Vesicoureteral reflux in pregnancy. *Obstet. Gynecol.*, **29**:571, 1967. • HUTCH, J.A. & cols. – Vesicoureteral reflux as a cause of pyelonephritis of pregnancy. *Am. J. Obstet. Gynecol.*, **87**:478, 1963. • KERR-WILSON & cols. – Effect of labor on the pospartum blades. *Obstet. Gynecol.*, **64**:115, 1984. • LE BLANC, A.L. & McGANITY, W.J. – The impact of bacteriuria in pregnancy. A survey of 1.300 pregnant patients. *Tex. Reprod. Biol. Med.*, **22**:336, 1964. • MALPAS, P. & cols. – Displacement of bladder and urethra during labour. *J. Obstet. Gynaecol. Brit. Emp.*, **56**:949, 1949. • MARTIN, W.J. – Infections of the urinary tract. *Clin. Obstet. Gynecol.*, **10**:166, 1967. • MONSON, O. & cols. – Bacteriuria during pregnancy. *Am. J. Obstet. Gynecol.*, **85**:511, 1963. • NEME, B. – Infecção urinária e ciclo grávido-puerperal. *Rev. Assoc. Med. Bras.*, **14**:87, 1968. • NEME, B. & AZEVEDO, J.R. – Fístulas urogenitais e incontinência urinária de esforço. *Mat. e Inf.*, **21**:341, 1962. • NEME, B. & FREHSE, G. – Infecção urinária e ciclo grávido-puerperal. In: Neme B. *Patologia da Gestação*. Sarvier, São Paulo, 1988, p. 197. • PAULA MARTINS, C. & cols. – Bacia na etiopatogenia das fístulas tocogenéticas com referência especial à distócia do estreito médio. *Rev. Hosp. Clínicas Fac. Med. S. Paulo*, **9**:51, 1954. • VIKTRUP, L. & cols. – The symptom of stress incontinence caused by pregnancy or delivery in primípara. *Obstet. Gynecol.*, **79**:945, 1992. • WALLEY, P.J. – Bacteriúria in pregnancy. In: Kass, E.H. *Progress in Pyelonephritis*. F.A. Davis Co., Philadelphia, 1965, p. 50.

97 Patologia Tardia no Puerpério

Bussâmara Neme
Antonio Rozas

Dentre as possíveis patologias que ocorrem no puerpério tardio (entre 10 e 40 dias após o parto), citam-se: 1. acidentes tromboembólicos; 2. complicações da lactação; 3. hemorragias; 4. complicações neuropsicóticas; 5. alterações da involução uterina; 6. complicações osteoarticulares; 7. complicações infecciosas; 8. complicações vasculares; 9. complicações endócrinas.

ACIDENTES TROMBOEMBÓLICOS

A ocorrência de acidentes tromboembólicos no puerpério reduziu-se após o advento do levantar e da deambulação precoces após partos por cesárea e transvaginais traumáticos.

As questões relacionadas à fisiopatologia da coagulação e suas implicações clínicas serão consideradas nos Capítulos 94 e 168. Entretanto, nesse particular, pretendemos salientar as inter-relações do puerpério tardio, com eventuais e possíveis acidentes tromboembólicos.

TROMBOFLEBITE PÉLVICA

No puerpério imediato, após partos normais e, particularmente, vaginais traumáticos bem como em operações cesáreas segmentares, com incisão transversa propagada, não são infreqüentes complicações venosas profundas (veias dos membros inferiores e da área pélvica), caracterizadas pela ocorrência de tromboses, com ou sem infecção.

Chatelain e Quirk (1990) referem que a patologia ocorre em 3:1.000 partos e que sua complicação em embolização pulmonar incide em 15-24% dos caos, provocando a morte de puérperas em 12-15%. Weber e cols. (1990) citam que a trombose venosa profunda (TVP) incide, anualmente, em 600.000 casos na Alemanha Ocidental, respondendo por mortalidade de 7,3 para cada 100.000 casos.

A responsabilidade do estado puerperal, na incidência da TVP, infere-se da observação de Virchow (1856), que relacionava a patologia à tríade: lesão do endotélio da íntima da veia, redução da velocidade do fluxo circulante e alterações sangüíneas.

Sabe-se que durante a gestação ocorrem: elevação dos fatores V, VII, VIII, IX, X, XII (de coagulação) e do fibrinogênio, criando-se um estado de hipercoagulabilidade, agravado no puerpério febril pela ocorrência de hemoconcentração. Além dessas alterações favorecedoras da coagulação intravascular, Usznski & Abildguard (1971) identificaram, no sangue de grávidas, a presença de inibidores da fibrinólise produzidos pela placenta.

Como fator predisponente importante de trombose venosa profunda (TVP), no ciclo gravídico-puerperal, tem-se dado ênfase, nestes últimos 20 a 30 anos, às trombofilias, ao lado da hipercoagulabilidade fisiológica da gravidez.

As trombofilias podem ser congênitas ou adquiridas. As congênitas caracterizam-se por deficiência genética de uma ou mais de determinadas proteínas, tais como: a) da antitrombina III: cuja deficiência se acompanha de alto risco para a TVP antes dos 50 anos, portanto no período reprodutor; b) de proteína C, também como a anterior, predispõe à trombose venosa profunda ou embolia pulmonar no adulto jovem; c) de proteína S. Essas proteínas são importantes para a manutenção da hemostasia. Existem também mutações que alteram as moléculas de certos fatores da coagulação, como os fatores V e II (protrombina), ou ainda de enzimas, como cistationina β sintetase (CβS) e a metilenotetraidrofolato redutase, determinando a hiper-homocisteinemia, e tornam os portadores dessas mutações mais propensos à formação de coágulos arteriais ou venosos e daí o risco de tromboembolismo.

A mutação no fator V dá origem ao fator V de Leiden, assim chamado por ter sido descrita por pesquisadores da cidade de Leiden. Esta mutação caracteriza-se pela susbstituição na molécula do fator V da arginina pela guanina. A prevalência desta mutação em pacientes com TVP é de 5-19%.

A protrombina (fator II), precursora da trombina, participa na fisiologia da hemostasia, mas sua molécula mutante (protrombina G20210A) está associada à trombose venosa. Tal mutação leva a aumento dos níveis de trombina plasmática, o que estimula a formação de coágulos.

Outra alteração que facilita a TVP é a hiper-homocisteinemia resultante de uma alteração por mutação enzimática no metabolismo da metionina. A homocisteína é um aminoácido formado durante a conversão da metionina em cisteína. As enzimas deficientes são a cistationina β sintetase (CβS) e a metilenotetraidrofolato redutase (MTHFR). A hiper-homocisteinemia tem sido apontada como fator de risco para trombose arterial e venosa. As mulheres com hiper-homocisteinemia estão propensas a apresentar doenças vasculares e tromboembolismo arterial ou venoso. Na hiper-homocisteinemia, as manifestações de tromboembolismo venoso não diferem das síndromes trombofílicas restantes. A manifestação clínica mais freqüente (64%) é a trombose venosa profunda.

As adquiridas têm sido muito estudadas nestes últimos 25-30 anos, assim como, em detalhe, um grupo de anticorpos dirigidos contra fosfolipídeos carregados negativamente. Existem vários tipos de anticorpos antifosfolipídeos. Os mais profundamente analisados são: o anticoagulante lúpico e o anticorpo anticardiolipina. Esses anticorpos reagem com os fosfolipídeos, um tipo de molécula de gordura que faz parte da membrana da célula normal. O anticoagulante lúpico e o anticorpo anticardiolipina estão intimamente relacionados, mas a presença de um não pode se acompanhar da do outro. Isso significa que uma pessoa pode ter uma e não o outro. Existem outros anticorpos antifosfolipídeos, mas eles, até o momento, não têm sido ainda bem estudados. A anticardiolipina e o anticoagulante lúpico fazem parte da denominada "síndrome de anticorpos antifosfolipídeos" que se caracteriza por tromboses arteriais ou venosas recorrentes, trombocitopenia e perdas fetais. A síndrome pode ocorrer isolada (primária) ou estar associada ao lúpus eritematoso sistêmico ou a outras doenças auto-imunes (secundária).

Gestantes com fator V de Leiden, deficiência de proteína C e S e antitrombina III e com anticorpo anticardiolipina detectável são predispostas a tromboembolismo (Kupfermine e cols., 1999).

A ocorrência de trombose das veias pélvicas, seguida da contaminação microbiana dos trombos, é freqüente nos casos de infecção puerperal propagada (parametrites e peritonite), constituindo-se, assim, a tromboflebite pélvica (TP), cuja complicação mais séria é a embolização de trombos infectados para os pulmões, cérebro e rins.

Deve-se distinguir a tromboflebite da flebotrombose. Nesta, o processo se instala principalmente nas veias profundas dos membros inferiores e são mais freqüentes as embolias trombóticas (ausência de infecção local). Naquela (tromboflebite), o trombo infectado, mais aderente ao endotélio venoso, reduz o risco de suas embolizações.

A incidência (riscos) de ocorrência de tromboembolismo está representada na tabela IV-25 (Bonnar, 1985). A trombose venosa profunda (TVP) pode estar presente até no puerpério tardio.

Para seu diagnóstico, a venografia é o padrão-ouro. Entretanto, em 25% ela pode ser improfícua. Neste caso, a arteriografia pulmonar a confirma (Hull e cols., 1983). A ultra-so-

Tabela IV-25 – Tromboembolismo – incidência (modificado de Bonnar, 1985).

Complicações tromboembólicas	Baixo risco % < 40 anos Cirurgia 30' sem imobilização	Risco moderado % > 40 anos Terapia estrógeno Cirurgia > 30' Varizes, obesidade, infecção pós-cirurgia	Alto risco % Tromboembolismo anterior Cirurgia pélvica por neoplasia
Trombose da panturrilha	< 3	10-30	30-60
Trombose da veia proximal (ilíaca e cava)	< 1	2-8	6-12
Trombose pulmonar	< 0,01	0,1-0,7	1-2

nografia bidimensional (com Doppler venoso colorido) é efetiva em 100% (Elias e cols., 1987; Lensing e cols., 1989). A angiotomografia venosa computadorizada também é efetiva em 100% (Sostman e cols., 1996).

De início, o diagnóstico de tromboflebite pélvica (TP) confunde-se com o de endometrite e/ou endomiometrite. Quando com essa suspeita a terapêutica antimicrobiana não se segue de melhora e apenas surge com a heparinização, deve-se admitir, até prova em contrário, a ocorrência de TP. Sua terapêutica resume-se no repouso relativo, na heparinização (convencional ou de baixo peso molecular) e na antibioticoterapia para bactérias gram-positivas e negativas e, particularmente, contra bacteróides (mais freqüentes em tromboses) (Capítulo 162).

EMBOLIA PULMONAR

No decurso do puerpério com evolução aparentemente normal, a embolia pulmonar (EP), geralmente, é precedida do aparecimento de hipertermia (curva térmica escalonante – sinal de Michaelis), de taquisfigmia inexplicável (sinal de Mahler), além de queixas vagas (mal-estar, inquietação, angústia) que, em geral, não preocupam o tocólogo.

A clínica é parte fundamental na suspeita diagnóstica de embolia pulmonar. O quadro característico de dispnéia de aparecimento súbito, dor pleural e tosse com expectoração hemoptóica apresenta-se em número relativamente escasso de ocasiões. Entretanto, a presença de algum desses sintomas em paciente com trombose venosa profunda ou com fatores de risco para desenvolvê-la deve incrementar a suspeita.

Durante a evolução do puerpério (primeira e segunda semanas), a comprovação dessas manifestações deve alertar o obstetra para a possibilidade de tromboflebite pélvica, com ou sem migração trombótica. Praticamente, pode-se confirmar a ocorrência do processo pela administração de heparina. A remissão dos sintomas, até prova em contrário, reforça a hipótese diagnóstica. Estas últimas queixas podem, muitas vezes, estar relacionadas a embolizações de pequenos trombos, cuja manifestação clínica é frusta e passa despercebida. A recorrência embólica de trombos maiores pode seguir-se de tríade sintomática, representada por dispnéia, dor torácica, hemoptise etc. (Tabela IV-26). Entretanto, apenas em 25% dos casos de EP tal quadro foi identificado por Kakkar e Sasahara (1987).

Tabela IV-26 – Tromboembolismo pulmonar. Sintomas e sinais (CAISM – UNICAMP, 1988).

Sintomas	%	Sinais	%
Dispnéia súbita	81,0	Taquipnéia	92,0
Dor torácica	74,0		
Apreensão	59,0	Taquicardia	44,0
Tosse	53,0	Pirexia	43,0
Hemoptise	30,0	Trombose da veia profunda	34,0
Sudorese	27,0		
Desmaio	13,0	Cianose	19,0

Esta observação não é recente, pois desde 1964 Shulman e Zatuchini e depois Provan (1965) afirmavam, respectivamente, que em 85 e 50% das vezes a EP ocorria sem sintomas prévios. Jeffcoate e Tindall (1965) observaram que em apenas 30% dos casos a embolia havia sido precedida de sintomas.

O quadro clínico que se manifesta guarda relação com o grau da obstrução venosa, provocada pelos trombos. Assim, além dos sintomas já referidos, podem ocorrer dor violenta (infarto pulmonar), dispnéia grave com evidente queda da pO_2 e até choque cardiogênico e morte materna, dentro de 24 horas, em 20-30% das puérperas.

Vigente o infarto pulmonar, eleva-se a desidrogenase láctica e a bilirrubina. A TGO não se altera e a fosfatase alcalina, eventual e tardiamente, eleva-se.

A obstrução de vasos pulmonares arteriais pelo trombo (quando volumoso) segue-se de: 1. redução de fluxo sangüíneo ao coração esquerdo e conseqüente queda do débito cardíaco; 2. aumento da pressão pulmonar; 3. necrose hemorrágica (infarto isquêmico da área pulmonar atingida); e 4. depressão da função pulmonar (Taber, 1984).

Quando a obstrução arterial pulmonar ultrapassa 60% do fluxo sangüíneo, a elevação da pressão na circulação direita provoca a dilatação aguda do ventrículo homônimo e a conseqüente elevação da pressão venosa central. A redução do fluxo sangüíneo ao coração esquerdo provoca a queda do débito cardíaco e dos níveis pressóricos sistêmicos, podendo culminar com a parada cardíaca.

Raramente pode ocorrer dor epigástrica ou no hipocôndrio direito, em virtude do aumento do volume hepático, conseqüente à congestão da circulação direita. O exame do tórax pode revelar taquicardia, taquipnéia, tosse, cianose e queda tensional. Ao exame do tórax, pela inspeção, palpação e escuta, podem-se identificar ausência do murmúrio pulmonar, frêmito pulmonar, expansão torácica reduzida, hiperfonese da segunda bulha pulmonar e até ritmo de galope, quando ocorre insuficiência cardíaca.

A palpação abdominal pode revelar aumento hepático e dor à pressão do seu rebordo costal direito.

O leucograma, nos casos de EP, conseqüentes à flebotrombose, é inespecífico. Entretanto, revela leucocitose quando se trata de embolia séptica e/ou de infarto pulmonar.

A gasometria pode comprovar redução da pO_2 e pH; entretanto, a presença de pO_2 acima de 80-90mmHg exclui o diagnóstico de EP.

A radiografia dos campos pulmonares é inespecífica. Por isso, quando se revela normal e o quadro clínico é grave, presta-se para confirmar o diagnóstico. Têm sido achados condensações pulmonares periféricas, infarto pulmonar, atelectasia de base, derrame pleural e elevação da cúpula diafragmática.

O eletrocardiograma apenas se altera nos processos trombóticos intensos. Nesses casos, além da taquicardia, ocorrem desvio do eixo para a direita e aumento do coração direito, surgem arritmias, depressão do segmento ST, inversão da onda T e alterações do QRS.

A cintilografia pulmonar é o exame de eleição para o diagnóstico de embolia pulmonar, especificamente, quando possível, a cintilografia pulmonar de ventilação/perfusão. Esse exame é relativamente complexo mas tem boa sensibilidade e especificidade para esclarecer o diagnóstico. Em ausência de trombose venosa profunda, facilita tomar a decisão de ou não anticoagular. Quando há grande suspeita clínica em paciente com instabilidade hemodinâmica, a cintilografia não diagnostica, devem-se realizar exames complementares como a angiografia pulmonar. A cintilografia é diagnóstica quando mostra defeitos significativos de perfusão ou segmentares em áreas de ventilação normal.

Quando a pletismografia de impedância, o dúplex de veias femorais e a cintilografia venosa com fibrinogênio marcado excluem, com certeza, a trombose venosa profunda, torna-se desnecessário o tratamento de embolia pulmonar. Entretanto, quando qualquer desses exames é positivo em paciente com suspeita de embolia pulmonar e com cintilografia não diagnóstica, requer-se tratamento como se existisse a embolia pulmonar.

A arteriografia pulmonar está indicada em pacientes com instabilidade clínica, hemoptise persistente ou comprometimento hemodinâmico cuja cintilografia não seja diagnóstica. Também é útil naquelas com contra-indicação para anticoagulação ou que requeiram outra terapia como um filtro na veia cava inferior.

A cintilografia pulmonar quando é normal exclui a EP. De outro lado, quando alterada não é patognomônica de EP, podendo estar relacionada a outras patologias, como: atelectasia, pneumonia, congestão pulmonar etc.

O quadro clínico da EP e os antecedentes precursores da embolização são bastante típicos e, de regra, dispensam outras terapêuticas, para justificar o diagnóstico e o tratamento. Entretanto, a prova inconteste do processo estabelece-se pela arteriografia pulmonar. A comprovação de angiograma normal exclui, definitivamente, o diagnóstico de EP.

Hull e cols. (1983) recomendam a pletismografia de impedância como alternativa para a arteriografia pulmonar. Sostman e cols. (1996) encarecem, também, o uso da tomografia e da ressonância magnética.

Assistência – a terapêutica da EP, conseqüente à tromboflebite pélvica, visa a três finalidades: garantir e corrigir o estado geral, combater a infecção e prevenir recorrência embólica.

1. **Garantir e corrigir o estado geral** – para tanto, recomendam-se as seguintes medidas terapêuticas: a) oxigenoterapia (cateter, máscaras e até pressão positiva) a fim de corrigir a hipóxia e manter a pO_2 acima de 70mmHg; b) sedação (morfina 5-10mg ou meperidina 50-100mg); c) suporte tensional (pela dopamina diluída em solução glicosada a 5% e pelo isoproterenol). O isoproterenol, além de elevar o débito cardíaco, promove o relaxamento da musculatura lisa brônquica e reduz a hipertensão pulmonar. A infusão dessas drogas deverá ser controlada, rigorosamente, em função da freqüência cardíaca, dos níveis tensionais arteriais, da diurese e da pressão venosa central. Quando a taquicardia ultrapassa 100 batimentos por minuto, deve-se suspender a administração dessa droga; d) reduzir o broncoespasmo: pela administração venosa, como já referimos, de isoproterenol e da aminofilina. Esta última tem, ainda, ação diurética, particularmente benéfica se ocorre edema pulmonar. Prescrevem-se 4-5mg por quilo de peso (injetados em 20 minutos) e depois 250mg diluídos em 500ml de solução glicosada a 5%; e) suporte cardíaco: apenas será realizado, pela digoxina, quando ocorrer insuficiência cardíaca.
2. **Combate à infecção** – nos casos de êmbolos sépticos, a administração dos antibióticos já referidos é impositiva. Como a presença do *Bacteroides fragilis* é comum nos casos de tromboflebite pélvica, deve-se prescrever, especificamente, a clindamicina ou metronidazol.
3. **Prevenção da recorrência embólica** – a prevenção da recorrência embólica será obtida por duas medidas: administração de droga anticoagulante (heparina, de início, é ideal) e ligaduras venosas.

De imediato, após o diagnóstico, prescreve-se a heparina pela via venosa cuja ação é fundamental para impedir a formação de novos trombos e, além disso, para impedir e reduzir o crescimento daqueles já presentes e para reduzir o vasoespasmo arteriolar (em doses grandes).

A dose inicial será de 5.000-10.000U, seguida de 1.000U, diluídas em soro glicosado a 5%. O controle da ação anticoagulante se fará pela determinação do tempo de tromboplastina parcial ativada (TTPA), que deverá ser mantido entre 1,5 e 2,5 vezes do normal. Na impossibilidade laboratorial desse controle, pode-se utilizar o tempo de coagulação (técnicas de De Lee e White), que deverá ser mantido acima de 15 minutos. A dose diária de heparina girará em torno de 20.000-40.000U.

Embora a heparina possa ser administrada pela via venosa intermitente, sua infusão venosa, contínua e lenta, é a preferida, pois obtém níveis satisfatórios constantes e permanentes. Essa via e essa forma de administração da heparina devem ser mantidas por 7-14 dias, até se obter a regressão dos sintomas da EP e não surgirem recorrências embólicas.

A seguir, a droga (heparina sódica) poderá ser administrada pela via subcutânea (nunca a intramuscular, pelo risco de hematomas) na dose de 8.000-10.000U a cada 8 horas. Nesse caso, o controle do efeito anticoagulante será feito pela determinação do TTPA, cerca de 4 horas após a primeira injeção, e a prescrição poderá ser mantida por 8-10 dias.

Ocorrendo a necessidade de sustar a terapêutica anticoagulante, por complicação hemorrágica grave, o efeito antídoto será obtido pelo sulfato de protamina (dose de 1mg para 100U de heparina). Não se deve ultrapassar doses de 50mg, porquanto podem ocorrer efeitos coagulantes.

Finalmente, deve-se ter em mente que a ação heparínica se potencia com a terapêutica pela aspirina e pelos antiinflamatórios não-esteróides. De outro lado, afecções hepáticas e renais impõem redução das doses de heparina. Quando, apesar de terapêutica anticoagulante, ocorrem recorrências embólicas, indicam-se as ligaduras venosas: da veia cava inferior das veias ovarianas.

Ultimamente, Hux e cols. (1986) realizaram o bloqueio da veia cava, acima das veias renais, introduzindo o filtro de Greenfield pela veia jugular ou femoral. Esses autores justificam a indicação dessa metodologia por considerarem difícil o manuseio da área vascular comprometida (Fig. IV-199). Entretanto, Greenfield e Alexander (1985) citam ser a perfuração da veia cava uma das complicações dessa prática.

EMBOLIA CEREBRAL

Em 1940, Batson demonstrou pela flebografia a comunicação, pelas veias vertebrais, dos vasos venosos dos membros inferiores e pélvicos com os do cérebro. Desse modo, relacionou o tromboembolismo cerebral como tendo ponto de partida também naqueles vasos.

A embolia cerebral segue-se de quadro clínico neurológico, podendo ser confundida com eclâmpsia tardia, quando ocorre 72 horas após o parto (Garcin e Pestel, 1949). Tivemos a oportunidade de observar seis casos dessa natureza (1956), nos quais, após a referência de quadro subfebril e manifestações disestésicas, ocorreu crise convulsiva cerca de seis dias após o parto.

A ausência de outras manifestações, inerentes à doença hipertensiva específica da gestação, e o exame neurológico con-

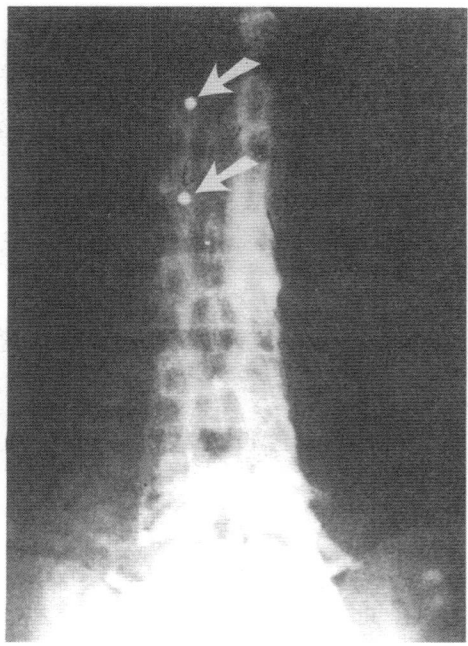

Figura IV-199 – Filtro de Greenfield inserto na veia cava inferior (Hux e cols., 1986).

firmaram tratar-se de embolia cerebral. De outra feita atendemos pacientes que provocaram abortamento seguido de infecção. A localização de trombo volumoso na região retrocular provocou evidente projeção do globo ocular. Entre os seis casos, antes referidos, a sobrevida foi total; entretanto, essa última paciente sucumbiu.

Quanto ao tratamento, além das medidas garantidas do estado geral, deve-se combater a infecção e heparinizar as pacientes.

O tromboembolismo renal é raro e manifesta-se principalmente pela hematúria.

COMPLICAÇÕES DA LACTAÇÃO

Entre as complicações da lactação que incidem no puerpério tardio salientam-se as fissuras ou rachaduras perimamilares, os processos inflamatórios (abscessos, galactoforites, mastites intersticiais, flegmões) e a estase láctea das mamas normais e/ou acessórias axilares (Fig. IV-200).

Em diversos capítulos, a incidência, a patogenia e a assistência dessas patologias foram consideradas. Entretanto, não se considerou, devidamente, a assistência aos casos em que, por várias razões, ocorre a indicação da supressão da lactação.

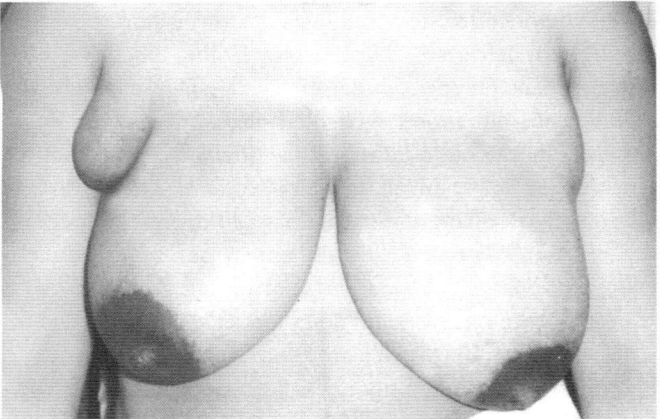

Figura IV-200 – Hipertrofia mamária. Mama suplementar axilar.

SUPRESSÃO DA LACTAÇÃO

Afastadas todas as razões impeditivas da amamentação (Capítulos 27-29), pode ocorrer a necessidade de suprimi-la. Para tanto, a nosso ver, a melhor e mais inócua medida resulta da suspensão da sucção ou de outras medidas que promovam a extração láctea. Em geral, após 3-5 dias de evidente, incômoda e dolorosa estase láctea, observa-se redução progressiva desses inconvenientes, que podem ser minorados pela terapêutica com analgésicos, antiinflamatórios, compressão e elevação das mamas e aplicação de bolsa de gelo.

A terapêutica estrogênica isolada ou associada com andrógenos foi por muito tempo utilizada com a finalidade de suprimir a lactação, por meio de seu efeito antiprolactínico (Weinstein e cols. 1976; Neville e Berga, 1983).

Embora efetivo, esse tratamento incorre em dois inconvenientes: reaparecimento freqüente da lactação após a suspensão da administração dessa drogas e risco de tromboembolismo.

Von Kaulla e cols. (1972) e Howie e cols. (1975) referiram queda nos níveis da antitrombina III, sob terapêutica estrogênica no puerpério. Daniel e cols. (1967) e Jeffcoate e cols. (1968) já haviam referido maior incidência de tromboembolismo entre as puérperas submetidas a tratamento estrogênico visando suprimir a lactação.

O emprego da bromocriptina com a finalidade de suprimir a lactação tem sido considerado efetivo (Nilsen e cols., 1976; Duchesne e Leke, 1981) e isento de reduzir os níveis de antitrombina III. Recomenda-se a dose de 5mg (duas tomadas) por 14 dias. Entretanto, como a ocorrência de tratamento de reaparecimento da lactação e de efeitos secundários (hipotensão, náuseas, vômitos) não é rara, acredita-se que a medida mais inócua e prática para suprimir a lactação seja, como já referido, a supressão da sucção e a não utilização de métodos que promovem o esvaziamento das mamas.

HEMORRAGIAS

Hemorragias genitais volumosas no puerpério tardio (após 24 horas e até vários dias após o parto) são raras. Soem ocorrer perdas sangüíneas mais freqüentes que, entretanto, não adquirem caráter de urgência, impondo assistência imediata. A causa mais freqüente dessa ocorrência é a presença de restos placentários, cujo descolamento parcial segue-se da rotura de vasos presentes na área descolada.

Entre outras eventuais etiologias citam-se: subinvolução uterina presente em casos de infecção (endometrite) e deiscência de cicatriz de cesárea nos raros casos em que a sutura miometrial foi realizada por fios de rápida absorção (categute simples) e pela técnica do chuleio.

Diagnóstico – a perda sangüínea genital pode ser persistente ou recorrente. Surge alguns dias após partos, nos quais durante a dequitação, foram realizadas manobras (extração manual e de Credé) ou deixaram de ser obedecidos critérios assistenciais indispensáveis (revisão cavitária e exame da face materna da placenta).

À palpação o corpo uterino mostra-se mais volumoso que o esperado (subinvolução), amolecido e sensível.

O toque vaginal confirma os dados da palpação e identifica o canal cervical permeável. O toque digital (dedo indicador) intra-uterino, eventualmente, comprova a presença de massa placentária.

A associação da tríade uterina (corpo subinvoluído, amolecido e sensível) com ocorrência de febre confirma o diagnóstico de endometrite puerperal.

O estado geral (pulso, temperatura e pressão arterial) guarda relação direta com o volume da hemorragia e a extensão do quadro infeccioso.

A ultra-sonografia transabdominal e intravaginal exclui ou identifica a presença de material na cavidade uterina (coágulos e tecido tromboplástico) e pelo hemograma comprovaremos índices de infecção (leucocitose com desvio para a esquerda), de anemia (redução hemática e da hemoglobina e da hemoconcentração (hematócrito). A evidência de plaquetopenia pode surgerir a ocorrência de coagulopatia.

Assistência – as medidas assistenciais a serem tomadas dependerão do quadro clínico que se apresenta. Apesar de o quadro clínico não provocar repercussão evidente do estado geral, a ocorrência de hemorragia inusitada faz com que as pacientes procurem assistência de urgência:

- A hemorragia é inicial, pequena e não altera o estado geral. Nesse caso, a paciente guardará repouso relativo e será medicada, pela via oral, com ocitócitos (metilergonovina 0,2mg – 3 comprimidos nas 24 horas). Ocorrendo hipertermia, prescrevem-se antibióticos. Não é obrigatória a internação hospitalar.
- À hemorragia é recorrente e mais volumosa, mas não compromete, evidentemente, o estado geral. O toque intra-uterino e a ultra-sonografia descartam a presença de restos placentários na cavidade uterina. A terapêutica ocitócica se fará pela via intravenosa (associação de ocitocina e metilergonovina), pela técnica do gotejamento, pelo menos por 12 horas. Procura-se evitar, assim, a curetagem uterina. Havendo hipertermia, serão prescritos antibióticos.
- A hemorragia pode ser inicial ou recorrente. Compromete ou não o estado geral. O exame clínico (toque intravaginal) confirma a presença de restos placentários. Sem delongas e sob anestesia (narcótica ou de condução, de acordo com a última ingestão de líquidos ou alimentos), pratica-se a curagem uterina, complementada, com freqüência, pela curetagem. A indicação intervencionista impõe-se, porque, além da remoção dos tecidos presentes na cavidade uterina, permite identificar sua natureza e excluir a degeneração molar. Para reduzir o risco de perfurações miometriais, esta última intervenção será feita com cureta pouco cortante, enquanto a infusão rápida de ocitócico (metilergonovina) reforça a retração uterina. Deve-se ainda evitar o aprofundamento da curetagem, a fim de não lesar a camada esponjosa do endométrio e suas conseqüentes seqüelas: sinéquias, abortamentos, placenta prévia etc. (Fig. IV-201). A terapêutica antibiótica será prescrita, nesses casos, havendo ou não hipertermia. Terá, portanto, caráter preventivos e curativo de associação infecciosa.
- Nos casos de partos por cesárea e nos quais o toque intra-útero comprova deiscência de cicatriz miometrial, indica-se a laparotomia. Ressecadas as bordas da ferida uterina, a sutura será feita com pontos separados e fios semi-sintéticos (Dexon ou Vicryl).

Por vezes, a hemorragia tardia ocorre após partos por cesárea e o toque intra-útero exclui a presença de deiscência da cicatriz miometrial, mas identifica a presença intra-uterina de massa placentária (falhas de revisão da cavidade uterina durante a cesárea).

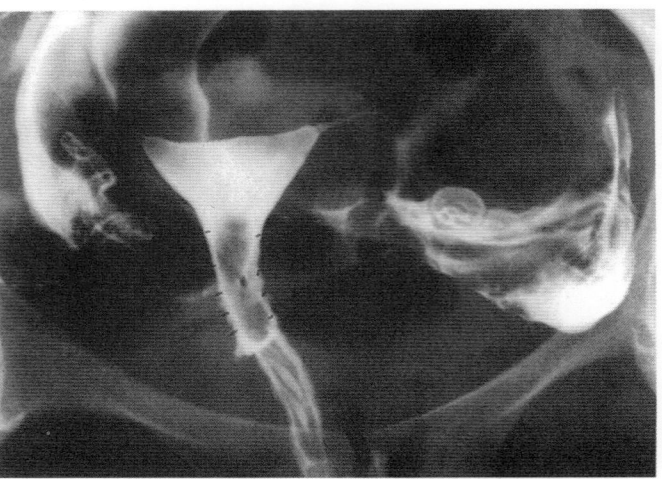

Figura IV-201 – Sinéquia uterina pós-curetagem.

Nessas eventualidades, com freqüência, a curagem não consegue atingir os restos trofoblásticos, impondo-se a indicação de curetagem. Sua prática exige a presença de tocólogo experiente, a fim de não atingir a cicatriz miometrial, seja durante a introdução da cureta, seja durante a remoção dos restos placentários. Mais do que nunca, nesses casos, impõe-se a administração venosa e concomitante de ocitócicos e antibióticos, pelas razões já referidas.

COMPLICAÇÕES NEUROPSICÓTICAS

As complicações neuropsicóticas do puerpério tardio foram estudadas no Capítulo 65. Parece-nos, entretanto, justificável salientar as condições obstétricas que favorecem a incidência das lesões nervosas e das alterações do psiquismo na fase puerperal.

As lesões dos filetes nervosos (glúteos superiores, obturadores internos e ciáticos), em geral, são provocadas pela compressão do plexo lombossacral, pela cabeça fetal (entre o promontório e a linha inominada), principalmente nas desproporções cefalopélvicas relativas e nas aplicações altas e médias de fórcipe. Manifestam-se no puerpério tardio e, em geral, regridem espontaneamente ou sob terapêutica fisioterápica.

As alterações do psiquismo são representadas por crises de melancolia (50-70%), de depressão (10-15%) e de psicose verdadeira (0,14-0,26%), segundo Bowes Jr. (1991).

Manifestações de ansiedade, confusão mental, esquecimento, irritação, cansaço e melancolia são mais freqüentes entre as primigestas e relacionam-se com desajustes maritais, dificuldades na lactação e sensação de incompetência para transpor as ocorrências puerperais (Stein, 1982). Sua possível ocorrência etiológica com a drástica queda dos níveis hormonais (esteróides) foi descartada (Nott e cols., 1976).

A depressão puerperal tardia, em geral, está relacionada com manifestações anteriores extragestacionais. Sua ocorrência, segundo Posner e cols. (1985), guarda estreita relação com a ausência de proteção familiar, marital e econômica, óbito do nasciturno, autoconfiança limitada e passado depressivo anterior.

Garvey e Tollefson (1984) salientam que a manifestação depressiva puerperal é recorrente em futuras gestações e para seu tratamento recomendam doses moderadas dos antidepressivos tricíclicos. Em particular, recomendam-se, como medida extremamente útil, o apoio e o aconchego familiar e marital. A lactação sob terapêutica antidepressiva deve ser evitada pelo risco de comprometer o recém-nascido. Para favorecer sua manifestação após a remissão do quadro depressivo, recomenda-se manter o esvaziamento lácteo artificial. A assistência do psiquiatra é recomendável, e o apoio efetivo do tocólogo, imprescindível.

As alterações do comportamento psíquico (psicose) no puerpério tardio, em geral, estão relacionadas com a eclâmpsia e infecções graves associadas ou não a quadros clínicos de choque hemorrágico. Embora de ocorrência primária, admite-se que as psicopatias puerperais estejam relacionadas com predisposição pessoal neuropática.

Na maioria dos casos existe anamnese de manifestações maníaco-depressivas anteriores. Tem sido objeto de discussões a natureza específica ou não da psicose puerperal (Brockington e cols., 1982). O prognóstico no puerpério é mais favorável e, em geral, ocorre normalização do comportamento psíquico dentro de dois a três meses.

No início da patologia, o quadro clínico confunde-se com as manifestações já referidas de melancolia e depressão. Progressivamente, e apesar da terapêutica conveniente, a puérpera apresenta-se confusa e ocorrem manifestações suicidas que identificam o quadro de psicose. A internação hospitalar é impositiva e a lactação deve ser interrompida. Quando permitida, deverá ser feita sob vigilância intensa, pelo risco de a lactante hostilizar o recém-nascido. Além disso, a terapêutica necessária com drogas que se eliminam pelo leite justifica a interrupção da lactação. Como o processo psicótico se prolonga, inclusive a supressão láctea pode ser obrigatória.

ALTERAÇÕES DA INVOLUÇÃO UTERINA

Duas condições podem alterar a involução uterina normal no pós-parto: a subinvolução e a superinvolução. Pela palpação abdominal, o tocólogo pode surpreender, com facilidade, as duas situações quando a bexiga está vazia.

A subinvolução, associada à palpação amolecida do corpo uterino, em geral, relaciona-se com sobredistensões uterinas (hidrâmnio, prenhez múltipla) e associa-se com loquiação sangüínea mais volumosa e demorada. Em situação mais rara, pode ser provocada pelo loquiométrio e manifesta-se no puerpério mediato, mas não tardio. Quando, além da subinvolução, surge hipertermia e a palpação do corpo uterino é dolorosa, deve-se admitir a ocorrência de processo infeccioso (endometrite e endomiometrite). Enquanto esta última situação é mais freqüente após partos prolongados e/ou cesáreas, a ocorrência de loquiometria relaciona-se, em geral, com a angulação cervicocorporal uterina, nas puérperas múltiplas que se mantêm acamadas por tempo prolongado ou nas pacientes que foram submetidas à reparação de roturas cervicais extensas e profundas.

A ocorrência de loquiométrio obriga a forçar a dilatação do colo, utilizando-se velas de Hegar até número 24 ou pela técnica digital, como prefiro. Vigente a infecção uterina, contraindicam-se as manobras dilatatórias referidas. Nas duas eventualidades, a administração de ocitocina e metilergonovina e de antibióticos está indicada.

A superinvolução tardia foge ao escopo deste capítulo. Em geral, está associada à lactação prolongada e manifesta-se, tardiamente, com amenorréia e atrofia uterina evidente (síndrome de Chiari-Frommel).

COMPLICAÇÕES OSTEOARTICULARES

Representadas pela disjunção da sínfise púbica e pela luxação sacrocóccica, foram referidas no Capítulo 91.

COMPLICAÇÕES INFECCIOSAS

Além daquelas referidas em relação à "infecção puerperal" (endometrite, endomiometrite, parametrites, peritonite), devem-se citar, ainda, os abscessos perineais e a infecção urinária, cujo estudo foi pormenorizado em outros capítulos. Em particular, importa lembrar que o corpo uterino no puerpério, pelo seu volume (comparável ao útero grávido de 20-22 semanas), volta a comprimir o ureter ao nível da linha inominada no estreito superior da bacia, favorecendo a recorrência de estase e infecção urinárias.

COMPLICAÇÕES VASCULARES

Devem ser consideradas, pela sua freqüência, três condições: hemorróidas, flebites superficiais e *Phlegmasia alba dolens*.

Hemorróidas

Nos partos transvaginais, o esforço expulsivo, associado à compressão da rede venosa pélvica, promove a dilatação do plexo hemorroidário e a exteriorização perianal de algumas de suas veias (hemorróidas). Esta complicação, que é mais freqüente e evidente entre as multíparas, que apresentavam a patologia antes do parto atual, ocorre, também, nas primigestas e, inclusive, em raros casos de puerpério pós-cesárea.

A queixa dolorosa será mais evidente e duradoura quando se instala trombose nas veias exteriorizadas (trombo hemorroidário), impondo-se, muitas vezes, assistência cirúrgica representada pela incisão do mamilo trombosado e remoção dos coágulos. Em geral, a aplicação de supositórios (anestésicos e antiinflamatórios), os banhos de assento e a aplicação local de gelo são suficientes para atenuar a queixa e favorecer a recuperação da patologia (Capítulo 81).

Flebites superficiais

Localizadas, em geral, nos membros inferiores, *manifestam-se* particularmente em multigestas portadoras de varizes preexistente das veias safenas. A área acometida apresenta sinais de inflamação (edema, rubor e calor) e sua palpação é, por vezes, dolorosa (Fig. IV-202).

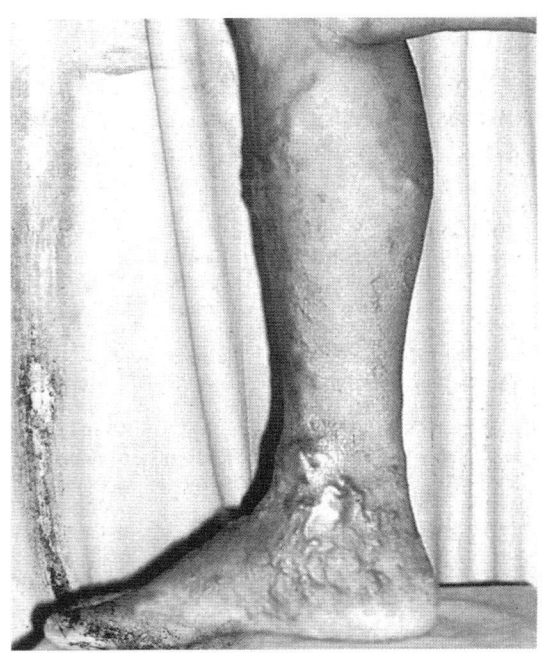

Figura IV-202 – Flebite superficial.

Em geral, para o tratamento, dispensa-se o uso de heparina e o repouso no leito (pequeno risco tromboembólico). De regra, a aplicação local de pomadas e a terapêutica antiinflamatória resolvem a situação (Capítulos 68 e 81).

Phlegmasia alba dolens

É processo que atinge os membros inferiores (em geral um deles) e manifesta-se pelo aumento rápido dos diâmetros da coxa e da perna, associado a edema e dor mais ou menos intensa. O processo de trombose encontra-se localizado no sistema venoso da região ileofemoral, provocando obstrução variável da circulação de retorno (Fig. IV-203).

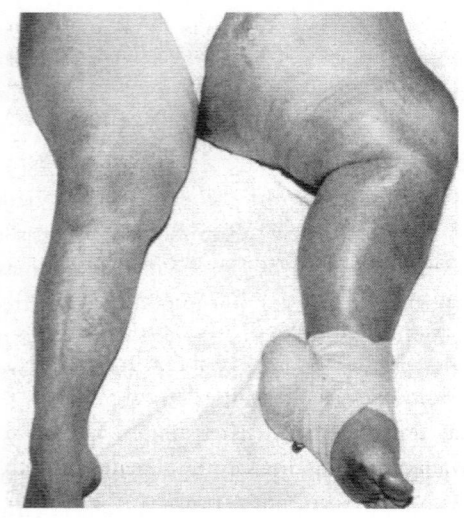

Figura IV-203 – *Phlegmasia alba dolens* pós-parto + flebite superficial.

O membro apresenta-se pálido e frio, e as pulsações arteriais, reduzidas em conseqüência do seu reflexo espástico local. A forte flexão do pé provoca dor evidente da panturrilha homolateral (sinal de Homans). A terapêutica se fará pela administração de heparina, repouso no leito, mantendo-se o membro afetado mais elevado e pelos analgésicos antiinflamatórios (sistêmicos).

Excepcionalmente, indicam-se a trombectomia e o bloqueio nervoso simpático (peridural contínua). Obtida a regressão do quadro clínico, pode-se permitir a deambulação progressiva com o uso de meias elásticas (até as coxas), mantendo-se a terapêutica heparínica que será sustada (sob controle) após o completo desaparecimento da sintomatologia.

COMPLICAÇÕES ENDÓCRINAS

Hipopituitarismo pós-parto

É patologia que pode manifestar-se no pós-parto precoce ou, muitas vezes, tardiamente. Também é denominada de insuficiência pituitária pós-parto, síndrome de hipopituitarismo ou síndrome de Sheehan.

A patologia decorre de redução significativa do fluxo sangüíneo hipofisário secundária a hemorragias graves e prolongadas durante o parto, determinando hipóxia severa e necrose glandular (Purnell e cols., 1964). Com a assistência obstétrica adequada nas síndromes hemorrágicas, a síndrome tem-se mostrado pouco freqüente em nossos dias.

A glândula pituitária normalmente produz hormônios que estimulam a produção de leite (prolactina), o crescimento (somatotrófico), as funções reprodutoras (gonadotrofinas), as glândulas supra-renais (hormônio adrenocorticotrófico – ACTH) e a tireóide (hormônio tireoestimulante). A falta desses hormônios ocasiona uma variedade de sintomas relacionados com todas essas áreas. Encontram-se entre essas manifestações: hipogalactia, fadiga, perda de pêlos púbicos e axilares, tendência à hipotensão arterial, amenorréia e infertilidade.

Entre os exames laboratoriais subsidiários para o diagnóstico pontificam as dosagens séricas hormonais. Recomenda-se, em casos de dúvida diagnóstica, a realização de tomografia computadorizada craniana para descartar outras anomalias da glândula pituitária.

O tratamento medicamentoso da insuficiência pituitária consiste na reposição, pelo resto da vida, dos hormônios em falta, incluindo reposição dos estrógenos e da progesterona durante pelo menos o período etário da reprodução. Igualmente, as pacientes devem tomar hormônios das supra-renais e da tireóide.

O prognóstico é bom quando o diagnóstico e o tratamento são precoces. Esta patologia é potencialmente mortal na ausência de tratamento, devido à falta dos hormônios das supra-renais e da tireóide, os quais são importantes nas reações de defesa do organismo ao estresse ou às infecções.

Referências Bibliográficas

. BATSON, O.V. – Function of the vertebral veins and their role in the spread of metastases. *Ann. Surg.*, 112:138, 1940. • BONNAR, J. – Venous thromboembolism and gynecologic surgery. *Clin. Obstet. Gynecol.*, 28:432, 1985. • BOWES Jr., W.A. – Postpartum care. In: Gabbe, S.G. & cols. *Obstetrics Normal and Problem Pregnancies*. New York, Churchill Livingstone, 1991, p. 753. • BROCKINGTON, I.E. & cols. – Puerperal psychosis. In: Brockington. I.F. & Kumar, R. *Motherhood and Mental Illness*. London, Academic Press, 1982, p. 37. • CHATELAIN, S.M. & QUIRK Jr., J.G. – Amniotic and thromboembolism. *Clin. Obstet. Gynecol.*, 33:473, 1990. • DANIEL, D.G. & cols. – Puerperal thromboembolism and suppression of lactation. *Lancet*, 2:287, 1967. • DUCHESNE, C. & LEKE, R. – Bromocriptine meylate for prevention of lactation. *Obstet. Gynecol.*, 57:464, 1981. • ELIAS, A. & cols. – Value of real time B. mode ultrasound imaging in the diagnosis of deep vein thromboses of the lower limbs. *Int. Angiol.*, 6:175, 1987. • GABBE, S.G. & cols. – *Obstetrics Normal and Problem Pregnancies*. New York, Churchill Livingstone, 1991. • GARCIN, R. & PESTEL, M. – *Thombophlebitis Cérébrales*. Paris, Masson et Cie., 1949. • GARVEY, M.J. & TOLLEFSON, G.D. – Postpartum depression. *J. Reprod. Med.*, 29:113, 1984. • GREENFIELD, L.J. & ALEXANDER, E.L. – Current status of surgical therapy for deep vein thrombosis. *Am. J. Surg.*, 150:64, 1985. • HANDLEY, S.L. & cols. – Tryptophan, cortisol and puerperal mood. *Br. J. Psychiatry*, 136:498, 1980. • HOWIE, P.W. & cols. – The effects of stilbestrol and quinestrol upon coagulation and fibrinolysis during puerperium. *Br. J. Obstet. Gynecol.*, 82:968, 1975. • HULL, R. & cols. – Pulmovenography, ventilation ling scanning and venography for clinically suspected pulmonary embolism with abdominal perfusion lung sean. *Ann. Inter. Med.*, 98:891, 1983. • HUX, C.H. & cols. – Use of the Greenfield filter for thromboembolic disease in pregnancy. *Am. J. Obstet. Gynecol.*, 155:734, 1986. • JEFFCOATE, T.N. & TINDALL, V.R. – Venous thrombosis and embolism in obstetric and gynecology. *Aust. N. Z. J. Obstet.*, 5:119, 1965. • JEFFCOATE, T.N.A. & cols. – Puerperal thromboembolism in relation to the inhibition of lactation by oestrogen therapy. *Br. Med. J.*, 4:19, 1968. • KAKKAR, V.V. & SASAHARA, A.A. – Diagnostic of venous thrombosis and pulmonary embolism. In: Bloom, A.L. & Thomas, D.P. *Haemostasis and Thrombosis*. Edinburgh, Churchill Livingstone, 1987, p. 779. • KUPFERMINE, M. & cols. – Increased frequency of genetic thrombophilia in women with complication of pregnancy. *N. Engl. J. Med.*, 340:9, 1999. • LENSING, A. & cols. – Detection of deep – vein thrombosis by real-time B – mode ultrasonography. *N. Engl. J. Med.*, 320:342, 1989. • NEVILLE, M.C. & BERGA, S.E. – Cellular and molecular aspects of the hormonal control of mammary function. In: Neville, M.C. & Neifert, M.R. *Lactation: Physiology, Nutrition, and Breast-Feeding*, New York, Plenum Press, 1983, p. 141. • NILSEN, P.A. & cols. – Study of the suppression of lactation and the influence on blood cloting with bromocriptine (C.B.) (Parlodel): a double blind comparison with diethylstilbestrol. *Acta Obstet. Gynecol. Scand.*, 55:39, 1976. • NOTT, P.N. & cols. – Hormonal changes and mood in the early puerperium. *Br. J. Psychiatry*, **128**:379, 1976. • POSNER, N.A. & cols. – Postpartum depression: the obstetrician's concerns. **In**: Inwood, D.G. *Recent Advances in Postpartum Psychiatric Disorders*. Washington, Am. Psychiatric Press Inc., 1985, p. 69. • PROVAN, J.L. – Raised skin temperature in early diagnosis of deep vein thrombosis of the leg. *Br. Med. J.*, **2**:234, 1965. • PURNELL, D.C.; RANDALL, R.V. & RYNEARSON, E.H. – Postpartum pituitary insufficiency (Sheehan's syndrome). Review of 18 cases. *Mayo Clin. Proc.*, **39**:321, 1964. • SHULMAN, H. & ZATUCHINI, G. – Pelvic thrombophlebitis in the puerperal and postoperative gynecologic patient. Obscure fever as an indication for anticoagulant therapy. *Am. J. Obstet. Gynecol.*, **90**:1293, 1964. • SIMIONE, P. & cols. – The risk of recurrent thromboembolism in patients with an Arg 506 – Gen mutation in the gene for factor V (factor 5 Leiden). *N. Engl. Med.*, **336**:399, 1997. • SOSTMAN, H. & cols. – Prospective comparison of hehcal C.T. and M.R. imaging in clinically suspected acute pulmonary embolism. *J. Magn. Reson. Imaging*, **6**:275, 1996. • STEIN, G. – The maternity blues. **In**: Brockington, I.F. & Kumar, R. *Motherhood and Mental Illness*. London, Academic Press, 1982, p. 119. • TABER, B. – *Manual of Gynecologic and Obstetric Emergencies*. Philadelphia, W.B. Saunders, 1984. • USZNSKI, M. & ABILDGUARD, U. – Separation and characterization of two fibrinolytic inhibitors from human placenta. *Thromb. Haemost.*, **25**:580, 1971. • VON KAULLA, E. & cols. – Effect of estrogens on postpartum hypercoagulability and antithrombin III activity. *Am. J. Obstet. Gynecol.*, **113**:920, 1972. • WEBER, W. & cols. – Diagnosis of deep vein thrombosis. *Hospimedica*, **8**:28, 1990. • WEINSTEIN, D. & cols. – Serum prolactina and the suppression of lactation. *Br. J. Obstet. Gynaecol.*, **83**:679, 1976.

98 Psicopatologia Puerperal

Neury José Botega
Marcelo Kimati Dias

As doenças psiquiátricas do puerpério foram descritas na metade do século passado por Louis Victor Marcé, médico francês. Os efeitos da sepse, traumatismo, dor, perda de sangue e exaustão contribuíam para a elevada incidência dos quadros psicóticos no pós-parto. Verificando a relação desse fenômeno com alterações fisiológicas da mulher e a alta prevalência de *delirium*, este autor propôs que tais quadros teriam um caráter orgânico. A partir do século XX, a diminuição de infecções puerperais reduziu a incidência de quadros confusionais psicorgânicos. A variabilidade de sintomas psiquiátricos fez com que esses quadros passassem a ser diagnosticados dentro de outras rubricas. Nessa tendência, alinharam-se psiquiatras como Kraepelin e Bleuer, que não verificavam particularidades nos quadros puerperais (Cucchiaro e cols., 1993).

Em 1952, o primeiro Manual Diagnóstico e Estatístico dos Transtornos Mentais (DSM-I) da associação americana de Psiquiatria eliminou o termo "pós-parto" como parte de diagnósticos. Isto fez com que por vários anos as especificidades dos transtornos mentais puerperais fossem vistas como secundárias. Atualmente, o DSM-I não considera os quadros ocorridos neste período entidades específicas. O período puerperal é visto, no entanto, como um especificador. Não há, nesta classificação, a antiga categoria de psicose puerperal. Diversos autores, no entanto, chamam a atenção para a importância, quanto à possível especificidade, dos quadros confusionais que ocorrem no puerpério (Silva e Del Porto, 1991).

As síndromes psiquiátricas relacionadas ao pós-parto podem ser classificada em três categorias: disforia do pós-parto, depressão e psicose puerperal.

TRANSTORNOS DO HUMOR

Os transtornos de humor do puerpério dividem-se, classicamente, em quadros de depressão mais leve, chamados de disforia do pós-parto e depressão.

Disforia do pós-parto ("puerperal blues") – é um fenômeno extremamente comum e considerado fisiológico por alguns autores. Até 85% das puérperas descrevem algum grau de tristeza ou humor depressivo nos primeiros dias do pós-parto. Essa incidência diminui a partir do 10º dia de puerpério. Normalmente, esses sintomas depressivos são leves, acompanhados de labilidade emocional, irritabilidade, tensão, sentimentos de inadequação. Não chegam a comprometer o funcionamento social ou a relação da mãe com o recém-nascido. A remissão espontânea dos sintomas sugere que não há necessidade de tratamento médico. A persistência do humor depressivo deve ser encarada como uma possível depressão maior, o que necessita de avaliação especializada e tratamento adequado.

Depressão puerperal – é um quadro depressivo moderado ou grave, de início insidioso, normalmente após a segunda ou terceira semana do pós-parto. Incide em 10-15% das puérperas. Para 60% das mulheres acometidas, representa seu primeiro episódio de depressão. As mulheres que já tenham sofrido episódio anterior de depressão puerperal têm 50% de risco de padecer de novo episódio em futura gestação. Até 30% das mulheres com história de depressão antes de engravidarem terão depressão puerperal (Llewillyn e cols., 1997).

Estudo epidemiológico amplo, realizado na Uganda, chegou à freqüência similar à dos países desenvolvidos (Cox e cols., 1993). Em nosso meio, em amostra de 50 puérperas avaliadas no primeiro trimestre pós-parto, encontrou-se 25% de depressão, vindo esta associada a estressores psicossociais (Furtado, 2000).

A apresentação clínica da depressão puerperal é semelhante à dos quadros depressivos, que se dão em outros momentos do ciclo reprodutivo feminino. Inicia-se, geralmente, com sintomas de ansiedade, inquietude e insônia. Humor deprimido, anedonia, ansiedade são elementos centrais para o diagnóstico deste transtorno. Caracteristicamente, no entanto, mulheres que têm quadros depressivos em período puerperal apresentam, mais freqüentemente, idéias delirantes, alucinações, humor lábil e desorientação temporoespacial. O DSMV-IV sugere que os sintomas devem estar presentes por pelo menos três semanas para que seja realizado o diagnóstico (Wisner e Wheeler, 1994; O'Hara, 1987).

O exemplo do que ocorre na gravidez, a detecção da depressão maior no puerpério é dificultada pela sobreposição de sintomas depressivos a situações consideradas normais no pós-parto. Isso levou ao desenvolvimento de escalas próprias para estudos de transtornos de humor nesse período (Cantilino e Sougey, 2003), sendo a de Edinburgh a mais utilizada (Cox e cols., 1987).

TRANSTORNOS PSICÓTICOS

Os transtornos psicóticos no puerpério encontram-se entre os quadros mais graves na psiquiatria, uma vez que representam risco tanto para a paciente quanto para o recém-nascido. Esses transtornos afetam uma ou duas mulheres em cada mil que dão à luz (Kendell e cols., 1987). Durante os três primeiros meses que se seguem ao parto, há aumento de 10-20 vezes na incidência de crises psicóticas. Estudos epidemiológicos apontam uma taxa de internação psiquiátrica 18 vezes maior no primeiro mês de puerpério que no período gestacional, e 16 vezes maior no primeiro trimestre após o parto que nos dois anos que o precederam (Paffenbarger e McCaba, 1966; Kendell e cols., 1987).

O quadro clínico parece diferir dos transtornos psicóticos fora do período puerperal. O início geralmente é agudo, dentro das primeiras três semanas, principalmente entre o segundo e o décimo dia do puerpério. Raramente os sintomas podem aparecer no último mês da gestação (Meltzer e Kumar, 1985; McNeil, 1986).

Casos de início precoce, com instalação em até três semanas de puerpério, apresentam, predominantemente, sintomas afetivos relacionados à mania ou à hipomania (desinibição, hiperatividade motora, distraibilidade, euforia e disforia). Quadros mais tardios (até o sexto mês) são mais freqüentemente esquizofrênicos (desconfiança, ideação paranóide, alucinações, discurso incoerente e desorganizado, mutismo, atos irracionais). São freqüentes, ainda, quadros em que predomina confusão mental, com desorientação temporoespacial e alterações da memória. Pode haver diminuição do nível da consciência e presença de um estado de perplexidade, com ar sonhador, chamado de confusão oniróide (Protheror, 1960; Brockington, 1981; Meltzer e Kumar, 1985; McNeil, 1986; Pritchard e Harris, 1996).

ETIOLOGIA

Não há nenhum modelo teórico definitivo para explicar as alterações de humor ou a presença de sintomas psicóticos durante o período puerperal (Pritchard e Harris, 1996). Aspectos psicossociais e biológicos, assim como antecedentes de depressão prévia, apresentam-se entre os fatores relacionados aos transtornos puerperais.

A gravidez e a maternidade funcionam como um marco no desenvolvimento físico e psicológico, modificando as condições e as perspectivas de vida da mulher; atualizam e remanejam os problemas de integração psicossocial, reavivando conflitos antes reprimidos. Desse modo, aventa-se a possibilidade de que dificuldades psicossociais precipitem transtornos puerperais (Steiner, 1990; Martin e cols., 1989). Quadros depressivos puerperais não parecem se associar necessariamente à pobreza e há divergência na literatura em relação ao risco que representa o fato de a mãe ser ou não solteira.

A depressão puerperal tem uma clara relação com alguns fatores, como idade: tanto mulheres muito novas como as de mais idade apresentam risco maior de desenvolver quadros depressivos (Paykel, 1980; Kumar e Robson, 1984). Mulheres cujos companheiros são menos colaborativos do ponto de vista prático e emocional têm mais risco de desenvolver quadros depressivos puerperais (Watson, 1984). Quadros depressivos anteriores, bem como sintomas depressivos na gravidez, relacionam-se fortemente ao risco de desenvolver transtornos depressivos no puerpério (Paykel, 1980; O'Hara, 1984).

Fatores biológicos desempenham importante papel no surgimento de depressões no puerpério. Nos meses subseqüentes ao parto, vários hormônios têm alterações séricas dramáticas. Várias dessas alterações podem contribuir para o surgimento de transtornos psiquiátricos, particularmente transtornos de humor. No entanto, pesquisas que procuraram relacionar alterações de hormônios gonadais, tireoidianos, prolactina, cortisol produziram resultados contraditórios (revisados por Yonkers e Steiner, 2001).

Após o parto, há um decréscimo abrupto dos níveis séricos de estradiol e estriol. Alguns estudos em animais demonstraram que no sistema nervoso central o estradiol tem papel de aumentar a síntese e diminuir a degradação de serotonina (Luine e cols., 1975). Teoricamente, a diminuição desse hormônio tornaria as pacientes mais propensas a apresentarem quadros depressivos. No entanto, um estudo com 182 puérperas não demonstrou diferenças na concentração sérica desses hormônios entre mulheres deprimidas e não-deprimidas (O'Hara, 1991). Há algumas evidências de que as alterações de humor se associam com transformações do nível de progesterona durante o puerpério imediato (Harris, 1994), particularmente no *puerperal blues*. No entanto, o papel hormonal não é definitivo para explicar o fenômeno nem os transtornos psicóticos e afetivos do puerpério.

DIAGNÓSTICO E TRATAMENTO

É importante a exclusão de patologias orgânicas que possam estar causando os sintomas. O surgimento de alterações de humor, acompanhadas de obnubilação da consciência, no final da gravidez, exige o diagnóstico diferencial com eclâmpsia. Devido à maior prevalência durante o puerpério, devem ser investigadas tireoidopatias (tireotoxicose, hipotireoidismo) e síndrome de Sheehan. Os transtornos psiquiátricos psicóticos e depressivos podem ser secundários a tromboflebite cerebral, após infecção pélvica, encefalites, bem como indução por drogas anti-hipertensivas. É importante notar, ainda, que esses transtornos mentais do puerpério têm uma apresentação clínica que varia muito rapidamente. Isso indica a necessidade de um seguimento próximo e flexibilidade no tratamento medicamentoso. Por exemplo, pacientes que apresentam quadros psicóticos podem desenvolver transtornos depressivos com melhora dos sintomas produtivos, necessitando de alterações no tratamento.

O tratamento dos transtornos puerperais é baseado na associação de medicação e psicoterapia. No caso de transtornos psicóticos, sabe-se ainda que pacientes que desenvolvem quadros esquizofrênicos no puerpério dificilmente evoluirão para esquizofrenia. Dessa forma, o tratamento com antipsicóticos não deve ser prolongado como em um primeiro surto psicótico não-puerperal. O mesmo raciocínio não se aplica a quadros maníacos, já que é freqüente que pacientes com transtorno afetivo bipolar desenvolvam um primeiro quadro maníaco no puerpério. A redução da dosagem de medicamentos deve ser feita de forma paulatina e cuidadosa. O acompanhamento desses casos deve ser próximo. Deve ser feito um acompanhamento de um ano, mesmo após a remissão dos sintomas. Uma próxima gravidez (e puerpério) deve ser acompanhada por psiquiatra, e deve-se considerar a administração de um psicofármaco.

Transtornos mentais no pós-parto interferem não apenas na segurança da paciente, mas também na de seu bebê. As mães devem ser observadas em sua relação com seus recém-nascidos: idéias que expressam, como reagem ao contato e às demandas da criança. Mães deprimidas podem acreditar que o recém-nascido sofre de doenças ou malformações, podem sentir-se culpadas por não sentirem amor pelo bebê, por não estarem cuidando dele. Uma mãe psicótica pode encontrar-se sob influência delirante e ver na criança algo anormal, diabólico. Deve-se, nesse caso, estar atento para o risco de filicídio e de suicídio. A mãe pode, também, negar o nascimento da criança, não reconhecê-la como filho.

Muitos dos sintomas, olhados psicodinamicamente, sugerem a atuação de sentimentos ambivalentes em relação à maternidade e às responsabilidades que a acompanham. A crise da paciente contaminará a família, aturdida e angustiada com um quadro psiquiátrico surgido abruptamente, em um momento em que todos contavam com um ambiente de alegria. Os familiares farão muitas perguntas. Psiquiatra, obstetra e pediatra serão chamados a dialogar, tranqüilizando essas pessoas que necessitarão de orientação e de apoio. A abordagem psicológica, centrada nos princípios da psicoterapia de crise, será fundamental.

Em casos mais graves, a internação, ainda que dramática nessa circunstância, pode ser necessária. Nesse caso, deve-se avaliar a possibilidade de propiciar encontros freqüentes entre a mãe e o bebê. Esse contato, que deve ser sempre supervisionado, é fundamental para a paciente ir-se adequando à realidade e vinculando-se ao bebê.

Outro ponto relacionado ao tratamento de transtornos psiquiátricos no puerpério diz respeito à amamentação. Amamentar é amplamente estimulado – o leite materno é digerido mais rapidamente pela criança já que apresenta nucleotídeos e enzimas que facilitam esse processo. Sabe-se, ainda, que crianças amamentadas adoecem menos, apresentam menos infecções no trato respiratório e menor mortalidade. Sempre que se decidir medicar a paciente com um psicofármaco, o lactente deverá ser observado atentamente, quanto a sedação, temperatura, respiração, tono muscular, tremores, vigor e duração da mamada, evolução do peso. A recomendação de abandono da amamentação deve ser avaliada com muito cuidado, considerando-se sempre os custos e os benefícios dessa conduta.

Existem poucos estudos controlados ou duplo-cego relacionados ao tratamento de quadros psiquiátricos no puerpério. Por outro lado, é possível encontrar uma vasta literatura sobre relatos de segurança do uso de algumas drogas psicotrópicas durante a lactação. Por se tratar de quadros agudos, muitas vezes graves, com início abrupto e inesperado, psiquiatras clínicos tendem a tratar esses transtornos como quadros funcionais, de acordo com a disponibilidade de drogas. A exemplo do que acontece na barreira placentária, parte das medicações psicotrópicas passa para o leite materno. A concentração de antidepressivos e de antipsicóticos encontrada no leite e baixa, na maioria das vezes, e quase insignificante no lactente. O quadro IV-18 dá idéia dos níveis de risco para o lactente quando do uso de psicofármacos pela mãe.

Antidepressivos

No caso de mães em uso de *antidepressivos tricíclicos* durante a amamentação, são encontrados baixos níveis séricos nas crianças, sem descrição de efeitos adversos. Exceção à doxepina e à maprotilina, que apresentam níveis séricos mais altos na criança e podem ter efeito sedativo. Não há evidência de nenhum efeito acumulativo de metabólitos de antidepressivos tricíclicos (Wisner e cols., 1996; Bazire, 2003).

Todos os *inibidores de recaptação de serotonina* são excretados no leite. As concentrações séricas de fluoxetina e norfluoxetina, seu principal metabólito, na criança são de aproximadamente 10% da dose terapêutica em cálculo baseado no peso. A sertralina e seu principal metabólito (desmetilsertralina) apresentam concentrações no leite mais altas, entre 7 e 10 horas após a ingestão da medicação pela mãe. Na criança, no entanto, as dosagens séricas são baixas e não produzem efeitos (Stowe, 1997). Citalopram e paroxetina também não apresentam riscos para a criança quando administrados à paciente que amamenta. Sobre *inibidores da monoaminoxidase, venlafaxina e mirtazapina* pouco se sabe (Wisner e cols., 1996; Bazire, 2003). Melhor evitá-los até que se acumulem mais estudos.

Quadro IV-18 – Nível de risco oferecido por psicofármacos a lactentes.

	Baixo risco	Risco moderado	Alto risco*
Antipsicóticos	Sulpirida	Haloperidol Fenotiazinas (baixas doses) Amissulprida	Clozapina Risperidona Olanzapina Quetiapina Sertindol Aripiprazol Ziprazidona
Antidepressivos	Tricíclicos (maioria) Triptofano Moclobemida	IMAOS Mirtazapina ISRS Trazodona Mianserina	Doxepina Maprotilina Nefazodona Reboxetina Venlafaxina
Ansiolíticos e hipnóticos	Benzodiazepinas (dose baixa e única) Zolpidem	Benzodiazepinas Betabloqueadores	Buspirona Zopiclona Zeleplom
Anticonvulsivantes	Carbamazepina Valproato (dose baixa) Fenitoína	Benzodiazepinas Vigabatrina Acetazolamida	Barbitúricos Gabapentina Topiramato
Outros		Anticolinérgicos Dissulfiram Metadona	Acamprosato Donepezil Lítio Rivastigmina Bupropiona Metilfenidato

Baseado em Bazire (2003).
*Algumas drogas com poucos ou nenhum estudo foram incluídas.

Antipsicóticos

Há mais tempo no mercado, de modo geral, não são contra-indicados durante a amamentação. Doses elevadas de haloperidol, no entanto, podem causar sonolência no bebê. A clozapina é contra-indicada, pelo risco de causar agranulocitose, uma vez que estudos realizados em animais a detectaram no leite. Outros antipsicóticos de nova geração devem ser evitados, por carência de estudos.

Outros psicofármacos

O *carbonato de lítio*, altamente concentrado no leite materno, impede a amamentação. Os *benzodiazepínicos* que podem ser necessários em caso de muita ansiedade ou de insônia oferecem pouco risco em doses baixas e únicas. Os de uso contínuo e de meia-vida plasmática longa podem causar letargia e sonolência no bebê. A *eletroconvulsoterapia* é o tratamento de escolha em quadros depressivos refratários à farmacoterapia.

Ainda que haja resultados positivos relacionando suplementação com estrógeno e menor incidência de depressão após o parto, tal tratamento não é preconizado como profilaxia, estando os estudos relacionados ao tema ainda em andamento. Pacientes que recebem altas doses de estrógeno se expõem a embolias e neoplasias.

Finalmente, além da importância do diagnóstico e tratamento precoces, é importante salientar a necessidade de acompanhamento após a remissão de sintomas, já que recorrências de depressão são muito freqüentes.

PROGNÓSTICO

Estima-se entre 15 e 20% a recorrência de transtornos depressivos em períodos puerperais subseqüentes (Protheroe, 1969). O risco de a paciente desenvolver novo quadro psicótico é de aproximadamente 1:3 no caso de psicose puerperal. Essas cifras, derivadas de estudos prospectivos que indicam grande recorrência dos quadros, provavelmente podem ser alteradas com tratamento precoce e agressivo.

Videbech e Gouliaev (1995) investigaram prospectivamente pacientes que tiveram episódio psicótico no primeiro ano de puerpério. A freqüência foi de 1/1.000. Se o período é reduzido para o primeiro mês do pós-parto, a freqüência cai para 1/2.000. Quase metade dos casos correspondia a transtorno afetivo bipolar, sendo que não houve casos que preencheram critérios para esquizofrenia. Prospectivamente, 7 e 14 anos deste primeiro episódio verificou-se que 40% das pacientes não preservaram sua capacidade de trabalho devido ao transtorno psiquiátrico. Recorrências, mesmo fora de períodos puerperais, foram bastante comuns, atingindo 60% das pacientes estudadas.

Beegdhl-Strindhad (1998) acompanhou 79 pacientes hospitalizadas, pela primeira vez, em instituição psiquiátrica durante o período puerperal. Após um período médio de 15 anos, verificou-se que a recorrência foi de 51%, sendo que 7,3% ocorreram em período puerperal. Outro estudo prospectivo (Pfuhlmann, 1999) reavaliou 39 pacientes após um tempo médio de 12,5 anos de um primeiro episódio psiquiátrico no puerpério. Setenta e cinco por cento das pacientes não apresentaram alterações persistentes. Metade das pacientes estudadas apresentou quadros psiquiátricos nos puerpérios subseqüentes.

Outro aspecto a se considerar é a influência dos transtornos puerperais apresentados pela mãe sobre o comportamento do bebê, e vice-versa, bem como as conseqüências desses transtornos no desenvolvimento da criança. Mães deprimidas podem avaliar seus bebês como difíceis ou problemáticos, sentirem-se fracassadas no cumprimento de suas funções, notadamente no caso de bebês que provocam maior desgaste na mãe (Brockington e cols., 1988). Embora haja trabalhos que relatam maior incidência de distúrbios de comportamento nas crianças, bem como pior rendimento em testes cognitivos, há, também, estudos demonstrando a plena normalidade dessas crianças (McNeil, 1988), essa questão ainda não está definida.

Referências Bibliográficas

- APPLEBY, L. – The psychiatrist in the obstetric unit. Establishing a liaison service. *Br. J. Psychiatry*, 154:510, 1989.
- BAGEDAHL-STRINDLUNG, M. – Children of mentally ill mothers: mental development, somatic growth and social outcome. *Scand. J. Soc. Med.*, 16:121, 1988.
- BAZIRE, S. – Psychotropic drug directory 2003-4. Fipetin Publishing Wiets, 2003.
- BROCKINGTON, I.F. – Puerperal psychosis: phenomena and diagnosis. *Arch. Gen. Psychiatry*, 38:829, 1981.
- BROCKINGTON, I.F.; WINOKUR, G. & DEAN, C. – Puerperal psychosis. In: Brockington, I.F. & Kumar, R. *Motherhood and Mental Illness*. London, Academic Press, 1988.
- CANTILINO, A. & SOUGEY, E. – Escalas de triagem para depressão pós-parto. *Neurobiologia*, 66:75, 2003.
- COX, J.L.; HOLDEN, J.M. & SAGOVSKY, R. – Detection of post-natal depression: development of the 10-item Edinburgh Postnatal Depression Scale. *Br. J. Psychiatry*, 150:782, 1987.
- COX, J.L.; MURRAY, D. & CHAPMAN, G. – A controlled study of the onset, duration and prevalence of postnatal depression. *Br. J. Psychiatry*, 163:27, 1993.
- CUCCHIARO, G.; MARIANO, E.C. & BOTEGA, N.J. – Psicose puerperal: revisão e casos clínicos. *J. Bras. Ginecol.*, 103:347, 1993.
- FURTADO, E.F. – Abordagem clínica e terapêutica da depressão puerperal: conceitos atuais. Anais do III Fórum de Psiquiatria do Interior Paulista, Águas de Lindóia, 2000, p. 15.
- HARRIS, M. – Maternity blues and major endocrine changes: cardiff puerperal mood and hormone study II. *Br. Med. J.*, 308:949, 1994.
- KENDELL, R.E.; CHALMERS, J.C. & PLATZ, C. – Epidemiology of puerperal psychosis. *Br. J. Psychiatry*, 150:662, 1987.
- KUMAR, R. & ROBSON, K.M. – A prospective study of emotional disorders in childbearing women. *Br. J. Psychiatry*, 144:35, 1984.
- LLEWELIYN, A.M.; STOWE, Z.N. & NEMEROFF, G.B. – Depression during pregnancy and puerperium. *J. Clin. Psych.*, 58(Suppl.15):26, 1997.
- LUINE, V.N.; KHYLCHEVSKAYA, R.I. & McEWEN, B.S. – Effect of gonadal hormones on enzyme activities in brain and pituitary of male and female rats. *Brain Res.*, 86:283, 1975.
- MARTIN, C.J.; BROWN, G.W. & GOLDBERG, D.P. – Psychosocial stress and puerperal depression. *J. Affect. Disord.*, 16:283, 1989.
- McNEIL, T.F. – A prospective study of postpartum psychosis in a high risk group: 1. Clinical characteristics of the current postpartum episodes. *Acta Psychiatr. Scand.*, 74:205, 1986.
- McNEIL, T.F. – A prospective study of postpartum psychosis in a high risk group: 7. Relationship to later offs prig characteristics. *Acta Psychiatr. Scand.*, 78:613, 1988.
- MELTZER, E.S. & KUMAR, R. – Puerperal mental illness, clinical features and classification: a study of 142 mother-and-baby admissions. *Br. J. Psychiatry*, 147:647, 1985.
- O'HARA, M.W. – Postpartum "blues" depression and psychosis: a review. *J. Psychosis. Obstet. Gynecol.*, 7:205, 1987.
- PAFFENBARGER, R.S. & McCABA, L.J. – The effect of obstetric and perinatal events on risk of mental illness in women of childbearing age. *Am. J. Public Health*, 56:400, 1966.
- PAYKEL, E.S. – Life events and social support in puerperal depression. *Br. J. Psychiatry*, 136:339, 1980.
- PFUHLMANN, B. – Long-term course and outcome of severe postpartum psychiatric disorders. *Psychopathology*, 32:192, 1999.
- PRITCHARD, D.B. & HARRIS, B. – Aspects of perinatal psychiatric illness. *Br. J. Psychiatry*, 169:555, 1996.
- PROTHEROSE, C. – Puerperal psychosis: a long term study 1927-1961. *Br. J. Psychiatry*, 115:9, 1969.
- SILVA, J.F.R. & DEL PORTO, J.A. – Psicoses e puerpério: um estudo sobre a semiologia e a situação nosológica das chamadas "psicoses puerperais". *Revista ABP-APAL*, 13:5, 1991.
- STEIN, G. – The maternity blues. In: Brockington, I.J. & Kumar, R. *Motherhood and Mental Illness*. London, Academic Press, 1982, p. 119.
- STEINER, M. – Postpartum psychiatric disorders. *Can. J. Psychiatry*, 35:89, 1990.
- STOWE, A.N. – Sertraline and desmethylsertraline in human breast milk and nursing infants. *Am. J. Psychiatry*, 154:1255, 1997.
- VIDEBECH, P. & GOULIAEV, G. – First admission with puerperal psychosis: 7-14 years of follow-up. *Acta Psychiatr. Scand.*, 91:167, 1995.
- WATSON, J.P. – Psychiatric disorder in pregnancy and the first postnatal year. *Br. J. Psychiatry*, 144:453, 1984.
- WILLIAMS, K.E. & KORAN, L.M. – Obsessive-compulsive disorder in pregnancy, puerperium and premenstrum. *J. Clin. Psychiatry*, 58:330, 1997.
- WISNER, K.L. & WHEELER, S.B. – Prevention of recurrent postpartum major depression. *Hosp. Community Psychiatry*, 45:1191, 1994.
- WISNER, K.L.; PEREL, J.M. & FINDLING, R.L. – Antidepressant treatment during breastfeeding. *Am. J. Psychiatry*, 153:1132, 1996.
- WISNER, K.L. – Risk-benefit decision making for treatment of depression during pregnancy. *Am. J. Psychiatry*, 157:1933, 2000.
- YONKERS, K. & STEINER, M. – Depressão em mulheres. São Paulo, Lemos, 2001.

Seção V

Obstetrícia Operatória

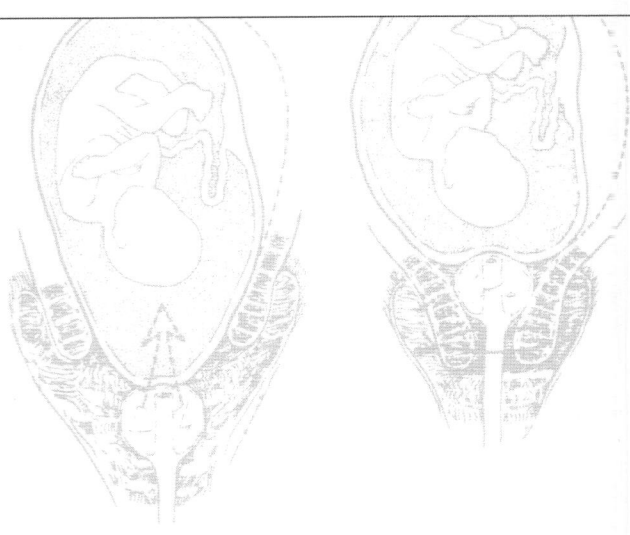

99 Características da Cirurgia Obstétrica

Bussâmara Neme

A partir de 1939-1941, com a introdução da terapêutica antiinfecciosa pela sulfamida e, após 1944-1945, pela penicilina, alterou-se evidentemente a cirurgia obstétrica. As intervenções temerárias praticadas pela via transvaginal, impositivas até então em face dos riscos maternos da via abdominal, foram paulatinamente afastadas e sendo substituídas pela operação cesárea abdominal.

O exagero nas indicações dessa última intervenção seguiu-se do despreparo progressivo dos tocólogos atuais, em nosso meio, e, alhures, em relação às atitudes tocúrgicas de mérito inquestionável para a resolução de partos pela via transvaginal. Importa salientar a necessidade de revertermos essa situação reduzindo a incidência desnecessária da operação cesárea, sem, entretanto, agravar, com manobras temerárias, os organismos materno e fetal.

A prática tocúrgica (cirurgia obstétrica) reveste-se de características que lhe são inerentes pelas seguintes razões:

1. Envolvimento no ato cirúrgico de interesse de dois indivíduos: a parturiente e seu concepto.
2. Caráter de urgência que, com freqüência, assume as indicações tocúrgicas, impedindo que sejam tomados os cuidados necessários pré-operatórios.
3. Presença de condições que favorecem a ocorrência de complicações infecciosas e hemorrágicas (flora microbiana vaginal e traumatismo do canal de parto).
4. Necessidade de presteza assistencial, sob pena de descurarmos riscos fetais (hipóxia) e permitirmos agravamentos maternos (hemorrágicos).
5. Imposição de técnica anestésica que, a par de abolição da dor, não anule a função contrátil do útero na cesárea, e a prensa abdominal (puxos) nas intervenções vaginais.
6. Presença de bom senso que permita ao tocólogo sustar a indicação da operação inicialmente projetada, substituindo-a, *incontinente,* por outra que melhor atenda aos interesses fetais e maternos.
7. Necessária humildade que se exige de obstetras menos experientes para, em face das dificuldades imprevistas, sopitar vaidades e solicitar a cooperação de colegas mais capazes.

Para atender convenientemente todas essas condições, o tocólogo deve estar constantemente atualizado e haver alicerçado longa exgeriência clínica e tocúrgica, em regime de internato prolongado e assessorado por colegas com maior tirocínio. Meu mestre, Raul Briquet, em suas lições, repetia amiúde o conselho de Bumm, que exigia vivência prolongada em maternidade e na sala de parto para a boa formação obstétrica.

Embora, na atualidade, não se justifiquem mais as manobras obstétricas que se praticavam na era pré-antibiótica, em face dos riscos da infecção, coincidente com a via alta, o tocólogo deve estar afeito às técnicas transvaginais, a fim de poder executá-las, se impositivas, sem comprometer os organismos materno e fetal.

Para o desempenho dessas tarefas, o tocólogo deve conhecer a anatomia do canal de parto (bacia óssea e mole) e saber ajuizar, clinicamente, suas dimensões e capacidade. Deve ainda conhecer exatamente os mecanismos que presidem o trânsito do concepto pelo canal de parto e as repercussões possíveis relacionadas ao organismo fetal.

Em nosso meio, o regime de residência em tocoginecologia, recentemente dilatado para três anos, ainda está longe de prodigalizar a experiência necessária para a boa e segura prática tocúrgica.

Na verdade, em face da possível opção pela simplicidade técnica da cesárea (fuga antiética), o tirocínio tocúrgico tem sido relegado de tal modo que intervenções simples, como o fórcipe de alívio, são objeto de preocupação assistencial.

A nosso ver, tocólogos experientes formam-se na vivência prolongada, em regime de internato ou residência (real), em centros obstétricos de maternidades com grande número de partos. A afoitez com que os atuais tocoginecologistas, ao terminar sua irrisória residência, lançam-se na assistência à clientela privada tem sido a razão para o atual descrédito da arte tocúrgica vaginal.

Acresça-se, ainda que publicações, como a de Yoles e Maschiach (1988), em Israel, além de encarecer a inocuidade da cesárea, salientam que a sua prática eletiva favorece o prognóstico imediato materno (Tabela V-1). Esquecem-se esses autores que o prognóstico tardio, representado pela repetição da intervenção, e a maior incidência de placenta prévia e do acretismo placentário estão ligados, em particular, à cesárea eletiva. Daí as estatísticas injustificadas de serviços obstétricos, em que as elevadas incidências de cesárea traduzem não apenas a ignorância da operatória obstétrica, como também o temor de conduzir e assistir a partos transpélvidos.

Tabela V-1 – Mortalidade materna × tipo de parto.

Tipo de parto	Nº de casos	Mortalidade materna p/100.000 partos
Vaginal	797.489	3,6
Cesárea (total)	119.165	21,8
De emergência	83.416	30,0
Eletiva	35.749	2,9

Yoles e Maschiach, 1988 (modificado).

Finalmente, nunca é demais lembrar que na prática tocúrgica o tocólogo deve-se ater mais à arte que à força. *Non vis sede art,* segundo Rezende (1991), "conselho e dogma.

Referências Bibliográficas

• BRIQUET, R. – *Obstetrícia Operatória*. São Paulo, Companhia Editora Nacional, 1932. • REZENDE, J. – *Obstetrícia*. Rio de Janeiro, Guanabara Koogan, 1991. • YOLES, L. & MASCHIACH, S. – Increased maternal mortality in cesarean section as compared to vaginal delivery? Time for reevaluation. *Am. J. Obstet. Gynecol.*, 178:1, 1988.

100 Indicações e Condições Operatórias

Nelson Pedro Bressan Filho

Cirurgias obstétricas, de regra, devem atender aos interesses do binômio mãe e concepto. Indicam-se, com freqüência, por razões clínicas de emergência (hemorragias, sofrimento fetal), impondo-se da parte do obstetra diagnóstico rápido e execução oportuna. De outro lado, o desenvolvimento atual de técnicas especiais, relacionadas com o diagnóstico e a terapêutica intra-útero do concepto, deu ensejo a questões de ordem moral, ética e até mesmo jurídica, na defesa do feto, de seu(s) acompanhante(s) (gestação múltipla) e, inclusive, da própria paciente.

Indicação operatória – é o conjunto de motivos pelo qual determinada conduta cirúrgica foi eleita, para salvaguardar os interesses maternos e fetais. A indicação cirúrgica em obstetrícia pode ser: a) absoluta, quando só é possível determinada intervenção; b) relativa, quando mais de um tipo de cirurgia pode ser indicado, em função da experiência pessoal de cada tocólogo; c) materna, quando visa atender aos interesses maternos; d) fetal, quando atende a segurança e o porvir do concepto; e) mista, quando são atendidos interesses mútuos do feto e da paciente.

Condição operatória – são os pré-requisitos que justificam ser possível a execução de determinada cirurgia.

Contra-indicação operatória – é a presença de situação ou condição que torna impeditiva a prática da cirurgia indicada.

A escolha de qualquer intervenção, no curso do ciclo gravídico-puerperal, deve ser fundamentada em propedêutica obstétrica completa. Idealmente, sua indicação resulta da presença de todas as condições que favorecerão sua execução. E sua prática, sempre que possível, deve ser precedida da anamnese da paciente e do seu exame físico geral e especial e dos recursos semióticos laboratoriais e instrumentais, que se exigem para a completa elucidação do caso clínico.

As condições maternas e fetais que justificaram a indicação de determinada intervenção podem sofrer alterações no intervalo que decorre entre sua indicação e sua execução. Assim, a oportunidade da sua prática pode, eventualmente, ser alterada pela ocorrência evolutiva de novas condições. Daí dizer-se que a indicação cirúrgica, em obstetrícia, é evolutiva e deve adaptar-se, a cada momento, às condições presentes no ato tocúrgico.

Equipe cirúrgica – deve ser adequada ao ato cirúrgico indicado. Durante o parto, além do obstetra, devem estar presentes o primeiro e o segundo auxiliares, o anestesista e o neonatologista.

O tocólogo deve estar seguro da própria competência para a realização correta da intervenção indicada. Caso contrário, é prudente apelar para o auxílio de colega mais experiente.

Complicações decorrentes de erros cirúrgicos em obstetrícia implicam comprometimento grave da segurança materna e do concepto, em face da hemorragia e dos traumatismos que lhes são conseqüentes.

Ambiente cirúrgico – deve estar equipado de todas as condições que permitirão assistência adequada a quaisquer emergências, que podem resultar de intervenções obstétricas. Além disso, não devem ser descurados os cuidados visando à prevenção de infecção, uma vez que não se concebe que mãe e concepto hígidos sejam contaminados no decurso do parto.

Indicações e condições em tocurgias – no quadro V-1 citamos as diversas intervenções em relação às quais consideraremos as indicações, as contra-indicações e as condições que devem prevalecer para sua execução. Importa salientar que nos referiremos às principais eventualidades que se apresentam na assistência obstétrica diária, ressaltando que, por vezes, as indicações e as contra-indicações citadas têm caráter apenas relativo.

Quadro V-1 – Sinopse das principais cirurgias obstétricas.

> **Via abdominal**
> Amniocentese
> Cesárea
> Histerectomia
> Injeção de solutos na cavidade amniótica
> Versão externa
>
> **Via vaginal**
> Amnioscopia
> Amniotomia
> Circlagem de colo uterino
> Cesárea vaginal ou colpo-histerotomia
> Clidotomia
> Correção de distócia de espáduas
> Curagem uterina
> Curetagem uterina
> Descolamento manual de placenta
> Embriotomias
> Episiotomia
> Extração manual de placenta
> Extração pélvica
> Fórcipe
> Introdução de sonda na região extra-amniótica
> Pelvitomias
> Taxe manual
> Vácuo-extração
> Versão interna
>
> **Vias vaginal ou abdominal**
> Drenagens
> Ressuturas

VIA ABDOMINAL

Amniocentese

Indicações – transfusão intra-uterina (isoimunização); introdução de drogas para terapêutica fetal; hidrâmnio; propedêutica da vitalidade; da maturidade fetais e estudo citogenético.

Condições – gestação acima de 8-10 semanas; ultra-sonografia prévia ao exame; realização em ambiente hospitalar para eventual atendimento a complicações feto-maternas, como parto prematuro, descolamento prematuro de placenta e óbito fetal, que podem ocorrer em 7 a 15% das vezes (Mathias e cols., 1979; Correa, 1984), quando não se utiliza a ultra-sonografia.

Contra-indicações relativas – gestante Rh negativo não sensibilizada.

Cesárea

Indicações – podem ser de natureza materna, feto-anexial e mista. Com freqüência, as indicações atendem ao binômio materno-fetal.

- **Maternas**
1. De causa obstétrica:
   - óssea: desproporção cefalopélvica, vício pélvico;
   - funcionais: distócia funcional, iminência de rotura uterina;
   - hemorrágica: descolamento prematuro de placenta, placenta prévia, rotura uterina incompleta;
   - doença hipertensiva específica da gravidez: eclâmpsia, síndrome HELLP;
   - cesárea anterior (duas ou mais);
   - tentativa frustrada de fórcipe;
   - história obstétrica desfavorável;
   - primigesta idosa.
2. De causa ginecológica:
   - infecciosas: herpes genital, condilomatose, linfogranuloma venéreo;
   - tumorais: tumores prévios e câncer de colo uterino;
   - cirurgias prévias: miomectomia, correção de fístulas, colpoperineoplastia.
3. Outras:
   - hipertensão arterial crônica;
   - *diabetes mellitus*;
   - nefropatias;
   - cardiopatias;
   - *post-mortem* com feto vivo e viável.

- **Feto-anexiais**
1. Fetais:
   - sofrimento fetal agudo e crônico;
   - isoimunização pelo fator Rh;
   - gemelaridade;
   - pós-maturidade;
   - apresentações anômalas: pélvicas, cefálicas defletidas e córmicas;
   - malformações congênitas: hidrocefalia, monstros duplos;
   - morte habitual intra-útero.
2. Anexiais:
   - amniorrexe prematura;
   - prolapso de cordão umbilical;
   - procúbito de cordão umbilical;
   - descolamento prematuro de placenta;
   - placenta prévia.

- **Mistas**

Condições – presença de equipe e ambiente cirúrgico adequados.

Contra-indicações – em geral, as contra-indicações são relativas.

Embora a cesárea possa ser indicada, existem situações em que a resolução do parto por via vaginal seria desejável, tais como na infecção ovular, feto morto, cardiopatia materna e gestações com malformações fetais graves.

Histerectomia

Em obstetrícia, em geral, é intervenção de urgência. A técnica subtotal é a preferencial para as indicações de natureza hemorrágica, e a total, para as de ordem infecciosa ou placentas prévias oclusivas.

Indicações – rotura uterina; acretismo placentário; atonia uterina incoercível; traumatismo extenso pós-uso de fórcipe; prolongamento de incisão uterina; descolamento prematuro de placenta; coriomas; infecção puerperal.

Condições – risco materno evidente; ausência de resposta a tratamento menos agressivo (ocitócicos, curagem, curetagem, tamponamento uterino, compressão e ligaduras arteriais); prole estabelecida.

Injeção de solutos na cavidade amniótica

Já foram utilizadas soluções hipertônicas de cloreto de sódio (Aburel, 1934), glicose (Beruti, 1935) e manitol.

Indicações – óbito fetal com altura uterina até 26cm (gestação de segundo ou de terceiro trimestre com reabsorção ou atraso de crescimento), não-responsivas à ocitocina ou prostaglandina.

Condições – feto morto, colo fechado não-responsivo à ocitocina; bolsa íntegra.

Contra-indicações – feto vivo, bolsa rota, placenta prévia e cicatrizes uterinas prévias (relativas).

Versão externa

Trata-se de intervenção obstétrica executada por manobras externas. Pratica-se durante a gestação e o parto.

Indicação – apresentação pélvica ou córmica após 30 semanas de gestação.

Condições – ultra-sonografia e cardiotocografia prévias e normais; membranas íntegras; uso de betamiméticos concomitantemente; analgesia facultativa; condições locais para atendimento materno-fetal de urgência; obstetra experiente; monitorização fetal durante as manobras; gestante em posição de Trendelenburg para facilitar as manobras.

Contra-indicações

Absolutas – sangramento vaginal; placenta prévia; gestação múltipla; insuficiência placentária; oligoâmnio; rotura prematura de membranas.

Relativas – cesárea anterior; gestante Rh negativo; prematuridade; implantação cornual e anterior de placenta; obesidade.

VIA VAGINAL

Amnioscopia

Indicações – diagnóstico de maturidade, apresentação e sofrimento fetais, gestação pós-termo, controle de gestação normal e de alto risco.

Condição – permeabilidade cervical.

Contra-indicações

Relativas – colpites, condiloma acuminado de colo uterino, herpes genital, hidrâmnio.

Absolutas – placenta prévia centrototal e centroparcial.

Amniotomia

Indicações – colo pérvio de 6cm (multípara) e 8cm (primíparas); indução de parto; descolamento prematuro de placenta; placenta prévia marginal e lateral em trabalho de parto; hipertonia uterina.

Condições – colo pérvio.

Contra-indicações – hidrâmnio com apresentação móvel (relativa); situação transversa; partos pélvico e prematuro; procúbito de cordão umbilical.

Circlagem de colo uterino

Indicações – incompetência istmocervical; pós-conização de colo uterino.

Condições – dilatação do colo uterino inferior a 4cm; membranas íntegras; gestação de 12 a 16 semanas (Ansari e Reynolds, 1987; Wright, 1987).

Contra-indicações

Absolutas – hemorragia uterina; corioamnionite; membranas rotas; colo esvaecido com dilatação superior a 4cm; anomalias fetais graves.

Relativas – gestação após 20 semanas; colo com dilatação maior que 4cm não-esvaecido.

Cesárea vaginal ou colpo-histerotomia

Trata-se de cirurgia obstétrica raríssima (Piato e cols., 1972), em desuso com a utilização de prostaglandinas.

Indicações – feto morto de segundo trimestre; infecção intraparto (casos especiais); placenta prévia lateral + feto morto e pequeno; descolamento prematuro de placenta + feto morto e pequeno.

Condições – segundo trimestre de gestação; colo uterino com dilatação mínima de 6cm; obstetra habilitado.

Contra-indicações – tumor prévio; macrossomia fetal; dilatação do colo uterino menor que 6cm; cesárea abdominal anterior.

Clidotomia

Indicação – distócia biacromial.

Correção da distócia de espáduas

Indicação – encravamento de biacromial.

Condições – episiotomia ou ampliação da já existente.

Curagem uterina

Indicação – retenção de membranas e/ou restos placentários.

Condições – colo permeável ao dedo indicador; anestesia.

Curetagem uterina

Indicação – abortamento incompleto ou retido; gestação molar.

Condição – gestação de primeiro trimestre.

Descolamento manual de placenta

Indicação – retenção de placenta ainda aderida.

Condições – colo dilatado; anestesia.

Embriotomias

Tipos	Indicações
Craniotomia	Primeiro tempo prévio à cranioclasia e basiotripsia; hidrocefalia; cabeça derradeira
Cranioclasia	Complementação de craniotomia
Basiotripsia	Cabeça fletida, volumosa e alta (raríssima)
Degola	Situação transversa abandonada

Condições – feto morto; bolsa rota; permeabilidade adequada de colo uterino e da bacia.

Contra-indicações – anel de constrição uterino.

Episiotomia

Indicações – abreviação do período expulsivo em primíparas e multíparas com antecedentes de episiotomia; partos prematuro e pélvico na aplicação de fórcipe.

Condições – período expulsivo avançado; anestesia.

Contra-indicações – assoalho pélvico amplo e francamente permeável à expulsão fetal.

Extração manual de placenta

Indicação – retenção de placenta descolada.

Condições – colo dilatado; anestesia.

Extração pélvica

Indicações – apresentação pélvica em multíparas.

Condições – colo completamente dilatado ou dilatável; permeabilidade óssea; peso fetal estimado entre 2.500 e 3.500g; bom passado obstétrico; fórcipe disponível; presença de anestesista e auxiliar; obstetra habilitado.

Contra-indicações – primíparas (relativa); multíparas com mau passado obstétrico; vício pélvico e/ou bacia-limite; placenta prévia oclusiva; insuficiência placentária; útero malformado; tratamento anterior de esterilidade; feto com peso menor que 2.500g ou maior que 3.500g; cesárea anterior; amniorrexe prematura; cirurgia ginecológica anterior; deflexão e hiper-rotação cefálicas.

Fórcipe

Indicações – alívio materno-fetal; parada de progressão; distócia de rotação; sofrimento fetal; cesárea anterior; cicatriz uterina prévia; cabeça derradeira.

Condições – colo completamente dilatado ou dilatável; proporcionalidade da pelve óssea; permeabilidade das partes moles; bolsa rota; pólo cefálico insinuado.

Contra-indicações – desproporção cefalopélvica; apresentação alta e móvel.

Introdução de sondas na região extra-amniótica

Indicação – óbito fetal com altura até 26cm (gestação de segundo ou de terceiro trimestre com reabsorção ou atraso de crescimento) não-responsivos à ocitocina ou prostaglandina.

Condições – feto morto; bolsa íntegra.

Contra-indicações – feto vivo; bolsa rota; placenta prévia; infecção vulvovaginal.

Pelvitomias

Das três modalidades de pelvitomia, apenas merece consideração a sinfisiotomia parcial subcutânea (Zarate, 1932).

Indicações – desproporção cefalopélvica relativa ou limiar; retenção de cabeça acima do estreito superior na apresentação pélvica com feto vivo e viável.

Condições – conjugado verdadeiro mínimo de 9-9,5cm; boa contratilidade uterina; colo dilatado, vagina ampla; feto vivo; obstetra habilitado e presença de equipe cirúrgica completa.

Contra-indicações – placenta prévia; tumores prévios; conjugado verdadeiro menor que 9cm.

Taxe manual

Indicação – inversão uterina aguda puerperal.

Condição – anestesia adequada para relaxamento uterino.

Vácuo-extração

É procedimento de ultimação do parto, de utilidade controversa. Não é utilizado pela maioria das escolas obstétricas brasileiras após trabalho publicado por Neme em 1972, mostrando que se acompanha em 91,7% das vezes de hemorragias retinianas no recém-nascido. O vácuo-extrator é, ainda, usado por algumas escolas européias e na Suécia (Fall e cols., 1986). Seus resultados se comparam aos obtidos com o uso do fórcipe em casos de sofrimento fetal. Na Noruega, em 1984, Nilsen analisou adolescentes masculinos nascidos por meio de fórcipe e vácuo-extração e nada encontrou do ponto de vista de quociente intelectual que pudesse ser imputado aos instrumentos. Mas, de maneira geral, a vácuo-extração acompanha-se de mais complicações do que o uso do fórcipe, como, por exemplo, menor índice de Apgar, icterícia e cefalematomas (Punnonem e cols., 1986).

Versão interna

Indicações – segundo gemelar em apresentação transversa; segundo gemelar em apresentação cefálica, com procúbito de cordão umbilical.

Condições – colo totalmente dilatado; bolsa rota recentemente; bacia permeável; feto vivo.

VIA VAGINAL OU ABDOMINAL

Drenagens

As drenagens em obstetrícia têm por finalidade esvaziar abscessos ou hematomas. Citaremos a seguir as mais comuns e suas indicações.

Tipos	Indicações
Colpotomia lateral	Abscesso da base do ligamento largo
Colpotomia posterior	Abscesso de fundo de saco de Douglas
Drenagem abdominal	Abscesso de parede e/ou da cavidade abdominal
Drenagem inguinal	Parametrite alta abscedada
Drenagem vulvovaginal	Hematomas e abscessos locais
Drenagem pós-cirúrgica	Hematoma incisional pós-cesárea, episiotomia etc.
Drenagem mamária	Mastite abscedada puerperal

Condições – anestesia local, locorregional ou geral na dependência da localização e da extensão da área a ser drenada.

Ressuturas

Indicações – deiscência de episiorrafia; deiscência de incisão abdominal.

Condições – ausência de infecção local; uso de fios de sutura de demorada absorção ou inabsorvíveis; anestesia local, locorregional ou geral, conforme a localização.

Contra-indicação – presença de infecção.

Seja qual for a cirurgia indicada, os riscos materno-fetais estarão sempre aumentados, seja pela infecção, seja pela hemorragia ou ainda por complicações anestésicas. O obstetra não pode, portanto, deixar de fundamentar bem sua indicação cirúrgica, para que, ao fazê-la, os benefícios superem sempre os riscos (*primum non nocere*).

Referências Bibliográficas

- ANSARI, A.H. & REYNOLDS, R.A. – Cervical incompetence: a review. *J. Reprod. Med.*, 32:161, 1987.
- ARAUJO, J.C. & cols. – Episiotomia: um inquérito. *Femina*, 11:614, 1983.
- BRIQUET, R. – *Obstetrícia Operatória*. São Paulo, Cia. Editora Nacional, 1932.
- CORREA, M.D. – Complicações da amniocentese transabdominal. *Rev. Bras. Ginecol. Obstet.*, 6:72, 1984.
- FALL, O. & cols. – Forceps or vacuum extraction? A comparison of effects on the newborn infant. *Acta Obstet. Gynaecol. Scand.*, 65:75, 1986.
- GUARIENTO, A. & DELASCIO, D. – *Obstetrícia Operatória – Briquet*. 2ª ed., São Paulo, Sarvier, 1979.
- HARRINSON, R.F. & cols. – Is Routine episiotomy necessary? *Br. Med. J.*, 288:1971, 1984.
- LEON, J. – *Tratado de Obstetrícia*. Buenos Aires, Ed. Científica Argentina, 1959.
- MATHIAS, L. & cols. – Iatrogenismo em amniocentese. *Ginecol. Obstet. Bras.*, 12:195, 1979.
- NEME, B. – Assistência ao parto: 4º período. *Femina*, 10:188, 1982.
- NEME, B. & cols. – Efeitos da assistência ao parto sobre o sistema vascular fetal VI – Observações comparativas na aplicação do fórcipe de alívio e na vácuo extração. *Mat. e Inf.*, 31:25, 1972.
- NEME, B. & cols. – Efeitos da assistência ao parto sobre o sistema vascular fetal IV – Observações comparativas no parto espontâneo e na aplicação do fórcipe de alívio. *Mat. & Inf.*, 31:17, 1972.
- NILSEN, S.T. – Boys born by forceps and vacuum extraction examined at 18 years of age. *Acta Obstet. Gynaecol. Scand.*, 63:549, 1984.
- PIATO, S. & cols. – Cesárea vaginal. *Mat e Inf.*, 31:255, 1972.
- PUNNONEM, R. & cols. – Fetal and maternal effects of forceps and vacuum extraction. *Br. J. Obstet. Gynecol.*, 93:1132, 1986.
- REZENDE, J. – *Obstetrícia*. 5ª ed., Rio de Janeiro, Guanabara Koogan, 1987.
- TIZZOT, E.L.A. – Cesárea: análise de suas indicações. *Femina*, 10:795, 1982.
- WRIGHT, E.A. – Fetal salvage with cervical cerclage. *Int. J. Gynecol. Obstet.*, 25:13, 1987.
- ZUGAIB, M. & cols. – Estudo do prognóstico materno-fetal em casos de infecção intraparto. *Ginecol. Obstet. Bras.*, 8:117, 1985.

101 Cuidados Pré-Operatórios

Joe Luiz Vieira Garcia Novo

São aqueles que se relacionam desde a indicação de uma tocurgia até sua realização, compreendendo duas fases: antecipada, quando a paciente está sendo atendida fora do hospital, e imediata, na qual ela recebe assistência médica internada (Alves, 1957).

CUIDADOS PRÉ-OPERATÓRIOS ANTECIPADOS

Procede-se ao levantamento clínico e/ou laboratorial das pacientes, avaliando-se suas condições às prováveis implicações cirúrgicas, corrigindo-se eventuais intercorrências clínicas, nutricionais e/ou emocionais. O planejamento operatório será rigoroso, definindo-se os limites da equipe cirúrgica e da futura cirurgia, inclusive sobre os aspectos socioeconômicos, com o retorno da paciente ao trabalho (Jorge Filho e cols., 1995).

Solicita-se a autorização por escrito da paciente ou da pessoa responsável por ela (quando de indigentes, doentes mentais e/ou pacientes pertencentes a seitas e grupos religiosos), com a finalidade de promover sua remoção para o hospital e praticar o ato cirúrgico (Alves, 1957).

CUIDADOS COM A INDICAÇÃO E O PLANEJAMENTO DA CIRURGIA

Compete ao tocólogo a indicação cirúrgica, o desenvolvimento do ato operatório e a manutenção pós-operatória. Qualquer médico pode ser processado por imperícia, negligência ou imprudência (Ferreira e cols., 1958). Quando houver dúvida diagnóstica, uma conferência médica poderá ser solicitada pelo obstetra, a pedido da família e/ou, ainda, pela paciente (Alves, 1957).

O empreendimento do ato operatório durante a gravidez, em geral, decorre de intercorrência cirúrgica aguda e/ou se associa à piora evolutiva do estado materno-fetal, durante tratamento clínico.

A natureza urgente que rotineiramente acompanha as cirurgias obstétricas nem sempre conduz para que todos os cuidados operatórios possam ser satisfeitos. Às vezes, medidas tradicionais e imperiosas vêm à retaguarda das intervenções (Machado e cols., 2004).

CUIDADOS E AVALIAÇÃO DE PATOLOGIAS PREEXISTENTES À GESTAÇÃO

Por meio de minucioso exame clínico, as intercorrências mórbidas maternas preexistentes à gravidez serão avaliadas. As pacientes anêmicas, quando factível, terão correções da crase sangüínea antes do ato cirúrgico.

A gestante cardiopata será acompanhada pelo cardiologista. No parto, o obstetra deverá ater-se às indicações obstétricas de resolução da parturição; o cardiologista promoverá assistência clínica adequada de acordo com a evolução da paciente (Machado e cols., 2004).

As diabéticas orientadas por diabetólogo serão internadas já compensadas, com dietas e doses de insulina adequadas, até o momento do parto. As tocurgias serão realizadas preferencialmente durante o período matinal, evitando-se o jejum prolongado das pacientes (Neme, 2000).

As hipertensas crônicas devem ser funcionalmente bem avaliadas antes do ato operatório. Controlam-se os níveis tensionais muito elevados, visando reduzir-se o risco de crise hipertensiva, relacionada ao estresse pré-operatório (Machado e cols., 2004).

Nos dias atuais a gestante, pela sua intensa e freqüente participação em atividades extradomiciliares e profissionais, está exposta a acidentes de carros, agressões, assaltos e doenças ambientais. Assinala-se que infecções (clínicas, cirúrgicas ou imunodependentes), ginecopatias, desnutrições e perturbações hidroeletrolíticas coexistem, amiúde, com as urgências obstétricas. Equipes médicas multidisciplinares e alojamentos de tratamento intensivo necessitam estar à disposição dessas pacientes (Reynolds, 1993).

CUIDADOS E AVALIAÇÃO DAS PATOLOGIAS DECORRENTES DA GRAVIDEZ

Entre as intercorrências mais freqüentes e que motivam indicações cirúrgicas citam-se: doença hipertensiva específica da gravidez, síndromes hemorrágicas (do primeiro e terceiro trimestres), complicações do parto e de pós-secundamento, sofrimento fetal, infecção e medicina fetal.

Na presença de moléstia hipertensiva específica da gravidez pura ou sobreposta à hipertensão anterior, associada ou não à síndrome HELLP, os cuidados visarão sedar para evitar convulsões, aliviar a crise hipertensiva, combater o vasoespasmo dos órgãos-alvos, favorecer a diurese e corrigir complicações por distúrbios de coagulação. Sempre lembrar que o tratamento anticonvulsivante eletivo (magnésio) poderá potencializar o anti-hipertensivo (hidralazina), induzindo quedas tensionais arteriais além das desejadas durante o acompanhamento clínico (Machado e cols., 2004).

As gestantes ou parturientes portadoras de patologias hemorrágicas deverão contar como garantia a reposição volêmica. Eventualmente, a auto-extração prévia de sangue pode ser justificada para futura transfusão intra ou pós-operatória (Neme, 2000).

Diagnosticado o sofrimento fetal durante a prenhez, a extração do concepto será antecipada (Callen, 1996) para poupá-lo de depressão, das lesões permanentes em órgãos de sua economia e/ou óbito intra-uterino (Neme, 1967). Ante a presença de feto no limiar de maturidade pulmonar, impõe-se apressá-la pela corticoterapia (Neme, 2000). No sofrimento intraparto, recomendam-se, enquanto são providenciadas as condições para o ato operatório, as seguintes medidas: oxigenoterapia materna, decúbito lateral esquerdo e, também, uterolíticos se a hipóxia fetal resultar de hipercontratilidade uterina (Gulin e cols., 1971).

Diante de infecção, a terapêutica antiinfecciosa deverá ser precedida, sempre que possível, da coleta de material para provas bacteriológicas. Durante a gravidez (infecção amniótica) e o parto (infecção intraparto), a administração de antibióticos de largo espectro se fará preferentemente após a extração do concepto (Neme, 2000).

A importância que vem alcançando a medicina fetal e a conseqüente terapêutica intra-útero do concepto merece atenção especial pré-operatória, de caráter multidisciplinar (Reynolds, 1993).

CUIDADOS COM A REGIÃO A SER OPERADA

São representados pela limpeza, pela remoção de pêlos e antissepsia da região cirúrgica. Têm como fim remover ou neutralizar o conteúdo cutâneo local, para não interferir no processo de cicatrização da região a ser operada. Antecedem, ao ato cirúrgico, de algumas horas, minutos ou até são realizadas no início da anestesia, quando a manipulação no local a ser operado for incômoda, dolorosa ou, ainda, dependendo da urgência cirúrgica (Alves, 1957).

O banho pré-operatório ajuda a limpeza da paciente, além de proporcionar sensação de bem-estar e encorajamento ao futuro ato operatório (Jorge Filho e cols., 1995).

A remoção dos pêlos será realizada no quarto ou na sala cirúrgica, por meio da simples aparação com tesoura, rente à epiderme, a fim de evitar escarificações na área a ser operada, e lesões ao nível da implantação dos pêlos aí presentes. Este cuidado se justifica para não interferir na cicatrização da ferida operatória (Ferreira e cols., 1958).

As soluções antissépticas necessitam ter ação rápida, eficiente e destruidora dos germes cutâneos residentes e transitórios. Recomendam-se soluções iodofóricas, complexos orgânicos de iodo a 10% associados ou não a detergentes sintéticos (degermantes), a soluções alcoólicas (tintura) e/ou água (tópico). Têm ação rápida, destruidoras eficientes dos germes cutâneos residentes ou transitórios. Agem sobre germes gram-positivos e negativos, fungos, raramente desencadeiam alergias, e contam com atividade residual prolongada (ao redor de 4 horas) (Jorge Filho e cols., 1995).

As urgências comuns das cirurgias não eximem o cirurgião e sua equipe de desprezar os cuidados na região a ser operada, louvando na confiança que sugere o emprego atual dos antibióticos e demais fármacos do arsenal terapêutico (Neme, 2000).

CUIDADOS COM O APARELHO DIGESTÓRIO

Nas intervenções obstétricas transvaginais, recomenda-se a prática de enema baixo, para impedir que a presença do bolo fecal na ampola retal processe a sua eliminação na fase expulsiva. Evita-se constrangimento desnecessário da paciente.

Nas assistências pela via abdominal, o enteroclisma alto pode agravar o incômodo do meteorismo intestinal, peculiar ao ato operatório. Quando ocorreu evacuação espontânea há pelo menos 6 horas antes do procedimento, não se justifica sua prática (Neme, 2000).

Nas intervenções programadas, o jejum de pelo menos 8 horas deve ser impositivo, principalmente se a anestesia de escolha for a narcose (Yamashita e Gozzani, 1997). A prevenção de aspiração materna de conteúdo gástrico poderá ser evitada com a administração de antiácidos orais (15 a 30ml de citrato de sódio), ou pró-cinéticos (10mg de metoclopramida) e/ou inibidor de secreção gástrica (50mg de ranitidina) por via intravenosa (Ramanathan, 1995). A cavidade gástrica poderá ter seu conteúdo esvaziado, quando necessário, por meio de sonda naso-gástrica tipo Levine (Ferreira e cols., 1958).

CUIDADOS COM O APARELHO RESPIRATÓRIO

Durante a gravidez há aumento de consumo de oxigênio, tornando a gestante mais suscetível à hipoxemia durante apnéia inesperada, o que poderá diminuir o fluxo arterial uterino e facilitar a acidose fetal. Na presença de dificuldade de entubação endotraqueal, serão facilitadas também hipercapnia, acidose respiratória materna e/ou elevação de resistência vascular pulmonar (Machado e cols., 2004).

Nas assistências de urgência intraparto, é contra-indicada a narcose, em face do esvaziamento lento e do conseqüente risco de vômito e aspiração de refluxo de conteúdo gástrico e subseqüente pneumonia aspirativa (síndrome de Mendelson) (Yamashita e Gozzani, 1997). Nesses casos, a preferência recairá às anestesias de condução. Saliente-se que as mortes maternas, conseqüentes às anestesias, são, ultimamente, relacionadas às complicações respiratórias pós-narcose (Neme, 2000).

CUIDADOS COM O APARELHO URINÁRIO

Nas intervenções abdominais, o cateterismo vesical será realizado, sempre que possível, após a instalação do procedimento anestésico. Além da redução da dor, este cuidado impede traumatismos uretrais resultantes da mobilização e das posturas da paciente. Mantido durante o ato operatório, para tal, deve ser empregada a sonda de Foley. A bexiga vazia favorece o acesso e o manuseio cirúrgicos à pelve. Nas intervenções transvaginais, o cateterismo prévio reduz o traumatismo vesical e facilita o desprendimento fetal (Neme, 2000).

VISITA PRÉ-ANESTÉSICA

A visita pré-anestésica pelo anestesista gera amizade e confiança, melhorando a reatividade emocional da paciente. Estabelecerá a sedação de base a ser utilizada, recomendará o decúbito lateral durante o parto (diminuição da compressão aortocava), confirmando a metodologia anestésica previamente estabelecida com o tocólogo e o berçarista (Stoelting e Miller, 1993).

SEDAÇÃO PRÉ-OPERATÓRIA

É administrada cerca de 1 hora antes do ato operatório, por vias muscular ou venosa (Adams e Cashman, 1994). Na presença de feto vivo e viável, evitam-se drogas sedativas às gestantes ou às parturientes. Sua ação depressora cardiorrespiratória é, particularmente, evidente nos conceptos prematuros (Bonica, 1990).

ENCAMINHAMENTO DA PACIENTE À SALA DE CIRURGIA

A paciente será vestida com roupa leve de peça única de tecido não-sintético, de fácil remoção, protegida com toucas e perneiras. Retiram-se próteses e cosméticos, facilitando o manuseio anestésico e a avaliação medicamentosa (Ferreira e cols., 1958). Após a medicação pré-anestésica, controlam-se os sinais vitais e o nível de consciência da paciente (Davinson e cols., 1997).

O transporte da paciente faz-se por meio de maca, protegida com cobertores e acompanhada de enfermeira (Alves, 1957). O posicionamento é, em geral, o decúbito lateral, evitando-se hipotensão supina (Adams e Cashman, 1994). Se a indicação for prolapso funicular, o transporte será em posição genupeitoral (posicionamento geralmente constrangedor à paciente) ou em decúbito dorsal, enquanto pelo toque vaginal mantém-se elevada a apresentação fetal, na tentativa de descomprimir o cordão umbilical (Neme, 2000).

CUIDADOS NA SALA DE CIRURGIA

O perfeito controle climático da sala proporciona condições confortáveis à paciente e ao pessoal do centro obstétrico. Serão prevenidas explosões pela remoção de gases anestésicos infláveis (Ferreira e cols., 1958).

Na sala de cirurgia, revisam-se os materiais e os equipamentos cirúrgicos adequados, por meio de pessoal atendente treinado, visando ao sinergismo e ao bem-estar da paciente. Em pacientes de alto risco utiliza-se cateter de Swan-Ganz para o controle adequado da pressão venosa central, de espirômetros controlando a ventilação materna e/ou de monitores para o controle de relaxantes curarínicos e sua reversão (Bonica, 1990).

CUIDADOS COM A PACIENTE DURANTE O ATENDIMENTO CIRÚRGICO

Nas tocurgias por via baixa, durante o parto recomenda-se a posição semi-sentada, a qual favorece a expulsão fetal. Tratando-se de intervenção abdominal, a paciente será mantida em decúbito dorsal, obedecendo proclive ou cefalodeclive em função de conveniências anestésicas ou da técnica operatória.

A posição de parturição mais utilizada é a de litotomia, de talha ou de Bonnaire-Bué. A bacia da parturiente é colocada junto da borda escamoteável da mesa. As espáduas maternas devem permanecer bem amparadas e aconchegadas em contenção almofadada.

A postura vertical da paciente (semi-sentada) tem, na atualidade, adeptos que argumentam ser a natural e instintiva das mulheres, quando não estejam sob a coordenação do tocólogo. No parto vertical há melhor atuação da prensa abdominal, diminuindo o tempo de parturição (Neme, 2000).

A posição supina, na presença de útero grávido em prenhez de termo (principalmente em posições direitas), pode interferir nas condições de hemodinâmica materna, gerando compressão da aorta abdominal e diminuindo o fluxo arterial para a região pélvica materna. A veia cava inferior, ao ser comprimida, reduz o retorno venoso ao coração, havendo conseqüente queda do débito cardíaco. Pode provocar hipotensão supina (síndrome da veia cava inferior de Mac Roberts), gerando palidez, sudorese, lipotimia, taquicardia e ingurgitamento venoso podálico. A rotação lateral da mesa, a colocação de compressa com 15° no quadril direito da paciente e/ou deslocamento manual do útero da direita para a esquerda corrigem essa desconfortável síndrome (Adams e Cashman, 1994).

Referências Bibliográficas

• ADAMS, A.P. & CASHMAN, J. – *Anestesia, Analgesia e Tratamento Intensivo*. Rio de Janeiro, Revinter, 1994. • ALVES, E. – *Vademecum de Pré e Pós-operatório*. Rio de Janeiro, Saber Ltda., 1957. • BONICA, J.J. – *Analgesia e Anestesia Obstétrica*. Rio de Janeiro, Colina Liv. Ed., 1990. • CALLEN, P.W. – *Ultra-sonografia em Obstetrícia e Ginecologia*. Rio de Janeiro, Guanabara Koogan, 1996. • DAVINSON, J.K. & cols. – *Manual de Anestesiologia Clínica. Procedimentos do Massachusetts General Hospital*. Rio de Janeiro, Medsi Ed. Médica e Científica Ltda., 1997. • FERREIRA, F.R. & cols. – *Controle Clínico do Paciente Cirúrgico*. Rio de Janeiro, Ed. Atheneu, 1958. • GULIN, L.A. & cols. – Sofrimento fetal intraparto. Alterações da circulação materno-fetal no trabalho de parto e diagnóstico laboratorial do sofrimento fetal. *GO-Rev. Atual. Ginec. Obstet.*, 9, 1971. • JORGE FILHO, I. & cols. – *Cirurgia Geral. Pré e Pós-Operatório*. São Paulo, Ed. Atheneu, 1995 • MACHADO, F.S. & cols. – *Perioperatório. Prodedimentos Clínicos*. 1ª ed., São Paulo, Sarvier, 2004. • NEME, B. – Clínica do sofrimento fetal. *GO-Rev. Atual. Ginec. Obstet.*, 1: 6, 1967. • NEME, B. – *Obstetrícia Básica*. 2ª ed., São Paulo, Sarvier, 2000. • RAMANATHAN, S. – *Anestesia Obstétrica*. Rio de Janeiro, Revinter, 1995. • REYNOLDS, F. – *Bloqueio Epidural Raquiano em Obstetrícia*. São Paulo, Liv. Ed. Santos, 1993. • STOELTING, R.K. & MILLER, R.D. – *Sinopse de Anestesia*. Rio de Janeiro, Revinter, 1993. • YAMASHITA, A.M. & GOZZANI, J.L. – *Anestesia em Obstetrícia*. São Paulo, Ed. Atheneu, 1997.

102 Analgesia e Anestesia: Aspectos Obstétricos

Marcelo Luis Abramides Torres
José Edison de Moraes
Roberto Simão Mathias
José Carlos Almeida Carvalho

INTRODUÇÃO

A analgesia obstétrica, iniciada por Simpson em 1847, utilizando o clorofórmio, pehrsiste desafiando obstetras e anestesiologistas que prosseguem na investigação de métodos mais eficientes e seguros no controle da dor da parturição. Em que pesem os magníficos avanços atuais, ainda não atingimos a técnica ideal preconizada por Sturrock na década de 1930, que postulava as seguintes características: ser de simples execução, reduzir ou abolir a dor e o sofrimento, exercer mínimos efeitos sobre a mãe e o feto, não alterar a dinâmica uterina e não predispor à hemorragia puerperal, permitir a cooperação da paciente durante o período expulsivo, não aumentar a incidência de partos operatórios.

Os avanços no conhecimento das modificações gravídicas, da fisiologia do parto, da fisiopatologia das gestações de alto risco, da fisiologia e da farmacologia das drogas e técnicas de analgesia e anestesia, associados ao aprimoramento tecnológico na monitorização do bem-estar materno-fetal e do material necessário à prática da anestesia, possibilitaram a humanização do parto e as intervenções obstétricas com maior conforto e segurança para a mãe e o feto.

Alterações fisiológicas da gravidez e suas implicações nas técnicas de analgesia e anestesia

Aparelho respiratório – as principais modificações do sistema respiratório de importância para o anestesiologista são o ingurgitamento vascular, o edema das vias aéreas superiores, o aumento da ventilação alveolar e a redução da capacidade residual funcional.

O ingurgitamento vascular e o edema das vias aéreas superiores dificultam a entubação traqueal e possibilitam a lesão tecidual, exigindo manipulação cuidadosa. A sonda endotraqueal deve ser de diâmetro compatível com tais modificações, geralmente igual ou menor que 7,5mm.

Com o crescimento do útero, ocorre a elevação do diafragma, levando à diminuição discreta da capacidade pulmonar total, a qual é, em parte, compensada pelo aumento ânteroposterior da caixa torácica, havendo, no final, redução de cerca de 200ml dessa capacidade à custa principalmente do volume residual. Esse fato, associado à diminuição de cerca de 100ml do volume de reserva expiratória, tem como conseqüência a redução de aproximadamente 300ml da capacidade residual funcional (Gráfico V-1).

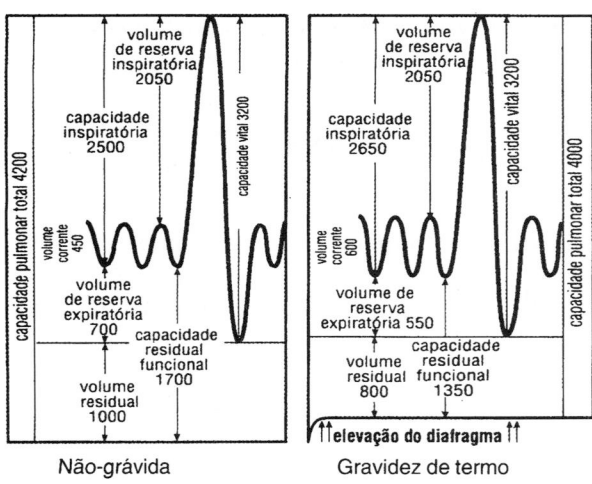

Gráfico V-1 – Volumes e capacidades pulmonares em grávidas e não-grávidas.

A redução da capacidade residual funcional é o motivo pelo qual a grávida desenvolve hipoxemia mais facilmente: as reservas de oxigênio são pequenas, enquanto seu consumo está aumentado. A pré-oxigenação antes da entubação traqueal é mandatória e a intubação deve ser rápida. Os anestésicos inalatórios devem ser utilizados com parcimônia, pois encontram terreno propício para induções rápidas e variações bruscas dos planos de anestesia.

O aumento da ventilação alveolar é causado pela elevação do volume corrente e da freqüência respiratória. A paciente sob ventilação controlada, mecânica ou manual pode facilmente desenvolver alcalose respiratória grave, que reduz o fluxo sangüíneo uteroplacentário e desloca a curva de dissociação da hemoglobina para a esquerda, podendo causar hipoxemia fetal.

Aparelho cardiocirculatório – as alterações cardiocirculatórias mais importantes são a hemodiluição, a hipervolemia, o aumento do débito cardíaco, a diminuição da resistência vascular periférica e do retorno venoso ao coração.

A anemia é decorrente do maior aumento do volume plasmático em relação ao número de eritrócitos. Patologias obstétricas associadas a sangramentos crônicos ou hemoglobinopatias podem reduzir a concentração de hemoglobina abaixo dos limites compatíveis com a oxigenação fetal adequada. A expansão volêmica prévia à instalação da anestesia peridural ou da raquianestesia pode agravar a anemia materna e deve, portanto, ser realizada com volumes moderados de cristalóides (Gráfico V-2).

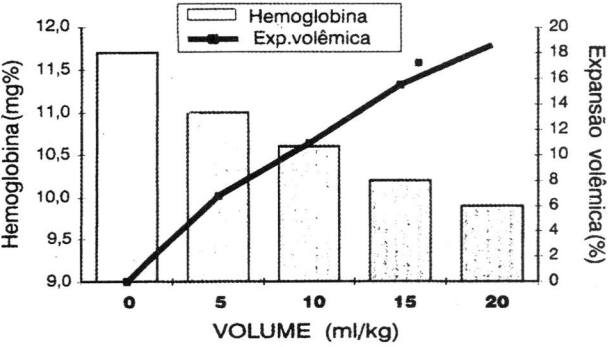

Gráfico V-2 – Variação da concentração de hemoglobina e expansão volêmica determinadas por volumes crescentes de solução de Ringer-lactato durante anestesia peridural para cesárea (Carvalho e cols., 1990).

O aumento do débito cardíaco ocorre por elevação do volume sistólico e da freqüência cardíaca. Em cada etapa da gestação, cada um desses fatores contribui em proporções diferentes. As alterações são máximas durante o parto e o puerpério, quando o volume efetivo de sangue é aumentado, durante as contrações, pelo fenômeno da autotransfusão. O aumento do débito cardíaco constitui sobrecarga hemodinâmica muito grande, sobretudo para pacientes com baixa reserva cardíaca. A resistência periférica diminui com a gestação, fundamentalmente pela instalação de zona de baixa resistência, representada pela circulação uteroplacentária. Drogas e técnicas anestésicas geralmente acentuam a redução da resistência periférica. Após a extração fetal e a dequitação, com a contração uterina, a resistência periférica aumenta subitamente (Gráfico V-3).

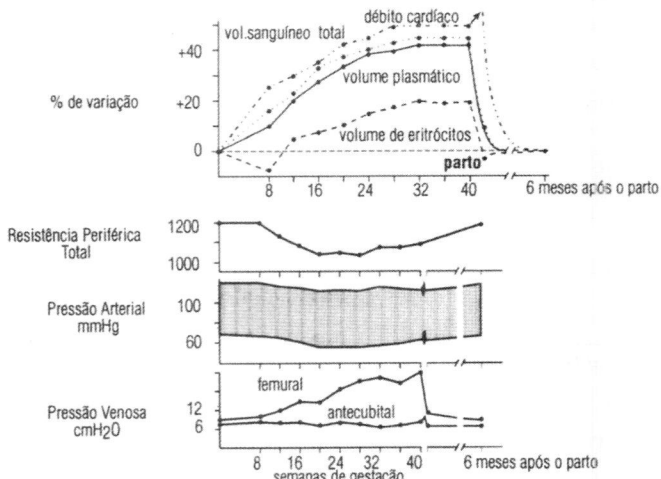

Gráfico V-3 – Modificações cardiocirculatórias induzidas pela gestação.

A partir da 28ª-32ª semanas e principalmente próximo do termo, o débito cardíaco torna-se dependente da posição adotada pela gestante. Em decúbito dorsal horizontal, a diminuição é máxima, porque o útero causa compressão importante da veia cava inferior, o que reduz o retorno venoso ao coração direito. A pressão arterial pode sofrer redução, dependendo da capacidade de compensação do sistema nervoso simpático, por meio do aumento da resistência periférica e da freqüência cardíaca. O débito cardíaco, entretanto, está sempre diminuído quando a gestante assume tal decúbito, mesmo que a pressão arterial se mantenha normal. A simples colocação da gestante em decúbito lateral corrige a alteração (Gráfico V-4). As anestesias condutivas, raqui ou peridural, acentuam a redução do retorno venoso, podendo comprometer seriamente a hemodinâmica materna e, conseqüentemente, o feto (Esquema V-1). A descompressão da veia cava, seja pelo decúbito lateral esquerdo, seja pelo deslocamento uterino, é mandatória.

A via alternativa de retorno do sistema da cava inferior para o coração é o sistema ázigos-vertebral. Como conseqüência, temos maior pressão no espaço peridural e liquórico, o que determina, na raquianestesia, maior dispersão dos anestésicos locais.

Aparelho gastrintestinal – as modificações anatômicas e hormonais levam ao aumento da acidez (sobretudo pela gastrina placentária) e à lentidão no esvaziamento gástrico. Isso faz com que a gestante se constitua em paciente de alto risco para a regurgitação e a aspiração de conteúdo gástrico durante a indução da anestesia geral. Toda indução de anestesia geral na

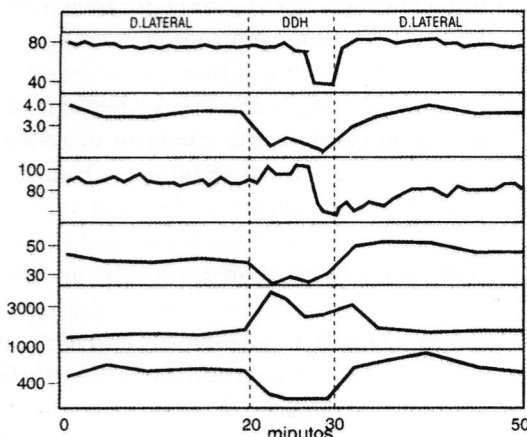

Gráfico V-4 – Influência do decúbito sobre as variáveis hemodinâmicas da gestante de termo.

Esquema V-1 – Interação entre os bloqueios espinhais e a compressão aortocava durante anestesia regional para cesárea.

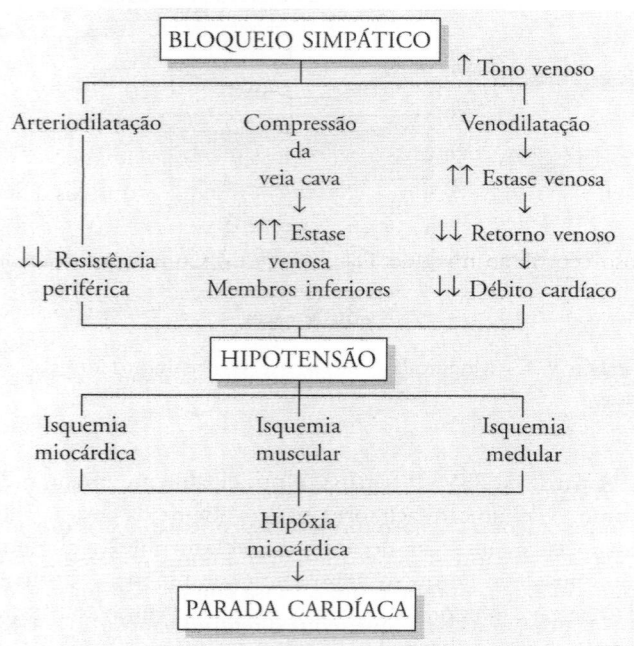

grávida deve ser realizada com agentes de ação rápida, sob manobra de Sellick, para reduzir os riscos do acidente. Estão absolutamente contra-indicadas sedações profundas da paciente obstétrica sem entubação traqueal. A aspiração do conteúdo gástrico determina a síndrome de Mendelson, uma pneumonite química associada à elevada morbiletalidade. A aspiração do conteúdo gástrico, junto com as dificuldades de entubação, constitui-se na maior causa de mortalidade materna relacionada à anestesia (Tabela V-2).

Tabela VI-2 – Mortalidade materna relacionada à anestesia no Reino Unido no período 1979-1981 (Report on Confidential Enquiries into Maternal Deaths in England and Wales 1979-1981).

Aspiração do conteúdo gástrico	8
Intubação difícil	8
Curarização residual	2
Cifoescoliose com insuficiência respiratória no pós-operatório	3
Desconexão do sistema ventilatório no pós-operatório	1
Outros	7
Total	29

Alterações renais – na gestação, ocorre aumento do fluxo plasmático e da filtração glomerular. Para compensar, eleva-se a reabsorção tubular. Esta modificação torna-se importante na avaliação das gestantes hipovolêmicas, quando a oligúria se instala precocemente e a adequação da diurese é o último parâmetro a normalizar-se.

Compartimentos corporais – a gestação impõe ao organismo materno um aumento do peso corporal, que não é uniformemente distribuído nos diferentes compartimentos corporais. Oitenta por cento do aumento do peso corporal ocorre à custa de água corporal, sendo que 80% dessa água é extracelular. Existe, portanto, grande aumento do compartimento extracelular que modifica significativamente o volume de distribuição de drogas no organismo materno. Para algumas drogas, por exemplo para a bupivacaína, o volume de distribuição está aumentado em 400%; na paciente em que a ligação protéica dos anestésicos locais está diminuída pela hipoproteinemia, essa modificação do volume de distribuição representa mecanismo de proteção importante contra os efeitos tóxicos da droga. Outras variações da resposta clínica aos anestésicos podem ser explicadas por essas modificações.

Alterações do equilíbrio acidobásico – o sódio plasmático reduz-se de 142 para 138mEq/litro, havendo também pequenas reduções do potássio, do cálcio e do magnésio. Os ânions diminuem proporcionalmente, sendo que o bicarbonato reduz-se até a 21mEq/litro. As bases-tampões totais (bicarbonato, hemoglobina e proteínas) diminuem para 42mEq/litro, o que, ao lado da diminuição da paCO$_2$ (30mmHg) e da manutenção ou discreta elevação do pH, caracteriza alcalose respiratória compensada por "acidose metabólica". Durante a parturição, o aumento do metabolismo associado à hiperventilação pode elevar o lactato, mas a redução da paCO$_2$ leva o pH para valores de 7,5 ou maiores. A analgesia adequada pode corrigir esse fenômeno.

ANALGESIA PARA PARTO VAGINAL

O trabalho de parto, apesar de ser processo fisiológico, é fenômeno doloroso. Em que pesem as diferenças socioeconômicas e culturais na percepção da dor do parto, Melzack (1984) avaliou sua intensidade como semelhante àquela do arrancamento de um dedo (Fig. V-1).

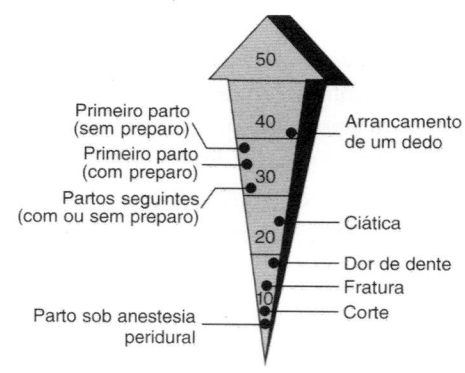

Figura V-1 – Comparação de sensações dolorosas (adaptado de Melzack, 1984).

Mecanismos de dor durante a parturição

Apesar de não estarem definitivamente determinadas, é provável que as causas de dor durante a parturição devam-se a dilatação cervical, contração e distensão uterinas, distensão de tecidos perineais e outros fatores (Bonica, 1979).

Dilatação cervical – durante o primeiro período do trabalho de parto, a dor é devida principalmente a distensão, estiramento e talvez lesões do colo uterino.

Estas conjeturas são baseadas nas seguintes observações:

1. estiramento de qualquer músculo liso é estímulo comum de dor visceral;
2. existência de estreita correlação entre a intensidade dolorosa do trabalho de parto e o grau de dilatação cervical;
3. presença de retardo entre o início da contração uterina e o começo da percepção dolorosa (15 a 30 segundos), que seria o tempo necessário para uma contração efetiva causar a distensão do colo;
4. sob *anestesia local* para cesárea, em gestante consciente, o manuseio ou a secção do útero é indolor. Todavia, a palpação do colo ou sua distensão causa desconforto similar àquele do trabalho de parto;
5. em gestantes conscientes, o colo uterino pode ser pinçado ou submetido à eletrocoagulação, sem causar dor. Porém, sua dilatação durante curetagem é extremamente dolorosa.

Parece claro, atualmente, que a etiologia da dor da parturição proposta pelos defensores do "parto sem dor", responsabilizando o chamado círculo vicioso de ansiedade-tensão-dor, determinando hiperatividade do sistema nervoso simpático e, como conseqüência, aumentando a tensão, não está confirmada pelas evidências atuais. Isto porque, sendo o colo composto principalmente por tecido conjuntivo frouxo e por muito pouco músculo liso e tecido conjuntivo elástico, seria incompetente para exercer atividade contrátil. Além disso, quanto mais intensa é a percepção dolorosa, menor é a contração cervical.

Contração e distensão uterinas – parecem contribuir muito pouco na dor da parturição. Pensou-se inicialmente que a compressão sobre as terminações nervosas situadas entre a musculatura miometrial, causando isquemia durante a fase de contração uterina, poderia ser estímulo de dor. Pensou-se mesmo que, durante a parturição, a atividade uterina poderia causar algum grau de lesão inflamatória dos músculos uterinos, provocando dor. Todavia, não foram encontradas evidências concretas destas hipóteses.

Existe a possibilidade de que a compressão e a tensão dos músculos miometriais estimulem nocirreceptores mecânicos de alto limiar de excitação. Esses receptores apresentam redução de seu limiar de excitação quando estimulados repetidamente. O mais provável, porém, é que esses receptores sejam responsáveis por boa parte do componente doloroso naquelas parturientes com hiperatividade uterina (polissistolia).

É possível ainda que a contração uterina determine algum grau de lise celular com liberação de substâncias algógenas, as quais, difundindo-se pelo espaço extracelular, estimulariam tanto receptores mecânicos como polinodais (Bonica, 1979).

Distensão e compressão da via perineal – no período expulsivo, a distensão e a compressão de terminações sensitivas somáticas das estruturas perineais, assim como certo grau de lesão mecânica ou isquêmica, provavelmente sejam as causas da dor. O bloqueio dos nervos pudendos, fundamentalmente somáticos, elimina o fenômeno doloroso.

Outros fatores – durante a parturição, a estimulação de pressorreceptores sensíveis a estímulos nocivos de fibras A-delta e C localizados nos anexos uterinos, peritônio parietal, bexiga, uretra, reto ou em outras estruturas da pelve é percebida como dor. Raízes do plexo lombossacral podem também estar envolvidas.

Deve ser lembrado ainda que, durante o fenômeno doloroso, pode ocorrer espasmo da musculatura esquelética e vasoespasmo nos tecidos, cuja inervação corresponde àqueles segmentos espinhais que suprem o útero, o que intensifica a dor.

Muitos adeptos do parto natural acreditam que a dor do parto e a reação endocrinometabólica que surge em resposta sejam fundamentais para a adaptação do feto à vida neonatal e para a integração adequada mãe-filho. Embora tal reação seja realmente importante para esse processo adaptativo, pode ser deletéria quando exagerada ou incide sobre o organismo materno com patologias associadas ou sobre a unidade fetoplacentária de baixa reserva. O objetivo das técnicas de analgotocia, portanto, é diminuir a intensidade dessa reação endocrinometabólica, eliminando tanto a agressão à mãe como os agravantes maternos do estresse fetal.

O maior benefício no parto conduzido sob analgesia adequada é a mãe consciente, calma, cooperativa, em condições ideais para a valorizada relação mãe-filho na sala de parto. A analgesia adequada possibilita ainda ao obstetra total controle do parto e a revisão sistemática da cavidade uterina e do canal de parto, de fundamental importância na profilaxia de complicações puerperais. Temos hoje bem estabelecidas a etiologia da dor obstétrica e as vias da dor relacionadas ao parto (Bonica, 1979). Sabemos que a inervação uterina e anexial é autonômica, simpática e parassimpática, sendo que o principal papel é o do sistema nervoso simpático, que conduz estímulos dolorosos de características viscerais, com aferências no sistema nervoso central ao nível de T_{10}-T_{11}-T_{12}-L_1. Com a evolução do parto e a progressão da apresentação, a dor assume características somáticas, em decorrência da distensão perineal. O nervo pudendo, formado por fibras de S_2-S_3-S_4, inerva a maior parte da região perineal; entretanto, outros nervos como o cutâneo posterior da coxa (S_1-S_3), sacrococcígeo (S_4-S_5), ilio-inguinal (L_1) e ramo genital do nervo genitofemoral (L_1-L_2) estão também envolvidos (Figs. V-2 e V-3).

Esses impulsos nocirreceptivos são conduzidos principalmente por fibras A-delta e C, que penetram na coluna dorsal da medula, fazendo sinapses com neurônios que prosseguirão para centros superiores, mas também com neurônios envolvidos em arcos reflexos na medula. Nesse local, sofrem a modulação de impulsos vindos de centros superiores, os quais dependem de fatores afetivos e culturais. A resultante dessa modulação determinará o quadro final de resposta da paciente ao fenômeno doloroso.

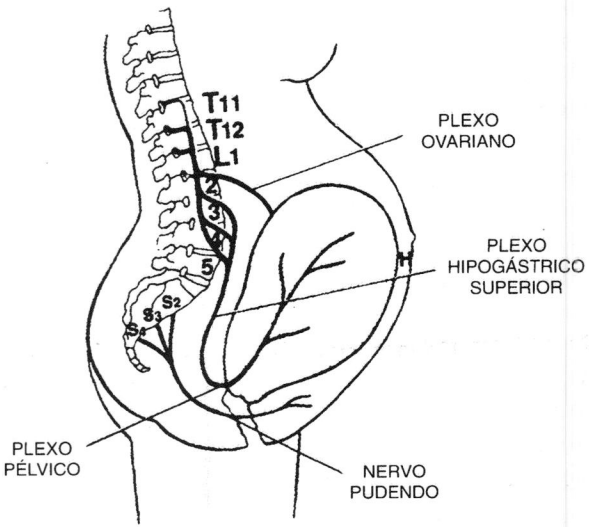

Figura V-2 – Vias da dor envolvidas no primeiro (T_{10}-L_1) e segundo estágios (L_1 e S_2-S_3-S_4) do parto.

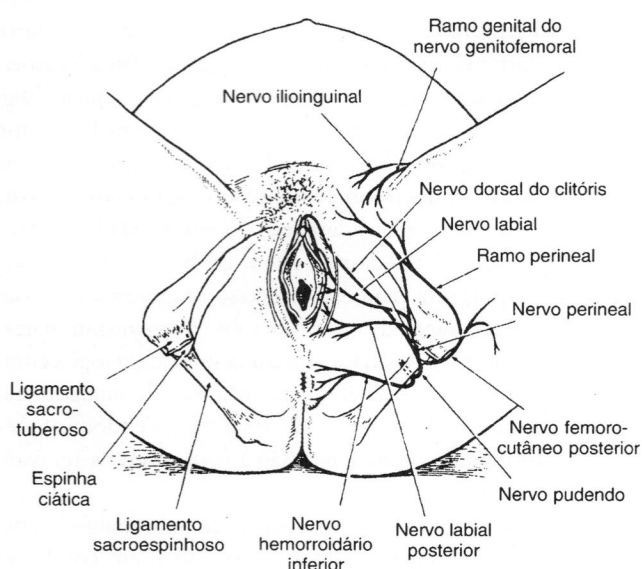

Figura V-3 – Inervação perineal.

Em resposta a esse processo doloroso, principalmente quando intenso, surgem efeitos adversos. De forma segmentar, observa-se vasoconstrição reflexa induzida pela dor, com contração muscular e perpetuação do quadro doloroso, decorrente do espasmo reflexo dos músculos e hipóxia tecidual. Já a resposta supra-segmentar é complexa, caracterizando-se por ampla resposta endocrinometabólica, com efeitos deletérios sobre diferentes órgãos e sistemas maternos, que repercutem direta ou indiretamente no bem-estar fetal. Exemplo claro da complexidade dessa resposta está na modificação dos opióides endógenos associados à gestação. Embora não se conheça exatamente seu papel no parto, parte de suas funções provavelmente está relacionada ao preparo da parturiente para o fenômeno doloroso. A concentração plasmática de beta-endorfina é significativamente maior na gestante de termo quando comparada com paciente não-grávida (Abboud e cols., 1983) e eleva-se ainda mais durante o trabalho de parto. A analgesia peridural instalada durante o parto reduz significativamente a concentração desses opióides no sangue materno.

Várias são as formas de se caracterizar a resposta endocrinometabólica e os benefícios associados à analgotócia:

Hiperatividade adrenérgica

A concentração de catecolaminas eleva-se durante o parto, especialmente naqueles prolongados e dolorosos. Os níveis de norepinefrina materna aumentam com a progressão do parto, sendo máximos na expulsão. A analgesia reduz essa resposta noradrenérgica acentuada, já que elimina o estresse associado à dor; nesse particular, a analgesia regional é vantajosa, já que atua não só sistemicamente controlando a dor, mas também bloqueando diretamente os impulsos do sistema nervoso simpático sobre o útero.

A elevação das catecolaminas no sangue materno pode exercer efeitos deletérios sobre a mãe e o feto de duas formas: modificando a circulação uteroplacentária e/ou a dinâmica uterina.

Em ovelhas, o estresse materno eleva os níveis de catecolaminas maternos, induzindo alterações hemodinâmicas e redução do fluxo uteroplacentário (Shnider e cols., 1979). O simples controle da dor não restaura o fluxo placentário, portanto, o papel das catecolaminas circulantes parece ser parcial, sendo muito importante o bloqueio da inervação simpática uterina propriamente dita por meio da analgesia regional. A analgesia peridural administrada oportunamente, sobretudo às pacientes que apresentam fluxo uteroplacentário diminuído, por aumento das catecolaminas circulantes ou da resposta vascular às catecolaminas, como nas hipertensas, é extremamente benéfica, aumentando consideravelmente o fluxo sangüíneo uteroplacentário (Hollmen e cols., 1982; Jouppila e Hollmen, 1976).

As catecolaminas circulantes também podem modificar a dinâmica uterina. Sabe-se que o fenômeno da contração uterina é essencialmente determinado pela ocitocina, mas a epinefrina e a norepinefrina desempenham papel modulador dessas contrações. Farmacologicamente, o útero é mais sensível à atividade da epinefrina do que à da norepinefrina. A elevação dos níveis de epinefrina diminui a atividade uterina, e a elevação dos níveis de norepinefrina a aumenta (Lederman e cols., 1978). Na prática clínica presenciamos tanto casos de hipo como de hipercontratilidade uterina, que são regularizados com a instalação da analgesia peridural. No caso das distócias funcionais hipertônicas, a analgesia peridural pode ser o único recurso para a regularização das contrações e possibilitar que a paciente tenha parto por via vaginal. Têm sido demonstrado os efeitos benéficos da raquianestesia sobre a distócia funcional hipertônica, sendo capaz de regularizar tanto a freqüência quanto a intensidade das contrações, além de normalizar o tono uterino (Alvarez e Caldeyro-Barcia, 1954; Neme, 1963).

Alterações da ventilação pulmonar e oxigenação – durante o trabalho de parto, a dor induzida pelas contrações pode causar alterações significativas da ventilação alveolar e da oxigenação. Nas pacientes sem analgesia, sobretudo naquelas sem preparo psicoprofilático, a ventilação alveolar pode passar de 9 litros/min para 20-25 litros/min nos momentos de dor intensa, o que se acompanha de grave alcalose respiratória, com $paCO_2$ de 18-20mmHg.

O esforço ventilatório eleva o consumo de oxigênio pela mãe, principalmente durante as contrações. A alcalose respiratória acompanha o quadro de hiperventilação, a qual induz maior consumo de oxigênio. Para o lado fetal, as conseqüências da hiperventilação materna podem ser desastrosas. Além de determinar redução do fluxo uteroplacentário, a alcalose desvia a curva de dissociação da hemoglobina para a esquerda, dificultando as trocas materno-fetais de oxigênio. O consumo de oxigênio materno é reduzido em 30%, e a ventilação alveolar, em 45%, durante o primeiro estágio do parto, quando se institui a analgesia peridural; no segundo estágio do parto, as reduções são, respectivamente, 25% e 31% (Hagerdal e cols., 1983).

A monitorização contínua e concomitante da oxigenação materna e fetal por via transcutânea demonstrou que, no intervalo entre as contrações uterinas, as pacientes fazem breves períodos de apnéia, suficientes para promover dessaturações importantes, que se acompanham de desacelerações da freqüência cardíaca fetal (Hutch e cols., 1981). Na ausência de estímulo doloroso e químico para a respiração, a parturiente, cuja capacidade residual funcional é pequena, rapidamente desenvolve hipoxemia. A analgesia peridural, eliminando a dor e a hiperventilação materna, possibilita a manutenção de padrão homogêneo de ventilação e oxigenação materna durante todo o parto.

Perfil metabólico materno-fetal – as conseqüências da resposta à dor e ao estresse repercutem diretamente sobre o perfil metabólico e acidobásico materno e fetal. Durante o primeiro estágio do parto conduzido sob analgesia sistêmica, há diminuição precoce e progressiva da $paCO_2$ e do "base excess" e acúmulo de ácido láctico (Pearson e Davies, 1973), principalmente a partir do início da fase ativa. Essa tendência se mantém no segundo estágio, sendo as modificações tanto mais acentuadas quanto maior for sua duração. Tais alterações maternas são transferidas diretamente para o feto (Jouppila e Hollmen, 1976; Salomão e cols., 1981). A analgesia peridural, adequada e oportunamente instalada, minimiza a resposta metabólica tanto materna quanto fetal.

Não só a resposta materna ao parto, mas também a fetal tem sido estudada. A quantificação do estresse exercido pelo parto sobre o feto, entretanto, não é tão simples de ser realizada. Admite-se que a adrenal e o sistema nervoso simpático do feto desempenhem papel fundamental na regulação das funções circulatórias e metabólicas durante o parto, e têm sido realizadas tentativas de se caracterizar a atividade fetal adrenérgica durante o parto, em condições normais ou anormais. Os níveis de norepinefrina, epinefrina, cortisol e aldosterona fetais aumentam em resposta ao estresse do parto, e há diminuição da liberação de insulina (Kaneoka e cols., 1979). Observou-se que níveis de norepinefrina acima de 90ng/ml se acompanham de prejuízo da vitalidade fetal, avaliada pelo índice de Apgar.

Os benefícios das técnicas regionais utilizadas para o controle da dor do parto, conforme descrito anteriormente, podem ser hoje quantificados em seus diferentes aspectos; entretanto, dados definitivos da repercussão das técnicas anestésicas sobre morbidade e mortalidade maternas, fetais e neonatais são menos disponíveis. Existem evidências de que as técnicas regionais sejam vantajosas. Um estudo realizado no Departamento de Saúde de Ontário, publicado em 1967 (Finucane e Bramwell, 1981), analisando a influência de diferentes tipos de anestesia sobre a mortalidade perinatal em 3.402 partos prematuros, mostrou claramente as vantagens das técnicas regionais.

Técnicas disponíveis para o controle da dor do parto

As técnicas atualmente disponíveis para o controle da dor da parturição fazem com que, mesmo à paciente mais crítica, seja possível oferecer conforto e segurança durante o parto:

- Não-farmacológicas (psicoprofilaxia).
- Analgesia venosa controlada pela paciente (fentanil ou morfina).
- Analgesia peridural contínua (anestesias locais + opióides).
- Analgesia peridural controlada pela paciente (opióides associados ou não à anestésicos locais).
- Analgesia combinada raquiperidural (opióides associados ou não à anestésicos locais).
- Anestesia inalatória.

A utilização das diferentes técnicas deverá adaptar-se às necessidades e às expectativas da paciente e ao padrão de prática obstétrica que prevalece em cada serviço (Gráfico V-5).

Técnicas não-farmacológicas – dentre estas, o preparo psicoprofilático (ou psicofísico) é o mais difundido e útil. A psicoprofilaxia atua durante todo o trabalho de parto, e não só é importante para adiar a introdução dos métodos farmacológicos, mas também para preparar a paciente para as modificações que serão produzidas no seu organismo com as técnicas de analgesia regional, tornando-a colaborativa.

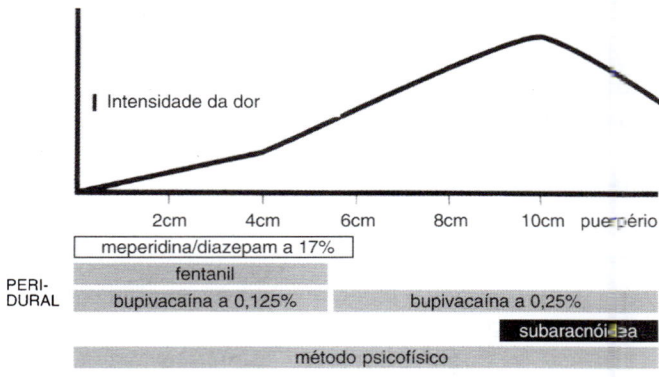

Gráfico V-5 – Métodos atualmente praticados para o controle da dor do parto. Anestesia combinada raquiperidural a partir de 5cm.

Técnicas farmacológicas – os analgésicos sistêmicos (morfina, meperidina) são ainda utilizados nas fases iniciais do trabalho de parto, apesar de sua eficácia ser inferior à das técnicas regionais.

É necessário que se respeite um intervalo entre a administração materna dos opiáceos e o nascimento do concepto, já que os efeitos das drogas poderão fazer-se presentes no recém-nascido. A droga classicamente utilizada é a meperidina por via sistêmica, que tem excelente indicação nas fases iniciais do trabalho de parto, não só pela sua potência analgésica, mas também por sua ação ocitócica sobre o útero. Deve-se planejar sua utilização de modo que o nascimento não ocorra entre 1 e 3 horas após a administração, pois é nesse período que ocorre maior incidência de recém-nascidos deprimidos.

A analgesia venosa controlada pela paciente (PCA) é atualmente a alternativa mais eficaz para o uso de analgésicos sistêmicos. Está indicada nas gestantes que não podem receber analgesia regional (coagulopatias, prótese de coluna). O analgésico mais utilizado é o fentanil em dose inicial de 50 a 100mcg e infusão contínua de solução com 10-25mcg/ml e incrementos de 1ml. As doses devem ser ajustadas à medida que o trabalho de parto evolui. As pacientes devem ser monitorizadas pela oximetria de pulso e pressão arterial.

As técnicas de analgesia inalatória, com misturas de oxigênio e óxido nitroso em partes iguais, ainda são empregadas em alguns países, porém foram abandonadas no Brasil. Sua indicação clínica está restrita àquelas situações em que exista contra-indicação absoluta da punção para anestesia regional (exemplo: distúrbios de coagulação) e a PCA não possa ser administrada. Os efeitos fetais dos agentes inalatórios são proporcionais ao tempo de duração da analgesia, sendo, portanto, técnica reservada para as fases finais do parto. Sua eficácia é parcial, pois quanto melhor a qualidade da analgesia inalatória, maior o risco de perda da consciência e dos reflexos protetores da parturiente.

Técnicas regionais – são as mais empregadas e as mais eficazes para a analgesia da parturição.

Bloqueio paracervical – útil no primeiro estágio do parto, foi abandonado entre nós pela elevada concentração de anestésico local presente nas artérias uterinas, com repercussões diretas sobre o bem-estar fetal.

Bloqueio do nervo pudendo e anestesia infiltrativa do períneo – são muito úteis como técnicas complementares, na vigência de analgesia já instalada, principalmente em pacientes em que não seja desejável um bloqueio simpático extenso, como no caso de determinadas cardiopatias. O bloqueio de nervos pudendos, quando utilizado isoladamente, mesmo que bilateral, pode não ser suficiente para proporcionar analgesia satisfatória para alguns procedimentos (exemplo: fórcipe), já que não é o único nervo responsável pela inervação perineal.

Anestesias espinhais

1. Analgesia combinada raquianestesia-peridural – atualmente, é a técnica de eleição, sendo que, inicialmente, foi realizada por meio de duas punções espinhais: na primeira, localizava-se o espaço peridural e colocava-se o cateter e em seguida realizava-se em outro espaço a punção subaracnóidea. Atualmente, com conjuntos adequados, faz-se a punção subaracnóidea com agulha de raquianestesia apropriada, por meio de agulha de peridural, previamente, posicionada no espaço peridural. Após a injeção de solução anestésica no espaço subaracnóideo, retira-se a agulha de raqui e introduz-se o cateter peridural. A analgesia combinada pode ser iniciada em qualquer fase do trabalho de parto. Ela é particularmente útil nas parturientes com dor importante nas fases iniciais do período de dilatação ou naquelas já em período expulsivo. Na parturiente em fase inicial da dilatação, o emprego de opióides (fentanil ou sufentanil) associados a mínimas quantidades de anestésico local hiperbárico (2,5mg de bupivacaína) permite analgesia rápida e efetiva sem bloqueio motor, permitindo, inclusive, a deambulação da paciente. Daí essa técnica ser chamada por alguns de "walking" epidural. Com essa dose inicial obtém-se analgesia por 90 a 150 minutos. Quando necessária, a complementação é realizada por meio do cateter peridural com soluções diluídas de bupivacaína (0,125-0,0625%) ou de ropivacaína (0,2%), associada ao sufentanil (5-10mcg) ou fentanil (12,5-25mcg). A qualidade da analgesia obtida com o sufentanil parece ser melhor que com a do fentanil.

Em parturientes que não podem receber anestésicos locais espinhais (cardiopatias graves), a analgesia pode ser obtida somente com doses subaracnóides maiores de sufentanil (10-15mcg). Porém, a combinação com 2,5mg de bupivacaína pesada permite analgesia mais rápida e interfere muito pouco com o bloqueio simpático ou motor e dura mais.

As complicações e os efeitos colaterais da administração de opióides intratecais são:

Prurido – é efeito colateral bastante freqüente, sendo raramente necessária a infusão de pequenas doses de naloxona (0,04mg) para sua reversão.

Hipotensão – pode ocorrer raramente, mais, provavelmente, causada por ação do opióide nos microrreceptores. A monitorização da pressão arterial deve ser realizada rotineiramente.

Hiperestimulação uterina e bradicardia fetal – tem sido sugerido que os opióides espinhais, por provocarem redução das catecolaminas plasmáticas maternas, podem causar hipertonicidade uterina e bradicardia fetal. Tem sido especulado também que a estimulação de microrreceptores pode ser a causa. De qualquer maneira, é complicação rara, mas que impõe o controle constante da contratilidade uterina e da freqüência cardíaca fetal, particularmente quando concomitante com a infusão de ocitocina.

Cefaléia pós-punção – pelo fato de a técnica incluir punção da dura-máter, existe a possibilidade de ocorrer cefaléia pós-punção. Porém, com o emprego de agulhas de fino calibre, a incidência de cefaléia é extremamente baixa. Ocorre mais freqüentemente quando a dura-máter é acidentalmente puncionada pela agulha peridural.

Migração subaracnóidea do cateter de peridural – o risco dessa complicação tem sido exaustivamente estudado e não parece ser freqüente. Estudos em cadáveres têm mostrado que é praticamente impossível a passagem do cateter peridural através do orifício criado pela agulha de raquianestesia. Porém, todos os cuidados para evitar a infusão de doses maiores de anestésicos locais no espaço subaracnóideo, através do cateter, devem ser tomados (aspiração antes de injetar e dose com pequenos incrementos).

Difusão subaracnóidea das doses peridurais – tem sido mostrado que a dispersão das doses peridurais dos anestésicos locais em anestesia combinada é maior que na peridural comum, provavelmente pela difusão do agente para o espaço subaracnóideo, por meio do pertuito da dura-máter.

Depressão respiratória materna – sufentanil e fentanil intratecais têm sido relacionados à depressão respiratória. Nos casos descritos, é provável que a depressão tenha sido causada pela potencialização dos opióides ministrados concomitantemente por via parenteral, mas pode ocorrer em pacientes que não os receberam. É, portanto, imperativo que as parturientes sejam monitorizadas para sinais de depressão respiratória pelo menos até 30-60 minutos após a infusão intratecal de opióides.

A raquianestesia, com bupivacaína hiperbárica a 5%, em dose única, no período expulsivo apresenta, atualmente, indicações limitadas pela curta duração, intenso bloqueio motor e possibilidade de neurotoxicidade. A raquianestesia em sela, para analgesia perineal, deve ser apenas utilizada como técnica complementar em situações nas quais a dor da contração uterina já tenha sido controlada por outra técnica (exemplo: peridural lombar) e em situações muito especiais.

2. Analgesia peridural – técnica até recentemente de uso bastante difundido, atualmente está sendo progressivamente substituída pela analgesia combinada. A utilização isolada dos opiáceos por via peridural não apresenta vantagens clínicas. Essas drogas, agindo em receptores específicos nas lâminas de Rexed da coluna dorsal, modulam a dor sem afetar as vias motoras, autonômicas ou proprioceptivas (Bromage e cols., 1980). Por apresentarem mecanismo de ação diferente dos anestésicos locais, atuam sinergicamente, sendo possível utilizar baixas concentrações de anestésico local minimizando o bloqueio motor, autonômico e proprioceptivo. A eficiência clínica da associação anestésico local-opiáceo é mais evidente na presença de baixas concentrações de anestésico local (por exemplo, bupivacaína a 0,0625-0,25% ou ropivacaína a 0,2%).

A analgesia peridural lombar pode ser utilizada em dose única (caso seja administrada próximo ou durante o período expulsivo), em doses intermitentes ou em infusão contínua. A escolha da técnica vai depender da fase do parto em que é instalada. A analgesia segmentar só é possível se a instalação acontecer durante o primeiro estágio do parto, em que a inervação envolvida é T_{10}-L_1 (Jouppila e Holmen, 1976). Se for instalada em fase de transição, em que estruturas perineais estão sendo solicitadas, todas as fibras de T_{10} a S_4 deverão ser bloqueadas, tornando-se, portanto, inadequada a sua prática. A infusão contínua é a forma mais racional de utilização da analgesia peridural, já que causa os menores efeitos colaterais, além de permitir redução da quantidade de droga.

Os esquemas de analgesia peridural disponíveis são vários, porém o segredo de seu sucesso é adaptá-los às condições da prática obstétrica de cada serviço e às expectativas de cada paciente:

Injeção intermitente – pode-se iniciar a analgesia com 10ml de bupivacaína a 0,125-0,5%, dependendo da fase do parto, ou ropivacaína a 0,2%. Recomenda-se utilizar concentração maior sempre que falhar a concentração menor. O fentanil na dose de 50 a 100mcg é recomendado, sendo desnecessárias doses maiores que 100mcg.

Infusão contínua – a analgesia pode ser iniciada com dose de 20mg de bupivacaína a 0,25% ou a 0,5% com epinefrina 1:400.000 ou 1:200.000, ou ropivacaína a 0,2%, dependendo da fase do parto, associada a 50mcg de fentanil. Tendo sido controlada a dor da paciente, inicia-se infusão peridural contínua de 10ml/hora de solução de bupivacaína a 0,125% com epinefrina 1:800.000 ou ropivacaína a 0,2% e fentanil na dose de 1mcg/ml.

Com as diferentes técnicas disponíveis, constatamos redução importante da dose de anestésico local (cerca de 50%) com a utilização de infusão contínua, mesmo sendo maior o tempo de duração da analgesia (Carvalho e cols., 1991).

Se por um lado a introdução dos opiáceos por via espinhal possibilitou a redução das doses e as concentrações dos anestésicos locais, com os benefícios já ressaltados, por outro lado, provocou novos efeitos indesejáveis, sendo os principais: prurido (freqüente), náuseas e vômitos e depressão respiratória (rara, porém grave). Entretanto, o emprego racional dessas drogas, associado à vigilância adequada, possibilitou seu uso seguro.

Influência da analgesia sobre a duração do parto

Não há consenso sobre a influência da analgesia de parto na sua duração. Em nossa experiência, a analgesia de parto, permitindo melhor condução, não altera e pode inclusive abreviar as fases de dilatação e expulsão. A dinâmica uterina é processo dependente, fundamentalmente, da ação da ocitocina no miométrio. O bloqueio neural em si não interfere com a contratilidade uterina. Entretanto, existem algumas causas associadas às técnicas de analgesia de parto, sobretudo a peridural, que podem interferir com a dinâmica uterina:

1. A expansão volêmica que se pratica previamente à analgesia peridural diminui temporariamente a liberação de ocitocina e, conseqüentemente, associa-se a um período de desaceleração das contrações (Cheek e cols., 1989). Em nossa opinião, essa pré-expansão é desnecessária e inconveniente.

2. Se existe hipofluxo placentário por hipotensão ou por compressão da aorta, há diminuição da oferta de ocitocina ao miométrio e, conseqüentemente, hipocontratilidade. Se esta for a causa, deve-se ter em mente que mais importante que a diminuição da contratilidade uterina é a redução da oferta de oxigênio ao feto, o que acompanha o fenômeno. É comum a prática de se tentar recuperar a dinâmica aumentando-se a infusão de ocitócico; com essa conduta, pode-se obter contração uterina em condições de hipoxemia fetal, agravando suas condições. A conduta correta deve ser a correção da hipotensão arterial e principalmente o posicionamento adequado da paciente em decúbito látero-esquerdo, restabelecendo o fluxo placentário e miometrial adequado.

3. A epinefrina, utilizada em associação com o anestésico local, é absorvida rapidamente a partir do espaço peridural e atinge a circulação em dose beta-estimulante. Dessa forma, pode promover ação tocolítica transitória, geralmente nos primeiros 20 minutos, após a instalação da analgesia. Mesmo conhecendo-se tal inconveniente da epinefrina, sua utilização é por nós recomedada, já que reduz a toxicidade materna e a transferência placentária de anestésico local, além de melhorar consideravelmente a qualidade do bloqueio.

4. A liberação de ocitocina durante a fase de expulsão diminui em decorrência de menor estímulo perineal sob analgesia (Goodfellow e cols., 1983). Por essa razão, torna-se necessário que o segundo estágio do parto seja conduzido sob ação de ocitócicos.

5. A força motora da parede abdominal, que tem importância na expulsão fetal, também pode ser modificada pela analgesia. Quanto menor a dose e a concentração de anestésico local utilizado, menor o comprometimento motor.

6. A idéia de que o bloqueio motor do assoalho pélvico possa associar-se à dificuldade de rotação da apresentação, prolongando o parto e aumentando a incidência de parto instrumental, é controversa. O tempo de espera adequado para a rotação e descida da apresentação, a utilização de ocitócico na fase de expulsão, o posicionamento adequado da paciente, evitando-se compressão aortocava, e uma leve compressão da parede abdominal, tão-somente com a finalidade de se compensar o comprometimento variável da prensa abdominal pelo bloqueio motor, são medidas necessárias para se obter bons resultados com a técnica.

Efeitos da analgesia sobre a incidência de cesárea

Thorp e cols. (1989), em estudo retrospectivo de 711 nulíparas, com gestação de termo, apresentação cefálica e início espontâneo do trabalho de parto, encontraram que 10,3% daquelas que receberam analgesia peridural evoluíram para cesárea, e apenas 3,8% entre as que receberam analgesia sistêmica. As várias investigações retrospectivas e prospectivas que se seguiram, em conseqüência da polêmica gerada, foram, porém, incapazes de confirmar os dados de Thorp e cols. Atualmente, acredita-se que os atuais métodos de analgesia espinhal obstétrica não aumentam a incidência de cesárea. Os fatores obstétricos parecem ser os maiores determinantes da taxa de cesárea.

Efeitos da analgesia sobre o recém-nascido

O anestésico local administrado à mãe rapidamente atinge o sangue materno e atravessa a barreira placentária. A avaliação da transferência placentária do anestésico geralmente é estimada pela relação entre a concentração plasmática fetal e a concentração plasmática materna do anestésico ao nascimento. Por meio de dados obtidos por este índice, difundiu-se o conceito de que a bupivacaína, por apresentar relação feto-materna baixa, atravessa pouco a barreira placentária. Entretanto, a relação feto-materna de anestésico local é apenas um registro de concentrações momentâneas dos dois lados da membrana placentária. A quantidade de anestésico local transferida para o feto é aquela que está no plasma, acrescida da que está distribuída nos tecidos fetais. O plasma, por ter menor capacidade de ligação protéica dos anestésicos locais e por ser acidótico em relação à mãe, acumula grandes quantidades de anestésico local do tipo amida (lidocaína e bupivacaína) nos seus tecidos. O conteúdo gástrico do recém-nascido pode acumular grandes quantidades de anestésico local e ser usado para expressar a quantidade de droga transferida para o feto e espelhar a acumulada nos tecidos fetais. Por esse método, foi possível observar que, mesmo após o uso de metade da dose de bupivacaína utilizada para cesárea, a quantidade gástrica de anestésico local é duas vezes maior no parto vaginal; admite-se que este fato seja decorrente de pH mais ácido do feto e do maior tempo de exposição fetal à droga (Carvalho e cols., 1987). Por meio dessa técnica foi possível também demonstrar a importância da epinefrina em diminuir a transferência de anestésico local para o feto (Tabela V-3).

Tabela V-3 – Transferência placentária da bupivacaína em cesárea* e partos vaginais** (Carvalho e cols., 1987).

	Relação VU/VM	Bupivacaína gástrica (ng)
Cesáreas C/E (n = 20)	0,25 ± 0,10	1.409 ± 1.637
Partos C/E (n = 10)	0,33 ± 0,20	2.155 ± 1.513
Partos S/E (n = 10)	0,37 ± 0,17	4.111 ± 2.217

* Dose utilizada: 150mg a 0,5% com epinefrina.
** Dose utilizada: 75mg a 0,5% com ou sem epinefrina.

Situações especiais em analgesia obstétrica

Algumas situações durante o parto envolvem conceitos de fisiologia e fisiopatologia que merecem atenção do anestesiologista.

Parto em apresentação pélvica – o anestesiologista deve estar presente na assistência ao parto pélvico, não só para possibilitar analgesia ou relaxamento uterino adequados à extração pélvica, mas também para administrar anestesia para cesárea em situação de emergência. No final do segundo estágio do parto, a paciente deve ter condições de promover a expulsão fetal até possibilitar que o obstetra possa extrair os membros superiores e, eventualmente, utilizar o fórcipe de Piper para a extração cefálica. Dessa forma, a técnica de analgesia baseada em baixas concentrações de anestésico local e opiáceos deve ser preferida, para se evitar bloqueio motor acentuado da prensa abdominal. Raramente o segmento inferior se contrai e aprisiona a cabeça derradeira, quando se faz necessário o relaxamento uterino para facilitar a sua extração; nesse caso, a administração de halogenados em baixas concentrações, sob máscara, mantendo-se a paciente consciente, promove relaxamento uterino imediato, rapidamente reversível. Cuidados especiais devem ser observados nessa técnica, já que a paciente obstétrica é especialmente sensível à ação dos agentes inalatórios.

Retenção placentária – a incidência de retenção placentária acontece em aproximadamente 1% dos casos e requer extração manual e exploração da cavidade uterina. Se já existe analgesia até T_{10} instalada, seja raquianestesia, seja peridural, ela será suficiente para a extração manual. Se o útero se mantém muito contraído em torno da placenta, torna-se necessário o relaxamento, que pode ser conseguido com a administração de halogenados em baixas concentrações sob máscara, mantendo-se a paciente consciente. A administração de halogenado deve ser rapidamente interrompida após a manobra, possibilitando contração uterina efetiva sob ação de ocitócicos.

Passagem placentária de drogas – circulação fetal

Pelas suas características físico-químicas, praticamente todos os agentes anestésicos utilizados em analgotocia passam livremente a barreira placentária. Fazem exceção os agentes relaxantes musculares.

Os mecanismos que regulam essa passagem de drogas pela assim chamada "barreira" placentária obedecem a lei de difusão de Fick:

$$\dot{Q} = \frac{C}{t} = k \frac{A \cdot (Cm - Cf)}{E}$$

onde:

$\dot{Q} = C/t$ – quantidade de droga transferida para o feto no tempo
K = constante de difusão da droga
A/E = relação entre a área de troca e a espessura da placenta
Cm = concentração da droga livre no sangue materno
Cf = concentração da droga livre no sangue fetal

Constante K – é fator fundamental nas trocas, sofrendo influência do peso molecular, grau de ionização e lipossolubilidade da droga. Os agentes anestésicos possuem, em sua grande maioria, peso molecular que varia de 100 a 600, e por isso ultrapassam a placenta, o que é facilitado por serem lipossolúveis e estarem sob forma não-ionizada. Como exceção, devem ser citados os relaxantes musculares, tanto despolarizantes (succinilcolina), como adespolarizantes (toxiferrina, galamina, pancurônio), que atravessam a placenta em quantidades mínimas, mesmo quando altas doses são administradas à mãe.

Concentração sangüínea materna (Cm) – é dependente da via de administração, da capacidade de união a proteínas plasmáticas e da hemodinâmica materna.

Via de administração – quando é utilizada a via intravenosa, altas concentrações maternas (Cm) estão presentes, determinando aumento do fator (Cm – Cf) da fórmula de Fick, ocorrendo então passagem de quantidades (C) elevadas do agente em curto espaço de tempo (t). Por outro lado, na administração por via intramuscular, a concentração materna (Cm) será regida pelas leis da absorção e dependerá do débito cardíaco e do fluxo sangüíneo local (área de injeção), expondo a placenta e o feto a concentrações mais baixas que pela via intravenosa, porém mais prolongadas, sendo, portanto, o fator tempo (t) importante.

Utilizando-se a via inalatória, a concentração materna (Cm) eleva-se muito rapidamente, devido às alterações respiratórias gravídicas (hiperventilação, redução da CRF), comportando-se praticamente como se a administração fosse por via intravenosa.

Os anestésicos locais são administrados em tecidos os mais variados e, por conseguinte, sua taxa de absorção também é variável. Assim, a concentração materna (Cm) dessas drogas será em ordem crescente, após a injeção para anestesia: subaracnóidea → epidural sacral → peridural lombar → nervos pudendos → região paracervical.

Concentração sangüínea fetal (Cf) – a droga que ultrapassa a placenta atinge o sangue fetal. No entanto, para exercer seus efeitos, essa droga deve atingir os tecidos fetais (coração, sistema nervoso central). Assim, o sangue fetal é um compartimento que separa os tecidos da placenta, e, portanto, efeitos que alteram a concentração da droga nesse sangue alteram sua atividade nos diversos tecidos e órgãos fetais:

Efeito da "primeira passagem" – o sangue fetal que provém da placenta através da veia umbilical, ao nível do fígado, divide-se em dois fluxos (Fig. V-4):

1. A maior parte (65-80%) perfunde o parênquima hepático antes de atingir a circulação sistêmica.
2. Cerca de 15-40% dirige-se diretamente à veia cava inferior através do ducto venoso.

Portanto, a maior parte da droga transportada pela veia umbilical é absorvida pelo fígado, principalmente se for lipossolúvel, como os agentes anestésicos. Assim, o sangue hepático atinge a circulação sistêmica, livre da droga.

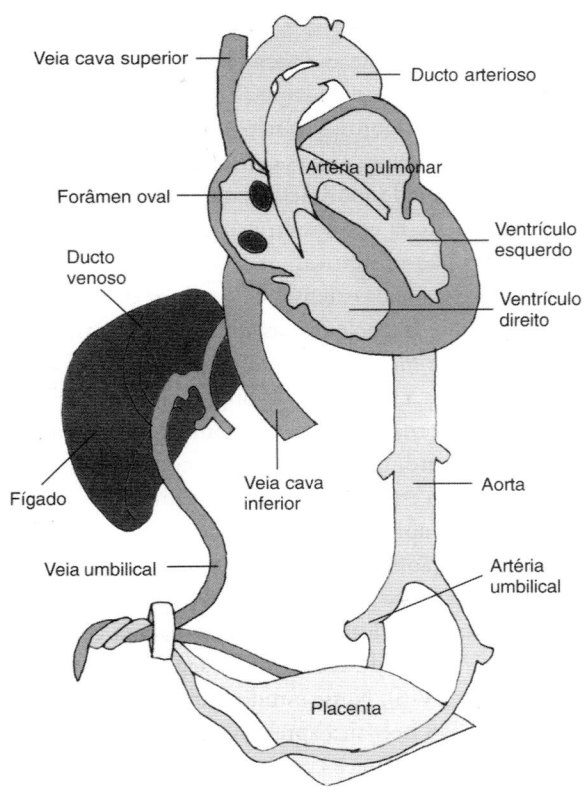

Figura V-4 – Circulação fetal.

Esse efeito se mostrou importante para o tiopental, para os agentes halogenados e anestésicos locais.

Efeito das diluições progressivas – o sangue fetal proveniente seja da veia hepática, seja do ducto venoso (com concentração mais elevada de agente), atinge a veia cava inferior, na qual sofre diluição com o sangue proveniente dos membros inferiores do concepto (isento de agente). Ocorre a primeira diluição, que reduz a concentração do agente que se dirige ao coração fetal.

No coração, o sangue da cava inferior divide-se em dois fluxos:

1. Um menor, cerca de 40%, que se dirige para o coração direito, no qual se mistura com o fluxo da veia cava superior proveniente da região cefálica, ocorrendo então nova diluição. Do sangue ejetado, agora pelo ventrículo direito, uma pequena porção irriga os pulmões e a maior parte dirige-se para a aorta através do ducto arterioso.

2. Um maior (60%) dirige-se para o átrio esquerdo através do forâmen oval, misturando-se com sangue proveniente dos pulmões, sendo ejetado pelo ventrículo esquerdo para a aorta, indo irrigar o sistema nervoso central.

Essas diluições progressivas fazem com que a concentração inicial do agente proveniente da placenta, através da veia umbilical, seja reduzida, protegendo o córtex e evitando a depressão fetal.

É evidente que essa "proteção" é apenas limitada, pois, se doses excessivas ou repetidas forem administradas ou muito tempo decorrer entre a administração e o nascimento, os recém-nascidos poderão estar deprimidos. Isso é comprovado para o tiopental, óxido nitroso e meperidina. Portanto, quanto menos tempo decorrer entre a administração de uma droga (por exemplo, tiopental) à mãe e o nascimento, menor será a quantidade do agente no sistema nervoso central do recém-nascido e melhor será sua vitalidade.

Ligação protéica – as drogas que ultrapassam a barreira placentária somente o conseguem na forma livre, não o fazendo quando unidas às proteínas do plasma (albumina e globulina). Assim, por exemplo, cerca de 75% do tiopental que atinge a circulação materna se une às proteínas e somente 25% está livre e pode ultrapassar a placenta.

Os anestésicos locais apresentam diferentes capacidades de união às proteínas e, portanto, diferentes quantidades passam para o feto.

Circulação materna – além da quantidade de droga livre no plasma, é importante a massa de droga que atinge a placenta na unidade de tempo. Por isso, se o débito cardíaco por qualquer causa (compressão aortocava, bloqueio espinhal, hipovolemia, insuficiência cardíaca, toxemia) estiver alterado haverá menor quantidade de droga disponível na placenta e menor será a passagem placentária. Uma alteração local da circulação, como ocorre durante a contração uterina, reduzirá a passagem placentária da droga.

ANESTESIA REGIONAL PARA CESÁREA

As técnicas anestésicas mais freqüentemente utilizadas para a realização da cesárea são os bloqueios regionais (raquianestesia e anestesia peridural) e a anestesia geral.

Entre nós, a freqüência de cada técnica vem variando nas últimas décadas (Tabela V-4).

Tabela V-4 – Técnicas de anestesia para cesárea de 1974 a 1998.

Técnica	1974 (%)	1982 (%)	1992 (%)	1998 (%)
Raquianestesia	88	81	25	57
Peridural	0	2	67	35
Geral	12	17	8	8

Pode-se notar o predomínio das técnicas regionais em todos os períodos (Tabela V-4), por apresentar as seguintes vantagens:

Manutenção da consciência materna

A integridade dos reflexos das vias aéreas superiores diminui o risco de aspiração do conteúdo gástrico, principal causa de mortalidade materna relacionada à anestesia. Convém lembrar que a segurança não é absoluta, pois a aspiração pode ocorrer em bloqueios com nível ou tempo insuficientes para o ato cirúrgico, quando é necessária a complementação com analgésicos sistêmicos. Da mesma forma, ela pode ocorrer quando se instala bloqueio exageradamente alto, em que a tosse está impedida por comprometimento da musculatura torácica e abdominal. Outra vantagem de a mãe permanecer consciente é sua participação no nascimento, junto com o marido, situação cada vez mais freqüente em nossas maternidades.

Menor utilização de drogas depressoras fetais

Evita-se a passagem placentária de depressores do sistema nervoso central e suas repercussões sobre o recém-nascido.

Menor sangramento intra-operatório e puerperal

Durante a cesárea sob anestesia regional, ocorre redução da pressão arterial, da pressão venosa e da freqüência cardíaca, reduzindo o sangramento; no período puerperal, essas técnicas não alteram o tono uterino, permitindo hemostasia "muscular" eficaz após a dequitação.

Melhor qualidade do período pós-operatório

Os efeitos analgésicos prolongados dos anestésicos locais e principalmente dos opióides, nas anestesias regionais, permitem maior conforto materno nesse período. Essa analgesia, permitindo um deambular precoce, colabora na redução de complicações pós-operatórias, como tromboembolia, íleo paralítico e problemas respiratórios.

A prática da anestesia subaracnóidea ou peridural, entretanto, prevê a convivência com problemas, não necessariamente complicações, cuja profilaxia e terapêutica devem ser baseadas nos conhecimentos fisiopatológicos da anestesia espinhal, que constituem as bases dessas técnicas.

Falhas da anestesia

Não se pode ter certeza, em todos os casos, que o anestésico local foi introduzido no local desejado (falha total) ou que a massa injetada tenha sido suficiente e, portanto, que o nível de bloqueio e sua duração serão compatíveis com o ato cirúrgico a ser realizado (falhas de nível ou de duração).

São diferentes, na raquianestesia e na peridural, os fatores que nos permitem adequar doses, concentrações, tipo de anestésico local e presença ou não de epinefrina com a finalidade de reduzir a incidência de falhas.

Raquianestesia

Em 1950, Assali e Prystowsky demonstraram que a gestante submetida à raquianestesia necessitava de doses muito menores de anestésico local para obter o mesmo nível de bloqueio que a não-gestante, e que essa característica desaparecia 36-48h após o parto (Greene, 1985 e 1987; Marx e Orkin, 1969). Entre as hipóteses mais difundidas para explicar a maior dispersão dos anestésicos locais no espaço subaracnóideo estão:

Lordose acentuada na gestante – as curvaturas da coluna acentuam-se na gestação, sobretudo a lordose lombar. Dessa forma, há maior contribuição do efeito da gravidade no caso das soluções hiperbáricas.

Modificações no volume e pressão liquóricos – apesar de não existirem estudos quantificando os volumes liquóricos na gestante de termo, essa hipótese é a que melhor explica a necessidade de redução da dose de anestésico local na gestação. A causa mais provável desse fenômeno é o ingurgitamento venoso que ocorre no espaço peridural, determinado pela compressão da veia cava pelo útero gravídico. Barclay e cols. (1968) mostraram que qualquer fator que eleve a pressão intra-abdominal, inclusive a gestação, causa maior dispersão do anestésico no liquor. O único argumento contra essa teoria é a de Marx e cols. (1961), que mostraram que a pressão liquórica, antes e depois do parto, é semelhante, o que não deveria ocorrer se houvesse ingurgitamento venoso. Marx e cols. (1962) demonstraram que o aumento da pressão liquórica durante a parturição ocorre devido à atividade muscular esquelética e não à contração uterina e que, após a raquianestesia, a pressão liquórica diminui, provavelmente, por redução da dor (Marx e Orkin, 1965). Hopkins e cols. (1965) não encontraram relação entre dor e pressão liquórica, mas mostraram que o aumento desta coincide com a elevação da pressão arterial durante a contração; estes autores mostraram ainda que não existe variação no nível do bloqueio obtido com a mesma massa de anestésico local, seja injetado durante seja fora da contração. A compreensão exata dos fatores que influenciam a dispersão dos anestésicos locais no espaço subaracnóideo de gestantes de termo permanece ainda sujeita a informações complementares. O resultado final da ação desses fatores, entretanto, é bastante conhecido e justifica a adequação das doses do anestésico local e os cuidados rigorosos na seleção e no tempo de injeção dos agentes. O desrespeito a esses conceitos é, ainda hoje, uma das principais causas de morbiletalidade materna e fetal com o uso da raquianestesia em obstetrícia.

Em pacientes não-obstétricas, as soluções hiperbáricas determinam anestesias mais extensas e de menor duração que as isobáricas, quando as pacientes assumem o decúbito dorsal horizontal. Russel e Holmqvist (1987) observaram que a gestação aumenta mais a dispersão da bupivacaína isobárica que a da hiperbárica, tornando o comportamento das duas apresentações semelhante, quando injetadas com a paciente em decúbito lateral. Em estudo posterior, Carvalho e cols. (1988b) observaram que a bupivacaína isobárica, quando injetada com a paciente na posição sentada, determina níveis muito elevados de anestesia e maior intensidade de bloqueio em segmentos torácicos altos e cervicais, quando comparada com a solução hiperbárica, tendo desaconselhado seu uso em anestesia obstétrica (Gráfico V-6). Nesse estudo, 20% das pacientes que receberam a solução isobárica apresentaram níveis cervicais de anestesia, o que não aconteceu com nenhuma paciente do grupo que recebeu solução hiperbárica. Esses conceitos devem ser lembrados quando da utilização de soluções isobáricas de bupivacaína para a realização de doses-testes em anestesia peridural, sendo possível, nessas circunstâncias, que acidentalmente se produzam bloqueios altos e densos (Carvalho e cols., 1988b).

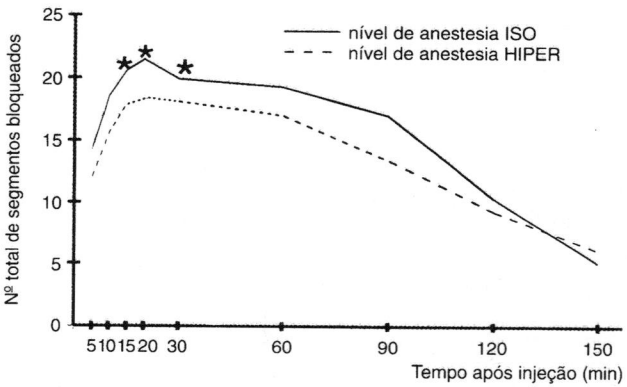

Gráfico V-6 – Dispersão de bupivacaína hiperbárica e isobárica após injeção de 15mg na velocidade de 1ml/5s, com a paciente na posição sentada. Diferenças significativas nos níveis médios de bloqueio sensitivo são observadas aos 15, 20 e 30 minutos – $p < 0,05$ (Carvalho e cols., 1988).

O tempo de injeção modifica significativamente a dispersão da bupivacaína hiperbárica e o resultado final da anestesia; a injeção de 15mg na velocidade de 1ml/20s, com a paciente na posição sentada, promove níveis adequados de anestesia para cesárea por tempo igual ou superior a 90 minutos. Os níveis máximos de anestesia são menores quando a velocidade de injeção é diminuída de 1ml/s para 1ml/20s (Gráfico V-7) (Carvalho e cols., 1987). Além disso, níveis cervicais de analgesia ocorreram em 20% das pacientes quando a velocidade de injeção foi de 1ml/s ou 1ml/5s, o que não ocorreu em nenhuma das pacientes nas quais a velocidade de injeção foi de 1ml/20s.

Embora esteja bem estabelecido que as falhas da raquianestesia podem ser reduzidas com o aumento da dose do anestésico local empregado, ainda é impossível prever-se, com exati-

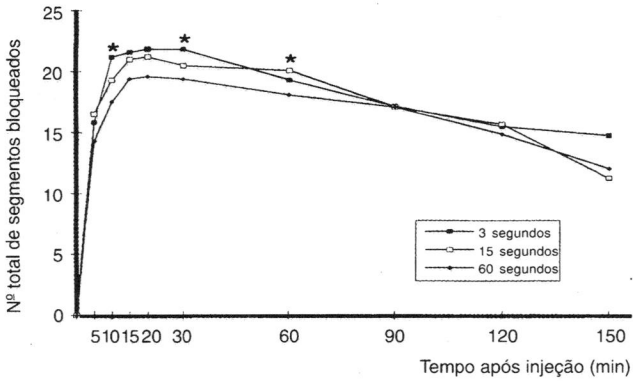

Gráfico V-7 – Influência do tempo de injeção sobre a dispersão de 15mg de bupivacaína hiperbárica a 0,5%. Diferenças significativas entre os níveis médios de bloqueio sensitivo são observadas entre o grupo 3 segundos e 60 segundos nos tempos 10, 30 e 60 minutos – $p < 0,05$ (Carvalho e cols., 1988a).

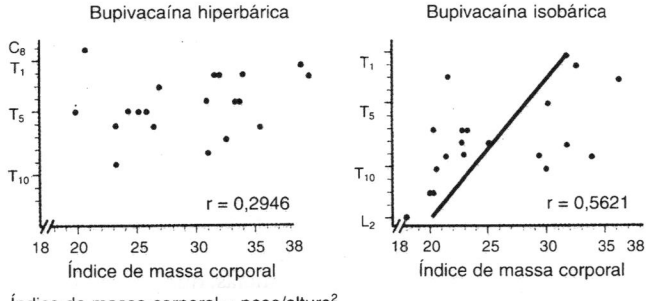

Índice de massa corporal = peso/altura²

Gráfico V-8 – Relação entre o índice de massa corporal e a dispersão subaracnóidea de bupivacaína hiperbárica e isobárica. Os valores de r mostram que existe fraca correlação entre as variáveis (Grant e cols., 1987).

dão, sua dispersão no espaço subaracnóideo, assim como o resultado final da anestesia, baseando-se em parâmetros antropométricos (Gráfico V-8) (Pitkänen, 1987), principalmente para a bupivacaína hiperbárica.

As falhas em anestesia subaracnóidea para cesárea podem ser decorrentes de erros técnicos do anestesiologista, de fatores próprios da paciente (Carvalho e cols., 1989a), da utilização de drogas e doses inadequadas, ou da modificação ou prolongamento do plano cirúrgico inicial. Caso ocorram, podem ser conduzidas da seguinte forma:

Condição 1 – nenhuma evidência de bloqueio em 10 minutos.

Conduta 1 – nova raquianestesia com 15mg de bupivacaína a 0,5% pesada.

Condição 2 – bloqueio presente, porém insuficiente para o início da cirurgia.

Conduta 2 – nova raquianestesia com 7,5mg de bupivacaína a 0,5% pesada.

Condição 3 – nível insuficiente de bloqueio e cirurgia já iniciada ou tempo insuficiente de duração da anestesia.

Conduta 3 – complementação com 100mcg de fentanil por via intravenosa; caso seja insuficiente, anestesia geral com entubação traqueal, adotando-se os cuidados para paciente de estômago cheio.

Embora a bupivacaína a 0,5% hiperbárica seja hoje o anestésico local de escolha, outras drogas podem ser utilizadas (lidocaína, tetracaína).

Recentemente, a possibilidade de diminuir a dose de bupivacaína hiperbárica necessária para a raquianestesia para cesárea, pela adição de opióides (sufentanil ou fentanil), permitindo anestesia de boa qualidade, com menor incidência de hipotensão, tem ampliado novamente o uso da técnica. Tem-se preconizado a dose de 7,5-10mg de bupivacaína a 0,5% hiperbárica, associada a 5mcg de sufentanil ou 12,5-25mcg de fentanil. É rotineira ainda a adição de 50-100mcg de morfina para analgesia pós-operatória.

Anestesia peridural

A compreensão dos fenômenos que influem na incidência das falhas e, portanto, na qualidade da anestesia para cesárea é mais complexa na anestesia peridural do que na raquianestesia. Podemos observar na tabela V-3 que somente a partir de 1982 é que a anestesia peridural começou a se firmar entre nós como técnica confiável de anestesia para cesárea. Isso ocorreu porque alguns conceitos que regeram a técnica durante décadas foram modificados (Bromage, 1962). Durante muito tempo acreditou-se que a gestante tinha aumento da dispersão do anestésico local no espaço peridural, necessitando, assim, de menores quantidades (1,2ml/segmento) do que a mulher não-gestante (1,7-1,8ml/segmento) para atingir um mesmo nível de bloqueio peridural (Baiton e Strichartz, 1994). Os anestésicos até então utilizados eram a mepivacaína, a prilocaína e a lidocaína. Em 1978, Grundy e cols., empregando bupivacaína a 0,75%, em volumes de 15 e 20ml, não encontraram diferenças significativas no nível anestésico entre gestantes e não-gestantes (Tabela V-5).

Tabela V-5 – Níveis máximos de bloqueio peridural em gestantes e não-gestantes (Carvalho e cols., 1988b).

	Bupivacaína a 0,75% volume (ml)	Dermátomo mais alto bloqueado
Não-gestante	15	T5,7 ± 1,7
Gestante	15	T5,5 ± 1,2
Não-gestante	20	T4,7 ± 1,7
Gestante	20	T4,2 ± 1,5

Têm sido propostas diversas soluções anestésicas, doses e volumes para a anestesia peridural em cesárea. Inicialmente, nossa proposição era a bupivacaína a 0,5%, com epinefrina 1:200.000, em dose fixa de 150mg (30ml), pois:

a) não foi encontrada relação estatisticamente significativa entre os níveis de bloqueio e os parâmetros antropométricos como altura, idade, peso e obesidade (índice de massa corporal) de gestantes, empregando-se doses fixas (150mg) de soluções de bupivacaína a 0,5% e a 0,75% com e sem epinefrina 1:200.000, ou seja, o nível do bloqueio, com base nesses parâmetros, é imprevisível (65,66), à semelhança do que ocorre na raquianestesia;

b) utilizando-se solução de bupivacaína a 0,5% com epinefrina 1:200.000 e reduzindo-se a dose de 150mg (30ml) para 125mg (25ml), 80mg (16ml) e 60mg (12ml), foi observado que, com volumes menores da solução anestésica, é possível obter-se anestesia adequada para cesárea, porém, em freqüências menores (Gráfico V-9) (Mathias e cols., 1992b).

É evidente que a utilização de doses fixas de 150mg de bupivacaína, independentemente das características antropométricas das gestantes, faz com que algumas delas recebam massa

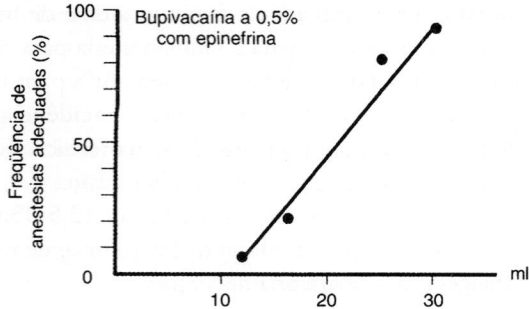

Gráfico V-9 – Freqüência de anestesias peridurais adequadas e volume de bupivacaína a 0,5% com epinefrina 1:200.000 (Mathias e cols., 1992b).

de anestésico local por quilograma de peso maior que a preconizada. Todavia, em estudos farmacocinéticos, na vigência dessas doses, não encontramos nenhuma relação significativa entre a dose de bupivacaína e o peso das gestantes (Carvalho e cols., 1987b).

O uso da epinefrina apresentou vantagens por reduzir os níveis plasmáticos, principalmente para as soluções a 0,5% e para a passagem placentária do agente (Carvalho e cols., 1987 e 1986). Além de reduzir a absorção plasmática do anestésico local, outra vantagem do uso da epinefrina é a intensificação do bloqueio, melhorando a qualidade da anestesia.

Nos dias atuais, com a utilização dos narcóticos como co-adjuvantes da anestesia peridural, reduzimos a dose da bupivacaína a 0,5% para 25ml (125mg) associada a fentanil (100mcg), mantendo-se a mesma eficácia anestésica.

A redução das falhas em anestesia peridural é proporcional à dose de anestésico local injetado, sendo que, acima de determinados valores, ela é mínima. Pode ser observado na tabela V-6 que doses e volumes menores de anestésico local produzem, proporcionalmente, bloqueios mais extensos (Mathias e cols., 1992b). Assim, 17ml de bupivacaína bloquearam 13,7 dermátomos, enquanto a quase duplicação da dose (30ml) apenas aumentou em quatro o número de segmentos bloqueados. Esta característica de dispersão permite que, à medida que a dose é aumentada, maior quantidade do anestésico local fique disponível para cada segmento, melhorando, desse modo, a qualidade da anestesia sem aumentar proporcionalmente a dispersão.

Tabela V-6 – Volume por segmento com diferentes massas de bupivacaína a 0,5% com epinefrina 1:200.000 em anestesia peridural em gestantes de termo (Mathias e cols., 1992b).

Bupivacaína	NTSB do bloqueio	Nível médio	ml/segmento
30ml (150mg)	17,8	T5,2	1,7
25ml (125mg)	16,4	T6,6	1,5
17ml (85mg)	13,7	T9,3	1,2

Em nossa experiência, a incidência de falhas em anestesia peridural é maior com a lidocaína (Tabela V-7); a necessidade de complementação da anestesia é maior, assim como os efeitos indesejáveis, chamando a atenção a freqüência dos sinais de intoxicação pelo anestésico local.

A nossa conduta nos casos em que ocorre falha é:

Condição 1 – nenhuma evidência de bloqueio em 15 minutos.

Conduta 1 – raquianestesia com 15mg de bupivacaína a 0,5% pesada.

Tabela V-7 – Comparação da lidocaína e bupivacaína (ambas com epinefrina 1:200.000) em anestesia peridural para cesárea.

	Lidocaína a 2% (500mg)	Bupivacaína a 0,5% (125mg)
Nível máximo do bloqueio	T5,9	T3,8
Complementação	7/10	2/10
Náuseas/vômitos	5/10	0/10
Gosto metálico	2/10	0/10
Sonolência	3/10	1/10
Formigamento nos lábios	5/10	0/10

Condição 2 – bloqueio presente, porém insuficiente para o início da cirurgia.

Conduta 2 – nova anestesia peridural com 75mg de bupivacaína a 0,5% com epinefrina.

Condição 3 – nível insuficiente de bloqueio e cirurgia já iniciada ou tempo insuficiente de duração da anestesia.

Conduta 3 – complementação com 100mcg de fentanil por via intravenosa; caso seja insuficiente, anestesia geral com entubação traqueal, adotando-se os cuidados para paciente de estômago cheio.

COMPLICAÇÕES ANESTÉSICAS

Devem ser referidas as seguintes:

Hipotensão arterial materna (Esquema V-2)

A hipotensão arterial materna com suas repercussões materno-fetais é freqüente durante as anestesias regionais para cesárea. O bloqueio simpático induzido pela anestesia age sobre os vasos de condutância, reduzindo a resistência periférica total (pós-carga); age também sobre os vasos de capacitância, promovendo venodilatação acentuada, com queda do retorno de sangue ao coração (pré-carga). A ação sobre a pré-carga é mais importante que sobre a pós-carga; na paciente obstétrica, a redução da pré-carga é agravada pela compressão da veia cava pelo útero gravídico. Quando o bloqueio simpático compromete os quatro primeiros segmentos torácicos, acomete os nervos cardioaceleradores, com efeitos depressores diretos sobre a função cardíaca (Palmer e cols., 1990). O bloqueio sim-

Esquema V-2 – Fisiopatologia da hipotensão arterial dos bloqueios espinhais e suas conseqüências.

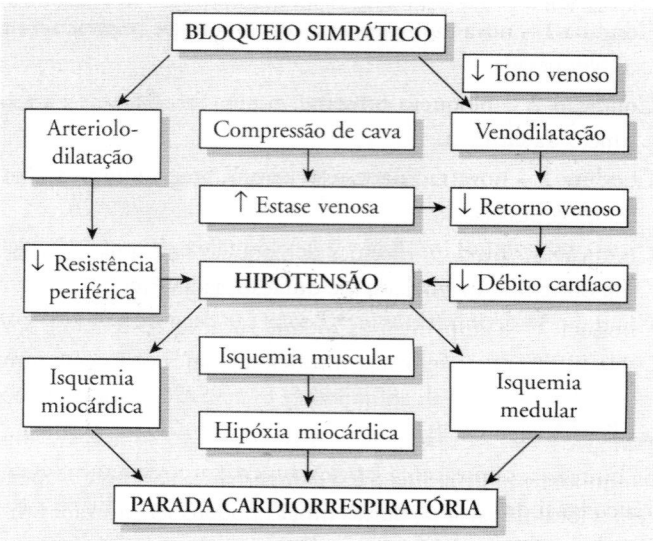

pático determina redução da freqüência cardíaca, por mecanismos ainda não totalmente esclarecidos, mas provavelmente relacionados à queda da pressão de enchimento dos grandes vasos que chegam ao coração direito. Ao observar-se os parâmetros hemodinâmicos de pacientes submetidos à anestesia regional para cesárea, verifica-se redução da freqüência cardíaca e da pressão arterial sistólica e pouca modificação da pressão arterial diastólica; esses dados reforçam a hipótese de que o mecanismo básico da hipotensão arterial seja a queda do retorno de sangue ao coração (Carvalho e cols., 1991).

A queda do débito cardíaco e a hipotensão arterial grave podem causar depressão respiratória de origem central, por isquemia bulbar; freqüentemente, essa complicação é interpretada indevidamente como decorrente da paralisia periférica dos músculos respiratórios. Quando o bloqueio regional é a anestesia peridural, a ação sistêmica da solução anestésica com ou sem epinefrina, absorvida no espaço peridural, é causa adicional de hipotensão, por influir sobre o débito cardíaco e a resistência periférica. Em relação à compressão aortocava, deve-se lembrar que, com a gestante em decúbito dorsal, o útero gravídico de termo pode causar compressão tanto da veia cava como da aorta. A simples colocação lateral de um coxim pode aliviar a obstrução. Algumas vezes, o fato de não ocorrer hipotensão arterial após bloqueio espinhal para a cesárea não significa que a perfusão uterina esteja normal. Nesses casos, a paciente em decúbito dorsal horizontal apresenta pressão sangüínea reduzida nas artérias ilíacas e uterinas (abaixo do nível de compressão), enquanto na aorta, ao nível de L_1-L_2 (acima do nível da compressão pelo útero) e, portanto, nos membros superiores, em que normalmente é medida, a pressão arterial está normal. Conclui-se que o deslocamento do útero de termo para a esquerda, principalmente após bloqueio espinhal para cesárea, deve ser uma rotina, mesmo quando não existem sinais de hipotensão.

A fisiopatologia da hipotensão é semelhante para a raquianestesia e para a peridural. A instalação do bloqueio simpático na peridural é, porém, mais lenta que na raquianestesia, havendo, portanto, mais tempo para as compensações maternas. Paralelamente, a intensidade do bloqueio simpático é menor na peridural que na raquianestesia. Esses fatores tornam a incidência e a gravidade da hipotensão durante a anestesia peridural menores que na raquianestesia (Tabela V-8). Conseqüentemente, a necessidade de vasopressor é menor na anestesia peridural.

Tabela V-8 – Comparação dos efeitos indesejáveis da raquianestesia e da anestesia peridural para cesárea.

	Peridural* (n = 174)	Raquianestesia** (n = 53)
Hipotensão	12%	22%
Vasopressor	11%	19%
Náuseas/vômitos	4%	9%
Complementação	6%	1,8%

* Bupivacaína a 0,5% com epinefrina 1:200.000 (150mg).
** Bupivacaína hiperbárica a 0,5% (15mg).

Classicamente, as condutas profiláticas e terapêuticas na hipotensão arterial materna são: a) expansão volêmica; b) descompressão da veia cava, desde a instalação do bloqueio até a retirada do concepto; c) posição de cefalodeclive, associada ao item b; d) vasopressores; e) oxigenoterapia.

A expansão volêmica generosa, por muito tempo difundida como a base da profilaxia e do tratamento dessa complicação, deve ser vista com reservas. Além de não ser efetiva na totalidade dos casos, tem sido contestada a infusão de grandes quantidades de líquidos a uma paciente já hipervolêmica e com débito cardíaco elevado (Carvalho e Mathias, 1994). Uma alta porcentagem de pacientes torna-se anêmica após a infusão de solução de Ringer-lactato em quantidades superiores a 10ml/kg (Carvalho e cols., 1990); as implicações clínicas dessa hemodiluição acentuada ainda não são bem conhecidas. As evidências atuais sugerem que a profilaxia e o tratamento mais racionais dessa complicação devam combinar a administração moderada de volume e vasopressores.

Independentemente de se manter as condições hemodinâmicas maternas com as medidas anteriormente citadas, o tempo de exposição à anestesia deve ser o mais breve possível.

Toxicidade pelos anestésicos locais

Embora a absorção da droga injetada no espaço subaracnóideo seja semelhante à daquela injetada no espaço peridural (Giasi e cols., 1979), a massa de droga utilizada limita sua ação tóxica, diferentemente da peridural, na qual são empregadas doses cerca de 10 vezes maiores.

Albright (1979) chamou a atenção para possível cardiotoxicidade da bupivacaína, sendo que, desde então, a droga vem sendo intensamente investigada. Posteriormente, foi aconselhado evitar-se o uso de bupivacaína a 0,75% em obstetrícia. Em nossa casuística de bupivacaína a 0,75%, não observamos os fenômenos descritos por Albright, tendo sido seu uso abandonado por não apresentar vantagens clínicas sobre a solução a 0,50%.

Tem sido proposta a realização de "dose-teste" para a profilaxia tanto dessa complicação como da "raqui total" (Quadro V-2).

Quadro V-2 – Componentes da dose-teste em anestesia peridural para cesárea.

Componente vascular: 15mcg de epinefrina
É positiva se: freqüência cardíaca aumentar 30 batimentos ou mais em 1 minuto
pressão arterial sistólica aumentar 20mmHg ou mais

Componente subaracnóideo: 30mg de lidocaína a 1,5% pesada
É positiva se: bloqueio sensitivo em S_2 em 2 minutos

A "dose-teste" deve incluir um componente vascular que visa detectar a injeção intravascular do anestésico local cujo marcador mais utilizado é a epinefrina, e um componente subaracnóideo, que visa detectar a injeção subaracnóidea, sendo a lidocaína pesada o marcador de preferência (Quadro V-2). A paciente deve, necessariamente, ter sua freqüência cardíaca e/ou pressão arterial sistólica monitorizada (por ECG e/ou oximetria de pulso). Pacientes sob ação de betabloqueadores devem ter a pressão arterial obrigatoriamente monitorizada, pois a resposta da freqüência cardíaca perde seu valor como indicador.

A literatura refere-se a casos e/ou situações em que a dose-teste em obstetrícia pode apresentar resultados falhos, o que pode ocorrer entre 8 e 16% em gestantes (Ahn, 1989). Colonna-Romano e cols. (1992) concluíram que 27 a 45% dos cateteres peridurais podem ser desnecessariamente reposicionados baseando-se na dose-teste.

Merece ser lembrado que a dose-teste é um dos três métodos para a detecção da injeção vascular inadvertida de anestésicos locais (Tabela V-9).

Tabela V-9 – Métodos de detecção da injeção vascular de anestésicos locais e respectiva incidência de falhas (Leighton e cols., 1987).

Método	Falha (%)
Aspiração cuidadosa antes da injeção de pequenos volumes	33
Dose-teste: componente vascular	até 40
Injeção fracionada da solução anestésica	23

As reações tóxicas aos anestésicos locais ocorreram em menos de 1 para cada 5.000 de nossas anestesias peridurais. Na forma convulsiva, o tratamento materno consiste em succinilcolina por via intravenosa, ventilação e oxigenação. Nos casos de depressão, deve ser realizada ventilação, oxigenação e administração de vasopressores.

Em ambas as situações, está indicada a retirada do feto o mais rapidamente possível, tanto para preservar o retorno venoso materno e aumentar o volume sangüíneo circulante, como para expor o feto, o menor tempo possível, à bupivacaína plasmática materna.

O recém-nascido com sinais de intoxicação por anestésico local deve ter o conteúdo gástrico aspirado exaustivamente, ser ventilado e oxigenado e, caso não haja melhora, deve ser procedida a exsangüineotransfusão imediata, que é medida salvadora (Carvalho e cols., 1987).

Complicações neurológicas

Complicações neurológicas devidas à anestesia regional obstétrica têm sido reconhecidas desde que a técnica começou a ser utilizada. Apresentavam incidência relativamente elevada até a década de 1960, quando começou a diminuir com a introdução de novos anestésicos fornecidos comercialmente e de equipamentos de boa qualidade e de uso único. Porém, ainda ocorrem casos de lesões neurológicas após anestesia regional em obstetrícia, por causas diversas, sendo algumas delas fora da responsabilidade do anestesiologista. É importante que este tenha conhecimento dessas lesões de modo a, quando ocorrerem, estar apto a fazer as hipóteses diagnósticas e estabelecer após investigação cuidadosa sua real causa.

É bastante difícil estabelecer uma classificação didática das lesões neurológicas pós-anestesia regional em obstetrícia que seja suficientemente abrangente (Bromage, 1993; Vandan, 1986). Propomos a classificação abaixo e na qual enfatizamos os aspectos mais atuais.

Classificação de complicações neurológicas pós-anestesia regional em obstetrícia:

- Origem central – cefaléia pós-punção.
- Origem espinhal – punção lombar traumática, meningite bacteriana e química.
- Relacionadas ao anestésico local – aracnoidite, síndrome da cauda eqüina.
- Complicações não relacionadas à anestesia.

Cefaléia pós-punção – a população obstétrica, caracteristicamente, apresenta maior risco para a cefaléia pós-punção.

Entre as causas citadas classicamente como fatores desencadeantes ou agravantes dessa complicação estão: calibre da agulha, número de punções, orientação do bisel em relação às fibras das meninges e natureza dos anestésicos locais.

Com o advento de agulhas mais finas, a incidência dessa complicação se reduziu consideravelmente (Tabela V-10) na raquianestesia.

Tabela V-10 – Incidência de cefaléia em obstetrícia de acordo com o calibre da agulha.

Agulha		Diâmetro (mm)	Calibre (SWG)	Incidência (%)
Tuohy	(reusável)	1,50	15	75,0
Quincke	(reusável)	0,90	20	34,0*
Quincke	(reusável)	0,80	21	18,9*
Quincke	(reusável)	0,70	22	10,2*
Quincke	(reusável)	0,60	23	9,3*
Quincke	(reusável)	0,55	25	11,0**
Quincke	(uso único)	0,55	25	4,1*
Whitacre	(uso único)	0,55	25	2,4**
Quincke	(reusável)	0,40	27	3,0**

* Mathias e cols., 1983.
** Carvalho e cols., 1989b.

A grande evolução na profilaxia da cefaléia pós-punção em raquianestesia deve-se, entretanto, à modificação no tipo de ponta das agulhas, que parece ser mais importante que a redução do seu calibre, já que agulhas muito finas passam a limitar sua utilização clínica. Agulhas com pontas não-cortantes, como as de Whitacre e de Sprotte (Fig. V-5), sobretudo as últimas (Cesarini e cols., 1990), reduzem drasticamente os riscos de cefaléia. Outro fator a ser notado (Tabela V-10) é que as agulhas reusadas não apresentam as vantagens integrais da redução do diâmetro, provavelmente por terem seu bisel danificado pelos usos anteriores.

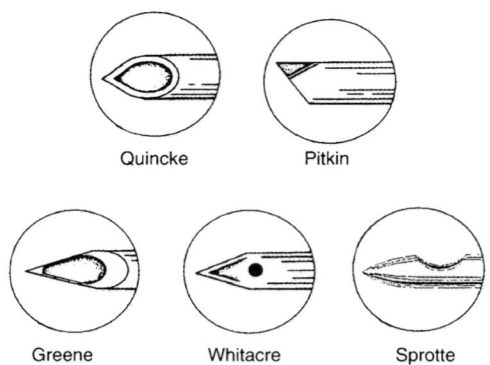

Figura V-5 – Agulhas disponíveis para raquianestesia.

Na anestesia peridural, realizada com agulhas apropriadas de grosso calibre, a cefaléia pós-punção surge em cerca de 75% das gestantes, nas quais ocorre perfuração acidental (Tabela V-11). Quando a incidência de acidente de punção ocorre em 0,4% das vezes (Maternidade Pró-Matre Paulista), a incidência corrigida ou global de cefaléia em anestesia peridural para cesárea é de 0,3% (Tabela V-11), valor bem inferior àquele determinado pelas agulhas de raquianestesia disponíveis normalmente em nossos hospitais. A utilização das novas agulhas para raquianestesia está aproximando a incidência de cefaléia pós-raqui, cuja perfuração da aracnóide é intencional, daquela associada à prática da anestesia peridural com risco de perfuração acidental. Nos serviços onde a incidência de perfuração acidental for entre 1 e 2%, a incidência de cefaléia na população obstétrica passa a ser semelhante nas duas técnicas.

Tabela V-11 – Incidência de cefaléia pós-punção em raquianestesia e anestesia peridural (Pró-Matre Paulista, 1998).

Agulha	Calibre	Incidência de cefaléia em pacientes perfuradas (%)	Incidência de perfuração dura-máter (%)	Incidência de cefaléia corrigida (%)
Tuohy (reusável)	15	75	0,4	0,3
Whitacre (por meio de introdutor)	27	0,4	100	0,4

Mais recentemente, utilizando agulhas para raquianestesia, tipo Whitacre calibre 27G, sempre guiadas por meio de introdutor, estamos obtendo incidência de cefaléia menor que 0,4%.

O anestésico local pode ter influência sobre a história natural da complicação. Naulty e cols. (1990) observaram menor incidência de cefaléia em pacientes que receberam tetracaína-procaína (6,8%), quando comparada com pacientes que receberam bupivacaína (7,6%) e lidocaína a 5% (9,5%); entretanto, a necessidade de tampão sanguíneo foi igual nos três grupos.

A cefaléia pós-punção caracteriza-se por cefaléia frontal ou occipital, envolvendo, muitas vezes, a região cervical posterior. É relacionada com o decúbito, aparecendo com a posição ereta e desaparecendo com o decúbito dorsal horizontal. Na maioria dos casos em que a punção foi realizada com agulha 20G ou menor, aparece até o terceiro dia pós-punção; com agulhas de calibre maior, principalmente utilizadas para anestesia peridural (punção acidental), 91% das cefaléias já se instalaram no segundo dia. A hipótese mais provável para a cefaléia pós-punção é a hipotensão liquórica e a tração de estruturas de sustentação do sistema nervoso central. As medidas terapêuticas visam restabelecer a pressão liquórica, além do alívio sintomático da dor e da contração muscular reflexa.

Praticamente, qualquer terapêutica para a cefaléia mostra algum grau de sucesso, porém, com alta incidência de recidiva. Esses resultados são muito semelhantes à evolução natural do quadro clínico, que mostra remissão espontânea em cerca de 50% das pacientes. Apenas o tampão sanguíneo parece ser terapêutica eficaz (Tabela V-12).

Tabela V-12 – Eficácia dos diferentes métodos terapêuticos na cefaléia pós-punção (Clark e cols., 1985).

	Remissão (%)	Recidiva (%)
Hidratação venosa (n = 55)	54,5	45,5
Galamina IV (n = 15)	73,3	36,4
Tampão sangüíneo (n = 14)	100,0	–

Algumas drogas têm sido utilizadas com a finalidade de tratar a cefaléia pós-punção, como a cafeína por via oral (Camann e cols., 1990), entretanto, como para outros métodos anteriormente empregados, a necessidade de tampão sangüíneo nessas pacientes foi de 35%.

O repouso no leito, como conduta profilática e/ou terapêutica, também foi abandonado entre nós, a não ser para alívio sintomático. A deambulação precoce não modifica a incidência ou o prognóstico do quadro clínico (Bello e cols., 1985).

Caso a cefaléia se manifeste, deve ser aguardada sua evolução, pois isso aumenta a possibilidade de sucesso da terapêutica. Caso persista ou seja incapacitante, está indicado o tampão sanguíneo (Quadros V-3 e V-4).

Quadro V-3 – Terapêutica da cefaléia pós-punção: esquema proposto.

- Caracterizar a cefaléia pós-punção, afastando outras causas como cefaléia habitual, enxaqueca, anemia e hipertensão arterial
- Caracterizar a cefaléia como incapacitante ou não
- Aguardar pelo menos 24 horas após o aparecimento dos sintomas para avaliação da cefaléia, a menos que a sintomatologia seja intensa e incapacitante. Utilizar analgésicos comuns para alívio dos sintomas. Se a cefaléia melhorar ou mantiver-se inalterada, e não for incapacitante, manter o analgésico e repouso relativo. Se desde o início for incapacitante, mesmo em repouso e com analgésicos, realizar o tampão sanguíneo
- Se não houver melhora, ou se os sintomas se acentuarem e se a cefaléia for incapacitante, realizar o tampão sanguíneo
- Caso a cefaléia persista após o tampão sanguíneo, reavaliar o quadro, afastar outras causas e manter sintomáticos por 24 horas, quando o tampão sanguíneo poderá ser repetido
- Caso não obtenha resultado satisfatório, solicitar o concurso de um neurologista

Quadro V-4 – Técnica sugerida para a realização do tampão sangüíneo.

- Solicitar ajuda de um auxiliar para a coleta de sangue em condições de rigorosa antissepsia
- Localizar o espaço peridural utilizando a técnica da perda de resistência (um espaço abaixo da punção inicial)
- Coletar e injetar 10ml de sangue autólogo
- Orientar a paciente sobre a possibilidade de lombalgia e discreta elevação da temperatura corporal nas primeiras 24-48 horas
- Reavaliar a paciente caso apareçam sinais ou sintomas diferentes destes, ou se eles se prolongarem por 24 horas pelo menos

Punção lombar traumática – as alterações anatômicas determinadas pela gestação tornam mais difícil a punção espinhal. Não raro, diversas tentativas são realizadas. Durante essas tentativas, pode-se lesar estruturas da coluna lombar (nervosas ou não) com conseqüências como formigamentos, dificuldade de micção, fraqueza nos membros inferiores, dores no local da punção e nas costas que podem perdurar por longos períodos.

Meningite bacteriana ou viral – complicação muito rara, principalmente com o uso de materiais de uso único e com os anestésicos atualmente comercializados. Deve-se ter a precaução de evitar a realização de anestesia espinhal durante quadros de bacteriemia de qualquer origem. Pacientes com história anterior de herpes zóster, encefalite viral ou poliomielite constituem contra-indicações relativas à anestesia espinhal. Consideração especial deve ser feita em relação a pacientes com síndrome de imunodeficiência adquirida (AIDS), pois cerca de 40 a 67% delas desenvolvem deficiências neurológicas. Nessas pacientes, a indicação de anestesia espinhal deve ser realizada com cuidado, pois, apesar de não existirem relatos relacionando a técnica com o aparecimento da sintomatologia, essa relação pode existir para leigos.

Meningite química – causada provavelmente pela presença de contaminantes irritantes na solução anestésica ou equipamentos utilizados. Caracteriza-se pelo aparecimento em cerca de 24 horas após a punção de febre, cefaléia, rigidez de nuca, náuseas, vômitos e até coma. O liquor é opalescente e estéril na cultura. A sintomatologia persiste por alguns dias e regride sem seqüelas.

Aracnoidite adesiva – é uma inflamação estéril e difusa após a injeção subaracnóidea de anestésico local ou contraste radiográfico, antibióticos ou vacinas, cuja evolução pode levar a hidrocefalia, paraplegia e tetraplegia. A introdução de materiais de uso único e soluções anestésicas disponíveis comercialmente reduziu a anestesia espinhal como causa de aracnoidite adesiva.

Síndrome da cauda eqüina

Sinais e sintomas – a paciente apresenta alterações da área de inervação da porção terminal da medula espinhal: alterações autonômicas, dificuldades na micção e defecação, alterações no controle da temperatura e sudorese, e alterações da sensação de picada, temperatura e propriocepção nas regiões de inervação lombar e sacral.

Causas – traumatismos durante a punção lombar, injeção de soluções anestésicas contendo preservativos ou com concentração alterada ou contaminada com antissépticos ou detergentes e, mais recentemente, má dispersão da solução anestésica. A partir da década de 1970, tornou-se bastante rara com a melhora da técnica e o emprego de materiais de uso único. Recentemente, foram descritos casos de síndromes similares à cauda eqüina após injeção inadvertida de clorprocaína em pacientes obstétricas (Drasner e cols., 1992). As possíveis causas aventadas foram: presença de preservativo, pH da solução ou isquemia da medula espinhal pelo grande volume injetado (20ml).

Após a introdução de microcateteres para raquianestesia, duas séries de casos de síndrome de cauda eqüina foram descritas (Lambert e Hurley, 1991; Rigler e cols., 1991; Schell e cols., 1991): em uma série (4 casos), os pacientes receberam de 175 a 300mg de lidocaína hiperbárica em doses fracionadas; na outra, dois pacientes receberam em doses fracionadas 215 e 285mg de lidocaína hiperbárica. Em 1993, foram relatados 4 casos de monorradiculopatia transitória após injeção única (até 75mg) de lidocaína hiperbárica (Schneider e cols., 1993). A partir de então, os microcateteres não puderam ser culpados isoladamente (Kalichman, 1993). Acredita-se, atualmente, que a administração de soluções concentradas de anestésicos locais (Baiton e Strichartz, 1994), principalmente a lidocaína a 5%, no espaço subaracnóideo, seja causa potencial de lesão neurológica. A glicose a 7,5% não parece estar envolvida.

Complicações não relacionadas à anestesia – são complicações devidas à compressão de partes fetais ou instrumental obstétrico sobre estruturas nervosas ou vasculares que causam lesões neurológicas. Lesões dos nervos ciático, femoral ou obturador, devido à compressão por partes fetais, fórcipe ou afastadores cirúrgicos durante o parto vaginal ou cesárea, ocorrem em cerca de 1:3.000 nascimentos (Ong e cols., 1987). Pode ocorrer também lesão do nervo femorocutâneo lateral, geralmente por afastadores cirúrgicos, causando síndrome típica (meralgia parestésica). Em todos esses casos, usualmente, ocorre recuperação completa em 3 a 4 meses. Em poucos casos, esse tempo pode ser de até 2 anos. A compressão do ramo espinhal da artéria ilíaca interna (importante para a irrigação do cone medular em 15% das pacientes), pela cabeça fetal, ocorre em 1:15.000 nascimentos, causando paraplegia definitiva. É relevante que todas essas complicações não estão relacionadas à anestesia espinhal. Desse modo, é importante que uma lesão neurológica encontrada após o parto sob anestesia regional seja completamente elucidada para que a técnica anestésica e o anestesiologista não sejam injustamente culpados.

Síndrome de Claude-Bernard-Horner

Síndrome caracterizada por ptose palpebral e midríase unilateral, acompanhada de congestão de conjuntiva e mucosa nasal.

Não se adapta a nenhuma terapêutica. Apenas orientação a paciente para aguardar o término do efeito da ação anestésica local. Quando a obstrução nasal é intensa, emprega-se vasoconstritor nasal.

Técnicas propostas para as anestesias espinhais

Os cuidados pré-anestésicos são semelhantes para a raquianestesia e peridural (Quadro V-5).

A técnica proposta especificamente para a raquianestesia para cesárea está apresentada no quadro V-6.

A técnica por nós proposta para a realização da peridural lombar está apresentada no quadro V-7.

Quadro V-5 – Cuidados pré-anestésicos.

Revisar o material de entubação, ventilação, oxigenação, aspiração
Monitorizar a paciente: PA, FC, SpO_2, ritmo cardíaco
Preparar vasoconstritor a 0,25% ou a 0,5%
Instalar venóclise com cateter de teflon calibre 20G em membro superior, evitando locais de dobras
Expansão volêmica com 10ml/kg de solução de glicose (até 25g) e cristalóide (Carvalho e Mathias, 1994)
Colocar a paciente na posição sentada, com as pernas fletidas, ao longo da mesa

Quadro V-6 – Anestesia subaracnóidea para cesárea: técnica sugerida.

Executar a punção abaixo de L_2, com a agulha de menor calibre disponível (o decúbito lateral é obrigatório na situação de prolapso de cordão, quando a elevação manual do pólo cefálico deve ser feita continuamente até a extração fetal)
Após refluxo de liquor, administrar 2ml de bupivacaína hiperbárica a 0,5% (10mg), associada a 10mcg de fentanil e 60mcg de cloridrato de morfina para analgesia pós-operatória
A seguir, colocar a paciente em DDH, deslocar o útero para a esquerda e para cima, até a extração do concepto
Corrigir rapidamente a pressão arterial com vasopressor (efedrina ou metaraminol) a qualquer redução da pressão arterial sistólica

DDH = decúbito dorsal horizontal.

Quadro V-7 – Anestesia peridural para cesárea: técnica sugerida.

Executar a punção abaixo de L_2, com a agulha de Tuohy. Localizar o espaço peridural ("gota pendente" ou perda de resistência)
Aplicar os métodos de detecção de injeção vascular
Injetar lentamente 125mg de bupivacaína a 0,5% com epinefrina 1:200.000, associada a 100mcg de fentanil e 1mg de cloridrato de morfina para analgesia pós-operatória
A seguir, colocar a paciente em DLE por alguns minutos e após em DDH, iniciando o deslocamento do útero para a esquerda e para cima, até a extração do concepto
Corrigir rapidamente a pressão arterial com vasopressor (efedrina ou metaraminol) a qualquer redução da pressão arterial sistólica
Infunda ocitócico após o nascimento

DLE = decúbito lateral esquerdo; DDH = decúbito dorsal horizontal.

Vantagens e desvantagens das anestesias espinhais para cesárea

Técnica – a visualização do liquor no canhão da agulha é sinal quase absoluto da localização da agulha no espaço subaracnóideo. Essa vantagem pode, por outro lado, ser responsabilizada por muitos acidentes, pois, sendo tecnicamente fácil de ser executada, possibilita que pessoas não-habilitadas, com desconhecimento, às vezes, total das conseqüências da injeção do anestésico, tenham condições de realizar a técnica. Com a introdução das agulhas de fino calibre (27G ou menor), a realização da raquianestesia tornou-se tecnicamente difícil e exige profissionais treinados. A utilização das agulhas de fino calibre e a associação com opióides vêm tornando a raquianestesia uma técnica progressivamente mais sofisticada.

A anestesia peridural exige um profissional experiente para realizá-la, assim como habilitado para assistir prontamente às complicações mais graves como a "raqui total" e a intoxicação sistêmica pelo anestésico local.

Tempo de latência – enquanto na não-grávida o tempo de latência da raquianestesia com lidocaína pesada é de 3,2min, na gestante a anestesia instala-se em 1,6min (Cheek e cols., 1989). Nas situações que exigem rápida retirada do concepto, a raquianestesia é de indicação privilegiada.

O tempo de latência na anestesia peridural é maior que na raquianestesia. Deve ser entendido que esse tempo de latência se refere à instalação completa da analgesia, ou seja, o tempo entre o fim da injeção do anestésico local no espaço peridural e a instalação da analgesia no dermátomo mais alto. Na raquianestesia com bupivacaína a 0,5%, esse tempo fica entre 10 e 20 minutos. Na peridural com bupivacaína a 0,5%, o tempo de latência total varia entre 20 e 30 minutos. Esses tempos mais prolongados, determinados pela bupivacaína, não significam, porém, que o início da cesárea deva ser postergado, uma vez que o bloqueio entre T_{10} e T_{12} (local da incisão) ocorre mais precocemente (4-10 minutos).

Analgesia e relaxamento abdominal – a analgesia e o relaxamento abdominal da raquianestesia são uniformes e de ótima qualidade, sem causar depressão respiratória, vantagem importante na anestesia para cesárea. Na peridural, essas variáveis são mais irregulares, porém, empregando-se doses e agentes anestésicos locais indicados, podem aproximar-se às da raquianestesia.

Náuseas e vômitos – acompanhando a maior incidência de hipotensão arterial, assim como o predomínio da atividade vagal, a incidência dessa complicação na raquianestesia é mais freqüente que na anestesia peridural.

Duração da anestesia – com os anestésicos disponíveis, o tempo de duração das anestesias espinhais é limitado. Na raquianestesia, as técnicas contínuas, com cateteres de grosso calibre, associam-se a uma incidência inaceitável de cefaléia pós-punção. A recente possibilidade de emprego de cateteres finos diminui a incidência da cefaléia. Porém, o risco de complicações neurológicas ainda faz com que seu uso rotineiro seja encarado com reservas. A analgesia pós-operatória é insatisfatória quando se utiliza somente os anestésicos locais.

Por meio da introdução de um cateter no espaço peridural, a duração da anestesia peridural pode ser estendida, sem aumentar a incidência de cefaléia. Isso permite, ainda, proporcionar analgesia pós-operatória, pela injeção através do cateter, de anestésicos locais ou opiáceos.

Contra-indicações absolutas das anestesias espinhais

Alterações da coagulação – a relação risco/benefício entre a possibilidade de um hematoma peridural, mesmo utilizando-se agulhas finas como na raquianestesia, e a indicação de anestesia geral torna inaceitável a instalação do bloqueio nesses casos.

Hemorragia grave ou estado de choque – nessas condições, as pacientes apresentam-se com débito cardíaco reduzido e resistência periférica aumentada, com o objetivo de manter perfusão coronariana e cerebral mínima, compatível com a vida. As conseqüências do bloqueio espinhal, reduzindo tanto o débito como a resistência, colocam em risco a vida da gestante.

Infecção no local da punção ou sistêmica – pela potencial possibilidade de introdução de microrganismos, pela agulha, ao nível das meninges, associada às alterações hemodinâmicas acarretadas pela doença, devem-se evitar bloqueios espinhais nessas pacientes, mesmo a peridural, cujo risco teoricamente seria menor.

Pressão intracraniana elevada – a perda de liquor através da agulha de punção pode causar a herniação das tonsilas cerebelares, com repercussões hemodinâmicas imediatas e graves.

Ausência de condições de ressuscitação cardiorrespiratória ou vasopressores – as alterações hemodinâmicas provocadas pelos bloqueios espinhais podem ser rápidas e profundas. A correção imediata dessas alterações é imperativa. A ausência de condições para essa rápida atuação do anestesiologista coloca a gestante em risco inaceitável e torna preferível, se a cirurgia não puder ser adiada, a realização da anestesia geral, em que as alterações ocorrem de maneira menos importante e mais lentamente.

Algumas cardiopatias, principalmente congênitas – em pacientes que apresentam hipertensão pulmonar ou "shunts" direito/esquerdo, os bloqueios espinhais podem provocar alterações hemodinâmicas incompatíveis com a manutenção da oxigenação tecidual. Nesses casos, é preferível a anestesia geral adequada.

Contra-indicações relativas

São, a nosso ver, contra-indicações relativas aquelas em que devemos pesar a relação risco/benefício da anestesia regional.

Recusa da gestante – essa deve ser esclarecida dos riscos de outras técnicas e dos benefícios da anestesia espinhal.

Inexperiência da equipe anestésico-cirúrgica com bloqueios – as anestesias espinhais, modificando de maneira profunda a fisiologia normal da gestante, não são técnicas que devam ser empregadas por pessoal em aprendizado ou treinamento, sem a adequada supervisão.

Patologias do sistema nervoso central – está bastante evidenciado na literatura que os bloqueios regionais em obstetrícia não agravam as patologias do SNC. Todavia, para o resguardo de futuros problemas médico-legais, se for possível, optamos por outra técnica anestésica.

Opiáceos por via espinhal em cesárea

A utilização dos opiáceos por via espinhal em cesárea tem duas finalidades distintas: a potencialização da anestesia e/ou analgesia pós-operatória.

Se o objetivo é a potencialização do anestésico local, a droga mais adequada é o fentanil. Hunt e cols. (1989) utilizaram-no em raquianestesia, em associação com a bupivacaína a 0,75% pesada. O fentanil foi adicionado em quantidades variáveis de até 50mcg, evidenciando-se que a dose de 6,25mcg foi responsável pela eliminação das falhas observadas na ausência do opiáceo; acima dessa dose, não foram observados benefícios adicionais, e os efeitos colaterais foram acentuados. Devido às dificuldades em trabalharmos com a quantidade de 6,25mcg de fentanil, tem sido nossa prática utilizar 10mcg da droga (0,2ml das soluções comercialmente disponíveis para uso espinhal). Vale ressaltar que, na casuística daqueles autores, o grupo que não recebeu fentanil espinhal necessitou de complementação com opiáceos por via intravenosa em 67%, indicando provavelmente uma dose insuficiente de anestésico local; os efeitos do fentanil subaracnóideo são menos evidentes à medida que se aumenta a quantidade do anestésico local. King e cols. (1990) utilizaram 100mcg de fentanil associado à bupivacaína peridural e mostraram que 1/15 necessitou de complementação, enquanto 7/15 do grupo controle necessitaram de agentes venosos ou inalatórios. Tem sido mostrado que o sufentanil apresenta as mesmas vantagens (Vertommen e cols., 1991). Além de melhorar a qualidade da anestesia peridural para cesárea, esses narcóticos parecem reduzir o tempo de latência. Em nossa experiência, com o uso de 150mg de bupivacaína, a associação com o fentanil não parece trazer benefícios. Entretanto, com doses menores de bupivacaína (125mg), associada a 100mcg de fentanil, obtém-se a mesma qualidade de anestesia com melhor estabilidade hemodinâmica.

A associação de fentanil ao anetésico local não se mostrou útil em prolongar a analgesia pós-operatória. Nesses casos, a droga de escolha é a morfina, na dose de 0,05 a 0,1mg para raquianestesia e de 0,5 a 2mg para a peridural (Chadwick e cols., 1988). A eficácia da técnica e os seus efeitos colaterais são semelhantes na raquianestesia e na peridural, ressaltando-se a necessidade dos mesmos cuidados relativos à segurança das pacientes, especialmente quanto à possibilidade de depressão respiratória tardia. A diminuição da dose reduz os efeitos colaterais; dessa forma, recomendamos a dose de 0,05-0,1mg para anestesia subaracnóidea e 1mg para a peridural, sendo que a técnica deverá ser complementada com analgésicos antiinflamatórios (Carvalho e cols., 1989a). No gráfico V-10 nota-se que a morfina isoladamente não é tão eficaz quanto essa associação.

As complicações mais freqüentes da administração de morfina no espaço peridural estão listadas na tabela V-13.

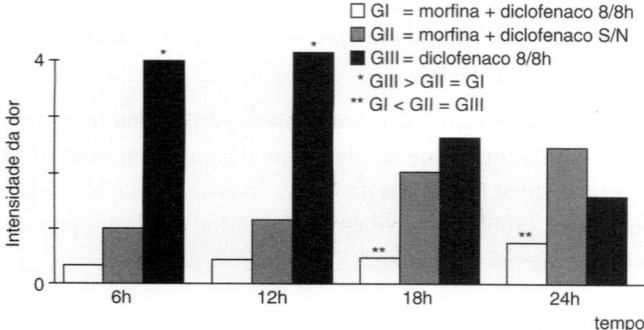

Gráfico V-10 – Comparação da qualidade da analgesia pós-cesárea com 2mg de morfina peridural e associação com diclofenaco (Carvalho e cols., 1989a).

Tabela V-13 – Complicações da morfina peridural (2mg) para analgesia pós-cesárea (Camann e cols., 1990).

Complicação	Incidência
Prurido (4 horas)	12/20
Prurido (24 horas)	15/20
Vômitos (4 horas)	1/20
Vômitos (24 horas)	2/20
Sonolência (4 horas)	16/20
Sonolência (24 horas)	9/20
Retenção urinária	2/19

O droperidol por via peridural parece reduzir a incidência de prurido (Carvalho e cols., 1991). Naqueles mais graves, devem ser administradas doses baixas de naloxona. Os vômitos podem ser controlados, inicialmente, com antieméticos. A retenção urinária normalmente é contornada com condutas simples, como levar a paciente ao banheiro, abrir um fluxo de água ou colocá-la no banho. Nos poucos casos em que essas manobras não resolvem, as pacientes devem sofrer sondagens periódicas de alívio. Após 12 a 18 horas da injeção peridural de morfina, as pacientes que não apresentaram melhora podem receber naloxona para verificar se a causa da retenção urinária é a morfina.

A complicação mais grave da administração de morfina no espaço peridural é a depressão respiratória que, na população geral, ocorre em cerca de 1:1.111 pacientes. As gestantes parecem ser mais resistentes a essa complicação: em levantamento realizado em 1988, abrangendo 3.915 pacientes da Maternidade Pró-Matre Paulista e 9.755 outras em âmbito nacional, foi detectada incidência de depressão respiratória em 1:6.835. As alterações hormonais e ventilatórias, determinadas pela gestação, podem ser as prováveis causas dessa proteção da gestante a essa complicação. As pacientes obstétricas, desde que não profundamente sedadas, durante a depressão causada pela morfina apresentam-se desconfortáveis, com freqüência respiratória menor que 10/min, sudorese intensa e períodos de cianose que coincidem com períodos de sonolência intensa. A administração de naloxona por via subcutânea ou muscular causa regressão quase imediata do quadro.

ANESTESIA GERAL PARA CESÁREA

A anestesia geral para cesárea é pouco utilizada em nosso meio, sendo sua indicação restrita a situações bem definidas. Suas vantagens são: rapidez, confiabilidade, reprodutibilidade e menor incidência de hipotensão arterial. No entanto, as desvantagens são consideráveis: possível aspiração materna, problemas do manuseio das vias aéreas, depressão do recém-nascido, inconsciência materna, maior sangramento uterino.

A anestesia geral tem indicação para cesárea nas seguintes situações: recusa da anestesia regional, falhas da anestesia regional, em alguns casos de sofrimento fetal agudo grave, hipovolemia, coagulopatia, infecção localizada, certas doenças cardíacas, neurológicas e/ou musculares, impossibilidade de comunicar-se com o paciente, estado de mal asmático.

Tendo em vista as principais complicações relacionadas à anestesia geral em obstetrícia, alguns cuidados especiais são necessários quando se utiliza essa técnica:

Jejum – embora seja importante respeitar o jejum habitual nas situações eletivas, a paciente obstétrica é sempre considerada como se estivesse de estômago cheio. Na tentativa de minimizar os riscos da pneumonite aspirativa, podem ser usados antiácidos não-particulados (citrato de sódio 0,3M, 30ml a cada 3 horas), inibidores da secreção gástrica (cimetidina ou ranitidina) e aceleradores da motilidade gástrica (metoclopramida). Esses cuidados não são prática diária em nosso meio, sendo muito utilizados nos EUA e na Europa.

Pré-oxigenação – a pequena capacidade residual funcional é característica da gestante de termo e faz com que se desenvolva rapidamente hipoxemia, caso exista dificuldade de entubação. A pré-oxigenação com oxigênio a 100% por 3 minutos ou com 4 inspirações máximas (capacidade inspiratória) nos 30 segundos precedentes à indução é eficaz em aumentar a reserva materna de O_2.

Indução rápida – podem-se utilizar drogas de ação rápida, sempre associadas à manobra de Sellick, para a profilaxia da aspiração. A entubação sob anestesia tópica com a paciente consciente ou levemente sedada pode ser uma alternativa segura tanto para a profilaxia da aspiração como para a entubação difícil.

Estar preparado para a dificuldade de entubação – a possibilidade de dificuldade ou impossibilidade de entubação deve ser sempre considerada, sendo prudente contar-se inclusive com material para se proceder à punção da membrana cricotireóidea com cateter de grosso calibre ou traqueostomia, no caso de emergência. A entubação sob tópica diminui esse risco. Em casos de anestesia geral, máscara laríngea deve sempre estar disponível em situações de emergência, em especial nas dificuldades de entubação traqueal.

Evitar hiperventilação materna e sobredose de anestésicos inalatórios – ao instituirmos ventilação controlada, as modificações gravídicas fornecem terreno propício para hiperventilações importantes, com repercussões maternas e fetais. Além disso, a toxicidade pelos agentes inalatórios ocorre com maior freqüência, já que modificação dos planos anestésicos acontece muito rapidamente. O capnógrafo é um monitor valioso nesses casos.

Evitar exposição prolongada aos agentes anestésicos – a anestesia geral reduz o fluxo uteroplacentário; dessa forma, quanto menor o tempo de indução-nascimento, menor será o tempo de exposição ao regime de hipofluxo e menor será também a quantidade de droga transferida para o feto através da placenta (Palahniuk e Shnider, 1974).

As drogas utilizadas nas técnicas de anestesia geral variam de acordo com a situação clínica que motivou sua indicação:

a) Indicações gerais (falha da anestesia regional, deformidades de coluna, recusa da paciente):
 - Preparo e monitorização: PA, cardioscópio, SpO_2, $ETCO_2$.
 - Pré-oxigenação.
 - Tiopental 4-6mg/kg + succinilcolina 0,5mg/kg.
 - Manobra de Sellick + entubação.
 - Antes do nascimento:
   - Sevoflurano a 2,5% ou isoflurano a 1%.
 - Após o nascimento:
   - N_2O/O_2 a 66%: 33%.
 - Pequenas doses de fentanil.
 - Halogenados em baixas concentrações, se necessário.
 - Infusão de succinilcolina, se necessário.

b) Anestesia geral para a gestante cardiopata:
 - Preparar e monitorizar a paciente.
 - Manter infusão de 100ml de solução de glicose a 5% (equipo de microgotas).
 - Pré-oxigenar a paciente com O_2 a 100%.
 - Antissepsia + colocação dos campos cirúrgicos.
 - Fentanil 15mcg/kg + etomidato 0,2mg/kg.
 - Succinilcolina 0,5mg/kg.
 - Manobra de Sellick + entubação orotraqueal.
 - Iniciar a cirurgia imediatamente.
 - Manter deslocamento uterino até o nascimento.
 - Manutenção da anestesia:
   - etomidato 0,05 a 0,1mg/kg, se necessário;
   - infusão de succinilcolina, se necessário;
   - N_2O a 50% após o nascimento, se apropriado;
   - fentanil 5mcg/kg, se necessário.

c) Anestesia geral para a gestante asmática:
 - Controlar ou melhorar crise.
 - Monitorização com PA, SpO_2, $ETCO_2$, cardioscópio.
 - Indução:
   - pré-oxigenação + manobra de Sellick;
   - cetamina 2mg/kg + succinilcolina 0,5mg/kg (etomidato 2mg/kg nas hipertensas);
   - entubação orotraqueal.
 - Manutenção:
   - sevoflurano a 2,5% ou isoflurano a 1%;
   - fentanil 5mcg/kg após o nascimento;
   - succinilcolina por infusão;
   - extubação: lidocaína 1mg/kg, IV, 3min antes.

d) Anestesia geral para gestante com síndrome hemorrágica e hipovolemia:
 - Preparar e monitorizar.
 - Cateter de teflon 20G + 16G.
 - Repor volemia vigorosamente.
 - Pré-oxigenação.
 - Cetamina 2mg/kg + succinilcolina 0,5mg/kg.
 - Manobra de Sellick + entubação.
 - Manutenção:
   - cetamina 0,5 a 1mg/kg;
   - fentanil + N_2O/O_2, se adequado.
   - infusão de succinilcolina, se necessário.

e) Anestesia geral para a gestante hipertensa:
 - Preparar e monitorizar a paciente: PA, cardioscópio, SpO_2 e $ETCO_2$.
 - Venóclise com cateter 20 em membro superior.
 - Pré-oxigenação.
 - Indução: fentanil 15mcg/kg + etomidato 0,2mg/kg + succinilcolina 0,5mg/kg.
 - Manobra de Sellick + entubação orotraqueal.
 - Manutenção com N_2O/O_2 e doses fracionadas de fentanil e etomidato, se necessário.
 - Infusão contínua de succinilcolina, se necessário.

ANESTESIA NAS PATOLOGIAS

Doença hipertensiva específica da gestação

Controle do quadro convulsivo – a droga de eleição é o sulfato de magnésio, que pode ser administrado conforme dois esquemas:

1. Esquema de Pritchard: 4g por via IV + 10g por via IM (ataque); 5g por via IM de 4/4h por 24h (manutenção).
2. Esquema de Zuspan: 4g por via IV (ataque); 1-2g por via IV, de h/h por 24h (manutenção).

O esquema por via intravenosa é mais confortável, mas o esquema por via intramuscular é mais seguro. O objetivo é manter a magnesemia entre 4 e 7mEq/l. O magnésio interfere com a liberação de acetilcolina na musculatura estriada, além de interferir com a condução do estímulo elétrico no coração.

Os efeitos fazem-se sentir tanto na mãe como no recém-nascido. Deve-se respeitar um intervalo entre a dose de ataque e a extração fetal de 2 horas, evitando-se a depressão neonatal. A monitorização materna deve incluir a capnografia, a oximetria de pulso e o eletrocardiograma.

A associação do sulfato de magnésio com outros sedativos, por exemplo, diazepínicos, pode induzir hipoxemia, sendo importante a oxigenoterapia concomitante. Caso seja utilizado relaxante muscular durante a anestesia, deve ser lembrada a potencialização de seus efeitos pelo magnésio, reduzindo a dose.

Controle da pressão arterial – os níveis pressóricos maternos devem ser controlados sem colocar em risco o bem-estar fetal. A pressão arterial materna deve ser reduzida em 20 a 30% no máximo, se houver sintomas maternos ou a pressão arterial diastólica for superior a 110mmHg. Nesses casos, a pressão arterial diastólica materna deve ser mantida em 110mmHg até o nascimento.

As drogas disponíveis para o controle pré-operatório da crise hipertensiva são:

Hidralazina – é a droga de escolha. A dose de ataque é de 5mg por via IV, de 15/15min, até se controlar a pressão arterial, mantendo-se 5 a 10mg/h por via IV.

Nitroprussiato de sódio – pode ser utilizado na ausência da hidralazina, embora exija cuidados adicionais na sua administração. A dose inicial é de 25mcg/min, aumentando-se a infusão, se necessário.

Nifedipina – do ponto de vista de interação com as drogas e técnicas anestésicas, a nifedipina deve ser evitada no período peroperatório. Sua ação principal se faz sobre os vasos de condutância, com grande diminuição da resistência periférica, porém seus efeitos se dão também por ação direta sobre o coração. Interage com a anestesia subaracnóidea ou peridural, tanto nos seus efeitos periféricos como potencializando a depressão miocárdica dos anestésicos locais; as hipotensões arteriais são graves e de difícil controle (Howie e cols., 1989). A dose de ataque é de 10mg por via sublingual, repetindo-se após 40min, se necessário.

Adequação volêmica – o conhecimento das características hemodinâmicas da doença hipertensiva específica da gestação são importantes como base para a adequação volêmica da paciente para a anestesia.

Caracteristicamente, a paciente tem seu volume plasmático contraído, é hemoconcentrada, o débito cardíaco pode ser elevado, normal ou baixo e a resistência periférica está elevada. Em alguns casos, pode haver prejuízo da função cardíaca, com insuficiência cardíaca e edema agudo de pulmão (Yurth, 1982).

Como conseqüência da proteinúria, existe hipoproteinemia e redução da pressão coloidosmótica plasmática. A utilização de grandes volumes de cristalóide nessa paciente está associada à sobrecarga hemodinâmica e à infiltração tecidual, sobretudo pulmonar, levando às duas complicações mais freqüentes no período peroperatório: o edema agudo de pulmão e a insuficiência respiratória pós-operatória.

A expansão volêmica é especialmente perigosa se for feita na ausência de vasodilatadores, pois haverá aumento da pré-carga sem diminuição da resistência periférica; vale ressaltar, entretanto, que a expansão volêmica determina, por si só, pequena queda da resistência periférica. Desde que não exista insuficiência cardíaca e insuficiência renal, a expansão volêmica pode ser feita criteriosamente sem monitorização invasiva. Caso contrário, a monitorização invasiva está indicada (Hodgkinson e cols., 1980). No esquema V-3 apresentamos a adequação volêmica dessas pacientes.

Esquema V-3 – Preparação da gestante hipertensa grave para a anestesia. A adequação volêmica deve ser criteriosa e basear-se em monitorização apropriada.

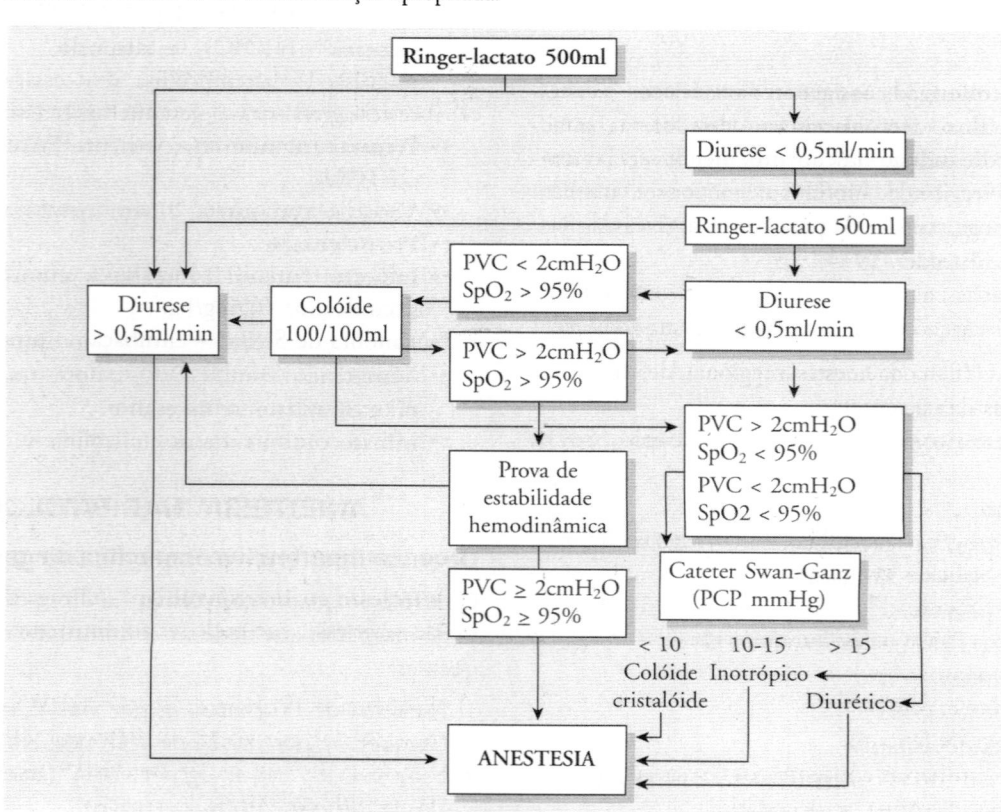

Nossa preferência é por não sobrecarregar a paciente com a administração de volume, especialmente de colóides, já que no momento do nascimento haverá autotransfusão uterina, que se acompanhará de grande aumento da resistência periférica, o que poderá causar falência cardíaca.

A interpretação dos parâmetros hemodinâmicos nesse grupo de pacientes deve ser feita à luz de suas alterações fisiopatológicas (Phelan e Yurth, 1982). Sobretudo a pressão venosa central pode ser interpretada indevidamente; como conseqüência do aumento do tono venoso, poderemos ter PVC alta com hipovolemia. Em 30% dos casos não existe correspondência entre a pressão venosa central e a pressão capilar pulmonar (Benedetti e cols., 1980). Esse fato não deve invalidar a PVC como parâmetro útil em 70% das pacientes. Uma conduta prática que se pode adotar para se conferir o estado volêmico da paciente, antes de se proceder à anestesia de condução, é o teste da estabilidade volêmica (Esquema V-3). A medida da PVC é realizada antes e após a injeção de pequenas doses de vasodilatadores, como a hidralazina e a levopromazina; o tono vascular diminuirá e a medida da PVC será mais apropriada. Todos os cuidados devem ser tomados para se evitar a sobredose desses vasodilatadores, sob risco de promover hipotensões maternas graves e sofrimento fetal.

Na adequação volêmica da paciente, as soluções cristalóides têm nossa preferência, a não ser em pacientes com hipoproteinemias graves e/ou anasarca, em que a infusão de albumina se faz necessária.

Caso a paciente apresente hipotensão arterial antes da extração fetal, torna-se mais oportuno, mais rápido e mais seguro administrar pequenas doses de vasopressor em associação com quantidades moderadas de volume.

Avaliação da hemostasia materna – as pacientes graves e sobretudo as portadoras de HELLP síndrome podem apresentar plaquetopenia intensa, com alterações do tempo de sangramento, constituindo-se em contra-indicação para a anestesia regional. Nossa conduta com relação a esse aspecto se baseia no número de plaquetas, no coagulograma e no quadro clínico. Se a quantidade de plaquetas é maior que $100.000/mm^3$, a anestesia regional é permitida. Se a quantidade de plaquetas é menor que $50.000/mm^3$, a anestesia regional está contra-indicada. Se a quantidade de plaquetas está entre 50 e $100.000/mm^3$, o tempo de sangramento normal definirá a favor de anestesia regional e o tempo de sangramento anormal contra-indicará a anestesia regional.

Em síntese, a anestesia regional poderá ser praticada em função do quadro clínico e do coagulograma. Idealmente, para a aferição da qualidade das plaquetas a tromboelastografia é o exame ideal.

Técnica anestésica – a anestesia regional é a mais indicada e representada pela anestesia peridural contínua e anestesia combinada (raquiperidural). As principais contra-indicações são as alterações de coagulação e o prejuízo da consciência materna.

Caso a anestesia geral seja utilizada, a técnica anestésica deve ser suficiente para adequada proteção hemodinâmica materna, evitando-se riscos maternos e redução adicional do fluxo sangüíneo uteroplacentário. A técnica sugerida foi descrita anteriormente.

Parto pré-termo

Definido como parto de feto nascido com menos de 37 semanas.

Incidência – varia entre 7 e 10%.

Etiologia – primigesta jovem, prenhez múltipla, placenta prévia, rotura prematura de membranas, malformações fetais e uterinas, insuficiência cervical, diabetes, hipertensão, cardiopatias e infecções.

Diagnóstico – presença de contrações uterinas, rotura de membranas ou dilatação cervical entre a 20ª e a 37ª semanas de gestação.

Mortalidade perinatal – varia de 100% em fetos de peso entre 500 e 599g, até 40%, entre 900 e 999g, com média de 30%.

Terapêutica – afastadas malformações fetais graves pela ultra-sonografia: repouso no leito, hidratação, sedação e inibição farmacológica das contrações com inibidores de prostaglandinas, beta-estimulantes, inibidores de cálcio ou sulfato de magnésio, hidratação. Todas estas drogas interagem com técnicas e drogas anestésicas e, portanto, seus efeitos devem ser cuidadosamente avaliados. As drogas mais freqüentemente utilizadas são os beta-estimulantes que podem causar hipovolemia, hemodiluição, taquicardia e edema agudo pulmonar.

Analgotócia – em pacientes sem uso de agentes beta-estimulantes, a anestesia regional está indicada. Nossa preferência na prematuridade extrema é pela raquianestesia, pela possibilidade de uso de menores quantidades de anestésicos locais.

Em pacientes em uso de beta-estimulantes, tanto a anestesia geral como a regional apresentam riscos de determinar edema pulmonar agudo (Benedetti e cols., 1982) e devem ser manuseadas com monitorização e cuidados intensivos.

Síndromes hemorrágicas

As patologias e/ou procedimentos que merecem considerações anestésicas especiais durante a gestação são as curetagens pós-aborto ou mola, a placenta prévia e o descolamento prematuro de placenta. Cada uma dessas situações clínicas exibe uma fisiopatologia própria bastante característica, que interage de forma diferente com as drogas e as técnicas anestésicas.

Anestesia para curetagem

A anestesia geral é a de eleição se a paciente estiver em jejum e se a gestação for inferior a 12 semanas (Fragraeus e cols., 1983), sem outros fatores complicadores. A anestesia geral é obrigatória no caso de a paciente estar hemodinamicamente instável, mesmo se não estiver em jejum; caso o jejum não seja possível, a entubação traqueal é obrigatória.

Algumas opções de técnica são apropriadas para o procedimento:

Paciente hemodinamicamente estável

Indução – fentanil 100mcg por via IV + propofol a 1% por via IV, até perda do reflexo palpebral.

Manutenção – N_2O/O_2 a 66%/33% sob máscara + doses fracionadas de propofol de 1/3 da dose de ataque.

Na eventualidade de ser necessária complementação com anestésicos inalatórios, o sefoflurano tem a nossa preferência, em concentrações que mantenham a responsividade do útero aos ocitócicos. Se houver contra-indicação para o propofol, especialmente em cardiopatas e em pacientes em uso de beta-bloqueador, o indutor pode ser substituído pelo etomidato, administrado da mesma forma.

Paciente hemodinamicamente instável

Diazepam 5mg por via IV + cetamina 1 a 2mg/kg + N_2O/O_2 a 66%/33%.

A anestesia regional é a técnica de eleição nas seguintes condições: a) mola; b) aborto retido; c) aborto > 12 semanas; d) infecção ovular (excluindo-se o choque séptico); e) paciente que não esteja em jejum. A anestesia regional também é de eleição em serviços-escola, onde o tempo de duração e as dificuldades técnicas do procedimento são maiores. A anestesia regional garante sangramento muito menor, além de proporcionar melhor contratilidade uterina, permitindo mais firmeza para o procedimento e menor incidência de perfurações uterinas.

Placenta prévia e descolamento prematuro de placenta

As modificações gravídicas determinam alterações cardiovasculares e hematológicas que alteram a resposta do organismo à perda sangüínea, além de impor dificuldades na interpretação dos parâmetros hemodinâmicos.

Um dos principais problemas na paciente com sangramento é o critério de avaliação da perda sangüínea. Alguns parâmetros podem ser utilizados:

Visão direta – nem sempre é adequada, já que pode ser mais lenta, repetida e por longo período (placenta prévia), ou pode estar oculta (descolamento prematuro de placenta).

Hematócrito – a gestante apresenta hemodiluição fisiológica, que pode atingir valores abaixo dos toleráveis, requerendo transfusão de sangue. Dependendo de a anemia instalar-se aguda ou cronicamente, os fenômenos adaptativos são diferentes e os níveis de hemoglobina e hematócrito que indicam transfusão sangüínea são também diferentes (Quadro V-8). Os níveis de hemoglobina e hematócritos ideais são de 10g/dl e 30%, respectivamente.

Quadro V-8 – Adaptações do organismo materno à anemia.

Crônica
Organismo adaptado
Volemia normal (aumento de 2,3-DPG)
Hemoglobina mínima aceitável 6g/dl
Transfusões mais freqüentes
Aguda
Organismo não-adaptado
Hipovolemia
Hemoglobina/hematócrito mínimos aceitáveis 8g/dl e 25% sem hipovolemia
Transfusões são mais raras

Pressão arterial – modifica-se muito durante a gestação pelo aumento do débito cardíaco e redução da resistência periférica. Não reflete a real perda sangüínea. Romney e cols. (1963), estudando os efeitos do sangramento em cadelas prenhes, observaram que a pressão arterial cai lentamente na vigência do sangramento, mantendo-se a paO_2 arterial materna. Para o lado fetal, entretanto, há queda dramática e precoce da paO_2 nos vasos uterinos e no feto, que acompanha a perda sangüínea (Gráfico V-11).

Em pacientes hipertensas, a interpretação da pressão arterial é ainda mais difícil. No descolamento prematuro de placenta (DPP), o grande aumento do tono uterino faz com que a resistência periférica esteja aumentada; dessa forma, o DPP

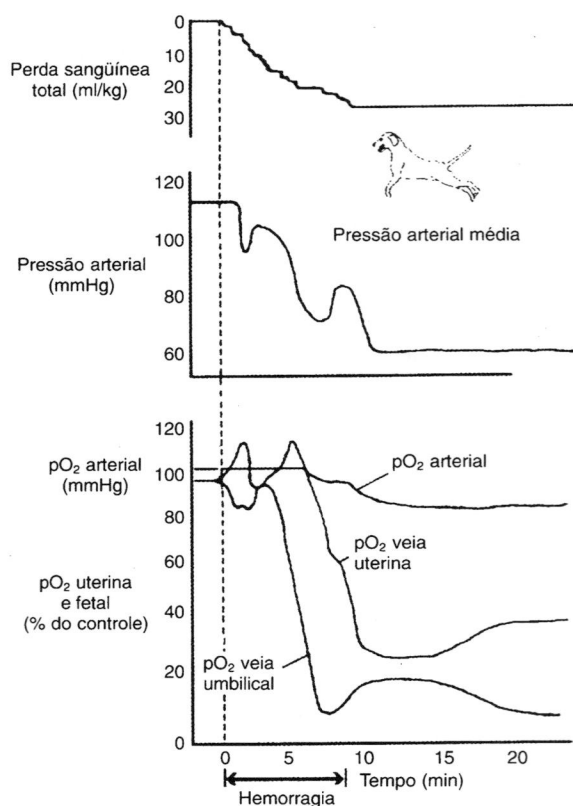

Gráfico V-11 – Efeitos maternos e fetais da hemorragia aguda em cadelas prenhes (adaptado de Romney e cols., 1963).

com sangramentos ocultos importantes pode cursar com freqüência cardíaca e pressão arterial normais, apesar de a paciente estar hipovolêmica. Na placenta prévia, a pressão arterial reflete diretamente a perda sangüínea.

Pressão venosa central – altera-se pouco durante a gestação, desde que seja realizada a descompressão da veia cava. É um bom método para avaliação da perda sangüínea.

Diurese – a gestação impõe ao organismo materno uma alta taxa de reabsorção tubular. Por isso, qualquer redução na filtração glomerular diminui imediatamente o volume urinário, sendo este um sinal precoce de hipovolemia. Tão importante quanto a reposição de sangue é a reposição volêmica que possibilite a manutenção do fluxo sangüíneo, que deve ser a preocupação maior do anestesiologista (Quadro V-9).

Quadro V-9 – Ressuscitação da paciente portadora de síndrome hemorrágica.

Monitorizar adequadamente
Pressão arterial automática não-invasiva
Cardioscópio
SpO_2
Diurese
Pressão venosa central
Estar preparado para o quadro
Vias de infusão: 2 vias de grosso calibre (cateter 14G)
Hemoderivados
Repor volume
Cristalóides
Colóides

A solução cristalóide que mais se ajusta às necessidades da reposição volêmica aguda é a de Ringer-lactato, cuja composição é vantajosa por ser a que mais se aproxima da composição plasmática (Tabela V-14).

Tabela V-14 – Soluções intravenosas e suas composições (Peng e cols., 1987).

	Plasma	Ringer-lactato	NaCl a 0,9%	SG a 5%
PH	7,4	6,5	5,0	4,0
Osmolaridade (mOsm/l)	300	272	308	252
Sódio (mEq/l)	140	130	154	0
Potássio (mEq/l)	4	4	0	0
Cálcio (mEq/l)	5	3	0	0
Cloro (mEq/l)	103	109	154	0
Lactato (mEq/l)	1	28	0	0
Bicarbonato (mEq/l)	27	0	0	0
Glicose (mEq/l)	100	0	0	5.000

Embora ainda não existam dados na literatura sobre seu uso clínico em obstetrícia, é possível que o emprego das soluções hipertônicas de cloreto de sódio seja útil na ressuscitação volêmica. A solução mais utilizada é a de cloreto de sódio a 7,5%. A ação dessa solução inclui aumento do débito cardíaco, dilatação vascular pré-capilar, constrição dos vasos de capacitância, aumento da pressão arterial e melhora do fluxo mesentérico. Sua ação sobre o fluxo placentário é ainda desconhecida.

A reposição volêmica deve ser feita com base em parâmetros clínicos, incluindo a pressão arterial, a pressão venosa central e a diurese. A solução básica é a de Ringer-lactato. Colóides e albumina são úteis, exceto o dextrano. A reposição das células vermelhas deve ser feita com concentrado de glóbulos. O sangue fresco, ou seja, aquele coletado com menos de 24 horas, não é atualmente disponível, podendo ser utilizado o plasma fresco congelado. Cada unidade de concentrado de glóbulos eleva o hematócrito de 3% e a quantidade deve ser a necessária para manter o hematócrito da paciente em 30%.

Correção da coagulopatia – a coagulopatia ocorre em 10% dos casos de DPP, com coagulação intravascular disseminada e fibrinólise. O consumo de fatores de coagulação ocorre em duas fases: local e disseminada. A local, quando da formação do coágulo retroplacentário, e posteriormente a disseminada, quando a tromboplastina passa para a corrente sanguínea. A fibrinólise é desencadeada pela hiperatividade do sistema fibrinolítico e introdução na circulação de fibrinoquinases e lisoquinases, a partir do útero isquêmico. O controle hematológico freqüente é fundamental, sendo que na fase de consumo ocorre hipercoagulabilidade. Instala-se em seguida a hipocoagulação, com fibrinogênio menor que 50% e plaquetas inferiores a 50.000/mm^3. Lembrar que nessa fase estão contra-indicados os bloqueios regionais.

A terapêutica básica é a reposição volêmica e a manutenção do hematócrito em torno de 30%. A reposição dos fatores de coagulação deve ser criteriosa, sendo fundamental a correção prévia da volemia.

A elevação plasmática dos produtos de degradação da fibrina causa relaxamento uterino, inibindo a ação da ocitocina. Nessas condições, estão indicados os inibidores de produtos de degradação da fibrina, como aprotinina, na dose de 500.000 unidades por via intravenosa, e 200.000 unidades/hora até o controle do sangramento.

Técnica anestésica

Nos casos em que não existe alteração hemodinâmica importante, a hemorragia está controlada e a reposição volêmica está sendo eficiente, pode ser indicada a anestesia regional, dependendo da rapidez com a qual se precisa extrair o feto. A gravidade do descolamento pode ser classificada em graus I a III, de acordo com a área descolada, a perda sangüínea e o sofrimento fetal (Esquema V-4). A presença de feto vivo é indicador de que o descolamento é de grau I ou II. Nesses casos, a anestesia regional está indicada. Ocorrem raros casos de descolamento em grau II extremo ou incipiente grau III, em que o feto ainda está vivo, porém praticamente moribundo. Nesses casos, deve-se optar pela anestesia geral. Na maioria dos casos, porém, a presença de feto vivo permite a realização de anestesia regional.

A raquianestesia para o período expulsivo pode ser realizada com 2,5 a 5mg de bupivacaína hiperbárica a 5%, associada a opióides.

A raquianestesia e a anestesia peridural lombar para cesárea podem ser realizadas de acordo com as técnicas descritas anteriormente.

A anestesia geral para cesárea, como foi descrita, está indicada quando existe sofrimento fetal grave, óbito fetal geralmente associado a choque e/ou coagulopatia.

Anestesia na gestante cardiopata

Incidência – nos últimos 25 anos, a incidência de cardiopatia associada à gestação reduziu-se de 3,6% para cerca de 1,6%. A doença reumática associada à gestação ainda constitui o maior

Esquema V-4 – Relação entre grau, gravidade, área de descolamento, hemorragia e indicação da anestesia em DPP.

Grau	I	II	III	
Gravidade	Leve	Moderada	Grave	
Área descolada	< 17%	17-50%	> 50%	
Perda hemorrágica	< 250ml	250-1.000ml	> 1.000ml (2.000-2.500ml)	
Sofrimento fetal	NÃO	SIM	Óbito fetal	
Condições de parto vaginal	Período expulsivo	Qualquer condição	Rotura de membranas + ocitócicos	Qualquer condição
Condições maternas	Sem alteração grave		Hipotensão	Choque/coagulopatia
Conduta obstétrica	Parto vaginal	Cesárea de urgência	Parto vaginal	Cesárea
Conduta anestésica	Raqui	Raqui ou PD lombar	Geral	Raqui	Geral

número de casos. Entre nós, sua incidência é em torno de 60%, sendo seguida pela doença de Chagas (em torno de 35%) e cardiopatias congênitas (em torno de 5%).

Mortalidade – varia de 2 a 17% nas cardiopatias reumáticas, chegando a mais de 50% em algumas das congênitas.

Duas situações de emergência são possíveis nesse grupo de pacientes: uma em que a emergência obstétrica independe da cardiopatia, e outra em que a emergência obstétrica é desencadeada pela própria cardiopatia. Independente da situação, as gestantes cardiopatas representam um grande desafio para o anestesiologista, dada a complexidade de alguns quadros clínicos.

As modificações da pré-carga, pós-carga e freqüência cardíaca que ocorrem durante o parto são bem acomodadas na paciente com boa reserva cardíaca, porém podem não ser toleradas pela paciente cardiopata. O planejamento da anestesia para a cardiopata deve prever e idealmente absorver essas profundas e rápidas transições hemodinâmicas, tanto no intra como no pós-operatório imediato.

Ao planejarmos a anestesia para a gestante cardiopata, devemos considerar: fisiopatologia, classe funcional (New York Heart Association 1 a 4), evolução durante a gestação, exames subsidiários (ecodopplercardiograma, eletrocardiograma) e monitorização disponível.

A gravidade de um caso baseado na classe funcional não se constitui em indicação ou contra-indicação formal de nenhuma técnica anestésica. Algumas pacientes podem apresentar-se assintomáticas e a patologia contra-indicar as técnicas regionais (por exemplo, CIA, CIV, PCA); ou podem apresentar-se em classe funcional 4 e a anestesia regional ser não só adequada, como também representar importante arma terapêutica (por exemplo, estenose mitral em edema agudo de pulmão).

Conhecendo-se a ação de drogas e técnicas anestésicas sobre a pré-carga e a pós-carga e sobre o inotropismo e cronotropismo cardíacos, bem como o que cada uma dessas variáveis representa para a estabilidade cardiovascular de cada paciente, é possível traçar um plano geral de indicação anestésica para esse grupo de gestantes (Tabela V-15).

Tanto a anestesia peridural contínua como a combinada (raqui-peridural) são técnicas indicadas em gestantes cardiopatas. O cateter peridural deve ser mantido no pós-parto imediato, já que, caso a paciente desenvolva sobrecarga volêmica, poderá ser utilizado para promover um bloqueio simpático (Clark e cols., 1985). No caso das miocardiopatias dilatadas, a preferência é pela anestesia subaracnóidea, já que grandes massas de anestésico local podem determinar prejuízo da função do músculo cardíaco (Quadro V-10).

Quadro V-10 – Anestesia regional para cesárea em cardiopatas.

Preparar e monitorizar a paciente (FC, PA, ECG, SpO$_2$)
Peridural contínua
Restringir fluidos intravenosos
Iniciar com 100mg de bupivacaína a 0,5% sem epinefrina + fentanil 100mcg. Complementar se necessário
Manter o cateter peridural no pós-parto *imediato*; ele pode ser útil para promover um bloqueio simpático em caso de sobrecarga volêmica
No final do procedimento, 1mg de cloridrato de morfina por via peridural
Combinada raqui-peridural
Restringir fluidos intravenosos
Bupivacaína pesada, 7,5mg injetados em 30 segundos com sufentanil 5mcg + 60mcg de cloridrato de morfina
Manter descompressão da veia cava até o nascimento
Oxigênio sob máscara
Vasopressor se necessário: metaraminol ou efedrina (evitar vasopressor na estenose mitral)

No caso de haver dúvidas sobre qual técnica anestésica indicar, optar pela anestesia geral. Caso a anestesia geral seja indicada, a técnica deve garantir boa estabilidade hemodinâmica e ser antecipada a possibilidade de sobrecarga cardiovascular após a extração fetal e no puerpério imediato, já que não poderemos contar com os efeitos protetores da anestesia regional. Além das contra-indicações da anestesia regional já apresentadas, as pacientes anticoaguladas também se constituem em contra-indicação formal à prática do bloqueio espinhal, sob risco de desenvolverem hematomas espinhais.

A hiperexpansão volêmica e o uso dos agentes halogenados são as causas mais freqüentes de descompensação das gestantes cardiopatas relacionadas à anestesia. Nas pacientes mais propensas a desenvolverem congestão pulmonar e edema agudo de pulmão, principalmente na presença de anestesia geral, o emprego de diuréticos, no intra-operatório, pode ser útil para reduzir a sobrecarga volêmica.

Asma brônquica

A asma brônquica caracteriza-se pela imprevisibilidade de sua evolução dentro da gestação, exigindo grande flexibilidade em termos de conduta anestésica, dependendo da evolução do quadro clínico e da via do parto.

O primeiro passo importante é definir a gravidade do quadro clínico, baseado na sua evolução durante a gestação, o que será fundamental para a escolha da técnica anestésica (Tabela V-16).

Tabela V-15 – Perfil hemodinâmico desejável em diferentes cardiopatias e técnicas anestésicas compatíveis.

	FC	Pré-carga	Pós-carga	Contratilidade	Técnica anestésica
Estenose mitral	N-D	N-D	N-D	N	Regional
Insuficiência mitral	N-A	N-D	N-D	N-A	Regional
Estenose aórtica	N	N-A	N-A	N	Geral
Insuficiência aórtica	N-A	N-D	N-D	N-A	Regional
Estenose pulmonar	N	N-A	N-A	N	Geral
Hipertensão pulmonar	N	N-A	N-A	N-A	Geral
Cardiomiopatia dilatada	N	N-D	N-D	A	Regional (?)
Cardiomiopatia hipertrófica	N-D	N-A	N	D	Geral
"Shunt" E-D	N	N-A	N-A	N	Geral
"Shunt" D-E	N	N-A	N-A	N	Geral
Coronariopatia	N	N-D	N-D	N-D	Regional (?)

FC = freqüência cardíaca; N = normal; D = discretamente diminuída; A = discretamente aumentada.

Tabela V-16 – Classificação da gravidade da gestante asmática.

	Sim	Não
Mais de 6 crises por ano	(2)	(0)
Sem medicação e sem sintomas por mais de um mês	(0)	(1)
Internação por mais de 24h no último ano	(2)	(0)
Corticóide durante todo o último mês	(1)	(0)
Consulta extra nos últimos 6 meses	(1)	(0)

Leve = 0 a 1; moderada = 2 a 4; grave = 5 a 7.

A caracterização da gravidade da crise asmática nessas pacientes também deve seguir critérios diferentes, levando-se em consideração as modificações gravídicas. Dessa forma, paO_2 < 70mmHg e $paCO_2$ > 38mmHg caracterizam quadro grave e preocupante, merecendo cuidados intensivos.

Todas as pacientes, independente da gravidade e da presença de crise, podem e devem receber analgesia com técnicas regionais para o parto vaginal. Se a cesariana for indicada, a técnica varia: se a paciente está em crise asmática, independente da sua classificação, a anestesia regional está contra-indicada; se a paciente está fora de crise, a anestesia regional está contra-indicada apenas nas formas graves de asma.

Existem várias razões pelas quais a anestesia regional para cesárea está contra-indicada na paciente asmática grave ou em crise: o bloqueio simpático alto libera a inervação vagal do pulmão e, embora não se saiba se esse fenômeno pode, por si só, causar broncoconstrição, no caso de ela ser desencadeada por qualquer fator, não existe possibilidade da compensação simpática; o bloqueio motor da musculatura intercostal prejudica a expiração forçada da paciente, impedindo, dessa forma, o mecanismo mais eficiente de compensação para a crise asmática; o bloqueio da medula supra-renal impede a liberação de catecolaminas que poderiam ter ação benéfica na crise; a $paCO_2$ elevada causa vasodilatação periférica que não responde aos vasopressores.

A analgesia para o parto vaginal deve ser instituída precocemente, evitando-se, dessa forma, dor, ansiedade e hiperventilação, fatores potencialmente desencadeadores de broncoespasmo. Na vigência de crise asmática e indicação de cesariana, todos os esforços devem ser feitos para se controlar a crise antes da indução da anestesia geral (Quadro V-11); dessa forma, estaremos reduzindo o risco da indução em uma paciente já em insuficiência respiratória.

Quadro V-11 – Esquema terapêutico para a crise asmática na gestante.

Beta-adrenérgicos
Via inalatória: salbutamol, fenoterol ou terbutalina 2,5-5mg em SF até 3 vezes em 1 hora
Via subcutânea: epinefrina 0,3ml (1:1.000) até 3 vezes/h, terbutalina 0,25-0,5mg até 3 vezes/h
Aminofilina IV
2,5-5,6mg/kg em 30 minutos
Dose máxima, 400mg
Manutenção com 0,5mg/kg/h
Corticóide IV
Metilprednisolona 0,8mg/kg ou hidrocortisona 4mg/kg
Manutenção com metilprednisolona 25mg 4/4h

CIRURGIAS DURANTE A GESTAÇÃO

As cirurgias não-obstétricas durante a gestação podem ser diretamente relacionadas à gestação (circlagem, cirurgia fetal), associadas à gestação (cirurgia cardíaca) ou a acidentais na gestação (apendicite, traumatismos). A causa mais comum de cirurgia durante a gestação é a circlagem de colo.

Dependendo da patologia em questão, novas alterações fisiológicas poderão somar-se às alterações próprias da gestação. É o caso da hipertermia associada às patologias infecciosas, como a apendicite. A hipertermia aumenta a freqüência cardíaca, o débito cardíaco, o metabolismo basal, o consumo de oxigênio, a incidência de disritmias cardíacas e, além disso, reduz o fluxo sangüíneo uteroplacentário. A hipertermia deve, portanto, ser controlada antes de uma indução anestésica (Cefalo e Hellegers, 1978; Storniolo e cols., 1988).

As principais preocupações no planejamento de uma anestesia durante a gravidez são a teratogenicidade e o aborto ou parto prematuro. Shnider e Webster (1965), em estudo retrospectivo de 9.000 gestantes, observaram maior mortalidade perinatal no grupo de mães submetidas à cirurgia, quando comparado com um grupo de pacientes não-operadas durante a gestação; entretanto, se a mortalidade associada à circlagem for separada, não há diferenças entre os dois grupos. Segundo Duncan e cols. (1986) que acompanharam 2.565 grávidas operadas durante a gestação, não há aumento do risco de malformações congênitas; o risco de aborto, entretanto, é maior, principalmente quando a cirurgia é realizada no primeiro ou segundo trimestre sob anestesia geral e a cirurgia for obstétrica ou ginecológica (Phillips, 1976).

Embora a anestesia geral esteja associada a maior risco de aborto, não são bem definidos quais os fatores, dentro da técnica, que estão diretamente implicados (Smith, 1963). Os agentes inalatórios causam, experimentalmente, inibição da divisão celular, porém as concentrações e o tempo de exposição nesses estudos são freqüentemente muito maiores do que nas situações clínicas (Nunn, 1981). Não há estudos em humanos, até o momento, que evidenciem que determinada droga anestésica (exceto os benzodiazepínicos) determine abortos ou malformações congênitas, a não ser por exposição crônica, geralmente ocupacional. Outros fatores de estresse, causando hipoxemia fetal, podem estar implicados: a) compressão aortocava; b) níveis exagerados de catecolaminas, devido à dor ou à anestesia superficial; c) agentes que aumentam o tono uterino, como a cetamina no início da gestação; d) hiperventilação materna; e) anemia.

A anestesia ideal para cirurgias durante a gestação é a de condução, raqui ou peridural. Caso a anestesia geral seja necessária, os hipnoanalgésicos e os barbitúricos podem ser utilizados; os agentes inalatórios halogenados devem ser sempre associados, pois aumentam a condutância vascular uterina, protegendo a circulação uteroplacentária. Devem-se evitar drogas que aumentem o tono uterino, como a cetamina e a meperidina. Deve-se evitar hiperventilação materna, mantendo-se a $paCO_2$ entre 30 e 32mmHg.

Freqüentemente, no período peroperatório de cirurgias durante a gravidez, os agonistas beta-adrenérgicos (ritodrina, terbutalina) são utilizados para inibir o trabalho de parto prematuro. Esse grupo de drogas induz a uma vasodilatação e conseqüente hipovolemia relativa, que são ajustadas lentamente. Os bloqueios espinhais, raqui ou peridural, também levam a uma dilatação tanto dos vasos arteriais como venosos. A epinefrina, associada ao anestésico local na anestesia peridural, atinge a circulação sistêmica em dose beta-estimulante, intensificando a vasodilatação periférica, além de determinar taquicardia. A anestesia regional administrada junto com o uso agudo de beta-adrenérgicos pode levar à hipotensão grave de difícil controle. Recomendamos que, na eventualidade de sua associação, primeiro se instale a anestesia regional e, só após sua estabilização, institua-se o beta-adrenérgico. Caso a paciente esteja fazendo uso de beta-adrenérgico há menos de 12 horas, recomendamos o uso de anestésico local sem epinefrina.

As drogas e as doses de anestésicos a serem utilizadas dependerão do procedimento a ser realizado. A técnica sugerida para o procedimento mais comum, a circlagem de colo, está descrita no quadro V-12 (Carvalho e cols., 1983).

SOFRIMENTO FETAL AGUDO

Desde que não exista uma patologia materna que modifique a indicação da anestesia, esta será escolhida com base na gravidade do quadro clínico de sofrimento fetal e na rapidez com que se deseja extrair o feto. É evidente que a anestesia regional é sempre desejada, pela maior segurança materna. Por outro lado, eventualmente, a anestesia geral pode ser iniciada rapidamente, desde que utilizemos drogas adequadas e o ambiente cirúrgico esteja preparado. No caso da anestesia regional, a raquianestesia está indicada (Quadro V-13).

Quadro V-12 – Anestesia para circlagem.

Monitorização: PA, FC, SpO_2, ECG
Pré-expansão volêmica com 500ml de solução cristalóide
Punção peridural em L_2-L_3 ou L_3-L_4
75mg de bupivacaína a 0,5% com epinefrina 1:200.000
Sedação se necessário
Beta-adrenérgicos após a estabilização da anestesia

Quadro V-13 – Raquianestesia nas urgências obstétricas.

Monitorização: PA, cardioscópio, SpO_2
Venóclise com cateter calibre 20
Pré-expansão volêmica com 500ml de Ringer-lactato
Paciente sentada, pernas fletidas (decúbito lateral esquerdo no prolapso de cordão)
Punção subaracnóidea L_2-L_3 ou L_3-L_4
Bupivacaína hiperbárica na dose de 10mg associada a 10mcg de fentanil
Opcional para analgesia pós-operatória: cloridrato de morfina (60mcg)
Parto vaginal:
Caso o procedimento seja por via vaginal, a droga de escolha é a bupivacaína hiperbárica na dose de 2,5 a 5mg associada a opióide

Referências Bibliográficas

• ABBOUD, T.K. & cols. – Effects of epidural anesthesia during labor on maternal plasma beta-endorphin levels. Anesthesiology, 59:1, 1983. • AHN, N.N. & cols. – Blood vessel puncture with epidural catheters (abstract). Anesthesiology, 71:A916, 1989. • ALBRIGHT, G.A. – Cardiac arrest following regional anesthesia with etidocaine or bupivacaine. Anesthesiology, 51:285, 1979. • ALVAREZ, H.E. & CALDEYRO-BARCIA, R. – Fisiologia de la contraccion uterina y us applications en la clinic. Mat. e Inf., 13:11, 1954. • ASSALI, N.S. & PRYSTOWSKY, H. – Studies on autonomic blockade. II. Observations on the nature of blood pressure fall with high selective spinal anesthesia in pregnant women. J. Clin. Invest., 29:1367, 1950. • BAITON, C.T. & STRICHARTZ, G.R. – Concentration dependence of lidocaine-induced irreversible conduction loss in nerve block. Anesthesiology, 81:657, 1994. • BARCLAY, D.L. & cols. – The influence of inferior vena cava compression on the level of spinal anesthesia. Am. J. Obstet. Gynecol., 101:792, 1968. • BELLO, C.N. & cols. – Cefaléia pós-raquianestesia. Importância do decúbito no pós-operatório. Rev. Bras. Anest., 35:S7-S12, 1985. • BENEDETTI, T.J. & cols. – Maternal pulmonary edema during premature labor inhibition. Obstet. Gynecol., 9(Suppl.):33S, 1982. • BENEDETTI, T.J. & cols. – Hemodynamic observations in severe preeclampsia with a flow-directed pulmonary artery catheter. Am. J. Obstet. Gynecol., 136:465, 1980. • BONICA, J.J. – Peripheral mechanisms and pathways of parturition pain. Br. J. Anaesth., 51:3S, 1979. • BROMAGE, P.R. – Spread of analgesics solutions in the epidural space and their site of action: a statistical study. Br. J. Anaest., 34:161, 1962. • BROMAGE, P.R. – Neurologic complications of regional anesthesia for obstetrics. In: Shnider, S.M. & Levinson, G. Anesthesia for Obstetrics. 3rd, Baltimore, Williams & Wilkins, 1993. • BROMAGE, P.R. & cols. – Epidural narcotics for postoperative analgesia. Anesth. Analg., 59:473, 1980. • CAMANN, W.R. & cols. – Effects of oral cafeine on postdural puncture headache: a double-blind, placebo-controlled trial. Anesth. Analg., 70:181, 1990. • CARVALHO, J.C.A. & cols. – Fatores que modificam a dispersão da bupivacaína na raquianestesia para cesariana: tempo de injeção e epinefrina. Rev. Bras. Anest., 38:CBA 145, 1988a. • CARVALHO, J.C.A. & cols. – Epinephrine reduces neonatal gastric fluid content of bupivacaine during vaginal delivery. International Anesthesia Research Society 61st Congress EUA, March 4-8, 1987b. • CARVALHO, J.C.A. & cols. – Relação entre peso corpóreo e concentração plasmática máxima de bupivacaína em anestesia peridural para cesárea. XXXIV CBA 1987. • CARVALHO, J.C.A. & cols. – Avaliação da expansão volêmica durante anestesia peridural para cesárea através da variação da concentração da hemoglobina. Rev. Bras. Anest., 40:CBA 137, 1990. • CARVALHO, J.C.A. & cols. – Systemic droperidol and epidural morphine in the management of postoperative pain. Anesth. Analg., 72:416, 1991. • CARVALHO, J.C.A. & cols. – Morfina por via peridural associada ao diclofenaco por via sistêmica para analgesia pós-operatória em cesareana. Rev. Bras. Anest., 39(S):129, 1989a . • CARVALHO, J.C.A. & cols. – Uso clínico da agulha tipo Quincke-Babcock 90X4 em anestesia subaracnóidea para cesárea. Rev. Bras. Anest., 39:CBA 128, 1989b. • CARVALHO, J.C.A. & cols. – Effect of baricity on subarachnoid anesthesia with bupivacaine for cesarean section. Regional Anesthesia, 13(Suppl. 1S):14, 1988b. • CARVALHO, J.C.A. & MATHIAS, R.S. – Intravenous hydration in obstetrics. Intern. Anesth. Clin., 22:103, 1994. • CARVALHO, J.C.A. & cols. – Analgesia peridural para o parto vaginal: infusão continua versus injeção intermitente. Rev. Bras. Anest., 41(Suppl. 13):71, 1991. • CARVALHO, J.C.A. & cols. – The influence of epinephrine on the pharmacocinectics of different bupivacaine solutions in epidural anesthesia foe cesarean section. Annual Meeting Regional Anesthesia, Hyatt Regency San Antonio, Texas – USA, 1986. • CARVALHO, J.C.A. & cols. – Anestesia peridural para circlagem cervical. Tema livre apresentado no XXX Congresso Brasileiro de Anestesiologia, Fortaleza, 1983. • CEFALO, R.C. & HELLEGERS, A.E. – The effects of maternal hyperthermia on fetal cardiovascular and respiratory function. Am. J. Obstet. Gynecol., 131:687, 1978. • CESARINI, M. & cols. – Sprotte needle for intrathecal anaesthesia for caesarean section: incidence of postdural puncture headache. Anaesthesia, 45:656, 1990. • CHADWICK, H.S. & BRIAN READY, L. – Intrathecal and epidural morphine sulfate for postcesarean analgesia: a clinical comparison. Anesthesiology, 68:925, 1988. • CHEEK, T.G. & cols. – Rapid intravenous saline infusion decreases uterine activity in labor. Epidural anesthesia does not. Anesthesiology, 71(3A):A884, 1989. • CLARK, S.L. & cols. – Labor and delivery in the presence of mitral stenosis: central hemodynamic observations. Am. J. Obstet. Gynecol., 152:984, 1985. • COLONNA-ROMANO, P. & cols. – Epidural test dose and intravascular injection in obstetrics: sensitivity, specificity, and lowest effective dose. Anesthesiology, 75:373, 1992. • DRASNER, K. & cols. – Cauda equina syndrome following intended epidural anesthesia. Anesthesiology, 73:582, 1992. • DUNCAN, P.G. & cols. – Fetal risk of anesthesia and surgery during pregnancy. Anesthesiology, 64:790, 1986. • FINUCANE, B.T. & BRAMWELL, R.S.B. – Regional anesthesia is preferable for the premature fetus. Anesthesiology, 54:435, 1981. • FRAGRAEUS, L. & cols. – Spread of epidural analgesia in early pregnancy. Anesthesiology, 58:184, 1983. • GIASI, R.M. & cols. – Absorption of lidocaine following subarachnoid and epidural administration. Anesth. Analg., 58:360, 1979. • GOODFELLOW, C.F. & cols. – Oxytocin deficiency at delivery with epidural analgesia. Br. J. Obstet. Gynaecol., 90:214, 1983. • GREENE, N.M. – Challenges and opportunities: the future in regional anesthesia. Regional Anesthesia, 12:113, 1987. • GREENE, N.M. – Distribution of local anesthetic solutions within the subarachnoid space. Anesth. Analg., 64:715, 1985. • GRUNDY, E.M. & cols. – Extradural analgesia revisited: a statistical study. Br. J. Anaesth., 50:805, 1978. • HAGERDAL, M. & cols. – Minute ventilation and oxygen consumption during labor with epidural analgesia. Anesthesiology, 59:425, 1983. • HALPERN, S. & PRESTON, R. – HIV infection in the parturient. In: Rocke, D.A. Shaping Future Obstetric Anesthesia Practice. Inter. Anesth. Cl., 324:11, 1994. • HODGKINSON, R. & cols. – Systemic and pulmonary blood pressure during cesarean section in parturients with gestational hypertension. Can. Anaesth. Soc., 7:389, 1980. • HOLLMEN, A. & cols. – Effect of extradural analgesia using bupivacaine and 2-chloroprocaine on intervillous blood flow during normal labour. Br. J. Anaesth., 4:837, 1982. • HOPKINS, E.L. & cols. – Cerebro spinal fluid pressure in labor. Am. J. Obstet. Gynecol., 93:907, 1965. • HOWIE, M.B. & cols. – Does nifedipine enhance the cardiovascular depressive effects of bupivacaine? Regional Anesthesia, 14:19, 1989. • HUNT, C.O. & cols. – Perioperative analgesia with subarachnoid fentanyl-bupivacaine for cesarean delivery. Anesthesiology, 71:535, 1989. • HUTCH, R. & cols.

– *Transcutaneous pO_2*. New York, Thieme-Straton, 1981, p. 139. • JOUPPILA, R. & HOLLMEN, A. – The effect of segmental epidural analgesia on maternal and foetal acid-base balance, lactate, serum potassium and creatine phosphokinase during labour. *Acta. Anaesth. Scand.*, **20**:259, 1976. • KALICHMAN, M.W. – Physiologic mechanisms by which local anesthetics may cause injury to nerve and spinal cord. *Reg. Anesth.*, **18**:448, 1993. • KANEOKA, T. & cols. – Plasma noradrenalin and adrenalin concentrations in feto-maternal blood: their relations to feto-maternal endocrine levels, cardiotocographic and mechanocardio graphic values, and umbilical arterial blood biochemical profiling. *J. Perinat. Med.*, **7**:302, 1979. • KING, M.J. & cols. – Epidural fentanil and 0,5% bupivacaine for cesarean section. *Anaesthesia*, **45**:285, 1990. • LAMBERT, D.H. & HURLEY, R.J. – Cauda equina syndrome and continuos spinal anesthesia. *Anesth. Analg.*, **72**:817, 1991. • LEDERMAN, R.P. & cols. – The relationship of maternal anxiety, plasma catecholamines and plasma cortisol to progress in labor. *Am. J. Obstet. Gynecol.*, **132**:495, 1978. • LEIGHTON, B.L. & cols. – Limitations of epinephrine as a marker of intravascular injection in laboring women. *Anesthesiology*, **66**:688, 1987. • MARX, G.F. & cols. – Cerebrospinal fluid pressure during labor. *Am. J. Obstet. Gynecol.*, **84**:213, 1962. • MARX, G.F. & ORKIN, L.R. – *Physiology of Obstetric Anesthesia*. Springfield, Charles C. Thomas, 1969, p. 96. • MARX, G.F. & ORKIN, L.R. – Cerebral fluid proteins and spinal anesthesia in obstetrics. *Anesthesiology*, **26**:340, 1965. • MARX, G.F. & cols. – Cerebrospinal fluid pressures during labor and obstetrical anesthesia. *Anesthesiology*, **22**:348, 1961. • MATHIAS, R.S. & cols. – Cefaléia pós-raquianestesia em obstetrícia. Estudo comparativo de diversos métodos terapêuticos. *Rev. Bras. Anest.*, **33**:175, 1983. • MATHIAS, R.S. & cols. – Dispersão de diferentes volumes de bupivacaína com epinefrina 1:200.000 no espaço peridural de gestantes de termo. *Rev. Bras. Anest.*, **38**:173, 1988. • MATHIAS, R.S. & cols. – Dispersão peridural de bupivacaína em gestantes de termo. I – Influência das variáveis antropométricas. *Rev. Bras. Anest.*, **42**:113, 1992a. • MATHIAS, R.S. & cols. – Dispersão peridural de bupivacaína em gestantes de termo. II – Influência do volume, da concentração e da epinefrina. *Rev. Bras. Anest.*, **42**:1185, 1992b. • MELZACK, R. – The myth of painless childbirth. *Pain*, **19**:321, 1984. • NAULTY, J.S. & cols. – Influence of local anesthetic solution on postdural puncture headache. *Anesthesiology*, **72**:450, 1990. • NEME, B. – Neurofisiologia uterina e ciclo grávido-puerperal. *J. Bras. Cir.*, **2**:659, 1963. • NORRIS, M.C. – Patient variables and the subarachnoid spread of hyperbaric bupivacaine in the term patient. *Anesthesiology*, **72**:478, 1990. • NUNN, J.F. – Faulty cell replication: abortion, congenital abnormalities. *Intern. Anestesiol. Clin.*, **19**:77, 1981. • ONG, B.Y. & cols. – Paresthesias and motor dysfunction after labor and delivery. *Anesth. Analg.*, **66**:18, 1987. • PALAHNIUK, R.J.L. & SHNIDER, S.M. – Maternal and fetal cardiovascular and acid base changes during halothane and isofluane anesthesia in the pregnant ewe. *Anesthesiology*, **41**:462, 1974. • PALMER, C.M. & cols. – Incidence of eletrocardiographic changes during cesarean delivery under regional anesthesia. *Anesth. Analg.*, **70**:36, 1990. • PEARSON, J.F. & DAVIES, P. – The effect of continuous lumbar epidural analgesia on the acid-base status of maternal artery blood during the first stage of labour. *J. Obstet. Gynaecol. Br. Commonwealth*, **80**:218, 1973. • PEARSON, J.F. & DAVIES, P. – The effect of continuous lumbar epidural analgesia on maternal acid-base balance and arterial lactate concentration during the second stage of labour. *J. Obstet. Gynaecol. Br. Commonwealth*, **80**:225, 1973. • PENG, A.T.C. & cols. – Euglycemic hydration with dextrose 1% in lactated Ringer's solution during epidural anesthesia for cesarean section. *Regional Anestesia*, **12**:184, 1987. • PHELAN, J.P. & YURTH, D.A. – Severe preeclampsia: peripartum hemodynamic observations. *Am. J. Obstet. Gynecol.*, **144**:17, 1982. • PHILLIPS, G. – Fetal prognosis following surgery during pregnancy. *Anaesthesia*, **31**:850, 1976. • PITKÄNEN, M.T. – Body mass and spread of spinal anesthesia with bupivacaine. *Anesth. Analg.*, **66**:127, 1987. • Report on Confidential Enquiries into Maternal Deaths in England and Wales 1979-81. *Anaesthesia*, **41**:689, 1986. • RIGLER, M.L. & cols. – Cauda equina syndrome after continuos spinal anesthesia. *Anesth. Anal.*, **72**:275, 1991. • ROMNEY, S.L. & cols. – Experimental hemorrhage in late pregnancy. *Am. J. Obstet. Gynecol.*, **87**:636, 1963. • RUSSEL, I.F. & HOLMQVIST, E.L.O. – Subarachnoid analgesia for cesarean section. A double blind comparison of plain and hyperbaric 0,5% bupivacaine. *Br. J. Anaesth.*, **59**:347, 1987. • SALOMÃO, A.J. & cols. – Gestações complicadas por queimaduras. *J. Bras. Ginecol.*, **91**:63, 1981. • SCHELL, R.M. & cols. – Persistent sacral root deficits after continuos spinal anesthesia. *Can. J. Anesth.*, **38**:908, 1991. • SCHNEIDER, M. & cols. – Transient neurologic toxicity after hyperbaric subarachnoid anesthesia with 5% lidocaine. *Anesth Analg.*, **76**:1154, 1993. • SHNIDER, S.M. & cols. – Uterine blood flow and plasma norepinephrine changes during maternal stress in the pregnant ewe. *Anesthesiology*, **50**:524, 1979. • SHNIDER, S.M. & WEBSTER, G.M. – Maternal and fetal hazards of surgery during pregnancy. *Am. J. Obstet. Gynecol.*, **92**:891 1965. • SMITH, B.E. – Fetal prognosis after anesthesia during gestation. *Anesth. Analg.*, **42**:521, 1963. • STORNIOLO, F.R. & cols. – The febrile patient. In: James, F.M. & cols. *Obstetric Anesthesia: The Complicated Patient*. Philadelphia, F.A. Davis Co., 1988, p. 439. • UELAND, K. & HANSEN, J.M. – Maternal cardiovascular dynamics III. Labor and delivery under local and caudal analgesia. *Am. J. Obstet. Gynecol.*, **103**:8, 1969. • UELAND, K. & HANSEN, J.M. – Maternal cardiovascular dynamics II. Posture and uterine contractions. *Am. J. Obstet. Gynecol.*, **103**:1, 1969. • UELAND, K. & cols. – Maternal cardiovascular dynamics IV. The influence of gestational age on the maternal cardiovascular response to posture and exercice. *Am. J. Obstet. Gynecol.*, **104**:156, 1969. • VANDAM, L. – Neurological sequelae of spinal and epidural anesthesia. In: Hindman, B.J. *Neurological and Psychological Complications of Surgery and Anesthesia*. Inter Anesth Cl, **24**:231, 1986. • VERTOMMEN, J.D. & cols. – Maternal and fetal effects of adding sufentanil to 0,5% bupivacaine for cesarean delivery. *J. Clin. Anesth.*, **3**:371, 1991. • YURTH, D.A. – Severe preeclampsia: peripartum hemodynamic observations. *Am. J. Obstet. Gynecol.*, **144**:17, 1982. • THORP, J.A. & cols. – The effects of continouse epidural analgesia on cesarean section for dystocia in nulliparous women. *Am. J. Obstet. Gynecol.*, **161**:670, 1989.

103 Intervenções Durante a Gestação

Bussâmara Neme
Eduardo de Souza

No quadro V-14 estão referidas as intervenções que mais freqüentemente se praticam e aquelas que podem ser indicadas durante a gestação (excluídas as relacionadas à Medicina Fetal).

Quadro V-14 – Intervenções obstétricas × gestação.

Mais freqüentes	Eventualmente indicadas
Curetagem	Microcesárea
Curagem	Cesárea vaginal
Circlagem	Histerectomia
Vácuo-aspiração	Histerorrafia
Cesárea abdominal	Versão externa
Aplicação de laminária	

Dentre as intervenções referidas, serão consideradas neste capítulo as seguintes: curetagem, curagem, circlagem, vácuo-aspiração, versão externa, microcesárea, cesárea vaginal e a aplicação de laminária. As restantes serão estudadas no Capítulo 104, uma vez que são mais utilizadas durante o parto.

CURETAGEM

Conceito – é a raspagem da superfície endométrio-decidual por meio de curetas introduzidas na cavidade uterina, com dilatação prévia ou artificial do canal cervical (Fig. V-6).

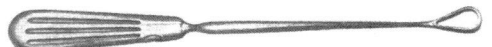

Figura V-6 – Cureta fenestrada de Winter.

Indicações – a principal e mais freqüente indicação relaciona-se à presença de restos ovulares após abortamentos incompletos precoces. Também se pratica em casos de abortamentos com indicação terapêutica. Nos países em que a interrupção da prenhez foi legalizada, a utilização da curetagem tem sido substituída pela vácuo-aspiração. Na atualidade, graças aos recursos da terapêutica antimicrobiana, a curetagem em casos de abortamentos incompletos está justificada inclusive na presença de quadro infeccioso. A remoção de restos ovulares nesses casos favorece sua evolução clínica (Capítulos 151 e 162).

Técnica – sob anestesia (narcose ou de condução), a curetagem será precedida por toque vaginal, que deverá identificar a posição, o volume e a consistência do corpo uterino e as condições do canal cervical. Inicia-se a intervenção pinçando-se o lábio cervical anterior (pinça de Musseux ou de Poussy). Segue-se histerometria cuidadosa, que comprovará a altura e a orientação da cavidade uterina. Na presença de canal cervical impermeável impõe-se, previamente, promover a sua dilatação, para permitir a introdução atraumática da cureta. Em casos de abortamentos programados (terapêuticos ou legais), prefere-se atualmente o uso de laminária, com a qual se obtém cervicodilatação lenta, isenta de risco de promover posterior insuficiência do orifício interno do colo uterino (Figs. V-7 e V-8).

A laminária (hastes de alga hidrófila com diversos calibres), que se espessa em meio úmido, em sua introdução no canal cervical deve apenas ultrapassar o orifício interno.

Quando o colo sofreu algum amolecimento (pelo abortamento), sua dilatação será realizada rapidamente com velas de Hegar (Fig. V-9), cuja espessura progressiva propiciará abertura cervical suficiente sem incorrer no inconveniente já referido.

Ao forçar a penetração das velas de Hegar no canal cervical, o tocólogo deve apreendê-las firmemente com os dedos indicador e polegar, para evitar sua eventual penetração excessiva e abrupta, com conseqüente perfuração uterina (Fig. V-10).

Idealmente, recomendamos que a intervenção seja precedida de ultra-sonografia, que identificará a área em que se encontram os restos ovulares. Assim, antes de promover sua raspagem, pode-se tentar extraí-los grosseiramente com pinça de anexos (Fig. V-11). A seguir, pratica-se a curetagem dessa área e sucessiva e delicadamente das outras superfícies da cavidade uterina, a fim de remover a decídua gravídica.

Riscos – já não vigora o conceito de ser a curetagem intervenção simples e isenta de inconvenientes. Lamentavelmente nos serviços-escola é freqüente atribuir sua prática a residentes noviços, que desconhecem os riscos que cercam sua realização. A curetagem deve ser cuidadosa e apenas suficiente, evitando-se o apregoado "grifo da cureta" que alguns clássicos recomendam. Evita-se assim a remoção parcial e, às vezes, total da camada basal do endométrio, com a ocorrência de alterações menstruais (oligomenorréias) e de sinéquias uterinas (síndrome de Strassman), com conseqüentes abortamentos por insuficiente e escasso leito endometrial (Fig. V-12).

O conhecimento da orientação e a posição da cavidade uterina é condição *sine qua non* para a prevenção de perfurações miometriais seguidas, às vezes, de lesões de alças intestinais. Durante a intervenção, a administração (gotejamento venoso) de metilergonovina e/ou ocitocina, ao promover a contração e o espessamento miometrial, reduz a perda sangüínea e o risco de perfuração.

Pós-operatório – embora não obrigatório, parece-nos prudente o imediato emprego de antibioticoterapia preventiva.

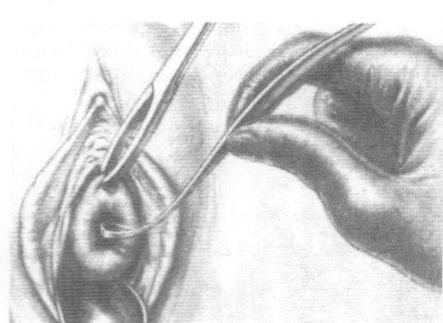

Figura V-7 – Introdução delicada da cureta na cavidade uterina. Os dedos indicador e médio prendem a cureta para evitar sua penetração excessiva e risco de perfuração uterina.

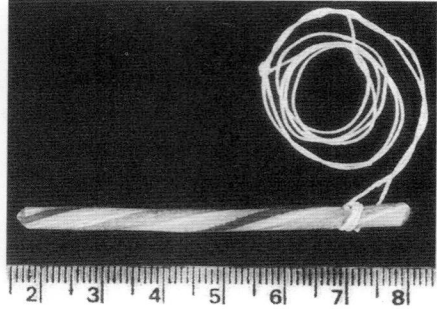

Figura V-8 – Haste de laminária.

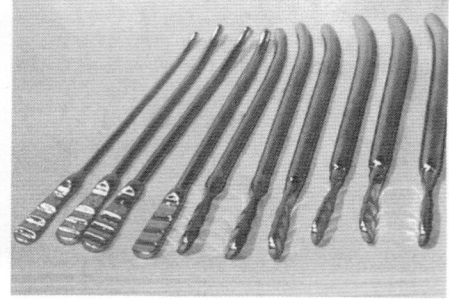

Figura V-9 – Velas de Hegar.

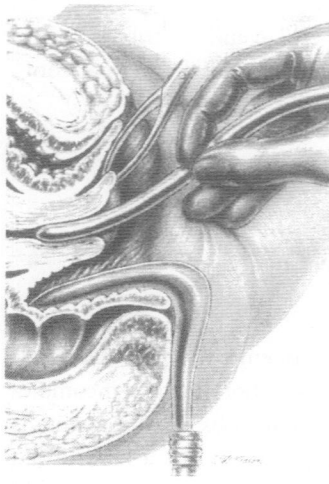

Figura V-10 – Dilatação cervical com vela de Hegar.

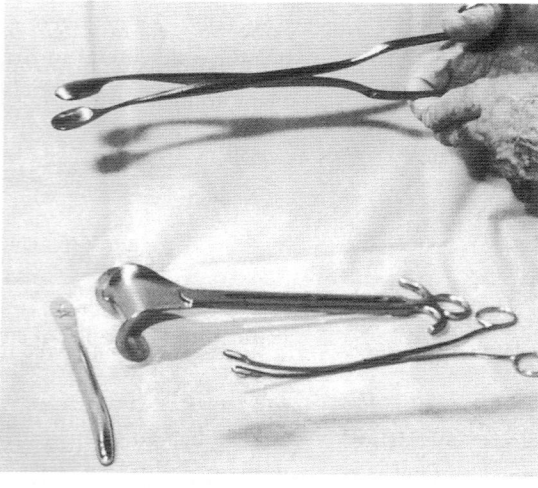

Figura V-11 – Pinça de Bonnaire não-fenestrada na parte superior e fenestrada na inferior.

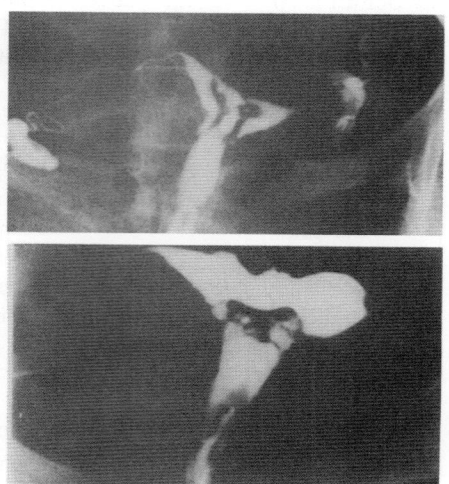

Figura V-12 – Sinéquias uterinas pós-curetagens.

CURAGEM

Conceito – remoção digital de restos ovulares (Fig. V-13).

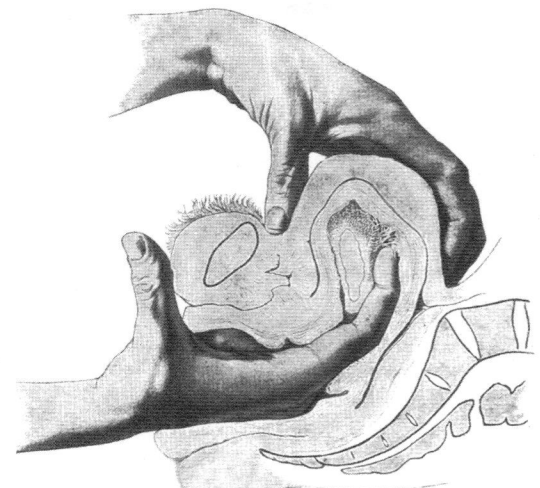

Figura V-13 – Curagem uterina.

Indicações – indica-se na presença de restos ovulares aderidos ou não na cavidade uterina após abortamentos incompletos tardios, quando o colo se apresenta permeável ao dedo indicador. Em casos de abortamentos provocados (criminosos), quando há suspeita de eventual perfuração uterina, a curagem, além de promover a extração de restos ovulares, permite a identificação e/ou a exclusão de lesões miometriais.

Em nossa experiência, é prática utilíssima no esvaziamento de prenhez molar. Dilatado o colo uterino, enquanto o dedo uterino promove o descolamento do material molar, a mão abdominal comprime o fundo uterino favorecendo o esvaziamento progressivo da cavidade uterina. Nesses casos, a infusão venosa rápida de ocitócicos contribui para o descolamento da massa molar e para reduzir a hemorragia que lhe é conseqüente. Ao final, pelas sensações colhidas com o dedo uterino, o tocólogo assegura-se do esvaziamento completo e da integridade miometrial. Nesses casos, recomenda-se praticar curetagem (cureta romba de Winter) complementar.

Técnica – pratica-se a curagem em geral apenas com o dedo indicador (unidigital). Entretanto, por vezes (dilatação suficiente), ela pode ser bidigital, introduzindo-se na cavidade uterina os dedos indicador e médio. Idealmente, a curagem deve ser praticada sob anestesia (narcose rápida), a fim de promover o relaxamento da parede abdominal inferior e propiciar condições para que a mão do tocólogo possa apreender e comprimir o fundo uterino de encontro ao dedo explorador. Com freqüência, a curagem é complementada pela curetagem, utilizando-se curetas rombas.

CIRCLAGEM

Conceito – circlagem ou cerclagem é intervenção que promove o reforço da estrutura muscular do orifício interno do útero.

Indicações – tem sido indicada, por excelência, para corrigir a insuficiência do orifício interno do útero (IOI) (Capítulos 38 e 39). Ultimamente, sua indicação tem sido cogitada e praticada em outras patologias, nas quais admite-se a possibilidade de ocorrer a incompetência do orifício interno do colo: abortamentos tardios, partos prematuros, cirurgias anteriores sobre o colo e gestações múltiplas. Inclusive, existem referências de indicação de circlagem em casos de placenta prévia sintomática em fases gestacionais em que a maturidade fetal não está assegurada.

Segundo Grant (1992), dados casuísticos do Real Colégio de Obstetrícia e Ginecologia (Inglaterra), de 1988, demonstram, contrariamente ao referido por Rush e cols. (1984), saldo positivo com o emprego da circlagem em casos de abortamentos tardios e partos prematuros anteriores. Nas gestações gemelares não se observaram vantagens com a circlagem (Dor e cols., 1982; Grant, 1992), e naqueles casos de amniorrexe prematura a intervenção agravou o prognóstico.

O emprego da circlagem para postergar a evolução em casos de placenta prévia, referido por Lövset (1959) e por Friesen (1964), foi salientado em 1988 por Arias. Entretanto, a nosso ver, nessa patologia o reforço da estrutura do orifício interno do colo não se presta para corrigir a fisiopatologia da hemorragia na placentação baixa (descolamento da placenta conseqüente à distensão do segmento inferior).

Técnica – a circlagem, de regra, é executada durante a prenhez e idealmente antes das 12ª-14ª semanas, quando ainda está presente o canal cervical e não se completou o esvaecimento do colo. Sua prática fora do estado gravídico, pela técnica introduzida por Lash (1950 e 1960), tem sido abandonada por se seguir, com freqüência, de esterilidade. Nossa experiência comprovou a ocorrência dessa complicação.

As intervenções feitas durante a gestação podem ser submucosas (mais complexas) e extramucosas (mais simples e preferenciais). Entre as técnicas submucosas, salienta-se a preconizada por Shirodkar (1960), atualmente pouco utilizada, e entre as extramucosas recomenda-se a de Salles e cols. (1959) e a de McDonald (1957).

• **Técnica de Shirodkar** – pinçados os lábios anterior e posterior do colo (pinça de Poussy ou de anexos), praticam-se duas incisões horizontais na mucosa vaginal (anterior e posterior) ao nível do orifício interno. Descolada a bexiga, pratica-se sutura em bolsa no âmago da estrutura cervical, circundando completamente o orifício interno. Ancorada a sutura no lábio anterior do colo suturam-se, com pontos separados, as incisões previamente praticadas (Fig. V-14).

• **Técnica de McDonald** – esta técnica se superpõe à de Shirodkar, embora não se recorra às incisões da mucosa vaginal (Fig. V-15). Se a bolsa protrusa está no canal cervical, utiliza-se sonda de Foley com a extremidade dilatada para repô-la na cavidade uterina. Após o ancoramento da sutura na face anterior do colo uterino, esvazia-se a esfera da sonda de Foley antes de sua retirada final. Olatunbosun e Dick (1981) referem bons resultados com esse procedimento para pressionar a bolsa protrusa (Fig. V-16).

• **Técnica de Salles e cols.** – é técnica simples e efetiva; tem tido a nossa preferência quando não há protrusão da bolsa. Sutura-se o canal na altura do orifício interno com dois ou três (prefiro dois) pontos paralelos, de cada lado do colo, fixando-os no lábio anterior (Fig. V-17).

Cuidados adicionais – os fios de sutura devem ser inabsorvíveis ("mersilene", fita cardíaca, seda, algodão) e espessos. Devem-se deixar livres 2-3cm de pontas dos fios (após os nós de ancoramento), a fim de favorecer sua identificação por ocasião de retirá-los. Iniciado o trabalho uterino (abortamento,

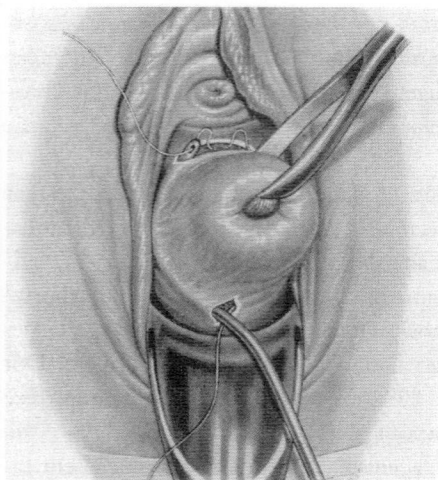
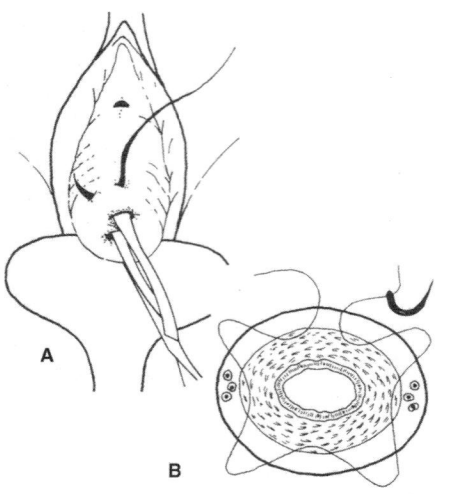
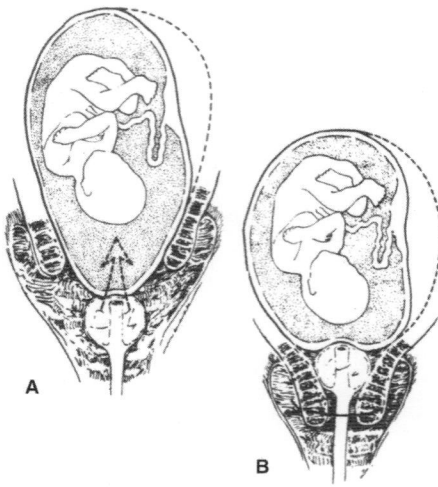

Figura V-14 – Circlagem uterina. Técnica de Shirodkar (Diniz Pontes, 1988).

Figura V-15 – Circlagem uterina. Técnica de McDonald (Diniz Pontes, 1988).

Figura V-16 – Circlagem uterina. Técnica de McDonald em colo já dilatado (Branch, 1986).

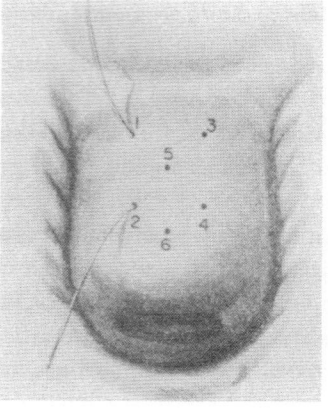
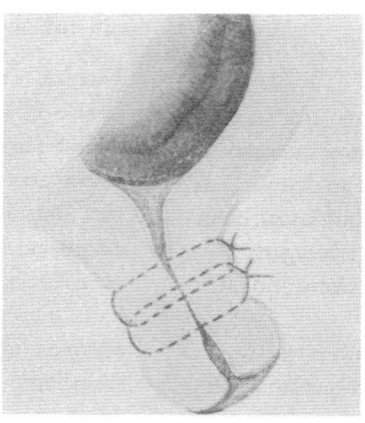
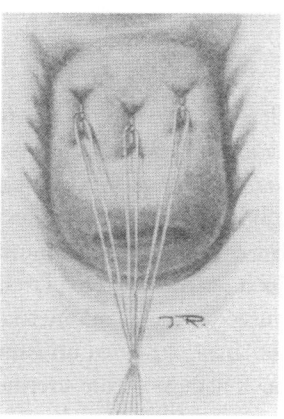

Figura V-17 – Circlagem uterina. Técnica de Aquino Salles (Diniz Pontes, 1988).

parto prematuro ou de termo), a retirada dos fios é imprescindível, pois a sua manutenção segue-se de lesões do colo e até de descolamento prematuro da placenta. Mesmo quando a prenhez evolui até o termo e o parto é por cesárea, a retirada dos fios é necessária. Ao tentar mantê-los tivemos o desprazer de comprovar retenção loquial e infecção que evoluíram rapidamente para a cura após a remoção dos fios.

Complicações – citam-se as seguintes complicações com as diversas técnicas de circlagem: lesões cervicais, rotura das membranas, estimulação de atividade uterina, infecção corioamniótica, choque séptico, distócia cervical, estenose cervical, fístula vesicovaginal, rotura uterina e até mortes maternas. Dentre elas, as mais freqüentes são a rotura das membranas, a infecção uterina e a instalação de atividade miometrial com abortamentos e partos prematuros.

Presentes estas complicações, a retirada dos fios é impositiva, pois a insistência na sua manutenção segue-se de hipercontratilidade e conseqüentes lesões do colo, descolamento prematuro da placenta e até roturas uterinas (Kuhn e Pepperell, 1977; Charles e Edwards, 1981).

Pós-operatório – o emprego de antibioticoterapia preventiva não tem sido preconizado. Quanto à prevenção de atividade miometrial e conseqüente interrupção da prenhez, não há consenso na literatura.

Embora observações randomizadas não tenham sido ainda realizadas para averiguar as vantagens preventivas do emprego de uterolíticos, somos favoráveis a sua administração nas primeiras 24-48 horas, com a finalidade de reduzir o risco precoce de incremento da contratilidade uterina. Bibby e cols. (1979) referem elevação dos níveis de prostaglandina $F_{2\alpha}$ após a prática de circlagem.

Resultados – não são muito distintos os resultados das diversas técnicas. Shirodkar (1967) refere que, em 440 casos de IOI não operados, a sobrevida fetal foi de 10%, enquanto entre 217 casos operados ela atingiu 85%.

Harger (1980) e McDonald (1980) com a técnica deste último obtiveram êxito em 73%. Charles e Edwards (1981) citam que em 475 casos de IOI sem operação a sobrevida perinatal foi de 29% e nos operados alcançou 83%. Segundo estudo do Real Colégio de Obstetras e Ginecologistas (Inglaterra), constituído de 905 casos que apresentavam condições para a prática de circlagem, a incidência de partos prematuros foi semelhante entre as gestantes operadas e aquelas que apenas se submeteram a repouso.

VÁCUO-ASPIRAÇÃO

Trata-se de aspiração do material ovular em casos de abortamentos precoces incompletos e/ou realizados com a finalidade de interrupção de gestação (legal ou criminosa). Pratica-se sob anestesia paracervical ou narcose.

O IPAS (International Projects of Assistance Service), organização americana não-governamental, voltada para a problemática da assitência a todas as formas de abortamento, tem incentivado o uso da aspiração manual intra-uterina (AMIU). Recomendada até, no máximo, 12 semanas de gestação, é técnica segura, com raras complicações, além do caráter ambulatorial. Praticada com anestesia local paracervical, permite alta com 2 horas em média, após o procedimento (Colas e cols., 1994; Faundes e cols., 1999).

A AMIU compreende um jogo de cânulas plásticas flexíveis de tamanhos que variam de 4 a 12mm de diâmetro, além de um jogo de dilatadores anatômicos nos mesmos diâmetros, seringas de contrapressão (vácuo) com capacidade para 60ml e um jogo de adaptadores para conectar a cânula à seringa.

Dilatado o colo uterino, até que fique compatível com a idade gestacional, introduz-se a cânula correspondente e procede-se à aspiração da cavidade uterina. Termina-se o procedimento ao sentir-se a aspereza das paredes uterinas, a formação de sangue espumoso e o enluvamento da cânula pelo útero.

Um de nós (B.N.) jamais utilizou-se dessa técnica. Admite sua prática para fins de interrupção de gestações. Em casos de abortamentos espontâneos e incompletos, prefere o uso da curetagem, orientada por ultra-sonografia prévia (localização da massa trofoblástica).

VERSÃO EXTERNA

Conceito – é a mudança de apresentação por meio de manobras manuais externas, realizadas sobre o abdome materno, com circundução da coluna vertebral fetal. Diz-se podálica ou cefálica conforme se colocam no estreito superior, respectivamente, os pólos pélvico e/ou o cefálico.

A versão externa podálica merece apenas menção histórica. Sua prática decorria dos riscos maternos da operação cesárea e da impraticabilidade da aplicação de fórcipes. Nesses casos, os tocólogos e práticos socorriam-se dela para conseguir partes fetais (membros inferiores) que, apreendidas, permitiam extrair os conceptos até então vivos.

Indicações – na atualidade, justifica-se apenas a prática da versão externa cefálica, indicada nos casos de apresentação pélvica, com a finalidade de reduzir a morbiletalidade materna e principalmente perinatal, que decorre dos partos pélvicos transvaginais. Nos raros casos de situação transversa, quando as manobras não são exitosas para realizar a versão externa cefálica, admite-se praticar a podálica, particularmente tratando-se de multíparas com bom passado obstétrico.

Dois fatos novos vêm justificando a ampliação das indicações da prática da versão externa: a ultra-sonografia e a terapêutica uterolítica. A primeira permitiu identificar com segurança a localização placentária e as atitudes, as posições e as situações fetais; elevou os índices de êxito da intervenção e reduziu os riscos de que se cercava. A terapêutica uterolítica favoreceu a prática das manobras, reduziu o incômodo ou dor que elas provocavam e tornou exeqüível a versão externa em fases mais avançadas da prenhez (Thunedborg e cols., 1991).

Phelan e cols. (1985) e Ferguson e Dyson (1985), com quem concordamos, aconselham praticar a versão externa, inclusive intraparto, se as membranas estão íntegras e o volume do líquido amniótico é normal (principalmente em multíparas). Tchabo e Tomài (1992) a praticaram intraparto, em 30 casos de prenhez gemelar, sobre o segundo gêmeo em situação transversa (12 casos) e em apresentação pélvica (18 casos), havendo sido exitosa em 27 vezes (11 de situação transversa e 16 de apresentação pélvica). Dentre os recém-nascidos, apenas um se apresentou com índice de Apgar menor que 7 no primeiro minuto.

Flamm e cols. (1991), inclusive, praticaram 56 versões externas em gestantes com apresentação pélvica, submetidas a cesáreas em partos anteriores, obtendo êxito em 82%. Em 65% das vezes, os partos foram vaginais. Consideramos temerária essa conduta (Capítulo 87).

Entretanto, Chmail e Fried (2000) realizaram 132 versões externas cefálicas em pacientes com cesárea anterior. Não ocorreu rotura uterina.

Oportunidade para execução – a idade gestacional mais oportuna para se tentar realizar a versão externa era, para as nulíparas, entre as 32ª e 34ª semanas e, para as multíparas, entre as 34ª e 36ª semanas. Na atualidade, após o advento da ultra-sonografia e da uterólise, essas idades gestacionais foram postergadas. A nosso ver, para as nulíparas, a intervenção poderá ser realizada entre as 34ª e 36ª semanas e, para as multíparas, após a 36ª semana.

Entre as razões que justificam a escolha dessas fases da gestação, para proceder a versão externa, citam-se: a) ser ainda razoável ou apreciável o volume do líquido amniótico; b) após as 34ª-36ª semanas a ocorrência de versão espontânea fetal é rara; c) a incidência de reversão após versão externa exitosa é menor depois dessas idades gestacionais.

Hutton e cols. (2003), após revisão de 233 versões externas, referem menor reversão quando elas foram praticadas na 34ª semana (comparadas com a 37ª semana).

Não se justifica praticar precocemente (antes da 30ª-32ª semanas) as manobras para obter a versão cefálica. Isso porque, até essas épocas, o feto, em 30-40% das vezes, encontra-se em situação longitudinal e em apresentação pélvica. Espontaneamente, a partir dessas fases, o concepto executa cambalhota fisiológica, assumindo a apresentação cefálica em 96,5%, mantendo-se em apresentação pélvica em 2,5-3% e apenas muito raramente em situação transversa (menos de 0,5%).

Condições para praticabilidade – são indispensáveis as seguintes condições para tentar executar a versão externa:

- Presença de ambiente hospitalar que permita pronta resolução da prenhez, na eventualidade de complicações que comprometam os interesses maternos e perinatais.
- Inexistência de contra-indicações para o parto transvaginal.
- Concepto vivo, morfologicamente normal e proporcionado em relação ao canal de parto.
- Apresentação móvel ou mobilizável.
- Membranas íntegras nas versões praticadas durante a prenhez. Raramente, tratando-se de multíparas, em casos de situação oblíqua com pólo pélvico e/ou cefálico baixos, pode-se tentar a versão externa intraparto apesar de rotas as membranas.
- Volume adequado de líquido amniótico para tornar possível a mobilização fetal. Durante a gestação, enquanto a presença de oligoâmnio dificulta as manobras, a de poliidrâmnio as favorece, mas propicia as reversões.
- Parede abdominal flácida e/ou pouco espessa, que permita fácil palpação e apreensão dos pólos fetais.
- Inexistência de patologias clínicas associadas que comprometam as condições maternas e/ou perinatais.
- Identificação exata da atitude fetal e da localização placentária, pois a deflexão cefálica e a inserção cornual da placenta dificultam as manobras.

Contra-indicações – além da ausência das condições favoráveis referidas, citam-se, a nosso ver, as seguintes:

- Cesárea em parto anterior (discutível).
- Operações anteriores sobre o miométrio (miomectomias, correções de malformações etc.).
- Anomalias fetais (monstruosidades, gigantismo).
- Anamnese de partos prematuros.
- Restrição de crescimento intra-uterino.
- Placentação prévia.
- Condições clínicas que contra-indiquem a administração de uterolíticos e nas quais as condições fetais são periclitantes.
- Apresentação pélvica e/ou situação transversa do primeiro feto em gestação gemelar. Durante o parto, ocorrendo situação transversa (principalmente) ou pélvica do segundo feto, pode-se tentar a versão externa, como já referido (Tchabo e Tomai, 1992).
- Concepto morto, quando em situação transversa.

Eventualmente, nas primigestas adolescentes (menores de 16 anos) e nas idosas ou tardias (mais de 30 anos), condições uterinas com menor distensibilidade podem contra-indicar a prática da intervenção.

Técnica – dispensa-se a narcose que, ao abolir a dor, exime a gestante de manifestar queixa dolorosa mais intensa, sopitando eventuais complicações. A bexiga e o reto devem ser previamente esvaziados. A administração de tranqüilizantes é útil e a de uterolíticos contribui enormemente para o êxito das manobras.

Andarsio e Feng (2000) referem êxito equivalente com o emprego da terbutalina e a nitroglicerina. Zafran e cols. (2005), em 43 versões externas praticadas, comprovaram efetividade uterolítica equivalente com o uso da nifedipina e a ritodrina.

A gestante se manterá em posição de Trendelenburg moderado (30°), com os membros inferiores levemente fletidos e em abdução. A escuta fetal (sonar-Doppler) deve ser feita antes, durante e após obter-se a versão, por pelo menos uma hora (se possível pela cardiotocografia). Em geral, durante as manobras ocorrem alterações da freqüência cardíaca fetal, que se normalizam após a correção da apresentação. Ocorrendo bradicardia intensa e persistente durante as manobras e sua execução, recomenda-se reverter a versão obtida. Em nossa experiência, não é difícil, antes é fácil.

As manobras devem ser executadas no intervalo das contrações. Devem ser realizadas com ambas as mãos, aplicadas sobre os pólos pélvico e cefálico, promovendo lenta, pausada e continuadamente a circundação corporal do concepto no sentido de sua flexão (Fig. V-18) até a cabeça fetal adaptar-se no estreito superior.

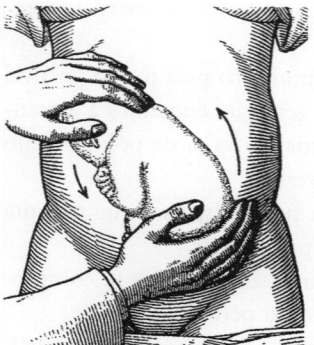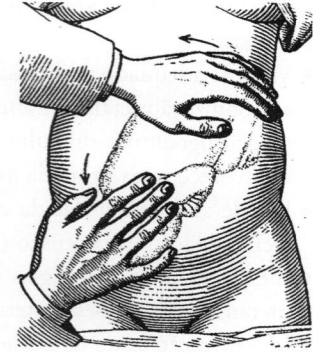

Figura V-18 – Versão externa (cefálica). Notar que as manobras se fazem forçando a flexão fetal.

Nas apresentações pélvicas, antes de iniciar as manobras, deve-se soerguer o pólo pélvico, afastando-o do estreito superior. Nas situações transversas, procura-se deslocar o pólo cefálico no sentido mais próximo do estreito superior. Entretanto, ocorrendo dificuldade maior (que se comprova quando se contraria o sentido de flexão fetal), reconsidera-se o movimento, realizando-se em obediência à flexão. Praticada a versão externa durante o trabalho de parto, após a obtenção de alguma cervicodilatação, devem-se romper as membranas durante uma das contrações, locando firmemente o pólo cefálico no estreito superior.

Finalmente, importa salientar que as manobras devem ser firmes, mas suaves, impondo-se sustá-las quando se manifestam queixa dolorosa intensa, dificuldade maior na promoção da circundação, perda sangüínea vaginal e evidente bradicardia fetal. Apenas um obstetra deve proceder as manobras.

Complicações – embora o emprego da ultra-sonografia e dos uterolíticos tenha reduzido o risco e incrementado os êxitos da versão externa, sua prática nem sempre é inócua, particularmente quando é feita sob narcose e com insistência para vencer dificuldade que se apresenta na evolução fetal.

Têm sido referidos óbitos fetais, roturas de útero, descolamento prematuro da placenta, rotura prematura das membranas, nós verdadeiros e procidências do cordão umbilical, fraturas de membros e da coluna vertebral, partos prematuros, atitudes viciosas da cabeça fetal e, excepcionalmente, até morte materna por embolia amniótica (Stine e cols., 1985).

Realizando 172 versões externas (105 pelo mesmo médico), com êxito, Skupski e Dupont (2001) referem reversão em 0,6% e duas perdas fetais (1 prolapso de cordão e 1 óbito). Kin Lau e cols. (2000), pela dopplervelocimetria, não comprovaram alterações no fluxo placentário. Mas ocorreu redução do índice de pulsatibilidade na circulação cerebral média, após intervenção difícil.

Resultados – os atuais resultados relacionados à prática da versão externa e à sua relativa inocuidade justificam sua indicação para reduzir a incidência de cesáreas, indicadas por apresentação pélvica e na situação transversa. Hofmeyer (1983) e Van Veelen e cols. (1989) referem que, pela versão externa, reduziram em 20% a incidência da operação cesárea. Kasule e cols. (1985) comprovaram melhores resultados nas multíparas.

Briquet, em suas lições (1941-1953), contra-indicava a intervenção pelos riscos referidos e porque a não-correção da causa etiológica da apresentação pélvica seguia-se, com freqüência, da sua recorrência. No Capítulo 87, no item distócia fetal (apresentação pélvica), estão relatadas as causas que dificultam a realização da versão externa e os resultados obtidos em diversas casuísticas.

O risco de ocorrer transfusão feto-materna foi considerado por Nord e cols. (1989), segundo os quais, em 100 versões externas, apenas uma vez identificaram passagem apreciável de células fetais para a circulação materna (teste de Kleihauer-Betke). Em face da sua inocuidade e do eventual risco de transfusão feto-materna, recomenda-se a administração intramuscular da imunoglobulina humana anti-Rh (D) após a prática da versão externa.

MICROCESÁREA

Conceito – trata-se de intervenção de escolha em casos de abortamento terapêutico (tardio) quando as condições cervicais impossibilitam sua dilatação ou quando também se pretende praticar a laqueadura tubária.

Na ausência de ocitocina natural ou sintética e de prostaglandinas, quando contávamos apenas com a pituitrina (associação de vasopressina e ocitocina), esta operação, também chamada "pequena cesárea" ou "operação de Gugisberg", era utilizada para promover abortamentos terapêuticos em casos de patologias graves (tuberculose, cardiopatias, neoplasias) que colocavam em risco a vida das gestantes.

Técnica – praticada a laparotomia (incisão de Pfannenstiel), o corpo uterino é exposto sobre a mão espalmada do cirurgião. Praticada a incisão corporal e mediana de cerca de 6-7cm, com o dedo indicador descola-se idealmente e em bloco o ovo. Se *necessário*, promove-se a rotura das membranas e, após extrair o feto, descola-se a massa placentária. Com o dedo indicador recoberto por gaze, completa-se a remoção de eventuais restos ovulares. A administração de ocitócicos, prévia à histerotomia, segue-se, em geral, da expulsão espontânea do ovo, em face da forte contração e retração uterinas, reduzindo a hemorragia.

Suturam-se, conjuntamente, a parede miometrial e o peritônio visceral com pontos separados (fios Dexon nº 0), excluindo o endométrio. Completa-se a intervenção com revisão dos ovários e pelo fechamento da parede abdominal em seus diversos planos.

CESÁREA VAGINAL

Conceito – é cirurgia dilatadora que visa à ampliação da permeabilidade do colo e do segmento inferior do útero, proporcionando a retirada do feto e da placenta por via vaginal.

Eastman (1953) acentua que o termo cesárea vaginal é impróprio e seria melhor a denominação histerotomia vaginal. Foi denominada por Briquet (1932) histerotomia vaginal anterior ou colpo-histerotomia anterior, pois, em geral, pratica-se a incisão anterior somente se completando a cirurgia com colpo-histerotomia posterior quando se tratar de feto volumoso e vivo. A corrupção da linguagem pode ser atribuída a Dührssen, que realizou a intervenção pela primeira vez em Berlim, em 1896, e a divulgou em seu livro "Der Vaginale Kaiserschnitt". Encontramos, com freqüência, nos tratados e na literatura em geral, a denominação cesárea vaginal. Apesar da impropriedade, o termo está consagrado pelo uso.

É operação de indicação excepcional na atualidade. Não se justifica mais sua indicação, como recurso para evitar contaminação da cavidade peritoneal.

Algumas indicações permanecem, na atualidade, como casos de abortamento tardio em que a resolução não é simples, em face da dilatação insuficiente do colo uterino; casos selecionados com descolamento prematuro da placenta ou placenta prévia; casos infectados em que não se obtém resolução por meio de outras medidas.

Indicações – em atenção aos eventuais riscos de infecção relacionados à cesárea abdominal, a intervenção era indicada para ultimar a gestação nos casos infectados, quando a cervicodilatação atingia pelo menos 6cm e o concepto, em geral inviável, era de volume pequeno. Nessas condições alguma ampliação do colo seria suficiente para permitir a passagem fetal e sua retirada pela via vaginal. Há várias décadas não a praticamos.

Técnica – exposto o colo com o auxílio de valvas e pinçado o seu lábio anterior com pinças de Poussy ou de Musseux, pratica-se incisão transversa (3cm de extensão) cerca de 3-4cm acima da ectocérvix (Fig. V-19).

Descola-se a bexiga, a partir dessa incisão, afastando-a com o dedo indicador envolto em gaze. A seguir, fixado o colo com duas pinças, pratica-se incisão longitudinal cervicoístmica, a fim de obter dilatação suficiente para a extração fetal, sem propagação corporal da incisão miometrial (Fig. V-20).

O concepto e seus anexos devem ser extraídos imediatamente, seguindo-se a sutura em bloco, com pontos separados (fios Vicryr nº 0) da área miometrial comprometida. Sutura-se a seguir a incisão transversal da porção vaginal do colo com categute 00 – pontos separados (Fig. V-21).

APLICAÇÃO DE LAMINÁRIA

A laminária é haste cilíndrica, pecíolo de alga hidrófila. Em meio úmido, como ocorre no canal cervical, ela se intumesce e promove o amolecimento e a dilatação lenta, atraumática e praticamente indolor do colo.

Técnica – após prévios cuidados de assepsia e antissepsia e pinçado o lábio anterior do colo, a laminária, montada em pinça de Cherron ou de anexos, é introduzida lentamente no colo uterino. Sua extremidade uterina deve ultrapassar em pouco o orifício interno do colo (Fig. V-22), uma vez que a introdução incompleta não atinge o objetivo de permeabilizar todo o canal cervical.

Indicações – a utilização de laminária, de início, relacionou-se a indicações em casos de abortamentos terapêuticos e também em situações criminosas, visando favorecer a prática de abortamentos ilegais.

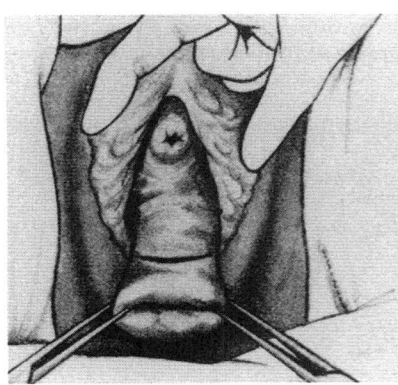

Figura V-19 – Colpo-histerotomia anterior. Técnica para cesárea vaginal (Briquet, 1932).

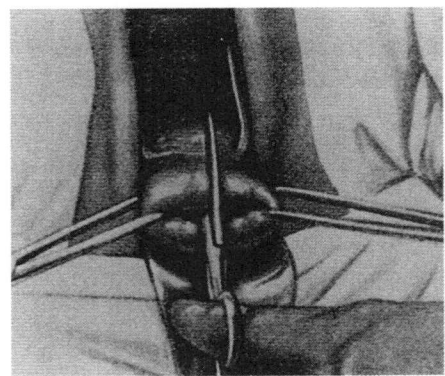

Figura V-20 – Colpo-histerotomia anterior. Técnica para cesárea vaginal. Incisão do lábio cervical anterior após o devido descolamento da bexiga (Briquet, 1932).

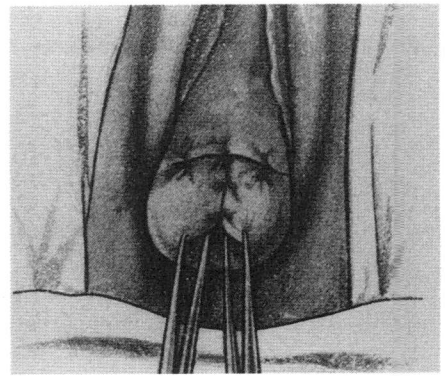

Figura V-21 – Colpo-histerotomia anterior. Técnica para cesárea vaginal (Briquet, 1932).

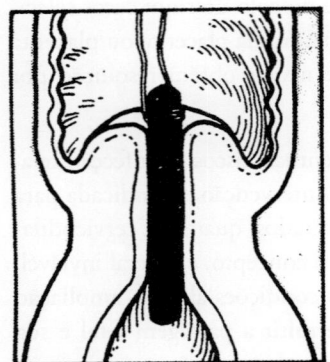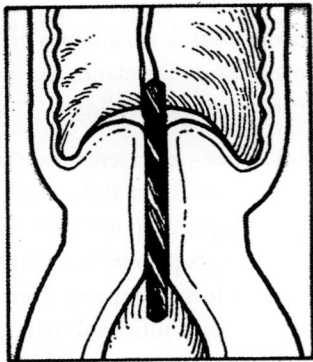

Figura V-22 – Aplicação de laminária. As extremidades da haste devem ultrapassar levemente os orifícios externo e interno do canal cervical.

Na ausência de cobertura antibiótica, esta última justificativa, para seu uso, acompanhou-se de quadros infecciosos e no abandono de seu emprego. Ultimamente, entretanto, e agora com proteção terapêutica antimicrobiana, a laminária vem sendo indicada como medida preparatória à dilatação cervical, quando se pretende induzir partos e/ou abortamentos terapêuticos e legais. Cross e Pitkin (1978) e Gower e cols. (1982) comprovaram evidente progresso no índice de Bishop com o emprego da laminária, e Jeeva e Dommisse (1982) consideraram que ela é vantajosa, nesse particular, quando comparada com a aplicação cervical de prostaglandina. Entretanto, a nosso ver, os bons e os resultados efetivos obtidos com o emprego de prostaglandinas, no amadurecimento cervical, reduziram suas indicações.

Referências Bibliográficas

- ANDARSIO, F. & FENG, T.I. – External cephalic version: nitroglycerin versus terbutaline. *Am. J. Obstet. Gynecol.*, 180:S161, Nº 516, 2000. • ARIAS, F. – Cervical cerclage for temporary treatment of patients with placenta previa. *Obstet. Gynecol.*, 71:545, 1988. • BIBBY, J.G. & cols. – Effect of cervical cerclage ou plsma prostglandin concentrations during eary human pregnancy. *Br. J. Obstet. Gynecol.*, 86:19, 1979. • BRANCH, D.W. – Operations for cervical incompetence. *Clin. Obstet. Gynecol.*, 29:240, 1986. • BRIQUET, R. – *Obstetrícia Operatória*. São Paulo. Companhia Editora Nacional, 1932. • BUMM, E. – *Tratado Completo de Obstetrícia*. Barcelona, Francisco Seix Editora, 1906. • BURR, R.W. & JOHANSON, R.B. – Breech presentation: is external cephalic version worthwhile? In: Studd, J. *Progress in Obstetrics & Gynecology*. Vol. 12, Edinburgh, Churchill & Livingstone, 1996, p. 87. • CHARLES, D. & EDWARDS, W.R. – Infectious complications of cervical cerclage. *Am. J. Obstet. Gynecol.*, 141:1065, 1981. • CHMAIL, R. & FRIED, M. – Comparison of external cephalic version in multiparius women with and without prior history of cesarean section. *Am. J. Obstet. Gynecol.*, 182:S152, No 482, 2000. • COLAS, O.R. & cols. – Aborto legal por estupro. Primeiro Programa Público do País. *Bioética*, 2:81, 1994. • CROSS, W.G. & PITKIN, R.M. – Laminaria as adjunct in induction of labor. *Obstet. Gynecol.*, 51:606, 1978. • DINIZ PONTES, M. – Abortamento Habitual. In: Neme, B. *Patologia da Gestação*. São Paulo, Sarvier, 1988, p. 1. • DOR, J. & cols. – Elective cervical suture of twin pregnancies diagnosed ultrasonically in the first trimester following induced ovulation. *Gynaecol. Obstet. Invest.*, 13:55, 1982. • EASTMAN, N.J. – *Obstetrícia de Williams*. México, Editorial Hispano-Americana, 1953. • FAUNDES, A.; AUDALAFT NETO, J. & FREITAS, F. – III Forum Interprofissional para implementação sobre o atendimento do Aborto Previsto por lei. *Femina*, 27:317, 1999. • FERGUSON, J.E. & DYSON, D.C. – Intrapartum external cephalic version. *Am. J. Obstet. Gynecol.*, 152:297, 1985. • FLAMM, B.L. & cols. – External cephalic version after previous cesarean section. *Am. J. Obstet. Gynecol.*, 165:370, 1991. • FRIESEN, B. – Encircling suture of the cervix in placenta praevia. *Acta Obstet. Gynecol. Scand.*, 43:122, 1964. • GOWER, R.H. & cols. – Laminaria for preinduction cervical ripening. *Obstet. Gynecol.*, 60:617, 1982. • GRANT, A. – Cervical cerclage to prolong pregnancy. In: Chalmers, I. & cols. *Effective Care in Pregnancy and Chilbirth*. Oxford, Oxford University Press, 1992, p. 633. • HARGER, J.H. – Comparison of success and morbidity in cervical cerclage procedures. *Obstet. Gynecol.*, 56:543, 1980. • HOFMEYER, G.J. – Effect of external cephalic version in late pregnancy on breech presentation and cesarean section rate: a controlled trial. *Br. J. Obstet. Gynaecol.*, 90:392, 1983. • HUTTON, E.K. & cols. – External cephalic version beginning at 34 weeks gestation versus 37 weeks gestation: a randomized multicenter trial. *Am. J. Obstet. Gynecol.*, 189:245, 2003. • JEEVA, M.A. & DOMMISSE, J. – Laminaria tents or vaginal prostaglandins for cervical ripening: a comparative trial. *Afr. S. Afr. Med. J.*, 61:402, 1982. • KASULE, J. & cols. – Controlled trial of external cephalic version. *Br. J. Obstet. Gynaecol.*, 92:14, 1985. • KUHN, R.J.P. & PEPPERELL, R.J. – Cervical ligation: a review of 242 pregnancies. *Austral, N. Z. J. Obstet. Gynaecol.*, 17:79, 1977. • LASH, A.F. – The incompetent internal os of the cervix: diagnosis and treatment. *Am. J. Obstet. Gynecol.*, 79:552, 1960. • LASH, A.F. & LASH, S.R. – Habitual abortion: the incompetent internal os of the cervix. *Am. J. Obstet. Gynecol.*, 59:681, 1950. • LAU, K. & cols. – Effect of external cephalic version at term on fetal circulation. *Am. J. Obstet. Gynecol.*, 180:1239, 2000. • LÖVSET, J. – Preventive treatment of severe bleeding in placenta praevia. *Acta Obstet. Gynecol. Scandinav.*, 38:551, 1959. • McDONALD, I.A. – Suture of the cervix for inevitable miscarriage. *J. Obstet. Gynaecol. Br. Emp.*, 64:346, 1957. • McDONALD, I.A. – Cervical cerclage. *Clin. Obstet. Gynaecol.*, 7:461, 1980. • MRC & RCOG – Working party on cervical cerclage. *Br. J. Obstet Gynaecol.*, 95:437, 1988. • NORD, E. & cols. – 100 cases of external cephalic version, with special reference to fetomaternal transfusion. *Acta Obstet. Gynaecol. Scand.*, 68:55, 1989. • OLATUNBOSUN, O.A. & DYCK, F. – Cervical cerclage operation for a dilated cervix. *Obstet. Gynecol.*, 57:166, 1981. • PHELAN, J.P. & cols. – The role of external version in intrapartum management of the transverse lie presentation. *Am. J. Obstet. Gynecol.*, 151:724, 1985. • RUSH, R.W. & cols. – A randomized controlled trial of cervical cerclage in women at high risk of preterm delivery. *Br. J. Obstet. Gynaecol.*, 91:724, 1984. • SALLES, A.A. & cols. – Aborto espontâneo e aborto de repetição. Etiologia e tratamento. *An. Bras. Ginec.*, 48:255, 1959. • SHIRODKAR, V.N. – Habitual abortion in the second trimester. In: *Contributions to Obstetrics and Gynecology*. Edinburgh, E. & S. Livingstone Ltd., 1960. • SHIRODKAR, V.N. – Long term results with the operative treatment of habitual abortion. *Triangle*, 8:123, 1967. • SKUPSKI, D. & DUPONT, R. – External chephalic version: a single center approach. *Am. J. Obstet. Gynecol.*, 184:S99, Nº 310, 2001. • STINE, L.E. & cols. – Update of external cephalic version performed at term. *Obstet. Gynecol.*, 65:642, 1985. • TCHABO, J.G. & TOMAI, T. – Selected intrapartum external cephalic version of the second twin. *Obstet. Gynecol.*, 79:421, 1992. • THUNEDBORG, P. & cols. – The benefit of external cephalic version with tocolysis as a routine procedure in late pregnancy. *Eur. J. Obstet. Gynecol. Reprod. Biol.*, 42:23, 1991. • VAN VEELEN, A.J. & cols. – Effect of external cephalic version in late pregnancy on presentation at delivery: a randomized controlled trial. *Br. J. Obstet. Gynaecol.*, 96:916, 1989. • ZAFRAN, N. & cols. – Comparison between sublingual nifedapine and initravenous ritodrine as tocolytic agent for external cephalic version at term. *Am. J. Obstet. Gynecol.*, 191:SM FM Abstracts, 267, 2005.

104 Intervenções Durante o Parto

Bussâmara Neme

No quadro V-15 apresentamos as intervenções que se praticam durante o parto.

Quadro V-15 – Intervenções durante o parto.

Via vaginal	Via abdominal
Fórcipe	Cesárea abdominal
Vácuo-extração	Cesárea-histerectomia
Embriotomias	Histerectomia
Versão interna	Esterilização tubária
Intervenções na apresentação pélvica	Correção de inversão uterina
Manobras no encravamento das espáduas	
Descolamento e extração manual da placenta	
Taxe manual	
Tamponamento uterino	
Operações dilatadoras	

No desenvolvimento deste capítulo não nos será possível deixar de repetir conceitos técnicos básicos emitidos por nosso Mestre, Raul Briquet, em sua notável "Obstetrícia Operatória", publicada em 1932, portanto, há mais de 70 anos. Na qualidade de seu discípulo e sucessor na cátedra adicionaremos aqui apenas os novos conhecimentos surgidos e aqueles que a prática tocúrgica de mais de 60 anos nos prodigalizou.

FÓRCIPE

O fórcipe obstétrico é instrumento destinado a extrair fetos por preensão do seu pólo cefálico. Seu emprego em pólo pélvico, nos casos de apresentação pélvica, merece apenas menção histórica.

CONSTITUINTES

Os fórcipes atualmente utilizados constam de dois ramos que se cruzam em torno de uma articulação, que pode ser fixa (por encaixe) ou não (por deslize). Os fórcipes cujos ramos não se cruzam, como ocorre no de Demelin, têm sido abandonados.

Designam-se os ramos como direito ou esquerdo, conforme são locados na metade direita ou esquerda da parturiente, e anterior ou posterior, conforme sejam locados em relação à sínfise púbica ou ao promontório pélvico. Em cada ramo do fórcipe distinguem-se três partes: a) o cabo; b) a articulação; c) a colher.

O cabo liso ou não, em geral, apresenta (o que é mais freqüente) expansão lateral ou asa, cuja presença favorece as manobras de tração. A articulação pode ser fixa e realizar-se por encaixe ou ser lisa e permitir o deslize dos ramos. Finalmente, a colher pode ser fenestrada (mais freqüente) ou não. Articulados os ramos do fórcipe, reconhecem-se, nas colheres, duas extremidades, a anterior ou terminal e a posterior ou articular, e duas curvaturas, a cefálica (côncava), voltada para a cabeça fetal, e a pélvica (convexa), adaptada à configuração interna da escava (Figs. V-23 e V-24).

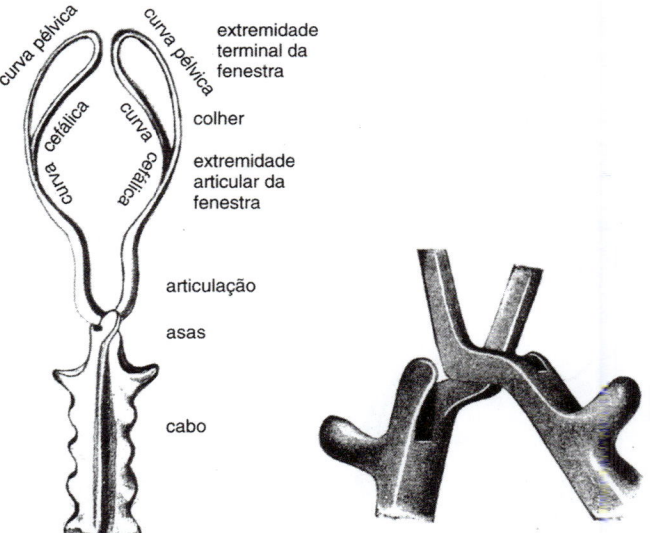

Figura V-23 – Fórcipe e seus constituintes (Briquet, 1932). **Figura V-24** – Fórcipe. Articulação por encaixe.

As janelas ou fenestras das colheres visam reduzir o peso do instrumento, aumentar sua adaptação ao pólo cefálico e contribuir para melhor solidez da pega, ao favorecer ligeira herniação de tegumentos fetais no espaço coclear. Herbertson e cols. (1985) propuseram forrar a superfície cefálica das colheres com material brando, para reduzir o traumatismo. Jamais utilizar essa inovação. Na verdade, jamais a identifiquei nas maternidades em que militei.

FUNÇÕES

Durante sua aplicação, o fórcipe exerce três funções: 1. preensão; 2. rotação; 3. tração.

Função preensora – para se obter *boa e segura preensão*, deve-se atender aos seguintes preceitos:

1. As colheres devem ser aplicadas em pontos diametralmente opostos sobre as regiões parietomalares. A não obediência a esse cuidado resulta em deslize horizontal das colheres (Figs. V-25 e V-26).
2. A extremidade anterior das colheres nas apresentações fletidas deve ultrapassar levemente a arcada zigomática de cada lado. Nas defletidas, deve ultrapassar as bossas parietais. A desobediência a esse preceito conduz a deslize vertical das colheres (Fig. V-27).

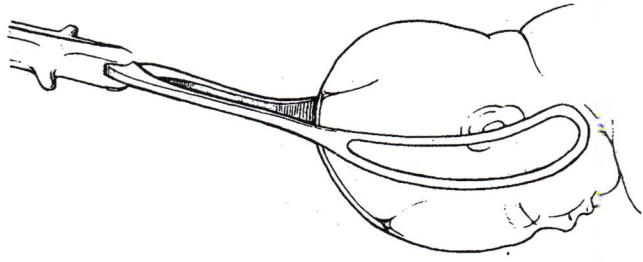

Figura V-25 – Locação correta do fórcipe nas regiões parietomalares.

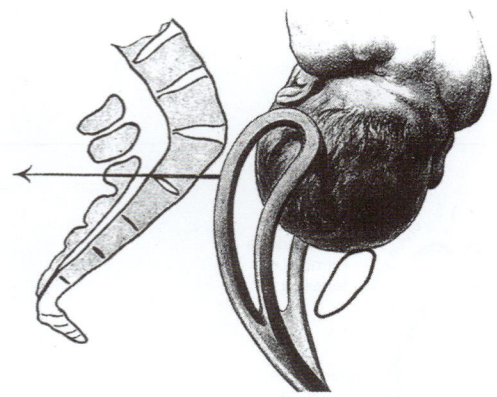
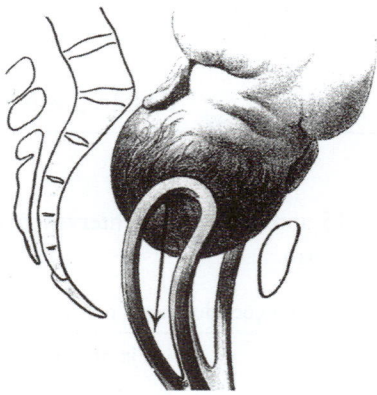

Figura V-26 – Locação incorreta do fórcipe. Deslize horizontal (Bumm, 1906).

Figura V-27 – Locação incorreta do fórcipe. Deslize vertical (Bumm, 1906).

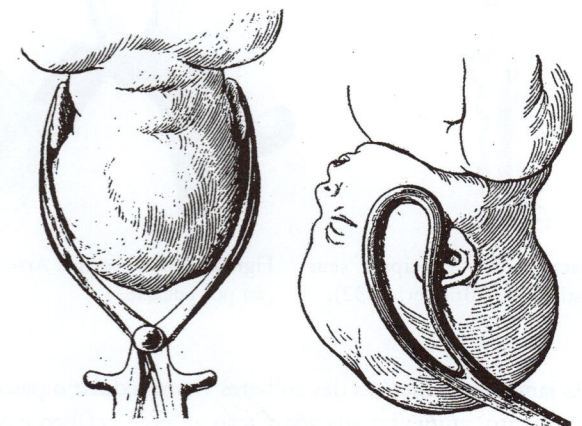
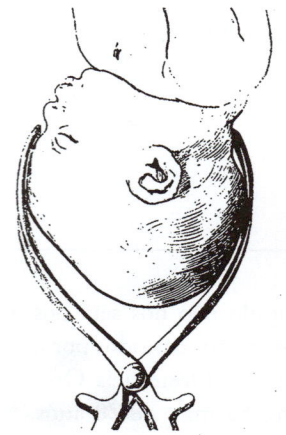
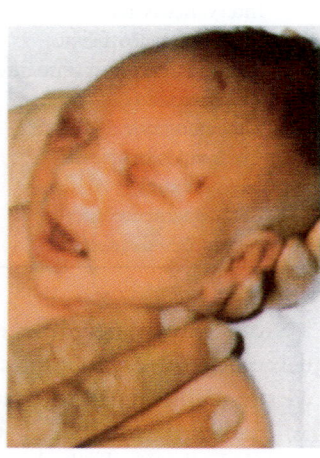

Figura V-28 – Pega parietomalar (Bumm, 1906).

Figura V-29 – Pega oblíqua frontomastóide (Bumm, 1906).

Figura V-30 – Pega frontomastóide. Escoriações da fronte fetal.

3. Três tipos de pegas podem ocorrer durante a preensão cefálica: pega transversa ou parietomalar, que é a ideal; pega oblíqua ou frontomastóide, que é precária; pega ântero-posterior ou frontoccipital, que é inadmissível ou má. A pega parietomalar (Fig. V-28) é considerada a de escolha porque atende aos preceitos referidos nos itens 1 e 2. As colheres adaptam-se sobre as regiões parietomalares e suas extremidades voltadas para o mento fetal ultrapassam, de cada lado, as arcadas zigomáticas. Além de ser menos lesiva, esta pega favorece a flexão cefálica.

Na pega frontomastóide ou oblíqua, uma das colheres loca-se sobre a bossa frontal, e a outra, sobre a apófise mastóide. É considerada precária porque favorece o deslize horizontal das colheres e pode provocar lesões ósseas e oculares, quando a colher frontal se aplica sobre a arcada orbitária (Figs. V-29 e V-30).

A pega frontoccipital ou ântero-posterior é considerada má e inadmissível, pois, além de provocar lesões ósseas (afundamentos e fraturas), favorece o deslize vertical (Fig. V-31). As impressões deixadas pelas colheres sobre a face fetal são chamadas pelos franceses de "marcas de Baudelocque". Discordamos dos nonatólogos, que as consideram traumatismo do recém-nascido. Sua presença na área parietomalar traduz pega ideal.

Função tratora – a tração deve obedecer os seguintes cuidados:

1. Acompanhar o eixo (curvatura pélvica) da parte preensora das colheres.

2. Obedecer a linha de direção de Sellheim, ou seja, tração vertical do estreito superior para o médio, tração oblíqua do

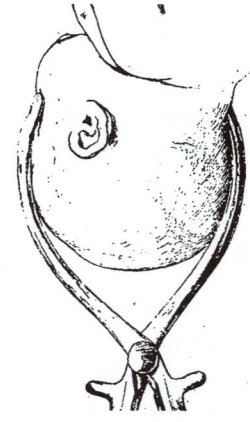

Figura V-31 – Pega frontoccipital ou ântero-posterior (Bumm, 1906).

estreito médio para o inferior e tração ascensional para completar o desprendimento cefálico (Fig. V-32).

3. Reproduzir o ritmo das contrações uterinas de parto. As trações devem coincidir com as contrações, seguir-se de repouso e jamais ser ininterruptas.

4. As trações não devem ser excessivas. O tocólogo deve evitar apoiar os pés na base da mesa cirúrgica e obedecer postura que impeça acrescentar à tração o peso corporal. Os braços devem-se manter semiflexionados e as mãos do tocólogo sobrepostas e apoiadas no cabo e asas do fórcipe (Fig. V-33) ou aplicadas em compressa adaptada nas asas do instrumento.

Função rotatória – três condições são importantes:

1. Nos fórcipes de acentuada curvatura pélvica, a rotação cefálica deve ser realizada com circundução ampla dos cabos e

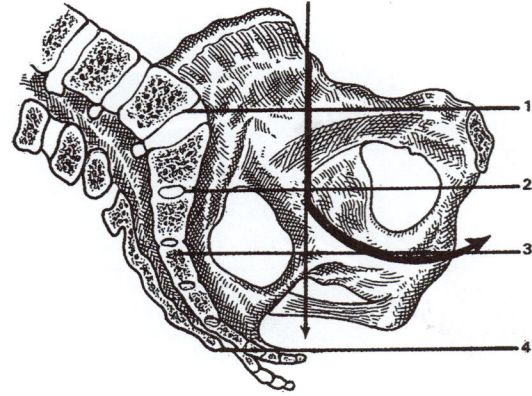

Figura V-32 – Linha de direção na tração pelo fórcipe. Linha de direção de Sellheim (Briquet, 1932).

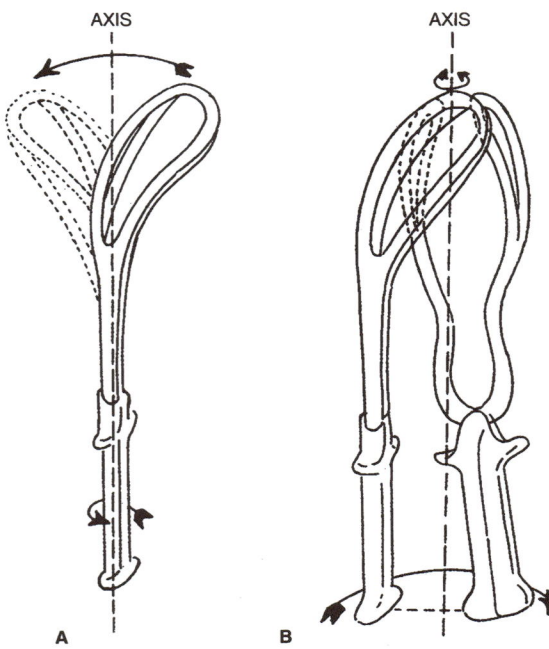

Figura V-34 – A) Rotação incorreta, **B)** Rotação correta. Na incorreta, as extremidades das colheres podem lesar os fundos de sacos vaginais.

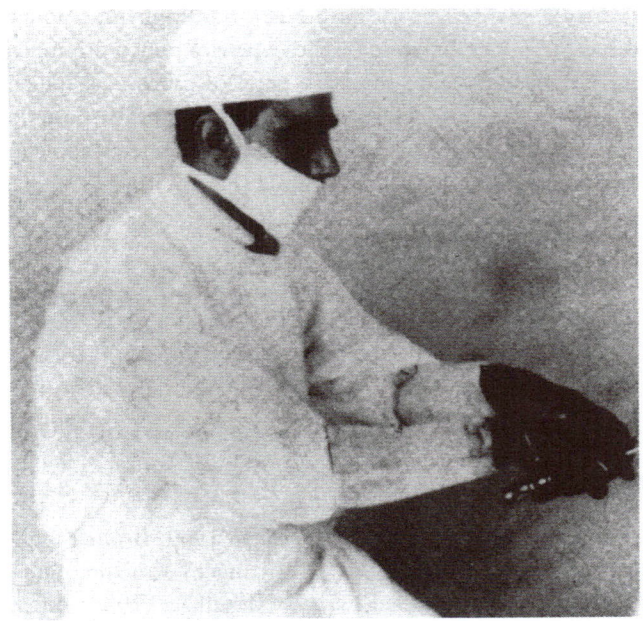

Figura V-33 – Postura correta do obstetra para execução de trações. Homenagem ao Prof. Joaquim Onofre Araujo (Briquet, 1932).

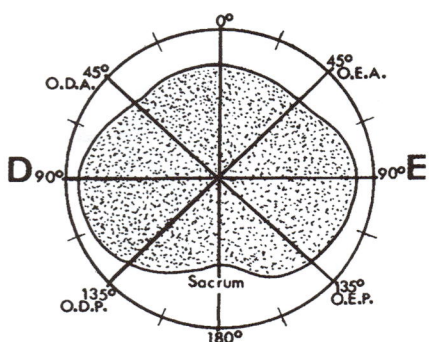

Figura V-35 – Tipos de rotação nas aplicações de fórcipe (Briquet, 1932).

nunca com as colheres. Elas devem ser mantidas solidárias na cabeça fetal. A desobediência a esse preceito pode resultar em lesões dos fundos de sacos vaginais, provocadas pelas extremidades anteriores das colheres do fórcipe (Fig. V-34). Nos fórcipes de pequena curvatura pélvica, a rotação não exige a circundução dos cabos e o risco das referidas lesões não ocorre.

2. Idealmente nos fórcipes de curvatura pélvica pronunciada, a rotação deve ser realizada na bacia mole. Nos de curvatura pélvica discreta, ela pode ser realizada, sincronicamente, com e durante a tração. Quando o fórcipe utilizado tem discreta curvatura pélvica (por exemplo, o de Kielland), nas pegas transversas em planos +1 e +2 (de De Lee), antes de praticar trações temos realizado rotação prévia, elevando a cabeça fetal (em movimento elicoidal retrógrado), locando o biparietal no transverso da bacia. É manobra fácil de ser executada, favorece a rotação e a descida fetal. Pridmore (1974) refere que a prática simultânea de tração e rotação pode ser lesiva do plexo cervical. Nossa experiência não confirma essa opinião.

3. Reconhecem-se três tipos de rotação: a maior, de 135°; a média, de 90°; e a menor, de 45°. A rotação é chamada anterior ou púbica e posterior ou sacral, conforme se execute na direção, respectivamente, do pube ou do sacro (Fig. V-35).

VARIEDADES

Em que pese existirem numerosas variedades de fórcipes, consideraremos apenas os quatro mais utilizados nos serviços que dirigimos: o fórcipe de Simpson-Braun, o de Kielland, o de Luikart e o de Piper. Isso porque, a nosso ver, por meio deles e sem a necessidade de outros tipos de instrumento atendemos, exemplarmente, todas as indicações para a utilização de fórcipes. Nunca é demais repetir que o melhor instrumento é aquele com o qual o tocólogo está afeito.

Fórcipe de Simpson-Braun – como mostra a figura V-34, é instrumento de articulação fixa por encaixe. As colheres são fenestradas e apresentam curvatura pélvica acentuada. Aplica-se bem nas pegas oblíquas (anteriores e posteriores) e nas pegas diretas (púbicas e sacrais).

Nas variedades transversas, a pega parietomalar é impraticável, vez que a extremidade das colheres (dotadas de grande curvatura pélvica) esbarram de encontro às paredes laterais da escava, podendo lesar os fundos de sacos vaginais (Fig. V-34). Na ausência de outro tipo de fórcipe, pratica-se a pega fronto-mastóide e após rotação inicial, colocando a linha de orientação fetal em um dos oblíquos da bacia, retira-se e reaplica-se o instrumento, agora em pega parietomalar.

Durante essa manobra, a colher posterior (esquerda ou direita) deve ser mantida *in loco,* pois a sua extração prévia à retirada da colher anterior segue-se do retorno da cabeça à posição e variedade anteriores.

Fórcipe de Kielland – idealizado pelo norueguês C. Kielland (1915), foi divulgado, entre nós, pela Clínica Obstétrica da Faculdade de Medicina de São Paulo (Serviço do Professor Raul Briquet), em Teses de Onofre Araujo (1922) e de Edwin Zink (1941 e 1962). As suas colheres são menos espessas que as do fórcipe de Simpson-Braun e apresentam curvatura pélvica muito pequena. A articulação é de deslize do ramo direito sobre o esquerdo. Em cada asa dos cabos situam-se botões que devem ser voltados para os pontos de reparo fetais e que indicam o sentido das manobras de rotação (Fig. V-36).

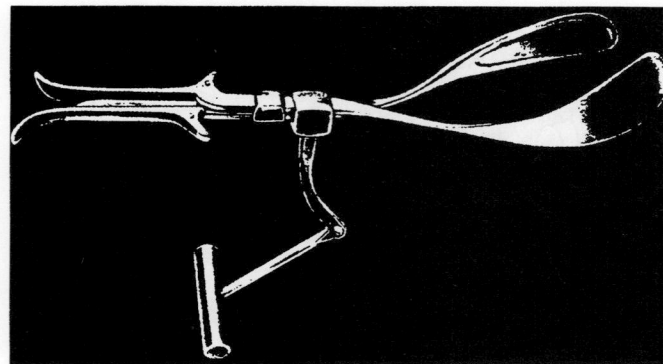

Figura V-37 – Fórcipe de Luikart.

Fórcipe de Piper – introduzido por Piper em 1924 para extrair a cabeça derradeira em partos pélvicos transvaginais. É fórcipe com colheres de curvaturas cefálica e pélvica pouco pronunciadas. A articulação é de encaixe e entre os cabos e as colheres situa-se um pedículo longo com curvatura côncava posterior, de modo que, uma vez articulado sobre a cabeça fetal, a solicitação do assoalho perineal seja reduzida (Fig. V-38).

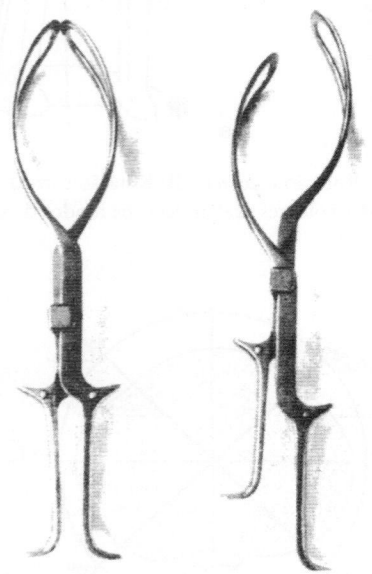

Figura V-36 – Fórcipe de Kielland. Notar os botões situados nos cabos e a articulação por deslize.

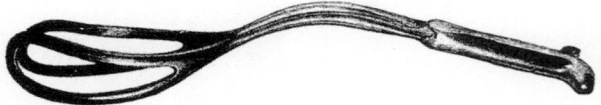

Figura V-38 – Fórcipe de Piper.

INDICAÇÕES

Em sua "Obstetrícia Operatória", já em 1932, Briquet referia que "as indicações do fórcipe se restringem à medida que se dilatam as da cesárea baixa". E é de Magalhães (1933) a assertiva de que o parto do futuro será normal ou cesáreo.

Tratando-se de fórcipe quase reto, a função de rotação é facilitada, razão pela qual alguns designam esse instrumento de fórcipe rotatório de Kielland. Além dessa vantagem, essa característica (fórcipe reto) é particularmente útil para as pegas em variedades transversas, especialmente as transversas baixas com assinclitismos pronunciados. A articulação por deslize favorece, em particular, a correção de assinclitismos, sejam eles posterior, anterior e/ou laterais.

Fórcipe de Luikart – este instrumento, como o fórcipe de Kielland, tem articulação por deslize do ramo direito sobre o esquerdo. Suas colheres não apresentam fenestras; são cheias e ligeiramente escavadas na sua face cefálica, com a finalidade de melhor distribuir a pressão sobre as bossas parietais. Nas asas dos cabos, encontram-se botões que têm finalidade idêntica aos do fórcipe de Kielland. A curvatura pélvica é pouco mais pronunciada que a do fórcipe de Kielland, mas menos intensa que a do Simpson-Braun (Fig. V-37).

Como complemento, conta com um sistema trator que, aplicado imediatamente à frente da articulação, favorece as trações para baixo, quando associadas àquelas que se realizam no sentido horizontal. Pessoalmente, temos utilizado esse instrumento com real satisfação. Entretanto, substituímos o sistema trator por compressa envolta nas asas dos cabos. Sendo fórcipe quase reto e tendo articulação por deslize, o instrumento presta-se para aplicações em variedades oblíquas, diretas e até transversas.

Tais afirmações se justificavam na época e até 1940, em face dos traumatismos maternos e fetais, conseqüentes a aplicações altas e médias de fórcipe, em casos em que a cesárea, pelo risco da infecção, era temerária. Os recursos atuais da terapêutica antiinfecciosa, entre outras razões, alargaram as indicações da via abdominal do parto e restringiram as de intervenções difíceis pela via vaginal. Assim, as aplicações altas de fórcipe em cabeças não-insinuadas têm sido afastadas da prática tocúrgica. Inclusive as aplicações em altura cefálica média (planos 0 e +1 de De Lee) devem ser excepcionais e da alçada de tocólogos adestrados em intervenções transvaginais (Figs. V-39 e V-40). Ainda assim, tais intervenções acompanham-se de traumatismos maternos e fetais que, de regra, contra-indicam seu emprego.

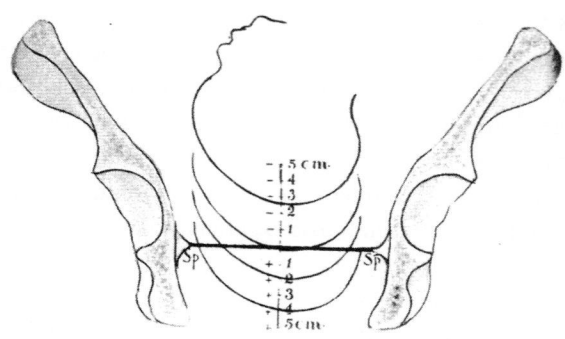

Figura V-39 – Graus de insinuação e descida da apresentação (De Lee e Greenhill, 1943).

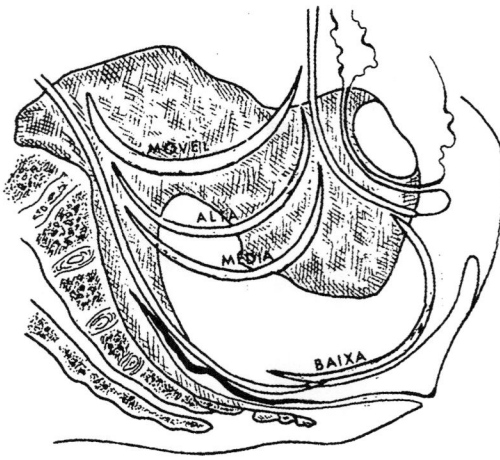

Figura V-40 – Tipos de pegas pelo fórcipe segundo diversas alturas ou graus de descida (Briquet, 1932).

Na atualidade, a grande indicação do fórcipe se justifica no alívio da fase expulsiva do parto (fórcipe profilático de De Lee, 1920), em aplicações com cabeça profundamente insinuada (+3 de De Lee) e rodadas pelo menos até variedades anteriores. Pesquisas clínicas realizadas por nós em nulíparas demonstraram, por fundoscopias oculares, que o traumatismo vascular cerebral fetal é menos incidente e menos intenso nos conceptos extraídos por fórcipes baixos do que nos nascidos de parto normal (Capítulo 22).

Em tese, as indicações de fórcipe são de alívio materno, fetal e materno-fetal. Visam terminar a fase expulsiva do parto que não transcorre com facilidade, o que sói ocorrer mais freqüentemente nas nulíparas. Nas grandes multíparas, em geral, a fase expulsiva prolonga-se por hipoligossistolia ou por flacidez pronunciada do assoalho perineal, com conseqüente parada cefálica em variedades transversas baixas. Assim, entre as indicações maternas citam-se o mau estado geral (cardiopatias, anemias, hipertensão, estafa etc.) e parto cesáreo anterior. Entre as fetais, particularmente, os sinais de sofrimento (mecônio, bradicardia sustentada).

Condições de aplicação

Consideram-se as condições maternas e fetais.

Condições maternas – citam-se três: a) o colo deve estar completamente dilatado ou ser dilatável; b) a bolsa das águas deve estar rota; c) os estreitos médio e inferior da bacia devem ser compatíveis com o volume cefálico. Assim, inclusive em cabeças levemente insinuadas, o fórcipe não deve ser aplicado em pelve com estreitos médio e inferior reduzidos.

Dessas três condições maternas importa salientar, em particular, a primeira e a terceira, pois as suas inobservâncias carreiam graves traumatismos materno-fetais. Ocorrem lacerações vaginais e cervicais que se podem estender e até atingir o segmento inferior do útero, criando séria dificuldade para a sua devida reparação. Além disso, restam seqüelas que comprometem a atividade sexual, a higidez cervical (ectopias, displasias etc.), as articulações (luxação cóccica) e a integridade do sistema musculoaponeurótico de sustentação genital (colpocistorretoceles e prolapsos).

O tocólogo deve estar seguro sobre o grau da dilatação cervical. Por vezes, em casos de colo aglutinado, quando as paredes cervicais são extremamente delgadas e se adaptam sobre a cabeça fetal, o tocólogo inexperiente, ao julgar completa a cervicodilatação, aplica o fórcipe sobre elas provocando lacerações e arrancamento dos tecidos envolvidos. Daí decorre a importância da experiência do obstetra, que deverá conhecer e saber como utilizar determinado fórcipe e estar seguro das condições maternas e fetais antes de locar o instrumento.

Condições fetais – são as seguintes: a) concepto vivo; b) cabeça insinuada; c) volume cefálico normal.

Embora ultimamente o emprego do fórcipe não seja raro no alívio da fase expulsiva com feto morto, somos contrários a essa prática. Não se justifica comprometer, mesmo de leve, os interesses maternos (fazendo episiotomia, por exemplo) quando os do concepto inexistem. Na eventualidade de feto morto, as embriotomias são indicadas para reduzir as dimensões fetais e favorecer a integridade anatômica do assoalho perineal materno.

O fórcipe alto em cabeça não insinuada deve ser afastado da tocurgia. Inclusive, quando a cabeça fetal apenas se insinuou e se encontra no plano +1 (de De Lee), a aplicação de fórcipe deve ser avaliada e apenas praticada por tocólogo afeito a intervenções transvaginais.

No que tange ao volume cefálico, importa salientar que, aplicado o fórcipe em cabeças pequenas, são mais freqüentes os transvios das colheres pela sua aplicação inadequada sobre as regiões parietomalares. Esse inconveniente é particularmente notado quando o fórcipe utilizado é o de Kielland, no qual a curvatura cefálica das colheres é reduzida.

Regras gerais de aplicação

Durante a aplicação de fórcipes devem ser obedecidas as seguintes regras gerais:

Aplicação – usa-se o fórcipe no diâmetro da bacia perpendicular ao ocupado pela linha de orientação da cabeça fetal: sagital nas cefálicas fletidas; sagitometópica nas defletidas de primeiro grau (bregmática); metópica nas defletidas de segundo grau (fronte); facial nas defletidas de terceiro grau (face). Assim, nas variedades oblíquas (anterior ou posterior), as colheres serão aplicadas no diâmetro oblíquo vazio. Nas variedades transversas, aplicam-se as colheres no diâmetro ântero-posterior da pelve e, nas variedades occipitopúbica e/ou occipitossacral, elas serão locadas nos extremos do diâmetro transverso da bacia.

Introdução – a locação das colheres deve obedecer os seguintes tempos:

1. Introdução da mão guia: a mão em fuso (Fig. V-41) é introduzida, lateralmente, situando-se entre a parede vaginal e a cabeça até os dedos atingirem a orelha fetal (Fig. V-42). Nas pegas baixas com cabeça profundamente insinuada, os dedos da mão guia não necessitam atingir a orelha fetal. Entretanto, não aconselhamos limitar esse tempo apenas à introdução dos dedos indicador e médio, como alguns tocólogos o fazem, vez que a mão guia visa também a proteger as paredes vaginais, devendo ser mantida *in loco* até a locação das colheres. Antes da locação das colheres, obstetras pouco experientes devem reproduzir no espaço como elas deverão situar-se após sua aplicação (Figs. V-43 a V-45).

2. Introdução da primeira colher – conduzida pela mão que apreende o cabo do fórcipe e orientada pelos dedos da mão guia, a primeira colher é introduzida delicadamente até se adaptar na região parietomalar (Fig. V-45).

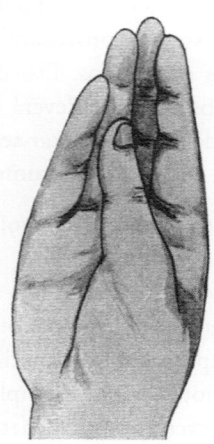

Figura V-41 – Disposição da mão guia para aplicação de fórcipe (Briquet, 1932).

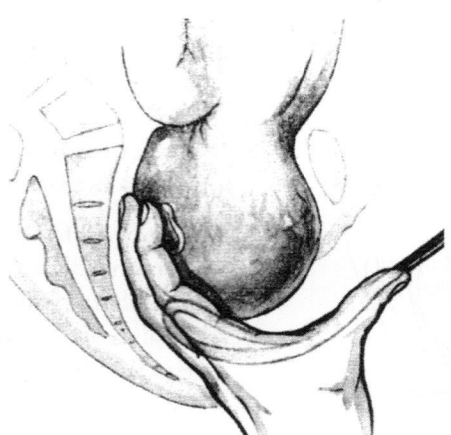

Figura V-42 – Aplicação de fórcipe. Introdução da mão guia até atingir a orelha.

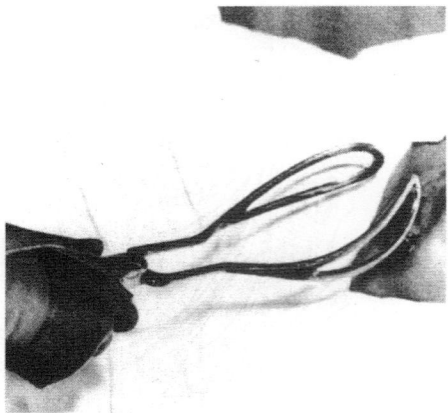

Figura V-44 – Orientação no espaço do fórcipe para pega oblíqua (OEA).

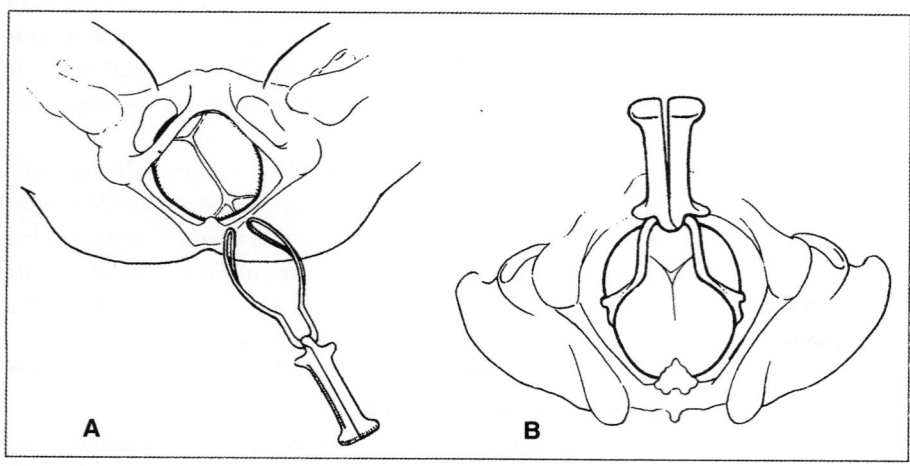

Figura V-43 – A) Aplicação de fórcipe em variedade oblíqua (ODA). B) Aplicação de fórcipe em pega transversa.

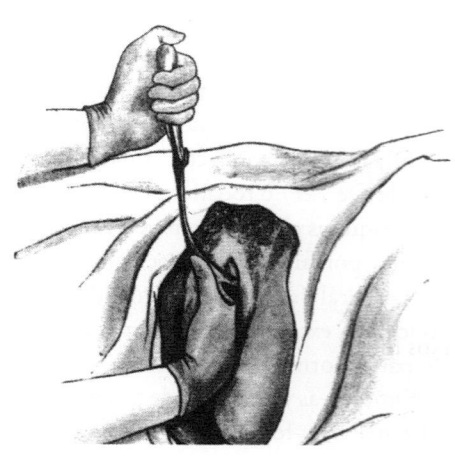

Figura V-45 – Aplicação de fórcipe. Introdução da primeira colher em OEA.

3. Retirada da mão guia – locada a primeira colher, retira-se com cuidado a mão guia e solicita-se a um auxiliar que conserve fixo o cabo do instrumento.

4. Introdução da segunda mão guia – novamente, em fuso, a mão é introduzida lateralmente na hemipelve oposta àquela em que se locou a primeira colher.

5. Introdução da segunda colher – presa pela mão que segura o cabo do fórcipe e conduzida pela mão guia a segunda colher, à custa de tríplice movimento de abaixamento, translação e torção (movimento espiróide de Lachapelle), será locada sobre a região parietomalar oposta à ocupada pela primeira colher (Figs. V-46 e V-47).

6. Articulação – uma vez locadas, as colheres serão articuladas facilmente se houver perfeito paralelismo dos cabos e a profundidade de sua penetração for igual. Dificuldades nesse tempo resultam quando essas duas condições não ocorrem. Se os cabos se apresentam muito afastados, deve-se suspeitar de pega occipitofrontal, impondo-se a retirada das colheres para sua posterior reaplicação. Nas pegas diretas, aplica-se primeiro a colher esquerda do fórcipe, a fim de evitar a necessidade de promover o descruzamento dos cabos, que só ocorrer quando a primeira colher locada for a direita.

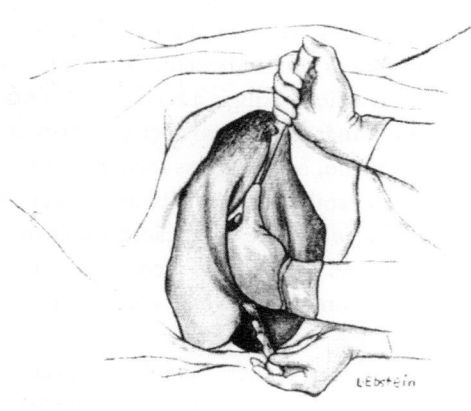

Figura V-46 – Aplicação de fórcipe. Introdução da segunda colher (Briquet, 1932).

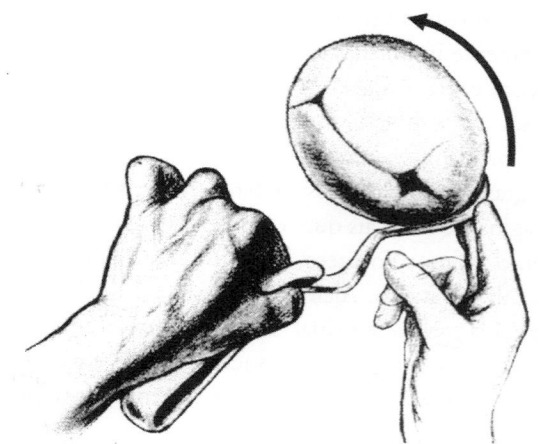

Figura V-47 – Aplicação de fórcipe em ODA. Locação da segunda colher executando a manobra espiróide de Lachapelle.

7. Escuta fetal – nas aplicações de fórcipe em planos mais elevados, durante a locação das colheres, pode ocorrer procidência do cordão. Daí ser prudente a escuta fetal em face do eventual risco da sua compressão durante as trações.

8. Revisão diagnóstica da pega – executa-se sempre a fim de confirmar tratar-se de pega ideal parietomalar. Nas cabeças de pequeno volume, durante a locação das colheres, podem ocorrer alterações das variedades de posições, levando a riscos de pegas precárias e até inadmissíveis (frontoccipital). Esse inconveniente é mais freqüente com o fórcipe de Kielland durante a aplicação da primeira colher pela técnica migratória. Antes de proceder manobras de tração, o tocólogo deve assegurar-se de que a mobilização da cabeça fetal, durante a *locação das colheres*, não provocou alterações na variedade da apresentação. Para tanto, deve realizar toque para reavaliar a situação.

9. Tração de prova – é prudente promover uma primeira tração, com a finalidade de adaptar bem as colheres sobre as bossas parietais e para avaliar possível risco de transvios.

10. Tração e rotação cefálicas – esses tempos obedecerão os preceitos já referidos em relação às funções tratora e rotatória do fórcipe, devendo sustar-se a tração quando o pólo cefálico se exteriorizar na vulva e se estabelecer o hipomóclio que impedirá o seu recuo. Nas aplicações de fórcipes de grande curvatura pélvica, esses dois tempos, de regra, são realizados em separado: primeiro a tração e depois a rotação na escava mole. Nos fórcipes retos ou de pequena curvatura pélvica, esses tempos podem ser realizados sincronicamente.

11. Retirada das colheres – feito o hipomóclio, as colheres devem ser retiradas cuidadosamente, sendo a última locada a primeira a ser extraída. É tempo de fácil execução. Entretanto, nas pegas inadvertidas frontomastóides, esse momento pode-se cercar de risco. Quando, excepcionalmente, ocorre evidente protrusão ocular e trata-se de colher fenestrada, pode ser seccionado o nervo óptico. Outras vezes, a orelha fetal, incluída na fenestra da colher, pode dificultar a sua extração.

Durante as manobras de tração e rotação, sempre que possível, o tocólogo deve reproduzir os fenômenos mecânicos habituais aos partos de evolução espontânea.

A episiotomia prévia à locação das colheres amplia o acesso ao canal de parto, favorecendo a aplicação do fórcipe. O inconveniente relacionado à maior perda sangüínea será evitado procedendo-se a hemostasia dos vasos sangrantes antes da locação das colheres.

CLASSIFICAÇÃO DAS APLICAÇÕES DE FÓRCIPE

Conforme a altura cefálica em que se aplica o fórcipe, consideram-se os seguintes tipos de fórcipe:

Fórcipe baixo ou de alívio – quando a parte óssea mais saliente da cabeça aflora na vulva (descida +3 ou +4) e a rotação interna está completa ou pelo menos na variedade anterior.

Fórcipe médio – quando a cabeça atinge o plano +2 (de De Lee) e o biparietal ultrapassou evidentemente o estreito superior da bacia.

Fórcipe alto – quando a parte óssea mais saliente da cabeça se situa acima do plano 0 de De Lee, e o biparietal não ultrapassou o estreito superior da bacia.

As aplicações altas ou elevadas, com cabeça móvel ou apenas fixa no estreito superior da bacia (nos planos 1, 2 e 3), estão contra-indicadas na atualidade.

TÉCNICAS PARTICULARIZADAS

Consideraremos os pormenores relacionados às aplicações com os fórcipes de Simpson-Braun, de Kielland, de Luikart e o de Piper e também as que se fazem sobre cabeças fletidas e defletidas e nas diversas variedades de posição cefálica.

Fórcipe de Simpson-Braun – no que tange aos tempos gerais que regem as aplicações do fórcipe, o de Simpson-Braun apresenta as seguintes particularidades:

1. A primeira colher a ser introduzida é a posterior.
2. Empunha-se o cabo como se fosse um punhal (Fig. V-45).
3. As manobras rotatórias fazem-se obrigatoriamente com circundução ampla dos cabos, nunca com as colheres e preferentemente na bacia mole.

Fórcipe de Kielland – é, a nosso ver, o instrumento de escolha quando existe apenas um fórcipe em determinado serviço obstétrico. Isso porque ele se aplica em todas as condições que se apresentam: variedades oblíquas, diretas e transversas e cabeça derradeira (embora não seja ideal nesta última condição). São condições particulares a esse instrumento:

1. Nas variedades transversas, a primeira colher a ser locada é a anterior e mediante duas técnicas: migratória em cabeça insinuada, reproduzindo a manobra de Lachapelle, volteando a face fetal e a do volteio, atualmente em desuso, pois se utiliza particularmente em cabeça alta (Figs. V-48 e V-49). Utilizado nas variedades oblíquas, a primeira colher a ser locada é a posterior e nas pegas diretas, a esquerda, para favorecer a articulação (sem necessidade do descruzamento dos ramos do fórcipe). De há muito não temos praticado a técnica do volteio. Além de ser a de escolha nas cabeças altas (que hoje, em geral, não se justificam), é de execução mais difícil e de maior risco, vez que tem sido relacionada a traumatismos vesicais e roturas do segmento inferior.

2. Empunha-se o cabo como se fosse espada.

3. A rotação e as trações podem ser realizadas em conjunto, reproduzindo movimento elipsóide. Nas variedades transversas, locado ao fórcipe, as trações podem ser precedidas pela

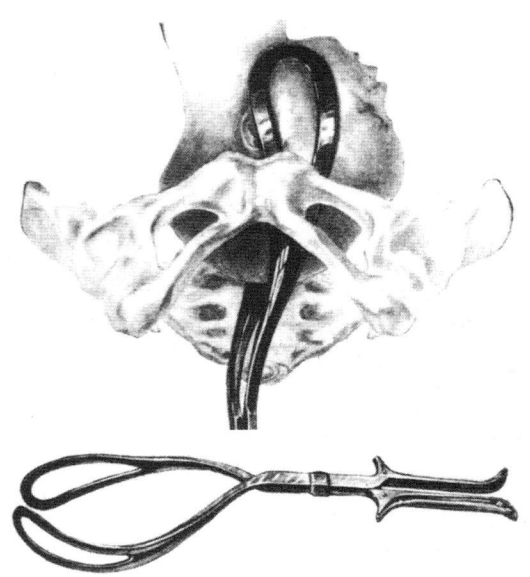

Figura V-48 – Fórcipe de Kielland em ODT. Pega parietomalar.

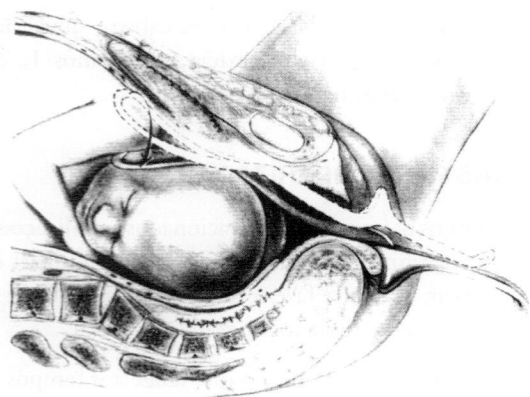

Figura V-49 – Fórcipe de Kielland em OET. Introdução da primeira colher (anterior) pela técnica do volteio. Em ponteado, a colher sendo introduzida, e em cheio, a colher locada (Titus & Willson, 1955).

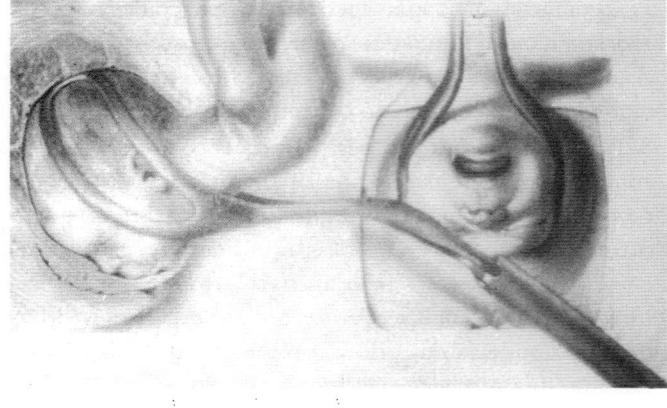

Figura V-50 – Aplicação de fórcipe (Piper) em cabeça última. Notar a elevação do ovóide córmico para favorecer a locação das colheres.

rotação. Conforme experiência pessoal, a rotação pode ser executada, simultaneamente, com a elevação da apresentação até colocá-la em occipitopúbica (OP), a seguir procede-se à tração. A descida cefálica será favorecida por manobras de assinclitismos laterais.

Fórcipe de Luikart – pelas suas características morfológicas, situa-se entre os fórcipes de Kielland e o de Simpson-Braun. Por isso não apresenta particularidades para sua aplicação, podendo idealmente, a nosso ver, substituir o de Simpson-Braun e ser utilizado como este último.

Para executar as trações, tenho dispensado o uso do sistema trator e utilizado compressa envolta nas asas do cabo do instrumento. Desse modo, simplificamos a técnica sem prejudicar a tração.

Fórcipe de Piper – aplica-se em cabeça última no parto pélvico com cabeça insinuada e rodada, a fim de permitir pega direta – ver Capítulo 87 (Figs. V-50 e V-51).

• **Aplicações diretas em occipitopúbica (OP) e occipitossacral (OS)** – nesses casos, a primeira colher a ser introduzida é a esquerda, a fim de evitar a necessidade do descruzamento dos ramos (Figs. V-52 a V-54). Na OP, as trações se farão até locar o suboccipício no subpube (hipomóclio). A seguir por levantamento da cabeça (Fig. V-52), desprende-se a fronte e a face fetais.

Nas OS fletidas e nas defletidas de primeiro grau (bregmática), traciona-se a cabeça para baixo até locar no subpube, área

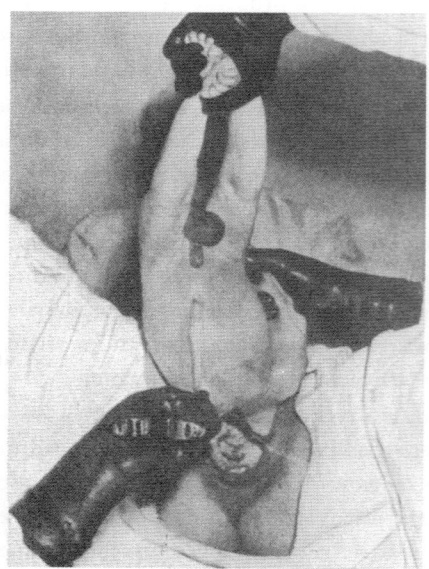

Figura V-51 – Fórcipe de Piper. Aplicação em cabeça última.

situada entre a inserção dos cabelos e a raiz do nariz (hipomóclio). Pelo levantamento da cabeça desprende-se, na vulva, o occipital (após retropulsão do cóccix) e, pelo seu abaixamento (com recuo do occipital), desprende-se a face fetal (Fig. V-54).

Nas MR defletidas de terceiro grau (face), traciona-se a cabeça para baixo até locar no subpube o submento fetal (hipomóclio). A seguir, pelo levantamento da cabeça (após retropulsão do cóccix), desprende-se o occipital (Fig. V-53).

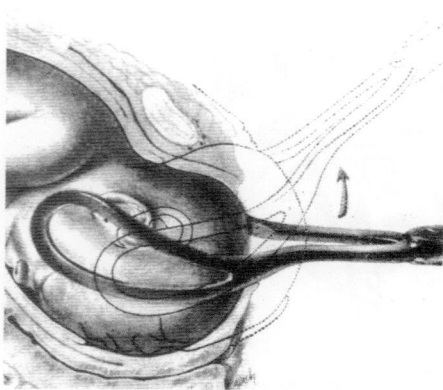

Figura V-52 – Aplicação de fórcipe em OP. Em ponteado, elevação dos ramos para desprendimento cefálico final (Eastman e Hellman, 1966).

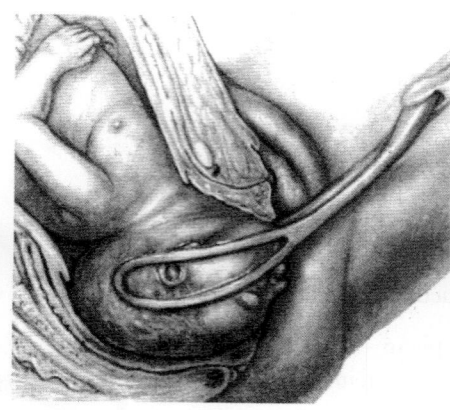

Figura V-53 – Aplicação de fórcipe em MP. Locação do submento no subpube (Eastman e Hellman, 1966).

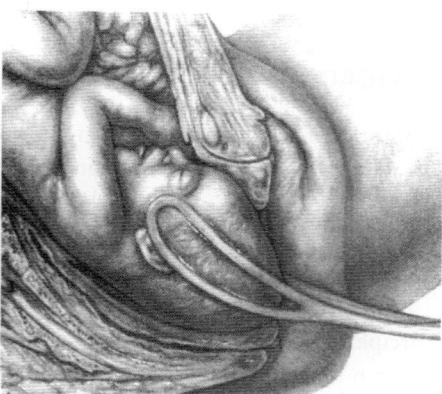

Figura V-54 – Aplicação de fórcipe em OS. Tração para locação do hipomóclio no subpube. Desprendimento primeiro do occipital (Eastman e Hellman, 1966).

Nas OP e nas OS, durante as trações, movimentos de lateralidade (assinclitismos laterais) favorecem o avanço alternado das bossas parietais.

• **Aplicações em variedades oblíquas** – nas oblíquas anteriores, a rotação interna é mínima (45°, como a seta indica nas figuras V-55 e V-56). Entretanto, para articular o fórcipe nas occipitodireita anterior (ODA), impõe-se o descruzamento dos seus ramos. Nas oblíquas posteriores, a rotação interna é máxima (135°).

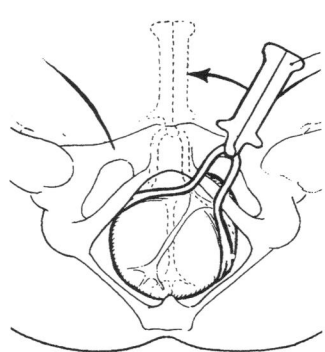
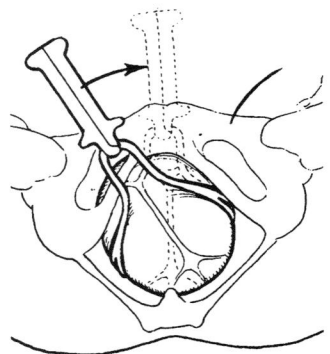

Figura V-55 – Aplicação de fórcipe em OEA. A rotação visa a colocar o lambda no subpube – 45° (Dennen, 1965).

Figura V-56 – Aplicação de fórcipe em ODA. A rotação visa a colocar o lambda no subpube – 45° (Dennen, 1965).

Pessoalmente, nessa condição, tratando-se de nulípara com canal de parto ajustado sobre a cabeça fetal e quando ocorre resistência maior na manobra rotatória, temos apelado para a rotação inversa ou sacral, ampliando a episiotomia. Nas multíparas, por vezes, pode-se rodar manualmente a cabeça fetal, dispensando-se fazê-lo com o fórcipe (Fig. V-57).

Quando se utiliza o fórcipe de Simpson-Braun, em pegas oblíquas posteriores, após consumar a rotação interna de 135°, a curvatura pélvica das colheres coloca-se em situação inversa, obrigando, em geral, a reaplicação do instrumento sob pena de ocorrerem lesões do assoalho perineal (Fig. V-58). Se o tocólogo optar por esta solução nas ODP, a primeira colher a ser reaplicada para a pega direta será a esquerda, a fim de evitar o retorno da cabeça para a posição e variedade primitivas.

De há muito, nos casos de oblíquas posteriores, temos utilizado o fórcipe de Kielland. Além de favorecer a rotação interna, com o seu emprego dispensa-se a reaplicação do instrumento, pois a sua curvatura pélvica é discreta.

• **Aplicações em variedades transversas** – nesses casos o fórcipe de Kielland é o de escolha; permite pega ideal e favorece a correção de assinclitismos e a rotação interna de 90° (Figs. V-59 e V-60). Esse instrumento é o ideal para as pegas transversas com assinclitismos pronunciados, sendo utilíssima, no caso, a raquianestesia que favorece, sobremodo, o relaxamento do assoalho pélvico.

Na ausência desse instrumento e contando-se apenas com os fórcipes de Simpson-Braun e de Luikart, tenta-se, de início, rodar a cabeça (manual ou com uma das colheres do fórcipe) para a variedade anterior (preferencial) ou posterior (segunda opção). Se a manobra rotatória for exitosa, o fórcipe de Simpson-Braun ou o de Luikart será aplicado como já referimos.

Na falha da manobra rotatória, persistindo a cabeça em variedade transversa, o tocólogo optará, de início, pela pega precária frontomastóide para realizar rotação para oblíqua anterior (45°) ou ântero-posterior (90°). Retira-se primeiro a segunda colher locada e a seguir reaplicam-se as colheres, locando-se primeiro a colher homônima à posição primitiva (es-

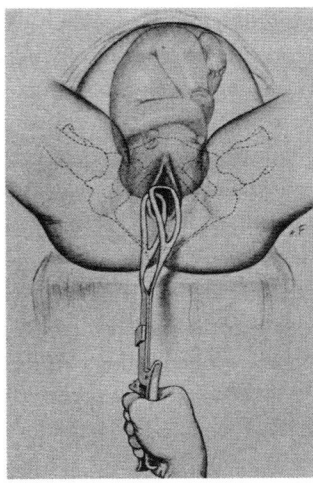

Figura V-59 – Aplicação do fórcipe de Kielland em ODT. Orientação das colheres no espaço (Jarcho, 1925).

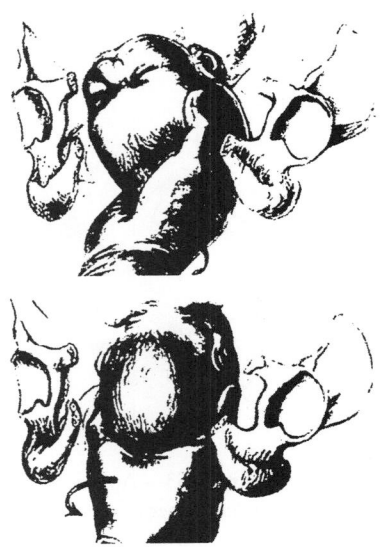

Figura V-57 – Rotação manual da cabeça fetal (Döderlein e Breitner, 1966).

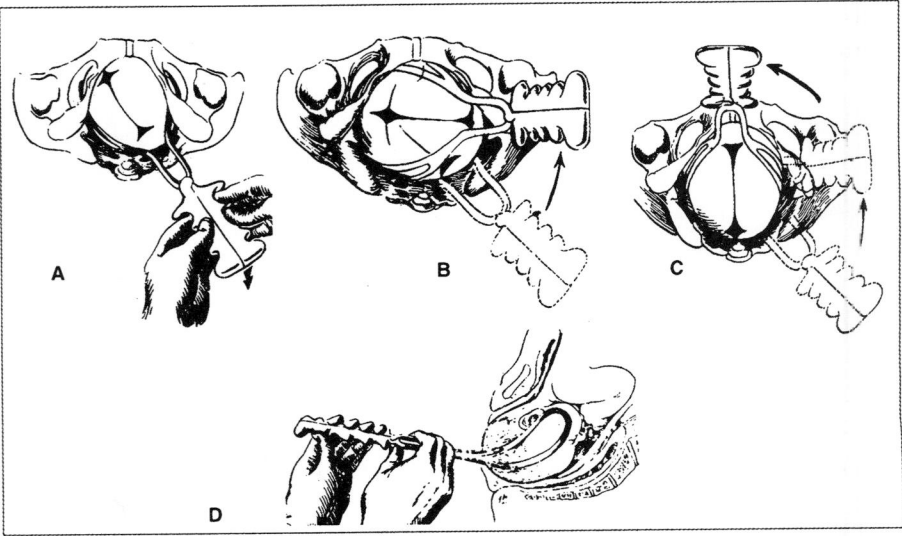

Figura V-58 – A) Aplicação de fórcipe em OEP. B) Rotação inicial de 45° para OET. C) Rotação final de 90° para OP. Nesse caso, a extremidade das colheres volta-se para o assoalho perineal. D) Reaplicação do fórcipe para fazê-las voltarem-se para cima, evitando-se a lesão perineal (Dennen, 1965).

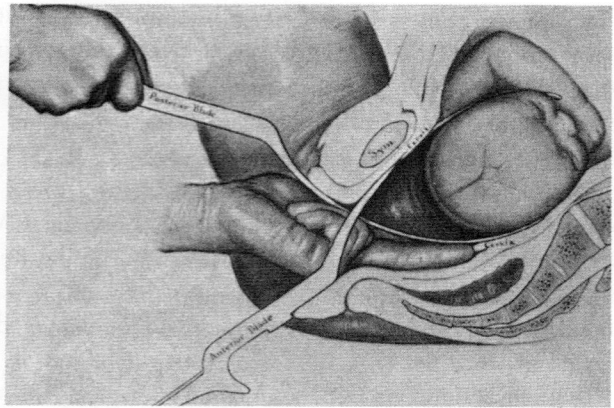

Figura V-60 – Aplicação do fórcipe de Kielland em ODT. A primeira colher locada é a anterior, por meio de manobra de Lachapelle, volteando a face fetal (técnica migratória). A segunda colher aplica-se diretamente (Jarcho, 1925).

querda nas OET e direita nas ODT), para evitar o retorno da cabeça fetal. Nas ODT, a reaplicação das colheres exigirá o descruzamento dos cabos.

- **Aplicações nas bregmáticas** – nessa condição (cefálica defletida de primeiro grau), normalmente a rotação interna se faz voltando o bregma para a arcada púbica e o occipício para o sacro. Nesses casos, temos utilizado o fórcipe de Kielland, reproduzindo as pegas e as rotações internas recomendadas nas cefálicas fletidas. Assim, ao colocar o occipício de encontro à arcada púbica (contrariamente ao que ocorre no mecanismo espontâneo de parto nas bregmáticas), a deflexão corrige-se espontaneamente, seguindo-se o parto, como se observa nas cefálicas fletidas.

- **Aplicações na apresentação de face** – na apresentação cefálica defletida de terceiro grau, o tocólogo deve assegurar-se de que ocorreu a insinuação do diâmetro hiobregmático. Trata-se de apreciação que exige experiência em tocurgia transvaginal.

Locadas as colheres e obedecidos os preceitos clássicos, a ponta delas deverá estar voltada para o occipital e apoiada sobre as bossas parietais (Fig. V-61). Tratando-se de mentoanteriores, com ligeira rotação (45°) e tração, loca-se o submento no subpube e, por levantamento da cabeça, desprendem-se a fronte e o occipício. Nas mentoposteriores, rotações internas de 90° ou 135° devem preceder as manobras de tração, vez que o tronco fetal, ao esbarrar de encontro ao promontório, impede a descida cefálica. Para favorecer essa grande rotação interna, recomendamos utilizar o fórcipe de Kielland.

Consumada a rotação interna para mentoanterior ou púbica, o parto ultima-se facilmente, como ocorre nas mentoanteriores. Cerca de 70-80% dos partos em cefálicas de face se resolvem espontaneamente ou com aplicação de fórcipe (Campbell, 1965; Cruishank e White, 1973). Tentativas para corrigir a deflexão em geral são infrutíferas e acompanham-se de traumatismo materno e fetal. Myerscough (1982), com quem não concordamos, refere que nas mentoposteriores deve-se optar, de rotina, pela cesárea.

- **Aplicação em cabeça última** – nesta situação, o fórcipe de escolha, embora na sua ausência outros possam ser úteis, é o de Piper. Distinguem-se duas possibilidades: mentossacral (MS), que é a habitual e freqüente, e a mentopúbica (MP), que é excepcional. Nas duas situações, as pegas devem ser diretas e em cabeça insinuada, locadas as colheres nas extremidades do diâmetro transverso da escava.

Na MS, quando a cabeça se situa em um dos oblíquos, o obstetra com os dedos indicador e médio introduzidos na boca fetal forçará sua rotação, colocando o occipício no subpube. Soerguido o corpo fetal e afastados seus membros superiores por um auxiliar (presença obrigatória), o tocólogo locará primeiro a colher esquerda (para evitar o descruzamento dos ramos) e a seguir a direita (Fig. V-62). Feita a articulação, a tração de início se fará para baixo, a fim de locar o suboccipício no subpube e a seguir para cima, para desprender sucessivamente o mento e a face fetal.

Nas MP (condição que jamais presenciei em 60 anos de intensa prática tocúrgica), consumada a locação das colheres e a articulação dos ramos do fórcipe, as trações se farão para cima, desprendendo-se sucessivamente o occipício, a face e o mento fetal (Fig. V-63).

Fórcipe de prova – também chamada tentativa de fórcipe, é intervenção pouco realizada na atualidade, vez que nas condições em que se indicava prefere-se agora optar pela cesárea.

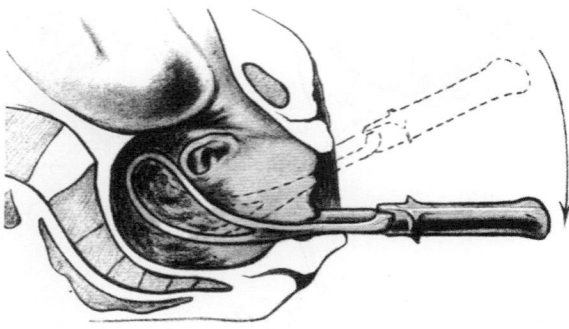

Figura V-61 – Aplicação de fórcipe em apresentação de face anterior (MA). Notar que as colheres são locadas sobre as bossas parietais. Em ponteado, como se faz a aplicação, seguida do abaixamento dos cabos para favorecer a locação do submento no subpube (hipomóclio). A seguir, com o levantamento dos cabos desprendem-se a fronte e o occipício (De Lee e Greenhill, 1943).

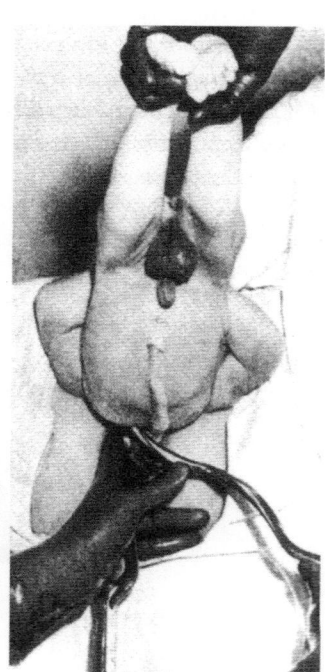

Figura V-62 – Aplicação do fórcipe em cabeça derradeira (MS). Locada primeiro a colher esquerda. Notar a mão do auxiliar soerguendo o tronco fetal. Introdução da segunda colher (Eastman e Helmann, 1966).

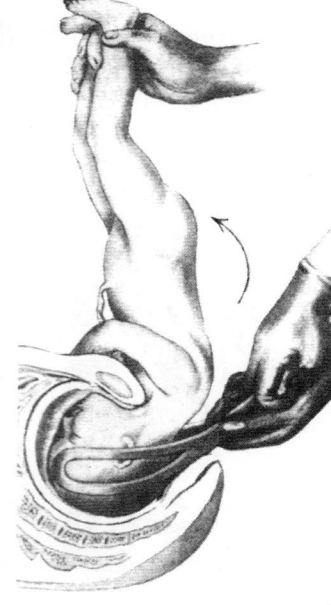

Figura V-63 – Aplicação do fórcipe em cabeça derradeira (MP). A seta indica como proceder a tração (Winter, 1927).

Indicações: justifica-se excepcionalmente essa intervenção em casos de premência para extrair o concepto, quando inexistem condições para a rápida realização da cesárea. Na era pré-antibiótica, a maior indicação relacionava-se ao risco de infecção inerente à via alta.

Condições de praticabilidade: a) *Maternas*: canais ósseo e mole compatíveis com o volume fetal, embora por vezes limítrofes. b) *Fetais*: premência de sua extração. Sofrimento agudo. c) *Tocológicas*: obstetra experiente e consciente capaz de reformular a conduta inicial optando em tempo pela via abdominal.

Pós-operatório: em casos de parturientes submetidas a aplicações de fórcipe baixo, não difere essencialmente daquele que se observa após partos espontâneos. Em casos de aplicações de fórcipe médio, podem ocorrer lesões vaginais, sem, entretanto, comprometer a recuperação da puérpera. Recomendamos antibioticoterapia profilática nesses casos.

CONSIDERAÇÕES FINAIS

No que tange ao prognóstico materno e perinatal relacionado às aplicações de fórcipe, já não vigoram os riscos que eram atribuídos ao uso desse excelente instrumento. Pediatras, neonatatologistas e particularmente neuropediatras por muito tempo e, por vezes, até na atualidade têm feito reparos e críticas acerbas ao seu emprego.

Para os leigos, a referência de partos ultimados com "ferros" causa temor de tal ordem que, em certas maternidades, as obstetrizes, preocupadas, perguntam ao tocólogo se devem informar à parturiente e/ou a seus familiares sobre o uso do fórcipe. Em verdade, tal desprestígio do instrumento deve ser atribuído ao seu mau uso, seja pela inexperiência do parteiro, seja pela sua errônea indicação (Robertson e cols., 1990; Wesley e cols., 1992).

Afastadas, progressivamente, as aplicações altas e médias do fórcipe, o traumatismo fetal e materno que lhes era conseqüente e a maior incidência de hemorragia (Sherman, 1993) foram reduzidos. Friedman e cols. (1984) comprovaram que o índice intelectual dos indivíduos nascidos de fórcipe baixo é maior do que os dos nascidos de fórcipes médios. Ultimamente, numerosas publicações têm feito referência a resultados comparativos relacionados a partos resolvidos com fórcipes baixo e médio, com partos espontâneos, com vácuo-extração e até com cesárea. Dierker e cols. (1986) referem que o comportamento intelectual dos indivíduos nascidos pelo fórcipe não é diferente dos que nasceram por cesárea. Bashore e cols. (1990) e Cibils e Ringler (1990), comparando os resultados maternos e perinatais, relacionados aos partos por cesárea e pelo fórcipe, admitem ser melhores com esta última operação (menor morbidade e hemorragia materna e similares resultados perinatais). Dennen (1964) refere mortalidade perinatal de 0,6% em 9.237 aplicações de fórcipe e de 1,15% em 4.583 partos normais.

Entre nós, Mathias e cols. (1987), comparando recém-nascidos de fórcipe baixo e parto espontâneo, comprovaram maior traumatismo materno (períneo) com o fórcipe, mas melhores índices de Apgar com o seu uso. Melki e cols. (1988) endossaram esses resultados.

Seidman e cols. (1991), examinando 52.000 jovens recrutados para o Serviço do Exército, em Israel, dos quais nasceram de parto normal 29.136, de fórcipe 567, de vácuo-extração 1.207 e de cesárea 1.335, não comprovaram diferenças substanciais nos índices intelectuais relacionados com os tipos de partos referidos.

Para Robertson e cols. (1990), com quem concordamos, enquanto o fórcipe médio eleva os índices de traumatismo materno e perinatal, o baixo é inócuo nesse particular.

De há muito se reconhece ser a expulsão a fase de parto cercada de sofrimento e risco materno e fetal. Daí a filosofia assistencial reconhecer como meritórias as práticas que promovem, no momento oportuno, o alívio expulsivo. Em 1972, em várias publicações, comparamos fundoscopias oculares de conceptos nascidos de parto espontâneo, manobra de Kristeller, vácuo-extração, fórcipe baixo e alguns até médios. Comprovamos que a menor incidência de hemorragias retinianas foram relacionadas aos partos por fórcipe e que a maior incidência foi observada nos conceptos nascidos pela vácuo-extração e com o auxílio da manobra de Kristeller. A partir dessas pesquisas, temos apregoado as vantagens perinatais do alívio expulsivo de nulíparas pela prática de episiotomia complementada pela aplicação de fórcipe baixo (Capítulo 22).

Entretanto, enquanto Fairweather (1981) não identificou morbidade perinatal diferente entre recém-nascidos pesando 500-1.500g, comparando o fórcipe de alívio com o parto espontâneo, O'Driscoll e cols. (1981) referem que hemorragias intracranianas são mais freqüentes apenas em conceptos pré-termo nascidos de fórcipe de alívio.

Wesley e cols. (1992), em estudo colaborativo de 3.000 crianças de idade escolar (± 5 anos), não identificaram diferenças intelectuais entre os 1.746 nascidos de parto espontâneo e os 1.192 de aplicações de fórcipe baixo e 114 de fórcipe médio. Finalmente, Carmona e cols. (1995) concluem que o fórcipe de alívio não se mostrou vantajoso em relação ao parto espontâneo para conceptos de 38ª-42ª semanas.

Os resultados discordantes e até antagônicos que acabamos de referir devem, a nosso ver, ser relacionados mais à experiência pessoal dos tocólogos envolvidos na assistência e menos às condições peculiares às condutas assumidas.

VÁCUO-EXTRAÇÃO

O emprego da vácuo-extração transvaginal de conceptos foi tentado por Yonge (1706) e Simpson (1848), citados por Chalmers e cols. (1991). Revivido por Malmström em 1954, na Suécia, diversas publicações nacionais e alienígenas fizeram menção e ainda fazem ao seu emprego como solução tocúrgica transvaginal, substitutiva das aplicações de fórcipe. Entre nós, salienta-se a tese de Morand (1960), no Rio de Janeiro, pela apreciável casuística e experiência acumulada.

Indicações – citam os que a preconizam: a) alívio da fase expulsiva como rotina ou em caso em que devem ser contra-indicados os esforços de puxos maternos (cardiopatias, hipertensão, pneumopatias etc.); b) placentação baixa lateral e até marginal, em particular com feto morto e/ou inviável.

Contra-indicações: a) na desproporção cefalopélvica; b) nas apresentações de face e pélvicas; c) em prematuros; d) em fetos com anomalias cefálicas.

Condições de praticabilidade: a) membranas rotas; b) apresentação cefálica fletida; c) cervicodilatação mínima para permitir a aplicação cefálica da ventosa; d) permeabilidade do canal de parto ósseo e mole para a passagem cefálica.

Tipos do instrumento – existem vários. Entretanto, em todos a parte mais importante é a ventosa, que se adapta à cabeça fetal (metálica, borracha, plástico) e que submetida ao vácuo fixa-se nela para garantir sua extração (Fig. V-64). Diversas modificações têm sido feitas no clássico instrumento apresentado por Malmström. Em 1976, Bird introduziu modificação representada por situar lateralmente o tubo de sucção na ventosa, com a finalidade de corrigir eventuais assinclitismos. Em 1980, Ottoline substituiu a ventosa metálica por material plástico, e Wiquist (1984), por seda. Tais modificações reduziram o traumatismo local, mas aumentaram os deslizes do instrumento, tornando-o menos efetivo. Cohn e cols. (1980) também admitiram que a ventosa de borracha provoca menor bossa serossangüínea, mas é menos efetiva que a metálica.

Técnica – após a exposição da cabeça fetal (com valvas se necessário), sucedem-se três tempos:

1. Adaptação da ventosa sobre o vértice da apresentação, centrada na pequena fontanela – lambda (Fig. V-65).
2. Realização lenta e progressiva do vácuo, para garantir boa e firme fixação da ventosa na cabeça fetal.
3. Trações obedecendo a linha de progressão de Sellheim. Quando se pretende extração lenta, a tração deve ser contínua. Será intermitente para as extrações imediatas (Fig. V-66).

Vantagens – segundo seus propugnadores, a vácuo-extração tem as seguintes vantagens quando comparada com o fórcipe: aplica-se em cabeça alta e até com dilatação incompleta; favorece grandes rotações cefálicas internas; não ocupa espaço na escava pélvica.

Desvantagens – seu emprego exige maior tempo e provoca maior número de lesões externas do pólo cefálico (bossa serossangüínea volumosa, escoriações, céfalo-hematoma, escalpes etc.).

Resultados – a experiência acumulada demonstrou não ser inócua a aplicação do vácuo-extrator. Além da evidente e obrigatória bossa serossangüínea que lhe é conseqüente, têm sido referidas outras lesões com seu emprego: céfalo-hematomas (10-15%), escalpes, necroses de tegumentos cefálicos, hematomas subaponeuróticos (4,2%), hemorragias cranianas, fraturas ósseas (Sjöstedt, 1967; Ahuja e cols., 1969; Halme e Ekbladh, 1982; Tarina e cols., 1985).

Fundoscopias oculares realizadas por Neme e cols. (1972) demonstraram incidência e intensidade de hemorragias retinianas evidentemente maiores em recém-nascidos por vácuo-extração que por fórcipes baixos e até médios (Capítulo 22).

Ehlers e cols. (1974) comprovaram as seguintes incidências de hemorragias retinianas em recém-nascidos: 27,5% após partos normais; 38% em aplicações de fórcipe; 64% após vácuo-extrações. Assim, é forçoso reconhecer que essa intervenção é mais lesiva sobre o sistema vascular cerebral fetal.

Entretanto, no que tange ao comportamento neurológico, Bjerre e Dahlin (1982), comparando após 4 anos recém-nascidos por vácuo-extração com os de parto normal, não identificaram diferenças significativas. Seidman e cols. (1991), igualmente, não comprovaram diferença intelectual (17 anos após o nascimento) entre indivíduos nascidos de vácuo-extração e fórcipe.

Esses autores avaliaram, comparativamente, o índice intelectual de jovens nascidos em Israel (por ocasião do serviço militar), por parto normal (29.136), por fórcipe (567), por vácuo-extração (1.207) e cesárea (1.335). Na tabela V-17 estão os achados.

Tabela V-17 – Índice intelectual × tipo de parto.

Tipo de parto	Índice intelectual	
	Ajustado	Não-ajustado
Parto normal	105,7	105,4
Fórcipe	104,6	108,2
Vácuo-extração	105,9	109,6
Cesárea	103,7	105,4

Seidman e cols., 1983.

Recentemente (1998), o Colégio Americano de Obstetras e Ginecologistas identificou 12 óbitos e 9 traumatismos graves em recém-nascidos de vácuo-extração. Embora reconhecendo que essa incidência é muito rara, recomendam que os tocólogos que pretendem praticar essa intervenção sejam experientes em seu uso.

Examinando as condições funcionais do esfíncter anal, Sultan e cols. (1993) comprovaram maior índice de comprometimento entre as parturientes submetidas ao fórcipe (em geral), quando comparadas com as atendidas com vácuo-extração.

Entre nós, após algum entusiasmo inicial, nenhum centro universitário preconizou substituir o fórcipe pela vácuo-extração. Nesse particular, o entusiasmo dos centros obstétricos europeus não foi compartilhado pelos norte-americanos. Em

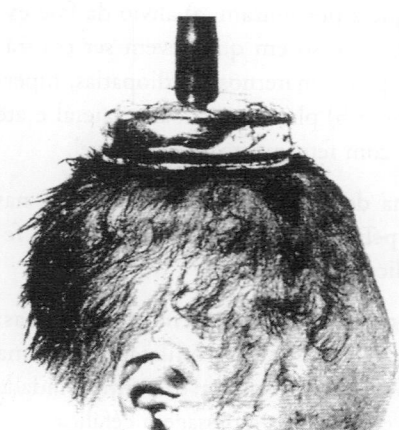

Figura V-64 – Ventosa para vácuo-extração (Malmström e Jansson, 1965).

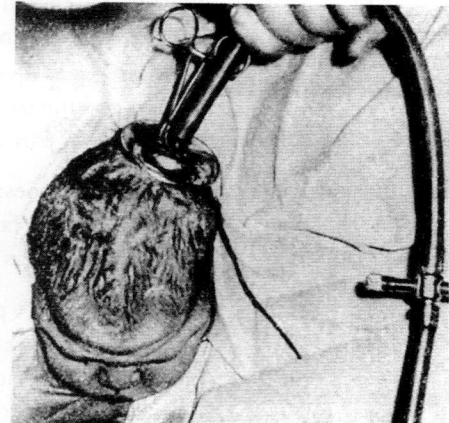

Figura V-65 – Ventosa aplicada sobre o lambda conectada com o sistema para proceder a aspiração (Döderlein e Breitner, 1966).

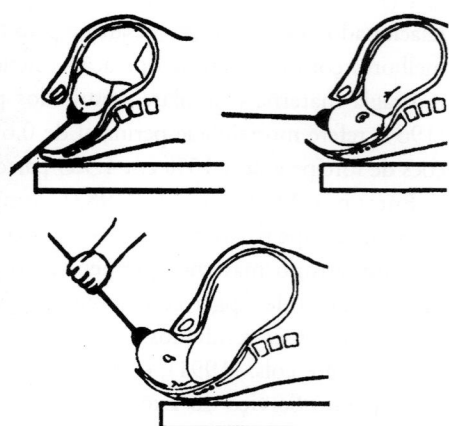

Figura V-66 – Linha de tração na vácuo-extração (Malmström e Jansson, 1965).

Serviços por nós dirigidos, o seu uso apenas se prestou para pesquisa acadêmica, que nos convenceu da sua inconveniência na pretensão de substituir o fórcipe baixo.

Na tabela V-18 apresentamos alguns aspectos comparativos relacionados a aplicações de fórcipe e do vácuo-extrator.

Tabela V-18 – Efeitos comparativos: fórcipe x vácuo-extração.

Autores	> Deslizes (vácuo)	> Anestesia (fórcipe)	> Lesões sérias (fórcipe)	> Primeiro Apgar < 7 (vácuo)	> Céfalo-hematomas (vácuo)	> Hemorragia de retina (vácuo)
Lasbrey e cols. (1964)	+	+	+	+		
Neme e cols. (1972)						+
Ehlers e cols. (1974)	+					+
Vacca e cols. (1983)		+	+	+	+	
Dell e cols. (1985)	+		+	+	+	
Fall (1986)					+	+
Williams (1991)			+	+	+	+

Ultimamente, publicações alienígenas têm encarecido o mérito da vácuo-extração para ultimar a fase expulsiva do parto. Revendo a literatura e consultando 17 contribuições, após 1993, apresento nas tabelas V-19 e V-20 os resultados obtidos. Importa, ainda, salientar que, após falhas com a vácuo-extração, os seus defensores apelam para o fórcipe para a resolução dos casos.

EMBRIOTOMIAS

Também chamadas operações mutiladoras e/ou fetotomias, são intervenções que visam reduzir o volume de conceptos mortos, com a finalidade de permitir sua extração pela via vaginal, preservando os interesses maternos pela redução de traumatismos do canal de parto e das indicações de cesárea.

Tabela V-19 – Fórcipe × vácuo-extração.

Traumatismos referidos	Fórcipe	Vácuo-extração
Céfalo-hematoma	–	>
Lesões de escalpe	–	>
Falhas	–	>
Hemorragia cerebral	–	>
Redução auditiva precoce	–	>
Fraturas do crânio	–	>
Hemorragia da retina	–	>
Lesões do assoalho perineal	>	

Neme, 2004.

Classificação – conforme o segmento corporal fetal sobre o qual se atua, as embriotomias são:

Cefálicas

- Craniotomia – perfuração do crânio para evacuar seu conteúdo encefálico.
- Cranioclasia – segue-se à craniotomia, pela aplicação do cranioclasto que esmaga e traciona a cabeça fetal.
- Basiotripsia – que utiliza o basiótripo para promover maior e mais efetivo esmagamento e tração cefálicas.

Cervical – degola ou decapitação – secção da coluna cervical, seguida da extração sucessiva do ovóide córmico e da cabeça fetal restante.

Córmicas

- Clidotomia – secção da clavícula fetal única ou bilateral para reduzir o diâmetro biacromial.
- Raquitomia – secção da coluna vertebral para extrair o concepto em *conduplicato corpore*.
- Evisceração – abertura do abdome para extrair seu conteúdo, reduzindo seu volume.

Pélvicas

- Pelviclasia – tração do pólo pélvico encravado com gancho de Braun, aplicado sobre a prega inguinal.
- Pelvitomia – secção da bacia fetal ao nível do arco púbico.

Em face dos atuais recursos da assistência obstétrica, dentre as embriotomias referidas praticam-se apenas: a craniotomia, a cranioclasia, a degola e a clidotomia. Na verdade, na atualidade, são raros os obstetras, em nosso país, que praticam a degola e até mesmo a cranioclasia.

Indicações – no que tange às indicações das embriotomias, devemos considerar três fatos que explicam a redução de sua prática:

1. A maior segurança materna da cesárea, graças aos recursos terapêuticos antiinfecciosos, tornou injustificável a prática de intervenções vaginais traumáticas para a parturiente, apesar de morto o concepto e presente a infecção uterina. Inclusive, as aplicações altas de fórcipe em conceptos vivos, presente o vício pélvico, verdadeiras embriotomias disfarçadas, são no momento absolutamente contra-indicadas.

2. A menor experiência dos tocólogos atuais na prática de atos tocúrgicos transvaginais decorrente da maior raridade de partos negligenciados com fetos mortos encravados na bacia ou em situações transversas abandonadas. Além disso, a ultra-sonografia, ao permitir, anteparto, diagnósticos de monstruosidades fetais, tem afastado as distócias que ocorrem, intraparto, durante sua assistência pela via vaginal.

3. A injustificada ou excepcional indicação atual de embriotomias em fetos vivos, mesmo quando portadores de monstruosidades volumosas ou na ausência de condições de vida extra-uterina. Nesse último particular, em casos de hidrocefalias diagnosticados tardiamente e quando tomografias com-

Tabela V-20 – Vácuo × fórcipe.

	Falhas		%				%		Risco anal		%
Vácuo	Oc. anterior		6,6		Média	Vácuo	28,6	Vácuo	Oc. anterior		26,6
	Oc. posterior		33,1	Aplicações		Fórcipe	83,3		Oc. posterior		33,1
Fórcipe	Oc. anterior		0,9		Baixa	Vácuo	69,2	Fórcipe	Oc. anterior		53,3
	Oc. posterior		13,6			Fórcipe	87,5		Oc. posterior		71,6

Damron e Capelles, 2004.

provam redução evidente da massa encefálica, cremos ser justificada pelo menos a punção liquórica (transabdominal ou transvaginal) para propiciar o parto transpélvico.

Condições para execução – são necessárias as seguintes condições gerais:

1. Cervicodilatação que permita a passagem fetal sem risco de traumatismo do colo.
2. Canal de parto ósseo e mole que permita a passagem do concepto com suas dimensões reduzidas, sem comprometer as estruturas maternas. Assim, os diâmetros da bacia não devem ser tão reduzidos que dificultem as manobras, que se realizarão durante a intervenção. E as partes moles não devem sediar atresias, septos ou tumores, criando dificuldades e traumatismos maternos durante o trânsito fetal (cefálico ou do ovóide córmico).
3. As partes fetais sobre as quais a redução do volume será praticada devem ser acessíveis aos instrumentos e às mãos do operador.
4. Anestesia que se adapte à intervenção indicada. Para promover o relaxamento ideal do canal de parto, a raquianestesia é insuperável. Esta evidente característica justifica por que se pode, com freqüência, dispensar a episiotomia na prática de embriotomias. Na prática da embriotomia cervical (degola), quando o corpo e o segmento inferior do útero se mostram mais resistentes, deve-se associar a narcose por halogenado (que é uterorrelaxante e tem indução e recuperação rápidas).
5. Presença de ambiente hospitalar adequado: equipe cirúrgica completa em face de eventuais acidentes intra-operatórios (rotura uterina, por exemplo).

CRANIOTOMIA

Trata-se de embriotomia cefálica, durante a qual perfura-se a cabeça fetal, com a finalidade de promover o esvaziamento da massa encefálica, favorecido ao máximo pela laceração do sistema contensor do cérebro.

Técnica – para a sua execução, temos utilizado o perfurador de Blot ou a tesoura perfuradora de Levret (Fig. V-67). Seguem-se os seguintes tempos:

1. Adaptação firme da cabeça fetal no estreito superior (se alta e não-insinuada), pela compressão fúndica do corpo uterino ou pela sua fixação por mão espalmada (a maneira da manobra palpatória de Leopold) sobre a região suprapúbica. São manobras feitas por auxiliar.
2. Toque manual para identificação da posição, variedade e atitude cefálicas.
3. Preso com a mão direita o perfurador de Blot, o tocólogo com a esquerda ajusta sua ponta no local eleito para a perfuração, que em geral é fácil, quando o auxiliar mantém a cabeça fetal bem fixada.

De regra, não se abrem suturas nem fontanelas por não favorecer amplo esvaziamento encefálico. Nas cefálicas fletidas e nas bregmáticas insinuadas, perfura-se o parietal anterior. Nas cefálicas fletidas e bregmáticas não-insinuadas, perfura-se a área cefálica mais acessível. Nas cefálicas defletidas (fronte e face), perfura-se a fronte junto à sua base, nas proximidades da glabela (cabeça sínclita) ou da órbita (cabeça assínclita). Nas cabeças derradeiras (partos pélvicos), procura-se, antes da perfuração, colocar a cabeça em occipitopúbica (melhor) ou occipitossacral. Na primeira condição (OP), levanta-se o tronco

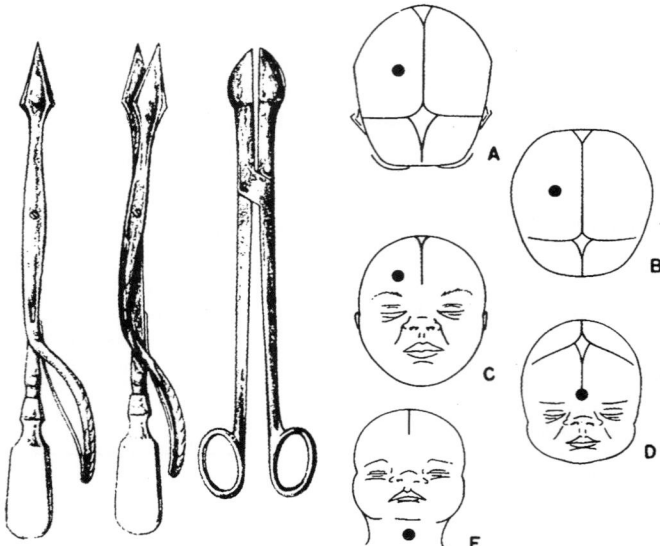

Figura V-67 – A e B) Perfurador de Blot fechado e aberto. C) Tesoura perfuradora de Levret (Döderlein e Breitner, 1966).

Figura V-68 – Pontos de eleição para praticar a craniotomia.

fetal e perfura-se, através da boca aberta, a abóbada palatina. Nas occipitossacrais, abaixa-se o tronco fetal e perfura-se o palato como no caso precedente. Pode-se também perfurar a cabeça através da região inframastóide. Na figura V-68 apresentamos os pontos de eleição para a perfuração nas cefálicas fletidas e defletidas.

4. Introduzido o perfurador de Blot e pressionado seu sistema de alavanca, abrem-se as lâminas de sua ponta. Executam-se então movimentos rotatórios do instrumento, da esquerda para a direita e desta para a esquerda, a fim de dilacerar os septos que sustentam a massa encefálica, favorecendo sua eliminação. Por vezes, retirando-se o instrumento, o dedo indicador introduzido no pertuito aberto amplia seu diâmetro e contribui para aumentar o esvaziamento da massa cerebral.
5. À redução do volume cefálico segue-se sua expulsão espontânea, quando os puxos expulsivos e as contrações uterinas não foram anulados, o que sói ocorrer com a narcose. A raquianestesia não altera a integridade funcional uterina e, quando baixa (até as raízes D10-D11), mantém os esforços expulsivos.

Quando a expulsão cefálica espontânea não ocorre, complementa-se a craniotomia com a cranioclasia.

CRANIOCLASIA

Trata-se de preensão cefálica (de cabeça submetida a craniotomia) por meio do cranioclasta de Braun (Fig. V-69). O instrumento consta de dois ramos: o interno, que penetra o crânio, é inteiriço e apresenta superfície convexa e rugosa; o externo, que se aplica idealmente sobre a face fetal, é côncavo e fenestrado. No cabo do cranioclasta encontra-se um sistema de parafuso que, por pressão, esmaga e fixa os ramos do instrumento nos tecidos fetais. Pratica-se a cranioclasia em cabeças fletidas, defletidas e derradeiras.

Técnica

1. Fixação firme da cabeça fetal de encontro ao estreito superior por auxiliar.
2. Localizado o ponto de perfuração com o dedo indicador da mão esquerda, o tocólogo empunha com a direita o ramo interno do instrumento e introduz sua extremidade na caixa cra-

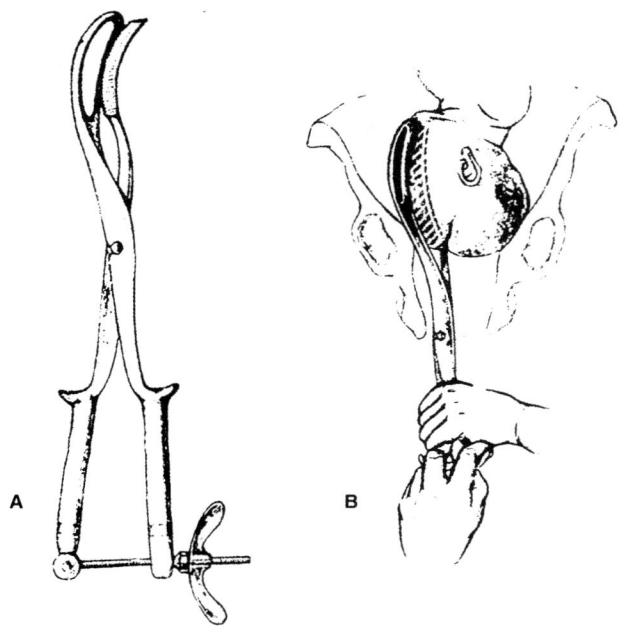

Figura V-69 – A) Cranioclasta de Braun. B) Cranioclasia sobre a fronte fetal (Döderlein e Breitner, 1966).

niana, voltando sua face rugosa para o lado em que pretende locar o ramo externo. Este, idealmente, deve ser adaptado sobre a face fetal – pega facial (Fig. V-69). Pegas frontais e occipitais em tese devem ser evitadas, pois seguem-se de lesões ósseas da abóbada, que podem lacerar partes maternas do canal de parto e de órgãos vizinhos. Nas cefálicas baixas, a pega pode ser occipital. Nas cabeças derradeiras, solidárias ao tronco ou destacadas dele, as pegas também devem ser facial e occipitoparietal. Na excepcional aplicação do cranioclasta sobre a apresentação pélvica incompleta, modo de nádegas, o ramo interno introduz-se no reto ou no períneo, e o externo, sobre a coluna sacral (Figs. V-70 a V-72).

3. Articulação dos ramos seguida da compressão máxima das partes fetais, com o auxílio do sistema parafuso localizado no cabo.
4. Tração de prova para identificar pega firme sem risco de deslize.
5. Trações para a extração cefálica. Nas cabeças fletidas e altas coloca-se o bimalar nos diâmetros transverso ou oblíquos da bacia e o desprendimento se fará em mentossacral. Nas defletidas, o desprendimento se fará em mentopúbica. Na cabeça derradeira fixa no tronco (solidária) ou destacada dele, o desprendimento cefálico se fará em mentossacral nas occipitopúbicas, e em mentopúbica nas occipitossacrais.
6. Revisão obrigatória da cavidade uterina e do canal de parto para excluir e/ou reparar eventuais lesões maternas.

EMBRIOTOMIA CERVICAL

Também designada degola e/ou decapitação, é intervenção indicada nos casos de situação transversa abandonada (situação transversa com feto morto complicada com prolapso do membro superior e infecção intraparto). Excepcionalmente, já foi praticada por nós em caso de feto morto hipermegálico, com distócia biacromial irredutível. Após a decapitação de cabeça exteriorizada, praticamos a versão interna podálica para a extração do ovóide córmico. Nessa condição, a exclusão da cabeça tornou facilmente exeqüível a evolução fetal.

Para a execução da degola, de início, utilizaram-se o gancho de Braun e a tesoura de Dubois.

O gancho de Braun consta de haste metálica fixa perpendicularmente em uma de suas extremidades em um cabo e tendo na outra extremidade a forma de V com botão terminal. A tesoura de Dubois é longa e resistente; pode ser reta ou curva; esta última é por nós preferida (Fig. V-73). Em 1946, entre nós, Lacreta idealizou executar a degola empregando um fio metálico (cordão de violão) que, ao envolver a coluna cervical e promover

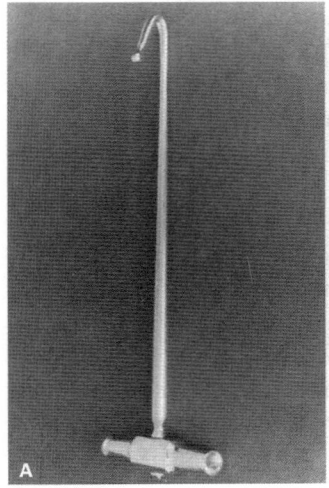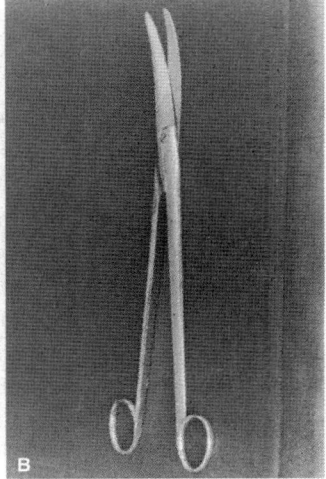

Figura V-73 – A) Gancho de Braun. B) Tesoura de Dubois (Briquet, 1932).

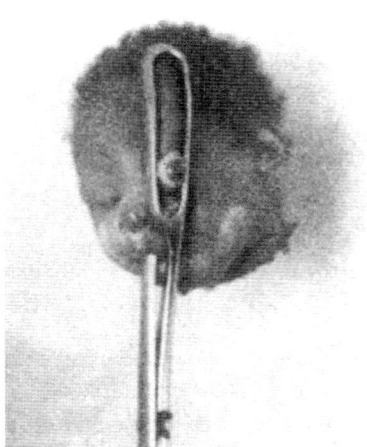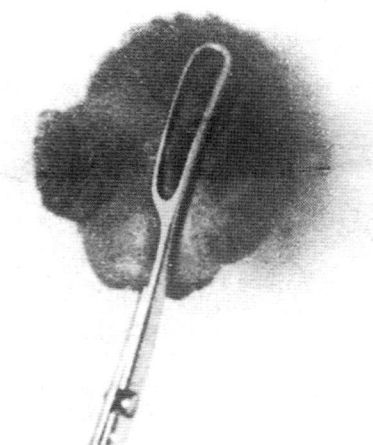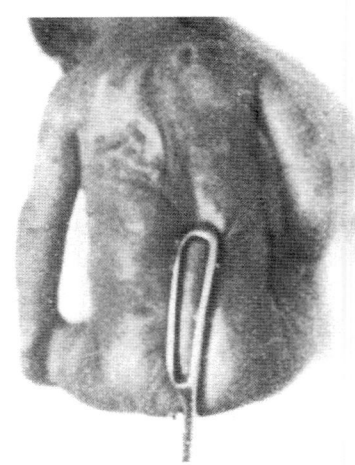

Figura V-70 – Cranioclasia em cabeça destacada. Pega frontal (Briquet, 1932).

Figura V-71 – Cranioclasia em cabeça derradeira. Pega occipitoparietal (Briquet, 1932).

Figura V-72 – Cranioclasta sobre pólo pélvico (Briquet, 1932).

movimentos alternados de serra e tração para baixo, segue-se da secção dos tegumentos e dos ligamentos intervertebrais, com conseqüente decapitação. Segundo esse autor e a experiência de Piato, é técnica simples e cercada de menor risco que a clássica, que se utiliza do gancho de Braun e da tesoura de Dubois.

Por várias vezes realizamos a degola com a técnica clássica sem inconvenientes e em inúmeras ocasiões assistimos sua prática por nossos mestres, que a realizavam em poucos minutos com segurança e êxito. A nosso ver, tocólogos inexperientes devem-se abster de tentar praticar essa operação. Nos casos de transversas abandonadas, eles devem apelar para a cooperação de obstetra afeito a intervenções transvaginais ou praticar a cesárea (que em nosso meio está se tornando a regra).

Técnica – utilizando o gancho de Braun e a tesoura de Dubois, realizam-se os seguintes tempos:

1. Identificação por toque manual intra-uterino da exata postura fetal. Em particular, deve-se atentar para a maior ou menor acessibilidade do seu pescoço.
2. Tração do membro prolabado – o membro prolabado será tracionado para fora e para o lado oposto em que estiver a cabeça, a fim de tornar a coluna cervical mais acessível. É manobra a ser executada com firmeza, mas de modo lento, para evitar o risco de rotura do segmento inferior. Na era pré-antibiótica, quando o pescoço não se tornava acessível, optava-se pela secção transversa do tronco. Na atualidade, em face da inacessibilidade do pescoço, o tocólogo deve reformular sua conduta e apelar para a cesárea.

Quando o pescoço é inacessível, trata-se de situação oblíqua com cabeça mais elevada. Nessa condição, deve-se optar pelo abaixamento de um dos membros inferiores, seguido de sua grande extração, que poderá ou não exigir manobras extrativas embriotômicas, para o desprendimento do biacromial e da cabeça última.

3. Envolvimento cervical – introduzindo a mão esquerda, o tocólogo envolve em garra o pescoço fetal, aplicando os dedos indicador e médio em um dos lados e o polegar no outro, com a sua borda radial voltada para a cabeça fetal. A mão direita fixa o cabo do gancho de Braun e orientada pela mão guia procura envolver o pescoço fetal com a extremidade em gancho do instrumento. Faz-se a manobra introduzindo o referido gancho sob a palma da mão guia, a fim de proteger o segmento inferior, sendo indiferente praticar o envolvimento cervical de diante para trás ou vice-versa (Fig. V-74).

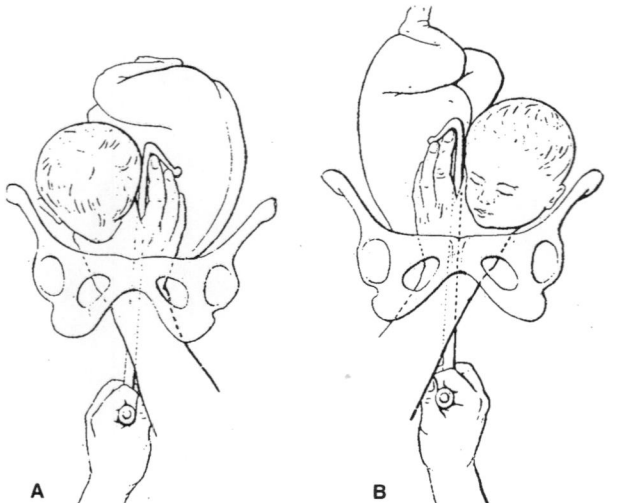

Figura V-74 – Embriotomias cervicais em situações transversas. A) AEA. B) ADP. Locação do gancho (Briquet, 1932).

4. Tração de prova – assegurada a locação cervical do gancho, o obstetra, sempre com a mão guia mantida *in loco,* traciona com alguma força o cabo do instrumento, a fim de assegurar que a pega esteja firme, não havendo risco de deslize.
5. Abaixamento do pescoço – com tração firme do cabo, procura-se tornar mais acessível a coluna cervical. Durante essa manobra, com a mão guia sempre protegendo partes maternas, movimentos discretos de rotação do gancho, em dois sentidos, promovem a fratura dos ligamentos intervertebrais favorecendo a futura secção cervical.
6. Secção cervical – enquanto o auxiliar mantém tração firme com o gancho de Braun, o operador introduz a tesoura de Dubois (a curva é preferencial) em direção ao pescoço fetal (auxiliado pela mão guia). Incisa a pele, os tecidos subcutâneos e os ligamentos intervertebrais. O encontro de resistência neste último tempo resulta de não se ter atingido um espaço intervertebral. Nesse caso, deve-se deslocar levemente a orientação da tesoura e completar a secção da coluna, que se reconhece pelos dedos da mão guia e pela liberação fácil do gancho de Braun.
7. Retirada do gancho de Braun – ainda envolvido pela mão guia, retira-se com cuidado o instrumento.
8. Extração do ovóide córmico – em movimento firme, mas lento, traciona-se manualmente o braço procidente, liberando-se o ovóide córmico (Fig. V-75).

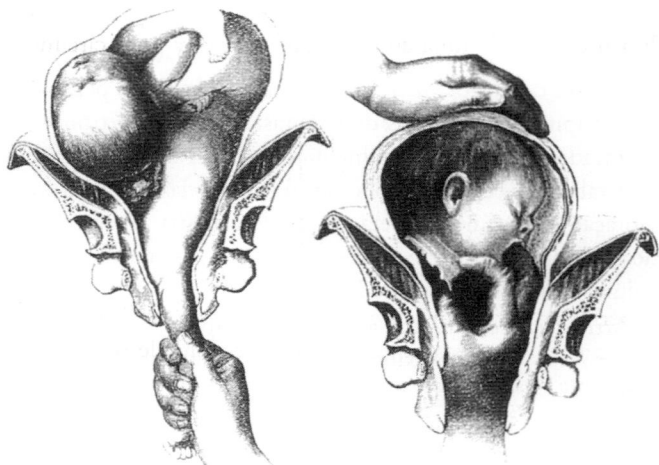

Figura V-75 – Embriotomia cervical. Extração do ovóide córmico e da cabeça destacada (Briquet, 1932).

9. Extração da cabeça destacada – a extração cefálica se fará fixando-a digitalmente pela boca ou pela mandíbula (Fig. V-75).
10. Revisão cavitária e do canal de parto – por derradeiro, pratica-se cuidadosa revisão da cavidade uterina e do canal de parto, reparando-se eventuais lesões presentes.

CLIDOTOMIA

Trata-se de secção da clavícula, com a finalidade de reduzir o diâmetro biacromial na distócia de espádua inerente aos conceptos hipermegálicos.

Técnica – o auxiliar traciona fortemente para baixo a cabeça fetal, a fim de tornar acessível a clavícula anterior. O operador, munido de tesoura, identifica a clavícula e incisa a pele e os tecidos subjacentes. A seguir, incisa a clavícula, apenas parcialmente, para evitar atingir a artéria subclávia. Com ligeira pressão digital (dedo polegar) sobre a secção parcial da clavícula, completa-se a clidotomia. Suturada a pele incisada, encaminha-se o recém-nascido para o devido tratamento ortopédico.

A clidotomia subcutânea, preconizada por Wille (Fig. V-76), já não se justifica, porquanto, além de ser de técnica mais complexa, peca ao atingir a estética da face.

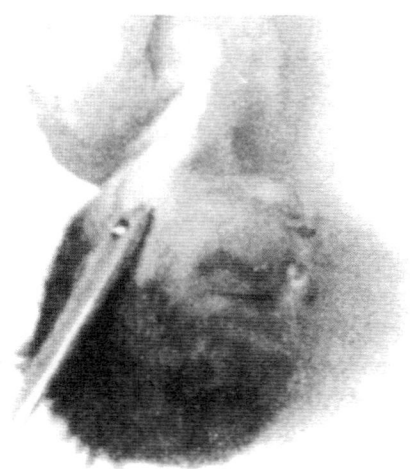

Figura V-76 – Clidotomia subcutânea de Wille (Briquet, 1932).

VERSÃO INTERNA

É a mudança de uma apresentação em outra com circundução da coluna vertebral executada por manobras internas. Durante a execução dessa intervenção realizam-se também manobras externas, que favorecem a evolução fetal. Assim, na verdade, trata-se de versão mista.

Como já referido ao considerar o estudo da versão externa, as versões são designadas cefálica ou podálica, conforme seja a cabeça ou o pólo pélvico que estejam colocados no estreito superior da bacia. Durante o parto, em geral, realiza-se a versão interna ou mista podálica, com a finalidade de transformar uma situação transversa e/ou a apresentação cefálica em pélvica incompleta, modo de pés.

Indicação – a versão interna foi praticada com freqüência na era pré-antibiótica, em face dos riscos de infecção materna, conseqüentes à operação cesárea em casos infectados ou potencialmente infectados com conceptos vivos.

Nessa fase da tocurgia, justificava-se, em geral, sua indicação na situação transversa, nas apresentações cefálicas com prolapso de braço ou perna e nos casos em que o fórcipe estava contra-indicado ou havia sido tentado e se seguido de falha (fórcipe falhado).

Na atualidade, em face da relativa inocuidade da via abdominal e dos evidentes riscos materno (roturas do corpo e segmento inferior do útero) e perinatal (traumatismo e morte do concepto), a indicação da versão interna reduziu-se drasticamente. Inclusive a sua prática, até há pouco universalmente aceita, para os casos de segundo gemelar em situação transversa, vem sendo reconsiderada por alguns.

Não compactuamos com essa última restrição. Entretanto, a inexperiência tocúrgica vaginal, inerente à maioria dos "parteiros" que praticam em nosso meio a obstetrícia, tem justificado a atual liberação da indicação da cesárea nos partos gemelares e até para extrair o segundo gêmeo em situação transversa após o parto transvaginal do primeiro.

A nosso ver, na atualidade, a prática da versão interna justifica-se nas seguintes condições:
- Segundo gemelar vivo e em situação transversa. Nesse caso, a intervenção deve ser realizada logo após a expulsão do primeiro gêmeo, uma vez que a sua postergação pode seguir-se de maior retração do corpo uterino e do orifício interno. Nessa situação, restando o segundo gemelar em situação transversa (oblíqua), com pólo cefálico baixo, prescinde-se da versão interna, substituindo-a pela versão externa cefálica.
- Prolapso do cordão umbilical imediato à rotura das membranas, particularmente em multíparas com apresentação cefálica não-insinuada. Essa indicação é particularmente justificada quando não estão presentes condições para a rápida extração fetal pela cesárea.
- A indicação da versão interna se justifica quando todas as condições para a sua praticabilidade estão presentes.

Contra-indicação – a versão interna não deve ser praticada: a) quando as dimensões das bacias óssea e mole não são compatíveis com o parto transvaginal, mesmo se a redução pélvica é apenas relativa. Por isso, nas multíparas em que a anamnese refere partos vaginais com fetos grandes, a indicação da intervenção é mais liberal; b) quando se trata de concepto morto; c) se o corpo uterino está retraído sobre o concepto (útero enxuto); d) a versão designada profilática por Potter (1922) atualmente objurgada. Esse autor, em face de alguma dificuldade na progressão cefálica e até mesmo como rotina, recomendava praticar, sob narcose profunda, a versão interna bipódica seguida da extração fetal para alívio da fase expulsiva.

Condições para praticabilidade – distinguem-se em maternas, fetais e técnicas: a) condições maternas – devem estar presentes as seguintes: colo completamente dilatado, bacias óssea e mole normais e amplas, corpo uterino não-retraído; b) condições fetais – o concepto deve estar vivo e não apresentar monstruosidades incompatíveis com parto transvaginal; c) condições técnicas – entre elas, distinguem-se as seguintes: presença de tocólogo experiente e auxiliares e ambiente cirúrgico para permitir, se necessário, reparação de eventuais lesões maternas (rotura uterina e do segmento inferior); anestesia adequada para promover relaxamento corporal uterino evidente. Antigamente, elegia-se a narcose pelo éter; na atualidade, utilizam-se os halogenados, que se caracterizam por rápidas indução e recuperação anestésicas.

Técnica – após toque vaginal (nas cefálicas) e/ou intra-uterino (nas situações transversas) para conseguir diagnóstico seguro da postura fetal, a intervenção, segundo a escola alemã, se realizará em três tempos. A nosso ver, deve-se acrescentar a esses três tempos clássicos mais dois: recepção do concepto e revisão da cavidade uterina.

1. Preensão podálica – em geral, é monopódica. Nas cefálicas fletidas ou defletidas, introduz-se a mão ventral (a que está voltada para o ventre fetal) e apreende-se o pé anterior (Fig. V-77). Nas situações transversas, o diagnóstico da postura fetal não é fácil. Exige experiência adquirida em exercícios tocomáticos e vivida em intervenções vaginais. Pelo toque manual e intra-uterino devem-se identificar a linha de orientação fetal (gradeado costal) e o acrômio que se apresenta (côncavo axilar). Em casos de dúvida, recomenda-se exteriorizar o braço fetal: voltando-se a face palmar da mão para cima, o dedo polegar volta-se para o lado homônimo da cabeça. Além disso, ao cumprimentar a mão que se exteriorizou, a mão do tocólogo é homônima ao lado em que se encontra a cabeça fetal.

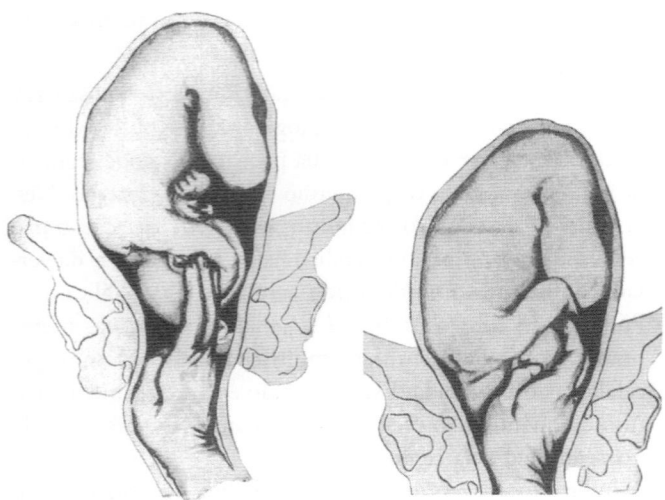

Figura V-77 – Versão interna em ODT. Introdução da mão ventral.

É aconselhável que o operador execute superposição corporal do feto no espaço para melhor ajuizar-se do diagnóstico. Realizado o diagnóstico, introduz-se a mão homônima ao acrômio que se apresenta e apreende-se o pé homônimo ao lado em que se encontra o pólo pélvico. Assim, por exemplo, na acrômio-esquerda anterior a mão que se introduz é a esquerda (homônima) e o pé que se apreende é o direito e na acrômio-esquerda posterior a mão introduzida é a esquerda (homônima) e o pé apreendido é o direito (Figs. V-78 e V-79). Como as figuras demonstram, nas acrômio-anteriores o pé apreendido foi o direito e posterior e, nas acrômio-posteriores, o direito e o interior. Nem sempre é fácil apreender o pé. Nesse caso, apreende-se o joelho. Adaptando o dedo indicador contra o cavo poplíteo, a perna flete e o pé se expõe.

Uma vez apreendido, o pé será exteriorizado na vulva e, para sua melhor apreensão e evitar deslizes, é envolvido com compressa seca. Briquet (1932) recomendava laçá-lo; manobra, a nosso ver, mais lesiva (Fig. V-80). Distinguem-se os pés apreendidos durante a tração podal em pé bom ou anterior e mau ou posterior. Isso porque, ao extrair primeiro o pé posterior, o anterior choca-se contra a sínfise púbica, impedindo sua liberação.

2. Evolução fetal – este é o tempo de maior risco para a parturiente (roturas corporais e do segmento inferior). Deve ser feito com firmeza, mas lenta e cuidadosamente e coincidente com máximo relaxamento uterino. Enquanto se traciona para fora o pé apreendido, a mão abdominal, apoiada sobre a cabeça fetal, favorece sua elevação e impede seu abrupto deslocamento para o fundo uterino (Fig. V-81).

Com alguma freqüência, o deslocamento cefálico para cima é difícil. Nessa eventualidade, nos socorremos das manobras de Bröse e de Siegemundin. Em ambas, enquanto o pé ou os pés são tracionados (por meio de laços ou pela mão com auxílio de compressa), o tocólogo introduz a mão espalmada na cavidade uterina, locando-a entre a cabeça fetal e a parede uterina. Na de Bröse, a finalidade é proteger e evitar lesões do segmento inferior; na de Siegemundin, além dessa razão, a mão recalca para cima a cabeça fetal (Figs. V-82 e V-83). Durante a execução das manobras que promovem a evolução fetal, quando a evidente dificuldade se segue de súbita facilidade, o tocólogo deve admitir, até prova em contrário, que possa haver ocorrido rotura da matriz.

3. Extração fetal – completa-se a intervenção executando de imediato lenta e cuidadosamente a extração fetal (ver item Intervenções na Apresentação Pélvica).

4. Recepção do concepto – submetido às manobras já referidas, em geral o concepto não se apresenta com características vigorosas. Como foi considerado no estudo do parto em apresentação pélvica (Capítulo 87), a compressão do cordão durante a extração pélvica, ao promover o dessangramento fetal, reduz sua volemia. Por isso, a laqueadura do cordão deve ser postergada praticando-se previamente a "ordenha" do cordão (três a quatro manobras), a fim de evitar que o neonatólogo receba o nascituro em estado de choque hipovolêmico. Em nossa experiência, é evidente a recuperação das condições do concepto, enquanto pela "ordenha" corrigimos sua hipovolemia.

5. Fase de dequitação – não deve tardar. Quando surge perda sangüínea inusitada, deve-se intervir e praticar a extração manual da placenta e, em seguida e de imediato, a revisão da cavidade uterina para nos assegurarmos de sua integridade.

Prognóstico – a prática da versão interna carreia riscos maternos e perinatais. Durante as manobras de evolução fetal po-

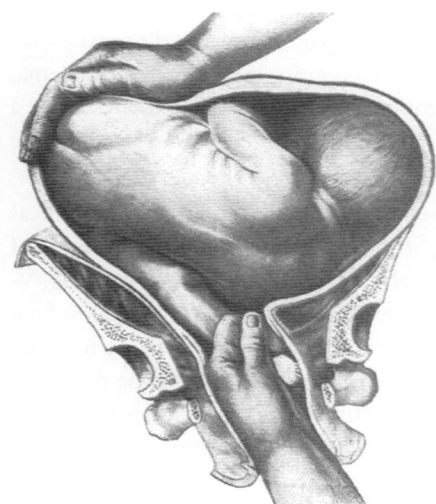

Figura V-78 – Versão interna em ADA. A mão esquerda apreende o pé inferior, no caso o direito (Winter, 1927).

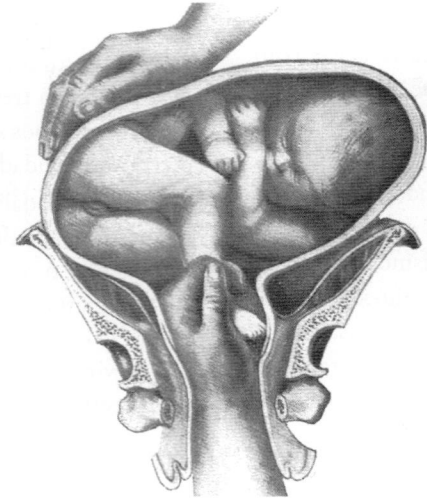

Figura V-79 – Versão interna em AEP. A mão esquerda apreende o pé superior, no caso o direito (Winter, 1927).

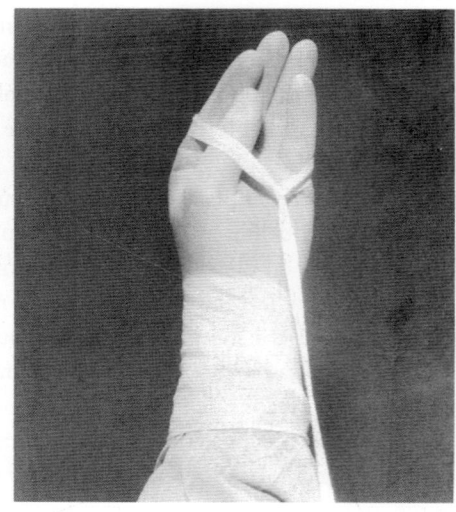

Figura V-80 – Laço preparado para aplicação em pé ou mão (Briquet, 1932).

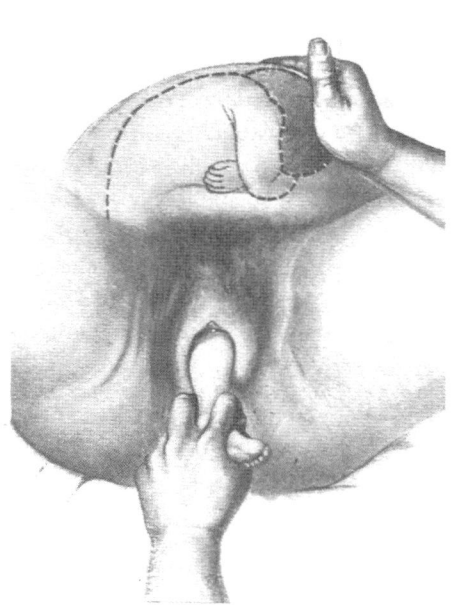 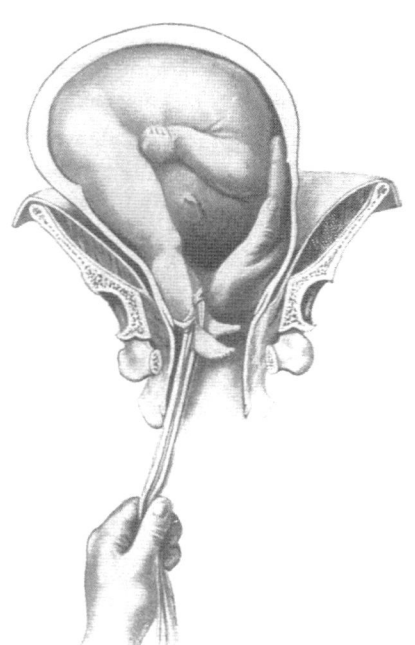 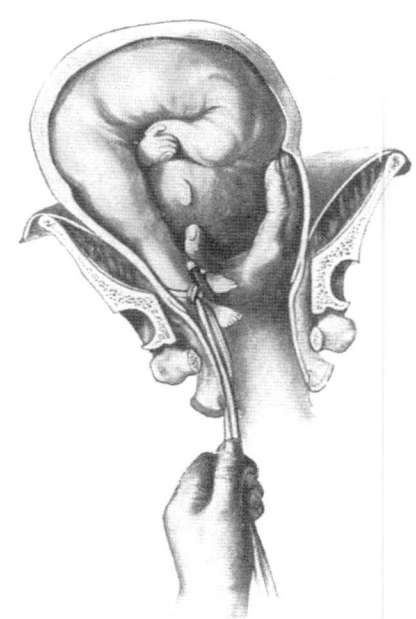

Figura V-81 – Evolução fetal. Tração sobre o pé exteriorizado simultaneamente à elevação manual transabdominal da cabeça. A manobra deve ser lenta (Winter, 1927).

Figura V-82 – Evolução fetal auxiliada. Manobra manual de Justine Siegemundin para recalcamento cefálico (Winter, 1927).

Figura V-83 – Evolução fetal. Manobra manual de Bröse para proteção do segmento inferior do útero (Winter, 1927).

dem ocorrer lesões maternas, representadas por rotura do corpo e do segmento inferior do útero, que muitas vezes se propagam para a vagina, a bexiga e os vasos calibrosos.

Em relação ao concepto, salientam-se os riscos relacionados a sua necessária grande extração. Muitas vezes, esse tempo se acompanha de deflexão dos membros superiores e da cabeça derradeira, impondo-se para a extração fetal a prática de diversas manobras. Elas, quando mal realizadas e, às vezes, apesar de bem executadas, provocam lesões nervosas (paralisias) e ósseas (fraturas), que comprometem o porvir do nascituro.

No período 1934-1944, vigente o risco de infecção na cesárea, foram praticadas 122 versões internas na Clínica Obstétrica (USP). A mortalidade perinatal atingiu 24 casos (19,7%).

No que tange ao prognóstico materno, Goffi (1947), entre nós, refere 12 mortes maternas dentre 243 versões internas (4,9%) realizadas no período 1945-1946 na Maternidade São Paulo.

VERSÃO DE BRAXTON-HICKS

Também chamada mista ou combinada, é versão podálica, realizada por manobras externas e internas, sobre fetos de volume reduzido, mortos ou inviáveis (prematuridade).

Indicações – na atualidade, a prática da versão de Braxton-Hicks está abandonada. Na ausência de recursos terapêuticos antimicrobianos e transfusionais, os antigos obstetras realizavam essa operação para não agravar os riscos maternos conseqüentes à cesárea, vez que inexistiam interesses fetais. Entretanto, por vezes, ainda hoje o tocólogo eventualmente se defronta com situações em que sua indicação pode ser admitida: abortamentos tardios e/ou partos prematuros com conceptos inviáveis, em casos de placentação baixa (lateral e até marginal) e de descolamento prematuro da placenta, na presença de infecção uterina.

Trata-se, em verdade, de situação embaraçosa, na qual a prática da cesárea abdominal afasta dificuldades técnicas, mas compromete, sem dúvida, os interesses maternos. Daí, até certo ponto, justificar-se ainda considerar a indicação da versão de Braxton-Hicks.

Condições de praticabilidade – são indispensáveis as seguintes: a) colo esvaecido e dilatação para pelo menos 5-6cm, a fim de permitir a penetração franca dos dedos indicador e médio do operador; b) fetos pequenos e inviáveis; c) corpo uterino não retraído.

Técnica – com sedação sistêmica, pode-se eventualmente dispensar anestesia. Esta, quando exigida, deve ser preferencialmente a narcose por halogenados (indução e recuperação rápidas). Praticam-se os seguintes tempos:

1. Preensão podálica – enquanto os dedos intra-uterinos recalcam para cima a cabeça fetal, a mão externa abdominal força o abaixamento do pólo pélvico para favorecer a preensão do pé anterior (Fig. V-84).

2. Evolução fetal – pela tração do membro inferior para baixo, consuma-se a evolução fetal, que será facilitada mantidas íntegras as membranas, até o momento de se iniciar a operação.

3. Fixação fetal – exteriorizado o membro inferior, o pólo pélvico, ao exercer pressão sobre o segmento inferior e sobre o colo, estimula as contrações uterinas, força a dilatação e reduz a perda sangüínea nos casos de placentação baixa.

4. Extração fetal – não será imediata. Para evitar lesões cervicais (roturas), a extração fetal será lenta. Para tanto, o membro inferior será submetido à tração lenta e contínua. Um peso de 500 ou 1.000g preso a ele e suspenso propiciará esta condição.

5. Revisão cavitária e do canal de parto – apesar do menor volume fetal e conseqüentemente do menor risco de lesões segmentocorporais (na evolução fetal) e cervicais (na extração fetal), impõe-se sempre praticar a revisão cavitária e do canal de parto.

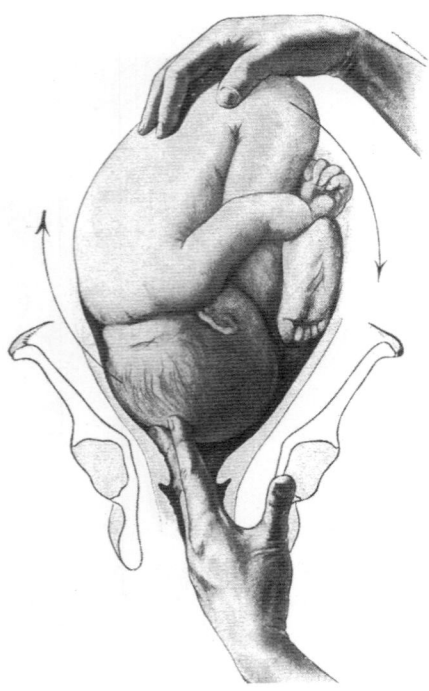

Figura V-84 – Versão podálica de Braxton-Hicks (Bumm, 1906).

INTERVENÇÕES NA APRESENTAÇÃO PÉLVICA

Na assistência aos partos pélvicos transvaginais, indicam-se as seguintes intervenções:

1. Extração pélvica, quando a apresentação é completa.
2. Abaixamento de pé, quando se trata de apresentação incompleta não-insinuada.
3. Tração inguinal, na apresentação incompleta insinuada modo de nádegas.

EXTRAÇÃO PÉLVICA

Também chamada extração podálica e grande extração, é intervenção que exige diversas e consecutivas manobras, com o objetivo de extrair conceptos durante partos em apresentação pélvica ou que assim se encontram após a prática de versões internas.

Indicações – a prática da extração pélvica em fetos vivos e viáveis é excepcional na atualidade. Inclusive nas multíparas, nas quais a bacia mole oferece menor resistência e a óssea já foi testada em partos anteriores, a indicação dessa operação sofreu redução evidente em face dos riscos perinatais que lhe são inerentes. Entretanto, entre suas atuais indicações citam-se as seguintes:

- Complementação final de versões internas.
- Alívio do esforço expulsivo materno, quando se elegeu a via vaginal para partos pélvicos, em pacientes com patologias clínicas graves associadas (cardiopatias, hipertensão, eclâmpsia, placentação baixa, descolamento prematuro da placenta etc.).
- Sofrimento fetal agudo, eleita a via vaginal, particularmente quando ocorre o prolapso e/ou o procúbito do cordão umbilical.

Condições de praticabilidade – a nosso ver, duas são imprescindíveis e uma terceira é favorecedora:

1. Canal de parto (ósseo e mole) adequado para o volume fetal.

2. Presença de tocólogo experiente em atos tocúrgicos transvaginais. Estas duas condições são absoluta e particularmente indispensáveis quando o concepto é viável e está vivo.

3. Analgotócia que promova razoável alívio materno e não anule a atividade miometrial e a musculatura auxiliar da expulsão. A narcose, que alguns recomendam, assim como a peridural e a raquianestesia elevadas, ao abolirem a prensa abdominal exigirão maior esforço nas manobras de tração, favorecendo a deflexão cefálica e dos membros superiores. Por isso, pessoalmente, preferimos a infiltração anestésica dos pudendos internos, complementando-a com a narcose barbitúrica quando necessária (Capítulo 87).

Técnica – sucedem-se seis tempos durante esta intervenção: extração do pólo pélvico, extração do tronco fetal, desprendimento das espáduas, desprendimento da cabeça, recepção do concepto e revisão cavitária e do canal de parto.

Extração do pólo pélvico – inicia-se este tempo pela preensão dos pés e completa-se pelo desprendimento do pólo pélvico.

Preensão dos pés – pode ser de apenas um pé (monopódica) ou de ambos (dipódica). Prefere-se a monopódica. A manutenção elevada do outro pé, ao aumentar o volume do pólo pélvico, provoca maior dilatação das partes moles do canal de parto e favorece a passagem da cabeça última, que é o maior e o mais resistente cinto de distócia fetal. Introduz-se a mão homônima com sua face palmar voltada para o ventre fetal (mão ventral) e apreende-se o pé anterior em relação ao pube, também chamado de pé bom. Isso porque, quando se apreende o pé posterior em relação ao sacro (pé mau), o anterior durante a extração pélvica choca-se com a arcada púbica, em particular quando ocorre assinclitismo posterior evidente.

Os pés são apreendidos como mostra as figuras V-85 e V-86. Na pega monopódica, o polegar apóia-se na face plantar e os dedos indicador e médio são aplicados no tornozelo; na dipódica, o dedo médio coloca-se entre os tornozelos, e os dedos indicador e polegar são aplicados na face externa de cada um deles.

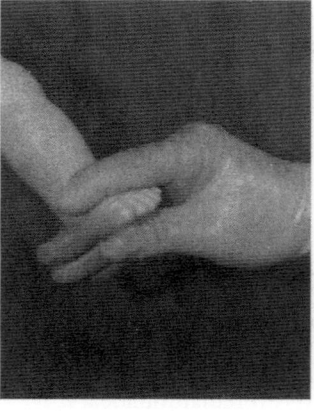 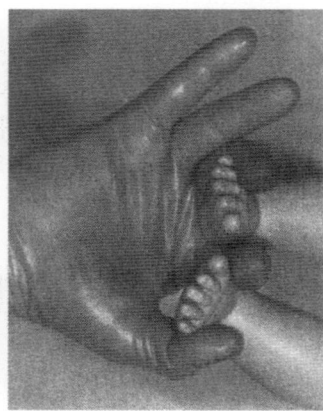

Figura V-85 – Preensão monopódica do pé (Briquet, 1932).

Figura V-86 – Preensão dipódica dos pés (Briquet, 1932).

Ocorrendo dificuldade na apreensão do pé bom ou anterior, apreende-se o posterior. Nesse caso, deve-se, para evitar o inconveniente acima citado, transformá-lo em bom ou anterior. Para tanto, apreendido o membro posterior, recua-se o quadril homônimo e, com o auxílio da mão livre, executa-se rotação de 90°-180° do pólo pélvico, acima do estreito superior.

A rotação é dita anterior ou posterior conforme o pólo pélvico percorre o semicírculo anterior ou posterior da bacia. Esta

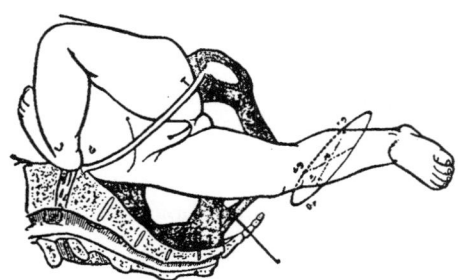

Figura V-87 – Apresentação pélvica (SEA) com exteriorização do membro inferior e choque do anterior contra o pube (Farabeuf e Varnier, 1923).

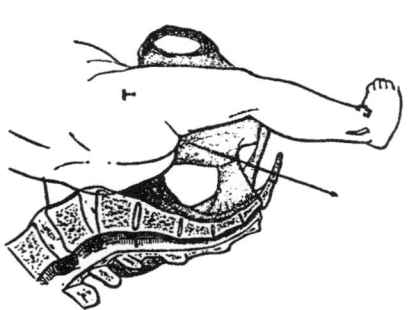

Figura V-88 – Apresentação pélvica (SDP) após a rotação referida na figura V-87 (Farabeuf e Varnier, 1923).

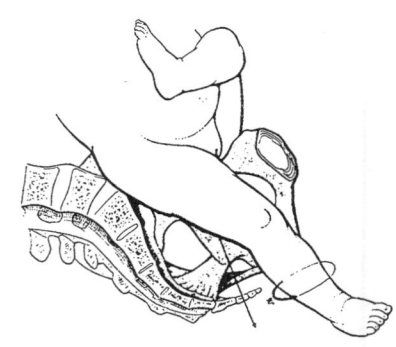

Figura V-89 – Apresentação pélvica (SEP). Rotação anterior de 90° para deslocar o membro anterior do pube e transformá-la em SDP (Farabeuf e Varnier, 1923).

última (rotação posterior), apesar de maior (180°), pode ser ideal por evitar, como sói ocorrer na anterior e menor (90°), o choque do pé e do joelho do membro anterior fletido com o músculo psoas ilíaco e com as últimas vértebras lombares e o promontório (Fig. V-87).

Exemplificando:

– Na SEA (Fig. V-87), a rotação será posterior e de 180°, executada em dois subtempos: de 90° da eminência ileopectínea esquerda à articulação sacroilíaca esquerda e de mais 90° desta articulação para a sua homônima à direita (Fig. V-88).
– Na SEP (Fig. V-89), a rotação ideal é a anterior e de apenas 90°, transformando-se em SDP.
– Nas SDA e SDP, o mecanismo de transformação do pé posterior em anterior obedece rotações idênticas.

Ultimadas essas manobras, o bitrocantérico fetal deverá estar sempre locado no ântero-posterior da bacia.

Desprendimento do pólo pélvico – para tracionar o concepto e promover o desprendimento do pólo pélvico, o tocólogo apreende o pé ou os pés, como já foi referido (ver Figs. V-85 e V-86), utilizando-se de compressa para reduzir o risco de deslizes. De início, a tração será para baixo até locar no subpube a área imediatamente acima da crista ilíaca (hipomóclio). A seguir, será horizontal para baixar o quadril posterior e promover a retropulsão cóccica e, finalmente, para cima, para completar o desprendimento do pólo pélvico.

Extração do tronco fetal – uma vez exteriorizado o pólo pélvico, as coxas serão apreendidas (Figs. V-90 e V-91). As mãos abraçam firmemente as coxas e os dedos polegares são apoiados, de cada lado, sobre a região sacral. Uma compressa adicional dá maior segurança e carreia menor traumatismo fetal. Após pequena tração do corpo fetal, o cordão umbilical aflora na vulva. Traciona-se sua extremidade placentária (alça do cordão), a fim de evitar sua compressão, distensão e eventual desinserção placentária ou umbilical. Completa-se por inflexões laterais o desprendimento do tronco.

Desprendimento das espáduas – executa-se por movimento bascular. De início, traciona-se o tronco fetal para baixo, para locar no subpube a inserção braquial do deltóide (hipomóclio). A seguir, a tração se fará para cima, a fim de, após retropulsão cóccica, desprender-se a espádua posterior. Finalmente, pelo abaixamento do tronco, completa-se o desprendimento da espádua anterior (Figs. V-92 e V-93). Com freqüência, durante a extração pélvica, ocorre a deflexão dos braços fetais, locando-se o braço anterior acima do pube e o posterior voltando-se para a articulação sacroilíaca. Para a extração dos braços defletidos exigem-se manobras de complexidade e execução crescentes, que serão mencionadas em manobras no encravamento das espáduas.

Desprendimento da cabeça – o desprendimento da cabeça restante poderá ser realizado pela manobra de Mauriceau ou de Veit-Smellie, como querem os autores germânicos, ou pela aplicação de fórcipe.

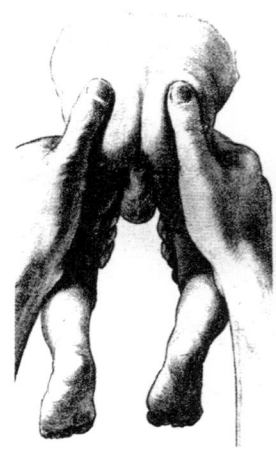

Figura V-90 – Preensão correta do pólo pélvico (Bumm, 1906).

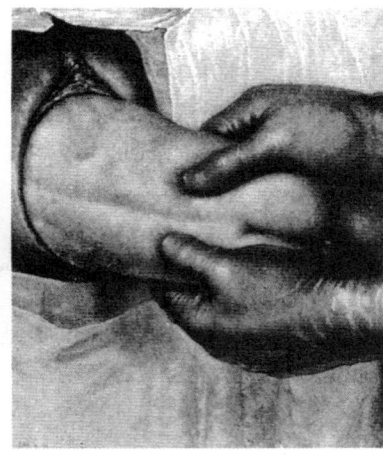

Figura V-91 – Parto em apresentação pélvica. Extração do tronco fetal. Maneira correta de preensão fetal (Eastman, 1950).

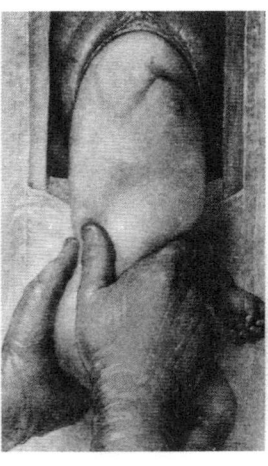

Figura V-92 – Parto em apresentação pélvica. Desprendimento das espáduas. Locação do acrômio anterior no subpube (Eastman, 1950).

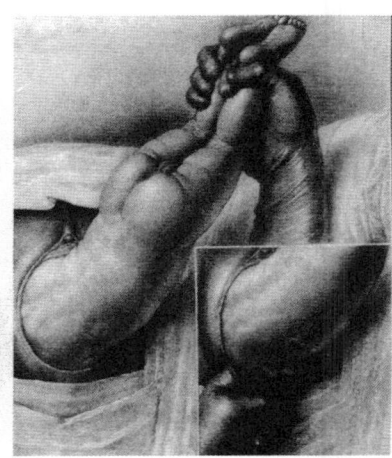

Figura V-93 – Parto em apresentação pélvica. Desprendimento do acrômio posterior (Eastman, 1950).

Na atualidade, em face da condição inesperada de desproporção cefalopélvica, quando a compressão fundal tecnicamente bem executada não é exitosa, recomendamos, como Iffy e cols. (1986), reconsiderar a via do parto e optar, em última instância, pela cesárea (se o feto for viável e estiver vivo). Quando a cabeça não está insinuada, deve-se apelar para a sua compressão transabdominal de encontro ao estreito superior (compressão fúndica do corpo uterino). Essa manobra deverá ser praticada com a mão espalmada (Fig. V-94), pelo auxiliar ou pelo operador, mas sempre orientada por este último, com os dedos indicador e médio da mão ventral locados sobre a mandíbula fetal.

Manobra de Mauriceau – insinuada a cabeça, os dedos bucais da mão ventral, sobre a qual repousa o tronco fetal, colocam no diâmetro ântero-posterior da bacia o occipício (voltado para o pube) e o mento (voltado para o sacro). Enquanto eles (dedos) forçam e mantêm a flexão cefálica, os dedos indicador e médio da mão dorsal, furculando o pescoço, tracionam a cabeça para baixo até locar o suboccipício no subpube (hipomóclio) (Fig. V-95). Ao soerguer o tronco fetal com a mão ventral e pelos pés com a outra, ocorre a retropulsão do cóccix e a liberação final da cabeça. A retropulsão do cóccix pode ser favorecida pela manobra de Trelat (Briquet, 1932) (Fig. V-96).

Depreende-se do exame da figura V-95 que as trações executadas se exercem sobre a coluna cervical, vez que a resistência oposta à descida da cabeça (no canal de parto) é vencida pela pressão exercida sobre os ombros fetais. Daí decorrem os riscos de lesões nervosas dos plexos cervical e braquial. Além desses inconvenientes, quando os dedos bucais são apoiados apenas superficialmente na mandíbula e não atingem a base da língua, pode ocorrer a luxação da articulação temporomandibular, e se os dedos que furculam o pescoço pressionam as fossas subclávias podem ocorrer lesões do plexo braquial (Capítulo 93).

Aplicação de fórcipe – embora outros tipos de fórcipes possam ser utilizados, é preferencial o de Piper nas aplicações em cabeça derradeira. No Capítulo 87, estão referidos os pormenores relacionados ao emprego deste instrumento na extração da cabeça derradeira.

Rotação posterior da cabeça – nos partos pélvicos e na extração pélvica negligenciados, a cabeça pode rodar para trás, colocando-se em occipitossacral (jamais presenciei esta condição). Nesse caso, sua extração poderá ser efetuada pela manobra de Praga invertida e/ou por fórcipe.

Na manobra de Praga – os dedos indicador e médio da mão dorsal furculam o pescoço fetal. Enquanto tracionam para fora a cabeça fetal, o braço dorsal soergue o tronco fetal, desprendendo-se, após retropulsão cóccica, primeiro o occipício (Fig. V-97). Quando se opta pela aplicação de fórcipe, a técnica é similar à que se utiliza nas cabeças derradeiras em occipitopúbica (ver Fig. V-63).

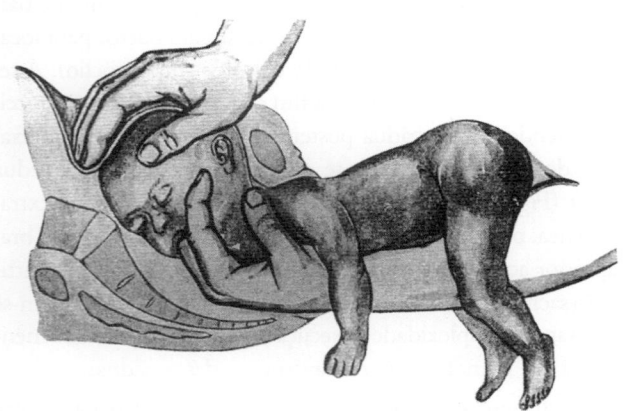

Figura V-94 – Compressão cefálica com a mão espalmada e orientada pela mão vaginal.

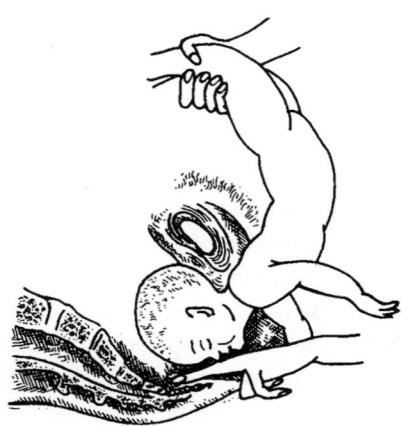

Figura V-96 – Manobra de Trelat. Os dedos indicador e médio pressionam o cóccix enquanto a outra mão soergue o tronco fetal (Briquet, 1932).

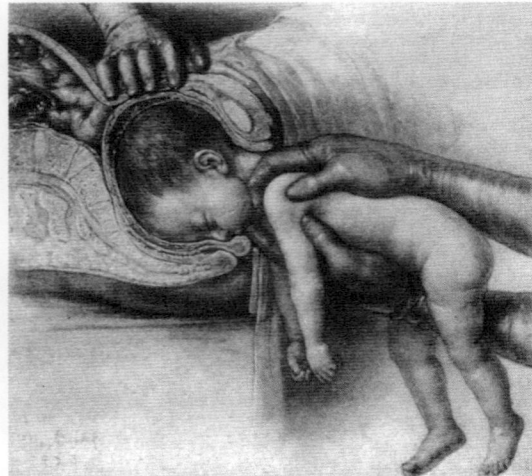

Figura V-95 – Manobra de Mauriceau com compressão cefálica. Tração sobre os ombros mantendo-se a flexão cefálica. Dedo indicador na boca fetal pressionando a mandíbula (Eastman, 1950).

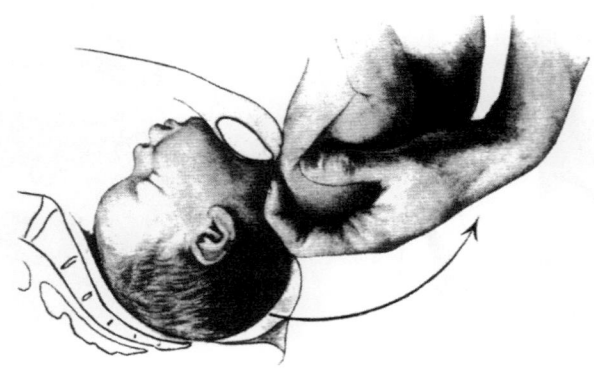

Figura V-97 – Desprendimento da cabeça derradeira defletida pela manobra de Praga invertida (Bumm, 1906).

ABAIXAMENTO DE PÉ

O abaixamento de pé é intervenção que se pratica em apresentação pélvica incompleta, modo de nádegas, quando se pretende realizar o parto pela via transvaginal. Segundo Briquet (1932), é também chamado manobra de Pinard ou, melhor, de Kielland-Pinard. É operação pouco realizada na atualidade, em face da liberalidade com que se indica a cesárea na apresentação pélvica.

Condições de praticabilidade – a) canal de parto ósseo e mole compatível com o trânsito transvaginal do concepto; b) cervicodilatação de pelo menos 7-8cm para permitir a introdução da mão do operador.

Técnica

1. Manobra de Pinard – introduz-se a mão ventral homônima da posição fetal e seus dedos indicador e médio seguem pela face posterior da coxa do membro anterior até atingir o cavo poplíteo. O polegar mantém-se voltado sobre o sacro. Com forte pressão sobre o cavo poplíteo, o dedo indicador força evidente movimento de abdução, e a perna, ao se afastar da parede uterina, flete-se, favorecendo a pega do pé que será baixado (Fig. V-98).

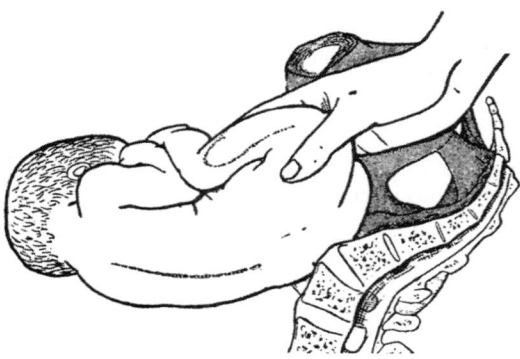

Figura V-98 – Manobra de Pinard para abaixamento do pé (anterior). O indicador da mão ventral pressiona o cavo poplíteo e força a abdução do membro inferior (Farabeuf e Varnier, 1923).

2. Manobra de Tarnier – quando a manobra de Pinard não é exitosa, os dedos indicador e médio contornam o joelho e pressionam a face anterior da perna, enquanto o polegar, adaptado na face posterior da coxa, atinge e pressiona o cavo poplíteo, forçando a flexão da perna.

Tais manobras, para a comodidade da parturiente e para sua melhor execução, exigem o relaxamento do canal de parto, que poderá ser obtido preferentemente pela anestesia peridural contínua, uma vez que manterá alerta a paciente e propiciará analgotócia enquanto perdurar a parturição, mesmo quando a via abdominal for eventualmente necessária.

TRAÇÃO INGUINAL

É intervenção indicada para ultimar, pela via transvaginal, partos em apresentação pélvica incompleta, modo de nádegas, francamente insinuada. Nesse tipo de apresentação, os membros inferiores do concepto ao se aplicarem sobre a face anterior do tronco, impedem os movimentos de inflexão lateral do ovóide córmico, criando condição distócica.

Condições de praticabilidade – a) canal de parto ósseo e mole compatível com a passagem transvaginal do concepto; b) cervicodilatação completa.

Técnica

1. Abaixamento do quadril anterior – ajusta-se, com firmeza, na flexura inguinal anterior, o indicador da mão dorsal, e para promover tração mais efetiva recomenda-se apoiar o seu punho com a outra mão (Fig. V-99). Com trações para baixo, loca-se o quadril anterior no subpube (hipomóclio).

2. Extração do quadril posterior – mantendo-se fixado o quadril anterior com o indicador da mão ventral, aplicam-se os dedos indicador e médio da mão dorsal sobre a região inguinal posterior. Com tração horizontal executada e apoiada nas duas regiões inguinais, o pólo pélvico progride, recalca e retropulsa o cóccix. Tracionando, agora para cima, desprende-se o pólo pélvico (Fig. V-100). A seguir, completa-se a liberação fetal, conforme referido na extração pélvica.

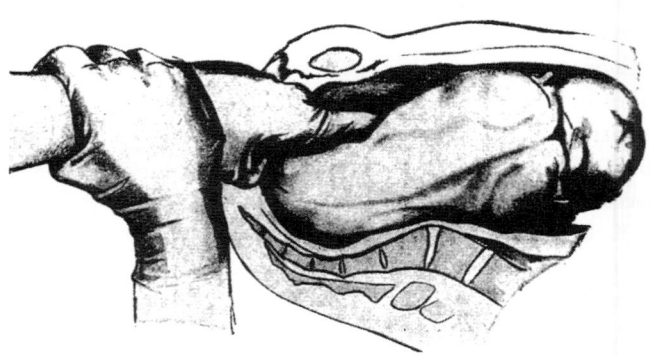

Figura V-99 – Tração inguinal unidigital para locar no subpube o quadril anterior. Aplicação da mão oposta sobre o punho para reforçar a tração.

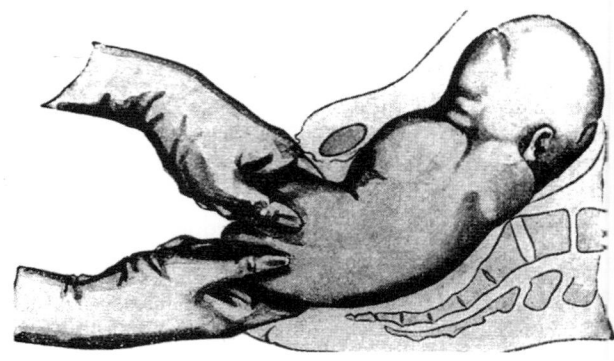

Figura V-100 – Tração inguinal bidigital. Locado no subpube o quadril anterior, o indicador da mão posterior traciona o quadril posterior, soerguendo-o para completar o desprendimento do pólo pélvico.

MANOBRAS NO ENCRAVAMENTO DAS ESPÁDUAS

O encravamento biacromial sói ocorrer particularmente nos partos cefálicos de fetos macrossômicos, nos quais a incidência se eleva de 3% para fetos de 4.100g (Swartz, 1960), até 8% quando atingem 4.500g (Goldich e Kirkman, 1973) e finalmente até 10% quando o peso ultrapassa 4.500g (Sack, 1969).

Em tais conceptos, o diâmetro biacromial supera nitidamente os maiores diâmetros da apresentação (cefálica). Nesses casos, apesar da completa exteriorização vulvar da cabeça fetal, o ovóide córmico (tronco e membros apensos) resta retido pela não-insinuação ou não-desprendimento do biacromial.

Situação equivalente pode ser observada em partos de conceptos microcéfalos ou anencéfalos, nos quais, apesar do diâmetro biacromial ser normal e até reduzido, a dilatação cervical que permitiu passagem cefálica opõe obstáculo, por ser insuficiente, ao desprendimento do ovóide córmico. Nessas eventualidades, a assistência carece de urgência, vez que se trata de conceptos inviáveis.

Dificuldade no desprendimento biacromial sói ainda ocorrer em casos de partos pélvicos transvaginais, complicados ou não por deflexão dos membros superiores.

ENCRAVAMENTO BIACROMIAL NO PARTO CEFÁLICO

Nos partos em apresentação cefálica, o encravamento biacromial pode resultar do impacto do ombro anterior contra a sínfise púbica, do encontro do ombro posterior com o promontório e, nos casos mais graves, do choque do biacromial em relação à sínfise e ao promontório.

Enquanto Boyd e cols. (1983) salientam sua recorrência em partos futuros, Ginsberg e Moisidis (2001) referem dificuldades para prever a complicação e daí a surpresa da situação. Em 2002, Gherman reviu a literatura inglesa relacionada à distócia biacromial, no período 1980-2001, referindo incidência de 0,3 a 3% dos partos vaginais (quando o intervalo é de mais de 60 segundos entre a expulsão cefálica e a liberação dos ombros).

Embora a ocorrência seja mais freqüente em fetos com mais de 4.500g, ela pode incidir em conceptos com menos de 4.000g. O índice de recorrências foi de 11,9-16,7%.

Presente a complicação, o prognóstico perinatal complica-se porque a retenção do ovóide córmico, acrescida da compressão dos vasos do pescoço, particularmente das veias jugulares, promove pletora evidente da circulação venosa encefálica, podendo seguir-se de acidentes vasculares cerebrais particularmente graves em prematuros. Os movimentos de "gasping" (inspirações forçadas), realizados pelo concepto, favorecem a aspiração profunda de secreções presentes nas vias aéreas superiores, agravando as condições da hipóxia e o prognóstico perinatal.

Além dessas condições agravantes, de ordem mecânica, deve-se salientar que a macrossomia é freqüente nos casos de mães diabéticas, obesas ou não, nas quais o risco perinatal está agravado, em face das alterações metabólicas inerentes a seus conceptos. As manobras que se exigem para promover a liberação das espáduas, quando substituem a técnica pela força, podem provocar lesões nervosas do plexo braquial (distensões e desinserções), responsáveis por paralisia do recém-nascido, de prognóstico mais ou menos grave (paralisias de Duchenne-Erb, Klumpke, braquial total e diafragmática). Enquanto a de Duchenne-Erb se recupera dentro de três a seis meses em 80%, na de Klumpke a recuperação atinge apenas 40% (Hernandez e Wendel, 1990).

No que tange ao organismo materno, o prognóstico é melhor, embora tenham sido referidos casos de atonia e rotura uterinas, lacerações vaginais e atonia vesical no pós-parto.

Diagnóstico – o diagnóstico da complicação é óbvio, vez que, desprendida ou expulsa a cabeça fetal, o tocólogo encontra dificuldade para promover o desprendimento do biacromial. Nesta eventualidade, quando as manobras habituais resultam infrutíferas para liberar o ovóide córmico, importa admitir duas possibilidades diagnósticas: distócia biacromial ou distócia por malformação fetal. Por isso, antes de insistir em manobras tendentes a liberar o biacromial, o tocólogo deverá tentar identificar ou excluir (toque intra-uterino) a presença de aumento do volume abdominal fetal provocado, em geral, pela ascite.

Essa condição de surpresa assistencial é, atualmente, rara. Ultra-sonografias anteriores já a teriam identificado ou admitido.

Benedetti e Gabbe (1978) sugerem que a presunção prognóstica, de ocorrência da distócia biacromial, deve ser considerada quando, em pelve limítrofe, apesar de cabeça insinuada, o período expulsivo se prolonga. Nessa situação, a distócia atinge 23% se o feto pesa mais de 4.000g.

Assistência – presente o encravamento biacromial, a liberação do ovóide córmico deve ser rápida e cuidadosa, a fim de não provocar traumatismo fetal, representado por fraturas claviculares, lesões da coluna vertebral e nervosas, conseqüentes a distensões e desinserções dos nervos do plexo braquial: paralisias do tipo Duchenne-Erb (lesão das raízes 5ª e 6ª cervicais), do tipo Klumpke (lesão das raízes 7ª e 8ª cervicais), do tipo braquial total (lesão de todas as raízes cervicais) e do tipo diafragmático (lesão das raízes 3ª, 4ª e 5ª cervicais).

Antes de dar início às manobras, visando à liberação do biacromial, deve-se admitir, até prova em contrário, que a distócia não está relacionada a malformações fetais. Não se deve esquecer que o encravamento biacromial é apanágio de conceptos macrossômicos e estes são mais freqüentes em parturientes diabéticas, nas quais malformações fetais são mais incidentes.

As manobras tocúrgicas devem ser precedidas de uma episiotomia liberal e contar com a presença, sempre que possível, de anestesista, auxiliar e neonatologista.

Entre as manobras assistenciais indicadas para a liberação do biacromial encravado, recomendamos em seqüência as seguintes:

1. Desprendimento inicial do acrômio anterior – completada a rotação externa da cabeça e locado o biacromial no sentido ântero-posterior da bacia, o tocólogo, com as mãos espalmadas, tracionará suficientemente a cabeça fetal para baixo, procurando locar a inserção braquial do deltóide anterior no subpube – hipomóclio (Fig. V-101). Se a manobra resultar efetiva, com os dedos indicador e médio da mão dorsal (em relação ao dorso fetal), procura-se liberar o braço anterior por meio de tração executada sobre ele, nas proximidades da articulação do cotovelo. Utilizando manobra semelhante, a liberação do acrômio posterior será facilitada pela elevação do tronco fetal e pelo maior espaço da concavidade da coluna sacral (Fig. V-102).

2. Desprendimento inicial do acrômio posterior – resultando infrutífera a liberação inicial do acrômio anterior (espádua fetal atrás da sínfise), apela-se pelo desprendimento do posterior. Como referimos, a concavidade sacral favorece a mano-

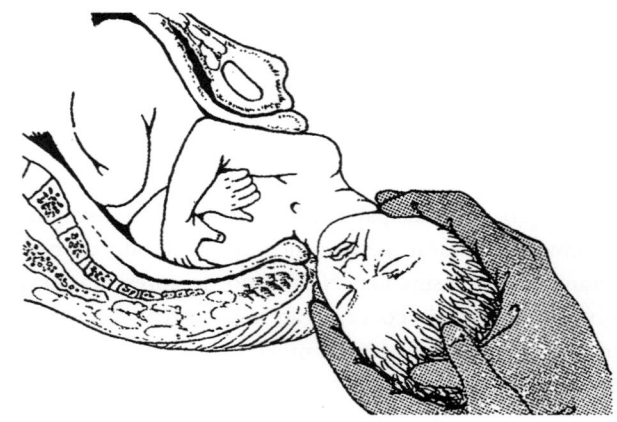

Figura V-101 – Locação do acrômio anterior no subpube – hipomóclio.

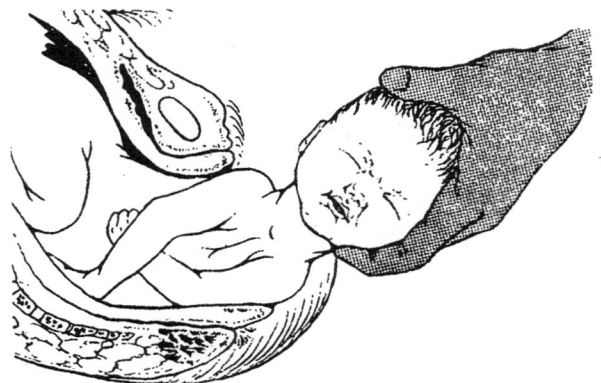

Figura V-102 – Levantamento da cabeça a fim de desprender o acrômio posterior.

bra. Elevado o tronco fetal, os dedos indicador e médio da mão dorsal envolvem o ombro posterior e procuram tracionar o braço posterior, liberando-o. Exitosa a manobra, fica fácil, tracionando o tronco fetal para baixo, liberar o acrômio anterior, executando-se manobra digital equivalente àquela que promoveu o desprendimento do braço posterior. Esta manobra, assim como a anterior, será facilitada se um auxiliar realizar compressão fúndica do corpo uterino, reduzindo o risco de estiramento dos filetes nervosos do plexo cervical.

3. Transformação do acrômio posterior em anterior – com as mãos espalmadas, apoiadas nas bossas parietais da cabeça fetal, o tocólogo, promovendo um movimento simultâneo de tração e rotação (em parafuso) de 180°, forçará a transformação do acrômio posterior em anterior, ocorrendo o seu desprendimento espontâneo ou após pequeno auxílio digital. Manobra similar será praticada para novamente transformar o acrômio posterior em anterior, obtendo-se de novo seu fácil desprendimento. Tais movimentos rotatórios e de trações deverão ser executados de modo a que os braços fetais sejam dirigidos para trás, aproveitando-se do maior espaço representado pela concavidade sacral. Depreende-se do referido que, à custa da coluna cervical fetal, foram praticadas duas manobras de tração e rotação de 180°, cujo êxito e inocuidade resultam de experiência e técnica apuradas. Tração e rotação jamais devem ser executadas em movimento isolado, sob pena de promoverem tocotraumatismo cervical. Antes devem ser associadas em parafuso, ocorrendo progressão e rotação simultâneas do tronco fetal.

4. Clidotomia – para reduzir o diâmetro biacromial, frustradas as manobras já referidas e não ocorrendo espontaneamente fratura de clavícula, o tocólogo pode lançar mão da clidotomia (secção cirúrgica da clavícula) unilateral e até, inclusive, bilateral, quando necessária (Fig. V-103). O auxiliar tracionará fortemente a cabeça fetal para baixo, favorecendo a exposição da clavícula anterior. Feita pequena incisão sobre a pele que a recobre, com tesoura, incisa-se incompletamente o osso, forçando-se a seguir sua fratura por pressão digital. Desse modo (incisão óssea parcial), faz-se a prevenção de possível lesão da artéria subclavicular. Quando a redução almejada do biacromial não foi obtida, pode-se, excepcionalmente, praticar a clidotomia posterior.

As manobras referidas nos itens 1, 2, 3 e 4 têm sido precedidas da manobra de McRoberts, na qual, enquanto um auxiliar eleva os membros inferiores da parturiente, em forte flexão das coxas sobre o abdome, e pressiona a área suprapúbica, o tocólogo executa as manobras referidas nos itens 1 e 2 (Fig. IV-92, pág. 716).

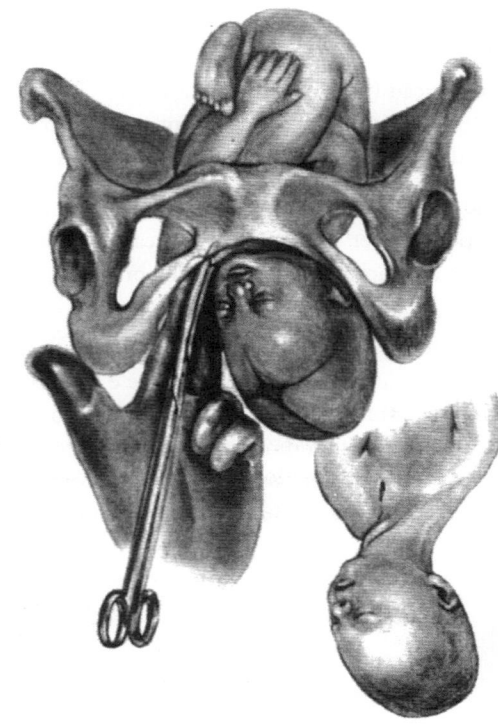

Figura V-103 – Clidotomia (Willson, 1961).

Sandberg (1999), em revisão de 12 anos, compreendendo 103 casos de distócia biacromial solucionados pela chamada manobra de Zavanelli (reintrodução cefálica intra-útero, seguida de cesárea), admite que os traumatismos fetais ocorridos (paralisia de Erb, convulsões etc.) não devem ser relacionados com a manobra. Jamais a partiquei.

ENCRAVAMENTO BIACROMIAL NO PARTO PÉLVICO

O encravamento do biacromial no decurso de partos em apresentação pélvica, embora possa coincidir com macrossomia fetal, em geral está relacionado com trações precoces e indevidamente realizadas, seguidas da deflexão dos membros superiores do nascituro.

Tal ocorrência, ao retardar a expulsão cefálica, contribui para o agravamento do prognóstico perinatal do concepto. Daí a presteza com que o tocólogo deve assistir e resolver a complicação, utilizando-se de manobras cuja seqüência é a seguinte:

Desprendimento inicial da espádua posterior

1. Por abaixamento do ovóide córmico, loca-se no subpube a inserção braquial do deltóide anterior. Em seguida, enquanto o auxiliar eleva o tronco fetal para cima, o tocólogo, com os dedos indicador e médio da mão dorsal, aproveitando-se da concavidade sacral, força a flexura do cotovelo para fora, forçando o desprendimento do braço posterior (ver Figs. V-91 a V-93).

2. Por abaixamento do tronco, desprende-se o braço anterior, o que poderá exigir, por vezes, auxílio digital da mão dorsal, ao contornar a espádua e atingir e tracionar para fora a flexura do cotovelo fetal (ver Fig. V-92).

3. Quando o braço anterior está defletido e acima do estreito superior da pelve, a tentativa referida para seu desprendimento

pode resultar infrutífera. Nesse caso, apreendido o pólo pélvico com as duas mãos (ver Fig. V-92), o tocólogo, em movimento sincrônico de tração (para baixo) e rotação (de 180°), procura transformar o braço anterior em posterior para, aproveitando-se da concavidade sacral, forçar o seu desprendimento.

Manobra de Deventer-Müller – introduzida por Deventer, foi referida por Müller (1898). Será aplicada quando falharem manobras anteriores de liberação dos braços defletidos.

1. Apreendido o concepto pelo pólo pélvico (Fig. V-104), traciona-se fortemente para baixo o tronco fetal, colocando o biacromial no eixo ântero-posterior da pelve e o ombro anterior no subpube. Intensificando a tração do tronco para baixo, em geral ocorre o desprendimento do braço anterior. Quando isso não ocorre espontaneamente, pode-se, com os dedos indicador e médio da mão dorsal, envolver e contornar o ombro fetal e forçar o desprendimento do braço homônimo por meio de pressão, para fora, da flexura do cotovelo.

2. Desprendido o braço anterior, o tronco fetal será elevado intensamente em movimento único ou repetido, desprendendo-se a espádua posterior. Também nesse caso, como no anterior, pode ser necessário o auxílio digital para completar o desprendimento do braço posterior (Fig. V-105).

Manobra de Rojas – introduzida por Rojas em 1930, é manobra de risco fetal agravado, exigindo, para sua realização, perícia e experiência do tocólogo. Deverá, por isso, ser praticada apenas quando as intervenções anteriores falharam. Consiste, essencialmente, na transformação do braço ou espádua posterior em anterior e, em um sentido inverso e final, na transformação do agora braço posterior, novamente, em anterior (Figs. V-106 a V-112).

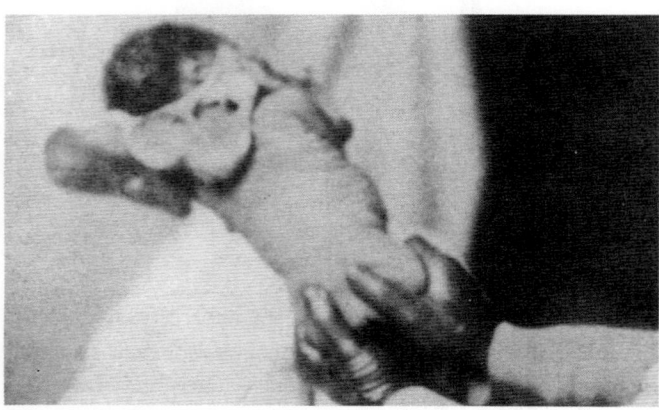

Figura V-104 – Parto em apresentação pélvica. Manobra de Deventer-Müller. Tração para baixo do ovóide córmico a fim de desprender o acrômio anterior (Briquet, 1932).

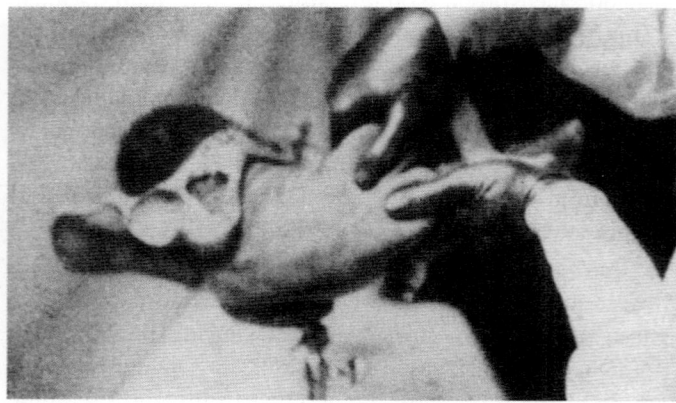

Figura V-105 – Parto em apresentação pélvica. Manobra de Deventer-Müller. Levantamento do ovóide córmico para desprender o acrômio posterior (Briquet, 1932).

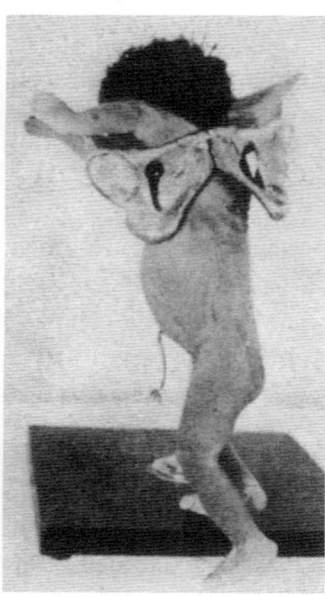

Figura V-106 – Manobra de Rojas. Dorso à esquerda. Deflexão dos braços; o anterior, entre a cabeça e o arco anterior da bacia; o posterior, entre a cabeça e a coluna sacral (Briquet, 1932).

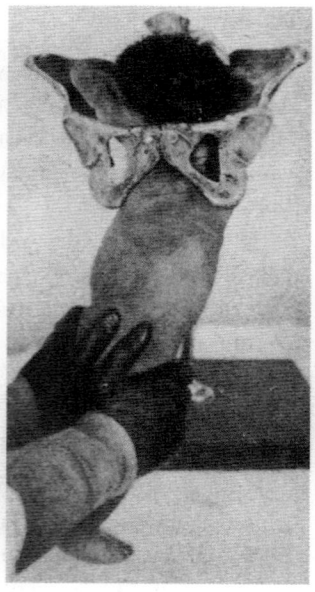

Figura V-107 – Manobra de Rojas. Preensão do pólo pélvico. Imprime-se ao tronco fetal um movimento de translação e de rotação para a direita, de modo que o dorso passe da esquerda para a região do pube e, depois, para a direita. O braço posterior desloca-se para diante e, ao toque, reconhece-se o ângulo inferior da omoplata (Briquet, 1932).

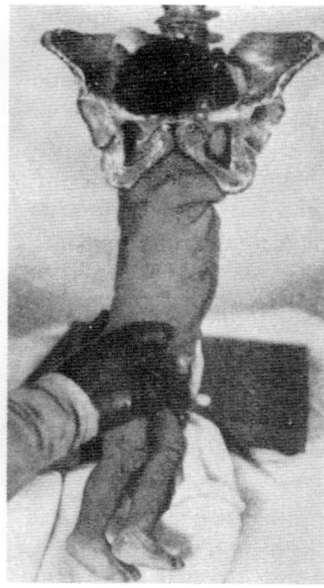

Figura V-108 – Manobra de Rojas. O braço posterior está transformado em anterior e exibe-se sob a arcada púbica, graças à tração contínua e à rotação para trás e para a direita do tronco (Briquet, 1932).

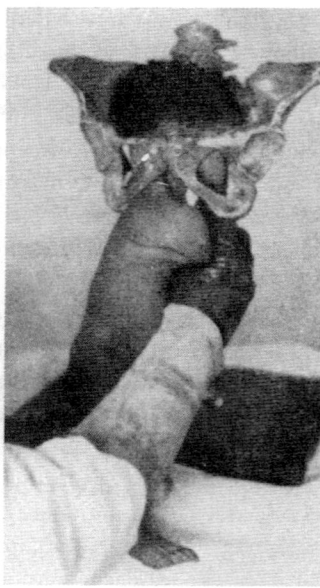

Figura V-109 – Manobra de Rojas. Desprendimento do braço pelo indicador que vai à procura da dobra do cotovelo para soltura do braço anterior, que se facilita por trações para baixo (Briquet, 1932).

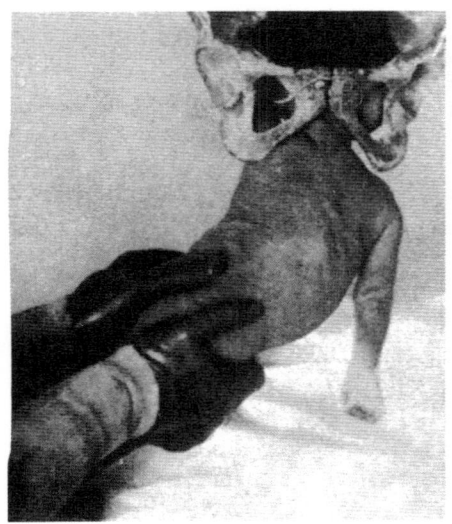 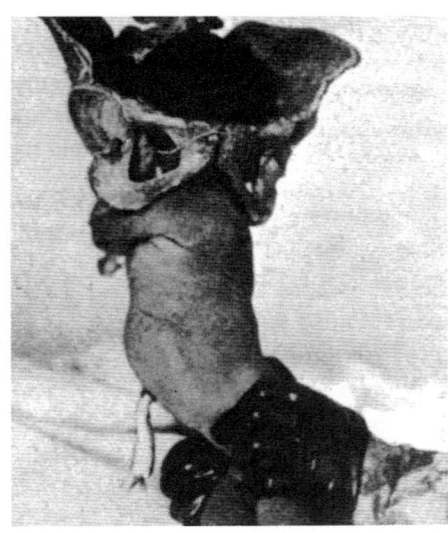 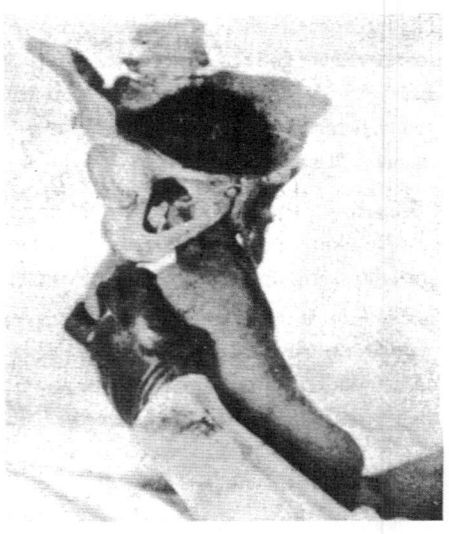

Figura V-110 – Manobra de Rojas. Desprendido o braço anterior, executa-se movimento idêntico de translação e rotação do corpo fetal, agora em sentido inverso, isto é, da direita para a esquerda. Desse modo, transforma-se o braço posterior em anterior, e o dorso ficará voltado para a esquerda. Esta transformação rotativa deve ser ajudada por trações constantes (Briquet, 1932).

Figura V-111 – Manobra de Rojas. Terminada a rotação, o braço posterior fica anterior com o coto desprendido sob a arcada púbica (Briquet, 1932).

Figura V-112 – Manobra de Rojas. Por trações para baixo associadas à rotação e à translação, solta-se o braço anterior ou, então, ultima-se o desprendimento das espáduas por depressão digital da flexura do cotovelo (Briquet, 1932).

1. Apreendido o concepto com ambas as mãos espalmadas, aplicadas nas suas coxas, e os dedos polegares sobre o sacro, o tocólogo, em movimento associado, de ampla translação, tração e rotação do tronco fetal (movimento em parafuso ou elicoidal), procurará transformar a espádua posterior em anterior. Em geral, o êxito da manobra segue-se do desprendimento espontâneo do, agora, braço ou espádua anterior.

2. Desprendido o braço anterior, o tocólogo executará movimento idêntico em sentido inverso, a fim de transformar de novo a espádua posterior em anterior. O movimento de translação, rotação e tração do tronco fetal será feito sempre orientando os braços do concepto para trás, no sentido da concavidade sacral. Como já referimos, é manobra complexa e delicada, cuja aplicação por tocólogo inexperiente pode seguir-se de traumatismo fetal, representado por luxação da coluna cervical e lesões nervosas com conseqüentes paralisias do concepto.

Cuidados complementares – todas as manobras a serem realizadas para a liberação do biacromial encravado exigem, idealmente, os seguintes fatores: a) presença de tocólogo experiente; b) calma na realização da intervenção; c) movimentos sincrônicos em parafuso ou elicoidais; d) presença de auxiliar médico ou não; e) mesa cirúrgica elevada, cujo nível ou altura deve estar situado pouco acima dos cotovelos do tocólogo.

DESCOLAMENTO E EXTRAÇÃO MANUAL DA PLACENTA

É manobra intra-uterina que se executa manualmente para descolar a placenta do seu leito de inserção e em seguida extraí-la da cavidade uterina. Deve-se distinguir o descolamento manual da extração manual da placenta. No primeiro caso, a placenta encontra-se parcial ou totalmente aderida às estruturas subjacentes; no segundo, completamente descolada, ela se encontra apenas retida na cavidade uterina. Importa salientar essa distinção. Enquanto a extração manual da placenta é de fácil execução e, em geral, não se segue de complicações, o seu descolamento, para ser completo, exige experiência e técnica primorosa. Quando parte da área placentária resta aderida, a retração uterina é incompleta e persiste a hemorragia. O descolamento dos cotilédones restantes, com freqüência, exige o emprego de curetagem, intervenção complementar de execução delicada, particularmente quando se trata de útero puerperal.

Indicação – indica-se o descolamento manual da placenta quando, decorridos 5-10 minutos após a expulsão fetal, não se comprovam os sinais clínicos que denunciam haver ocorrido o descolamento da placenta e surge perda sangüínea vaginal apreciável.

Na era pré-antibiótica, a intervenção era postergada e até evitada, em face dos riscos de que se cercava (hemorragia, infecção e choque). Em geral, era praticada tardiamente, esgotadas as manobras externas, inclusive a de Credé, que previamente se executavam. Assim, ao se optar pelo descolamento manual da placenta, o estado geral da parturiente se encontrava comprometido, em conseqüência da dor provocada pelas manobras externas (Credé em particular) e da perda hemorrágica.

Com o advento e o progresso da terapêutica antimicrobiana e considerando os riscos e as complicações advindos da conduta proteladora, os tocólogos passaram a intervir, mais precoce e liberalmente, quando ocorre hemorragia e a placenta permanece retida e intra-útero, transcorridos 10 minutos da expulsão fetal.

Na etiologia da retenção placentária, devem ser consideradas causas que impedem seu total ou parcial descolamento (hipoligossistolia, acretismo) e aquelas em que, apesar de completamente descolada, a placenta permanece retida e encarcerada (retração do anel de Bandl e do orifício interno do colo uterino). No primeiro caso, pratica-se o descolamento manual e a extração da placenta; no segundo, apenas a extração manual.

Condições de praticabilidade – três condições devem estar presentes quando se indica praticar o descolamento manual da placenta: a) colo permeável à passagem da mão (em fuso) do operador; b) relaxamento da parede abdominal inferior, a fim de permitir, por meio dela, boa preensão do corpo uterino; c) presença de obstetra experiente e habituado a praticar revisões da cavidade uterina.

Técnica – a intervenção deve ser praticada em ambiente cirúrgico, sob anestesia (narcótica ou de condução) e assepsia e antissepsia rigorosas. Compreende quatro tempos:

1. Introdução da mão uterina – acompanhando o cordão exteriorizado e esticado pela mão esquerda, o tocólogo introduz na cavidade uterina a mão direita até atingir a borda inferior da placenta. Se esta borda estiver bem aderida na parede uterina, tenta-se procurar alguma outra área em que exista algum descolamento já iniciado.

2. A mão esquerda, agora abdominal, apoiada sobre o fundo do corpo uterino, promove e mantém seu recalcamento para baixo, enquanto os dedos da mão direita espalmada, introduzidos em área parcialmente descolada (zona de clivagem), completam, delicada e progressivamente, o descolamento placentário (Fig. V-113). Deve-se evitar o arrancamento de cotilédones, procurando ampliar o plano de clivagem e não promover trações do tecido placentário, cujas conseqüências (hemorragia, inversão uterina) representam fatores que agravam a intervenção.

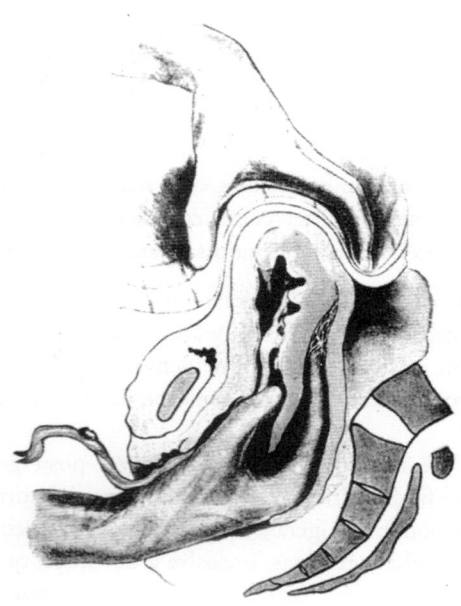

Figura V-113 – Descolamento manual da placenta (De Lee e Greenhill, 1943).

3. Totalizado o descolamento, ainda com a mão intra-útero, o obstetra fará o "bolo" placentário escorregar pela face ventral do antebraço, até obter a sua completa exteriorização.

4. Com a mão direita ainda mantida intra-útero, pratica-se cuidadosa revisão cavitária, e só então, seguro da completa extração da placenta e das membranas, o tocólogo retirará a sua mão.

Pós-operatório – de imediato, após a extração da placenta, impõe-se reforçar a atividade miometrial, com terapêutica ocitócica administrada pela via intravenosa (ver Capítulos 22 e 89). Importa ainda lembrar que não se deve prescindir da antibioticoterapia preventiva no pós-operatório.

TAXE MANUAL

É a manobra que se executa nos casos de inversão uterina puerperal aguda, com a finalidade de everter o corpo uterino, recolocando-o na cavidade abdominal.

Indicações – indica-se a taxe manual nos casos de inversão parcial e/ou completa do corpo uterino (Fig. V-114).

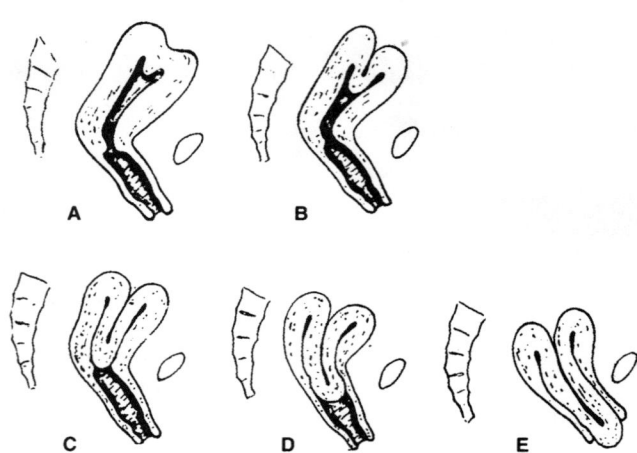

Figura V-114 – A, B, C e D) Inversão uterina puerperal aguda parcial. E) Inversão uterina completa (Achard e Carreras Roca, 1972).

Condições de praticabilidade – duas são necessárias: a) anestesia que promova evidente relaxamento do canal de parto e da musculatura uterina (fluotano); b) presença de tocólogo experiente. Esta condição deve ser considerada imprescindível.

Técnica – as manobras manuais de taxe podem ser central ou lateral. Inicia-se em geral pela taxe central (Fig. V-115). Quando restam cotilédones aderidos na parede uterina evertida, eles devem ser retirados previamente às manobras de taxe. Se a placenta ainda está inserida, parcial ou totalmente, pratica-se a taxe e promove-se sua extração após consumada a reposição do corpo uterino na cavidade abdominal.

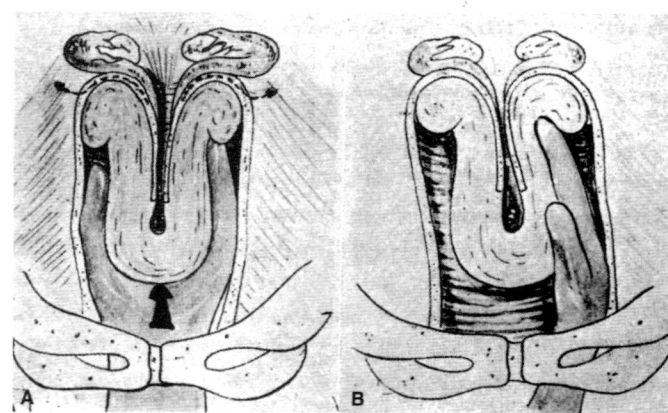

Figura V-115 – Inversão uterina puerperal aguda completa. A) Manobras de taxe central. B) Lateral (Achard e Carreras Roca, 1972).

1. **Taxe central** – de início, com os dedos espalmados procura-se distender a zona correspondente ao anel de constrição, localizado na vagina e correspondendo à zona ístmica do útero. A seguir, após expressão do corpo uterino evertido (para reduzir seu volume aumentado por edema e retenção de sangue),

procura-se pressioná-lo centralmente para cima em direção à cavidade abdominal. A manobra deve ser praticada com pressão permanente e lenta, relevando o desânimo que o seu malogro inicial pode sugerir.

2. Taxe lateral – também chamada periférica, é indicada quando a taxe central não se segue de êxito. Para realizá-la, introduz-se a mão espalmada em um dos ângulos do anel de estrangulamento e, deslizando os dedos no sentido do corpo uterino, procura-se pressioná-lo, lateral e progressivamente, para cima (Fig. V-116).

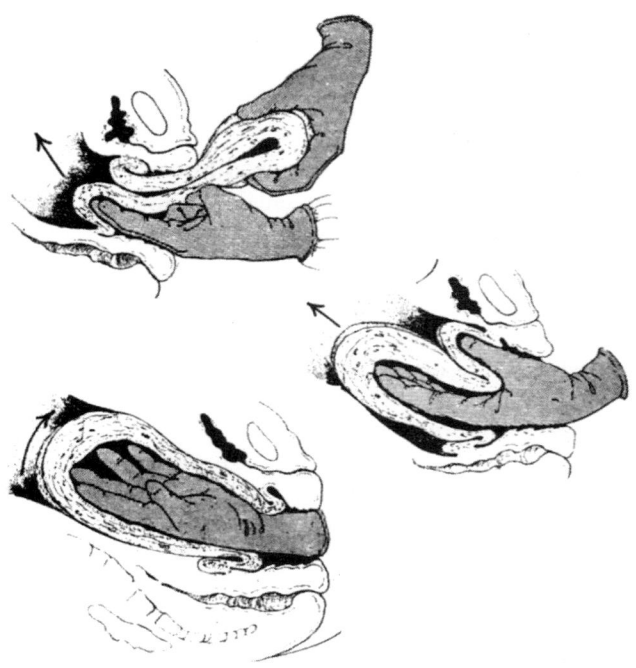

Figura V-116 – Inversão uterina puerperal aguda completa. Manobra de taxe lateral (Benson, 1970).

Pós-operatório – evertido e reposto o corpo uterino na cavidade abdominal, aconselhamos complementar a intervenção com tamponamento cerrado da cavidade uterina e vaginal e terapêutica ocitócica (metilergonovina).

Nos casos de acretismo placentário, a conduta após a taxe é a mesma que se aplica nos casos em que não ocorreu a inversão uterina (Capítulo 89).

TAMPONAMENTO UTERINO

O tamponamento uterino é manobra pela qual se preenche cerradamente a cavidade uterina com gaze longa.

Indicações – indica-se esta intervenção nos casos de hemorragia uterina, conseqüente à hipotomia ou à atonia uterinas, quando: a) a terapêutica ocitócica adequada não foi eficaz; b) as outras manobras conservadoras e corretoras da perda sangüínea não surtiram resultado; c) a parturiente deseja mais prole e, portanto, está contra-indicada a histerectomia. É intervenção de indicação controversa. Em nossa experiência, quando bem praticado, tem sido útil para evitar intervenções mais completas (ligaduras arteriais) e/ou agravantes do estado geral (histerectomia). Seus detratores referem que sua prática se segue de falsa sensação de segurança pois, como rolha vaginal, esconde a hemorragia intra-uterina.

Condições de praticabilidade – quatro condições são necessárias: a) anestesia que promova bom relaxamento da parede abdominal inferior (narcose ou de condução); b) permeabilidade do colo uterino; c) cavidade uterina vazia (ausência de restos placentários); d) presença de obstetra, consciente da técnica a ser empregada.

Técnica – após os cuidados de assepsia e antissepsia praticam-se os seguintes tempos:

1. Revisão da cavidade uterina – é obrigatória para identificar se está vazia, íntegra, ausentes restos placentários.

2. Permeabilização do canal cervical – para tanto, utilizam-se valvas ou são pinçados e tracionados os lábios anterior e posterior do colo (pinças atraumáticas de De Lee) por um auxiliar.

3. Recalcamento do fundo uterino – o operador com a mão espalmada abraça o fundo uterino e o recalca para baixo.

4. Introdução da gaze de tamponamento – com pinça atraumática (de De Lee ou de Cherron), a gaze longa é introduzida, com cuidado e firmeza, na cavidade uterina até encontrar sua região fúndica recalcada pela mão abdominal. O preenchimento da cavidade deve ser completo e cerrado. A não obediência a esse preceito é responsável pelo malogro da operação (Fig. V-117).

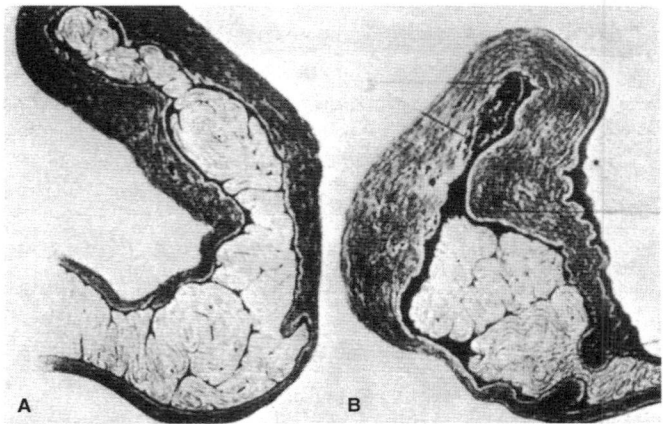

Figura V-117 – Tamponamento uterino. A) Técnica perfeita. B) Técnica incompleta (Chassar-Moir, 1964).

Pós-operatório – para maior efeito hemostático, colocam-se sobre o abdome inferior sacos de chumbo, destinados a comprimir as paredes miometriais contra a gaze e o corpo uterino contra a coluna vertebral.

A antibioticoterapia preventiva é obrigatória. A gaze será retirada, lenta e progressivamente, cerca de 6-12 horas após a sua introdução.

A terapêutica ocitócica (associação da ocitocina com a metilergonovina) é impositiva.

OPERAÇÕES DILATADORAS

São intervenções que se realizam durante a gestação e o parto para permitir a passagem do concepto pelo canal pelvigenital. Também chamadas ampliadoras, elas promovem a dilatação de paredes moles e da bacia óssea.

DILATAÇÃO DE PARTES MOLES

Entre as intervenções que se realizam em partes moles, citam-se as que promovem a ampliação do colo e do segmento inferior e da fenda vulvoperineal. Algumas dessas operações foram muito úteis na ausência de recursos antimicrobianos, quando presente a infecção intra-útero. Hoje estão relegadas, e sua descrição apenas se justifica pela razão de serem academicamente conhecidas.

Dilatação do colo

Durante o parto, a ampliação do canal cervical pratica-se pela dilatação digital e por incisões cirúrgicas.

Dilatação digital – utiliza-se com a finalidade de completar a cervicodilatação.

1. Indicação – atualmente de uso restrito, foi muito indicada para apressar a dilatação e permitir a mais rápida extração de conceptos apresentando sofrimento agudo. Nesse particular, seu emprego na atualidade pode ser ainda justificado, particularmente em multíparas, quando as condições maternas propiciam parto vaginal fácil e há urgência para a extração fetal.
2. Condições – entre as maternas, salientam-se: canal de parto ósseo e mole permeável ao concepto, dilatação cervical avançada (pelo menos 7-8cm), colo de espessura média ou fina e não edemaciado. Por ser manobra dolorosa, aplica-se melhor com analgotócia. Tratando-se de terminar rapidamente o parto pela via vaginal, a anestesia que melhor atende aos interesses maternos (relaxamento do canal mole) e perinatais (efeito hipóxico) é a raquianestesia (na ausência de peridural prévia).
3. Técnica – recomendamos a manobra de Bonnaire. Pratica-se com ambas as mãos, introduzindo-se no canal cervical os dedos indicador e médio e exercendo com cuidado pressões para fora, sobre as bordas do colo, com movimentos para a esquerda e para a direita e vice-versa (Fig. V-118).

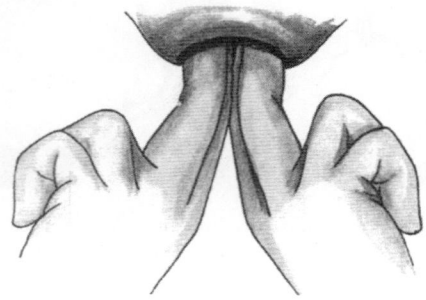

Figura V-118 – Dilatação digital bimanual. Técnica de Bonnaire (De Lee e Greenhill, 1943).

4. Resultados – praticada com violência e em colo edemaciado e/ou rijo, a manobra de Bonnaire pode provocar roturas e esgarçamentos cervicais, particularmente incidentes, quando a cervicodilatação é menor que 7cm. Na atualidade, contra-indica-se a manobra de Bonnaire em colo com dilatação inferior à referida, principalmente se espesso.

Incisões cervicais – a indicação atual de incisões cervicais é infreqüente. Praticou-se muito na era pré-antibiótica em casos de sofrimento fetal com cabeça insinuada, quando pela aplicação de fórcipe se pretendia promover rápida extração do concepto. Há muitos anos não realizamos esta intervenção, vez que a cesárea abdominal atende melhor os interesses maternos e fetais, nas condições em que ela era justificada. Entretanto, em cabeça francamente insinuada e cervicodilatação maior que 7-8cm, ocorrendo sofrimento fetal, justifica-se promover incisão uni ou bilateral do colo para apressar a extração fetal pela aplicação de fórcipe (Fig. V-119). O risco de propagação de incisão atingir as artérias cervicais (quando feita nas comissuras) é desprezível se a cervicodilatação atingiu 8cm.

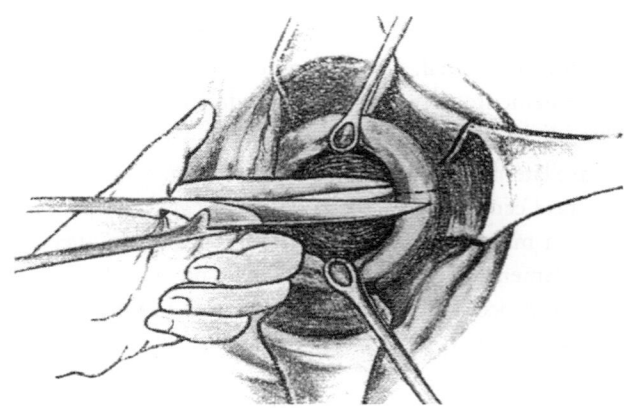

Figura V-119 – Incisão cervical comissural (Briquet, 1932).

Dilatação do colo e do segmento inferior

A intervenção que se pratica é a colpo-histerotomia anterior, também chamada histerotomia vaginal anterior. Segundo Briquet (1932), foi praticada pela primeira vez por Dührssen em 1895, em Berlim. Utilizou-a na era pré-antibiótica para realizar a intervenção chamada cesárea vaginal. Pormenores sobre sua indicação e técnica estão referidos no Capítulo 103.

Dilatação vulvoperineal

Pratica-se a dilatação vulvoperineal pela episiotomia e perineotomia. Os pormenores técnicos e de indicação dessas intervenções estão apresentados no Capítulo 22.

DILATAÇÃO DA BACIA ÓSSEA (Sinfisiotomia)

Das diversas intervenções que ampliavam os diâmetros da bacia óssea (pelvitomias), a única que ainda é praticada, embora muito raramente, é a sinfisiotomia parcial, designada entre nós de sinfisiotomia de Zarate ou de Zarate-Tolosa. Entre nós, Tolosa (1945), Andrade (1946) e Falcone Melo (1961) praticaram essa intervenção em maior número.

Indicações – os adeptos da sinfisiotomia a indicavam nos casos de apresentação cefálica ajustada no estreito superior, presentes: a) desproporção cefalopélvica limítrofe; b) maior risco da cesárea abdominal; c) urgência para a extração fetal.

Na Clínica Obstétrica da Faculdade de Medicina de São Paulo (USP), a última sinfisiotomia realizada data de 08/08/1945 e foi praticada por nós. Entretanto em países subdesenvolvidos, excepcionalmente em alguns Serviços, ela ainda é indicada e realizada.

Liljestrand (2002), em editorial, refere que os tocólogos atuais são críticos e negativistas em relação à sinfisiotomia e admitem que, se bem indicada e praticada, a operação não apresenta maiores riscos que a cesárea.

Em 2002, Björklund apresentou interessante publicação, referindo estudo comparativo de 5.000 sinfisiotomias com 1.200 cesáreas, praticadas no período de 1900 a 1995, em 28 países de 4 continentes. Conclui referindo que a sinfisiotomia não foi ofensiva para as mães e seus nascituros. Além disso, ao ampliar, definitivamente, a pelve, ela contribui para reduzir cesáreas em partos futuros.

A nosso ver, na atualidade, a única situação em que sua prática pode talvez ser cogitada é em parto pélvico, quando a cabeça fetal resta não-insinuada, falhadas as outras manobras convenientemente aplicadas. Nessa condição, o tocólogo, diante dos movimentos de "gasping" (inspirações forçadas) feitos pelo nascituro, em desespero de causa, pode optar pela sinfisiotomia ou pela reformulação da via de parto, optando pela via abdominal. Pessoalmente, creio que esta última solução seja a mais conveniente, vez que os atuais recursos antiinfecciosos reduziram drasticamente as complicações microbianas pós-cesárea.

Em duas ocasiões, nos idos de 1945, acompanhei como auxiliar, meu chefe de plantão, Ivan de Vasconcelos, praticar, com êxito, sinfisiotomia em partos pélvicos com cabeça derradeira retida. Tratando-se de obra didática e por razões históricas, referirei a técnica para a sua execução.

Condições – são maternas e fetais. Entre as maternas, citam-se: a) bacia com conjugado verdadeiro mínimo de 9cm, uma vez que a ampliação pélvica, em intervenção tecnicamente satisfatória, não ultrapassa 1-1,5cm; b) multiparidade, com bacia mole franqueável; c) boa atividade contratural uterina; d) colo completamente dilatado.

Entre as condições fetais, considera-se feto vivo e viável, de morfologia e volume normais e peso entre 3.000 e 3.250g.

Técnica – compreende os seguintes tempos:

1. Posição ginecológica com tronco levemente soerguido. Membros inferiores apoiados em perneiras elevadas, de modo a afastar a coluna sacral da mesa cirúrgica, por ocasião da expulsão (o movimento de báscula, para trás do sacro, amplia os conjugados dos estreitos médio e inferior).

2. Anestesia local ou peridural contínua baixa para, se necessário, permitir a prática de cesárea, caso se imponha a reformulação da via de parto.

3. Incisão da cartilagem sinfisiária – os dedos indicador e médio da mão esquerda, introduzidos na vagina, afastam a cabeça fetal e apóiam-se na face posterior do pube. Localiza-se com o indicador da mão direita na borda superior da sínfise a articulação púbica. Com bisturi de lâmina curta (Fig. V-120), pratica-se pequena incisão nesse ponto e, aprofundando-o perpendicularmente em direção à cartilagem, ela será progressiva e lentamente incisada, mantendo-se íntegras as estruturas moles retropúbicas (por controle dos dedos vaginais). Como se vê nas figuras V-121 e V-122, incisa-se também o ligamento arqueado que apresenta resistência maior que a fibrocartilagem intra-articular. A sensação que se obtém durante a secção da cartilagem é característica.

4. Forçando com cuidado a abdução dos membros inferiores, os dedos vaginais retropúbicos percebem o afastamento das bordas internas da articulação, que não deve exceder a 2cm, sob pena de comprometer a articulação sacroilíaca, os ligamentos uretrais (incontinência) e alterar a contenção articular e a deambulação futura.

5. Hemostasia local e sutura da incisão púbica.

Pós-operatório – a puérpera será mantida acamada e com contenção firme e permanente da cintura pélvica por 14 dias, quando será permitida a deambulação sob natural tensão e expectativa.

Resultados – entre os eventuais e não raros inconvenientes, citam-se: insuficiência esfincteriana uretral, dor púbica e a mais séria complicação: marcha anserina pela não consolidação da articulação púbica.

CESÁREA ABDOMINAL

Cesárea abdominal é a operação em que se pratica a extração fetal por dupla incisão: abdominal e uterina. Também designada histerotomia, laparotraqueotomia, metrotomia, tomo-

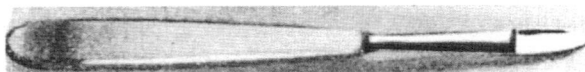

Figura V-120 – Bisturi de Schwarcz (Briquet, 1932).

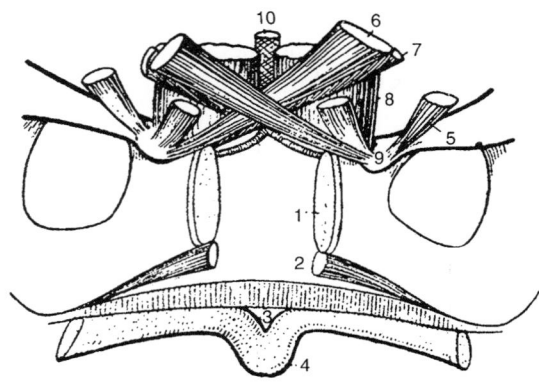

Figura V-121 – Sinfisiotomia de Zarate. Posições sucessivas do bisturi durante a secção da cartilagem púbica (Briquet, 1932). 1 = cartilagem sinfisiária; 2 = ligamento arqueado; 3 = ligamento pré-uretral ou supra-uretral; 4 = corpo cavernoso do clitóris; 5 = pilar externo do canal inguinal; 6 = pilar interno do canal inguinal; 7 = pilar posterior do canal inguinal; 8 = reto do abdome; 9 = piramidal, inconstante; 10 = adminículo da linha alba.

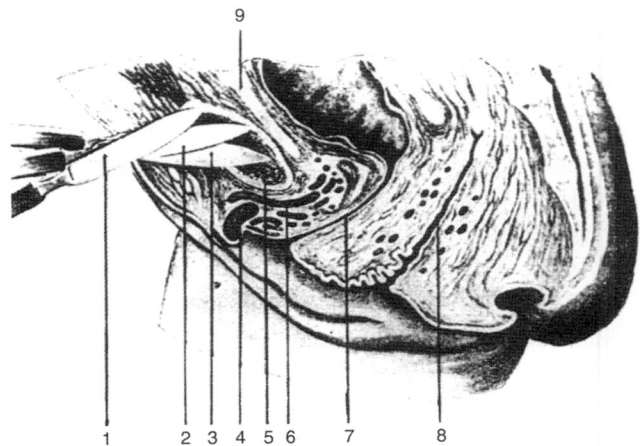

Figura V-122 – Esquema anatômico da região púbica envolvida na prática da sinfisiotomia parcial subcutânea de Zarate. Notar a incisão do ligamento arqueado 1, 2 e 3 = posições sucessivas do bisturi; 4 = clitóris; 5 = fibrocartilagem; 6 = veia dorsal do clitóris; 7 = uretra; 8 = vagina; 9 = cavidade Retzius (Briquet, 1932).

tócia, é ainda rotulada parto por cesárea, cesariana e simplesmente cesárea, vez que nos dias atuais, praticamente, já não se realiza a cesárea vaginal.

SÚMULA HISTÓRICA

É ainda objeto de controvérsias a origem do termo cesárea. A sua relação com a forma de nascimento do imperador Caio Júlio Cesar parece inverossímil. Na época, a intervenção seria mortal e, no entanto, a história relata que a mãe desse grande romano, Aurélia, se mantinha viva muitos anos após.

Outra versão atribui a origem do termo cesárea ao verbo latino *caedere*, que significa cortar, e uma terceira hipótese o relaciona a *Lexis regis*, posteriormente designada *Lex caesarea*. Promulgada por Numa Pompílio, rei de Roma, essa lei proibia enterrar uma gestante sem antes lhe abrir o ventre para tentar salvar a vida do concepto.

Briquet (1939), em sua "Obstetrícia Normal", faz referência à evolução histórica da obstetrícia, calcada na obra de Siebold (1884-1892), e Rezende (1992) considera exaustiva, magistralmente, as fases evolutivas pelas quais passou a prática da cesárea. Da leitura dessas contribuições, de outras referências (McIntosh Marshall, 1939) e da nossa experiência, resumimos a evolução das indicações e da prática da cesariana em quatro períodos (Quadro V-16).

Quadro V-16 – Cesárea × história (Brasil).

1º período (... até 1915)
– Luis C. Feijó (1855): refere a 1ª e a 2ª cesáreas seguidas de morte materna (Bahia).
– Furquin Werneck (1907): pratica a 4ª cesárea no país com sobrevida materna (Minas Gerais).
2º período (1916-1940)
– Magalhães F., no Rio de Janeiro, encarece valor da intervenção.
– Briquet R., em São Paulo, divulga a incisão miometrial transversa.
– Ocorrem controvérsias relacionadas à cesárea × sinfisiotomia. Magalhães defende a cesárea. Maurity Santos opta pela sinfisiotomia.
3º período (1941-1960)
– Consolidação da cesárea transperitoneal segmentar e transversa.
4º período (1961...)
– Elevação progressiva das indicações.

1º período – caracteriza-se por ser lendário, havendo inúmeras referências de operações que extraíram fetos do ventre materno pela via abdominal e termina em 1500.

2º período – é o que decorreu de 1501 a 1846. Inicia-se com a referência, no livro de Francisco Rousset (1581), da cesárea realizada pelo castrador de porcos, Jacobo Nuffer, que extraiu o filho através do ventre de sua esposa, baldados todos os esforços para o seu nascimento transvaginal. Cita-se que a criança e sua mãe sobreviveram, havendo esta última, posteriormente, tido outros partos vaginais.

Nesse período, em face da grande mortalidade materna que se seguia à operação cesárea, estabeleceu-se acirrada discórdia entre os médicos da época em relação à conduta a ser adotada nos partos distócicos, havendo a maioria elegido a via vaginal. O parto prolongava-se e, em face do óbito fetal, os cirurgiões encarregavam-se da sua extração por manobras mutiladoras. Na presença de concepto ainda vivo, Ambrósio Paré (1550) preconizava a versão interna, e Mauriceau (1637-1709), considerado por Naegele o oráculo dos parteiros do século XVII, contra-indicava a cesárea, optando evidentemente pela via vaginal. Assim como Denman, Mauriceau não admitia sacrificar a mãe em benefício da vida fetal e, nesse sentido, inclusive embriotomias em fetos vivos foram praticadas.

Em 1677, Pedro Chamberlen introduz o fórcipe na assistência desses partos distócicos, havendo Smellie (1697-1763) estabelecido que nas cabeças altas não-insinuadas se praticassem versões internas e, nas insinuadas, as aplicações de fórcipe. Na verdade, em muitas dessas intervenções praticavam-se, em face dos traumatismos decorridos, embriotomias disfarçadas. Em atitude oposta, situavam-se Sigault, que preconizava a sinfisiotomia (1777), e Baudelocque (1745-1810), que se insurgiu com as práticas mutiladoras em feto vivo e admitia a cesárea para evitar as embriotomias disfarçadas. Na época, Osiander (1759-1822) escrevia que dois terços das cesariadas sucumbiam e que os resultados da intervenção eram totalmente incertos. Daí decorria a necessidade de lembrar às parturientes o risco que as ameaçava, devendo por isso preparar-se para a morte (citação de McIntosh Marshall, 1939). Tratava-se pois de operação em desespero de causa, e Osiander a praticava transperitoneal, com incisão uterina longitudinal e segmentária.

3º período – é período longo e tem seu início em 1847, com os seguintes progressos: o advento da anestesia em Obstetrícia (Simpson, 1847); o conhecimento da etiologia da infecção puerperal (Semmelweis, 1847); as regras de assepsia e antissepsia (Lister, 1867); a correlação da patogenia microbiana com a morbidade infecciosa (Pasteur na França e Kock na Alemanha).

Nessa fase, Porro (1876), após extrair o concepto pela via abdominal, terminou a intervenção praticando uma pan-histerectomia, com a finalidade de coibir a hemorragia que ocorreu. Tal operação (histerectomia com útero cheio ou não) foi então recomendada nos casos de infecção uterina declarada, a fim de prevenir a morte materna.

Nesse período, graças às contribuições referidas (anestesia, assepsia e antissepsia, patogenia microbiana), alargou-se o emprego da cesárea nos partos distócicos com fetos vivos, salientando-se as inovações que contribuíram para reduzir os riscos de hemorragia e de infecção, entre as quais algumas técnicas que procuravam extrair o concepto por via extraperitoneal. Dentre elas, saliente-se a proposta em 1824 por Physick (1767-1837) e realizada por Dewees (1768-1841) que, com incisão abdominal transversa e suprapúbica, não abria o peritônio parietal e atingia o segmento inferior pelo espaço de Retzius após o descolamento da bexiga.

Seguiram-se outros avanços técnicos, salientando-se os seguintes:

- Sutura do miométrio, preconizada por Kehrer (1881) e Sanger (1882), com finalidade hemostática.
- Incisão uterina segmentar e transversa, recomendada por Kehrer (1882), que contribuiu também para reduzir a hemorragia.
- Introdução da técnica extraperitoneal proposta por Frank, em 1906, e na qual, após praticar incisão transversa do útero, descolava o peritônio visceral e o suturava no parietal, isolando assim a brecha uterina da cavidade abdominal. Percebe-se que Frank se aproveitou da idéia de Physick e, posteriormente, Sellheim e Latzko também o fizeram. Na verdade, tal artifício, por melhor que fosse praticado, não eximiria a invasão microbiana da cavidade peritoneal. Daí Krönig (1912) haver atribuído os melhores resultados maternos das técnicas extraperitoneais à localização segmentar da incisão miometrial.
- Sistematização da técnica da cesárea transperitoneal por Krönig: incisão abdominal longitudinal infra-umbilical ou transversa suprapúbica; abertura transversa e dissecção do peritônio visceral na prega vesicouterina; incisão segmentar e longitudinal do útero. Logo após, em 1921, Kerr sugeriu que a incisão miometrial fosse segmentar, transversa e arciforme com concavidade inferior.

As inovações técnicas que se seguiram em relação às cesáreas extraperitoneais (técnicas de Veit, Fromme, Sellheim, Latzko, Doderlein, Küstner) não contribuíram para impor sua preferência na rotina assistencial. Apesar de inúmeras modificações que lhes foram introduzidas, a preferência da maioria dos tocólogos pelas técnicas transperitoneais (mais simples e inócuas) firmou-se. Nos casos infectados, a mortalidade materna, em torno de 1930, era superior a 20% nos dois tipos de operação. Entretanto, a morbidade pós-operatória era evidentemente mais freqüente e duradoura nas intervenções extraperitoneais (Winter, 1929; Rojas, 1938).

Em particular, Winter reuniu casuísticas de clínicas alemãs, comprovando que, nos casos infectados (graves), a mortalidade materna atingia 25%, 30% e 44%, respectivamente, na cesárea transperitoneal, na extraperitoneal e na operação de Porro. Tais resultados eram justificados quando atentamos para as condições em que eram praticadas tais operações (Figs. V-123 e V-124).

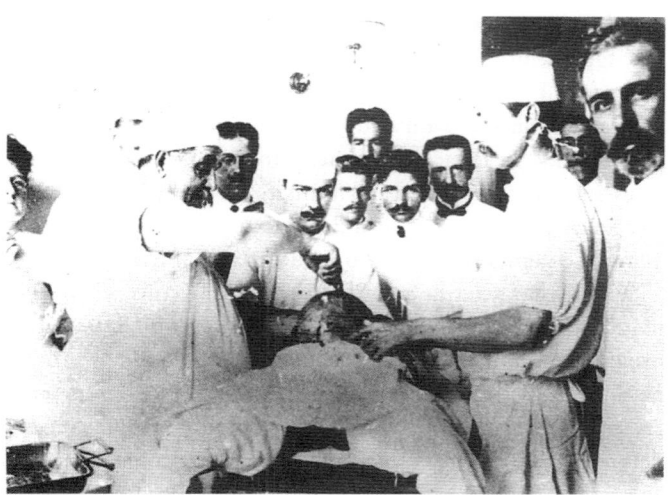

Figura V-123 – Quarta cesárea corporal e transperitoneal praticada no Rio de Janeiro pelo Prof. Francisco Furkin Werneck, em 28 de setembro de 1907. Notar a absoluta ausência dos princípios de assepsia e antissepsia (cortesia do Prof. Lucas Machado).

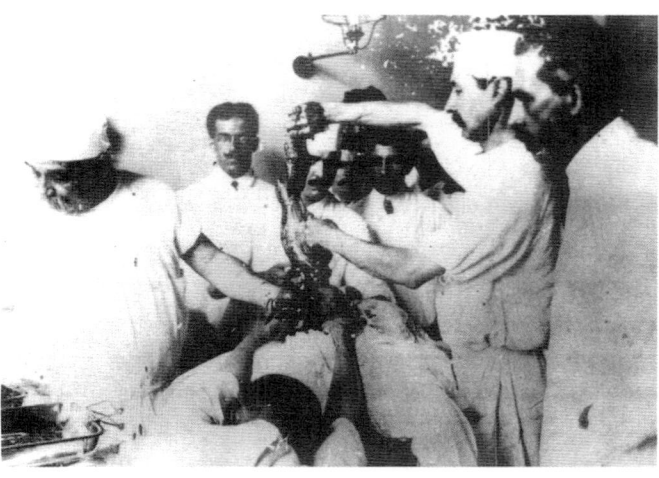

Figura V-124 – Representação da extração fetal da cesárea referida na figura V-123, observando-se a postura (cabeça baixa) do anestesista segurando o equipamento anestésico de Ombredane (cortesia do Prof. Lucas Machado).

4º período – inicia-se com o advento da quimioterapia antiinfecciosa (Colebrook e Kenny, 1936), pela sulfamida (1940) e depois pela terapêutica antibiótica com a penicilina (1945), administradas como medidas preventiva e curativa da infecção puerperal no intra e pós-operatório de cesáreas.

A maior segurança materna daí decorrente seguiu-se do alargamento das indicações da operação nos casos infectados e da redução das intervenções temerárias transvaginais que neles se praticavam. Na América Latina, as primeiras publicações da terapêutica sulfamídica intraperitoneal e sistêmica em casos de cesárea são de Perez e Echevarria (1942 e 1946). Entretanto, desde janeiro de 1940, a sulfamidoterapia pelas vias oral, retal, venosa e intraperitoneal foi utilizada na Clínica Obstétrica da Faculdade de Medicina de São Paulo (Araujo e Neme, 1952). Os seus resultados foram compendiados em tese de Cuoco (1942), com o emprego do Anaseptil.

Em decorrência dos bons resultados advindos do emprego das drogas antimicrobianas, as operações extraperitoneais foram praticamente abolidas, passando a cesárea transperitoneal a ser a técnica de escolha universal.

5º período – inicia-se em 1960-1970, quando as casuísticas de mortalidade materna demonstraram que a queda drástica de seus índices não foi acompanhada de idêntica redução dos números relativos à mortalidade perinatal. Daí adveio o conceito de perinatologia e a maior valorização da vida fetal, com a conseqüente e alargada opção pelo parto cesáreo nos casos de placenta prévia, descolamento prematuro da placenta, apresentação pélvica, eclâmpsia, prenhez gemelar e até como medida preventiva para reduzir, em geral, a mortalidade fetal (Feldman e Freiman, 1985).

De outro lado, a restrição tocúrgica transvaginal, em casos distócicos limítrofes, em face dos riscos de incriminação de má prática e da inexperiência dos atuais tocólogos, seguiu-se da evidente e nem sempre razoável elevação das indicações de cesárea em âmbito mundial. Assim, de 1968 a 1981, os índices de cesárea se elevaram no Canadá de 4,8% para 15,8%, nos Estados Unidos de 5,3% para 17,9%, na Inglaterra de 4% para 9,1% e na Holanda de 1,8% para 4,7% (Chalmers e cols., 1991).

Em nosso País, os números que têm sido referidos são de tal ordem alarmantes que melhor seria não declará-los. Em muitas maternidades que atendem clientela privada, a incidência supera 50% dos partos. Nos serviços-escola, que prestam assistência terciária e por isso mesmo seletiva, citam-se cifras entre 30 e 40%. É o que ocorre no Hospital Maternidade "Leonor Mendes de Barros" (33%), na Clínica Obstétrica da Faculdade de Medicina de Sorocaba e no Centro de Assistência Integral à Mulher (CAISM) da Faculdade de Ciências Médicas da Universidade Estadual de Campinas (Serviços em que militamos).

A CESÁREA NO BRASIL

Evolutivamente, alguns aspectos históricos, relacionados à prática da cesárea no Brasil, foram referidos no quadro V-16.

Sem entrar em minúcias históricas, três nomes devem ser mencionados no Brasil em relação à prática e à técnica da operação cesárea: Fernando Magalhães, Raul Briquet e Jorge Rezende.

Em Magalhães, a operação contou como seu defensor e entusiasta inigualável, havendo considerado no seu tempo (1909), e antes que outros o fizessem, que o parto do futuro seria cesáreo ou espontâneo e normal. Introduziu a técnica extraperitoneal por artifício, exteriorizando o útero da cavidade abdominal e isolando-o com lençóis de borracha. Em 1922, reuniu 161 casos de cesárea, com mortalidade materna global de 6,8% e de apenas 3,3% após expurgá-la (Rezende, 1941).

No Serviço de Briquet, Benedito Tolosa (1921), com sua tese "Da Cesárea Extraperitoneal", com 32 operações, utilizando a técnica de Döderlein, deu início ao emprego, entre nós, dessa operação utilizando a incisão abdominal de Pfannenstiel. Em 1928, por meio da tese de Ismael de Camargo, divulgou-se a técnica cervicossegmentar, sendo abandonadas as técnicas extraperitoneais e a incisão corporal uterina. Em 1940, Briquet introduziu em seu Serviço o emprego da terapêutica profilática pela sulfamida (Anaseptil) e, em 1945, pela penicilina nos casos impuros e, desde 1928, defendeu o uso da raquianestesia, enaltecendo seu efeito redutor da hemorragia uterina e da hipóxia perinatal.

Rezende salientou o mérito da incisão segmentar transversa arciforme com concavidade para cima (1943) e divulgou e reviveu a incisão abdominal do tipo Pfannenstiel (1959), atualmente de emprego praticamente universal. Em 1941, publicou o livro "Operação Cesareana", reimpresso e atualizado em 1992, nos quais considerou os aspectos históricos e técnicos da intervenção.

Em 1959, preconizamos a sutura miometrial com pontos separados. Em 1963, alargamos a indicação da operação nos casos de descolamento prematuro da placenta e, desde 1953, recomendamos sua prática nos casos de eclâmpsia, visando aos interesses fetais. Os resultados dessa conduta pioneira em nosso meio foram referidos na tese de Mathias, comprovando evidente redução do obituário perinatal e materno (Mathias e Neme, 1969).

INCIDÊNCIA

É universal a comprovação do aumento progressivo e evidente da incidência da cesárea, particularmente após 1940, com o advento e o progresso da terapêutica antimicrobiana.

Casuísticas de 0,22% na Hungria (Berecz, 1935), de 1,8-2,8% em Philadelphia (Williams, 1940) e de 1,67% na Alemanha (Hueber, 1936) não eram anormais até 1940. Linch (1937), entre 524.117 partos ocorridos em 49 maternidades norte-americanas, referiu incidência média de 2,5%.

Von Rütte (1947), na Suíça, refere elevação dos índices de cesárea de 1,7%, em 1924, para 3,48%, em 1946. Dados citados por Chalmers e cols. (1991) comprovam os seguintes aumentos de incidências de cesárea de 1968 a 1981: a) no Canadá, de 4,8% para 15,8%; b) nos Estados Unidos, de 5,3% para 17,9%; c) na Inglaterra, de 4% para 9,1%; d) na Holanda, de 1,8% para 4,7%.

A partir de 1981, essas cifras se elevaram, atingindo índices de 20% no Canadá (Goldman e cols., 1990) e de 15,8% na Itália (Signorelli e cols., 1991). Gentile e cols. (1991), da Universidade de Bolonha (Itália), referem elevação de 9%, em 1977, para 28%, em 1989. Entre nós, Miranda e Campos (1990) e Aleixo Neto e cols. (1992) referem, respectivamente, 35,98% e 37,8% em Belo Horizonte e em Minas Gerais.

Entre 2.852.823 partos atendidos pelo SUS, no Brasil, em 1994, a incidência de cesárea foi de 32,4% (Neme e Neme, 1996). Nos Estados Unidos, a incidência elevou-se de 5% (1975) para 20,8% (1995) e 24,7% (1988), segundo dados do American College of Obstetrics e Gynecologys (1998).

Nos Serviços em que militamos, a incidência atingiu 38% na Clínica Obstétrica da Faculdade de Medicina de Sorocaba (Bauer, 1993) e 33% no Hospital Maternidade "Leonor Mendes de Barros". Na Clínica Obstétrica da Faculdade de Medicina de São Paulo, a incidência de 9,8% em 1965 se elevou para 19,5% em 1975 (Prata Martins e cols., 1978).

No Brasil, as cifras de cesárea elevaram-se de tal modo que, em algumas maternidades de clínica privada, a incidência aumentou até 70% e às vezes mais. Tal situação granjeou para o nosso país a fama deprimente de "rei da cesárea". Em enquete promovida pela FREBASGO (1993), 90,4% dos obstetras manifestaram-se contra essa excessiva incidência. Entretanto, 52,7% deles admitiram praticar cesáreas a pedido das pacientes.

Considerando as referidas taxas elevadas de cesárea, o Ministro da Saúde do Brasil, em 29/05/1998, em sua portaria nº 2.816, determinou que o pagamento relacionado a essa intervenção nos hospitais do SUS fosse limitado às incidências de 40% (até o segundo semestre de 1998), a 37% (no primeiro trimestre de 1999), a 35% (no 2º semestre de 1999) e a 30% (para o primeiro semestre do ano 2000). Tais incidências, ainda muito elevadas, dispensam comentários e traduzem a desconsideração com a assistência obstétrica no país. Ao remunerar, igualmente, os profissionais envolvidos com a assistência aos partos do SUS (partos normais e extrativos pelas vias vaginal e abdominal), o Ministério da Saúde é o grande responsável pela elevada incidência de cesárea nos hospitais conveniados. Embora a cesárea exija maior número de profissionais para a sua execução, é forçoso reconhecer que a resolução do parto com ela é rápida, liberando o médico para outras tarefas.

A aplicação referida pela Portaria nº 2.816, nos serviços de maternidades conveniadas com o SUS, seguiu-se de queda progressiva da incidência de cesárea (Tabela V-21).

Silva (2005) faz referência a 30.132 cesáreas eletivas praticadas em 19 centros (1999-2002), salientando o agravamento de morbidade com o número de cesáreas praticadas. Por isso, antes de se praticar uma cesárea a pedido, em nulíparas, deve-se considerar essa observação (Tabela V-22).

Tabela V-21 – Cesárea: incidência no Brasil – SUS.

Anos	1995	1996	1997	1998	1999	2000	2001	2002	2003
Porcentagem	50,6	48,8	47,3	38,4	28,0	26,4	27,3	27,2	30,1

FEBRASGO – Brasil, SUS, 1994.

Tabela 22 – Cesárea iterativa × complicações.

Cesárea	Nº	Acreta (%)	Acreta + placenta prévia	Histerectomia (%)
1	6.195	15 (0,2)	397	0,7
2	15.805	49 (0,3)	212	0,4
3	6.326	36 (0,6)	72	0,9
4	1.457	31 (2,1)	33	2,4
5	260	6 (2,3)	6	3,5
6	89	6 (6,7)	3	9,0

Silver, 2005.

Diversas razões contribuíram para esta evidente e universal elevação de incidência da cesárea e, entre elas, a nosso ver, as mais importantes foram as seguintes:

Condições que propiciaram menor risco e maior segurança materna – o emprego profilático ou curativo dos antibióticos permitiu a indicação segura da operação, inclusive em casos infectados, com conseqüente redução de intervenções vaginais comprometedoras do prognóstico materno e perinatal. A fácil reposição da volemia e as técnicas anestésicas de condução (peridural e raqui) propiciaram maior segurança para a intervenção.

Maior valorização da vida e porvir (seqüelas) dos conceptos – as casuísticas demonstraram, coincidentemente, redução da morbiletalidade perinatal com o aumento da incidência de cesárea (Chalmers e cols., 1991; Cunningham e cols., 1993). À medida que restringimos a prática de intervenções transvaginais temerárias (fórcipes médios e altos, versão interna, extração pélvica), elevou-se, conseqüentemente, a ocorrência do parto por cesárea com a finalidade de reduzir o traumatismo materno e a morbiletalidade perinatal.

Risco mais freqüente de processos incriminatórios de má prática – particularmente incidentes contra tocólogos em países desenvolvidos e agora já ocorrendo entre nós. Esta condição *talvez tenha* sido a principal causa do aumento da incidência de cesárea em Nova York e no Estado de Illinois (Rock, 1988). Entretanto, nesse particular, Rosen (1980) refere que processos de má prática, relacionados à cesárea, têm sido realizados por ser praticada a operação, por não ter sido praticada e/ou por ter sido postergada sua realização.

Segundo Wehrmacher (1998), o problema é crucial em obstetrícia, pois, segundo esse autor, todos os obstetras dos Estados Unidos sofreram alguma ação de má prática pelo menos uma vez na vida. Em 2001, Flamm salienta essa situação nos Estados Unidos e recomenda consentimento prévio da paciente já cesariada, para submetê-la a trabalho de parto tentando a via vaginal.

Maior incidência de multíparas idosas e de primigestas adolescentes – numerosas casuísticas têm demonstrado maiores incidências de cesárea em multíparas idosas (patologias hipertensivas e hemorrágicas) e em primigestas de até 16 anos (distócias funcionais).

Diagnóstico precoce de anomalias e do sofrimento fetal – conseqüente à monitorização fetal e à ultra-sonografia (Shiono e cols., 1987). Na Clínica Obstétrica da Faculdade de Medicina da Universidade de São Paulo, o sofrimento fetal foi a causa da cesárea em 34,4% (Prata Martins, 1978), no Serviço de Rezende, em 18% (Belfort, 1989), e no Departamento de Tocoginecologia da UNICAMP, em 19% (Faundes e cols., 1988).

Interferência da parturiente – com freqüência, as gestantes no pré-natal, seja pelo receio das conseqüências do parto vaginal, seja por desejarem esterilização tubária (fato corrente no Brasil), solicitam ao tocólogo que o parto seja por cesárea. É o que entre nós se rotulou de "cesárea a pedido", cuja aceitabilidade, embora disfarçada, vem sendo pouco a pouco comprovada. Belfort (1989) refere que a esterilização tubária justificou a prática de cesárea em 21,6% na clínica privada, em 12,8% na previdência social e em 5,7% nos Serviços Universitários.

Sachs (2001) refere que a cesárea a pedido é aceita e praticada na Itália e na Inglaterra. Nos Estados Unidos, essa conduta alargou-se, havendo Sharma e cols. (2004) referido que, após discutir a situação com a parturiente e seus familiares, os obstetras atendem o pedido. Tatar e cols. (2000), na Turquia européia, endossam essa conduta, salientando ser importante, nesse particular, atender à satisfação da parturiente em relação ao seu parto.

Condições econômicas – diversos autores referem ser maior a incidência de cesárea nas parturientes de clientela privada que nas de Serviços Públicos (Hurst e Summey, 1984; Regt e cols., 1986; MacFarlane e Mugford, 1986). Aliás, essa observação é antiga, pois Hennessy (1949) já havia comprovado o fato em cesáreas praticadas no período de 1932-1946. Entre nós, Belfort (1989) refere incidências de 53,5% na clínica privada, 29,3% na Previdência Social e 16,4% nos Serviços Universitários. Em nosso país, nos Serviços Universitários que atendem casos de maior gravidade, a incidência não ultrapassa 30-35%; entretanto, nos hospitais privados, essa cifra é largamente ultrapassada. Tal fato deve, a nosso ver, ser atribuído a interferências da parturiente e/ou de seus familiares, instando com o obstetra para a resolução mais rápida e aliviadora do sofrimento materno.

Essa situação foi identificada, também na França, por David e cols. (2001).

Conveniência do obstetra – nos hospitais conveniados com o SUS, as cifras de cesárea oscilam entre 30 e 40%. Entre outras possíveis razões para o fato, salientam-se a conveniência e a comodidade do tocólogo, uma vez que o parto transvaginal demanda maior tempo para sua assistência. Nesse particular, a carência de obstetrizes nas maternidades tem contribuído decisivamente para elevar os índices de cesárea. Applegate e Walkout (1992) analisaram 492 partos de pacientes de baixo risco, atendidas por obstetras (49%) e por médicos de família (51%). A incidência de cesárea foi, respectivamente, de 11,3% e 9,8%. Os resultados perinatais foram equivalentes.

Iteratividade – a maior freqüência de parturientes já cesariadas condiciona o círculo vicioso representado pela assertiva "uma vez cesárea sempre cesárea". No Hospital Maternidade "Leonor Mendes de Barros", 48,96% das indicações de cesárea foram relacionadas a parto cesáreo anterior. Baros e cols. (1991) referem que em Pelotas (Rio Grande do Sul) a incidência dessa operação entre primigestas é de 27,9% e alcança 80 a 99% quando se trata de cesárea repetida.

Formação tocológica – a justificada redução de tocurgias temerárias pela via vaginal (fórcipes altos e médios, versão interna, extração pélvica etc.) resultou em desinteresse progressivo na formação técnica dos tocólogos. Em nosso meio, a antiga duração do regime de Residência em Obstetrícia de dois anos completos é, atualmente, compartilhado pela Ginecologia. Além disso, o espírito da Residência subentendia residir, diuturnamente, na Maternidade, de forma que todos os seus componentes "vivessem" todos os casos complexos assistidos no Serviço-Escola. Hoje, o Residente "vive" no Hospital entre 8 e 16 horas e atende apenas seus plantões programados. Daí sua precária formação obstétrica.

Indicações justificadas – diversas razões prognósticas maternas e fetais têm contribuído para elevar, justificadamente, os índices da cesárea: apresentação pélvica, placentação baixa, síndromes hipertensivas, diabetes, descolamento prematuro da placenta, vício pélvico limítrofe, restrição de crescimento uterino com oligoâmnio etc.

Analgotócia e induções precoces – Thorp e cols. (1991), comparando a evolução dos partos de 500 primigestas de termo (294 com e 206 sem peridural) em trabalho de parto espontâneo e com 5cm de dilatação, obtiveram índices de cesárea de 15,6% e 2,4%, respectivamente, com e sem anestesia.

Na verdade, tais incidências são de tal modo reduzidas que nos incomoda crer nesses resultados. Entretanto, importa salientar que induções injustificadas, seguidas de assistência inadequada, resultam nas chamadas "falhas" de indução e, conseqüentemente, com cesárea para a resolução do parto. Como essa situação é mais freqüente em nulíparas, no próximo parto a indicação de cesárea iterativa é freqüente (cerca de 50%). O emprego da analgotócia precoce deve ser discutida.

Chestnut e cols. (1987) referiram que, aplicada a peridural após cervicodilatação de 5cm, a anestesia não responde por aumento de cesáreas (em nulíparas). Entretanto, Thorp e cols. (1991) verificaram que o emprego dessa analgesia em casos de dilatação lenta do colo uterino eleva a incidência da cesárea (7%:22%). Quando a dilatação é rápida, a elevação da incidência é menor, embora ocorra (3%:9%). Em 1996, Lieberman e cols. analisaram 1.733 partos de instalação espontânea, comprovando que a incidência de cesárea, sem o uso precoce de peridural, foi de 4%, elevando-se para 17% quando a analgesia foi utilizada.

Lieberman e cols. (2004) salientaram que a epidural em geral é aplicada em casos de distócias. Daí o erro de se lhe atribuir a causa do incremento da cesárea.

Conclusões

Há no momento reação contrária a essa exagerada incidência de partos por cesárea. Nos Estados Unidos, casuísticas referindo incidências maiores de 10% devem ser consideradas exageradas.

Stafford (1990) e Clark e cols. (1991) salientam o maior custo do parto cesáreo. O primeiro refere incidência de cesárea de 24,4% na Califórnia, com elevação evidente do seguro-saúde. Para o segundo, enquanto o custo médio do parto vaginal é de 363 libras, o do parto por cesárea é de 1.123 libras.

O'Driscoll e cols. (1984), na Irlanda, Myers e Glicher (1988), Turner e cols. (1988) e Boylan e cols. (1991), nos Estados Unidos, têm incentivado medidas para tentar reduzir o que chamam "exagero de cesáreas". Entre tais medidas, sugerem menor liberalidade nas indicações dessa intervenção em casos de partos gemelares, em apresentação pélvica e com cesárea anterior (Myers e Glicher, 1988). Recomendam também maior uso de ocitocina e rotura artificial das membranas na condução de partos que evoluem lentamente (Turner e cols., 1988; Boylan e cols., 1991).

Gilbert e cols. (2000), analisando resultados de 51 hospitais, no período de 1992-1993, concluem que o tratamento ativo reduz a incidência da cesárea. Entretanto, segundo esses autores, condição idêntica obtém-se com melhor assistência às parturientes.

MacFarlane e Chamberlain (1993) comprovaram elevação da incidência da cesárea com o emprego da monitorização eletrônica. Bottoms e cols. (1987) já haviam observado esse fato, referindo, entretanto, que a monitorização seguiu-se de melhores resultados perinatais.

A preocupação com a integridade funcional da genitália tem sido relacionada com a incidência agravada da cesárea. Mackenna e cols. (2003) salientaram esse fato e a sua responsabilidade na elevação dos índices da operação. Al-Mufti e cols. (1997) referem que 33% dos obstetras femininos encarecem esse fato e preferem a via alta à vaginal.

Em 2001, Virginia e cols. reviram a questão da incidência de cesárea em países da Europa. Com o advento da incisão miometrial transversa (menor risco de rotura uterina), em pacientes já cesariadas, a tendência é para tentar a via vaginal e reduzir a incidência para 15%. Rasmussen e cols. (1996) citam incidências de 13,2-15,2% na Dinamarca.

Na Inglaterra, para tentar a redução dos índices elevados de cesárea, têm sido preconizadas as seguintes medidas: a) a prática de versão externa na apresentação pélvica; b) restrição da primeira cesárea; c) admitir sofrimento fetal apenas com determinação do pH sangüíneo fetal; d) assistência idônea em parturientes com cesárea anterior.

O risco de rotura uterina (0,5%-3,3%) é o argumento utilizado pelos que defendem a cesárea eletiva em pacientes cesariadas. Os que defendem tentar a via vaginal referem que a segurança, contra rotura uterina, é maior em parturientes cesariadas por distócia (e não a pedido), quando, com maior distensão do segmento inferior, a incisão miometrial foi baixa. Os obstetras europeus contra-indicam a via vaginal em cesariadas com incisão miometrial corporal, na vertical segmentar e na prenhez gemelar (na Inglaterra).

O protocolo estabelecido para permitir tentar a via vaginal refere: a) permite utilizar com cuidado a prostaglandina-gel; b) manter a veia sempre pega; c) controle da pressão arterial e do pulso a cada 15 minutos; d) monitorização fetal; e) não utilizar sonda intra-uterina; f) permite o emprego cuidadoso da ocitocina; g) opção por analgotócia de condução; h) presença permanente do anestesista e de "staff" de excelência; i) controle freqüente do partograma; j) salvo suspeita de rotura uterina, recomenda evitar revisão da cavidade uterina pós-parto.

Pessoalmente, sou contrário a esse último item. Roturas uterinas pequenas e efrações da cicatriz miometrial soem ser assintomáticas (a cicatriz fibrosa não sangra). Entretanto, favorecem a infecção peritoneal, agravando a morbidade materna. Na Escócia, Smith (1996) analisou 120.854 partos de termo. A incidência de cesárea elevou-se de 7,1% (1980) para 10,7% (1996), particularmente em função da macrossomia (mais de 4.000g).

Ultimamente, entre nós e também nos países estrangeiros, tem sido preconizada a prática de uma segunda opinião, quando determinado obstetra indica a operação. Na contingência de discordância e, apesar de vigorar a indicação do primeiro, a inovação tem sido efetiva para, de alguma forma, reduzir a incidência de cesáreas desnecessárias. A nosso ver, nos serviços universitários essa medida deveria ser obrigatória em nulíparas, vez que cerca de 50% das cesáreas são indicadas por iteratividade.

Finalmente, Braveman e cols. (1995) analisaram a evolução de 203.649 partos de recém-nascidos vivos, ocorridos, em 1991, no Estado da Califórnia. Comprovaram maior incidência da operação em: clientela privada, índice intelectual mais avançado, pacientes casadas, hospitais de pequeno número de partos e em negras (com exceção, entre elas, em prematuros). Os autores, depois de excluírem outros fatores, concluem que a maior incidência em não-brancas tem caráter racial.

Após rever as diversas colocações, locais e alienígenas, focalizando incidências da cesárea, atrevo-me a apresentar idéia pessoal, relacionada ao incremento da incidência (Quadro V-17).

Quadro V-17 – Cesárea × incremento na incidência.

Causas justas
Valorização maior dos conceptos
Progressos na propedêutica fetal
Iteratividade
Progressos na assistência neonatal
Causas injustas
Conveniência do obstetra
Limitação técnica do obstetra
Causas controversas
Interferência familiar e pessoal
Preocupação com a integridade genital
Riscos de processos de má prática

Neme, 2004.

INDICAÇÕES

Entre as principais causas responsáveis pela atual liberalidade com que se indica o parto por cesárea, citam-se:

Maior segurança atual da vida materna – contribuíram para tanto a terapêutica antiinfecciosa, os recursos transfusionais e os anestésicos. Rojas (1938), em seu relatório oficial apresentado no III Congresso Argentino de Obstetrícia e de Ginecologia, refere que Döderlein admitia três estados de espírito do tocólogo em relação ao pós-operatório de cesáreas iterativas: primeiro dia de espera e atenta observação, segundo dia de inquietude, terceiro dia de espanto, quarto dia de expectativa da morte materna. A partir de 1940, com o advento da quimioterapia e da antibioticoterapia, as complicações infecciosas reduziram-se e atualmente, inclusive em casos impuros, pratica-se a operação com grande e efetiva segurança.

Quase dois séculos nos distanciam do vaticínio de Osiander (1759-1822), para quem "dois terços das cesariadas morrem e apenas um terço delas sobreviverão". E rematava assim o prognóstico materno: "Cesárea é operação de desfecho incerto. Antes de ser praticada, a paciente deve manifestar seus últimos desejos e preparar-se para a morte".

Sachs (1983) lembra que quase a totalidade das mortes maternas, relacionadas à cesárea, devem ser atribuídas às patologias que indicaram a intervenção. Refere que os índices de morte materna são equivalentes para a cesárea (5,8:100.000) e para os partos vaginais (10,8:100.000). E Lucas e cols. (2000) comprovaram apenas uma morte materna dentre 78.000 intervenções.

Higidez fetal – a necessidade ideal de se garantir a sobrevida dos nascituros e a integridade comportamental futura do indivíduo. Daí a mais precoce indicação da operação nos partos que se prolongam e/ou se cercam de hipóxias e cuja resolução impõe práticas tocúrgicas traumáticas (parto gemelar, apresentação pélvica, cesárea anterior, prematuridade).

Preservação da genitália – a aspiração das parturientes em resguardar a integridade anatomofuncional da genitália, vez que a cada dia se reduz a paridade nas comunidades civilizadas.

Inclusive no Brasil, os índices demográficos, nos centros desenvolvidos, referem 2 a 2,5 filhos para cada casal.

Despreparo dos tocólogos – o relativo despreparo dos atuais tocólogos, pois o incremento das indicações de cesárea se acompanhou da redução de intervenções extrativas transvaginais.

Recentemente, órgãos governamentais, reconhecendo o despreparo, em geral, dos obstetras brasileiros, ampliaram a duração da Residência de Tocoginecologia de dois para três anos. A nosso ver, a medida, embora útil, é precária, pois, entre nós, além de a Residência não exigir "residir" em maternidades, a duração é pequena. Bumm, o grande obstetra alemão, afirmava que os segredos da tocurgia vaginal apenas serão obtidos após cinco anos de internato em maternidade de grande número de partos (Briquet, 1953).

Situação atual – dos 2.852.823 partos ocorridos no Brasil, atendidos pelo SUS em 1994, apenas 0,6% foram transvaginais com manobras tocúrgicas. A maioria ocorreu em maternidades universitárias, nas quais os maiores índices de cesáreas resultaram de receber casos de maior patologia (Neme e Neme, 1994).

Quando se analisam estatísticas antigas (Winter, 1929; Preissecker, 1932; Geller, 1935; Rojas, 1938), verifica-se que as principais indicações da cesárea eram: vício pélvico, eclâmpsia, placenta prévia central e parada do parto. Em 1982, Anderson e Lomas (1984) comprovaram, no Canadá (Ontário), as seguintes incidências e indicações de cesárea: 91,6% em casos de prévia cesárea, 71,5% na apresentação pélvica, 33,3% por distócias em geral, 23,2% por sofrimento fetal.

Cunningham e cols. (1993), associando dados de Taffer e cols. (1987 e 1991) e de Myers e Gleicher (1988), referem os dados apresentados na tabela V-23.

Tabela V-23 – Cesárea: indicações nos Estados Unidos (modificado de Cunningham e cols., 1993).

Indicações	1980 (%)	1985 (%)	Aumento entre 1980 e 1988 (%)
Cesárea repetida	30	36	50
Distócia fetal	30	31	34
Sofrimento fetal	5	9	18
Apresentação pélvica	12	10	6
Outras diversas	24	13	8

No Brasil, as indicações mais freqüentes de cesárea são as seguintes: cesárea prévia, sofrimento fetal, desproporção cefalopélvica, apresentação pélvica e amniorrexe prematura, segundo dados de Prata Martins e cols. (1978), Fernandes Costa e cols. (1984), Barboza e cols. (1987), Belfort (1989) (Tabela V-24).

Tabela V-24 – Indicações de cesárea no Brasil*.

Indicações	Prata Martins (São Paulo) (%)	Fernandes Costa (Recife) (%)	Barboza e cols. (%)	Belfort (Rio de Janeiro) (%)
Cesárea prévia	11,6	23,6	29,0	21,0
Sofrimento fetal	34,4	11,1	9,0	18,0
Desproporção cefalopélvica	4,6	22,5	24,7	29,5
Apresentação pélvica	10,0	7,2	12,7	6,3
Amniorrexe prematura	4,0	?	8,0	?

* Os referidos números foram adaptados de condições clínicas sugestivas da indicação operatória.

A enumeração dessas diversas indicações de cesárea em serviços estrangeiros e nacionais deixa claro que, além das razões maternas, o aumento da incidência da operação se relacionou com os interesses fetais. Entretanto, em Dublin (Irlanda), O'Driscoll e Foley (1983) referem que, apesar de a incidência do parto abdominal ter-se elevado de apenas 4,1% (1965) para 4,8% (1980), a queda da mortalidade perinatal, nesses períodos, foi, respectivamente, de 42,1% para 16,8%. Esses autores atribuem sua baixa incidência de cesárea, em particular, às restrições de sua indicação em primigestas, em parturientes com cesárea anterior e em casos de apresentação pélvica.

Ao considerarem os resultados referidos pelo Grupo de Dublin, Cunningham e cols., citando dados de Leveno e cols. (1989), salientam que a incidência de prematuridade é maior no serviço em que trabalham do que na Irlanda e os seus resultados perinatais são melhores que os de O'Driscoll e Foley (Tabela V-25).

Tabela V-25 – Morbiletalidade perinatal (modificado de Leveno e cols., 1989).

Condições	Grupo O'Driscoll e Foley (‰)	Grupo Cunningham e cols. (‰)
Conceptos de baixo peso	39	118
Mortalidade perinatal de conceptos de baixo peso	244	115
Mortalidade perinatal de conceptos > 2.500g	7	3

Algumas indicações de cesárea merecem consideração particular, em face das controvérsias que suscitam:

Presença de cesárea anterior – no momento percebe-se tendência universal para reduzir a incidência de cesárea em casos de cesárea anterior, de parto gemelar, de apresentação pélvica e de prematuridade ou de restrição de crescimento intra-uterino (Philipson e Rosen, 1985). Inclusive, o National Nataly Survey, nos Estados Unidos, refere que a monitorização do parto se associa com aumento injustificado das operações cesáreas. Daí se impõe a pergunta: o diagnóstico de sofrimento fetal está mais apurado ou ocorrem falhas metodológicas na sua identificação?

Anderson e Lomas (1984) referem que, em Ontário (Canadá), dois terços das cesáreas foram indicadas pela existência de operação anterior. Essa observação fez com que diversos serviços obstétricos se preocupassem em tentar a via vaginal em parturientes já cesariadas. Atendendo essa nova orientação e conduzindo partos, nesses casos, com administração de ocitocina, Horenstein e Phelan (1985) observaram os resultados apresentados na tabela V-26.

Tabela V-26 – Complicações de partos com cesárea prévia.

Complicações	Com ocitocina (%)	Sem ocitocina (%)
Atonia uterina	11,0	19,0
Propagação da incisão	3,0	6,0
Histerectomia	1,0	2,0
Transfusão de sangue	9,0	17,0
Lesões da bexiga	2,0	2,0

A observação desses autores se prestou para reduzir a indicação eletiva de cesárea em parturientes já submetidas a essa intervenção. Flamm e cols. (1987), entre 5.733 parturientes com cesárea prévia, submeteram 4.291 delas à prova de trabalho de parto, obtendo parto transvaginal sem inconvenientes maternos e perinatais em 75%.

Stafford (1990) lembra que a incidência de cesárea se elevou nos Estados Unidos, entre 1983 e 1987, de 22% para 25%, salientando que em 1990 essa incidência, em face do número de cesáreas iterativas, deve atingir 34%. Esse mesmo autor (1991) refere que, em geral, a incidência de partos vaginais em parturientes já cesariadas não ultrapassa 10,9%. Mas nos serviços universitários da Califórnia esse número alcança 29,2%. Rosen e cols. (1991) analisaram 13 publicações relacionadas a essa questão, não havendo comprovado inconvenientes com a conduta que posterga a prática da cesárea, optando, de início, pela prova de trabalho de parto. Entretanto, Joseph e cols. (1991) encarecem que as parturientes já cesariadas, uma vez solicitadas a tentar o parto vaginal, preferem a cesárea eletiva.

Notzon e cols. (1994) referem as seguintes incidências de cesárea repetida em 1990: 94,3% na Noruega, 86,7% na Inglaterra, 47,1% na Suécia e 80,5% nos Estados Unidos. Esses números denunciam a forte tendência para repetir a operação em pacientes já operadas.

Embora Asakura e Myers (1995) refiram risco de rotura da cicatriz pouco elevado nas pacientes com duas ou mais cesáreas, Kornfeld e cols. (1996) insistem que, nesses casos, a incidência de rotura uterina é três vezes maior que nos casos de apenas uma cesárea prévia.

Dúvidas relacionadas à conduta a ser seguida em casos de cesárea anterior prosseguiram como se segue:

1. Hook e cols. (1997): a cesárea eletiva aumenta a incidência de complicações respiratórias em recém-nascidos.
2. Rageth e cols. (1999): em 29.046 casos de cesárea anterior obteve parto vaginal em 74%. Ocorreram 70 roturas uterinas. A morbidade perinatal foi semelhante na cesárea iterativa e nos partos vaginais.
3. Sachs e cols. (1999): com o parto vaginal o prognóstico perinatal agrava-se.
4. Melnikow e cols. (2001): em 369 casos, comprovaram que a incidência de cesárea iterativa é maior nas instituições em que as taxas de primeiras cesáreas são mais freqüentes (69%:29%).
5. Zelop e cols. (2001): a incidência de cesárea repetida é maior nos conceptos cujo peso ultrapassa 4.000g. A incidência de rotura uterina foi de 1,6% e a de cesárea atingiu 40%.
6. Sims e cols. (2001): em 57 casos em que utilizaram a ocitocina a incidência de rotura uterina foi de 7%.
7. Bergholt e cols. (2004): os obstetras holandeses preferem tentar a via vaginal, mas aceitam a cesárea a pedido.

Dickinson e cols. (1999) referem que apenas 5% dos tocólogos ingleses, permitem tentar a via vaginal após duas cesáreas anteriores e Shannon e cols. (2003) salientam menor índice de êxitos em tentativas de parto vaginal nas parturientes obesas.

Em pacientes com cesárea anterior, foi referido o emprego de indução com ocitocina, misoprostol e prostaglandina E_2-gel.

1. Resultados equivalentes foram obtidos por Chalmers e cols. (1991) (súmula de diversas publicações) (Tabela V.25).
2. Carlan e cols. 1997) empregaram o misoprostol em 35 casos, sem inconvenientes. Mas Wing e cols. (1998), em 17 casos, referem duas roturas uterinas (11%).
3. Del Valle e cols. (1994): utilizaram a prostaglandina E_2-gel, com êxito em 89 pacientes com cesárea anterior. Stone e cols. (1994) obtiveram partos vaginais, sem inconvenientes em 64% das 94 parturientes que receberam prostaglangina E_2-gel. E, Lelaidier e cols. (1994), em 32 casos, utilizaram o mifeprostone. Houve uma rotura uterina.

Em 2001, Zimberg, considerando a literatura a respeito do parto em pacientes com cesárea anterior, salienta: 1. é recomendável a audiência de segunda opinião; 2. o CAOG, contrário até 1977 à tentativa do parto vaginal, reconsidera sua posição, recomendando o consenso da paciente e a presença de condições normais do fatores do parto. Para os casos de duas cesáreas anteriores, o mesmo CAOG recomenda: esclarecer a paciente do maior risco de rotura uterina; presença de equipe assistencial completa.

Nos quadros V-18 e V-19 apresentamos as condições clínicas que regem nossa conduta em casos de parturientes com cesárea prévia.

Quadro V-18 – Razões para tentar a via vaginal.

1. A incisão uterina foi segmentar e transversa (menor risco de rotura uterina).
2. A intervenção foi praticada com dilatação avançada (a incisão uterina fez-se no segmento inferior).
3. A puérpera recebeu antibioticoterapia adequada (menor risco de infecção da cicatriz miometrial).
4. A sutura uterina usou fios de absorção lenta (melhor consolidação cicatricial).
5. A sutura uterina foi com pontos separados (menor risco de deiscências).
6. Ausência de desproporção cefalopélvica, mesmo quando limítrofe.
7. Apresentação cefálica fletida.

Quadro V-18 – Razões para nova cesárea.

1. Reincidência da indicação anterior (justa).
2. Ocorrência de nova indicação (justa).
3. Presença de vícios de apresentação e de situação.
4. Presença de desproporção cefalopélvica. Mesmo quando limítrofe.
5. Endomiometrite na cesárea anterior (cicatrização comprometida da sutura uterina).
6. Mais de uma cesárea anterior.
7. Presença de placenta prévia situada na parede uterina anterior (risco maior de acretismo).
8. Suspeita de acretismo (ultra-sonografia).

Concordando com Pridjian (1991), da Universidade de Michigan, acreditamos que a redução da incidência de cesárea exige prévia restrição das suas indicações em primigestas, a fim de reduzir o número de cesáreas iterativas. Daí decorre a imposição de sermos muito críticos com as indicações dessa operação em nulíparas e, também, de sermos prudentes quando indicar a prova de trabalho de parto em parturiente já cesariada.

Nesse último particular, Flamm e Goings (1989) referem que o Colégio Americano de Obstetras e Ginecologistas sugere não insistir no parto vaginal em cesárea prévia quando o peso fetal supera 4.000g. Entretanto, segundo dados desses autores, entre 240 parturientes com cesárea prévia e cujos fetos pesaram 4.000-4.499g, o parto foi vaginal em 58% e atingiu a cifra de 43% quando o peso excedeu 4.500g (sem inconvenientes).

Entre nós, a incidência de cesárea em parturientes já submetidas a essa intervenção atinge, em centros universitários, cifras de 59,8% (Mathias e cols., 1982), 65,5% (Mauad Filho e cols., 1987), 47% (Faúndes e cols., 1988) e 43,5% (Bauer, 1993).

Presença de apresentação pélvica – em 1981, Camano e cols. referiram incidência de cesárea em 57,79% nos casos de apresentação pélvica. Embora seja pacífico o conceito geral de maior risco perinatal, entre os nascituros de parto vaginal em apresentação pélvica, importa salientar que o fato é mais evidente entre os fetos de baixo peso. Em nosso Serviço, Zugaib e cols. (1985) comprovaram mortalidade neonatal precoce entre conceptos de 1.000-1.499g, em 50% após cesárea e em 66,6% após parto vaginal. Entre os conceptos de 1.500-1.999g, esses resultados foram, respectivamente, de 31% e 41%. Finalmente, entre os de 2.000-2.499g, os resultados foram equivalentes. Bodmer e cols. (1986) questionaram os resultados referidos por Zugaib. Segundo eles, a incidência de cesárea em casos de parto pélvico em prematuros se elevou de 8% para 89%. Entretanto, os resultados perinatais não foram convincentes para justificar tal elevação na incidência da cesárea.

Faúndes e cols. (1988), citando dados de Crespigny e Perperell (1979), de Woods (1979), de Karp e cols. (1979), de Duenhoelter e cols. (1979), de Bowes e cols. (1979) e de Graves (1980), relativos ao obituário neonatal resultante de partos pélvicos, apresentam os dados citados na tabela V-27.

Tabela V-27 – Mortalidade neonatal × apresentação pélvica.

Peso dos recém-nascidos (g)	Tipo de parto	
	Vaginal (%)	Cesárea (%)
1.000-1.499	42,9	23,1
1.500-1.999	10,0	8,0
2.000-2.499	3,0	0,0

Os números apresentados na tabela V-28 demonstram que, pelo menos para conceptos prematuros pesando 1.000-1.500g, graças aos atuais recursos da assistência neonatal, a indicação da cesárea na apresentação pélvica deve ser considerada. Daí porque a incidência geral de cesárea em casos de apresentação pélvica atingiu, em 1990, 60,8% na Noruega, 79,5% na Inglaterra, 66,3% na Suécia e 83,1% nos Estados Unidos (Notzon e cols., 1991).

Otamiri e cols. (1990), na Suécia, compararam o comportamento de conceptos nascidos em apresentação pélvica por cesárea e parto vaginal. Referem comportamento semelhante no primeiro dia de vida, mas com menor atividade dos nascidos por parto vaginal entre os segundo e quinto dias. Após seis meses, o comportamento dos dois grupos foi semelhante.

Krebs e cols. (1995) examinaram 15.718 partos de apresentações pélvicas, no período de 1982-1990, na Dinamarca. Deles, 20,7% foram transvaginais, 45,3% cesáreas eletivas e 34,1% cesáreas de emergência. Os resultados perinatais foram equivalentes entre os recém-nascidos pesando 3.001-3.500g e para os abaixo de 2.500g. Para os de 2.500-3.000g e os de 3.501-4.000g e mais de 4.000g, os resultados foram melhores com a cesárea.

Na Clínica Obstétrica da Faculdade de Medicina da Universidade de São Paulo (USP), a indicação de cesárea pélvica elevou-se, progressivamente, a partir de 1938. O aparente exagero dos índices atuais justifica-se, quando analisamos resultados perinatais anteriores, denunciando perdas perinatais extremadas. Coincidindo com a tendência universal, a indicação elevou-se nas sucessivas chefias pelas quais a instituição passou (Tabela V-28).

Tabela V-28 – Apresentação pélvica × índice de cesárea.

Período	Nº de apresentação pélvica	Nº de parto vaginal (%)	Nº de cesárea (%)
1938	100	97	3
1941	100	93	7
1950	100	86	14
1963	100	86	14
1973	100	70	30
1981	100	41	59
1988	100	19	81
1996	100	08	92
1998	100	13	87
1999	100	0,2	98

Neme, 2004.

Em 2000, Hannah e cols. realizaram estudo colaborativo, randomizado, afim de analisar resultados perinatais em casos de apresentação pélvica, resolvidos pela via vaginal. Os números iniciais foram tão desfavoráveis que a pesquisa foi suspensa. Gilbert e cols. (2003) levantaram, na Califórnia (USA), os resultados de 100.667 partos em apresentação pélvica. Apenas 4,9% deles foram ultimados pela via vaginal, com mortalidade neonatal, nas nulíparas, de 9,2%.

Em parturientes com cesárea anterior e apresentação pélvica, a via tem sido contra-indicada. Entretanto, Ophir e cols. (1989) referem que, entre 71 casos, em 67% deles tentaram a via vaginal com êxito em 37 (78,7%). Há tendência atual para, entre a 35ª e a 37ª semanas, tentar a versão externa cefálica; para evitar-se, no termo, a presença da apresentação pélvica.

Flamm e cols. (1991), em 56 casos com cesárea anterior, praticaram a versão externa com êxito em 82%. Dentre eles 67% pariram pela via vaginal. Essa conduta, de certa forma temerária, foi endossada, em 1999, pelo Colégio Americano de Obstetras e Ginecologistas. Entretanto, em 2001, com Kobelin, desconsiderou-se essa atitude.

Prenhez múltipla – ultimamente, a indicação de cesárea no parto gemelar tem aumentado. Enquanto Villas Boas e cols. (1988) referem incidência de 26%, em nosso Serviço ela atingiu 31,6% (Mathias e cols., 1985). Doyle e cols. (1988), na Austrália, referem incidência de 17%, e Samra e cols. (1990) citam 36% na Inglaterra. Entretanto, Bell e cols. (1986) e Rydhström e Ingemarsson (1991), na Suécia, não comprovaram vantagens da cesárea sobre o parto vaginal nessa condição clínica, inclusive entre conceptos pesando 1.500-2.499g.

Strong e cols. (1989), da Universidade South Califórnia, referem que, em 25 casos de parto gemelar com cesárea prévia, foi possível conseguir parto transvaginal em 18 (72%). Apesar de a rotura uterina ser mais freqüente nas parturientes já cesariadas, com prenhez gemelar (4%), que nas de feto único (2%), o autor admite tentar o parto vaginal nessa condição.

Em outras publicações, Rabinovici e cols. (1987), em Israel, Berglund e Axelsson (1989), na Suécia, Gocke e cols. (1989), na Califórnia, Samra e cols. (1990), na Inglaterra, e Rydhström (1990), na Suécia, não comprovaram vantagens perinatais para o segundo gêmeo, com a indicação de cesárea na solução do parto gemelar. Esse fato se comprovou inclusive quando a apresentação do segundo gêmeo não era cefálica (Rabinovici e cols.; Gocke e cols.) e quando se tratava de conceptos prematuros (Davison e cols., 1992, da Universidade de Washington).

Segundo nosso entendimento, a indicação de cesárea em casos de prenhez gemelar se justifica quando: a) a apresentação do primeiro gêmeo é pélvica, e a do segundo, cefálica (risco de colisão cefálica); b) a parturiente refere cesárea prévia e a apresentação do primeiro gêmeo é pélvica; c) a apresentação do primeiro gêmeo é pélvica (particularmente quando modo de nádegas) e trata-se de concepto prematuro em nulípara.

Milller e cols. (1996) referem em pacientes cesariadas e com prenhez gemelar 92 partos vaginais, ultimados com êxito.

Na prenhez gemelar, a indicação de cesárea, após o nascimento do primeiro gêmeo pela via vaginal, apenas se justifica quando o gêmeo restante se encontra intra-útero, em apresentação pélvica e/ou situação transversa (persistente), em casos de assistência negligenciada e com orifício interno do colo retraído.

Baixo peso fetal – em diversas publicações (Olshan e cols., 1984; Kitchen e cols., 1985; Malloy e cols., 1991), não se comprovou que a indicação de cesárea favorece o prognóstico perinatal de conceptos de muito baixo peso. Malloy e cols., no Missouri (Estados Unidos), referem os seguintes aumentos na incidência de cesárea: a) de 24% para 44% entre conceptos pesando 500-1.499g; b) de 21% para 26% entre conceptos pesando 1.500-2.499g; c) de 14% para 18% entre conceptos pesando mais de 2.500g.

A mortalidade de recém-nascidos no primeiro dia foi de 10% entre os nascidos de cesárea e de 22% para os de parto vaginal. Entre os que pesaram 500-740g, esses números foram, respectivamente, de 33% e 59%. Entretanto, os bons resultados atribuídos à cesárea se anularam ao se comprovar maior mortalidade entre seus recém-nascidos após uma semana de vida.

Analisando 132 partos de pacientes com idade gestacional entre 24 e 27 semanas, dos quais 67,1% foram cesáreas e 32% transvaginais, Robertson e cols. (1995) comprovaram complicações na extração da cabeça derradeira, respectivamente, de 5,6% e 9,3%. Daí recomendarem a via abdominal nessas idades gestacionais. Considerando as reais condições da maioria de nossos setores de neonatologia, parece-nos injustificada a indicação liberal de cesárea em tão baixa idade gestacional. Entretanto, indicada a cesárea e tratando-se de apresentação pélvica, a incisão miometrial preferencial deve ser segmento-corporal (vertical).

Scott e cols. (2001), em 29 casos de apresentação pélvica e conceptos de 500-750g, comprovaram sobrevida perinatal de 75% entre os nascidos por cesárea e 44% entre os de parto vaginal. Em 2003, Wadhavan e cols., nos USA, reviram 1.273 cesáreas em conceptos pesando 400-1.000g que sobreviveram. Deles, em 667 a cesárea foi eletiva, e em 600, após trabalho de parto. Examinados os recém-nascidos, 18-22 meses após o parto, comprovaram maiores índices de hemorragia intraventricular (23,3:12,1%), de leucomalacia (8,5:4,7%) e de deficiência neuromotora (41,7:34,6%) entre aqueles em que a cesárea foi precedida de trabalho de parto.

A questão da cesárea, em conceptos no limiar da viabilidade extra-uterina, será considerada no capítulo 154.

Defeitos do tubo neural – em 1991, Luthy e cols. consideraram a indicação da cesárea em casos de conceptos com diagnóstico pré-natal de meningomielocele sem hidrocefalia grave. Compararam os resultados de 47 recém-nascidos de cesáreas anteparto e de 35 de cesáreas intraparto com 78 nascidos de parto vaginal.

Não comprovaram diferenças em relação às lesões espinhais, mas a média de lesões anatômicas foi menor no grupo de partos vaginais. Após dois anos, os nascidos de parto vaginal e de cesáreas intraparto apresentaram 2,2 vezes mais paralisia que os nascidos de cesáreas anteparto, embora o comportamento intelectual persistisse idêntico nos três grupos. Esses autores recomendaram a extração desses conceptos pela cesárea anteparto.

Infecção pelo HIV – Newell (1994) refere que, entre os recém-nascidos de mães portadoras de infecção pelo HIV (de 19 Centros da Europa), examinados até 18 meses após o parto, a transmissão vertical ocorreu 17,6% no parto vaginal e 11,7% no cesáreo. Entretanto, em face dos diversos fatores envolvidos, nesse particular, permanece ainda em litígio o efeito protetor da cesárea (Capítulo 73).

Macrossomia – em 2004, Ecker reviu, exaustivamente, a associação da macrossomia e a cesárea. Depois de referir que o diabetes e a obesidade são as causas mais freqüentes de macrossomia, o autor cita suas principais complicações durante a parturição (desproporção fetopélvica, distócia biacromial, traumatismo e hipoxemia fetal).

Em particular, o autor salienta a dificuldade de estabelecer-se o diagnóstico de peso do concepto e suas relações com a distócia de ombros. E lembra que o CAOG recomenda tentar a via vaginal em fetos com peso a até 4.500g. Lembra, entretanto, que, em face da descida cefálica muito morosa, deve-se admitir dificuldade na insinuação do biacromial, optando-se pela cesárea.

Salihu e cols. (2003), nos Estados Unidos, comprovaram que as complicações e a necessidade de cesárea se elevam a partir de 4.500g, particularmente em diabéticas.

Prenhez prolongada – Shin e cols. (2004) recomendam a cesárea, quando na 41ª semana a cabeça fetal está alta e não insinuada (Capítulo 41).

Conclusões

É pacífica a noção de que a elevação nas cifras da operação cesárea se acompanhou, em geral, do declínio da morbiletalidade perinatal. De outro lado, diversas publicações salientam ocorrência materna mais freqüente de complicações infecciosas, trombóticas e hemorrágicas no pós-operatório de partos abdominais.

Entretanto, a tendência para aumentar as indicações dessa operação tem sido comprovada em diversos países. É o que se depreende do exame das tabelas V-29 a V-31, nas quais são apresentadas incidências ocorridas na Noruega, Escócia e Estados Unidos em relação a partos prematuros, pélvicos e de cesáreas prévias.

Tabela V-29 – Incidência de cesárea em primigestas (prematuros entre 1.000 e 1.499g).

País	1970 (%)	1975 (%)	1980 (%)	1985 (%)
Noruega	4,9	9,8	26,2	58,0
Escócia	–	11,6	32,0	45,7
Estados Unidos	8,9	17,4	36,1	49,8

Tabela V-30 – Incidência de cesárea em primigestas (apresentação pélvica).

País	1970 (%)	1975 (%)	1980 (%)	1985 (%)
Noruega	4,3	12,0	40,6	54,6
Escócia	–	36,6	68,8	74,3
Estados Unidos	15,0	35,5	69,3	79,8

Tabela V-31 – Incidência de cesárea em parturientes com cesárea prévia.

País	1970 (%)	1975 (%)	1980 (%)	1985 (%)
Noruega	–	–	57,4	–
Escócia	–	62,4	61,2	43,7
Estados Unidos	97,5	98,0	97,0	93,0

As indicações da operação cesárea são maternas, fetais e anexiais e podem ter caráter absoluto ou relativo. Seria fastidioso referi-las individualmente, vez que nas seções relacionadas à patologia da gestação e do parto elas foram cuidadosamente consideradas. A tendência da atual assistência obstétrica é de manter ou incrementar o número de indicações absolutas e de rever criteriosamente as indicações de caráter relativo, visando à redução do traumatismo materno e fetal e à garantia da futura integridade intelectual do indivíduo.

Ao considerar tais indicações, importa lembrar ainda seu caráter evolutivo, obrigando, muitas vezes, reconsiderar, durante a evolução do parto, condutas previamente recomendadas. Sem pretender esgotar a enumeração das condições clínicas que justificam indicações absolutas e/ou relativas, procuraremos exemplificar algumas razões para assim considerá-las.

Indicações absolutas

- Desproporção real fetopélvica por vício pélvico, macrossomia, malformações fetais, tumor prévio.
- Comprometimento anatômico do canal de parto (mole) conseqüente a atresia vaginal, condiloma acuminado gigante, cirurgia prévia de fístula vesicovaginal e de prolapso genital completo.
- Patologia anexial representada por placenta prévia central, prolapso do cordão com colo não-dilatado, descolamento prematuro da placenta com feto vivo e viável e cervicodilatação apenas inicial e amniorrexe prematura complicada com infecção uterina.
- Sofrimento fetal agudo intraparto ou crônico (intragestação), impondo extração imediata do concepto e ausente cervicodilatação.

As diversas condições apontadas como indicações absolutas justificam-se porquanto, quando presentes, a tentativa de parto vaginal representaria atitude negligente e responsável pelo comprometimento certo dos interesses maternos e perinatais. Outras várias situações podem ser citadas, por exemplo, a rotura uterina incompleta, a presença de herpes genital (colo, vagina) com bolsa íntegra, a situação transversa com feto vivo e útero enxuto, tentativas falhadas de fórcipe com feto ainda vivo etc.

Indicações relativas – são indicações relacionadas com condições que, embora permitindo o parto transvaginal, revertem em melhores resultados imediatos e tardios para o binômio mãe-concepto. Assim, citam-se, entre outras:

- Parturiente com mais de uma cesárea anterior.
- Primigesta com mais de 35 anos de idade com esterilidade prévia.
- Primigesta adolescente com fundos de sacos vaginais reduzidos.
- Morte habitual fetal.
- Placenta prévia lateral ou marginal, particularmente com feto vivo e viável.
- Eclâmpsia intragestação e/ou intraparto.
- Varizes vulvares.
- Desproporção fetopélvica relativa.
- Prenhez gemelar com fetos prematuros viáveis, com o primeiro gêmeo em apresentação pélvica e o segundo em cefálica.
- Apresentação pélvica com feto prematuro viável.

Nesse particular, Westgreen e Paul (1985), analisando resultados de 14 publicações entre 1977 e 1985, comprovaram mortalidade perinatal entre conceptos com menos de 1.500g de 54,4% e 23,9%, respectivamente, nos nascidos pela via vaginal e nos de cesárea.

Assim, outras diversas indicações poderiam ser citadas, inclusive aquelas que se relacionam com casos que podem resultar em dificuldades tocúrgicas vaginais na presença de obstetra pouco experiente.

Obstáculos para a redução da incidência – a nosso ver, quatro principais razões criam dificuldades para reduzir a prática de cesáreas desnecessárias:

- O risco de processos jurídicos de má prática que, em Obstetrícia, tem sido particularmente freqüente.
- A valorização do bem-estar, imediato e remoto dos conceptos em geral e, em particular, dos prematuros.
- Os avanços da neonatologia, com a conseqüente e atual sobrevida de recém-nascidos de baixo peso.
- A inexperiência tocúrgica dos atuais obstetras.

Nesse particular, Depp (1996) salienta a dificuldade de se encontrar tocólogos suficientemente experientes para prover a formação dos atuais Residentes nos Serviços-Escola.

ASPECTOS TÉCNICOS

Indicada a intervenção, a parturiente será removida para o centro cirúrgico. Quando ocorreu exoneração intestinal prévia (pelo menos há 6 horas), preferimos dispensar o enteroclisma, vez que sua realização provoca maior queixa de meteorismo no pós-operatório. A tricotomia da região púbica será revista e, se necessário, complementada por meio de equipamento que secciona os pêlos junto à base, sem provocar lesões cutâneas, que provocam reações inflamatórias locais. Antes de se praticar a anestesia, cateteriza-se uma veia e instala-se infusão venosa de solução cristalóide ou de Ringer. No caso de anestesia de condução, a medida visa a aumentar a volemia, para compensar eventual crise hipotensiva (ver Capítulo 102).

Anestesia

Sendo normal o estado geral da parturiente, a anestesia de escolha é a de condução: peridural, raqui e, atualmente, raquiperidural. A ráqui é preferencial quando há urgência absoluta para extrair o concepto, porquanto é de execução e instalação mais rápidas. A anestesia peridural, utilizando a bupivacaína associada a opiáceos (fentanil), merece, atualmente, indicação pacífica (Juul e cols., 1988), vez que a sua ação analgésica perdura por muitas horas e porque a dose anestésica pode ser reduzida, em face da ação analgésica coadjuvante do opiáceo. Entretanto, Crone e cols. (1990) referem que a adição de opiáceo aumenta significativamente a recorrência do herpes labial (ver Capítulo 125). O cateterismo vesical (sonda de Foley nº 12) deve ser feito após a instalação da anestesia, pois, durante a posição sentada necessária para executar a punção espinhal, a uretra pode ser traumatizada.

Enquanto se aguarda o início da operação e antes que ocorra a extração fetal, o anestesista manterá o corpo uterino desviado para a esquerda, a fim de evitar a compressão da veia cava inferior e consequentemente o comprometimento do fluxo uteroplacentário. A desobediência a esse cuidado, em certas pacientes, segue-se de manifestação evidente de hipotensão supina e, conforme nossa experiência, pode-se seguir até de descolamento agudo da placenta.

Em cada caso, a seleção da anestesia será da alçada do tocólogo, do anestesista e ouvida a parturiente. Segundo Pearson e Rees (1991), a anestesia foi a primeira causa de morte materna durante cesáreas na Inglaterra, no período de 1979-1981, atingindo 21,9%. Entre os fatores anestésicos responsáveis pela morte de 170 casos (1967-1981), em 74 foi a aspiração pulmonar, e em 46, as complicações da intubação (durante narcoses). Daí a preferência generalizada pelas anestesias de condução.

Após rigorosa assepsia e antissepsia da parede anterior do abdome (até a arcada costal), protegida e delimitada a área operatória com campos esterilizados, inicia-se a intervenção (Fig. V-125).

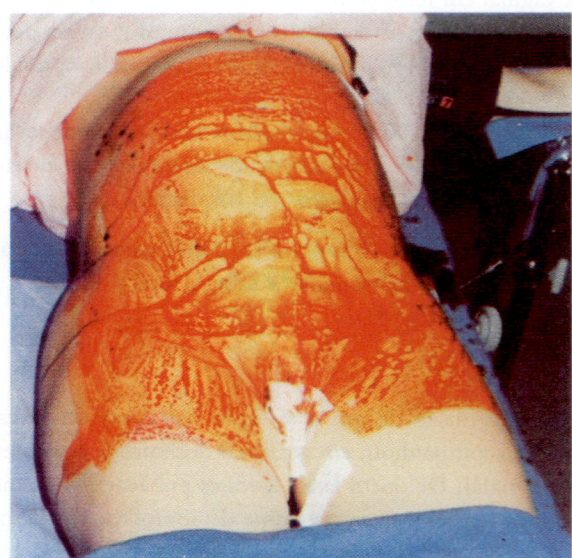

Figura V-125 – Assepsia da parede abdominal até a arcada costal. Notar a gaze colocada na vulva para proteger seus lábios da ação irritativa da solução antisséptica.

O relato que faremos de seus tempos fundamentais resultou da nossa experiência acumulada de mais de 64 anos de prática obstétrica e obedecendo o preceito de que, na execução da cesárea, o acesso ao feto deve ser rápido, mas sua extração deve ser lenta. A sala cirúrgica deve conter equipamentos que garantam hemostasia por termocoagulação e efetiva aspiração e oxigenação. A temperatura do ambiente deve oscilar entre 20 e 22ºC.

Consideraremos os seguintes tempos operatórios: incisão da parede abdominal, proteção da cavidade peritoneal, incisão e descolamento do peritônio visceral uterino, incisão uterina, extração fetal, extração da placenta e membranas, revisão da cavidade uterina, sutura do miométrio e do peritônio visceral, revisão da cavidade peritoneal, fechamento da parede abdominal, expressão uterina, curativo abdominal.

Preparo da área operatória – a incisão abdominal atinge a primeira linha de defesa antiinfecciosa local. A flora habitual da área púbica (úmida) é representada por difteróides, *Corynebacterias*, *Propionibacterias* e *Staphylococcus epidermidis* e *aureus*, inseridos nos folículos pilosos. Os primeiros são úteis para suprimir os dois últimos (Masterson, 1988).

Após embrocação ampla da área abdominal com clorexidina degermante a 2%, remove-se seu excesso e procede-se à antissepsia local com clorexidina alcoólica.

Rosally (2001) refere que a incidência de endometrite pós – cesárea declinou de 14% para 7%, quando os cuidados de antissepsia foram obedecidos.

Para reduzir o traumatismo local, durante a tricotomia, recomenda-se que ela não seja praticada com lâminas, mas com tesoura, e rente à pele. Esse cuidado reduziu a incidência de infecção da ferida operatória (de 5,6% para 0,6%).

Importa salientar que o indevido traumatismo local da parede abdominal tem grande responsabilidade na ocorrência de sua infecção pós-operatória. Por isso, a tricotomia da área de incisão deve ser praticada pouco antes da intervenção e evitando-se o traumatismo das inserções pilosas. A desinfecção da vagina indica-se quando se presume a possibilidade complementar de histerectomia (casos de cesárea iterativa em placenta prévia com suspeita de acretismo).

Incisão da parede abdominal

A incisão da parede abdominal obedece às regras da técnica cirúrgica e, em geral, é mediana infra-umbilical e transversa suprapúbica, como recomendada por Pfannenstiel (1920). Há mais de 30 anos praticamos esta última, e apenas excepcionalmente a primeira.

Incisão de Pfannenstiel – entre suas vantagens, citam-se o interesse estético e a menor incidência de eventração. Entretanto, apesar da presença de tocólogo experiente, ela demanda maior tempo para sua realização e atinge maior número de vasos locais (do tecido celular subcutâneo e do espaço subaponeurótico). Em cesáreas repetidas, a maior adesão da aponeurose sobre o plano muscular impõe dissecção que atinge vasos e, com alguma freqüência, exige sua drenagem pós-operatória.

Não têm sido excepcionais em cesáreas repetidas os casos de lesões vesicais quando o obstetra pouco experiente e afoito se precipita na sua execução. Entretanto, sua prática se generalizou e mesmo os tocólogos recalcitrantes a realizam, vez que os inconvenientes citados foram sendo superados com a experiência e o esmero técnico. Na atualidade, o obstetra que desconsiderar o aspecto estético da incisão transversa suprapúbica perde o respeito de sua paciente. Em particular, sua indicação é preferencial nas parturientes obesas, vez que é escassa a camada de gordura ao nível da prega abdominal, região na qual se fará a incisão da pele e do tecido celular subcutâneo.

Dois inconvenientes são peculiares à incisão de Pfannenstiel: o maior número de vasos sangrantes nas proximidades do monte de Vênus e, eventualmente, a exigüidade do campo operatório. A primeira resolve-se utilizando a hemostasia por termocoagulação. A segunda, pela incisão parcial ou total da extremidade tendínea dos músculos reto-anteriores pouco acima de sua inserção no pube (técnica de Cherney). A laparotomia, obedecendo a técnica de Pfannenstiel, compreende os seguintes tempos:

1. Incisão da pele e do tecido subcutâneo – como as figuras V-126 e V-127 demonstram, a incisão cutânea pratica-se em extensão de 10-12cm, ao nível da flexura abdominal, com ligeira curvatura de concavidade superior, incluindo a camada celular subcutânea até proximidades da aponeurose (Fig. V-128). Garantida a hemostasia local, cuja rapidez é favorecida pela termocoagulação, o cirurgião com os dedos indicadores, montados com gaze, expõe completamente a superfície aponeurótica, inclusive até além das extremidades da incisão cutânea (cerca de 2cm de cada lado) (Fig. V-129). Dispensamos na cesárea a proteção das bordas da incisão cutânea, a fim de apressar o acesso ao concepto.

Apesar de os tempos cirúrgicos que se sucedem serem de conhecimento geral, procurarei, ao descrevê-los e figurá-los, esclarecer minúcias que, atendidas, reduzirão o traumatismo local e a perda sangüínea.

2. Incisão da aponeurose e dos músculos pequenos oblíquos – a incisão da aponeurose será transversa. Pratica-se pequena botoeira na sua parte média e fixam-se suas bordas, de cada lado, com pinças de Kocher (Figs. V-130 e V-131). Elevando as referidas pinças, introduz-se, de cada lado, o dedo indicador separando a aponeurose do plano muscular (reto-anteriores). A seguir, com tesoura curva e romba, incisa-se a aponeurose, de cada lado, até ultrapassar levemente os limites das extremidades da incisão cutânea (Fig. V-132). Durante esse tempo, com alguma freqüência, são atingidos pequenos vasos, cuja hemostasia não deve ser descurada. Também são incisadas as bordas internas dos músculos pequenos oblíquos e, com os dedos indicadores, completamos, de cada lado, a separação das bordas destes músculos (Fig. V-133).

3. Dissecção do plano musculoaponeurótico – eleva-se pelas pinças de Kocher o folheto aponeurótico inferior e com tesoura curva e romba o dissecamos da camada muscular até as proximidades da inserção da sua bainha tendínea na sínfise púbica. Com dedos montados em gaze, completamos esse tempo cirúrgico (Figs. V-134 e V-135). Elevado o folheto aponeurótico superior pelas pinças de Kocher, pratica-se seu descolamento do plano muscular (Figs. V-136 a V-139). Quando a rafe aponeurótica persiste, completa-se a manobra dissecando-a com tesoura curva e romba.

4. Abertura do plano muscular – identificada a junção das bordas internas dos músculos reto-anteriores, eles serão separados com o auxílio de tesoura e, por vezes, por divulsão digital (Figs. V-140 e V-141). A junção do músculo piramidal na linha mediana com os músculos retoanteriores será incisada, mantendo-se íntegros dois ramos do piramidal (Figs. V-142 e V-143).

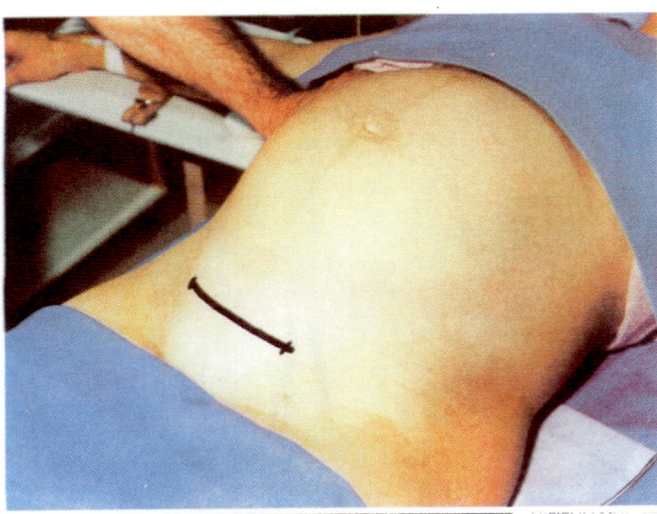

Figura V-126 – Incisão suprapúbica transversa (10cm), exatamente sobre a prega ou flexura abdominal. Notar o recalcamento do corpo uterino para a esquerda.

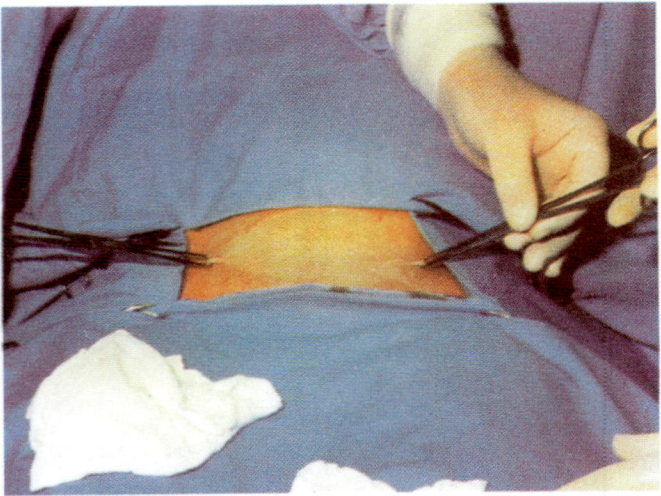

Figura V-127 – Demarcação com pinça de Allis nas extremidades da incisão abdominal.

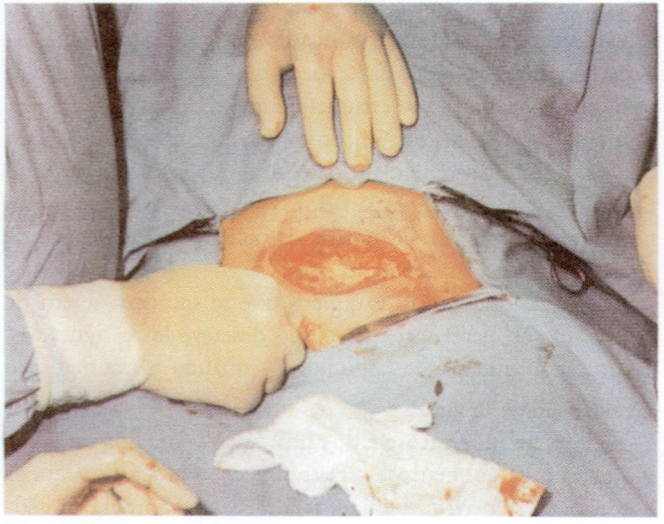

Figura V-128 – Incisão e hemostasia da camada celular subcutânea até se identificar a aponeurose (branca).

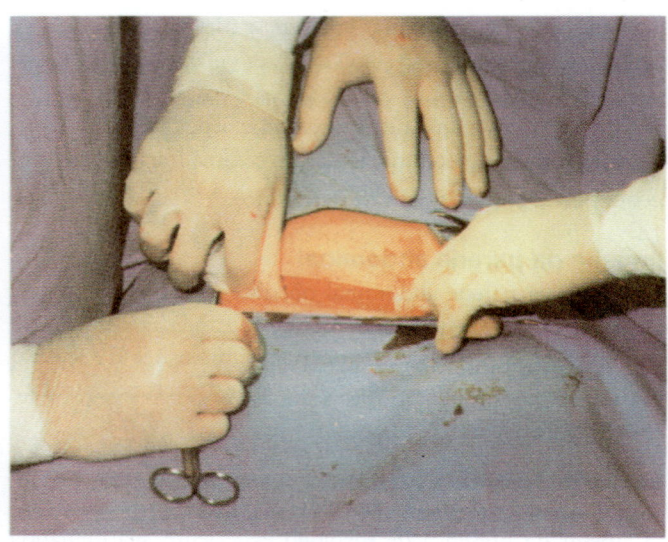

Figura V-129 – Exposição da aponeurose, além da incisão cutânea.

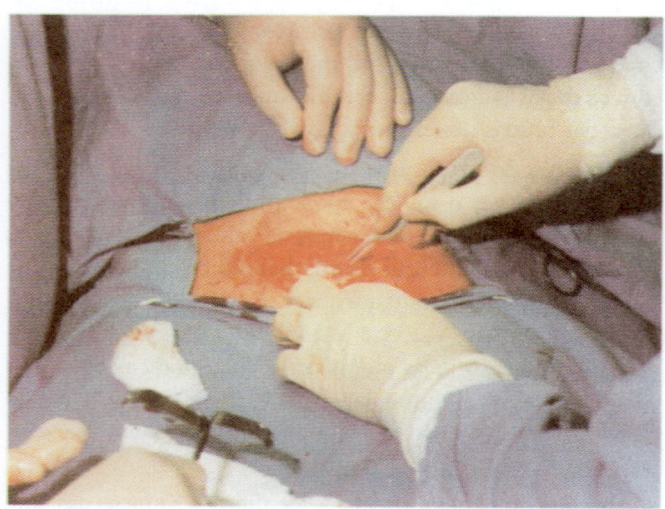

Figura V-130 – Realização de pequena botoeira na parte média da aponeurose.

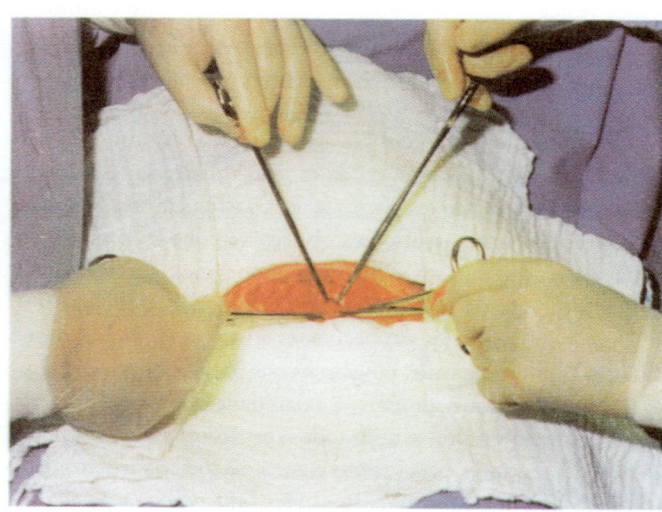

Figura V-131 – Fixação das bordas da aponeurose incisada com quatro pinças de Kocher.

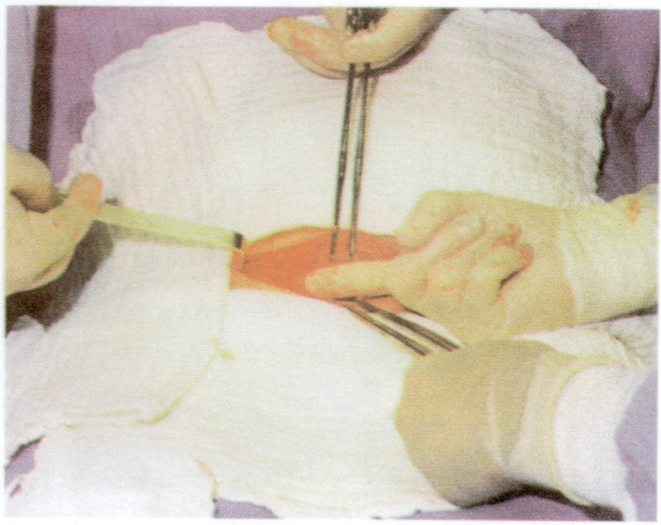

Figura V-132 – Introdução do dedo indicador para descolar a aponeurose do plano muscular subjacente.

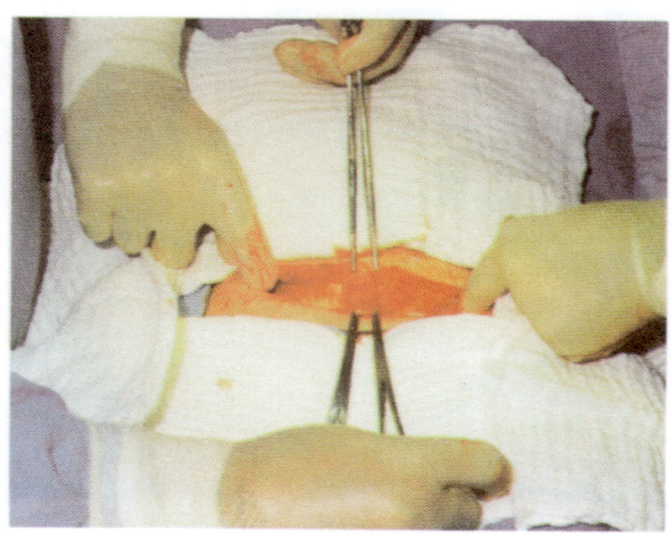

Figura V-133 – Dissecção das bordas internas dos músculos pequenos oblíquos (digital).

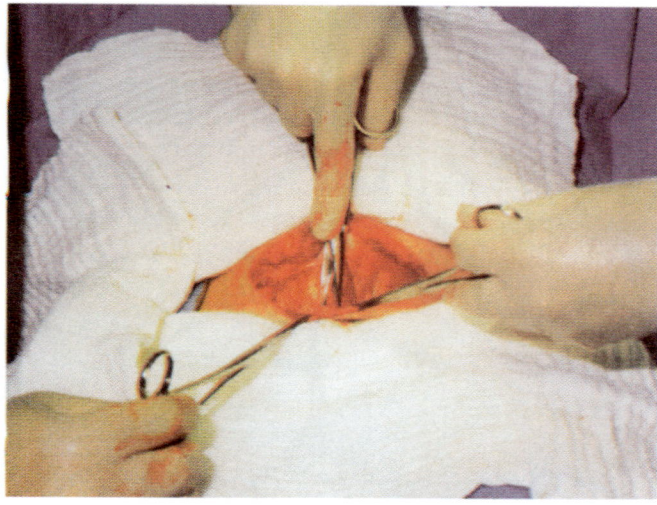

Figura V-134 – Dissecção do folheto aponeurótico inferior do plano muscular subjacente (tesoura).

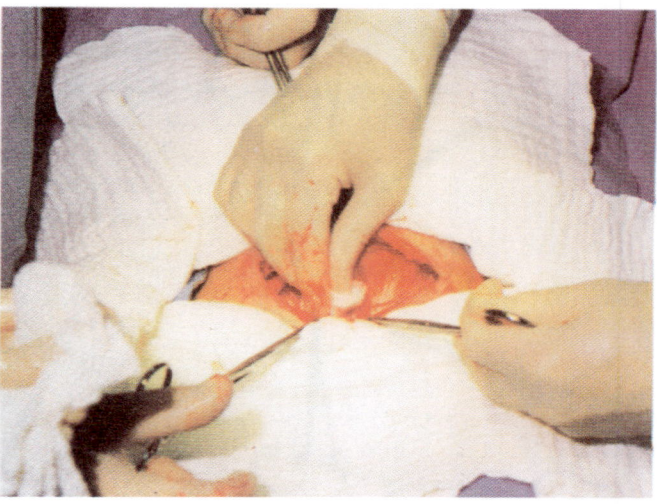

Figura V-135 – Dissecção complementar do folheto aponeurótico inferior do plano muscular (digital).

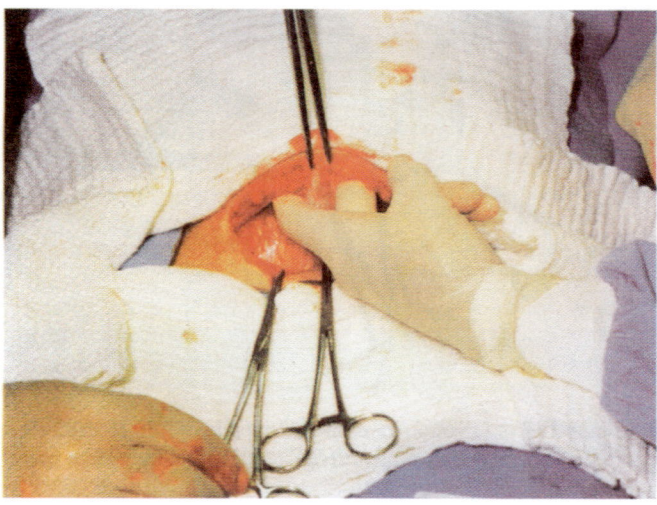

Figura V-136 – Descolamento do folheto aponeurótico superior do plano muscular. Os dedos indicador e médio são introduzidos de cada lado da rafe aponeurótica.

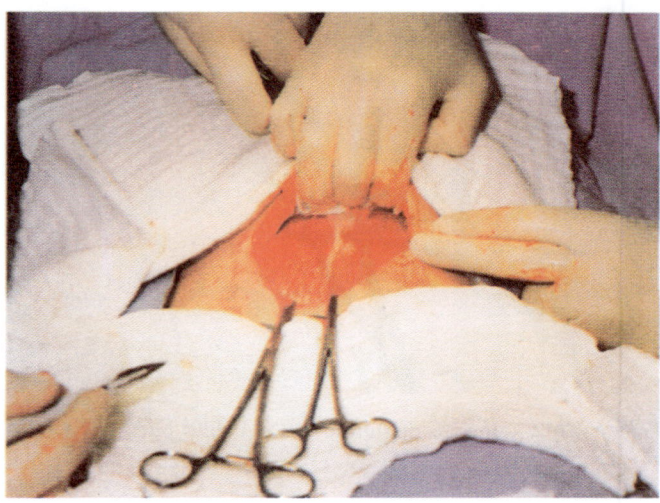

Figura V-137 – Descolamento do folheto aponeurótico superior do plano muscular. Com dedos montados em gaze estende-se a separação das referidas estruturas.

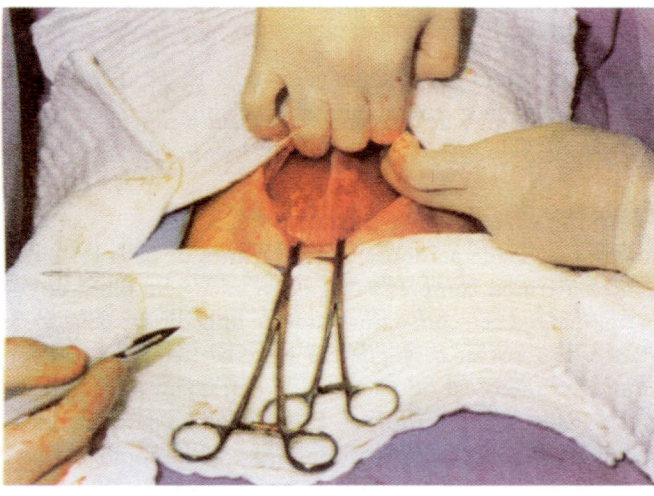

Figura V-138 – Descolamento final do folheto superior aponeurótico do plano muscular.

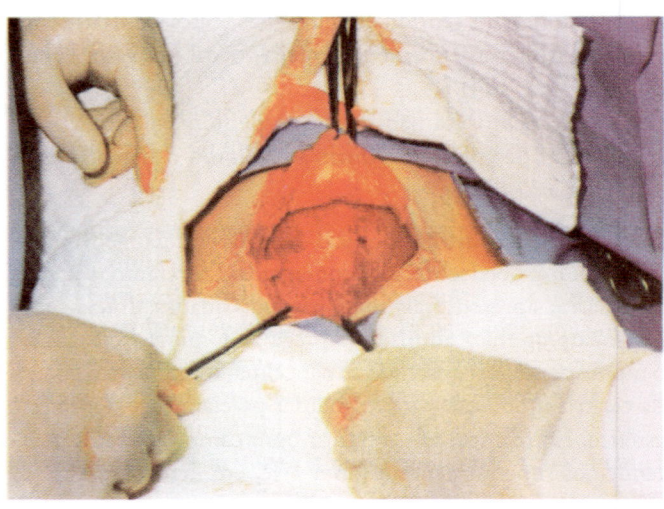

Figura V-139 – Plano muscular exposto e completamente separado da aponeurose.

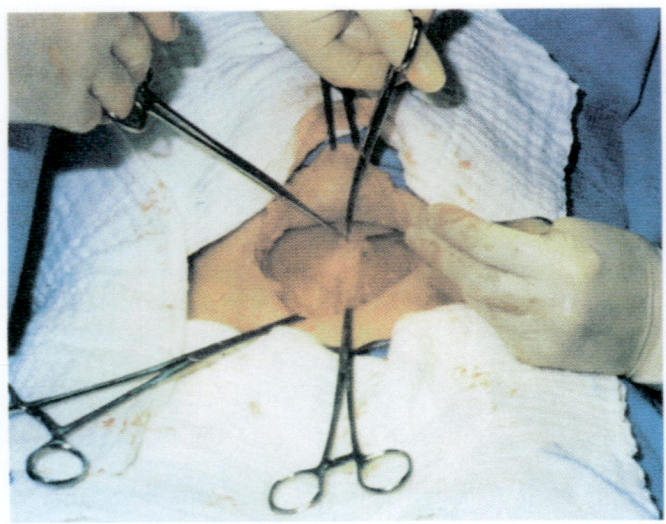

Figura V-140 – Identificação da junção dos músculos reto-anteriores.

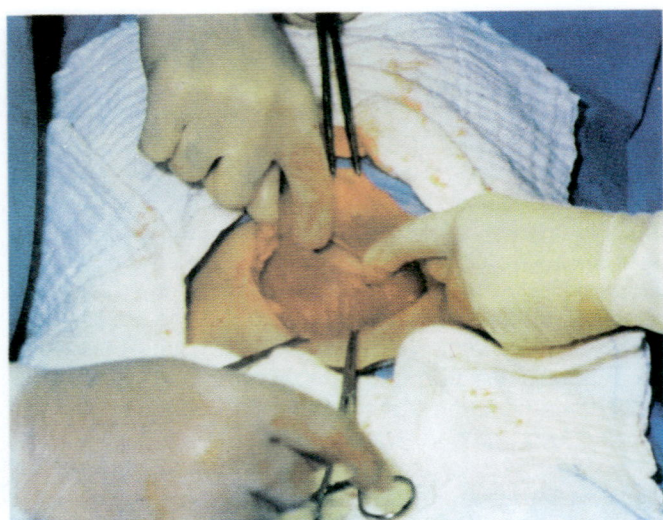

Figura V-141 – Divulsão digital dos músculos reto-anteriores.

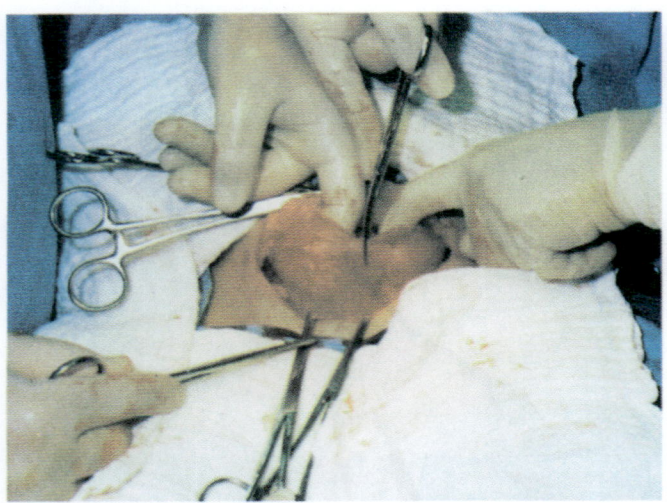

Figura V-142 – Incisão da junção dos músculos piramidal e reto-anteriores.

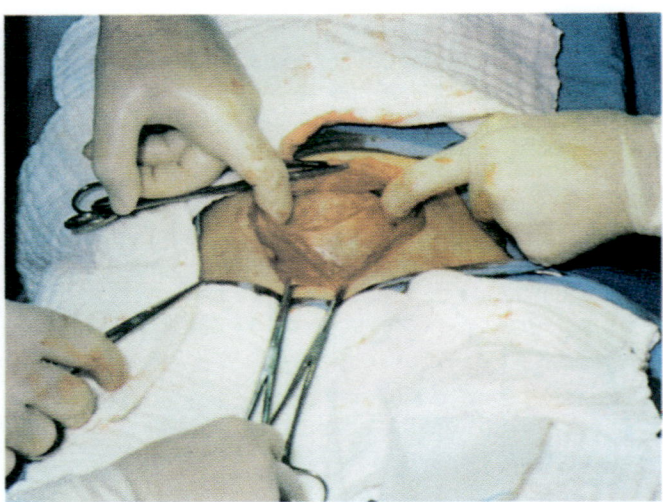

Figura V-143 – Divulsão muscular completa vendo-se exposto o peritônio parietal e separados (inferiormente) e, de cada lado, ramos parciais do músculo piramidal.

5. Abertura do peritônio parietal – uma vez identificado, o peritônio parietal será suspenso de cada lado com pinças de dissecção denteadas. Comprovada por transparência (com o auxílio da tesoura) a ausência de inclusão de alça intestinal subjacente, pratica-se com tesoura pequena abertura. Incisa-se o peritônio no sentido longitudinal (cerca de 10-12cm), evitando atingir inferiormente a prega vesical e os vasos aí presentes (Fig. V-144).

Para os adeptos da não-sutura do peritônio parietal, recomendo não descolar ou reduzir ao mínimo o descolamento musculoperitoneal.

Incisão mediana infra-umbilical – a laparotomia mediana infra-umbilical obedece técnica consagrada. Entretanto, para fins de cesárea, apresenta algumas particularidades. Inicia-se na região suprapúbica ao nível da prega abdominal (sem atingir o monte de Vênus) e estende-se para cima, cerca de 8cm aquém da cicatriz umbilical, para resguardar parcialmente o interesse estético. Entretanto, para garantir bom campo operatório, estendemos superiormente e sob a pele, em 4cm, a incisão da aponeurose (Fig. V-145).

A indicação atual da incisão mediana infra-umbilical para a execução de cesárea limita-se aos casos em que:

a) existe incisão mediana infra-umbilical prévia;
b) há concepto vivo e com provável viabilidade, apesar de malformação que aumenta seu volume (hidrocefalia, por exemplo);
c) repetidas incisões de Pfannenstiel seguiram-se de dificuldades técnicas, em face da presença de aderências, fibrose e lesões vesicais.

Confesso, sem constrangimento, que, ao praticar cesárea iterativa (com mais de duas anteriores), sinto-me mais confortável se me deparo com cicatriz de incisão mediana.

Proteção da cavidade peritoneal

Aberta a cavidade peritoneal, introduzimos de cada lado, nos flancos uterinos, compressa de gaze montada em pinça de coração (de De Lee), com a finalidade de impedir a exposição de alças e de absorver o sangue e o material (secreções, líquido amniótico meconial ou não) que se derramam pelas goteiras cólicas na cavidade peritoneal. Esse cuidado é particularmente útil na presença de infecção intraparto e mecônio.

Duas críticas têm sido feitas a essa medida: as compressas provocam aderências por irritação da serosa peritoneal e podem, eventualmente, ser esquecidas na cavidade abdominal.

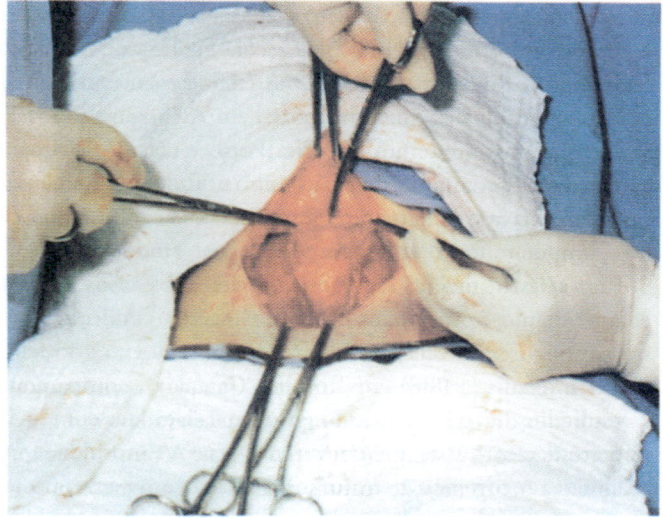

Figura V-144 – Abertura do peritônio parietal.

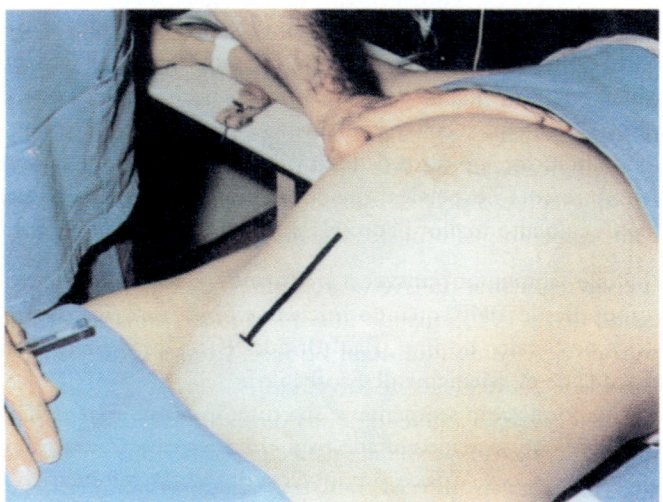

Figura V-145 – Incisão mediana infra-umbilical. Notar que sua extremidade superior se encontra bem afastada da cicatriz umbilical.

Para evitar o esquecimento de compressas na cavidade abdominal, recomenda-se que elas tenham uma alça acessória que, pinçada, será mantida exteriorizada.

Na era pré-ultra-sonográfica, as compressas utilizadas em nosso Serviço tinham anexadas em um de seus cantos um "marcador" de chumbo, que se prestava para identificar sua presença intraperitoneal nos casos suspeitos. Como medida pendente, recomendamos que as compressas sejam cuidadosamente contadas antes de iniciar a intervenção e recontadas antes do fechamento da cavidade peritoneal.

Alguns tocólogos expõem o campo cirúrgico apenas com valva de Doyen. Pessoalmente, utilizo essa valva para afastar a bexiga e ampliamos o campo com o afastador de Gosset.

Incisão e descolamento do peritônio visceral uterino

Com pinça de dissecção denteada eleva-se medianamente o peritônio visceral, ao nível do segmento inferior, no qual ele se encontra, em geral, apenas recobrindo e não aderido ao miométrio. Feita botoeira com tesoura, pratica-se, de cada lado, sua incisão transversal (Figs. V-147 e V-148).

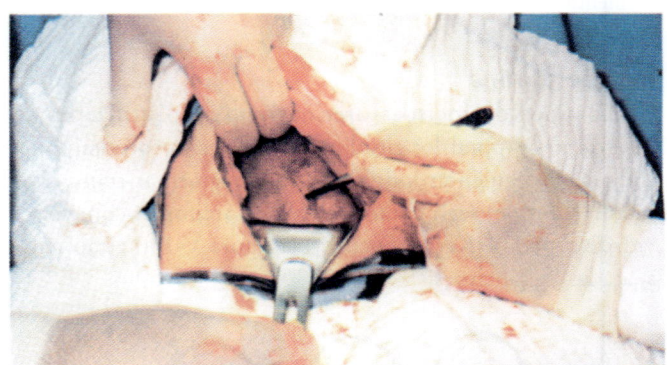

Figura V-147 – Pinçamento do peritônio visceral na área segmentar.

Para evitar o primeiro inconveniente, recomendam-se:
a) umedecer as compressas com soro fisiológico aquecido, medida que, por comodidade, é pouco atendida;
b) introduzir as compressas evitando roçá-las contra o peritônio parietal e visceral; é medida facilmente viável quando com a valva elevamos a parede abdominal (peritônio parietal) e com a mão protegemos a parede uterina (peritônio visceral) (Fig. V-146).

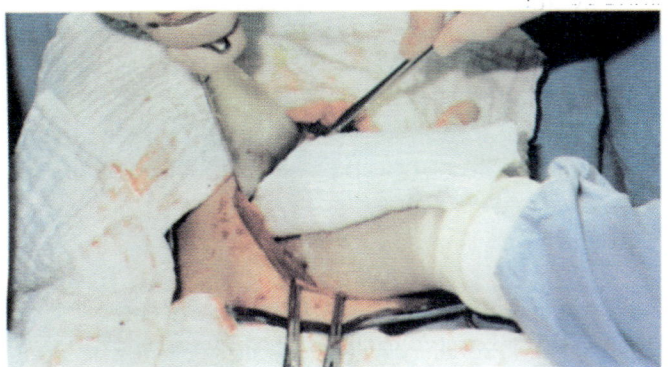

Figura V-146 – Proteção da cavidade abdominal. Notar que a valva isola o peritônio parietal, e a mão, o peritônio visceral.

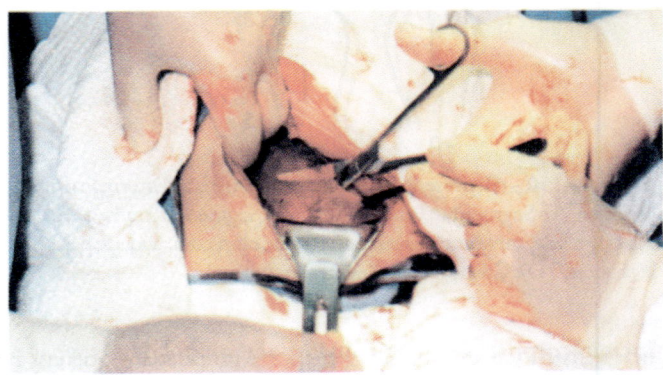

Figura V-148 – Incisão transversal do peritônio visceral na área segmentar.

Descola-se o retalho superior em extensão de apenas 1-1,5cm. Quando a intervenção é feita com dilatação cervical avançada e o segmento inferior está bem distendido, o descolamento do retalho inferior não deve exceder 1,5cm. Evita-se, assim, atingir o leito vesical, pois essa área é rica de vãos (plexo de Santorini), impondo-se hemostasia nem sempre efetiva, com conseqüente hematoma subperitoneal.

Na cesárea eletiva, com dilatação cervical exígua e na ausência de segmento inferior bem formado, a fim de ser possível incisão uterina baixa (ideal), o descolamento será mais extenso sem, entretanto, ultrapassar a prega vesical. Hohlagschwandner e cols. (2001) também salientam esse pormenor.

Entretanto, deve-se evitar estender esse descolamento até o leito vesical, pois essa área é rica de vasos (plexo de Santorini), exigindo cuidados hemostáticos nem sempre de fácil execução, com conseqüente hematoma subseroso. Fica, desse modo, amplamente exposto o segmento inferior (Fig. V-149).

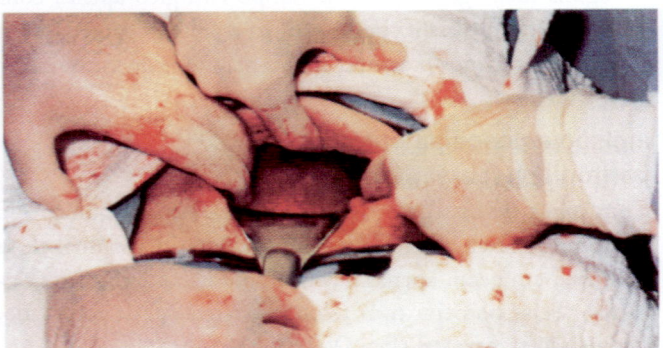

Figura V-149 – Exposição evidente da parede uterina na área do segmento inferior.

Incisão uterina

Cinco tipos de incisões uterinas têm sido utilizadas em cesáreas: a) corporal longitudinal; b) segmentocorporal longitudinal; c) segmentar longitudinal; d) segmentar transversa e reta (Kehrer); e) segmentar transversa e arciforme com concavidade superior (Kerr e Fuchs). Na figura V-150 estão representadas tais incisões.

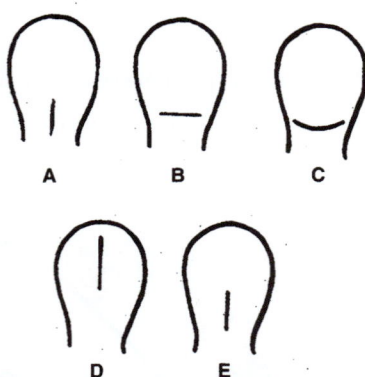

Figura V-150 – Representação das diversas incisões uterinas durante cesáreas. A) Segmentar longitudinal. B) Segmentar transversa horizontal. C) Segmentar transversa arciforme com concavidade para cima (é a ideal). D) Corporal. E) Segmentocorporal.

Incisão corporal ou segmentocorporal ampliada – apenas se justifica nos casos de: a) monstruosidades fetais, com possibilidade de vida extra-uterina; b) cesárea *post-mortem* ou em moribundas; c) mioma da parede anterior do segmento inferior; d) câncer do colo e da vagina quando se pretende tentar a terapêutica cirúrgica dessas patologias.

Além dessas indicações, Camano e Uchiyama (1986) citam: anel de constrição ou retração, cifoescoliose acentuada com ventre pêndulo, rede venosa segmentar evidente, aderências locais excessivas (bexiga, alças, epíploon).

Incisão segmentocorporal – tem sido considerada e praticada em casos de segmento inferior malformado, quando se trata de apresentação pélvica e de feto prematuro, para mais fácil e segura extração do concepto. Na Escola Paulista de Medicina (São Paulo), Roucourt e cols. (1988) referem que praticam a incisão longitudinal segmentocorporal em 78%, quando se trata de conceptos pré-termo. Moreira Porto e cols. (1990) concordam com essa conduta, que não tenho utilizado. Alguns ainda a indicam em casos de situação transversa, dorso anterior, quando se impõe retirar o feto, após versão, por grande extração.

Para evitar a incisão segmentocorporal, nos casos citados, recomendamos tornar mais evidente a incisão arciforme. Assim, amplia-se a brecha uterina, favorecendo a extração fetal. Halperin e cols. (1988), em Toronto (Canadá), compararam os resultados de 163 cesáreas longitudinais elevadas com igual número de cesáreas segmentares transversas. A morbidade infecciosa e a ocorrência de roturas da cicatriz em partos posteriores (6%:0%) foram maiores com a técnica longitudinal.

Incisão segmentar longitudinal (Krönig) – foi completamente superada pela incisão transversa arciforme, recomendada por Kerr (1921) (concavidade voltada para baixo) e depois modificada por Phaneuf (1940), com concavidade voltada para cima. Entre os inconvenientes da incisão segmentar longitudinal, cita-se o maior descolamento da bexiga e sua possível propagação para o colo e para o corpo uterino. Alguns tocólogos a praticam em casos de fetos prematuros, particularmente em apresentação pélvica, quando se trata de cesárea eletiva com segmento malformado. Há anos não a tenho praticado.

Incisão segmentar transversa arciforme – é a que vimos praticando desde 1940, quando iniciamos nossa formação obstétrica no Serviço do Prof. Raul Briquet (Clínica Obstétrica da Faculdade de Medicina de São Paulo).

Sua localização segmentar e sua direção transversal arciforme com concavidade voltada para cima respeita as estruturas anatômicas locais (direção transversa das fibras miometriais e da malha vascular). Além disso, havendo propagação da incisão, previne o comprometimento da artéria uterina ou de seus ramos transversais (Figs. V-151, V-152 e V-153).

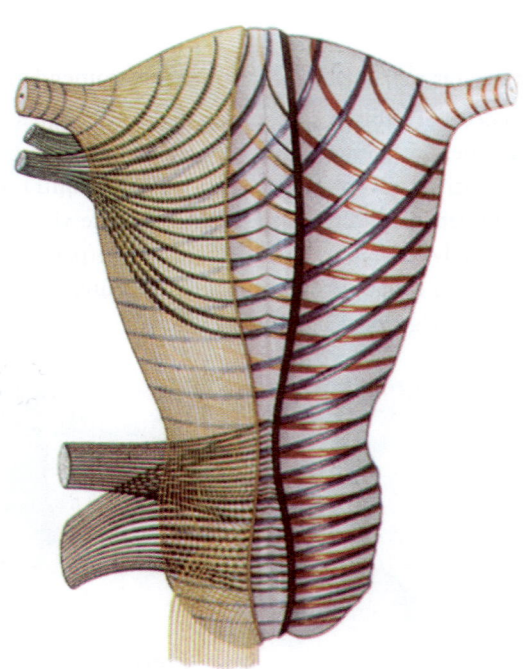

Figura V-151 – Estrutura das fibras musculares miometriais segundo concepção de Görtler. Notar que ao nível do segmento inferior as fibras musculares têm direção quase horizontal e são paralelas entre si.

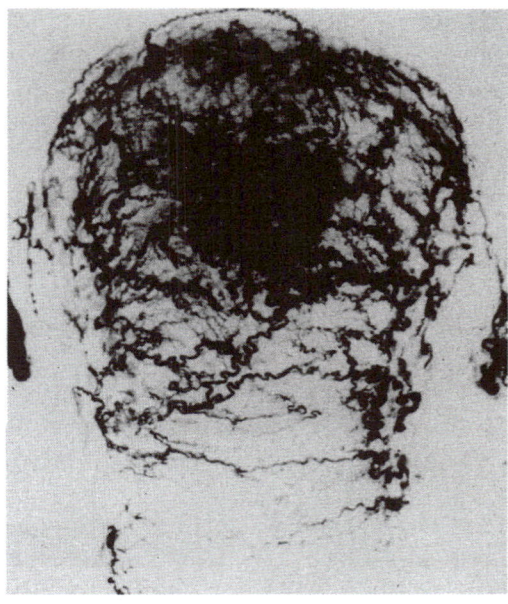

Figura V-152 – Estrutura vascular uterina ao nível do segmento inferior. Notar sua direção transversal e horizontal (cortesia do Prof. Octávio Rodrigues Lima).

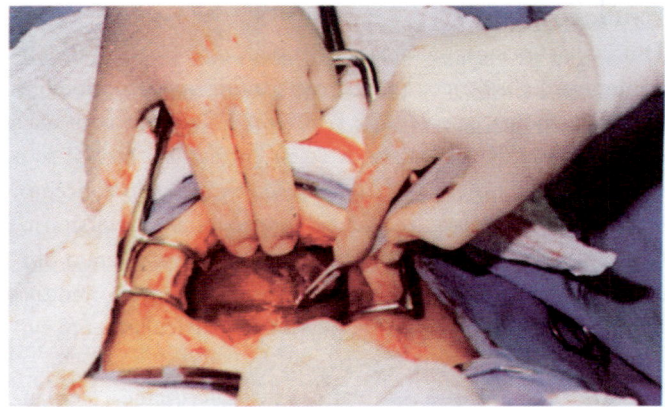

Figura V-154 – Incisão uterina com bisturi.

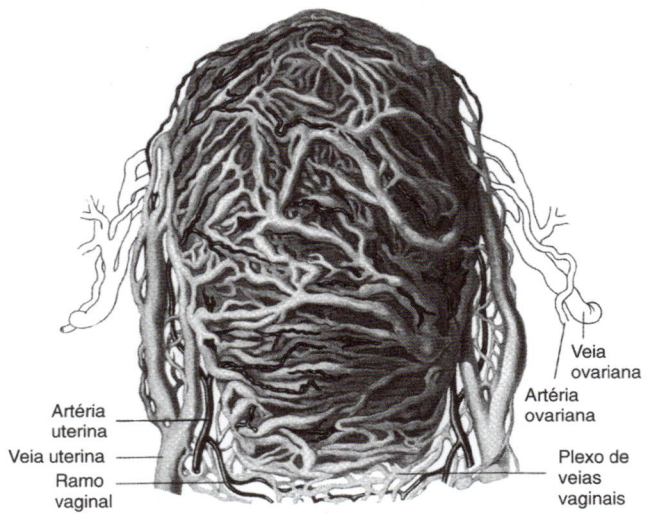

Figura V-153 – Topografia arteriovenosa do útero. Preparação da peça por corrosão (C. Heitzmann).

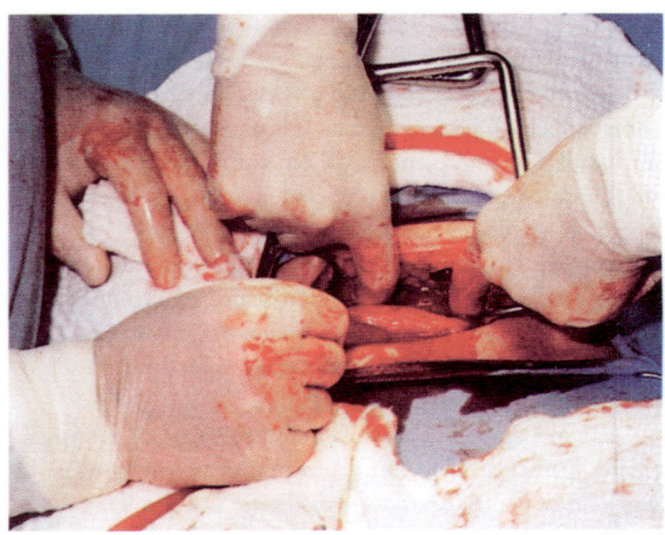

Figura V-155 – Manobra de Geppert. Divulsão digital para completar a abertura da cavidade uterina.

Além dessas vantagens que se prestam para garantir melhor e mais segura cicatriz uterina em futuras gestações, importa ainda referir que, com exceção dos casos de placentação segmentar, essa incisão não atinge a massa placentária. Entretanto, esse eventual inconveniente (placenta baixa) é compensado, a nosso ver, pela mais segura e efetiva hemostasia que a incisão transversa segmentar proporciona nesses casos. Fernandes Costa (1985) endossa também o emprego da incisão segmentar transversa em casos de placenta prévia.

Em 1971, Case e cols. referem haver sido a maior segurança da incisão segmentar transversa (para evitar rotura uterina), a razão primordial que anulou o conceito de Craigin (1916), "uma vez cesárea, sempre cesárea". Nos casos de placenta prévia, Ward (2003) recomenda descolar a placenta após a incisão uterina, a fim de reduzir a perda sangüínea.

Pratica-se a abertura uterina obedecendo a orientação referida, incisando a parede miometrial com bisturi. Sua lâmina, quando o segmento inferior é espesso, vai-se aprofundando progressivamente em incisões repetidas da direita para a esquerda, até se identificar a proximidade de parte fetal (Fig. V-154). Com pinça de Pean ou com dedo indicador, abre-se na parte média incisada, e agora pouco espessa, uma botoeira. A seguir, completa-se a abertura da parede uterina, por divulsão, com os dedos indicadores (manobra de Geppert, 1932), procurando limitar a brecha o suficiente para permitir a extração fetal (Fig. V-155).

Entusiastas, também, da manobra de Geppert, Magann e cols. (2002), em estudo de 945 casos, salientam sua importância na redução da hemorragia. Nos casos de segmento inferior fino, a divulsão digital pode ser feita logo após a botoeira miometrial. Em cesáreas eletivas com segmento inferior espesso, é fundamental, como referido, reduzir, a bisturi, progressivamente a espessura miometrial.

Excepcionalmente, quando a incisão segmentar transversa se mostra insuficiente para a extração fetal (achado intra-operatório), recorremos a uma incisão complementar longitudinal que lhe dará o aspecto de letra T invertida, ou seja, ⊥(Tabela V-32).

Tabela V-32 – Cesárea × incisão uterina.

Tipos de incisões uterinas	Nº	%
Segmentar-transversa arciforme	3.227	99,6
Segmento corporal	8	–
Corporal	3	–
Segmentar em ⊥	4	–

Clínica obstétrica FMUSP, 1964-1973.

Extração fetal

Durante a operação cesárea abdominal, este é o tempo eminentemente obstétrico. Pode-se até admitir que cirurgiões gerais realizem esta intervenção. E às vezes o fazem até com mais elegância que os tocólogos. A estes, entretanto, atribui-se o mérito da boa indicação e da adequada extração do concepto.

Entre 309 cesáreas realizadas em hospital universitário, Gonçalves e cols. (1989) refere que em 8,3% ocorreram dificuldades para a extração fetal em casos de cesárea iterativa (mais de três) e eletivas. A incidência foi particularmente evidente em casos de fetos com menos de 1.500g.

Entre as causas que dificultam a extração cefálica, Fernandez Costa (1999) salienta: a apresentação cefálica alta e móvel, a cabeça derradeira na apresentação pélvica, a situação transversa, o segmento inferior espesso e/ou mal distendido, a placentação baixa e a presença de mioma na parede ântero-segmentar uterina.

Nas apresentações cefálicas e pélvicas, a extração da cabeça e do pólo pélvico poderá ser feita pela mão esquerda do operador locada sob a apresentação. Com o auxílio de compressão fúndica do corpo uterino, o operador soergue e exterioriza a cabeça ou o pólo pélvico fetal.

A compressão do fundo uterino pode ser realizada pelo tocólogo por meio dos campos esterilizados (é atitude deselegante a ser evitada) ou preferentemente pelo anestesista, com ambas as mãos espalmadas apoiadas no fundo uterino sob os campos esterilizados.

Quando a apresentação (cefálica ou pélvica) está profundamente insinuada, o operador procura, de início, soerguê-la, apoiando os dedos indicador e médio no pescoço fetal.

Desde 1941, praticamos a extração da cabeça nas apresentações cefálicas utilizando a alavanca de Sellheim (Fig. V-156) e, na falta dela, com um ramo de fórcipe de pequena curvatura pélvica (Kielland ou Luikart). Pelo menor volume ocupado com estes instrumentos, o risco de propagação da incisão uterina será menor. Para aplicar a alavanca, introduzimos a mão esquerda espalmada (mão guia) entre a cabeça fetal e a parede posterior uterina (Figs. V-157 e V-158). A colher da alavanca, protegida e orientada pela mão guia, será locada no parietal posterior, evitando-se que sua extremidade atinja e lese a parede posterior do útero. Há anos fomos solicitados a reabrir o abdome de puérpera cesariada, na qual a persistência de hemorragia se relacionou com esse tipo de incidente.

Locada a alavanca, enquanto o anestesista comprime o fundo uterino, o operador, com a mão apoiada no cabo do instrumento, ao executar movimento de báscula para baixo, soergue a cabeça fetal, que desliza pela colher e se exterioriza (Fig. V-159).

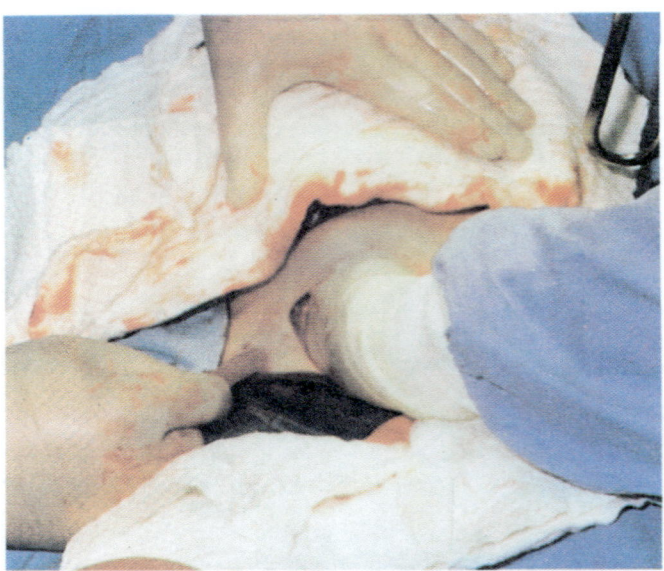

Figura V-157 – Introdução da mão guia para locar sob a cabeça fetal a alavanca de Sellheim.

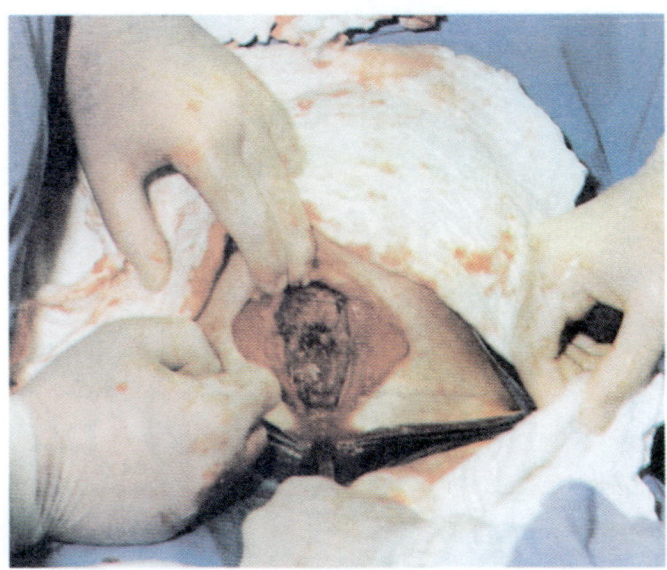

Figura V-158 – Alavanca de Sellheim locada no parietal posterior da cabeça fetal. Deslocando o cabo da alavanca para baixo, a cabeça fetal aflora na brecha uterina.

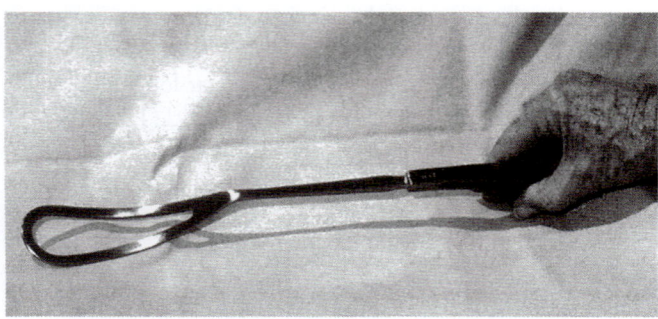

Figura V-156 – Alavanca de Sellheim.

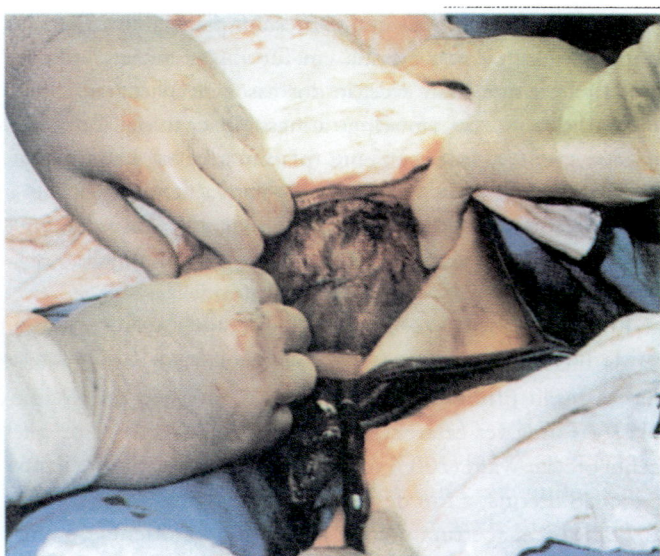

Figura V-159 – Progressão e desprendimento cefálico à custa do movimento de báscula da alavanca.

O desprendimento do ovóide córmico será diverso nas cefálicas e pélvicas. Nas cefálicas, o operador, com as mãos espalmadas adaptadas nas bossas parietais, traciona a cabeça fetal, locando no subpube o acrômio anterior. A seguir, levanta-se a cabeça para desprender o acrômio posterior. Em seguida, abaixa e traciona a cabeça para, lentamente, desprender o acrômio anterior. A manobra reproduz aquela que se efetua no parto vaginal em apresentação cefálica (Fig. V-160). Nesse momento, à custa da compressão torácica proposital e prolongada, expelem-se espontaneamente secreções das vias aéreas superiores do nascituro, ou as aspiramos, antes que ocorra a primeira inspiração extra-uterina. Completa-se o desprendimento do ovóide córmico por inflexões laterais do tronco fetal.

aplicação de fórcipe. Pessoalmente, prefiro executar a versão pélvica, para promover a extração fetal. O mesmo se fará quando o concepto se encontra em situação transversa, conduta que também é aceita por Rocco (1988), entre nós.

Extraído o nascituro, ele será suspenso pelos maléolos, com a fronte soerguida, para favorecer a eliminação e a aspiração de secreções, e mantido abaixo do nível placentário, até que cessem os batimentos das artérias funiculares (Fig. V-161). Nos casos de placenta prévia, descolamento prematuro da placenta, apresentação pélvica, hipóxia e quando urge laquear o cordão, recomendamos que se realizem previamente duas a três manobras de "ordenha do cordão" (Fig. V-162).

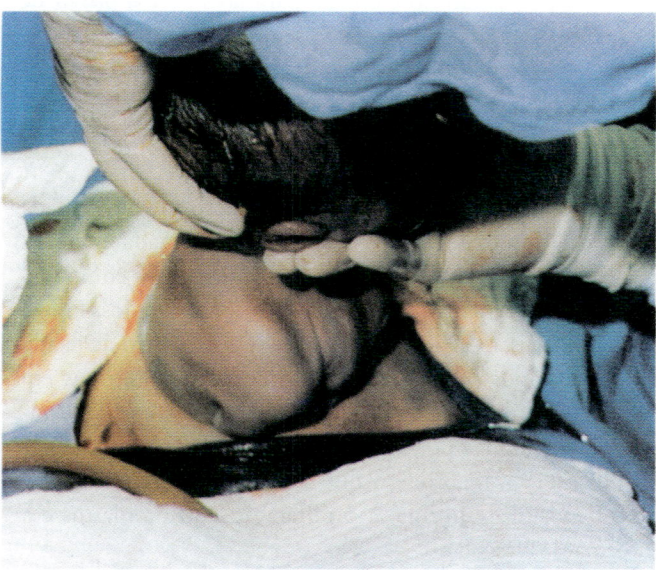

Figura V-160 – Desprendimento fetal. Tempo da extração das espáduas.

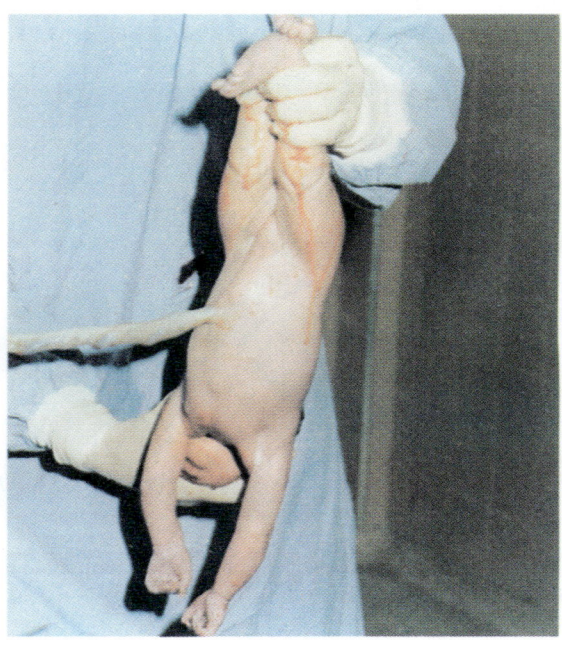

Figura V-161 – Apreensão do recém-nascido para favorecer a eliminação e aspiração de secreções traqueobrônquicas.

Bofill e cols. (2000) referem ser indiferente, em seu êxito, a extração cefálica manual, com fórcipe e com vácuo-extração. Acreditamos ser mais elegante, efetivo e rápido o emprego da alavanca de Sellheim. Nesse particular, Bader e cols. (1990) comprovaram, dosando catecolaminas no sangue fetal, durante a extração de concepto, que o seu prolongamento eleva os níveis de catecolaminas e reduz os índices de pH.

No caso de apresentação pélvica, mobilizamos manualmente a apresentação e, antes de proceder o seu desprendimento, recomendamos aspirar ao máximo o líquido amniótico (em geral meconial) presente na cavidade uterina. Essa medida visa prevenir ou reduzir sua aspiração pelo nascituro, vez que a sua mobilização estimula movimento inspiratório forçado. Este cuidado atende à recomendação de Russ e Strong (1946) e de Henderson e cols. (1957), que comprovaram maior freqüência de pneumonia aspirativa nos recém-nascidos de cesáreas.

Extraído manualmente o pólo pélvico, o desprendimento do tronco e da cabeça se fará reproduzindo as manobras que se executam no parto pélvico transvaginal. Nesse caso, em geral, a compressão fúndica do útero e a manobra de Mauriceau bastam para completar o desprendimento da cabeça fetal. Embora alguns autores recomendem a aplicação de fórcipe para extrair a cabeça última, jamais nos utilizamos dessa manobra.

Na apresentação cefálica alta e móvel, por vezes, a cabeça sofre desvio lateral. Nesses casos, alguns optam extraí-la por

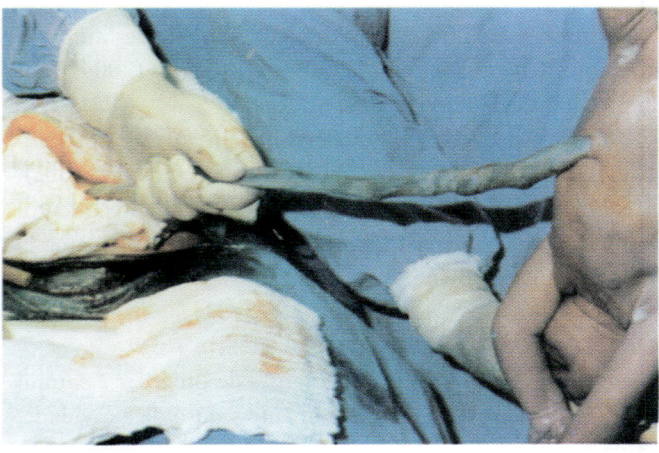

Figura V-162 – "Ordenha" do cordão umbilical quando indicada.

Tal medida se justifica porque, na cesárea, a rápida extração fetal reduz a volemia fetal, que, no parto vaginal, é assegurada por progressiva e lenta transfusão fetal do sangue placentário, promovida pela retração uterina.

Não acreditamos que a colocação imediata do recém-nascido no regaço materno, para estabelecer as primeiras sucções, seja indispensável, como querem alguns, para estreitar os vínculos afetivos maternos com o filho.

Extração da placenta e membranas

Para apressar a dequitação, recomendamos a administração venosa de 5UI de ocitocina durante o desprendimento do ovóide córmico. Em geral, extraído o concepto, o bolo placentário aflora na brecha uterina e sua retirada, envolvido em compressa de gaze, ocorrerá espontaneamente ou se fará por ligeira compressão fúndica do corpo uterino (Fig. V-163). Quando ocorre sangramento e a placenta e as membranas restam *in loco*, pinçamos medianamente as bordas da brecha uterina (pinças de Allis) e tentamos, de início, promover a dequitação por expressão do corpo uterino (intra-abdominal). Se esta manobra falhar, praticamos o descolamento e a extração manual da placenta e das membranas, comprovando, no ato, se estão íntegras.

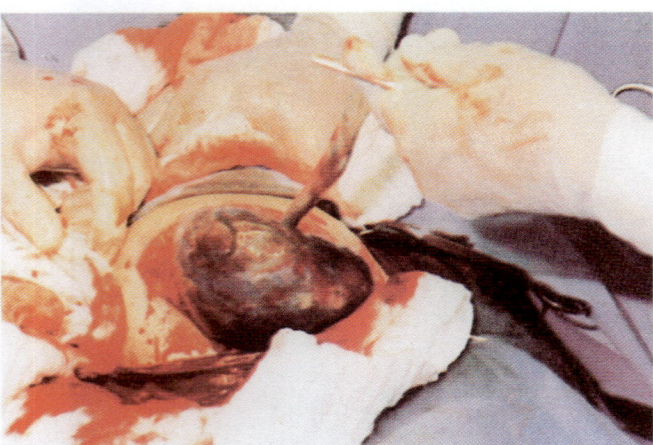

Figura V-163 – Extração da placenta favorecida por compressão fúndica do corpo uterino (extra-abdominal).

Mc Curdy e cols. (1992) e Magann e cols. (1993), comparando os efeitos da dequitação espontânea com a manual, comprovaram maior incidência de infecção e de perda sangüínea (967 x 666ml) com a última.

Wilkinson e Enkin (2002) concordam com esses autores. Entretanto, Chandra e cols. (2002) e Gol e cols. (2004) não comprovaram esse fato.

Na ausência de contra-indicações (hipertensão, cardiopatias), a hemostasia uterina será favorecida (e o fazemos de rotina) pela administração intravenosa e pela técnica do gotejamento (de início rápido e depois lento) de mais 5UI de ocitocina e 2mg de metilergonovina.

Revisão da cavidade uterina

É medida obrigatória. O tocólogo antes de proceder à sutura da incisão uterina, deve estar totalmente seguro de a cavidade uterina não conter cotilédones e restos de membranas.

É imperdoável negligenciar esse cuidado, vez que a permanência intracavitária de *massa trofoblástica*, além de manter ou agravar a perda sangüínea, favorece a morbidade infecciosa puerperal. Já nos deparamos com casos que exigiram curetagens pós-cesárea, presentes tais complicações.

Para reduzir a perda sangüínea dos vasos seccionados pela incisão uterina e antes que se pratique a sutura miometrial, Van Dongen e cols. (1989), na Holanda, recomendam aplicar sobre eles pinça especial não-traumática. Nos casos de infecção uterina, terminado esse tempo, recomendamos a troca de luvas e a "higienização" do campo operatório.

Na ausência de infecção uterina, Atkinson e cols. (1996) não concordam com essa medida e, com base em 706 casos observados, referem que a extração manual da placenta eleva os índices de endometrite.

Magann e cols. (2001), considerando resultados de 1.230 casos, negam que a revisão da cavidade uterina com esponja aumente índices de endometrite.

Sutura do miométrio e do peritônio visceral

A sutura uterina tem sido feita por: a) chuleio simples ou ancorado; b) em uma simples camada ou em várias; c) chuleio simples com alguns pontos separados de reforço; d) pontos separados e em uma única camada.

Este tempo operatório é crucial para favorecer o porvir de parturiente cesariada em relação ao seu futuro obstétrico. Hindman (1948) salientou serem indispensáveis para uma boa sutura do miométrio as seguintes condições: a) perfeito afrontamento das bordas da ferida uterina; b) não provocar isquemia local; c) impedir a ocorrência de infecção.

Todas essas condições são satisfeitas pela sutura em camada única, com pontos separados e excluindo a camada endométrio-decidual. Por isso, desde 1959, recomendamos como ideal a sutura em camada única e com pontos separados. Preconizada por Daiser (1948), que comprovou seqüestro de tecido miometrial, após cesáreas praticadas com várias suturas em chuleio, a sutura única com pontos separados atende às condições preconizadas por Hidman e também, entre nós, por Kamnitzer (1952), ao referir que a boa circulação local favorece o depósito de fibrina, a proliferação de fibroblastos e a neoformação vascular.

A comprovação de seqüestro de tecido miometrial após sutura uterina com chuleio e várias camadas foi também referida entre nós por Martinez e Martinelli (1962).

Praticamos a sutura uterina com fios de absorção lenta semi-sintéticos (Dexon ou Vycril 0) e, na sua falta, com categute 0 cromado. Desaconselhamos fios de categute simples, pois o edema local, ao embebê-lo, afrouxa a sutura, prejudicando a coaptação necessária das bordas da brecha uterina.

Certa vez, utilizando cetegute simples, incluímos inadvertidamente a sonda vesical na sutura. Tentativas imediatas para extraí-la da bexiga foram infrutíferas; entretanto, algumas horas depois, a sonda (de Nélaton) espontaneamente se desprendeu, sugerindo o afrouxamento da sutura.

Alguns obstetras exteriorizam o útero para proceder à sutura miometrial. Hershey e Quilligan (1978), comparando os resultados maternos dos dois tipos de procedimentos (sutura uterina com o útero intra e extra-abdominal), comprovaram maior facilidade técnica e menor perda sangüínea com a exteriorização. Particularmente, só nos utilizamos dessa técnica quando razões locais dificultam a sutura intra-abdominal.

Nesse particular, Wabad e cols. (1999), Toozs-Hobson e cols. (2000) e Jacobs-Jokhan e cols. (2003) reconhecem a maior facilidade da sutura com o útero exteriorizado. Não comprovaram maior índice de infecção com sua prática. Excepcionalmente, utilizei essa medida.

Entretanto, Magann e cols. (1995), em 284 cesáreas, consideraram os resultados relacionados à dequitação espontânea e/ou manual e à sutura uterina intra e extra-abdominal. Concluíram por maior incidência de endometriose, perda sangüínea e morbidade infecciosa nos casos em que a dequitação foi manual e a sutura uterina foi extra-abdominal.

Expostas as bordas da brecha uterina (Fig. V-164) com pinças de Allis, realiza-se a sutura da seguinte forma:

1. Dois pontos são feitos, de cada lado, a 1cm da extremidade da incisão uterina. Suspensos com pinças de Poussy, o auxiliar apresenta ao operador, em toda sua extensão, as bordas da incisão, favorecendo a colocação de um terceiro ponto na sua metade (Figs. V-165 e V-166).
2. Com esses três pontos suspensos, a sutura com exclusão do endométrio torna-se fácil. Os pontos restantes, separados a cada centímetro, serão dados preferencialmente nas zonas onde o sangramento é maior.
3. O afrontamento das bordas da brecha uterina deve ser perfeito e apenas suficiente, evitando-se o esmagamento do tecido miometrial (Fig. V-167). Com pinça de dissecção denteada ele será favorecido (Fig. V-168).

A excelência da sutura miometrial com pontos separados quando comparada com a sutura em chuleio, foi comprovada, entre nós, nas teses de Menegoci (1975) e Chagas de Oliveira (1976) (Figs. V-169 e V-170).

Ultima-se esse tempo operatório comprovando que a hemostasia foi assegurada (Fig. V-173), procedendo-se à sutura em chuleio do peritônio visceral com categute simples 0 ou 00 (Tabela V-33).

Tabela V-33 – Cesárea × sutura do miométrio.

Tipo de sutura	Nº total	%
Pontos separados	3.227	99,6
Cheleio	15	0,4
	14p DPP	
Total	3.242	100,0

Clínica obstétrica FMUSP (1964-1973). Serviço do Prof. B. Neme.

Quando o descolamento do folheto peritoneal visceral inferior foi reduzido, sua sutura poderá ser dispensada, como sugerem algumas publicações recentes (Moreira Porto, 1990), que afirmam ser menor a ocorrência de aderências na ausência de sutura.

Suturas em camada única ou dupla com chuleio simples ou ancorado provocam maior isquemia da cicatriz miometrial, contribuindo para torná-la imperfeita (como foi referido por Eastman (1950) nas figuras V-169 e V-170.

A excelência da sutura miometrial com pontos separados, quando comparada com a sutura em chuleio, foi comprovada, entre nós, nas teses de Menegoci (1975) e Chagas de Oliveira (1976). É o que se deduz do exame das figuras V-171 e V-172.

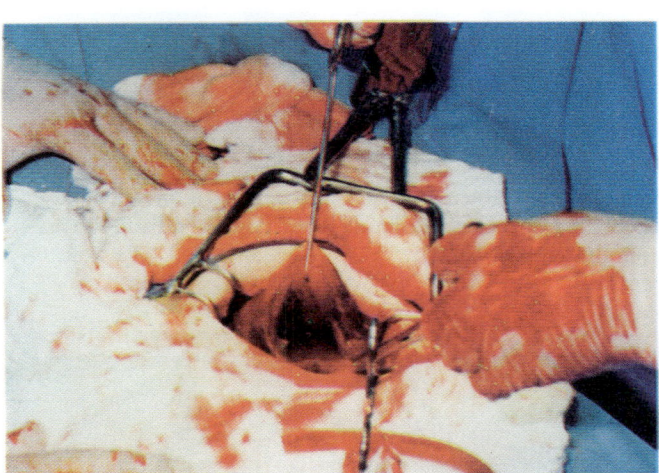

Figura V-164 – Exposição das bordas da brecha uterina.

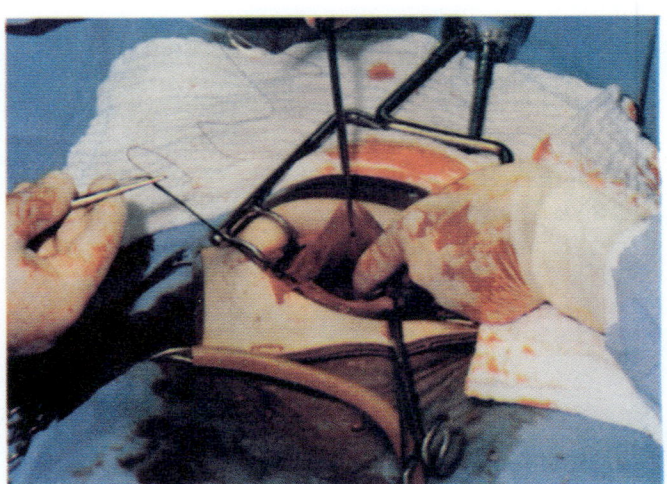

Figura V-165 – Ponto inicial aplicado na extremidade direita da brecha uterina.

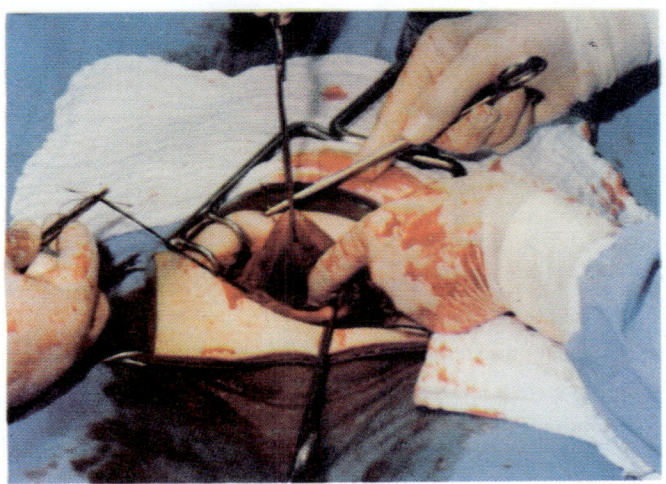

Figura V-166 – Ponto aplicado no meio da brecha uterina.

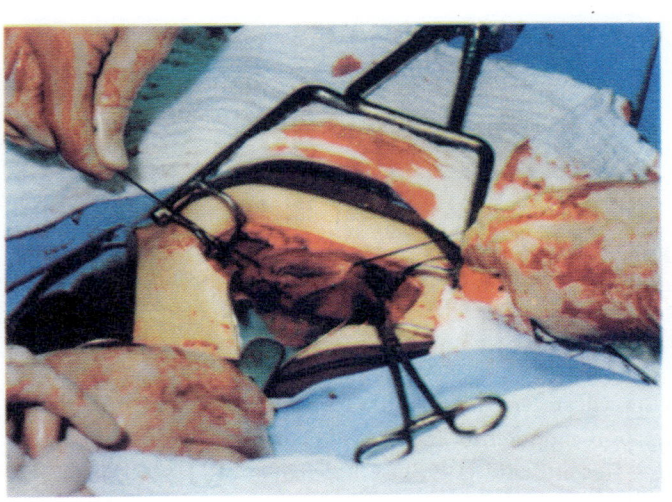

Figura V-167 – Exposição perfeita das bordas da fenda uterina para

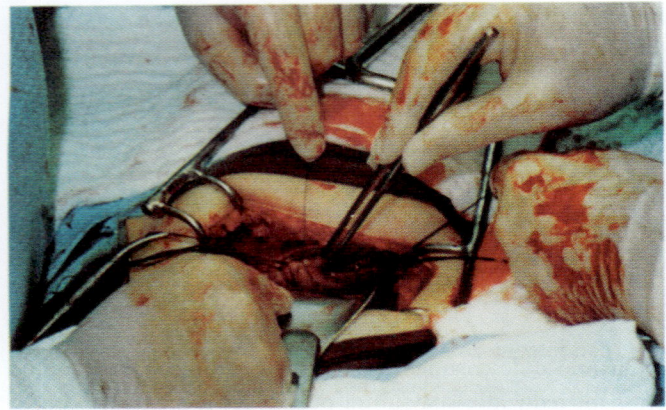

Figura V-168 – Afrontamento das bordas da fenda uterina com pinça longa de dissecção denteada.

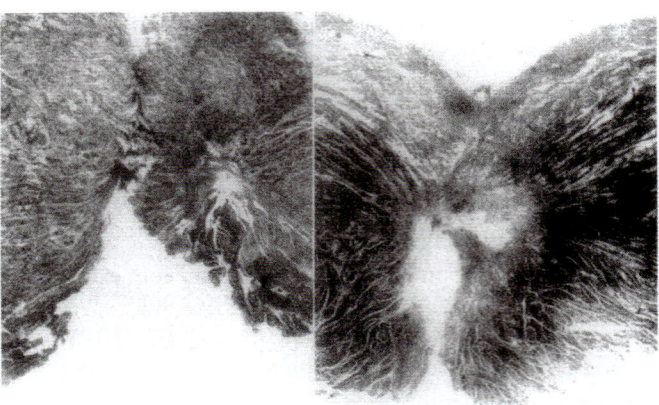

Figura V-169 – Cicatriz miometrial após sutura em chuleio (Eastman, 1950).

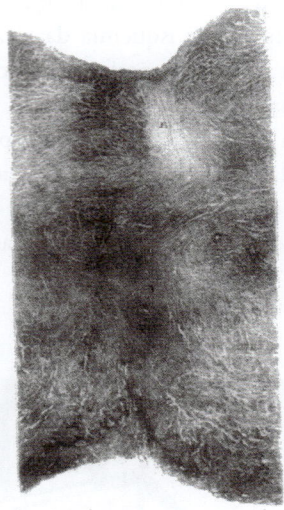

Figura V-170 – Sutura uterina com pontos separados (Eastman, 1950).

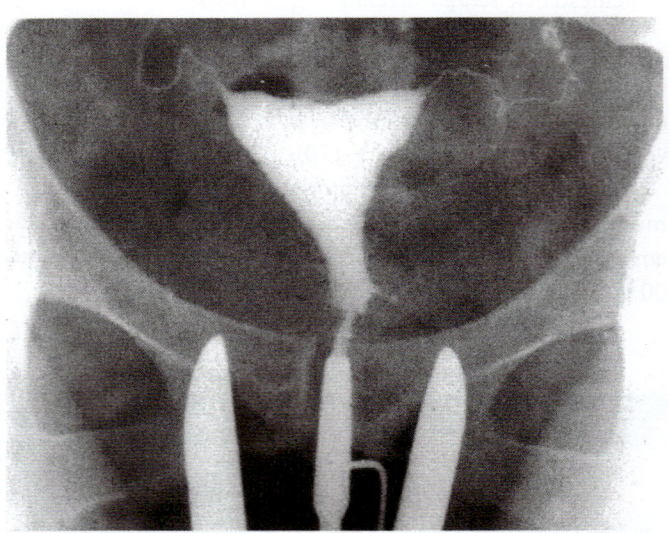

Figura V-171 – Histerografia pós-cesárea com sutura miometrial com pontos separados em camada única. Aspecto regular da zona ístmica (Menegoci, 1975).

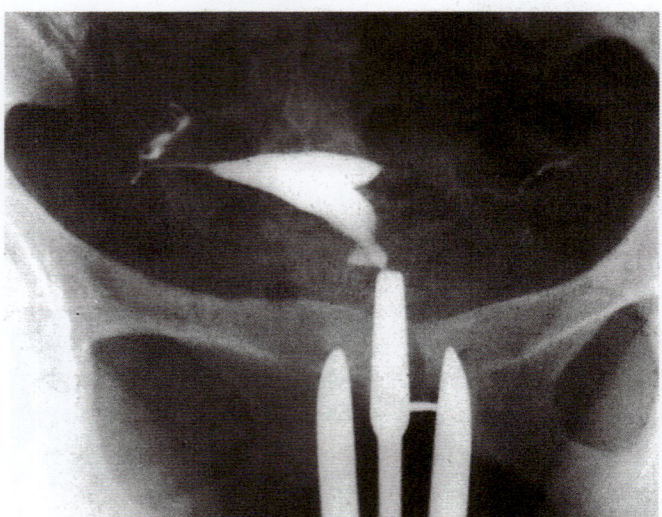

Figura V-172 – Histerografia pós-cesárea com chuleio para sutura miometrial. Aspecto irregular da zona ístmica (Menegoci, 1975).

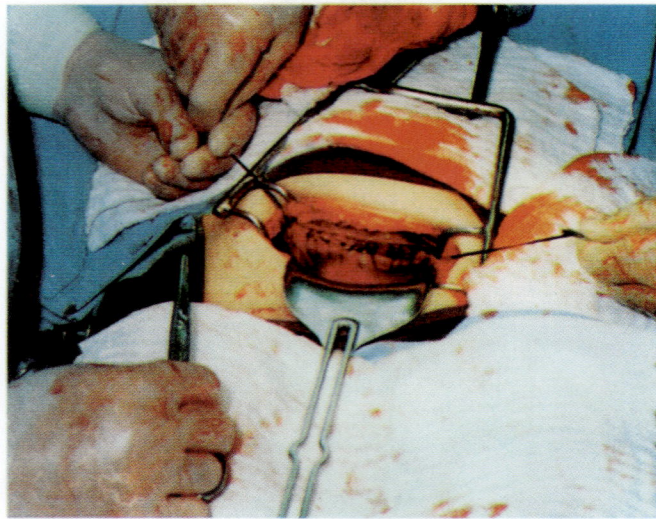

Figura V-173 – Aspecto da brecha uterina suturada.

Abdulaziz e cols. (2000), concordando com esse ponto de vista, encarecem que a sutura em chuleio, além de isquêmica, inclui o endométrio, favorecendo a ocorrência de endometriose. Tucker e cols. (1997) e Chapman e cols. (1997) sinalizam que o tipo de sutura uterina utilizado não se relaciona com a incidência de rotura nos partos futuros.

O tipo de sutura tem sido considerado por autores após 2001:
1. Bujold e cols. (2001): comparou os resultados de 398 casos com uma camada de sutura com 1.251 com duas suturas. A incidência de rotura uterina foi de 3,3% com sutura única e 0,6% com duas. Em 2002, esse autor ampliou sua casuística, comprovando sempre maior efetividade da sutura dupla.

2. Cruishank (2003): discorda de Bujold e cols., salientando que suturas duplas são responsáveis por maior isquemia da parede miometrial.
3. Dunvald e Mercer (2003): não comprovaram incidências diversas com sutura simples ou dupla (em chuleio).

Revisão da cavidade peritoneal

Para retirar as compressas colocadas nos flancos uterinos, proceder a toalete da cavidade peritoneal e a inspeção dos anexos, o auxiliar do cirurgião, com auxílio de valva, levanta, de cada lado, a parede abdominal, favorecendo a visão do operador (Figs. V-174 e V-175).

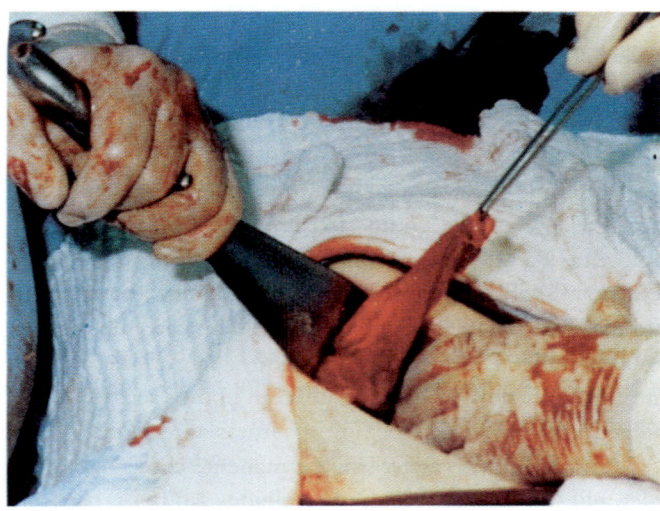

Figura V-174 – Técnica para a retirada das compressas.

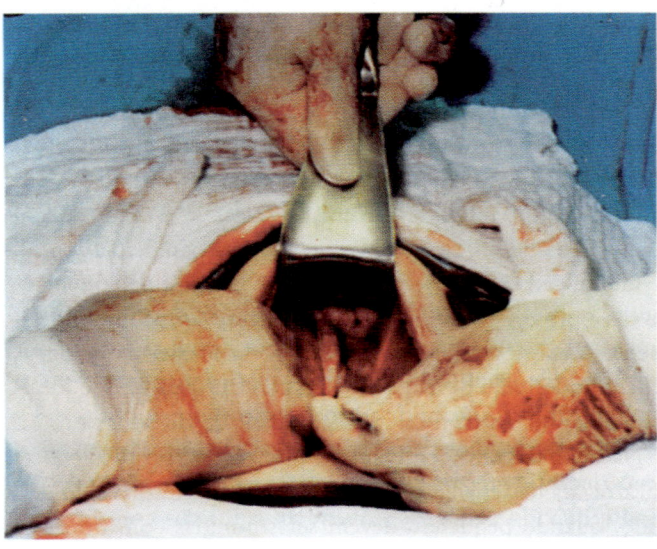

Figura V-175 – Inspeção do ovário direito.

Fechamento da parede abdominal

Sutura-se o peritônio parietal iniciando-se pela sua extremidade superior, com chuleio e categute simples 0.

Pietrantoni e cols. (1991) e Hull e Varner (1991) recomendam dispensar a sutura peritoneal. Os primeiros salientam a vantagem de se reduzir em 5 minutos a duração da operação. Os segundos realizaram estudo randomizado, comparando 59 casos em que fizeram sutura dos peritônios visceral e parietal e 54 em que deixaram de fazê-lo. Segundo esses autores, a abstenção de sutura apressou a operação, reduziu a necessidade de analgésicos e favoreceu o retorno da função intestinal.

Na ausência de experiência pessoal, pois sempre suturei o peritônio parietal, cito, nesse particular, a experiência de alguns autores que preconizam ou não a sutura.

1. Tulandi e cols. (1988): a incidência de aderências é menor sem a sutura (16% para 22%).
2. Hojberg e cols. (1988): a ausência de sutura não agrava a dor. Quando o miométrio é espesso (cesárea eletiva), sugiro utilizar agulha maior para evitar eventual quebra, que ocorre com agulhas pequenas e de pouca curvatura (Fig. V-176).

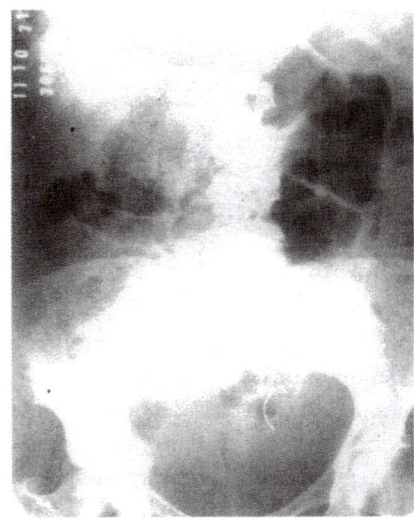

Figura V-176 – Cesárea eletiva – quebra de agulha com dificuldade para ser encontrada.

3. Pietrantoni e cols. (1991): a ausência de sutura reduz o tempo operatório e não a infecção e a dor.
4. Nagele e cols. (1996): a sutura aumenta a dor e favorece infecção local.
5. Wilson e Enkin (200): referem resultado do The Cochrane Data-base of Systemic Reviews (1:2000). Não suturar não eleva a infecção e reduz a dor.
6. Chanrachakul e cols. (2002): não há diferença na dor, com ou sem sutura.
7. Ratifique e cols. (2002): não suturar não agrava a dor.
8. Tulandi e Al-Jaroudi (2003): não suturar reduz a dor e é mais rápido.

A seguir, após a sutura ou sem ela (preferências pessoais), afrontam-se as bordas internas dos músculos retoanteriores, com 3 ou 4 pontos, com fios de categute simples zero.

As bordas dos músculos pequenos oblíquos divulsionados serão suturadas, de cada lado, com pontos separados e com categute 00. Sutura-se a aponeurose com pontos separados e fios Dexon ou Vycril 0. Finalmente, com três ou quatro pontos (categute 00 simples), medianizamos o tecido celular e, com fios de náilon 0 ou 00, suturamos a pele com pontos separados (Figs. V-177 e V-178).

Del Valle e cols. (1992), em 438 cesáreas e Cetin e Cetin (1997) com 164, referem que alguns pontos no tecido celular subcutâneo favorecem a cicatrização, particularmente em pacientes obesas. Chelmow e cols. (2002) e Magann e cols. (2002), com larga experiência, (327 e 964 casos), referem serem indiferentes os resultados com e sem a aproximação do tecido celular. Entretanto, nas pacientes obesas e com espessa camada de gordura local, os referidos pontos e a manutenção de drenos de Penrose, favorecem a cicatrização e reduzirão os riscos de infecção local.

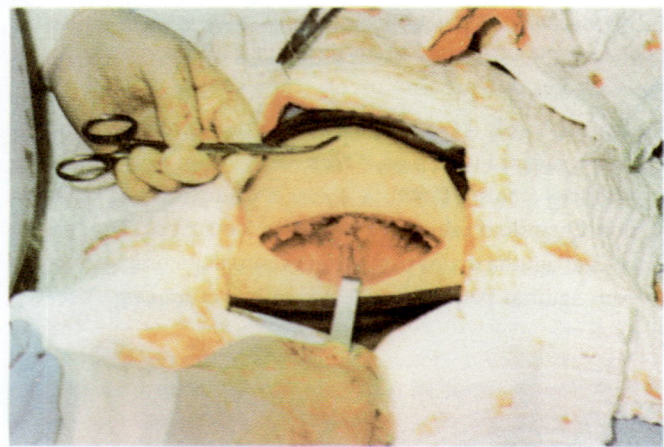

Figura V-177 – Afrontamento das bordas internas dos músculos reto-anteriores.

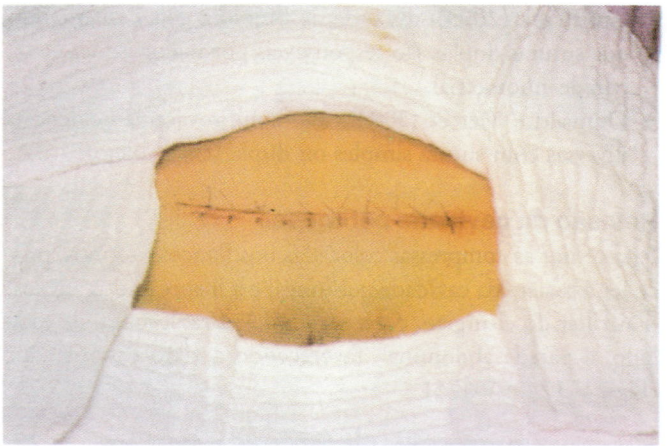

Figura V-178 – Aspecto final da incisão abdominal suturada.

Expressão uterina

Antes de colocar o curativo abdominal, procedemos a expressão uterina para remover os coágulos, eventualmente presentes na cavidade uterina. É manobra útil, pois nos assegura estar satisfatória a hemostasia. Deve ser delicada e, para favorecer a retificação do ângulo cervicocorporal, promove-se ligeira compressão da região abdominal supra-sinfisiária, com cuidadosa expressão do corpo uterino.

Curativo abdominal

Não concordamos, por razões de higiene, com os cirurgiões que ultimamente dispensam o curativo da ferida abdominal. Entretanto, recomendamos que ele seja muito reduzido, para propiciar aeração e impedir a umidade local (Fig. V-179).

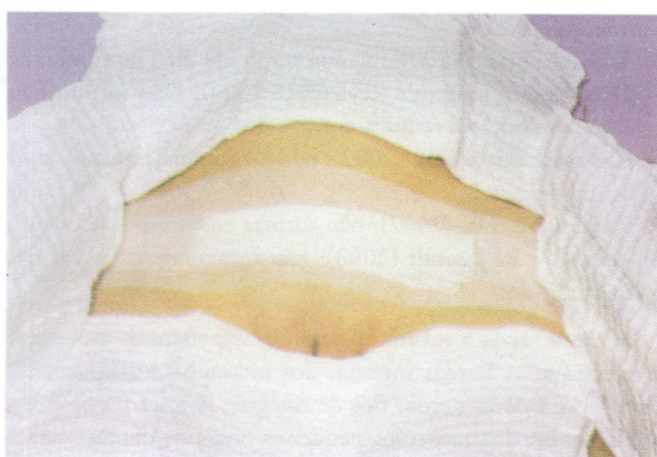

Figura V-179 – Curativo abdominal.

Acidentes no parto por cesárea

Durante a execução de cesáreas, podem ocorrer acidentes maternos e fetais, dentre os quais alguns exigem reparação intra-operatória. Entre os maternos, citam-se os que se seguem:

Lesões da bexiga – sua incidência tem aumentado depois do advento da incisão de Pfannenstiel. O acidente é particularmente comum nas cesáreas iterativas quando a parede vesical, aderida na cicatriz anterior, exige seu descolamento para favorecer incisão miometrial segmentar transversa. Por vezes, quando esse descolamento não é feito e a incisão é restrita, pode ocorrer, durante a extração fetal, verdadeira rotura da bexiga.

Sempre que possível, para a reparação da lesão vesical, o tocólogo deve contar, como já referimos, com o auxílio de urologista. Na sua falta, a primeira camada de sutura da parede vesical (total) se fará de imediato, com agulha atraumática, montada em fio categute simples 0 ou 00 ou categute cromado 000 (chuleio). A segunda, de modo igual, utilizará fio de categute cromado 00 e, finalmente, com pontos separados, de categute cromado, reforçaremos as suturas anteriores.

Deve-se manter o cateterismo permanente com sonda tipo Foley, por 6-8 dias. De regra, os resultados são bons, particularmente porque as lesões vesicais, no curso de cesáreas, localizam-se na parede anterior e no fundo da bexiga.

Eisenkop e cols. (1982) referem lesão vesical dentre 5.276 primeiras cesáreas em 0,3%, e de 0,6% entre 2.151 na segunda intervenção. Davis (1999), cita também lesão ureteral em 0,027 a 0,09%.

Lesões de alças intestinais – embora de ocorrência rara, também são mais freqüentes em cesáreas iterativas, nas quais, após pós-operatório complicado com íleo, alças intestinais podem resultar aderidas na cicatriz miometrial e na parede peritoneal.

Identificada a lesão completa da parede intestinal, o tocólogo deve protegê-la com compressa de gaze, impedindo idealmente o extravasamento peritoneal de material fecalóide. A reparação lesional deverá ser feita por cirurgião geral e idealmente habituado com intervenções das vias digestórias.

Na ausência desse especialista, por exceção, o tocólogo se encarregará da reparação lesional. As lesões intestinais do delgado, quando pequenas, devem ser suturadas com fio inabsorvível em dois planos e com pontos separados. A primeira sutura deverá incluir toda a parede intestinal, e a segunda, apenas a seromuscular.

As lesões maiores serão reparadas em dois planos de sutura: a primeira deverá ser contínua, incluindo toda a parede, com categute 00 cromado (agulha atraumática), e a segunda, com pontos separados e fio inabsorvível (algodão 000).

As lesões do intestino grosso devem ser reparadas com pontos separados, fio inabsorvível e em dois planos.

As lesões intestinais, por si só, não justificam a drenagem da cavidade peritoneal. Esta apenas se justificará quando as condições finais da reparação intestinal não oferecerem segurança. A nosso ver, as caixas de instrumental cirúrgico deveriam conter, obrigatoriamente, pelo menos um par de clamps intestinais.

Propagação da incisão miometrial – sua ocorrência é mais freqüente nas cesáreas eletivas (segmento espesso e malformado) e naquelas em que a apresentação está profundamente insinuada, obrigando auxílio manual para sua elevação e extração.

As lesões vasculares (vasos de calibre grande), arteriais e venosas, que lhes são conseqüentes, provocam hemorragia mais ou menos volumosa de instalação imediata e de rápida repercussão hipovolêmica do estado geral. Por isso, a ligadura desses vasos deve ser rápida, contribuindo para facilitá-la, muitas vezes, a exteriorização do útero.

Nos raros casos em que uma das artérias uterinas é atingida, a fim de favorecer sua identificação e ligadura, aconselhamos que o auxiliar proceda à compressão da artéria aorta (reduzindo a hemorragia), enquanto o cirurgião se encarrega da ligadura vascular. Esta, preferencialmente, será feita com fio inabsorvível, a fim de evitar o afrouxamento posterior da ligadura, favorecido pela embebição gravídica.

Lesões de vasos varicosos – em grande multíparas e nas pacientes submetidas anteriormente a diversas cesáreas (3, 4 e mais), a presença de vasos varicosos no segmento inferior impõe sua secção para se realizar a histerotomia.

O tocólogo, antes da extração fetal, não deve preocupar-se com a hemorragia conseqüente, mesmo quando ela é volumosa. Extraído o concepto, o sangramento reduz-se e fica facilitada a ligadura dos vasos lesionados.

No que importa ao concepto, algumas complicações não exigem assistência imediata: fraturas do fêmur, luxação coxo-femoral e paralisias braquiais. Outras, entretanto, embora de pequena monta (incisões do couro cabeludo e da face), impõem reparação imediata, que poderá exigir ou não a presença de cirurgião plástico.

Nos partos em apresentação cefálica com bolsa íntegra e principalmente naqueles em apresentação pélvica, o manuseio mais ou menos demorado e intenso exigido para a extração fetal pode provocar inspiração forçada do concepto e conseqüente aspiração de líquido amniótico claro ou meconial.

A presença de mecônio agrava a situação, pois sua remoção, sendo precária, segue-se de deficiência respiratória e hipóxia neonatal imediata, cuja correção obriga a assistência combinada de anestesista e neonatologista em caráter de urgência.

Complicações respiratórias em recém-nascidos são mais incidentes após cesáreas eletivas que nas não-programadas. E são mais freqüentes após cesárea que após parto vaginal.

PÓS-OPERATÓRIO

Complicações e assistência

Além das ocorrências puerperais naturais comuns aos partos transvaginais e daquelas que se evidenciam após laparotomias, no pós-operatório de cesáreas são mais freqüentes as seguintes ocorrências: infecção da parede, endomiometrite, tromboflebite e hemorragias (Figs. V-180 a V-182).

Infecções da parede são mais freqüentes quando a incisão de Pfannenstiel se faz sobre o monte de Vênus e não na prega ou na flexura abdominal. A incidência será maior quando a hemostasia local não foi perfeita e/ou quando grande número de vasos do tecido celular foi submetido à termocoagulação. O quadro clínico em geral identifica-se após três-cinco dias, com manifestação de hipertermia vespertina e dor local. Em 1.104 cesáreas, Emmons e cols. (1988), na Universidade de Washington (Estados Unidos), referiram incidência de 5% e presença do estafilococo dourado em 25%. Al Najashi e cols. (1991) referem 6,6% entre 1.442 cesáreas, havendo comprovado maior incidência nas cesáreas de urgência que nas eletivas.

Guldholt e Espersen (1987), na Dinamarca, entre 740 cesáreas, comprovaram morbidade febril em 58 (15,3%), representada por septicemia (16 casos), infecção da parede (13 casos) e endometrite (29 casos). Esses autores observaram estreita relação dessas complicações com a anemia materna. Entre nós, Souza e cols. (1989) referem que, por vezes, apesar da presença de infecção, não se comprova hipertermia.

Analisando a incidência de infecção puerperal em nosso Serviço, Zugaib e cols. (1985) comprovaram as seguintes ocorrências: 21% na amniorrexe prematura, 20% na cesárea e 7,7% no parto prolongado. O íleo paralítico pós-cesárea é raro. Quando presente, o tocólogo deve ter em mente as seguintes possibilidades: infecção peritoneal, presença de compressa intra-abdominal e, eventualmente, quadros raros representados pela síndrome de Ogilvre, descrita por esse autor em 1949, citado por Cornier e cols. (1990), que observaram um caso. Em 1970, observamos um caso de septicemia coincidente com infecção peritoneal, que evoluiu com óbito materno. A necropsia revelou perfuração cecal ocorrida durante a sutura do peritônio visceral.

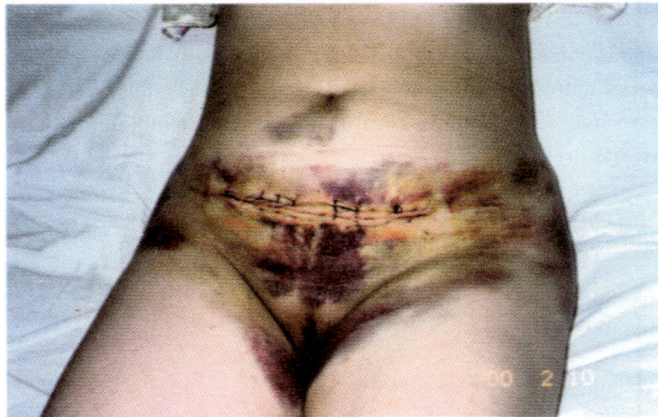

Figura V-180 – Hematoma da parede abdominal.

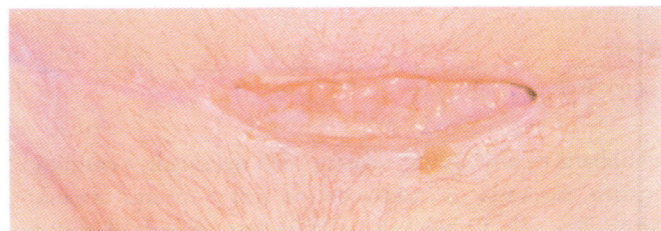

Figura V-181 – Deiscência parcial de cicatriz de incisão abdominal de Pfannenstiel pós-cesárea (Neme).

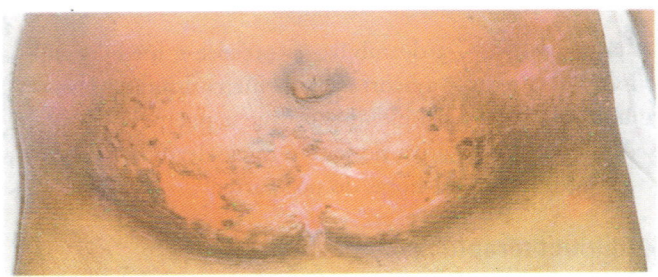

Figura V-182 – Deiscência quase total de cicatriz de incisão abdominal de Pfannenstiel pós-cesárea. Pontos separados (alguns) aproximando as bordas da ferida operatória favorecem a recuperação (Neme).

Zelop e Heffner (2004), em estudo de 2.647 cesáreas, praticadas entre 1983 e 1992, referem na tabela V-34 as complicações maternas ocorridas em cesáreas eletivas e nas não-programadas. Os números comprovam ser mais incidentes nas últimas.

Tabela V-34 – Complicações pós-operatórias na cesárea (2.647 casos entre 1983 e 1992).

Complicações maiores	Cesárea eletiva (%)	Cesárea não-programada (%)
Hemorragia > que 1.500ml	1,5	2,9
Revisão pós-operatória	0,8	1,9
Infecção pélvica	0,6	0,6
Trombose profunda	0,6	0,6
Pneumonia	0,0	0,5
Sepse	0,0	0,4

Zelop e Heffner, 2004.

Hibbard e cols. (2005) referem ser a obesidade a condição negativa, elevando os índices de infecção e roturas uterinas. Durnwald e cols. (2004) salientam que em casos de obesidade em cesariadas as falhas de tentativa de partos vaginais são mais incidentes. Finalmente, a presença do diabetes favorece complicações da parede abdominal, segundo Takouder e cols. (2004).

Levantar precoce – a deambulação precoce é medida indispensável para reduzir a ocorrência de meteorismo e processos tromboembólicos. Recomendamos que a puérpera cesariada execute mobilização ativa no leito e inicie deambulação dentro das primeiras 6-12 horas do pós-parto.

Antibioticoterapia profilática

Algumas publicações (raras) contestam as vantagens da antibioticoterapia preventiva no pós-parto de cesáreas rotuladas de "puras", isto é, na ausência de condições que propiciam infecção. Entretanto, desde 1951, analisando o pós-operatório de 830 cesariadas na Clínica Obstétrica da Faculdade de Medicina de São Paulo, no período 1931-1951, Araujo e Neme (1952) comprovaram redução drástica dos índices de morbiletalidade por infecção após o advento da quimioterapia sulfamídica e dos antibióticos (penicilina).

Em relação ao emprego profilático da terapêutica antibiótica, no pós-operatório de cesáreas, a cada dia aumenta o número dos tocólogos que a defendem (De Palma e cols., 1980 e 1982; Cabral e Roquette, 1985; Duff, 1987; Ribeiro e cols., 1989; Chauvet-Jauseau e cols., 1991).

Enkin e cols. (1991), analisando 59 publicações, que incluíram grupo controle, comprovaram em todas redução evidente da morbiletalidade infecciosa pós-cesárea com a administração de diversos antimicrobianos. Os resultados benéficos foram evidentes nos casos de cesáreas indicadas de emergência e nas eletivas. Nas duas situações, a ocorrência principalmente de infecções graves, de endometrite e de abscesso da parede abdominal foi reduzida.

No que tange às drogas administradas, Enkin e cols. comprovaram atuação efetiva das cefalosporinas, com ou sem associação com aminoglicosídeos, e pouca efetividade do metronidazol isolado.

Watts e cols. (1991) referem que, inclusive administrando antibióticos (Cefotetan e Cefotoxin) em 102 casos de cesárea, observaram endometrite em 16 e infecção da parede em 4. Os germes identificados foram o estreptococo do grupo B e o enterococo. Por isso, desde 1986, Awadalla e cols. recomendaram realizar cultura de rotina do material endometrial em cesáreas. Essa medida favorecerá, quando necessário, terapêutica antibiótica mais precoce, alicerçada em resultados de antibiogramas.

Entre nós, Nestarez e cols. (1984) e Barros e cols. (1988) comprovaram, no pós-operatório de cesáreas, resultados equivalentes com administração de cefoxetina e cloranfenicol. Martens e cols. (1991), entre 1.500 cesáreas, testaram em 231 casos de endometrite a sensibilidade de diversas drogas. Verificaram que as quinolonas são mais ativas contra germes gram-negativos e o metronidazol e a clindamicina foram superiores em relação aos betalactâmicos.

Há muito tempo utilizamos o cloranfenicol (por ser efetivo e econômico) na dose de 2g/24 horas, iniciando sua administração por via intravenosa (1g) após completar a sutura uterina e mantendo-a no máximo por 72 horas (na ausência de sinais clínicos de morbidade infecciosa). O risco neonatal decorrente da eliminação da droga pelo leite é reduzido, vez que a "pojadura" se estabelece no terceiro dia puerperal.

Revendo 26 publicações, Swartz e Grolle (1981) identificaram que a antibioticoterapia preventiva por 12 horas tem resultado idêntico àquela que se prolonga por mais tempo. Entretanto, De Palma e cols. (1980 e 1982) admitem que a terapêutica preventiva mais prolongada reduz a incidência de infecção.

Diversos autores (Long e cols., Conover e Moore, 1984) tentaram, como medida preventiva, irrigar com antibióticos a cavidade uterina e peritoneal. Com exceção de Conover e cols., todos comprovaram efeito benéfico dessa metodologia em relação à morbidade febril. Entretanto, segundo Leveno e cols. (1984) e Conover e cols., os resultados obtidos se equivalem aos auferidos com a administração intravenosa dessas drogas.

É verdade que não se deve subestimar os riscos e/ou inconvenientes da terapêutica antibiótica (reações alérgicas, alteração da flora intestinal etc). Entretanto, a administração antibiótica profilática tem pequena duração e seus efeitos negativos são, por isso, minimizados. Segundo Enkin e cols. (1991), a efetividade das penicilinas de largo espectro é similar à das cefalosporinas; estas têm merecido ultimamente maior aceitabilidade.

A título de ilustração e para chamar a atenção sobre o real valor da terapêutica antimicrobiana, apresentamos nas tabelas V-35 e V-36 resultados relacionados à supuração da parede e aos óbitos por infecção, antes do advento dos antimicrobianos. Nos graus III e IV de infecção tratava-se de infecção intraparto declarada. Em cesáreas eletivas (480 casos), Bagratt e cols. (2001) comprovaram índices de infecção similares com e sem antibióticos. Entretanto, Pih e cols. (2001) comprova-

Tabela V-35 – Supuração de parede abdominal × cesárea (1931-1951).

Grau de infecção (Winter)	1931-1940 Sem terapêutica (%)	1941-1944 Sem sulfa (%)	1941-1944 Com sulfa (%)	1945-1951 Com penicilina (%)
I	6,9	0,0	0,0	0,0
II	11,0	18,6	0,0	0,0
III	18,6	6,4	14,3	2,6
IV	25,0	15,3	101	0,0

Clínica Obstétrica FMUSP, Neme.

Tabela V-36 – Óbito materno × cesárea (1931-1951).

Grau de infecção (Winter)	1931-1940 Sem terapêutica (%)	1941-1944 Sem sulfa (%)	1941-1944 Com sulfa (%)	1945-1951 Com penicilina (%)
I	0	0	0	–
II	1,02	0	0	–
III	3,5	2,3	0	–
IV	25	23	10,0	–

Clínica Obstétrica FMUSP, Neme.

ram redução da endometrite em cesáreas eletivas como uso de metronidazol, e Chelmow e cols. (2001), em estudo colaborativo (sete instituições), recomendam antibioticoterapia, inclusive nos casos com membranas íntegras. Smail e Hofmeyr (2000) referem ser equivalentes os resultados com ampicilina e cefalosporinas de 2ª geração. Chelmow e cols. (2004) referem que o emprego profilático da antibioticoterapia, em cesárea, reduz os custos em até 30.66 dólares.

PROGNÓSTICO

Ao considerar a morbiletalidade materna relacionada à cesárea, devemos analisar separadamente até onde ela depende da intervenção ou da condição clínica que justificou sua prática (Minkoff e Chervena, 2003).

Petite (1985) reuniu da literatura 38.360 cesáreas entre 1965 e 1978. A mortalidade materna geral foi de 78,5:100.000 cesáreas, sendo de apenas 6,5:100.000 a responsabilidade da operação. Quanto à morbidade, as causas mais freqüentes entre 21.070 cesáreas foram: endometrite, infecção urinária, infecção da parede abdominal, íleo paralítico e embolia pulmonar.

Para Sachs e cols. (1988), a elevação dos índices de cesárea seguiu-se de redução da morbiletalidade materna. Segundo esses autores, a incidência dessa operação, nos Estados Unidos, elevou-se de 5% (1954) para 23% (1984). Entretanto, entre 1976 e 1984, a mortalidade materna foi de 5,8:100.000 partos com cesárea e atingiu 10,8:100.000 nos partos vaginais.

Analisando a real responsabilidade pela morte materna, esses autores comprovaram que, no que se refere à cesárea, ela declinou de 1,6:100.000 (1954-1957) para 0,6:100.000 (1982-1985).

Concordando com Sachs e cols., Hogberg (1989) cita que a incidência da cesárea na Suécia se elevou de 1,7% (1951) para 11% (1980). Mas a mortalidade materna declinou de 5,1:0,4 em 1.000 operações. Além disso, a responsabilidade da cesárea nessas mortes (103 óbitos) reduziu-se, respectivamente, nos dois períodos citados de 8,6:4,4 por 100.000 partos.

Os resultados que acabamos de referir justificam-se plenamente quando consideramos as antigas e atuais indicações da cesárea. De início, a intervenção era feita como último recurso, baldadas as tentativas de se obter parto vaginal. Atualmente, as cesáreas são indicadas e praticadas mais liberal e precocemente na presença de condições maternas satisfatórias.

Lilford e cols. (1990) relatam que o risco materno do parto vaginal é menor que o da cesárea na proporção de 5:1. Esses autores salientam ainda que o prognóstico materno da cesárea eletiva é mais sério que o da intervenção praticada após a instalação do trabalho de parto.

Picaud e cols. (1990), em Libreville (Gabão), país subdesenvolvido, analisando 113.739 partos, referem que a incidência de cesárea de 1,79% atingiu apenas 2,33% após 1985. Coincidindo com essa baixa incidência, a mortalidade materna geral de 160:100.000 partos atingiu a cifra de 9:1.000 cesáreas e, delas 4:1.000 dependeram da intervenção (hemorragia e infecção).

Entre nós, Zugaib e cols. (1985) observaram que a morbidade infecciosa pós-parto é maior na cesárea que no parto vaginal (20% para 0,6%). Faúndes e cols. (1985), comparando o risco relativo de morte materna, em revisão da literatura, comprovaram que está agravado na cesárea. Na cidade de Campinas (SP), os resultados de três maternidades demonstram: a) elevada incidência da cesárea; b) risco agravante da operação em relação ao parto vaginal (Tabela V-37).

Tabela V-37 – Risco de mortalidade materna em Campinas. Cesárea × parto vaginal (modificado de Faúndes e cols., 1985).

Maternidade	Nº partos	Nº e % cesáreas	Mortalidade materna Cesárea (%)	Mortalidade materna Parto vaginal	Risco relativo
A	56.781	22.712 39,9%	7,9	2,9	2,72
B	28.709	12.172 42,4%	9,0	3,6	2,50
C	5.878	1.353 23,0%	22,2	11,0	2,02
Total	91.368	36.237	8,8	3,6	2,43

Harper e cols. (2003), estudo de 1992-1998, referem ser a mortalidade materna maior quatro vezes na cesárea em relação ao parto vaginal. Na Clínica Obstétrica da FMUSP, no período 1963-1973, foram praticadas 3.242 cesáreas dentre 25.964 partos (12,5%). O obituário materno atingiu 19 casos (0,58%). Excluindo as patologias graves, que justificaram a prática da operação, a mortalidade materna, dependente da cesárea, foi de 3 casos (0,09%) e relacionados às raquianestesias.

No Brasil, como o incremento de cesáreas eletivas iterativas, tem ocorrido, com freqüência não desprezível, acretismo placentário da área da cicatriz uterina anterior, seguido de invasão vesical. Sua detecção inesperada, no curso de cesáreas, culminada com histerectomias, tem sido a principal causa de morte materna (Fig. V-183).

Em conseqüência desse fator temos sugerido às gestantes já cesariadas ultra-sonografia com Doppler e até ressonância magnética, visando identificar eventual acretismo. Quando presente a suspeita, a equipe assistencial deve ser de primeira

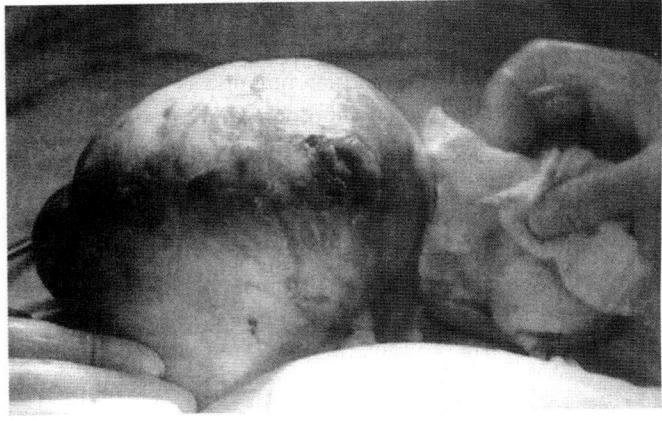

Figura V-183 – Acretismo placentário (percretismo) em caso de cesárea anterior (Caism, 2003).

categoria e contar com recursos transfusionais e com cirurgião geral hábil (Koutsougerar e cols., 2003). No trato com Residentes, temos encarecido esse cuidado.

Conclui-se do exposto que a morbiletalidade materna é mais freqüente no pós-parto de cesáreas que nos de partos vaginais e relaciona-se a infecção, hemorragia e acidentes anestésicos. Entretanto, quando se considera, em particular, os índices de mortalidade, a responsabilidade real da operação decresceu progressivamente até quase se anular. Frigoletto e cols. (1980) referem que em mais de 10.000 cesáreas consecutivas, praticadas no Boston Hospital for Women, não ocorreu óbito materno imputado à cesárea.

No que importa à morbiletalidade perinatal, sabe-se que o incremento na incidência da cesárea, entre outras razões, deveu-se à valorização do prognóstico imediato e tardio do concepto. Entretanto, são conflitantes, nesse particular, as casuísticas referidas por Bottoms e cols. (1987), nos Estados Unidos, e por O'Driscoll e Foley (1983), em Dublin (Irlanda).

Os dois grupos de autores referem haver ocorrido redução evidente do obituário perinatal nos últimos 20 anos. Bottoms e cols. relacionaram essa redução com o aumento de incidência da cesárea. Entretanto, O'Driscoll e Foley, sem alterar os índices dessa operação, obtiveram igual queda nos resultados perinatais. Assim, até prova em contrário, considerando os números apresentados, temos que admitir que a redução da morbiletalidade perinatal, referida pelos dois grupos de autores, não resultou do incremento da cesárea, mas provavelmente da melhor assistência neonatal que ultimamente vem sendo estabelecida.

Embora estranhando, por exagerados, os bons resultados referidos por O'Driscoll e Foley, devemos reconhecer que, ao evitar as intervenções extrativas vaginais temerárias, pela indicação mais liberal da cesárea, favorecemos o prognóstico perinatal. Entretanto, a prática indiscriminada do parto abdominal nem sempre é benéfica para o concepto. Não têm sido raras as perdas neonatais por prematuridade iatrogênica, quando se extraem fetos, presente erro na idade gestacional. De outro lado, como White e cols. (1985) salientam, a prática de cesárea eletiva relaciona-se, com freqüência, com síndrome de membrana hialina, particularmente grave em conceptos prematuros.

Em serviços-escola temos presenciado alguns incidentes comprometedores do concepto durante a incisão uterina (lesão a bisturi de partes fetais) e por ocasião da extração fetal, particularmente na apresentação pélvica e na situação transversa (fraturas do fêmur, luxação coxofemoral, paresias braquiais, fraturas do úmero). Atribuem-se tais complicações à inexperiência do operador.

OPORTUNIDADE DE NOVA CESÁREA

O processo de cicatrização da ferida uterina inicia-se pela formação de uma camada de fibrina que une as bordas da incisão. Esta camada funciona como ponte de sustentação, através da qual proliferam os fibroblastos juntamente com capilares de neoformação ao longo de toda incisão e também entre os feixes musculares adjacentes.

Segundo Schwarz e Paddock (1925), entre os 12º-15º dias da operação, esse tecido adquire aspecto cicatricial e depois de 10 semanas é difícil distinguir, histologicamente, esta área do resto do miométrio (estudos em úteros de cobaias). Entretanto, a consolidação cicatricial pode exigir maior tempo para suportar nova distensão do segmento inferior em futura gestação. Por isso, recomenda-se que o intervalo interpartal de pacientes cesariadas seja de pelo menos um ano.

CESÁREA ELETIVA

É a intervenção que se realiza fora do trabalho de parto, podendo ser praticada antes do termo, no termo e no pós-termo da gestação.

Indicações – realiza-se por indicações maternas, fetais, materno-fetais e a pedido. É praticada em casos de desproporção cefalopélvica evidente, por patologias da gestante, que requerem a ultimação da prenhez, em casos de sofrimento fetal crônico com feto viável, por placentação prévia e até a pedido da gestante e/ou por interesse pessoal do obstetra.

Lamentavelmente, cesáreas eletivas têm sido praticadas sem justificativa clínica para atender conveniências da gestante, de seus familiares e até do obstetra. Na ausência de diagnóstico seguro da idade gestacional, foi por muito tempo responsável por prematuridade iatrogênica.

Técnica – na ausência de contrações uterinas típicas do trabalho de parto, o segmento inferior apresenta-se espesso e pouco extenso. Daí decorrem dificuldades relacionadas principalmente com a extração fetal (exigüidade da brecha uterina) e com a propagação da incisão miometrial (maior hemorragia).

Para prevenir tais complicações, como já referimos ao considerar aspectos técnicos da operação, alguns tocólogos recomendam que a incisão uterina seja longitudinal e segmentar. Como conseqüência, será atingido maior número de vasos e de fibras musculares miometriais, agravando a perda sangüínea e comprometendo a segurança da cicatriz uterina em futuras gestações e partos. Por isso temos optado, inclusive na cesárea eletiva, pela incisão segmentar transversa, acentuando sua orientação arciforme para ampliar a brecha uterina.

Prognóstico – o imediato e tardio será agravado em relação ao binômio materno-perinatal. Em relação à paciente, salienta-se, de imediato, a hemorragia e, tardiamente, a cicatriz uterina mais vulnerável à rotura em futura prenhez. Em relação ao feto, além das complicações resultantes da maior dificuldade de sua extração (Gonçalves e cols., 1989), importa salientar a eventual ocorrência de prematuridade iatrogênica quando a indicação da operação atendeu razões de conveniência e a idade gestacional foi sobreestimada.

Allen e cols. (2003) referem que, em casos de indicação iterativa da cesárea, a prova de trabalho agrava os índices de morbidade. Daí recomendarem a prática eletiva.

Como complicação tardia, ou seja, em próxima prenhez e/ou parto, a cesárea eletiva tem sido causa de placenta prévia e acretismo placentário. Ananth e cols. (1978) analisaram 36 publicações de primeira cesárea, comprovando que o risco futuro de placenta prévia é 2,6% maior que no parto vaginal (Tabela V-38).

Tabela V-38 – Risco de placentação complicada após cesárea.

Nº de cesáreas	Placenta prévia – "Odds ratio" (95% Ct) (%)	Acretismo em placenta prévia (%)
0	1,0	5,0
1	4,5	24,0
2	7,4	47,0
3	6,5	60,0
+ 4	44,9	–

Ananth, 1978.

Em nosso meio e em outros, a prática abusiva de cesáreas eletivas tem elevado a incidência de acretismo placentário e suas conseqüências (maior número de placenta prévia, histerectomia e mortes maternas). Clark e cols. (1985) sugerem que o risco materno se agrava em até 30%. Quando, presente o acretismo, impõe-se a histerectomia, e Zelop e cols. (1993) referem 10% de mortes maternas nessa eventualidade (Tabelas V-39 e 40).

Tabela 39 – Complicações pós-operatórias: 2.647 casos (1983-1992).

Complicações	Cesárea eletiva (%)	Cesárea em trabalho de parto (%)
Perda sangue > 1.500ml	1,5	2,9
Reexploração uterina	0,8	1,9
Infecção pélvica	0,6	0,6
Trombose profunda	0,6	0,6
Pneumonia	0	0,5
Sepse	0	0,4

Van Ham, Van Dongen e Mulder, 1997.

Tabela V-40 – Incidência de complicações maternas x tipo de parto em cesárea prévia.

Complicações	Parto vaginal normal (%)	Cesárea eletiva (%)	Indução falhada + cesárea (%)
Infecção	3,4	7,5	19
Hemorragia	1,2	2,4	2,1
Tromboembolismo	0,02	0,07	0,08
Incontinência urinária	2,0	0	0,6
Incontinência fecal	1,3	0	1,8
Rotura uterina	0,047	0,085	1,9
Histerectomia	0,02	0,39	0,4
Traumatismo	0,102	0,39	3,4
Morte materna	0,002	0,006	0,017

Macário e cols., 2004.

A incisão uterina na cesárea eletiva, na ausência de dilatação, é praticada em zona alta do segmento inferior. Altera-se, desse modo, a confirmação da cavidade uterina. Ao atingir essa cavidade, após a fase de migração ovular, a superfície trofoblástica não conta ainda com capacidade corrosiva para nidar-se. Assim, desliza pela cavidade e termina nidando-se no segmento inferior, onde a deciduação, mais escassa, favorece sua invasão no miométrio.

Daí a atual maior freqüência do ascretismo e, conseqüentemente, sua responsabilidade na mortalidade materna durante cesáreas repetidas. É recomendável, durante o pré-natal de pacientes, com cesárea prévia, proceder-se ao estudo ultra-sonográfica com Doppler colorido e/ou ressonância magnética para identificar eventual ascretismo placentário. Quando suspeito ou presente, impõe-se equipe multiprofissional e ambiente hospitalar exemplar na assistência (como já referido).

Mackeown e cols. (2005) compararam os resultados entre a cesárea eletiva e o parto vaginal (em nulíparas). Comprovaram os seguintes inconvenientes da cesárea: a) maior incidência de transfusão de sangue (3x1); b) maior tempo de internação (4x5); c) reinternação em 30 dias (1x7). Quando a cesárea se seguiu de trabalho de parto, os inconvenientes foram menos evidentes, mas a incidência de infecção foi maior ("odds ratio" de 1,81).

CESÁREA EXTRAPERITONEAL

Justificada na era pré-antibiótica quando a cesárea era praticada em casos "impuros" ou "infectados"; na atualidade, sua indicação é excepcional.

Na Clínica Obstétrica da Faculdade de Medicina de São Paulo, desde 1928, seu emprego foi considerado excepcional e, a partir de 1940, jamais se praticou tal intervenção. Isso porque, apesar da ausência de efetiva terapêutica antimicrobiana, nos casos impuros o prognóstico materno não se beneficiava com essa técnica, quando comparado com o da cesárea segmentar transversa transperitoneal. Ao contrário, agravava-se a morbidade materna pela infecção do tecido celular do espaço de Retzius (área de acesso extraperitoneal uterino).

Naquele tempo e na ausência de antibióticos, ainda como acadêmico-interno da Clínica Obstétrica, por mais de um mês tinha que manter internadas as puérperas, procedendo a curativos diários para promover a cicatrização final.

Wallace e cols. (1984), em estudo prospectivo, compararam os resultados de três grupos de cesáreas: extraperitoneal, sem e com antibioticoterapia profilática, e transperitoneal, com antibioticoterapia profilática. Não identificaram vantagens (endomiometrite) com a técnica extraperitoneal.

Hibbard (1985), embora reconhecendo ser excepcional a indicação atual da cesárea extraperitoneal e apesar de admitir sua maior dificuldade técnica, sugere que ela seja praticada em casos gravemente infectados.

Técnica – dentre as inúmeras técnicas extraperitoneais de cesárea, merece menção a de Waters (1940 e 1959). Nela, por incisão cutânea de Pfannenstiel, descola-se a bexiga da parede anterior do segmento inferior (extraperitonealmente) e incisa-se transversalmente o miométrio.

A riqueza vascular do leito vesicouterino agrava a hemorragia e mantém, com freqüência, hematoma local, cuja infecção prolonga a morbidade e a internação da puérpera.

CESÁREA ITERATIVA

É a cesárea que se pratica em paciente já submetida a esta operação.

Incidência – a liberalização das indicações do parto abdominal seguiu-se de conseqüente ampliação na incidência de cesáreas iterativas. Em 1937, Emmrich reuniu o material de 25 clínicas européias, verificando incidência de 18% dentre as histerotomias praticadas. Donno (1938), que analisou observações de 4.346 cesáreas de 14 clínicas, comprovou serem iterativas 15,1%. Delas, 12,8% foi segunda cesárea, 2,2%, terceira, 0,34%, quarta e apenas uma na quinta.

Revendo a literatura, Araujo e Neme (1952) comprovaram que, no período de 1934-1936, a incidência geral de cesárea era de 3,4% e a de cesárea iterativa atingia 18,1%. Dentre elas, a maioria foi de até três operações. No serviço desses autores, no período de 1931-1952, a incidência de cesárea iterativa foi de 13,9%, das quais 90% foram pela segunda vez e 9,7% pela terceira.

Ao considerar as indicações da cesárea, o número de intervenções iterativas é atualmente muito mais elevado nas Clínicas Universitárias (Tabela V-41). No Hospital-Maternidade "Leonor Mendes de Barros", a incidência foi de 48,9% no período de 1991-1995.

Tabela V-41 – Incidência de cesárea iterativa.

Autor	Clínica universitária	Data	Incidência (%)
Mathias e cols. (1982a)	Faculdade de Medicina de São Paulo	1982	59,8
Mauad Filho e cols. (1987)	Faculdade de Medicina de Ribeirão Preto	1987	65,5
Faúndes e cols. (1988b)	Faculdade de Medicina da UNICAMP	1988	47,0
Bauer (1993)	Faculdade de Medicina de Sorocaba	1993	43,5

Observa-se na literatura mundial tendência para tentar partos vaginais em pacientes cesariadas. Rosen e cols. (1991), que analisaram 31 casuísticas a esse respeito (11.417 gestantes cesariadas), concluem afirmando que o risco de rotura uterina não justifica o preceito de "uma vez cesárea sempre cesárea". Entretanto, Kwee e cols. (2005) citaram incidência de 1,5% de roturas uterinas, particularmente quando se utilizou ocitocina ou prostaglandinas (em 4.569 casos). Ainda, nesse particular, Landon (2005) refere que em 19 centros, durante 4 anos, 14.529 casos de cesárea anterior, submetidos a trabalho de parto, resultaram em parto vaginal 10.690 (73,6%). Para esses autores, resultados com parto vaginal são mais freqüentes quando as cesáreas anteriores foram praticadas após tentativas de parto vaginal.

Indicações – cesáreas repetidas apresentam três ordens de indicações: a) presença da condição que obrigou a praticar a primeira cesárea (vício pélvico evidente, por exemplo); b) ocorrência de alguma nova distócia no curso de trabalho de parto (distócia funcional, prolapso de cordão, placenta prévia etc.); c) obediência ao clássico preceito enunciado por Craigin (1916), "uma vez cesárea sempre cesárea", que ultimamente vem sendo criticado, em particular quando se trata de apenas uma operação anterior e não está presente a condição distócica que a justificou.

Técnica operatória – na execução de cesárea iterativa, os tempos operatórios são similares aos da primeira intervenção. Entretanto, algumas dificuldades podem ocorrer: a) fibrose da aponeurose e maior aderência sobre o plano muscular, acarretando maior sangramento para o devido descolamento; b) presença de alças, bexiga e epíploon aderidos nos peritônios visceral e parietal, concorrendo para maior risco de lesões; c) maior trama vascular ao nível do segmento inferior.

Por isso, a laparotomia, principalmente se a incisão foi a de Pfannenstiel, exige maior cuidado e atrasa o acesso ao concepto.

Exposto o segmento inferior, tenta-se identificar a cicatriz uterina. Se visível, recomendamos praticar a incisão exatamente sobre ela (reduz a perda sangüínea) e ressecá-la após a extração fetal, para reduzir o risco de rotura uterina em próxima prenhez. Quando nos deparamos com cicatriz viciosa ou rotura incompleta do útero, essa medida é impositiva por excelência.

Não são raros os casos em que a dequitação se complica por acretismo placentário, obrigando à realização de intervenções complementares e agravando a hemorragia (ver Capítulo 89 e Tabela V-37).

Prognóstico – na era pré-antibiótica, o primeiro parto arrastava-se por várias horas, antes que o tocólogo optasse pela sua solução abdominal. Daí decorriam complicações intra e pós-operatórias mais freqüentes nas cesáreas iterativas que nas primeiras operações (Winter, 1929; Emmrich, 1937; Free, 1945; Araujo e Neme, 1952b).

Na atualidade, os resultados maternos e perinatais igualam-se ou são melhores na primeira cesárea, vez que a maioria delas tem indicação eletiva (cesárea em hora marcada) em gestantes com bom estado geral e sem complicações.

Dias Moragnes e cols. (1981) citam incidência de cesárea iterativa em 46,9% e referem que a placenta prévia e o descolamento prematuro ocorreram duas a três vezes mais em pacientes com cesárea anterior. Saunders e Barclay (1988), com quem concordamos, lembram que na incisão de Pfannenstiel o descolamento da aponeurose do plano muscular é mais difícil (aderências) na cesárea iterativa, daí resultando maior hemorragia, hematoma subaponeurótico e necessidade mais freqüente de drenagem local.

Clark e cols. (1985) referem incidência de placenta prévia e de acretismo em 67% das gestantes e parturientes com mais de três cesáreas, salientando que em 82% delas se praticou histerectomia. Pruett e cols. (1988), em 392 parturientes com cesárea anterior, nas quais administraram ocitocina, comprovaram rotura uterina em 3% (média). Esses autores, que militam em Houston (Estados Unidos), referem que a incidência dessa complicação foi maior quando a sutura uterina foi em camada única (não há referência se com pontos separados ou chuleio).

Berger e cols. (1991), com incidência de cesárea iterativa em 39,9%, citam 2,17% de roturas uterinas, e Krishnamurthy e cols. (1991) salientam que em 83 parturientes já cesariadas, apesar de bacia normal (radiopelvimetrias), ocorreram três roturas uterinas (3,6%). Entre nós, Fernandes Costa (1986 e 1987) comprovou morbidade de 5,9% na cesárea iterativa e apenas 0,7% no parto vaginal (sem cesárea anterior). Nas cesariadas, a duração da internação foi maior e os índices de Apgar baixos foram similarmente maiores na segunda e terceira cesáreas.

Davis e Owen (2001) encarecem a vantagem de repetir a cesárea em parturientes obesas.

INDICAÇÃO DA ESTERILIZAÇÃO TUBÁRIA

Nos Serviços que dirigi ou dirijo, a esterilização tubária jamais é sugerida. Entretanto, após duas cesáreas anteriores e antes de praticarmos a terceira, de regra, no pré-natal ou excepcionalmente no parto, as pacientes são consultadas a respeito dessa medida anticoncepcional definitiva. E se solicitada são atendidas quando existem dois filhos vivos e saudáveis.

Ocorrendo prenhez em pacientes com três cesáreas anteriores e prole assegurada de três filhos vivos e saudáveis, somos liberais na prática de esterilização, vez que a iteratividade cirúrgica progressiva agrava a morbiletalidade materna.

Indicada a laqueadura tubária ela se fará pela técnica de Madlener.

CONDUTA ASSISTENCIAL EM PACIENTE COM CESÁREA ANTERIOR

Na assistência pré-natal e durante o parto de pacientes cesariadas em parto anterior, algumas questões devem ser consideradas:

• A cicatriz uterina foi avaliada?

- Se a causa da primeira cesárea foi a desproporção cefalopélvica e ela ocorre novamente, justifica-se permitir prova de trabalho de parto?
- Pode ser utilizada a analgotócia pela peridural durante a tentativa de obter parto vaginal?
- É justificado o emprego de ocitócicos?
- Pode-se tentar parto vaginal em casos de prenhez gemelar?
- Na apresentação pélvica, justifica-se tentar o parto vaginal?
- Ocorreu parto vaginal após cesárea anterior?
- Deve-se praticar revisão da cavidade uterina após parto vaginal?

Ao considerar essas indagações, o tocólogo estará obviamente analisando o porvir obstétrico de pacientes submetidas à cesárea em partos anteriores.

Avaliação da cicatriz uterina – a histerografia de pacientes cesariadas não-gestantes permite apreciar as condições da cicatriz uterina no segmento inferior. Entre nós, como já referimos, Menegoci (1975) e Chagas de Oliveira (1976), aplicando esta metodologia, comprovaram imagens com espículas e divertículos, sugestivos de cicatrizes defeituosas. Entretanto, o emprego da histerografia esbarra com o inconveniente de irradiar as gônadas.

Chen e cols. (1990) recomendam, para idêntica apreciação, o emprego da ultra-sonografia no terceiro trimestre da gestação. Em 87 casos, comprovaram que em 48% deles havia redução evidente e irregularidade da área cicatricial. Em tais casos, esses autores, pelo risco potencial de rotura uterina, recomendam evitar a tentativa de se conseguir parto vaginal.

Chou e cols. (2004), nesses casos de cesárea anterior, recomendam apreciar a cicatriz uterina, empregando a ultra-sonografia tridimensional colorida. Essa recomendação, a nosso ver, é obrigatória nos casos de placentação segmentar anterior, para tentar excluir ou confirmar a presença de acretismo.

Hadley e cols. (1986), com quem concordamos, salientam a importância de assistência permanente e de melhor qualificação quando a parturiente, já cesariada, é submetida à prova de trabalho de parto. Atendendo a este conselho, diversas casuísticas de serviços universitários referem êxito e parto vaginal em cerca de 50% das vezes.

Ao optar por essa conduta, o obstetra deverá, após alguma cervicodilatação, tentar apreciar as condições da cicatriz por meio de toque digital que atinja o segmento inferior. Além disso, deverá estar atento à eventual hemorragia vaginal e, se possível, não dispensará a monitorização contínua fetal.

Nos Serviços em que militei ou dirijo, excluída a causa que obrigou a praticar a primeira cesárea, permitimos no segundo parto a prova do trabalho sob estrito controle da sua evolução.

Na tabela V-41 apresentamos a incidência de cesáreas iterativas em quatro instituições universitárias em nosso meio.

Quando se trata de duas cesáreas anteriores optamos, em geral, pela repetição da operação. Isso porque, com razoável freqüência, ao se consumar a laparotomia nos deparamos com deiscência da cicatriz uterina, embora íntegras as membranas e o peritônio visceral.

Farmer e cols. (1991) referem, nessa eventualidade (deiscência da cicatriz), apenas discreta incidência de hemorragia vaginal (7,6%) e de queixa dolorosa (3,4%). Salientam, entretanto, a manifestação de sofrimento fetal. Em nosso Serviço (Araujo e Neme, 1955), entre 133 cesáreas iterativas, a rotura uterina incompleta e assintomática foi identificada em três casos, nos quais a indicação operatória foi o sofrimento fetal, havendo ocorrido o óbito perinatal em dois.

Kirkinen (1988) refere que em 64 parturientes com mais de três cesáreas (média de quatro), das quais 45 foram operadas antes do início do parto e com membranas íntegras, comprovou-se rotura incompleta da cicatriz em 25% delas, apesar de ocorrência discreta de hemorragia vaginal. Meehan e cols. (1990) salientam a responsabilidade da multiparidade na etiologia dessa complicação, e Chazotte e Cohen (1990) referem que, ao tentarem parto vaginal em 17 dentre 711 parturientes, ocorreram nove roturas uterinas.

Chalmers e cols. (1991) reviram a literatura de 1980-1988 e analisaram os resultados de sete publicações prospectivas, totalizando 8.899 pacientes com apenas uma cesárea anterior. Comprovaram que 31,5% delas foram submetidas a cesáreas eletivas. Dentre as 6.097 pacientes (68,5%) submetidas a provas de trabalho de parto, a via vaginal ocorreu em 4.874 (79,9%) e a incidência de rotura uterina foi de apenas 1,1%. Tais resultados são exeqüíveis porque, atualmente, muitas operações são realizadas para atender o interesse fetal (sofrimento), não havendo justificativa imperiosa para repetir a cesárea em parto posterior.

Quando as indicações da operação eram muito estritas, em geral a repetição da cesárea impunha-se pela presença da condição que justificou a prática da anterior. Assim, entre as 133 cesáreas iterativas referidas por Araujo e Neme, a desproporção cefalopélvica ocorreu em 69,9%, a placenta prévia em 4,5%, os vícios de apresentação em 2,2% e o tumor prévio em 1,5%.

Considerando a maior possibilidade de rotura uterina, somos partidários de indicação mais liberal da cesárea iterativa nas pacientes com mais de uma operação anterior. Para melhor ajuizar as condições de uma cicatriz de cesárea, devemos considerar: tipo de incisão uterina praticado (melhor a transversa segmentar arciforme), técnica da sutura uterina (melhor com pontos separados), ocorrência de infecção endometrial pós-operatória (agrava o mecanismo cicatricial) e terapêutica antibiótica preventiva (reduz o risco de infecção assintomática).

Como já foi referido quando a primeira cesárea foi praticada após trabalho de parto e presente dilatação cervical razoável (6-7cm), o risco de rotura uterina é menor. Mathias e cols. (2003), entre nós, referem que em cesárea anterior a prova de trabalho de parto não aumenta a infecção.

Em particular, merece atenção especial o tipo da incisão e da sutura uterinas, praticadas na cesárea anterior. É incontestável que as roturas uterinas sejam mais incidentes após incisões uterinas corporais. Dewhurst (1957), analisando seis casuísticas de 1951-1956, verificou que, enquanto nesse tipo de incisão a incidência de roturas uterinas atinge 2,2%, após incisões segmentares a ocorrência foi de apenas 0,5%. Além disso, o quadro de rotura uterina após incisões corporais é mais dramático, incide com maior freqüência durante a gestação e seguiu-se de maior mortalidade materna do que nos casos de incisão segmentar (5%:0%). Esse autor refere que a rotura uterina em casos de incisão corporal ocorre em 4,7% quando se permite prova de trabalho de parto.

Sabe-se, entretanto, que a incisão corporal nos dias atuais tem indicação excepcional. Em nosso Serviço, entre 3.495 cesáreas, realizadas no período de 1944-1970, esse tipo de incisão uterina foi praticado apenas 12 vezes, das quais 9 para cesárea pós-morte materna. No que tange às incisões uterinas, Palerme e Friedman (1966) referem incidências de roturas em 2,2% na incisão corporal, 1,3% na segmentar longitudinal e 0,7% na segmentar transversa. Comprova-se ainda que as roturas que ocorrem em cicatriz transversa são menos dramáticas e hemorrágicas e seguidas de menor comprometimento materno e perinatal. Chalmers e cols. encarecem o maior risco de roturas nos casos de incisões transversas complementadas com incisão longitudinal em forma de T invertido ⊥.

Finalmente, impõe-se salientar a eventual maior segurança da cicatriz uterina quando a sutura uterina foi feita com pontos separados, com fios semi-sintéticos de absorção lenta e no pós-operatório administrou-se antibioticoterapia preventiva.

Presença de desproporção cefalopélvica – admitimos ser conduta temerária permitir prova de trabalho de parto em paciente cesariada, com desproporção cefalopélvica reincidente e evidente. Nesses casos, embora não seja obrigatório praticar a operação antes do termo da gestação, julgamos prudente repetir a intervenção, de imediato, vez deflagrado o trabalho ou após a 38ª semana.

Os bons resultados referidos por Flamm (1985), que analisou as publicações de 1980-1984, comprovando partos vaginais em 61%, são, a meu ver, fruto de erros de apreciação diagnóstica, não se tratando de real desproporção cefalopélvica os casos considerados.

Analgotócia pela peridural – Gibbs (1980) e Plauche e cols. (1984) salientam o risco de se promover analgesia pela peridural contínua em parturientes cesariadas, pela possibilidade de serem mascarados os sinais de eventual rotura uterina. Entretanto, Martin e cols. (1983), Flamm e cols. (1984), Graham (1984), Hadley e cols. (1986) e Duff e cols. (1988) utilizaram-se dessa metodologia sem inconvenientes.

Meehan e cols. (1972), inclusive, recomendavam o emprego da peridural para favorecer a palpação e o exame do segmento inferior em que se encontra a cicatriz uterina. Embora aceitando essa conduta, sugerimos que nesses casos a assistência conte com a presença permanente do tocólogo e com a monitorização fetal.

Emprego de ocitócicos – embora com alguma ansiedade e cercando-se de maior vigilância, diversos autores têm administrado ocitocina para induzir ou conduzir partos em pacientes cesariadas (Ryan, 1960; McGarry, 1969; Paul e cols., 1985; Pruett e cols., 1988; Duff e cols., 1988; Rosen e cols., 1991).

MacKenzie e cols. (1984) citam 143 casos nos quais administraram (instilação vaginal) prostaglandina E_2 e também ocitocina para induzir partos em pacientes com cesárea prévia. Goldberger e cols. (1989) também se utilizaram dessa conduta sem inconvenientes. Obtiveram partos vaginais em 76%, não havendo ocorrido roturas uterinas. Entretanto, outros autores (Demianczuk e cols., 1982; Gellman e cols., 1983) apontam o maior risco dessa conduta estimuladora da contração uterina.

Chalmers e cols. (1991) analisaram 21 publicações no que respeita à incidência de partos vaginais em pacientes cesariadas e a correspondente ocorrência de roturas uterinas com e sem a administração de ocitocina. Na tabela V-42 apresentamos os resultados comprovados por esses autores, sugestivos de que, sob vigilância, pode-se admitir a administração de ocitócicos em parturientes com cesárea anterior.

Tabela V-42 – Parto vaginal e rotura uterina em pacientes cesariadas com e sem uso de ocitocina (Chalmers e cols., 1991).

Sem ocitocina		Com ocitocina	
Nº de partos vaginais (%)	Roturas uterinas (%)	Nº de partos vaginais (%)	Roturas uterinas (%)
75,3	1,50	70,0	1,94

Tentativa de parto vaginal em prenhez gemelar – não temos encorajado tentar parto vaginal em casos de prenhez gemelar em parturientes com cesárea anterior. Ainda recentemente, ao desobedecer essa restrição, ocorreu rotura uterina com perda de um dos conceptos. A indicação da via alta é tanto mais prudente quando o primeiro gêmeo é pélvico e o segundo encontra-se em situação transversa. Manobras intra-uterinas, em úteros com cicatriz de cesárea, são sempre mais temerárias.

Tentativa de parto vaginal em apresentação pélvica – como norma, não recomendamos tentar a via vaginal em parturiente com cesárea prévia e apresentação pélvica no parto atual. Isso porque, sendo o pólo pélvico o maior cinto de distócia fetal e o último a ser extraído, o risco de rotura uterina é maior.

Entretanto, Ophir e cols. (1989), em 71 parturientes com cesárea anterior e com apresentação pélvica, tentaram o parto vaginal em 47, obtendo êxito em 37 (78%). A nosso ver, é conduta temerária que não se justifica em face da atual segurança da cesárea e do maior risco perinatal do parto pélvico transvaginal.

Ocorrência de parto vaginal pós-cesárea – a opção pelo parto transvaginal justifica-se plenamente nas pacientes cesariadas que tiveram posteriormente parto vaginal. Nesse caso, admite-se que a cicatriz uterina foi testada e mostrou-se resistente. Também, em casos de multíparas, submetidas a cesárea após partos anteriores vaginais, a opção pela via vaginal é mais tranqüila.

Reunindo casuísticas de nove publicações, do período 1961-1985, Chalmers e cols. comprovaram que, em parturientes com cesárea anterior, a via vaginal ocorreu, respectivamente, em 79% e 64,3% naquelas que referiam parto transpélvico anterior e nas que não o tiveram.

Revisão da cavidade uterina – após parto vaginal em pacientes com cesárea anterior, é medida prudente e deve ser sempre realizada. Exige, entretanto, tocólogo experiente nessa prática, que recomendamos inclusive em parturientes sem cesárea prévia.

MacKenzie e cols. (1984) e Phelan e cols. (1987) são partidários dessa conduta. Chalmers e cols. (1991), citando Poidevin e Bockner (1958), referem não ser fácil identificar pequenas deiscências ou roturas uterinas pela revisão cavitária. Por isso, admitindo que a manobra pode ser inconclusiva, mas carreadora de infecção, não a indicam. Pessoalmente, discordo desses autores e julgo que lhes falta experiência para sua boa e útil execução.

Aos meus residentes aconselho praticar a revisão da cavidade uterina, inclusive após partos vaginais. Desse modo, aprendendo a sentir as características da cavidade uterina e do leito placentário, terão maior experiência para detectar pequenas roturas uterinas.

Incidência e resultados de partos vaginais – Flamm (1985) coletou dados de 21 publicações no período 1982-1984 de pacientes com cesárea anterior e que evoluíram com parto transvaginal. Comprovou: parto vaginal em 86% dos casos, mortalidade materna nula e mortalidade fetal em apenas 5 dentre 5.356 conceptos.

Rotura uterina pós-cesárea – a ocorrência de rotura uterina em pacientes com cesárea prévia constitui-se em complicação séria ao agravar a morbidade materna e perinatal. Nesse particular, alguns fatores devem ser considerados.

1. **Intervalo interpartal**: diversas publicações referem incidência maior de roturas, quando o intervalo interpartal é curto (Espósito e cols., 2000). Shipp e cols. (2000) referem incidência de rotura de 1,02% (intervalo de 36 meses) e de 2,25% (intervalo de 18 meses). Para Bujold e cols. (2002), os índices de rotura uterina seriam de 0,86%, 092%, 2,69% e 4,7%, conforme os intervalos tivessem sido, respectivamente, de 36, 25 a 36, 13 a 24 e menos de 12 meses.

2. **Malformação uterina**: Ravasia e cols. (1999) referem 8% de rotura uterina em casos de malformação uterina.

3. **História de parto vaginal anterior**: Leung e cols. (1993) e Zelop e cols. (2000) admitem que o parto vaginal anterior *reduz o risco* de rotura. Em 3.783 casos, esses últimos autores comprovaram incidência menor com parto vaginal anterior (0,2% para 1,1%).

4. **Número de cesáreas prévias**: pra Miller e cols. (1994), em estudo de 12.000 cesáreas, das quais em 1.586 foram duas cesáreas prévias, a incidência foi maior entre elas (0,6% para 1,8%). Para Caughey e cols. (1999) esses números foram, também, maiores com duas cesáreas (0,8% para 3,7%). Sylvestre e cols. (2000) não superestimaram o risco de mais de uma cesárea prévia. Dentre 60 casos com 4 cesáreas, 25 com 5 e 14 com 6 cesáreas, os resultados, segundo esses autores, não foram assustadores. Entretanto, transfusões, histerectomias, placenta prévia e acretismo foram mais incidentes, principalmente após 5 e 6 cesáreas anteriores.

5. **Idade materna**: Para Shipp e cols. (2001), a incidência de rotura é maior em parturiente com mais de 30 anos (0,5% para 1,4%).

6. **História de morbidade na cesárea prévia**: a incidência de rotura uterina é maior em casos com morbidade fetal (de 1,2% para 3,3%).

7. **Espessura da cicatriz miometrial**: segundo Rozenberg e col. (1996), a espessura da cicatriz (medida pelo ultra-som) relaciona-se com a incidência de rotura uterina, sendo de 0,0% na espessura de 4-5mm; 6% na espessura de 3,6-4,5mm; de 6,6% na espessura de 2,6-3,5mm; de 9,8% na espessura de menos de 2,5mm.

8. **Prova de trabalho de parto**: Morurhewich e Hutton (2000, em 15 estudos controlados, incluindo 47.682 cesáreas prévias, comprovaram maior incidência quando se permite tentar o parto vaginal (1,45% para 2,1%).

9. **Fase do trabalho de parto**: Leung e cols. (1993) e Grubb e cols. (1996) referem ser mais incidente a rotura uterina durante a fase latente do parto. Entretanto, Goetze e cols. (2001) não identificaram diferenças de incidência entre as fases latente e ativa.

10. **Administração de ocitócicos**: o emprego de ocitócicos, para fins de indução e/ou para provocar a maturação cervical, tem sido considerado agravante para o risco de rotura uterina.

Nas tabelas V-43, V-44 estão referidas as incidências de rotura uterina com e sem o emprego de ocitocina, misoprostol e prostaglandina E_2-gel.

Tabela V-43 – Cesárea prévia × ocitocina.

Autores	Período	Incidência de roturas	
		Sem ocitocina	Com ocitocina
Molloy e cols.	1979-1984	2 em 1.062 0,2%	6 em 719 9,8%
Targett	1971-1986	9 em 1.448 0,6%	4 em 127 3,1%
Meehan e cols.	1972-1987	3 em 919 0,3%	3 em 431 0,7%
Flamm e cols.		4 em 4.047 0,1%	6 em 1.686 0,4%
Zelop e cols.	1984-1996	5 em 1.125 0,4%	24 em 1.649 1,5%
Com indução		12 em 525 2,3%	

11. **Aspectos econômicos**: Clark e cols. (2000) referem que, após cesárea prévia, a conduta de tentar a via vaginal não reduz despesas. A duração do parto e a da analgotocia são maiores e a necessidade de cesárea para ultimar o parto, com conseqüentes efeitos hipoxêmios do recém-nascido, são agravantes econômicos.

Grolman e cols. (2000) admitem que a cesárea eletiva de rotina eleva os índices de mortalidade materna e os custos do parto. Entretanto, quando o parto vaginal é tentado sem êxito, as complicações conseqüentes elevam a morbiletalidade materna e fetal, elevando ao final as despesas.

Para Hnat e cols. (2001), a tentativa de parto vaginal seria econômica apenas quando o parto se ultima sem cesárea. Di Maio (2002) refere custos de U$ 5.949 para a cesárea eletiva e U$ 4.683 para os partos vaginais. Bost (2003) concorda com Di Maio. Chung e cols. (2001) e Macário e cols. (2004) apresentam os custos, respectivamente, em partos vaginais, em cesáreas eletivas e em cesáreas após tentativa infrutífera de parto vaginal (Tabela V-45 e V-46).

Tabela V-44 – Cesárea prévia x rotura uterina.

Autores	Período	Ocitocina		Misoprostol		Prostaglandina E_2-gel	
		Sem (%)	Com	Sem (%)	Com	Sem (%)	Com
Molloy e cols. (1987)	1979-1984	0,2	9,8				
Targett (1988)	1971-1986	0,6	3,1				
Meehan e cols. (1989)	1972-1987	0,3	0,7				
Flamm e cols. (1990)		0,1	0,4				
Zelop e cols. (1999)	1984-1996	0,4	1,5 (com indução 12 em 525 (2,3%))				
Plaut e cols. (1999)				0,2	5,6		
Ravasia e cols. (2000)				0,45	1,4		
Flamm e cols. (1997)						0,7	1,3
Zelop e cols. (1999)						0,9	3,9
Taylor e cols. (2002)						1,1	10,3

Tabela V-45 – Custo estimado de partos.

Custo	Parto vaginal espontâneo	Cesárea eletiva	Trial + Cesárea
Valor hospitalar médio	3.300	5.391	5.391
Horas adicionais na assistência			896
Custo Médicos assistentes	1.452	1.625	1.641
Custo anestesistas	198	228	486

Chung e cols., 2001.

Tabela V-46 – Custos referidos em partos de cesárea prévia.

Despesas	Parto vaginal	Cesárea eletiva	Cesárea após indução
Hospitalar	3.300	5.391	5.391
Horas adicionais de assistência			896
Honorários profissionais	1.452	1.625	1.641
Honorários da anestesia	198	228	468
Total	4.950	7.244	8.414

Macário e cols., 2004.

Finalmente, November (2001) salienta ser difícil apreciar, com realidade, a questão das implicações econômicas em cesáreas prévias. Devem ser consideradas questões diversas, relacionadas à parturiente e ao seu concepto, riscos de rotura uterina, necessidade de transfusão de sangue, estadia hospitalar e eventuais complicações atuais e futuras. Esse autor conclui, chamando a atenção para os riscos de má prática, que são associados com a conduta do tocólogo (Tabela V-47).

Tabela V-47 – Cesárea anterior – efeitos adversos em partos futuros.

Complicações	Parto vaginal (%)	Cesárea eletiva (%)	Falha de indução (%)	Rotura uterina (%)
Riscos maternos				
Morbidade febril	3-35	2,3-17,3	8-27,1	7,3-26,3
Tromboembolismo	–	0,05-0,43	0,05	morte
Rotura uterina	0,1-0,14	0-0,3	0,6-3,4	100
Traumatismo	0,1	0,6	3,0	17,9-37,5
Transfusão	0,9	1,3-1,72	1,4	21,3-36,4
Histerectomia	0,01-01	0,2-0,45	0,3-0,43	12,5-23,0
Morte	0	0	0-0,02	0-1,6
Riscos fetais				
Morbidade febril	2,7	2-4,4	9,7	Morte
Paralisia cerebral	0,12	0,12	0,12	18,2
Traumatismo nervoso	0,12-0,14	0,04	0,11	Morte
Unidade intensiva	2	16,2	?	16,4
Morte	0,4-0,5	0,1-0,58	0,58	0,24-45,0

November, 2001 – Resultados de 17 autores.

OPERAÇÕES COMPLEMENTARES

Como regra, devem ser evitadas operações complementares no curso de cesáreas. Assim, sem justificativa inadiável, são contra-indicadas apendectomias, plásticas abdominais e correções herniárias. Miomas subserosos pediculados (quando a base de implantação é pequena) podem ser extirpados. Tratando-se de multípara portadora de mioma volumoso sintomático, que exigirá futura laparotomia, é justificada a prática de cesárea-histerectomia.

A realização de intervenções complementares adiáveis pode agravar a evolução do pós-operatório e comprometer o relacionamento da puérpera com seu recém-nascido. Embora alguns autores, como Parsons e cols. (1986), sugiram a prática preventiva de apendectomias, não temos recomendado essa conduta.

CESÁREA PÓS-MORTE MATERNA

Instituída pela Lei Régia de Numa Pompílio (715-673 a.C.), a indicação da cesárea pós-morte materna justifica-se quando: a) o óbito ocorre em fase avançada da prenhez; b) o concepto está ainda vivo e existem razões para se admitir a viabilidade de sua vida extra-uterina.

O êxito da intervenção, ou seja, a sobrevida do recém-nascido, depende dos seguintes fatores: a) intervalo entre o óbito materno e a extração fetal; b) idade gestacional; c) causa que provocou a morte materna; d) condições e duração da hipóxia do organismo materno e fetal; e) condições da assistência neonatal.

Melhores resultados são obtidos quando o óbito materno resulta de acidente agudo e não de agonia lenta; a idade gestacional ultrapassa a 30ª semana, e a assistência neonatal é de excelência.

Do ponto de vista da ética médica, não se tem justificado a prática de cesárea em paciente moribunda. No dizer de Rezende (1991), seria atitude execrável. Entretanto, a nosso ver, tratando-se de gestantes descerebradas e presentes as condições já referidas que justificam a extração fetal, a indicação de cesárea em moribunda atenderia o interesse fetal, sem descurar os da mãe.

Tecnicamente, presentes as condições clínicas que pressupõem morte materna próxima, deve-se colocar ao lado da paciente todo armamentário exigido para a prática da intervenção. Ocorrido o óbito materno e constatado por três médicos, a execução da cesárea deve ser imediata. A abertura do abdome e do útero deverá ser realizada de um só golpe, com incisão longitudinal, no sentido de reduzir o interregno entre a morte materna e a extração fetal.

Na tabela V-48 demonstramos que, entre nove casos de cesáreas pós-morte, realizados na Clínica Obstétrica da Faculdade de Medicina da Universidade de São Paulo, no período 1944-1970, salvaram-se cinco nascituros, inclusive em se tratando de eclâmpsia em sete eventos. Dentre os cinco recém-nascidos que sobreviveram, quatro eram prematuros e apresentavam-se em condições precárias ao serem extraídos do útero materno.

Extraído o concepto, o cirurgião reparará os diversos planos da parede abdominal, obedecendo aos preceitos técnicos habituais.

Em 1973, Camano referiu 13 casos de cesárea pós-morte materna ocorridos na Casa Maternal "Leonor Mendes de Barros". Nasceram vivos seis conceptos, dos quais três tiveram óbito neonatal.

No que respeita aos aspectos éticos da cesárea pós-morte materna, devem ser considerados os seguintes aspectos: 1. é impositivo o assentimento da família? Não o é, pois cabe ao médico agir sempre que há perigo iminente de vida. No caso,

Tabela V-48 – Cesárea pós-morte (9 óbitos).

		1	2	3	4	5	6	7	8	9
Idade materna		32	20	40	21	35	30	20	43	39
Idade gestacional (semanas)		40	38	30	32	40	40	30	38	28
Doença materna		Eclâmpsia	Eclâmpsia	Eclâmpsia	Eclâmpsia	Eclâmpsia	Eclâmpsia	Cardiopatia	Eclâmpsia	Câncer de mama
Intervalo internação-morte materna		1 dia	4 dias	19 horas	2 horas	1 dia	4 horas	8 horas	3 horas	15 dias
Causa do óbito materno		Glomerulonefrite difusa aguda Necrose Hipófise	Glomerulonefrite difusa aguda Broncopneumonia	?	?	Hemorragia cerebral Broncopneumonia	Hemorragia cerebral	Estenose mitral Edema agudo pulmonar	Necrose Hipófise	Caquexia cancerosa
Recém-nascido	Vitalidade	Má	Má	Má	Má	Má	Boa	Má	Má	Má
	Peso em gramas	3.660	2.900 2.370	1.450	1.900	1.930	3.500	1.000	2.380	1.200
	Evolução após nascimento	Óbito após 15h	Óbito 2º dia Óbito 4º dia	Alta (2.620g)	Alta (2.250g)	Alta (3.000g)	Alta (3.200g)	Óbito após 20h	Alta (2.780g)	Óbito após 15min
Intervalo óbito materno-extração fetal (minutos)		5'	5'	10'	5'	7'	6'	5'	5'	5'
Observação		Parada cardíaca	–	Parada cardíaca	–	Parada cardiorrespiratória	–	Parada cardíaca	Parada cardíaca	Parada cardiorrespiratória

está em risco a vida do concepto; 2. tem o médico obrigação de praticar a operação? Sim, pois não a realizando ele peca por omissão de socorro; 3. leigos podem praticar a operação? Trata-se, evidentemente, de exercício ilegal da medicina e, a nosso ver, o inconveniente e o risco decorrem da possibilidade de erro quanto ao diagnóstico da morte materna (historicamente já ocorrido).

Finalmente, importa considerar a partir de que idade gestacional a cesárea pós-morte materna pode salvar a vida fetal. Nesse particular, Dillon e cols. (1982) acreditavam que a 28ª semana seria o marco para se indicar a operação. Somos de parecer, atendendo ao preceito *in dubio pro reo* e aos progressos da assistência neonatal, que a partir da 24ª semana, apesar da improvável mas eventual sobrevida fetal, justifica-se a prática da cesárea pós-morte.

Em relação à indicação da cesárea em moribundas, parece-nos oportuno repetir o pensamento de Fernando Magalhães: "quando a permanência de uma vida acarreta fatalmente o desaparecimento de ambas, sacrifica-se a que não pode ser poupada".

CESÁREA-HISTERECTOMIA

A indicação de cesárea-histerectomia pode ser ante e intraparto. Excluída a indicada por Porro, nos casos de infecção uterina nos primórdios do parto abdominal, restam, entre outras, as seguintes principais condições para a prática da cesárea-histerectomia: a) para fins de esterilização, sugerida por Lask e Cummings (1935), citados por Durfee (1969); b) presença de mioma volumoso, particularmente em multíparas com queixa de hipermenorragias; c) câncer do colo, de indicação cirúrgica; d) hemorragia pós-dequitação, por atonia, coagulopatia, apoplexia uteroplacentária, baldadas outras medidas corretivas para seu controle; e) acretismo placentário parcial ou total; f) roturas uterinas complicadas, irregulares ou associadas a processo de infecção uterina.

Somos contrários à indicação para fins de esterilização, vez que a extração do útero compromete o preceito menoconservador e, com alguma freqüência, acarreta distúrbios psicológicos e até deficiência hormonal ovariana. Pritchard (1965) salientou que a perda de sangue é maior quando, para fins de esterilização, pratica-se a cesárea-histerectomia e não a simples ligadura tubária.

Hofmeister (1969), obteve resultados equivalentes, e Gonsoulin e cols. (1991) salientam o pior prognóstico da cesárea-histerectomia, indicada com caráter de urgência durante o parto (infecção e hemorragia mais freqüentes).

Técnica – tratando-se de indicação anteparto, pratica-se a cesárea com incisão uterina segmentocorporal (histerectomia total) ou segmentar transversa baixa (histerectomia subtotal).

Extraídos o concepto e os anexos, a histerectomia total será praticada após sutura da incisão uterina. No caso de opção pela histerectomia subtotal, após descolar o peritônio visceral do leito vesical e proceder a ligadura do pedículo uterino, completa-se posteriormente a incisão uterina, seguindo-se os tempos cirúrgicos habituais.

HISTERECTOMIAS

Histerectomia é a intervenção pela qual se extirpa parcial ou totalmente o útero, designando-se, respectivamente, de histerectomia subtotal e histerectomia total. Quando, além do útero, promove-se também a exérese dos anexos, trata-se de panhisterectomia. Durante o ciclo grávido-puerperal, a operação pode ser praticada durante a gestação, no parto e no puerpério.

Apesar do crescente progresso da assistência obstétrica mercê, entre outros fatores, de terapêutica antiinfecciosa, do emprego liberal das transfusões de plasma, sangue e fibrinogênio, não são raras as ocasiões em que, para salvar a vida materna, o tocólogo deve lançar mão da histerectomia.

Longe de constituir ponto pacífico, a indicação dessa intervenção no ciclo gravídico-puerperal constitui problema clínico, amplamente discutido, variando a conduta dos diversos autores, principalmente no que se refere às indicações e ao tipo de intervenção preconizado.

Consultando a literatura, verifica-se, entre os autores norte-americanos, aumento evidente de sua indicação. Entre eles, alguns, como Davis (1951), Dyer e cols. (1953), Morton (1962), Bazley e Crisp (1974) e Anderson (1974), praticam a operação até mesmo com a finalidade de esterilização. Meyer e Countiss (1959), revendo as indicações de 765 histerectomias realizadas no ciclo gravídico-puerperal (CGP), no período de 1951 a 1958, mostram que em 70% dos casos a indicação foi eletiva. Em nosso meio, essa orientação não é comum. Assim, enquanto Goffi (1949) afirma que as indicações de histerectomia no CGP têm diminuído com o progresso da Obstetrícia, não chegando a citar caso algum em que foi indicada para fins de esterilização, Grelle (1960) refere que a extirpação do útero no ciclo gravídico-puerperal deve ser praticada exclusivamente com a finalidade de salvaguardar a vida materna ameaçada por esta ou aquela causa. É intervenção de exceção e de urgência e não preestabelecida ou convencionada.

Em que pese o entusiasmo e a liberalidade com que os já referidos autores norte-americanos a praticam, a extirpação do útero, com finalidade preventiva, não tem sido endossada, em geral, pelos tocólogos sul-americanos e, inclusive, por muitos autores de renome dos Estados Unidos: Patterson (1970), Brenner e cols. (1970), Barclay e cols. (1976), Atrash e cols. (1982) e Pritchard e cols. (1985).

Pessoalmente, a indicamos quando a extirpação do útero se impõe por razões de interesse materno indiscutível.

Zelop e cols. (1993) referem incidência de 1,55 para cada 1.000 partos (período de 1983-1991), com predominância entre multíparas.

Indicações

No quadro V-20 apresentamos as indicações que podem justificar a prática da histerectomia no decurso do CGP. Dentre elas, importa salientar, pela freqüência com que ocorrem e pelos aspectos doutrinários controversos que lhes são inerentes, os seguintes quadros clínicos: rotura uterina, infecção uterina, neoplasias benignas e malignas, doença trofoblástica, descolamento prematuro da placenta (coagulopatia), dequitação patológica (acretismo, inversão e atonia uterinas), patologia da nidação (prenhez ectópica e placenta prévia), lesões vasculares graves e esterilização.

Condições clínicas raras, mas que podem exigir a extirpação do útero, têm sido ainda referidas: torção e retroversão fixa uterinas.

Rotura uterina – a indicação de laparotomia nesses casos é pacífica. Discute-se apenas qual a intervenção de escolha: histerectomia ou histerorrafia.

A revisão da literatura e a análise de seus dados estatísticos, no que diz respeito à mortalidade materna, salientam as vantagens da histerorrafia sobre a histerectomia. Nesse particular, merecem reparo as publicações nacionais de Tolosa (1933), Goffi (1949), Neme e Prata Martins (1963), Fernandes (1972) e a de Parnagen (1949), na Finlândia. A redução do obituário materno atingiu 50%, segundo os dados de Tolosa (de 36% para 18%) e declinou de 35,6% para 10%, segundo as observações de Goffi, quando se preteriu a extirpação do útero pela sua sutura.

Revendo 172 casos de rotura uterina, assistidos na Clínica Obstétrica da FMUSP, no período de 1919-1962, Neme e Prata Martins (1963) referem que a histerectomia foi praticada apenas em 21,5% dos casos. A preferência pela sutura do útero, mantendo-se as funções menstrual e reprodutora, atingiu, respectivamente, 82,4% e 67,7% das pacientes no período de 1959-1962. Considerando os 172 casos atendidos, esses autores verificaram que o obituário materno foi, respectivamente, de 22,6% e 57,1%, quando se fez sutura e histerectomia. A consideração desses dados merecia crítica razoável por parte dos partidários da extirpação do útero, pois, sendo a histerectomia a intervenção de escolha nos casos de roturas extensas, irregulares e infectadas, compreende-se que a gravidade particular desses casos explicasse o maior obituário materno que cercava a solução mutilante.

Essa crítica, aparentemente judiciosa, sofreu resposta decisiva com a contribuição de Parnagen, que reuniu os 40 casos de rotura uterina ocorridos na Finlândia, no período de 1936-1943. Indicada a sutura, especialmente nos casos graves, ainda assim o obituário materno foi menor nessa intervenção, havendo declinado de 40 para 30,8% quando se substituiu a histerectomia pela histerorrafia.

Embora a conduta conservadora não seja universal, pois alguns autores, como Schrinsky e Benson (1978) e O'Sullivan (1983), preferem a histerectomia, deduz-se da revisão da literatura que a indicação dessa intervenção em casos de rotura uterina se justifica em condições especiais: a idade da paciente beirando a menopausa, a multiparidade, a extensão e a irregularidade da rotura miometrial, a infecção da ferida uterina e a associação de lesões ou condições clínicas, cuja solução terapêutica, entre outras medidas, justificasse a prática da intervenção (miomas, acretismo placentário etc.) (Capítulo 89).

Infecção uterina – a prática da histerectomia foi, por muito tempo, largamente empregada na vigência de infecção uterina intraparto ou puerperal (pós-abortamento e pós-parto).

O melhor conhecimento da fisiopatologia dos processos infecciosos e os notáveis avanços terapêuticos resultantes do advento dos quimioterápicos e antibióticos reduziram progressivamente essas indicações, de tal modo que, atualmente, a histerectomia eletiva já não se justifica nos casos de infecção intraparto. Entretanto, ela tem sido praticada com relativa freqüência nos casos de infecções graves, pós-abortos complicados com choque bacteriêmico, rebeldes ao tratamento clínico e ao esvaziamento vaginal da cavidade uterina.

Quadro V-20 – Causas de histerectomia no ciclo gravídico-puerperal.

Gestação	Parto	Puerpério
Infecção uterina	Descolamento prematuro	Atonia uterina
Doença trofoblástica		Infecção uterina
Carcinoma cervical	Placenta prévia	Coagulopatia
Rotura uterina	Lesões vasculares	Mioma do útero
Óbito fetal	Acretismo	
Prenhez ectópica (angular)	Mioma do útero	
Torção de útero grávido	Carcinoma cervical	
Mioma de útero	Infecção uterina	
Carcinoma do ovário	Rotura uterina	
	Esterilização	

Em 1936, Hill chamou a atenção dos parteiros para a imperiosa necessidade de se remover o foco bacteriano no decurso do tratamento da gangrena gasosa uterina. Mais tarde, Altemeier e Furste (1947) e O'Donnell (1949) salientaram que, a partir do foco de infecção, além dos agentes microbianos e das toxinas específicas, os produtos tóxicos e inespecíficos derivados da necrose tecidual invadem a circulação.

Em 1947, Falk e Blenik, tratando 24 casos de peritonite generalizada pós-aborto, verificaram que o obituário materno foi de 100% com o tratamento conservador e de apenas 20,7% com o emprego de medidas cirúrgicas, entre as quais pontificava a histerectomia subtotal.

Esta observação clínica tem sido confirmada por vários autores: Adcock e Hakanson (1960), Deane e Russell (1960), Rabinowitz e cols. (1962), Neme e cols. (1965), Santamarina e Smith (1970), Sato e cols. (1970), Smith e cols. (1971), Cavanagh e Dahm (1972), Dunn (1977), Neme e cols. (1978), Ledger e Schwarz (1982) e Knuppel e cols. (1984). Esses autores e outros, além de indicar o tratamento cirúrgico nas infecções sépticas uterinas em geral, salientam ser a histerectomia imperativa nos casos de gangrena gasosa, quando o material de necrose tecidual e ovular representa ótimo meio de cultura para a multiplicação do *B. perfringens*.

Entre as infecções uterinas, merece destaque especial o problema do tétano puerperal.

A tendência dos autores é favorável à prática da intervenção, no sentido de remover o foco produtor da toxina e sua superfície de absorção. Considerando que tal execução nem sempre se acompanha de cura, outros, como Weinstein e Beacham (1941), Ravina e cols. (1944), Morin (1944), Seille e Pertuizet (1945) e Guellette (1945), são contrários à sua realização. Entre outras razões, esses autores salientam o risco da absorção maciça de toxina e o prejuízo do estado geral pela sobrecarga anestésica e cirúrgica. Esses fatores de agravamento explicam a não-redução da mortalidade nos casos em que a intervenção tem sido praticada.

Bauchart, citado por Quenu (1945), desejando obter dados mais precisos sobre o mérito do tratamento cirúrgico, coletou 257 casos de tétano pós-aborto, publicados entre 1920 e 1945. Havendo todos esses casos recebido soro específico, os resultados, quanto à mortalidade, de acordo com a terapêutica sobre o foco de infecção (útero), foram os seguintes: 1. histerectomia em 116 casos, com 96 óbitos (obituário de 75%); 2. curagem e curetagem em 40 casos, com 30 óbitos (obituário de 75%); 3. abstenção de qualquer manobra cirúrgica em 101 casos, com 68 óbitos (obituário de 67%).

Estes dados, embora procedentes de diversas origens, demonstram que a prática da histerectomia não tem representado terapêutica útil no tratamento da infecção tetânica puerperal. Entretanto, considerando a biologia do germe e as condições particulares que cercam cada caso, parece-nos que sua rejeição sistemática, à luz dos conhecimentos atuais, não está plenamente justificada. Nos casos em que estivermos seguros – o que clinicamente não é fácil de se admitir – da presença de lesões parietais do útero e da precocidade do processo, sua execução poderá ser ventilada, pois, além de remover o foco de infecção, reduziria ao mínimo a fixação da toxina tetânica sobre o sistema nervoso (Capítulos 94 e 151).

Neoplasias – na vigência da prenhez, o tratamento cirúrgico do mioma não deve ser feito, a menos que sobrevenham complicações (infecção, necrose, torção do pedículo e encarceramento). Esta atitude expectante deriva da alta incidência de abortamento, conseqüente às manipulações uterinas. Segundo observações de Mussey e Randall (1945) e dados de Eastman (1956), a prática de miomectomia em gestantes determina a expulsão do concepto em 40-50% dos casos. Todavia, outro argumento, e este de ordem cirúrgica, nos induz à atitude abstencionista. É que a miomectomia, excluindo o caso de mioma pediculado ou de pequenos miomas, é intervenção que se acompanha de mortalidade e morbidade maternas. De fato, em estudo feito em 1939 por Huber e Hesseltine, mostrou-se que a mortalidade varia de 1,4-3,4% a 12,2-14,3% quando se passa da histerectomia à miomectomia em útero grávido, variação esta devida à infecção peritoneal e à hemorragia uterina.

Em nossa opinião, à vista dos dados da literatura e daqueles de Neme e Prata Martins (1961), a conduta deve ser a seguinte: a) o tratamento cirúrgico dos miomas durante a gravidez encontra indicação apenas nos casos de sofrimento de mioma pediculado, devendo-se, nessa eventualidade, praticar, sempre que possível, somente a miomectomia; b) nos casos de cesárea agiremos, cirurgicamente, sobre os miomas apenas quando estiverem impedindo a retirada fetal, pois freqüentemente a éxérese do mioma, nessas condições, imporá a histerectomia após a retirada do concepto.

Finalmente, quando a parturiente, em cesárea, é avançada em idade ou não deseja mais prole, a prática da histerectomia justifica-se plenamente, pois sem ser agravante ao prognóstico materno suprime a necessidade de futura cirurgia.

A neoplasia maligna cervical constitui a mais importante das indicações ginecológicas da histerectomia no CGP. Felizmente, essa associação não é freqüente.

Mockeberg (1944) reviu dados de 15 publicações e verificou, entre 90.000 gestantes examinadas, a incidência de 1:2.400, ou seja, 0,4%.

Em nosso Serviço, a incidência do câncer do colo (pré-invasivo) foi de 1,04% entre 1.453 grávidas examinadas. Diga-se de passagem, entretanto, que nas formas pré-invasivas, identificadas no decurso da gestação, a prática da histerectomia está contra-indicada, pois, de regra, prefere-se aguardar a confirmação diagnóstica do processo no pós-parto remoto (Lapid, 1960).

A análise de grande número de publicações (Marino e Mussey (1944), Perez (1958), Davids (1960), Zuchermann (1947), Funck-Brentano (1955), Meigs (1954), Fluhmann (1961), Parsons e Sommers (1962), Rezende (1982) e Pritchard e cols. (1985) demonstra que o problema é complexo, estando em jogo questões éticas (esvaziamento uterino antes da viabilidade fetal e irradiação com útero cheio), além das de natureza exclusivamente médica.

Considerando o problema, apenas do ponto de vista médico, verifica-se que nos casos tidos como operáveis (estágio I e selecionados do estágio II) a maioria dos autores preferia o tratamento cirúrgico, praticando a intervenção *ab initium* (gestações até o sexto mês) ou após aguardar a viabilidade fetal (gestações após o sexto mês).

De algum tempo para cá, graças à influência da Escola Sueca da Radium Emett de Estocolmo e a de alguns centros alemães (Hamburgo e Munich), a extirpação do útero vai sendo relegada a plano secundário, em função de melhor técnica de irradiação.

Finalmente, nos casos tidos como inoperáveis (alguns casos de estágio II e todos os de estágios III e IV), enquanto alguns autores recomendam a histerectomia subtotal, mantendo o colo que favoreceria a aplicação de rádio, outros, como Holland (1955) e Way (1951), contra-indicam a histerectomia subtotal afirmando que sua prática favorece a infecção.

Nos casos de câncer *in situ* não se justifica, como já referimos, a prática de histerectomia na gestação ou no pós-parto imediato. Propedêutica mais apurada e livre da contingência de presença de gestação indicará, no futuro, a melhor conduta para a resolução dessa eventualidade clínica.

Finalmente, quando se identifica neoplasia maligna de ovário, a indicação de histerectomia dependerá, entre outros parâmetros, da idade gestacional, da idade da paciente e da potencialidade agressiva da tumoração (Capítulo 76).

Doença trofoblástica – considerando suas formas clínicas: mola hidatiforme simples, invasora e coriocarcinoma, as indicações de extirpação do útero seriam as seguintes: a) histerectomia profilática na mola simples em multíparas com mais de 38 anos, considerando ocorrer nelas maior índice de malignização (30-40%). Nesses casos, quando a altura uterina for inferior a 10cm, realiza-se a cirurgia com a mola *in situ*. Quando o útero é volumoso, aguardam-se 5-10 dias após a curetagem para intervir (Schlaerth, 1984); b) na mola invasora em multíparas, a indicação de histerectomia é pacífica; c) nos casos de coriocarcinoma em pacientes jovens e desejosas de prole, indica-se a histerectomia quando o sangramento persiste após repetidas curetagens, na endometrite e quando ocorre resistência à quimioterapia.

Lewis (1980) refere que a intervenção realizada durante o período de mielossupressão não se associa com aumento de hemorragia, sepse ou complicações de cicatrização. Entretanto, Bagshawe (1976) refere que a histerectomia pode ser muito difícil quando o tumor invade estruturas adjacentes.

Hammond e Lewis (1982) recomendam praticar histerectomia a fim de reduzir o volume do tumor trofoblástico e, desse modo, diminuir cursos subseqüentes de quimioterapia. Em sentido contrário, é prudente preceder à histerectomia pela quimioterapia, que reduz a massa tumoral e favorece a intervenção.

Finalmente, importa salientar que a terapêutica quimioterápica, pela sua efetividade, a cada dia reduz as indicações de extirpar o útero em casos de doença trofoblástica (Capítulo 44).

Descolamento prematuro da placenta – o emprego da histerectomia na terapêutica do descolamento prematuro da placenta (DPP) firmou-se após os trabalhos de Couvelaire e seus discípulos (1911-1913), segundo os quais, em determinadas formas clínicas (apoplexia uteroplacentária ou síndrome de Couvelaire), as lesões miometriais decorrentes da infiltração sangüínea e a dissociação das fibras musculares determinariam atonia uterina e hemorragia incoercível. Nesses casos, o sacrifício do útero se imporia porque, flácido e inerte, o órgão da parturição seria incapaz de contrair-se e estabelecer, por conseguinte, as ligaduras vivas de Pinard.

Atendendo a esta orientação, eram aceitas em nosso meio as seguintes postulações: "na apoplexia uteroplacentária, a prática da histerectomia subtotal não deve ser discutida, nem comporta partidarismos" (Sarmento, 1936), "É preferível abrir o ventre da mulher em casos de descolamento prematuro de placenta simples a deixá-la morrer de apoplexia uteroplacentária, por falta de tratamento oportuno e conveniente" (Aragão, 1937). Esta afirmação, até então *indiscutível*, justificava não só a prática liberal da cesárea, como também a remoção do útero, sempre que, aberto o ventre, o cirurgião constatava infiltração sangüínea no miométrio (Batizfalvy, 1936).

Três fatos decisivos influíram na redução da prática da histerectomia no decurso do descolamento prematuro da placenta normalmente inserida. O primeiro deve ser relacionado à limitação da operação cesárea. O segundo e o terceiro dizem respeito, respectivamente, à observação, em casos de apoplexia, de eficiente contração uterina espontânea ou induzida pelo emprego das provas de ocitócico (Balard e Mahon, 1930) e da sutura (Sappey e Marconlides, 1937).

Sob a influência desses conhecimentos e com base na observação de numerosos casos clínicos, Bazan e cols. (1944), Goffi (1945), Briquet (1948), Bysshe (1951), Cosgrove (1951), Douglas e cols. (1955), Holland (1955), Ferguson e West (1955), Eastman (1956), Sotto e Archambault (1957), Kotsalo (1958), Neme e cols. (1963), Leon (1972), Rezende (1982) e Prichard e cols. (1985) endossaram e sugeriram a restrição da operação mutilante, limitando sua indicação aos raros casos de hemorragia incoercível, relacionada à atonia uterina e à coagulopatia.

O emprego de ocitócico de rápida e curta duração (ocitocina), associado a ocitócico de rápida e longa duração (metilergonovina), administrados por via intravenosa, tem ação efetiva e inconteste sobre a contração uterina. Entretanto, a resposta do miométrio depende estritamente da boa saturação em oxigênio do sangue. Por isso, concordando com Holland, insistimos na necessidade de se corrigir rapidamente o estado de colapso vascular periférico antes que se possa falar em atonia uterina incoercível.

Associando estas medidas terapêuticas à compressão uterina bimanual ou ao tamponamento uterino cerrado, acrescido da compressão permanente do fundo uterino (com sacos de chumbo) e ao emprego oportuno e adequado de sangue, em doses úteis, a indicação da histerectomia reduzir-se-ia até desaparecer ou seria excepcional, como ocorreu no National and Coombe Hospital de Dublin, onde, segundo dados de Barry e cols. (1955), em 600 casos de DPP, o tratamento conservador foi seguido de completo êxito, não tendo sido constatado nenhum óbito materno.

Ultimamente, em casos que não responderam à ocitocina e à metilergonovina, Jacobs e Arias (1980) e Bruce e cols. (1982) administraram, com êxito, a prostaglandina F_2-alfa.

Em 1963, Neme e cols. referem que em 451 casos de DPP, atendidos na Clínica Obstétrica da Faculdade de Medicina de São Paulo, a incidência de histerectomia foi de apenas 0,9%, ou seja, quatro casos. E nessa casuística o obituário materno foi de 1,7% (oito casos).

Dequitação patológica – três condições clínicas relacionadas à dequitação podem exigir a prática da histerectomia: atonia uterina, acretismo placentário e inversão aguda do útero puerperal.

A gravidade do quadro clínico (choque hemorrágico e neurogênico – este último, na inversão) está relacionada à velocidade e ao volume da hemorragia do leito placentário. Essa característica da hemorragia dos vasos uteroplacentário exige, por parte do médico assistente, resolução terapêutica pronta e eficaz, pois a negligência e a inobservância da assistência correta e rápida acompanham-se quase sempre de óbito materno.

A oportuna indicação da histerectomia heróica, na hemorragia pós-parto, foi encarecida, entre nós, por Araujo e Neme (1946) e Victor Rodrigues (1950), que salientaram a responsabilidade da hemorragia como causa de morte materna.

Atonia uterina pós-parto – quando o útero puerperal não responde aos agentes ocitócicos mais ativos (hormônio do lobo posterior da hipófise, derivados da cravagem do centeio e prostaglandinas F_2-alfa), às manobras estimulantes (massagem abdominal e abdominovaginal) e às práticas compressivas (compressão transabdominal com sacos de chumbo e bimanual), surge a necessidade de se lançar mão de medidas mais positivas no sentido de se coibir, a todo custo, o sangramento do útero puerperal.

Com essa finalidade surge, como atitude extrema, a indicação da extirpação do órgão de parturição. Entre esta medida final e aquelas que acabamos de referir, situam-se outras, como a ligadura das artérias hipogástricas, uterinas e ovarianas por via abdominal e o tamponamento cerrado da cavidade uterina.

A compressão e a ligadura por via vaginal do pedículo vascular pela técnica de Henkel e Kerwin-Miller, referidas e endossadas por De Lee-Greenhill, constituem medidas de exceção e praticamente ultrapassadas, porque, além de sua provável ineficácia, resta sempre o risco de incluir o ureter entre os tecidos esmagados.

A sugestão de Waters (1952), que preconizou a ligadura das artérias uterinas por via abdominal, não mereceu aprovação geral e, entre outros, Eastman a ela se refere sem entusiasmo e cético, porque os vasos ovarianos manteriam a circulação uterina.

Ultimamente, entretanto, a ligadura das artérias hipogástricas, acrescida, excepcionalmente, da ligadura das artérias uterinas e ovarianas, tem sido recomendada pela unanimidade dos autores (Neme e Prata Martins, 1963; Hayashi, 1983; Herbert e Cefalo, 1984; Pritchard e cols., 1985).

Entretanto, antes de praticar a laparotomia, para proceder a ligaduras venosas, resta o recurso do tamponamento uterino, cuja indicação teve e ainda tem muitos adeptos, como Aaberg e Reid (1945), Sewall e Coulton (1946), Anderson e cols. (1948), Posner e cols. (1953), Benaron e cols. (1956), Reid (1962), Hester (1975), Herbert e Cefalo (1984) e, entre nós, Briquet (1932), Costa (1930), Lucas Machado (1957) e Neme e cols. (1963). A operculização cerrada da cavidade uterina, acrescida por compressão transabdominal do fundo uterino, além de estimular a contração uterina, favoreceria o mecanismo de miotrombose uterina, descrito por Greenberg (1946). Além disso, dilataria o intervalo de observação necessário para, com transfusões e oxigenoterapia, corrigirmos o estado de hipoxemia tecidual que, em geral, verifica-se em pacientes nessas condições. Esse pormenor é de suma importância, porquanto a contração muscular é insuficiente sempre que o consumo de oxigênio está prejudicado por acesso reduzido (anoxia estagnante) ou pela diminuição do número de hemácias (anoxia anêmica). Neste particular, concordamos com Holland, que refere melhor contração uterina após a normalização do estado geral.

Esta medida contemporizadora (tamponamento uterino) tem, entretanto, merecido críticas severas por parte de Leff (1939), Cosgrove (1951), Halsey (1953), Holland (1955), Eastman (1956) e Hayashi (1983), segundo os quais não só seria desnecessária e infrutífera, como também poderia ser perigosa, pois, impedindo como rolha a saída do sangue coletado, daria falsa impressão de segurança e retardaria a indicação da histerectomia, medida final na terapêutica da atonia uterina.

Na orientação que preside a assistência de nossos casos, acredita-se que o valor do tamponamento uterino seja bem realizado, e Victor Rodrigues diz: "Não se deve protelar indevidamente a histerectomia, sempre que os demais recursos forem inúteis".

Como medidas prévias, sugerimos: revisão da cavidade uterina, certificando-se de sua integridade e da ausência de restos placentários; aplicação por via intravenosa de ocitocina (metilergonovina; massagem e compressão bimanual do útero; normalização do estado geral (sangue, soro glicosado e oxigênio); tamponamento uterino com gaze simples ou de "celulose oxidada", como recomendam Anderson e cols. (1948) e Benaron e cols. (1956).

O tamponamento é de técnica delicada e deve ser feito por tocólogo experiente. Uma vez realizado, procede-se concomitantemente à compressão fundal (com sacos de chumbo) ou bimanual do útero e corrige-se rapidamente as condições de colapso circulatório periférico (transfusão de sangue sob pressão) e de hipoxemia (oxigenoterapia) presentes em tais casos. No decorrer do tratamento, procede-se às provas que visam identificar as condições de coagulabilidade sangüínea. Se os testes constatarem alteração da coagulação, administram-se, além de sangue fresco, doses úteis de fibrinogênio humano.

Se apesar dessas medidas a hemorragia persistir e o estado geral não se mantiver, indica-se, como medida extrema, a histerectomia. Nesse momento, está justificada a remoção do útero e sua realização não pode ser incriminada de desnecessária ou liberal. A observação de vários casos assistidos no Serviço em que militamos permite-nos afirmar que, dispensando o emprego judicioso do tamponamento uterino, certos tocólogos aumentam a incidência da histerectomia, realizando-a nos casos em que, em verdade, seria dispensável (Capítulo 89).

Acretismo placentário – retida a placenta, a comprovação (toque intra-útero) de extensa área de acretismo placentário contra-indica tentativas de proceder-se seu descolamento manual, visando a curetagem digital dos cotilédones penetrantes no miométrio. Além do risco da perfuração, o descolamento indevido e parcial do bolo placentário condiciona hemorragia mais ou menos volumosa e agrava seriamente o prognóstico materno, como demonstraram Meyer e Ashworth, em 1940. Segundo seus dados, o obituário materno alcançou 58% quando se praticou o descolamento manual e curetagem; foi de 36,4% quando, após tentativa infrutífera de descolamento manual, fez-se a histerectomia vaginal; declinou para 18,9% quando, em idênticas circunstâncias, a via vaginal foi substituída pela abdominal; o obituário foi nulo quando a histerectomia abdominal foi feita *ab initium,* dispensando-se os manuseios intracavitários prévios.

Este resultado brilhante torna aparentemente injustificada a terapêutica conservadora (deixar a placenta *in loco*) que alguns autores (Schumann, 1940; Kaltreider, 1945; Shannon e Dodenhoff, 1947; Gemmell, 1947; Muir, 1948; McKeogh e D'Enrico, 1951) têm sugerido e praticado ultimamente. Entretanto, depois que a terapêutica quimioterápica e antibiótica reduziu o risco infeccioso às suas devidas proporções, essa atitude conservadora, condenada antigamente pelo risco da infecção, seguiu-se de resultados encorajadores.

Depois de lembrar que a remoção do útero é o tratamento de eleição, Millar (1959) apresentou 14 observações e concluiu ter o método conservador indicações muito limitadas. Entre as condições que permitiram sua aplicabilidade, lembra: 1. acretismo total ou quase total; 2. ausência de hemorragia espontânea; 3. nenhuma tentativa prévia de descolamento manual; 4. hemorragia escassa ou ausente no caso de ser tentada aquela última manobra.

Pensamos ser muito criteriosa a orientação de Millar. De acordo com ela, estão Holland e Eastman, prestigiosos representantes das escolas obstétricas inglesa e norte-americana. Preferindo a histerectomia abdominal como a intervenção de escolha, estes autores admitem, porém, o tratamento conservador. Sua indicação, entre outras razões, estribar-se-ia na ausência de manipulação cavitária, no desejo ou necessidade de mais filhos e no emprego liberal de antibióticos. Essa conduta justifica-se, plenamente, quando a revisão da cavidade uterina identifica área restrita de acretismo.

Inversão aguda do útero puerperal – a indicação da histerectomia na terapêutica da inversão aguda puerperal pressupõe uma das seguintes condições: 1. impossibilidade de sua redução pelo taxe ou pelas técnicas de Küstner-Piccoli e Kehrer-Spinelli; 2. infecção e necrose uterinas.

Praticada convenientemente (boa anestesia e reposição insistente, tranqüila e firme), a manobra do taxe resolve a quase totalidade dos casos de inversão aguda do útero puerperal. As técnicas acima referidas se encarregariam de repor o útero evertido quando a reposição manual viesse a falhar. Sendo assim, resta como indicação exclusiva da histerectomia a presença de infecção grave e a necrose do útero puerperal. Esta situação é, felizmente, muito rara (Watson e cols., 1980). Relaciona-se à assistência descurada e impõe como condição para sua ocorrência largo espaço de tempo entre o acidente e a assistência (Capítulo 89).

Ectopia da nidação – revendo a literatura, encontramos numerosas publicações referidas à extirpação do útero em função da presença da prenhez intersticial (Wynne, 1929; Low, 1947) ou de placenta prévia cervical (Studdiford, 1945; Briquet, 1948; Morton, 1949; Baptisti, 1953; Greenhill, 1947; Ashitaka e Others, 1959; McElin e Iffy, 1976; Woods e Cavanagh, 1978; Pritchard e cols., 1985).

Wynne (1929), cuja publicação compendiou maior número de casos, refere haver praticado histerectomia em 29 pacientes entre 45 portadoras de prenhez ectópica intersticial avançada. Entretanto, os autores são acordes quando afirmam que sua prática, em mulheres jovens, deve ser econômica, reduzindo-se ao mínimo a ressecção do corno uterino. Desse modo, conserva-se pelo menos a função menstrual, já que é temerário manter-se a capacidade procriadora.

A remoção do útero em portadoras de prenhez cervical é excepcional. Nas duas condições (prenhez ectópica intersticial ou angular e na cervical), o diagnóstico, atualmente, é possível nas primeiras semanas com o ultra-som (simples ou com Doppler colorido). Nessa eventualidade, na ausência de sinais de interrupção da prenhez (hemorragia, crise aguda abdominal etc.), a terapêutica quimioterápica (metotrexato) resulta positiva. Entretanto, na prenhez intersticial interrompida, a histerectomia impõe-se. Na cervical (geralmente precoce), com sinais de descolamento parcial do ovo, sua remoção (digital e/ou por curetagem), seguida de tamponamento local e, se necessário, de quimioterapia, dispensa a histerectomia (Capítulo 47).

Lesões vasculares graves – podem ocorrer durante a prática de curetagem uterina e durante a operação cesárea, quando a incisão for segmentar e transversa sobre segmento inferior malformado. Seguem-se de hemorragia volumosa e rápida (na cesárea) e infecção uteroperitoneal (na curetagem), podendo exigir a realização de histerectomia quando se trata de multíparas idosas ou quando estiver presente grave quadro de infecção.

Esterilização – a indicação de histerectomia para fins de esterilização cresceu a partir de 1948, pontificando, nesse particular, a escola norte-americana.

Numerosas publicações têm considerado a questão: Sandberg (1958), Montagne (1959), Meyer e Countiss (1959), Barclay (1970), Patterson (1970), Brenner e cols. (1970), Bazley e Crisp (1974), Anderson (1974), Barclay e cols. (1976), Atrash e cols. (1982) e Bukovsky e cols. (1983).

Aceita por muitos obstetras, essa prática não nos parece justa, lembrando, entre outras razões, que ela aumenta a incidência de hemorragia, transfusão sangüínea, lesões vesicais e ureterais, tromboembolismo (Hayden, 1974) e alterações da esfera psíquica (Barker, 1968; Gath e Cooper, 1981).

A nosso ver, o argumento de que a remoção do útero previne sua possível patologia no futuro não compensa os inconvenientes referidos.

Indicações raras

A torção do útero grávido ou puerperal, seguida de necrobiose e infecção, pode exigir sua extirpação. Igualmente, a retroversão fixa de assistência descurada complicada com óbito do concepto, necrose uterina e infecção vesical torna imperiosa a prática da histerectomia.

Na Clínica Obstétrica da Faculdade de Medicina de São Paulo, nos períodos de 1931-1961 e 1972-1983, foram realizadas 99 histerectomias, cujas indicações estão referidas na tabela V-49.

Na tabela V-50 apresentamos os tipos de intervenções realizadas, e nas tabelas V-51 e V-52, a idade e a paridade das pacientes em que se praticou a exérese do útero.

Importa salientar que apesar de sermos restritivos na indicação de histerectomia em pacientes jovens e de baixa paridade, por vezes a situação clínica que se apresenta obriga-nos a intervir para preservar a vida, embora sacrificando as funções menstrual e de reprodução. Assim, a infecção puerperal pós-aborto, complicada com choque séptico, foi em 11 casos a indicação da operação dentre as 15 que se realizaram em nulíparas.

Tabela V-49 – Histerectomias no ciclo gravídico-puerperal.

Indicações	Nº total	%
Infecção uterina	31	31,3
Rotura uterina	21	21,2
Doença trofoblástica	19	19,2
Atonia uterina	8	8,1
Placenta acreta	7	7,0
Descolamento prematuro da placenta	5	5,0
Mioma uterino	4	4,1
Câncer cervical	3	3,1
Necrose uterina	1	1,0
Total	99	100,0

Tabela V-50 – Histerectomias no ciclo gravídico-puerperal.

Tipo de intervenção	Nº total	%
Histerectomia subtotal	47	47,4
Histerectomia total	52	52,6

Tabela V-51 – Histerectomias no ciclo gravídico-puerperal.

Idade das pacientes	Nº total	%
Até 25 anos	27	27,3
26-35 anos	40	40,4
+ 36 anos	32	32,3
Total	99	100,0

Tabela V-52 – Histerectomias no ciclo gravídico-puerperal.

Paridade das pacientes	Nº total	%
0	15	15,2
I-IV	42	42,4
+ IV	37	37,4
?	5	5,0
Total	99	100,0

A mortalidade materna (Tabela V-53) declinou à medida que os recursos transfusionais e antiinfecciosos progrediram, notando-se (Tabela V-54) que, enquanto até 1945 a hemorragia era a principal causa de óbitos maternos, após essa época a infecção pontificou (por choque séptico pós-aborto).

Importa lembrar que os índices de morte materna, relacionados à histerectomia, devem ser atribuídos em particular às complicações obstétricas que justificaram sua prática. Plauche (1995) demonstra na tabela V-55 que as situações de emergência agravam as perdas maternas e as complicações que ocorrem intra-intervenção.

Tabela V-53 – Histerectomia no ciclo gravídico-puerperal.

Mortalidade materna (períodos)	Nº total	%
1931-1945	11:18	61,0
1946-1983	8:81	9,8

Tabela V-54 – Histerectomia no ciclo gravídico-puerperal.

Causa do óbito	1931-1945 11 casos	1951-1961 6 casos	1974-1983 2 casos	Total 19 casos
Hemorragia	8-72,7%	0	0	8-42,1%
Infecção	3-26,3%	3-50,0%	2-100,0	8-42,1%
Insuficiência renal	0	3-50,0%	0	3-15,8%

Tabela V-55 – Morbidade na histerectomia pós-parto.

Complicações	Histerectomia	
	Eletiva (189 casos)	De emergência (184 casos)
Transfusão de sangue	18%	91%
Lesões vesicais	3	9
Lesões ureterais	0	3
Morbidade infecciosa	22%	29%
Morte	0	3

Plauche, 1995 (modificado).

Aspectos técnicos

Durante o ciclo gravídico-puerperal, em geral, as histerectomias praticadas são a subtotal ou a total e apenas excepcionalmente a pan-histerectomia.

A técnica de intervenção apresenta dois pormenores inerentes ao estado gravídico. O primeiro, dependente da inibição gravídica, diz respeito ao mais fácil descolamento da serosa visceral. O segundo deriva da rica vascularização dos órgãos genitais, com conseqüente maior hemorragia no decurso da intervenção.

Tais peculiaridades gravídicas obrigam a perfeita e segura hemostasia e, de modo particular, cuidadosa ligadura do pedículo vascular uterino. Tive a oportunidade de assistir a dois fulminantes óbitos maternos no pós-operatório imediato provocados pelo afrouxamento das ligaduras das artérias uterinas. Daí recomendarmos: a) empregar fios inabsorvíveis ou semi-sintéticos de absorção lenta (Dexon ou Vycril) para as ligaduras dos pedículos e das estruturas vasculares e ligamentares, em face das condições de hidremia gestatória; b) reduzir a extensão da intervenção, a fim de não agravar o prognóstico materno, já bastante delicado em determinadas situações. Em geral, em casos de hemorragia, preferimos a operação subtotal e, nos de infecção, a total, particularmente quando presente o choque séptico.

A via de acesso de regra é a abdominal. Apenas em casos de inversão uterina aguda puerperal irredutível pela taxe e outras manobras se justificaria a via vaginal.

Histerectomia abdominal subtotal – os tempos operatórios para sua realização são os seguintes:

1. Exteriorização do útero – é facilmente realizada após a laparotomia, vez que seus ligamentos se apresentam frouxos.
2. Ligadura dos ligamentos uterovarianos e das trompas.
3. Ligadura dos ligamentos redondos, mantendo-se reparados os fios utilizados.
4. Incisão do peritônio visceral junto à reflexão vesicouterina, seguida de seu descolamento, de início na face segmentar anterior e depois na posterior, identificando-se os pedículos uterinos (lateralmente) e os ligamentos uterossacrais (posteriormente).
5. Ligadura dupla dos pedículos uterinos.
6. Incisão da parede uterina anterior e posterior imediatamente acima dos pedículos ligados e dos ligamentos uterossacrais (Figs. V-184 e V-185).
7. Sutura do coto uterino restante com pontos separados (Fig. V-186).
8. Pexia do referido coto, fixando nele os ligamentos redondos e uterossacrais.
9. Peritonização do coto cervical (Fig. V-187).
10. Fechamento da parede abdominal.

Histerectomia abdominal total – após antissepsia do canal vaginal, os pormenores técnicos são idênticos aos da operação subtotal até a ligadura dos pedículos uterinos. A partir desse momento, seguem-se os seguintes tempos operatórios:

1. Descolamento peritoneal vesicouterino até se identificar a transição entre o colo e a bexiga (Fig. V-188). Este tempo exige maior cuidado. Inicia-se o descolamento com tesoura curva e o ampliamos com gaze montada em dedo indicador ou em pinça. Como complicações, podem ocorrer lesão da bexiga e hemorragia apreciável.
2. Descolamento posterior da serosa visceral para sua liberação dos ligamentos uterossacrais e do septo retovaginal até se identificar a cúpula vaginal (Fig. V-189).
3. Secção e ligadura dos ligamentos uterossacrais, mantendo-se reparados os fios que os transfixaram.
4. Tracionando-se fortemente o corpo uterino, os paracolpos são facilmente identificados. Uma vez pinçados (pinças de Faure), são seccionados rente à parede uterina (Fig. V-190).
5. Protegida a bexiga com valva de Doyen, identifica-se a cúpula vaginal anterior. Fixada com pinça de Pozzi, abre-se nela pequena botoeira (bisturi) que será fixada por pinça de Hallis. A seguir, com tesoura ou bisturi, e a partir deste ponto, incisa-se a cúpula vaginal junto à sua reflexão cervical, completando-se a exérese total do útero (Fig. V-191).

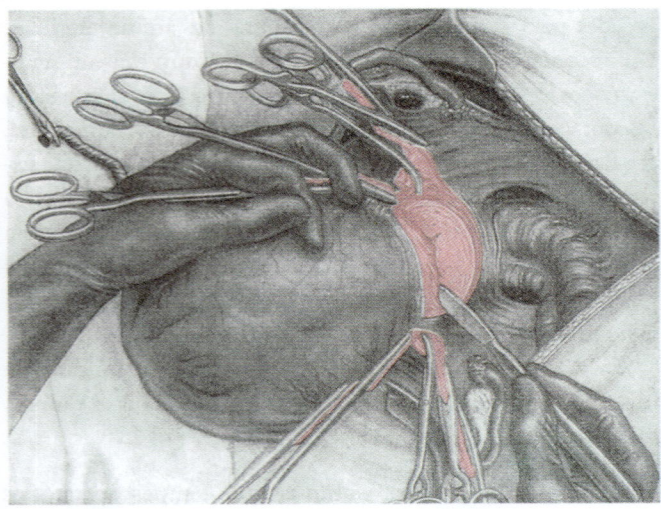

Figura V-184 – Após a ligadura dos ligamentos uterovarianos, das trompas, dos ligamentos redondos e dos pedículos uterinos, vê-se a incisão da parede uterina anterior (De Lee e Greenhill, 1943).

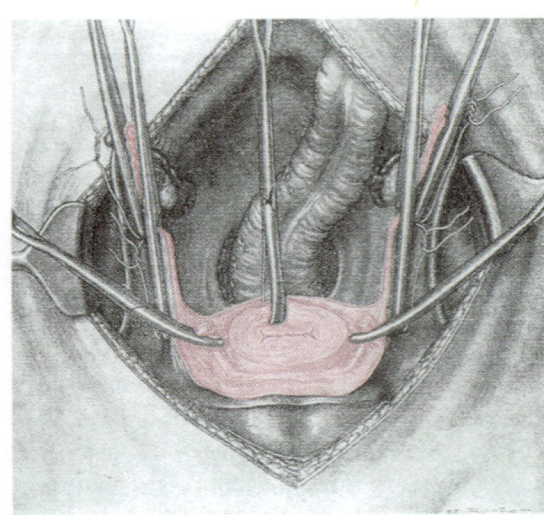

Figura V-185 – Aspecto da área cervicoístmica após a exérese do corpo uterino (De Lee e Greenhill, 1943).

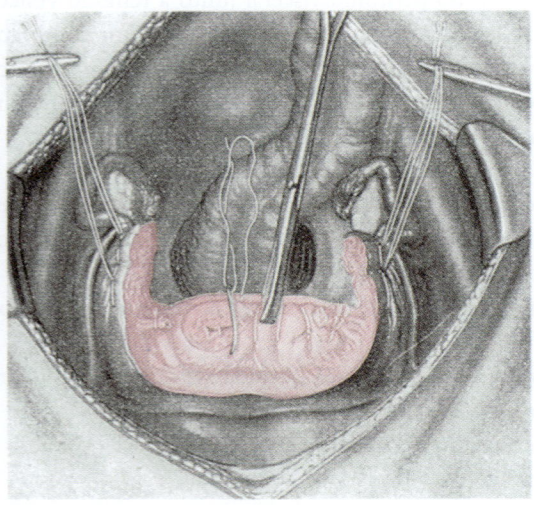

Figura V-186 – Sutura do coto cervicoístmico (De Lee e Greenhill, 1943).

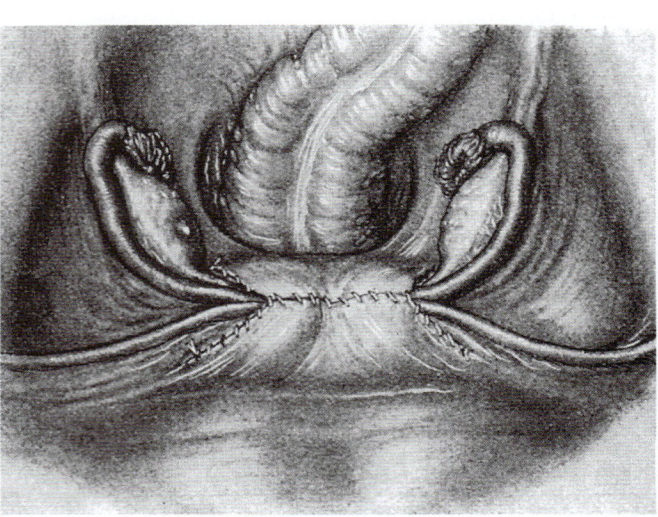

Figura V-187 – Coto cervicoístmico fixado pelos ligamentos redondos e peritonizado (De Lee e Greenhill, 1943).

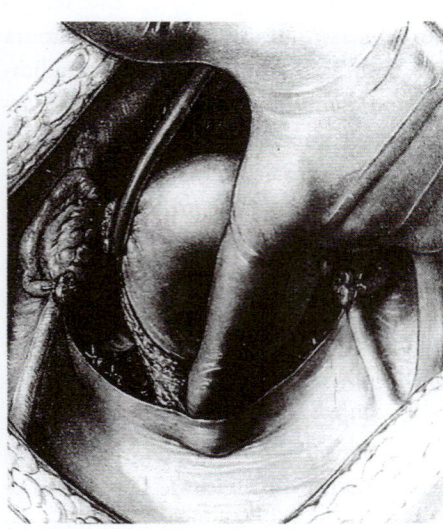

Figura V-188 – Descolamento vesicouterino (Te Linde, 1946).

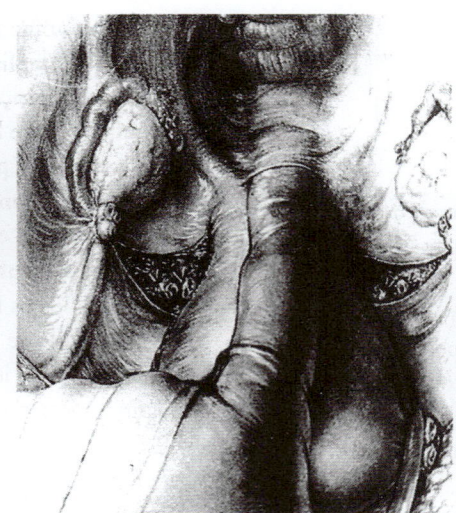

Figura V-189 – Descolamento posterior da serosa visceral até liberar os ligamentos uterossacrais (Te Linde, 1946).

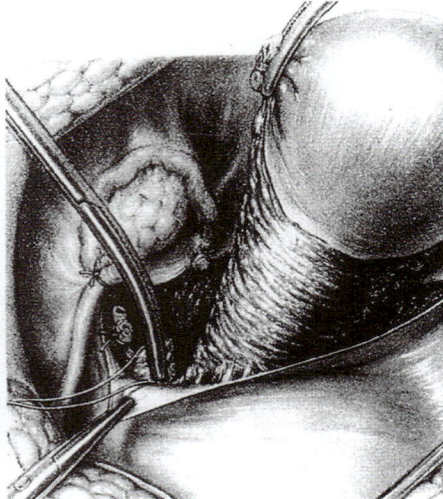

Figura V-190 – Ligadura dos paracolpos (Te Linde, 1946).

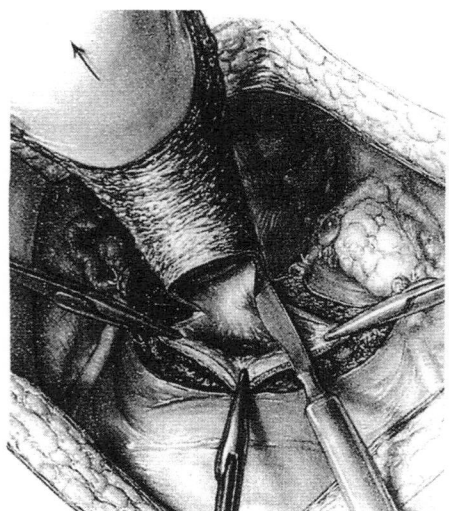
Figura V-191 – Incisão circular da cúpula vaginal (Te Linde, 1946).

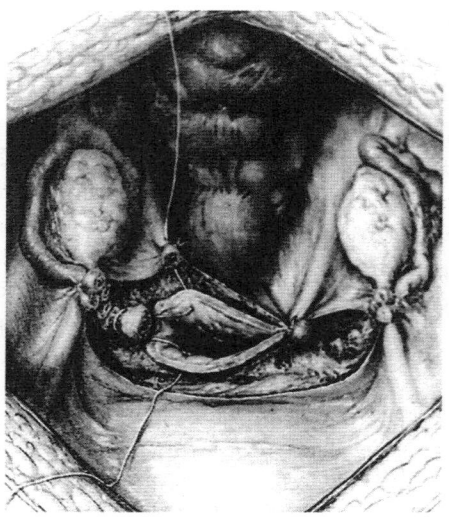
Figura V-192 – Fechamento da cúpula vaginal (Te Linde, 1946).

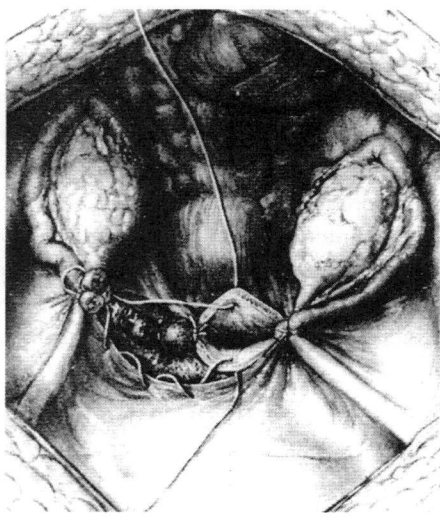
Figura V-193 – Pexia e sutura final da cúpula vaginal (Te Linde, 1946).

6. Exposta a cúpula vaginal com pinças de Hallis (anterior e posterior), fixam-se pontos em suas duas extremidades laterais, mantendo-se um pertuito de pelos menos 1,5-2cm entre eles, para favorecer a drenagem subperitoneal de eventuais secreções serossangüíneas (Fig. V-192).
7. Fixam-se na cúpula vaginal os ligamentos redondos e uterossacrais (Fig. V-193).
8. Peritoniza-se a área operada.
9. Fechamento da parede abdominal (clássica).

A drenagem vaginal da cavidade peritoneal deve ser considerada quando, em casos de infecção, a serosa foi comprometida (peritonites). Em todas as situações, a antibioticoterapia é impositiva.

ESTERILIZAÇÃO

A esterilização tubária pela via abdominal pode ser realizada durante a operação cesárea e/ou após partos transvaginais.

Esterilização tubária durante a cesárea – terminada a sutura do útero e do peritônio visceral, desloca-se o corpo uterino para um dos lados, expondo-se de cada lado as estruturas anexiais (trompa e ovário). A ligadura das trompas pode ser praticada por três técnicas.

• *Técnica de Madlener* – eleva-se a trompa em alça por meio de uma pinça aplicada na zona média da sua porção ístmica. Esmagam-se os dois ramos da trompa situados abaixo da alça. A seguir, utilizando fio inabsorvível (linha ou seda), ligam-se as áreas esmagadas da trompa (Fig. V-194).

• *Técnica de Pomeroy* – nessa técnica, repetem-se os tempos referidos no procedimento de Madlener. Entretanto, secciona-se a alça tubária situada acima da ligadura.

Pessoalmente, utilizo fio inabsorvível (linha ou seda). Entretanto, Nichols (1968) recomenda proceder a ligadura tubária com fio absorvível (categute cromado 00 ou 0, salientando que, após a sua absorção, os cotos tubários ligados, ao se afastarem, garantirão menor risco de recorrência de gestação (Fig. V-195).

Durante 50 anos temos utilizado a técnica de Pomeroy, praticando a ligadura tubária com fio inabsorvível. Apenas por duas vezes comprovamos nova prenhez, havendo ocorrido recanalização tubária. Quando se pratica a esterilização tubária, pelas técnicas de Madlener e de Pomeroy, a ligadura deve ser

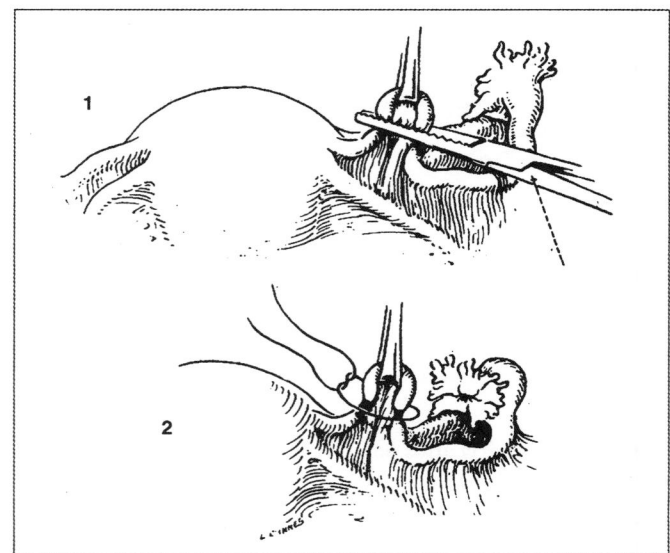
Figura V-194 – Ligadura tubária pela técnica de Madlener.

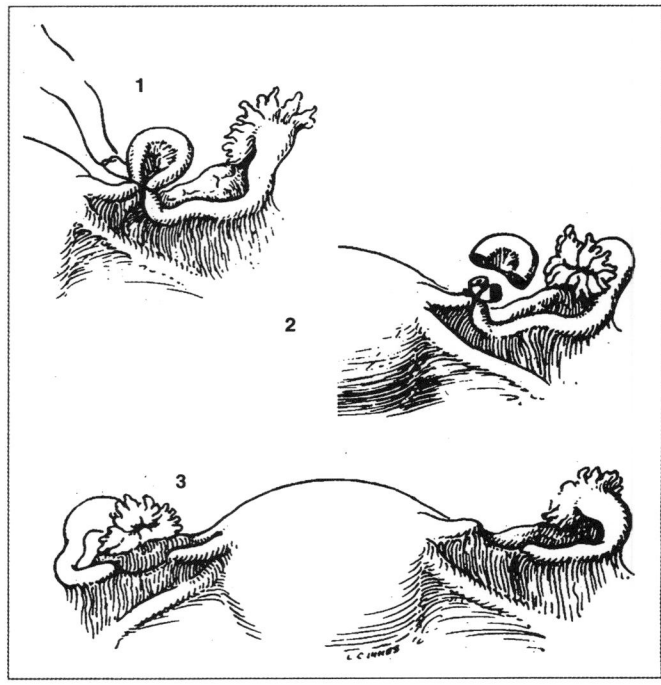
Figura V-195 – Ligadura tubária pela técnica de Pomeroy.

realizada no meio da zona ístmica. Isso porque, ocorrendo necessidade posterior de recanalização tubária, a anastomose término-terminal será mais facilmente executada.

• *Técnica de Irving* – liga-se a zona tubária em dois pontos próximos na zona ístmica. O coto terminal permanecerá livre. O proximal será implantado no âmago da parede posterior ou anterior uterina em pequeno túnel praticado nela (Fig. V-196). Segundo Nichols, é técnica mais segura quanto à possível recorrência de gestação. Entretanto, exige maior cuidado técnico e promove maior perda sangüínea.

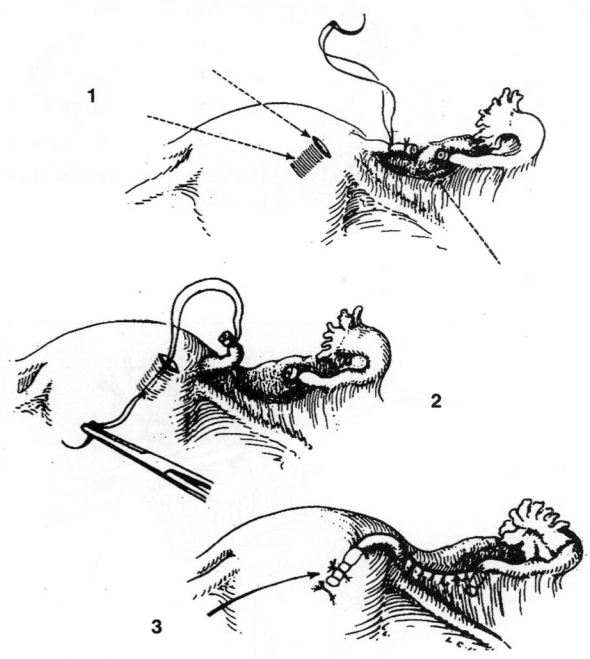

Figura V-196 – Ligadura tubária pela técnica de Irving.

Esterilização tubária após parto vaginal – imediatamente após parto transvaginal, o fundo uterino tangencia a cicatriz umbilical. Sob anestesia narcótica ou de condução, pratica-se pequena incisão abdominal (cerca de 2cm) abaixo do umbigo. Por meio dessa abertura da cavidade peritoneal ligam-se as trompas pelas técnicas de Madlener ou de Pomeroy, vez que a de Irving exigiria incisão mais ampla. Em multíparas temos praticado incisão semilunar em torno da cicatriz umbilical, de modo que, sem prejuízo do acesso às trompas, resguardamos o interesse estético.

Aconselhamos os seguintes tempos na realização dessa minilaparotomia:
1. Incisão da pele e do tecido celular subcutâneo, fazendo-se hemostasia por termocoagulação.
2. Com pinça de Kocher, fixa-se e eleva-se a aponeurose, incisando-a em uma extensão de 2cm.
3. Divulsão muscular com os ramos de afastadores pequenos de Musseux, até identificação e abertura do peritônio parietal.
4. Com pinça de dissecção longa não-denteada, afasta-se de cada lado o corpo uterino. Com pequeno movimento de báscula da pinça, consegue-se soerguer o anexo identificando-se a trompa, que será ligada pelas técnicas referidas.
5. Suturam-se os diversos planos da parede abdominal e a incisão cutânea com apenas um ponto.

Segundo Jefferson Penfield (2000), a coagulação laparoscópica seria vantajosa por ser efetiva e dispensar a minilaparotomia após os partos normais.

Complicações

Durante a prática da ligadura tubária, podem ocorrer as seguintes complicações: a) lesão tubária conseqüente à sua tração intempestiva; b) lesão de vasos do mesotubário quando se o transfixa com a agulha; c) ligadura do ligamento redondo confundido com a trompa. É erro grosseiro e injustificável, porém tem sido observado; d) ligadura de vasos arteriais ovarianos presentes no meso. Essa complicação assume maior significado quando, por anomalia anatômica, o vaso ligado é o único que garante o fluxo sangüíneo à gônada.

CORREÇÃO DE INVERSÃO UTERINA

Quando pelas manobras vaginais de taxe não se consegue corrigir os casos de inversão uterina puerperal aguda completa, impõe-se praticar laparotomia e, pela técnica de Huntington (1928), tentar repor o corpo uterino na cavidade abdominal.

Técnica – inicia-se a operação aplicando pinças de garra (de Halle, de Poussy e até de Musseux) em um dos lados nas proximidades do anel de estrangulamento do útero evertido.

Tracionando delicadamente a pinça, procura-se elevar a parede uterina. À medida que a manobra surte resultado positivo, outras pinças serão progressivamente aplicadas nos dois lados, até se obter a desinversão total do corpo uterino (Fig. V-197).

As manobras referidas serão favorecidas pela associação de taxe manual lateral ou central.

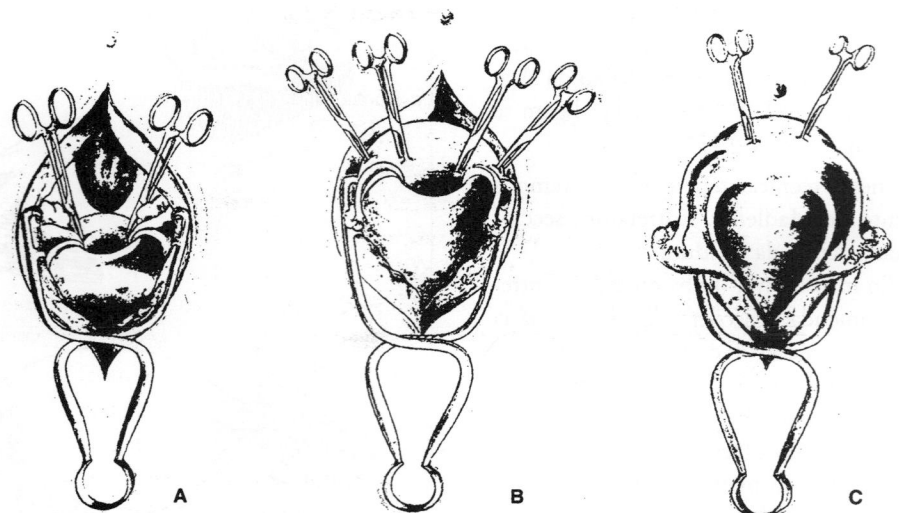

Figura V-197 – Inversão uterina. Reposição abdominal A e B) Aplicações sucessivas de pinças para tracionar a parede uterina. C) Desinversão total do corpo uterino (Briquet, 1932).

Referências Bibliográficas

FÓRCIPE • ARAUJO, J.O. – *Fórcipe Rotatório de Kielland.* Tese – Faculdade de Medicina de São Paulo (USP), 1922. • BASHORE, R.A. & cols. – A comparison of the morbidity of midforceps and cesarean delivery. *AJOG,* **162**:1428, 1990. • BJERRE, I. & DAHLIN K. – The long term development of children delivered by vacuum extraction. *Develop. Med. Child. Neurol.,* 9:641, 1982. • BRIQUET, R. – *Obstetrícia Operatória.* São Paulo, Companhia Editora Nacional, 1932. • BUMM, E. – *Tratado Completo de Obstetrícia.* Barcelona, Francisco Seix Editora, 1906. • CAMPBELL, J.M. – Face presentation. *Aust. N. Z. Obstet. Gynaecol.,* 5:231, 1965. • CARMONA, F. & cols. – Immediate maternal and neonatal effects of low-forceps delivery according to the new criteria of the American College of Obstetricians and Gynecologists compared with spontaneous vaginal delivery in term pregnancies. *Am. J. Obstet. Gynecol.,* **173**:55, 1995. • CIBILS, L.A. & RINGLER, G.E. – Evaluation of mid forceps delivery as an alternative. *J. Perinat. Med.,* **18**:5, 1990. • CRUISHANK, D.P. & WHITE, C.A. – Obstetric malpresentations – twenty years' experience. *Am. J. Obstet. Gynecol.,* **116**:1097, 1973. • DE LEE, J.B. – The prophylatic forceps operation. *Am. J. Obstet. Gynecol.,* **1**:34, 1920. • DE LEE, J.B. & GREENHILL, J.P. – *The Principles and Practice of Obstetrics.* Philadelphia, W.B. Saunders Co., 1943. • DENNEN, E.H. – *Forceps Deliveries.* Philadelphia, F.A. Davis, 1964. • DENNEN, E.H. – Techniques of application for low forceps. *Clin. Obstet. Gynecol.,* **4**:834, 1965. • DIERKER, L.J. & cols. – Midforceps deliveries: long-term outcome of infants. *Am. J. Obstet. Gynecol.,* **154**:764, 1986. • DÖDERLEIN, G. & BREITNER, J. – Las operaciones obstétricas. **In:** Schwalm, H. & Döderlein, G. *Clínica Obstétrica – Ginecológica.* Madrid, Editorial Alhambra SA, 1966, p. 525. • EASTMAN, N. & HELLMAN, L. – *Williams Obstetrics.* New York, Appleton-Century Crofts, 1966. • FAIRWEATHER, D. – Obstetric management and follow-up of the very low birth-weight infant. *J. Reprod. Med.,* **26**:387, 1981. • FALL, O. & cols. – Forceps or vacuum extraction? A comparison of effects on the newborn infant. *Acta Obstet. Gynecol. Scand.,* **65**:75, 1986. • FRIEDMAN, E.A. & cols. – Long-term effects of labor and delivery on offspring: a matched-pair analysis. *Am. J. Obstet. Gynecol.,* **150**:941, 1984. • HERBERTSON, R.M. & cols. – Obstetric forceps pad designed to reduce infant trauma. *Obstet. Gynecol.,* **65**:275, 1985. • JARCHO, J. – The Kielland obstetrical forceps and its application. *Am. J. Obstet. Gynecol.,* **10**:35, 1925. • KIELLAND, C. – *Die Anlegung der Kielland'schen Zange.* Berlin, S. Karger, 1922. • LUIKART, R. – A new forceps possessing a sliding lock, modified fenestra with improved handle and axis-traction attachment. *Am. J. Obstet. Gynecol.,* **40**:1058, 1940. • MAGALHÃES, F. – *Síntese Obstétrica* (Trad. Juan Pou Orfila) Ed. Aniceto Lopez, Buenos Aires, 1944. • MATHIAS, L. & cols. – Dos resultados materno-fetais no fórcipe de alívio. *J. Bras. Ginecol.,* **97**:223, 1987. • MELKI, L.A.H. & cols. – Fórcipe baixo: operação segura? *Rev. Bras. Ginec. Obstet.,* **10**:156, 1988. • MYERSCOUGH, P.R. – The obstetric forceps and the ventouse. **In:** *Munro Kerr's Operative Obstetrics.* London, Baillière Tindall, 1982, p. 276. • NILSEN, S.T. – Boys born by forceps and vacuum extraction examined at 18 years of age. *Acta Obstet. Gynaec. Scand.,* **63**:549, 1984. • O'DRISCOLL, K. & cols. – Traumatic intracranial hemorrhage in firtsborn infants and delivery with obstetric forceps. *Br. J. Obstet. Gynaecol.,* **88**:577, 1981. • PIPER, E.B. – A new axis traction forceps. *Am. J. Obstet. Ginecol.,* **24**:625, 1932. • PRIDMORE, B.R. & cols. – Spinal cord injury of the fetus during delivery with Kielland's forceps. *J. Obstet. Gynaecol. Br. Commwlth,* **81**:168, 1974. • PUNNONEN, R. & cols. – Fetal and maternal effects of Forceps and Vacuum Extraction. *Br. J. Obstet. Gynaecol.,* **93**:1132, 1986. • ROBERTSON, P.A. & cols. – Neonatal and maternal outcome in lowpelvic and midpelvic operative deliveries. *Am. J. Obstet. Gynecol.,* **162**:1436, 1990. • SEIDMAN, D.S. & cols. – Long-term effects of vacuum and forceps deliveries. *Lancet,* **337**:1583, 1991. • SHERMAN, S.J. – Obstetric hemorrhage and blood utilization. *J. Reprod. Med.,* **38**:929, 1993. • TITUS, P. & WILLSON, J.R. – *The Management of Obstetric Difficulties.* St. Louis, C. V. Mosby Co., 1955. • WESLEY, B. & cols. – The effect of operative vaginal delivery on cognitive development. *Am. J. Obstet. Gynecol.,* **166**:288, 1992. • WILLIAMS, M.C. & cols. – A randomized comparison of assisted vaginal delivery by obstetric forceps and polyethylene vacuum cup. *Obstet. Gynecol.,* **78**:789, 1991. • WINTER, G. – *Operative Geburtshilfe.* Berlin, Urban & Schwarzenberg, 1927. • ZINK, E.F. – *Do Fórcipe de Kielland.* Tese – Faculdade de Medicina de São Paulo (USP), 1941 e 1962.

VÁCUO-EXTRAÇÃO • ACOG – Delivery by Vacuum Extraction. Committee Opinion, nº 208. September, 1998. • AHUJA, G.L. & cols. – Massive subaponeurotic hemorrhage in infants born by vacuum extractor. *Br. Med. J.,* **3**:743, 1969. • BIRD, G.C. – The importance of flexion in vacuum extractor delivery. *Br. J. Obstet. Gynaecol.,* **83**:194, 1976. • CHALMERS, I. & cols. – *Effective Care in Pregnancy and Childbirth.* Oxford, Oxford University Press, 1991. • COHN, M. & cols. – A multicentre randomized trial comparing delivery with a silicone rubber cupand rigid metal vacuum extractor cups. *Br. J. Obstet. Gynaecol.,* **96**:545, 1989. • DELL, D.L. & cols. – Soft cup vacuum extractor; a comparison of outlet delivery. *Obstet. Gynecol.,* **66**:624, 1985. • DÖDERLEIN, G. & BREITNER, J. – Las operaciones obstétricas. **In:** Schwalm, H. & Döderlein, G. *Clínica Obstétrica Ginecológica.* Madrid, Editorial Alhambra SA, 1966. • EHLERS, N. & cols. – Retinal hemorrhages in the newborn: comparison of delivery by forceps and by vacuum extractor. *Acta Ophthalmol.,* **52**:73, 1974. • HALME, J. & EKBLADH, L. – The vaccum extractor for obstetric delivery. *Clin. Obstet. Gynecol.,* **25**:167, 1982. • LASBREY, A.H. & cols. – A study of the relative merits and scope for vacuum extraction as opposed to forceps delivery. *S. Afr. J. Obstet. Gynaecol.,* **2**:1, 1964. • MALMSTRÖM, T. – Vacuum extraction – an obstetrical instrument. *Acta Obstet. Gynecol. Scand.,* **3**(Suppl.):4, 1954. • MALMSTRÖM, T. – The vacuum extractor. I – Indications and results. *Acta Obstet. Gynecol. Scand.,* **43**(Suppl. 1):5, 1964. • MALMSTRÖM, T. & JANSSON, I. – Use of the vacuum extractor. *Clin. Obstet. Gynecol.,* **8**:893, 1965. • MORAND, P. – *O Vácuo-extractor.* Tese – Faculdade Nacional Medicina, Rio de Janeiro, 1960. • NEME, B. & cols. – Efeitos da assistência ao parto sobre o sistema vascular fetal. VI – Observações comparativas na aplicação do fórcipe de alívio e na vácuo-extração. *Mat. e Inf.,* **31**:25, 1972. • OTTOLINE, J.L. – Instructions for the Silastic Obstetrical Vacuum Cup. Citado Chalmers, I. & cols., 1991. Midland, Michigan: Dow Corning Corporation, 1984. • SEIDMAN, D.S. & cols. – Long-term effects of vacuum and forceps deliveries. *Lancet,* **337**:1583, 1991. • SJÖSTEDT, J.E. – The vacuum extractor and forceps in obstetrics: A clinical study. *Acta Obstet. Gynecol. Scand.,* **48**(Suppl. 10):1, 1967. • SULTAN, A.H. & cols. – Anal sphincter trauma during instrumental delivery. *Int. J. Gynaecol. Obstet.,* **43**:263, 1993. • TARINA, F. & cols. – Salten vorkommende Komplikationen bei ver Vakuumestraktion. *Zentr. f. Gynäk.,* **107**:102, 1985. • VACCA, A. & cols. – Portsmouth operative delivery trial: a comparison of vacuum extraction and forceps delivery. *Br. J. Obstet Gynaecol.,* **90**:1107, 1983. • WILLIAMS, M.C. & cols. – A randomized comparasion of assisted vaginal delivery by obstetric forceps and polyethylene vacuum cup. *Obstet. Gynecol.,* **78**:789, 1991. • WIQVIST, N. – The sile cup – *An Obstetrical Instrument* (Citação de Chalmers, I. & cols., 1991). Gothenburg: Menox, A.B., 1984.

EMBRIOTOMIAS • BRIQUET, R. – *Obstetrícia Operatória.* Companhia Editora Nacional, São Paulo, 1932. • DÖDERLEIN, G. & BREITNER, J. – Las operaciones obstétricas. **In:** Schwalm, H. & Döderlein, G. *Clínica Obstétrica Ginecológica.* Editorial Alhambra SA, Madrid, 1966, p. 525. • LACRETA, O. – Dekapitation nach wennerschen verfahren. *Zentr. f. Gynäk.,* **80**:970, 1958. • WILLE, F.C. – Eine modifikation der kleidotomie. *Zentr. f. Gynäk.,* **53**:1890, 1929.

VERSÃO INTERNA/VERSÃO DE BRAXTON-HICKS • BRIQUET, R. – *Obstetrícia Operatória.* São Paulo, Companhia Editora Nacional, 1932. • BUMM, E. – *Tratado Completo de Obstetrícia.* Barcelona, Francisco Seix Editora, 1906. • WINTER, G. – *Operative Geburtshilfe.* Berlin, Urban Schwarzenberg, 1927. • DE LEE, J.B. & GREENHILL, J.P. – *The Principles and Practice of Obstetrics.* Philadelphia, W.B. Saunders Co., 1943. • GOFFI, P. – Versão interna sobre 243 casos. *Rev. Paul. Med.,* **21**:69, 1947.

INTERVENÇÕES NA APRESENTAÇÃO PÉLVICA • BRIQUET, R. – *Obstetrícia Operatória.* São Paulo, Companhia Editora Nacional. 1932. • BUMM, E. – *Tratado Completo de Obstetrícia.* Barcelona, Francisco Seix Editora, 1906. • EASTMAN, N. – *Williams Obstetrics.* New York, Appleton-Lange, 1950. • FARABEUF, L.H. & VARNIER, H. – *Introduction à l'Étude Clinique et à la Pratique des Accouchements.* Paris, Masson, 1923. • IFFY, I. & cols. – Abdominal rescue after entrapment of the aftercoming head. *Am. J. Obstet. Gynecol.,* **154**:623, 1986. • WINTER, G. – *Operative Geburtshilfe.* Berlin, Urban & Schwarzenberg, 1927.

MANOBRAS NO ENCRAVAMENTO DAS ESPÁDUAS • ACKER, D.B. & cols. – Risk factors for shoulder dystocia in the average weight infant. *Obstet. Gynecol.,* **67**:614, 1986. • BENEDETTI, T.J. & GABBE, S.G. – Shoulder dystocia: complication of fetal macrosomia and prolonged second stage of labor with midpelvic delivery. *Obstet. Gynecol.,* **52**:526, 1978. • BENSON, R. C. – *Manual de Obstetrícia e Ginecologia.* Rio de Janeiro, Guanabara Koogan, 1970. • BOYD, M.E., USHER, R.H. & MELEAN, F.H. – Fetal macrossomic: prediction, risks, proposed management. *Obstet. Gynecol.,* **61**:715, 1983. • BRIQUET, R. – *Obstetrícia Operatória.* São Paulo, Companhia Editora Nacional, 1932. • EASTMAN, N. – *Williams Obstetrics.* New York, Appleton-Century Crofts, 1950. • GHERMAN, R.B. – Shoulder dystocia: an evidence based evaluation of the obstetric nighmare. *Clin. Obstet. Gynecol.,* **45**:345, 2002. • GINSBERG, N.A. & MOISIDIS, C. – How to predict recurrent shoulder dystocia. *Am. J. Obstet. Gynecol.,* **184**:1427, 2001. • GOLDICH, I.M. & KIRKMAN, K. – The large fetus. Management and outcome. *Obstet. Gynecol.,* **52**:26, 1978. • HERNANDEZ, C. & WENDEL, G.D. – Shoulder dystocia. *Clin. Obstet. Gynecol.,* **33**:526, 1990. • ROJAS, D.A. – Una nueva manobra para el desprendimiento directo de los hombros cuando los brazos están deflexionados. Sem. Med., 9 Jan., 1930. • SACK, R.A. – The large infant: a study of maternal, obstetric, fetal and newborn caracteristics, including a long term pediatric follow-up. *Am. J. Obstet. Gynecol.,* **104**:195, 1969. • SWARTZ, D.P. – Shoulder girdle dystocia in vertex delivery; clinical study and review. *Obstet. Gynecol.,* **15**:194, 1960. • WILLSON, J.R. – *Atlas of Obstetric Technic.* St. Louis, Mosby, 1969.

DESCOLAMENTO E EXTRAÇÃO MANUAL DA PLACENTA • DE LEE, J.B. & GREENHILL, J.P. – *The Principles and Practice of Obstetrics.* Philadelphia, W.B. Saunders Co., 1943.

TAXE MANUAL • ACHARD, A. & CARRERAS ROCA, M. – *Emergencias en Tocoginecologia.* Barcelona, Editorial Rocas, 1972. • BENSON, R.C. – *Manual de Obstetrícia & Ginecologia.* Rio de Janeiro, Guanabara Koogan, 1970.

TAMPONAMENTO UTERINO • CHASSARMOIR, J. – *Munro Kerr's Operative Obstetrics.* Baltimore, Williams & Wilkins Co., 1964.

OPERAÇÕES DILATADORAS • BRIQUET, R. – *Obstetrícia Operatória.* São Paulo, Companhia Editora Nacional, 1932. • DE LEE, J.B. & GREENHILL, J.P. – *The Principles and Practice of Obstetrics.* Philadelphia, W.B. Saunders Co., 1943. • ZARATE, E. – La Symphysiotomie partielle. Indications et valeurs thérapeutiques dans la dystocie pelvienne, d' aprés 100 observations de la Clinique Obstetricale de Buenos Aires. *Rev. Franc. Gynéc. d' Obst.,* **27**:61, 1932.

CESÁREA • ABDULAZIZ, G. & cols. – Transverse uterine incision non-closure versus closure: an experimental study in sheep. *Acta Obstet. Gynecol. Scand.*, 80:813, 2000. • ACOG – Guidelines for Perinatal Care. ACOG, August, 1977. • ACOG – Vaginal birth after previous cesarean delivery. Practice Bulletin 5, 1999, p. 1017. • ACOG – Fetal macrossomia. Practice Bulletin 22, 2000. • ADAIR, C.T. & cols. – Trial of labor in patients with a previous lower uterine cesarean section. *Am. J. Obstet. Gynecol.*, 174:966, 1996. • ALLEN, V.M. & cols. – Maternal morbidity associated with cesarean delivery without labor compared with spontaneous onset of labor at term. *Obstet. Gynecol.*, 102:477, 2003. • ALEIXO NETO, A. & cols. – Uma análise de cesarianas em Minas Gerais. *Rev. Bras. Ginecol. Obstet.*, 14:40, 1992. • AL-MUFTI R.; McCARTHY, A. &. FISK, N. – Survey of obstetricians personal preference and discretionary practice. *Eur. J. Obstet. Gynecol. Reprod. Biol.*, 73:1, 1997. • AL NAJASHI, S. & cols. – Post cesarean section wound infection: a case-control study of the risks factors. *Ann. Saudi Med.*, 11:514, 1991. • ANANTH, C.V.; SMULIAN, J.C. & VINTZILEOS, A.M. – The association of placenta previa with history of cesarean delivery and abortion: a meta-analysis. *Am. J. Obstet. Gynecol.*, 177:1071, 1978. • ANDERSON, G.D. – The effect of cesarean section on intraventricular hemorrhage in the preterm infant. *Am. J. Obstet. Gynecol.*, 166:1091, 1992. • ANDERSON, G.M. & LOMAS, J. – Determinants of the increasing cesarean birth rate: Ontario Data 1979 to 1982. *N. Engl. J. Med.*, 311:887, 1984. • ANDRADE, J.D. – 40 sinfisiotomias. *Mat. Inf.*, 2:83, 1946. • APPLEGATE, J.A. & WALHOUT, M.F. – Cesarean section rate: a comparison betwen family physicians and obstetricians. *Fam. Pract. Res. J.*, 12:255, 1992. • ARAÚJO, J.O. & cols. – Da cesárea iterativa: análise de 133 casos. *An. Bras. Ginec.*, 39:253, 1955. • ARAÚJO, J.O. & NEME, B. – A operação cesárea antes e depois do antibiótico. *An. Bras. Gin.*, 34:129, 1952. • ARAÚJO, J.O. & NEME, B. – Emprego dos antibióticos na Clínica Obstétrica da Faculdade de Medicina da Universidade de São Paulo. *Rev. Gin. Obst.*, 46:492, 1952. • ASAKURA, H. & MYERS, S.A. – More than one previous cesarean delivery. A 5-year experience with 435 patients. *Obstet. Gynecol.*, 85:924, 1995. • ATKINSON, M.W. & cols. – The effect of manual removal of the placenta on post-cesarean endometritis. *Obstet. Gynecol.*, 99:102, 1996. • ATRASH, H.K. & cols. – Birthweight-specific infant mortality risk in cesarean section. *Am. J. Prev. Med.*, 7:227, 1991. • AWADALLA, S.G. & cols. – Significance of endometrial cultures performed at cesarean section. *Obstet. Gynecol.*, 68:220, 1986. • BADER, A.M. & cols. – Maternal and fetal catecholamines and uterine incision-to-delivery interval during elective cesarean. *Obstet. Gynecol.*, 75:600, 1990. • BAGRATEE, J.S. & cols. – A randomised controlled trial of antibiotic prophylaxis in elective caesarean delivery. *Br. J. Gynaecol.*, 108:143, 2001. • BARBOZA, O. & cols. – Cesariana – indicações e riscos. *J. Bras. Ginec.*, 97:227, 1987. • BAROS, F.C. & cols. – Epidemic of caesarean sections in Brazil. *Lancet*, 338:167, 1991. • BARROS, A.C.S.D. & cols. – Comparação entre duas formas de antibioticoterapia com finalidade profilática em casáreas de alto risco para infecção. *J. Bras. Ginec.*, 98:559, 1988. • BARTHOLOMEW, R.A. & cols. – Repeated cesarean section. *Obstet. Gynecol.*, 7:137, 1956. • BAUER, A. – Contribuição para o estudo de gestantes com uma cesárea anterior: aspectos obstétricos, maternos e perinatais. Tese – Faculdade de Medicina de Sorocaba (PUC), 1993. • BELFORT, P. – A propósito do alongamento das indicações de cesárea. *Femina*, 17:988, 1989. • BELL, D. & cols. – Birth asphyxia, trauma, and mortality in Twins: has cesarean section improved outcome. *Am. J. Obstet. Gynecol.*, 154:235, 1986. • BERGER, D. & cols. – Uterus with a scar. The results of a selection of patients for vaginal delivery. 884 case histories. *J. Gynecol. Obstet. Biol. Reprod.*, 20:116, 1991. • BERECZ, T. – Die Rolle des Kaiserschnittes in der Geburtshilfe. *Zentr. F. Gynäk.*, 59:596, 1935. • BERGHOLT, T. & cols. – Danish obstetricians personal preference and general attitude to elective cesarean section on maternal request. *Acta. Obstet. Gynecol. Scand.*, 83:262, 2004. • BERGLUND, L. & AXELSSON, O. – Breech extraction versus cesarean section for the remaining second twin. *Acta Obstet. Gynecol. Scand.*, 68:435, 1989. • BEY, M.A. & cols. – Comparison of morbidity in cesarean section: hysterectomy versus cesarean section tubal ligation. *Surg. Gynecol. Obstet.*, 177:357, 1993. • BODMEN, B. & cols. – Has use of cesarean section reduced the risks of delivery in the preterm breech presentation? *Am. J. Obstet. Gynecol.*, 154:244, 1986. • BOFFIL, A. & cols. – Instrumental delivery of the fetal head at the time of elective repeat cesarean: a randonized pilot-study. *Am. J. Perinatol.*, 17:265, 2000. • BOST, B.W. – Cesarean delivery on demand: What will it cost? *Am. J. Obstet. Gynecol.*, 188:1418, 2003. • BOTTOMS, S.F. & cols. – **In:** *Progress in Obstetrics and Gynaecology*. Edinburgh,Churchill Livingstone, 1987. • BOWES, W.A. & cols. – Breech delivery: evaluation of the method of delivery on perinatal results and maternal morbidity. *Am. J. Obstet. Gynecol.*, 135:965, 1979. • BOYLAN, P. & cols. – Effect of active management of labor on the incidence of cesarean section for dystocia in nulliparas. *Am. J. Perinatol.*, 8:373, 1991. • BRAGA. L.F.C.O. & col. – Efeitos neonatais da operação cesariana. *Femina*, 19:219, 1991. • BRAVEMAN, P. & cols. – Racial/ethnic differences in the likelihood of cesarean delivery. California. *Am. J. Public Health*, 85:625, 1995. • BRIQUET, R. – *Obstetrícia Normal*. São Paulo, Livraria Editora Freitas Bastos, 1939. • BRIQUET, R. – Comunicação Pessoal, 1953. • BUJOLD, E. & cols. – Uterine rupture during a trial of labor after a one versus two-layer closure of a low transverse cesarean. Am. J. Obstet. Gynecol., 184:S18, nº 38, 2001. • BUJOLD, E. & cols. – The impact of a single-layer or double-layer closure. *Am. J. Obstet. Gynecol.*, 186:1326, 2002. • BUJOLD, E. & cols. – Interdelivery interval and uterine rupture. *Am. J. Obstet. Gynecol.*, 187:1199, 2002. • BUMM, E. – Tratado Completo de Obstetrícia. Barcelona, Francisco Seix Editora, 1906. • CABRAL, A.C.V. & ROQUETE, A.L.B. – Antibioticoterapia profilática na operação cesariana. *Femina*, 13:794, 1985. • CADE, L. & cols. – Comparison of Epidural and Intravenous opioid analgesia after elective cesarean section. *Anaesth. Intens. Care*, 20:41, 1992. • CAMANO, L. & cols. – A cesarean na apresentação pélvica. *Gin. Obst. Bras.*, 4:393, 1981. • CAMANO, L. & cols. – A cesárea na agonizante. *Femina*, 13:546, 1985. • CAMANO, L. & cols. – Cesárea post-mortem. *Femina*, 13:550, 1985. • CAMANO, L. & UCHIYAMA, M. – Indicações atuais da cesárea de incisão uterina longitudinal. *Femina*, 14:920, 1986. • CAMARGO, Í. – Da cesárea transperitoneal segmentária. Tese – Faculdade de Medicina da Universidade de São Paulo, 1928. • CAMARGO, J.P. – *Manobras e Operações Obstétricas*. Rio de Janeiro, F. Alves, 1935. • CARLAN, S.J.; BOULDIN, S. & O'BRIEN, W.F. – Extemporaneous preparation of misoprostol-gel for cervical ripening: a randonized trial. *Obstet. Gynecol.*, 90:911, 1997. CASE, B.D. & cols. – Caesarean section and its place in modern obstetric practice. *Am. J. Obstet. Gynaecol. Br. Commonw*, 78:203, 1971. • CAUGHEY, A.B. & cols. – Rate of uterine rupture during a trial of labor in women with one or two previous cesarean deliveries. *Am. J. Obstet. Gynecol.*, 181:872, 1999. • CETIN, A. & CETIN, M. – Superficial wound disruption after cesarean delivery: effect of the depth and closure of the subartaneous tissue. *Int. J. Obstet. Gynaecol.*, 57:17, 1997. • CHANDRA, P. & cols. – Manual removal of the placenta and postcesarean endometritis. *J. Reprod. Med. Obstet. Gynaecol.*, 47:101, 2002. • CHANRACHAKUL, B.; HAMONTRI, S. & HERABUTYA, Y. – A randomized comparison of post-cesarean pain between closure and nonclosure of peritoneum. *Eur. J. Obstet. Gynecol. Reprod. Biol.*, 101:31, 2002. • CHAPMAN, S.J.; OWEN, J. & HAUTH, J. – One versus two-layer closure of a low transverse cesarean: the next pregnancy. *Obstet. Gynecol.*, 89:16, 1997. • CHASSAR MOIR, J. – Munrokerr's Operative Obstetrics. Baltimore, Williams & Wilkins Co., 1964. • CHATTOPADHYAY, S.K.; SHEERBEENI, M.M. & ANOKUTE, C.C. – Planned vaginal delivery after two previous caesarean sections. *Br. J. Obstet. Gynaecol.*, 101:498, 1994. • CHAUVET-JAUSEAU, M.F. & cols. – Prophylactic measures against infection in cesarian sections (Fren). *Rev. Fr. Gynecol. Obstet.*, 86:233, 1991. • CHAZOTTE, C. & COHEN, W.R. – Catastrophic complications of previous cesarean section. *Am. J. Obstet. Gynecol.*, 163:738, 1990. • CHELMOW, D.; RUEHLI, M.S. & HUANG, E. – Prophylactic use of antibiotics for nonlaboring patients undergoing cesarean delivery with intact membranes: a meta-analysis. *Am. J. Obstet. Gynecol.*, 184:656, 2001. • CHELMOW, D.; HUANG, E. & STROHBEHN, K. – Closure of the subcutaneous dead space and wound disruption after cesarean delivery. *J. Matern. Fetal Neonatal Med.*, 11:403, 2002. • CHEN, H.Y. & cols. – Observation of cesarean section scan by transvaginal ultrasonography. *Ultrasound Med. Biol.*, 16:443, 1990. • CHESTNUT, D.H. & cols. – The influence of continuous epidural bupivacaine analgesia on the second stage of labor and method of delivery in nulliparous women. *Anesthesiology*, 66:774, 1987. • CHESTNUT, D.H. & cols. – Does early administration of epidural analgesia affect obstetric outcome in nulliparous women who are receiving intravenous oxytocin? *Anesthesiology*, 80:1193, 1994. • CHOU, M.M. & cols. – Cesarean scar pregnancy: quantitative assessment of uterine neovascularization with 3-dimensional color power Doppler imaging and successful treatment with uterine artery embolization. *Am. J. Obstet. Gynecol.*, 190:866, 2004. • CHUNG, A. & cols. – Cost-effectiveness of a trial of labor after previous cesarean. *Obstet. Gynecol.*, 6:932, 2001. • CLARK, S. & cols. – How does the mode of delivery affect the cost of maternity care. *Br. J. Obstet. Gynaecol.*, 98:519, 1991. • CLARK, S.L.; KOONINGS, P.P. & PHELAN, J.P. – Placenta previa-accreta and previous cesarean section. *Obstet. Gynecol.*, 66:89, 1985. • CLARK, S.L. & cols. – Is vaginal birth after cesarean less expensive than repeat cesarean delivery? *Am. J. Obstet. Gynecol.*, 182:599, 2000. • COLEBROOK, L. & KENNY, M. – Treatment of human puerperal infections and of experimental infections in mice, with prontosil. *Lancet*, 1:1279, 1936. • COMBS, C.A. & cols. – Factors associated with hemorrhage in cesarean deliveries. *Obstet. Gynecol.*, 77:77, 1991. • CONOVER, W.B. & MOORE, T.R. – Comparison of irrigation and intravenous antibiotic prophylaxis at cesarean section. *Obstet. Gynecol.*, 63:787, 1984. • CORNIER, J.L. & cols. – La dilatation aigue idiopathique du colon droit ou syndrome d'Olgivie. A propos d'un cas recontre après une casarienne. *Rev. Fr. Gynecol. Obstet.*, 85:194, 1990. • COSGROVE, R.A. – Management of pregnancy and delivery following cesarean sections. *JAMA*, 145:884, 1951. • COSTA, C.F.F. – Técnica da operação cesariana. *Femina*, 13:422, 1985. • COSTA, C.F.F. – Cesárea repetida: Aspectos maternos e perinatais. *Gin. Obst. Bras.*, 10:108, 1987. • COSTA, C.F.F. & cols. – Operação cesariana: incidência e indicações. *Gin. Obst. Bras.*, 7:125, 1984. • COSTA, C.F.F. & cols. – Parto transpelviano vigente cesárea anterior. Estudo comparativo. *Gin. Obst. Bras.*, 9:74, 1986. • CRAIGIN, E.B. – Conservatism in obstetrics. N.Y. Med. Journal. CIV, 1, 1916. • CRESPIGNY, L.C.J. & PERPERELL, R.J. – Perinatal mortality and morbidity in breech presentation. *Obstet. Gynecol.*, 53:141; 1979. • CRONE, L.A.L. & cols. – Herpes labialis in parturients receiving epidural morphine following cesarean section. *Anesthesiology*, 73:208, 1990. • CRUISHANK, D.P. – The impact of a single or double-layer closure on uterine rupture. *Am. J. Obstet. Gynecol.*, 188:295, 2003. • CUNNINGHAM, F.G. & cols. – *Williams Obstetrics*. Norwalk, Appleton & Lange. 1993. • CUOCO, L. – Sulfamida intraperitoneal na cesárea: Tese – Curso de Especialização em Obstetrícia. São Paulo, 1942. • DAISER, K.W. – Sequestrierung des nahtbezirkes nach Querverlaufendem zervikalem uterusschrutt. *Zentr. F. Ginäk.*, 70:1969, 1948. • DANFORTH, D.N. – Transverse arrest. *Clin. Obstet. Gynecol.*, 8:854, 1965. • DAVID, S.; MAMELLE, N. & RIVIERE, O. – Estimation of an expected caesarean section rate taking into account the case mix of a maternity hospital. Analysis from the AUDIPOG Sentinelle Network (France). *Br. J. Obstet. Gynaecol.*, 108:919, 2001. • DAVIS, E.M. Complete cesarean hysterectomy: a logical advance in modern obstetric surgery. *Am. J. Obstet. Gynecol.*, 62:838, 1951. • DAVIS, J.D. – Management of injuries to the urinary and gastrointestinal tract during caesarean section. *Obstet. Gynecol. Clin. North. Am.*, 26:469, 1999. • DAVIS, S. & OWEN, J. – Should obese women attempt vaginal birth after cesarean? *Am. J. Obstet. Gynecol.*, 184:S19 nº 39, 2001. • DAVISON, L. & cols. – Breech extraction of low-birth-weight second twins: can cesarean section be justified? *Am. J. Obstet. Gynecol.*, **166**:497, 1992. • DEL VALLE, G.O. & cols. – Does closure of camper fascia reduce the incidence of post-cesarean superficial wound disruption? *Obstet. Gynecol.*, **80**:1013, 1992. • DEL VALLE, G.O. & cols. – Cervical ripening in women with previous cesarean deliveries. *Int. J. Gynaecol. Obstet.*, 47:17, 1994. • DEMIANCZUK, N.N. & cols. – Trial of labour after previous cesarean section: prognostic indicators of outcome. Am. J. Obstet. Gynecol., **142**:640, 1982. • De MOTT, R.K. & SANDMIRE, H.F. – The green bay cesarean sections study II. The physician factor as a determinant of cesarean birth rates for failed labor. *Am. J. Obstet. Gynecol.*, **166**:1799, 1992. • De PALMA, R.T. & cols. – Identification and management of women at ligh risk for pelvic infection following cesarean section. *Obstet. Gynecol.*, **55**:1858, 1980. • De PALMA, R.T. & cols. – Continuing investigation of women at high risk for infection following cesarean delivery: The three-dose perioperative antimicrobial therapy. *Obstet. Gynecol.*, **60**:53, 1982. • DEPP, R. – Cesaran delivery. **In:** Gabbe, S.G. & cols. *Obstetrics. Normal & Problem Pregnancies.* New York, Churchill Livingstone, 1996, p. 561. • DEWHURST, C.J. – The ruptured cesarean section scar. *J. Obstet. Gynaecol. Br. Empir.*, **64**:118, 1957. • DIAS MORAGNES, A.J.A. & cols. – Prognóstico obstétrico e perinatal da mulher portadora de cicatriz de operação cesariana. *Gin. Obst. Bras.*, **4**:173, 1981. • DICKINSON, J. & cols. – High Risk Pregnancy. London, Saunders, 1999, p. 1205. • DILLON, W.P. & cols. – Life support and maternal brian death during pregnancy. *JAMA*, **248**:1089, 1982. • Di MAIO, H. – Vaginal birth after cesarean delivery: an historic cohort cost analysis. *Am. J. Obstet. Gynecol.*, **186**:890, 2002. • DOYLE, L.W. & cols. – Mode of delivery of preterm twins. *Aust. N. Z. J. Obstet. Gynaecol.*, **28**:25, 1988. • DUENHOELTER, J.H. & cols. – A paired controlled study of vaginal and abdominal delivery of the low birth weight breech fetus. *Obstet. Gynecol.*, **54**:310, 1979. • DUFF, P. – Prophylactic antibiotics for cesarean delivery: a simple cost-effective strategy for prevention of post operative morbidity. *Am. J. Obstet. Gynecol.*, 157:794, 1987. • DUFF, P. & cols. – Outcome of trial of labor in patients with a single previous low transverse cesarean section for dystocia. *Obstet. Gynecol.*, 71:380, 1988. • DURFEE, R.B. – Evolution of cesarean histerectomy. *Clin. Obstet. Gynecol.*, **12**:575, 1969. • DURNWALD, C. & MERCER, B. – Uterine rupture, perioperative and perinatal morbidity after single-layer and double-layer closure at cesarean delivery. *Am. J. Obstet. Gynecol.*, **189**:925, 2003. • DURNWALD, C.P.; EHRENBERG, H.M. & MERCER, B.M. – The impact of maternal obesity and weight gain on vaginal birth after cesarean section success. *Am. J. Obstet. Gynecol.*, **191**:954, 2004. • EASTMAN, N.J. & HELLMAN, L.M. – Williams Obstetrics. New York, Appleton-Century-Craft's. • ECKER, J.L. – Cesarean delivery for suspected macrosomia: Inefficient at best. Clin Obstet. Gynecol., 47:352, 2004. • EISENKOP, S.M. & cols. – Urinary tract injury at the time of cesarean section. *Obstet. Gynecol.*, **60**:591, 1982. • EMMONS, S.L. & cols. – Development of wound infections among women undergoing cesarean section. *Obstet. Gynecol.*, 72:559, 1988. • EMMRICH, J.P. – Is there increased danger in repeated cesarean section? Year Book. *Obstet. Gynecol.*, **218**, 1937. • ENKIN, M. & cols. – Prophylactic antibiotics in association with caesarean section. **In:** Chalmers, I. & cols. *Effective Care in Pregnancy and Childbirth.* Oxford, Oxford University Press, 1991, p. 1246. • ESPOSITO, M.A. & cols. – Association of interpregnancy interval with uterine scar failure in labor: A case control study. *Am. J. Obstet. Gynecol.*, **183**:1180, 2000. • FARMER, R,M. & cols. – Uterine rupture during trial of labor after previous cesarean section. *Am. J. Obstet. Gynecol.*, **165**:996, 1991. • FAÚNDERS, A. & cols. – Análise da mortalidade materna em partos cesáreas no Município de Campinas 1979-1983. *Femina*, **13**:516, 1985. • FAÚNDERS, A. & cols. – Trabalho de parto em pacientes com antecedentes de cicatriz de cesárea. *Gin. Obst. Bras.*, **11**:103, 1988. • FAÚNDERS, A. & cols. – Cesárea na apresentação pélvica. *Gin. Obst. Bras.*, **11**:115, 1988. • FREBRASGO – *Cesárea – Incidência no Brasil.* SUS, 1994. • FELDMAN, G.B. & FREIMAN, J.A. – Prophylatic cesarean section at term. *N. Engl. J. Med.*, **312**:1264, 1985. • FERNANDES COSTA, C.F. & cols. – Operação cesárea: incidência e indicações. *Gin. Obst. Bras.*, 7:125, 1984. • FERNANDEZ COSTA, C.E. – Extração fetal difícil no parto abdominal. *Femina*, 27:263, 1999. • FERREIRA, F. & DELASCIO, D. – Aspectos técnicos da cesaráea segmentária. *Mat. Inf.*, 17:451, 1958. • FINBERG, H.J. & WILLIAMS, J.W. – Placenta accreta: Prospective sonographic diagnosis in patients with placenta previa and prior cesarean section. *J. Ultrasound Med.*, 11:333, 1992. • FLAMM, B.L. & cols. – Vaginal delivery following cesarean section: use of oxytocin augmentation and epidural anaesthesia with internal tocodynamic and internal fetal monitoring. *Am. J. Obstet. Gynecol.*, **148**:759, 1984. • FLAMM, B.L. – Vaginal birth after cesarean section: controversies old and new. *Clin. Obstet. Gynecol.*, **28**:735, 1985. • FLAMM, B.L. & cols. – Oxytocin during labor after previous cesarean section: results of a multicenter study. *Obstet. Gynecol.*, 70:709, 1987. • FLAMM, B.L. & cols. – Vaginal Birth after cesarean delivery: results of a 5-year multicenter collaborative study. *Obstet. Gynecol.*, 76:750, 1990. • FLAMM, B.L. & cols. – External cephalic version after previous cesarean section. *Am. J. Obstet. Gynecol.*, **165**:370, 1991. • FLAMM, B.L. – Once a cesarean, always a controversy. *Obstet. Gynecol.*, **90**:312, 1997. • FLAMM, B.L. & cols. – Prostaglandin E_2 for cervical ripening: a multicenter study of patients with previous cesarean delivery. *Am. J. Perinatol.*, 14:157, 1997. • FLAMM, B.L. – Vaginal birth after cesarean: reducing medical and legal risks. *Clin. Obstet. Gynecol.*, **44**:622, 2001. • FLAMM, B.L. & GOINGS, J.R. – Vaginal birth after cesarean section: is suspected fetal macrosomia a contraindication? *Obstet. Gynecol.*, 74:694, 1989. • FRASER, R. & WATSON, R. – Bleeding during the latter half of pregnancy. **In:** Chalmers, I. & cols. *Effective Care in Pregnancy and Childbirth.* Oxford, Oxford University Press., 1992, p. 594. • FREE, E. – Five hundred consecutive cesarean sections *Am. J. Obstet. Gynecol.*, **49**:401, 1945. • GELLER, F.C. – Grössere lebenssicherheit beim kaiserschmitt. *Zentr. F. Gynäk.*, **59**:409, 1935. • GELLMAN, E. & cols. – Vaginal delivery after caesarean section. Experience in private practice. *JAMA*, **249**:2935, 1983. • GEMER, O. & cols. – Detection of scar dehiscence at delivery in women with prior cesarean section. *Acta Obstet. Gynecol. Scand.*, 71:540, 1992. • GENTILE, G. & cols. – Evolution of the indications for cesarean section. Results a retrospective study. *Clin. Exp. Obstet. Gynecol.*, **18**:103, 1991. • GIBBS, C.E. – Planned vaginal delivery following cesarean section. *Clin. Obstet. Gynecol.*, **23**:507, 1980. • GIBBS, R.S. – Infection after cesarean section. *Clin. Obstet. Gynecol.*, **28**:697, 1985. • GILBERT, W.M. & cols. – What processes of care during labor affect the cesarean section (c/s) rate? *Am. J. Obstet. Gynecol.*, **182**:S135, nº 419, 2000. • GILBERT, W.M. & cols. – Vaginal versus cesarean delivery for breech presentation in California: A population-based study. *Obstet. Gynecol.*, **102**:911, 2003. • GOCKE, S.E. & cols. – Management of the monvertex second twin: primary cesarean section; external version; or primary breech extraction. *Am. J. Obstet. Gynecol.*, **161**:111, 1989. • GOETZE, L. & cols. – Oxytocin dosing and risk of uterine rupture in trial of labor after cesarean delivery. *Obstet. Gynecol.*, 97:381, 2001. • GOL, M. & cols. – Does manual removal of the placenta affect operative blood loss during cesarean section? *Eur. J. Obstet. Gyneol. Reprod. Biol.*, **112**:57, 2004. • GOLDBERGER, S.B. & cols. – The use of PGE_2 for induction of labor in parturients with a previous cesarean section scar. *Acta Obstet. Gynecol. Scand.*, **68**:523, 1989. • GOLDMAN, G. & cols. – Effects of patient, physician and hospital characteristics on he likelitood of vaginal birth after previous cesarean section in Quebee. *Can. Med. Assoc. J.*, **143**:1017, 1990. • GONÇALVES, S.C. & cols. – Complicações da operação cesariana em Hospital Universitário – análise da dificuldade de extração fetal. *Rev. Bras. Ginec.*, 11:74, 1989. • GONSOULIN, W. & cols. – Elective versus emergency cesarean hysterectomy cases in a residency program setting: a review of 129 cases from 1984 to 1988. *Am. J. Obstet. Gynecol.*, **165**:91, 1991. • GRAHAM, R.A. – Trial labor following previous cesarean section. *Am. J. Obstet. Gynecol.*, **149**:35, 1984. • GRAVES, W.K. – Breech delivery in twenty years of practice. *Am. J. Obstet. Gynecol.*, 137:229, 1980. • GROLMAN, W.A.; PEACEMAN, A.M. & SOCOL, M.L. Cost-effectiveness of elective cesarean delivery after one prior low transverse cesarean. *Obstet. Gynecol.*, 95:745; 2000. • GRUBB, D.K.; KJOS, S.L. & PAUL, R.H. – Latent labor with an unknown uterine scar. *Obstet. Gynecol.*, **88**:351; 1996. • GULDHOLT, I. & ESPERSEN, T. – Maternal febrile morbidity after cesarean section. *Acta Obstet. Gynecol. Scand.*, **66**:675, 1987. • HADLEY, C.B. & cols. – An evaluation of the relative risk of a trial of labor versus elective repeat cesarean section. *Am. J. Perinatol.*, **3**:107, 1986. • HALPERIN, M.E. & cols. – Classical versus low-segment transverse incision for preterm caesarean section: maternal complications and outcome of subsequent pregnancies. *Br. J. Obstet. Gynaecol.*, **95**:990, 1988. • HANNAH, M.E. e cols. – Planned cesarean section versus planned vaginal birth for breech presentation at term: a randonized multicentre trial. *Lancet*, **356**:1375, 2000. • HARPER, M.A. & cols. – Pregnancy-related death and health care services. *Am. J. Obstet. Gynecol.*, **102**:273, 2003. • HENDERSON, H. & cols. – Oxygen studies of the cord blood of cesarean born infants. *Am. J. Obstet. Gynecol.*, 73:664, 1957. • HENDRIX, S.L. & cols. – The legendary superior strength of the Pfannenstiel incision: a myth? *Am. J. Obstet. Gynecol.*, **182**:1446, 2000. • HENNESSY, J.P. – A report on the cesarean sections done in St. Vincent's Hospital New York. *Am. J. Obstet. Gynecol.*, 57:1167, 1949. • HERSHEY, D.W. & QUILIGAN, E.J. – Extraabdominal uterine exteriorization at cesarean section. *Obstet. Gynecol.*, **52**:189, 1978. • HIBBARD, L.T. – Extraperitoneal cesarean section. *Clin. Obstet. Gynecol.*, **28**:711, 1985. • HIBBARD, J.V. – The MEMU cesarean registry. Impact of obesity on trial of labor after previous cesarean delivery. *Am. J. Obstet. Gynecol.*, **191**:SMFM Abstracts, 215, 2005. • HINDMAN, D.H. – Pelvic delivery following cesarean section. *Am. J. Obstet. Gynecol.*, **55**:273, 1948. • HNAT, M. & cols. – Elective repeat cesarean section: can it cost less than a trial of labor? *Am. J. Obstet. Gynecol.*, **184**:S187, nº 642, 2001. • HOFMEISTER, F.J. – Tubal ligation versus cesarean hysterectomy. Clin. Obstet. Gynecol. 12:676, 1969. • HOGBERG, U. – Maternal deaths related to cesarean section in Sweden, 1951-1980. *Acta Obstet. Gynecol. Scand.*, **68**:351, 1989. • HOHLAGSCHWANDNER, M. & cols. – Is the formation of a bladder flap at cesarean necessary? A randomized trial. *Obstet. Gynecol.*, **98**:1089, 2001. • HOJBERG, K.E. & cols. – Closure versus non-closure of peritoneum at cesarean section-evoluation of pain. *Acta Obstet. Gynecol. Scand.*, 77:741, 1998. • HOOK, B. & cols. – Neonatal morbidity after elective repeat cesarean section and trial of labor. *Pedriatrics*, **100**:348, 1997. • HORENSTEIN, J.M. & Phelan, J.P. – Previous cesarean section: risks and benefits if oxytocin usage in a trial of labor. *Am. J. Obstet. Gynecol.*, **151**:564, 1985. • HOUCHANG, D. & cols. – Large for gestational age neonates: anthropometric reasons for shoulder dysticia. *Obstet. Gynecol.*, **60**:417, 1982. • HUEBER, J.L. – Die resultate der abdominalen schmittentbindung an der dasler geburtshilfrichen klinik 1920-1929. *Zentr. F. Gynäk.*, **60**:2875, 1936. • HULL, D.B. & VARNER – A randomized study of closure of the peritoneum at cesarean delivery. *Obstet. Gynecol.*, 77:818, 1991. • HULTON, L.J. & cols. – Effect of post discharge surveillance on rates of infectious complications after cesarean section. *Am. J. Infect. Control.*, **20**:198, 1992. • JACOBS-JOKHAN, D. & HOFMEYR, G.J. – Extraabdominal versus intra-abdominal repair of the uterine incision at caesarean section. The Cochrane Database of Systematic Reviews 3, 2003. • JAWAN, B. & cols. – Spread of anaesthesia for caesarean section in singleton and twin pregnancies. *Br. J. Anaesth.*, 70:639, 1993. • JOFFE, M. & cols. – What is the optimal caesarean section rate? An outcome of existing variation. *J. Epidemiol. Community Health.*, 48:406, 1994. • JOHANSON, R. & cols. – North staffordshire/wigan assisted delivery trial. *Br. J. Obstet. Gynaecol.*, **96**:537, 1989. • JOSEPH Jr., G.F. & cols. – Vaginal birth after cesarean section: the impact of patient resistance to a trial of labor. *Am. J. Obstet. Gynecol.*, 164:1441, 1991. • JUUL, J. & cols. – Epidural analgesia vs general anesthesia for cesarean section. *Acta Obstet. Gynecol. Scand.*, **67**:203, 1988. • KAMNITZER, M.B. – Rotura intraparto de cicatriz de casárea segmentária. *An. Bras. Ginec.*, 34:269, 1952. • KARP, L.E. & cols. – The premature breech: Trial of labor cesarean section? *Obstet. Gynecol.*, 53:88, 1979. • KERR, J.M.M. – Lower uterine segment incision in conservative caesarean section. *J. Obstet. Gynaecol. Br. Erup.*, 28:471, 1921. • KIRKINEN, P. – Multiple caesarean sections: outcomes and complications. *Br. J. Obstet. Gynaecol.*, 95:778, 1988. • KITCHEN, W. & cols. – Cesarean section or vaginal delivery at 24 to 28 weeks' gestation: comparison of survival and neonatal and two year morbidity. *Obstet. Gynecol.*, 66:149, 1985. • KOBELIN, C.G. – Intrapartum management of vaginal birth after cesarean section. *Clin. Obstet. Gynecol.*, 44:588, 2001. • KORNFELD, I. & cols. – Trial of labor after multiple cesarean birth – a meta-analysis. Am. J. *Obstet. Gynecol.*, 174:357, 1996. • KOUTSOUGERAR, G. & cols. – Evaluation during early puerperium of the low transverse incision after cesarean section through vaginal ultrasonography. *Clin. Exp. Obstet. Gynecol.*, 30:245, 2003. • KREBS, L. & cols. – Breech at term: Mode of delivery? A register-based study. *Acta Obstet. Gynecol. Scand.*, 74:702, 1995. • KRISHNAMURTHY, S. & cols. – The role of postnatal x-ray pelvimety after caesarean section in the management of subsequent delivery. *Br. J. Obstet. Gynaecol.*, 98:716, 1991. • KWEE, A. & cols. – Obstetric management and outcome of 4.569 women with a history of a cesarean section: a prospective study in the Netherlands. *Am. J. Obstet. Gynecol.*, **191**:SMFM, abstracts, 200, 2005. • LANDON, M. – The MEMU cesarean register: factors affecting the success of trial of labor following prior cesarean delivery. *Am. J. Obstet. Gynecol.*, **191**:SMFM, abstracts, 38, 2005. • LEE-PARRITZ, A. – Surgical techniques for cesarean delivery: what are the best practices? *Clin. Obstet. Gynecol.*, 47:286, 2004. • LELAIDIER, C. & cols. – Mifepristone for labour induction after previous cesarean section. Br. J. *Obstet. Gynaecol.*, **101**:501, 1994. • LEUNG, A.S. & cols. – Risk factors associated with uterine rupture during trial of labor after cesarean delivery. A case-control study. *Am. J. Obstet. Gynecol.*, **168**:1358, 1993. • LEVENO, K.J. & cols. – Perioperative antimicrobiols at cesarean section: lavage versus three intravenous doses. *Am. J. Obstet. Gynecol.*, **149**:463, 1984. • LEVENO, K.J. & cols. – Cesarean section: The House of Horne revisited. *Am. J. Obstet. Gynecol.*, **160**:78, 1989. • LIEBERMAN, E. & cols. – Association of epidural analgesia with cesarean delivery in nulliparas. *Obstet. Gynecol.*, **88**:993, 1996. • LIEBERMAN, E. & cols. – Risk factors for uterine rupture during a trial of labor after cesarean. *Clin. Obstet. Gynecol.*, **44**:609, 2001. • LIEBERMAN, E. & cols. – Epidemiology of epidural analgesia and cesarean delivery. *Clin. Obstet. Gynecol.*, 47:317, 2004. • LILFORD, R.J. & cols. – The relative risks of caesarean section (intrapartum and elective) and vaginal delivery: a detailed analysis to exclude the effects of medical disorders and other acute pré-existing physiological disturbances. *Br. J. Obstet. Gynaecol.*, 97:883, 1990. • LINCH, F.W. – More conservatism in cesarean section. *Surg. Gynecol. Obstet.*, **64**:338, 1937. • LONG, W.H. & cols. – Intrauterine irrigation with cefamandole nafate solution at cesarean section: A preliminary report. *Am. J. Obstet. Gynecol.*, **138**:755, 1980. • LORCA, C. – Tratado práctico de operaciones obstétricas. Madrid, Ed. Científico-Médica, 1948. • LOWE, B. – Fear or failure: a place for the trial of instrumental delivery. *Br. J. Obstet. Gynaecol.*, **94**:60, 1947. • LUCAS, D.N. & cols. – Urgency of caesarean section: a new classification? *J. Roy. Soc. Med.*, **93**:346, 2000. • LUTHY, D.A. – Cesarean section before the onset of labor and subsequent motor function in infants with meningomyelocele diagnosed antenatally. *N. Engl. J. Med.*, **324**: 662, 1991. • MACKENZIE, I.Z. & cols. – Vaginal prostaglandin and labour induction for patients previously delivered by caesarean section. *Br. J. Obstet. Gynaecol.*, **91**:7, 1984. • MAGANN, E.F. & cols. – Blood loss at the time of cesarean section by method of placental removal at exteriorization versus in situ repair of the uterine incision. *Surg. Gynecol. Obstet.*, 177:389, 1993. • MAGANN, E.F. & cols. – Infections morbidity; operative blood loss, and length of the operative procedure after cesarean delivery by method of placental removal and site of uterine repair. *J. Am. Coll. Surg.*, **181**:517, 1995. • MAGANN, E.F. & cols. – Does uterine wiping influence the rate of post-cesarean endometritis? *J. Matern. Fetal Med.*, **167**:1108, 2001. • MAGANN, E.F. & cols. – Subcutaneous stich closure versus subcutaneous drain to prevent wound disruption after cesarean delivery; a randomized clinical trial. *Am. J. Obstet. Gynecol.*, **186**:1119, 2002. • MAGANN, E.F. & cols. – Intra-operative haemorrhage by blunt versus sharp expansion of the uterine incision at cesarean delivery. *Br. J. Obstet. Gynaecol.*, **109**:448, 2002. • MACARIO, A. & cols. – Cost-effectiveness of trial of labor after previous cesarean delivery depends on the prior chance of success. *Clin. Obstet. Gynecol.*, 47:378, 2004. • MALLOY, M.H. & cols. – Increasing cesarean section rates in very low-birth weight infants: effect on outcome. *JAMA*, 262:1475, 1989. • MALLOY, M.H. & cols. – The effect of cesarean delivery on birth outcome in very low birth weight infants. *Obstet. Gynecol.*, 77:498, 1991. • MARQUES, C.P. & cols. – Operação cesariana – a propósito de suas indicações e riscos. *Femina*, 17:290, 1989. • MARTENS, M.G. & cols. – Susceptibility of female pelvic pathogens to oral antibiotic agents in patients who develop postpartum endometritis. *Am. J. Obstet. Gynecol.*, **164**(II Suppl): 1991. • MARTINEZ, A.R. & MARTINELLI, C.E. – Expulsão espontânea de porção parcial de endométrio após cesárea segmentar por possível desproporção céfalo pélvica. (Relato de um caso). *Mat. Inf.*, **21**:107, 1962. • MASTERSON, B.J. – Skin preparation. *Clin. Obstet. Gynecol.*, **31**:736, 1988. • MATHIAS, L. & cols. – Cesárea primária em multípara. *Gin. Obst. Bras.*, **5**:173, 1982. • MATHIAS, L. & cols. – Prognóstico obstétrico de gestante com cesárea anterior. *Gin. Obst. Bras.*, 5:193, 1982. • MATHIAS, L. & cols. – Cesárea no parto do segundo gemelar. *Femina*, **13**:812, 1985. • MATHIAS, L. & NEME, B. – Indicação da operação cesárea, para redução do obituário perinatal na eclâmpsia. *Gin. Obst. Bras.*, 2:265, 1969. • MATHIAS, J.P. & cols. – A prova de trabalho de parto aumenta a morbidade materna e neonatal em primíparas com uma cesárea anterior. *Rev. Bras. Ginecol. Obstet.*, **25**:255, 2003. • MAUAD FILHO, F. & cols. – Probabilidade da paciente com cesárea ter parto vaginal. *Rev. Bras. Ginecol. Obstet.*, **9**:9, 1987. • MAcFARLANE, A. & MUGFORD, M. – An epidemic caesareans? *J. Matern. Child. Health*, **11**:38, 1986. • MAGALHÃES, F. – *A operação Cesariana Abdominal.* Rio de Janeiro, Litho – Tipografia Fluminense, 1924. • McCURDY, C.M. & cols. – The effect of placental management at cesarean delivery on operative blood loss. *Am. J. Obstet. Gynecol.*, **167**:363, 1992. • McGARRY, J.A. – The management of patients previously delivered by caesarean section. *J. Obstet. Gynaecol. Br. Emp.*, **76**:137, 1969. • McINTOSH MARSHALL, C. – *Caesarean Section Lower Segment Operation.* Baltimore, Williams and Wilkins Co., 1939. • MEEHAN, F.P. & cols. – Vaginal delivery under caudal analgesia after caesarean section and other major uterine surgery. *Br. Med. J.*, **2**:740, 1972. • MEEHAN, F.P. & cols. – True rupture/scar dehiscence in delivery following prior section. *Int. J. Gynaecol. Obstet.*, **31**:249, 1990. • MEEHAN, F.P.; BURKE, G. & KEHOE, J.T. – Update on delivery after previous cesarean section: a 15-year review 1972-1987. *Int. J. Gynaecol. Obstet.*, **30**:205, 1989. • MEIER, P.R. & PORRECO, R.P. – Trial of labor after cesarean section: a two year experience. *Am. J. Obstet. Gynecol.*, **144**:671, 1982. • MELNIKOW, J. & cols. – Vaginal Birth after cesarean in Califórnia. *Obstet. Gynecol*, **98**:421, 2001. • MENEGOCI, J.C. – Efeitos da técnica de histerorrafia sobre a cicatriz miometrial na cesárea segmentar transversa. Estudo histerográfico. Tese – Faculdade de Medicina de Sorocaba (PUC), 1975. • MILLER, D.A.; DIAZ, F.G. & PAUL, R. – Vaginal birth after cesarean: a 10 year experience. *Obstet. Gynecol.*, **84**:255, 1994. • MILLER, D.A. & cols. – Vaginal birth after cesarean section in twin gestation. *Am. J. Obstet. Gynecol.*, **175**:194, 1996. • MINKOFF, H. & CHERVENAK, F.A. – Elective primary cesarean delivery. *N. Engl. J. Med.*, **348**:946, 2003. • MIRANDA, S. & CAMPOS, R.R. – Repercussões do aumento da clientele privada sobre a incidência de cesariana. A utilização do fórceps e mortalidade perinatal na Maternidade Pro-Mater de Belo Horizonte – MG. *J. Bras. Ginec.*, **100**:405, 1990. • MOLLOY, B.G.; SHEIL, O. & DUIGNAN, N.M. – Delivery after cesarean section: review of 2.176 consecutive cases. *Br. Med. J.*, **294**:1645, 1987. • MOREIRA PORTO, G. & cols. – Cesárea longitudinal segmento-corporal: Resolução obstétrica na gestação prétermo. *Rev. Bras. Ginec. Obstet.*, **12**:76, 1990. • MOZURKEWICH, E.L. & HUTTON, E.K. – Elective repeat cesarean delivery versus trial of labor: a meta-analysis of the literature from 1989-1999. *Am. J. Obstet. Gynecol.*, **183**:1187, 2000. • MEYERS, S.A. & GLEICHER, N. – A successful program to lower cesarean section rates. *N. Engl. J. Med.*, **319**:1511, 1988. NAEF, R.W. & cols. – Trial of labor after cesarean delivery with a lower-segment vertical uterine incision: is it safe? *Am. J. Obstet. Gynecol.*, 172:1666, 1995. • NAGELE, F. & cols. – Closure of the visceral peritoneum at cesarean delivery. *Am. J. Obstet. Gynecol.*, **174**:1366, 1996. • NAHOUM, J.C. & TOGNINI, G.P. – Cesárea postmortem. *Femina.*, **17**:610, 1989. • National Institutes of Health Consensus – Development Task Force statement on cesarean child birth. *Am. J. Obstet. Gynecol.*, **139**:902, 1980. • National Institutes of Health Consensus – Development statement on cesarean childbirth: The cesarean birth task force. *Obstet. Gynecol.*, **57**:537, 1981. • NEME, B. – Revisão da técnica da operação cesárea. *Rev. Med.*, **42**:50, 1958. • NEME, B. – Da sutura do miométrio na operação cesárea. *Rev. Ginec. Obstet.*, **53**:487, 1959. • NEME, B. – Cesárea abdominal: pormenores técnicos tendentes a melhorar os resultados materno-fetais. *Rev. Assoc. Med. Bras.*, **10**:117, 1964. • NEME, B. – Cesárea abdominal. Influência da técnica no obituário perinatal. *Rev. Hosp. Clin. Fac. Méd. S. Paulo*, **19**:67, 1964. • NEME, B. – Cesárea no descolamento prematuro da placenta; indicações e técnicas. *Ass. Bras. Ginecol.*, **64**:1, 1967. • NEME, B. – Tratamento obstétrico da eclâmpsia. Fundamentos clínicos da indicação da operação cesárea. *Mat. Inf.*, **28**:71, 1969. • NEME, B. – Septicemia pós-cesárea conseqüente à lesão do ceco. Observação pessoal, 1970. • NEME, B. & ASHCAR, H. – Penicilina G-procaína na operação cesárea: níveis sangüíneos e ação terapêutica. *Rev. Inst. Adolfo Lutz.*, **9**:95, 1950. • NEME, B. & cols. – Fundamentos fisiopatológicos do tratamento do descolamento prematuro da placenta; considerações em torno de 451 casos. *Rev. Ginec. Obstet.*, **112**:35, 1963. • NEME, B. & NEME, R.M. – Assistência ao Parto e morbiletalidade materna: Brasil (SUS; 1994). *G. O. Atual.*, Nov.-Dez., 14, 1996. • NESTAREZ, J.E. & cols. – Estudo comparativo de dois antibióticos usados profilaticamente em cesárea. *Ginec. Obstet. Bras.*, 7:387, 1984. • NEWELL, M.L. – Caesarean section and risk of vertical transmission of HIV-1 infection. *Lancet*, **343**:1464, 1994. • NICHOLS, E.E. – Current practices in female sterilization in the United States: incidence and methods. *Am. J. Obstet. Gynecol.*, **101**:345, 1968. • NOTZON, F.C. & cols. – International collaborative effort (ICE) on birth weight, plurality, perinatal, and infant mortality. IV – Differences in obstetrical delivery practice: Norway, Scotland and the United States. *Acta Obstet. Gynecol. Scand.*, 70:451, 1991. • NOTZON, F.C. & cols. – Cesarean section in the 1.980s; International comparison by indication. *Am. J. Obstet. Gynecol.*, 170:495, 1994. • NOVEMBER, M.T. – Cost Analysis of vaginal Birth after cesarean. *Clin. Obstet. Gynecol.*, **44**:571, 2001. • O'DRISCOLL, K. & FOLEY, M. – Correlation of decrease in perinatal mortality and increase in cesarean section rates. *Obstet. Gynecol.*, **61**:1, 1983. • O'DRISCOLL, K. & cols. – Active management of labor as an alternative to cesarean section for dystocia. *Obstet. Gynecol.*, **63**:485, 1984. • OLESKE, D.M. & cols. – The cesarean birth rate: Influence of Hospital Teaching Status. *Health Serv. Res.*, **26**:325, 1991. • OLIVEIRA, F.C. – Histerografia para avaliação da cicatriz da cesárea. Tese – Faculdade de Medicina da Universidade Federal do Maranhão, 1976. • OLSHAN, A.F. & cols. – Cesarean birth and neonatal mortality in very low. Birth weight infants. *Obstet. Gynecol.*, **64**:267, 1984. • OPHIR, E. & cols. – Breech presentation after cesarean section: always a section? *Am. J. Obstet. Gynecol.*, **161**:25, 1989. • OTAMIRI, G. & cols. – Influence of elective cesarean section and breech delivery on neonatal neurological condition. *Early Hum. Dev.*, **23**:53, 1990. • PALERME, G.R. & Friedman, E.A. – Rupture of the gravid uretus in the third trimester. *Am. J. Obstet. Gynecol.*, **94**:571, 1966. • PARKER, R.K. & cols. – Epidural patient-controlled analgesia: influence of bupivacaine and hydromorphone basal infusion on pain control after cesarean delivery. *Anesth. Analg.*, 75:740, 1992. • PARSONS, A.K. & cols. – Appendectomy at cesarean section: a prospective study. *Obstet. Gynecol.*, **68**:479, 1986. • PAUL, R.H. & cols. – Trial of labor in the patient with a prior cesarean birth. *Am. J. Obstet. Gynecol.*, **151**:297, 1985. • PEARSON, J. & REES, G. – Technique of caesarean section. **In:** Chalmers, I. & cols. *Effective Care in Pregnancy and Childbirth*. Oxford, Oxford University Press, 1991, p. 1234. • PEREZ, M.L. & ECHEVARRIA, R. – La sulfamidoterapia intraperitoneal profiláctica en la cirurgia obstétrica del caso impuro. *Bol. Soc. Obst. Gin. Bs. Aires*, **21**:234, 1942. • PEREZ, M.L. & ECHEVARRIA, R. – La sulfamida intraperitoneal profiláctica en la cirurgia obstétrica del caso impuro. *Bol. Soc. Obst. Gin. Lat. Am.*, 7:477, 1946. • PETITI, D.B. – Maternal mortality and morbidity in cesarean section. *Clin. Obstet. Gynecol.*, 28:763, 1985. • PETITI, D.B. & cols. – In: Hospital maternal mortality in the United States: time trends and relation to method of delivery. *Obstet. Gynecol.*, 59:6, 1982. • PHANEUF, L.E. – The progress of cesarean section. *Am. J. Obstet. Gynecol.*, **40**:603, 1940. • PHELAN, J.P. & cols. – Previous cesarean birth. Trial of labor in women with macrosomic infants. *J. Reprod. Med.*, **29**:36, 1984. • PHELAN, J.P. & cols. – Vaginal birth after cesarean. *Am. J. Obstet. Gynecol.*, **157**:1510, 1987. • PHILIPSON, E.H. & ROSEN, M.G. – Trends in the frequency of cesarean births. *Clin. Obstet. Gynecol.*, **28**:691, 1985. • PICAUD, A. & cols. – Les indications de cesarienne et leur evolution au Centre Hospitalier de Libreville. *Rev. Fr. Gynecol. Obstet.*, **85**:393, 1990. • PIERRE, K.D. & cols. – Obstetrical attitudes and practices before and after the Canadian Consensus Conference Statement on Cesarean Birth. *Can. Soc. Sci. Med.*, **32**:1283, 1991. • PIETRANTONI, M.C. & cols. – Peritoneal closure or non-closure ate cesarean. *Obstet. Gynecol.*, 77:293, 1991. • PIH, C.; SANCHEZ-RAMOS, L. & KAUNITZ, A.M. – Adjunctive intravaginal metronidazole for the prevention of post-cesarean endometritis: a randomized controlled trial. *Obstet. Gynecol.*, **98**:745, 2001. • PLAUCHE, J.P. & cols. – Catastrophic uterine rupture. *Obstet. Gynecol.*, **64**:792, 1984. • PLAUCHE, W.C. – Obstetric hysterectomy. **In:** Hanks, G.D.V. & cols. *Operative Obstetrics*. Norwalk, Appleton & Lange, 1995, p. 333. • PLAUT, M.M.; SCHWARTZ, M.L. & LUBSRSKY, S.L. – Uterine rupture associated with the use of misoprostol in the gravid patient with a previous cesarean section. *Am. J. Obstet. Gynecol.*, **180**:1535, 1999. • POIDEVIN, L.O. & BOCKNER, V.Y. – A hysterographic study of uteri after caesarean section. *J. Obstet. Gynaecol. Br. Emp.*, **65**:278, 1958. • PORRECO, R.P. – High cesarean section rate: a new perspective. *Obstet. Gynecol.*, **65**:307, 1985. • PRATA MARTINS, J.A. & cols. – Indicações atuais de cesárea. *Gin. Obst. Bras.*, **1**:185, 1978. • PREISSECKER, E. – Die Kaiserschnittfrage; Die Kaiserschnittstatistik der II Universitäts – Frauenklinik in Wien (1911-1928). *Zentr. F. Gynäk.*, **56**:1387, 1932. • PRIDJIAN, G. & cols. – Cesarean: changing the trends. *Obstet. Gynecol.*, 77:195, 1991. • PRITCHARD, J.A. – Changes in the blood volume during pregnancy and delivery. *Anesthesiology*, **26**:393, 1965. • PRUETT, K.M. & cols. – Unknown uterine scar and trial of labor. *Am. J. Obstet. Gynecol.*, **159**:807, 1988. • RABINOVICI, J. & cols. – Randomized management of the second nonvertex Twin: Vaginal Delivery or Cesarean Section. *Am. J. Obstet. Gynecol.*, **156**:52, 1987. • RATIFIQUE, Z. & cols. – A randomized controlled trial of the closure or non-closure of peritoneum at cesarean section: effect on post-operative pain. *Br. J. Obstet. Gynaecol.*, **109**:694.2002. • RAGETH, J.C.; SUZI, C. & GROSSENBACHER, H. – Delivery after previous cesarean: a risk evaluation. Swiss Working Group of Obstetric and Gynecologic Institutions. *Obstet. Gynecol.*, **93**:332, 1999. • RAMIN, S.M. & cols. – Randomized trial of epidural versus intravenous analgesia during labor. *Obstet. Gynecol.*, **86**:783, 1995. • RASMUSSEN, O. & cols. – Stratified rates of cesarean sections and spontaneous vaginal deliveries. *Acta Obstet. Gynecol. Scand.*, **80**:227, 2000. • RAVASIA, D.J.; BRAIN, P.H. & POLLAND, J.K. – Incidence of uterine rupture among women with mullerian duct anomalies who attempt vaginal birth after cesarean delivery. *Am. J. Obstet. Gynecol.*, **181**:877, 1999. • RAVASIA, D.; WOOD, S. & POLLAND, J. – Uterine rupture during induced trial of labour in women with a previous cesarean delivery. *Am. J. Obstet. Gynecol.*, **182**:S161, nº 520, 2000. • REGT, R.H. & cols. – Relation of private or clinic care to the cesarean birth rate. *N. Engl. J. Med.*, **315**:619, 1986. • REZENDE, J. – Contribuição ao Estudo da Operação cesareana abdominal. A Casa do livro Ltda. Rio de Janeiro, 1941. • REZENDE, J. – Minha experiência das incisões arciformes na terapêutica do caso impuro. *Obst. Ginecol. Lat. Am.*, 1:257, 1943. • REZENDE, J. & cols. – A incisão de Pfannenstiel para a cesárea abdominal. II. Sobre uma experiência de 519 casos. *Rev. Ginec. Obst.*, **105**:631, 1959. • REZENDE, J. – *Operação Cesareana*. Guanabara-Koogan, Rio de Janeiro, 1992. • RIBEIRO, C.C. & cols. – Antibióticoprofilaxia na morbidade febril pós-cesariana. *J. Bras. Ginec.*, **99**:135, 1989. • RILEY, E.T. & cols. – Spinal versus epidural anesthesia for cesarean section: A comparison of time efficiency, costs, charges and complications. *Anesth. Analg.*, **80**:709, 1995. • RIVA, H.L. – Indications and techniques for cesarean hysterectomy. *Obstet. Gynecol.*, **12**:618, 1969. • ROBERTS, S.W. & cols. – Fetal academia associated with regional anesthesia for elective cesarean delivery. *Obstet. Gynecol.*, **84**:79, 1995. • ROBERTSON, P.A. & cols. – Neonatal and m,aternal outcome in low-pelvic and mid-pelvic operative deliveries. *Am. J. Obstet. Gynecol.*, **162**:1436, 1990. • ROBERTSON, P.A. & cols. – Head entrapment and neonatal outcome by mode of delivery in breech deliveries from twenty-four to twenty-seven weeks of gestation. *Am. J. Obstet. Gynecol.*, **173**:1171, 1995. • ROCCO, R. – Versão por manobras internas nas apresentações córmicas em cesáreas. *J. Bras. Ginec.*, **98**:25, 1988. • ROCK, S.M. – Malpractice Premiums and Primary Cesarean Section Rates in New York and Illinois. *Public. Health Rep.*, **103**:459, 1988. • ROJAS, D. – Técnica e evolução da operação cesárea supra-sinfisária. Rev. Gin. Obstet., **9**:437, 1932. • ROJAS, D. – La cirurgia obstétrica em el caso impuro. Tercer Congr. Argentino Obstet. Ginecologia, Buenos Aires, 1938, p. 96. • ROSALLY, A. – Preoperative vaginal preparation with povidone-iodine decreases the risk of post-cesarean endometrits. *Am. J. Obstet. Gynecol.*, **184**:S182, nº 622, 2001. • ROSEN, M.G. – Consensus Development Conference on Cesarean Chilbirth. U.S. Department of Health and Human Service, 1980. • ROSEN, M.G.; DICKINSON, J.C. & WESTHOFF, C.L. – Vaginal birth after cesarean: a meta-analysis of morbidity and mortality. *Obstet. Gynecol.*, 77:465, 1991. • ROUCORT, S. & cols. – O talho uterino para a cesariana no pré-termo. *Femina*, **16**:1098, 1988. • ROZENBERG, OP. & cols. – Ultrasonographic measurement of lower uterine segment to assess risk of defects of scarred uterus. *Lancet*, 347:281, 1996. • RUDD, E.G. & cols. – Prevention of endomyometrits using antibiotic irrigation during cesarean section. *Obstet. Gynecol.*, **60**:413, 1982. • RUIZ VELASCO, V. – *La Operación Cesárea*. LaPrensa Médica Mexicana, México, 1971. • RUSS, J.D. & STRONG, R.A. – Asphyxia of the newborn infant. *Am. J. Obstet. Gynecol.*, **51**:643, 1946. • RYDHSTRÖM, H. – Prognosis for twins discordant in birth weight of 1,0kg or more: the impact of cesarean section. *J. Perint. Med.*, **18**:31, 1990. • RYDHSTRÖM, H. & INGEMARSSON, I. – A case-control study of the effects of birth by cesarean section on intrapartum and neonatal mortality among twins weighing 1.500-2.499g. *Br. J. Obstet. Gynaecol.*, 98:249, 1991. • SACHS, B.C. – Cesarean section. Risk and benefits for mother and fetus. *JAMA*, **250**:2157, 1983. • SACHS, B.P. & cols. – Cesarean section-related maternal mortality. In Massachusetts (1954-1985). *Obstet. Gynecol.*, 71:385, 1988. • SACHS, B.P. & cols. – The risks of lowering the cesarean section rate. *N. Engl. J. Med.*, **340**:154, 1999. • SACHS, B. – Vaginal birth after cesarean: a health policy perspective. *Clin. Obstet. Gynecol.*, **44**:553, 2001. • SALIHU, H.M. & cols. – Macrosomic birth in the United States; determinants, outcomes and proposed grades of risk. *Am. J. Obstet. Gynecol.*, **188**:1372, 2003. • SAMRA, J.S. & cols. – Caesarean section for the birth of the second twin. *Br. J. Obstet. Gynaecol.*, 97:234, 1990. • SANDBERG, E.C. – The Zavanelli Manuver extended: Progression of a revolutionary concept. *Am. J. Obstet. Gynecol.*, **158**:1347, 1988. • SAUNDERS, N.J.S.T.G. & BARCLAY, C. Closed suction wound drainage and lower-segment caesarean section. *Br. J. Obstet. Gynaecol.*, 95:1060, 1988. • SCOTT, C. & cols. – Cesarean delivery for extremely low-birth weight infants 500 to 750 grams in breech presentation: what are the benefits? *Am. J. Obstet. Gynecol.*, **184**:S194, nº 669, 2001. • SHANNON CARROL, G. & cols. Vaginal birth after cesarean sections versus elective repeat cesarean delivery: weight-based outcomes. *Am. J. Obstet. Gynecol.*, **188**:1516, 2003. • SHARMA, G. & cols. – Ethical considerations in elective cesarean delivery. *Clin. Obstet. Gynecol.*, 47:404, 2004. • SHIN, K.S. & cols. – Risk of cesarean delivery in mulliparous women at greater than 41 week's gestational age with an unegaged vertex. *Am. J. Obstet. Gynecol.*, **190**:129, 2004.. • SHIONO, P.H. & cols. – Recent trends in Cesarean Birth and trial of labor rates in the United States. *JAMA*, 257:494, 1987. • SHIPP, T. & cols. – Does the interbirth interval affect the risk for uterine rupture. *Am. J. Obstet. Gynecol.*, **182**:S157, nº 499, 2000. • SHIPP, T. & cols. Maternal age as a predictor of symptomatic uterine rupture during a trial after previous cesarean delivery. *Am. J. Obstet. Gynecol.*, **184**:S71, 2001. • SHIPP, T. & cols. – Post cesarean fever uterine rupture in a subsequent trial of labor. *Am. J. Obstet. Gynecol.*, **184**:S-187, nº 640, 2001. • SHIPP, T.D. – Trial of labor after cesarean: SO, What are the risks? *Clin. Obstet. Gynecol.*, 47:365, 2004. • SIEBOLD, E.G. – Essai d'une Histoire de l'Obstétrique Tradução Francesa de Herrgott F.J. Steinheil. Paris, 1884-1892. • SIGNORELLI, C. & cols. – Trend of caesarean section in Italy: an examination of national data 1980-1985. *Int. J. Epidemiol.*, **20**:712, 1991. • SILVER, R.M. – The MEMU cesarean section registry: maternal morbidity associated with multiple repeat cesarean delivery. *Am. J. Obstet. Gynecol.*, **191**:SMFM abstract, 37, 2005. • SIMS, E.J.; NEWMAN, R.B. & HULSEY, T.C. – Vaginal birth after cesarean: To induce or not to induce. *Am. J. Obstet. Gynecol.*, **184**:1122, 2001. • SMAIL, F. & HOFMEYR, G.J. – Antibiotic prophylaxis for cesarean section. *The Cochrane Database of Systematic Reviews*, **1**: 2000. SOUTO, J.C.S. & cols. – Cesariana e parto vaginal no Hospital de Clínicas de Porto Alegre em 1988. *J. Bras. Ginec.*, **103**:297, 1993. • SOUZA, E. & cols. – A utilização da morbidade febril pós-cesariana como critério preditivo de infecção pós-operatória. *Femina*, **17**:1012, 1989. • STAFFORD, R.S. – Cesarean section use and source of payment: an analysis of Califórnia hospital discharge abstracts. *Am. J. Public. Health*, **80**:313, 1990. • STAFFORD, R.S. – Recent trends in cesarean section use in California. *West. J. Med.*, **153**:511, 1990. • STAFFORD, R.S. – The impact of nonclinical factors on repeat cesarean section. *JAMA*, **265**:59, 1991. • STONE, J.L. & cols. – Use of cervical prostaglandin E2 gel in patients with previous cesarean section. *Am. J. Perinatol.*, **11**:309, 1994. • STRONG JR., T.H. & cols. – Vaginal birth after cesarean delivery in the twin gestation. *Am. J. Obstet. Gynecol.*, 161:29, 1989. • SWARTZ, W.H. & GROLLE, K. – The use of prophylactic antibiotics in cesarean section; a review of the literature. *J. Reprod. Med.*, **26**:595, 1981. • SYLVESTRE; TRUCHON, J. & LACHAPELLE, M.F. – The safety of multiple repeat cesarean deliveries. *Am. J. Obstet. Gynecol.*, **180**:S159, nº 510, 2000. • TAFFEL, S.M. & cols. – Trends in the United States Cesarean section rate for the 1980-1985 rise. *Am. J. Public Health*, 77:955, 1987. • TAKONDIS, T.C. & cols. – Risk of cesarean wound complication in diabetic gestations. *Am. J. Obstet. Gynecol.*, **191**:958, 2004. • TARGETT, C. – Cesarean section and trial of scar. *Aust. N. Z. Obstet. Gynaecol.*, **28**:249, 1988. • TATAR, M. & cols. – Women's perceptions of cesarean section: reflections from a Turkish Teaching hospital. *Soc. Sci. Med.*, **50**:1227, 2000. • TAYLOR, D.R. & cols. – Uterine rupture with the use of PGE2 vaginal inserts for labor induction in women with previous cesarean section. *J. Reprod. Med. Obstet. Gynecol.*, 47:549, 2002. • THORP, J.A. & cols. – Epidural analgesia and cesarean section for dystocia: risk factors in nullipara. *Am. J. Perinatol.*, **8**:402, 1991. • TOLOSA, B.P.M. – Cesárea e sinfisiotomia. *Mat. Inf.*, 1:15, 1945. • TOLOSA, B.P.M. & ARAÚJO, J.O. – Estudo crítico da cesárea. *Ass. Bras. Ginec.*, **22**:3, 1946. • TOOZS-HOBSON, P.; PAPADOPOULOS, A. & HAMILTON-FAIRLEY, D. – A randomized controlled study of uterine exteriorization and repair at caesarean section. *Br. J. Obstet. Gynaecol.*, **107**:575, 2000. • TUCKER, J. & cols. – Trial of labor after one or two-layer closure of a low transverse uterine incision. *Obstet. Gynecol.*, **168**:546, 1993. • TULANDI, T.; HUM, H.S. & GELFAND, M.M. – Closure of laparotomy incisions with or without peritoneal sutunring and second look laparoscopy. *Am. J. Obstet. Gynecol.*, **158**:536, 1988. • TULANDI, T. & AL-JAROUDI, D. – Non-closure of peritoneum: A reapraisal. *Am. J. Obstet. Gynecol.*, **189**:609, 2003. • TURNER, M.J. & cols. – Active management of labor associated sith a decrease in the Cesarean section rate in nulliparas. *Obstet. Gynecol.*, **71**:150, 1988. • VAN DONGEN, P.W.J. & cols. – Reduced blood loss during caesarean section due to a controlled stapling technique. *Eur. J. Obstet. Gynecol. Reprod. Biol.*, **32**:95, 1989. • VAN ROOSMALEN, J. – Vaginal birth after cesarean section in rural Tanzania. *Int. J. Gynecol. Obstet.*, **34**:211, 1991. • VILLAS BOAS, F.T. & cols. – Cesárea no segundo gemelar. *Rev. Bras. Ginec. Obstet.*, **10**:19, 1988. • VIRGINIA, A. & cols. – Vaginal Birth after cesarean: The European Experience. *Clin. Obstet. Gynecol.*, **44**:594, 2001. • VON RÜTTE – Indikation zur kaisershnitt-entbindung. *Praxis (Berne)*, **36**:711, 1947. • WABAB, M.A. & cols. – A randomized controlled study of uterine exteriorization and repair at caesarean section. *Br. J. Obstet. Gynaecol.*, **106**:913, 1999. • WADHAWAN, R. & cols. Does labor influence neonatal and neurodevelopment outcomes of extremely-low birth-weight infants who are born by cesarean delivery? *Am. J. Obstet. Gynecol.*, **189**:501, 2003. • WALLACE, R.L – Extraperitoneal cesarean section: a critical form of infection prophylaxis? *Am. J. Obstet. Gynecol.*, **148**:172, 1984. • WARD, C.R. – Avoiding an incision through the anterior previa at cesarean delivery. *Obstet. Gynecol.*, **102**:552, 2003. • WATERS, E.G. – Supravesical extraperitoneal cesarean section: presentation of a new technique. *Am. J. Obstet. Gynecol.*, **39**:423, 1940. • WATERS, E.G. – Supravesical extraperitoneal cesarean section – Water' type. *Clin. Obstet. Gynecol.*, **2**:985, 1959. • WATTS, D.H. & cols. – Upper genital tract isolates at delivery as predictors of post-cesarean infections among women receiving antibiotic prophylaxis. *Obstet. Gynecol.*, **77**:287, 1991. • WEHRMACHER, W.H. – Escalating health care casts: casts of litigation. *Compr. Ther.*, **24**:455, 1998. • WEKSLER, N. & cols. – Anestesia regional em cesarianas: comparação entre bloqueios peridural e subaracnóide. *J. Bras. Ginec.*, **95**:347, 1985. • WESTGREEN, M. & PAUL, R.H. – Delivery of the low birth weight infant by cesarean section. *Clin. Obstet. Gynecol.*, **28**:752, 1985. • WHITE, E. & cols. – Investigation of the relationship between cesarean section birth and respiratory distress syndrome of the newborn. *Am. J. Epidemiol.*, **121**:651, 1985. • WILKINSON, C. & ENKIN, M.W. – Manual removal of placenta at cesarean section. The Cochrane Database of Systematic Reviews 3, 2003. • WILKINSON, C.S. & ENKIN, M.W. – Peritoneal non-closure at cesarean section. The Cochrane Database of Systematic Reviews 1, 2003. • WILLIAMS, P.F. – Cesarean section surveys. *Am. J. Obstet. Gynecol.*, **40**:866, 1940. • WING, D.A.; LOVETT, K. & PAUL, R.H. – Disruption of previous uterine incision after misoprostol for labor induction in women with previous cesarean delivery. *Obstet. Gynecol.*, **91**:828, 1998. • WINTER, G. – Die allgemeine deutsche Kasserschnittsstatistik von 1928. *Zentr. F. Gynäk.*, **53**:1874, 1929. • WINTER, G. – Die Indikationen zum abdominellen Kaiserschnitt für alle Kaiserschnitt-operature. Stuttgart, Enke, 1931. • WOO, G.M & cols. – The pelvis after cesarean section and vaginal delivery: normal M. R. finding. *AJR*, **161**:1249, 1993. • YOLES, L. & MASCHIACH, S. – Increased maternal mortality in cesarean section as compared to vaginal delivery? Time for reevaluation. *Am. J. Obstet. Gynecol.*, **178**:1, 1998. • ZELOP, C.M. & cols. – emergency peripartum hysterectomy. *Am. J. Obstet. Gynecol.*, **168**:1443, 1993. • ZELOP, C.M. & cols. – Uterine rupture during induced or augmented labor in gravid women with one previous cesarean delivery. *Am. J. Obstet. Gynecol.*, **181**:882, 1999. • ZELOP, C. & cols. – The effect of prior obstetrical history on the risk of uterine rupture during a subsequent trial of labor. *Am. J. Obstet. Gynecol.*, **182**:S-157, nº 502, 2000. • ZELOP, C.M. & cols. Effects of previous vaginal delivery on the risk of uterine rupture during a subsequent trial of labor. *Am. J. Obstet. Gynecol.*, **183**:1184, 2000. • ZELOP, C.M. & cols. – Outcome of trial of labor after previous cesarean beyond the estimated date of delivery. *Obstet. Gynecol.*, **97**:391, 2001. • ZELOP, C. & cols. – Outcomes of trial of labor after previous cesarean among women with fetuses > 4.000 grams (macrosomic fetuses). *Am. J. Obstet. Gynecol.*, **184**:S-184, nº 629, 2001. • ZELOP, C.Y.N. & HEFFNER, L.J. – The Downside of cesarean delivery, short and long-term complications. *Clin. Obstet. Gynecol.*, **47**:386, 2004. • ZINBERG, S. Vaginal Delivery after previous cesarean delivery. A continuing controversy. *Clin. Obstet. Gynecol.*, **44**:561, 2001. • ZUGAIB, M. & cols. – Apresentação pélvica I: Influência da via do parto sobre a neomortalidade precoce. *Gin. Obst. Bras.*, **8**:108, 1985.

HISTERECTOMIAS • AABERG, M.E. & REID, D.E. – Manual removal of placenta. *Am. J. Obstet. Gynecol.*, **49**:368, 1945. • ACHARD, A. & MAUTONE, J.A. – *Emergencias en Tocoginecología.* Editorial Rocas, Barcelona, 1972, p. 423. • ADCOCK, L.L. & HAKANSON, E.Y. – Vascular collapse complicating septic abortion. *Am. J. Obstet. Gynecol.*, **79**:516, 1960. • ALLAINES, F.G. & DUBOST, A. – Note Sur 2 cas de Tétanos post abortum. *Mém. Acad. Chirg.*, **71**:133, 1945. • ALTEMEIER, W.A. & FURSTE, W.L. – Gas gangrene. intern. *Abstracts of Surg.*, **84**:507, 1947. • ANDERSON, G.V. – *Controversy in Obstetrics and Gynecology II.* Philadelphia, W.B. Saunders Co., 1947, p. 345. • ANDERSON, H.L. & cols. – Intrauterine pack in management of postpartum hemorrhage. *Am. J. Obstet. Gynecol.*, **55**:231, 1948. • ARAUJO, J.O. & NEME, B. – Mortalidade materna. *Mat. e Inf.*, **2**:30, 1946. • ASHITAKA, Y. & cols. – Cervical pregnancy. *Am. J. Obstet. Gynecol.*, **78**:351, 1959. • ATRASH, H.K. & cols. – Risk of death from combined abortion-sterilization procedures: can histerotomy or histerectomy be justified? *Am. J. Obstet. Gynecol.*, **142**:269, 1982. • BAGSHAWEK, K.D. – Risk and prognostic factors in trophoblastic neoplasia. *Cancer*, **38**:1373, 1976. • BALLARD, P. & MAHON, R. – Conduite à tenir en présence d' une hémorragie rètroplacentaire. *Rev. Fr. Gynéc. Obstet.*, **25**:133, 1930. • BAPTISTI Jr., A. – Cervical pregnancy. *Obstet. Gynecol.*, **1**:353, 1953. • BARCLAY, D.L. – Cesarean hysterectomy: 30 years' experience. *Obstet. Gynecol.*, **35**:120, 1970. • BARCLAY, D.L. & cols. – Elective cesarean hysterectomy: a 5 year comparison with cesarean section. *Am. J. Obstet. Gynecol.*, **124**:900, 1976. • BARRY, A.P. & cols. – Blood Clotting Studies in Parturient Women and the Newborn. Year Book Obstet. Gynecol., 1956-1957, p. 238. • BATIZFALVY-BATISWEILER, J. – Die Rolle der Focalinfektion in der Geburtshilfe und Gynäkologie. *Zentr. Gynäk.*, **112**:375, 1936. • BAZAN, J. & cols. – Indicaciones de la histerectomía en el estado grávido-puerperal. *Bol. Soc. Obstet. Ginec. Buenos Aires*, **23**:648, 1944. • BAZLEY, W.S. & CRISP, W.E. – Postpartum hysterectomy for sterilization. *Am. J. Obstet. Gynecol.*, **119**:139, 1974. • BEECHAM, C.T. – Analysis of deaths from postpartum hemorrhage. *Am. J. Obstet. Gynecol.*, **53**:442, 1947. • BENARON, H.B. & cols. – Use of oxydized cellulose in control of bleeding in obstetrics. *Am. J. Obstet. Gynecol.*, **71**:1220, 1956. • BOHLER, E. & REILES, M. – Suppression du tamponnement utéro-vaginal au profit de la révision utérine combinée à l' injection intraveineuse d'hypophisine. *Gynéc. Obstet.*, **29**:393, 1934. • BREEN, J.L. & cols. – Placenta accreta, increta and percreta: a survey of 40 cases. *Obstet. Gynecol.*, **49**:43, 1977. • BRENNER, P. & cols. – Evaluation of cesarean section hysterectomy. *Am. J. Obstet. Gynecol.*, **108**:335, 1970. • BRIQUET, R. – *Obstetrícia Operatória.* Cia. Editora Nacional, São Paulo, 1932. • BRIQUET, R. – *Patologia da Gestação.* São Paulo, Edit. Renascença S. A., 1948. • BRUCE, S.L. – Control of postpartum uterine atony by intramyometrial prostaglandin. *Obstet. Gynecol.*, **59**(Suppl.):475, 1982. • BYSSHE, S.M. – Premature separation of the normally implanted placenta. *Am. J. Obstet. Gynecol.*, **62**:38, 1951. • CÂMARA, A. & SÁ LEITÃO, A. – Histerectomia no ciclo grávido-puerperal. *Rev. Ginecol. Obstet.*, **106**:481, 1960. • CAVANAGH, D. & DAHM C.H. – Endotoxic stock. In: Wynn, R. U. *Obstetric Gynecology Annual.* Vol. 5. New York, Appleton-Century Crofts, 1972, p. 273. • CAVANAGH, D. & WOODS, R.E. – *Obstetric Emergencies.* Hagerstow, Harper & Row Publishers, 1978. • CONILL SERRA, V. – Zum Artirel von Braitenberg "zur Frage der operativen behandlung der Tetanusinfektion nach Fehlgeburt" *Gynaecologia*, **133**:140, 1952. • CORRÊA COSTA, C. – Histerectomia e puerperalidade. *Rev. Ginecol. Obstet.*, **24**:229, 1930. • COSGROVE, R.A. – Management of pregnancy and delivery following cesarean section. *JAMA*, **145**:884, 1951. • COUVELAIRE, A. – Deux nouvelles observations d' apoplexie utéro-placentaire. *An. Gynecol. Obstet.*, **9**:486, 1912. • DAMRON, D.P. & CAPELESS, E.L. – Operative vaginal delivery: a comparison of forceps and vacuum for success rate and risk of rectal sphincter injury. *Am. J. Obstet. Gynecol.*, **191**:907, 2004. • DAVIS, M.E. – Complete cesarean hysterectomy. A logical advance in modern obstetric surgery. *Am. J. Obstet. Gynecol.*, **62**:838, 1951. • DAVIDS, A.M. – *Medical, Surgical and Gynecological. Complications.* Baltimore, Williams & Wilkins Co., 1960, p. 309. • DECKER, W.B. & ZANESKI, B.W. – Acidental perforation of the uterus. *Am. J. Obstet. Gynecol.*, **66**:349, 1953. • DELASCIO, D. & ASSALI, N. – Interstitial ectopic pregnancy. *An. Bras. Ginecol.*, **18**:238, 1944. • DE LEE, J. B. & GREENHILL, J. P. – *The Principles and Practice of Obstetrics.* Philadelphia, W. B. Saunders, 1943. • DENOIX, P. & LENORMANT, H. – A propos du tétanus post abortum. *Presse Méd.*, **49**:718, 1941. • DE VOE, R.W. & HUNT, A.B. – Manual removal of placenta. *West J. Surg.*, **55**:647, 1947. • DOELLER, C.H. & HARDUAN, E.F. – Interstitial pregnancy. *Am. J. Obstet. Gynecol.*, **56**:1201, 1948. • DOUGLAS, R.G. & cols. – Premature separation of the normally implanted placenta. *J. Obstet. Gynaecol. Brit. Emp.*, **62**:710, 1955. • DUNN, L.J. – *Obstetric and Gynecology.* Hagerstow, Harper & Row Publishers, 1977, p. 691. • DYER, I. & cols. – Total hysterectomy at cesarean section and in the immediate puerperal period. *Am. J. Obstet. Gynecol.*, **63**:517, 1953. • EASTMAN, N.J. – *Williams Obstetrics.* New York, Appleton-Century Crofts Inc., 1956. • EATON, C.J. & PETERSON, E.P. – Diagnosis and acute management of patients with advanced Clostridial sepsis complicating abortion. *Am. J. Obstet. Gynecol.*, **109**:1162, 1971. • FALK, H.C. & BLINICK, G. – Management of postabortal peritonitis. *Am. J. Obstet. Gynecol.*, **54**:314, 1947. • FERGUSON, H. & WEST, O.T. – Experience with abruptio placentae and fibrinogenopenia. Year Book Obstet. Gynecol., 1956-1957, p. 226. • FERNANDES, M. – In: Achard, A. & Mautone, J.A. *Emergencias en Tocoginecología.* Barcelona, Editorial Rocas, 1972, p. 529. • FLUHMANN, C.F. – *The Cervix Uteri and its Diseases.* Philadelphia, W.B. Saunders Co., 1961. • FUNCK BRENTANO, P. – Basal cell hyperactivity of cervix in pregnancy with postpartum follow-up. Year Book Obstet. Gynecol., 1956-1957, p. 81. • GEMMELL, A.A. – An unusual case of adherent placenta treated in a unorthodox manner. *J. Obstet. Gynaecol. Brit. Emp.*, **54**:213, 1947. • GLASS, M. & ROSENTHAL, A.H. – Fatal hemorrhage associated with third stage of labor; study of 60 maternal deaths, Brooklyn, 1937-1947. *New York State. J. Med.*, **48**:159, 1948. • GOFFI, P.S. – Descolamento prematuro da placenta. Considerações sobre 106 casos. *Rev. Med.*, **29**:459, 1945. • GOFFI, P.S. – Histerectomia em obstetrícia. *Rev. Ginecol. Obstet.*, **43**:553, 1949. • GRELLE, F.C. – *Manual de Obstetrícia.* Rio de Janeiro, Livraria Atheneu SA, 1960. • GRELLE, F.C. & AMARAL, L.B.D. – *Obstetrícia.* Rio de Janeiro, Livraria Atheneu SA, 1981. • GRELLE, F.C. & cols. – A histerectomia no ciclo grávido-puerperal. *An. Bras. Ginecol.*, **50**:513, 1960. • GREENBERG, E.M. – The fourth stage of labor. *Am. J. Obstet. Gynecol.*, **52**:747, 1946. • GREENHILL, J.P. – Uterine ruptures. Year Book Obstet. Gynecol., 1961-1962, p. 236. • GUARIENTO, A. & DELASCIO, D. – *Obstetrícia Operatória. Briquet.* São Paulo, Sarvier, 1979. • HALSEY, H. – Management of postpartum hemorrhage by prolonged administration of oxytocics. Year Book Obstet. Gynecol., 1953-1954, p. 211. • HARER, W. & SHARKEY, J.A. – Acute inversion of puerperal uterus; record of 21 cases. *JAMA*, **114**:2289, 1940. • HARTL, H. – Gebärmutterkrebs una Schwangerschaft mil besonderer Berücksichtigung der diagnostischen und Therapeutischen SchurerigKeitin. *Geburtsh. u. Franenh.*, 11:883, 1951. • HAYASHI, R.H. & cols. – Management of severe postpartum hemorrhage due to uterine atony with prostaglandin F2-alfa. *Obstet. Gynecol.*, 58:426, 1981. • HAYDEN, G.E. – The incidence of unsuspected asymptomatic thrombophlebitis of pelvic veins associated with hysterectomy. *Am. J. Obstet. Gynecol.*, 119:396, 1974. • HERBERT, W.N.P. & CEFALO, R.C. – Management of postpartum hemorrhage. *Clin. Obstet. Gynecol.*, 27:139, 1984. • HESTER, J.D. – Postpartum hemorrhage and reevaluation of uterine packing. *Obstet. Gynecol.*, 45:501, 1975. • HILL, A.M. – Postabortal and puerperal gas gangrene. Report of 30 cases. *J. Obstet. Gynaecol. Brit. Emp.*, 43:201, 1936. • HOLLAND, E. – *British Obstetric and Gynecological Practice.* Heinemann-London, William, 1955. • HUBER, C.P. & HESSELTINE, H.C. – Operative management of fibromyomas in uterus at term. *Surg. Gynecol. Obstet.*, 68:699, 1939. • HUNT, A.B. – Massive obstetric hemorrhage requiring hysterectomy. *Am. J. Obstet. Gynecol.*, 49:246, 1945. • JACOBS, M.M. & ARIAS, F. – Intramyometrial prostaglandin F2-alfa in the treatment of severe postpartum hemorrhage. *Obstet. Gynecol.*, 55:665, 1980. • KALTREIDER, D.F. – Placenta accreta. *Bull. School Med. Univ. Maryland.*, 30:1, 1945. • KERN, G. – *Preinvasive Carcinoma of the Cervix. Theory and Practice.* Berlin, Springer-Verlag, 1968. • KERR, M. & MOIR, C. – *Operative Obstetrics.* London, Bailliere, Tindall & Cox., 1949. • KNUPPEL, R.A. & cols. – Septic shock in obstetrics. *Clin. Obstet. Gynecol.*, 27:3, 1984. • KOTSALO, K. – Observations on the premature separation of the normally implanted placenta. *Acta Obstet. Gynecol. Scand.*, 37:155, 1958. • LAPID, L.S. – *Medical, Surgical and Gynecological Complications of Pregnancy.* Baltimore, Williams & Wilkins Co., 1960, p. 303. • LEDGER, W.J. & SCHWARZ, R.H. – *Infectious Diseases in Obstetrics and Gynecology.* Philadelphia, Harper & Row Publishers, 1982. • LEFF, M. – Management of the third and fourth stages of labor. *Surg. Gynecol. Obstet.*, 68:224, 1939. • LEON, J. – Desprendimiento Prematuro de la Placenta normalmente inserta (Abruptio Placentae) In: Achard, A.; Carreras Roca, U. *Emergencias en Tocoginecología.* Barcelona, Editorial Rocas, 1972, p. 123. • LEWIS Jr., J.L. – Treatment of metastatic gestational trophoblastic neoplasm; a brief review of developments in the years 1968 to 1978. *Am. J. Obstet. Gynaecol.*, 136:163, 1980. • LOUW, J.T. – Angular pregnancy at term complicated by constriction ring. *J. Obstet. Gynaecol. Br. Emp.*, 54:477, 1947. • MACHADO, L.M. – Afibrinogenemia no ciclo grávido-puerperal. *Rev. Ginecol. Obstet.*, 100:569, 1957. • MAINO, C.R. & MUSSEY, R.D. – Carcinoma of the cervix coincident with pregnancy. *Am. J. Obstet. Gynecol.*, 47:229, 1944. • MARTINEZ, A.R. – Contribuição para o estudo da solução salina de gelatina em obstetrícia. Tese – Faculdade de Medicina de São Paulo USP, 1948. • McELIN, T.W. & IFFY, L. – Ectopic Gestation: a consideration of new and controversia issues relating to pathogenesis and management In: Wynn, R.M. *Obstetrics and Gynecology Annual.* Vol. 5, New York, Appleton-Century Crofts, 1976, p. 241. • McKEOGH, B. & D' ENRICO, C. – Considerations on premature separation of normally inserted placenta. Year Book Obstet. Gynecol., 1952, p. 228. • MEIGS, J.V. – *Surgical Treatment of Cancer of the Cervix.* New York, Grune & Stratton, 1954. • MEYER, H. & COUNTISS, E.A. – Cesarean-hysterectomy: its value as sterilization procedure. Year Book Obstet. Gynecol., 1960-1961, p. 206. • MILLAR, W.G. – A clinical and pathological study of placenta accreta. *J. Obstet. Gynaecol. Br. Emp.*, 66:353, 1959. • MÖNCKEBERG, C.B. – Embarazo y cancer del cuello uterino. *Obst. Ginec. Lat. Amer.*, 2:417, 1944. • MONTAGNE, C.F. – Cesarean hysterectomy: its value as sterilization procedure.

Obstet. Gynecol., 14:28, 1959. • MONTEIRO DE BARROS, O. – Tétano obstétrico. *Rev. Clin. São Paulo*, 7:119, 1940. • MORIN, P. – Traitement des formes graves d'hémorragies secondaires du post-partum par les pansements intra-utérino au filtrat des cultures de streptocoques. *Gynéc. Obst.*, 44:72, 1944-1945. • MORTON, D.G. – Cervical pregnancy: report of two cases and discussion of treatment. *Am. J. Obstet. Gynecol.*, 57:910, 1949. • MORTON, J.H. – Cesarean hysterectomy. *Am. J. Obstet. Gynecol.*, 83:1422, 1962. • MUIR, J.C. – Conservative treatment of placenta accreta with subsequent normal pregnancy. *Am. J. Obstet. Gynecol.*, 56:807, 1948. • MURRAY, P.M. & WINKELSTEIN, M.S. – Incomplet abortion: evaluation of diagnosis and treatment of 727 consecutive cases. *Harlem. Hosp. Bull.*, 3:31, 1950. • MUSSEY, R.D. & cols. – Pregnancy following myomectomy. *Am. J. Obstet. Gynecol.*, 49:508, 1945. • NEME, B. – Infecção Pós-Aborto. *Ginecol. Obstet. Bras.*, 1:27, 1978. • NEME, B. – A histerectomia no ciclo grávido-puerperal. Estudo crítico a propósito de 99 casos. *Ginecol. Obstet. Bras.*, 9:231, 1986. • NEME, B. & cols. – Fundamentos fisiopatológicos do tratamento do descolamento prematuro de placenta. *Rev. Ginecol. Obstet.*, 112:35, 1963; 112:87, 1963. • NEME, B. & cols. – Abortamento séptico associado ao choque. Fundamentos fisiopatológicos de sua terapêutica. *Mat. e Inf.*, 24:345, 1965. • NEME, B. & PINOTTI, J.A. – Conduta terapêutica na perfuração uterina acidental. *Rev. Ginecol. Obstet.*, 107:5, 1960. • NEME, B. & PINOTTI, J.A. – *Urgências em Tocoginecologia.* São Paulo, Sarvier, 1992. • NEME, B. & PRATA MARTINS, J.A. – Mioma e miomectomias no ciclo-puerperal. *Arq. Obstet. Ginecol.*, 3:1, 1961. • NEME, B. & PRATA MARTINS, J.A. – Tratamento da rotura uterina: 172 casos. *Rev. Hosp. Clin. Fac. Med. São Paulo*, 18:290, 1963. • NEME, B. & SALOMÃO, A.J. – Patologia da dequitação. Conduta terapêutica. *Rev. Med.*, 56:1, 1972. • NUSSENZVEIG, I. & cols. – Tétano pós-aborto. *Rev. Paulista Med.*, 38:91, 1951. • O'DONNELL, W.M. – Postabortal oliguria. *JAMA*, 140:1201, 1949. • O'NEILL, J.P. & cols. – Severe postabortal Clostridium welchii infection trends in management. *Austral. N. Zeel. J. Obstet. Gynecol.*, 12:157, 1972. • O'SULLIVAN, M. J. O. – *Managing OB & Gyn. Emergencies.* New Jersey, Medical Economic. Books, 1983, p. 93. • PAALMAN, R.J. & McELIN, T. – Cervical pregnancy: review of literature and presentation of cases. *Am. J. Obstet. Gynecol.*, 77:1261, 1959. • PARNAGEN, W. – *Acta Obstet. Gynecol. Scand.*, 28:6, 1949. • PARSONS, L. & SOMMERS, S.C. – *Gynecology.* Philadelphia, W.B. Saunders Co., 1962. • PATTERSON, S.P. – Cesarean hysterectomy. *Am. J. Obstet. Gynecol.*, 107:729, 1970. • PEREZ, M.L. – *Tratado de Obstetricia.* Buenos Aires, Aniceto Lopez, 1943. • PERES, M.L. – Carcinoma infiltrativo del cuello del utero y estado puerperal. *Obstet. Ginecol. Lat.-Amer.*, 16:124, 1958. • POSNER, L.B. & cols. – Manual removal of the placenta. *Obstet. Gynecol.*, 2:81, 1953. • PRITCHARD, J.A. & WHALLEY, P.J. – Abortion complicated by Clostridium perfringens infection. *Am. J. Obstet. Gynecol.*, 111:484, 1971. • PRITCHARD, J.A. & cols. – *Williams Obstetrics.* Norwalk, Appleton-Century Crofts, 1985. • RABINOWITZ, P. & cols. – Management of postabortal infections complicated by acute renal failure *Am. J. Obstet. Gynecol.*, 84:780, 1962. • RADEMAKER, & cols. – Placenta accreta. *Am. J. Surg.*, 74:869, 1947. • RANDALL, J.H. – Hemorrhage number one problem in obstetrics. *Postgrad. Med.*, 15:197, 1954. • RAVINA, J. & BAUCHART – Tétanos post-abortum guéri Sans intervention chirurgicale. *Gynéc. Obstet.*, 44:216, 1944-1945. • REID, D.E. – A Text *Book of Obstetrics.* Philadelphia, W.B. Saunders Co., 1962. • REZENDE, J. – *Obstetrícia.* Guanabara Koogan, Rio de Janeiro, 1991. •

REZENDE, J. – *Câncer Genital e Gravidez.* An. VI Congr. Argent. Obstet. Ginecol., 1946, p. 57. • REZENDE, J. – Considerações sobre um caso de câncer do colo uterino associado à prenhez. Aspectos atuais do diagnóstico e do tratamento. *An. Bras. Ginecol.*, 28:1, 1949. • RUAS MARTINS Jr., S – A histerectomia no tétano obstétrico. *Rev. Méd. Munic.*, 4:599, 1942. • SANDBERG, E.C. – Sterilization by cesarean hysterectomy. *Obstet. Gynecol.*, 11:59, 1958. • SANTAMARINA, B.A. G. & SMITH, S.A. – Septic abortion and septic schock. *Clin. Obstet. Gynecol.*, 13:291, 1970. • SAPPEY, P. & MARCOULIDES, J. – Suture de l'utérus au cours de la césariénne pour apoplexie uterplacentaire. *Bull. Soc. Gynecol. Obstet.*, 26:558, 1937. • SARMENTO, A.O. – Contribuição ao estudo das Hysterectomias em Obstetrícia. *Rev. Ginecol. Obstet.*, 31:182, 1937. • SCHLAERTH, J.B. – Methodology of molar pregnancy termination. *Clin. Obstet. Gynecol.*, 27:192, 1984. • SCHRINSKY, D.C. & BENSON, R.C. – Rupture of the pregnant uterus: a review. *Obstet. Gynecol. Surv.*, 33:217, 1978. • SCHUMANN, E.A. – *Extrauterine Pregnancy.* New York, Appleton, 1921. • SEWALL, C.W. & COULTON, D. – Manual removal of placenta: benign procedure. *Am. J. Obstet. Gynecol.*, 52:564, 1946. • SHANNON, W.F. & DODENHOFF, C.F. – Placenta accreta found at cesarean section for placenta previa, with preservation of the uterus. *Am. J. Obstet. Gynecol.*, 53:326, 1947. • SMITH, L.P. & cols. – Clostridium welchii septicotoxemia; a review and report of 3 cases. *Am. J. Obstet. Gynecol.*, 110:135, 1971. • SOTTO, L.S.J. & ARCHAMBAULT, R. – Indications in postpartum hemorrhage. *Am. J. Obstet. Gynecol.*, 74:1082, 1957. • SOTO, E.R. & cols. – *Tratamiento del Schock Bacteremico. Analisis de 83 casos.* Memorias IV. Jorn. Méd. Bienal, 1970, p. 10. • STOLL, P. & BACH, H.G. – Die uterus extirpation im letzten Schwangerschaftsdrittel. *Zentrabl. Gynäk.*, 75:609, 1953. • STUDDIFORD, W.E. – Cervical pregnancy. *Am. J. Obstet. Gynecol.*, 49:169, 1945. • TAUSSIG, F.J. – *Abortion Spontaneous and Induced.* St. Louis, C. V. Mosby Co., 1936. • TOLOSA, B. – Considerações sobre 32 casos de ruptura do útero. *Rev. Ginec. Obstet.*, 27:2, 1933. • TRIEBOLD, H. – Tetanus puerperalis nach Kaiserschmitt. *Gynaecologia*, 142:129, 1956. • VICTOR RODRIGUES, F. – A histerectomia heróica na hemorragia pós-parto. *An. Bras. Ginecol.*, 29:421, 1950. • WATERS, E.G. – Surgical management of postpartum hemorrhage with particular reference to ligation of uterine arteries. *Am. J. Obstet. Gynecol.*, 64:1143, 1952. • WATSON, P. & cols. – Management of acute and subacute puerperal inversion of the uterus. *Obstet. Gynecol.*, 55:12, 1980. • WAY, S. – *Malignant Disease of the Female Genital Tract.* Philadelphia, Blakiston Co., 1951. • WEINSTEIN, B.B. & BEACHAM, W.D. – Postabortal Tetanus. Review of the literature and Report of 14 additional cases. *Am. J. Obstet. Gynecol.*, 42:1031, 1941. • WOODS, R.E. & CAVANAGH, D. – *Obstetric Emergencies.* Hagerstow, Harper & Row Publishers, 1978, p. 133. • WYNNE, H.M.N. – Interstitial pregnancy. *Am. J. Surg.*, 18:382, 1929. • ZUCKERMANN, C. – Câncer de cuello uterino y embarazo. *Obstet. Ginecol. Lat. Amer.*, 5:225, 1947.

ESTERILIZAÇÃO • HOFMEISTER, F.J. – Tubal ligation versus cesarean hysterectomy. *Clin. Obstet. Gynecol.*, 12:676, 1969. • NICHOLS, E.E. – Current practices in female sterilization in the United States: incidence and methods. *Am. J. Obstet. Gynecol.*, 101:345, 1968.

CORREÇÃO DE INVERSÃO UTERINA • BRIQUET, R. – *Obstetrícia Operatória.* São Paulo, Companhia Editora Nacional, 1932. • HUNTINGTON, J.L. & cols. – Abdominal reposition in acute inversion of puerperal uterus. *Am. J. Obstet. Gynecol.*, 15:34, 1928.

105 Intervenções Durante o Puerpério

Marco Antonio Bittencourt Modena
Bussâmara Neme

No quadro V-21 estão citadas as causas das intervenções mais freqüentes realizadas no puerpério.

Quadro V-21 – Intervenções cirúrgicas no puerpério.

Drenagens (abscessos e hematomas)
Abdominais
Retroperitoneais
Vulvovaginais
Mastite
Colpotomias
Ressuturas (deiscências e eventrações)
Abdominal
Vulvoperineal
Curagem e curetagem
Restos ovulares
Suspeita de perfuração uterina
Histerectomia
Infecção uterina
Atonia uterina
Inversão aguda uterina
Coagulopatia
Mioma uterino necrosado e supurado
Câncer de colo uterino
Laparotomia exploradora
Suspeita de corpo estranho
Rotura uterina intraparto insuspeita

DRENAGENS

Abdominais – hemostasia imperfeita no curso de cesáreas, particularmente naquelas em que a incisão abdominal foi a de Pfannenstiel, segue-se, com freqüência, de hematomas, infectados ou não, localizados no tecido celular subcutâneo e por vezes subaponeuróticos. O reconhecimento dessa complicação em geral é feito entre os terceiro e quinto dias do puerpério ou por ocasião da retirada dos pontos da sutura da ferida operatória, sendo mais tardio quando a coleção líquida é subaponeurótica.

À inspeção local nota-se a pele distendida, com característica edematosa e eritematosa; a palpação (dolorosa), quando o abscesso ou o hematoma é do tecido celular, comprova flutuação ao nível da área comprometida. Quando o abscesso ou o hematoma se situa abaixo da aponeurose, o diagnóstico é mais difícil, e para a sua identificação não-cirúrgica lançamos mão da ultra-sonografia. Na falta desse equipamento impõe-se, após retirar dois ou três pontos da ferida abdominal, puncionar com agulha de largo calibre a massa tumoral. Quando esta manobra é infrutífera, deve-se, em face da suspeita clínica, entreabrir a aponeurose e pesquisar com tentacânula o espaço subaponeurótico.

Comprovada a presença de sangue ou pus, amplia-se com pinça de Kocher a brecha executada e, após o devido escoamento do material aí coletado, mantém-se a cavidade drenada (dreno de Penrose).

A drenagem exclusiva do tecido celular subcutâneo prescinde de anestesia; entretanto, a do espaço subaponeurótico pode exigir narcose. A terapêutica antibiótica em geral será limitada aos casos de abscessos volumosos subaponeuróticos, sendo recomendados, de início, agentes de amplo espectro. O resultado da cultura e o antibiograma do material purulento orientarão, afinal, quais as drogas mais ativas em cada caso em particular.

Retroperitoneais – hematomas ou abscessos localizados no retroperitônio são mais raros no puerpério. Em geral, são intraligamentares (ligamento largo) e seu reconhecimento se faz pelo toque (base do ligamento largo) e/ou pelo toque e pela palpação abdominal (área das fossas ilíacas). As drenagens, quando presentes, fazem-se pela via vaginal (os da base) e por incisão abdominal, respeitando-se o peritônio parietal.

Vulvoperineal – hematomas ou abscessos vulvoperineais não são tão raros. Particularmente os abscessos, quando não se utiliza a antibioticoterapia profilática, são relativamente freqüentes após episiotomias amplas.

Identificam-se pela queixa dolorosa e pela tumefação e edema locais. Seccionados os pontos de sutura, o material coletado se escoa. No caso de hematoma procede-se, se possível, à ligadura do vaso sangrante e ressutura-se a episiotomia. Tratando-se de abscesso, a ressutura será postergada. A drenagem de hematomas e abscessos vulvoperineais dispensa anestesia. Entretanto, a ressutura da área comprometida em casos de hematoma exige seu emprego.

Mastite – no Capítulo 95 foram referidos os cuidados e os métodos utilizados para a drenagem de mastites.

Colpotomias

São indicadas na presença de abscesso do ligamento largo (menos freqüente) e, principalmente, no abscesso do fundo de saco posterior. Recomenda-se manter dreno de demora após sua prática.

RESSUTURAS

Abdominal – incisões da parede abdominal podem-se complicar com processos de deiscência parcial ou total. Manifestam-se em qualquer período do pós-operatório, porém são mais incidentes em torno do sétimo dia. Estas complicações são mais freqüentes em pacientes com anemia e hipoproteinemia intensas, obesidade, nos casos de sutura incorreta, na presença de hematoma infectado e naquelas puérperas em que ocorrem grande distensão abdominal, vômitos e tosse intensos.

O reconhecimento e a assistência precoces dessas possíveis causas etiológicas têm grande importância na prevenção de deiscências e principalmente de eventrações.

Nas deiscências de ferida cirúrgica abdominal, limitadas à pele e ao tecido celular subcutâneo (Fig. V-198), a conduta assistencial, quando não há infecção, pode ser conservadora (deiscência de pequena extensão) ou exigir reaproximação das bordas da ferida por meio de pontos de sutura com fios inabsorvíveis, que serão retirados após a recuperação (Fig. V-199). Inclusive nos casos em que o material drenado sugere infec-

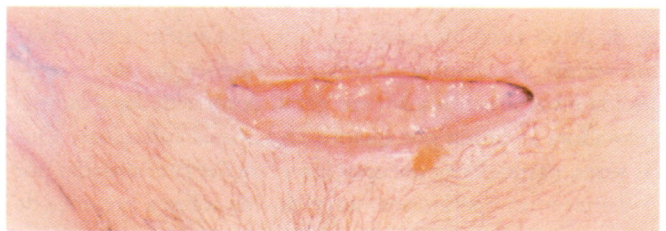

Figura V-198 – Deiscência parcial de cicatriz de incisão abdominal de Pfannenstiel pós-cesárea (Neme).

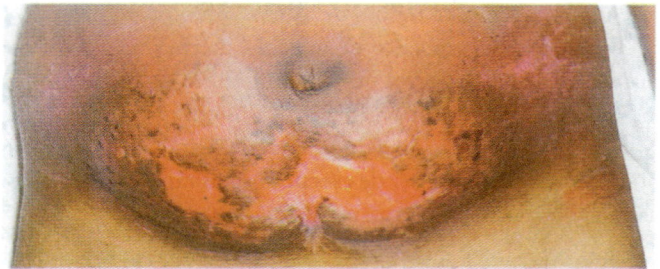

Figura V-199 – Deiscência quase total de cicatriz de incisão abdominal de Pfannenstiel pós-cesárea. Pontos separados (alguns) aproximando as bordas da ferida operatória favorecem a recuperação (Neme).

ção, essa conduta, mantidos pontos amplos de drenagem (Penrose), presta-se para apressar a reparação da deiscência. É óbvio que, nessa eventualidade, a antibioticoterapia é impositiva. A higienização local com soro fisiológico aquecido e o emprego local de enzimas proteolíticas e antibióticos (sobre as áreas descobertas e cavidades) devem ser aplicados.

Havendo comprometimento aponeurótico, a ressutura se fará após a higienização local e a revitalização das bordas da ferida operatória, utilizando fios de absorção lenta (Dexon ou Vycril 1) ou inabsorvíveis (algodão). A drenagem apenas será mantida quando existem sinais de infecção local. Preventivamente, entretanto, administram-se drogas antibióticas.

A deiscência completa com evisceração é de ocorrência praticamente limitada às laparotomias medianas. Nesses casos, a ressutura com pontos separados deve incluir todos os planos da parede abdominal, utilizando fios inabsorvíveis e técnica especial de sutura que favorece o afrontamento de todas as bordas da ferida operatória, sem provocar isquemia dos tecidos afrontados.

Queenan (1983) (Fig. V-200) recomenda a técnica de Smead-Jones, na qual a sutura inclui as bordas peritoneais e depois as bordas internas dos músculos reto-anterior e da aponeurose em sutura dupla. A sutura do tecido celular subcutâneo e da pele será feita em outro plano com pontos separados. Havendo infecção local, podem-se aproximar as bordas da ferida abdominal, a fim de apressar sua cicatrização ou mantê-la aberta para posterior sutura após surgir granulação. Impõe-se manter drenagem da cavidade com material tubular flexível e administrar antibioticoterapia sistêmica.

As ressuturas de deiscências devem ser precedidas da higienização local com soro fisiológico aquecido e da ressecção das bordas dos tecidos infectados ou mortificados. Tratando-se de eventração, deve-se manter sondagem gastrintestinal, a fim de evitar distensão abdominal, e a retirada de pontos da pele e do tecido celular subcutâneo será retardada pelo menos até o 10º dia da ressutura. Os pontos dos planos inferiores serão mantidos.

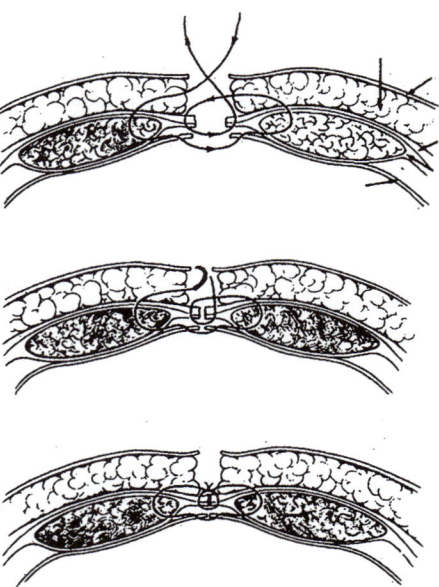

Figura V-200 – Sutura de cicatriz abdominal após eventração (Queenan, 1983).

Vulvoperineal – nas deiscências de episiotomias ou de roturas supuradas do períneo, a ressutura apenas será indicada quando não se comprova infecção local. Nos casos com infecção, a higiene local se seguirá de cicatrização por segunda intenção. No decurso desse processo de cicatrização, a recuperação poderá ser apressada, procedendo-se a ressutura com pontos em massa e utilizando fios inabsorvíveis que serão posteriormente retirados (Fig. V-201).

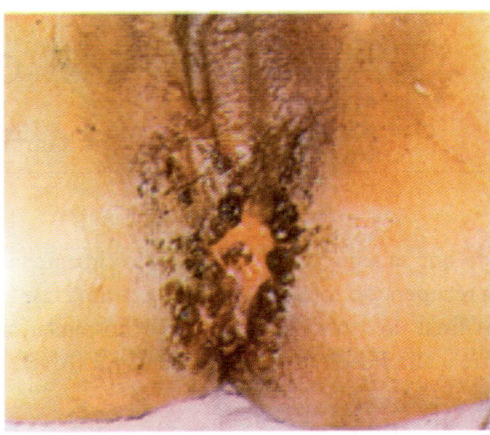

Figura V-201 – Deiscência de episiotomia. Ressutura no pós-parto (Neme).

CURAGEM E CURETAGEM

A prática dessas intervenções no puerpério limita-se aos casos em que existe suspeita de lesão ou perfuração uterina ou persiste, mediata ou tardiamente, perda hemorrágica apreciável, sugerindo a presença de restos ovulares na cavidade uterina (Neme e Pinotti, 1960 e 1992).

A ultra-sonografia pélvica ou transvaginal, ao confirmar a presença de material ovular na cavidade endometrial, indicará sua localização e justificará sua remoção. Havendo cervicodilatação suficiente a curetagem, deverá ser sempre precedida da curagem. Esta, além de confirmar ou não a presença de lesão uterina, poderá tornar desnecessária a prática daquela (mais lesiva). Nesses casos deve-se contra-indicar, por ineficiência, a vácuo-aspiração. Restos ovulares, após partos ou abortamentos, em geral, estão firmemente aderidos na parede endometrial (pólipos placentários), tornando improfícua essa intervenção.

HISTERECTOMIA

A indicação de histerectomia no puerpério, em geral, resulta da ocorrência de infecção, atonia e inversão uterinas e de coagulopatia. Excepcionalmente, outras duas situações podem exigir a extirpação do útero puerperal: a presença de mioma em processo de necrobiose e supuração e a de processo neoplásico maligno do colo uterino (Capítulos 76 e 104).

LAPAROTOMIA EXPLORADORA

Por vezes, particularmente após partos vaginais de pacientes com cesáreas anteriores, ocorre rotura uterina que não se segue de perda sangüínea digna de nota. Na ausência da necessária revisão da cavidade uterina, a complicação não é reconhecida e sua identificação, em geral, decorre de laparotomia exploradora indicada por quadro abdominal infeccioso. Outras vezes, particularmente após intervenções tumultuadas por incidentes intra-operatórios, surge dúvida sobre a presença de corpo estranho intra-abdominal (compressa). Quando a radiografia e a ultra-sonografia admitem a suspeita, embora não afirmem a presença, justifica-se a prática de laparotomia exploradora, em face dos graves inconvenientes acarretados pela negligência dessa atitude (lesões de alças e infecção peritoneal).

De modo geral, em casos de infecção uterina, a histerectomia deve ser total, uma vez que a manutenção do colo uterino pode manter focos de infecção. Nos casos em que a indicação da intervenção decorre de hemorragia, de regra, a técnica subtotal é preferencial, por ser de execução mais rápida e de maior inocuidade imediata.

Referências Bibliográficas

• DE LEE, J. B. & GREENHILL, J. P. – *The Principles and Practice of Obstetrics*. Philadelphia, W. B. Saunders Co., 1943. • DUNN, L. J. – *Obstetric and Gynecology*. Hagerstown, Harper & Row Publishers, 1977, p. 691. • EASTMAN, N. J. – *Williams Obstetrics*. New York, Appleton Century-Crofts. Inc., 1956. • HOLLAND, E. – *British Obstetric and Gynecological*. London, William Heinemann Medical Books Ltd., 1955. • NEME, B. – Abortamento séptico: diagnóstico e tratamento. *Mat. e Inf.*, 29:255, 1970. • NEME, B. & cols. – Abortamento séptico associado ao choque: fundamentos fisiopatológicos de sua terapêutica. *Mat. e Inf.*, 24:345, 1965. • NEME, B. & PRATA MARTINS, J. A. – Mioma e miomectomias no ciclo puerperal. *Arq. Obstet. Ginecol.*, 3:1, 1961. • NEME, B. & PINOTTI, J. A. – Conduta terapêutica na perfuração uterina acidental. *Rev. Gin. Obstet.*, 107:5, 1960. • NEME, B. & PINOTTI, J. A. – *Urgências em Tocoginecologia*. São Paulo, Sarvier, 1992. • QUEENAN, J. T. – *Managing OB/gyn Emergencies*. Oradell, Medical Economic Books, 1983. • SMITH, H. W. – *The Kidney Structure and Function in Health and Disease*. Oxford, New York, 1951.

106 Cuidados Pós-Operatórios

Joe Luiz Vieira Garcia Novo

É o período que se segue ao término do ato cirúrgico e estende-se até a recuperação total da paciente. Há uma fase imediata, entre o final do ato cirúrgico e a alta hospitalar, e outra tardia, entre a alta hospitalar e a alta definitiva (Alves, 1957).

SÍNDROME METABÓLICA PÓS-OPERATÓRIA

O traumatismo cirúrgico é lesão para o organismo, alterando sua homeostasia, promovendo modificações endócrinas e metabólicas variáveis em extensão e intensidade (Moore, 1959).

O ato operatório induz as alterações primárias decorrentes de forças físicas sobre os tecidos (lesões tecidual e em órgãos específicos). Desencadeia lesões secundárias ou reações de adaptação e/ou complicações das modificações geradas pelas complicações primárias (alterações endócrinas, hemodinâmicas, infecção, falências orgânicas). Promove, também, modificações associadas, não decorrentes diretamente do traumatismo cirúrgico, porém, sua atuação influi na evolução do pós-operatório (alterações do ritmo alimentar, imobilização prolongada, doenças viscerais intercorrentes, perdas hídricas extensas) (Jorge Filho e cols., 1995).

A reação orgânica de adaptação inicia-se com a **fase de catabolismo protéico ou adrenocortical**, imediata à indução anestésica, durando dois a quatro dias. O sistema nervoso central é excitado elevando os níveis de adrenalina e noradrenalina: o catabolismo protéico aumenta produzindo balanço nitrogenado negativo, hipovolemia circulatória e tendência à hipotensão (Ramos Jr. e Abrão, 1961). Clinicamente, pode haver apatia, oligúria, glicosúria, obstipação intestinal, hipertermia, taquipnéia e sudorese. Na ferida cirúrgica, acumulam-se sangue, plasma e precursores protéicos intercelulares no colágeno; não há resistência cicatricial à tração (Ferreira e cols., 1958).

A seguir, ao redor de quatro a oito dias, tem-se a **fase de supressão corticóide**, regredindo a excitação adrenocortical. Na puérpera operada, retornam o interesse, a atividade, o apetite, a peristalse intestinal; normalizam-se o pulso, a freqüência cardíaca e a temperatura. A diurese é elevada e continua a perda de peso da paciente (Ramos Jr. e Abrão, 1961). Na ferida cirúrgica, há atividade fibroblástica, forma-se o colágeno intercelular; os pontos podem ser removidos (Jorge Filho e cols., 1995).

Entre o 8º e o 14º dia, surge a **fase de anabolismo protéico**, com o retorno das funções corporais, há elevação de peso e a cicatriz é resistente à movimentação da paciente. A partir do 15º dia, inicia-se a **fase de anabolismo lipídico**, dura várias semanas, havendo normalidade clínica, endócrina e metabólica na puérpera; cessa a atividade metabólica da área cirúrgica (Ferreira e cols., 1958).

PÓS-OPERATÓRIO IMEDIATO

PLANEJAR O ACOMPANHAMENTO PÓS-OPERATÓRIO

O cirurgião é o responsável pela evolução da paciente no pós-operatório; poderá solicitar auxiliares, porém, sem dividir responsabilidades. Estará observando a paciente e sua evolução diante do tipo de cirurgia realizada, com as características próprias, verificando intercorrências e/ou complicações que possam desenvolver nos órgãos e sistemas (Jorge Filho e cols., 1995).

CUIDADOS PÓS-OPERATÓRIOS INICIAIS

Os cuidados pós-operatórios iniciam-se terminada a tocurgia, pois cerca de 50% das complicações fatais surgem entre este momento e até a remoção da paciente para o centro de recuperação (Ferreira e cols., 1958).

Finalizada a cirurgia abdominal e protegida a área de incisão, trocam-se as vestes úmidas por roupas secas, protege-se o corpo da paciente com cobertores, enxuga-se e envolve-se sua cabeça com toalhas, conservando o calor corpóreo (Alves, 1957). Se a puérpera recebeu anestesia geral e/ou balanceada, sua cabeça deve ser mantida lateralmente em extensão, sem travesseiros, desde que possa ser removida a cânula endotraqueal (Davinson e cols., 1997). O desmame ventilatório será executado quando a pressão de suporte atingir $8cmH_2O$ e esteja com movimentos respiratórios espontâneos (Machado e cols., 2004). Nas proximidades, coloca-se uma toalha para acolher eventuais vômitos (Alves, 1957). Se no ato operatório foi utilizada anestesia de condução, associada ou não a opióides, observar atentamente os movimentos respiratórios espontâneos da paciente (Stoelting e Miller, 1993).

Remove-se cuidadosamente a paciente da mesa cirúrgica para a maca, na qual ficará em decúbito dorsal horizontal, com a cabeça fletida para um dos lados, ou em decúbito lateral, posição em que a cabeça permanecerá mais baixa, pendendo sobre o ombro, conservando-se a permeabilidade das vias aéreas (Alves, 1957).

Transporta-se a paciente para a sala de recuperação ou, se necessário, para a UTI em maca com protetores laterais, hastes e suportes para afixar sondas, drenos e frascos de venóclise (Ferreira e cols., 1958). O transporte faz-se em companhia de enfermeira e da equipe obstétrica. O anestesiologista estará presente se a puérpera estiver, ainda, imperfeitamente consciente (Ramanathan, 1995). A equipe observará cuidados especiais para manter a permeabilidade das vias aéreas, tentando-se evitar vômitos (Reynolds, 1993). Quando se passa a paciente para o leito, tomam-se precauções para não afetar a ferida operatória, o pescoço e os membros (Alves, 1957).

No centro de recuperação e/ou UTI, a enfermagem se encarregará de manter boa aeração, enxugar e evitar secreções, administrar oxigênio, funcionar drenagens e/ou entubações, recolher urina ou outros dejetos, para serem avaliados pela equipe médica (Ferreira e cols., 1958). Após a normalização dos sinais vitais e a recuperação da consciência, confirmada a retração uterina adequada, a paciente poderá ser levada para seu quarto (Yamashita e Gozzani, 1997), onde continuará sob vigilância pós-anestésica, assegurando-se a manutenção da temperatura corporal, o encorajamento e o estímulo à recuperação (Adams e Cashman, 1994).

QUARTO DA PUÉRPERA

É o local onde ela ficará até a sua alta. Deve ser silencioso, arejado e iluminado, com temperatura amena (22 a 26°C), evitando-se o resfriamento ou perdas calóricas excessivas (Sadowe e cols., 1957). O leito deverá ser cômodo, macio e de fácil higienização (Alves, 1957).

Nos hospitais com alojamento conjunto, o berço é colocado próximo ao leito da paciente, facilitando o acompanhamento e os cuidados maternos ao recém-nascido (Neme, 2000).

POSIÇÃO NO LEITO

Após tocurgia abdominal sob narcose, balanceada e/ou com bloqueio em que associaram opiáceos ao anestésico local, estando a paciente ainda sonolenta, ela será colocada idealmente em decúbito lateral, sem travesseiros. Seus membros inferiores estarão fletidos, favorecendo o relaxamento da parede abdominal, coibindo trações desnecessárias na sutura. Os braços estarão à vontade, a fim de não serem comprimidos. A cabeça deve ficar voltada para o lado e ligeiramente elevada, com o queixo em hiperextensão, evitando-se aspiração de secreções (Ferreira e cols., 1958).

Após anestesia de condução e/ou subdural, associadas ou não, sem opiáceos, a paciente será colocada em decúbito dorsal horizontal, permitindo-se o uso de travesseiros. Nas anestesias locais não há posição predeterminada (Bonica, 1990).

A posição de Trendelenburg é indicada em casos de hipotensão e choque, colocando-se calços de madeira nos pés do leito. Posiciona-se a puérpera em posição semi-sentada de Fowler, nos processos infecciosos, para favorecer a drenagem da cavidade abdominal, facilitando as incursões respiratórias e o relaxamento da parede abdominal. Este posicionamento quando demorado, porém, facilita estase circulatória, aparecimento de tromboflebites e embolias (Alves, 1957).

MEDICAÇÃO

Visa suprir às necessidades nutricionais, sedar a paciente, combater a dor, realizar a profilaxia de infecções (Ferreira e cols., 1958), promovendo o controle das entidades mórbidas preexistentes ao ato tococirúrgico (Neme, 2000).

Manutenção do equilíbrio hidroeletrolítico, calórico e protéico – as pacientes submetidas a parto e/ou tocurgia vaginal sob anestesia local e/ou de condução, nas quais se utilizou apenas anestésico local, desde que conscientes e não estejam vomitando, dispensam medicação parenteral (Bonica, 1990). Podem ser alimentadas e hidratadas por via oral, cerca de 4 a 6 horas de pós-operatório (dieta líquida, semi-sólida, sólida) (Ferreira e cols., 1958). Naquelas advindas de anestesia geral, balanceada e/ou anestesia de condução associada aos opiáceos e de cirurgia de vulto (abdominais), com freqüência a recuperação da consciência é lenta (Yamashita e Gozzani, 1997). Em geral, ocorrem vômitos, predisposição para íleo paralítico, retenção urinária, estado geral debilitado, desidratação, anorexemia, impondo-se obrigatoriamente a alimentação parenteral corretiva (Jorge Filho e cols., 1995).

A alimentação hídrica parenteral visa suprir as necessidades básicas de água, eletrólitos e calorias, com o objetivo de manter a homeostasia da puérpera. A necessidade básica de água é avaliada no balanço hídrico normal de 24 horas, somando-se às eventuais perdas anormais (sudorese, febre, evaporação pulmonar), com os sinais clínicos de variações do equilíbrio hídrico (elasticidade, turgor e umidade cutâneo-mucosa) (Ferreira e cols., 1958).

No pós-operatório imediato há balanço nitrogenado negativo, geralmente bem tolerado, e recuperável com a alimentação por via oral. Sabe-se que glicose em doses adequadas poupa reservas de proteínas da operada, dispensando alimentação protéica suplementar (sangue total, plasma, albumina ou aminoácidos) (Le Quesne, 1956).

Terapia transfusional – é de suma importância durante o pós-operatório. É fundamental que os hemocentros estejam adequadamente equipados, para atender concisamente às necessidades urgentes de hemoderivados das pacientes cirúrgicas (Machado e cols., 2004).

Controle de dor (sedação e analgesia) – no controle da dor, deve-se evitar, o excesso de sedação, com possível risco de depressão respiratória, vasomotora e/ou cortical (Stoelting e Miller, 1993). A queixa dolorosa intensa pode ser minimizada com analgésicos opióides (morfina e derivados), que têm o inconveniente de produzir náuseas, vômitos, espasmos esfincterianos, depressão cardiorrespiratória, retenção urinária (Yamashita e Gozzani, 1997).

É preferível substituí-los por entorpecentes sintéticos (meperidina), que promovem efeito analgésico similar, discreta ação hipnótica e raramente causam as mesmas complicações dos opiáceos (Ferreira e cols., 1958). A partir do momento em que as dores declinarem, usam-se analgésicos não-entorpecentes (derivados do ácido acetilsalicílico, pirazolona, paraminofenol, indometacina, ácido propiônico), por meio das vias oral ou parenteral. Nas pacientes intranqüilas ou com distúrbios psíquicos, também poderão ser administrados barbitúricos, fenotiazínicos e/ou diazepínicos (Machado e cols., 2004).

A contração uterina puerperal coincidente com a lactação determina sensação dolorosa variável (dores de tortos). É mais freqüente em multíparas. Se forem intensas, poderão ser minimizados com o uso de analgésicos não-entorpecentes (Neme, 2000).

Antibióticos – a antibioticoterapia profilática somente deve ser utilizada sob indicações precisas. Seu uso é dispensável em cirurgias sem contaminação, realizadas em órgãos não infectados, e na ausência de flora bacteriana patogênica (Ferreira e cols., 1958). Entretanto, importa considerar que o canal cervicovaginal, de regra, abriga flora gram-negativa e anaeróbia, apesar da ausência de sinais clínicos de infecção (Neme, 2000).

A escolha da droga para a antibioticoterapia profilática dependerá da etiopatogenia da infecção presumível, ou que poderá desenvolver-se, e, ainda, do provável reconhecimento do agente causador (Ramos Jr. e Abrão, 1961). Atualmente, há preferência por antibióticos de largo espectro (dose única de cefazolina, 2g por via IV que cobre até cerca de 3 horas de cirurgia). Na presença de infecção, a antibioticoterapia, sempre que possível, deverá ser orientada pelo antibiograma (Machado e cols., 2004).

Medicamentos uterotônicos – na vigência de hipoinvolução uterina puerperal subseqüente a infecção puerperal e/ou hiperdistensão uterina (gemelidade, macrossomia fetal, hiodramnia), poderão ser administrados medicamentos uterotônicos derivados do esporão do centeio, em doses contínuas ou fracionadas, conforme as condições exigirem (Neme, 2000).

CONTROLE URINÁRIO

No início do pós-operatório há exíguo volume urinário excretado, em virtude da resposta metabólica adrenérgica, conseqüente à intervenção cirúrgica (Ramos Jr. e Abrão, 1961). A micção espontânea, entretanto, deve estar restabelecida após 24-72 horas da cirurgia (Alves, 1957). Porém, às vezes, apesar de haver repleção vesical, a micção pode estar dificultada secundariamente à anestesia geral, balanceada e/ou com anestésicos locais associados a opiáceos, nas intervenções extrativas vaginais com traumatismo vesical, e se houver dor na região operada próxima da bexiga (Adams e Cashman, 1994).

Na ausência da micção espontânea, indica-se cateterismo asséptico, de alívio (sonda de Nélaton), evitando-se retenção, distensão e/ou infecção urinária secundária (Alves, 1957). À suspeita e/ou evidência de edema, traumatismos ou lacerações vesicouretrais (hematúria), impõe-se utilizar cateterismo permanente com sondas de demora de Folley ou Owrens até ocorrer o reaparecimento da permeabilidade uretral espontânea e o clareamento da urina (Ferreira e cols., 1958).

CONTROLE DE CURATIVOS, DRENOS, SONDAS E TAMPÕES VAGINAIS

A ferida operatória abdominal será examinada diariamente pelo tocólogo. A cobertura por meio de curativos será para evitar a infecção parietal; serão dispensados após 48h da cirurgia (já existe a cobertura do selo epidérmico). Em cirurgias infectadas, descobrir e limpar diariamente com soro fisiológico (Jorge Filho e cols., 1995).

Mobilizam-se drenos, verifica-se o funcionamento das sondas (Alves, 1957). Os tampões vaginais serão removidos após 12 a 24 horas de cirurgia, e os drenos, ao redor de 48 a 78 horas. As incisões cirúrgicas perineais deixam-se descobertas; serão diariamente higienizadas (Neme, 2000).

VIGILÂNCIA DA VENÓCLISE

Na vigência da venóclise, a paciente deve estar sob contínua observação. Em pacientes agitadas ou intolerantes, poderá aparecer extravasamento das infusões. Há possibilidade de penetração de ar intravenoso, quando o gotejamento estiver terminado, e/ou nas insuflações para acelerar a venóclise. Esta prática favorece a instalação de embolia gasosa; é acidente, em geral, sempre fatal (Alves, 1957).

MEDIDAS PROFILÁTICAS

Medidas gerais – a paciente deve ser submetida, diariamente, à higiene corporal completa no período matinal, banhos de chuveiro com cuidados na área cirúrgica. Atenção especial será observada com a ferida operatória para não ser tracionada (Alves, 1957).

Profilaxia de complicações respiratórias – o decúbito lateral, a mobilização no leito e os exercícios respiratórios favorecem as incursões respiratórias e evitam a hipoventilação e a estase pulmonar (Machado e cols., 2004). Recomenda-se não abolir o reflexo da tosse, favorecendo a eliminação de secreções e impedindo eventual aspiração de vômitos (Alves, 1957).

Profilaxia de choque – o aquecimento adequado, a oxigenação quando necessária, o controle dos sinais vitais e laboratoriais, a reposição volêmica correta e a perfeita sedação da puérpera evitam o choque no pós-operatório (Jorge Filho e cols., 1995).

Profilaxia do íleo paralítico – é realizada por meio de mobilização e levantar precoces da paciente, associados à profilaxia de infecção no pós-operatório (Ferreira e cols., 1958). Na vigência de distensão abdominal intensa, com ou sem vômitos, recomenda-se instalar sonda nasogástrica (Levine), mantê-la aberta, até o restabelecimento regular da peristalse intestinal (Alves, 1957).

Profilaxia de flebotrombose – é feita por meio da mobilização precoce no leito (passiva + ativa), com flexões, extensões e massageamento dos membros, nas pacientes que estejam impedidas de se levantar no pós-operatório imediato. O levantar precoce é o procedimento profilático mais eficiente do acidente tromboembólico (Alves, 1957).

ALIMENTAÇÃO

A alimentação da operada deve iniciar-se rotineiramente ao redor de 6-12 horas após a cirurgia. A primeira refeição será hídrica, experimentando-se a tolerância gástrica, e evoluindo gradativamente para leve, branda e geral, de acordo com a tolerância individual (Ferreira e cols., 1958).

EXONERAÇÃO INTESTINAL

O levantar precoce associado à deambulação e à alimentação favorecem a atividade peristáltica intestinal, facilitando a exoneração fecal. Se a função intestinal não se restabelecer até 72 horas após o parto ou intervenção cirúrgica, haverá distensão intestinal e abdominal (Alves, 1957)).

Essas intercorrências serão corrigidas com o uso de medidas enterocinéticas e/ou clister purgativo (água morna 2.000ml + 200ml de glicerina + 20g de cloreto de sódio), desde que no transoperatório não tenha ocorrido traumatismo de alças intestinais (Ferreira e cols., 1958). Na presença de fecaloma, estará indicado clister de óleo de oliva (150ml) ou sabonoso (100ml de água oxigenada a 10%), ou, ainda, se houver necessidade, será retirado por meio de esvaziamento digital (Alves, 1957).

RETIRADA DE PONTOS DE SUTURA

Serão removidos de rotina entre cinco e oito dias de pós-operatório, ao redor de 12 dias na suturas intradérmicas inabsorvíveis (Jorge Filho e cols., 1995).

VISITAS

A recém-operada tem necessidade de completo repouso físico e mental. Visitas nas primeiras 24 horas de pós-operatório geralmente são desgastantes (Alves, 1957).

ALTA HOSPITALAR

Em condições ideais, a alta hospitalar será permitida quando a puérpera estiver bem disposta, totalmente isenta de complicações, afebril, ferida cicatrizada e útero bem retraído.

Deverão também estar restabelecidas as funções de locomoção, alimentares, miccionais e intestinais (Alves, 1957). Entretanto, por razões econômicas, a alta hospitalar poderá ser antecipada. Nesse caso, será imperativa a vigilância domiciliar (Neme, 2000).

PÓS-OPERATÓRIO TARDIO

É o período que se estende desde a alta hospitalar até a alta definitiva, com retorno da paciente às atividades cotidianas. Pode durar de semanas a meses, conforme a indicação e o tipo de cirurgia realizado, e, ainda, dos hábitos de vida da recém-operada (Ferreira e cols., 1958).

A alimentação deve ser criteriosamente cuidada e adaptada ao aleitamento natural (o qual será estimulado e encorajado), até que a puérpera esteja com seu peso habitual recuperado. Desaconselham-se dietas alimentares com finalidade estética, fumo e álcool (Alves, 1957).

É discutível o uso rotineiro de proteção da área cirúrgica, mediante a colocação de cintas ou faixas superpostas à cicatriz cirúrgica, se a reparação dos tecidos excisados foi perfeita (Jorge Filho e cols., 1995). Justifica-se seu uso quando presentes fatores como anemia, hipoproteinemia e infecção cirúrgica (Alves, 1957).

O retorno da neopuérpera ao trabalho e/ou exercícios físicos será julgado pelo tocólogo. Dependerá do tipo de trabalho e dos movimentos a serem executados. O período médio de recuperação oscila entre 15 e 120 dias, exigindo-se controles periódicos da paciente pelo obstetra que a atendeu, até a alta definitiva (Ferreira e cols., 1958).

O relacionamento sexual será abordado pelo médico, mesmo que a operada, talvez envergonhada, não tenha referido na consulta de controle pós-operatório (Alves, 1957). O resguardo sexual irá até a certeza da perfeita cicatrização da área cirúrgica, especialmente em se tratando de pós-operatório de intervenções pela via vaginal (Neme, 2000). O controle de concepção será abordado no Capítulo 26.

Muitas puérperas que passaram por traumatismo cirúrgico vaginal podem seguir com preocupações no que tange ao seu futuro comportamento sexual e relacionamento social. Amiúde, mutilações e frustrações acompanham ou seguem-se às tocurgias. Conseqüentemente, haverá necessidade de trabalho psicológico bem conduzido, iniciando-se já no pós-operatório imediato, visando impedir o aparecimento de interações psicógenas puerperais (Neme, 2000).

Referências Bibliográficas

• ADAMS, A.P. & CASHMAN, J. – *Anestesia, Analgesia e Tratamento Intensivo*. Rio de Janeiro, Liv. Ed. Revinter Ltda., 1994. • ALVES, E. – *Vademecum de Pré e Pós-operatório*. Rio de Janeiro, Ed. Saber Ltda., 1957. • BONICA, J.J. – *Analgesia e Anestesia Obstétrica*. Rio de Janeiro, Colina Liv. Ed. Ltda., 1990. • DAVINSON, J.K. & cols. – *Manual de Anestesiologia Clínica. Procedimentos do Massachusetts General Hospital*. Rio de Janeiro, Medsi Ed. Médica e Científica Ltda., 1997. • FERREIRA, F.R. & cols. – *Controle Clínico do Paciente Cirúrgico*. Rio de Janeiro, Liv. Atheneu S.A., 1958. • JORGE FILHO, I. & cols. – *Cirurgia Geral. Pré e Pós-Operatório*. São Paulo, Ed. Atheneu, 1995 • LE QUESNE, L.P. – *El Equilibrio Hídrico en la Practica Quirurgica*. Barcelona, Editorial Noguer S.A., 1956. • MACHADO, F.S. & cols. – *Perioperatório. Procedimentos Clínicos*. São Paulo, 2ª ed., Sarvier Ed. Liv. Méd., 2004. • MOORE, E.D. – *The Metabolic Care of the Surgical Patient*. Philadelphia, W.B. Saunders Co., 1959. • NEME, B. – *Obstetrícia Básica*. São Paulo, 2ª ed., Sarvier Ed. Liv. Méd. Ltda., 2000. • RAMANATHAN, S. – *Anestesia Obstétrica*. Rio de Janeiro, Liv. Ed. Revinter Ltda., 1995. • RAMOS Jr. & ABRÃO, A. – Simpósio de pré e pós-operatório. *Rev. Bras. Cir.*, 42:261, 1961. • REYNOLDS, F. – *Bloqueio Epidural Raquiano em Obstetrícia*. São Paulo, Liv. Ed. Santos, 1993. • SADOWE, M. S. & CROSS, J.H. – *The Recovery Room*. Philadelphia, W.B. Saunders Co., 1957. • STOELTING, R.K. & MILLER, R.D. – *Sinopse de Anestesia*. Rio de Janeiro, Liv. Ed. Revinter Ltda., 1993. • YAMASHITA, A.M. & GOZZANI, J.L. – *Anestesia em Obstetrícia*. São Paulo, Ed. Atheneu, 1997.

107 Complicações Pós-Operatórias

Bussâmara Neme
Antonio Rozas

No pós-operatório imediato e mediato de intervenções obstétricas podem ocorrer complicações que atingem ou não a área cirúrgica.

A maioria das complicações referidas no quadro V-22 estão consideradas em outros capítulos. Daí limitarmos nossa exposição às suas inter-relações etiopatogênicas e preventivas com as intervenções que foram realizadas e com as patologias correlatas.

COMPLICAÇÕES PÓS-OPERATÓRIAS GERAIS

Serão consideradas nessa exposição as mais freqüentes e as de maior repercussão clínica (Quadro V-22).

Quadro V-22 – Complicações pós-operatórias.

> **Gerais**
> Cardiovasculares: choque, edema agudo pulmonar, tromboembolismo
> Pulmonares: pneumonia aspirativa, atelectasia
> Trato urinário: insuficiência renal aguda, infecção urinária
> Gastrintestinais: distensão de alças intestinais, íleo paralítico e mecânico
> Anestésicas: cefaléia pós-raquidiana
> Metabólicas: distúrbios hidroeletrolíticos e acidobásicos
>
> **Locais**
> Intra-abdominais: peritonites
> Neurológicas: traumatismo do plexo lombossacro
> Presença de corpo estranho
> Osteoarticulares: diástase sinfisiária, luxação sacrocóccica
> Parede abdominal: deiscência, hematoma, supuração, eventração
> Vulvoperineais: deiscências, hematomas
> Urinárias: incapacidade vesical, incontinência urinária
> Uterinas: hemorragia, infecção

COMPLICAÇÕES CARDIOVASCULARES

O **colapso vascular periférico** ou **choque em obstetrícia** relaciona-se particularmente com a hemorragia (choque hemorrágico) e a infecção (choque séptico). Outras causas, entretanto, podem provocar a falência cardiovascular, sendo designadas de choque neurogênico (bloqueio anestésico espinhal, inversão aguda do útero puerperal, manobras de Credé e de Kristeller) e de choque cardiogênico (embolia amniocaseosa, infarto agudo do miocárdio, tromboembolismo pulmonar).

Em capítulo especial foi considerado o problema do choque. Entretanto, parece-nos importante ressaltar que o chamado choque obstétrico, quadro grave de colapso cardiovascular, aparentemente, *sine materia*, foi atribuído por Bungeler (1939) à absorção de toxinas, resultantes da necrose isquêmica e infecção de partes moles do canal de parto (partos prolongados com apresentação insinuada). Trata-se pois de choque séptico (Capítulo 159).

Edema agudo do pulmão (EAP) – sua manifestação no pós-operatório imediato, em geral, relaciona-se com a presença de cardiopatia (principalmente mitral), após período expulsivo penoso ou não. Nessas pacientes, a administração de ocitócicos vasoconstritores (ergonovina) e a hidratação excessiva podem precipitar o incidente. Em casos de eclâmpsia puerperal, a elevação súbita dos níveis tensionais também pode complicar-se com a falência miocárdica. De 885 casos de eclâmpsia, atendidos por Neme e Mathias (1970), na Clínica Obstétrica da Faculdade de Medicina de São Paulo, ocorreram 74 óbitos maternos. O edema agudo pulmonar foi a segunda causa e só superada pela hemorragia cerebral. Tratando-se de pré-eclâmpsia "pura", o ventrículo esquerdo não se encontra hipertrofiado (ausência de hipertensão anterior). Daí não vencer a resistência vascular provocada por súbita elevação dos níveis arteriais. Nesse particular, a terapêutica hipotensora arterial teve e tem importância capital.

No puerpério imediato, a ocorrência do EAP é favorecida pela queda da capacidade vital, pelo esgotamento da reserva funcional miocárdica e pelo aumento eventual da volemia decorrente do desaparecimento da placenta e do útero (órgãos de capacitância). Mais raramente, o EAP pode ainda ocorrer em casos de infarto do miocárdio, de tromboembolismo, de embolia amniocaseosa, de intoxicação digitálica iatrogênica e do uso indevido da associação dos β_2-estimuladores com corticóides.

O quadro clínico é típico: taquicardia, ingurgitamento venoso jugular, estertores difusos pulmonares, tosse, dispnéia, cianose e secreção róseo-espumosa nos lábios.

Na eclâmpsia, quando ocorre o edema agudo pulmonar, deve-se atentar para o diagnóstico diferencial entre o de origem cardiogênica, por insuficiência ventricular esquerda aguda, daquele de origem no próprio parênquima pulmonar decorrente da notável embebição hídrica, com extravasamento de líquido para dentro dos alvéolos. Esta complicação, quando ocorre, em geral, é em pacientes convulsivas em anasarca.

Assistência – embora o tratamento da crise de EAP exija a presença de cardiologista ou internista habilitados e deve ser realizado em unidades de tratamento intensivo (UTI), o inusitado da crise exige que inclusive o tocólogo se encarregue, de início, de sua assistência. Em essência, quando o EAP não se associa ao choque, o tocólogo deve prover condições para reduzir o retorno venoso ao coração, reduzir a volemia e facilitar a drenagem dos fluidos intrapulmonares, a fim de favorecer as condições ventilatórias da paciente (Capítulo 56).

1. Colocar a paciente sentada e com os membros inferiores pendentes. Esta posição eleva a capacidade vital e reduz o retorno, pois 300-400ml de sangue, pela ação da gravidade, permanecerão nos membros inferiores.
2. Aplicar torniquetes na raiz dos membros, mantendo presentes os pulsos arteriais. É prudente manter livre um dos membros e alterar o garroteamento a cada 15-20 minutos. Esta medida favorece excluir em 500-600ml a volemia da paciente.

3. Instalar oxigenoterapia por cateter nasal ou máscaras apropriadas. A instalação de ventilação mecânica (quando a insuficiência é intensa) deverá ser indicada pelos internistas e sob indicação gasométrica. Esta medida reduz o esforço respiratório e eleva evidentemente a oferta de oxigênio. Ao elevar a pressão intra-alveolar, a ventilação mecânica favorece o deslocamento de fluidos para o espaço intravascular. Entretanto, esse recurso terapêutico mecânico, além de riscos de infecção e de provocar incômodo para a paciente, pode criar pressões expiratórias positivas, reduzindo o retorno venoso, aumentando as pressões intra-alveolares e capilar pulmonar e, conseqüentemente, diminuindo o débito cardíaco.
4. Administrar morfina (10-15mg) ou meperidina (100mg) lentamente, por via intravenosa, diluindo a droga em 10ml de soro glicosado a 5%, injetando-se 2-3ml a cada 10 minutos. Desse modo, evitam-se os riscos de parada respiratória, hipotensão arterial sistêmica e de bloqueios atrioventriculares. Essa terapêutica é factível, inclusive para o tocólogo. Reduz os reflexos adrenérgicos, inerentes ao incidente, à ansiedade e à resistência periférica. Ainda se lhe atribui ação farmacológica que reduz o retorno venoso ao coração. O emprego de morfina e meperidina deve ser contra-indicado em portadoras de doença pulmonar obstrutiva crônica grave.
5. Administrar diuréticos de ação rápida e potente pela via intravenosa. Recomenda-se furosemida (40 e até 80mg), cuja eficácia dependerá do fluxo renal suficiente.
6. Administrar drogas hipotensoras, quando em virtude de crise hipertensiva surge a crise de EAP. Nesse caso, as drogas de escolha são as que promovem vasodilatação (hidralazina, nitroprussiato de sódio, nifedipina). Durante a prenhez e com feto vivo, recomendamos a opção pela hidralazina. Administrada pela via intravenosa lentamente, controla-se o efeito hipotensor, até atingir níveis tensionais normais ou pouco acima deles (o ideal é reduzir em 20-30% os níveis pré-terapêuticos). Não temos experiência substancial com o emprego do nitroprussiato de sódio. Essa droga tem potente ação hipotensora. Entretanto, deve ser afastada em gestações com concepto vivo. Sua metabolização final leva à formação de cianeto e tiocianato, com ação tóxica evidente, havendo sido comprovados diversos casos de morbi-letalidade fetal atribuídos à droga. Quando o EAP ocorre no puerpério e a paciente não lactará, o emprego do nitroprussiato de sódio pode ser considerado. Nesse caso, a dose é de 1-20mcg/min, administrada em infusão venosa contínua. Doses de 20mcg/min (veia) serão acrescidas de 5mcg a cada 5 minutos, até o máximo de 400-500mcg (Kasinski, 1991). O emprego sublingual da nifedipina, na dose de 5-10mg a cada 2-3 horas, além de reduzir a congestão pulmonar (ação preponderante na pré-carga), não se acompanha de redução do fluxo uteroplacentário e, por isso, pode ser utilizado inclusive com concepto vivo em fases avançadas da prenhez. O tocólogo deve abster-se de administrar medidas ou drogas que visam reduzir o retorno venoso nos casos de EAP associado ao choque. Nessa eventualidade, tais condutas agravam o colapso circulatório e podem torná-lo irreversível. Por isso, antes de promover as medidas terapêuticas, que conforme nosso julgamento lhe são facultativas, deve-se assegurar que está em face de EAP relacionado a cardiopatias.
7. Quando no EAP a hipoventilação está associada a intenso broncoespasmo, pode-se administrar (por via intravenosa e lentamente) a aminofilina (240-480mg), diluída em 10ml de solução salina. A droga relaxa a musculatura lisa dos brônquios e tem efeitos diuréticos discretos e inotrópicos positivos. O emprego de digitálicos é da alçada do cardiologista ou do internista. Indicam-se cardiotônicos de ação rápida (por via intravenosa), como os lanatosídeos C (cedilanida), nas doses de 0,4-0,8mg até 1,6mg nas 24 horas. O efeito é rápido; instala-se após 15-30 minutos e atinge o máximo dentro de 2 horas. Em pacientes já digitalizadas, as doses devem ser reduzidas (0,1-0,2mg) e utilizadas sob controle eletrocardiográfico, a fim de prevenir a intoxicação digitálica.

No edema agudo pulmonar de origem no próprio parênquima respiratório a conduta, quando o diagnóstico é seguro, é a mesma da terapia do edema agudo pulmonar secundário a insuficiência ventricular aguda, podendo-se, entretanto, dispensar os cardiotônicos e dar ênfase ao tratamento diurético

Nos Capítulos 107 e 168, são consideradas as possíveis **complicações tromboembólicas** do pós-operatório tocúrgico.

COMPLICAÇÕES PULMONARES

Pneumonia aspirativa — considerada a causa mais freqüente de óbitos anestésicos em obstetrícia. Embora a aspiração de vômito seja apanágio da narcose, a complicação, embora excepcionalmente, pode resultar de raquianestesias altas quando a paciente é incapaz de tossir e o material gástrico regurgitado penetra nas vias aéreas (Fig. V-202). O material aspirado contendo alimentos não digeridos pode provocar obstrução da via respiratória, rapidamente fatal, quando a assistência tarda.

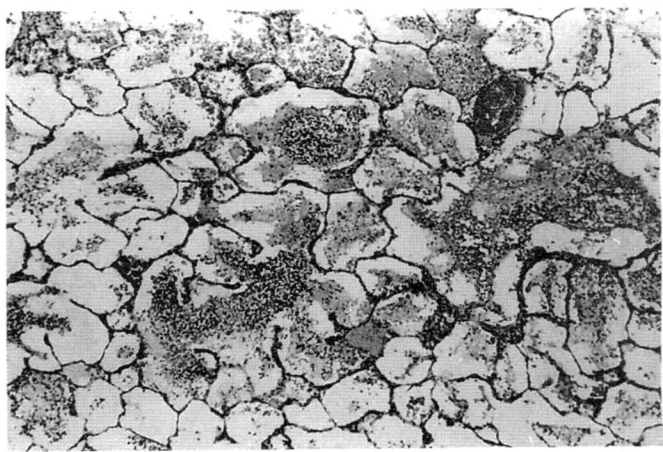

Figura V-202 – Quadro histológico de pneumonia aspirativa.

O brônquio direito principal é a via mais comumente atingida, daí ser mais freqüente o comprometimento do lobo pulmonar direito. Nos casos graves, entretanto, a complicação é bilateral. Em conseqüência, surge angústia respiratória imediata ou horas após a aspiração, em função do material aspirado e da gravidade do processo. Partículas menores, sem líquido acidógeno, provocam atelectasia em placa e posteriormente broncopneumonia. Quando o material aspirado é altamente ácido, manifestam-se taquipnéia, broncoespasmo, roncos, estertores, cianose, taquicardia e hipotensão arterial (pneumonite química ou síndrome de Mendelson). Thomkinson, citado por Smith (1985), refere que 35% dos óbitos maternos, dependentes de anestesias e ocorridos na Inglaterra, foram causados por esse acidente.

A assistência resume-se nas seguintes medidas progressivas:
1. Colocar a cabeça e o tronco em posição lateral.
2. Estabelecer pronunciado Trendelenburg.
3. Abertura bucal com retrator especial.
4. Remoção digital (com gaze montada) do material presente.
5. Sucção laríngea com aspirador de larga luz.
6. Administrar oxigênio sob pressão quando houver laringoespasmo.
7. Na vigência de hipóxia grave, proceder entubação endotraqueal, aspirar o conteúdo traqueal e ventilar os pulmões, intermitentemente.
8. Quando, apesar dessas manobras, persiste situação hipóxica (cianose), indica-se, em última instância, a traqueostomia, acrescida de sucção de materiais e oxigenação corrente e, se necessário, a broncoscopia.

O uso de antibióticos, embora controvertido, é recomendável. Barlett e cols. (1974) salientam a importância da etiologia anaeróbia, sugerindo o emprego da clindamicina e do cloranfenicol e também da penicilina para as cepas não-sensíveis a eles. A administração precoce de corticóides tem sido recomendada como útil (Capítulo 162).

Para a devida prevenção dessa complicação recomendam-se: a) manter jejum de pelo menos 6-8 horas antes de intervenções obstétricas; b) preterir a narcose, preferindo-se as anestesias de condução (raqui e peridural); c) durante narcose, utilizar entubação endotraqueal; d) praticar a extubação com a paciente despertando e em decúbito lateral com cefalodeclive.

A **pneumonia bacteriana** e a **atelectasia pulmonar** são pouco freqüentes no puerpério, vez que a gestação incide em pacientes jovens. Sua ocorrência no pós-operatório em obstetrícia em geral se relaciona com a narcose (aspiração de material regurgitado) e com a hipoventilação; é conseqüente à dor que acompanha os movimentos torácicos respiratórios. No Capítulo 52 a questão é considerada.

COMPLICAÇÕES DO TRATO URINÁRIO

Salienta-se, nesse particular, a insuficiência renal aguda (IRA), cujo estudo pormenorizado é feito no Capítulo 72, e as **infecções do trato urinário**, particularmente comuns em obstetrícia. A ocorrência de infecção urinária tem sido relacionada com cateterismos uretrais malconduzidos e com o recrudescimento de processo infeccioso urinário anterior. A compressão uretérica, principalmente à direita, promovida pelo útero puerperal ao nível da linha inominada, ao provocar estase urinária a montante, favorece o reaparecimento ou o agravamento de infecção presente, mas até então sem manifestação clínica evidente.

Nos Capítulos 74 e 91, o diagnóstico e a assistência da infecção e a incapacidade e incontinência urinárias são devidamente estudados.

COMPLICAÇÕES GASTRINTESTINAIS

Náuseas e vômitos – no pós-operatório imediato são freqüentes e ocorrem com maior incidência após narcose, prescrição de drogas depressoras e/ou anestesias de condução complicadas com hipotensão arterial sistêmica pronunciada. No pós-operatório mediato, o trânsito intestinal pode estar alterado pela distensão de alças intestinais (intestino grosso), acompanhado de dor em cólicas freqüentes (2/3 com dor abdominal e 40% com alguma distensão). Se persistir, essa complicação pode progredir para o íleo paralítico ou de inibição em cerca de 1% (Wangenstein, 1955) e/ou de íleo mecânico.

Distensão de alças intestinais – Wangenstein (1995) afirma que o ar deglutido e a não condição de absorver o nitrogênio são causas fundamentais para a distensão gasosa. Também, aventam-se fatores psicogênicos influenciando o trânsito intestinal, bem como o manuseio inadequado das alças intestinais durante o ato cirúrgico. O tratamento ativo consiste em aplicar calor local sobre o abdome (cobertores quentes, bolsas de calor elétricas, bolsas de água quente) e administração de medicação apropriada. A neostigmina (Prostigmine®) com enemas tem-se mostrado efetiva. O aumento do peristaltismo sempre resulta de passagem com *flatus*, ainda que isto é sempre acompanhado por cólicas. A ação de simeticona foi demonstrada como altamente eficaz na prevenção da distensão abdominal; recomenda-se o uso de 80mg, três ou quatro vezes ao dia. Deambulação precoce e alimentos sólidos se tolerados são adjuntos na terapia. A profilaxia começa com o estabelecimento de bom relacionamento com a paciente, explicando a cirurgia a ser executada, assegurando-se cirurgia satisfatória com cuidados pré-operatórios.

Distúrbios da função gastrintestinal podem ser minimizados evitando enemas pré-operatórios desnecessários e alimentação precoce pós-operatória com alimentos e bebidas pouco produtoras de gases. Deambulação e mobilização precoce da paciente também é indicada. O intestino deve ser manipulado o mínimo possível e com delicadeza durante o ato cirúrgico.

Íleo paralítico – em geral, ocorre após intervenções prolongadas complicadas com grande manuseio das alças intestinais (submetidas a resfriamento e ressecamento longos) e principalmente na vigência de infecção peritoneal. Ocorre distensão progressiva das alças à custa da presença de gases (deglutidos e/ou elaborados pela flora intestinal) e de líquidos (saliva, bile, sucos gástrico e pancreático). O abdome distende-se, eleva-se o diafragma, as excursões respiratórias reduzem-se e o coração horizontaliza-se desviando para a esquerda. Surgem náuseas e vômitos repetidos com conseqüentes alterações eletrolíticas (hipocloremia, hipopotassemia, elevação do nitrogênio não protéico) associadas a desidratação e hemoconcentração. Não há dor importante ou cólica; apenas a grande distensão abdominal cerca-se de sensação incômoda e até angustiante.

O silêncio abdominal pode ser comprovado pela palpação e particularmente pela ausculta através da parede abdominal. A radiografia identifica a grande distensão das alças e, no caso de peritonite generalizada, a presença de líquido na cavidade peritoneal e entre as alças (Fig. V-203).

Em fase avançada e final, a distensão exagerada das alças compromete a circulação de suas paredes, promove a difusão tóxica transmural para a cavidade peritoneal das secreções e bactérias, seguindo-se de choque bacteriêmico e morte.

Íleo mecânico ou **síndrome obstrutiva intestinal** – pode ser completo ou incompleto (suboclusão intestinal). As pacientes referem dor abdominal, com caráter de cólicas, que se repetem a cada 4-5 minutos (obstruções altas) e a cada 10-15 minutos (obstruções baixas), seguidas ou não de náuseas e vômitos, que são mais freqüentes e precoces nas obstruções altas, podendo ocorrer mais tardiamente nas obstruções baixas. Nes-

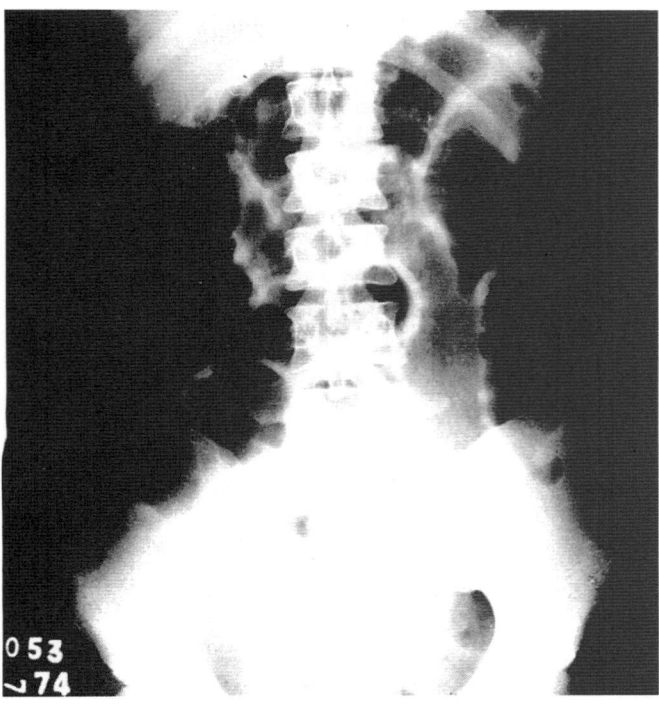

Figura V-203 – Radiografia em caso de obstrução intestinal baixa.

tas, a queixa de não-eliminação de gases é mais precoce que nas obstruções elevadas. Em princípio, o vômito é alimentar, depois mucoso, em seguida bilioso, assim que o antiperistaltismo vence o piloro e despeja no estômago o conteúdo do duodeno; por fim, fecalóide, pela subida das fezes do cólon à cavidade gástrica.

À inspeção do abdome, que geralmente se apresenta distendido, identificam-se, de regra, cicatrizes de cirurgias anteriores, e se a paciente tem panículo adiposo abdominal escasso, podem-se surpreender ondulações da parede, coincidentes com a referência de cólicas.

À palpação, o abdome apresenta-se distendido e tenso, doloroso à palpação profunda, podendo, por vezes, ser percebidos movimentos ondulatórios das alças intestinais, que se apresentam distendidas, com gargarejo, e a subjacente em estado de paresia. As ondas peristálticas seguem sempre na mesma direção e sustam a altura da alça obstruída. A percussão surpreende timpanismo, que pode ser generalizado quando a síndrome obstrutiva se prolonga.

À ausculta do abdome percebemos ruídos hidroaéreos particularmente coincidentes com a referência de cólicas. Com freqüência, o toque retal comprova que a ampola retal está vazia.

Radiografias do abdome nas posições supina, ortostática e de decúbitos laterais revelam: presença de ar e líquidos enchendo as alças intestinais, níveis múltiplos de líquidos (na posição ortostática e de decúbitos) e maior quantidade de ar e líquidos localizada imediatamente acima do trânsito intestinal que se lhe segue (Fig. V-203).

Exames laboratoriais podem revelar hemoconcentração (quando ocorrem vômitos), leucograma com desvio para a esquerda (quando o processo se prolonga e ocorre infecção da área intestinal comprometida) e alterações hidroeletrolíticas (hiponatremia, hiperpotassemia e desidratação).

Nas obstruções parciais (suboclusões), o diagnóstico pode ser menos fácil, em virtude da menor sintomatologia apresentada, podendo haver referência inclusive de eliminação de gases, apesar de se tratar de obstrução baixa. Nesses casos, embora algum trânsito intestinal possa ocorrer, o maior risco reside na negligência com que são atendidos, associada ao eventual sofrimento isquêmico da área intestinal comprometida. Excepcionalmente, o quadro obstrutivo intestinal relaciona-se com a ocorrência de vólvulo (cerca de 10% das vezes, segundo Briquet, 1948).

O diagnóstico diferencial entre os íleos paralítico e mecânico, em geral, não é difícil. No paralítico, de regra, há silêncio abdominal, e a dor, se existe, é discreta. No mecânico, ocorrem cólicas intensas, hiperperistaltismo e borborigmos intestinais.

Assistência – segundo Ferreira Santos (1975), na assistência aos casos de íleo devem-se distinguir as medidas gerais (aplicáveis em todos os casos) das medidas específicas (relacionadas à etiologia do processo).

São medidas de ordem geral: descompressão do trato gastrintestinal, correção eletrolítica, atuação sobre a causa determinante e terapêutica antiinfecciosa. A sondagem gastrintestinal contínua (por via nasal) constitui-se na primeira medida a ser tomada. Segue-se de alívio progressivo da dor, náuseas e vômitos. O material recolhido pela sondagem deve ser medido, a fim de contribuir para a correção da desidratação.

A correção hidroeletrolítica deverá considerar a perda de líquidos (diurese, material aspirado pela sondagem, hematócrito, pressão venosa central) e as dosagens de sódio, cloro, potássio, uréia, creatinina e reserva alcalina.

Para a reposição parenteral utilizam-se: sangue, plasma, soluções cristalóides, Ringer-lactato, potássio etc. Idealmente, a assistência a esses casos clínicos deve ser realizada em unidades de tratamento intensivo (UTI), onde clínicos especializados se encarregarão da correção necessária dos desvios eletrolíticos conseqüentes.

No íleo paralítico, após a devida e suficiente descompressão intestinal, podem-se administrar medicamentos estimulantes do peristaltismo intestinal (cisaprida, neostigmina, cloreto de sódio). Entretanto, além de seus efeitos serem pouco efetivos (nas distensões grandes), seu emprego pode-se cercar de riscos nos casos em que estão presentes lesões necroticoisquêmicas das paredes das alças intestinais (roturas e peritonite).

Com freqüência, a drenagem descompressiva segue-se da melhora dos sintomas e, por vezes, pode ainda ocorrer a recuperação do trânsito intestinal (casos de suboclusões e até oclusões provocados por aderências).

Nesses casos, afastada a sintomatologia e ausentes fenômenos que denunciam infecção da área intestinal envolvida (febre, leucograma com desvio para a esquerda, toxemia), a paciente persiste internada e sob estrita observação, podendo ser dispensada, por vezes, a laparotomia.

Presentes sinais denunciadores de comprometimento isquêmico e infeccioso das alças, prescrevem-se antibióticos ativos para a flora intestinal, estabelece-se a drenagem descompressiva intestinal e a laparotomia deverá ser realizada, apesar da distensão intestinal, de imediato.

A tática cirúrgica orientará a intervenção a ser realizada. Por vezes, pode ser simples e resumir-se em desfazer a aderência responsável pela obstrução. Entretanto, quando o exame da alça comprometida denuncia sofrimento isquêmico, impõem-se praticar ressecções e anastomoses término-terminais do intestino.

Pseudo-obstrução colônica (síndrome de Ogilvie) – nas últimas décadas, tem-se dado ênfase a esta inusitada condição patológica intestinal, geralmente pós-operatória.

Definição – define-se a síndrome de Ogilvie como uma pseudo-obstrução aguda do cólon, com sintomas, sinais e aspectos radiológicos, de uma obstrução do intestino grosso, contudo sem evidência, à colonoscopia ou à cirurgia, de obstrução mecânica no cólon distal.

Sir Heneage Ogilvie (1848) descreveu, pela primeira vez, a pseudo-obstrução colônica, em 1948, no British Medical Journal. Nesse estudo descreveu os casos de duas pacientes que apresentaram distensão colônica aguda sem nenhuma obstrução intestinal. O autor responsabilizou essa distensão do cólon-íleo como dependente de um desequilíbrio entre a inervação parassimpática e simpática. A pseudo-obstrução colônica aguda é uma condição rara, e já foi descrita em diversas condições não-obstétricas. Vanek e Al-Salti (1986), Ravo e cols. (1983) e Pecha e Danilewitz (1996) estudaram a síndrome de Ogilvie em tocoginecologia; referiram que a cesárea pode acompanhar-se dessa patologia funcional.

Essa síndrome, inicialmente, apresentava índices de mortalidade variando entre 15 e 45%, mas atualmente estes índices tanásimos reduziram-se muito em decorrência do diagnóstico precoce e do tratamento adequado. A mortalidade é tanto maior quanto maior (igual ou acima de 12 cm) for o diâmetro cecal atingido e conseqüentemente maior o risco de perfuração intestinal (Ravo e cols., 1983).

Fisiopatologia – a fisiopatologia precisa da pseudo-obstrução colônica todavia não está elucidada. O desequilíbrio entre a inervação parassimpática e simpática, como originalmente sugeriu Ogilvie, em decorrência de patologias clínicas e/ou cirúrgicas em que a síndrome foi constatada, não foi ainda comprovada. A pseudo-obstrução colônica invariavelmente resulta de anormalidade na motilidade entérica. A atividade motora normal do trato gastrointestinal requer um aparelho neuromuscular intacto; o controle neural da função motora gastrointestinal envolve a inervação intrínseca e extrínseca. Esta hipótese tem a seu favor da obtenção de um alívio sintomático por meio do bloqueio adrenérgico seguido de estimulação colinérgica ou só pelo uso da neostigmina, cisaprida ou prostigmine.

Quadro clínico – os sintomas da pseudo-obstrução são causados pela anormal distensão entérica, não se encontrando nenhuma alteração anatômica, e podem ser tão severos como os da obstrução mecânica.

O quadro clínico surge, em obstetrícia, de regra, após cesárea com notável distensão abdominal, ausência à ausculta do abdome de ruídos hidroaéreos, também são freqüentes: a dor abdominal (80%), náuseas e vômitos (80%), e febre (37%) na evolução a respiração se torna trabalhosa, ainda que em fase precoce da evolução não há sinais de reação peritoneal e o leucograma é normal. O desenvolvimento na evolução de febre, de leucocitose e de sinais de comprometimento peritoneal o prognóstico se ensombrece e impõe-se a exploração abdominal (Pecha e Danilewitz (1996).

O ceco é o local onde usualmente se produz a maior dilatação e onde existe um certo risco de perfuração. A medida que a tensão na parede intestinal aumenta, pode ocorrer isquemia com deslocamento longitudinal da serosa, herniação da mucosa e perfuração.

Diagnóstico – baseia-se, principalmente, no exame radiológico. A radiografia simples do abdome mostra distensão gasosa maciça do cólon. Deve-se prestar especial atenção ao diâmetro do cólon, uma vez quando este for maior que 10cm impõe-se lançar mão de imediato de manobras e procedimentos para obter uma descompressão intestinal significativa, afastando o risco de rotura do ceco. A colonoscopia, por exemplo, é importante, pois é útil não só como medida diagnóstica, mas também terapêutica, uma vez que, além de excluir um processo obstrutivo mecânico, pode descomprimir o cólon. Entretanto, a técnica da colonoscopia fica um tanto prejudicada pela dificuldade do preparo adequado do cólon para uma boa visualização. A obstrução mecânica pode ser excluída radiologicamente empregando como contraste hipaque hiperosmolar, que, ademais, permite evacuar o cólon durante sua execução para fins diagnósticos.

Tratamento – varia de acordo com o estado da paciente e gravidade das manifestações. Em primeiro lugar, deve-se descartar a obstrução mecânica que requer correção cirúrgica. O diagnóstico precoce de pseudo-obstrução colônica aguda após cirurgia obstétrica, de regra da cesárea, permite de início um tratamento conservador. Este constitui de jejum estrito, da inserção de sonda nasogástrica e retal, administração intravenosa de líquidos, correção de qualquer anormalidade nos eletrólitos. Outras medidas coadjuvantes, efetivas em certas situações clínicas, incluem a colocação endoscópica de um tubo no cólon proximal e o uso de certos medicamentos tais como a cisaprida, a neostigmina e a eritromicina, as primeiras para estimular a atividade colônica e a última para a prevenção de proliferação bacteriana. Com a introdução da nutrição parenteral adequada e de agentes enterocinéticos recentes, tornou-se possível melhorar a propulsão intestinal em muitas pacientes, promovendo alívio dos sintomas e facilitando associar a nutrição entérica.

As pacientes que não respondem às medidas conservadoras ou aquelas que desenvolvem sinais suspeitos de necrose intestinal e peritonite deverão ser exploradas imediatamente por meio de laparotomia. As manifestações clínicas e de exames subsidiários que certificam a necessidade de exploração cirúrgica imediata incluem aumento da leucocitose inicial, febre, aumento da distensão abdominal e um diâmetro cecal maior ou igual a 12cm.

A operação é aconselhável nas puérperas quando não há resposta ao tratamento clínico e endoscópico. Na laparotomia, quando o intestino não apresenta necrose ou perfuração, é eficaz a cecostomia com tubo para a descompressão entérica (Stephenson e Rodriguez-Bigas, 1994). Também, pode-se alcançar o mesmo resultado da técnica a céu aberto, com uma técnica percutânea ou laparoscópica. Quando houver necrose ou perfuração, constatadas durante a laparotomia, a conduta exige muitas vezes hemicolectomia, geralmente direita.

COMPLICAÇÕES ANESTÉSICAS

Além da pneumonia aspirativa já referida, importa considerar a ocorrência da cefaléia pós-raquidiana, mais incidente em puérperas que em pacientes não-grávidas. No que tange à sua etiologia, têm sido mencionadas, entre outras, as seguintes causas: irritação meníngea provocada pela droga utilizada (soluções hiperbáricas, contaminação, acidez) e extravasamento liquórico dependente do número de punções e do calibre da agulha.

A incidência e sua intensidade vêm-se reduzindo com o emprego de agulhas muito finas e com hidratação pós-operatória adequada (Neme, 1967). Manifesta-se, em geral, a partir do segundo dia da punção, agrava-se com a posição ortostática ou sentada e alivia-se com o decúbito dorsal.

Maxson (1938) e McIntosh (1957) referem duas formas de cefaléia pós-raquidiana: a) provocada por irritação da meninge (meningite asséptica, decorrente da introdução de partículas de pele, antissépticos ou sangue) ou pela presença de infecção (meningite séptica); b) provocada pelo extravasamento liquórico. Na primeira (rara), ocorre hipertensão intracraniana, a localização é occipital e pulsátil. Na segunda, ocorre hipotensão intracraniana e sua intensidade sofre real influência postural.

Como o tecido cerebral é insensível, admite-se que as cefaléias pós-raquidianas resultam de trações executadas sobre as estruturas locais (conexões da dura-máter com a base do crânio, fenda cerebelar e formações vasculares).

Tratamento – em relação à terapêutica, a referência de inúmeras medidas decorre da real pobreza e pouca eficácia de cada uma delas: administração de ergotamina, deidroergotamina e pitressina, enfaixamento abdominal, postura ventral e introdução peridural de solução fisiológica.

Nos casos de intensidade moderada ou leve (geralmente associados com extravasamento liquórico), aconselha-se e é efetivo obedecer o decúbito dorsal horizontal com cefalodeclive. A administração de analgésicos (aspirina), a hidratação suficiente, o repouso psíquico e a proteção à luz complementam a medida postural. Nos raros casos em que a cefaléia é intensa, tem sido encarecido, como realmente útil, o chamado "blood-patch", ou seja, a injeção peridural de cerca de 10ml de sangue autólogo (assepsia rigorosa). Na tabela V-56 apresentamos os resultados decorrentes de diversos tratamentos.

Tabela V-56 – Cefaléia pós-raquidiana x tratamento (Bello e cols., 1985).

Tratamento	Nº de casos	Remissão	Recidiva
Hidratação por via intravenosa	55	30 (54,5%)	25 (45,5%)
Galamina	15	11 (73,3%)	4 (36,4%)
"Blood-patch"	14	14 (100,0%)	–

Em face dos resultados referidos e porque os índices de remissão espontânea são de 50%, a Sociedade de Anestesiologia do Estado de São Paulo (1991) recomenda que, detectada a queixa, deve-se aguardar 24 horas utilizando medidas paliativas, realizando-se o "blood-patch" quando a cefaléia persistir intensa.

Prevenção – Neme (1967) recomenda as seguintes medidas:
1. Utilizar agulhas muito finas.
2. Penetrar o bisel da agulha em posição lateral, a fim de evitar roturas de fibras das meninges.
3. Assepsia e antissepsia rigorosas.
4. Evitar punções repetidas. Para tanto, é extremamente útil adequar a postura da paciente (hiperflexão) durante a punção (Fig. V-204).
5. Evitar contaminar a solução anestésica com sangue, antissépticos e partículas estranhas.
6. Hidratação liberal no pós-operatório.

No que tange à manutenção do decúbito dorsal horizontal com cefalodeclive por 12-24 horas, a tendência atual, em face dos resultados obtidos com grupos controles, é a de considerar desnecessário o repouso postural prolongado.

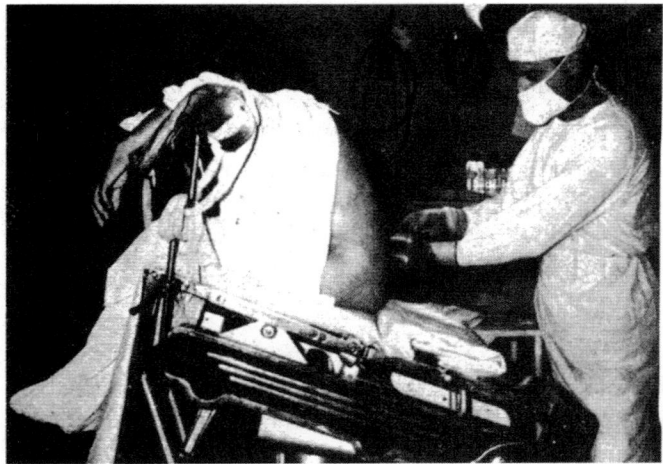

Figura VI-204 – Punção lombar. Notar a magnífica flexão da coluna e a comodidade da paciente e do anestesista (Neme, 1967).

COMPLICAÇÕES METABÓLICAS

Durante o pós-operatório de intervenções obstétricas, devemos considerar a possível ocorrência de distúrbios hidroeletrolíticos e do equilíbrio acidobásico. Bevilacqua e cols. (1992) sintetizam essas alterações como referiremos a seguir.

Distúrbios hidroeletrolíticos – citam-se a desidratação, a super-hidratação e a possível ocorrência de hiponatremia, hipopotassemia, hiperpotassemia e hipermagnesemia.

Desidratação – resulta, em geral, da ocorrência de vômitos, da restrição de oferta de líquidos e de excessiva sudorese (hipertermia, choque). Manifesta-se por sede, perda de peso, oligúria com densidade urinária elevada e alterações do turgor da pele. Ocorre hemoconcentração e o hematócrito eleva-se. Corrige-se pelo combate às suas causas e pela oferta de líquidos.

Super-hidratação – de ocorrência mais rara, resulta da possível presença de insuficiência renal aguda e da infusão excessiva de líquidos.

Hiponatremia – instala-se quando ocorre perda de líquidos através do trato gastrintestinal (vômitos, diarréia) e da pele (sudorese excessiva, queimaduras extensas). Exames laboratoriais revelam: hemoconcentração, redução dos níveis sangüíneos de sódio, cloro e bicarbonato e, em geral, hiperpotassemia. Oligúria é a regra.

Hipopotassemia (potássio sérico menor do que 3,5mEq/l) – relaciona-se com super-hidratação e com perda de potássio pelo trato gastrintestinal e urina. Manifesta-se por anorexia, náuseas, vômitos, tendência a íleo paralítico, fraqueza muscular, hiporreflexia tendínea e depressão mental. O eletrocardiograma revela onda T achatada, espaço QT aumentado e, nas formas mais graves, onda T negativa e depressão do segmento RS-T. Nas hipopotassemias graves, pode ocorrer fibrilação ventricular.

Hiperpotassemia – em geral, ocorre nos casos em que se comprovam acidoses (respiratória e metabólica). No pós-operatório obstétrico, a causa mais freqüente é a administração excessiva de sangue estocado e a ocorrência do choque séptico (chamado choque obstétrico), conseqüente à necrose tecidual de partes moles do canal de parto (partos prolongados). Manifesta-se quando o potássio plasmático ultrapassa 7mEq/l e pode provocar parada cardíaca quando a dosagem supera 9mEq/l. Clinicamente, ocorrem fraqueza muscular e paralisia flácida, e as alterações eletrocardiográficas mais freqüentes são: onda T acuminada, redução da amplitude da onda P e alargamento do complexo QRS.

Hipermagnesemia – manifesta-se em casos de insuficiência renal aguda ou crônica, relacionando-se com os níveis do "clearance" de creatinina. Ocorrem hiporreflexia, depressão respiratória, náuseas, vômitos, hipotensão arterial e pode culminar em parada cardíaca.

Distúrbios do equilíbrio acidobásico – são representados pelas acidose e alcalose (metabólicas e respiratórias). No que tange à determinação do pH sangüíneo, fala-se em acidose quando ele se situa abaixo de 7,36 e em alcalose quando ele ultrapassa 7,44.

Acidose respiratória – resulta do acúmulo orgânico de CO_2 e de H_2CO_3 e sua etiologia relaciona-se particularmente com dificuldades respiratórias (obstrução das vias aéreas, atelectasias, excursões respiratórias reduzidas – distensão abdominal excessiva –, edema agudo pulmonar, pneumonia, comas, intoxicações exógenas etc.). O pH reduz-se e a pCO_2 eleva-se, e a hipopotassemia é freqüente.

Acidose metabólica – resulta do acúmulo de íons hidrogênio, com conseqüente queda do pH sangüíneo e da relação bicarbonato/ácido carbônico. Em pós-operatório tocúrgico, esse distúrbio ocorre, em geral, em pacientes com diabetes descontrolado, insuficiência renal, jejum prolongado, macrotransfusões e em fases avançadas de choque. A gasometria revela queda do pH (abaixo de 7,36), da pCO_2 e do "base-excess" (BE). É freqüente ainda a hipopotassemia.

Alcalose respiratória – decorre da presença de hiperventilação e manifesta-se como mecanismo compensador em casos de acidose metabólica. O pH eleva-se e a pCO_2 declina.

Alcalose metabólica – relaciona-se com a administração iatrogênica de bicarbonato, com perda de ácido clorídrico (vômitos), potássio (diuréticos, corticóides) e cloretos (diuréticos). O pH eleva-se acima de 7,44 e também os níveis do BE (acima de 26mEq/p).

Na tabela V-57 apresentamos, sinteticamente, como se comportam a pCO_2, o pH, o bicarbonato e o BE (desvio de base) nos casos de distúrbios acidobásicos.

Tabela V-57 – Distúrbios acidobásicos (Ramos, 1991).

Condição clínica	pCO_2	pH	bicarbonato	"Base excess"
Acidose respiratória compensada	↑	–	↑	–
Descompensada	↑↑	↓	↓	–
Acidose metabólica	↓	↓	↓	↓
Alcalose respiratória	↓	↑	↓	↑
Alcalose metabólica	↑	↑	↑	↑

Assistência – na assistência aos casos em que estão presentes distúrbios metabólicos, deve-se, prioritariamente, tentar remover as causas responsáveis pelas suas ocorrências. Concomitantemente, são preconizadas medidas visando corrigir as alterações identificadas.

A **desidratação** será corrigida pela administração por via oral de água e por via intravenosa de soluções cristalóides, controlando-se a diurese, os níveis tensionais e o hematócrito.

Para corrigir a **hiponatremia**, restringe-se a administração de água, e para favorecer a eliminação hídrica recomenda-se a infusão de soluções hipertônicas (manitol e glicose). A administração simples de solução hipertônica de cloreto de sódio corrige temporariamente a hiponatremia, mas em excesso provoca o edema. A melhor forma de combater a hiponatremia é atuar sobre a sua etiologia.

A **hipernatremia** deve impor a restrição sódica e corrige-se pela administração de soluções hipotônicas e água.

Em casos clínicos complicados com **hipopotassemia**, em geral, sua correção faz-se pela administração por via oral de potássio e cloretos. A infusão intravenosa de potássio deve ser limitada aos casos mais graves, complicados com alterações evidentes do ritmo cardíaco.

Presente a **hiperpotassemia**, recomenda-se a administração de solução glicosada e insulina (40 unidades para cada 1.000ml de soro glicosado a 10%). Essa medida provoca a transferência do potássio do espaço extra para o intracelular e, pelo menos temporariamente, reduz seu nível plasmático (Ramos, 1991). Quando a hiperpotassemia se acompanha de acidose, recomenda-se acrescentar o bicarbonato de sódio. A administração de cálcio justifica-se por minorizar o efeito cardiotóxico do potássio. Se a hiperpotassemia ocorre em casos de insuficiência renal, os processos de diálise são preferenciais. Mais recentemente, quando não se exige ação imediata, têm sido utilizadas as resinas que, ingeridas (20-30g, quatro vezes ao dia), captam o potássio no intestino e liberam o cálcio.

A terapêutica de *acidoses respiratórias* e *metabólicas* deve visar prioritariamente à correção de suas causas responsáveis: a) melhorar as trocas respiratórias e favorecer a oxigenação tecidual (acidose respiratória); b) insulinoterapia na acidose diabética; c) aumentar a perfusão tecidual em casos de choque; d) diálise se existe insuficiência renal. De imediato e enquanto se aguardam os resultados dessas medidas assistenciais, administra-se solução de bicarbonato de sódio em quantidade decorrente do grau de acidose.

Quadros de alcalose são menos freqüentes no pós-operatório de intervenções obstétricas. Como foi referido em relação às acidoses, deve-se atuar sobre suas prováveis causas. Na alcalose metabólica, a correção imediata e mediata se fará pela administração de amônia (corrige o pH) e pela terapêutica concomitante da hipopotassemia. Na alcalose respiratória, utilizam-se sacos plásticos para a respiração.

Finalmente, importa referir que casos graves de distúrbios do equilíbrio acidobásico devem ser atendidos em UTI e controlados cuidadosamente pelo "staff" pessoal e material neles presentes.

COMPLICAÇÕES PÓS-OPERATÓRIAS LOCAIS

Dentre as referidas no quadro V-22, praticamente todas foram consideradas nos Capítulos 52, 56, 72, 74, 102, 106, 158 e 168.

Entretanto, importa referir a possibilidade de ocorrerem quadros infecciosos intra-abdominais, resultantes da presença de corpos estranhos, como agulha (Fig. V-205) ou compressa, e extra-abdominais, conseqüentes à supuração da parede (Figs. V-206 e VI-207) e/ou à sua herniação (Figs. VI-208 e VI-209). Enquanto a eventração é mais freqüente após incisões abdominais medianas, a supuração da parede é mais incidente após incisões do tipo Pfannensteil.

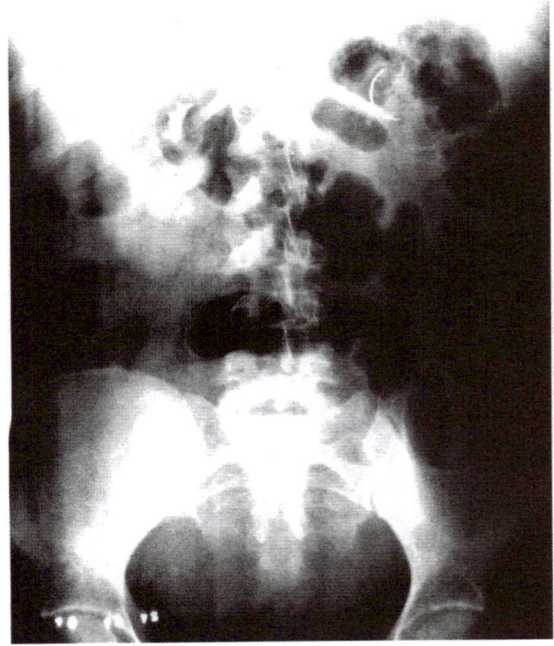

Figura V-205 – Presença de agulha no hipocôndrio esquerdo após cesárea.

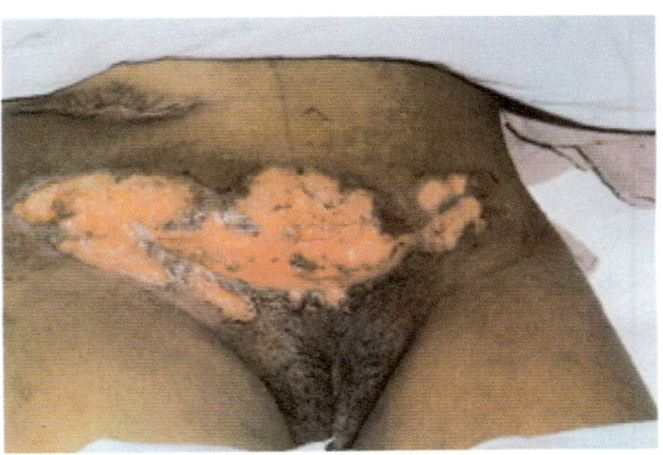

Figura V-207 – Supuração de parede abdominal pós-cesárea. Incisão de Pfannensteil. Notar a perda evidente do tecido local.

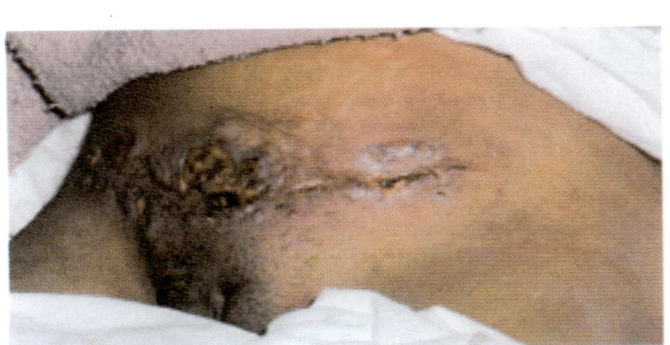

Figura V-206 – Supuração de parede abdominal pós-cesárea. Incisão de Pfannensteil.

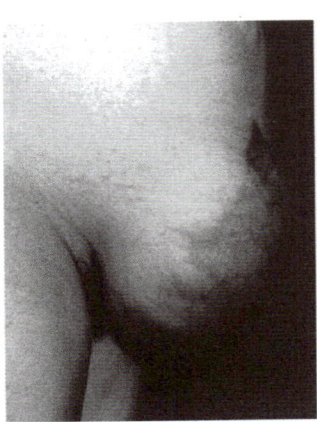

Figura V-208 – Eventração da parede abdominal. Incisão mediana infra-umbilical – cesárea.

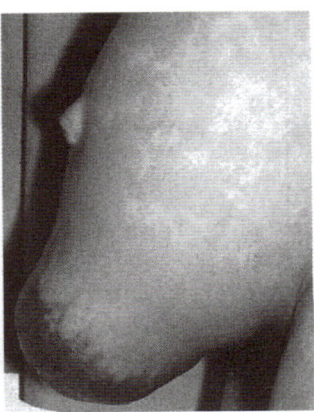

Figura VI-209 – Eventração da parede abdominal pós-cesárea. Gestação de 18 semanas.

Referências Bibliográficas

• BARLETT, J.C. & cols. – The bacteriology of aspiration pneumonia. *Am. J. Med.,* 56:202, 1974. • BELLO, J.A. & cols. – *Anestesia em Obstetrícia.* São Paulo, Livraria Atheneu Editora, 1985, p. 423. • BEVILACQUA, F. & cols. – *Fisiopatologia Clínica.* São Paulo, Rio de Janeiro, Atheneu, 1992, p. 499. • BRIQUET, R. – *Patologia da Gestação.* São Paulo, Editora Renascença S.A., 1948. • BUNGELER, W. – *Sessões Anátomo-clínicas.* São Paulo, Escola Paulista de Medicina, 1939. • FERREIRA SANTOS, R. – Obstruçao intestinal. In: Cintra do Prado & cols. *Atualização Terapêutica.* São Paulo, Artes Médicas, 1975. • KASINSKI, N. – Edema agudo pulmonar. In: Prado, K.C.; Ramos, J. & Valle, J.R. *Atualização Terapêutica.* 16ª ed., São Paulo, 1993, p. 159. • MAXSON, L.H. – *Spinal anesthesia.* Philadelphia, Lippincott, 1938. • McINTOSH, R – *Lumbar Puncture and Spinal Anethesia.* Edinburgh, E. & S. Livingstone Ltd., 1957. • NEME, B. – *Raquianestesia em Clínica Obstétrica.* São Paulo, Fundação Editorial Procienx, 1967. • NEME, B. & PINOTTI, J.A. – *Urgências em Tocoginecologia.* São Paulo, Sarvier, 1992. • NEME, B. & MATHIAS, L. – Eclâmpsia, prognóstico materno imediato. Experiência de 20 anos. *Maternidade e Infância.* 29:135, 1970. • PECHA, R.E. & DANILEWITZ, M.D. – Acute pseudoobstruction of the colon (Ogilvie's syndrome) resulting from combination tocolytic therapy. *Am. J. Gastroenterol.,* 91:1265, 1996. • RAMOS, O.L. – Distúrbios hidro eletrolíticos. In: Ramos, O.L. & Rothschild H.A. *Atualização Terapêutica.* São Paulo, Artes Médicas, 1991, p. 1114. • RAVO, B.; POLLANE, M. & GER, R. – Pseudo-obstruction of the colon following cesarean section: a review. *Dis. Colon Rectum,* 26:440, 1983 • SMITH, B.E. – Anesthetic emergencies. *Clin. Obstet. Gynecol.,* 28:391, 1985. • Sociedade Paulista de Anestesiologia. São Paulo, Curso de Reciclagem, 1991. • STEPHENSON, K.R. & RODRIGUEZ-BIGAS, M.A. – Decompression of the large intestine in Ogilvie's syndrome by a colonoscopically placed long intestinal tube. *Surg. Endosc.,* 8:116, 1994. • TABER, B. – *Manual of Gynecologic and Obstetric Emergencies.* Philadelphia, W.B. Saunders Co., 1984. • VANEK, V. & AL-SALTI, M. – Acute pseudo-obstruction of the colon (Ogilvie's syndrome): an analysis of 400 cases. *Dis. Colon Rectum,* 29:203, 1986. • WANGENSTEIN, O.H. – *Intestinal Obstruction.* Springfield, Charles C. Thomas, 1955.

Seção VI

Perinatologia

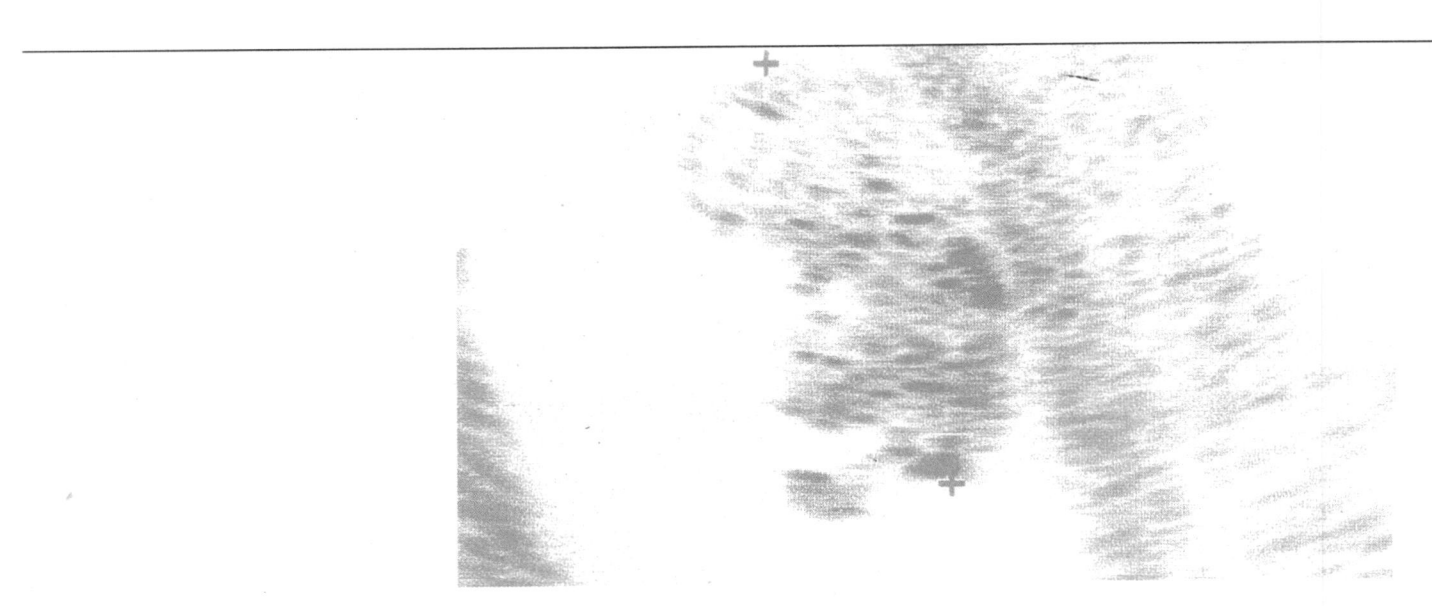

108 Considerações Gerais

Bussâmara Neme

Estritamente, o termo perinatologia, divulgado na terminologia obstétrica, após 1950-1960, faz referência ao estudo de todos os eventos fisiopatológicos que envolvem a grávida e, em particular, o concepto, desde a fecundação até a finalização dos efeitos decorrentes de sua vida intra-uterina e do parto.

Entretanto, no âmbito da assistência obstétrica, habitualmente, os tocólogos restringem essa longa fase, limitando-a em relação ao concepto apenas àquela, a partir da qual, após a sua extração ou expulsão da cavidade uterina, o recém-nascido apresentará condições orgânicas que permitirão sua sobrevida, livre das conseqüências às quais foi submetido durante as fases finais da gestação e da parturição.

Assim considerada, a fase perinatal estende-se a todo último trimestre da gestação e invade a fase neonatal, englobando as intercorrências, cuja assistência e desfecho interessam, igualmente, aos obstetras e aos neonatologistas.

Na verdade, em torno de 1950, esses especialistas, com fundamento em diversas casuísticas, reconheceram que, apesar de atingida a evidente redução nos índices de mortalidade materna, as perdas perinatais persistiam elevadas e mais resistentes ao declínio (Nesbitt e Anderson, 1957).

Uma vez conscientizados dessa situação, obstetras e neonatologistas associaram-se na assistência perinatal, daí resultando enormes avanços na propedêutica fetal e na assistência neonatal, com surpreendentes resultados, particularmente, na redução da idade gestacional em que tem sido possível a sobrevida extra-uterina e, conseqüentemente, na redução da morbiletalidade perinatal.

Dentro e em função dessa nova concepção assistencial, surgiram numerosas pesquisas e publicações que enriqueceram a propedêutica fetal e hipertrofiaram o valor da assistência pré-natal, no sentido de melhor avaliar a maturidade, a integridade morfológica e a vitalidade do concepto. Conseqüentemente, a partir desses conhecimentos, surgiram e foram incrementadas novas atitudes e condutas terapêuticas, de cuja aplicação clínica resultou novo capítulo no âmbito da perinatologia: a Medicina Fetal.

Assim, evolutivamente, surgiram, entre outras técnicas, a amnioscopia, a coleta de sangue do couro cabeludo fetal, a cardiotocografia, a amniocentese, a ultra-sonografia, as provas laboratoriais para identificar a maturidade pulmonar, a biópsia corial, a cordocentese, a dopplervelocimetria e a oximetria. No seu conjunto e complementadas por provas clínicas relacionadas à interpretação da vitalidade fetal, essa vasta propedêutica fetal proporcionou as condições que resultaram na terapêutica intra-útero, clínica e cirúrgica do concepto (Capítulo 142).

Em conseqüência da aplicação clínica desse numeroso armamentário propedêutico fetal, o prognóstico perinatal beneficiou-se de tal monta que a morbiletalidade fetal e neonatal, nos casos de gestações de risco agravado, praticamente, equiparou-se ao das gestações de baixo risco. Assim, por exemplo, os índices de morbiletalidade perinatal, nas gestações complicadas com síndromes hipertensivas, segundo nossa experiência, declinaram, progressivamente, de 18% (1969) para 7,8% (1975) e, finalmente, para 1,09% (1985). Tal benefício perinatal ocorreu, também, nas gestações complicadas por outras e diversas patologias clínicas, em face da segurança com que a maturidade e a vitalidade fetais foram corretamente avaliadas, permitindo condutas assistenciais que outrora se louvaram apenas na impressão e suspeita clínicas das condições intra-útero do concepto.

As principais publicações relacionadas à evolução dos conhecimentos inerentes à perinatologia encontram-se na bibliografia que incluímos neste capítulo, na ordem com que vieram a lume (até 1980).

Referências Bibliográficas

- BATTAGLIA, F.C. & cols. – *Perinatal Medicine: Review and Comments*. Saint Louis, C.V. Mosby Company, 1978.
- BOLOGNESE, R.J. & SCHWARZ, R.H. – *Perinatal Medicine*. Baltimore, Williams & Wilkins Company, 1977.
- BUTLER, N.R. & ALDERMAN, E.D. – *Perinatal Problems – Second Report of the 1958*. British Perinatal Mortality Survey. Edinburgh, E. & S. Livingstone Ltd., 1969.
- GLUCK, L. – *Modern Perinatal Medicine*. Chicago, Year Book Medical Publishers, Inc., 1974.
- HORSKY, J. & STEMBERA, Z.K. – Intra-Uterine Dangers to the Foetus – International Symposium – Pragne, 1966. Amsterdam, Excerpta Medica Foundation, 1967.
- HUNTINGFORD, P.J. – Perinatal Medicine. Second European Congress of Perinatal Medicine – London; 1970. S. Karger, Basel, 1971.
- HUNTINGFORD, P.J. & cols. – *Perinatal Medicine*. 1st ed., European Congress. Berlin. Georg. Thieme Verlag, Stuttgart, 1969.
- KRETCHMER, N. & HASSELMEYER, E.G. – *Horizons in Perinatal Research*. New York, John Wiley & Sons, 1974.
- NESBITT Jr., & ANDERSON, R.E.L. – *Perinatal loss in Modern Obstetrics*. Philadelphia, F.A. Davis Company Publishers, 1957.
- PAN AMERICAN HEALTH ORGANIZATION – Perinatal Factors Affecting human development. Washington, World Health Organization, 1969.
- ROOTH, C. & BRATTEBY, L.E. – Perinatal Medicine – Fifth European Congress Perinatal Medicine. Uppsala, 1976. Almqvist & Wiksell International, Stockholm, 1976.
- SCARPELLI, E.M. & COSMI, E.V. – *Reviews in Perinatal Medicine*. Vol. 3, New York, Raven Press, 1978.
- STAVE, V. – *Physiology of the Perinatal Period*. New York, Appleton-Century-Crofts, 1970.
- STEMBERA, Z.K. & cols. – *Perinatal Medicine*. 4th ed., European Congress of Perinatal Medicine. Thieme-Edition. Publishing Sciences Group. Inc. Stuttgart, 1975.
- THALHAMMER, O. & cols. – *Perinatal Medicine*. Sixth European Congress. Vienna. Georg. Thieme Publishers, Stuttgart, 1979.
- ZUSPAN, F.P. – *Current Developments in Perinatology*. Saint Louis, C.V. Mosby Company, 1977.

109 Adaptação do Concepto à Vida Neonatal

Antonio Rozas
Celeste Gomez Sardinha Oshiro

INTRODUÇÃO

A sobrevivência do recém-nascido ao passar da vida intra para a extra-uterina (fase de transição) depende de sua adequada e imediata adaptação à atmosfera.

Durante a gravidez, o feto oxigena seu sangue venoso e elimina o gás carbônico através da placenta, pois seus pulmões, quanto a essas funções, permanecem inativos. Ao nascer, o concepto normal deve oxigenar seus tecidos, dentro do primeiro minuto de vida, de maneira apropriada, por meio dos alvéolos pulmonares. Esta é, sem dúvida, a primeira e essencial adaptação do recém-nascido.

Logo após o desprendimento do concepto, as conexões vasculares que o ligam à placenta, quais sejam, as duas artérias umbilicais e a veia umbilical, que transitam pelo funículo, deixam de funcionar. Outrossim, em fase de transição, nas 24-48 horas após o nascimento, fecham-se comunicações no aparelho cardiovascular, que existem na vida fetal e não no adulto, como o ducto venoso, o forame oval e o canal arterial.

A temperatura fetal é mantida constante graças ao organismo materno. Após a expulsão, o recém-nascido sofrerá brusco impacto térmico do novo ambiente e terá que se ajustar a essa nova condição.

ADAPTAÇÃO RESPIRATÓRIA

ASPECTOS FETAIS

A partir do terceiro trimestre da gravidez, os pulmões do feto tornam-se cada vez mais aptos para a respiração aérea, em conseqüência de seu desenvolvimento morfológico, funcional e bioquímico.

Desenvolvimento morfológico – entre a 17ª e a 24ª semana de gestação, desenvolvem-se os bronquíolos terminais e, na fase terminal desse período (em torno da 24ª semana), surgem as estruturas saculares. Nessa época, as células de revestimento dos ácinos (pneumócitos) diferenciam-se em dois tipos (I e II) que se unem à membrana basal. Um terceiro tipo (III), que talvez derive do tipo II e o macrófago errante ou migratório (MacFlin, 1954). Os pneumócitos II contêm corpos intracelulares de inclusão, denominados corpos lamelares, que são organelas ricas em lipídeos e armazenam o surfactante. Esses corpos lamelares aumentam em tamanho e número, com o desenvolvimento dos pulmões fetais, e são expelidos dos pneumócitos II, por exocitose, para a luz alveolar, onde se convertem em mielina tubular (Barclay e cols., 1939; Campiche e cols., 1963; Williams, 1977).

Após o nascimento, o pulmão da criança desenvolve-se muito. Admite-se que o número de alvéolos aumenta de 10 vezes até os 8 anos de vida, e o tamanho, até a puberdade (Junqueira e Zago, 1982).

Os pulmões do feto são sólidos, mesmo depois da formação dos alvéolos. O espaço canalicular contém líquido, provavelmente, segregado pelas células epiteliais que o revestem. Esse fluido tem características que o revestem e também características químicas de ultrafiltrado do plasma e difere do líquido amniótico por menor concentração de proteínas e maior concentração de fosfolipídeos. Acredita-se que o feto de termo produza 250 a 450ml/24h de líquido pulmonar. Este, entrando e saindo, por seu volume, parece desempenhar importante papel no desenvolvimento normal do pulmão.

Desenvolvimento funcional – hoje, graças, principalmente, às técnicas ultra-sonográficas, comprovou-se que já em torno da 11ª semana de gravidez o feto apresenta movimentos da parede torácica. Esses movimentos no início do quarto mês, são suficientemente intensos, para mover o líquido amniótico e pulmonar para dentro e para fora do trato respiratório. A freqüência desses movimentos varia entre 30 e 70 por minuto, os quais são episódicos e irregulares (Behrman e Kliegman, 1990). A hipóxia grave acompanha-se de apnéia e aparecimento de inspirações bruscas ("gasping"). Nessas condições, o feto liberaria apióide como a beta-endorfina (Boddy e Dawes, 1975). Os elementos neurais que fazem parte do centro respiratório se formam, precocemente, e podem funcionar quando submetidos a estímulos químicos ou físicos.

Desenvolvimento bioquímico – identifica-se já a partir da 24ª semana da gravidez, nos pneumócitos II, a presença de lipoproteínas ricas em fosfolipídeos. Estes têm a capacidade de reduzir a tensão superficial na interfase alvéolo-ar no recémnascido, evitando o colapso pulmonar.

As substâncias surfactantes (lipoproteínas) são constituídas de apoproteínas e fosfolipídeos (80 a 90%).

As apoproteínas do surfactante são denominadas de proteína A (SP-A), proteína B (SP-B), proteína C (SP-C) e proteína D (SP-D). Destas, a mais abundante é a SP-A, cujas funções biológicas são: a regulação do fluxo de entrada e de saída de surfactante do pneumócito II; a formação da estrutura da mielina tubular que reveste o interior dos alvéolos; o auxílio à fagocitose pelos macrófagos alveolares e a inibição da ativação do surfactante pelas proteínas plasmáticas eventualmente presentes nos alvéolos (Cockshutt e cols., 1990).

A SP-B estimula a formação da monocamada fosfolipídica na superfície alveolar e intensifica as propriedades dos fosfolipídeos quanto à diminuição da tensão superficial alveolar, função esta também atribuída à SP-C.

As propriedades da SP-D ainda não estão bem definidas (Rebello e Diniz, 2000).

Estes, dos quais depende, em grande parte, a atividade tensoativa, são componentes obrigatórios das paredes celulares. As lecitinas, também denominadas fosfatidilcolinas, representam os fosfolipídeos mais abundantes no pulmão do feto de termo (em torno de 80%). A dipalmitoilfosfatidilcolina representa, aproximadamente, 50% e o fosfatidilglicerol quase 10% dos fosfolipídeos. Segundo Dawes e cols. (1955), além desses dois, outros fosfolipídeos, porém com menor participação, foram isolados do pulmão do feto de termo: fosfatidilinositol, fosfatidilmetiletanolamina, fosfatidiletanolamina, esfingomielina e outros (Fig. VI-1).

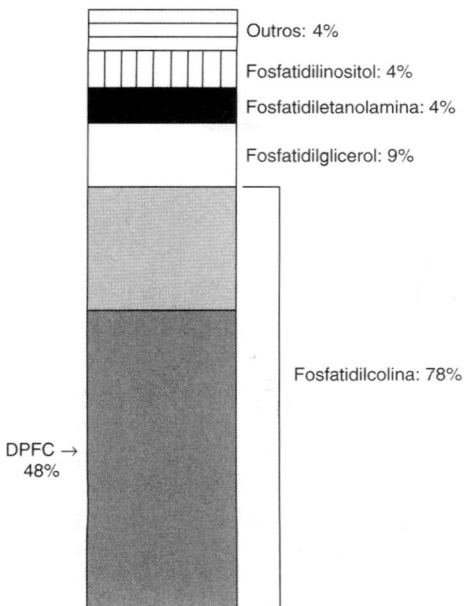

Figura VI-1 – Composição em porcentagem dos fosfogliceropídeos do pulmão maduro. DPFC = dipalmitoilfosfatidilcolina (Cunningham e MacDonald, 1989).

A síntese crescente dos surfactantes, especialmente da dipalmitoilfosfatidilcolina e do fosfatidilglicerol, é essencial para o preparo adequado do pulmão fetal, durante a transição da interface alvéolo-líquido, para a interface alvéolo-ar, evitando o colapso pulmonar após o nascimento.

Gluck e Kulovich (1973) demonstraram o aumento progressivo de dipalmitoilfosfatidilcolina no líquido amniótico, em relação à quantidade de esfingomielina (relação lecitina/esfingomielina), de tal maneira que, entre as 34ª e 35ª semanas, esta proporção seria de 2/1 (L/E), e isto constitui marcador do amadurecimento pulmonar (Gráfico VI-1).

Hallman e cols. (1976) verificaram que o fosfatidilglicerol no líquido amniótico, a partir da 35ª semana, surge e se eleva ao mesmo tempo que se reduz o teor de fosfatidilinositol no fluido amniótico (Gráfico VI-2).

RESPIRAÇÃO NEONATAL

O recém-nascido sadio adapta-se, de maneira rápida e satisfatória, ao inspirar e expirar o ar da atmosfera. Ele, para sobreviver, depende do intercâmbio adequado de oxigênio e gás carbônico entre o ar atmosférico e o sangue da circulação pulmonar. Além disso, o fluido que ocupa a árvore respiratória deve logo ser substituído por ar, e este deve ser renovado por meio dos movimentos respiratórios regulares e uma microcirculação apropriada deve estabelecer-se em íntima proximidade aos alvéolos. As respirações episódicas e superficiais do feto são substituídas, após o nascimento, por respirações mais constantes e profundas.

As alterações bioquímicas que ocorrem no final da gestação e que se acentuam durante o parto, como queda da tensão de oxigênio, aumento da pCO_2 e redução pequena da alcalinidade, estimulam os quimiorreceptores com conseqüente taquicardia inicial e aumento da pressão arterial (Windle, 1974). Os primeiros movimentos respiratórios determinam, ao fim de 30 a 60 minutos, níveis normais dos gases sangüíneos e do pH (Oliver e cols., 1961; Koch, 1968). Isso indica que houve êxito na expansão e estabilização dos alvéolos, bem como perfusão pulmonar adequada e reabsorção do líquido contido nos pulmões (Taylor, 1971).

O recém-nascido normal, de regra, respira logo após a expulsão e estabelece-se pressão intratorácica negativa, da ordem de 40 a 100cmH_2O, o que facilita a expansão dos pulmões. Rapidamente, estabelece-se o volume residual normal nos pulmões. Isso significa que os alvéolos foram estabilizados pelas substâncias surfactantes que os revestem e sem as quais ocorre o colapso durante a expiração (Reynolds, 1955). Na maioria das vezes, a pressão para expandir os pulmões do recém-nascido de termo é pequena (5 a 10cmH_2O); alguns, entretanto, necessitam de pressão de abertura mais alta, de 20 a 30cmH_2O (Behrman e Kliegman, 1990).

Durante o parto, por via vaginal, a caixa torácica do feto é comprimida a pressões que variam de 30 a 160mmH_2O, quando de sua passagem pelo desfiladeiro pélvico. A redução de volume do tórax produz ejeção forçada de 20 a 30ml de líquido traqueal através das vias aéreas. Ao se desprender o concepto, ocorre descompressão passiva do tórax com entrada de ar

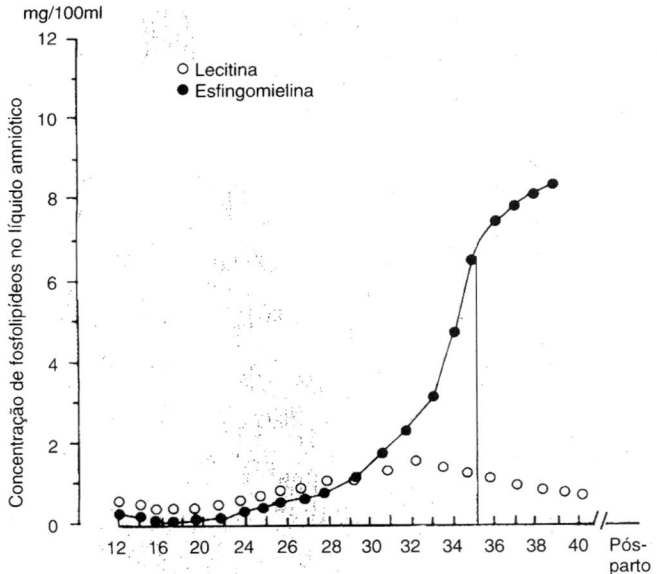

Gráfico VI-1 – Alterações nas concentrações médias de lecitina e esfingomielina no líquido amniótico durante a gestação normal (Gluck e Kulovich, 1973).

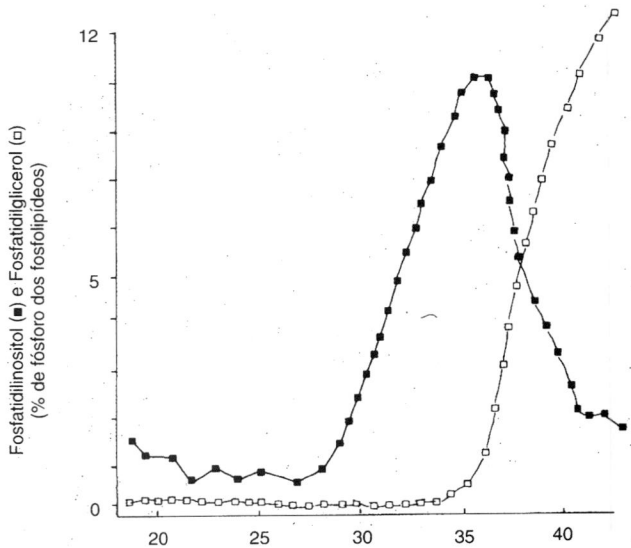

Gráfico VI-2 – Conteúdo de PI (■) e PG (□) no líquido amniótico. Os fosfolipídeos foram quantificados pela porcentagem do fósforo total dos fosfolipídeos. Desvios das médias são assinalados (Hallman e cols., 1976).

nas vias aéreas altas (Taylor, 1971). Saunders (1978) calculou que, no parto vaginal, o fluido expelido corresponde a um terço da capacidade funcional residual. As crianças nascidas por cesárea, principalmente quando executada antes do início do trabalho de parto, têm, com muita probabilidade, mais líquido e menos gás em seus pulmões, durante as primeiras 6 horas de vida (Milner e cols., 1978).

Ainda, no parto vaginal, como a figura VI-2 demonstra, a descompressão do tórax se acompanha de esforço glossofaríngeo ativo, que acrescenta ar nas vias aéreas proximais e a introdução de sangue nos capilares pulmonares (Saunders, 1978; Mortola e cols., 1982; Smith e Nelson, 1987). O líquido alveolar residual, após o nascimento, é logo depurado por meio da circulação pulmonar e, em menor grau, por intermédio dos vasos linfáticos pulmonares. A demora na remoção do fluido dos alvéolos contribui para a síndrome da taquicardia transitória do recém-nascido (Chernick, 1978).

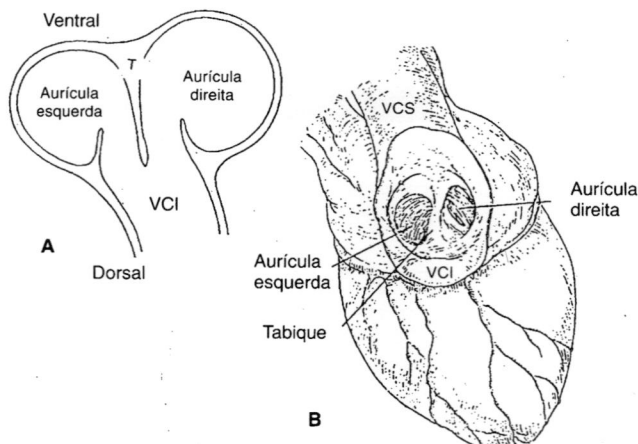

Figura VI-3 – Coração do feto de termo mostrando os dois ramos da veia cava inferior (VCI). A) Diagrama. B) Vista posterior do coração do feto humano com a veia cava inferior aberta. VCI = veia cava inferior; T = tabique; VCS = veia cava superior (Windle, 1974).

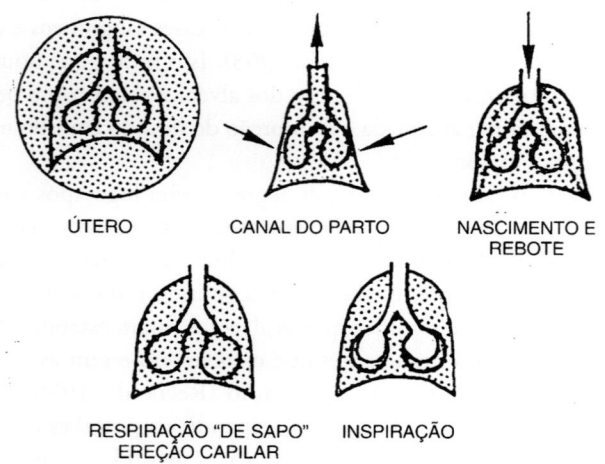

Figura VI-2 – Descompressão torácica após a expulsão fetal (Smith e Nelson, 1987).

A brusca alteração térmica e o manuseio da criança ao se desprender são fatores que provocam a respiração por estímulos que atingem, reflexamente, o centro respiratório a partir da pele.

ADAPTAÇÃO CIRCULATÓRIA

CIRCULAÇÃO FETAL

Ao nível da placenta ocorre a oxigenação do sangue venoso fetal. Após as trocas respiratórias, o sangue oxigenado transita no cordão umbilical pela veia umbilical. Esta, única no funículo, penetra no feto pelo anel umbilical e sobe, atravessando a parede abdominal em direção ao fígado; logo abaixo deste divide-se em dois ramos. O ramo maior torna-se *ductus venosus* que dessangra, diretamente, na veia cava inferior, enquanto o ramo menor une-se com a veia porta e esvazia seu sangue no fígado (James e Rowe, 1957). Este sangue, após circular pelo fígado, principalmente pelo lobo esquerdo, atinge a veia cava inferior através da veia hepática, consiste de sangue arterial (oxigenado) da placenta e de sangue venoso retornando da parte inferior do corpo fetal. A veia cava superior traz sangue dessaturado de oxigênio da cabeça, do pescoço e dos braços (Bonica, 1967).

A veia cava inferior, quando chega ao coração, divide-se em dois ramos curtos, por uma prega ou crista (*crista dividens*) do trabique interauricular. Um ramo abre-se na aurícula esquerda e o outro na aurícula direita (Fig. VI-3); a abertura do ramo esquerdo há muito se denomina de forame oval (Windle, 1974).

A corrente sangüínea da veia cava inferior, em grande parte, passa através do forame oval para a aurícula esquerda; a menor corrente atinge o átrio direito para misturar-se com o sangue da veia cava superior. Todo o sangue veiculado pela veia cava superior penetra no átrio direito (Bonica, 1967). O sangue desta câmara passa para o ventrículo direito e deste apenas 8 a 10% do débito é bombeado para o circuito pulmonar. O restante do débito ventricular direito (90 a 92%) desvia-se dos pulmões através do *ductus arteriosus* pérvio e progride pela aorta descendente.

O volume de sangue que flui para o sistema pulmonar é pequeno (8 a 10%), em virtude da vasoconstrição produzida por hipertrofia muscular da túnica média das arteríolas pulmonares de pequeno calibre e porque o fluido do pulmão eleva a resistência vascular do fluxo sangüíneo. O tônus arterial pulmonar, também, responde à hipóxia, à hipercapnia e à acidose com vasoespasmo, o que aumenta ainda mais a resistência vascular pulmonar (Behrman e Kliegman, 1990).

A aurícula esquerda recebe pequena quantidade de sangue venoso dos pulmões pelas veias pulmonares, e grande quantidade de sangue arterializado (oxigenado) da veia cava inferior, através do forame oval. O sangue do átrio esquerdo passa para o ventrículo esquerdo pela válvula mitral. Cerca de 25% do débito ventricular esquerdo irrigará o coração, o cérebro, o pescoço e os braços através das artérias coronária, carótida e subclávia; o restante do débito ventricular esquerdo (75%) encaminha-se pela aorta descendente, para irrigar o corpo e os membros inferiores do feto, bem como a placenta, através das artérias umbilicais.

O sangue bombeado pelo ventrículo direito para a artéria pulmonar e que se desvia pelo *ductus arteriosus* atinge a aorta descendente depois da saída da artéria subclávia esquerda, de tal modo que o coração, o cérebro e os braços recebem sangue mais oxigenado que o restante do corpo e placenta, ainda que a diferença não seja muito significativa (Bonica, 1967).

O canal arterial (*ductus arteriosus*) permanece pérvio no feto devido aos baixos teores de O_2 e às altas taxas de prostaglandinas dilatadoras, isto é, PGE_2. A circulação cardíaca fetal *in utero* é semelhante a duas bombas conectadas e operando em paralelo; entretanto, após o nascimento, o arranjo dos ventrículos assemelha-se a uma conexão em série. Durante a vida uterina, o ventrículo direito é dominante, bombeando 65% do débito ventricular conjunto (D + E); trata-se de volume muito alto (450ml/kg/min) em comparação com o volume de sangue impulsionado pelo ventrículo direito do recém-nascido (200ml/kg/min).

CIRCULAÇÃO NEONATAL

Durante e após o nascimento, ocorrem alterações morfológicas e funcionais importantes que modificam, de maneira significativa, a hemodinâmica na transição feto-recém-nascido. As mais importantes são: a) desaparecimento da circulação placentofunicular; b) o *ductus venosus* deixa de funcionar; c) aumento no fluxo sangüíneo pulmonar; d) fechamento do forame oval; e) fechamento do canal arterial.

Desaparecimento da circulação placentofunicular – quando, após o desprendimento do concepto, não se laqueia o cordão umbilical, a maior parte do sangue placentário é enviada ao feto pelo binômio retração-contração uterina até que a placenta se descole, o que ocorre em 6 a 10 minutos. Os vasos do funículo retraem-se por fatores bioquímicos (ação de catecolaminas e prostaglandinas) e biofísicos (estiramento, ressecamento, esfriamento e manuseio). O pinçamento do cordão umbilical, imediatamente após a expulsão da criança, impede que se produza a transfusão de sangue placenta-recém-nascido. Quando a laqueadura é realizada, ao deixarem de ser visíveis e palpáveis as pulsações dos vasos funiculares, como mostra o gráfico VI-3, permanece, ainda, metade do sangue placentário sem ser transfundido (Windle, 1974).

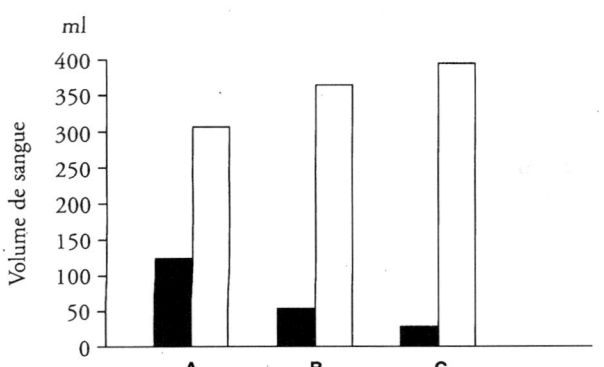

Gráfico VI-3 – Sangue fetal nos vasos placentários (colunas negras) e nos vasos da circulação geral (colunas brancas). A) Ligadura imediata do funículo. B) Após cessar as pulsações. C) Após a expulsão da placenta (Windle, 1974).

O ducto venoso deixa de funcionar – no recém-nascido, duas alterações hemodinâmicas são importantes em virtude do desaparecimento da circulação placentofunicular: a) não mais transita o sangue pela veia umbilical e, portanto, pelo *ductus venosus*. Dessa maneira, declina o retorno venoso pela veia cava inferior para a aurícula direita; em consequência, ocorre queda da pressão local, o que facilita o fechamento do forame oval; b) a constrição das artérias umbilicais, excluindo a circulação placentária de baixa resistência, determina aumento da pressão arterial sistêmica do feto. Isto tem importância na inversão do fluxo de sangue no canal arterial, entre a artéria pulmonar e a aorta. Com a obliteração e a atrofia, as artérias umbilicais, dentro de três a quatro dias após o nascimento, desde sua origem nas artérias hipogástricas até o anel umbilical, passarão a constituir os ligamentos umbilicais. Por outro lado, os remanescentes intra-abdominais da veia umbilical formarão o ligamento. O ducto venoso, após o fechamento de sua luz, constituirá o *ligamentum venosum* (Cunningham e MacDonald, 1989).

Aumento do fluxo sangüíneo pulmonar – ao se estabelecerem a respiração e a expansão dos pulmões, ocorre queda na resistência vascular pulmonar do recém-nascido. Isso decorre da pressão intratorácica negativa e, também, do aumento significativo da tensão arterial de oxigênio. A tensão de oxigênio que aumenta no sistema vascular pulmonar do recém-nascido, que agora respira ar, serve para diminuir o tono vasomotor ativo nas arteríolas pulmonares pré-capilares (Reynolds, 1955).

O tono dos vasos sangüíneos pulmonares *in utero* é controlado pelo sistema nervoso autônomo. Injeção de pequenas doses de acetilcolina causa vasodilatação acentuada, enquanto a noradrenalina e a hipóxia promovem vasoespasmo significativo. Na hipóxia fetal, provavelmente, por vasoconstrição pulmonar ocorre desvio de parte do fluxo sangüíneo pulmonar, através do canal arterial, para a placenta. Entretanto, ainda que o parto seja processo asfíxico, o fluxo sangüíneo pulmonar permanece baixo, até que se estabeleça a primeira respiração (Bonica, 1967).

Outrora se admitia que a queda na resistência vascular pulmonar, no recém-nascido, fosse primariamente devida aos efeitos mecânicos da expansão pulmonar. Dados recentes, entretanto, apontam para os efeitos bioquímicos, ou seja, aumento da pO_2 e queda na pCO_2. Após o nascimento, a pressão arterial pulmonar permanece, ainda, relativamente alta por algum tempo. Situa-se, de início, em torno de 30/10 a 50/25mmHg e pode mesmo atingir 70/40mmHg e, então, gradualmente cai para 15 a 16mmHg, que é a pressão pulmonar normal no adulto (Bonica, 1967).

Fechamento do forame oval – o maior fluxo de sangue pelos pulmões do recém-nascido determina retorno de maior volume de sangue oxigenado ao átrio esquerdo e, em conseqüência, aumento de pressão nessa câmara cardíaca. Ao mesmo tempo, ocorre queda do retorno sangüíneo para a aurícula direita, em decorrência da exclusão circulatória pela veia umbilical e pelo *ductus venosus*, o que determina menor pressão atrial. A redução da pressão no átrio direito e o aumento da pressão no átrio esquerdo, como já assinalamos, propiciam o fechamento do forame oval. Teoricamente, pelo menos, a queda da pressão sangüínea na aurícula direita e o aumento na esquerda causam o fechamento funcional do forame oval, imediatamente após o parto. Há, entretanto, desacordo quanto ao momento em que realmente ocorre a oclusão. Alguns autores (Barclay e cols., 1939; Dawes e cols., 1955) admitem, baseados em experimentação, que o fechamento funcional do forame oval ocorre logo após, em minutos, o nascimento. Existe, contudo, quem acredite que a fusão anatômica dos dois septos do forame oval não se completou até que tenha decorrido um ano de vida e, ainda, em 25% das pessoas a oclusão perfeita jamais é atingida (Arey, 1946).

Quando a pressão no átrio direito, por qualquer razão, aumenta e ultrapassa a do átrio esquerdo, o desvio da direita para a esquerda se restabelece (James e Rowe, 1957).

Fechamento do canal arterial – após o nascimento, com o desaparecimento da circulação pelas artérias umbilicais, ocorre aumento da resistência periférica e, com isto, eleva-se a pressão arterial aórtica do recém-nascido. Por outro lado, ao mesmo tempo, com a expansão pulmonar, ocorre oxigenação do sangue e eliminação do gás carbônico nos alvéolos pulmonares.

Essas alterações bioquímicas produzem vasodilatação e conseqüente queda da pressão na artéria pulmonar. Essa queda e a elevação simultânea na pressão aórtica determina a inversão no fluxo sangüíneo no canal arterial. Ao se estabelecer a respiração pulmonar, o sangue que retorna ao coração pelas veias pulmonares, em maior volume e oxigenado, é bombeado pelo ventrículo esquerdo e, em decorrência da inversão do fluxo ao nível do canal arterial ocorre por ação direta do oxigênio a constrição da parede do canal arterial. Tem, também, importância neste fechamento a redução na produção das prostaglandinas vasodilatadoras, especialmente da PGE_2 (Brash e cols., 1981).

O mecanismo da oclusão do canal arterial não depende da queda da pressão no seu interior, como se pensava anteriormente (Reynolds, 1954), mas sim do aumento da tensão do oxigênio no sangue fluindo através dele. A constrição faz-se mesmo na presença de hipertensão pulmonar e também não é afetada pela desnervação. Entretanto, ela pode ser revertida pela redução de oxigênio no sangue. As aminas simpáticas determinam a oclusão. A hipóxia pode reverter a reabertura do ducto arterial e restabelecer o modelo da circulação fetal (Born, 1956; James, 1965). Conclui-se que a resposta do ducto arterial ao oxigênio ou hipoxemia é oposta àquela dos vasos pulmonares.

Regulação da pressão arterial – a pressão arterial é determinada pela interação do débito cardíaco e da resistência vascular periférica, sendo um indicador do estado de saúde do recém-nascido. Logo após o nascimento, observa-se aumento significante do consumo de oxigênio, da ordem de 4,5 a 7ml/kg/min nas 24 horas. Nesse momento, as catecolaminas e o hormônio tireoidiano exercem um papel regulador fundamental. O hormônio da tireóide na vida fetal atua sobre o desenvolvimento dos receptores beta-adrenérgicos no miocárdio, causando aumento do débito cardíaco pós-natal. As contrações miocárdicas tornam-se mais intensas com o aumento da idade gestacional. Em resposta à estimulação simpática e ao hormônio tireoidiano, ocorre aumento da freqüência cardíaca, do retorno venoso e do inotropismo (Modi e cols., 1994).

Os níveis de catecolaminas são elevados no recém-nascido durante a primeira semana de vida. Os níveis de adrenalina produzidos na supra-renal aumentam durante a vida fetal e essa maturação pode ser induzida por glicocorticóides que estimulam a feliletanolamina N-metiltransferase, enzima terminal na biossíntese de adrenalina. A noradrenalina é um neurotransmissor liberado pelos terminais nervosos simpáticos cujas principais ações são: adaptação cardiovascular, regulação térmica, liberação de surfactante e regulação do tono da musculatura lisa dos tecidos vasculares. Assim, em boa parte, as respostas miocárdicas às catecolaminas são mediadas por mecanismos beta-adrenérgicos.

O recém-nascido pré-termo apresenta menores níveis de adrenalina e noradrenalina que o de termo, fato este que limita sua resposta ao estresse (Sasidharan, 1998).

Mediadores da vasodilatação pulmonar – a adaptação circulatória à vida extra-uterina é induzida por múltiplos mediadores vasoativos, dentre os quais o sistema renina-angiotensina, a endotelina 1, as prostaglandinas e o sistema L-arginina-óxido nítrico (Malamitsi-Puchner e cols., 1995).

A medida de excreção urinária de nitrito e de nitrato em recém-nascidos é um índice de formação endógena de óxido nítrico, um potente vasodilatador pulmonar. Seus níveis estão elevados nos primeiros quatro dias de vida, sugerindo um papel fisiológico ativo na adaptação perinatal (Tsukahara e cols., 1997). Endo e cols. (1997) relataram o primeiro estudo que demonstra a influência do trabalho de parto espontâneo sobre os níveis séricos de óxido nítrico, sendo maiores que os recém-nascidos de parto cesáreo (Endo e cols., 2001).

Estrutura muscular da parede das artérias pulmonares – as artérias pulmonares periféricas são remodeladas imediatamente após o nascimento, quando a resistência vascular pulmonar se reduz. As alterações na estrutura e na função muscular das artérias pulmonares são cruciais para a adaptação à vida extra-uterina e mudanças rápidas na expressão gênica da matriz protéica são comumente necessárias para essa adaptação (Durmowicz e cols., 1994). Nos casos de hipóxia crônica, ocorre mudança na expressão gênica da matriz na parede da artéria pulmonar, com perda da vasorreatividade (Tozzi e cols., 1999).

Em um estudo experimental, Kelly e cols. (2002) investigaram as respostas das fibras musculares lisas da parede do endotélio arterial pulmonar diante de estímulos relaxantes e contráteis, ao nascimento e com 14 dias de vida. Por meio de microscopia eletrônica e por fluorescência, foram avaliadas as alterações do diâmetro do lúmen arterial. Na vida fetal, as bandas alfa-actina das miofibrilas parecem ser descontínuas e não orientadas no eixo longitudinal. Aos 14 dias de vida, as bandas longas das miofibrilas são paralelas ao eixo longitudinal da célula, tanto no estado relaxado quanto no contrátil. A partir da estimulação com uma substância que gera a contratilidade muscular, houve redução maior e mais rápida do lúmen das células musculares lisas das artérias pulmonares ao nascimento que aos 14 dias de vida. Houve correlação positiva entre o tempo de vida e a distância entre as células musculares lisas. Os resultados sugeriram que a mudança no diâmetro do lúmen em relação à contração celular foi mais bem observada ao nascimento que com 14 dias de vida e que a quantidade de matriz extracelular dentro da parede do vaso pode limitar as mudanças no diâmetro do lúmen.

Concluindo, podemos comprovar que a circulação fetal não se transforma na do adulto de maneira brusca, mas que há fase de transição. Como vimos, o fechamento funcional faz-se de maneira progressiva, completando-se no fim de um a dois dias de vida. Entretanto, o fechamento anatômico do forame oval e do canal arterial pode demorar semanas.

Com a oclusão do forame oval e do canal arterial, os dois ventrículos deixam de trabalhar em paralelo e passam a funcionar em série.

O único "shunt" que permanece no adulto realiza-se através da artéria brônquica e do sistema capilar pulmonar, pelo qual pequena quantidade de sangue volta ao coração esquerdo, via veias pulmonares, sem ter passado pelo ventrículo direito (Brobeck e cols., 1976). As circulações do feto, de transição e do adulto estão apresentadas no esquema VI-1.

Esquema VI-1 – Tipos de circulação: fetal, transicional (neonatal) e de adulto. FO = forame oval; DA = *ductus arteriosus* (Brobeck, 1976).

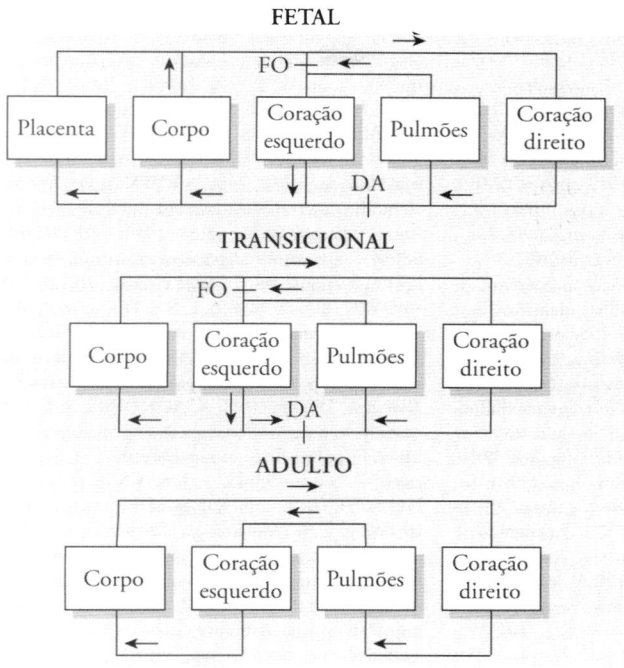

ADAPTAÇÃO TÉRMICA

Os mamíferos adultos, incluindo os humanos, são homeotérmicos, isto é, são capazes de manter temperatura corporal profunda muito constante, mesmo diante de grandes alterações da temperatura ambiente.

O feto bem isolado no interior da cavidade amniótica, por suas membranas, apresenta temperatura semelhante à materna. O concepto tem atividade metabólica acentuada, e há dados que sugerem que sua temperatura deve ser maior que a temperatura interna média da mãe.

Abrams e cols. (1970) referem que Alexeeff, obstetra russo, verificou, já no século passado, que a temperatura bucal e retal do feto (de acordo com a apresentação) era, constantemente, maior que a temperatura vaginal, uterina e retal da parturiente. Esses mesmos autores verificaram, na ovelha, que o encéfalo fetal possui temperatura 0,4 a 0,8°C maior que a temperatura do sangue da aorta materna. A dissipação do calor metabólico fetal se faz, de maneira eficiente, pela placenta.

Após o parto, o recém-nascido passa para ambiente mais ou menos frio, dependendo da temperatura da sala de partos. De regra, ocorre queda de 0,3°C na temperatura central.

A temperatura atmosférica ideal é o chamado *ambiente térmico neutro*, que é a temperatura ambiente que resulta na menor taxa de calor produzido pelo recém-nascido e ao mesmo tempo mantém temperatura corporal adequada. Os limites do ambiente térmico neutro foram definidos para os recém-nascidos de termo e prematuros entre 32 e 34°C (Heim, 1971).

A produção de calor pelo recém-nascido depende, em grande parte, do tecido adiposo. Existem duas variedades de tecido adiposo que diferem tanto estrutural como funcionalmente. A gordura branca subcutânea comum aparece no final da vida fetal humana e forma depósito energético útil ao princípio do período pós-natal. A gordura parda, marrom ou castanha está relacionada com a produção de calor.

A produção de calor pelo recém-nascido se dá, predominantemente, sem tremor, decorrente de reações de hidrólise do trifosfato de adenosina (ATP), em áreas específicas contendo tecido adiposo pardo. Esse tipo de gordura é altamente vascularizado e contém muitas mitocôndrias por célula. Situa-se ao redor dos vasos sangüíneos calibrosos, propiciando rápida transferência de calor para a circulação. Os vasos do pescoço, do tórax e da região interescapular são localizações comuns da gordura parda. Tais tecidos são inervados pelo sistema nervoso simpático, que atua como estímulo primário para a produção de calor pelas células adiposas pardas. A noradrenalina liberada pelo estado de alarme térmico, ao desprender-se o concepto, ativa a produção de 3',5'-adenosinamonofosfato-cíclico (AMPc), que é o "segundo mensageiro" no interior da célula. O AMPc, por sua vez, ativa a lipase de triglicérides nas células, que catalisa a degradação de reservas de triglicérides a ácidos graxos *in vitro*. Os ácidos graxos sofrem oxidação, aumento da utilização do oxigênio e produção de calor (Harding, 1971).

Os tremores não ocorrem em recém-nascidos humanos, de macaca *Rhesus*, de gatas e de alguns roedores. Constatou-se que a extirpação experimental de considerável porção de tecido adiposo castanho origina queda da produção de calor em ambiente frio.

O aumento do metabolismo tem, da mesma maneira, importância na produção de calor, pois, imediatamente após o nascimento, há brusca elevação do TSH que determina o aumento dos hormônios tireoidianos no período neonatal (Burrow, 1972).

A perda de calor se dá por quatro mecanismos básicos: evaporação, radiação, convecção e condução. A perda de calor por evaporação faz-se quando o fluido amniótico que molha o recém-nascido evapora em um ambiente frio. A perda de calor por radiação processa-se para as superfícies sólidas próximas. Por convecção, quando a perda de calor é para correntes aéreas. A perda de calor por condução é aquela que se dá para os objetos em contato direto com a criança (Bruck, 1992; Ramos e cols., 2002).

Após o nascimento, todo recém-nascido de alto risco deve ser secado imediatamente, para não perder calor por evaporação, e deve logo ser aquecido, por fonte de calor radiante, para evitar perda de calor por convecção e por radiação.

Referências Bibliográficas

• ABRAMS, R. & cols. – Caracteres térmicos y metabólicos de la vida intrauterina. *Clin. Obstet. Ginecol.*, 13:549, 1970. • AGOSTINIANI, R. & cols. – Role of renal PGE_2 in the adaptation from foetal to extrauterine life in term and preterm infants. *Prostaglandins Leukot. Essent. Fatty Acids*, 67:373, 2002. • AREY, L.B. – Developmental anatomy: a textbook and laboratory manual of embryology. Philadelphia, W.B. Saunders, 1946. **In** Cunningham, F. & MacDonald, G. *Williams Obstetrics*. 18th ed. Appleton & Lange, New York, 1989, p.108. • AVERY, G.B. – *Neonatologia: Fisiopatologia y Manejo del Recién-nacido*. Ed. Medica Panamericana, Buenos Aires, 1987, p. 199. • BARCLAY, A. E. & cols. – Radiographic demonstration of circulation through heart in adult and in foetus, and identification of ductus arteriosus. *Br. J. Radiol.*, 12:505, 1939. • BEHRMAN, R.E. & KLIEGMAN, R. – *Nelson – Princípios de Pediatria*. Guanabara Koogan, Rio de Janeiro, 1990, p. 118. • BODDY, K. & DAWES, G.S. – Fetal breathing. *Br. Med. Bull.* 31:3, 1975. • BONICA, J.J. – *Principles and Practice of Obstetric Analgesia and Anesthesia, Physiology of Fetus and Newborn*. Philadelphia, F.A. Davis, 1967, p. 140. • BORN, G. – The constriction of the ductus arteriosus caused by oxygen and asphyxia in newborn lambs. *J. Physiol.*, 12:304, 1956. • BRASH, A. R. & cols. – Pharmacokinetics of indomethacin in the neonate: relation of plasma indomethacin levels to response of the ductus arteriosus. *N. Engl. J. Med.*, 305:67, 1981. • BROBECK, J.R. – *Best & Taylor's: As Bases Fisiológicas da Prática Médica*. 9ª ed., Rio de Janeiro, Guanabara Koogan, 1976, p. 442. • BROWNING, A.F. & cols. – Maternal plasma concentrations of beta-lipotropin, beta-endorphin and gama-lipotrophin throughout pregnancy. *Br. J. Obstet. Gynaecol.*, 90:1147, 1983. • BRUCK, K. – Neonatal thermal regulation. In: Polin R.A. & Fox W.W. (eds.). *Fetal and Neonatal Physiology*. Philadelphia, W.B. Saunders, 1992, p. 488. • BRUMLEY, G.W. & cols. – Lung phospholipids and surface tension. Correlations in infants with and without disease, and in adults. *Pediatrics*, 40:13, 1962. • BURROW, G.N. – *The thyroid Gland in Pregnancy*. Philadelphia, W.B. Saunders, 1972. • CAMPICHE, M.A. & cols. – An electron microscope study of the fetal development of the human lung. *Pediatrics*, 32:976, 1963. • CHERNICK, V. – Fetal breathing movements and the onset of breathing at birth. *Clin. Perinatol.*, 5:527, 1978. • COCKSHUTT, A.M. & cols. – Pulmonary surfactant-associated protein A enhances the surface activity of lipid extract surfactant and reverses inhibition by blood proteins in vitro. *Biochemistry*, 29:8424, 1990. • CUNNINGHAM, F.G. & MacDONALD, G. – *Williams Obstetrics*. New York, Appleton & Lange, 1989, p.108. • DAWES, G. S. & cols. – Closure of the foramen ovale in newborn lambs. *J. Physiol.*, 128:384, 1955. • DURMOWICZ, A.G. & cols – Persistence, re-expression, and induction of pulmonary arterial fibronectin, tropoelastin, and type I procollagen mRNA expression in neonatal hypoxic pulmonary hypertension. *Am. J. Pathol*, 145:1411, 1994. • ENDO, A. & cols. – Endothelium derived relaxing and contracting factors during the early neonatal period. *Acta Paediatr.*, 86:834, 1997. • ENDO, A. & cols. – Spontaneous labor increases nitric oxide synthesis during the early neonatal period. *Pediatr. Intern.*, 43:340, 2001. • GLUCK, L. – Desarrollo bioquímico de los pulmones: aspectos clínicos del desarrollo de agente tensioactivo, síndrome de insuficiencia respiratoria y valoración intra-uterina de la madurez pulmonar. *Clin. Obstet. Gynecol.*, 14:710, 1971. • GLUCK, L. & KULOVICH, M.V. – Lecithin/sphingomyelin rations in amniotic fluid in normal and abnormal pregnancy. *Am. J. Obstet. Gynecol.*, 115:539, 1973. • HARWOOD, J.L. – Lung surfactant. *Prog. Lipid. Res.*, 26:211, 1987. • HALLMAN, M. & cols. – Phosphatidylinositol and phosphatidylglycerol in amniotic fluid: indices of lung maturity. *Am. J. Obstet. Gynecol.*, 125:613, 1976. • HARDING, P.G.R. – Metabolismo del tejido adiposo pardo y blanco en feto y neonato. *Clin Obstet. Gynecol.*, 14:685, 1971. • HEIM, T. – Termogénesis en el neonato. *Clin. Obstet. Gynecol.*, 14:790, 1971. • JAMES, L.S. – Changes in the heart and lungs at birth. *J. Pediatr.*, 51:95, 1957. • JAMES, L.S. – Physiologic adjustments at birth. Effects of labor, delivery and anesthesia on the newborn. *Anesthesiology*, 26:501, 1965. • JAMES, L.S. & ROWE, R.D. – The pattern of response of pulmonary and systemic arterial pressures I newborn and older infants to short periods of hypoxia. *J. Pediatr.*, 51:5, 1957. • JUNQUEIRA, L.C.U. & ZAGO, D. – *Embriologia Médica e Comparada*. 3ª ed., Rio de Janeiro, Guanabara Koogan, 1982, p. 140. • KELLY, D.A. & cols. – Correlation of pulmonary arterial smooth muscle structure and reactivity during adaptation to extrauterine life. *J. Vasc. Res.*, 39:30, 2002. • KOCH, G. – Lung function and acid-base balance in the newborn infant. *Acta Paediat. Scand.*, 2(Supl. 181):1, 1968. • MacFLIN, C.C. – The pulmonary alveolar mucoid film and pneumocytes. *Lancet*, 1:1099, 1954. • MALAMITSI-PUCHNER, A. & cols. – Endothelin 1-21 plasma concentrations on days 1 and 4 of life in healthy and ill preterm neonates. *Biol. Neonate*, 67:317, 1995. • MILNER, A.D. & cols. – The effect of delivery by caesarean section on lung mechanics and lung volume in the human neonate. *Arch. Dis. Child.*, 53:545, 1978. • MODI, N. & cols. – Adaptation to extrauterine life. *Br. J. Obstet Gynaecol.*, 101:369, 1994. • MORTOLA, J.P. & cols. – Onset of respiration in infants delivered by cesarean section. *J. Appl. Physiol.*, 52:716, 1982. • MOSS, A.J. & cols. – Blood pressure and vasomotor reflexes in the newborn infant. *Pediatrics*, 32:175, 1963. • OLIVER Jr., T.K. & cols. – Serial blood-gas tensions and acid-base balance during the first hour of life in human infants. *Acta Paediatr. Scand.*, 50:346, 1961. • RAMOS, J.L.A. & cols. – Fisiologia do feto e do recém-nascido: adaptação perinatal. In: Marcondes E. & cols. *Pediatria Básica. Pediatria Geral e Neonatal.* 9ª ed., Sarvier, São Paulo, p. 843, 2002. • REBELLO, C.M. & DINIZ, E.M.A. – Surfactante pulmonar: composição, função e metabolismo. *Pediatria Moderna*, 26:12, 2000. • REYNOLDS, S.R.M. – Hemodinamyc characteristics of the fetal circulation. *Am. J. Obstet. Gynecol.*, 68:69, 1954. • REYNOLDS, S.R.M. – Circulatory adaptations to birth and their clinical implications. *Am. J. Obstet. Gynecol.*, 70:148, 1955. • ROWE, R.D. & JAMES, L. S. – The normal pulmonary arterial pressure during the first year of life. *J. Pediatr.*, 5:1, 1957. • SASIDHARAN, P. – Role of corticosteroids in neonatal blood pressure homeostasis. *Clin. Perinatol.*, 25:723, 1998. • SAUNDERS, R.A. – Pulmonary volume relationships during the last phase of delivery and the first postnatal breaths in human subjects. *J. Pediatr.*, 93:667, 1978. • SMITH, C.A. & NELSON, N.M. – Physiology of the newborn infant. In: Avery, G.B. *Neonatología. Fisiopatología y Manejo del Recién Nacido*. 1987, p. 199. • TAYLOR, P.M. – Insuficiencia respiratória en el neonato. *Clin. Obstet. Ginecol.*, 14:763, 1971. • TOZZI, A.C. & cols – Remodeling of rat neonatal pulmonary artery: role of matrix metalloproteinases. *Biol. Neonate*, 75:360, 1999..TSUKAHARA, H. & cols. – Assessment of endogenous nitric oxide formation in newborns: measurement of urinary nitrite and nitrate concentrations. *Biol. Neonate*, 72:322, 1997. • WILLIAMS, M.C. – Conversion of lamella body membrane into tubular myelin in alveoli of fetal rat lungs. *J. Cell. Biol.*, 72:260, 1977. • WINDLE, W. F. – Fisiología del feto. *Pediatrica*, 41:73, 1974.

110 Fisiologia Fetal: Aplicações Clínicas

Márcio José Rosa Requeijo
Victor Bunduki
Marcelo Zugaib

INTRODUÇÃO

O conhecimento da fisiologia fetal teve seu grande impulso nos anos 50 e 60 e, hoje, continua sendo a base para a correta compreensão dos mecanismos fisiopatológicos, propiciando a possibilidade de intervenção precoce nas principais afecções perinatais.

A fisiologia fetal ganhou ainda maior importância por estar relacionada a um novo e vibrante campo da Obstetrícia e do conhecimento médico, a medicina fetal. Esta nova subespecialidade da Obstetrícia trouxe a possibilidade do conhecimento do feto em sua fase de formação e desenvolvimento e permitiu novas modalidades terapêuticas antes não vislumbradas. De fato, todos os procedimentos diagnósticos e terapêuticos utilizados em Medicina Fetal são embasados no conhecimento e na compreensão correta da fisiologia e fisiopatologia fetais.

Serão abordados neste capítulo alguns de seus principais tópicos de fisiologia fetal, como aspectos básicos da embriologia, crescimento fetal, circulação fetal, sistema nervoso central, estados comportamentais, nutrição fetal e aspectos imunológicos.

SISTEMA CARDIOVASCULAR FETAL

O sistema cardiovascular do concepto é o responsável pela oferta de oxigênio, substratos e hormônios aos tecidos, dos quais remove metabólicos residuais e gás carbônico, assemelhando-se, nesse aspecto, ao aparelho circulatório no adulto, porém mais complexo, já que deve suprir as necessidades do crescimento intra-útero, promover a distribuição de oxigênio aos órgãos fetais, sendo a concentração de oxigênio mais baixa que a do adulto, porém com altas taxas de fluxo sangüíneo.

O sistema circulatório fetal caracteriza-se pelo fato de o sangue passar uma só vez pelo coração, no qual ocorre mistura de sangue com altas e baixas concentrações de oxigênio. Trata-se de sistema simples do ponto de visto mecânico, mas que possui métodos compensatórios bastante complexos que podem ser ativados quando necessário por receptores bioquímicos e barométricos.

O sangue na circulação fetal difere do sistema circulatório do recém-nascido e do adulto, com mistura de sangue oxigenado e pouco oxigenado, evento que não acontece nestes. Esta mistura no sangue fetal acontece basicamente em três locais:

1. No canal arterial, também chamado de ducto arterial ou ducto arterioso, que é uma comunicação entre o tronco pulmonar e a artéria aorta descendente.
2. No ducto venoso, uma comunicação entre a veia umbilical e a veia cava inferior.
3. No forame oval, que constitui comunicação entre átrios direito e esquerdo (Zugaib e Kanas, 1986).

O sistema cardiovascular fetal apresenta características distintas, que serão divididas para melhor entendimento em: características anatômicas, hemodinâmicas e regulatórias (Fig. VI-4).

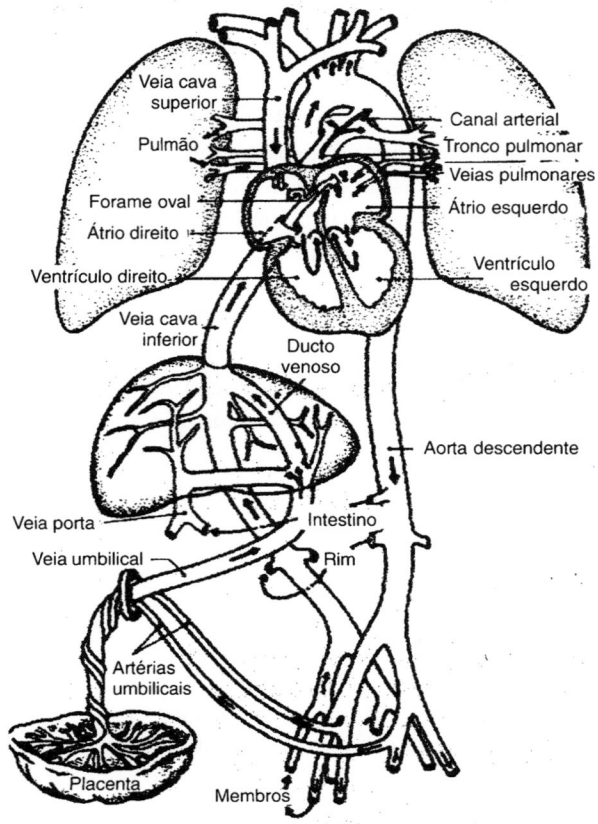

Figura VI-4 – Esquema da circulação fetal.

CARACTERÍSTICAS ANATÔMICAS

Tomamos por início a placenta, responsável pela função nutritiva e de oxigenação do sangue fetal além da eliminação de excretas e toxinas. A saturação da hemoglobina fetal é de aproximadamente 84%, bem abaixo do nível materno, como se o feto vivesse em constante hipoxemia, porém esta condição é suplantada pela característica da hemoglobina fetal que tem muito maior afinidade pelo oxigênio do que a hemoglobina materna e pelo alto fluxo sangüíneo (Walker, 1984).

As vênulas das vilosidades terminais confluem para veias maiores e finalmente formam a veia umbilical que chega ao feto pelo cordão umbilical. Aqui está uma das grandes diferenças entre as circulações materna e fetal, pois o sangue com altas concentrações de oxigênio é transportado pela veia. A veia umbilical penetra no abdome fetal na região umbilical e passa para a veia cava inferior por dois caminhos, pelo ducto venoso ou pelo sistema porta hepático.

O ducto venoso é a primeira estrutura reguladora da circulação fetal. Em condições de normoxemia, o sangue oxigenado segue por duas vias distintas, sendo que aproximadamente 60% segue para o território porta hepático, onde perde concentração de oxigênio após passagem hepática e segue então para a veia cava inferior através das veias hepáticas. Os restantes 40% seguem diretamente para a veia cava inferior pelo ducto venoso. No advento de hipoxemia fetal até 90% do sangue oxigenado pode ser desviado para o ducto venoso e seguir diretamente à veia cava inferior e daí ao coração, evitando a perda de oxigenação na passagem hepática (Edelstone e cols., 1978; Edelstone 1980).

A veia cava inferior recebe assim o fluxo sangüíneo proveniente da veia umbilical, sendo mais oxigenado quanto maior for o "shunt" pelo ducto venoso. Além do fluxo proveniente da placenta, a veia cava inferior recebe também o retorno venoso de todo o corpo fetal, à exceção do território da veia cava superior. Representa o primeiro local de comunicação do sangue com alta concentração de oxigênio vindo da placenta e o de baixa concentração que retorna ao coração vindo do corpo fetal. A veia cava superior, por sua vez, recebe o retorno venoso do território braquiocefálico ligando-se ao átrio direito de forma que a *crista interveniens*, que está situada na parede póstero-lateral do átrio direito, direcione o fluxo para o ventrículo direito pela valva tricúspide. A crista constitui uma estrutura funcional e não-anatômica, pois sua evidência só foi demonstrada em estudos hemodinâmicos.

O seio coronário que drena o sangue do miocárdio também desemboca no átrio direito e é direcionado para o ventrículo direito pela valva tricúspide. A veia cava inferior desemboca perpendicularmente à veia cava superior cavalgando o septo interatrial de tal modo que seu fluxo é dividido pela *crista dividens*, sendo a maior parte direcionada para o forame oval, enquanto um pequeno fluxo atinge o ventrículo direito, juntamente com o fluxo da veia cava superior e do seio coronário. O forame oval constitui verdadeira comunicação interatrial, que é fisiológica no feto e o segundo local de mistura de sangue rico e pobre em oxigênio na circulação fetal (Fig. VI-5).

O sangue que chegou ao ventrículo direito é ejetado no tronco pulmonar, mas só uma pequena porção deste vai aos

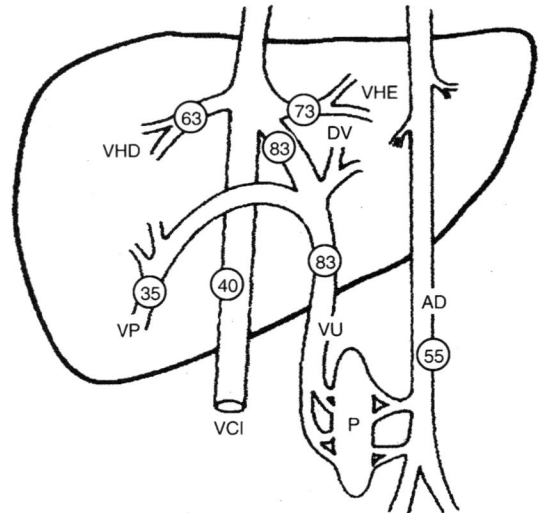

Figura VI-5 – Esquema representativo da saturação da hemoglobina com oxigênio (os números indicam a saturação percentual) nas veias umbilical, cava inferior e hepáticas, em feto de ovelha. VHD = veia hepática direita; VHE = veia hepática esquerda; DV = ducto venoso; VP = veia porta; VCI = veia cava inferior; VU = veia umbilical; AD= aorta descendente; P = placenta (Modificado de Heymann, 1984).

pulmões devido à alta resistência vascular pulmonar fetal. A maior parte do sangue do tronco pulmonar é desviada pelo canal arterial para a aorta descendente, consistindo no terceiro ponto de comunicação arteriovenosa.

O canal ou ducto arterial é estrutura de aproximadamente 20mm de comprimento que comunica o tronco pulmonar à aorta descendente, mas apesar de curto tem diâmetro igual ou maior ao do arco aórtico e apresenta baixa resistência. A regulação do fluxo pelo canal arterial depende da ação de prostaglandinas e de baixas pressões parciais de oxigênio para se manter aberto. Assim, as prostaglandinas e a baixa concentração de oxigênio mantêm o canal arterial aberto, enquanto bloqueadores de prostaglandinas como os antiinflamatórios não-hormonais e as altas concentrações de oxigênio observadas após o nascimento fecham o canal arterial. Este fato demonstra a preocupação no uso de medicações inibidoras de prostaglandinas durante a gestação.

Nota-se que o canal arterial desemboca na aorta após os ramos coronários e braquicefálicos, sendo que o sangue na aorta que nutre coração e cérebro apresenta níveis mais elevados de oxigênio, antes de receber a contribuição do sangue do canal arterial.

O átrio esquerdo recebe a maior parte do sangue altamente oxigenado proveniente da veia cava inferior através do forame oval. Há pequena mistura com o sangue pouco oxigenado proveniente dos pulmões. Lembramos que o débito cardíaco que passa pelos pulmões é de apenas 9% do débito cardíaco fetal, já que a maior parte do sangue do tronco pulmonar é desviado para a aorta através do canal arterial que constitui um verdadeiro "shunt" de baixa resistência e alto débito ligando o tronco pulmonar à aorta descendente. O canal arterial representa o terceiro local de comunicação entre o sangue com alta concentração de oxigênio e o com baixa concentração.

Para o enchimento do ventrículo esquerdo, um pequeno fluxo de retorno venoso vem das veias pulmonares, e em maior volume, sangue rico em oxigênio vindo da veia umbilical e cava inferior através do forame oval. A aorta fetal, saída do ventrículo esquerdo, é responsável pela irrigação adequada do miocárdio e do cérebro fetal. Lembramos que as artérias coronárias constituem a primeira saída da aorta, e a irrigação da parte inferior do corpo é efetuada pela aorta descendente, porém com menor concentração de oxigênio, devido ao recebimento do sangue menos oxigenado proveniente do canal arterial.

Após receber o sangue do canal arterial, a aorta emite ramos para nutrir o restante do corpo, que não é tão dependente de oxigênio. A aorta divide-se em duas artérias ilíacas comuns que posteriormente se dividem em duas artérias ilíacas internas e duas artérias ilíacas externas. De cada artéria ilíaca interna sai uma artéria umbilical que vai se juntar às demais estruturas do cordão umbilical, levando sangue empobrecido em oxigênio até as *arteríolas* da vilosidade coriônica da placenta, que vão se enriquecer de oxigênio na câmara intervilosa e fechar a circulação com o sangue enriquecido em oxigênio retornando ao feto pela veia umbilical, completando um novo ciclo.

Lembramos que a placenta humana é hemocoriônico, isto é, não existe contato entre os sangues materno e fetal. Assim, o sangue fetal está separado do sangue materno na câmara intervilosa pelo mesênquima do vilo, além de células do cito e sinciotrofoblasto (Bunduki e col., 2001; Zugaib e Kanas, 1986).

HEMODINÂMICA DA CIRCULAÇÃO FETAL

Para compensar esta mistura de sangue rico e pobre em oxigênio, permitindo um crescimento fetal adequado, o concepto lança mão de mecanismos compensatórios visando à boa oxigenação fetal. Os mecanismos hemodinâmicos que concorrem para isto são:

Aumento do débito cardíaco

O mais importante mecanismo compensatório. O somatório dos débitos dos dois ventrículos fetais apresenta-se aumentado em até quatro vezes em relação ao débito cardíaco do adulto. A maior porcentagem do debito cardíaco fetal vem do ventrículo direito (66%), chegando a 450ml/kg/min (Heymann, 1984; Zugaib e Kanas, 1986).

O débito cardíaco depende da relação entre a freqüência cardíaca fetal e o volume sistólico, sendo os dois elevados no feto. Entretanto, a pressão arterial no feto é baixa, explicada pela baixa resistência vascular periférica do leito placentário. A pressão arterial é resultante do débito cardíaco multiplicada pela resistência vascular periférica. Apesar do alto debito, a pressão arterial será baixa pela reduzida resistência vascular periférica (Barcroft e Barros, 1945).

A distribuição do débito cardíaco fetal foi bem estudada em animais pelo método de microesferas marcadas, sendo assim distribuídas:

– 23 a 60% a placenta;
– 12 a 13% ao cérebro;
– 4 a 5% aos pulmões;
– 5% ao coração;
– 10 a 15% ao segmento superior;
– 10 a 15% ao segmento inferior.

Observa-se um fluxo de menos de 10% para rins, intestino, fígado e baço (Zugaib e Kanas, 1986; Rudolph e Heymann, 1967). A figura VI-6 e Tabela VI-1 ilustram esse fato.

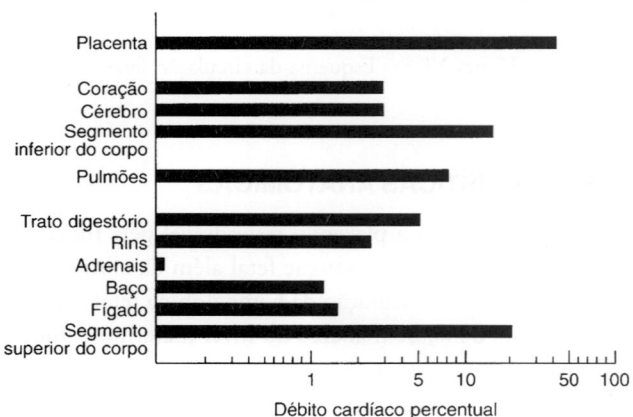

Figura VI-6 – Valores percentuais do débito cardíaco distribuídos aos diferentes órgãos e partes do feto de ovelha (Modificado de Heymann, 1984).

Regulação do sistema cardiovascular fetal

Em casos de hipoxemia, anemia ou alterações cardiovasculares maternas, o feto pode lançar mão de mecanismos compensatórios, visando à manutenção de níveis adequados de oxigênio a órgãos nobres como coração e cérebro. O fluxo no feto pode ser desviado de acordo com os fatores locais ou sistêmicos.

O fluxo placentário de aproximadamente 200ml/kg/min é regulado principalmente pela prostaglandina E_2, que tem ação vasodilatadora, sendo a pO_2 inversamente proporcional à resistência a esse fluxo.

Tabela VI-1 – Fluxo sangüíneo aos órgãos de fetos de ovelha próximos ao termo (Modificado de Heymann, 1984).

Órgão	Fluxo sangüíneo (ml/100g de peso do órgão/min)
Coração	180
Cérebro	125
Segmento superior do corpo	25
Pulmões	100
Trato digestório	70
Rins	150
Supra-renais	200
Baço	200
Fígado (artéria hepática)	20
Segmento inferior do corpo	25

O fluxo pulmonar mantém-se restrito pela ação vasoconstritora de prostaglandinas, adrenalina e noradrenalina, além da baixa pO_2 e pH (Cassin e Tyler, 1978).

O fluxo cerebral é regulado pela pO_2 que, quando baixa muito, determina o aumento de fluxo sangüíneo e queda da resistência vascular nesse órgão.

O fluxo coronariano é até duas vezes maior no feto que no adulto e pode aumentar ainda mais se houver queda da pO_2 ou consumo aumentado. Sendo essencialmente anaeróbio como no adulto, utiliza-se preferencialmente de carboidratos como substrato.

O fluxo no canal arterial é fundamental, como já descrito, na manutenção adequada da circulação fetal, sendo regulada sua permeabilidade pela baixa pO_2 fetal e ação de prostaglandinas, daí derivando a indicação da não prescrição de antiinflamatórios não-hormonais na gestação, pois esses são inibidores de prostaglandinas (inibem a cicloxigenase), causando o fechamento precoce do canal arterial com colapso da circulação fetal e óbito por insuficiência cardíaca.

O papel do sistema nervoso autônomo tem sua importância quanto mais maduro o feto, com predomínio simpático no início da gestação. Vai dando lugar progressivamente ao tono parassimpático, até se equiparar próximo ao termo, e predomínio parassimpático após o nascimento.

No caso de hipóxia, o feto tenta defender-se com o aumento da resistência vascular periférica, bradicardia e mudança da pressão arterial, desencadeadas por quimiorreceptores arteriais, especificamente os receptores carotídeos, levando a desvio de sangue para órgãos mais nobres. Se a hipoxemia for acentuada, pode levar à acidose metabólica fetal.

Receptores circulatórios ou barorreceptores regulam e diminuem a freqüência cardíaca ao aumento da pressão arterial.

Os quimiorreceptores, existentes tanto nas paredes da aorta quanto nas das carótidas, têm papel importante nas respostas às hipóxias não-fisiológicas, como descrito anteriormente.

A freqüência cardíaca fetal decresce com a gestação, relacionada à maturação do sistema nervoso fetal. A taquicardia fetal é descrita como valor acima de 160bpm, sendo sua causa mais importante a hipóxia fetal crônica, em resposta à estimulação de componente simpático do sistema nervoso autônomo. Outras causas que devem ser lembradas são a hipertermia fetal, a infecção ovular, o excesso de atividade fetal após hipertonia uterina ou hipotensão materna, além do uso de drogas parassimpaticolíticas, como a atropina, e uterolíticas, como a isoxsuprina e a orciprenalina. Outra causa importante são as taquiarritmias com valores superiores a 200bpm.

A bradicardia fetal é caracterizada pela freqüência cardíaca fetal abaixo de 110bpm. As causas mais freqüentes estão relacionadas ao pós-datismo, uso de drogas betabloqueadoras pela gestante, hipertonia e/ou taquissistolias uterinas. A estimulação de quimiorreceptores é considerada um dos mecanismos relacionados à instalação da bradicardia fetal, principalmente na hipoxemia aguda fetal por ativação do tono parassimpático.

Nos casos graves de sofrimento fetal, com hipóxia intensa, a menor disponibilidade energética existente acompanhada de acidose promove depressão direta do miocárdio, levando à bradicardia. É evento tardio na evolução do comprometimento fetal observada no período pré-óbito.

A variabilidade da freqüência cardíaca é determinada pela interação do sistema nervoso autônomo simpático com o parassimpático. Existem dois componentes na variabilidade, microscilação e macroscilação, obtidos pela cardiotografia de análise computadorizada.

A microscilação ou variabilidade instantânea é a variabilidade compreendida entre uma batida e outra, instante a instante. Identifica-se diferença de dois ou três batimentos por minuto entre sucessivos pares de batimento.

A macroscilação ou variabilidade oscilatória consiste na oscilação de longa duração, em que a freqüência cardíaca fetal descreve dois a seis ciclos (ascenso e descenso) no período de um minuto.

A macroscilação deve variar de 10 a 25bpm, sendo dividida pela classificação proposta pela NICH (1997) em:

– Ausente: indetectável.
– Mínima: ≤ 5bpm.
– Moderada: 6-25bpm.
– Acentuada: ≥ 25bpm.
– Sinusoidal.

A diminuição da variabilidade pode ser chamada de padrão comprimido, quando inferior a 10bpm, ou ainda saliente, quando menor que 5bpm.

Pode ser causada por depressão do sistema nervoso central em situações como hipóxia, sono fetal, ação de drogas (barbitúricos, tranqüilizantes) e na prematuridade fetal pela imaturidade do sistema nervoso. Fatores taquicárdicos fetais também o são da redução da variabilidade, principalmente hipóxia e acidemia fetal.

O padrão sinusoidal caracteriza-se por ondas de amplitude entre 5 e 15bpm de padrão persistente de ritmo fixo e regular e sua forma lembra sinos e não se altera mesmo após estimulação fetal. Padrão comum em fetos muito comprometidos, com gênese relacionada à anemia e à insuficiência cardíaca fetal, além da hipóxia fetal, sendo indicativa de comprometimento fetal grave com alto índice de óbito (Walker e cols., 1984; Zugaib e cols., 2000).

NUTRIÇÃO FETAL

No início, o embrião consiste quase totalmente de água. Pela pequena quantidade de nutrientes no ovo humano, o desenvolvimento embrionário depende dos nutrientes obtidos da mãe. Durante os primeiros dias após a implantação, a nutrição do blastocisto origina-se dos fluidos intersticiais endometriais e do tecido materno circundante. A seguir, os espaços intervilosos placentários são formados, inicialmente, por lacunas circundadas de sangue materno. Na terceira semana, os vasos sangüíneos fetais são formados nos vilos coriônicos, porém é na quarta semana que o sistema cardiovascular está estabelecido, tanto no embrião quanto nos espaços vilocoriônicos. As alterações histológicas que ocorrem com o crescimento e a maturação placentária aumentam o transporte e troca de nutrientes conforme as necessidades metabólicas, de transferências e secreções endócrinas, sendo a homeostase fetal dependente dessa interação (Barcroft e Barron, 1945).

A mãe é responsável pela nutrição fetal, sendo que os três principais depósitos maternos são o fígado, o tecido adiposo e a musculatura. No fígado e músculos, a glicose é armazenada sob a forma de glicogênio, além de armazenar aminoácidos essenciais e proteínas e estocar o excesso de gordura no tecido adiposo. O armazenamento materno de gordura tem seu pico no segundo trimestre, declinando com a demanda fetal aumentada no final da gestação.

O feto não está exposto a um constante valor de glicemia materna, o nível sérico materno pode variar mais que 75%. O feto não age como parasita passivo, mas participa ativamente, providenciando sua nutrição. Na metade da gestação, a glicose fetal é independente e pode exceder os níveis séricos maternos (Edelstone, 1980).

Glicose é a principal fonte de nutrição fetal, parecendo existir mecanismo durante a gestação que faz com que o uso de glicose materna seja minimizado, deixando-a disponível ao feto. Estudos demonstram que o hormônio lactogênio-placentário, presente em abundância na mãe, bloqueie a capitação periférica de glicose promovendo a mobilização e o uso dos ácidos graxos livres pelos tecidos maternos. A transferência de glicose se dá por difusão facilitada, sendo as proteínas carreadoras de glicose identificadas na membrana plasmática do sinciciotrofoblasto. As proteínas na placenta aumentam com a evolução da gestação e são induzidas pelos fatores de crescimento. Do primeiro trimestre ao termo, a placenta apresenta altos níveis de GLUT1, uma das proteínas carreadores de glicose.

O tamanho fetal depende da eficiência do transporte nutricional, da disponibilidade dos nutrientes e do número de cofatores facilitadores. A concentração de glicogênio placentário é alta no início da gravidez, caindo progressivamente com sua evolução. À medida que diminui o glicogênio placentário, cai também a glicogenólise anaeróbia e aumenta a glicogênese fetal. A placenta é reserva fetal de glicogênio até o terceiro mês de gestação, quando o fígado fetal assume seu papel no metabolismo da glicose.

O lactato é substância também transportada por difusão facilitada, provavelmente sob a forma de ácido láctico, carreado por íons de hidrogênio. A água é transferida da gestante para o feto durante toda a gravidez, sendo máxima na 36ª semana de gestação, quando a quantidade oscila em torno de 10ml/g de placenta por hora, perfazendo um total próximo de 3.500ml/hora (Caldeyro-Barcia e Duhagón, 1983).

Em recém-nascidos, 15% do peso corporal é formado de gordura. Isso indica que, no final da gestação, uma substancial parte do substrato transferido ao feto é armazenada sob forma de gordura. Os triglicérides não ultrapassam a membrana placentária, mas os gliceróis o fazem por difusão simples. Além disso, ácidos graxos são produzidos na placenta. A lipoproteína lipase está presente no lado placentário materno, mas não no fetal. Esse arranjo favorece a hidrólise dos triglicérides no espaço interviloso materno. Os ácidos graxos transferidos ao feto podem ser convertidos novamente em triglicérides no fígado fetal. O uso da lipoproteína de baixa densidade é alternativa para a assimilação fetal de ácidos graxos e aminoácidos

por pinocitose, sendo essa partícula hidrolisada por enzimas lisossômicas do sincício para fornecer colesterol para a síntese de progesterona, aminoácidos livres (incluindo aminoácidos essenciais) e ácidos graxos essenciais. Em adição à hidrólise da lipoproteína de baixa densidade, a placenta concentra intracelularmente grande número de aminoácidos. Ela é capaz de sintetizar o glicogênio e os ácidos graxos. Esses aminoácidos, concentrados no sinciciotrofoblasto, são transferidos ao feto por difusão. Estudos por cordocentese têm mostrado menores concentrações de aminoácidos em fetos considerados pequenos para a idade gestacional, durante o segundo trimestre e no termo. A atividade das membranas intervilosas, onde se encontram os aminoácidos, é menor nesses recém-nascidos.

O abuso de álcool, tabagismo materno e drogas são conhecidos causadores de restrição de crescimento fetal com evidências de que alterem o transporte placentário dos aminoácidos. De forma geral, o feto contém maior concentração de aminoácidos que o organismo materno, havendo mais albumina, creatinina e globulina.

Geralmente, as proteínas são transferidas de forma limitada através da placenta, com exceção da imunoglobulina G (IgG) e da proteína bloqueadora de retinol. Observa-se que a IgG está presente no cordão umbilical com concentração semelhante à do soro materno. A IgA e a IgM não ultrapassam a barreira placentária. O transporte de IgG é feito por pinocitose. A IgM é encontrada no feto somente quando seu sistema imunológico foi ativado por uma infecção.

Os eletrólitos também são transferidos ao feto. O sódio transita rapidamente, embora não se saiba qual é o mecanismo exato. Os níveis de sódio no feto são ligeiramente superiores aos maternos. A passagem de potássio se dá de forma semelhante, e também sua concentração no plasma fetal é mais alta. É possível que a passagem de potássio esteja relacionada com o funcionamento da supra-renal, já que é modificada pela secreção dos esteróides corticais. O iodo é carreado por processo ativo, dependente de energia. O zinco está presente em maior quantidade no plasma fetal que materno. O cobre necessário ao desenvolvimento fetal apresenta-se em menor quantidade no plasma fetal.

A proteína bloqueadora de metais pesados, metalotioneína-1, está presente no sinciciotrofoblasto. Essa proteína seqüestra a maioria dos metais pesados, incluindo zinco, cobre, chumbo e cádmio. Observa-se que a maior fonte de cádmio é o cigarro e a metalotioneína seqüestra esse cádmio, não permitindo uma concentração fetal igual à materna (Edelstone, 1980).

O cálcio e o fósforo são ativamente transportados da mãe para o feto. Uma proteína bloqueadora de cálcio, a proteína relacionada ao hormônio paratireóideo (PTH-rP), age como substituta do PTH em muitos sistemas, incluindo a ativação de adenilciclase e o movimento do cálcio. A PTH-rP não é produzida em adultos, mas nos tecidos fetais como os rins, sendo a expressão PTH-rP modulada pela concentração de cálcio extracelular.

O feto requer cálcio para osteogênese e retira as reservas maternas, mesmo quando estas estão insuficientes, sendo atribuída ao fósforo a manutenção da capacidade vital do feto.

As vitaminas são transferidas por mecanismo de transporte ativo. A concentração de vitamina A (retinol) é maior que no plasma materno. O transporte de vitamina C (ácido ascórbico) se dá por processo carreador dependente de energia. Os níveis dos metabólicos de vitamina D (colecalciferol), incluindo o 1,25-diidroxicolecalciferol, são encontrados em maior quantidade no plasma materno. As vitaminas B_1, B_6 e B_{12} estão em maiores concentrações no plasma fetal. As hidrossolúveis passam mais facilmente que as lipossolúveis (Edelstone, 1980).

ASPECTOS IMUNOLÓGICOS

O desenvolvimento das células sangüíneas inicia-se nos primeiros dois meses de gestação e continua por toda a vida. A diversidade de leucócitos produzidos é capaz de realizar um "clearance" seletivo nos tecidos lesionados, bactérias intra ou extracelulares, vírus, parasitas ou fungos, sendo eliminados com o mínimo de prejuízo tecidual. O feto não é incompetente imunologicamente sendo que no quinto ou sexto mês de gestação ele tem a capacidade de produzir várias imunoglobulinas encontradas no adulto. Na ausência de infecções, as imunoglobulinas fetais consistem quase totalmente de imunoglobulina G sintetizada no organismo materno, sendo transferida através da placenta, sendo que os anticorpos fetais e neonatais refletem, na maioria das vezes, a imunidade materna.

As células-tronco originam-se do mesoderma ventral e dorsal. Nos mamíferos, existem duas ondas de hematopoese primitiva, a primeira no saco embrionário, e a segunda, já na segunda metade da gestação, ocorrendo no fígado e permanecendo operante até o termo. A hematopoese na medula óssea inicia-se no quinto mês e torna-se a principal fonte próxima do termo.

O sistema imune no feto depende dos linfócitos T, dos macrófagos e, dependendo do tipo de resposta desejada, dos eosinófilos e mastócitos. Uma das linhagens de células é a linfóide, que formará linfócitos T e B, e outra é a mielóide, que formará todas as células sangüíneas restantes. Os linfócitos diferenciam-se por responderem tanto pela imunidade celular quanto pelos anticorpos.

Os linfócitos têm dois tipos de células produtoras de anticorpos: B1 e B2, que são produzidos precocemente no feto e os predominantes. Persistem durante toda a vida e são capazes de se auto-regenerar na periferia. Sua equivalente B2 é mais expressiva na superfície da glicoproteína CD5 e declina em proporção na infância, não se sabendo ao certo sua função.

A produção de linfócitos B origina-se no fígado fetal até o final do primeiro trimestre de gestação, quando a produção é cessada nesse local e os linfócitos B passam a ser produzidos no baço e na medula óssea. Nos linfócitos B ocorre o rearranjo dos genes responsáveis pela produção de imunoglobulina para gerar células com receptores de antígenos únicos em suas superfícies e responsáveis por sua especificidade.

A imunidade mediada por células é responsável pelas reações de hipersensibilidade e são chamadas de timo-dependentes. O timo é essencial no desenvolvimento da maioria dos linfócitos T. Dois tipos principais de linfócitos T são produzidos pelo timo e são os responsáveis pela memória imunológica e produção de mediadores celulares que afetam outros linfócitos e macrófagos e uma subpopulação denominadas células T "helper" ou supressoras.

Células "natural killers" são diferenciadas das células hematopoéticas linfóides que eliminam várias células-alvo por mecanismo lítico, similar ao utilizado pelos linfócitos T, sendo que cada antígeno de superfície é único. Esses antígenos são geneticamente decodificados no cromossomo 6 e são conhecidos como principal complexo de histocompatibilidade, sendo mais conhecido e estudado o antígeno leucocitários humanos (HLA). À medida que a gestação progride, células do interior do blastocisto (as que formam o embrião) gradualmente desenvolvem os antígenos leucocitários humanos I e II (HLA I e II). É importante que esse tecido não entre em contato direto com os tecidos ou sangue materno.

Os fetos não são imunoincompetentes como se pensava e inicia sua imunidade já nos primeiros meses de gestação e vão tornando esse sistema cada vez mais completo e complexo com o evoluir da gestação (Bunduki e cols., 2001; Martins, 1982; Brown e Drayson, 1999).

SISTEMA RESPIRATÓRIO FETAL

O estudo do sistema respiratório fetal é de extrema importância para se entender a fisiologia de um dos principais problemas da obstetrícia, que é a prematuridade.

Mais e mais cedo se faz o diagnóstico de sofrimento fetal ou da necessidade de intervenções na gestação e, como resultado, podemos estar diante de um feto prematuro. No contexto da maturidade pulmonar, consideramos prematuros os fetos com menos de 35 semanas de gestação. Iremos agora comentar sobre os principais aspectos deste tema, que são o desenvolvimento do sistema respiratório, do fluido pulmonar, da surfactante e seus reguladores, além da integração neurológica para a regulagem da respiração fetal.

DESENVOLVIMENTO PULMONAR FETAL

O desenvolvimento bronquiopulmonar inicia-se no período embrionário. No sulco laringotraqueal aparece o broto pulmonar, vindo do endoderma, por volta do 26º ao 28º dia embrionário, dividindo-se em ramo direito e esquerdo, sendo que o direito se dividirá em três brônquios principais e o esquerdo em dois. Esse brônquio se associará ao mesênquima local, o que determinará sua ramificação. Junto e lateralmente a este mesênquima se formará os primórdios da cavidade pleural com crescimento nos canais pericardioperitoneais que formarão mais tarde os lobos pulmonares. Já é possível a identificação de todos os segmentos broncopulmonares por volta da sexta semana embrionária.

Podemos dividir o desenvolvimento pulmonar em quatro estágios (Figs. VI-8, VI-9 e VI-10):

1. Período pseudoglandular (5ª a 17ª semana)
Aspecto glandular com formação de condutos aéreos e do esboço acinar. A divisão brônquica pode chegar à 25ª geração e observa-se início do aparecimento de tecido cartilaginoso próximo da 10ª semana. Inicia-se o tecido de revestimento com células epiteliais escamosas endodérmicas que são os pneumócitos tipo I. Não há ainda troca gasosa nesse período, o que inviabiliza a sobrevida fetal nessa fase.

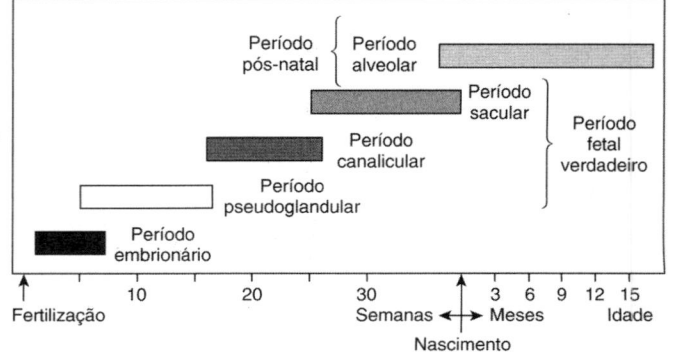

Figura VI-8 – Períodos e duração de desenvolvimento pulmonar fetal e pós-natal em humano (Modificado de Burri, 1984).

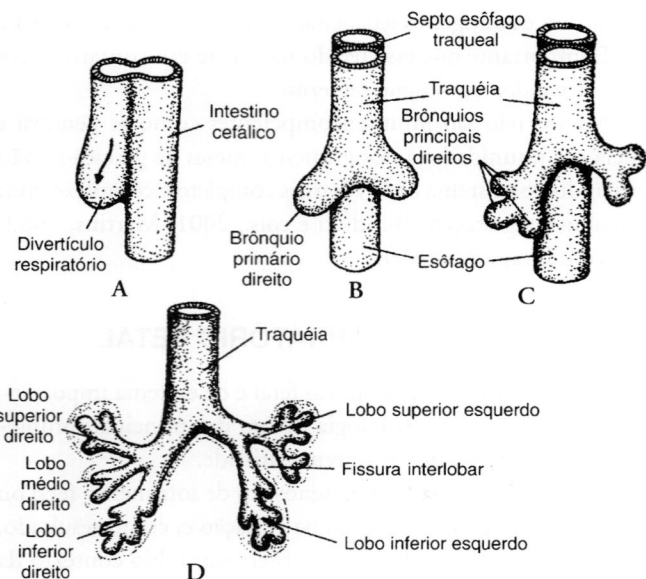

Figura VI-9 – Fases sucessivas do desenvolvimento da traquéia e dos pulmões. A) Com 3 semanas, vista lateral. B) Com 4 semanas, vista ventral. C) Com 5 semanas, vista ventral. D) Com 6 semanas, vista ventral.

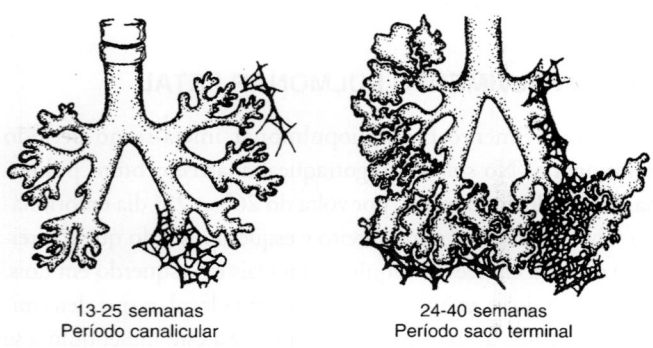

Figura VI-10 – Períodos canalicular e sacular.

2. Período canalicular (16ª a 25ª semana)

Nesta fase os recém-nascidos pesam entre 500 e 1.000g.

Observa-se o aparecimento de colações nos bronquíolos terminais e, por volta da 24ª semana, de pneumócitos tipo II que iniciam a produção da surfactante.

Ocorre possível troca gasosa pulmonar, embora limitada pela pequena área alveolar, membrana alveolocapilar espessa e produção deficiente de surfactante e vascularização. Sua sobrevida torna-se muito dependente das condições do suporte de berçário que o vai receber.

3. Período do saco terminal
(após a 24ª semana até o nascimento)

As vias aéreas fetais terminam em saculações chamadas de grupos saculares terminais que diferenciarão no fim da gestação em ductos alveolares e alvéolos primitivos, com aumento da superfície alveolar funcional, afilamento da membrana do epitélio de revestimento e intensa vascularização, o que permite a sobrevida dos recém-nascidos no pré-termo.

4. Período alveolar
(pós-natal até por volta do 8º ano de vida)

Os alvéolos maduros só se formarão após o nascimento, embora observemos alvéolos no recém-nascido de termo. Os grupos saculares terminais do período anterior se diferenciaram em ductos alveolares e alvéolos primitivos que se desenvolverão até por volta do 8º ano de vida. É interessante salientar que somente próximo de 5% dos alvéolos estarão formados nos recém-nascidos.

O fluido pulmonar é inicialmente produzido no período canalicular, indo por mecanismos de movimento torácico para o líquido amniótico. Caracteriza-se por altos níveis de cloro e baixos níveis de proteínas e bicarbonato, sendo que próximo ao termo tem sua produção diminuída com incremento da produção da surfactante. Há descrições de que a dificuldade de sua absorção seria a etiologia da síndrome da taquipnéia transitória do recém-nascido. A quantidade normal de líquido amniótico está relacionada ao desenvolvimento pulmonar adequado, sendo que oligoidrâmnios precoces estão associados à hipoplasia pulmonar e ao mau resultado neonatal (Fig. VI-11).

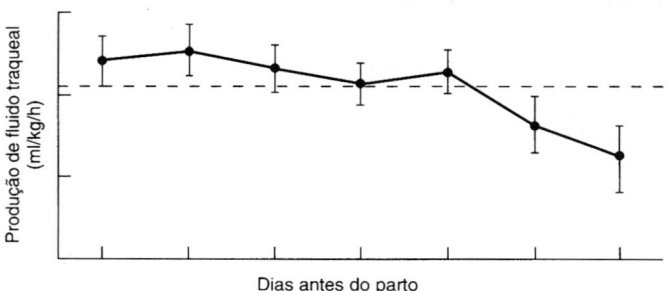

Figura VI-11 – Produção média de fluido traqueal em seis fetos controle. A linha pontilhada representa a média de produção durante os sete dias (Modificado de Kitterman e cols., 1979).

O surfactante é substância com propriedade de diminuir a tensão superficial nos alvéolos. Sua ação é imprescindível pela alta pressão das vias aéreas e alveolares, visto que essa pressão é diretamente proporcional ao dobro da tensão e inversamente ao raio da estrutura. Vista a alta pressão nessas regiões, as vias aéreas e os alvéolos se colabariam sem a presença do surfactante, com formação de áreas de atelectasia. Esse fenômeno pode ser observado nos casos de síndrome da angústia respiratória do recém-nascido.

O surfactante é produzido pelos pneumócitos tipo II que possuem organelas citoplasmáticas de estocagem do surfactante chamadas corpos lamelares que a liberam sob forma de mielina tubular no lúmen alveolar, uma forma variante do surfactante. Sua composição é de cerca de 90% lipídica, da qual 78% é constituída de lecitina (fosfatidilcolina), sendo a metade composta de uma lecitina específica, a dipalmitoifosfatidilcolina, 9% de fosfatidilglicerol, 5% por fosfatidiletanolamina, 4% por fosfatidilinositol e 4% por outros compostos (Tabela VI-1a).

Tabela VI-1a – Composição de fosfolipídeos (Fonte: Giltillan e cols.).

Fosfolipídeos	Lavado pulmonar		Tecido pulmonar
	Coelho	Humano	Coelho
Fosfatidilcolina	80,9	67,5	50,5
Fosfatidilcolina saturada	50,0	49,7	18,6
Fosfatidilcolina insaturada	30,9	17,7	31,9
Fosfatidilglicerol	7,1	10,0	1,7
Fosfatidilletanolamina	3,2	5,3	21,2
Esfingomielina	1,4	4,0	10,0
Fosfatidilserina	0,5	1,6	7,3
Fosfatidilinositol	3,2	3,6	4,6
Outros	3,8	8,0	4,2
Porcentagem fosfatilcolina saturada/fosfatidilcolina total	61,6	73,1	36,6

O surfactante também tem sua porção protéica, as apoproteínas tipos A, B, C, D e E.

A SP-A (proteína–surfactante tipo A) tem alto peso molecular ligado a sua reciclagem e a regulação da síntese dos fosfolipídeos.

As outras apoproteínas apresentam baixo peso molecular e otimizam a função de baixar a tensão superficial.

Relação lecitina/esfingomielina – parâmetro muito utilizado para a avaliação da maturidade pulmonar. A lecitina tem sua produção acelerada a partir da 30ª semana de gestação, sendo que altos níveis de lecitina estão ligados à maturidade pulmonar. No entanto, recém-nascidos com baixos níveis de fosfatidilglicerol desenvolvem síndrome da angústia respiratória mesmo com lecitina normal.

A produção do fosfatidilglicerol inicia-se por volta da 35ª semana e está associada à produção de outro componente do surfactante, o fosfatidilinositol, que tem um precursor comum, o CPD-diacilglicerol. O fosfatidilinositol inicia-se paralelamente à lecitina e aumenta até a 35ª semana, decaindo após e coincidindo com o início da produção de fosfatidilglicerol, cujos níveis, inversamente ao primeiro, aumentam progressivamente até o termo (Capítulo 136).

Regulação da produção de surfactante – o cortisol fisiologicamente produzido na supra-renal fetal tem efeito positivo na síntese de surfactante. O uso de corticóides tem sido utilizado para induzir maturação pulmonar fetal. Seu mecanismo ainda não está totalmente definido.

Estudos têm demonstrado que os corticóides aumentam a quantidade e a atividade da enzima colina fosfatocitidiltransferase, responsável pela produção de fosfatidilcolina e, além disso, provavelmente agiria em outros locais de biossíntese dos lipídeos do surfactante.

Estudos também demonstram sua ação na regulação das proteínas do surfactante com indução da produção da SP-B e SP-C (ação surfactante) e inibe a SP-A (que interfere na produção de fosfolipídeos). Observa-se também sua ação direta na estrutura pulmonar fetal, pois leva à diminuição da espessura do epitélio alveolar, permitindo assim troca gasosa mais eficiente.

Outros fatores regulatórios:

- FPF (fator fibroblástico pneumocítico), que leva à maturação do pneumócito II, tornando-o mais receptivo ao cortisol.
- Prolactina, com ação parecida com o cortisol.
- Estrógeno regularia a produção de prolactina.
- Agonistas beta-adrenérgicos acelerariam a maturação pulmonar.
- Fatores de crescimento como a EGF aumentariam o nível do surfactante e interferiria na produção de SP-A.
- A insulina tem ação deletéria para a maturação pulmonar por inibir a ação dos corticóides nos pneumócitos II. Inibe a produção de SP-A e SP-B, explicando a maior incidência de síndrome da angústia respiratória dos recém-nascidos em mães diabéticas.
- A pressão arterial fetal parece diminuir as reservas do glicogênio no pulmão.
- As prostaglandinas estariam ligadas à produção do surfactante e estimulariam a produção de fluido pulmonar.
- O trabalho de parto aumenta a produção de surfactante por mecanismo ainda não determinado, sendo o parto normal preferível à cesariana para diminuir a incidência da angústia respiratória.
- Sobre o sexo fetal, observa-se que o sexo feminino tem maturação pulmonar mais precoce que o masculino, pois os andrógenos têm ação inibitória na produção de surfactante e observa-se maior concentração de agonistas beta-adrenérgicos no sexo feminino.

A maturação do centro reparatório e dos músculos respiratórios são eventos precoces. Os movimentos torácicos são observados com 11 semanas. Próximo à 18ª semana, esses movimentos são de freqüência próxima a 40-70 por minuto.

A passagem do padrão respiratório intermitente da base fetal para a contínua do pós-natal se dá porque na vida intra-uterina os quimioreceptores periféricos alveolares estão com sensibilidade reduzida à hipóxia e à hipercapnia por inibição do centro respiratório, fato que irá se modificar no pós-parto por estímulos excitatórios, principalmente hipóxicos, que alterarão o centro respiratório, tornando a respiração regular e contínua (Bunduki e cols., 2001; Martins, 1982).

Adaptação fetal ao nascimento – no período fetal, o centro respiratório está inibido por centros superiores e os quimiorreceptores periféricos apresentam sua sensibilidade e responsabilidade diminuídas pela hipercapnia e pela hipóxia. A hiporresponsibilidade do centro respiratório pode estar relacionada ao isolamento sensorial do feto e à inibição vagal, não respondendo à elevação da pCO_2 e à redução do pH do líquido cefalorraquidiano.

O trabalho de parto e o próprio parto reduzem a pO_2 e diminuem o pH do líquido cefalorraquidiano. A asfixia deflagra os movimentos respiratórios esforçados, uma vez que a hipóxia grave, em que a pO_2 seja próxima de $10cmH_2O$, atua sobre o centro respiratório estimulando sua ação.

Essa mesma hipercapnia estimula os quimiorreceptores periféricos. Observa-se que outros estímulos como o térmico e outros não-químicos têm efeito sinérgico sobre o estímulo hipóxico. Observa-se, com isso, a passagem do padrão de respiração fetal caracterizada pela irregularidade para o padrão de continuidade, própria do recém-nascido.

A entrada de ar na árvore brônquica preenchida por fluido pulmonar requer, na primeira inspiração, pressão de abertura suficiente para superar a resistência imposta pela viscosidade do fluido pulmonar, pela tensão superficial e pela resistência tecidual. No recém-nascido humano, a pressão transpulmonar é da ordem de 40 a $100cmH_2O$.

Na primeira expiração, a capacidade de reter o ar no pulmão está na dependência da ação do surfactante, que faz com que alvéolos de diversas dimensões mantenham a pressão intra-alveolar, permitindo a retenção de ar no fim da expiração e por fim não permitindo seu colabamento, evento que seria desastroso para a função pulmonar.

Alterações cardiovasculares importantes ocorrem no concepto ao nascimento, com desaparecimento do território placentário:

a) aumento da resistência periférica em conseqüência disso;
b) diminuição da resistência pulmonar, com maior oferta de sangue aos pulmões;

c) diminuição e inversão dos fluxos pelo canal arterial e forame oval. O ducto venoso fecha-se poucas horas após o nascimento, sendo que as artérias umbilicais também se ocluem por ação da musculatura lisa devido ao aumento de pO_2 e ação direta do oxigênio sobre a geléia de Warthon, evento decisivo na oclusão das artérias umbilicais, fato este que ocorre nos dois primeiros minutos de vida.

A ventilação pulmonar ao nascimento expande os alvéolos, aumentando a pO_2 e a saturação da hemoglobina, fato este que leva a vasodilatação das arteríolas pulmonares, aumentando o fluxo de sangue aos pulmões, com queda da pressão arterial pulmonar. A pressão pulmonar no primeiro dia cai à metade da pressão aórtica. O aumento de retorno venoso pulmonar ao átrio esquerdo eleva sua pressão em relação ao átrio direito, levando à oclusão do forame oval e direcionando o fluxo da veia cava inferior ao ventrículo direito e daí aos pulmões, onde será oxigenado.

Uma curiosidade é que, embora o fechamento funcional do forame oval ocorra nas primeiras horas de vida, seu fechamento anatômico pode ser adiado até próximo dos 5 anos em 50% da população e até os 20 anos em 25%.

Com o aumento da pressão arterial aórtica e a diminuição da pressão arterial pulmonar, há inversão da passagem do fluxo no ducto arterioso (canal arterial/canal arterioso) que passa agora a ser da aorta para a pulmonar. Esse contato de sangue com pO_2 elevada em sua parede leva a sua constrição, eventualmente cessando o fluxo, evento que ocorre nas primeiras 24 horas. Esse evento pode ser retardado nos estados de hipoxemia, como na síndrome da angústia respiratória, fato esse que tende a retardar sua constrição, especialmente nos prematuros que necessitam de concentração de oxigênio muito maior que o recém-nascido de termo, para que ocorra constrição do ducto arterioso. Seu fechamento ocorre a partir da camada íntima, sendo favorecido pela necrose subendotelial, que leva à proliferação de tecido fibroso e transforma o ducto arterioso no ligamento arterial (Zugaib e Kanas, 1986; Bunduki e cols., 2001). No Capítulo 109 são referidos, também, as alterações adaptativas fetais para a vida extra-uterina.

COMPORTAMENTO FETAL

Precht (1965) definiu critérios para os recém-nascidos visando correlacionar a atividade neurológica com as expressões fisiológicas.

Com observação mínima de 3 minutos e associados à cardiotocografia, foram assim divididos:

Estágio 1F – inatividade ou quiescência interrompida por movimentos bruscos. Sem movimentação ocular. Variação da freqüência cardíaca menor que 10bpm com acelerações isoladas relacionadas inteiramente à movimentação fetal.

Estágio 2F – movimentos pequenos freqüentes fetais. Movimentos oculares presentes. Variação da freqüência cardíaca entre 10 e 15bpm com acelerações relacionadas à movimentação fetal.

Estágio 3F – movimentos corporais grosseiros ausentes. Movimentos oculares continuamente presentes. Variação cardíaca maior que no estágio 1F, com freqüência estável e ausência de acelerações.

Estágio 4F – movimentação fetal grosseira freqüente. Movimentação ocular presente. Variabilidade superior a 25bpm, freqüentes acelerações com amplitudes de 25 a 30bpm e com duração de minutos.

Em relação aos movimentos respiratórios, eles são regulares nos estágios 1F e 3F e irregulares no 2F e 4F.

Em relação à cardiotocografia, observa-se que o padrão reativo é observado nos estágios 2F e 4F, sendo o padrão não-reativo observado no estágio 1F.

No caso de não-reativo, pode-se prolongar o exame por 30 a 45 minutos; no caso de feto sem hipóxia, observa-se passagem para o estágio 2F e 4F, passando a ser reativo.

Drogas utilizadas no período previamente ao parto podem interferir nos estágios comportamentais dos fetos (Zugaib e Kanas, 1986).

CRESCIMENTO FETAL

O crescimento fetal depende de complexo relacionamento entre estruturas e suas respectivas funções. Existe evolução ordenada e constante que culmina com o nascimento do produto conceptual. A evolução completa e adequada do crescimento fetal é regida por fatores genéticos, nutricionais, maternos, uteroplacentários e hormonais que interagem entre si.

ASPECTOS GENÉTICOS NO CRESCIMENTO

Para o crescimento fetal ocorre a expressão de seqüência muita bem definida de genes responsáveis tanto por ações ativadoras como supressoras. A influência genética sobre o peso ao nascimento do feto é intermediada por mecanismos múltiplos, sendo que anormalidades cromossômicas estão associadas a fetos de baixo peso, mas não está diretamente estabelecida se por interferência direta no crescimento fetal ou por função placentária deficiente. Há exemplos de repetidos casos de atraso de crescimento em uma mesma família, que sinaliza para a ação de genes recessivos causando crescimento anormal.

Argumenta-se que por volta de 15% da variabilidade de peso ao nascimento é atribuída ao genótipo, explicando que populações diferentes podem possuir diferentes níveis de crescimento fetal, o que nos leva a pensar no uso das tabelas ultra-sonográficas, sendo que o ideal não seja o uso de tabela única para todas as populações e sim que cada população deveria ter suas próprias tabelas de crescimento fetal.

Dado interessante é que o peso fetal ao nascimento é determinado principalmente pela mãe; o pai dá sua contribuição apenas pela carga cromossômica, sendo esta também significativa, pois se sabe que fetos masculinos pesam de 150 a 200g a mais que os femininos e há evidências de que os genes paternos atuam de forma determinante na fase de crescimento pós-natal (Moore, 1988).

NUTRIÇÃO FETAL

A nutrição fetal depende da interação de fatores maternos e uteroplacentários de maneira harmônica, o que depende do desenvolvimento completo das fases anteriores no período embrionário. O principal substrato para o feto é a glicose, responsável pela provisão de energia e crescimento, seguidos em menor quantidade da necessidade dos lipídeos e aminoácidos.

O feto depende da mãe para o fornecimento de lipídeos no início da gestação, o qual é suprido pelo desenvolvimento na placenta de capacidade de síntese lipídica complexa, com captação da mãe somente de precursores como acetona e acetatos. Fetos com restrição de crescimento intra-uterino demonstram baixa reserva lipídica em tecidos adiposo e hepático; não foi estabelecido se esta queda seria resultado da deficiência de taxa de depósito ou de necessidade própria de maior gasto energético, o que não possibilitaria o acúmulo dessas reservas. Esses dois mecanismos podem participar simultaneamente para a baixa reserva lipídica nos fetos com restrição de crescimento intra-uterino.

Os aminoácidos essenciais têm maior concentração no plasma fetal que no materno, demonstrando transporte placentário ativo, contra o gradiente de pressão. Assim, o feto é muito sensível à restrição protéica materna, resultando em restrição simétrica do crescimento fetal, com comprometimento do corpo fetal como um todo (Zanjani e cols., 1977).

Influência materna no crescimento fetal

As necessidades nutricionais específicas para a gestação normal ainda não estão bem definidas. Sabe-se que grandes privações protéico-calóricas causam pesos ao nascimento significativamente menores, porém essa restrição de nutrição materna tem que ser extremamente acentuada para repercutir no peso do concepto.

Fatores uterinos e placentários

Alguns fatores uteroplacentários estão associados ao baixo peso ao nascer, destacando as anormalidades anatômicas uterinas, modificações na barreira placentária com alteração das ondas, de invasão trofoblásticas nos vasos placentários como na doença hipertensiva específica da gravidez, além da inserção anômala do cordão e a inserção placentária baixa.

Influência de fatores hormonais alterando o crescimento fetal

Existe impedimento importante de transferência hormonal da mãe para o feto devido à barreira placentária, existindo, então, importante autonomia endócrina fetal.

A insulina é o principal hormônio envolvido no crescimento fetal, que tem no feto ação anabólica intensa. Outros hormônios importantes no crescimento fetal são as somatomedinas e hormônio do crescimento.

A restrição de crescimento intra-uterina está associada a aumento significativo de morbimortalidade perinatal, como asfixia intraparto, hemorragia pulmonar, hipotermia e hipoglicemia neonatal, sendo que uma proporção desses recém-nascidos que sobrevivem continua com crescimento insuficiente e outros com alterações de aprendizado e de coeficiente de inteligência.

O diagnóstico precoce das causas pode ajudar na prevenção de complicações graves no recém-nascido como também na identificação e tratamento de fatores maternos e uteroplacentários ainda na gestação (Frizharding, 1972).

Referências Bibliográficas

• BARCROFT, J. & BARRON, D.H. – Blood pressure and pulse rate in the sheep. *J. Exp. Biol.*, 22:63, 1945. • BROWN, G. & DRAYSON, M.T. – Blood and immune system. In: Rodeck, C.H. & Whittle, M.J. *Fetal Medicine – Basic Science and Clinical Practice*. London, Churchill Livningstone, 1999, p. 207. • BUNDUKI, V.; MIGUELEZ, J. & ZUGAIB, M. – In: *Tratado de Obstetrícia* – FEBRASGO. Ed. Artmed, 2001, p. 672. • BURRI, P.H. – Fetal and postratal development of the 17 lung. *Ann. Rev. Physiol.*, 46:617, 1984. • CALDEYRO-BARCIA, R. & DUHAGÓN, P. – Circulation fetal y adaptación postnatal del sistema cardiocirculatório. Separata Del Centro Latinoamericano de Perinatologia y Desarrolo Humano (CLAP-OPS/OMS), Montevideo, 1983. • CASSIN, S. & cols. – Rule of prostaglandins in control of fetal and neonatal pulmonary circulation. In: Longo, L.D. & Reneau, D.D. *Fetal and Newborn Cardiovascular Physiology*. New York, Garland Press, 1978. • EDELSTONE, D.I. – Regulation of blond flow through the ductus venosus. *J. Dev. Physiol.*, 4:219, 1980. • EDELSTONE, D.I.; RUDOLPH, A.M. & HEYMANN, M.A. – Liver and ductus venosus blood flows in fetal lambs in utero. *Circ. Res.*, 42:426, 1978. • HEYMANN, M.A. – Fetal cardiovascular physiology. In: Creasy, R.K. & Resnik, R. *Maternal-Fetal Medicine. Principles and Pratice*. Philadelphia, W.B. Saunders Co., 1984. • FRITZHARDINGE, P.M. & STEVEN, E.M. – The small-fordates infante I. Later growth patterns. *Pediatrics*, 49:671, 1972. • GILTILLAN, A.M. & cols. – Simples plate separation of lung phospholipids including desaturated phosphadidylcholine. *J. Lipid Res.*, 24:1651, 1983. • KITTERMAN, J.A. & cols. – Tracheal fluid in fetal lambs: spontaneous decrease prior to birth. *J. Appl. Physiol.*, 47:985, 1979. • MARTINS, J.A.P. – Desenvolvimento e fisiologia fetal. In: *Manual de Obstetrícia e Fisiologia*. Ed. USP, 1982, p. 75. • MARTINS, J.A.P. – Fisiologia da placenta. Líquido amniótico. In: *Manual de Obstetrícia e Fisiologia*. Ed USP, 1982, p. 47. • MOORE, K.L. – Nervous system. In: Moore, K.L. *The developing human: Clinically Oriented Embriology*. Philadelphia, W.B. Saunders Company, 1988. • PRECHTL, H.F.R. – Problems of behavioral studies in the newbord infant. In: Lehman, L. & Hinle, R. *Advances in the Sty of Behavior*. New York, Academic Press, 1965, p. 1. • RUDOLPH, A.M. & HEYMANN, M.A. – The circulation of the fetus in utero; methods for studying distribuition of blood flow, cardiac output and organ blood flow. *Circ. Res.*, 21:163, 1967. • ZANJAN, E.D. & cols. – Liver as the primary site of erythropoietin formation in the fetus. *J. Lab. Clin. Med.*, 89:640, 1977. • ZUGAIB, M. & KANAS, M. – Estados Comportamentais. In: Zugaib, M. & Kanas, M. *Fisiologia Fetal Aplicada*. São Paulo, Roca, 1986. • ZUGAIB, M. & cols. – Vitalidade fetal, propedêutica e avaliação. In: *Cardiotocografia, Cardiotografia Computadorizada*. SãoPaulo, Ed. Ateneu, 2000, p. 85. • WALLKER, A.A. – Physiological control of the fetal cardiovascular system. In: Beard, R.H. & Nathaniel, P.W. *Fetal Physiology and Medicine*. 2nd ed., New York, Marcel & Dekker, Inc., 1984.

111 Ultra-Sonografia Geral

Emílio Francisco Marussi
Cleide Mara M.O. Franzini
Milton Bricola Filho
Kleber Cursino
Maria Regina M. Perroti

INTRODUÇÃO

O introdutor da ultra-sonografia em Obstetrícia foi Yan Donald. Na figura VI-12 vê-se esse cientista realizando ultra-sonografia em sua filha gestante com os equipamentos antigos que utilizava.

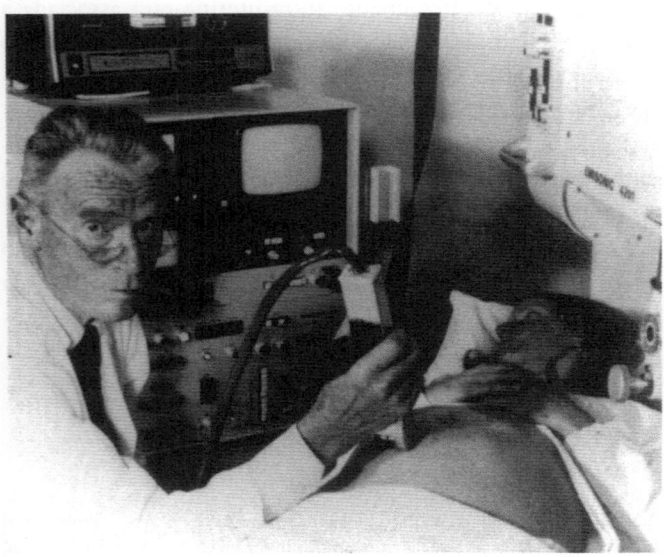

Figura VI-12 – Yan Donald realizando ultra-sonografia em sua filha gestante (cortesia de Antonio Rozas).

A ultra-sonografia apresentou o feto ao obstetra. Antes inacessível, agora abordável, o feto expõe não só sua anatomia, como também sua fisiologia, proporcionando avaliações diagnósticas intra-útero inconcebíveis até há alguns anos. Neste capítulo, nomearemos o método indistintamente como ultra-sonografia (US) ou ecografia, ambos corretos se analisarmos como as imagens são obtidas.

O rápido desenvolvimento da tecnologia da US, aliado à sua aparente e quase provada inocuidade, determinou grande disseminação do método, chegando a popularizá-lo. Há até quem diga que a US é divisora de épocas – existe a obstetrícia pré e a obstetrícia pós-US –, o que, se não é consenso, não chega a ser exagero.

Os ultra-sons são ondas mecânicas não-iônicas. Os ultra-sons são aqueles com freqüência acima da percepção do ouvido humano, ou seja, acima de 16MHz (16.000 ciclos/s). Como regra geral, as sondas usadas no diagnóstico obstétrico utilizam freqüência de 3,5 a 5MHz (3,5 a 5 milhões de ciclos/s) nas sondas abdominais e de 5 a 7,5MHz nas sondas endovaginais.

Para se propagar necessitam de matéria – não se propagam no vácuo. São emitidos por cristais pelo efeito piezoelétrico – emitem ultra-sons ao ser submetidos à diferença de potencial elétrico e também emitem descarga elétrica ao ser agredidos mecanicamente: as ondas de ultra-som, ao ser emitidas, sofrem refração, difração, absorção e atenuação. As ondas refletidas a cada interface, que chamamos como a intersecção entre diferentes tecidos e mesmo diferentes áreas de cada tecido, são as que atingem mecanicamente o cristal que as emite, o que possibilitará a formação dos diferentes potenciais elétricos que serão tratados eletronicamente e formarão as imagens. Isso é possível porque os cristais emitem as ondas em pulsos – no período de repouso, que é bem maior, é que eles recebem as ondas refletidas que serão usadas eletronicamente na formação das imagens. Pode-se dizer que o período de insonação, ou seja, da emissão de ondas é cerca de $1/4$ a $1/5$ do tempo de recepção. Quanto maior a freqüência, maior a possibilidade de discernir entre dois pontos, ou seja, maior a acuracidade; por outro lado, quanto maior a freqüência, também maior a atenuação da onda, tornando mais difícil a visibilização de tecidos mais profundos. Fica fácil então entender por que as sondas endovaginais, já que estão mais próximas do conteúdo pélvico, podem usar freqüências mais altas e, portanto, oferecem imagens mais nítidas do útero e de seu conteúdo, assim como dos anexos.

A velocidade do ultra-som nos tecidos moles é praticamente igual à sua velocidade na água, cerca de 1.540m/s; já sua velocidade no ar é cerca de 5 vezes menor, aproximadamente 300m/s. Fisicamente, quando uma onda de ultra-som atravessa uma interface com velocidade muito diferente da outra, ela é totalmente refletida, não possibilitando a formação da imagem dos tecidos subjacentes – daí a necessidade de interpor geléia ultra-sônica entre a pele e as sondas ultra-sônicas para afastar o ar entre ambas e permitir a passagem das ondas. Daí também a dificuldade em examinar o abdome com as alças distendidas ou mesmo a pelve sem a repleção vesical.

Essas mínimas noções de bases físicas devem ser aprimoradas pelo obstetra interessado nos capítulos dos livros especializados que recomendamos na bibliografia (Zagzebsk, 1987; Price e Fleischer, 1996).

O exame ultra-sonográfico é realizado com a gestante em decúbito dorsal. Após aplicação da geléia, especialmente preparada, sobre a superfície cutânea, são realizadas as chamadas varreduras com as sondas de US. As varreduras são realizadas em vários sentidos, longitudinais, transversais, oblíquos e compostos, sendo as imagens obtidas em tempo real com a percepção de movimentos porventura existentes – batimentos cardíacos, movimentos fetais, pulsos de vasos etc.

No primeiro trimestre e no início do segundo, os exames são feitos preferencialmente por via endovaginal, mas o ideal é que as vias abdominal e endovaginal sejam as utilizadas.

Quando a via abdominal é utilizada, há necessidade de repleção vesical pelo menos até as 16ª-18ª semanas. Depois, praticamente só há necessidade de repleção vesical quando há sangramento, pois a bexiga cheia facilitará o diagnóstico diferencial, expondo melhor a região cervical e evidenciando mais as inserções placentárias baixas. Nos casos de sangramento, a utilização das vias abdominal e endovaginal favorecerá o diagnóstico real. O avanço da informática, conseqüentemente da informática empregada nos aparelhos de US, tem possibilitado imagens detalhadas da anatomia fetal e mesmo embrionárias, desde as primeiras semanas. A apresentação tridimensional das imagens em tempo real já é realidade, principalmente na avaliação da face e das extremidades fetais – o contraste entre o líquido amniótico e o tecido fetal favorece o tratamento da imagem pelos poderosos "chips" utilizados nos melhores equipamentos.

O estudo tridimensional não substitui a avaliação bidimensional, mas, seguramente, deve oferecer recursos diagnósticos muito além da simples fotografia da face e da genitália fetal, tão em moda como chamarizes de clientela. Exemplo de recurso subutilizado é a possibilidade de armazenamento dos dados para reestudo posterior e mesmo o envio de dados para avaliação a distância, entre outras inúmeras possibilidades (tese de doutorado Dr. Adilson Cunha Ferreira, 2003, FCM/Rib Preto).

INDICAÇÕES

As indicações do uso da US em obstetrícia, em face de sua inocuidade, disponibilidade, baixo custo relativo e grande performance diagnóstica, ampliaram-se muito.

O exame ultra-sonográfico pode favorecer o obstetra nos seguintes itens:

1. **Cálculo da idade gestacional adequado** – nas pacientes com dados clínicos incertos e que vão ser submetidas a cesarianas eletivas, indução do parto ou qualquer realização eletiva de interrupção da gestação. Os cálculos da idade gestacional e do peso estimado fetal serão avaliados na biometria fetal, descrita adiante.

2. **Diagnóstico diferencial dos sangramentos do primeiro ao terceiro trimestres** – abortos, gravidez ectópica, neoplasia trofoblástica gestacional, inserções baixas de placenta, descolamentos prematuros, presença de DIU ou patologia ginecológica oncológica – tumores ovarianos, metastáticos etc.

3. **Avaliação do crescimento fetal** – serão considerados adiante em biometria fetal o cálculo do peso fetal estimado e o crescimento intra-uterino e todas as condições que podem levar a anormalidades do crescimento do concepto.

4. **Diagnóstico do número de fetos** – a US permite identificar gestação múltipla desde as primeiras semanas, propiciando bom estudo da corionicidade e da zigosidade.

5. **Avaliação da placenta, do líquido amniótico e do cordão** – topografia, textura e anomalias placentárias são bem avaliadas. A quantidade do líquido amniótico é identificada e mensurada. Problemas relacionados ao cordão são em boa parte analisados.

6. **Avaliação do bem-estar fetal após a 28ª semana** – faz-se pelo perfil biofísico fetal e pela dopplervelocimetria.

7. **Detecção das anormalidades estruturais fetais e de anomalias cromossômicas** – praticamente 85% das malformações maiores e 60% das menores podem ser detectadas com equipamento adequado e examinador bem treinado.

8. **Diagnóstico das patologias não-obstétricas** – cistos e tumores ovarianos, miomatose, patologias do aparelho urinário, afecções cirúrgicas (apendicites, litíase biliar) e outros acometimentos médico-cirúrgicos podem, muitas vezes, ser identificados com auxílio do estudo ultra-sonográfico.

9. **Diagnóstico de morte fetal** – é feito rapidamente pela ausência de batimentos cardíacos.

10. **Monitorização dos procedimentos invasivos** – diminui os riscos das amniocenteses tardias ou precoces; torna possível a biópsia de vilosidades coriônicas, a cordocentese, as derivações feto-amnióticas, as biópsias fetais etc.

11. **Apoio às manobras na sala de parto** – evidencia com clareza a posição e a situação fetal, sendo útil na orientação das versões internas e na extração do segundo feto e da remoção da placenta.

12. **Apoio diagnóstico e terapêutico nas complicações do puerpério** – no diagnóstico e na localização de abscessos nas incisões e mamas; na retenção de restos placentários, suspeita de corpos estranhos etc.

EFEITOS BIOLÓGICOS

São três os efeitos que uma onda sofre quando incide em meio material: reflexão, transmissão e absorção. A energia total é conservada (intensidade = reflexão + transmissão + absorção). Uma das conseqüências conhecidas da absorção é o aquecimento dos tecidos (efeito térmico) e a cavitação (efeito mecânico). O estudo dos efeitos biológicos é a avaliação dos mecanismos responsáveis pela interação do ultra-som e o material biológico.

Vários estudos epidemiológicos (norte-americanos, europeus e japoneses) não mostraram efeitos biológicos detectáveis da US nos fetos estudados, com as intensidades e o tempo de exposição utilizados na prática clínica.

Existem estudos acompanhando crianças até 10 anos sem demonstração de efeitos adversos. Estudos suecos e noruegueses (Salvesen e cols., 1993) demonstraram diminuição de destros puros na população estudada (houve aumento de ambidestros). Esses estudos deverão ser ampliados por poder evidenciar sutis alterações neurológicas. Por outro lado, dois estudos de seguimento, a longo prazo, não evidenciaram alterações visuais, auditivas ou neurológicas em crianças expostas à US diagnóstica intra-útero quando examinadas entre 8 e 9 anos de idade (Salvesen e cols., 1992a). Estudos experimentais *in vitro* ou em animais utilizando-se intensidades bem maiores (600 a 700mW/cm^2) que as utilizadas na US diagnóstica (aproximadamente 30 a 80mW/cm^2) e por mais tempo de exposição demonstraram morte celular, redução da resposta imunológica, alterações nas funções da membrana celular, degradação de macromoléculas, formação de radicais livres e redução do potencial reprodutivo celular (Harvey, 1930). Alguns desses achados não foram reproduzidos. Outros não podem ser ignorados e necessitam de estudos mais aprofundados. Muitos modelos animais de experimentação referem restrição do peso fetal (Tarantal e O'Brien, 1994). Há referência de RCIU em fetos humanos expostos, seriadamente, a estudos ultra-sonográficos entre 18 e 38 semanas de gestação – média de cinco exames, incluindo estudos com Doppler de fluxo em placenta e cordão umbilical (Newnham e cols., 1993).

É bom lembrar que estudos com Doppler utilizam intensidades maiores que os de imagem e, por isso, devem ser empregados com maior prudência, utilizando o tempo estritamente necessário para completar o estudo, além de avaliar bem a equação risco/benefício quando se necessita realizar o exame com freqüência (principalmente no primeiro trimestre de gestação).

Quanto ao tempo de exposição do exame ecográfico, ele deve ser o *mínimo suficiente* para o exame ser adequado e completo. O potencial diagnóstico da ecografia não deve deixar de ser utilizado em suas múltiplas indicações. Entretanto, a existência desses estudos tem contribuído para que alguns autores não recomendem a ecografia de rotina nas gravidezes de baixo risco (National Institute of Health; Consensus Development Conference; Consensus; The use of Diagnostic US Imaging in Pregnancy – February, 1984).

Na visão de nosso grupo, o ideal é a realização de exame US entre a 10ª e a 14ª semanas para avaliação de números de fetos, corionicidade, zigosidade e da translucência nucal, e um segundo exame ao redor da 20ª semana para estudo morfológico. Nada impede que profissionais médicos da área de imagem realizem exames obstétricos, desde que tenham treinamento específico.

DIAGNÓSTICO DIFERENCIAL DOS SANGRAMENTOS DO PRIMEIRO AO TERCEIRO TRIMESTRES

Sangramento vaginal em gestante é situação angustiante para a mãe e o obstetra. Com o método, as cavidades pélvica e uterina puderam ser expostas de modo seguro e eficiente.

Talvez resida no sangramento do primeiro trimestre a grande e insubstituível indicação da US em obstetrícia. Podem-se resumir no esquema VI-2 as possibilidades diagnósticas diante de sangramento no primeiro trimestre.

O advento das sondas endovaginais, aliado ou não ao uso do DCV (dopplercolorvelocimetria), veio facilitar o diagnóstico ecográfico. Com o uso dessa metodologia é possível visibilizar o saco gestacional entre 4 e 5 semanas quando este tem entre 7 e 8mm. No meio da 5ª semana pós-menstrual, o embrião mede entre 3 e 5mm e está localizado junto ao saco vitelino, que mede de 3 a 4mm e forma com este o complexo embrião/saco vitelino e permanece junto ao limite do saco gestacional. Na 4ª semana de idade menstrual, o saco gestacional mede 3 a 5mm de diâmetro e cresce aproximadamente até 10mm na 5ª semana. No início do período embrionário, embora as estruturas estejam presentes, a US não tem resolução

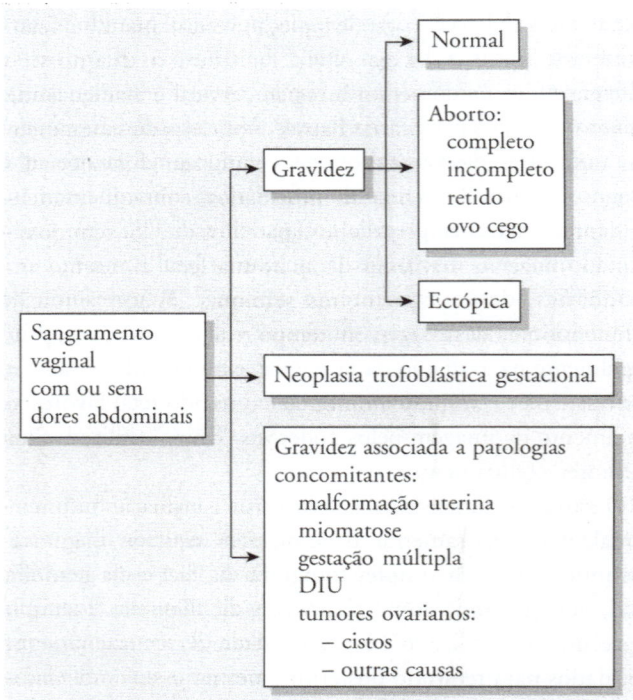

Esquema VI-2 – Eventuais possibilidades de sangramento no primeiro trimestre.

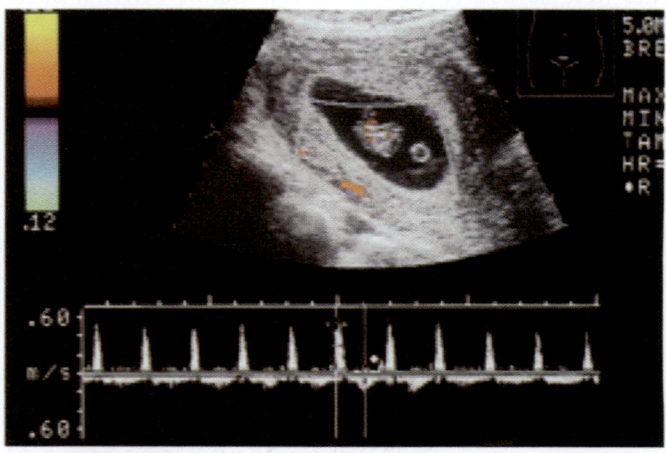

Figura VI-13 – Discreto sangramento genital em gestante de 7 semanas. Embrião com batimentos cardíacos normais, saco gestacional e vesícula vitelina normais.

para mostrá-las. A US endovaginal pode detectar batimento cardíaco desde a 6ª semana pós-menstrual (Fig. VI-13). Na tabela VI-2 pode-se verificar o esquema de aparecimento das estruturas embrionárias. O conhecimento dessa seqüência facilita, com freqüência, o diagnóstico diferencial entre os sangramentos.

Tabela VI-2 – Percentual de estruturas embrionárias detectáveis ecograficamente conforme a semana de gestação.

Semanas de gestação	4	5	6	7	8	9	10	11	12
Saco gestacional	100								
Saco vitelino	0	91	100						
Pólo fetal com movimentos cardíacos	0	0	86	100					
Ventrículo único (SNC)	0	0	0	82	70	25	0	0	0
Foice	0	0	0	0	30	75	100	100	100
Herniação umbilical	0	0	0	0	100	100	100	50	0
Total de casos	6	11	15	17	10	13	15	11	6

Adaptada de Timor-Tritsch e Monteagudo.

Aborto evitável – verifica-se presença de saco gestacional com diâmetro compatível com a idade menstrual, com morfologia arredondada, centrado e mais junto ao fundo uterino; os batimentos cardíacos devem ser visíveis com sonda endovaginal se a paciente estiver com 6 ou mais semanas de idade pós-menstrual (Figs. VI-14 e VI-15). Com freqüência, verifica-se hematoma/sangramento retrocoriônico que tem prognóstico menos reservado se o volume for menor que 30ml (Takeda e cols., 1990).

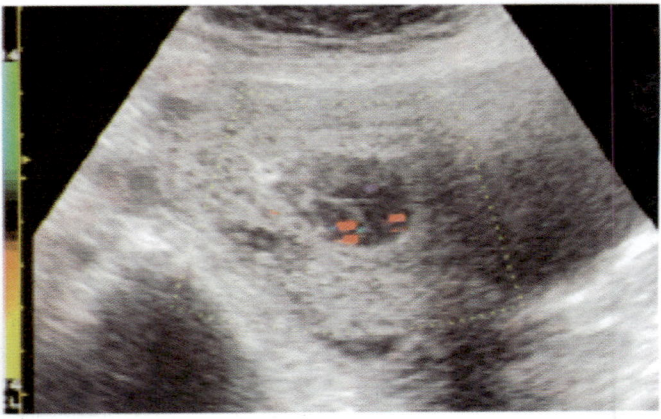

Figura VI-16 – Atraso menstrual de mais ou menos 16 semanas, sangramento genital discreto com episódios de exacerbação e dores no baixo-ventre. Ecografia transabdominal mostra conteúdo uterino complexo, amorfo. Diagnóstico diferencial ecográfico – aborto incompleto com degeneração hidrópica da placenta ou neoplasia trofoblástica gestacional. Aspiração do material mostrou restos ovulares com degeneração hidrópica.

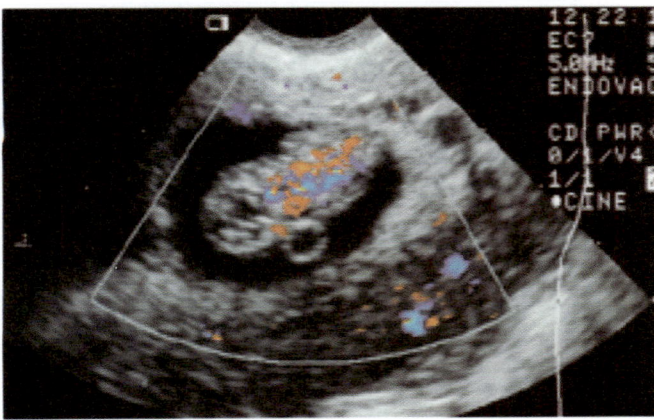

Figura VI-14 – Gestante com 10 semanas, sangramento genital leve; dor no baixo-ventre discreta. Ecografia transvaginal mostra feto com circulação normal evidenciada pelo Doppler colorido. Saco gestacional e vesícula vitelina normais. Outros cortes evidenciaram pequeno hematoma subcoriônico (ver Fig. VI-15).

Aborto inevitável – evidencia-se saco gestacional e estruturas embrionárias na porção inferior do útero penetrando no canal cervical e com o saco gestacional morfologicamente alterado, não arredondado, podendo estar ou não presentes os batimentos cardíacos.

Aborto retido – ao exame ecográfico, evidencia-se saco gestacional, embrião, saco vitelino e ausência de batimento cardíaco (Fig. VI-17). Batimentos cardíacos devem ser identificados em embrião de 6 ou mais milímetros. Na dúvida, repetir o exame em 7 dias.

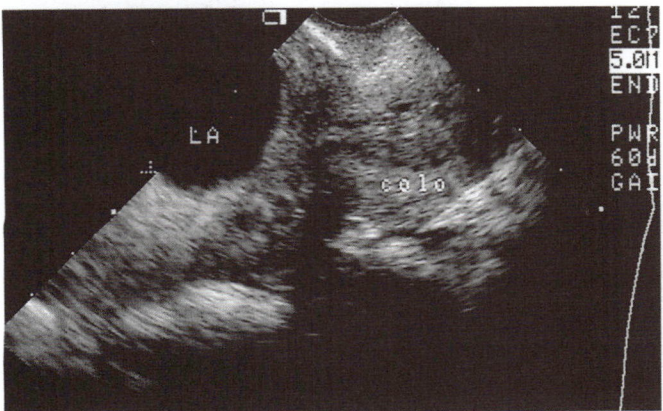

Figura VI-15 – Gestante com 10 semanas, pequeno sangramento genital. Mesmo caso da figura VI-14. Ecografia transvaginal mostra colo normal, orifício interno fechado e mínimo hematoma retrocoriônico baixo. LA = líquido amniótico.

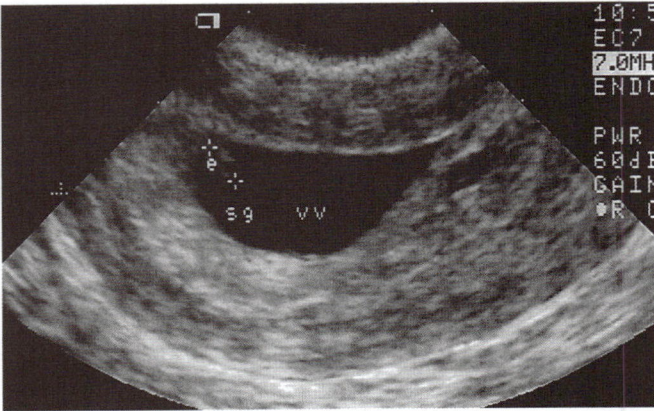

Figura VI-17 – Gestante no 1º trimestre com sangramento genital escuro. Ecografia transvaginal evidencia pólo embrionário pequeno para o esperado (3,3mm), sem batimentos cardíacos. A vesícula vitelina (VV) está aumentada de diâmetro (10mm), o que é de mau prognóstico, mesmo se batimentos cardíacos presentes.

Outros fatores prognósticos são: a) presença de saco vitelino medindo, no mínimo, 4mm e, no máximo, 8mm de diâmetro, e parede com máximo de 2mm de espessura; b) batimentos cardíacos entre aproximadamente 100 e 120bpm da 5ª a 7ª semana e entre 160 a 180bpm da 7ª à 10ª semana; c) crescimento adequado em ecografias seriadas semanais ou quinzenais; d) ausência de hematomas retrocoriônicos. Tais hematomas podem desaparecer em dias ou semanas após o diagnóstico, principalmente se seu volume não exceder 30ml. Existem relatos de que esses hematomas podem estar associados a partos prematuros por rotura prematura de membranas (Harris e cols., 1989) e patologias placentárias (placenta circunvalada – Takeda e cols., 1990).

Aborto incompleto – não se visibilizam as estruturas normais (saco gestacional, saco vitelino) bem definidas; nota-se conteúdo uterino amorfo e ecogênico (Fig. VI-16).

Ovo anembrionado – evidencia-se saco gestacional vazio, sem embrião aparente. O tamanho do saco gestacional é variável, semelhante ao de gravidezes normais entre 6 e 12 semanas; sua forma pode ser irregular e as paredes espessadas. Com saco vitelino presente, trata-se de aborto retido e não ovo anembrionado, mesmo que não se note o embrião. O diagnóstico diferencial entre ovo anembrionado e aborto retido nem sempre é possível pela ultra-sonografia, vez que o embrião pode ter sido reabsorvido.

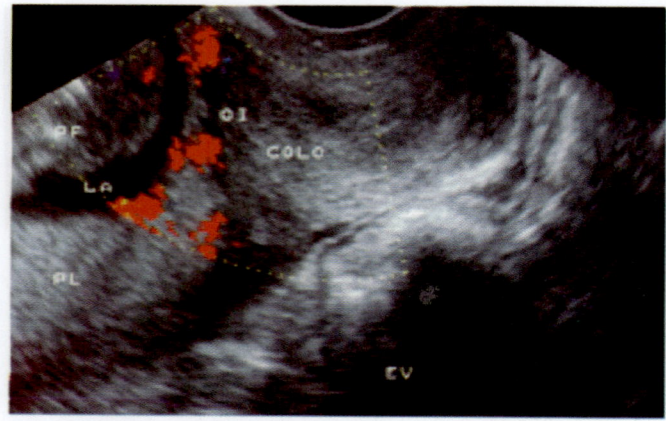

Figura VI-18 – História obstétrica compatível com IIC. Ecografia transvaginal mostra colo longo sem abaulamento posterior e orifício interno (OI) fechado, afastando suspeita ecográfica de IIC. Inserção posterior e prévia marginal na placenta.

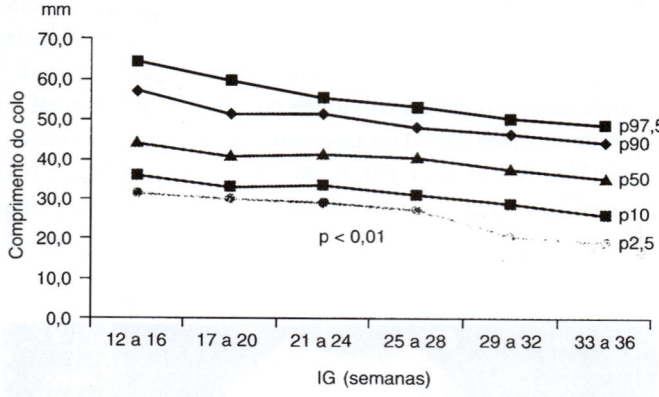

Figura VI-19 – Curva dos valores normais do comprimento do colo uterino pela ultra-sonografia, segundo idade gestacional em gestantes de baixo risco.

Incompetência istmocervical (IIC) – no primeiro trimestre, o uso da sonda endovaginal favorece a identificação do canal cervical, sua extensão e a avaliação do orifício interno (Figs. VI-15 e VI-18).

Uma das alternativas possíveis, para a prevenção do trabalho de parto prematuro, é a detecção das alterações do colo que podem preceder a manifestação clínica desta condição. A identificação destas alterações cervicais tem sido um desafio obstétrico (Varma e cols., 1986; Guzman e Ananth, 2001). O reconhecimento precoce de colos com risco para o desenvolvimento de parto prematuro, seguramente ajudaria a estabelecer condutas pertinentes. Parece que uma boa alternativa é a sua medida longitudinal. Tal medida não deveria ser menor que 25mm. A US teve seu melhor desempenho como valor preditivo, quando identificou colos curtos entre 26 e 27 semanas (Leitich, 1999; Carvalho, 2002). Na opinião de nosso grupo de estudos ultra-sonográficos, a medida do colo deveria ser tomada toda vez que houver suspeita de que o parto prematuro possa vir a ocorrer, independentemente da idade gestacional da suspeita. Caso haja opção de mensurações sistemáticas em uma única ocasião, esta medida deveria ser feita ao redor da 23ª semana.

Em nosso serviço foi realizado estudo do comprimento do colo em gestações normais, entre a 12ª e a 37ª semanas (Cursino K., Tese de Mestrado, 2002). A tabela VI-3 e a figura VI-19 mostram os resultados encontrados. Além do comprimento do colo, a presença de alterações da relação do segmento inferior com o colo, também pode ser avaliada, demonstrando os vários graus de afunilamento. Graus iniciais de afunilamento foram encontrados transitoriamente em gestações de evolução normal, o que pode ser visto na figura VI-20 (compare com a figura VI-21, de um colo sem alterações ecográficas).

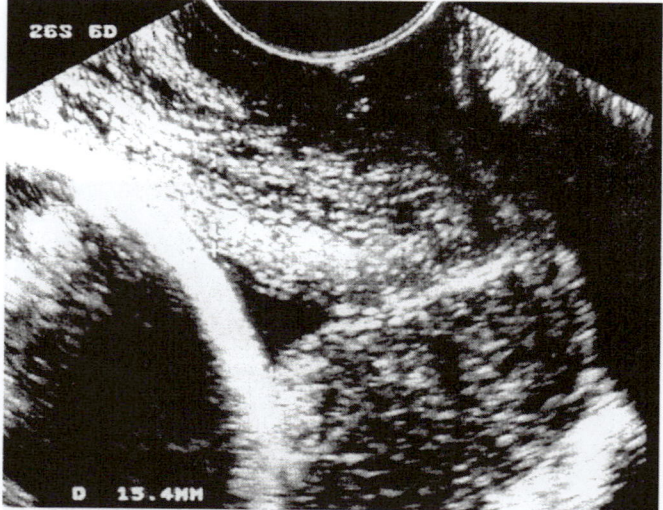

Figura VI-20 – Ultra-som: corte longitudinal do colo uterino e segmento inferior demonstrando a presença do funil, medindo sua abertura.

Tabela VI-3 – Valores dos percentis 2,5, 10, 50, 90 e 97,5 do comprimento do colo uterino por ultra-sonografia, segundo idade gestacional.

IG (semanas)	Comprimento do colo (mm)				
	p 2,5	p 10	p 50	p 90	p 97,5
12-16	31,5	36,1	44,1	57,1	64,4
17-20	30,2	33,2	40,8	51,4	59,8
21-24	29,4	33,9	41,4	51,7	55,5
25-28	27,6	31,6	40,8	48,5	53,5
29-32	21,0	29,3	38,1	46,8	50,5
33-36	19,5	26,4	35,8	44,7	49,0

p < 0,01.

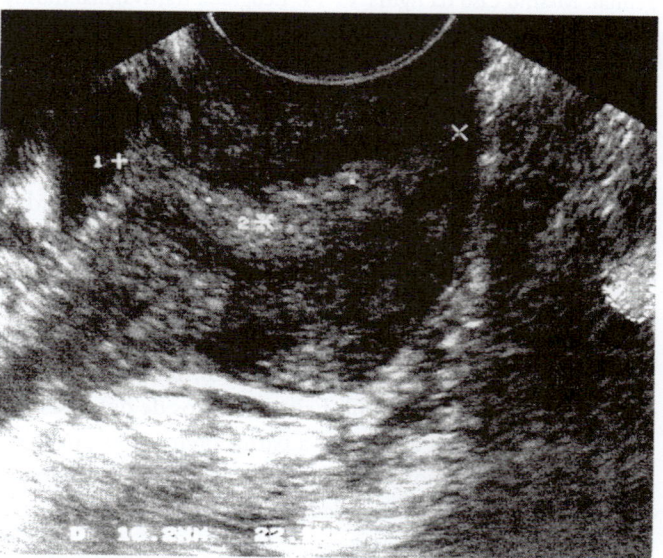

Figura VI-21 – Ultra-som: corte longitudinal do colo uterino medindo seu comprimento (medido em dois segmentos de retas).

Gêmeo desaparecido ("vanishing twin") – o uso da US possibilitou o diagnóstico de gravidezes múltiplas desde seu início, e não é infreqüente a continuação da gravidez com um só feto, pela reabsorção do segundo feto. Outras vezes, o segundo saco gestacional trata-se, na verdade, de pequeno hematoma. Daí a necessidade de ecografia seriada nos diagnósticos precoces de gestações múltiplas para a confirmação diagnóstica evolutiva.

Gravidez ectópica – o uso da US endovaginal melhorou muito o diagnóstico dessa patologia – a presença ou ausência de saco gestacional intra-uterino pode ser documentada aproximadamente 1 semana antes do que com a US transabdominal, assim como alterações anexiais determinadas pela gravidez ectópica.

O grande valor da US com suspeita clínica de gravidez ectópica ainda é a demonstração de gravidez intra-uterina (ver Fig. VI-13). A possibilidade de gravidez heterotópica é de 1:30.000 em gestação espontânea e de aproximadamente 1:7.000 em gestação oriunda de fertilização assistida.

Diante de suspeita clínica de gravidez ectópica, os achados ecográficos podem ser:

1. Gestação tópica normal.
2. Gestação tópica + tumor anexial (cisto lúteo?).
3. Saco gestacional extra-uterino com embrião vivo – 5 a 10% dos casos (Figs. VI-21a e VI-22).
4. Gestação tópica + gestação ectópica – raro.
5. Útero vazio com endométrio espesso e/ou pseudo-saco gestacional + líquido no fundo de saco de Douglas.
6. Útero vazio com endométrio espesso e/ou pseudo-saco gestacional + tumor anexial cístico simples.
7. Útero vazio com endométrio espesso e/ou pseudo-saco gestacional + tumor anexial complexo + líquido no fundo de saco de Douglas.
8. Útero vazio + líquido no fundo de saco de Douglas.
9. Útero vazio sem alterações anexiais.
10. Associações – gravidez + DIU; DIU + tumor anexial; tumor anexial + gravidez tópica; concomitâncias de gravidez ectópica + outras patologias anexiais.

O ecografista não deve desconhecer o fato de que, em aproximadamente 20% de gravidezes ectópicas comprovadas, os achados ecográficos vão ser normais, mesmo com US endovaginal associada ou não à DCV (Mahony e cols., 1985; James e cols., 1986).

Apesar de 95% das gravidezes ectópicas ocorrerem na tuba, existem locais mais raros como o canal cervical, o ovário, a cavidade peritoneal e a região intersticial tubária.

A gravidez cervical é facilmente reconhecida, e o diagnóstico diferencial é com aborto em curso; o quadro clínico ajuda a definir o diagnóstico.

O diagnóstico diferencial ecográfico entre gravidez tubária ístmica e gestação cornual, assim como da gravidez inicial em útero bicorno, pode ser difícil. A sonda endovaginal acrescenta subsídios diagnósticos importantes.

A gravidez abdominal pode ser dificilmente reconhecida pela ecografia, principalmente nas mais avançadas, nas quais, às vezes, há necessidade de usar a ressonância magnética para o diagnóstico diferencial.

Gravidezes ectópicas crônicas resultantes da rotura da tuba com formação de hematoma e aderências aparecem como tumores complexos, e o β-hCG pode estar ausente pela necrose do trofoblasto.

O diagnóstico correto freqüentemente envolverá história, exame físico, β-hCG quantitativo e a ultra-sonografia. Lembrar que o tempo de duplicação do β-hCG, em gestação normal, é de 48 horas, e que há correlação entre os níveis de β-HCG e os achados ecográficos. Critérios ecográficos morfológicos, como volume da gestação ectópica, e funcionais, como a presença de batimentos cardíacos embrionários, além dos níveis de β-HCG, também são utilizados na decisão de tratamento conservador, utilizando methotrexate. Entre nós, Elito e cols. (1999) referem-se a escores para condicionar a terapêutica da prenhez ectópica íntegra (Capítulo 47).

Placenta prévia – o diagnóstico ecográfico de placenta prévia em geral não é difícil, mesmo por via transabdominal, embora após a 20ª semana possa ser difícil identificar o orifício interno pelo sombreamento acústico da apresentação cefálica (Fig. VI-23).

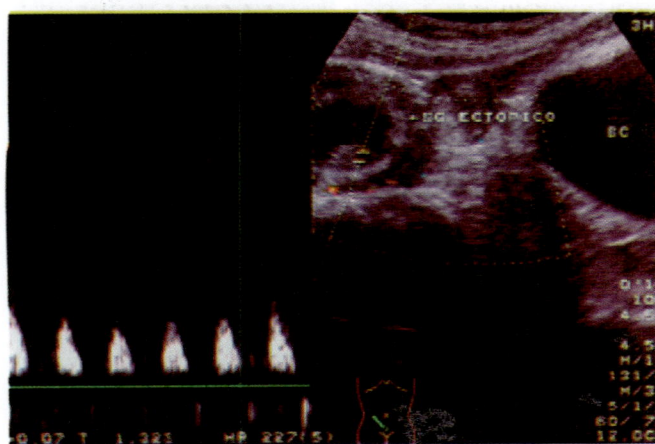

Figura VI-21a – Gestante no 1º trimestre, último dia da menstruação incerto, dor no baixo-ventre e leve sangramento genital. Ecografia transvaginal (modo B mais Doppler pulsado e colorido) com saco gestacional (SG) ectópico extra-uterino, com embrião vivo e CCN de 18mm = 8 semanas. Gestação ectópica íntegra com embrião vivo em anexo D (tubária).

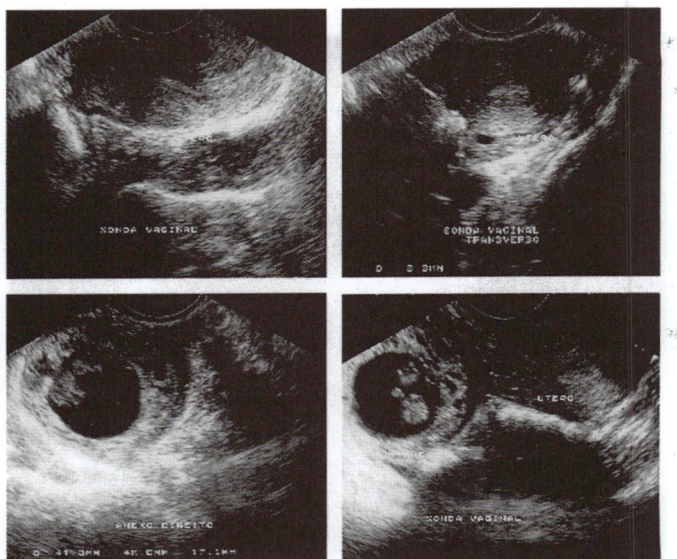

Figura VI-22 – Gestante no 1º trimestre, último dia da menstruação incerto. Ecografia transvaginal mostra quatro quadros: nos superiores verifica-se útero em cortes longitudinal e transverso, com a cavidade vazia; nos inferiores, notam-se saco gestacional íntegro em anexo direito, embrião com CCN de 17mm (8 semanas) e batimentos cardíacos presentes em tempo real (não mostrado na figura). Gestação ectópica tubária direita íntegra.

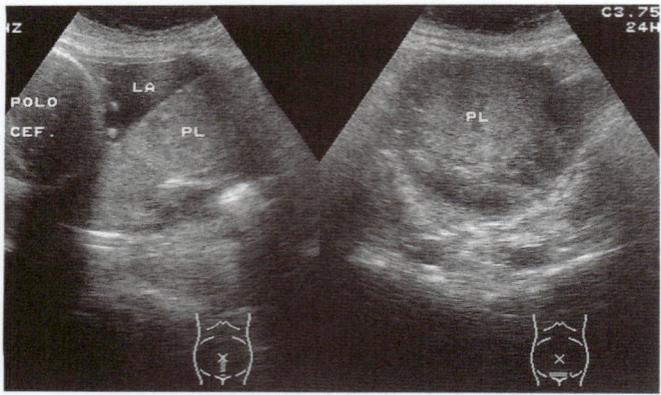

Figura VI-23 – Gestante na 36ª semana, sangramento genital. Ecografia transabdominal longitudinal à esquerda e transversal à direita mostra a placenta posterior cobrindo amplamente o orifício interno do colo – placenta prévia centrototal.

Duas condições podem levar ao diagnóstico falso-positivo: bexiga exageradamente cheia e presença de contrações miometriais. O ideal é esvaziar parcialmente a bexiga no primeiro caso, e esperar de meia a uma hora no segundo caso, para reexaminar. A utilização cuidadosa da sonda endovaginal pode ser extremamente útil, principalmente nas placentas posteriores ou laterais.

A ecografia pode distinguir os graus de cretismo placentário: placenta acreta, na qual as vilosidades aderem ao miométrio mas não o invadem; placenta increta, na qual o miométrio é parcialmente invadido; e placenta percreta, na qual o miométrio é profundamente invadido, podendo haver invasão de órgãos adjacentes com a bexiga. O acretismo placentário em seus vários graus está associado em 30% dos casos com a placenta prévia.

O diagnóstico ultra-sonográfico das formas mais graves, como o incretismo e o percretismo, é possível e deve ser investigado sempre que houver cesarianas prévias, com placenta anterior, principalmente naquelas com inserção baixa. O estudo bidimensional, aliado ao mapeamento em cores, facilita o diagnóstico. Obviamente, o conhecimento prévio desse diagnóstico é de extrema importância na condução dessa gestação (Fig. VI-24).

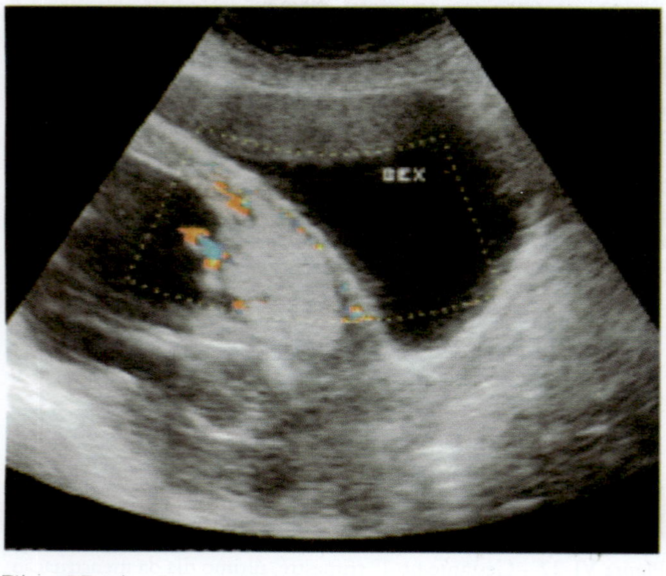

Descolamento prematuro da placenta (*abruptio placentae*) – em casos estabilizados, o estudo ecográfico mostra área retroplacentária ecogênica, heterogênea, mal definida, com espessamento da placenta. Naqueles casos referidos como descolamentos crônicos da placenta, que ocorrem em pequenas áreas, o diagnóstico ecográfico pode ser difícil.

DIU – sangramentos podem estar associados à presença de gestação com DIU. A ecografia demonstrará se o DIU está localizado acima ou abaixo do saco gestacional, evidenciando assim a intensidade do risco para retirá-lo, obviamente maior quando sua localização está acima do saco gestacional.

Neoplasia trofoblástica gestacional (NTG) – a ecografia tem acuracidade diagnóstica de aproximadamente 95% nas NTG ≥ 13 semanas, sendo que antes das 9ª-10ª semanas esse percentual pode cair para 65-70%. O aspecto ecográfico na NTG costuma ser bastante característico: útero aumentado de volume, preenchido por material ecogênico com múltiplas áreas circulares econegativas, com diâmetros variando de 2 a 10mm (Fig. VI-25). A mola parcial é acompanhada de partes fetais, enquanto a completa só apresenta as vesículas à US. Em 30 a 50% dos casos, é possível a avaliação da presença de cistos teca-luteínicos, que se apresentam como ovários aumentados de volume, com áreas circulares econegativas (Fig. VI-26). As complicações mecânicas desses cistos, roturas e torções, podem ser diagnosticadas pela US.

O acompanhamento da involução desses cistos pode ser feito adequadamente por ecografia seriada.

A utilidade da ecografia na NTG volta-se também para o diagnóstico de metástases hepáticas, para o controle do seguimento cirúrgico, e no seguimento oncológico – ecografia será realizada em casos de β-hCG mantido ou ascendente, na recidiva de sangramentos, na suspeita de gravidez, quando houver alteração do exame ginecológico e no controle do tratamento das metástases hepáticas.

A utilização da DCV é capaz de denunciar a presença de invasões miometriais pelo grande aumento da vascularização de baixa resistência focalmente no miométrio (Figs. VI-27 e VI-28), embora não seja possível dizer, por meio da US, se se trata de mola invasora ou coriocarcinoma.

Figura VI-24 – Gestante com 15 semanas, sangramento genital leve. Ecografia transabdominal mostra placenta anterior, prévia marginal. O Doppler colorido mostra vasos placentários invadindo o miométrio – placenta increta.

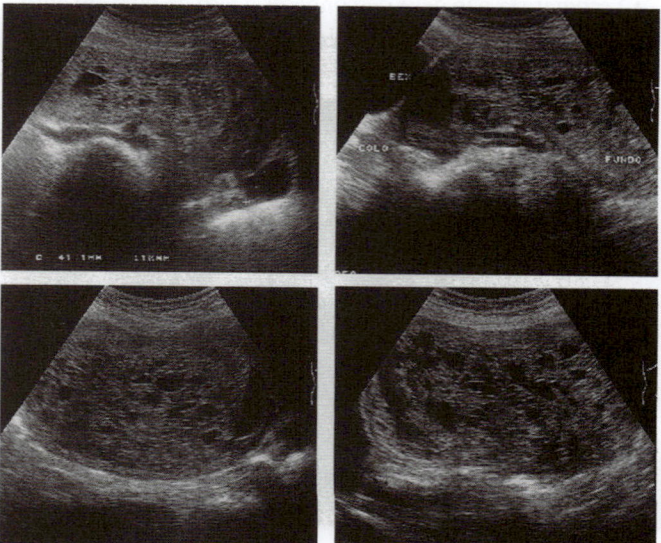

Figura VI-25 – Gestante com 15 semanas, altura uterina de 20cm; leve sangramento genital. Ecografia transabdominal mostra útero em quatro cortes; conteúdo uterino ecogênico entremeado de inúmeras áreas circulares econegativas com variados diâmetros (3 a 8mm) corresponde às vesículas molares, além de áreas hipoecóicas maiores (hematomas). Diagnóstico – mola hidatiforme completa.

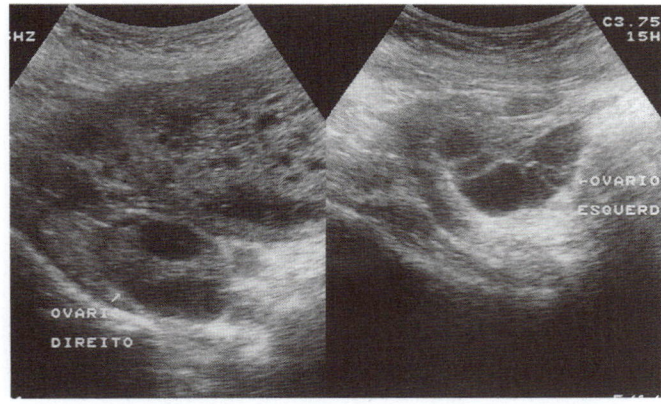

Figura VI-26 – Mesmo caso da figura VI-25 evidenciando, em cortes mais laterais, transabdominais, ovários aumentados de volume e com áreas econegativas no seu interior. Cistos teca-luteínicos bilaterais.

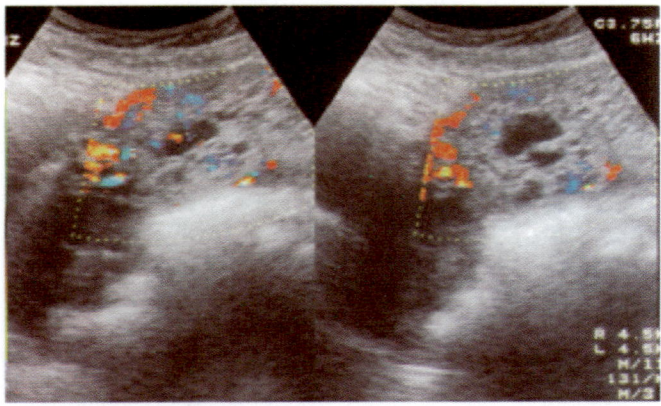

Figura VI-27 – Paciente com sangramento genital pós-esvaziamento de mola. Segmento inferior do útero com conteúdo tipo NTG, e o Doppler colorido denuncia presença focal de intensa vascularização miometrial. Anatomopatológico mostrou mola invasora no local evidenciado pela ecografia. Histerectomia por sangramento intenso.

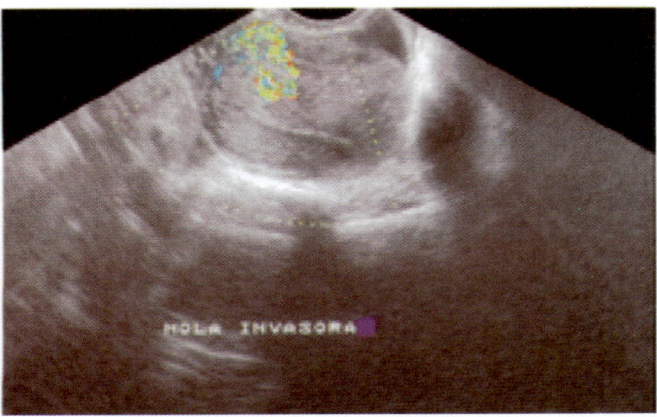

Figura VI-28 – Sangramento pós-esvaziamento de mola. Ecografia transvaginal mostra útero vazio com área focal miometrial de intensa vascularização ao Doppler colorido. Para estudo de possível invasão miometrial por NTG, o ideal é repetir a ecografia após o esvaziamento do conteúdo uterino. Níveis mantidos de β-hCG confirmaram a suspeita ecográfica. Ecografias seriadas após ciclos de quimioterapia foram demonstrando desaparecimento da lesão, acompanhando a queda de níveis de β-hCG.

Em nosso serviço, as pacientes são submetidas sempre a uma avaliação pós-esvaziamento uterino, antes da alta, para verificar possíveis focos de invasão miometrial, denunciados pela ecografia com o mapeamento em cores.

O diagnóstico diferencial da NTG pela US deve ser feito com aborto retido ou incompleto, com degeneração hidrópica da placenta (ver Fig. VI-16) e mais freqüentemente quando a suspeita ocorre entre a 6ª e a 10ª semanas.

Outros diagnósticos diferenciais devem ser feitos com miomas apresentando degeneração cística, pólipos fibrocísticos e tumores ovarianos – a dosagem de β-hCG é esclarecedora porque, nesses casos, é negativa.

É possível a coexistência de mola completa e gravidez normal, tornando difícil o diagnóstico diferencial com mola parcial.

BIOMETRIA FETAL

É reconhecido que a idade gestacional avaliada pela data da última menstruação está sujeita a erros. Erros da idade gestacional têm como implicações induções desnecessárias, disfunções no trabalho de parto e aumento no índice de parto cesáreo, resultando em aumento de morbidade neonatal e materna (Usher e cols., 1988). Goldenberg e cols. (1989) demonstraram diminuição da taxa de pós-maturidade com o uso da US, de 27% em 1981 para 6% em 1986.

A realização de medidas de diferentes segmentos da anatomia fetal tem sido chamada de biometria fetal. Seu propósito é avaliar a proporção e a simetria de crescimento de diferentes sistemas e órgãos, auxiliando o reconhecimento de anormalidades em estágios precoces. Essas medidas são úteis para a avaliação da idade gestacional. Tem sido relatado que medidas de mais de um parâmetro fetal aumentam a confiabilidade do exame em relação a apenas uma medida (Hohler e Quetel, 1982).

A primeira imagem ultra-sonográfica para a confirmação da gestação é a do saco gestacional (Hellman e cols., 1969). O saco gestacional é visibilizado a partir da 5ª semana por via abdominal. Os novos equipamentos, utilizando a via vaginal, permitem visibilização mais precoce do saco gestacional, a partir da 4ª semana. A avaliação da idade gestacional em fase inicial pode ser feita por mensurações do saco gestacional (Hellman e cols.). Esse método, contudo, não tem sido bem aceito, pois os limites de confiança variam em torno de 12 dias, e o tamanho do saco gestacional pode variar de acordo com o grau de repleção vesical e o plano de medida ultra-sonográfica (Sabbagha, 1980), o que induz a erros.

A avaliação da idade gestacional inicial, obtida pelo comprimento craniocaudal (CCN), pode ser realizada a partir da 5ª semana de gestação, período em que o embrião se torna mensurável com a sonda endovaginal. A correlação entre o CCN e a idade gestacional foi obtida, pela primeira vez, por Robinson em 1973. Esse parâmetro foi revisado por Robinson e Fleming (1975) entre a 7ª e a 14ª semanas de gestação, obtendo precisão de 4,7 dias se uma única medida fosse realizada, e de 2,7 dias se três medidas independentes fossem utilizadas. Posteriormente, a curva de crescimento do CCN foi confirmada por outros autores (Adam e cols., 1979; Bovicelli e cols., 1981; Nelson, 1981; Selbing, 1982).

Em 1992, Hadlock e cols. realizaram medidas do CCN em 416 fetos da 5ª à 18ª semanas de gestação, utilizando sondas transvaginais e transabdominais. Concluíram que no período de 9 a 12 semanas de gestação há relativa concordância entre as curvas de CCN de diversos serviços, apesar das diferenças geográficas, populacionais e dos diversos tipos de instrumentos utilizados, como transdutores setoriáis e lineares, com scanners estáticos ou tempo real. Após a 12ª semana de gestação, existe variabilidade na predição da idade gestacional pelo CCN, provavelmente devido a variações biológicas no tamanho fetal.

Em resumo, o crescimento do concepto é mais constante e menos suscetível a modificações biológicas no primeiro trimestre, o que indica que a avaliação da idade gestacional em fases iniciais tem-se mostrado mais apropriada (Nelson, 1981).

A eficácia em se predizer a idade gestacional utilizando medidas de forma isolada, tais como diâmetro biparietal, circunferência abdominal, circunferência cefálica e comprimento do fêmur, diminui com a progressão da gestação, atingindo variabilidade máxima de 3,5 semanas no terceiro trimestre de gravidez (Sabbagha e cols., 1978b; Hadlock e cols., 1982a; Hohler e Quetel, 1982; Hadlock e cols., 1983).

Dentre as medidas para a avaliação da idade gestacional, as de maior eficácia e de uso rotineiro são: diâmetro biparietal (Fig. VI-29), comprimento do fêmur (Fig. VI-30), circunferência cefálica (Fig. VI-29), circunferência abdominal (Fig. VI-31) e distância interorbital.

Imagens oblíquas através dos ossos podem causar seu encurtamento e subestimar sua medida. São freqüentes superestimativas das medidas quando porções não-ossificadas do fêmur são incluídas. Na metáfise distal, em sua junção com a epífise cartilaginosa, observa-se reflexão ecogênica, chamada "ponto distal do fêmur", o qual não faz parte da metáfise, mas freqüentemente aparece como extensão da parte ossificada. Incluído de forma incorreta na medida do fêmur, acarreta superestimação da idade gestacional em torno de duas a três semanas. Assim, a medida correta do fêmur exclui a epífise proximal (futuro grande trocanter) e a epífise femoral distal (futuro côndilo femoral distal).

A circunferência cefálica foi considerada por Hadlock e cols. (1983) como sendo o indicador mais fiel da idade gestacional, principalmente nas últimas semanas de gestação, quando as alterações de formato da cabeça são mais freqüentes. Quando ocorre dolicocefalia ou braquicefalia, o DBP não é bom parâmetro para avaliar a idade gestacional. Apresentação pélvica, oligoâmnio acentuado, pólo cefálico insinuado na pelve, gestações gemelares e patologias uterinas como miomas podem alterar o formato do pólo cefálico, tornando o DBP parâmetro não confiável.

O índice cefálico, definido como a relação entre o maior e o menor eixo, no plano da medida do DBP, multiplicado por 100, mantém-se constante no decorrer da gestação (Hadlock e cols., 1981). Os autores sugerem que o índice cefálico, com alteração de um desvio-padrão da média, pode estar associado à mudança no formato do crânio, alterando a mensuração do DBP para determinada idade gestacional, desaconselhando o uso do DBP, como determinante da idade gestacional, nesses casos, quando a circunferência cefálica será bem mais precisa nessa determinação.

Inicialmente, a circunferência abdominal (CA) era utilizada apenas para a predição de peso fetal. Campbell e Dewhurst (1971) afirmaram que medida única da CA é mais eficiente no diagnóstico de fetos pequenos para a idade gestacional do que a cefalometria seriada, com diminuição de diagnósticos falso-positivos.

Campbell e Wilkin (1975), utilizando a CA como única variável na predição do peso fetal, demonstraram ser esse parâmetro um dos mais significativos para a avaliação de peso fetal.

Hadlock e cols. (1984a) analisaram, pela primeira vez, a eficácia de diversos parâmetros isoladamente ou combinados na avaliação da idade gestacional. Em estudo transversal de 361 fetos entre a 14ª e a 42ª semanas, concluiu-se que a cir-

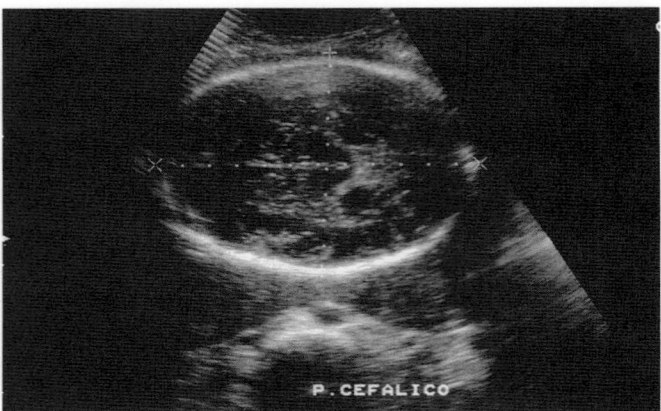

Figura VI-29 – Ecografia transabdominal salienta pólo cefálico em posição para mensuração do diâmetro biparietal (entre +) e do diâmetro occipitofrontal (entre X). Os critérios mais comuns para o corte adequado em modo B são: presença do eco médio (linha branca central), tálamo (região mais escura central), presença do cavo do septo pelúcido (central, próximo do tálamo), equilíbrio entre os hemisférios cerebrais.

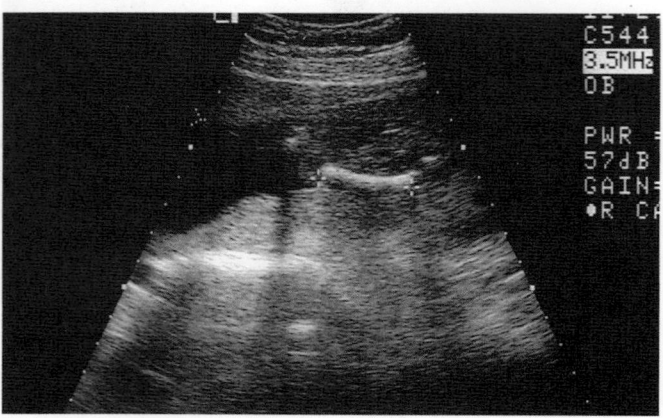

Figura VI-30 – Mensuração do comprimento femoral no 2º trimestre. Fêmur demonstrado entre (+).

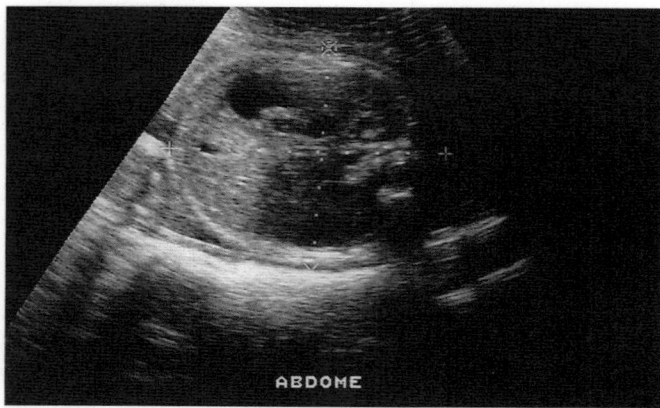

Figura VI-31 – Corte do abdome fetal com critérios para a mensuração da circunferência abdominal – presença de bolha gástrica (área escura no terço superior da figura), bifurcação da veia umbilical intra-hepática (logo abaixo da bolha gástrica) e corpo vertebral correspondente, em linha.

cunferência cefálica e o comprimento do fêmur foram os melhores preditores individuais da idade gestacional. Entretanto, a combinação entre esses dois parâmetros foi melhor que a combinação entre os outros, e melhor que a avaliação por meio de parâmetros individuais.

Ott (1985) analisou a acurácia das medidas: DBP, comprimento do fêmur, CA e circunferência cefálica isoladamente ou em técnica combinada, utilizando a média aritmética de todos os parâmetros. Demonstrou que cada medida ultra-sonográfica tem vantagens e desvantagens. Para os três grupos compreendidos entre 18 e 35 semanas de gestação, ambos, DBP e comprimento do fêmur, têm erros sistemáticos baixos e idênticos, mas o comprimento do fêmur tem erro randômico maior que o DBP. Demonstrou-se também que a circunferência cefálica e a CA têm baixo erro randômico quando comparadas com o DBP, mas a circunferência cefálica tende a superestimar a idade gestacional, e a abdominal, a subestimá-la. Contudo, a técnica combinada apresentava menor erro sistemático e randômico que uma simples medida ultra-sonográfica.

Em nosso meio, Pastore (1989) e Franzin (1993) fizeram *análise de múltiplas variáveis fetais* (diâmetro biparietal, circunferência cefálica, CA e comprimento do fêmur). Segundo Pastore, a idade gestacional pode ser predita por meio dessas variáveis, conforme as tabelas VI-4 e VI-5, ou aplicando-se a média aritmética das idades obtidas para cada variável, ou por meio de equação de regressão múltipla. Segundo Franzin, as medidas fetais que melhor se correlacionaram com a idade gestacional foram por ordem de importância: comprimento do fêmur, diâmetro biparietal, CA, distância interorbital externa e circunferência cefálica.

A biometria fetal sofre alterações decorrentes de diferenças raciais e de condições socioeconômicas (Sabbagha e cols., 1976), sendo aconselhável a realização de curvas de crescimento ultra-sonográfico próprias para cada país e, preferencialmente, para cada Serviço.

Nas tabelas VI-4 e VI-5 apresentamos a biometria fetal realizada em nosso Serviço em tese de mestrado (Franzin, 1993).

AVALIAÇÃO DO PESO FETAL ESTIMADO

A determinação do peso fetal estimado pela US é importante meio de se verificar o bem-estar fetal e avaliar a evolução do crescimento fetal no decorrer da gestação, assim como reduzir a morbidade e a mortalidade associada ao RCIU (Hadlock e cols., 1991).

Tabela VI-5 – Biometria fetal e idade gestacional (diâmetro biparietal) no CAISM-UNICAMP.

DBP	Semanas	DBP	Semanas	DBP	Semanas	DBP	Semanas
19	12,0	39	17,0	59	23,3	79	31,4
20	12,1	40	17,2	60	23,6	80	32,0
21	12,2	41	17,4	61	24,1	81	32,4
22	12,4	42	17,6	62	24,4	82	33,0
23	12,6	43	18,1	63	25,0	83	33,3
24	13,0	44	18,3	64	25,2	84	34,0
25	13,2	45	18,5	65	25,4	85	34,3
26	13,4	46	19,0	66	26,0	86	34,6
27	13,5	47	19,2	67	26,3	87	35,2
28	14,0	48	19,4	68	26,6	88	35,6
29	14,2	49	20,0	69	27,2	89	36,2
30	14,4	50	20,2	70	27,5	90	36,6
31	14,6	51	20,4	71	28,1	91	37,3
32	15,0	52	21,0	72	28,4	92	38,0
33	15,2	53	21,2	73	29,0	93	38,3
34	15,4	54	21,4	74	29,2	94	39,0
35	15,6	55	22,0	75	29,6	95	39,4
36	16,1	56	22,2	76	30,2	96	40,0
37	16,3	57	22,5	77	30,4	97	40,4
38	16,4	58	23,0	78	31,1	98	41,1

No entanto, há divergências entre os padrões adotados como normais, incluindo variações das características populacionais, tamanho da amostra, localização geográfica, critérios de exclusão e fórmulas matemáticas utilizadas para seu cálculo (Goldenberg e cols., 1989).

Utilizando-se a fórmula de Hadlock e cols. (1991) com erro estimado em 10%, expresso em gramas exatos, para a determinação do peso fetal estimado, observou-se, no

Tabela VI-4 – Biometria fetal e idade gestacional (femoral) no CAISM-UNICAMP.

Comprimento femoral	Semanas	Comprimento femoral	Semanas	Comprimento femoral	Semanas	Comprimento femoral	Semanas
9	12,4	27	17,4	45	24,1	63	32,1
10	12,6	28	18,0	46	24,4	64	32,4
11	13,1	29	18,2	47	25,0	65	33,1
12	13,2	30	18,4	48	25,2	66	33,5
13	13,4	31	19,0	49	25,5	67	34,2
14	13,6	32	19,2	50	26,1	68	34,5
15	14,1	33	19,4	51	26,5	69	35,2
16	14,3	34	20,0	52	27,0	70	35,6
17	14,5	35	20,2	53	27,4	71	36,2
18	15,0	36	20,5	54	28,0	72	36,6
19	15,2	37	21,0	55	28,2	73	37,3
20	15,4	38	21,3	56	28,6	74	38,0
21	15,6	39	21,6	57	29,2	75	38,4
22	16,1	40	22,1	58	29,5	76	39,1
23	16,3	41	22,4	59	30,2	77	39,5
24	16,5	42	23,0	60	30,5	78	40,2
25	17,0	43	23,2	61	31,2	79	41,0
26	17,2	44	23,5	62	31,4	80	41,4

CAISM-UNICAMP e em serviço médico privado de Campinas, que o peso variou conforme o esperado, com ganho médio de 200g por semana de gestação a partir da 27ª até a 38ª semanas e com incremento menor das 39 às 42 semanas (Gráfico VI-4).

Apesar das diferenças étnicas e econômicas das populações, houve concordância da curva construída em relação à curva de Hadlock e cols. (1991) com valores discretamente inferiores na curva construída nas idades gestacionais maiores que 30 semanas. Os valores do percentil 90 da curva construída aproximaram-se dos valores do percentil 50 de Hadlock e cols., 1991 (Gráfico VI-5).

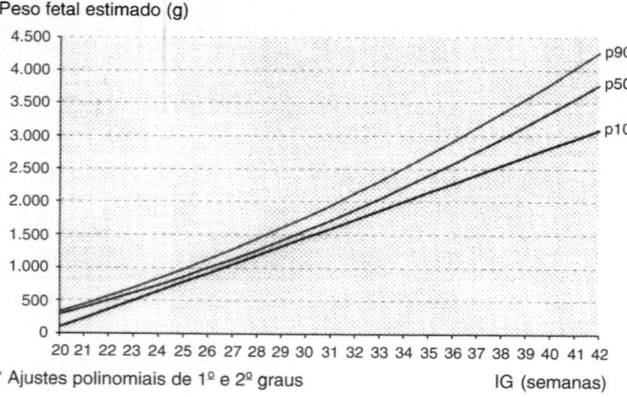

Gráfico VI-4 – Valores estimados (ajustes polinomiais de 1º e 2º graus) para os percentis 10, 50 e 90 do peso fetal estimado conforme a idade gestacional (Perrotti, 1998).

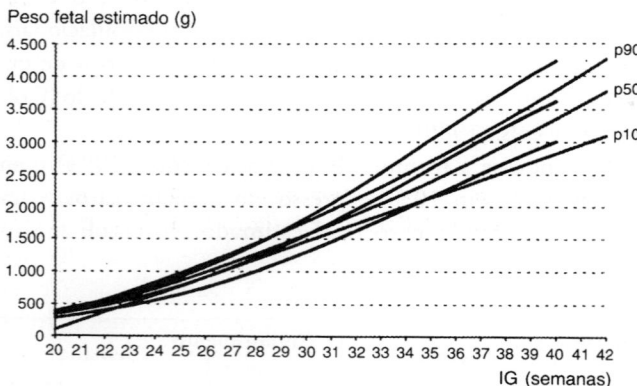

Gráfico VI-5 – PFE pela fórmula de Hadlock e cols. (1991).

RESTRIÇÃO DO CRESCIMENTO INTRA-UTERINO

A falência por parte do feto em atingir seu potencial genético mínimo de crescimento recebe o nome de restrição de crescimento intra-uterino – RCIU (Nienhuis, 1997).

A avaliação clínica do crescimento fetal não é tarefa fácil. As armas que o obstetra dispõe são: palpação, pela qual se tenta estimar o peso fetal e o volume do líquido amniótico, e medidas seriadas da altura uterina. Mesmo sendo consideradas fundamentais, essas técnicas não são capazes de diagnosticar muitos dos casos de desvios da normalidade, por colher informações de forma indireta, carregando certa subjetividade e dependendo da experiência do clínico.

O controle do crescimento fetal por meio da US é considerado mais eficiente que o clínico (Beazley e Underhill, 1970), pois permite avaliação direta do feto (biometria e morfologia), fornecendo dados sobre o volume do líquido amniótico e o grau de envelhecimento placentário.

A definição de RCIU é convencional, vez que não existe padrão absoluto de crescimento fetal que possa ser utilizado como referência (Nienhuis e cols., 1997). A maioria dos autores utiliza o peso do feto abaixo do 10º percentil (Lubchenco e cols., 1966; Deter e cols., 1982) e outros utilizam o peso abaixo do 5º percentil (Miller e Merritt, 1979) ou mesmo 2 desvios-padrão abaixo da média (Usher e McClean, 1969) para caracterizar essa patologia. Sabendo que o peso isoladamente não é capaz de diagnosticar adequadamente uma patologia tão complexa (Chervenak e cols., 1983), o ecografista deve buscar outros dados confirmatórios, tais como diminuição do líquido amniótico (Manning e cols., 1981), envelhecimento precoce da placenta (Kazzi, 1983), marcadores ecográficos de cromossomopatias e estudo dopplervelocimétrico, procurando individualizar os fetos que apresentam realmente RCIU daqueles que são constitucionalmente pequenos, portanto, não-patológicos. Daí, recomendar-se estudo minucioso da morfologia, além da avaliação cromossômica dos fetos que apresentam RCIU significativo.

Podemos classificar o RCIU em dois tipos:

Tipo 1: simétrico – o feto cresce menos que os normais e as medidas da biometria fetal estão reduzidas por igual, fazendo com que ele seja universalmente pequeno. Corresponde a 25% dos casos (Julio, 1986). Por ter início de acometimento mais precoce (segundo trimestre), acarreta maiores danos fetais, inclusive com diminuição do número total de células, sendo, por isso, denominado retardo hipoplástico. Os possíveis fatores etiológicos são: 1. anomalias cromossômicas; 2. malformações fetais; 3. infecções intra-uterinas (rubéola, citomegalovírus etc.); 4. uso de substâncias exógenas – álcool, drogas, nicotina. O diagnóstico diferencial com feto geneticamente pequeno, porém normal, nem sempre é fácil.

Tipo 2: assimétrico – caracteriza-se pela assimetria na biometria fetal. As medidas do pólo cefálico e dos ossos longos estão praticamente normais, ao contrário das medidas do tronco, que estão invariavelmente diminuídas; essa diminuição se faz mais intensa no abdome, no qual o fígado, em resposta ao déficit nutricional, reduz de volume. Essas características facilitam o diagnóstico por US. Com início mais tardio na gestação (terceiro trimestre), os danos fetais tenderiam a ser menos intensos, levando predominantemente à diminuição do volume das células, sem afetar o número (retardo hipotrófico). Esse tipo de retardo afeta mais o peso que o comprimento do feto. Possíveis fatores etiológicos: 1. hipertensão arterial materna; 2. doença vascular ou renal materna; 3. insuficiência placentária.

Salientamos que essa classificação, apesar de ainda muito utilizada em nosso meio, vem recebendo críticas baseadas em inúmeras exceções encontradas, tais como:

1. feto apresentando RCIU assimétrico pode evoluir para simétrico com o agravamento ou prolongamento do processo agressor;
2. certas cromossopatias, como a triploidia, podem desenvolver RCIU assimétrico;
3. ambas as formas de RCIU podem apresentar equilíbrio acidobásico semelhante. Apesar desse questionamento, persiste o interesse na avaliação da proporcionalidade das diferentes regiões do feto, facilitando o diagnóstico de várias malformações.

Diagnóstico ecográfico – a interpretação correta de qualquer parâmetro ecográfico utilizado para diagnosticar RCIU exige conhecimento da idade gestacional por ocasião do exame. Daí o interesse de estudo ecográfico realizado até a 20ª semana para conhecer a duração da gestação. Quando esta é bem estabelecida, o diagnóstico ecográfico de RCIU é feito quando o peso fetal estimado for inferior ao 10º percentil do peso esperado para aquela idade gestacional. Quando não se tem certeza da idade gestacional, serão necessárias, no mínimo, duas ecografias, realizadas com diferença de 2 a 3 semanas. Na primeira, estima-se a idade gestacional provável e o peso fetal; na segunda, procede-se da mesma forma e subseqüentemente se compara os dados, analisando se o crescimento nesse período foi inferior ao esperado.

Circunferência abdominal com níveis inferiores ao 10º percentil tem-se mostrado como método mais sensível para o diagnóstico do RCIU.

O diagnóstico do tipo assimétrico pode ser facilitado com a utilização de duas relações:

Circunferência cerebral/CA – uma vez que existe certa tendência à manutenção dos diâmetros cefálicos e à diminuição dos diâmetros abdominais, uma relação elevada é indicativa desse tipo de RCIU; porém, como os valores variam com a idade gestacional, sua utilização fica restrita aos casos em que se conhece adequadamente a duração da gestação (Campbell e Thoms, 1977).

Comprimento do fêmur/CA × 100 = 22 + 2 – essa relação tende a ser constante entre a 21ª e a 42ª semanas, portanto, independe da idade gestacional. Quando o resultado for superior a 24, o diagnóstico de RCIU assimétrico é feito com sensibilidade ao redor de 60% e especificidade de 90% (Hadlock e cols., 1983).

Outros elementos devem ser utilizados no estudo quando se suspeita de RCIU. A presença de oligoâmnio e/ou senescência placentária são alterações que facilitam esse diagnóstico. A dopplervelocimetria das artérias uterinas, buscando caracterizar deficiências na segunda migração trofoblástica, tem-se mostrado útil como fator previsor do aparecimento de RCIU; já a dopplervelocimetria fetoplacentária tem seu lugar na propedêutica da gestação de alto risco, colocando-se mais como método para controle evolutivo e prognóstico do que diagnóstico nos casos de RCIU (Benson e Doubilet, 1991).

GESTAÇÕES MÚLTIPLAS

Avaliadas pela US, mais de 98% das gestações múltiplas são diagnosticadas corretamente, embora 2% possam deixar de ser diagnosticadas em um primeiro exame (Gabbe e cols., 1986).

A mortalidade perinatal para gemelares é de 4 a 11 vezes maior do que para os fetos únicos (Wiggles Worth e Singer, 1991) e está correlacionada com a zigosidade. É de 9% para gestações dicoriônicas diamnióticas, 26% para dicoriônicas monoamnióticas e chega a 50% para as monocoriônicas monoamnióticas (Benson e Doubilet, 1991). Anastomoses placentárias com suas complicações (transfusão feto-fetal, por exemplo), assim como o aumento da taxa de malformação já conhecida nas gestações múltiplas, explicam esse aumento da morbiletalidade fetal.

O diagnóstico precoce das gestações múltiplas foi muito facilitado pelo uso da sonda transvaginal. Próximo das 6ª-7ª semanas é possível diagnosticar o tipo da gestação gemelar. Nas gestações dicoriônicas diamnióticas, notam-se dois círculos ecogênicos de córion separados por uma membrana mais espessa, com o córion insinuando-se ao longo da inserção das membranas amnióticas em forma de triângulo, mesmo quando só se evidencia como aparente placenta única, fundida – "twin peak sign" – Finberg, 1992 (Fig. VI-32).

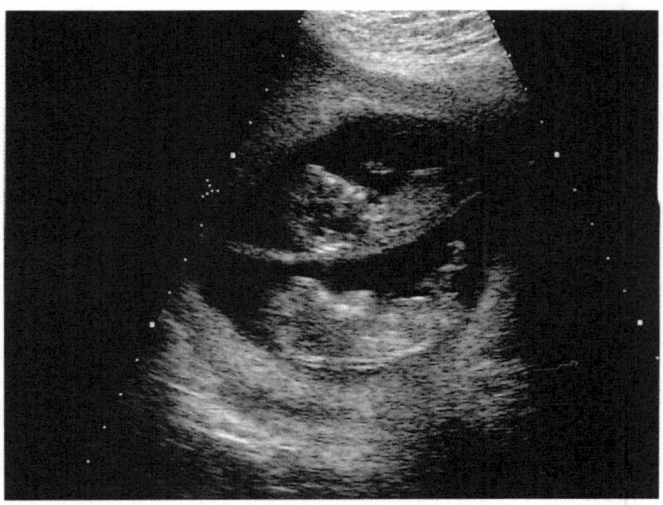

Figura VI-32 – Ecografia transabdominal pélvica de gestante com 11 semanas. Gestação gemelar, dupla, dicoriônica, mostrando duplo círculo coriônico e membrana espessa. Na parte inferior da figura percebe-se translucência nucal do 1º feto.

Nas monocoriônicas diamnióticas, evidencia-se só um círculo ecogênico de córion separado por membrana fina, que se insere em forma de "T" ao córion (Finberg, 1992).

Nas monocoriônicas monoamnióticas, evidenciam-se ambos os embriões em um único círculo ecogênico (sem a presença de membranas).

A ecografia pode determinar a zigosidade. Duas placentas podem somente ser vistas em $1/3$ das gestações dicoriônicas diamnióticas; nos outros $2/3$, as placentas estão fundidas numa só. O sinal de Finberg ("twin peak sign") é confiável para evidenciar a dicorionicidade. A diferença pode também ser determinada em função da espessura da membrana, já que na dicoriônica diamniótica ela possui quatro folhetos e, portanto, é mais espessa que a da monocoriônica diamniótica, que só possui dois folhetos. A avaliação das membranas, entretanto, vai-se tornando mais difícil à medida que a gravidez avança, e as monocoriônicas são mais difíceis de identificar (Hertzberg e cols., 1987). Mesmo com número maior de embriões é possível, freqüentemente, determinar a corionicidade. Nas gravidezes mais avançadas, a determinação do sexo poderá ser útil na determinação da zigosidade.

Gravidezes múltiplas têm incidência maior de anomalias congênitas (aproximadamente duas vezes a da população geral), sendo as malformações cardíacas e gastrintestinais as mais comuns (Fleischer e cols., 1991; Wiggles Worth e Singer, 1991). Daí a necessidade de estudos morfológicos mais detalhados.

As gemelaridades imperfeitas ocorrem em aproximadamente uma para cada 50.000 ou 100.000 gravidezes. São raras, mas sua dramaticidade, aliada a altas taxas de mortalidade, requer atenção especial em sua detecção e diagnóstico mais completo (Fleischer e cols., 1991; Wiggles Worth e Singer, 1991). A moderna ecografia, utilizando os recursos da dopplervelocimetria, consegue minúcias diagnósticas capazes de permitir detalhamentos nas estratégias do parto e de possíveis tratamentos cirúrgicos.

Outro diagnóstico possível pela US é o da síndrome de transfusão feto-fetal, muito mais comum nas gemelares monozigóticas monocoriônicas e mais rara nas monocoriônicas dizigóticas, já que a síndrome é devida a anastomoses interplacentárias. Ecograficamente, evidencia-se disparidade de tamanho dos fetos (o feto doador é pequeno e anêmico; o receptor é de tamanho normal ou maior que o esperado e policitêmico). Existe um subgrupo dessa síndrome conhecido como "stuck twin" – nessa situação, o feto doador é muito menor e sua bolsa contém ou não pequena quantidade de líquido amniótico. O feto menor aparenta estar "aderido", suspenso, à parede anterior ou lateral do útero.

AVALIAÇÃO ULTRA-SONOGRÁFICA DA PLACENTA

O exame ultra-sonográfico da placenta é de extrema importância na investigação de sua textura, grau de maturidade, localização e espessura. Pode-se definir como segue:

1. **Grau de maturidade placentária** – grau de calcificação da placenta, avaliado pelo exame ultra-sonográfico, expresso em números inteiros que variam de 0 a III, segundo a intensidade e a localização da calcificação. Grau 0 designa placenta homogênea sem calcificação; grau I, pequenas calcificações intraplacentárias; grau II, calcificações na placa basal; grau III, compartimentação da placenta pela presença de calcificação da placa basal à coriônica (Grannum e cols., 1979). Em estudo realizado no CAISM-UNICAMP e serviço médico privado, os resultados estavam de acordo com os trabalhos de Petrucha e Platt (1982), os quais descreveram que o grau 0 placentário foi mais comum até as 31 semanas; o grau I, com maior freqüência a partir da 32ª semana; o grau II não aparecendo, usualmente, antes das 32 semanas. O grau III presente às 34 semanas não foi considerado como senescência placentária de acordo com Grannum e cols. (1979), tendo sido mais freqüente após a 36ª semana (Gráfico VI-6) (Perrotti, 1998). O aumento do grau placentário correlaciona-se com o aumento da maturidade pulmonar, sendo maior que 95% nas placentas grau III (Grannum e cols., 1979).

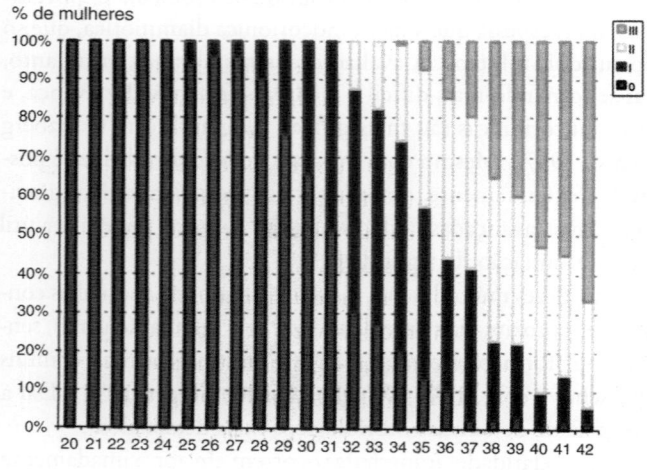

Gráfico VI-6 – Distribuição das mulheres pelo grau placentário, conforme a idade gestacional (Perrotti, 1998).

2. **Localização placentária** – posição da placenta na cavidade uterina determinada pelo exame ultra-sonográfico:

Placenta prévia: a implantação de qualquer parte da placenta sobre o segmento inferior do útero.

Anterior: inserida na parede anterior uterina (ver Fig. VI-24).
Posterior: inserida na parede posterior do útero (ver Fig. VI-18).
Lateral: inserida na região lateral direita ou esquerda do útero em relação ao lado materno.
Fúndica: inserida no fundo uterino.

3. **Espessura placentária** – medida no exame ultra-sonográfico a partir da placa basal até a placa corial, ao nível da inserção do cordão umbilical, expressa em milímetros exatos. Com relação à nossa casuística no CAISM-UNICAMP e serviço médico privado, verificou-se concordância com os estudos de Hoddick e cols. (1985), em que a espessura máxima não excede 30mm às 20 semanas, e 40mm antes das 40 semanas. Houve aumento estatisticamente significativo da espessura da placenta com a idade gestacional, pois a primeira aumentou progressivamente em média 1mm por semana, acompanhando a idade gestacional, até ao redor da 35ª semana, quando o aumento foi menor, de 0,3mm por semana, até as 42 semanas (Gráfico VI-7) (Perrotti, 1998).

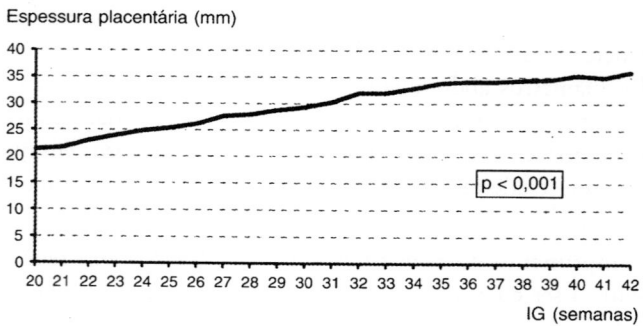

Gráfico VI-7 – Espessura placentária e idade gestacional (CAISM-UNICAMP).

As alterações de forma, a presença de tumores e do cretismo placentário, o tipo de conexão das membranas com o córion (placenta circum-marginada, circunvalada), a presença de lobos acessórios, as alterações decorrentes de doenças maternas e fetais (diabetes, anemias, doenças infecciosas) também são passíveis de avaliação no estudo ecográfico atento e informado.

O diagnóstico de *vasa previa* também é possível e deve ser pesquisado sempre, devido à óbvia importância desse conhecimento, previamente ao parto.

Avaliação do volume do líquido amniótico – o volume do líquido amniótico pôde ser mais bem avaliado após o advento da US, quando técnicas qualitativas e semiquantitativas começaram a ser desenvolvidas (Moore e Cayle, 1990). Dentre os métodos qualitativos, o mais importante é a análise subjetiva do observador quanto aos múltiplos lagos de líquido amniótico, comparado-os com níveis aceitáveis para a idade gestacional. No entanto, essa análise depende da experiência do observador e está sujeita a grande variabilidade, tanto inter quanto intra-observador.

Os métodos semiquantitativos determinam o volume de líquido amniótico pela medida da profundidade ou largura de seu maior bolsão (Manning e cols., 1980) ou por meio da técnica dos quatro quadrantes descrita por Phelan e cols. (1987), denominada índice do líquido amniótico (ILA). Este consiste na soma das profundidades dos quatro maiores bolsões, uma vez dividido, imaginariamente, o útero pela linha *nigra* longitudinalmente, e perpendicularmente por uma linha que passa pela cicatriz umbilical de cada um dos quadrantes assim determinados. Ambos os métodos mostraram boa correlação entre as medidas e o volume verdadeiro de líquido amniótico, quando comparados à medida deste, pela técnica da diluição de solução de paramino-hipurato a 10% por amniocentese (Croom e cols., 1992).

Em relação a outros métodos de quantificação do volume de líquido amniótico, pode-se utilizar ainda o maior bolsão de líquido amniótico, considerando-se, pela definição de Manning e cols. (1980), oligoâmnio quando a medida do maior e único bolsão for menor que 1cm; quando medindo 8 a 12cm, poliidrâmnio discreto; de 12 a 16cm, poliidrâmnio moderado; e acima de 16cm, poliidrâmnio grave. A acurácia desse método parece ser equivalente à avaliação subjetiva do líquido amniótico (Bottoms e cols., 1986). Moore (1990) comparou a medida do maior bolsão com ILA, encontrando menor capacidade para detectar casos de oligoâmnio pela primeira técnica (sensibilidade de 42% e valor preditivo positivo de 51%).

Tomando-se como referência o ILA, definiram-se como valores normais de líquido amniótico 50 a 200mm; oligoâmnio, valores menores que 50mm; e poliidrâmnio, valores maiores que 200mm. O termo âmnio foi atribuído para a ausência total de líquido amniótico na cavidade uterina (Phelan e cols., 1987).

Adotam-se como valores limítrofes para a população brasileira e, mais especificamente, para as gestantes atendidas na UNICAMP, no setor de Ecografia do CAISM, os valores de ILA 80 a 200mm para que o líquido seja considerado de volume normal para qualquer idade gestacional (Rutherford e cols., 1987; Doubilet e Benson, 1994).

Verificou-se haver diminuição estatisticamente significativa no ILA ao longo da gestação, que se faz de maneira discreta. Os valores do ILA por idade gestacional foram calculados nos percentis 2,5, 10, 50, 90 e 97,5 – Perrotti, 1998 (Tabela VI-6).

Quando se analisou o percentil 50 do ILA, nas diferentes idades gestacionais, verificou-se que ele se manteve quase constante, em torno de 150mm, nas idades gestacionais entre 20 e 33 semanas. A partir daí, apresentou progressivo decréscimo, atingindo 130mm às 39 semanas, 120mm às 41 e 116mm às 42 semanas. Quando se analisou a curva do percentil 10, notou-se que este se manteve acima de 100mm até 33 semanas, sofrendo declínio acentuado, especialmente após a 38ª semana, vindo a atingir valores abaixo de 80mm, chegando a 40mm às 42 semanas (Gráfico VI-8).

Tabela VI-6 – Valores estimados ajustados para os percentis 2,5, 10, 50, 90 e 97,5 do ILA, segundo a idade gestacional (Perrotti, 1998).

Idade gestacional	Percentil 2,5	Percentil 10	Percentil 50	Percentil 90	Percentil 97,5
20	105,5	111,3	144,4	168,9	183,7
21	106,1	114,5	146,6	173,3	189,3
22	106,3	117,1	148,4	177,3	194,4
23	106,0	119,1	149,9	180,9	199,2
24	105,3	120,5	151,1	184,1	203,7
25	104,1	121,3	151,9	186,9	207,8
26	102,5	121,5	152,4	189,4	211,6
27	100,5	121,1	152,6	191,5	215,0
28	98,0	120,1	152,4	193,2	218,1
29	95,1	118,5	151,9	194,4	220,8
30	91,7	116,4	151,1	195,4	223,1
31	87,9	113,6	149,9	195,9	225,2
32	83,6	110,2	148,4	196,0	226,8
33	78,9	106,2	146,6	195,8	228,1
34	73,7	101,6	144,4	195,1	229,1
35	68,1	96,5	141,9	194,1	229,7
36	62,1	90,7	139,1	192,7	230,0
37	55,6	84,3	135,9	190,9	229,9
38	48,7	77,4	132,4	188,7	229,5
39	41,3	69,8	128,5	186,2	228,7
40	33,5	61,6	124,4	183,2	227,6
41	25,3	52,9	119,8	179,9	226,1
42	16,6	43,5	115,0	176,1	224,2

Cordão umbilical – o cordão umbilical, normalmente composto por duas artérias e uma veia (três vasos) (Fig. VI-32A), pode apresentar-se, em aproximadamente 1% dos casos, com apenas uma artéria e uma veia (dois vasos). Nessa situação, é imperioso o estudo morfológico fetal, especificamente do aparelho urinário fetal.

Os cordões lisos, sem enovelamento, também podem ser detectados pela ecografia; a falta deste enovelamento (cordões lisos) pode ser transitória e sua permanência eventualmente estar associada a malformações fetais.

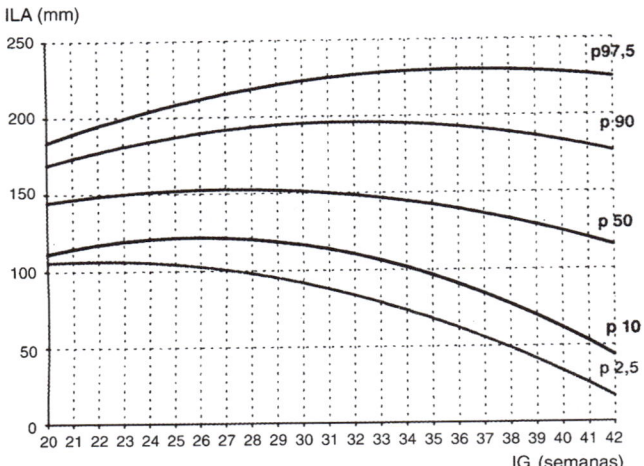

Gráfico VI-8 – Curva dos valores estimados por ajustes polinomiais de 2º grau dos percentis 2,5, 10, 50, 90 e 97,5 do ILA, segundo a idade gestacional (Perrotti, 1998).

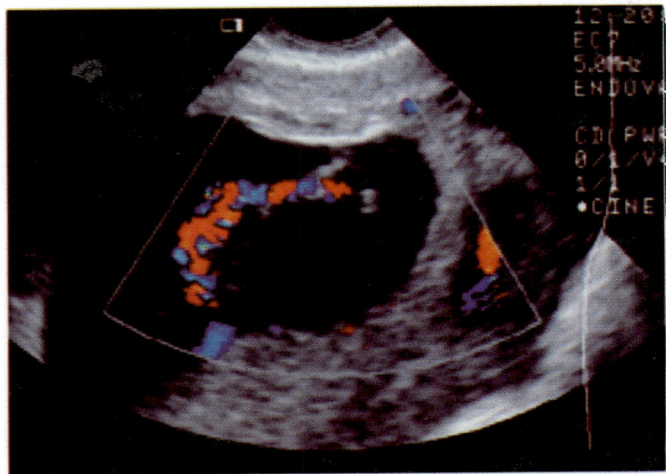

Figura VI-32A – Cordão umbilical normal com duas artérias e veia. Ecografia transvaginal com modo B e Doppler colorido.

São passíveis de diagnóstico por ecografia as circulares e os nós, assim como a presença de cistos e outros processos expansivos funiculares (Fig. VI-32).

Mesmo sabendo que nem sempre é possível avaliar ecograficamente o cordão em toda sua extensão, é importante que o laudo ecográfico revele que este foi examinado, assim como as alterações encontradas.

AVALIAÇÃO DO BEM-ESTAR FETAL

A US é fundamental para avaliar o bem-estar fetal pelo chamado perfil biofísico fetal. Ela se presta para identificar quatro dos cinco parâmetros utilizados em sua apreciação: movimentos corpóreos do feto, movimentos respiratórios fetais, tônus fetal e volume do líquido amniótico.

A dopplercolorvelocimetria tem capítulo especial neste livro (Capítulo 115), e por isso referimos o leitor para ele, no qual será correta e adequadamente esclarecido sobre o estado atual do método.

Assim como o perfil biofísico fetal, também tem capítulo específico neste livro, razão pela qual não nos estendemos na avaliação destes dois bons métodos de avaliação do bem-estar fetal.

O diagnóstico de óbito fetal intra-útero ficou extremamente facilitado pelo exame ecográfico porque evidencia, com precisão, o sinal direto do óbito: a parada cardíaca. Os sinais que vão-se agregando com o passar do tempo são também visíveis: cavalgamento dos ossos do crânio, edema das partes moles, deformação da coluna etc.

AVALIAÇÃO DA MATURIDADE FETAL

Os parâmetros ecográficos mais utilizados para a avaliação da maturidade fetal são:

1. Grau placentário – placentas grau III correlacionam-se com maturidade pulmonar em aproximadamente 90-95% dos casos; as de grau II, em aproximadamente 80-85% dos casos; chegaram a termo com grau 0 ou I aproximadamente 10-15% das placentas.
2. Núcleos de ossificação:
   – distal do fêmur: 28 a 34 semanas;
   – proximal da tíbia: 36 semanas;
   – proximal do úmero: 38 semanas.
   A soma dos diâmetros do núcleo distal do fêmur e do proximal da tíbia maior ou igual a 11mm é indicativa de maturidade pulmonar.
3. Aumento da ecogenicidade do conteúdo dos cólons fetais.
4. Presença de ecos em suspensão no líquido amniótico não indica necessariamente presença de grumos amnióticos.

MARCADORES CROMOSSÔMICOS

A procura por marcadores que possibilitem o diagnóstico de alterações cromossômicas durante a gestação provocou uma mudança importante nas indicações dos exames ultra-sonográficos, até então direcionadas para avaliação da idade gestacional e detecção de possíveis malformações fetais. Nesse particular, a US realizada entre a 10ª e a 20ª semanas de gestação vem selecionando e estudando sinais que possam ser utilizados como marcadores cromossômicos. Esses sinais são divididos em dois grupos de acordo com sua sensibilidade, conforme apresenta o quadro VI-1.

Dentre esses sinais, merece destaque a medida da translucência nucal (Fig. VI-33), não apenas por se tratar de um sinal maior, mas também por ser marcador precoce (realizada entre

Quadro VI-1 – US e sinais de alterações cromossômicas.

Sinais maiores	Sinais menores
Higroma cístico	Alterações da forma craniana
Translucência nucal aumentada	Cistos do plexo coróide
	Espessamento nucal
Atresia duodenal	Diminuição do comprimento dos ossos longos
Onfalocele	
Malformações cardíacas	Clinodactilia
Dilatação do sistema ventricular	Hipoplasia ou agenesia da falange media do 5º dedo
Holoprosencefalia	Artéria umbilical única
Hidropisia	Intestino ecogênico
RCIU	Dilatação moderada renal
Ausência do osso nasal	Anormalidades das mãos ou pés
	Hérnia diafragmática
	Lábio leporino
	Micrognatia
	Cisto de fossa posterior
	Cisterna magna aumentada
	Ausência de corpo caloso
	Foco de hiperecogenicidade em cavidades cardíacas

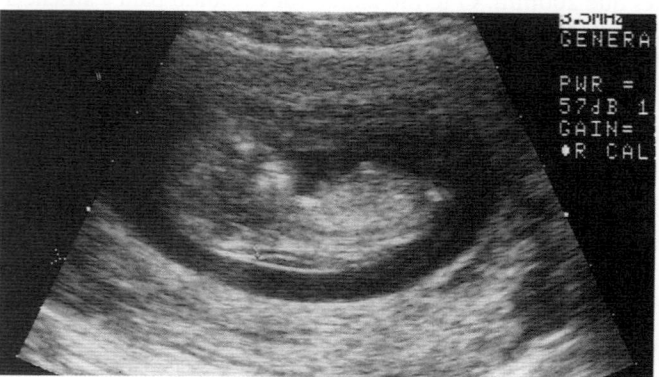

Figura VI-33 – Gestante de 11 semanas, gemelar, mesmo caso da figura VI-31. Ecografia transabdominal evidenciando translucência nucal (entre +) com 1,4mm (normal).

a 9ª e a 14ª semanas de gestação), de fácil obtenção e de boa reprodutibilidade. Essa medida corresponde à espessura de uma camada de aspecto líquido, localizada na nuca do feto, entre a pele e as vértebras cervicais, considerada alterada quando ultrapassar 2,5mm.

Existe relação direta entre o comprimento cabeça/nádega e a TN (translucência nucal). Comentários mais detalhados sobre esses marcadores são feitos em capítulo especial desta edição, incluindo a avaliação do osso nasal, de importância recentemente pesquisada como marcador ecográfico para cromossomopatias, principalmente a trissomia do 21.

No período de setembro de 1987 a dezembro de 2003, tivemos a prevalência de anomalias cromossômicas mostrada na tabela VI-7, obtida nos registros do CAISM/DTG/UNICAMP, em casos estudados pelos membros da genética perinatal da FCM/UNICAMP.

As alterações ecográficas associadas, mais freqüentemente, com esses casos estão relacionadas na tabela VI-7a.

Tabela VI-7 – Anomalias cromossômicas.

Anomalias	Casos	Incidências
Down	119	2,5/1.000 nascimentos
Turner	14	0,3/1.000 nascimentos
Patau	18	0,4/1.000 nascimentos
Edwads	40	0,9/1.000 nascimentos

Tabela VI-7a – Alterações ultra-sonográficas relacionadas com cromossomopatias mais freqüentes.

	Trissomias			
	21	18	13	45X
Anormalidades maiores				
Holoprosencefalia	–	–	+	–
Microcefalia	–	+	+	–
Defeito do tubo neural	–	+	–	–
Higroma cístico	+	–	–	+
Cardiopatia	+	+	+	+
Hérnia diafragmática	–	+	±	–
Onfalocele	–	+	±	–
Atresia de esôfago	–	+	–	–
Atresia duodenal	+	–	–	–
Alterações renais	±	+	+	+
Agenesia do rádio	–	+	±	–
Hidropisia	+	–	–	+
Restrição de crescimento	+	+	+	–
Anormalidades menores (marcadores)				
Ventriculomegalia	+	+	±	–
Cistos dos plexos coróides	±	+	–	–
Braquicefalia	–	+	–	–
Cisto da fossa posterior	–	+	+	–
Agenesia do osso nasal (1º trimestre)	+	–	–	–
Hipoplasia do osso nasal ≤ 6mm (2º trimestre)	+	–	–	–
Fenda labial	–	Unilateral	Bilateral	–
Retromicrognatia	–	+	±	–
Macroglossia	+	–	–	–
Edema nucal (≥ 7mm)	+	±	±	±
Translucência nucal (≥ 2,5mm)	+	+	+	+
Pielectasia (≥ 5mm ≤ 15mm)	+	±	–	–
"Golf ball"	±	–	–	–
Intestino ecogênico	+	+	–	–
Pés tortos	–	+	±	–
Pés em "mata-borrão"	–	+	±	–
Fêmur e úmero encurtados	+	+	–	+
Hálux afastado	+	–	–	–
Clinodactilia	+	–	–	–

+ Associação freqüente. ± Associação menos freqüente.

DIAGNÓSTICO DAS PATOLOGIAS NÃO-OBSTÉTRICAS CONCOMITANTES

A contribuição da ecografia para o esclarecimento diagnóstico de inúmeras patologias não-obstétricas, concomitantes ao período gestacional, pode ser extremamente importante. Vamos relacionar as mais comuns:

1. Ginecológicas:
   – Miomatose (Fig. VI-34).
   – Cistos ovarianos funcionais (Fig. VI-35).
   – Tumores ovarianos.
   – Gravidez + DIU.
2. Patologias do trato urinário:
   – Litíase renal.
   – Pielonefrite.
   – Rim transplantado.

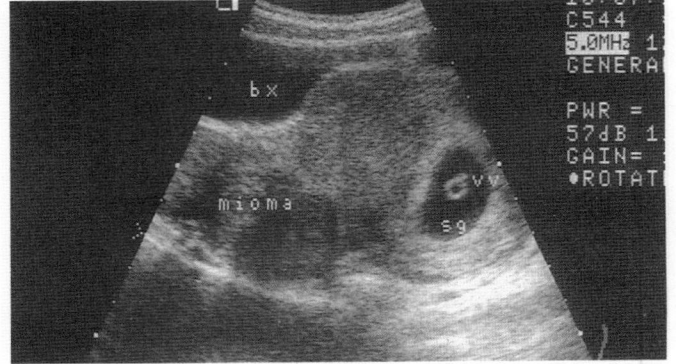

Figura VI-34 – Gestante de 7 semanas, leve dor pélvica. Ecografia pélvica transabdominal com saco gestacional (SG) intra-útero e vesícula vitelina (VV) normais; à esquerda, nota-se mioma intraligamentar. O pólo embrionário, não visível neste corte, estava normal, com batimentos cardíacos presentes.

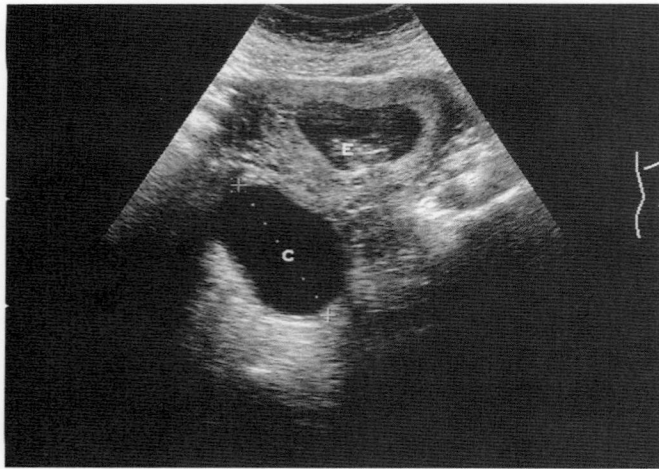

Figura VI-35 – Gestante de 7 semanas, dor pélvica incaracterística. Ecografia pélvica transabdominal mostra gestação tópica normal, de 7 semanas. No anexo esquerdo (E), imagem econegativa de 7 × 5cm (cisto lúteo – C).

3. Patologias cirúrgicas – aparelho digestivo:
   – Apendicite aguda.
   – Litíase biliar – colecistites.
   – Quadros ictéricos.
   – Miscelânea: traumatismos, roturas de órgãos etc.

MONITORIZAÇÃO DOS PROCEDIMENTOS INVASIVOS

Ao apresentar o feto ao obstetra, a ecografia escancarou as portas para o surgimento da medicina fetal, sendo dela seu alicerce fundamental e seu estímulo.

Além do diagnóstico das anomalias e patologias fetais, a US, monitorizando os procedimentos invasivos, contribui para a diminuição de sua morbidade.

Os procedimentos mais comumente monitorizados pela ecografia são a biópsia de vilosidades coriônicas (transcervical e abdominal), as amniocenteses de 1º, 2º e 3º trimestres, a amnioinfusão (Figs. VI-36 e VI-37), as cordocenteses, as derivações feto-amnióticas (SNC, renais, vesicais e outras) e as biópsias fetais ou placentárias.

APOIO DIAGNÓSTICO NA SALA DE PARTO E CENTRO CIRÚRGICO

A ecografia pode ser útil na sala de parto, definindo posição e apresentação, auxiliando nas versões externas ou internas, monitorizando-as. Sua realização durante os esvaziamentos uterinos por doença trofoblástica ou curetagem trabalhosas também são benefícios esperados, diminuindo as chances de perfurações uterinas ou a permanência de restos ovulares. A extração do segundo feto em partos gemelares é manobra que pode-se beneficiar do auxílio da ecografia.

APOIO DIAGNÓSTICO E TERAPÊUTICO NAS COMPLICAÇÕES DO PUERPÉRIO

Nos sangramentos pós-parto, a ecografia pode distinguir a presença de restos placentários intra-útero e de corpos estranhos.

A localização de coleções subincisionais é fácil pela ecografia. Pode-se definir a topografia, se subcutânea, subaponeurótica ou intraperitoneal, e calcular sua dimensão. O mesmo pode-se afirmar em relação aos abscessos.

A ecografia pode favorecer o diagnóstico e o tratamento das mastites puerperais, identificando se o processo está ou não abscedado e, caso existam coleções, se as lojas são múltiplas ou única e sua exata localização.

CONCLUSÕES

Novas tecnologias médicas devem ser analisadas considerando as relações risco-benefício e custo-benefício e a comparação com outros métodos, em função dos resultados relacionados com a morbiletalidade e com a redução da dor e da ansiedade.

No que tange ao risco-benefício, até o momento, todas as contribuições reconhecem a inocuidade da US, sendo possível afirmar que ela contribui, decisivamente, para reduzir os índices de morbiletalidades materna e perinatal.

A relação custo-benefício também foi beneficiada pela US, ao reduzir a duração das internações hospitalares e a prática de cesáreas desnecessárias. De outro lado, a identificação precoce de patologias fetais seguiu-se de terapêuticas mais precoces, dispensando outros métodos diagnósticos mais dispendiosos.

A redução dos índices de morbiletalidade perinatal infere-se da contribuição da US para o êxito na prática de transfusões

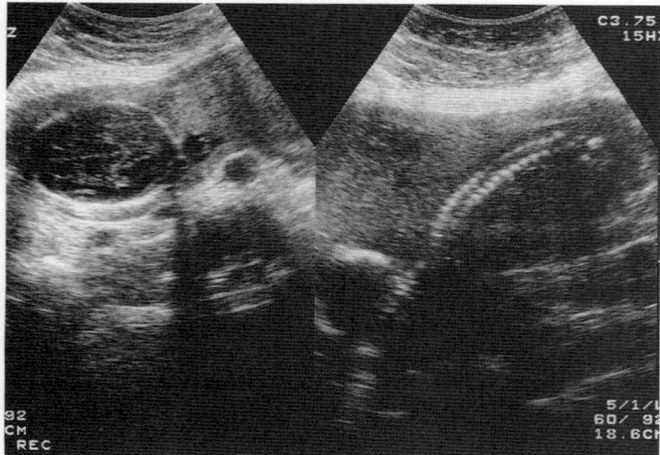

Figura VI-36 – Gestante de 19 semanas. Ecografia transabdominal mostra dois cortes do útero com acentuado oligoâmnio. Pólo cefálico à esquerda e dorso à direita da figura. O acentuado oligoâmnio impede melhor avaliação morfológica do feto. Comparar com a figura VI-37 (após a amnioinfusão).

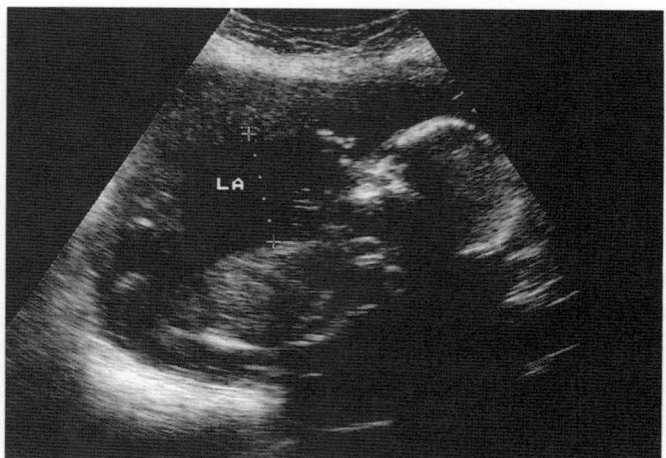

Figura VI-37 – Mesmo caso da figura VI-36 e após amnioinfusão de aproximadamente 300ml de soro fisiológico. A amnioinfusão permitiu melhor análise da morfologia fetal – tratava-se de rins aumentados de volume e hiperecogênicos – Potter I. O corte apresentado não evidencia esse achado, presente em outros cortes.

intra-uterinas, de derivações em casos de obstruções urinárias, de hidrocefalias e para o diagnóstico de malformações fetais, passíveis de correção cirúrgica, e daquelas incompatíveis com a vida extra-uterina e que agravam o prognóstico materno.

Em termos de saúde pública, deveriam ser realizados pelo menos dois exames ultra-sonográficos durante a gestação: no primeiro trimestre (avaliação do número de fetos, da translucência nucal e detecção de patologias obstétricas) e no meio do segundo trimestre, para avaliação da morfologia fetal.

Deve ser encarecido o entrosamento entre o obstetra e o ultra-sonografista, cabendo ao último o diagnóstico, e ao primeiro, a conduta assistencial. Acreditamos, inclusive, que o obstetra deve aumentar seus conhecimentos na metodologia, e nesse sentido somos favoráveis à inclusão da ecografia na grade curricular do ensino médico. Dessa forma, seria até possível a realização de exames no próprio consultório do profissional.

Nesse particular, implicações ético-legais devem ser consideradas, salientando-se os diagnósticos falso-positivos e falso-negativos, com suas repercussões. Daí a importância do permanente interesse do intercâmbio obstetra–ultra-sonografista para a melhor e devida conduta assistencial.

Agradecimentos
Ao médico residente do Departamento de Radiologia da FCM/UNICAMP, Dr. Victor Rocha Marussi, pelo auxílio no levantamento bibliográfico e correção do texto.

Referências Bibliográficas

• ADAM, A.H. & cols. – Comparison of crown-rump measurement using a real time scanner in an antenatal clinic and a conventional B-scanner. *Br. J. Obstet. Gynecol.*, 86:521, 1979. • ALLAN, L. & cols. – *Cardiologia Fetal*. Thompson & Thompson, Genética Médica. • ANDRADE, K.C. – Curvas das medidas ultra-sonográficas do colo e segmento uterinos em gestantes de baixo risco. Dissertação de Mestrado – Faculdade de Medicina de Campinas (UNICAMP), 2003. • BAIRD, P. A. & cols. – Genetic disorders in children and young adults: a population study. *Am. J. Hum. Genet.*, 42:677, 1998. • BEAZLEY, J.M. & UNDERHILL, R.A. – Fallacy of fundal height. *Br. Med. J.*, 404, 1970. • BENSON, C.B. & DOUBILET, P.M. – Fetal measurements – normal and abnormal fetal growth. In: Rumack, C.M. & cols. *Diagnostic Ultrasound*. 1st ed., St. Louis-Missouri, Mosby-Year Book, 1991, p. 723. • BENSON, C.B. & DOUBILET, P.M. – Ultrasound in multiple gestations. *Semin. Roentgenol.*, 1:50, 1991. • BOTTOMS, S.F. & cols. – Limitations of using maximum vertical pocket and other sonographic evaluations of amniotic fluid volume to predict fetal growth: technical or physiologic? *Am. J. Obstet. Gynecol.*, 155:154, 1986. • BOVICELLI, L. & cols. – Estimation of gestational age during the first trimester by real-time measurement of fetal crown-runp length and biparietal diameter. *J. Clin. Ultrasound*, 9:71, 1981. • BREEN, J.A. – A 21 year survey of 654 ectopic pregnancies. *Am. J. Obstet. Gynecol.*, 106:1004, 1970. • BRONSHTEIN, M. & BLUMNENFELD – Husbsnd's head trauma – a risk of obstetric ultrasound. Letter to the Editor. *Ultrasound Obstet. Gynecol.*, 5:422, 1995. • CAMPBELL, S. – Fetal growth. In: Beard, R. W. & Nathanielsz, P. W. *Fetal Physiology and Medicine*. London, W.B. Saunders, 1976, p. 271. • CAMPBELL, S. & THOMS, A. – Ultrasound measurement of the fetal head to abdomen circumference ratio in the assessmen of growth retardation. *Br. J. Obstet. Gynaecol.*, 84:165, 1977. • CAMPBELL, S. & DEWHURST, C.J. – Diagnosis of the small-for-dates fetus by serial ultrasonic cefaalometry. *Lancet*, 2:1002, 1971. • CAMPBELL, S. & WILKIN, D. – Ultrasonic measurement of fetal abdomen circumference in the estimation of fetal weight. *Br. J. Obstet. Gynaecol.*, 82:689, 1975. • CARRERA, J.M. & cols. – Routine prenatal ultrasound screening for fetal abnormalities. *Ultrasound Obstet. Gynecol.*, 5:174, 1995. • CARVALHO, M.H.B. & cols. – Avaliação do risco para parto prematuro espontâneo pelo comprimento do colo uterino no primeiro e segundo trimestres da gravidez. *Rev. Bras. Ginecol. Obstet.*; 24:463, 2002. • CHERVENAK, F.A. & cols. – Estado atual da avaliação da idade e do crescimento do feto. *Clin. Obstet. Gynecol.*, 10:449, 1983. • CROOM, C.S. & cols. – Do semiquantitative amniotic fluid indexes reflect actual volume? *Am. J. Obstet. Gynecol.*, 167:995, 1992. • DETER, R.L. & cols. – The use of ultrasound in the detection of intrauterine growth retardation: a review. *JCU*, 10:9, 1982. • DONALD, I. & cols. – Investigation of abdominal masses by pulsed ultrasound. *Lancet*, 1:1188, 1958. • DOUBILET, P.M. & BENSON, C.B. – Ultrasound evaluation of amniotic fluid. In: Callen, P. W. *Ultrasonography in Obstetrics and Gynecology*. 3rd ed., Philadelphia, W.B. Saunders Company, 1994, p. 475. • ELITO Jr., J. & cols. – Predictive score for the systemic treatment of unruptured ectopic pregnancy with a single dose of methotrexate. *Int. J. Gynaecol. Obstet.*, 67:75, 1999. • EWIGMAN, B.G. & cols. – The radius study group (1993). A randomized trial of prenatal ultrasound screnning in a low pisk population: impact on perinatal out come. *N. Engl. J. Med.*, 329:812, 1993. • FINBERG, H.J. – The "twin peak" sign: realiable evidence of dichorionic twinning. *J. Ultrasound Med.*, 11:571, 1992. • FLEISCHER, A.C. & cols. – *Principles and Practice of Ultrasonography in Obstetrics and Gynecology*. 4th ed., Norwalk, Appleton & Lange, 1991. • FRANZIN, C.M.M.O. – Avaliação ultra-sonográfica da idade gestacional através da biometria fetal: estudo longitudinal. Tese de mestrado – Faculdade de Ciências Médicas – UNICAMP, 1993. • GABBE, S.G. & cols. – *Obstetrics Normal and Problem Pregnancies*. New York, Churchill Livingstone, 1996. • GOLDENBERG, R.L. & cols. – Intrauterine growth retardation: standards for diagnosis. *Am. J. Obstet. Gynecol.*, 161:271, 1988. • GOLDENBERG, R.L. & cols. – Prematurity, postdates, and growth retardation: the influence of use of ultrasonography on reported gestational age. *Am. J. Obstet. Gynecol.*, 160:462, 1989. • GONÇALVES, L.F. & ROMERO, R. – A critical appraisal of the radius study. *The Fetus*, 3:7, 1993. • GRANNUM, P.A.T. & cols. – The ultrasonic changes in the maturing placenta and their relationship to fetal pulmonic maturity. *Am. J. Obstet. Gynecol.*, 133:915, 1979. • GUZMAN, F.R. & ANANTH, C.V. – Cervical lenght and spontaneous prematurity laying the foundation for future interventional randomized trials for the short cervix. *Ultrasound Obstet. Gynecol.*, 18:195, 2001. • HADLOCK, F.P. & cols. – Estimating fetal age: computer-assisted analysis of multiple fetal growth parameters. *Radiology*, 152:497, 1984a. • HADLOCK, F.P. & cols. – Estimating fetal age: effect of head shape on BPD. *Am. J. Radiol.*, 137:83, 1981. • HADLOCK, F.P. & cols. – Fetal biparietal diameter: a critical re-evaluation of the relation to menstrual age using realtime ultrasound. *JUM*, 1:97, 1982a. • HADLOCK, F.P. & cols. – The use of ultrasound to determine fetal age: a review. *Med. Ultrasound*, 7:95, 1983. • HADLOCK, F.P. & cols. – In utero analysis of fetal growth: a sonographic weight standart. *Radiology*, 181:129, 1991. • HADLOCK, F.P. & cols. – Fetal crown-rump length: reevaluation of relation to menstrual age 5-18 weeks with high-resolution real-time US. *Radiology*, 182:501, 1992. • HARRIS, B.A. & cols. – Peripheral placental separation: a possivel relation ship to premature labor. *Obstet. Gynecol.*, 66:774, 1989. • HARVEY, E.N. – Biological aspects of ultrasonic waves. A general surwey. *Biol. Bull.*, 59:306, 1930. • HELLMAN, L.M. & cols. – Growth and development of the human fetus prior to the twentieth week of gestation. *Am. J. Obstet. Gynecol.*, 103:789, 1969. • HELLMAN, L.M. & cols. – Sources of error in sonographic fetal mensuration and estimation of growth. *Am. J. Obstet. Gynecol.*, 99:662, 1967. • HERTZBERG, B.S. & cols. – Significance of menbrane thickness in the sonographic evaluation of twin gestations. *AJR*, 148:151, 1987. • HODDICK, W.K. & cols. – Placental thickness. *J. Ultrasound Med.*, 4:479, 1985. • HOHLER, C. W. & QUETEL, T.A. – Fetal femur length: equations for computer calculation of gestational age from ultrasound measurements. *Am. J. Obstet. Gynecol.*, 143:479, 1982. • IANCER, M. & cols. – A fifteen year experience with ectopic pregnancy. *Surg. Gynecol. Obstet.*, 152:179, 1981. • ISFER, E.V. & cols. – *Medicina Fetal, Diagnóstico Pré-natal e Conduta*. Rio de Janeiro, Revinter, 1996. • JAMES Jr., A.E. & cols. – Ectopic pregnancy: the paradigm of a sonographic missed lesion. *Clin. Diagn. Ultrasound*, 26:99, 1986. • JULIO, H. – Crescimento intra-uterino retardado. In: Rocha, D.C. & cols. *Ultrasonografia Obstétrica*. 1ª ed., São Paulo, Sarvier, 1986, p. 247. • KAZZI, G.M. – Detection of intrauterine growth retardation: a new use for sonographic placental grading. *Obstet. Gynecol.*, 62:775, 1983. • KRAMER, M.S. & cols. – The validity of gestational age estimation by menstrual dating in term, preterm, and posterm gestations. *JAMA*, 260:3306, 1988. • LEITICH, H. & cols. – Cervical lenght and dilatation of the internal cervical as detected by vaginal ultrasonography as markers for preterm delivery. A systematic review. *Am. J. Obstet. Gynecol.*, 181:1465, 1999. • LUBCHENCO, L.O. & cols. – Intrauterine growth in length and head circumference as estimated from live births at gesttional ages from 26 to 42 weeks. *Pediatrics*, 37:403, 1966. • MAHONY, B.S. & cols. – Sonographic evaluation of ectopic pregnancy. *J. Ultrasound Med*, 4:221, 1985. • MAHONY, M.J. & HOBBINS, J.D. – Prenatal diagnosis of chondroectodermal displasia (Ellis Van Creveld Syndrome) with fetoscopy and ultrasound. *N. Engl. J. Med.*, 297:258, 1977. • MANNING, F.A. & cols. – Antepartum fetal evaluation: development of a fetal biophysical profile. *Am. J. Obstet. Gynecol.*, 136:787, 1980. • MANNING, F.A. & cols. – Avaliação do bem-estar fetal com o ultra-som. In: Lawrence, D. Platt *Ultrasonografia Diagnóstica – Clínicas Obstétricas e Ginecológicas da América do Norte*. Philadelphia, W.B. Saunders, Tradução de Sheila Siqueira e Temistodes de Lima. Volume 4, 1991, p. 861. • MANNING, F.A. & cols. – Qualitative amniotic fluid volume determination by ultrasound: antepartum detection of intrauterine growth retardation. *Am. J. Obstet. Gynecol.*, 139:154, 1981. • MILLER, H.C. & MERRITT, T.A. – *Fetal Growth in Humans*. Chicago, Year Book Medical Publishers, 1979. • MOORE, T.R. – Superiority of the four quadrant sum over the single-deepest-pocket technique in ultrasonographic identification of abnormal amniotic fluid volumes. *Am. J. Obstet. Gynecol.*, 163:762, 1990. • MOORE, T.R. & CAYLE, J.E. – The amniotic fluid index in normal human pregnancy. *Am. J. Obstet. Gynecol.*, 162:1168, 1990. • NELSON, L.H. – Comparison of methods for determining corwn-rump measurement by real-time ultrasound. *J. Clin. Ultrasound*, 9:67, 1981. • NEWNHAM, J.R. & cols. – Effects of frequent ultrasound during pregnancy: a randomised controlled trial. *Lancet*, 342:887, 1993. • NIENHUIS, S.J. & cols. – Doppler ultrasonography in suspected intrauterine growth retardation: a randomized clinical trial. *Ultrasound Obstet. Gynecol.*, 9:6, 1997. • OTT, W.J. – Accurate gestational dating. *Obstet. Gynecol.*, 66:311, 1985. • PASTORE, A.R. – A análise pela ultra-sonografia das variáveis fetais: diâmetro bi-parietal, circunferência cefálica, circunferência abdominal e comprimento do fêmur; relacionada com a idade gestacional. São Paulo, 1989 (Tese de Doutorado da Faculdade de Medicina da Universidade de São Paulo). • PERROTTI, M.R.M. – Curva dos valores do índice de líquido amniótico em gestantes normais. Campinas, 1998 (Tese de Mestrado da Faculdade de Ciências Médicas – UNICAMP). • PETRUCHA, R.A. & PLATT, L.D. – Relationship of placental grade to gestational age. *Am. J. Obstet. Gynecol.*, 144:733, 1982. • PHELAN, J.P. & cols. – Amniotic fluid volume assessment with the four-quadrant technique at 36-42 weeks gestation. *J. Reprod. Med.*, 32:540, 1987. • PRICE, P.R. & FLEISCHER, A.C. – Sonographic Instrumentation. In: Fleischer, M. & cols. *Sonography in Obstetrics and Gynecology – Principles & Practice*. Prentice-Hall International Inc., 1996, p. 1. • QUEENAN, J.T. & cols. – Ultrasound measurement of fetal limb bones. *Am. J. Obstet. Gynecol.*, 138:297, 1980. • ROBINSON, H.P. – Sonar measurement of fetal crown-rump length as means of assessing maturity in first trimester of pregnancy. *Br. Med. J.*, 4:28, 1973. • ROBINSON, H.P. & FLEMING, J.E.E. – A critical evaluation of sonar "crown–rump length" measurements. *Br. J. Obstet. Gynecol.*, 82:702, 1975. • ROMERO, R. & cols. – Prenatal detection of anatomia congenital anomalies. In: Fleischer, M. & cols. *Sonography in Obstetrics and Gynecology – Principles & Practice*. Prentice-Hall International Inc., 1996, p. 343. • ROMERO, R. – Routine obstetrical ultrasound. *Ultrasound Obstet. Gynecol.*, 3:303, 1993. • RUMACK, C.M. & cols. – *Diagnostic Ultrasound*. St. Louis, Mosby-Year Book, 1991, p. 745. • RUTHERFORD, S.E. & cols. – The four quadrant assessment of amniotic fluid volume: an adjunt to antepartum fetal heart rate testing. *Obstet. Gynecol.*, 70:353, 1987. • SABBAGHA, R.E. – Gestacional age. In: Sabbagha, R.E. *Diagnostic Ultrasound Applied to Obstetrics and Gynecology*. 2nd ed., Philadelphia, Lippincott, 1980. • SABBAGHA, R.E. & cols. – Sonar biparietal diameter. Analysis of percentile growth differences in two normal populations using same methodology. *Am. J. Obstet. Gynecol.*, 126:479, 1976. • SABBAGHA, R.E. & cols. – Growth adjusted sonographic age: a simplified method. *Obstet. Gynecol.*, 51:383, 1978b. • SALVESEN, K.A. & cols. – Routine ultrasography "in utero" and school performance ate age 8-9 year. *Lancet*, 339:85, 1992a. • SALVESEN, K.A. cols. – Routine ultrasonography "in utero" and subsequent vision and haring at primary school age. *Ultrasound Obstet. Gynecol.*, 243, 1992b. • SALVESEN, K.A. & cols. – Routine ultrasonography "in utero" and subsequent handedness and neurological development. *Br. Med. J.*, 307:159, 1993. • SELBING, A. – Gestational age and ultrasonic measurement of gestational sac, crown-rump length and biparietal diameter during first 15 weeks of pregnancy. *Acta Obstet. Gynecol. Scand.*, 61:233, 1982. • SIMPSON, J.L. – Incidence anf timing of pregnancy losses: relevance to evaluating safety of early prenatal diagnosis. *Am. J. Med. Genet.*, 35:165, 1990. • SNIJDERS, R.J.M & NICOLAIDES, K.H. – *Ultrasound Markers for Fetal Chromosomal Defects*. The Parthenon Publishing Group, 1996. • STAPLES, A.J. & cols. – Epidemiology of down syndrome in south Australia. *Am. J. Hum. Genet.*, 49:1014, 1960. • STAUDACH, A. – *Ultrasound Diagnosis in Obstetrics and Gynecology*. 1st ed., Berlin Heidelberg, Springer-Verlag, 1985, p. 135. • TAKEDA, S. & cols. – Ultrasonographic monitoring of the placenta in patients with bleeding during the first and second trimesters. Asia – Oceania. *J. Obstet. Gynecol.*, 16:211, 1990. • TARANTAL, A.F. & O'BRIEN Jr., W.D. – Discussion of ultrasonic safety related to obstetrics. In: Sabagha, R.E. *Ultrasound Applied to Obstetrics and Gynecology*. 3th ed., Philadelphia, J.B. Lippincott, 1994. • USHER, R. & McLEAN, F. – Intrauterine growth of liveborn Caucasian infants at sea level: standarts obtained from mesurement in sevem dimensions of infants born between 25 and 44 weeks of gestation. *J. Pediatr.*, 74:901, 1969. • USHER, R.H. & cols. – Assessment of fetal risk in post-date pregnancies. *Am. J. Obstet. Gynecol.*, 158:259, 1988. • VARMA, T.R.; PATEL, R.H. & PILLAL, V. – Ultrasonic assessment of cervix in "at risk" patients. *Acta Obstet. Gynecol. Scand*, 65:147, 1986. • WALD, N.J. & cols. – Antenatal maternal serum screnning for Down's syndrome: results of a demonstrastion project. *Br. Med. J.*, 305:391, 1992. • WETRICH, D.W. – Routine ultrasound screening in midpregnancy. *Obstet. Gynecol.*, 60:309, 1982. • WIGGLES WORTH, J.S. & SINGER, D.B. – *Textbook of Fetal and Perinatal Pathology*. Cambridge, M.A. Blackweel Scientific Plubications, 1991, p. 221. • ZAGZEBSKI, J.A. – Basic physics. In: Sabbagha, R. *Diagnostic Ultrasound*. Philadelphia, J.B. Lippincott Company, 1987, p. 2. • ZEITUNE, M. & cols. – Estimating the risk of a fetal autosomal trisomy at mid trimester using maternal serum alpha-fetoprotein and age: a retrospective study of 142 pregnancies. *Prenat. Diagn.*, 11:847, 1991.

112 Ultra-Sonografia e Malformações Fetais

Maria Okumura

O uso rotineiro da ultra-sonografia nas gestações de baixo risco, embora já difundido, não é unânime. Um de seus benefícios consiste na detecção de anomalias fetais, uma vez que somente pequena parte das gestantes com malformações no feto apresenta algum fator de risco (Gabbe, 1994).

Nos casos em que há suspeita de anormalidade no feto ou quando há fatores de risco para sua ocorrência, a gestante deve ser encaminhada para ultra-sonografistas com experiência no diagnóstico de malformações, de preferência que atuem em centros terciários com equipe multidisciplinar em Medicina Fetal.

Os principais fatores de risco para malformação fetal são: filhos com malformação congênita, níveis anormais (altos e baixos) de alfafetoproteína no soro materno ou no líquido amniótico, oligoâmnio e poliidrâmnio, restrição do crescimento fetal, apresentação anômala, *diabetes mellitus* materno, exposição a agentes teratogênicos como drogas, infecções e radiações, casamento consangüíneo, ausência de fluxo diastólico na artéria umbilical, arritmias cardíacas fetais, alterações placentárias como mola parcial e placenta espessa e artéria umbilical única (Sabbagha e cols., 1994).

A detecção pré-natal de anomalias fetais permite estabelecer condutas em relação ao prosseguimento da gestação (nos países em que é permitida sua interrupção), tratamento intra-útero, local, época e via de parto, tratamento pós-natal e orientação dos pais em relação ao prognóstico e ao risco de recorrência.

As anomalias congênitas dividem-se em tipo *major* e tipo *minor*, conforme a gravidade. As anomalias do tipo *major* requerem tratamento médico ou cirúrgico, podem apresentar riscos à sobrevida e ser incapacitantes ou deformantes. As do tipo *minor* não requerem tratamento nem trazem repercussão cosmética importante. As anomalias *major* podem ocorrer isoladas ou associadas e freqüentemente fazem parte de síndromes. São exemplos anencefalia, holoprosencefalia, fenda palatina e labial e cardiopatia. Os defeitos *minor* são mais freqüentes e podem sugerir presença de malformação *major* e freqüentemente auxiliam no diagnóstico de síndromes. São exemplos terceira fontanela, úvula bífida, pescoço alado, sindactilia, polidactilia e prega simiesca (Marden e cols., 1964). Em condições favoráveis, algumas dessas anomalias *minor* são passíveis de ser visibilizadas à ultra-sonografia.

Vinte por cento dos recém-nascidos com anomalia congênita apresentam mais de uma anomalia *major* (Chung e Myrianthopoulos, 1987) e por isso sua constatação exige pesquisa cuidadosa de outras anomalias. Há também indicação de ecocardiografia e determinação de cariótipo fetal. Malformações cardíacas estão presentes em 23% dos casos, cuja indicação de ecocardiografia é malformação extracardíaca (Copel e cols., 1986) e aproximadamente um terço dos fetos com anormalidades estruturais tem alteração cromossômica (Platt e cols., 1986). Muitos fetos com cromossomopatias apresentam alterações estruturais características passíveis de serem diagnosticadas pela ultra-sonografia, e sua constatação tem papel importante no seu rastreamento, sobretudo nas populações de baixo risco, indicando a necessidade de determinar o cariótipo (Brizot e cols., 2002; Okumura e Armbruster-Moraes, 2002). As considerações sobre o rastreamento pré-natal das cromossomopatias merecem capítulo à parte neste livro.

IDADE GESTACIONAL X ULTRA-SONOGRAFIA

A morfologia fetal pode ser estudada por via abdominal clássica e por via transvaginal. A via transabdominal pode não permitir avaliação detalhada antes de 14 semanas de gestação, obtendo-se maior acuracidade diagnóstica a partir de 20 a 24 semanas. Utilizando-se transdutores transvaginais de freqüência elevada, cresce a relação de malformações fetais diagnosticadas em fases mais precoces, deslocando o período passível de sua detecção para 9 a 16 semanas. Bronshtein e cols. (1991) já relataram casos de espinha bífida na 9ª e 10ª semanas; de hidranencefalia na 11ª; e de holoprosencefalia na 14ª (Rottem e cols., 1989). No entanto, há necessidade de cautela na interpretação dos resultados, sendo importante o conhecimento da embriologia; por exemplo, a herniação do intestino no cordão umbilical é fisiológica em torno da 10ª semana, não devendo ser confundida com onfalocele (Schmidt e cols., 1987), e o estudo da história natural das anomalias nesta fase da gestação.

Algumas malformações não são aparentes à ultra-sonografia antes da 20ª-24ª semanas de gestação. É o caso de algumas formas de hidrocefalia, microcefalia, obstrução intestinal, displasia policística renal e acondroplasia heterozigótica (Levi e cols., 1991). Anomalias congênitas como a hidronefrose e a hidrocefalia obstrutiva podem agravar-se no decorrer da gestação, enquanto em outros casos de dilatação ventricular ou piélica renal, sobretudo de grau leve, pode haver regressão espontânea (James e cols., 1998; Toi, 1987). Outras malformações que podem regredir são a malformação adenomatóide cística do pulmão (Adzick e cols., 1985) e o higroma cístico (Cullen e cols., 1990). As épocas recomendadas para o estudo ultra-sonográfico morfológico do feto são, portanto, entre a 12ª a 14ª semanas com complementação por via transvaginal, entre a 20ª a 24ª semanas quando a face e vários órgãos fetais são passíveis de ser analisados com mais detalhe e após 28ª semana para a pesquisa de malformações de manifestação mais tardia.

A sensibilidade de a ultra-sonografia detectar anomalias fetais aumenta com a idade gestacional em que é realizada: antes da 20ª semana é de 47%; entre a 20ª e 23ª semanas, de 59%; e após a 24ª semana de 68% (Gonçalves e cols., 1994). No entanto, a detecção precoce de anomalia fetal é importante para a decisão sobre o prosseguimento da gestação (nos países em que é permitida sua interrupção), para a realização de exames como cariótipo e planejamento do tratamento intra-útero, conforme o tipo de malformação. A sensibilidade global da ultra-sonografia em detectar malformações é de 53% e a especificidade de 99%. Na população de risco para malformação, a sensibilidade é de 71%, e na de baixo risco, de 36%. Separando-se conforme a gravidade, a sensibilidade para a detecção de malformações letais é de 89%, e para as malformações que requerem cuidados neonatais intensivos, de 77% (Gonçalves e cols., 1994).

As malformações do sistema nervoso central e do aparelho urinário representam mais de 50% das anomalias fetais diagnosticadas pela ultra-sonografia (Levi e cols., 1991). Entretanto, essa incidência não coincide com a encontrada no período neonatal, quando as anomalias musculoesqueléticas e cardíacas são as mais comuns. Essa discordância é justificada, entre outros fatos, pela sensibilidade reduzida da ultra-sonografia em detectar muitas anomalias *minor*, pelos óbitos fetais que ocorrem nas malformações graves e complexas e que não são incluídos nos achados neonatais e a não inclusão de anomalias assintomáticas e inaparentes nos recém-nascidos (somente um terço das anomalias congênitas são reconhecidas no período neonatal) (Pretorius e Nyberg, 1990).

As anomalias cardíacas estão entre aquelas que mais freqüentemente escapam ao diagnóstico ultra-sonográfico (Hill e cols., 1985). A sensibilidade reduzida é em parte devida ao fato de o exame consumir muito tempo, conforme a posição do feto, quantidade de líquido amniótico e movimentos ativos do feto. A ecocardiografia fetal é considerada exame especializado, geralmente realizado por ecocardiografista pediátrico, porém o exame do corte das quatro câmaras e o estudo da saída dos grandes vasos nos exames obstétricos poderão auxiliar a detecção de cardiopatias congênitas. Outras anomalias freqüentemente não diagnosticadas são pequenas mielomeningoceles, hidrocefalia precoce, pequenos defeitos de parede abdominal, extrofia vesical, atresia esofágica e sirenomelia (Pretorius e Nyberg, 1990). Fendas labiais, hipospadias e anomalias esqueléticas também, com certa freqüência, escapam à detecção ultra-sonográfica. Em casos de oligoâmnio, hiperflexão do feto, cabeça insinuada, sobreposição de partes fetais e obesidade materna, há freqüentemente dificuldade em se analisar toda a anatomia do feto.

MALFORMAÇÕES DO SISTEMA NERVOSO CENTRAL

Hidrocefalia

A hidrocefalia era diagnosticada à ultra-sonografia pelo aumento anormal do volume cefálico. Posteriormente, passou a ser diagnosticada pela relação ventrículo lateral/hemisfério cerebral, dividindo-se a distância entre o eco médio e a parede lateral do ventrículo lateral e a largura do hemisfério cerebral. Esta relação é de 71% na 15ª semana, diminuindo para 33% na 24ª semana. Após a 24ª semana, a relação acima de 50% é considerada anormal (Chervenak e cols., 1983). Em fetos normais, o diâmetro do átrio ventricular é de 6 a 9mm entre a 18ª e 35ª semanas e valor acima de 10mm sugere ventriculomegalia (Cardoza e Goldstein, 1988). O plexo coróide normalmente ocupa toda a largura do átrio; quando há hidrocefalia, o plexo coróide sob ação da gravidade vai pender sobre a parede lateral do ventrículo lateral distal ao transdutor, afastando-se da parede medial (Cardoza e cols., 1988) (Fig. VI-37A).

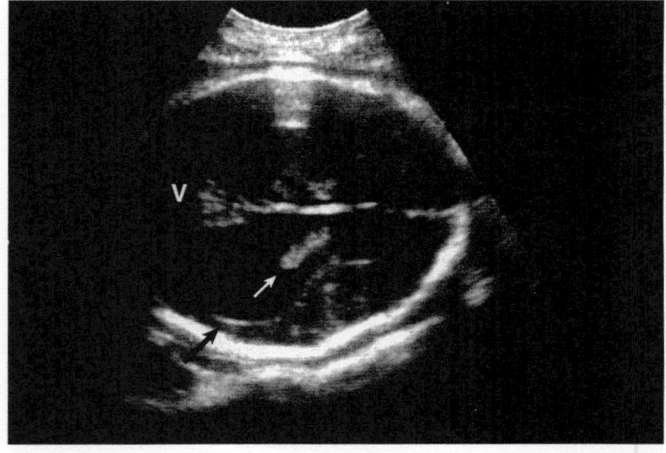

Figura VI-37A – Corte transversal de cabeça de feto de termo, com ventriculomegalia acentuada (V) e córtex delgado na porção posterior (seta maior). O plexo coróide (seta menor), que normalmente ocupa toda a largura do átrio do ventrículo lateral, está solto, afastado da parede medial e lateral.

Defeitos do tubo neural

Resultam da falha de fechamento do tubo em torno da 6ª semana de gestação. Os defeitos mais comuns são a anencefalia, a encefalocele e a espinha bífida.

Anencefalia – foi a primeira malformação fetal diagnosticada pela ultra-sonografia. No primeiro trimestre é difícil de ser detectada antes da calcificação da calota craniana em torno da 10ª semana (Johnson e cols., 1985) e mesmo depois é freqüente não se perceber a ausência da calota craniana porque o tecido cerebral está formado (Fig. VI-38A) e, somente no segundo trimestre, o tecido nervoso em contato com o líquido amniótico se reduz a pequena massa esponjosa (Johnson e cols., 1997) (Fig. VI-38).

Encefalocele – é a herniação das meninges e do líquido cefalorraquidiano geralmente junto com o tecido neural através de defeito craniano localizado mais freqüentemente na região occipital (Fig. VI-39).

Espinha bífida – resulta da falha de fusão das duas metades do arco vertebral e geralmente se localiza na região lombossacral ou cervical. Se há apenas protrusão das meninges através dessa falha, a lesão é denominada meningocele, e se há inclusão de tecido nervoso, meningomielocele. À ultra-sonografia, a espinha bífida é diagnosticada pelo afastamento dos centros de ossificação posteriores das vértebras nos cortes transversais (Fig. VI-40) e longitudinais coronais (Fig. VI-41). Há dilatação dos ventrículos cerebrais em cerca de 80% dos casos (Chervenak e cols., 1986) (Fig. VI-42) e o cerebelo está ausente ou com forma de banana, com obliteração da cisterna magna (Van den Hof e cols., 1990). A pressão intracerebral baixa em fetos com espinha bífida resulta em colabamento dos ossos frontais maleáveis originando crânio em forma de limão (Van den Hof e cols., 1990) (Fig. VI-42). Esse conjunto de alterações que acompanham a espinha bífida constitui a chamada malformação de Arnold-Chiari.

Holoprosencefalia

Resulta da clivagem incompleta do prosencéfalo primitivo. É dividida em alobar, semilobar e lobar, conforme o grau de separação dos hemisférios cerebrais. No tipo alobar, não há evidência de divisão do córtex cerebral; a foice do cérebro e a fissura inter-hemisférica estão ausentes, os tálamos estão fundidos e o ventrículo é único (Fig. VI-43). Os tipos semilobar e lobar apresentam maior desenvolvimento cerebral, o semilobar com separação parcial e o lobar com separação completa dos hemisférios. Há também anomalias da linha média da face, desde hipotelorismo até ciclopia, nariz com duas ou uma narina ou substituído por proboscis. Fendas faciais medianas (Fig. VI-44) assim como microftalmia (Fig VI-45) podem estar presentes (Nyberg e cols., 1987).

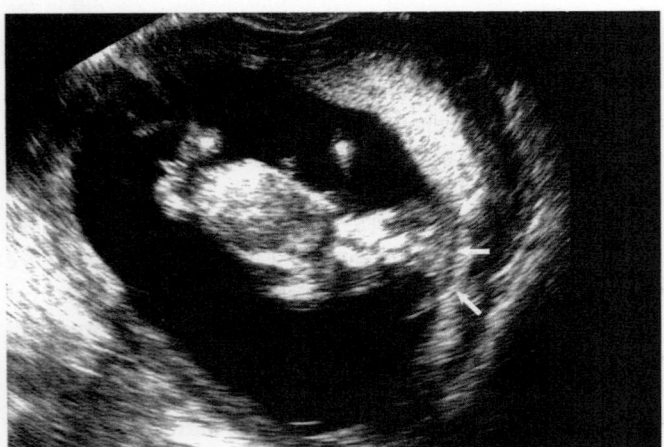

Figura VI-38A – Nota-se nesse feto de 12-13 semanas ausência de calota craniana. O tecido cerebral (setas) pode dificultar o diagnóstico de acrania. Somente no segundo trimestre há degeneração do tecido cerebral levando ao aspecto típico de anencefalia.

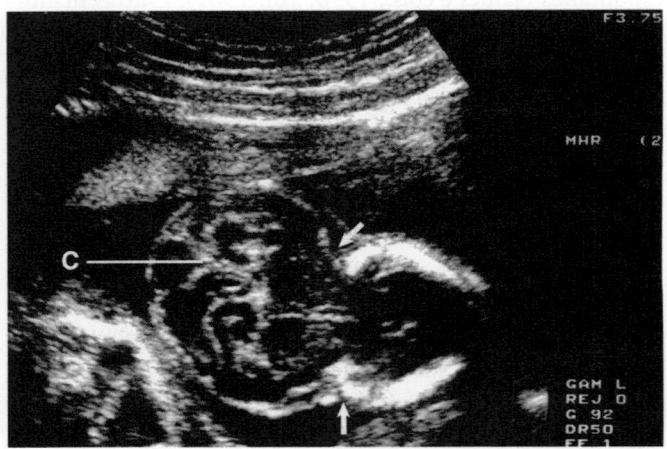

Figura VI-39 – Encefalocele occipital. Corte transversal de cabeça de feto evidenciando herniação do tecido cerebral (C) através de um defeito (setas) na região occipital da calota craniana.

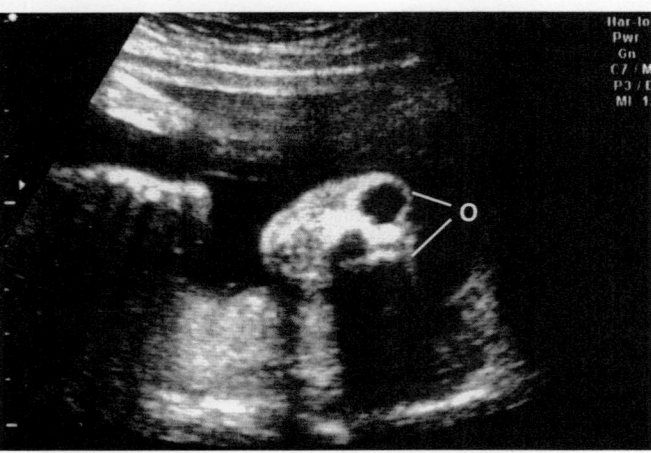

Figura VI-38 – Corte coronal de cabeça de feto evidencia aspecto típico de anencefalia pela ausência de calota craniana acima das órbitas (O).

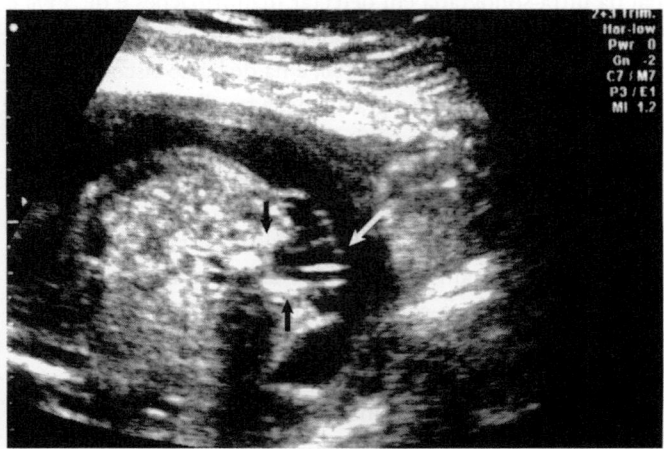

Figura VI-40 – Espinha bífida. Corte transversal de tronco fetal na região lombar mostra afastamento dos centros de ossificação posteriores (setas) da vértebra e meningomielocele (seta maior).

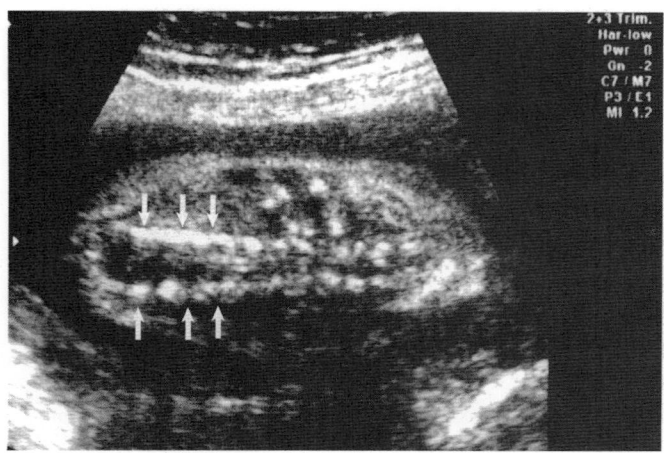

Figura VI-41 – Espinha bífida. Corte coronal da coluna mostra afastamento dos centros de ossificação posteriores das vértebras lombares (setas).

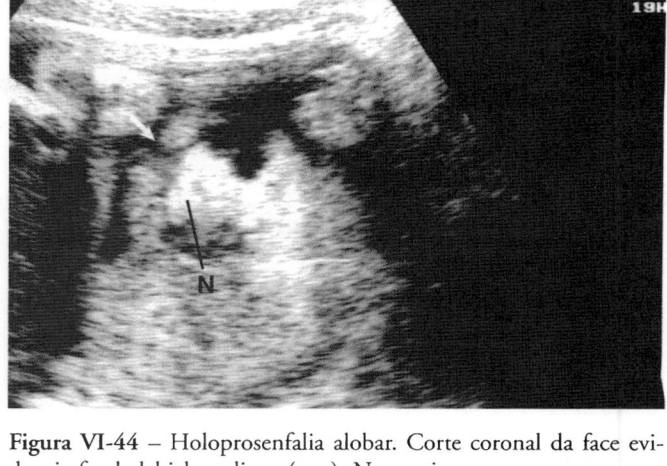

Figura VI-44 – Holoprosenfalia alobar. Corte coronal da face evidencia fenda labial mediana (seta). N = nariz.

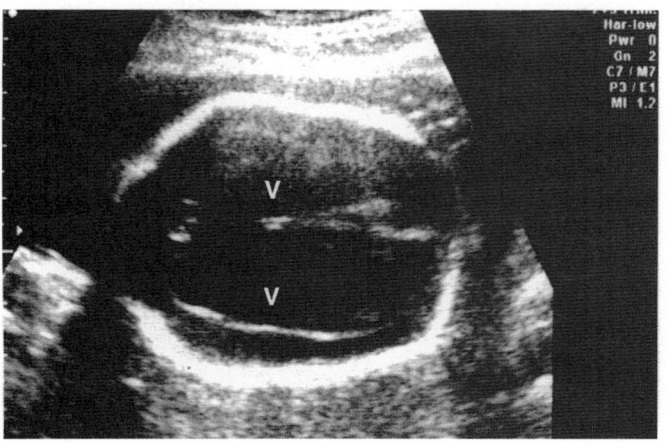

Figura VI-42 – Espinha bífida. Corte transversal do crânio evidencia dilatação dos ventrículos laterais (V) e cabeça em forma de limão.

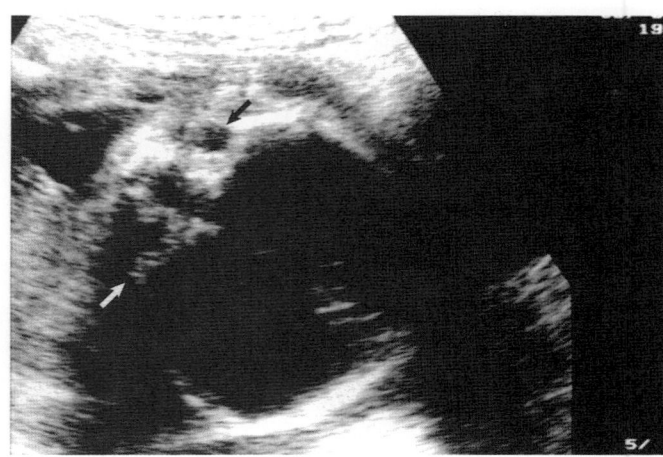

Figura VI-45 – Holoprosenfalia alobar. Corte transversal no nível das órbitas mostra microftalmia (setas).

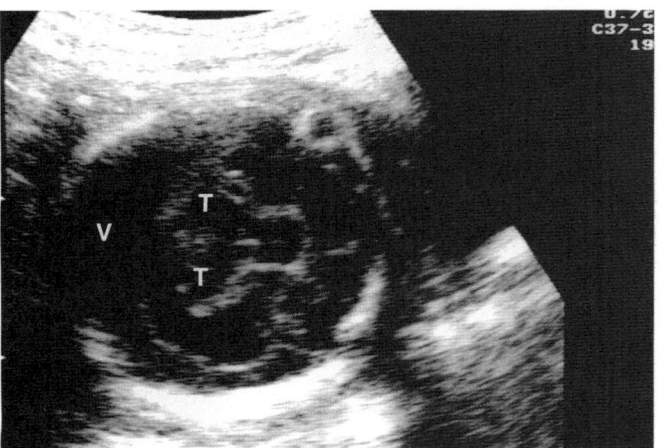

Figura VI-43 – Holoprosenfalia alobar. No corte transversal da cabeça notam-se tálamos fundidos (T) e ventrículo único (V) e ausência de eco médio.

MALFORMAÇÕES DO APARELHO DIGESTÓRIO

A ultra-sonografia permite aferir a integridade da parede abdominal, a normalidade da inserção do cordão umbilical e de muitos órgãos intra-abdominais.

O estômago é visibilizado em quase todos os fetos no 2º e 3º trimestres e, portanto, a sua não-visibilização deve ser considerada patológica até prova em contrário (Pretorius e cols., 1988). A imagem ausente ou pequena do estômago pode estar associada a atresia do esôfago, dificuldade de deglutição como fendas faciais, anomalias do sistema nervoso central, hidropisia, infecções, a oligoâmnio pela escassez do líquido amniótico a ser deglutido e hérnia diafragmática pela posição anormal do estômago (Goldstein, 1994). Em aproximadamente 90% dos casos de *atresia esofágica*, há fístula da traquéia para a porção distal do esôfago, permitindo a passagem do líquido para o estômago, diminuindo a sensibilidade desse sinal para seu diagnóstico (Romero e cols., 1988).

Hérnia diafragmática – resulta da fusão incompleta da membrana pleuroperitoneal e ocorre mais freqüentemente à esquerda. Ao exame ecográfico, o estômago aparece atrás do átrio esquerdo no corte transversal em que se visibilizam as quatro câmaras do coração e há desvio do mediastino (Fig. VI-46). O achado mais específico é a presença de peristaltismo no tórax fetal (Romero e cols., 1988).

Atresia duodenal – os sinais sonográficos são o estômago e o duodeno proximal dilatados, que são responsáveis pela típica imagem de dupla bolha (Fig. VI-47). A comunicação entre essas duas bolhas e a presença de contrações no estômago diferenciam-nas de outras estruturas císticas no abdome superior (Loveday e cols., 1975) (Fig. VI-48).

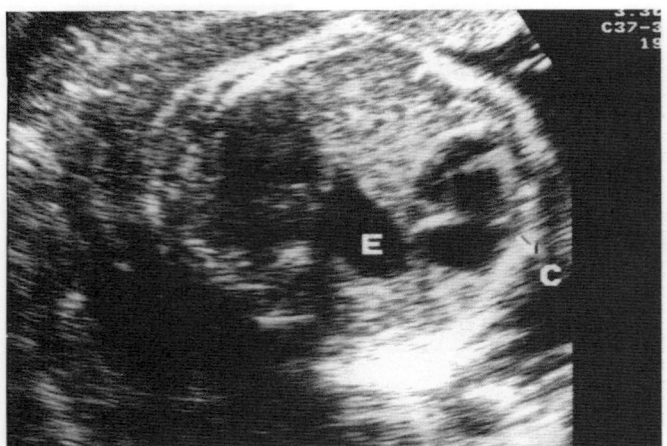

Figura VI-46 – Hérnia diafragmática. Corte transversal de tórax fetal evidencia estômago (E) atrás do coração (C) que está bastante deslocado para a frente e para direita.

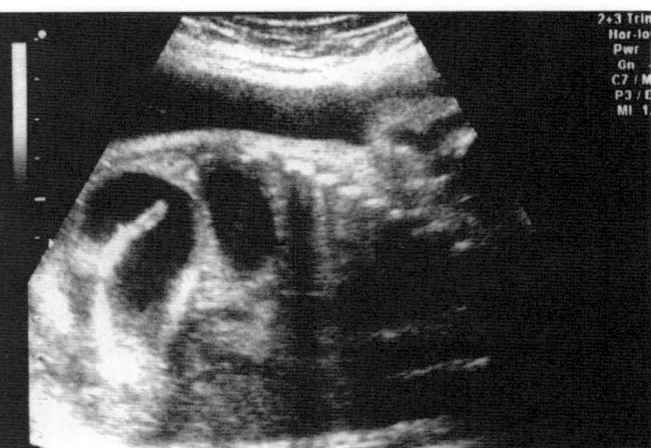

Figura VI-49 – Obstrução de delgado. Corte coronal de feto mostra alças delgadas dilatadas que durante o exame apresentavam movimentos peristálticos.

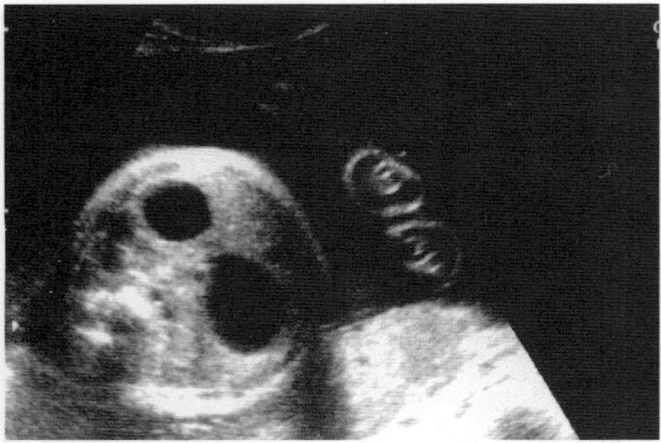

Figura VI-47 – Atresia duodenal. Imagem típica de dupla bolha conferida pelo estômago e duodeno dilatados.

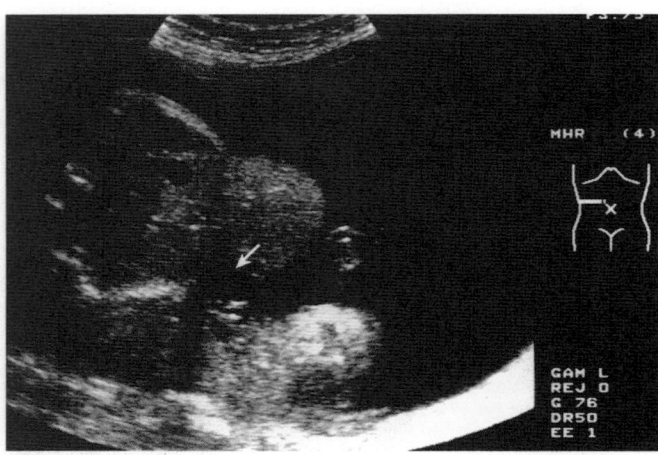

Figura VI-50 – Onfalocele contendo fígado. A seta indica a inserção do cordão umbilical demonstrando que o defeito da parede abdominal se localiza na sua base.

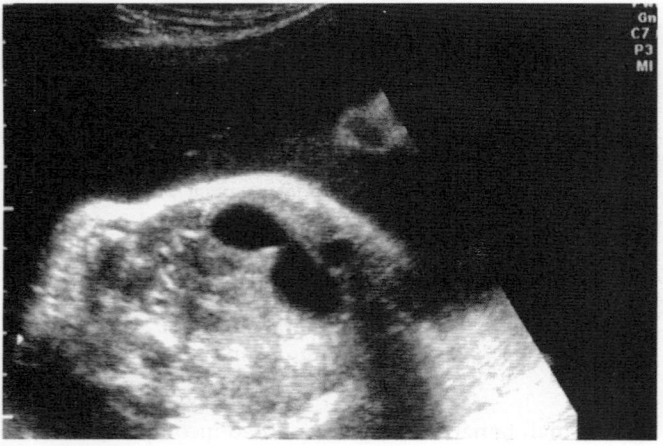

Figura VI-48 – Atresia duodenal. A comunicação entre as duas bolhas confirma o diagnóstico de atresia duodenal.

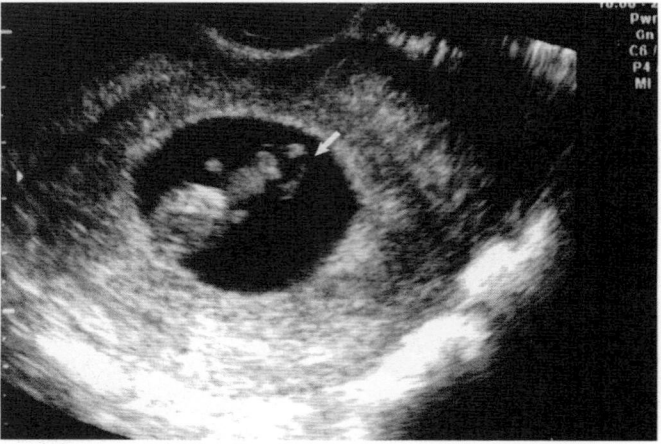

Figura VI-51 – A protrusão no abdome (seta) devido à migração fisiológica de alças intestinais através da base do cordão é uma ocorrência normal que não deve ser confundida com onfalocele, entre a 8ª e 12ª semanas de gestação.

Obstruções – em porções inferiores do *intestino delgado* ocasionalmente são visibilizadas múltiplas alças dilatadas com atividade peristáltica exacerbada (Kjoller e cols., 1985) (Fig. VI-49). Obstrução do *intestino grosso* e atresia anal são mais difíceis de ser detectadas porque o intestino pode não se dilatar significantemente e em geral não há poliidrâmnio (Romero e cols., 1988).

Onfalocele e gastrosquise – são os defeitos de parede abdominal mais comuns que diferem na fisiopatologia, associação com outras anomalias e prognóstico. A onfalocele consiste na herniação de estruturas intra-abdominais na base do cordão umbilical (Fig. VI-50). O diagnóstico é difícil antes da 12ª semana por causa da herniação fisiológica do intestino que retorna à cavidade abdominal nessa idade gestacional (Schmidt e cols., 1987) (Fig. VI-51). No entanto, se o fígado está herniado, podemos fazer o diagnóstico de onfalocele com certeza antes da 12ª semana (Fig. VI-52), pois sabemos que não há herniação fisiológica desse órgão. A gastrosquise é um defeito causado pela interrupção da artéria onfolomesentérica e geralmente está localizada à direita do umbigo e poupa o músculo reto abdominal. À ultra-sonografia, as alças intestinais herniadas ficam livres na cavidade amniótica com aspecto de couve-flor (Fig. VI-53). Não há membrana recobrindo as alças e a inserção do cordão umbilical é normal, sinais que a diferenciam da onfalocele. Com transdutor transvaginal, pode ser diagnosticada na 13ª semana de gestação (Kushnir e cols., 1990).

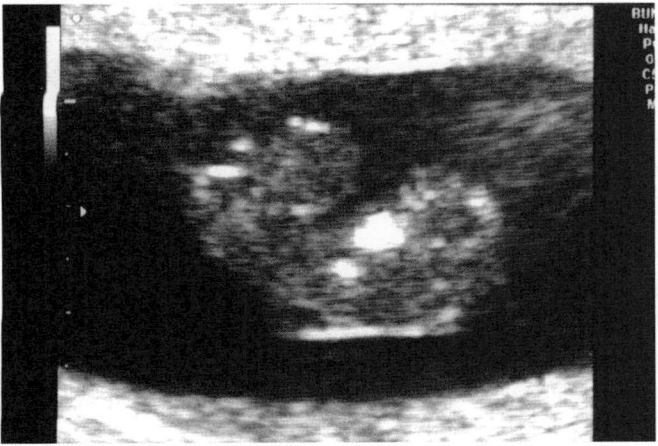

Figura VI-52 – O diagnóstico de onfaloce é possível antes da 12ª semana quando o fígado está herniado, como nesse feto de 10 semanas.

Uropatias obstrutivas

A obstrução do trato urinário fetal pode ocorrer nas junções ureteropélvica, ureterovesical e na uretra. A mais comum é na junção ureteropélvica (Brown e cols., 1987). Dilatação piélica de menos de 1cm não requer tratamento, enquanto 75% dos casos de dilatação maior que 2cm requerem pieloplastia no período pós-natal (Ghidini e cols., 1975) (Figs. VI-54 e VI-55). O megaureter aparece na ultra-sonografia como estrutura anecóica tortuosa que pode ser seguida desde a bexiga até o rim e causada por processo obstrutivo ou refluxo vesicoureteral (Dunn e Glasier, 1985). A causa pode ser idiopática quando não há refluxo nem obstrução. Na duplicação do sistema coletor, que é anomalia mais comum, o ureter da porção inferior geralmente apresenta refluxo, e o ureter da porção superior, obstrução por ureterocele ectópica (Nusbaun e cols., 1986). A obstrução uretral ocorre predominantemente em fetos masculinos, geralmente devida à válvula de uretra posterior. Outras causas de obstrução da uretra são presença de diafragma membranoso na junção bulbomembranosa e atresia ou estenose uretral. Em fetos femininos, a causa é geralmente atresia ou agenesia uretral (Okumura e cols., 1986). Os sinais ultra-sonográficos de obstrução uretral compreendem dilatação permanente da bexiga e da uretra proximal e espessamento da parede da bexiga que pode não ser evidente quando distendida (Mahony

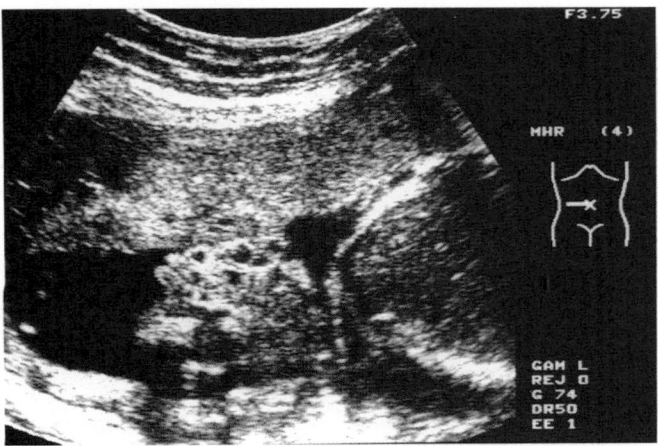

Figura VI-53 – Gastrosquise. Alças intestinais ficam livres no líquido amniótico, com aspecto de couve-flor.

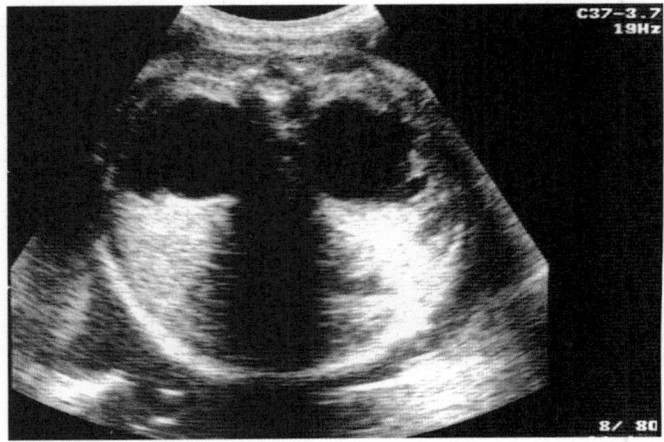

Figura VI-54 – Hidronefrose bilateral. As imagens císticas no corte transversal do tronco fetal na altura das lojas renais correspondem à pelve dilatada.

MALFORMAÇÕES DO APARELHO URINÁRIO

As malformações do aparelho urinário ocorrem com elevada freqüência, provavelmente devido à complexidade do desenvolvimento embriológico. A abordagem ultra-sonográfica inclui avaliação da quantidade do líquido amniótico, localização e caracterização das anomalias renais e do trato urinário e anomalias associadas. O oligoâmnio no segundo trimestre, quando a urina fetal passa a ser componente importante do líquido amniótico, denota diminuição da função renal ou da passagem da urina para cavidade amniótica, agravando o prognóstico (Barss e cols., 1981; Callan e cols., 1990). Outros fatores que ditam o prognóstico são a bilateralidade da lesão e a presença de anomalias associadas (Callan e cols., 1990).

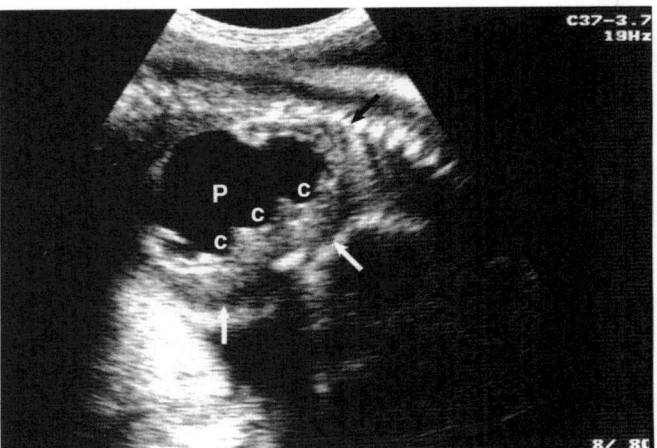

Figura VI-55 – Hidronefrose bilateral. Ao corte longitudinal, nota-se que as cálices (c) estão distendidos e o parênquima adelgaçado (setas). P= pelve renal.

e cols., 1985). O oligoâmnio está presente em aproximadamente 50% de fetos com obstrução uretral e 40% dos fetos acometidos apresentam dilatação ureteral ou hidronefrose (Mahony e cols., 1985) (Figs. VI-56 e VI-57). Na obstrução uretral total, há hipoplasia pulmonar em decorrência de âmnio, de prognóstico fechado, se não houver condições para medidas terapêuticas intra-útero em tempo hábil.

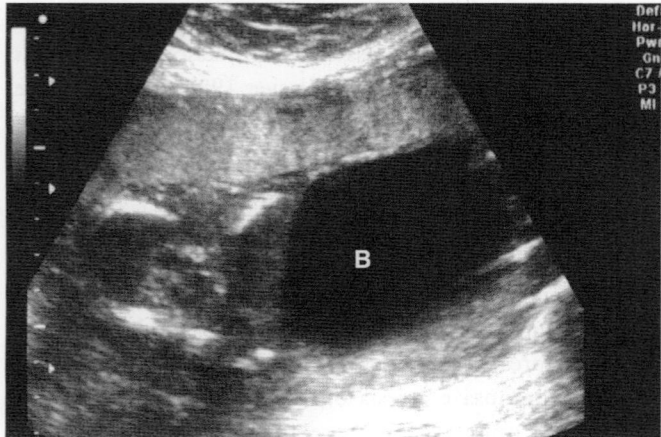

Figura VI-56 – Corte coronal de feto que apresenta bexiga (B) bastante distendida ocupando grande parte do abdome.

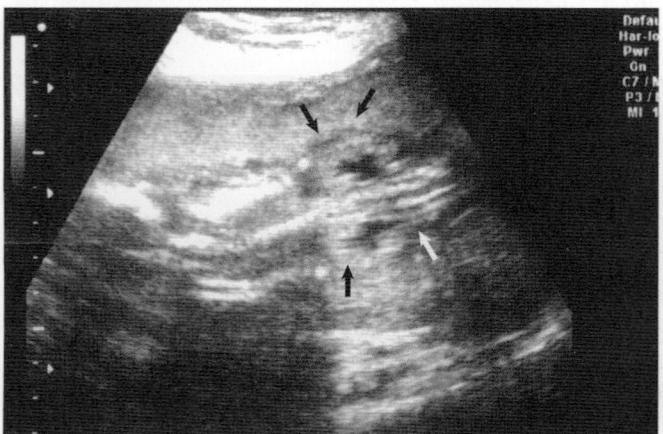

Figura VI-57 – Os rins apresentam dilatação pielocalicinal e parênquima hiperecogênico indicativo de displasia (setas). O líquido amniótico confirma o diagnóstico de obstrução uretral total.

Agenesia renal bilateral

Como não há produção de urina, há oligoâmnio. Os rins e a bexiga não são visibilizados e as glândulas adrenais aumentadas podem ser confundidas com os rins (McGahan e Myracle, 1986). O óbito ocorre intra-útero ou pouco tempo após o nascimento e o recém-nascido apresenta hipoplasia pulmonar, deformidade nos membros, pele frouxa e fácies típico de síndrome de Potter (Potter, 1965).

Displasias císticas renais

Rim policístico infantil (Potter tipo 1) – os túbulos coletores alteram-se na segunda metade da gestação, apresentando dilatação sacular ou cilíndrica. É sempre bilateral e pode manifestar-se *in utero* ocasionando oligoâmnio ou, após nascimento, até os 5 anos de idade. Os rins são aumentados de volume e hiperecóicos pelas múltiplas interfaces nas paredes dos cistos (Habif Jr. e cols., 1982) (Fig. VI-58). Os cistos em si são pequenos e não são visibilizados por serem menores que a capacidade de resolução da ultra-sonografia.

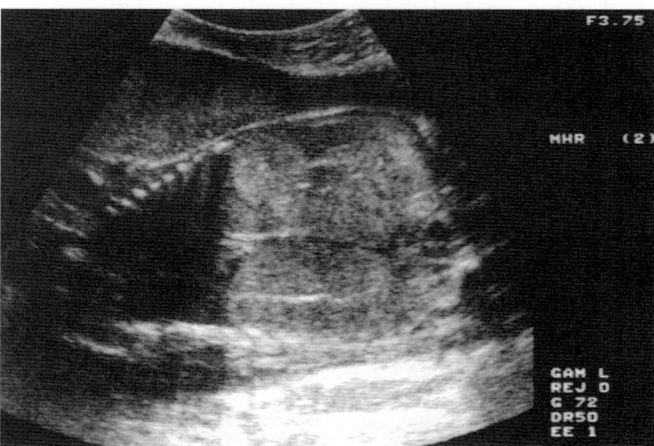

Figura VI-58 – Rim policístico tipo infantil (Potter I). Corte coronal de feto mostra rins bastante aumentados de volume e hiperecogênicos. Há também oligoâmnio.

Rim multicístico (Potter tipo 2) – é a causa mais comum de tumor abdominal no recém-nascido. Tipicamente, é unilateral acometendo todo o rim, podendo, no entanto, ser segmentar ou bilateral. O parênquima renal é substituído por múltiplos cistos de tamanhos variados e não há função renal (Kleiner e cols., 1986) (Fig. VI-59). Quando a lesão é unilateral, o rim contralateral apresenta malformações como estenose ureteropélvica, ureterovesical e agenesia em 20 a 45% dos casos (Kleiner e cols., 1986).

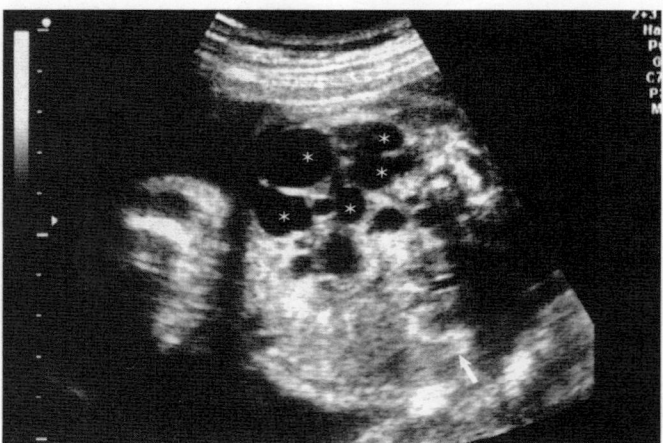

Figura VI-59 – Rim multicístico (Potter II). Corte transversal de tronco fetal mostra rim volumoso com vários cistos (*) de tamanhos variados, não comunicantes e ausência de parênquima. O rim contralateral é normal (seta).

Rim policístico do adulto (Potter tipo 3) – manifesta-se tipicamente na idade adulta, mas pode ser identificada *in utero* em raras ocasiões (Pretorius e cols., 1987). Os rins fetais são grandes e ecogênicos e pode haver cistos macroscópicos em pequeno número de casos.

Rim cístico secundário à obstrução (Potter tipo 4) – uropatias obstrutivas em fases precoces do desenvolvimento renal ou alteração na atividade ampular podem ser responsáveis pela forma clássica de rim multicístico. Obstrução grave e prolongada em fases posteriores da gestação pode também ocasionar displasia renal traduzida por cistos subcapsulares ou aumento da ecogenicidade do parênquima (Mahony e cols., 1984) (Fig. VI-57). Rim de aspecto ecográfico normal não descarta a possibilidade de displasia.

DISPLASIAS ÓSSEAS

Embora possa ser difícil discriminar a variedade específica da displasia, é possível detectar muitas displasias esqueléticas e estabelecer seu prognóstico. Avaliam-se pela ultra-sonografia o comprimento e a forma dos ossos, a proporcionalidade do tronco, e em casos extremos, a densidade. Quando o comprimento do osso longo mostra valor bastante discrepante em relação ao esperado, o ultra-sonografista deve examinar sua forma e atentar para a forma da cabeça e tórax. Se há redução significante do volume torácico, a suspeita é de uma das formas letais de displasia óssea (Fig. VI-60).

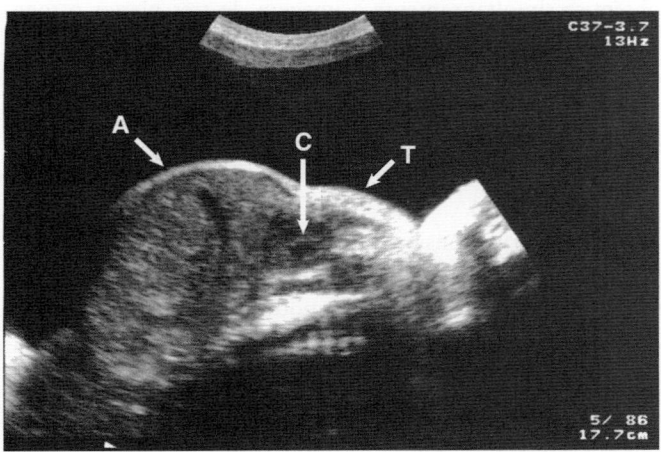

Figura VI-60 – Tórax pequeno e micromelia grave são altamente sugestivos de displasia esquelética letal. Corte longitudinal mostra tórax reduzido ocasionando abaulamento do abdome; há polidrâmnio. A = abdome; T = tórax; C = coração.

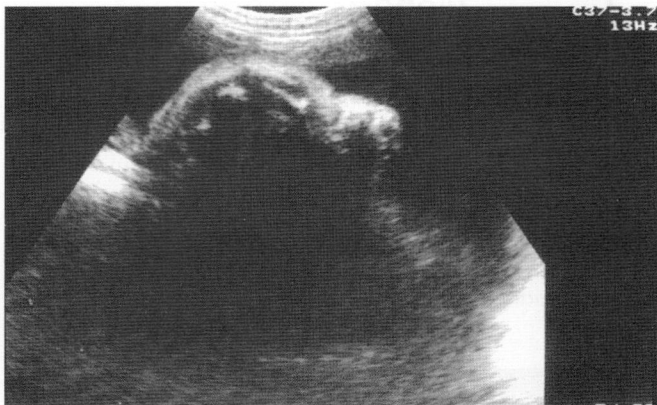

Figura VI-61 – Imagem de membro superior evidenciando micromelia grave.

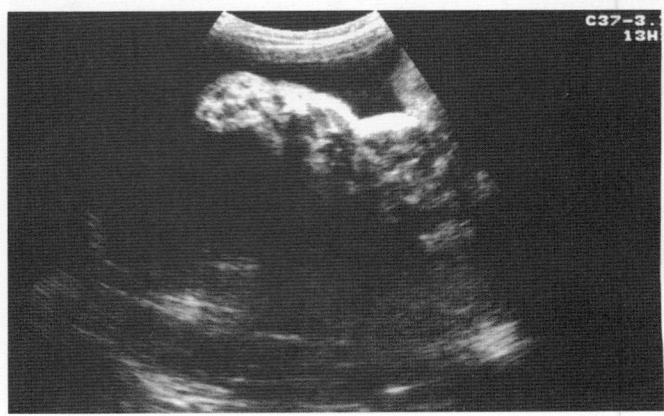

Figura VI-62 – Imagem de membro inferior evidenciando micromelia grave.

Acondroplasia – é a forma mais comum de baixa estatura. Embora seja doença autossômica dominante, é resultado de mutação aguda em 80% dos casos. A acondroplasia freqüentemente apresenta expressão discreta e seu diagnóstico em fases mais precoces da gestação é difícil. Há relato de diagnóstico na 22ª semana de gestação, sendo importante o acompanhamento seriado de ossos longos (Seeds e Azizkhan, 1990).

Acondrogênese – é uma displasia óssea letal, com ossos bastante curtos, deformidade da cabeça em trevo, poliidrâmnio e textura óssea de tecido mole (Seeds e Azizkhan, 1990).

Toracodisplasia asfixiante – os ossos são bastante curtos e o tórax pequeno, em funil. Associa-se a poliidrâmnio e o óbito fetal deve-se à hipoplasia pulmonar (Seeds e Azizkhan, 1990).

Osteogênese imperfeita – o tipo II, letal, representa a grande maioria dos casos detectados pela ultra-sonografia pré-natal, devido às seguintes alterações (Munoz e cols., 1990; Okumura e cols., 1984):

a) micromelia acentuada com deformidade secundária a fraturas e formação de calos (Fig. VI-60);
b) hipomineralização óssea, especialmente da calota craniana, que apresenta ecogenicidade diminuída e torna-se facilmente compressível; a visualização do encéfalo e do sistema ventricular torna-se clara pela ausência de reverberação e transmissão fácil do ultra-som através do osso desmineralizado (Figs. VI-61 a 64);
c) fraturas múltiplas das costelas com colapso da caixa torácica.

Displasia tanatofórica – é a displasia esquelética letal mais freqüente. Caracteriza-se por rizomelia acentuada, tórax estreito e cabeça volumosa com fronte proeminente (Weiner e cols., 1986).

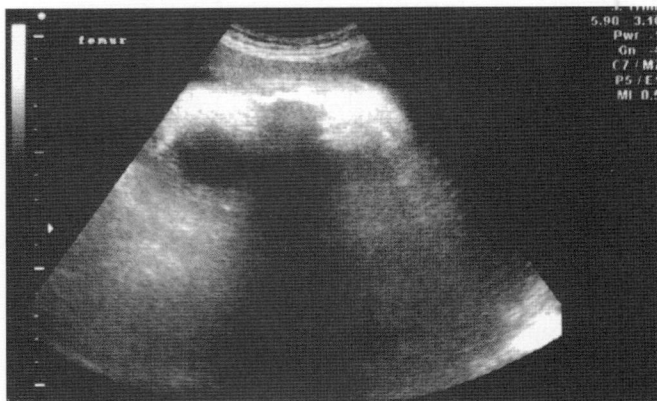

Figura VI-63 – Osteogênese imperfeita tipo II. O fêmur encontra-se curto e irregular devido a fraturas e calos.

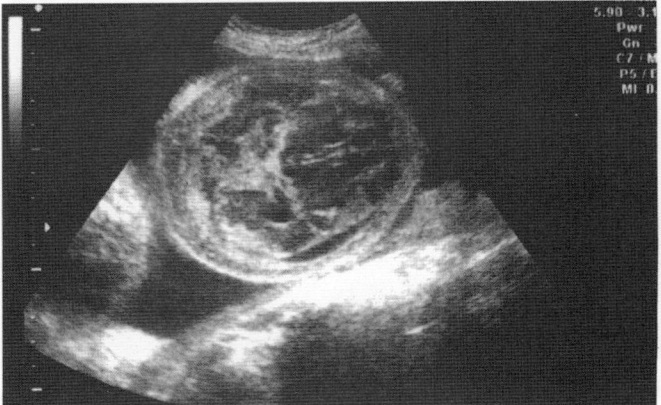

Figura VI-64 – Osteogênese imperfeita. A hipomineralização dos ossos torna a calota craniana pouco ecogênica e as estruturas encefálicas são mais evidentes.

HIGROMA CÍSTICO

A forma mais freqüente é secundária à obstrução da drenagem dos sacos linfáticos para a veia jugular interna e localiza-se simetricamente na porção posterior e lateral do pescoço, com septo mediano (Okumura e cols., 1984; Weiner e cols., 1986). É passível de diagnóstico ultra-sonográfico a partir da 12ª semana de gestação (Cullen e cols., 1990), podendo regredir espontaneamente. Edema generalizado e hidropisia podem estar associados (Fig. VI-65).

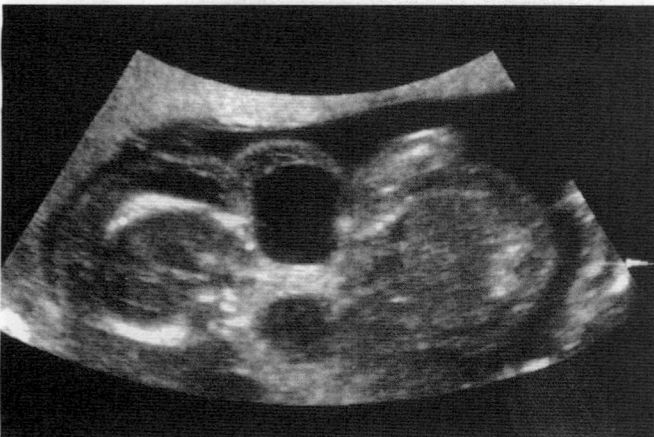

Figura VI-65 – Imagem típica de higroma cístico localizado no pescoço, com septo mediano. Há também edema generalizado de couro cabeludo e subcutâneo do tronco.

MALFORMAÇÃO ADENOMATÓIDE CÍSTICA DO PULMÃO

É decorrente da falha de conexão entre as vias aéreas e o tecido embriônico que origina os alvéolos. Há três tipos (Adzick e cols., 1985):

Tipo I – apresenta cistos grandes e bom prognóstico, apesar da distensão do lobo acometido e da compressão dos lobos vizinhos e do pulmão contralateral (Fig. VI-66).

Tipo II – apresenta múltiplos cistos pequenos, menores que 1cm.

Tipo III – apresenta-se como massa densa sem imagem cística visível, por serem os cistos minúsculos.

Pode ocorrer associação com poliidrâmnio e hidropisia, provavelmente devido à compressão do esôfago e do coração com torção dos vasos. Há relatos de remissão espontânea. Os tipos II e III quase sempre apresentam prognóstico fatal.

ULTRA-SONOGRAFIA TRIDIMENSIONAL

A ultra-sonografia tridimensional é nova tecnologia que permite a reconstituição de um objeto sob a forma tridimensional a partir de armazenamento de imagens convencionais bidimensionais sucessivas. Após processamento volumétrico, obtém-se simultaneamente a imagem de três planos ortogonais e a partir destes é possível obter múltiplos planos, deslocando e girando cada um dos planos até 360°. É possível, portanto, visibilizar planos que são inacessíveis à ultra-sonografia convencional. Um indicador permite identificar sua localização anatômica nos três planos ortogonais (Baba, 1998; Pretorius e cols., 2000).

Os dados tridimensionais podem também ser apresentados pelo modo de superfície que permite avaliar melhor as superfícies envoltas por fluido e pelo modo transparente que destaca as estruturas hipoecóicas como vasos e cistos ou as estruturas hiperecóicas como ossos.

Na ultra-sonografia convencional bidimensional, o examinador é obrigado a efetuar múltiplos cortes em várias direções para compor mentalmente sua impressão tridimensional em casos de malformação complexa, pois os órgãos podem estar deformados e não se encontrar em posições normais. A ultra-sonografia tridimensional com sua capacidade de evidenciar as características de superfície veio sanar essas limitações, possibilitando melhor compreensão da natureza e extensão das lesões que deformam a superfície do feto como fendas labiais, malformações ósseas (Figs. VI-67 e VI-68), higroma cístico (Fig. VI-69), gastrosquise (Fig. VI-70) e onfalocele (Fig. VI-71). Não é método rastreador, mas método complementar à ultra-sonografia bidimensional para os fetos nos quais as malformações já foram detectadas pelo método convencional. A imagem tridimensional de superfície é bastante útil na explanação para as pacientes e seus familiares que terão melhor noção a respeito da lesão. Nas gestantes com risco ou com receio de malformação como a fenda labial, ela constitui o meio mais direto para demonstrar sua ausência, desfazendo ansiedade.

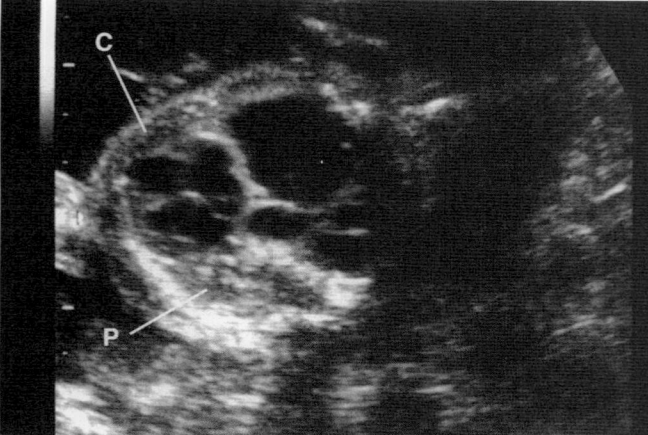

Figura VI-66 – Corte transversal do tórax no qual se identificam cistos grandes deslocando o coração (C) e comprimindo o pulmão contralateral (P), aspecto compatível com malformação adenomatóide cística do pulmão tipo I.

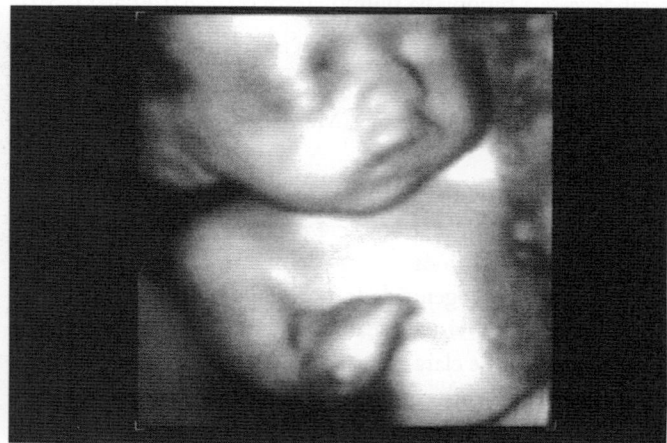

Figura VI-67 – Imagem tridimensional de superfície de um feto com macrocefalia devido à hidrocefalia diagnosticada pela ultra-sonografia convencional e displasia esquelética com micromelia e mão em posição anômala.

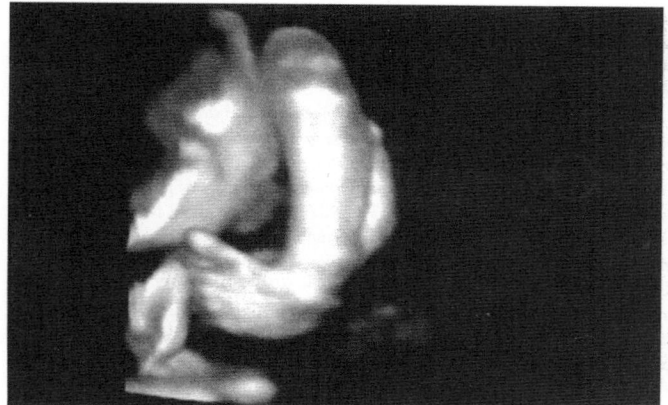

Figura VI-68 – Imagem tridimensional de superfície de pé torto congênito.

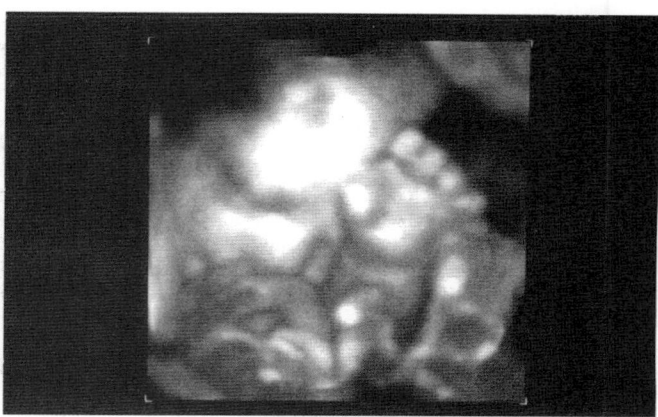

Figura VI-70 – Identificam-se alças intestinais na frente da boca e à sua frente, alças de cordão umbilical, nesta imagem tridimensional de superfície de um feto com gastrosquise.

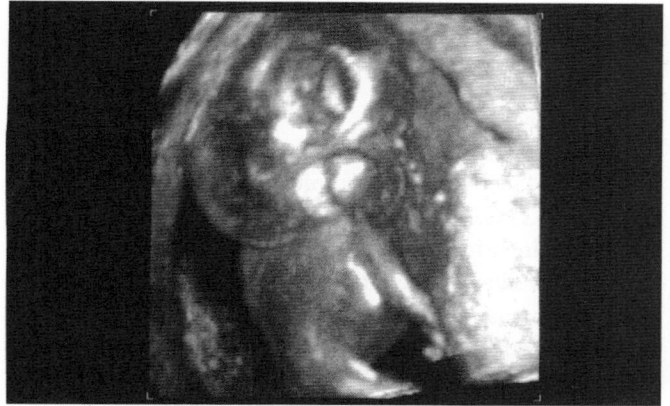

Figura VI-69 – Imagem tridimensional de superfície de feto com higroma cístico no pescoço e edema de couro cabeludo e de subcutâneo no tronco (mesmo feto da figura VI-63).

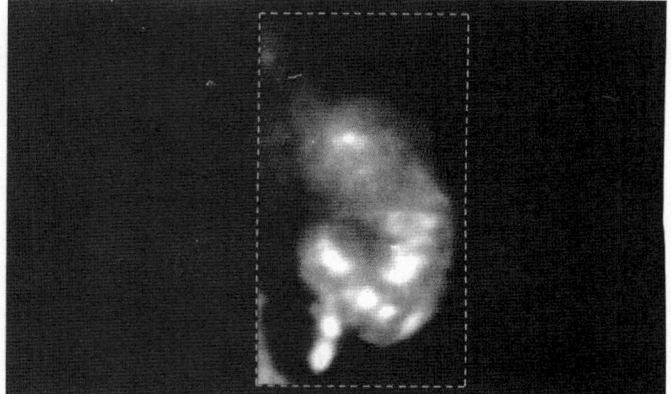

Figura VI-71 – Imagem tridimensional de superfície de um feto de 10 semanas com onfalocele (mesmo caso da figura VI-51).

Referências Bibliográficas

• ADZICK, N. & cols. – Fetal cystic adenomatoid malformation: prenatal diagnosis and natural history. *J. Pediatr. Surg.*, 20:483, 1985. • BABA, K. – Development of three-dimensional ultrasound in obstetrics and gynecology: technical aspects and possibilities. In: Merz, E. (ed.). *3-D Ultrasound in Obstetrics and Gynecology*. Philadelphia, Lippincott Williams & Wilkins, 1998, p. 3. • BARSS, V.; BENACERRAF, B. & FRIGOLETTO, F. – Second trimester oligohydramnios, a predictor of poor fetal outcome. *Obstet. Gynecol.*, 64:108, 1981. • BRIZOT, M.; CARVALHO, M. & ZUGAIB, M. – Rastreamento ultra-sonográfico de aneuploidias no primeiro trimestre: translucência nucal. In: Okumura, M. & Zugaib, M. (eds.). *Ultra-sonografia em Obstetrícia*. São Paulo, Sarvier, 2002, p. 361. • BRONSHTEIN, M.; ROTTEM, S. & TIMOR-TRITSCH, I. – Early detection of fetal anomalies. In: Timor-Tritsch, I. & Rottem, S. (eds.). *Transvaginal Sonography*. New York, Elsevier; 1991, p 307. • BROWN, T.; MANDELL, J. & LEBOWITZ, R. – Neonatal hydronephrosis in the era of ultrasonography. *AJR*, 148: 959, 1987. • CALLAN, N. & cols. – Fetal genitourinary tract anomalies: Evaluation, operative correction and follow-up. *Obstet Gynecol*, 75:67, 1990. • CARDOZA, J.; FILLY, R. & PODRASKY, A. – The dangling choroid plexus: a sonographic observation of value in excluding ventriculomegaly. *AJR*, 151:767, 1988. • CARDOZA, J. & GOLDSTEIN, R. – Exclusion of fetal ventriculomegaly with a single measurement: the width of the lateral ventricular atrium. *Radiology*, 169:711, 1988. • CHERVENAK, F. & cols. The diagnosis of fetal hydrocephalus. *Am. J. Obstet. Gynecol.*, 147:703, 1983. • CHERVENAK, F.; ISAACSON, G. & MAHONY, M. – Advances in the diagnosis of fetal defects. *N Engl. J. Med.*, 315:305, 1986. • CHUNG, C. & MYRIANTHOPOULOS, C. – Congenital anomalies: mortality and morbidity burden and classification. *Am. J. Med. Gen.*, 27:505, 1987. • COPEL, J.; PILU, G. & KLEINMAN, C. – Congenital heart disease and extracardiac anomalies: Associations and indications for fetal echocardiography. *Am. J. Obstet. Gynecol.*, 154:1121, 1986. • CULLEN, M. & cols. – Diagnosis and significance of cystic hygroma in the first trimester. *Prenat. Diagn.*, 10:643, 1990. • DUNN, V. & GLASIER, C. – Ultrasonographic antenatal demonstration of primary megaureters. *J. Ultrasound. Med.*, 4:101, 1985. • GABBE, S. – Routine versus indicated scans. In: Sabbaga, R. (ed.). *Diagnostic Ultrasound Applied to Obstetrics and Gynecology*. Philadephia, J.B. Lippincott Company, 1994, p. 67. • GHIDINI, A. & cols. – Ureteropelvic junction obstruction in utero and ex utero. *Obstet. Gynecol.*, 75:805, 1975. • GOLDSTEIN, R. – Ultrasound evaluation of the fetal abdomen. In: Callen, P. (ed.). *Ultrasonography in Obstetrics*. Philadelphia, WB Saunders, 1994, p. 347. • GONÇALVES, L.; JEANTY, P. & PIPER, J. – The accuracy of prenatal ultrasonography in detecting congenital anomalies. *Am. J. Obstet. Gynecol.*, 171:1606, 1994. • HABIF JR. D.; BERDON, W. & YEH, M. Infantile polycystic kidney disease: In utero sonographic diagnosis. *Radiology*, 142:475, 1982. • HILL, L.; BRECKLE, R. & GEHRKING, W. – Prenatal detection of congenital malformations by ultrasonography. *Am. J. Obstet. Gynecol.*, 151:44, 1985. • JAMES, C. & cols. – Antenatally detected urinary tract abnormalities: changing incidence and management. *Eur. J. Pediatr.*, 157:508, 1998. • JOHNSON, A.; LOSURE, T. & WEINER, S. – Early diagnosis of fetal anencephaly. *J. Clin. Ultrasound*, 13:503, 1985. • JOHNSON, S. & cols. – Ultrasound screening for anencephaly at 10-14 weeks of gestation. *Ultrasound. Obstet. Gynecol.*, 9:14, 1997. • KJOLLER, M. & cols. – Prenatal obstruction of the ileum diagnosed by ultrasound. *Prenat. Diagn.*, 5:427, 1985. • KLEINER, B. & cols. – Multicystic dysplastic kidney: observations of contralateral disease in the fetal population. *Radiology*, 161:27, 1986. • KUSHNIR, O. & cols. – Early transvaginal sonographic diagnosis of gastroschisis. *J. Clin. Ultrasound*, 18:194, 1990. • LEVI, S. & cols. – Sensitivity and specificity of routined antenatal screening for congenital anomalies by ultrasound: The Belgian Multicentric Study. *Ultrasound. Obstet. Gynecol.*, 1:102, 1991. • LOVEDAY, B.; BARR, J. & AITKEN, J. – The intrauterine demonstration of duodenal atresia by ultrasound. *Br. J. Radiol.*, 48:1031, 1975. • MAHONY, B., CALLEN, P. & FILLY, R. – Fetal urethral obstruction. US evaluation. *Radiology*, 157:221, 1985. • MAHONY, B. & cols. – Fetal renal dysplasia: sonographic evaluation. *Radiology*, 152:143, 1984. • MARDEN, P.; SMITH, D. & McDONALD, M. – Congenital anomalies in the newborn infant, including minor variations. *J. Pediatr.*, 64:357, 1964. • McGAHAN, J. & MYRACLE, M. – Adrenal hypertrophy: possible pitfall in the sonographic diagnosis of renal agenesis. *J. Ultrasound. Med.*, 5:265, 1986. • MUNOZ, C.; FILLY, R. & GOLBUS, M. – Osteogenesis imperfecta type II: prenatal sonographic diagnosis. *Radiology*, 174:181, 1990. • NUSBAUN, A. & cols. – Ectopic ureter and ureterocele: their varied sonographic manifestations. *Radiology*, 159:227, 1986. • NYBERG, D. & cols. – Holoprosencephaly: prenatal sonographic diagnosis. *AJR*, 149:1050, 1987. • OKUMURA, M. & ARMBRUSTER-MORAES, E. – Rastreamento ultra-sonográfico de aneuploidias no segundo e terceiro trimestres. In: Okumura, M. & Zugaib, M. (ed.). *Ultra-sonografia em Obstetrícia*. São Paulo, Sarvier, 2002, p 375. • OKUMURA, M. & cols. – "Prune belly" secundário à agenesia uretral em recém-nascido do sexo feminino. *Ginec. Obstet. Bras.*, 9:161, 1986. • OKUMURA, M. & cols. – Diagnóstico ultra-sonográfico de higroma cístico fetal. *Ginecol. Obstet. Brás.*, 7:133, 1984. • OKUMURA, M. & cols. – Diagnóstico ultra-sonográfico pré-natal de osteogenesis imperfecta. *Ginec. Obstet. Bras.*, 7:405, 1984. • PLATT, L. & cols. – Role of amniocenteses in ultrasound detected fetal malformations. *Obstet. Gynecol.*, 68:153, 1986. • POTTER, E. – Bilateral absence of ureters and kidneys: A report of 50 cases. *Obstet. Gynecol.*, 25:3, 1965. • PRETORIUS, D. & cols. – Sonographic evaluation of the fetal stomac: Significance of nonvisualization. *AJR*, 151:987, 1988. • PRETORIUS, D. & cols. – Diagnosis of autosomal dominant polycystic kidney disease in utero and in the young infnat. *J Ultrasound. Med.*, 6:249, 1987. • PRETORIUS, D.; NELSON, T. & LEV-TOAFF, A. – Three-dimensional ultrasound in Obstetrics and Gynecology. In: Callen, P. (ed.). *Ultrasonography in Obstetrics and Gynecology*. Philadelphia, W.B. Saunders Company, 2000, p. 747. • PRETORIUS, D. & NYBERG, D. – An overview of congenital malformations. In: Nyberg, D., Mahony, B. & Pretorius, D. (ed.). *Diagnostic Ultrasound of Fetal Anomalies: Text and Atlas*. Chicago, Year Book Medical Publishers, 1990, p. 21. • ROMERO, R. & cols. (ed.). – *Prenatal Diagnosis of Congenital Anomalies*. Norwalk, Appleton & Lange, 1988, p. 211. ROTTEM, S. & cols. – First trimester transvaginal sonographic diagnosis of fetal anomalies. *Lancet*, 1:444, 1989. • SABBAGHA, R.; DALCAMPO, S. & SHUHAIBAR, L. – Targeted imaging for fetal anomalies. In: Sabbaga, R. (ed.). *Diagnostic Ultrasound Applied to Obstetrics and Gynecology*. Philadelphia, J. B. Lippincott, 1994, p. 343. • SCHMIDT, W. & cols. – Sonographic visualization of physiologic anterior abdominal wall hernia in the first trimester. *Obstet. Gynecol.*, 69:911, 1987. • SEEDS, J. & AZIZKHAN, R. (ed.). – *Congenital Malformations. Antenatal Diagnosis, Perinatal Management, and Counselig*. Rockville, Aspen Publishers, 1990, p. 153. • TOI, A. – Spontaneous resolution fo fetal ventriculomegaly in a diabetic patient. *J. Ultrasound. Med.*, 6:37, 1987. • Van den HOF, M. & cols. – Evaluation of the lemon and banana signs in one hundred thirty fetuses with open spina bifida. *Am. J. Obstet. Gynecol.*, 162:322, 1990. • WEINER, C.; WILLIAMSON, R. & BONSIB, S. – Sonographic diagnosis of cloverleaf skull and thanatophoric dysplasia in the second trimester. *J. Clin. Ultrasound.*, 14:463, 1986.

113 Cardiotocografia Anteparto

Corintio Mariani Neto

A cardiotocografia (CTG) representa importante arma propedêutica para a vigilância do bem-estar fetal durante a gravidez e o parto em todas as situações de risco potencial de ocorrência de sofrimento fetal. Segundo o Colégio Americano de Obstetras e Ginecologistas, o exame cardiotocográfico baseia-se nas seguintes premissas:

- A freqüência cardíaca fetal é sensível à hipoxemia e à acidemia.
- A CTG identifica os fetos hipoxêmicos e acidêmicos.
- A identificação do feto supostamente comprometido permite a intervenção oportuna.
- Alterações bruscas, como, por exemplo, o descolamento prematuro de placenta e os acidentes de cordão, não são previstas pela CTG.

O exame constitui-se em método de registro contínuo, realizado eletronicamente com equipamento apropriado (cardiotocógrafo), da freqüência cardíaca fetal (FCF), da movimentação fetal e da contração uterina, quando presente. É utilizado na avaliação do bem-estar fetal, especialmente naquilo que se relaciona à função respiratória da placenta.

Trata-se de técnica simples, não-invasiva, de fácil manejo, inócua, de baixo custo e mundialmente aceita para investigação das condições fetais em gestações de alto risco. Não há consenso na literatura sobre seus benefícios quando aplicada em gestantes de baixo risco.

Além disso, a cardiotocografia anteparto (CTGA) apresenta grande capacidade de identificar fetos normais, do ponto de vista de oxigenação, sendo raros os resultados falso-negativos.

Por isso, é utilizada como método propedêutico de rastreamento para avaliação da vitalidade fetal durante a gestação, em ambulatório e na internação. Voltamos a enfatizar que a CTGA tem grande habilidade para excluir com alta precisão, ou sugerir, a existência de hipóxia, ou seja, o sofrimento fetal, que é o que nos interessa.

Inúmeros ensaios clínicos apontam diferenças estatisticamente significativas entre fetos com registros normais e anormais, tendo como referência parâmetros como pH de veia umbilical (cordocentese), pH de artéria umbilical (pós-parto), índice de Apgar de 1º e 5º minutos e necessidade ou não de UTI neonatal, entre outros.

No Hospital Maternidade Leonor Mendes de Barros, em São Paulo – SP, tivemos oportunidade de classificar o último registro de CTGA de milhares de gestantes de alto risco em normal e alterado e comparamos os resultados perinatais. Observamos diferenças estatisticamente significantes entre os dois grupos quanto a índice de Apgar de 1º e 5º minutos, ocorrência de restrição de crescimento intra-uterino e mortalidade perinatal não-corrigida. Destaque-se que a maioria dos óbitos foi neonatal e decorrente de prematuridade pulmonar.

As características da FCF estudadas na CTG são a linha de base, a variabilidade, as acelerações e as desacelerações.

LINHA DE BASE DA FCF

A FCF é resultante do ritmo intrínseco cardíaco determinado pelo nó sinoatrial, modificado pelos fatores extrínsecos que agem através do sistema nervoso autônomo: componentes simpático (acelerador) e parassimpático (frenador). São exemplos de fatores extrínsecos maternos: liberação de catecolaminas, hipertermia, contrações uterinas, hipotensão supina, medicamentos etc. Entre os inúmeros fatores fetais, podemos destacar: movimentos corpóreos, alterações da pressão arterial, hipoxemia, hipercapnia, acidose etc.

As estruturas nervosas fetais que participam do controle da sua freqüência cardíaca são: córtex cerebral, hipotálamo, neuro-hipófise (liberação de vasopressina), ponte (núcleos dos 6º, 7º e 8º pares cranianos), bulbo raquidiano (centros vasomotores), medula espinal e sistema nervoso autônomo. Existem, ainda, os reflexos controlados por receptores pressóricos (barorreceptores) e químicos (quimiorreceptores), localizados na carótida interna e na croça da aorta. As catecolaminas depositadas nas supra-renais fetais também podem participar desse controle.

É incerto o momento em que começa a influência do sistema nervoso autônomo sobre a FCF. Sabe-se que o simpático apresenta início precoce, antes do parassimpático, e de maneira constante durante a vida intra-uterina. Ao contrário, o tono vagal tem início mais tardio e aumenta progressivamente durante a gestação. No termo, ambos os sistemas influenciam a FCF com a mesma magnitude. É fato conhecido a queda gradual da FCF basal no decorrer da gravidez, atingindo valores normais entre 110 e 160 batimentos por minuto (bpm) nas últimas semanas.

São causas conhecidas de taquicardia fetal (FCF > 160bpm): hipoxemia crônica (estímulo simpático); corioamnionite; hipertermia materna (10bpm para cada grau centígrado); drogas uterolíticas (terbutalina, ritodrina, salbutamol, isoxsuprina), parassimpatolíticas (atropina), nicotina; resposta fetal a estímulos (sonoro, vibratório); hiperatividade fetal (somatório de acelerações transitórias) e taquiarritmias cardíacas.

A bradicardia fetal (FCF < 110bpm) pode ser decorrente de pós-maturidade, drogas betabloqueadoras (propranolol), bradiarritmias cardíacas (bloqueio atrioventricular) e casos graves de asfixia fetal (depressão direta do miocárdio por acidose metabólica intensa). Não se deve confundir bradicardia fetal com a desaceleração prolongada da FCF decorrente de hipotensão arterial materna aguda, hipertonia e/ou polissistolia uterinas.

VARIABILIDADE DA FCF BASAL

Além do nível da FCF basal, a interação dos componentes simpático e parassimpático determina a ocorrência de oscilações ou flutuações que constituem a variabilidade. Na prática, há dois tipos de variabilidade: a instantânea ou de curta duração (*short term, beat to beat*) e a oscilatória ou de longa duração (*long term*). A instantânea corresponde a diferenças de 2 a 3bpm entre pares sucessivos de batimentos. Nos registros cardiotocográficos, sua identificação visual é impossível, sendo necessário o uso de monitores computadorizados, os quais permitem sua leitura também em milissegundos (ms). Já as oscilações rápidas são perfeitamente identificáveis a olho nu em registros de boa qualidade, sendo normal a freqüência de duas a seis por minuto e amplitude de 6 a 25bpm. Em decorrência da já citada ação progressiva do parassimpático sobre o coração fetal, a variabilidade aumenta gradualmente no decorrer da gravidez.

Em função de vários fatores, a variabilidade pode mostrar-se aumentada ou diminuída. De acordo com a amplitude das oscilações, é classificada em (Dawes e cols., 1982):

- ausente (indetectável);
- mínima (1-5bpm);
- moderada (6-25bpm);
- acentuada (> 25bpm);
- sinusoidal.

Habitualmente, fatores que determinam o predomínio simpático (prematuridade, drogas vagolíticas e simpatomiméticas, hipoxemia, acidose etc.) provocam simultaneamente elevação da FCF e redução da variabilidade. Corticosteróides administrados para acelerar a maturidade pulmonar em prematuros com restrição de crescimento intra-uterino também podem reduzir a variabilidade da FCF (Frusca e cols., 2001).

Raramente, ocorre aumento da variabilidade, que pode ser um alerta quanto à possível compressão do cordão umbilical, o que não deve ser confundido com espicas que entremeiam acelerações transitórias.

O padrão sinusoidal é uma ocorrência rara, presente em casos de insuficiência cardíaca decorrente de anemia fetal grave, como nos fetos isoimunizados hidrópicos. Nessa situação, deixa de existir o controle do sistema nervoso autônomo sobre a FCF e o aspecto é muito semelhante ao da função senóide da geometria analítica, com oscilações uniformes de até 15bpm. Esse padrão indica um prognóstico perinatal muito ruim. Entretanto, deve-se tomar cuidado, pois alguns traçados podem exibir trechos com aparência sinusoidal sem maior significado (Fig. VI-72).

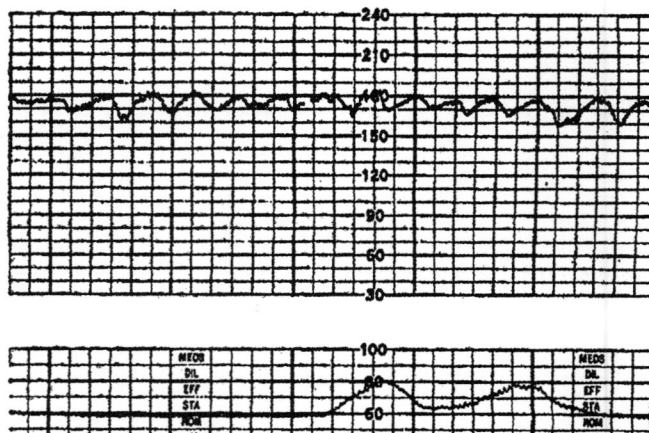

Figura VI-72 – Padrão sinusoidal.

ACELERAÇÕES

Aumentos passageiros da FCF, também chamados de acelerações transitórias (AT), costumam acompanhar os movimentos fetais. São ascensos de 15 a 25bpm que duram entre 15 e 30 segundos. Para prematuros com menos de 32 semanas são aceitos limites inferiores a 10bpm e 10 segundos. Pela proximidade entre as células nervosas corticais associadas com a função e as com função cardiovascular (demonstrada em animais), especula-se que descargas iniciadas em um tipo de célula poderiam estimular as outras, estabelecendo a relação mútua entre movimentos e acelerações da FCF. Fortalece tal hipótese a observação clínica muito comum do movimento fetal praticamente simultâneo ao início da AT. Aceita-se hoje que a presença de AT é o melhor marcador cardiotocográfico do bem-estar fetal (ver Fig. VI-79).

Contrações uterinas também podem desencadear AT. A explicação seria a obstrução parcial apenas da veia umbilical (não das artérias), levando à redução do fluxo de sangue e conseqüente hipotensão fetal que, por sua vez, determina estímulo simpático e aumento da FCF. Outras vezes, a AT é decorrente de movimento fetal simultâneo à contração uterina.

DESACELERAÇÕES

Existem cinco tipos de quedas transitórias ou desacelerações da FCF. As desacelerações provocadas por contrações uterinas são também chamadas de periódicas ou *dips* e podem ser de três tipos: precoces, tardias e variáveis, diferençáveis entre si por sua forma, relação temporal com a contração e etiologia. As desacelerações não-periódicas são constituídas pelas espicas e pelas desacelerações prolongadas.

Desaceleração precoce (dip I)

Começa simultaneamente com o início da contração uterina, o valor mínimo da FCF coincide com o pico da contração e excepcionalmente atinge valores inferiores a 100bpm. É apanágio do trabalho de parto após rotura das membranas (final da dilatação e período expulsivo). A compressão da cabeça fetal determina hipertensão intracraniana que, por si só, provoca mecanismo reflexo vagal e conseqüente queda da FCF. Além disso, a redução do fluxo sangüíneo cerebral determina hipóxia local, que estimula quimiorreceptores intracerebrais, levando à

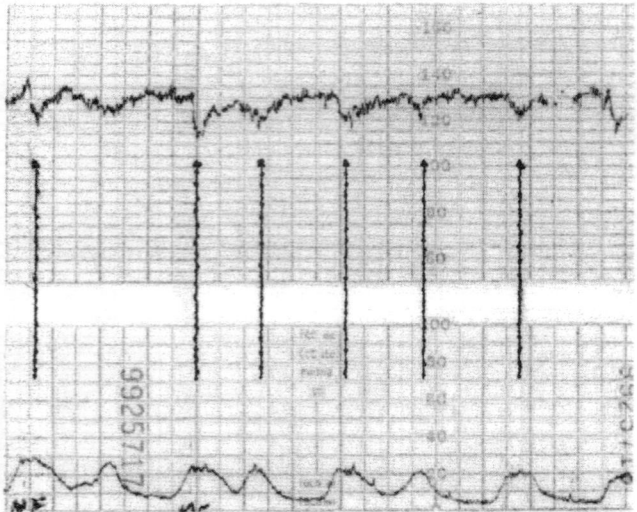

Figura VI-73 – Dips tipo I.

hipertensão arterial fetal e conseqüente redução da FCF. Os dips I não se acompanham de hipóxia e acidose sistêmicas; portanto, não se relacionam com sofrimento fetal (Fig. VI-73).

Desaceleração tardia (dip II)

Tem início tardio em relação ao começo da contração uterina e o fundo da desaceleração também apresenta defasagem (ou decalagem) superior a 20 segundos em relação ao pico da contração (Fig. VI-74). Quando ocorrem no trabalho de parto, os dips II costumam ser recorrentes e simétricos. A contração uterina provoca redução do fluxo de sangue (e, conseqüentemente, da pressão parcial de oxigênio) placentário. Quando a pO_2 no espaço interviloso cai abaixo do chamado nível crítico (18-20mmHg), poderiam ser estimulados quimiorreceptores, determinando hipertensão arterial fetal e, por meio de barorreceptores, mecanismo vagal e redução da FCF, de amplitude proporcional à intensidade da queda da pO_2. Acredita-se, entretanto, que a desaceleração tardia ocorra por mecanismo hipóxico direto do miocárdio fetal. Vale lembrar que a queda no fluxo de sangue e na oxigenação fetal é diretamente proporcional à intensidade e à duração da contração uterina, bem como ao grau de comprometimento do espaço interviloso.

Desaceleração variável (dip umbilical)

Tanto o início como a recuperação são súbitos, resultando o aspecto característico que lembra a forma das letras V ou U, dependendo da duração da desaceleração. Quando recorrentes, os dips umbilicais variam na forma e na relação temporal com a contração uterina. A causa desse tipo de desaceleração é a compressão do cordão umbilical com obstrução total de seus vasos, determinando um aumento na resistência vascular periférica da circulação fetal, hipertensão arterial, estímulo de barorreceptores e queda da FCF. Por vezes, são observadas pequenas acelerações no início e no final das desacelerações variáveis, caracterizando os momentos em que a compressão do cordão oclui somente a veia umbilical (Fig. VI-75). Dependendo da freqüência, da intensidade e da duração dos episódios de compressão funicular, pode ocorrer queda progressiva dos níveis de O_2 e acúmulo de CO_2 no compartimento fetal, principalmente em casos de insuficiência placentária crônica. Nessas situações, costumam surgir as desacelerações variáveis desfavoráveis, que apresentam uma ou mais das seguintes características: perda da variabilidade, recuperação lenta, duração igual ou superior a 60 segundos, taqui ou bradicardia rebote e bigeminismo (aspecto que lembra a letra W). Tais particularidades agravam o prognóstico fetal (Fig. VI-76).

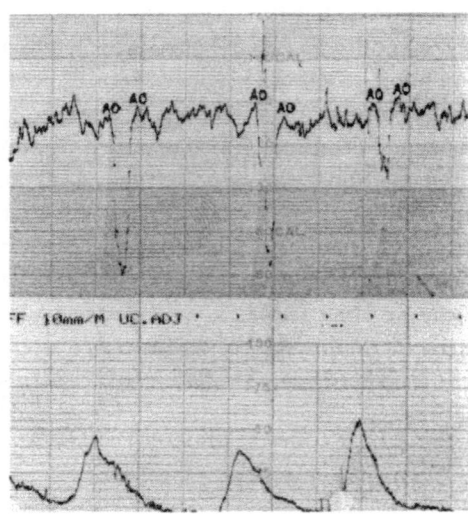

Figura VI-75 – Dips umbilicais favoráveis. Presença de acelerações no ombro (AO).

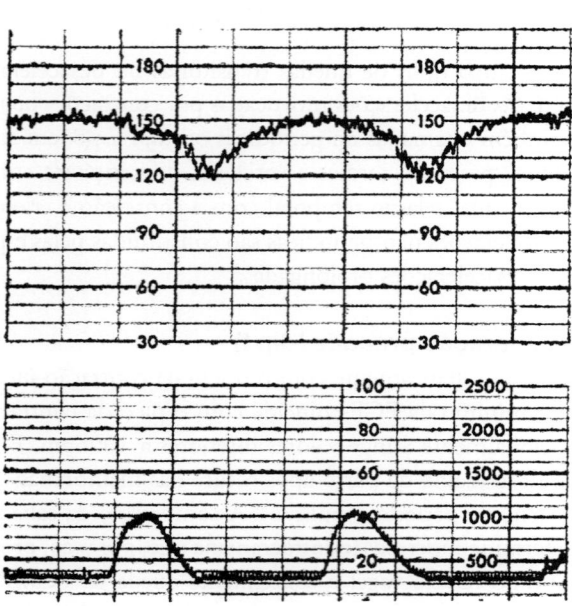

Figura VI-74 – Dips tipo II.

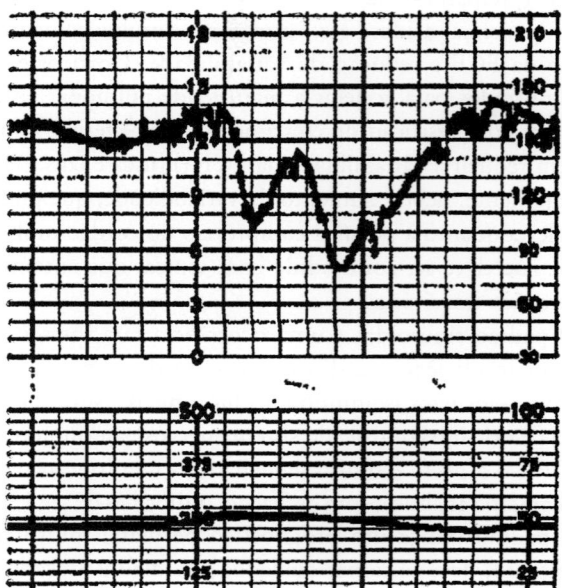

Figura VI-76 – Dip umbilical desfavorável (em forma de W).

Desaceleração prolongada

Em geral, decorre de hipotensão arterial materna súbita levando à redução do fluxo sangüíneo uterino, hipoxemia fetal aguda, hipertensão arterial fetal, reflexo vagal e queda na FCF. É agravada pela ocorrência simultânea de contração uterina. Freqüentemente, é confundida com bradicardia fetal; entretanto, não costuma durar mais que 5-6 minutos e nunca atinge 10 minutos. A causa mais comum é a hipotensão supina da gestante, conseqüente à sua permanência em decúbito dorsal horizontal. Assim, quando registrada em traçado cardiotocográfico, podemos dizer que se trata de ocorrência francamente iatrogênica. Nessa situação, uma vez corrigida a posição materna com elevação ou lateralização do seu dorso, a FCF rapidamente se normaliza (Fig. VI-77).

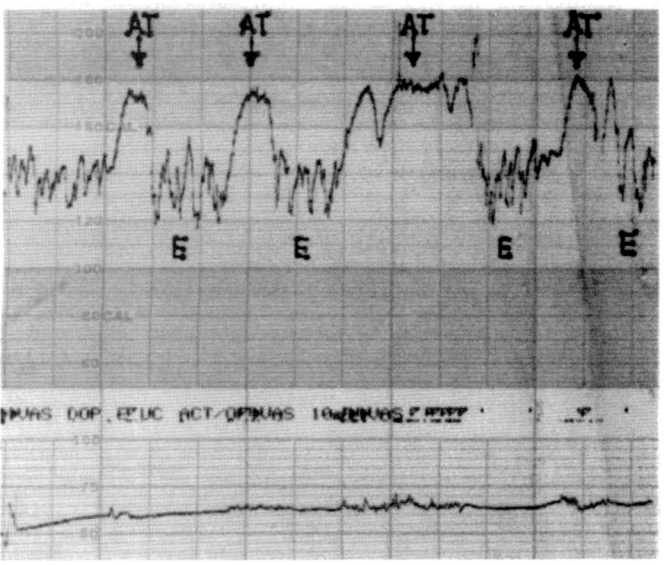

Figura VI-77 – FCF basal = 140bpm. Acelerações (AT) e espicas (E).

Espicas

São quedas abruptas e discretas da FCF decorrentes de compressão transitória do cordão umbilical em períodos de movimentação fetal intensa. Com freqüência, ocorrem no início, no meio ou no final das AT (Fig. VI-78). São inofensivas e, portanto, não têm relação com a vitalidade fetal. É preciso tomar cuidado para não confundir acelerações mediadas por espicas com desacelerações variáveis.

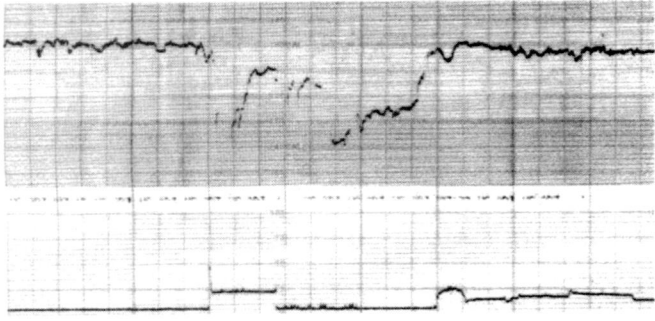

Figura VI-78 – Desaceleração prolongada. Hipotensão arterial materna (gestante em decúbito dorsal horizontal).

INTERPRETAÇÃO E CONDUTA

Interpreta-se a CTGA basal analisando quatro parâmetros do *registro* da freqüência cardíaca fetal (Montenegro e Rezende Filho, 1995):

1. nível da linha de base da FCF (normal: 110-160bpm; bradicardia: abaixo de 110bpm; taquicardia: acima de 160bpm);
2. variabilidade da linha de base (ausente; mínima: 1-5bpm; moderada: 6-25bpm; intensa: > 25bpm).
3. acelerações: aumentos de pelo menos 15bpm, durante mais que 15 segundos e menos que 2 minutos (para prematuros com menos de 32 semanas: ≥ 10bpm e ≥ 10s);
4. desacelerações às contrações uterinas (tardias, precoces, variáveis e prolongadas).

A literatura é rica em índices e sistemas de interpretação, o que tem dificultado bastante a comparação de resultados obtidos em diferentes serviços.

Temos dividido a CTGA em dois tipos: basal ou de repouso e estimulada, geralmente com o estímulo sonoro e, excepcionalmente, com teste de estimulação papilar.

No exame basal, o critério de normalidade é a presença de duas acelerações transitórias (AT) da FCF com intervalo de até 10 minutos entre si, caracterizando o feto *ativo* (Fig. VI-79). Ao contrário, a presença de desacelerações tardias ou variáveis desfavoráveis caracteriza o feto *inativo*, o que evidencia o traçado patológico (Fig. VI-81).

Menos de duas AT e ausência de desacelerações evidenciam o feto *hipoativo* (Fig. VI-80), o que demanda a estimulação. Para tanto, preconizamos o uso do estimulador fetal Kobomed® aplicado sobre o pólo cefálico durante 3 a 5 segundos. Após o estímulo, o feto é classificado em reativo, hiporreativo ou não-reativo, conforme a nota obtida pelo "índice de reatividade fetal" (Mariani Neto, 2000).

Parâmetro \ Nota	0	1	2
Movimento fetal	Ausente	Presente	–
Resposta cardíaca	Ausente	Amplitude < 20bpm e/ou Duração < 3min	Amplitude ≥ 20bpm e Duração ≥ 3min
2ª fase (MF + AT)	Ausente	Presente	

MF = movimentos fetais; AT = acelerações transitórias.

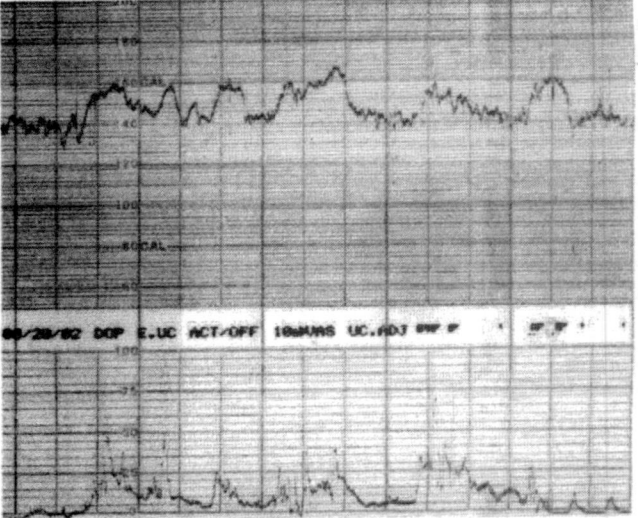

Figura VI-79 – Feto ativo.

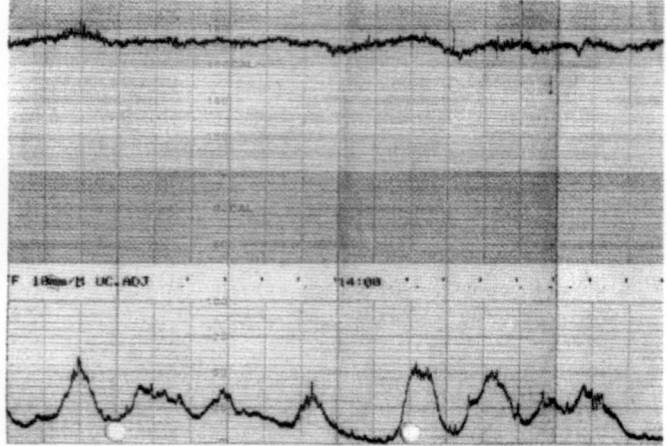

Figura VI-80 – Feto hipoativo. FCF basal = 174bpm. Observar a variabilidade mínima.

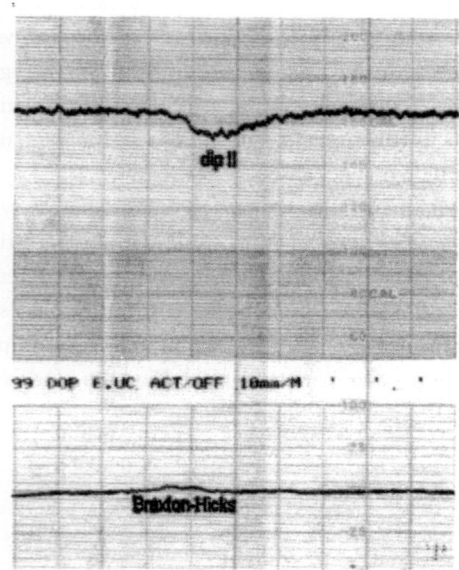

Figura VI-81 – Feto inativo. Contração uterina mínima (Braxton-Hicks) desencadeia desaceleração tardia.

Assim, notas 3 e 4 (Figs. VI-82 a VI-84) classificam o feto como reativo (normal); 1 e 2 (Fig. VI-85), como hiporreativo (suspeito); e zero (Fig. VI-86), como não-reativo (patológico, uma vez excluído problema técnico ou malformação do sistema nervoso central).

Excepcionalmente, em fetos com resposta inadequada à estimulação sonora e ausentes as contrações de Braxton-Hicks, temos complementado a CTGA com o teste de estímulo papilar. Ocorrendo desacelerações tardias ou variáveis desfavoráveis, o registro é rotulado como patológico.

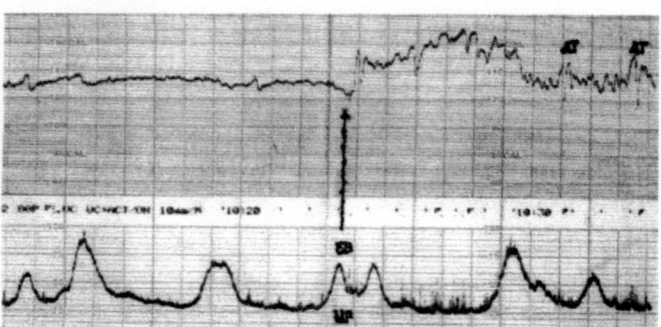

Figura VI-82 – Feto hipoativo e reativo. IRF = 4.

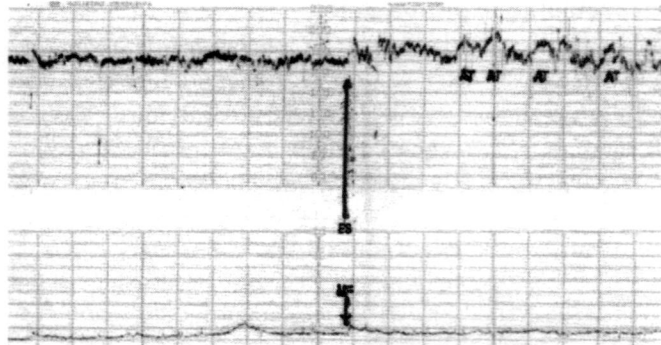

Figura VI-83 – Feto hipoativo e reativo. IRF = 3.

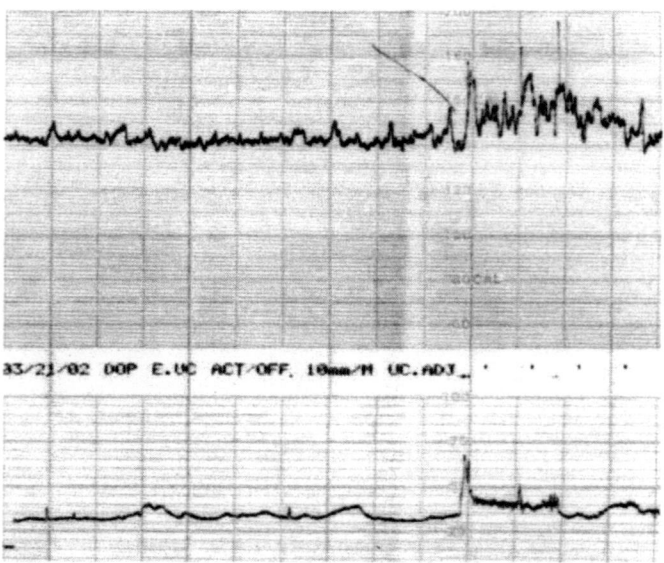

Figura VI-84 – Feto hipoativo e reativo. Observar a variabilidade moderada antes e acentuada após o estímulo sonoro.

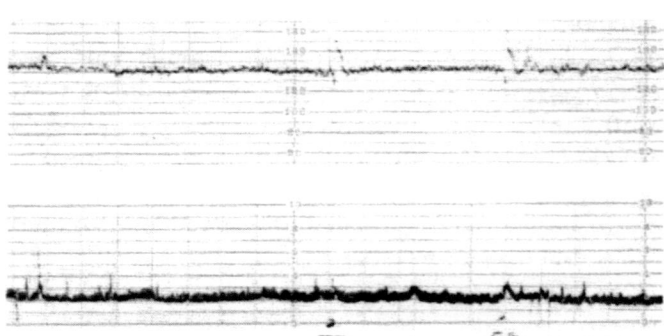

Figura VI-85 – Feto hipoativo e hiporreativo. IRF = 1.

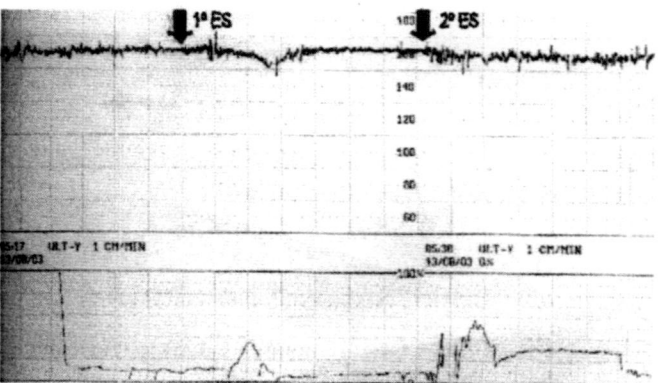

Figura VI-86 – Feto hipoativo e não-reativo. IRF = 0.

Reunindo a CTGA basal e a estimulada, podemos classificar como critérios de normalidade:

- presença de AT e ausência de desacelerações;
- reatividade à estimulação sonora.

Os critérios francamente patológicos são:

- desacelerações tardias ou variáveis desfavoráveis;
- resposta ausente ao estímulo sonoro.

São critérios suspeitos que requerem confirmação com nova CTGA e/ou com outros métodos de avaliação da vitalidade fetal:

- ausência de AT;
- presença de uma AT que não se repete após 10 minutos de registro;
- hiporreatividade ao estímulo sonoro.

Depreende-se do exposto que há certa distância entre o registro de CTGA absolutamente normal e o francamente patológico. Entre ambos, há os padrões suspeitos, sujeitos a confirmação quanto à presença de hipóxia fetal por meio de outros métodos, como avaliação do volume de líquido amniótico (configurando o perfil biofísico fetal simplificado) e o perfil hemodinâmico (dopplervelocimetria).

Nosso roteiro propedêutico para gestantes de alto risco ambulatoriais tem sido o rastreamento com propedêutica clínica (incluindo contagem materna dos movimentos fetais) e cardiotocografia semanal, a partir de 28-30 semanas (no pós-datismo sem outros comemorativos realizamos a CTGA a cada três dias, a partir de 41 semanas completas). Diante de padrões alterados, mesmo que apenas suspeitos, avaliamos o volume de líquido amniótico e o perfil hemodinâmico.

Para gestantes internadas, realizamos rotineiramente a CTGA, a avaliação do volume de líquido amniótico (ILA) e a dopplervelocimetria. Para os prematuros, principalmente quando longe do termo da gestação, é necessária a alteração de dois desses exames, quaisquer que sejam, para a gravidez ser interrompida. Com esse critério, temos prolongado gestações em que o feto apresenta alterações hemodinâmicas, como centralização de fluxo ou mesmo ausência de fluxo diastólico na artéria umbilical, com vigilância por meio da CTGA (até duas vezes por dia) e ILA, além da administração de corticóides para o amadurecimento pulmonar fetal.

Em outras palavras, só indicamos a interrupção da gestação de alto risco com *cardiotocografia normal* nas seguintes situações:

- quadro clínico materno incontrolável;
- pré-termo com maturidade fetal comprovada;
- gestação de termo;
- outras provas de vitalidade fetal alteradas (volume de líquido amniótico e dopplervelocimetria).

Salientamos que, na maioria das situações clínicas, nenhum teste de avaliação fetal isoladamente pode ser considerado superior a qualquer outro, além do que não existe, até o momento, estudo randomizado definitivo e em larga escala que compare a eficácia relativa de uma técnica sobre a outra (ACOG, 2000).

CARDIOTOCOGRAFIA COMPUTADORIZADA

Durante a década de 1980, várias publicações referiram baixa concordância da interpretação cardiotocográfica intra e interobservadores. Por isso, alguns centros de pesquisa iniciaram estudos de análise de traçados com o auxílio do computador. Ao acoplar aos monitores fetais "softwares" alimentados com informações baseadas na experiência de especialistas, procuraram eliminar as dúvidas do examinador no momento da interpretação dos registros.

A partir de meados da década de 1980, surgiram diferentes sistemas computadorizados de análise da FCF. Entre os vários modelos descritos destaca-se, por ser o mais citado na literatura, o sistema desenvolvido a partir do início da década de 1980 pelos professores Geoffrey Dawes e Christopher Redman, do *John Radcliffe Hospital*, em Oxford, Inglaterra. Inicialmente, o método foi chamado de *System 8000*, por se basear na experiência da análise de cerca de 8.000 registros (Dawes e cols., 1991). Posteriormente, foi aprimorado e a versão mais recente é o *System 8002* (Dawes e cols., 1996), agora embasada em mais de 40.000 exames cardiotocográficos.

Esse sistema faz a análise automática e detalhada dos vários parâmetros da CTGA, como a FCF basal, AT, MF, contrações uterinas, desacelerações, variabilidade longa e variabilidade instantânea. Também analisa os chamados períodos de alta e baixa variação da FCF, relacionados aos estados comportamentais 2-F (sono agitado) e 1-F (sono quieto), respectivamente. Existem quatros estados comportamentais fetais, definidos à semelhança dos observados em recém-nascidos. Durante o estado 1-F, a variabilidade da FCF seria inferior a 10bpm, e no estado 2-F, entre 10bpm e 15bpm.

A esse respeito, os criadores do sistema já haviam relatado que a presença de episódios de alta variação da FCF seria um parâmetro indicativo de normalidade melhor que as AT. Assim, analisando 310 registros de mais de 60 minutos cada, realizados em 116 gestantes entre 16 e 41 semanas e que tiveram resultado perinatal normal, os autores observaram que apenas 0,7% de todos os exames realizados a partir de 28 semanas deixaram de apresentar pelo menos um episódio de alta variação com duração mínima de 10 minutos (Dawes e cols., 1982).

Além da uniformidade na interpretação dos registros, o sistema ainda calcula a variabilidade instantânea (VI) global em milissegundos (ms), o que é impossível pela análise visual. Para seus criadores, este é o parâmetro que melhor se correlaciona com o pH fetal, a ponto de superar a própria dopplervelocimetria da artéria umbilical na avaliação da vitalidade fetal. Assim, a probabilidade de acidemia metabólica fetal ou morte intra-uterina seria de 72% para VI < 2,5ms e zero para VI > 4ms (Dawes e cols., 1992; Street e cols., 1991).

Os estudos comparativos entre a análise computadorizada e a visual mostram, de modo geral, melhor desempenho do computador, independentemente do sistema utilizado. Nesse sentido, Scibilia e cols. (1991) cotejaram os dois métodos e concluíram que a análise computadorizada mostrou-se mais confiável na previsão de resultados neonatais patológicos, particularmente nas gestações ditas normais. Nas gestações patológicas, a análise automática também foi mais confiável no prognóstico de resultados favoráveis, enquanto o método visual mostrou alta incidência de diagnósticos duvidosos.

Outros autores compararam, retrospectivamente, a análise visual com a do *System 8000* e suas implicações clínicas. Os indicadores de desempenho diagnóstico foram similares para os dois métodos. Entretanto, a necessidade de exames adicionais ou de interrupção da gravidez teria ocorrido mais com a análise visual. Saliente-se que não foi utilizado estímulo fetal algum e, em ¾ dos casos, o motivo para indicar intervenção foi a ausência de AT nos primeiros 40 minutos de exame. Os autores concluem que, apesar de classificarem os testes de modo diverso, os dois métodos de análise mostraram desempenhos diagnósticos similares (Hiett e cols., 1993).

Todros e cols. (1996), utilizando o índice *kappa*, verificaram considerável discordância entre dois peritos, dois observadores inexperientes (residentes) e um sistema computadorizado, na análise de 63 registros cardiotocográficos, incluindo FCF basal, variabilidade, número de AT e número de desacelerações. A maior discordância foi observada na classificação das desacelerações.

Baseados nos relatos do melhor desempenho dos sistemas computadorizados, alguns autores passaram a afirmar que a interpretação visual dos traçados da CTGA teria pouca validade estatística (Gagnon e cols., 1993; Schneider e cols., 1995).

Em 1992, Montenegro e cols. consideraram a CTGA, analisada visualmente, tão eficiente quanto o perfil biofísico fetal e a dopplervelocimetria da artéria umbilical, na avaliação do bem-estar fetal em 57 gestantes de muito alto risco, tendo como padrão-ouro o pH do sangue obtido da veia umbilical por cordocentese. Entretanto, três anos depois, em trabalho descritivo de análise, interpretação e classificação do *System 8000*, relatam experiência com mais de 2.500 traçados com o método e afirmam que a CTGA sem computação não seria confiável (Montenegro e Rezende Filho, 1995).

Os mesmos autores afirmam que o sistema não foi desenvolvido para interpretar traçados após estímulo vibroacústico, devido às alterações bruscas na FCF, ao contrário de Montan e cols. (1992), que mostraram que a perda de sinal devido à estimulação é pequena e permite o desempenho normal do equipamento.

Depreende-se do exposto que a análise visual dos traçados cardiotocográficos está sujeita a críticas quanto à reprodutibilidade dos laudos, seja pelo mesmo examinador ou entre diferentes observadores. Por outro lado, os sistemas computadorizados, por oferecerem interpretação padronizada, automática e imediata dos registros, representam um grande avanço, não só na qualidade do método, como, principalmente, na confiabilidade de sua interpretação. Entretanto, trata-se de equipamentos de custo elevado, quando comparados aos monitores fetais tradicionais, fator muito importante, especialmente nos países em desenvolvimento (Steyn e Odendaal, 1996).

Em nosso meio, ainda se utiliza, na imensa maioria das instituições, a análise visual dos registros, muitas vezes como elemento decisório na conduta obstétrica. É necessário, portanto, que esse tipo de procedimento seja confrontado com o mais moderno. Só assim poderemos ajuizar se o uso da CTGA computadorizada realmente contribui para a redução da morbimortalidade perinatal, de modo a justificar os altos investimentos necessários para a implantação sistemática desse tipo de análise nos serviços de assistência às gestantes de alto risco.

Com esse objetivo, Mariani Neto (1999) avaliou a consistência da análise visual da CTGA de dois observadores independentes e comparou-a ao método computadorizado (*System 8002*) quanto ao laudo final e ao desempenho de ambos em relação ao resultado perinatal de 120 gestantes de alto risco. Observou boa concordância entre os laudos visuais e razoável entre a análise visual e a computadorizada. Observou também maior sensibilidade do *System 8002* em relação aos resultados perinatais desfavoráveis (sem significância estatística), enquanto a análise visual mostrou maior especificidade para os mesmos parâmetros analisados individualmente ou em conjunto (p < 0,001). O autor conclui que a interpretação visual não foi superada pela computadorizada.

Futuras pesquisas, com mais casuística, poderão mostrar (ou não) melhor desempenho da análise automática em relação à visual e, talvez, aclarar qual seu verdadeiro papel na prática diária.

Por ora, não encontramos razão que justifique a substituição do método visual pelo mais moderno na rotina do acompanhamento das gestantes de alto risco. Continuamos creditando à cardiotocografia anteparto, analisada nos moldes tradicionais, papel importante dentro do arsenal propedêutico destinado à avaliação da vitalidade fetal.

Referências Bibliográficas

• ACOG Practice Bulletin. – Antepartum fetal surveillance. *Int. J. Gynecol. Obstet.*, 68:175, 2000. • DAWES, G.S. & cols. – Pattern of the normal human fetal heart rate. *Br. J. Obstet. Gynaecol.*, 89:276, 1982. • DAWES, G.S.; MOULDEN, M. & REDMAN, C.W.G. – System 8000: computerized antenatal FHR analysis. *J. Perinat. Med.*, 19:47, 1991. • DAWES, G.S.; MOULDEN, M. & REDMAN, C.W.G. – Short-term fetal heart rate variation, decelerations, and umbilical flow velocity waveforms before labor. *Obstet. Gynecol.*, 80:673, 1992. • DAWES, G.S.; MOULDEN, M. & REDMAN, C.W.G. – Improvements in computerized fetal heart rate analysis antepartum. *J. Perinat. Med.*, 24:25, 1996. • FRUSCA, T. e cols. – Effect of betamethasone on computerized cardiotocographic parameters in preterm grow-restricted fetuses with and without cerebral vasodilation. *Gynecol. Obstet. Invest.*, 52:194, 2001. • GAGNON, R.; CAMPBELL, MK. & HUNSE, C. – A comparison between visual and computer analysis of antepartum fetal heart rate tracings. *Am. J. Obstet. Gynecol.*, 168:842, 1993. • HIETT, A.K. & cols. – A comparison of visual and automated methods of analyzing fetal heart rate tests. *Am. J. Obstet. Gynecol.*, 168:1517, 1993. • MARIANI NETO, C. – Cardiotocografia anteparto. In: Neme, B. (ed.). *Obstetrícia Básica*. 2ª ed., São Paulo, Sarvier, 2000, p. 939. • MARIANI NETO, C. – Comparação entre a análise visual e a computadorizada de registros cardiotocográficos anteparto em gestações de alto risco. Campinas, 1999. 114 p. [Tese]. Campinas, SP: Faculdade de Ciências Médicas da Unicamp. • MARIANI NETO, C. & FAÚNDE, A. – Cardiotocografia anteparto – do início aos tempos atuais. *Femina*, 30:127, 2002. • MONTAN, S.; ARULKUMARAN, S. & RATNAM, S.S. – Computerised cardiotocography following vibro-acoustic stimulation. *J. Perinat. Méd.*, 20:471, 1992. • MONTENEGRO, C.A.B. & cols. – Cordocentèse et évaluation du bienêtre foetal dans une population à très haut risque. (Un index de grande fidélité). *Rev. fr. Gynécol. Obstét.*, 87:467, 1992. • MONTENEGRO, C.A.B. & REZENDE FILHO, J. – Cardiotocografia computadorizada. Sistema 8000 – Sonicaid. *GO*, IV:39, 1995. • National Institute of Child Health and Human Development Research Planning Workshop – Electronic fetal heart rate monitoring: research guidelines for interpretation. *JOGNN*, 26:635, 1997. • SCHNEIDER, E.P. & cols. – Comparison of the interpretation of antepartum fetal heart rate tracings between a computer program and experts. *J. Matern. Fetal. Invest.*, 1:205, 1991. • SCIBILIA, M.R. & cols. – Monitoraggio cardiotocografico del benessere fetale. Valutazione comparativa fra la metodica tradizionale e quella computerizzata. *Minerva Ginecologica*, 43:269, 1991. • STEYN, D.W. & ODENDAAL, H.J. – Computerised cardiotocography in a high-risk unit in a developing country – its influence on inter-observer variation and duration of recording. *S. Afr. Med. J.*, 86:172, 1996. • STREET, P. & cols. – Short-term variation in abnormal antenatal fetal heart rate records. *Am. J. Obstet. Gynecol.*, 165:515, 1991. • The National Institute of Child and Human Development Research Planning Workshop – Electronic fetal heart rate monitoring: Research guidelines for interpretation. *Am. J. Obstet. Gynecol.*, 177:1385, 1997. • TODROS, T. & cols. – Fetal heart rate tracings: observers versus computer assessment. *Eur. J. Obstet. Gynecol. Reprod. Biol.*, 68:83, 1996. • ZUGAIB, M. & MARIANI NETO, C. – Monitoragem Fetal. I – Guia interpretativo de padrões cardiotocográficos anteparto. Atlas e texto. São Paulo, Roca, 1981, p. 82.

114 Perfil Biofísico Fetal

Rossana Pulcineli Vieira Francisco

CONCEITO

O perfil biofísico fetal (PBF), proposto por Manning e cols. (1980), é método utilizado na propedêutica do bem-estar fetal que estuda as variáveis biofísicas fetais e a avaliação do volume de líquido amniótico. Baseia-se na hipótese de que as atividades biofísicas fetais são reflexo do estado de oxigenação do sistema nervoso central (SNC) e tem por objetivo associar variáveis antes analisadas separadamente para melhorar a predição do sofrimento fetal. Para sua execução são necessários dois aparelhos que têm cada vez se tornado mais acessíveis, que são o cardiotocógrafo e o ultra-sonógrafo.

INDICAÇÕES

As principais indicações para a utilização desse método são como complemento a:

Cardiotocografia normal – a presença de resultado normal na cardiotocografia não exclui a possibilidade de oligoidrâmnio, tornado necessária a avaliação do índice de líquido amniótico nesses casos, constituindo o denominado perfil biofísico fetal simplificado.

Cardiotocografias suspeitas ou alteradas – com o objetivo de diminuir os resultados falso-positivos da cardiotocografia e assim as interrupções de gestações de forma iatrogênica. Assume grande importância quando se avaliam situações nas quais podem ser encontradas anormalidades na freqüência cardíaca fetal de causa diferente do sofrimento fetal, ou seja, da diminuição da oxigenação do sistema nervoso central, como ocorre nas arritmias cardíacas fetais e quando a mãe se utiliza de drogas capazes de interferir no comportamento da freqüência cardíaca fetal, como betabloqueadores e sedativos.

VARIÁVEIS ANALISADAS NO PERFIL BIOFÍSICO FETAL

O perfil biofísico fetal é composto por quatro marcadores agudos e um marcador crônico. Os marcadores ditos agudos são aqueles que se alteram rapidamente diante da hipóxia. São eles: cardiotocografia, movimentos respiratórios fetais (MR), movimentos corporais fetais (MC) e tono. Ao se instalar a deficiência de oxigenação, esses marcadores irão se alterar na ordem inversa de seu desenvolvimento embrionário, ou seja, primeiro se altera a cardiotocografia, seguida dos MR, MC e finalmente pelo tono, constituindo a teoria da hipóxia gradual.

O marcador crônico do perfil biofísico fetal é o volume de líquido amniótico. Após a segunda metade da gestação, dois órgãos são os principais responsáveis pela produção do líquido amniótico: rins e pulmões. Diante da hipoxemia crônica, desencadeado o fenômeno da centralização da circulação fetal, ocorre redução da perfusão sangüínea desses órgãos, acarretando menor diurese e menor produção de fluidos pulmonares e, assim, diminuição do volume de líquido amniótico.

VARIÁVEL CARDIOTOCOGRÁFICA

Freqüência cardíaca fetal

Avaliada por meio da cardiotocografia, sendo preconizados para o registro basal períodos de 20 a 40 minutos ou até que possam ser registradas duas acelerações transitórias. No Hospital das Clínicas da FMUSP, quando necessário, tem-se utilizado o estímulo sônico, o que encurta substancialmente o tempo desse teste. Manning e cols. (1980), quando descrevem o perfil biofísico fetal, consideram como normal o padrão reativo, descrito como aquele em que se encontram pelo menos duas acelerações transitórias em 40 minutos de traçado cardiotocográfico. No Hospital das Clínicas da FMUSP, considera-se normal o padrão ativo (presença de pelo menos uma aceleração transitória em 10 minutos de traçado), o padrão reativo ao estímulo sonoro (aumento de pelo menos 20 batimentos cardíacos fetais com duração igual ou superior a três minutos) ou o padrão bifásico (no qual observam-se acelerações transitórias após resposta insatisfatória ao estímulo sonoro).

VARIÁVEIS ULTRA-SONOGRÁFICAS

As variáveis ultra-sonográficas (MR, MC, tono e volume de líquido amniótico) devem ser observadas em um período de 30 minutos. Porém, a média de tempo necessário para a observação dessas variáveis é de oito minutos.

Movimentos respiratórios fetais

São movimentos do tronco fetal, considerados como paradoxais, pois, ao contrário da respiração em meio aéreo, quando ocorre o rebaixamento do diafragma observa-se retração e não expansão da caixa torácica. Esses movimentos são facilmente observados por meio da ultra-sonografia do tórax fetal (corte sagital), pelos movimentos em gangorra com afastamento e aproximação dos arcos costais. É importante salientar que esses movimentos ocorrem em episódios intercalados por momentos de pausa respiratória. Alguns fatores influenciam os movimentos respiratórios. Assim, esses podem estar ausentes na hipóxia, na infecção ovular e na hipoglicemia. De outra forma, a hiperglicemia e o uso excessivo de bebidas que contenham cafeína são comumente associados ao aumento dos movimentos respiratórios. Considera-se normal a presença de um episódio de movimentos respiratórios com duração de 30 segundos.

Movimentos corporais fetais

A coordenação e a gênese dos movimentos corporais fetais (MCF) envolvem controle neurológico complexo, tendo importante dependência com a disponibilidade energética. Por essa razão, a descrição e a visualização de feto que se movimenta bem são tranqüilizadoras.

Os MCF podem ser classificados em:

- Simples ou isolado (movimentos de flexão e extensão de membros).
- Rotação (movimentos do tronco).
- Estiramento (movimentos coordenados de troncos e membros).
- Movimentos respiratórios.

Os movimentos corporais fetais podem ser inibidos por fatores como sono fisiológico, drogas sedativas, curare, cigarro e hipóxia fetal ou estimulados pela contração uterina e mesmo por estímulos externos como o sônico ou motor. A ocorrência de um movimento rápido e amplo ou de três movimentos corporais lentos caracteriza a normalidade dessa atividade biofísica.

Tono
É a primeira atividade biofísica a se desenvolver e a última a desaparecer na avaliação por meio do PBF. É verificado pela atitude fetal de flexão ou pela presença de movimentação corporal satisfatória. Na ausência de MCF, deve-se avaliar o tono pela visibilização dos movimentos de abertura e fechamento das mãos, constatação dos movimentos palpebrais ou de sucção.

Volume de líquido amniótico
Considerado o marcador crônico da vitalidade fetal, é relacionado à presença de insuficiência placentária.

Inicialmente, na elaboração do PBF, utilizou-se, para avaliação dessa variável, a medida do maior bolsão de líquido amniótico, sendo que para diagnóstico de oligoidrâmnio consideram-se valores inferiores a 2cm. Porém, atualmente, a utilização do índice do líquido amniótico (ILA) vem sendo cada vez mais freqüente pelo fato de permitir o estudo de toda a cavidade uterina.

Para a mensuração do ILA, utiliza-se da técnica dos quatro quadrantes. Essa técnica consiste na medida dos maiores bolsões encontrados em cada um dos quatro quadrantes da cavidade amniótica. O somatório dos valores obtidos em cada bolsão, em centímetros, constitui o ILA. Consideram-se normais valores de índice de líquido amniótico superiores a 5.

INTERPRETAÇÃO DO PBF

Para cada uma das variáveis consideradas normais, são atribuídos dois pontos, e para as anormais, zero, sendo que o valor total do teste varia de 0 a 10 pontos. A interpretação clínica e a conduta de acordo com os escores obtidos encontram-se na tabela VI-8.

A indicação de conduta ativa quando os valores do PBF são iguais ou inferiores a 6 é baseada no fato de que abaixo desse valor é que encontramos associação com acidose ao nascimento, marcador considerado como padrão-ouro para o diagnóstico de sofrimento fetal. Assim, analisando 842 gestações de alto risco que realizaram o perfil biofísico fetal até sete dias antes do parto no Setor de Vitalidade Fetal do Hospital das Clínicas da FMUSP, observou-se que escores de PBF de valor igual a 4 apresentaram relação com acidose no nascimento, confirmando a presença do sofrimento fetal. Observa-se ainda nesses casos maior incidência de Apgar de 1º e 5º minutos inferiores a 7, maiores taxas de interação em UTI neonatal e de óbito neonatal (Gráfico VI-9).

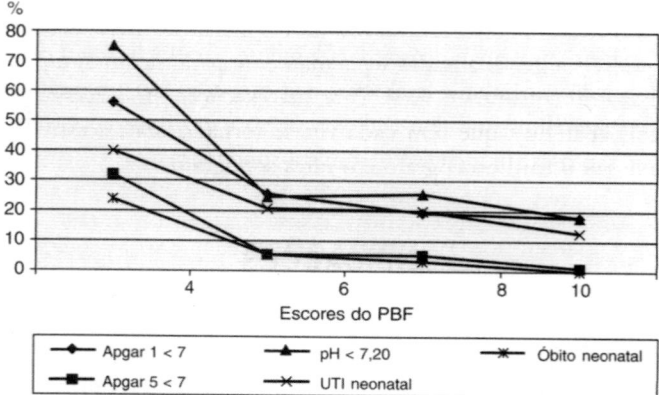

Gráfico VI-9 – Distribuição dos casos conforme os resultados neonatais de acordo com escores do PBF. Hospital das Clínicas da FMUSP (1991-1996).

Deve-se ainda lembrar que a decisão de interrupção de uma gestação deve levar em conta os riscos do sofrimento fetal e, portanto, de óbito intra-uterino ou de seqüelas da hipóxia, bem como os riscos inerentes à prematuridade. Assim, escores de PBF iguais a 6 podem indicar a resolução da gestação quando de idade gestacional superior a 34 semanas, mas também podem ser reavaliados após 6 horas com a utilização de traçado de cardiotocografia mais longo quando a idade gestacional é inferior ou muito próxima a 28 semanas. É importante ainda que se leve em consideração o quadro clínico materno, a estabilização ou não da doença causadora das alterações, bem como a coexistência de outras alterações em exames fetais, como a restrição do crescimento fetal ou outras anormalidades à dopplervelocimetria.

Tabela VI-8 – Interpretação e conduta de acordo com o resultado do PBF.

Índice do PBF	Interpretação	Conduta
8 ou 10 com ILA normal	Baixo risco para asfixia crônica e aguda	Conservadora
8 com ILA ≤ 5cm	Baixo risco para asfixia aguda Provável asfixia crônica	Resolução de acordo com a idade gestacional
6/10 com ILA normal	Possível asfixia aguda Baixo risco para asfixia crônica	Resolução se idade gestacional ≥ 34 semanas, caso contrário considerar repetição em 6h. Se persistir PBF ≤ 6: resolução
6/10 com ILA ≤ 5cm	Provável asfixia crônica	Resolução se idade gestacional ≥ 34 semanas, caso contrário prolongar CTR, avaliar dopplervelocimetria umbilical. Se persistir PBF ≤ 6: resolução
4/2/0	Provável asfixia aguda Provável asfixia crônica se ILA ≤ 5cm	Resolução a partir da viabilidade fetal (idade gestacional ≥ 28 semanas)*

* Se idade gestacional entre 26 e 28 semanas discutir cada caso, levando-se em consideração a patologia materna e a estimativa de peso fetal. Devido à alta mortalidade, a decisão deve ainda ser tomada respeitando-se a opinião da gestante e de seu esposo.

Referências Bibliográficas

• MANNING, F.A. & cols. – Antepartum fetal evaluation: development of a fetal biophysical profile score. *Am. J. Obstet. Gynecol.*, 136:787, 1980. • MANNING, F.A. – The fetal biophysical profile score: current status. *Obstet. Gynecol. Clin. North Am.*, 17:147, 1990. • MIYADAHIRA, S. – Resposta motora fetal à estimulação sônica intermitente: proposição de um teste para a avaliação da vitalidade fetal. São Paulo 1989, 169 p. Tese (Doutorado) – Faculdade de Medicina Universidade de São Paulo. • PHELAN, J.P. & cols. – Amniotic fluid volume assessment with the four-quadrant technique at 36-42 weeks' gestation. *J. Reprod. Med.*, 32:540, 1987. • TIMOR-TRITSCH, I. & cols. – Classification of fetal movements. *Am. J. Obstet. Gynecol.*, 26:70, 1976. • VINTZILEOS, A.M. & cols. – Fetal biophysical profile and the effects of premature rupture membranes. *Obstet. Gynecol.*, 67:818, 1986. • ZUGAIB, M. & BEHLE, I. – *Monitoração Fetal Eletrônica*. São Paulo, Roca, 1981, p. 55. • ZUGAIB, M. & cols. – Perfil biofísico fetal. In: Zugaib, M. & cols. (eds.). *Vitalidade Fetal: Propedêutica e Avaliação*. São Paulo, Atheneu, 2000, p. 141.

115 Dopplervelocimetria Obstétrica

Elizabeth Kazuko Watanabe

A dopplervelocimetria tornou-se método propedêutico de fundamental importância para o estudo do bem-estar fetal, pela sua capacidade de avaliação da função uteroplacentária, por meio das artérias uterinas e umbilicais e da resposta hemodinâmica fetal diante da hipóxia obtida pela análise dos seus territórios arterial e venoso.

FUNDAMENTOS FÍSICOS DA DOPPLERVELOCIMETRIA

Apresentamos sumariamente alguns princípios físicos para a realização adequada e interpretação deste exame.

Efeito Doppler – é a mudança na freqüência da onda em decorrência do movimento.

As ondas ultra-sônicas são produzidas pela vibração de cristais piezoelétricos nos transdutores de ultra-som. Essas ondas, com determinada freqüência, quando são direcionadas para um vaso sangüíneo, são refletidas pelas hemácias em movimento, havendo mudança na freqüência. Os ecos refletidos são recebidos pelo mesmo cristal ou por outro, sendo enviados para um analisador espectral que realiza a distribuição das alterações da freqüência em uma base de tempo, originando a onda de velocidade de fluxo, apresentada graficamente em uma tela de vídeo e denominada sonograma.

Como a velocidade do fluxo sangüíneo é significativamente menor que a de propagação do som nos tecidos, a freqüência do som refletido é muito menor que a do som emitido, tornando-se audível à orelha humana, permitindo a distinção entre o fluxo arterial e o venoso pela ausculta.

A diferença entre a freqüência emitida e a refletida é chamada de freqüência Doppler, sendo diretamente proporcional à velocidade da corrente sangüínea, como observamos por meio da equação Doppler (Fig. VI-87).

A freqüência Doppler é alterada por três fatores:

1. A magnitude da freqüência Doppler aumenta proporcionalmente à elevação da velocidade do fluxo sangüíneo.
2. A freqüência Doppler aumenta com a elevação da freqüência do ultra-som, ou seja, transdutores com freqüência maior são mais sensíveis para a captação de fluxo de baixa velocidade. Entretanto, transdutores com freqüência entre 3 e 5MHz são os mais utilizados, devido à dificuldade na avaliação de vasos mais profundos pela atenuação do ultra-som.

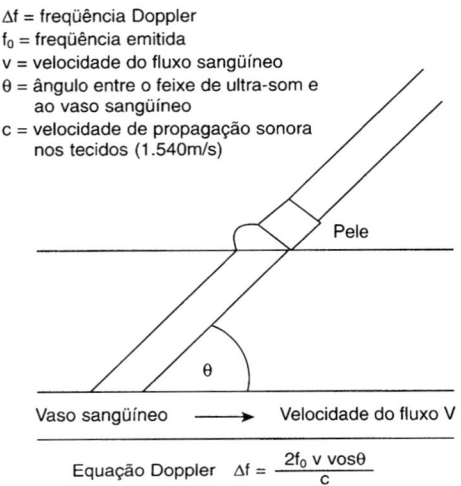

Figura VI-87 – Trandutor de ultra-som. Representação da insonação de um vaso sangüíneo e da equação Doppler.

3. Quanto maior o alinhamento entre o fluxo sangüíneo e o feixe de ultra-som, ou seja, quanto menor o ângulo de insonação, maior a freqüência Doppler.

TIPOS DE DISPOSITIVOS DE DOPPLER

Doppler contínuo – utilizado para a ausculta dos batimentos cardíacos fetais, na cardiotocografia e para o diagnóstico vascular. O transdutor contém dois cristais, sendo um emissor e o outro receptor de ultra-som. Pode estar acoplado ao modo B e tem o inconveniente de captar qualquer sinal no trajeto insonado. É de baixo custo, sendo útil para a análise de vasos com sonograma claramente identificável, como as artérias umbilicais.

Doppler pulsátil – um único cristal atua como emissor e receptor de ultra-som. As ondas ultra-sônicas são emitidas em pulsos e os ecos refletidos são recebidos no intervalo das pulsações. É acoplado ao modo B, permitindo selecionar o vaso a ser analisado e controlar a janela de insonação.

Doppler colorido tríplex (mapeamento colorido de fluxo) – utiliza o Doppler pulsátil, produzindo um mapa colorido da freqüência Doppler sobreposto sobre a imagem em tempo real, além do sonograma. Permite a visibilização de vasos de pequeno calibre e indica a direção do fluxo, quando este se aproxima do transdutor é codificado em vermelho, quando se afasta é codificado em azul, o fluxo turbulento é identificado como um mosaico de cores ("aliasing"). Devido ao seu alto custo, destina-se ao estudo de casos mais complexos, em centros terciários ou clínica privada.

"Power flow" ou "power Doppler" – avalia a amplitude do fluxo, que é dependente do número de refletores que da velocidade dos refletores (hemácias), sendo mais sensível para a detecção de fluxos de baixa velocidade que os tipos acima citados.

TÉCNICA DO EXAME DOPPLERVELOCIMÉTRICO

Escolha do equipamento – utilizar preferencialmente equipamento com Doppler pulsátil, pois permite a visibilização do vaso insonado. O Doppler colorido tríplex, embora de alto custo, permite a identificação precisa dos vasos de pequeno calibre da circulação fetal, como o ducto venoso. No compartimento materno, permite a clara identificação das artérias uterinas e a padronização do local de insonação.

Posição da paciente – é aconselhável a posição de semi-Fowler visando prevenir a síndrome da hipotensão materna aguda, que pode alterar temporariamente o fluxo uteroplacentário e conseqüentemente determinar alterações no fluxo das artérias umbilicais e cerebrais.

Atividade fetal – a análise dopplervelocimétrica sofre interferência dos movimentos corporais e respiratórios do feto. Durante a atividade fetal o sonograma arterial apresenta ondas irregulares, com amplitudes diferentes, o traçado correspondente à veia umbilical também é irregular, com pulsações. É necessário que o estudo dopplervelocimétrico seja realizado durante o repouso e apnéia fetais, muitas vezes dificultado, principalmente em fetos com boa vitalidade, que reagem com intensa movimentação à insonação dos vasos de sua circulação.

Ângulo de insonação – como a amplitude do sonograma é diretamente proporcional ao cosseno do ângulo de insonação (equação Doppler), quanto menor o ângulo de insonação, maior a amplitude do sonograma, facilitando sua interpretação. Utilizar preferencialmente ângulos próximos ao zero e, quando necessário, aumentar no máximo até 45-60 graus. Ângulos maiores resultam em sonogramas de baixa amplitude, dificultando sua interpretação correta.

Filtros – são aconselháveis filtros de baixa freqüência, entre 50 e 150MHz, pois filtros de alta freqüência podem eliminar o fluxo diastólico final, levando ao falso diagnóstico de ausência de fluxo diastólico final (diástole zero).

INTERPRETAÇÃO DOS SONOGRAMAS

Devido à dificuldade em realizar-se a análise quantitativa da velocidade de fluxo sangüíneo, que necessita da determinação exata do ângulo de insonação e do diâmetro do vaso, a análise qualitativa, por meio de índices que relacionam a velocidade durante o pico sistólico, o final da diástole e a velocidade média durante todo o ciclo cardíaco, passou a ser amplamente utilizada. Como esses parâmetros são avaliados no mesmo ciclo cardíaco, não dependem do ângulo de insonação.

A análise qualitativa também pode ser realizada por meio do estudo da morfologia da onda de velocidade de fluxo.

Os índices mais utilizados são representados nas figuras VI-88 e VI-89.

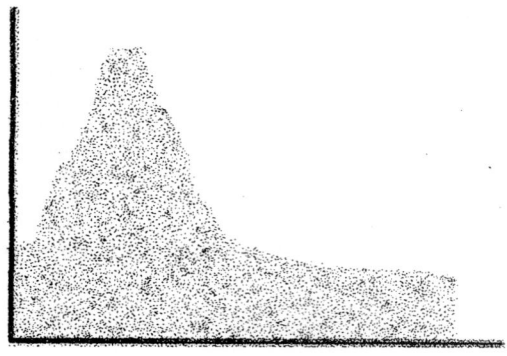

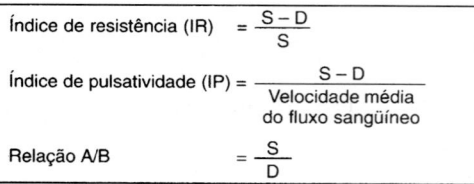

Figura VI-88 – Sonograma arterial.

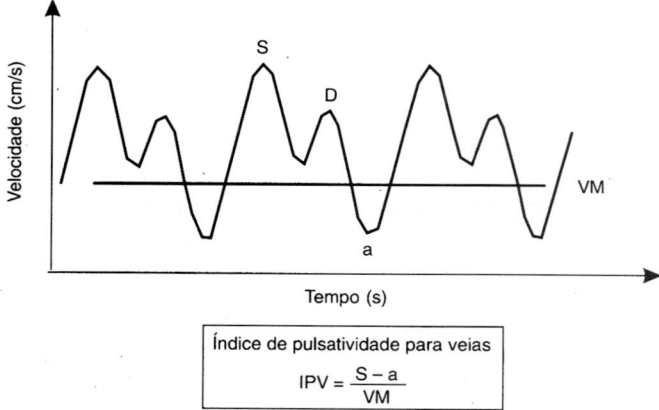

Figura VI-89 – Sonograma venoso e índices de avaliação qualitativa das ondas de velocidade de fluxo.

Relação sístole/diástole (relação A/B ou S/D) – descrita por Stuart e cols. (1980), é muito utilizada e relaciona a velocidade no pico sistólico (S ou A) com a velocidade diastólica final (B ou D). Em caso de fluxo diastólico final ausente (diástole zero), a relação é infinita.

Índice de resistência ou de resistividade (IR) – descrito por Pourcelot, em 1974, é muito utilizada pelos franceses, consiste na relação da diferença entre a velocidade no pico sistólico e no final; da diástole, com a velocidade no pico sistólico. Há aumento do índice em casos com diminuição da velocidade de fluxo diastólico final, quando a diástole é zero, o índice será de 1, e em caso de fluxo diastólico final reverso (diástole reversa), será maior que 1.

Índice de pulsatilidade – descrito por Gosling e King em 1975, consiste na relação da diferença entre a velocidade no pico da sístole e no final da diástole, com a velocidade média da onda. É utilizado freqüentemente para a análise de vasos com alta pulsatilidade, como vasos cerebrais, aorta e vasos renais. É de fundamental importância para avaliar as artérias umbilicais em casos com diástole zero ou reversa. Para a medida adequada desse índice, é importante lembrar que, se a medida for realizada manualmente nos casos anteriormente referidos, deve-se estender até o início do próxima onda, pois depende da velocidade de todo o ciclo cardíaco, mesmo com fluxo ausente ou reverso, pois a velocidade de fluxo é medida em unidade de tempo (segundos). Caso esta seja interrompida quando termina o fluxo, obter-se-á índice de pulsatilidade inferior ao real (Zugaib e cols., 2000a).

Índice de pulsatilidade para veias – utilizado para o estudo do território venoso, principalmente do ducto venoso e da veia cava inferior. É calculado a partir da relação entre a diferença de velocidade no pico sistólico ventricular (S) e a velocidade mínima durante a contração atrial (a) com a velocidade média da onda. Foi descrito por Hecher e cols. em 1994.

ANÁLISE QUALITATIVA DA MORFOLOGIA DA ONDA DE VELOCIDADE DE FLUXO

No compartimento fetoplacentário é de grande interesse a caracterização de diástole zero ou de diástole reversa, sem a medida de índices, ambas associadas à elevada morbidade e mortalidade perinatais.

No compartimento fetal a análise qualitativa do ducto venoso por meio da observação de fluxo ausente ou reverso durante a contração atrial e a presença de pulsações na veia umbilical são excelentes preditores de acidemia e óbito perinatal (Baschat e cols., 2001).

No compartimento uteroplacentário, a presença de incisura protodiastólica ("notch") nas artérias uterinas após a 24ª semana de gestação é indicativa de má adaptação circulatória materna à gestação e associada a desenvolvimento de hipertensão gestacional, pré-eclâmpsia, restrição de crescimento fetal e descolamento prematuro de placenta.

FATORES QUE INTERFEREM NOS ÍNDICES DAS ARTÉRIAS UMBILICAIS

Idade gestacional – durante a gestação, as artérias umbilicais apresentam aumento contínuo da velocidade diastólica e diminuição na pulsatilidade.

Freqüência cardíaca fetal – a bradicardia aumenta o tempo da diástole reduzindo a velocidade diastólica final, levando ao aumento de todos os índices. A taquicardia tem efeito contrário.

Local de insonação – existe variação de 29-46% entre a porção próxima à inserção no abdome fetal e a próxima à inserção placentária, sendo a resistência menor nesta (Maulik, 1989).

ESTUDO DOS COMPARTIMENTOS

CIRCULAÇÃO UTEROPLACENTÁRIA

Os vasos analisados são as artérias uterinas, que são ramos das artérias ilíacas internas ou hipogástricas. As artérias uterinas dão origem às artérias arqueadas, que correm sobre a superfície e terço externo do miométrio, anastomosando-se com as contralaterais na face anterior e posterior do útero. Estas ramificam-se em artérias radiais, que penetram no miométrio e dão origem às artérias basais e espiraladas que durante a gestação se transformarão nas arteríolas uteroplacentárias que irrigarão o espaço interviloso da placenta.

Na ausência de gestação, as artérias uterinas apresentam fluxo de alta resistência, com pico sistólico alto, incisura protodiastólica e fluxo diastólico baixo.

Transdutores transvaginais possibilitaram o melhor acompanhamento das modificações circulatórias uterinas no decorrer da gestação. Com o progredir da gestação, há desaparecimento gradual da incisura protodiastólica e aumento do fluxo diastólico, ocorrendo também aumento acentuado da velocidade de pico sistólico nas artérias uterinas por volta de 14 semanas. Neste período, observaram-se fluxo de padrão venoso no espaço interviloso da placenta e surgimento de fluxo pandiastólico na artéria umbilical (Jauniaux e cols., 1992). Ao redor da 20ª semana de gestação, a maioria das gestantes apresenta artérias uterinas com fluxo de baixa resistência e somente 20% apresentam persistência da incisura protodiastólica. Na 24ª semana, cerca de 9% das gestantes permanecem com a incisura. Há poucas mudanças nos índices das artérias uterinas no terceiro trimestre (Bower e cols., 1992).

É necessário o estudo bilateral das artérias uterinas devido à posição da placenta. Cerca de 1-2% da população apresenta alteração nessa região. Na maioria dos casos, deve-se ao suprimento da placenta por uma única artéria.

Há discrepância de até 50% entre os índices encontrados em estudos realizados no segundo trimestre, quando a placenta está localizada lateralmente, sendo a resistência menor no lado placentário. Há autores que aconselham a análise da artéria uterina placentária, ou seja, do lado da placenta (Zugaib e cols., 2000b) ou que se realize a média das duas artérias (Fleischer e cols., 1986; Arduini e cols., 1987; Jacobson e cols., 1990).

Estudos iniciais da artéria uterina utilizavam Doppler contínuo, sem a visibilização do vaso insonado, levando à dificuldade na padronização do segmento a ser analisado, com resultados discrepantes nos índices da relação A/B encontrados entre os diversos autores (Shulman e cols., 1986).

A dopplervelocimetria colorida possibilitou a padronização do segmento a ser analisado, sendo o local ideal junto à emergência da artéria hipogástrica ou no falso cruzamento com a artéria ilíaca externa, artefato criado pelo plano em que se insona a pelve. A medida nessa topografia representa melhor a hemodinâmica uterina, refletindo a resistência vascular distal da circulação uteroplacentária.

O desenvolvimento das artérias uterinas completa-se ao redor da 26ª semana, quando a relação A/B deve ser menor ou igual a 2,6 e ocorre o desaparecimento da incisura protodiastólica (Schulman, 1987). O desaparecimento da incisura e o aumento na velocidade de fluxo são indicativos da adaptação materna adequada à gestação (Fig. VI-90), com o término da segunda onda de invasão trofoblástica e o desaparecimento da camada musculoelástica das arteríolas uteroplacentárias no segmento miometrial, ao redor da 20ª semana de gestação

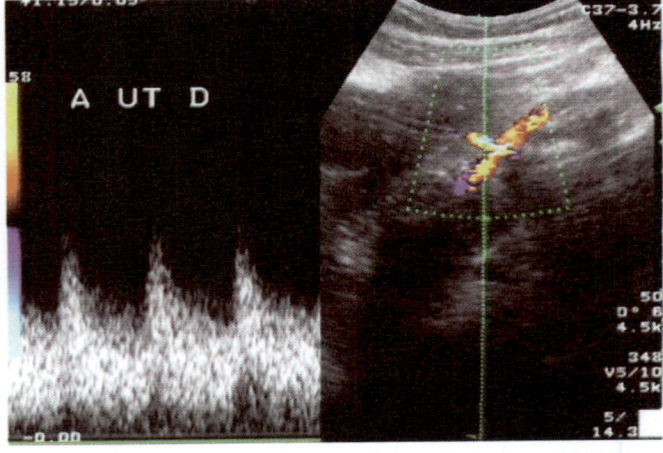

Figura VI-90 – Artéria uterina normal: ausência de incisura protodiastólica e diástole com fluxo elevado.

(Brosens e cols., 1977). A persistência da incisura protodiastólica (Fig. VI-91) é o achado mais importante para discriminar pacientes de risco para pré-eclâmpsia, restrição de crescimento intra-uterino (RCIU), natimorto e parto prematuro que a medida isolada do índice (Fleischer e cols., 1986). Campbell e cols. (1986) relatam sensibilidade de 68%, especificidade de 69%, valor preditivo positivo de 42% e valor preditivo negativo de 87% para a predição de pré-eclâmpsia, RCIU e asfixia fetal avaliando gestantes entre 16 e 18 semanas, considerando anormal o encontro de incisura ou índice de resistência (IR) $\geq$ 0,58. Arduini e cols. (1987) também confirmam a validade do estudo das artérias uterinas para o risco de doença hipertensiva. Relatam sensibilidade de 63,6%, especificidade de 84,2%, valor preditivo de 70%, valor preditivo negativo de 80% e acurácia de 76,6% em estudos realizados entre 18 e 20 semanas, considerando anormal o encontro de IR $\geq$ 0,57. Favre e Ditesheim (1991), considerando a artéria uterina anormal quando havia presença de incisura protodiastólica ou relação A/B $\geq$ 3, encontraram maior incidência de pré-eclâmpsia, RCIU e maior índice de cesárea. Relatam sensibilidade de 42,5% e valor preditivo positivo de 74% para a predição de RCIU. Müller e cols. (2002) encontraram correlação significativa entre a presença de incisura protodiastólica após a 24ª semana e o desenvolvimento de pré-eclâmpsia.

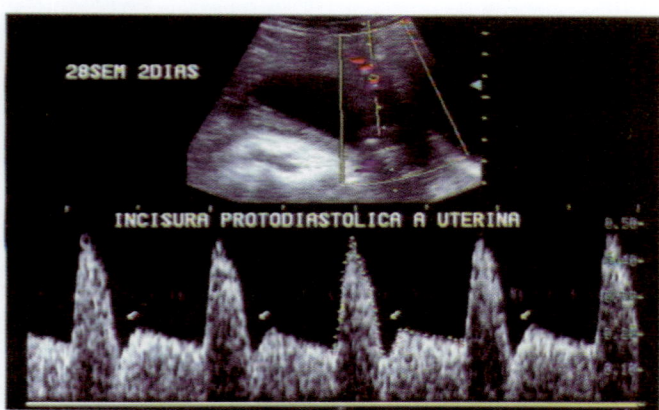

Figura VI-91 – Artéria uterina anormal: persistência da incisura protodiastólica e aumento dos índices de resistência e de pulsatilidade.

Entretanto, existem controvérsias quanto à importância da dopplervelocimetria em detectar as gestações de risco para pré-eclâmpsia ou RCIU. Jacobson e cols. (1990) relatam sensibilidade de 22% para a detecção de pré-eclâmpsia e de 35% para RCIU, utilizando o valor de corte de IR $\geq$ 0,58 como anormal, na 24ª semana de gestação. Achados anormais na 20ª e 24ª semanas não se associaram significativamente com o desenvolvimento de pré-eclâmpsia posteriormente.

Weissman e cols. (1995) foram os primeiros a estabelecer a relação A/B, índice de resistência e índice de pulsatilidade para gestações normais, em estudo prospectivo envolvendo 201 gestantes normais, com transdutor transvaginal com Doppler contínuo, estudando o ramo principal da artéria uterina bilateralmente. Após a 22ª semana de gestação, a relação A/B foi menor que 2,6, o índice de resistência < 0,60 e o índice de pulsatilidade < 1,1.

CIRCULAÇÃO FETOPLACENTÁRIA

É composta pelos vasos do cordão umbilical, ou seja, as duas artérias e a veia umbilical.

Artérias umbilicais – até a 10ª semana de gestação há ausência de fluxo diastólico final nas artérias umbilicais. Entre a 10ª e 14ª semanas este começa a surgir, porém de forma incompleta e inconsistente (Hendricks e cols., 1989; Arduini e Rizzo, 1991). A artéria umbilical pode ser estudada em três principais segmentos: próxima à inserção placentária, em que a resistência é menor, em alça livre do cordão (maioria dos autores) e próxima à inserção no abdome fetal, local de maior resistência.

Veia umbilical – o fluxo da veia umbilical deve ser visibilizado em sentido oposto. É aconselhável analisar no mínimo três ciclos cardíacos que apresentem aspecto uniforme. Atualmente, a maioria dos equipamentos contém programas que realizam automaticamente a medida de vários ciclos cardíacos. A medida manual é útil quando há dificuldade na realização da medida automática, geralmente associada à movimentação fetal excessiva. É importante lembrar que as duas artérias devem ser analisadas, pois irrigam regiões diferentes da placenta, podendo apresentar índices diferentes (Zugaib e cols., 2000b). O critério de normalidade das artérias umbilicais é variável, porém todos os estudos demonstram declínio da resistência vascular com o aumento da idade gestacional (Fig. VI-92), resultado do aumento progressivo da perfusão placentária (Stuart e cols., 1980; Hendricks e cols., 1989; Arduini e Rizzo, 1990; Amin Jr. e cols., 1990). Independente da curva de normalidade adotada, considera-se anormal quando o valor está acima do limite superior de normalidade, ou seja, acima do percentil 95, ou 1 ou 2 desvios-padrão acima da média, de acordo com os diversos autores.

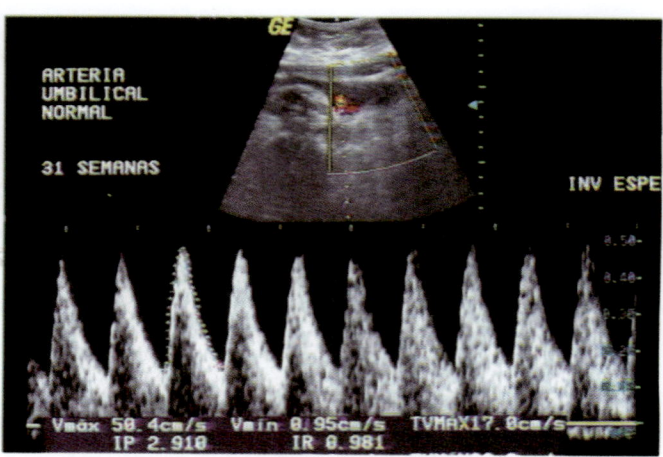

Figura VI-92 – Artéria umbilical normal: fluxo diastólico final elevado.

CIRCULAÇÃO FETAL

Compreende a circulação arterial e a venosa. A avaliação da circulação fetal é conhecida como perfil hemodinâmico fetal. O estudo nas diferentes regiões evidencia os mecanismos adaptativos do concepto diante da hipóxia.

Circulação arterial

As principais artérias analisadas são:

Aorta – deve ser avaliada na porção torácica descendente, acima do diafragma (Fig. VI-93). O índice de pulsatilidade é o mais utilizado para o estudo desse vaso, que se mantém estável durante a gestação, enquanto a velocidade média aumenta com a idade gestacional, atingindo platô no terceiro trimestre. Apro-

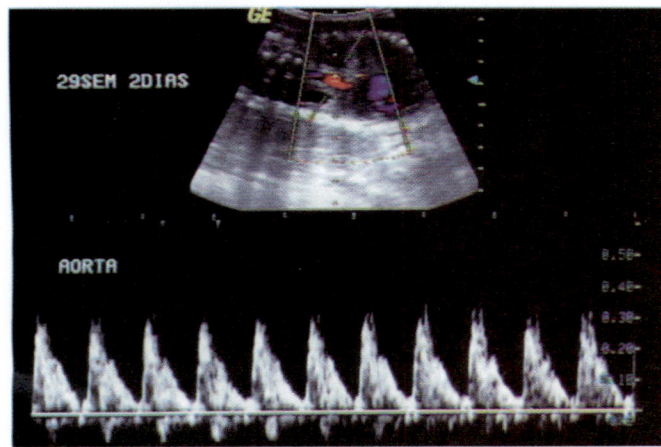

Figura VI-93 – Aorta torácica descendente normal: fluxo de alta pulsatilidade.

ximadamente 55% do sangue da aorta dirige-se para as artérias umbilicais, e o restante supre as vísceras e a parte inferior do corpo. Sua análise reflete as mudanças na função cardíaca, bem como mudanças na porção distal, ou seja, na circulação fetal e placentária, quando há vasoconstrição periférica em conseqüência da redistribuição sangüínea em casos de insuficiência placentária (Campbell e cols., 1995).

A RCIU está associada à redução da velocidade diastólica final e a conseqüente aumento do índice de pulsatilidade. Fluxo diastólico final ausente ou reverso está associado à alta incidência de RCIU e sofrimento fetal, com alto índice de cesáreas. Jouppila e Kirkinen (1989) relatam, em 84 casos com fluxo diastólico final ausente na aorta, sensibilidade de 85%, especificidade de 81%, valor preditivo positivo de 79% e valor preditivo negativo de 98% para a predição de RCIU associada ao sofrimento fetal.

Artérias renais – há poucos estudos na literatura. O sonograma mostra fluxo de alta pulsatilidade. A presença de fluxo diastólico final é mais comum em idades gestacionais mais avançadas, mostrando aumento da perfusão renal e maior produção de urina. Vyas e cols., (1989) relatam 19% de fluxo diastólico final presente entre 26 e 34 semanas e 86% entre 35 e 43 semanas, em fetos de gestantes normais. Segundo esses autores, há relação direta entre a hipóxia fetal e o índice de pulsatilidade dessas artérias nos fetos pequenos para a idade gestacional.

Artérias cerebrais – todos os vasos componentes do polígono de Willis podem ser avaliados, ou seja, artéria cerebral anterior, cerebral média e cerebral posterior. A artéria cerebral média destaca-se na avaliação dos vasos cerebrais, pois apresenta a vantagem de ser facilmente identificada e, devido à sua localização anatômica, permite a obtenção de ângulos adequados entre o feixe sonoro, obtendo-se sonogramas sem artefatos (Kirkinen e cols., 1987). Além da facilidade de avaliação, a artéria cerebral média irriga grande parte da região cerebral, incluindo a cortical e subcortical e áreas profundas do cérebro (Testut e Latarjet, 1973).

Para a análise da artéria cerebral média, deve-se localizá-la inicialmente posicionando o transdutor para a obtenção do corte coronal do pólo cefálico na altura dos tálamos e cavo do septo pelúcido, em seguida deslocar o transdutor até a base do crânio, pouco acima do osso esfenóide, visibilizando-se o polígono de Willis. A artéria cerebral média é identificada como o maior ramo do polígono, dirigindo-se ântero-lateralmente à fissura de Sylvius (Campbell e cols., 1995). O local da amostra varia entre os autores, há os que preferem colher a amostra o mais distal possível do polígono (Costa e cols., 2003), como insoná-la junto à emergência do polígono (Zugaib e cols., 2000b), sempre tomando as medidas no hemisfério próximo ao transdutor, evitando-se a compressão do abdome materno que pode alterar os resultados, cuidado fundamental em fetos com RCIU e oligoâmnio e conseqüente dificuldade na realização do exame, pois pode levar a falsos resultados normais em fetos com vasodilatação cerebral, pelo aumento da pressão intracraniana (Vyas e cols., 1990).

O fluxo na artéria cerebral média caracteriza-se por fluxo de alta pulsatilidade, com fluxo anterógrado durante todo o ciclo cardíaco (Fig. VI-94). Existe aumento fisiológico na velocidade de fluxo diastólico nos vasos cerebrais no terceiro trimestre, resultando na diminuição dos índices de avaliação. Kirkinen e cols. (1987), em 83 gestações normais entre 25 e 42 semanas, observaram que o índice de resistência nas artérias cerebral média e carótida interna foram significativamente inferiores no grupo entre 37 e 42 semanas, quando comparado com o grupo com idade inferior a 33 semanas. Estes achados são concordantes com os de Satoh e cols. (1988), que analisaram 92 fetos de gestantes normais entre 27 e 41 semanas. Os índices de resistência e de pulsatilidade da artéria cerebral média permaneceram constantes entre 27 e 35 semanas, ocorrendo diminuição progressiva até o final da gestação.

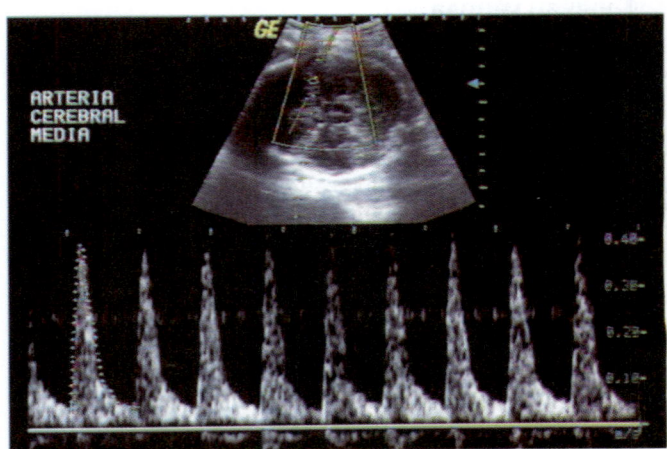

Figura VI-94 – Artéria cerebral média normal: fluxo de alta pulsatilidade.

Artéria carótida interna – pode ser visibilizada em corte coronal do pólo cefálico, no nível dos pedúnculos cerebrais e órbitas. Sua análise pode ser realizada na sua bifurcação em artéria cerebral média e anterior (Wladimiroff e cols., 1986). As artérias carótidas interna e comum foram utilizadas no passado para a análise do fluxo cerebral, sendo abandonadas com a facilidade proporcionada pela melhora dos equipamentos.

Diagnóstico de centralização – Wladimiroff e cols. (1986) foram os primeiros a descrever o fenômeno da centralização, mecanismo defensivo fetal diante da hipóxia, com redistribuição de sangue para áreas nobres como cérebro, coração e supra-renais. Observaram na pequena amostra de nove fetos com RCIU, diminuição da resistência na artéria carótida interna e aumento de resistência nas artérias umbilical e aorta.

Wladimiroff e cols. (1987) propõem o índice umbilicocerebral utilizando o índice de pulsatilidade para auxiliar na detecção da RCIU. Observaram que na maioria dos 42 casos de RCIU a relação umbilicocerebral estava um desvio-padrão acima do normal, a maioria > 1. Arbeille e cols. (1987), utilizando o índice de resistência das artérias cerebral anterior e umbilical, mostraram que durante a gestação normal o índice cerebroplacentário é > 1, encontrando índice < 1 em fetos com RCIU. Gramellini e cols. (1992) utilizam a relação cerebroumbilical com valor de corte de 1,08, valores abaixo deste são indicativos de centralização. Hecher e cols. (2001) consideram centralização quando o índice da artéria cerebral média se encontra abaixo do percentil 5 da curva de normalidade.

A artéria cerebral média é considerada o melhor parâmetro para a predição da hipoxemia (Müller e cols., 2002). A correlação existente entre a oxigenação fetal e a resistência vascular cerebral foi demonstrada por Arduini e cols. (1989) em casos com associação de hipertensão materna, RCIU e alterações à CTG, onde encontraram menor índice de pulsatilidade (IP) na artéria carótida interna e diminuição da pO_2 na veia umbilical ao nascimento. Rizzo e cols. (1995), considerando alterada quando a artéria cerebral média estava 2 desvios-padrão abaixo da média, referem sensibilidade de 92% e especificidade de 70% para a predição de hipoxemia, enquanto Hecher e cols. (1995a) acharam correlação entre o IP da artéria cerebral média e o pH do sangue obtido por cordocentese, quanto menor o IP, maior a acidose fetal, em fetos com RCIU confirmados ao nascimento.

Circulação venosa

Ducto venoso – é uma comunicação entre a veia umbilical e a veia cava inferior que permite que o sangue bem oxigenado proveniente da placenta pela veia umbilical dirija-se ao coração. Aproximadamente um terço do fluxo da veia umbilical passa pelo ducto venoso no segundo trimestre da gestação normal (Kiserud e cols., 1998). Este pode ser visibilizado tanto em secção transversa oblíqua do abdome fetal como em secção longitudinal. No corte transversal do abdome este pode ser identificado na altura da inserção do cordão umbilical, visibilizando-se a porção intra-abdominal da veia umbilical e sua divisão em seio portal e ducto venoso (DV). No seu segmento inicial, verifica-se turbilhonamento de sangue, identificado pelo efeito "aliasing" à dopplervelocimetria colorida. As maiores velocidades são observadas no início do DV, devendo-se realizar as medidas o mais próximo possível da veia umbilical (Hecher e cols., 1995a).

O sonograma típico consiste em três fases: com pico de velocidade durante a sístole ventricular, um segundo pico ocorre durante a diástole ventricular e o nadir coincide com a contração atrial (Fig. VI-95).

Veia cava inferior – pode ser visibilizada em um corte sagital do tórax fetal, à direita e paralela à aorta, distalmente à sua entrada no átrio direito, para evitar a contaminação com outras veias. Outro local a ser insonado seria em um corte longitudinal, entre a desembocadura das veias renais na veia cava e a confluência das veias hepáticas. A falta de padronização do local da amostra dificulta sua análise (Hecher e cols., 1995a), tornando o ducto venoso o vaso de eleição para a análise da região venosa.

O sonograma da veia cava inferior também é composto de três fases, podendo ocorrer fluxo anterógrado, retrógrado ou fluxo ausente durante a contração atrial. A porcentagem de fluxo reverso diminui com o aumento da idade gestacional

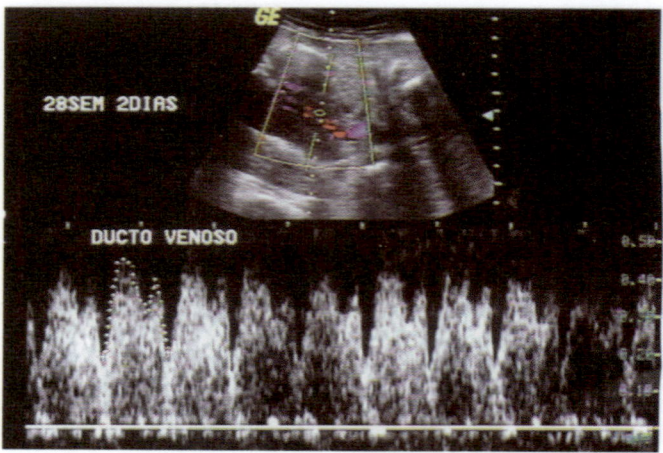

Figura VI-95 – Ducto venoso normal, numa secção transversa do abdome fetal: o primeiro pico corresponde à sístole ventricular, o segundo, à diástole ventricular, e o nadir, à sístole atrial.

(Huisman e cols., 1991). Há maior da porcentagem de fluxo reverso durante a contração atrial em fetos com RCIU, diástole zero e presença de pulsações na veia umbilical (Arduini e cols., 1992a).

Veia umbilical – seu fluxo é visibilizado simultaneamente ao estudo das artérias umbilicais, em sentido contrário, de forma contínua, sem pulsações, a partir do segundo trimestre de gestação. As pulsações são ondulações coincidentes com a fase diastólica final na artéria umbilical e indicativas de insuficiência cardíaca fetal e associadas a elevadas taxas de mortalidade perinatal (Hofstaetter, Dubiel e Gudmundson, 2001). A presença de pulsações na veia umbilical é um achado normal no primeiro trimestre (Rizzo, Arduini e Romanini, 1992b).

APLICAÇÃO CLÍNICA DA DOPPLERVELOCIMETRIA

A dopplervelocimetria tem grande importância no seguimento das gestações de alto risco, principalmente para insuficiência placentária, destacando-se:

a) Síndromes hipertensivas: pré-eclâmpsia, pré-eclâmpsia sobreposta à hipertensão arterial crônica.
b) Doenças maternas associadas a vasculopatia como hipertensão arterial crônica, lúpus eritematoso sistêmico.
c) Restrição de crescimento intra-uterino.
d) Patologias com risco de tromboses e infartos placentários como trombofilias, anemia falciforme.
e) Cardiopatias com baixo débito cardíaco como cardiopatias congênitas ou classes funcionais III e IV.
f) Pneumopatias graves.
g) Nefropatias com proteinúria.
h) Isoimunização Rh ou por outros antígenos: a avaliação do grau de anemia fetal pode ser realizada por meio da medida da velocidade de pico sistólico na artéria cerebral média. Fetos com anemia moderada ou grave apresentam velocidade de pico sistólico acima de 1,5 múltiplo da mediana, orientando a indicação de cordocentese e transfusão intravascular (Mari e cols., 2000). Observou-se correlação significativa entre o grau de anemia e o aumento da velocidade sanguínea na aorta torácica descendente, artéria carótida comum e veia umbilical (Bilardo e cols., 1989).

i) *Gestação gemelar*: é útil na avaliação da sídrome transfusor-transfundido, apresentando maior sensibilidade e especificidade para o diagnóstico de gêmeos discordantes e RCIU que a biometria isolada (Farmakides e cols., 1989).

j) *Diabetes mellitus* tipos 1 e 2: a utilidade da dopplervelocimetria é controversa. Parece ser útil quando há associação com RCIU, hipertensão materna ou vasculopatia diabética (Maulik e cols., 2002). Não é bom preditor do prognóstico da gestação, pois somente 30% das diabéticas com complicações perinatais apresentam alteração da artéria umbilical (Wong e cols., 2003).

DOPPLERVELOCIMETRIA NA INSUFICIÊNCIA PLACENTÁRIA E RESPOSTA FETAL DIANTE DA HIPÓXIA

A dopplervelocimetria é de fundamental importância para o diagnóstico da insuficiência placentária, por meio da avaliação das artérias umbilicais. Inicialmente, há diminuição da velocidade de fluxo diastólico final, traduzido pelo aumento dos índices (Fig. VI-96), podendo agravar-se e evoluir para fluxo diastólico final ausente (diástole zero = Fig. VI-97) reverso (diástole reversa = Fig. VI-98). O aumento da resistência nas artérias umbilicais, mesmo com fluxo diastólico final presente, está associado a maior incidência de RCIU, hipóxia perinatal, baixos índices de Apgar e hipertensão materna (Trudinger e cols., 1985), conseqüente à diminuição da perfusão placentária devido à obliteração e à redução da microcirculação nas vilosidades terciárias. Placentas com peso reduzido, RCIU e baixos índices de Apgar foram mais freqüentes no grupo com aumento de resistência nas artérias umbilicais, mostrando associação significativa entre a microcirculação placentária e a hipóxia perinatal (Giles e cols., 1985). A diminuição no número de vilosidades terciárias também pode ser a causa do aumento de resistência nas artérias umbilicais, também associada a recém-nascido pequeno para a idade gestacional e prematuridade (Jackson, 1995). O aumento de resistência nas artérias umbilicais está associado a maior índice de RCIU, sofrimento fetal e cesáreas (Fleischer e cols., 1985; Favre e Ditesheim, 1991).

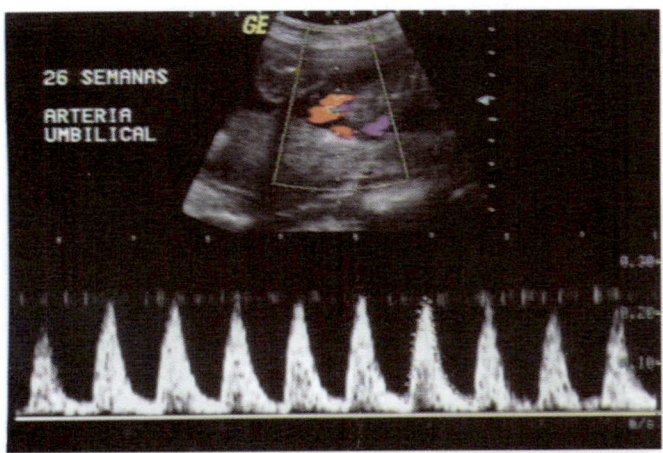

Figura VI-96 – Artéria umbilical com aumento de resistência, porém com fluxo diastólico final presente.

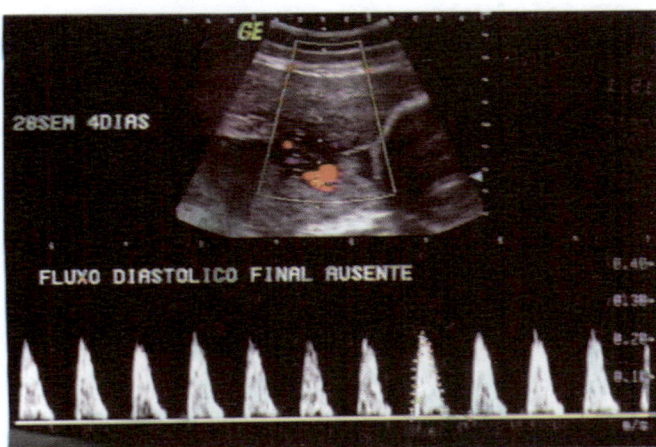

Figura VI-97 – Artéria umbilical com fluxo diastólico final ausente (diástole zero).

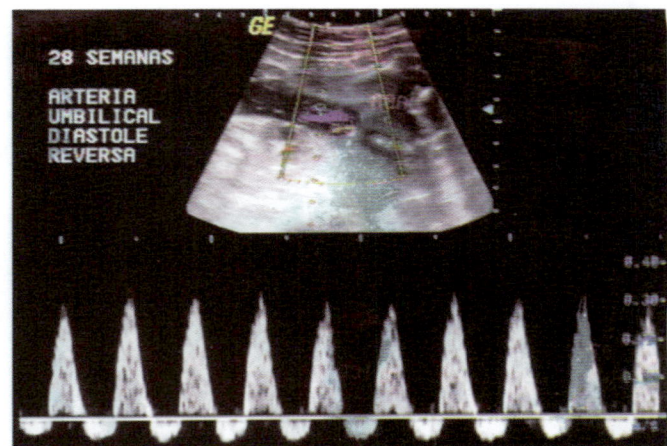

Figura VI-98 – Artéria umbilical com fluxo diastólico final reverso (diástole reversa).

Em resposta à baixa perfusão placentária e conseqüente hipoxemia, o mecanismo defensivo fetal observado é o da redistribuição arterial para áreas nobres como cérebro, coração e supra-renais, por meio da vasoconstrição seletiva, provavelmente mediada por inervação alfadrenérgica, resultando em diminuição da perfusão sangüínea em pulmões, intestinos, rins, músculos e pele, anteriormente demonstrada em estudos em animais (Reuss e cols., 1982). Esse fenômeno observado em fetos com RCIU está associado a maior incidência de enterocolite necrotizante, complicações pulmonares, distúrbios hemorrágicos e elevada morbidade e mortalidade neonatais (Hackett e cols., 1987).

A vasoconstrição esplâncnica traduz-se pela diminuição da velocidade de fluxo na aorta, correlacionando-se com aumento de hipóxia, hipercapnia, acidose e aumento de ácido láctico no sangue de fetos pequenos para a idade gestacional, obtidos por cordocentese (Soothill e cols., 1986), associando-se também a alterações cardiotocográficas, pH $\leq$ 7,25 no couro cabeludo, índice de Apgar < 7 no quinto minuto em fetos com RCIU (Joupilla e Kirkinen, 1986). Somente quando há redução acentuada ou fluxo diastólico final na artéria umbilical há aumento do risco de hipóxia, acidose ou desfecho desfavorável para o concepto (Tyrell e cols., 1989).

DIÁSTOLE ZERO E DIÁSTOLE REVERSA

A detecção de diástole zero (DZ) (Fig. VI-99) ou diástole reversa (DR) é indicativa de grave insuficiência placentária, cursando com elevada morbidade e mortalidade perinatais. A primeira descrição de DZ foi realizada por McCallum e cols., em 1978, que relataram três óbitos fetais entre cinco casos com essa intercorrência. Rochelson e cols. (1987) confirmam a ele-

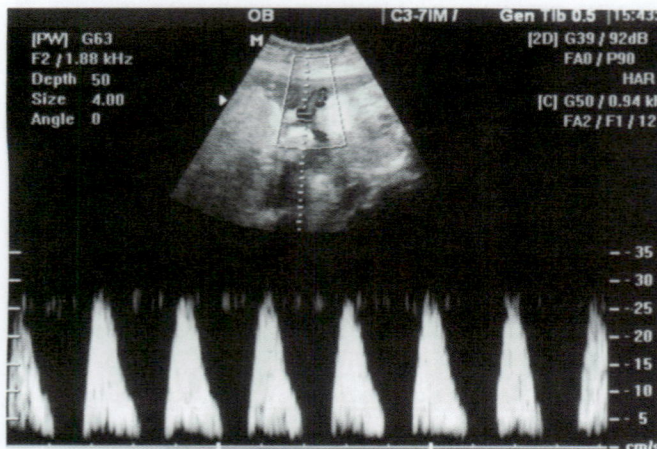

Figura VI-99 – Artéria umbilical com fluxo diastólico final ausente (diástole zero). A veia umbilical é visibilizada em sentido contrário.

vada morbidade em casos com DZ, encontrando alta incidência de RCIU, hipertensão materna, cesárea por sofrimento fetal, baixos índices de Apgar no primeiro e quinto minutos, necessidade de terapia intensiva neonatal e mortalidade perinatal de 40%. Nicolaides e cols. (1988), investigando 59 fetos com DZ e mães sadias, encontraram hipoxemia em 42,4%, acidose em 8,4%, hipoxemia e acidose em 37,3% em sangue de veia umbilical obtido por cordocentese. Rochelson e cols. (1989), em coletânea de cinco autores, totalizando 99 casos de DZ e DR, relatam 82% de RCIU, 63% de cesáreas por sofrimento fetal, 29% de índice de Apgar < 7 no quinto minuto, mortalidade perinatal de 41%, idade gestacional de 31,7 semanas e peso médio ao nascimento de 1.165 gramas.

Coube a Brar e Platt (1988) a primeira descrição de DR, relatando 12 casos com essa grave intercorrência, 100% de fetos pequenos para a idade gestacional, 75% de cesáreas, 33,3% de natimortos e 17,6% de óbito neonatal; 50% apresentavam acidose e índice de Apgar < 7 no quinto minuto, com longa permanência em unidade de terapia intensiva (UTI) neonatal.

Kardosp e cols. (1994), em estudo multicêntrico europeu envolvendo 178 casos de DZ e 64 de DR, relatam 41% de mortalidade perinatal no grupo com DZ e 75% no grupo com DR. A porcentagem de cesáreas (96%) e a necessidade de admissão em UTI neonatal foram significativamente maiores, quando comparadas com os 214 casos com alteração na artéria umbilical, porém com diástole presente. A DZ e a DR não influenciaram no risco para o desenvolvimento da síndrome de desconforto respiratório e enterocolite necrotizante, porém houve influência significativa para o desenvolvimento de hemorragia cerebral, anemia e hipoglicemia.

A maior casuística em nosso meio envolvendo DZ e DR foi descrita por Yamamoto e cols. (2000), com 204 casos, sendo 157 com DZ e 47 com DR. A mortalidade perinatal foi de 27,4% no grupo com DZ e de 63,8% no grupo com DR. A idade gestacional no momento do diagnóstico de DZ e DR, a idade gestacional no parto e o peso foram significativamente inferiores no grupo que evoluiu com óbito. As variáveis que apresentaram melhor sensibilidade e especificidade para o óbito perinatal foram peso do recém-nascido inferior a 1.000 gramas e idade gestacional < 31 semanas. Houve relação significativa entre alterações à cardiotocografia (CTG), perfil biofísico fetal, oligoâmnio (índice de líquido amniótico ≤ 5cm) e óbito perinatal.

ASSOCIAÇÃO ENTRE DZ E DR E ANOMALIAS FETAIS

Trudinger e Cook (1985) mostraram a associação entre malformações fetais maiores, aneuplodias e alterações à dopplervelocimetria da artéria umbilical, encontrando 50% de alteração nesta, enquanto as artérias uterinas eram normais. Número significativo de fetos com DZ ou DR apresenta aneuploidias ou malformações significativas (Hsieh e cols., 1988; Kurkinen-Räty e cols., 1997).

Estas alterações provavelmente se devam ao fato de as placentas de fetos com trissomias dos cromossomos 13, 18 e 21 apresentarem atraso acentuado na maturação vilositária, com freqüente persistência de formas embriônicas do vilo coriônico (Oberweiss e cols., 1983).

SEQÜÊNCIA DE ALTERAÇÕES DIANTE DA HIPÓXIA

A vasodilatação cerebral (Fig. VI-100) e o desvio de sangue para o coração e áreas nobres são alterações precoces que mantêm as condições de oxigenação fetal adequadas, enquanto isso, a cardiotocografia (CTG), o perfil biofísico fetal e o DV estarão normais, apesar do aumento da pós-carga pela vasoconstrição periférica, pois esta aumenta o volume residual e a pressão ventricular no final da diástole, mesmo com a contratilidade cardíaca normal. Apesar de haver fluxo preferencial do sangue proveniente da veia umbilical por meio do forame oval, durante a contração atrial, devido ao fechamento dessa comunicação, a pressão intraventricular direita elevada reflete sobre o DV, a veia cava inferior (VCI) e as veias hepáticas. O DV, sendo a única via direta de comunicação entre a veia umbilical e a VCI, transmite as ondas de pressão causadoras das pulsações na veia umbilical na fase tardia da descompensação cardíaca.

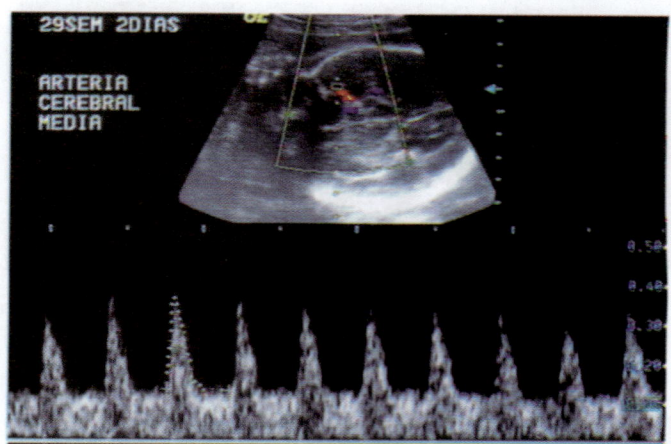

Figura VI-100 – Artéria cerebral média com vasodilatação e índices diminuídos, em gestação com RCIU e pré-eclâmpsia.

Há aumento do fluxo de sangue no DV durante a hipóxia e hipovolemia em animais (Edelstone e Rudolph, 1979), o mesmo parece ocorrer nos fetos humanos com RCIU, em estágio inicial de hipóxia (Emerson e cols., 1991).

Com a insuficiência cardíaca secundária à hipóxia, inicialmente se observa diminuição do fluxo no DV durante a contração atrial (Fig. VI-101), podendo evoluir para fluxo ausente ou reverso (Fig. VI-102), indicadores de mau prognóstico e geralmente associados a DZ e DR na artéria umbilical. Nessa fase, as alterações à CTG e perfil biofísico são observadas (He-

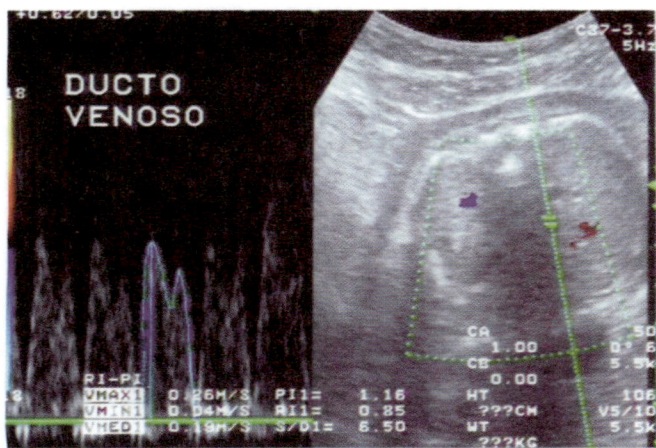

Figura VI-101 – Ducto venoso com aumento do índice de pulsatilidade (IP = 1,16) em gestação de 29 semanas, pré-eclâmpsia e RCIU.

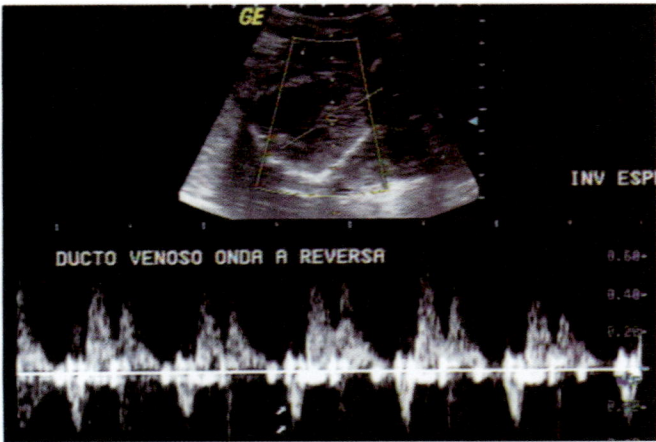

Figura VI-102 – Ducto venoso com fluxo reverso durante a contração atrial, com RCIU grave no início do terceiro trimestre.

cher e cols., 1995b). Esses achados são confirmados por Baschat e cols. (2001) em amplo estudo longitudinal envolvendo 236 fetos com RCIU. Esses observaram alteração completa dos parâmetros dopplervelocimétricos (artéria umbilical, cerebral média e DV) em 70,4% dos casos 24 horas antes da alteração do perfil biofísico, em 25% houve alteração simultânea de ambos, nos 44 fetos cujos partos foram indicados pelo comprometimento do perfil biofísico.

Em estudo prospectivo longitudinal multicêntrico envolvendo 110 gestações entre 24 e 34 semanas avaliadas pela CTG computadorizada, índice de pulsatilidade (IP) das artérias umbilical, aorta, artéria cerebral média, DV e VCI, além do índice de líquido amniótico (ILA), Hecher e cols. (2001) mostram a seqüência de alterações e a importância dos diversos parâmetros analisados para o prognóstico perinatal.

No grupo 1, em 60 casos com idade gestacional ≤ 32 semanas, a artéria umbilical e a aorta apresentavam IP > 2 desvios-padrão (DP) e a artéria cerebral média e o ILA encontravam-se 2 DP abaixo da média 35 dias antes do parto. O DV e a variabilidade de curta duração à CTG computadorizada apresentaram imagem em espelho; 21 dias antes do parto houve diminuição da variabilidade de curta duração e aumento do IP do DV; 7 dias antes do parto a variabilidade de curta duração encontrava-se 2 DP abaixo do normal, e o IP do DV, 2 DP acima do normal.

No grupo 2, composto por 33 casos com idade gestacional > 32 semanas, o IP da artéria cerebral média e o ILA estavam 2 DP abaixo da média 35 dias antes do parto. O IP da artéria umbilical atingiu 2 DP acima da média 21 dias antes do parto e a artéria cerebral média teve tendência a normalizar-se antes do parto. Observou-se neste grupo menor intervalo entre a alteração da artéria umbilical e o surgimento de alterações à CTG.

Em ambos os grupos as variáveis estudadas mais importantes para o prognóstico foram a variabilidade de curta duração e o IP do DV, mostrando as alterações mais agudas. Se ambos estivessem alterados, pior o prognóstico, com óbito perinatal de 40% no grupo 1 e 39% no grupo 2, sendo também o peso do recém-nascido menor. Quando somente o DV ou a variabilidade de curta duração estavam alterados, o óbito perinatal foi de 13% no grupo 1 e de 7% no grupo 2.

Hecher e cols. (1995b) não encontraram diferenças significativas no DV e veias hepáticas entre fetos comprometidos e não-comprometidos após a 32ª semana de gestação. As diferenças existentes antes da 32ª semana indicam que quanto mais precoce é a RCIU, mais grave é o distúrbio e mais acentuadas são as alterações na circulação venosa. Com a maturação do sistema nervoso autônomo e cardiovascular e o estabelecimento dos estados comportamentais já bem definidos no feto, estes devem influir na regulação do fluxo sangüíneo no DV, segundo os autores.

Francisco (2001), em 62 gestações com DZ ou DR, mostrou que o DV relacionou-se aos valores de pH e déficit de bases, em estudo avaliando a CTG, o perfil biofísico fetal, o ILA e a dopplervelocimetria da artéria cerebral média e do ducto venoso, achados concordantes com Müller e cols. (2002). O índice de pulsatilidade do DV acima de DP da média foi o melhor preditor para a mortalidade neonatal, hemorragia intracraniana grave e displasia broncopulmonar, com sensibilidade de 83% e especificidade de 60%, juntamente com a idade gestacional, em 70 casos de RCIU com idade gestacional entre 26 e 33 semanas (Bilardo e cols., 2004).

A presença de pulsações na veia umbilical no final da diástole, tanto na porção intra-abdominal, de surgimento mais precoce (Fig. VI-103), quanto em alça livre de cordão (Fig. VI-104), mais tardia, é também sinal de mau prognóstico, geralmente associada a DZ e DR na artéria umbilical. Pode ocorrer uma pulsação em cada ciclo cardíaco ou duas, sendo esta de pior prognóstico e associada à DR (Hofstaetter e cols., 2001).

A hipóxia cardíaca, com destruição de células miocárdicas e conseqüente liberação de troponina T para a circulação fetal, foi descrita por Mäkikallio e cols. (2000) em fetos com pulsação da veia umbilical na porção intra-abdominal e DR na artéria umbilical. Fetos com ausência de pulsação apresentaram concentrações normais dessa proteína encontrada em altas concentrações no miocárdio e liberada para a circulação em proporção direta à lesão miocárdica.

Na fase terminal, em alguns casos podemos observar a ausência de reatividade vascular nas artérias cerebrais, com os índices mantendo-se constantes, podendo evoluir para aumento de resistência pela compressão extrínseca devido ao edema cerebral (Fignon e cols., 1996) ou conseqüente à diminuição da liberação local de substâncias vasodilatadoras (Mikovic e cols., 2003).

Em resumo, em casos de insuficiência placentária, à dopplervelocimetria observamos a seqüência de alterações:

Alterações precoces: a) aumento de resistência na artéria umbilical; b) vasodilatação cerebral; c) aumento de resistência em artéria torácica descendente, muitas vezes evoluindo para fluxo diastólico final ausente.

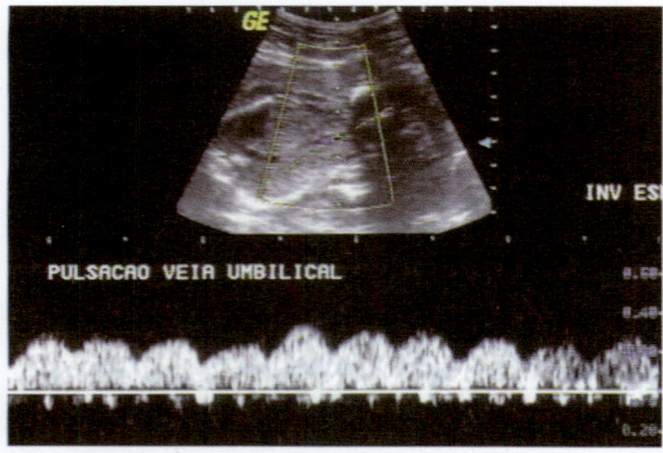

Figura VI-103 – Pulsação simples na veia umbilical, na porção intra-abdominal, mesmo caso da figura VI-102.

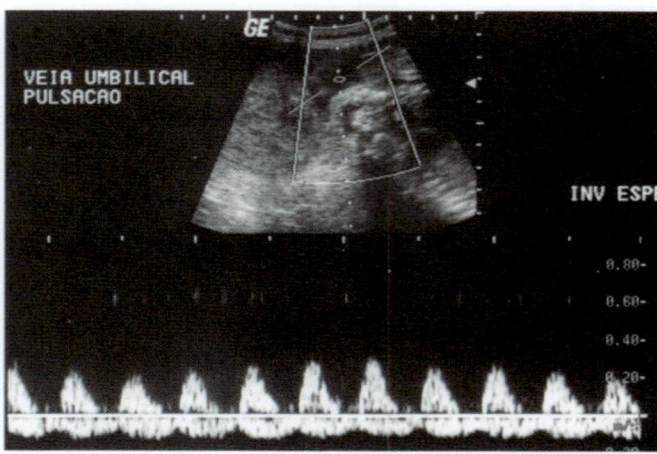

Figura VI-104 – Pulsação simples na veia umbilical em alça livre de cordão.

Alterações tardias: a) diástole zero, muitas vezes evoluindo para diástole reversa na artéria umbilical; b) diminuição do fluxo no ducto venoso durante a contração atrial, com aumento do IP; c) fluxo ausente ou reverso durante a contração atrial é de aparecimento ainda mais tardio, mostrando insuficiência cardíaca por hipóxia; d) presença de pulsações na veia umbilical na porção intra-abdominal ou em alça livre de cordão; e) em alguns casos, na fase terminal ocorre normalização do fluxo nas artérias cerebrais.

CONDUTA

A determinação do momento ideal para o parto constitui-se no grande dilema nos casos de insuficiência placentária grave, com DZ ou DR de surgimento precoce, no final do segundo trimestre ou início do terceiro trimestre de gestação.

A presença de DZ não indica resolução imediata, pois sua detecção precede em várias semanas ou até meses a descompensação fetal detectada pela alteração à CTG. Muitos fetos são extremamente prematuros e seriam beneficiados com o prolongamento da gestação (Rewer e cols., 1987). A idade gestacional tem grande importância, pois o risco de acidemia grave deve ser comparado ao de prematuridade extrema, pois são duas das mais importantes causas de mortalidade perinatal e morbidade de longa duração (Hecher e cols., 1995a).

Kurkinen-Räty e cols. (1997) relatam média de sete dias entre o diagnóstico de DZ ou DR e o parto, variando de 1 a 52 dias entre 83 casos, enquanto Zugaib e cols. (2000c) referem acompanhamento de um caso de DZ por 71 dias. Müller e cols. (2002) referem média de 8,9 dias, variando de 1 a 40 dias, entre 35 casos com DZ ou DR. Wang e cols. (1998) referem que o parto foi realizado em média 10 ± 8,2 horas após o diagnóstico em 30 casos com DR, enquanto Brodzski e cols. (2002), em 44 casos com DR, referem que em 50% o parto ocorreu dentro de 24 horas após o diagnóstico, nos 50% restantes o parto foi realizado dentro de sete dias, variando de 2 a 26 dias.

O ducto venoso vem ganhando importância na decisão do momento do parto. Baschat e cols. (2001), em compilação de oito estudos que analisaram a relação entre parâmetros dopplervelocimétricos venosos precordiais e resultados perinatais, incluindo 320 fetos com DV normal e 202 com índices elevados no DV, mostram elevada mortalidade perinatal, ocorrência da síndrome do desconforto respiratório, displasia broncopulmonar e hemorragia intracraniana no grupo com alteração do DV quando comparado com o grupo com DV normal. O autor acredita que estudos randomizados são necessários para avaliar o impacto do Doppler venoso sobre os resultados perinatais nos fetos prematuros com RCIU.

A conduta em muitos casos é personalizada, devido à grande dificuldade no seguimento de determinado protocolo nos casos extremamente graves, associados à prematuridade extrema.

Apresentamos um protocolo, baseado em alguns autores e em opinião pessoal, podendo ser personalizado por cada serviço, de acordo com os recursos de terapia intensiva neonatal.

CONDUTA APÓS DIAGNÓSTICO DE DZ

Idade gestacional entre 20 e 26 semanas
a) Internação e repouso.
b) Realização de ultra-sonografia morfológica para avaliar a presença de anomalias fetais. Em caso positivo, a conduta dependerá da sua gravidade.
c) Realizar perfil hemodinâmico e ILA duas vezes/semana.

Idade gestacional entre 26 e 34 semanas
a) Avaliação diária com cardiotocografia, perfil biofísico fetal e índice de líquido amniótico.
b) Perfil hemodinâmico fetal a cada 24 a 72 horas, dependendo da gravidade do caso.
c) Avaliação da maturidade fetal em casos com ducto venoso com IP > percentil 95.
   Em casos com maturidade intermediária ou completa, realizar o parto.
   Em feto imaturo, administrar corticóide por 48 horas e reavaliar o caso.
   Repetir amniocentese em 7-14 dias, se necessário.

Interrupção da gestação em casos de:
- Alteração à cardiotocografia, com desacelerações tardias, DIP umbilical grave, ausência de resposta ao estímulo acústico ou cardiotocografia computadorizada com variabilidade de curta duração < 3ms.
- Perfil biofísico fetal < 6.
- Ducto venoso com fluxo ausente ou reverso durante a contração atrial.
- Presença de pulsações na veia umbilical.
- Evolução para diástole reversa.
- Agravamento do quadro clínico materno, mesmo com boa vitalidade fetal.

rie Ultrasonore Doppler. Paris, INSERM, 1974, p. 213. • REUSS, M.L. & cols. – Hemodynamic effects of alpha-adrenergic blockade during hypoxia in fetal sheep. Am. J. Obstet. Gynecol., 142:410, 1982. • REWER, P.J.H.M. & cols. – Intrauterine growth retardation; prediction of perinatal distress by Doppler ultrasound. Lancet, ii:415, 1987. • RIZZO, G; ARDUINI, D. & ROMANINI, C. – Umbilical vein pulsations: a physiologic finding in early gestation. Am. J. Obstet. Gynecol., 167:675, 1992a. • RIZZO, G.; ARDUINI, D. & ROMANINI, C. – Inferior vena cava flow velocity waveforms in appropriate-and-small-for-gestational-age fetuses. Am. J. Obstet. Gynecol., 166:1271, 1992b. • RIZZO, G. & cols. – The value of fetal arterial, cardiac and venous flows in predicting pH and blood gases measured in umbilical blood at cordocentesis in growth retarded fetuses. Br. J. Obstet. Gynaecol., 102:963, 1995. • ROCHELSON, B. & cols. – The significance of absent end diastolic velocity in umbilical artery velocity waveforms. Am. J. Obstet. Gynecol., 156:1213, 1987. • ROCHELSON, B. – The clinical significance of absent end-diastolic velocity in the umbilical artery waveforms. Clin. Obstet. Gynecol., 32:692, 1989. • SATOH, S. & cols. – Developmental characteristics of blood flow in the middle cerebral artery in the human fetus in utero, assessed using the linear-array pulsed Doppler method. Early Hum. Dev., 17:195, 1988. • SCHULMAN, H. & cols. – Development of uterine artery compliance in pregnancy as detected by Doppler ultrasound. Am. J. Obstet. Gynecol., 155:1031, 1986. • SCHULMAN, H. – The clinical implications of Doppler ultrasound analysis of the uterine and umbilical arteries. Am. J. Obstet. Gynecol., 156:889, 1987. • SOOTHILL, P.W. & cols. – Relation of fetal hypoxia in growth retardation to mean blood velocity in the fetal aorta. Lancet, ii:1118, 1986. • STEWART, B. & cols. – Fetal blood velocity waveforms innormal pregnancy. Br. J. Obstet. Gynaecol., 87:780, 1980. • TESTUT, L. & LATARJET, A. – Cerebro. In: Testut, L. Latarjet, A. (eds.). Anatomia Humana. 9ª ed., Barcelona, Salvat, 1973, p. 1205. • TRUDINGER, B.J. & COOK, C.M. – Umbilical and uterine artery flow velocity waveforms in pregnancy associated with major abnormality. Br. J. Obstet. Gynaecol., 92:666, 1985. • TRUDINGER, B.J.; GILES, W.B. & COOK, C.M. – Uteroplacental blood flow velocity-time waveforms in normal and complicated pregnancy. Br. J. Obstet. Gynaecol., 92:39, 1985. • TRUDINGER, B.J. & cols. – Fetal umbilical artery flow velocity waveforms and placental resistance: clinical significance. Br. J. Obstet. Gynaecol., 92:23, 1985. • TYRRELL, S. & cols. – Umbilical artery doppler velocimetry as a predictor of fetal hypoxia and acidosis at birth. Obstet. Gynecol., 74:332, 1989. • VYAS, S. & cols. – Renal artery flow-velocity waveforms in normal and hypoxemic fetuses. Am. J. Obstet. Gynecol., 161:168, 1989. • VYAS, S. & cols. – Maternal abdominal pressure alters fetal cerebral blood flow. Br. J. Obstet. Gynaecol., 97:740, 1990. • WANG, K.G. & cols. – Impact of reverse end-diastolic flow velocity in umbilical artery on pregnancy outcome after the 28th gestational week. Acta Obstet. Scand., 77:527, 1998. • WONG, S.F. & cols. – Use of umbilical artery Doppler velocimetry in the monitoring of pregnancy in women with pre-existing diabetes. Aust. N. Z. Obstet. Gynaecol., 43:302, 2003. • WEISSMAN, A. & cols. – Continuous wave Doppler velocimetry of the main-stem uterine arteries: the transvaginal approach. Ultrasound Obstet. Gynecol., 5:38, 1995. • WLADIMIROFF, J.W.; TONGE, H.M. & STEWART, P.A. – Doppler ultrasound assessment of cerebral blood flow in the human fetus. Br. J. Obstet. Gynaecol., 93:471, 1986. • WLADIMIROFF, J.W. & cols. – Cerebral and umbilical arterial blood flow velocity waveforms in normal and growth-retarded pregnancies. Obstet. Gynecol., 69:705, 1987. • YAMAMOTO, R.M. & cols. – Fatores prognósticos para o óbito perinatal em gestações com diástole zero ou reversa na dopplervelocimetria das artérias umbilicais. Rev. Bras. Ginec. Obstet., 22:353, 2000. *. ZUGAIB, M. & cols. – Princípios básicos de dopplervelocimetria. In: Zugaib, M. & cols. (eds.). Vitalidade Fetal – Propedêutica e Avaliação. São Paulo, Atheneu, 2000a, p. 29. • ZUGAIB, M. & cols. – Dopplervelocimetria obstétrica. In: Zugaib, M. & cols. (eds.). Vitalidade Fetal – Propedêutica e Avaliação. São Paulo, Atheneu, 2000b, p. 41. • ZUGAIB, M. & cols. – Aplicabilidade clínica da dopplervelocimetria na avaliação da vitalidade fetal. In: Zugaib, M. & cols. (eds.). Vitalidade Fetal – Propedêutica e Avaliação. São Paulo, Atheneu, 2000c, p. 65. • ZUGAIB, M. & cols. – Diástole zero e diástole reversa. In: Zugaib, M. & cols. (eds.). Vitalidade Fetal – Propedêutica e Avaliação. São Paulo, Atheneu, 2000d, p. 73.

116 Biópsia de Vilo Coriônico

Osvaldo Toma

INTRODUÇÃO

O aumento do número de mulheres que postergam a gestação para a idade mais avançada e o consequente incremento no risco de cromossomopatias vêm despertando interesse crescente em métodos de diagnóstico pré-natal. Até a década de 1980, a amniocentese clássica, realizada em torno da 16ª semana de gestação, era o único método utilizado para a obtenção de células fetais para análise laboratorial. Entretanto, os resultados decorrentes da cultura dessas células demoram aproximadamente três semanas após a coleta, época em que a gestação já é mais aparente, a gestante está mais envolvida com o concepto e, em alguns casos, já percebe os movimentos fetais. Resultado alterado nessa fase da gestação é emocionalmente desgastante para o casal, e caso eles optem pela interrupção da gestação (nos países onde ela é permitida), esta é tecnicamente mais difícil e traz mais riscos que o de curetagem no primeiro trimestre. Isso levou à pesquisa de alternativas mais precoces para o diagnóstico antenatal, destacando-se entre elas a biópsia de vilo coriônico (BVC).

A biópsia de vilo coriônico (BVC) consiste na obtenção de amostras de vilosidade coriônica no córion frondoso. Tentativas frustradas ocorreram na década de 1960 (por histeroscopia) e 1970 (cânula transcervical), até que no início da década de 1980, a melhora acentuada nas imagens obtidas pela ultra-sonografia possibilitou o seu uso para guiar as biópsias tanto por via transcervical (no início) quanto transabdominal (posteriomente). Associadas à evolução e ao aprimoramento das técnicas citogenéticas, já na década de 1990, atingem resultados comparáveis aos da amniocentese clássica.

INDICAÇÕES

A BVC é oferecida para o diagnóstico pré-natal das seguintes condições:

1. Anomalias cromossômicas:
   - idade materna avançada (maior ou igual a 35 anos);
   - antecedente de cromossomopatia e/ou filho anterior portador de malformações sugestivas de cromossomopatia;
   - presença de translocação balanceada em um dos genitores ou em ambos;
   - translucência nucal aumentada.
2. Doenças gênicas:
   - análise do DNA – algumas doenças que já são diagnósticadas pela análise do DNA como: a) doença autossômica dominante: rins policísticos, retinoblastoma, coréa de Huntington, distrofia miotônica, neurofibromatose; b) doença autossômica recessiva: rins policísticos, talassemia α, talassemia β, anemia falciforme, fíbrose cística, síndrome adrenogenital, fenilcetonúria, doença de Tay-Sachs; c) doenças ligadas ao cromossomo X: distrofia muscular de Duchenne, distrofia muscular de Becker, hemofília A e B, adrenoleucodistrofia, retinite pigmentosa;
   - hiperplasia congênita da supra-renal.
3. Erros inatos do metabolismo.
4. Quando a gestação ocorrer em período menor que três meses após a irradiação de células germinativas de um dos genitores.
5. Ansiedade dos pais.
6. Anomalia fetal identificada à ultra-sonografia (BVC tardia como opção à amniocentese ou cordocentese).

rie Ultrasonore Doppler. Paris, INSERM, 1974, p. 213. • REUSS, M.L. & cols. – Hemodynamic effects of alpha-adrenergic blockade during hypoxia in fetal sheep. *Am. J. Obstet. Gynecol.*, 142:410, 1982. • REWER, P.J.H.M. & cols. – Intrauterine growth retardation; prediction of perinatal distress by Doppler ultrasound. *Lancet,* ii:415, 1987. • RIZZO, G; ARDUINI, D. & ROMANINI, C. – Umbilical vein pulsations: a physiologic finding in early gestation. *Am. J. Obstet. Gynecol.*, 167:675, 1992a. • RIZZO, G.; ARDUINI, D. & ROMANINI, C. – Inferior vena cava flow velocity waveforms in appropriate-and-small-for-gestational-age fetuses. *Am. J. Obstet. Gynecol.*, 166:1271, 1992b. • RIZZO, G. & cols. – The value of fetal arterial, cardiac and venous flows in predicting pH and blood gases measured in umbilical blood at cordocentesis in growth retarded fetuses. *Br. J. Obstet. Gynaecol.*, 102:963, 1995. • ROCHELSON, B. & cols. – The significance of absent end diastolic velocity in umbilical artery velocity waveforms. *Am. J. Obstet. Gynecol.*, 156:1213, 1987. • ROCHELSON, B. – The clinical significance of absent end-diastolic velocity in the umbilical artery waveforms. *Clin. Obstet. Gynecol.*, 32:692, 1989. • SATOH, S. & cols. – Developmental characteristics of blood flow in the middle cerebral artery in the human fetus in utero, assessed using the linear-array pulsed Doppler method. *Early Hum. Dev.*, 17:195, 1988. • SCHULMAN,H. & cols. – Development of uterine artery compliance in pregnancy as detected by Doppler ultrasound. *Am. J. Obstet. Gynecol.*, 155:1031, 1986. • SCHULMAN, H. – The clinical implications of Doppler ultrasound analysis of the uterine and umbilical arteries. *Am. J. Obstet. Gynecol.*, 156:889, 1987. • SOOTHILL, P.W. & cols. – Relation of fetal hypoxia in growth retardation to mean blood velocity in the fetal aorta. *Lancet*, ii:1118, 1986. • STEWART, B. & cols. – Fetal blood velocity waveforms innormal pregnancy. *Br. J. Obstet. Gynaecol.*, 87:780, 1980. • TESTUT, L. & LATARJET, A. – Cerebro. In: Testut, L. Latarjet, A. (eds.). *Anatomia Humana*. 9ª ed., Barcelona, Salvat, 1973, p. 1205. • TRUDINGER, B.J. & COOK, C.M. – Umbilical and uterine artery flow velocity waveforms in pregnancy associated with major abnormality. *Br. J. Obstet. Gynaecol.*, 92:666, 1985. • TRUDINGER, B.J.; GILES, W.B. & COOK, C.M. – Uteroplacental blood flow velocity-time waveforms in normal and complicated pregnancy. *Br. J. Obstet. Gynaecol.*, 92:39, 1985. • TRUDINGER, B.J. & cols. – Fetal umbilical artery flow velocity waveforms and placental resistance: clinical significance. *Br. J. Obstet. Gynaecol.*, 92:23, 1985. • TYRRELL, S. & cols. – Umbilical artery doppler velocimetry as a predictor of fetal hypoxia and acidosis at birth. *Obstet. Gynecol.*, 74:332, 1989. • VYAS, S. & cols. – Renal artery flow-velocity waveforms in normal and hypoxemic fetuses. *Am. J. Obstet. Gynecol.*, 161:168, 1989. • VYAS, S. & cols. – Maternal abdominal pressure alters fetal cerebral blood flow. *Br. J. Obstet. Gynaecol.*, 97:740, 1990. • WANG, K.G. & cols. – Impact of reverse end-diastolic flow velocity in umbilical artery on pregnancy outcome after the 28th gestational week. *Acta Obstet. Scand.*, 77:527, 1998. • WONG, S.F. & cols. – Use of umbilical artery Doppler velocimetry in the monitoring of pregnancy in women with pre-existing diabetes. *Aust. N. Z. Obstet. Gynaecol.*, 43:302, 2003. • WEISSMAN, A. & cols. – Continuous wave Doppler velocimetry of the main-stem uterine arteries: the transvaginal approach. *Ultrasound Obstet.Gynecol.*, 5:38, 1995. • WLADIMIROFF, J.W.; TONGE, H.M. & STEWART, P.A. – Doppler ultrasound assessment of cerebral blood flow in the human fetus. *Br. J. Obstet. Gynecol.*, 93:471, 1986. • WLADIMIROFF, J.W. & cols. – Cerebral and umbilical arterial blood flow velocity waveforms in normal and growth-retarded pregnancies. *Obstet. Gynecol.*, 69:705, 1987. • YAMAMOTO,R.M. & cols. – Fatores prognósticos para o óbito perinatal em gestações com diástole zero ou reversa na dopplervelocimetria das artérias umbilicais. *Rev. Bras. Ginec. Obstet.*, 22:353, 2000. *. ZUGAIB, M. & cols. – Princípios básicos de dopplervelocimetria. In: Zugaib, M. & cols. (eds.). *Vitalidade Fetal – Propedêutica e Avaliação*. São Paulo, Atheneu, 2000a, p. 29. • ZUGAIB, M. & cols. – Dopplervelocimetria obstétrica. In: Zugaib, M. & cols. (eds.). *Vitalidade Fetal – Propedêutica e Avaliação*. São Paulo, Atheneu, 2000b, p. 41. • ZUGAIB, M. & cols. – Aplicabilidade clínica da dopplervelocimetria na avaliação da vitalidade fetal. In: Zugaib, M. & cols. (eds.). *Vitalidade Fetal – Propedêutica e Avaliação*. São Paulo, Atheneu, 2000c, p. 65. • ZUGAIB, M. & cols. – Diástole zero e diástole reversa. In: Zugaib, M. & cols. (eds.). *Vitalidade Fetal – Propedêutica e Avaliação*. São Paulo, Atheneu, 2000d, p. 73.

116 Biópsia de Vilo Coriônico

Osvaldo Toma

INTRODUÇÃO

O aumento do número de mulheres que postergam a gestação para a idade mais avançada e o consequente incremento no risco de cromossomopatias vêm despertando interesse crescente em métodos de diagnóstico pré-natal. Até a década de 1980, a amniocentese clássica, realizada em torno da 16ª semana de gestação, era o único método utilizado para a obtenção de células fetais para análise laboratorial. Entretanto, os resultados decorrentes da cultura dessas células demoram aproximadamente três semanas após a coleta, época em que a gestação já é mais aparente, a gestante está mais envolvida com o concepto e, em alguns casos, já percebe os movimentos fetais. Resultado alterado nessa fase da gestação é emocionalmente desgastante para o casal, e caso eles optem pela interrupção da gestação (nos países onde ela é permitida), esta é tecnicamente mais difícil e traz mais riscos que o de curetagem no primeiro trimestre. Isso levou à pesquisa de alternativas mais precoces para o diagnóstico antenatal, destacando-se entre elas a biópsia de vilo coriônico (BVC).

A biópsia de vilo coriônico (BVC) consiste na obtenção de amostras de vilosidade coriônica no córion frondoso. Tentativas frustradas ocorreram na década de 1960 (por histeroscopia) e 1970 (cânula transcervical), até que no início da década de 1980, a melhora acentuada nas imagens obtidas pela ultra-sonografia possibilitou o seu uso para guiar as biópsias tanto por via transcervical (no início) quanto transabdominal (posteriormente). Associadas à evolução e ao aprimoramento das técnicas citogenéticas, já na década de 1990, atingem resultados comparáveis aos da amniocentese clássica.

INDICAÇÕES

A BVC é oferecida para o diagnóstico pré-natal das seguintes condições:

1. Anomalias cromossômicas:
   - idade materna avançada (maior ou igual a 35 anos);
   - antecedente de cromossomopatia e/ou filho anterior portador de malformações sugestivas de cromossomopatia;
   - presença de translocação balanceada em um dos genitores ou em ambos;
   - translucência nucal aumentada.
2. Doenças gênicas:
   - análise do DNA – algumas doenças que já são diagnosticadas pela análise do DNA como: a) doença autossômica dominante: rins policísticos, retinoblastoma, coréa de Huntington, distrofia miotônica, neurofibromatose; b) doença autossômica recessiva: rins policísticos, talassemia α, talassemia β, anemia falciforme, fibrose cística, síndrome adrenogenital, fenilcetonúria, doença de Tay-Sachs; c) doenças ligadas ao cromossomo X: distrofia muscular de Duchenne, distrofia muscular de Becker, hemofília A e B, adrenoleucodistrofia, retinite pigmentosa;
   - hiperplasia congênita da supra-renal.
3. Erros inatos do metabolismo.
4. Quando a gestação ocorrer em período menor que três meses após a irradiação de células germinativas de um dos genitores.
5. Ansiedade dos pais.
6. Anomalia fetal identificada à ultra-sonografia (BVC tardia como opção à amniocentese ou cordocentese).

Na Clínica Obstétrica do Hospital das Clínicas da FMUSP (Sales e cols., 1995), a idade materna avançada é a indicação mais frequente (75%), seguida de história prévia de cromossomopatia e/ou malformações na prole ou na família, isoladamente ou associada à idade materna avançada (ambas com 10,3%) e ansiedade materna (4,4%). Atualmente, com a introdução de métodos de rastreamento para a detecção de anomalias cromossômicas, já existe a tendência de informar a toda a gestante, independentemente da idade materna, qual o risco individual para aneuploidias naquela gestação, deixando o casal decidir a favor ou contra o procedimento invasivo para a determinação do cariótipo fetal, ponderando entre o risco de perda fetal inerente ao procedimento e o risco de ter filho com anomalia cromossômica.

A pesquisa antenatal de doenças mendelianas e ligadas ao sexo podem também ser realizadas com sucesso (Brambati e cols.,1992). Para o diagnóstico dessas doenças, pode-se utilizar ou o método do PCR ("polimerase chain reaction") ou o RLFP ("restriction fragment length polymorphism"), sendo que para o primeiro necessita de menor quantidade de tecido fetal para a obtenção do DNA.

ÉPOCA DE REALIZAÇÃO

Tecnicamente, a coleta de vilosidades coriônicas pela via transcervical pode ser realizada a partir da sétima semana de gestação. A via abdominal permite a realização do procedimento a partir da nona semana até o terceiro trimestre da gestação. O período gestacional considerado ideal esta entre a 11ª e a 14ª semana, pois neste período obtêm-se células com bom índice mitótico, e o feto já se encontra fora do risco de redução dos membros associado a esse procedimento.

BVC TARDIA

BVC tardias (idade gestacional maior que 14 semanas) são realizadas em casos de encaminhamento tardio para o diagnóstico pré-natal ou malformação detectada à ultra-sonografia. A principal vantagem desse procedimento em relação aos outros de segundo trimestre é o diagnóstico cromossômico mais rápido por meio da preparação direta. Comparando-se com a cultura de células de líquido amniótico ou de sangue do cordão umbilical, que necessitam de aproximadamente três semanas para a obtenção do cariótipo, com a BVC são precisos apenas 48 horas. Por outro lado, uma diminuição no processo mitótico coriônico a partir da 12ª semana pode prejudicar os resultados da BVC. Nos casos com e sem malformações ultra-sonográficas presentes, Holzgreve e cols. (1990) encontraram um índice de perda fetal de 10% e 2%, respectivamente. Esses autores consideram o procedimento especialmente útil para a análise citogenética em casos de oligoâmnio e de óbito fetal.

Em relação ao sucesso de coleta e de resultados citogenéticos, Byme e cols. (1991) obtiveram resultados semelhantes tanto na BVC como na amniocentese realizadas no mesmo período da gestação.

TÉCNICA

A BVC pode ser realizada pelas vias transabdominal ou transcervical. O procedimento deve sempre ser precedido por ultra-sono grafia fetal para comprovar a vitalidade fetal, confirmar a idade gestacional e detectar a eventual presença de alguma anomalia fetal. A ultra-sonografia deve ser utilizada durante todo o procedimento, a fim de guiar a coleta.

TRANSCERVICAL

a) Avaliação ultra-sonográfica do útero.
b) Identificação da posição do útero e local de implantação da placenta.
c) Colocação da paciente em posição de litotomia.
d) Realização de antissepsia da vulva, vagina e cérvix (caso a paciente tenha alergia ao iodo povidina, usar hexaclorofeno).
e) Colocação do especulo e visualização do colo uterino.
f) Reavaliação do útero por meio da ultra-sonografia e moldagem do cateter (1,5mm de polietileno com mandril maleável ou pode-se usar cânula metálica), de acordo com a posição da placenta.
g) Introdução delicada do cateter através da ectocérvix, sob contínua visualização ultra-sonográfica. Passada a endocérvix, o cateter pode ser direcionado para a área da amostra no centro do córion.
h) Remoção do mandril sem deslocar o cateter, após atingir o local da amostra.
i) Acoplamento de seringa de 20ml contendo 5ml de meio ao cateter.
j) Aplicação de pressão negativa de 5 a 10ml na seringa.
l) Remoção do cateter, gentilmente, para trás, aspirando o vilo e ao mesmo tempo sua retirada.
m) Verificar vitalidade por meio da freqüência cardíaca fetal.
n) Avaliação da quantidade de material obtida; caso ela seja inadequada, o procedimento pode ser repetido utilizando-se cateter novo. Técnicas de hibridização *in situ* e análise de DNA para doenças como anemia falciforme e fibrose cística requerem quantidade maior de material.

As complicações parecem ser menores quando se utiliza a cânula de polietileno comparado ao uso de cânula metálica (Simoni e cols., 1983). As contra-indicações para a realização da BVC pela via transcervical incluem herpes genital, canal cervical ou placenta inacessível e flexão uterina pronunciada (Brambati e cols., 1991). Outros fatores que também podem dificultar tecnicamente essa via são: pacientes nulíparas, colo uterino maior que 5cm e útero retrovertido (Isada e cols., 1994). A placenta de localização fúndica apresenta maior índice de complicações após a BVC por via transcervical (Boehm e cols., 1993). Segundo vários autores, a localização da placenta é o principal critério de escolha entre as vias transabdominal e transcervical (Isada e cols., 1994; Silver e cols., 1990).

TRANSABDOMINAL

a) Paciente na posição de decúbito dorsal, geralmente com a bexiga vazia nas placentas posteriores e parcialmente repleta nas anteriores.
b) Escolha do local da punção por meio da ultra-sonografia, objetivando o trajeto que oferece a maior extensão de córion para a coleta (paralelo à placenta).
c) Assepsia abdominal interessando a área da punção.
d) Anestesia local sem vasoconstritor, interessando a pele e o tecido celular subcutâneo.
e) Introdução da agulha (tipo espinhal BD, calibre 18 a 20, comprimento minimo de 8,89cm), a uma distância aproximada de 2cm da linha lateral do transdutor, formando ângulo de 45° com a área axial do transdutor.

f) Introdução da agulha sob visão direta e continua da ultra-sonografia, de modo que a visualize por inteiro. Quando a agulha atinge o trofoblasto, o mandril é retirado.
g) Acoplamento na agulha de seringa de 20ml contendo aproximadamente 2-5ml de meio de transporte.
h) Aplicação de pressão negativa de 5-10ml na seringa.
i) Realização de movimentos de vaivém (aproximadamente 10 vezes) na extensão do cório. Agulhas de calibre pequeno podem necessitar de mais movimentos para obter quantidade de amostra adequada.
j) Retirada da agulha do abdome.
l) Verificar vitalidade por meio da freqüência cardíaca fetal.
m) Verificar se a quantidade da amostra é adequada (pode ser avaliada grosseiramente colocando-se a seringa contra à luz ou despejando o material em cuba estéril contendo meio de cultura).

As vilosidades aparecem como pequenos fragmentos esbranquiçados e pálidos no fundo da seringa. Muitos autores recomendam a separação dos tecidos maternos e fetais imediatamente após o procedimento, evitando contaminação maior dos tecidos fetais. Para a separação, o material da seringa é despejado em placa de Petri estéril e a separação do material pode ser realizada sob uso de um esteromicroscópio Dependendo da qualidade de tecido obtido e da técnica laboratorial a ser utilizada, 10 a 25mg de vilo coletado podem ser suficientes para a avaliação citogenética e enzimática; entretanto, para alguns estudos de DNA utilizando-se a RFLP, até 50mg de amostra podem ser necessários (Silverman e cols., 1994).

A experiência do operador é fundamental para minimizar os riscos, pois os estudos demonstraram que a taxa de perdas se estabiliza após 150 procedimentos (Boehm e cols., 1993). Quanto à via da coleta, no início era exclusivamente transcervical, mas atualmente a maioria dos operadores opta pela via transabdominal por oferecer menor taxa de complicações como sangramentos, contaminações por células maternas, bacteriemias e perdas fetais (Silverman e cols., 1994; Smidt-Jensen e cols., 1992).

INSTRUÇÕES APÓS O PROCEDIMENTO

As gestantes devem ser informadas que sintomas como cólicas leves são extremamente freqüentes e que sangramento discreto pode ocorrer após o procedimento, sendo recomendado medicamentos antiespasmódicos e repouso relativo; entretanto, se o sangramento for em maior quantidade (comparado à menstruação) ou se a gestante apresentar febre e/ou outro sinal de infecção, esta deve procurar seu médico. Aproximadamente 1 a 2% das pacientes apresentam algum sangramento ou "spotting" (Evans e Johnson, 1992).

As pacientes não devem abusar de atividades físicas e devem permanecer em abstinência sexual nos primeiros dias após o procedimento (Evans e Johnson, 1992), embora outros centros não recomendem mudança na rotina da paciente após o procedimento (Nicolaides e cols., 1994).

ANÁLISE LABORATORIAL DO VILO CORIÔNICO

A detecção de aneuploidias pode ser feita por meio da preparação direta ou da cultura de curta e longa duração. Na preparação direta, os primeiros resultados podem ser obtidos em 48 horas (avaliação numérica), tendo a vantagem do diagnóstico rápido e de menor contaminação com células maternas e a desvantagem de apresentar maior índice de resultados falso-positivo e falso-negativo e de expressar mosaicismo placentário. Já o método da cultura apresenta menos resultados falso-positivos, e o resultado é obtido em aproximadamente duas semanas (variação de uma a quatro semanas) após o procedimento (Byrne e cols., 1991).

A preparação direta pode ser feita com o vilo coriônico limpo da decídua materna em 5ml do meio de Chang, ao qual é acrescentado uma gota de colchicina (concentração final de 0,1mcg/ml) por 30 minutos, a qual interrompe a mitose em metáfase aumentando o índice de células em metáfase. O material é então tratado com solução hipotônica (citrato de sódio a 0,9%) por 12 minutos, seguido de fixação pelo meio de Carnoy. Uma vez fixado, é colocado por 2 a 3 minutos em solução de ácido acético a 50% para a dissociação da camada de células trofoblásticas e então preparado para análise cromossômica. Outros modos de preparação também são descritos.

A cultura inclui separação do vilo coriônico da decídua materna, tratamento com pronase E, centrifugação e incubação do material (Boehm e cols., 1993).

É também descrita a detecção rápida de aneuploidias em preparação direta de células de vilo coriônico usando hibridização fluorescente *in situ* (Rao e cols., 1993). Nesse caso, as células do citotrofoblasto são analisadas em interfase usando-se sondas marcadas de DNA específicas para os autossomos 13, 18, 21 e os cromossomos sexuais X e Y. Após a hibridização, os pares cromossômicos são detectados por fluorescência.

COMPLICAÇÕES DA BVC

PERDA FETAL

Vários estudos investigaram as complicações e a incidência de perda fetal após a realização da BVC, comparando-as com a perda após a amniocentese na 16ª semana de gestação. Dois estudos randomizados não observaram diferença significativa na perda fetal entre os dois grupo (Lippman, 1992; Smidt-Jensen e cols., 1992), enquanto outro demonstrou risco de perda maior após BVC (MRC, 1991). A explicação para esses resultados é que os centros que tinham experiência com os dois procedimentos não observaram diferenças entre os dois métodos, enquanto o MRC "trial" (Medical Research Council European Trial) incluiu a participação de vários centros com pouca experiência na realização da BVC, o que pode ter contribuído para a alta taxa de perda fetal após esse exame. Levando-se em consideração todos os aspectos técnicos, os estudos consideram que, para os centros onde os examinadores são experientes na BVC, o risco do procedimento é em torno de 1%. Cada centro deve determinar sua perda.

Comparações entre a biópsia de vilo coriônico e a amniocentese precoce (menos que 14 semanas) (Nicolaides e cols., 1994) mostraram que esta última apresenta maior falha de cultura, incidência de pés tortos congênitos (Philip e cols., 2004) e maior taxa de perdas fetais. Ainda está sob investigação se a amniocentese precoce, quando realizada por meio da placenta ou utilizando-se a amniofiltração, apresenta maior segurança que a BVC.

Além do risco de perda fetal inerente ao método, outras complicações também estão relacionadas à BVC, tais como mosaicismo placentário, contaminação do material por células maternas e redução de membros (Chueh e cols., 1995).

MOSAICISMO PLACENTÁRIO

O mosaicismo cromossômico é definido como a presença de duas ou mais linhagens de células com constituições cromossômicas diferentes no mesmo indivíduo, resultante de uma mutação que ocorre durante o desenvolvimento embrionário. Na maioria das vezes, todos os tecidos fetais apresentam a "dupla linhagem", incompatível com a vida (mosaicismo total); no entanto, em algumas ocasiões, a "dupla linhagem" pode ser parcial, ocorrendo somente em tecidos específicos, e a existência de uma linhagem normal na maioria dos tecidos explica a sobrevivência desses fetos. Dois tipos são bem documentados: mosaicismo verdadeiro (MV) e mosaicismo confinado à placenta (MCP). A freqüência de MCP varia de 1 a 2% e de MV é de 0,19%, sendo necessário, portanto, sempre confirmar este diagnóstico por amniocentese ou cordocentese.

REDUÇÃO DE MEMBROS

A partir de 1991, várias publicações relataram a associação de amputação transversa de membros, micrognatia e microglossia com BVC realizada com menos de 10 semanas de gestação. Esses estudos também demonstraram que os tipos de defeito são compatíveis com o padrão do desenvolvimento dos membros, que está praticamente completo na 10ª semana de gestação, e existe correlação positiva entre a precocidade da realização do procedimento e a gravidade do defeito (Firth e cols., 1994). A amputação do membro inteiro foi observada mais freqüentemente nos procedimentos realizados com oito semanas de gestação, enquanto o comprometimento de falanges foi mais freqüente nos procedimentos realizados com 10 semanas.

Em 1992, a Organização Mundial da Saúde iniciou registro internacional dos defeitos de membros após a BVC, constatando que durante 1992 a 1994 houve 77 crianças ou fetos com defeitos de membros, em um total de 138.996 gestações submetidas à BVC. A análise desses resultados não demonstrou diferença significativa na incidência de defeitos de membros no grupo estudado, quando comparado à da população geral. Os resultados também não demonstraram correlação entre a idade gestacional do procedimento e a gravidade do defeito. No entanto, essas conclusões são criticadas por alguns autores (Froster e Jackson, 1996), pois sabe-se que muitos centros não relatam seus casos de defeitos de membros. Além disso, para determinar a existência de correlação *biológica entre* anomalias de membros e BVC precoce, é necessário estudo prospectivo com determinação adequada da idade gestacional, por meio da ultra-sonografia transvaginal, com avaliação de todos os fetos e recém-nascidos, e com a inclusão também das mortes fetais nas estimativas.

Enquanto houver controvérsias em relação aos riscos de redução de membros após a BVC, é recomendado que esse procedimento seja realizado após a 10ª semana de gestação, quando embriologicamente os membros já estão formados.

Os mecanismos sugeridos pelos quais a BVC pode levar à redução de membros incluem: hipoperfusão, embolização ou liberação de substâncias vasoativas e redução do fluxo uteroplacentário, todos relacionados ao traumatismo mecânico. Também são etiologias aventadas: rotura da bolsa amniótica, com conseqüente oligoidrâmnio, aprisionamento do membro no espaço extracelômico e tromboembolismo originado de vasos placentários lesados (Scott, 1991).

CONCLUSÃO

A biópsia de vilo coriônico é procedimento eficiente na busca de diagnóstico pré-natal precoce de anomalias cromossômicas e doenças gênicas com risco semelhante ao da amniocentese realizada na 16ª semana de gestação, quando realizado por profissionais experientes com a técnica. Deve ser realizada em idade gestacional maior ou igual a 11 semanas para não aumentar os riscos de redução de membros. Efeitos adversos relacionados ao crescimento e ao desenvolvimento fetal e neonatal não foram observados após a realização da biópsia de vilo coriônico. Os índices de falha laboratorial e de precisão diagnóstica desse método são comparáveis aos obtidos pela amniocentese. Portanto, a biópsia de vilo coriônico é técnica diagnóstica que apresenta resultados semelhantes aos da amniocentese (no segundo trimestre), com a vantagem de poder ser realizada em fase precoce da gestação.

Referências Bibliográficas

• BOEHM, F.H. & cols. – Chorionic villus sampling: quality control – a continuous improvement model. *Am. J. Obstet. Gynecol.*, 168:1766, 1993. • BRAMBATI. B. – Chorionic villus sampling. *Curr. Opin. Obstet. Gynecol.*, 7:109, 1995. • BRAMBATI, B. & cols. – Genetic diagnosis by chorionic villus sampling before 8 gestational weeks: efficiency, reliability, and risks on 317 completed pregnancies. *Prenat. Diagn.*, 12:789, 1992. • BRAMBATI, B. & cols. – Randomized clinical trial of transabdominal versus transcervical chorionic villus sampling methods. *Prenat. Diagn.*, 11:285, 1991. • BRAMBATI, B. & cols. – Transabdominal and transcervical chorionic villus sampling: efficiency and risk evaluation of 2,411 cases. *Am. J. Med. Genet.*, 35:160, 1990. • BYRNE, D. & cols. – Randomized study of early amniocentesis versus chorionic villus sampling: atechonical cytogenetic comparison of 650 patients. *Ultrasound Obstet. Gynecol.*, 1:235, 1991. • Canadian Collaborative CVS-Amniocentesis Clinical Trial Group – Multicentre randomised clinical trial of chorion villus sampling and amniocentesis. *Lancet*, 1:1, 1989. • CAUGHEY, A.B. & cols. – CVS versus amniocentesis loss rate: has the gap narrowed? *Am. J. Obstet. Gynecol.*, 1(Suppl. 6):1, 2003. • CHUEH, J.T. & cols. – Comparison of transcervical and transabdominal chorionic villus sampling loss rates in nine thousand cases from a single center. *Am. J. Obstet. Gynecol.*, 173:1277, 1995. • DESNICK, R.J. & cols. – First-trimester biochemical and molecular diagnosis using chorionic villi: high accuracy in the U.S. collaborative study. *Prenat. Diagn.*, 12:357, 1992. • EVANS, M.I. & JOHNSON, M.P. – Chorionic villus sampling. In: Evans, M.I. *Reproductive Risks and Prenatal Diagnosis.* Norwaik, Connecticut. Appleton & Lange, 1992, p. 175. • FIRTH, H.V. & cols. – Analysis of limb reduction defects in babies exposed to chorionic villus sampling. *Lancet*, 343:1069, 1994. • FROSTER, U.G. & JACKSON, L. – Limb defects and chorionic villus sampling: results from an international registry, 1992-1994. *Lancet*, 347:489, 1996. • GOSDEN, C.M. – First-trimester fetal karyotyping: CVS or early amniocentesis? *Ultrasound Obstet. Gynecol.*, 1:233, 1993. • HOD, M. & cols. – Prenatal diagnosis of fetal chromosomal anomalies: current opinion on amniocentesis versus chorionic villus sampling. *Isr. J. Med. Sci.*, 30:714, 1994. • HOLZGREVE, W. & cols. – "Late CVS" international compilation of data from 24 centers. *Prenat. Diagn.*, 10:159, 1990. • ISADA, N.B. & cols. – Technical aspects of transcervical chorionic villus sampling. *Fetal Diagn. Ther.*, 9:19, 1994. • JACKSON, L.G. – Fetal genetic diagnosis by chorionic villus sampling. *Sem. Perinatol.*, 15:43, 1991. • JACKSON, L.G. & cols. – & US National Institute of Child Health and Human Development Chorionic-Villus Sampling and Amniocentesis Study Group – A randomized comparison of transcervical and transabdominal chorionic villus sampling. *N. Engl. J. Med.*, 327:594, 1992. • LIPPMAN, A. & cols. & Canadian Collaborative CVS-Amniocentesis Clinical Trial Group – Canadian multicentre randomized clinical trial of chorion villus sampling and amniocentesis: final report. *Prenat. Diagn.*, 12:385, 1992. • LIPSON, A.H. – Transverse limb deficiency, oromandibular limb hypogenesis sequences, and chorionic villus biopsy; human and animal experimental evidence for uterini vascular pathogenesis (Letter). *Am. J. Med. Genet.*, 47:1141, 1993. • MAHONEY, M.J. for the USNICHD Collaborative CVS Study Group – Limb abnormalities and chorionic villus sampling. *Lancet*, 337:1422, 1991. • MINELLI, A. & cols. – Prenatal diagnosis of metabolic diseases on chorionic villi obtained before the ninth week of pregnancy. *Prenat. Diagn.*, 12:959, 1992. • MRC Working Party on the Evaluation of Chorionic Villus Sampling –

Medical Research Council European trial of chorionic villus sampling. *Lancet*, 337:1491, 1991. • NICOLAIDES, K. & cols. – Comparison of chorionic villus sampling and anmiocentesis for fetal karyotyping at 10-13 weeks' gestation. *Lancet*, 344:435, 1994. • PHILIP, J. & cols. – The NICHD EATA Trial Group – Late first-i prenatal diagnosis: results of an international randomized trial. *Obstet. Gynecol.*, 103:1164, 2004. • RAO, P.N. & cols. – Rapid detection of aneuploidy in uncultured chorionic villus cells sing fluorescence *in situ* hybridization. *Prenat. Diagn.*, 13:233, 1993. • Report of National Institute of Child Health and Human Development Workshop on chorionic villus sampling and limb and other defects, October 20, 1992. *Am. J. Obstet. Gynecol.*, 169:1, 1993. • SALES, V.C. & cols. – Biópsia de vilo coriônico (BVC): casos realizados no HC-FMUSP no ano de 1994. Anais da III Jornada Paulista de Obstretícia e Ginecologia – SOGESP, p. 72, 1995. • SCOTT, R. – Limb abnormalities after chorionic villus sampling. *Lancet*, 337:1038, 1991. • SILVER, R.K. & cols. – An evaluation of the chorionic villus sampling learning curve. *Am. J. Obstet. Gynecol.*, 163:917, 1990. • SILVERMAN, N.S. & cols. – Incidence of bacteremia associated with chorionic villus sampling. *Obstet. Gynecol.*, 84:1021, 1994. • SIMONI, G. & cols. – Efficient direct chromosome analyses and enzyme determinations from chorionic villi samples m the first trimester of pregnancy. *Hum. Genet.*, 63:349, 1983. • SMIDT-JENSEN, S. & cols. – Randomised comparison of amniocentesis and transabdominal and transcervical chorionic villus sampling. *Lancet*, 340:1237, 1992. • WANG, B.B. & cols. – Mosaicism in chorionic villus sampling: an analysis of incidence and chromossomes involved in 2612 consecutive cases. *Prenat. Diagn.*, 13:179, 1993. • WILSON, R.D. & cols. – Chorionic villus sampling: analysis of fetal losses to delivery, placenta pathology, and cervical microbiology. *Prenat. Diagn.*, 11:539, 1991. • YOUNG, S.R. & cols. – Singie center comparison of results of 1000 prenatal diagnosis with chorionic villus sampling and 1000 diagnosis with amniocentesis. *Am. J. Obstet. Gynecol.*, 165:255, 1991.

117 Ecocardiografia Fetal

Lilian M. Lopes
Marcelo Zugaib

INTRODUÇÃO

O seguimento pré-natal representa um momento muito importante para o diagnóstico e o tratamento das enfermidades materno-fetais preexistentes e das intercorrências próprias da gestação. Mesmo nas gestações de baixo risco, o diagnóstico de cardiopatia fetal deve ser lembrado, considerando-se que ela se situa entre as malformações que mais freqüentemente acometem o feto, ocorrendo em aproximadamente 8 em cada 1.000 nascidos vivos (Alan e cols., 1985). As primeiras documentações ecocardiográficas de patologias do coração fetal datam da década de 1980 e rapidamente se tornou claro que o espectro das doenças detectadas em vida fetal difere daquele encontrado nos recém-nascidos, sendo, de maneira geral, pior o prognóstico da cardiopatia com diagnóstico pré-natal (Alan e cols., 1984 e 1993; Araujo e cols., 1989; Gembruch e cols., 1997; Kleinman e cols., 1980).

Diante deste quadro, podemos considerar que o diagnóstico pré-natal da cardiopatia fetal é de grande importância, visto que possibilita um melhor acompanhamento dessa gravidez e estimativa de riscos materno-fetais, permitindo, dessa maneira, o planejamento do parto do feto cardiopata em Centro de Referência de Cardiologia e Cirurgia Cardíaca Infantil, aumentando as chances de sobrevida do recém-nascido.

DEFINIÇÃO DA ECOCARDIOGRAFIA FETAL EM NÍVEIS DE COMPLEXIDADE

A ecocardiografia fetal é o estudo anatômico e funcional do coração fetal e divide-se em nível I e nível II. A *ecocardiografia fetal de nível I* tem como objetivo o reconhecimento da normalidade cardíaca e o rastreamento básico das cardiopatias por meio da obtenção de três cortes básicos do coração fetal durante a realização do ultra-som morfológico (Gomez e Copel, 1993). A *ecocardiografia fetal de nível II*, ou seja, a ecocardiografia fetal propriamente dita, consiste em exame especializado que utiliza todas as modalidades de ultra-som e todos os planos de cortes existentes para a análise cardíaca. Realizado por cardiologista treinado em ecocardiografia pediátrica e fetal, tem como objetivo a definição da anatomia pela obtenção de imagens bidimensionais de alta resolução, assim a análise hemodinâmica e funcional pelo modo-M, Doppler pulsátil, contínuo e mapeamento de fluxo em cores (Meyer e cols., 1990).

QUEM DEVE REALIZAR

- Ecocardiografia fetal de nível I: todos os profissionais da área de imagem, que trabalham com ultra-sonografia obstétrica.
- Ecocardiografia fetal de nível II: cardiologistas especializados em ecocardiografia pediátrica e fetal.

EQUIPAMENTO

- Ecocardiografia de nível I: qualquer equipamento que realize ultra-sonografia obstétrica é capaz de mostrar os cortes básicos do coração fetal, isto é, a posição de quatro câmaras e as vias de saída dos ventrículos.
- Ecocardiografia fetal de nível II: equipamento de ecocardiografia que disponha de boa imagem bidimensional, modo-M, Doppler pulsátil, contínuo e mapeamento de fluxo em cores.

RASTREAMENTO EM NÍVEL I

O conceito do rastreamento ou "screening" das cardiopatias congênitas na população de *baixo risco* tem ganhado força nos últimos anos, principalmente pelo fato de que a maioria dos defeitos cardíacos congênitos não é detectada antes do nascimento. Desde que o rastreamento cardíaco foi pela primeira vez, sugerido pelo grupo francês do professor Fermont em 1985, por meio de método simplificado usando a posição de quatro câmaras, a avaliação do coração fetal pelo ultra-som obstétrico de rotina tem sido recomendada na prática clínica.

Países como França e Inglaterra foram os grandes pioneiros na implantação de programas nacionais de treinamento em rastreamento (Kleinman e cols., 1980; Alan e cols., 1985). Esses programas ganharam impulso e difundiram-se mundialmente quando trabalhos de literatura começaram a apontar para a baixa sensibilidade do ultra-som em detectar defeitos cardíacos (entre 24 e 48%), e grande número de exames morfológicos de fetos dados como "normal" acabava em recém-nascidos cianóticos, cirurgia cardíaca de emergência ou óbito. Tiveram como objetivo treinar o ultra-sonografista/radiologista a inserir em seu exame obstétrico morfológico as posições de quatro câmaras, saída de aorta e de artéria pulmonar. Dessa maneira, aumentou para praticamente 100% o rastreamento das anomalias consideradas críticas, que são aquelas cujo diagnóstico pré-natal pode ser salvador ao dar oportunidade à gestante a programar o parto de maneira tranqüila em hospital especializado em cardiologia e cirurgia cardíaca infantil. Levando-se em consideração as dificuldades econômicas do nosso país, o diagnóstico precoce tem papel ainda mais importante se considerarmos as poucas opções de tratamento, o número reduzido de vagas em hospitais especializados que não conseguem absorver a demanda e a distância e dificuldade de transporte a esses centros.

Achiron e cols. (1992) compararam, prospectivamente, a sensibilidade do ultra-som obstétrico em detectar anomalias cardíacas quando apenas a posição de quatro câmaras foi analisada e acrescentando-se a análise de saída de aorta e de artéria pulmonar dos ventrículos. Os resultados mostraram que a posição de quatro câmaras tem sensibilidade de apenas 48%, isto é, 52% de cardiopatias complexas não são diagnosticadas quando apenas essa posição é analisada. Sabe-se que a posição de quatro câmaras pode ser normal e não diagnosticar cardiopatias do tipo transposição das grandes artérias, tronco arterioso, tetralogia de Fallot, comunicação interventricular perimembranosa e coartação grave. O mesmo trabalho mostrou que, ao se adicionar a análise das vias de saída dos ventrículos (cortes de saída de aorta e saída de artéria pulmonar), a sensibilidade aumentou para 78%. Concluímos, portanto, que o rastreamento adequado das cardiopatias congênitas somente será realizado ao se utilizar dentro da ultra-sonografia obstétrica os cortes de quatro câmaras associados aos de saída de aorta e de artéria pulmonar (Achiron e cols., 1992; Fermont e cols., 1986; Sharland e Alan, 1992; Wigton e cols., 1993).

Em 16 anos diante do serviço de Cardiologia Fetal da Clínica Obstétrica do Hospital das Clínicas da Universidade de São Paulo, tivemos 830 fetos portadores de cardiopatia congênita, com 48% dos casos diagnosticados em gestações de baixo risco para cardiopatia fetal e rastreados pelo ultra-som obstétrico. Esta porcentagem vem aumentando progressivamente à medida que mais ultra-sonografistas adquirem experiência no rastreamento correto do coração fetal.

PLANOS DE CORTE

Posição de quatro câmaras – analisar a presença das quatro cavidades cardíacas, átrio direito e esquerdo, ventrículo direito e esquerdo. Elas deverão ter dimensões e espessura proporcionais (Fig. VI-105).

Posição de saída de aorta ou eixo longo – analisar a aorta emergindo do ventrículo esquerdo. Essa posição pode ser comparada a um pé de bailarina para facilitar a memorização, em que a sapatilha representa o ventrículo esquerdo, e o tornozelo, a aorta (Fig. VI-106).

Posição de saída de artéria pulmonar ou eixo curto – essa posição pode ser comparada a uma margarida, em que o miolo representaria a aorta em corte transversal, que é o centro do corte e a artéria pulmonar ao lado, vista longitudinalmente (Fig. VI-107).

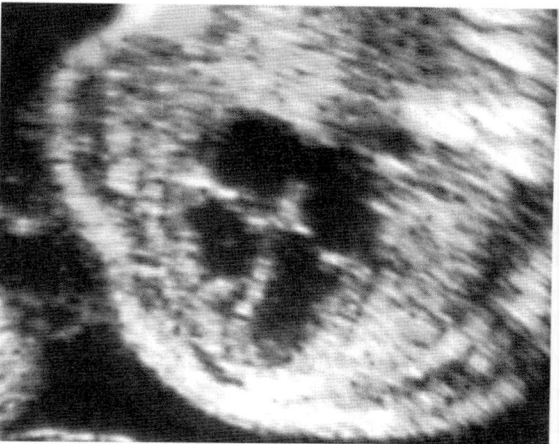

Figura VI-105 – Posição da quatro câmaras.

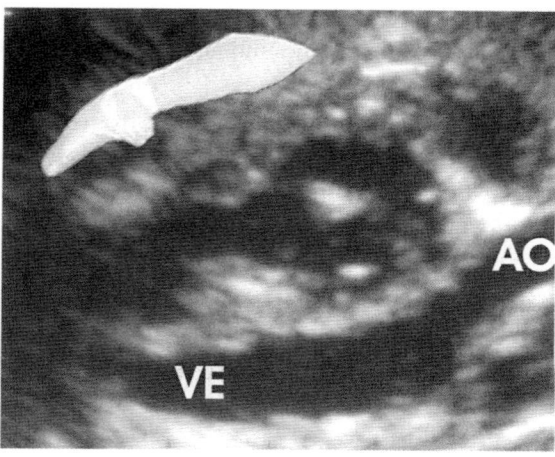

Figura VI-106 – Posição da saída da aorta ou "pé de bailarina".

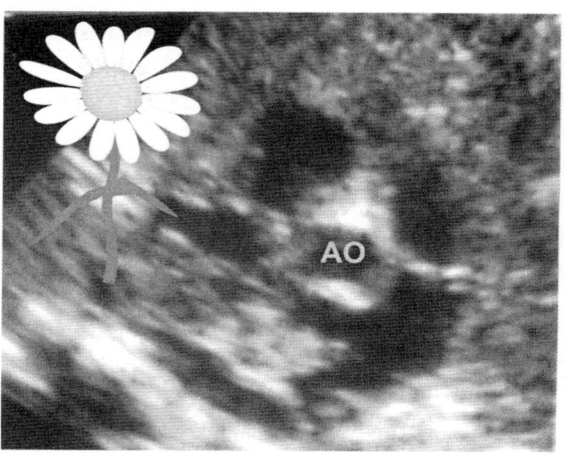

Figura VI-107 – Posição da saída da artéria pulmonar ou "margarida".

INDICAÇÕES ABSOLUTAS PARA A ECOCARDIOGRAFIA FETAL EM NÍVEL II – GESTAÇÃO DE ALTO RISCO PARA CARDIOPATIA FETAL

As indicações para a ecocardiografia fetal estão intimamente relacionadas com o reconhecimento de possíveis fatores etiológicos e grupos de risco. Sabendo-se que o risco da cardiopatia na população de baixo risco é em torno de 1%, define-se como população de *alto risco* as gestantes que apresentam risco maior que 1% e pertençam a um desses três grupos:

- **Fatores de risco maternos**
  - Doença materna metabólica: diabetes, fenilcetonúria.
  - Exposição materna a substâncias cardioteratogênicos: álcool, antiepilépticos, lítio, vitamina A.
  - Infecção: rubéola, citomegalovírus, vírus Coxsackie.
  - Exposição à radiação ionizante.
- **Fatores de risco fetais**
  - Suspeita de cardiopatia pelo ultra-som obstétrico.
  - Presença de distúrbios do ritmo cardíaco.
  - Hidropisia fetal não-imune.
  - Malformações extracardíacas com associação aumentada com cardiopatia.
  - Anomalia cromossômica/cariótipo fetal alterado.
  - Gestação gemelar monozigótica.
- **Fatores de risco familiares**
  - História familiar de cardiopatia congênita.
  - Filho ou feto previamente afetado por cardiopata.
  - História familiar de herança monogênica/síndromes mendelianas.
- **Recusa de procedimento diagnóstico invasivo para cariótipo fetal em casos de idade materna avançada, teste de rastreamento bioquímico alterado, translucência nucal aumentada e risco familiar de doença genética.**

INDICAÇÕES RELATIVAS PARA A ECOCARDIOGRAFIA FETAL EM NÍVEL II – GESTAÇÃO DE MÉDIO E BAIXO RISCO PARA CARDIOPATIA FETAL

Analisando as indicações formais para ecocardiografia fetal, notamos que, exceto quando há evidência de alteração fetal ou doença materna, muitos fatores de risco para cardiopatia fetal podem estar presentes em gestantes de baixo risco, tornando a anamnese de extrema importância nesses casos.

Consideramos indicações relativas para a ecocardiografia fetal situações em gestação de baixo risco emque existe possibilidade aumentada para a cardiopatia fetal, porém dados de literatura ainda são inconsistentes em definir sua real incidência.

"GOLF BALL" OU FOCO ECOGÊNICO EM VENTRÍCULO

O foco ecogênico intracardíaco foi descrito por Schechter e cols. em 1987. Com o passar dos anos, sua presença nos laudos ultra-sonográficos tornou-se bastante comum, pois a melhora do nível de resolução dos aparelhos de ultra-som tem permitido que se observe, com freqüência crescente, esses pequenos focos ecogênicos chamados de "golf ball". Essa estrutura é identificada na posição de quatro câmaras, geralmente dentro do ventrículo esquerdo, tratando-se, portanto, de ecogenicidade aumentada do músculo papilar da valva mitral, decorrente de sua mineralização (Fig. VI-108).

Do ponto de vista clínico, o foco ecogênico não é estrutura extra, nem considerado defeito cardíaco e não causa nenhuma alteração hemodinâmica no sistema cardiovascular fetal. Após o nascimento, com o desenvolvimento do coração, essas microcalcificações perdem-se na musculatura cardíaca, não sendo mais visíveis após alguns meses.

Embora por muitos anos os focos ecogênicos intracardíacos foram identificados como variante do normal, estudos posteriores levantaram a questão de sua associação com a síndrome de Down e outras trissomias (Achiron e cols., 1997;

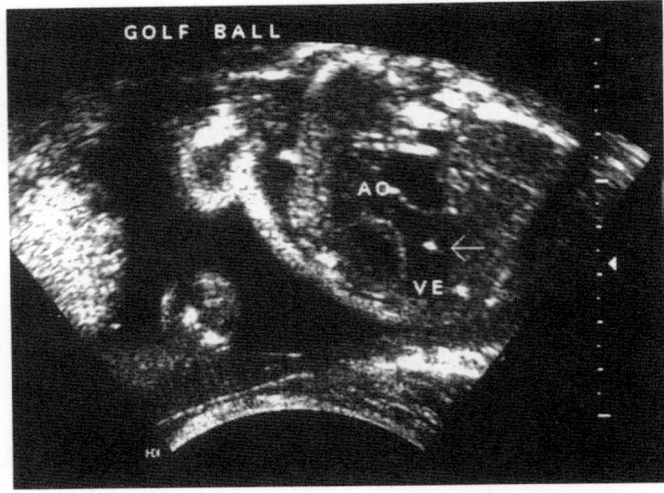

Figura VI-108 – Foco ecogênico em ventrículo esquerdo ou "golf ball" (seta) em posição de saída de aorta.

Bromley e cols., 1995; Petrikovsky e cols., 1996; Simpson e cols., 1996). Roberts e Genest (1992) encontraram microcalcificações do músculo papilar em 2% de fetos normais, em 15% com trissomia do 21 e 85% com aneuploidia. Sepulveda e Romero (1998), enfatizaram que a prevalência de "golf ball" é maior em fetos com anomalias cromossômicas que em fetos com cromossomicos normais.

O tema ainda é controverso. Atualmente, deparamos com um dilema sobre o que fazer após a identificação do "golf ball". Em relação às dúvidas mais comuns, devem ser lembrados:

- Independente da faixa etária e do risco da paciente, é consenso que o foco ecogênico deva sempre ser citado no laudo quando presente em exame de ultra-som.
- A interpretação de laudo ultra-sonográfico que cita o "golf ball" deve levar em consideração se a gestação é de alto risco. Em gestações de baixo risco, o foco ecogênico isolado deve ser entendido como variante do normal, visto que 5% dos fetos normais o apresentam.
- O "golf ball" nem sempre é indicação de procedimento invasivo para análise de cariótipo. Segundo Achiron, não há risco aumentado para trissomias em gestantes de baixo risco (abaixo de 35 anos), cujo feto apresentou "golf ball" como achado isolado, sem nenhuma outra alteração na morfologia fetal, garantida pelo ultra-som morfológico associado à ecocardiografia fetal.
- O estudo invasivo para análise de cariótipo deve ser indicado em situações de alto risco, como idade materna acima de 35 anos, translucência nucal aumentada, ou quando houver outras malformações ou marcadores presentes.
- Nesses casos, a ecocardiografia fetal está indicada para se pesquisar lesões cardíacas características de trissomias, garantindo assim a normalidade do coração. Embora muitos acreditem que a ecocardiografia só deveria ser indicada nos casos em que o ultra-som deixasse dúvidas quanto à integridade cardíaca, como cardiologista e com base em dados recentes de literatura afirmo que o ultra-som morfológico não pode dar garantias quanto à ausência de pequena comunicação interventricular ou pequeno defeito de septo atrioventricular, tão comuns na síndrome de Down. Garne e cols. (2001) coordenaram estudo multicêntrico europeu mostrando que a média de detecção de cardiopatias pela ultra-sonografia foi em torno de 25%, o que é muito baixo, principalmente para defeitos pequenos.

- O resultado da ecocardiografia fetal apresenta impacto significativo no aconselhamento e conduta clínica. Nos casos de achado isolado em gestantes de baixo risco, o resultado normal é fundamental para se devolver a tranqüilidade aos pais. Nos casos de alto risco, a ausência de cardiopatia diminui o risco para trissomias em no mínimo 50%, uma vez que a cardiopatia está presente em 50% dos recém-nascidos com trissomia do 21, 90% com trissomia do 13, 99% com trissomia do 18 e 35% com síndrome de Turner.

GESTANTES EXPOSTAS A ANTIINFLAMATÓRIOS DO GRUPO DOS DICLOFENACOS

O ducto arterioso ou canal arterial fetal desenvolve-se no período embrionário e, histologicamente, sua parede é composta de fibras musculares lisas que contribuem para seu fechamento após o nascimento. Em recém-nascido normal, ocorre contração dessas fibras musculares lisas com fechamento funcional do ducto após 12 horas de nascimento, em resposta ao aumento da tensão de oxigênio conseqüente à respiração. Ao redor de 2-3 semanas de vida, em torno de 60% dos ductos tornam-se fibrosos, sem "shunt" residual.

A patência do canal é mantida durante a gestação por dois fatores: 1. prostaglandinas circulantes produzidas principalmente pela placenta; 2. baixa tensão de oxigênio do sangue fetal. Essa patência permite que a maior parte do débito cardíaco do ventrículo direito desvie do pulmão em direção à aorta descendente (60%), sendo que apenas 25% do débito cardíaco entra na circulação pulmonar.

O canal arterial é amplamente aberto e tem a maior velocidade de fluxo de todo o sistema cardiovascular fetal, em torno de 60 ± 20cm/s ao redor de 18 semanas, subindo para 120 ± 30cm/s no termo. O fluxo diastólico está sempre presente no canal normal, com média de velocidade de pico de 5 ± 3cm/s ao redor de 18 semanas, subindo para 18 ± 7cm/s no termo. Existe ampla variação nos valores absolutos entre fetos e no mesmo feto em diferentes idades gestacionais, sabendo-se que valores até acima de 2m/s podem ser encontrados no final da gestação. A velocidade de pico também é influenciada durante a inspiração ou fase de sono fetal.

Sabidamente, alguns teratogênicos causam alteração no mecanismo de fechamento do canal, como infecção por rubéola, exposição materna a anfetaminas, anticonvulsivantes do grupo das hidantoínas, excesso de álcool ou indometacina. Pouco se fala sobre os agentes antiinflamatórios do grupo dos diclofenacos, que também têm ação inibidora na síntese das prostaglandinas, provocando seu fechamento ou constrição. Zenker e cols. (1998) relataram um caso de hipertensão pulmonar grave em recém-nascido causada por fechamento prematuro do canal arterial em conseqüência ao uso materno de diclofenaco. A hipertensão pulmonar primária resultante de aumento de fluxo pulmonar em vida fetal conseqüente ao fechamento do canal arterial já foi referida por outros autores (Adverse Drug Reactions, 1998).

O uso de diclofenaco durante a gestação poderá transformar uma gestação de baixo risco em alto risco. A bula dos diclofenacos faz o seguinte alerta: "somente seja empregado na gestação quando houver indicação formal e na menor posologia eficaz. Como outros inibidores das prostaglandinas sintetase, esta orientação aplica-se particularmente nos últimos meses de gestação pela possibilidade de ocorrer inércia uterina e/ou fechamento prematuro do canal arterial". Entretanto, temos documentado casos gravíssimos de insuficiência cardíaca fetal em decorrência de seu uso. Dos 16 casos de restrição de canal arterial fetal estudados, 4 foram decorrentes do uso de diclofenaco sódico, 3 por diclofenaco potássico, 2 por vasoconstritor nasal em altas doses, 2 por AAS, 1 por agente tóxico inalatório e em 4 casos não se identificou a causa medicamentosa (três malformados e um feto de diabética). Em todos os casos, o diclofenaco foi prescrito quando jamais poderia ter sido: no último trimestre da gestação (entre 29 e 38 semanas, mediana 34 semanas). Em um dos casos, o canal estava totalmente fechado e a repercussão fetal era significativa. Em outro, havia hidropisia. Em todos, uma dilatação grave de átrio e ventrículo direito, com insuficiência tricúspide importante. Alguns recém-nascidos apresentaram quadro de hipertensão pulmonar moderada a importante. As alterações anatômicas cardiológicas normalizaram-se apenas após 6 meses de vida, não tendo ocorrido nenhum óbito.

Diante da gravidade desses casos, acreditamos que os diclofenacos devem ser contra-indicados em qualquer período da gestação. É importante lembrar que a prescrição de tal droga deveria ser acompanhada de consentimento informado da gestante alertando-a para os riscos:

- Aos ultra-sonografistas: diante do aumento inexplicado de câmaras cardíacas direitas no feto e/ou sinais de insuficiência cardíaca grave, perguntar para a gestante se fez uso de antiinflamatórios do grupo dos diclofenacos.
- Aos obstetras, ortopedistas e clínicos: não prescrever diclofenacos jamais na gestação, particularmente no último trimestre.
- Caso a prescrição seja inevitável, monitorizar o fluxo do canal arterial por meio da ecocardiografia fetal, para que a droga seja suspensa ao menor sinal de restrição.

GESTAÇÕES RESULTANTES DE FERTILIZAÇÃO IN VITRO

Embora dados de literatura considerem os fetos concebidos por fertilização *in vitro* ou injeção intracitoplasmática de esperma de baixo risco, Hansen e cols. (2002), em recente publicação, afirmaram que o risco para malformações maiores nesse grupo foi duas vezes maior que no grupo concebido naturalmente. Nossos dados preliminares sugerem algum aumento de risco para cardiopatias congênitas nessa situação. Nos últimos dois anos, documentamos sete casos de anomalias cardíacas, sendo três casos em gestação única (comunicação interventricular n = 2, dupla via de saída de ventrículo direito tipo Fallot n = 1), dois casos em gestação gemelar (síndrome de hipoplasia de coração esquerdo n = 1 e estenose aórtica crítica n = 1) e dois casos em gestação trigemelar (síndrome de hipoplasia de coração esquerdo n = 1 e estenose aórtica crítica n = 1). A ecocardiografia fetal, portanto, deveria ser considerada neste "baixo risco".

CONCLUSÃO

Sabendo-se que a cardiopatia é a anomalia congênita grave mais comum, responsável por 20% da mortalidade infantil por doença congênita, torna-se necessário que rastreamento adequado por meio de ultra-som morfológico seja sempre realizado, uma vez que 90% dos casos de cardiopatia fetal ocorrem no grupo de baixo risco.

É assunto ainda em discussão a complementação do ultra-som morfológico pela ecocardiografia fetal para todas as gestantes de baixo risco. Os autores que defendem esta idéia argumentam que o nível de rastreamento de cardiopatias pelo ultra-som obstétrico em trabalho multicêntrico recentemente publicados é muito ruim, ao redor de 25%, ou seja, não se percebe a anomalia cardíaca em 75% dos casos (Garne e cols., 2001). Naturalmente, muito ainda há a ser feito em termos de programas efetivos de rastreamento para ultra-sonografistas para que esse nível de detecção melhore. Dessa forma acredito que campanhas de divulgação do rastreamento de cardiopatias por meio da inserção na rotina do ultra-som morfológico, não só da posição de quatro câmaras, como também das vias de saída com suas respectivas artérias (aorta e pulmonar), poderão efetivamente aumentar o número de diagnóstico de cardiopatias ainda em vida fetal e salvar muitas crianças.

Referências Bibliográficas

- ACHIRON, R. & cols. – Extended fetal echocardiographic examination for detecting cardiac malformation in low risk pregnancies. *BMJ*, **304**:671, 1992. • ACHIRON, R. & cols. – Prenatal ultrasonographic diagnosis of fetal heart achogenic foci: no correlation with Down syndrome. *Obstet. Gynecol.*, **89**:945, 1997. • Adverse Drug Reactions Advisory Committee Premature closure of the fetal ductus arteriosus after maternal use of nonsteroidal anti-inflamatory drugs. *MJA*, **169**:270, 1998. • ALLAN, L.D. & cols. – Echocardiographic and anatomical correlations in fetal congenital heart disease. *Br. Heart J.*, **52**:542, 1984. • ALLAN, L.D. & cols. – Spectrum of congenital heart disease detected echocardiographically in prenatal life. *Br. Heart J.*, **54**:523, 1985. • ALLAN, L.D. – Congenital heart disorder in fetus. *Fetal Med. Rev.*, **5**:39, 1993. • ARAUJO, L.M.L. & cols. – Reconhecimento das arritmias fetais pela ecodopplercardiografia. *J. Bras. Ginec.*, **99**:425, 1989. • BROMLEY, B. & cols. – Echogenic Intracardiac focus: a sonographic sign for fetal Down syndrome. *Obstet. Gynecol.*, **86**:998, 1995. • FERMONT, L. & cols. – A close collaboration between obstetricians and pediatric cardiologists allows antenatal detection of sever cardiac malformation by 2D echocardiography. In: Doyle, E.F. & cols. (eds.). *Pediatric Cardiology: Proceedings of the Second World Congress*. New York, Springer-Verlag, 1986, p. 34. • GARNE, E.; STOLL, C.; VLEMENTI, M. & EUROPEAN GROUP – Evaluation of prenatal diagnosis of congenital heart diseases by ultrasound: experience from 20 European registries. *Ultrasound Obstet. Gynecol.*, **17**:386, 2001. • GEMBRUCH, U. – Prenatal Diagnosis of congenital heart disease. *Prenatal Diagnosis*,; **17**:1283, 1997. • GOMEZ, K.J. & COPEL, J.A. – Ultrasound screening for fetal structural anomalies. *Obstet. Gynecol.*, **5**:204, 1993. • HANSEN, M. & cols. – The risk of major birth defects after intracytoplasmic sperm injection and in vitro fertilization. *N. Engl. J. Med.*, **346**:725, 2002. • KLEINMAN, C.S. & cols. – Echocardiographic studies of the human fetus prenatal diagnosis of congenital heart disease and cardiac dysrhythmias. *Pediatrics*, **65**:1059, 1980. • MEYER, R.A. & cols. – Guidelines for physician training in fetal echocardiography: recommendations of the Society of Pediatric Echocardiography Comitee on Physician Training. *J. Am. Soc. Echocard.*, **3**:1, 1990. • PETRIKOVSKY, B.; CHALLENGER, M. & GROSS, B. – Unusual appearances of echogenic foci within the fetal heart: are they benign? *Ultrasound Obstet. Gynecol.*, **8**:229, 1996. • ROBERTS, D.J. & GENEST, D. – Cardiac histologic pathology characteristic of trisomies 13 and 21. *Hum. Pathol.*, **23**:1130, 1992. • SCHECHTER, A.G. & cols. – In utero thickning of thechrodae tendinae. A cause of intracardiac echogenic foci. *J. Ultrasound. Med.*, **6**:691, 1987. • SEPULVEDA, W. & ROMERO, D. – Significance of echogenic foci in the fetak heart. *Ultrasound Obstet. Gynecol.*, **12**:445, 1998. • SHARLAND, G.K. & ALLAN, L. – Screening for congenital heart disease prenatally. Results of a 2 1/2-year study in the South East Thames Region. *Br. J. Obstet. Gynecol.*, **99**:220, 1992. • SIMPSON, J.M.; COOK, A. & SHARLAND, G. – The significance of echogenic foci in the fetal heart: a prospective study of 228 cases. *Ultrasound Obstet. Gynecol.*, **8**:225, 1996. • WIGTON, T.R. & cols. – Sonographic diagnosis of congenital heart disease: comparison between the four-chamber view and multiple cardiac views. *Obstet. Gynecol.*, **82**:219, 1993. • ZENKER, M. & cols. – Severe pulmonary hypertension in neonate caused by premature closure of the ductus arteriosus following maternal treatment with diclofenac: a case report. *J. Perinat. Méd.*, **26**:231, 1998.

118 Cordocentese

Mário Henrique Burlacchini de Carvalho
Marcelo Zugaib

A cordocentese é a punção por agulha do cordão umbilical. A primeira cordocentese foi realizada por fetoscopia na década de 1960; no entanto, essa técnica era associada com alta taxa de perda fetal (Weiner, 1998). Somente em 1983, Daffos e cols., descreveram a primeira cordocentese guiada por ultra-sonografia. O acesso ao cordão umbilical sob visão ultra-sonográfica reduziu significativamente os riscos relacionados ao procedimento e tornou o cordão umbilical uma importante via de investigação e terapêutica fetal.

TÉCNICA

Existem duas técnicas para a realização da cordocentese: a punção com mãos-livres ("free-hand") ou a técnica utilizando guia para a agulha (Weiner, 1987).

PUNÇÃO COM GUIA DE AGULHA

Consiste na utilização de um guia da agulha conectado ao transdutor do ultra-som. A punção com o guia é menos utilizada atualmente, e sua vantagem consiste na precisão com que o cordão umbilical é atingido. Sua principal desvantagem está na dificuldade de acompanhar a movimentação fetal que provoca alteração na localização do cordão umbilical, dificultando o reposicionamento da agulha, o que torna muitas vezes o procedimento impossível, com necessidade de nova punção.

PUNÇÃO COM MÃOS LIVRES

É a técnica mais utilizada atualmente. Nesta técnica, a ponta da agulha deve ser visibilizada durante seu trajeto pelo ultra-som, estando o transdutor na mão oposta do mesmo médico que realiza a punção ou de um assistente. Atingido o cordão, o operador segura a agulha e seu auxiliar aspira o sangue fetal, preferencialmente com seringas de 1ml (seringas maiores podem colabar a veia umbilical devido à pressão negativa).

A vantagem desta técnica consiste na flexibilidade de movimentação da agulha em busca do cordão umbilical, que se movimenta durante a punção.

Local de punção

A etapa mais importante do procedimento é a escolha adequada do local de punção (Daffos e cols., 1983). O local preferencial é a inserção da veia umbilical na placenta, por ser a porção menos móvel do cordão. Nas placentas anteriores, a punção é transplacentária, e a agulha penetra na veia umbilical através da placenta. Nas placentas posteriores, a punção é transamniótica. Nos casos em que há dificuldade de visibilização da inserção placentária, a punção pode ser feita em alça livre, sendo esta via mais difícil devido à grande mobilidade do cordão umbilical (Fig. VI-108a).

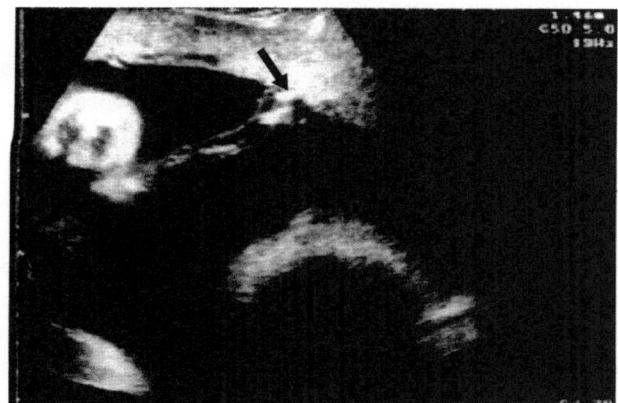

Figura VI-108a – Imagem de cordocentese em placenta anterior. Visibiliza-se ponta da agulha refringente no interior do cordão umbilical. Punção na inserção placentária.

Sítios de coleta do sangue fetal raramente utilizados, reservados para os casos em que não há boa visibilização do cordão umbilical (por exemplo, anidrâmnio, idades gestacionais abaixo de 20 semanas), são:

a) porção intra-hepática da veia umbilical;
b) punção intracardíaca.

Assepsia, antibioticoterapia e sedação

A cordocentese pode ser realizada em ambulatório ou em ambiente cirúrgico. Alguns centros preferem a utilização de campos cirúrgicos estéreis, luvas, gorros e máscaras, mesmo ambulatorialmente.

É consenso que antes do procedimento deve ser feita antissepsia do local a ser puncionado (abdome materno) com solução de clorexedina ou povidina. Devem ser utilizadas luvas estéreis nas mãos dos operadores e o transdutor também deve ser protegido com material estéril (luva, preservativo ou plástico estéril). Antes da punção, realiza-se anestesia local com lidocaína a 1% da pele até o peritônio. Não há necessidade de antibioticoprofilaxia para os procedimentos diagnósticos.

A agulha utilizada para punção é do tipo espinhal 20 ou 22 gauge, com 8 ou 12cm de comprimento.

A certeza da pureza do sangue fetal deve ser confirmada pela realização do hemograma fetal, para avaliação do volume corpuscular médio da hemácia e pelo teste de Kleihauer-Betke. Após a coleta do sangue fetal, pode-se verificar a origem do sangue por meio da injeção de solução salina pela agulha. Caso o direcionamento do fluxo seja para o feto, o sangue é fetal (Pedreira e Haiek, 1997).

COMPLICAÇÕES

As principais complicações da cordocentese incluem bradicardia fetal, parto prematuro, rotura prematura das membranas, corioamnionite, trombose do cordão umbilical, hemorragias do cordão e hemorragia feto-materna.

A bradicardia é a principal complicação, sendo mais comum quando a artéria umbilical é puncionada (Weiner e Okamura, 1996). Fetos hipoxêmicos também apresentam maior risco para bradicardia fetal secundária à cordocentese (Rizzo e cols., 1996). A taxa de perda fetal pós-cordocentese é difícil de ser avaliada, uma vez que a maioria dos fetos submetidos a esse procedimento apresentam risco de óbito espontâneo elevado pela própria doença de base. A taxa de perda varia de 0,2 a 5%, na dependência da técnica utilizada, do intervalo de tempo considerado entre a punção e o óbito e do tipo de patologia fetal envolvida (Orlandi e cols., 1990; Daffos e cols., 1991; Weiner e Okamura, 1996).

A experiência do operador também é fator importante para a diminuição dos riscos relacionados à cordocentese, sendo necessário pelo menos 50 procedimentos para o operador adquirir maior habilidade (Ville e cols., 1995).

Alguns fatores são considerados como de risco para a cordocentese:

a) punção da artéria umbilical;
b) hipoxemia fetal;
c) técnica utilizada (mãos livres ou com guia de agulha);
d) idade gestacional menor que 20 semanas;
e) número de punções;
f) duração do procedimento;
g) experiência do operador;
h) punção da veia intra-hepática ou intracardíaca.

INDICAÇÕES

A principal indicação para a cordocentese é o cariótipo fetal rápido por malformação fetal à ultra-sonografia. Outras indicações comuns, também, são avaliação hematológica fetal e pesquisa de infecção fetal.

CARIÓTIPO FETAL

As malformações diagnosticadas à ultra-sonografia no segundo trimestre ainda são as principais indicações para o cariótipo em sangue fetal obtido por cordocentese e tem a vantagem de ser realizado, rapidamente, com o resultado podendo ser dado em dois a cinco dias (Taillemite e cols., 1985). A cordocentese também está indicada para a confirmação do mosaicismo no líquido amniótico ou nas falha de cultura do líquido amniótico (Shalev e cols., 1994).

A cordocentese é procedimento que apresenta risco fetal pouco maior que a biópsia de vilo coriônico e a amniocentese e realizado já em período mais tardio na gestação. Para a realização da cordecentese é necessário operador experiente e tempo de treinamento maior que para amniocentese. O risco de perda fetal, relacionado ao procedimento, é de 1 a 2% acima do risco de perda espontânea, relacionado à idade gestacional (Daffos e cols., 1985; Shulman e Elias, 1990).

ANÁLISE DE DNA

A análise de DNA fetal em sangue é indicação rara para cordocentese, uma vez que essa avaliação pode ser obtida a partir do líquido amniótico ou vilo coriônico. O diagnóstico de coagulopatias, homoglobinopatias, distúrbios imunológicos congênitos não requerem mais a análise do sangue fetal, conhecendo o caso-índice na família. Quando não há história familiar evidente, o estudo do sangue fetal pode ser necessário.

ANEMIA FETAL

A análise da hemoglobina fetal em casos de isoimunização Rh é a segunda indicação mais comum para a cordocentese, representando 23% das indicações de cordocentese (Ludomirsky, 1993). A utilização da densidade óptica do líquido amniótico para avaliação do grau de hemólise fetal e conseqüente anemia fetal não se mostrou eficaz no segundo trimestre da gravidez, não havendo boa correlação entre o hematócrito fetal e a densidade óptica (Nicolaides e cols., 1986). Atualmente, o acompanhamento é feito preferencialmente pela ultra-sonografia e dopplervelocimetria da artéria cerebral média, e quando há suspeita de anemia fetal é indicada a cordocentese para a avaliação do hematócrito e programação das transfusões intra-útero para a correção dos níveis de hemoglobina no feto.

A tipagem do sangue fetal também pode ser feita nesse momento, evitando até futuras intervenções em fetos Rh negativo.

TROMBOCITOPENIA FETAL

Gestantes com púrpura trombocitopênica idiopática (PTI) apresentam risco de aproximadamente 15% de nascimento de filho com níveis de plaquetas significativamente baixos. Nos fetos com trombocitopenia, o parto é, preferencialmente, a cesariana (Moise e cols., 1988; Scioscia e cols., 1988). Gestantes com PTI podem ser submetidas a cordocentese no termo para a avaliação dos níveis de plaquetas fetais. Não está esclarecido se fetos com trombocitopenia se beneficiam da cesariana para a redução da hemorragia intraventricular. No entanto a contagem de plaquetas menor ou igual a 50.000 é indicação para o parto cesário, na maioria dos serviços.

Nos casos de trombocitopenia aloimune, em geral, os níveis de plaquetas fetais são mais reduzidos, necessitando de terapêutica materna com gamaglobulina (Bussel e cols., 1988; Lynch e cols., 1992). Outra opção terapêutica é a transfusão intra-uterina seriada de plaquetas.

A cordocentese em fetos com trombocitopenia apresenta riscos maiores, podendo até ser necessário transfusão de plaquetas no momento da cordocentese (Paidas e cols., 1995).

INFECÇÕES

A avaliação das infecções fetais é a terceira principal indicação de cordocentese (8% dos casos). O diagnóstico de infecção fetal pela rubéola, toxoplasmose, citomegalovírus, parvovírus B19 e varicela foram inicialmente feitos por cordocentese. A identificação do agente infeccioso no sangue fetal ou líquido amniótico é o principal método de confirmação da infecção fetal. No entanto, o tempo longo para a obtenção da cultura e do resultado torna esse método mais ineficiente.

No sangue obtido por cordocentese, é possível avaliar as sorologias específicas para determinada infecção, assim com sinais indiretos, tais como trombocitopenia, eritroblastose, leucocitose, eosinofilia, elevação da gamaglutamiltransferase, desidrogenase láctica, interferon e IgM total (Raymond e cols., 1990; Lebon e cols., 1992). Os anticorpos específicos para determinada infecção dependem da idade gestacional da avaliação e do tipo de infecção. Em relação à rubéola, quase todos os fetos infectados produzem anticorpos IgM específicos após 22 semanas de gestação (Daffos e cols., 1984). Nos casos de toxoplasmose, quando avaliados entre 24 e 29 semanas, apenas 15% produzem IgM específica (Daffos e cols., 1988). A cordocentese para o diagnóstico da toxoplasmose está, atualmente, quase em desuso devido ao surgimento do PCR para o parasita no líquido amniótico.

O citomegalovírus também apresenta facilidade diagnóstica por PCR no líquido amniótico. O diagnóstico da parvovirose deve ser preferencialmente feito pelo sangue fetal, inclusive com avaliação do grau de anemia fetal e estudo dos precursores eritropoéticos (Glonig e cols., 1990).

OUTROS

A administração de drogas na circulação fetal por meio da cordocentese limita-se, praticamente, à infusão de curare nos procedimentos como transfusão intra-uterina e derivações fetais, com o objetivo de imobilizar o feto.

A cordocentese também pode ser útil na avaliação dos hormônios fetais na suspeita de hipo ou hipertireoidismo. O tratamento do hipotireoidismo fetal, em geral, é feito com a administração de tiroxina no líquido amniótico e nos casos de hipertereoidismo o tratamento é medicamentoso feito na mãe.

Referências Bibliográficas

- BUSSEL, J.; BERKOWITZ, R.L. & McFARLAND, J.G. – Antenatal treatment of neonatal alloimmune thrombocytopenia. *N. Engl. J. Med.*, 319:1374, 1988. • DAFFOS, F.; CAPELLA-PAVLOVSKY, M. & FORESTIER, F. – A new procedure for fetal blood sampling in utero: preliminary results of 53 cases. *Am. J. Obstet. Gynecol.*, 146:985, 1983. • DAFFOS, F.; FORESTIER, F. & GRANGEOT-KEROS, L. – Prenatal diagnosis of congenital rubella. *Lancet*, 2:1, 1984. • DAFFOS, F.; CAPPELA-PAVLOVSKY, M. & FORESTIER, F. – Fetal blood sampling during pregnancy with the use of needle guided by ultrasound: a study of 606 consecutive cases. *Am. J. Obstet. Gynecol.*, 153:655, 1985. • DAFFOS, F.; FORESTIER, F. & CAPPELLA-PAVLOVSKY, M. – Prenatal management of 746 pregnancies at risk for congenital toxoplasmosis. *N. Engl. J. Med.*, 3:271, 1988. • DAFFOS, F. – Cordocentesis. In: Harrison, M.R.; Golbus, M.S. & Filly, R.A. *The Unborn Patient: Prenatal Diagnosis and Treatment* 2nd ed., Philadelphia, W.B. Saunders, 1991, p. 75. • GLONING, K.P.; SCHRAMM, T. & BRUSIS, E. – Successful intrauterine treatment of fetal hydrops caused by parvavirus B19 infection. *Behring Inst. Mitt.*, 85:79, 1990. • LEBON, P. & cols. – Prenatal diagnosis with repetitive in situ hybridization pobes. *Am. J. Med. Genet.*, 43:848, 1992. • LYNCH, L.; BUSSEL, J.B. & McFARLAND, J.G. – Antenatal treatment of alloimmune thrombocytopenia. *Obstet. Gynecol.*, 80:67, 1992. • LUDOMIRSKY, A. – Intrauterine fetal blood sampling – a multicenter registry; evaluation of 7462 procedures between 1987-1991. *Am. J. Obstet. Gynecol.*, 168:318, 1993. • MOISE, K.J.; CARPENTER, R.J. & COTTON, D.B. – Percutaneous umbilical cord blood sampling in the evaluation of fetal platelet counts in pregnant patients with autoimmune thrombocytopenic purpura. *Obstet. Gynecol.*, 72:346,1988. • NICOLAIDES, K.H.; RODECK, C.H. & MIBASHAN, R.S. – Have Liley charts outlived their usefulness? *Am. J. Obstet. Gynecol.*, 155:90, 1986. • ORLANDI, F. & cols. – The risks of early cordocentesis(12-21 weeks): Analysis of 500 procedures. *Prenat. Diagn.*, 10:425, 1990. • PAIDAS, M.J. & cols. – Alloimune trombocytopenia: Fetal and neonatal losses related to cordocentesis. *Am. J. Obstet. Gynecol.*, 172:472, 1995. • PEDREIRA, D.A.L. & HAIEK, D.B. – Cordocentese. In: Zugaib, M. & cols. *Medicina Fetal.* 2ª ed., São Paulo, Atheneu, 1997, p. 461. • RAYMOND, J. & cols. – Presence of gamma interferon in human acute and congenital toxoplasmosis. *J. Clin. Microbiol.*, 28:1434, 1990. • RIZZO, G.; CAPPONI, A. & RINALDO, D. – Release of vasoactive agents during cordocentesis: differences between normally-grown and growth restrict fetuses. *Am. J. Obstet. Gynecol.,* 175:563, 1996. • SHULMAN, L.P. & ELIAS, S. – Percutaneous umbilical blood sampling, fetal skin sampling, and fetal liver biopsy. *Semin. Perinatol.*, 14:456, 1990. • SCIOSCIA, A.L.; GRANNUM, P.A.T. & COPEL, J.A. – The use of percutaneous umbilical blood sampling in immune thrombocytopenic purpura. *Am. J. Obstet. Gynecol.*, 159:1066, 1988. • SHALEV, E.; ZALEL, Y. & WEINER, E. – The role of cordocentesis in assessment of mosaicism found in amniotic fluid cell culture. *Acta Obstet. Gynecol. Scand.*, 73:119, 1994. • TAILLEMITE, J.L.; DAFFOS, F. & JOYCE, N. – Fetal karyotyping on fetal blood obtained from the umbilical vein using ultrasoun. *J. Gynecol. Obstet. Biol. Reprod.*, 14:315, 1985. • VILLE, Y. & cols. – Development of a training model for ultrasound-guided invasive procedures in fetal medicine. *Ultrasound Obstet. Gynecol.*, 180:3, 1995. • WEINER, C. – Cordocentesis for diagnositic indications: two years of experience. *Obstet. Gynecol.*, 70:664, 1987. • WEINER, C. & OKAMURA, K. – Diagnostic fetal blood sampling – technique related losses. *Fetal Diagn. Ther.*, 11:169, 1996. • WEINER, C. – Cordocentesis: technique. In: Kurjak, A. *Textbook of Perinatal Medicine.* London, The Parthenon Publishing Group, 1998, p. 1061.

119 Embrioscopia e Fetoscopia

Adolfo W. Liso
Victor Bunduki

INTRODUÇÃO

A embriofetoscopia surgiu (1960) como técnica diagnóstica para a visualização direta da superfície fetal por meio de sistemas ópticos para diagnosticar malformações em fases precoces da gestação. Mais tarde passou a ser também empregada para guiar procedimentos invasivos (coleta de sangue fetal e biópsia de tecidos fetais). Entretanto, devido às limitações dos sistemas ópticos utilizados e ao calibre dos instrumentos, estava associada a altas taxas de perda gestacional e era procedimento pouco realizado. Além disso, o aprimoramento dos equipamentos para exame ultra-sonográfico permitiu que procedimentos antes realizados sob orientação endoscópica passassem a ser guiados pela ultra-sonografia. Nos últimos 15 anos, o desenvolvimento de novos materiais e equipamentos menos invasivos fizeram ressurgir a fetoscopia no campo do diagnóstico e tratamento fetal minimamente invasivos. Atualmente, sua principal indicação é no tratamento dos casos graves de síndrome da transfusão feto-fetal e outras complicações peculiares das gestações monocoriônicas. Pesquisas têm explorado também a aplicabilidade das cirurgias endoscópicas intra-uterinas para a correção de defeitos estruturais fetais.

EQUIPAMENTO E TÉCNICA

O sistema óptico mais empregado atualmente é igual ao da cistoscopia pediátrica com diâmetro de 1,9mm. Entretanto, já existem sistemas em que a transmissão da luz e da imagem se dá através de fibras ópticas, com redução do diâmetro para até 1mm. Os sistemas de fibra óptica podem ser construídos de forma curva sem prejuízo significativo da qualidade de transmissão da luz. O alcance é fundamental nos fetoscópios, pois as dificuldades técnicas desses procedimentos incluem parede abdominal espessa e/ou cavidade amniótica com poliidrâmnio acentuado. Habitualmente, o comprimento destes instrumentos é de 25cm ou mais e o ângulo de visão de 0°. São também necessários fonte de luz fria e câmera de vídeo, os quais, quando acoplados ao fetoscópio, permitem a exibição das imagens em monitor de vídeo convencional.

A embrioscopia é realizada habitualmente entre 9 e 11 semanas de gestação, quando o aspecto externo do embrião já está definido, e previamente à fusão do âmnio com o córion. Inicialmente, foi utilizada a via transcervical (Westin, 1954), e depois desenvolvida a técnica transabdominal na qual a introdução do fetoscópio através da parede abdominal materna é guiada pelo ultra-som (Ville e cols., 1996). A observação direta da superfície fetal é possível introduzindo-se o sistema óptico através do córion até atingir a cavidade celômica extra-embrionária sem, contudo, romper a membrana amniótica.

Após a 12ª semana, o procedimento é habitualmente denominado fetoscopia e envolve a introdução do sistema óptico até o interior da cavidade amniótica. O procedimento deve ser precedido de ultra-sonografia para a escolha do melhor ponto de entrada no abdome materno. O trajeto ideal deve evitar a placenta e partes fetais (Ville e cols., 1995).

Após assepsia e anestesia local que interessa as paredes abdominal e uterina, pratica-se incisão mínima puntiforme da pele com bisturi no local escolhido para punção. Guiada por ultra-som, introduz-se a cânula munida de trocarte com ponta. Quando a placenta anterior extensa dificulta o procedimento, a cânula pode ser inserida pelas porções fúndica ou laterais tomando-se cuidado de evitar alças intestinais e vasos uterinos (Ville e cols., 1995). Outros centros realizam, nessas situações, laparotomia para exposição e introdução da cânula diretamente na parede uterina (Harrison e cols., 1998). Alcançada a cavidade amniótica, retira-se o trocarte e introduz-se o fetoscópio na cânula.

A cânulas utilizadas apresentam diâmetros que podem atingir até 5mm, necessários para a introdução de outros instrumentos tais como fibras de laser, pinças, fórcipe e tesouras, além da instalação do sistema de irrigação com solução salina fisiológica ou de Hartmann aquecida para melhorar o campo visual que muitas vezes é prejudicado pelo aspecto turvo do líquido amniótico (Fig. VI-109).

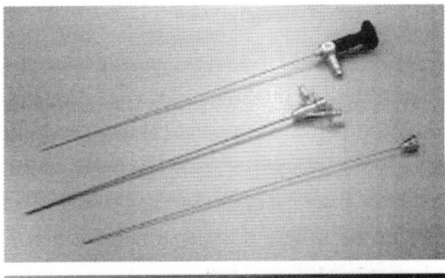
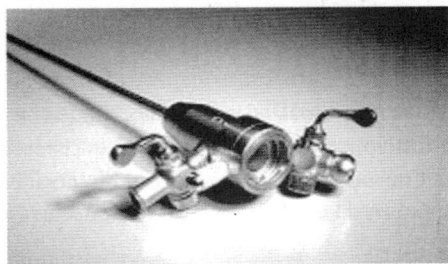

Figura VI-109 – Instrumentos para fetoscopia. Imagem à esquerda, de cima para baixo: fetoscópio de 1,9mm, cânula de 3mm com canais adicionais e trocarte com ponta. Imagem à direita: detalhe da cânula com porta para a introdução do fetoscópio (a) e acessos laterais para o sistema de irrigação (b) e fibra de laser (c).

APLICAÇÕES

DIAGNÓSTICO DE MALFORMAÇÃO ESTRUTURAL FETAL

Por permitir inspeção direta da superfície e estruturas fetais, a embriofetoscopia é útil como adjunto diagnóstico da ultra-sonografia quando existe forte suspeição de malformação fetal e que não pode ser comprovada de forma definitiva pela ultra-sonografia em fases precoces da gestação.

As malformações que podem ser identificadas incluem aquelas que acometem a face, o tubo neural e as extremidades.

Dentre os diagnósticos já descritos na literatura podemos citar: encefalocele, meningomielocele, polidactilia, fenda facial e fenda palatina posterior (Ville, 1997).

COLETA DE MATERIAL FETAL

A fetoscopia foi utilizada no passado para guiar procedimentos invasivos tais como: cordocentese, transfusão sanguínea intra-útero e biópsia de vilosidades coriônicas. Além de dirigir a biópsia de tecidos fetais como pele, músculo e fígado (Rodeck e cols., 1982), estabelece o diagnóstico pré-natal de uma série de condições tais como pterígio múltiplo e distrofia muscular de Duchenne (Evans e cols., 1991).

Com o aprimoramento técnico e tecnológico, esses procedimentos deixaram de ser realizados sob visualização fetoscópica e passaram a ser realizados sob orientação ultra-sonográfica.

CIRURGIA FETAL

Inovações nos sistemas ópticos, aliadas ao desenvolvimento de novos instrumentos, permitiram grande avanço nas técnicas de cirurgia endoscópica. Devido ao seu caráter minimamente invasivo, foram propostas como alternativa a histerotomia, contribuindo para a redução significativa de complicações. Ressalte-se que a maioria das cirurgias fetais endoscópicas ainda carece de comprovação definitiva quanto às suas vantagens e resultados perinatais. Dentre as diversas situações em que se desenvolvem as pesquisas atuais, vale citar:

Hérnia diafragmática – é possível dirigir o fetoscópio para o interior da orofaringe fetal e identificar as cordas vocais para ali instalar balão de oclusão traqueal (Harrison e cols., 2001). Estudo prospectivo randomizado está sendo conduzido para comparar essa forma de terapia com o tratamento pós-natal convencional.

Uropatia obstrutiva baixa – a fetoscopia tem sido proposta para casos (diagnosticados precocemente) que cursam com bexiga fetal permanentemente distendida, cariótipo normal, ausência de outras anomalias associadas e rins com potencial recuperação funcional. O objetivo é realizar cistoscopia fetal intra-uterina que auxilia no diagnóstico diferencial entre atresia/hipoplasia uretral e válvula de uretra posterior (Quintero e cols., 1995).

Alguns relatos de tratamento cirúrgico endoscópico para teratoma sacrococcígeo fetal e meningomielocele também podem ser encontrados na literatura, porém os resultados são ainda desanimadores (Paek e cols., 2001; Bruner e cols., 1999).

LISE DE BANDA AMNIÓTICA

A síndrome da banda amniótica ocorre quando há rotura da membrana amniótica com cório intacto, podendo levar à constrição de partes fetais que se projetam através do defeito na membrana ou induzir malformações graves (amputação e/ou deformidade de extremidades, defeitos craniofaciais, do tubo neural ou das paredes torácica e abdominal). O diagnóstico ultra-sonográfico precoce permite realizar a lise da membrana nas regiões em que ocorre a constrição de estruturas fetais, restabelecendo, dessa forma, o fluxo sangüíneo às porções distais (Quintero e cols., 1997). O procedimento está somente indicado quando se descartou a presença de outras malformações incompatíveis com a vida.

COMPLICAÇÕES EM GESTAÇÕES GEMELARES MONOCORIÔNICAS

Provavelmente, a indicação mais freqüente de fetoscopia intervencionista nos dias atuais é para o manejo e tratamento das complicações peculiares das gestações gemelares monocoriônicas:

Ligadura do cordão umbilical – ocorrendo óbito intra-útero de um dos fetos em gêmeos monocoriônicos, o feto sobrevivente apresenta risco de 20 a 25% de óbito ou lesão do sistema nervoso central secundário ao desvio de seu sangue através de anastomoses vasculares placentárias para o território de baixa pressão do feto que morreu. Nos casos que apresentam risco iminente de óbito de um dos gêmeos, como na falência cardíaca com hidropisia secundária, propõem-se a fetoscopia para a interrupção do fluxo sangüíneo no cordão umbilical do feto em risco iminente. Isto pode ser feito por meio da ligadura cirúrgica seletiva do cordão umbilical ou da coagulação com laser ou bisturi bipolar (McCurdy e cols., 1993; Hecher e cols., 1997; Deprest e cols., 1999) (Fig. VI-110).

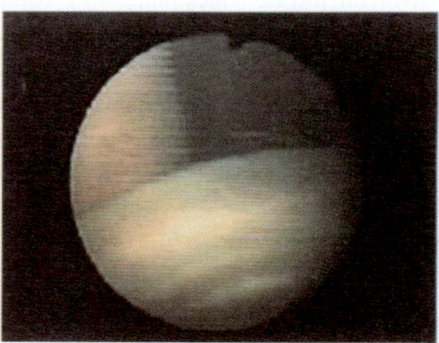

Figura VI-110 – Imagem fetoscópica do cordão umbilical.

Gestação gemelar com feto acárdico – o feto acárdico apresenta múltiplas malformações e recebe suprimento sangüíneo graças ao fluxo retrógrado proveniente de anastomose arterio-arterial com o território circulatório do feto normal. O feto doador pode apresentar insuficiência cardíaca por sobrecarga funcional e obituar em 50 a 75% das ocasiões. Quando se evidencia presença de fluxo sangüíneo no feto acárdico e está indicada a interrupção seletiva, podem ser empregadas as mesmas técnicas de ligadura do cordão já mencionadas (Quintero e cols., 1994).

Coagulação a laser dos vasos placentários na síndrome da transfusão feto-fetal – recentemente, foi introduzido o tratamento por meio da coagulação a laser das anastomoses vasculares orientado por fetoscopia (De Lia e cols., 1990). O laser empregado é o Nd:Yag ("neodymium:yttrium-aluminium-garnett") e uma fibra de 400-600µm é inserida no canal adicional da cânula que também alberga o fetoscópio. Dessa forma, é possível visualizar os vasos da placa coriônica que atravessam a membrana interamniótica e direcionar o feixe de laser para aqueles que serão coagulados (Fig. VI-111).

A taxa relatada de sobrevida fetal após tratamento com coagulação a laser varia de 55-68%, com morbidade neurológica associada de aproximadamente 5% (Ville e cols., 1995 e 1998; De Lia e cols., 1999). Dois estudos prospectivos randomizados estão em andamento para comparar casos tratados com amniodrenagem seriada e coagulação a laser.

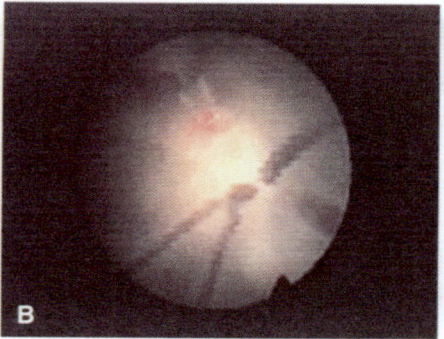
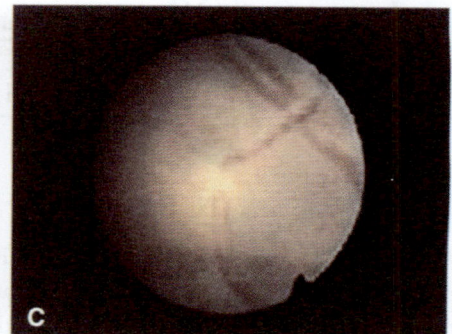

Figura VI-111 – Imagens fetoscópicas. A) Veia percorrendo a superfície da placa coriônica e atravessando a membrana interamniótica. B) Campo visual incluindo a ponta da fibra de laser e feixe sendo disparado sobre o vaso na placa coriônica. C) Aspecto esbranquiçado de segmento do vaso após coagulação com Nd:Yag laser.

COMPLICAÇÕES

Os principais riscos secundários à embriofetoscopia incluem a perda gestacional completa em até 7% dos casos quando o procedimento é realizado nas fases precoces da gestação e a rotura prematura das membranas ovulares e trabalho de parto pré-termo, quando o procedimento é realizado durante o segundo trimestre da gestação.

A rotura prematura iatrogênica das membranas ovulares é a principal complicação da fetoscopia. Nas casuísticas de tratamento para síndrome da transfusão feto-fetal, ela ocorre ao redor de 10% (Ville e cols., 1998), já nos casos de fetoscopia para ligadura do cordão umbilical em gestações gemelares com feto acárdico, essa complicação ocorreu em até 47% dos casos tratados (Deprest e cols., 1998). A disparidade entre esses números está provavelmente relacionada a múltiplos parâmetros, tais como número de cânulas empregado e seu calibre, tempo operatório e grau de manipulação, complexidade do tratamento proposto, volume de líquido infundido e presença de contrações uterinas. Diversas pesquisas têm sido conduzidas para tentar reparar o defeito iatrogênico da membrana amniótica; uma das linhas de pesquisa envolve o estudo da aplicação de colas sintéticas nesses locais.

A hemorragia da parede uterina no local de punção é outra complicação descrita e, nesses casos, o sangue pode tanto extravasar para o interior da cavidade abdominal materna levando a quadros de hipovolemia significativa com necessidade transfusional (Ville e cols., 1996), como para o interior da cavidade amniótica, prejudicando o campo visual durante os procedimentos fetoscópicos.

Deve-se, ainda, considerar a possibilidade de ocorrer quaisquer das complicações relacionadas a procedimentos invasivos, tais como infecção intra-amniótica, descolamento prematuro da placenta e formação de bandas amnióticas. O risco teórico para embolia amniótica existe; entretanto, nenhum caso foi descrito na literatura.

CONCLUSÃO

Devido ao seu caráter invasivo e complexo, a fetoscopia tem aplicabilidade restrita nos dias atuais, sendo empregada mais comumente para o tratamento de gestações gemelares monocoriônicas e suas complicações específicas em centros de referência de Medicina Fetal. Diversos estudos têm explorado também a utilização de técnicas endoscópicas em cirurgias intra-uterinas de correção de defeito estrutural fetal e espera-se para o futuro um maior refinamento dos instrumentos utilizados, melhor compreensão da fisiopatologia de algumas doenças fetais para assim desenvolver novas técnicas e estratégias de tratamento, com redução das principais complicações (rotura iatrogênica de membranas ovulares e o trabalho de parto).

Referências Bibliográficas

• BRUNER, J.P. & cols. – Endoscopic coverage of fetal myelomeningocele in utero. *Am. J. Obstet. Gynecol.*, **180**:153, 1999. • De LIA, J.E.; CRUIKSHANK, D.P. & KEYE, W.R. – Fetoscopic Neodymium:YAG laser occlusion of placental vessels in severe twin-twin transfusion syndrome. *Obstet. Gynecol.*, **75**:1046, 1990. • De LIA, J.E.; KUHLMANN, R.S. & LOPEZ, K.P. – Treating previable twin-twin transfusion syndrome with fetoscopic laser surgery: outcomes following the learning curve. *J. Perinat. Med.*, **27**:61, 1999. • DEPREST, J.A. & cols. – Fetoscopic cord ligation. *Eur. J. Obstet. Gynecol. Reprod. Biol.*, **81**:157, 1998. • DEPREST, J. & cols. – Bipolar cord coagulation of the umbilical cord in complicated monochorionic twin pregnancy. *Am. J. Obstet. Gynecol.*, **180**(Suppl.):S180, 1999. • EVANS, M.I. & cols. – In utero fetal muscle biopsy for the diagnosis of Duchenne muscular dystrophy. *Am. J. Obstet. Gynecol.*, **165**:728, 1991. • HARRISON, M.R. & cols. – Correction of congenital diaphragmatic hernia in utero IX: fetuses with poor prognosis (liver herniation and low lung-to-head ratio) can be saved by fetoscopic temporary tracheal occlusion. *J. Pediatr. Surg.*, **33**:1017, 1998. • HARRISON, M.R. & cols. – Fetoscopic temporary tracheal occlusion by means of detachable balloon for congenital diaphragmatic hernia. *Am. J. Obstet. Gynecol.*, **185**:730, 2001. • HECHER, K.; HACKELOËR, B.J. & VILLE, Y. – Umbilical cord coagulation by operative microendoscopy at 16 weeks gestation in an acardiac twin. *Ultrasound Obstet. Gynecol.*, **10**:130, 1997. • McCURDY, C.M.; CHILDERS, J.M. & SEEDS, J.W. – Ligation of the umbilical cord of an acardiac-acephalus twin with an endoscopic intrauterine technique. *Obstet. Gynecol.*, **82**:708, 1993. • PAEK, B.W. & cols. – Radiofrequency ablation of human fetal sacrococcygeal teratoma. *Am. J. Obstet. Gynecol.*, **184**:503, 2001. • QUINTERO, R.A. & cols. – Brief report: Umbilical cord ligation to an acardiac twin by fetoscopy at 19 weeks of gestation. *N. Engl. J. Med.*, **330**:469, 1994. • QUINTERO, R.A. & cols. – Percutaneous fetal cystoscopy and endoscopic fulguration of posterior urethral valves. *Am. J. Obstet. Gynecol.*, **172**:206, 1995. • QUINTERO, R.A. & cols. – In utero percutaneous cystoscopy in the management of fetal lower obstructive uropathy. *Lancet.*, **346**:327, 1995. • QUINTERO, R.A. & cols. – In utero lysis of amniotic bands. *Ultrasound Obstet. Gynecol.*, **10**:316, 1997. • RODECK, C.H. & cols. – Fetal liver biopsy for prenatal diagnosis of ornithine carbamyl transferase deficiency. *Lancet*, **2**:297, 1982. • VILLE, Y. & cols. – Preliminary experience with endoscopic laser surgery for severe twin twin transfusion syndrome. *N. Engl. J. Med.*, **332**:224, 1995. • VILLE, Y. & cols. – Transabdominal fetoscopy in fetal anomalies diagnosed by ultrasound in the first trimester of pregnancy. *Ultrasound Obstet. Gynecol.*, **8**:11, 1996. • VILLE, Y. – Diagnostic embryoscopy and fetoscopy in the first trimester of pregnancy. *Prenat. Diag.*, **17**:1237, 1997. • VILLE, Y. & cols. – Endoscopic laser coagulation in the management of severe twin transfusion syndrome. *Br. J. Obstet. Gynaecol.*, **105**:446, 1998. • WESTIN, B. – Hysteroscopy in early pregnancy. *Lancet*, **2**:872, 1954.

120 Dosagens Hormonais

Nilton H. Takiuti

INTRODUÇÃO

A gravidez normal passa por diversas modificações locais e sistêmicas para permitir o crescimento adequado, desenvolvimento e amadurecimento fetal e também garantir trabalho de parto, parto e puerpério seguros para a mãe, por meio do aumento de volemia e da capacidade de controlar sangramento após a dequitação. Os mecanismos fisiológicos dessas modificações não estão totalmente esclarecidos. Provavelmente, muitas delas ocorrem por influência direta ou indireta dos hormônios produzidos pela placenta, âmnio, cório e decídua. Assim, entender alguns pontos da fisiologia endócrina da gravidez normal permite perceber a importância das dosagens hormonais na gestação para o rastreamento e diagnóstico de patologias clínicas e obstétricas que possam interferir no desenvolvimento normal do concepto.

GONADOTROFINA CORIÔNICA HUMANA

A gonadotrofina coriônica humana (hCG) é uma glicoproteína produzida pelo sinciciotrofoblasto em fases iniciais da gestação. Ela é utilizada para diagnosticar laboratorialmente a gravidez. Seus níveis séricos aumentam progressivamente até atingir um valor máximo entre 8 e 10 semanas de gravidez. Após esse período, seus níveis diminuem e atingem um platô com 18-20 semanas de gestação com valores menores (Cole e cols., 1991 e 1993; Lee e cols., 1997).

Em fases iniciais de gestação normal, os níveis de hCG aumentam rapidamente, permitindo avaliar a evolução favorável ou não dessa gestação, antes até da avaliação ultra-sonográfica. Assim, o aumento abaixo do esperado pode corresponder à gestação que vai evoluir para abortamento ou então a uma prenhez ectópica. Aumento acima do esperado pode corresponder à moléstia trofoblástica gestacional.

A concentração de hCG dobra a cada 48 horas na gestação inicial normal. Quando ocorre aumento da concentração de hCG menor que 66% em 48 horas antes da sexta semana de gestação, podemos suspeitar de duas possibilidades: abortamento ou prenhez ectópica (Kadar, 1990; Kadar e Romero, 1987 e 1988; Romero e cols., 1986). O diagnóstico de prenhez ectópica é muito provável quando não se visualiza o saco gestacional na cavidade uterina associado à concentração sérica de hCG maior que 6.000UI/ml (Kadar e cols., 1981 e 1994).

A dosagem de hCG pode ser utilizada também para o rastreamento de algumas doenças durante a gravidez, tal como síndrome de Down, restrição do crescimento fetal (RCF) e pré-eclâmpsia.

Os níveis séricos maternos de hCG e do beta-hCG livre são significativamente maiores no segundo trimestre em gestantes com feto com síndrome de Down que em gestantes com feto normal. No primeiro trimestre, apenas o beta-hCG livre está aumentado.

A concentração materna sérica do hCG na RCF ainda é tema de controvérsias. No primeiro trimestre, gestantes que apresentam concentração sérica materna de hCG abaixo do décimo percentil têm risco maior de RCF (Haddad e cols., 1999). Inversamente no segundo trimestre, níveis mais elevados de hCG têm maior risco de RCF (Gonen e cols., 1992; Tanaka e cols., 1993; Muller e cols., 1996).

Muitos estudos revelam que gestantes no segundo trimestre que vão desenvolver pré-eclâmpsia apresentam maior concentração sérica de hCG que gestantes que permanecem normotensas (Muller e cols., 1996; Lambert-Messerlian e cols., 2000). No entanto, existem controvérsias se essa informação é válida tanto para nulíparas quanto para multíparas e se deve ou não ser incorporada à prática clínica do atendimento de uma gestante (Vaillant e cols., 1996).

Alguns trabalhos mostram hCG aumentada em gestantes que vão ter parto prematuro (Gonen e cols., 1992; Lieppman e cols., 1993; Onderoglu e Kabukçu, 1997). Concentração de hCG na secreção cervicovaginal maior que 50mUI/ml entre 24 e 28 semanas duplica o risco de a paciente ter parto prematuro antes de 34 semanas (Bernstein e cols., 2000).

A dosagem do hCG pode ser útil para o diagnóstico de prenhez ectópica e abortamento. No entanto, a dosagem isolada não mostrou ser útil para o rastreamento de patologias como síndrome de Down, pré-eclâmpsia e restrição do crescimento fetal (Reis e cols., 2002). A realização do triplo teste (beta-hCG, estriol e alfafetoproteína) melhora a capacidade de os testes detectarem a síndrome de Down em aproximadamente 60% e com um índice de resultado falso-positivo de aproximadamente 5% (Reis e cols., 2002). No entanto, não tem sido utilizado rotineiramente no acompanhamento pré-natal.

PAPP-A

PAPP-A é uma glicoproteína produzida pelo trofoblasto. Ela é detectada no soro materno com oito semanas de gestação e aumenta ao longo da gravidez (Gall e Halbert, 1972; Folkersen e cols., 1981).

A concentração sérica materna de PAPP-A entre 8 e 13 semanas de gestação está significantemente reduzida nos casos com síndrome de Down (Canick e cols., 1988). Comparando isoladamente com outros métodos de rastreamento de síndrome de Down no primeiro trimestre, a concentração sérica materna de PAPP-A é que apresenta os maiores índices de detecção (Haddow e cols., 1998). Isoladamente, esse método não é utilizado na prática clínica.

ALFAFETOPROTEÍNA

A alfafetoproteína (αFP) é uma glicoproteína produzida pelo saco vitelino e trato gastrintestinal fetal. Atinge os níveis séricos mais altos com 10-13 semanas de idade gestacional e após diminui até o termo. No entanto, os níveis séricos maternos de αFP atingem o pico com aproximadamente 32 semanas de gestação. Os níveis maternos de αFP estão significantemente elevados nos casos de espinha bífida aberta e anencefalia (Milunsky e cols., 1980; Wald e cols., 1977). Nos casos com síndrome de Down, a concentração sérica materna de αFP entre 15 e 20 semanas de gestação está diminuída (Merkatz e cols., 1984). No entanto, isoladamente, a dosagem de αFP não apresenta boa sensibilidade e especificidade para a utilização clínica rotineira para o rastreamento da síndrome de Down.

ESTRIOL

O estriol é produzido pela placenta após dessulfatação e aromatização do sulfato de 16-alfa-hidroxi-diidroepiandrosterona. Este último, na verdade, provém da hidroxilação pelo fígado fetal do sulfato de diidroepiandrosterona, que, por sua vez, é produzido pela adrenal fetal (Siiteri e MacDonald, 1966; Newby e cols., 2000). O estriol apresenta-se alterado na síndrome de Down (Newby e cols., 2000; Canick e cols., 1988; Crossley e cols., 1993), na restrição do crescimento fetal (Kowalczyk e cols., 1998; Yaron e cols., 1999; Aickin e cols., 1983) e no parto prematuro (Houlton e cols., 1982; Darne e cols., 1987; Heine e cols., 1999; McGregor e cols., 1995). Na *síndrome de Down*, o estriol encontra-se diminuído no sangue materno, na placenta e no líquido amniótico (Newby e cols., 2000; Canick e cols., 1988; Crossley e cols., 1993). Na restrição do crescimento fetal, as concentrações sérica e urinária maternas de estriol são a metade dos casos com feto crescendo adequadamente (Reynolds e cols., 1986; Aickin e cols., 1983). No parto prematuro, o estriol sérico materno e o estriol salivar estão aumentados (Houlton e cols., 1982; Darne e cols., 1987; McGregor e cols., 1995). Em concentração de estriol salivar maior que 2,1ng/ml entre 21 e 25 semanas, a gestante apresenta risco aumentado para parto prematuro (Heine e cols., 1999). Isoladamente, a dosagem de estriol não apresenta indicação para ser solicitada de rotina na assistência pré-natal.

INIBINAS

Inibinas são glicoproteínas produzidas por vários tecidos (decídua, membranas e feto), principalmente pela placenta (Petraglia e cols., 1987, 1990, 1991 e 1993; Minami e cols., 1992; Qu e Thomas, 1995). Normalmente, a concentração sérica materna aumenta durante a gestação até o termo (Muttukrishna e cols., 1995 e 1996). Possui a capacidade de inibir a secreção pituitária de FSH.

A inibina A está aumentada nos casos que o feto apresenta a síndrome de Down e nos casos que vão desenvolver pré-eclâmpsia. Na síndrome de Down, observa-se aumento na concentração sérica materna de inibina A no segundo trimestre de gravidez (Wallace e cols., 1996; D'Antona e cols., 1998). Na pré-eclâmpsia, o aumento de inibina A é anterior a sua manifestação clínica (Lambert-Messerlian e cols., 2000; King e cols., 1998; Muttukrishna e cols., 2000; Cuckle e cols., 1998; Aquilina e cols., 1999; Sebire e cols., 2000). No entanto, do ponto de vista prático, em nenhuma dessas patologias está indicada a solicitação rotineira da concentração de inibina A.

HORMÔNIO LACTOGÊNIO-PLACENTÁRIO

O hormônio lactogênio-placentário é um polipeptídeo produzido pela placenta. Os níveis séricos maternos estão correlacionados com o tamanho do feto (Markestad e cols., 1997). Assim, inicialmente, acreditava-se que poderia ser o marcador do crescimento fetal, facilitando o diagnóstico de crescimento fetal inadequado. Porém, o hormônio lactogênio-placentário somente se altera em fases tardias da gestação. No primeiro e segundo trimestres, ele não identifica os casos que evoluirão com restrição do crescimento fetal (Westergaard e cols., 1984; Lilford e cols., 1983; Gardner e cols., 1997; Pedersen e cols., 1995). Apresenta um efeito somatotrófico fraco sobre o feto e altera o metabolismo materno de carboidratos e lipídeos, aumentando a disponibilidade de energia para o feto (Walker e cols., 1991). No entanto, na prática clínica, não tem sido utilizado rotineiramente.

HORMÔNIO DO CRESCIMENTO

O hormônio do crescimento normalmente é produzido pela hipófise materna, mas durante a gestação, um hormônio do crescimento placentário é produzido pelo sinciciotrofoblasto (Scippo e cols., 1993), que tem ação no crescimento placentário. Apresenta ação indireta e discreta no crescimento fetal (Frankenne e cols., 1988). Nos casos de restrição do crescimento fetal, a concentração sérica e placentária do hormônio do crescimento é menor que nos casos de crescimento fetal adequado (McIntyre e cols., 2000). No entanto, não tem sido utilizado no rastreamento da restrição do crescimento fetal.

LEPTINA

Leptina é produzida pelo tecido adiposo e pela placenta (Hassink e cols., 1997), sugerindo ser um fator do crescimento para o feto. No cordão umbilical, pode-se identificar leptina com 18 semanas e aumento importante após a 34ª semana (Burdi e cols., 1985; Jaquet e cols., 1998), quando o feto acumula mais tecido adiposo. No entanto, não se observou correlação entre a concentração sérica de leptina materna e fetal (Geary e cols., 1999; Laml e cols., 2001), assim como no rastreamento da restrição do crescimento fetal (Schubring e cols., 1997; Tamura e cols., 1998; Papadopoulou e cols., 2000).

A leptina sérica materna está aumentada no terceiro trimestre de gestantes com pré-eclâmpsia (Vitoratos e cols., 2001; Teppa e cols., 2000), provavelmente por aumento da produção placentária (Mise e cols., 1998). Um outro estudo mostrou aumento precoce de leptina com 20 semanas de gestação, sugerindo ser marcador para a doença (Anim-Nyame e cols., 2000). A dosagem de leptina plasmática não tem sido utilizada rotineiramente para o rastreamento de pré-eclâmpsia.

HORMÔNIO LIBERADOR DA CORTICOTROFINA

Hormônio liberador da corticotrofina (CRH) é um neuropeptídeo que estimula a liberação do ACTH. Durante a gravidez, uma parte do CRH é produzida pela placenta, em quantidades crescentes e atingindo o pico ao redor do parto (Reis e cols., 1999; Chrousos, 1999). As gestantes que vão desenvolver pré-eclâmpsia ou com pré-eclâmpsia apresentam níveis séricos maternos maiores que as gestantes que se mantiveram apenas hipertensas (Leung e cols., 2000; Petraglia e cols., 1996).

O aumento na concentração de CRH sérica materna também pode ser observado em gestantes que vão ter parto prematuro (Warren e cols., 1992; Lockwood, 1995; Hobel e cols., 1999; Leung e cols., 1999; Berkowitz e cols., 1996). A dosagem de CRH não tem sido utilizada rotineiramente para o rastreamento de pré-eclâmpsia e parto prematuro.

TIROXINA, TRIIODOTIRONINA E TSH

A avaliação da função tireoidiana durante a gravidez é justificada pela repercussão neurointelectual da criança provocado pelo hipotireoidismo materno. Man e cols. (1991) e Pop e cols. (1999) observaram que a função tireoidiana deficiente no começo da gestação estava associado com a redução significante do coeficiente de inteligência (QI) da criança de 7 e 10 anos de idade. Isso também foi observado em gestantes com 32 semanas de gestação que possuíam o anticorpo antitireoperoxidase na circulação materna (Pop e cols., 1995). A incidência de TSH aumentado durante a gestação é em torno de 2,5%. A presença de anticorpo antitireoperoxidase é de aproximadamente 10%, sendo que 15% desses casos apresentam alguma alteração na função tireoidiana (Lazarus e cols., 1998).

A incidência de hipotireoidismo é de 2,5% (Klein e cols., 1991), porém, em áreas com deficiência de iodo, a incidência de anormalidades da tireóide é ainda maior. O hipotireoidismo subclínico é o aumento de TSH não associado com alteração nos níveis de T_4. A maioria dos estudos considera que o limite normal superior para TSH é 4,5mUI/l (Surks e cols., 2004). Mulheres que desejam engravidar devem ser investigadas para hipotireoidismo clínico e subclínico. Mulheres com hipotireoidismo usando tiroxina devem aumentar a dose do medicamento em 50-100mcg/dia no começo da gestação (Lazarus e cols., 2000).

A incidência de hipotireoidismo subclínico é de aproximadamente 4-8% (Parle e cols., 1991). A dosagem de T_3, T_4, TSH e índice de tiroxina livre tem sido solicitada para o diagnóstico de hipotireoidismo clínico e subclínico em função do potencial risco para o concepto.

Referências Bibliográficas

• AICKIN, D.R. & cols. – Antenatal biochemical screening to predict low birthweight infants. *Br. J. Obstet. Gynaecol.*, 90:129, 1983. • ANIM-NYAME, N. & cols. – Longitudinal analysis of maternal plasma leptin concentrations during normal pregnancy and preeclampsia. *Hum. Reprod.*, 15:2033, 2000. • AQUILINA, J. & cols. – Second-trimester maternal serum inhibin A concentration as an early marker for preeclampsia. *Am. J. Obstet. Gynecol.*, 181:131, 1999. • BERKOWITZ, G.S. & cols. – Corticotropin-releasing factor and its binding protein: maternal serum levels in term and preterm deliveries. *Am. J. Obstet. Gynecol.*, 174:1477, 1996. • BERNSTEIN, O.S. & cols. – Is cervicovaginal [beta]-human chorionic gonadotropin a predictor of successful induction of labor at term? *Obstet. Gynecol.*, 95(Suppl.):S10, 2000. • BURDI, A.R. & cols. – Adipose tissue growth patterns during human gestation: a histometric comparison of buccal and gluteal fat depots. *Int. J. Obstet.*, 9:247, 1985. • CANICK, J.A. & cols. – Low second trimester maternal serum unconjugated oestriol in pregnancies with Down's syndrome. *Br. J. Obstet. Gynaecol.*, 95:330, 1988. • CHROUSOS, G.P. – Reproductive placental corticotropin-releasing hormone and its clinical implications. *Am. J. Obstet. Gynecol.*, 180(Suppl.):S249, 1999. • COLE, L.A. & cols. – The heterogeneity of human chorionic gonadotropin (hCG). III. The occurrence and biological and immunological activities of nicked hCG. *Endocrinology*, 129:1559, 1991. • COLE, L.A. & cols. – The deactivation of hCG by nicking and dissociation. *J. Clin. Endocrinol. Metab.*, 76:704, 1993. • CROSSLEY, J.A. & cols. – Second-trimester unconjugated oestriol levels in maternal serum from chromosomally abnormal pregnancies using an optimized assay. *Prenat. Diagn.*, 13:271, 1993. • CUCKLE, H. & cols. – Maternal serum inhibin A can predict pre-eclampsia. *Br. J. Obstet. Gynaecol.*, 105:1101, 1998. • D'ANTONA, D. & cols. – Inhibin A and pro-[alpha] C inhibin in Down syndrome and normal pregnancies. *Prenat. Diagn.*, 18:1122, 1998. • DARNE, J. & cols. – Increased saliva oestriol to progesterone ratio before preterm delivery: a possible predictor for preterm labor? *Br. Med. J.*, 294:270, 1987. • FOLKERSEN, J. & cols. – Pregnancy-associated plasma protein A: circulating levels during normal pregnancy. *Am. J. Obstet. Gynecol.*, 139:910, 1981. • FRANKENNE, F. & cols. – The physiology of growth hormones (GHs) in pregnant women and partial characterization of the placental GH variant. *J. Clin. Endocrinol. Metab.*, 66:1171, 1988. • GALL, A.S. & HALBERT, S.P. – Antigenic constituents in pregnancy plasma which are undetectable in normal non-pregnant female or male plasma. *Int. Arch. Allergy Appl. Immunol.*, 42:503, 1972. • GARDNER, M.O. & cols. – Maternal serum concentrations of human placental lactogen, estradiol and pregnancy specific [beta] 1-glycoprotein and fetal growth retardation. *Acta Obstet. Gynecol. Scand. Suppl.*, 165:56, 1997. • GEARY, M. & cols. – Ontogeny of serum leptin concentrations in the human. *Clin. Endocrinol. (Oxf.)*, 51:189, 1999. • GONEN, R. & cols. – The association between unexplained second-trimester maternal serum hCG elevation and pregnancy complications. *Obstet. Gynecol.*, 80:83, 1992. • HADDAD, B. & cols. – Predictive value of early human chorionic gonadotropin serum profiles for fetal growth retardation. *Hum. Reprod.*, 14:2872, 1999. • HADDOW, J.E. & cols. – Screening of maternal serum for fetal Down's syndrome in the first trimester. *N. Engl. J. Med.*, 338:955, 1998. • HASSINK, S.G. & cols. – Placental leptin: an important new growth factor in intrauterine and neonatal development? *Pediatrics*, 100:E1, 1997. • HEINE, R.P. & cols. – Accuracy of salivary estriol testing compared to traditional risk factor assessment in predicting preterm birth. *Am. J. Obstet. Gynecol.*, 180:S214, 1999. • HOBEL, C.J. & cols. – Maternal plasma corticotropin-releasing hormone associated with stress at 20 weeks' gestation in pregnancies ending in preterm delivery. *Am. J. Obstet. Gynecol.*, 180(Suppl.):S257, 1999. • HOLLOWELL, J.W. & cols. – Serum TSH, T4 and thyroid antibodies in the United States population (1988 to 1994): National Health and Nutrition Examination Survey (NHANE III). *J. Clin. Endocrinol. Metab.*, 87:489, 2000. • HOULTON, M.C. & cols. – Factors associated with preterm labour and changes in the cervix before labour in twin pregnancy. *Br. J. Obstet. Gynaecol.*, 89:190, 1982. • JAQUET, D. & cols. – Ontogeny of leptin in human fetuses and newborns: effect of intrauterine growth retardation on serum leptin concentrations. *J. Clin. Endocrinol. Metab.*, 83:1243, 1998. • KADAR, N. & cols. – The discriminatory human chorionic gonadotropin zone for endovaginal sonography: a prospective, randomized study. *Fertil. Steril.*, 61:1016, 1994. • KADAR, N. & cols. – Discriminatory hCG zone: its use in the sonographic evaluation for ectopic pregnancy. *Obstet. Gynecol.*, 58:156, 1981. • KADAR, N. & ROMERO, R. – Further observations on serial human chorionic gonadotropin patterns in ectopic pregnancies and spontaneous abortion. *Fertil. Steril.*, 50:267, 1988. • KADAR, N. & ROMERO, R. – Observations on the log human chorionic gonadotropin-time relationship in early pregnancy and its practical implications. *Am. J. Obstet. Gynecol.*, 157:73, 1987. • KADAR, N. & ROMERO, R. – Serial human chorionic gonadotropin measurements in ectopic pregnancy. *Am. J. Obstet. Gynecol.*, 158:123, 1988. • KADAR, N. – Serial beta-hCG measurements in the early detection of ectopic pregnancy. [comment]. *Obstet. Gynecol.*, 76:475, 1990. • KING, I.B. & cols. – Inhibin A, and activin A levels in the second trimester as predictors of preeclampsia. *Am. J. Obstet. Gynecol.*, 178(Suppl. 1):S115 (Abstract), 1998. • KLEIN, R.Z. & cols. – Prevalence of thyroid deficiency in pregnant women. *Clin. Endocrinol.*, 35:41, 1991. • KOWALCZYK, T.D. & cols. – Association of low unconjugated estriol in the second trimester and adverse pregnancy outcome. *Obstet. Gynecol.*, 91:396, 1998. • LAMBERT-MESSERLIAN, G.M. & cols. – Second-trimester levels of maternal serum human chorionic gonadotropin and inhibin a as predictors of preeclampsia in the third trimester of pregnancy. *J. Soc. Gynecol. Investig.*, 7:170, 2000. • LAML, T. & cols. – Maternal serum leptin concentrations do not correlate with cord blood leptin concentrations in normal pregnancy. *J. Soc. Gynecol. Investig.*, 8:43, 2001. • LAZARUS, J.H. & cols. – The effect of anti-TPO antibodies on thyroid function in early gestation: implication for screening. Proceedings of the 71st Annual Meeting of the American Thyroid Association, Abs 16, 1998. • LAZARUS, J.H. & cols. – Thyroid disease in relation to pregnancy: a decade of change. *Clin. Endocrinol.*, 53:265, 2000. • LEE, I.S. & cols. – Elevated serum nicked and urinary [beta]-core fragment hCG in preeclamptic pregnancies. *Obstet. Gynecol.*, 90:889, 1997. • LEUNG, T.N. & cols. – Analysis of mid-trimester corticotropin-releasing hormone and [alpha]-fetoprotein concentrations for predicting preeclampsia. *Hum. Reprod.*, 15:1813, 2000. • LEUNG, T.N. & cols. – Elevated mid-trimester maternal corticotrophin-releasing hormone levels in pregnancies that delivered before 34 weeks. *Br. J. Obstet. Gynaecol.*, 106:1041, 1999. • LIEPPMAN, R.E. & cols. – An association between elevated levels of human chorionic gonadotropin m the midtrimester and adverse pregnancy outcome. *Am. J. Obstet. Gynecol.*, 168:1852, 1993. • LILFORD, R.J. & cols. – Maternal blood levels of human placental lactogen in the prediction of fetal growth retardation: choosing a cut-off point between normal and abnormal. *Br. J. Obstet. Gynaecol.*, 90:511, 1983. • LOCKWOOD, C.J. – The diagnosis of preterm labor and the prediction of preterm delivery. *Clin. Obstet. Gynecol.*, 38:675, 1995. • MAN, E.B. & cols. – Maternal hypothyroxinemia: psycho-neurological deficits of progeny. *Ann. Clin. Lab. Sci.*, 21:227, 1991. • MARKESTAD, T. & cols. – Small-for-gestational-age (SGA) infants born at term: growth and development during the first year of life. *Acta Obstet. Gynecol. Scand. Suppl.*, 165:93, 1997. • McGREGOR, J.A. & cols. – Salivary estriol as risk assessment for preterm labor: a prospective trial. *Am. J. Obstet. Gynecol.*, 173:1337, 1995. • McINTYRE, H.D. & cols. – Placental growth hormone (GH), GH-binding protein, and insulin-like growth factor axis in normal, growth-retarded, and diabetic pregnancies: correlations with fetal growth. *J. Clin. Endocrinol. Metab.*, 85:1143, 2000. • MERKATZ, I.R. & cols. – An association between low maternal serum [alpha]-fetoprotein and fetal chromosomal abnormalities. *Am. J. Obstet. Gynecol.*, 148:886, 1984. • MILUNSKY, A. & cols. – Prenatal diagnosis of neural tube defects. IV. Maternal serum [alpha]-fetoprotein screening. *Obstet. Gynecol.*, 55:60, 1980. • MINAMI, S. & cols. – Immunohistochemical localization of inhibin/activin subunits in human placenta. *Obstet. Gynecol.*, 80:410, 1992. • MISE, H. & cols. – Augmented placental production of leptin in preeclampsia: possible involvement of placental hypoxia. *J. Clin. Endocrinol. Metab.*, 83:3225, 1998. • MULLER, F. & cols. – Maternal serum human chorionic gonadotropin level at fifteen weeks is a predictor for preeclampsia. *Am. J. Obstet. Gynecol.*, 175:37, 1996. • MUTTUKRISHNA, S. & cols. – Changes in peripheral serum levels of total activin A during the human menstrual cycle and pregnancy. *J. Clin. Endocrinol. Metab.*, 81:3328, 1996. • MUTTUKRISHNA, S. & cols. – Measurement of serum concentrations of inhibin-A ([alpha]-[beta] A dimer) during human pregnancy. *Clin. Endocrinol.*

(Oxf.), 42:391, 1995. • MUTTUKRISHNA, S. & cols. – Serum inhibin A and activin A are elevated prior to the onset of pre-eclampsia. *Hum. Reprod.*, 15:1640, 2000. • NEWBY, D. & cols. – Placental synthesis of oestriol in Down's syndrome pregnancies. *Placenta*, 21:263, 2000. • ONDEROGLU, L.S. & KABUKÇU, A. – Elevated second trimester human chorionic gonadotropin level associated with adverse pregnancy outcome. *Int. J. Gynaecol. Obstet.*, 56:245, 1997. • PAPADOPOULOU, F.G. & cols. – Leptin levels in maternal and cord serum: relationship with fetal development and placental weight. *J. Matern. Fetal Med.*, 9:298, 2000. • PARLE, J.V. & cols. – Prevalence and follow-up of the abnormal thyrotropin (TSH) concentrations in oldery in the United Kingdon. *Clin. Endocrinol. (Oxf.)*, 34:77, 1991. • PEDERSEN, J.F. & cols. – Human placental lactogen and pregnancy-associated plasma protein A in first trimester and subsequent fetal growth. *Acta Obstet. Gynecol. Scand.*, 74:505, 1995. • PETRAGLIA, F. & cols. – Inhibin and activin in human fetal membranes: evidence for a local effect on prostaglandin release. *J. Clin. Endocrinol. Metab.*, 77:542, 1993. • PETRAGLIA, F. & cols. – Presence and synthesis of inhibin subunits in human decidua. *J. Clin. Endocrinol. Metab.*, 71:487, 1990. • PETRAGLIA, F. & cols. – High levels of corticotropin-releasing factor (CRF) are inversely correlated with low levels of maternal CRF-binding protein in pregnant women with pregnancy-induced hypertension. *J. Clin. Endocrinol. Metab.*, 81:852, 1996. • PETRAGLIA, F. & cols. – Inhibin subunits in human placenta: localization and messenger ribonucleic acid levels during pregnancy. *Am. J. Obstet. Gynecol.*, 165:750, 1991. • PETRAGLIA, F. & cols. – Localization, secretion, and action of inhibin in human placenta. *Science*, 237:187, 1987. • POP, V.J. & cols. – Maternal thyroid peroxidase antibodies during pregnancy: a marker of impaired child development? *J. Clin. Endocrinol. Metab.*, 80:3561, 1995. • POP, V.J. & cols. – Low maternal free thyroxine concentrations during early pregnancy are associated with impaired psychomotor development in infancy. *Clin. Endocrinol.*, 50:149, 1999. • QU, J. & THOMAS, K. – Inhibin and activin production in human placenta. *Endocrinol. Rev.*, 16:485, 1995. • REIS, F.M. & cols. – Predictive value of hormone measurements in maternal and fetal complications of pregnancy. *Endocr. Rev.*, 23:230, 2002. • REIS, F.M. & cols. – Putative role of placental corticotropin-releasing factor in the mechanisms of human parturition. *J. Soc. Gynecol. Invest.*, 6:109, 1999. • REYNOLDS, J.W. & cols. – Feto-placental steroid metabolism in growth retarded human fetuses. *Pediatr. Res.*, 20:166, 1986. • ROMERO, R. & cols. – The value of serial human chorionic gonadotropin testing as a diagnostic tool in ectopic pregnancy. *Am. J. Obstet. Gynecol.*, 155:392, 1986. • SCHUBRING, C. & cols. – Levels of leptin in maternal serum, amniotic fluid, and arterial and venous cord blood: relation to neonatal and placental weight. *J. Clin. Endocrinol. Metab.*, 82:1480, 1997. • SCIPPO, M.L. & cols. – Syncytiotrophoblastic localization of the human growth hormone variant mRNA in the placenta. *Mol. Cell. Endocrinol.*, 92:R7, 1993. • SEBIRE, N.J. & cols. – Raised maternal serum inhibin A concentration at 10 to 14 weeks of gestation is associated with pre-eclampsia. *Br. J. Obstet. Gynaecol.*, 107:795, 2000. • SIITERI, P.K. & MacDONALD, P.C. – Placental estrogen biosynthesis during human pregnancy. *J. Clin. Endocrinol. Metab.*, 26:751, 1966. • SURKS, M.I. & cols. – Subclinical thyroid disease: scientific review and guidelines for diagnosi and management. *JAMA*, 14:291, 2004. • TAMURA, T. & cols. – Serum leptin concentrations during pregnancy and their relationship to fetal growth. *Obstet. Gynecol.*, 91:389, 1998. • TANAKA, M. & cols. – Fetal growth in patients with elevated maternal serum hCG levels. *Obstet. Gynecol.*, 81:341, 1993. • TEPPA, R.J. & cols. – Free leptin is increased in normal pregnancy and further increased in preeclampsia. *Metabolism*, 49:1043, 2000. • VAILLANT, P. & cols. – Validity in nulliparas of increased [beta]-human chorionic gonadotropin at midterm for predicting pregnancy-induced hypertension complicated with proteinuria and intrauterine growth retardation. *Nephron*, 72:557, 1996. • VITORATOS, N. & cols. – Alterations of maternal and fetal eptin concentrations in hypertensive disorders of pregnancy. *Eur. J. Obstet. Gynecol. Reprod. Biol.*, 96:59, 2001. • WALD, N.J. & cols. – Maternal serum-[alpha]-fetoprotein measurement in antenatal screening for anencephaly and spina bifida in early pregnancy. Report of U.K. collaborative study on [alpha]-fetoprotein in relation to neural-tube defects. *Lancet*, 1:1323, 1977. • WALKER, W.H. & cols. – The human placental actogen genes: structure, function, evolution and transcriptional regulation. *Endocr. Rev.*, 12:316, 1991. • WALLACE, E.M. & cols. – Second trimester screening for Down's syndrome using maternal serum dimeric inhibin A. *Clin. Endocrinol. (Oxf.)*, 44:17, 1996. • WARREN, W.B. & cols. – Elevated maternal plasma corticotropin-releasing hormone levels in pregnancies complicated by preterm labor. *Am. J. Obstet. Gynecol.*, 166:198, 1992. • WESTERGAARD, J.G. & cols. – Placental protein measurements in complicated pregnancies. I. Intrauterine growth retardation. *Br. J. Obstet. Gynaecol.*, 91:1216, 1984. • YARON, Y. & cols. – Second-trimester maternal serum marker screening: maternal serum [alpha]-fetoprotein, [beta]-human chorionic gonadotropin, estriol, and their various combinations as predictors of pregnancy outcome. *Am. J. Obstet. Gynecol.*, 181:968, 1999.

121 Ressonância Magnética

Nilton Hideto Takiuti

INTRODUÇÃO

A ressonância magnética (RM) é um recurso diagnóstico importante e tem seu papel na avaliação de patologias maternas e fetais. Muitas situações clínicas maternas podem necessitar da RM e/ou ultra-sonografia, que disputam ou corroboram para um melhor esclarecimento diagnóstico. Vantagens e desvantagens, melhoria da resolução das imagens e diminuição dos custos do exame, enfim muitas vezes esses métodos disputam os mesmos casos mas também corroboram para uma melhor assistência. A grande maioria das indicações de RM do feto são originadas por exames ultra-sonográficos sugerindo alguma patologia fetal.

Nos primeiros exames de RM, as imagens obtidas não tinham boa resolução porque a aquisição da imagem era muito lenta. De modo que os movimentos maternos e/ou fetais borravam as imagens obtidas, necessitando muitas vezes de sedação para imobilizar a mãe e o feto (Johnson e cols., 1984; Stark e cols., 1985). Com a evolução da tecnologia, a obtenção das imagens passou a ser feita em 400 milissegundos, diminuindo os artefatos relacionados aos movimentos (Levine e cols., 1996; Yamashita e cols., 1997; Levine e Edelman, 1997; Trop e Levine, 2001).

A ultra-sonografia também melhorou significativamente a resolução das imagens. De modo que, atualmente, é o método de escolha para avaliar o feto por ser de baixo custo, tempo real e capaz de diagnosticar a grande maioria das anomalias fetais. No entanto, em algumas situações, as imagens ultra-sonográficas não permitem avaliar adequadamente as estruturas fetais, de modo que a RM tem sido indicada para confirmar ou não o diagnóstico suspeitado pela ultra-sonografia. Enfim, a RM tem seu papel em algumas situações de patologias fetais diagnosticadas/suspeitadas pela ultra-sonografia, as quais serão discutidas a seguir (Levine, 2001a, b; Zaretsky e Twickler, 2003).

SEGURANÇA

A RM tem sido considerada um método diagnóstico seguro, principalmente por não se utilizar de radiação ionizante. A maioria dos estudos para avaliar sua segurança na gestante provém de estudos com animais e tecidos. Estudos com fibroblastos pulmonares de fetos humanos não mostraram proliferação alterada no grupo submetido a várias RM (Wiskirchen e cols., 1999). Existem poucos estudos com seres humanos principalmente analisando os efeitos do campo eletromagnético que emite som de grande intensidade. Os estudos epidemiológicos não mostraram aumento da incidência de abortamentos espontâneos, taxa de infertilidade, restrição do crescimento fetal e prematuridade em mulheres e técnicos que passaram a trabalhar com a RM (Kanal, 1994). Baker e cols. (1994a) acompanharam 20 crianças por três anos submetidas à RM em algum momento da gravidez após a 21ª semana de gravidez. Realizaram teste auditivo de distração com 8 meses de vida. Avaliações idênticas subseqüentes mostraram comportamento normal dessas crianças. Eles concluíram que não houve aumento na ocorrência de doenças ou deficiências (incluindo deficiência auditiva) que pudesse ser imputada a RM.

Glover e cols. (1995) avaliaram indiretamente a intensidade do ruído percebido pelo feto, realizando estudo que mensurou a intensidade do som no interior do estômago (com 1 litro de água) produzido por fonte externa na superfície corporal. Concluíram ocorrer atenuação importante do som de 120dB para níveis menores que 90dB.

O estímulo vibroacústico do exame de cardiotocografia produz 135dB de ruído, portanto menor que o produzido pela RM. Não foi observada nenhuma evidência de perda auditiva em 450 crianças expostas ao estímulo vibroacústico durante a gestação (Arulkuman e cols., 1991).

Também, nenhuma alteração foi verificada nos movimentos fetais e no padrão da freqüência cardíaca durante o exame de RM (Vadeya e cols., 2000).

AVALIAÇÃO DO SISTEMA NERVOSO FETAL

A imagem obtida do sistema nervoso central (SNC) fetal pela RM possibilita melhor avaliação anatômica que a obtida pela ultra-sonografia.

Avaliação ultra-sonográfica do SNC fetal é limitada por diversos fatores: a) aparecimento não específico de algumas anormalidades (Hubbard e cols., 1999); b) estruturas ósseas obscurecem a visualização da fossa posterior (Levine e cols., 1998); c) o lado próximo ao transdutor limita a resolução da imagem cerebral (Levine e cols., 1998); e d) anormalidades parenquimatosas sutis não são freqüentemente visualizadas (Levine e cols., 1997a; Filly, 1991). Além disso, quanto maior foi a insinuação da cabeça fetal no canal de parto, maior foi a dificuldade de visualizar a anatomia intracraniana fetal.

Por outro lado, a RM consegue imagem do parênquima cerebral possibilitando melhor avaliação da anatomia. Daí relatos terem sido publicados referindo o diagnóstico de patologias cerebrais antes do parto (Thickman e cols., 1984; Dinh e cols., 1990; Guibaud e cols., 1997; Kultursay e cols., 1995; Campi e cols., 1996; Reid e cols., 1982; Fusch e cols., 1997; Koga e cols., 1997; Sonigo e cols., 1998; Kubik-Huch e cols., 2000; Levine e cols. 2000b; Simon e cols., 2000).

Levine e cols. (2000b) estudaram 94 casos de gestantes com ultra-som cerebral fetal anormal submetidos posteriormente à RM. O diagnóstico foi alterado em 40% (38/94); modificando o aconselhamento em 52% (49/94) e mudando a conduta em 15% (14/94).

Os achados que a RM visualiza melhor são: agenesia parcial ou completa de corpo caloso, porencefalia, encefalocele, malformações vasculares, hemorragias, cordão umbilical em corrente, anormalidades do giro cortical, fenda cortical, disgenesia cerebral, agenesia parcial ou completa do septo pelúcido, holoprosencefalia, hipoplasia cerebelar, tubérculo cortical e subependimal, *malformações vasculares*, cisto aracnóide e cisto vermiano (Levine e cols., 2000b; Simon e cols., 2000; Fukui e cols., 2001; Hubbard e States, 2001; Pierre-Kahn e cols., 2000).

AVALIAÇÃO DO TÓRAX FETAL

A RM pode ser utilizada para avaliar tanto o tamanho e a localização de massa ou de deformidades torácicas quanto para avaliar o volume do pulmão remanescente. Assim, diversas patologias podem ter indicação de RM: malformação adenomatóide cística congênita, seqüestração broncopulmonar, hérnia diafragmática congênita, quilotórax e anormalidades que levam à hipoplasia pulmonar, tal como displasias esqueléticas e renais (Zaretsky e Twickler, 2003).

Alguns dados podem indicar prognóstico ruim na hérnia diafragmática congênita, tal como diagnóstico em idade gestacional precoce, fígado e estômago dentro do tórax, poliidrâmnio, baixa relação entre área pulmonar e circunferência cefálica. A RM é método excelente para avaliar a posição do fígado e qual conteúdo abdominal está dentro do tórax (Walsh e cols., 2000).

AVALIAÇÃO DO SISTEMA GASTRINTESTINAL E GENITURINÁRIO FETAL

As anomalias do trato geniturinário e gastrintestinal são adequadamente avaliadas pela ultra-sonografia, porém o oligoidrâmnio pode dificultar a visualização. Em um estudo com RM em 24 fetos com suspeita ultra-sonográfica de anormalidades do trato urinário, foram confirmadas anomalias em oito fetos. A RM adicionou informação em 5 casos de 12 fetos com oligoidrâmnio e em 3 casos de 10 fetos com líquido amniótico normal (Poutamo e cols., 2000).

AVALIAÇÃO DA PLACENTA

O diagnóstico de placenta acreta, increta ou percreta auxilia o planejamento do parto, visto existir risco potencial de hemorragia e morte materna. Na maioria dos casos, a ultra-sonografia permite, de modo satisfatório, a identificação do grau de invasão da placenta. A RM pode auxiliar em alguns casos em que a placenta se localiza fora do alcance do ultra-som abdominal e endovaginal (Levine e cols., 1997b).

O exame ultra-sonográfico com Doppler colorido mostrando grandes lagos intraplacentários dentro do miométrio e com espessura menor que 1mm correspondeu à invasão miometrial em todos os casos (Twickler e cols., 2000).

AVALIAÇÃO DO VOLUME DOS ÓRGÃOS

A RM pode avaliar o volume de órgãos específicos e reconstruir imagem em três dimensões. A média da diferença do peso real e do estimado foi de 3% para a RM e de 6,5% para a ultra-sonografia (p < 0,01) (Baker e cols., 1994b). Esses mesmos autores verificaram volume menor hepático em restrição do crescimento fetal.

A RM pode facilitar a pelvimetria, principalmente em fetos com apresentação pélvica. No entanto, estudos que o fizeram não observaram diminuição nas taxas de cesarianas em relação ao grupo controle (van Loon e cols., 1997).

O valor preditivo positivo para a desproporção cefalopélvica é em torno de 50% com a RM (Sporri e cols., 2002).

RASTREAMENTO PARA ANOMALIAS FETAIS

Existem patologias fetais em que o rastreamento pré-natal é impossível ou pouco eficiente. A RM pode ser útil nesses casos, tal como a hematocromatose (Coakley e cols., 1999; Marti-Bonmati e cols., 1994), a esclerose tuberosa (Levine e cols., 2000a) e a lisencefalia.

Referências Bibliográficas

- ARULKUMAN, S. & cols. – No evidence of hearing loss due to fetal acoustic stimulation test. *Obstet. Gynecol.*, 78:283, 1991.
- BAKER, P.N. & cols. – A three-year follow-up of children imaged in utero with echo-planar magnetic resonance. *Am. J. Obstet. Gynecol.*, 170:32, 1994.
- BAKER, P.N. & cols. – Fetal weight estimation by echo-planar magnetic resonance imaging. *Lancet*, 343:644, 1994b.
- CAMPI, A. & cols. – Antenatal diagnosis of vein of Galen aneurysmal malformation: MR study of fetal brain and postnatal follow-up. *Neuroradiology*, 38:87, 1996.
- COAKLEY, F.V. & cols. – Complex fetal disorders: effect of MR imaging on management – preliminary clinical experience. *Radiology*, 213:691, 1999.
- DINH, D.H. & cols. – The use of magnetic resonance imaging for the diagnosis of fetal intracranial anomalies. *Child. Nerv. Syst.*, 6:212, 1990.
- FILLY, R.A. & cols. – Fetal ventricle: importance in routine obstetric sonography. *Radiology*, 181:1, 1991.
- FUKUI, K. & cols. – Fetal germinal matrix and intraventricular hemorrhage diagnosed by MRI. *Neuroradiology*, 43:68, 2001.
- FUSCH, C. & cols. – Perinatal ultrasonography and magnetic resonance imaging findings in congenital hydrocephalus associated with fetal intraventricular hemorrhage. *Am. J. Obstet. Gynecol.*, 177:512, 1997.
- GLOVER & cols. – An assessment of the intrauterine sound intensity level during obstetric echo-planar magnetic resonance imaging. *Br. J. Radiol.*, 68:1090, 1995.
- GUIBAUD, L. & cols. – Fetal intraventricular glioblastoma: ultrasonographic, magnetic resonance imaging, and pathologic findings. *J. Ultrasound. Med.*, 16:285, 1997.
- HUBBARD, A.M. & cols. – Congenital chest lesions: diagnosis and characterization with prenatal MR imaging. *Radiology*, 212:43, 1999.
- HUBBARD, A.M. & STATES, L.J. – Fetal magn reson imaging. *Top. Magn. Reson. Imaging*, 12:93, 2001.
- JOHNSON, I.R. & cols. – Imaging the pregnant human uterus with nuclear magnetic resonance. *Am. J. Obstet. Gynecol.*, 148:1136, 1984.
- KANAL, E. – Pregnancy and the safety of magnetic resonance imaging MRI. *Clin. North Am.*, 2:309, 1994.
- KOGA, Y. & cols. – Prenatal diagnosis of congenital unilateral hydrocephalus. *Pediatr. Radiol.*, 27:319, 1997.
- KUBIK-HUCH, R.A. & cols. – Ultrafast MR imaging of the fetus. *AJR*, 174:1599, 2000.
- KULTURSAY, N. & cols. – Antenatally diagnosed neonatal craniopharyngioma. *J. Perinatol.*, 15:426, 1995.
- LEVINE, D. & cols. – Fetal anatomy revealed with fast MR sequences. *Am. J. Roentgenol.*, 167:905, 1996.
- LEVINE, D. & cols. – Fetal central nervous system anomalies: MR imaging augments sonographic diagnosis. *Radiology*, 204:635, 1997a.
- LEVINE, D. & cols. – Placenta accreta: evaluation with color doppler US, power doppler US, and MR imaging. *Radiology*, 205:773, 1997b.
- LEVINE, D. & cols. – Reproducibility, technical quality, and conspicuity of organs in evaluating fetuses with fast MRI. *Radiology*, 206:549, 1998.
- LEVINE, D. & cols. – Tuberous sclerosis: second trimester diagnosis of subependymal tubers with fast MRI. *AJR*, 175:1067, 2000a.
- LEVINE, D. & cols. – Fast MRI of fetal CNS anomalies with prenatal MRI: results of 149 cases. *Radiology*, 217:101, 2000b.
- LEVINE, D. – Magnetic resonance imaging in prenatal diagnosis. *Curr. Opin. Pediatr.*, 13:572, 2001a.
- LEVINE, D. – Ultrasound versus magnetic resonance imaging in fetal evaluation. *Top. Magn. Reson. Imaging*, 12:25, 2001b.
- LEVINE, D. & EDELMAN, R.R. – Fast MRI and its application in obstetrics. *Abdom. Imaging*, 22:589, 1997.
- MARTI-BONMATI, L. & cols. – Prenatal diagnosis of idiopathic neonatal hemochromatosis with MRI. *Abdom. Imaging*, 19:55, 1994.
- PIERRE-KAHN, A. & cols. – The contribution of prenatal diagnosis to the understanding of malformative intracranial cysts: state of the art. *Child. Nerv. Syst.*, 16:619, 2000.
- POUTAMO, J. & cols. – Diagnosing fetal urinary tract abnormalities: benefits of MRI compared to ultrasonography. *Acta Obstet. Gynecol. Scand.*, 79:63, 2000.
- REID, A. & cols. – Nuclear magnetic resonance imaging and its safety implications, follow-up of 181 patients. *Br. J. Radiol.*, 55:784, 1982.
- RYPENS, F. & cols. – Prenatal MR diagnosis of a thick corpus callosum. *Am. J. Neuroradiol.*, 17:1918, 1996.
- SIMON, E.M. & cols. – Fast MR imaging of fetal CNS anomalies in utero. *Am. J. Neuroradiol.*, 21:1688, 2000.
- SONIGO, P.C. & cols. – MR imaging of fetal cerebral anomalies. *Pediatr. Radiol.*, 28:212, 1998.
- SPORRI, S. & cols. – MR imaging pelvimetry: a useful adjunct in the treatment of women at risk for dystocia? *AJR*, 179:137, 2002.
- STARK, D.D. & cols. – Pelvimetry by magnetic resonance imaging. *AJR*, 144:947, 1985.
- THICKMAN, D. & cols. – MR imaging of cerebral abnormalities in utero. *J. Comput. Assist. Tomogr.*, 8:1058, 1984.
- TROP, I. & LEVINE, D. – Normal fetal anatomy with fast MRI. *Top. Magn. Reson. Imaging*, 12:3, 2001.
- TWICKLER, D.M. & cols. – Color flow mapping for myometrial invasion in women with a prior cesarean delivery. *J. Matern. Fetal. Med.*, 9:330, 2000.
- VADEYAR, S.H. & cols. – Effect of fetal magnetic resonance imaging on fetal heart rate patterns. *Am. J. Obstet. Gynecol.*, 182:666, 2000.
- Van LOON, A.J. & cols. – Randomised controlled trial of magnetic-resonance pelvimetry in breech presentation at term. *Lancet*, 350:1799, 1997.
- WALSH, D.S. & cols. – Assessments of fetal lung volumes and liver herniation with magnetic resonance imaging in congenital diaphragmatic hernia. *Am. J. Obstet. Gynecol.*, 183:1067, 2000.
- WISKIRCHEN, J. & cols. – Long-term effects of repetitive exposure to a static magnetic field (1.5 T) on proliferation of human fetal lung fibroblasts. *Magn. Reson. Med.*, 41:464, 1999.
- YAMASHITA, Y. & cols. – MR imaging of the fetus by a HASTE sequence. *AJR*, 168:513, 1997.
- ZARETSKY, M.V. & TWICKLER, D.M. – Magnetic resonance imaging in obstetrics. *Clin. Obstet. Gynecol.*, 46:868, 2003.

122 Laparoscopia

Pedro Paulo Pereira

INTRODUÇÃO

O desenvolvimento da laparoscopia, sobretudo nos últimos anos, tem aumentado seu uso tanto em cirurgia ginecológica quanto na geral. Os benefícios da cirurgia laparoscópica incluem melhor resposta pós-operatória com menor necessidade de analgésicos, tempo de hospitalização reduzido e retorno mais rápido as atividades do dia-a-dia.

A experiência adquirida com este tipo de procedimento expandiu seu uso durante a gestação. Entretanto, ainda nos dias atuais, os dados relativos à laparoscopia na gravidez são escassos e merecem importantes considerações quanto às implicações no binômio materno-fetal. As principais indicações da laparoscopia na gravidez seriam no diagnóstico e no tratamento da apendicite, colecistite, massas anexiais e gravidez heterotópica (Bisharah e Tulandi, 2003).

Segundo Fatum e Rojansky (2001), as principais vantagens da laparoscopia na gravidez são:

1. Rápida recuperação pós-operatória, decorrente da pequena incisão, que possibilita mobilização precoce e diminui os riscos de tromboembolismo associado à gravidez.
2. Retorno rápido da função intestinal, em virtude da menor manipulação de alças intestinais.
3. Cicatrizes pequenas com menor probabilidade de hérnias incisionais.
4. Diminuição da depressão do produto conceptual, por menor utilização de narcóticos para analgesia pós-operatória.
5. Menor tempo de hospitalização.

Por outro lado, algumas considerações devem ser aventadas quanto ao emprego da via laparoscópica durante a gestação.

DIFICULDADE TÉCNICA EM VIRTUDE DO TAMANHO DO ÚTERO

Eventualmente, em virtude do volume uterino, a laparoscopia pode ser tecnicamente difícil, podendo ocasionar acidentes. Friedman e cols. (2002) descreveram um caso de perda fetal por pneumoâmnio, devido à perfuração uterina por introdução acidental da agulha de Veress, em paciente com 21 semanas de gravidez e hipótese diagnóstica de apendicite.

Geralmente não se indica a laparoscopia após o segundo trimestre de gravidez, contudo, alguns autores têm empregado essa via cirúrgica no terceiro trimestre de gestação. Barnes e cols. (2004) descreveram dois casos de apendicectomia após a 30ª semana de gravidez. Para tanto, é necessário que se realize a laparoscopia por técnica aberta, com aplicação do trocarte de Hasson, impedindo, dessa forma, o risco de perfuração uterina pela agulha de Veress. Os autores também preconizam que a cirurgia seja feita com baixa pressão de pneumoperitônio, evitando-se diminuição do fluxo sangüíneo uterino e eventuais riscos da absorção de CO_2 pelo produto conceptual.

EFEITOS DO PNEUMOPERITÔNIO SOBRE O BINÔMIO MATERNO-FETAL

Para a realização da laparoscopia é fundamental que haja pneumoperitônio adequado. O aumento da pressão intra-abdominal pode ocasionar diminuição da complacência e capacidade residual funcional pulmonar e diminuição do retorno venoso e do débito cardíaco com conseqüente diminuição do fluxo uteroplacentário. A utilização de ventilação pulmonar com pressão positiva e pressão abdominal inferior a 15mmHg pode minimizar esses efeitos indesejáveis (Fatum e Rojansky, 2001).

Habitualmente, em virtude de sua efetividade e segurança demonstradas, o CO_2 é o gás mais empregado para se obter pneumoperitônio. Contudo, os efeitos do CO_2 sobre o binômio materno-fetal ainda necessitam de melhor esclarecimento. Trata-se de gás não-inflamável com alto grau de solubilidade no plasma que implica pouco risco de embolia gasosa (Reynolds e cols., 2003). A insuflação com CO_2 produz efeitos nos sistemas respiratório e circulatório da gestante. Ocorre aumento da pCO_2 e diminuição do pH, podendo ocasionar acidose respiratória e taquiarritmia (Wahba e cols., 1995). Os efeitos da insuflação com CO_2 no sistema cardiovascular são conseqüentes da hipercapnia e do aumento da pressão intra-abdominal. Geralmente, ocorre aumento da freqüência cardíaca e da resistência vascular, sendo que o débito cardíaco é reduzido em conseqüência da diminuição do retorno venoso e da contratilidade cardíaca (Sharma e cols., 1996).

Apesar do atual entusiasmo a respeito da cirurgia laparoscópica durante a gestação, pouco se conhece sobre os efeitos da insuflação com CO_2 no compartimento fetal. Teoricamente, a associação entre a elevação da pressão abdominal e o aumento da pCO_2 na corrente sangüínea materna poderia ocasionar efeitos deletérios ao feto, como acidose por absorção de CO_2. Há de se ressaltar que, à luz dos conhecimentos atuais, não há evidências que indiquem que o pneumoperitônio com CO_2 possa causar qualquer prejuízo para o produto conceptual. O estado hiperdinâmico da circulação na gestação poderia remover, rapidamente, o CO_2 que cruza a placenta (Fatum e Rojansky, 2001).

Em relação aos modelos animais, a despeito do aumento do interesse dos efeitos da laparoscopia no produto conceptual, o número de estudos ainda é escasso. Hipoxemia materno-fetal, acidose e hipercapnia foram relatadas em ovelhas e babuínos durante a insuflação por CO_2 (Luks e cols., 1994; Reedy e cols., 1995). Infelizmente, de forma semelhante às pesquisas realizadas em humanos, os estudos em animais envolvem pequeno número de casos e, na maioria das vezes, seus resultados são descritivos. Embora essas pesquisas mostrem alterações dos gases sangüíneos do feto, não houve nenhuma relação com piora dos resultados perinatais. Contudo, os efeitos da acidose moderada sobre o feto ainda são desconhecidos (Fatum e Rojansky, 2001).

A laparoscopia durante a gestação deveria ser indicada com grande cautela, e algumas recomendações devem ser seguidas (Fatum e Rojansky, 2001; Bisharah e Tulandi, 2003):

1. Na primeira metade da gravidez, a paciente pode ser posicionada em decúbito dorsal, porém, na segunda deve-se prevenir a diminuição do retorno venoso, por compressão da veia cava, colocando-se a paciente em leve decúbito lateral esquerdo.
2. Contra-indica-se a colocação de qualquer instrumento na cérvix ou na cavidade uterina.
3. Deve-se ter especial cuidado com a introdução dos trocartes. A maioria dos cirurgiões prefere a introdução do primeiro trocarte por técnica aberta (trocarte de Hasson), especialmente em idade gestacional mais avançada, diminuindo o risco de perfuração uterina. Para aqueles que preferem iniciar a insuflação com agulha de Veress, pode-se lançar mão da ultra-sonografia intra-operatória, que diminui o risco de laceração uterina. Os trocartes auxiliares são inseridos sob visão direta.
4. Manutenção da pressão intra-abdominal inferior a 15mmHg e tempo cirúrgico reduzido diminuem a possibilidade de acidose fetal.
5. Pode-se monitorizar a freqüência cardíaca fetal e, caso ocorra algum sinal de sofrimento fetal, o pneumoperitônio pode ser diminuído ou a paciente ser hiperventilada, na tentativa de corrigir o problema.
6. Não há necessidade de agentes tocolíticos rotineiramente, devendo ser utilizados em casos de contratilidade uterina.
7. Não há consenso quanto ao limite de idade gestacional para se realizar uma laparoscopia, porém a maioria dos autores não indica essa via cirúrgica após o segundo trimestre de gravidez.

Desde que praticada por equipe bem treinada, à luz do conhecimento atual, a laparoscopia na gravidez tem-se mostrado segura para a gestante e o feto. A ocorrência de abortamento espontâneo, de trabalho de parto prematuro e de óbito fetal não se encontra aumentada após laparoscopia, estando mais relacionada com a doença de base que indicou a intervenção cirúrgica. Entretanto, para que se possa praticar esse tipo de abordagem diagnóstica/cirúrgica, com maior tranqüilidade, durante a gestação, faz-se necessário maior número de estudos e, dessa forma, poder-se-ão estabelecer as reais taxas de complicações e os efeitos adversos da laparoscopia para o binômio materno-fetal.

Referências Bibliográficas

• BARNES, S.L. & cols. – Laparoscopic appendectomy after 30 weeks pregnancy: report of two cases and description of technique. *Am. Surg.*, 70:733, 2004. • BISHARAH, M. & TULANDI, T. – Laparoscopic surgery in pregnancy. *Clin. Obstet. Gynecol.*, 46:92, 2003. • FATUM, M. & ROJANSKY, N. – Laparoscopic surgery during pregnancy. *Obstet. Gynecol. Surv.*, 56:50, 2001. • FRIEDMAN, J.D. & cols. – Pneumoamnion and pregnancy loss after second-trimester laparoscopic surgery. *Obstet. Gynecol.*, 99:512, 2002. • LUKS, F.I. & cols. – Carbon dioxide pneumoamnios causes acidosis in fetal lamb. *Fetal Diagn. Ther.*, 9:105, 1994. • REEDY, M.B. & cols. – Maternal and fetal effects of laparoscopic insufflation in the gravid baboon. *J. Am. Assoc. Gynecol. Laparosc.*, 2:399, 1995. • REYNOLDS, J.D. & cols. – A review of laparoscopy for non-obstetric-related surgery during pregnancy. *Curr. Surg.*, 60:164, 2003. • SHARMA, K.C. & cols. – Cardiopulmonary physiology and pathophysiology as a consequence of laparoscopic surgery. *Chest*, 110:810, 1996. • WAHBA, R.W. & cols. – Cardiopulmonary function and laparoscopic cholecystectomy. *Can. J. Anaesth.*, 42:51, 1995.

123 Espectrofotometria: Densidade Óptica do Líquido Amniótico a 650nm

Antonio Rozas

O conhecimento do estado de maturidade pulmonar fetal, em casos de gravidez de alto risco, apresenta considerável importância, permitindo, em gestações, de risco agravado eleger o momento mais adequado para sua interrupção (parto terapêutico).

ESTUDOS COMPARATIVOS DA DO_{650nm} E A RELAÇÃO L/E

O teste, introduzido por Gluck e cols. (1971) para avaliar a maturidade fetal com base na relação entre a quantidade de lecitina e de esfingomielina (relação L/E) no líquido amniótico (LA), constitui, desde então até a data atual, mesmo com seus defeitos, um dos mais adequados para avaliar a maturidade pulmonar fetal (MPF). Este teste é considerado por muitos autores como "padrão-ouro" para o diagnóstico da maturidade pulmonar fetal. Muitos trabalhos, compararam sua acuracidade a outros procedimentos de avaliação da MPF. A relação L/E no LA é teste com alta sensibilidade e alto valor preditivo da maturidade pulmonar fetal, mas moderada especificidade e de baixo valor preditivo da imaturidade pulmonar fetal. Além disso, seu uso apresenta algumas dificuldades: 1. não se presta para o exame quando o LA está contaminado por sangue e/ou mecônio; 2. exige material de alto custo (cromatografia) e pessoal treinado para a sua realização sofisticada (cromatografia); 3. apresenta alguma demora (3 a 4 horas) para a obtenção do resultado. Em virtude desses óbices, a maioria dos serviços obstétricos, principalmente entre nós, não conta na rotina com seu uso.

Em virtude dessas desvantagens, Sbarra e cols. (1976) procuraram desenvolver um teste para avaliar a MPF que fosse mais simples, de feitura mais rápida e de menor custo. Em estudo pioneiro, usando um espectrofotômetro, determinaram a densidade óptica (DO) de LA centrifugado no comprimento de onda 400 nanômetros (nm). Verificaram que 24 amostras de LA com densidade óptica de 0,28 ou mais apresentaram valores de L/E iguais ou maiores que 2 (exceto em uma). Posteriormente, os mesmos autores, Sbarra e cols. (1977), objetivando suprimir a interferência dos pigmentos (bilirrubina e hemoglobina) na DO_{400nm}, constataram que, à espectrofotometria, leituras feitas no comprimento de onda 650nm (DO_{650nm}) também demonstraram maturidade pulmonar fetal, quando encontraram valores de 0,15 ou mais, correlacionando-se de modo preciso com a relação L/E maior que 2. Este estudo foi realizado com 100 amostras de líquido amniótico de 89 diferentes gestantes, por amniocentese transabdominal. As indicações para amniocentese incluíram: toxemia; parto prematuro; hipertensão crônica, restrição de crescimento intra-uterino; diabetes; e cesáreas iterativas. Os autores centrifugaram cuidadosamente líquidos amnióticos recentes, não congelados, a 2.000 giros por 10 minutos e mediram a densidade óptica a 650nm. Espécimes contendo mecônio, sangue hemolisado e fluidos descongelados foram excluídos desse estudo.

Os resultados obtidos dos líquidos amnióticos coletados são exibidos na figura VI-111a. Amostras foram coletadas de pa-

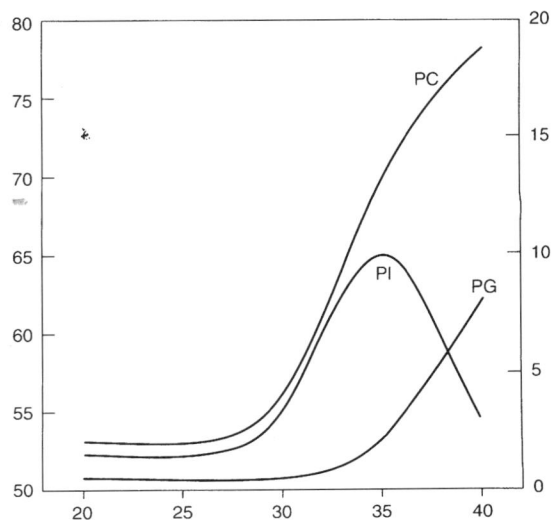

Figura VI-111a – Resultados dos líquidos amnióticos. PC = Fosfatidilcolina (% do total de fosfolipídeos); PI = fosfatidilinositol; PG = fosfatidilglicerol.

cientes cuja idade gestacional variou de 14 semanas ao termo. Em todas as amostras, exceto em 6, a leitura da densidade óptica de 0,15 ou acima estava associada a relações lecitina-esfingomielina (L/S) de 2 ou mais. Nenhuma das amostras com leitura de densidade óptica de 0,15 ou mais que 650nm tiveram relação L/S menor que 2.

Resumindo: Sbarra e cols. (1977), comparando as leituras do comprimento de onda 650nm com a relação L/E, encontraram correlação positiva de 98% entre os valores indicativos de maturidade, ou seja, DO_{650nm} igual ou maior que 0,15 e relação L/E igual ou maior que 2. Assinale-se, com ênfase, que os resultados estão disponíveis em cerca de 15 minutos, conferindo-lhes maior aplicabilidade clínica e econômica, quando comparados às técnicas cromatográficas.

Repetindo os estudos de Sbarra e cols. (1976 e 1977), Arias e cols. (1978) determinaram, por espectrofotometria, a densidade óptica a 400nm (DO_{400nm}) e, também, a 650nm (DO_{650nm}) em amostras de LA, para avaliar a maturidade pulmonar fetal, relacionando os resultados com a relação lecitina-esfingomielina (L/S). O material constitui-se de 102 amostras de líquido amniótico, obtidas, por amniocentese transabdominal, de 72 gestantes com idades gestacionais entre 29 e 42 semanas. A determinação da relação L/S foi determinada por cromatografia, pela técnica de Gluck e cols. (1971). Arias e cols. verificaram que uma DO_{400nm} igual ou maior que 0,3 e uma DO_{650nm} igual ou maior que 0,15 eram consideradas como indicador seguro da maturidade pulmonar fetal. A espectrofotometria, no comprimento de onda 400nm, apresentou 18,1% de resultados falso-positivos e, com a DO_{650nm} 11%. Em 24 amostras, dentre 72 pacientes, a DO_{650nm} apresentou 34,6% de resultados falso-negativos. Considerando esses resultados os autores admitiram que a análise espectrofotométrica do líquido amniótico a 400 e 650nm não é substituta aceitável para a determinação da relação L/S para avaliar a maturidade pulmonar fetal.

Nesse mesmo ano, Copeland e cols. (1978) estudaram 84 amostras de líquido amniótico obtidas por amniocentese transabdominal de 75 gestantes. Dentro da primeira hora após a coleta, as amostras do líquido amniótico eram centrifugadas a 2.000 por 10 minutos em centrífuga calibrada. Determinações da relação L/S foram realizadas. A medida da absorvância a 650nm foi realizada em espectrofotômetro. Vinte e uma amostras adicionais de LA foram obtidas por amniocentese transabdominal de mulheres com abortamentos, induzidos por prostaglandina, no segundo trimestre e manuseadas similarmente. Houve moderado grau de correlação entre a absorvância de DO a 650nm e a relação L/S. DO_{nm} maior que 0,10 previu corretamente relação L/S de 2 ou mais em 98% de 84 amostras de líquido. Quando a DO_{nm} foi menor que 0,10, 70% dos líquidos tiveram relação L/S menor que 2. Nos 21 fluidos obtidos de abortamentos por prostaglandina, todos, menos 2, tinham DO_{nm} menor que 0,075. Na maioria das vezes, o teste, após a amniocentese, foi completado em menos que 20 minutos. Alguns autores referem que o teste é ótimo para prever a maturidade pulmonar, mas, devido à taxa de 30% de resultados falso-negativos, eles são menos confiantes na previsão da imaturidade pulmonar. Aconselham que quando um valor de imaturidade é obtido, deve-se esperar a determinação definitiva pela relação L/S, como guia para ulterior medida terapêutica.

Posteriormente, Spellacy e Buhi (1978), Bustos e cols. (1980) e Slothouber e cols. (1987) não encontraram boa correlação entre a DO_{650nm} e a relação L/S e minimizaram a eficácia do método. Esses autores não utilizaram amostras recentes do LA. É possível que o armazenamento prolongado das amostras sob refrigeração, antes da centrifugação, poderia alterar os valores dos resultados. Bustos e cols. (1980) compararam os valores obtidos com: 1. espectrofotometria; 2. relação L/E; e 3. teste de Clements. Encontraram muitos resultados falso-negativos. Consideraram o teste inadequado, indicado-o apenas na impossibilidade de realização de outros exames. Slothouber e cols. (1987) analisaram 90 amostras de LA. Concluíram que a espectrofotometria apresenta altos índices de falso-positivos (29%) e falso-negativos (28%), não sendo, portanto, teste confiável para a aplicação clínica.

Contrariamente, vários outros estudos, referidos a seguir, encontraram resultados favoráveis com o uso do método, comparado com a relação L/E, para avaliar a MPF. Assim, Cetrullo e cols. (1980), pesquisando a maturidade pulmonar fetal em 300 amostras de LA, colhidas por amniocentese transabdominal, de gestantes portadoras de síndromes hipertensivas, trabalho de parto prematuro e *diabetes mellitus*, obtiveram bons resultados com a espectrofotometria, quando comparada com a relação L/E. Em 131 casos nos quais a espectrofotometria apontava DO_{650nm} com valores iguais ou maiores que 0,15, não houve caso algum de síndrome de desconforto respiratório (SDR). Da mesma maneira, Rodrigues e cols. (1982) compararam os resultados da DO_{650nm} com a relação L/E e, também, com a evolução neonatal dos recém-nascidos, quanto à presença ou à ausência de SDR. Neste estudo, os autores consideraram como valor indicativo de maturidade fetal a DO_{650nm} igual ou maior que 0,10 e relação L/E igual ou maior que 2. Obtiveram correlação significativa entre DO_{650nm} e L/E. O teste indicativo de maturidade, segundo estes autores, prevê a maturidade pulmonar e mínimo risco de ocorrência da síndrome de desconforto respiratório (SDR). Entretanto, o resultado indicando imaturidade pulmonar fetal, deve ser complementado por outros métodos. Outra publicação interessante é a de Turner e Read (1983). Concluíram que o método espectrofotométrico da DO_{650nm} foi superior à relação L/E e ao teste de Clements para predizer a MPF. Entre nós, no Rio de Janeiro, Cabral e cols. (1993), comparando os resultados da espectrofotometria no comprimento de onda de 650nm com a relação L/S e respeitando cuidadosamente a metodologia estabelecida por Sbarra e cols. (1977), encontraram excelente correlação entre a DO_{650nm} igual ou maior que 0,15 e a relação L/S maior ou igual que 2. Os autores sugerem o uso da espectrofotometria pela sua simplicidade, baixo custo e rapidez de execução.

IMPORTÂNCIA DE RESPEITAR A TECNOLOGIA ESTABELECIDA POR SBARRA e cols. (1977)

Recentemente, Khouzami e cols. (1983) atentaram para a importância em respeitar estritamente à técnica descrita por Sbarra na realização do teste, uma vez que a centrifugação em alta velocidade e por tempo maior diminuiu o valor da leitura da DO_{650nm} em até 30%. Observaram que, resfriando a amostra de LA a 4ºC e o congelamento do sobrenadante a menos 20ºC, ela pode ser usada, após centrifugação, por período maior que três semanas, e os resultados não se alteram. Esta conclusão é importante. Confirmada, poder-se-á, na impossibilidade de usar de imediato a amostra, conservá-la para análise posterior. Esses autores também analisaram 113 amostras de LA, colhidas com intervalo máximo de 48 horas, antes da ocorrência do parto. Nesta pesquisa verificaram que resultados da DO_{650nm} igual ou maior que 0,11 e relação L/S igual ou maior que 2 indicaram maturidade pulmonar fetal (MPF). A DO_{650nm} apresentou alta sensibilidade (97,3%), assim como a L/S (97,9%).

CORRELAÇÃO DO MÉTODO DA ESPECTROFOTOMETRIA A DO_{650nm} COM OS TESTES DE CLEMENTS E O DO SULFATO DE AZUL-DO-NILO

Em nosso meio, Pinhal e cols. (1988) compararam os valores da DO_{650nm}, o teste de Clements e o teste do sulfato de azul-do-nilo em solução a 0,1% com a evolução neonatal. As conclusões mostraram que os três testes são úteis para avaliar a maturidade do concepto. Não encontraram diferença significativa quanto à acurácia deles para o diagnóstico da maturidade fetal (sensibilidade, especificidade, valores preditivos positivo e negativo, taxa de falso-positivos e falso-negativos).

CORRELAÇÃO DO MÉTODO DA ESPECTROFOTOMETRIA A DO_{650nm} NA PRESENÇA DO FOSFATIDILGLICEROL

Desde a década de 1970, estudos mostraram a importância da presença do fosfatidilglicerol no LA como indicador da maturidade pulmonar fetal. Assim, Hallman e cols. (1976) constataram que o aumento da concentração de fosfatidilglicerol, concomitante com a redução do teor de fosfatidilinositol no LA, associava-se à maturidade pulmonar fetal (Fig. VI-111b).

Sbarra e cols. (1984), correlacionaram a DO_{650nm} com a pesquisa do fosfatidilglicerol e, também, com a relação L/E. O material constou de 148 amostras de LA não contaminadas por

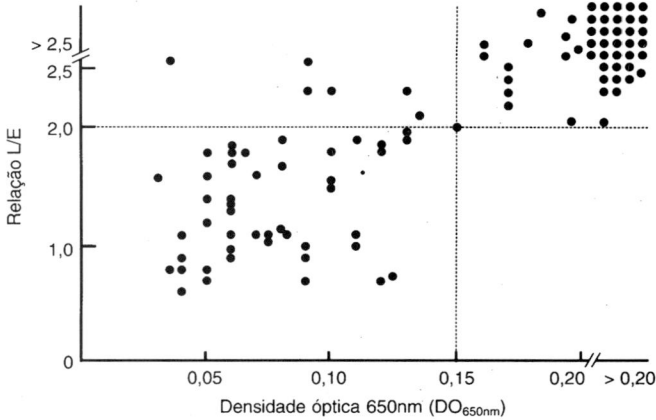

Figura VI-111b – Notar que nas amostras de densidade óptica (650nm), acima de 0,15, praticamente (exceção de 6 casos) a relação L/S foi superior a 2.

sangue ou mecônio. A técnica usada para avaliar a DO_{650nm} foi a descrita e idealizada pelos autores em trabalho já citado. Os resultados mostraram correlação dos três métodos em 126 das 148 amostras de LA analisados (85%). Em 87 amostras, os três testes indicaram maturidade, e em 39, imaturidade.

Em estudo posterior, McCulloch e Mendelshon (1987) compararam os resultados obtidos no espectrofotômetro na DO_{650nm} com a pesquisa da presença de fosfatidilglicerol, por meio da técnica imunológica (Anmiostat-FLM), e a relação L/S em amostras de LA para avaliar a MPF. Compararam os resultados com a evolução neonatal, quanto à presença ou não de SDR, em conceptos nascidos até 72 horas após a amniocentese. Adotaram valores de $DO_{650nm} < 0,1$ como imaturos e valores $> que 0,2$ como maduros. Concluíram que o valor preditivo indicado pela espectrofotometria foi o maior de todos os testes analisados, tanto para resultados maduros (100%) como para imaturos (80%). Com a relação a L/S, o valor preditivo foi de 97% para os maduros e de 50% para os imaturos. Com o fosfatidilglicerol, os resultados foram equivalentes aos da relação LS. Quando a espectrofotometria apresentou valores intermediários, entre 0,1 e 0,2, o risco de SDR foi de apenas 6%.

DO_{650nm} E CONTAGEM DE CORPOS LAMELARES

Corpos lamelares são estruturas dispostas concentricamente em lâminas, produzidas pelos pneumócitos tipo II, que passam para o espaço alveolar através de exocitose. Desse espaço, passam para o LA e, assim, para a cavidade amniótica, via boca fetal (movimentos torácicos).

Eles são compostos de fosfolipídeos e têm o tamanho comparável ao das plaquetas. Assim, os equipamentos para a contagem de células sangüíneas permitem contagem rápida dos corpos lamelares, quando ajustado para "contar plaquetas".

O surfactante é sintetizado e armazenado em células específicas da base do alvéolo, denominadas pneumócitos tipo II, embora existam mais de 40 tipos de células no pulmão fetal. As células tipo II caracterizam-se por apresentarem corpos multivesiculares, que são precursores celulares dos corpos lamelares, nos quais estão contidos os complexos lipoprotéicos que compõem o sistema surfactante. Esses corpos lamelares são sintetizados gradualmente no pulmão dos fetos, e expulsos para o LA, à medida que ocorre a maturidade pulmonar, durante os movimentos respiratórios intra-uterinos.

A liberação dos corpos lamelares representa aspecto importante do desenvolvimento das gestações humanas, pois o aparecimento do surfactante no líquido amniótico prenuncia o início do processo de maturação bioquímica do pulmão. Embora cada um dos métodos que avaliam o surfactante apresente desempenho específico, vale lembrar que a associação de diferentes testes eleva os índices de acerto e reduz os erros inerentes a cada um.

Em estudo pioneiro Ashwood e cols. (1993) realizaram, em amostras seriadas contagens com diferentes níveis de corte entre 20.000 e 55.000 partículas/μl. Não encontraram nenhum caso de SDR quando a contagem de corpos lamelares foi maior de 48.000. Estabeleceram coincidência de resultados positivos do fosfatidilglicerol, da relação L/E e corpos lamelares. Estudos recentes mostram que contagens superiores a 30.000 partículas/ml estão associadas com maturidade pulmonar fetal.

Welsch e cols. (1986) usaram a contagem de corpos lamelares para estudar 849 amostras de LA. Eles referem que a contagem de pelo menos 35.000/ml foi confiável preditor da maturidade pulmonar fetal, quando comparada favoravelmente com a relação L/E. Eles concluíram que este método é rápido, simples e acurado para avaliar a maturidade pulmonar.

CORRELAÇÃO DA DO_{650nm} COM A PRESENÇA DO FOSFATIDILGLICEROL NO LA

A partir da década de 1990, com o surgimento da pesquisa do fosfatidilglicerol no LA, Araneda e cols. (1991) estudaram comparativamente a presença de PG e a DO_{650nm}, em amostras de LA que resultaram negativas à prova de Clements. Os resultados mostraram que, das 52 amostras com prova de Clements indicando imaturidade, todas, exceto uma, apresentaram leituras de DO menor ou igual a 0,050. Em 22 delas foi detectado o PG (42,3%). Concluíram que a DO não discrimina a presença de baixas concentrações de surfactante no LA. Portanto, quando a prova de Clements resulta imatura, a espectrofotometria não mostra maiores benefícios na avaliação da MPF. No entanto, na mesma instituição, Brandell e cols. (1991), ao comparar a DO_{650nm} no LA com a DO_{650nm} no aspirado de conteúdo gástrico dos RN, constataram boa correlação entre os resultados e propuseram o uso da espectrofotometria em aspirado gástrico de conceptos com risco de SDR. Em especial quando não foi possível fazer o estudo antenatal.

Oulton e cols. (1990) avaliaram a DO_{650nm} após duas centrifugações do LA: a primeira a 140x giros por 5 minutos e a segunda a 10.000x giros por 20 minutos. Fizeram duas leituras após as duas centrifugações, admitiram maturidade pulmonar fetal com valores da $DO_{650nm} \geq 0,25$. Segundo esses autores, nova centrifugação por 5 minutos a 140g, para remover células de resíduos permite a determinação do PG nestes grumos de surfactante e constitui-se em acurado método para a determinação da MPF. A conclusão do trabalho demonstrou que a medida da DO_{650nm}, após a centrifugação a 140x giros por 5 minutos, é feita à custa das partículas de surfactante no sobrenadante. A DO_{650nm} teve a mesma especificidade que o teste de Clements e maior sensibilidade na pesquisa da MPF. Obtiveram índices semelhantes de falso-positivo (< 1%). Como valor preditivo de imaturidade, os testes tiveram altos índices de falso-positivo (Clements, 60,3%, e DO_{650nm}, 32,4%), porém a DO foi mais eficiente em identificar os LA em que a PG esteve presente. Portanto, a medida da espectrofotometria no LA revelou ser método eficaz, simples e utilizável como rastreamento nos casos em que o PG está presente.

Anceschi e cols. (1986) compararam os resultados de quatro testes, realizados em LA, obtido por amniocentese transabdominal, para avaliar a MPF: 1. teste de Clements; 2. DO_{650nm} no espectrofotômetro; 3. relação L/E; e 4. investigação do PG. Encontraram baixo índice de falso-positivo no teste de Clements e alto valor preditivo para maturidade. A DO mostrou menor sensibilidade, especificidade e valor preditivo para maturidade de todos os testes analisados (50%, 64% e 15%, respectivamente). A relação L/S mostrou os melhores resultados, com sensibilidade de 100%, especificidade de 81% e valor preditivo negativo de 100%. A presença de PG mostrou-se relacionada à MPF com sensibilidade de 100%, especificidade de 83% e valor preditivo negativo de 100%. Concluíram que a MPF será mais bem investigada quando for utilizada a relação L/E, e a presença do fosfatidilglicerol. Enquanto o teste de Clements e a DO_{650nm} seriam importantes como triagem ou quando fosse necessário uma resposta rápida.

POLARIZAÇÃO FLUORESCENTE EM AMOSTRAS DE LA

A polarização fluorescente do líquido amniótico, TDx-FLx ou TDx-FLM ("fetal lung maturity"), é um procedimento para pesquisa da maturidade pulmonar fetal baseado na avaliação das concentrações de surfactante e da albumina no LA. Fundamenta-se na observação de que a concentração da albumina no LA se mantém constante nos últimos meses de gestação, com a elevação gradual simultânea do surfactante. Desse modo, o aumento da relação surfactante/albumina no líquido amniótico, ao atingir determinado nível, indica maturidade pulmonar fetal. Portanto, esse teste assemelha-se ao da relação L/E. Nesta, a esfingomielina nas últimas semanas da gravidez praticamente não se altera ocorrendo aumento progressivo da lecitina, de tal maneira que quando a relação L/E torna-se igual ou maior que 2 constitui índice de maturidade pulmonar fetal. A polarização fluorescente é executada em polarímetro (TDx-FLM). Ao exame, um reagente fluorescente é adicionado à amostra de LA que se distribui entre a albumina e o surfactante. A soma total da polarização fluorescente de cada componente da amostra reflete a distribuição do corante entre a proteína (albumina) e o surfactante e serve como meio para determinar a relação surfactante/albumina no líquido amniótico. O nível de polarização da albumina é alto, pois a molécula é grande e se movimenta pouco. O nível de polarização do surfactante é baixo, pois a molécula é pequena e se movimenta rapidamente. Portanto, a despolarização do surfactante é alta. Logo, quanto maior a concentração de surfactante no LA, maior a despolarização e menor a polarização. Afirma ainda Stefano (1998): "o método tem a vantagem de ser de fácil realização, e apresentar resultados em aproximadamente 40 minutos, embora seja relativamente dispendioso".

Os estudos com o método, automatizado e com LA não-centrifugado, indicam que uma relação de 50-70mg de surfactante/g de albumina é considerada como teste positivo para maturidade pulmonar fetal. Correlaciona-se bem com a relação L/E e apresenta poucos falso-positivos, sendo considerado excelente teste para avaliar a maturidade pulmonar fetal; porém, como outros testes, apresenta elevadas taxas de falso-negativos, ou seja, recém-nascidos que tiveram testes negativos (imaturos), mas não desenvolveram SDR.

Estudos recentes da polarização fluorescente foram feitos por vários autores: Steinfeld e cols. (1992), Hagen e cols. (1993) e Herbert e cols. (1993). Concluem que um valor TDx de 50mg ou mais de surfactante/g de albumina prevê a maturidade pulmonar fetal em 100% dos casos. Esses autores referem que a polarização fluorescente (TDx-FLM) apresenta melhores resultados para avaliar a maturidade pulmonar fetal, quando comparada a outros testes (relação L/E, o índice de estabilidade da espuma, ou avaliação do fosfatidilglicerol) na previsão positiva ou negativa dos testes. Ainda mais, Eriksen e cols. (1996) referem que o teste TDx-FLM apresenta sensibilidade, especificidade e valor preditivo negativo para avaliar a maturidade pulmonar fetal em mulheres diabéticas comparável à relação L/E. Muitos hospitais usam o TDx-FLM como teste de primeira linha da maturidade pulmonar ("padrão-ouro"), seguido pela relação L/E.

COMPARAÇÃO DA ESPECTROFOTOMETRIA A DO_{650nm} COM A POLARIZAÇÃO FLUORESCENTE DO LA

Recentemente, Yapar e Gökmen (1995), para avaliar a maturidade pulmonar fetal, utilizaram três procedimentos: o teste da estabilidade da espuma (teste de Clements), a polarização fluorescente (TDx-FLM) e a DO_{650nm}, comparando-os quanto à sensibilidade, especificidade, valor preditivo positivo e valor preditivo negativo. Analisaram 300 amostras de LA sem contaminação por sangue ou mecônio. Os resultados mostraram, ser o teste da estabilidade da espuma e a polarização fluorescente mais confiáveis que a espectrofotometria no comprimento de onda 650nm. A especificidade e o valor preditivo para imaturidade foram menores na DO, quando comparados com os outros dois procedimentos. Outro aspecto importante foi a ausência de resultados falso-positivos com a polarização fluorescente, quando utilizado o ponto de corte para maturidade 70mg de lecitina/g de albumina.

Stefano (1998), em tese apresentada à Universidade Federal de São Paulo, avaliou a maturidade pulmonar fetal por meio da polarização fluorescente e da espectrofotometria do líquido amniótico. Transcrevemos a primeira de suas duas conclusões: "A polarização fluorescente e a espectrofotometria do líquido amniótico são métodos eficientes para avaliar a maturidade pulmonar fetal, identificando com precisão os recém-nascidos normais, que não apresentarão desconforto respiratório neonatal. Ambos os testes apresentaram elevados valores preditivos negativos e valores preditivos positivos relativamente baixos. Os dois testes obtiveram bom desempenho tanto em conceptos com idade gestacional inferior a 34 semanas quanto naqueles com 37 semanas ou mais".

Na Clínica Obstétrica da Faculdade de Ciências Médicas de Sorocaba, da PUC-SP, desde o início da década de 1980 até os dias atuais é utilizado o teste DO_{650nm}, juntamente com o teste de Clements, para avaliar a maturidade pulmonar fetal, seguindo fielmente a metodologia preconizada por Sbarra e cols. (1977). Em nosso material (centenas de casos), o método revelou que, sempre que a DO_{650nm} é igual ou maior que 0,15, em 100%, o recém-nascido apresenta maturidade pulmonar. Quando a DO_{650nm} é maior que 0,10 e menor que 0,15 a SDR ocorre em torno de 5%. Stefano (1998) usou como valor de corte para a maturidade pulmonar fetal 0,11. Finalizando, a DO_{650nm} tem-se mostrado, em nossa experiência, método de fácil e rápida realização e de baixo custo e com excelentes resultados preditivos positivos e negativos da MPF.

Referências Bibliográficas

- ANCHESCHI, M.M. & cols. – A comparison of the shake test, optical density, L/S ratio (planimetric and stechiometric), and PG for the assessment of fetal lung maturity. *J. Perinatol. Med.*, 24:359, 1996. • ARANEDA, H.; SEPÚLVEDA, W.H. & VIEIRA, E. – Densidad optica a 650 nm y fosfatidilglicerol en la evaluacion de la inmaturez pulmonar fetal. *Rev. Child. Obstet. Ginecol.*, 56:104, 1991. • ARIAS, F.; ANDRINOPOULOS, G. & PINEDA, J. – Correlation between amniotic fluid optical density, L/S ratio and fetal pulmonary maturity. *Obstet. Gynecol.*, 51:152, 1978. • ASHWOOD, E.R.; PALMER, S.E. & LENCKE, R.R. – Rapid fetal lung maturity testing commercial versus NBD-phosphatidylcholine assay. *Obstet. Gynecol.*, 80:1048, 1992. • BRANDELL, L. & cols. – Densidade óptica de contenido gástrico en la valoración rápida de la maturez pulmonar del recién nacido. *Rev. Child. Pediatr.*, 62:290, 1991. • BUSTOS, R. & cols. – Optical density at 650 nm in amniotic fluid, L/S ratio and foam test as indicators of fetal lung maturity. *J. Perinatol. Med.*, 8:278, 1980. • CABRAL, A.C.V. & cols. – Estudo comparativo entre a espectrofotometria do líquido amniótico (DO 650) e a relação lecitina/esfingomielina. *J. Bras. Ginecol.*, 103:117, 1993. • COPELAND Jr., W. & cols. – Assessment of a rapid test on amniotic fluid for estimating fetal lung maturity. *Am. J. Obstet. Gynecol.*, 130:225, 1978. • CETRULO, H. & cols. – Amniotic fluid optical density and neonatal respiratory outcome. *Obstet. Gynecol.*, 55:262, 1978. • ERIKSEN, N. & cols. – Fetal lung maturity in diabetic patients using TDx-FLM assay. *Am. J. Obstet. Gynecol.*, 174:348, 1996. • GLUCK, L. & cols. – Diagnosis of the respiratory distress syndrome by amniocentesis. *Am. J. Obstet. Gynecol.*, 109:440, 1971. • HAGEN, E.; LINK, J.C. & ARIAS, F. – A comparison of the accuracy of the TDx-FLM assay, lecithin-sphingomyelin ratio, and phosphatidylglycerol in the prediction of neonatal respiratory distress syndrome. *Obstet. Gynecol.*, 82:1004, 1993. • HALLMAN, M. & cols. – Phosphatidylinositol and phosphatidylglycerol in amniotic fluid: indices of lung maturity. *Am. J. Obstet. Gynecol.*, 125:613, 1976. • HERBERT, N.P.; CHAPMAN, J.F. & SCHNOOR, M.M. – Role of the TDx FLM assay in fetal lung maturity. *Am. J. Obstet. Gynecol.*, 168:808, 1993. • KHOUZAMI, V.A. & cols. – Amniotic fluid absorbance at 650 nm: Its relationship to the lecithin/sphingomyelin ratio and neonatal pulmonary sufficiency. *Am. J. Obstet. Gynecol.*, 147:552, 1983. • McCULLOCH, J.C. & MENDELSOHN, D. – A emergency test for fetal lung maturity. OD 650 or amniostat-FLM? *Clin. Chemistry*, 33:2123, 1987. • OULTON, M.; FRASER, M. & ROBINSON, S. – Correlation of absorbance at 650 nm. With the presence of phosphatidylglycerol in amniotic fluid. *J. Reprod. Med.*, 35:402, 1990. • PINHAL, I.M.C.S. & cols. – Avaliação da maturidade fetal pelo estudo do líquido amniótico. *J. Bras. Ginec.*, 98:393, 1988. • RODRIGUES, C. & cols. – Assessment of foetal pulmonary maturity by amniotic fluid optical density. *Indian J. Med. Research.*, 75:245, 1982. • SBARRA, A.J. & cols. – Correlation between amniotic fluid optical density and L/S ratio. *Obstet. Gynecol.*, 46:613, 1976. • SBARRA, A.J. & cols. – Relation between optical density at 650 nm and L/S ratios. *Obstet. Gynecol.*, 50:723, 1977. • SBARRA, A.J. & cols. – Correlation of amniotic fluid optical density at 650 nm, and lecithin/sphingomyelin ratio with phosphatidylglycerol. *Am. J. Obstet. Ginecol.*, 149:740, 1984. • SLOTHOUBER, J.H.P.; FLU, P.K. & WALLENBURG, H.C.S. – Relationship between amniotic fluid optical density and L/S ratio. *J. Perinatol. Med.*, 15:239, 1987. • SPELLACY, W.N. & BUHI, W.C. – Amniotic fluid lecithin/sfingomielin ratio as a index of fetal lung maturity. *Obstet. Gynecol.*, 39:852, 1978. • STEFANO, T.G.S. – Avaliação da Maturidade Pulmonar Fetal através da Polarização Fluorescente e da Espectrofotometria do Líquido Amniótico. São Paulo, 1998 (Tese – Mestrado – Universidade Federal de São Paulo/Escola Paulista de Medicina). • STEINFIELD, J.D. & cols. – The utility of the TDx test in the assessment of fetal lung maturity. *Obstet. Gynecol.*, 460:4, 1992. • TURNER, R.J. & READ, J.A. – Practical use and efficiency of amniotic fluid DO650 as a predictor of fetal pulmonary maturity. *Obstet. Gynecol.*, 61:551, 1983. • WELSCH, C. & cols. – The efficacy of a rapid lamellar body count assay in predicting fetal lung maturity. *Am. J. Obstet. Gynecol.*, 174:335, 1986. • YAPAR, E.G. & GÖKMEN, O. – Comparison of two tests and absorbance at 650 nm for assessing fetal lung maturity. *J. Reprod. Med.*, 40:423, 1995.

124 Insuficiência Placentária

Ivo Behle

SUMÁRIO

A placenta é um órgão fascinante, especialmente quando se consideram as funções que ela desempenha. Durante sua breve existência, ela precisa crescer, desenvolver e adaptar-se, atuando, de forma integrada, com os compartimentos materno e fetal. Explorada pelo feto como pulmão, fígado e rins, muitas das funções que ela exerce são ainda desconhecidas. Só recentemente se entendeu que as anomalias funcionais da unidade fetoplacentária repercutem além dos períodos fetal e neonatal. Estudos de Barker (1995), na década de 1990, permitiram postular a *teoria da Programação Fetal das Doenças*. Segundo ela, os desvios ocorridos na vida intra-uterina, decorrentes da oferta fetal inadequada de nutrientes, por exemplo, são responsáveis por doenças arteriais coronarianas e diabetes tipo 2, que se expressam a partir da terceira década da vida. Essas descobertas reforçam a importância da Obstetrícia como ramo da medicina, em que ações de prevenção primária repercutem na qualidade de vida dos integrantes de uma sociedade.

Apesar da ampla divulgação da importância que o exame detalhado da placenta tem, na análise das possíveis correlações existentes entre causa e efeito, nos distúrbios reprodutivos, a grande maioria delas continua desprezada logo após a dequitação. Em 1892, Balantyne escreveu "um feto doente, sem sua placenta, é um espécime imperfeito. A descrição da sua doença só pode ser feita quando se conhecem as condições placentárias. Durante a vida intra-uterina, o feto, a placenta e o cordão umbilical formam um órgão só, e a doença de alguma parte deve afetar o todo".

A insuficiência placentária, ou melhor dizendo, a incapacidade que a unidade materna, fetal e placentária encontra para cumprir com suas funções integradas, tem sido abordada equivocadamente como sinônimo de restrição de crescimento intra-uterino (Capítulo 125). Essas situações clínicas podem ser determinadas pelos desvios das funções da placenta, embora elas não lhes sejam exclusivas.

Pretendeu-se, neste capítulo, revisar a literatura pertinente, abordando conceitos que estão relacionados com as funções da unidade materna, fetal e placentária e que têm demonstrado maior repercussão e interesse clínico.

INTRODUÇÃO

Para que as múltiplas funções da placenta ocorram normalmente, é imperativo que sua constituição anatômica bem como os fluxos de sangue materno e fetoplacentário sejam adequados. Os padrões da perfusão, a superfície, a espessura e as propriedades físico-químicas da membrana placentária, além da atividade metabólica, que inclui os vários mecanismos de transferência, tais como difusão e transporte através de carreadores, relacionam-se diretamente com o porvir do produto da concepção. Para o cumprimento desses predicados, três componentes estão envolvidos: o fluxo sangüíneo materno, o fluxo sangüíneo fetoplacentário e a permeabilidade da membrana trofoblástica. Qualquer fator que reduza o fluxo de sangue materno ou que altere a face ou a espessura da membrana vásculo-sincicial compromete as trocas entre os compartimentos materno, fetal e placentário.

FLUXO SANGÜÍNEO MATERNO

O fluxo sangüíneo uteroplacentário depende da ocorrência de extensa remodelação da vasculatura materna, em um processo que se completa na metade da gestação. Caracterizado pelo enorme alargamento do calibre das arteríolas e pela refratariedade a estímulos vasomotores que produz, o maciço incremento do fluxo de sangue, no útero grávido, ocorre sem aumento da pressão ou da resistência intravascular. A vasculatura materna acaba na placa basal. O sangue materno é impulsionado para o espaço interviloso. Em decorrência disso, a presença dos nutrientes no feto é proporcional à concentração deles na corrente sangüínea materna.

Complicações gestacionais têm sido relacionadas com a conversão anormal da vasculatura das arteríolas espiraladas, nos primeiros meses da gravidez. Na pré-eclâmpsia, bem como na restrição de crescimento intra-uterino (RCIU) idiopático, em mulheres normotensas, há evidência de comprometimento ou até de falência da conversão do trofoblasto do leito vascular, documentada por biópsias do leito placentário e dos segmentos dos vasos uteroplacentários da placa basal. Essa conversão aberrante culmina com a retenção de músculos e elementos elásticos entre os vasos, determinando resistência vascular anormal e decréscimo total do fluxo uteroplacentário (de nutrientes e de oxigênio). A velocidade do sangue é maior e o fluxo é turbulento. Isso determina deficiência no desenvolvimento do leito capilar placentário. Interessa lembrar que os efeitos fetais (da pré-eclâmpsia e da RCIU, por exemplo) podem não se manifestar até a ultimação da conversão vascular – entre 22 e 24 semanas de gestação.

A vasculatura uteroplacentária pode ser também comprometida nos estados em que há aumento da coagulação do sangue materno e quando há fatores tóxicos que afetam a função dos vasos. As alterações da coagulação sangüínea materna associam-se com abortamentos, causados por extensa trombose intra-uterina e por infartos placentários precoces. Os estados de hipercoagulabilidade sangüínea relacionam-se com doenças auto-imunes, tais como o lúpus eritematoso. O anticoagulante lúpico, a cardiolipina e/ou os anticorpos antifosfolipídeos estão aí envolvidos. Eles podem determinar alteração na produção de prostanóides, bem como ativar proteínas C e S trombina, alterando o desenvolvimento placentário. Este pode ser o único local do organismo no qual a tendência trombótica da moléstia se manifesta. Isso porque a vasculatura uterina é única no que se refere ao fenômeno da erosão *endotelial*. *A membrana basal e o colágeno do estroma decidual estão normalmente expostos à circulação das plaquetas maternas*. A morte fetal, comumente associada com anticorpos tipicamente antifosfolipídeos, envolve tromboses deciduais e infartos placentários, ocorrendo antes do terceiro trimestre.

Dentre os fatores tóxicos, capazes de determinar alteração do tono vasomotor materno, encontram-se o tabaco e a cocaína. O hábito de fumar determina taquicardia materna e fetal e alterações na circulação fetal, extensamente documentada em pesquisas clínicas. Enquanto o fumo compromete a qualidade do sangue materno, ao incrementar a concentração de tiocianato, carboxiemoglobina e potenciais carcinógenos, ele também, de forma intermitente e repetitiva, compromete a circulação sangüínea placentária e fetal. A cocaína, por sua vez, é um dos maiores vasoconstritores já identificados. Ela é capaz de determinar descolamento prematuro da placenta em qualquer fase da gravidez. Ela cruza a membrana placentária, determinando alterações hemodinâmicas fetais, além de dano cerebral e disgenesias (Tabela VI-9).

Tabela VI-9 – Alterações das funções da placenta relacionadas com o comprometimento do fluxo de sangue materno.

Fator etiológico	Repercussões
Conversão anormal da camada muscular das arteríolas espiraladas	Abortamento Pré-eclâmpsia RCIUI
Alterações da crase sangüínea	Abortamento
Aceleração da coagulação do sangue: presença de anticorpos anormais (lúpus eritematoso e outras síndromes antifosfolipídeos)	Abortamento Óbito fetal RCIUI
Tabaco	RCIUI Comprometimento da vitalidade fetal Alterações neonatais do ritmo sono-vigília
Cocaína	Abortamento Descolamento placentário Alterações hemodinâmicas fetais Dano cerebral Disgenesias

RCIUI = restrição de crescimento intra-uterino idiopático.

CIRCULAÇÃO VILOSITÁRIA

Quando os vasos uteroplacentários estão lesados, o distúrbio da resistência, da capacitância e o conseqüente aumento da fragilidade vascular predispõem à ocorrência de acidentes, tais como infartos e/ou descolamento intempestivo da placenta. A separação marginal tem sido correlacionada com prematuridade. No acidente de Baudelocque, a placenta é abruptamente forçada a separar-se da decídua, em decorrência da hemorragia, ocasionada pela ruptura de vasos anormais. A compressão da placenta pelo hematoma aumenta a pressão sangüínea fetal e pode associar-se com hemorragia do estroma vilositário. Descolamentos crônicos podem ser grosseiramente identificados ao exame macroscópico, pela depressão placentária que determinam. Isso pode não ocorrer quando o sangue descola o cório da decídua e se exterioriza pela vagina.

Quando as artérias uteroplacentárias estão ocluídas, o fluxo sangüíneo intervilositário interrompe-se, o espaço interviloso colapsa e os vilos ficam comprimidos, predispondo-os à necrose isquêmica e ao infarto. A aparência da placenta depende da idade gestacional em que o processo ocorreu – lesões antigas são branco-nacaradas e as mais recentes são vermelho-pardacentas. Estas lesões podem ser visualizadas pelo simples exame macroscópico da face fetal. Entretanto, estudo microscópico detalhado permite efetuar correlações clínicas mais eficientes. Em adição a essas lesões de larga escala, há também comprometimento do desenvolvimento e do crescimento da placenta, secundário a lesões microscópicas do parênquima normal. A associação entre placentas pequenas, com perfusão reduzida, possibilitou a elaboração do conceito de insuficiência nutritiva crônica, secundária à interrupção da arborização vilositária. Interessa distinguir a placenta pequena, que ocorre na falência primária, daquela em que houve comprometimento *das estruturas* perfusionais, normalmente desenvolvidas. A alta tensão da circulação vilositária afeta o desenvolvimento normal da rede de capilares terminais. Nesses casos, observa-se excesso de nós sinciciais. Como decorrência, o feto reduz o volume da filtração glomerular, o que ocasiona oligoâmnio, predispondo ao comprometimento seqüencial da circulação do cordão e emissão de mecônio. A redução do leito capilar aumenta a resistência e o débito cardíaco, o que incrementa os requerimentos de oxigênio. Podem ocorrer alterações histológicas ocasionadas pela isquemia, que se traduzem pelo aumento da resistência da circulação na artéria umbilical. No estudo dopplervelocimétrico, a relação S/D, que reflete indiretamente a resistência da circulação umbilicoplacentária, mostra redução da diástole ou mesmo acusa sua ausência, ou então ela já é até reversa nos casos em que o comprometimento capilar ultrapassa 50%. A perfusão placentária, com concentração baixa de oxigênio, associa-se com aumento da pressão de perfusão, determinando vasoconstrição do órgão. A vasoconstrição crônica e o aumento da pressão intraluminar podem determinar lesões vasculares que progridem à injúria endotelial (Tabela VI-10).

Tabela VI-10 – Alterações das funções da placenta relacionadas com o comprometimento do fluxo de sangue nas vilosidades.

Fatores etiológicos	Repercussões
Lesões dos vasos placentários	Infartos placentários Descolamento da placenta Separação marginal da placenta: prematuridade, acidente de Baudelocque
Compressões vilositárias determinadas por lesões crônicas	Necrose isquêmica da placenta Infartos placentários RCIU Oligoâmnio Redução da circulação funicular por hematomas Lesão do endotélio fetal

HEMODINÂMICA INTRAPLACENTÁRIA

O fluxo de sangue na placenta deve ser analisado em três segmentos: na veia e artérias umbilicais, nos vasos coriônicos e no leito capilar vilositário. A veia e as artérias umbilicais representam os maiores carreadores de sangue. Como as duas artérias encontram-se enroladas em torno da veia, o fluxo na veia depende, em boa parte, do pulsar arterial. Casos de artéria umbilical única geralmente se associam com restrição de crescimento intra-uterino, que resulta da redução do fluxo sangüíneo que vai da placenta ao feto pela veia.

A ramificação placentária da veia umbilical e os vasos coriônicos desenvolvem-se precocemente na gestação. A ramificação normal dos vasos coriônicos parece representar fator de relevância na determinação da resistência vascular placentária, já que a resistência umbilical pode ser influenciada por número grande de unidades circulatórias paralelas.

Recentes estudos em humanos comprovaram que os fatores de crescimento endotelial representam a classe mais comprometida com a angiogênese placentária. Outros, tais como fatores de crescimento dos fibroblastos ou talvez a angiopoetina, ocupam papel coadjuvante. Recentes observações sugerem que os fatores da angiogênese interagem com o óxido nítrico produzido localmente, coordenando não só o incremento vascular como também o próprio fluxo. Para que esse processo curse normalmente, é imperioso que a placentação tenha se completado com sucesso. A inadequação ou a expressão insuficiente dos receptores de estrógeno, durante o processo de deciduação, explica as numerosas perdas ovulares na raça humana, calculadas em mais de 50%.

Recente estudo permitiu demonstrar que aproximadamente 20% das gestações com RCIU cursam com mosaicismo placentário confinado ao tecido extra-embrionário. O tipo de mosaicismo, o particular envolvimento e a origem da trissomia (meiótica ou mitótica) correlacionam-se com o porvir da gestação. Quando o mosaicismo confinado à placenta é de origem meiótica, o feto e o recém-nascido apresentam alto risco para dissomia uniparental para o par cromossômico, ao qual a placenta é trissômica. Portanto, é muito importante estudar as placentas de crianças com RCIU idiopático, por meio de métodos citogenéticos (durante a gravidez) ou por técnicas de hibridação (após a dequitação). Permite-se, assim, reconhecer o prognóstico tardio e executar aconselhamento genético pertinente (Tabela VI-11).

Tabela VI-11 – Alterações das funções da placenta decorrentes do comprometimento da hemodinâmica intraplacentária.

Fatores etiológicos	Repercussões
Expressão insuficiente dos receptores de estrógeno deciduais	Abortamento precoce
Mosaicismo placentário confinado	Trissomia da placenta meiótica – dissomia uniparental fetal do par cromossômico em que a placenta é trissômica

PERFUSÃO FETOPLACENTÁRIA

O desenvolvimento anormal da vascularização placentária associa-se, comumente, com restrição do crescimento intra-uterino ou com crescimento fetal exagerado, como ocorre no *diabetes mellitus* materno. As alterações mais encontradas são:

- oclusão mural por trombo de fibrina em vasos coriônicos ou fetais;
- vilo terminal avascular, identificado pela eosinofilia paucicelular do estroma;
- endovasculite hemorrágica;
- redução ou obliteração dos vasos coriônicos ou fetais por hiperplasia mural, identificados pela redução ou ausência do lúmen;
- artérias com calibres anormais, identificadas pela semelhança que têm com as veias.

Estas alterações determinam repercussões na circulação funicular, atestadas pelos padrões dopplervelocimétricos demonstrados (redução da diástole, ausência dela ou padrão reverso). A coincidência entre a redução da árvore circulatória com a patologia isquêmica placentária suportou, por anos, a hipótese de relação entre causa e efeito. Entretanto, recente estudo identificou vilosite crônica grave com o mesmo padrão dopplervelocimétrico da circulação arterial do cordão (padrão reverso), o que atesta que as repercussões da vascularização intraplacentária são mais complexas do que se supunha. É possível que a vasculatura intraplacentária esteja submetida ao mesmo potencial de lesões que outra qualquer estrutura detentora de endotélio. Estão incluídos aí os fatores relacionados com o fluxo intraluminar (hipoperfusão e reperfusão), hipóxia, reações imunológicas mediadas por células e produção de citocinas e prostanóides (principalmente nas infecções virais). A ocorrência de fluxo reverso, por exemplo, deve ser interpretada com base em duas possibilidades. Ele pode estar expressando desenvolvimento vascular anormal primário ou ser decorrente de remodelamento vascular inadequado, ocorrido após a lesão, já que o órgão continua seu crescimento e desenvolvimento até o termo da gestação (Tabela VI-12).

Tabela VI-12 – Alterações das funções da placenta decorrentes do comprometimento da perfusão fetoplacentária.

Fatores etiológicos	Repercussões
Oclusão mural por trombo de fibrina	RCIU Vilosite crônica

SUPERFÍCIE DE TROCA VILOSITÁRIA

O incremento da superfície vilositária, durante a gestação, atende o aumento das demandas metabólicas fetais. A permeabilidade placentária aprimora-se, mesmo quando se ultimou seu desenvolvimento e crescimento. Em humanos, isso se deve ao desenvolvimento, principalmente no terceiro trimestre, da membrana vásculo-sincicial. Na gravidez inicial, os capilares estão profundamente inseridos entre os vilos. No termo da gravidez, os capilares chegam a tocar a membrana basal do trofoblasto. A membrana vásculo-sincicial mede apenas 0,5 a 1,0 milimicra de espessura. A lâmina basal capilar e a lâmina basal do trofoblasto praticamente se fundem, reduzindo, ao máximo, os impedimentos para a difusão de gases e trocas de nutrientes. A superfície microvilositária aumenta até a 36ª semana, declinando a partir de então. No termo, a capacidade de transferência placentária resume-se em atender a perfusão materno-fetal.

O oxigênio e o gás carbônico difundem-se livremente por meio da placenta. Por ser um órgão metabolicamente ativo, ela consome quase a metade do oxigênio que aí chega. O CO_2 fetal, por sua vez, cruza a membrana placentária com facilidade, em decorrência da diferença entre os gradientes.

Não há reservas placentárias, nem de oxigênio nem de glicose. As variações na concentração materna de oxigênio imediatamente se repercutem no feto. A glicose é metabolizada, em parte, na placenta. Parte dela chega ao compartimento fetal por difusão facilitada (através de carreadores) e está principalmente reservada para o desenvolvimento e crescimento do sistema nervoso central. Outra parte é transformada em lactato, amplamente utilizado pelo feto na geração de energia. Portanto, os fatores que podem limitar a oxigenação fetal, reduzir o suprimento de nutrientes e comprometer seu metabolismo estão relacionados com as alterações da perfusão materna, com alterações no fluxo de sangue fetoplacentário, com comprometimento da permeabilidade placentária e com redução das demandas placentárias. A principal adaptação materna, que favorece a oxigenação fetal, depende do aumento do fluxo sangüíneo uteroplacentário. O feto aumenta o nível de hemoglobina, redistribui o fluxo de sangue na árvore vascular e altera o débito cardíaco, empregando fatores da circulação paralela, característica do período intra-uterino (Tabela VI-13).

Tabela VI-13 – Alterações das funções da placenta decorrentes do comprometimento da superfície vilositária.

Fatores etiológicos	Repercussões
Limitação da oferta de O_2	Alteração da perfusão placentária
Redução da oferta de nutrientes	Alterações do fluxo uteroplacentário
Alterações do metabolismo placentário	Alterações da permeabilidade placentária

REPERCUSSÕES CLÍNICAS

ANOXIA FETAL

A completa interrupção da oxigenação dos tecidos fetais ocorre em três situações principais:

1. na interrupção completa da perfusão de uma unidade fetoplacentária normal;
2. na interrupção completa da perfusão em unidade fetoplacentária já comprometida;
3. em episódio clínico silencioso, determinante de óbito fetal.

As causas que determinam o processo de anoxia são:

1. falência total do fluxo materno;
2. falência total da captação fetal de oxigênio;
3. falência total da transferência placentária de oxigênio.

A falência total do fluxo materno ocorre no óbito materno, no tromboembolismo maciço e nos quadros graves de descolamento prematuro da placenta. A falência total da captação fetal de oxigênio ocorre na interrupção da circulação fetal, por nó verdadeiro, por prolapso de cordão e no traumatismo funicular. A falência total da transferência placentária ocorre no descolamento total da placenta. Nessas situações, geralmente não existem lesões patognomônicas placentárias, nem mesmo no estudo microscópico, devido à rapidez e ao desfecho que determinam.

HIPÓXIA FETAL

A redução da oxigenação do sangue fetal pode ocorrer:

1. em unidades fetoplacentárias anteriormente normais;
2. em unidades fetoplacentárias já comprometidas;
3. na lesão cerebral antenatal clinicamente silenciosa.

Em unidades fetoplacentárias normais, a hipóxia ocorre, por exemplo, no descolamento traumático e prematuro da placenta. Quando parcial, o feto lança mão de todos os recursos para manter a oxigenação do sistema nervoso central. No descolamento total, o óbito costuma ocorrer de imediato. Em ambos os casos não se observam repercussões patognomônicas no tecido placentário.

A hipóxia, em unidades fetoplacentárias comprometidas, ocorre na síndrome hipertensiva, nas doenças auto-imunes e em alguns casos de restrição de crescimento intra-uterino. Existem aí lesões placentárias características, representadas por infartos antigos e novos, tromboembolismo da circulação funicular e resposta reativa inflamatória, possivelmente em decorrência da lesão tecidual. A produção local de citocinas e de prostanóides ocasiona edema regional, o que dificulta ainda mais a circulação vilositária. A recente constatação de que a diástole zero ou a ocorrência de diástole reversa das artérias umbilicais também ocorre em placentas sem infartos, mas com edema vilositário, tem instigado investigadores a considerar o edema vilositário como marcador placentário do comprometimento inflamatório.

MECÔNIO

É o conteúdo intestinal do feto, cuja cor depende, principalmente, da presença de sais biliares. Ele se apresenta no intestino delgado bem antes da primeira metade da gravidez, mas costuma ser eliminado somente após o nascimento. Além dos sais biliares, ele contém mucopolissacarídeos, antígenos relacionados com os grupos sangüíneos e também por pequena quantidade de proteínas, além da hematoidina ou hemossiderina. Quando eliminado antes do parto, o âmnio, o feto e a placenta podem ficar impregnados, adquirindo coloração amarelo-esverdeada. Apesar da grande dispersão verificada na literatura, no que se refere às taxas de eliminação durante a gestação, os limites encontrados situam-se entre 10,3 e 18%. Com relação à idade gestacional, a eliminação costuma concentrar-se próximo ao termo e principalmente no pós-termo (gestação prolongada).

Interessa, do ponto de vista clínico, diferenciar os tipos de mecônio que colorem a superfície placentária (Tabela VI-14).

Para que o mecônio seja eliminado é necessário que a camada muscular do intestino delgado se contraia. Esse movimento é controlado por uma variedade de hormônios, estando representado, principalmente, pela motilina, que é um polipeptídeo com 22 aminoácidos. Ela é produzida durante as fases de jejum. A produção deficiente desse hormônio, pelo feto prematuro, justifica a rara eliminação do mecônio até a primeira metade da gestação. Por outro lado, a produção hormonal eficiente e sua ação intermitente sobre a musculatura intestinal, do pós-maturo, justifica sua elevada presença na gravidez prolongada. Está perfeitamente estabelecida, também, a relação que existe entre o hipertireoidismo materno e a produção da motilina. Nessa complicação clínica, a presença de mecônio costuma ser a regra. A presença patente de mecônio amarelo-esverdeado, em gestações muito prematuras, costuma decorrer da presença de hematoidina e de outros pigmentos derivados do sangue, cujo espectro de absorção da luz se assemelha ao do mecônio.

O mecônio representa sinal de alerta para os obstetras e para os profissionais da lei também. Isso porque ele tem sido retratado, durante décadas, como resultado da hipóxia e também como causa da asfixia perinatal, o que tem alimentado acirradas demandas judiciais. Entretanto, estudos atuais bem conduzidos não foram capazes de correlacionar sua presença com alterações do equilíbrio acidobásico do sangue do feto e do recém-nascido e nem com anormalidades dos traçados da cardiotocografia intraparto. A eliminação do mecônio, no trabalho de parto, é de fato algo complexo e intrigante. A quantidade de hormônios gastrintestinais que o feto acumula no termo se correlaciona mais com a presença de mecônio na pós-maturidade que com a hipóxia e com a acidose. Não se pretende dizer que fetos pós-maturos não estão mais sujeitos a alterações da vitalidade. Apenas se ressalta que a eliminação do mecônio pode ser decorrente do grau de maturação que o sistema digestório alcançou, estimulando-o a funcionar antes do nascimento.

A simples presença do mecônio representa ameaça para o feto e para o recém-nascido. Está perfeitamente demonstrado que os sais biliares alteram a composição da geléia funicular e atingem os vasos do cordão. Eles determinam incremento do tono das artérias umbilicais. Como a circulação pela veia depende em parte do pulsar arterial, há desvios do fluxo sangüíneo que vai da placenta para o feto.

Quando o mecônio ultrapassa as cordas vocais e os movimentos respiratórios se alteram, em decorrência de estados hipóxicos e/ou acidóticos, ele pode atingir a árvore brônquica. Há evidências de que o material mucoso determina alterações alveolares semelhantes àquelas identificadas no epitélio amniótico. Os sais biliares, por sua vez, determinam repercussões como aquelas evidenciadas na colangite esclerosante e na colestase da gravidez. Esses processos ocasionam hipertensão pulmonar, cujas conseqüências são responsáveis pela elevada morbimortalidade perinatal. Então, a síndrome da aspiração do mecônio, pode ser considerada como uma forma química de pneumonite, responsável pelo quadro de sofrimento respiratório. Se esse desenho fisiopatológico está correto ou se as conseqüências da síndrome de aspiração de mecônio dependem dos desvios do fluxo de sangue, que o feto lança mão diante da hipóxia e acidose, isso ainda não foi perfeitamente elucidado. Demonstrou-se, recentemente, que a presença de mecônio, na árvore brônquica, determina ativação da cicloxigenase-2 dos monócitos, com produção de prostaglandinas.

O mecônio é nocivo, também, de outras formas. Quando ele permanece na câmara amniótica por algumas horas, o epitélio amniótico começa a apresentar alterações degenerativas. Vacuolização, perda celular e necrose podem ser identificadas. Células musculares das artérias umbilicais e suas ramificações na placa basal são degeneradas pela presença do mecônio. Isso determina ativação do fenômeno da centralização circulatória. Por outro lado, a simples presença do mecônio, pelas alterações celulares que determina, favorece a contaminação da cavidade amniótica, predispondo o feto e o recém-nascido à

Tabela VI-14 – Correlação entre características do mecônio com aspectos clínicos.

Características do mecônio	Aspectos clínicos
Eliminação aguda: superfície fetal da placenta é brilhante, com coloração azul-esverdeada e com placas de mecônio facilmente destacáveis	Sem alterações
Eliminação subaguda: membranas impregnadas, edematosas e face fetal escorregadia	Relação com alto risco para asfixia, síndrome da aspiração do mecônio e paralisia cerebral
Eliminação crônica: impregnação da placenta e do cordão umbilical, com coloração verde-amarronzada intensa e extensa, o mecônio costuma ser denso	Relacionada com episódios isolados ou repetidos de hipóxia pré-natal

infecção. Parece que o mecônio contém interleucina-8. Por outro lado, o mecônio reduz as defesas fetais, ao inibir a atividade dos neutrófilos. Em quadros mais graves, verificou-se que há necrose da camada muscular das artérias umbilicais.

Estudos que pretenderam relacionar o tempo de permanência do mecônio com as alterações celulares evidenciaram que, a partir de 1 hora, já se verifica presença de macrófagos no líquido amniótico. A partir de 3 horas, eles se encontram na placa basal. Em algumas situações, após a sexta hora, eles podem ser descobertos entre as fibras do músculo uterino.

Com relação à presença de mecônio na gestação prolongada, em que ela tem conotação especial, a associação com quadro de oligoâmnio dificulta avaliar sua expressão. A presença das contrações de Braxton-Hicks estimula compressões funiculares repetidas. As espicas, as bradicardias transitórias, as desacelerações tardias, precoces e mistas, são sinais cardiotocográficos que devem ser valorizados, especialmente quando a eles se associa perda da variabilidade da freqüência cardíaca basal.

ALTERAÇÕES DO CRESCIMENTO E DESENVOLVIMENTO DA UNIDADE FETOPLACENTÁRIA

O reconhecimento de que tamanho do feto, ao nascimento, tem implicações sobre a qualidade de vida do indivíduo atiçou a reavaliação dos conceitos relacionados com os fenômenos que regulam o crescimento e o desenvolvimento do produto da concepção. Apesar de ser o genoma fetal quem determina o potencial de crescimento intra-útero, há inúmeras evidências de que com ele interagem fatores representados pela oferta de oxigênio, ações de hormônios e qualidade e quantidade de nutrientes ofertados ao espaço interviloso.

Estudos experimentais, realizados em animais, sugerem que a redução da nutrição fetal, incidente no início da gravidez, produz crias pequenas, porém proporcionadas. A deficiência nutricional que incide no fim da prenhez associa-se com alterações da proporcionalidade entre cabeça e corpo, comprometendo muito pouco o peso de nascimento. Os períodos críticos, nos quais os vários órgãos e sistemas maturam, não são iguais. Por isso, a deficiência nutricional, seja causada por deficiência materna, seja por alterações placentárias, expressar-se-á diferentemente no curto e no longo prazo da vida. O período crítico para as gônadas, por exemplo, é o início da gestação. Já para os rins, ele está entre a 26ª e 34ª semanas. De acordo com isso, estudos retrospectivos, realizados em crianças que eram pequenas, baixas e magras ao nascimento, mostraram que elas estão predispostas a diferentes alterações na vida adulta. Por outro lado, crianças pequenas, mas proporcionadas, estão em risco para hipertensão na vida adulta, mas não desenvolvem a doença arterial coronariana. É provável que ao reduzir seu crescimento, já no início da gravidez, o feto prepara-se para suportar a redução da oferta de nutrientes no terceiro trimestre, período em que o desenvolvimento da unidade fetoplacentária atinge o clímax. Já os indivíduos que nasceram pequenos e desproporcionados tendem a desenvolver, na idade adulta, anomalias dos sistemas controlados pelo fígado, demonstrando aumento da ocorrência da doença arterial coronariana. É provável que isso se deva à redistribuição seletiva da massa sangüínea circulante, empregada pelo feto no terceiro trimestre, em resposta à redução dos nutrientes. Recente pesquisa, realizada em mulheres que estiveram expostas à fome na gravidez, revelou que quando ela incidiu no terceiro trimestre houve predisposição à ocorrência de intolerância aos hidratos de carbono e diabetes tipo 2 nas últimas décadas da vida.

O tamanho do recém-nascido reflete a trajetória do crescimento e do desenvolvimento fetal. Ele reflete também a capacidade da unidade materno-placentária em transferir nutrientes, indispensável para a expressão das suas potencialidades, inerentes às suas características genéticas. Com base em estudos epidemiológicos, realizados no Reino Unido e nos países baixos, Barker (1995) propôs a Teoria da Programação Fetal das Doenças. De início combatidas, os resultados dessas pesquisas foram sendo confirmados em outros recantos do planeta. O quadro VI-2 expressa a hipótese apresentada por Barker na formulação da teoria da Programação Fetal das Doenças.

Quadro VI-2 – Teoria da Programação Fetal das Doenças (Barker, 1995).

```
┌─────────────────────────────────────────────────┐
│        Demandas nutricionais do feto            │
│        Tamanho e trajetória do crescimento      │
└─────────────────────────────────────────────────┘
                        ↓
┌─────────────────────────────────────────────────┐
│ Suprimento nutricional pela unidade materno-placentária │
│        Qualidade e quantidade de nutrientes     │
│ Tamanho da placenta e capacidade de transferência│
│        Fluxo sangüíneo uteroplacentário         │
└─────────────────────────────────────────────────┘
                        ↓
┌─────────────────────────────────────────────────┐
│ Adaptações fetais e alterações do desenvolvimento│
│   Alterações da composição do organismo fetal   │
│       Crescimento de órgãos específicos         │
│       Alterações do estado endócrino fetal      │
│    Adaptações do sistema cardiovascular fetal   │
└─────────────────────────────────────────────────┘
```

As demandas nutricionais do feto, necessárias para o cumprimento do seu crescimento e desenvolvimento, dependem da qualidade e da quantidade de nutrientes ofertados pela unidade materno-placentária. Interagem aí o tamanho e a capacidade de transferência, bem como o fluxo de sangue na região uteroplacentária. Quando existem desvios nesse processo, o feto recorre a reações de adaptação, representadas por alterações na composição dos tecidos, que se refletem no crescimento de órgãos específicos, além de alterações do estado endócrino e adaptações do sistema cardiovascular.

Existem evidências de que as alterações no peso materno ao nascimento exercem influência entre as gerações. Foi demonstrado que enquanto mulheres nascidas com baixo peso tendem a gerar crianças com baixo índice ponderal, o peso paterno não tem expressão. Por outro lado, a distância entre a cabeça e o calcanhar, ao nascer, relaciona-se com o peso de nascimento paterno. O peso materno ao nascimento aí não tem expressão.

Mesmo que o peso da placenta represente apenas uma medida indireta de sua capacidade de transferência de nutrientes, ele está relacionado fortemente com o tamanho do recém-nascido. Como parte das pesquisas, destinadas a avaliar as variações nutricionais maternas e suas repercussões sobre o crescimento e o desenvolvimento do feto, foram estudadas 538 mulheres que deram a luz no termo. Naquelas, cuja dieta no início da gestação fora rica em carboidratos, a placenta revelou-se pequena, particularmente se a isso se associou à baixa ingestão de proteínas. Esses efeitos foram independentes do tamanho da mãe, da classe social e do uso do tabaco. A confirmação de que a dieta materna pode alterar o crescimento placentário provém da análise do cerco da fome na Holanda, entre 1944 e 1945, tendo-se constatado que a exposição à restrição alimentar, no início da gravidez, determina aumento do peso placentário. O quadro VI-3 sumariza o denominado ciclo intergeracional da insuficiência do crescimento e desenvolvimento fetais.

Quadro VI-3 – Tanto a gravidez na adolescente com baixo peso ao nascimento quanto na mulher com baixa estatura, há predisposição do nascimento de criança com baixo peso. Essa criança tende a se desenvolver inadequadamente, o que a predisporá a ser adolescente com baixa estatura e baixo peso. Esse ciclo tem importância especial nas populações pobres, nas quais a taxa de gravidez na adolescência é elevada. *Esse fenômeno é importante quando se analisa o ciclo da pobreza de uma população.*

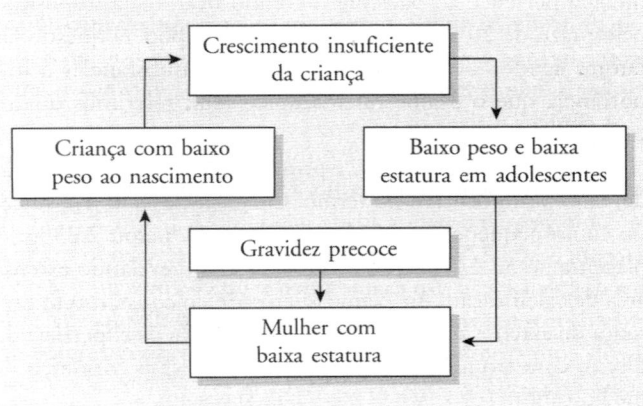

O balanceamento da dieta e os reflexos que ela detém sobre a unidade materno-fetoplacentária e sobre a qualidade de vida do indivíduo têm merecido exaustivos estudos. Demonstrou-se que mulheres que ingerem menos de 50g de proteínas, de origem animal, com dieta rica em carboidratos, predispõem o produto da concepção ao desenvolvimento de hipertensão arterial sistêmica. A isso se associa a redução do peso da placenta. Há indícios de que a baixa ingestão de proteínas reduz a quantidade de aminoácidos, necessários à expressão da angiogênese placentária, a partir da segunda metade da gravidez.

A correção de alguns desvios nutricionais, simplesmente aplicando práticas educativas, permite que o obstetra execute a prevenção primária das doenças. Estas, ao se expressarem nas décadas finais da vida, consomem substancial recurso do financiamento global da saúde.

ALTERAÇÕES METABÓLICAS E DA COAGULAÇÃO SANGÜÍNEA

Estudos realizados em homens e mulheres do Reino Unido revelaram que aqueles cujo crescimento fetal esteve restrito tenderam a ter altas concentrações de colesterol total, LDL-colesterol, apolipoproteína B, fibrinogênio e fator VII na vida adulta. Estas alterações foram documentadas particularmente naqueles indivíduos cujo tamanho da cabeça era maior que o tamanho do corpo ao nascimento. Documentou-se, também, que quanto menor a circunferência abdominal ao nascimento maior a predisposição às alterações citadas. Acredita-se que a desproporção entre a cabeça e o abdome resulta da oxigenação preferencial do cérebro, quando o feto emprega o fenômeno de redistribuição circulatória, diante do comprometimento da perfusão placentária.

ALTERAÇÕES DO SISTEMA ENDÓCRINO

A produção de estrógenos, durante a gravidez, depende da interação entre a produção do colesterol materno com a deidroepiandrosterona, produzida pelo córtex das adrenais fetais, submetidas a aromatização pela sulfatase placentária. Demonstrou-se que a deficiência da aromatase placentária é desordem ligada ao cromossomo X (todos os indivíduos afetados são masculinos), estando associada com o desenvolvimento da ictiose nas fases tardias da vida. Hoje são reconhecidas outras alterações. O sulfato de deidroepiandrosterona, produzido em larga escala pelas adrenais do feto, é convertido na placenta em androstenediona. Diante da deficiência de aromatase, esta não pode ser convertido em 17-beta-estradiol. Assim, os metabólitos testosterona e androstenediona são secretados na circulação materna e fetal, causando virilização materna e do feto feminino. Gestações com deficiência da aromatase no sexo masculino são raras. Quando acontece, observa-se alteração da fusão das epífises dos ossos na puberdade, sendo que o crescimento do indivíduo não se interrompe, além de haver restrição na concentração de cálcio nos ossos.

Estudo realizado no Reino Unido, com 252 mulheres, com idades entre 40 e 42 anos, sugeriu que existem duas formas comuns de síndrome dos ovários policísticos, diversamente originadas na vida intra-uterina. Mulheres com a síndrome e com peso normal ou levemente abaixo da média acusavam ter resultado de gestações que ultrapassara o termo. Isso pode ter determinado alterações hipofisárias definitivas para o controle do LH. Mulheres obesas, hirsutas e com altas taxas sangüíneas de andrógenos revelaram ter nascido com muito peso, tendendo a ser oriundas de mães com elevado índice de massa corporal na gestação. Estas observações sugerem que os padrões hormonais e a sensibilidade estabelecida intra-útero podem influenciar o desenvolvimento da doença endócrina na fase adulta da vida.

ALTERAÇÕES DE OUTROS ÓRGÃOS, TECIDOS E SISTEMAS

A tabela VI-15 resume alterações em diversos locais, documentadas no organismo e referidas como oriundas de alguma deficiência da função placentária.

Tabela VI-15 – Alterações de órgãos, tecidos e sistemas decorrentes das alterações de funções da unidade materno-fetoplacentária.

Tecido ou sistema	Programação
Sistema cardiovascular	Complacência vascular Função endotelial
Sistema respiratório	Volume pulmonar
Sistema endócrino	Eixo hipotálamo-hipófise-adrenal Metabolismo da glicose-insulina Eixo do hormônio de crescimento
Sistema reprodutivo	Idade da menarca Síndrome dos ovários policísticos
Sistema nervoso central	Esquizofrenia
Sistema musculoesquelético	Resistência à insulina Glicólise durante o exercício
Ossos	Conteúdo mineral
Rins	Sistema renina-angiotensina
Fígado	Metabolismo do colesterol Fibrinogênio e síntese do fator VII
Sistema imunológico	Anticorpos tireóideos Concentração de IgE

RASTREAMENTO E DIAGNÓSTICO

As principais repercussões da insuficiência placentária e que interessam ao obstetra prevenir, rastrear e diagnosticar estão representadas pelo abortamento, descolamento prematuro da placenta, restrição de crescimento intra-uterino, comprometimento da vitalidade fetal anteparto e intraparto e pela identificação das gestantes que têm maior probabilidade de desenvolver alterações da circulação uteroplacentária, como na pré-eclâmpsia. Todas elas estão esmiuçadas em capítulos específicos deste livro.

Interessa considerar alguns aspectos referentes às condições ao nascimento e ao exame da placenta.

No início da década de 1990, observou-se que no sangue periférico de recém-nascido, submetido a evento hipóxico, havia aumento da taxa de células sangüíneas vermelhas nucleadas (eritroblastos). A velocidade com que estas células são destruídas guarda relação com o momento de ocorrência da lesão. Nossa experiência com a metodologia, aplicada em amostra de 153 partos de gestantes normais, livres de qualquer fator de hipoxemia, hipóxia e/ou acidose, assistidos em serviço de atenção secundária, pelo Sistema Único da Saúde, revelou que a proporção de eritroblastos em relação a 100 leucócitos sempre foi menor que 10%. Esta também é a experiência de outros pesquisadores. Num total de 1.983 partos, assistidos nessa mesma unidade de saúde, em fetos com proporções de eritroblastos maiores que 10%, sempre houve correlação com restrição de crescimento intra-uterino, *diabetes mellitus* gestacional, sensibilização ao fator Rh, anemia, ou então com hipóxia e/ou acidose metabólica. Podemos verificar, pela análise do pH, gases e deficiência de bases, que a ocorrência de distúrbio agudo do equilíbrio acidobásico fetal não se relaciona com o aumento da taxa das células nucleadas. Para que elas ultrapassem 10%, o processo determinante deve ter atuado pelo menos 12 horas antes. Como a coleta de sangue do cordão pode ser efetuada pelo pessoal da enfermagem e os eritroblastos são identificados e quantificados facilmente com o corante panótico, acreditamos que a metodologia deve ser aplicada juntamente com os outros métodos que aferem as condições ao nascimento. Reforçamos, assim, o arsenal propedêutico que os membros das equipes perinatais têm para sinalizar o momento de ocorrência da lesão do sistema nervoso central, permitindo, também, racionalizar a solicitação de exames complementares de elevado custo.

O exame da placenta é tempo-imperativo na assistência ao parto. Na experiência de Benirschke, 40% das causas de óbito fetal podem ser detectadas pelo simples exame macroscópico da placenta. Interessa aqui documentar as características das faces materna e fetal, do cordão umbilical, das membranas e das alterações encontradas, além de executar a mensuração e o tipo de inserção do cordão, entre outros. Para isso, convém aplicar roteiro padronizado, que deve fazer parte do prontuário. Placentas que serão remetidas para estudo anatomopatológico devem ser armazenadas em caixas de *estiropor* e refrigeradas a 4ºC. O congelamento ou a formalização alteram a qualidade do exame e devem ser proscritos.

Existem evidências de que, em serviço de atenção perinatal, em que as placentas são rotineiramente examinadas logo após a dequitação, em aproximadamente 15% delas há indicação para estudo anatomopatológico. As correlações clínicas auferidas, além de qualificar a assistência, permitem substanciar o prontuário médico. Não podemos olvidar que o prontuário médico pertence ao paciente, devendo ficar à sua disposição pelo prazo de 20 anos – tempo em que ele poderá questionar fatores ligados a seu nascimento. Para consubstanciar a importância que o exame microscópico tem, referimos quatro casos clínicos reais.

O primeiro caso refere-se à primípara, com 21 anos de idade, cujo parto ocorreu no termo. O recém-nascido, classificado como pequeno para a idade gestacional, pesou 2.235g. A placenta pesou 279g (10,2 x 13,2 x 2,9cm), revelando extensa área de calcificação. Ao exame microscópico constatou-se presença de extensa zona de infarto antigo (20% da superfície do disco), com tromboembolismo recente em vaso coriônico de médio calibre (Figs. VI-112 e VI-113).

O segundo caso refere-se à primípara com quadro de pré-eclâmpsia e restrição de crescimento intra-uterino. O recém-nascido pesou 2.760g e a placenta 224g (14,6 x 14,1 x 2,8cm). À microscopia, a placenta era de terceiro trimestre, com endoarterite obliterante de vasos dos troncos vilosos, hipertrofia e rarefação de vilos terciários, com proeminência e aumento dos nós sinciciais (Figs. VI-114, VI-115 e VI-116).

O terceiro caso refere-se à primípara, com 18 anos de idade, que na 36ª semana de gravidez revelou óbito fetal. À microscopia, a placenta era de terceiro trimestre, com perivilosite aguda supurativa focal; hemorragia intervilositária e trombose dos vilos. O cordão umbilical compunha-se de uma artéria e uma veia (Figs. VI-117 e VI-118).

O quarto caso refere-se à multípara, com 30 anos de idade, e quadro de abortamento incompleto. À microscopia, constatou-se hematoma retroplacentário em placenta de segundo trimestre, com trombose da veia umbilical e corioamnionite aguda. Constataram-se neutrófilos no cório e no âmnio (Figs. VI-119, VI-120 e VI-121).

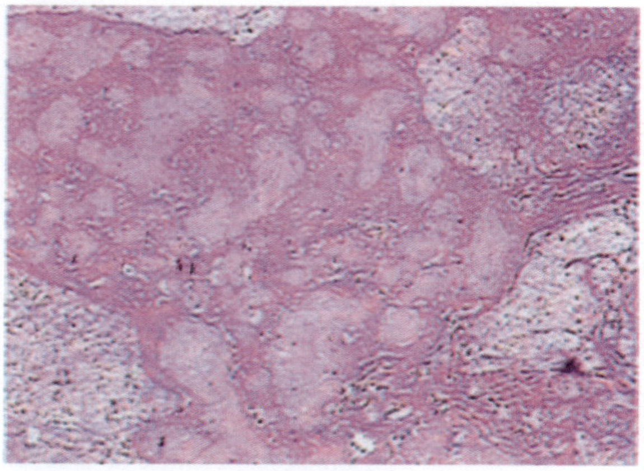

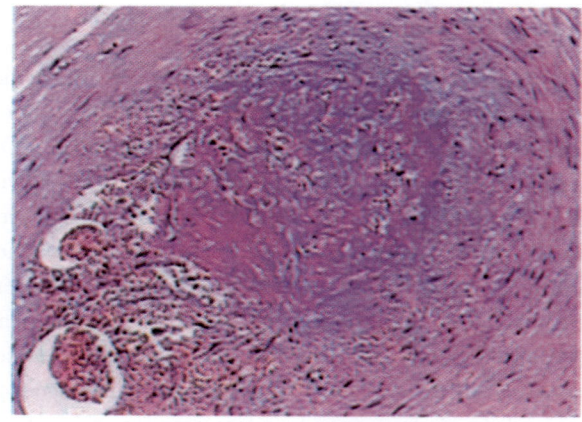

Figura VI-112 – Caso 1. RCIU e RN PIG e calcificação da placenta. Placa A: Trombose de vaso coriônico (HE 100 x).

Figura VI-113 – Caso 1. RCIU e RN PIG. Calcificação da placenta. Placa B: zona de infarto antigo (HE 40 x).

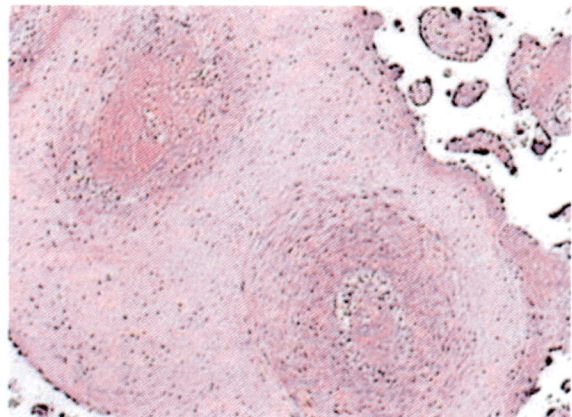

Figura VI-114 – Caso 2. Pré-eclâmpsia e RCIU. Placa A: vasos dos troncos com endoarterite obliterante e trombose (HE 40 x).

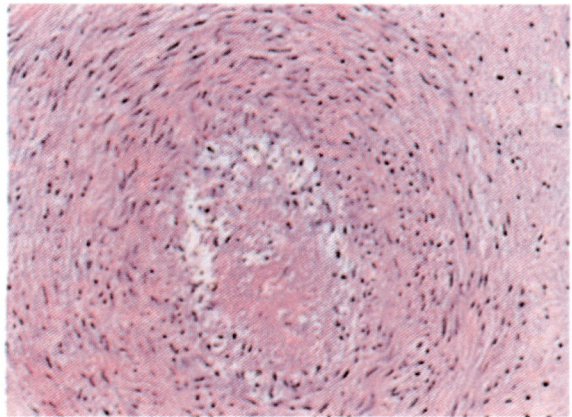

Figura VI-115 – Caso 2. Pré-eclâmpsia e RCIU. Placa B: vasos dos troncos com endoarterite obliterante e trombose (HE 100 x).

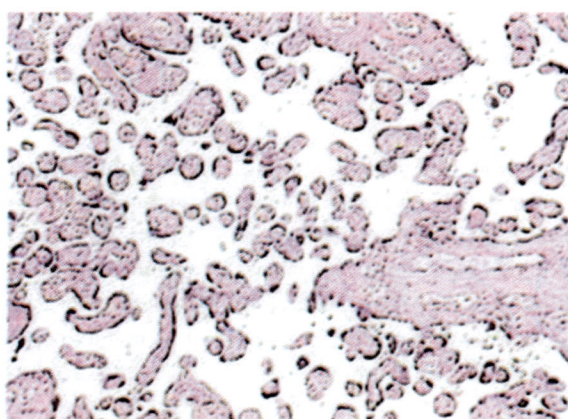

Figura VI-116 – Caso 2. Pré-eclâmpsia e RCIU. Placa C: rarefação dos vilos e proeminência dos nós sinciciais (HE 100 x).

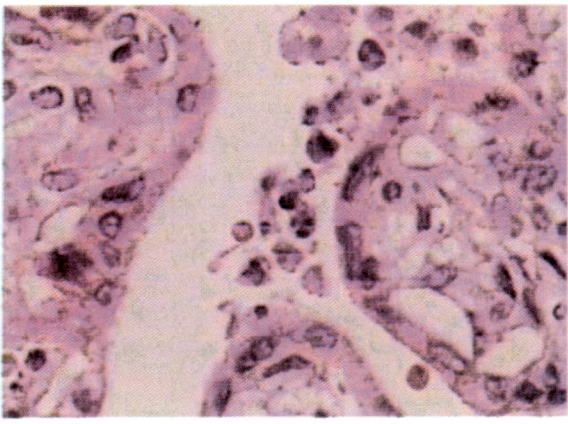

Figura VI-117 – Caso 3. Óbito fetal na 36ª semana. Placa A: infiltrado neutrocitário intervilositário.

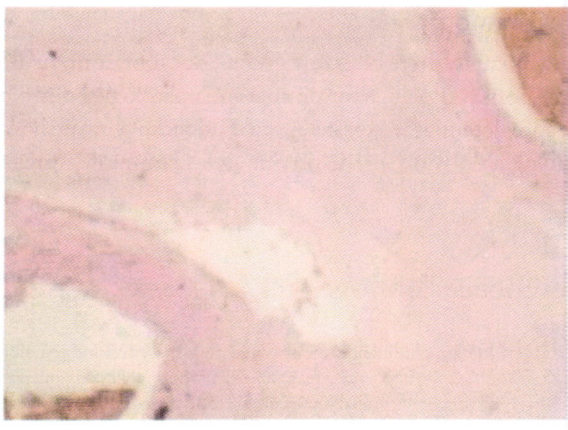

Figura VI-118 – Caso 3. Óbito fetal na 36ª semana. Placa B: cordão umbilical com dois vasos (uma artéria e uma veia).

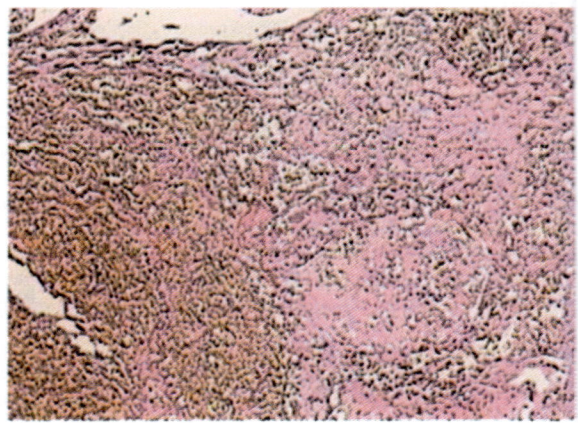

Figura VI-119 – Caso 4. Abortamento incompleto de segundo trimestre. Placa A: hematoma retroplacentário.

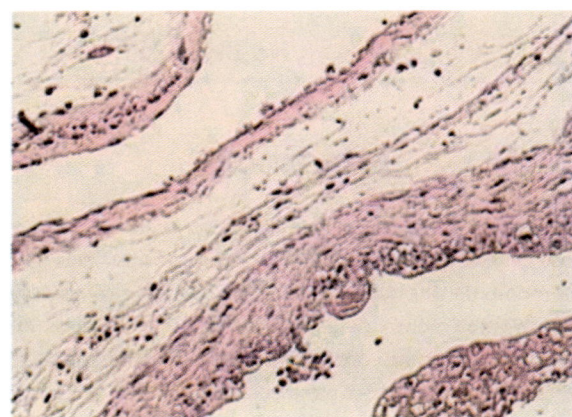

Figura VI-120 – Caso 4. Abortamento incompleto de segundo trimestre. Placa B: corioamnionite aguda.

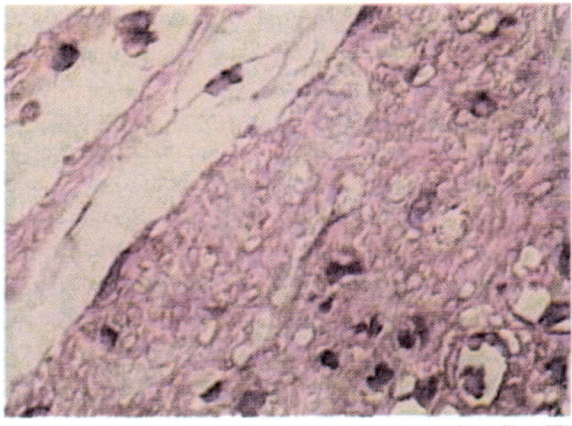

Figura VI-121 – Caso 4. Abortamento incompleto de segundo trimestre. Placa C: neutrófilos no cório e no âmnio.

Agradecimento

À Dra. Tatiana Wittée Negtzow Nunes, do laboratório LABSUL S/A, responsável pelo setor de anatomia patológica dos Hospitais Padre Jeremias e Alvorada, da Fundação Universitária de Cardiologia do Rio Grande do Sul, pelas lâminas empregadas.

Referências Bibliográficas

• APLIN, J. – Maternal influences on placental development. Semin. Cell Develop. Biol., 1, 2000. • BARKER, D.J.P. – Fetal origins of coronary heart disease. BMJ, 311:171, 1995. • BEHLE, I. & cols. – Erythroblast Count in Newborns Umbilical Vein As a Hematologic Marker for Perinatal Hypoxia. 5th World Congress of Perinatal Medicine. Barcelona, Spain, sep 23-27, 2001, p. 389. • BEHLE, I. & cols. – Valor da taxa de eritroblastos no sangue da veia umbilical de recém-nascidos como marcador hematológico da hipoxia perinatal. RBGO, 1:21, 2001. • BENIRSCHKE, K. – Macroscopic features of the delivered placenta. In: Benirschke, K. & Kaufmann, P. 4th ed., Pathology of the Human Placenta. Springer, 1999, p. 13. • BENIRSCHKE, K. – Legal Considerations. In: Benirschke, K. & Kaufmann, P. 4th ed., Pathology of the Human Placenta. Springer, 1999; p. 903. • BUKOWSKI, R. & cols. – Impairment of fetal growth potential and neonatal encephalopathy. Am. J. Obstet. Gynecol., 188:1, 2003. • CHATELAIN, P. – Children born with intra-uterine growth retardation or small for gestational age: long term growth and metabolic consequences. Endocrine Regulations, 33:33, 2000. • GIUDICE, L.C. – Maternal-fetal conflict. Lessons from a transgene. J. Clin. Invest., 110:307, 2002. • GODFREY, K. & cols. – Maternal nutrition in early and late pregnancy in relation to placental fetal growth. BMJ, 312:410, 1996. • GODFREY, K.M. & BARKER, D.J.P. – Fetal nutrition and adult disease. Am. J. Clin. Nutr., 71:1344S, 2000. • HAND, I.L. & cols. – The effects of intrauterine cocaine exposure on the respiratory status of the very low birth weight infant. J. Perinatol., 21:372, 2001. • HAY Jr., W.W. & cols. – Workshop summary: fetal growth: its regulation and disorders. Pediatrics, 99:585, 1997. • KALOUSEK, D.K. & LESTOU, V.S. – Confined placental mosaicism and intrauterine fetal growth. Arch. Dis. Child. Fetal Neonatal, 79:F223, 1998. • MITRA, S.C.; SESHAN, S.V. & RIACHI, L.E. – Placental vessel morphometry in growth retardation and increase resistence of the umbilical artery Doppler flow. J. Maternal-Fetal Med., 9:282, 2000. • MORAES, M.A. – Aferição da taxa de eritroblastos e dos parâmetros do equilíbrio ácido-básico no sangue da veia umbilical ao nascimento – capacitação da enfermagem na aplicação da metodologia. Dissertação de Mestrado. Curso de Pós-Graduação em Ciências Cardiovasculares. Fundação Universitária de Cardiologia. Orientador: Prof. Dr Ivo Behle, dezembro 2003, 95p. • MORITZ, K.M.; DODIC, M. & WINTOUR, E.M. – Kidney development and the fetal programing of adult disease. BioEssays, 25:212, 2003. • RAMAKRISHNAN, U. – Nutrition and low birth weight: from research to practice. Am. J. Clin. Nutr., 79:17, 2004. • REYNOLDS, L.P. & REDMER, D.A. – Angiogenisis in the placenta. Biol. Reprod., 64:1033, 2001. • SALAFIA, C.M. – Perinatal asphyxia and placental pathology. In: Maulik, D. (ed.). Asphyxia and Fetal Brain Damage. New Kork, Wiley-Liss, 1998, p. 79. • The Investigation and Management of the Small-for-Gestational-Age Fetus. Guideline nº 31. Royal College of Obstetricians and Gynaecologists. Nov 2002.

125 Hipoxemia e Hipóxia Perinatais

Ivo Behle

INTRODUÇÃO

Os danos que a deficiência de oxigênio ocasiona no sistema nervoso central fetal continuam gerando controvérsias no campo da medicina perinatal. Uma delas diz respeito ao espectro do comprometimento considerado, que vai desde os distúrbios comportamentais, incluindo as dificuldades de aprendizado, estendendo-se até a paralisia cerebral. Por outro lado, a relação entre as causas e os efeitos continua incerta, fato que alimenta debate acerca dos parâmetros que melhor definem os aspectos clínicos e laboratoriais.

Apesar do aperfeiçoamento das técnicas de diagnóstico e tratamento e do aumento na taxa de partos cesáreos, a incidência da paralisia cerebral, por exemplo, não declinou. Pelo contrário, nos países desenvolvidos, onde é cada vez maior a taxa de partos prematuros e da sobrevida dos recém-nascidos com baixo peso extremo, a ocorrência dessa patologia vem aumentando nas últimas décadas. O velho paradigma que imputava esses distúrbios à qualidade da assistência ao parto estimulou inúmeras disputas judiciais, muitas delas responsáveis por indenizações milionárias, que foram afastando os obstetras das suas lides diárias. Recentes descobertas, relacionadas com o determinismo da paralisia cerebral, permitiram abolir o conceito da preponderância de sua origem no parto. Os distúrbios comportamentais e as dificuldades cognitivas, como manifestações de um evento hipóxico intraparto, passaram a ser consideradas com reserva.

Análises epidemiológicas atuais sugerem que, em aproximadamente 90% dos casos em que houve hipóxia intraparto, a paralisia cerebral não ocorreu. Ao revés, em 10% dos casos em que a hipóxia esteve associada com a paralisia, foram identificadas, também, causas antenatais. Na maioria dos casos, há relação com fatores maternos, fetais e/ou neonatais, como prematuridade, crescimento intra-uterino deficiente, infecção fetal, alterações da coagulação fetal, gestação múltipla, hemorragia anteparto, apresentação pélvica, anomalias congênitas e cromossômicas, asfixia feto-neonatal e traumatismo fetal e neonatal, entre outros.

Em determinado cenário, costuma ser muito difícil identificar, retrospectivamente, qual é a causa do efeito adverso. Alguns sintomas e sinais manifestam-se apenas alguns meses após o nascimento e outros somente durante a primeira infância. Antes do parto, as dificuldades relacionam-se com os métodos que dispomos para avaliar a vitalidade do feto. Como seus resultados não guardam relação direta com o desfecho esperado, são empregados desfechos intermediários, nem sempre satisfatoriamente sensíveis e/ou específicos. Muitos desses testes nem foram ainda validados para uso clínico. Por outro lado, essa metodologia não é capaz de aferir a função do cérebro fetal.

Apesar dos grandes avanços verificados no campo do diagnóstico, especialmente da tomografia computadorizada e da ressonância magnética, busca-se desenvolver metodologia que seja capaz de identificar o comprometimento precoce da função cerebral, secundária à deficiência da oxigenação, para aperfeiçoar a assistência, principalmente no que se refere à eleição do momento oportuno para a prática do parto antecipado.

TERMINOLOGIA

No primeiro lustro da década de 1990, sob patrocínio das Sociedades de Medicina Perinatal da Austrália e da Nova Zelândia, ocorreu conferência de consenso, que envolveu 17 entidades internacionais ligadas à assistência de crianças com distúrbios cerebrais. A divulgação dos novos conhecimentos acumulados, quanto ao diagnóstico e ao controle da saúde do feto, na gestação e no parto, bem como suas relações com o porvir das crianças, resultou na proposta de abolição dos termos "sofrimento fetal" e "asfixia neonatal", considerados inadequados para exprimirem as alterações homeostáticas e inoportunas por alimentarem demandas judiciais descabidas. Essa opinião foi imediatamente endossada pelo Colégio Americano de Obstetras e Ginecologistas e pela Sociedade Canadense de Ginecologistas e de Obstetras. Propôs-se substituir o termo sofrimento fetal pela expressão estado fetal não-tranqüilizador, seguida do sinal clínico ou do resultado do teste que determinou essa conclusão – por exemplo, acidemia fetal, definida pela presença de pH da artéria umbilical menor que 7,0. Resolveu-se restringir o termo asfixia a situações experimentais, nas quais a interrupção completa das trocas gasosas pode ser artificialmente induzida, determinando acidose fetal importante. Quando empregada no contexto clínico, a asfixia impõe a associação de hipoxemia com hipercapnia e acidemia metabólica acentuada (geralmente com déficit de base igual ou maior que –16mEq/l). Assim caracterizada, deve-se relacioná-la com o período de ocorrência – antenatal, intraparto ou pós-natal. O termo asfixia perinatal deve ser empregado nos casos em que não é possível identificar o momento da lesão. Interessa também correlacionar o período da incidência – agudo, quando aferido em horas, e crônico, se perdura por dias ou semanas, além de poder ser contínuo ou intermitente.

A encefalopatia neonatal passou a ser definida como a síndrome clínica na qual o distúrbio neurológico ocorre do nascimento até a primeira semana de vida, traduzida pela dificuldade em iniciar ou manter a respiração, depressão do tono ou dos reflexos, alteração do nível de consciência e às vezes presença de convulsões. Esse diagnóstico clínico limita-se a crianças com mais de 33 semanas de idade gestacional. Interessa salientar que, em 75% dos casos de encefalopatia neonatal, avaliados em uma pesquisa, não houve correlação com um evento hipóxico no parto.

A paralisia cerebral, caracterizada pelo controle anormal não-progressivo dos movimentos ou da postura, não costuma ser diagnosticada antes de alguns meses ou anos após o nascimento. Revisões retrospectivas de prontuários médicos geralmente são incapazes de comprovar relação entre alguma causa antenatal com resultados da monitorização do parto, por exemplo. Sinais de comprometimento do feto, tais como alterações da freqüência cardíaca basal e a emissão de mecônio, não são sensíveis nem específicos para qualquer causa em particular e somente em algumas situações se correlacionam com hipóxia intraparto. Quando a acidemia metabólica está presente, atestada pela aferição do pH e pelo excesso de bases no sangue da artéria umbilical, resta saber se o fator determinante incidiu no período anteparto ou no intraparto, se foi agudo ou crônico e qual foi o período de duração. Deficiências moderadas do crescimento intra-uterino associam-se com paralisia cerebral. Estudos em animais mostraram que insuficiência placentária induzida é capaz de determinar hipoxemia sustentada, ocasionando deficiência da mielinização do cerebelo. Revelaram também que, na metade da gravidez, um episódio de hipoxemia, com 12 horas de duração, pode ocasionar lesão da substância branca e morte dos neurônios do hipocampo e do córtex cerebelar.

As complicações intraparto não costumam determinar paralisia cerebral. Se um feto experimentou lesão neurológica ou malformação durante a gravidez, as lesões neurológicas decorrentes, geralmente multifocais, podem afetar áreas responsáveis pelo controle autonômico das funções como a respiração e a freqüência cardíaca. Variabilidade da freqüência basal reduzida, presença de mecônio durante a amniorrexe ou amniotomia, baixos índices de Apgar e encefalopatia neonatal podem estar representando comprometimento nervoso crônico. Esses sinais algumas vezes determinam a indicação de intervenções, como a prática da cesárea, sem que isso melhore o prognóstico.

Não existe ainda metodologia capaz de identificar qual o momento em que o processo neurológico se torna irreversível em caso de acometimento agudo ou quando existe restrição do crescimento fetal.

FISIOPATOLOGIA E ETIOLOGIA

Pesquisas do segundo lustro da década de 1990 aboliram conceitos estatuídos e permitiram emitir novas definições para alguns eventos fisiológicos e fisiopatológicos. O termo hipoxemia passou a ser empregado quando há deficiência do oxigênio (O_2) no sangue arterial; hipóxia, quando a deficiência ocorre nos tecidos periféricos; e acidose metabólica, quando estão associados hipoxemia e hipercapnia com acidemia.

A hipoxemia representa o início da lesão. Nela, a oxigênio-saturação do sangue arterial diminui, mas a função celular permanece intacta. As defesas fetais (Quadro VI-4) estão representadas pelo incremento na captura celular do O_2 e pela redução da atividade motora não-essencial. Quando ela se insta-

Quadro VI-4 – Hipoxemia, hipóxia e asfixia. Principais mecanismos da defesa fetal.

Tipo de comprometimento	Mecanismos de defesa fetal
Hipoxemia	Aumenta a captura do O_2 celular Redução da atividade motora
Hipóxia	O estímulo simpático determina descarga de catecolaminas Redução da circulação periférica Redistribuição seletiva da massa sangüínea circulante (fenômeno da centralização) Ativação do metabolismo anaeróbio
Acidose metabólica	Aumenta a estimulação simpática O glicogênio hepático e cardíaco é utilizado no metabolismo para a produção de energia Redução da tensão arterial, predispondo à lesão celular

la de forma crônica, pode haver comprometimento do crescimento. Se a deficiência na oferta de oxigênio se agrava, o uso dos mecanismos de defesa se ampliam, para manter o balanço energético. Ocorre, então, comprometimento dos tecidos periféricos, representado pela descarga da adrenalina e noradrenalina e pela conseqüente redução da circulação periférica. Há redistribuição do sangue com favorecimento dos órgãos nobres, como adrenais, cérebro e coração (fenômeno da centralização). O metabolismo anaeróbio começa a ser utilizado nos tecidos periféricos. Isso pode perdurar por várias horas. Se o processo de restrição à oferta de O_2 se mantém, o feto intensifica o acionamento do sistema simpático. As reservas de glicogênio hepático e do coração passam a ser empregadas para a produção de energia. O processo de redistribuição seletiva do sangue atinge o máximo. Esgotado, há lesão das células do miocárdio e do sistema nervoso central. O colapso ocorre devido à insuficiência cardíaca e à lesão irreversível do tecido nervoso.

Devido ao enorme avanço verificado na área da biologia molecular, conhecemos, agora, as repercussões que a insuficiência energética determina sobre os neurônios. Essas células apresentam uma demanda energética elevada. Entretanto, possuem reservatórios inadequados de oxigênio e de substratos necessários à produção de energia. Isso as torna extremamente vulneráveis à lesão hipóxico-isquêmica. Neurônios expostos possuem pouco tempo antes que ocorra insuficiência energética. A partir de então e sob a forma de cascata, ocorrem fenômenos de alteração da bomba iônica, e fluxo do potássio e influxo do sódio e do cloro, despolarização da membrana nervosa, lesão das células de Schwann, ativação do sistema de recepção dos aminoácidos, aumento do cálcio intracelular, ativação dos sistemas enzimáticos e produção de radicais livres. Os neurônios, como as demais células, geram radicais livres durante suas atividades respiratórias e metabólicas normais. O mecanismo de produção dos radicais livres inclui ativação da cadeia respiratória das mitocôndrias, ativação dos receptores dos aminoácidos, acionamento do processo de síntese da xantina-oxidase e do ácido araquidônico. Esses radicais interagem, também, com moléculas de células orgânicas ricas em lipídeos, proteínas e DNA. Conseqüente a essas reações, os radicais livres afetam a estrutura e a função celular. Isso representa a base do estresse oxidativo neuronal. Paradoxalmente, o estresse oxidativo é proeminente durante a fase de reperfusão e reoxigenação. O espectro da resposta estende-se desde a recuperação completa até necrose imediata ou ativação do processo de morte celular programada, na dependência da gravidade, da duração da lesão hipóxico-isquêmico, da maturidade neuronal e do estado metabólico.

A hipóxia determina também perturbação da condução iônica secundária à despolarização da membrana. Isso estimula a produção dos aminoácidos e dos glutamatos das vesículas pré-sinápticas. O aumento do glutamato extracelular resulta na ativação de receptores da membrana, determinando a entrada do cálcio para dentro da célula. Esse processo é facilitado pela remoção do bloqueio de magnésio. Há também incremento dos níveis de cálcio intracelular, como efeito da ativação de uma grande variedade de sistemas enzimáticos, tais como das lipases, das proteases e das endonucleases, com graves conseqüências para a sobrevida da célula. Algumas dessas enzimas, tais como a fosfolipase A_2 e a xantina-oxidase, participam da trajetória metabólica na geração dos radicais livres.

O intervalo de tempo entre o diagnóstico do processo hipóxico e a ativação da programação da morte celular representa a janela em que se deverá atuar do ponto de vista terapêutico.

Pesquisas em animais sugerem a existência de um mecanismo de defesa antioxidante no cérebro, embora ainda não ter sido constatado em fetos humanos.

No quadro VI-5 expõem-se os principais fatores etiológicos da hipóxia perinatal.

Quadro VI-5 – Principais fatores etiológicos da hipóxia perinatal.

Mecanismo responsável	Fator causal
Redução na oferta materna O_2	Grande altitude Doença cardíaca materna cianótica Anemia grave Fumo Malformação uterina
Fluxo placentário deficiente	Síndrome hipertensiva Síndrome antifosfolipídeo *Diabetes mellitus* Descolamento prematuro da placenta Infartos placentários Contrações uterinas
Fluxo umbilicoplacentário e fetal comprometido	Oclusão funicular Doença cardíaca fetal Anemia fetal Hemorragia fetal Anomalias congênitas Cromossomopatias Restrição de crescimento fetal
Causas neonatais	Doença cardíaca congênita Malformação do sistema respiratório Dificuldades na reanimação Prematuridade extrema Anomalias congênitas Cromossomopatias

CRITÉRIOS QUE SUSTENTAM A RELAÇÃO ENTRE A CAUSA E O EFEITO

No quadro VI-6 expõem-se as evidências requeridas para estabelecer a relação entre a hipóxia intraparto e a paralisia cerebral. Os três critérios essenciais devem estar presentes para que se possa considerar o evento como decorrente do período intraparto. Se um dos critérios não está claramente identificado, é provável que a paralisia cerebral não esteja relacionada com o evento intraparto. Se as dosagens no sangue arterial não são conhecidas, não se pode afirmar que o dano ocorreu no período intraparto. Isso tem muita importância nas demandas judiciais. Para resguardar a equipe, todo serviço de assistência ao parto deve incluir, nas suas rotinas, a aferição rotineira do pH e dos gases do sangue da artéria umbilical ao nascimento.

Quadro VI-6 – Critérios específicos que definem um evento hipóxico agudo no parto.

1. Evidência de acidose metabólica no parto (sangue da artéria umbilical: pH < 7,0; excesso de base ≥ –12mEq/l)
2. Encefalopatia neonatal moderada ou grave, de início precoce, em recém-nascido com pelo menos 34 semanas de idade gestacional
3. Paralisia cerebral do tipo quadriplégico espástico ou do tipo discinético

No caso em que todos os três critérios estão presentes, resta definir se o processo foi agudo ou crônico (Quadro VI-7). Quando todos os critérios de 4 a 8 estão ausentes ou são contraditórios, não se pode inferir sobre o momento de ocorrência do evento hipóxico. Na presença dos critérios 4 e 5, há fortes indícios de que o evento é agudo.

Quadro VI-7 – Critérios não-específicos mas sugestivos de que o momento de ocorrência da hipóxia aguda ocorreu no parto.

1. Sinal hipóxico sentinela que ocorre imediatamente antes ou durante o parto
2. Repentina, rápida e sustentada deterioração dos padrões normais da freqüência cardíaca fetal usualmente após a ocorrência de sinal hipóxico sentinela
3. Índice de Apgar 0-6 por mais de 5 minutos
4. Evidência de deterioração precoce de múltiplos sistemas
5. Evidência de comprometimento precoce do sistema nervoso por neuroimagem

ACIDEMIA METABÓLICA

A acidemia metabólica ocorre em aproximadamente 2% dos nascimentos. Entretanto, a incidência de paralisia cerebral é rara (1 a 2 casos para cada 1.000 recém-nascidos vivos). Observou-se que, quando o pH é menor que 7,0 e a concentração de bases é igual ou maior que −16mEq/l, há correlação significativa com distúrbios neurológicos. Nos casos em que não houve aferição do pH nem dos gases do sangue da artéria e/ou da veia umbilical, não se pode considerar um dano neurológico como decorrente do trabalho de parto. Quando há aferição gasométrica do sangue nos dois vasos do cordão, uma diferença igual ou maior que de 25mmHg na pCO_2 caracteriza o evento como de instalação aguda. Resultados do equilíbrio acidobásico do sangue periférico do recém-nascido coletado até a primeira hora de vida devem ser valorizados com cuidado, já que um quadro de acidemia metabólica pode estar refletindo as dificuldades que decorreram do processo de reanimação.

AFERIÇÃO DA TAXA DOS ERITROBLASTOS

Duas pesquisas realizadas na década de 1990 constataram que o momento de ocorrência da lesão hipóxica pode ser razoavelmente estimado. Para tanto, determina-se a quantidade de células vermelhas nucleadas que existe no sangue do cordão umbilical, no momento do parto. Dezenas de pesquisas publicadas recentemente atestam esta assertiva. Avaliando a relação existente entre o número de eritroblastos e o número de leucócitos, contados em 100 células do sangue da veia umbilical, de partos livres da ocorrência de hipóxia, demonstramos que a taxa é sempre menor que 8%. Nos casos em que ela foi maior, encontramos relação com hipóxia crônica, restrição do crescimento fetal, anemia fetal e *diabetes mellitus*. Acredita-se que a hipóxia, ao ativar o fenômeno da redistribuição da massa sangüínea fetal circulante, aciona a produção de eritropoetina, com conseqüente aumento na produção de células jovens.

ENCEFALOPATIA NEONATAL

Se um evento intraparto foi capaz de determinar lesão nervosa permanente, em criança com mais de 34 semanas de idade gestacional, as anormalidades do comportamento já são detectadas nas primeiras 24 horas de vida. Entretanto, encefalopatia neonatal, após a ocorrência de um estado fetal não-tranqüilizador, detectado por anormalidade cardiotocográfica, só ocorre em 7 casos para cada 1.000 nascimentos. Observou-se que, na maioria dos casos de encefalopatia neonatal, não se constatou hipoxemia. Por outro lado, paralisias cerebrais que decorrem de eventos intraparto costumam ser muito raras. Aí, a encefalopatia cursa com intensidade moderada.

QUADRO NEUROLÓGICO

A paralisia cerebral pode ser categorizada pelo tipo de disfunção neurológica que ocasiona (espástica, discinética ou atáxica) e pelo número e distribuição dos membros envolvidos (quadriplegia, diplegia, hemiplegia ou monoplegia). Na maior parte dos casos há:

- quadriplegia espástica – geralmente associada com retardo mental e distúrbios convulsivos;
- diplegia – comum nas crianças prematuras;
- hemiplegia;
- ataxia;
- do tipo coreoatetóico.

Dentre todas as paralisias cerebrais, estudos mostram que 30% são do tipo hemiplégico; 20%, quadriplégico; e 15%, extrapiramidal. Em 25% dos casos, há associação com retardo mental.

A quadriplegia espástica e menos comumente a paralisia cerebral discinética são os únicos subtipos decorrentes de eventos hipóxicos agudos com origem no parto. A quadriplegia espástica não é específica. Em apenas 24% de uma população de crianças lesadas foi encontrada relação com evento hipóxico intraparto. Já a paralisia cerebral hemiplégica, a diplegia espástica e a ataxia nunca se revelaram associadas com eventos hipóxicos intraparto. Isso também é verdadeiro para deficiências intelectuais, autismo e dificuldades no aprendizado em crianças sem quadriplegia espástica. Nenhum processo neurológico progressivo não se correlaciona com paralisia cerebral, podendo-se afirmar que ele não teve origem no parto.

EVENTO HIPÓXICO SENTINELA

O feto saudável emprega mecanismos fisiológicos específicos para protegê-lo dos eventos hipóxicos transitórios e recorrentes, comuns durante o trabalho de parto. Para que um feto nessas condições fique comprometido por lesão hipóxica, é necessário que ocorra um evento muito grave. Exemplifica isso a ruptura uterina, o descolamento prematuro total da placenta, o prolapso do cordão, a embolia do líquido amniótico e a hemorragia fetal decorrente da ruptura de *vasa* prévia. Um evento hipóxico sentinela pode ser muito evidente ou permanecer oculto.

FREQÜÊNCIA CARDÍACA FETAL

Pesquisas randomizadas com pequeno número de casos sugerem que a monitorização eletrônica da freqüência cardíaca fetal (FCF) não previne a ocorrência da paralisia cerebral. Mesmo a perda da variabilidade da FCF e a presença de desacelerações tardias demonstram taxas de falso-positivos de até 98%. A alta

Quadro VI-8 – Valorização dos eventos da FCF nos traçados.

Estado fetal	Linha de base	Variabilidade	Desacelerações	Acelerações*
Tranqüilizador	110-160bpm	≥ 5bpm	Ausentes	Presentes
Não-tranqüilizador	< 110 a > 160bpm	< 5 a > 40bpm	Precoces Variáveis Tardias	Ausentes

* Aumento da FCF de pelo menos 15bpm durante pelo menos 15 segundos.

freqüência (até 79%) de estados fetais não-tranqüilizadores, diagnosticados por meio da monitorização eletrônica no parto de gestantes normais, cujos fetos estavam livres de comprometimento neurológico, limita o emprego dessa metodologia. Deve-se considerar, entretanto, a diversificação de técnicas empregadas para a interpretação dos traçados. Ainda não há pesquisa publicada, com suficiente número de casos, que seja capaz de cientificamente contra-indicar o emprego da monitorização eletrônica no acompanhamento do trabalho de parto de gestantes com risco elevado. As Sociedades Americana e Canadense de Obstetras e de Ginecologistas consideram a monitorização eletrônica imprescindível nos partos de risco ou quando se emprega técnica de indução. Para aperfeiçoar o aproveitamento dessa metodologia, convém interpretar os registros eletrônicos valorizando quatro eventos básicos da FCF (Quadro VI-8).

Quando a interpretação de um traçado cardiotocográfico permite categorizar o feto no estado tranqüilizador, pode-se afirmar que a vitalidade está assegurada. No caso em que a valorização dos eventos permite categorizá-lo no estado não-tranqüilizador, a vitalidade está comprometida. Quando nem todas as variáveis integram um estado específico, ele é categorizado como suspeito. Nessas ocasiões, impõe-se empregar metodologia complementar.

ÍNDICE DE APGAR

O índice de Apgar não serve como indicador do prognóstico neurológico.

Entretanto, demonstrou-se que valores permanentemente abaixo de 4 são encontrados em 1% de crianças com paralisia cerebral.

ENVOLVIMENTO DE MÚLTIPLOS SISTEMAS

O comprometimento de múltiplos sistemas inclui necrose tubular aguda, insuficiência renal, lesão hepática, lesão cardíaca, complicações respiratórias e hematológicas. Estas complicações podem ocorrer isoladamente ou então estar associadas à lesão cerebral.

NEUROIMAGEM

A identificação precoce de edema cerebral, com ou sem hemorragia intracerebral, sugere morbidade recente. Após uma lesão aguda, o edema desenvolve-se entre 6 e 12 horas, desaparecendo nos próximos quatro dias.

As imagens da ressonância magnética certamente são mais informativas. Entretanto, o método ainda não está validado como indicador do prognóstico tardio. Mesmo em países desenvolvidos, por ser dispendioso, a metodologia tem sido empregada com reservas.

Imagens ultra-sonográficas do cérebro, obtidas por insonação transfontanelar, têm sido empregadas. Apesar do auxílio que prestam, as taxas de resultados falso-positivos e falso-negativos são elevadas.

A ocorrência de edema e/ou de hemorragia cerebral, identificada tardiamente no período neonatal, não está vinculada com acidente hipóxico intraparto.

EVIDÊNCIAS QUE SUGEREM COMPROMETIMENTO NERVOSO COM ORIGEM ANTENATAL

Os fatores que sugerem origem antenatal da paralisia cerebral são:

- pH maior que 7,0 e/ou excesso de base igual ou menor que –12mEq/l;
- crianças com múltiplas malformações ou anormalidades metabólicas;
- infecção sistêmica ou do sistema nervoso central;
- evidência precoce de anormalidade anatômica – por exemplo, ventriculomegalia, porencefalia, encefalomalacia multicística;
- crianças com sinais de restrição de crescimento intra-uterino;
- redução da variabilidade da FCF no início do trabalho de parto;
- microcefalia (circunferência cefálica abaixo do terceiro percentil);
- descolamento prematuro da placenta;
- corioamnionite;
- alterações da coagulação;
- prematuridade, parto prematuro, doença auto-imune;
- encefalite pós-natal, período de hipotensão prolongada e hipóxia decorrente de doença pulmonar;
- irmão com paralisia cerebral.

SUMÁRIO

A etiologia das lesões nervosas, especialmente da paralisia cerebral, tem sido debatida desde 1862, quando um ortopedista londrino, William Little, descreveu 47 crianças com rigidez espástica, relacionando a causa com anomalias no trabalho de parto. Questionada por Sigmund Freud, há mais de 100 anos, coube a Nelson e Ellenberg, em 1985, apontar suas múltiplas origens. As conclusões de uma conferência de consenso, publicadas em 1999, permitiram que novos conceitos fossem divulgados, principalmente no que se refere aos avanços na área do diagnóstico e do prognóstico.

Não há evidências de que as práticas obstétricas correntes possam reduzir o risco da paralisia cerebral.

Importantes trabalhos australianos demonstraram que a encefalopatia neonatal e a paralisia cerebral decorrentes não chegam a representar mais do que 10% de todas as anomalias do sistema nervoso central, adquiridas no período perinatal. A origem desses casos está ligada, principalmente, aos períodos antenatal e neonatal. Essas conclusões são muito importantes, pois a opinião corrente, principalmente entre os médicos, é que a paralisia cerebral tem origem no parto. Outra importante conclusão resultou das observações de que somente alguns tipos de alterações do sistema nervoso se relacionam com a hipóxia intraparto. A identificação de sinais, cuja presença obrigatória permite correlacionar os eventos hipóxicos intraparto com a paralisia cerebral tardia, bem como a existência de sinais não-essenciais, mas que sugerem a relação entre a causa e efeito, permitiu racionalizar a *metodologia empregada* em pesquisas do tipo retrospectivo. As novas definições dos eventos hipoxemia, hipóxia e acidemia, bem como as novas normas para o emprego clínico dos termos acidose e asfixia têm permitido identificar as pesquisas que foram conduzidas com o rigor científico que os conhecimentos atuais exigem.

A literatura carece de trabalhos prospectivos. Em decorrência da baixa prevalência, as lesões nervosas secundárias aos eventos hipóxicos perinatais têm sido estudadas em pesquisas longitudinais, que impõem grande número de casos, analisados em extenso período de tempo.

O crescente aumento na taxa de nascimento e da sobrevida das crianças com baixo peso extremo, decorrente do aperfeiçoamento das técnicas de fertilização assistida, tem estimulado pesquisas relacionadas com a resposta do tecido nervoso imaturo diante os eventos hipóxicos perinatais. São expressivos, no mundo desenvolvido, os custos relativos à assistência dessas crianças portadoras, principalmente, da quadriplegia espástica.

O grande desafio do futuro consiste em equacionar a relação entre a aplicação dos novos avanços tecnológicos, na área da medicina, com o processo de prevenção das doenças, sem desconsiderar o princípio do tratar sem prejudicar nem deixar de respeitar os princípios que norteiam a promoção da vida com qualidade.

Referências Bibliográficas

• American College of Obstetricians and Gynecologists Committee on Obstetric Practice. Inappropriate use of the terms fetal distress and birth asphyxia. Whashingtown DC. *ACOG* (Opinion 197), 1998. • BAKKESTEIG, L.S. – Only a minor part of cerebral palsy causes begin in labour. *BMJ*, **319**:1016, 1999. • BEHLE, I. & cols. – Importance of erythroblasts count in newborns umbilical vein as a hematological marker for perinatal hypoxia. *J. Perinat. Med.*, **29**(Suppl. 1):117, 2001. • COWAN, F. & cols. – Origin and timing of brain lesions in term infants with neonatal encephalopathy. *Lancet*, **361**:736, 2003. • GARNIER, Y. & cols. – Infection-related perinatal brain injury: the pathologic role of impaired fetal cardiovascular control. *J. Soc. Gynecol. Investig.*, **10**:450, 2003. • GOLDABER, K.G. & cols. – Pathologic fetal academia. *Obstet. Gynecol.*, **78**:1103, 1991. • JARVIS, S. & cols. – Cerebral palsy and intrauterine growth in single births: European Collaborative Study. *Lancet*, **362**:1106, 2003. • KOMAN, L.A.; SMITH, B.P. & SHILT, J. – Cerebral palsy. *Lancet*, **363**:1619, 2004. • LOW, J.A. – Fetal asphyxia and outcome. In: Maulik, D. (ed.). *Asphyxia and Fetal Brain Damage*. Wiley-liss, 1999, p. 21. • MacLENNAN, A. – The International Cerebral Palsy Task Force. A template for defining a causal relation between acute intrapartum events and cerebral palsy: international consensus statement. *BMJ*, **319**:1054, 1999. • MAULIK, D. – Fetal asphyxia: current concepts on the molecular mechanisms of brain injury. In: *The Perinatal Medicin of the New Millennium*. Proceedings of the 5th World Congress of Perinatal Medicine. Barcelona, Esp., Munduzzi Editore, 2001, p. 787. • MORAES, M.A. & BEHLE, I. – Aferição da taxa de eritroblastos e dos parâmetros do equilíbrio ácido-básico no sangue da veia umbilical no nascimento. Capacitação da enfermagem na capacitação da metodologia. Dissertação de Mestrado. Instituto de Cardiologia do Rio Grande do Sul. Programa de Pós-graduação em Ciências da Saúde (Cardiologia), 2003, 68p. • NELSON, K.B. & ELLENBERG, J.H. – Antecedent of cerebral palsy: univariate analysis of risks. *Am. J. Dis. Child.*, **139**:1031, 1985. • NELSON, K.B. & LEVITON, A. – How much of neonatal encephalopathy is due to birth asphyxia? *Am. J. Dis. Child.*, **145**:1325, 1999. • ROSENBAUM, P. – Cerebral palsy: what parents and doctors want to know. *BMJ*, **326**:970, 2003. • ROSÉN, K.G. & cols. – Detection of intrapartum hypoxia. In: *The Perinatal Medicin of the New Millennium*. Proceedings of the 5th World Congress of Perinatal Medicine. Barcelona, Esp., Munduzzi Editore, 2001, p. 774. • SYMONDS, E.M. – Cerebral palsy: obstetric responsibility. In: *The Perinatal Medicin of the New Millennium*. Proceedings of the 5th World Congress of Perinatal Medicine. Barcelona Esp., Munduzzi Editore, 2001, p. 761. • The Use of Electronic Fetal Monitoring. The Use and Interpretation of Cardiotocograph in Intrapartum Fetal Survellance. Clinical Effectiveness Support Unit. *Royal College of Obstetricians and Gynaecologists*, 1, 2001. • Van EERDE, P. & BERNSTEIN, P. – Summary of the Publication "Neonatal Encephalopathy and Cerebral Palsy: Definig the Pathogenesis and Pathophisiology" by the ACOG Task Force on Neonatal Encephalopathy and Cerebral Palsy. *Medscape Ob/Gyn & Women´s Health*, **8**: 2003. http://www.medscape.viewarticle/457882. • WYATT, J. – Advances in the diagnosis and treatment of perinatal asphyxia. In: *The Perinatal Medicin of the New Millennium*. Proceedings of the 5th World Congress of Perinatal Medicine. Barcelona, Esp., Munduzzi Editore, 2001, p. 793.

126 Restrição do Crescimento Fetal

Francisco Mauad Filho
Antonio Gadelha da Costa
Patricia Spara

INTRODUÇÃO

A restrição do crescimento fetal, também chamada restrição de crescimento intra-uterino (RCIU) é o processo capaz de limitar o crescimento intrínseco do feto devido a patologias maternas e/ou fetais, constituindo-se em intercorrência obstétrica com elevados índices de morbidade e mortalidade perinatais (Carrera, 1997).

Gruenwald (1963) relatou que o baixo peso ao nascimento nem sempre está relacionado com a prematuridade, mas também com a RCIU. Estabeleceu-se, portanto, que o peso de nascimento deve ser avaliado sempre com a idade gestacional para o diagnóstico diferencial entre prematuridade e desnutrição fetal.

Várias curvas têm sido utilizadas para caracterizar fetos com atraso de crescimento, entretanto apresentam diferenças devido às metodologias utilizadas, de modo que um mesmo recém-nascido possa ser classificado com restrição de crescimento intra-uterino em determinada curva e não na outra. Dentre os fatores responsáveis pelas diferenças nas curvas de RCIU, pode-se citar a determinação da idade gestacional, as características das populações estudadas e a correção dos padrões para raça, paridade e sexo (Margotto, 1995). É importante que a RCIU seja caracterizada de acordo com as curvas construídas na população de origem. Em 2001, Conceição e cols. relataram que a curva de restrição da Maternidade Albert Einstein (São Paulo) estava abaixo da curva de restrição da Califórnia (EUA) no percentil 50 e 90.

Uma das curvas mais utilizadas para definir RCIU é a de Lubchenco e cols. (1963), que avalia o peso dos recém-nascidos em relação à idade gestacional. Esses autores definiram RCIU quando o peso do recém-nascido se situava abaixo do percentil 10, e peso adequado, aquele situado entre os percentis 10 e 90 da curva de crescimento fetal. Quando o peso ao nascimento era inferior ao percentil 3, havia atraso de crescimento grave (Fig. VI-122). Em 1977, Matheus e Sala elaboraram, em nosso meio, a curva de crescimento fetal para os recém-nascidos vivos na cidade de Ribeirão Preto (SP), conceituando RCIU como presença de peso inferior ao 10º percentil para a idade gestacional correspondente.

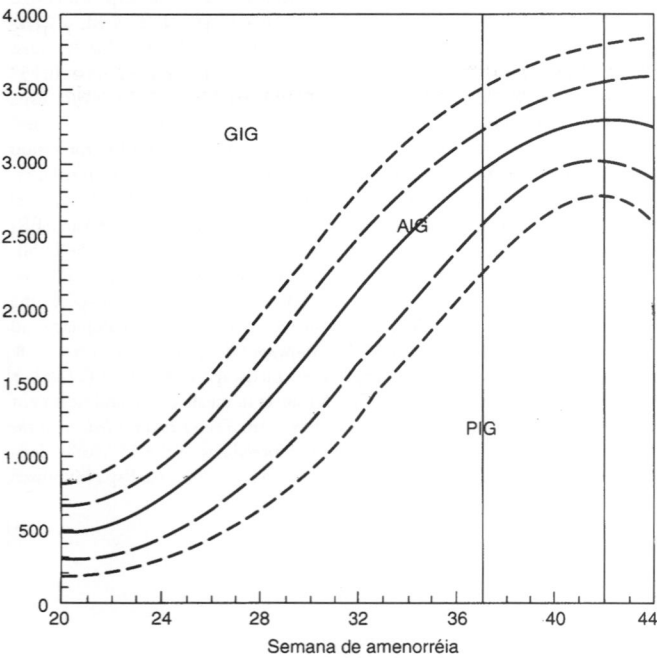

Figura VI-122 – Curva de avaliação do peso dos recém-nascidos em relação à idade gestacional (Lubchenco e cols., 1963).

É importante enfatizar que nem todos os recém-nascidos com menos de 2.500g ao nascer são prematuros; do mesmo modo, nem todos os recém-nascidos com mais de 2.500g são de termo. Denomina-se, portanto, baixo peso ao nascer todos os recém-nascidos que se situam abaixo desse limite, independente da causa e da idade gestacional. Prematuros são os que nascem antes de 37 semanas, e os de termo são aqueles que completaram entre 37 e 42 semanas de gestação.

A detecção antenatal do crescimento intra-uterino anormal melhorou após o advento da ultra-sonografia. Essa metodologia proporcionou estimar a idade gestacional pela aferição do crescimento cabeça-nádega no primeiro trimestre e o cálculo da biometria fetal no segundo e terceiro trimestres da gestação. Além disso, permitiu avaliar o ambiente intra-uterino, por meio do perfil biofísico fetal, dopplervelocimetria e técnicas invasivas como a cordocentese e a biópsia do vilo coriônico. A dopplervelocimetria tem a vantagem de ser método não-invasivo, capaz de detectar as modificações hemodinâmicas uteroplacentárias encontradas nas gestações com restrição de crescimento intra-uterino (Spinillo e cols., 2004).

INCIDÊNCIA

A incidência de RCIU varia de 3% na população obstétrica de baixo risco a 10% nas gestações consideradas de alto risco (Carrera, 1997). Em 2002, encontramos incidência de 8,1% na população de alto risco no Hospital das Clínicas da Faculdade de Medicina de Ribeirão Preto da Universidade de São Paulo (HCFMRP-USP). O diagnóstico pós-natal, pela pediatria, foi de 54,4%, tendo sido o restante, 43,6%, de diagnóstico suspeito antenatal. Durante o pré-natal, 14,8% das gestantes não fizeram exame ecográfico e 18,1% o fizeram irregularmente. Dugoff e cols. (2005), praticando dopplervelocimetria da artéria uterina, em 953 gestantes, no primeiro trimestre, comprovaram maior incidência do crescimento fetal restrito entre aquelas em que o fluxo estava alterado.

FATORES DE RISCO

Dentre os fatores de risco associados a RCIU pode-se citar a hipertensão associada à gestação, *diabetes mellitus* com vasculopatia, idade materna inferior a 18 ou superior a 34 anos, anemia ou hemoglobinopatia anormal, sensibilização Rh, desnutrição ou aumento de peso deficiente, infecção materna, distúrbios colagenovasculares, gestação múltipla, anomalias fetais e abuso materno de drogas, fumo e álcool. Em nosso serviço, o maior fator de risco foi o tabagismo (34,3%) seguido da hipertensão arterial (32,9%).

CLASSIFICAÇÃO DA RCIU

Distinguem-se duas grandes categorias de fetos portadores de RCIU:

Tipo I – aqueles com potencial intrínseco de crescimento diminuído, também denominado simétrico, hipoplástico ou intrínseco.

Tipo II – aqueles com restrição de crescimento com potencial extrínseco, podendo ser nomeado também de assimétrico, hipotrófico ou extrínseco (Winick e cols., 1973).

Baseados na época do acometimento fetal, pelos mais variados agentes etiológicos, Linc e Evans (1984) classificaram a RCIU em três formas clínicas:

Tipo I ou simétrico – quando o agente causal da RCIU se instala na fase de hiperplasia celular, ou seja, no início da gravidez. Esses fetos teriam pior prognóstico em razão da alta incidência de malformações fetais. São caracteristicamente pequenos, hipoplásticos, simétricos.

Tipo II ou assimétrico – quando o agente etiológico atua em fases mais avançadas da gestação (terceiro trimestre), ou seja, na etapa de hipertrofia celular. Seriam os fetos de melhor prognóstico e os mais freqüentes. Apresentam desproporção entre o tamanho da cabeça em relação ao abdome. São hipotróficos, assimétricos.

Tipo III ou intermediário – quando o acometimento fetal ocorre no segundo trimestre da gestação, afetando ambas as fases do desenvolvimento celular (crescimento hiperplástico e hipertrófico).

ETIOPATOGENIA

As causas de RCIU podem ser de origem fetal, materna e placentária. Dentre as causas de origem fetal, destacam-se as anomalias cromossômicas, as infecções, as malformações e os erros inatos do metabolismo. As principais causas maternas são o tabagismo e a hipertensão. As causas de origem placentária estão relacionadas à deficiência na circulação uteroplacentária (Quadro VI-9).

AGENTES ETIOLÓGICOS NA RCIU DO TIPO I

Dentre os agentes etiológicos envolvidos na gênese da RCIU do tipo I destacam-se alterações genéticas, infecções congênitas, efeitos de drogas e agentes teratogênicos. Estima-se que aproximadamente 10 a 20% dos casos de RCIU acompanham-se de anomalia congênita fetal, com destaque para trissomia 18 (síndrome de Edwards), trissomia 21 (síndrome de Down) e síndrome de Turner (Resnik, 2002). A infecção congênita é responsável por aproximadamente 10% de todos os casos de RCIU (Wollmann, 1998), cuja principal etiologia é de origem viral.

O hábito de fumar no período gestacional acarreta deficiência na perfusão placentária, determinada pela nicotina, potente vasoconstritor, o que pode ser observado por meio de lesões placentárias características (alterações atróficas e hipovasculares). Tem-se sugerido que as alterações placentárias presentes nas gestações de fumantes ocorrem devido à alteração da bioatividade do receptor placentário para o fator de crescimento epidérmico (EGF – "epidermal growth factor"). Nas gestantes tabagistas, observa-se deficiência ponderal fetal e diminuição do peso das placentas (Balat e cols., 2003), que apresenta nítida relação positiva com o número de cigarros consumidos ao dia, sobretudo no último trimestre de gestação. Observa-se decréscimo de aproximadamente 200g no peso fetal nas gestantes que consomem cerca de 20 cigarros por dia. Além da redução do peso do feto, tem-se observado, também, diminuição dos perímetros cefálico e torácico, como também da estatura (Carrera, 1997). A redução no consumo diário de cigarros está relacionado com menor percentagem de recém-nascidos de baixo peso (Kirchengast e Hartmann, 2003). Em estudo realizado no Hospital das Clínicas da Faculdade de Medicina de Ribeirão Preto, observou-se que o tabagismo foi o principal fator de risco (34,3%) associado a RCIU, seguido da hipertensão arterial (32,9%).

Quanto ao álcool, o consumo exagerado durante a gestação está relacionado à diminuição dos pesos fetal e placentário. Demonstrou-se que o álcool é teratogênico mesmo em pequenas doses e que o risco de malformação aumenta com o maior consumo (Martinez-Frias e cols., 2004). Relata-se que o mecanismo pelo qual o álcool determina hipóxia fetal grave e acidose seja a interferência na circulação fetoplacentária.

Quadro VI-9 – Causas de desenvolvimento de RCIU (Pollack e Divon, 1992).

Origem fetal	Origem materna	Origem placentária

Anomalias cromossômicas
  Trissomias (13, 18, 21)
  Monossomia X (síndrome de Turner)
  Deleções (4p-, 5p-, 13q-, 21q-)
Erros inatos do metabolismo
Infecções
  Citomegalovírus
  Rubéola
  Herpes
  Varicela-zoster
  Vírus da imunodeficiência adquirida
  Sífilis
  Listeriose
  Tuberculose
  Toxoplasmose
  Malária
  Doença de Chagas
Malformações
  Microcefalia
  Anencefalia
  Malformação cardiovascular
  Malformação gastrintestinal
  Malformação geniturinária
  Displasias esqueléticas
	Nutricional
	  Desnutrição
	  Doença inflamatória intestinal
	Hipóxia
	  Asma
	  Fibrose cística
	  Cardiopatia cianótica
	  Bronquiectasias
	  Cifoescoliose
	Vascular
	  Pré-eclâmpsia
	  Hipertensão crônica
	  Colagenoses
	  Diabetes mellitus
	Renal
	  Glomerulonefrite
	  Nefrose lipóide
	  Nefroesclerose arteriolar
	Hematológico
	  Anemia falciforme
	Ambientais
	  Altas altitudes
	  Fumo
	  Álcool
	  Heroína
	  Metadona
	  Cocaína
	  Antimetabólitos
	  Anticoagulantes
	  Anticonvulsivantes
		Inserção velamentosa de cordão
		Placenta prévia
		Placenta circunvalada
		Infartos placentários
		Descolamento prematuro de placenta
		Corangiomas
		Gestações múltiplas

Dentre as drogas potencialmente determinantes de malformações congênitas e de RCIU destacam-se heroína, metadona, lítio, aminopterina e seus derivados, metotrexato, difenil-hidantoína, trimetadiona, dicumarínicos e tetraciclinas. Algumas dessas drogas, quando administradas nos primeiros 40 dias de gestação, são letais para o embrião. Em fase mais avançada do primeiro trimestre, podem ocasionar malformações graves e deficiência no crescimento fetal (Trundiger e cols., 1988).

AGENTES ETIOLÓGICOS NA RCIU DO TIPO II

Dos agentes etiológicos responsáveis pela RCIU do tipo II destacam-se patologias maternas determinantes da disfunção uteroplacentária, desnutrição materna e gestação múltipla. A hipertensão arterial materna é uma das causas mais comuns de RCIU (32,9% no HCFMRP-USP). Os processos hipertensivos alteram o leito vascular placentário, ocasionando redução em sua área funcional e conseqüente decréscimo na passagem de nutrientes, ocasionando RCIU. O *diabetes mellitus* de longa evolução, com vasculopatia, é causa de RCIU. Verifica-se comprometimento vascular no local de inserção placentária, com prejuízo na transferência de nutrientes para o feto. Além disso, o controle metabólico inadequado, com hiperglicemia materna e conseqüentemente hiperglicemia intra-uterina, favorece efeitos indesejáveis sobre a placenta. Observa-se aumento dos depósitos de glicogênio placentário, restrição do espaço interviloso e lesões vasculares, em especial a endarterite. A troca materno-fetal dificultada resulta em menor oxigenação e nutrição fetal, com conseqüente RCIU e hipóxia perinatal.

Outras patologias determinantes de hipóxia crônica podem também ser responsabilizadas pela RCIU. Nesse grupo de intercorrências, destacam-se cardiopatias, pneumopatias, hemoglobinopatias e anemia carencial (Scholl, 1998). A pancreatite, a síndrome de má absorção e as colites limitam a ingestão materna de alimentos, podendo determinar RCIU. A desnutrição materna grave determina redução na síntese de hormônios esteróides pela unidade fetoplacentária, ocasionando possíveis alterações no crescimento e no desenvolvimento fetal. Existe redução significativa no peso de nascimento fetal, quando a ingestão calórica materna é inferior a 1.500 calorias no terceiro trimestre da gestação. As crianças pequenas para a idade gestacional podem apresentar grave hipoglicemia e grave risco nutritivo (Fanaroff e Merkatz, 1993).

O lúpus eritematoso sistêmico é a principal patologia auto-imune responsável pela RCIU, sobretudo quando se associa à doença renal e à hipertensão. Isso decorre do comprometimento evidente da microcirculação materna (Garsenstein e cols., 1962).

A associação de RCIU e prenhez múltipla é cinco vezes mais elevada em relação à gestação única. Essa intercorrência é ainda mais grave nos casos de síndrome de transfusão feto-fetal, insuficiência placentária e/ou anomalia congênita. Felizmente, a maioria dos casos da associação de gestação múltipla e RCIU não é considerada de extrema gravidade (Resnik, 2002).

Apesar da existência de grande número de agentes causais determinantes de RCIU, chama a atenção a possibilidade de se identificar possível fator etiopatogênico apenas em 40% das vezes (Chescheir e Lam, 2001).

DIAGNÓSTICO

O diagnóstico da restrição de crescimento intra-uterino baseia-se no quadro clínico e nos exames complementares, especialmente a ultra-sonografia.

DIAGNÓSTICO CLÍNICO

A anamnese é imprescindível nas avaliações de gestações suspeitas de RCIU, visto que algumas situações clínicas e obstétricas são consideradas de risco para a RCIU, destacando-se tabagismo na gestação, hipertensão arterial, consumo de álcool e drogas durante a gravidez, desnutrição materna, gestação múltipla, placenta prévia e história de recém-nascido de baixo peso em gestação anterior (Litde e Snell, 1991; Mauad-Filho e cols., 1992). Mesmo com o conhecimento dos fatores de risco, aproximadamente 50% dos fetos portadores de RCIU não são identificados no período antenatal (Mauad-Filho e cols., 1992).

A determinação da altura de fundo uterino tem sido recomendada como método clínico de rastreamento para o diagnóstico de RCIU (Pearce e Campbell, 1987). Portanto, é obrigatória a aferição da altura do fundo uterino a cada consulta pré-natal, correlacionando-a com a idade gestacional.

DIAGNÓSTICO ULTRA-SONOGRÁFICO

A determinação da biometria fetal e do volume de líquido amniótico e o estudo hemodinâmico, por meio da dopplervelocimetria na artéria umbilical, são considerados os meios semióticos mais fidedignos para a identificação de fetos com RCIU. A ultra-sonografia é o método de escolha para o esclarecimento da discrepância entre o volume fetal, estimado pela medida do fundo uterino, com o esperado para a idade gestacional. Serve ainda para determinar a etiologia, a gravidade e o prognóstico dos fetos de alto risco (Manning e cols., 1981; Hadlock e cols., 1984; Mauad-Filho e cols., 1984; Abramowicz e cols., 1989; Guidetti e cols., 1990; Campbell, 1998).

O cálculo da biometria fetal permite determinar a idade gestacional e acompanhar o crescimento fetal durante a gestação. A medida exclusiva do diâmetro biparietal (DBP) tem sido considerada, pela maioria dos autores, como parâmetro pouco sensível para o diagnóstico de RCIU. Nem toda determinação do DBP fetal considerada normal está relacionada com o peso adequado para a idade gestacional correspondente, já que na RCIU do tipo assimétrico o tecido cerebral é relativamente protegido em relação aos outros órgãos. Em outras ocasiões, o DBP, apresentando valor inferior à média, pode não significar RCIU, e sim erro de data. Além disso, outros fatores restringem a utilização exclusiva do DBP na detecção da RCIU, como presença dos fenômenos plásticos sofridos pela cabeça fetal, posição fetal intra-útero e possível presença de gestação múltipla. Com a finalidade de minimizar esses efeitos, têm-se utilizado a determinação do índice cefálico, que corresponde à relação entre o DBP, e o diâmetro occipitofrontal (DOF). Esse parâmetro mantém-se relativamente constante durante toda a gestação e corresponde a valor de 80% ± 5 (Hadlock e cols., 1981).

As alterações anatômicas fetais são evidentes na RCIU. O órgão fetal de maior acometimento é o fígado, sobretudo no tipo assimétrico. Apesar de sua gênese não estar completamente esclarecida, é explicada, em parte, pela diminuição das reservas hepáticas de glicogênio. Desse modo, a determinação da circunferência abdominal (CA), pela ultra-sonografia, reflete o tamanho do fígado fetal, tendo sido amplamente utilizada para sugerir RCIU (Campbell e Wilkin, 1975; Campbell e cols., 1994). A CA é considerada o parâmetro isolado mais sensível para predizer RCIU, observando-se sensibilidade de 95%, especificidade de 60%, valores preditivos positivo e negativo de 21% e 99%, respectivamente. Fetos nos quais o crescimento da CA é maior que 10mm em 15 dias não apresentam risco para RCIU. Por outro lado, na vigência de RCIU, o crescimento da CA encontra-se ausente ou bastante reduzido, sendo que, progressivamente, sua curva de crescimento decrescerá nos percentis.

Outro parâmetro da biometria fetal muito valioso para a estimativa da idade gestacional, na detecção e na monitorização da RCIU, é o comprimento dos ossos longos, sobretudo o comprimento do fêmur (CF) (O'Brien e Queenan, 1982; Manning e Hohler, 1991). O CF é parâmetro de fácil identificação, sendo sua medida bem reprodutível a partir da 15ª semana de gestação até o termo (Falkner, 1995).

Na gestação normal, as dimensões cefálica e corporal crescem em proporções diferentes e suas relações se modificam com o progredir da gravidez. A relação entre a circunferência cefálica (CC) e a CA é considerada bom parâmetro para o diagnóstico de RCIU do tipo assimétrico, já que o fígado fetal é o órgão de maior acometimento. Nessa eventualidade, observa-se redução da CA (Campbell e Thoms, 1977; Crane e Kopta, 1979). Em gestação normal, a relação CC/CA, entre 36 e 37 semanas, é menor que 1, ocasião em que a CA vai-se tornando maior que a CC, chegando a assumir valor igual ou inferior a 1. Dessa maneira, a obtenção de relação CC/CA maior que a considerada normal indica assimetria fetal, possibilitando o diagnóstico precoce de RCIU. Apesar disso, deve-se considerar que essa proporção não é constante, havendo necessidade de se determinar, de modo preciso, a idade gestacional. A obtenção de resultado considerado normal para a relação CC/CA significa crescimento fetal adequado. Quando essa proporção está situada acima do percentil 75 para a idade gestacional correspondente, tem-se feto com RCIU do tipo assimétrico. Valores considerados altos para a proporção CC/CA poderão estar relacionados com o crescimento anormal do pólo cefálico fetal, como ocorre nos casos de hidrocefalia. Nos casos de macrossomia, microcefalia ou craniossinostose, tem-se a relação CC/CA baixa.

A determinação da proporção CF/CA, descrita por Hadlock e cols. (1984), pode também rastrear o feto com RCIU, quando esse índice exibir resultado superior a 24. A precisão do diagnóstico de RCIU aumentará se a medida da CA for correlacionada com o DBP (Hadlock, 1993).

O cálculo do peso fetal tem sido realizado também pela determinação da proporção entre as medidas do DBP/CF e CF/CA. Para evitar que ocorra a subestimação do peso fetal, principalmente nos casos de dolicocefalia, tem-se utilizado freqüentemente a relação CF/CA (Jordaan, 1983; Hadlock e cols., 1984).

A partir de estudos realizados por Manning e cols. (1981) e Phelan e cols. (1987a, b) tem-se relacionado a quantidade de líquido amniótico com o crescimento e o desenvolvimento fetal, sendo esse parâmetro indicador de confiabilidade na detecção de fetos com RCIU (Guidetti e cols.,1990; Manning, 2000).

O crescimento fetal adequado depende da perfusão sangüínea satisfatória no espaço interviloso da placenta. A análise da velocidade de fluxo sangüíneo nos vasos materno e fetal, pela dopplervelocimetria, tem sido considerada método importante na identificação precoce da RCIU. A elevação da resistência vascular no leito placentário está relacionada ao aparecimento de padrões anormais de onda de velocidade de fluxo sangüíneo, na artéria uterina, de intensidade variável e dependente do grau de resistência vascular. A persistência de incisura na dopplervelocimetria da artéria uterina, no terceiro trimestre, é fator preditivo de doença hipertensiva específica da gravidez (Frusca e cols., 2003). As modificações hemodinâmicas dopplervelocimétricas das artérias e veias fetais em fetos com restrição de crescimento intra-uterino precedem as alterações encontradas na cardiotocografia (Trudinger e cols., 1985) e no perfil biofísico fetal (Baschat e cols., 2001). Estudos epidemiológicos recentes (Falcão, 2004) têm demonstrado correlação entre crescimento fetal restrito e predisposição para hipertensão, hiperlipidemia no futuro.

CONDUTA

ASSISTÊNCIA NO PERÍODO ANTEPARTO

Com o objetivo de diminuir os elevados índices de morbimortalidade fetal e perinatal na RCIU, tem-se empregado propedêutica subsidiária procurando-se detectar, precoce e adequadamente, modificações indicadoras de hipóxia. Destacam-se as técnicas biofísicas, quais sejam a cardiotocografia, o perfil biofísico fetal e a dopplervelocimetria. Todos os métodos apresentam vantagens, desvantagens e predição diferentes. Desse modo, tem-se referido que a realização de uma única técnica propedêutica não avalia suficientemente as condições de vitalidade fetal, necessitando-se de associação entre as variadas metodologias de investigação (Mauad-Filho e cols., 2000).

Cardiotocografia anteparto de repouso e estimulada

A cardiotocografia consiste do registro contínuo e simultâneo da freqüência cardíaca fetal (FCF), da cinética corporal do feto e da contração uterina. Por meio desta, pode-se avaliar indiretamente a função respiratória da placenta e, conseqüentemente, a integridade do sistema nervoso central do feto. A cardiotocografia de repouso (CTR) tem sido o teste de avaliação fetal mais comumente utilizado na avaliação da vitalidade fetal (ACOG, 2000). Por tratar-se de método inócuo, não-invasivo, de fácil execução e baixo custo, sua presença é obrigatória na vigilância de gestações de alto risco materno-fetal. Além disso, permite a análise imediata dos resultados.

Na RCIU, os fetos estão mais propensos à hipóxia, em relação a fetos normais, sendo a FCF um dos parâmetros hemodinâmicos mais freqüentemente avaliados, diante da instalação de estado de depleção de oxigênio. É consenso que a presença de acelerações transitórias da FCF nos traçados cardiotocográficos, em resposta à movimentação somática, sugere oxigenação intra-uterina adequada, sendo o parâmetro de maior importância na interpretação da CTR (ACOG, 2000). Dessa forma, sua positividade tem sido indicativa de bem-estar fetal, caracterizando baixo risco para o sofrimento e óbito.

Apesar de a especificidade da CTR ser de aproximadamente 40%, sua sensibilidade é muito elevada, com índice de falso-negativo de apenas 1% (Mauad-Filho e cols., 1979). Portanto, esse método garante prognóstico neonatal favorável na presença de traçados normais. Porém, quando a CTR for considerada anormal, deverá ser complementada por outros meios semióticos, para evitar inoportuna resolução da gravidez, o que agravaria ainda mais o prognóstico neonatal. Nesse contexto, insere-se a cardiotocografia estimulada, o perfil biofísico fetal e a dopplervelocimetria.

O teste de estímulo sônico tem sido amplamente utilizado em período de baixa reatividade da FCF e da atividade fetal. Este teste complementa a CTR, diminui o tempo de execução do exame e minimiza a ocorrência de resultados falso-positivos, relacionados ao período de sono fisiológico fetal, diminuindo a incidência de CTR não-reativa (Tan e Smyth, 2001).

Perfil biofísico fetal (PBF)

Por meio da análise do PBF, correlacionando-o com as condições de vitalidade fetal, tem-se verificado redução significativa de resultados falso-positivos dos métodos anteriormente descritos, uma vez que o uso de parâmetros biofísicos associados incrementam a sensibilidade da técnica. Odibo e cols. (2004) realizaram diversos testes para avaliar a vitalidade fetal em casos de restrição de crescimento fetal (Doppler + perfil, só perfil, só Doppler). Os resultados mais concordantes com as condições fetais ao nascimento foram os relacionados ao perfil biofísico (só).

Dopplervelocimetria

A avaliação do bem-estar fetal por meio da dopplervelocimetria, na RCIU, configura-se em propedêutica complementar importante. O emprego dessa metodologia procura minimizar os possíveis resultados falso-positivo e falso-negativo, provenientes de outros procedimentos que avaliam o bem-estar fetal (Devoe e cols., 1990; Gadelha-Costa, 2002). A avaliação da artéria umbilical por meio da dopplervelocimetria traduz o suprimento de oxigênio e nutrientes do fluxo sangüíneo uteroplacentário (Kleiner-Assaf e cols., 1999), sendo importante marcador de insuficiência placentária e restrição de crescimento intra-uterino (Fitzgerald e Drumm, 1977; Jaffe e Woods, 1996). Em modelo experimental, Myers e Capper (2002) mostraram que o aumento da resistência placentária está relacionado ao aumento da resistência vascular nas artérias umbilicais, ilíacas e torácicas. Assim sendo, a dopplervelocimetria nas artérias umbilicais é de real importância em patologias que levam ao comprometimento do fluxo sangüíneo uteroplacentário, principalmente na doença hipertensiva específica da gestação e RCIU. Patologias que comprometem a resistência uteroplacentária promovem o aumento do índice de pulsatilidade na artéria umbilical (Takahashi e cols., 2001).

As gestações que mais se beneficiam da dopplervelocimetria, na artéria umbilical, são as que apresentam fator preditivo para RCIU, seja idiopático, seja na presença de hipertensão ou pré-eclâmpsia. Diversos autores têm enfatizado a importância da medida do fluxo sangüíneo na artéria umbilical como fator preditivo para o diagnóstico de RCIU (Erskine e Ritchie, 1985; Trudinger e cols., 1991; Takahashi e cols., 2001). Na RCIU, fetos que apresentam anormalidades dopplervelocimétricas na artéria umbilical encontram-se comprometidos, com pior prognóstico fetal e antecipação do parto (Frusca e cols., 2003). Devido a esse fato, o uso da dopplervelocimetria na artéria umbilical, no RCIU, tem melhorado o prognóstico fetal com redução de aproximadamente 38% na mortalidade perinatal (Alfirevic e Neilson, 1995).

Apesar da necessidade de se realizar outras investigações adicionais, a avaliação do bem-estar fetal pela dopplervelocimetria representa sua maior indicação entre as gestações de fetos com RCIU. Por meio dessa metodologia, pode-se identificar o momento adequado para a resolução da gravidez, observando-se, em fases terminais, anormalidades no ducto venoso (Baschat e cols., 2001).

Não obstante às condições descritas, está claro que o diagnóstico de RCIU exige alto grau de suspeição e atenção aos detalhes obtidos pela história obstétrica materna, biometria fetal, cardiotocografia e dopplervelocimetria fetal.

Avaliação da maturidade fetal

A presença de condições adversas ao crescimento fetal intra-uterino faz com que a resolução da gravidez seja a maneira mais adequada de se melhorar o prognóstico neonatal. Por isso, a avaliação da maturidade fetal é imprescindível na determinação da época ideal para a interrupção da gestação. Na hipóxia fetal crônica, observada na maioria dos casos de RCIU, o estudo do líquido amniótico é o principal recurso propedêutico para avaliar a maturidade fetal, destacando-se o teste de Clements, a determinação da relação lecitina/esfingomielina (L/E), a avaliação do nível de creatinina, a determinação do fosfatidilglicerol e a avaliação da concentração de gordura livre e de células orangiófilas.

Cordocentese

Por meio da monitorização ultra-sonográfica é possível a punção do cordão umbilical e obtenção do sangue fetal. A análise desse material pode revelar causas importantes de RCIU e presença de asfixia fetal. Podemos realizar o cariótipo fetal pelo exame de DNA dos linfócitos fetais, o leucograma, a dosagem de imunoglobulinas específicas para TORCH (toxoplasmose, rubéola, citomegalovírus e herpes simples) e o perfil bioquímico fetal. A dosagem de pO_2, pCO_2 e pH podem indicar a presença de estágio grave de acidose e asfixia fetal, comum na insuficiência uteroplacentária, acompanhada de oligoamnia. Essa técnica pode também ser usada para transfundir ou administrar medicações ao feto. O tratamento do feto, por meio da cordocentese, inclui transfusões de sangue na anemia fetal, administração de antibióticos como espiramicina e sulfonamidas para toxoplasmose, reposição de esteróides em casos de hiperplasia supra-renal congênita e infusão de agentes nas arritmias fetais (Nicolaides e cols., 1991).

De maneira simultânea à investigação das condições de vitalidade e maturidade fetais, alguns procedimentos clínicos são efetuados, com o objetivo de reduzir os fatores determinantes e agravantes da RCIU. Assim, as terapêuticas específicas para as diversas patologias maternas intercorrentes devem ser instituídas de maneira adequada e precoce. Dentre as medidas clínicas maternas, destaca-se o repouso em decúbito lateral, uma vez que assegura elevação no fluxo sangüíneo uterino (Morais e Gallarreta, 2000).

CONDUTA OBSTÉTRICA

A conduta obstétrica instituída na Faculdade de Medicina de Ribeirão Preto – USP baseia-se em duas situações fundamentais, que são fetos com RCIU de termo e pré-termo. Em fetos de termo com vitalidade preservada, realizamos parto vaginal monitorizado. Se a vitalidade está comprometida, faz-se resolução imediata da gestação. Se o feto é pré-termo e a vitalidade está comprometida, utilizamos corticosteróides para aceleração da maturidade pulmonar e, em seguida, resolução da gestação. Para a indução da maturidade pulmonar, utilizamos betametasona, 4mg a cada 8 horas durante 48 horas. No entanto, nos fetos pré-termo com vitalidade preservada, realizamos corticoindução e avaliação semanal do bem-estar fetal.

Nos casos de RCIU, a via preferencial de parto depende do grau de comprometimento fetal. Apesar disso, existe, nos casos de RCIU, maior liberdade para indicação do parto operatório, sobretudo se essa síndrome se encontra associada a outros fatores agravantes, quer materno quer fetal. Nos casos em que se observa deterioração funcional do feto, a cesariana constitui-se a via preferencial de parto. Quando o feto apresenta boas condições de vitalidade, o parto por via transvaginal poderá ser efetuado, desde que seja acompanhado por monitorização materno-fetal contínua.

A elevada morbimortalidade neonatal na RCIU depende principalmente da magnitude da hipóxia fetal sofrida. Os recém-nascidos portadores de RCIU apresentam risco significativamente elevado de aspiração de mecônio, hipoglicemia e asfixia perinatal (Fanaroff e Merkatz, 1993). Baschat e cols. (2005) comprovaram que alterações circulatórias (pela dopplervelocimetria) das artérias umbilicais e cerebral média e do ducto venoso relacionam-se com prejuízo neurológico dos conceptos.

ANESTESIA OBSTÉTRICA

Dos diversos tipos de procedimentos anestésicos, o mais adequado nos casos de RCIU é a anestesia peridural. Esse tipo de anestesia evita a administração de analgésicos, ansiolíticos e espasmolíticos capazes de deprimir o feto e mostra-se especialmente útil nos freqüentes casos de associação de pré-eclâmpsia e RCIU. Por outro lado, deve-se ter em mente que o feto com RCIU tem maior sensibilidade à anestesia geral devido a sua hipoproteinemia. Além disso, a capacidade hepática fetal para metabolizar o fármaco está diminuída e existe incapacidade renal para sua eliminação (Carrera, 1997).

PROGNÓSTICO

A RCIU é a segunda causa de mortalidade perinatal, imediatamente após a prematuridade (Shamim e cols., 1999; Resnik, 2002). A incidência de mortalidade perinatal em recém-nascidos abaixo do percentil 10 é de 56,4% (Carrera, 1997), sendo que os recém-nascidos pré-termo com RCIU apresentam taxas de mortalidade perinatal duas a dez vezes mais elevadas, quando comparados aos com peso normal. Além disso, Gardosi e cols. (1998) observaram, ao estudar o peso de natimortos, que 40% desses apresentavam RCIU.

O prognóstico neonatal está relacionado à presença ou ausência de co-morbidades associadas, tais como asfixia perinatal, anomalias congênitas, circulação fetal persistente, hipotermia, hipoglicemia e policitemia.

Embora raras as seqüelas importantes a longo prazo, são descritas maior incidência de aproveitamento escolar insuficiente e hiperatividade (Pollack e Divon, 1992).

A mortalidade perinatal associada a RCIU pode ser reduzida, de forma significativa, com o diagnóstico precoce e o tratamento adequado. A profilaxia dos efeitos deletérios sobre o feto exige detecção precoce da RCIU, qualidade elevada de cuidados pré-natais e decisão racional a respeito das intervenções clínicas para a resolução da gestação no momento adequado.

Referências Bibliográficas

• ABRAMOWICZ, J.S. & cols. – Ultrasonografic measurement of fetal femur lenght in growth disturbances. *Am. J. Obstet. Gynecol.*, 161:1137, 1989. • ACOG practice bulletin. Antepartum fetal surveillance. Number 9, October 1999. Clinical management guidelines for obstetrician-gynecologists. *Int. J. Gynaecol. Obstet.*, 68:175, 2000. • ALFIREVIC, Z. & NEILSON, J.P. – Doppler ultrasonography in high-risk pregnancies: systematic review with meta-analysis. *Am. J. Obstet. Gynecol.*, 172:1379, 1995. • BALAT, O. & cols. – The effect of smoking and caffeine on the fetus and placenta in pregnancy. *Clin. Exp. Obstet. Gynecol.*, 30:57, 2003. • BASCHAT, A.A.; GEMBRUCH, U. & HARMAN, C.R. – The sequence of changes in Doppler and biophysical parameters as severe fetal growth restriction worsens. *Ultrasound Obstet. Gynecol.*, 18:571, 2001. • BASCHAT, A.A. & cols. – Fetal Doppler in IUGR predicts long term neurodevelopment. *Am. J. Obstet. Gynecol.*, 191:SMFM abstracts 23, 2005. • CAMPBELL, B.A. – Utilizing sonography to follow fetal growth. *Obstet. Gynecol. Clin. North Am.*, 25:597, 1998. • CAMPBELL, S. & THOMS, A. – Ultrasound measurement of the fetal head to abdomen circumference ratio in the assessment of growth retardation. *Br. J. Obstet. Gynecol.*, 84:165, 1977. • CAMPBELL, S. & WILKIN, D. – Ultrasonic measurement of fetal abdomen circumference in the estimation of fetal weight. *Br. J. Obstet. Gynecol.*, 82:689, 1975. • CAMPBELL, W.A. & cols. – Use of the transverse cerebellar diameter/abdominal circumference ratio in pregnancies at risk for intrauterine growth retardation. *J. Clin. Ultrasound*, 22:497, 1994. • CARRERA, J.M. – Crecimiento intrauterino retardado: concepto y frecuencia. In: Carrera, J.M. & cols. (eds.). *Crecimiento Fetal Normal y Patológico*. Barcelona, Editorial Mason 1997, p. 219. • CONCEIÇÃO, A.M.S.; GLORIA, M.D.D.C. & JOSÉ, R.D.B. – Intrauterine growth curves in a high-income population. *J. Pediatr.*, 77:169, 2001. • CRANE, J. & KOPTA, M. – Prediction of IUGR via ultrasonically measured head/abdominal circunference ratios. *Obstet. Gynecol.*, 54:597, 1979. • CHESCHEIR, N.C. & LAM, G. – Fetal growth restriction. E-medicine instant access to the minds of medicine, 2, 2001. Disponível em http://www.emedicine.com/med/topic3247.htm. Acessado em 25 ago., 2002. • DEVOE, L.D. & cols. – The diagnostic values of concurrent nonstress testing, amniotic fluid measurements and Doppler velocimetry in screening a general high-risk population. *Am. J. Obstet. Gynecol.*, 163:1040, 1990. • DUGOFF & cols. – First trimester uterine artery doppler and subsequent intrauterine growth restriction and preterm birth. *Am. J. Obstet. Gynecol.*, 191:SM FM abstract-50, 2005. • ERSKINE, R.L.A. & RITCHIE, J.W.K. – Umbilical artery blood flow characteristics in anormal and growth retarded fetuses. *Br. J. Obstet. Gynaecol.*, 92:605, 1985. • FALCÃO, M.C. – Fetal programming and future disease. *Rev. Hosp. Clin. Fac. Med. S. Paulo*, 59:319, 2004. • FALKNER, F. – Ultrasonography and fetal growth: key perinatal factors. *J. Perinatol.*, 15:114, 1995. • FANAROFF, A.A. & MERKATZ, I.R. – Assistência antenatal e intraparto ao neonato de alto risco. In: Klaus, M.H. & Fanaroff, A.A. (eds.). *Alto Risco em Neonatologia*. Rio de Janeiro, Guanabara Koogan, 1993. • FITZGERALD, D.E. & DRUMM, J.E. – Non-invasive measurements of fetal circulation using ultrasound: a new method. *Br. Med. J.*, 1450, 1977. • FRUSCA, T. & cols. – Uterine artery velocimetry in patients with gestational hypertension. *Obstet. Gynecol.*, 102:136, 2003. • GADELHA-COSTA, A. – Valores dos índices de resistência, pulsatilidade, velocidade sistólica máxima, velocidade diastólica final e tempo de aceleração da artéria cerebral média em fetos de gestantes consideradas clinicamente normais ao longo da gestação, 2002, 81 p. Dissertação de Mestrado – Faculdade de Medicina de Ribeirão Preto, Universidade de São Paulo, Ribeirão Preto. • GARDOSI, J. – Analysis of birth weight and gestational age in antepartum stillbirths. *Br. J. Obstet. Gynecol.*, 105:524, 1998. • GARSENSTEIN, M. & cols. – Systemic lupus erythematosus and pregnancy. *N. Engl. J. Med.*, 267:165, 1962. • GRUENWALD, P. – Normal and abnormal expansion of the lungs of newborn infants obtained at autopsy. III. The pattern of aeration as affected by gestational and postnatal age. *Anat. Rec.*, 146:337, 1963. • GUIDETTI, D.A. & cols. – Sonographic estimates of fetal weight in the intrauterine growth retardation population. *Am. J. Perinatol.*, 7:5, 1990. • HADLOCK, F.P. & cols. – Sonographic estimation of fetal weight. *Radiology*, 150:533, 1984. • HADLOCK, F.P. & cols. – The effect of head shape on the accuracy of DBP in estimating fetal gestational age. *Am. J. Roentgol.*, 137:83, 1981. • HADLOCK, F.P. & cols. – Ultrasound evaluation of fetal growth. In: Callen, P.W. (ed.). *Ultrasonography in Obstetrics and Gynecology*. Philadelphia, Saunders, 1993. • JAFFE, R. & WOODS, J.R. – Doppler velocimetry of intraplacental fetal vessel in the second trimester: improving the prediction of pregnancy complications in high-risk patients. *Ultrasound Obstet. Gynecol.*, 8:262, 1996. • JORDAAN, H.V.F. – Estimation of fetal weight by ultrasound. *J. Clin. Ultrasound*, 11:59, 1983. • KIRCHENGAST, S. & HARTMANN, B. – Nicotine consumption before and during pregnancy affects not only newborn size but also birth modus. *J. Biosoc. Sci.*, 35:175, 2003. • KLEINER-ASSAF, A.; JAFFA, A.J. & ELAD, D. – Hemodynamic model for analysis of Doppler ultrasound indexes of umbilical blood flow. *Am. J. Physiol.*, 276:2204, 1999. • LINC, C.C. & Evans, M.I. – *Intrauterine Growth Retardation: Pathophysiology and Clinical Management*. New York, McGraw-Hill Book Company, 1984. • LITDE, B.B. & SNELL, L.M. – Brain growth among fetuses exposed to cocaine in utero: asymmetrical growth retardation. *Obstet. Gynecol.*, 77:361, 1991. • LUBCHENCO, L.O. & cols. – Intrauterine growth as estimated from liveborn birth weight dara at 24 to 42 weeks of gestation. *Pediatrics*, 32:793, 1963. • MANNING, F.A.; HILL, L.M. & PLATT, L.D. – Qualitative amniotic fluid volume determination by ultrasound: antepartum detection of intrauterine growth retardation. *Am. J. Obstet. Gynecol.*, 139:254, 1981. • MANNING, F.A. & HOHLER, C. – Intrauterine growth retardation, diagnosis, prognostic, and management based on ultrasound methods. In: Fleischer, A.C. (ed.). *The Principles and Practice of Ultrasonography in Obstetrics and Gynecology*. 4th ed., New York, Prentice-Hall International Inc., 1991. • MANNING, F.A. – Retardo do crescimento intra-uterino. In: _____. Medicina fetal: perfil biofísico, princípios e aplicabilidade clínica. Rio de Janeiro, Revinter, 2000, p. 305. • MARGOTTO, P.R. – Curvas de crescimento intra-uterino: estudo de 4413 recém-nascidos únicos de gestações normais. *J. Pediatr.*, 71:11, 1995. • MARTINEZ-FRIAS, M.L. & cols. – Risk for congenital anomalies associated with different sporadic and daily doses of alcohol consumption during pregnancy: a case-control study. Birth Defects Res Part A. *Clin. Mol. Teratol.*, 70:194, 2004. • MATHEUS, M. & SALA, M. – Crescimento intra-uterino. Evolução da altura fetal, peso do feto, da placenta e do índice placentário na segunda metade da gestação. *Rev. Ass. Med. Bras.*, 23:88, 1977. • MAUAD-FILHO, F. & cols. – Aspectos relacionados ao crescimento intra-uterino retardado no Hospital das Clínicas da Faculdade de Medicina de Ribeirão Preto. *RBGO*, 14:147, 1992. • MAUAD-FILHO, F. & cols. – Correlação entre o nível da linha de base da freqüência cardíaca fetal com o índice de Apgar. *J. Bras. Gynecol.*, 87:93, 1979. • MAUAD-FILHO, F. & cols. – Diagnóstico ecográfico do crescimento intra-uterino retardado. *Radiol. Bras.*, 17:127, 1984. • MAUAD-FILHO, F.; RANGEL, M.A.R. & MORAIS, E.N. – Análise crítica dos métodos de avaliação da vitalidade fetal. In: Morais, E.N. & Mauad-Filho, F. (eds.). *Medicina Materna e Perinatal*. Rio de Janeiro, Revinter, vol. 49, 2000, p. 371. • MORAIS, E.N. & GALLARRETA, F.M.P. – Sofrimento fetal. In: Morais, E.N. & Mauad-Filho, F. (eds.). *Medicina Materna e Perinatal*. Rio de Janeiro, Revinter, vol. 34, 2000, p. 217. • MYERS, L.J. & CAPPER, W.L. – A transmission line model of the human foetal circulatory system. *Med. Engl. Physiol.*, 24:285, 2002. • NICOLAIDES, K.H. & cols. – Cordocentesis in the study of growth retarded fetuses. In: Divon, M. Y. (ed.). *Abnormal Fetal Growth*. New York, Elseiver, 1991. • O'BRIEN, G.D. & QUEENAN, J.T. – Ultrasound fetal femur length in relation to intrauterine growth retardation. *Am. J. Obstet. Gynecol.*, 144:35, 1982. • ODIBO, A.O. & cols. – What antepartum fetal test should guide the timing of delivery of the preterm growth – restricted fetus? *Am. J. Obstet. Gynecol.*, 191:1477, 2004. • PEARCE, J.M. & CAMPBELL, S. – A comparison of symphysis-fundal height and ultrasound as screening tests for light-for-gestational age infants. *Br. J. Obstet. Gynaecol.*, 94:100, 1987. • PHELAN, J.P. & cols. – Amniotic fluid index measurements during pregnancy. *J. Reprod. Med.*, 32:601, 1987a. • PHELAN, J.P. & cols. – Amniotic fluid volume assessment with the four-quadrant technique at 36-42 week's gestation. *J. Reprod. Med.*, 32:540, 1987b. • POLLACK, R.N. & DIVON, M.Y. – Intrauterine growth retardation: defination, classification and etiology. *Clin. Gynecol.*, 35:99, 1992. • RESNIK, R. – Intrauterine growth restriction. *Obstet. Gynecol.*, 99:490, 2002. • SCHOLL, T.O. – High third-trimester ferritin concentration: associations with very preterm delivery, infection, and maternal nutritional status. *Obstet. Gynecol.*, 92:161, 1998. • SHAMIM, A. & cols. – Intrauterine growth restriction: a perspective for Pakistan. *J. Pak. Med. Assoc.*, 49:50, 1999. • SPINILLO, A. & cols. – Interaction between risk factors for fetal growth retardation associated with abnormal umbilical artery Doppler studies. *Acta. Obstet. Gynecol. Scand.*, 83:431, 2004. • TAKAHASHI, Y.; KAWABATA, I. & TAMAYA, T. – Characterization of growth-restricted fetuses with breakdown of the brain-sparing effect diagnosed by spectral Doppler. *J. Matern. Fetal Med. New York*, 10:122, 2001. • TAN, K.H. & SMYTH, R. – Fetal vibroacoustic stimulation for facilitation of tests of fetal wellbeing (Cochrane Review). In: *The Cochrane Library*. Issue 2, Oxford, Update Software, 2001. • TRUDINGER, B.J. & cols. – Fetal umbilical artery velocity waveforms and subsequent neonatal outcome. *Br. J. Obstet. Gynaecol. London*, 98:378, 1991. • TRUDINGER, B.J.; GILES, W.B. & COOK, C.M. – Flow velocity waveforms in the maternal uteroplacental and fetal umbilical placental circulation. *Am. J. Obstet. Gynecol.*, 152:155, 1985. • TRUDINGER, B.J. & cols. – Low-dose aspirin theraphy improves fetal weight in umbilical placental insufficiency. *Am. J. Obstet. Gynecol.*, 159:681, 1988. • WINICK, M. & cols. – Effects of prenatal nutrition upon pregnancy risk. *Clin. Obstet. Gynecol.*, 16:184, 1973. • WOLLMANN, H.A. – Intrauterine growth restriction: definition and etiology. *Horm. Res.*, 49:1, 1998.

127 Doença Hemolítica Perinatal

Maria de Lourdes Brizot
Marcelo Zugaib

A doença hemolítica perinatal é uma das poucas condições em medicina em que se conseguiu esclarecer todas suas etapas evolutivas, desde sua fisiopatologia até seu tratamento e prevenção. Essa doença teve seu momento histórico porque a transfusão intra-uterina foi a primeira forma de se tratar o feto intra-útero. Vamos observar que houve também avanço nas formas de acompanhamento, tratamento e hoje, com o desenvolvimento da biologia molecular, estamos na fase da determinação do fator Rh fetal no sangue materno.

Quando uma gestante Rh negativa é exposta a células com sangue Rh positivo, freqüentemente por hemorragia transplacentária, ela desenvolve anticorpos anti-D que atravessam a placenta, resultando na destruição das células vermelhas fetais. As manifestações clínicas da doença hemolítica perinatal (DHP) variam desde anemia leve assintomática até hidropisia fetal ou natimorto com anemia grave e icterícia. A DHP foi causa significante de mortalidade e morbidade fetal até a introdução da amniocentese, transfusão intra-uterina, parto prematuro controlado e exsangüineotransfusão no manejo de gestações gravemente sensibilizadas. O objetivo de monitorizar gestações sensibilizadas é para identificar anemia fetal e prevenir o desenvolvimento de hidropisia. A avaliação inclui história prévia, determinação seriada dos níveis de anticorpos, avaliação ultra-sonográfica e dopplervelocimétrica seriadas e cordocentese com transfusão intra-uterina quando indicada. O diagnóstico do fator Rh fetal por meio de métodos de DNA podem identificar fetos Rh positivos em fases iniciais da gestação e selecionar, portanto, as gestações de risco.

A aloimunização ao sistema Rh é um problema de saúde pública e sua incidência está relacionada à prevenção. Nos países desenvolvidos, essa incidência é baixa, enquanto nos países subdesenvolvidos ainda é um grande problema e a causa de muitos óbitos fetais e neonatais. A prevenção adequada diminui a taxa de sensibilização para menos de 1% das gestantes Rh negativas com fetos Rh positivos. Portanto, apesar dos avanços em relação ao manejo e ao tratamento, o mais importante é a prevenção, para se evitar os riscos fetais inerentes ao tratamento e os custos elevados relacionados ao acompanhamento desses casos.

FISIOPATOLOGIA

A aloimunização é causada pela exposição materna a antígenos eritrocitários não-compatíveis. Ela pode ser causada por transfusão de sangue incompatível ou por hemorragia feto-materna. Cerca de 98% dos casos de aloimunização são devido à incompatibilidade ABO e Rh, e os antígenos atípicos, principalmente o Kell, c e E, contribuem para os restantes 2% dessa patologia fetal (Bowman, 1994).

Após uma exposição primária aos antígenos eritrocitários desconhecidos, ocorre a sensibilização mediante produção inicial de imunoglobulina M (IgM), que não atravessa a barreira placentária devido ao seu grande peso molecular. Posteriormente, em uma segunda exposição ao antígeno desconhecido, ocorrerá a produção de imunoglobulina G (IgG), que ultrapassa a barreira placentária aderindo à membrana dos eritrócitos e ativando o sistema reticuloendotelial, principalmente no baço, no qual ocorre a hemólise e a fagocitose. Os produtos da hemólise fetal são metabolizados no fígado materno. A idade gestacional em que esse processo se inicia ainda não é conhecida, porém pode ocorrer a partir da 10ª semana de gestação (Bowman, 1989).

Em uma segunda exposição ao antígeno, haverá aumento no anticorpo IgG e quase nenhuma mudança mensurável no anticorpo IgM. A magnitude do aumento do anticorpo IgG variará de acordo com a carga antigênica e a freqüência de exposição. Geralmente, quanto maior a carga antigênica e quanto mais freqüente a exposição, maior é a resposta anticórpica IgG. Nem todas as pacientes expostas a um antígeno desenvolverão resposta imune primária, mesmo se a carga antigênica for alta ou a exposição repetida. Cerca de um terço das mães Rh negativas expostas ao antígeno D não desenvolverão resposta imune. O anticorpo IgG é uma família de anticorpos com peso molecular semelhante e diferentes graus de avidez pelo antígeno. Geralmente, quanto maior a avidez, mais grave é a doença. Dessa forma, pacientes com os mesmos níveis de IgG total podem apresentar variação na gravidade da doença. Além disso, a habilidade do feto em ter uma resposta efetiva à hemólise é o outro fator que modula a gravidade da doença. Por razões não conhecidas, a avidez dos anticorpos IgG tende a aumentar se o intervalo entre as exposições é prolongado. Quanto maior o intervalo entre as gestações, maior a tendência de a doença ser mais grave. Embora a gravidade da doença tenda a ser pior nas gestações sucessivas, há casos de gestações com fetos afetados com menor gravidade que na gestação anterior. Não está claro se há relação entre o nível absoluto do anticorpo e a gravidade da doença. É possível haver doença grave (até letal) com baixo nível de anticorpo, e doença menos grave com título mais alto. Portanto, o título de anticorpo é usado como guia do risco da doença e não como guia para a gravidade da doença. A elevação dos níveis de anticorpos aumenta o risco e a gravidade da doença em relação ao antígeno D. Isso, contudo, não é válido para outros antígenos (Bowman, 1989).

A anemia fetal leva à eritropoese medular e extramedular (principalmente no fígado, baço e parede intestinal), que é mediada pela eritropoetina fetal. Nesse momento, a presença de formas jovens na circulação periférica fetal é grande, originando então o termo eritroblastose fetal.

Com a anemia crescente, a eritropoese intensifica-se, principalmente no fígado fetal, levando a um aumento das ilhotas de células eritropoéticas que se coalescem, ocupando a maior parte da estrutura hepática. Essas alterações hepáticas levam à disfunção celular, à oclusão do transporte de substâncias e à interrupção dos sistemas enzimáticos e insuficiência hepática. O quadro agrava-se com a manutenção da hemólise, ocorrendo hipoalbuminemia, hepatoesplenomegalia, hipertensão portal, ascite, derrame pericárdico, derrame pleural, insuficiência cardíaca, alteração na circulação e função placentária e por fim óbito fetal.

No recém-nascido, a hidropisia acarreta acidose metabólica, edema tecidual, alterações ventilatórias, imaturidade pulmonar, diminuição da complacência da parede torácica e instabilidade da função cardíaca. Essas alterações aumentam a morbidade e a mortalidade neonatal.

Mesmo em quadros menos graves, com a criança em melhores condições ao nascimento, pode ocorrer anemia em grau variável e aumento da bilirrubina indireta, a qual ultrapassa a barreira hematoencefálica levando à impregnação cerebral dos núcleos da base, condição denominada kernicterus. Os neurônios mortos com bilirrubina acumulada aparecem na cor amarela à necropsia, daí o nome de kernicterus. O kernicterus apresenta alta mortalidade neonatal e pode deixar seqüelas neurológicas e mentais com diferentes graus de acometimento.

ETIOLOGIA

É a exposição a antígenos eritrocitários não-compatíveis na transfusão de sangue incompatível, mecanismo este também presente entre as pacientes usuárias de drogas intravenosas. Porém, a principal causa de aloimunização é a gestação de feto Rh positivo em mãe Rh negativa, na ocorrência de hemorragia transplacentária, também denominada de hemorragia fetomaterna. Kleihauer e cols. (1957) desenvolveram um teste que possibilita identificar e quantificar a hemorragia fetomaterna. O teste de Kleihauer consiste na adição de solução ácida (pH 3-3,5) a uma amostra de sangue e com isso as células maternas sofrem desnaturação e as fetais mantêm-se intactas. Esse teste permite diferenciar as hemácias fetais das adultas, possibilitando, então, o diagnóstico de hemorragia fetomaterna.

Bowman (1986) demonstrou que 75% das gestantes apresentam hemorragia fetomaterna no decorrer da gestação, e em 60% desses casos o volume é menor que 0,1ml. Em cerca de 1% dos casos a hemorragia é de 5ml e em, 0,25% ela pode ser igual ou maior que 30ml.

A freqüência e o volume da hemorragia fetomaterna aumentam com o evoluir da gestação, ocorrendo em torno de 3% no primeiro trimestre, com um volume de aproximadamente 0,03ml. No segundo trimestre, a incidência é em torno de 12%, com um volume menor que 0,1ml, e no terceiro trimestre o volume pode ser maior que 0,25ml e a incidência gira em torno de 45%. Devido ao maior risco e ao maior volume de hemorragia fetomaterna no terceiro trimestre, é que se preconiza a administração de imunoglobulina anti-D a todas as gestantes Rh negativas com Coombs indireto negativo na 28ª semana de gestação.

A aloimunização também pode ocorrer em procedimentos que provocam a hemorragia fetomaterna, como biópsia de vilo coriônico, amniocentese, cordocentese, transfusão intra-uterina e manipulação obstétrica.

Podem-se detectar eritrócitos fetais na circulação materna a partir da 10ª semana; portanto, pacientes que abortam correm o risco da aloimunização, sendo maior nos casos de abortamento induzido (4,5%) que nos abortamentos espontâneos (2%) (Bowman, 1989).

Há risco de aloimunização também em prenhez ectópica e síndromes hemorrágicas (ameaça de abortamento, placenta prévia, descolamento prematuro de placenta).

Em todas estas situações citadas, preconiza-se a administração de imunoglobulina anti-Rh para a prevenção da aloimunização.

INCOMPATIBILIDADE ABO

A incompatibilidade ABO é relativamente comum, ocorrendo em cerca de 30% das gestações. A hemólise que pode ocorrer devido à incompatibilidade ABO é rara (menor que 2%) (Nicolaides, 1994), e quando ocorre é leve, nunca causando anemia fetal grave. Isto ocorre devido à capacidade da placenta de retirar a bilirrubina sérica fetal transportando-a para a mãe. Essa função é perdida após o parto, podendo assim ocorrer hemólise no recém-nascido por incompatibilidade ABO. Além disso, os antígenos A e B estão presentes em todos os tecidos e secreções, competindo com o antígeno eritrocitário pela pequena quantidade de anticorpos IgG maternos que entram na circulação fetal.

A gravidade observada na doença Rh não ocorre na incompatibilidade ABO, porque há: 1. menor número de sítios antigênicos A e B presentes na membrana da hemácia fetal; 2. a maioria dos anti-A e B são IgM e não atravessam a placenta; 3. pequenas quantidades de IgG anti-A e anti-B que atravessam a placenta se ligam a outros sítios antigênicos nos tecidos e nas secreções além das hemácias (Bowman, 1994).

A incompatibilidade ABO confere um certo grau de proteção contra a sensibilização a outros antígenos eritrocitários. Na hemorragia fetomaterna, os eritrócitos fetais têm menor tempo de sobrevida por serem destruídos pelos anticorpos maternos anti-A ou anti-B, diminuindo, portanto, o tempo de exposição ao sistema imune materno necessário para a sensibilização ao sistema Rh. Observou-se que em mães Rh negativas com feto Rh positivo o risco de desenvolver anticorpo anti-D é de 1,5% quando há incompatibilidade ABO, ao passo que, na ausência de incompatibilidade ABO, esse risco é em torno de 10 vezes maior (16%) (Bowman, 1989). Contudo, o efeito protetor da incompatibilidade ABO restringe-se ao antígeno D, pois a sensibilização por outros antígenos ocorre por outros mecanismos como a transfusão de sangue incompatível.

ANTÍGENOS DO SISTEMA Rh

O *locus* humano do sistema Rh é composto de dois genes altamente relacionados, RHD e RHCE (proteínas RhCcEe), que codificam o grupo de antígenos D, Cc e Ee, respectivamente. A expressão do antígeno D indica que o indivíduo é Rh positivo e sua ausência que ele é Rh negativo. Os genes que determinam o antígeno são herdados como dois haplóides consistindo de três alelos, um haplóide herdado de cada genitor, CDe (fenótipo denominado R_1) 40-42%, cde (r) 35-37%, e cDE (R_2) 14-16%, sendo o mais comum em caucasianos (Urbaniak e Greiss, 2000). Dos 45 antígenos do sistema Rh, o D é o responsável pela maioria dos casos de incompatibilidade Rh. Estima-se que 15-17% dos brancos, 5-7% dos negros e cerca de 2% dos indonésios e asiáticos não expressam o antígeno D e são denominados Rh negativos.

ANTÍGENO Du (D SUPRIMIDO)

Existe um número de variantes para cada antígeno Rh comum. A falta de expressão de alguns destes epítopes D na superfície de células vermelhas variantes determinam a chamada categoria fenotípica D, a qual surge de rearranjos genômicos dos genes D e CE. O fenótipo Du ou "D fraco" é de particular importância, ocorre em 0,6% da população, sendo mais comum na raça negra. A maioria dos indivíduos D fraco difere dos indivíduos D normal apenas por apresentar poucos locais antigênicos por células vermelhas, e estas células reagem fraca/variavelmente com diferentes soros anti-D. A análise molecular do fenótipo D fraco mostra que a maioria tem proteínas RhD alteradas, resultando em diminuição da expressão do antígeno D. Alguns fenótipos D fraco são de fato D variantes, e esses indivíduos podem ser imunizados e formar anti-D e deveriam ser identificados como D variantes em laboratórios de referência. Dependendo da expressão do antígeno D, o indivíduo pode ser considerado Rh positivo fraco ou até mesmo Rh negativo (Bowman, 1994).

No caso de se descartar a presença de D variante estrutural, não é necessário tratar os indivíduos D fraco como RhD negativo, em termos de transfusão. Da mesma forma, os indivíduos D fraco não são considerados candidatos para a profilaxia antenatal ou pós-natal com imunoglobulina anti-D. Entretanto, se não houver meio de se excluir D variante estrutural, então é mais seguro tratar todos os indivíduos D fraco como RhD negativo (Urbaniak e Greiss, 2000).

A gestante do grupo Rh Du, com feto D positivo, tem risco de ser sensibilizada pelo antígeno D, e raramente essa combinação fetomaterna leva à anemia hemolítica fetal (ocasionalmente grave). Ainda mais raro é a paciente Rh negativa com feto Du positivo desenvolver anticorpo anti-D. Entretanto, como a possibilidade de sensibilização nas duas condições não é nula, a conduta na gestante Rh Du deve ser a mesma da gestante Rh negativa. Da mesma forma, a conduta diante do feto Du deve ser a mesma de um feto Rh positivo.

ANTÍGENOS ATÍPICOS

São os antígenos eritrocitários não pertencentes ao sistema Rh e podem também ser responsáveis pela aloimunização. A aloimunização por anticorpos atípicos é rara, tendo aumentado com o advento da transfusão sangüínea e, em quase todos os casos, existe história prévia de transfusão.

Os anticorpos atípicos geralmente são IgM, fracamente imunogênicos, não provocam doença hemolítica no feto (por exemplo, anti-P) ou raramente o fazem (por exemplo, anti-M, anti-N, anti-S). Contudo, alguns desses anticorpos (por exemplo, anti-C, anti-E e anti-Kell) podem provocar doença hemolítica grave com óbito intra-útero. Portanto, gestações com presença de anticorpos irregulares devem ser manuseadas da mesma forma que aquelas com anticorpos anti-D (Nicolaides, 1994).

DIAGNÓSTICO E INVESTIGAÇÃO DA ALOIMUNIZAÇÃO

A primeira etapa no diagnóstico da aloimunização é a solicitação, no início do pré-natal, da tipagem sangüínea da gestante e pesquisa de anticorpos antieritrocitários (teste de Coombs indireto). Caso a gestante for Rh negativa, deve-se determinar o Rh do parceiro, e se este também for Rh negativo o feto será também Rh negativo e a gestante não corre risco de isoimunização. Quando o parceiro for Rh positivo, os títulos de anticorpos (Coombs indireto) maternos devem ser solicitados na primeira consulta e repetidos entre 16 e 18 semanas de gestação e posteriormente a cada quatro semanas, até o termo.

Os parceiros Rh positivos devem ser submetidos à genotipagem. Cerca de 45% dos indivíduos Rh positivos são homozigotos para D e 55% são heterozigotos (Bowman, 1989). A zigoticidade para D do marido Rh positivo de uma mulher Rh negativa é de grande importância. Se ele for homozigoto, todos os seus filhos serão Rh positivos e se for heterozigoto a chance de ter um filho Rh negativo ou Rh positivo é igual (Bowman, 1994).

A gestante com Coombs indireto positivo deverá ser submetida à titulação dos anticorpos. Para cada laboratório, existe um título crítico abaixo do qual não ocorrerá a doença hemolítica fetal grave. Títulos de anticorpos iguais ou acima desse nível crítico indicam investigação para anemia fetal. O título de anti-D maior ou igual a 1/16 é adotado na Clínica Obstétrica do Hospital das Clínicas da FMUSP como nível crítico, a partir do qual pode ocorrer a forma grave da doença. Em casos com títulos acima de 1/16, é indicada a avaliação fetal para investigação de anemia fetal. O valor absoluto do título não é tão importante quanto sua tendência. Com a ascensão dos títulos, há necessidade de monitorização maior, principalmente nos casos com marido homozigoto e com história prévia de DHP. É importante lembrar que o título é mais preditivo na primeira sensibilização e ele não reflete acuradamente a gravidade da doença, podendo até ocorrer hidropisia fetal (forma grave) com títulos não muito elevados.

PREDIÇÃO DA ANEMIA FETAL

Pode-se predizer a probabilidade do comprometimento fetal pela análise de alguns parâmetros como: 1. história prévia de gestação afetada por aloimunização; 2. níveis maternos de anticorpos hemolíticos; 3. parâmetros ultra-sonográficos fetais; 4. dopplervelocimetria; 5. cardiotocografia fetal; e 6. espectrofotometria no líquido amniótico.

HISTÓRIA PRÉVIA DE GESTAÇÃO AFETADA POR ALOIMUNIZAÇÃO

Na presença de história prévia de feto afetado, o comprometimento fetal tende a ser progressivamente mais grave nas gestações seguintes. Gestante aloimunizada com natimorto ou feto hidrópico em gestação prévia apresenta 90% de risco de o feto desenvolver hidropisia e evoluir para óbito se ele for Rh positivo e não receber tratamento.

A história obstétrica prévia não tem valor na primeira gestação sensibilizada quando o risco de hidropisia é em torno de 8-10%. Também, deve-se estar atento para os casos com história prévia de hidropisia em que o pai é heterozigoto, existindo a possibilidade de o feto na gestação atual ser Rh negativo.

Embora a história prévia de hidropisia fetal não indique a época em que ela vai se estabelecer na gestação atual, geralmente, ocorre no mesmo período ou antes da época em que se apresentou previamente. Na história prévia, a gravidade da doença e a idade gestacional em que a doença se manifestou têm importância na orientação da investigação fetal na gestação atual. A investigação invasiva do feto (amniocentese ou cordocentese) é iniciada: 1. duas semanas antes da idade gestacional em que a doença se manifestou na gestação prévia; ou 2. dez semanas antes da ocorrência do óbito intra-uterino, da idade gestacional do parto do recém-nascido gravemente acometido, ou da transfusão intra-uterina na gestação prévia (Nicolaides, 1994).

De acordo com o comprometimento fetal e do recém-nascido, a doença pode ser classificada em três formas (Bowman, 1989):

1. **Doença leve** – ocorre em aproximadamente 45-50% dos casos. Ao nascimento, a hemoglobina é superior a 11g/dl e a bilirrubina não ultrapassa 20mg/100ml, por vezes sendo necessária fototerapia.
2. **Doença moderada** – ocorre em aproximadamente 25-30% dos casos. Esta forma é caracterizada por um grau maior de anemia, porém, com a hemoglobina não inferior a 9g/dl. A hemólise não é tão importante a ponto de prejudicar a função hepática pela eritropoese, mas, no período pós-natal, a bilirrubinemia indireta é suficientemente elevada para causar encefalopatia bilirrúbinica (kernicterus), com danos neurológicos irreversíveis e até óbito. O tratamento antenatal e o pós-natal são necessários.
3. **Doença grave** – ocorre em 20-25% dos casos. Nesses casos, há hidropisia fetal com disfunção hepática e insuficiência cardíaca, geralmente evoluindo para óbito fetal e, no caso de recém-nascido vivo, a compressão e a hipoplasia pulmonares e a insuficiência cardíaca tornam a reanimação muito prejudicada. Embora muitos fetos hidrópicos estejam gravemente anêmicos, com hemoglobina inferior a 6g/dl, há fetos hidrópicos com hemoglobina superior a 7g/dl, assim como é possível encontrar fetos não-hidrópicos com hemoglobina inferior a 5g/dl (Bowman, 1989).

TÍTULOS DE ANTICORPOS MATERNOS

Os títulos de anticorpos maternos determinam se o feto está em risco, mas não predizem acuradamente a gravidade da doença, a ponto de se introduzir o tratamento com base somente nos seus resultados. Segundo Bowman (1989), o risco de anemia fetal relacionado aos títulos de anticorpos são de 10% para títulos de 1/16; 25% com títulos de 1/32; 50% para títulos de 1/64; e 75% para títulos de 1/128. Entretanto, para nenhum nível de anticorpo o risco é de 100%.

É importante lembrar que cada laboratório deve determinar o título de anticorpo mínimo no qual o feto está em risco para anemia. Como os títulos de anticorpos são a base para identificar as gestantes e os fetos de risco que necessitam de maiores investigações, estes devem ser determinados, na primeira visita no pré-natal, entre 16 e 18 semanas e posteriormente a cada quatro semanas.

AVALIAÇÃO ULTRA-SONOGRÁFICA

A avaliação ultra-sonográfica do feto faz parte do acompanhamento na aloimunização Rh. Apesar de ser um exame de sensibilidade limitada em fetos não-hidrópicos, ele é importante para detectar alterações precoces, assim como para definir a terapêutica.

O exame ultra-sonográfico é dirigido para identificar as alterações morfológicas que a doença provoca no feto e na placenta, além de avaliar alterações na atividade biofísica do feto, mudanças no volume de líquido amniótico e na dinâmica do fluxo sangüíneo no feto. As alterações observadas no exame ultra-sonográfico são conseqüentes às respostas de adaptação e compensação do feto diante da doença. Portanto, a ultra-sonografia tem valor na identificação e quantificação da gravidade da doença. Entretanto, na ausência de sinais ultra-sonográficos, este exame tem valor muito pequeno na exclusão da presença da anemia ou na predição do seu curso.

Os sinais de anemia fetal que podem ser encontrados ao exame ultra-sonográfico, na maioria das vezes na seguinte ordem de aparecimento, são:

Aumento da ecogenicidade placentária – a placenta aparece mais hiperecogênica, sendo um dos sinais precoces, entretanto, o aumento de sua espessura é sinal mais tardio, quando geralmente os fetos já se encontram com anemia moderada para grave ou mesmo hidrópicos (Figs. VI-123 e VI-123a).

Derrame pericárdico – é sinal precoce de anemia e decorrente da alteração da função hepática com conseqüente hipoproteinemia e diminuição da pressão oncótica intravascular, levando a um extravasamento para o extravascular. Em fase inicial, o derrame pericárdico pode ser difícil de ser evidenciado, mas com a progressão da doença ele passa a ser facilmente identificado (Fig. VI-124). Derrame pericárdico de até 3mm de es-

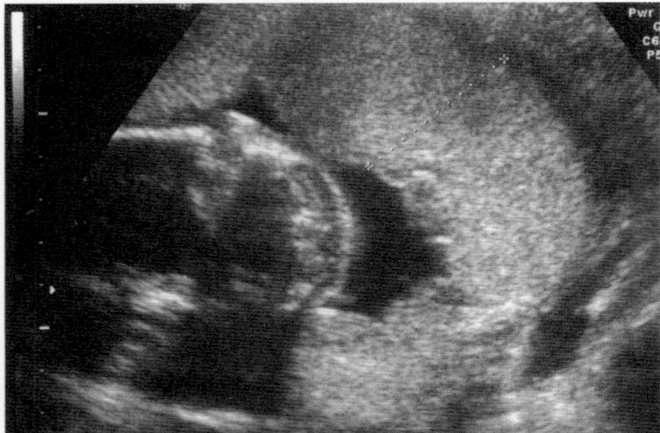

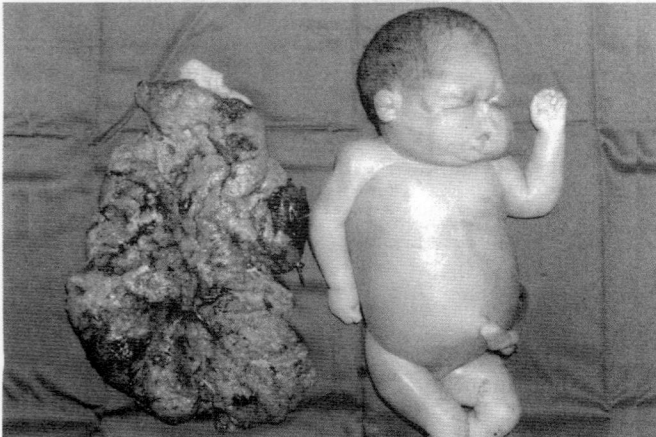

Figura VI-123 – Placenta hiperecogênica e espessada (39mm) em gestação de 21 semanas com feto hidrópico por anemia decorrente de aloimunização Rh.

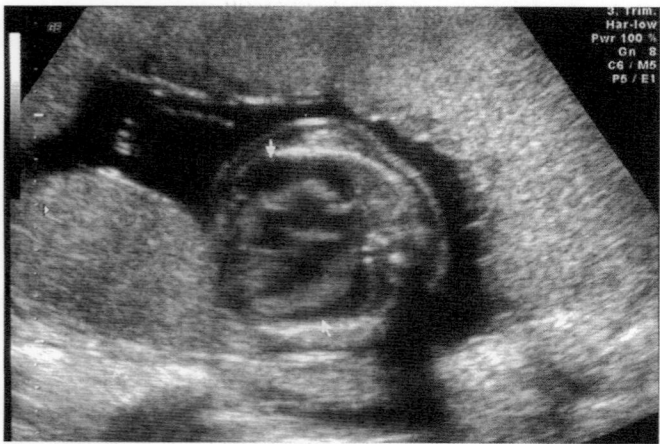

Figura VI-124 – Derrame pericárdico grave em feto com anemia conseqüente à aloimunização Rh.

pessura pode ser um sinal isolado de anemia fetal e quando ultrapassa 4mm outros sinais já estão presentes. Cardiomegalia discreta também pode ser um sinal precoce de anemia fetal e, com a piora da anemia, as paredes dos ventrículos tornam-se delgadas com diminuição da força de contração, dando a impressão visual de um coração "menos hígido".

Em geral, em fetos anêmicos o volume de líquido amniótico encontra-se aumentado, de forma discreta na maioria das vezes, podendo haver poliidrâmnio. Em alguns casos com hidropisia grave e em estágio terminal da doença, pode ocorrer oligoidrâmnio com restrição de crescimento intra-uterino.

Ascite fetal – aparece em decorrência da hipertensão portal. A ascite discreta deve ser diferenciada da pseudo-ascite (halo hipoecogênico circundando internamente a parede abdominal no corte transverso), que corresponde à ecoluscência da musculatura da parede abdominal. Muitas vezes, a ascite discreta pode não ser evidenciada. Uma maneira de se tentar diagnosticá-la é avaliando o líquido livre entre as alças do delgado na região pélvica próximo à bexiga. Já ascites de graus moderado e grave são facilmente identificáveis pela presença do líquido ascítico circundando todos os órgãos intra-abdominais (Figs. VI-125 e VI-126).

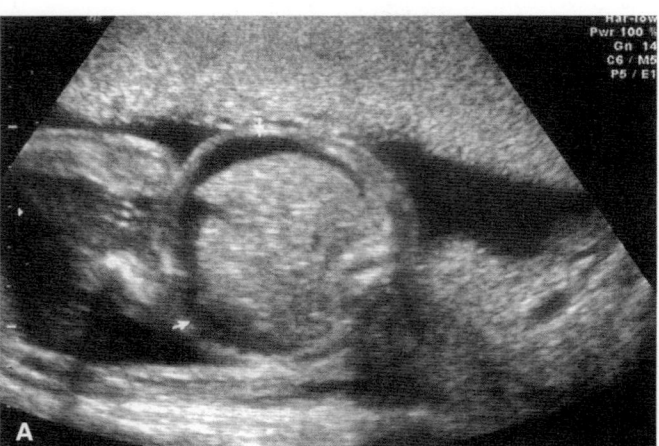

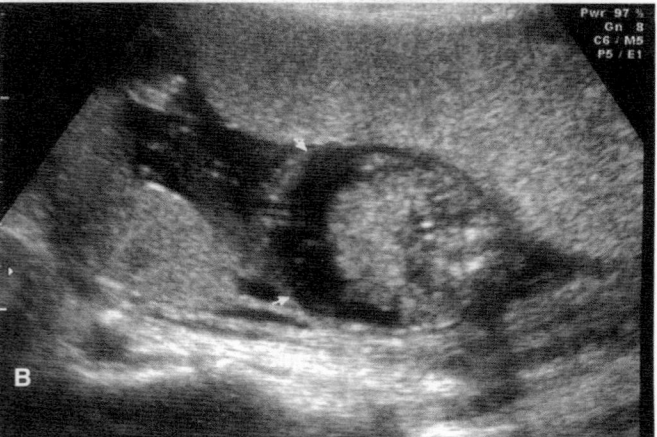

Figura VI-125 – Ascite em feto com anemia por aloimunização. As setas apontam a ascite: A) No fígado. B) Nas alças intestinais.

Edema de subcutâneo – costuma ser um dos sinais mais tardios, geralmente generalizado e, juntamente com os sinais de derrame pericárdico e ascite, sela o quadro de hidropisia fetal.

Derrame pleural – raramente está presente nas hidropisias imunes, sendo mais freqüente nas não imunes. A hidropisia fetal e o aumento da espessura e da ecogenicidade placentária podem ser decorrentes da sobrecarga cardíaca, que é exacerbada pelo aumento na pressão hidrostática nos capilares venosos ou devido à dilatação arteriolar e ao aumento da permeabilidade capilar em resposta à hipóxia. A hidropisia pode ainda piorar pela diminuição da pressão oncótica intravascular, conseqüente à hipoproteinemia atribuída à perda extravascular de proteína através do endotélio hipóxico e também à diminuição da produção hepática de proteína.

Na aloimunização, a constatação de hidropisia fetal significa anemia grave. Entretanto, na ausência de hidropisia, não existem sinais ultra-sonográficos consistentes que possam distinguir, de forma confiável, uma doença leve de uma grave. Mesmo com graus elevados de anemia, o feto pode não apre-

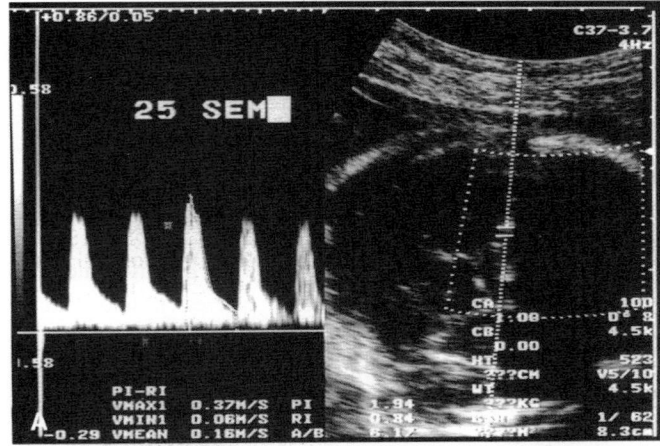
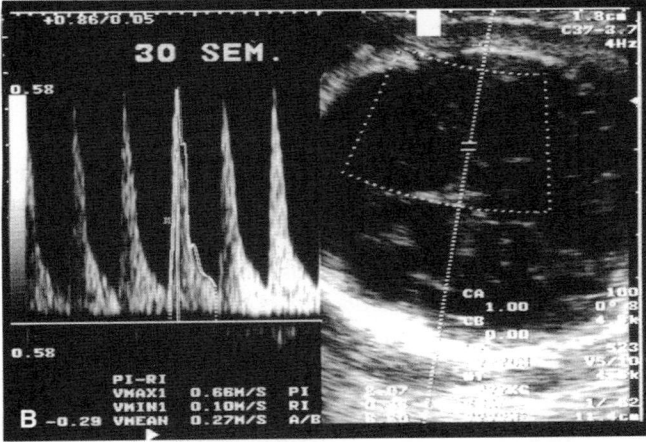

Figura VI-126 – Dopplervelocimetria da artéria cerebral média demonstrando sonogramas da velocidade em fetos de gestantes aloimunizadas. **A)** Sonograma de artéria cerebral média com velocidade máxima normal em feto não-anêmico com 25 semanas de gestação. **B)** Sonograma de artéria cerebral média com velocidade máxima aumentada em feto anêmico com 30 semanas de gestação, observa-se a onda mais afilada.

sentar hidropisia, especialmente antes de 24 semanas, devido à maior tolerabilidade à baixa concentração de hemoglobina. Portanto, é importante salientar que os casos de aloimunização Rh, quando se opta pelo acompanhamento ultra-sonográfico, devem ser seguidos em serviços com profissionais experientes nesta patologia, pois os parâmetros ultra-sonográficos iniciais de anemia podem ser subjetivos e dependentes da experiência do operador em lidar com a doença.

DOPPLERVELOCIMETRIA

Na última década, um dos grandes avanços no acompanhamento do feto de risco para anemia foi a observação de que a velocidade máxima da artéria cerebral média, quando aumentada, é preditiva de anemia fetal. Com isso, foi possível substituir a amniocentese para determinação da espectrofotometria no líquido amniótico, no acompanhamento destes fetos, reduzindo o risco do procedimento invasivo.

Nos fetos anêmicos, ocorre diminuição da viscosidade sangüínea e aumento do débito cardíaco, levando a um estado hiperdinâmico. Nestes fetos, a resistência ao fluxo sangüíneo nas artérias uterinas e umbilicais apresenta-se normal. Entretanto, a anemia fetal está associada a aumentos do débito cardíaco, do fluxo sangüíneo na veia umbilical e da velocidade do fluxo na maioria dos vasos fetais (veia cava inferior, aorta torácica, carótida comum, artéria cerebral média, ducto venoso (Bilardo e cols., 1990; Vyas e cols., 1990; Copel e cols., 1989; Rightmire e cols., 1986; Oepkes e cols., 1993).

Apesar de haver aumento da velocidade máxima do fluxo sangüíneo à dopplervelocimetria em vários vasos, na prática clínica o vaso que revela melhor resultado é a artéria cerebral média, por apresentar melhor facilidade de obtenção, com menor ângulo de insonação (< 20°) e maior reprodutibilidade. Para obter o sonograma da artéria cerebral média, ela deve ser insonada no seu terço proximal, com ângulo entre os eixos do vaso e do feixe de ultra-som menor que 20° (Figs. VI-126).

A velocidade máxima da artéria cerebral média aumenta com a idade gestacional em fetos normais. Além disso foi observada uma correlação inversa entre a velocidade máxima da artéria cerebral média com o hematócrito (Mari e cols., 1997). Dessa forma, a velocidade máxima da artéria cerebral média é utilizada como parâmetro não-invasivo adicional para predizer a anemia fetal. Após as transfusões intra-útero, ocorre diminuição dessa velocidade, que pode ser explicada por: diminuição transitória do débito cardíaco; dilatação dos vasos cerebrais pela transfusão; aumento agudo do volume circulatório; diminuição da velocidade do sangue como conseqüência do aumento do hematócrito fetal e da viscosidade do sangue; e também por diminuição da saturação de oxigênio dos eritrócitos devido a um grande volume de sangue transfundido (Mari e cols., 1997).

Vários estudos avaliando a sensibilidade deste método na predição da anemia fetal demonstraram sua utilidade no seguimento dos fetos com risco para anemia fetal. Na tabela VI-16 demonstramos os diversos estudos com suas sensibilidades e observamos que a maioria preconiza como valor sugestivo de anemia fetal quando acima de 1,5DP (desvios-padrão) ou 1,5MoM (múltiplos da mediana) (Nishie e cols., 2003).

Em nosso serviço, os valores do pico sistólico da velocidade máxima (PSV) da artéria cerebral média (ACM) utilizados são baseados na curva de Carmo (1997) e encontram-se descritos na tabela VI-17.

Tabela VI-16 – Estudos que relatam a predição de anemia fetal moderada/grave por meio da avaliação da velocidade máxima da artéria cerebral média.

Autor	Nº de casos	Idade gestacional (semanas)	ACM V. Máx. aumentada		
			Nível de corte	Sens (%)	FP (%)
Mari e cols., 2000	111	25 (15-36)	1,5MoM	100	16
Teixeira e cols., 2000	26	– (15-35)	1DP	83	20
Zimmermann e cols., 2002	125	25 (16-37)	1,5MoM	89	23
Deren e Önderoglu, 2002	44	28 (24-33)	1,35MoM	100	9
Scheier e cols., 2004	58	29 (19-38)	1,5DP	96	14

ACM = artéria cerebral média; V.Máx. = velocidade máxima no pico sistólico; Sens = sensibilidade; FP = falso-positivo; MoM = múltiplo da média; DP = desvio-padrão.

Tabela VI-17 – Valores do pico sistólico da velocidade máxima da artéria cerebral média ao longo da gestação demonstrando os pontos de corte em múltiplos da estimativa do erro-padrão (MEEP). Dados obtidos de Tese de Mestrado (Carmo, 1997).

Idade gestacional	– 2	– 1	0	+ 1	+ 1,5	+ 2
20	17,9	21,5	25,9	31,1	34,1	37,4
21	18,8	22,6	27,2	32,7	35,9	39,4
22	19,8	23,8	28,6	34,5	37,8	41,4
23	20,8	25,1	30,1	36,3	39,8	43,6
24	21,9	26,4	31,7	38,1	41,8	45,9
25	23,1	27,8	33,4	40,1	44,0	48,3
26	24,3	29,2	35,1	42,2	46,3	50,8
27	25,6	30,7	37,0	44,4	48,7	53,4
28	26,9	32,3	38,9	46,8	51,3	56,2
29	28,3	34,0	40,9	49,2	54,0	59,2
30	29,8	35,8	43,1	51,8	56,8	62,3
31	31,3	37,7	45,3	54,5	59,7	65,5
32	33,0	39,6	47,7	57,3	62,9	68,9
33	34,7	41,7	50,2	60,3	66,1	72,5
34	36,5	43,9	52,8	63,5	69,6	76,3
35	38,4	46,2	55,5	66,8	73,2	80,3
36	40,4	48,6	58,4	70,3	77,1	84,5
37	42,5	51,1	61,5	73,9	81,1	88,9
38	44,7	53,8	64,7	77,8	85,3	93,5
39	47,1	56,6	68,1	81,9	89,8	98,4
40	49,5	59,6	71,6	86,1	94,5	103,6

ASSISTÊNCIA

Na Clínica Obstétrica do Hospital das Clínicas da FMUSP, utilizamos como limite 2 MEEP, entretanto consideramos também outros parâmetros, conforme demonstramos no protocolo de conduta descrito a seguir.

Protocolo de conduta:

Salientamos que o acompanhamento das gestantes aloimunizadas deve ser realizado por equipe que esteja habituada a lidar com tal patologia. Isto porque, apesar de alguns parâmetros ultra-sonográficos e dopplervelocimétricos, sugestivos de anemia fetal serem objetivos, outros são subjetivos e operador-dependente.

Para todos os casos:

- Nas gestantes não-sensibilizadas, realizamos a pesquisa de anticorpos irregulares mensalmente e a profilaxia com imunoglobulina Rh na 28ª semana e no pós-parto.
- Para gestantes sensibilizadas, repetir títulos de anti-D mensalmente; quando títulos ≥ 1/16; ver item a seguir.
- Na presença de hidropisia fetal (derrame de duas cavidades e edema de pele) ou mesmo nos casos de derrame pericárdico e ascite, é realizada a cordocentese com sangue preparado para transfusão intra-uterina.

Na ausência de antecedentes ou na presença de história prévia leve: títulos de anticorpos mensal (se ≥ 1/16, acompanhamento ultra-sonográfico + dopplervelocimetria da artéria cerebral média, com parto no termo, se não ocorrer alterações durante o seguimento) (Esquema VI-3 e VI-4).

CARDIOTOCOGRAFIA

O padrão sinusoidal é característico de fetos comprometidos pela isoimunização Rh e que já se encontram acometidos pela anemia e pela hipóxia (Nicolaides e cols., 1989a,b). Segundo

Esquema VI-3 – Acompanhamento da gestação com história leve ou moderada + títulos de Coombs indireto ≥ 1/16.

História prévia	Sinais ultra-sonográficos (placenta hiperecogênica ou derrame pericárdico)	ACM	Conduta
Leve ou moderada	Nenhum	< 2DP	US + Doppler em 3 a 4 semanas ou antes se ↓ MF
	1 sinal	< 2DP	US + Doppler em 2 semanas ou antes se ↓ MF
	2 ou mais sinais	< 2DP	US + Doppler em 1 semana ou antes se ↓ MF
	Nenhum	≥ 2DP	
Leve	1 sinal	≥ 2DP	US + Doppler em 1 semana ou antes se ↓ MF
	2 ou mais sinais	≥ 2DP	Cordocentese preparada para TIU
Moderada	1 ou mais sinais	≥ 2DP	Cordocentese preparada para TIU

US = ultra-sonografia; ACM = velocidade máxima da artéria cerebral média à dopplervelocimetria; DP = desvios-padrão; ↓ MF = diminuição dos movimentos fetais; TIU = transfusão intra-uterina.
Os exames ultra-sonográficos são repetidos a cada duas semanas após a 35ª semana.

Esquema VI-4 – Acompanhamento da gestação com história prévia grave de aloimunização + títulos de Coombs indireto ≥ 1/16.

Sinal ultra-sonográfico (placenta hiperecogênica ou derrame pericárdico)	Artéria cerebral média	Conduta
Nenhum	< 2DP	US + Doppler em 2 semanas ou antes se ↓ MF
1 sinal	< 2DP	US + Doppler em 1 semana ou antes se ↓ MF
Nenhum	≥ 2DP	Cordocentese preparada para TIU
2 ou mais sinais	> 1,5DP	

US = ultra-sonografia; DP = desvios-padrão; ↓ MF = diminuição dos movimentos fetais; TIU = transfusão intra-uterina.
Na ocasião da punção realizamos transfusão intra-uterina na presença de hemoglobina fetal abaixo da média para a idade gestacional (Nicolaides, 1994).

alguns autores (Sadovsky e Visser, 1988), parece não haver relação entre o grau de anemia fetal ou hipóxia e a duração, a amplitude ou freqüência da oscilação do padrão sinusoidal, embora o padrão sinusoidal com desaceleração seja mais freqüente em graus graves de anemia e hipoxemia que sem desaceleração. Os padrões não-reativos e as desacelerações também são sugestivos de anemia, embora muitos fetos com anemia moderada apresentem padrão reativo. Nicolaides e cols. (1994) realizaram cardiotocografia em 258 fetos anêmicos, antes de serem submetidos a cordocentese para transfusão intra-uterina, e os resultados foram: todos os fetos com padrão terminal ou sinusoidal apresentavam anemia grave (deficiência de hemoglobina > 4 desvios-padrão); 82% dos que apresentavam padrão com desaceleração e não-reativos tinham anemia moderada ou grave (deficiência de hemoglobina > 2 desvios-padrão). Entretanto, neste mesmo estudo os autores observaram que em 75% dos traçados dos fetos moderadamente anêmicos e 50% dos fetos com anemia grave apresentavam padrão reativo ou não-reativo.

Utilizamos a cardiotocografia não para a predição de anemia fetal, mas no acompanhamento dos fetos com risco de anemia para avaliação do bem-estar fetal durante o seguimento ultra-sonográfico após 34 semanas e na monitorização fetal após as transfusões intra-uterinas.

PARTO

O parto é realizado entre a 35ª e a 37ª semana nos fetos tratados com transfusão intra-uterina e nos demais casos entre a 37ª e a 40ª, sempre individualizando cada caso. A via de parto é de conduta obstétrica.

PROPEDÊUTICA INVASIVA NO ACOMPANHAMENTO DA ALOIMUNIZAÇÃO Rh

ESPECTROFOTOMETRIA NO LÍQUIDO AMNIÓTICO

É um teste indireto para avaliar o grau de anemia fetal, e, portanto, não é preditivo em todos os casos. A acurácia em prever o grau de comprometimento fetal é em torno de 95%.

A bilirrubina é o produto final da hemólise das hemácias fetais. A maior parte da bilirrubina é transportada pela placenta para a circulação materna, sendo metabolizada no fígado. Uma pequena quantidade entra no ciclo êntero-hepático fetal, sendo redistribuída e excretada no líquido amniótico pelo fluido pulmonar. A bilirrubina na urina fetal é de concentração mínima, não tendo participação na concentração da bilirrubina no líquido amniótico.

A concentração de bilirrubina no líquido amniótico pode ser avaliada indiretamente pela espectrofotometria determinando-se a diferença de densidade óptica a 450nm (DDO_{450nm}) e com isso pode ser estimado o grau de hemólise fetal. O líquido amniótico é obtido por punção guiada por ultra-sonografia (amniocentese). A concentração de bilirrubina é medida pela absorbância de luz no comprimento de onda de 350 a 700nm e os valores colocados em papel semilogarítmico. O desvio é calculado no comprimento de onda a 450nm (DDO_{450nm}) e o resultado colocado no gráfico para interpretação. Liley (1961) elaborou um gráfico de prognóstico fetal baseado na DDO_{450nm}. A *zona 1* indica doença leve ou eventualmente feto Rh negativo. Na *zona 2*, o comprometimento é moderado, piorando à medida que se aproxima da *zona 3*, que indica feto hidrópico ou que desenvolverá hidropisia demandando terapêutica fetal imediata. A DDO em zona 1 requer repetição da amniocentese a cada três a quatro semanas. Já a DDO em zona 2 necessita de nova avaliação em uma a duas semanas. A DDO em zona 3 ou 2 superior indica cordocentese e/ou transfusão intra-uterina (TIU).

A metodologia na realização da espectrofotometria é importante para diminuir os fatores de erro. A contaminação com sangue materno ou fetal e a presença de mecônio ou líquido ascítico podem alterar os valores da DDO.

Apesar de a amniocentese ser um procedimento de menor risco que a cordocentese (0,5 a 1% *versus* 1 a 2%), a desvantagem da sua utilização no seguimento da aloimunização é a necessidade de se realizar vários procedimentos durante a gestação, em média três para cada paciente. Mesmo assim, a espectrofotometria continua um importante exame na avaliação da aloimunização, principalmente nos casos sem história prévia desfavorável.

Na Clínica Obstétrica do Hospital das Clínicas da FMUSP, não utilizamos mais esse tipo de avaliação para a predição de anemia fetal, pois em estudo realizado em nosso serviço observamos que a DDO_{450nm} e a velocidade máxima da ACM apresentam valores semelhantes na predição da anemia fetal (Nishie e cols., 2003). Entretanto, a vantagem da utilização da dopplervelocimetria da ACM é que evitamos a realização de várias amniocenteses, e seus riscos, no acompanhamento da gestação, sensibilizados.

CORDOCENTESE

Apesar do risco inerente à cordocentese, que varia de 1-2%, no passado, alguns centros preferiam utilizá-la diretamente na avaliação fetal, por possibilitar a avaliação direta e precisa do tipo sangüíneo fetal, dos níveis de hemoglobina e hematócrito e de outros parâmetros. Atualmente, esse procedimento é realizado com a intenção de se tratar a anemia e, portanto, quando se tem indícios de que o feto já esteja anêmico.

A cordocentese não é realizada antes da 17ª semana de gestação, porque a hemólise fetal na aloimunização Rh necessita da maturação do sistema reticuloendotelial, que começa a ocorrer a partir dessa idade gestacional. Na maioria dos centros, prefere-se iniciar esse procedimento a partir da 20ª semana de gestação, quando o cordão já está mais espesso, permitindo um procedimento mais seguro.

Em gestações normais, a hemoglobina fetal média aumenta linearmente com a idade gestacional, variando de 10,5g/dl na 16ª semana para 14,8g/dl na 40ª semana. A anemia moderada é definida quando existe deficiência na concentração de hemoglobina de 2 a 4 desvios-padrão (2,4-4,8g/dl) do valor esperado para a idade gestacional. Na anemia grave, a deficiência de hemoglobina é maior que 4 desvios-padrão (Nicolaides, 1994).

Embora a assistência e o tratamento intra-uterino sejam baseados na história clínica, no exame ultra-sonográfico, na dopplervelocimetria da ACM fetal e nos dados laboratoriais (diferença de DDO_{450nm} do líquido amniótico), não podemos predizer acuradamente os níveis de hemoglobina fetal somente por esses parâmetros. Existe uma resposta muito variável de cada feto diante dos níveis dos anticorpos, tempo de evolução da doença e em relação ao tratamento.

DETERMINAÇÃO DO Rh FETAL

A determinação do Rh fetal no vilo coriônico ou no líquido amniótico por técnicas de biologia molecular PCR ("polymerase chain reaction" = reação em cadeia da polimerase) foi introduzida em meados da década de 1990 (Yankowitz e Weiner, 1996). Apesar de a determinação do fator Rh em fases precoces da gestação ser útil no manejo das gestações Rh negativas sensibilizadas, esses procedimentos são invasivos, apresentando riscos tanto de perda fetal quanto de aumento da gravidade da sensibilização devido à hemorragia fetomaterna. Com isso, estudos mais recentes investigaram a determinação do Rh fetal por meio da análise de DNA fetal no soro ou no plasma materno durante o primeiro trimestre da gestação. A sensibilidade dos estudos varia de 82 a 100%. Vale lembrar que a maioria dos estudos foi realizada por meio de pesquisas e que as casuísticas maiores e a implementação dessa técnica na rotina prática devem ser avaliadas. Um dos estudos mais recentes envolvendo 893 gestantes Rh negativas, em que o DNA fetal foi extraído do plasma materno, a acurácia da determinação do Rh fetal no sangue materno foi de 99,5% (Rouillac-Le e cols., 2004). Esses autores concluem que a determinação do Rh fetal no plasma materno pode ser realizada com confiança. Em nosso meio, esse método ainda se encontra em pesquisa, entretanto, sem dúvida, vai ser introduzido na rotina prática.

TERAPÊUTICA FETAL

O primeiro passo na terapêutica fetal na aloimunização é a cordocentese, que deve ser guiada pela ultra-sonografia para a determinação precisa do local da punção. Deve-se dar preferência para a punção do cordão na inserção placentária ou próximo a esta. Dosa-se imediatamente a hemoglobina no sangue obtido pela cordocentese, enquanto o operador injeta solução salina para confirmar a punção na veia umbilical. Preferencialmente, a transfusão deve ser realizada na veia, e, caso tenha sido puncionada a artéria, a agulha deve ser reposicionada para a veia. Deve-se proceder à curarização fetal nos casos em que a punção é realizada em alça livre ou quando a placenta é posterior, pois a movimentação fetal poderá prejudicar o procedimento. Se a hemoglobina estiver abaixo da normalidade para a idade gestacional, papa de hemácias de sangue Rh negativo, compatível com o sangue materno com hematócrito aproximado de 85-90% e previamente irradiada, é infundida para o feto. Espera-se atingir uma hemoglobina final acima de 15g/dl em uma a três transfusões. Durante o procedimento, o fluxo do sangue injetado e os batimentos cardíacos são monitorizados de forma contínua pela ultra-sonografia. Durante a transfusão, pode ocorrer bradicardia relativa decorrente da expansão do volume sangüíneo fetal. No final da transfusão, injeta-se aproximadamente 1 a 2ml de solução salina e aspira-se outra amostra de sangue fetal para a determinação da hemoglobina pós-transfusão.

O volume de sangue necessário para corrigir a anemia fetal é calculado considerando-se a hemoglobina fetal pré-transfusão, a hemoglobina do sangue a ser transfundido, a hemoglobina pós-transfusão desejada e o volume fetoplacentário médio para a idade gestacional (Nicolaides e cols., 1987).

Após a transfusão, os batimentos cardíacos fetais devem ser monitorizados por aproximadamente 2 a 4 horas.

As transfusões subseqüentes são programadas considerando-se a queda média da hemoglobina em torno de 0,3-0,4g/dl/dia, para quando a estimativa da hemoglobina estiver abaixo de 10g/dl. No caso de fetos gravemente comprometidos ou com hidropsia, essa queda pode ser maior e atingir 1g/dl/dia. Os métodos não-invasivos como a ultra-sonografia, a monitorização dos movimentos fetais, a dopplervelocimetria e a cardiotocografia também auxiliam na determinação da época de uma nova transfusão.

Nos casos em que não é possível realizar a transfusão intravascular, realiza-se a transfusão intraperitoneal.

Casos em que a punção revelou hemoglobina fetal normal, uma próxima cordocentese deve ser considerada, de acordo com o protocolo de conduta (descrito anteriormente), entretanto, caso o procedimento já tenha sido baseado no protocolo, lembrar que alguns fetos podem apresentar padrões diferentes de sinalizar anemia e não seguir exatamente o protocolo.

OUTROS TRATAMENTOS

PROMETAZINA

A prometazina reduz a ligação antígeno-anticorpo interferindo na formação de rosetas pelos eritrócitos ao redor dos fagócitos e no recém-nascido aumenta a conjugação da bilirrubina, assim como sua excreção. Contudo, no recém-nascido pode aumentar o risco de doença do enxerto *versus* hospedeiro, quando são feitas transfusões de sangue. A dose recomendada é de 25 a 30mg três a quatro vezes ao dia, iniciando com 14 a 16 semanas de gestação (Kondo e Igai, 1997).

PLASMAFÉRESE

Na plasmaférese, o plasma contendo anticorpos é removido e substituído por plasma, albumina e solução salina e assim se reduz diretamente os anticorpos maternos e indiretamente os anticorpos fetais. Em alguns casos de isoimunização Rh grave, a plasmaférese pode adiar a necessidade de transfusões fetais.

A plasmaférese deve ser realizada entre a 12ª e a 16ª semana de gestação, pois os níveis de IgG fetais nesta época são 10 a 25% dos níveis maternos. A cada semana, 15 a 20 litros de plasma devem ser trocados. A efetividade da troca de plasma deve ser determinada por medidas quantitativas semanais dos níveis de anticorpo anti-Rh. Embora, geralmente, haja redução de 50 a 75% dos anticorpos, estes aumentam rapidamente quando as trocas de plasma são interrompidas. Freqüentemente ocorre rebote após a 24ª-26ª semana de gestação, mesmo quando a plasmaférese é intensa e continuada (Bowman, 1998).

Este método não pode ser usado como tratamento de primeira escolha e isolado, pois o óbito fetal por aloimunização Rh grave ocorre apesar da troca intensiva de plasma.

IMUNOGLOBULINA INTRAVENOSA EM ALTAS DOSES

As transfusões intra-uterinas, tanto intraperitoneal como intravascular, são formas de tratamento eficientes da anemia fetal. Entretanto, alguns fetos já se encontram gravemente comprometidos em fases precoces da gravidez, quando a realização desses procedimentos é tecnicamente difícil.

O uso de imunoglobulina IgG intravenosa (IgGIV) em altas doses, no tratamento de doenças imunológicas, tem demonstrado graus diferentes de efetividade. Embora o mecanismo de ação da IgGIV durante a gestação não esteja completamente elucidado, várias explicações foram propostas: inibição do "feedback" da produção de anticorpos maternos, bloqueio competitivo do transporte de anticorpos através da placenta e bloqueio competitivo dos receptores Fc no sistema reticuloendotelial, diminuindo a fagocitose dos eritrócitos fetais ligados ao anti-D (Urbaniak e Greiss, 2000; Voto e cols., 1997).

A imunoglobulina deve ser administrada antes de se apresentar a anemia fetal e nos casos muito graves pode ser iniciada ainda em torno da oitava semana de gestação. A dose recomendada é de 0,4g/kg de peso materno durante três dias consecutivos, devendo-se repetir a cada três semanas, mantendo-se o esquema durante as transfusões intra-uterinas. O benefício maior desse tipo de tratamento é postergar a primeira transfusão, assim como aumentar o intervalo entre as transfusões.

PREVENÇÃO DA ALOIMUNIZAÇÃO Rh

Durante a década de 1960, antes da introdução da profilaxia da aloimunização, a doença hemolítica Rh ocorria em 1% dos nascimentos. Na década de 1980, essa incidência foi reduzida para 0,2% (Public Health Service, 1993).

A aloimunização ativa contra determinado antígeno é prevenida pela presença de anticorpos passivos àquele antígeno. Os anticorpos bloqueiam os locais antigênicos e evitam que os antígenos entrem em contato com os linfócitos do hospedeiro. Para prevenir a aloimunização Rh, é administrada imunoglobulina anti-D na gestante Rh negativa, entretanto, a imunoglobulina não terá efeito se ela já foi aloimunizada. Portanto, antes da administração da imunoglobulina, o Coombs indireto (anti-D) deve ser negativo. A administração de 100mcg de imunoglobulina anti-D neutraliza pelo menos 4ml de sangue fetal Rh positivo na circulação materna. Como a apresentação de um frasco de imunoglobulina é de 300mcg, é suficiente para neutralizar hemorragia fetomaterna grave (15ml), e esta é a dosagem mais utilizada, uma vez que não causa efeitos adversos à gestante ou ao feto. Entretanto, aqueles que desejam utilizar a dosagem precisa, ou nas suspeitas de hemorragia fetomaterna abundante, devem fazer o teste de Kleihauer no sangue materno para quantificar a hemorragia e adequar a dosagem de imunoglobulina.

A imunoglobulina anti-D deve ser administrada a todas as gestantes Rh negativas não-sensibilizadas nas seguintes situações:

1. Até 72 horas pós-parto de recém-nascido Rh positivo ou Du positivo. Após o parto, o sangue do cordão umbilical é examinado para tipagem Rh, o teste de Coombs direto (pesquisar a presença de anticorpos nos eritrócitos fetais) e a determinação da concentração da hemoglobina. Se Coombs indireto do sangue materno for negativo e o recém-nascido (RN) for Rh positivo, a imunoglobulina anti-D é administrada à mãe. Caso o Rh do RN não tenha sido determinado ou é duvidoso e a gestante for receber alta, a imunoglobulina deverá ser administrada.
2. Após abortamento ou prenhez ectópica.
3. Óbito intra-uterino, natimorto.
4. Após procedimento invasivo (biópsia de vilo coriônico, amniocentese, cordocentese): administrar imunoglobulina no dia do procedimento e repetir de 12 em 12 semanas até o parto.
5. Nas síndromes hemorrágicas durante a gestação (sangramentos de repetição, placenta prévia): repetir de 12 em 12 semanas até o parto.
6. Traumatismo abdominal.
7. Versão externa de feto.
8. Na rotina pré-natal entre a 28ª e 32ª semanas.
9. Após transfusão de sangue incompatível (300mcg de imunoglobulina neutralizam 15ml de papa de hemácias ou 30ml de sangue total), administrar 1.200mcg de 12 em 12 horas até completar a dose calculada (Carmo, 1997).

Referências Bibliográficas

• BILARDO, C.M.; NICOLAIDES, K.H. & CAMPBELL, S. – Doppler measurements of fetal and uteroplacental circulations: relationship with umbilical venous blood gases measured at cordocentesis. *Am. J. Obstet. Gynecol.*, 162:199, 1990. • BOWMAN, J.M. – Hemolitic disease (erythroblastosis fetalis). In: Creasy, R.K. & Resnik, R. (eds.). *Maternal Fetal Medicine: Principles and Practice*. Philadelphia, W.B. Saunders, 1989. • BOWMAN, J.M. – Maternal blood group immunization hemolitic disease (erythroblastosis foetalis). In: Creasy, R. & Resnick, R. (eds.). *Maternal and Fetal Medicine*. Philadephia, W.B. Saunders, 1994. • BOWMAN, J.M. – Hemolytic disease (erithroblastosis fetalis). In: Creasy, R.K. & Resnik, R. (eds.). *Maternal and Fetal Medicine: Principles and Practice*. Philadelphia, W.B. Saunders, 1998. • BOWMAN, J.M.; POLLOCK, J.M. & PENSTON, L.E. – Fetomaternal transplacental hemorrhage during pregnancy and after delivery. *Vox Sang.*, 51, 1986. • CARMO, A.V. – Doppler da artéria cerebral média do feto. Valores normais do índice de pulsatilidade e da velocidade máxima. Rio de Janeiro, Dissertação (Mestrado) – Faculdade de Medicina, Universidade Federal do Rio de Janeiro, 1997. • COPEL, J. & cols. – Fetal cardiac output in the isoimmunized pregnancy: a pulsed Doppler-echocardiographic study of patients undergoing intravascular intrauterine transfusion. *Am. J. Obstet. Gynecol.*, 161:361, 1989. • DEREN, Ö. & ÖNDEROGLU, L. – The value of middle cerebral artery systolic velocity for initial and subsequent management in fetal anemia. *Eur. J. Obstet. Gynecol.*, 101:26, 2002. • KLEIHAUER, E.; BRAUN, H. & BETKE, K. – Demonstration von Fetalem Haemoglobin in der Erythrozyten eines Blutausstriches. *Klin. Wochenschr.*, 35:637, 1957. • KONDO, M.M. & IGAI, A.M.K. – Aloimunização Rh. In: Zugaib, M. & cols. (eds.). *Medicina Fetal*. São Paulo, Atheneu, 1997. • LILEY, A.W. – Liquor amnii analysis in management of pregnancy complicated by rhesus immunization. *Am. J. Obstet. Gynecol.*, 82:1359, 1961. • MARI, G. & cols. – Increase of fetal hematocrit decreases the middle cerebral artery peak systolic in pregnancy complicated by Rhesus alloimunization. *J. Mat. Fetal Med.*, 6:206, 1997. • MARI, G. & cols. – Noninvasive diagnosis by Doppler ultrasonography of fetal anemia due to maternal red-cell alloimunization. *N. Engl. J. Med.*, 342:9, 2000. • NICOLAIDES, K.H. – Management of red blood cell isoimmunized pregnancies. *Clin. Obstet. Gynecol.*, 46:1543, 1994. • NICOLAIDES, K.H.; CLEWELL, W.H. & RODECK, C.H. – Measurement of human fetoplacental blood volume in erythroblastosis fetalis. *Am. J. Obstet. Gynecol.*, 157:50, 1987. • NICOLAIDES, K.H.; SADOVSKY, G. & CETIN, E. – Fetal heart rate patterns in red blood cell isoimmunized pregnancies. *Am. J. Obstet. Gynecol.*, 161:351, 1989a. • NICOLAIDES, K.H.; SADOVSKY, G. & VISSER, G.H. – A heart rate patterns in normoxemic, hypoxemic, and anemic second-trimester fetuses. *Am. J. Obstet. Gynecol.*, 160:1034, 1989b. • NISHIE, E.N. & cols. – Comparison between middle cerebral artery peak systolic velocity and amniotic fluid optical density at 450nm in the prediction of fetal anemia. *Am. J. Obstet. Gynecol.*, 188:1; 214, 2003. • OEPKES, D. & cols. – Fetal ductus venous blood flow velocities before and after transfusion in red-cell alloimunized pregnancies. *Obstet. Gynecol.*, 82:237, 1993. • Public Health Service. Centers for Disease Control and Prevention congenital malformation surveillance. *Teratology*, 48:545, 1993. • RIGHTMIRE, D.A. & cols. – Fetal blood flow velocities in rhesus isoimmunization: relationship to gestacional age and to fetal haematocrit in the untransfused patient. *Obstet. Gynecol.*, 68:233, 1986. • ROUILLAC-LE SCIELLOUR, C. & cols. – *Mol. Diagn.*, 8:23, 2004. • SADOVSKY, G. VISSER, G.H.A. & NICOLAIDES, K.H. – Heart rate patterns in fetal anemia. *Fetal Ther.*, 3:216, 1988. • SCHEIER, M. & cols. – Prediction of fetal anemia in rhesus disease by measurement of fetal middle cerebral artery peak systolic velocity. *Ultrasound Obstet. Gynecol.*, 23:432, 2004. • TEIXEIRA, J. & cols. – Middle cerebral artery peak systolic velocity in the prediction of fetal anemia. *Ultrasound Obstet. Gynecol.*, 15:205, 2000. • URBANIAK, S.J. & GREISS, M.A. – RhD haemolitic disease of the fetus and the newborn. *Blood Rev.*, 14:44, 2000. • VOTO, L.V. & cols. – High-dose gammaglobulin (IVIG) followed by intrauterine transfusions (IUTs): a new alternative for the treatment of severe fetal hemolytic disease. *J. Perinat. Med.*, 25:85, 1997. • VYAS, S.; NICOLAIDES, K.H. & CAMPBELL, S. – Doppler evaluation of middle cerebral artery in anemic fetuses. *Am. J. Obstet. Gynecol.*, 162:1066, 1990. • YANKOWITZ, J. & WEINER, C.P. – Modern management of rhesus disease. *Curr. Opin. Obstet. Gynecol.*, 8:139, 1996. • ZIMMERMANN, R. & cols. – Longitudinal measurement of peak systolic velocity in the fetal middle cerebral artery for monitoring pregnancies complicated by red cell alloimunization: a prospective multicentre trial with intention-to-treat. *BJOG*, 109:746, 2002.

128 Traumatismos do Recém-Nascido: Aspectos Neonatais

José Lauro Araújo Ramos
Eduardo Juan Troster

O traumatismo do recém-nascido (RN) é também denominado traumatismo de parto ou tocotraumatismo, sendo, em geral, definido como lesão do concepto, dependente de influências internas ou externas exercidas durante o parto. Pode apresentar-se sob formas desde as mais graves, como hemorragias intracranianas, até problemas mais simples, como o céfalo-hematoma ou fratura de clavícula.

Entre os traumatismos, é possível ou, pelo menos, desejável reconhecer-se os que se instalam de maneira absolutamente casual e aqueles que podem ser considerados sistemáticos, decorrendo, portanto, de condutas a serem revistas ou discutidas. Esses são, sem dúvida, os que merecem maior atenção do ponto de vista de sua profilaxia. A prevenção dos traumatismos obstétricos é meta difícil de se atingir, dada sua natureza multifatorial na maioria das vezes.

A importância dos tocotraumatismos na morbidade e na mortalidade neonatais pode ser inferida dos seguintes dados: ocorrem em 1% de todos os partos, representando 8% das causas de óbito de RN de termo (Valdés-Dapena e Arey, 1970). Potter atribui a essa causa 14% dos óbitos neonatais. Muitas modalidades de traumatismo, senão a totalidade, diminuíram drasticamente sua incidência (ou sua gravidade) desde então, em decorrência de práticas obstétricas cada vez menos traumáticas. Em 1986 e 1987, no Berçário Anexo à Maternidade do Hospital das Clínicas, em um total de 2.377 nascimentos, 18 (0,75%) tiveram diagnóstico de algum tocotraumatismo, independente da hemorragia intracraniana. Houve 14 casos de hemorragia intracraniana, entre os quais muitos sem possibilidade de associação com traumatismo, mas sim com prematuridade extrema.

As lesões neurológicas de parto têm diminuído ao longo do tempo em virtude da ampliação de técnicas diagnósticas, além da melhoria nos cuidados perinatais.

Quanto maior o recém-nascido, maior a probabilidade de traumatismos de parto. Para crianças macrossômicas, o risco de traumatismo em parto vaginal aumenta, levando à indicação freqüente de cesárea. Para crianças com peso de nascimento acima de 4.500g, recomenda-se parto cesárea. Acreditava-se que filhos de mães diabéticas eram mais propensos a traumatismos, mas percebeu-se que esse não é fator de risco isolado.

A incidência dos traumatismos de parto é, compreensivelmente, difícil de se estabelecer. Certamente, deve variar de acordo com muitas características dos Serviços considerados:
1. Falta de uniformidade da técnica obstétrica e dos procedimentos diagnósticos, incluindo os de necropsia.
2. Falta de unidade na apreciação dos tocotraumatismos que se seguem à anoxia, dos que surgem no período neonatal e nos tardios.
3. É inegável a atitude defensiva do obstetra diante do tocotraumatismo, tema que tem, para ele, ressonância pejorativa. Assim, os autores chamam a atenção para o fato conhecido de que pediatras, neurologistas e cirurgiões, ao discutirem *a posteriori* o evento do traumatismo com os pais, podem, às vezes, dar inadvertidamente impressão de ter havido culpa do parteiro.

Revisão feita em nosso meio por Araújo, de 607 necropsias na Clínica Infantil do Ipiranga, revela na tabela VI-18 a distribuição dos traumatismos de parto.

A tabela VI-19 apresenta dados absolutos fornecidos pelo Anuário Estatístico do Estado de São Paulo (1993).

Tabela VI-18 – Porcentagem de traumatismo de parto em 50 casos dentre 607 necropsias de recém-nascidos revistas (Araújo, 1987).

Tipo de traumatismo	Nº de casos	Porcentagem
Rotura de tenda do cerebelo	25	50,0
Hemorragia ventricular	14	28,0
Rotura da foice do cérebro	2	4,0
Fratura do parietal	2	4,0
Hematoma epidural	1	2,0
Hematoma subcapsular do fígado	1	2,0
Rotura de fígado	1	2,0
Hemoperitônio	1	2,0
Hemorragia supra-renal	1	2,0
Infarto hemorrágico	1	2,0

Tabela VI-19 – Mortalidade neonatal por causas perinatais. Números médios e percentuais registrados em 1993.

Causas	Capital		Interior		Estado	
	0-6 dias	7-27 dias	0-6 dias	7-27 dias	0-6 dias	7-27 dias
Doenças e afecções maternas	131	15	353	27	484	42
Partos distócicos	4	1	11	1	15	2
Afecção da placenta, do cordão umbilical e das membranas	61	–	151	1	212	1
Lesões ocorridas durante o nascimento	25	13	73	29	98	42
Doença hemolítica do RN	17	3	37	6	54	9
Afecções anóxicas e hipóxicas	1.593	160	3.607	325	5.200	485
Imaturidade	202	13	539	26	741	39
Infecções	138	123	273	267	411	391
Outras	147	61	492	166	639	227
Total	2.138	389	5.536	849	7.854	1.238

É interessante observar a separação de "partos distócicos" de "lesões ocorridas durante o nascimento", bem como a colocação de "afecções anóxicas e hipóxicas" em grupo independente.

ETIOPATOGENIA

Os quadros VI-10 e VI-11 podem sugerir o risco de traumatismo fetal, sendo os fatores predisponentes e desencadeantes os enumerados por Neme (1985). Mais pormenores foram enunciados no Capítulo 93.

ASPECTOS CLÍNICOS DOS TRAUMATISMOS

TRAUMATISMOS DE PARTES MOLES

Lesões da pele e das mucosas – são em geral de caráter benigno. Podem ser complicadas por infecção, daí a necessidade de cuidadosa assepsia, ou por hemorragia, que pode ser agravada por eventual deficiência da hemostasia.

Sufusões hemorrágicas – podem surgir nas zonas da apresentação do feto, em razão das pressões sofridas durante o trabalho de parto.

Quadro VI-10 – Traumatismo fetal × fatores predisponentes.

Fatores predisponentes	Traumatismos em potencial	Mecanismo do traumatismo
Vício pélvico	Rotura de tenda do cerebelo Rotura de foice do cérebro Rotura da veia de Galeno	Moldagem craniana excessiva
Anomalias pélvicas: calos ósseos, exostoses	Compressão e afundamento dos ossos parietais	Assinclitismo exagerado
Prematuridade	Hemorragia cerebral	Maior resistência em partes moles maternas Menor resistência da caixa óssea fetal, fragilidade do sistema vascular Maior incidência de apresentação pélvica Volume relativamente maior do pólo cefálico
Hipóxia perinatal	Hemorragias petequiais	Lesão necroticoisquemia (hipóxia isquêmica?) Partos prolongados Prematuridade
Analgotócia	Aqueles dependentes da maior incidência de manobras e intervenções obstétricas extrativas	Oligo-hipossistolia Aumento de manobras extrativas
Hipertonia uterina	Hemorragia intracraniana	Estase e aumento da pressão no sistema venoso fetal
Hipermegalia fetal	Hemorragia intracraniana Fratura de clavícula Distensão dos plexos cervical e braquial	Desproporção cefalopélvica Encravamento do ombro Maior indicação dos fórcipes alto e médio

Quadro VI-11 – Traumatismo fetal × fatores determinantes.

Fatores determinantes	Traumatismo em potencial	Mecanismos do traumatismo (e fatores associados)
No parto de resolução espontânea (vaginal)	Hemorragia intracraniana Estiramento dos plexos braquial e cervical	Resistência perineal anormal (primíparas, principalmente idosas) Prolongamento do período expulsivo
Fratura do úmero anterior		Contrapressão manual violenta e longa Encravamento do ombro Desprendimento do biacromial fazendo-se o hipomóclio no meio do úmero anterior
Manobra de Kristeller	Hemorragia intracraniana	Aumento da pressão vascular fetal levando a roturas vasculares
Cesárea abdominal	Incisões da parte fetal que se apresenta no estreito superior Fratura do fêmur Lesões peculiares à extração pélvica	Versão interna para executar a extração pélvica
Aplicação do fórcipe	Protrusão ou luxação do globo ocular; fraturas e afundamento de tábuas ósseas	Pegas atípicas, trações exageradas, locação excessiva ou reduzida das colheres; compressão excessiva dos cabos do instrumento
Vacuoextração fetal	Lesão do sistema vascular fetal	
Versão interna	Fratura do fêmur Luxação da articulação coxofemoral	Apreensão e tração do membro do feto para proceder à evolução intra-uterina
Parto pélvico transvaginal	Diversos, incluindo: hemorragia cerebral maciça, lesões dos plexos braquial e cervical, fraturas, compressão e secção medular	

Lacerações – podem ser devidas ao bisturi, durante a cesárea, sendo em geral lesões leves, sem necessidade de tratamento. Abrasões da face podem ocorrer após a aplicação de fórcipe; em geral, saram sem problemas, mas podem deixar cicatrizes.

Lesões do tecido celular subcutâneo:

• **Bossa serossangüínea** – aumento difuso da espessura do subcutâneo; dependendo da estase circulatória regional e do edema local. Pode ter localização variada, sendo mais freqüente no couro cabeludo pela maior freqüência da apresentação cefálica. A estase circulatória e o edema são secundários à pressão exercida sobre porções do corpo do feto quando no canal de parto. A bossa serossangüínea, quando na cabeça e quando relativamente grande e também chamada de *caput succedaneum*.

• **Céfalo-hematoma** – é evento comum e benigno. É massa causada por acúmulo de sangue, geralmente bem delimitada ao tato e anatomicamente relacionada à superfície de um osso craniano, já que o sangue é represado entre o osso e o periósteo, que é fortemente aderido na linha de sutura. O céfalo-hematoma pode aumentar durante os primeiros dois dias de vida e costuma permanecer inalterado nas duas ou três semanas subseqüentes. Existem também os céfalo-hematomas internos, em geral associados a fraturas cranianas, nos quais o sangue é coletado entre a abóbada craniana e a dura-máter. Nesses casos, podem acompanhar-se ou não de sintomas neurológicos, freqüentemente convulsões. Os céfalo-hematomas externos não necessitam de tratamento. A punção não está indicada, pelo risco de infecção. Sua calcificação leva, em geral, à formação de "cratera", com bordas elevadas e endurecidas que vão desaparecendo lentamente à medida que o crânio cresce e a tábua óssea se espessa.

• **Fibroma do esternocleidomastóideo** – caracteriza-se por massa perceptível, em geral, no terço médio do músculo. É mais freqüente nos partos pélvicos e geralmente percebido durante a segunda semana de vida, quando se torna aparente à menor mobilidade do pescoço. Essa lesão do esternocleidomastóideo é responsável por torcicolo congênito, cujo tratamento é inicialmente baseado em exercícios de movimentação passiva e posicionamento da criança no berço, podendo, eventualmente, necessitar de correção cirúrgica. Deve ser feito o diagnóstico diferencial com um segundo tipo de torcicolo congênito, não associado à massa anormal no músculo esternocleidomastóideo. Nesse tipo, parece haver contratura daquele músculo, possivelmente secundária à posição intra-uterina. Há freqüentemente associação com escoliose, enrijecimento e contratura de musculatura das coxas.

Lesões do globo ocular – protrusão ou luxação do globo ocular pode ocorrer em pega frontomastóidea do fórcipe, podendo esse órgão também ser lesado durante a cesárea nas occípito-posteriores.

Adiponecrose subcutânea – é lesão representada por placa ou nódulo endurecido subcutâneo, de contornos nítidos, aparentemente indolor, provavelmente conseqüente a traumatismo, hipoperfusão, resfriamento e asfixia. Pode localizar-se em tronco, nádegas ou extremidades, geralmente nas áreas de pressão. Cura-se espontaneamente, levando semanas ou meses, podendo deixar cicatriz ou atrofia residual.

Hematomas subgaleais – geralmente são benignos, mas ocasionalmente podem provocar anemia, hipotensão ou coagulopatia que oferecem risco para a vida. Sua extensão não se restringe às suturas cranianas. Em casos pouco freqüentes, a compressão cerebral causada por esse sangramento externo é muito grave, impondo tratamento do choque e eventual remoção do hematoma. Se o hematoma for grande, aconselha-se tomografia para avaliar o crânio para diástase de suturas, fraturas deprimidas de crânio ou hematomas corticais.

Fraturas de crânio – estas podem ser provocadas por fórcipe ou pelo contato neonatal com os ossos que envolvem o canal de parto. Nem todas as fraturas de crânio precisam ser corrigidas cirurgicamente, já que a capacidade de remodelação do RN é superior à de crianças maiores e adultos.

Convulsões – traumatismo de parto pode ser a causa de convulsões em até 25% dos pacientes com epilepsia de lobo não-temporal. Pacientes com epilepsia do lobo temporal devido a traumatismo de parto tiveram resultados convulsivos piores que aqueles que sofreram traumatismos posteriores ou de origem não-traumática. Entretanto, alguns dados revelam que, analisando-se fatores de risco para a primeira convulsão tônico-clônica generalizada, eventos pré e perinatais têm papel muito pequeno em comparação com outros achados.

TRAUMATISMOS DO SISTEMA NERVOSO CENTRAL

São os traumatismos mais importantes do recém-nascido, pelo risco para a vida e de seqüelas permanentes a que se associam.

Os tipos mais importantes de hemorragia intracraniana são:

a) hemorragia subdural;
b) hemorragia subaracnóidea;
c) hemorragia periventricular-intraventricular;
d) hemorragia intracerebelar.

As associações desses tipos de hemorragia com tocotraumatismos podem ser aproximadamente descritas como se segue:

1. a hemorragia subdural é relacionada principalmente a traumatismo, ao passo que a intraventricular-periventricular se relaciona à anoxia e à estrutura peculiar dos complexos coróides nas crianças imaturas;
2. a meníngea relaciona-se etiologicamente com traumatismo e com anoxia;
3. a hemorragia intracerebelar é de etiopatogenia obscura, parecendo provável que dependa da anoxia.

Os vários tipos de hemorragia podem ocorrer concomitantemente, embora, em geral, determinado tipo domine o quadro clínico. Também pode ser dito que traumatismo e anoxia se acompanham com grande freqüência.

Hemorragia subdural (HSD) – pode ser dividida, de acordo com Volpe e Koenigsberger (1981), nas seguintes variedades:

1. Lacerações da tenda do cerebelo, com rotura de seio reto, veia de Galeno e seio lateral.
2. Laceração da foice do cérebro, com rotura do seio sagital inferior.
3. Rotura de veias cerebrais superficiais.

As lacerações da tenda levam, em geral, a hemorragias subtentoriais, com rotura de qualquer dos vasos acima assinalados, com comprometimento da fossa posterior e compressões graves do tronco cerebral, podendo levar a êxito letal. Em geral, quando existe hemorragia subdural grave, o achado patológico mais comum é a laceração tentorial.

As lacerações isoladas da foice não são comuns. Quando ocorrem, costumam causar lesão do seio sagital inferior e coleção de sangue na fissura cerebral longitudinal sobre o corpo caloso.

A rotura de veias cerebrais superficiais é provavelmente comum, mas em geral de pequena significância clínica. O quadro clínico da HSD é variável, sendo os quadros mais graves relacionados à hemorragia infratentorial maciça. A hemorragia que ocorre sobre os hemisférios cerebrais pode ser assintomática ou apresentar algumas manifestações de sofrimento cerebral, como convulsões. Ainda, ao que se acredita, embora faltem estudos mais conclusivos, a HSD das convexidades cerebrais pode evoluir, dentro dos meses seguintes, para efusão subdural crônica, causando febre crônica e problemas de desenvolvimento.

A HSD neonatal é quase exclusivamente lesão traumática do recém-nascido de termo. Entre os fatores que participam dessa hemorragia, pode-se mencionar:

1. relação entre o tamanho da cabeça e o canal de parto;
2. falta de distensibilidade do canal de parto;
3. duração do parto;
4. condução do trabalho de parto.

Deve-se admitir que a hemorragia intracraniana de origem traumática é hoje inaceitável, obrigando sempre à revisão criteriosa da conduta obstétrica seguida.

As hemorragias subaracnóidea primária (HSAP) e periventricular-intraventricular (HIV) não são nitidamente associadas a traumatismo, especialmente a segunda.

A HSAP parece depender de agressão anóxica prévia, podendo, provavelmente, os fatores que propiciam a HSD agir também na HSAP. Com freqüência, esse tipo de hemorragia é benigno, mesmo na vigência de síndrome convulsiva. Entretanto, pode haver formas graves, maciças, fatais, em geral com traumatismo à agressão anóxica.

A HIV é apanágio dos pré-termo, ocorrendo com mais freqüência nos mais imaturos. O traumatismo obstétrico, tal como o conceituamos neste capítulo, não parece fluir de maneira importante nessa condição clínica, que parece depender de: a) peculiaridades da matriz subependimária no prematuro pequeno; b) auto-regulação vascular prejudicada nos prematuros, com tendência à rotura sob ação de aumentos da perfusão arterial; c) vasculatura periventricular frágil. Essas condições do pequeno prematuro tendem a piorar com a hipoxemia e com algumas alterações metabólicas. A hemorragia intracerebelar também é característica dos pequenos prematuros, suspeitando-se que possam representar extensão da HIV. É, em geral, grave, podendo levar à morte em 12 a 36 horas. Já foi sugerido que a compressão e a moldagem occipital, provocadas por faixa de suporte de máscara para ventilação com pressão positiva intermitente, podem contribuir para esse tipo de suporte envolvendo o crânio, o qual não deverá ser usado quando da ventilação dos prematuros.

As condutas diagnósticas nas hemorragias intracranianas do recém-nascido devem levar em conta algumas características, a saber:

1. Na HSD, o líquido cefalorraquidiano (LCR) pode ser hemorrágico ou xantocrômico. Punção lombar, porém, deve ceder lugar à avaliação pela imagem (salvo se existir suspeita de meningite). A informação dada por ultra-sonografia não é tão útil nesses casos (com sangramento adjacente à tábua óssea), que devem ser confirmados por tomografia computadorizada. Hematomas intracerebelares são bem examinados pela ultra-sonografia.
2. Na HSAP, a maioria dos pacientes é assintomática e costuma haver predominância de pré-termo. O LCR mostrará sangramento. A ultra-sonografia não é método sensível para HSAP, que deverá ser confirmada por tomografia.
3. A ultra-sonografia é o método de escolha para o diagnóstico da HIV. A tomografia é excelente para a caracterização dessas hemorragias, mas as condições do RN acometido praticamente sempre impedem seu transporte até o aparelho.

TRAUMATISMO DO SISTEMA NERVOSO PERIFÉRICO

Paralisia facial – ocorre em aproximadamente 1,8 por 1.000 nascimentos. Dessas paralisias, 90% foram relacionadas ao uso de fórcipe e 90% desses casos recuperam-se nos primeiros anos de vida. Parece ser a mais freqüente das associadas a tocotraumatismo. Costuma ser devida à compressão do nervo quando da pressão sofrida pela cabeça fetal junto ao promontório, podendo ainda depender da aplicação do fórcipe. Essa é a modalidade periférica mais comum em que são comprometidos os ramos superior e inferior do nervo facial. Nesse tipo, o lado paralítico da face permanece imóvel durante o choro, enquanto o lado oposto se enruga; há repuxamento da boca para o lado sadio, com apagamento do sulco nasolabial do lado lesado, havendo ainda lagoftalmo devido à paralisia palpebral. Na modalidade central de paralisia, apenas o ramo inferior do facial é comprometido, sendo respeitadas as pálpebras, havendo, no entanto, sinais de comprometimento de outros nervos cranianos. A paralisia central pode depender de hemorragia (na região da ponte), ou por anoxia, podendo ainda resultar de agenesia nuclear do facial (paralisia facial congênita). Neste último caso, é freqüentemente bilateral e associada à paralisia do abducente, configurando a síndrome do Moebius. Os cuidados devem incluir a proteção do lagoftalmo, com compressas e colírio de metilcelulose, para prevenir lesão da córnea. Se ao fim de cerca de 10 dias não houver regressão da paralisia, recomendam-se provas de eletrodiagnóstico para precisar o grau de lesão do nervo e eventual reparação cirúrgica.

Paralisia do nervo frênico – é decorrente de compressão ou hiperextensão lateral do pescoço. Pode aparecer isolada ou acompanhando paralisia braquial. Deve-se suspeitar dessa lesão sempre que houver dificuldade respiratória e história sugestiva, principalmente na presença de assimetria do tórax à expansão. Sempre que existir a braquial, pensar em paralisia do frênico. As radiografias mostrarão assimetria dos diafragmas, com o lado lesado em posição mais elevada e com perda de seu perfil característico. O diagnóstico diferencial faz-se com a eventração diafragmática congênita.

Paralisia braquial (PB) – ocorre com elevada freqüência em partos normais (cerca de 1%), sendo superada, porém, pelas fraturas de clavícula. Está associada às manobras de desprendimento de ombros ou ao abaixamento de braços nos partos pélvicos, ou à retirada de cabeça derradeira. De acordo com as diferentes raízes do plexo braquial que são acometidas, desenvolvem-se paralisias com vários aspectos clínicos, que examinaremos a seguir.

• **Paralisia de Erb-Duchenne** – é a que acomete os músculos inervados pelas raízes C5 e C6 do plexo braquial. É a forma mais comum da paralisia braquial e caracteriza-se por resposta unilateral do reflexo de Moro, ombro caído, braço afetado em adução, imóvel, rodados internamente no ombro e com pronação ao nível do cotovelo. O punho apresenta-se em extensão dorsal, tendendo a palma da mão a ficar voltada para cima. Com o diagnóstico diferencial da PB, devem ser colocados o descolamento epifisário do úmero e a pseudoparalisia de Parrot, lesão sifilítica que tem no úmero seu local de maior incidência. A fratura de úmero e clavícula pode, eventualmente, imitar a PB.

- **Paralisia de Klumpke** – é a que afeta somente os músculos da mão inervados por fibras das raízes C8 e T1. Nesse caso, a mão permanece em pronação, com os dedos fletidos, e a preensão reflexa está ausente. O comprometimento de fibras do simpático da raiz T1 que pode estar presente resulta na síndrome de Horner, com ptose palpebral, miose e falta de pigmentação da íris, no olho do lado lesado.

- **Paralisia braquial total** – quando existe comprometimento de todo o plexo envolvendo C5 a T1, todos os músculos do braço são paralisados, havendo ou diminuição acentuada ou ausência dos reflexos profundos. O tratamento é o enfaixamento toracobraquial, colocando-se assim o plexo braquial em repouso. Após uma semana de enfaixamento, se persistir a paralisia, está indicado, segundo Camargo e Godoy Moreira (1987), aparelho ortopédico toracobraquial em posição de esgrimista e concomitantemente iniciar fisioterapia. Pode ser necessária cirurgia para a correção de seqüelas, que deverá ser iniciada entre os 3 e 5 anos de idade. As paralisias de Erb-Duchenne são, em geral, de bom prognóstico, regredindo entre 3 e 6 meses, as de Klumpke têm prognóstico reservado, sendo mau o das paralisias braquiais totais. Nos casos graves, e mesmo nos leves, quando possível, a eletromiografia será útil no diagnóstico da gravidade da lesão, no prognóstico e no seguimento. Os casos mais graves de paralisia total podem ter como seqüela, inclusive, parada de crescimento ósseo do braço e alterações sensoriais permanentes nesse membro. É importante o tratamento cuidadoso de todas as paralisias braquiais. Nas histórias das formas graves encontram-se, em geral, crianças de peso muito grande, trabalhos de parto prolongados, anestesia geral e apresentações anômalas.

- **Paralisia radial** – pode ocorrer associada à preensão exagerada do braço. Tem sido relatada relação com adiponecrose subcutânea da região e com trabalho de parto prolongado. O diagnóstico diferencial com a paralisia braquial inferior (tipo Klumpke) pode ser difícil, mas o prognóstico da paralisia é muito menor.

Lesão do plexo lombossacral – é rara, devendo ser suspeitada em RN com paralisia de um dos membros inferiores. Ocorre em partos pélvicos e requer diagnóstico diferencial com mielomeningocele, hemiplegia flácida e traumatismo do ciático por injeção muscular na região glútea.

Lesão da medula espinhal – pode ou não acompanhar-se de fratura de vértebra. É cada vez mais rara, graças ao uso mais freqüente da cesárea e do fórcipe em cabeça derradeira. O prognóstico é sempre mau, com desfechos em geral imediatos nas lesões altas e permitindo sobrevida com graves seqüelas nas formas baixas.

Paralisia do nervo recorrente – geralmente decorre de tração excessiva do pescoço, quando de extração de cabeça derradeira ou aplicação de fórcipe. Os sinais clínicos são de paralisia de cordas vocais com choro rouco e eventual estridor laríngeo.

TRAUMATISMOS VISCERAIS

Rotura de fígado – pode ocorrer após manobras de reanimação manual, trações exageradas em fetos grandes e parto pélvico. A superfície anterior do lobo direito é a porção mais sujeita à lesão. Algumas vezes, a lesão pode anteceder o parto, após versões por manobras internas. O que chama a atenção para o acidente é a palidez súbita ou progressiva, a hipotermia e os sinais de choque hipovolêmico. O abdome apresenta-se distendido, podendo haver tumor e/ou maciez na região hepática. A paracentese abdominal mostrará sangue na cavidade, podendo este não existir no estágio inicial de hemorragia subcapsular. A transfusão de sangue é medida de emergência, podendo porém ser necessária cirurgia para reparar o ferimento.

Hemorragia da supra-renal – reconhece, provavelmente, a mesma etiologia das roturas de fígado, sendo porém possível que a infecção, as alterações da hemostasia e a anoxia desempenhem papel, isolada ou conjuntamente, em sua produção. A sintomatologia é a de hemorragia aguda e de insuficiência supra-renal, com estado de choque. A correção dos distúrbios hidroeletrolíticos, do choque e o uso de corticosteróides são medidas de emergência. Eventualmente, em hemorragias extensas, poderá ser palpada tumoração supra-renal, que pode ser bilateral. Parece fora de dúvida que muitas hemorragias supra-renais decorrem sem sintomas no período neonatal, vindo a ser diagnosticadas *a posteriori* por calcificações aparentes a radiografias de abdome. Segundo Schaffer e Avery (1971), a hemorragia supra-renal é bilateral em 5 a 10% dos casos.

Rotura do baço – a etiologia é semelhante à da rotura de fígado, bem como os sinais clínicos. Na eritroblastose fetal, o risco de rotura de baço é maior que na população geral, devendo, portanto, ser palpado, nesses casos, com cuidado e parcimônia.

OUTROS TRAUMATISMOS

Lacerações do cordão umbilical – pode ser causa de hemorragia e anemia aguda grave no recém-nascido.

O RN após traumatismo necessita de uma avaliação da dor. Não podemos esquecer de prescrever analgésicos.

Os mais usados em dor moderada são os opióides, particularmente a morfina e o fentanil.

A utilização de sedativos deverá ser feita após a medicação analgésica.

Referências Bibliográficas

- ALTSHULER, G. – *Abnormalities of the Fetus and Newborn, R.N. Obstetrics and Gynecology*. Philadelphia, Harper & Row, 1982.
- AMAR, A.P. & cols. – Neonatal subgaleal hematoma causing brain compression: report of two cases and review of literature. *Neurosurgery*, 52:1470, 2003.
- ARAUJO, J. – Traumatismo obstétrico. Aspectos pediátricos. In: Marcondes, E. *Pediatria Básica*. Sarvier, São Paulo, 1987.
- CAMARGO, E.P. & GODOY MOREIRA, R. – Ortopedia. In: Marcondes, E. *Pediatria Básica*. São Paulo, Sarvier, 1987.
- GOVAERT, P. & cols. – Vacuum extraction, bone injury and neonatal subgaleal bleeding. *Eur. J. Pediatr.*, 151:532, 1992.
- KUBAN, K. – Intracranial hemorrhage. In: Cloherty, J.P. & Stark, A.R. *Manual of Neonatal Care*. Boston, Little-Brown, 1985.
- LEONE, M. & cols. – Risk factor for a first generalized tonic-clonic seizure in adult life. *Neurology*, 23:99, 2002.
- MATHERN, G.W. & cols. – Traumatic compared to non-traumatic clinical-pathologic associations in temporal lobe epilepsy. *Epilepsy Res.*, 19:129, 1994.
- MEDLOCK, M. & HANIGAN, W.C. – Neurologic birth trauma. *Clin. Perinatol.*, 24:845, 1997.
- MONETTI, V. & CARVALHO, P.R. – Mortalidade maternal e na infância no Estado de São Paulo. Publicação Nº 29 – 1976. Série D Nº 11 – *Divisão de Saúde Materna e da Criança*. Instituto de Saúde. Governo do Estado de São Paulo, 2ª ed., 1976.
- NEME, B. – Traumatismos obstétricos. Aspectos obstétricos. In: Marcondes, E. *Pediatria Básica*. São Paulo, Sarvier, 1985.
- PEREIRA, P.P. & NEME, B. – Traumatismo Fetal. Aspectos obstétricos. In: Marcondes, E. *Pediatria Básica*, São Paulo, Sarvier, 9ª ed., 2002.
- SCHAFFER, A. & AVERY, M.E. – *Diseases of the newborn*. Philadelphia, W.B. Saunders, 1971.
- VALDÉS-DAPENA, M.A. & AREY, J.B. – The causes of neonatal mortality: an analysis of 501 autopsies on newborn infants. *J. Pediatr.*, 77:366, 1970.
- VOLPE, J.J. & KOENIGSBERGER, R. – Neurologic diseases. In: Avery, G.B. *Neonatology, Pathophisiology and Management of the Newborn*. Philadelphia, W.B. Saunders, 1981.

129 Prematuridade: Aspectos Neonatais e Tardios

Fernando Perazzini Facchini

Na década de 1960, o Comitê de Especialistas em Saúde Materno-Infantil da Organização Mundial da Saúde recomendou que as crianças com menos de 2.500g fossem designadas "lactentes de baixo peso ao nascer" e o termo "prematuro" fosse aplicado àqueles nascidos com menos de 37 semanas contadas após o primeiro dia do último período menstrual. Nessa época, julgava-se que o limite de viabilidade estaria em torno de 28 semanas (1.000g aproximadamente), embora houvesse relato de sobrevida em crianças com 26 semanas pesando cerca de 700g.

A definição da OMS, embora bastante clara, é de difícil aplicação nos países em desenvolvimento, pois boa parte das gestantes não faz pré-natal, ou pelo menos não o inicia precocemente, desconhecendo a data da última menstruação. Dessa forma, em geral, fica difícil estabelecer a idade gestacional pela história obstétrica. Sua determinação pelo exame físico do RN, por qualquer dos métodos utilizados, oferece margem de erro de até duas semanas para mais ou para menos e, à medida que se aproxima das 30 semanas, perde ainda mais sua sensibilidade (Trindade e cols., 1978).

A classificação por peso, embora muito mais fácil, visto que quase todos os serviços dispõem de balança e alguém apto a manejá-la, apresenta problemas. Se o critério ponderal for utilizado, crianças de diferentes graus de maturidade serão incluídas na mesma faixa de peso. Em conseqüência dessa dificuldade na classificação, a maior parte dos serviços dos países em desenvolvimento não apresenta estatísticas precisas da ocorrência de prematuridade.

Os dados disponíveis em vários serviços nacionais são bastante variáveis, situando-se entre 6,6% (Martins Filho, 1972) e 7% (Brenelli, 1989), chegando a 10,7% no berçário do Hospital das Clínicas da Faculdade de Medicina da Universidade de São Paulo – FMUSP (1986), segundo Vaz. Tais diferenças devem-se, provavelmente, à falta de uniformidade das populações analisadas.

PROBLEMAS RELACIONADOS À PREMATURIDADE

MANUTENÇÃO TÉRMICA

A hipotermia é causa de aumento da morbidade e mortalidade no período neonatal, principalmente entre os prematuros (Silverman e cols., 1958). Enquanto os recém-nascidos de termo, adequadamente vestidos e mantidos ligeiramente aquecidos nas primeiras horas de vida, são logo capazes de atingir equilíbrio térmico satisfatório, isso não ocorre com os prematuros. Embora neles os mecanismos de controle da temperatura sejam atuantes, existem fatores que interferem desfavoravelmente na obtenção desse equilíbrio. O mais importante desses fatores, certamente, é seu "isolamento térmico" deficiente. A quase ausência de tecido subcutâneo e a grande desproporção entre a superfície corporal e a massa do prematuro fazem com que esteja exposto a grandes perdas calóricas. Outro fator importante que dificulta o estabelecimento do equilíbrio térmico adequado refere-se às "fontes de energia", indispensáveis à manutenção da temperatura corporal. O prematuro nasce com reservas nutritivas bastante escassas em relação ao recém-nascido de termo. A ingestão de alimentos é processo bastante lento devido à sua relativa imaturidade digestória. Para a manutenção da temperatura dos prematuros, são utilizadas incubadoras, pois evitam, desde que dispondo de umidificação adequada, perda adicional de calor. Recomenda-se que a temperatura ambiente das enfermarias sejam mantidas em torno de 26 a 28ºC (WHO, 1986). Mesmo assim, prematuros muito pequenos, mantidos em incubadoras cuja temperatura ambiente esteja em 36-37ºC, podem apresentar hipotermia, necessitando do uso de incubadora de paredes duplas ou de couraças acrílicas nos primeiros 7 a 10 dias de vida. Substâncias impermeabilizantes da pele como o Aquafor reduzem significativamente a evaporação cutânea, evitando perdas calóricas adicionais. Em locais com recursos técnicos escassos, têm sido tentados a manutenção térmica por meio de colchões de água aquecida ou contato pele a pele ("mãe canguru"), com resultados razoáveis (WHO, 1986).

DISTÚRBIOS METABÓLICOS E OFERTA HÍDRICA

A tolerância aos líquidos é restrita, principalmente nos prematuros pequenos (peso inferior a 1.500g). Essas crianças dificilmente podem receber líquidos e nutrientes por via digestória desde o nascimento. Em geral, nos prematuros maiores, as necessidades hídricas são supridas em conjunto com as calóricas por meio do leite, a não ser que alguma patologia contra-indique seu uso. Nos prematuros de muito baixo peso (inferior a

1.500g), a administração de fluidos é feita por via intravenosa, pela via periférica. Por vezes, patologias existentes obrigam à colocação de cateteres centrais ou em vasos umbilicais.

Todos os prematuros experimentam certo grau de oligúria nos primeiros dias de vida e, se a administração de líquidos não for cautelosa, podemos com freqüência hiper-hidratá-los. Com as perdas insensíveis aumentadas nos primeiros dias e a oligúria relativa, os níveis de sódio e potássio tendem a ser elevados, dispensando sua administração nas primeiras 48 horas. Em pequenos prematuros, pode haver perda de sódio urinária excessiva nas primeiras semanas de vida, levando a hiponatremias graves. A hipocalcemia ocorre devido à brusca interrupção de fornecimento de cálcio através da placenta e à baixa ingestão nos primeiros dias de vida.

Os prematuros nascem com reservas escassas de glicogênio; muitas vezes, em face das patologias apresentadas ou pela própria dificuldade de adaptação extra-uterina, consomem rapidamente suas reservas calóricas. Além disso, sua neoglicogênese ainda precária não corrige os baixos níveis de glicemia. Dessa forma, estão muito expostos à hipoglicemia, com conseqüências nefastas para seu sistema nervoso central (SNC) e outros órgãos. Os prematuros muito pequenos apresentam, com freqüência, dificuldade em metabolizar pequena quantidade de glicose; daí ocorrerem hiperglicemias, danosas para seus débeis organismos. Pelo exposto, não só necessitam de controle constante da glicose administrada, como também de monitorização freqüente de seus níveis sangüíneo e urinário. Os prematuros apresentam, nas primeiras semanas de vida, limiar de excreção de radicais ácidos mais elevados.

NUTRIÇÃO E DESENVOLVIMENTO

O objetivo dos neonatologistas, em relação ao desenvolvimento dos prematuros, tem sido tentar obter o mesmo ritmo de crescimento que essas crianças apresentariam intra-útero. Essa empreitada dificilmente é alcançada: primeiro porque, como já expusemos, o prematuro apresenta dificuldade de metabolização que não permite avanços rápidos e, em segundo lugar, porque, freqüentemente, nos primeiros dias de vida, várias patologias graves estão presentes, aumentando as necessidades energéticas e, dificultando ainda mais nosso objetivo.

O fornecimento de nutrientes após o nascimento é oferecido de duas formas: por via parenteral (Kemer Jr., 1983) através de soluções de aminoácidos, gorduras, açúcares, vitaminas e sais minerais, ou através da via enteral, na forma de leite materno, sempre que possível, ou fórmulas especialmente adaptadas para substituí-lo. A opção inicial por uma ou outra via depende principalmente do tamanho do prematuro e, conseqüentemente sua maturidade digestória e da presença de patologias que contra-indiquem uma via enteral.

Em nosso serviço, iniciamos a administração por via parenteral em todas as crianças com peso inferior a 1.500g que apresentem ou não patologias associadas. A alimentação enteral é iniciada, assim que possível, em pequenas alíquotas e quase sempre com colostro ou leite materno. Nos prematuros submetidos a jejum prolongado, a administração de alguns mililitros de leite ajuda a preservar as enzimas e a capacidade digestória de maneira geral (Newell, 2000).

As necessidades calóricas para manter o crescimento adequado deverão ser atingidas em 7 a 10 dias. Nesse intervalo, a administração parenteral é reduzida, lentamente, à medida que cresce a ingestão por sonda gástrica. Na fase que antecede a alta do recém-nascido (RN), procuramos treinar e estimular a mãe no berçário, de modo que, por ocasião da saída, seu peso já tenha atingido mais de 2.000g e que esteja sendo alimentado exclusivamente ao seio, ganhando peso adequadamente. Este objetivo tem sido atingido em mais de 75% dos casos (Pessoto, 1997). Nos RN com peso inferior a 1.500g ao nascimento, suplementamos o leite materno com proteínas, cálcio e fósforo, até atingir 2.000g. Os RN que necessitem tomar fórmula exclusiva ou complementar, a recebem sob forma de produtos especiais para prematuros.

Utilizando esse esquema de nutrição e os critérios de alta relatados, o tempo de permanência de nossos RN pequenos é mostrado na tabela VI-20.

Tabela VI-20 – Tempo de permanência de RN patológicos em função do peso.

Peso (g)	Permanência (dias)
< 1.000	37,5
< 1.000 a < 1.500	43,2
1.500 a < 2.000	23,2
2.000 a < 2.500	9,6
2.500 ou mais	9,7

ANEMIA

Mesmo com a adoção de microtécnicas nas dosagens laboratoriais, dada a freqüência com que são realizadas principalmente nos pequenos prematuros, os níveis de hemoglobina descem rapidamente, requerendo correções às vezes freqüentes. Soma-se a isso o fato de tais prematuros apresentarem patologias respiratórias freqüentes, reabertura de canal arterial e infecções, situações estas em que níveis muito baixos de hemoglobina podem comprometer seriamente a oxigenação tecidual. A decisão de transfundir um prematuro, em geral, é acompanhada de certa indecisão, quer pelos riscos inerentes à própria transfusão, quer pela dificuldade de avaliar seus reais benefícios, muitas vezes contribuindo apenas para inibir a resposta medular fisiológica. Vários serviços neonatais estão testando experimentalmente o uso de eritropoetina com a finalidade de reduzir transfusões de reposição. Seus resultados são ainda inconcludentes (Cohen e Manno, 1998). A administração profilática de ferro aos pequenos prematuros é rotina em nosso serviço.

ENTEROCOLITE NECROTIZANTE

É doença grave que ocorre principalmente em prematuros – 90% (Kliegman e Fanaroff, 1984). Vem aumentando sua incidência à medida que prematuros muito pequenos têm sobrevivido em maior número. Sua etiologia, ainda, não está bem esclarecida; têm sido incriminados: presença de isquemia prévia, colonização intestinal por certo tipo de bactérias e algumas particularidades na alimentação dos recém-nascidos. Nos casos ocorridos, são freqüentes histórias de choque prévio, asfixia, cateterismo de vasos umbilicais, persistência de ducto arterial patente e hiperviscosidade.

A presença de bactérias intestinais, principalmente do gênero *Clostridium*, dominando a flora e invadindo as estruturas da parede intestinal, é freqüente. A utilização de leites artificiais, principalmente os de tonicidade elevada, tem sido igualmente responsabilizada pela ocorrência. A rápida progressão nos volumes de leite empregados, embora posta em dúvida por vários trabalhos, também tem sido responsabilizada. Embora esses fatores estejam quase sempre presentes, é difícil separá-los da predisposição básica, que seria a prematuridade (Kaloske e Musemeche, 1989). Graças ao alto índice de suspeita atual, tem sido possível o diagnóstico precoce da doença, o que aumenta consideravelmente as possibilidades de sucesso no tratamento.

A presença de distensão abdominal, resíduo gástrico e sangue nas fezes, acompanhados de radiografias abdominais com distribuição anormal de gases e presença de alças fixas, faz com que tais crianças sejam submetidas imediatamente a períodos de jejum, que variam de uma a três semanas, e alimentação parenteral exclusiva. A descompressão abdominal pela aspiração gástrica contínua, ou pelo menos freqüente, e o uso de antibióticos adequados acompanham essas medidas. Com tal tratamento, são raros os casos que evoluem para a fase cirúrgica caracterizada por necroses extensas de alças com ou sem perfuração.

DOENÇA DE MEMBRANA HIALINA

A doença de membrana hialina, que no começo da década de 1960 causava mais de 50% dos óbitos entre seus portadores (Usher, 1961), foi uma das patologias mais estudadas nas últimas décadas e a que sofreu reduções espetaculares em sua mortalidade.

O primeiro grande passo na solução do problema talvez tenha sido a descoberta do papel fundamental da substância surfactante pulmonar na gênese do quadro. Com sua melhor compreensão da fisiopatologia da doença, surgiram os primeiros progressos em terapia respiratória, inicialmente com pressão de distensão alveolar utilizada por Gregory e cols. (1971) e posteriormente com o advento de ventiladores, especialmente concebidos para atender recém-nascidos. A simplificação de tais ventiladores, com a adoção da IMV (ventilação mandatória intermitente), descrita por Kirby e cols. (1971), difundiu muita sua utilização.

A possibilidade de detectar no líquido amniótico a presença de surfactante e, portanto, poder determinar a maturidade pulmonar ensejou a Liggins e Howie (1972) a possibilidade de induzir essa maturidade por meio de corticóides. Nesse particular, a colaboração dos modernos tocolíticos foi também muito importante. Se as técnicas de ventilação reduziram muito a mortalidade dos prematuros com peso superior a 1.500g, o mesmo não ocorreu com os pequenos prematuros. Estes se beneficiaram principalmente da indução da maturidade pulmonar e do melhor manejo de patologias associadas como a enterocolite necrotizante e, principalmente, da persistência do ducto arterial, como veremos adiante.

Na década de 1980, surgiu a grande esperança de resolução definitiva da doença de membrana hialina com a possibilidade de utilização de surfactante exógeno (Shapiro e Notter, 1987). Presentemente, estamos assistindo ao aparecimento de grande número de trabalhos testando os vários surfactantes existentes no mercado.

É inquestionável que tal tratamento reduziu bastante a mortalidade, porém não teve o sucesso que se esperava na prevenção da broncodisplasia pulmonar.

Com os progressos relatados, o quadro que inicialmente se apresentava com alta mortalidade, seqüelas neurológicas e cardiorrespiratórias importantes vem sendo, progressivamente, substituído por outro com sobrevida, hoje, maior que 90% nos melhores centros e com diminuição progressiva de seqüelas graves. Acreditamos que, com maior experiência na utilização do surfactante e na utilização adequada das modernas técnicas de ventilação, é provável que a morbimortalidade da membrana hialina sofra reduções ainda maiores.

HIPERBILIRRUBINEMIA

Vários fatores contribuem para a produção aumentada de bilirrubina nos primeiros dias de vida do RN. O fator mais importante, entretanto, parece residir na capacidade, extremamente reduzida, de conjugar a bilirrubina elaborada com ácido glicurônico, etapa decisiva na eliminação de bilirrubina formada pelo organismo. Tal conjugação é catalisada na célula hepática pela glicuroniltransferase. Esta enzima, nos conceptos com 30 semanas, corresponde a 0,1% e, nos de termo, a 1% da atividade peculiar ao adulto (Kawade e Onishi, 1981).

A partir do nascimento, ocorre rápida ascensão dos valores dessa enzima, atingindo o nível do adulto em torno das 6 a 14 semanas de vida. Essa evolução explica, em grande parte, o comportamento da icterícia chamada fisiológica nos RN normais, cujo pico é em torno do terceiro dia, atingindo valores próximos aos do adulto por volta dos 11 a 12 dias. Nos prematuros, o pico é mais tardio (em torno de 5 a 6 dias) e de maior intensidade (10 a 15mg/dl contra 6mg/dl nos normais); os níveis do adulto só serão atingidos na proximidade da quarta semana de vida (Gartner e cols., 1977).

Além das causas fisiológicas do aparecimento da icterícia, outras podem contribuir para sua intensificação.

A toxicidade da bilirrubina *in vitro* e *in vivo* tem sido exaustivamente estudada. Embora existam várias evidências dessa ação nociva, os mecanismos mais íntimos permanecem pouco significativos (Karp, 1979). Correlações clínicas entre os níveis de bilirrubina sangüínea e lesões do SNC não são também suficientemente significativas (Watchko e Oski, 1983). Mesmo estudos recentes, empregando técnicas como a análise do choro e o estudo audiométrico de respostas evocadas, embora sugiram fortemente inter-relação entre níveis de bilirrubinemia e evolução neurológica em prematuros, não permitem, contudo, que proponhamos mudanças objetivas em relação ao manejo dessas crianças. Como a bilirrubinemia permanece ainda como o único método prático e de fácil realização, parece que a maneira mais objetiva de enfrentar o problema da icterícia do prematuro é manter seus níveis próximos dos tidos como fisiológicos. Para tanto, atualmente, contamos com os seguintes métodos:

Fototerapia – sua ação tem-se mostrado eficiente e destituída de complicações sérias. É importante que as fontes de energia radiante utilizadas sejam de comprimento de onda adequado e que sua intensidade seja freqüentemente aferida (Tan, 1982). É indispensável também que a área irradiada seja a maior possível, daí a grande eficiência dos aparelhos de fototerapia dupla. Nos prematuros que precisam permanecer em incubadoras, a utilização dos aparelhos de alta intensidade torna-se bastante problemática.

Exsangüineotransfusão – é o método mais eficiente e rápido na remoção de bilirrubina. Porém, é invasivo e acompanhado de risco relativamente alto. Na Neonatologia da UNICAMP foi praticamente abandonada graças à melhora de desempenho dos aparelhos de fototerapia dotados de lâmpadas azuis especiais.

Aceleração do metabolismo normal por meios farmacológicos – o fenobarbital, nesse Serviço, voltou a ser utilizado com sucesso nos casos sabidamente propensos a desenvolver hiperbilirrubinemias importantes (Valaes e Harvey-Wilkes, 1990).

Inibição da formação de bilirrubina – as metaloporfirinas têm sido usadas com sucesso experimentalmente em animais e já existem alguns trabalhos em humanos. Dadas as possibilidades de efeitos colaterais indesejáveis, ainda são considerados trabalhos experimentais (Drummond e cols., 1996).

Em nosso serviço, concordando com Brown e cols. (1985), utilizamos fototerapia precoce, iniciada aos primeiros sinais de icterícia e mantida por 96 horas em todo os RN com peso inferior a 2.000g (Mezzacappa e cols., 1990; Leite, 2004). Os prematuros com peso superior a 2.000g iniciam fototerapia com bilirrubinemias maiores que 10mg/dl, e os RN com peso superior a 2.500g só o fazem com valores superiores a 20mg/dl.

INFECÇÕES

De longa data, as infecções são temidas nos berçários. Os tipos de germes causadores de infecções graves vão-se alternando de período para período, provavelmente amoldando-se aos tratamentos utilizados e à sobrevida cada vez maior de pequenos prematuros.

Assim é que as infecções por *Streptococcus pyogenes* foram substituídas, gradativamente, pelas infecções por *S. aureus*, e posteriormente por gram-negativos, principalmente representados pelas *E. coli*. Nos países desenvolvidos, os gram-negativos foram substituídos pelos estreptococos do grupo B e, no momento, os *S. epidermidis* estão crescendo em importância nesse campo. Em nosso meio, os gram-negativos ainda representam o principal contingente de causadores das infecções em berçário, havendo, recentemente, ascensão dos *S. epidermidis*. Felizmente, os estreptococos do grupo B ainda são raros, porém sua incidência vem aumentando nos países em desenvolvimento (Capítulo 143).

Com esse tipo de patologia, novamente os prematuros e principalmente os pequenos sofrem o principal impacto.

Nos países de Terceiro Mundo, infecções congênitas como sífilis e rubéola (ainda não objeto de vacinação sistemática) contribuem com alta taxa de morbimortalidade. Em nosso Serviço, em levantamento realizado por Mezzacappa Filho e cols. (não publicado), a incidência de parturientes com VDRL positivo é de 2%.

A maior parte das infecções em prematuros é sistêmica, e em mais ou menos 30% dos casos, associada com comprometimento do sistema nervoso central. Exige alto nível de suspeição, pois os sintomas podem ser muito pouco intensos e inespecíficos na fase inicial.

Vários fatores contribuem para a alta incidência de infecção em prematuros. Patologias não-infecciosas, como as que já abordamos, fazem com que essas crianças permaneçam por longos períodos em UTI. Nesses locais, sabidamente sujeitos à contaminação hospitalar, tais prematuros são submetidos a investigações e terapêuticas agressivas que aumentam o risco de infecção.

Nos países em desenvolvimento, grande parte das gestantes não é acompanhada convenientemente em ambulatórios de pré-natal, ficando sujeitas a infecções não detectadas ou então tratadas de forma inconveniente. O próprio prematuro é um ser com defesas precárias, nascido antes que boa parte da IgG materna, que lhe confere proteção, possa lhe ter sido transferida através da placenta, pois isso só ocorre no final da gestação. Além disso, sua opsonização, atividade leucocitária e ativação do complemento também estão comprometidas, fazendo com que se comporte como um imunodeficiente.

O somatório de todos esses fatores faz com que a mortalidade por infecção permaneça nos níveis elevados que mencionamos e que cerca de 25% dos acometidos e a quase totalidade dos prematuros com infecção do SNC apresentem seqüelas importantes.

APNÉIA

A apnéia do prematuro ocorre secundariamente a algumas patologias importantes. As que mais freqüentemente provocam esse sintoma são: infecções, hemorragias de SNC, persistência do canal arterial e síndrome de angústia respiratória idiopática ou doença de membrana hialina. Evidentemente, esse tipo de apnéia resolve-se conjuntamente com o quadro que a desencadeia. Além da apnéia secundária, outro tipo ocorre no prematuro, sendo tão mais freqüente quanto mais imaturo este for. Tal apnéia se deve à imaturidade de estruturas anatômicas e aos reflexos de manutenção da respiração. Sua ocorrência é de aproximadamente 2% em crianças com peso superior a 1.750g, 30% entre 1.000 e 1.750g e ocorre praticamente em todas as crianças com peso inferior a 1.000g.

Com a monitorização das crianças de risco, o tratamento baseado no uso de metilxantinas e a assistência respiratória, quando necessária (Facchini, 1986), a apnéia do prematuro, embora contribua para grande aumento da morbidade dos pequenos prematuros, por si só não se constitui, hoje em dia, em fator importante para sua mortalidade.

DISPLASIA BRONCOPULMONAR

É a patologia mais encontrada em pequenos prematuros, embora possa ocorrer até em crianças de termo. Foi inicialmente descrita como doença resultante do tratamento com altas concentrações de oxigênio e ventiladas mecanicamente por mais de uma semana com pressões elevadas. Hoje, sabemos que tal fisiopatologia permanece válida para crianças grandes, embora sua ocorrência tenha sido muito diminuída. Nos pequenos prematuros, entretanto, a imaturidade do sistema respiratório parece ser o fator mais importante, ficando o uso de oxigênio e a ventilação como fatores agravantes. O diagnóstico faz-se pela dependência de uso de oxigênio por mais de 28 dias e alterações à radiografia, sugestivas da doença (fibrose e áreas de hiperluscência, conferindo aspecto de "favo de mel" ao parênquima pulmonar). A incidência é inversamente proporcional à idade gestacional e ao peso dos prematuros, oscilando entre 2,4 e 68% (O'Brodovich e Mellins, 1985). A maioria dos acometidos recupera-se até 2 anos de idade, apresentando função pulmonar próxima da normal.

A doença tem em sua gênese a prematuridade, porém vários fatores contribuem para seu aparecimento. O tipo de manejo da insuficiência respiratória do RN parece bastante importante (Avery e cols., 1987). A maioria dos pacientes que desenvolvem displasia broncopulmonar (DBP) foi portadora de ductos arteriais patentes importantes. Embora o fechamento profilático dos ductos não contribua para a prevenção da DBP, é de boa norma agir prontamente nos hemodinamicamente significativos. Os prematuros têm níveis mais baixos de antioxidantes naturais e, portanto, defendem-se mal dos efeitos do oxigênio. Existem algumas substâncias antioxidantes promissoras em fase experimental que poderiam melhorar essas deficiências.

Especial cuidado aos deficientes nutritivos, aos quadros infecciosos e ao aparecimento de refluxo gastroesofágico tem certamente papel importante no manejo da DBP.

Como a maioria dos prematuros ventilados apresenta produção deficiente de surfactante, seria de se esperar que sua administração mudasse completamente a história da DBP. Embora os resultados de sua aplicação tenham reduzido a gravidade da doença de membrana hialina, no que tange à evolução da DBP, os resultados são ainda pouco expressivos.

A hipertensão pulmonar desencadeada por níveis limítrofes de oxigênio precisa ser evitada cuidadosamente. A hipertensão sistêmica e a hipertrofia ventricular esquerda, em geral, complicam a evolução da DBP.

Do exposto, fica a impressão de que a prevenção da patologia se segue de melhores resultados que a tentativa terapêutica. No entanto, a gênese de DBP ainda é algo obscuro e dificulta ainda muito o sucesso da Neonatologia em relação a essa patologia (Bancalari e cols., 2003).

RETINOPATIA DO PREMATURO

A retinopatia do prematuro (RP) ou fibroplasia retrolental é doença que causou verdadeira catástrofe nos berçários décadas atrás. Parecia resolvida, porém ressurgiu nos últimos anos como preocupação para os neonatologistas da atualidade.

De causa desconhecida até a década de 1950, causou verdadeira epidemia nos berçários que utilizavam oxigênio liberalmente no combate aos problemas respiratórios. Descoberta sua inter-relação com o uso abusivo de oxigênio, provocou indiretamente ocorrência aumentada de quadros hipóxicos devido ao uso restrito e não-controlado da oxigenoterapia.

Com as facilidades laboratoriais para a aferição de gases sangüíneos e a melhor compreensão do papel do oxigênio (Kinsey e cols., 1977), a incidência da RP caiu bruscamente, parecendo o problema definitivamente banido dos berçários. Entretanto, a partir de 1980, as novas conquistas técnicas no manejo de prematuros permitiram a sobrevida de grande número de crianças muito pequenas e com elas o problema ressurgiu.

Hoje, sabemos que a imaturidade da retina é a base sobre a qual se desenvolve a doença, podendo ser desencadeada pelo uso de oxigênio ou por outros fatores, como luz excessiva, doenças sistêmicas como sepse, hemorragia periintraventricular, transfusões de sangue, deficiências vitamínicas e outras mais (Avery e Glass, 1988).

A pesquisa, na atualidade, volta-se para o estudo da patogênese desses fatores (excluído o oxigênio) e no ensaio de drogas antioxidantes.

PERSISTÊNCIA DO DUCTO ARTERIAL

O fechamento do ducto arterial, cujo estado patente é indispensável à vida intra-uterina, é regulado pela vasoconstrição gerada pelos níveis de oxigênio sangüíneo e pela produção de prostaglandinas (Friedman e cols., 1978). A resposta ao oxigênio assim como a produção de prostaglandinas são funções da idade gestacional.

A incidência de ducto patente, levantada em trabalho colaborativo nos Estados Unidos (Elisson e cols., 1983), foi de aproximadamente 20% entre 500 e 1.750g de peso.

Nas crianças com menos de 30 semanas de idade gestacional (IG), a incidência atinge 75 a 80%.

A repercussão hemodinâmica do ducto patente é muito variável. Dificilmente crianças com mais de 34 semanas de IG necessitam de intervenção em sua evolução.

Embora o quadro clínico caracterizado por sopro sistólico na região infraclavicular esquerda, às vezes tendendo a sopro contínuo, pulsos cheios e precórdio hiperpulsátil, seja facilmente reconhecível, sua correlação com a repercussão hemodinâmica não é absoluta. A melhor avaliação é hoje pela ecocardiografia (Baylen e cols., 1975).

A associação persistência do ducto arterial (PDA) e doença de membrana hialina (DMH) em prematuros de muito baixo peso foram, no passado, responsáveis por grande número de evoluções desastrosas (Jacob e cols., 1980).

Hoje, o tratamento é realizado com a indometacina (droga inibidora da produção de prostaglandinas), sempre que o estado de saúde do paciente assim o permita, dados os efeitos colaterais da droga, principalmente para a função renal. O ibuprofeno é droga alternativa com resultados promissores e com repercussão menor sobre a função renal (Hammerman e Kaplan, 2001).

O fechamento cirúrgico por toracotomia póstero-lateral, com abordagem extrapleural, é realizado quando as condições do paciente não possibilitem a tentativa de tratamento medicamentoso, ou na falha do tratamento. Essa técnica, atualmente empregada, é extremamente benigna. O sucesso no tratamento da PDA de pequenos prematuros está hoje por volta de 90% (Cotton, 1987).

HEMORRAGIA PERIINTRAVENTRICULAR

A incidência dessa entidade parece estar diminuindo, provavelmente, pela melhor assistência prestada aos pequenos prematuros.

Como a sobrevida dos muito pequenos está aumentando, deve permanecer como importante problema por algum tempo ainda. Sua ocorrência nos melhores serviços situa-se ao redor de 30% (Tarly e Volpe, 1982). O sangramento inicia-se na matriz germinativa, estrutura característica do sistema nervoso imaturo que praticamente desaparece até a 36ª semana de IG. Geralmente, os sangramentos são de pequena monta, podendo invadir a luz dos ventrículos com intensidade reduzida. Esses pequenos sangramentos têm evolução benigna. Quando, entretanto, encontra-se grande quantidade de sangue ocupando mais de 50% do espaço intraventricular, ou quando os sangramentos estão no parênquima cerebral, o prognóstico torna-se mais sombrio, fazendo prenunciar seqüelas neurológicas importantes (Volpe, 1989).

A ultra-sonografia, ao permitir fazer o exame transfontanelar à beira do leito, proporcionou grande avanço nos diagnósticos e no seguimento da doença. Atualmente, é fundamental o exame nas primeiras 72 horas de vida, e o seguimento semanal nos casos positivos.

A prevenção da prematuridade de maneira geral, o transporte intra-útero e o controle das alterações hemodinâmicas dos pequenos prematuros e as manobras de ressuscitação adequada parecem ser as medidas que mais têm permitido prevenir a ocorrência da hemorragia periintraventricular. A utilização pré-natal de corticóides tem-se mostrado eficiente na prevenção dessa patologia. O uso da vitamina E e do etansilato levaram a resultados controversos (Abdel-Rhaman e Rosenberg, 1994), assim como a utilização de fenobarbital e indometacina.

ASPECTOS TARDIOS DA PREMATURIDADE

O peso e a idade gestacional estão intimamente relacionados com a alta morbimortalidade dos prematuros. A mortalidade analisada por faixa de peso tem sido o dado mais utilizado para avaliar a qualidade da assistência perinatal prestada. Melhor seria, como já dissemos, que tal análise pudesse ser feita pela idade gestacional, porém, a grande dificuldade de obter esse dado de forma confiável faz com que a maior parte dos resultados da literatura seja relatada em função do peso.

Nos Estados Unidos, embora a porcentagem de RN de baixo peso tenha aumentado de 6,7% em 1984 para 7,8% em 2002 (Arias e cols., 2003) assim como o índice de prematuridade (de 10,6% em 1990 para 12% em 2002), a mortalidade neonatal caiu drasticamente de 8,5‰ em 1980 para 4,5‰ em 2001 (queda de 47,1%) graças à melhoria no atendimento. Em 2001, 67% de toda mortalidade infantil ocorreu nos 7,7% das crianças de baixo peso e 53% nos 1,5% com peso menor que 1.500g. De 1995 para 2001, as taxas de mortalidade para crianças menores de 500g declinaram muito pouco (5%), fazendo pensar que o sucesso da diminuição da mortalidade devido à eficiência em UTI está chegando ao limite. Pesquisa multicêntrica realizada pelo National Institute of Child Health and Human Development (NICHD) em crianças pesando entre 500 e 1.500g nos primeiros 15 dias de vida apurou que em três grupos caracterizados como era pré-surfactante (1987-1988), era pós-surfactante e uso moderado de corticóide pré-natal (1993-1994) e era pós-surfactante e uso amplo de corticóide pré-natal (1999-2000) a mortalidade decresceu de 23% para 17% e 14%, respectivamente. A mortalidade das patologias mais importantes (broncodisplasia pulmonar, enterocolite necrotizante e hemorragias periintraventriculares de graus III e IV) não mudou significativamente. A incidência de hemorragias periintraventriculares de graus III e IV caiu significativamente (18% para 11%) e de leucomalacia (de 8% para 3%) (Fanaroff e cols., 2003).

Ventura-Junca e cols. (1980), no Chile, mostraram que, em três anos de funcionamento da Unidade de Cuidados Intensivos na Universidade Católica de Santiago, foi possível reduzir a mortalidade de 55% na faixa de 1.000-1.499g e de 78% na de 1.500-1.999g.

Em Pelotas, no Rio Grande do Sul, Barros e cols. (1992), acompanhando 5.914 nascidos vivos por quatro anos, encontraram 6,3% de incidência de prematuridade e 27% de mortalidade neonatal entre os prematuros, sendo 1,1% de muito baixo peso (2,3 vezes maior que nos de baixo peso e 10 vezes maior que os de termo e com peso adequado).

No CAISM/UNICAMP, data de abril de 1986 a instalação do serviço de UTI para recém-nascidos. De 1987 a 2003 houve redução significativa nos grupos de peso mais baixo.

Menor que 1.000g – de 913‰ para 379,3‰, redução de 58,5%.
1.000-1.499g – de 545‰ para 113‰, redução de 79,3%.
1.500-1.999g – de 70,6‰ para 44,6‰, redução de 36,8%.

No que diz respeito a seqüelas, os resultados, embora mostrando melhora progressiva, são bastante irregulares. Isto se deve provavelmente à falta de homogeneidade dos grupos estudados, pois alguns se referem a crianças transferidas, outros a crianças nascida no serviço, com diferentes incidências de pequenos para a idade gestacional e com diferentes critérios para a continuidade de prestação de cuidados intensivos. Embora as crianças transferidas sofram seleção prévia, sobrevivendo mais, o número de seqüelas é três vezes maior que nos nascidos nos serviços terciários.

Com relação à incidência de seqüelas, o grupo no qual os resultados são menos animadores é o das crianças de muito baixo peso ao nascimento (< 1.000g).

Em Liverpool (Botting e cols., 1998), um grupo de 138 dessas crianças foram avaliadas aos 12 anos de idade em relação ao desempenho escolar. Essas crianças mostraram QI mais baixo e retardo em todas as medidas de escolaridade. Individualmente, algumas apresentavam desenvolvimento normal, mas como grupo a diferença era marcante.

Na Austrália (Doyle e cols., 2001), crianças com peso extremamente baixo (500 a < 1.000g) foram reavaliadas aos 14 anos de idade. Oitenta e oito foram comparadas com 60 crianças selecionadas aleatoriamente com peso ≥ a 2.500g. Essas 88 crianças eram sobreviventes de um grupo de 351 (25% sobrevida), oito (10%) tinham paralisia cerebral, 6% eram cegas, 5% deficientes auditivas e 46% tinham QI menor que um desvio-padrão na comparação com o grupo-controle. Do grupo, 54% tinham alguma forma de desabilidade e no grupo-controle apenas 2%.

No serviço de Neonatologia do CAISM, Pessoto (dados não publicados) estudou 104 recém-nascidos com peso inferior a 1.500g nascidos de janeiro de 1989 a abril de 1991 com ultra-sonografia transfontanelares e exames neurológicos periódicos. Desse grupo, sete faleceram no primeiro ano de vida (período pós-neonatal), 32 tiveram seu acompanhamento interrompido, estando 66 seguidos até um ano de vida. Neste grupo, nove apresentaram atraso no desenvolvimento neuropsicomotor.

Embora o acompanhamento tenha sido muito curto (um ano incompleto), não houve avaliações audiológicas sistemáticas, e o acompanhamento oftalmológico foi apenas no grupo que recebeu oxigênio durante a internação. Isso permitiu a primeira observação sobre o problema em nosso meio.

O custo da assistência aos pequenos prematuros é altíssimo. Pomerance e cols. (1978) já calculavam para as crianças menores que 1.000g permanência média de três meses, custando cerca de U$ 40 mil dólares por sobrevivente. Esses custos vêm crescendo assustadoramente com a sofisticação da assistência neonatal. Avery e cols. (1987) estimaram que 250 mil crianças foram internadas em UTI neonatal nos Estados Unidos, com custo global de US$ 1,5 bilhão. Para crianças com peso de 600 e 750g, as internações estendem-se por até quatro meses e o custo por sobrevivente freqüentemente ultrapassa US$ 100 mil. Em levantamento realizado em nosso Serviço (não publicado), constatamos que o custo por sobrevivente é 2,3 vezes maior na faixa de peso entre 1.500 e 2.000g que nos com peso superior a 2.000g. A partir desse peso, o custo torna-se relativamente homogêneo.

Os custos das faixas de 1.000-1.500g e das com peso inferior a 1.000g são, respectivamente, 7,9 e 12,9 vezes maior que aquelas que pesam mais de 2.000g. Em função desses números, achamos indispensável que a política assistencial seja dimensionada de forma a obter, com os recursos financeiros disponíveis, o melhor resultado possível. Essa política tem que ser estabelecida levando-se em consideração o estágio momentâneo da assistência, isto é, priorizando os grupos que podem responder mais rapidamente com melhores resultados.

Os trabalhos de Papiernik (1984 e 2001) mostraram que é possível, com política bem executada no pré-natal, diminuir significativamente a incidência de prematuridade e, mais importante ainda, reduzir dramaticamente a incidência de prematuros de muito baixo peso (< de 1.500g). Embora a classe social, sem dúvida, tenha um papel importante na ocorrência da prematuridade, esta pode ser reduzida significativamente por política de assistência pré-natal bem executada.

Faz parte da racionalidade da política de assistência perinatal uma regionalização que permita que os partos de risco ocorram em centros terciários ou secundários, conforme as dificuldades previstas.

O transporte intra-útero dessas crianças constitui, sem dúvida, grande parte do sucesso na atenção do prematuro. Quando o nascimento desses prematuros, por razões inevitáveis, ocorre em centros primários desprovidos de recursos mais sofisticados, torna-se fundamental boa assistência em sala de parto, só possível em serviços de certo porte, e sua transferência, em condições adequadas, assim que possível, para centros com mais recursos.

Para os conceptos que conseguem sobreviver e ultrapassar essa fase inicial, sem comprometimento importante de sua integridade, é fundamental que todo o esforço despendido não seja perdido pela falta de continuidade assistencial, após a saída do berçário. Daí ser desejável que durante a internação dessas crianças os pais sejam envolvidos no seu atendimento e preparados para prosseguir e manter, após a alta, os cuidados requeridos por elas. Eles deverão ser alertados para a fragilidade relativa dessas crianças nos dois primeiros anos de vida, quando apresentarão desenvolvimento psicomotor mais lento em relação a crianças de igual idade cronológica e estarão sujeita à maior incidência de infecções, particularmente as que sofreram algum grau de seqüela, principalmente pulmonar. É preciso investir na preservação da alimentação natural, principalmente nos países em desenvolvimento, ainda que, às vezes parcial, devido à sua adequação não só nutritiva, como também pela proteção antiinfecciosa que oferece (Facchini, 1996).

Devido a essas características do prematuro, logo após deixar o berçário, acreditamos ser importante a organização de sistema assistencial diferenciado pelo menos nos dois primeiros anos de vida. A utilização de visitadores domiciliares, antecedendo a alta, para melhorar e adequar seu momento e nos primeiros dias após a ocorrência, é de importância vital para garantir a continuidade assistencial programada.

A existência de ambulatórios especiais com amplas facilidades de atendimento e com a participação da equipe neonatal que atendeu a criança durante sua internação é outro fator importante, dados os vínculos estabelecidos.

Para os prematuros com seqüelas sérias, é importante mantê-los assistidos em ambulatórios especializados, objetivando propiciar-lhes a melhor qualidade de vida possível.

Neurologistas, oftalmologistas, fisioterapeutas, foniatras e neonatologistas envolvidos no atendimento da fase aguda dessas crianças devem estar reunidos nesse tipo de ambulatório. O neonatologista deve acompanhar a evolução de seus pacientes para melhor aquilatar sua intervenção na fase de cuidados intensivos (Battle, 1987).

Referências Bibliográficas

• ABDEL RAHMAN, A.M. & ROSENBERG, A.A – Prevention of intraventricular hemorrhage in the premature infant. *Clin. Perinatol.*, 21:505, 1994. • WORLD HEALTH ORGANIZATION – Appropriate technology for thermal control for newborn babies. Maternal and Child Health Unit Division of Family Health, Geneva Dec. 1986. • ARIAS, E. & cols. – Annual Summary of Vital Statistics – 2002. *Pediatrics*, 112:1215, 2003. • AVERY, G.B. & GLASS, P. – Retinopathy of prematurity what causes it? *Clin. Perinatol.*, 15:917, 1988. • AVERY, M.E. & cols. – Is chronic lung disease low birth weight infants preventable? A survey of eight centers. *Pediatrics*, 76:26, 1987. • BANCALARI, E. & cols. – Bronchopulmonary dysplasia: changes in pathogenesis epidemiology and definition *Semin. Neonatol.*, 8:63, 2003. • BARROS, F.C. & cols. – Comparison of the causes and consequences of prematurity and intrauterine growth retardation: a longitudinal study in souther Brazil. *Pediatrics*, 90:238, 1992. • BATTLE, C.V. – Beyond the nursery door: the obligation to survivors of the technology. *Clin. Perinatol.*, 14:417, 1987. • BAYLEN, B.G. & cols. – The critically ill premature infant with patent ductus arteriosus and pulmonary disease – an echocardiographic assessment. *J. Pediatr.*, 86:423, 1975. • BOTTING, N. & cols. – Cognitive and educational outcome of very-low-birth-weight children in early adolescence. *Dev. Med. Child. Neurol.*, 40:652, 1998. • BRENELLI, M.A. – Estudo epidemiológico da distribuição de peso, idade gestacional e de mortalidade neonatal da população de nascidos vivos de duas maternidades de Campinas, Campinas, Tese do Doutorado Faculdade de Ciências Médicas – UNICAMP, 1989. • BROWN, A.K. & cols. – Efficacy of phototherapy in prevention an management of neonatal hyperbilirubinemia. *Pediatrics*, 75 (Suppl.):393, 1985. • COHEN, A. & MANNO, C. – Transfusion practices in infants receiving assisted ventilation. *Clin. Perinatal.*, 25:97, 1998. • COTTON, R.B. – The relationship of symptomatic patent ductus arteriosus to respiratory distress in premature newborn infants. *Clin. Perinatol.*, 14:621, 1987. • NERVELL, S.J. – Enteral feeding of the micropremie. *Clin. Perinatol.*, 27:221, 2000. • DOYLE, L.W. & cols. – Outcome at 14 years of extremely low birthweight infants: a regional study. *Arch. Dis. Child Fetal Neonatal Ed.*, 85:F159, 2001. • DRUMMOND, G.S. & cols. – Control of bilirubin production by synthetic heme analogs: pharmacologic and toxicologic considerations. *J. Perinatol.*, 16:872, 1996. • ELLISON, R.C. & cols. – Evaluation of the preterm infant for patent ductus arteriosus. *Pediatrics*, 71:364, 1983. • FACCHINI, F.P. – Apnéia. In: Ramos, J.L.A. & Leone, C.R. (eds.). *O Recém-nascido de Baixo Peso*. São Paulo, Sarvier, 1986, p. 210. • FACCHINI, F.P. – Aleitamento materno em recém-nascidos com internação prolongada pós-parto: avaliação de um programa de estímulo. Campinas, Tese de Doutorado da Faculdade de Ciências Médica – UNICAMP, 1996. • FANAROFF, A.A. & cols. – The NICHD neonatal research net work: changes in practice and outcomes during the first 15 years. *Semin. Perinatol.*, 27:281, 2003. • FRIEDMAN, W.F. & cols. – The patent ductus arteriosus. *Clin. Perinatol.*, 5:411, 1978. • GARTNER, L.M. & cols. – Development of bilirubin transport and metabolism in the newborn Rhesus monkey. *J. Pediatr.*, 90:513, 1977. • GREGORY, G.A. & cols. – Treatment of idiopathic respiratory distress syndrome with continuous positive airway pressure. *N. Engl. J. Med.*, 284:1333, 1971. • HAMMERMAN, C. & KAPLAN, M. – Comparative tolerability of pharmacological treatment for patent ductus arteriosus. *Drug Saf*, 24:537, 2001. • HUDACK, B.B. & EGAN, E.A. – Impact of lung surfactant therapy on chronic lung disease in premature infants. *Clin. Perinatol.*, 19:591, 1992. • JACOB, J. & cols. – The contribution of PDA in the neonate with severe respiratory distress syndrome. *J. Pediatr.*, 96:79, 1980. • KALOSKE, A.M. & MUSEMECHE, C.A. – Necrotizing enterocolitis of the neonate. *Clin. Perinatol.*, 16:97, 1989. • KARP, W.B. – Biochemical alterations in neonatal hyperbilirubinemia and bilirubin encephalopathy: a review. *Pediatrics*, 64:361, 1979. • KAWADE, N. & ONISHI, S. – The prenatal and post-natal development of UDP-glucoronyl transferase activity toward bilirubin and the effect of premature birth on this activity in the human liver. *Biochen. J.*, 196:257, 1981. • KEMER Jr., J.A. – *Manual of Pediatric Parenteral Nutrition*. New York, John Wiley & Sons, 1983. • KINSEY, V.E. & cols. – PaO_2 levels and retrolental fibroplasia: a report of the cooperative study. *Pediatrics*, 60:655, 1977. • KIRBY, R.R. & cols. – Continuous flow ventilation as an alternative to assisted or controlled ventilation in infants. *Anesth. Analg.*, 51:871, 1971. • KLIEGMAN, R.M. & FANAROFF, A.A. – Necrotizing enterocolitis. *N. Engl. J. Med.*, 310:1093, 1984. • LEITE, M.G.C & FACCHINI, F.P. – Avaliação de dois esquemas de indicação de fototerapia em recém-nascidos com peso de nascimento menor que 2.000g. *J. Pediatr. (Rio de J.)*, 80:285, 2004. • LIGGINS, G.C. & HOWIE, R.N. – A controlled trial of acute partum glucocorticoid treatment for prevention of the respiratory distress syndrome in premature infant. *Pediatrics*, 50:515, 1972. • MARTINS Fº, J. – Crescimento intra-uterino. Campinas, Tese de Doutorado, Faculdade de Ciências Médicas – UNICAMP, 1972. • MEZZACAPPA, M.A.M.S. & cols. – Fototerapia: eficácia na profilaxia de hiperbilirrubinemia em recém-nascidos com pesos inferiores a 2.000g. *Rev. Paul. Pediatr.*, 8:13, 1990. • NEWELL, S.J. – Enteral feeding of the micropremie. *Clin. Perinatol.*, 27:221, 2000. • O'BRODOVICH, H.M. & MELLINS, R.B. – Bronchopulmonary dysplasia. *Am. Rev. Resp. Dis.*, 132:694, 1985. • PAPIERNIK, E. – Proposals for a programmed prevention policy of preterm birth. *Clin. Obstet. Gynecol.*, 27:614, 1984. • PAPIERNIK, E. – Preventing premature birth in frame proceedings of the 5th work Congress of Perinatal Medical; 2001 Sep 23 – 27, Barcelona – Spain Bologna: Monduzzi, 2001. • PESSOTO, M.A. – Aleitamento materno em recém-nascidos de muito baixo peso, Campinas, Dissertação de Mestrado, Faculdade de Ciências Médicas – UNICAMP –, 1997. • POMERANCE, J.J. & cols. – Cost of living for infant weighing 1000 grams or less at birth. *Pediatrics*, 61:908, 1978. • SHAPIRO, D.L. & NOTTER, R.H. – Controversies regarding surfactant replacement therapy. *Clin. Perinatol.*, 14:433, 1987. • SILVERMAN, W.A. & cols. – The influence of thermal environment upon the survival of newly born premature infants. *Pediatrics*, 22:876, 1958. • TAN, K.L. – The pattern of bilirubin response to phototherapy for hyperbilirubinemia. *Pediatr. Res.*, 16:670, 1982. • TARLY, T.J. & VOLPE, J.J. – Intraventricular hemorrhage in the premature infant. *Pediatr. Clin. North Am.*, 29:1077, 1982. • TRINDADE, C.E.P. & cols. – Avaliação da idade gestacional do recém-nascido pelo método de Dubowitz. *J. Pediatr. (Rio de J.)*, 44:226, 1978. • USHER, R. – The respiratory distress syndrome of prematurity. *Pediatr. Clin. North Am.*, 8:525, 1961. • VALAES, T. & HARVEY-WILKES, K. – Pharmacologic approaches to the prevention and treatment of neonatal hyperbilirubinemia. *Clin. Perinatol.*, 17:245, 1990. • VAZ, F.A.C. – Prematuridade: fatores etiológicos. *Pediatr. (São Paulo)*, 8:169, 1986. • VENTURA-JUNCA, P. & cols. – Impact of neonatal intensive care on neonate mortality in Chile. *Pediatrics*, 65:364, 1980. • VOLPE, J.J. – Intraventricular hemorrhage and brain injury in the premature infant: neuropathology and pathogenesis. *Clin. Perinatol.*, 16:361, 1989. • WATCHKO, J.F. & OSKI, F.A. – Bilirubin 20mg/dl = vigintiphobia. *Pediatrics*, 71:660, 1983.

130 Infecções na Unidade Neonatal

Sergio Daré Junior

Este capítulo será dedicado ao estudo breve das infecções na Unidade Neonatal, sendo desenvolvidas algumas questões e respostas como:

1. Quais os conceptos mais vulneráveis às infecções?
2. Quais as condições que favorecem as infecções na Unidade Neonatal?
3. Que medidas na prevenção e assistência podem ser tomadas?

INTRODUÇÃO

As infecções na Unidade Neonatal têm sido motivo de muita preocupação entre os médicos, os pais dos recém-nascidos e os administradores hospitalares. As infecções podem ser de origem viral, bacteriana ou fúngica e a manifestação pode ocorrer durante a internação ou após a alta. Os dados mostram que as infecções da corrente sangüínea são responsáveis pela maioria das infecções nosocomiais na Unidade de Terapia Intensiva Neonatal (UTIN). Os outros tipos de infecções nosocomiais envolvem trato respiratório, olhos, orelhas, nariz ou garganta, além da enterocolite necrotizante. Recém-nascidos de termo (RNT) podem desenvolver infecções primariamente cutâneas e de tecidos moles, como pústulas, onfalites e abscessos, além de gastroenterite bacteriana e conjuntivite.

Recém-nascidos de termo, em alojamento conjunto, com cuidados adequados e alimentados ao seio têm poucas chances de adquirir infecção. Os relatos das taxas de incidência de infecção em RNT variam de 0,6 a 1,7%. Nas UTIN, entretanto, o risco de infecções é cada vez maior devido ao aumento da sobrevida de recém-nascidos prematuros de muito baixo peso (< 1.500g). As taxas de incidência de infecções hospitalares neonatais em nosso meio têm variado de 9,3 a 25,6% e as infecções podem atingir cerca de 50% dos recém-nascidos com peso ao nascer inferior a 1.500g. Entre outros motivos, as infecções são devidas à necessidade de vários procedimentos invasivos e ao uso de antimicrobianos de largo espectro.

Em estudo de 807 nascimentos ocorridos em agosto e setembro de 1995 no Hospital Maternidade Leonor Mendes de Barros (HMLMB), a incidência de sepse foi de 57/1.000 nascidos vivos. Os fatores que encontramos associados a esse tipo de infecção neste estudo foram: baixo peso ao nascer; baixos índices de Apgar; menos de cinco consultas no pré-natal; infecção urinária materna, fisometria e bolsa rota por mais de 24 horas. A presença de infecção urinária materna resultou em risco três vezes maior de desenvolver sepse precoce. Entretanto, a presença de bolsa rota por mais de 24 horas aumentou em 15 vezes, e de fisometria, em 68 vezes o risco de o recém-nascido desenvolver sepse precoce. Atualmente, no HMLMB a taxa de infecção global na Unidade Neonatal é de 3,3%, e na UTIN, de 25%[1].

DEFINIÇÕES

Infecção hospitalar ou nosocomial é definida como qualquer infecção que não esteja presente ou em incubação na época em que o paciente seja admitido no hospital, sendo, portanto, adquirida durante a internação.

O ambiente de onde vêm os recém-nascidos geralmente é estéril, porém, ele está sujeito a infecções transmitidas pela mãe durante sua gestação ou pode adquiri-las após o nascimento. Do ponto de vista epidemiológico e de acordo com o CDC (Center for Disease Control – Atlanta, EUA, 1988), são consideradas infecções hospitalares ou nosocomiais no recém-nascido todas aquelas que apareçam após o nascimento, mesmo que tenham sido adquiridas no canal de parto. As exceções são as infecções transplacentárias e que se tornam evidentes logo após o parto (herpes simples, toxoplasmose, citomegalovírus, por exemplo). Uma portaria do Ministério da Saúde do Brasil, publicada em 13.05.1998, define: "As infecções nos recém-nascidos são hospitalares, com exceção das transmitidas de forma transplacentária e aquelas associadas à bolsa rota superior a 24h (vinte e quatro horas)".

Não há consenso entre os especialistas quanto às definições, daí grande diversidade de interpretações. Alguns especialistas preferem e têm utilizado uma divisão entre infecção hospitalar de origem materna ou precoce e de origem hospitalar tardia. As primeiras ocorrem nas primeiras 48 horas de vida do recém-nascido e considera-se que ocorram por agentes infecciosos de origem materna. As infecções hospitalares tardias ocorreriam após as 48 horas de vida, por agentes infecciosos adquiridos de fonte ambiental.

FATORES DE RISCO

Os sistemas de defesa do recém-nascido (RN), tanto locais como sistêmicos, apresentam-se diminuídos e vários são os fatores de risco para a sepse neonatal. Podemos citar fatores

---

[1] Fonte: CCIH do Hospital Maternidade Leonor Mendes de Barros.

maternos, como: baixo nível socioeconômico, cuidado pré-natal ruim, má nutrição e abuso de drogas; fatores **intraparto**, como: rotura prematura de membranas, febre materna, corioamnionite, trabalho de parto prolongado, parto prematuro e infecção do trato urinário materno; e fatores **neonatais**, como: baixo peso ao nascer, prematuridade, sexo masculino, asfixia, aspiração de mecônio, anomalias congênitas da pele e mucosas, desnutrição e estadia hospitalar prolongada.

Imunidade do recém-nascido – o recém-nascido tem pele fina, especialmente o prematuro, o que o torna vulnerável à invasão por microrganismos. Do ponto de vista imunológico, há várias alterações como reduções na reserva de precursores de granulócitos na medula óssea, na atividade de complemento sérico e na capacidade de produção de anticorpos contra antígenos polissacarídeos bacterianos. Durante os períodos de infecção, há consumo rápido de neutrófilos, e o recém-nascido, além de uma reserva limitada, apresenta dificuldade na sua reposição. Além disso, os granulócitos são deficientes na sua capacidade de se acumular nos locais de infecção. O sistema complemento também se encontra alterado. Estas deficiências, em conjunto, comprometem a imunidade neonatal inata.

Peso ao nascer – há relação inversa entre idade gestacional, peso ao nascer e risco de infecção nosocomial. Estima-se que o risco de adquirir infecção hospitalar aumenta em cerca de 3% para cada decréscimo de 500g de peso ao nascer. Baltimore (1998), citando Beck-Sague, refere que "enquanto que as doenças respiratórias, o uso de cateteres vasculares, a hiperalimentação parenteral e a ventilação assistida são todos fatores de risco para o desenvolvimento de infecção nosocomial no berçário, o baixo peso ao nascer é um fator de risco independente forte".

FONTES DE INFECÇÃO

O contato com as bactérias pode ocorrer por diversos modos: pela circulação placentária, líquido amniótico e canal de parto pelo lado materno. Além disso, outras fontes comuns são árvore respiratória, procedimentos invasivos e quebra da barreira cutânea, por exemplo.

As bactérias que normalmente colonizam a pele, as membranas mucosas e o trato gastrintestinal representam fator de proteção, uma barreira contra as bactérias patogênicas e fungos. Ocorre que o recém-nascido em UTIN ainda não desenvolveu esta flora normal protetora, e isso pode ser agravado pelo uso dos antibióticos, facilitando a colonização com bactérias multirresistentes.

Muitos recém-nascidos começam suas vidas pela UTI. Assim que nela se ingressam, são submetidos a verdadeiro "bombardeio" de procedimentos. Estima-se que em unidade de terapia intensiva o recém-nascido seja submetido a mais de 100 procedimentos por dia. São punções venosas para a instalação de soro e medicamentos; passagens de cateteres; aspirações das vias aéreas superiores e traquéia quando entubado; oxigenoterapia sob tenda ou capacete; ventilação mecânica; administração de nutrição parenteral e lipídeos por via intravenosa; coletas de materiais para exames; glicemias por fita várias vezes por dia; punções lombar e vesical; instalação de eletrodos e sensores de oxímetro de pulso; exame físico três ou mais vezes ao dia; fisioterapia; trocas de fraldas; mudança de decúbito. A lista é enorme e extremamente invasiva para o recém-nascido.

Crianças portadoras de anomalias congênitas, cardiopatias ou meningomieloceles têm risco mais elevado ainda, já que requerem internações hospitalares prolongadas, múltiplas cirurgias e terapia intensiva prolongada.

Os relatos de freqüência de uso referem que cerca de 75% dos RN admitidos na UTIN recebem antimicrobianos, o que provoca grande preocupação com a resistência aos antimicrobianos nas unidades neonatais. Estudo recente mostrou que 92% dos recém-nascidos com peso de nascimento inferior a 1.500g receberam antibiótico dentro das primeiras 48 horas de vida.

ETIOLOGIA

Os agentes mais freqüentes de origem materna são: estreptococo do grupo B, *E. coli*, *H. infuenzae*, gonococo, listéria, herpes simples tipo 2 e *Candida albicans*.

Cerca de 15 a 20% das mulheres são colonizadas com o estreptococo do grupo B no trato vaginal e de 40 a 70% de seus recém-nascidos serão colonizados.

Relatos indicam que os agentes gram-positivos são responsáveis por 70% das infecções tardias; os gram-negativos, por 18%; e os fungos, por 12%. O agente gram-positivo, principal causador de infecção nosocomial no RN, é o estafilococo. Os agentes mais comuns são: estafilococos coagulase-negativo (*S. epidermidis*), *S. aureus*, bacilos gram-negativos (*Klebsiella, Enterobacter cloacae, Serratia marcescens, E. coli, P. aeruginosa*) e fungos.

As infecções por fungos têm-se tornado mais comuns e estão associadas ao uso prolongado de antibióticos, entre outros. As espécies de *Candida* são as principais responsáveis.

Devemos lembrar, também, que infecções virais nosocomiais são comuns em recém-nascidos e podem ocorrer pelo vírus sincicial respiratório e o rotavírus, principalmente.

SINAIS E SINTOMAS DA INFECÇÃO

Os sintomas podem ocorrer de forma muito rápida, fulminante, ou aparecem de forma mais sutil. De modo geral, eles são inespecíficos e distribuem-se pelos diversos sistemas do organismo. Os achados clínicos são: apnéia, bradicardia, taquicardia, gemido, diminuição da perfusão periférica, instabilidade da temperatura, hipoatividade, letargia, irritabilidade, crises convulsivas, intolerância alimentar, distensão abdominal, vômitos, diarréia, palidez, icterícia, petéquias, entre outros. Nos exames laboratoriais encontramos neutropenia, desvio à esquerda, hipo ou hiperglicemia, distúrbios do sódio, distúrbios do equilíbrio acidobásico, plaquetopenia, entre outros.

TRATAMENTO

Consta de medidas de suporte, correção dos distúrbios hidroeletrolíticos, tratamento do choque, uso de drogas vasoativas, ventilação mecânica quando indicada, antibioticoterapia, imunoterapia de suporte e tratamento das doenças associadas.

MEDIDAS DE PREVENÇÃO

Semmelweis pode ter iniciado o controle da infecção hospitalar pelos seus estudos de transmissão nosocomial de sepse puerperal em 1861.

A prevenção das infecções nosocomiais baseia-se na lavagem cuidadosa das mãos, no uso das medidas de controle das infecções e no uso criterioso de antibióticos. A lavagem das mãos ainda é a medida mais simples e mais econômica para evitar a disseminação da infecção nosocomial. Por meio das mãos são transmitidos estafilococos, estreptococos, enterococos, *Candida*, bacilos gram-negativos, hepatite A, *Clostridium difficile*, entre outros. Este é um procedimento simples, porém, muito difícil de ser implantado. A recomendação feita é que sejam lavadas as mãos antes e após o manuseio do paciente. Uma unidade neonatal com excesso de pacientes e com relação funcionário/paciente abaixo dos padrões mínimos pode representar sério problema para a adesão a esse procedimento. É evidente que mesmo em um local com as condições ideais, se não houver processo de educação e percepção por parte dos profissionais de saúde da importância da lavagem cuidadosa das mãos, a transmissão da infecção manter-se-á inalterada. Assim, é fundamental que seja estabelecido no hospital um programa de controle de infecção com medidas que visem o estabelecimento de normas, educação e vigilância ativa, além de investigação dos surtos de infecção. Dentre as medidas gerais para o controle da infecção são importantes: a antissepsia das mãos, desinfecção/esterilização de materiais não-descartáveis, um programa de restrição de antibióticos e adequação da planta física e, por fim, o uso de precauções de isolamento de acordo com as normas estabelecidas.

Agradecimentos

À Dra. Glória Celeste V.R. Fernandes, do CCIH do Hospital Maternidade Leonor Mendes de Barros, pelo fornecimento de dados e sugestões ao capítulo.

Referências Bibliográficas

• ADAMS-CHAPMAN, I. & STOLL, B.J. – Prevention of nosocomial infections in the neonatal intensive care unit. *Curr. Opin. Pediatr.*, 14:157, 2002. • ASKIN, D.F. – Bacterial and fungal infections in the neonate. *J. Obstet. Gynecol. Neonatal Nurs.*, 24:635, 1995. • BALTIMORE, R.S. – Neonatal nosocomial infections. *Semin. Perinatol.*, 22:25, 1998. • DIECKAUS, K.D. & COOPER, B.W. – Infection control concepts in critical care. *Crit. Care Clin.*, 14:55, 1998. • GARNER, J.S. & cols. – CDC definitions for nosocomial infections. *Am. J. Infect. Control*, 16:128, 1988. • GAYNES, R.P. & cols. – Nosocomial infections among infants in high-risk nurseries in the United States. *Pediatrics*, 98:357, 1996. • HUDOME, S.M. & FISHER, M.C. – Nosocomial infections in the neonatal intensive care unit. *Curr. Opin. Infect. Dis.*, 14:303, 2001. • KAFTAN, H. & KINNEY, J.S. – Early onset neonatal bacterial infections. *Semin. Perinatol.*, 22:15, 1998. • KONKEWICZ, L.R. – Definição de Infecção Hospitalar em Neonatologia. **In.**: Richtmann, R. Diagnóstico e Prevenção de Infecção Hospitalar em Neonatologia. São Paulo, Associação Paulista de Estudos e Controle de Infecção Hospitalar, 2002. • MINISTÉRIO DA SAÚDE – Portaria nº 2.616. Diário Oficial da União de 13.05.1998, nº 89, p. 133. • MUSSI-PINHATA, M.M. & NASCIMENTO, S.D. – Infecções neonatais hospitalares. *J. Pediatr.* (Rio de Janeiro), 77(Suppl. 1): S81, 2001. • PERON, A.C. & cols. – Sepse neonatal precoce – fatores maternos e fetais associados. *Pediatria Atual*, 10:17, 1997. • SCHELONKA, R.L. & INFANTE, A.J. – Neonatal immunology. *Semin. Perinatol.*, 22:2, 1998.

131 Parto Prematuro Terapêutico

Bussâmara Neme

Durante o transcorrer do terceiro trimestre da gestação podem surgir situações de risco materno e, particularmente, fetal que impõem conduta intervencionista, visando interromper a evolução da prenhez. Trata-se de proceder ao chamado parto prematuro terapêutico, cuja resolução poderá ser ultimada pelas vias vaginal (indução do parto) e/ou abdominal (cesárea).

Nessas circunstâncias, dois parâmetros principais, relacionados ao concepto, devem ser considerados em função da conduta a ser tomada: a maturidade e a vitalidade fetais. Ao ponderar sobre os riscos e os benefícios da assistência a ser prodigalizada em tais situações, o tocólogo defronta-se com a seguinte problemática: se é verdade que a extração prematura do concepto o exime do risco da morte intra-uterina e/ou de seqüelas tardias, também é, igualmente verdade, que essa medida pode associar-se com sua morte extra-uterina e/ou seqüelas tardias por imaturidade orgânica.

Daí, sempre que ocorrem tais situações conflitantes, surge o interesse de serem consideradas e balanceadas a maturidade e a vitalidade fetais, de cuja apreciação resultará a atitude assistencial a ser praticada.

Nesse particular, importa, ainda, ser lembrado que na resolução desses casos, além da via de parto a ser elegida, o tocólogo deverá louvar-se da colaboração do neonatologista, que, em função de sua experiência e das condições materiais do seu berçário, opinará, também, sobre o momento oportuno para se realizar o parto prematuro terapêutico.

Nos Capítulos 132 e 133 são referidas as metodologias mais utilizadas para avaliar a maturidade e a idade gestacional e a vitalidade fetal, respectivamente.

132 Avaliação da Maturidade Fetal

Seizo Miyadahira

INTRODUÇÃO

O feto atinge a maturidade plena ao completar 37 semanas, quando é excepcional a ocorrência da síndrome das membranas hialinas (SMH) do recém-nascido (RN). A partir dessa idade gestacional, considera-se o feto de termo, isto é, maduro. Já a maturidade pulmonar do feto ocorre em torno da 35ª semana de gestação, permitindo, nessa fase, sua sobrevivência no ambiente extra-uterino (Zugaib e Cha, 1986).

A prematuridade espontânea e a terapêutica atingem, ainda, cifras altas em todo o mundo. Em Serviços terciários de atenção à Saúde Materno-infantil, como o Hospital das Clínicas da FMUSP, ela atinge taxas de 22%, sendo, destes, 50% terapêuticos (Bittar, 2003). Indubitavelmente, as complicações neonatais decorrentes disso representam um grande ônus, tanto financeiro quanto à saúde do recém-nascido (RN), apesar de a tecnologia oferecer muitas opções para combater os prejuízos provocados pela imaturidade fetal. Dessa forma, a displasia broncopulmonar, a persistência do ducto arterial e a hemorragia intraventricular persistem a embaraçar o porvir neonatal (Jobe, 1989).

Grandes investimentos têm sido despendidos para se evitar a prematuridade espontânea, por meio de métodos diagnósticos precoces aplicados de rotina na assistência pré-natal, seguidos de medidas terapêuticas preventivas nos casos de risco. Entretanto, na prematuridade terapêutica, os esforços encetados parecem não atingir os resultados almejados em virtude da relativa ineficácia do tratamento clínico administrado às gestantes portadoras de doenças responsáveis pelas altas taxas de prematuridade acima relatadas. Nesses casos, a antecipação do parto ainda é inevitável para a preservação da saúde materna e para os interesses fetais.

A imprecisão na estimativa da idade gestacional é freqüente, especialmente nas classes sociais menos favorecidas, por uma série de circunstâncias que motivam a aplicação da propedêutica específica para sugerir o momento da interrupção da gestação. Nesses casos, a indicação do parto prematuro terapêutico deve ser, então, precedida de procedimentos mais elaborados para a certificação da idade gestacional e da maturidade pulmonar fetal.

Entretanto, as pacientes que iniciam a assistência pré-natal precocemente podem beneficiar-se de estruturas de saúde mais adequadas e usufruir de métodos precisos para a estimativa da idade gestacional, tal como a ultra-sonografia de primeiro trimestre e, dessa maneira, facilitar a tarefa do médico em eventuais indicações do parto terapêutico em fases precoces da gestação (Owen e Patel, 1995; Sabbagha e cols., 1982).

Isso é particularmente importante em mulheres portadoras de doenças que causam a insuficiência placentária.

O advento de métodos para a aceleração da maturidade pulmonar fetal constitui, também, um grande avanço para a diminuição das complicações neonatais. A corticoterapia materna aplicada de maneira correta até a 34ª semana é extraordinariamente benéfica (Bishop, 1981; Liggins, 1994). No entanto, em idades gestacionais mais avançadas e inferior a 37 semanas, é desejável que o parto terapêutico ocorra com plena maturidade pulmonar fetal, o que é factível, já que várias doenças maternas constituem fatores de aceleração da maturidade pulmonar (hipertensão arterial, insuficiência placentária, restrição do crescimento fetal etc. (Knutzen e Davey, 1977).

Em outras condições patológicas, como o diabetes, que, da mesma forma, freqüentemente requerem interrupção na prematuridade, há retardamento na maturação fetal (Tyden e cols., 1986; Piazze e cols., 1999).

INDICAÇÕES CLÍNICAS PARA A AVALIAÇÃO DA MATURIDADE FETAL

Em virtude de os avanços da propedêutica fetal e seu uso muito preciso, as indicações clínicas para a avaliação da maturidade fetal estreitam-se progressivamente, tornando-se quase uma exceção, mesmo em serviços de atenção terciária, em gestações de alto risco.

As indicações para a realização dos testes de avaliação da maturidade fetal estão temporalmente relacionadas com o momento da interrupção da gestação nas seguintes situações:

a) Idade gestacional desconhecida
  - Sangramentos de primeiro trimestre.
  - Aleitamento.
  - Ciclos irregulares (espaniomenorréicos).
  - Gestação após uso de contracepção hormonal.
b) Neoplasia maligna materna
  - Necessidade de terapêutica complementar com certa urgência: pacientes que necessitam de quimioterapia, por exemplo.
c) Doenças maternas graves
  - Hipertensão arterial complicada: hipertensão crônica com pré-eclâmpsia superajuntada, hipertensão grave não-controlável, instável.
  - Cardiopatias graves: cianóticas, com hipertensão pulmonar etc.
d) Restrição do crescimento fetal (RCF)
  - Nos casos de RCF grave, crescimento abaixo do percentil 3.
e) Insuficiência placentária grave (dopplervelocimetria das artérias umbilicais muito alteradas, como diástole zero ou reversa):
  - Após a viabilidade fetal.
  - Idade gestacional: inferior a 34 semanas.
f) *Diabetes mellitus*:
  - Controle glicêmico difícil.
  - Doença avançada.
g) Doenças consuntivas graves
  - AIDS.
  - Infecções graves.
  - Neuropatias graves.

MÉTODOS DE AVALIAÇÃO DA MATURIDADE FETAL

Os principais métodos propedêuticos disponíveis na avaliação da maturidade fetal são:

1. Métodos clínicos

2. Métodos laboratoriais (estudo do líquido amniótico)
   a) biofísica;
   b) bioquímica;
   c) citologia.
3. Métodos biofísicos
   a) amnioscopia;
   b) espectrofotometria;
   c) radiologia;
   d) ultra-sonografia.

MÉTODOS CLÍNICOS

Considerando-se que a provável maturidade pulmonar fetal em gestantes normais está presente a partir da 35ª semana, os métodos clínicos permitem a obtenção de dados úteis porque se prestam a estimar a idade gestacional (Zugaib e Cha, 1986).

Os métodos mais utilizados são:

a) Data da última menstruação.
b) Ausculta dos batimentos cardíacos do feto.
c) Percepção da movimentação fetal.
d) Mensuração da altura uterina.

Os três últimos são fragilizados pela obesidade materna, macrossomia fetal, alteração do volume do líquido amniótico (LA) e prenhez múltipla.

Tradicionalmente, a data da última menstruação em mulheres com ciclos menstruais regulares, sem uso de anovulatório, representa dado importante para avaliar a data provável do parto pela regra de Näegele. Porém, é importante distinguir a última menstruação de eventuais sangramentos do início da gestação.

O sonar Doppler permite a ausculta a partir da 10ª semana de gestação, mas o estetoscópio de Pinard permite a ausculta do batimento cardíaco fetal somente a partir da 20ª semana.

A percepção da movimentação fetal ocorre entre 16ª e a 20ª semana.

O crescimento do útero é proporcional à idade gestacional e a partir da 28ª semana o útero cresce 0,9cm por semana de gestação até o termo.

MÉTODOS LABORATORIAIS

Características físicas do líquido amniótico

O LA apresenta-se inicialmente amarelado, tornando-se claro e límpido da 28ª até a 32ª semana, quando começa a apresentar grumos em quantidade crescente. Adquire aspecto opalescente, com grande quantidade de grumos a partir da 38ª semana, traduzindo maturidade fetal.

Bioquímica

Creatinina – surge no LA na primeira metade da gestação por meio de difusão simples da pele fetal, cordão umbilical e âmnio. Com o evoluir da gestação, ocorre a queratinização da pele fetal e o rim torna-se a fonte principal. Pitikin e Zwirek (1967) determinaram que valores de 2mg/dl ou mais de creatinina se relacionam com maturidade fetal e gestação de 37 semanas ou mais. Posteriormente, foi introduzida a relação entre a creatinina no LA e soro materno, tendo como índice de maturidade valores > 2. Essa relação visa diminuir eventuais influências da massa muscular fetal e da creatinina materna que podem influenciar no nível de creatinina do LA.

Fosfolipídeos pulmonares – a sobrevida dos RN prematuros depende em grande parte do grau de maturidade pulmonar. Uma função pulmonar satisfatória requer desenvolvimento anatômico adequado da árvore respiratória, troca gasosa e presença de quantidade suficiente de surfactante para manter a estabilidade alveolar, além de uma função neuromuscular e controle respiratório suficiente para suportar o esforço ventilatório.

O surfactante é produzido e secretado pelo pneumócito tipo II. A função do surfactante em manter a estabilidade alveolar durante a respiração é dependente da composição dos fosfolipídeos e seu perfeito equilíbrio. O complexo surfactante pulmonar que mantém a estabilidade alveolar é uma mistura de 80 a 90% de lipídeos e 10 a 20% de proteínas (Jobe, 1984).

Os lipídeos são constituídos, em sua maior parte, por fosfolipídeos, e 78% desses constituem-se de fosfatidilcolina (FC) ou lecitina, sendo que 45% desta lecitina apresenta-se duplamente saturada pelo ácido palmítico, constituindo a dipalmitoil-fosfatidilcolina ou dipalmitoil-lecitina, que é o principal surfactante pulmonar. Seguem-se em ordem de importância o fosfatidilglicerol (FG) com 9%, fosfatidilinositol (FI) com 4%, fosfatidiletanolamina (FE) com 5% e outros com 4%.

A maturidade pulmonar ocorre a partir da 34ª semana, porém, a experiência clínica mostra que, ocasionalmente, os RN com 25 semanas podem sobreviver adequadamente, mostrando maturidade acelerada.

Existem diversas substâncias que ajudam na síntese e na secreção dos surfactantes, tais como: corticóides, aminofilina, estimulantes beta-adrenérgicos, tiroxina, prolactina, estrógeno, TRH, análogos do TRH.

Outro fator que deve ser lembrado é que diversas patologias associadas à gestação também podem contribuir para o aceleramento da maturidade fetal, sendo as mais conhecidas: hipertensão arterial crônica, pré-eclâmpsia grave, infarto placentário, rotura prolongada de membranas ovulares, restrição de crescimento intra-uterino, doença cardiovascular e hemoglobinopatias.

Alguns trabalhos (Rooney e Wai-Lee, 1977; Bland e McMillan, 1979) experimentais demonstraram que o trabalho de parto diminui o conteúdo de água do pulmão e estimula a produção e a secreção do surfactante pulmonar. A presença das contrações uterinas do trabalho de parto são importantes para fornecer a adequação do surfactante pulmonar à vida extra-uterina.

Relação lecitina-esfingomielina (L/E) – Gluck e cols. (1971), estabeleceram que a relação L/E > 2 se associa com baixo risco de SMH. A esfingomielina é um fosfolipídeo presente no LA não relacionado com a maturidade pulmonar, cuja concentração vai diminuindo progressivamente da 32ª semana até o termo, enquanto com a lecitina ocorre o contrário, permitindo uma relação muito útil para prever a possibilidade de SMH (Gráfico I-2).

A técnica original descrita por Gluck e cols. (1971), foi modificada por vários pesquisadores, devendo cada serviço estabelecer seu padrão de maturidade pulmonar fetal, porém, vários aspectos pré-analíticos permanecem em discussão.

Os problemas que influem antes da análise são:

1. quantidade variável de surfactante obtido dependendo do local da coleta do LA pela amniocentese;
2. efeitos da contaminação com sangue, mecônio e secreção vaginal; e
3. perda do fosfolipídeo por ocasião do preparo do material por excesso de centrifugação.

Os problemas encontrados durante a análise são:

1. tempo e tipo de armazenamento do material analisado;
2. dificuldade na técnica de cromatografia em placa;
3. discussão quanto ao tipo de solvente e como fazer a leitura do resultado; e
4. se a precipitação com a acetona gelada deve ou não ser tempo obrigatório no preparo do LA.

Brown e cols. (1982), após extensa revisão da literatura, mostraram que a especificidade do método é excelente (87 a 100%), porém, a sensibilidade é muito variável (4 a 96%). Chapman e Herbert (1984) mostraram que a relação L/E > 2 tem valor preditivo para a maturidade pulmonar fetal de 98,6%, enquanto os valores < 2 apresentam valor preditivo para SMH de apenas 33%.

Existe controvérsia quanto à validade da relação L/E em gestantes diabéticas, quando podemos ter resultados falso-positivos, porém, atualmente, consideramos a diabética controlada como uma gestante normal e a relação L/E deve ser valorizada, pois a maturação pulmonar e fetal ocorreria normalmente nessas circunstâncias.

Perfil pulmonar – Kulovich e cols. (1979) elaboraram o perfil pulmonar que inclui a relação L/E, a porcentagem de FC saturada e a presença de FG e FI, conseguindo um melhor valor preditivo da ocorrência da SMH.

O estudo de fosfolipídeos pulmonares mostrou a importância de dois outros fosfolipídeos, o FG e FI, que juntamente com a FC contribui para uma melhor adequação da fisiologia respiratória dos RN. O FG passa a ser detectado no LA de gestantes normais a partir da 37ª semana, estando presente no tecido pulmonar e no surfactante, podendo com isso ser dosado no LA contaminado por sangue, mecônio ou colhido por via vaginal dos casos de rotura de membranas ovulares. O FI eleva-se no LA antes do aparecimento do FG e da relação L/E de 2 ou mais, e sua presença em altas concentrações é indicativa de maturidade fetal e baixo risco de SMH.

A realização do perfil pulmonar e da relação L/E demanda tempo pela necessidade de cromatografia e de laboratório especializado, fato que levou ao desenvolvimento de técnicas diferentes, como a utilização de anticorpos específicos para o FG por meio do teste de aglutinação realizado em 15 minutos (Amniostat FLM) e dosagens enzimáticas.

Teste de Clements – a necessidade de testes mais rápidos e de bom valor preditivo levou Clements e cols. (1972) a proporem um teste rápido, simples e seguro para avaliar a maturidade pulmonar fetal.

Esse teste fundamenta-se na habilidade de o surfactante pulmonar formar uma superfície estável que pode assegurar a permanência de uma bolha intacta por tempo prolongado. Existem outras substâncias presentes no LA, como proteínas, sais biliares ou sais de ácidos graxos livres que também formam bolhas estáveis e podem ser excluídas pela presença do etanol a 47,5%.

Deve-se ter cuidado especial na técnica de realizar o teste para evitar resultados duvidosos ou falsos que podem comprometer o resultado perinatal.

a) O álcool a 95% deve ser preparado adicionando-se 10ml de água destilada a 190ml de etanol absoluto, devendo o frasco permanecer fechado durante o armazenamento.
b) Os tubos devem ser limpos, sem detergente, soro ou fluidos biológicos que possam produzir espuma, assim como as rolhas de borracha devem estar limpas e isentas de impurezas.
c) O diâmetro interno dos tubos deve ser de 8 a 14mm, pois os resultados são compatíveis entre si.
d) O LA deve ser analisado na primeira hora de coleta ou permanecer refrigerado a 5° C até ser testado.

Na Clínica Obstétrica do Hospital das Clínicas da FMUSP (Kondo, 1997), em vez de cinco tubos descritos originalmente, utiliza-se somente três tubos (14 x 100mm) com 1, 0,75 e 0,5ml de LA completado para 1ml com soro fisiológico. Acrescenta-se 1ml de etanol a 95%, tampa-se com rolha de borracha, agita-se rigorosamente por 15 segundos e faz-se a leitura após 15 minutos.

A presença de bolhas em toda a volta do tubo caracteriza que é positivo, sendo o teste positivo quando todos os tubos apresentam bolhas, teste negativo quando há ausência de bolhas e teste intermediário nas condições restantes (Fig. I-138).

O teste de Clements não apresenta resultados falso-positivos e tem 8 a 10% de resultados falso-negativos.

Os LA contaminados com sangue ou mecônio que exibem resultados negativos podem ser valorizados e, quando positivos, devem ser interpretados como falso-positivos.

Citologia

Citologia com azul-de-nilo – Krittrich, 1963 (apud Kondo, 1997), utilizou pela primeira vez a técnica da coloração do LA com o sulfato azul-de-nilo para identificar células fetais na rotura prematura de membranas ovulares.

Brosens e Gordon (1966) introduziram o método na prática clínica para avaliar a maturidade fetal. A técnica consiste na mistura de uma gota de LA e uma gota de sulfato azul-de-nilo a 0,1% em lâmina limpa, homogeneização, ligeiro aquecimento e leitura em microscópio óptico. Contam-se 500 células estabelecendo-se o percentual entre as células orangiófilas e as azuis que aparecem nos campos.

Admite-se que as células orangiófilas sejam originárias da esfoliação da pele fetal recoberta por gordura produzida pelas glândulas sebáceas, sendo, portanto, um método para avaliar a maturidade funcional da pele.

A contagem de células orangiófilas maior que 10% indica feto maduro. A contagem entre 5 e 10% e a presença de gotículas de gordura livre sugerem teste falso-negativo, contribuindo para diminuir o índice de falso-negativos, que oscila ao redor de 15%.

Na insuficiência placentária grave, como nos casos que evoluem com diástole zero ou reversa à dopplervelocimetria das artérias umbilicais, a maturidade fetal pode ocorrer tão precocemente quanto com 28-30 semanas (Nomura e cols., 200_).

Citologia com lugol – a citologia com lugol forte foi desenvolvida por Krasnoschcoff, baseando-se na propriedade de o lugol corar em castanho-escuro as células do LA ricas em glicogênio, que são denominadas células lugol-positivas.

O percentual de células lugol-positivas diminui à medida que ocorre a maturidade fetal, e um valor menor que 4% correlaciona-se com maturidade fetal em 89% das avaliações. A metodologia é semelhante à citologia com azul-de-nilo.

Corpúsculos lamelares – são estruturas dispostas em camadas concêntricas com tamanho semelhante ao das plaquetas. São produzidos pelos pneumócitos do tipo II e compostos por fosfolipídeos (Duck-Chong, 1979). A contagem desses corpúsculos é efetuada pelos aparelhos que aferem as plaquetas na hematologia. O ponto de corte para a maturidade pulmonar fetal é, para a maioria dos pesquisadores, de 50.000 corpúsculos/ml. Abaixo de 15.000, a imaturidade pulmonar fetal é mais provável (Fakhoury e cols., 1994; Neerhof e cols., 2001).

MÉTODOS BIOFÍSICOS

Amnioscopia

A amnioscopia é um procedimento praticamente inócuo e teve grande divulgação a partir dos trabalhos pioneiros de Saling, em 1966. Para realizá-la, é necessário cervicodilatação de 1cm ou mais, dependendo do modelo de amnioscópio utilizado. O objetivo é visualizar através das membranas amnióticas a cor e o aspecto do LA, além da presença ou ausência de grumos.

Espectrofotometria

O uso da espectrofotometria do LA para avaliar a maturidade fetal desenvolveu-se em conseqüência dos estudos da eritroblastose fetal. Sbarra e cols. (1977) aplicam a espectrofotometria para avaliar a maturidade pulmonar fetal com densidade óptica de 650nm e leituras acima de 0,150, que se relacionam com relação L/E = 2 em 98% dos casos. Existem muitos fatores de erro, relacionados a refrigeração prolongada, centrifugação exagerada, rotação inadequada e LA contaminado.

Radiologia

A necessidade de expor o feto à radiação e seus possíveis efeitos adversos motivaram o abandono do método, embora muito utilizado no passado. Sua principal utilidade foi para avaliar os ossos longos fetais, procurando-se identificar a epífise distal do fêmur que surge a partir da 32ª semana, estando quase sempre presente ao termo da gestação. A epífise proximal da tíbia raramente surge antes da 36ª semana, sendo encontrada em apenas 50 a 70% das gestações de termo.

A maturidade fetal é duvidosa na ausência da epífise distal do fêmur, porém, a presença da epífise proximal da tíbia torna a maturidade muito provável.

Ultra-sonografia

A ultra-sonografia constitui-se no método mais seletivo para avaliar a idade gestacional fetal e provável maturidade fetal. Os principais parâmetros utilizados são:

Comprimento cabeça/nádega (CCN) – é o maior comprimento do embrião, apresenta uma margem de erro de três a cinco dias em medidas realizadas no primeiro trimestre.

Diâmetro biparietal (DBP) – entre a 14ª e a 26ª semana o DBP calcula-se a idade gestacional com margem de erro de sete a 11 dias; vários autores tentam correlacionar o tamanho do DBP com relação L/E e determinar a maturidade fetal a partir dessa correlação, porém, os resultados são muito controversos, devido a inúmeras variáveis que devem ser consideradas.

Núcleos de ossificação – a visualização e a medida dos núcleos de ossificação dos ossos longos, como epífise distal do fêmur, epífises proximais da tíbia e do úmero, têm sido correlacionadas com a relação L/E e maturidade fetal, podendo servir como mais um parâmetro na avaliação do feto.

Grumos no LA – a descrição de partículas múltiplas com densidade linear entre 1 e 5mm de comprimento, suspensas no LA, indicariam a presença de grupos e maturidade fetal.

Pulmão fetal – a ecogenicidade do pulmão fetal eleva-se com a maturidade devido ao aumento de interfaces acústicas provindas do aumento do número de alvéolos. Isto seria mais bem avaliado pela relação entre a ecogenicidade do fígado/pulmão, havendo maturidade pulmonar fetal quando a ecogenicidade do pulmão for maior que a do fígado.

Maturidade placentária – os estudos de Grannum e cols. (1979) resultaram na classificação dos aspectos ultra-sonográficos da placenta em graus 0, I, II e III, representando a evolução da maturação placentária e da maturidade fetal. Demonstrou-se que em gestações normais o grau I está associado com 65% de maturidade pulmonar fetal; o grau II; com 87%; e o grau III, com 100% (Tabela VI-19a).

Tabela VI-19a – Classificação da maturidade placentária conforme Grannum (1979).

Grau 0 – a placenta é homogênea, a placa coriônica é lisa e há ausência de sinais de calcificação
Grau I – placenta com placa coriônica ondulada, apresentando calcificações esparsas intraplacentárias, principalmente na camada basal
Grau II – placenta que apresenta placa basal calcificada porções septais parcialmente calcificadas
Grau III – quando a calcificação ocorre em todo o compartimento lobar, determinando uma imagem em anel

CONCLUSÃO

Os testes de avaliação de maturidade fetal sofrem influência da coleta e armazenamento do LA, volume e dinâmica do LA, contaminação com sangue ou mecônio e da técnica utilizada na sua realização. Os resultados falso-positivos são excepcionais e o índice de falso-negativos oscila entre 8 e 40%, indicando que ainda não existe um teste perfeito para a avaliação da maturidade fetal, tornando imperiosa a associação de testes para uma avaliação fetal correta.

O avanço da perinatologia e dos estudos da fisiologia fetal tornou claro que vários órgãos e sistemas fetais têm seu desenvolvimento afetado por inúmeras condições patológicas maternas e/ou pelo uso de determinadas drogas durante a gestação. O obstetra deve procurar identificar e utilizar os fatores de aceleramento da maturidade fetal presentes em cada gestação, buscando o benefício do produto conceptual e evitando o máximo a ocorrência da SMH.

É importante alertar que em RN prematuros ou com maturidade intermediária a presença de hipotermia ou asfixia intraparto pode ser um fator desencadeante da SMH, devendo o obstetra evitar esses acontecimentos por ocasião do parto.

Na Clínica Obstétrica do Hospital das Clínicas da FMUSP (Kondo, 1997), procura-se utilizar vários métodos associados, iniciando-se com boa avaliação clínica através da data da última menstruação e um exame obstétrico detalhado aliado à ultra-sonografia seriada e o estudo do LA mediante a realização da citologia com sulfato azul-de-nilo a 0,1% e teste de Clements.

Adota-se, na Clínica Obstétrica do Hospital das Clínicas da FMUSP, a seguinte classificação de maturidade:

Feto maduro – células orangiófilas maior ou igual a 10% e/ou teste de Clements positivo nos três tubos.

Feto intermediário – células orangiófilas entre 5 e 9% e/ou teste de Clements positivo até o segundo tubo.

Feto imaturo – células orangiófilas menor que 5% e/ou teste de Clements positivo no primeiro tubo ou negativo.

Na presença de feto imaturo, realizamos nova avaliação em duas a três semanas, e no caso de feto intermediário, em cinco a sete dias. A presença de gordura livre é forte indicativo de maturidade fetal, devendo ser amplamente valorizada nos fetos intermediários. Com a utilização desses exames, temos uma baixa incidência de SMH na unidade neonatal, refletindo uma boa sensibilidade e especificidade dos métodos empregados quando analisados em conjunto.

Referências Bibliográficas

• BISHOP, E.H. – Acceleration of fetal pulmonary maturity. *Obstet. Gynecol.*, 58:48S, 1981. • BITTAR, R. – Prematuridade: aspectos preventivos. In: Zugaib, M. & Bittar, R.E. (ed.) *Protocolos Assistenciais da Clínica Obstétrica da FMUSP*. São Paulo: Atheneu, 2003. • BLAND, R.B. & McMILLAN, D.D. – Labor decreases the lung water content of newborn rabbits. *Am. J. Obstet. Gynecol.*, 135:364, 1979. • BROSENS, I.G. & GORDON, C. – The estimation of maturity by cytological examination of the liquor amnii. *J. Obstet. Gynaecol. Br. Cwth.*, 73:88, 1966. • BROWN, L.M.; DUCK-CHONG, C.G. & HENSLEY, W.J. – Improved procedure for lecithin/sphingomyelin ratio in amniotic fluid reduces false predictions of lung immaturity. *Clin. Chem.*, 28:344, 1982. • CHAPMAN, J.H. & HERBERT, W.N.P. – The laboratory evaluation of lung maturity. *Bull. Lab. Med.*, 1, 1984. • CLEMENTS, J.P. & cols. – Assessment of risk respiratory distress syndrome by a rapid test for surfactant in amniotic fluid. *N. Engl. J. Med.*, 286:1077, 1972. • DUCK-CHONG, C.G. – Lamellar body phospholipid content of amniotic fluid: a possible index of fetal lung maturity. *Ann. Clin. Biochem.*, 16:191, 1979. • FAKHOURY, G. & cols. – Lamellar body concentrations and the prediction of fetal pulmonary maturity. *Am. J. Obstet. Gynecol.*, 170:72, 1994. • GLUCK, L.K. & cols. – Diagnosis of the respiratory distress syndrome by amniocentesis. *Am. J. Obstet. Gynecol.*, 109:440, 1971. • GRANNUM, P.A.; BERKOWITZ, R.L. & HOBBINS, J.C. – The ultrasonic changes in the maturing placenta and their relation to fetal pulmonic maturity. *Am. J. Obstet. Gynecol.*, 133:915, 1979. • JOBE, A. – Fetal lung maturation and respiratory distress syndrome. In: Beard, R.N. (ed.) *Fetal Physiology and Medicine: The Basis of Perinatology*. New York, Marcel Dekker, 1984. • JOBE, A. – Amniotic fluid tests of fetal maturity. In: Company, W.S. (ed.) *Maternal Fetal Medicine Principles and Practice*. 1989. • KNUTZEN, V.K. & DAVEY, D.A. – Hypertension in pregnancy and perinatal mortality. *S. Afr. Med. J.*, 51:675, 1977. • KONDO, M.M. – Maturidade fetal. In: Zugaib, M.B. & Bittar, R.E. (eds.) *Protocolos Assistenciais da Clínica Obstétrica da FMUSP*. São Paulo, Atheneu, 1997. • KULOVICH, M.V. & GLUCK, L. – The lung profile II complicated pregnancy. *Am. J. Obstet. Gynecol.*, 135:64, 1979. • LIGGINS, G.C. – Fetal lung maturation. *Aust. N. Z. J. Obstet. Gynaecol.*, 34:247, 1994. • NEERHOF, M.G. & cols. – Lamellar body counts: a consensus on protocol. *Obstet. Gynecol.*, 97:318, 2001. • NOMURA, R.M. & cols. – Avaliação da maturidade fetal em gestações de alto risco: análise dos resultados de acordo com a idade gestacional. *Rev. Ass. Med. Bras.*, 47:346, 2001. • OWEN, P. & PATEL, N. – Prevention of preterm birth. *Baill. Clin. Obstet. Gynaecol.*, 9:465, 1995. • PIAZZE, J.J. & cols. – Fetal lung maturity in pregnancies complicated by insulin-dependent and gestational diabetes: a matched cohort study. *Eur. J. Obstet. Gynecol. Reprod. Biol.*, 83:145, 1999. • PITIKIN, R.Z. & ZWIREK, S.J. – Amniotic fluid creatinine. *Am. J. Obstet. Gynecol.*, 98:1135, 1967. • ROONEY, A.G. & WAI-LEE, T.S. – Stimulation of surfactant production by oxytocin induced labor in the rabbit. *J. Clin. Invest.*, 60:754, 1977. • SABBAGHA, R.E.; TAMURA, R.K. & SOCOL, M.L. – The use of ultrasound in obstetrics. *Clin. Obstet. Gynecol.*, 25:735, 1982. • SALING, E. – Amnioscopy. *Clin. Obstet. Gynecol.*, 9:472, 1966. • SBARRA, A.M.; MICHLEWITZ, H. & SELVARAJ, R.J. – Relation between optical density at 650 nm L/S ratio. *Obstet. Gynecol.*, 50:723, 1977. • TYDEN, O.; ERIKSSON, U.J. & BERNE, C. – Fetal lung maturation in diabetic pregnancy. *Acta Endocrinol. Suppl. (Copenh)*, 277:101, 1986. • WEISS, D.B. & cols. – Ossification centers as evidence of fetal lung maturity. *Int. J. Gynaecol. Obstet.*, 14:425, 1976. • ZUGAIB, M. & CHA, S.C. – Pulmão fetal. In: Zugaib, M. & Kanas, M. (ed.) *Fisiologia Fetal Aplicada*. São Paulo, Livraria Roca, 1986.

133 Avaliação da Vitalidade Fetal

Seizo Miyadahira
Marcelo Zugaib

INTRODUÇÃO

A avaliação da vitalidade fetal deve ser analisada e praticada no contexto atual considerando-se as notáveis mudanças no cenário obstétrico decorrentes das inovações tecnológicas, do advento da medicina materno-fetal e das conquistas sociais e, também, contemplar os novos hábitos que permeiam o comportamento humano nas ações voltadas à saúde, destacando-se a relação médico-paciente.

A propedêutica materno-fetal, à par de preceituar elaboração complexa, tornou-se muito precisa e, além do diagnóstico de numerosas situações patológicas, possibilitou o conhecimento da fisiopatologia envolvida. Como conseqüência, desponta um novo dimensionamento no conceito do cuidar no âmbito da Obstetrícia (Miyadahira, 1998), com a inclusão de novos conceitos nos protocolos de conduta, em todo o período gestacional (Miyadahira, 2001).

As mudanças sociais, as quais surgiram para o preenchimento de lacunas relacionadas ao atendimento de pacientes, devem ser incorporadas como variáveis inalienáveis e inconfundíveis porque se inserem, nessa composição, para harmonizar as questões humanitárias vinculadas à área de saúde. Nessa vertente, o diálogo médico/paciente encontra suporte e emerge fortalecido para o cumprimento dos preceitos das regras sociais, emanadas dos códigos específicos, os quais estabelecem de forma clara as questões relacionadas aos direitos e aos deveres, conforme profere Fortes (1998).

A maternidade adquire um arcabouço moderno, apesar de que ainda permaneça inundada de mitos e crendices. Assim, a díade mãe-filho requer um enfoque muito distinto em relação ao passado recente porque existe um grande leque de possibilidades diagnósticas nas abordagens da unidade mãe-filho. A semiologia obstétrica, incluindo as provas do bem-estar fetal, alcança a intimidade do ambiente intra-uterino, um mundo desconhecido até recentemente, e obtém informações do feto, um novo paciente, e suas inter-relações com outros compartimentos passam a ser familiares (Miyadahira, 1998). Essas possibilidades de diagnóstico transformaram-se em um dos componentes essenciais do atendimento às gestantes, existindo razões médicas, sociais e psicológicas para sua realização e desenvolvimento (Bernardino, 1994). Não obstante existir o feto com os direitos de um paciente, o ato médico deve acontecer em parceria e com amplo respaldo da paciente, respeitando-se integralmente sua vontade e seu livre arbítrio, desde que tal atitude não resulte em prejuízo ao feto e a si própria.

Em face do grande incremento de situações patológicas diagnosticáveis nas quais o produto conceptual, potencialmente, pode estar sob risco, agiganta-se, sobremaneira, a responsabilidade do médico assistente. A precisão do diagnóstico da condição de vitalidade fetal torna-se fundamental para que a gestação atinja o bom termo.

AVALIAÇÃO DA VITALIDADE FETAL NO CONTEXTO MODERNO

A avaliação da vitalidade do feto é tópico de reconhecida relevância na assistência pré-natal, do início até o final da gestação, e aplicável a todos os grupos de risco gestacional. Presentemente, com a inserção dos novos dispositivos, pela qualidade e precisão tornou-se imprescindível. Por seu meio obtêm-se os almejados e necessários subsídios ao obstetra para a continuidade da gestação ou sua interrupção. Nas gestações de alto risco, transforma-se em item de importância inequívoca, particularmente porque nessas, são essenciais o diagnóstico e o dimensionamento dos prejuízos provocados pelas doenças maternas sobre o produto da concepção.

Quanto à terapêutica materna, as notáveis conquistas com novas e eficazes alternativas no tratamento de diversas doenças podem amenizar os efeitos nocivos sobre o produto da concepção e proporcionar o prolongamento da gravidez, especialmente nas doenças que cursam com falência placentária grave. Nessas circunstâncias, o obstetra necessita de um respaldo seguro na vigilância das condições fetais para que a gestação siga avante, como é desejável, pois, como se sabe, a morbidade neonatal decresce em proporção direta ao avanço da gestação.

Sob o ponto de vista das doenças que acometem a gestante, a melhor compreensão dos eventos fisiopatológicos, notadamente aqueles envolvidos na gênese dos fatores promotores de prejuízos ao produto da concepção (a placenta e o feto), facilitou muito a escolha de roteiro propedêutico mais lógico e, em tese, mais apropriado, como demonstraram Andrade e cols. (1997). Com isso, as intervenções obstétricas, cujas indicações muitas vezes são premidas por limites muito estreitos, tornaram-se mais seguras, pautadas em decisões com sólido substrato teórico-científico, tendo sob o domínio a avaliação precisa das principais atividades biofísicas e hemodinâmicas do feto (Ferrazzi e cols., 2002).

Portanto, para se conceber cuidados eficazes na esfera clínica e na de avaliação das condições fetais, as doenças maternas devem ser individualizadas e cada uma delas ajustada a protocolos de cuidados específicos.

CONSIDERAÇÕES SOBRE O SOFRIMENTO FETAL OU DEPRESSÃO HIPOXÊMICA FETAL

No decurso de quaisquer gestações, notadamente nas de alto risco, o feto pode apresentar distúrbios no suprimento de oxigênio, caracterizando o quadro de sofrimento fetal crônico. Os fatores etiológicos promovem alterações em diversos compartimentos, fetais ou maternos, que culminam com deficiência na oferta de oxigênio aos tecidos fetais. Esse quadro pode ser exuberante ou imperceptível, em estreita dependência dos métodos diagnósticos, nem sempre disponíveis. Durante o trabalho de parto, os mesmos fatores etiológicos agregados à contratilidade uterina podem determinar queda rápida da oxigenação, configurando o sofrimento fetal agudo.

O sofrimento fetal crônico tem como principais agentes etiopatogênicos as doenças que causam insuficiência placentária crônica, isto é, todas as doenças que provocam distúrbios na placentação (Richardson, 1989; Tharmaratnam, 2000). A moléstia hipertensiva e a restrição do crescimento fetal (RCF) são os modelos de maior representatividade da situação no cenário brasileiro (Miyadahira, 2002).

Na insuficiência placentária crônica, há inicialmente o comprometimento da função nutritiva (Kubli e cols., 1969), que provoca desnutrição fetal, caracterizado pelo quadro de RCF. Na seqüência, em estágio mais tardio, havendo deterioração progressiva da função placentária, as trocas gasosas ficam comprometidas. Dessa forma, a pressão parcial de oxigênio na região fetal sofre decréscimo, provocando, na hemodinâmica do feto, alterações adaptativas, fenômeno denominado por Zugaib (1993) "mecanismo hemodinâmico fetal de compensação diante do estresse". É desencadeada uma série de eventos bioquímicos e biofísicos, os quais determinam redistribuição do débito cardíaco, cuja finalidade é a proteção do sistema nervoso central, do coração e das adrenais, considerados órgãos nobres. Isso é possível porque ocorre vasodilatação nessas regiões, ao contrário de outras (carcaça, músculos, órgãos esplâncnicos, pele, rins, pulmões), que sofrem vasoconstrição generalizada. A isquemia renal e a pulmonar acarretam diminuição na produção de líquido amniótico, tendo como conseqüência a gênese da oligoidramnia.

Enquanto os mecanismos compensatórios promoverem proteção adequada, ou seja, mantiverem o sistema nervoso central em normoxia, delineia-se o quadro de sofrimento fetal compensado. Nesse estado, as atividades biofísicas do feto permanecem normais, mas o comprometimento fetal pode ser denunciado pela presença de oligoidrâmnio e pelas alterações dopplervelocimétricas. Se houver continuidade na gestação, a deterioração da transferência de oxigênio ao feto pode agravar o quadro, caracterizado por alterações nas atividades biofísicas, decorrentes da hipóxia das células do sistema nervoso central. Nesse estágio, podem estar em curso lesões dessas células e alterações do pH (sofrimento fetal descompensado).

As alterações hemodinâmicas impõem grande sacrifício à extensa região do organismo fetal que se vale de outras reações, as quais, no conjunto, constituem o "mecanismo metabólico fetal de compensação diante do estresse" (Zugaib, 1993). Esse mecanismo é desencadeado pela hipóxia tecidual que ocorre em vários órgãos, cujas células passam então a realizar preferencialmente o metabolismo anaeróbio. Grande quantidade de substrato (glicose) é solicitada, pois esse mecanismo tem baixo rendimento energético. Estoques de glicogênio, principalmente do fígado, são mobilizados. Conseqüentemente, concentrações crescentes de lactato e íons hidrogênio são produzidos, resultando em desequilíbrio acidobásico, quando os sistemas-tampões são esgotados (bicarbonato, hemoglobina fetal).

A presença da oligoidramnia predispõe à compressão do funículo durante os movimentos corporais fetais ou nas contrações uterinas de Braxton Hicks, ou ainda durante o trabalho de parto. Disso resulta o aumento abrupto e acentuado do tono parassimpático, provocando hiperperistaltismo intestinal, relaxamento do esfíncter anal e eliminação de mecônio. A pequena quantidade de líquido amniótico é insuficiente para diluir o mecônio que, dessa forma, permanece espesso, fato que sabidamente obscurecem as taxas de morbidade e de mortalidade neonatais.

Em situações de grave hipoxemia, incursões inspiratórias amplas podem ser desencadeadas ("gaspings"), provocando a aspiração intra-uterina do mecônio, que resulta em quadro neonatal grave com altas taxas de mortalidade.

INDICAÇÕES DA PROPEDÊUTICA DO BEM-ESTAR FETAL: SITUAÇÕES CLÍNICAS

A avaliação da vitalidade fetal é indicada em diversos estados clínicos e de intercorrências na gestação que implicam riscos na deterioração da nutrição do concepto e, subseqüentemente, na diminuição da oferta de oxigênio. Didaticamente, podem-se discriminar essas situações em três grupos (Miyadahira, 2001):

1. DOENÇAS MATERNAS

- Síndromes hipertensivas:
  - Hipertensão arterial crônica (HAC).
  - Doença hipertensiva específica da gestação (DHEG): pré-eclâmpsia, eclâmpsia.
  - Hipertensão arterial crônica com DHEG superimposta.
  - Síndrome HELLP.

- Endocrinopatias: *diabetes mellitus*, tireoidopatias.
- Cardiopatias: congênitas, adquiridas (valvulopatias).
- Pneumopatias restritivas: asma, enfisema pulmonar, infecções pulmonares (tuberculose).
- Doenças do colágeno: lúpus eritematoso, artrite reumatóide.
- Trombofilias: congênitas, adquiridas.
- Nefropatias: insuficiência renal crônica, síndrome nefrótica, transplantes renais.
- Hemopatias:
  - Anemias: carenciais, hemolíticas (hemoglobinopatias), anemia falciforme.
  - Coagulopatias.
- Desnutrição materna.
- Neoplasias malignas.

2. INTERCORRÊNCIAS DA GESTAÇÃO

- Rotura prematura das membranas.
- Restrição do crescimento fetal (RCF).
- Pós-datismo.
- Distúrbios na produção do líquido amniótico: oligoidramnia, poliidrâmnio.
- Gemelidade: síndrome transfusor/transfundido (gêmeos discordantes), óbito fetal em um dos gemelares, discordância na estimativa dos pesos fetais.
- Placenta prévia.
- Antecedentes obstétricos desfavoráveis: natimorto de causa desconhecida, RCF idiopático, descolamento prematuro da placenta.

3. DOENÇAS FETAIS

- Anemias fetais: aloimunização Rh, hidropisia fetal não-imune, parvovirose.
- Cardiopatias fetais: bloqueio intracardíaco (bloqueio atrioventricular total), arritmias, taquiarritmias (FCF > 200bpm), arritmias arrítmicas, malformações cardíacas.
- Malformações fetais.

MÉTODOS DE AVALIAÇÃO DA VITALIDADE FETAL

Didaticamente a propedêutica da vitalidade fetal pode ser desenvolvida nos seguintes tópicos:

a) Propedêutica clínica:
- Propedêutica da freqüência cardíaca fetal (FCF): Pinard, sonar.
- Propedêutica amniótica:
  - amnioscopia;
  - amniocentese.
- Propedêutica hormonal e enzimológica.

b) Cardiotocografia:
- Basal.
- Estimulada.
- Com sobrecarga.

c) Perfil biofísico fetal (PBF): simplificado e completo.

d) Dopplervelocimetria:
- Avaliação placentária: artérias uterinas e umbilicais.
- Avaliação da vitalidade fetal: artéria cerebral média, aorta, ducto venoso, veia umbilical (perfil hemodinâmico fetal).

COMO AVALIAR A VITALIDADE FETAL

Para se aplicar a metodologia correta e adequada é necessário considerar algumas questões:

DOENÇA MATERNA OU INTERCORRÊNCIA OBSTÉTRICA

Gravidade da doença/intercorrência – tanto a doença materna quanto a intercorrência obstétrica que motivaram a avaliação da vitalidade fetal podem apresentar matizes diferentes de gravidade. Em alguns casos, a demanda por internação é imperiosa, sob o risco de a má vigilância causar, posteriormente, prejuízos nos resultados dos parâmetros conceptuais após o nascimento (Miyadahira, 2002). Nos casos graves, principalmente nas gestações com prematuridade extrema, indica-se metodologia mais completa e mais freqüente analisando-se o maior número de parâmetros (Shear e cols., 1999; Tharmaratnam, 2000). De forma contrária, nos casos de menor gravidade, por exemplo, no pós-datismo, os recursos utilizados podem ser mais simples (Miyadahira e cols., 1997).

Estabilidade da doença/intercorrência – a falha na obtenção da estabilidade da doença ou da intercorrência gestacional pode trazer prejuízos ao compartimento fetal. Não raras vezes, há decesso fetal poucos dias após um resultado satisfatório no bem-estar do concepto. Portanto, nos casos em que não se obtéve estabilidade clínica, a avaliação da vitalidade fetal deve ocorrer em intervalos de tempo menores, até o controle da doença materna (Girz e cols., 1992; Miyadahira, 2001).

IDADE GESTACIONAL

Todos os métodos de avaliação da vitalidade fetal são indicados a partir da viabilidade fetal (Miyadahira, 2002) definida, oficialmente, a partir de 28 semanas de gestação.

Na prematuridade extrema, ou seja, até 32-33 semanas, além dos métodos tradicionais, a dopplervelocimetria tem destaque, particularmente a do ducto venoso (Senat e Nizard, 2002; Romero e cols., 2002), que apresenta o melhor desempenho para a predição da acidemia ao nascimento, em especial nos casos de insuficiência placentária grave nos quais a resolução obstétrica se faz precocemente (Manning e cols., 1980; Ferrazzi e cols., 1991; Francisco, 2001 e 2002; Andrade e cols., 2002; Romero e cols., 2002).

Após 34 semanas, os métodos tradicionais, como a cardiotocografia isoladamente ou associada ao perfil biofísico fetal simplificado ou completo, devem ser os preferidos. Quanto à dopplervelocimetria, a da artéria umbilical é a que melhor se relaciona à predição das condições de nascimento (Johnstone e cols., 1988; Tyrrell e cols., 1989; Thorp, 1990; Divon, 1996; Baschat e Weiner, 2000; Miyadahira, 2002).

SUPORTE NEONATAL

É inquestionável a necessidade de um suporte neonatal terciário em casos graves com riscos de nascimento na faixa de prematuridade extrema logo após a gestação atingir a viabilidade fetal. A ausência desse suporte deve ser prontamente reconhecida e, se necessário, a paciente deve ser referida a centros terciários (Miyadahira, 1998).

COMO SE APLICAM OS MÉTODOS CLÍNICOS?

Os métodos clínicos são aqueles utilizados universalmente a todos os casos. É oportuno lembrar que a contagem dos movimentos corporais fetais é o único método aplicável em ambulatório e domiciliar a todos os casos, incluindo aqueles de baixo risco gestacional (Sadovsky é Polishuk, 1974; Rayburn, 1995; Christensen e Rayburn, 1999). Importante salientar também que a orientação das pacientes é imprescindível para o bom desempenho do método.

A escuta dos batimentos cardíacos fetais é procedimento rotineiro em qualquer seguimento pré-natal, seja por meio de estetoscópio de Pinard, seja por meio do sonar Doppler (Miyadahira, 1998).

Já os métodos clínicos instrumentalizados, como a amnioscopia, têm sua aplicabilidade mais restrita e a técnica bastante específica. A amniocentese para a verificação da coloração do líquido amniótico é de indicação excepcional.

POR QUE USAR MÉTODOS COMPLEMENTARES?

Desde o advento da tecnologia cardiotocográfica e sua popularização, muitos centros de pesquisa têm-se preocupado em estabelecer protocolos assistenciais para a diminuição das taxas de morbidade e mortalidade perinatais (Freeman, 1975 e 1979). Embora ainda não tenham sido elaborados protocolos ideais para todos os casos, a aplicação dos exames complementares para a avaliação da vitalidade fetal tem encontrado guarida em numerosas situações, nos cuidados às gestações patológicas (Schulman, 1987).

Vale acrescentar que, nos infaustos acontecimentos obstétricos relacionados com a vigilância da vitalidade fetal, quando há interpelação jurídica, os traçados de cardiotocografia têm sido freqüentemente incluídos para a análise da perícia técnica.

Outros métodos complementares, como a dopplervelocimetria, têm-se tornado de extrema utilidade em serviços terciários que se destinam a cuidar de casos de maior gravidade (Ferrazzi e cols., 1991; Todros e cols., 1996; Francisco e cols., 2001).

QUAL É O PAPEL DA CARDIOTOCOGRAFIA?

A cardiotocografia (CTG) é a forma mais popular e de maior credibilidade na avaliação da vitalidade fetal. Como é constituída por método gráfico, seu registro pode ser arquivado no prontuário da paciente para posteriores análises.

Para sua utilização adequada, é necessário conhecer tanto os detalhes técnicos para a obtenção de traçados de boa qualidade, quanto da fisiopatologia, de suas alterações nos diversos estados comportamentais fetais e dos estágios de hipoxemia, hipóxia e anoxia (Rayburn, 1995). Deve ser lembrado que as características dos parâmetros da FCF dependem de muitos fatores, nas mais diversas fases gestacionais. Além disso, a influência dos medicamentos utilizados pela gestante deve ser considerada, notadamente dos depressores do sistema nervoso central, dos betabloqueadores e dos beta-agonistas.

Na assistência às gestações de alto risco, a CTG exerce papel primordial na resolução obstétrica (Richardson, 1989) e principalmente para a continuidade da gestação nos casos de sua normalidade e se houver vantagens para o feto.

É superada pela dopplervelocimetria do ducto venoso apenas na prematuridade extrema, em fetos com menos de 32-33 semanas de gestação (Andrade e cols., 2002).

POR QUE REALIZAR O PERFIL BIOFÍSICO FETAL?

As altas taxas de falsa positividade verificadas nas avaliações efetuadas exclusivamente pela cardiotocografia (Curzen e cols., 1984; Saling, 1985; Dawes e Redman, 1987) demonstraram a necessidade de se incorporar outros parâmetros biofísicos para se caracterizar verdadeiramente o sofrimento fetal. Dessa forma, Manning e cols. (1980) elaboraram o PBF após realizar numerosos estudos que demonstraram a relação de outras variáveis com o bem-estar fetal. Acrescentaram à cardiotocografia quatro variáveis ultra-sonográficas e apresentaram os critérios para o cálculo do índice e a sua interpretação e conduta diante dos valores observados.

Na atualidade, realiza-se o PBF de duas formas (Zugaib e cols., 2000):

1. Simplificada – consiste na realização da CTG acrescida da verificação do índice de líquido amniótico (ILA). Só é válido quando os resultados da CTG forem normais. Nas gestações com pós-datismo, essa forma de PBF é protocolar (Miyadahira e cols., 1997).
2. Completa e seqüencial – quando a CTG se apresentar suspeita ou com alterações não-graves (Yamamoto e cols., 2000), para os casos em que há interesse no prolongamento da gestação. As variáveis analisadas obedecem a uma seqüência de alterações conforme a teoria da hipóxia gradual (Vintzileos e cols., 1983 e 1987).

QUANDO DEVE SER UTILIZADA A DOPPLERVELOCIMETRIA?

PREDIÇÃO DA INSUFICIÊNCIA PLACENTÁRIA (Harrington e cols., 1995; Baschat e cols., 2001)

Nas pacientes que apresentarem doenças de risco para a gênese da insuficiência placentária, preconiza-se a realização da dopplervelocimetria das artérias uterinas e umbilicais, mais precocemente, a partir de 18-20 semanas. Nos resultados positivos (alterados), recomenda-se a repetição do exame entre 24 e 26 semanas. A persistência da alteração prediz risco de insuficiência placentária em 50 a 60% dos casos, para uma sensibilidade de 50% e prevalência de 20% em gestações de alto risco para o evento (Miyadahira, 2002).

DIAGNÓSTICO DA INSUFICIÊNCIA PLACENTÁRIA

A dopplervelocimetria das artérias umbilicais, quando apresentar resultados muito alterados, indica insuficiência placentária. O encontro de sonogramas com ausência de velocidade de fluxo na diástole zero (DZ) ou velocidade reversa (DR) é patognomônico para a insuficiência placentária de natureza grave e gravíssima, respectivamente (Trudinger e cols., 1985; Nicolaides e cols., 1988; Valcamonico e cols., 1994).

VIGILÂNCIA DO BEM-ESTAR FETAL: PERFIL HEMODINÂMICO FETAL

Diagnóstico da centralização precoce – a centralização inicial (precoce) pode ser diagnosticada por meio da dopplervelocimetria do compartimento arterial do feto. Por apresentar melhor reprodutibilidade, a artéria cerebral média é a preferida (Arduini e Rizzo, 1990 e 1992; Harrington e cols., 1995; Baschat e cols., 2001).

Diagnóstico da centralização tardia – a centralização tardia da circulação fetal, que ocorre pouco antes ou concomitantemente às alterações das atividades biofísicas do feto, pode ser diagnosticada pela dopplervelocimetria do ducto venoso (Hecher e cols., 1994; Harrington e cols., 1995; Kiserud, 2001).

COMO APLICAR OS RESULTADOS DOS EXAMES NA CONDUÇÃO DOS CASOS?

Todos os exames de avaliação da vitalidade fetal devem ser analisados à luz de toda a composição clínica e dos resultados de outros componentes propedêuticos. Essa postura visa considerar, na globalidade, os parâmetros maternos e fetais, importantes para o melhor porvir do concepto e a preservação da saúde materna. Vale salientar, à guisa de ilustração, as principais variáveis envolvidas na condução dos casos:

a) Quadro clínico materno e sua relação com estado gravídico.
b) Idade gestacional/maturidade fetal.
c) Intensidade da alteração do referido exame.
d) Desenvolvimento fetal.
e) Suporte neonatal.

Embora se reconheça como verdadeiro que o objetivo do obstetra é levar avante a gravidez até próximo do termo, ele não pode negligenciar a saúde materna e relegá-la a planos secundários. Existem situações de extrema gravidade na saúde materna que esta se torna prioritária na assistência à gestação em face da sobrecarga imposta pela condição gravídica. Portadoras de cardiopatias graves (Bortolotto, 1997) e hipertensão arterial complicada (Miyadahira, 2002) são exemplos que elucidam o fato.

Por outro lado, nas gestações muito prematuras, quando os resultados de avaliação da vitalidade não demonstrarem comprometimento hipoxêmico grave, é conveniente que se aguarde, de forma ponderada, o avanço da gestação, como nos casos de DZ e DR, que correspondem à insuficiência placentária grave, nos quais a postergação da interrupção da gestação tem sido benéfica ao produto conceptual (Francisco, 2002). Na iminência da interrupção da gestação, nessa faixa de idade gestacional, os benefícios da corticoterapia devem ser lembrados e sua administração bem equacionada.

Nas gestações de termo (com 37 semanas ou mais), nada a obstar a necessidade de interpretação cuidadosa para se evitar condutas precipitadas, em virtude do bom porvir conceptual, não há razão para se aguardar a deterioração da saúde fetal para que se tome atitude de intervenção obstétrica resolutiva.

As alterações graves dos exames de avaliação da vitalidade fetal em tenras idades gestacionais (< 28-30 semanas) constituem um grande dilema ao obstetra, uma vez que a interrupção imediata pode ocorrer na total imaturidade pulmonar fetal e, de outro modo, a impossibilidade da postergação da interrupção sob o risco da ocorrência do óbito fetal. A decisão de se interromper ou não a gestação deve ser compartilhada com a paciente ou com o casal.

Nos casos em que há RCF, as alterações hipoxêmicas com repercussões sobre as atividades biofísicas do feto devem ser pouco toleradas porque, nesses casos, os mecanismos de compensação certamente foram mobilizados com grande antecedência. Também, aqui, não há porque se aguardar a deterioração maior da função placentária para se definir uma conduta de interrupção da gestação, garantida a maturidade pulmonar fetal.

Decisivamente, na prematuridade extrema, o suporte do berçário deve ser de nível terciário, pois, indubitavelmente, haverá demanda por assistência ventilatória e por cuidados neonatais de máxima complexidade.

Referências Bibliográficas

• ANDRADE, J.Q. & cols. – Estudo da hemodinâmica feto-placentária em gestações de alto risco e o resultado do pH do cordão umbilical ao nascimento. *RBGO*. Resumo, 19:51, 1997. • ANDRADE, J.Q. & cols. – Dopplervelocimetria dos compartimentos arterial e venoso da circulação fetal e umbilical em gestação de alto-risco: análise dos resultados perinatais. *RBGO*. 153, 2002. • ARDUINI, D. & RIZZO, G. – Normal values of pulsatility index from fetal vessels: a cross-sectional study on 1556 healthy fetuses. *J. Perinat. Med.*, 18:165, 1990. • ARDUINI, D. & RIZZO, G. – Prediction of fetal outcome in small for gestational age fetuses: comparison of Doppler measurements obtained from different fetal vessels. *J. Perinat. Med.*, 20:29, 1992. • BASCHAT, A.A. e cols. – The sequence of changes in Doppler and biophysical parameters as severe fetal growth restriction worsens. *Ultrasound Obstet. Gynecol.*, 18:571, 2001. • BASCHAT, A. & WEINER, C.P. – Umbilical artery doppler screening for detection of the small fetus in need of antepartum surveillance. *Am. J. Obstet. Gynecol.*, 182:154, 2000. • BERNARDINO, B. – A ética na prática da Medicina Fetal: perspectivas da razão médica e da razão teológica, Alfonsianum – Instituto de Teologia Moral, São Paulo, p.145, 1994. • BORTOLOTTO, M. – Cardiopatias. In: Zugaib, M. & Bittar, R. (eds.). *Protocolos Assistenciais da Clínica Obstétrica da FMUSP*. São Paulo, Atheneu, 1997, p. 92. • CHRISTENSEN, F.C. & RAYBURN, W.F. – Fetal movement counts. *Obstet. Gynecol. Clin. North Am.*, 26:607, 1999. • CURZEN, P. & cols. – Reliability of cardiotocography in predicting baby's condition at birth. *Br. Med. J. (Clin. Res. Ed.)*, 289:1345, 1984. • DAWES, G.S. & REDMAN, C.W. – Fetal heart rate monitoring. *Am. J. Obstet. Gynecol.*, 157:513, 1987. • DIVON, M.Y. – Umbilical artery Doppler velocimetry: clinical utility in high-risk pregnancies. *Am. J. Obstet. Gynecol.*, 174:10, 1996. • FERRAZZI, E. & cols. – Temporal sequence of abnormal Doppler changes in the peripheral and central circulatory systems of the severely growth-restricted fetus. *Ultrasound Obstet. Gynecol.*, 19:140, 2002. • FERRAZZI, E. & cols. – Role of umbilical Doppler velocimetry in the biophysical assessment of the growth-retarded fetus. Answers from neonatal morbidity and mortality. *J. Ultrasound Med.*, 10:309, 1991. • FORTES, P. – Desumanização dos serviços de saúde e direitos dos pacientes. In: Fortes, P. (ed.). *Ética e Saúde*. São Paulo, EPU, 1998, p. 11. • FRANCISCO, R.P.V. – Predição de valores de pH e de déficit de bases no nascimento em gestações com diástole zero ou reversa à dopplervelocimetria das artérias umbilicais. Departamento de Obstetrícia e Ginecologia. (Tese Doutorado) São Paulo, 2002, Universidade de São Paulo, 100p. • FRANCISCO, R.P.V. & cols. – Diástole zero ou reversa na dopplervelocimetria das artérias umbilicais. *Rev. Assoc. Méd. Brás.*, 47:30, 2001. • FREEMAN, R.K. – The use of the oxytocin challenge test for antepartum clinical evaluation of uteroplacental respiratory function. *Am. J. Obstet. Gynecol.*, 121:481, 1975. • FREEMAN, W.S. – The essentials of fetal monitoring. *Tex. Med.*, 75:49, 1979. • GIRZ, B.A. & cols. – Sudden fetal death in women with well-controlled, intensively monitored gestational diabetes. *J. Perinatol.*, 2:229, 1992. • GRIGNAFFINI, A. & cols. – Fetal distress: role of cardiotocography. *Clin. Exp. Obstet. Gynecol.*, 21:49, 1994. • HARRINGTON, K. & cols. – The fetal haemodynamic response to hypoxia. In: Campbell, S. (ed.). *A Colour Atlas of Doppler Ultrasound in Obstetrics, An Introduction to its Use in Maternal Fetal Medicine*. Londres, 81:94, 1995. • HECHER, K. & cols. – References ranges for fetal venous and atrioventricular blood flow parameters. *Ultrasound Obstet. Gynecol.*, 4:381, 1994. • JOHNSTONE, F.D. & cols. – Umbilical artery Doppler flow velocity waveform: the outcome of pregnancies with absent end diastolic flow. *Eur. J. Obstet. Gynecol. Reprod. Biol.*, 28:171, 1988. • KISERUD, T. – The ductus venosus. *Semin. Perinatol.*, 25:11, 2001. • KUBLI, F. & cols. – Diagnostic and management of chronic placental insufficiency. In: Finzi, C. (ed.). *The Faetoplacental Unit*. Amsterdan, Excerpta Medica, 1969, p. 323. • MANNING, F.A. & cols. – Antepartum fetal evaluation: development of a fetal biophysical profile. *Am. J. Obstet. Gynecol.*, 136:787, 1980. • MIYADAHIRA, S. – Avaliação da vitalidade fetal. In: Zugaib, M. & cols. (eds.). *Medicina Fetal*. São Paulo, Atheneu, 1998, p. 479. • MIYADAHIRA, S. – Avaliação da vitalidade fetal. In: Zugaib, M. & cols. (eds.). *Vitalidade Fetal: Propedêutica e Avaliação*. São Paulo, Atheneu, 2001, p. 1. • MIYADAHIRA, S. – Avaliação da função placentária por meio da dopplervelocimetria das artérias umbilicais: relação com os resultados dos exames de avaliação da vitalidade fetal e com os pós-natais Tese Livre-Docência – Departamento de Obstetrícia e Ginecologia da Universidade de São Paulo, São Paulo, 2002, p. 199. • MIYADAHIRA, S. & cols. – Estudo da gestação no período de 40 a 42 semanas: avaliação da vitalidade fetal e resultados neonatais. *Rev. Ginecol. Obstet.*, 8:72, 1997. • NAJMI, R.S. – Justification of caesarean section for fetal distress. *J. Pak. Med. Assoc.*, 47:250, 1997.

- NICOLAIDES, K.H. & cols. – Absence of end diastolic frequencies in umbilical artery: a sign of fetal hypoxia and acidosis. *BMJ*, 297:1026, 1988. • OMBELET, W. & cols. – Absent or reversed end diastolic flow in the umbilical arteries: a warning sign of serious fetal compromise. *Clin. Exper. Hyper. Preg.*, B7:303, 1988. • RAYBURN, W.F. – Fetal movement monitoring. *Clin. Obstet. Gynecol.*, 38:59, 1995. • RICHARDSON, B.S. – Fetal adaptive responses to asphyxia. *Clin. Perinatol.*, 16:595, 1989. • RITTER, S. & cols. – Dopplersonography of the ductus venosus: assessment, evaluation and actual clinical importance. *Z. Geburtshilfe Neonatol.*, 206:1, 2002. • ROMERO, R. & cols. – Timing the delivery of the preterm severely growth-restricted fetus: venous Doppler, cardiotocography or the biophysical profile? *Ultrasound Obstet. Gynecol.*, 19:118, 2002. • SADOVSKY, E.Y.H. & POLISHUK, W.Z. – Fetal moviments. Monitoring in normal and pathologic pregnancies. *Int. J. Gynaecol. Obstet.*, 12:75, 1974. • SALING, E. – Cardiotocography with or without fetal blood analysis. *Geburtshilfe Frauenheilkd*, 45:190, 1985. • SCHULMAN, H. – The clinical implications of Doppler ultrasound analysis of the uterine and umbilical arteries. *Am. J. Obstet. Gynecol.*, 156:889, 1987. • SENAT, M.V. & NIZARD, J. – Contribution of Doppler exploration of ductus venosus flow. *J. Gynecol. Obstet. Biol. Reprod. (Paris)*, 31(Suppl. 1):64, 2002. • SHEAR, R. & cols. – Hypertension in pregnancy: new recommendations for management. *Curr. Hypertens. Rep.*, 1:529, 1999. • THARMARATNAM, S. – Fetal distress. *Baillieres Best. Pract. Res. Clin. Obstet. Gynaecol.*, 14:155, 2000. • THORP, J.A. – Umbilical artery Doppler velocimetry as a predictor of fetal hypoxia and acidosis at birth. *Obstet. Gynecol.*, 75:309, 1990. • TODROS, T. & cols. – Accuracy of the umbilical arteries Doppler flow velocity waveforms in detecting adverse perinatal outcomes in a high-risk population. *Acta Obstet. Gynecol. Scand.*, 75:113, 1996. • TRUDINGER, B.J. & cols. – Fetal umbilical artery flow velocity waveforms and placental resistance: clinical significance. *Br. J. Obstet. Gynaecol.*, 92:23, 1985. • TYRRELL, S. & cols. – Umbilical artery Doppler velocimetry as a predictor of fetal hypoxia and acidosis at birth. *Obstet. Gynecol.*, 74:332, 1989. • VALCAMONICO, A. & cols. – Absent end-diastolic velocity in umbilical artery: risk of neonatal morbidity and brain damage. *Am. J. Obstet. Gynecol.*, 170:796, 1994. • VINTZILEOS, A.M. & cols. – The fetal biophysical profile and its predictive value. *Obstet. Gynecol.*, 62:271, 1983. • VINTZILEOS, A.M. & cols. – The use and misuse of the fetal biophysical profile. *Am. J. Obstet. Gynecol.*, 156:527, 1987. • YAMAMOTO, R.M. & cols. – Perfil biofísico fetal modificado: aspectos atuais na padronização do método. *Rev. Ginec. Obstet.*, 11:118, 2000. • ZUGAIB, M. – Sofrimento fetal: assistência à gestante de alto risco e ao recém-nascido nas primeiras horas, São Paulo, Atheneu, vol. 1, p. 52, 1993. • ZUGAIB, M. & cols. – Vitalidade fetal – Propedêutica e avaliação. São Paulo, Editora Atheneu, 2000.

134 Hemodinâmica Uteroplacentária, Fetoplacentária e Fetal

Seizo Miyadahira
Marcelo Zugaib

INTRODUÇÃO

Dos vários desvios observados na evolução da gestação, principalmente nas de alto risco, muitos se associam a alterações no fluxo sanguíneo de vários órgãos maternos e fetais. Embora isso fosse conhecido há longa data, em animais, a possibilidade de se avaliar a hemodinâmica em humanos, por meio da dopplervelocimetria, ocorreu, apenas, em 1977 (Fitzgerald e Drumm, 1977). A partir dessa data, em pouco tempo, diversos centros consolidaram o exame como importante método propedêutico, pela existência de associação clara entre seus valores anormais com os resultados perinatais adversos, tal como a ocorrência de distúrbios da oxigenação fetal (Trudinger e cols., 1985a, b; Nicolaides e cols., 1988) diagnosticados pelos métodos tradicionais e outras condições perinatais mórbidas, sobretudo a restrição do crescimento fetal (Fleischer e cols., 1985; Wladimiroff e cols., 1987). Em razão da riqueza de informações úteis acrescentadas, o uso dessa técnica difundiu-se rapidamente no cenário obstétrico.

Consolidada a importância de se avaliar a hemodinâmica do compartimento intra-uterino, a dopplervelocimetria foi incorporada ao arsenal propedêutico obstétrico e passou a representar, em muitos centros assistenciais e de pesquisa, importante método rotineiro para o seguimento e a tomada de decisões em gestações de alto risco (Harrington e cols., 1995; Todros e cols., 1996; Vintzileos, 2000; Hecher, 2001).

OBJETIVOS

Dois são os objetivos principais da utilização da dopplervelocimetria em Obstetrícia: avaliação da função placentária e avaliação do bem-estar fetal.

FUNDAMENTOS TÉCNICOS PARA A APLICAÇÃO DA DOPPLERVELOCIMETRIA

Para a compreensão de como se aplica a técnica dopplervelocimétrica para a avaliação da hemodinâmica em diversas regiões de interesse, é essencial conhecer suas bases físicas.

BASES FÍSICAS DA DOPPLERVELOCIMETRIA

Feixes de ultra-som com freqüências conhecidas são produzidos por vibrações de cristais piezoelétricos. Esses feixes quando dirigidos a um vaso sangüíneo são refletidos pelas colunas de hemácias (componente sólido) que fluem no seu interior (Stuart e cols., 1980; Gill e cols., 1981) (Fig. VI-127). Os ecos recebidos pelo mesmo cristal ou por outros geram sinais elétricos enviados à unidade processadora do aparelho de Doppler (aparelho de ultra-sonografia), no qual serão transformados em sinais auditivos (som) e apresentados sob forma gráfica em tela de vídeo, denominado sonograma (Gill e cols., 1981). Os ecos refletidos têm freqüência diferente do emitido. É maior quando o fluxo sangüíneo se aproxima do transdutor (observador) e menor quando dele se afasta.

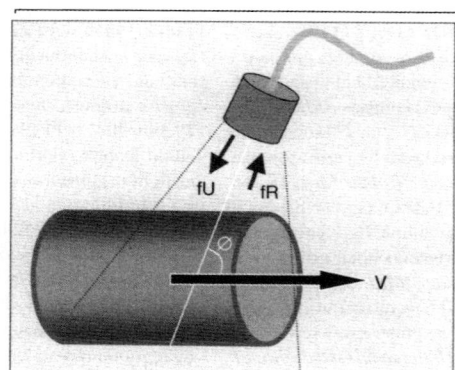

Figura VI-127 – Esquema de insonação de um vaso. V = velocidade da corrente sangüínea; fD = freqüência Doppler; fU = freqüência emitida; fR = freqüência refletida; ângulo de insonação Ø; C = velocidade do ultra-som na corrente sangüínea: 1.570 m/s.

Os valores da fD (freqüência Doppler) são continuamente calculados pelo sistema processador do dispositivo de dopplervelocimetria e projetados na tela (sonograma). Os valores da fD são diretamente proporcionais à velocidade da corrente sangüínea.

O pico da onda do sonograma corresponde à velocidade máxima da corrente sangüínea, que ocorre na sístole (S), enquanto no final da diástole verifica-se a velocidade mínima (D) (Fig. VI-128).

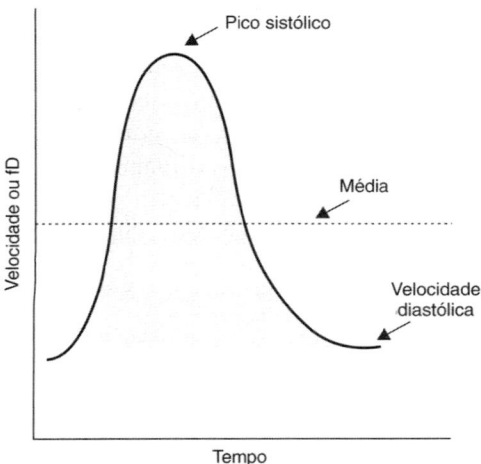

Figura VI-128 – Representação esquemática de um sonograma arterial. Observar pico sistólico, a média e a velocidade diastólica. FD = freqüência Doppler.

O contorno dessas ondas representa a velocidade do fluxo sangüíneo no centro do vaso insonado, local onde ela é máxima por sofrer menor atrito com a parede vascular. Os espectros mais baixos, por seu turno, correspondem a velocidades de fluxo junto à parede dos vasos, na qual é mínima, porque o atrito nessa região é maior.

Cálculo do fluxo sangüíneo:

A medida do fluxo em um vaso sangüíneo, utilizando-se da técnica ultra-sonográfica aliada ao Doppler, é efetuada com o auxílio da seguinte fórmula:

$$\text{Fluxo sangüíneo (cm}^3\text{/s)} = \text{VM (cm/s)} \times \text{área}^* \text{ (cm}^2\text{)}$$

onde:

VM = velocidade média (obtida por meio do Doppler)

* Área da secção transversa do vaso insonado.

Existem dificuldades técnicas importantes para o cálculo do fluxo sangüíneo em vasos que interessam à obstetrícia, pelos motivos citados a seguir.

a) A medida do ângulo de insonação não é muito precisa.
b) As medidas da secção transversa do vaso são também de difícil obtenção porque se trata de vasos de calibre estreito. O diâmetro da artéria umbilical varia de 1,1 a 2,8mm (Moinan e Lind, 1969) e os vasos do sistema nervoso central (SNC) menos que 1mm (Arbeille e cols., 1987a, b). Pequenas diferenças na aferição do diâmetro desses vasos podem resultar em grandes discrepâncias no cálculo do fluxo em seu interior.

Pelas razões descritas, os resultados da estimativa de fluxo sangüíneo, na região uteroplacentária, fetoplacentário e fetal, apresentam ampla variabilidade em suas curvas de normalidade e baixo poder discriminatório. Conseqüentemente, os estudos quantitativos do fluxo sangüíneo cederam lugar à avaliação qualitativa que independe das mensurações descritas anteriormente (ângulo de insonação e secção transversa do vaso). Nessa forma de avaliação, há menor variabilidade nas curvas de normalidade e, com isso, maior poder discriminatório.

PLACENTAÇÃO HUMANA

Para a plena compreensão da hemodinâmica de interesse em Obstetrícia, é necessária a descrição dos fenômenos fisiológicos e patológicos da placentação.

Fisiologia e fisiopatologia da placentação humana

A avaliação das circulações uteroplacentária e fetoplacentária, por meio da dopplervelocimetria, possibilita a análise da resistência ao fluxo sangüíneo nessas regiões, único meio de se prognosticar a função placentária. Nos casos de falência funcional, observa-se fluxo diastólico reduzido na circulação do compartimento materno e fetal da placenta. A redução no fluxo deve-se ao aumento da resistência no leito placentário, decorrente de vários fatores relacionados à etiologia da insuficiência placentária. Várias doenças maternas são responsáveis por complicações no curso das gestações, porque causam prejuízos no desenvolvimento e na vitalidade do produto conceptual. Desse modo, é importante o conhecimento dos mecanismos da placentação normal e anormal, para melhor compreensão dos mecanismos fisiológicos e fisiopatológicos das alterações do fluxo nessas circulações.

Placentação normal: invasão trofoblástica

Na evolução de uma gestação, para que o feto se desenvolva adequadamente, é imprescindível que a placenta adquira massa funcional normal. Fisiologicamente, alterações hemodinâmicas nos vasos uteroplacentários e fetoplacentários acompanham o desenrolar desse evento, por influência direta do aumento progressivo da complacência da circulação placentária. Como conseqüência disso, ocorre redução na resistência e aumento substancial no fluxo sangüíneo em ambas as circulações. Esses eventos são decorrentes de mudanças estruturais nas paredes das arteríolas espiraladas, causadas pela invasão do citotrofoblasto extravilositário sobre a camada média desses vasos. Por meio de ação lítica, destroem suas fibras musculares e elásticas em duas fases (Brosens, 1977; Pijnenborg e cols., 1983; Robertson e cols., 1984):

a) No primeiro trimestre, a primeira onda de migração do trofoblasto invade a porção decidual das arteríolas espiraladas.
b) No segundo trimestre, até a 26ª semana, ocorre a segunda onda de migração do citotrofoblasto na porção miometral dos mesmos vasos (Brosens, 1977).

Assim, a destruição da camada média determina, nesses vasos, queda acentuada na resistência ao fluxo sangüíneo e elimina ou ameniza a resposta vascular às catecolaminas. O aumento gradativo do fluxo no espaço interviloso, decorrente desse processo, propicia altos níveis de pO_2 que suprem as necessidades para o desenvolvimento normal das vilosidades terciárias, as quais são responsáveis pelas trocas materno/fetais. A placenta, no termo da gestação normal, atinge área de trocas de aproximadamente $11m^2$, em face da expansão acelerada das vilosidades terciárias, principalmente no terceiro trimestre, período em que o feto tem desenvolvimento ponderal mais intenso. O número de arteríolas nessas localidades também aumenta substancialmente, resultando em queda progressiva da resistência e aumento gradativo do fluxo sangüíneo na circulação fetoplacentária até o final da gestação (Robertson, 1976; Brosens, 1977).

Placentação anormal: invasão trofoblástica anormal

Algumas doenças maternas podem interferir nas modificações estruturais das arteríolas espiraladas. Os modelos mais representativos são as síndromes hipertensivas e a restrição de crescimento fetal (RCF) idiopática (que correspondem a 40% de todos os casos de RCF). Nesses casos, a segunda onda de migração é incompleta ou ausente (Fig. VI-129). Assim, o fluxo sangüíneo, no espaço interviloso, ao sofrer estagnação, torna-se insuficiente para suprir as necessidades de oxigênio para o desenvolvimento normal do sistema viloso terciário (Giles e cols., 1985).

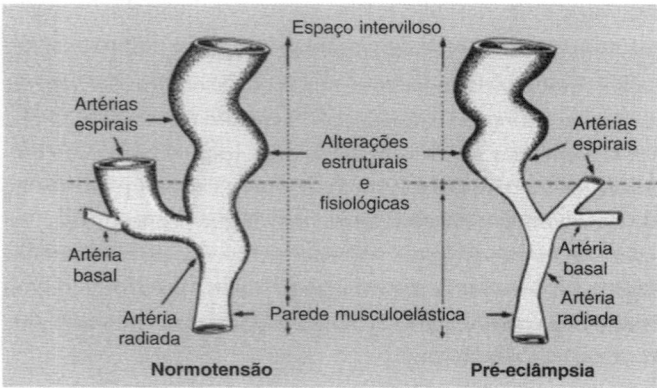

Figura VI-129 — Representação esquemática da invasão trofoblástica, normal e na pré-eclâmpsia.

Como conseqüência disso, há prejuízo na expansão da área de trocas materno-fetais, pois a quantidade de vilosidades terciárias e o número de arteríolas são menores. Isso caracteriza a falência placentária (Robertson e cols., 1976). Nessas circunstâncias, com a evolução da gestação, a resistência vascular permanece alta nas circulações útero e fetoplacentárias, gerando alterações nos sonogramas das artérias uterinas e umbilicais.

Fisiologia e fisiopatologia da hemodinâmica fetal, uteroplacentária e fetoplacentária

A avaliação da função placentária baseia-se na obtenção de dados hemodinâmicos dependentes da resistência vascular da região em estudo. É realizada pela dopplervelocimetria das circulações útero e fetoplacentárias. O estudo da circulação fetal, por sua vez, constitui-se de grande gama de análises, úteis em diversas situações clínicas. Dentro do contexto da propedêutica biofísica, esse procedimento constitui o moderno perfil hemodinâmico fetal, o qual se presta ao diagnóstico das condições de adaptação fetal na hipoxemia (Miyadahira, 2001).

Circulação uteroplacentária (compartimento materno)

Doppler das artérias uterinas — na circulação uteroplacentária, os principais vasos analisados são as artérias uterinas direita e esquerda. Ramos da artéria hipogástrica subdividem-se em artérias arqueadas após penetrarem no miométrio até seu terço médio. Esses ramos circundam todo o útero, tanto na face anterior como na posterior, formando anastomoses em sua porção média. As artérias radiadas, ramificações perpendiculares às arqueadas, um pouco distalmente, formam as artérias espiraladas, responsáveis pela nutrição da decídua e pelo grande fluxo sangüíneo destinado ao espaço interviloso (Robertson, 1976; Pijnenborg e cols., 1983; Trudinger e cols., 1985a,b; Tyrrell e cols., 1989).

Circulação fetoplacentária: compartimento fetal

Doppler das artérias umbilicais — é uma circulação composta pelos vasos do cordão umbilical (artérias umbilicais e veia umbilical) e depende diretamente do débito cardíaco fetal e da resistência/complacência placentária. Do total de fluxo sangüíneo que flui pela aorta fetal, 50 a 60% é destinado às artérias umbilicais que, na continuidade, subdivide-se participando do sistema viloso terciário, onde constitui uma extensa rede terminal vascular de baixa resistência, local de processamento das trocas entre mãe e feto. A veia umbilical leva o sangue oxigenado da placenta em direção ao feto (Schulman e cols., 1984; Trudinger e cols., 1985a,b; Dor e Shtern, 1990).

CIRCULAÇÃO FETAL

Doppler de artérias — aorta, cerebrais, renais.

Doppler venoso: ducto venoso — a avaliação das velocidades de fluxo sangüíneo da circulação fetal permite a detecção precoce das alterações hemodinâmicas, que refletem os mecanismos de adaptação do feto diante do comprometimento da sua oxigenação (Friedman e cols., 1989; Ramin e cols., 1989; Dudenhausen e cols., 1997). Durante o processo de hipoxemia/hipóxia fetal, ocorrem alterações na circulação fetal com redistribuição do débito cardíaco para fornecer maior fluxo sangüíneo para órgãos mais importantes (região cerebral e coronariana) em detrimento de outros órgãos como rins, pulmões e trato gastrintestinal (Montenegro e cols., 1994; Miyadahira e cols., 1996). Este processo, também conhecido como centralização da circulação fetal ou "brain sparing effect", pode ser diagnosticado por meio da dopplervelocimetria, quando se observa aumento da velocidade diastólica no fluxo sangüíneo das artérias cerebrais, conseqüente à vasodilatação nessa região (Arduini e Rizzo, 1990). Clinicamente, o dado corresponde à primeira alteração provocada pela hipoxemia fetal. A avaliação do fluxo sangüíneo na aorta fetal permite estudar a resistência vascular periférica fetal, quando os mecanismos de redistribuição da circulação fetal promovem vasoconstrição das regiões periféricas. A redução no fluxo nesse vaso, avaliado no perfil hemodinâmico fetal, tem sido relacionada à acidemia fetal (Arias, 1994; Hecher e cols., 1995). Entretanto, Andrade e cols. (1997), avaliando 87 gestações de alto risco para insuficiência placentária, não observaram associação entre os resultados da dopplervelocimetria da aorta torácica descendente fetal e acidemia no nascimento. As alterações na artéria renal, evidenciadas pela redução do fluxo diastólico final, têm sido observadas em casos graves de RCF, acompanhados de oligoidrâmnio (Andrade e cols., 1997). O sistema venoso também pode ser avaliado pela dopplervelocimetria. O ducto venoso consiste em intercomunicação da circulação fetal que liga a veia umbilical à veia cava inferior, importante para proporcionar o transporte de maior parte do sangue oxigenado para o coração esquerdo do feto. Tem extensão de 2cm e calibre de 2mm. Na hipoxemia fetal, inicialmente ocorre aumento de fluxo nesse vaso, promovendo maior oferta de sangue para a oxigenação cerebral e cardíaca (Reuss e Rudolph, 1980). Com o agravamento da hipóxia, ocorre aumento da resistência vascular pela vasoconstrição periférica, e observa-se elevação na pressão diastólica final no ventrículo direito. Como conseqüência, há aumento no fluxo retrógrado da veia cava inferior, durante a contração atrial. Esse processo reflete-se no ducto venoso com redução do fluxo nesse vaso, podendo, em casos graves, tornar-se reverso (Hecher e cols., 1994). Francisco e cols. (2002), estudando 27 gestações de alto risco para insuficiência placentária, observaram média de pH significativamente menor no grupo com ducto venoso alterado do que a obtida no grupo com sonograma do ducto venoso classificado como normal. Esses resultados são coincidentes com o que observaram Andrade e cols. (2002).

DOENÇAS MATERNAS QUE PROVOCAM ALTERAÇÕES NA INVASÃO TROFOBLÁSTICA

Quando indicar o uso da dopplervelocimetria?
- Síndromes hipertensivas: pré-eclâmpsia, hipertensão arterial crônica (HAC), HAC + pré-eclâmpsia.
- Trombofilias:
  Congênitas: deficiências de proteínas S, C e antitrombina III, mutação do gene do fator V de Leiden, hiper-homocisteinemia.
  Adquiridas: síndrome antifosfolípides, colagenoses.
- Diabetes com doença vascular.
- Antecedente obstétrico de RCF e natimortos de etiologia desconhecida.
- Antecedente de insuficiência placentária grave em gestação anterior.
- Anemia falciforme.
- Cardiopatias graves.
- Pneumopatias restritivas.

COMO REALIZAR OS EXAMES

Dopplervelocimetria da circulação uteroplacentária

Para a insonação das **artérias uterinas**, a utilização do mapeamento colorido de fluxo por via transabdominal ou transvaginal facilita a identificação do local ideal, que é próximo à emergência em relação à artéria hipogástrica, ou no cruzamento com a artéria ilíaca externa (Fig. VI-130). Apesar de a imagem do cruzamento entre as artérias ser um artefato devido ao plano diagonal em que se insona a pelve, é muito útil na identificação e na padronização da dopplervelocimetria desses vasos.

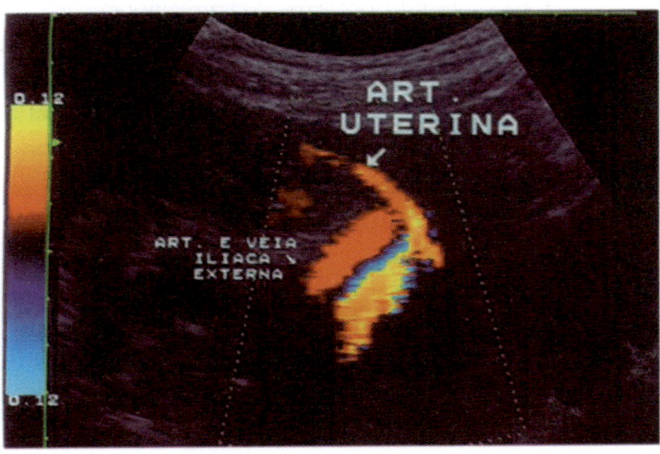

Figura VI-130 – Imagem ultra-sonográfica obtida dos vasos ilíacos e da artéria uterina, por meio do mapeamento colorido de fluxo.

A dopplervelocimetria por via transvaginal é útil, principalmente, no primeiro trimestre da gravidez, quando o fluxo sangüíneo na artéria uterina é relativamente pequeno se comparado ao segundo e terceiro trimestres. O transdutor é recoberto por um preservativo lubrificado com gel hidrossolúvel, introduzido até o fórnix vaginal, e diferentes segmentos da artéria uterina ascendente são facilmente identificados na parede uterina lateral.

A localização placentária deve ser documentada, pois pode influenciar na interpretação dos índices obtidos na dopplervelocimetria das artérias uterinas.

Dopplervelocimetria da circulação fetoplacentária

A localização ideal para se insonar a **artéria umbilical** é a porção próxima à inserção placentária (Abramowicz e cols., 1989; Miyadahira e cols., 1996), na qual a resistência é menor, tendo por isso maior velocidade de fluxo diastólico. Nos casos que se apresentam alterados, é aconselhável analisar-se, no mínimo, três ciclos cardíacos, com ondas uniformes, utilizando-se a média dos valores obtidos. É importante também realizar a insonação das duas artérias, pois, eventualmente, podem-se encontrar resultados díspares entre elas. O fluxo na **veia umbilical** é analisado simultaneamente ao estudo das artérias, no mesmo segmento de cordão. A ocorrência de pulsações, a partir do segundo trimestre de gestação, está relacionada a resultados perinatais reservados. As pulsações consistem em ondulações observadas no sonograma da veia umbilical, coincidentes com as ondas de fluxo da artéria umbilical (Fig. VI-131).

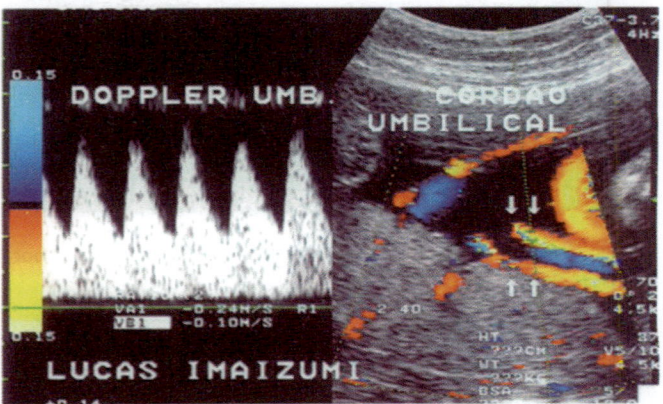

Figura VI-131 – Dopplervelocimetria de artérias umbilicais. Notar velocidade de fluxo diastólico alto, caracterizando a normalidade do sonograma.

Dopplervelocimetria da circulação fetal

Aorta fetal
A aorta fetal deve ser estudada em sua porção torácica descendente (Fig. VI-132), após a conexão com o ducto arterioso, facilmente identificada por meio da ultra-sonografia quando se realiza um corte longitudinal do tórax fetal. A aorta descendente localiza-se anteriormente e à esquerda da coluna vertebral, e as medidas são realizadas na sua porção intratorácica acima do músculo diafragmático.

Artérias renais
A dopplervelocimetria das artérias renais é facilmente realizada com o mapeamento de fluxo em cores (Fig. VI-133). Inicialmente, realiza-se um corte sagital do tronco fetal, e em seguida desloca-se o transdutor lateralmente, de modo a se obter um corte coronal da aorta descendente abdominal e dos rins fetais. O cursor é alocado na artéria renal, próximo à aorta, em que é possível se obter o sonograma adequado das artérias renais. Quando não visibilizadas, podem ser localizadas inicialmente por meio da abertura da janela no hilo renal, com posterior mobilização do transdutor em direção à aorta fetal. Com o movimento, os sinais de pulsação da artéria podem ser observados. Na impossibilidade de reconhecê-los, a janela de insonação deve abranger todo o hilo (Rotmensch e cols., 1991).

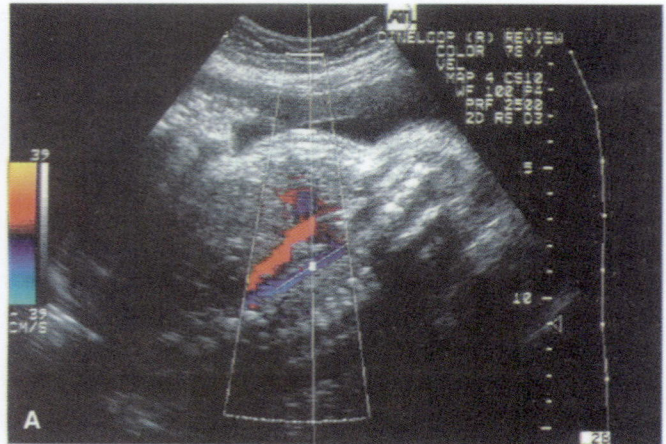

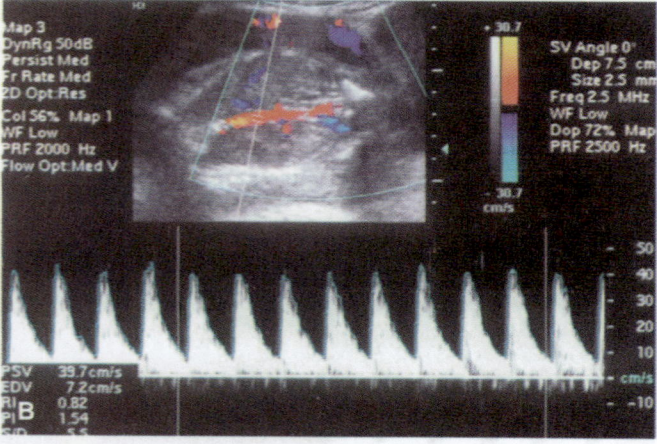

Figura VI-132 – A) Local de insonação da aorta. B) Aspecto de normalidade de sonograma da aorta.

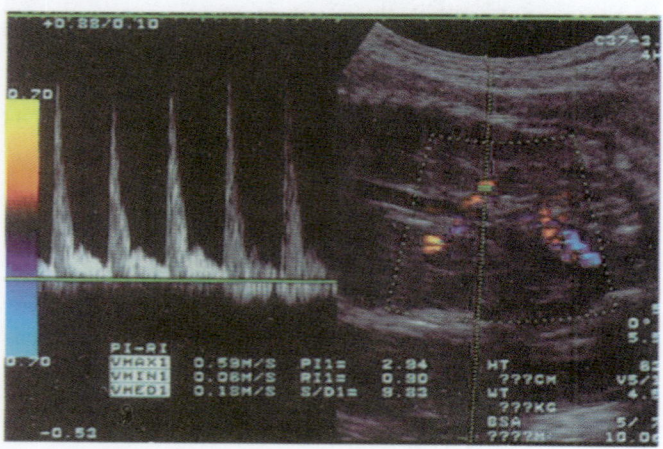

Figura VI-133 – Insonação de uma das artérias renais e seu sonograma de aspecto normal.

Artérias cerebrais

Na circulação cerebral fetal, vários vasos podem ser insonados. O mapeamento colorido de fluxo permite a fácil identificação do polígono de Willis (Fig. VI-134) e seus ramos principais, o que permite boa padronização e reprodutibilidade dessa metodologia. Deve ser evitada a compressão do abdome materno, uma vez que a compressão do pólo cefálico fetal pode levar a alterações nos exames realizados nas artérias intracranianas (Vyas e cols., 1990).

Artéria cerebral média – a dopplervelocimetria na artéria cerebral média é a mais fácil de ser realizada (Arduini e cols., 1987; Mari e cols., 1989) e deve ser analisada por meio da seguinte técnica: inicialmente, é visualizado um corte trans-

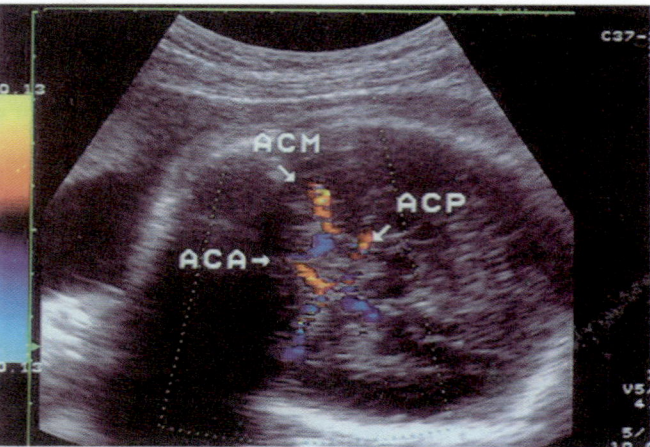

Figura VI-134 – Polígono de Willis. Notar artéria cerebral média (ACM), artéria cerebral anterior (ACA) e artéria cerebral posterior (ACP).

verso do pólo cefálico fetal ao nível onde se realiza a medida do diâmetro biparietal, na altura dos tálamos; em seguida, o transdutor deve ser deslocado em direção à base do crânio até um nível um pouco acima do osso esfenóide. Nesse ponto, essa artéria é facilmente identificada como um ramo maior do polígono de Willis que se dirige ântero-lateralmente em direção à fissura de Sylvius. Atualmente, prefere-se insonar essa artéria junto a sua emergência, próximo ao polígono (Veille e Cohen, 1990), e as medidas devem ser tomadas no hemisfério cerebral mais próximo ao transdutor.

Artérias cerebrais anteriores – são ramos da carótida interna, conforme demonstrado na figura VI-134. São facilmente detectadas seguindo paralelamente à linha média dos lobos frontais. As medidas de fluxo no vaso são realizadas no mesmo corte ultra-sonográfico em que se analisa a artéria cerebral média.

Artéria cerebral posterior – é um ramo do polígono de Willis, responsável pela irrigação dos giros occipitotemporais do cérebro. Essa artéria é facilmente identificada como um ramo que se dirige posteriormente, no mesmo nível em que se identifica o polígono. As medidas de fluxo no vaso são realizadas no mesmo corte ultra-sonográfico em que se analisa a artéria cerebral média, com leve angulação do transdutor em direção caudal para melhor visibilização da artéria cerebral posterior.

Artéria carótida interna

A artéria carótida interna pode ser visibilizada em corte transversal da cabeça fetal ao nível em que aparecem os pedúnculos cerebrais e a órbita. O sonograma é obtido dispondo-se a janela amostral ao nível da sua bifurcação em artéria cerebral média e anterior.

Ducto venoso

O ducto venoso é identificado efetuando-se um corte oblíquo do abdome fetal, na altura da inserção do cordão umbilical (Fig. VI-135). A porção intra-abdominal da veia umbilical é facilmente visibilizada com o mapeamento colorido de fluxo, e sua bifurcação no seio portal e no ducto venoso é identificada. Na porção inicial do ducto ocorre turbilhonamento do sangue, provocando efeito de mistura de cores (efeito "aliasing"), onde se pode obter o sonograma característico do vaso.

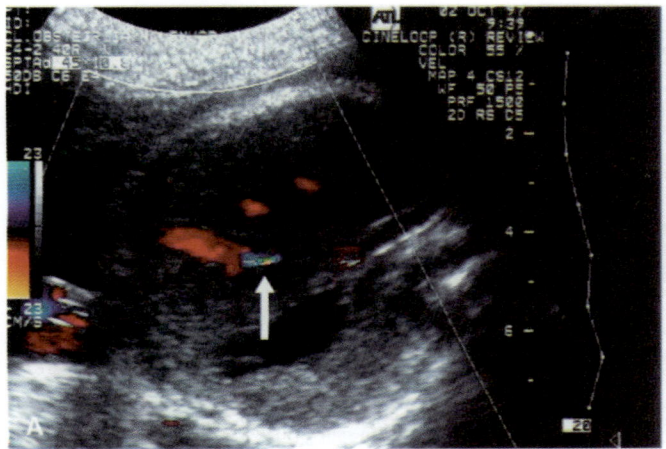

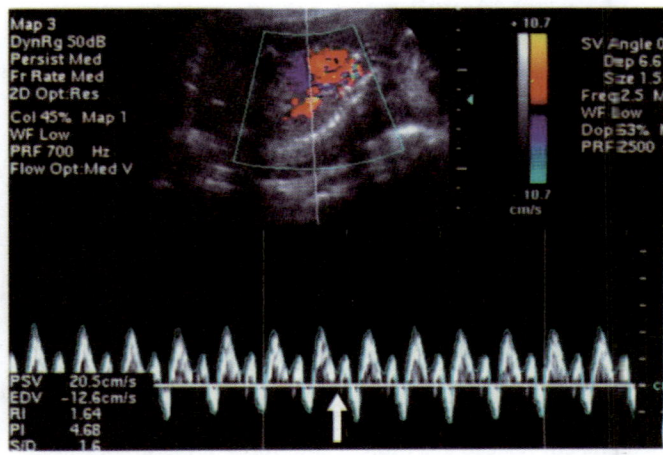

Figura VI-136 – Insonação da veia cava inferior e seu sonograma. Notar onda a (contração atrial) com fluxo reverso ou retrógrado.

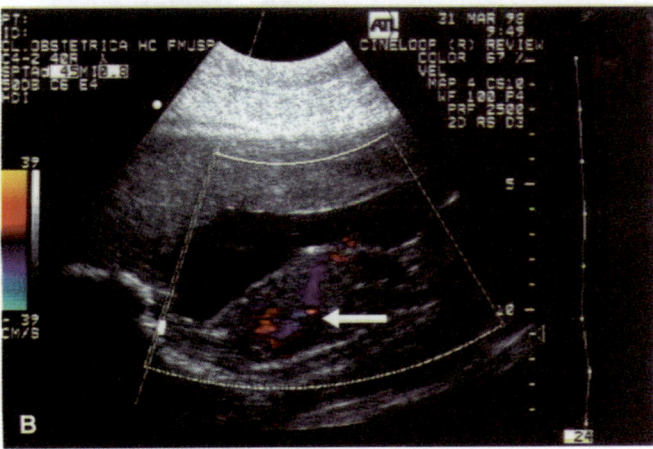

Figura VI-135 – A) Em corte transversal do abdome verifica-se seta apontando para o ducto venoso. B) Em corte transversal, a seta aponta também para o mesmo vaso, que está em continuidade à porção intra-abdominal da veia umbilical.

Veia cava inferior

A insonação da veia cava inferior é realizada alocando-se o cursor na porção imediatamente distal à sua entrada no átrio direito. A veia cava inferior pode ser visibilizada no corte sagital do tórax fetal, à direita e paralela à aorta, e apresenta um sonograma venoso característico (Fig. VI-136).

INTERPRETAÇÃO DOS SONOGRAMAS

A interpretação dos resultados da dopplervelocimetria pode ser executada de duas formas: 1. por meio dos índices que relacionam a sístole, a diástole e a média de um ciclo cardíaco; e 2. por meio da análise da forma da onda.

Índices: avaliação qualitativa

A elaboração de índices foi necessária para se contornar as dificuldades em se obter adequadamente os valores do ângulo de insonação e as medidas da secção transversa do vaso estudado para o cálculo do fluxo (volume/minuto). Utilizando-se desses índices, o estudo dopplervelocimétrico passa a ser qualitativo e não quantitativo conforme se idealizava anteriormente. Os estudos acumulados com grandes casuísticas demonstraram de forma conclusiva que essa forma de análise é satisfatória, prescindindo-se da estimativa dos valores numéricos do fluxo nos vasos em questão.

Muitos estudos tiveram como objetivo a confecção de curvas de normalidade dos índices em gestantes normais, destacando-se em nosso meio o de Amim Jr. (1990). Porém, em relação às gestações de alto risco, os valores de predição de resultados anormais, tendo como base essas curvas, indicam altas taxas de resultados falso-positivos (Bower e cols., 1993).

Relação sístole/diástole (A/B) – é o índice de maior simplicidade na determinação de seus valores. Foi descrito por Stuart e cols. (1980), e relaciona a velocidade sistólica máxima (S) com a velocidade diastólica mínima (D). O fluxo diastólico nas artérias umbilicais aumenta fisiologicamente à medida que as vilosidades terciárias vão se desenvolvendo, particularmente no terceiro trimestre. Em virtude disso, a relação S/D declina até o final da gestação (Fig. VI-137). Nas artérias uterinas, a relação S/D é considerada normal até os valores de 2,6 após a 26ª semana de gestação, quando cessa a segunda onda de migração do citotrofoblasto sobre as arteríolas espiraladas.

Índice de pulsatilidade (S-D/média) – é utilizado com maior freqüência. Descrito por Gosling e King (1975), é a relação da diferença entre a velocidade sistólica máxima (S) e a velocidade diastólica mínima (D), com a velocidade média da onda (Fig. VI-137). Geralmente, é utilizado para se analisar resultados das artérias umbilicais, renais, cerebrais e aorta. Nas artérias umbilicais, renais e aorta, classifica-se como alterado quando o resultado se encontrar acima do percentil 95 da curva

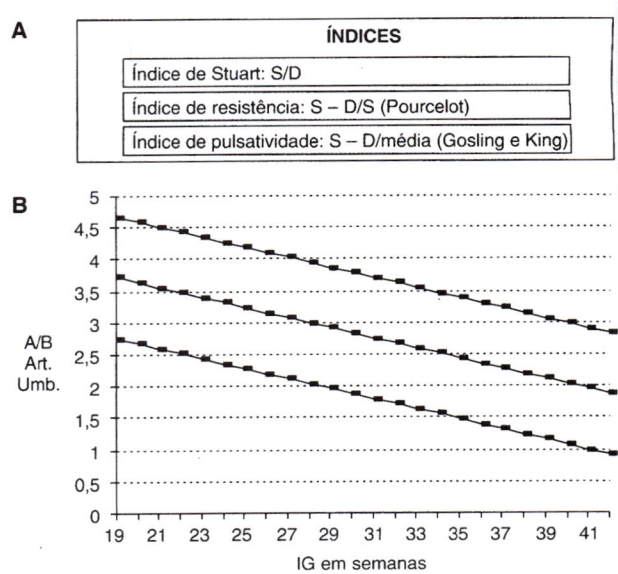

Figura VI-137 – A) Índices para a avaliação dopplervelocimétrica arterial. B) Curva de normalidade de Amin Jr. para artérias umbilicais.

de normalidade de Arduini e Rizzo (1990) para a idade gestacional correspondente. Para o diagnóstico de centralização da circulação fetal, os resultados das artérias cerebrais são classificados como alterados quando estiverem abaixo do percentil 5 da curva de normalidade de Arduini e Rizzo (1990) em idade gestacional correspondente.

Embora de maior complexidade, os aparelhos oferecem atualmente seus valores automaticamente. É mais sensível em diferenciar ondas anormais e para mensurar a impedância periférica. É útil para diferenciar os diversos casos na ausência do fluxo diastólico ou ainda quando existe fluxo reverso (artéria umbilical).

Índice de resistência (S-D/S) – apresenta sensibilidade intermediária em relação aos índices anteriores. Descrito por Pourcelot (1974), tem a preferência da escola francesa (Arbeille e cols., 1987a,b) e consiste na relação da diferença entre a velocidade sistólica máxima (S) e a velocidade diastólica mínima (D), com a velocidade sistólica máxima (S) (Fig. VI-137).

Índice de pulsatilidade para veias (S-a/média) – esse índice é utilizado quando se analisa a região venosa e expressa a relação da diferença entre a velocidade de pico sistólica (S) e a velocidade mínima na contração atrial, com a velocidade média (Hecher e cols., 1994) (Fig. VI-138). É utilizado para o estudo do ducto venoso, sendo seu resultado anormal quando for superior ao percentil 95 da curva de normalidade de Hecher e cols. (1994) na idade gestacional correspondente.

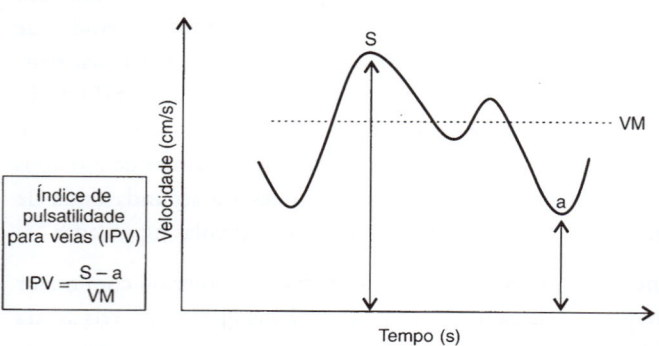

Figura VI-138 – Sonograma venoso e o cálculo do IPV. S = sístole; VM = velocidade média; a = contração atrial.

Análise da forma da onda: artérias umbilicais e artérias uterinas

A característica fundamental de regiões de baixa resistência é a presença de fluxo diastólico elevado (Fig. VI-139). O fluxo sangüíneo destinado à placenta, via artérias uterinas ou via artérias umbilicais, apresenta velocidade diastólica final elevada.

Diástole zero (DZ): artérias umbilicais (Fig. VI-140) – em condições patológicas, a formação da placenta pode estar muito alterada, de tal sorte que a resistência à perfusão permanece substancialmente elevada e, por conseqüência, o fluxo diastólico torna-se ausente nas artérias umbilicais. Isso caracteriza uma situação de muita gravidade (Nicolaides e cols., 1988), com possibilidades de ocorrerem lesões irreversíveis ao feto. Denominada "diástole zero", associa-se a taxas elevadas de morbidade e mortalidade perinatais (Rochelson e cols., 1987; Nicolaides e cols., 1988; Battaglia e cols., 1993).

Segundo Thompson e Trudinger (1990), os resultados da dopplervelocimetria das artérias umbilicais alteraram-se tipicamente entre 60 e 90% de obstrução das arteríolas do sistema viloso. Com mais de 90% de obstrução observa-se ausência de fluxo durante a diástole.

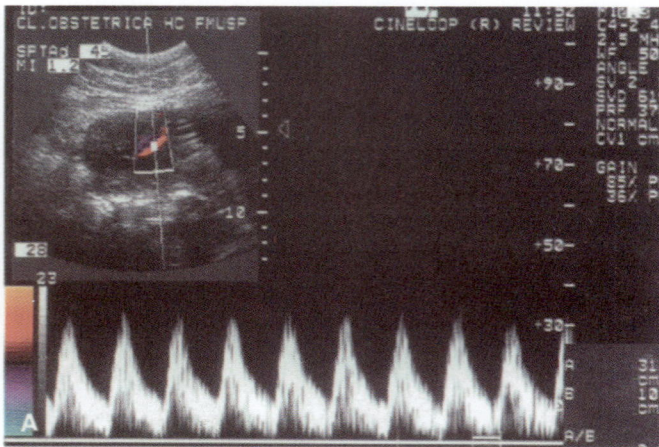
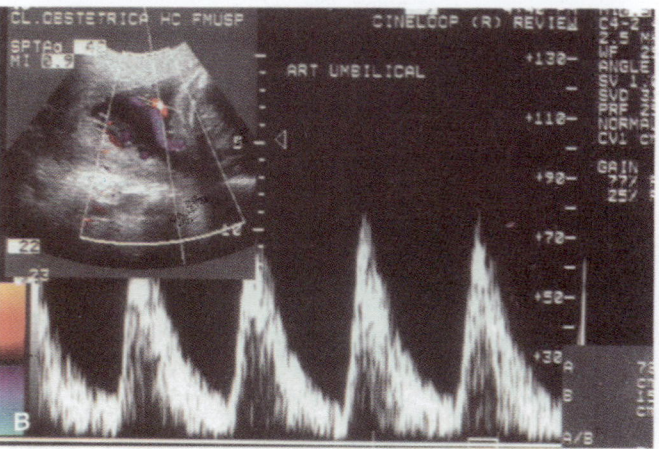

Figura VI-139 – Sonograma obtido de dopplervelocimetria das artérias umbilicais. A) Resultado normal, observar alta velocidade de fluxo diastólico. B) Velocidade de fluxo diastólico baixo, caracterizando placenta comprometida.

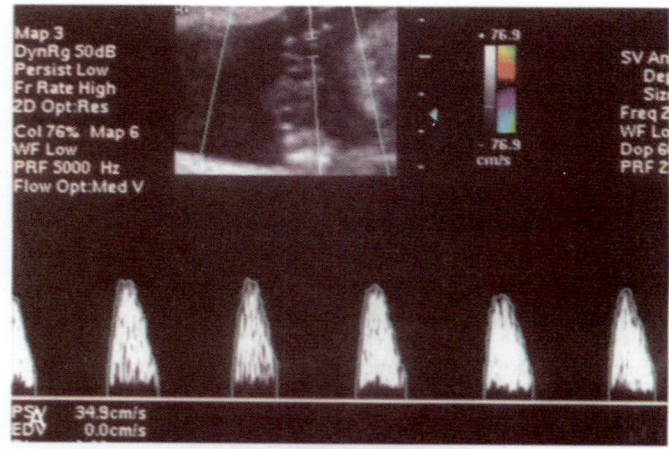
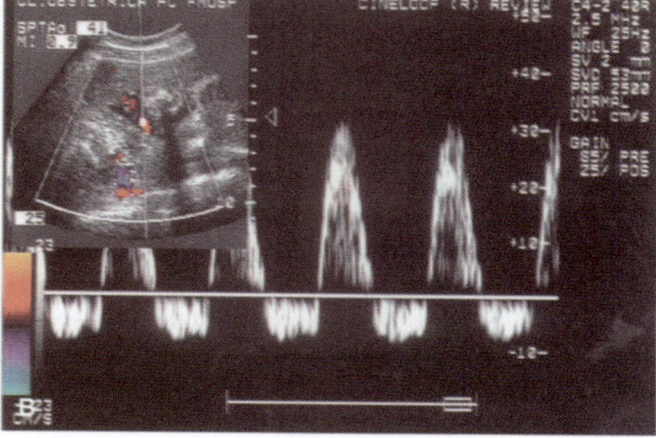

Figura VI-140 – A) Verifica-se ausência de velocidade de fluxo na diástole (DZ). B) Durante a diástole ocorre reversão do fluxo (DR). Duas condições que denunciam insuficiência placentária gravíssima.

O comprometimento da microcirculação nas vilosidades terciárias, seja por lesões obliterativas, seja pela diminuição da angiogênese, constitui o substrato fisiopatológico da diástole zero ou reversa. Giles e cols. (1985) e Mc Cowan e cols. (1987) demonstraram que a redução do fluxo diastólico na dopplervelocimetria das artérias umbilicais está relacionada com lesões vasculares placentárias, caracterizadas pela obliteração das pequenas arteríolas do sistema viloso terciário. Arabin e cols. (1988), analisando 27 placentas de gestações com DZ, observaram placentas pequenas para a idade gestacional, fibrose vilosa e depósitos de microfibrina, evidenciando redução na capacidade de perfusão placentária. Nordenvall e cols. (1991) verificaram que, em nove casos de gestantes com DZ, as placentas apresentaram pequeno peso e a espessura reduzida, com configuração extracorial, inserção marginal do cordão e menor número de cotilédones. Miyadahira e cols. (1998), em casuística da Clínica Obstétrica do HC-FMUSP, observaram alta incidência de infartos vilosos em placentas de pacientes com DZ ou DR (Fig. VI-140).

Diástole reversa (DR) artérias umbilicais – uma condição de gravidade maior é caracterizada pelo sonograma com fluxo reverso durante a diástole na qual a mortalidade perinatal é muito elevada. Brar e Platt (1988) foram os primeiros a ressaltar a gravidade da DR na artéria umbilical. Ao analisarem 12 casos com o diagnóstico, observaram 33,3% de natimortos, 17,6% de neomortos, 50% de acidemia (pH de artéria umbilical no nascimento < 7,20) e elevada morbidade neonatal. Esses pesquisadores comentam que a DR representa deterioração progressiva da DZ e sugerem que esses casos estejam associados a um resultado perinatal catastrófico e, por isso, conduta mais agressiva deve ser adotada.

Incisura diastólica em artérias uterinas (Fig. VI-141B) – nas artérias uterinas, as alterações que determinam o aumento da resistência placentária, além de diminuir sobremaneira o fluxo diastólico, podem promover o aparecimento de modificação na forma da onda do sonograma com a caracterização da incisura (chanfradura, entalhe ou "notch") (Montenegro e cols., 1986). Caracteriza-se por ascensão discreta da velocidade no início da sístole. Segundo observações de Fleischer e cols. (1986), a presença do achado têm valores preditivos significativos para a doença hipertensiva específica da gravidez (DHEG). Na figura VI-141A, pode-se observar o aspecto normal do sonograma uterino (A) com velocidade diastólica e ausência de incisura.

APLICAÇÃO CLÍNICA DA DOPPLERVELOCIMETRIA OBSTÉTRICA

Muitos pesquisadores sugerem a utilização da dopplervelocimetria como método propedêutico rotineiro nas gestações de alto risco, para um manejo clínico mais seguro (Tyrrell e cols., 1989; Bower e cols., 1993; Vintzileos, 2000; Miyadahira, 2002) e como rastreamento de gestações de baixo risco (Schulman e cols., 1989; Bower e cols., 1993).

Segundo Reuwer e cols. (1987), a dopplervelocimetria pode auxiliar na identificação de gestações erroneamente rotuladas como de alto risco, particularmente nos casos com suspeita de RCF. Além disso, indica a necessidade de vigilância intensiva em alguns casos em que não se detectou nenhuma anormalidade.

Para alguns (Bower e cols., 1993), a identificação precoce de risco para pré-eclâmpsia (entre 18 e 20 semanas), por esse método, pode ser útil na triagem de gestantes para administração

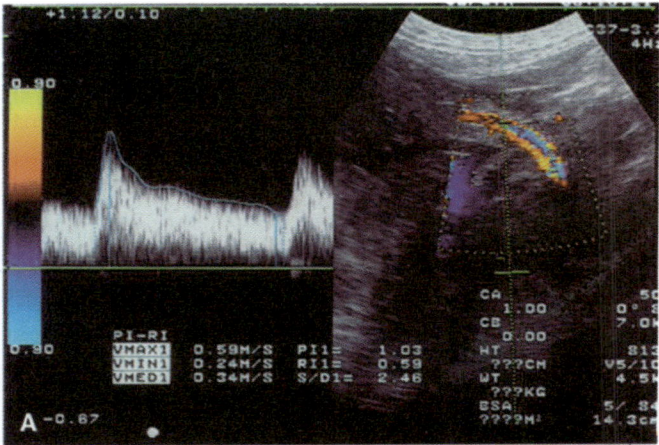
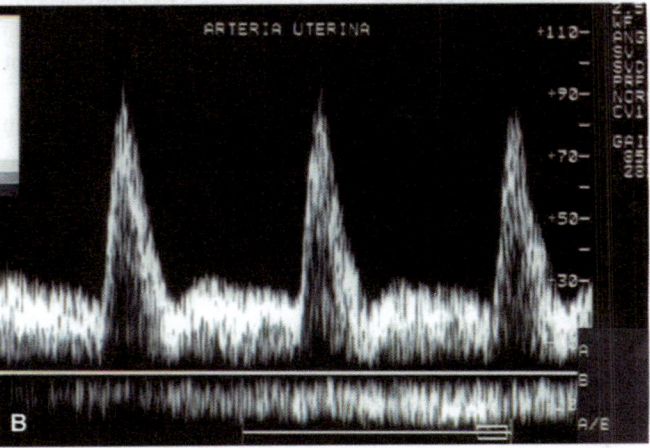

Figura VI-141 – A) Sonograma de artéria uterina com características normais. B) Presença de incisura protodiastólica denuncia invasão trofoblástica inadequada.

preventiva de baixas doses de aspirina. Para Barros e cols. (2002), da Clínica Obstétrica do Hospital das Clínicas da FMUSP, nas trombofilias, os resultados dopplervelocimétricos das artérias uterinas servem para o ajuste de anticoagulantes (enoxaparina).

A incidência de dopplervelocimetria alterada é de aproximadamente 5 a 7% em uma população geral (Montenegro e cols., 1994), com índices de resultados falso-positivos de 2 a 5% para a artéria umbilical e de 2% para a artéria uterina (Gill e cols., 1981).

ANORMALIDADES NO SONOGRAMA DAS ARTÉRIAS UTERINAS

Critérios para o diagnóstico:

a) O encontro da relação S/D com valores superiores a 2,6 após a 26ª semana (Fleischer e cols., 1986; Schulman, 1987) ou
b) A presença da incisura bilateral após a 26ª semana caracteriza a anormalidade de fluxo nessas artérias (Fig. VI-141B).

Indicam, do ponto de vista teórico, invasão trofoblástica inadequada.

Os trabalhos iniciais de Campbell e cols. (1983) demonstraram a nítida relação entre a velocidade diminuída do fluxo do final da diástole (artérias arqueadas) com os dados de morbidade neonatal. Posteriormente, outros pesquisadores encontraram alta correlação entre esses achados anormais com a incidência de pré-eclâmpsia e RCF.

Os dados de Fleischer e cols. (1986) indicam valor preditivo positivo para pré-eclâmpsia de 93% e valor preditivo negativo de 91% naqueles casos em que se encontrou relação S/D > 2,6 ou presença de incisura.

Resultados de um estudo realizado na Clínica Obstétrica do Hospital das Clínicas da FMUSP por Miyadahira e cols. (1997) indicam que os valores de predição da relação S/D alterada na artéria uterina, para o diagnóstico de RCF, prematuridade e recém-nascido de baixo peso são superiores à presença de incisura.

ANORMALIDADES NO SONOGRAMA DA ARTÉRIA UMBILICAL (Figs. VI-139 e VI-140)

Critérios para o diagnóstico:

a) Comparação com as curvas de normalidade – o limiar de normalidade da relação S/D é um dado polêmico e questionável. Não há consenso com relação ao valor que discrimine as gestações normais das patológicas. Alguns definem o limiar como o percentil 95 de uma curva de gestantes normais (Amin Jr. e cols., 1990; Arduini e Rizzo, 1990).

b) Utilização de pontos de corte – Schulman e cols. (1989) consideram anormal os valores iguais ou acima de 3 após 30 semanas de gestação. Com esse critério, considerando-se a prevalência de 9%, encontraram os seguintes valores preditivos para o diagnóstico de RCF: sensibilidade de 65%, especificidade de 91%, valor preditivo positivo de 43% e valor preditivo negativo de 96%.

No estudo de Miyadahira e cols. (1993), realizado na Clínica Obstétrica do Hospital das Clínicas da FMUSP, o ponto de corte, para o diagnóstico de RCF, situou-se em 3,6, em grupo de pacientes hipertensas. Esse estudo demonstrou ainda a superioridade dos valores de predição do Doppler da artéria umbilical quando comparados com os resultados do Doppler da artéria uterina.

Outros, como Tyrrell e cols. (1989), estabelecem o valor de 4,5 como limiares de normalidade da relação S/D, após a 27ª semana de gestação, e os resultados estão ilustrados na tabela VI-21.

Tabela VI-21 – Fluxo diastólico reduzido* e predição de hipóxia** e acidose***.

	Hipóxia (%)	Acidose (%)
Sensibilidade	89	100
Especificidade	97	88
Valor preditivo positivo	40	20
Valor preditivo negativo	98	100

* Relação artéria umbilical S/D > 4,5.
** Hipóxia: pO_2 < 2,5º percentil da curva normal.
***Acidose: pH < 7,25 na veia umbilical no parto.

Giles e cols. (1985) observaram que, nos casos que apresentavam valores elevados na relação S/D, os exames anatomopatológicos demonstravam redução na contagem de arteríolas nos troncos vilosos terciários. Discute-se se isso é devido à angiogênese inadequada ou à obliteração secundária desses vasos. A observação de muitos casos que evoluíram com piora nos índices dopplervelocimétricos sugere que o segundo mecanismo seja muito importante nessas doenças.

SIGNIFICADO DA DIÁSTOLE ZERO (Fig. VI-140A)

Conforme foi exposto anteriormente, essa morfologia no sonograma da artéria umbilical corresponde à alteração grave resultante de intenso comprometimento da função placentária (Rochelson e cols., 1987; Nicolaides e cols., 1988; Baracchini e cols., 1994). É acompanhada de quadros clínicos maternos muito graves, tendo como principal fator etiológico as síndromes hipertensivas (Miyadahira e cols., 1996). A diástole zero está freqüentemente associada à hipóxia e à acidemia fetais (Francisco, 1998).

SIGNIFICADO DO FLUXO DIASTÓLICO REVERSO NA ARTÉRIA UMBILICAL (Fig. VI-140B)

É uma anomalia dopplervelocimétrica de extrema gravidade. Brar e Platt (1980), relataram 50% de mortalidade entre 12 pacientes com essa anormalidade, sendo três com malformações. Woo e cols. (1987) encontraram mortalidade perinatal de 88,9%. Baracchini e cols. (1994), em nosso meio, sugerem a pronta intervenção após o diagnóstico de DR.

ANORMALIDADES NO PERFIL HEMODINÂMICO FETAL

O perfil hemodinâmico fetal permite avaliar a resposta circulatória fetal quando este é submetido a hipóxia e hipoxemia. Por meio da análise dopplervelocimétrica das diferentes regiões fetais, podemos inferir a gravidade da hipóxia à qual o feto está submetido. Enquanto o aumento de fluxo decorrente da centralização da circulação fetal compensar a baixa saturação de oxigênio, as atividades biofísicas do feto não estarão comprometidas. Quando ocorrerem alterações na região venosa da circulação fetal, maior é a probabilidade de que o feto apresente um grave comprometimento hipóxico (Miyadahira, 2002).

Diagnóstico da centralização ("brain sparing effect")

Existem basicamente duas maneiras de se diagnosticar a existência da centralização, por meio da análise principalmente da artéria cerebral média (Fig. VI-142):

1. Comparação dos valores dos índices com a respectiva curva de normalidade (Arduini e Rizzo, 1990).
2. Relacionar índices de pulsatilidade das artérias umbilicais com os da artéria cerebral média, proposto inicialmente por Arbeille e cols. (1987a, b), também denominado de índice umbilicocerebral. Tem a vantagem da não interferência da FCF nas suas medidas. Seus resultados, por sua vez, podem ser definidos de duas formas:

a) Comparando com curvas de normalidade como preconizam Gramellini e cols. (1992) e Arduini e cols. (1992).

b) Considerando a relação dos resultados da relação umbilicocerebral valores iguais ou maiores que 1 como patológicos (Arbeille e cols., 1987a, b; Montenegro e cols., 1994).

Quando a centralização da circulação fetal for eficiente em manter normoxia, as atividades biofísicas permanecem preservadas, um reflexo da integridade do SNC, caracterizando assim o estado de sofrimento fetal compensado. De outra forma, no agravamento da hipoxemia, a quantidade de oxigênio no SNC não supre suas demandas para a produção de energia e assim, inexoravelmente, o feto apresenta alterações em suas atividades biofísicas, configurando o quadro de sofrimento fetal descompensado (Miyadahira e cols., 1996).

Existem observações clínicas sugestivas de que a centralização do fluxo sangüíneo fetal anteceda em algumas semanas as alterações das atividades biofísicas, que são os marcadores agudos da vitalidade fetal. Arduini e cols. (1992), estudando 214 casos com RCF, acompanharam 36 casos que apresentaram

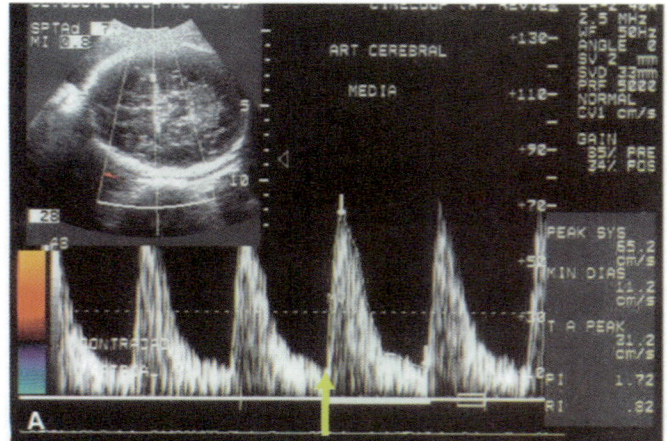

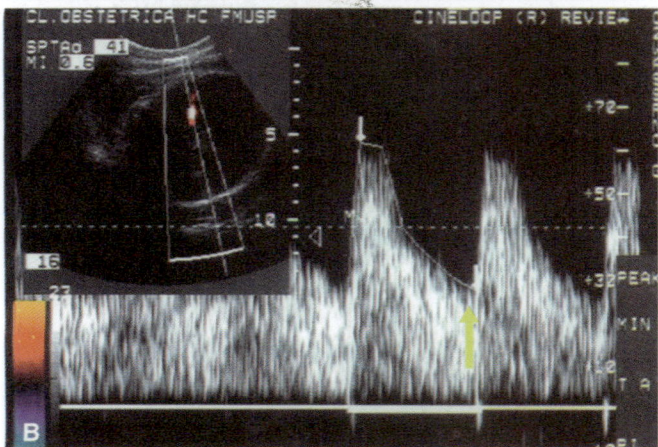

Figura VI-142 – Sonogramas da artéria cerebral média. **A)** Aspecto normal. **B)** Verifica-se velocidade diastólica aumentada, tipificando a centralização da circulação fetal.

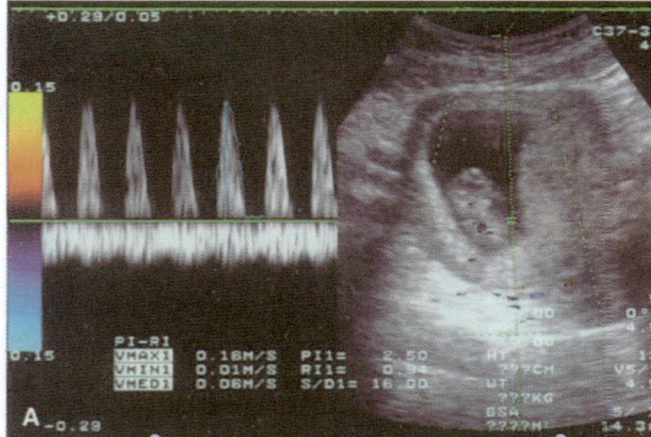

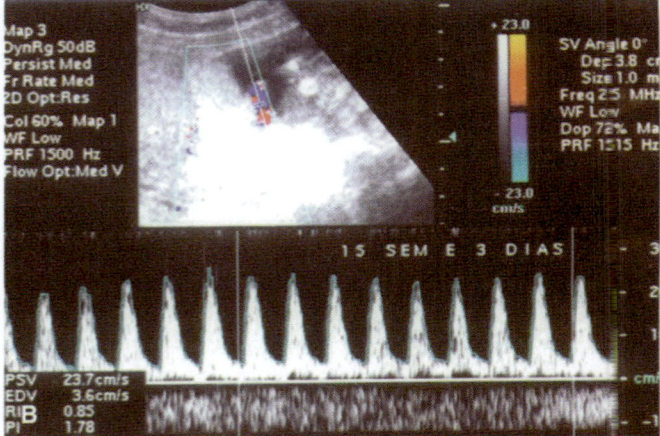

Figura VI-143 – Sonograma de artérias umbilicais. **A)** Gestação de 10 semanas, ausência de velocidade de fluxo na diástole (DZ) e pulsação de veia umbilical. **B)** Com 15 semanas e 3 dias, nota-se presença de velocidade de fluxo na diástole. Não há pulsação na veia umbilical.

DIP II e foram submetidos a estudos dopplervelocimétricos por pelo menos quatro vezes. Observaram, por meio de estudos da carótida e da artéria cerebral média, que a centralização (índice de pulsatilidade > 95º percentil) ocorria duas semanas antes do início do aparecimento dos DIP II. Notaram também que as alterações mais significativas na dopplervelocimetria da artéria umbilical, aorta e artérias renais coincidiam com o advento das desacelerações tardias.

Em razão dessas evidências, alguns pesquisadores preconizam a intervenção obstétrica (Montenegro e cols., 1994) a partir da viabilidade fetal, acreditando que esse seria o meio mais eficiente de se prevenir os danos cerebrais. Enfatizam o uso benéfico da corticoterapia anteparto e o uso de surfactantes, logo após o nascimento, para contrapor aos riscos da imaturidade pulmonar.

No entanto, nos fetos imaturos, a conduta conservadora tem o respaldo da maioria dos pesquisadores que confiam na metodologia tradicional para o controle dessas gestações (Guzman e cols., 1990; Arduini e cols., 1992; Miyadahira e Yamamoto, 1998; Francisco e cols., 2002).

Alterações do sistema venoso fetal

Estudos recentes têm demonstrado importantes alterações no sonograma de diversos vasos do sistema venoso fetal:

Pulsação da veia umbilical (Figs. VI-143 e VI-144) – observada, com freqüência, em associação com DZ e DR nas artérias umbilicais. Representa mau prognóstico perinatal (Fairlie e cols., 1992; Arduini e cols., 1993).

Fluxo reverso na veia cava inferior (Fig. VI-145) – Rizzo e cols. (1992) estudaram as características de sonograma da veia

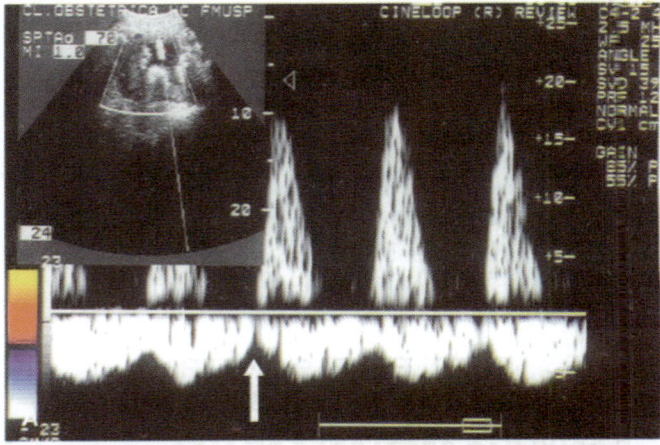

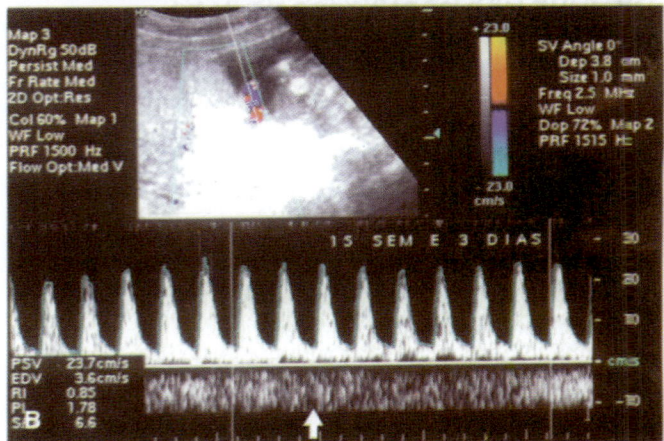

Figura VI-144 – Velocidade de fluxo na veia umbilical. **A)** Situação de extrema gravidade, velocidade pulsátil em gestação com 35 semanas. **B)** Aspecto normal, velocidade de fluxo contínuo, sem pulsações.

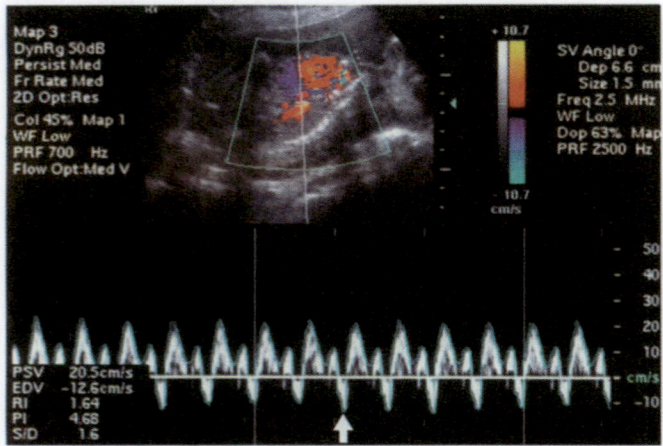

Figura VI-145 – Insonação da veia cava inferior e seu sonograma. Notar onda a (contração atrial) com fluxo reverso ou retrógrado.

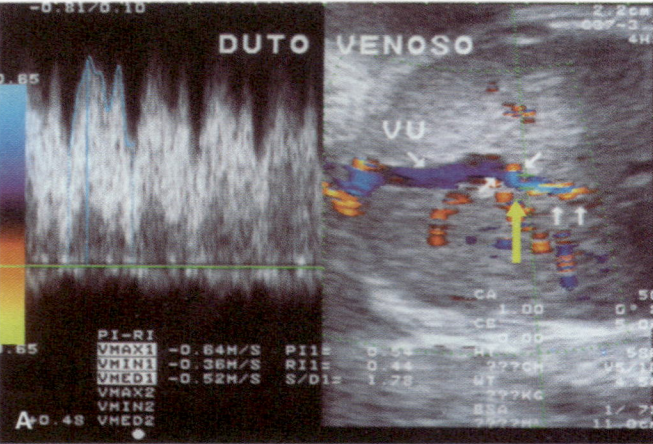

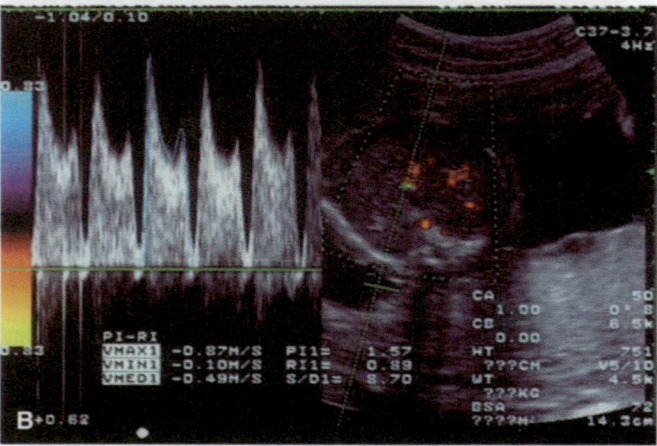

Figura VI-146 – Sonograma de ducto venoso. **A)** Sonograma normal, observar onda a com alto fluxo. **B)** Aspecto anormal, com onda a apresentando velocidade de fluxo muito reduzida.

cava inferior de 79 gestantes com RCF e relacionaram com os resultados neonatais. Concluíram que se o fluxo reverso (contração atrial) nessa veia ultrapassar os 95 percentis de sua curva de normalidade, há maior incidência de resultados perinatais alterados.

Ducto venoso (Fig. VI-146) – desde o início da década de 1990, pesquisas têm dado enfoque ao sonograma do ducto venoso (Kiserud e cols., 1991; Huisman e cols., 1992), demonstrando que suas alterações (componente da sístole atrial) se relacionam com o mau prognóstico neonatal. A velocidade de fluxo nessa veia reflete o gradiente de pressão existente entre a veia umbilical e o átrio direito (Farine e cols., 1993). Dessa forma, sua alteração pode sinalizar falência miocárdica fetal, pois nessa situação o gradiente pode estar diminuído devido ao aumento da pressão nas câmaras direitas, um comprometimento da pré-carga, em função da vasoconstrição intensa na região de órgãos não-nobres para a proteção dos órgãos nobres (coração e SNC). Isso pode ser indicativo de sofrimento fetal grave. Na prematuridade extrema, até 32 semanas de gestação, é variável de muito valor, porque demonstra acurácia superior aos métodos tradicionais, como a cardiotocografia e o perfil biofísico fetal, conforme demonstraram Andrade e cols. (1997) e Francisco (1998).

DOPPLERVELOCIMETRIA NO COTIDIANO OBSTÉTRICO

ENFOQUE DAS GESTAÇÕES DE ALTO RISCO PARA INSUFICIÊNCIA PLACENTÁRIA

Rotineiramente, a população de gestantes que apresentam alto risco para insuficiência placentária deve ser submetida a estudos dopplervelocimétricos, priorizando-se as circulações útero e fetoplacentárias.

Nas doenças maternas graves ou instáveis, o perfil hemodinâmico deve ser realizado uma a duas vezes por semana, incluindo-se para tal os estudos de fluxo das artérias umbilicais, artéria cerebral média e ducto venoso.

O método pode auxiliar na conduta obstétrica nas seguintes situações:

Alterações dopplervelocimétricas graves – em doenças estáveis e não-graves.

Essa situação exige propedêutica mais abrangente com periodicidade menor.

Diagnóstico de diástole zero ou reversa – nessa eventualidade, a partir da viabilidade fetal, aconselha-se a vigilância do bem-estar fetal, por meio da cardiotocografia, dos perfis biofísico fetal e hemodinâmico diariamente, até que haja condições para uma conduta resolutiva.

Centralização grave – os resultados dopplervelocimétricos da circulação do SNC (artéria cerebral média) devem ser analisados com muita parcimônia. Existe convicção de que a centralização fetal diagnosticada no compartimento arterial seja fenômeno inconstante, variando muito em dias subseqüentes após seu diagnóstico. Em contraste, os valores muito alterados são invariavelmente irreversíveis e, dessa forma, sua ocorrência deve ser considerada no momento da proposição de uma conduta resolutiva. Nesse sentido, a avaliação da região venosa, representada pelo ducto venoso, tem maior índice discriminatório quando cotejada com os valores de pH aferidos no sangue das artérias umbilicais, ao nascimento, em particular quando a gestação não avançar além de 32-33 semanas (Francisco, 2002).

CONDUTA NA DIÁSTOLE ZERO OU REVERSA

O diagnóstico da insuficiência placentária grave é tida como certa diante de exame dopplervelocimétrico das artérias umbilicais com ausência de fluxo diastólico (DZ) ou fluxo reverso (DR). Preconizam-se as seguintes orientações:

1. Privilegiar os valores dopplervelocimétricos do ducto venoso até 32 semanas de gestação. Com valores de índice de pulsatilidade > 1, deve-se considerar a administração de cor-

ticóides para o amadurecimento pulmonar fetal. O valor de índice de pulsatilidade > 1,5 configura sofrimento fetal e a interrupção da gestação deve ser considerada.
2. Avaliação da maturidade fetal a partir de 28 semanas. Interrupção da gestação quando as provas indicarem maturidade plena ou intermediária.
3. Nos fetos imaturos, vigilância intensiva diária com realização de cardiotocografia, perfil biofísico fetal e índice de líquido amniótico (ILA), e perfil hemodinâmico fetal a cada 24/48 horas, dando-se extremo relevo aos resultados dopplervelocimétricos do ducto venoso.
4. Conduta resolutiva, diante de provas de vitalidade alteradas, sendo a dopplervelocimetria do ducto venoso a mais relevante (Francisco, 2002). Merecem destaque, também, a presença de desacelerações tardias e o oligoidrâmnio grave (ILA < 3cm).
5. Conduta resolutiva em doenças maternas graves e em gestações com 34 semanas ou mais.

Em estudo de Miyadahira e cols. (1998) envolvendo 143 casos que exibiam diástole zero a partir da 20ª semana de gestação, verificou-se que a etiologia mais comum foi a síndrome hipertensiva com 116 (81,1%) casos, vindo, a seguir, o RCF com 27 (18,9%) e o diabetes com 12 (8,4%). Cabe a lembrança de que as gestantes que apresentam antecedentes obstétricos de natimortos em gestações anteriores também representam um grupo de extrema importância quanto ao risco de insuficiência placentária grave, devendo ser avaliadas por meio do estudo dopplervelocimétrico das artérias umbilicais a fim de se estabelecer precocemente a presença de alterações placentárias (Yamamoto e cols., 2000).

As indicações para a conduta resolutiva na casuística analisada por Miyadahira e cols. (1998) foram:

a) **Sofrimento fetal** – tendo como principal marcador a presença de DIP II à cardiotocografia em 66 (53,2%) casos.
b) **Maturidade fetal** – 46 (37,1%) casos. A pesquisa da maturidade fetal por meio da análise do líquido amniótico (teste de Clements e azul-de-nilo) foi efetuada em 111 (77,6%) casos.

Em relação ao obituário perinatal, observou-se um total de 49 casos (34,3%):

a) Óbitos fetais: 19 (13,3%) casos.
b) Óbitos pós-natais: 30 (21,0%) casos.

A média de idade gestacional no diagnóstico da diástole zero foi de 29,5 semanas, e no parto, de 30,8 semanas. A diástole reversa foi observada em 27 (18,9%) casos. O Apgar esteve abaixo de sete no primeiro minuto em 59,7% dos casos e no quinto minuto em 18,5%.

Nesse estudo, a mortalidade perinatal foi muito elevada quando o parto ocorreu com idade gestacional inferior a 30 semanas (41/64 casos – 64,1%).

Portanto, nos casos de insuficiência placentária grave (DZ e DR), é imprescindível monitorização rigorosa da vitalidade fetal por meio de tecnologia de ponta, com o propósito de se evitar o diagnóstico tardio de sofrimento fetal. Em alguns casos, a avaliação mais precisa do bem-estar fetal permite que fetos extremamente prematuros e até mesmo inviáveis podem ser acompanhados por várias semanas, permitindo o nascimento de recém-nascidos viáveis e em melhores condições de maturidade.

Diante da presença de maturidade fetal intermediária ou completa, indica-se a interrupção da gestação, pois as lesões decorrentes da hipoxemia fetal podem ser mais graves do que as decorrentes da prematuridade. A avaliação da maturidade fetal por meio de exames efetuados no líquido amniótico (obtido por amniocentese) é um procedimento importante na determinação da conduta em gestações viáveis, e tem embasamento em estudo realizado por Francisco e cols. (1998), no qual foi constatada maturidade fetal a partir de 28 semanas em gestações com diástole zero ou reversa, e por Yamamoto e cols. (1998), no qual foi observada a presença de líquido amniótico meconial em cerca de 24% dessas pacientes a partir da 28ª semana.

A avaliação hemodinâmica fetal na insuficiência placentária grave, como nos casos de diástole zero ou reversa nas artérias umbilicais, permite estabelecer o estágio da resposta fetal à hipóxia e também predizer o sofrimento fetal (confirmado pela presença de acidemia ao nascimento). Apesar de ser freqüente o fenômeno da centralização da circulação fetal, (vasodilatação cerebral, diagnosticada pela diminuição do índice de pulsatilidade na artéria cerebral média) nos referidos casos, este não apresenta relação com os resultados perinatais adversos (Miyadahira e cols., 1996). A avaliação dopplervelocimétrica do fluxo sangüíneo do ducto venoso tem oferecido os melhores resultados, porque, entre todos os testes de avaliação da vitalidade fetal, apresenta melhor acurácia para o diagnóstico de acidemia ao nascimento (Francisco e cols., 1998). Evidencia-se, assim, a necessidade de avaliação da hemodinâmica fetal em gestações com diástole zero ou reversa à dopplervelocimetria das artérias umbilicais, o que constitui rotina neste Serviço.

DOPPLERVELOCIMETRIA NO PRIMEIRO TRIMESTRE DA GESTAÇÃO

No primeiro trimestre da gravidez, a dopplervelocimetria apresenta algumas particularidades importantes. Pode ser realizada por via transabdominal, mas também por via transvaginal, esta última facilita a visibilização dos vasos a serem insonados.

CIRCULAÇÃO UTEROPLACENTÁRIA

A ultra-sonografia transvaginal com dispositivo colorido de Doppler permite a identificação do fluxo sangüíneo nas artérias uterinas, arqueadas e radiais e próximo à área de invasão trofoblástica. A pequena dimensão dos vasos uterinos dificulta o estudo dessa circulação no primeiro trimestre. Em estudos envolvendo a dopplervelocimetria em abortamentos precoces, não foi observada, na maioria dos casos, relação com a vascularização inadequada (Arduini e cols., 1991), porém Alfirevic e Kurjak (1990) relatam a ausência de fluxo trofoblástico em algumas pacientes com gestação anembrionada. Estudos dopplervelocimétricos da artéria uterina no primeiro trimestre demonstraram que ocorre queda nos índices de pulsatilidade e resistência entre 8 e 13 semanas de gestação, refletindo o processo de invasão trofoblástica que ocorre nesse período (den Ouden e cols., 1990). Estudos realizados em gestantes que evoluíram com pré-eclâmpsia ou RCF demonstraram que o fluxo uteroplacentário pode apresentar-se dentro dos limites da normalidade quando analisado precocemente, e depois apresentar deterioração, limitando a possibilidade de utilizar como método de rastreamento precoce (Bower e cols., 1993).

A avaliação do fluxo uteroplacentário por meio da dopplervelocimetria, na doença trofoblástica gestacional, é uma área em estudo após o advento do Doppler colorido. Ao invadir o miométrio, o tecido trofoblástico destrói a camada muscular das artérias e promove o surgimento de uma região de baixa resistência. Como resultando, existe aumento da perfusão do espaço interviloso. Com o mapeamento de fluxo em cores evidencia-se a hipervascularização uterina, e nas artérias uterinas observa-se fluxo diastólico anormalmente elevado. Após o esvaziamento uterino, essa metodologia pode também ser utilizada como controle da persistência de tecido trofoblástico, bem como da eficácia da quimioterapia.

A despeito dessas novidades, parece que a tecnologia da dopplervelocimetria não deverá substituir os métodos consagrados no diagnóstico da moléstia trofoblástica (β-hCG e ultra-sonografia), porém, poderá ser de grande utilidade no acompanhamento dessa enfermidade (Hecher e cols., 1994).

CIRCULAÇÃO FETOPLACENTÁRIA

A circulação do cordão umbilical pode ser estudada a partir da sétima semana de idade gestacional, principalmente pela via transvaginal. Antes da 12ª semana de gestação, habitualmente não é observado fluxo diastólico final nas artérias umbilicais quando avaliada por via transabdominal (Fisk e cols., 1988; Guzman e cols., 1990) (Fig. VI-144). Por via transvaginal, Arduini e Rizzo (1991), demonstraram que todos os casos avaliados antes da 10ª semana apresentavam diástole zero e, a partir de então, o fluxo diastólico final esteve presente em porcentagem progressiva dos casos e sempre após 15 semanas de gestação. Esses autores sugerem que as diferenças na época de surgimento do fluxo diastólico devem refletir as variações individuais na angiogênese placentária.

A veia umbilical apresenta usualmente fluxo contínuo, porém, a presença de padrão pulsátil tem sido descrito em fetos gravemente comprometidos ou com anomalias congênitas do coração, nas idades gestacionais avançadas. No entanto, no primeiro trimestre essas pulsações são fisiológicas, sendo freqüentemente observadas na nona semana de gravidez (Fig. VI-144), e depois desaparecem progressivamente até a 12ª semana (Rizzo e cols., 1992).

CIRCULAÇÃO FETAL

No primeiro trimestre da gravidez é possível avaliar os seguintes vasos da circulação fetal: aorta descendente e artérias cerebrais. Segundo Wladimiroff e cols. (1992), é possível obter-se sonograma adequado, por via transvaginal, em 50% dos exames dopplervelocimétricos na aorta realizados entre 11 e 13 semanas gestação e em 56,6% nas artérias cerebrais do feto. Wladimiroff e cols. (1992) realizaram a dopplervelocimetria por via transvaginal e observaram que, na aorta descendente, o fluxo diastólico final estava ausente até a 12ª semana. Entretanto, após a 15ª semana, estava presente em todos os casos. Nesse mesmo estudo, esses pesquisadores observaram que, entre 10 e 12 semanas, 58% dos casos apresentavam fluxo diastólico nas artérias cerebrais. Verificaram a existência de resistência vascular cerebral relativamente baixa quando comparado às outras regiões como artérias umbilicais e aorta fetal, nesse período da gravidez.

No sistema venoso fetal, para a aplicação da dopplervelocimetria elege-se com maior freqüência a veia cava inferior e o ducto venoso. Rizzo e cols. (1992) relataram sucesso em se obter sonogramas adequados da veia cava inferior em 48 (92,3%) dos 52 casos, entre 7 e 16 semanas de gestação, sendo que a porcentagem de fluxo reverso na contração atrial diminui significativamente durante o período analisado.

RASTREAMENTO DE ANEUPLOIDIAS: ELOCIDADE DE FLUXO DA ONDA A DO DUCTO VENOSO

Após os primeiros relatos da associação da translucência nucal aumentada com a síndrome de Down e posteriormente a descrição do envolvimento da disfunção cardíaca (Gembruch e cols., 1990; Montenegro e cols., 1997), a dopplervelocimetria do ducto venoso no primeiro trimestre é incorporada ao exame ultra-sonográfico de primeiro trimestre. No Brasil, Murta e cols. (1999 e 2002) têm desenvolvido o tema obtendo expressivo desempenho para o rastreamento da trissomia do cromossomo 21: sensibilidade de 89,2%, especificidade de 98,6%, valor preditivo positivo de 80,5% e valor preditivo negativo de 99,3%. Esses valores foram obtidos com base na observação da onda a com velocidade de fluxo nula ou reversa.

CONCLUSÃO

A avaliação do fluxo sangüíneo das regiões placentária (compartimentos materno e fetal) e fetal por meio da dopplervelocimetria obstétrica, embora tenha despertado muito interesse na comunidade dessa especialidade, não constitui a panacéia para a monitoração e resolução de todos os casos patológicos. Inquestionável sua preciosidade em casos muito preocupantes como na insuficiência placentária grave, na qual, invariavelmente, a gestação tem seu término na prematuridade extrema, entre 28 e 32 semanas de gestação (Rizzo e cols., 1992; Francisco, 2002; Miyadahira, 2002).

Esse método propedêutico deve ter seus resultados analisados à luz de todo o contexto clínico da gestação, junto com outros exames componentes da propedêutica materna e fetal. Importante salientar a necessidade de se avaliar as repercussões sobre o produto conceptual, incluindo o maior número de variáveis para a tomada de decisões nos casos intensamente acometidos. Em gestações próximas ao termo, o método tem utilidade restrita. Nesses casos, os recursos tradicionais de avaliação da vitalidade fetal, como a cardiotocografia e o perfil biofísico fetal, têm a preferência.

No entanto, no curso de toda a gestação, tanto a normal quanto a patológica, a avaliação hemodinâmica uteroplacentário, fetoplacentário e fetal representa, na atualidade, uma alternativa cada vez mais atraente para a compreensão e documentação mais precisa das alterações observadas.

Vale reiterar que no compartimento arterial do feto pode-se diagnosticar a centralização precoce, uma situação de alerta e não de indicação da interrupção da gestação, a menos que outros métodos (cardiotocografia, perfil biofísico fetal) de diagnóstico a indiquem. Por outro lado, em gestações precoces (28 a 32 semanas), na centralização tardia, diagnosticada por alterações à dopplervelocimetria do ducto venoso, os valores dos índices de pulsatilidade acima de 1,5 devem ser interpretados como indicativos de resolução obstétrica. Os valores entre 1 e 1,5 permitem o preparo para o nascimento, tal como a administração de corticosteróides, quando possível.

Portanto, em Serviços terciários, ao lado de suporte adequado em neonatologia, a dopplervelocimetria constitui método imprescindível para a tomada de decisões no corolário de gravidezes que padecem de insuficiência placentária, notadamente, quando o próprio método revelar DZ ou DR. Os recursos subseqüentes utilizados residem no próprio instrumento, como foi mencionado no texto.

Referências Bibliográficas

• ABRAMOWICZ, J.S. & cols. – Doppler analysis of the umbilical artery. The importance of choosing the placental end of the cord. *J. Ultrasound Med.*, **8**:219, 1989. • ALFIREVIC, Z.K.A. & KURJAK, G. – Transvaginal colour Doppler ultrasound in normal and abnormal early pregnancy. *J. Perinat. Med.*, **18**:173, 1990. • AMIN Jr., J. & cols. – Dopplerfluxometria da artéria umbilical: valores normais para a relação A/B, índice de resistência e pulsatilidade. *J. Bras. Ginec.*, **100**:337, 1990. • ANDRADE, J.Q. & cols. – Estudo da hemodinâmica feto-placentária em gestações de alto risco e o resultado do pH do cordão umbilical ao nascimento. *RBGO – Resumo*, **19**:51, 1997. • ANDRADE, J.Q. & cols. – Dopplervelocimetria dos compartimentos arterial e venoso da circulação fetal e umbilical em gestação de alto-risco: análise dos resultados perinatais. *RBGO*, **24**:153, 2002. • ARABIN, B. & cols. – Obstetrical characteristics of a loss of end-diastolic velocities in the fetal aorta and/or umbilical artery using Doppler ultrasound. *Gynecol. Obstet. Invest.*, **25**:173, 1988. • ARBEILLE, P. & cols. – Doppler examination of the umbilical and cerebral arterial circulation of the fetus. *J. Gynecol. Obstet. Biol. Reprod.* (Paris), **16**:45, 1987a. • ARBEILLE, P. & cols. – Exploration of the fetal cerebral blood flow by duplex Doppler-linear array system in normal and pathological pregnancies. *Ultrasound Med. Biol.*, **13**:329, 1987b. • ARDUINI, D. & Rizzo, G. – Normal values of pulsatility index from fetal vessels: a cross-sectional study on 1556 healthy fetuses. *J. Perinat. Med.*, **18**:165, 1990. • ARDUINI, D. & Rizzo, G. – Umbilical artery velocity waveforms in early pregnancy: a transvaginal color Doppler study. *J. Clin. Ultrasound*, **19**:335, 1991. • ARDUINI, D. & cols. – Longitudinal assessment of blood flow velocity waveforms in the healthy human fetus. *Prenat. Diagn.*, **7**:613, 1987. • ARDUINI, D. & cols. – Changes of pulsatility index from fetal vessels preceding the onset of late decelerations in growth-retarded fetuses. *Obstet. Gynecol.*, **79**:605, 1992. • ARDUINI, D. & cols. – The development of abnormal heart rate patterns after absent end-diastolic velocity in umbilical artery: analysis of risk factors. *Am. J. Obstet. Gynecol.*, **168**:43, 1993. • ARDUINI, D. & cols. – Doppler velocimetry versus nonstress test in the antepartum monitoring of low-risk pregnancies. *J. Ultrasound Med.*, **10**:331, 1991. • ARIAS, F. – Accuracy of the middle-cerebral-to-umbilical-artery resistance index ratio in the prediction of neonatal outcome in patients at high risk for fetal and neonatal complications. *Am. J. Obstet. Gynecol.*, **171**:1541, 1994. • BARACCHINI, J.A.A. & cols. – Significado clínico da diástole zero ou reversa detectada pela dopplervelocimetria na artéria umbilical do feto. *Rev. Imagem*, **16**:25, 1994. • BARROS, V. & cols. – Tromboprofilaxia em pacientes com perda fetal de repetição: resultados da gestação. *Rev. Ginecol. Obstet.*, **13**:13, 2002. • BATTAGLIA, C. & cols. – Absent or reversed end-diastolic flow in umbilical artery and severe intrauterine growth retardation. An ominous association. *Acta Obstet. Gynecol. Scand.*, **72**:167, 1993. • BOWER, S. & cols. – Improved prediction of pre-eclampsia by two stage screening of uterine arteries using early diastolic notch and color Doppler imaging. *Obstet. Gynecol.*, **82**:78, 1993. • BRAR, H.P. – Reverse end-diastolic flow velocity on umbilical artery velocimetry in high-risk pregnancies: an ominous findings with adverse pregnancy outcome. *Am. J. Obstet. Gynecol.*, **159**:947, 1988. • BROSENS, I. – Morphological changes in the utero-placental bed in pregnancy hipertension. *Clin. Obstet. Gynaecol.*, **4**:573, 1977. • CAMPBELL, S.G. & cols. – New Doppler technique assessing uteroplacental blood flow. *Lancet*, **1**:675, 1983. • den OUDEN, M. & cols. – Uterine and fetal umbilical artery flow velocity waveforms in normal first trimester pregnancies. *Br. J. Obstet. Gynaecol.*, **97**:716, 1990. • DOR, N. & SHTERN, M. – Umbilical velocimetry in normal pregnancy. *Int. J. Gynaecol. Obstet.*, **31**:127, 1990. • DUDENHAUSEN, J.W. & cols. – Umbilical artery blood gases in healthy term newborn infants. *Int. J. Gynaecol. Obstet.*, **57**:251, 1997. • FAIRLIE, F.M. & cols. – Umbilical artery and uteroplacental velocimetry in pregnancies complicated by idiopathic low birthweight centile. *Am. J. Perinatol.*, **9**:250, 1992. • FARINE, D. & cols. – Absent end-diastolic flow velocity waveforms in the umbilical artery-the subsequent pregnancy. *Am. J. Obstet. Gynecol.*, **168**:637, 1993. • FISK, N.M. & cols. – Absent end-diastolic flow in first trimester umbilical artery. *Lancet*, **2**:1256, 1988. • FITZGERALD, D.E. & DRUMM, J.E. – Non-invasive measurement of human fetal circulation using ultrasound: a new method. *Br. Med. J.*, **2**:1450, 1977. • FLEISCHER, A. & cols. – Umbilical artery waveforms and intrauterine growth retardation. *Am. J. Obstet. Gynecol.*, **151**:502, 1985. • FLEISCHER, A. & cols. – Uterine artery Doppler velocimetry in pregnant women with hypertension. *Am. J. Obstet. Gynecol.*, **154**:806, 1986. • FRANCISCO, R.P. & cols. – Absent or reversed diastole to umbilical arteries doppler flow velocities. *Rev. Assoc. Med. Bras.*, **47**:30, 2002. • FRANCISCO, R.P.V. – Predição da acidose no nascimento em gestações com diástole zero ou reversa na dopplervelocimetria das artérias umbilicais. Tese Mestrado – Departamento de Obstetrícia da Faculdade de Medicina: São Paulo, 1998, Universidade de São Paulo. 97p. • FRANCISCO, R.P.V. – Predição de valores de pH e de déficit de bases no nascimento em gestações com diástole zero ou reversa à dopplervelocimetria das artérias umbilicais. Tese Doutorado – Departamento de Obstetrícia e Ginecologia: São Paulo, 2002, Universidade de São Paulo, 100p. • FRANCISCO, R.P.V. & cols. – The predictive value of ductus venosus to diagnose fetal acidosis in pregnancies with absent or reversed end-diastolic velocity flow in the umbilical artery. *Ultrasound Obstet. Gynecol.* Abstract, **12**:8, 1998. • FRIEDMAN, D. M. & cols. – Umbilical artery Doppler blood velocity waveforms in normal and abnormal gestations. *J. Ultrasound Med.*, **8**:375, 1989. • GEMBRUCH, U. & cols. – First-trimester diagnosis of fetal congenital heart disease by transvaginal two-dimensional and Doppler echocardiography. *Obstet. Gynecol.*, **75**:496, 1990. • GILES, W.B. & cols. – Fetal umbilical artery flow waveforms and placental resistance: pathological correlation. *Br. J. Obstet. Gynaecol.*, **92**:31, 1985. • GILL, R.W. & cols. – Fetal Umbilical flow measured in utero by pulsed Doppler and B-Mode ultrasound. I: normal pregnancies. *Am. J. Obstet. Gynecol.*, **139**:720, 1981. • GOSLING, R.G. & KING, D.H. – Ultrasonic angiology. **In**: Marcus, A.W.; Adamson, L. (eds.). *Arteries and Veins*. Edinburgh, Churchill-Livingstone, 1975, p. 61. • GRAMELLINI, D. & cols. – Cerebral-umbilical Doppler ratio as a predictor of adverse perinatal outcome. *Obstet. Gynecol.*, **79**:416, 1992. • GUZMAN, E.R. & cols. – Umbilical artery Doppler velocimetry in pregnancies of less than 21 weeks' duration. *J. Ultrasound Med.*, **9**:655, 1990. • HARRINGTON, K. & cols. – The fetal haemodynamic response to hypoxia. **In**: Harrington, K. & Campbell, S. (eds.). *A Colour Atlas of Doppler Ultrasound in Obstetrics, an Introduction to its Use in Maternal Fetal Medicine*. Londres, 1995, p. 81. • HECHER, K. – Assessment of ductus venosus flow during the first and early second trimesters: what can we expect? *Ultrasound Obstet. Gynecol.*, **17**:285, 2001. • HECHER, K. & cols. – References ranges for fetal venous and atrioventricular blood flow parameters. *Ultrasound Obstet. Gynecol.*, **4**:381, 1994. • HECHER, K. & cols. – Fetal venous, intracardiac, and arterial blood flow measurements in intrauterine growth retardation: relationship with fetal blood gases. *Am. J. Obstet. Gynecol.*, **173**:10, 1995. • HUISMAN, T.W. & cols. – Ductus venosus blood flow velocity waveforms in the human fetus-a Doppler study. *Ultrasound Med. Biol.*, **18**:33, 1992. • KISERUD, T. & cols. – Ultrasonographic velocimetry of the fetal ductus venosus. *Lancet*, **338**:1412, 1991. • MARI, G. & cols. – Doppler assessment of the pulsatility index of the middle cerebral artery during constriction of the fetal ductus arteriosus after indomethacin therapy. *Am. J. Obstet. Gynecol.*, **161**:1528, 1989. • McCOWAN, L.M. & cols. – Umbilical artery flow velocity waveforms and the placental vascular bed. *Am. J. Obstet. Gynecol.*, **157**:900, 1987. • MEHALEK, K.E. & cols. – Umbilical and uterine artery flow velocity waveforms. Effect of the sampling site on Doppler ratios. *J. Ultrasound Med.*, **8**:171, 1989. • MIYADAHIRA, S. – Avaliação da vitalidade fetal, **In**: Zugaib, M.& cols. (eds.). *Vitalidade Fetal: Propedêutica e Avaliação*. São Paulo, Atheneu, 2001, p. 1. • MIYADAHIRA, S. – Avaliação da função placentária por meio da dopplervelocimetria das artérias umbilicais: relação com os resultados dos exames de avaliação da vitalidade fetal e com os pós-natais. Tese de Livre Docência – Departamento de Obstetrícia e Ginecologia. São Paulo, 2002, Universidade de São Paulo, 199p. • MIYADAHIRA, S. & YAMAMOTO, R.M. – Dopplerfluxometria. **In**: Zugaib, M. & cols. (eds.). *Medicina Fetal*. São Paulo, Atheneu, 1998, p. 152. • MIYADAHIRA, S. & cols. – Placental characteristics in pregnancies with absent or reversed end-diastolic velocity flow in the umbilical artery. *Ultrasound Obstet. Gynecol.*, Abstract, **12**:159, 1998. • MIYADAHIRA, S. & cols. – Avaliação da vitalidade fetal em 143 casos de diástole zero ou diástole reversa na dopplervelocimetria da artéria umbilical. *RBGO – Resumo*, **19**:51, 1997. • MIYADAHIRA, S. & cols. – Dopplervelocimetria da artéria cerebral média em gestações com oligoidrâmnio. *Rev. Ginec. Obstet.*, **7**:111, 1996. • MIYADAHIRA, S. & cols. – Dopplerfluxometria umbilical e uterina nas gestações complicadas pelas síndromes hipertensivas. *Rev. Ginec. Obstet.*, **4**:128, 1993. • MIYADAHIRA, S. & cols. – Dopplervelocimetria da artéria cerebral média em fetos com diástole zero na dopplervelocimetria da artéria umbilical: correlação com a vitalidade fetal e resultados perinatais. *Rev. Bras. Ginec. Obstet.*, **19**:54, 1997. • MOINAN, M.M. & LIND, J.W.W. – Diameters of umbilical cord vessels and the weight of cord in relation to sampling time. *Am. J. Obstet. Gynecol.*, **105**:604, 1969. • MONTENEGRO, C.A. & cols. – Centralização Fetal. *Femina*, **22**:203, 1994. • MONTENEGRO, C.A. & cols. – Dopplerfluxometria em obstetrícia. *J. Bras. Ginec.*, **96**:373, 1986. • MONTENEGRO, N. & cols. – Increased fetal nuchal translucency: possible involvement of early cardiac failure. *Ultrasound Obstet. Gynecol.*, **10**:265, 1997. • MURTA, C.G. & cols. – Application of ductus venosus Doppler velocimetry for the detection of fetal aneuploidy in the first trimester of pregnancy. *Fetal Diagn. Ther.*, **17**:308, 2002. • MURTA, C.G. & cols. – Detection of functional changes of the fetal heart in the first trimester of gestation. *Arq. Bras. Cardiol.*, **72**:739, 1999. • NICOLAIDES, K.H. & cols. – Absence of end diastolic frequencies in umbilical artery: a sign of fetal hypoxia and acidosis. *BMJ*, **297**:1026, 1988. • NORDENVALL, M. & cols. – Placental morphology in relation to umbilical artery blood velocity waveforms. *Eur. J. Obstet. Gynecol. Reprod. Biol.*, **40**:179, 1991. • PIJNENBORG, R. & cols. – Uteroplacental arterial changes related to intersticial migration in early human pregnancy. *Placenta*, **4**:387, 1983. • POURCELOT, L. – Applications clinique de l'examen Doppler transcutane. *Velocimetric Ultrasonore Doppler*, **34**:213, 1974. • RAMIN, S.M. & cols. – Umbilical artery acid-base status in the preterm infant. *Obstet. Gynecol.*, **74**:256, 1989. • REUSS, M.L. & RUDOLPH, A.M. – Distribution and recirculation of umbilical and systemic venous blood flow in fetal lambs during hypoxia. *J. Rev. Physiol.*, **2**:71, 1980. • REUWER, P.J. & cols. – Intrauterine growth retardation: prediction of perinatal distress by Doppler ultrasound. *Lancet*, **2**:415, 1987. • RIZZO, G. & cols. – Umbilical vein pulsations: a physiologic finding in early gestation. *Am. J. Obstet. Gynecol.*, **167**:675, 1992. • RIZZO, G. & cols. – Inferior vena cava flow velocity waveforms in appropriate and small for gestational age fetuses. *Am. J. Obstet. Gynecol.*, **166**:1271, 1992. • ROBERTSON, W. & cols. – Maternal uterine vascular lesions in the hypertensive complications of pregnancy. *Perspect Nephrol. Hypertens.*, **5**:115, 1976. • ROBERTSON, W. & cols. – The making of placental bed. *Eur. J. Obstet. Gynecol. Reprod. Biol.*, **18**:255, 1984. • ROBERTSON, W.B. – Uteroplacental vasculature. *J. Clin. Pathol. Suppl.* (R Coll Pathol), p. 9, 1976. • ROCHELSON, B. & cols. – The significance of absent end-diastolic velocity in umbilical artery velocity waveforms. *Am. J. Obstet. Gynecol.*, **156**:1213, 1987. • ROTMENSCH, S. & cols. – Introdução à dopplervelocimetria em obstetrícia. *Clin. Obst. Ginec. Am. Norte*, **4**:801, 1991. • SCHULMAN, H. – The clinical implications of Doppler ultrasound analysis of the uterine and umbilical arteries. *Am. J. Obstet. Gynecol.*, **156**:889, 1987. • SCHULMAN, H. & cols. – Umbilical velocity wave ratios in human pregnancy. *Am. J. Obstet. Gynecol.*, **148**:985, 1984. • SCHULMAN, H. & cols. – Pregnancy surveillance with Doppler velocimetry of uterine and umbilical arteries. *Am. J. Obstet. Gynecol.*, **160**:192, 1989. • STUART, B. & cols. – Fetal blood flow in normal pregnancy. *Am. J. Obstet. Gynecol.*, **87**:780, 1980. • THOMPSON, R.S. & TRUDINGER, B.J. – Doppler waveform pulsatility index and resistance, pressure and flow in the umbilical placental circulation: an investigation using a mathematical model. *Ultrasound Med. Biol.*, 16:449, 1990. • TODROS, T. & cols. – Accuracy of the umbilical arteries Doppler flow velocity waveforms in detecting adverse perinatal outcomes in a high-risk population. *Acta Obstet. Gynecol. Scand.*, 75:113, 1996. • TRUDINGER, B. & cols. – Flow velocity waveform in the maternal uteroplacental and fetal umbilical and placental circulations. *Am. J. Obstet. Gynecol.*, 92:152, 1985a. • TRUDINGER, B.J. & cols. – Uteroplacental blood flow velocity-time waveforms in normal and complicated pregnancy. *Br. J. Obstet. Gynaecol.*, 92:39, 1985b. • TYRRELL, S. & cols. – Umbilical artery Doppler velocimetry as a predictor of fetal hypoxia and acidosis at birth. *Obstet. Gynecol.*, 74:332, 1989. • VEILLE, J.C. & COHEN, I. – Middle cerebral artery blood flow in normal and growth-retarded fetuses. *Am. J. Obstet. Gynecol.*, 162:391, 1990. • VINTZILEOS, A. – Antenatal assessment for the detection of fetal asphyxia: an evidence-based approach using indication-specific testing. *Ann. N. Y. Acad. Sci.*, 900:137, 2000. • VYAS, S. & cols. – Middle cerebral artery flow velocity waveforms in fetal hypoxaemia. *Br. J. Obstet. Gynaecol.*, 97:797, 1990. • WLADIMIROFF, J.W. & cols. – Fetal and umbilical flow velocity waveforms between 10-16 weeks' gestation: a preliminary study. *Obstet. Gynecol.*, 78:812, 1991. • WLADIMIROFF, J.W. & cols. – Intracerebral, aortic, and umbilical artery flow velocity waveforms in the late-first-trimester fetus. *Am. J. Obstet. Gynecol.*, 166:46, 1992. • WLADIMIROFF, J.W. & cols. – Cerebral and umbilical arterial blood flow velocity waveforms in normal and growth-retarded pregnancies. *Obstet. Gynecol.*, 69:705, 1987. • WOO, J.S. & cols. – Significance of an absent or reversed end diastolic flow in Doppler umbilical artery waveforms. *J. Ultrasound Med.*, 6:291, 1987. • YAMAMOTO, R.M. & cols. – Fatores prognósticos para o óbito perinatal em gestações com diástole zero ou reversa na dopplervelocimetria das artérias umbilicais. *RBGO*, 22:353, 2000. • YAMAMOTO, R.M. & cols. – Amniotic fluid analysis in pregnancies with absent or reversed end-diastolic velocity flow in the umbilical artery. *Ultrasound Obstet. Gynecol.* Abstract, 12:162, 1998.

135 Uteroinibição

João Luiz Pinto e Silva
Fabiana da Graça Krupa Suzano

A prematuridade é uma das mais importantes causas de morbidade e mortalidade perinatal, tanto nos países desenvolvidos como naqueles em desenvolvimento. A terapia tocolítica ou uteroinibidora tem como objetivo prolongar a gestação até a maturidade pulmonar fetal, seja por meio do crescimento e desenvolvimento do concepto, seja por meio do atraso no evento do parto prematuro, para a administração de corticoterapia antenatal, ou para permitir a transferência da gestante para centros com unidades de terapia intensiva neonatal. Serão consideradas neste capítulo as seguintes drogas capazes de interferir na contratilidade uterina, reduzindo a atividade miometrial: betamiméticos, antagonistas dos canais de cálcio, sulfato de magnésio, inibidores de prostaglandinas, antagonistas da ocitocina progesterona e outros agentes.

DROGAS BETAMIMÉTICAS

Os agentes betamiméticos são os fármacos mais utilizados para a supressão da atividade uterina no recém-nascido pré-termo. Desde o relato de Bishop (1961) a respeito da isoxsuprina, grande variedade de similares vem sido testada: orciprenalina, mesuprina, fenoterol, ritodrina, salbutamol, bufeína, hexoprenalina e terbutalina. Todas podem ser agrupadas como catecolaminas, estimulantes de beta-receptores, presentes no útero e também nos pulmões, no coração e nos vasos sangüíneos.

Mecanismo de ação

Em seres humanos, dois tipos principais de receptores adrenérgicos são descritos:

1. Beta-1, que existem predominantemente no coração, tecido adiposo e intestino delgado.
2. Beta-2, presentes no miométrio, vasos sangüíneos, bronquíolos e diafragma. O estímulo nesses receptores causa relaxamento uterino, bronco e vasodilatação. Os agonistas beta-adrenérgicos têm estrutura química semelhante à da adrenalina, e seus efeitos são muito parecidos. De modo simplificado, os beta-receptores na membrana da célula miometrial (principalmente os beta-2 no útero grávido por estímulo da progesterona) interagem com o agonista administrado, aumentando o AMP cíclico, que reduz a ligação actina-miosina, diminuindo a contração do músculo uterino.

Aplicabilidade clínica e administração da droga

Dos agentes betamiméticos, a única droga aprovada para uteroinibição pelo Food and Drug Administration (EUA) é a ritodrina, embora os norte-americanos também utilizem a terbutalina, como nós no Brasil. Recentemente, seu papel tem sido bastante questionado por causa da quantidade e qualidade de seus efeitos colaterais (Haram e cols., 2003).

Os agentes betamiméticos são capazes de postergar o evento do parto prematuro em aproximadamente 24-48 horas, mas, sabidamente, a manutenção da tocólise por mais de 48 horas não reduz o risco do parto prematuro e não melhora os índices de morbidade e mortalidade neonatal (Haram e cols., 2003).

A via de administração das drogas betamiméticas é preferencialmente a intravenosa, diluída em soro glicosado a 5% (evitar soluções fisiológicas e Ringer-lactato), iniciando-se com 2,5mcg/min e adicionando-se 2,5mcg/min a cada 20-30 minutos, até atingir o máximo de 17,5 a 20mcg/min (sob controle rigoroso materno, fetal e da resposta uteroinibitória).

O uso da terapêutica como manutenção da tocólise tanto por via parenteral quanto oral não tem sustentação científica com a luz nos atuais conhecimentos (Sanchez-Ramos e cols., 1999; Meirowitz e cols., 1999; Nanda e cols., 2004).

Efeitos colaterais

Embora os agonistas ditos de "última geração" como ritodrina, salbutamol, terbutalina, fenoterol e hexoprenalina sejam seletivos para os receptores beta-2, não são totalmente específicos, produzindo, em doses farmacológicas, efeitos dependentes da estimulação simultânea de receptores beta-1-adrenérgicos como tremores, cefaléia, aumento da freqüência cardíaca materna, redução da pressão diastólica, diminuição da resistência vascular periférica, aumento da pressão arterial sistólica e do débito cardíaco.

Alterações metabólicas podem incluir elevação da glicose sérica, acidose, hiperinsulinemia e hipopotassemia. A isquemia miocárdica pode ocorrer, com alterações eletrocardiográficas documentadas, em mulheres recebendo essa classe de drogas, assim como arritmias, taquicardias supraventriculares, complexos atriais e ventriculares prematuros e, raramente, fibrilação atrial.

Riscos da terapêutica

O edema agudo de pulmão é um dos mais graves efeitos colaterais dos betamiméticos. A incidência desse evento varia entre 0,3 e 3%, mas tem sido relatado em até 9% em gestações gemelares. Essa alta incidência do edema agudo de pulmão secundário ao uso de beta-agonistas é uma particularidade da gestante, em que a fisiologia e a adaptação da gravidez acompanham-se de mudanças na pressão hidrostática, osmótica, capacidade de filtração capilar, além da ativação do sistema renina-angiotensina-aldosterona com o aumento da reabsorção de sódio e água, resultando em acréscimo significativo de volemia. Além do risco aumentado do evento na gemelaridade, outras situações clínico-terapêuticas, como infusão excessiva de cristalóides intravenosos para hidratação, administração concomitante de corticosteróides, diabetes, cardiopatias, anemia e infecção materna ou fetal, com o aumento da permeabilidade capilar, aumentam os riscos do edema agudo de pulmão na gestante sob tocólise com betamiméticos (Ingemarsson e Lamont, 2003).

Nos relatos internacionais de óbito materno associado ao uso dos beta-agonistas, a maioria das mortes foi conseqüente ao edema agudo de pulmão (Ingemarsson e Lamont, 2003).

Contra-indicações

As contra-indicações baseadas nos efeitos farmacológicos dessas substâncias são apresentadas no quadro VI-12 e devem ser criteriosamente observadas em mulheres elegíveis para a administração dessa terapia.

Quadro VI-12 – Contra-indicações maternas para o uso de beta-adrenérgicos no trabalho de parto prematuro.

Absolutas	Relativas
Cardiopatia	Diabetes controlado
Hipertensão não-controlada	Hipertensão
Hemorragia volumosa	Hipertermia
Hipertireoidismo	Gestação múltipla
Diabetes não-controlado	

Cuidados na administração

Uma vez apresentados os variados e múltiplos efeitos colaterais com potenciais riscos da tocólise com betamiméticos, devemos ressaltar que, quando todos os cuidados apropriados são tomados durante sua administração, os riscos podem ser em muito minimizados.

A avaliação clínica da gestante por meio de exame físico e obstétrico minucioso, o interrogatório sobre doenças prévias e a avaliação das informações contidas no cartão de pré-natal podem fornecer dados essenciais sobre possíveis contra-indicações do uso da droga beta-agonista. Nunca é demais considerar o respeito que se deve ter para o uso desses medicamentos e para a avaliação judiciosa entre os benefícios perseguidos e os riscos potenciais.

Doses mínimas possíveis por tempo não muito prolongado e infusão criteriosa de líquidos também podem contribuir para diminuir os efeitos indesejáveis.

O Royal College of Ob & Gyn recomenda monitorização maternal rigorosa durante tocólise: freqüência cardíaca e medida de pressão arterial a cada 15 minutos, controle de glicemia a cada 4 horas, avaliação do equilíbrio hídrico, controle de eletrólitos diariamente e ausculta pulmonar a cada 4 horas (Ingemarsson e Lamont, 2003).

Em geral, os efeitos colaterais da administração dessas substâncias desaparecem com sua descontinuação. Esforços especiais para seu controle devem ser envidados, uma vez que podem causar mais dano que benefício. Exemplo claro dessa situação é relatado, continuamente, quando a administração é surpreendida por hipotensão materna e bradicardia fetal. A expansão volumétrica do leito vascular e o posicionamento adequado da mãe são procedimentos que reduzem o perigo desses efeitos colaterais. Nessas condições, a administração liberal de fluidos cristalóides tem sido a prática mais aceita e, igualmente, relatam-se complicações decorrentes dessa conduta, como edema agudo de pulmão e até falência cardíaca.

Apoiada na análise crítica de estudos bem realizados sobre essas drogas, admite-se que elas devam ser utilizadas exclusivamente durante o trabalho de parto prematuro (TPP), enquanto se administra corticoterapia para acelerar a maturidade pulmonar, ou transfere-se a mãe para centro com condição de atendimento adequado ao recém-nascido prematuro, ou ainda quando a idade gestacional se encontra em período em que a probabilidade de a criança ter sobrevivência com qualidade é pouca ou decididamente remota.

Efeitos adversos fetais e neonatais

Pode ocorrer taquicardia fetal relacionada diretamente à estimulação miocárdica fetal. Os beta-agonistas são também capazes de alterar a homeostase da glicose nos recém-nascidos e o uso prolongado da ritodrina está associado ao risco de hipoglicemia neonatal (Ingemarsson e Lamont, 2003).

ANTAGONISTAS DOS CANAIS DE CÁLCIO

Os bloqueadores do canal de cálcio formam um grupo de drogas que estão claramente indicadas para o controle de hipertensão arterial, profilaxia e tratamento da angina, assim como suas complicações correlacionadas como, por exemplo, a isquemia miocárdica. Dos bloqueadores dos canais de cálcio, a nifedipina, o verapamil e a nicardipina têm demonstrado poderosa ação como relaxantes da musculatura uterina e têm sido utilizada com esse propósito por mais de 30 anos (Haram e cols., 2003; Ingemarsson e Lamont, 2003). O primeiro estudo que utilizou essa classe de drogas para inibir o TPP data de 1972, e foi apresentado por Mosler e Rosemboom, demonstrando a utilização do verapamil como tocolítico, mas, dessa classe de drogas, atualmente a mais estudada e utilizada é sem dúvida a nifedipina.

Mecanismo de ação

O efeito tocolítico dos bloqueadores dos canais de cálcio tem como mecanismo de ação o bloqueio do influxo intracelular de cálcio para as células miometriais, movimento essencial para a contratilidade da musculatura uterina (Ingemarsson e Lamont, 2003).

Aplicação clínica e administração da droga

Em recente revisão sistemática da literatura apresentada pelo Banco de Dados da Biblioteca Cochrane, os autores concluem que, quando a tocólise é necessária, os bloqueadores dos canais de cálcio são preferíveis a outros agentes tocolíticos, principalmente aos betamiméticos. Essa conclusão resultou de evidências que mostram redução dos efeitos colaterais maternos e melhores resultados perinatais (síndrome da membrana hialina, enterocolite necrotizante) com o uso de bloqueadores dos canais de cálcio, além de ser droga de fácil administração (por via oral) e economicamente mais acessível (King e cols., 2004).

A dose utilizada da nifedipina varia consideravelmente nos estudos publicados avaliados pelos revisores da Biblioteca Cochrane: de 30 a 160mg/dia (King e cols., 2004).

A via de administração preferencial é a oral, com dose inicial de 30mg, seguida de reavaliação clínica em 90 minutos. Se houver boa resposta de uteroinibição, introduzir dose de manutenção de 20mg em intervalos de 6 a 8 horas.

Efeitos colaterais
Os principais efeitos colaterais são decorrentes de vasodilatação que a droga provoca e incluem: hipotensão arterial, aumento da freqüência cardíaca, rubor facial e cefaléia (Ingemarsson e Lamont, 2003). Quando comparada aos betamiméticos, apresentam menos efeitos colaterais, com menor freqüência de suspensão da droga por efeito de intolerância materna (Haram e cols., 2003).

Riscos da terapêutica
Bloqueadores dos canais de cálcio podem causar inúmeros efeitos colaterais cardiovasculares, como taquicardia reflexa à hipotensão e redução da condução atrioventricular. Os riscos descritos na literatura são menores quando comparados ao uso de beta-agonistas (King e cols., 2004).

Contra-indicações
Hipersensibilidade conhecida à droga e choque cardiovascular, assim como episódio anterior de infarto agudo do miocárdio, são contra-indicações ao uso da droga.

Cuidados na administração
Essa classe de drogas pode predispor o edema agudo de pulmão em gestantes. A administração conjunta de bloqueadores do canal de cálcio com sulfato de magnésio deve ser evitada, por poder causar hipotensão grave.

Efeitos adversos fetais e neonatais
Bloqueadores dos canais de cálcio podem comprometer o fluxo uteroplacentário e, como conseqüência à hipotensão decorrente, causar sofrimento fetal ou alterações nos traçados de cardiotocografia, principalmente após sua administração por via sublingual (Impey, 1993; Hata e cols., 1995).

Estudos em animais demonstraram que a infusão de nifedipina em animais prenhes pode causar acidose e hipóxia fetal mesmo na ausência de alterações significativas no fluxo uteroplacentário, sugerindo outros mecanismos responsáveis envolvidos, que não a hipotensão (Blea e cols., 1997).

SULFATO DE MAGNÉSIO

Há muito tempo reconhece-se o magnésio como potencial agente para diminuir a contratilidade uterina, embora não se saiba ao certo quando começou a ser utilizado para inibir o TPP. Na década de 1970, podemos recuperar publicações na língua inglesa informando sobre vários centros nos EUA e Europa, que recomendavam o sulfato de magnésio com essa finalidade.

Seu uso como tocolítico é uma conseqüência dos muitos efeitos colaterais dos beta-agonistas e da observação clínica de que quando utilizado na pré-eclâmpsia exerce efeito de relaxamento no miométrio, constituindo-se em alternativa para a tocólise (Ingemarsson e Lamont, 2003).

Mecanismo de ação
O mecanismo pelo qual o sulfato de magnésio interfere na contração miometrial não está claramente estabelecido, mas acredita-se que seu efeito tocolítico ocorra por meio de um mecanismo não específico de competição com a entrada de cálcio intracelular. Esse efeito não é específico para a célula miometrial, fazendo com que o sulfato de magnésio apresente enorme gama de efeitos indesejáveis (Ingemarsson e Lamont, 2003).

Aplicação clínica e administração da droga
A utilização do sulfato de magnésio surgiu como alternativa para a tocólise com a intenção de minimizar efeitos colaterais tão freqüentes com o uso dos beta-agonistas, mas infelizmente o sulfato de magnésio, embora ainda seja uma alternativa diante das condições de contra-indicações para outros agentes tocolíticos, apresenta também muitos efeitos colaterais (Crowther e cols., 2004).

Continua sendo usado nos EUA como tocolítico, mas os poucos estudos controlados que confrontaram o sulfato de magnésio *versus* placebo para o TPP não mostraram vantagens, tanto em termos de efeito tocolítico quanto em melhorias nos resultados perinatais (Gyetvai, 1999; Macones e cols., 1997). Em revisão publicada recentemente pelo Banco de Dados da Biblioteca Cochrane, estudos que comparam o uso de sulfato de magnésio, isoladamente ou comparado a placebo, por via oral ou intravenosa, demonstram que o sulfato de magnésio não é efetivo para atrasar o evento do parto prematuro, assim como não parece ser útil para prevenir o nascimento pré-termo, além de estar relacionado com o aumento da mortalidade neonatal (Crowther e cols., 2004).

Na Europa, o sulfato de magnésio é raramente utilizado como agente tocolítico e alguns autores sugerem que será provavelmente abandonado seu uso para este fim (Haram e cols., 2003).

A via de administração dessa droga é a intravenosa, na dose de 4g, administrada lentamente (aproximadamente 20-30 minutos) com monitorização materna criteriosa (pressão arterial, pulso, diurese, traçado eletrocardiográfico, freqüência respiratória). Após sua impregnação inicial, administra-se como manutenção 30 minutos após a primeira dose, não excedendo 2g de sulfato de magnésio por hora.

Não há sustentação na literatura para seu uso por via oral para a inibição ou prevenção do TPP (Crowther e Moore, 2004).

Efeitos colaterais
Os efeitos colaterais maternos são geralmente associados a alterações cardiovasculares e respiratórias. A osteoporose é também relatada após uso prolongado. São descritas também, raramente, alterações visuais e calculose renal (Elliot, 1983; Ingemarsson e Lamont, 2003).

A infusão rápida está associada a rubor facial, hipotensão, náuseas, vômitos, cefaléia, palpitação, nistagmo, boca seca e íleo paralítico.

Riscos da terapêutica
Casos de edema agudo de pulmão têm sido relatados, principalmente quando acompanhado pela administração conjunta de corticosteróides. Adicionalmente, a hipermagnesemia pode levar a hiporreflexia, bloqueio neuromuscular, parada respiratória, alteração da condução miocárdica, parada cardíaca e morte (Elliot e cols., 1979; Spisso e cols., 1982).

Contra-indicações
O sulfato de magnésio não deve ser usado em mulheres com miastenia grave, bloqueio de ramo cardíaco e infarto do miocárdio.

Cuidados na administração

Os principais efeitos colaterais relatados são secundários à hipermagnesemia. Como o magnésio é excretado pelos rins, as principais complicações surgem em mulheres com deficiência da função renal (Petrie, 1981). Cabe, portanto, cuidadosa observação do débito urinário, preferencialmente por meio da sondagem vesical de demora para avaliação do volume urinário e também avaliação da função renal.

Quando o sulfato de magnésio é administrado em associação a anestésicos, barbitúricos, sedativos e hipnóticos, o potencial para a depressão respiratória apresenta-se aumentado.

Efeitos adversos fetais e neonatais

Efeitos adversos fetais são descritos com o uso do sulfato de magnésio, como a diminuição da variabilidade na cardiotocografia, principalmente quando a concentração de magnésio no soro materno excede 6mEq/l (Canez e cols., 1987; Peaceman e cols., 1989). O sulfato de magnésio também se relaciona com o aumento da mortalidade perinatal em fetos cujo peso ao nascimento é de 700 a 1.250g (Scudiero e cols., 2000).

No feto, os níveis de magnésio correm paralelos aos maternos. Os recém-nascidos, logo após sua administração, podem apresentar redução do tono muscular, hipocalcemia e depressão respiratória (Brady e William, 2000).

INIBIDORES DA SÍNTESE DE PROSTAGLANDINAS

As prostaglandinas ocupam importante papel no início e na manutenção do trabalho de parto, tanto no termo quanto no pré-termo. Suprimir sua síntese é estratégia lógica para a inibição do TPP. O primeiro relato dessa aplicação surgiu em 1974, com Zuckerman e cols., demonstrando que seu uso prolonga o tempo de indução de abortos no segundo trimestre. Em 1973, Lewis e Schulman encontraram prolongamento da gestação em usuárias crônicas de aspirina, que tem ação conhecida como inibidora da prostaglandina.

Mecanismo de ação

Vários agentes com diferentes estruturas químicas e propriedades farmacológicas inibem a síntese de prostaglandinas: o ácido acetilsalicílico, a indometacina, a naproxina e outros fenamatos. Todas essas drogas agem inibindo a cicloxigenase, enzima necessária para a síntese de ácido araquidônico, precursor obrigatório na síntese de prostaglandinas. Há dois tipos de cicloxigenase: a do tipo 1, que existe em níveis praticamente constantes na gestação e predomina no tecido cardiovascular fetal; e a do tipo 2, que aumenta significativamente durante o trabalho de parto e é comumente encontrada nas membranas fetais e no miométrio. O inibidor das prostaglandinas mais utilizado é a indometacina, que age em ambos os tipos de cicloxigenase, embora tenha aproximadamente 60 vezes mais afinidade pela cicloxigenase tipo 2 (Ingemarsson e Lamont, 2003).

Aplicação clínica e administração da droga

A indometacina pode ser efetiva para prolongar a gestação por mais de uma semana, comparativamente com os beta-agonistas e com o sulfato de magnésio. Parece ser também mais tolerável em termos de efeitos adversos maternos que os beta-agonistas (Ingemarsson e Lamont, 2003). Seu uso, porém, está associado ao fechamento do ducto arterioso fetal, efeito indesejável que limita sua utilização até, no máximo, 32 semanas de idade gestacional, quando o risco desse evento é menor. Associa-se também com a redução do volume do líquido amniótico e pode ser utilizada com o propósito de controlar o poliidrâmnio em mulheres com TPP (Morales e cols., 1989; Vermillion e cols., 1997; Moise, 1993; Hammerman e cols., 1998; Haram e cols., 2003).

A indometacina deve ser usada na dose ataque de 100mg por via retal e, após, 25mg por via oral a cada 6 horas, limitando-se seu uso ao menor tempo possível (Ingemarsson e Lamont, 2003).

Efeitos colaterais

Efeitos colaterais maternos são discretos e geralmente associados a alterações gastrintestinais como náuseas, vômitos, irritação gástrica e reações de hipersensibilidade.

Riscos da terapêutica

A indometacina relaciona-se com sérios efeitos adversos fetais e neonatais. O oligoâmnio ocorre em 10 a 30% dos casos com longa ou curta exposição a essa droga, mas é reversível após a descontinuação da terapia. Em 20-50% dos fetos expostos, ocorre a constrição do ducto arterioso, e esse evento está relacionado com a idade gestacional para alguns autores, sendo mais significativo ao redor das 32 semanas de gestação. Conseqüentemente, não é recomendado seu uso ao redor de 30 ou 32 semanas de gravidez. A constrição do ducto arterioso pode levar à hiperplasia vascular pulmonar e à hipertensão pulmonar neonatal. Para evitar outras complicações vasculares fetais, é recomendável que o tratamento com indometacina não exceda 48 horas, mesmo em gestantes cuja idade gestacional seja menor que 30 ou 32 semanas (Moise, 1993; Ingemarsson e Lamont, 2003).

Também são descritos sangramentos gastrintestinais e úlcera péptica em mulheres que fazem seu uso para a inibição do TPP (Morales e Madhav, 1993).

Contra-indicações

Úlcera péptica, sangramentos gastrintestinais ativos e hipersensibilidade a drogas devem contra-indicar seu uso, assim como a constatação de idade gestacional maior que 32 semanas.

Efeitos adversos fetais e neonatais

Relatados por alguns autores, os efeitos de vasoconstrição do ducto arterioso podem ocorrer em qualquer idade gestacional e, assim, sugere-se que a terapia com inibidores da prostaglandina não deve exceder mais que 48 horas. Além dessa preocupação, o oligoâmnio ou a diminuição dos índices de líquido amniótico podem ser freqüentemente constatados em gestantes que recebem essa classe de drogas. Os estudos que sustentam o achado de constrição do ducto venoso, independentemente da idade gestacional, também demonstram que a indometacina quando usada antes das 30 semanas pode estar associada a sérios danos vasculares neonatais como hemorragia intracraniana, enterocolite necrotizante e constrição de artérias glomerulares (Norton e cols., 1993), embora recente estudo não tenha comprovado o aumento da hemorragia intracraniana em recém-nascidos cujas mães receberam terapia tocolítica com essa classe de drogas (Suarez e cols., 2001).

O sulindac é uma droga similar à indometacina e foi testada como agente tocolítico por apresentar possivelmente menores efeitos adversos fetais, porém estudo duplo-cego e aleatorizado não demonstrou benefícios com seu uso (Humphrey e cols., 2001). Inibidores específicos da cicloxigenase do tipo 2, como a nimesulida, também se mostraram inicialmente promissores como tocolíticos, mas apresentaram resultados desapontadores posteriormente, em associação com a redução do volume do líquido amniótico (Sawdy e cols., 1997).

ANTAGONISTAS DA OCITOCINA

A ocitocina tem importante papel endócrino e parácrino no processo da parturição, relacionando-se principalmente com o desencadeamento e manutenção do trabalho de parto. Os receptores de ocitocina aumentam seu número e também sua sensibilidade no útero, tanto no trabalho de parto pré-termo quanto no de termo e, assim, considerando a lógica do seu mecanismo de ação, os antagonistas da ocitocina podem diminuir a atividade uterina e ser utilizados no TPP (Ingemarsson e Lamont, 2003).

Mecanismo de ação

O atosibano é um inibidor seletivo competitivo dos receptores de ocitocina na decídua e miométrio. Age pelo bloqueio de receptores de ocitocina na membrana celular miometrial e possivelmente em receptores na decídua e membranas fetais, por meio de um processo de inibição competitiva com a ocitocina. Sua ação se faria pela inibição da liberação de cálcio intracelular estocado no retículo sarcoplasmático, e também bloqueando o influxo de íons cálcio para dentro da célula miometrial, acréscimo de cálcio necessário no espaço intracelular para que a contração uterina não ocorra (Lamont, 2003).

Aplicabilidade clínica e administração

Estudos recentes têm demonstrado que o atosibano pode ser tão efetivo na inibição do TPP quanto a ritodrina, o salbutamol e a terbutalina, mas com maior segurança e tolerabilidade materna, por apresentar poucos efeitos colaterais além de resultados fetais e neonatais semelhantes a outros agentes tocolíticos. Quando utilizado em gestações com mais de 28 semanas, essa droga é capaz de adiar o parto em até 5-7 dias, embora não haja estudos definitivos que demonstrem que melhore, assim como os betamiméticos, os resultados perinatais. Antes de 28 semanas, sua eficácia não é comprovada. De maneira a resumir os atuais achados científicos, o atosibano não mostra vantagens na melhoria da morbidade e mortalidade perinatais, mas apresenta vantagens de segurança clínica materna, embora seja economicamente dispendioso (Herbst e cols., 2003; Romero e cols., 2000; Lamont, 2003).

O atosibano é administrado em infusão intravenosa (6,75mg); 300mcg/min em 3 horas e, após, 100mcg/min por até 45 horas (Helmer e cols., 2003).

Efeitos colaterais

Helmer e cols. (2003) apresentaram um estudo retrospectivo sobre a utilização clínica do atosibano no TPP em 208 mulheres e descreveram efeitos colaterais relatados por 20,2% delas durante a infusão inicial, como náuseas, vertigem e rubor, com duração de aproximadamente 1-2 minutos.

Riscos potenciais da terapêutica

Embora antagonistas da ocitocina, não há evidência clínica até o momento que sugira efeitos adversos cardiovasculares, renais ou do sistema nervoso central. A ocitocina tem efeito importante na fisiologia da lactação, com função da ejeção do leite, e potencialmente o atosibano poderia afetar essa função, mas esse achado não é comprovado, possivelmente, porque o efeito da droga é reversível, além da sua meia-vida ser de apenas 12 minutos. Da mesma maneira, não há evidência de que possa causar atonia uterina ou hemorragia puerperal em mulheres que receberam essa droga (Romero e cols., 2000; Helmer e cols., 2003; Lamont, 2003).

Contra-indicações e cuidados na administração

Hipersensibilidade conhecida à substância ativa assim como as contra-indicações genéricas à inibição do trabalho de parto prematuro.

Efeitos adversos fetais e neonatais

O atosibano atravessa a barreira placentária, mas pode ser detectado no sangue fetal em apenas 10% dos níveis no sangue materno. Não é comprovado que melhore os índices de morbidade e mortalidade perinatais (Romero e cols., 2000).

PROGESTERONA

Em sua monografia, "Progesterone and the Defense Mechanism of Pregnancy", Corner (1961) fez referência às pesquisas de Csapo (a partir de 1948), demonstrativas do efeito inibidor da progesterona sobre a atividade contrátil de fibras miometriais de úteros de coelhas.

Em 1969, Wolstenholme, em sua monografia "Progesterone: Its Regulatory Effect on the Myometrium", volta a apresentar resultados de pesquisas de Csapo, demonstrando a atuação efetiva uteroinibidora da progesterona sobre o miométrio de coelhas.

Posteriormente, Pulkkinen (1969) confirmou essa ação da progesterona sobre o miométrio humano, sugerindo que a queda dos níveis desse hormônio nas proximidades do termo da prenhez, aparentemente, relaciona-se com o incremento da atividade uterina e a instalação do parto. Como depreende-se da leitura dos Capítulos 39 e 40, a atividade uterolítica da progesterona tem sido admitida e encarecida sua terapêutica em casos de ameaça de parto prematuro.

OUTROS AGENTES

O etanol foi utilizado para inibir o TPP. Atualmente, ocupa apenas importância histórica.

Um poderoso agente hipotensor usado com alguma freqüência nas crises hipertensivas é o diazóxido. Esses agentes têm propriedade de inibir a contração uterina através dos mesmos caminhos das drogas betamiméticas, por meio da adenilciclase. Os efeitos cardiovasculares são igualmente presentes e não apresentam ação seletiva.

Hidratação como o tratamento do TPP foi estudada por Stan e cols., mas os resultados mostram que não há evidência para indicar seu uso tanto por via oral como intravenosa, exceto quando há diagnóstico de desidratação materna (Stan e cols., 2004).

Referências Bibliográficas

• BISHOP, E.H. & WOUTERSZ, T.B. – Isoxsuprina, a miometrial relaxant – a preliminary report. *Obstet. Gynecol.*, 17:442, 1961. • BLEA, C.W. & cols. – Effect of nifedipine on fetal and maternal hemodynamics and blood gases in the pregnant ewe. *Am. J. Obstet. Gynecol.*, 176:992, 1997. • BRADY, J.P.F. & WILLIAM, H.C. – Magnesium intoxication in a premature infant. *Pediatrics*, 40:100, 2000. • CANEZ, M.S. & cols. – Effect of maternal magnesium treatment on fetal heart rate variability. *Am. J. Perinatol.*, 4:167, 1987. • CORNER, G.W. – *Progesterone and the Defense Mechanism of Pregnancys*. Ciba Foundation Study Group, n 9, London, Churchill Livingstone, 1961. • CROWTHER, C.C. & MOORE, V. – Magnesium maintenance therapy for preventing preterm birth after threatened preterm labour. Cochrane review. In: *The Cochrane Library*. Issue 2, 2004. • CROWTHER, C.A. & cols. – Magnesium sulphate for preventing preterm birth in threatened preterm labour. Cochrane review. In: *The Cochrane Library*. Issue 2, 2004. • ELLIOT, J.P. & cols. – Pulmonary edema associated with magnesium sulfate and betamethasone administration. *Am. J. Obstet. Gynecol.*, 134:717, 1979. • ELLIOT, J.P. – Magnesium sulfate as a tocolytic agent. *Am. J. Obstet. Gynecol.*, 147:277, 1983. • GYETVAI, K. – Tocolytics for preterm labor: a systematic review. *Obstet. Gynecol.*, 94:869, 1999. • HAMMERMAN, C. & cols. – Indomethacin tocolysis increases postnatal patent ductus arteriosus severity. *Pediatrics*, 102:1, 1998. • HARAM, K. & cols. – Preterm delivery: an overview. *Acta Obstet. Gynecol. Scand.*, 82:687, 2003. • HATA, T. & cols. – Changes in blood velocities of fetal circulation in association with fetal heart rate abnormalities: effect of sublingual administration of nifedipine. *Am. J. Perinatol.*, 12:80, 1995. • HELMER, H. & cols. – Exploring the role of tractocile in everyday clinical practice. *BJOG*, 110:113, 2003. • HERBST, A. & cols. – Significant delay of birth in advanced preterm labour at 23 gestational weeks with an oxytocin antagonist. *Eur. J. Obstet. Gynecol. Reprod Biol.*, 108:109, 2003. • HUMPHREY, R.G. & cols. – Sulindac to prevent recurrent preterm labor: a randomized controlled trial. *Obstet. Gynecol.*, 98:555, 2001. • IMPEY, L. – Severe hypotention and fetal distress following sublingual administration of nifedipine to a patient with severe pregnancy induced hypertension at 33 weeks. *Br. J. Obstet. Gynecol.*, 100:959, 1993. • INGEMARSSON, I. & LAMONT, R.F. – An update on the controversies of tocolytic therapy for the prevention of preterm birth. *Acta Obstet. Gynecol. Scand.*, 82:1, 2003. • KING, J.F. & cols. – Calcium channel bloquers for inhibiting preterm labour. Cochrane Review. In: *The Cochrane Library*, Issue 2, 2004. • LAMONT, R.F. – The development and introduction of anti-oxytocic tocolytics. *BJOG*, 110:108, 2003. • LEWIS, R.B. & SCHULMAN, H. – Influence of acetylsalicylic acid as a inihitorof prostaglandin syntesis on duration of human gestation and labour. *Lancet*, 2:1159, 1973. • MACONES, G.A. & cols. – Evidence for magnesium sulfate as a tocolytic agent. *Obstet. Gynecol. Surv.*, 52:652, 1997. • MEIROWITZ, N.B. & cols. – Value of maintenance therapy with oral tocolytics: a sistematic review. *J. Maternal-Fetal Med.*, 8:177, 1999. • MOISE, K.J. – Effect of advancing gestational age of the frequency of fetal ducto constriction in association with maternal indomethacin use. *Am. J. Obstet. Gynecol.*, 168:1350, 1993. • MORALES, W.J. & cols. – Efficacy and safety of indomethacin versus ritodrine in the management of preterm labour: a randomized study. *Obstet. Gynecol.*, 74:567, 1989. • MORALES, W.J. & MADHAV, H. – Efficacy and safety of indomethacin compared with magnesium sulfate in the management of preterm labor. *Am. J. Obstet. Gynecol.*, 169:97, 1993. • MOSLER, K.H. & ROSEMBOOM, H.G. – Newre moglichkeiten einer tokolitischen *Z. Gerburtsh. Perinatol.*, 178:128, 1972. • NANDA, K. & cols. – Terbutaline pump maintenance therapy after threatened preterm labor for preventing preterm birth. Cochrane review. In: *The Cochrane Library*. Issue 2, 2004. • NORTON, M.E. & cols. – Neonatal complications after the administration of indometacin for preterm labor. *N. Engl. J. Méd.*, 329:1602, 1993. • PEACEMAN, A.M. & cols. – The effect of magnesium sulphate tocolysis on the fetal biophysical profile. *Am. J. Obstet. Gynecol.*, 161:771, 1989. • PETRIE, R.H. – Tocolysis using magnesium sulfats. *Sem. Perinatol.*, 5:226, 1981. • PULKKINEN, M.O. – The significance of progesterone in myometrial regulation during mid-trimester human pregnancy. In: Wolstenholme, G.E.W. *Progesterone: Its Regulatory Effect on the Myometrium*. London, Churchill Livingstone, 1969, p. 133. • ROMERO, R. & cols. – An oxytocin receptor antagonist (atosiban) in the treatment of preterm labor: a randomized, double-blind, placebo-controlled trial with tocolytics rescue. *Am. J. Obstet. Gynecol.*, 182:1173, 2000. • SANCHES-RAMOS, L. & cols. – Efficacy of maintenance therapy after açude tocolysis: a meta-analysis. *Am. J. Obstet. Gynecol.*, 181:484, 1999. • SAWDY, R. & cols. – Use of a cyclo-oxygenase type-2-selective non steroidal an-inflammatory agent to prevent preterm delivery. *Lancet*, 350:265, 1997. • SCUDIERO, R. & cols. – Perinatal death and tocolytic magnesium sulfate. *Obstet. Gynecol.*, 96:178, 2000. • SPISSO, K.R. & cols. – The use of magnesium sulfate as the primary tocolytic agent to prevent premature delivery. *Am. J. Obstet. Gynecol.*, 142:840, 1982. • STAN, C. & cols. – Hydratation for treatment of preterm labour. Cochrane review. In: *Cochrane Library*, Issue 2, 2004. • SUAREZ, R.D. & cols. – Indomethacin tocolysis and intraventricular hemorrhage. *Obstet. Gynecol.*, 97:921, 2001. • VERMILLION, S.T. & cols. – The effect of indomethacin tocolysis on fetal ductus arteriosus constriction with advancing gestational age. *Am. J. Obstet. Gynecol.*, 177:256, 1997. • WOLSTENHOLME, G.E. & KNIGHT, J. – *Progesterone: Its Regulatory Effect on the Myometrium*. London, Churchill Livingstone, 1969. • ZUCKERMAN, H. & cols. – Inibition of human premature labor by indometacin. *Obstet. Gynecol.*, 44:787, 1974.

136 Aceleração da Maturidade Pulmonar Fetal: Corticoterapia

Wladimir Correa Taborda

A discussão sobre a utilização de corticosteróides em medicina perinatal iniciou-se em 1969, quando Liggins publicou suas observações sobre indução do parto pré-termo em ovelhas, por meio da dexametasona. Ele demonstrou que o corticóide promovia o parto quando injetado diretamente no feto, mas não quando administrado à mãe. De forma casual, observou que os filhotes de ovelhas tratadas com dexametasona apresentavam maior sobrevida que os controles (que utilizavam placebo), além de aeração parcial dos pulmões, que permitia, de forma inesperada, a respiração espontânea.

Assim, a suposição de que os glicocorticóides pudessem alterar o mecanismo biológico de diferenciação pulmonar iniciou uma das mais fascinantes intervenções terapêuticas da atualidade, destinada a reduzir as graves seqüelas da prematuridade pulmonar ao nascimento.

Essa observação foi confirmada posteriormente por outros autores em diferentes espécies de mamíferos, nos quais o uso de glicocorticóides acelerava a maturação pulmonar fetal e proporcionava maior sobrevida a conceptos prematuros (Kotas e Avery, 1971; Motoyama e cols., 1971).

MECANISMO DE AÇÃO

Admite-se que os corticosteróides estimulem a diferenciação pulmonar fetal, que culmina com maior síntese, armazenamento e secreção do surfactante alveolar. No pulmão do feto de termo, as paredes alveolares são revestidas por epitélio constituído por dois tipos de células: os pneumócitos dos tipos I e II.

As células do tipo I, de citoplasma reduzido e desprovidas de atividade secretora, situam-se próximas da parede capilar alveolar. As células do tipo II, localizadas nas zonas de junção, caracterizam-se pela presença de inclusões citoplasmáticas especializadas, denominadas corpos lamelares, além de aparelho de Golgi bem desenvolvido, mitocôndrias e abundante retículo endoplasmático liso e rugoso (Fig. VI-147). Os pneumócitos do tipo II sintetizam e armazenam o surfactante pulmonar a partir da 20ª semana de gestação (Charnok e Doershuk, 1973; Epstein e Farrel, 1975).

O surfactante é secretado para o espaço alveolar a partir dos corpos lamelares por processo de exocitose (Mescher e cols., 1975). Sua função básica consiste em manter a estabilidade

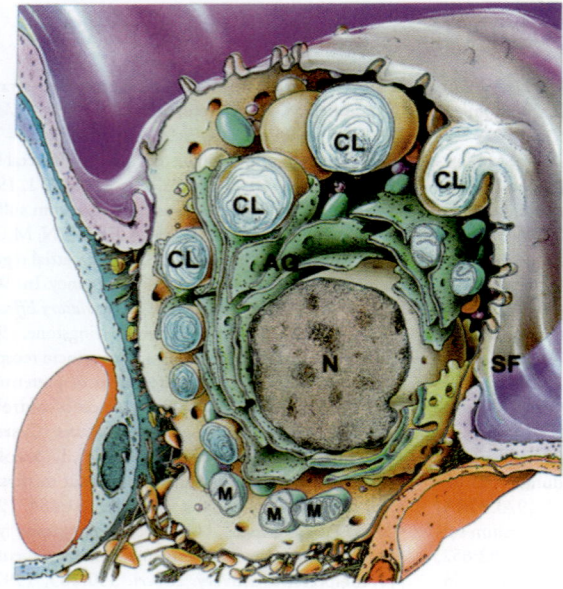

Figura VI-147 – O pneumócito do tipo II é uma célula diferenciada que, além de núcleo proeminente (N), aparelho de Golgi (AG) desenvolvido e mitocôndrias (M), apresenta corpos lamelares (CL), organelas específicas que sintetizam e armazenam o surfactante pulmonar (SF) secretado para a luz do alvéolo a partir de 24 semanas de gestação. Os corticosteróides aceleram a diferenciação dos CL e estimulam a síntese e liberação do surfactante a partir de 24 horas da primeira dose materna.

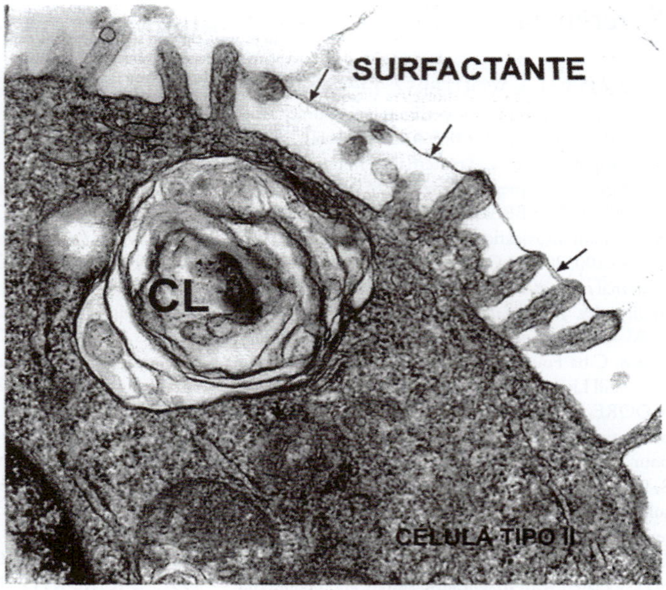

Figura VI-148 – Pneumócito do tipo II de feto de termo. Observa-se corpúsculo lamelar (CL) diferenciado expelindo o surfactante para a luz do alvéolo, criando uma película protetora (setas) que reduz a tensão de superfície, visando impedir o colabamento alveolar durante a expiração.

alveolar, reduzindo a tensão superficial na interface ar/alvéolo, diminuindo, assim, a pressão necessária para a sua expansão (Fig. VI-148). Na ausência ou deficiência do surfactante, ocorre o colabamento alveolar durante a expiração, configurando a síndrome de desconforto respiratório (SDR), principal causa primária de perdas neonatais em conceptos pré-termo.

O surfactante é constituído por lipídeos, proteínas e carboidratos. A concentração de lipídeos é predominante e constitui a fração mais extensivamente estudada, sendo os componentes ativos denominados fosfolipídeos. O mais conhecido e abundante (aproximadamente 80% do surfactante) dos fosfolipídeos pulmonares é a fosfatidilcolina (PC) ou lecitina (White, 1973). Dentre os menos abundantes, mas igualmente importantes, destacam-se o fosfatidilglicerol e o fosfatidilinositol (Hallman e Gluck, 1975 e 1976). Os ácidos graxos circulantes servem como precursores da PC pulmonar. Tanto os ácidos graxos livres como os triglicerídeos captados pelos pneumócitos são incorporados ativamente na PC. Outros precursores da fosfatidilcolina derivados da circulação incluem a glicose e o glicerol (Epstein e Farrel, 1975).

O mecanismo intrínseco de ação dos corticóides no tecido pulmonar permanece pouco conhecido. A principal teoria admite que o AMP cíclico é o principal mediador do efeito catalisador sobre as reações enzimáticas que culminam com o aparecimento e o acúmulo do surfactante pulmonar. A elevação de sua concentração depende tanto do incremento da produção local quanto da redução do ritmo de biodegradação (Farrel, 1973). Outros autores acreditam existir ação direta dos glicocorticóides sobre a diferenciação dos pneumócitos do tipo II por meio de interações com o RNA mensageiro nuclear (Barret e cols., 1978).

Independente do tipo de mecanismo celular, é importante lembrar que o efeito do glicocorticóide não é específico sobre o tecido pulmonar e afeta igualmente outros sistemas com divisão celular rápida, principalmente reduzindo a atividade da tiamidina-quinase e a subseqüente proliferação de DNA (Weischsel, 1974). Essa falta de especificidade de ação constitui a base para o temor de efeitos deletérios para o concepto, a curto ou longo prazo.

EFEITOS DO CORTICÓIDE SOBRE O PULMÃO FETAL

Os efeitos dos corticosteróides sobre o desenvolvimento pulmonar podem ser divididos, de forma didática, em anatômicos, fisiológicos e bioquímicos (Stahlman e Gray, 1978).

O efeito anatômico preponderante é o aumento do espaço aéreo potencial, obtido a partir de adelgaçamento das células alveolares, estreitamento dos septos interalveolares e maior ritmo de diferenciação alveolar, fenômenos que concorrem para a elevação do número de células do tipo II.

Os efeitos fisiológicos observados incluem maior distensibilidade, maior estabilidade de deflação e aparecimento precoce do surfactante.

Os efeitos bioquímicos são representados pela elevação na concentração e no grau de saturação da fosfatidilcolina no parênquima pulmonar, pela conversão aumentada de colina para PC (via da CPD-colina) e pelo aumento na atividade de todas as enzimas da "cascata" bioquímica.

O efeito bioquímico real dos glicocorticóides, por meio da indução enzimática, é o de reforçar a capacidade do pulmão fetal de produzir os fosfolipídeos ativos na superfície da camada de revestimento alveolar. O hormônio age, portanto, como estímulo capaz de antecipar o período de desenvolvimento pulmonar fetal.

De acordo com os dados atualmente disponíveis, os corticosteróides não apresentam influência estimulante sobre o pulmão neonatal ou adulto.

EXPERIÊNCIA CLÍNICA PUBLICADA

Existe considerável volume de publicações científicas que analisaram os efeitos perinatais da corticoterapia materna, utilizando diferentes glicocorticóides, sendo a betametasona e a dexametasona os fármacos mais estudados.

Liggins e Howie (1972) foram os primeiros a relatar resultados de estudo prospectivo e duplo-cego para a indução da maturidade pulmonar de fetos humanos pela administração materna de betametasona. Eles verificaram marcante redução na incidência de SDR e na mortalidade neonatal entre os conceptos nascidos antes de 32 semanas e lançaram a base terapêutica que seria a mais reproduzida em estudos posteriores (12mg por via IM de betametasona por dois dias, aguardando efeito terapêutico máximo de 48 a 72 horas após a primeira dose e com repetição semanal, se indicada), embora muitos autores tenham propostas alternativas igualmente eficazes (Baden e cols., 1972; Zuspan e Cordero, 1977; Morrison e cols., 1978; Doran e cols., 1980; Collaborative Group, 1981; Morales e cols., 1986). A tabela VI-22 apresenta os esquemas terapêuticos mais utilizados.

Tabela VI-22 – Esquemas terapêuticos maternos de corticoterapia para aceleração da maturidade pulmonar fetal.

Fármaco	Dose	Via	Intervalo (h)	Dose total
Betametasona	12mg	IM	24	2 (24mg)
Dexametasona	4mg	IM	8/8	6 (24mg)
Hidrocortisona	500mg	IV	12	4 (2g)

Desde o estudo original de Liggins e Howie (1972), diversas investigações que se seguiram corroboraram os achados iniciais, assumindo-se que o uso antenatal de corticosteróides reduz a morbidade e a mortalidade neonatais em prematuros.

Na prática diária, entretanto, persistem polêmicas sobre a predominância dos benefícios sobre os riscos. Essas variações refletem diferentes interpretações dos mesmos estudos clínicos e também a relativa ênfase para os resultados de um único estudo, às vezes com pequeno número de casos, que não permitem análise estatística adequada.

Apesar dessas restrições, prevalece a opinião da maioria dos autores de que os benefícios perinatais evidentes obtidos em recém-nascidos antes da 34ª semana de gestação justificam os eventuais riscos da terapêutica.

Crowley e cols. (1990) realizaram metanálise com as doze principais publicações conduzidas com metodologia adequada (estudos prospectivos, duplo-cegos e aleatórios com critérios rígidos de inclusão) que totalizaram cerca de 1.800 gestações estudadas. Os resultados demonstraram redução clínica e estatisticamente significante da morbidade e da mortalidade neonatais. A ocorrência de SDR foi reduzida em 40 a 60% em relação ao grupo controle (Fig. VI-149). Além disso, os benefícios perinatais atingiram todas as idades gestacionais em que a SDR pode ocorrer, independente de outros fatores, como em casos de amniorrexe prematura.

Embora conceptos nascidos entre 24 horas e até 7 dias da administração materna tenham sido os mais beneficiados, existem evidências de que mesmo aqueles que nasceram fora do período ótimo apresentam melhor evolução neonatal diante do grupo não-tratado.

Observou-se também que a redução do desconforto respiratório foi acompanhada por diminuição de hemorragias pe-

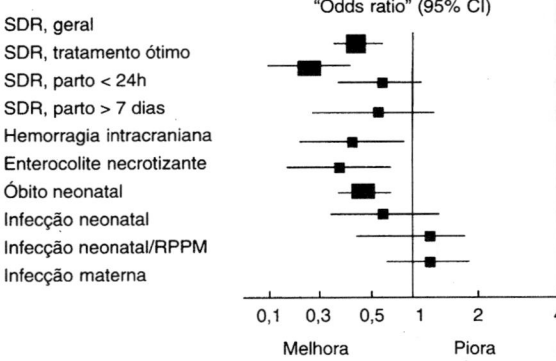

Figura VI-149 – Efeitos dos corticosteróides sobre o parto prétermo. Metanálise envolvendo 12 estudos prospectivos, duplo-cegos, controlados e aleatórios demonstrando a redução da síndrome de desconforto respiratório (SDR) e da morbidade e mortalidade neonatais.

riventriculares e enterocolite necrotizante. Finalmente, detectou-se importante redução na duração da internação hospitalar neonatal, com óbvias e favoráveis implicações financeiras.

EVIDÊNCIAS SOBRE A REPETIÇÃO SEMANAL

Em 1994 o "National Institute of Health" dos Estados Unidos publicou seu primeiro consenso sobre os efeitos dos corticosteróides sobre a maturidade fetal e sobre o desfecho perinatal. Concluiu que o emprego de um único ciclo de corticóides (12mg em dois dias consecutivos) entre 24 e 34 semanas promove importante redução da mortalidade, do desconforto respiratório e de hemorragia intracraniana neonatais. Ademais, confirmou que o efeito protetor da corticoterapia é restrito aos primeiros sete dias após a aplicação materna, sendo a repetição semanal questionável, em função da escassa experiência clínica publicada.

Apesar dessa última recomendação, a prática de repetição semanal difundiu-se em todo o mundo nos últimos anos, especialmente diante dos quadros clínicos de alto risco para nascimento pré-termo como em muitos casos de rotura prematura das membranas, trabalho de parto prematuro e gestações múltiplas. A repetição semanal tem sido empregada de maneira variada, que inclui tanto a repetição do ciclo completo (duas injeções de 12mg) quanto as doses de "reforço" de apenas uma injeção de 12mg de beta ou dexametasona até a 34ª semana de gestação.

Em 2000, o mesmo NIH publicou o segundo consenso exatamente para orientar a prática da repetição semanal ("Antenatal Corticosteroid Revisited: Repeat Courses. NIH Consensus Statement 2000") e concluiu que os dados atuais são inconsistentes para argumentar, tanto a favor quanto contra, o emprego de ciclos repetidos de corticosteróide. A recomendação clínica final é a de *que a repetição semanal não deve ser utilizada rotineiramente*, devendo permanecer restrita aos diferentes estudos clínicos multicêntricos que estão em andamento e que devem ser publicados nos próximos anos.

Os riscos da repetição semanal estão relacionados a efeitos deletérios sobre o desenvolvimento pulmonar, a mielinização cerebral, a função do eixo hipotálamo-hipófise-supra-renal e o desenvolvimento da retina do concepto.

As evidências obtidas em estudos com humanos são contraditórias e inconclusivas, mas envolvem maior risco materno para infecções e supressão do eixo hipotálamo-hipófise-supra-renal.

Os efeitos fetais e neonatais incluem a redução do crescimento do cérebro, supressão da supra-renal, sepse neonatal, doença pulmonar crônica e óbito. Estudos de seguimento sugerem atraso no desenvolvimento psicomotor e problemas comportamentais.

Segundo French e cols. (1999), a única vantagem de doses repetidas de corticosteróides seria a redução da incidência de hemorragia intraventricular, com fundamento em estudo randomizado. Entretanto, Ann Guinn (2004) discorda de French e cols., referindo que o QI dos recém-nascidos, cujas mães receberam doses repetidas, não se mostrou alterado.

Ainda, French e cols. (2004) acompanharam crianças cujas mães receberam doses repetidas de corticosteróides, por três a seis anos. Concluíram que essa conduta pode proteger contra a paralisia cerebral. Mas as crianças apresentam comportamento hiperativo.

RISCOS POTENCIAIS DA CORTICOTERAPIA

Alguns possíveis riscos, a curto ou longo prazo, têm sido considerados (Taeusch e cols., 1979). Os efeitos imunossupressores dos corticosteróides podem aumentar a suscetibilidade para infecções maternas e fetais ou atrasar seu reconhecimento. Por esssa razão, contra-indica-se seu uso na vigência de infecção materna sistêmica de qualquer etiologia, bacteriana ou viral.

Admite-se que a ação glicorticóide promova discreta e transitória hiperglicemia materna, razão pela qual o uso em gestantes diabéticas exige doses suplementares de insulina e rígido controle glicêmico por 72 horas após a ministração da primeira dose. Além disso, deve-se evitar o rastreamento da moléstia em gestantes sob corticoterapia, sob risco de falso resultado.

Tornou-se clássico admitir que, na vigência de rotura prematura e prolongada das membranas, o risco absoluto de infecção fetal e neonatal seria maior (Gluck e cols., 1971; Richardson e cols., 1974). A metanálise de Crowley e cols. (1990) demonstrou, contudo, que os estudos controlados não confirmaram tal impressão, sendo o risco de infecção perinatal similar ao do grupo placebo.

Têm sido relatados alguns casos de edema agudo de pulmão, possivelmente atribuídos à associação de corticosteróides e agentes tocolíticos (Jacobs e cols., 1980; Philipsen e cols., 1981). Novamente, os trabalhos controlados forneceram escassas informações sobre o papel da utilização de corticóides *per se* na etiologia dessa grave complicação materna. No estudo de Morales e cols. (1986) ocorreram dois casos de edema pulmonar entre 44 gestantes tratadas com sulfato de magnésio e corticosteróides, embora nenhum outro caso tenha sido observado pelos autores dos demais estudos prospectivos. A escassez de dados a esse respeito torna impossível qualquer tentativa de quantificação do risco envolvido, configurando preocupação mais teórica do que prática.

Finalmente, apurou-se que o uso antenatal de corticosteróides não influencia o risco geral de natimortalidade. O alto risco de óbito fetal em gestações complicadas por pré-eclâmpsia, inicialmente relatado por Liggins e Howie (1972), parece ter sido resultado da gravidade de seus casos. É importante reconhecer que a SDR representa uma das principais causas de perdas perinatais em gestantes hipertensas em função da freqüente prematuridade eletiva resultante da intervenção por indicações maternas (Taborda e cols., 1991). Além disso, demonstrou-se em publicações posteriores que a utilização de corticóides não afetou adversamente as cifras de pressão arterial nem o desfecho perinatal, ao contrário, determinou redução da morbidade e mortalidade perinatais em gestações grave e precocemente complicadas por síndromes hipertensivas (Nochimson e Petrie, 1979; Ricke e cols., 1980; Ruvinsky e cols., 1984; Semchyshyn e cols., 1983).

Em 2005, Church, por meio de audiometrias, comparou recém-nascidos, cujas mães em torno da 32ª semana receberam várias doses de corticoterapia (com casos placebos). Não identificou prejuízos naqueles em que as mães foram tratadas. Fortson Jr. e cols. (2005) comprovaram que após uma única dose de betametasona, ocorreram (21 casos) queda dos níveis plasmáticos maternos de progesterona e estrógenos, sem inconvenientes aparentes.

Referências Bibliográficas

• ABBASI, S. & cols. – Effects of single versus multiple courses of antenatal corticosteroids on maternal and neonatal outcome. *Am. J. Obstet. Gynecol.*, 182:1243, 2000. • ANN GUINN, D. – Editorial – Repeat courses of antenatal corticosteroids controversy continues. *Am. J. Obstet. Gynecol.*, 190:585, 2004. • AVERY, M.E. & MEAD, J. – Surface properties in relation to atelectasis and hyaline membrane disease. *Am. J. Dis. Child.*, 97:517, 1959. • BADEN, M. & cols. – A controlled trial of hydrocortisone therapy in infants with respiratory distress syndrome. *Pediatrics*, 50:526, 1972. • BALLARD, P. & cols. – Glucocorticoid effects in the fetal lung. *Am. Rev. Resp. Dis.*, 115(Suppl.):29, 1977. • BARRET, C.T. & cols. – Effects of cortisol and aminophylline upon survival pulmonary mechanics, and secreted phosphatidylcholine of prematurely delivered rabbits. *Pediatr. Res.*, 12:38, 1978. • BERTINI, A.M. & cols. – Avaliação pré-natal da maturidade pulmonar. In: Kopelman, B. & cols. (eds.). *Distúrbios Respiratórios no Período Neonatal*. São Paulo, Livraria Atheneu, 1998, p. 233. • BLEASDALE, J.E. & cols. – Characterization of the forward and reverse reactions catalyzed by CDP-diacylglycerol: inositol transferase in rabbit lung tissue. *Biochim. Biophys. Acta*, 575:135, 1979. • BLOCK, M.F. & cols. – Antenatal glucocorticoid therapy for the prevention of respiratory distress syndrome in the premature infant. *Obstet. Gynecol.*, 50:186, 1977. • CHARNOK, E.L. & DOERSHUK, C.F. – Developmental aspects of the human lung. *Pediatr. Clin. North Am.*, 20:275, 1973. • CHURCH, M.W. – Auditory brainstem reponses (ABRS) in neonates exposed to repeated courses of antenatal corticosteroides. *Am. J. Obstet. Gynecol.*, 191:SMFM. Abstracts 408, 2005. • COLLABORATIVE GROUP ON ANTENATAL STEROID THERAPY – Effects of antenatal dexamethasone administration on the prevention of respiratory distress syndrome. *Am. J. Obstet. Gynecol.*, 141:276, 1981. • COLLABORATIVE GROUP ON ANTENATAL STEROID THERAPY – Effects on antenatal dexamethasone administration in the infant: Long-term follow-up. *J. Pediatrics*, 104:259, 1984. • CROWLEY, P.A. & cols. – The effects of corticosteroid administration before preterm delivery: an overview of the evidence from controlled trials. *Br. J. Obstet. Gynaecol.*, 97:11,1990. • DORAN, T.A. & cols. – Results of a double blind controlled study on the use of betamethasone in the prevention of respiratory distress syndrome. *Am. J. Obstet. Gynecol.*, 136:313, 1980. • EPSTEIN, M.F. & FARREL, P.M. – The choline incorporation pathway: primary mechanism for de novo lecithin syntesis in the fetal primate lung. *Pediatr. Res.*, 9:658, 1975. • ESPLIN, M.S. & cols. – Multiple courses of antenatal corticosteroid are associated with delay in long term psychomotor development in children with birth weights < 1500 grams. *Am. J. Obstet. Gynecol.*, 180:S24, abstract 27, 1999. • FARREL, P.M. – Regulation of pulmonary lecithin sunthesis. In: Villee, C.A. & cols. (eds.). *Respiratory Distress Syndrome*. New York, Academic Press Inc., 1973, p. 311. • FORTSON & cols. – A single course of antenatal betamethasone as a delayed supressive effect on placental progesterona and estrogen receptor. MRNA Transcripts. *Am. J. Obstet. Gynecol.*, 191:SMFM Abstracts, 461, 2005. • FRENCH, N.P. & cols. – Repeated antenatal corticosteroid: size at birth and subsequent development. *Am. J. Obstet. Gynecol.*, 180:114, 1999. • FRENCH, N.P. & cols. – Repeated antenatal corticosteroids: effects on cerebral palsy and childhood behaviows. *Am. J. Obstet. Gynecol.*, 190:588, 2004. • GAMSU, H.R. & cols. – Antenatal administration of betamethasone to prevent respiratory distress syndrome in preterm infants: report of a UK multicentre trial. *Br. J. Obstet. Gynaecol.*, 96:401, 1989. • GLUCK, L. & cols. – Diagnosis of the respiratory distress syndrome by amniocentesis. *Am. J. Obstet. Gynecol.*, 109:440, 1971. • GLUCK, L. & cols. – The interpretation and significance of the lecithin/sphingomyelin ratio in amniotic fluid. *Am. J. Obstet. Gynecol.*, 120:142, 1974. • GLUCK, L. & KULOVICH, M.V. – Lecitin/Sphingomyelin ratios in amniotic fluid in normal and abnormal pregnancy. *Am. J. Obstet. Gynecol.*, 115:539, 1972. • GOTELLI, G.R. & cols. – Simultaneous determination of phosphatidylglycerol and the lecithin/sphingomyelin ratio in amniotic fluid. *Clin. Chem.*, 24:1144, 1978. • HACK, M. & cols. – Very low birth weight outcomes of the National Institute of Child Health and Human Development Neonatal Network. *Pediatrics*, 87:587, 1991. • HALLMAN, M. &

GLUCK, L. – Phosphatidylglycerol in lung surfactant. II. Subcellular distribution and mechanism of biosynthesis in vitro. *Biochem. Biophys Acta,* **409**:172, 1975. • HALLMAN, M. & GLUCK, L. – Phosphatidylglycerol in lung surfactant. III. Possible modifier of surfactant function. *J. Lipid Res.,* **17**:257, 1976. • JACOBS, M.M. & cols. – Maternal pulmonary edema resulting from betamimetic and glucocorticoid therapy. *Obstet. Gynecol.,* **56**:56, 1980. • JOBE, A.H. & cols. – Fetal versus maternal and gestational age effects of repetitive antenatal glucosteroids. *Pediatrics,* **102**:1116, 1998. • KOTAS, R.V. & AVERY, M.R. – Accelerated appearance of pulmonary surfactant in the fetal rabbit. *J. Appl. Physiol.,* **30**:358, 1971. • KULOVICH, M.V. & GLUCK, L. – The lung profile. II. Complicated pregnancy. *Am. J. Obstet. Gynecol.,* **135**:64, 1979. • LIGGINS, G.C. & HOWIE, R.N. – A controlled trial of antepartum glucocorticoid treatment for prevention of the respiratory *distress syndrome in premature infants. Pediatrics,* **50**:515, 1972. • LIGGINS, G.C. – Premature delivery of fetal lambs infused with glucocorticoids. *J. Endocrinol.,* **45**:515, 1969. • MESCHER, E.J. & cols. – Ontogeny of tracheal fluid, pulmonary surfactant and plasma corticoids in the fetal lamb. *J. Appl. Physiol.,* **39**:1017, 1975. • MOOG, F. & RICHARDSON, D. – The functional diferentiation of the small intestine. IV. The influence of adrenocortical hormones on differentiation and phosphatase synthesis in the duodenum of the chick embryo. *J. Exp. Zool.,* **130**:29, 1955. • MORALES, W.J. & cols. – The effect of antenatal dexamethasone on the prevention of respiratory distress syndrome in preterm gestations with premature rupture of membranes. *Am. J. Obstet. Gynecol.,* **154**:591, 1986. • MORLEY, C.J. & cols. – The biochemistry and physiology of fetal pulmonary surfactant. In: Anderson, A. & cols. (eds.). *Preterm Labor. Proceedings of the Fifth Study Group of the Royal College of Obstetricians and Gynaecologists.* London, The Royal College of Obstetricians and Gynaecologists, 1977. • MORRISON, J.C. & cols. – Injection of corticosteroids to the mother to prevent neonatal respiratory distress syndrome. *Am. J. Obstet. Gynecol.,* **13**:358, 1978. • MOTOYAMA, E.K. & cols. – Effect of cortisol on the maturation of fetal rabbit lungs. *Pediatrics,* **48**:547, 1971. • NOCHIMSON, D.J. & PETRIE, R.H. – Glucocorticoid therapy for the induction of pulmonary maturity in severely hypertensive gravid women. *Am. J. Obstet. Gynecol.,* **113**:449, 1979. • PAPAGEORGIOU, A.N. & cols. – The antenatal use of betamethasone in the prevention of respiratory distress syndrome. A controlled double-bind study. *Pediatrics,* **63**:73, 1979. • PHILIPSEN, T. & cols. – Pulmonary edema following ritodrine-saline infusion in premature labor. *Obstet. Gynecol.,* **58**:304, 1981. • RICHARDSON, C.J. & cols. – Acceleration of fetal lung maturity following prolonged rupture of the membranes. *Am. J. Obstet. Gynecol.,* **118**:1115, 1974. • RICKE, S. & cols. – Use of corticosteroids in pregnancy-induced hypertension. *Obstet. Gynecol.,* **55**:206, 1980. • ROONEY, S.A. & GROSS, I. – Stimulation of fetal lung cholinephosphate cytidyl transferase activity by glucocorticoids and estrogen in the rabit in vivo and the rat in vitro. *Am. Rev. Resp. Dis.,* **119**:354, 1979. • ROSENFELD, C.R. & cols. – Phosphatidate phosphohydrolase (PAPase) and phospholipids in tracheal and amniotic fluid during ovine gestation. *Pediatr. Res.,* **13**:363, 1979. • RUVINSKY, E.D. & cols. – Maternal administration of dexamethasone in severe pregnancy-induced hypertension. *Am. J. Obstet. Gynecol.,* **149**:722, 1984. • SCHMIDT, P.L. & cols. – Effect of antepartum glucocorticoid administration upon neonatal respiratory distress syndrome and perinatal infection. *Am. J. Obstet. Gynecol.,* **148**:178, 1984. • SEMCHYSHYN, S. & cols. – Cardiovascular response and complications of glucocorticoid therapy in hypertensive pregnancies. *Am. J. Obstet. Gynecol.,* **145**:530, 1983. • STAHLMAN, M.T. & GRAY, M.E. – Anatomical development and maturation of the lungs. *Clin. Perinatol.,* **5**:181, 1978. • TABORDA, W.C. & cols. – Perinatal morbidity and mortality of the hypertensive disorders of pregnancy. *Clin. Exper. Hyper.,* **B10**:261, 1991. • TAEUSCH, H.W. & cols. – Risk of respiratory distress syndrome after prenatal dexamethasone treatment. *Pediatrics,* **63**:64, 1979. • WEISCHSEL, M. – Glucocorticoid effect upon thymidine kinase in the developing cerebellum. *Pediatr. Res.,* **8**:361, 1974. • WHITE, D.A. – The phospholipid composition of mammalian tissues. In: Ansell, G.B. & cols. (eds.). *Form and Function of Phospholipids.* Amsterdam, Elsevier, 1973. • ZUSPAN, F.P. & CORDERO, L. – Effects of hydrocortisone on Lecitin/Sphingomyelin ratio. *Am. J. Obstet. Gynecol.,* **128**:571, 1977.

137 Amnioinfusão

Marilza Vieira Cunha Rudge
Vera Therezinha Medeiros Borges
Humberto Sadanobu Hirakawa

CONCEITO

A amnioinfusão é a infusão de líquidos na cavidade amniótica, que tem como objetivo aumentar o volume de LA e pode ser realizada por via transabdominal ou transcervical, dependendo do momento e da indicação do procedimento.

A amnioinfusão, utilizada inicialmente por Miyazaki e Taylor (1983), para a descompressão do cordão umbilical durante o trabalho de parto, vem encontrando cada vez mais aplicações dentro da prática obstétrica, podendo ser usada como adjuvante diagnóstico ou para fins profiláticos e terapêuticos.

IMPLICAÇÕES DO OLIGOÂMNIO

O oligoâmnio é condição patológica da gestação que se relaciona com resultado perinatal adverso, seja pela doença de base que o determinou, seja pelos seus efeitos deletérios diretos sobre o concepto. As principais causas de oligoâmnio são: rotura prematura de membranas (RPM), insuficiência placentária e malformações fetais.

O volume normal de líquido amniótico (LA) é fundamental na manutenção da homeostase intra-uterina, na proteção contra traumatismos externos, na manutenção da temperatura corporal fetal, no crescimento fetal e no desenvolvimento e maturação pulmonar fetal. Durante o trabalho de parto, protege o feto dos efeitos das contrações uterinas, previne as compressões e o ressecamento funiculares e auxilia na dilatação cervical (Almazan, 1979; Grahan e Sanders, 1982).

A suspeita clínica do oligoâmnio pode ser feita pela estagnação da curva de altura uterina, pela altura uterina menor que a idade gestacional (IG) e pela fácil percepção de partes fetais à palpação obstétrica. Esses critérios clínicos são métodos de rastreamento ou de suspeição e o diagnóstico é confirmado pela ultra-sonografia obstétrica, que permite avaliar o volume do LA.

O diagnóstico ultra-sonográfico é feito pela medida vertical da maior coleção líquida ou pelo índice de líquido amniótico (ILA). O primeiro critério, proposto por Manning e cols. (1980), define como oligoâmnio medidas do maior bolsão inferior a 1cm. O ILA, proposto por Moore e Cayle (1990), utiliza o método estabelecido por Phelan e cols. (1987) e considera oligoâmnio quando o ILA está abaixo do percentil 5 da curva de normalidade para a idade gestacional.

A confirmação de oligoâmnio impõe a busca do fator etiológico que levará a condutas específicas.

CLASSIFICAÇÃO

De acordo com o momento da realização, temos a amnioinfusão anteparto e a intraparto. Essa divisão evidencia as diferenças existentes quanto as indicações, técnicas e implicações. A anteparto é realizada em qualquer idade gestacional e utiliza a via transabdominal como acesso à cavidade amniótica, servindo para fins diagnósticos e terapêuticos. A intraparto é realizada durante o trabalho de parto e usa preferencialmente a via transcervical, e sempre com objetivo terapêutico.

AMNIOINFUSÃO ANTEPARTO

É diagnóstica e terapêutica. É utilizada nos casos de oligoâmnio para facilitar a avaliação ultra-sonográfica adequada, para a confirmação de RPM e para melhorar o ambiente intra-uterino na rotura prematura de membranas pré-termo (RPM-PT) e na insuficiência placentária.

Amnioinfusão diagnóstica

O volume de líquido amniótico é um dos fatores mais importantes para a obtenção de imagem ultra-sonográfica de qualidade, pois permite a formação de "janelas acústicas", facilitadoras da transmissão sonora e de interface entre as estruturas avaliadas. O LA também facilita a movimentação fetal melhorando o posicionamento do feto, para a realização de determinadas avaliações. Nas situações de redução ou ausência do LA, a amnioinfusão melhora as condições de avaliação ultra-sonográfica, permitindo avaliação morfológica mais criteriosa, confirmando diagnósticos aventados ou facilitando a realização de novos exames diagnósticos. Isso é especialmente importante nos casos em que se suspeita de malformações fetais. Pryde e cols. (2000), avaliando casos de oligoâmnio grave com membranas íntegras, observaram aumento de 50 para 76% no número de imagens consideradas satisfatórias para a realização do exame após amnioinfusão. Fisk e cols. (1991) mostraram que a amnioinfusão modificou o diagnóstico inicial em 13% de 61 gestantes.

As doenças obstrutivas do sistema urinário fetal, displásticas ou anaplásticas com deficiência de função urinária fetal ou dificuldade para que a urina fetal chegue à cavidade amniótica cursam com volume diminuído de LA. A amnioinfusão facilita o diagnóstico dessas malformações.

A amnioinfusão é útil para a realização da cordocentese, pois melhora a avaliação ultra-sonográfica e ajuda a definir melhor o limite das estruturas. O cordão umbilical como um "enovelado" ocupando todos os espaços intra-amnióticos em situações de oligoâmnio dificulta a cordocentese e aumenta o risco de insucesso e de complicações. É possível aproveitar a mesma punção utilizada para a amnioinfusão para o acesso dos vasos funiculares, na realização da cordocentese.

Nas gestantes com oligoâmnio à ultra-sonografia, sem queixa clínica de perda de LA, função placentária adequada e feto sem malformações, o diagnóstico de certeza é difícil (Figs. VI-150 e VI-151).

Nessas condições, a amnioinfusão pode ser realizada com soro fisiológico, com corante ou contrastes radiopaco. A exteriorização do LA pode ser observada durante a infusão ou ao exame especular realizado após 30 minutos da infusão, ou em tampão vaginal mantido por pelo menos 30 minutos com a paciente deambulando. Resultados falso-negativos podem acontecer quando há insinuação fetal ou a infusão de volume foi insuficiente (Fig. VI-152).

Vários corantes que podem ser utilizados: a vitamina B_{12}, a fenazopiridina (Pyridium®) e o azul-de-Evans que são inócuos para o feto, sendo a vitamina B_{12} a mais simples. O uso de azul-de-metileno é contra-indicado por estar associado à ocorrência de obstrução intestinal neonatal e hemólise (Hofmeyr, 2004). Contrastes radiopacos também podem ser utilizados, com a vantagem de serem incolores; não prejudicam a avaliação neonatal. O diagnóstico é feito utilizando-se tampão vaginal que será radiografado juntamente com um tampão-controle.

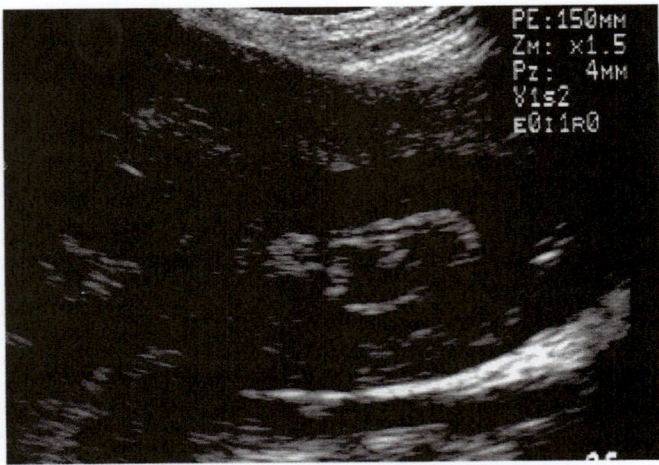

Figura VI-150 – Oligoâmnio – imagem "falsa" de bolsão amniótico.

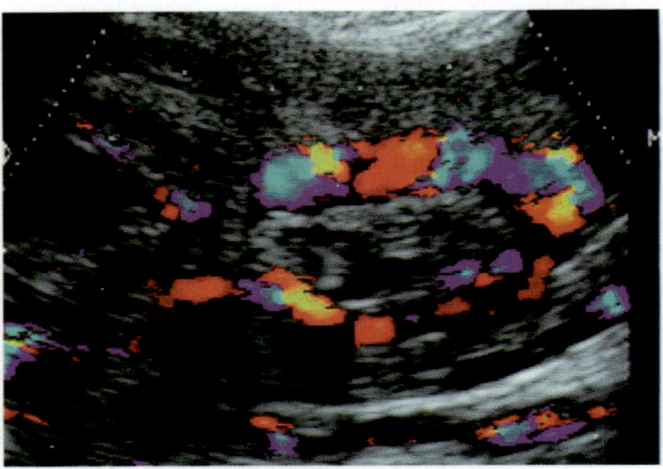

Figura VI-151 – Oligoâmnio – imagem anterior com Doppler colorido denunciando a existência de uma alça de cordão umbilical.

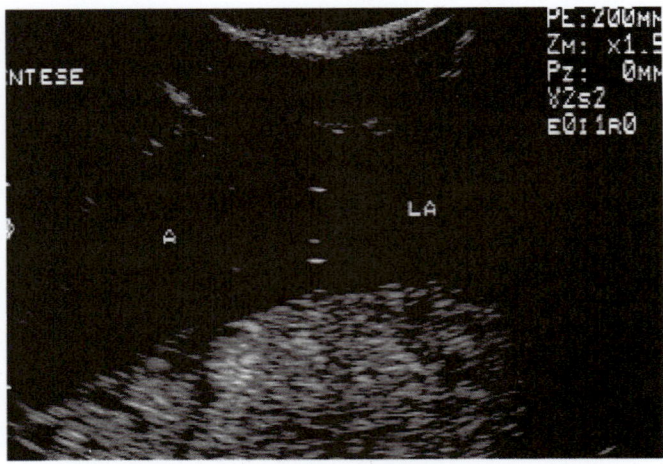

Figura VI-152 – Aspecto do mesmo quadrante uterino após a amnioinfusão – notar alça (A) de cordão agora "livre" no bolsão amniótico (LA) formado pelo procedimento.

Amnioinfusão terapêutica

A utilização da amnioinfusão terapêutica nos casos de oligoâmnio visa diminuir as complicações relacionadas ao desenvolvimento pulmonar fetal, do sistema nervoso central e das deformidades musculoesqueléticas. São controversos, porém os diversos trabalhos realizados nos últimos anos, em especial nos casos de RPM-PT, em relação a resultados animadores. São necessários estudos randomizados que comprovem sua eficácia (Hofmeyr, 2004).

Locatelli e cols. (2000), realizando amnioinfusões seriadas em pacientes que apresentavam oligoâmnio após RPM, em idade gestacional inferior a 26 semanas, observaram que o resultado nas pacientes com volume adequado de LA após amnioinfusão foi semelhante ao das com volume inadequado de LA e melhor que o grupo com oligoâmnio persistente. No primeiro grupo, a idade gestacional do parto foi de 29,4 semanas, e no último, de 24,4 semanas, com taxa de sobrevida de 73% e 20%, respectivamente. Houve redução de 62% para 10% de hipoplasia pulmonar e nenhum caso de lesão neurológica foi relatado no grupo que obteve sucesso pós-amnioinfusão, contra 60% no grupo oligoâmnio persistente.

Ogunyemi e Thompson (2002), estudando pacientes com RPM antes das 27 semanas de gestação, mostraram redução de 83% para 33% na taxa de mortalidade perinatal no grupo que recebeu amnioinfusão.

AMNIOINFUSÃO INTRAPARTO

É sempre terapêutica e visa à diminuição da morbidade e mortalidade perinatal. É usada para diminuir as desacelerações da freqüência cardíaca fetal e diluir o mecônio espesso.

Desacelerações variáveis da freqüência cardíaca fetal

No trabalho de parto, as desacelerações da freqüência cardíaca fetal estão relacionadas com as compressões do cordão umbilical durante as contrações. Ocorre por reflexo vagal, especialmente no final da fase ativa do trabalho de parto e no período pélvico. São desacelerações rápidas e breves com recuperação também rápida, retornando à freqüência cardíaca basal normal ou até associada a acelerações transitórias. As desacelerações variáveis leves e não repetitivas têm caráter benigno, ocorrendo em até 80% dos partos, e estão geralmente associadas a bom resultado perinatal. Nesses casos, a simples mudança de decúbito pode ser suficiente para seu desaparecimento (Gramellini e cols., 2003).

Desacelerações precoces, com maior freqüência e mais profundas, relacionam-se com deterioração do bem-estar fetal, associando-se ao sofrimento fetal agudo, acidose fetal e pior prognóstico neonatal.

O líquido amniótico parece desempenhar papel importante na prevenção desse tipo de evento, formando proteção entre as partes fetais, o cordão umbilical e a parede uterina, protegendo o concepto. Na vigência de oligoâmnio, as desacelerações, além de mais precoces, podem tornar-se persistentes, profundas e duradouras, sinais pouco tranqüilizadores quanto ao bem-estar fetal. Nessas condições, deve-se indicar a realização da amnioinfusão (Weismiller, 1998).

Os estudos pioneiros de Miyazaki (1983 e 1985) já demonstravam diminuição importante na ocorrência de desacelerações prolongadas e na incidência de cesáreas por sofrimento fetal. Esses dados foram corroborados posteriormente por inúmeros autores. Em metanálise de 12 estudos realizados em 2004, Hofmeyr demonstrou que o uso da amnioinfusão intraparto diminuiu o risco relativo de cesáreas por sofrimento fetal, de pH < 7,2 no sangue do cordão umbilical e de mortalidade perinatal. Esses resultados indicam que a amnioinfusão intraparto é procedimento que deve ser usado na prática obstétrica (Hofmeyr, 2004).

Mecônio espesso

O mecônio está associado à hipóxia fetal crônica decorrente de insuficiência placentária ou aguda, por compressão do cordão umbilical.

Além dessa relação com a asfixia fetal, o mecônio espesso expõe o feto ao risco de síndrome de aspiração de mecônio, que aumenta a morbi-mortalidade perinatal. Porém, devemos considerar que a maioria dos casos de aspiração do mecônio ocorre no parto ou após este, junto aos primeiros movimentos respiratórios fetais, para os quais a diluição do mecônio surtiria efeito. Além disso, o aumento do volume de líquido amniótico, como já discutido anteriormente, está relacionado à diminuição de episódios compressivos do cordão, o que melhora os resultados neonatais. Metanálise de 12 estudos mostra resultados favoráveis à utilização da amnioinfusão quando a indicação é o mecônio espesso, com diminuição considerável no risco relativo para a síndrome de aspiração do mecônio, mortalidade perinatal, encefalopatia hipóxico-isquêmica e parto cesáreo por sofrimento fetal (Hofmeyr, 2004).

Esses resultados mostraram que é boa prática obstétrica o uso da amnioinfusão nos casos de mecônio espesso no trabalho de parto.

TÉCNICAS DE AMNIOINFUSÃO

Estão relacionadas à via utilizada na sua execução. Pode ser transabdominal ou transcervical.

Via transabdominal – o exame ultra-sonográfico detalhado para quantificar o LA, localizar seus bolsões, a placenta, o cordão umbilical e para o diagnóstico da situação e da apresentação fetal precede o procedimento. O exame ultra-sonográfico define o local em que será realizada a punção, dando-se preferência pelo maior bolsão disponível, que deve estar livre de alças de cordão umbilical e distante do pólo cefálico. A punção transplacentária deve ser evitada.

A paciente é colocada em decúbito dorsal ou lateral esquerdo, submetida a antissepsia abdominal e um botão anestésico local, com 10ml de lidocaína a 2%. Sob visão ultra-sonográfica contínua, com o transdutor protegido por manga plástica estéril, introduz-se uma agulha espinhal de calibre médio (20 gauge), através da parede abdominal até a cavidade amniótica.

Verifica-se o posicionamento da agulha pela aspiração de LA ou pela visualização ultra-sonográfica de dispersão livre na cavidade amniótica de pequeno volume da solução salina.

A infusão é feita com conjunto para a perfusão intravenosa conectado a soro fisiológico a 0,9% à temperatura ambiente (Fisk e cols., 1991). O gotejamento pode ser controlado por bomba de infusão, a uma velocidade de 20 a 30ml por minuto, ou pela ação da gravidade, com o soro posicionado 1m acima do nível da paciente. Essa opção é mais apropriada por respeitar as condições impostas pelo útero, evitando-se a infusão com pressão positiva. O volume a ser infundido varia conforme a idade gestacional e deve ser a mínima necessária para normalizar o volume de líquido amniótico, sem aumentar a pressão intra-uterina, devendo-se atingir ILA entre os percentis 10 e 90 (Phelan e cols., 1987).

Na amnioinfusão transabdominal, relata-se a ocorrência de rotura prematura de membranas e trabalho de parto prematuro, com freqüência bastante baixa, de maneira que pode-se considerar a amnioinfusão como procedimento bastante seguro.

Via transcervical – antes do início do procedimento, deve ser realizado exame vaginal para descartar prolapso de cordão umbilical, estabelecer a dilatação cervical e confirmar a apresentação fetal. Essa via só deve ser escolhida em parturientes com diagnóstico confirmado de rotura prematura de membranas.

Utiliza-se cateter flexível de duplo lúmen próprio para esse procedimento, ou sonda vesical de calibre 18. A passagem do cateter é feita por toque vaginal com os dedos servindo de guia até o orifício cervical interno. Após a introdução, deve-se confirmar que a ponta do cateter se encontra posicionada dentro da cavidade amniótica, ultrapassando o pólo de apresentação fetal. Isso pode ser feito durante o toque e confirmado após o início da infusão, não devendo ocorrer a exteriorização imediata do soro por via vaginal.

A infusão é feita com conjunto para perfusão intravenosa conectado a soro fisiológico a 0,9% à temperatura ambiente (Fisk e cols., 1991). As sondas próprias para amnioinfusão vêm ligadas a um "filtro", no qual será conectado o equipo de soro. Na ausência deste, o equipo deve ser conectado diretamente à sonda utilizada.

Vários protocolos já foram propostos para a velocidade de infusão da solução salina, sem vantagens aparentes para nenhum deles. A infusão inicial deve ser em bolo, que pode variar de 250 a 600ml nos primeiros 30-60 minutos (10 a 20ml/min), seguido de manutenção a 3ml/min. Pode ser realizada até o parto ou até melhora dos indicadores fetais que determinaram sua realização. Nessa modalidade de amnioinfusão, as pressões positivas também devem ser evitadas, de maneira que o gotejamento controlado pela força da gravidade pareça a escolha acertada.

No momento da contração uterina, a pressão intra-uterina pode exceder a exercida pelo soro, de maneira que ocorra refluxo através do equipo. Quando utilizamos cateter de infusão própria, o "filtro" impede a subida do líquido e a contaminação do soro. Com a sonda vesical, esse evento pode ocorrer e deve ser evitado com o fechamento do sistema no momento das contrações.

CONTRA-INDICAÇÕES

A amnioinfusão não deve ser realizada nos casos em que haja sofrimento fetal agudo já instalado (pH de escalpe fetal < 7,20 ou desacelerações persistentes, profundas e duradouras) ou quando houver evidências de insuficiência placentária (desacelerações tardias recorrentes, DIP II). Ela é igualmente inoportuna nos casos de infecções da cavidade amniótica ou cervicovaginais em evolução (por exemplo, herpes genital) e nos casos de hemorragia do terceiro trimestre (descolamento prematuro de placenta, placenta prévia, rotura uterina) (Boog, 1997; Cunningham e cols., 2001).

Casos de gemelaridade, apresentação pélvica ou córmica e malformações fetais ou uterinas também devem ser evitados (Boog, 1997).

Modernamente, uma condição que deve sempre estar em mente antes da realização de procedimentos que envolvam a invasão do compartimento fetal é a infecção pelo HIV.

COMPLICAÇÕES

A complicação mais freqüente da amnioinfusão é a hipertonia uterina (14%) que está relacionada à distensão uterina, sendo influenciada pelo volume infundido e pela velocidade da infusão da solução salina. Essa hipertonia não se associa a complicações maternas e fetais (Wenstrom e cols., 1995).

A ocorrência de infecções pós-realização da amnioinfusão é controversa. Wenstrom aponta ocorrência de 4% de amnionites, que é acompanhada por outros autores. Várias metanálises realizadas mostraram que a ocorrência de corioamnionite permaneceu semelhante e a infecção puerperal diminuiu (Wenstrom e cols., 1995; Hofmeyr, 2004). São descritas complicações como rotura uterina, deiscência de cicatriz de cesárea prévia, descolamento prematuro de placenta e prolapso do cordão, porém todas com incidência bastante baixa (Wenstrom e cols., 1995).

CONCLUSÕES

A amnioinfusão é procedimento pouco difundido e pouco realizado na prática obstétrica. Seus benefícios superam os riscos, como demonstra a medicina baseada em evidências (Hofmeyr, 2004). São necessárias maior divulgação do método e maior utilização pelos obstetras.

Referências Bibliográficas

- ALMAZAN, D.M. – Líquido amniótico, amniocentesis, postmadurez. *Prensa Med. Mex.*, 44:15, 1979.
- BOOG, G. – Amnio-infusion au cours de l'accouchement. *Encicl. Med. Chir. (Elsevier, Paris); Obstétrique*, 5:102-A-30; 1997, 7p.
- CUNNINGHAM, F.G. & cols. – Intrapartum assessment. In: *Williams Obstetrics*. 21ª ed., McGraw-Hill, International Edition, 2001, p. 331.
- FISK, N.M. & cols. – Diagnostic and therapeutic transabdominal amnioinfusion in oligohydramnios. *Obstet. Gynecol.*, 78:270, 1991.
- GLANTZ, J.C. & LETTENEY, D.L. – Pumps and warmers during amnioinfusion: is either necessary? *Obstet. Gynecol.*, 87:150, 1996.
- GRAHAN, D. & SANDERS, R.C. – Amniotic fluid. *Sem. Roentgen.*, 17:210, 1982.
- GRAMELLINI, D. & cols. – Transabdominal antepartum amnioinfusion. *Int. J. Gynecol. Obstet.*, 83:171, 2003.
- HOFMEYR, G.J. – Amnioinfusion for meconium-stained liquor in labour (Cochrane Review). In: *The Cochrane Library*. Issue 2, Oxford, Update Software, 2004.
- HOFMEYR, G.J. – Amnioinfusion for preterm rupture of membranes (Cochrane Review). In: *The Cochrane Library*. Issue 2, Oxford, Update Software, 2004.
- HOFMEYR, G.J. – Amnioinfusion for umbilical cord compression in labour (Cochrane Review). In: *The Cochrane Library*. Issue 2, Oxford, Update Software, 2004.
- HOFMEYR, G.J. – Prophylatic versus therapeutic amnioinfusion for oligohydramnios in labour (Cochrane Review). In: *The Cochrane Library*. Issue 2, Oxford, Update Software, 2004.
- LOCATELLI, A. & cols. – Role of amnioinfusion in the management of premature rupture of the membranes at < 26 weeks' gestation. *Am. J. Obstet. Gynecol.*, 183:878, 2000.
- MANNING, F.A. & cols. – Antepartum fetal evaluation: development of a fetal biophysical profile. *Am. J. Obstet. Gynecol.*, 1136:787, 1980.
- MIYAZAKI, F.S. & NEVAREZ, F. – Saline amnioinfusion for relief of repetitive variable decelerations: a prospective randomized study. *Am. J. Obstet. Gynecol.*, 153:301, 1985.
- MIYAZAKI, F.S. & TAYLOR, N.A. – Saline amnioinfusion for relief of variable or prolonged decelerations: a preliminary report. *Am. J. Obstet. Gynecol.*, 146:670, 1983.
- MOORE, T.R. & CAYLE, J.E. – The amniotic fluid index in normal human pregnancy. *Am. J. Obstet. Gynecol.*, 162:1168, 1990.
- NICOLINI, U. & MONNI, G. – Intestinal obstruction in babies exposed in utero to methylene blue. *Lancet*, 336:1258, 1990.
- OGUNYEMI, D. & THOMPSON, W. – A case controlled study of serial transabdominal amnioinfusions in the management of second trimester oligoamnios due to premature rupture of membranes. *Eur. J. Obstet. Gynecol. Reprod. Biol.*, 102:167, 2002.
- PHELAN, J.P. & cols. – Amniotic fluid volume assessment with the four-quadrant technique at 36-42 weeks. *J. Reprod. Med.*, 32:540, 1987.
- PRYDE, P.G. & cols. – Severe oligohydramnios with intact membranes: an indication for diagnostic amnioinfusion. *Fetal Diagn. Ther.*, 15:46, 2000.
- VERGANI, P. & cols. – Transabdominal amnioinfusion in oligohydramnios at term before induction of labor with intact membranes: a randomized clinical trial. *Am. J. Obstet. Gynecol.*, 175:465, 1996.
- WEISMILLER, D.G. – *Amnioinfusion Transcervical*. American Family Physician 1998, 8p.

138 Indução do Parto

Ivo Behle

INTRODUÇÃO

Define-se indução como toda a intervenção que, ao deflagrar o trabalho de parto, ocasiona maturação e dilatação da cérvix, culminando com a expulsão do feto e de suas páreas.

A indução pode ocasionar efeitos indesejáveis. Por isso ela deve ser aplicada apenas quando não há impedimentos para o *parto vaginal* e quando a antecipação do nascimento representa a melhor alternativa para o binômio materno-fetal. Impõe-se o consentimento livre e esclarecido da mulher registrado em documento específico.

Costuma ser difícil diferenciar, em análise retrospectiva de dados históricos, o parto induzido do parto conduzido, em que a dinâmica uterina sofre incremento pela aplicação de fármaco ocitócico.

Dados estatísticos recentes, do Reino Unido e do Canadá, apontam incidência de 20%. Nos Estados Unidos da América, mais de um terço dos partos foram induzidos ou conduzidos em 1995. No Brasil, não são divulgados dados estatísticos oficiais.

DEFINIÇÕES E DESCRIÇÕES

Na tabela VI-23 agrupam-se as definições e descrições dos termos comumente empregados na indução do parto.

INDICAÇÕES

As indicações da indução são idênticas àquelas em que a manutenção da gravidez representa, para o binômio materno-fetal, maior risco que o parto provocado. Esses riscos podem ser avaliados pelas repercussões que determinam nas taxas de morbidade e mortalidade materna, bem como sobre os coeficientes de morbidade fetal e mortalidade fetal tardia e neonatal (precoce e tardia). Encontra respaldo, também, a antecipação eletiva, mas apenas nas situações em que as conveniências maternas e/ou da equipe responsável pela assistência perinatal *estão orientadas para a proteção da saúde da mãe e da criança*. As mais comuns são:

- gestação prolongada;
- amniorrexe precoce;
- amniorrexe prematura com viabilidade fetal;
- síndrome hipertensiva;
- *diabetes mellitus*;
- restrição do crescimento fetal;
- síndrome antifosfolipídeo;
- doenças renais;
- doenças pulmonares;
- suspeita ou presença de corioamnionite;
- descolamento prematuro da placenta com feto morto;
- óbito fetal.

Tabela VI-23 – Definições e descrições de termos empregados na indução do parto.

Termos	Definições
Trabalho de parto	Processo caracterizado por atividade uterina coordenada, em que há progressivo, amolecimento, encurtamento e dilatação do colo uterino, promovendo a expulsão do feto e das suas páreas
Indução do parto	Toda intervenção capaz de deflagrar o início do trabalho de parto em gestantes com membranas íntegras ou rotas espontaneamente, mas sem dinâmica uterina
Maturação cervical	Componente da indução empregada quando a cérvix é desfavorável, de modo a facilitar sua dilatação quando o trabalho de parto está em andamento
Estimulação da dinâmica uterina	Emprego de fármaco dotado de ação ocitócica com a finalidade de aumentar e/ou corrigir a dinâmica uterina em parturiente
Índice de Bishop	Método que consiste na atribuição de pontos a características de alguns elementos materno-fetais envolvidos no processo de trabalho de parto (Quadro VI-13)
Colo favorável à indução	Índice de Bishop igual ou maior que 8
Colo desfavorável à indução	Índice de Bishop menor que 5
Hipercontratilidade uterina	Dinâmica uterina com taquissistolia (mais que 5 contrações em 10 minutos); hipertonia (tono uterino maior que 12mmHg ou contrações que duram mais que 2 minutos); hiperssistolia (contrações com mais que 50mmHg de intensidade)
Estado fetal não-tranquilizador	Cardiotocograma que evidencia redução da variabilidade da freqüência cardíaca fetal basal (FCFB) por mais de 20 minutos ou quando a ela se associam desacelerações tardias; taquicardia sustentada (> 160bcf); presença de desacelerações tardias em mais de 30% de contrações uterinas normais; presença de qualquer tipo de desaceleração na evidência de oligodrâmnia; ausência de resposta ou presença de resposta invertida ao estímulo vibroacústico padronizado; presença de mecônio, especialmente se associado à redução da variabilidade e/ou desacelerações da FCFB
Falha da indução	Apesar das controvérsias, aceita-se o período de 24 horas com o limite de tempo entre a aplicação do método e a expulsão fetal
Êxito da indução	Quando o parto ocorre pelas vias naturais em até 24 horas após a instituição do método
Efeitos maternos adversos da indução	Parto cesáreo, trabalho de parto prolongado, morbidade materna ou morte, rotura uterina, hipercontratilidade, insatisfação materna, hemorragia pós-parto, intoxicação materna pela água, prolapso de cordão, prematuridade
Efeitos fetoneonatais adversos da indução	Presença de mecônio, índice de Apgar < que 7, no 5º minuto de vida, necessidade de internação em UTIN, encefalopatia neonatal, convulsões precoces, asfixia e morte perinatal

Quadro VI-13 – Índice de Bishop.

Elementos	Pontos			
	0	1	2	3
Dilatação (cm)	0	1-2	3-4	5-6
Esvaecimento (%)	0-30	40-50	60-70	80
Altura da apresentação (De Lee)	–3	–2	–1 a 0	+1 ou +2
Consistência	Firme	Média	Mole	
Posição	Posterior	Média	Anterior	
Total				

Bishop, E.H. – Pelvic scoring for elective induction. *Obstet. Gynaecol.*, 24:267, 1964.

CONTRA-INDICAÇÕES

As contra-indicações para a indução são aquelas em que o trabalho de parto e/ou o parto ultimado pela via vaginal deve ser evitado:

- miomectomia prévia;
- antecedente de rotura uterina;
- antecedente de cesárea clássica ou histerotomia em T;
- situação transversa;
- placenta prévia;
- *vasa previa*;
- desproporção cefalopélvica;
- vício pélvico;
- macrossomia fetal;
- má posição fetal;
- estado fetal não-tranqüilizador;
- câncer cervical invasivo;
- herpes genital na fase ativa;
- antecedente de cesárea clássica ou histerotomia em T;
- gestante HIV positiva;
- asma brônquica (no uso de prostaglandinas ou análogos);
- glaucoma;
- doenças hepáticas ou renais graves.

PRÉ-REQUISITOS

Os pré-requisitos para a aplicação dos métodos de indução são:

- indicação precisa;
- situação clínica materna adequada;
- maturidade fetal assegurada;
- estado fetal tranqüilizador;
- familiaridade da equipe técnica com o método escolhido;
- presença permanente do obstetra (*ato médico*);
- anestesiologista e neonatologista disponíveis;
- material e medicamentos adequados disponíveis;
- ambiente adequado (de acordo com o método escolhido);
- aquiescência da gestante e do companheiro ou responsável. Eles devem assinar documento de consentimento após cuidadosa leitura, certificando-se a equipe de que houve entendimento adequado do seu teor. As eventuais dúvidas devem ser esclarecidas. Pela importância que esse registro representa nas disputas judiciais, interessa salientar que nele devem constar, além da identificação da paciente, do companheiro e dos integrantes da equipe médica:
    - todos os métodos disponíveis para a indução, particularizando aqueles indicados e contra-indicados, bem como os resultados esperados e possíveis complicações, à luz de revisão atualizada da literatura, conforme os predicados da medicina baseada em evidências (revisões da Biblioteca Cochrane, por exemplo);
    - que está assegurado à parturiente o direito de desistir da indução em qualquer momento. Nesse caso, serão fornecidas todas as informações referentes à sua decisão, anotando hora e assinatura;
    - que, apesar da incidência reduzida de complicações, pode ocorrer perda da função reprodutiva (em caso de necessidade de histerectomia, por exemplo), grave infecção e até morte;
    - referência sobre o comprometimento da vitalidade fetal;
    - referência à eventual necessidade de transfusão de sangue e/ou administração de seus derivados;
    - referência à necessidade de ultimar o parto pela prática da cesárea. Deverá constar, também, referência à necessidade eventual da aplicação de analgesia, anestesia e/ou do fórcipe.

ÊXITO E FALHA DA INDUÇÃO

Em recente revisão sistemática sobre indução do parto, promovida pela Biblioteca Cochrane, foi incluída uma série de parâmetros aceitos como representativos dos efeitos que a indução ocasiona sobre o binômio materno-fetal. Para garantir taxa de êxito adequada, os métodos de indução devem ser aplicados apenas quando o colo demonstra condições favoráveis. Quando as condições não são favoráveis, convém aplicar metodologia de maturação cervical prévia, evitando-se, assim, taxas elevadas de falha.

MÉTODOS EMPREGADOS NA MATURAÇÃO CERVICAL

- Gel de prostaglandina E_2 (aplicação vaginal).
- Gel de prostaglandina E_2 (aplicação intracervical).
- Misoprostol (uso oral).
- Misoprostol (aplicação vaginal).
- Hialuronidase (injeção cervical).
- Métodos mecânicos.

PROSTAGLANDINAS

A prostaglandina E_2 (PGE_2) está disponível, em alguns países, sob a forma de gel. Pode ser injetada no canal cervical, na dose de 0,5mg, ou aplicada diretamente no epitélio vaginal (fundo de saco posterior), na dose de 1 a 2mg. Quando se compararam os resultados do emprego da PGE_2 com os de um placebo, tanto a via intracervical quanto a vaginal revelaram-se efetivas para a maturação do colo, com pequena taxa de insucesso. Entretanto, foi elevada a ocorrência de hipertonia e taquissistolia uterina. Aliás, esse fato já fora por nós constatado em 1975, quando do emprego por via oral da PGE_2.

Os análogos da prostaglandina E atuam sobre os colágenos do coto uterino, provocando sua desagregação e conseqüente maturação cervical (Feltovich e cols., 2005). Segundo Moraes Filho e cols. (2005), os efeitos do misoprostol são semelhantes quando administrados pela via sublingual e/ou vaginal.

Trabalhos iniciais revelaram que a incidência de partos nas primeiras 12 horas, após a aplicação intracervical, era maior que quando da aplicação do gel vaginal. Publicações recentes, entretanto, apontam maior taxa de sucesso, incremento do índice de Bishop e menor tempo de indução na aplicação vaginal. Não existem estudos conclusivos quanto à melhor dose e ao interregno para a reaplicação e qual a dose máxima a ser respeitada. Os fabricantes recomendam dose vaginal inicial de 1mg. Se o parto não se inicia, repete-se a aplicação a cada 6 horas, com doses que variam entre 1 e 2mg. Não existe vantagem em encurtar o tempo de reaplicação.

Apesar de existirem algumas experiências que comprovam bons resultados com o uso de gel de PGE_2, em pacientes mantidas fora do hospital, essa prática não está adequadamente testada e, portanto, não deve ser clinicamente empregada. A atividade uterina manifesta-se, de costume, 1 hora após a aplicação do gel, com pico máximo na quarta hora. Tem sido recomendado monitorar as contrações com o emprego da cardiotocografia, e os batimentos cardíacos fetais, com o registro eletrônico, captado pelo ultra-som, pelo menos nas primeiras horas após a aplicação da droga.

Não existem trabalhos clínicos randomizados que comprovem qual é o período de tempo mínimo a ser respeitado para então agregar o uso da ocitocina em paciente que recebeu PGE_2. O fabricante sugere respeitar interregno de pelo menos 12 horas, quando empregado gel cervical, e de 6 horas, quando aplicado gel vaginal. Isso porque a associação entre a PGE_2 e a ocitocina costuma promover quadros de hipercontratilidade uterina. Em situações emergenciais, recomenda-se o emprego da terbutalina, por injeção subcutânea, na dose de 0,25mg.

Alguns estudos avaliaram os reflexos econômicos. Apesar de uma pesquisa apontar redução do custo quando do emprego de gel de PGE_2 no canal cervical, não foram respeitadas as normas recomendadas pelo fabricante no que concerne a sua associação com a ocitocina. Estudos randomizados até agora publicados não apontam incremento da taxa de efeitos neonatais adversos (baixos índices de Apgar, pH menor que 7,2, necessidade de assistência em UTI, presença de mecônio). Salienta-se, entretanto, que o número de crianças arroladas não é suficiente para conclusões definitivas. Com relação aos paraefeitos maternos, a ocorrência de vômitos, diarréia, febre e hemorragia pós-parto não chega a 5%. Os fabricantes apontam taxa de 4,7% para a incidência de hiperatividade uterina isolada e de 2,8% para hiperdinamia com estado fetal não-tranqüilizador. O Colégio Americano de Obstetras e de Ginecogistas (ACOG) recomenda que a freqüência cardíaca fetal e a atividade uterina devem ser continuamente monitoradas durante o emprego da indução.

MISOPROSTOL

É análogo sintético da prostaglandina natural E_1. Produz sobre a mucosa gástrica um efeito inibidor da secreção da pepsina e do ácido clorídrico, tendo sido empregado no tratamento da doença péptica. É rápida e eficazmente absorvido pela via oral, alcançando concentrações plasmáticas máximas em menos de 30 minutos, sofrendo desesterificação acelerada do seu metabólito ativo – o ácido misoprostólico. A primeira referência quanto à utilização do misoprostol, na indução do parto, foi publicada em 1987 e tem origem brasileira. A primeira pesquisa que arrolou número adequado de grávidas foi realizada na Flórida, na qual se concluiu que o uso do misoprostol é mais efetivo que o do gel de PGE_2. Os análogos E_1 têm ação simultânea no colo e no miométrio, estimulando a maturação cervical e a contratilidade uterina, ao contrário dos análogos E_2, cuja ação é primordialmente cervical. Apesar de as pesquisas iniciais não apontarem a ocorrência de efeitos maternos e perinatais comprometedores, elas não englobam, ainda, número suficiente de pacientes. Esse fato impede a caracterização do grau de segurança da droga. Por isso, ela ainda não está aprovada no Canadá nem nos Estados Unidos da América. Ressalta-se que o fabricante não tem demonstrado interesse em incluir a maturação cervical nem a indução do parto entre as indicações ao emprego da droga. Pelo contrário, há verdadeira campanha popular para evitar que a droga seja usada em grávidas. Metanálise da Biblioteca Cochrane revela que, apesar de sua maior efetividade como indutor do parto, há riscos relacionados com a hipercontratilidade uterina que ela produz. Metanálise realizada por Sanchez-Ramos e cols. (1993) apontou elevada incidência de taquissistolia (20,1% com misoprostol contra 8,2% no controle) e de hiperestimulação da atividade uterina (5,8% com misoprostol contra 3,4% no controle). Apesar disso, não foram encontradas diferenças significativas entre a necessidade de cuidados intensivos neonatais (13,8% com misoprostol contra 13,6% no controle) ou índice de Apgar menor que 7 no quinto minuto de vida (1,4% com misoprostol e 1,3% no controle). A taxa de cesárea foi menor entre parturientes induzidas com misoprostol (17,3% contra 22,9%, OR = 0,88, 95% CI 0,77-0,99). O misoprostol apresenta duas vantagens excepcionais a ressaltar: é de baixo custo e estável na temperatura ambiente. Estudos futuros são necessários para atestar qual a melhor via, dose e freqüência da aplicação. Comprimidos de misoprostol, com 25mcg, têm sido aplicados no fundo de saco vaginal, a cada 6 horas, com a finalidade de acelerar a maturação cervical. Há inúmeros relatos de eficiência e eficácia, além de reduzida incidência de paraefeitos materno-fetais. O Colégio Americano de Obstetras e de Ginecologistas reconhece o uso do misoprostol como indutor da maturação cervical; entretanto, salienta que o departamento responsável pelo controle e administração de drogas e alimentos (FDA) ainda não aprovou seu uso. O Real Colégio de Obstetras e de Ginecologistas recomenda que se restrinja o emprego da droga a estudos clínicos específicos, até que sejam eficazmente reconhecidas as limitações da droga. No Brasil, a Federação Brasileira das Sociedades de Ginecologia e Obstetrícia reconhece o emprego da droga em seus manuais.

À luz desses fatos e sendo responsável direto pelo sucesso e também pelo insucesso e complicações da indução, cabe ao tocólogo a tarefa de pesar os benefícios e os possíveis paraefeitos que cada caso particulariza.

Colon e cols. (2005), em gestantes com Bishop menor que 6, praticaram a induções com misoprostol vaginal (0,25mcg até 4 doses) e misoprostol oral (50mcg de início e 100mcg até 4 doses). Os resultados foram equivalentes, com ausência de náuseas e vômitos (no regime por via oral).

HIALURONIDASE

A dilatação e o amolecimento do colo uterino dependem da contratilidade uterina e do processo de maturação. A cérvix é um órgão fibroso, composto principalmente por ácido hialurônico, colágeno e proteoglicanos. À medida que a gravidez avança, as concentrações de ácido hialurônico e da água aumentam, atingindo pico máximo no parto, decrescendo rapidamente depois da expulsão fetal. Há relação direta entre as concentrações de ácido hialurônico e água. Com base nesses aspectos da fisiologia, postulou-se que a injeção cervical de 20.000UI de hialuronidase liofilizada (4ml), em dois pontos do canal cervical de gestantes de termo, com condições desfavoráveis à indução, seria capaz de iniciar e/ou acelerar o processo de maturação. Revisão sistemática da literatura, realizada em 2000 pela Biblioteca Cochrane, considerou incerto o papel da hialuronidase como droga indutora da maturação cervical.

MÉTODOS MECÂNICOS

Entre os métodos mecânicos considerados como indutores da maturação cervical, encontram-se a sonda de Foley (com e sem infusão extra-amniótica de solução salina) e os dilatadores naturais (laminaria) e sintéticos. O mecanismo de ação incorpora a pressão mecânica e a produção local de prostaglandinas. Como vantagens, são apontados o baixo custo, a simplicidade, a reversibilidade e a redução da ocorrência de complicações, como hiperatividade uterina.

Sonda de Foley

Em condições assépticas e após ultrapassar o orifício interno do colo, o dedo indicador descola o pólo inferior do ovo, inserindo a ponta do balão da sonda número 18 entre a decídua e as membranas. Enche-se lentamente o balão com solução salina isotônica, até alcançar volume de 30 a 60ml. A sonda deve ser fixada e mantida por 24 horas. Podem-se infundir pequenos volumes de solução salina isotônica ou hipertônica, depositados na área decidual descolada. Experiências publicadas apontam para o aumento da necessidade de infusão da ocitocina para a ultimação do parto. A literatura é pobre em trabalhos que comparam resultados dessa técnica com as demais.

Dilatadores naturais e sintéticos

Materiais hidroscópicos têm sido empregados para maturar a cérvix. Entretanto, numerosos trabalhos reportam elevada taxa de infecção.

MÉTODOS DE INDUÇÃO DO PARTO

Dentre as várias técnicas que existem ou que já foram empregadas para a indução do parto, destacam-se a amniotomia, a infusão da ocitocina, o uso de prostaglandinas e os métodos mecânicos (descolamento do pólo inferior do ovo).

AMNIOTOMIA

A rotura deliberada das membranas é um procedimento simples que pode ser empregado como método isolado de indução, desde que as condições cervicais sejam favoráveis. Como o interregno entre o procedimento e o deflagrar do parto ultrapassa o período de 24 horas, com relativa freqüência, impõe-se agregar à infusão fármacos dotados de ação ocitócica. Na revisão realizada em 2002, pela Biblioteca Cochrane, o método é desaconselhado, já que se pode iniciar a indução com as membranas íntegras e rompê-las artificialmente quando o trabalho de parto efetivo já se instalou.

INFUSÃO DE OCITOCINA

A ocitocina é empregada desde 1950. Esse octapeptídeo, obtido de forma sintética, tem vida média de 12 minutos, permanecendo no plasma até 40 minutos após o término da infusão. A fibra muscular uterina responde até 30 minutos depois do início da administração. Metanálise que comparou experiências entre o emprego da amniotomia isoladamente e a amniotomia seguida da infusão de ocitocina revelou que a associação dos métodos reduz a taxa de falha de indução, além de diminuir a taxa de cesárea. A dose ideal da ocitocina não é conhecida. Entretanto, uma metanálise revelou que aumentos da dose infundida antes de 30 minutos resultam em episódios de contratilidade uterina excessiva, aumento da taxa de partos vaginais, taxas reduzidas de infecção e de hemorragia puerperal. Estudo duplo-cego subseqüente revelou que o período de tempo entre o início da indução e o parto foi menor quando se empregou protocolo com dose elevada (4,5mU/min, aumentada a cada 30 minutos, *versus* 1,5mU/min, aumentada a cada 30 minutos). Apesar de ter sido menor também a taxa de cesárea, houve incremento significativo da taxa de hipercontratilidade uterina. O Colégio Americano de Obstetras e de Ginecologistas reconhece ambos os protocolos – baixa e alta dose – como indicados. Comumente, diluem-se 10UI de ocitocina em 500ml de solução salina isotônica ou Ringer-lactato. Para cada mililitro administrado, através de bomba de infusão, correspondem 2UI de ocitocina. A tabela VI-24 agrega o tempo de infusão com a dose administrada, conforme suas concentrações, possibilitando reconhecer a macroinfusão.

Tabela VI-24 – Infusão da ocitocina.

Tempo decorrido após início	Dose infundida (mU/min)	Volume infundido (ml/h)	
		30UI em 500ml	10UI em 500ml
0	1	1	3
30	2	2	6
60	4	4	12
90	8	8	24
120	12	12	36
150	16	16	48
180	20	20	60
210	24	24	72
240	28	28	84
270	32	32	96

A área sombreada corresponde à macroinfusão.

Recomenda-se iniciar com dose pequena (2mU/min), aumentando a infusão até alcançar resposta efetiva (três ou quatro contrações a cada 10 minutos, com retorno do tono a níveis basais entre elas). Os incrementos devem respeitar o interregno de 30 minutos. A dose máxima a ser infundida é 20mU/ml. A parturiente deve receber assistência permanente do médico ou de enfermeira adequadamente capacitada e por ele designada. Recomenda-se monitorar a contratilidade uterina por cardiotografia e a vitalidade fetal por meio do registro eletrônico dos batimentos cardiofetais. Nos casos de hiperdinamia, a infusão deve ser suspensa. A paciente deverá ser colocada em decúbito lateral e receber curtos períodos de oxigênio em máscara. Nas situações emergenciais, pode-se empregar a terbutalina, administrada por via subcutânea, na dose de 0,25mg.

PROSTAGLANDINAS

Metanálise de estudos que empregaram a prostaglandina ou a ocitocina na indução do parto concluiu que a primeira reduz o tempo de trabalho de parto, bem como a incidência de parto operatório, mas aumenta a incidência de paraefeitos, tais como manifestações gastrintestinais e febre. Mesmo quando empregada sob forma de gel vaginal, a ocorrência de hiperdinamia uterina limita sua indicação, principalmente pelo fato de não existirem estudos conclusivos dos efeitos sobre o recém-nascido.

DESCOLAMENTO DAS MEMBRANAS

Consiste em afastar a membrana amniótica da decídua, na região do pólo cefálico, por meio de manobra circular com o dedo indicador, vencido o orifício interno da cérvix. Isso favorece a produção local de prostaglandina F_2-alfa. Várias pesquisas avaliaram os efeitos da manobra na indução do parto, com resultados conflitantes. Duas metanálises revelaram que o descolamento do pólo inferior do ovo reduz a duração da gravidez e a incidência de gestação prolongada (além de 41 semanas), aumentando a ocorrência de parto entre o segundo e o sétimo dia. Não foram observadas diferenças no tipo de parto, nem na taxa de infecção. Há referência quanto à queixa de desconforto e de sangramento manifestado pelas mulheres. O método não é útil quando há indicação para a antecipação imediata do parto, nem deve ser empregado quando a flora vaginal está comprometida.

INDUÇÃO APÓS AMNIORREXE

A rotura precoce das membranas ocorre em 6 a 19% das gestações de termo. O risco desse evento está relacionado com a infecção materna e ou neonatal, com o prolapso do cordão umbilical e com a hipóxia e/ou acidose fetal. Dados epidemiológicos demonstram que na maioria desses casos o parto ocorre até a 24ª hora (86%). Em 91%, o parto se ultima até a 47ª hora. Somente 6% permanece sem contrações além da 96ª hora. Quanto maior o tempo decorrido entre a rotura das membranas e o parto, maior a taxa de infecção. A indução tem a propriedade de evitar essa complicação. Um sumário de pesquisas randomizadas revelou que a indução do parto com ocitocina, comparada com a conduta expectante, reduz a incidência tanto de infecção materna (corioamnionite e endometrite), quanto de neonatal. Outra metanálise mostrou que o uso de prostaglandina, sob forma de gel vaginal, encurta o trabalho de parto, mas aumenta a incidência de corioamnionite e náuseas. Portanto, diante da amniorrexe com feto de termo, cabe ao obstetra oferecer à gestante a metodologia de indução do parto, discutindo com ela a técnica a ser empregada.

SUMÁRIO

Perante o colo desfavorável, o emprego da prostaglandina amadurece a cérvix, reduz a probabilidade de parto cesáreo e diminui a possibilidade de o trabalho de parto se prolongar além de 24 horas. Entretanto, a aplicação do gel vaginal determina taxa significativa de hipercontratilidade uterina. O misoprostol parece ser tão efetivo quanto o gel de prostaglandina, superando-a no preço e na estabilidade à temperatura ambiente. Aguardam-se trabalhos que possam definir, com precisão, qual a dose ideal e seus efeitos colaterais, tanto para a mãe quanto para o feto e o recém-nascido. O emprego da sonda de Foley tende a acompanhar os métodos atualmente em desuso, referidos apenas como curiosidade. Amniotomia seguida da infusão de ocitocina deve ser empregada apenas quando existem condições favoráveis à indução. O emprego da prostaglandina, em vez da ocitocina, depende da disponibilidade da droga e da preferência do tocólogo. Apesar do descolamento das membranas promover o deflagrar do parto, não há benefícios maternos ou neonatais.

Referências Bibliográficas

- American College of Obstetricians and Gynecologists Committee Opinion – Monitoring during induction of labour with dinoprostone. 209:135, 1998. • American College of Obstetricians and Gynecologists – Induction of labour. ACOG Practice Bulletin nº 10, November, 1999. • BOULVAIN, M. & cols. – Mechanical methods for inducing labour (protocol for a Cochrane Review). In: *The Cochrane Library*. Issue 3, Oxford, Update Software, 2000. • BRIKER, L. & LUCKAS, M. – Amniotomy alone for induction of labour. Cochrane Review. In: *The Cochrane Library*. Issue 2, Oxford, Update Software, 2002. • CARLAN, S.J. & cols. – Randomized study of preinduction cervical ripening with sequential use of intravaginal prostaglandin E2 gel. *Obstet. Gynecol.*, 85:608, 1995. • CHUA, S. & cols. – Pre-induction cervical ripening: prostaglandin E2 gel vs. hydroscopic mechanical dilator. *J. Obstet. Gynecol. Res.*, 23:171, 1997. • COLON, I. & cols. – Prospective randomized clinical trial of inpatient cervical repening with stepwise oral misoprostol versus vaginal misoprostol. *Am. J. Obstet. Gynecol.*, 191:SMFM abstracts, 33, 2005. • CRANE, J.M.G. & YOUNG, D.C. – Meta-analysis of low-dose versus high-dose oxytocin for labour induction. *J. Soc. Obstet. Gynaecol. Can.*, 20:215, 1998. • CRANE, J. – Induction of labour at term. JOGC, 107:1, 2001. • FELTOVICH, H. & cols. – EP_4 receptor activation produces quantifiable decrease in cervical collagen content. *Am. J. Obstet. Gynecol.*, 191:SMFM abstracts, 34, 2005. • KAVANAGH, J.; KELLY, A.J. & THOMAS, J. – Hyaluronidase for cervical priming and induction of labour. *Cochrane Database Syst Rev.*, CD003097, 2001. • KELLY, A.J.; KAVANAGH, J. & THOMAS, J. – Vaginal prostaglandin (PGE2 and PGF2alfa) for induction of labour at terms. (Cochrane Review). In: *The Cochrane Library*. Issue 2, Oxford, Update Software, 2001. • KEIRSE, M.J.N.C. & cols. – Chronic stimulation of uterine prostaglandin synthesis during cervical ripening before the onset of labor. *Prostaglandins*, 25:671, 1983. • KRAMMER, J. & cols. – Pre-induction cervical ripening: a randomized comparison of two methods. *Obstet. Gynecol.*, 85:614, 1995. • MARGULIES, M.; CAMPOS-PEREZ, G. & VOTO, L.S. – Misoprostol to induce labour. *Lancet*, 229:64, 1992. • NETO, C.M. & cols. – Misoprostol used for induction of labor with a dead fetus. *Rev. Paul. Med.*, 105:325, 1987. • SANCHEZ-RAMOS, L. & cols. – Labor induction with the prostaglandin E1 methyl analogue misoprostol versus oxytocin: a randomized trial. *Obstet. Gynecol.*, 81:332, 1993. • SANCHEZ-RAMOS, L. & KAUNITZ, A.M. – Misoprostol for cervical ripening and labour induction: a systematic review of the literature. *Clin. Obstet. Gynecol.*, 43:475, 2000. • STEWART, J.D. & cols. – Effectiveness of prostaglandin E2 intracervical gel with immediate oxytocin versus vaginal insert for induction of labour. *Am. J. Obstet. Gynecol.*, 179:1175, 1998. • SHERMAN, D.J. & cols. – Ripening of the unfavorable cervix with extraamniotic catheter ballon: clinical experience and review. *Obstet. Gynecol. Surv.*, 51:621, 1996. • Society of Obstetricians and Gynaecologists of Canada. Induction of labour – 1703. The College of Physicians and Surgeons of Manitoba. Update Software, Review 2003. • SPALLICCI, M.D.B. & cols. – Ação da hialuronidase na maturação do colo uterino em gestação a termo. *Rev. Ginec. Obst.*, 11:93, 2000. • TAN, B.P. & HANNAH, M.E. – Oxytocin for prelabour rupture of membranes at or near term (Cochrane review). In: *The Cochrane Library*. Issue 3, Oxford, Update Software, 2000.

139 Assistência ao Recém-Nascido de Alto Risco

Cléa Rodrigues Leone

A introdução de novas técnicas diagnósticas e recursos terapêuticos nas últimas décadas tem modificado consideravelmente a assistência ao recém-nascido (RN). Dentre essas inovações, sem dúvida alguma, a abordagem do feto como paciente tem propiciado a detecção precoce de vários distúrbios, além da possibilidade de intervenção terapêutica ainda nessa fase, o que contribuiu para uma redução do risco perinatal e trouxe novas perspectivas em relação ao prognóstico futuro desses RN.

No Brasil, dados da Rede Brasileira de Pesquisas Neonatais, referentes ao período de 1998-1999, situam a mortalidade de RN de muito baixo peso (RN-MBP), com peso de nascimento menor que 1.500g, em 27,0%. No Berçário Anexo à Maternidade, Serviço de Pediatria Neonatal e Intensiva, Instituto da Criança "Prof. Pedro de Alcantara", Faculdade de Medicina da USP (BAM-FMUSP), a mortalidade neonatal de RN-MBP, excluindo-se as malformações letais, evoluiu de valores em torno de 50%, no início da década de 1980, para 18,4% em 2003.

Além do peso de nascimento e da idade gestacional, várias condições maternas podem acrescentar risco a uma gestação, tais como as enumeradas no quadro VI-14, e representam situações nas quais é necessária a presença de equipe de reanimação especializada e experiente no momento do parto. Isso decorre do reconhecimento da asfixia perinatal como um dos principais fatores de risco de morbimortalidade neonatal, especialmente em RN-MBP.

Quadro VI-14 – Condições associadas a gestações de alto risco.

Patologias maternas
Toxemia
Corioamnionite
Hipertensão arterial
Diabetes mellitus
Doenças renal, pulmonar e cardíaca
Fetais
Prematuridade ou pós-maturidade
Mecônio no líquido amniótico
Restrição do crescimento fetal
Isoimunização
Hidropisia
Gemelaridade
Malformações congênitas
Parto
Trabalho de parto prolongado
Sangramento vaginal significante
Apresentação anormal
Prolapso de cordão

Conseqüentemente, a importância da reanimação bem conduzida torna-se cada vez maior, considerando-se sua contribuição à atenuação desse risco.

Os pré-requisitos apontados como essenciais a uma reanimação eficaz são:

- equipe experiente e hábil;
- integração da equipe perinatal (obstetra-pediatra);
- conhecimento das condições maternas;
- equipamento adequado.

Todas as manobras realizadas durante a reanimação têm por objetivos:

- expansão pulmonar, com estabelecimento da função pulmonar e melhora da oxigenação tecidual;
- manutenção de débito cardíaco adequado;
- redução do consumo de oxigênio pelos tecidos e da perda de calor;
- nos RN asfixiados, diminuir o grau de lesão cerebral e a ocorrência de doenças neonatais subseqüentes.

A descrição da reanimação neonatal encontra-se em capítulo específico.

Tão importante quanto a reanimação ao nascer é a realização de transporte cuidadoso à unidade neonatal, com especial atenção para o aquecimento do RN e o fornecimento de suporte respiratório adequado, utilizando-se para tal incubadora de transporte acoplada a equipamentos específicos para RN de risco, tais como fonte de oxigênio, ventilador, monitorização cardiorrespiratória etc.

ASSISTÊNCIA AO RECÉM-NASCIDO NA UNIDADE NEONATAL

A qualidade da assistência aos RN de risco requer infra-estrutura adequada, além de equipe multiprofissional especializada, com participação de médicos, enfermeiras, assistente social, fisioterapeuta, psicóloga, nutricionista, fonoaudióloga. Além disso, deverá haver padronização de condutas, para que seja garantida uma assistência homogênea, independentemente da troca de equipes ao longo do dia.

Essas normas deverão ser direcionadas para as doenças mais freqüentes e mais graves, não somente pelos seus possíveis efeitos imediatos, mas também pela possibilidade de repercussões a longo prazo.

Independentemente dessas diretrizes, a abordagem ao RN de risco deverá apoiar-se em condutas consideradas básicas na assistência ao RN. Dentre estas, algumas são fundamentais:

Aquecimento do RN – as medidas de aquecimento são consideradas imprescindíveis para o sucesso da terapêutica dirigida a esses RN. Para esse fim, podem ser utilizados berços aquecidos e incubadoras, além de gorros, luvas e plásticos, que ajudam a evitar o resfriamento, em especial dos RN mais imaturos (< 30 semanas de gestação) e com menores pesos de nascimento (< 1.500g). A utilização de maiores taxas de umidificação nas incubadoras, da ordem de 80 a 90%, tem sido preconizada em RN mais imaturos, com o objetivo de diminuir as perdas insensíveis e manter o equilíbrio hidroeletrolítico.

Prevenção de infecções – o RN é particularmente suscetível a infecções, que contribuem para o prolongamento de seu tempo de permanência em unidades neonatais, além de constituírem fatores de risco consideráveis, em especial nos países em desenvolvimento.

Duas condições básicas são responsáveis por essa situação: as características imunológicas ao nascimento, que condicionam menor capacidade de defesa, e o maior risco de contato com microrganismos do meio ambiente, o que poderá ser intensificado nas áreas de cuidados intensivos e semi-intensivos.

A fim de reduzir esse risco, as unidades neonatais deverão possuir normas estritas de lavagem de mãos e demais medidas de assepsia. Também é importante que se evite o uso indiscriminado de antibióticos em UTI neonatais; tempos prolongados de internação; relação paciente-enfermeira inadequada; presença de cateteres vasculares, cânulas endotraqueais e drenos por longo tempo.

Nutrição do RN – a nutrição adequada do RN constitui apoio fundamental necessário ao sucesso de qualquer intervenção terapêutica a esse dirigida.

Os seguintes objetivos nutricionais deverão ser valorizados:

- suprir as necessidades nutricionais do RN;
- proporcionar crescimento adequado;
- não produzir efeitos metabólicos indesejáveis;
- promover o desenvolvimento e a maturação de órgãos e sistemas;
- otimizar a evolução do RN a longo prazo.

Dispõe-se, como recursos nutricionais, o uso de soluções intravenosas de aminoácidos, lipídeos, hidratos de carbono, vitaminas e oligoelementos, que evitam o catabolismo protéico em situações de jejum prolongado.

Já pela via enteral, embora o leite materno constitua fonte nutricional com componentes insubstituíveis, em relação a outros, como energia, proteínas, sódio, cálcio e fósforo, pode tornar-se insuficiente, diante das necessidades de RN mais imaturos. Podem-se adicionar, então, alguns aditivos ao leite materno, que poderão torná-lo ainda mais adequada.

Quando não for possível manter o aleitamento materno, podem-se utilizar fórmulas industrializadas, com composições especiais para RN pré-termo de muito baixo peso (< 1.500g).

No entanto, deve-se enfatizar que existem inúmeras vantagens decorrentes do uso de leite da própria mãe, como: melhor tolerância alimentar, menor incidência de enterocolite necrotizante, maior capacidade de defesa contra infecções, menor risco de desenvolvimento de alergia e doença atópica no futuro, além de hipertensão arterial, hipercolesterolemia e doença coronariana na idade adulta. Vários estudos de Lucas e cols. têm evidenciado maiores quocientes de desenvolvimento aos 9 e 18 meses pós-termo em RN pré-termo que receberam leite materno durante o período neonatal.

Monitorização cardiorrespiratória – a monitorização cardiorrespiratória, por meio do uso de oxímetros de pulso e de monitores com controle de freqüência cardíaca e respiratória, além de traçados eletrocardiográficos permitem que se detecte imediatamente a presença de descompensações bruscas, como a ocorrência de crises de apnéia. Em unidades de cuidados intensivos e semi-intensivos, constituem equipamento obrigatório para garantir assistência mais segura a esses RN.

Assistência aos pais de RN de risco – constitui complemento importante à assistência neonatal. Considerando-se o elevado custo e o investimento humano empregados para a sobrevida desses RN, se a família não fosse incluída nessa atenção, esses esforços teriam sido inúteis, pois não haveria garantias de cuidados adequados após a alta hospitalar.

Dessa forma, os pais deverão participar da assistência durante sua internação, acompanhando sua evolução e sendo esclarecidos a esse respeito. Além disso, durante a internação do RN, especialmente nas unidades de terapia intensiva, os pais precisam ser reconfortados e esclarecidos em suas dúvidas e temores. Para tanto, a entrada dos pais deverá ser livre nas unidades neonatais, onde deverão ser estimulados a interagir com seus filhos por meio de toques e carícias. A manutenção do aleitamento materno fortalece o vínculo mãe-filho e faz com que a mãe se sinta participante do tratamento do RN.

As unidades neonatais poderão realizar, também, reuniões com os pais, nas quais a equipe multidisciplinar (médico, enfermeira, psicóloga, fisioterapeuta, assistente social, fonoaudióloga) irá esclarecê-los quanto à evolução de seus filhos, desenvolverá dinâmica de grupo, com o objetivo de prepará-los para cuidarem de seus filhos após a alta.

ASSISTÊNCIA A RN DE RISCO EM SITUAÇÕES ESPECIAIS

Acrescidos aos cuidados básicos que fazem parte das rotinas dirigidas a todos os RN, os cuidados especiais deverão atender às necessidades específicas de cada situação clínica.

Estão incluídas nestas situações:

RN com asfixia perinatal – a asfixia perinatal é definida como o comprometimento das trocas gasosas na placenta, com progressão para hipoxemia, hipercapnia e acidose mista. O diagnóstico baseia-se na presença de fatores de risco, alterações da monitorização fetal. É acompanhada de distúrbios do equilíbrio acidobásico e confirmada pelas condições de nascimento, com avaliação pela escala de Apgar no primeiro e quinto minutos de vida inferiores a 6, seguida de alterações no exame neurológico evolutivo.

A assistência ao RN com asfixia perinatal apóia-se em dois princípios: manter o equilíbrio sistêmico e minimizar e/ou impedir a instalação de distúrbios de função do sistema nervoso central.

Do ponto de vista geral, é importante assegurar:

1. **Reanimação** efetiva ao nascimento.
2. **Aquecimento** do RN.
3. **Controle do volume** a ser infundido, que deverá ser o mínimo necessário para manter as condições hemodinâmicas e repor as perdas extras. No BAM-FMUSP, tem-se por norma infundir volumes iniciais de 80ml/kg/dia em RN pré-termo (RN-PT) e de 60ml/kg/dia em RN de termo (RN-T). A seguir, procura-se adequar esse volume às necessidades reais do RN por meio de controles freqüentes de pressões arterial e venosa central, peso diário e manutenção de fluxo urinário em níveis superiores a 1ml/kg/hora, assim como a monitorização constante da freqüência cardíaca.
4. **A oxigenação** deverá ser garantida por meio da utilização de suporte respiratório adequado, como oxigênio ambiente ou em capuz, pressão positiva contínua de vias aéreas (CPAP) e ventilação mecânica, com controles periódicos dos gases sangüíneos e monitorização da saturação de oxigênio pela oximetria de pulso.
5. **A nutrição** nas primeiras 72 horas de vida deverá ser por via parenteral, por meio do uso de soluções de aminoácidos, hidratos de carbono e lipídeos. Se a evolução for favorável, a alimentação será iniciada após 72 horas de vida, sendo o leite materno o de escolha. Essa conduta decorre do elevado risco de enterocolite nesses casos, pelas alterações hemodinâmicas que ocorrem.
6. **A monitorização contínua** desses RN é fundamental, a fim de que sinais clínicos de comprometimento neurológico, quando presentes, sejam detectados precocemente, tais como crises convulsivas, que requerem a introdução de anticon-

vulsivantes, como fenobarbital e fenitoína, além de rigorosa investigação laboratorial e por imagem para a definição do grau de lesão. Essa monitorização deverá incluir:
   a) observação clínica rigorosa;
   b) controle de freqüência cardíaca e respiratória;
   c) oximetria de pulso e gasometria freqüentes;
   d) medidas de pressão arterial sistêmica e venosa central;
   e) controle de glicemia periódico, para adequação das taxas de infusão de glicose, desde que o risco de hipoglicemia seja muito elevado, em conseqüência do gasto energético e da falência dos mecanismos de produção de glicose, que são eventos fisiopatológicos desse processo;
   f) controle laboratorial com a realização de hemograma completo, concentrações de sódio, potássio, cálcio e magnésio, uréia e creatinina.
7. **Realização de ultra-sonografia (US) de crânio** nas primeiras 48 horas de vida, com acompanhamento da evolução das lesões hipóxico-isquêmicas e presença de hemorragia intracraniana, determinando o grau de lesão e, conseqüentemente, o prognóstico. Essa avaliação poderá acompanhar-se de **tomografia computadorizada de crânio e ressonância magnética**.
8. **O eletroencefalograma** poderá auxiliar essa avaliação.
9. A determinação da **atividade enzimática (CPK-MB, CPK-MN e LDH)** poderá indicar a presença de lesões isquêmicas.
10. Novas terapêuticas, ainda em investigação, incluem:
    a) inibidores de radicais livres, como as enzimas superóxido-dismutase e catalase, conjugadas ao polietilenoglicol, com o objetivo de destruir precocemente os radicais livres formados no processo hipóxico-isquêmico cerebral. No entanto, para maior efetividade, deveriam ser administrados pelo menos algumas horas antes da lesão inicial;
    b) drogas que inibem reações específicas na produção de prostaglandinas e xantinas, dentre estas, alopurinol e oxipurinol, indometacina e compostos da classe 21-aminoesteróides (lazeróides); também, quelantes do ferro, antagonistas de aminoácidos excitatórios e bloqueadores dos canais de cálcio.

Todas essas condutas no período neonatal, embora possam atenuar as lesões já existentes, têm ação limitada, pois os distúrbios mais importantes já ocorreram intra-útero e/ou durante o parto.

A esse respeito, o BAM-FMUSP, na avaliação dos RN-T que tiveram asfixia perinatal grave (Apgar de 1 minuto $\leq$ 3), evidenciou as seguintes complicações neonatais: hipoglicemia ($\leq$ 12 horas de vida) em 20,4%, encefalopatia hipóxico-isquêmica em 8,1% e convulsões ($\leq$ 12 horas de vida) em 6%. A ultra-sonografia de crânio foi normal em 88% dos casos e detectou-se edema cerebral em 4% e hemorragia intracraniana em 4,5%. Foram a óbito apenas 2,2% dos RN.

RN com insuficiência respiratória – a insuficiência respiratória é um dos distúrbios mais freqüentes no período neonatal, em especial no RN-PT. Dentre as causas mais comuns estão: deficiência de surfactante (doença de membranas hialinas, imaturidade pulmonar), infecções pulmonares (pneumonia por estreptococo do grupo B) e processos obstrutivos, com elevação da resistência pulmonar (síndrome do pulmão úmido, síndrome de aspiração meconial). Além destes, a síndrome de hipertensão pulmonar persistente também poderá ser complicação evolutiva dos processos acima citados, até estar associada a malformações cardíacas mais complexas.

A detecção precoce da insuficiência respiratória, tais como alterações da freqüência respiratória (taquipnéia, taquidispnéia, dispnéia, crises de apnéia), associadas a presença de batimentos de asas de nariz, tiragem diafragmática e/ou intercostal, gemido expiratório e cianose, constitui instrumento importante de monitorização da evolução deste distúrbio, além de indicar o grau de gravidade e as intervenções necessárias.

Os recursos terapêuticos disponíveis, incluem:
- administração de oxigênio diretamente na incubadora, ou através de halos, capacetes ou capuzes, nos quais o fluxo de gases é composto por concentrações variáveis de oxigênio e ar comprimido;
- pressão positiva contínua de vias aéreas, com o uso de prongas ou duplos tubos nasais, indicados em processos atelectásicos, com a doença de membranas hialinas;
- ventilação mecânica, através de intubação endotraqueal, com opção para o tipo convencional, alta freqüência ou ventilação sincronizada intermitente, pressão de suporte e/ou volume garantido;
- uso de óxido nítrico inalatório, como vasodilatador pulmonar, muito útil nas síndromes de hipertensão pulmonar persistente;
- surfactante exógeno, quando houver deficiência deste, que poderá ser primária, como na doença de membranas hialinas, ou secundária, como na pneumonia por estreptococo do grupo B ou na presença de mecônio;
- monitorização contínua não-invasiva, além de controle hemodinâmico;
- controle dos gases sangüíneos, úteis para avaliar a evolução do quadro respiratório e orientar quanto ao suporte respiratório;
- fisioterapia respiratória, que constitui medida fundamental para o sucesso terapêutico;
- manutenção das condições respiratórias, com correção de hematócrito, quando necessário.

RN com infecção – as infecções adquiridas no período neonatal correspondem a uma das principais causas de morbimortalidade neonatal, bem como de prolongamento do tempo de internação em unidades neonatais, especialmente em países em desenvolvimento. Isso decorre da capacidade limitada de defesa do RN, associada ao menor risco de contaminação a partir do meio ambiente, seja o materno, seja a unidade neonatal.

Pelos motivos já expostos, a detecção precoce de infecção e o início imediato de terapêutica específica constituem as bases da conduta.

Nos casos de suspeita clínica, após coleta dos exames (hemograma completo, hemocultura, cultura de urina, liquor e radiografia de tórax), deverá ser iniciada antibioticoterapia, cujo esquema inicial deverá direcionar-se contra os agentes etiológicos mais prováveis e poderá ser modificado em função dos resultados de culturas. Poderão, também, ser associados a fatores de defesa imunológicos, como imunoglobulinas e fator estimulador de granulócitos.

RN com malformações congênitas – o RN com malformações congênitas, dependendo do sistema comprometido e da complexidade das alterações, poderá ter maior risco de mortalidade.

A conduta, nesses casos, compreende basicamente:
- investigação cuidadosa para a detecção das malformações presentes;
- programação de correção cirúrgica precoce dos defeitos;
- manutenção das condições gerais;
- estudo genético do caso;
- aconselhamento familiar.

Referências Bibliográficas

- BLOOM, R.S. – Delivery room resuscitation of the newborn. In: Fanaroff, A.A. & Martin, R.J. *Neonatal-Perinatal Medicine. Diseases of the Fetus and Infant*. 6th ed., St. Louis, Mosby Year Book Inc., 1997. • HANSEN, T.N. e cols. – *Contemporary Diagnosis and Management of Neonatal Respiratory Diseases*. 2nd ed., Pennsylvania, Handbooks in Health Care, 1998. • LEONE, C.R. & TRONCHIN, D.M.R. – *Assistência Integrada ao Recém-Nascido*. São Paulo, Atheneu, 1996. • LEONE, C.R. & cols. – Brazilian neonatal network. VLBW infant morbidity and mortality. *Pediatr. Res.*, 49:405A, 2001. • LUCAS, A. & cols. – Breastfeeding and catch-up growth in infants born small for gestational age. *Acta Paediatr.*, 86:564, 1997. • PALMER, C. – Hypoxic-ischemic encephalopathy. *Clin. Perinatol.*, 22:481, 1995. • RINGER, S.A. & STARK, A.R. – Management of neonatal emergencies in the delivery room. *Clin. Perinatol.*, 16:23, 1989. • RIVKIN, J.M. & VOLPE, J.J. – Asphyxia and brain injury. In: Spitzer, A.R. *Intensive Care of the Neonate*. St. Louis, Mosby Year Book Inc., 1996. • VANNUCCI, R.C. – Hypoxic-ischemia: clinical aspects. In: Fanaroff, A.A. & Martin, R.J. *Neonatal-Perinatal Medicine. Diseases of the Fetus and Infant*. 6th ed., St Louis, Mosby Year Book Inc., 1997.

140 Rastreamento Ultra-Sonográfico de Síndromes Cromossômicas Fetais

Victor Bunduki
Marcelo Zugaib

INTRODUÇÃO

O rastreamento ultra-sonográfico de aneuploidias visa calcular o risco de anomalia cromossômica fetal diante da presença de algum marcador ultra-sonográfico ou diante de um exame normal. Na presença de algum marcador, o risco estaria aumentado, e diante de um exame normal o risco diminuiria. Diferentemente dos países desenvolvidos, onde o diagnóstico de certeza por meio de testes invasivos, está muito difundido, no Brasil a investigação pré-natal invasiva é, ainda, pouco utilizada. Este fato releva ainda mais a utilização de métodos não-invasivos e ditos de rastreamento.

A idade materna é o principal fator conhecido e relacionado com aneuploidias fetais. O risco de anomalia cromossômica fetal aumenta com a idade materna, sendo de 0,5% na mulher de 35 anos, atingindo 1,2% na mulher de 37 anos, chegando a 6% na mulher de 43 anos e culminando com 11% na mulher de 45 anos (Hook e cols., 1981; Adams e cols., 1981). Para entendermos o aumento dessa prevalência, cabe ressaltar que aos 20 anos uma paciente tem risco de 1/1.500 de o recém-nascido ser portador de aneuploidia e, aos 29 anos, 1/1.000.

Nos anos 70 e 80, a idade materna igual ou superior a 35 anos foi considerada a principal indicação para a realização de cariótipo fetal, chegando a 80% dos casos de procedimentos invasivos (Hook, 1981).

Após a introdução dos programas utilizando a medida da translucência nucal e a avaliação de múltiplos parâmetros no segundo trimestre de gestação, a análise criteriosa dos programas de diagnóstico pré-natal de aneuploidias fetais demonstrou que: a) a maioria dos fetos portadores de cromossomopatias (por volta de 70%) estão nascendo de pacientes com idade menor que 35 anos; e b) a primeira indicação para a realização de cariótipo fetal passou a ser o encontro de uma alteração fetal por meio da ultra-sonografia e não mais a idade materna acima de 35 anos (Snijders e Nicolaides, 1996; Cans e cols., 1998).

É princípio básico, então, em Medicina Fetal que o achado de qualquer anomalia estrutural fetal à ultra-sonografia constitua, por si só, indicação para pesquisa do cariótipo fetal. Essas anomalias são chamadas de marcadores devido à sua associação com alteração cromossômica. O risco de cromossomopatia fetal diante de uma alteração estrutural à ultra-sonografia depende da idade materna e do tipo da anomalia encontrada (Halliday e cols., 1994; Hanna e cols., 1996; Rizzo e cols., 1996). O risco de associação com aneuploidia fetal de determinada anomalia detectada à ultra-sonografia varia, também, com a idade gestacional, já que a taxa de letalidade e de abortamento em fetos com aneuploidia aumenta progressivamente com o avançar da gestação.

Para a utilização de maneira confiável e segura dos marcadores ultra-sonográficos para aneuploidias fetais, em especial para a trissomia do 21 (T21), é fundamental o conhecimento da freqüência das alterações ultra-sonográficas presentes nas diversas síndromes, assim como o conhecimento da proporção de fetos normais que também apresentem esses marcadores.

Passamos, em seguida, a relatar os achados ditos marcadores ultra-sonográficos das diversas síndromes cromossômicas, com ênfase nos achados do primeiro trimestre e nos achados para a T21 no segundo trimestre, já que as outras aneuploidias quase invariavelmente cursam com alterações importantes e que raramente passam despercebidas no segundo trimestre.

RASTREAMENTO ULTRA-SONOGRÁFICO DE ANOMALIAS CROMOSSÔMICAS NO PRIMEIRO TRIMESTRE DA GESTAÇÃO

Uma das grandes descobertas na década de 1990 foi a translucência nucal e sua associação, quando aumentada, com anomalias cromossômicas, síndromes genéticas e malformações fetais. Descrita, inicialmente, por Ville e cols. (1992), foi posteriormente utilizada em programa internacional para cálculo de risco no primeiro trimestre de gestação.

TRANSLUCÊNCIA NUCAL FETAL

Translucência nucal (TN) é denominada ao acúmulo de fluido na região da nuca (entre a pele e o tecido celular subcutâneo que recobre a coluna cervical) e está presente em todos os fetos, entre 11 e 14 semanas incompletas de gestação.

A medida da TN, entre 11 e 13 semanas de gestação, associada à idade materna, fornece um método efetivo de rastreamento para a trissomia do 21; para uma taxa de procedimento invasivo de 5%, cerca de 75% das gestações com fetos trissômicos podem ser identificadas (Snijders e cols., 1998; Nicolaides e cols., 1999). Em nossa casuística, observamos taxa de detecção de aproximadamente 90% para trissomia do 21 e 75% para outras anomalias cromossômicas utilizando nível de corte de 1 em 300 ou taxa de detecção de 70% e 75%, respectivamente, se considerarmos apenas medida da TN acima do percentil 95 (Brizot e cols., 2001).

Medida da translucência nucal

A habilidade para obter medidas confiáveis da TN depende da motivação do ultra-sonografista. Treinamento apropriado, alta motivação e adesão às técnicas padrões para a medida da translucência nucal são pré-requisitos essenciais para a aplicação na rotina prática. É essencial, também, que se adotem os mesmos critérios para medida da TN, a fim de se alcançar uniformidade de resultados entre os diferentes operadores. A seguir, apresentamos as bases para a utilização da medida de TN no exame de primeiro trimestre:

1. A medida mínima do comprimento cabeça-nádega (CCN) deve ser de 45mm e a máxima de 84mm, ou seja, em idade gestacional entre 11 e 13 semanas.
2. A TN aumenta com o CCN, portanto é essencial considerar a medida deste (idade gestacional) para determinar se uma medida da TN está aumentada ou não (Benacerraf e Frigoletto, 1987).
3. A TN pode ser medida com sucesso pela ultra-sonografia transabdominal em 95% dos casos; nos demais é necessário realizar o exame por via transvaginal.
4. Um bom corte sagital do feto, o mesmo necessário para a medida do CCN, deve ser obtido e a medida da TN realizada com o feto na posição neutra. Medidas da TN com feto em hiperextensão podem levar a um falso aumento da TN de até 0,6mm; quando os fetos se encontram em hiperflexão a medida da TN pode ser diminuída em até 0,4mm (Bunduki e cols., 2002).
5. A magnificação da imagem do feto deve ser tal que pequenos movimentos de cada "caliper" provoquem mudanças na distância entre eles de apenas 0,1mm.
6. Deve-se ter cuidado para distinguir a pele fetal da membrana amniótica, pois nesta fase da gestação as duas estruturas se apresentam como finas membranas. O afastamento do feto da membrana pode ser conseguido aguardando-se movimentos fetais espontâneos, ou alternativamente, pedindo-se para a paciente tossir e/ou utilizando-se o transdutor para fazer movimentos de "balanço" no abdome materno.
7. Mede-se a espessura máxima do espaço anecóico (translucência) entre a pele e o tecido celular subcutâneo que recobre a coluna cervical. Os "calipers" devem ser posicionados de forma que sua linha horizontal fique na linha que delimita a translucência nucal (Fig. VI-153). Durante o exame, mais de uma medida da translucência nucal deve ser obtida e sempre a maior medida deve ser utilizada no cálculo do risco. A figura VI-153 mostra feto com medida da TN normal, e a figura VI-154, feto com TN aumentada.

Translucência nucal aumentada e outras anomalias cromossômicas

No estudo multicêntrico da Fetal Medicine Foundation foram identificados 325 fetos com anomalias cromossômicas diferentes da trissomia do 21, como a trissomia do 18, 13, triploidia, síndrome de Turner, Klinefelter, 47,XXX, 47,XYY e várias outras (Snijders e cols., 1999b; Sebire e cols., 1998; Jauniaux e cols., 1997). Em 71% destes, a translucência nucal estava acima do 95º percentil para o comprimento craniocaudal.

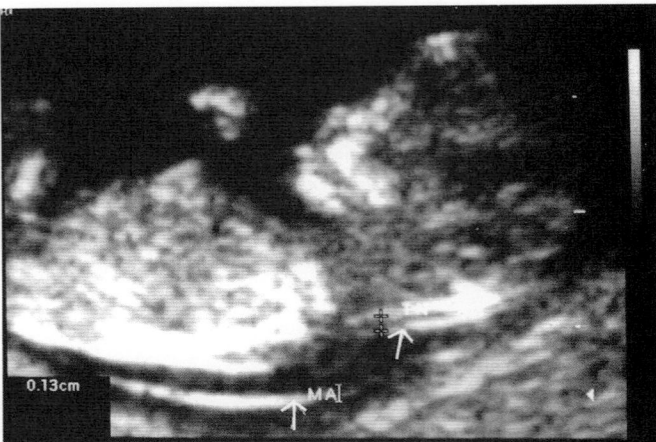

Figura VI-153 – Medida da translucência nucal (setas) normal.

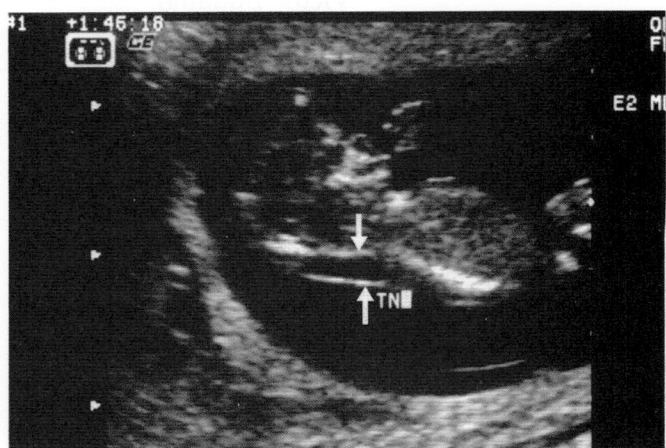

Figura VI-154 – A translucência nucal aumentada (setas).

Translucência nucal nas gestações gemelares

Em gestações dicoriônicas, a sensibilidade e a taxa de resultado falso-positivo da translucência nucal no rastreamento para a trissomia do 21 são similares às de gestações únicas (Sebire e cols., 1996). Portanto, o rastreamento e o diagnóstico de anomalias cromossômicas podem ser obtidos no primeiro trimestre.

Em gestações gemelares monocoriônicas, a taxa de resultado falso-positivo do rastreamento pela translucência nucal é maior que em gestações únicas. Nas gestações monocoriônicas, a translucência nucal aumentada, em somente um dos fetos, não deve levar à conclusão errônea de risco discordante para anomalia cromossômica, mas estimular a procura por causas alternativas, tais como a síndrome da transfusão fetofetal. No momento, o número de casos examinados é ainda muito pequeno para se definir se em gestações gemelares monocoriônicas devemos utilizar a translucência nucal do feto com a maior ou a menor medida (ou a média das duas) no cálculo de riscos para a trissomia do 21.

Conduta na translucência nucal aumentada

Diante ao achado ultra-sonográfico de TN aumentada (acima do 95º percentil), no exame ultra-sonográfico de 11-14 semanas, deve-se proceder a uma detalhada avaliação da anatomia fetal para excluir malformação estrutural fetal e discutir a realização de teste invasivo para a obtenção do cariótipo fetal.

O seguimento desses casos faz-se por meio de exames morfológicos detalhados, associados à ecocardiografia fetal por especialista, na 16ª e 20ª semanas para excluir defeitos estruturais não detectados nos exames anteriores e avaliar a evolução do edema de nuca. Caso este seja persistente, inicia-se a investigação de infecção fetal por meio de exames sorológicos maternos; além da procura por sinais de síndromes gênicas e/ou avaliação especializada do caso por geneticista. Nos casos em que ocorre regressão do edema nucal, o prognóstico é muito favorável e pode-se tranqüilizar os pais.

Outros marcadores de anomalias cromossômicas no primeiro trimestre

Além da translucência nucal aumentada, existem outros marcadores ultra-sonográficos nesses fetos. Na trissomia do cromossomo 18, existe restrição do crescimento fetal precoce, bradicardia relativa e, em cerca de 30% dos casos, onfalocele (Deren e cols., 1998). A trissomia do 13 é caracterizada pela taquicardia fetal, observada em cerca de dois terços dos casos, e restrição do crescimento fetal precoce e holoprosencefalia ou onfalocele em cerca de 30%. A síndrome de Turner é caracterizada pela taquicardia fetal, observada em cerca de 50% dos casos, e na restrição do crescimento fetal precoce. Na triploidia, observa-se restrição do crescimento fetal assimétrico precoce, bradicardia relativa, holoprosencefalia, onfalocele, ou cisto de fossa posterior em cerca de 40% dos casos, e modificação molar na placenta, em cerca de um terço dos casos (Souka e cols., 1998; Hyett e cols., 1999).

Translucência nucal aumentada e cariótipo normal

Vários estudos estabeleceram que, em fetos cromossomicamente normais, a translucência nucal aumentada está associada a um grande número de malformações fetais e síndromes genéticas, e a prevalência desses defeitos aumenta com a medida da translucência nucal: TN de 3mm, 2,4%; 4mm, 7,1%; 5mm, 12,3%; 6mm, 16,7%; 7mm 35,6% (Buyse, 1990). Além disso, a TN aumentada está associada com taxas aumentadas de abortamento e óbito perinatal. Entretanto, deve ser enfatizado aos pais que TN aumentada *per se* não constitui uma malformação fetal e, uma vez excluídas as anomalias cromossômicas, cerca de 90% das gestações com feto apresentando TN menor que 4,5mm resultarão em recém-nascidos vivos e saudáveis; as taxas para TN de 4,5-6,4mm e > 6,5mm são de cerca de 80% e 45%, respectivamente (Souka e cols., 1998).

A prevalência de defeitos cardíacos aumenta com a medida da TN, variando de 0,8 em 1.000, com translucência abaixo do 95º percentil, para 63,5 em 1.000, com translucência nucal acima do 99º percentil (Hyett e cols., 1999). Assim, o achado de TN aumentada entre 11 e 13 semanas constitui indicação para ecocardiografia fetal especializada durante a gestação.

RASTREAMENTO ULTRA-SONOGRÁFICO DE ANOMALIAS CROMOSSÔMICAS NO SEGUNDO TRIMESTRE DA GESTAÇÃO

TRISSOMIA DO CROMOSSOMO 21 OU SÍNDROME DE DOWN

A síndrome de Down ou trissomia do cromossomo 21 (T21) associa-se a uma série de alterações fenotípicas menores, assim como malformações congênitas maiores que são diagnosticáveis no período pré-natal pela ultra-sonografia (Williamson e cols., 1987; Buyse, 1990; Drugan e cols., 2000; MacLachlan e cols., 2000).

Partindo de fetos sabidamente com T21, Nyberg e cols. (1990) estudaram 94 casos e Rotmensh e cols. (1997) analisaram, retrospectivamente, 187 casos diagnosticados por cariótipo fetal e descreveram uma taxa de malformações, evidenciadas pela ultra-sonografia, de 33% a 49,7% dos casos, sendo que tais achados se deram principalmente no segundo trimestre da gestação. As principais anomalias encontradas pelos autores foram: cardiopatias, estenoses digestórias, dilatação de ventrículos cerebrais, uropatias com hipotonia pielocalicinal, pés tortos e derrames cavitários. As anomalias cardíacas corresponderam a 16,13% de todas as anomalias encontradas.

Em estudo retrospectivo, Le Duff (1999) e o Colégio Francês de Ultra-Sonografia Fetal reuniram a maior casuística de T21 fetal por nós encontrada na literatura (237 casos) e correlacionaram os achados ultra-sonográficos fetais e a ocorrência de T21.

Os autores apontaram cinco grandes critérios morfológicos associados à T21 (incidentes em mais de 50% dos casos). O perfil fetal anormal foi evidenciado em 58% dos casos de T21 fetal. As anormalidades de perfil fetal foram definidas com base na identificação de incisura nasal pouco marcada, ossos curtos próprios do nariz (Bunduki e cols., 2003), bem como lábio inferior protruso ou evertido em comparação ao lábio superior. A posição anormal da língua (interposição, protrusão ou com movimentos de sucção) foi observada em 50% dos fetos com T21.

Como terceira anomalia, foi apontado o achado de ossos curtos próprios do nariz em 52% dos casos. Da mesma forma, os autores relataram o espessamento da prega nucal (maior que 5mm) em 53% dos fetos acometidos, reafirmando, então, o clássico critério proposto por Benacerraf e cols. (1987). A quinta anomalia consistiu nas particularidades dos membros superiores fetais, a saber, hipoplasia ou ausência da falange média do quinto dedo, mãos pequenas e anomalias nos dedos com clinodactilia do quinto dedo ou do indicador. Pelo menos uma dentre essas anormalidades foi encontrada em 55% dos casos, nesse estudo.

Os mesmos autores apontaram outros critérios ultra-sonográficos importantes, porém encontrados em 30% ou menos dos fetos com T21. Assim, o poliidrâmnio esteve presente em 30% dos casos; a hiperatividade fetal, em 19%; as malformações cardíacas, em 30%; as anomalias nos pés; em 29%; as anomalias digestórias, em 25%; as anomalias da orelha externa em 25%; e as anomalias nos rins, em 23% dos casos.

O quadro VI-15 resume os principais achados ultra-sonográficos relacionados à trissomia do cromossomo 21 fetal.

Os trabalhos citados acima relatam achados em fetos sabidamente com T21, mas, para os ultra-sonografistas, o mais importante é saber informar a possibilidade de o feto ser acometido pela T21 diante de achados ultra-sonográficos em exames morfológicos de rotina (devemos saber estimar o chamado risco pós-teste ou valor preditivo).

Quadro VI-15 – Achados ultra-sonográficos da trissomia do cromossomo 21.

Membros	Vísceras
Higroma cístico do pescoço	Atresia duodenal
Fêmur curto	Malformação cardíaca
Espessamento anormal da nuca	Anasarca
Hipoplasia da falange média do quinto dedo	Derrame pleural
	Onfalocele
Clinodactilia	Hidronefrose
Raiz chata do nariz	Síndrome de "prune belly"
Afastamento do hálux	Hidrocefalia
Perfil característico	
Protrusão da língua	
Translucência nucal	

Em trabalho de caso-controle, tentando esclarecer quais dos ditos pequenos marcadores teriam utilidade no rastreamento da T21 fetal, Vergani e cols. (1999) relataram que, entre os marcadores presença de malformação fetal, nuca espessa (> 6mm), hiperecogenicidade do intestino, cisto de plexo coróide, anomalia cardíaca e pieloectasia, somente a heperecogenicidade intestinal e o cisto de plexo coróide não tiveram força, como marcadores independentes, para separar os fetos euplóides dos aneuplóides. Chamaram a atenção que, apesar de a pieloectasia ser um marcador significante, ela não ocorreu isoladamente. Assim, não houve o estabelecimento de riscos relativos para os sinais e suas combinações.

Com a mesma proposta de analisar os marcadores ultra-sonográficos ditos sutis para T21 fetal, Deren e cols. (1998) utilizaram a análise por regressão logística, passo a passo, para comparar se a clinodactilia, a dilatação da pelve renal, o intestino hiperecogênico e a dilatação leve de ventrículos cerebrais, além da artéria umbilical única, acrescentariam ou não eficiência ao programa de triagem, utilizando somente as malformações estruturais, a espessura da nuca e o encurtamento do úmero.

Concluíram que ultra-sonografia normal reduziria substancialmente a probabilidade de o feto ter síndrome de Down e afirmaram que tabelas de risco poderiam ser utilizadas em populações de baixo risco, mas que, para tanto, uma validação rigorosa dos achados seria necessária.

Em nosso meio, Bunduki e cols. (2002), utilizando a análise prospectiva de múltiplos parâmetros ultra-sonográficos marcadores da T21 fetal em 1.640 controles normais e 22 fetos com síndrome de Down, entre 16 e 24 semanas de gestação, obteve as curvas de normalidade para a espessura nucal (Figs. VI-155 e VI-156), a medida dos ossos próprios do nariz (Figs. VI-157 e VI-158), a medida da pelve renal e a relação fêmur/pé (Fig. VI-159), além de relatar a presença de alterações estruturais (Fig. VI-160) e a ausência da falange média do quinto dedo da mão (Fig. VI-161).

O autor pode, por meio desse estudo de coorte, calcular a possibilidade de T21 fetal em relação à idade materna e ao tipo de achado à ultra-sonografia. Relatou, ainda, o cálculo da possibilidade de síndrome de Down diante de um exame ultra-sonográfico normal, o que é bastante importante no dia-a-dia quando a maioria dos exames resulta normal.

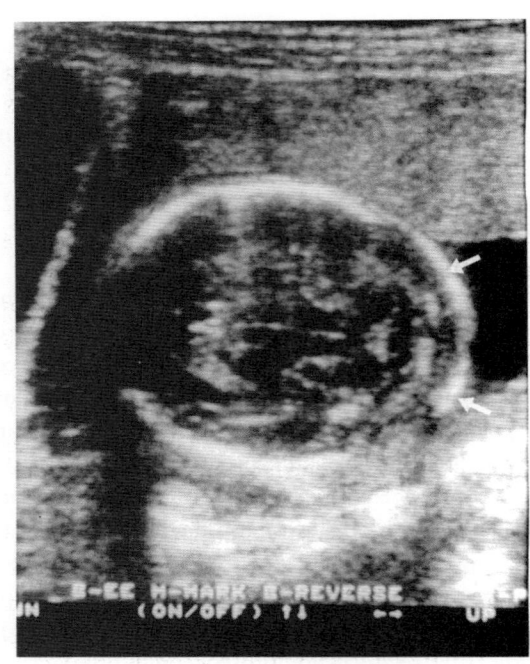

Figura VI-156 – Medida aumentada da espessura nucal (setas) em feto com T21.

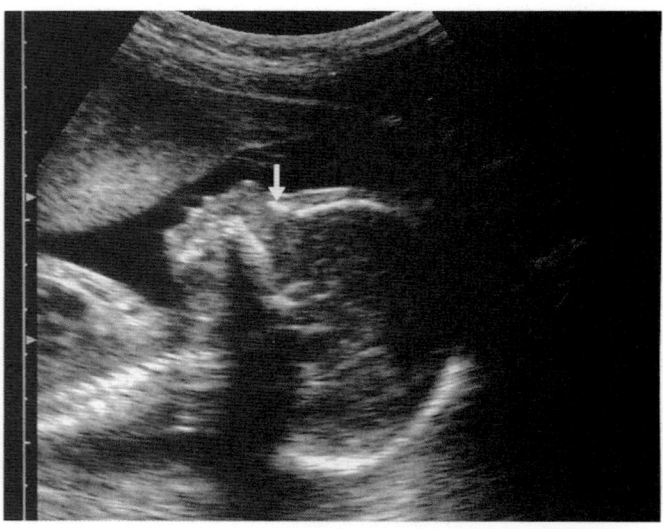

Figura VI-157 – Corte sagital da face fetal mostrando perfil normal à esquerda com osso próprio do nariz presente e normal (seta).

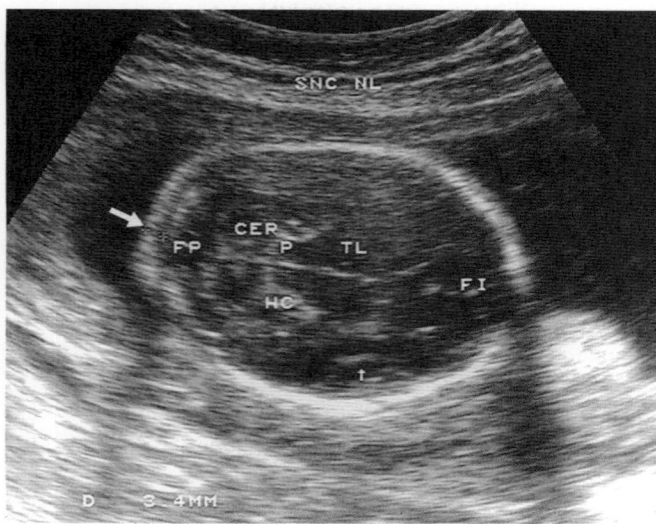

Figura VI-155 – Medida normal da espessura nucal no segundo trimestre de gestação (seta). SNC = sistema nervoso central; nl = normal; CER = cerebelo; P = pedúnculo cerebelar; TL = tálamo; FI = foice do cérebro.

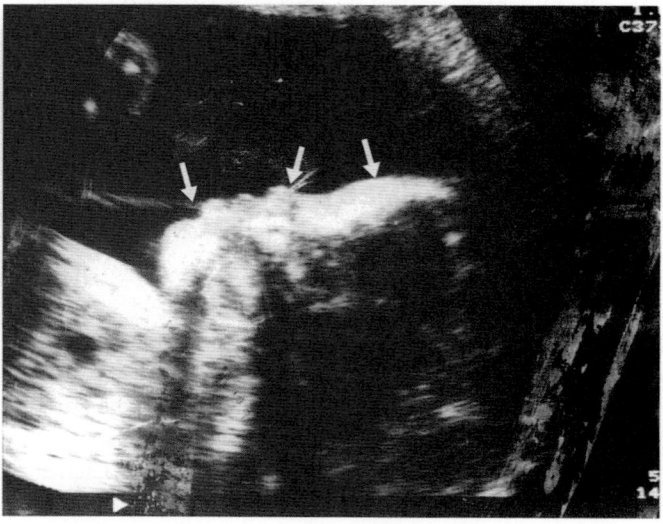

Figura VI-158 – Mesmo corte da figura VI-159 à direita em feto acometido por T21, nota-se perfil alterado e nariz curto (setas).

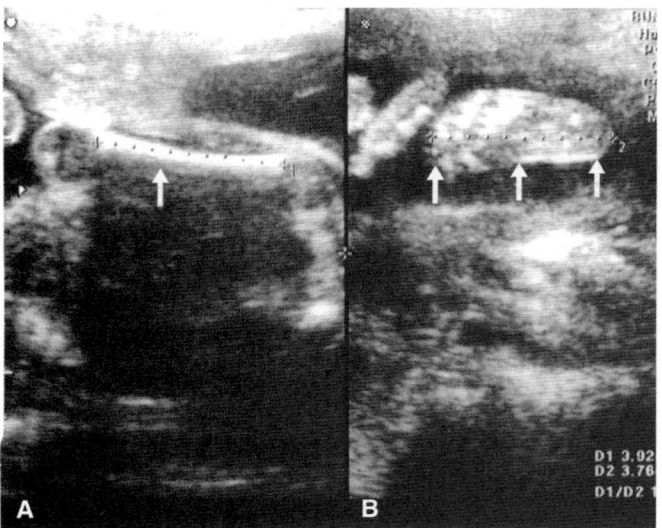

Figura VI-159 – A) Corte habitual para a medida do comprimento do fêmur fetal (seta). **B)** Corte plantar do pé fetal (setas) usado para a medida e o cálculo da relação fêmur/pé.

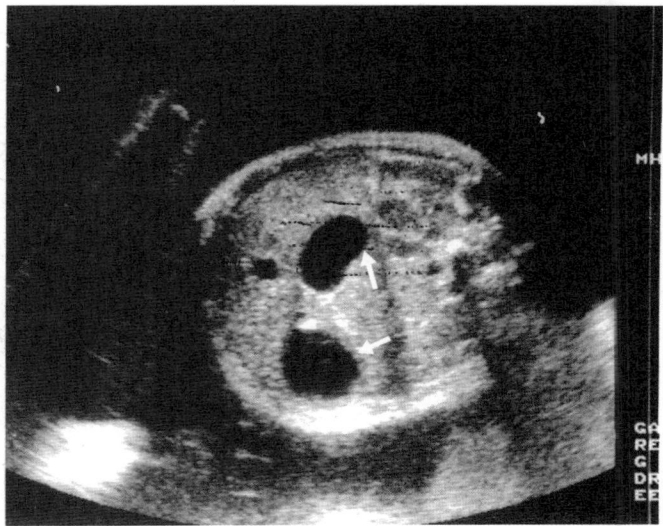

Figura VI-160 – Corte transversal do abdome fetal mostrando imagem de dupla bolha (setas) típica da estenose duodenal em fetal com T21.

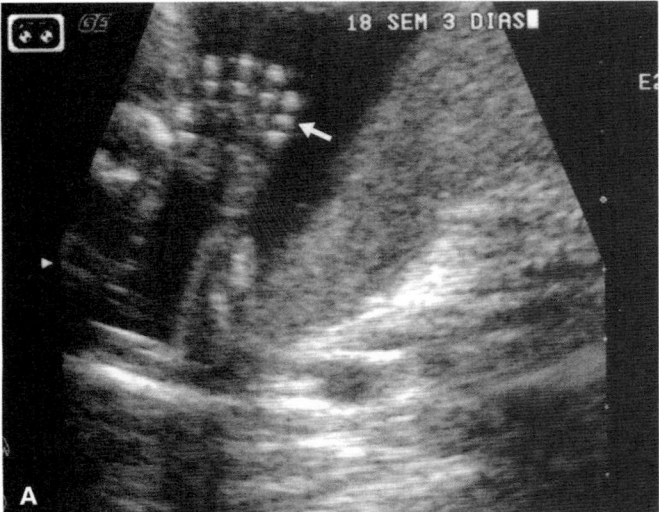

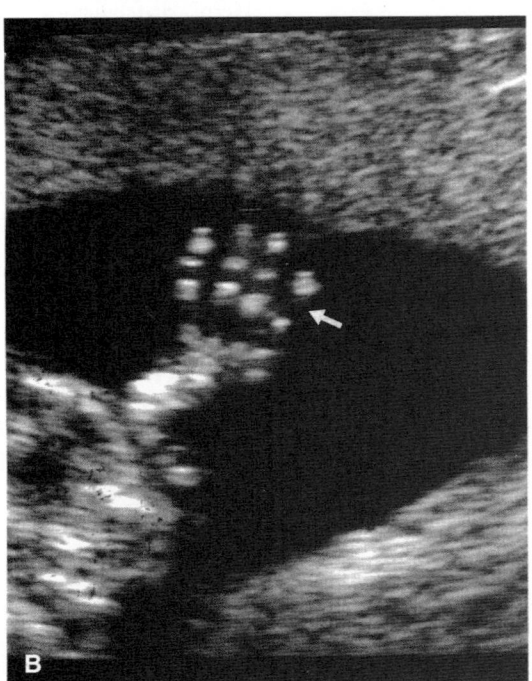

Figura VI-161 – A) Corte longitudinal de membro superior fetal em gestação de 18 semanas mostrando falange do quinto dedo normal (seta). **B)** Mesmo corte mostrando ausência da falange média do quinto dedo em feto com T21.

A tabela VI-25 mostra os achados de Bunduki e cols. por meio da razão de probabilidades ("likelyhood ratio") para cada parâmetro ultra-sonográfico alterado e, também, para um exame ultra-sonográfico normal, partindo de um risco de base dado pela idade materna e na idade gestacional de 20 semanas.

O risco pré-teste por idade materna foi baseado em Snijders e cols. (1996) para a idade gestacional de 20 semanas, e o fator multiplicador de risco utilizado foi a razão de probabilidades (LR).

A ultra-sonografia pode ser utilizada para rastrear a T21 fetal e, diante de resultado normal, também pode afirmar uma diminuição do risco de base mesmo em gestantes com mais idade (Benacerraf e cols., 1995; Vintzileos e cols., 1996; Bunduki e cols., 2002).

ACHADOS ULTRA-SONOGRÁFICOS NOS FETOS COM TRISSOMIA DO CROMOSSOMO 18 (SÍNDROME DE EDWARDS)

O diagnóstico da trissomia do cromossomo 18 (T18) é dado pela análise do mapa cromossômico do feto por meio de material obtido em amniocentese, biópsia de vilo coriônico ou cordocentese. A T18 cursa, invariavelmente, com anomalias estruturais que são facilmente vistas à ultra-sonografia, e a sensibilidade do método ultra-sonográfico é de praticamente 100% (Gonen e cols., 1995; Drugan e cols., 2000).

Os cistos de plexo coróide são freqüentes até a 20ª semana, mas se persistirem até além de 22 semanas e se relacionados à idade materna ou a outras malformações, passam a ser marcadores da trissomia do 18, principalmente se bilaterais (Gabrielli e cols., 1989). A presença da malformação de Dandy Walker é marcador freqüente da trissomia do 18, mas pode também estar presente na T13. Outras alterações do sistema nervoso central como a holoprosencefalia e a dilatação dos ventrículos cerebrais também são freqüentemente encontradas na síndrome de Edwards, porém não são específicas. O formato do crânio que, em corte transversal, apresenta-se com forma de morango é bastante típico da T18.

Quanto à face, a T18 cursa com fronte abaulada para a frente (fronte saliente ou proeminente) que é bastante típica, assim como o microrretrognatismo.

Tabela VI-25 – Idade materna e risco pré e pós-teste diante de achados ultra-sonográficos alterados ou de exame normal.

Idade materna	"Odds" pré-US (1:_)	Nuca (1:_)	OPN (1:_)	RIM (1:_)	F/P (1:_)	F 5 (1:_)	MF (1:_)	Ultra-sonografia normal (1:_)
20	1.176	58	181	327	406	88	43	6.527
21	1.160	57	178	322	400	87	43	6.438
22	1.136	56	174	316	392	85	42	6.305
23	1.114	55	171	309	384	84	41	6.183
24	1.087	54	167	302	375	82	40	6.033
25	1.040	51	169	289	359	78	38	5.772
26	990	49	152	275	341	74	36	5.495
27	928	46	143	258	320	70	34	5.150
28	855	42	131	238	295	64	31	4.745
29	760	37	117	211	262	57	28	4.218
30	690	34	106	192	238	52	25	3.830
31	597	30	92	166	206	45	22	3.313
32	508	25	78	141	175	38	19	2.819
33	421	21	65	117	145	32	15	2.337
34	342	17	53	95	118	26	13	1.898
35	274	13	42	76	94	21	10	1.521
36	216	11	33	60	74	16	8	1.199
37	168	9	26	47	58	14	6	932
38	129	7	20	36	44	10	5	716
39	98	5	15	27	34	7	4	544
40	74	4	11	21	26	6	3	411
41	56	3	9	16	19	4	2	311
42	42	2	6	12	14	3	2	233
43	31	2	5	9	11	2	1	172
44	23	2	3	6	8	2	1	128

As cardiopatias estruturais estão bastante associadas com a T18, variando entre 15 e 40% em diagnóstico pré-natal e 85-90% se considerados resultados obtidos em necropsias de fetos com T18 (Wladimiroff e cols., 1985). As alterações cardíacas mais relacionadas com a T18 são os defeitos septais, em particular a comunicação interventricular, os defeitos do septo atrioventricular, a tetralogia de Fallot e a dupla via de saída do ventrículo direito.

Os rins em ferradura, de difícil diagnóstico pré-natal, estão freqüentemente associados à T18. As alterações do exame abdominal fetal, como a onfalocele, sugerem a trissomia do 18 e, menos freqüentemente, a do 13. Entre as onfaloceles, as que não se apresentam com fígado herniado comportam risco maior de aneuploidias (Nicolaides e cols., 1992; Nyberg e cols., 1993).

A hérnia diafragmática relaciona-se bastante com a T18 e os defeitos de fechamento do tubo neural, em especial, a espinha bífida aberta, também podem estar presentes nessa síndrome.

Em relação às extremidades, existem alterações mais características de determinada patologia. Assim, a atitude das mãos – mãos crispadas com acavalgamento dos dedos, uns sobre os outros – é típica da trissomia do 18. O pé varo eqüino, quando associado a outros sinais, também é bom marcador para essa trissomia.

O quadro VI-16 apresenta as alterações fetais detectadas à ultra-sonografia e que podem sugerir a trissomia do cromossomo 18 fetal.

Quadro VI-16 – Achados ultra-sonográficos da trissomia do cromossomo 18.

Aspectos externos	Vísceras
Occipício saliente	Onfalocele
Mãos crispadas	Hérnia diafragmática
Pé varo eqüino	CIV, CIA, canal arterial
Aplasia radial	Cisto de plexo coróide
Micrognatia	Artéria umbilical única
Fenda labial ou palatina	Displasia renal
Criptorquidia constante	Rins em ferradura
RCF constante	Hipoplasia cerebelar

RCF = restrição de crescimento fetal; CIV = comunicação interventricular; CIA = comunicação interatrial.

TRISSOMIA DO CROMOSSOMO 13 (SÍNDROME DE PATAU)

A restrição de crescimento fetal (RCF) é muito freqüente na trissomia do 13 (T13), estando presente em até 85% dos casos de T13 fetal.

Em relação ao eixo neural, o achado mais freqüentemente associado à trissomia do 13 é a holoprosencefalia, defeito de divisão do prosencéfalo classificado em lobar, semilobar ou alobar que, todavia, não é específico. As alterações da face fetal podem funcionar como marcadores para as aneuploidias. A holoprosencefalia vem quase sempre acompanhada de anomalias também características da T13, quais sejam, o hipotelorismo de maior ou menor grau, as fendas labiais e palatinas bilaterais ou medianas, orienta para o diagnóstico da T13 e, em casos extremos de holoprosencefalia, encontra-se narina única, constituindo a probócis ou tromba com presença de ciclopia, ou seja, globo ocular único. Citamos, ainda, a microftalmia uni ou bilateral como achado freqüente em fetos com T13.

As alterações renais com presença de rins displásticos, com má diferenciação entre as camadas cortical e medular, associadas a aumento do volume renal (estes dois últimos detectáveis por meio da ultra-sonografia), são características da trissomia do 13, assim como a duplicação renal. O rim "em ferradura" é também marcador da T13, porém menos específico.

As alterações do exame abdominal fetal, como a onfalocele, sugerem a trissomia do 18 e menos freqüentemente a trissomia do 13. As cardiopatias estruturais estão bastante associadas com alterações cromossômicas, variando entre 15 e 40% também para a T13.

Em relação às extremidades, existem alterações mais características de determinada patologia, sendo que a presença de polidactilia é marcadora para a trissomia do 13.

O quadro VI-17 apresenta as alterações fetais detectadas à ultra-sonografia e que podem sugerir a trissomia do cromossomo 13 fetal.

Para predizer a possibilidade de aneuploidia fetal quando diante de um achado ultra-sonográfico anormal, a tabela VI-26, adaptada de Nicolaides e cols. (1992) mostra uma visão geral da freqüência das alterações cromossômicas nas diversas malformações detectadas ao exame ultra-sonográfico. Salientamos que nesse trabalho os autores não deram ênfase ao fato de o achado ser isolado ou não à ultra-sonografia, sendo que para achados isolados a taxa de alterações cromossômicas é sensivelmente menor.

OUTRAS ANEUPLOIDIAS

TRIPLOIDIAS

Para as triploidias, os aspectos placentários com hipertrofia contendo zonas hiperecogênicas permeadas de áreas anecogênicas ou mesmo um aspecto molar localizado, quase sempre com presença de embrião, constituem os achados típicos. Já para os aspectos embrionários, uma gama de malformações pode estar presente, mas o achado mais típico é a RCF extremamente assimétrica com circunferência abdominal bem abaixo do percentil do pólo cefálico.

Quadro VI-17 – Achados ultra-sonográficos da trissomia do cromossomo 13.

Aspectos externos	Vísceras
Hipotelorismo/ciclopia	Microcefalia
Fenda labiopalatina	Rins displásticos policísticos
Polidactilia uni ou bilateral	CIV ou CIA
RCF inconstante	Holoprosencefalia
Microcefalia	Onfalocele
Fronte em fuga	Hérnia diafragmática
Hipospadia	Artéria umbilical única
Criptorquidia	Espinha bífida

RCF = restrição de crescimento fetal; CIV = comunicação interventricular; CIA = comunicação interatrial.

SÍNDROME DE TURNER

O higroma cístico retrocervical, quando identificado no primeiro trimestre, principalmente por volta de 11 semanas, associa-se a alterações cromossômicas com freqüências que variam de 30 a 40% de cromossomopatias fetais, sendo o melhor sinal isolado à ultra-sonografia para a pesquisa das aneuploidias fetais. É muito bom marcador para as síndromes de Turner e Down. A translucência nucal aumentada é marcador importantíssimo de várias síndromes, cromossômicas ou gênicas, bem como de malformações sistêmicas. Na síndrome de Turner, a coartação da aorta é bastante característica.

Já o hipertelorismo é excelente marcador da síndrome de "cri du chat".

RASTREAMENTO SEQÜENCIAL OU INTEGRADO ENTRE O PRIMEIRO E O SEGUNDO TRIMESTRES DA GESTAÇÃO

Passados ao menos 10 anos da instalação quase rotineira da medida da translucência nucal e quase 20 anos da utilização dos marcadores de segundo trimestre para a T21 fetal, os especialistas estão preocupados em esclarecer os riscos para o casal partindo do fato de que muitos são submetidos a ambos os testes, ou seja, os de primeiro e os de segundo trimestre. Assim, quando uma gestante se apresenta para a ultra-sonografia morfológica do segundo trimestre tendo já sido sub-

Tabela VI-26 – Freqüência de aneuploidias fetais conforme os achados ultra-sonográficos (Nicolaides e cols., 1993).

Anomalia ultra-sonográfica	%	T21	T18	T13	Triploidia	X0
Microcefalia	38 (43/114)	7	19	5	3	8
Ventrículos cerebrais	22 (42/186)	7	12	3	12	3
Holoprosencefalia	26 (15/58)	–	3	11	–	–
Cistos do plexo coróide	28 (34/121)	2	30	1	–	–
Anomalia da fossa posterior	46 (21/45)	–	8	6	3	–
Fenda labiopalatina	48 (31/64)	1	10	15	1	–
Micrognatia	66 (37/56)	–	21	3	9	–
Edema de nuca	37 (53/144)	31	5	7	2	3
Higroma cístico	67 (35/52)	1	1	–	–	33
Anasarca	12 (25/210)	14	1	2	2	2
Hérnia diafragmática	21 (17/79)	–	10	2	1	–
Cardiopatia estrutural	65 (101/156)	21	37	14	4	16
Onfalocele	36 (42/116)	–	10	2	1	–
Atresia duodenal	41 (10/24)	10	–	–	–	–
Atresia de esôfago	75 (18/24)	1	17	–	–	–
Anomalias renais	11 (96/842)	23	25	20	5	8
Anomalias das extremidades	41 (195/475)	35	71	21	38	22

metida ao teste da translucência nucal, o risco de início para T21 já é diferente daquela gestante que não se submeteu ao teste da TN.

Explicamos melhor este fato se tomarmos em mente um exemplo de uma população de gestantes constituída de 10.000 gestantes de 35 anos de idade. Nessa população hipotética esperamos uma quantidade de 50 fetos com T21 (uma gestação acometida a cada 200 gestantes de 35 anos de idade). Se todas se submeterem à medida de TN, com uma taxa de 5% de nucas acima do percentil 95, 500 delas iriam realizar biópsia de vilosidade coriônica e, dentre estas 500 biópsias fetais para cariótipo, encontraríamos 38 fetos com trissomia do 21 (taxa de detecção da ordem de 75% para o exame da TN, isto é, 75% dos fetos com T21 apresentam a TN acima do percentil 95). Essas gestações seriam, então, interrompidas por aneuploidia fetal.

Continuando o raciocínio, temos que compreender que entre as 9.500 gestantes restantes somente estaríamos lidando com 15 fetos com T21, ou seja, a prevalência baixou muito no segundo trimestre após a realização do programa completo de rastreamento e diagnóstico no primeiro trimestre.

A matemática a ser utilizada para gestantes que se submetem à ultra-sonografia morfológica e desejam um cálculo de risco para síndromes cromossômicas deve levar em conta o resultado de risco após a medida de TN, realizada previamente. Salientamos que esse resultado vem sempre impresso no relatório da medida da TN e o operador do segundo trimestre deve simplesmente partir do risco final do primeiro trimestre e, em seguida, de posse do resultado de sua ultra-sonografia de segundo trimestre, recalcular o risco para a gestante. Exemplos: paciente de 31 anos para a qual a medida da TN indicou risco após o teste baixando de 1/875 para 1/2.879 ao se submeter ao exame de segundo trimestre já sai de um risco de 1/2.879 e, se todos os parâmetros estiverem normais (sem nenhum marcador presente), ela tem seu risco diminuído para 1/8.550 (se usarmos um fator de correção de 0,3 para o exame normal no segundo trimestre). Imaginemos, agora, que o exame de segundo trimestre dessa mesma gestante detecte nariz curto. Seu risco multiplica-se para mais ou menos oito vezes. Assim, ela passa de 1/2.879 para 1/350, o que aumentou o risco, mas ainda é bastante aceitável.

Em resumo, após exame normal de primeiro trimestre, a prevalência cai muito no segundo trimestre e, em conseqüência, os valores preditivos negativos aumentam muito, o que é muito bom. Já os valores preditivos positivos, ou seja, diante de algum sinal alterado, caem e não são tão significativos quanto se a gestante não tivesse sido submetida à TN.

Infelizmente, a literatura médica não dispõe de dados concretos e populacionais de estudos de campo sobre rastreamento seqüencial da T21 fetal de primeiro e segundo trimestres, mas o raciocínio exposto acima é válido e pode ser usado.

Um pouco mais complexa é a situação na qual dois ou mais marcadores estejam presentes, pois a razão de probabilidade deve ser calculada para os dois juntos, levando em consideração quanto cada um aumenta a probabilidade de T21 fetal, mas levando também quanto esses eventuais marcadores aparecem juntos nos fetos com T21, o que complica um pouco a estimativa final de risco. De modo prático, quando dois ou mais marcadores pequenos estiverem presentes, pode-se cogitar a realização de cariótipo fetal. Já a presença de malformação ou a nuca espessada indicam por si só a pesquisa de cariótipo fetal.

CONCLUSÃO

Quando analisados criteriosamente (e sempre à luz do risco inicial dado pela idade materna e a gestacional, ou seja, a prevalência da aneuploidia fetal antes da realização do exame), os sinais ultra-sonográficos marcadores de alterações cromossômicas fetais podem ser utilizados em programas assistenciais com resultados satisfatórios para todas as mulheres que desejam obter mais informações antes de optar ou não por uma técnica diagnóstica invasiva e com potencial de perda fetal.

A medida da translucência nucal é a maneira mais efetiva de se rastrear as aneuploidias por ter muito boa sensibilidade e taxa de resultados falso-positivos aceitável, mas principalmente por se tratar de método precoce de rastreamento.

No segundo trimestre, a utilização de agrupamento de múltiplos parâmetros facilita a objetivação do exame e o aconselhamento da gestante quanto aos riscos inferidos de o feto ser portador de uma alteração de cariótipo.

O rastreamento seqüencial, quando utiliza parâmetros muito bem estudados como a medida da TN e os marcadores de segundo trimestre discutidos neste capítulo, traz uma grande contribuição para o cálculo real de risco de o feto ser portador de trissomia do cromossomo 21.

Referências Bibliográficas

• ADAMS, M.M. & cols. – Down's syndrome: Recent trends in the United States. *JAMA*, 246:758, 1981. • BENACERRAF, B.R. & FRIGOLETTO, F.D. – Soft tissue nuchal fold in the second trimester fetus: standards for normal measurements compared with those in Down syndrome. *Am. J. Obstet. Gynecol.*, 157:1146, 1987. • BENACERRAF, B.R.; MILEER, W.A. & FRIGOLETTO, F.D. – Sonographic detection of fetuses with trissomies 13 and 18: accuracy and limitations. *Am. J. Obstet. Gynecol.*, 158:404, 1988. • BENACERRAF, B.R. & cols. – Can the presumed risk of autossomal trissomy be decreased in fetuses of older women following a normal sonogram? *J. Ultrasound Med.*, 14:297, 1995. • BRIZOT, M.L. & cols. – First trimester screening for chromosomal abnormalities by fetal nuchal translucency in a Brazilian population. *Ultrasound Obstet. Gynecol.*, 2001. • BUNDUKI, V. & cols. – Rastreamento da síndrome de Down fetal utilizando múltiplos parâmetros ultra-sonográficos. *Rev. Bras. Ginecol. Obstet.*, 24:604, 2002. • BUNDUKI, V. & cols. – Fetal nasal bone length: reference range and clinical application in ultrasound screening for trisomy 21. *Ultrasound Obstet. Gynecol.*, 21:156, 2003. • BUYSE, M.L. – *Birth Defects Enciclopedia*. Oxford, Blackwell Scientific Publications, 1990, p. 391. • CANS, C. & cols. – Population screening for aneuploidy using maternal age and ultrasound. *Prenat. Diagn.*, 18:683, 1998. • DRUGAN, A.; JOHNSON, M.P. & EVANS, M.I. – Ultrasound screening for fetal chromosome anomalies. *Am. J. Med. Genet.*, 90:98, 2000. • DEREN, O. & cols. – Subtle ultrasonographic anomalies: do they improve the Down syndrome detection rate? *Am. J. Obstet. Gynecol.*, 178:441, 1998. • GONEN, R.; DAR, H. & DEGANI, S. – The karyotype of fetuses with anomalies detected by second trimester ultrasonography. *Eur. J. Obstet. Gynecol. Reprod. Biol.*, 58:153, 1995. • GABRIELLI, S. & cols. – The clinical significance of prenatally diagnosed choroid plexus cysts. *Am. J. Obstet. Gynecol.*, 160:1207, 1989. • HALLIDAY, J.; LUMLEY, J. & BANKIER, A. – Karyotype abnormalities in fetuses diagnosed as abnormal on ultrasound before 20 weeks' gestational age. *Prenat. Diagn.*, 14:689, 1994. • HANNA, J.S.; NEU, R.L. & LOCKWOOD, H. – Prenatal cytogenetic results from cases referred for 44 different types of abnormal ultrasound findings. *Prenat. Diagn.*, 16:109, 1996. • HOOK, E. – Rates of chromosome abnormalities at different maternal ages. *Obstet. Gynecol.*, 58:282, 1981. • HOOK, E.B.; CROSS, P.K. & SCHREINEMACHERS – Chromosomal abnormality rates at amniocentesis and in live-born infants. *JAMA*, 249:2034, 1983. • HYETT, J.A. & cols. – Using fetal nuchal translucency to screen for major congenital cardiac defects at 10-14 weeks of gestation: population based cohort study. *Br. Med. J.*, 318:81, 1999. • JAUNIAUX, E. & cols. – Early prenatal diagnosis of triploidy. *Am. J. Obstet. Gynecol.*, 176:350, 1997. • LE DUFF, D. – Trissomie 21: 237 cas colligés par le Collège Français d'Echographie Foetale. *Med. Foetale Échographie Gynecol.*, 12:3, 1999. • MACLACHLAN, N.; ISKAROS, J. & CHITTY, L. – Ultrasound markers of fetal chromosomal abnormality: a survey of policies and practices in UK maternity ultrasound departments. *Ultrasound Obstet. Gynecol.*, 15:387, 2000. • NICOLAIDES, K.H.; SNIJDERS, R.J. & GOSDEN, C.M. – Ultrasonographically detectable markers of fetal chromossomal abnormalities. *Lancet*, 340:704, 1992. • NICOLAIDES, K.H. & cols. – Ultrasonographically detectable markers of fetal chomossomal abnormalities. *Ultrasound Obstet. Gynecol.*, 3:56, 1993. • NICOLAIDES, K.H.; SEBIRE, N.J. & SNIJDERS, R.J.M. – Nuchal translucency and chromosomal defects. In: Nicolaides, K.H. (ed.). *The 11-14-week Scan: The Diagnosis of Fetal Abnormalities*. London, Parthenon publishing. 1999, p. 3. • NYBERG, D.A. & cols. – Prenatal sonographic findings of Down syndrome: review of 94 cases. *Obstet. Gynecol.*, 76:370, 1990. • NYBERG, D.A.; KRAMER, D. & RESTA, R.G. – Prenatal sonographic findings of trissomy 18: review of 47 cases. *J. Ultrasound Med.*, 12:103, 1993. • ROTMENSCH, S. & cols. – Prenatal sonographic findings in 187 fetuses with Down syndrome. *Prenat. Diagn.*, 17:1001, 1997. • RIZZO, N. & cols. – Distribution of abnormal karyotypes among malformed fetuses detected by ultrasound throughout gestation. *Prenat. Diagn.*, 16:159, 1996. • SEBIRE, N.J. & cols. – Screening for trisomy 21 in twin pregnancies by maternal age and fetal nuchal translucency thickness at 10-14 weeks of gestation. *Br. J. Obstet. Gynaecol.*, 103:999, 1996. • SEBIRE, N.J. & cols. – Detection of sex chromosome abnormalities by nuchal translucency screening at 10-14 weeks. *Prenat. Diagn.*, 18:581, 1998. • SNIJDERS, R.J.M. & NICOLAIDES, K.H. – *Ultrasound Markers for Fetal Chromosomal Defects.* Carnforth, London, The Parthenon Publishing Group, 1996. • SNIJDERS, R.J.M. & cols. – UK multicentre project on assessment of risk of trisomy 21 by maternal age and fetal nuchal translucency thickness at 10-14 weeks of gestation. *Lancet*, 351:343, 1998. • SNIJDERS, R.J.M. & cols. – Increased nuchal translucency in trisomy 13 fetuses at 10-14 weeks of gestation. *Am. J. Med. Genet.*, 86:205, 1999a. • SNIJDERS, R.J.M. & cols. – Maternal age and gestacion specific risk for trissomy 21. *Ultrasound Obstet. Gynecol.*, 13:167, 1999b. • SOUKA, A.P. & NICOLAIDES, K.H. – Diagnosis of fetal abnormalities at the 10-14-week scan. *Ultrasound Obstet. Gynecol.*, 10:429, 1997. • SOUKA, A.P. & cols. – Defects and syndromes in chromosomally normal fetuses with increased nuchal translucency thickness at 10-14 weeks of gestation. *Ultrasound Obstet. Gynecol.*, 11:391, 1998. • VERGANI, P. & cols. – Best second trimester sonographic markers for the detection of trisomy 21. *J. Ultrasound. Med.*, 18:469, 1999. • VILLE, Y. & cols. – First trimester diagnosis of nuchal anomalies: significance and fetal outcome. *Ultrasound Obstet. Gynecol.*, 2:314, 1992. • VINTZILEOS, A.M. & cols. – The use of second-trimester genetic sonogram in guiding clinical management of patients at increased risk for fetal trissomy 21. *Obstet. Gynecol.*, 87:948, 1996. • WILLIAMSON, R.A. & cols. – Abnormal pregnancy sonogram: selective indication for fetal karyotype. *Obstet. Gynecol.*, 69:15, 1987. • WLADIMIROFF, J.W.; STEWART, P.A. & SACHS, E.S. – Prenatal dignosis and management of congenital heart defect: significance of associated fetal anomalies and prenatal chomossomal studies. *Am. J. Med. Genet.*, 21:285, 1985.

141 Mortalidade Perinatal

José Guilherme Cecatti
Márcia Maria Auxiliadora de Aquino

INTRODUÇÃO E DEFINIÇÃO

A mortalidade perinatal (MPN) é indicador de saúde importante para a avaliação do ciclo gravídico-puerperal, da qualidade da assistência obstétrica e, indiretamente, das condições socioeconômicas da população. Entretanto, um dos maiores problemas relacionados à dificuldade de sua utilização diz respeito à falta de uniformidade em sua definição.

A Organização Mundial da Saúde (OMS), em 1972, conceituou morte perinatal como a soma dos óbitos intra-uterinos (mortalidade fetal) e neonatais até sete dias, de conceptos com mais de 28 semanas de idade gestacional ou com peso a partir de 1.000g. Já o Comitê Perinatal da Federação Internacional de Ginecologia e Obstetrícia (1982) definiu-a como a soma dos óbitos intra-uterinos e neonatais até quatro semanas, de conceptos com mais de 22 semanas de idade gestacional ou com peso a partir de 500g (WHO/FIGO, 1977).

Finalmente, a partir da 10ª revisão da Classificação Internacional de Doenças (CID), estabeleceu-se que o período perinatal inicia-se quando se completa a 22ª semana de gestação e termina quando completados sete dias do nascimento (ICD-10, 1993). Essa falta de homogeneidade que existiu durante tanto tempo na definição de morte perinatal dificulta a análise comparativa de seus índices. Ela é decorrente não somente dos diferentes prazos fixados para a definição de neomortalidade, como também para a de natimortalidade.

No primeiro caso, a OMS define morte fetal como aquela que ocorre antes da completa expulsão ou extração do produto conceptual do organismo materno, independente da duração da gestação (WHO/FIGO, 1977). Por outro lado, o National Center for Health Statistics dos Estados Unidos estabelece que a morte fetal deve ser considerada quando o fato tenha ocorrido a partir de 20 semanas completas de gestação (Petitti, 1987), definição adotada pela maioria dos autores americanos.

Alguns autores, entretanto, relatam morte fetal somente em períodos gestacionais mais avançados (Havatta e cols., 1983) ou utilizam ainda outros critérios que incluem o peso ou a estatura para definir a morte fetal (Gruenberger e Gerstner, 1980). No entanto, em decorrência dessas diferenças conceituais, tem-se, na atualidade, procurado uniformizar o conceito de MPN de acordo com a 10ª revisão da Classificação Internacional de Doenças (CID), expressa por meio da seguinte fórmula:

$$\text{Taxa de MPN} = \frac{\text{N}^{\text{o}} \text{ de natimortos} + \text{N}^{\text{o}} \text{ de neomortos até 7 dias}}{\text{N}^{\text{o}} \text{ de natimortos} + \text{N}^{\text{o}} \text{ de nascidos vivos}} \times 1.000$$

Este conceito considera todos os conceptos mortos a partir de 22 semanas de idade gestacional, ou com peso a partir de 500g. Quando o peso e a idade gestacionais são desconhecidos, usa-se a estatura fetal acima de 25cm. Entretanto, essa mesma norma internacional recomenda que, para a comparação de dados de diferentes países, utilizem-se os limites inferiores de 28 semanas, 1.000g ou 35cm de estatura, devido à dificuldade dos países em desenvolvimento disporem daqueles dados com qualidade.

Por tudo isso, ao se avaliarem taxas de mortalidade perinatal, deve-se tomar o cuidado de conhecer exatamente o critério utilizado em sua definição, sobretudo se o propósito é comparar diferentes países ou regiões, além de verificar se não se trata de índices de hospitais isolados que, geralmente, podem não refletir a realidade de toda a população. Este recurso é bastante comum em países de Terceiro Mundo onde, em geral, os serviços estatísticos de dados vitais deixam a desejar, utilizando as fontes de dados hospitalares disponíveis.

O coeficiente ou taxa de MPN reflete as condições da assistência a gestante durante o pré-natal e no parto, recém-nascido no período neonatal precoce e, indiretamente, nível socioeconômico-cultural e qualidade de saúde de uma população. Sua utilidade como indicador das condições de saúde torna-se evidente quando se compara esse índice entre países, ou mesmo entre regiões diversas de um mesmo país (WHO, 1996).

Embora essa recomendação da OMS deva ser seguida por todos os países, é importante ressaltar que, para fins práticos e onde a informação seja facilmente disponível, devam-se considerar os óbitos perinatais ocorridos após esse período de sete dias. Com os avanços da medicina perinatal e neonatologia, nos locais mais desenvolvidos essa ocorrência passa a assumir freqüência considervalmente maior, devendo, portanto, ser levada em conta para a tomada de decisões e políticas de investimento à saúde perinatal.

FREQÜÊNCIA

Nas últimas décadas, tem sido observado decréscimo significativo dos índices de mortalidade perinatal (Kalter, 1991; Victora e cols., 1996), sobretudo na fetal intraparto e mortalidade neonatal, graças aos avanços em cuidados no trabalho de parto, parto e neonatais. Porém, não se verifica redução comparável na mortalidade fetal anteparto (Ahlenius e cols., 1995). Os dados do Scottish Stillbirth and Neonatal Death Reports ilustram o contraste das mudanças nos índices de mortalidade fetal anteparto, fetal intraparto e neonatal precoce. Comparando-se o período de 1977 a 1981 com o de 1982 a 1985, verifica-se que os índices de mortalidade fetal intraparto e neonatal caíram mais de 30%, enquanto o índice de mortalidade fetal anteparto decresceu apenas 6% (Grant e Elbourne, 1989). De qualquer maneira, sabe-se que atualmente a mortalidade perinatal atingiu cifras muito baixas em países desenvolvidos, como é o caso da Escócia, entre 7,6 e 8,7 por 1.000 partos, sendo cada vez mais difícil superar esses valores que se mantêm praticamente constantes há quase duas décadas, como pode ser visto na figura VI-162 (National Services Scotland, 2004). Outro consenso diz respeito à predominância das causas perinatais de óbito na mortalidade infantil, o que torna seu estudo e conhecimento fundamentais (Coutinho, 1996; Brasil-DATASUS, 2004).

De acordo com o National Center for Health Statistics (1991), a taxa de mortalidade perinatal dos Estados Unidos era de 15 por 1.000 nascimentos no início da década de 1990 e alcançou 7,3 óbitos perinatais por 1.000 nascimentos em 1997 (2004). Na Espanha, em 1991, foi de 7,24 por 1.000 nascimentos (Garcia-Marcos e cols., 1998). Na Suécia, em 1988, já era de 6,5 por 1.000 nascimentos (Walles e cols., 1994). No Reino Unido, a taxa de mortalidade perinatal era de 12 por 1.000 nascimentos em 1981, passando para 9 em 1993 e 8,1 em 2000 (National Statistics, 2004).

Nestes e nos demais países desenvolvidos, a par da transição epidemiológica e demográfica experimentada na primeira metade do século XX, ocorreram ainda mudanças radicais relacionadas à saúde e à sociedade, incluindo a menor proporção de gestações de risco, o melhor preparo técnico e profissional de instituições e recursos humanos em saúde, a melhoria geral da qualidade dos serviços, os direitos individuais e o controle social sobre os serviços de saúde, a emancipação da mulher na sociedade, a qualidade da notificação regular dos óbitos e suas causas etc., até o predomínio absoluto das mortes perinatais inevitáveis, como as decorrentes de prematuridade extrema e malformações congênitas, decorrentes da aplicação dos conhecimentos e avanços da Medicina.

Já em países em desenvolvimento, a mortalidade perinatal é várias vezes maior que a de países desenvolvidos. Um estudo africano refere, por exemplo, taxa de 94/1.000 (Adewunmi e cols., 1984), cifra mais de 10 vezes superior à sueca anteriormente relatada. Outro estudo feito na Ásia mostrou para o sul da Índia uma taxa de MPN de 42,7/1.000 (Bai e cols., 1991). Nas Américas, o Haiti, por exemplo, mantinha ainda em 2000 uma taxa de MPN de 95/1.000 (PAHO, 2004).

Com base em diversas fontes de informações compiladas, a Organização Mundial da Saúde (OMS) fornece um panorama de mortalidade perinatal no mundo, que mostra as variações regionais, seguramente atribuíveis às diferenças de desenvolvimento e econômicas. A tabela VI-27 mostra as estimativas de MPN por regiões do mundo, comparativamente entre dois períodos, 1983 e 1995. Não existem estimativas globais mais recentes pela OMS. Já a tabela VI-28 mostra as estimativas para 1995 de alguns países selecionados da América Latina, cujos valores caracterizam uma situação intermediária entre as elevadas taxas africanas e asiáticas de um lado, e as dos países desenvolvidos de outro (WHO, 1996), comparativamente com as estimativas para ao redor de 2000 (PAHO, 2004). Existe ainda uma recomendação de que os países coloquem como meta para as próximas décadas maior empenho na tentativa de redução da mortalidade perinatal.

Tabela VI-27 – Estimativas de mortalidade perinatal por regiões do mundo em dois períodos (1983 e 1995).

Região	MPN/1.000 nascidos vivos (1983)	MPN/1.000 nascidos vivos (1995)
Mundo	58	53
África	81	75
Ásia	61	53
Europa	14	13
América Latina	54	39
América do Norte	13	09
Oceania	52	44

Fonte: WHO, 1996.

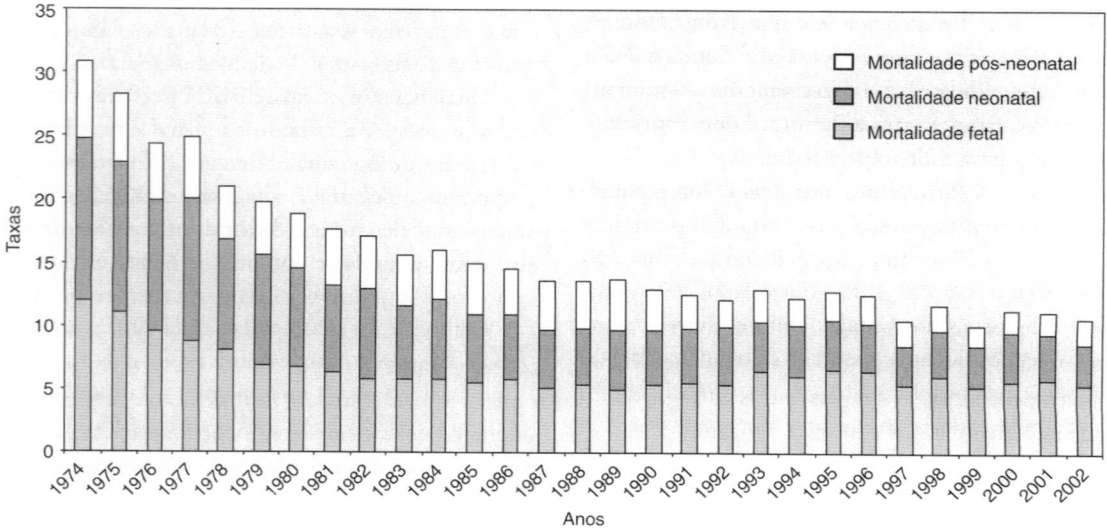

Figura VI-162 – Taxas de natimortalidade, mortalidade neonatal e pós-neonatal de 1974 a 2002 na Escócia (National Services Scotland, 2004).

Tabela VI-28 – Estimativas de mortalidade perinatal para alguns países selecionados da América Latina, ao redor de 1990 e 2000.

País	MPN/1.000 nascidos vivos (1990)	MPN/1.000 nascidos vivos (2000)
Cuba	15	12
Porto Rico	20	20
Costa Rica	12	20
México	40	40
Argentina	30	30
Bolívia	55	55
Brasil	45	29
Chile	15	9
Uruguai	25	16

Fonte: Modificado de WHO, 1996; PAHO, 2004.

Para se reduzir a MPN, é fundamental que se conheçam os fatores de risco e as causas a ela associadas e também suas taxas. No entanto, esta informação não é fiel nos registros oficiais de alguns países (onde se inclui o Brasil), visto que muitas mortes fetais não são notificadas e que as causas não são registradas com atenção.

O mau preenchimento da declaração de óbito, que é o instrumento utilizado para a coleta de informações sobre morte fetal e neonatal, resulta em dados falhos (Coutinho, 1996; Sardas e Manço, 1997). Quanto à exatidão sobre o número de nascidos vivos, o Ministério da Saúde implantou no Brasil, em 1992, o Sistema de Declaração de Nascidos Vivos (SINASC). Neste sistema, as informações são recolhidas nas maternidades por ocasião da assistência ao parto e nas unidades de saúde para os partos domiciliares. Para situações nas quais esta coleta é deficitária, pode-se ainda contar com a coleta de dados do registro civil, por ocasião do registro das crianças. No entanto, há ainda sub-registro da ordem de 13% devido ao preenchimento incompleto da declaração de nascimento e à falta do registro civil. Possivelmente com a lei da gratuidade do registro de nascimento e óbito, recentemente promulgada, ocorra uma cobertura de 95% dentro de alguns anos (Siu, 1998).

SITUAÇÃO DO BRASIL

No Brasil, a situação não é muito diferente que nos demais países latino-americanos. Na primeira metade da década passada, a mortalidade perinatal correspondeu a mais da metade dos óbitos fetais tardios e infantis até 1 ano de idade. Com a cobertura institucional ao parto superando os 90%, é de se esperar que as informações, pelo menos de óbitos fetais e de nascidos vivos, sejam bem próximas às reais. Estima-se, contudo, um excesso artificial do registro de óbitos fetais, em detrimento dos neonatais precoces ocorridos logo após o nascimento (Brasil, MS, 1998).

A tabela VI-29 mostra as estimativas de mortalidade perinatal para o Brasil de 1990 a 1995, pelo SIM (Sistema de Informação de Mortalidade), com valores razoavelmente inferiores à estimativa para o País apresentada pela OMS. Isso talvez se deva ainda a problemas de subnotificação dos óbitos e nascimentos, além do déficit de cobertura (Brasil, MS, 1998). Dados para o estado de São Paulo, provavelmente onde as condições de coleta de informações são melhores que para o País como um todo, de taxa de MPN de 29,2/1.000 nascimentos em 1984 (Tanaka e cols., 1989), reforçam a idéia de sub-re-

Tabela VI-29 – Mortalidade perinatal no Brasil, 1990-1995.

Ano	Nº de óbitos perinatais	Taxa MPN/1.000 nascidos vivos
1990	42.752	27,2
1991	41.540	27,2
1992	39.280	25,4
1993	38.937	23,7
1994	37.172	24,4
1995	41.801	24,8

Modificado de Brasil, MS, 1998.

gistro dos dados brasileiros disponíveis. Exatamente por esses possíveis problemas, a partir de 1997 o Ministério da Saúde tem disponibilizado os dados de mortalidade perinatal apenas para os estados que atingiram cobertura e regularidade do SIM igual ou superior a 80% e cobertura do SINASC igual ou superior a 90%. A tabela VI-30 mostra a taxa de mortalidade perinatal para alguns estados apenas das Regiões Sudeste, Sul e Centro-Oeste, de 1997 a 2001, com aparente tendência discreta de diminuição e valores entre 16 e 28/1.000 nascidos vivos.

Tabela VI-30 – Taxas de mortalidade perinatal (por 1.000 nascidos vivos) conforme alguns estados da Federação e período (1997-2001)*.

Unidade da Federação	1997	1998	1999	2000	2001
Brasil	–	–	–	–	–
Região Sudeste	–	–	–	–	–
Espírito Santo	–	22,5	25,1	22,5	21,7
Rio de Janeiro	29,0	26,8	31,2	24,9	23,8
São Paulo	25,6	23,6	22,1	21,4	20,1
Região Sul	–	–	17,3	19,4	18,8
Paraná	–	22,2	16,4	22,4	20,9
Santa Catarina	16,1	16,2	16,2	16,8	16,0
Rio Grande do Sul	19,0	18,9	18,8	17,6	18,1
Região Centro-Oeste	–	–	–	–	–
Mato Grosso do Sul	26,7	26,0	22,5	25,3	28,6

* Foram calculados diretamente do SIM (estados com cobertura e regularidade igual ou superior a 80%) e SINASC (estados com cobertura igual ou superior a 90%).

Fonte: Brasil – IDB, 2004.

No País, as causas mais importantes de óbito perinatal são prematuridade, afecções respiratórias neonatais, asfixia intrauterina e infecções, diferentemente do predomínio das malformações congênitas nos países desenvolvidos (Brasil, MS, 1998). A tabela VI-31 mostra que, de fato, as afecções perinatais têm aumentado sua participação como a principal causa de óbito hospitalar entre crianças menores de 1 ano, respondendo atualmente por quase metade de todos esses óbitos (Brasil – DATASUS, 2004).

CLASSIFICAÇÃO E ETIOLOGIA

A classificação simplificada dos óbitos perinatais, tomando-se como referência a provável origem dos fatores causais, identifica três condições básicas: a mortalidade fetal anteparto (maternas, fetoanexiais e indeterminadas), a fetal intraparto e a neomortalidade. A implicação maior dessa classificação é no

Tabela VI-31 – Total de óbitos hospitalares e de óbitos por afecções perinatais em crianças menores de 1 ano no Brasil, conforme períodos de 1995 a 2003.

Ano	Total de óbitos	Por afecções perinatais
1995	37.751	11.492 (30,4%)
1996	34.191	11.068 (32,4%)
1997	31.602	11.341 (35,9%)
1998	32.406	11.522 (35,6%)
1999	30.359	11.928 (39,3%)
2000	28.932	11.912 (41,2%)
2001	26.554	11.182 (42,1%)
2002	26.048	11.495 (44,1%)
2003	25.440	11.213 (44,1%)

Fonte: BRASIL. DATASUS. Procedimentos realizados pelo SUS. Internações e óbitos hospitalares em menores de 1 ano. Tabnet AIHS. 2004.

que diz respeito ao diagnóstico da condição. Obviamente, a neomortalidade é uma preocupação maior e cotidiana do neonatologista. Já para o obstetra, é fundamental o diagnóstico das demais situações que implicam ainda rigorosa vigilância da vitalidade fetal durante o trabalho de parto e acompanhamento pré-natal. Detalhes técnicos sobre o diagnóstico do óbito fetal anteparto podem ser encontrados em outro capítulo deste livro (Óbito fetal).

É importante, contudo, salientar a necessidade de uma exploração exaustiva de todas as possíveis causas de um óbito fetal ocorrido, para orientar a mulher para futuras gestações, tratando as causas passíveis. Este conhecimento permite ainda medidas regionais de saúde pública, para combater e evitar as causas mais prevalentes.

CAUSAS DE MORTE FETAL ANTEPARTO

O índice de causas indeterminadas de óbito fetal citados na literatura médica é bastante amplo, variando de 12 a 52% (Mariani Neto, 1994; Ahlenius e cols., 1995; Aquino e Cecatti, 1998). Quanto às causas determinadas de morte fetal no período anteparto, classificam-se em maternas e fetoanexiais.

CAUSAS MATERNAS

Síndromes hipertensivas – constituem a principal causa conhecida de morte fetal em decorrência de lesões degenerativas da placenta devidas às alterações na circulação uteroplacentária, com conseqüente "insuficiência placentária", nos aspectos nutricional, de oxigenação e endócrino. Inclui principalmente a hipertensão arterial crônica, mas também a pré-eclâmpsia e outras manifestações hipertensivas.

Infecções – entre elas, destacam-se a sífilis, a corioamnionite e a listeriose. Em nosso meio, um estudo realizado em Ribeirão Preto, no Estado de São Paulo, observou taxa de mortalidade fetal por sífilis de 4,5 por 1.000 (Duarte e cols., 1987), enquanto outro estudo realizado na zona leste da cidade de São Paulo encontrou uma taxa de 1,4 por 1.000 (Aquino e Cecatti, 1998). Entre as infecções parasitárias incluem-se a doença de Chagas, a toxoplasmose e a malária. E, entre as virais, a rubéola, a citomegalovirose, a infecção pelo herpesvírus tipo II e a pelo HIV. Na presença de infecções, a morte do feto pode ocorrer por necrose decidual da placenta e seu conseqüente descolamento prematuro e/ou por sepse fetal e/ou por ativação da produção de prostaglandinas, e ainda, no caso específico da malária, também por hemólise. O exame histológico da placenta pode revelar a inflamação da face interna das membranas com atividade neutrofílica (corioamnionite), a vilosite em atividade (indicando a presença de uma infecção hematogênica de origem materna), a presença de vasculites na placa coriônica (confirmando que o feto reagiu contra a infecção e estava vivo quando infectado), e pode algumas vezes identificar o agente infeccioso.

Endocrinopatias – destacam-se as disfunções tireoidianas e diabetes, sendo este último o que mais se relaciona com a morte fetal. O óbito intra-uterino na mulher diabética pode ser determinado por alterações metabólicas (hiperglicemia, hipoglicemia, cetoacidose), por anomalias congênitas ou por hipóxia em decorrência de controle inadequado na fase pré-gestacional, nas primeiras semanas de gestação e/ou durante a gestação. Felizmente, com os controles metabólicos e de avaliação da vitalidade fetal preconizados, atualmente a mortalidade fetal decorrente dessa causa está tornando-se uma raridade (Brecher e cols., 2002).

Isoimunização Rh – pode determinar morte fetal, assim como as hemorragias fetomaternas, independentemente do tipo sangüíneo. Na eritroblastose, a hiperbilirrubinemia, a anemia com deficiência de transporte de oxigênio e a hidropisia, nos casos extremos, acompanham-se de proliferação de focos eritroblásticos que, juntamente com outras alterações, diminuem a permeabilidade placentária, podendo ocasionar a morte fetal por anoxia anêmica.

Uso de drogas – as principais drogas ilícitas, utilizadas por gestantes no Brasil, são a cocaína e seus derivados voláteis ("crack"), a maconha e a anfetamina. Nas gestantes viciadas em cocaína, a maior incidência de natimortos deve-se aos efeitos da droga sobre a circulação uteroplacentária, principalmente de óbitos conseqüentes à ocorrência de descolamento prematuro de placenta, mais freqüente entre as mulheres usuárias dessas substâncias. É necessário ainda lembrar que o fumo, apesar de lícito, provoca alterações vasculares placentárias semelhantes às da hipertensão arterial, podendo levar a insuficiência, restrição do crescimento intra-uterino e óbito fetal.

Gestação prolongada – pode ser causa de morte fetal devido à presença de nódulos sinciciais dentro dos espaços intervilosos placentários, com conseqüente hipoperfusão fetal por "insuficiência placentária".

Uso de quimioterápicos, antineoplásicos e anticoagulantes orais – os dicumarínicos atravessam facilmente a barreira placentária e podem, ao causar hemorragia fetal, determinar seu óbito. Os quimioterápicos e antineoplásicos, por seu poder de interferir com o processo de divisão celular, são sempre potencialmente deletérios ao feto.

Intoxicações por metais pesados – chumbo, mercúrio.

Anemias em geral e desnutrição – podem ocasionar a morte do feto por hipóxia e/ou disfunção nutricional.

Alterações uterinas – hipoplasia, útero bicorno ou septado, presença de miomas submucosos e intramurais de grande proporção podem também se relacionar à morte fetal, geralmente decorrente do desencadeamento de um trabalho de parto prematuro ou por inadequação do local placentário (placenta inserida em endométrio desfavorável), com conseqüente "insuficiência placentária".

"**Insuficiência placentária**" **sem causa aparente** – muitas vezes, o exame histológico da placenta mostra a presença de infartos placentários crônicos, e o exame ultra-sonográfico, a maturidade placentária acelerada, porém não se determina a etiologia da morte fetal, que pode estar relacionada a infecções, malformações congênitas, fumo ou presença de anticorpos antifosfolipídeos.

Síndrome antifosfolipídeo – a presença de anticorpos antifosfolipídeos no soro materno, caracterizados por meio de imunoglobulinas que reagem contra fosfolipídeos de membrana carregados negativamente, pode ocasionar eventos trombóticos e também reagir com antígenos placentários, inibindo o *crescimento da placenta e o transporte de nutrientes* (Lockshin, 1995), o que pode explicar a possibilidade de óbito fetal. Esses anticorpos podem estar presentes em mulheres com ou sem evidência de doenças auto-imunes.

CAUSAS FETO-ANEXIAIS

Anomalias congênitas estruturais ou cromossômicas – entre as estruturais, as mais freqüentes são as do sistema nervoso central, mas as gastrintestinais e cardíacas também são causa de óbito fetal.

Hemorragias do terceiro trimestre da gestação – descolamento prematuro de placenta, placenta prévia, *vasa prévia*, que ocasionam anóxia anêmica no feto.

Acidentes do cordão – nós verdadeiros, circulares apertadas, torção, hematoma e, uma alteração rara, a ausência localizada da geléia de Warthon. Todos resultam em comprometimento do suprimento sangüíneo para o feto que acarreta anoxia e morte.

Oligoâmnio – o líquido amniótico extremamente diminuído pode ser causa de morte fetal, quando ocorre compressão do cordão por período prolongado. Podem aparecer também graves deformações, por compressão fetal.

Terceira circulação de Schatz – na prenhez gemelar monozigótica monocoriônica, a presença de anastomoses vasculares profundas e, portanto, "shunts" vasculares e transfusão fetofetal podem acarretar a morte dos fetos, principalmente do transfusor (Modotte e cols., 1997).

CAUSAS DE MORTE FETAL INTRAPARTO

As principais causas são anoxia, tocotraumatismos e infecção intraparto. A anoxia pode ocorrer por alteração da contratilidade uterina (hiper e taquissistolia), placenta prévia, descolamento prematuro da placenta ou mesmo por insuficiência placentária previamente existente associada a trabalho de parto sem distócia funcional. O tocotraumatismo geralmente é decorrente de manobras como versão, extração, fórcipe alto, procedimentos felizmente raros na atualidade. A infecção intraparto associa-se à amniorrexe prematura ou ao trabalho de parto prolongado.

CAUSAS DE NEOMORTALIDADE

As principais são prematuridade, anomalias congênitas, síndrome de angústia respiratória, pneumonia e demais infecções congênitas, normalmente do domínio técnico do neonatologista.

FATORES DE RISCO

- Peso ao nascer baixo.
- Baixa idade gestacional.

É conhecida a forte associação entre estas duas variáveis e a MPN. De maneira genérica, quanto menores, maior a ocorrência de MPN, à exceção dos extremos superiores de peso e idade gestacional, quando aparece novamente incremento da mortalidade. A tabela VI-32 mostra as taxas de mortalidade perinatal, fetal e neonatal precoce, conforme o peso ao nascer, e a tabela VI-33 apresenta a associação com a idade gestacional para a cidade de Pelotas, no Rio Grande do Sul (Victora e cols., 1992). Tanto o baixo peso ao nascer quanto a prematuridade estão forte e diretamente associados à morte perinatal.

Tabela VI-32 – Taxas de mortalidade perinatal, fetal e neonatal precoce (por 1.000 nascimentos) conforme o peso ao nascer. Pelotas, 1982 (n = 6.004).

Peso ao nascer (g)	Mortalidade perinatal	Mortalidade fetal	Mortalidade neonatal precoce	Número de nascimentos
< 1.000	952,3	*	952,3	21
1.000-1.499	645,1	306,4	488,3	62
1.500-1.999	184,0	128,0	64,2	125
2.000-2.499	95,4	42,4	55,4	377
2.500-2.999	17,0	9,9	7,1	1.407
3.000-3.499	11,1	6,2	4,9	2.233
3.500-3.999	9,1	6,3	2,8	1.427
≥ 4.000	22,7	19,8	2,8	352
< 2.500	203,4	87,1	127,3	585
≥ 2.500	12,9	8,1	4,8	5.419
Todos	32,2	16,1	16,4	6.004

* Foram excluídos dos estudos os natimortos com menos de 1.000g.
Fonte: Victora e cols., 1992.

Tabela VI-33 – Taxas de mortalidade perinatal, fetal e neonatal precoce (por 1.000 nascimentos) conforme a idade gestacional. Pelotas, 1982 (n = 4.747).

Idade gestacional (semanas)	Mortalidade perinatal	Mortalidade fetal	Mortalidade neonatal precoce	Número de nascimentos
< 37	173,9	86,9	95,2	322
37-38	25,4	16,9	8,6	1.060
39-41	11,7	6,9	4,8	2.888
≥ 42	27,2	14,6	12,7	477
	*	*	*	–

* $p < 0,001$.
Fonte: Victora e cols., 1992.

Nessa mesma linha de investigação, um estudo indiano com o objetivo de determinar causas de morte neonatal analisou 11.223 nascidos vivos com idade gestacional maior ou igual a 26 semanas e peso do recém-nascido maior ou igual a 500g. Os resultados mostraram que entre os RN de muito baixo peso, segundo definição da OMS, houve 76% de mortes, e esse índice foi de 56,2% para os prematuros (Tripathy e cols., 2002).

Nível socioeconômico familiar – quanto menor o nível, maior a taxa de MPN, o que parece também ter associação com o baixo peso ao nascer. Essa associação não constitui novidade.

As características da população, dos indivíduos e de suas moradias estão sabidamente relacionadas com a mortalidade infantil (Sastry, 1996). A tabela VI-33 mostra, a título de exemplo e ainda para Pelotas, por meio de um grande estudo populacional feito em 1982, a associação entre MPN e renda familiar mensal (Victora e cols., 1992).

Antecedentes gestacionais – a história obstétrica pregressa é muito importante como fator de risco para MPN, seja em relação ao número de abortamentos, natimortos, neomortos, seja de recém-nascido com baixo peso ao nascimento. Como exemplo, estudo prospectivo realizado em Pelotas em 1982, incluindo todas as maternidades da cidade, mostrou que o risco de mortalidade perinatal é de 1,6, 2,6 e 1,5 vezes maior, respectivamente, quando há história pregressa de aborto, natimortalidade e morte neonatal, comparado com as mulheres que não têm esses antecedentes (Victora e cols., 1992; Brasil, MS, 1998).

Assistência pré-natal e durante o parto – associa-se inversamente à MPN: quanto melhor a assistência, menores os índices. Victora e cols. (1992) mostraram que o risco de morte perinatal é 3,6 vezes maior nas mulheres que não fizeram pré-natal que nas que tiveram 10 ou mais consultas de pré-natal, o que foi estatisticamente significativo.

Idade materna elevada e baixa estatura – são características demográficas e biométricas que se associam à mortalidade perinatal (Bailey e cols., 1991; Brasil, MS, 1998).

Levando em consideração todos esses fatores, estudos mostram que programas sistemáticos durante a gravidez e o período pós-parto, incluindo suporte nutricional, programa para cessação do hábito de fumar, promoção do aleitamento materno e políticas sociais para superar as disparidades nos grupos de baixa renda e com condição de saúde comprometida, podem ajudar a melhorar os resultados perinatais desfavoráveis (Martens e cols., 2002).

CONSIDERAÇÕES FINAIS

Como já referido anteriormente, a mortalidade perinatal é importante por sua elevada ocorrência e predomínio sobre a mortalidade infantil. Além disso, o conhecimento de que boa parcela dos casos refere-se a óbitos evitáveis, com atenção à saúde com qualidade, reforça a necessidade de uma abordagem populacional preventiva, o que não é uma tarefa fácil.

Estão envolvidos nessa abordagem capacitação técnica de instituições e profissionais, aparelhamento das salas de parto e unidades de terapia intensiva neonatais, programas dirigidos especificamente ao manejo de recém-nascidos prematuros e de baixo peso, melhoria da qualidade do atendimento pré-natal oferecido à população de gestantes, incremento na capacidade diagnóstica de causas de óbito fetal, identificação de risco, entre outros aspectos. Tudo isto significa, indiretamente, qualidade de saúde e de vida às mulheres.

Referências Bibliográficas

• ADEWUNMI, O.A.; DAWODU, A.H. & MARINHO, A.O. – Perinatal mortality surveys in an African Teaching Hospital: II The influence of clinico-pathologic and other factors on perinatal deaths. *E. Afr. Med. J.*, 61:778, 1984. • AHLENIUS, I.; FLOBERG, J. & THOMASSEN, P. – Sixty-six cases of intrauterine fetal death. A prospective study with an extensive test protocol. *Acta Obstet. Gynecol. Scand.*, 74:109, 1995. • AQUINO, M.M.A. & CECATTI, J.G. – Epidemiologia do óbito fetal em população de baixa renda. *Rev. Brasil Ginecol. Obstet.*, 20:71, 1998. • BAI, N.S. & cols. – Perinatal mortality rate in a south Indian population. *J. Indian Med. Assoc.*, 89:97, 1991. • BAILEY, P.E. & cols. – Obstetric care and perinatal mortality in a rural area of northeastern Brazil. *Bol. Sanit. Panam.*, 11:306, 1991. • BRASIL. MINISTÉRIO DA SAÚDE – A mortalidade perinatal e neonatal no Brasil. Brasília, 1998, 41p. • BRASIL. DATASUS – Procedimentos realizados pelo SUS. Internações e óbitos hospitalares em menores de 1 ano. Tabnet AIHS. 2004. • BRASIL. DATASUS – Indicadores de mortalidade. Indicadores e Dados Básicos para a Saúde – 2003. Disponível em http://www.tabnet.datasus.gov.br/cgi/idb2003 acessado em 23/08/2004. • BRECHER, A. & cols. – Perinatal mortality in diabetic patients undergoing antepartum fetal evaluation: a case-control study. *J. Matern. Fetal Neonatal Med.*, 12:423, 2002. • COUTINHO, S.B. – Mortalidade neonatal em 5 maternidades da cidade de Recife, 1994. Relatório final de pesquisa apresentado ao UNICEF. Recife, 1996. • DUARTE, G. & cols. – Sífilis e gravidez: ainda um problema. *Rev. Brasil. Ginecol.*, 97:75, 1987. • GARCIA-MARCOS, L. & cols. – Mortality rates in childhood and their causes in Spain, 1991. *An. Esp. Pediatr.*, 48:39, 1998. • GRANT, A. & ELBOURNE, D. – Fetal movement counting to assess fetal well-being. In: Chalmers, I. *Effective Care in Pregnancy and Childbirth*. Oxford, 1989, p. 440. • GRUENBERGER, W. & GERSTNER, G.J. – The causes of antepartum fetal death: a clinico-pathological study. *Clin. Exp. Obstet. Gynecol.*, 7:210, 1980. • HAVATTA, O. & cols. – Causes of stillbirth: a clinico pathological study of 243 patients. *Br. J. Obstet. Gynaecol.*, 90:691, 1983. • ICD-10 – International statistical classification of diseases and related health problems. Tenth revision. Chapter 5. Vol 2, Instruction manual. World Health Organization, Geneva, 1993. • KALTER, H. – Five decade international trends in the relation of perinatal mortality and congenital malformations: stillbirth and neonatal death compared. *Int. J. Epidemiol.*, 20:173, 1991. • LOCKSHIN, M.D. – Answers to the antiphospholipid antibody syndrome? *N. Engl. J. Med.*, 332:1025, 1995. • MARIANI NETO, C. – Óbito fetal. In: Neme, B. *Obstetrícia Básica*. 1ª ed., São Paulo, Sarvier, 1994, p. 382. • MARTENS, P.J. & cols. – Being born in Manitoba: a look at perinatal health issues. *Can. J. Public. Health*, 93(Suppl. 2):S33, 2002. • MODOTTE, W.P.; DIAS, R. & LIMA, C.D.C. – Síndrome de transfusão feto-fetal. *Rev. Bras. Ginecol. Obstet.*, 19:223, 1997. • NATIONAL CENTER FOR HEALTH STATISTICS – Vital Statistics of the United States, 1988. Washington, D.C., U.S. Government Printing Office, 1991, 50p. • NATIONAL CENTER FOR HEALTH STATISTICS – Vital Health Statistics of the United States. Disponível em http://www.cdc.gov/reproductivehealth/ acessado em 22/08/2004. • NATIONAL SERVICES SCOTLAND – Scottish Health Statistics. Scottish Perinatal & Infant Mortality & Morbidity Report – 2002: Information. Disponível em http://isdscotland.org/isd acessado em 22/08/2004. • NATIONAL STATISTICS – Perinatal mortality rates in UK. Changes over time. Disponível em http://www.statistics.gov.uk/STATBASE acessado em 23/08/2004. • PAHO – Pan American Health Organization. Mortalidad Materna, Perinatal, Infantil (América Latina Y Caribe). Disponível em http://www.paho.org/spanish/clap/05mort.htm acessado em 22/08/2004. • PETITTI, D.B. – The epidemiology of fetal death. *Clin. Obstet. Gynecol.*, 30:253, 1987. • SARDAS, R. & MANÇO, A.R.X. – Perdas fetais e natimortalidade no município de Ribeirão Preto – SP, Brasil, 1991 e 1992. *Medicina, Ribeirão Preto*, 30:508, 1997. • SASTRY, N. – Community characteristics, individuals and households attributes, and child survival in Brazil. *Demography*, 33:211, 1996. • SIU, C. – Perfil dos nascimentos no Brasil (documento preliminar). UNICEF. Brasília, 1998 (mimeo). • TANAKA, A.C.; SIQUEIRA, A.A. & BAFILE, P.N. – Maternal and perinatal health status in the State of São Paolo, Brazil. *Rev. Saude Publica*, 23:67, 1989. • TRIPATHY, R. & cols. – Physical status of newborns and neonatal outocome. *Ind. J. Pediatr.*, 69:1041, 2002. • VICTORA, C.G.; BARROS, F.C. & VAUGHAN, J.P. – Mortalidad perinatal. In: *Epidemiologia de la desigualdad*. Washington, Organizacion Panamericana de la Salud, 1992, p. 61. • VICTORA, C.G. & cols. – Longitudinal study of the mother and child population in an urban region of southern Brazil, 1993: methodological aspects and preliminary results. *Rev. Saude Publica*, 30:34, 1996. • WALLES, B. & cols. – Maternal health care program and markers for late fetal death. *Acta Obstet. Gynecol. Scand.*, 73:773, 1994. • WHO – Recommended definitions, terminology and formal for statistical tables related to the perinatal period and use of a new certificate for cause of perinatal deaths (Modifications recommended by FIGO as emended October 14, 1976). *Acta Obstet. Gynecol. Scand.*, 56:247, 1977. • WHO – Perinatal mortality. A listing of available information. Geneva, Maternal Health and Safe Motherhood Programme, 1996.

142 Medicina Fetal: Aspectos Terapêuticos

Ricardo Barini
Eduardo Valente Isfer
Isabela Nelly Machado

INTRODUÇÃO

O avanço das técnicas de diagnóstico por imagem e o aumento da experiência dos profissionais da Medicina Fetal têm permitido evolução rápida no diagnóstico e no tratamento das anomalias fetais. Essa evolução provocou modificações na abordagem atual das gestações e o obstetra precisa estar preparado para orientar a gestante diante de uma anomalia fetal detectada. Esse primeiro momento é fundamental para a saúde mental do casal, que receberá informações gerais sobre os riscos e as possibilidades terapêuticas, sem incorrer no erro de fornecer "informações iatrogênicas". A partir daí, esse casal deve ser encaminhado a um serviço especializado em Medicina Fetal, no qual se impõe definição de prognóstico e proposta terapêutica. À equipe multidisciplinar em Medicina Fetal cabe discutir e programar o tratamento intra-útero quando necessário, o seguimento da gestação, a data e a via de parto.

Neste capítulo abordaremos os aspectos gerais que regem a terapia fetal e as alternativas terapêuticas atuais para as principais patologias fetais.

ATITUDE PRÉ-NATAL DIANTE DAS ANOMALIAS FETAIS

ANOMALIAS QUE NÃO COMPORTAM DANO DURANTE SUA EVOLUÇÃO INTRA-ÚTERO

De maneira geral, são mais bem conduzidas após o parto de termo. Isto porque, idealmente, deve-se oferecer à equipe pediátrica um recém-nascido com maturidade pulmonar e peso adequados. Estes recém-nascidos têm menor risco anestésico e cirúrgico que o prematuro. Neste grupo, estão incluídas as atresias (de esôfago, duodenal, ileal, anorretal), íleo meconial, cistos benignos (entéricos, mesentéricos, colédoco, ovariano), duplicação intestinal, onfalocele pequena, meningomielocele, hidronefrose unilateral, deformidades de extremidades e craniofaciais, teratoma sacrococcígeo pequeno e nefroma mesoblástico.

ANOMALIAS GRAVES E/OU INCOMPATÍVEIS COM A VIDA PÓS-NATAL

Podem ser interrompidas com autorização judicial, dependendo da legislação do país. O desejo de interrupção médica da gravidez deve sempre partir do casal, e nos casos em que a opção for pelo seguimento da gestação as atenções devem ser direcionadas à gestante, que deverá receber ajuda psicológica profissional. Nesse grupo, estão incluídas as anomalias graves do sistema nervoso central (anencefalia, holoprosencefalia alobar, hidranencefalia), trissomias do 13 e 18, agenesia renal bilateral, doença policística renal bilateral, displasias esqueléticas letais.

ANOMALIAS DE EVOLUÇÃO PROGRESSIVA

Nestas anomalias o seguimento da gestação exercerá efeitos deletérios sobre o concepto. O parto prematuro terapêutico pode interromper a evolução agravante do processo mórbido fetal e permitir tratamento pós-natal oportuno. O momento ideal para o parto deve ser planejado juntamente com a equipe de neonatologia especializada, considerando-se sempre os riscos inerentes à prematuridade. O uso de corticoterapia para a indução da maturidade pulmonar fetal pode minimizar esses riscos e deve ser considerado nesses casos. Nesse grupo, estão onfalocele rota, gastrosquise com sinais de isquemia intestinal, hidrocefalia progressiva e uropatias obstrutiva com sinais de deterioração da função renal.

ANOMALIAS FETAIS PROGRESSIVAS

Existem algumas anomalias fetais progressivas que se manifestam precocemente na gestação e que não permitem parto prematuro, pois o tempo para se aguardar o parto prematuro seria suficiente para lesar de modo significativo o órgão/sistema em questão. Para essas malformações, a terapêutica clínica ou cirúrgica intra-útero impõe-se. São exemplos incluídos nesse grupo: hérnia diafragmática, derrame pleural, malformação adenomatosa cística pulmonar, teratoma sacrococcígeo grande, síndrome transfusor-transfundido, aloimunização Rh, arritmias cardíacas precoces, síndrome de Arnold-Chiari.

ANOMALIAS ASSOCIADAS À DISTÓCIA

Algumas anomalias que podem cursar com distócia ou que necessitem de intervenção imediata pela equipe de cirurgia pediátrica podem beneficiar-se com o parto por cesárea programado. Exemplos dessas condições: onfalocele gigante, meningomielocele, higroma cístico extenso, gastrosquise, gêmeos coligados, teratoma sacrococcígeo grande, algumas hidrocefalias.

TERAPÊUTICA FETAL CLÍNICA

Abordaremos a seguir as terapêuticas clínicas disponíveis para as principais patologias fetais.

HIPERPLASIA ADRENAL CONGÊNITA

A deficiência congênita da 21-hidroxilase impede a conversão do colesterol em cortisol, desviando o metabolismo para 17-hidroxiprogesterona, que se transforma em androstenediona e andrógenos. O mesmo processo decorre da deficiência da 11-β-hidroxilase (Cerame e cols., 1999). A conseqüência desse processo na vida intra-uterina de feto feminino é a masculinização dos genitais externos em graus variados, configurando-se o pseudo-hermafroditismo. Os protocolos terapêuticos adotam a supressão adrenal fetal com dexametasona a partir da confirmação do diagnóstico de gravidez (a maioria entre a quinta e a sétima semana de amenorréia), até que o diagnóstico do sexo fetal fosse possível, com resultados satisfatórios na prevenção da virilização dos fetos femininos (New, 2001; SpiLotis, 2001; Hughes, 2003). É importante ressaltar que nem todas as formas de hipoplasia adrenal congênita são passíveis de tratamento pré-natal. A gestante deve ser monitorizada quanto a possíveis efeitos adversos, como hipertensão arterial e intolerância à glicose.

DEFICIÊNCIA MÚLTIPLA DE CARBOXILASE

É uma deficiência enzimática múltipla que interfere com o metabolismo das mitocôndrias, leva a acidose metabólica, dermatite e excreção característica de ácidos orgânicos. O uso de biotina a partir da 23ª semana de gestação (10mg/dia) pode levar à evolução neonatal normal (Suormala e cols., 1998; Thuy e cols., 1999).

ALOIMUNIZAÇÃO PELO FATOR Rh

O uso da imunoglobulina humana intravenosa (IGHIV), em altas doses, pode competir pelos locais receptores de fragmentos Fc na placenta com a imunoglobulina (Ig) anti-D de origem materna, além de promover inibição central da produção de Ig por elevação dos seus níveis circulantes. Parece ser tratamento eficaz (Gottstein e Cooke, 2003). Entretanto, tem alto custo, é terapia ainda muito controversa e não disponível de maneira rotineira em nosso meio.

O fenobarbital na dose de 100mg/dia, administrados à gestante a partir da 32ª semana de gestação, é preconizado para a indução enzimática hepática fetal, por facilitar a glicuronização da bilirrubina, sendo coadjuvante na profilaxia da hiperbilirrubinemia neonatal.

TROMBOCITOPENIA ALOIMUNE

O tratamento materno com imunoglobulina humana intravenosa (IGHIV), em altas doses, parece ser o melhor protocolo de tratamento dessa patologia (Bussel e cols., 1996; Birchall e cols., 2003). Entretanto, este tratamento não dispensa a necessidade de se avaliar o nível de plaquetas fetais por amostra de sangue funicular (cordocentese), principalmente próximo ao termo, para a definição da via de parto.

ARRITMIAS CARDÍACAS FETAIS

Bloqueio atrioventricular (BAV) – em feto de mãe lúpica com anti-Ro positivo, pode ser revertido com corticoterapia com fármaco fluorado, disponível na forma ativa para o feto (Buyon e cols., 1995). Outro esquema que atua na reversão do BAV fetal é a associação de furosemida e digoxina administradas à gestante, útil na reversão da hidropisia até que se espere a viabilidade fetal (Harris e cols., 1993). A antecipação do parto deve ser considerada sempre que houver sinais de sofrimento fetal e/ou deterioração da função cardíaca fetal (Donofrio e cols., 2004).

Taquiarritmias – a droga de maior experiência mundial é a digoxina, que atravessa a barreira placentária sem dificuldades quando não há hidropisia. Na presença da hidropisia fetal grave, a medicação deve ser administrada diretamente no cordão umbilical, além da via transplacentária (via oral materna). Essa terapêutica impõe a monitorização periódica dos níveis plasmáticos maternos de digoxina. Parece não haver diferença na eficácia da digoxina entre fetos com "flutter" atrial e taquicardia supraventricular, sendo que a mortalidade também é similar para ambas (Krapp e cols., 2003).

Outras drogas foram testadas para a abordagem pré-natal das taquiarritmias fetais. O flecainide, que promove a abertura dos canais de cálcio e atraso de condução no feixe de Hiss, tem sido empregado com bons resultados. Atualmente é a segunda escolha nos casos não responsivos à digoxina (van Gelder-Hasker e cols., 1995). O sotalol é droga promissora, porém com pouca experiência mundial (Oudijk e cols., 2002, 2003). A amiodarona também pode ser utilizada em casos selecionados, apesar do risco de hipotireoidismo fetal (Strasburger e cols., 2004). O verapamil é contra-indicado por aumentar a mortalidade materna.

ALTERAÇÕES TIREOIDIANAS

Hipertireoidismo fetal – ocorre secundariamente à passagem transplacentária de imunoglobulinas de origem materna com atividade estimuladora da tireóide, mesmo em gestantes que já se submeteram à ablação cirúrgica da glândula. A manifestação clínica fetal pode incluir taquicardia mantida e menos freqüentemente hidropisia. O tratamento é realizado administrando-se à gestante propiltiouracil nas doses convencionais (Treadwell e cols., 1996; Radetti e cols., 2002).

Hipotireoidismo fetal – é, em geral, secundário ao tratamento materno de hipertireoidismo ou pelo uso de amiodarona. A terapêutica habitual é realizada com instilação de tiroxina na cavidade amniótica, já que os hormônios tireoidianos não atravessam a barreira transplacentária (Matsumoto e cols., 2003; Yanai e Shveiky, 2004).

TERAPÊUTICA FETAL CIRÚRGICA

As modalidades terapêuticas cirúrgicas para o feto incluem as técnicas percutâneas (punções, drenagens, derivações e transfusões), endoscópicas e "a céu aberto" ou cirurgias fetais intra-útero.

O aspecto mais importante da indicação da cirurgia fetal, em qualquer uma das suas modalidades, é a definição dos critérios de seleção de pacientes. De maneira generalizada, a gestante deve ser saudável, com teste de rastreamento do HIV-negativo, tipagem sangüínea conhecida e muito bem informada sobre o procedimento, principalmente quanto a seus riscos inerentes. A gestante selecionada deve ler e assinar o termo de consentimento antes de qualquer procedimento cirúrgico. Todas as cirurgias indicadas devem pretender minimizar as conseqüências das malformações, durante a gravidez e/ou no período pós-natal. Entretanto, os resultados dessas intervenções a longo prazo são ainda discutíveis.

Outro aspecto relevante é que todos os procedimentos terapêuticos cirúrgicos fetais devem ser realizados por equipe especializada, nos centros de referência em Medicina Fetal. Sob rígidos cuidados de assepsia e antissepsia, a via cirúrgica deve ser escolhida nos casos de cirurgias percutâneas, evitando-se a interposição de tecidos entre o órgão a ser puncionado e a agulha de punção. Sempre que possível, deve-se evitar a placenta. A imobilização do feto pode ser desejável e necessária, principalmente nos casos de procedimentos demorados, como as transfusões. A anestesia seletiva do feto pode ser alcançada pela curarização (Pavulon® intrafunicular).

CIRURGIAS PERCUTÂNEAS – INDICAÇÕES

Derivações e punções

As derivações e punções são indicadas quando as coleções líquidas produzem hipertensão que provoque lesão irreversível do órgão/sistema em questão no período pré-natal.

Coleções urinárias – a punção vesical ou renal para estudo bioquímico da urina fetal é parte integrante da definição de prognóstico e tratamento das uropatias obstrutivas fetais. As derivações estão indicadas quando a função renal não estiver comprometida (Wilson e Johnson, 2003), já que o objetivo dos "shunts" urinários é impedir que o acúmulo de líquido nas vias urinárias fetais leve à falência precoce da função urinária, com conseqüente oligoidrâmnio e hipoplasia pulmonar. As punções e as derivações urinárias também são indicadas para se evitar compressão de estruturas vizinhas e distócia, na presença de coleções volumosas. Entretanto, os resultados sobre a mortalidade, função renal e disfunção vesical dos sobreviventes a longo prazo são questionáveis (Kumar e Fisk, 2003).

Coleções intra-abdominais – os estudos bioquímicos, citológicos e sorológicos do líquido abdominal fetal permitem distinguir algumas causas da ascite, correlacionando com o contexto clínico. A punção peritoneal permite também minimizar riscos de distócia, quando volumosos.

Coleções intratorácicas – a punção pleural pode ser decisiva para o diagnóstico etiológico. Como medida terapêutica, pretende-se evitar a hipoplasia pulmonar, causada pela compressão, e a insuficiência respiratória neonatal. Entretanto, esses derrames reconstituem-se rapidamente, o que torna polêmica a indicação da punção durante a gestação. Nos derrames isolados essa terapêutica ainda é útil, mesmo que punções seriadas forem necessárias (Benacerraf e cols., 1986).

Massas torácicas de mau prognóstico são aquelas associadas à hidropisia fetal. Podem ser abordadas com derivação toraco-amniótica, se instaladas precocemente, antes da viabilidade fetal (Wilson e cols., 2004). Contrariamente, os não-hidrópicos podem ter boa evolução ou regredirem o tumor espontaneamente, não justificando a intervenção pré-natal (Adzick, 2003; Adzick e cols., 2003; Wilson e Johnson, 2003).

Para derrames pericárdicos, a única indicação para punção pericárdica é a presença de derrame volumoso, suficiente para comprimir as estruturas intratorácicas.

Cisto de ovário – as opções terapêuticas pré-natais são: conduta expectante e aspiração do cisto. A decisão baseia-se no tamanho do cisto, suas características ultra-sonográficas e sintomatologia fetal, traduzida pelo acometimento de órgãos vizinhos e vitalidade (Bryant e Laufer, 2004). Como raramente esses cistos são volumosos e, geralmente, desaparecem espontaneamente após o nascimento, a tendência atual é não puncionar os cistos ovarianos, principalmente se não comprimem de modo lesivo estruturas vizinhas e tem-se certeza de sua etiologia.

Hidrocefalia – a cefalocentese, pelo risco de hemorragia intracraniana fetal, tem sua única indicação para fetos sem viabilidade, com o objetivo de se evitar desproporção cefalopélvica no parto (Sanchez e Isfer, 1996). Casos bem selecionados poderiam ter algum benefício com a intervenção intra-útero (Cavalheiro e cols., 2003; von Koch e cols., 2003).

Transfusões intra-uterinas

O advento da ultra-sonografia permitiu que a transfusão intra-uterina (TIU) se tornasse o tratamento "consagrado" para os casos de aloimunização Rh e plaquetária, a partir de sua descrição inicial na década de 1960 (Liley, 1963). Este procedimento é guiado por ultra-sonografia de tempo real e pode ser realizado pelas vias intraperitoneal (IP), intracardíaca (IC) ou intravascular (IV). Esta última deve ser sempre preferida por envolver menores riscos que a IC, por ser útil mesmo nos casos de hidropisia fetal (o que não acontece com a IP) e por permitir o estudo direto do estado hematológico fetal. Este diagnóstico preciso dos parâmetros hematológicos permite, por sua vez, o cálculo exato do volume a ser transfundido para se alcançar os índices desejáveis. O local da punção é escolhido em função da posição fetal e da placenta, sendo geralmente a inserção placentária do cordão o local de primeira escolha.

Existe risco de hipervolemia fetal, e os fetos hidrópicos apresentam tolerância limitada, com possível instalação de quadro de insuficiência cardíaca grave. Portanto, os fetos devem ser monitorizados de maneira constante durante e após o procedimento. Na presença de bradicardia fetal, a transfusão deve ser interrompida, podendo ser necessário o uso de atropina ou noradrenalina nos casos mais graves. Outra complicação possível é a taquicardia fetal. É menos freqüente e pode ser revertida com o uso de furosemida.

Na aloimunização Rh, a taxa de reversão dos fetos hidrópicos após TIU chega a 65%, sendo a mortalidade fetal pós-TIU maior para fetos hidrópicos, quando comparada com os não-hidrópicos (van Kamp e cols., 2001 e 2004). Na trombocitopenia aloimune, a TIU de plaquetas é eficaz na prevenção de hemorragia intracraniana fetal (Birchall e cols., 2003). Recentemente, foi descrita TIU do fator VIII de coagulação com sucesso na prevenção de hemorragia intracraniana de um feto portador de hemofilia A (Gilchrist e cols., 2001).

CIRURGIA ENDOSCÓPICA

A cirurgia endoscópica a laser para tratamento da síndrome transfusor-transfundido tem-se mostrado tratamento seguro e eficaz (De Lia e cols., 1990; Hecher e cols., 1990; Bussey e cols., 2004). Trata-se da ablação a laser das anastomoses placentárias intergêmeos, na tentativa de diminuir a gravidade do quadro clínico, produzindo gestações funcionalmente dicoriônicas.

Os casos de hérnia diafragmática congênita, considerados de mau prognóstico, em que há presença do fígado no tórax, poderiam ter alguma vantagem com a abordagem cirúrgica pré-natal endoscópica. Esta cirurgia é conhecida como FETENDO ("fetoscopic temporary tracheal occlusion") e tem como objetivo induzir o crescimento pulmonar e melhorar o prognóstico. Esta abordagem tem mostrado resultados satisfatórios nos centros que a realizam, porém, necessita de mais estudos controlados e randomizados para alcançar aceitação universal (Sydorak e Harrison, 2003). Recentemente, um coorte controlado e randomizado concluiu que não houve melhora na sobrevida e na morbidade dos fetos operados por esta técnica (Harrison e cols., 2003).

CIRURGIA FETAL "A CÉU ABERTO"

A cirurgia fetal "a céu aberto" justifica-se quando a anomalia fetal compromete gravemente o desenvolvimento fetal (função respiratória, urinária ou nervosa) e/ou o crescimento fetal (Adzick e Harrison, 1992). Essa modalidade terapêutica nasceu de uma necessidade clínica e desenvolveu-se, inicialmente, a partir de estudos experimentais. A demonstração, em modelos animais, que a correção de defeitos anatômicos poderia reverter as seqüelas fisiopatológicas associadas a eles, culminou com a experiência pioneira da cirurgia fetal na Universidade da Califórnia (São Francisco – USA) no início da década de 1980 (Harrison e cols., 1982). Desde então, essa cirurgia tem sido realizada, com sucesso, em alguns centros especializados, para espinha bífida (Bruner e cols., 1999), hérnia diafragmática congênita (Harrison e cols., 1990), malformação adenomatosa cística pulmonar (Adzick e Harrison, 1993) e uropatias obstrutivas (Quintero e cols., 2001).

A grande questão que envolve a cirurgia fetal é a definição de critérios de seleção. A intervenção fetal cirúrgica intra-útero justifica-se quando os potenciais benefícios para o feto justificam o risco vital da mulher, bem como seus riscos reprodutivos. A fertilidade feminina não parece ser afetada pelo procedimento (Jody e cols., 1999). Entretanto, como todas as futuras gestações dessas mulheres devem ser interrompidas pela via abdominal, sua prole acaba sendo limitada, afetando indiretamente a fertilidade.

Para as uropatias obstrutivas, a cirurgia fetal "a céu aberto" não encontrou indicações definidas, já que a abordagem percutânea (derivações e punções) tem menores riscos maternos e fetais. Também, a hérnia diafragmática congênita ainda não alcançou os resultados desejados na melhoria do prognóstico (Harrison, 1991; Flake, 1996). A experiência com fetos prematuros portadores de malformação adenomatosa cística pulmonar, que desenvolvem hidropisia fetal, tem demonstrado melhora no prognóstico, com bons resultados no seguimento da gestação (Flake e Harrison, 1995). Ressecção cirúrgica pré-natal de teratomas sacrococcígeos, na presença de sinais de complicação clínica intra-útero, em prematuros extremos, tem-se mostrado boa alternativa terapêutica (Hedrick e cols., 2004).

Mais recentemente, a cirurgia fetal tem sido proposta para uma anomalia não-letal: a meningomielocele. A intervenção fetal precoce tem como objetivo principal, nesse caso, melhorar a qualidade de vida pós-natal, e não somente diminuir a mortalidade. Ao diminuir o tempo de exposição da medula aos efeitos deletérios do líquido amniótico sobre ela, a cirurgia intra-útero pode reduzir o dano medular e, conseqüentemente, melhorar o prognóstico neurológico (Adzick e Walsh, 2003). Os maiores benefícios sugeridos até o momento são o decréscimo na necessidade de "shunts" ventriculoperitoneais, na progressão da ventriculomegalia, e a resolução da herniação cerebelar (Hirose e cols., 2003; Johnson e cols., 2003; Tulipan, 2003). Os benefícios a longo prazo, entretanto, ainda são controversos.

No Centro de Atenção Integral à Saúde da Mulher (CAISM – UNICAMP), foram realizadas duas cirurgias "a céu aberto" para a correção de meningomielocele. A primeira evoluiu com descolamento da placenta intra-operatório, com conseqüente perda fetal (Barini e cols., 2004). A segunda cirurgia foi realizada com sucesso na 25ª semana de gestação, com manutenção da gestação até a 35ª semana. O recém-nascido evoluiu bem, sem necessidade de derivação até o presente momento (10 meses). Nesse mesmo serviço, em análise retrospectiva de cinco anos, 42% dos fetos com meningomielocele, diagnosticados no período pré-natal, preenchiam os critérios internacionais para a correção intra-útero (Sbragia e cols., 2004).

Apesar de todo o progresso, a cirurgia fetal ainda permanece assunto controverso na prática clínica. Respeitados os rígidos critérios de seleção, associados com a melhoria na tocólise, anestesias materna e fetal ideais, e desenvolvimento de acessos uterinos menos invasivos, a cirurgia fetal poderá ampliar seus benefícios e criar melhores expectativas para muitas das anomalias estruturais fetais.

Referências Bibliográficas

• ADZICK, N.S. – Management of fetal lung lesions. *Clin. Perinatol.*, 30:481, 2003. • ADZICK, N.S. & HARRISON, M.R. – The fetal surgery experience. In: Adzick, N.S. & Longaker, M.T. *Fetal Wound Healing*. New York, Elsevier, 1992, p. 1. • ADZICK, N.S. & HARRISON, M.R. – Management of the fetus with a cystic adenomatoid malformation. *World Surg.*, 17:342, 1993. • ADZICK, N.S. & WALSH, D.S. – Myelomeningocele: prenatal diagnosis, pathophysiology and management. *Semin. Pediatr. Surg.*, 12:168, 2003. • ADZICK, N.S. & cols. – Management of congenital lung lesions. *Semin. Pediatr. Surg.*, 12:10, 2003. • BARINI, R. & cols. – Abruptio placenta during intrauterine meningomyelocele correction. Presented at the 2004 IFMSS Meeting, Charlestone, USA, March 16th-18th, 2004. • BENACERRAF, B.R. & cols. – Successful midtrimester thoracocentesis with analysis of the lymphocyte population in the pleural effusion. *Am. J. Obstet. Gynecol.*, 155:398, 1986. • BIRCHALL, J.E. & cols. – European Fetomaternal Alloimmune Thrombocytopenia Study Group. European collaborative study of the antenatal management of maternal alloimmune thrombocytopenia. *Br. J. Haematol.*, 122:275, 2003. • BRUNER, J.P. & cols. – Fetal surgery for myelomeningocele and the incidence of shunt-dependent hydrocephalus. *JAMA*, 282:1819, 1999. • BRYANT, A.E. & LAUFER, M.R. – Fetal ovarian cysts: incidence, diagnosis and management. *J. Reprod. Med.*, 49:329, 2004. • BUSSEL, J. & cols. – Antenatal management of alloimmune thrombocytopenia: a randomized trial in fifty-five maternal-fetal pairs. *Am. J. Obstet. Gynecol.*, 174:1414, 1996. • BUSSEY, J.G. & cols. – Minimal-access fetal surgery for twin-to-twin transfusion syndrome. *Surg. Endosc.*, 18:83, 2004. • BUYON, J.P. & cols. – In utero identification and therapy of congenital heart block. *Lupus*, 116, 1995. • CAVALHEIRO, S. & cols. – Fetal hydrocephalus – prenatal treatment. *Child. Nerv. Syst.*, 19:561, 2003. • CERAME, B.I. & cols. – Prenatal diagnosis and treatment of 11 beta-hydroxylase deficiency congenital adrenal hyperplasia resulting in normal female genitalia. *J. Clin. Endocrinol. Metab.*, 84:3129, 1999. • DE LIA, J.E. & cols. – Fetoscopic neodymium: YAG laser occlusion of placental vessels in severe twin-twin transfusion syndrome. *Obstet. Gynecol.*, 75:1046, 1990. • DONOFRIO, M.T. & cols. – Congenital complete heart block: fetal management protocol review of the literature, and report of the smallest successful pacemaker implantation. *J. Perinatol.*, 24:112, 2004. • FLAKE, A.W. – Fetal surgery for congenital diaphragmatic hernia. *Semin. Pediatr. Surg.*, 5:266, 1996. • FLAKE, A.W. & HARRISON, M.R. – Fetal surgery. *Ann. Rev. Med.*, 46:67, 1995. • GILCHRIST, G.S. & cols. – Intrauterine correction of factor VIII (FVIII) deficiency. *Haemophilia*, 7:497, 2001. • GOTTSTEIN, R. & COOKE, R.W. – Systematic review of intravenous immunoglobulin in haemolytic disease of the newborn. *Arch. Dis. Child. Fetal Neonat. Ed.*, 88:F6, 2003. • HARRIS, J.P. & cols. – Medical therapy for the hydropic fetus with congenital complete atrioventricular block. *Am. J. Perinatol.*, 10:217, 1993. • HARRISON, M.R. – The fetus with diaphragmatic hernia: pathophysiology, natural history, and surgical management. In: Harrison, M.R. & cols. *The Unborn Patient*. 2nd ed., Philadelphia, W.B. Saunders Co., 1991, p. 295. • HARRISON, M.R. & cols. – Management of the fetus with congenital hydrohephrosis. *J. Pediatr. Surg.*, 17:728, 1982. • HARRISON, M.R. & cols. – Successful repair in utero of a fetal diaphragmatic hernia after removal of herniated viscera from the left thorax. *N. Engl. J. Med.*, 322:1582, 1990. • HARRISON, M.R. & cols. – A randomized trial of fetal endoscopic tracheal occlusion for fetal congenital diaphragmatic hernia. *N. Engl. J. Med.*, 349:1916, 2003. • HECHER, K. & cols. – Endoscopic laser surgery versus serial amniocentesis in the treatment of severe twin-twin transfusion syndrome. *Am. J. Obstet. Gynecol.*, 180:717, 1990. • HEDRICK, H.L. & cols. – Sacrococcygeal teratoma: prenatal assessment, fetal intervention, and outcome. *J. Pediatr. Surg.*, 39:430, 2004. • HIROSE, S. & cols. – Fetal surgery for myelomeningocele: panacea or peril? *World J. Surg.*, 27:87, 2003. • HUGHES, I.A. – Management of fetal endocrine disorders. *Growth Horm IGF Res.*, 13(Suppl. A):S55, 2003. • JODY, A.F. & cols. – Maternal fertility is not affected by fetal surgery. *Fetal Diagn. Ther.*, 14:190, 1999. • JOHNSON, M.P. & cols. – Fetal myelomeningocele repair: short-term clinical outcomes. *Am. J. Obstet. Gynecol.*, 189:482, 2003. • KRAPP, M. & cols. – Review of diagnosis, treatment, and outcome of fetal atria flutter compared with supraventricular taquycardia. *Heart*, 89:913, 2003. • KUMAR, S. & FISK, N.M. – Distal urinary obstruction. *Clin. Perinatol.*, 30:507, 2003. • LILEY, A.W. – Intrauterine transfusion of foetus in haemolytic disease. *Br. Med. J.*, 2:1107, 1963. • MATSUMOTO, T. & cols. – Fetal goitrous hypothyroidism followed by neonatal transient hyperthyroidism. A case report. *Fetal Diagn. Ther.*, 18:459, 2003. • NEW, M.I. – Prenatal treatment of congenital adrenal hyperplasia. The United States experience. *Endocrinol. Metab. Clin. North Am.*, 30:1, 2001. • OUDIJK, M.A. & cols. – Drug treatment of fetal taquycardias. *Paediatr. Drugs*, 4:49, 2002. • OUDIJK, M.A. & cols. – Treatment of fetal tachycardia with sotalol: transplacental pharmacokinetics and pharmacodynamics. *J. Am. Coll. Cardiol.*, 42:765, 2003. • QUINTERO, R.A. & cols. – In utero treatment of fetal bladder-outlet obstruction by a ureterocele. *Lancet*, 357:1947, 2001. • RADETTI, G. & cols. – Foetal and neonatal thyroid disorders. *Minerva Pediatr.*, 54:383, 2002. • SANCHEZ, R.C. & ISFER, E.V. – Sistema nervoso central. In: Isfer, E.V. & cols. *Medicina Fetal. Diagnóstico Pré-Natal e Conduta.* Rio de Janeiro, Revinter, 1996, p. 83. • SBRAGIA, L. & cols. – Evolução de 58 fetos com meningomielocele e o potencial de reparo intra-utero. *Arq. Neuropsiquiatr.*, 62:487, 2004. • SPILIOTIS, B.E. – Prenatal diagnosis and treatment of congenital adrenal hyperplasia and consequences in adults. *J. Pediatr. Endocrinol. Metab.*, 14(Suppl. 5):1299, 2001. • STRASBURGER, J.F. & cols. – Amiodarone therapy for drug-refratory fetal tachycardia. *Circulation*, 109:375, 2004. • SYDORAK, R.M. & HARRISON, M.R. – Congenital diaphragmatic hernia: advances in prenatal therapy. *Clin. Perinatol.*, 30:465, 2003. • SUORMALA, T. & cols. – Late-onset holocarboxylase synthetase-deficiency: pré- and post-natal diagnosis and evaluation of effectiveness of antenatal biotin therapy. *Eur. J. Pediatr.*, 157:570, 1998. • TREADWELL, M.C. & cols. – Sucessful treatment of recurrent non-immune hydrops secondary to fetal hyperthyroidism. *Obstet. Gynecol.*, 87:838, 1996. • THUY, L.P. & cols. – Prenatal diagnosis and treatment of holocarboxylase synthetase deficiency. *Prenat. Diagn.*, 19:108, 1999. • TULIPAN, N. – Intrauterine myelomeningocele repair. *Clin. Perinatol.*, 30:521, 2003. • VAN GELDER-HASKER, M.R. & cols. – The effect of flecainide acetate on fetal heart rate variability: report. *Obstet. Gynecol.*, 86:667, 1995. • VAN KAMP, I.L. & cols. – The severity of immune fetal hydrops is predictive of fetal outcome after intrauterine treatment. *Am. J. Obstet. Gynecol.*, 185:668, 2001. • VAN KAMP, I.L. & cols. – Treatment of fetal anemia due to red-cell alloimmunization with intrauterine transfusion in the Netherlands, 1988-1999. *Acta Obstet. Gynecol. Scand.*, 83:731, 2004. • VON KOCH, C.S. & cols. – In utero surgery for hydrocephalus. *Child. Nerv Syst.*, 19:574, 2003. • WILSON, R.D. & JOHNSON, M.P. – Prenatal ultrasound guided percutaneous shunts for obstruct uropathy and thoracic disease. *Semin. Pediatr. Surg.*, 12:182, 2003. • WILSON, R.D. & cols. – Thoracoamniotic shunts: fetal treatment of pleural effusions in congenital cystic adenomatoid malformations. *Fetal Diagn. Ther.*, 19:413, 2004. • YANAI, N. & SHVEIKY, D. – Fetal hydrops, associated with maternal propylthiouracil exposure reversed by intrauterine therapy. *Ultrasound Obstet. Gynecol.*, 23:198, 2004.

143 Infecção pelo Estreptococo do Grupo B (*Streptococcus agalactiae*) Profilaxia Perinatal

Paulo César Giraldo
José Antonio Simões

O estreptococo do grupo B (EGB) é a principal causa da sepse em recém-nascidos prematuros. A transmissão vertical da bactéria ocorre durante o parto e, portanto, estratégias de controle e profilaxia têm sido recentemente muito discutidas.

As taxas de colonização têm variado de 5 a 40% (Franciosi e cols., 1973; Aber, 1976; Joshi e cols., 1987; Baker e Edwards, 1995), na sua dependência da metodologia utilizada para o isolamento da bactéria no trato genital feminino. Tem sido reportado que as gestantes com idade inferior a 20 anos têm risco maior de colonização pelo EGB. Além disso, o diabetes também é considerado outro fator de risco a ser mencionado.

É importante ressaltar que estudos longitudinais têm demonstrado que a colonização genital pelo EGB pode alterar-se espontaneamente ao longo da gestação. Isso sugere que a quantidade de bactéria pode estar continuamente se alterando. Por isso, tem sido recomendado que a amostra seja coletada da vagina e do reto entre 35 e 37 semanas de gestação. Não deve-se tratar essa "colonização" durante a gravidez, mas sim fazer a antibioticoprofilaxia nas portadoras durante o trabalho de parto e parto, a fim de se prevenir a infecção do recém-nascido nos casos de trabalho de parto prematuro ou em gestações anteriores complicadas.

MICRORGANISMO

Os microrganismos são cocos gram-positivos que crescem em cadeias ou como diplococos. São classificados sorologicamente ou com base nas suas reações hemolíticas em placas de ágar-sangue. Colônias que formam pequenos anéis beta-hemolíticos ao redor são chamados do grupo B, segundo a classificação de Lancefield. O EGB também é conhecido por *Streptococcus agalactiae*.

Atualmente, são conhecidos oito sorotipos de *Streptococcus agalactiae*, com base nos seus diferentes antígenos de carboidratos (Ia, Ib, Ia/c, II, III, IV, V e VI).

A maioria das doenças neonatais é causada pelo sorotipo III, embora todos os sorotipos possam ser encontrados.

DIAGNÓSTICO

Como as estratégias atuais para a prevenção da infecção neonatal precoce baseia-se no rastreamento de gestantes portadoras do EGB, é importante que sejam utilizados os métodos que maximizem sua detecção.

O uso de meios de cultura seletivo aumenta significativamente o isolamento da bactéria no trato genital feminino. O meio seletivo mais utilizado para a identificação do EGB é o de Todd-Hewitt, o qual inibe o crescimento de bacilos gram-negativos e de outras bactérias da flora vaginal normal (Silver e Struminsky, 1996).

A identificação do EGB em amostras clínicas também depende do local da coleta. Material colhido do intróito vaginal e também do anorretal aumenta em até 37% a possibilidade de isolamento do EGB que em material colhido apenas na vagina (Badri e cols., 1977). Este é um ponto crucial na implementação de protocolos clínicos, pois a identificação da maioria das portadoras assintomáticas é fundamental para a antibioticoprofilaxia intraparto.

Para Hager e cols. (2000), as culturas positivas para o estreptococo do grupo B, na urina, devem ser consideradas equivalentes às da vaginal e retal.

Vários tipos de testes rápidos têm sido recentemente avaliados para identificar as portadoras de EGB durante o trabalho de parto. Entretanto, os resultados não têm sido animadores, uma vez que nenhum deles se mostrou com reusibilidade suficiente para competir com os meios de cultura seletivos.

IMPLICAÇÕES MATERNAS DA INFECÇÃO PELO EGB

Embora o EGB provoque freqüentemente colonização assintomática, ele também pode causar infecção sintomática do trato urinário e intra-útero (durante ou imediatamente após o parto). As mulheres colonizadas pelo EGB que se mantêm afebris durante o trabalho de parto têm probabilidade muito baixa de desenvolver infecção puerperal (se o parto for vaginal e atraumático). Todavia, se o parto por cesárea após amniorrexe e/ou trabalho de parto, o risco de desenvolver endometrite será muito alto, uma vez que já existe infecção do líquido amniótico, mesmo que se cessem antibióticos (Watts e cols., 1991).

IMPLICAÇÕES PARA O CONCEPTO

O recém-nascido (RN) apresenta cerca de 50% de risco de ser colonizado durante o parto de uma gestante portadora de EGB. Na ausência de antibioticoprofilaxia, cerca de 2% dos RN colonizados irão desenvolver infecção estreptocócica neonatal precoce (sepse, pneumonia e meningite) com altos índices de morbimortalidade (CDC, 1996). Embora o tratamento com antibióticos tenha diminuído as taxas de mortalidade desses RN infectados, ainda são freqüentes os casos com seqüelas neurológicas (CDC, 1996).

As estratégias atualmente propostas para minimizar a infecção neonatal precoce baseiam-se na antibioticoprofilaxia materna durante o trabalho de parto. Estas estratégias têm-se mostrado capazes de diminuir a incidência da infecção neonatal em até 90% (CDC, 1996).

RECOMENDAÇÕES ATUAIS PARA ANTIBIOTICOPROFILAXIA INTRAPARTO

O CDC recomenda que as gestantes sejam rastreadas com cultura da região vaginal e anorretal o mais próximo do final da gestação, ao redor de 35 a 37 semanas de gestação. Para todas as gestantes colonizadas com EGB (cultura positiva), deve ser instituída a antibioticoprofilaxia intraparto independente dos possíveis fatores de risco. Além disso, também estaria indicada naquelas com amniorrexe mesmo sem trabalho de parto (CDC, 1996).

Quando o resultado da cultura não for disponível, o CDC recomenda a antibioticoprofilaxia se um ou mais dos seguintes fatores de risco estiverem presentes:

1. tempo de amniorrexe $\geq$ a 12 horas;
2. início do trabalho de parto com menos de 37 semanas completas de gestação;
3. febre materna (T $\geq$ 38°C);
4. história de ter tido filho infectado com EGB no passado.

O regime recomendado é penicilina C cristalina, 5 milhões de U, por via intravenosa (IV), dose de ataque; seguida de 2,5 milhões de U, IV, a cada 4 horas até o parto. Alternativamente, recomenda-se a ampicilina, 2g, IV, dose de ataque, seguida de 1g, IV, a cada 4 horas, até o parto (CDC, 1996).

Nos casos de alergia à penicilina, pode ser utilizada a clindamicina, 900mg, IV, de 8/8 horas; ou a eritromicina, 500mg, IV, de 6/6 horas, até o parto (CDC, 1996). Todavia Simões e cols. (2004) encontraram recentemente que, entre os EGB coletados a partir de amostras clínicas, 19% foram resistentes à clindamicina e 25% à eritromicina. Portanto, esses autores sugerem que, para as mulheres alérgicas à penicilina e colonizadas pelo EGB, a escolha do antibiótico a ser utilizado na profilaxia deva ser preferencialmente baseada no antibiograma. Além disso, eles sugerem que nas mulheres com bacteriúria pelo EGB a preferência antibiótica deveria ser para a nitrofurantoína (Simões e cols., 2004).

VACINAS

Os estudos de imunização ativa materna parecem ser promissores, sendo que níveis sorológicos maternos considerados protetores podem prevenir a infecção neonatal, embora não previnam a colonização materna (Baker e cols., 1988). O polinacarídeo capsular do EGB é pouco imunogênico e, portanto, pesquisadores têm investigado um antígeno conjugado a uma proteína como melhor opção (Jennings, 1992). O primeiro a ser testado como vacina foi o antígeno do EGB tipo III conjugado com a toxina tetânica, que se mostrou ser imunogênica e capaz de produzir anticorpos funcionais em coelhos e ratos. Ensaios clínicos em seres humanos ainda são aguardados para o conhecimento da segurança e efetividade dessas vacinas.

ADENDO

Em tese de doutorado defendida por Nomura (2004), ele apresenta as seguintes conclusões gerais:

Apesar da escassez de dados, acredita-se que o EGB seja um problema de saúde pública também no Brasil, e que, da mesma maneira com que foi enfrentado em outros países, precisa ser adequadamente avaliado neste País. A falta de programas integrados de vigilância de infecções neonatais dificulta a conscientização dos administradores de recursos.

Os dados obtidos neste trabalho levam a crer que o rastreamento sistemático de gestantes com trabalho de parto prematuro e/ou rotura prematura pré-termo de membranas é necessário. A prevalência de colonização materna foi elevada, levando-se em consideração que as situações clínicas estudadas eram de risco maior de doença neonatal e que a metodologia laboratorial seguida foi a recomendada pela literatura.

A associação de colonização materna pelo EGB com bacteriúria assintomática, observada neste estudo, destaca não só a importância da infecção urinária como fator associado ao parto prematuro nessa população, como também ressalta a necessidade da realização de uroculturas durante o pré-natal e de tratar corretamente as mulheres, para reduzir as complicações observadas. Eventualmente, pode ocorrer algum mecanismo imunológico que possa ser responsável pela associação entre colonização do trato urinário por vários agentes bacterianos e colonização materna por EGB, mas esta possibilidade ainda precisa ser estudada.

Apesar de a taxa de colonização neonatal ter sido baixa nesta população (3,1%), a incidência de sepse neonatal precoce foi elevada, confirmando o vínculo existente entre a prematuridade e a doença neonatal. Além disso, é preciso adotar um programa de vigilância de resistência bacteriana, uma vez que o protocolo atual do serviço segue a abordagem por fatores de risco, com tendência à prescrição de antibióticos para um número maior de gestantes. Este tipo de abordagem é inferior ao rastreamento sistemático no final da gestação, prevenindo um número menor de casos de doença neonatal.

O rastreamento pode ser feito com menor custo, padronizando a coleta de um "swab" vaginal-anorretal, inoculado diretamente no meio de cultura seletivo, dispensando o meio de transporte, uma vez que este estudo demonstrou que a informação clínica pode ser precisa e confiável por meio dessa metodologia, detectando 87,5% das portadoras do EGB.

Portanto, acreditamos que seja possível para instituições envolvidas na assistência ao pré-natal e parto adotar o rastreamento microbiológico universal entre 35 e 37 semanas de gestação com culturas, da maneira proposta a partir dos dados obtidos no estudo e a um custo acessível. Esta proposta deveria ser discutida amplamente com autoridades de saúde e formadores de opinião.

Concluimos, também, que será necessário conscientizar todos os profissionais envolvidos nestas rotinas, incluindo obstetras, neonatologistas, infectologistas, microbiologistas e administradores de recursos, de que se trata de situação amplamente estudada na literatura, que existe uma intervenção eficaz e que os benefícios até o momento suplantam os riscos conhecidos.

Não há perspectivas a curto prazo que sejam factíveis e aplicáveis à realidade brasileira, a não ser seguir protocolos já avaliados em outros países. Acreditamos que estudos como este, mais do que simplesmente estudar a prevalência e os métodos laboratoriais, podem despertar a comunidade médica para um problema real e negligenciado, cujo custo é incalculável para recém-nascidos, suas mães e para a sociedade brasileira.

Referências Bibliográficas

• ABER, M.J. – Nosocomial transmission of group B streptococci. *Pediatrics,* 58:346, 1976. • BAKER, C.J. & cols. – Immunization of pregnant women with a polysaccharide vaccine of group B streptococcus. *N. Engl. J. Med.*, 319:180, 1988. • BAKER, C.J. & EDWARDS, M.S. – Group B streptococcal infections. In: Remington, J. & Klein, J.O. (eds.). *Infectious Diseases of the Fetus and Newborn Infant.* 4th ed., Philadelphia, W.B. Saunders, Co., 1995, p. 980. • FRANCIOSI, R.A. & cols. – Group B streptococcal neonatal and infant infections. *Pediatrics,* 82:707, 1973. • HAGER, W.D. & cols. – Prevention of perinatal group B streptococcal infection – current controversies. *Obstet. Gynecol.,* 96:141, 2000. • JENNINGS, H. – Further approaches for optimizing polysaccharide – protein conjugate vaccines for prevention of invasive bacterial disease. *J. Infect. Dis.*, 165(Suppl. 1):61, 1992. • JOSHI, A.K. & cols. – Prevalence and significance of group B streptococcus in a large obstetric population. *CMAJ,* 137:209, 1987. • NOMURA, L.M. – Colonização materna e neonatal por estreptococo do grupo B em gestantes com trabalho de parto prematuro e/ou ruptura prematura pré-termo de membranas. Tese-Doutorado – Faculdade de Ciências Médicas da UNICAMP, 2004. • SILVER, H.M. & STRUMINSKY, J. – A comparison of the yield of positive antenatal group B streptococcus cultures with direct inoculation in selective growth medium versus primary inoculation in transport medium followed by delayed inoculation in selective growth medium. *Am. J. Obstet. Gynecol.*, 175:155, 1996. • WATTS, H. & cols. – Upper genital tract isolates at cesarean section predict postpartum endomyometritis despite antibiotic prophylaxis. *Obstet. Gynecol.*, 77:287, 1991.

Seção VII

Aspectos Gerais em Obstetrícia

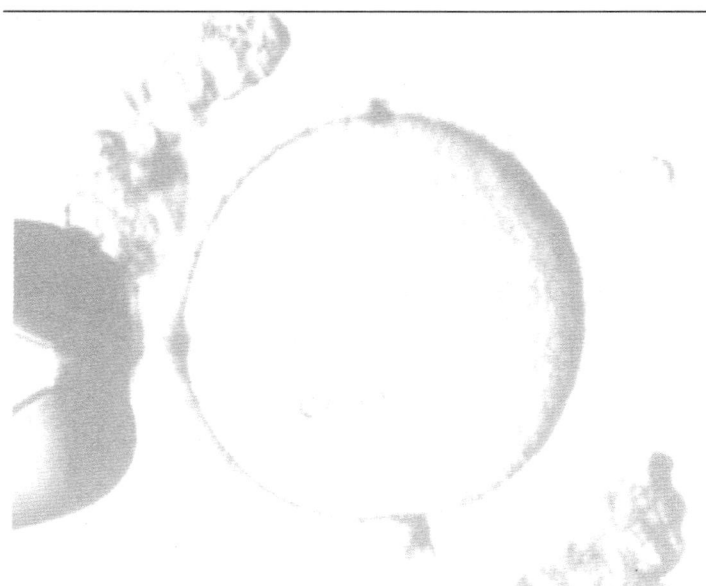

144 Abortamento Terapêutico

Jessé de Paula Neves Jorge
Renato Passini Junior

Embora seja pouco freqüente na prática da Tocoginecologia, a indicação de aborto terapêutico suscita, como poucos temas, de discussões prolongadas. Quando surge um caso concreto, a resolução de conduta é sempre penosa e difícil, mesmo porque, em situações raras como esta, a decisão não é nem pronta, nem tranqüila, nem unânime: em resumo, não há *solução ideal*, porque, qualquer que seja ela, ao menos uma vida estará se perdendo. Embora juridicamente o abortamento possa ocorrer em qualquer fase da gestação, utilizaremos aqui o conceito médico, que considera situações que ocorrem até 22 semanas de gravidez.

Em quase todos os países do mundo a legislação permite a prática do aborto para salvar a vida da mãe. O Código Penal Brasileiro, de 2004, em seu artigo 128, indica, no seu inciso I, que "não se pune o aborto praticado por médico, se não há outro meio de salvar a vida da gestante". Isto significa que continua havendo um ato que seria crime, mas, em virtude de uma condição juridicamente definida como "estado de necessidade", exclui-se do crime sua antijuridicidade. Crime é considerado um fato tipificado, ou seja, um ato (ação ou omissão) previsto na lei (Código Penal) e com um componente essencial de reprovação social, denominado "antijuridicidade" – não basta ao ato praticado ser apenas um fato típico –, é necessário também ser antijurídico para acarretar a punição de quem o pratica. O Código Penal, em seu artigo 23, dispõe que "não há crime quando o agente pratica o fato:

I – em estado de necessidade;
III – em estrito cumprimento do dever legal ou no exercício regular de direito".

Portanto, o aborto terapêutico é abortamento não-criminoso, desde que siga tudo que a lei indica como sua conduta típica. O estado de necessidade é definido pelo artigo 24 do Código Penal. Implica uma decisão do legislador nacional: "para salvar uma vida cujo valor é mais relevante (mãe), sacrifica-se outra (feto)". O estado de necessidade caracteriza-se, na situação de interrupção da gravidez, por risco de morte materna, pelo fato de o médico estar convicto e cientificamente amparado de que:

- há risco vital à mãe;
- dependente da gravidez;
- a interrupção da gestação faz cessar esse risco;
- esse procedimento é o **único meio** capaz de salvar a vida da mãe;
- confirmação ou concordância de outro médico;
- necessidade do consentimento materno.

Com relação a este último aspecto, pode haver controvérsias. É necessário o consentimento materno nestas situações? A prudência diz que sim, mas há situações nas quais se configura claramente uma situação de iminente risco à vida da gestante, e a mulher, como mãe, recusa-se a aceitar a interrupção, sacrificando-se pelo filho (que nem sempre poderá sobreviver, devido à gravidade da condição materna e à inviabilidade fetal pela imaturidade extrema). Quando isso ocorre, surgem acalorados debates profissionais, éticos e jurídicos, levando-se em conta questões importantes como autonomia de decisão e dispositivos legais. Obrigar uma gestante a submeter-se ao abortamento em uma situação na qual esta seria a única solução para salvar sua vida seria crime, do ponto de vista legal? Diz *caput* do artigo 146 do Código Penal, que é crime: "constranger alguém, mediante violência ou depois de lhe haver reduzido, por qualquer outro meio, a capacidade de resistência, a não fazer o que a lei permite, ou a fazer o que ela não manda". O parágrafo terceiro deste artigo aponta para uma das exceções: "não se compreendem na disposição deste artigo: I – a intervenção médica ou cirúrgica, sem o consentimento do paciente ou de seu representante legal, se justificada por iminente risco de vida".

Além do Código Penal, nosso Código de Ética Médica (1988) dispõe de uma série de artigos, questões direta ou indiretamente relacionadas com o tema e que acompanham a legislação vigente. Verificamos que:

É vedado ao médico:

Art. 42 – Praticar ou indicar atos médicos desnecessários ou **proibidos** pela legislação do País.

Art. 43 – Descumprir legislação específica nos casos de transplantes de órgãos ou tecidos, esterilização, fecundação artificial e **abortamento**.

Art. 46 – Efetuar qualquer procedimento médico **sem** o esclarecimento e o **consentimento** prévios do paciente ou de seu representante legal, **salvo** em **iminente** risco de vida.

Art. 56 – Desrespeitar o direito do paciente de decidir livremente sobre a execução de práticas diagnósticas ou terapêuticas, **salvo** em caso de **iminente** risco de vida.

Art. 57 – Deixar de utilizar todos os meios disponíveis de diagnóstico e tratamento a seu alcance em favor do paciente.

Verificamos, dessa maneira, que inúmeras questões éticas, jurídicas, religiosas e várias outras acompanham este tema, e longe estamos de ter soluções tranqüilas e serenas. A decisão envolve aspectos médicos e não há necessidade de recorrer-se ao Poder Judiciário para obter autorização, uma vez que esta já foi dada pela Lei.

Cabe, então, repetimos, ao médico estar convicto e cientificamente amparado de que:

1. A gestante encontra-se em risco de vida.
2. Este risco depende diretamente do curso da gravidez.
3. O aborto faz cessar este risco.
4. Este é o único procedimento capaz de salvar a vida da gestante.

Para ter esta convicção e tomar a decisão de indicação do abortamento, algumas questões precisam ser respondidas:

- A gravidez piora a evolução da doença?
- Qual o risco da doença ou do seu tratamento sobre a gestação e o feto?
- A gravidez deve ser interrompida porque representa obstáculo à terapia?

Quando se trata de aborto terapêutico, não discutimos se a doença materna piora a evolução da gravidez. Existem inúmeras situações que fazem parte das gestações de risco, resolvidas em fases mais avançadas da gravidez, sem necessidade do abortamento terapêutico. O que importa é o caso em que a gravidez piora a evolução da doença materna, a tal ponto que surja risco significativo de morte. São poucas as situações com esse potencial hoje em dia, mas elas ainda existem! Algumas dessas doenças são próprias da gravidez. Dentre elas podemos citar a gestação ectópica e o percretismo placentário. A primeira configura indicação clara e praticamente indiscutível de interrupção da gestação, por acarretar risco à vida da gestante e pela praticamente certa inviabilidade fetal. Na situação de percretismo placentário, diagnosticado em idades gestacionais muito precoces por meio do ultra-som, a opção de continuar a gestação implicará risco constante de rotura uterina, com hemorragia potencialmente fatal. A maioria das situações, entretanto, envolve afecções maternas que podem ser já conhecidas ou descobertas durante a gestação. Pela sua própria gravidade e pelas modificações fisiológicas da gestação, estas afecções podem causar a morte da gestante durante a gravidez, parto ou puerpério.

Para se chegar a essa convicção, devem-se considerar as condições globais do caso e a disponibilidade de meios para o controle da doença existente. É sabido que hoje, nos centros tecnologicamente avançados, procedimentos complexos podem ser realizados durante a gravidez: cirurgias cardíacas e transplantes, por exemplo. Mas é sabido, também, que tais centros são poucos e, por vezes, inacessíveis para a maior parte da população. As bases e as dificuldades para a avaliação do caso de gravidez que coloca em risco a vida da mulher não são as mesmas em todas as partes. Mas há que se considerar, também, que, onde há indigência de recursos para tratar a gestante em risco, também se terá incapacidade de proceder, com menor risco, à interrupção da gravidez. Portanto, há um ambiente perigoso de decisões: a falta de condições de acompanhamento de complexas e graves condições mórbidas maternas, a ponto disto implicar risco de morte, pode significar, em alguns locais e em certos casos, expor a gestante a um novo risco, pela falta de condições e garantias necessárias para realizar os procedimentos relacionados com a interrupção.

A decisão irá depender de um somatório de informações e conclusões: do conhecimento exato do quadro clínico e laboratorial, da impossibilidade de terapêutica satisfatória independente do local de tratamento e de o risco continuar significativo, apesar de eventual possibilidade terapêutica.

Para isto, o obstetra não deve basear-se em estatísticas ultrapassadas! Às vezes, colocam-se dogmas já superados cientificamente como motivo para a interrupção da gestação, acarretando decisões equivocadas. Uma das situações em que isso se aplica refere-se às neoplasias malignas, que são diagnosticadas na gravidez ou quando a esta é descoberta em pacientes com essas doenças. Será necessário avaliar suficientemente cada situação em particular e verificar se há informações recentes na literatura que contrariam certezas antigas, como, por exemplo, em relação à radioterapia e à quimioterapia. Sabe-se que as doses de radiação nas sessões de radioterapia são capazes de provocar seqüelas fetais, mas isto depende da região a ser tratada (Cunningham, 2001). No abdome, o risco é extremo; no tórax, a dose de exposição fetal é alta se o útero é grande; e em cabeça e pescoço, o risco é pequeno, desde que se use proteção abdominal. Quanto à quimioterapia, a maioria dos antiblásticos não é teratogênica ou carcinogênica se administrada após o primeiro trimestre (Cunningham, 2001). São exceções a ciclofosfamida e o metotrexato/aminopterina. Portanto, medidas terapêuticas poderão ser tomadas independente da gravidez, que não pode tornar-se fator impeditivo das condutas médicas necessárias para cada situação. Nesses casos, confunde-se o risco fetal de exposição a agressores externos com o risco materno. O receio de risco fetal não deve impedir a adoção de medidas terapêuticas cabíveis em casos graves, desde que não exista alternativa para tal. A saúde materna tem que ser preservada, pois dela dependerá, em primeiro lugar, da saúde fetal.

Dentre as condições mórbidas atuais mais envolvidas com a possibilidade de aborto terapêutico, podemos destacar, em linhas gerais e a título exemplificativo, cardiopatias, colagenoses, vasculopatias, neoplasias, hemoglobinopatias, infecções, hepatopatias, nefropatias, anomalias placentárias e trombofilias. Evidentemente que a maioria delas não implicará risco de morte à gestante, decorrente da gravidez. Entretanto, algumas dessas condições representam um risco elevado de complicações graves e fatais. Talvez o exemplo mais comum seja o das cardiopatias graves. Enquanto na grande maioria delas o risco é pequeno ou moderado, há algumas condições nas quais o risco de morte supera 25% durante a gestação, independente da maioria de medidas disponíveis, o que torna totalmente indicado o aborto terapêutico (Clark e cols., 2001). Essas condições envolvem:

- Hipertensão pulmonar primária ou secundária.
- Síndrome de Eisenmenger.
- Coartação de aorta com complicações.
- Síndrome de Marfan com envolvimento de aorta.

São situações raras, muitas vezes decorrentes de valvulopatias cardíacas graves ou cardiopatias congênitas ou miocardiopatias não tratadas ou complicadas, mas existentes e capazes de causarem mortes em gestantes em porcentagens inaceitáveis em qualquer lugar do mundo. Além destas, podem surgir, na prática, situações raríssimas nas quais a gestação pode implicar aumento de risco de morte e que devem ser discutidas individualmente.

Se a decisão for realmente pela interrupção, deverão ser respeitados princípios propostos pela 67ª Sessão da Associação Mundial de Medicina (Paris), referendados pela Associação Médica Brasileira:

- o aborto deve realizar-se unicamente como medida terapêutica;
- a decisão deve ser aprovada por escrito, no mínimo por dois médicos, eleitos pela sua competência profissional e anexada ao prontuário. É importante que a Direção Clínica do Hospital seja informada;
- a paciente deve ser ouvida, bem como sua família;
- o procedimento deve ser realizado por médico capacitado para tal, em estabelecimento aprovado pela competência profissional;
- se o médico achar que suas convicções não permitem aconselhar ou praticar um aborto, pode retirar-se, desde que esteja garantida, por um médico qualificado, a continuação da assistência médica necessária.

Deve-se lembrar sempre que o aborto terapêutico trata-se de procedimento de alto risco em qualquer idade gestacional, pelas condições da paciente. Deverão ser resguardados alguns princípios de boa conduta que consistem em:

- realizá-lo nas melhores condições clínicas maternas possíveis;

- ser feito rapidamente, porém sem abrir mão da segurança;
- procurar ser o menos invasivo possível;
- reduzir ou abolir a dor;
- garantir ambiente médico (terapia intensiva) e psíquico adequado após o procedimento.

As discussões prévias sobre a via de resolução do caso, o método de interrupção a ser utilizado, quais procedimentos anestésicos serão adotados e qual a garantia de retaguarda clínica e cirúrgica durante e após interrupção serão fundamentais. Também será necessário que um aconselhamento sobre o futuro reprodutivo seja feito durante o atendimento prestado a essas mulheres, para garantir a melhor forma de anticoncepção para cada mulher, que poderá incluir, em casos mais graves e irreversíveis, a esterilização definitiva. Se a opção for pela esterilização, este procedimento não poderá acarretar risco adicional e importante à saúde da paciente, pois, se assim for, deve ser adiado e realizado quando ela estiver em melhores condições clínicas e de saúde.

Em serviços de menor porte, será prudente transferir essas pacientes para centros mais estruturados para atendimento a doentes graves. As equipes que prestam atendimento a essas mulheres e suas famílias deverão ser multiprofissionais, para contemplar os inúmeros aspectos e desdobramentos desse desfecho da gestação.

O conceito de aborto terapêutico poderá estender-se para além de 22 semanas e em situações nas quais não há perspectiva de sobrevida fetal, devido a defeitos congênitos incompatíveis com a vida. Esta é uma discussão que está sendo travada no País, especialmente em relação às gestações envolvendo fetos com anencefalia, mas, até novembro de 2004, ainda não há clareza se a lei será modificada e até que ponto isto ocorrerá.

Não se fala em aborto terapêutico quando o tratamento da doença leva à remoção do leito do concepto: é o caso da terapêutica da prenhez ectópica íntegra, da histerectomia como parte do plano cirúrgico para tratamento do câncer do ovário, ou do colo do útero (nesta doença, há também necessidade de se esvaziar o útero antes da radiomoldagem em determinadas situações).

Referências Bibliográficas

- CÓDIGO PENAL BRASILEIRO – Decreto Lei nº 2.848. São Paulo, Editora Saraiva, 2004. • CUNNINGHAM, F.G. & cols. – Williams Obstetrics. 21st ed., New York, McGraw-Hill, 2001. • CLARK, S.L. & cols. – *Tratamento Intensivo em Obstetrícia*. 3ª ed., São Paulo, Santos, Liv. Ed., 2001, p. 766.

145 Reprodução Assistida

Dirceu Henrique Mendes Pereira

CONCEITO/MODALIDADES

A reprodução assistida (RA) é método tecnológico de apoio às funções naturais para se obter a concepção, envolvendo a participação do médico e equipe multidisciplinar, no processo de aproximação de gametas. A primeira fertilização extracorporal foi realizada por Rock e Menkin em 1944. Schumacher e cols. (1973), 30 anos após, relataram a primeira transferência de embrião para o recipiente materno. A culminação de todo esforço ocorreu em 1978 com o nascimento de Louise Brown, graças às publicações de Steptoe e Edwards, que entraram definitivamente para os anais da fertilização *in vitro* (FIV).

Primordialmente, a FIV foi destinada às pacientes com lesão irreparável das tubas; no entanto, com o crescente êxito da técnica, sua indicação ganhou espectro mais amplo, envolvendo outras condições anômalas: oligoastenoteratozoospermia, endometriose, infertilidade sem causa aparente (ISCA) etc.

A RA pode ser subdividida em dois grupos:

Baixa complexidade – são métodos mais simples, com facilidade de repetição e apresentam resultados satisfatórios. Consiste na introdução de espermatozóides beneficiados no fundo da cavidade uterina. A fecundação ocorre no terço externo da tuba uterina.

- IIU – inseminação intra-uterina.
- IAD – inseminação intra-uterina com sêmen de doador.

Alta complexidade – consiste em estimular os ovários de forma a se obter o crescimento e a maturação de maior número de folículos para a recuperação dos oócitos. A fecundação é extracorpórea, sendo os embriões transferidos para as tubas ou cavidade uterina.

- FIV – fertilização *in vitro*.
- ICSI – injeção intracitoplasmática de espermatozóide.

Com indicação restrita:

- ZIFT – transferência intratubária de zigoto.
- TET – transferência intratubária de pré-embriões.

INDICAÇÕES

Patologia tubária – a técnica de microcirurgia foi introduzida para aumentar expectativa de gravidez, especialmente no fator tuboperitoneal. A lise de aderências extra-anexiais, a salpingolise, a fimbrioplastia, a salpingostomia, a anastomose término-terminal e o reimplante tubouterino foram de aplicação imediata para as mulheres com acometimento tubário. O índice de gravidez após cirurgia tubária depende do tipo de procedimento, das condições anatomofuncionais das tubas e da experiência da equipe cirúrgica. A presença de aderências peritubáricas, as condições da parede muscular, do epitélio ciliar e do grau de adesão da porção fimbrial também afetam o prognóstico. Hidrossalpíngeo com mais de 3cm de extensão, ausência de fímbrias e aderências extensas estão relacionados com mau prognóstico. Recentes relatórios informam que a taxa de recém-nascidos pós-cirurgia oscila entre 20 e 30%, acrescentando-se taxa de 20% de gravidez extra-uterina (GEU). Particularmente, pós-salpingostomia, a paciente tem possibilidade de 4 a 8%/ciclo de obter gravidez (Oehninger e cols., 1989).

Situação mais dramática é aquela que envolve as mulheres submetidas a uma segunda tentativa de cirurgia tubária. Os índices são muito desfavoráveis e a indicação está restrita apenas aos casos em que as tubas estejam em boas condições e haja o mínimo de aderência (Lauritzen e cols., 1982).

O prognóstico pós-reanastomose varia de acordo com o tipo de esterilização, o local da anastomose e a longitude do segmento tubário. Taxas muito baixas estão associadas a cauterização monopolar e tubas com longitude menor que 4cm após a cirurgia. A evolução é sombria para as pacientes que foram submetidas à fimbriectomia. O índice de gravidez gira em torno de 8 a 50% no reimplante tubário, a depender das condições que envolvem cada caso (Oehninger e cols., 1989).

A gravidez extra-uterina repetitiva é indicação para FIV.

Endometriose – a associação de endometriose com infertilidade é bem conhecida, embora a fisiopatologia responsável pela falha reprodutiva permaneça obscura. Foliculogênese deficiente, fase lútea defeituosa, hiperprolactinemia, LUF (luteinização sem rotura folicular), fatores auto-imunes, fatores mecânicos, aumento de prostaglandinas no fluido peritoneal e macrófagos têm sido relatados nessa associação (Hurst e Rock, 1989).

As alternativas terapêuticas para a endometriose incluem conduta expectante, terapia medicamentosa, cirúrgica e fertilização *in vitro*.

Pacientes com estágio mínimo ou leve não demonstram diferença significativa na resposta à estimulação ovulatória, índice de fertilização, níveis de progesterona na fase lútea ou índice de gravidez/transferência (Oehninger e cols., 1988).

Concluindo, sabe-se que pacientes com endometriose têm probabilidade de conceber por meio da FA, sendo que as chances são maiores no estágio mínimo ou leve (Chillik e cols., 1985).

Fator masculino – a fertilização assistida é alternativa lógica para o homem oligoastenoteratozoospérmico, já que os espermatozóides são colocados em contato direto com o oócito. O índice de fertilização, embora menor na oligozoospermia, é aceitável acima de 1,5 milhão/ml após processamento seminal (Van Uem e cols., 1985).

A oligozoospermia é freqüentemente associada com motilidade alterada. Muitas técnicas de laboratório têm sido desenvolvidas para concentrar espermatozóides móveis para o uso em FIV. Índice satisfatório de fertilização oócito é adquirido com a concentração 0,5-2 milhões de espermatozóides móveis/ml em homens oligozoospérmicos. Uma vez ocorrida a fertilização, o índice de gravidez/transferência é igual ou superior ao grupo normoespermático (Hirsch e cols., 1986).

Em decorrência do menor índice de fertilização, a taxa de gravidez tem expectativa menor na infertilidade masculina grave. O estudo comparativo entre transferência intratubária de gametas (GIFT) e FIVETE mostra taxas similares (Leeton e cols., 1987), embora a GIFT não forneça evidência da ocorrência de fertilização.

Com o surgimento da micromanipulação de gametas – injeção intracitoplasmática de espermatozóide (ICSI) –, foi concedido aos homens oligozoospérmicos chance melhor de gravidez.

Hostilidade do muco cervical – o teste pós-coito (TPC) é exame que envolve interpretações e prognósticos controvertidos. A qualidade do muco cervical constitui condição fundamental para a espermomigração.

Inicialmente, foi sugerido que casais com TPC pobre têm menor índice de fertilização em relação a casais com infertilidade idiopática ou tubária (Hull e cols., 1985). Essa conclusão, não é universalmente aceita.

Se o muco cervical não puder ser melhorado com medicamentos, pode-se optar pelas inseminações intra-uterinas. Somente após três tentativas fracassadas deve-se indicar FIV.

Fator imunológico – a presença de anticorpos antiespermatozóides no homem ou na mulher pode interferir com o processo da concepção. Na mulher, os anticorpos antiespermatozóides podem ser detectados no sangue, no muco cervical e no fluido folicular. No homem, eles podem estar presentes no plasma e no sêmen.

Abstinência periódica, condon e imunossupressão podem ser usados como alternativas terapêuticas para reduzir os níveis de anticorpos. O êxito, no entanto, tem sido limitado, e os efeitos colaterais da imunossupressão, inaceitáveis. A FA tem resolvido a infertilidade de causa imunológica (Potashnik e cols., 1988; Yovich e cols., 1984), embora o número de pacientes seja pequeno. Atualmente, a técnica de escolha para esses casos é a ICSI.

Infertilidade idiopática – essa denominação é atribuída a casais que, após 18 meses de intercurso sexual sem anticoncepção, não obtiveram gravidez. Os exames de investigação não demonstraram anormalidade na fertilidade masculina e feminina. Essa rotulação depende dos recursos propedêuticos disponíveis, ou seja, quanto mais desenvolvido o centro de reprodução humana, menor o percentual de casais com o diagnóstico idiopático. Pode-se usar também essa denominação aos casais cujo fator de infertilidade foi identificado e não conseguem engravidar após determinado período da correção terapêutica. Estima-se que a infertilidade sem causa aparente (ISCA) esteja presente em 15% dos casais inférteis (Moghyssi e Wallace, 1983).

A FIV consegue suplantar defeitos do mecanismo de ovulação, da captação ovular, do transporte dos gametas ou dos embriões, da fertilização e do ambiente tubário. Oócitos normais podem ser identificados. Observação cuidadosa da morfologia dos espermatozóides de pacientes com falha de fertilização tem propiciado a base para avaliar defeitos nas condições anatômicas do gameta masculino. A FIV, além disso, oferece substrato para detectar o fator masculino "oculto".

Os pacientes que fizerem opção pela FIV devem esperar resultados semelhantes aos obtidos com o fator tuboperitoneal e a endometriose. Casais com ISCA secundária parecem ter mais probabilidade de gestação que os portadores de infertilidade idiopática primária.

Distúrbio ovariano – a RA pode beneficiar pacientes com anovulação hipogonadotrófica, oligovulação e insuficiência de corpo lúteo, embora essa terapêutica não seja indicada quando esses distúrbios existem em condições isoladas.

A FIV é ainda o procedimento de escolha na síndrome de luteinização sem rotura folicular (LUF). A síndrome dos ovários policísticos tem sido uma das indicações de FIV para alguns autores (Salat-Baroux e cols., 1988), pois pode diminuir o risco de hiperestimulação, embora não os elimine totalmente.

A FA tem propiciado ainda a possibilidade de gravidez em pacientes com menopausa precoce, ooforectomizadas, por disgenesia gonádica ou síndrome dos ovários resistentes, por meio da doação de oócitos. O índice de gravidez e de implantação dos embriões é mais elevado nessas pacientes, ultrapassando a taxa de 40% e 22%, respectivamente (Remohi e cols., 1997).

Doenças genéticas – a doação de oócitos (OVODON) foi utilizada em mulheres com a síndrome de Turner 46,XX, mosaico 47,XXX e em outras alterações genéticas.

O surgimento das técnicas de diagnóstico pré-implantacional (PGD ou DGPI) permite-nos avaliar aneuploidias e o diagnóstico de algumas doenças genéticas em embriões antes da transferência intra-uterina.

Anomalias de útero – pacientes com agenesia mülleriana, anomalia congênita, sinéquia uterina refratária à lise cirúrgica e ausência pós-histerectomia podem, por meio da FIV, transferir seus embriões para a cavidade uterina de uma cessora. Os problemas éticos e legais são muito complexos e a legislação só permite a transferência para parente até segundo grau.

CRITÉRIOS DE SELEÇÃO

No que tange à propedêutica feminina importa pesquisar:

1. Perfil hormonal:
   - FSH, LH, E2 e PRL (terceiro dia do ciclo).
   - S-DHEA, A, T sérica e T livre (suspeita de hiperandrogenismo).
   - TSH ultra, T_3 livre e T_4 livre (alteração da tireóide).
2. Ecografia pélvica endovaginal (terceiro dia do ciclo).
3. Avaliação da fase lútea – dosagens de progesterona.
4. Pesquisa do canal genital:
   - Histerossalpingografia.
   - Laparoscopia.
   - Histeroscopia.

Em relação à propedêutica masculina são indicados:

1. Consulta andrológica.
2. Exames laboratoriais:
   - Análise seminal.
   - Processamento seminal.
   - Espermocultura.
   - Latex Mar Test, imunoesferas (imunológico).

Deve-se ainda proceder à propedêutica do casal:

1. Teste pós-coito.
2. Testes de compatibilidade imunológica.
3. Exames sorológicos:
   - HIV.
   - Hepatites (A, B, C).
   - Sífilis.

Finalmente importa salientar a necessidade de assinatura do casal em relação ao termo de consentimento informado.

Utilizando esse roteiro propedêutico, consegue-se estabelecer o diagnóstico dos distúrbios da fertilidade e indicar criteriosamente a modalidade de fertilização assistida.

ETAPAS DA FERTILIZAÇÃO *IN VITRO*

ESTIMULAÇÃO OVARIANA

Embora a primeira fertilização *in vitro* coroada de êxito tenha sido oriunda de ciclo natural, atualmente a maioria dos centros de fertilização assistida do mundo prefere utilizar a estimulação ovariana. A razão para essa preferência é decorrente da obtenção de número maior de oócitos e, conseqüentemente, da transferência de dois a três embriões. Indubitavelmente, essa conduta aumentou o índice de gravidez, embora tenha acarretado taxas superiores de gemelaridade.

Entre as drogas utilizadas para promover a estimulação ovulatória citem-se:

- Citrato de clomifeno (CC).
- Gonadotrofina de mulher menopausada altamente purificada (HMG-HP).
- Urofolitropina altamente purificada (FSH-HP).
- Hormônio folículo-estimulante recombinante (FSHr).
- Gonadotrofina coriônica urinária e gonadotrofina coriônica recombinante (hCG e hCGr).
- Análogo de hormônio liberador hipotalâmico (GnRH) – agonistas e antagonistas.

Os principais esquemas utilizados têm sido:

1. CC + HMG + hCG (Frydman):
   CC (100mg) – 2º ao 6º dias.
   HMG (150UI) – 2º, 4º, 6º, 8º e 10º dias.
   hCG (5.000UI ou 250mcg) ± 12º dia.
2. HMG + hCG:
   HMG (150UI) – 2º, 3º, 4º, 5º ... (ajuste individualizado).
   hCG (10.000UI ou 250mcg) ± 11º dia.
3. FSH, FSH-HP ou FSH_r + hCG:
   FSH – a partir do 2º dia do ciclo com ajuste individualizado.
   hCG (10.000UI ou 250mcg) ± 11º dia.

A monitorização ovariana é efetuada por meio da ecografia endovaginal e de dosagens de estradiol e LH (quando necessário). Administrar hCG quando o diâmetro folicular médio (DFM) alcançar 16 (FSH) ou 18mm (HMG) ou 18 a 20mm (CC + HMG). O estradiol deve estar acima de 500pg/ml. A folículo-aspiração será feita 34 a 36 horas após a administração de hCG. O inconveniente desse esquema é a necessidade de monitorar as dosagens de LH. Em cerca de 20% das vezes, a equipe é surpreendida pelo gatilho do LH, determinando a antecipação do horário da folículo-aspiração. A introdução do GnRH-antagonista em dose única (3mg) no 7º dia do ciclo ou em doses repetitivas de 0,25mg a partir do 6º dia do ciclo vieram solucionar esse inconveniente, bloqueando o pico de LH (Feberbaum e cols., 2000; Olivennes e cols., 1998).

O advento dos análogos do hormônio liberador da hipófise (GnRH) foi sintetizado por Schally em 1971. Atua na hipófise, estimulando a síntese e a liberação de gonadotrofinas, sobretudo LH, de forma intermitente e pulsátil.

Os análogos agonistas, como acetato de leuprolida, buserelina, goserelina e decapeptil, são utilizados em esquemas de estimulação ovariana para a reprodução assistida, atuando por meio de estimulação inicial e a seguir deprimindo as secreções de FSH e LH a níveis basais. Podem ser administrados por via nasal, subcutânea e intramuscular.

Os antagonistas suprimem imediatamente a liberação de FSH e LH. Existem duas apresentações: em doses diárias

0,25mg e de depósito (3mg por via subcutânea). Devem ser iniciadas a partir do 5º-6º dias de estímulo ou quando os folículos estiverem ao redor de 12mm e o estradiol sérico abaixo de 200pg/ml. A dose única de 3mg é preconizada no 7º dia do ciclo para evitar o disparo de LH endógeno.

Os esquemas são os mais variados, podendo ser resumidos basicamente:

Esquema longo – o agonista é, usualmente, administrado a partir do 21º dia do ciclo, podendo ser de depósito, ou com dosagens variando ao redor de 0,1ml/dia nas medicações subcutâneas diárias ou duas vaporizações nasais/dia (buserelina). O início da estimulação gonadotrófica (FSH ou HMG) deve ser efetuado a partir do 2º dia menstrual subseqüente. As dosagens de gonadotrofina serão individualizadas de acordo com o quadro clínico da paciente (150 a 300UI/dia), sendo ajustadas de acordo com as ultra-sonografias seriadas até atingirem 18mm de diâmetro médio. O análogo é interrompido no dia da prescrição do hCG.

Esquema curto ou "flare-up" – o agonista é administrado a partir do segundo dia do ciclo, e a gonadotrofina inicia-se a partir do 5º dia, para aproveitar o efeito estimulatório da medicação. O análogo é interrompido no dia da prescrição de hCG.

No esquema longo, o análogo LH-RH promove a dessensibilização da hipófise e, de tal sorte, o FSH e o LH ficam inibidos em níveis basais depois de oito dias, em média. No esquema curto, a estimulação inicial da droga auxilia no recrutamento folicular, e a exigência de menotropinas é menor. Nos dois esquemas, consegue-se inibir o "gatilho" de LH, assegurando a certeza de captação ovular programada. No esquema longo, a população de folículos é mais uniforme, garantindo maior obtenção de oócitos no mesmo estágio de maturidade.

MONITORIZAÇÃO OVULATÓRIA

A monitorização é realizada por meio da ecografia endovaginal. É recomendada a realização no início do ciclo menstrual, a fim de visualizar a presença de cistos ovarianos antes da administração dos medicamentos e avaliar a presença de folículos pré-antrais (Fig. VII-1).

No decorrer da estimulação, fazemos novas avaliações ultra-sonográficas a cada dois a três dias, a partir do 4º dia de estímulo, até os folículos atingirem 18mm, para administração do hCG. A folículo-aspiração será de 34 a 36 horas após essa medicação final.

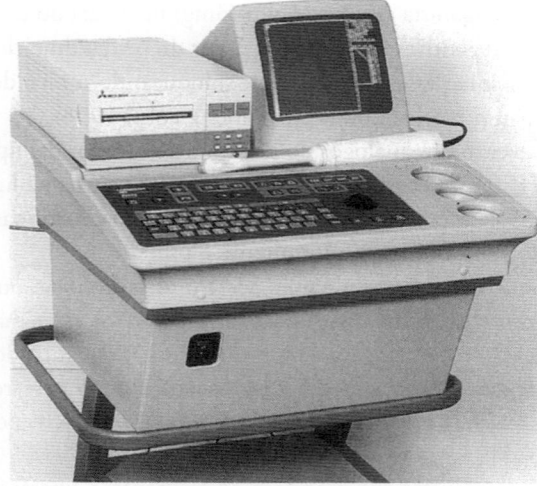

Figura VII-1 – Equipo para ultra-sonografia vaginal.

No que importa ao parâmetro folicular, podem-se registrar os seguintes itens: número de folículos, diâmetro folicular, presença de *cumulus oophorus*, sinal de halo, sinal do duplo contorno, sinal de crenação, colapso folicular, sinais de luteinização. Dentre esses itens, em particular, interessa observar:

Número de folículos – em ciclos espontâneos, desenvolve-se, geralmente, um folículo em um dos ovários. Em ciclos estimulados, desenvolvem-se vários folículos, de acordo com o tipo de protocolo de indução utilizado e da resposta individual da paciente (idiossincrasia). Ovários com múltiplos folículos de dimensões desiguais e com aumento precoce do volume podem sugerir hiperestímulo ovariano, fato que deve ser alertado, tentando-se evitar essa complicação.

Diâmetro folicular – em ciclos estimulados, devido à maior quantidade de folículos, devemos medir os dois maiores eixos de cada um dos folículos para obter-se o diâmetro médio.

Parâmetro endometrial – seu estudo é feito pela avaliação da refringência e da espessura durante o ciclo menstrual. Como o endométrio sofre alterações anatomofuncionais, estas podem ser observadas pela ecografia endovaginal com muita nitidez, discriminando o endométrio de primeira fase, existindo ainda formas intermediárias ou incaracterísticas. A espessura adequada das lâminas do endométrio deve ser de 9 a 13mm. É excepcional a ocorrência da implantação com endométrio abaixo de 7mm.

Avaliação cervical – de menor importância devido a sua escassa freqüência de observação. Seu reconhecimento e análise colaboram para a verificação do muco cervical, quando utilizado em conjunto com os demais parâmetros.

Dosagens hormonais – a resposta ovariana à estimulação hormonal é avaliada pelas dosagens de estradiol. Seus níveis dependem do esquema utilizado e da reação individual da mulher. Devem-se utilizar métodos de determinação rápida de forma que permita avaliar, juntamente com a ecografia, o nível hormonal e, dessa forma, pode-se ajustar a dose medicamentosa. Quando não se utilizam análogos, realizar também dosagens de LH quando os folículos estiverem com cerca de 16mm para detectar o pico endógeno desse hormônio.

A presença da onda de LH endógeno determina a antecipação da punção em decorrência do risco de ovulação extemporânea. Estimulações adequadas conferem taxas de estradiol entre 1.500 e 2.500pg/ml. Taxas abaixo podem refletir escasso recrutamento folicular, e índices superiores a 2.500pg/ml, geralmente, expressam um número muito grande de folículos, devendo-se tomar cuidado com a administração de hCG, ou até aventar-se o cancelamento do ciclo. A relação folículo/taxa de estradiol deve ser feita quando o diâmetro médio ultrapassar 14mm, refletindo ± 250pg/ml por unidade folicular.

FOLÍCULO-ASPIRAÇÃO

Completando o protocolo de indução, com a administração de gonadotrofina coriônica (hCG), a paciente é encaminhada para a captura ovular (folículo-aspiração) em torno de 34 a 36 horas após essa medicação. Rotineiramente, as folículo-aspirações são realizadas por ecografia endovaginal. Em alguns casos, podem ser feitas por meio de laparoscopia (Fig. VII-2).

Com o surgimento de aspirações ultra-sonográficas, pode-se retirar este procedimento do centro cirúrgico hospitalar,

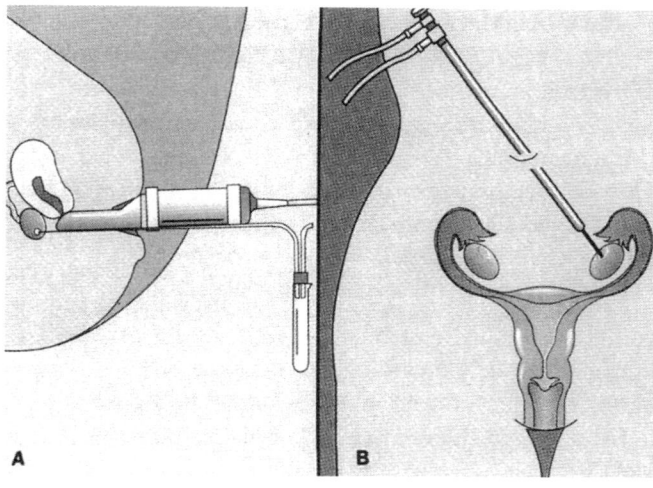

Figura VII-2 – Coleta de óvulo feita por via vaginal e guiada por ultra-sonografia (A) e por laparoscopia (B).

levando-o para atendimento ambulatorial, com alta após 2-3 horas da punção aspirativa, retornando três a cinco dias depois, para a transferência embrionária intra-uterina. A paciente é colocada em posição ginecológica ou semiginecológica, feita a assepsia com soro fisiológico, evitando substâncias tóxicas ao embrião.

Para a analgesia (sedação), utiliza-se propofol. O material cirúrgico resume-se em espéculo, preservativo para envolver o transdutor vaginal, guia e agulha de punção (sem sistema – acoplada a seringas de 5 ou 10ml; ou com sistema = bomba de aspiração 120mmHg acoplada a tubos de 15ml).

LABORATÓRIO DE FERTILIZAÇÃO *IN VITRO*

O laboratório de fertilização *in vitro* é o componente mais importante para a obtenção de bons resultados, tendo, portanto, que obedecer regras similares ao laboratório de cultura celular. A metodologia do trabalho, o profundo conhecimento em embriologia e o controle de qualidade têm de ser bastante rigorosos e uniformes entre todos que fazem parte dele. Alguns requisitos são indispensáveis para a obtenção de êxito.

- entrada restrita de pessoas;
- uso de roupa adequada e privativa ao laboratório, máscara, touca e pró-pés;
- condições de assepsia antes, durante e após os procedimentos;
- utilização de materiais descartável, estéril, atóxico e apirogênico, evitando toxicidade aos gametas e embriões;
- evitar a entrada de contaminantes provenientes de material de uso pessoal, que conduzem partículas como pó (papel, lápis, caneta, livros etc.) e também os componentes orgânicos voláteis (perfumes, cosméticos, desodorantes, esmalte, "spray" de cabelo), entre outros.

Meios de cultivo

Os meios de cultivo têm como objetivo permitir o desenvolvimento *in vitro*, desde a aspiração até a transferência, oferecendo ao embrião condições de cultura, similar ao ambiente fisiológico das tubas e do útero. Encontramos atualmente no mercado grande variedade de fornecedores e dentre os mais conhecidos temos: Irvine Scientific (Human Tubal Fluid, Blastocyst medium, P1), Vitrolife (IVF, Gamete, G-1, G-2), Medi Cult (IVF medium, ISM1, ISM2, M3), Cook (K-SICM, K-SIFM, K-SIBM) e Life Global (GMGB, GHTP, MHT).

Equipamentos

- Lupa estereoscópica.
- Incubadora de CO_2 (temperatura constante de 37°C).
- Câmara de fluxo laminar ou incubadora com circulador de CO_2.
- Microscópio invertido.
- Sistema para micromanipulação.
- Centrífuga, microscópio óptico comum, placa aquecida e câmara de Makler para o preparo de sêmen.
- Aparelho de congelamento.
- Geladeira com freezer.
- "Countainer" com nitrogênio líquido.
- Gerador.
- Sistema de purificação do ar laboratorial.

Material descartável e vidraria

- Placas de Petri com diâmetros variados para a identificação e cultivo de oócitos e embriões (Costar, Corning, Nunc ou BD Falcon).
- Pipetas volumétricas de 1ml, 5ml e 10ml (Costar ou BD Falcon).
- Pipetas Pasteur de vidro (Costar, BD Falcon, Humagen ou Corning).
- Tubos cônicos de 15ml e 50ml (Corning ou BD Falcon).
- Palhetas para congelamento (IMV).
- Tubos criogênicos (Corning).
- Frascos coletores estéreis.
- Agulhas para aspiração folicular com ou sem sistema (CCD, Cook, Humagen).
- Micropipetas para ICSI e biópsia (Humagen, Cook).
- Filtros 0,22µ (Costar, Millipore, Corning).
- Cateteres para transferência fácil ou difícil (CCD, Cook).

Etapas do procedimento laboratorial

Dia anterior ao procedimento – são preparados todos os meios de cultura e placas, em fluxo laminar, filtrados e deixados na incubadora para a devida gaseificação e aquecimento. Os meios tamponados, como para aspiração folicular e limpeza dos oócitos, são deixados a 37°C em ambiente.

Dia do procedimento – os folículos são aspirados por ecografia transvaginal e enviados ao laboratório de FIV, que deve estar o mais próximo possível ao local da punção. Em casos de material com muito sangue, pode-se usar heparina 50UI/ml para evitar a coagulação do material.

O líquido folicular é avaliado no estereomicroscópio e manipulado com pipetas Pasteur, sendo acondicionadas em placas preparadas anteriormente.

Classificação oocitária – uma vez identificado, o oócito deve ser classificado para estabelecer seu grau de maturidade (Veeck, 1986).

Oócito imaturo (Prófase I) – geralmente o *cumulus* não é visto, as células da *corona radiata* são escuras e compactas, o ooplasma é escuro em sua região central e a vesícula germinativa pode ser vista.

Oócito em estágio intermediário (MI) – apresenta *corona radiata* um pouco menos aderida, com *cumulus* presente, porém ainda escuro e compacto; é oócito em metáfase na primeira divisão meiótica, sem corpúsculo polar, não tendo alcançado ainda maturidade necessária para ser fertilizado.

Oócito pré-ovulatório (MII) – trata-se de oócito maduro, na segunda divisão meiótica (metáfase II), apresentando *cumulus ooforus* claro, disperso e abundante; *corona radiata* bem estruturada e expandida, com espaços entre as células em forma de raios. É um oócito esférico, com ooplasma claro e sem granulações, com presença do primeiro corpúsculo polar, estando apto a ser fertilizado.

Oócito hipermaduro – tem como característica principal o complexo *cumulus* – corona apresentando grumos aderidos à membrana celular. O ooplasma encontra-se contraído e escuro.

Podemos encontrar também oócitos que possuem o *cumulus*, mas cuja zona pelúcida está fraturada (observada na lupa), ou então oócitos degenerados ou atréticos, sendo que todos estes devem ser descartados após a classificação.

Coleta, preparo do sêmen e inseminação – após a obtenção dos oócitos, o sêmen é colhido preferencialmente por meio de masturbação, em frasco de boca larga, estéril e atóxico, sob condições assépticas e enviado imediatamente ao laboratório. Para a coleta domiciliar, segue a mesma orientação, não podendo exceder 1 hora na chegada desse material. Em caso da impossibilidade de coleta no dia da aspiração folicular, é recomendado um congelamento prévio.

Chegando ao laboratório, a amostra é colocada em placa aquecida a 37°C, até completa liquefação (em torno de 30 a 60 minutos), sendo após avaliada sua concentração e motilidade, de acordo com os parâmetros estabelecidos pela OMS (1998), em graus A, B, C e D. A seguir, o sêmen será submetido a técnicas de processamento seminal, de acordo com a qualidade analisada, sendo os métodos mais comumente utilizados: Spem-wash (diluição e lavagem simples), Swim-up (migração) ou centrifugação por meio de gradientes coloidais. Após o preparo, é feita uma avaliação dos espermatozóides selecionados, que ficarão mantidos a 37°C em meio de cultura até o momento da inseminação. A inseminação é feita após 2 a 4 horas de incubação dos oócitos, colocando-se aproximadamente 50.000 a 100.000 espermatozóides por oócito.

Avaliação da fertilização – passado 16 a 20 horas após inseminação, os oócitos são desnudados (retirada do complexo oócito *cumulus-corona* aderidos ao oócito) com capilares afilados, para se verificar a fertilização normal, por meio da presença de dois pronúcleos (PN) e dois corpúsculos polares. Podemos encontrar em pequena porcentagem anormalidades na fertilização como pronúcleo único (haplóide, 1 PN), triplóide (3 PN) ou poliplóide (mais que 3 PN), que deverão ser descartadas. Um outro tipo de classificação que vem sendo atualmente utilizado está relacionado com detalhes na formação dos pronúcleos e distribuição e alinhamento dos nucléolos (Tesarik e Greco, 1999).

Clivagem – a observação da evolução embrionária é muito importante, pois é ela que indicará como os embriões estão se desenvolvendo. Essas avaliações são realizadas no segundo e terceiro dias após a punção, em que os pré-embriões, com velocidade de clivagem adequada, devem ter entre 2 a 4 células no dia +2 e entre 6 a 8 células no dia +3. Caso se faça o cultivo prolongado até blastocisto, no dia +3, tem de ser trocado o meio de cultura específico para que ocorra a expansão da blastocele até o dia +5 ou +6. De acordo com a morfologia dos blastômeros, podemos classificar os pré-embriões em quatro categorias, conforme a regularidade da membrana celular e a presença ou ausência de fragmentos:

Tipo A – blastômeros regulares e sem fragmentação.
Tipo B – blastômeros irregulares e com menos de 10% de fragmentação.
Tipo C – blastômeros irregulares e presença de 10 a 50% de fragmentação.
Tipo D – blastômeros irregulares com mais de 50% de fragmentação.

Durante as avaliações, é necessário anotar todas as alterações que forem surgindo no decorrer do desenvolvimento embrionário, como por exemplo multinucleação dos blastômeros, aparecimento de vacúolos, parada de desenvolvimento, entre outros, para que se escolham os melhores embriões para a transferência, pois os embriões de melhor prognóstico para a gravidez são aqueles dos tipos A e B, com número de células compatíveis com o dia e que não tenha sido observada nenhuma alteração significativa.

Micromanipulação – na tentativa de aumentar os resultados de fertilização, várias técnicas de micromanipulação foram desenvolvidas (PZD, SUZI, MIST), porém foi a ICSI (injeção intracitoplasmática de espermatozóide), técnica introduzida por Palermo e cols. (1992), que se consagrou tecnologicamente dentro da reprodução assistida, pois veio para resolver o problema dos homens com pouco ou nenhum espermatozóide no ejaculado. Essa técnica consiste na introdução mecânica de um espermatozóide diretamente no ooplasma do oócito, através de uma fina micropipeta. Os oócitos são previamente tratados com enzima (hialuronidase) para a remoção total das células e incubados até o momento da injeção. O sêmen é processado de maneira que se obtenha a melhor quantidade possível de espermatozóides e incubados até a hora do procedimento. Em casos de azoospermia, os espermatozóides podem ser obtidos por meio de técnicas alternativas como MESA (aspiração microcirúrgica de espermatozóides no epidídimo), PESA (aspiração percutânea de espermatozóides no epidídimo), TESA (aspiração percutânea de espermatozóides diretamente no testículo) e TESE (biópsia testicular), sendo previamente preparados de acordo com a qualidade e a quantidade do material, utilizando as mesmas técnicas descritas anteriormente (Cohen e cols., 1992).

As etapas da técnica ICSI são: imobilização e aspiração do espermatozóide pela cauda; posicionamento do oócito com o corpúsculo polar na posição de 6 ou 7 horas, evitando, dessa maneira, o dano celular que poderia eventualmente ocorrer atingindo o "spindle" cromossômico (Fig. VII-3); introdução cuidadosa da micropipeta, aspirando até o rompimento da membrana citoplasmática (Fig. VII-4); depósito do espermatozóide no interior do ooplasma (Fig. VII-5); retirada cuidadosa da micropipeta.

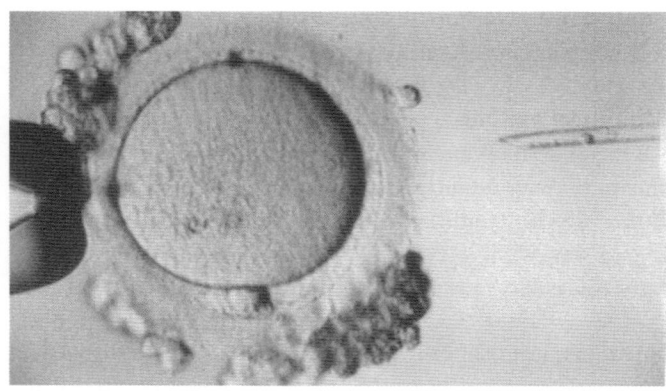

Figura VII-3 – Apreensão do oócito.

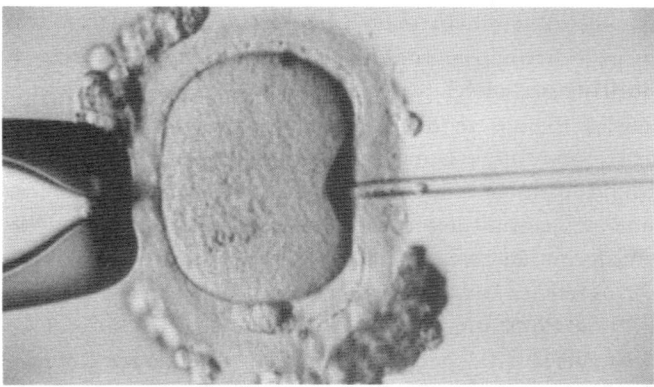

Figura VII-4 – Introdução da micropipeta.

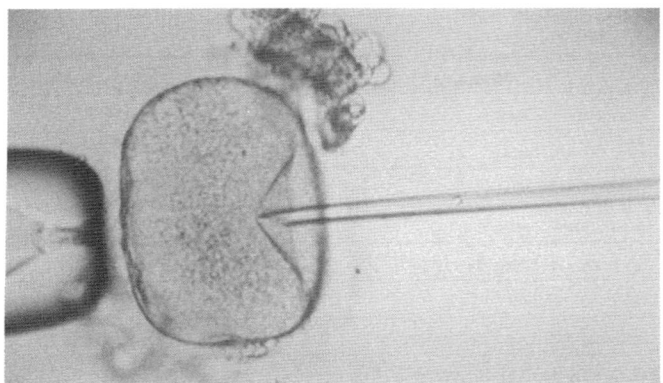

Figura VII-5 – Depósito intracitoplasmático do espermatozóide.

Indicações: azoospermia, oligozoospermia, astenozoospermia, teratozoospermia, Isca, falhas de FIV convencional, fator imunológico.

"Assisted hatching" – é um método utilizado para facilitar a saída do embrião no momento da implantação e para auxiliar em técnicas de reprodução assistida como retirada de fragmentos e biópsia de blastômeros. A técnica consiste em fazer um afinamento ou abertura na zona pelúcida, por meio de agente químico (ácido Tyrodes), mecânico (PZD) ou com laser. A zona pelúcida é uma membrana constituída por glicoproteínas que envolve o oócito e o pré-embrião, formando uma barreira de proteção durante todo o período pré-implantação. Normalmente é indicado em pacientes com idade maior ou igual a 37 anos, pois a zona pelúcida pode encontrar-se mais rígida em mulheres com FSH elevado (> 12mUI/ml) e em embriões criopreservados.

TRANSFERÊNCIA DOS PRÉ-EMBRIÕES

A maioria dos centros de reprodução assistida efetua a transferência dos pré-embriões no segundo ou terceiro dia após a punção folicular, podendo ser também no quinto ou sexto dia, em estágio de blastocisto. Esse procedimento consiste em depositar os pré-embriões no interior da cavidade uterina, mais ou menos a 1,5cm do fundo da cavidade (Fig. VII-6). Para isso, utilizam-se cateteres plásticos especiais para a transferência fácil ou difícil, dos quais são aspirados os pré-embriões com meio de cultura em quantidade mínima, isolados por bolhas de ar. Normalmente, transferem-se três embriões, não podendo exceder quatro.

Em alguns casos, a transferência pode ser realizada nas trompas, devendo ser realizado por videolaparoscopia ou minilaparotomia e anestesia geral ou regional da paciente (Yovich e cols., 1987).

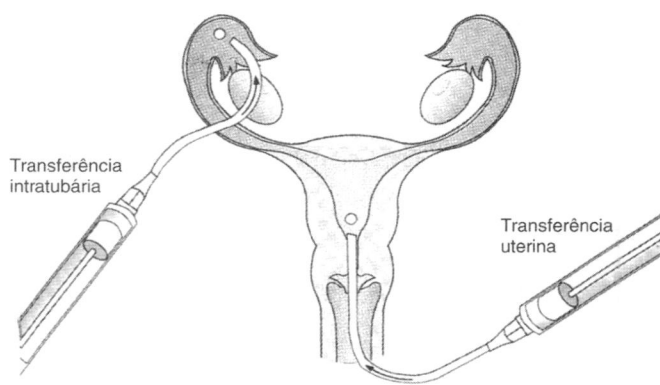

Figura VII-6 – Transferência realizada para as trompas de falópio (GIFT ou ZIFT) ou para o interior do útero (FIVETE).

Transferência intratubária de gametas (GIFT) – as técnicas mais refinadas de manuseio de oócitos e espermatozóides propiciaram o renascimento do GIFT. Asch e cols. (1994) foram os primeiros a relatar êxito consistente na era moderna. O GIFT é um método dirigido a casais inférteis, cuja finalidade é obter a fecundação no seu local natural, na tuba uterina. O requisito indispensável é que ao menos uma tuba esteja adequada para a transferência dos gametas. As indicações para o uso dessa técnica são: infertilidade sem causa aparente, endometriose pélvica, fator masculino leve a moderado e distúrbios ovulatórios.

As etapas do GIFT são:

1. Estimulação ovariana – a mesma proposta para a FIV.
2. Aspiração folicular – o objetivo é extrair os oócitos do interior dos folículos, sendo realizado através de uma agulha, guiada por ultra-som. Os oócitos são identificados e classificados conforme o grau de maturidade e permanecem na incubadora até o momento da transferência. A preparação do sêmen deve ser feita 2 horas antes da aspiração folicular.
3. Laparoscopia – após a aspiração folicular, realiza-se laparoscopia com a paciente, sob anestesia geral e, durante esse procedimento, introduz-se um cateter fino no terço externo de uma de suas tubas, que contém oócitos e espermatozóides separados por uma bolha de ar. A minilaparotomia também tem indicação, propiciando transferência extremamente segura. Logo após, foi idealizada a técnica de ecografia transcervical que permite canalizar a tuba pelo ósteo uterino. Jansen e Anderson (1987) foram os pioneiros dessa técnica (Fig. VII-6).

No dia seguinte, a paciente inicia o apoio hormonal com progesterona. Após 12 dias, pode ser efetuado o hCG para detectar a presença da gestação.

Diagnóstico da gravidez – é possível detectar níveis expressivos de hCG 10 dias após a transferência embrionária. Após uma semana, nova amostra de sangue confirmará o diagnóstico. Nessa fase, as taxas de hCG aumentam 30% ao dia. Na terceira semana pós-transferência, é possível diagnosticar o saco gestacional de gravidez simples ou múltipla, utilizando a ecografia transvaginal. Na semana seguinte, é habitual comprovar o batimento cardiofetal, consolidando gravidez clínica viável.

Diagnóstico genético pré-implantacional (DGPI) – é um método realizado anteriormente ao diagnóstico pré-natal. É oferecido aos casais portadores de doenças hereditárias e possuem alto risco de transmiti-las à sua prole. Consiste na análise genética de um ou dois blastômeros, que são retirados no terceiro dia após a coleta de oócitos, quando o pré-embrião está com seis a oito células. Quando uma mulher é portadora de doença genética, corpúsculos polares também podem ser removidos para análise. O DGPI foi desenvolvido na Inglaterra e o primeiro caso foi realizado em 1989. Dentre as indicações mais comuns citamos: idade materna avançada, doenças recessivas ligadas ao cromossomo X, doenças monogênicas, anomalias cromossômicas estruturais e abortamentos de repetição. Os métodos para o diagnóstico são: Fish-Hibridação *in situ* fluorescente, que consiste na utilização de sondas de DNA específicas, marcadas com substâncias fluorescentes que hibridam com determinados cromossomos ou fragmentos cromossômicos, podendo ser visualizados no aparelho; e PCR (reação em cadeia da polimerase), técnica usada quando se pretende detectar mutação na molécula.

RESULTADOS

A fertilização *in vitro*, desde o nascimento de Louise Brown (24 de julho de 1978), vem propiciando taxas de êxito consistentemente mais elevadas. Embora estejamos aquém do ideal, as cifras apontam para 35% de nascimentos/punção, observando a média de distribuição em relatórios regionais: EUA, Austrália, Nova Zelândia, Europa e América Latina.

Os resultados dependem basicamente de alguns fatores mais importantes: qualidade técnica da equipe de trabalho, da idade da mulher e da complexidade de cada caso. A idade feminina é de extraordinária relevância, pois, após os 35 anos, tem início o declínio reprodutivo da mulher em decorrência da queda da sua reserva ovariana, que atinge situação dramática após os 45 anos de idade. A diminuição da taxa de gravidez (10%) associada ao aumento do índice de abortamento (45%) condicionam cifras de "bebê em casa" ao redor de 5 a 8% nas mulheres com idade superior a 40 anos. Quando analisamos gráficos ou tabelas de resultados, devemos ter em mente que eles se referem a vários grupos etários, expressando a média dos procedimentos.

Na tabela VII-1 podem-se observar os resultados compilados até 2002 do Registro Latino-Americano de Reprodução Assistida (RLA).

Tabela VII-1 – Registro Latino-Americano de Reprodução Assistida, 2002.

	FIV + ICSI
Número de casos	8.958
Gestação/transf.	27,7%
Gestação dupla	24,8%
Gestação tripla ou mais	6,06%
Recém-nascidos vivos (≥ 1 RN)	74,0%
Taxa de aborto	19,1%
Taxa de gestação ectópica	2,0%

* RLA: registro de resultados compilados de 98 centros de Reprodução Assistida englobando Argentina, Bolívia, Brasil (26 centros), Chile, Colômbia, Equador, Guatemala, México, Peru, Uruguai, Venezuela.

Referências Bibliográficas

• ASCH, R.H. & cols. – Pregnancy after translaparoscopic gamete intra fallopian transfer. *Lancet*, 11:1034, 1994. • CHILLIK, C.F. & cols. – The role of in vitro fertilization in infertile patients with endometriosis. *Fertil. Steril.*, 44:56, 1985. • COHEN, J. & cols. – Microcirurgical fertilization. In: Brisden, D.R. & Rainsbury, P.A. *In Vitro Fertilization and Assisted Reproduction*. Parthenon Publishing Group Ltd., 1992, p. 205. • FEBERBAUM, R.E. & cols. – Ovarian stimulation for assisted reproduction with HMG and concomitant midcycle administration of the GnRH antagonist Cetrorelix according to the multiple dose protocol. *Hum. Reprod.*, 15:1015, 2000. • HIRSCH, I. & cols. – In vitro fertilization in couples with male infertility. *Fertil. Steril.*, 45:659, 1986. • HULL, M.G.R. & cols. – An economiccal and ethical way to introduce in vitro fertilization to infertility pratice, and findings related to post coital sperm/mucus penetration in isolated tubal, "cervical" and unexplained infertility. *Am. N.Y. Acad. Sci.*, 442:318, 1985. • HURST, B.S. & ROCK, J.A. – Endometriosis: pathophysiology, diagnosis and treatment. *Obstet. Gynecol. Surv.*, 44:293, 1989. • JANSEN, R.P.S. & ANDERSON, J.C. – Catheterization of the fallopian tube from the vagina. *Lancet*, 11:309, 1987. • LAURITZEN, J.G. & cols. – Results of repeated tuboplasties. *Fertil. Steril.*, 37:68, 1982. • LEETON, J. & cols. – A controlled study between the use of gamete intrafallopian transfer and in vitro fertilization – embryo transfer in the manegement idiophatic and male infertility. *Fertil. Steril.*, 48:605, 1987. • MOGHYSSI, K.S. & WALLACE, E.F. – Unexplained infertility. *Fertil. Steril.*, 39:5, 1983. • OEHNINGER, S. & cols. – In vitro fertilization and embryo transfer (IVF/ET): an established and embryo therapy for endometriosis. *J. In Vitro Fert. Embryo Transf.*, 5:249, 1988. • OEHNINGER, S. & cols. – Effects of the severity of tubo-ovarian disease and previous tubal surgery on the results of in vitro fertilization and embryo transfer. *Fertil. Steril.*, 51:126, 1989. • OLIVENNES, F.J. & cols. – The use of a GnRH antagonist (Cetrorelix), in a single dose protocol in IVF embryo transfer. *Hum. Reprod.*, 13:2411, 1998. • PALERMO, G. & cols. – Pregnancies after intracitoplasmatic injection of single spermatozoon into an oocyte. *Lancet*, 340:17, 1992. • POTASHNIK, G. & cols. – Results of in vitro fertilization in women with antisperm antibodies in serum, cervical mucus and follicular fluid. *J. In Vitro Fert. Embryo Transf.*, 5:199, 1988. • REGISTRO LATINO AMERICANO – *Rede Latinoamericana de Reproducción Asistida*. Santiago, Chile, 2000. • REMOHI, J. & cols. – Pregnancy and birth rates after oocyte donation. *Fertil. Steril.*, 67:717, 1997. • ROCK, J. & MENKIN, M.F. – In vitro fertilization and cleavage of human ovarian eggs. *Science*, 100:105, 1944. • SALAT-BAROUX, J. & cols. – Results of IVF in the treatment of policistic ovary disease. *Hum. Reprod.*, 3:331, 1988. • SCHALY, A.V. & cols. – Isolation and proporties of the FSH and LH – releasing hormone. *Biophys. Res. Comm.*, 43:393, 1971. • SCHUMACHER, G.F.B. & cols. – In vitro fertilization of human ova and blastocyst transfer – an invitational symposium. *J. Reprod. Med.*, 11:192, 1973. • STEPTOE, P.C. & EDWARDS, R.G. – Re-implantation of a human embryo with subsequent tubal pregnancy. *Lancet*, 1:880, 1976. • STEPTOE, P.C. & EDWARDS, R.G. – Birth after re-implantation of a human embryo (letter). *Lancet*, 2:366, 1978. • TESARIK, J. & GRECO – The probability of abnormal preimplantation development can be predicted by a single static observation on pronuclear stage morphology. *Hum. Reprod.*, 14:1318, 1999. • VAN UEM, J.F.H.M. & cols. – Male factor evaluation in vitro fertilization: norfolk experience. *Fertil. Steril.*, 44:375, 1985. • VEECK, L.L. – *Atlas of the Human Oocyte and Early Conception*. Baltimore, Williams & Wilkins, 1986. • YOVICH, J.L. & cols. – In vitro fertilization of oocytes from women with serious antisperm antibodies. *Lancet*, 1:369, 1984. • YOVICH, J.L. & cols. – Pregnancies following pronuclear stage tubal transfer (PROST). *Fertil. Steril.*, 48:851, 1987.

146 Aspectos Jurídicos, Bioéticos e de Ética Médica em Obstetrícia

Renato Passini Jr.

INTRODUÇÃO

Nas últimas décadas, vários aspectos da medicina estão passando por processo de revisão e discussão, não apenas entre médicos, mas também envolvendo a sociedade, que discute e opina sobre a atuação médica. As crises de gerenciamento da saúde pelos governos, a volta de doenças infecciosas, a deterioração do atendimento ao maior contingente populacional, de menor poder aquisitivo, a opressão/omissão dos médicos, subjugados pelas empresas de saúde, o rápido desenvolvimento científico, a propaganda médico-tecnológica com sua promessa e falsa ilusão da garantia de resultado ideal e o maior nível de exigência e questionamento social formam um sistema no qual conflitos de toda ordem se estabelecem.

Nesse cenário, médicos e sociedade acabam sendo vítimas de estruturas pouco preocupadas com saúde, mas sim com promoção, lucro e poder. É por isso que todos tentam se defender, às vezes de maneira incorreta, agredindo aqueles que não são os verdadeiros responsáveis por problemas particulares ou genéricos. A discussão ética surge como forma de defesa, tanto da sociedade quanto do médico, pois nela está contida o cenário básico e fundamental dos direitos e deveres das pessoas.

RELAÇÃO ENTRE OS TERMOS ÉTICA, MORAL E BIOÉTICA

A Ética é uma das ciências do *dever ser*, um ramo do conhecimento, que estuda normas e princípios morais da sociedade. Embora se confundam, a Moral faz parte da Ética. Enquanto a Ética se relaciona com a sociedade, Moral refere-se ao indivíduo. Ambas, obviamente, variam em função do espaço, tempo e cultura. Quando falamos em Ética Médica, aplicamos conceitos morais, de *dever ser* a um grupo de profissionais, os médicos. A preocupação ética, entretanto, não está restrita aos códigos de Ética, já que estes, como qualquer código de conduta, não podem contemplar todos os aspectos envolvidos no atendimento profissional. E a classe médica não pode furtar-se de entender e aceitar que sua atividade interessa a todos, havendo regulamentos legais, disciplinados pela ação jurídica e estudados pelo Biodireito, além de regulamentos sociais e filosóficos, hoje contemplados pela Bioética. Esta envolve o estudo sistemático da conduta humana na área das ciências da vida e atenção à saúde, examinada à luz dos princípios e valores morais. Como toda ciência, é fundada em princípios, sendo fundamentais: benemerência (fazer o bem), não-maleficência (não causar dano), autonomia (consentimento informado) e justiça (eqüidade).

Na atualidade, portanto, os atos médicos são regulados não só pela Ética Médica, mas também sofrem a influência do Direito (regulamentação jurídica) e também a da Bioética (olhar social e filosófico). Ao médico cabe estar atento e informado quanto a esses aspectos, já que sua conduta não pode ser dissociada de um contexto legal e social.

Ao obstetra essas noções revestem-se de maior importância, já que é um dos profissionais médicos mais questionados, juridica e eticamente. Isso decorre de várias características próprias da especialidade, vistas em quase todo mundo. A Obstetrícia moderna está cada vez mais complexa e exigente de conhecimentos, apesar da tentativa de banalização por parte de alguns. A formação de tocoginecologistas precisa ser muito consistente para reduzir riscos ao tomar medidas inadequadas em certas situações. A melhor formação deve originar-se nos programas de residência médica. Imaginar preparar um profissional em Obstetrícia e Ginecologia em um programa de residência médica com duração de apenas dois anos, como ocorre atualmente no Brasil, diferentemente da maioria dos outros países do mundo, reflete cenário de insuficiência de formação, responsável por muitos riscos posteriores, tanto para o médico quanto para os pacientes. Esperamos que essa situação possa ser modificada, por quem de direito, já que isso nos parece absoluta falta de visão do conteúdo da especialidade.

RELAÇÃO MÉDICO-PACIENTE

A relação que se estabelece entre o médico, o paciente e seus familiares é a base na qual se fundamenta o atendimento médico. É ela que garante a confiança por parte do paciente e permite a aceitação de justificativas quando o resultado não é o esperado. Infelizmente, essa relação se fragmentou por várias causas, destacando-se o exagero na valorização laboratorial e tecnológica. Pacientes anseiam demais por exames e nem tanto por consultas médicas. O exame ultra-sonográfico tranqüiliza mais a gestante que a opinião segura de seu clínico. Assim, qualquer insucesso é motivo de muita desconfiança e questionamento, pois não há cumplicidade das partes envolvidas. Parte desse estado de coisas é culpa, infelizmente, dos próprios médicos. Sua carga excessiva de trabalho, aceitação de restrições de empresas médicas, desprestígio e ausência de formação humanística não os fazem capazes de modificar o que vem ocorrendo na sua atuação diária.

No relacionamento médico-paciente, há três regras morais, descritas pelos bioeticistas, que são a confidencialidade (regra do segredo), a veracidade (regra da verdade) e o consentimento informado (regra da liberdade do paciente).

Pela confiança do paciente de que o médico vai guardar segredo de seus problemas, que vai lhe contar a verdade sobre seu quadro clínico e pela sua liberdade em decidir pela realização de um tratamento ou procedimento é que irá estabelecer-se o bom relacionamento. A palavra do médico é remédio poderoso, mas tem sido pouco valorizada ultimamente.

É necessário que o paciente saiba de seu problema e participe no tratamento, por meio do consentimento e concordância quanto à sua realização. Quando o médico propõe um tratamento que considera mais apropriado, o paciente pode não concordar com ele, eximindo-se da conduta proposta. Não poderia, no entanto, obrigar o médico a fazer outro tratamento que não o indicado. Havendo o impasse, é direito do paciente procurar outro profissional para ouvir uma segunda opinião. Não se deve confundir a liberdade do paciente com a interferência para impedir o tratamento necessário. Exemplo extremo desse conflito relaciona-se à indicação de transfusão de sangue em pacientes que professam certa tendência religiosa. Embora exista liberdade de convicção religiosa, não estando este direito em discussão, não é possível admitir que pessoas morram ao necessitarem de transfusão sangüínea por recusarem-se a recebê-la. Essa situação, vivenciada na prática clínica obstétrica, gera grandes discussões, repercutindo muitas vezes nos tribunais e até na imprensa. Esses casos são complexos, pois significam a colisão de dois grandes direitos: vida x liberdade (Soriano, 2001). Nessas situações, empregamos o conceito de França (1994), ao falar sobre tratamento arbitrário/compulsório: "seria aquele ministrado ao paciente independente de sua autorização e até mesmo contrariando sua vontade, ou a de seus representantes legais e familiares". Só seria justificado "quando diante de necessidade imperiosa e inadiável do ato médico salvador ou quando diante do iminente risco de vida, ocorra objeção do paciente ou de seus familiares". Essa interpretação, que alguns não aceitam, é prevista pela legislação, a saber: Constituição Federal (art. 5º; II); Código Penal (art. 146); CEM (arts. 46 e 56). Ainda, segundo França, se o médico, diante de situação de iminente risco à vida do paciente, deixar de ministrar o tratamento que viabilize sua recuperação estará cometendo omissão de socorro, desrespeitando os arts. 2 e 57 do CEM. O nome tratamento arbitrário não é o correto, pois implica fazer algo que a pessoa não precisa e, no caso do exemplo acima, é óbvio que a pessoa precisará da transfusão se estiver em iminente risco de vida.

Na relação médico-paciente, é preciso reencontrar o respeito de ambas as partes. Isso vai depender da atitude médica, não só competente tecnicamente, mas também responsável, séria e humanizada, enxergando o paciente como um ser humano, não apenas como um número, uma doença ou um "caso". Dependerá, ainda, da atitude séria, responsável e informada do paciente, que ao perceber que seu médico está agindo com todo respeito saberá compreender os limites da ciência médica.

Um dos elementos mais importantes e fundamentais na relação médico-paciente é o segredo médico. Embora estejamos usando a expressão "segredo médico", ele é obrigatório para outros profissionais, conforme o art. 154 do Código Penal: "revelar a alguém, sem justa causa, segredo de que tem ciência em razão de função, ministério, ofício ou profissão, e cuja revelação possa produzir dano a outrem". A regra do segredo é tão importante que até os Códigos de Processo Penal (art. 207) e de Processo Civil (art. 406) a contemplam, e isso interessa aos profissionais de saúde, que são questionados para dar esclarecimentos sobre fatos relativos ao atendimento médico de seus pacientes, estando, muitas vezes, desobrigados a isso. Devemos lembrar, entretanto, que a regra do segredo visa proteger o paciente, não o médico, estando esse desobrigado ao segredo caso haja autorização expressa do paciente. O Código de Ética Médica aborda o segredo ou sigilo nos seus arts. 11, 103, 104, 106, 107 e 108. Em vários desses artigos há espaço para exceções, ou seja, possibilidade de quebra do sigilo, que estão mais claras no art. 102 (justa causa, dever legal ou autorização expressa do paciente). O dever legal inclui as situações relacionadas à necessidade de colocação do diagnóstico para órgãos oficiais, como é o caso da notificação obrigatória de doenças para os serviços de vigilância epidemiológica. A justa causa envolve situações nas quais a divulgação de um diagnóstico pode ser necessária para evitar risco à saúde de outrem, servindo como exemplo maior a divulgação do resultado de soropositividade para HIV ao comunicante sexual do portador do vírus. Lembramos, entretanto, que a divulgação do segredo por justa causa não deve ser feita de maneira intempestiva, devendo, obrigatoriamente, haver análise e discussão prévia da situação com o paciente.

Como último aspecto inerente à relação médico-paciente, cabe discutir o consentimento informado. A prática de um ato médico exige o consentimento do paciente, embora em situações de risco iminente de morte este consentimento possa ser suprimido diante do estado de necessidade. Nos últimos anos, esse consentimento tem sido considerado de forma mais concreta e prática. Até então havia acordo tácito entre o médico e o paciente e aí estaria o consentimento. Presumia-se que o paciente estaria informado sobre o que seria feito, ou seja, o consentimento informado é, e sempre foi, pelo menos nas épocas mais recentes, obrigação ética do médico. Sua não existência evidencia agir culposo do profissional. Hoje, a situação passou a ser vista de maneira menos singela e o consentimento está passando da esfera do acordo tácito de vontades para o texto escrito, na forma dos denominados Termos de Consentimento. É considerado um dos direitos da personalidade, expressando a autonomia de decisão. Praticamente todos os livros que abordam Responsabilidade Médica tratam do Consentimento Informado, existindo várias denominações e interpretações sobre seu valor. Essa prática tem-se disseminado, sendo adotada por alguns agentes públicos e por várias, senão quase todas, Sociedades de Especialidades. Adotaremos "Termo de Consentimento Informado", pois deveria conter informação suficiente e adequada ao paciente sobre seu quadro clínico e o tratamento/procedimento a ser realizado, em linguagem acessível ao leigo, de tal maneira que a pessoa decidirá se vai ou não se submeter ao proposto pelo médico. A pessoa deve ter capacidade de decisão e não pode haver imposição de vontade ou poder (vício de consentimento). Essa concordância é revogável a qualquer momento. Esse termo deve ser assinado pelo paciente, pelo médico e por duas testemunhas, devendo uma cópia ficar com o paciente e outra com o médico, que deve inseri-la no prontuário. Assim documentado, o Termo passa a constituir fato jurídico, podendo, então, ter eventuais efeitos jurídicos se apresentado em tribunais (Souza, 2004). O Código de Defesa do Consumidor (Lei nº 8.078/90) dá o embasamento da necessidade do Termo de Consentimento nos arts. 6 (inciso II), 31 e 39. O Código Civil também coloca essa necessidade no art. 422, como demonstração de *boa-fé* entre as partes, e no art. 15, que impede o constrangimento de alguém submetido a tratamento médico ou intervenção cirúrgica, sem autorização. No Código de Ética Médica, a necessidade do Consentimento Informado é evidente nos arts. 46, 48, 56 e 59.

Algumas questões discutidas a seguir são desdobramentos de problemas decorrentes da relação médico-paciente e dos limites humanos dos atos médicos, nem sempre entendidos pela sociedade.

RESPONSABILIDADE MÉDICA

PRÁTICA OBSTÉTRICA: OBRIGAÇÃO DE MEIO OU DE FIM?

Este é um dos pontos mais fundamentais da discussão ética/jurídica em nossa especialidade. Em Obstetrícia, como em toda Medicina, lidamos com fenômenos biológicos que, longe de apresentarem exatidão matemática, envolvem característica fundamental, muitas vezes esquecida pelos próprios médicos e seus críticos, que é a variabilidade. Conforme bem demonstram Fletcher e cols. (1996), "...nenhum médico terá experiência direta suficiente para reconhecer todas as relações sutis e de longa duração que interagem entre si na caracterização da maior parte das doenças crônicas. Os mecanismos das doenças são, apenas, parcialmente conhecidos e a evolução das doenças pode ser afetada por influências genéticas, físicas e sociais".

O conceito de obrigação envolve imposição, dever, encargo, compromisso. Há um dever, um compromisso em um ato médico, mas esse dever relaciona-se a garantir meios, ou seja, a *maneira adequada de agir*, de empregar os recursos existentes e disponíveis no momento, para alcançar um objetivo. Não pode haver obrigação de fim, pois isso significa propósito de resultado, nem sempre possível. Essa discussão tem importância prática no mundo jurídico, pois, sendo a obrigação de meio, cabe àquele que acusa (um paciente, por exemplo), provar que o devedor (um médico) não teve o grau de diligência exigível para a situação, enquanto na obrigação de resultado cabe ao acusado (médico) provar que agiu sem culpa, visto recair sobre ele uma presunção de culpa. Jamais pode ser exigida a obrigação de resultado na especialidade obstétrica, já que há particularidades na atuação médico-cirúrgica que a impossibilitam. Fletcher e cols. (1996) abordam a extrema variedade de situações clínicas mostrando que, na maioria das vezes, os resultados a serem obtidos são incertos, necessitando ser expressos em termos de probabilidade. Portanto, o acaso sempre poderá agir, embora sua influência possa ser reduzida pela prática diária e aquisição permanente de novos conhecimentos.

Quando falamos de obrigação de meio, estamos usando-a como sinônimo de bom atendimento médico. Há que se tomar cuidado com essa expressão para não exigir o impossível. Bom atendimento médico é aquele feito por um bom médico em condições de tempo, espaço e recursos adequados. Muitas vezes, a discussão sobre bom atendimento médico deriva apenas para um aspecto, que é a sofisticação tecnológica. É visão limitada, pois pareceria que os não possuidores de recursos mais "modernos" não estariam prestando o melhor serviço. A verdade, contudo, não é bem essa, pois nem mesmo países ricos estão conseguindo suportar os custos médicos decorrentes da sofisticação tecnológica. Por outro lado, estudos têm demonstrado que muitos dos resultados esperados com a aplicação de técnicas dispendiosas não têm sido maiores que a utilização de técnicas mais baratas e simples. Cada vez mais surge a necessidade de rigor ao avaliar "novas informações" sobre evidências clínicas. A atenção clínica deveria embasar-se em informações sólidas e não em conclusões de certos formadores de opinião que tentam impor sua maneira de pensar. Os recursos médicos devem ser avaliados para se conseguir maior benefício a um maior número de pessoas.

RESPONSABILIDADE PROFISSIONAL

A partir do conceito de saúde como o bem-estar físico, mental e social do indivíduo, podemos definir doença como tudo aquilo que o afaste de tal situação. A atuação médica envolve restabelecer a saúde em situações de doença, e a questão da responsabilidade, culpa e erro surge nesse ponto, quando não se atinge tal objetivo (Moraes, 1995).

A responsabilidade difere da culpabilidade. A responsabilidade médica é a obrigação do profissional em responder pelos atos de seu ofício, em casos de mau resultado, quando estes causarem prejuízos a outrem (Brandão, 1994). O fato de o médico ser responsável pelos seus atos não significa que ele é, necessariamente, culpado se determinado procedimento não atingir o resultado esperado (Martin, 1994).

Em princípio, não há como negar que o médico tem responsabilidade no atendimento aos seus pacientes. Se a responsabilidade é objetiva ou subjetiva, se é contratual ou extracontratual, é ainda motivo de discussão. Nossa Constituição a define como subjetiva, não podendo o médico ser responsabilizado se não houver culpa. Portanto, se os meios adequados para cada caso forem usados e o médico agiu sem culpa, não se pode exigir um resultado, ficando assim consagrada a obrigação de meio.

Área que tem provocado grande discussão quanto à responsabilidade é o Código de Defesa do Consumidor que, embora defina a responsabilidade de profissionais liberais como subjetiva, ele justifica, para alguns, a aplicação da responsabilidade objetiva aos médicos.

A responsabilidade médica é regida por textos legais, da Constituição Federal, do Código de Ética Médica e dos Códigos Civil, Penal, e de Defesa do Consumidor:

a) **Constituição Federal**:
- *art. 37, § 6º: As pessoas jurídicas de direito público e as de direito privado prestadoras de serviço público responderão pelos danos que seus agentes, nessa qualidade, causarem a terceiros, assegurado o direito de regresso contra o responsável nos casos de dolo ou culpa.*

b) **Código Penal**:
- *art. 18: Diz-se o crime ... II – culposo, quando o agente deu causa ao resultado por imprudência, negligência ou imperícia.*
- *art. 44: Nos crimes culposos, a pena privativa de liberdade aplicada, igual ou superior a um ano, pode ser substituída por uma pena restritiva de direitos e multa ou por duas penas restritivas de direitos, exeqüíveis simultaneamente.*
- *art. 61: São circunstâncias que sempre agravam a pena, quando não constituem ou qualificam o crime: (...) II – ter o agente cometido o crime: (...) g) com abuso de poder ou violação de dever inerente a cargo, ofício, ministério ou profissão.*
- *art. 133: Abandonar pessoa que está sob seu cuidado, guarda, vigilância ou autoridade, e, por qualquer motivo, incapaz de defender-se dos riscos resultantes do abandono: Pena – detenção, de seis meses a três anos.*
Parágrafo 1º: Se o abandono resulta lesão corporal de natureza grave: Pena – reclusão, de um a cinco anos.
Parágrafo 2º: Se resulta a morte: Pena – reclusão, de quatro a doze anos.
- *art. 121 (homicídio, na forma culposa), 133 (abandono), 135 (omissão).*
- *art. 135: Omissão de socorro.*
- *art. 269: Omissão de notificação de doença.*

c) **Novo Código Civil (Lei nº 10.406, de 10 de janeiro de 2002)**:
- *Art. 186: Aquele que, por ação ou omissão voluntária, negligência ou imprudência, violar direito e causar dano a outrem, ainda que exclusivamente moral, comete ato ilícito.*
- *Art. 927: Aquele que, por ato ilícito, causar dano a outrem, fica obrigado a indenizá-lo.*
- *Art. 932 (III): São também responsáveis pela reparação civil ... III – o empregador ou comitente, por seus empregados, serviçais ou prepostos, no exercício do trabalho que lhes competir, ou em razão dele.*

- Art. 933: As pessoas indicadas nos incisos do I a IV do artigo acima, ainda que não haja culpa de sua parte, responderão pelos atos praticados pelos terceiros ali referidos.
- Art. 935: A responsabilidade civil é independente da criminal, não se podendo questionar mais sobre a existência do fato, ou sobre quem seja o seu autor, quando essas questões se acharem decididas no juízo criminal.
- Art. 942: Os bens do responsável pela ofensa ou violação do direito de outrem ficam sujeitos à reparação do dano causado; e, se a ofensa tiver mais de um autor, todos responderão solidariamente pela reparação.
- Art. 951: O disposto nos arts. 948, 949 e 950 aplica-se ainda no caso de indenização devida por aquele que, no exercício de atividade profissional, por negligência, imprudência ou imperícia, causar a morte do paciente, agravar-lhe o mal, causar-lhe lesão ou inabilitá-lo para o trabalho.

d) **Código de Defesa do Consumidor:**
- art. 14: O fornecedor de serviços responde, independentemente da existência de culpa, pela reparação dos danos causados aos consumidores por defeitos relativos à prestação dos serviços, bem como por informações insuficientes sobre sua fruição e riscos.
  § 4ª: A responsabilidade pessoal dos profissionais liberais será apurada mediante a verificação de culpa.
- art. 6: Ao consumidor pode ser dada a facilitação da defesa de seus direitos, inclusive com inversão do ônus da prova, a seu favor, no processo civil, quando, a critério do juiz, for verossímil a alegação ou quando for ele hipossuficiente segundo as regras ordinárias de experiências.

e) **Código de Ética Médica:**
É vedado ao médico:
- Art. 29: Praticar atos profissionais danosos ao paciente que possam ser caracterizados como imperícia, imprudência ou negligência.
- Art. 30: Delegar a outros profissionais atos ou atribuições exclusivos da profissão médica.
- Art. 31: Deixar de assumir responsabilidade sobre procedimento médico que indicou ou do qual participou, mesmo quando vários médicos tenham assistido o paciente.
- Art. 32: Isentar-se da responsabilidade de qualquer ato profissional que tenha praticado ou indicado, ainda que este tenha sido solicitado ou consentido pelo paciente ou seu responsável legal.
- Art. 33: Assumir responsabilidade por ato médico que não praticou, ou do qual não participou efetivamente.
- Art. 34: Atribuir seus insucessos a terceiros e a circunstâncias ocasionais, exceto nos casos em que isso possa ser devidamente comprovado.
- Art. 35: Deixar de atender em setores de urgência e emergência, quando for de sua obrigação fazê-lo, colocando em risco a vida de pacientes, mesmo respaldado por decisão majoritária da categoria.
- Art. 36: Afastar-se de suas atividades profissionais, mesmo temporariamente, sem deixar outro médico encarregado do atendimento de seus pacientes em estado grave.
- Art. 37: Deixar de comparecer a plantão em horário preestabelecido ou abandoná-lo sem a presença de substituto, salvo por motivo de força maior.
- Art. 79: Acobertar erro ou conduta antiética de médico.
- Art. 82: Deixar de encaminhar de volta ao médico assistente o paciente que lhe foi enviado para procedimento especializado, devendo, na ocasião, fornecer-lhe as devidas informações sobre o ocorrido no período em que se responsabilizou pelo paciente.
- Art. 83: Deixar de fornecer a outro médico informações sobre o quadro clínico do paciente, desde que autorizado por este ou seu responsável legal.
- Art. 84: Deixar de informar ao substituto o quadro clínico dos pacientes sob sua responsabilidade, ao ser substituído no final do turno de trabalho.
- Art. 85: Utilizar-se de sua posição hierárquica para impedir que seus subordinados atuem dentro dos princípios éticos.
- Art. 122: Participar de qualquer tipo de experiência no ser humano com fins bélicos, políticos, racionais ou eugênicos.
- Art. 123: Realizar pesquisa em ser humano, sem que este tenha dado consentimento por escrito, após devidamente esclarecido sobre a natureza e conseqüências da pesquisa.

Como se vê, o tema abrange regulações que não são apenas médicas. É a apreciação de cada situação em particular que vai firmar ou não a existência de responsabilidade diante de um caso concreto.

Na Responsabilidade Penal, o médico é acusado de ter cometido crime previsto no Código Penal. Será acusado pela sociedade, representada pelo Promotor de Justiça. Condenado, sofrerá pena que poderá ser privativa de liberdade ou alternativa (restrição de direitos, multa). Na Responsabilidade Civil, ocorrendo prejuízo patrimonial ou extrapatrimonial ao paciente, o médico será processado pelo paciente, por meio de seu advogado, buscando condenação pecuniária, que possa ressarcir o prejuízo sofrido. Na Responsabilidade Ética, compete ao paciente, por meio de seu advogado ou até do próprio Conselho de Medicina, *ex officio*, acusar o médico, que, se julgado culpado, sofrerá as penas previstas pelo Conselho, que são advertência (reservada ou pública), suspensão ou cassação do exercício profissional.

O Direito brasileiro institui indenização por prejuízo material e reparação por dano moral. Este corresponde a tristeza, dor, constrangimento a que a pessoa foi submetida, os quais, sendo frutos do ato médico ilícito, geram obrigação de indenizar. A perícia judicial quantificará o dano material e moral conforme os seguintes critérios: incapacidade temporária; incapacidade permanente, inclusive laborativa; *quantum doloris*; dano estético e prejuízo de afirmação pessoal (Mendes, 1994). Os dois primeiros são de indenização material; os demais indicam reparação por dano moral ou extrapatrimonial. Para taxar o valor da indenização, o Direito utiliza a teoria da compensação: como não é possível ressarcir perfeitamente o dano, é feita uma compensação. O juiz arbitra, levando normalmente em conta o grau de culpa e a capacidade econômica das partes.

O Novo Código Civil trouxe modificação no prazo prescricional da pretensão de reparação civil. Pelo Código Civil de 1916, a prescrição era de 20 anos (prescrição vintenária). Com o Novo Código (2002), o prazo prescricional é de três anos, a partir do conhecimento do dano e de sua autoria (art. 206, § 3º, inciso V). Essa modificação sinaliza no mesmo sentido do Código de Defesa do Consumidor (art. 27: prazo prescricional é de cinco anos). Portanto, salvo interpretação diferente jurisprudencial e doutrinária, passa a ser de três anos, a partir do conhecimento do dano, o prazo para o paciente reclamar alguma indenização referente a ato médico.

ERRO MÉDICO

Este tema é de grande importância social e profissional. Nos EUA, cerca de 80% dos tocoginecologistas já foram processados e um terço sofreu três ou mais processos. Dados do Conselho Regional de Medicina do Estado de São Paulo apontam 1.842 denúncias de 1995 a 1999 e 2.390 de 2000 a 2001. As especialidades mais demandadas foram Obstetrícia, Pediatria, Ortopedia, Medicina do Trabalho e Cirurgia Plástica. As infrações éticas mais freqüentes enquadraram-se nos seguintes arts. do Código de Ética Médica: 29 (50% dos casos), 2, 5, 4, 31, 32, 34, 44, 57 e 69.

As principais queixas contra obstetras, de 1996 a 2002, no CRM/SP (CRM/2002) foram:

- Assistência ao parto com óbito do recém-nascido (RN).
- Assistência ao parto com complicações maternas.
- Parto com seqüelas no RN.
- Assistência ao parto com óbito materno com ou sem óbito do RN.
- Má assistência pré-natal.
- Prática de aborto e complicações.
- Laqueadura sem consentimento.
- Complicações anestésicas.
- Infecção puerperal.
- Corpo estranho.

Atualmente, pacientes e médicos entram em conflitos com resultados prejudiciais a uma ou ambas as partes. Entretanto, não existe apenas o lado negativo nessa discussão. Ao final, resulta processo de amadurecimento, especialmente para o médico, que, em face das lições geradas por eventuais erros, poderá evitá-los em situações semelhantes.

Erros médicos decorrem de muitos fatos presentes na sociedade atual, dentre os quais salientamos: a modificação do ambiente médico-social, que envolve a mudança da visão social do médico; a substituição do "médico de família" pelo técnico especializado; a redução da relação médico-paciente; o aumento de indicações e porte de procedimentos; a sofisticação e a propaganda médica envolvendo imagem de controle de situações, independente de sua imprevisibilidade e gravidade etc. Todos querem o "ideal" e o mais sofisticado, e o resultado "ideal" é objetivo de todo paciente. Daí o conflito, pois nem sempre há coincidência entre o que espera o paciente e o que pode conseguir seu médico.

No ambiente do exercício da tocoginecologia, há proliferação de subespecialidades, certos "avanços" não são acompanhados de discussões éticas, as leis de mercado alteram indicações de atos médicos, há aplicação tecnológica abusiva em certas áreas, há falta de conscientização profissional e a atuação de entidades de classe deve ser aperfeiçoada na avaliação de seus profissionais.

Como dizia o juiz Dupin, na França do século XIX: "O médico e o cirurgião não são indefinidamente responsáveis, porém o são às vezes; não o são sempre, mas não se pode dizer que não o sejam jamais...".

Embora existam correntes jurídicas diferentes e vários aspectos envolvidos no problema, costuma-se atribuir o erro a situações nas quais está presente a chamada "culpa". *Culpa é a imprevisão do previsível*. Como diz Carrara, "é a voluntária omissão de diligência no calcular as conseqüências possíveis e previsíveis do fato". Previsíveis porque a essência da culpa está toda na previsibilidade. Ou ainda como afirma Croce e Croce Jr. (1997): "consiste em proceder o agente sem a necessária cautela, deixando de empregar as precauções indicadas pela experiência como capazes de prevenir possíveis resultados lesivos". Portanto, segundo esse mesmo autor, não se pode cogitar de culpa quando o evento não é previsível, sendo o inverso, evidentemente, verdadeiro.

Dessa forma, o médico será responsável pelo insucesso diagnóstico ou terapêutico desde que exista *nexo causal* entre seu ato e o dano ocorrido (físico ou moral) e tenha ele agido com *culpa*. Há três modalidades de culpa: imprudência, imperícia, negligência (art. 18, II, Código Penal).

Segundo Croce e Croce Jr. (1997), existe o erro profissional ou escusável. Sua aceitação decorre da não existência de culpa e o mau resultado ser decorrente de erro diagnóstico possível do ponto de vista estatístico. No diagnóstico, deverão ter sido utilizados meios e métodos comumente empregados, a terapêutica clínica e/ou cirúrgica ser habitualmente utilizada conforme o diagnóstico formulado e o evoluir do caso tenha ocorrido dentro das expectativas.

França (1994) admite o crime culposo "quando o agente deixa de empregar a cautela, a atenção ou a diligência ordinária, ou especial, a que estava obrigado, e em face das circunstâncias não percebe o resultado que podia prever ou, prevendo-o, supõe levianamente que não se realizaria ou que poderia evitá-lo".

O erro médico, diz França (1994), supõe inobservância técnica, capaz de produzir dano, que deve ser caracterizado como imperícia, negligência ou imprudência, levando-se em conta as condições de atendimento, a necessidade da ação e os meios empregados.

Imprudência médica seria o agir sem cautela, a intempestividade, a precipitação, a insensatez na conduta ativa ("foi feito o que não deveria ser feito").

A negligência médica envolve o não fazer, o ato omissivo, a passividade, inércia, não agir com a observância devida ("não foi feito o que deveria ser feito"). São exemplos: abandono do doente, omissão de tratamento, negligência de um médico por omissão de outro, prática ilegal por pessoal técnico, letra indecifrável, esquecimento de corpo estranho em cirurgia.

A imperícia médica envolve a falta de observação de normas, por despreparo prático ou por insuficiência de conhecimentos técnicos, a carência de aptidão, teórica ou prática ("foi mal feito"). Diagnóstico errado nem sempre é imperícia. Embora alguns afirmem que o médico não pode ser imperito ao exercer medicina, não é esta a previsão do Código Penal, que aponta como requisito fundamental para o indivíduo ser imperito, justamente o fato de ter habilitação legal para exercer aquele ato ou função.

França (1994) separa o erro de duas outras situações, claras para muitos médicos, mas não tão evidentes para a sociedade, que são o acidente imprevisível e o resultado incontrolável. O acidente imprevisível é o dano oriundo de caso fortuito ou força maior, tanto físico quanto psíquico, incapaz de ser previsto e evitado, não só pelo médico, mas também por qualquer outro em seu lugar. Já o resultado incontrolável decorre de situação grave e inexorável, em que o resultado danoso depende da própria evolução, para o qual as condições atuais da ciência e a capacidade profissional ainda não oferecem solução.

Portanto, é difícil demonstrar ao não-médico que certos resultados ruins não decorrem de erro técnico e sim de particularidades das situações mórbidas presentes. Igualmente, é difícil ao médico compreender o direito de alegação do erro por parte do paciente, quando um resultado adverso atinge sua saúde. Nesse ambiente de litígio, é necessário mais informação ao médico, estudantes de graduação em Medicina e residentes, para que não incorram em erros de imperícia, negligência e imprudência.

INTERRUPÇÃO LEGAL DA GESTAÇÃO

Uma das questões mais debatidas na atualidade refere-se à interrupção da gestação ou aborto provocado. A legislação criminal nacional, da década de 1940, possibilita a descriminalização do aborto em situações em que a interrupção seja a única forma de evitar o risco de morte da mulher durante a gestação (aborto terapêutico) e em casos de estupro (aborto sentimental).

O aborto permitido por lei é regido pelos arts. 124-129 do Código Penal Brasileiro, sendo que o Código de Ética Médica obriga os médicos a seguirem a legislação vigente (art. 43).

Aborto terapêutico – justifica-se quando é a única forma de salvar a vida da gestante. É situação que depende de julgamento médico e não há necessidade de autorização judicial para sua realização, sendo recomendável, no entanto, que mais de um médico opine, preferencialmente um especialista da área cuja afecção indica a interrupção (por exemplo, em gestante com cardiopatia grave, o cardiologista deve firmar o diagnóstico e o risco gestacional com o obstetra).

Aborto sentimental – essa condição gera discussão e grande dificuldade quanto à condução dos casos. É problema relacionado com violência contra a mulher, sendo o estupro um dos crimes contra a liberdade sexual. A atuação médica nessa questão visa proteger a saúde da vítima, na prevenção de gravidez e das infecções sexualmente transmissíveis. Os serviços de saúde devem estabelecer protocolos de atendimento, que incluem, além do exame médico da vítima, a orientação para anticoncepção de emergência, a realização de sorologias (sífilis, hepatite B e HIV), a administração de antibióticos para a prevenção de doenças sexualmente transmissíveis e a utilização de drogas anti-retrovirais, além do atendimento e acompanhamento psicológico indispensável. Há correntes que defendem a colheita de material de fundo de saco ou do esperma propriamente dito (se ainda estiver presente) para exame de DNA, que comprovaria o autor do estupro. O atendimento médico sério, completo e respeitoso é que garante a postura ética na atenção de situações desse tipo.

Quando a mulher chega grávida, buscando a interrupção, a situação torna-se mais difícil. Ela deve relatar os fatos para a equipe multiprofissional, que deve providenciar o atendimento e discutir cada caso. Não há necessidade de autorização judicial para o aborto, pois a própria lei já autorizou o abortamento nessa condição e o Judiciário só pode referendá-la. Basta, portanto, a palavra da paciente e a assinatura de seu depoimento, além da solicitação da interrupção. Muitos recomendam que seja apresentado um boletim da ocorrência, mesmo que tenha sido lavrado após o crime, ou ainda que não tenha sido lavrado. O médico, embora não tenha condição de investigar a ocorrência, deve realizar exame clínico e ultra-sonográfico detalhado, para relacionar a cronologia do crime com a idade gestacional. A época preferencial de interrupção é até 12 semanas, mas não se afasta a possibilidade de interrupção até 20 semanas, em casos específicos. Após esse período gestacional, não parece ser prudente a interrupção. Nesse caso, a paciente deve ser orientada sobre a realização do pré-natal (com pessoal treinado para essa situação) e quanto às regras para a doação da criança, se esta for sua intenção.

O médico não tem obrigação de realizar o aborto. Pode alegar "objeção de consciência". Salientamos, entretanto, que as instituições de saúde devem respeitar o que está regido em lei: esta permite a interrupção, cabendo aos responsáveis pela instituição providenciar solução para as mulheres que necessitam desse atendimento médico.

Aborto em situações especiais – há grande discussão atual quanto à ampliação da descriminalização do aborto, em sentido ainda restrito (fetos com malformações incompatíveis com a vida extra-uterina) ou em sentido amplo (a vontade da mulher em realizar a interrupção seria suficiente para sua permissão). Trata-se de discussão milenar, em que há tantos fatores envolvidos, como emocionais, religiosos, políticos, culturais, que dificilmente se chegará a consenso, ao menos satisfatório. É inegável que o desenvolvimento dos métodos de diagnóstico, associado à impossibilidade atual de oferecer sobrevida em determinadas condições patológicas do recém-nascido (anencefalia, trissomias do 13 e do 18, agenesia renal, por exemplo), gera situações em que o casal prefere interromper a gestação, pois sua continuidade acarretaria sofrimento maior que a própria interrupção. Compreendendo essa situação, muitos médicos e até mesmo autoridades judiciais concordam com a realização da interrupção em situações de fetos malformados inviáveis. Há relatos de casos ou séries de casos nos quais alguns serviços conseguem autorizações judiciais para executar a interrupção. Neste momento (agosto de 2004), está em discussão no Supremo Tribunal Federal a questão da descriminalização do abortamento em fetos anencéfalos. Apesar de muitos apoiarem decisão desse tipo, há forte oposição e rejeição por alguns setores a qualquer ampliação para o abortamento previsto em lei. Entendemos que, caso se estabeleça súmula vinculante autorizando o aborto nessa condição, será conquista parcial, pois restarão muitas outras situações de inviabilidade fetal, tão graves quanto a anencefalia, que permanecerão como decisões isoladas, devendo o casal padecer para consegui-las. Por enquanto, é obrigatório nesta situação a autorização judicial. Ao médico não cabe solicitar a autorização, devendo ser atitude da paciente ou de seu representante legal. O médico deve auxiliar o juiz na sua decisão fazendo relatório detalhado da patologia, incluindo aí as possibilidades de sobrevida segundo a literatura atual.

ESTERILIZAÇÃO CIRÚRGICA

A esterilização cirúrgica foi, durante muito tempo, proibida oficialmente no país, exceto em algumas situações. Essa proibição incluía a restrição legal e a do próprio Código de Ética Médica. Entretanto, as cirurgias de esterilização, principalmente as laqueaduras tubárias, eram feitas de maneira freqüente, envoltas em várias justificativas e realizadas comumente em cesáreas. Tentativas de regulamentar essas esterilizações foram feitas, por meio de legislações municipais e protocolos assistenciais de serviços, mas faltava lei federal disciplinando o assunto. A Constituição Federal do Brasil, no seu art. 226, parágrafo 7º, prevê o direito do Planejamento Familiar, e a Lei Federal nº 9.263 de 12/01/96 descriminaliza a anticoncepção cirúrgica nos limites da lei.

Ficou autorizada a realização de cirurgias de esterilização definitiva em mulheres que as solicitem, desde que possuam idade superior a 25 anos ou dois filhos vivos (independente do sexo). É necessário o prazo de 60 dias entre a manifestação da mulher e a realização de cirurgia, impondo-se autorização do casal se houver sociedade conjugal. A lei admite situações clínicas que justificam a esterilização, mas as coloca de maneira genérica, como as de risco à vida ou à saúde da mulher e do futuro concepto. Exige-se o consentimento por escrito, o registro em prontuário, a notificação compulsória para todas as esterilizações e proíbe-se a esterilização no período do parto ou aborto, com exceções. Proíbe-se, também, a esterilização por histerectomia ou ooforectomia.

Ao preconizar como condições de laqueadura a idade de 25 anos ou dois filhos vivos, a lei permite supor que, por exemplo, a mulher de 18 anos com dois filhos já possa ser esterilizada, o que nos parece, em princípio, absurdo, especialmente não existindo morbidade materna grave. Outro fato importante é a proibição de laqueadura intracesárea, exceto em situações de cesárea de repetição, ou se a mulher for portadora de doença de base e a exposição a segundo ato cirúrgico ou anestésico representar maior risco para sua saúde. Nesse caso, a indicação deverá ser testemunhada em relatório escrito e assinado por dois médicos. Fica impedida, por exemplo, a paciente grande multípara e com família constituída de ser laqueada durante cesárea.

PROCEDIMENTOS TOCÚRGICOS

Na prática obstétrica, intervenções tocúrgicas de complexidade maior, pela via vaginal, têm sido abandonadas, por diversas razões, dentre as quais salientaremos o maior risco materno-fetal, inerentes a elas, e a inexperiência da maioria dos obstetras atuais.

Conseqüentemente, aumenta vertiginosamente a incidência de parto por cesariana, sem nenhuma justificativa médica para tal ampliação. Há vários fatores envolvidos com esse comportamento: a formação obstétrica é insuficiente; muitos daqueles que ensinam Obstetrícia praticam cesáreas com data e hora marcadas; a insegurança gerada pela deficiência de formação leva ao receio de complicações na resolução do parto vaginal; o excessivo número de empregos ou de trabalho impede que o médico possa acompanhar o trabalho de parto por tempo prolongado; não há estrutura de parteiras para dar o acompanhamento inicial ao trabalho de parto; a própria cultura populacional exige resultado que, acredita, seja melhor pela cesárea etc. Acreditamos que a paciente deve opinar quanto à via de parto, mas para isso deve estar informada, de forma isenta, das intercorrências possíveis qualquer que seja a via escolhida.

Esta discussão nos remete a questões básicas da atuação médica. Em um ato médico, o que justifica sua realização é a necessidade irrestrita, e sua licitude não pode depender apenas da vontade da pessoa. Portanto, em comparação entre um parto com indicação de fórcipe e uma cesárea "a pedido", esta poderia não configurar, em certas condições, um ato médico, porque não existiria necessidade irrestrita de sua realização. Seria ato médico desnecessário, pois não haveria, em princípio e até prova em contrário, indicação médica para sua realização (art. 42, CEM).

O parto pélvico, na atualidade, deixou de ser recomendado por via vaginal, uma vez que estudos mundiais demonstraram que a cesárea protege mais as crianças que o parto vaginal.

O atendimento ao parto de fetos malformados reveste-se de grandes questionamentos éticos. Primeiramente, é preciso avaliar o tipo de malformação apresentada, suas repercussões futuras e a possibilidade de sobrevida do feto malformado. Em situações incompatíveis com a vida extra-uterina, não há muito o que discutir, prevalecendo indicações obstétricas. Se o tipo de malformação for passível de correção ou de sobrevida razoável, a cesárea pode ser a melhor escolha, ou mesmo o parto vaginal, dependendo da condição materno-fetal. Há situações nas quais as respostas não são tão claras, como é o caso de malformações neurológicas, em que a sobrevida e a qualidade de vida variam demasiadamente. A conduta obstétrica deverá levar em conta os aspectos médicos maternos e neonatais de cada caso, mas também a opinião da gestante e de sua família, que devem tomar decisões fundadas em informações de seu(s) médico(s) e com o apoio deste(s). Somente a análise de cada caso em particular, com cada família envolvida, é que dará a resposta adequada à condução dessas situações. Saliente-se que o médico não deve querer impor seu ponto de vista, pois essas decisões não envolvem o certo ou o errado e sim o que seria melhor para os envolvidos.

O obstetra não deve furtar-se de sugerir o seu ponto de vista. Ele deve esclarecer, em função dos conhecimentos atuais, as repercussões imediatas e tardias que podem atingir mãe e o concepto, com a solução elegida. Em particular, o tocólogo é o advogado do feto que mudo deve contar com o seu apoio e discernimento quanto a sua vida e integridade orgânica futuras.

Equipe multiprofissional deveria ser, idealmente, envolvida no processo: neonatólogos e neurologistas, em particular.

Embriotomias são procedimentos pouco realizados na atualidade. Eventualmente, entretanto, devem ser realizadas, em face de situações obstétricas não solucionáveis de outra forma (malformações fetais, colisão fetal, córmicas irredutíveis etc.). Nem sempre será possível pedir autorização para realizar tal procedimento, mas o esclarecimento deverá ser obrigatório, para não gerar dúvidas e revolta dos familiares. A boa relação médico-paciente e, principalmente, o respeito mútuo deverão prevalecer nesse momento.

O conceito de cesárea *post-mortem* limita-se às situações em que o óbito materno já ocorreu, sendo aceita e até obrigatória em casos de feto viável e ainda vivo.

Entretanto, tal indicação em casos de gestantes agônicas tem sido repelida e até mesmo considerada execrável. Este é dilema ético, pois ao mesmo tempo que a realização da cesárea pode precipitar a morte da gestante moribunda, sua não realização pode acarretar hipóxia com seqüelas nos conceptos que sobreviverem.

A sobrevida com higidez de conceptos extraídos após a morte materna, dentre outras condições, depende do intervalo decorrido entre a parada cardiorrespiratória até a extração fetal e da idade-maturidade fetal. Embora existam referências de conceptos que sobreviveram até 20 minutos após a morte materna, a obtenção de concepto vivo e hígido limita-se aos casos em que a extração fetal não a excedeu em quatro minutos. Em doenças em que já estão presentes condições de hipóxia materna e fetal (coma eclâmptico, cardiopatias descompensadas, choque hemorrágico), apesar da rápida extração do concepto após a morte materna, muitas vezes segue-se o comprometimento do desenvolvimento neuromotor e mental do recém-nascido.

Existem situações raras em que gestantes evoluem para morte encefálica. Como estão em respirador e com funções cardiovasculares preservadas, seus fetos permanecem vivos, porém ainda inviáveis (segundo trimestre). É condição na qual há forte apelo emocional, não limitado aos familiares, mas a toda equipe médica. Em princípio, parece-nos que tudo deverá ser feito para manter a paciente em condições de ventilação assistida e nutrição parenteral até que o concepto possa ser extraído. A corticoterapia para indução de maturidade pulmonar fetal é fundamental e obrigatória, bem como exames para avaliação de vitalidade fetal. A cesárea seria realizada em local, momento e situação que permitissem a melhor assistência ao recém-nascido, mantendo o respeito pelo corpo materno. Há situações de morte cerebral, entretanto, nas quais a manutenção dos dados vitais maternos é muito difícil, com intensa oscilação dos níveis pressóricos e da oxigenação. Nesses casos, pode-se cogitar a indução de maturidade pulmonar e a realização da cesárea, em intervalo de tempo curto, tentando evitar, ao menos, o óbito fetal intra-útero, mesmo em condições de baixa viabilidade extra-uterina. Nesses casos, é fundamental a opinião dos familiares, principalmente do pai da criança.

HIV/AIDS E GRAVIDEZ

A infecção pelo HIV cerca-se de, nos anos 90, discussões sobre ética e direitos. Em uma fase inicial acreditava-se que a transmissão vertical do vírus da imunodeficiência humana era alta, acometendo a maioria dos filhos de portadoras do vírus. Acreditava-se também que tanto a infecção pelo HIV como a gestação poderiam ser prejudicadas, uma pela outra, ao coincidir. Muitos abortos foram realizados em função desses conceitos iniciais. Recentemente, conseguiu-se reduzir muito a transmissão vertical com o uso de anti-retrovirais pela mãe durante a gestação e no parto, e pelo recém-nascido, nos primeiros meses de vida. Essa informação torna obrigatória a administração desses medicamentos durante a gestação e o parto, podendo-se considerar omissão por parte do médico sua não-prescrição. A Lei Federal nº 9.313 de dezembro de 1996 tornou obrigatório, por parte do SUS, o fornecimento gratuito de toda a medicação necessária aos portadores do vírus HIV e aos doentes de AIDS. A Lei Federal nº 9.656, de junho de 1998, incluiu a AIDS na lista das enfermidades que obrigatoriamente devem ser abrangidas pelos planos e seguros privados de assistência à saúde, ao determinar a cobertura assistencial das doenças relacionadas na Classificação Estatística Internacional de Doenças e Problemas Relacionados com a Saúde, da OMS (Guimarães, 2003).

Portanto, a infecção pelo HIV durante a gravidez não tem indicação para abortamento legal (ver Capítulo 73).

A esterilização cirúrgica em mulheres HIV-positivas deve ser considerada sem preconceitos.

Questão fundamental no atendimento à gestante portadora do HIV relaciona-se à confidencialidade do seu diagnóstico. A paciente soropositiva que já tem esse diagnóstico ou que descobre a condição na gravidez cria dilema ético ao obstetra, ao estabelecer-se conflito entre seu estado de saúde e a necessidade de proteger seu companheiro sexual. Até que ponto teria a paciente direito ao sigilo expondo o companheiro ainda não contaminado? Se apesar de todos os esforços de conscientização a paciente recusar-se a revelar seu estado, estaria justificada a transgressão da confidencialidade, por ser essa questão de justa causa.

Quando a paciente ou seu parceiro é portador do vírus e omite seu estado ao outro, pode ser responsabilizado civil e criminalmente. Conforme interpretações do Código Civil, trata-se de culpa grave, que se equipara ao dolo.

Pelo Código Penal, a questão, entretanto, não é tão simples. Segundo alguns juristas, o art. 131 (crime de periclitação) é o único que possibilita adequação típica: "Perigo de contágio de moléstia grave: praticar, com o fim de transmitir a outrem moléstia grave de que está contaminado, ato capaz de produzir contágio – pena: reclusão de 1 a 4 anos e multa". Além disso, deve-se comprovar a situação de conhecimento do portador e, também, a de conhecimento (ou desconhecimento) e consentimento (ou não) do não-portador (nos casos de transmissão sexual e intravenosa).

ÉTICA EM REPRODUÇÃO HUMANA

Nos últimos anos, novas possibilidades terapêuticas passaram do campo experimental para a prática clínica. Infelizmente, muitos avanços não foram precedidos de discussão ética aprofundada, acarretando acirradas discussões ético-morais, além de jurídicas, religiosas e científicas.

A discussão ética sobre os denominados "bebês de proveta" hoje não é tão acalorada. Estima-se que existam 300 mil crianças geradas em todo mundo por essa técnica. Há aspectos, entretanto, que ainda provocam discussão. A inseminação artificial heteróloga suscita dúvidas éticas, envolvendo aspectos médicos e legais. Já a fertilização *in vitro*, pelas possibilidades futuras associadas à manipulação genética, gera maiores controvérsias. O desenvolvimento de técnicas de reprodução artificial, aliado ao conhecimento do genoma humano, possibilita às pessoas não só a realização do desejo de ter um filho, mas também de escolher se ele será homem ou mulher, além de suas características físicas. Este avanço técnico e científico é realidade. Não deve, em princípio, ser combatido, mas deveria ser acompanhado por discussões éticas sérias que permitissem a maior participação da sociedade. Como a evolução neste campo tem sido rápida, os médicos não conseguem acompanhá-la. A legislação sobre essas questões está mais atrasada ainda. A lentidão com que caminha o processo legislativo acarreta descompasso entre legislação aprovada e realidade praticada. Mesmo o Novo Código Civil já nasce ultrapassado ou carente em vários temas importantes, tais como a inseminação artificial, a clonagem e outros. Modificações importantes que trouxe o Novo Código Civil na área de reprodução assistida foram a introdução dos direitos da personalidade e a presunção de filiação para as crianças nascidas por inseminação artificial (art. 1.597, II, III e IV). No Brasil, não há legislação ordinária que trate da questão da reprodução assistida. A jurisprudência ainda é incipiente, razão pela qual a maioria da discussão é doutrinária. A norma de referência específica, até agora, tem sido a Resolução nº 1.358/92 do Conselho Federal de Medicina, que é a base dos Projetos de Lei que tramitam no Congresso Nacional, tentando regulamentar esta matéria.

O resultado de fertilizações *in vitro* é a obtenção de vários embriões. Como a grande quantidade de embriões implantados inviabilizaria a evolução normal da gestação, alguns deverão ser "escolhidos" para seguir sua divisão e crescimento, enquanto outros deverão ter seu desenvolvimento interrompido (pré-embriões). Como fazer esta escolha? O que fazer com os restantes? Utiliza-se, para responder essa questão, a alternativa dos "bancos de pré-embriões", que seriam clínicas e laboratórios onde embriões fertilizados, mas não implantados, ficariam congelados. Daí o dilema, pois, não sendo "utilizados", não poderão ficar "guardados" indefinidamente. Na Inglaterra, há poucos anos, foi determinada a destruição de quantidade enorme de tais embriões. Resolução do CFM aponta para o máximo de quatro a serem transferidos para o útero materno. Como proceder diante dos casos com triplos, quádruplos, quíntuplos, sêxtuplos! É remota a probabilidade de atingirem sua maturidade intra-útero, já que a prematuridade é a regra nesses casos, sendo tanto mais extrema quanto maior o número de fetos. O médico deve aconselhar a gestante para "deixar" apenas um, dois ou três embriões? Ou recomendar a manutenção de todos implantados, mesmo que isso signifique abortamento ou parto prematuro nos limites da viabilidade fetal? Eticamente essa discussão precisa ser desencadeada.

ÉTICA EM MEDICINA FETAL

A Medicina Fetal consegue brilhantes resultados em algumas afecções.

Nessa área, deve-se ter em mente a necessidade de medir o que se pode fazer e aquilo que se deve fazer, tanto em termos de atendimento clínico como em termos de pesquisa. A manipulação da cavidade uterina, com a realização de amniocenteses, biópsias de vilosidades coriônicas, punções de cordão umbilical e, recentemente, cirurgias fetais exigem o consentimento esclarecido materno quanto aos riscos envolvidos. A Resolução 196/96, do Ministério da Saúde, regulamenta a pesquisa em seres humanos no Brasil, enquadrando as experiências envolvendo embriões e fetos em área temática especial, necessitando de aprovação do Comitê Nacional de Ética em Pesquisa (CONEP).

O diagnóstico pré-natal, detecta fetos com malformações graves, incompatíveis ou compatíveis com a vida. No primeiro caso, já discutido anteriormente, exige-se autorização judicial para eventual interrupção da gravidez. No segundo caso, há três possibilidades: a patologia fetal é compatível com a vida e possível de correção no ambiente intra-uterino (na atualidade, raramente isso é possível), é tratável na vida extra-uterina, ou é intratável. Exemplo dessa última possibilidade é a síndrome de Down (trissomia do cromossomo 21). Como proceder nessa situação, sabendo-se que a lei não autoriza o abortamento? Se a paciente e/ou sua família optem pelo abortamento, como fica o direito da criança, que pode sobreviver por muitos anos, mesmo não conseguindo levar vida totalmente independente? As respostas adequadas ainda estão longe de ser encontradas.

RECÉM-NASCIDOS NOS LIMITES DA VIABILIDADE

Na assistência obstétrica ocorrem patologias nas quais, para salvaguardar interesses maternos ou fetais, impõe-se interromper a gestação em idade gestacional limítrofe para garantir a vida extra-uterina do concepto (24ª-26ª semanas).

Dois fatores do ponto de vista ético devem ser analisados: a indicação propriamente dita e o atendimento ao recém-nascido. É necessário e fundamental, especialmente em casos de indicação fetal, estabelecer relação de risco (manutenção do feto intra-útero) e benefício (sobrevivência do feto fora do útero). Essa resposta nem sempre é fácil, devendo deixar os pais esclarecidos para que também possam opinar a respeito. Caso a opção seja pelo nascimento nessas idades gestacionais precoces, o obstetra deveria fazer esforço para garantir boas condições de nascimento da criança (corticóide), bem como proporcionar garantias de cuidado neonatal intensivo em serviços neonatais terciários. Quando falamos em sobrevida, não devemos esquecer da qualidade de vida posterior desses conceptos.

ATENÇÃO AO RECÉM-NASCIDO INVIÁVEL

Situação de alta carga emocional envolve o nascimento de crianças portadoras de anomalias incompatíveis com a vida, mas cuja morte não ocorre de maneira rápida. O dilema ético que surge é o de quanto e por quanto tempo adotar medidas médicas para suporte da vida. As opiniões são muito divergentes. Alguns pontos merecem consideração. A morte deve ser cercada de respeito e dignidade. Medidas para acelerar a morte ou retardá-la indefinidamente, sem nenhuma possibilidade de sucesso, parece-nos indesejáveis e inaceitáveis. Deve-se manter, no mínimo, alimentação oral, calor e respeito a essa criança. Deverá haver consenso médico e familiar, com equipe multidisciplinar, colocando de lado questões econômicas, religiosas e culturais.

BANCOS DE SANGUE DE CORDÃO

É outro aspecto novo da terapia médica, que envolve, indiretamente, a participação do obstetra. A coleta de sangue de cordão umbilical como fonte de células progenitoras (tronco), tanto com finalidade de transplante de medula óssea quanto para terapia gênica é alternativa interessante e promissora para o tratamento de muitas doenças, principalmente as hematológicas. A participação do obstetra é importante, pois ele serve de ponte entre a paciente e a equipe que cuida desse tipo de atividade. A paciente e sua família devem conhecer destino a ser dado a este sangue, que poderá ser usado para outras pessoas. O obstetra deve orientar sua paciente a procurar unidades governamentais capacitadas para realizar esta coleta dentro de normas técnicas e éticas, afastando-a de grupos que vejam esta questão apenas com finalidade mercantil.

CONCLUSÕES

Como pudemos verificar, há uma quantidade enorme de questões éticas, bioéticas e jurídicas envolvendo a atuação do obstetra. Algumas, muito antigas, continuam até hoje sem respostas satisfatórias. Outras, pela sua capacidade inovadora e modificadora de dogmas, demorarão muito tempo mais para satisfazer quem as analisa. A discussão ética sempre vai existir, enquanto o ser humano existir. Os problemas podem mudar, mas continuaremos questionando se o que está sendo feito é certo ou errado do ponto de vista moral. Para colaborar nesse processo, os médicos não devem furtar-se em conhecer e debater essas questões, sob pena de perderem espaço na discussão social e/ou serem punidos pelo seu desconhecimento e atitudes.

Referências Bibliográficas

• BRANDÃO, R. – O erro médico na função pública. *Bioética*, 1994. • Conselho Federal de Medicina – Jornais do Conselho Federal de Medicina. • Conselho Regional de Medicina do Estado de São Paulo – Jornais do Conselho Regional de Medicina do Estado de São Paulo. • CROCE, D. & CROCE Jr., D. – *Erro Médico e o Direito*. Ed. Oliveira Mendes, 323p., 1997. • FLETCHER, R.H.; FLETCHER, S.W. & WAGNER, E.H. – *Epidemiologia Clínica: Elementos Essenciais*. 3ª ed., Ed. Artes Médicas, 281p., 1996. • FRANÇA, G.V. – *Direito Médico*. 6ª ed., Fundo Editorial Byk, 599p., 1994. • GUIMARÃES, M.B. – *Aids e Direito*. Teresina, Jus Navigandi, a. 8, n. 148, 1 dez. 2003. Disponível em: http://www1.jus.com.br/doutrina/texto.asp?id=4560. (Acesso em: 01 ago. 2004.). • MARTIN, L.M. – O erro médico e a má prática nos Códigos Brasileiros de Ética Médica. *Bioética*, 1994. • MENDES, A.C. – Indenização por dano oriundo de erro médico. *Bioética*, 1994. • MORAES, I.N. – *Erro Médico e a Lei*. 3ª ed., Ed. Revista dos Tribunais, 444p., 1995. • SORIANO, A.G. – *Terapia Transfusional: Aspectos Jurídicos*. Teresina, Jus Navigandi, a. 6, n. 52, nov. 2001. Disponível em: <http://www1.jus.com.br/doutrina/texto.asp?id=2405. • SOUZA, N.T.C. – *Erro Médico e Consentimento Informado*. Teresina, Jus Navigandi, a. 8, n. 337, 9 jun. 2004. Disponível em: http://www1.jus.com.br/doutrina/texto.asp?id=5311.

147 Eventos Obstétricos Pós-Fertilização Assistida

Rodrigo Ruano
Bussâmara Neme

A organização mundial da saúde estima que aproximadamente um em cada seis casais apresentam algum tipo de dificuldade de concepção e nescessitam de algum tipo de terapia de fertilização assistida (FA). Nos EUA, programas de FA aumentam aproximadamente 7,5% em um ano, e são acompanhados da taxa de sucesso (de aproximadamente 0,4%). A maior procura de terapias de FA vem causando aumento progressivo do número de gestações múltiplas, principalmente em mulheres com idade superior a 35 anos, o que tem como conseqüência a elevação das taxas de complicações obstétricas. O principal sucesso de determinada FA identifica-se pela comprovação de gestação e de sua conseqüente evolução, resultando em pelo menos um recém-nascido vivo e viável, sem que ocorram eventuais complicações obstétricas.

As principais complicações obstétricas conseqüentes à FA são aquelas referentes às gestações múltiplas, o que, paradoxalmente, pode ser contornado pela redução embrionária. Além disso, outras possíveis complicações obstétricas da FA são abortamento, prenhez ectópica, doença hipertensiva específica da gestação, prematuridade, restrição de crescimento fetal e hemorragias.

O tocólogo deve estar preparado para antecipar e prevenir muitos desses eventos, além de não esquecer que muitas das pacientes submetidas à FA possuem idade avançada e mau passado reprodutivo.

PRINCIPAIS EVENTOS OBSTÉTRICOS CONSEQÜENTES À FA

Gestações múltiplas – o principal desafio da FA constitui a prenhez múltipla. Em 2000, dos 35.025 nascidos vivos de gestações provenientes de FA nos EUA, 44% eram gemelares e 9% trigemelares. A FA assistida provocou aumento de 12% na incidência de gêmeos e de 43% de trigêmeos, elevando-se a morbidade materna devido ao aumento do risco de doença hipertensiva específica da gestação (OR = 2,0-3,0), hemorragia no terceiro e quarto períodos (OR = 4,0), poliidrâmnio (OR = 2,0-3,0), trabalho de parto prematuro (OR = 3,0-5,0), diabetes gestacional (OR = 1,6), anemia materna (OR = 1,5), hemorragias durante a gestação devido à placentação baixa (OR = 2,0), além de causar elevação das taxas de partos operatórios (cesáreas). Apesar de existirem poucas evidências na literatura referentes à incidência de rotura prematura das membranas ovulares em gestações múltiplas, suspeita-se que sua ocorrência seja maior nessa situação, o que propicia elevação das taxas de prematuridade, sendo principalmente observada em gestações gemelares monocoriônicas, complicadas pela síndrome da transfusão fetofetal (Luke e Martin, 2004; Adamson e Baker, 2004).

A redução embrionária, largamente utilizada em países desenvolvidos, tem como objetivo reduzir essas complicações e propiciar evolução satisfatória de gestações com no máximo dois fetos. A taxa de perda fetal total é diretamente proporcional à quantidade de embriões, sendo de aproximadamente 40-50% em prenhez com 6 embriões; de 30%, com 5; 20%, com 4; e 16%, com 3. As perdas fetais reduzem-se, significativamente, dependendo do número de embriões restantes (20% para trigêmeos, 15% para gêmeos e 3-10% para feto único), e do número de embriões iniciais (25% para 5 ou mais embriões iniciais; 15-20%, para 4; 5%, para 3; e 2,5%, para 2) (Chescheir, 2004). Como muitas das pacientes possuem idade avançada e como a gestação simples está associada significativamente à redução de complicações obstétricas, recentemente, alguns autores vêm propondo a redução polêmica de gêmeos (2) para 1 feto.

Atualmente, regras e leis tendem a restringir o número de embriões transferidos por procedimento, para se evitar gestações com três fetos ou mais, implicando em possível redução da taxa de sucesso, mas assegurando melhor resultado perinatal.

Abortamento e perdas precoces – estima-se que 10 a 15% das gestações concebidas espontaneamente terminam em abortamento (NyboAndersen e cols., 2000). Os principais fatores correlacionados ao abortamento são idade materna avançada, anormalidades cromossômicas, distúrbios endocrinológicos, fatores imunes, mutações gênicas, tabagismo, etilismo e exposição a fatores teratogênicos e abortivos. Com o advento da FA, inúmeros estudos demonstraram aumento da taxa de abortamento nessa população de gestantes tratadas (15 a 30%), decorrentes principalmente da idade materna avançada, da multiparidade e com a qualidade dos óvulos e embriões transferidos. Recentemente, Schieve e cols. (2003) revisaram o Registro Americano de 180.000 procedimentos de Tecnologias de Reprodução Assistida e observaram taxa de abortamento de 14,7%, o que estatisticamente não foi superior à da população de gestantes pós-concepção espontânea, após realizar análise pareando dos casos de acordo com a idade materna e a qualidade dos oócitos e embriões transferidos. A taxa de aborto pós-FA foi de 10,1% entre gestantes de 20 e 29 anos, passando a ser de 39,3% entre aquelas com idade superior a 43 anos. A doação de oócitos de mulheres jovens para pacientes com idade avançada associou-se a menor risco de abortamento. Outros fatores de risco para abortamento espontâneo em gestações pós-FA, observados nesse estudo, foram transferência de oócistos congelados, história materna pregressa de abortamentos espontâneos ou pós-FA, uso de clomifeno e transferência tubária de embriões. Taxas de abortamentos e perdas fetais estão também associadas à quantidade de embriões transferidos e à redução embrionária, conforme descrito anteriormente.

Além disso, por meio do uso da ultra-sonografia transvaginal precoce, observa-se com certa freqüência a redução espontânea de embriões em gestações múltiplas pós-FA (Landy e cols., 1986; Manzur e cols., 1995; Rodriguez-Gonzales e cols., 2002). Ulug e cols. (2004) avaliaram, prospectivamente, 1.448 gestações múltiplas pós-FA, sendo que 864 (59,6%) eram gestações gemelares; 438 (30,2%), trigemelares; e 146 (10%), quadrigemelares. Nesse estudo, a taxa de abortamento foi de 4,7% e a taxa de redução embrionária espontânea no geral foi de 12,3%, variando de acordo com o número de embriões iniciais (18,2% para gestações gemelares, 15,7% para trigemelares e 14,3% para quadrigemelares) (Tabela VII-2).

Prenhez ectópica – o risco de prenhez ectópica (PE) apresenta-se elevado em gestações pós-FA. O risco de PE de uma população geral é de aproximadamente 1%, passando para em média de 5% em gestantes pós-FA, podendo ser de até 11% se essa paciente tiver um fator tubário de esterilidade (Coste e cols., 1994; Strandell e cols., 1999). O risco de gestações heterotópicas (combinação de gestações intra-uterina e ectópica) também está aumentado após FA, com freqüência estimada de aproximadamente 1% pós-terapia de reprodução assistida (Tal e cols., 1996; Inion e cols., 1998). A maioria das pacientes que se submetem à terapia de FA possui fatores de riscos para PE (cirurgias tubárias, moléstias inflamatórias pélvicas, prenhez ectópica prévia e esterilidade). Somam-se aos fatores de risco tradicionais de PE aqueles diretamente relacionados às técnicas e às qualidades da FA (protocolos de estimulação, respostas ovariana e endometrial, qualidade do embrião transferido, número de embriões transferidos e uso de progestágenos).

Prematuridade – relaciona-se principalmente com gestações múltiplas, nas quais o risco de prematuridade está diretamente associado ao número de embriões e mesmo com a redução embrionária. Helmerhorst e cols. (2004), por meio da revisão e análise (metanálise) de 31 estudos randomizados, observaram taxas superiores de prematuridade extrema (< 32 semanas), de prematuridade intermediária (entre 32 e 36 semanas) e de prematuridade em geral (< 37 semanas) em gestações simples pós-FA em comparação a gestações simples espontâneas (RR = 3,27 e IC 95% = 2,03-5,28; RR = 2,05 e IC 95% = 1,71-2,47; 2,04 e IC 95% = 1,80-2,32, respectivamente) (Tabela VII-3).

Doença hipertensiva específica da gestação – o fator principal do aumento do risco de pré-eclâmpsia é a multiparidade, ocorrendo em aproximadamente 6 a 9% em prenhez única e em 18% em gestações múltiplas. Segundo Maxwell e cols. (2001), a zigozidade não interfere aparentemente no risco de pré-eclâmpsia. Lynch e cols. (2002) avaliaram 528 gestações múltiplas (330 gestações espontâneas e 198 pós-FA) e observaram risco de desenvolver pré-eclâmpsia duas vezes maior no grupo de gestações pós-FA que no controle. Tanbo e cols. (1995) encontraram freqüência de pré-eclâmpsia significativamente mais alta no grupo de 140 gestações únicas pós-FA em comparação ao grupo de 643 controles, após ter pareado

Tabela VII-2 – Resultados de gestações múltiplas pós-ICSI durante o primeiro trimestre de acordo com o número de embriões iniciais (perdas espontâneas – modificado de Ulug e cols., 2004).

	Número inicial de sacos gestacionais		
	2 sacos gestacionais (n = 864)	3 sacos gestacionais (n = 438)	4 sacos gestacionais (n = 146)
Idade materna	30,3 (± 4,5%)	30,0 (± 4,1%)	29,7 (± 3,8%)
Perdas totais	42 (4,8%)	20 (4,5%)	7 (4,1%)
Gestações simples restantes	116 (13,4%)	10 (2,2%)	0 (0)
Gestações gemelares restantes	706 (81,7%)	39 (8,9%)	5 (3,4%)
Gestações trigemelares restantes	–	369 (84,2%)	9 (6,1%)
Gestações quadrigemelares restantes	–	–	125 (86,3%)

Tabela VII-3 – Riscos relativos e intervalos de confiança de 95% para determinados eventos obstétricos em gestações simples e múltiplas pós-FA (modificado de Helmerhorst e cols., 2004).

		Gestações simples RR (IC 95%)	Gestações múltiplas RR (IC 95%)
Idade gestacional do parto	< 32 semanas	3,27 (2,03-5,28)	0,95 (0,78-1,15)
	32-36 semanas	2,05 (1,71-2,47)	1,07 (1,00-1,14)
	> 36 semanas	2,04 (1,80-2,32)	1,07 (1,02-1,13)
Peso ao nascimento	< 1.500g	3,00 (2,07-4,36)	0,89 (0,74-1,07)
	1.500-2.499g	1,54 (1,30-1,82)	1,02 (0,97-1,08)
	> 2.500g	1,70 (1,50-1,92)	1,03 (0,99-1,08)
Pequeno para a idade gestacional		1,40 (1,15-1,71)	1,27 (0,97-1,65)
Taxa de cesáreas		1,54 (1,44-1,66)	1,21 (1,11-1,32)
Necessidade de UTI		1,27 (1,16-1,40)	1,05 (1,01-1,09)
Mortalidade perinatal		1,68 (1,11-2,55)	0,58 (0,44-0,77)

os casos pela idade e paridade. Maior risco de desenvolver pré-eclâmpsia em gestações pós-FA também foi observado por outros autores (Ochsenkühn e cols., 2003).

Restrição de crescimento fetal – o maior risco de restrição do crescimento fetal (RCF) na FA deve-se principalmente ao aumento da freqüência de gestações múltiplas. Quanto à influência direta das técnicas de FA no crescimento fetal, há controvérsias na literatura. O risco parece estar aumentado tanto em gestações simples como em múltiplas pós-FA (Tabela VII-3). Schieve e cols. (2003) demonstraram aumento do risco de RCF de 1,8% em gestações simples após FA, enquanto Luke e cols. (2004) mostraram não haver diferença estatística da freqüência de RCF entre nulíparas pós-FA e nulíparas pós-fertilização espontânea.

Hemorragias – nas gestações resultantes de FA, é mais freqüente a ocorrência de hemorragias uterinas, principalmente devido ao aumento de gestações múltiplas (17% em prenhez única, 18% em gemelar e 25% em trigemelar). Alguns autores (Ochsenkühn e cols., 2003) demonstraram aumento de hemorragias uterinas diretamente relacionado à FA em gestações únicas, independentemente da idade e da paridade das pacientes. A explicação para o aumento do sangramento genital seria a maior taxa de abortamentos, de placentas prévias (maior risco no transporte de embriões), de descolamento prematuro de placenta (conseqüente à invasão trofoblástica inadequada e ao aumento da incidência de pré-eclâmpsia) e hipotonia uterina.

Malformações fetais – a maior incidência de malformações fetais e cromossomopatias em gestações pós-FA se deve principalmente à idade materna avançada. Outro fator direto possível de associação entre FA e malformações fetais é relacionado aos aspectos técnicos utilizados (congelamento de ovócitos e de embriões). Apesar de Bonduelle e cols. (1996) observarem que a incidência de anomalias congênitas no grupo de casos pós-FA é semelhante ao grupo de gestações espontâneas, Hansen e cols. (2002) investigaram a incidência de defeitos congênitos em recém-nascidos após ICSI e FIV, na Austrália, entre 1993 e 1997. Encontraram aumento de malformações congênitas nessas crianças em comparação ao grupo controle (OR = 2,0; IC 95% = 1,3-3,2).

Mortalidade e morbidade perinatais – a taxa de mortalidade perinatal varia muito entre os estudos. Helmerhorst e cols. (2004) observaram, em sua metanálise, risco significativamente maior em gestações simples pós-FA que em gestações espontâneas com fetos únicos (RR = 1,68-3,77 e IC 95% = 1,11-2,55), enquanto gestações múltiplas pós-FA apresentam risco discretamente maior que gestações múltiplas espontâneas (RR = 0,58 e IC 95% = 0,44-0,77) (Tabela VII-3). Entretanto, recentemente, Garite e cols. (2005) comprovaram que 12.302 gemelares e 2.155 trigemelares apresentaram comportamento neonatal semelhante a conceptos únicos, quando relacionados ao mesmo peso e idade gestacional.

A morbidade neonatal pode ser avaliada pela necessidade de unidade de terapia intensiva (UTI) pós-natal. Helmerhorst e cols. (2004), nessa mesma metanálise, observaram maior necessidade de UTI em gestações simples e gemelares pós-FA que em gestações espontâneas (RR = 1,27 e IC 95% = 1,16-1,40; RR = 1,05 e IC 95% = 1,01-1,09) (Tabela VII-3).

Aumento da taxa de cesarianas – a prática da operação cesariana encontra-se elevada nos casos pós-FA, decorrente, do aumento do número de gestações múltiplas e de suas complicações obstétricas referidas previamente. Na revisão de 31 estudos randomizados, realizada por Helmerhorst e cols. (2004), as taxas de cesáreas foram superiores em gestações simples e gemelares pós-FA, quando comparadas às gestações espontâneas (RR = 1,54 e IC 95% = 1,44-1,66; RR = 1,21 e IC 95% = 1,21 e IC 95% = 1,11-1,32, respectivamente) (Tabela VII-3).

Considerando a angústia e a preocupação que estão presentes em gestações pós-FA, envolvendo toda a família da parturiente e a pressão exercida sobre os obstetras, as taxas de cesarianas tendem a aumentar nessa situação, principalmente diante dos riscos obstétricos envolvidos. Porém, ante os avanços em analgesia periparto e na propedêutica complementar da vitalidade fetal, acreditamos que há tendência da redução das taxas de cesarianas, principalmente em gestações simples pós-FA.

O obstetra deve conhecer os possíveis eventos obstétricos que poderão ocorrer durante o pré-natal e o parto em gestação pós-FA, para poder prever, prevenir e tratá-los precocemente, assim como para orientar a gestante, aumentando as taxas de sucesso da terapia de FA.

Referências Bibliográficas

• ADAMSON, D. & BAKER, V. – Multiple births from assisted reproductive technologies: a challenge that must be met. *Fertil. Steril.*, 81:517, discussion 526, 2004. • BONDUELLE, M. & cols. – Prospective follow-up study of 423 children born after intracytoplasmic sperm injection. *Hum. Reprod.*, 11:1558, 1996. • CHESCHEIR, N.C. – Outcomes of multifetal pregnancy reductions. *Clin. Obstet. Gynecol.*, 47:134, 2004. • COSTE, J. & cols. – Incidence of ectopic pregnancy. First results of a population-based register in France. *Hum. Reprod.*, 9:742, 1994. • HANSEN, M. & cols. – The risk of major birth defects after intracytoplasmic sperm injection and in vitro fertilization. *N. Engl. J. Med.*, 346:725, 2002. • HELMERHORST, F.M. & cols. – Perinatal outcome of singletons and twins after assisted conception: a systematic review of controlled studies. *BMJ*, 328:261, 2004. • INION, I. & cols. – An unexpected triplet heterotopic pregnancy after replacement of two embryos. *Hum. Reprod.*, 13:1999, 1998. • JOBSPIRA, N. & cols. – Fertility after ectopic pregnancy: first results of a population-based cohort study in france. *Hum. Reprod.*, 11:99, 1996. • KOVALEVSKY, G.; RINAUDO, P. & COUTIFARIS, C. – Do assisted reproductive technologies cause adverse fetal outcomes? *Fertil. Steril.*, 79:1270, 2003. • LANDY, H.J. & cols. – The "vanishing twin": ultrasonographic assessment of fetal disappearance in the first trimester. *Am. J. Obstet. Gynecol.*, 155:14, 1986. • LUKE, B. & cols. – Risk factors for adverse outcomes in spontaneous versus assisted conception twin pregnancies. *Fertil. Steril.*, 81:315, 2004. • LUKE, B. & MARTIN, J.A. – The rise in multiple births in the United States: who, what, when, where, and why. *Clin. Obstet. Gynecol.*, 47:118, 2004. • LYNCH, A. & cols. – Preeclampsia in multiple gestation: the role of assisted reproductive technologies. *Obstet. Gynecol.*, 99:445, 2002. • MANZUR, A. & cols. – Outcome of triplet pregnancies after assisted reproductive techniques: how frequent are the vanishing embryos? *Fertil. Steril.*, 63:252, 1995. • MAXWELL, C.V. & cols. – Relationship of twin zygosity and risk of preeclampsia. *Am. J. Obstet. Gynecol.*, 185:819, 2001. • NyboANDERSEN, A.M. & cols. – Maternal age and fetal loss: population-based register linkage study. *BMJ*, 320:1708, 2000. • OCHSENKÜHN, R. & cols. – Pregnancy complications, obstetric risks, and neonatal outcome in singleton and twin pregnancies after GIFT and IVF. *Arch. Gynecol. Obstet.*, 268:256, 2003. • RIBIC-PUCELJ, M. & cols. – Risk factors for ectopic pregnancy after in vitro fertilization and embryo transfer. *J. Assist. Reprod. Genet.*, 12:594, 1995. • RODRIGUEZ-GONZALEZ, M. & cols. – The "vanishing embryo" phenomenon in an oocyte donation programme. *Hum. Reprod.*, 17:798, 2002. • SCHIEVE, L.A. & cols. – Spontaneous abortion among pregnancies conceived using assisted reproductive technology in the United States. *Obstet. Gynecol.*, 101(5 Pt 1):959, 2003. • Society for Assisted Reproductive Technology; American Society for Reproductive Medicine – Assisted reproductive technology in the United States: 2000 results generated from the American Society for Reproductive Medicine/Society for Assisted Reproductive Technology Registry. *Fertil. Steril.*, 81:1207, 2004. • STRANDELL, A.; THORBURN, J. & HAMBERGER, L. – Risk factors for ectopic pregnancy in assisted reproduction. *Fertil. Steril.*, 71:282, 1999. • TAL, J. & cols. – Heterotopic pregnancy after ovulation induction and assisted reproductive technologies: a literature review from 1971 to 1993. *Fertil. Steril.*, 66:1, 1996. • TANBO, T. & cols. – Obstetric outcome in singleton pregnancies after assisted reproduction. *Obstet. Gynecol.*, 86:188, 1995. • ULUG, U. & cols. – Survival rates during the first trimester of multiple gestations achieved by ICSI: a report of 1448 consecutive multiples. *Hum. Reprod.*, 19:360, 2004.

148 Gravidez na Adolescência

João Luiz Pinto e Silva
Magda Loureiro Motta Chinaglia
Fernanda Garanhani de Castro Surita

INTRODUÇÃO

A OMS define adolescência como o período da vida situado entre 10 e 19 anos, dividido em dois subperíodos: de 10 a 14 anos e de 15 a 19 anos, e inclui a definição de juventude na faixa etária de 15 a 25 anos, compreendendo uma parte da adolescência.

Os estudos sobre adolescência têm suscitado crescente interesse mundial nas últimas décadas, deixando de ser apenas uma curiosidade de grupos profissionais isolados, passando a merecer a preocupação de governos e organismos internacionais.

A OMS reconheceu sua importância no desenvolvimento global de todos os países ao estabelecer a necessidade de aprofundar-se o diagnóstico da situação e elaborar planos intersetoriais de promoção do bem-estar para adolescentes.

Para compreender com maior profundidade os problemas de saúde reprodutiva na adolescência, torna-se imperativo conhecer algumas das características fisiológicas, psicológicas e sociais que são específicas da faixa etária.

São dramáticas as modificações físicas e psicossociais que ocorrem no período da adolescência. A maioria dos órgãos e sistemas desenvolvem-se rapidamente, principalmente o aparelho reprodutivo. As adolescentes contemporâneas atingem maturidade física em época bem anterior àquelas na virada do século passado. A média da idade da menarca, por exemplo, tem apresentado um declínio de aproximadamente quatro meses a cada década, com tendência atual de estabilização (Tanner, 1962). Do ponto de vista psicológico, a adolescência caracteriza-se basicamente pela aquisição da identidade adulta, na individualidade, da separação psicológica da família, do desenvolvimento cognitivo e pelo planejamento do futuro. A adolescência é uma época de experiências em termos de comportamento, que freqüentemente inclui a exploração da sexualidade.

Nas últimas décadas, a saúde sexual e reprodutiva de adolescentes tem motivado discussões e adoção de estratégias de intervenção tanto em plano nacional como internacional, principalmente na prevenção da gravidez indesejada e das DST/AIDS. Exemplo desse interesse é a realização pela Organização das Nações Unidas em 1999 de um processo de revisão de programas avançando nos direitos dos jovens. Na revisão do documento deixaram de ser incluídos os direitos dos pais em todas as referências aos adolescentes, garantindo os direitos dos adolescentes a privacidade, sigilo, consentimento informado, educação sexual, inclusive no currículo escolar, informação e assistência à saúde reprodutiva (Bucar, 1999).

HISTÓRICO

A gravidez nos primeiros anos de vida reprodutiva não é um fenômeno recente na história da humanidade. Na Antiguidade, consta que contratos de casamento eram lavrados quando a menina tinha entre 13 e 14 anos de idade e, segundo registros históricos, provavelmente era a faixa de idade da Virgem Maria quando deu à luz (Riccioti, 1940). Durante o apogeu do Império Romano, no século II d.C., a expectativa média de vida dos cidadãos era de 25 anos; naquele cenário, os jovens eram recrutados precocemente para a tarefa de conceber e criar filhos para a substituição aos mortos. A média etária das romanas ao casamento atingia o limite reduzido de 14 anos (Brown, 1990).

Entre 1594 e 1597, William Shakespeare publicou a Tragédia de Romeu e Julieta, na qual Julieta foi descrita pelo pai, Capuleto, como uma garota que ainda não havia completado 14 anos de idade, quando prometida em casamento ao nobre Paris. Embora de conteúdo ficcional, é bastante provável que a obra retratasse os costumes da época.

Em meados do século XVII, começaram a surgir relatos na literatura médica de gravidezes muito precoces. Em 1658, foi descrito um caso de uma menina que deu à luz aos 6 anos; posteriormente em 1751, Haller descreveu, com detalhes, o caso da menina Anna Mimmenthaler, que menstruou aos 2 anos, tendo o primeiro filho aos 9. Na América Latina, é bem conhecido o caso da menina Lina Medina, descrito por Escomel em 1939, que menstruou aos 8 meses e deu à luz a uma menina, por meio de cesariana, aos 5 anos e meio (Duarte-Contreras e Barreto-López, 1985). No Brasil, em 1884, descreveu-se um caso semelhante em Chique-Chique, na Bahia: Inácia da Silva, com menstruações regulares desde o nascimento, deu à luz aos 7 anos, por parto natural, a dois fetos natimortos do sexo masculino (Rezende e Rezende Filho, 1991). Eventos como esses são excepcionais e traduzem apenas situações de precocidade sexual endócrina, associadas a alterações genéticas.

No início do século XX, a gravidez na adolescência ainda era considerada acontecimento habitual para os padrões culturais e para os costumes vigentes (Hollingsworth e Felice, 1986). Em 1922, por exemplo, Harris definiu a idade de 16 anos como o momento "ótimo" para o nascimento do primeiro filho. Na atualidade, a gravidez entre adolescentes vem adquirindo importância cada vez maior, não somente devido aos números crescentes em diferentes países, mas também pelas importantes repercussões psicológicas, sociais e demográficas que acarreta.

SITUAÇÃO ATUAL DA GRAVIDEZ NA ADOLESCÊNCIA

Dados demográficos mundiais indicam uma população de aproximadamente um bilhão de adolescentes em todo o mundo, com aproximadamente 541 milhões de mulheres, das quais 200 milhões na faixa etária entre 15 e 19 anos (Alan Guttmacher Institute – AGI, 1998). Em 1999, havia mais de um bilhão de pessoas com idades entre 10 e 19 anos, 20% da população mundial.

Os padrões de atividade sexual e gravidez variam conforme a tradição e a cultura, e a proporção de partos entre mulheres de 10 a 19 anos varia amplamente conforme o país considerado. Mas as estatísticas revelam que a gravidez precoce vem aumentando em todas as partes, surgindo em alguns países como um grave problema, e em outros já alcançando cifras decididamente alarmantes.

Nos Estados Unidos, aproximadamente 10% das mulheres têm entre 15 e 19 anos, 19% delas têm atividade sexual e engravidam e 78% dessas gestações não são planejadas, correspondendo a um quarto de todas as gestações consideradas "acidentais" que ocorrem anualmente. Entre adolescentes, estima-se que 30% das gestações sejam interrompidas, 14% terminem em abortamento espontâneo e 56% terminem em nascimentos.

No Brasil, a população de adolescentes estimada para 2000 foi de 36 milhões (de 10 a 19 anos), representando um quinto da população total, formando assim a maior coorte de adolescentes de toda nossa história. Essa população de adolescentes brasileiras é responsável pela ocorrência de um milhão de gravidezes por ano e pela realização de 700.000 partos por ano pelo Sistema Único de Saúde (SUS), e mais 150.000 a 200.000 partos fora desse sistema. Cerca de 80% das internações do SUS em mulheres entre 10 e 19 anos devem-se a causas de natureza obstétrica.

A análise das taxas de fecundidade no Brasil em 1986, comparando com a década seguinte, demonstra queda em todas as faixas etárias, com exceção da faixa etária entre 15 e 19 anos.

De acordo com as estatísticas do SUS, 23,3% do total de partos no Brasil em 2001 ocorreram em adolescentes até 19 anos, com as maiores taxas concentrando-se nas Regiões Norte (30,4%), Nordeste (26,2%) e Centro-Oeste (25,4%), com taxas mais baixas nas Regiões Sul (21,1%) e Sudeste (19,8%) e do País (www.datasus.gov.br, SIH/DATASUS/MS, 2004).

Na Divisão de Obstetrícia do Departamento de Tocoginecologia da Faculdade de Ciências Médicas da Universidade Estadual de Campinas (UNICAMP), durante o período de 1986 a 1996, houve aumento no número de partos entre adolescentes. Em 1986, 19,2% dos partos foram de gestantes com 19 anos ou menos; essa proporção aumentou para 21,9% em 1996, correspondendo à elevação percentual de 14%. No mesmo período, houve redução concomitante de partos em gestantes entre 17 e 19 anos de 15,5 para 14,5%, que correspondeu à queda percentual de 6,8. Todavia, a porcentagem de partos entre adolescentes mais jovens, com 16 anos ou menos, elevou-se progressivamente no período, atingindo o dobro da incidência em 1996 (7,4% do total de partos) em relação a 1986 (3,7% do total). No período 1997-2003 os índices de gestantes adolescentes permaneceram estáveis (Gráfico VII-1).

REPERCUSSÕES PSICOSSOCIAIS DA GRAVIDEZ NA ADOLESCÊNCIA

Numerosos dados demonstram que a gravidez na segunda década de vida *representa risco individual de vários pontos de vista*. Porém, na atualidade, tende-se a considerar que os riscos não-médicos da gravidez na adolescência sejam tão grandes, ou até mesmo maiores, que os riscos médicos.

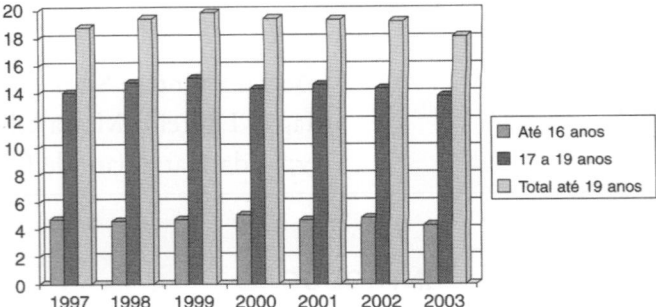

Gráfico VII-1 – Porcentagem de adolescentes entre gestantes atendidas na Maternidade do CAISM-UNICAMP, de 1997-2003.

Apesar da manifesta liberalização das atitudes nos últimos anos, a gravidez nessa faixa etária continua sendo, por complexas razões sociais, econômicas e culturais, uma fonte de tensão para a adolescente e seu círculo familiar imediato. Independentemente do meio cultural ou social em que ocorra, a gravidez, desejada ou não, desempenha papel fundamental na determinação das futuras oportunidades de vida da jovem mãe. Particularmente no caso das mães solteiras, observou-se que precipita e amplia uma série de acontecimentos que se combinam para desorganizar a harmonia do desenvolvimento pessoal da adolescente e de sua vida familiar (OMS, 1975). No plano educacional, poucos sistemas de ensino têm condições previstas para acomodar as jovens grávidas ou com filhos nas atividades normais da escola. Em nossa experiência, temos observado que a grande maioria das adolescentes grávidas pobres já abandonaram o sistema formal de educação antes de a gravidez acontecer. No plano familiar, as pressões sociais podem dificultar a adaptação de uma gravidez de uma filha, incapacitando a família a prestar-lhe o apoio que necessita. Klein (1974) faz referência à "syndrome of failure", que inclui falha em assumir suas funções de adolescente, de cumprir suas obrigações escolares, de construir famílias estáveis, de se auto-estruturar e de criar seus filhos com saúde. Depois da gravidez, persistem as dificuldades e as necessidades de ajuda. Se a jovem mãe fica com o filho, muito provavelmente precisará de apoio para justar-se às pressões da realidade e às necessidades imediatas de seu filho.

Deve-se ainda levar em conta que a jovem não é a única pessoa para a qual a gravidez não-desejada representa uma tensão. Para a família em particular, as diversas opções implicam atividades e decisões que podem ser de longo alcance. A capacidade da família para adaptar-se pode, por sua vez, influir em sua própria capacidade de assistir à jovem mãe.

Segundo dados americanos, muitos resultados desfavoráveis estão associados à gravidez na adolescência: para a mãe, menor probabilidade de completar estudos universitários, maior risco de viver em pobreza e necessitar receber assistência pública por longos períodos; para o pai, escolaridade menor que aqueles que se tornam pais com mais idade, menores salários, menor probabilidade de conseguir emprego; para a criança, maior risco de apresentar alterações cognitivas e da saúde, maior probabilidade de sofrer violências de negligência ou de abuso sexual, maior risco de gravidez na adolescência para as meninas e de tornarem-se presidiários para os meninos (Maynard, 1997). Um estudo nacional com mulheres de até 24 anos, e que tiveram filhos durante a adolescência, nas cidades de Salvador, Porto Alegre e Rio de Janeiro, mostrou que

25% das mulheres interromperam seus estudos temporariamente após o nascimento do primeiro filho, 17% interromperam seus estudos definitivamente e 42% das primíparas não estudaram mais depois da gravidez (Aquino e cols., 2003).

REPERCUSSÕES MÉDICAS DA GRAVIDEZ NA ADOLESCÊNCIA

A análise das pesquisas sobre complicações médicas da gravidez na adolescência é dificultada pelas divergências nas definições dos transtornos investigados, pela diversidade das populações estudadas e dos métodos utilizados.

Apesar dessas considerações, existem na literatura numerosos trabalhos que relacionam uma série de complicações, tanto para a saúde da adolescente quanto para o concepto. A maioria dessas complicações será decorrente de uma série de fatores que se inter-relacionam para determinar o resultado materno e perinatal. Entre esses fatores destacam-se:

Idade materna – a idade materna baixa tem sido associada a diversas intercorrências do ciclo gravídico-puerperal. Entretanto, atualmente não existem evidências de que a idade materna baixa *per se*, mesmo nas faixas etárias mais inferiores, determina evolução obstétrica desfavorável, do ponto de vista biológico. Situações freqüentemente descritas como mais incidentes entre adolescentes muito jovens, como hipertensão gestacional, prematuridade e baixo peso neonatal, parecem ser decorrentes da associação entre baixa idade, condições psicossociais inadequadas e qualidade da assistência pré-natal e ao parto. Estudos que procuraram controlar fatores potencialmente confundidores do resultado materno e perinatal entre adolescentes muito jovens não evidenciaram relação entre a idade baixa e o desempenho obstétrico insatisfatório (Tabela VII-4).

Idade ginecológica – o intervalo de tempo transcorrido entre a menarca e o parto, denominado "idade ginecológica", tem sido relacionado com o desempenho obstétrico na adolescência desde a década de 1970 (Erkan e cols., 1971). Alguns autores observam maior freqüência de recém-nascidos com baixo peso entre adolescentes que engravidaram com 2 anos ou menos de idade ginecológica (Erkan e cols., 1971; Zlatnik e Burmeister, 1977). Entretanto, estudos posteriores não confirmaram associação entre a menor idade ginecológica e os resultados maternos e neonatais (Felice e cols., 1984; Frisancho e cols., 1984; Motta, 1988, 1993).

Controle pré-natal – a assistência pré-natal adequada é, sem dúvida, um dos fatores mais benéficos para a evolução da gravidez. Lamentavelmente, em geral as adolescentes são encaminhadas mais tardiamente ao pré-natal e são menos assíduas que as mulheres de outras faixas etárias, situação que se agrava ainda mais entre adolescentes multíparas. A gravidez indesejada e sua ocultação e a resistência ao controle pré-natal, ou por razões culturais, ou por dificuldade de assumir perante a família e a sociedade sua condição, estão entre as razões encontradas para a insuficiência de cuidados durante o pré-natal, típicas da adolescência. Entre as multíparas, agrava-se ainda mais a situação da atenção pré-natal, enquanto seria lógico imaginar que a vivência anterior estimularia a gestante ao acompanhamento pré-natal precoce, o que, paradoxalmente, não ocorre. Dados de nosso Serviço revelam essa condição: fazem menos pré-natal, começam mais tarde e fazem menor número de consultas (Tabela VII-5).

Tabela VII-5 – Distribuição percentual de assistência pré-natal entre adolescentes conforme a paridade.

Variável	Primigesta	Multigesta	p
Controle pré-natal			
Sim	87,3	68,1	
Não	12,7	31,9	< 0,05
Início do pré-natal até o 2º trimestre	86,4	65,6	< 0,05
Cinco ou mais consultas	64,8	43,5	< 0,05
(N)	(105)	(92)	

Não se pode evidentemente desprezar como fator coadjuvante dessa insuficiência de cuidados pré-natais a precariedade de serviços oferecidos e, também (talvez principalmente), a dificuldade de acesso e o despreparo das equipes de saúde para lidar com a população de adolescentes.

Ganho ponderal – o ganho ponderal insuficiente durante a gravidez pode trazer conseqüências deletérias para sua evolução. Além das condições de má nutrição materna, muitas vezes presentes entre mães de baixa renda, acrescentam-se a observação de hábitos dietéticos inadequados e a diminuição do apetite provocada por estados de ansiedade, típicos entre adolescentes. Naeye (1981) destacou a importância da competição pelos nutrientes desencadeada pelas necessidades do feto e da mãe, a qual ainda estaria em processo de crescimento e desenvolvimento. Esse autor observou que o baixo peso em recém-nascidos entre adolescentes estaria relacionado à deficiência nutricional materna ou ao ganho de peso insuficiente para cumprir as exigências do binômio em desenvolvimento. Define-se como ganho ponderal adequado cifras que variam muito (de 7 a 18kg), na dependência do índice de massa corpórea (IMC) pré-gravídico, independentemente da idade materna. Para mulheres abaixo do peso ideal (IMC < 19,8) ganho

Tabela VII-4 – Relação entre idade baixa e desempenho obstétrico satisfatório (Motta, 1993).

Variável dependente	Variáveis analisadas	p	r
Desproporção cefalopélvica	Idade materna	NS	
	Estatura materna	NS	
	Peso do recém-nascido	< 0,005	0,2541
Peso < 2.500g	Idade materna	NS	
	Hipertensão arterial	< 0,005	0,1507
	Tabagismo	< 0,005	0,1259
	Estado civil	NS	
Pequeno para a idade gestacional	Idade materna	NS	
	Hipertensão arterial	NS	
	Tabagismo	< 0,005	0,1149
	Estado civil	NS	
Idade gestacional < 37 semanas	Idade materna	NS	
	Tabagismo	NS	
	Estado civil	NS	
	Rotura prematura de membranas	0,0257	0,895
	Hipertensão arterial	NS	
	Placenta prévia	NS	
	Descolamento prematuro da placenta	NS	
	Malformação fetal	NS	

NS = não-significativo.

de 12,5 a 18kg; para mulheres no peso ideal (IMC entre 19,9 e 26,0), 11,5 a 16kg; para mulheres com sobrepeso (IMC entre 26 e 29), 7 a 11,5kg; e para obesas (IMC > 29), no máximo 6,8kg (Institute of Medicine, Food and Nutrition Board, Committee on Nutritional Status During Pregnancy, part I: Nutritional Status and Weight Gain. National Academy Press 1990; Washington, DC.). Essa orientação de ganho ponderal deve ser suficiente para atender à necessidade do binômio mãe-feto, independentemente da idade materna. Segundo Kierchengast e Hartmann (2003), que estudaram as adolescentes mais jovens (até 16 anos), outras entre 17 e 19 anos, comparativamente com mulheres adultas entre 20 e 29 anos (com um número total de 8.011 nascimentos), mesmo sendo menores e mais leves, as adolescentes do primeiro grupo que tiveram ganho ponderal adequado não apresentaram maior ocorrência de recém-nascidos de baixo peso. Cabe ainda salientar que o ganho de peso foi maior entre as adolescentes mais jovens.

Paridade – a repetição da gestação entre adolescentes está se configurando como realidade preocupante. Nos Estados Unidos, uma em cada quatro mães adolescentes tem o segundo filho com intervalo menor que dois anos (AGI, 2002). No Brasil, de acordo com pesquisa publicada em 1997, aproximadamente 10% das adolescentes já tinham pelo menos dois filhos aos 19 anos. Segundo essa mesma pesquisa, 3% de todas as mulheres de 15 a 19 anos já tiveram pelo menos dois filhos, e esse percentual elevou-se para 17,7% quando se considerou somente o grupo de mulheres com união estável (Pesquisa Nacional sobre Demografia e Saúde – PNDS/Benfam, Rio de Janeiro, 1997). No CAISM/UNICAMP, em 1997, 15,3% das gestantes atendidas no ambulatório de pré-natal de adolescentes eram multigestas. Nessa casuística, as gestantes adolescentes e multigestas apresentaram menor escolaridade, pior assistência pré-natal, menor ganho ponderal, maior número de mulheres sem companheiro fixo e menor intervalo interpartal que mulheres adultas de mesma paridade. Em relação às complicações médicas, as multigestas adolescentes apresentam risco duas vezes maior para recém-nascidos pequenos para a idade gestacional que multíparas adultas. Resultados perinatais adversos como baixo peso e prematuridade foram mais comuns na segunda e não na primeira gestação, que ocorreu durante a adolescência entre nascidos vivos de mães adolescentes e não-tabagistas (Smith e Pell, 2001). Outro estudo mostrou que, se a gravidez subseqüente ocorresse após o período da adolescência, a taxa de prematuridade seria consideravelmente menor. Um amplo estudo de revisão sobre o tema identificou como fatores de risco para a repetição da gravidez na adolescência:

- Idade da primeira gravidez – adolescentes muito jovens não estariam preparadas para planejar o futuro e entender as conseqüências de suas ações a longo prazo.
- Escolaridade dos pais – o maior grau de escolaridade dos pais serviria de modelo para as filhas adiarem a segunda gravidez.
- Escolaridade – em geral, adolescentes que engravidam têm menor escolaridade que as que adiam a gravidez. A direção de causalidade não é clara; a maternidade precoce pode levar ao abandono escolar, ou o fracasso escolar pode transformar a maternidade em um caminho alternativo para a aquisição do papel adulto. Além disso, estudos têm demonstrado que adolescentes que retornam à escola nos primeiros dois anos pós-parto têm menor taxa de repetição gestacional. Mais ainda, adolescentes que postergam a segunda gravidez apresentam maior probabilidade de retornar à escola.
- Antecedente de abortamento espontâneo – neste caso, os autores sugeriram como hipótese que a gravidez seria motivada por sentimento de culpa ou desejo de substituir a perda gestacional.

Aspectos de prevenção de programas de saúde pública destinados a prover políticas destinadas a essa faixa etária têm destacado a necessidade de se envidarem esforços para prevenir, agora, a segunda gravidez, e não mais a primeira como anteriormente.

Fatores socioeconômicos e culturais – o grau de escolaridade, as condições socioeconômicas, a presença ou ausência de companheiro, o apoio ou não dos familiares durante a gravidez e após o parto e os hábitos de vida (fumo, álcool e drogas) são fatores que devem ser identificados e que, sem dúvida alguma, irão influir decisivamente sobre os resultados maternos e perinatais da gravidez na adolescência.

A maioria das complicações obstétricas terá íntima relação com os fatores acima citados. Sua correta identificação permite, muitas vezes, a intervenção apropriada, visando minimizar os problemas da gestação nessa faixa etária. Embora as listas de complicações sejam freqüentemente variadas e discrepantes, cabe destacar algumas condições maternas e neonatais descritas com mais constância e que são consideradas mais importantes.

COMPLICAÇÕES GESTACIONAIS

Hipertensão – a incidência da patologia entre adolescentes oscila em torno de 12 a 31%. As cifras mais baixas encontradas na literatura são decorrentes do controle cuidadoso dos fatores confundidores. No outro extremo, números elevados de gestantes com pré-eclâmpsia grave e eclâmpsia são apanágio de controle pré-natal inadequado ou insuficiente (Darzé, 1989).

Rotura prematura das membranas – os dados obtidos nos diversos estudos são contraditórios, mas aparentemente não existem razões para atribuir à adolescência maior risco para essa intercorrência. Na maioria dos estudos, a porcentagem de amniorrexe prematura não é maior que entre mulheres de outras faixas etárias; em outros, os percentuais chegam a ser inferiores em adolescentes (Maia Filho, 1989; Motta, 1993).

Infecções – não existem referências especiais sobre a maior ocorrência de doenças infecciosas no grupo de adolescentes grávidas. A infecção do trato urinário, referida por alguns, não apresenta expressão numérica para a maioria.

Anemia – a maior incidência dessa condição clínica entre adolescentes, apresentada em alguns estudos, aparentemente se relaciona à espoliação materna decorrente de condições nutricionais insatisfatórias. Não existem razões para supor que a adolescência seja um fator que atuaria isoladamente, predispondo a ocorrência de quadros anêmicos durante a gravidez (Mc Ganity e cols., 1969; Sismondi e cols., 1984).

Mortalidade materna – admite-se que a gravidez aumenta o risco de mortalidade materna nas idades extremas do período reprodutivo. As cifras de mortalidade são altas para mães com idade inferior a 20 anos, chegam ao mínimo na faixa dos 20 aos 30 anos, e a seguir voltam a aumentar até os finais dos anos férteis. Adolescentes de 15-19 anos têm risco duas vezes maior de morrer durante a gravidez ou parto que mulheres entre 20 e 34 anos (J. Senderowitz. World Bank Discussion Papers, 1272, 1995). O gráfico VII-2 compara as taxas de mortalidade materna nas faixas etárias de 20-34 anos e 15-19 anos em diferentes países, demonstrando taxas consistentemente maiores no grupo de adolescentes. Embora seja possível reduzir as taxas de mortalidade resultantes de complicações obstétricas controlando-se fatores socioeconômicos como nutrição e cuidados pré-natais, o fator idade continua influindo sobre o risco de forma isolada e independente.

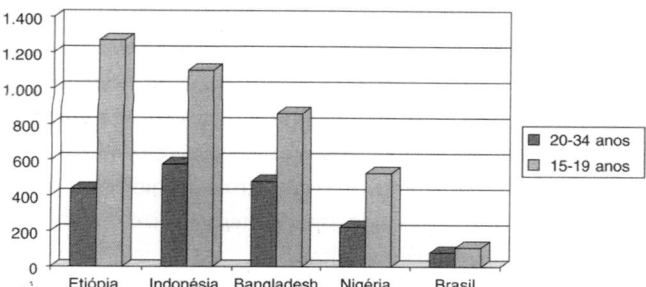

Gráfico VII-2 – Mortalidade materna x idade.
Fonte: www.safemotherhood.org. WHO, 1989.

Em Campinas (SP), entre 1992 e 1994 não houve nenhum caso de morte materna em mulheres com idade inferior a 15 anos; todavia, ocorreram cinco casos de morte materna em mulheres entre 15 e 19 anos, o que correspondeu à alarmante cifra de 25% do total de casos de morte materna no município naquele período. Desse total, dois casos foram secundários a malformação congênita materna, um caso de eclâmpsia, um de infecção puerperal e o outro por hemorragia pós-parto (Parpinelli, 1997).

COMPLICAÇÃO DO PARTO

As características do parto da adolescente também vêm merecendo atenção, mediante a suposição de que a pelve óssea, nessa idade, não teria atingido o padrão adulto por ocasião do parto (Hassan e Falls, 1964; Duenhoelter e cols., 1975; Moerman, 1982). De qualquer modo, os dados do desempenho de adolescentes durante o trabalho de parto devem ser interpretados com cautela, sem deixar de lado as características do Serviço que as atende, uma vez que diversos fatores podem ser importantes no resultado final da avaliação. Cabe ainda salientar que o bom preparo dessa gestante durante o pré-natal, incluindo, além do atendimento médico especializado, o atendimento de uma equipe multiprofissional sensibilizada, envolvendo psicólogos, assistentes sociais, realizando grupos educativos, terá papel decisivo no desempenho da adolescente durante o parto.

Apresentação fetal – alguns estudos fizeram referência a um predomínio de apresentações e posições anômalas entre adolescentes. Warman e cols. (1983), por exemplo, apontaram porcentagens significativamente maiores de apresentações pélvicas em adolescentes com um ano ou menos de idade ginecológica e relacionaram essa observação à possível imaturidade da matriz uterina nos meses seguintes à menarca. Entretanto, a maior parte dos trabalhos não faz referência especial ao predomínio de alguma anormalidade de apresentação para gestantes adolescentes, mesmo para aquelas de menor idade ou idade ginecológica encurtada.

Trabalho de parto prolongado – há referências na literatura à maior duração do trabalho de parto entre adolescentes. Entretanto, estudos controlados, que compararam adolescentes com mulheres de outras faixas etárias, não comprovaram essa condição durante o trabalho de parto (Pinto e Silva, 1982).

Partos operatórios – o maior número de cesarianas entre adolescentes, motivadas principalmente pela desproporção cefalopélvica, tem sido referido por alguns autores. Não existem evidências, todavia, que indiquem aumento de risco para cesariana que possa ser atribuído à condição biológica da adolescência. Há que se destacar, ainda, que a utilização desse procedimento para ultimar o parto entre adolescentes deve ser ponderada com muito cuidado, levando-se em conta o impacto de cirurgias sucessivas sobre o futuro obstétrico das jovens mães. Estatísticas do DSTASUS demonstram que as taxas de cesárea na rede SUS foram mais baixas entre adolescentes que entre adultas em 2000 e 2001, inclusive nas faixas etárias mais baixas (Tabela VII-6).

Tabela VII-6 – Porcentagem de cesáreas na rede hospitalar SUS por faixa etária (Brasil, 2000-2001).

Ano	10-14	15-19	20 ou mais	Total partos
2000	26,7	26,2	41,4	3.186.617
2001	27,4	26,8	30,4	3.015.657

Fonte: SIH/SUS, DATASUS/MS, 2004.

No Centro de Assistência à Saúde da Mulher (UNICAMP), várias estatísticas do serviço mostram tendência (não estatisticamente significativa) de taxas de cesariana inferiores em relação as de todas as idades. Quanto ao parto fórcipe, a maioria dos estudos concorda que não há predomínio desse tipo de parto entre adolescentes quando comparadas com mulheres de outras idades, e que os números muitas vezes superiores se devem, exclusivamente, à maior coincidência entre a gravidez na adolescência e a nuliparidade, quando essa alternativa instrumental é mais utilizada (Pinto e Silva, 1982; Darzé, 1989; Motta, 1993). Um estudo realizado na Cidade do México com 296 gestantes adolescentes entre 10 e 16 anos mostrou uma taxa de cesárea de 44%, 20% de partos vaginais operatórios e 36% de partos eutócicos.

COMPLICAÇÕES NEONATAIS

A relação entre a maternidade precoce e os agravos sobre o recém-nascido apresenta resultados discutíveis na literatura. As complicações neonatais, quando presentes, podem resultar de condições ambientais e psicossociais desfavoráveis ou da associação de eventos.

Baixo peso neonatal – numerosos autores apontam incidência aumentada de baixo peso ao nascer entre filhos de adolescentes. Sobre essa intercorrência, seguramente, atuam diversos fatores: condição socioeconômica, estado nutricional materno, tabagismo, paridade, presença de patologias maternas e/ou fetais associadas. Pinto e Silva (1982) encontrou maior proporção de recém-nascidos de baixo peso entre adolescentes, diferença que desapareceu após controle dos grupos por paridade. Quanto à idade materna, mesmo no extremo inferior, e à idade ginecológica, os dados indicam que aparentemente não exerceriam influência sobre o recém-nascido (Motta, 1993).

Prematuridade – é outra complicação muito referida como particularmente incidentes entre grávidas adolescentes; alguns autores *relacionam o* risco para parto prematuro com a incapacidade funcional virtual da matriz uterina para manter a gravidez até o termo (Zlatnik e Burmeister, 1977). Todavia, os partos prematuros entre adolescentes aparentemente são determinados por uma combinação de fatores que independem da idade ou da idade ginecológica. Pinto e Silva (1982), por exemplo, observou maior porcentagem de recém-nascidos prematuros entre adolescentes multíparas. Hidalgo e cols. (2004) encontraram maior ocorrência de prematuridade em gestantes adolescentes de até 16 anos quando presentes piores condições socioeconômicas.

Morbidade neonatal – os vários estudos não fazem referência específica a nenhuma situação mórbida neonatal relacionada à condição de mãe adolescente, à exceção de malformações congênitas. Alguns autores referem maior porcentagem de recém-nascidos malformados entre adolescentes. Entretanto, inquéritos epidemiológicos extensos, desenvolvidos em países do Primeiro Mundo, além de outros estudos realizados na América Latina, não conseguiram, até o momento, identificar de maneira conclusiva a associação entre idade materna baixa com a ocorrência de malformações fetais de qualquer natureza (Makinson, 1985; Pardo, 2003).

Mortalidade perinatal – o obituário perinatal enfrenta dificuldades consideráveis de análise entre os diversos estados. Interagem sobre essa condição fatores sociodemográficos e diferenças conceituais que modificam, para mais ou para menos, as estatísticas. De maneira geral, as adolescentes de países da Europa Ocidental e América do Norte apresentam taxas de natimortalidade comparáveis às mulheres na segunda década de vida e taxas mais elevadas de mortalidade neonatal (Makinson, 1985).

PROGRAMA DE ATENDIMENTO À GRÁVIDA ADOLESCENTE

O aspecto primordial para o atendimento à gestante adolescente é baseado na compreensão das características próprias da faixa etária. Recomenda-se que a assistência pré-natal seja realizada por uma equipe multiprofissional capacitada, constituída preferentemente de obstetra, enfermeira, psicólogo, assistente social e fisioterapeuta, cujo papel será ajudar a adolescente a preparar-se para a maternidade. Caberá à equipe, além de fornecer atendimento pré-natal rotineiro, estabelecer vínculo da adolescente com o Serviço, oferecer apoio psicossocial e fornecer orientações sobre a gravidez, parto, cuidados com o recém-nascido, amamentação, anticoncepção e outros temas, relacionados ou não com a gravidez por meio de atividades educativas desenvolvidas durante a evolução da gestação. Sempre que possível, estimular a participação do parceiro durante as consultas pré-natais e no parto.

O parto será realizado de acordo com as normas preconizadas pela Obstetrícia moderna, considerando a importância da humanização do atendimento dessas pacientes na sala de parto. A presença de um acompanhante para a gestante, seja o companheiro, seja a mãe ou qualquer pessoa de sua confiança que esteja ao seu lado durante toda a evolução do trabalho de parto e também no momento do nascimento, a utilização de procedimentos analgésicos ou anestésicos e a atenção dispensada pela equipe médica e de enfermagem durante o trabalho de parto, por exemplo, são elementos que adquirem importância considerável para a adolescente no momento da parturição.

No puerpério, impõe-se o reforço ao aleitamento materno, que encontra indicação ainda maior entre as adolescentes, por transmitir segurança e afetividade à jovem mãe. Desmistificando a relação entre adolescência e aleitamento materno, um estudo envolvendo os Serviços de Pediatria e de Adolescentes do CAISM/UNICAMP, que incluiu 122 gestantes adolescentes acompanhadas no pré-natal especializado e o mesmo número de mulheres adultas, deixou claro não haver diferença entre o tempo e o padrão de amamentação entre os filhos de mães adolescentes e mães adultas.

Ainda com relação às orientações de puerpério, o aleitamento materno deve ser estimulado entre as mães adolescentes como para qualquer outra faixa etária. A densidade mineral óssea nessas puérperas não apresenta alteração, não ocorrendo perda de massa óssea nessa situação, ao contrário, houve aumento de ganho da densidade mineral óssea entre puérperas adolescentes que amamentaram, sendo o aleitamento um fator protetor para ganho de massa óssea (Chantry, 2004).

Há que se enfatizar ainda estada em alojamento conjunto, que, além de oferecer oportunidade para o aprendizado de cuidados com o recém-nascido, também irá reforçar de modo significativo a relação mãe-bebê. Nas consultas de revisão puerperal, buscar-se-ão esclarecer dúvidas, reduzir ansiedade e sempre que necessário implementar ações de anticoncepção. O planejamento familiar em adolescentes puérperas não apresenta nenhuma particularidade do ponto de vista clínico, podendo a adolescente utilizar os mesmos métodos anticoncepcionais que as mulheres adultas, respeitando-se os critérios médicos de elegibilidade (WHO. Medical elegibility criteria for contraceptive use. Reproductive Health and Research. Geneva, 3 ed., 2004). É importante enfatizar a recomendação para a prática de dupla proteção (ou seja, prevenção simultânea contra DST/AIDS e gravidez) por meio do estímulo ao uso do preservativo masculino ou feminino, associado ou não a outro método anticoncepcional de escolha da adolescente.

Importante lembrar que as adolescentes que já engravidaram são mais vulneráveis ao risco de uma nova gestação, e a anticoncepção deve ser orientada durante a amamentação com métodos eficazes, de sua escolha, e que não interfiram no aleitamento, no período de transição e até que se estabeleça um método com o qual a jovem mãe se sinta segura e apta a viver sua sexualidade sem risco de uma gestação não planejada.

Todas essas recomendações durante o pré-natal, parto e puerpério têm como objetivo minimizar os efeitos surgidos das dificuldades da adaptação à gravidez e proporcionar uma situação mínima de segurança e estabilidade emocional à adolescente em sua nova função de mãe.

Referências Bibliográficas

- AQUINO & cols. – Adolescence and reproduction in Brazil: the heterogeneity of social profiles. *Cad. Saúde Pública*, 19(Supll. 2):S377, 2003. • BROWN, P. – O corpo e a cidade. In: _____. *Corpo e Sociedade. O homem, a mulher e a renúncia sexual no início do Cristianismo*. 1ª ed., Rio de Janeiro, Jorge Zahar, 1990, p. 16. • CHANTRY, C.J.; AUINGER, P. & BYRD, R.S. – Lactation among adolescent mothers and subsequent bone mineral density. *Arch. Pediatr. Adolesc. Med.*, 158:650, 2004. • COLLI, A.S. & DELUQQUI, C.G. – Adolescência. In: Alcântara, P. & Marcondes, E. *Pediatria Básica*. 6ª ed., São Paulo, Sarvier, 1978, p. 175. • DARZÉ, E. – A adolescente e sua saúde reprodutiva – Desempenho obstétrico na primigrávida em idade igual ou menor do que 16 anos. *Rev. Bras. Ginecol. Obstet.*, 4:64, 1989. • DUARTE-CONTRERAS, A. & BARRETO-LÓPEZ, A. – Factores determinantes del embarazo en adolescentes solteras. *Rev. Col. Obstet. Ginecol.*, 36:291, 1985. • DUENHOELTER, J.H. & cols. – Pregnancy performance of patients under fifteen years of age. *Obstet. Gynecol.*, 46:49, 1975. • ERKAN, K.A. & cols. – Juvenile pregnancy. Role of physiologic maturity. *Md. State Med. J.*, 20:50, 1971. • FELICE, M.F. & cols. – Observations related to chronologic and gynecologic age in pregnant adolescents. *Yale J. Biol. Med.*, 57:777, 1984. • FRISANCHO, A.R. & cols. – Role of gynecological age and growth maturity status in fetal maturation and prenatal growth of infants born to young still-growing adolescent mothers. *Hum. Biol.*, 56:583, 1984. • HASSAN, H.M. & FALLS, F.H. – The young primipara. A clinical study. *Am. J. Obstet. Gynecol.*, 88:256, 1964. • HENRIQUES, M.H. & cols. – Gravidez e Maternidade. In: _____. *Adolescentes de Hoje, Pais do Amanhã: Brasil*. Bogotá, Presencia, 1989, p. 52. • HENSHAW, S.K. – US teenage pregnancy statistics: with comparative statistics for women aged 20-24. The Alan Guttmacher Institute, New York, 1999. • HIDALGO, L.A.; CHEDRAUI, P.A. & CHAVEZ, M.J. – Obstetrical and neonatal outcomes in young adolescents of low socio-economic status: a case control study. *Arch. Gynecol. Obstet.*, 17, 2004. • HOLLINGSWORTH, D.R. & FELICE, M. – Teenage pregnancy: a multiracial sociologic problem. *Am. J. Obstet. Gynecol.*, 155:741, 1986. • KIERCHENGAST, S. & HARTMANN, B. – Impact of maternal age and maternal somatic characteristics newborn size. *Am. J. Human. Biol.*, 15:220, 2003. • KLEIN, L. – Early teenage pregnancy contraception and repeat pregnancy. *Am. J. Obstet. Gynecol.*, 120:249, 1974. • MAIA FILHO, N.L. – Comparação entre primíparas adolescentes precoces, não precoces e adultas quanto a fatores sociais e gestacionais. Campinas, 1989. [Tese – Mestrado – Universidade Estadual de Campinas]. • MAKINSON, C. – The health consequences of teenage fertility. *Fam. Plan. Perspect.*, 17:132, 1985. • MAYNARD, R.A. – Kids having kids: economic coast and social consequences of teen pregnancy. Urban Institute Press, Whashington, DC, 1997. • McNARNEY, E.R. & HENDEE, W.R. – Adolescent pregnancy and its consequences. *JAMA*, 262:74, 1989. • McGANITY, W.J. & cols. – Pregnancy in the adolescent. I – Preliminary summary of health status. *Am. J. Obstet. Gynecol.*, 103:773, 1969. • MINISTÉRIO DA SAÚDE – DATASUS/SINASC, Brasília, 1998. • MOERMAN, M.L. – Growth of the birth canal in adolescent girls. *Am. J. Obstet. Gynecol.*, 143:528, 1982. • MOTTA, M.L. – Avaliação das complicações maternas, fetais e neonatais da gravidez na adolescência conforme a idade ginecológica. Belo Horizonte, 1988. [Tese – Mestrado – Universidade Federal de Minas Gerais]. • MOTTA, M.L. – Influência da idade materna e da idade ginecológica sobre os resultados maternos e neonatais da gravidez na adolescência. Campinas, 1993. [Tese – Doutorado – Universidade Estadual de Campinas]. • NAEYE, R.L. – Teenaged and pre-tenaged pregnancies: consequences of the fetal-maternal competition for nutrients. *Pediatrics*, 67:146, 1981. • ORGANIZACIÓN MUNDIAL DE LA SALUD – El embarazo y el aborto en la adolescencia. Série de Informes Técnicos, nº 583, 1975. • PARDO, R.A.; NAZER, J. & CIFUENTES, L. – Prevalence of congenital malformations, low weight at birth among teenager pregnancy. *Rev. Med. Chil.*, 131:1165, 2003. • PARPINELLI, M.A. – Mortalidade de mulheres em idade reprodutiva no município de Campinas: análise de 1985 a 1994. Campinas, 1997. [Tese – Doutorado – Universidade Estadual de Campinas]. • PINTO E SILVA, J.L.C. & NOGUEIRA, C.W.M. – A multigravidez na adolescência. *Rev. Bras. Ginecol. Obstet.*, 8:247, 1986. • PINTO E SILVA, J.L.C. – Contribuição ao estudo da gravidez na adolescência. Campinas, 1982. [Tese – Doutorado – Universidade Estadual de Campinas]. • REZENDE, J. & REZENDE FILHO, J. – O Parto. Conceitos, Generalidades, Introdução ao seu Estudo. In: Rezende, J. *Obstetrícia*. 6ª ed., Rio de Janeiro, Guanabara Koogan, 1991, p. 228. • RICCIOTI, G. – Vita di Gesu Cristo – com entroduzione critica e illustrazion. Roma, Tipografia Poliglota Vaticana, 1940, p. 258. • RIGSBY, D.C.; MACONES, G.A. & DRISCOLL, D.A. – Risk factors for rapid repeat pregnancy among adolescent mothers: a review of the literature. *J. Pediatr. Adolesc. Gynecol.*, 11:115, 1998. • SHAKESPEARE, W. – Romeu e Julieta. In: _____. Obra Completa. Rio de Janeiro, Nova Aguilar, 1989. Ato Primeiro, Cena II, p. 285. • SISMONDI, P. & cols. – El embarazo y el parto en la adolescente. *Rev. Chil. Obstet. Gynecol.*, 49:41, 1984. • SMITH, C.Q. & PELL, J.P. – Peenage pregnancy and risk of adverse perinatal outcomes associated with first and second births population based retrospective cohort study. *Br. Med. J.*, 323:476, 2001. • TANNER, J.M. – Factors affecting the rate of growth and the age at puberty. In: _____. *Growth at Adolescence*. 2nd ed., Oxford, Blackwell Scientific Publications, 1962, p. 94. • THE ALLAN GUTMACHER INSTITUTE, 1998. • VIEIRA, M.L.F.; PINTO E SILVA, J.L.C. & BARROS FILHO, A.A. – A amamentação e a alimentação complementar de filhos de mães adolescentes são diferentes das de filhos de mães adultas? *Jornal de Pediatria*, 79:317, 2003. • WARMAN, R. & cols. – Evaluacion de embarazo y parto en adolescentes de temprana edad ginecologica. *Obst. Ginecol. Latinoamer.*, 41:499, 1983. • ZLATNIK, F.J. & BURMEISTER, L.F. – Low "gynecologic age". An obstetric risk factor. *Am . J. Obstet. Gynecol.*, 128:183, 1977.

149 Ciclo Gravídico-Puerperal na Idade Avançada e na Grande Multípara

José Guilherme Cecatti
Márcia Maria Auxiliadora de Aquino
Aníbal Faúndes

INTRODUÇÃO

Nos países em desenvolvimento, como é o caso do Brasil, a grande maioria das gestações ocorridas em idades maternas mais elevadas é de mulheres multíparas. Da mesma forma, também a maior parte das gestantes multíparas geralmente têm idade média mais elevada. Ou seja, idade materna e paridade elevada geralmente caminham juntas. No primeiro caso, é freqüente que a gravidez ocorra em momento não desejado, por falta de conhecimento ou acesso aos meios, ou ainda por descuido na anticoncepção. A mulher desinformada, ou mal assistida, tem falsa sensação de segurança, por acreditar ser infértil neste período. Estes são, provavelmente, alguns dos motivos pelos quais a gestação, nessas condições, pode representar experiência dramática e problema social.

Completamente diferente é a situação nos países desenvolvidos, onde há poucas grandes multíparas e maior número de primíparas tardias, que se mostram mais ajustadas à gravidez, mais independentes e com menos problemas (Robinson e cols., 1987). Nelas, a gestação geralmente foi desejada e programada, e a mulher costuma mostrar maior empenho para freqüentar o pré-natal e seguir as orientações da equipe de saúde. Essa preocupação, no entanto, parece estar presente também entre as multíparas de mais idade, talvez pela difusão global do conhecimento de que a gravidez nessa idade costuma ser problemática. A primípara idosa teria a seu favor a ausência do efeito deletério da paridade elevada sobre os resultados maternos e perinatais, e contra a maior incidência de diversos problemas que se associam à condição de nuliparidade.

Apesar da existência de consenso sobre o pior prognóstico materno e perinatal da gestação em mulheres com idade e paridade elevadas, quando comparadas a mulheres mais jovens e de menor paridade, é muito difícil conseguir separar o efeito isolado de cada fator sobre os resultados maternos e perinatais. Da mesma forma, outros possíveis fatores confundidores, que estariam associados tanto à causa como ao efeito, poderiam mascarar a influência da idade e da paridade elevadas, como poderia ser o nível socioeconômico, escolaridade, história de cesárea anterior, antecedente de patologias crônicas como hipertensão arterial e *diabetes mellitus*, quantidade e qualidade do acompanhamento pré-natal, peso materno pré-gestacional, e muitos outros.

De fato, essa dificuldade teórica pode ser percebida na prática também. Os estudos que tratam do assunto habitualmente não fazem distinção entre os efeitos isolados da idade ou paridade elevadas, comparativamente, na mesma casuística. Há, entretanto, os resultados de autores que utilizaram métodos que permitem a distinção entre os efeitos desses fatores (Faúndes e cols., 1972; Kiely e cols., 1986; Brassil e cols., 1987; Martel e cols., 1987; Berkowitz e cols., 1990; Cecatti e cols., 1992; Peipert e Bracken, 1993).

Assim, muito do que existe relatado na literatura, como conseqüência da multiparidade, na verdade pode ser da idade materna elevada e vice-versa. Portanto, este capítulo pretende mostrar o que existe de mais concreto sobre ambas, ressaltando as dúvidas que persistem não esclarecidas.

Diante de todas as possíveis situações de maior risco para a mãe e o recém-nascido, decorrentes da idade materna e da paridade elevadas, é preciso verificar se são apenas estes fatos que determinam o pior prognóstico materno e perinatal, ou se são apenas algumas dessas mulheres idosas, multíparas e que possuem certas características, as que estão mais sujeitas a tais complicações durante a gestação, parto e puerpério.

IDADE MATERNA AVANÇADA

A preocupação com a gestação no extremo superior da vida reprodutiva da mulher não é recente. Sabe-se que a ocorrência de gravidez na quinta década de vida é acontecimento pouco freqüente e, praticamente, raridade na sexta década. Assim, em nossos dias, pode-se dizer que a gravidez a partir dos 40 anos, e mais ainda a partir dos 50, é acontecimento pouco comum. Newell e Rock (1952), a partir de estatísticas vitais dos Estados Unidos, estimaram, para mulheres com idade a partir dos 50 anos, a freqüência de nascimentos de um para cada 20.000 partos.

Ainda que muitas mulheres continuem menstruando, e até ovulando, na sexta década de vida, a chance de engravidarem após os 40 anos é pequena, por múltipla associação de fatores, entre os quais se incluem a redução da capacidade ovulatória, a insuficiência do corpo lúteo e a diminuição da freqüência coital (Spira, 1988; Ekblad e Vilpa, 1994). Já foi demonstrado também que a taxa de sucesso de inseminação artificial se reduz com o progredir da idade da mulher (Federation Cecos e cols., 1982; Spira, 1988). As taxas de aborto espontâneo também estão aumentadas nas gestantes idosas, e a maioria das gravidezes relatadas a partir dos 50 anos acaba evoluindo para aborto (Schwartz e Mayaux, 1982; Hansen, 1986; Czeizel, 1988; Spira, 1988; Moron e cols., 1989; Berkowitz e cols., 1990).

Contudo, na atualidade, em decorrência da doação de oócitos e fertilização *in vitro* (FIV), mulheres na sexta década de vida tornam-se aptas para conceber e manter a gravidez até o termo. No entanto, pouco é conhecido sobre os resultados obstétricos nessa população. Um estudo americano analisou, retrospectivamente, os resultados materno-fetais de 77 mulheres na pós-menopausa (idade média de 52,8 anos), sem doença crônica, que se submeteram à transferência de embriões. O índice de gravidez foi de 45,5% (55 gestações) e o de gestação com feto vivo de 37,2% (45 gestações). A média da idade gestacional foi de 38,4 semanas para as gestações simples e de 35,8 semanas para as gemelares. A pré-eclâmpsia moderada ocorreu em 25% das mulheres e a grave em 10%. Vinte por cento das mulheres desenvolveram diabetes. Os autores concluíram que a seleção adequada de mulheres na quinta década de vida para FIV por doação de oócitos leva a índices de gestação e abortamento espontâneo semelhantes aos de mulheres mais jovens. Há risco maior para pré-eclâmpsia e diabetes gestacional, que não parece ser razão médica definida para excluir essas mulheres de engravidar somente por sua idade (Paulson e cols., 2002).

Nessa linha de investigação, outro estudo, realizado na Itália, mostrou que, das 1.579 mulheres selecionadas para o programa de doação de oócitos, 489 conseguiram engravidar (38%) e em 363 o feto nasceu vivo. Dessas, 90% chegaram ao termo. As complicações relatadas durante o pré-natal foram: 43 casos de hipertensão gestacional, 4 de pré-eclâmpsia, 3 de diabetes gestacional e 3 de descolamento prematuro de placenta. Setenta e cinco por cento das mulheres tiveram parto por cesárea e houve dois casos de restrição do crescimento fetal. Nenhuma morte materna ou neonatal. Os autores concluem que com protocolo bem conduzido, em grupo pré-selecionado de mulheres, esse tratamento é válido (Antinori e cols., 2003).

Não devemos esquecer que a mulher está em desvantagem na concepção após os 35 anos com relação às mais jovens (Gindoff e Jewelewicz, 1988). Então, existe interessante comparação de que "a gravidez se assemelha a um desempenho atlético, em que a capacidade de se desenvolver limita-se rapidamente com a idade; a mulher torna-se obstetricamente idosa antes de o ser cronologicamente". Deve-se considerar, entretanto, a influência de outros importantes fatores psicológicos e sociais. Além da capacidade, a vontade de ter filhos também diminui com a idade. Portanto, postergar a procriação significa, geralmente, ter poucos filhos. Esta é uma realidade com a qual se deve aprender a conviver, em país como o Brasil, dada a modificação do perfil da vida das mulheres, especialmente nos centros urbanos. As mulheres atualmente, com relação ao passado, estudam mais, ingressam mais freqüentemente no mercado de trabalho, casam mais tarde, parem mais tarde e menos filhos.

Não existe uniformidade entre os autores sobre o limite de idade materna a partir do qual se eleva o risco materno e perinatal. Embora a maioria deles utilize a idade de 40 anos como limite inferior (Spellacy e cols., 1986; Brassil e cols., 1987; Moron e cols., 1989; Ekblad e Vilpa, 1994), outros o fazem com idades de 35 (Buehler e cols., 1986; Berkowitz e cols., 1990; Resnik, 1990; Melchor e cols., 1994; Roberts e cols., 1994; Prysak e cols., 1995) ou 45 anos (Barros e cols., 1984). Não há limite claro de idade a partir do qual o risco se eleve acentuadamente. A evolução da gravidez e os resultados perinatais parecem estar negativamente influenciados com a progressão da idade materna. Na verdade, para a maioria dos resultados considerados, a idade representa risco cuja curva tem a forma de "J" inclinado, com maiores riscos na adolescência e também, e de maneira progressivamente mais acentuada, nas idades mais avançadas, especialmente após os 35 anos. A idade considerada ideal para a procriação seria dos 18 aos 25 anos ou dos 20 aos 29 anos, porque é nesta fase que se obtêm os melhores resultados maternos e perinatais e também porque, em populações sem controle da fertilidade, é nessa faixa etária que ocorre a maioria das gravidezes (Czeizel, 1988; Moron e cols., 1989; Jonas e cols., 1991; Prysak e cols., 1995).

Apesar da maior disponibilidade de métodos anticoncepcionais e do uso mais alargado da esterilização cirúrgica feminina, a freqüência de gravidezes em mulheres acima dos 40 anos não parece ter diminuído, mantendo-se entre 1 e 3% do total de partos (Spellacy e cols., 1986; Czeizel, 1988; Moron e cols., 1989; Berkowitz e cols., 1990; Mikulandra e cols., 1991; Ekblad e Vilpa, 1994). Em Campinas, Estado de São Paulo, encontrou-se que 2,3% do total de partos ocorridos em período de 13 anos correspondiam a mulheres de 40 anos ou mais (Cecatti e cols., 1992 e 1998). Em nosso país, entretanto, é de se esperar, conforme a experiência de outros países em desenvolvimento (National Research Council, 1990), que ocorra inicialmente diminuição na proporção de partos em mulheres de idade mais avançada, como resultado do maior decréscimo da taxa de fecundidade para esse grupo etário específico, o que realmente está acontecendo de maneira rápida no Brasil. Isto se a queda na fecundidade da mulher idosa e multípara não fosse compensada por um aumento da fecundidade entre as mulheres mais idosas e nulíparas ou de paridade baixa (Ales e cols., 1990).

É importante conhecer essa tendência, já que o aumento no número de gravidezes em mulheres com mais idade poderia representar possível maior incidência de determinados problemas relacionados à gravidez e ao recém-nascido (Davidson e Fukushima, 1985), constituindo-se em problema a ser resolvido em saúde pública, pelo maior número de gestantes que seria referido para acompanhamento pré-natal e parto de maior complexidade.

Pode-se dizer que é consenso, entre os estudiosos desse assunto, que existe maior risco em gestações de mulheres com idades mais avançada, independente da paridade, sobretudo a partir dos 35-40 anos, tanto materno quanto perinatal (Naeye, 1983; Spellacy e cols., 1986; Jonas e cols., 1991; Cecatti e cols., 1992; Ekblad e Vilpa, 1994; Melchor e cols., 1994; Roberts e cols., 1994; Tan e Tan, 1994; Viegas e cols., 1994; Prysak e cols., 1995).

RESULTADOS MATERNOS E PERINATAIS ASSOCIADOS COM A IDADE MATERNA AVANÇADA

O risco aumentado, para as mulheres e seus conceptos, de gestações em idade elevada manifesta-se pela maior incidência de uma série de resultados desfavoráveis para ambos. Como já enfatizamos anteriormente neste capítulo, existe muita controvérsia sobre a maioria desses resultados, porque a maneira de avaliá-los difere enormemente entre os diversos estudos existentes. Um resumo dos principais resultados maternos e perinatais adversos relatados encontra-se no quadro VII-1.

Diabetes mellitus – em suas diversas formas clínicas, tem sido relacionado com a idade da mãe. Há aumento progressivo dos níveis séricos de glicose e da incidência de diabetes gestacional, à medida que aumenta a idade materna. Os autores que têm discutido o diabetes relacionado à idade materna são quase unânimes em apontar freqüência mais elevada dessa condição patológica durante a gestação de mulheres com mais idade (Naeye, 1983; Hansen, 1986; Spellacy e cols., 1986; Blickstein e cols., 1987; Czeizel, 1988; Moron e cols., 1989; Berkowitz e cols., 1990; Mikulandra e cols., 1991; Cecatti e cols., 1992; Ekblad e Vilpa, 1994; Viegas e cols., 1994; Tan e Tan, 1994; Prysak e cols., 1995; Cecatti e cols., 1998). Deve-se diferenciar o diabetes diagnosticado previamente à gestação daquele cujas alterações de glicemia se manifestaram apenas no seu decurso, uma vez que o tempo de evolução e a gravidade da doença estão, também, relacionados aos resultados da gravidez e do recém-nascido.

Hipertensão arterial – é outra ocorrência freqüente em grávidas de mais idade. Embora nem sempre se faça a diferenciação entre hipertensão arterial crônica e pré-eclâmpsia (clinicamente nem sempre é tarefa fácil), há concordância genérica na literatura em apontar maior freqüência das síndromes hipertensivas à medida que se eleva a idade materna (Barros e cols., 1984; Hansen, 1986; Moron e cols., 1989; Naeye, 1983; Spellacy e cols., 1986; Mikulandra e cols., 1991; Cecatti e cols., 1992; Ekblad e Vilpa, 1994; Tan e Tan, 1994; Roberts e cols., 1994; Prysak e cols., 1995). Também se conhece a propensão à recorrência de hipertensão arterial durante a gravidez em mulheres com antecedente de hipertensão prévia, associada ou não a outra gravidez (WHO, 1987).

Rotura prematura de membranas – os resultados nem sempre são concordantes. Apesar de se referir possível maior freqüência entre as idosas, por fraqueza das membranas ou por exposição decorrente de dilatação precocemente presente nas multíparas, este achado é confirmado por poucos autores (Naeye, 1983; Barros e cols., 1984; Blickstein e cols., 1987; Czeizel, 1988; Mikulandra e cols., 1991; Prysak e cols., 1995).

Apresentações anômalas – outro achado relativamente freqüente entre as gestantes de idade avançada, à época do parto, é a incidência elevada de apresentações anômalas. As causas, pouco conhecidas, determinantes dessa ocorrência referem-se à hipotonia uterina decorrente da substituição colágena das fibras miometriais, à flacidez da musculatura abdominal, às anomalias de inserção placentária e outras, embora estas sejam alterações mais associadas a múltiplas gestações que à ida-

Quadro VII-1 – Principais resultados maternos e perinatais adversos associados à gestação na idade materna avançada.

Diabetes mellitus
Hipertensão arterial
Rotura prematura de membranas
Apresentações anômalas
Indução com ocitócicos
Disfunções ou distócias do trabalho de parto
Cesárea ou partos instrumentados
Hemorragia puerperal
Prematuridade
Baixo peso do recém-nascido
Baixo índice de Apgar?
Malformações congênitas
Mortalidade perinatal?
Natimortalidade
Óbito materno
Outros

de. Incidência aumentada de apresentação pélvica e situação transversa do feto são achados relativamente comuns entre os autores, não controlado por paridade (Barros e cols., 1984; Blickstein e cols., 1987; Jonas e cols., 1991; Cecatti e cols., 1992; Melchor e cols., 1994; Roberts e cols., 1994; Prysak e cols., 1995; Anate e Akeredolu, 1996; Dimitrov e cols., 1996).

Indução com ocitócicos e disfunções ou distócias do trabalho de parto – especificamente sobre a duração do período de dilatação e do trabalho de parto total, há alguns autores que sugerem estar aumentado na mulher de mais idade, embora as causas para esse aumento não sejam completamente conhecidas (Czeizel, 1988; Berkowitz e cols., 1990). Outros autores referem aumento na duração do período expulsivo (Berkowitz e cols., 1990) e maior necessidade de indução do parto com ocitocina (Blickstein e cols., 1987; Brassil e cols., 1987; Roberts e cols., 1994; Tan e Tan, 1994; Prysak e cols., 1995; Dimitrov e cols., 1996). Parece que o efeito isolado da idade sobre a evolução do trabalho de parto é o de favorecer o aparecimento de disfunções ou distócias em sua evolução fisiológica.

Cesárea ou partos instrumentados – característica bastante marcada na evolução dos partos das mulheres com idade mais avançada é a maior probabilidade de terminar por cesárea, ou por outras modalidades de parto vaginal instrumentado, como o fórcipe ou a vácuo-extração (Spellacy e cols., 1986; Jonas e cols., 1991; Mikulandra e cols., 1991; Cecatti e cols., 1992; Edge e Laros, 1993; Peipert e Bracken, 1993; Melchor e cols., 1994; Roberts e cols., 1994; Tan e Tan, 1994; Dimitrov e cols., 1996). Em extensa revisão dos dados disponíveis sobre esse assunto, verifica-se que a totalidade dos autores que estudaram a via de parto nestas gestantes refere aumento acentuado na incidência de cesárea. Alguns tentam explicar esse fato por meio da maior ocorrência de situações que indicariam essa via de parto (desproporção cefalopélvica, alterações de contratilidade uterina e na progressão do parto, síndromes hipertensivas, hemorrágicas e outras). Excelente estudo sobre a associação entre idade materna e incidência de cesárea (Martel e cols., 1987) demonstrou que esta se eleva à medida que aumenta a idade, independentemente da paridade, e que essa associação permanece mesmo após a correção multivariada para outros fatores como indução do trabalho de parto, anestesia peridural, líquido amniótico meconial e sofrimento fetal. Estudo recente analisou a incidência de cesárea para três grupos etários e mostrou que houve tendência estatisticamente significativa de maior incidência quanto maior a idade materna. E mostrou também que o risco estimado de término da gravidez por cesárea nas mulheres com 35 anos ou mais é cerca de duas vezes maior quando comparado com a faixa etária de 20 a 29 anos (Peipert e Bracken, 1993). Em geral, a incidência de cesárea entre estas mulheres pode ser considerada exagerada quando comparada às demais. Provavelmente, essa incidência esteja menos fundamentada clinicamente do que pela aceitação do médico de que a idade elevada constitua realmente um risco que a justifique, o que é referido por vários autores (Cecatti e cols., 1992; Edge e Laros, 1993; Peipert e Bracken, 1993).

Hemorragia puerperal – é outra condição comumente referida pelos autores como tendo maior incidência entre as gestantes de idade avançada (Barros e cols., 1984; Moron e cols., 1989; Berkowitz e cols., 1990; Cecatti e cols., 1992; Anate e Akeredolu, 1996). Freqüentemente está associada à inércia uterina puerperal, que tem alta incidência nas mulheres de mais idade. Analisando os óbitos maternos nos Estados Unidos, Buehler e cols. (1986) referem a hemorragia como a primeira causa de óbito em mulheres com 35 anos ou mais nesse país.

Prematuridade – com relação à idade gestacional à época do nascimento, existe também controvérsia entre os autores. Alguns afirmam não ter encontrado maior incidência de prematuridade entre as idosas (Blickstein e cols., 1987; Brassil e cols., 1987; Cecatti e cols., 1992; Melchor e cols., 1994), mas muitos referem aumento dos partos prematuros nessas mulheres (Forman e cols., 1984; Moron e cols., 1989; Jonas e cols., 1991; Ekblad e Vilpa, 1994; Roberts e cols., 1994; Prysak e cols., 1995). Jonas e cols. (1991) encontraram, nesse grupo etário, aumento de partos prematuros, mas não da mortalidade específica por essa causa.

Baixo peso do recém-nascido – os dados disponíveis sobre o peso do recém-nascido e a ocorrência de baixo peso são ainda mais contraditórios. Apesar de ser conhecida, há algum tempo, a tendência de aumento do peso do recém-nascido com o progredir da idade materna, o achado de maior incidência de recém-nascidos de baixo peso (< 2.500g) entre as gestantes idosas é relativamente comum (Forman e cols., 1984; Hansen, 1986; Czeizel, 1988; Moron e cols., 1989; Jonas e cols., 1991; Ekblad e Vilpa, 1994; Prysak e cols., 1995). Outros autores, porém, referem não ter confirmado esse achado (Blickstein e cols., 1987; Brassil e cols., 1987; Cecatti e cols., 1992; Melchor e cols., 1994).

Baixo índice de Apgar – ao nascimento, como medida das más condições vitais do recém-nascido, é outro parâmetro que costuma estar associado às gestações em idades mais avançadas. Poucos autores estudaram e confirmaram este achado entre as gestantes idosas ou apenas entre as nulíparas idosas (Cecatti e cols., 1992; Moron e cols., 1989; Spellacy e cols., 1986; Melchor e cols., 1994).

Malformações congênitas – talvez a mais estudada, discutida e conhecida associação entre idade materna avançada e resultados perinatais seja com o aparecimento de malformações congênitas. É praticamente unânime, entre os autores, a opinião de que tais anomalias, sobretudo as decorrentes de aberrações cromossômicas, apresentam freqüência que se eleva com a idade materna (Barros e cols., 1984; Hansen, 1986; Kiely e cols., 1986; Brassil e cols., 1987; Moron e cols., 1989; Cecatti e cols., 1992; Ekblad e Vilpa, 1994; Prysak e cols., 1995; Anate e Akeredolu, 1996; Ozalp e cols., 2003). Ekblad e Vilpa (1994) encontraram incidência de 2% de anomalias congênitas entre os recém-nascidos de mulheres com mais de 40 anos, sendo a maior parte de anomalias cardíacas. Em extensa revisão de dados populacionais (Czeizel, 1988), verificou-se que as malformações mais relacionadas com a idade materna avançada foram defeitos do tubo neural, lábio leporino, hérnia inguinal e síndrome de Down.

Mortalidade perinatal e natimortalidade – o máximo efeito deletério sobre o feto que pode ser associado à idade materna avançada é o óbito perinatal em seus dois componentes: fetal tardio e neonatal. Já se sabe que a natimortalidade contribui com importante porcentagem dos óbitos perinatais. A associação entre a incidência de natimortos com idade materna já está razoavelmente bem estabelecida para identificar dois períodos da vida da mulher de maior concentração de ocorrência desses óbitos: abaixo dos 15 e acima dos 40 anos de idade. De fato, a natimortalidade tem sido mais freqüente entre as idosas em diversos estudos (Barros e cols., 1984; Forman e cols., 1984; Anate e Akeredolu, 1996; Raymond e cols., 1994; Aquino e cols., 1998). A maior mortalidade neonatal entre as gestantes idosas (Hansen, 1986) também contribuiria para o elevado incremento na mortalidade perinatal referido pela maioria dos autores (Naeye, 1983; Czeizel, 1988; Moron e cols., 1989; Cecatti e cols., 1992; Anate e Akeredolu, 1996).

Vários estudos realizados na última década do século XX, especialmente em países desenvolvidos, têm mostrado que, apesar de a reprodução após os 35 anos se associar à maior incidência de complicações clínicas e obstétricas, a taxa de mortalidade perinatal não difere estatisticamente da encontrada nas mulheres com menos de 35 anos. Esta observação tem sido explicada pela qualidade da assistência pré-natal e dos cuidados no parto (Kirz e cols., 1985; Jonas e cols., 1991; Melchor e cols., 1994; Roberts e cols., 1994; Tan e Tan, 1994; Viegas e cols., 1994; Prysak e cols., 1995).

Outro fator, também referido como sendo mais freqüente entre as gestantes com idade avançada, é a alteração da adequação do peso do recém-nascido para a idade gestacional. No caso do pequeno para a idade gestacional (PIG), na prática parece ser grande a confusão com baixo peso e prematuridade, e poucos autores o referem (Moron e cols., 1989; Jonas e cols., 1991; Cecatti e cols., 1992; Ekblad e Vilpa, 1994; Prysak e cols., 1995). Para o caso do grande para a idade gestacional (GIG), normalmente se relatam os casos de macrossomia (Spellacy e cols., 1986) ou de recém-nascidos com peso superior a 4.000g (Hansen, 1986) e raramente de GIG, conforme sua definição original (Cecatti e cols., 1992).

Outros – além de todas essas situações de maior risco materno e perinatal, referidas como mais freqüentes entre as gestantes idosas, uma série de outras de menor incidência é relatada na literatura sobre o assunto: hemorragias do final da gravidez, miomatose uterina, cardiopatia materna, pielonefrite, anemia materna, asma brônquica, gestação ectópica e molar, gemelaridade e obesidade (Roberts e cols., 1994; Prysak e cols., 1995).

Óbito materno – por último, há o evento de morbidade máxima para a mãe idosa que é o óbito. Apesar de a morte materna ser evento relativamente raro e, portanto, ausente na maior parte dos estudos, é relatada como mais freqüente neste grupo etário de gestantes, nos trabalhos com grande casuística e com dados populacionais (Hansen, 1986; Czeizel, 1988). Buehler e cols. (1986) referem risco de mortalidade materna quatro vezes superior entre as mulheres com 35 anos ou mais que entre as com 20 a 34 anos. Como a maior parte dos dados disponíveis sobre mortalidade materna provém de países desenvolvidos, com boa estrutura de atenção à saúde pública e sistema de coleta de dados estatísticos, é de se supor que, nos países em desenvolvimento, seja ainda maior o risco de morte materna das mulheres idosas.

Em trabalho nacional sobre o assunto (Cecatti e cols., 1992), mostrou-se que o efeito isolado da idade materna elevada em mulheres com idade de 40 anos ou mais se associou realmente a maior risco de diversas ocorrências desfavoráveis (Tabela VII-7). Esses achados também são mostrados em estudos internacionais, em países em desenvolvimento e também nos desenvolvidos. Um estudo polonês recente comparou os resultados da gestação e do parto de mulheres primíparas com 35 anos ou mais com os de mulheres entre 20 e 30 anos. Concluiu que as mulheres com 35 anos ou mais têm risco estimado três vezes maior para o parto cesárea comparativamente às mais jovens. Quanto às complicações durante a gestação, o risco também é aumentado para hipertensão gestacional, trombocitopenia, diabetes e restrição do crescimento fetal, com significância estatística (Skaznik-Wikiel e cols., 2003). Nesta mesma linha de pesquisa, estudo alemão mostrou que mulheres com idade superior a 34 anos têm risco aumentado para resultados obstétricos desfavoráveis, relacionados com o aumento de risco para aneuploidias cromossômicas e também pelo risco maior de doenças crônicas (hipertensão arterial e/ou diabetes) que complicam sua gestação. Enfatiza-se a necessidade de aconselhamento prévio dessas mulheres para que tomem sua decisão de engravidar embasadas nessas informações (Ozalp e cols., 2003). Estudo de caso-controle, realizado em hospital no Sri Lanka, incluiu 150 gestantes com 40 anos ou mais e comparou-as com 150 gestantes com idade inferior a 40 anos que engravidaram no mesmo período. Os resultados foram: risco aumentado para hipertensão gestacional, diabetes, cesárea eletiva e de emergência, para o grupo das mulheres com idade

Tabela VII-7 – Ocorrência percentual de alguns resultados maternos perinatais adversos de acordo com a idade materna.

Variáveis	Idade materna		x^2	p
	40-49	20-29		
Hipertensão arterial	43,7	16,8	123,71	< 0,0001
Rotura prematura de membranas	16,4	15,3	0,29	NS
Apresentação anômala	7,7	4,2	8,19	< 0,005
Cesárea	34,2	16,0	63,57	< 0,0001
Sofrimento fetal intraparto	26,0	14,9	25,97	< 0,0001
Hemorragia puerperal	7,9	4,4	7,38	< 0,007
Idade gestacional < 37 semanas	12,7	10,3	1,86	NS
Baixo peso	17,4	14,2	2,67	NS
Apgar 0-6	9,9	4,7	15,21	< 0,0001
Malformações congênitas maiores e síndrome de Down	2,8	0,8	9,23	< 0,003
Morte perinatal	8,1	2,4	25,61	< 0,0001
PIG	11,7	10,0	0,94	NS
GIG	14,7	8,8	11,98	< 0,0006
Total	499	988	–	–

Modificado de Cecatti e cols., 1992.
PIG = pequeno para a idade gestacional; GIG = grande para a idade gestacional; NS = não-significativo.

avançada, comparativamente às mais jovens. Não houve diferença estatisticamente significativa entre os grupos quanto à *prematuridade*, peso dos RN, índice de Apgar do quinto minuto e anomalias congênitas (Weerasekera e Udugama, 2003).

Revisão extensa da literatura sobre complicações, intervenções e resultados neonatais de gestantes com idade avançada encontra-se compilada na tabela VII-8.

Neme e Neme (1996), analisando os partos assistidos nos hospitais e maternidades conveniados pelo Serviço Único de Saúde (SUS) em 1994, mostraram que os menores índices de mortalidade materna ocorreram na faixa etária até 19 anos e os maiores nas com mais de 40 anos (Tabela VII-9). Também mostra que a mortalidade materna é sistematicamente mais elevada para o parto cesárea que para o parto vaginal.

GRANDE MULTIPARIDADE

A transição cultural, social, econômica e de "status" pela qual tem passado a família e, mais especificamente, a mulher tem feito com que, de maneira quase unânime, em proporções e velocidades diversas, praticamente todas as populações estejam experimentando redução global de suas taxas de fecundidade. Os países em desenvolvimento têm apresentado tendência de redução acelerada dessas taxas nas últimas décadas (National Research Council, 1990). Já nos países desenvolvidos, onde o mesmo fenômeno aconteceu algumas décadas antes (Meirik e cols., 1979), estas taxas chegaram a níveis tão baixos que é difícil que continuem a diminuir. Como resultado dessa situação, temos alteração na distribuição daquilo que se pode denominar "ordem de nascimento" ou, indiretamente, paridade da mulher.

A diminuição das taxas totais de fecundidade poderia não necessariamente significar modificação na paridade das mulheres, mas simplesmente redução da porcentagem de mulheres em idade fértil que engravidam. Entretanto, existem alguns dados demográficos do Brasil que demonstram claramente o fenômeno da maior redução proporcional no número de filhos por mulher. Se se levar em conta a defasagem no tempo

Tabela VII-8 – Revisão da literatura sobre complicações, intervenções e resultados neonatais de gestantes com idade avançada.

Autores	Mulheres (nº)	Parto < 37 semanas	Pélvico (%)	Indução (%)	Fórcipe (%)	Cesárea (%)	UTIN (%)
Antinori e cols.*, 2003	363	10	–	–	–	75	–
Paulson e cols.*, 2002	77	–	–	–	–	78	–
Anate e Akeredolu[a], 1996	120	16	5[b]	12	8[c]	37	27
Ezra e cols.[a], 1995	1.127	–	4	22	37[c]	34	12
Prysak e cols.[a], 1995	890	13	9[b]	17	12	44	11
Tan e Tan[a], 1994	111	16	3	29	29	32	4
Roberts e cols.[a], 1994	679	9	9	26	30	33	11
Ekblad e Vilpa, 1994	289	11	–	36	–	26	17
Viegas e cols., 1994	1.849	9	4	8	4	20	–
Viegas e cols.[a], 1994	561	12	6	12	17	38	–
Edge e Laros[a], 1993	857	10	10[b]	–	–	40	9
Peipert e Bracken, 1993	74	4	9[b]	–	–	32	–
Cecatti e cols., 1992	494	13	8[b]	–	–	34	–
Milner e cols., 1992	595	13	–	28	16	24	16
Jonas e cols.[a], 1991	515	11	9	24	32	37	15
Gordon e cols., 1991	2.985	–	5	–	–	17	–
Ales e cols., 1990	352	3	7[b]	9	45	29	–
Tuck e cols.[a], 1988	196	–	9	43	40	27	7
Blickstein e cols., 1987	92	13	32	15	44	–	–
Blickstein e cols.[a], 1987	99	–	–	13	–	28	–
Brassil e cols.[a], 1987	100	6	–	35	25	37	–
Kirz e cols., 1985	780	5	8	–	18	37	12

Modificado de Ezra e cols., 1995.
[a] Apenas multíparas.
[b] Incluindo outras apresentações anômalas.
[c] Fórcipe + vácuo-aspiração.
* Mulheres em pós-menopausa em um programa de doação de oócitos.

Tabela VII-9 – Razão de mortalidade materna (RMM) por 100.000 partos, de acordo com a via de parto e a idade materna (Brasil, 1994).

Idade (anos)	Vaginal			Cesárea			Total		
	NO	MM	RMM	NO	MM	RMM	NO	MM	RMM
Até 19	487.905	84	17,2	173.956	108	62,1	661.861	192	29,0
20-39	1.399.794	330	23,6	731.122	445	61,0	2.130.916	775	36,4
40 ou mais	40.716	34	83,5	19.330	41	212,1	60.046	106	176,5
Total	1.928.415	447	44,7	924.408	594	64,2	2.852.823	1.041	36,5

MM = mortalidade materna.

já referida, é possível se ter idéia dessa tendência pela observação dos dados de outros países. A tabela VII-10 mostra a distribuição percentual dos nascimentos na Suécia, em três períodos, conforme a ordem do nascimento, mostrando a diminuição proporcional em paridades elevadas e aumento em baixas paridades.

Tabela VII-10 – Distribuição percentual dos nascimentos na Suécia em três períodos, conforme a ordem do nascimento.

Período	Ordem de nascimento				
	1	2	3	4	5+
1953-1955	39,7	31,4	16,1	7,0	5,9
1963-1965	42,4	32,3	15,3	5,9	4,0
1973-1975	46,0	35,5	13,2	3,5	1,7

Modificado de Meirik e cols., 1979.

Isso significa que a paridade elevada tende a tornar-se ocorrência cada vez menos freqüente e, por conseguinte, menos importante. Mikulandra e cols. (1991) encontraram prevalência de grande multiparidade em torno de 1% na ex-Ioguslávia, o que correspondeu a decréscimo de 38,3% para os últimos 11 anos. Já o estudo de Tai e Urquhart (1991) mostrou maior prevalência, de 7,5%, para uma população oriental na Malásia. Isso não implica, entretanto, a falta de necessidade de se conhecer as características e os riscos associados à paridade elevada. No Brasil, apesar da existência da mesma tendência, a multiparidade ainda é fenômeno relativamente comum, sobretudo entre as camadas economicamente menos favorecidas da população e em regiões menos desenvolvidas. Portanto, é importante que se conheça seus riscos, para que o profissional esteja atento a procurá-los, apto a diagnosticá-los e treinado a manejá-los.

Saliente-se mais uma vez que a paridade elevada está intimamente associada à idade materna e, portanto, seus riscos se confundem. A tabela VII-11 mostra como a média de idade eleva-se sistematicamente com o aumento da paridade (Viegas e cols., 1994). Embora esses dados se refiram a uma população asiática, o mesmo é provável que aconteça em populações semelhante a nossa.

Tabela VII-11 – Média de idade das mulheres conforme a ordem de nascimentos e os períodos, em Cingapura.

Ano	Ordem de nascimento			
	1	2	3	4+
1980	25,3	27,3	29,4	30,7
1987	27,0	29,2	31,3	32,6
1988	27,2	29,6	31,7	32,9
1989	27,4	29,8	31,9	32,9
1990	27,5	29,8	32,1	33,2

Viegas e cols., 1994.

Ao mesmo tempo que a incidência de partos em mulheres de paridade elevada tem diminuído, o conceito do que é grande multiparidade tem variações conforme a época e o local considerados. Assim, muitos autores consideram grande multípara a mulher que teve pelo menos seu sétimo (Samueloff e cols., 1989), sexto (Ali e Spiewankiewicz, 1996) ou, mais freqüentemente, quinto parto (Mikulandra e cols., 1991; Tai e Urquhart, 1991), independentemente das condições de vitalidade do concepto.

Como no caso da idade elevada, o conceito de grande multiparidade só tem sentido pela sua associação ao risco materno e perinatal. Sabe-se que o risco de complicações maternas e perinatais eleva-se com o aumento da paridade (Hughes e Morrison, 1994; Ali e Spiewankiewicz, 1996). Assim, o ponto de corte não pode ser realmente preciso, o que justifica a variação existente entre os diversos autores. Entretanto, por questões práticas e de didática, definimos o limite mais utilizado internacionalmente, que é a partir do quinto parto. Vale a pena lembrar, porém, que a relação entre a paridade e a ocorrência de complicações não é linear. É bastante conhecido que a nuliparidade também representa situação de maior risco para várias ocorrências (Tilyard e cols., 1989).

RESULTADOS MATERNOS E PERINATAIS ASSOCIADOS COM A GRANDE MULTIPARIDADE

Independente do limite que se considere para a classificação da mulher como grande multípara, não há dúvida sobre a necessidade de se considerar essa situação como também de risco aumentado para várias ocorrências maternas e perinatais. Além da já referida confusão existente entre o efeito da idade e o da paridade elevadas como fatores de risco, é importante ressaltar dois pontos: a) a paridade elevada é muito menos bem estudada que a idade elevada, pelo menos sob o ponto de vista obstétrico; e b) a confusão existente entre os efeitos destes dois fatores faz algum sentido, já que muitas vezes ambos estão de fato independentemente associados a determinado resultado, seja materno, seja perinatal. Justificando tal afirmativa, o estudo de Mikulandra e cols. (1992) mostrou que 68,5% das grandes multíparas têm 35 anos ou mais. Nesse sentido, estudos recentes têm procurado avaliar a associação entre paridade e risco para complicações maternas, ajustando a idade materna para evitar esse fator de confusão, e essa forma de análise tem mostrado que, a partir do quarto parto, existe maior risco para hemorragia anteparto, diabetes gestacional e trabalho de parto prematuro (Bai e cols., 2002).

O quadro VII-2 fornece um resumo dos principais resultados maternos e perinatais adversos mais comumente associados à multiparidade.

Quadro VII-2 – Principais resultados maternos e perinatais adversos associados à gestação na multiparidade.

Diabetes mellitus
Hipertensão arterial
Antecedente de cesárea
Apresentações anômalas
Anemia
Gestação múltipla
Hemorragia anteparto
Parto prematuro
Cesárea
Desproporção cefalopélvica
Mecônio
Recém-nascidos grandes para a idade gestacional
Mortalidade perinatal
Hemorragia puerperal
Fenômenos tromboembólicos
Outros

O *diabetes mellitus* freqüentemente também está associado à grande multiparidade e, de fato, muitos autores mostram maior incidência entre as grandes multíparas, embora nenhum mecanismo que pudesse explicar essa associação tenha sido plenamente formulado, a não ser o do somatório do chamado "efeito diabetogênico transitório" de cada gravidez (Hughes e Morrison, 1994; Mikulandra e cols., 1992). Trabalhos mais recentes (Goldman e cols., 1995; Samueloff e cols., 1989) têm demonstrado, entretanto, que essa associação desaparece quando se controla também por idade materna. De fato, Manson e cols. (1992) demonstraram, em estudo bem conduzido de coorte nos Estados Unidos, que a maior incidência de diabetes não-insulino-dependente em mulheres grandes multíparas desapareceu quando também se ajustou por idade. Alguns autores têm mostrado associação entre grande multiparidade e **hipertensão arterial**, e outros mostraram que tal associação desaparece também com o controle por idade (Samueloff e cols., 1989; Tai e Urquhart, 1991; Mikulandra e cols., 1992; Hughes e Morrison, 1994; Goldman e cols., 1995).

Apesar de escassos, alguns estudos também mostram a associação da grande multiparidade com **trabalho de parto prematuro (TPP)**, **apresentações anômalas, liberação de mecônio e anemia** (Samueloff e cols., 1989; Tai e Urquhart, 1991; Mikulandra e cols., 1992). Para Tai e Urquhart (1991), até a sexta gestação não há maior risco relativo estimado para todas as condições citadas, que passa a ser significativamente maior a partir da sétima gestação.

Como resultado das maiores complicações maternas e perinatais associadas à grande multiparidade, existe também aumento na **mortalidade perinatal**. Conforme relatam vários autores (Meirik e cols., 1979; Samueloff e cols., 1989; Tai e Urquhart, 1991; Ali e Spiewankiewicz, 1996). Entretanto, existem algumas evidências demonstrando que essa associação se estabelece principalmente pelo componente de mortalidade fetal intraparto, enquanto a fetal anteparto e a perinatal por anomalias congênitas estariam mais influenciadas pela idade elevada (Kiely e cols., 1986).

Quanto à maior chance de término da gravidez por **cesárea**, um estudo (Ali e Spiewankiewicz, 1996) mostrou que grandes multíparas requerem mais cesáreas que não-grandes multíparas, sendo que as principais indicações de cesárea foram: desproporção fetopélvica, distócia funcional, cesárea iterativa, apresentação anômala, placenta prévia e falha de indução.

Sabe-se também que o risco de incontinência urinária aumenta de acordo com o aumento da idade e da paridade (MacLennan e cols., 2003). Estudo sobre fatores associados com incontinência urinária e fecal e com prolapso genital mostrou que a incontinência urinária ocorre 1,8 vez mais em mulheres multíparas que em não-multíparas, com significância estatística (Fornell e cols., 2004).

No entanto, outro estudo recente mostrou discordância para alguns dos resultados considerados desfavoráveis, nas grandes multíparas, por outros pesquisadores. O objetivo dessa pesquisa foi determinar os efeitos da grande multiparidade sobre a gestação e os resultados obstétricos. Estudou comparativamente 653 mulheres grandes multíparas com 15.255 mulheres com baixa paridade. Os resultados mostraram que mulheres grandes multíparas têm maior risco para hemorragia pós-parto (9,2% *versus* 5,3%) e transfusão sangüínea (2,8% *versus* 1,5%) que as com baixa paridade, na análise univariada. Entretanto, a análise de regressão logística das mulheres que entraram em trabalho de parto (isto é, excluindo a cesárea eletiva) mostrou que não houve associação de hemorragia pós-parto e necessidade de transfusão sangüínea com a grande multiparidade. Entretanto, elas permanecem com maior chance para parto vaginal espontâneo. Os autores concluem que mulheres com grande multiparidade não apresentam risco aumentado para resultados obstétricos desfavoráveis (Humphrey, 2003).

Da mesma forma que já citado para as gestantes idosas, alguns estudos têm mostrado que o cuidado pré-natal adequado e o parto em centros terciários de referência diminuem o risco de complicação obstétrica e da incidência de mortalidade perinatal nessas mulheres (Hughes e Morrison, 1994; Goldman e cols., 1995). Outro fator interessante de se lembrar é que a paridade elevada tem sido positivamente associada com menor risco de desenvolvimento de câncer de mama (Layde e cols., 1989).

Nos dias atuais, com o rápido decréscimo da fecundidade da população brasileira, especialmente nas regiões mais desenvolvidas, a gestação em mulheres com grande paridade está tornando-se evento cada vez mais raro. Entretanto, é importante que o profissional esteja habituado sobretudo às suas complicações mais freqüentes durante o parto, para que possa preveni-las e corrigi-las adequadamente. O conhecimento popular de que o parto da grande multípara seja mais rápido, ainda que real, não pode ser interpretado simplesmente como menor risco materno e perinatal.

CONCLUSÕES

Analisando-se os dados disponíveis da literatura médica sobre a gestação na mulher idosa e na grande multípara, pode-se concluir que os fatores que se associam significativamente com estas duas situações são síndromes hipertensivas, diabetes, apresentações anômalas, parto prematuro, maior probabilidade de término da gravidez por cesárea e incremento da mortalidade perinatal.

Para os dois primeiros fatores, pode-se dizer que a associação com multiparidade seja devida a um fator de confusão, visto que a associação desaparece com o controle por idade. Além disso, nas gestantes com mais de 40 anos, há também maior necessidade de indução do parto, maior necessidade de parto vaginal instrumentado (fórcipe ou vácuo-extração), maior incidência de anomalias congênitas e hemorragia puerperal.

A importância do conhecimento desses fatores está no diagnóstico precoce e no tratamento adequado das situações passíveis de atuação. Nesse sentido é que estudos atuais em países do Primeiro Mundo mostram que, a despeito da maior incidência de complicações clínicas e obstétricas na gestante com mais de 40 anos, os efeitos adversos não prejudicam os resultados obstétricos e perinatais se essas mulheres são assistidas em centro de referência terciário (Kirz e cols., 1985; Jonas e cols., 1991; Melchor e cols., 1994; Roberts e cols., 1994; Tan e Tan, 1994; Viegas e cols., 1994; Prysak e cols., 1995). Nesta mesma linha de opinião, alguns autores referem que a grande multiparidade *per se* não é necessariamente fator de risco para a mãe e/ou feto quando as mulheres recebem assistência adequada no pré-natal e parto (Hughes e Morrison, 1994; Goldman e cols., 1995).

Referências Bibliográficas

- ALES, K.L. & cols. – Impact of advanced maternal age on the outcome of pregnancy. *Surg. Gynecol. Obstet.*, 171:209, 1990.
- ALI, F.A. & SPIEWANKIEWICZ, B. – Cesarean section in grandmultiparas. *Mater. Med. Pol.*, 28:87, 1996.
- ANATE, M. & AKEREDOLU, O. – Pregnancy outcome in elderly primigravidade at University of Ilorin Teaching Hospital, Nigeria. *East Afr. Med. J.*, 73:548, 1996.
- ANTINORI, S. & cols. – Obstetric and prenatal outcome in menopause women: a 12-year clinical study. *Reprod. Biomed. Online*, 6:257, 2003.
- AQUINO, M.M.A. & cols. – Fatores de risco associados ao óbito fetal. *Rev. Paul. Med.*, 116:1853, 1998.
- BAI, J. & cols. – Parity and pregnancy outcomes. *Am. J. Obstet. Gynecol.*, 186:274, 2002.
- BARROS, A.C. & cols. – Gestantes de pelo menos 45 anos de idade. Considerações sobre 40 casos. *J. Bras. Ginecol.*, 94:33, 1984.
- BERKOWITZ, G.S. & cols. – Delayed childbearing and the outcome of pregnancy. *N. Engl. J. Med.*, 322:659, 1990.
- BLICKSTEIN, I. & cols. – Re-evaluation of the obstetrical risk for the older primipara. *Eur. J. Obstet. Gynecol. Reprod. Biol.*, 25:107, 1987.
- BRASSIL, M.J. & cols. – Obstetric outcome in first-time mothers aged 40 years and over. *Eur. J. Obstet. Gynecol. Reprod. Biol.*, 25:115, 1987.
- BUEHLER, J.W. & cols. – Maternal mortality in women aged 35 years or older: United States. *JAMA*, 255:53, 1986.
- CECATTI, J.G. & cols. – A gestação na mulher a partir dos 40 anos. Influência da idade e outras variáveis sobre os resultados maternos e perinatais. *Rev. Bras. Med. Ginec. Obstet.*, 3:171, 1992.
- CECATTI, J.G. & cols. – O impacto da idade materna avançada sobre os resultados da gravidez. *Rev. Bras. Ginecol. Obstet.*, 20:389, 1998.
- CZEIZEL, A. – Maternal mortality, fetal death, congenital anomalies and infant mortality at an advanced maternal age. *Maturitas*, 1(Suppl.):73, 1988.
- DAVIDSON, L.C. & FUKUSHIMA, I. – The age extremes for reproduction: current implications for policy change. *Am. J. Obstet. Gynecol.*, 152:467, 1985.
- DIMITROV, A. & cols. – The effect of the woman's age on the course of pregnancy and labor in breech presentation. *Akush. Gynekol.*, 35:7, 1996.
- EDGE, V. & LAROS Jr., R.K. – Pregnancy outcome in nuliparous women aged 35 or older. *Am. J. Obstet. Gynecol.*, 168:1881, 1993.
- EKBLAD, U. & VI LPA, T. – Pregnancy in women over forty. *Ann. Chir. Gynaecol. Suppl.*, 208(Suppl.):68, 1994.
- EZRA, Y. & cols. – High delivery intervention rates in nulliparous women over age 35. *Eur. J. Obstet. Gynecol. Reprod. Biol.*, 62:203, 1995.
- FAÚNDES, A. & cols. – Influencia de la edad y de la paridad sobre algunos parámetros de morbilidad materna y sobre la morbimortalidad fetal. *Rev. Chil. Obstet. Gynecol.*, 37:6, 1972.
- FEDERATION CECOS & cols. – Female fecundity as a function of age. *N. Engl. J. Med.*, 306:404, 1982.
- FORMAN, M.R. & cols. – Delayed childbearing in Sweden. *J. Am. Med. Assoc.*, 252:1135, 1984.
- FORNELL, E.U. & cols. – Factors associated with pelvic floor dysfunction with emphasis on urinary and fecal incontinence and genital prolapse: an epidemiological study. *Acta. Obstet. Gynecol. Scand.*, 83:282, 2004.
- GINDOFF, P.R. & JEWELEWICZ, R. – Reproductive potential in the older woman. *Fertil. Steril.*, 46:989, 1988.
- GOLDMAN, G.A. & cols. – The grand multipara. *Eur. J. Obstet. Gynecol. Reprod. Biol.*, 61:105, 1995.
- GORDON, D. & cols. – Advanced maternal age as a risk factor for cesarean delivery. *Obstet. Gynecol.*, 77:493, 1991.
- HANSEN, J.P. – Older maternal age and pregnancy outcome. A review of the literature. *Obstet. Gynecol. Surv.*, 41:726, 1986.
- HUGHES, P.F. & MORRISON, J. – Grandmultiparity – not to be feared? An analysis of grandmultiparous women receveing modern antenatal care. *Int. J. Gynaecol. Obstet.*, 44:211, 1994.
- HUMPHREY, M.D. – Is grand multiparity and independent predictor of pregnancy risk? A retrospective observational study. *MJA*, 179:294, 2003.
- IERVOLINO, P. & cols. – La gravidanza ed il parto nella primigravida attempata. *Minerva Ginecol.*, 36:1, 1984.
- JACOBSON, H.I. & cols. – Multiple births and maternal risk of breast cancer. *Am. J. Epidemiol.*, 129:865, 1989.
- JONAS, O. & cols. – Pregnancy outcomes in primigravid women aged 35 years and over in South Australia, 1986-1988. *Med. J. Aust.*, 154:246, 1991.
- KIRZ, D.S. & cols. – Advanced maternal age: the mature gravida. *Am. J. Obstet. Gynecol.*, 152:7, 1985.
- KIELY, J.L. & cols. – An assessment of the effects of maternal age and parity in different components of perinatal mortality. *Am. J. Epidemiol.*, 123:444, 1986.
- LAYDE, P.M. & cols. – The independent associations of parity, age at first full term pregnancy and duration of breastfeeding with the risk of breast cancer. *J. Clin. Epidemiol.*, 42:963, 1989.
- MacLENNAN, T. & cols. – The prevalence of pelvic floor disorders and their relationship to gender, age, parity and mode of delivery. *BJOG*, 110:88, 2003.
- MANSON, J.E. & cols. – Parity and incidence of non-insulin-dependent diabetes mellitus. *Am. J. Med.*, 93:13, 1992.
- MARTEL, M. & cols. – Maternal age and primary cesarean section rates: a multivariate analysis. *Am. J. Obstet. Gynecol.*, 156:305, 1987.
- MEIRIK, O. & cols. – Impact of changing age and parity distributions of mothers on perinatal mortality in Sweden, 1953-1975. *Int. J. Epidemiol.*, 8:361, 1979.
- MELCHOR, J.C. & cols. – Delayed childbearing and pregnancy outcome. *Zentralbl. Gynakol.*, 116:566, 1994.
- MIKULANDRA, F. & cols. – Pregnancy and labor in women over 40 years of age. *Iougosl. Ginekol. Perinatol.*, 31:11, 1991.
- MIKULANDRA, F. & cols. – The grand multipara – an obstetric problem? *Zentralbl. Gynakol.*, 114:491, 1992.
- MILNER, M. & cols. – The impact of maternal age on pregnancy and its outcome. *Int. J. Gynaecol. Obstet.*, 38:281, 1992.
- MORON, A.F. & cols. – Gestação em mulheres com 40 anos ou mais: análise de variáveis maternas e do recém-nascido. *Rev. Paul. Med.*, 107:203, 1989.
- NAEYE, R.L. – Maternal age, obstetric complications and the outcome of pregnancy. *Obstet. Gynecol.*, 61:210, 1983.
- NATIONAL RESEARCH COUNCIL (Committee on Population) – Anticoncepción y Reproducción. Consecuencias para la salud de mujeres y niñas en el mundo en desarrollo. Buenos Aires, Editorial Médica Panamericana, 114, 1990, 114p.
- NEME, B. & NEME, R.M. – Assistência ao parto e morbiletalidade materna. *Ginec. Obstet. Atual*, 11/12:14, 1996.
- NEWELL, J.W. & ROCK, J. – Upper age limit of parturition. *Am. J. Obstet. Gynecol.*, 63:875, 1952.
- OZALP, S. & cols. – Health risks for early and late childbearing. *Arch. Gynecol. Obstet.*, 268:172, 2003.
- PAULSON, R.J. & cols. – Pregnancy in the sixth decade of life: obstetric outcomes in women of advanced reproductive age. *JAMA*, 228:2320, 2002.
- PEIPERT, J.F. & BRACKEN, M.B. – Maternal age: an independent risk factor for cesarean delivery. *Obstet. Gynecol.*, 81:200, 1993.
- PRYSAK, M. & cols. – Pregnancy outcome in nulliparous women 35 years and older. *Obstet. Gynecol.*, 85:65, 1995.
- RAYMOND, E.G. & cols. – Effects of maternal age, parity and smoking on the risk of stillbirth. *Br. J. Obstet. Gynaecol.*, 101:301, 1994.
- RESNIK, R. – The "elderly primigravida" in 1990. *N. Engl. J. Med.*, 322:693, 1990.
- ROBERTS, C.L. & cols. – Delayed childbearing – are there any risks? *Med. J. Aust.*, 160:539, 1994.
- ROBINSON, G.E. & cols. – Psychological adaptation to pregnancy in childless women more than 35 years of age. *Am. J. Obstet. Gynecol.*, 156:328, 1987.
- SAMUELOFF, A. & cols. – Grand multiparity – a nationwide survey. *Israel J. Med. Sci.*, 25:625, 1989.
- SCHWARTZ, D. & MAYAUX, M.J. – Female fecundity as a function of age. *N. Engl. J. Med.*, 306:404, 1982.
- SKAZNIK-WIKIEL, M. & cols. – Assessment of pregnancy and labor outcome and the condition of newborn in primiparous women aged 35 and older. *Ginekol. Pol.*, 74:607, 2003.
- SPELLACY, W.N. & cols. – Pregnancy after 40 years of age. *Obstet. Gynecol.*, 68:452, 1986.
- SPIRA, A. – The decline of fecundity with age. *Maturitas*, 1(Suppl):15, 1988.
- TAI, C. & URQUHART, R. – Grandmultiparity in Malaysian women. *Asia Oceania J. Obstet. Gynaecol.*, 17:327, 1991.
- TAN, K.T. & TAN, K.H. – Pregnancy and delivery in primigravidae aged 35 and over. *Singapore Med. J.*, 35:495, 1994.
- TILYARD, M.W. & cols. – Is outcome for low risk obstetric patients influenced by parity and intervention? *N. Zel. Med. J.*, 102:523, 1989.
- TOULEMAN, L. – Historical overview of fertility and age. *Maturitas*, 1(Suppl):5, 1988.
- TUCK, S.M.; YUDKIN, P.L. & TURNBULL, A.C. – Pregnancy outcome in eldery primigravidae with and without a history of infertility. *Br. J. Obstet. Gynaecol.*, 95:230, 1988.
- VIEGAS, O.A. & cols. – Obstetrical outcome with increasing maternal age. *J. Biosoc. Sci.*, 26:261, 1994.
- WEERASEKERA, D.S. & UDUGAMA, S.G. – Pregnancy at 40 and over: a case-control study in developing country. *J. Obstet. Gynaecol.*, 23:625, 2003.
- WHO – The hypertensive disorders of pregnancy. *Technical Report Series* 758. World Health Organization, Geneva, 1987, 114p.

150 Mortalidade Materna

Aníbal Faúndes
José Guilherme Cecatti
Mary Angela Parpinelli
Suzanne Jacob Serruya

CONCEITO

Entende-se como morte materna aquela que, de alguma forma, relaciona-se direta ou indiretamente com o processo reprodutivo, a partir do início da gestação. Inclui, portanto, as mortes que resultam de gravidez ectópica ou de abortos precoces, assim como aquelas que derivam de complicações do puerpério. A Organização Mundial da Saúde (OMS) e o United Nations International Children's Emergency Fund (UNICEF) consideram a morte materna como importante indicador da inserção da mulher na sociedade, do seu acesso à assistência à saúde e da adequação do sistema em responder às suas necessidades. Atualmente, entre os índices de desenvolvimento humano propostos, o indicador de mortalidade materna está sempre presente, ratificando-o como elemento indispensável para avaliar o grau de cidadania alcançado pelas mulheres em determinada sociedade.

A última revisão da Classificação Internacional de Doenças (CID – 10ª revisão), publicada em 1995, revisou e estendeu conceitualmente o período pós-parto de apenas 42 dias para até um ano após o término da gravidez, para a classificação da morte como materna tardia. Essa ampliação levou em consideração a possibilidade de doenças que podem causar morte, muito além de 42 dias ou seis semanas após parto ou aborto, como também os progressos da terapia intensiva que permitem a sobrevida de pacientes terminais por longos períodos.

Atualmente existem três definições relativas à morte materna (CID – 10ª revisão):

Morte materna – "a morte da mulher durante a gestação ou num período de até 42 dias após seu término, independentemente da duração ou da localização da gravidez, por qualquer causa relacionada ou agravada pela gravidez, ou por medidas tomadas em relação a ela, excetuando-se, porém, as causas acidentais ou incidentais".

Morte materna tardia – "a morte de uma mulher por causas obstétricas diretas ou indiretas, com mais de 42 dias, mas menos de um ano após o término da gravidez".

Morte relacionada à gestação – "a morte de uma mulher enquanto grávida ou dentro de 42 dias do término da gravidez, qualquer que tenha sido a causa da morte".

A medida da mortalidade materna proposta pela OMS é a razão de mortalidade materna (RMM) que se calcula por meio do número de mortes maternas dividido pelo número de nascidos vivos de uma mesma área geográfica, durante um ano, multiplicado por 100.000. Não é correta a utilização do termo "coeficiente" para essa medida de morte materna, uma vez que por coeficiente se entende o número de mortes por determinada causa, sobre o total da população exposta ao risco de morrer. Para o caso específico de morte materna, o denominador do coeficiente deveria ser o total de grávidas, o que é praticamente impossível de se determinar. Sabe-se que, com a utilização do número total de nascidos vivos, subestima-se o denominador, já que não se considera o número de natimortos e de abortamentos. Contudo, o número de nascidos vivos é rotineiramente coletado em praticamente todos os países do mundo e, portanto, considerado como o denominador mais confiável (Royston e Armstrong, 1989).

Desde 1975, as mortes maternas foram subdivididas, pela OMS, em obstétricas diretas e indiretas. As obstétricas diretas são as decorrentes de complicações próprias da gestação, parto e puerpério, ou de intervenções ou tratamentos executados na vigência do estado gravídico. As indiretas são as resultantes de processos patológicos associados, mas não específicos, à gravidez.

Existe, ainda, a proposta de se estender o conceito para incluir a idéia mais ampla de "risco reprodutivo". Na prática, mortes "reprodutivas" seriam aquelas resultantes da prevenção da gravidez, por complicações com o uso de anticoncepcionais reversíveis ou ligadura tubária, além das já atualmente consideradas mortes maternas (Beral, 1979). Ainda que em países menos desenvolvidos esse tipo de morte pareça pouco expressivo, na verdade não existem mecanismos de registro que permitam sequer suspeitar qual é sua magnitude. Surpreende, entretanto, que nos EUA, durante a década de 1980, as mortes "reprodutivas" ultrapassaram em número as mortes maternas, mais por redução destas últimas do que por aumento das primeiras. De qualquer forma, essa informação ilustra a importância relativa desse grupo de mortes, na medida em que se consegue reduzir o número de óbitos propriamente maternos.

Poder-se-ia, ainda, estender o conceito de risco reprodutivo para incluir o risco de adquirir doenças durante as relações sexuais, que podem levar a doença inflamatória pélvica, sepse, peritonite e morte, sem contar o risco da infecção pelo HIV, ou de câncer de colo pela infecção com papilomavírus humano (HPV). Em contexto ainda mais amplo, morte materna poderia ser considerada também a morte de qualquer "mãe" de filhos até a época da adolescência, dada a desestruturação familiar e social que ela geralmente provoca. Estes conceitos, entretanto, terão que ser muito discutidos e avaliados, pelo que, neste capítulo, limitar-nos-emos apenas à definição tradicional de morte materna.

DIMENSÕES DO PROBLEMA

Estimava-se na década de 1980 que morriam anualmente cerca de 500.000 mulheres no mundo por causas direta ou indiretamente relacionadas com o ciclo gravídico-puerperal (Hertz e Measham, 1987). Atualmente, essa estimativa atualizada é de 529.000 mortes maternas para 2000, a grande maioria ocorrendo no continente africano e asiático (WHO, 2000). Nos países menos desenvolvidos ocorrem 84% dos nascimentos, mas observam-se 99% das mortes maternas. Em apenas 13 países ocorrem 67% dessas mortes, sendo 12 deles africanos e o Afeganistão (WHO, 2000). No sentido oposto, enquanto nos países desenvolvidos acontecem 16% dos partos, ocorre apenas 1% dos óbitos maternos (OMS, 1985). Na maioria desses países, todos os esforços têm sido colocados para garantir à mulher a maior segurança durante todo o processo de gestação, parto e puerpério, incluindo os casos de aborto, que é legal na sua imensa maioria. A tabela VII-12 mostra o panorama das estimativas de mortes maternas no mundo por regiões em 2000 (WHO, 2000).

Tabela VII-12 – Estimativas de mortalidade materna para 2000, conforme regiões.

Região	RMM /100.000 nascidos vivos	Número de mortes maternas	Risco de morte materna durante a vida (1 em:)
Mundo – total	400	529.000	74
Regiões desenvolvidas	20	2.500	2.800
Europa	24	1.700	2.400
Regiões em desenvolvimento	440	527.000	61
África	830	251.000	20
Norte da África	130	4.600	210
África sub-saariana	920	247.000	16
Ásia	330	253.000	94
Leste asiático	55	11.000	840
Ásia Centro-Sul	520	207.000	46
Sudeste asiático	210	25.000	140
Oeste asiático	190	9.800	120
América Latina e Caribe	190	22.000	160
Oceania	240	530	83

Fonte: WHO, 2000.

De maneira geral, os países desenvolvidos apresentam, ao longo do tempo, tendência à diminuição dos seus índices de mortalidade materna, e esta tendência é atribuída a progressos da prática obstétrica, utilização de novos métodos de anestesia, medicamentos, laboratórios, hemoterapia e avanços no tratamento das complicações decorrentes ou associadas ao ciclo gravídico-puerperal. Tendência também generalizada, e sempre apontada como um dos principais fatores responsáveis por tal ocorrência, é a melhora dos padrões socioeconômicos das populações desses países e a menor freqüência de grande multiparidade, associadas à melhor estruturação dos sistemas de saúde e, por conseguinte, de atenção pré-natal cuidadosa às gestantes, com seleção dos casos de risco para abordagem específica. É importante ressaltar que tal fenômeno não ocorre espontaneamente, mas é o fruto de cuidadoso trabalho de observação e intervenções dirigidas à prevenção da mortalidade materna, conforme cada situação particular (Faúndes e cols., 1989).

A tabela VII-13 mostra as RMM para alguns países desenvolvidos e que têm situação de saúde materno-infantil muitas vezes melhor que a do Brasil, com registro vital caracterizado como completo e com boa atribuição da causa de morte. Vale notar que, nos países com poucas mortes maternas e volume reduzido de partos, uma ou duas mortes provocam mudanças relativamente grandes nas razões.

Tabela VII-13 – Razão de mortalidade materna (RMM/100.000 nascidos vivos) relatada e ajustada para alguns países desenvolvidos (2000).

País	RMM relatada	Fator de correção	RMM ajustada
Alemanha	5	1,5	8
Austrália	5	1,5	8
Áustria	3	1,5	4
Bélgica	7	1,5	10
Canadá	4	1,5	6
Dinamarca	3	1,5	5
Espanha	3	1,5	4
Estados Unidos	11	1,5	17
Finlândia	6	1,03	6
França	8	2,0	17
Holanda	11	1,4	16
Irlanda	4	1,5	5
Itália	4	1,5	5
Japão	7	1,5	10
Noruega	11	1,5	16
Nova Zelândia	7	1,0	7
Reino Unido	7	1,7	13
Suécia	1	1,5	2
Suíça	4	1,5	7

Fonte: WHO, 2000.

No continente americano, excetuando-se alguns poucos países como Estados Unidos e Canadá, e considerando a limitação na exatidão dos dados disponíveis, pode-se dizer que a mortalidade materna é relativamente elevada, embora não atinja níveis como os encontrados em alguns países da África e Ásia. A preocupação com estes índices permitiu que a Organização Panamericana de Saúde pudesse organizar seu "Plano regional para a redução da mortalidade materna nas Américas", do qual foram signatários todos os países do continente, que enfatiza a saúde integral da mulher e propõe ações para prevenir as enfermidades que ocorrem durante seu ciclo reprodutivo e para evitar, na medida do possível, a morte materna (OPS/OMS, 1990). A tabela VII-14 mostra as estimativas de mortalidade materna para alguns países das Américas (WHO, 2000).

Tabela VII-14 – Razão de mortalidade materna ajustada (RMM/100.000 nascidos vivos) em países do continente americano.

Baixa < 20	Média 20-49	Alta 50-149	Muito alta > 150
Canadá (6)	Porto Rico (25)	Argentina (82)	República Dominicana (150)
EUA (17)	Uruguai (27)	México (83)	El Salvador (150)
	Chile (31)	Jamaica (87)	Guiana (170)
	Cuba (33)	Venezuela (96)	Panamá (160)
	Costa Rica (43)	Honduras (110)	Paraguai (170)
		Colômbia (130)	Nicarágua (230)
		Equador (130)	Guatemala (240)
			Brasil (260)
			Peru (410)
			Bolívia (420)
			Haiti (680)

Fonte: Modificado de OPS/OMS, 1990; WHO, 2000.

SITUAÇÃO DO BRASIL

É bastante elevada a mortalidade materna no Brasil, principalmente quando comparada à de países desenvolvidos. A obtenção de dados fiéis não é, entretanto, tarefa fácil. As estatísticas oficiais, seguramente, estão longe de refletir a situação real do País.

A comparação dos dados regionais obtidos a partir de certificados de óbitos, com casuísticas locais cuidadosamente registradas, mostra claramente a irrealidade dos dados oficiais. Observa-se no País tendência de descuido no preenchimento dos certificados que deveriam ser fonte de informações precisas. Existe tendência a se atribuir à morte materna uma causa orgânica específica, sem se considerar a situação da mulher no momento de sua vida reprodutiva (Ferreira e Ceneviva, 1986).

Outro fator relacionado às dificuldades de se conseguir dados uniformes e consistentes a esse respeito é a diversidade na conceituação sobre o que se considera mortalidade materna, apesar de já definida pela OMS. Também, a utilização, por alguns autores, do número total de nascimentos, em lugar do número de nascidos vivos, como recomendado para o cálculo da razão de mortalidade materna (RMM), torna mais difícil a comparação de dados.

Estudos realizados no município de Campinas mostraram que, em cinco anos (1979-1983), apenas 40,4% das mortes maternas ocorridas estavam registradas nos órgãos oficiais de registro, o que corresponde a 59,6% de subnotificação (Faúndes e cols., 1985); sendo de 37,1% para 1985 a 1991 (Cecatti e cols., 1999); e para 1992 a 1994 esta proporção foi de 40% (Parpinelli e cols., 2000). Pesquisa semelhante, realizada no município de São Paulo, mostrou também sub-registro de mortes maternas próximo de 50% (Laurenti e cols., 1990). Já os dados dos Comitês de Morte Materna do Estado do Paraná indicaram uma omissão menor, cerca de um terço dos óbitos maternos identificados em 1990 (Braga e cols., 1992). Para a cidade de São Paulo, o Comitê de Mortalidade Materna do município identificou 28,2% de subnotificação, de 1993 a 1995 (Boyaciyan e cols., 1998). Em Recife, foi relatada uma proporção de subnotificação de 52,4% para 1992-1993 (Albuquerque e cols., 1997).

Estes fatos tornam imprecisa a utilização dessa fonte de registro de óbitos para se conseguir panorama sobre a mortalidade materna do País. Mas o problema não é exclusivamente nacional. Países desenvolvidos, com sistemas de saúde bem estruturados, enfrentam situações pouco diferentes. A literatura médica mostra, para países como os Estados Unidos e a França, porcentagens de registro oficial de óbitos maternos que variam de 46 a 85% do real (Faúndes e cols., 1985). Não é, portanto, problema exclusivo do subdesenvolvimento.

Os dados oficiais disponíveis para o Brasil, com dados referentes a 2002, mostram RMM de 53,6/100.000 nascidos vivos. Sem utilizar fatores de correção para diferentes regiões, como tentativa de compensar as variações na subnotificação dos óbitos, o Ministério da Saúde tem apresentado essas estimativas para o Brasil, com diferenças regionais conforme expressas na tabela VII-15 e que não seguem um padrão claro relacionado com o grau de desenvolvimento regional (Brasil, 2004). É de se supor que a utilização de fatores de correção para compensar a subnotificação pudesse indicar para RMM significativamente mais elevadas, que talvez fossem mais bem expressas não pela utilização apenas das estatísticas oficiais, mas pela utilização do método RAMOS ("reproductive age mortality survey"), com a investigação de todos os óbitos de mulheres em idade fértil, conforme tem realizado os comitês regionais de vigilância de mortalidade materna em algumas localidades brasileiras. Na verdade, esses dados são radicalmente diferentes das últimas estimativas feitas pela OMS/UNICEF/FNUAP em 2000, que apontam RMM para o País de 260 mortes maternas por 100.000 nascidos vivos (WHO, 2000).

Tabela VII-15 – Razão de mortalidade materna no Brasil por regiões, 2004 (por 100.000 nascidos vivos).

Anos	Norte	Nordeste	Sudeste	Sul	Centro Oeste	Brasil
1996	47,5	58,0	52,4	52,8	32,5	51,9
1997	53,1	55,2	64,7	71,5	53,3	61,2
1998	57,1	56,2	70,1	76,2	54,9	64,9
1999	63,1	56,3	54,7	61,9	57,2	57,1
2000	63,0	57,4	46,7	53,1	39,1	51,6
2001	50,4	56,3	43,5	52,3	51,8	49,8
2002	53,2	60,8	46,0	56,6	60,3	53,6

Fonte: SIM e SINASC/CENEPI/FUNASA/MS, 2003.

Da mesma forma, dados baseados em pesquisa de todos os óbitos de mulheres de 10 a 49 anos sugeriam redução progressiva das RMM para Campinas: 57/100.000 nascidos vivos de 1979 a 1983; 50,6 de 1985 a 1988 e 39 de 1989 a 1991 (Faúndes e cols., 1985; Cecatti e cols., 1999), contudo estudo mais recente identificou nova elevação para 42,2 de 1992 a 1994 (Parpinelli e cols., 2000). Dados oficiais do Comitê Regional de Vigilância da Mortalidade Materna da região de Campinas têm mostrado valores de RMM que variam de 21,3 em 1998 a 67,6 em 2000, sendo de 33,7 a RMM para 2003, último valor disponível (Campinas, DIR XII, 2004). Curitiba e Campinas, entretanto, estão longe de ser representativas da situação global da mortalidade materna no Brasil (Viggiano e Ximenes, 1985; Ministério da Saúde, 1994; Sass, 1997).

Uma outra alternativa é a utilização de dados sobre mortalidade materna hospitalar. Embora esses dados sejam importantes historicamente e até para se avaliar a qualidade da assistência na instituição, os valores obtidos devem ser relativizados, porque uma série de fatores estruturais e temporais ligados ao sistema de saúde altera artificialmente essas razões (Camargo e cols., 1990; Aguiar e cols., 1991; Pereira e cols., 1991). Os hospitais terciários obviamente concentram um número muito maior de mortes maternas, que lhe são referidas quando a complicação associada à gestação se manifesta mais gravemente, de mulheres residentes em outros municípios e até mesmo outras regiões. Deve-se considerar, ainda, que os hospitais que publicam suas casuísticas de óbitos são geralmente universitários ou ligados a alguma atividade de docência e pesquisa. São centros de referência regional que acumulam maior quantidade de patologias. Isso também explicaria parcialmente os altos índices de mortalidade que apresentam.

Não existe, para o Brasil, portanto, uma RMM baseada em dados rotineiros e prospectivamente coletados que forneça um perfil claro da mortalidade materna no País. Essa situação levou a que, em outubro de 1997, o Ministério da Saúde homologasse a resolução nº 256 do Conselho Nacional de Saúde, cujo texto considera que:

- a morte materna é elevada e subnotificada de forma importante no Brasil, a comunicação do evento é feita pelas Declarações de Óbito;
- a declaração de óbito no País é preenchida de maneira inadequada;
- há necessidade de agilizar o trabalho dos Comitês de Morte Materna já instituídos e cumprir as metas de redução de mortalidade materna, pelo Ministério da Saúde, em 50%.

Ela define ainda a morte materna, em âmbito dos Estados e Municípios, como **evento de notificação compulsória** para a Vigilância Epidemiológica.

COMPONENTES DA MORTALIDADE MATERNA E CAUSAS FINAIS DE MORTE

Como já foi destacado anteriormente, as mortes maternas classificam-se em diretas, quando se devem a complicações exclusivas da gestação, parto ou puerpério, ou são resultado de intervenções relacionadas ao estado gravídico; e indiretas, quando resultam de processos patológicos associados e agravados pela gestação, mas não específicos da gravidez. Na medida em que os países progridem, tanto em seu nível socioeconômico em geral como na qualidade de seus sistemas de saúde, a proporção do componente direto da mortalidade materna vai-se reduzindo, passando a predominar o componente indireto. Em outras palavras, o processo fisiológico de gestar e parir passa a ser de menor risco. Entretanto, grávidas podem ter suas patologias agravadas pela gestação, até provocar a morte.

Nos países menos avançados, com piores condições de vida da população e sistemas de saúde precários, a maioria das mortes maternas é direta e, portanto, mais suscetível de ser evitada. Para exemplificar, 63% das mortes maternas identificadas pelo Comitê de Morte Materna da cidade de São Paulo, entre 1993 e 1995, foram diretas, em comparação com menos de 56% nos EUA, de 1979 a 1986, observação referente a cerca de 10 anos anteriores àquela realizada pelo estudo brasileiro (Boyaciyan e cols., 1998; Atrash e cols., 1992).

Quanto às causas finais de morte, a hemorragia, a infecção, a eclâmpsia, o aborto e outras permanecem predominantes nos países menos desenvolvidos, enquanto nos países mais avançados passam a predominar embolismo, miocardiopatia, complicações anestésicas, síndrome de angústia respiratória do adulto e ainda AIDS. Esta, por exemplo, passou a ser responsável por 15% das mortes maternas no estado de Nova Jersey, EUA, em 1988 (Atrash e cols., 1992).

FATORES QUE DETERMINAM OS NÍVEIS DE MORTALIDADE MATERNA

Diversos são os fatores que alteram ou influenciam a fase reprodutiva da mulher e que podem contribuir ao óbito materno. São características sociais, culturais e econômicas específicas da população, patologias próprias ou intercorrentes do estado gravídico, estruturação do sistema de saúde, capacitação técnica dos profissionais envolvidos, porcentagem de partos ocorridos em instituições hospitalares e via de parto.

Há estudos demonstrando associação entre a mortalidade materna e a distribuição de médicos, ocorrência de partos domiciliares, ausência de pré-natal, número de consultas pré-natais e incidência de cesáreas. Em primeiro lugar, deve-se considerar que, quanto aos aspectos socioeconômicos, uma população de baixa renda está sabidamente mais sujeita à evolução desfavorável de patologias, seja pela dificuldade de obtenção de cuidados médicos, seja por estado nutricional orgânico deficitário que favoreça essa situação.

Quanto à organização do sistema de saúde, a falta de estratégia nacional abrangente em saúde materno-infantil, com a identificação e ação sobre fatores de risco para mortalidade materna, associada a uma, nem sempre racional, priorização de recursos e investimentos em áreas absolutamente críticas, torna ímpar a situação do País. Ao mesmo tempo que populações inteiras permanecem totalmente desprovidas de quaisquer cuidados em sua fase reprodutiva, investe-se em tecnologia de ponta, geralmente importada a altos custos e manipulada por pessoal técnico nem sempre adequadamente capacitado, com pouco ou nenhum efeito sobre a saúde da população. Os mesmos investimentos suportariam medidas de atenção à saúde materna em âmbito primário, que poderiam determinar redução bastante significativa nos níveis de mortalidade materna.

Com relação às causas facilmente identificadas como responsáveis por grande parte do obituário materno, as estatísticas apontam, em geral, as infecciosas, as hemorrágicas e as hipertensivas, em proporções variadas, segundo os autores (Cecatti e cols., 1998; Albuquerque e cols., 1997). Esta identificação permite-nos situar em áreas específicas da atenção à saúde os pontos onde deveriam recair os esforços para reduzir essas ocorrências. Assim, as complicações infecciosas e hemorrágicas devem estar relacionadas ao nível da instituição hospitalar e da assistência ao parto, enquanto as hipertensivas se situam mais na atenção primária durante a gravidez.

Isso significa que as mortes por complicações infecciosas e hemorrágicas dependem do grau de "institucionalização" do parto, ou seja, a porcentagem de partos atendidos em hospitais, que, por sua vez, guarda relação direta com os níveis de renda.

Em posição de menor destaque, mas não de menor importância, está a via de parto. É consenso que a via vaginal apresenta menor risco de morte materna, quando comparada com a cesárea. Se considerar os níveis a que têm chegado os índices de cesáreas em nosso País, este fato poderia representar contribuição para a alta mortalidade materna (Costa, 1991). Também a idade materna (extremos da vida reprodutiva) e a grande multiparidade constituem fatores de mau prognóstico obstétrico e que, portanto, podem determinar alterações negativas sobre a mortalidade materna (Atrash e cols., 1990; Braga e cols., 1992).

Outra situação que também contribui substancialmente para os níveis de mortalidade materna é o aborto provocado. A criminalização do aborto, provavelmente associada à falta de programas de planejamento familiar de grande abrangência, torna o procedimento difícil para a maioria das mulheres que decidem pela interrupção da gravidez. No caso das mulheres de classes sociais baixas, que não podem recorrer a serviços de melhor qualidade, o aborto é realizado em condições desfavoráveis, por profissionais não qualificados e locais sem infra-estrutura, propiciando o aparecimento de graves complicações (Hardy e Alves, 1992; Albuquerque e cols., 1998). Na cidade de Campinas, de 1992 a 1994, as complicações do aborto foram a principal causa de morte materna e, também, representaram a maior subnotificação como causa de morte nas declarações de óbito. Apesar de isolado, este fato merece preocupações, haja vista que o aborto como causa de óbito descera para a terceira ou quarta causa de morte materna no início da década e, portanto, poderia estar havendo um retorno às condições anteriores (Parpinelli e cols., 2000).

Em âmbito mundial, e seguramente também nacional, o risco de morte materna está também fortemente relacionado ao "status" da mulher na sociedade. Como regra geral, dá-se preferência às crianças do sexo masculino para receber todos os diferentes benefícios que famílias e sociedades com recursos limitados oferecem seletivamente aos seus filhos (Fauveau e cols., 1991). O predomínio masculino na sociedade tem diversas formas de manifestação que, direta ou indiretamente, irão influenciar o maior risco de morte materna. Apenas como exemplo, a capacidade da mulher de negociar a oportunidade e as condições em que mantém relações sexuais, uso ou não de condon, esperar ou não que ela mesma inicie uso de contraceptivos, vai determinar gestações não desejadas e abortos provocados, com maior risco de morte quanto menor o nível socioeconômico, são aspectos das relações de gênero que culminam com importantes repercussões sobre a saúde.

PREVENÇÃO DAS MORTES MATERNAS

A discussão sobre as medidas preventivas passíveis de serem instituídas, para diminuir a mortalidade materna, não é tarefa fácil. As características próprias de cada situação, de cada grupo populacional, exigem observação pormenorizada para a identificação precisa dos níveis de ação.

Passaremos, portanto, à discussão das possíveis formas de intervenção para reduzir a mortalidade materna. Entendemos, conforme proposta feita há cerca de 15 anos, que pode haver quatro formas de intervenção com esse fim (Faúndes e cols., 1989). Ainda que essa divisão seja artificial, já que as ações podem ser realizadas simultaneamente e se sobrepõem em diversos momentos, discutiremos cada um desses pontos separadamente.

1. **Intervenções destinadas a melhorar o conhecimento sobre o número de mortes maternas e os fatores que se associam a um maior risco de morte materna durante a gravidez, parto e puerpério**

É conceito básico de planificação em saúde que qualquer ação deva ser fundamentada no conhecimento dos danos à saúde e os fatores que os condicionam. No caso das mortes maternas, sabemos que as razões sofrem subenumeração acentuada, que ainda assim se mantêm injustificadamente altas na maioria dos países latino-americanos. Assim mesmo, ainda que não conheçamos com detalhes, salvo exceções, os fatores que as determinam, temos conhecimentos suficientes para propor algumas medidas gerais que permitam reduzir essas altas taxas de mortes maternas.

As estratégias para melhorar o conhecimento sobre a mortalidade materna podem pelo menos ser de três tipos: aperfeiçoamento das estatísticas contínuas, investigações epidemiológicas e criação de comitês de morte materna.

As causas da subenumeração das estatísticas oficiais devem ser identificadas e corrigidas. O problema é que as declarações de óbito geralmente não contêm elementos que permitem, a quem as codifique, identificar a morte como atribuível ao processo gravídico-puerperal. A correção desse problema requer tanto modificações no formulário da declaração de óbito (o novo formulário da Declaração de Óbito contendo questão específica sobre gravidez até um ano anterior ao óbito foi introduzida no Brasil a partir de janeiro de 1995), como grande esforço de educação dos médicos que a completam (Souza, 1986; Laurenti e Mello Jorge, 1987).

As investigações epidemiológicas devem ser, fundamentalmente, de auditoria de todos os óbitos maternos notificados e do tipo caso-controle, que permitam estabelecer associações entre gama variada de fatores e risco de morte materna, o que permitirá orientar as investigações preventivas dessas mortes. Sabemos que estará incorrendo em grande erro quem pretender estudar mortes maternas com dados de apenas uma fonte, ou apenas com a referência específica do óbito materno na respectiva declaração (Laurenti, 1988; OMS, 1987).

Nos diversos países em que se instituíram programas de prevenção de mortes maternas, a medida que resultou mais eficaz para melhorar seu conhecimento e diminuir sua ocorrência foi o estabelecimento dos chamados comitês de morte materna, que se trata com detalhes posteriormente. Entretanto, não há mais alternativa para se imaginar uma abordagem apropriada a esse problema que não seja a instalação de um amplo e eficiente sistema de vigilância epidemiológica de todas as mortes maternas detectadas ou suspeitas (presumíveis), de notificação compulsória, baseado e financiado pelo sistema público de saúde e também com obrigatoriedade de divulgação sistemática dos resultados (Ministério da Saúde, 1994).

2. Intervenção sobre a assistência à gravidez, parto e puerpério

Para aumentar a cobertura e qualidade da assistência pré-natal em âmbito primário e secundário, é necessário atuar tanto sobre a oferta como sobre a demanda de serviços, isto é, devem-se melhorar as condições de assistência da rede primária de saúde e, ao mesmo tempo, informar e educar a população sobre as vantagens e a necessidade da consulta pré-natal e onde ela pode ser recebida (Faúndes e cols., 1987).

Quanto à oferta de serviços, é necessário avaliar se é possível aumentar o rendimento dos postos e centros de saúde primários existentes. Em outras palavras, é preciso saber se têm capacidade de aumentar o número de consultas com os recursos disponíveis e as normas técnicas e administrativas vigentes.

É necessário, também, avaliar se a localização dos centros da rede primária de saúde é adequada para dar acesso às gestantes, ou se existem contingentes importantes de população que não têm centros de saúde próximos ou com linhas de transporte coletivo que os tornem acessíveis.

Só depois de se verificar que os recursos disponíveis alcançaram o limite de sua capacidade de oferta de serviço, ou quando se identificam núcleos de população sem acesso à rede de atenção primária existente, far-se-á necessária a contratação de novos recursos humanos e a construção de novos centros de saúde primários.

Sob o ponto de vista da demanda de serviços de saúde, é necessário informar a população sobre as vantagens do controle pré-natal e os riscos de levar adiante a gravidez sem assistência médica. É fundamental que a informação e a educação orientem para estimular a consulta precoce, desde o momento em que a mulher saiba estar grávida. Os meios de comunicação de massa, tais como o rádio, a televisão e a imprensa, são canais que permitem alcançar, com mensagem educativa, a maior porcentagem da população que pretendemos informar. Isso não significa diminuir a importância da comunicação interpessoal, aproveitando os grupos organizados da comunidade, incluindo as atividades educativas na própria rede de atenção primária.

Também, a qualidade da atenção depende tanto de sua oferta como da demanda de serviços. Do ponto de vista da oferta, os elementos-chave são adestramento e supervisão, que incluem em seu contexto a disponibilidade de instrumentos mínimos indispensáveis para a assistência pré-natal de boa qualidade: balança, esfigmomanômetro, estetoscópio de Pinard, fita métrica e ficha clínica pré-natal, que se obrigue a registrar anamnese adequada para identificar fatores de risco, idade gestacional em semanas e avaliação da altura uterina, peso materno e pressão arterial, com relação à idade gestacional. Outro elemento importante é a existência de normas claras quanto às condições que indicam a referência da gestante do nível primário ao terciário.

Com freqüência, esquece-se a necessidade de que exista esse nível secundário, mais bem equipado e com recursos humanos mais especializados, que reúna condições e efetivamente receba as pacientes referidas desde o nível primário. Condição importante desse item é a capacidade de internação dessas pacientes quando necessário, seja no próprio hospital, seja em casas maternais localizadas próximas e com fácil acesso ao hospital secundário ou terciário.

Aumentar a qualidade e cobertura da atenção profissional ao parto – naquelas regiões onde ainda persistem porcentagens significativas de mães que têm seus partos sem atenção profissional, é necessário estabelecer mecanismos que melhorem essa cobertura. A solução a ser encontrada pode ser tão simples e criativa como o programa de adestramento e incorporação ao sistema de saúde das parteiras tradicionais, criado e executado pelo professor Galba Araújo no Estado do Ceará, no Brasil, baseando-se somente no melhor aproveitamento dos recursos existentes na comunidade (Araújo e cols., 1983).

Outras soluções alternativas poderão ser identificadas e levadas à prática, dependendo dos recursos financeiros e humanos disponíveis em cada local. Qualquer que seja o sistema adotado para aumentar a cobertura, não há dúvidas de que a elevação da qualidade da assistência ao parto é o fator mais importante na redução da mortalidade materna. Uma vez mais, resulta importante a disponibilidade de referência rápida e oportuna das pacientes aos centros de maior complexidade, quando se identifica maior risco de morte materna, evitando-se a chegada tardia da paciente. Igualmente importante é que os hospitais que atendem partos estejam equipados para evitar a morte, para o qual devem ter condições de resolver os problemas que correspondam ao seu nível de complexidade.

Outro elemento importante que deve entrar na discussão da qualidade da atenção ao parto, como fator condicionante de morte materna, é o uso inadequado e excessivo da cesárea. A cesárea salva a vida materna em uma série de condições patológicas, tais como situação transversa do feto, descolamento prematuro da placenta, placenta prévia, desproporção feto-pélvica absoluta etc. Em quaisquer dessas condições, o risco de morte materna é muito alto na impossibilidade de resolver o parto por via abdominal. Também, a interrupção oportuna da gravidez por meio de cesárea eletiva, em casos de pré-eclâmpsia grave, eclâmpsia, HELLP síndrome, placenta prévia, múltiplas cesáreas anteriores etc., contribui de maneira importante para reduzir o risco de morte materna.

Assim, em casos de ausência de condições para realizar cesárea, criar essas condições é um dos mecanismos mais importantes para reduzir a mortalidade materna. A situação pode-se inverter, entretanto, em condições em que a cesárea está facilmente disponível, a tal ponto que chega a substituir o parto vaginal, sem que exista risco materno ou fetal. Trata-se da cesárea por opção entre a mãe e o parteiro, por motivos que não correspondem a patologias ou distócias. Nessas condições, não há dúvidas de que a cesárea, em vez de reduzir o risco de morte materna, passa a aumentar esse risco (Faúndes e cols., 1985; Costa, 1991).

É muito difícil definir qual é a porcentagem de cesáreas que ainda contribui para diminuir o risco e a partir de qual passa a aumentá-lo, já que isso depende da prevalência de patologias na população em questão. O que não levanta dúvidas é que toda cesárea deve ter justificativa médica e não apenas ser opção "cômoda". A grávida pode e deve ser informada de que a cesárea é opção de maior risco que o parto normal para ela e para seu filho, quando não existe nenhuma anormalidade.

Infortunadamente existem regiões da América Latina, entre as quais se destaca, tristemente, o Estado de São Paulo no Brasil, com índices de cesárea ao redor de 50%, sendo que em determinados grupos populacionais neste Estado a porcentagem de cesáreas é maior que 80% (Rattner, 1996). Quando essas condições estão presentes, a redução na porcentagem de cesáreas passa a ser um dos mecanismos que permitiriam reduzir a mortalidade materna.

Melhorar a cobertura e a qualidade da atenção ao puerpério – a consulta de puerpério, caracteristicamente, alcança níveis mínimos de cobertura e cumpre objetivos muito mal definidos na maior parte do País. A tendência mais tradicional é a de aceitar que a atenção à mãe termina com o puerpério imediato e a alta da maternidade.

Se o objetivo da assistência é reduzir a mortalidade materna, a atenção não pode terminar com o parto. A preocupação pelos problemas observados durante a gravidez, o parto e o pós-parto deve continuar no puerpério e nos meses seguintes. O objetivo da consulta de puerpério é, justamente, o de dar continuidade à assistência à mãe. Significa prestar atenção às patologias já diagnosticadas e melhorar ou aclarar o diagnóstico daquelas não bem definidas durante a gestação, período durante o qual há muitas limitações para a exploração diagnóstica.

Assim, a consulta de puerpério deve cumprir pelo menos com os seguintes objetivos: verificar a involução normal do aparelho genital depois do parto; confirmar a normalidade da lactação materna, corrigir possíveis alterações e instruir e estimular este processo; verificar a evolução de qualquer patologia observada durante a gravidez, completando ou realizando sua exploração diagnóstica; iniciar o tratamento e/ou encaminhar a paciente ao especialista mais indicado de acordo com o caso; aconselhar e prover os métodos para prevenir nova gravidez por indicação médica ou por vontade da própria mulher. Se estes quatro conteúdos mínimos são realizados, de rotina, na consulta de puerpério, poderemos classificá-la como de boa qualidade. Ainda mais, resultará atrativo para a mãe voltar à clínica para realizá-la. Outra forma de estimular o aumento de cobertura da consulta de puerpério é fazê-la coincidir com a consulta do recém-nascido ou lactente.

3. Intervenção para prevenir a gravidez em mulheres com alto risco de morte materna

Existem algumas patologias crônicas graves que se agravam com a gravidez e chegam a constituir grave risco de vida. Entre estas estão as cardiopatias descompensadas, a insuficiência renal, a hipertensão crônica grave e outras. Existem, também, patologias próprias do processo gravídico-puerperal que tendem a se repetir cada vez com maior gravidade. Exemplos destes tipos são a retenção da placenta e a placenta prévia centro-total, que constituem causas freqüentes de morte materna, particularmente em mulheres que vivem a certa distância dos centros hospitalares de atenção secundária ou terciária.

Em todos esses casos, é obrigação do médico informar a mulher e seu esposo desse risco e oferecer formas eficientes de prevenir a gravidez, que em caso do casal não desejar mais filhos e reunir as condições adequadas a esterilização pode ser definitiva. Porém, além desses quadros mais graves, existem situações que estatisticamente se relacionam com maior risco de morte materna, destacando-se a grande multiparidade e a idade avançada da mãe (Rochat e cols., 1988; Atrash e cols., 1990; Braga e cols., 1992; Boyaciyan e cols., 1998), como pode ser mais bem visto em outro capítulo deste livro. Estes grupos são justamente aqueles em que, mais freqüentemente, a mãe não deseja ter mais filhos, em cujo caso não se justifica nenhuma atitude que não seja a de prevenir novas gravidezes, muitas vezes de forma definitiva.

Infelizmente, as atividades de contracepção não são sempre dirigidas com critérios médicos. Assim, não é raro que o acesso à informação e aos meios para evitar a gravidez seja mais difícil, justamente nesses grupos com maior risco de morte materna. Daí a necessidade de ação, por parte do sistema de saúde, para orientar e prover os meios de evitar a gravidez, dirigida especificamente a esses grupos de alto risco. Estas ações são particularmente eficazes no pós-parto e puerpério tardio, tal como discutimos anteriormente.

4. Outras intervenções para reduzir o risco de morte pós-aborto

O aborto, seja legal seja ilegal, parece constituir importante causa de óbito materno (Parpinelli e cols., 2000). É evidente que a maior proporção dessas mortes corresponde a abortos provocados, particularmente quando realizados ilegalmente e na clandestinidade, sem contar com os meios de evitar suas complicações (hemorragia e infecção) que levam à morte. Nesses casos, trata-se evidentemente de gravidezes não desejadas e, conseqüentemente, a medida preventiva lógica seria a de evitá-las. Quanto maior o número de abortos provocados anteriores, maior o risco de novo aborto na gravidez seguinte. Isso significa que, promovendo educação e acesso aos métodos anticoncepcionais entre as mulheres hospitalizadas por aborto, obteremos o máximo rendimento das ações preventivas nesse sentido.

Por outro lado, é impossível ignorar o efeito que a legalização do aborto tem sobre a mortalidade materna. No Reino Unido, a legislação estendeu as possíveis indicações do aborto em 1968. As mortes por aborto diminuíram de 35 em 1969 para 8 em 1975 (Office of Population, Censuses and Surveys, 1980). A experiência da Romênia foi ainda mais dramática: não só a mortalidade materna foi reduzida consideravelmente, com a legalização do aborto, mas também voltou a aumentar quando se modificou a lei, tornando-o muito mais restrito e quase impossível de se obter (Berelson, 1979).

Independentemente de reconhecer todos os aspectos negativos do aborto, e que a medida correta é evitá-lo, por meio da prevenção da gravidez não desejada, não há dúvidas de que a legalização criteriosa do aborto contribui para a redução das mortes maternas. Esse aspecto requer ampla discussão da sociedade brasileira que não pode continuar sendo postergada.

COMITÊS DE MORTE MATERNA

Os comitês de morte materna são supra-institucionais, cujo objetivo é fazer auditorias sobre todas as mortes maternas ocorridas na região de sua abrangência, segundo a própria definição da OMS para a morte materna (Cecatti e Faúndes, 1989). Historicamente, esses comitês surgiram em países que, paralelamente ao seu processo de desenvolvimento econômico e industrial, sentiram a necessidade de proceder ao desenvolvimento social e de saúde coletiva de sua população.

A experiência mais conhecida do trabalho desses comitês é a desenvolvida no Reino Unido, que se destacou pela qualidade dos dados coletados e pela eficácia das medidas propostas para reduzir as mortes (Department of Population, Censuses and Surveys, 1981). Na América Latina, o melhor exemplo da eficácia desses comitês é o dado por Cuba, mostrando que países em desenvolvimento também têm condições de conseguir reduções significativas nas suas taxas de mortalidade materna (Farnot, 1986).

Há muitas maneiras de se constituir os comitês e não há fórmula para fazê-la. Tudo depende das características das instituições de cada região. O ponto fundamental é que devem ser constituídos por pessoas de várias instituições que estejam relacionadas com o atendimento na área de saúde materna (e isso já limita a utilização dos comitês de ética dos hospitais gerais para esse fim), embora se admita a participação de pessoas não necessariamente da especialidade, mas com grande capacidade técnica. O mais apropriado é a designação, dentro de cada região, de profissionais de reconhecido valor médico e ético. Não deve, entretanto, ser demasiado numerosa, pelo caráter sigiloso de seu trabalho.

Deve ser, também, criado sistema de avaliação periódica dos resultados obtidos pelo comitê, já que seu objetivo é o de reduzir as mortes maternas evitáveis, possibilitar a existência de estatísticas confiáveis e melhorar a assistência obstétrica. Como já dito anteriormente, o comitê deve, preferencialmente, estar inserido em um programa instituído pelo serviço público, de vigilância epidemiológica de todas as mortes maternas e suspeitas.

A organização e a implantação de comitês de morte materna devem obedecer à sistemática de abrangência progressiva, ou seja, iniciar em uma instituição ou região e, a partir daí, estender-se a outras regiões. A vantagem desse procedimento é a de se poder testar a eficácia do modelo, para que sejam tomadas medidas adequadas de correção antes da implantação definitiva de programas de redução da mortalidade materna.

A função dos comitês é fundamentalmente informativa para os órgãos responsáveis pela saúde, e educativa para o pessoal que cuida diretamente das mães. Não podem ter caráter policial ou punitivo, já que esse não é um mecanismo eficiente para reduzir a mortalidade materna, conseguindo somente dificultar a obtenção dos dados.

Toda e qualquer morte materna de uma região deve ser notificada ao comitê em questão, diretamente pelos hospitais e seus serviços de arquivo e estatística, assim como pelas unidades oficiais de registro de óbitos. Fica evidente então que o instrumento fundamental para a recuperação do dado será a declaração de óbito e, portanto, faz-se necessária a conscientização para preenchê-la com adequação e rigor. Enquanto isso não acontece, o comitê deverá revisar todos os atestados de óbito de mulheres de 10 a 49 anos para identificar os casos não declarados, mas suspeitos de corresponder a mortes maternas.

Com a posse da informação sobre o óbito, começa o verdadeiro trabalho de auditoria pelos membros do comitê. Um ou dois desses membros, não relacionados ao caso ou com os profissionais envolvidos (que caracteriza o impedimento do auditor), são especificamente designados para a auditoria. A eles devem ser franqueadas a consulta a todos os prontuários e informações clínicas sobre a paciente em questão. Se o auditor julgar necessário, poderá ter contatos pessoais com os profissionais e/ou familiares para a coleta de informações adicionais. Estas deverão ser transcritas em formulário especialmente desenhado para este fim e adequado às situações de cada região. A partir do estudo do caso e de suas características, o comitê concluirá sobre a causa devida, associada ou não relacionada com a gestação, seja ela médica, seja institucional, social ou da própria paciente e sobre a evitabilidade ou não da morte.

Deve ficar claro que nenhum parecer poderá ser publicado, utilizado como prova ou divulgado diretamente aos envolvidos. Admite-se, evidentemente, contato do comitê com o profissional ou o diretor clínico do hospital no caso de se detectarem falhas que possam ser corrigidas. Por isso, o caráter não-punitivo do comitê é essencial para que as informações prestadas sejam as mais reais possíveis.

Para isso será fundamental o apoio de instituições relacionadas com o problema, tais como as Faculdades de Medicina, as Secretarias Municipais e Estaduais de Saúde, as Sociedades representativas de especialidade, o Conselho Regional de Medicina, além dos, localmente, comitês de ética das instituições hospitalares. Só a integração sistemática desses níveis e o apoio global de todos os envolvidos é que poderão dar o aval suficiente para o funcionamento eficaz desses comitês.

No Brasil, os governos estaduais e o Ministério da Saúde têm levado adiante a criação e o funcionamento de comitês de morte materna.

MORBIDADE OBSTÉTRICA GRAVE

Em muitos países, a partir do momento em que a morte materna se tornou um acontecimento raro, os estudos sobre suas causas começaram a tratar, cada vez mais, de fatores muito pouco comuns, cuja freqüência é praticamente irrelevante para a assistência da maioria das mulheres. Entretanto, mesmo nos países com razão de mortalidade materna menor de 10/100.000 nascidos vivos, a preocupação com a assistência correta persistiu com base na idéia de que muitas mulheres ainda sofrem com sérios agravos à sua saúde reprodutiva durante a gravidez, parto e puerpério. Essas mulheres, sobreviventes, começam a representar importante grupo de estudo e passam a constituir uma nova categoria denominada em inglês de "near-miss", em referência a estar "perto da perda".

Desse modo, a literatura recente traz alguns estudos sobre morbidade obstétrica grave, possibilitando conhecimento do padrão de morbidade e ampliando a análise da assistência com maior representatividade (Stones e cols., 1991; Mantel e cols., 1998; Filipi e cols., 2000; Waterstone e cols., 2001). Alguns estudos também têm entrevistado as mulheres sobreviventes, buscando novos aportes para a compreensão do problema. Por outro lado, como é uma categoria nova, cujo desenho metodológico não pode ser tão objetivo como o usado nos estudos de mortalidade materna, é esperada essa dificuldade de definição de caso nos primeiros estudos.

O conceito de "near-miss" é recente na literatura médica. Mantel (1998) apresentou uma proposta-piloto, em termos conceituais, descrevendo como "near-miss" **as mulheres que sofreram importantes agravos sistêmicos que, se não tratadas apropriadamente, poderiam evoluir para o óbito**. Entre os critérios propostos originalmente por Mantel está a admissão de pacientes obstétricas, por qualquer razão, em unidades de terapia intensiva. Embora esse critério seja discutível, uma vez que esta é uma variável influenciada por questões da organização da assistência e pode apresentar ampla variação conceitual, alguns estudos adotam especificamente a transferência de pacientes para as unidades de maior porte de complexidade, como casos de "near-miss", considerando que somente quadros de grave morbidade obstétrica necessitam de serviços de grande complexidade. No já citado estudo de Mantel, um conjunto de sinais sentinelas é estabelecido para a definição de casos. Além dos dados clínicos, são consideradas como "near-miss" as pacientes admitidas nas Unidades de Terapia Intensiva, as submetidas a histerectomia de emergência e as que sofreram acidentes anestésicos.

O quadro VII-3, que propõe estes critérios clínicos para definição, permite identificar um conjunto importante de mulheres cuja assistência necessita de especialistas capacitados, recursos mais complexos e maior disponibilidades de serviços, como laboratório e banco de sangue. Outro conjunto de critérios definido posteriormente (Waterstone e cols., 2001) inclui ainda todos os casos que apresentem pré-eclâmpsia grave, eclâmpsia, HELLP síndrome, hemorragia grave, sepse grave e rotura uterina.

Os resultados deste e outros estudos podem ser comparados e apontam para um conjunto de patologias já identificadas, do ponto de vista epidemiológico, como mais prevalentes, além de reconhecer que em alguns casos os tratamentos estiveram incorretos ou fora do padrão necessário. Nos estudos em que as sobreviventes foram entrevistadas, também foi possível identificar outros fatores que contribuíram para a situação vivenciada (Khosla e cols., 2000). Uma análise preliminar dos resultados dos diversos estudos atualmente disponíveis mostra que as variações das taxas guardam estrita relação entre si, mostrando geralmente ocorrência elevada de casos classificados como "near-miss", onde também é elevada a ocorrência de óbitos maternos.

Quando se analisam as causas primárias de "near-miss", a concordância entre os estudos é muito consistente. Em to-

Quadro VII-3 – Critérios clínicos propostos para a caracterização de "near-miss" materno.

Critérios	Marcadores
Baseados em órgãos/sistemas	
Disfunção cardíaca	• Edema pulmonar: um diagnóstico clínico que necessita de furosemida por via intravenosa ou entubação • Falência cardíaca
Disfunção vascular	• Hipovolemia que necessita de 5 ou mais unidades de sangue total ou papa de hemácias para ressuscitação
Disfunção imunológica	• Admissão em UTI por sepse • Histerectomia de emergência por sepse
Disfunção respiratória	• Entubação e ventilação por mais de 60min por qualquer razão que não anestesia geral • Saturação de oxigênio em oximetria de pulso < 90% por mais de 60min • A razão entre a pressão parcial de oxigênio no sangue arterial e a porcentagem de oxigênio no ar inspirado é ≤ 3 ($paO_2/FiO_2 \leq 3$)
Disfunção renal	• Oligúria definida como < 400ml/24h que não responde à reidratação intravenosa adequada nem à tentativa de induzir a diurese com furosemida ou dopamina • Deterioração aguda da uréia > 15mmol/l ou da creatinina > 400mmol/l
Disfunção hepática	• Comprometimento na presença de pré-eclâmpsia
Disfunção metabólica	• Cetoacidose diabética • Crise tireotóxica
Disfunção de coagulação	• Trombocitopenia aguda que necessita de transfusão de plaquetas
Disfunção cerebral	• Coma com > 12h de duração • Hemorragia subaracnóide ou intracerebral
Baseados no manejo	
Admissão em UTI	• Por qualquer razão
Histerectomia de emergência	• Por qualquer razão
Acidentes anestésicos	• Hipotensão grave associada com anestesia espinhal ou peridural (definida como pressão sistólica < 90mmHg durante > 60min) • Entubação traqueal falha que necessita de reversão da anestesia

Fonte: Mantel e cols., 1998.

dos eles, a hipertensão, a hemorragia e a infecção figuram como as principais causas, com pequenas variações percentuais. Entre as causas de morte materna, as variações são maiores e repetem o padrão dos países desenvolvidos/em desenvolvimento.

Khosla e cols. (2000) entrevistaram as 224 mulheres sobreviventes aos agravos sofridos no período gestacional. As entrevistadas revelaram que as decisões acerca de pré-natal, em geral ausente, e o local do parto, em casa, são opções da mulher de mais idade que só acredita na parteira local.

Nos países com razões de mortalidade materna aceitáveis, a preocupação em estudar a morbidade está relacionada ao fato de que, sendo a perda materna um evento tão raro, os serviços e os profissionais possam descuidar da assistência prestada. Já nos países em desenvolvimento, também as altas taxas de "near-miss" apontam necessariamente para o mesmo caminho da redução de mortalidade materna: profissionais capacitados e comprometidos, recursos e equipamentos disponíveis, além da indispensável hierarquização dos serviços, possibilitando, em primeiro lugar, o acesso a tempo das medidas salvadoras.

Referências Bibliográficas

• AGUIAR, R.A.I. – Mortalidade materna no Hospital das Clínicas da UFMG. Uma análise retrospectiva de seis anos. *Rev. Bras. Ginecol. Obstet.*, 13:224, 1991. • ALBUQUERQUE, R.M. & cols. – Fatores sócio-demográficos e de assistência médica associados ao óbito materno. *RBGO*, 20:181, 1998. • ALBUQUERQUE, R.M. & cols. – Mortalidade materna em Recife. Avaliação da subenumeração de estatísticas oficiais. *Cad. Saúde Publ.*, 13:59, 1997. • ARAÚJO, J.G. & cols. – Improving obstetric care by training traditional birth attendants, Fortaleza, Brazil. In: Potts, M. & cols. *Child-birth in Developing Countries*. Lancaster, MTP Press Limited, 1983. • ATRASH, H.K. & cols. – Maternal mortality in the United States, 1979-1986. *Obstet. Gynecol.*, 76:1055, 1990. • ATRASH, H.K. & cols. – Maternal and perinatal mortality. *Obstet. Gynecol.*, 4:61, 1992. • BERAL, V. – Reproductive mortality. *Br. Med. J.*, 2:632, 1979. • BERELSON, B. – Romania's 1966 antiabortion decree: the demographic experience of the first decade. *Population Studies*, 33:209, 1979. • BOYACIYAN, K. & cols – Mortalidade materna na cidade de São Paulo de 1993 a 1995. *RBGO*, 1:13, 1998. • BRAGA, L.F.C.O. & cols. – Relatório do Comitê de Morte Materna do Paraná-1990. *Femina*, 17:186, 1992. • BRASIL. MINISTÉRIO DA SAÚDE – Conselho Nacional de Saúde. Resolução Nº 256, de 1º de outubro de 1997. D.O.U. Seção 1 Nº 30E Página 4, Data 12/02/1998. • BRASIL. MINISTÉRIO DA SAÚDE – Manual dos Comitês de Mortalidade Materna. Secretaria de Assistência à Saúde. Coordenação Materno-Infantil. Brasília, 1994. • CAMARGO, E.S. & cols. – Mortalidade materna na Maternidade Mario Torta: um estudo de dez anos. *Rev. Bras. Ginecol. Obstet.*, 12:57, 1990. • Campinas, DIR XII. Dados oficiais sobre mortalidade materna do Comitê Regional de Vigilância da Mortalidade Materna, 2004. • CECATTI, J.G. & FAÚNDES, A. – Intervenções para aperfeiçoar o conhecimento sobre o número e as causas de mortes maternas. *Femina*, 17:389, 1989. • CECATTI, J.G. & cols. – Mortalidade materna em Recife. Causas de óbitos maternos. *RBGO*, 20:7, 1998. • CECATTI, J.G. & cols. – Maternal mortality in Campinas: evolution, under registration and avoidance. *Rev. Paul. Med.*, 117:5, 1999. • COSTA, C.F.F. – A via de parto e mortalidade materna. In: Faúndes, A. & Cecatti, J.G. (eds.). *Mortalidade Materna. Uma Tragédia Evitável*. Campinas, Editora da UNICAMP, 1991, p. 75. • Department of Health and Social Security – Report on confidential Enquiries into maternal death in England and Wales 1979-1981. Report on Healh and Social Subjects 29. Her Majsty's Stationary Office, London. • FARNOT, U. – Mortalidade Materna en Cuba. Seminário sobre Mortalidad Materna y Perinatal Indicadores de Salud Reproductiva. IAMANEH-MCI. Bogotá, Colômbia, 1986. • FAÚNDES, A. & cols. – Análise da mortalidade materna em partos cesáreos, no Município de Campinas, 1979-1983. *Femina*, 13:516, 1985. • FAÚNDES, A. & cols. – O problema da mortalidade materna. *Femina*, 15:25, 1987. • FAÚNDES, A. & cols. – Atendimento pré-natal. Assistência obstétrica primária. Quais as necessidades no Brasil? *JBM*, 52:38, 1987. • FAÚNDES, A. & cols. – Intervenções para a redução da mortalidade materna. *Rev. Paul. Med.*, 107:47, 1989. • FAUVEAU, V. & cols. – Excess female deaths among rural Bangladeshi children: an examination of cause-specific mortality and morbidity. *Int. J. Epidemiol.*, 20:729, 1991. • FERREIRA, C.E.C. & GENEVIVA, P.V.S. – A análise da mortalidade materna através das estatísticas vitais. Dificuldades e perspectivas "população e saúde". Anais do Seminário Latino-Americano. Editora da UNICAMP, vol. 17-41, 1986. • FILIPI, V. & cols. – Women's reports of severe (near miss) obstetric complications in Benin. *Stud Fam. Plann.*, 31:309, 2000. • Fundação SEADE (Fundação Sistema Estadual de Análise de Dados). Anuário Estatístico do Estado de São Paulo, 1983. São Paulo, 1984. • HARDY, E. & ALVES, G. – Complicações pós-aborto provocado: fatores associados. *Gado Saúde Públ.*, 8:270, 1992. • HERTZ, B. & MEASHAM, A.R. – La iniciativa de la maternidad segura. Propuestas de acción. Documentos para discussión dei Banco Mundial. Washington, D.C., EUA, 1987. • IBGE – Pesquisa Nacional por Amostragem de Domicílios (PNAD), 1981. Joaquim, H. & Braga, L.F.C.O. Mortalidade materna no Hospital de Clínicas da Universidade Federal do Paraná – 1971 a 1983. *RBGO*, 11:38, 1989. • KHOSLA, A.H.; DAHIVA, K. & SANGWAN, K. – Maternal mortality and "near miss" in rural north India. *Int. J. Gynaecol. Obstet.*, 68:163, 2000. • LAURENTI, R. & MELLO JORGE, H.P.M. – *O Atestado de Óbito*. São Paulo, 2ª ed. (ampliada), nº 1, 1987, 70p. • LAURENTI, R. – Alguns marcos referenciais para estudos e investigações em mortalidade materna. Reunião Regional sobre Prevenção de Mortalidade Materna OPAS/OMS, Campinas, SP, Brasil, 1988. • LAURENTI, R. & cols. – Mortalidade de mulheres em idade fértil no município de São Paulo (Brasil), 1986. I – Metodologia e resultados gerais. *Rev. Saúde Públ.*, 24:128, 1990. • MANTEL, G.D. & cols. – Severe acute maternal morbidity: a pilot study of a definition for a near-miss. *Br. J. Obstet. Gynaecol.*, 105:985, 1998. • Office of Population Censuses and Surveys – Legal abortions carried out under the 1967 abortion act in England and Wales. Abortion Statistics, London, 1980. • Organização Mundial da Saúde – Manual da Classificação Estatística Internacional de Doenças, Lesões e Causas de Óbito, 98ª revisão. São Paulo, Centro Brasileiro de Classificação de Doenças, 1978. • Organização Mundial da Saúde – Classificação Estatística Internacional de Doenças e Problemas Relacionados à Saúde, 10ª revisão, Volume 1. São Paulo, Centro Colaborador da OMS para a Classificação de Doenças em Português, 1995. • Organização Mundial da Saúde – Guia para el estudio de la mortalidad materna en los países en desarrollo. Tasas y Causa. División de Salud de la Família. WHO/FHE/87.7, Genebra, 1987. • Organização Panamericana de Saúde/OMS – Plan de acción regional para la reducción de la mortalidad materna en las Americas. Washington, 1990 (CSP23/10). OPS, 1988. • PARPINELLI, M.A. & cols. – Sub-notificação da mortalidade materna em Campinas: 1992 a 1994. *Rev. Brasil. Ginecol. Obstet.*, 22:27, 2000. • PEREIRA, R.R.M.A. & cols. – Mortalidade materna no Hospital Universitário Regional do Norte do Paraná (HURNP) – Londrina – 1984 a 1988. *RBGO*, 13:114, 1991. • RATTNER, D. – Sobre a hipótese de estabilização das taxas de cesárea no Estado de São Paulo, Brasil. *Rev. Saúde Públ.*, 30:19, 1996. • ROCHAT, R.W. & cols. – Maternal mortality in the United States: report from the maternal mortality collaborative. *Obstet. Gynecol.*, 72:91, 1988. • ROYSTON, E. & ARMSTRONG, S. (eds.) – In: *Preventing Maternal Deaths*. WHO, Geneve, 1989, 233p. • SASS, N. – Prevenção da mortalidade materna no Brasil. *Diagnóstico & Tratamento*, 2:45, 1997. • STONES, W. & cols. – An investigation of maternal morbidity with identification of life-threatening near miss episodes. *Health Trends*, 23:13, 1991. • VIGGIANO, M.G.C. & XIMENES, Y.R. – Mortalidade materna: incidência na região Centro-Oeste. *Femina*, 13:499, 1985. • WATERSTONE, M.; BEWLEY, S. & WOLFE, C. – Incidence and predictors of severe obstetric morbidity: a case-control study. *BMJ*, 322:1089, 2001. • WHO. Maternal mortality in 2000: estimates developed by WHO, UNICEF and UNFPA. Geneva, 2000.

151 Abortamento Séptico

Bussâmara Neme
Pedro Paulo Pereira

CONCEITO

Conceituou-se como séptico o abortamento em geral incompleto, que se acompanha de hipertermia acima de 38°C, comprovada pelo menos duas vezes, em intervalo de mais de 1 hora. Este conceito, apesar de nem sempre estar a referida hipertermia após abortamento relacionada à infecção genital, *atende aos interesses das pacientes.* Sua aceitabilidade as resguarda do agravamento da patologia (quando ela está presente) e contribui para a redução da morbiletalidade inerente ao processo.

Medidas e práticas anticonceptivas não têm sido suficientes para reduzir a incidência de gestações indesejadas, seguidas de interrupções voluntárias e ilegais. Assim, infecções sépticas após abortamentos induzidos persistem ocorrendo e desafiando empreendimentos governamentais e o esforço comum e multidisciplinar de médicos, sociólogos, educadores, juristas e religiosos.

IMPORTÂNCIA

Quatro razões justificam a importância do tema "abortamento séptico": a) freqüência da entidade; b) característica das pacientes envolvidas; c) sobrecarga econômica; d) morbiletalidade.

Freqüência da entidade – Agüero e Torres (1972) referem que 18,3% das internações ocorridas na Maternidade Concepción Palácios de Caracas (Venezuela) foram devidas a abortamentos complicados. A incidência de sepse nesses casos não é desprezível (Tabela VII-16). Pohs (1988) salienta que, na Nigéria, 82% dos abortamentos sépticos resultaram de indução ilegal.

Tabela VII-16 – Abortamentos – porcentagem de infecção.

Autores	País	%
Pinotti e cols., 1969	Brasil	34,0
Bossemeyer e cols., 1976	Brasil	19,5
Santamarina e Charles, 1968	USA	28,0
Connoly e Breen, 1972	USA	26,0
Richards e cols., 1985	África do Sul	26,4
Barbacci e cols., 1986	USA	18,0
Penney e cols., 1997	Inglaterra	12,0

Características das pacientes envolvidas – casuística de Pinotti e cols. (1969) e Moraes e cols. (1988) revela que a incidência do aborto ilegal (criminoso) é maior entre primigestas solteiras ou de vida sexual irregular. Dentre elas, segundo Pinotti e cols., 85% desconheciam os métodos de anticoncepção e, dentre aquelas que os conheciam, 93,7%, por negligência, não os utilizavam.

Conforme nossa observação, a maioria dos casos de abortamento séptico ocorre em nulíparas solteiras e em multíparas que, por razões econômicas, foram levadas a provocar a interrupção da gestação não desejada. Rosenfield (1988) e Henshaw (1990) concordam com nossa observação. Nos Estados Unidos, de 1976 a 1978, o Centro de Controle de Doenças, também, comprovou esse fato.

Sobrecarga econômica – dois fatos devem ser considerados: 1. o dispêndio material inerente às internações hospitalares prolongadas; 2. as medidas terapêuticas onerosas que se exigem, para promover a recuperação das pacientes, representam sobrecarga financeira evidente para os serviços de saúde comunitária. De outro lado, como nem sempre a sobrevida dessas pacientes se acompanha de *restitutio ad integrum,* as seqüelas ginecológicas que apresentam (dismenorréia, dispareunia, dores abdominais) contribuem para reduzir sua capacidade de trabalho e bem-estar.

Neme e Neme (1996) referem que, dentre 3.385.636 internações em hospitais conveniados pelo Sistema Único de Saúde (SUS), em 1994 (Brasil), 351.721 foram relacionados a abortamentos complicados. Konje e cols. (1992), na Nigéria, referem que a incidência de abortamentos sépticos se elevou de 25,4% (1981-1985) para 51% (1986-1987), sendo a peritonite a principal complicação e causa de morte em 8,3%. Segundo esses autores, o custo médio do tratamento foi de 223,11 dólares.

Morbiletalidade – inúmeras casuísticas referem números responsabilizando principalmente o abortamento séptico pelas mortes maternas relacionadas à infecção puerperal.

Em Caracas (Venezuela), Agüero e Torres (1972) reviram 153.222 casos de abortamentos, comprovando 296 óbitos (0,19%, ou seja, 1:517) e, dentre eles, 60,5% por infecção séptica. Entre nós, Braga (1976), em Curitiba, refere 23,9 óbitos pós-aborto séptico para cada 100.000 nascidos vivos. De 264 óbitos maternos ocorridos na Clínica Obstétrica da Faculdade de Medicina de São Paulo (USP), de 1957 a 1970, 25,3% foram por infecção puerperal. Dentre eles, 76,4% resultaram de abortamentos provocados.

Pakter e cols. (1973) referem que, antes da legalização do abortamento, a infecção após abortamento séptico era a principal causa de óbitos maternos e atingia a cifra de 15,4 óbitos para 100.000 nascimentos. Segundo esses autores, após a legalização, essa cifra declinou para 10,8 (1970-1971) e para 4 (1971-1972).

Apesar de a legalização do aborto haver reduzido a incidência de mortes maternas por infecção (Dorfman, 1990; Atrash e cols., 1990), a liberalização dessa prática não contribui decisivamente para a solução do problema médico-social e legal relacionado à morbiletalidade pós-aborto. Em 1977, Tietze referiu os seguintes índices de mortalidade materna, após 100.000 abortamentos legais: 3,2 (Canadá), 2,7 (Dinamarca), 3,9 (Inglaterra), 1,2 (Hungria) e 1,1 (Suécia).

Segundo Lawson e cols. (1996), nos Estados Unidos, entre 1972 e 1987, ocorreram 240 óbitos maternos após abortamentos induzidos (legais), sendo 4,1 óbitos para 100.000 nascidos vivos em 1972 e 0,4 em 1987. Verificaram, ainda, que a mortalidade materna se eleva 15 vezes quando o abortamento é praticado após a 16ª semana. Entre nós, Franco de Siqueira e cols. (1984) comprovaram que, dentre as mortes maternas por infecção puerperal, 59,5% foram relacionadas a abortamentos ilegais.

No Brasil, casuísticas recentes de Barros e cols. (1990), em São Paulo, e de La Guardia e cols. (1990), no Rio de Janeiro, comprovam que a infecção pós-aborto ainda se coloca como a primeira e a segunda causas de mortes maternas diretas.

Frank e cols. (1987), na Inglaterra, não comprovaram em gestações que se seguiram a abortos legais maior incidência de morbidade materna, anormalidades congênitas e mortes neonatais. Entretanto, deve ser ressaltado que a responsabilidade das complicações sépticas do abortamento não se restringe ao obituário materno que lhe é conseqüente. Considere-se ainda a elevada incidência de ginecopatias que condiciona e responde por redução definitiva da fecundidade (7,8%, segundo Tietze) e pelo comprometimento do bem-estar físico, psíquico e moral de suas vítimas (Jouppila e cols., 1974). A morbidade infecciosa pós-abortamentos legais oscila entre 0,29% para infecções graves e 1,7 a 2% para infecções moderadas (Altman e cols., 1985; Akhter e cols., 1985), salientando-se a coincidência de presença de DIU incerto (Cates e cols., 1976).

Friedler e cols. (1993) referem incidência de 19% de sinéquia uterina após primeiro abortamento legal e de 32% após o terceiro.

ETIOPATOGENIA

Consideraremos: a metodologia, os agentes provocadores e a bacteriologia.

Metodologia

Dentre os diversos métodos utilizados, os que mais freqüentemente provocam infecção genital são a introdução intra-uterina de corpos estranhos e a de soluções cáusticas diversas.

O abortamento provocado pela ingestão de drogas ou "chás", esforço físico, exercício muscular violento, atividade sexual excessiva etc. segue-se, de regra, de infecção em virtude de seu caráter incompleto e do freqüente manuseio intracavitário que condiciona.

Em função de sua origem criminosa, a metodologia utilizada no abortamento séptico raramente é referida pelas pacientes que, coniventes com sua prática, mantêm silêncio ou criam dúvidas quanto à metodologia e aos seus agentes provocadores. Casuísticas de Fox e de Pinotti e cols. e observações nossas confirmam ser a introdução intra-uterina de corpos estranhos e soluções cáusticas e tóxicas a causa mais freqüente do abortamento séptico.

Segundo nossa experiência, a de Schwarz (1968) e a de Pinheiro (1988), no Ceará, os métodos mais utilizados para a provocação criminosa do abortamento são:

- Introdução de corpos estranhos na cavidade uterina – sondas, cateteres, lascas de madeira, penas de aves, grampos (Fig. VII-8).
- Duchas sob pressão de soluções diversas – formol, saponáceos etc.
- Ingestão de agentes químicos – cinino, sais inorgânicos e metais pesados.
- Métodos físicos – banhos com água quente, escalda-pés, exercícios violentos etc.
- Injeções intra-amnióticas – soluções de cloreto de sódio (20%), de glicose hipertônica (50%), de formol.

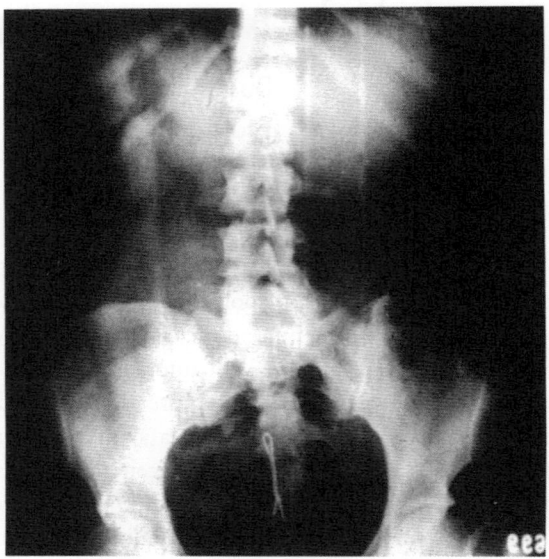

Figura VII-8 – Abortamento provocado. Notar a presença de grampo na cavidade pélvica.

- Histerometrias repetidas com introduções e torções do histerômetro.
- Curetagem uterina direta ou antecedida de aplicação cervical de laminária.
- Vácuo-extração.
- Histerotomia, ou seja, laparotomia e pequena cesárea.

Ultimamente, em particular, esta última metodologia vem sendo substituída pela administração (por via oral) ou aplicação (vaginal) de misoprostol (Cytotec®) com resultados efetivos, embora exigindo, com freqüência, a complementação por curetagem e curagem.

Costa (2000), em Tese de Mestrado, estudou 1.429 mulheres internadas no Pronto-Socorro de Obstetrícia do Hospital das Clínicas da FMUSP, entre janeiro de 1995 e janeiro de 2000. A taxa de abortamento provocado foi de 26%, sendo que o Cytotec® foi utilizado por 85% das mulheres que mencionaram ter induzido o abortamento.

Saliente-se que todas essas práticas estão cercadas de riscos que lhes são peculiares: intoxicações (ingestão de agentes tóxicos); perfuração uterina (curetagem e introdução de corpos estranhos); necrose uterina (introdução intra-uterina de soluções saponáceas e formol); infecção amniótica pelo *Clostridium* – particularmente o *welchii* (injeção intra-amniótica de solução hipertônica de glicose) etc. Ao propiciar riscos de perfuração uterina e de necrose tecidual e ao favorecer a invasão microbiana endógena e exógena, tais práticas respondem pela maioria dos casos que se complicam com a infecção.

A diversa metodologia utilizada na realização legal do abortamento (dilatação cervical, vácuo-aspiração, curetagem), apesar dos cuidados de assepsia, antissepsia e técnicas de que se reveste, não é inócua no que tange ao risco de complicações infecciosas.

Casuísticas diversas (Tietze e Lewit, 1971; Tanner e cols., 1971; Stewart e Goldstein, 1972; Schiffer e cols., 1973; Berger e cols., 1974; Jouppila e cols., 1974) demonstram a verdade dessa assertiva. O fato já havia sido salientado por Wagatsuma (1965) no Japão ao referir que, em 6.611 abortamentos legais, ocorreram complicações infecciosas em 926 (14%).

O uso do DIU eleva a incidência de abortamentos que, segundo dados de Vessey (1974) e de Shine e Thompson (1974), alcança a cifra de 50%. Nesses casos, ocorrem complicações infecciosas em 10% (Dillon e cols., 1974). Christian (1974) e Tatum (1975) salientam o papel agravante do DIU tipo "Dalkon-Shield", e Sweet e cols. (1983) lembram que a ocorrência de hipertermia em grávidas com DIU incerto, até prova em contrário, deve sugerir a suspeita diagnóstica de corioamnionite.

Agente provocador

Diversos indivíduos estão em foco quando se considera o agente provocador dos abortos que se complicam com as infecções. Na ordem de sua prevalência, pontificam indiferentemente de acordo com as características sociais e econômicas das pacientes e do país em que se realizam: curiosas, obstetrizes, médicos e a própria paciente (Bates e Zawadzki, 1964; Schwarz, 1968; Pinnoti e cols., 1969).

Bacteriologia

Studdiford e Douglas (1956) observaram que a flora coliforme predomina no abortamento séptico. Presentes em condições normais no canal cervicovaginal, esses organismos tornam-se virulentos na presença de tecidos lesados e mortificados, restos ovulares necróticos e de corpos estranhos (Sweet e cols., 1983), que favorecem a invasão microbiana.

Publicação de Hayasaka e Howard (1964), citando vários autores, demonstrou também serem os germes gram-negativos os mais freqüentes no choque séptico pós-abortamentos (Tabela VII-17). Em 1983, Nava y Sanchez e cols. referiram a prevalência da *E. coli* e do *Bacteroides fragilis* (Tabela VII-18) e, em 1988, Ledger demonstrou que a patogenia bacteriana em tocoginecologia se alterou a partir de 1930 e até 1980 (Quadro VII-4). Finalmente, Duff (1992) cita a microbiologia prevalente nas infecções pélvicas (Quadro VII-5).

Tabela VII-17 – Choque séptico – bacteriologia (Hayasaka e Howard, 1964).

Autor	Nº de casos	Infecção (%) Gram +	Infecção (%) Gram –
Hall e Gold, 1955	35	34	66
Ezzo e Knight, 1957	37	38	62
Schiger e cols., 1957	13	46	54
Spink, 1960	36	19	81
Adcock e Hakanson, 1960	6	33	67
Total	127	32	68

Tabela VII-18 – Abortamento séptico – bacteriologia (Nava y Sanchez e cols., 1983).

Germes	%
Aeróbios	
E. coli	44
Estafilococos	10,0
Enterobacter	6,4
Klebsiella e *Proteus*	4,4
Estreptococos	1,8
Anaeróbios	
Bacteroides fragilis	21,0
Clostrídios	4,0
Peptoestreptococos	4,0
Outros	4,4

Quadro VII-4 – Patogenia bacteriana em tocoginecologia (Ledger, 1988).

Era pré-antibiótica (1930-1940)
Organismos gram-positivos
Streptococcus pneumoniae
Estreptococo hemolítico do grupo A
Peptostreptococcus
1950-1959 *Staphylococcus aureus*
1960-1969 *Clostridium welchii*
E. coli
1970-1979 *Bacteroides fragilis*
1980   *Chlamydia trachomatis*
Enterococos

Quadro VII-5 – Infecções pélvicas – microbiologia (Duff, 1992).

Aeróbios	Estreptococo do grupo B
	Enterococcus
	E. coli
	Klebsiella pneumoniae
	Proteus
Anaeróbios	*Peptococcus*
	Peptostreptococcus
	Bacteroides
Chlamydia: infecções tardias	
Chlamydia trachomatis e *N. gonorrhoeae*: doença inflamatória pélvica aguda	
Serratia, Enterobacter, Pseudomonas: pacientes imunossuprimidos	

Importa salientar que a flora microbiana na infecção pós-abortamento é multiforme e guarda relação com os germes mais freqüentes em infecções de cada hospital. Em particular no Hospital das Clínicas da Faculdade de Medicina da USP (1985), a bacteriologia em casos de abortamentos complicados com choque séptico foi a seguinte: *E. coli*, 33,3%; *Pseudomonas aeruginosa* e *Enterobacter*, 19%; estreptococos patogênicos, 14,3%; *Proteus*, 9,5%, *Klebsiella, Staphylococcus aureus* e *Micrococcus* sp., 5%.

PATOLOGIA

As infecções pós-aborto podem ser localizadas, propagadas e generalizadas. Merecem maior atenção os seguintes quadros clínicos: endomiometrite, parametrite, pelviperitonite, peritonite generalizada, tromboflebite pélvica e septicopioemia.

No curso de *endomiometrites*, o miométrio apresenta-se pálido e flácido, notando-se processo inflamatório difuso, com áreas de necrose e microabscessos. Quando o abortamento foi provocado pela introdução cavitária de soluções saponáceas, identifica-se processo de necrose miometrial em várias áreas da parede uterina.

As lesões do canal cervical e ístmicas, muito freqüentes nas práticas abortivas, favorecem a invasão microbiana nas estruturas vizinhas, instalando-se processos de *parametrites* localizados principalmente no paramétrio lateral e invadindo o ligamento largo em maior ou menor extensão (flegmão do ligamento largo).

A presença de restos ovulares, o traumatismo e a necrose tecidual favorecem a multiplicação e a virulência bacteriana, seguindo-se de infecção anexial (*anexite*) e do peritônio pélvico (*pelviperitonite*). As trompas apresentam-se aumentadas, amolecidas e repletas de material seropurulento que se extravasa para o peritônio pélvico (podendo-se estender a toda cavidade peritoneal – *peritonite generalizada*) de maneira difusa ou constituindo lojas bloqueadas e recobertas de fibrina e envolvendo alças.

O comprometimento infeccioso da rede venosa parauterina (*tromboflebite*) pode seguir-se de crises de bacteriemias (*sepse*) e de embolização de trombos sépticos (*septicopioemia*), que atingem os rins, o cérebro e, principalmente, os pulmões (*embolia pulmonar*).

Embora menos freqüentes, podem ocorrer quadros de: a) embolia gasosa (manipulação da paciente em cefalodeclive em processos microbianos que produzem gás); b) embolia gordurosa em abortamentos provocados por introdução cavitária de soluções saponáceas; c) embolia amniótica (muito rara) em abortamentos tardios. Nos casos de embolia gasosa, o átrio direito apresenta-se dilatado e repleto de sangue espumoso. Nas artérias pulmonares, pode-se identificar aspecto idêntico. O ventrículo esquerdo encontra-se contraído e vazio. Reconhece-se a natureza gordurosa do processo embólico empregando corantes especiais. Finalmente, nos raríssimos casos de embolia amniótica, a necropsia revela a presença de elementos do líquido amniótico no interior das artérias e capilares pulmonares.

SINTOMAS – DIAGNÓSTICO – PROGNÓSTICO

Abortamentos sépticos não-complicados (endometrite), de regra, associam-se a quadro clínico discreto: hemorragia vaginal escassa, hipertermia e cólica uterina. Outra é a situação quando surgem complicações, cuja ocorrência resulta da propagação do processo endometrial ou de lesões propagadas no curso de práticas abortivas ilegais ou não.

Prestam-se para estabelecer o diagnóstico e para avaliar o prognóstico do abortamento séptico os dados auferidos pela: 1. anamnese; 2. propedêutica clínica; 3. propedêutica complementar. Devem ainda ser consideradas algumas manifestações, cuja evidência favorece a caracterização de alguns quadros clínicos particulares de infecção pós-aborto.

Anamnese

O caráter criminoso inerente aos casos de abortamento séptico reduz o valor das informações obtidas pela anamnese da paciente ou de seus acompanhantes. Geralmente, são referidas "quedas", "emoções" e outras razões, com as quais procuram encobrir o ato provocativo inicial.

A queixa de dor em cólica denuncia presença de "restos ovulares", e aquela de dor difusa e constante no baixo-ventre é característica de infecção uterina propagada (endomiometrite, parametrite, pelviperitonite e peritonite generalizada). A referência de crises repetidas de calafrios sugere a penetração intermitente de germes, a partir do foco uterino, na circulação sangüínea e obriga admitir a presença de sepse.

Quando o processo infeccioso se propaga aos paramétrios (laterais e, principalmente, posteriores) e ao peritônio pélvico, a presença de coleção seropurulenta no fundo do saco de Douglas e nas proximidades da ampola retal provoca evacuações freqüentes e sensação de tenesmo retal. A extensão da infecção subperitonealmente ao músculo iliopsoas condiciona sua contratura permanente, com a conseqüente obrigatoriedade da flexão da coxa sobre a bacia (psoíte).

Quando ocorre comprometimento do peritônio pélvico e particularmente do peritônio abdominal (pelviperitonite e peritonite generalizada), manifesta-se íleo paralítico com sua sintomatologia correlata: distensão e silêncio abdominais, náuseas, vômitos (biliosos e até fecalóides), sede intensa (desidratação), astenia (hipotensão arterial), dispnéia e angústia (redução da respiração diafragmática).

Nos casos mais raros em que o processo se generaliza com a instalação de septicopioemia, podem surgir queixas diferentes, conforme os diversos órgãos atingidos pelos trombos sépticos partidos do foco infeccioso uterino: perturbações visuais, sensoriais, motoras e psicomotoras (trombose cerebral), dispnéia, tosse com escarro hemoptóico (trombose pulmonar), dor lombar, bacteriúria e hematúria (trombose renal) etc.

Finalmente, quando o quadro clínico se complica definitivamente, instala-se o choque bacteriêmico, cuja gravidade responde pelo elevado obituário de cerca de 50% das pacientes. Nessas eventualidades, surgem perturbação do sensório (ação tóxica) com obnubilação mental, delírio, coma e alterações de diurese (efeito de isquemia renal) que se reduz até, eventualmente, complicar-se com a instalação de oligúria e anúria nos quadros de insuficiência renal aguda.

Propedêutica clínica

Os achados clínicos presentes nas pacientes com abortamento séptico estão relacionados a: alterações do estado geral; inspeção; palpação; percussão; toques vaginal, uterino e retal.

Estado geral – ocorrem na ordem de gravidade prognóstica: hipertermia, taquiesfigmia, taquipnéia, sudorese, calafrios, crises de hipotensão arterial sistêmica, agitação, angústia, obnubilação mental e choque (séptico).

Inspeção – dependendo do quadro clínico, podemos admitir:
- Quadro de desidratação – pele seca, fácies encovado com olhos salientes, língua seca e saburrosa.
- Comprometimento do músculo iliopsoas – flexão permanente da coxa homolateral sobre a bacia.
- Comprometimento cerebral – protrusão do globo ocular na trombose retrocular, desvio da linha facial ou sinais de paralisia motora.
- Natureza hemolítica dos germes patogênicos – quadro de anemia intensa agravado por icterícia.
- Comprometimento da serosa peritoneal – na vigência de íleo paralítico e de imobilidade abdominal e diafragmática, instala-se o tipo respiratório predominantemente costal. O fácies angustiado, o nariz afilado e a taquipnéia denunciam o grave estado de intoxicação do organismo.

Palpação – permite comprovar os sinais de irritação peritoneal: distensão abdominal, dor à palpação superficial ou profunda e descompressão brusca dolorosa (sinal de Blumberg). Quadros de suboclusão ou oclusão do trânsito intestinal podem ser suspeitados pela comprovação de ondas intestinais peristálticas e de gargarejo e meteorismo intestinal. Quando se percebe, pela palpação superficial, zona limitada em que se comprova sensação de meteorismo e de crepitação gasosa, devemos pensar em perfuração intestinal (bloqueada).

Percussão – na dependência do comprometimento peritoneal, a percussão pode acompanhar-se de dor mais ou menos aguda e, na vigência de coleção purulenta livre e volumosa, constatar sinais de macicez móvel. Quando existem abscessos peritoneais bloqueados por alças, a percussão pode orientar sua localização pela presença de áreas de macicez, circunscritas por zonas ou círculos de submacicez e timpanismo.

Toque vaginal – é o meio propedêutico mais efetivo para o diagnóstico do abortamento séptico e de suas possíveis complicações. A consistência amolecida do colo e do istmo e o aumento mais ou menos nítido do corpo uterino denunciam o estado gravídico. A comprovação de consistência amolecida e pastosa do miométrio sugere a propagação do processo (endomiometrite). A natureza anaeróbia da infecção (*Cl. perfringens*) deve ser admitida quando o toque vaginal combinado capta sinais de crepitação.

Nos processos propagados aos anexos, o toque vaginal pode palpá-los como massas amolecidas de conformação salsichóide. Nesses casos, em virtude da reação dolorosa, a mão abdominal não consegue fixar os anexos, mas a mobilização do corpo uterino pelos dedos vaginais, para a esquerda, para a direita e para cima, provoca dor aguda mais ou menos intensa. Nas parametrites agudas, os paramétrios apresentam-se infiltrados e com consistência firme. Posteriormente, em virtude da evolução supurativa, o toque vaginal pode comprovar até zonas de flutuação.

Finalmente, o abaulamento e a tensão do fundo do saco de Douglas denunciam a presença de coleção seropurulenta da serosa abdominal, como se verifica na pelviperitonite e na peritonite generalizada. Nessas eventualidades, quando os dedos vaginais tocam o fundo do saco posterior, as pacientes referem dor aguda – grito do Douglas ou sinal de Proust – que denuncia o comprometimento inflamatório ou irritativo do peritônio pélvico.

Toque uterino – quando o canal cervical permite a introdução do dedo indicador, o toque, combinado ou não, permite averiguar a presença de restos ovulares e, o que é mais importante, a possível existência de lesões do miométrio e até de perfurações uterinas. Daí a grande conveniência de não ser omitido sempre que for possível sua execução.

Toque retal – favorece a melhor apreciação das características dos ligamentos uterossacrais (parametrite posterior) e confirma os dados obtidos pelo toque vaginal para identificar a presença de coleção seropurulenta no fundo do saco posterior. Eventualmente, pode constatar lesões retais, como perfuração, conseqüentes a manobras instrumentais ou drenagens espontâneas (como fístula) de abscesso do peritônio pélvico.

Propedêutica complementar

São importantes as seguintes metodologias propedêuticas:

- Punção do fundo de saco de Douglas.
- *Punção abdominal.*
- Radiologia (radiografia do abdome e pneumoperitônio).
- Bacterioscopia e bacteriologia dos materiais recolhidos da cavidade uterina, canal cervical e de punções, seguidas de antibiograma.
- Exames laboratoriais – hemograma, hemocultura, coagulograma, hemossedimentação, dosagem de uréia, creatinina, glicose, bilirrubina direta e indireta, potássio, sódio, exame de urina (tipo I e cultura) e provas de função hepática.
- Gasometrias sangüíneas pO_2, pCO_2, pH e déficit de bases.
- Ultra-sonografia.
- Pressão venosa central.
- Provas de função renal.
- Tomografia e ressonância magnética abdominais (excepcionais).

O diagnóstico de abortamento séptico não complicado é, de regra, simples. Entretanto, quando surgem complicações, o tocoginecologista deve se socorrer de outros especialistas (clínicos, cirurgiões, nefrologistas, metabologistas) e, sempre que possível, as pacientes devem ser assistidas em unidades de tratamento intensivo.

Quadros clínicos particulares

Consideraremos, em particular, algumas formas clínicas que se apresentam em casos de abortamento séptico.

Perfuração uterina – essa possibilidade deve ser sempre lembrada pelo tocoginecologista em casos de infecção pós-abortamento, suspeitos de natureza criminosa ou ilegal. Daí a cautela com que devem ser realizadas as explorações instrumentais da cavidade uterina. Quando a cervicodilatação permite, a referida exploração deve ser digital.

A presença de fezes e urina na vagina, e de sangue e ar na cavidade peritoneal, além de confirmar a ocorrência de perfuração, atesta o comprometimento de alças intestinais, bexiga e/ou ureter, ensombrando, definitivamente, o quadro clínico.

Tromboflebite pélvica – deve ser considerada quando o exame clínico é praticamente negativo e o processo febril persiste, apesar da terapêutica antibiótica judiciosa. Favorecem, clinicamente, a suspeita de sua ocorrência os seguintes achados: empastamento parauterino em uma das fossas ilíacas (ao toque vaginal profundo); curva térmica escalonante; dorsoflexão do pé e pressão manual da panturrilha dolorosas; remissão da hipertermia, dentro de 24-36 horas após a heparinização. A ocorrência de embolização séptica a distância confirma o diagnóstico e ensombrece o prognóstico.

As veias mais atingidas pelo processo trombótico são: ovarianas (Hardaway, 1966), uterinas (Goldberg, 1971), ilíaca comum (De Alvarez e Wingate, 1971), hipogástrica (Beric e cols., 1973), cava inferior e vaginal (Bates e Zawadzki, 1964). Monif e Welkos (1976) salientaram posteriormente sua relação patogênica com a infecção pelo *Bacteroides fragilis*.

Infecção anaeróbia (*Cl. welchii*) – a comprovação de hiperbilirrubinúria, mucosas ictéricas, urina cor de chá, pele icterocianótica com ou sem placas de hematomas e equimoses, enfisema cutâneo e útero amolecido e crepitante sugere fortemente a etiologia anaeróbia pelo *Cl. welchii*. Nesses casos, as radiografias simples do baixo-ventre atestam a presença de gás na zona uterina, e o esfregaço identifica grande redução do número de hemácias e, por vezes, esferócitos ou microesferócitos na circulação periférica (Inda e cols., 1942; Hadley e Ekroth, 1954).

Sepse – quando as bacteriemias sucessivas, manifestando-se por crises de calafrios, hipertermia, tremor e sudorese, seguem-se de agravamento evidente do estado geral, hipotensão arterial sistêmica, hipertermia e/ou hipotermia permanentes, devemos admitir a ocorrência de sepse. Sua evolução para septicopioemia (embolização séptica generalizada) e choque bacteriêmico ensombrecem definitivamente o prognóstico. Nesses casos, a comprovação de tosse com escarro sangüíneo, hematúria e manifestações psicomotoras sugerem a ocorrência de fenômenos tromboembólicos pulmonar, renal e cerebral.

Nem sempre esse grave quadro clínico sugestivo de sepse e septicopioemia se acompanha de hemoculturas positivas. Particularmente nos casos de infecção anaeróbia pelo *Cl. welchii*, elas são negativas apesar de evidente suspeita clínica do processo. Nessa eventualidade, em particular, e também em outras, o momento ideal para a colheita de sangue para fins de hemocultura deve ser durante o calafrio bacteriêmico.

A evidência de casos clínicos muito graves, complicados com sérias manifestações de choque, nos quais o exame tocoginecológico é praticamente negativo, não é rara. A invasão sangüínea maciça, particularmente por germes gram-nagativos, coincidente com práticas ilegais para a provocação de aborto, explica a referida disparidade entre o grave quadro clínico geral e os escassos achados locais.

Infecção anaeróbia (*Bacteroides fragilis*) – nesses casos, a infecção pós-aborto é resistente aos antibióticos de amplo espectro habitualmente empregados (penicilina, kanamicina e gentamicina), e no material purulento coletado é freqüente identificar-se flora gram-negativa multiforme. A comprovação de odor fecalóide, sugerindo a presença de *Escherichia coli* e/ou de outros microrganismos da flora coliforme, induz o clínico a admitir como conhecida a etiologia microbiana, descurando-se de pensar na possível presença de *B. fragilis*.

Presente, com freqüência, na genitália feminina, a patogenicidade desse microrganismo funda-se na presença de material em necrobiose que favorece sua multiplicação. Clinicamente, manifesta-se quadro de tromboembolismo séptico, cuja evolução se arrasta por longo tempo. Tratando-se de anaeróbio obrigatório, a colheita de material para cultura deve obedecer estritamente às técnicas de anaerobiose. Quando é impossível esse tipo de cultivo, Monif e Welkos (1976), para fins diagnósticos, recomendam a prática simples de coloração pelo método de Gram. A presença de germes gram-negativos que não crescem em meios de cultura aeróbios sugere sua responsabilidade etiopatogênica.

Infecção anaeróbia (*Cl. tetani*) – manifestando-se excepcionalmente, a infecção tetânica pós-aborto provoca crise de contratura muscular tônica, cuja manifestação típica é o "fácies sardônico".

Coagulopatia – nas formas graves de infecção pós-aborto, particularmente naquelas que se complicam com sepse, septicopioemia e choque bacteriêmico, é freqüente a manifestação de coagulopatia, relacionada a processo de coagulação intravascular. O coagulograma deverá ser feito de rotina nesses casos. Quando impraticável, por limitações laboratoriais, impõe-se atentar para a ocorrência precoce da plaquetopenia como elemento diagnóstico de coagulação intravascular em curso (Fig. VII-9).

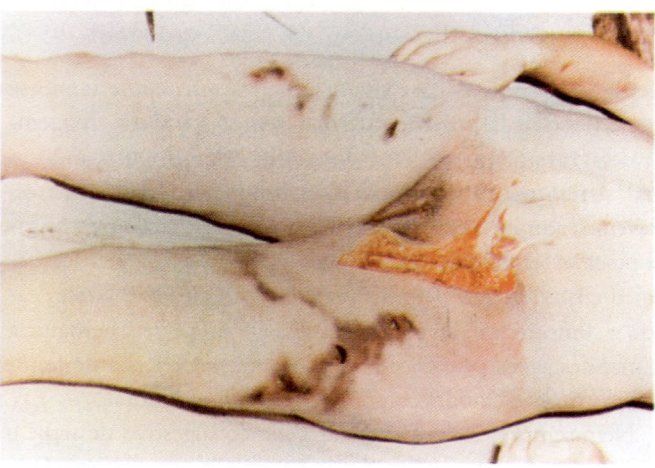

Figura VII-9 – Abortamento provocado complicado com choque séptico e coagulopatia. Óbito materno.

A pesquisa de produtos de degradação da molécula de fibrina poderia, também e com maior acurácia, identificar precocemente a ocorrência de coagulopatia assintomática.

Comprometimento renal – é freqüente ocorrer lesões necrótico-isquêmicas do parênquima renal em casos de abortamento séptico. Sheehan e Moore (1954) salientam que quadros clínicos menos evidentes (proteinúria e uremia transitória) escapam a sua identificação. Entretanto, quando as lesões são mais intensas e extensas, manifesta-se o quadro de insuficiência renal aguda, conseqüente à necrose tubular aguda (NTA) e à necrose cortical bilateral dos rins (NCBR). O diagnóstico desta última condição firma-se quando a oligúria ou a anúria ultrapassam 12-15 dias.

Woods e Williams (1971) chamam a atenção para o interesse terapêutico de se estabelecer o diagnóstico diferencial entre insuficiência renal aguda (IRA) funcional e orgânica. Enquanto nas formas funcionais impõe-se hidratação liberal, na IRA orgânica a administração de fluidos deve ser controlada rigorosamente, a fim de prevenir o edema agudo pulmonar por sobrecarga e insuficiência cardíaca (Capítulo 72).

As formas de aborto séptico que se complicam com manifestações de insuficiência renal aguda (por necrose tubular aguda ou necrose cortical bilateral dos rins), mas não se acompanham de quadro de choque, sugerem fortemente a natureza nefrotóxica das drogas utilizadas para provocar a eliminação ovular: cresol, fenol, sabão, lisol, mercuriais e cinino (Smith e cols., 1962).

Agente químico abortivo – Gonzales e cols. (1954) e Schwarz (1968) referem alguns sinais, cuja ocorrência é sugestiva da natureza de determinadas drogas tóxicas utilizadas com finalidade abortiva criminosa. Entre esses sinais salientam-se a meta-hemoglobinemia provocada pelo permanganato de potássio (Jetter e Hunter, 1949), o dano renal e hepático relacionado às soluções de sabão (Smith e cols., 1962), o edema e a hemorragia pulmonares causados pela terebintina (Quander e Moseley, 1964).

A intoxicação metálica caracterizar-se-ia por necrose e hemorragia do trato intestinal e petéquias da pele (arsênio), comprometimento do sistema nervoso periférico (chumbo), necrose e hemorragia do trato intestinal e lesões necróticas do parênquima renal (mercuriais).

O cinino pode provocar agranulocitose e alterações degenerativas do nervo óptico (Rollo, 1965). Drogas catárticas (drásticas) como o castor ("castor oil") e o "croton oil" podem determinar graves ulcerações e hemorragia do trato intestinal; o antraceno condicionaria lesões renais; o "apiol" e o "saffron" levariam às hemorragias gastrintestinais e à meta-hemoglobinemia. Entretanto, importa lembrar que o caráter comum de muitas dessas manifestações e o hábito da associação dessas diversas substâncias, com finalidade abortiva, reduzem o valor dos referidos sintomas para a determinação etiodiagnóstica do abortamento.

No Serviço de Nefrologia do Hospital das Clínicas da Faculdade de Medicina da Universidade de São Paulo (USP), segundo Saldanha (1963), a mortalidade materna conseqüente à insuficiência renal aguda, de origem tocoginecológica, foi de 22% (12:54 casos).

No esquema VII-1 apresentamos como os diversos agentes e as diversas complicações intercorrentes do abortamento séptico agem na determinação da insuficiência renal aguda (necrose tubular aguda e necrose cortical bilateral dos rins).

Esquema VII-1 – Mecanismo de lesões necrótico-isquêmicas renais no abortamento séptico.

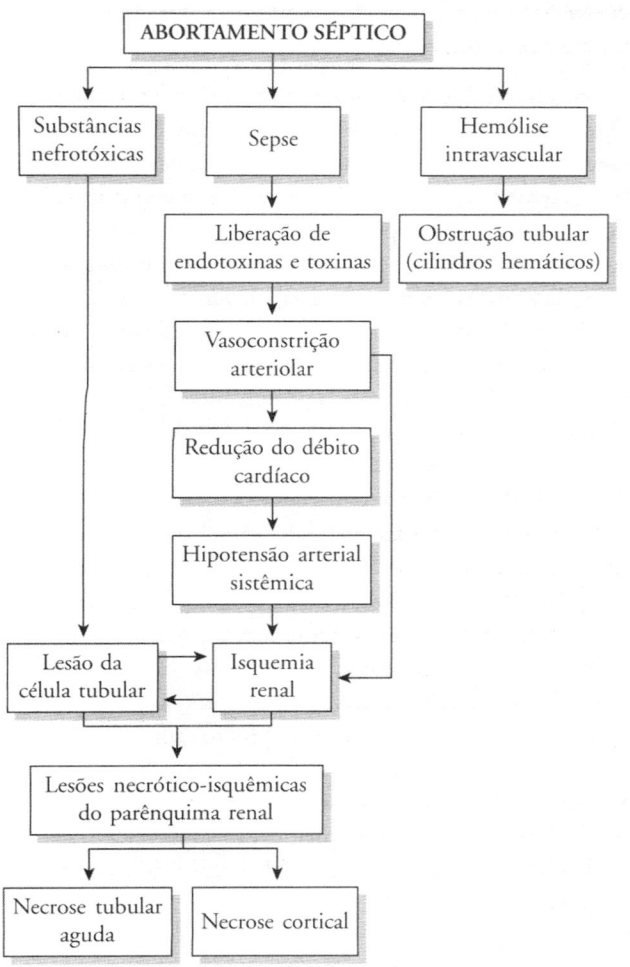

Nos casos de hemólise intravascular, o pH ácido do sangue favorece a precipitação da hemoglobina nas vias urinárias altas, sob a forma de cilindros (Yuile e cols., 1975), e, como nas infecções pelo *Cl. welchii*, a queda da reserva alcalina é a regra. Esse fato explica a associação dessa etiologia infecciosa com as lesões necróticas do parênquima renal.

Em nosso Serviço, entre 2.016 casos de aborto séptico, 38 (1,4%) desenvolveram necrose tubular aguda e, entre 42 casos de aborto séptico complicados com choque, em 24 a lesão necrótico-isquêmica se estabeleceu (57,1%) (Tabela VII-19).

De todas as complicações evolutivas das infecções pós-parto, nenhuma supera em gravidade o choque septicêmico, cujo aparecimento ensombrece definitivamente o prognóstico *quod vitam*. A penetração sangüínea, a partir do foco infeccioso desses agentes bacterianos, seguida de crises intermitentes de bacteriemia (calafrios, sudorese e hipotensão arterial sistêmica), termina por provocar quadro definitivo de grave estado de choque, cuja manifestação independe de hemorragia externa, mas acompanha-se de lesões necrótico-isquêmicas do córtex renal, de coagulação intravascular e de elevadíssimo obituário materno.

Pode-se dizer, sem risco de erros, que nenhuma entidade patológica, em tocoginecologia, supera o choque bacteriêmico pós-aborto pelo obituário materno, cujos números oscilam de 16,6 a 80%.

Embora alguns autores, como Mokgokong (1973), chamem a atenção para o prognóstico mais favorável do choque séptico em indivíduos jovens, como geralmente ocorre nas infecções pós-aborto, a análise de diversas casuísticas sugere atingir 30-50% a incidência do obituário materno nos casos de aborto séptico complicado com choque bacteriêmico. Analisando o obituário materno, ocorrido entre 1.255 abortamentos, atendidos em nosso Serviço, de 1952 a 1962, dos quais 42 casos apresentaram choque séptico, verificamos que 85% dos óbitos ocorreram até 48 horas e 60% até 12 horas após a internação. O rápido desenlace sugere a necessidade de ser estabelecida, nesses casos, intensa e precocemente a terapêutica médico-cirúrgica adequada.

PROFILAXIA DO ABORTAMENTO SÉPTICO

A profilaxia do abortamento séptico fundamenta-se na **anticoncepção** (evitando as gestações indesejadas) e na **legalização do aborto** (reduzindo o risco da infecção pós-aborto).

Apesar do grande esforço que entidades oficiais e privadas têm desenvolvido para divulgar os meios anticoncepcionais, a inobservância e o desconhecimento exato de suas técnicas não reduziram substancialmente a incidência das gestações indesejadas. Atestam nessa assertiva a elevada incidência de abortos criminosos praticados nos países em desenvolvimento e a tolerância com que as comunidades desenvolvidas aceitam, preconizam e defendem a legalização do aborto.

A prática do aborto legal não se acompanhou, entretanto, de redução drástica das infecções pós-aborto. Publicação oficial do US Department of Health, Education, and Welfare (1974) refere que o obituário materno foi de 4,1, 4,2 e 3,1 para cada 100.000 abortos legais praticados, respectivamente, em 1972, 1973 e 1974. Assim, em 1974, ocorreram nos Estados Unidos 763.476 abortos, com o saldo de 48 óbitos maternos. Dessas mortes, 24 seguiram-se a abortos legais, 6 a abortos criminososos e 18 a abortos espontâneos. E, segundo Grimes e cols. (1981), entre 36 óbitos por abortamentos sépticos, ocorridos nos Estados Unidos, entre 1975 e 1977, 12 seguiram-se após abortamentos legais, 8 após práticas clandestinas e 15 após interrupções espontâneas.

Dados casuísticos de diversos autores pretendem demonstrar as vantagens da prática do aborto legal na redução do risco de complicações conseqüentes ao aborto ilegal. Entretanto, numerosas e recentes publicações têm demonstrado exaustivamente que a legalização da interrupção da gestação não pode ser considerada inócua. A prática do aborto legal acompanha-se de incidência apreciável de complicações (hemorragias, perfuração uterina, infecção séptica, parada cardíaca, choque) e de óbitos maternos, cuja incidência guarda relação direta com a idade das gestações interrompidas. Insurgindo-se contra sua liberalização, Jouppila e cols. (1974) chamaram a atenção para a ocorrência de 10% de complicações e 7,7% de infertilidade posterior.

Tabela VII-19 – Necrose tubular aguda (incidência): complicações tocoginecológicas (Neme e Mathias, 1964).

Condições clínicas	Nº total	Necrose tubular aguda	
		Nº de casos	%
Abortamento séptico em geral choque bacteriêmico	2.016 42	38 24	1,8 57,1
Rotura uterina	103	7	6,8
Descolamento prematuro da placenta	462	15	3,2
Eclâmpsia	637	10	1,5
Transfusão de sangue	–	5	–

Consciente das implicações morais, éticas e religiosas que a legalização do aborto criou, estamos completamente de acordo com as afirmações de:

- Barno (1967) – lembrando que se exagera a responsabilidade do aborto ilegal na determinação do obituário materno para justificar sua legalização.
- Ayd (1971) – lembrando que a vida se inicia com a fecundação e sua preservação é direito humano.
- Kahn e cols. (1971) e Jimerson (1988) – salientando a prevalência de primigestas precoces entre as pacientes submetidas ao aborto legal.
- De Alvarez e Wingate (1971) – reconhecendo que a profilaxia das gestações indesejadas não deve ser relacionada ao aborto legal, e sim à divulgação e à prática liberais da anticoncepção.

Finalmente, importa salientar que a redução do obituário materno por infecção pós-aborto por meio da prática do aborto legal implica o sacrifício de milhares de conceptos, cujo direito à vida não pode ser subestimado pelos médicos e principalmente pelos responsáveis pela sua geração.

TRATAMENTO DO ABORTAMENTO SÉPTICO

Compreende medidas médicas e cirúrgicas.

Medidas médicas

A prevenção do agravamento de formas não-complicadas de infecção pós-aborto depende, em geral, da presteza e da efetiva atuação do clínico que atende tais casos. Por isso, em sentido preventivo, o tocoginecologista, ao assisti-los, deve lançar mão de todos os recursos médico-cirúrgicos de que dispõe, admitindo, até prova em contrário, ser grave o estado da paciente a qual assiste.

Com essa filosofia assistencial em mente, devem ser tomadas, sucessiva e coincidentemente, as seguintes medidas:

Internação hospitalar – é imprescindível. E ao menor indício de complicação mais séria as pacientes devem ser removidas para unidades de tratamento intensivo (UTI), onde o controle do estado geral (função renal, circulação, respiração, crase sangüínea, metabolismo, equilíbrio hidroeletrolítico) e das condições locais (propagação de processo infeccioso) será necessariamente mais rigoroso. O ambiente de internação deve condicionar tranqüilidade, boa aeração e temperatura controlada. O traje das pacientes deve ser folgado (camisolão) e livre, facilitando a exposição corporal, o exame da pele (cianose, palidez, palidez-cianótica, ictérica) e o manuseio das pacientes. Instalado o cateterismo vesical (controle da diurese) e o venoso (infusão terapêutica e controle da pressão venosa central) permanentes, passa-se ao:

Exame clínico-especializado – cabe ao tocoginecologista o primeiro contato com essas pacientes. Desse modo, evitam-se postergações indesejáveis e agravantes na aplicação de terapêutica adequada. Quando o estado geral está comprometido, a presença do clínico impõe-se.

O tratamento baseia-se na prescrição de antibióticos assim que o diagnóstico tenha sido estabelecido e as culturas colhidas. A terapêutica antibiótica deverá ser abrangente, uma vez que, na maioria das vezes, a infecção é polimicrobiana com bactérias aeróbias e anaeróbias provenientes da flora intestinal e genital. As doses mais comumente empregadas estão sumarizadas nas tabelas VII-20 e VII-21.

Em nosso meio, as combinações mais comumente utilizadas são: 1. ampicilina ou penicilina associada a aminoglicosídeo (gentamicina ou amicacina) e metronidazol; 2. clindamicina em associação com aminoglicosídeo. Geralmente, a escolha do aminoglicosídeo recai sobre a gentamicina. Em pacientes com comprometimento da função renal, pode-se substituí-la por cefalosporina de terceira geração (ceftriaxona) ou por aztreonam.

O esquema ampicilina ou penicilina-aminoglicosídeo-metronidazol é ineficaz contra estafilococos produtores de penicilinase. Em pacientes com suspeita de infecção por estafilococos, deve-se administrar medicação específica (oxacilina, clindamicina ou vancomicina, na dependência do antibiograma e gravidade do caso).

Tabela VII-21 – Principais antibióticos empregados no abortamento séptico e suas dosagens habituais.

Agente	Dose – intervalo/ via de administração
Ampicilina	1-2g a cada 6 horas, IV
Penicilina G cristalina	4 milhões UI a cada 4 horas, IV
Gentamicina	1,5mg/kg a cada 8 horas, IV ou 3,5-5mg/kg a cada 24 horas, IV
Amicacina	7,5mg/kg a cada 12 horas, IV
Aztreonam	2g a cada 8 horas, IV
Ceftriaxona	1g a cada 12 horas, IV
Metronidazol	500mg a cada 8 horas, IV
Clindamicina	600mg a cada 6 horas ou 900mg a cada 8 horas, IV

Tabela VII-20 – Flora microbiana e sensibilidade às drogas (Mead e Gump, 1976).

Germes encontradiços: Gram-negativos e anaeróbios	Sensibilidade aos agentes terapêuticos									
	Penicilina G	Ampicilina	Clindamicina	Cloranfenicol	Tetraciclina	Gentamicina	Kanamicina	Carbenecilina	Cefaloridina	Metronidazol
Escherichia coli		S ou ±	S	S	S	S	S	S	S	S
Bacteroides fragilis	R	R	S	S	±	R	R	S	R	S
Klebsiella sp.	R	R	S	S	S	S	S	R	S	
Pseudomonas sp.	R	R	R	R	R	S	R	S	R	
Proteus sp.	R	±		S	R	S	S	S	±	
Proteus mirabilis		S		S	R	S	S	S	S	
Enterobacter sp.	R	R	R	S	S ou ±	S ou ±	S ou ±	S	R	
Citrobacter sp.		R		S	S ou ±	S	S	S	R	
Clostridium	S	S	S	S	±					S

A combinação clindamicina-aminoglicosídeo não é efetiva contra enterococos. Na falha deste esquema inicial, deve-se associar ampicilina ou penicilina.

Em casos de endometrite não-complicada, a antibioticoterapia parenteral deve ser administrada até a paciente se encontrar afebril e assintomática por pelo menos 48 horas. Após esse período, não há necessidade de menutenção de antibióticos, nem sequer por via oral, tampouco de internação, podendo a paciente ser liberada para controle ambulatorial.

Por outro lado, em casos de sepse o tempo de tratamento será entre 14 e 21 dias. Pacientes com sepse por *Staphylococcus aureus* devem receber vancomicina (1g, IV, de 12/12 horas). Na suspeita de infecção por *Pseudomonas*, pode-se associar amicacina (7,5mg/kg, IV, 12/12 horas) à ceftriaxona (2g, IV, a cada 12 a 24 horas) ou ceftazidima (1 a 2g, IV, a cada 8 a 12 horas). Se não houver melhora, pode-se administrar imipenem/cilastatina (500mg a 1g, IV, a cada 6 a 8 horas).

A permanência de febre por período superior a 48 horas é considerada como falha terapêutica. Deve-se excluir: resistência bacteriana, infecção do local cirúrgico, hematomas, celulite pélvica, abscesso intracavitário, tromboflebite pélvica e febre por antibiótico. Nessa situação, é imprescindível o reexame clínico da paciente, a exclusão de foco infeccioso extragenital, bem como a análise do resultado das culturas colhidas previamente. Exames de imagem (tomografia computadorizada, ressonância magnética) muitas vezes são necessários na identificação de abscessos e tromboflebite pélvica.

Finalmente, importa lembrar que, desde 1959, Kunin e Finland encarecem que a ototoxicidade e principalmente a nefrotoxicidade de alguns antibióticos (tetraciclina, cefaloridina, gentamicina, kanamicina e estreptomicina) exigem cuidado especial nos casos em que ocorre risco da superdosagem (quadros clínicos com insuficiência renal orgânica). Nessas eventualidades, os antibióticos de escolha serão o cloranfenicol (metabolizado no fígado), a clindamicina, a oxacilina e a penicilina G sódica. A penicilina G potássica deve ser evitada, em função do risco de hiperpotassemia. Entretanto, se o antibiograma sugere o emprego de outras drogas, Mead e Gump (1976) recomendam obedecer as prescrições apresentadas na tabela VII-22.

Tabela VII-22 – Antibioticoterapia e insuficiência renal aguda (modificado de Mead e Gump, 1976).

Drogas	Creatinina sérica	
	4-10mg/100ml	> 10mg/100ml
Ampicilina	1-2g cada 6h	1-2g cada 8h
Penicilina G	+ de 2.000.000UI cada 5-12h	+ 2.000.000UI cada 12h
Cefalotina	20mg/kg cada 6-8h	20mg/kg cada 24h
Clindamicina	Sem redução	10mg/kg cada 8-12h
Cloranfenicol	Sem redução	Sem redução
Oxacilina	Sem redução	1g cada 8-12h

Para mais conhecimentos em relação à terapêutica antiinfecciosa, ver Capítulo 162.

Soroterapia específica – nos Serviços que dirigimos, o emprego de soroterapia específica limita-se aos raríssimos casos de infecção pelo *Cl. tetani*. Na vigência de suspeita infecciosa pelo *Cl. welchii*, preferimos associar grandes doses de penicilina sódica ao cloranfenicol.

Terapêutica hidroeletrolítica – para tanto, administram-se pela via intravenosa e pela técnica do gotejamento lento soluções cristalóides, solução de Ringer-lactato (1.000-1.500ml além do volume urinário de 24h). Para seu emprego correto, impõe-se controlar, com freqüência, os níveis da pressão venosa central (auricular direita) e os índices do sódio, potássio, cloro e pH sangüíneos.

Terapêutica preventiva – em casos de abortamento séptico complicado, podem surgir alterações da coagulação (coagulopatia intravascular disseminada), lesões necrótico-isquêmicas do parênquima renal e instalar-se quadro de choque bacteriêmico.

Entre as medidas terapêuticas que visam prevenir e/ou corrigir tais complicações, citam-se as seguintes: heparinoterapia, corticoterapia e administração de sedativos e manitol-furosemida.

A *heparina* deverá ser utilizada quando o coagulograma ou, na falta dele, a redução da plaquetemia sugere coagulopatia em curso. Sua administração reduzirá os riscos relacionados ao aparecimento e à gravidade dos processos tromboembólicos de coagulopatia, de choque e de lesões necrótico-isquêmicas do parênquima renal.

O mérito da *corticoterapia*, atualmente colocado em dúvida, tem seu emprego fundamentado na experiência animal (Bein e Jaques, 1960; Hayasaka e Howard, 1963 e 1964) e na clínica.

A administração de *sedativos* justifica-se para reduzir a dor e a agitação que incidem em casos graves. Noyes e cols. (1956) de há muito chamaram a atenção para o efeito benéfico da sedação em casos de choque bacteriêmico.

Em relação à terapêutica *diurética*, Tescham e Lawson (1966) salientaram as vantagens do emprego do manitol (solução a 20%), cuja ação diurético-osmótica (mobilizando a água intracelular e intersticial) força a diurese, reduzindo o risco de obstrução tubular. Essa medida terapêutica deve ser evitada quando a pressão venosa central está elevada e a oligúria está presente, pois na vigência da lesão renal orgânica pode ocorrer hipervolemia e suas conseqüências (edema agudo pulmonar).

Quando a referida possibilidade está presente, aconselha-se, com a mesma finalidade, substituir a solução de manitol pela administração intravenosa da furosemida. Doses de 200-400mg/hora podem ser infundidas sem risco de ototoxicidade e com evidente efeito corretor da oligúria conseqüente à hipoperfusão renal.

Medidas cirúrgicas

O tratamento tocúrgico do abortamento séptico compreende as seguintes medidas:

1. remoção de restos ovulares (curagem e curetagem);
2. evacuação e drenagem de focos de pus (colpotomia, laparotomia e punções);
3. extirpação do útero e dos anexos (histerectomia e salpingooforectomia).

No decurso do abortamento infectado, todo e qualquer ato cirúrgico representa fator agravante. O emprego da anestesia, o traumatismo tecidual, a mobilização dos meios de defesa e a conseqüente invasão bacteriana são, além do estresse psíquico, as razões que justificam essa afirmação. Entretanto, apesar desses inconvenientes, o número de escolas que recomendam medidas cirúrgicas vai aumentando.

Em 1936, Hill chamou a atenção para a imperiosa necessidade de se remover o foco de infecção no decurso do tratamento da gangrena gasosa e, em 1947, Falk e Blinik verificaram que em casos de peritonite generalizada o obituário materno de 100%, com o tratamento conservador, declinou para 20,7% quando se lançou mão de medidas cirúrgicas (curagem, curetagens, colpotomia, drenagens abdominais, histerectomia). Essas observações iniciais foram confirmadas posteriormente por outros autores (Deane e Russel, 1960; Rabinowitz e cols., 1962).

Desde 1951, firmamos posição doutrinária em face do tratamento agressivo cirúrgico dos casos de abortamento séptico. Estamos hoje, depois de intensa experiência clínica, alicerçada em 30 anos de observação (1945-1975), convencidos das vantagens da remoção do foco infeccioso para se reduzir o risco da instalação ou do agravamento do colapso vascular.

No período de 30 anos passaram pelo Pronto-Socorro de Tocoginecologia do Hospital das Clínicas da Faculdade de Medicina da Universidade de São Paulo cerca de 70.000 casos de abortamentos incompletos, terminados por curagem ou curetagem. Dentre eles, em pelo menos 50% estavam presentes a infecção uterina e a natureza ilegal do processo. Na sua assistência preferimos, de início e de rotina, em 6 horas no máximo, levantar o estado geral (transfusão de sangue total ou de glóbulos e administração liberal de corticóides), restabelecer o equilíbrio eletrolítico e acidobásico e inundar o organismo da paciente, por via intravenosa, com antibióticos de largo espectro. Apenas após essas medidas é que lançávamos mão das medidas cirúrgicas. Entre elas devem ser consideradas: curagem, curetagem, vácuo-extração, exsangüineotransfusão, drenagem de focos purulentos, histerectomia, laparotomia exploradora e ligaduras venosas.

Curagem – sua prática, quando a cervicodilatação permite, fundamenta-se na necessidade de se reconhecer digitalmente as condições da cavidade uterina. Considerando as relações do abortamento séptico com práticas criminosas, o tocólogo deve, dentro da prudência clínica, admitir como provável alguma lesão uterina que a prática da curagem pode identificar.

Por outro lado, a revisão da cavidade, além de permitir identificar e localizar a presença do ovo ou restos ovulares, favorece a palpação das paredes uterinas e detecta, quando existe, a infecção gangrenosa, pela comprovação de crepitação no miométrio.

Curetagem – sempre que possível, a curetagem deve ser precedida de curagem unidigital exploradora. Ela deve ser cuidadosa, limitando-se à raspagem, tanto quanto possível, da zona de nidação ovular, localizada durante a curagem ou pela ultra-sonografia.

Nos Serviços que dirigimos, a prática da curetagem, nos casos de abortamento séptico incompleto, constitui-se em conduta assistencial de rotina. Introduzida em 1945, essa orientação tem sido endossada por numerosos autores (Neuwirth e Friedman, 1963; Ostergard e Bradley, 1970; Connoly e Breen, 1972; Ledger, 1982). Este último autor, em particular, salienta que postergar a intervenção até corrigir a hipertermia resulta em prolongar a hospitalização e incorrer no risco adicional de a paciente evoluir para o choque séptico.

Durante a curetagem recomendamos a administração, por via intravenosa diluída em soro glicosado isotônico, de metilergonovina, com a finalidade de reforçar a contratilidade uterina, promover maior espessamento das paredes do útero e reduzir o risco de lesões miometriais e hemorragia. Nos 42 casos em que esteve presente o choque bacteriêmico, praticamo-la, de início, em 18 pacientes (42,8%).

Vácuo-extração – é menos agressiva que a curetagem; entretanto, pela mesma razão, não realiza com a mesma efetividade a remoção total de "restos" ovulares. Nos casos de aborto criminoso, preferimos praticar a curetagem. Além de melhor e mais completo esvaziamento ovular, essa intervenção, em mãos experientes, permite razoável reconhecimento das condições da parede miometrial.

Exsangüineotransfusão – em vista de seus riscos, seu emprego deve ser excepcional. Sua indicação restringe-se aos casos em que, apesar da remoção do foco, persiste o quadro tóxico e hemolítico, mantido pela presença e multiplicação dos germes na circulação (sepse e septicopioemia). Entre 42 casos de abortamento séptico, complicado por choque bacteriêmico grave, ela foi realizada 11 vezes (26,1%). Nesses casos, o obituário materno global de 47,6 caiu para 25%.

Drenagem de focos purulentos – sua indicação é aceita unanimemente. A via ideal de drenagem nas infecções septicopurulentas do peritônio pélvico é o fundo do saco de Douglas. Não se deve olvidar que, apesar da inundação antibiótica do sangue, a presença desses focos de infecção permite a penetração de toxinas e endotoxinas, ali elaboradas, provocando o desgaste da resistência orgânica. Nos casos de abscessos peritoneais múltiplos, cuja drenagem é impraticável pela via vaginal, impõe-se a laparotomia com divulsão dos lagos supurados, a lavagem com soro fisiológico aquecido e a drenagem contínua do abdome.

Histerectomia – quando o exame clínico e as provas laboratoriais sugerem a presença de infecção anaeróbia e o quadro evolutivo se agrava, apesar das medidas clínicas e cirúrgicas já referidas, devemos considerar rapidamente a oportunidade da indicação ou remoção total do foco infeccioso, ou seja, da histerectomia. Sua indicação é também pacífica quando a curagem identifica perfuração uterina, e na laparotomia exploradora reconhecemos a infiltração infecciosa (microabscessos) e sangüínea (hematoma e equimoses) das paredes uterinas, dos paramétrios e dos elementos anexiais.

Nos casos de infecção gangrenosa pelo *Cl. welchii*, sua indicação se impõe sempre que o processo infeccioso não responde rapidamente (dentro de 6-12 horas) à terapêutica antibiótica. Nesses casos, a anexectomia será também realizada quando trompas e ovários estão atingidos. Entretanto, a salvaguarda dos ovários deve ser considerada quando se trata de pacientes jovens. Essa orientação é válida também quando a curagem e a curetagem encontram a cavidade uterina praticamente vazia, mas o quadro clínico é grave e não apresenta evolução favorável. Em eventualidades como esta, feita a laparotomia, temos extirpado úteros em cujas paredes são encontrados inúmeros microabscessos.

A técnica de escolha é a histerectomia total. Entretanto, se o cirurgião não é suficientemente hábil, se o estado geral está muito comprometido e se o colo uterino se mostra aparentemente íntegro, pode-se optar pela técnica subtotal, praticando-se a ressecção cuneiforme do coto cervical. Cumpre salientar que em alguns casos, atendidos em nosso Serviço, nos quais se praticou a extirpação parcial do útero, o quadro clínico (choque séptico) persistiu e apenas melhorou após a remoção posterior do coto cervical.

Sweet e cols. (1983) referem as seguintes condições que justificam a extirpação do útero:

- persistência do colapso vascular após curetagem e tratamento clínico de suporte;

- útero maior que o equivalente à gestação de 16 semanas;
- perfuração uterina;
- quadro clínico sugestivo de infecção pelo *Cl. welchii*;
- abortamento provocado por substâncias tóxico-corrosivas.

A essas condições de Sweet acrescentamos ainda a comprovação de coagulopatia em curso e a ocorrência do abortamento séptico grave em multíparas, beirando a menopausa, nas quais a prática da histerectomia deve ser precoce e mais liberal. Essa conduta também se justificará em pacientes jovens e até em nulíparas quando, após 24-48 horas de intenso e idôneo tratamento médico, o quadro clínico persiste, agravando-se.

Reconhecemos os riscos inevitáveis dessa atitude assistencial. Entretanto, pesados conscientemente os prós e os contras dessa filosofia terapêutica, estamos convencidos de que sua prática deverá contribuir para reduzir o elevado obituário materno, coincidente com abortamento séptico complicado ou não com o choque bacteriêmico.

Laparotomia exploradora – sua indicação impõe-se quando o exame clínico estabelece o diagnóstico de perfuração uterina criminosa ou cria a suspeita de abscessos múltiplos da serosa peritoneal. Nos casos de perfuração uterina, ocorridos no aborto ilegal, mesmo quando não existem suspeitas de lesão de alças intestinais, a laparotomia exploradora deve ser realizada para excluir a possibilidade de lesões vasculares de estruturas vizinhas.

Para Ledger (1982), laparotomias exploradoras justificam-se quando a radiografia ou a ultra-sonografia e/ou a tomografia identificam a presença de gás intra-útero, corpo estranho ou ar livre na cavidade peritoneal, quadro clínico de infecção disseminada, evidências de hemólise, coagulação intravascular e insuficiência renal.

Ligaduras venosas – desde a contribuição clássica de Collins e cols. (1951), aceita-se pacificamente a ligadura venosa, inclusive a da veia cava inferior, quando está presente processo de tromboflebite pélvica supurada e ocorrem fenômenos de embolização séptica.

Referências Bibliográficas

- AGÜERO, O. & TORRES, J.I. – Frecuencia y letalidad del aborto. *Rev. Obst. y Ginec. Venezuela*, 33:3, 1972. • ALTMAN, A.M. & cols. – Midtrimester abortion with laminaria and vacuum evacuation on a teching service. *J. Reprod. Med.*, 30:601, 1985. • AKHTER, H.H. & cols. – Safety of abortion and tubal sterilization performed separately versus concurrently. *Am. J. Obstet. Gynecol.*, 152:619, 1985. • ATRASH, H.K. & cols. – Legal abortion mortality in the United States, 1972-1982. *Am. J. Obstet. Gynecol.*, 156:605, 1987. • ATRASH, H.K. & cols. – Maternal mortality in the United States, 1979-1986. *Obstet. Gynecol.*, 76:1055, 1990. • AYD, F. – Abortion: the catholic view point. In: Sloane, R.B. *Abortion, Changing Views and Practice*. New York and London, Grune & Stratton, 1971, p. 48. • BARBACCI, M.B. & cols. – Postabortal endometritis and isolation of Chlamydia trachomatis. *Obstet. Gynecol.*, 68:686, 1986. • BARNO, A. – Criminal abortion deaths, illegitimate pregnancy deaths and suicides in pregnancy: Minnesota, 1960-1965. *Am. J. Obstet. Gynecol.*, 98:356, 1967. • BARRET, M. & cols. – Induced abortion: a risk factor for placenta previa. *Am. J. Obstet. Gynecol.*, 141:769, 1981. • BARROS, A.C.S.D. & cols. – Mortalidade materna: análise de 56 casos. *Rev. Ginec. Obstet.*, 1:103, 1990. • BATES, J.E. & ZAWADZKI, E.S. – *Criminal Abortion*. Springfield, Charles C. Thomas, 1964. • BEIN, H.J. & JAQUES, R. – The antitoxic effect of aldosterone. *Experimentia* (Basel), 16:24, 1960. • BERGER, G.S. & cols. – Maternal mortality associated with legal abortion in New York State. July 1, 1970 to June, 30, 1972. *Obstet. Gynecol.*, 43:315, 1974. • BERIC, B. & cols. – Accidents and sequelae of medical abortions. *Am. J. Obstet. Gynecol.*, 116:813, 1973. • BOSSEMEYER, R. & cols. – Abortamento espontâneo e provocado. Estudo epidemiológico. *Femina*, 4:352, 1976. • BRAGA, N. – Comunicação Pessoal, 1976. • CATES Jr., W. & cols. – Intrauterine device and deaths from spontaneous abortion. *N. Engl. J. Med.*, 295:1155, 1976. • CATES Jr., W. & cols. – Legal abortion mortality in the United States: epidemiologic Surveillance, 1972-1974. *JAMA*, 237:452, 1977. • Centers for Disease – Abortion Surveillance 1968. *Annual Summary*, 1978, November, 1980. • CHARLES, D. & Mac AULAY, M. – Use of antibiotics in obstetrics practice. *Clin. Obstet. Gynecol.*, 13:255, 1970. • CHOW, A.W. & cols. – Anaerobic infections of the female genital tract: prospects and perspectives. *Obstet. Gynecol. Sur*, 30:477, 1975. • CHRISTIAN, C.D. – Maternal deaths associated with an intra uterine device. *Am. J. Obstet. Gynecol.*, 119:441, 1974. • COLLINS, C.G. & cols. – Suppurative pelvic thrombophlebitis. I. Incidence, pathology and etiology. *Surgery*, 30:298, 1951. • CONNOLY, W.J. & BREEN, J.L. – Aggressive management of septic abortion: report of 262 cases. *South Med. J.*, 65:1480, 1972. • COSTA, M.C.C. – Abortamento espontâneo e provocado: comparação entre dados epidemiológicos e complicações – Tese de Mestrado – FMUSP, 2000. • COSTA FERREIRA, H. & MURAT, L.G. – Fibrina livre em circulação: teste imunológico para identificação da fibrina livre. *Rev. Paul. Med.*, 69:103, 1961. • DE ALVAREZ, R.R. & WINGATE, M.B. – The gynecologist and therapeutic abortion. The changing times. In: Sloane, R.B. *Abortion: Changing Views and Practice*. New York and London, Grune & Stratton, 1971, p. 65. • DEANE, R.M. & RUSSEL, K.P. – Entero bacillary septicemia and bacterial shock in septic abortion. *Am. J. Obstet. Gynecol.*, 79:528, 1960. • DILLON, T.F. & cols. – Septic abortion. *Clin. Obstet. Gynecol.*, 2:1, 1974. • DORFMAN, S.F. – Maternal mortality in the New York City, 1981-1983. *Obstet. Gynecol.*, 76:317, 1990. • DUFF, P. – Antibiotcs for pelvic infections. In: Rayburn, W.F. & Zuspan, F.P. *Drug Therapy in Obstetrics and Gynecology*. St. Louis, Mosby Year Book, 1992, p. 577. • EMMANOUEL, D.S. & KATZ, A.I. – Acute renal failure in obstetric septice shock. *Am. J. Obstet. Gynecol.*, 117:145, 1973. • FALK, H.C. & BLINIK, G. – Management of postabortal peritonitis. *Am. J. Obstet.*, 54:314, 1947. • FRANCO DE SIQUEIRA, A.A. & cols. – Mortalidade materna no Brasil. *Rev. Saúde Publ. S. Paulo*, 18:448, 1984. • FRANK, P.I. & cols. – Pregnancy following induced abortion: maternal mortality, congenital abnormalities and Neonatal deaths: Royal College of General Practitioners Royal College of Obstetricians and Gynaecologists Joint Study. *Br. J. Obstet. Gynaecol.*, 94:836, 1987. • FRIEDLER, S. & cols. – Incidence of post-abortion intra-uterine adhesions evaluated by hysteroscopy. A prospective study. *Hum. Reprod.* 8:442, 1993. • GOLDBERG, D. – Socioeconomic aspects of abortion. In: Sloane, R.B. *Abortion, Changing Views and Practice*. New York and London, Grune & Stratton, 1971, p. 108. • GONZALES, T.A. & cols. – *Legal Medicine Pathology and Toxicology*. New York, Appleton-Century-Crofts, 1954. • GRIMES, D.A. & cols. – Fetal septic abortion in United States, 1975-1977. *Obstet. Gynecol.*, 57:739, 1981. • GRIMES, D.A. & cols. – Fatal hemorrhage from legal abortion in United States. *Surg. Gynecol. Obstet.*, 157:461, 1983. • HADLEY, G.G. & EKROTH, R. – *Spherocytosis* as a manifestation of postabortal *Clostridium welchii* Infections. *Am. J. Obstet. Gynecol.*, 67:691, 1954. • HARDAWAY, R.M. – *Syndrome of Disseminated Intravascular Coagulation with special Reference to Shock and Hemorrhage*. Springfield, Charles C. Thomas, 1966. • HAYASAKA, H. & HOWARD, J.M. – Studies of the mechanism of the action of D-aldosterone in endotoxinic chock. *Surgery*, 54:761, 1963. • HAYASAKA, H. & HOWARD, J.M. – *Septic Shock Experimental and Clinical Studies*. Springfield, USA, Charles C. Thomas, Pubblishers, 1964. • HEMSELL, D.L. & CUNNINGHAM, F.G. – Combination antimicrobial therapy for serious gynecological and obstetrical infections obsolete? *Therapy*, 4(Suppl.):81, 1981. • HENSHAW, S.K. – Induced abortion: a world review, 1990. *Fam. Plann. Perspect.*, 22:76, 1990. • HILL, A.M. – Postabortal and puerperal gas gangrene: report of 30 cases. *J. Obstet. Gynaecol. Brit. Emp.*, 43:201, 1936. • INDA, F.F. & cols. – Septicemia puerperal a bacilos perfrigens. *Semana Med.*, 1:385, 1942. • JETTER, W.N. & HUNTER, F.T. – Death from attempted abortion with a postassium permanganate douche. *N. Engl. J. Med.*, 240:794, 1949. • JIMENSON, A. – Young, scared and pregnant. *People*, 15:12, 1988. • JOUPPILA, P. & cols. – Observations on patients two years after legal abortion. *Int. J. Fert.*, 19:233, 1974. • KAHN, J.B. & cols. – The impact of recent changes in therapeutic abortion law. *Clin. Obstet. Gynecol.*, 14:1130, 1971. • KONJE, J.C. & cols. – Health and economic consequences of septic induced abortion. *Int. J. Gynecol. Obstet.*, 37:193, 1992. • KUNIN, C.M. & FINLAND, M. – Restrictions imposed on antibiotic therapy by renal failure. *A.M.A. Arch. Inter. Med.*, 104:1030, 1959. • LA GUARDIA, K.D. & cols. – A 10 year review of maternal mortality in a municipal hospital in Rio de Janeiro: a cause for concern. *Obstet. Gynecol.*, 75:27, 1990. • LAWSON, H.W. & cols. – Abortion mortality materna no Brasil. *J. Bras. Ginecol.*, 106:305, 1996. • LEDGER, W.J. & cols. – The use of parenteral clindamycin in the treatment of obstetric-gynecologic patients with severe infections. *Obstet. Gynecol.*, 43:490, 1974. • LEDGER, W.J. – A historical review of pelvic infections. *Am. J. Obstet. Gynecol.*, 158:687, 1988. • LEDGER, W.J. – Septic abortion, pelvic thrombophlebitis, and shock. In: Gilles, R.G. *Infectious Diseases in Obstetrics and Gynecology*. Philadelphia, Harper & Row, Publisher, 1982. • MEAD, P.B. & GUMP, D.W. – Antibiotic therapy in obstetrics and gynecology. *Clin. Obstet. Gynecol.*, 19:109, 1976. • MOKGOKONG, E.T. – Treatment of septicemic shock in gynecology and obstetrics. *South Af. Med. J.*, 47:2013, 1973. • MONDON, H. – Les avortements Mortels. Paris, Masson et Cie. Edit., 1936. • MONIF, G.R.G. & WELKOS, S.L. – Infectious morbidity due to Bacteroides fragilis in obstetric patients. *Clin. Obstet. Gynecol.*, 19:131, 1976. • MORAES, V.A. & cols. – Abortamento séptico – análise de 137 casos. *Rev. Bras. Ginec. Obstet.*, 10:11, 1988. • NAVA Y SANCHEZ, R.M. & cols. – Flora microbiana en el aborto séptico. *Ginecol. Obstet. Mex.*, 51:229, 1983. • NEME, B. &

PRATA MARTINS, J.A. – Conduta terapêutica na perfuração uterina acidental. *Rev. Ginec. d'Obst.*, 107:5, 1960. • NEME, B. & MATHIAS, L. – Necrose tubular aguda: fundamentos tocoginecológicos de sua profilaxia e melhor prognóstico. *Rev. Paul. Med.*, 65:291, 1964. • NEME, B. – Abortamento séptico: diagnóstico e tratamento. *Mat. e Inf.*, 29:255, 1970. • NEME, B. & cols. – Obituário materno do abortamento criminoso. *An. Bras. Ginec.*, 59:7, 1965. • NEME, B. & cols. – Abortamento séptico associado ao choque: fundamentos fisiopatológicos de sua terapêutica. *Mat. e Inf.*, 24:345, 1965. • NEME, B. – Conduta terapêutica no abortamento séptico. *Rev. Atual. Ginec. Obstet.*, 5:11, 1971. • NEME, B. & NEME, R.M.N. – Assistência ao parto e morbiletalidade materna. (SUS, 1994). *Go Atual.*, 5:14, 1996. • NEUWIRTH, R.S. & FRIEDMAN, E.A. – Septic abortion. Changing concept of management. *Am. J. Obstet & Gynecol.*, 85:24, 1963. • NOYES, H.E. & cols. – Effect of chlorpromazine and dibenzylene ou bacterial toxius. *Proc. Soc. Exp. Biol.* (NY), 92:617, 1956. • OSTERGARD, D.R. & BRADLEY, J.G. – "Septic incomplete abortion: a retrospective study of 20 years experience. *Obstet. Gynecol.*, 35:709, 1970. • PACKWOOD, B. – The role of the federal government. *Clin. Obstet. Gynecol.*, 14:1212 1971. • PAKTER, J. & cols. – Impact of the liberalized abortion law in New York City on deaths associated with pregnancy: a two year experience. *Bull. New York Acad. Med.*, 49:804, 1973. • PENNEY, G.C. – Preventing infective sequelae of abortion. *J. Br. Fertil. Soc.*, 2:107, 1997. • PINHEIRO, L.S. & cols. – Abortamento séptico. *Rev. Bras. Ginec. Obstet.*, 10:133, 1988. • PINOTTI, J.A. & cols. – Contribuição ao estudo médico social das causas determinantes do abortamento provocado. *Mat. e Inf.*, 28:9, 1969. • POHS, M. – Illegal methods that posison, Kill and Maim. *People*, 15:9, 1988. • QUANDER, M.F. & MOSELEY, J.E. – Abortion, chemical peritoitis, and pulmonary edema following intra-uterine injection of turpentine. *Obstet. Gynecol.*, 24:572, 1964. • RABINOWITZ, P. & cols. – Management of post-abortal infections complicated by acute renal failure. *Am. J. Obstet. Gynecol.*, 84:780, 1962. • ROCHAT, R.W. & cols. – Maternal mortality in the United States: Report from the maternal mortality collaborative. *Obstet. Gynecol.*, 72:91, 1988. • ROLLO, I.M. – Qunine and the cinchona alkaloids. In: Goodmen, L.S. & Gilman, A. *The Pharmacological Basis of Therapeutics.* New York, Macmillan Co., 1965. • ROSENFIELD, A. – Maternal mortality in developing countries: a tragically neglected epidemic. In: Proceed. XII World Congr. Gynecol. Obstet. Rio de Janeiro, 1988, p. 15. • SALDANHA, R.V. – *Incidência da Necrose Tubular Aguda em Tocoginecologia.* Comunicação pessoal, 1963. • SANTAMARINA, B.A.G. & CHARLES, D. – Unconsciousness and shock during pregnancy. *Surg. Clin. N. Am.*, 48:335, 1968. • SANTAMARINA, B.A.G. – Septic abortion and septic shock. In: Charles, D. & Finland, M. *Obstetric and Perinatal Infections.* Lea & Febiger, Philadelphia, 1973, p. 273. • SCHIFFER, M.A. & cols. – Mortality associated with hypertonic saline abortion. *Obstet. Gynecol.*, 42:759, 1973. • SCHWARZ, R.H. – *Management of Septic Shock. Septic Abortion.* Philadelphia, J.B. Lippincott Co., 1968. • SHEEHAN, H.L. & MOORE, H.C. – *Renal Cortical Necrosis and the kidney of Concealed Accidental Haemorrhage.* Springfield, Charles C. Thomas, Publisher, 1954. • SHINE, R. & THOMPSON, J. – The in situ IVCD and pregnancy outcome. *Am. J. Obstet. Gynecol.*, 119:124, 1974. • SIEGLER, M.H. – Oliguric renal failure and acute tubular necrosis. *Med. Clin. North Am.*, 47:1023, 1963. • SMITH, R. & cols. – Soap induced abortion. Report of 5 cases. *Obstet. Gynecol.*, 20:211, 1962. • STEWART, G.K. & GOLDSTEIN, P. – Medical and surgical complications of therapeutic abortions. *Obstet. Gynecol.*, 40:539, 1972. • STUDDIFORD, W.E. & DOUGLAS, G.W. – Placental bacteremia: a significant finding in septic abortion accompanied by vascular collapse. *Am. J. Obstet. Gynecol.*, 71:842, 1956. • SWEET, R.L. & cols. – Appropriate use of antibiotics in serious – obstetric and and gynecology infections. *Am. J. Obstet. Gynecol.*, 146:719, 1983. • TANNER, L.M. & cols. – In Hospital Care and Post-Hospital Followup. *Clin. Obstet. Gynecol.*, 14:1278, 1971. • TATUM, H.J. – The dalkon shield controversy. *JAMA*, 231:711, 1975. • TESCHAM, P.E. & LAWSON, N.L. – Studies in acute renal failure. Prevention by osmotic diuresis, and observations on the effect of plasma and extracelular volume expansion. *Nephron*, 3:1, 1966. • THADEPALLI, H. & cols. – Anaerobic infections of the female genital tract bacteriologic and therapeutic aspects. *Am. J. Obstet. Gynecol.*, 117:1034, 1973. • TIETZE, C. – Abortion on request: its consequences for population trends and public health. In: Sloane, R.B. *Abortion Changing Views and Practice.* New York and London, Grune & Stratton, 1971, p. 165. • TIETZE, C. & LEWIT, S. – Interim report on the joint program for the study of abortion. *Clin. Obstet. Gynecol.*, 14:1317, 1971. • TIETZE, C. – Induced abortion. *Reports on Population Plan,* 14(Suppl.):1, 1977. • VESSEY, M.P. – Outcome of pregnancy in women using an intrauterine device. *Lancet*, 1:495, 1974. • WAGATSUMA, T. – Intra-amniotic injection of saline for therapeutic abortion. *Am. J. Obstet. Gynecol.*, 93:743, 1965. • WOODS, J.W. & WILLIAMS, T.F. – Hypertension due to renal vascular disease, renal infarction, renal cortical necrosis. In: Strauss, M.W. & Welt, L.G. *Diseases of the Kidney.* Boston, Little, Brown & Co., 1971. • YUILE, C.L. & cols. – Hemoglobin precipitation in renal tubuls. *J. Exper. Med.*, 82:361, 1975.

152 Morte Súbita em Obstetrícia

Bussâmara Neme
Maria Rita de Figueiredo Lemos Bortolotto

CONCEITO

Em 1962, analisando 162 óbitos maternos ocorridos na Clínica Obstétrica da Faculdade de Medicina de São Paulo (USP), comprovamos que cinco dentre eles poderiam ser rotulados de mortes súbitas (Neme e Prata Martins, 1962). Na ocasião, consideramos como súbita "a morte ocorrida nos casos em que, apresentando a paciente aparente estado de saúde, ou havendo condições que pela sua evolução não justificariam o êxito letal imediato, sobrévem a morte de modo repentino, por intercorrência ou causa clinicamente imprevisível".

Dessa conceituação resulta ser apanágio da morte súbita o caráter repentino do desenlace e a imprevisibilidade do seu evento. E, como refere Favero (1958), pode ser repentina ou agônica.

Neste capítulo abordaremos também a assistência à parada cardiorrespiratória na gestante, bem como a realização de cesárea perimorte ou pós-morte quando indicada.

ETIOLOGIA

Em Obstetrícia, as principais causas de morte súbita estão referidas no quadro VII-6.

Quadro VII-6 – Morte súbita em obstetrícia.

Processos embólicos
    Embolia amniótica
    Embolia gasosa
    Embolia trombótica
    Embolia gordurosa
Processos cardiovasculares
    Insuficiência coronariana – infarto agudo
    Arritmias cardíacas
    Hemorragia cerebral maciça
    Rotura da aorta
    Rotura da artéria esplênica
    Rotura hepática
Complicações anestésicas
Choque anafilático
Parada cardiorrespiratória

PROCESSOS EMBÓLICOS

Embolia amniótica

Também chamada embolia amniocaseosa, foi objeto de comprovação necroscópica, entre nós, por Meyer (1926) e redescoberta por Steiner e Lushbaugh (1941), que referiram oito casos de pacientes falecidas durante o parto ou no puerpério imediato (periparto) e cujas necropsias revelaram a presença de escamas e mucina, de provável origem fetal, no interior de vasos sangüíneos e, principalmente, *na árvore vascular pulmonar*.

Em 1969, Liban e Raz referiram 14 óbitos periparos com características idênticas, identificando escamas fetais na circulação, rins, fígado, baço, pâncreas e cérebro. Entretanto, importa referir que têm sido encontradas escamas fetais nas veias uterinas sem a coincidência de quadro clínico de embolia amniótica (EA). Admite-se que, desde a publicação de Steiner e Lushbaugh, cerca de outros 300 casos de EA tenham sido publicados. A maioria deles intraparto e alguns até no segundo trimestre e até 48 horas após a expulsão fetal.

Incidência

Steiner e Lushbaugh admitiram incidência de 1:8.000 partos. Entretanto, como nem todos os casos culminam com morte, é possível que, em algumas pacientes que sobrevivem a ele, o diagnóstico não seja feito. Eastman (1970), citado por Clark (1991), em contraposição, admitia que óbitos súbitos provocados por outras causas poderiam ser relacionados à EA. Por isso, Liban e Raz, pouco antes, salientavam a raridade da patologia atribuindo-lhe a incidência de apenas 1:80.000 partos.

Durante 64 anos de intensa atividade clínica, um de nós (B.N.), apenas uma vez assistiu à morte materna súbita, com características similares aos casos de EA.

Dentre as possíveis causas clínicas da ocorrência da EA citam-se: rotura alta das membranas, descolamento prematuro da placenta, manobras intra-uterinas (versão interna), óbito fetal, parto precipitado associado à hipercontratilidade (ocitócicos), lesões do miométrio (cesárea e rotura uterina), utilização de cateteres para amnioinfusão e abortamento induzido (soluções salinas hipertônicas introduzidas na câmara amniótica). A idade avançada e a multiparidade favorecem o acidente (Courtney, 1974).

Etiologia

Experiências em animais (coelhas, cadelas, ovelhas, gatas, ratas) têm comprovado efeitos contraditórios em relação à infusão de líquido amniótico em suas circulações. Clark (1991) salienta a flagrante diversidade das metodologias utilizadas para o líquido amniótico: volume infundido, densidade e condição heteróloga injetada.

Necropsias realizadas comprovaram desde a obstrução maciça da microcirculação pulmonar, obstrução mínima com extensa hemorragia pulmonar, até árvore vascular pulmonar normal, apesar do colapso circulatório. Dentre essas pesquisas, apenas duas (Stolte e cols., 1967; Adamsons e cols., 1971) foram feitas em macacas (Rhesus), e o líquido amniótico infundido foi homólogo. Apesar de em um desses estudos haver sido injetado o correspondente a 80% do líquido amniótico normal em humanos, não se observaram alterações hemodinâmicas, e os animais sobreviveram.

Estudos experimentais em ovelhas (Reis e cols., 1965) e em cadelas (Attwood e Downing, 1965) comprovaram as seguintes alterações hemodinâmicas após a infusão de líquido amniótico: aumentos de 90% da pressão arterial pulmonar média, de 69% da pressão venosa central e de 150% na resistência vascular pulmonar e na ausência de aumento da pressão capilar pulmonar. Essas alterações desapareceram em 30 minutos e não ocorreu edema pulmonar. Com base nesses achados, na terapêutica foram recomendadas drogas visando aliviar o vasoespasmo da artéria pulmonar e agentes vasodilatadores (Esquema VII-2).

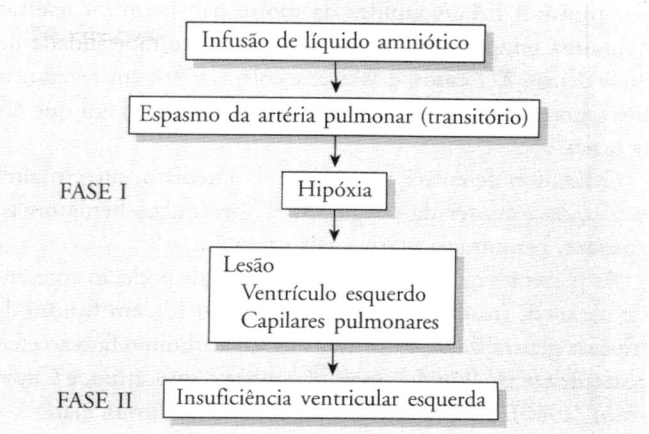

Esquema VII-2 – Fisiopatogenia da EA (Clark, 1991).

Em contraste com as observações experimentais, os achados de EA na mulher comprovaram: discreto ou moderado aumento da pressão arterial pulmonar, aumento variável da pressão venosa central, elevação da pressão capilar pulmonar e, principalmente, atividade insuficiente do ventrículo esquerdo (Clark e cols., 1985, 1988 e 1995; Girard e cols., 1986). Em todos os casos de EA, a resistência vascular pulmonar é normal ou enquadra-se com os casos em que ocorre insuficiência ventricular esquerda isolada. O edema pulmonar, na EA humana, está sempre presente. Ressalta do enunciado que a principal alteração hemodinâmica provocada pela EA humana é a insuficiência do ventrículo esquerdo. O espasmo da artéria pulmonar e *cor pulmonale* não são observados.

Kitzmiller e Lucas (1972), em cadelas, identificaram que o líquido amniótico de parturientes é mais ativo que o de gestantes na determinação das alterações hemodinâmicas já referidas. Essa observação guarda relação direta com a de Karim e Devlin (1967), que comprovaram maior teor de metabólitos do ácido araquidônico (prostaglandinas e leucotrienos) no líquido amniótico de parturientes que no de gestantes, sugerindo sua possível contribuição na determinação do quadro clínico. O quadro assemelha-se àqueles de reações anafiláticas, e Azegami e Mori (1986) admitem que o ácido araquidônico e seus metabólitos sejam os mediadores responsáveis pela hipersensibilidade reacional comprovada nesses casos. Por ser indistinguível clinicamente dos choques séptico e anafilático, Clark e cols. (1995) propuseram a denominação "síndrome anafilactóide da gestação".

Coagulopatia (teoria tromboplástica) – a presença de tromboplastina no líquido amniótico justifica por que os casos de EA, em geral (40%), acompanham-se de coagulopatia intravascular disseminada (CIVD), agravando a perda sangüínea conseqüente à dequitação. Experimentalmente, tem sido demonstrado que o líquido amniótico apressa a coagulação, provocando agregação plaquetária e liberação do fator III e ativando a cascata de coagulação. Tem sido demonstrado, ainda, que ele contém ativador direto do fator X e é rico em tromboplastina.

Quadro clínico

A sintomatologia estabelece-se de modo abrupto e intenso e caracteriza-se por dispnéia, cianose intensa, hipotensão arterial, angústia e, geralmente, culmina com parada cardiorrespiratória e morte imprevisível e repentina, dentro de minutos ou horas (Hammerstein e Stein, 1959). Um de nós (B.N.)

teve oportunidade de assistir caso clínico, em 1949, de morte por provável EA. A rapidez da morte não permitiu realizar nenhuma terapêutica. Morgan (1979) refere mortalidade de 86% dentre 272 casos, e Wasser e cols. (1979), em revisão da literatura, admitem a sobrevida, citando 25 casos em que ela ocorreu.

Quando o desenlace não ocorre de imediato, surgem alterações decorrentes da coagulopatia: petéquias, hematomas, epistaxe, hemorragia uterina pós-parto etc.

As pacientes que sobrevivem à crise aguda poderão apresentar sinais de insuficiência ventricular esquerda em função da hipóxia generalizada. Courtney (1970) atribuiu o fato ao efeito depressor do líquido amniótico sobre o miocárdio, e Cuparescu (1960), a um princípio hipotensor cardiovascular.

Diagnóstico

O diagnóstico de probabilidade resulta da sintomatologia já referida e, em particular, da subitaneidade e imprevisibilidade do quadro clínico e sua deterioração catastrófica. A gasometria, quando há tempo para ser realizada, identifica intensa queda da pO_2 e do pH, reveladores de grave hipóxia e acidose metabólica. Cerca de 50% das pacientes morrem dentro da primeira hora do acidente. Estatísticas americanas (Clark e cols., 1995) revelam que 100% das pacientes apresentaram alterações circulatórias (hipotensão), 93% tiveram edema pulmonar ou distúrbio respiratório grave, 87% parada cardiorrespiratória, 83% apresentaram coagulopatia e 48% convulsões.

Em sua análise dos dados obtidos no inquérito nacional norte-americano, Clark e cols. (1995) propõem que sejam requeridos os seguintes critérios para que se estabeleça o diagnóstico:

- Hipotensão aguda ou parada cardíaca.
- Hipóxia aguda (dispnéia, cianose ou parada respiratória).
- Coagulopatia: coagulação intravascular disseminada ou hemorragia inexplicável (o diagnóstico é aceito em pacientes que tenham morrido antes da instalação da coagulopatia).
- Instalação do quadro durante curetagem (abortamento), trabalho de parto, cesárea, ou em até 30 minutos após a ocorrência do parto.
- Ausência de quaisquer outras explicações potenciais para os sintomas e sinais apresentados.

Ocorrendo o óbito, recomenda-se colher sangue do coração direito ou de vasos pulmonares, centrifugá-lo e identificar na camada sobrenadante (Giemsa, Sudan) componentes do líquido amniótico: lanugem, pêlos, mucina e êmbolos de gordura.

Duff e cols. (1983) e Clark e cols. (1985) referem que, em pacientes que sobrevivem, a aspiração de sangue da artéria pulmonar pode identificar os elementos fetais do líquido amniótico. O achado de elementos do líquido amniótico na circulação materna não deve ser considerado patognomônico de EA (Greggory e Clayton, 1973). Em pacientes assintomáticas, cateterismos da artéria pulmonar têm identificado com freqüência elementos fetais (Planche e cols., 1983; Clark e cols., 1986), como se vê na figura VII-10. O diagnóstico diferencial de EA deve ser feito em relação a choque anafilático ou séptico, pneumonia aspirativa, infarto agudo do miocárdio, acidente cerebrovascular e tromboembolismo pulmonar.

Tratamento

Não havendo como tratar a causa da EA, o tratamento consiste em medidas de suporte:

1. oxigenação e ventilação;

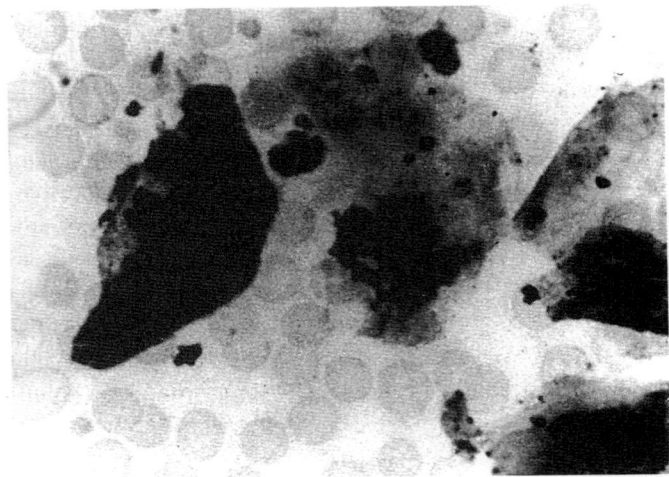

Figura VII-10 – Células escamosas captadas da circulação arterial pulmonar (Clark, 1991).

2. manutenção da pressão arterial e do débito cardíaco (com monitorização invasiva);
3. correção da coagulopatia.

Havendo feto vivo e viável, deve-se considerar a possibilidade de sua rápida extração, se ocorre o óbito e/ou até a descerebração.

O suporte da respiração e a correção da hipóxia exigem oxigenoterapia em alta concentração e, se houver tempo e equipamentos hábeis, inclusive a câmara de oxigênio hiperbárica. Todas as medidas visando ao suporte cardiovascular deverão obedecer à monitorização, inclusive, se possível, à pressão da artéria pulmonar. A reposição de volume deve ser guiada pelos parâmetros observados, a fim de não agravar o edema pulmonar.

Em relação à eventual CIVD, recomenda-se a transfusão de sangue total ou concentrado de seus elementos (sangue recém-coletado), de plasma congelado e crioprecipitados. Na tabela VII-23 enumeram-se suas virtudes de reposição.

Tabela VII-23 – Coagulopatia. Componentes de reposição.

Elementos	Volume/ml	Reposição
Concentrado de plaquetas	40-60	Eleva as plaquetas em 25.000 a 30.000
Crioprecipitados	30-50	Fibrinogênio + fatores VIII e XIII
Plasma fresco congelado	200	Todos os fatores da coagulação (exceto plaquetas)
Concentrado de sangue fresco	200	Eleva o hematócrito em 60-65%
Fibrinogênio	300	Eleva o fibrinogênio em 1-2g

Não é pacífica, ainda, a indicação da heparina ou do ácido épsilon-aminocapróico. A administração de morfina (10mg) pode aliviar a dispnéia e a angústia, e a aminofilina (250-500mg), por via intravenosa, reduz o broncoespasmo. Taber (1984) e Chatelain e Quirk (1990) recomendam corticóides pela via intravenosa.

A prevenção da EA consiste em: evitar manobras intra-uterinas, administração intempestiva de ocitócicos com útero cheio e introdução de soluções hipertônicas na câmara amniótica.

Embolia gasosa

A embolia gasosa (EG) é complicação grave que resulta da entrada de apreciável volume de ar na circulação venosa. Em relação à sua etiologia, embora seja mais freqüente no curso de abortamento provocado (injeção de água de sabão), tem sido referida como conseqüência de: cesárea, placenta prévia, descolamento manual de placenta, rotura uterina, manobra de taxe (em inversão uterina), no parto com desprendimento fetal rápido, na descompressão brusca uterina de poliidrâmnio e na infusão inadvertida de ar, durante transfusão de sangue sob pressão.

Esta última condição foi presenciada por um de nós (B.N.) em duas oportunidades, em que hemorragia rápida e volumosa exigiu transfusão de sangue sob pressão. O descuido no seu controle permitiu a entrada abrupta de ar na circulação da paciente, ocorrendo óbito súbito. Não houve tempo para estabelecer nenhuma medida assistencial.

Desconhece-se a verdadeira incidência dessa complicação, porque, além das compreensíveis omissões relacionadas à prática de abortamentos, restam os casos que não são fatais. Daí estranhar a afirmação de Olshausen (1895), citado por Briquet (1932), de haver reunido 64 casos de embolia aérea ocorridos na dequitação.

Nelson (1960) reviu 157 casos de EG comprovados no ciclo gravídico-puerperal, relacionando-os: 98 com abortamentos, 11 com placenta prévia (dos quais 8 com versão de Braxton-Hicks), 8 com cesáreas, 8 com extração manual da placenta, 7 com rotura uterina, 6 com insuflação medicamentosa de pó e irrigação da cavidade uterina (cada uma dessas causas), 5 com posição genupeitoral, 3 com duchas vaginais.

Quadro clínico

O quadro clínico do acidente, de instalação aguda, assemelha-se ao da embolia amniótica: dispnéia, cianose, colapso circulatório, convulsão, coma e morte. O diagnóstico, no curso do acidente, revela à ausculta da área cardíaca o ruído de batedeira de ar com sangue, lembrando o som de roda d'água (Bertini-Oliveira e Camano, 1985). A necropsia revela a presença de sangue escuro e bolhoso no coração direito, na veia cava superior e nas veias uterinas.

Infusões discretas de ar nas veias podem não provocar sintomatologia. Casos fatais ocorrem quando penetram rapidamente mais de 300ml. Presente a complicação, o tratamento, de aplicação imediata, consistirá de: estabelecer o decúbito látero-esquerdo com cabeça baixa (para favorecer a eliminação de espuma do coração direito), ventilação assistida (oxigenoterapia a 100% com pressões intermitentes), administração de drogas vasoativas e aspiração com agulha do ventrículo esquerdo.

Prevenção

Entre as medidas a serem evitadas, citam-se o descolamento manual da placenta, as manobras de versão interna, o desprendimento rápido fetal, a descompressão brusca da câmara amniótica em casos de poliidrâmnio, a transfusão de sangue ou soluções sob pressão e a irrigação e a insuflação intra-uterina de drogas.

Embolia trombótica

Representada principalmente pela embolia pulmonar pode, ainda, atingir o cérebro, os rins e outros órgãos. A embolia pulmonar (EP) e a trombose venosa profunda (TVP) são diferentes manifestações da mesma entidade, o tromboembolismo venoso (TV). A incidência real do TV na gravidez é incerta, situando-se entre 0,5 e 3/1.000 gestações (Chatelain e Quirk, 1990; Walker e cols., 1998). Embora haja certa predominância da embolia pulmonar durante o puerpério, a trombose venosa profunda apresenta distribuição semelhante nos três trimestres da gravidez e no pós-parto. A TVP não tratada evolui com embolização pulmonar em 15-24% dos casos, e a EP não tratada provoca a morte em 12-15% das pacientes. A EP é a principal causa de morte materna nos países desenvolvidos.

A gestação está associada a aumento da predisposição à trombose, pela presença da tríade de Virchow – hipercoagulabilidade, estase venosa e lesão vascular (endotelial). Cerca de um terço das EP está associado à trombose venosa profunda "silenciosa" (assintomática). O diagnóstico da EP na gravidez é dificultado pelo temor dos efeitos da radiação sobre o concepto (ainda que os métodos propedêuticos de imagem – desde cintilografia até a arteriografia pulmonar – estejam dentro dos limites seguros de exposição do feto à radiação, muitas vezes os clínicos evitam solicitar tais exames e os radiologistas recusam-se a fazê-los). A deterioração clínica e a morte materna podem estar relacionadas à gravidade do caso (trombose maciça) e também à descompensação devido à demora do diagnóstico. O tratamento envolve anticoagulação com heparina regular ou de baixo peso (ou mesmo com trombolíticos, nos casos mais graves) e medidas de suporte adequadas a cada caso, podendo chegar à assistência ventilatória e aos cuidados de unidade de terapia intensiva.

Na última década, vários trabalhos têm relacionado a presença de trombofilias adquiridas e/ou hereditárias à trombose venosa no ciclo gravídico-puerperal. A trombose é evento multifatorial e para sua ocorrência geralmente está envolvida predisposição (genética ou adquirida) associada a um fator desencadeante (traumatismo, cirurgia, gestação, uso de contraceptivos hormonais combinados, por exemplo). Paciente com antecedente de TV prévio à gestação tem risco de recorrência de até 12% (Barbour e Pickard, 1995). Na tabela VII-24, Zotz e cols. mostram como a presença de trombofilia, associada ou não a antecedentes familiares, pode alterar a probabilidade do aparecimento da trombose venosa na gravidez e puerpério. Estes dados mostram que a trombofilia puramente como achado laboratorial nem sempre significa risco extremamente aumentado de a paciente apresentar quadro de TV; entretanto quando além do defeito hereditário estão também presentes antecedentes pessoais e/ou familiares, ocorre elevação do risco. A anamnese adequada pode identificar estes antecedentes e em caso positivo proceder à pesquisa dos estados trombofílicos. A profilaxia antitrombótica em pacientes de risco é eficaz na redução da mortalidade materna secundária à embolia pulmonar.

A prevenção da ET (em especial do tromboembolismo venoso) em Obstetrícia consiste no uso rotineiro de meias de compressão graduada durante a gravidez, promover o levantar precoce, combater a anemia, reduzir o traumatismo dos vasos do pedículo uterino, evitar a narcose e as intervenções prolongadas. A anamnese cuidadosa aliada à propedêutica laboratorial pode identificar pacientes de maior risco, nas quais deve ser empregada a profilaxia antitrombótica durante a gravidez e puerpério. Nas pacientes com mais de um episódio prévio de TVP/EP, pode estar indicada a passagem de filtro de cava.

Embolia gordurosa

É excepcional em obstetrícia; só ocorrer em traumatismo, em pacientes com fraturas ósseas.

Tabela VII-24 – Risco relativo e probabilidade de ocorrência de tromboembolismo venoso (TV) na gestação e/ou puerpério conforme o tipo de trombofilia e antecedentes F/P (familiares e/ou pessoais) – adaptado de Zotz e cols., 2003.

Trombofilia	Risco relativo	Probabilidade de TV na gestação e/ou puerpério	
		Sem antecedente F/P	Com antecedente F/P
FVL heterozigoto	6,9 (4,6-10,2)	0,18%	3-23%
Protrombina mutante (heterozigoto)	12,4 (7,1-22)	0,32%	Idem
Def AT (< 60%)	119	7,2%	11-40%
Def prot C (< 65%)	4,6 (2,4-9)	0,12%	2-17%
Def prot S (< 52%)	2,5 (1,5-4,2)	0,06%	7-23%
SAF	9	*	*

FVL = fator V de Leiden; Def AT = deficiência de antitrombina; Def prot C/S = deficiência de proteína C, proteína S; SAF = síndrome antifosfolipídeo.
* Não se aplica (trombofilia adquirida).

PROCESSOS CARDIOVASCULARES

Entre os processos de natureza cardiovascular que provocam morte súbita incluem-se: insuficiência coronária (infarto), arritmias cardíacas, hemorragia cerebral maciça, roturas de aneurismas e coartação da aorta. Pacientes com valvopatias de origem reumática e cardiopatias congênitas com hipertensão arteriolar pulmonar também podem sofrer rápida deterioração clínica levando ao óbito, estando grande parte desses casos associados a arritmias cardíacas e/ou trombose arterial ou venosa, ou ainda secundárias a alterações de volemia intra ou pós-parto.

Insuficiência coronariana – infarto agudo

A ocorrência de infarto agudo do miocárdio, seguido de morte súbita de gestantes, é excepcional, porquanto na idade reprodutiva as lesões obstrutivas e progressivas das coronárias são extremamente infreqüentes.

Na Clínica Obstétrica do Hospital das Clínicas da Faculdade de Medicina (USP), sob a direção de um de nós (B.N.), entre 27.132 gestantes atendidas (1971-1981), das quais 371 eram cardiopatas sintomáticas, apenas 6 (1,6%) eram portadoras de coronariopatia. A incidência referida concorda com os dados de Gordon (1955), que entre 176 cardiopatas grávidas identificou a coronariopatia em apenas 1,5%.

Nas duas últimas décadas, observou-se discreto aumento do número de pacientes com infarto agudo do miocárdio prévio à gestação em nosso serviço (Avila e cols., 2003), com a ocorrência de infarto na gestação em três pacientes (uma no início da gestação, submetida a revascularização miocárdica no primeiro trimestre, outra intraparto, com parada cardiorrespiratória e admnistração de trombolítico, com sucesso, e uma terceira paciente hipertensa crônica com morte súbita na 35ª semana de gestação, sendo constatada isquemia miocárdica extensa à necropsia). A maior parte das pacientes com infarto agudo do miocárdio (IAM), prévio à gestação, constituía-se de hipertensas crônicas, tabagistas e em uso de contraceptivos hormonais combinados por ocasião da isquemia.

O primeiro caso bem documentado de infarto agudo do miocárdio durante a gestação é o de Katz (1921), citado por Reece e Assimakopoulos (1992). Desde então, segundo esses autores, cerca de 100 casos foram citados na literatura. Hankins e cols. (1985) referem que essa complicação, em geral, ocorre no terceiro trimestre e o desfecho em morte materna atinge dois terços dos casos.

Salem e cols. (1984) observaram que, entre primíparas, o infarto instala-se, em geral, no pós-parto, enquanto em multíparas ele ocorre mais no terceiro trimestre. A incidência de morte não guarda relação com a idade das pacientes, sendo maior entre as que têm menos de 36 anos.

A terapia trombolítica é o tratamento de primeira linha no IAM precoce. Embora o uso deste medicamento seja em tese contra-indicado na gravidez, tal interdição tem base teórica e não se baseia em estudos (Roth e Elkayam, 1998). Nem o TplA (ativador do plasminogênio tecidual) nem a estreptoquinase ultrapassam a barreira placentária; o temor principal seria de hemorragia de origem obstétrica em paciente incoagulável. A proximidade do parto seria fator a ser considerado na indicação de tal terapêutica. No caso que um de nós (M.R.F.L.B.) teve a oportunidade de vivenciar, a paciente deu à luz a um natimorto (o IAM ocorreu no início da indução de parto de óbito fetal de 36 semanas) ainda sob efeito da estreptoquinase, e o miotamponamento foi capaz de controlar o sangramento uterino, sem hemorragias.

Resultados controversos são referidos no que tange à via de parto preferencial. Enquanto para alguns (Listo e Bjorkenheim, 1988; Ostheimer e Alper, 1975) a cesárea seria benéfica, Hankins e cols. (1985), que reviram a literatura, referem menor mortalidade materna por via vaginal (14,23%). Chestnut e cols. (1986) e Dawson e Ross (1988) concordam com esses últimos autores, recomendando a anestesia peridural. Entretanto, a utilização de anestesia locorregional para cesárea em paciente com isquemia miocárdica é encarada com reserva por boa parte dos anestesiologistas, pelo medo que a hipotensão associada ao bloqueio do sistema nervoso autônomo reduza o retorno venoso com conseqüente agravamento da isquemia. A analgesia seria reservada para os partos vaginais, que se beneficiariam também de manobras para abreviação do período expulsivo com redução da dor e do esforço maternos (Roth e Elkayam, 1998).

Havendo necessidade de drogas uterotônicas, deve-se evitar os derivados do ergot e a ocitocina natural, por apresentar impureza, representada pela presença de vasopressina. Prefere-se a ocitocina sintética, administrada, preferentemente, pela via venosa e diluída em solução glicosada a 5%. Lembrar que as drogas utilizadas para o tratamento da isquemia (nitroglicerina, bloqueadores dos canais de cálcio) apresentam atividade uterolítica e podem resultar em prolongamento do trabalho de parto e também hipotonia uterina. Se houver indicação de supressão da lactação, deve-se preferir os métodos não-farmacológicos, uma vez que a bromoergocriptina também é derivada dos alcalóides do ergot e pode levar a espasmo coronariano.

Arritmias cardíacas

Durante a gestação, a maioria das arritmias é benigna e dispensa terapêutica. Entretanto, quadros clínicos preexistentes tendem a se agravar durante a puerperalidade, podendo responder por elevação nos seus índices de morbiletalidade (Kannel e cols., 1982). Com exceção das arritmias associadas à síndrome do QT longo e arritmias ventriculares com repercussão hemodinâmica, as arritmias não associadas à doença cardíaca estrutural são bem toleradas durante a gestação, havendo eventualmente necessidade de ajustes terapêuticos.

Em gestantes portadoras de doença reumática mitral, complicada com fibrilação atrial, a liberação de trombos segue-se de embolização a distância e, por vezes, seguida de morte (Olshansky e Waldo, 1987). Mendelson (1956), dentre 92.315 gestantes, identificou 3.252 cardiopatas, das quais 31 apresentavam fibrilação atrial (29 de etiologia reumática). Entre 19 casos graves, a mortalidade fetal atingiu 19%, e a materna, 58%, sendo que em 23% das vezes a morte foi provocada por embolias. Atualmente, a utilização da profilaxia antitrombótica (com heparina regular ou de baixo peso molecular) ou mesmo anticoagulação plena em gestantes com fibrilação atrial reduziu sobremaneira a morbidade e a mortalidade relacionadas à embolia nessa entidade.

Prystowsky (1988) refere que o prognóstico de gestantes cardiopatas com taquicardia ventricular é mais sério, podendo culminar com morte súbita. Rally e Walters (1962) e Shah e Sunderji (1985) referem morte súbita em gestantes portadoras de cardiopatias preexistentes na presença de taquicardia ventricular. Nos últimos dois anos, um de nós (M.R.F.L.B.) teve a oportunidade de acompanhar três gestantes com arritmias ventriculares graves com cardiodesfibriladores implantados (CDI). Todas evoluíram satisfatoriamente, sendo necessários alguns ajustes na regulação do marca-passo/desfibrilador ou mesmo da terapêutica medicamentosa coadjuvante durante a gravidez e periparto.

Bloqueios atrioventriculares (síndrome de Stokes-Adams) podem ser bem tolerados na gestação. Entretanto, se a freqüência cardíaca cai abruptamente, abaixo de 50-60 batimentos, podem ocorrer síncope e morte súbita (Mendelson, 1956; Schobrun e cols., 1966; Eddy e Frankenfeld, 1977; Abramovici e cols., 1984). Nas pacientes com bloqueios atrioventriculares, muito bradicárdicas ou sintomáticas, têm-se indicado o uso de marca-passo temporário ou mesmo definitivo, com redução da mortalidade materna nesses casos.

Entre nós, a morte súbita no ciclo gravídico-puerperal tem sido relacionada à miocardiopatia chagásica, complicada com cardiomegalia global e bloqueios de ramo e atrioventriculares, com crises de quedas abruptas da freqüência e do débito cardíaco.

Embora faltem estudos controlados, no tratamento das arritmias têm sido utilizadas praticamente todas as drogas habitualmente empregadas fora do período gravídico (Shotan e cols., 1998). Especial consideração deve ser feita em relação à amiodarona; esta droga em tratamento de manutenção pode associar-se a hipotireoidismo fetal, devendo ser reservada apenas às pacientes com arritmias graves que não possam ser controladas com outro tipo de medicamento.

Prevenção

A prevenção da morte súbita, na presença de patologias cardiovasculares, é da alçada de especialistas, cabendo ao tocólogo apelar para sua colaboração. Durante o pré-natal, deve-se recomendar o repouso relativo, o controle ponderal, o combate a anemia, dieta hipossódica e terapêutica hipotensora (quando necessária). No parto impõe-se favorecer o período expulsivo (alívio pela aplicação oportuna do fórcipe), prodigalizar analgesia, evitar partos laboriosos. A anestesia preferencial (sob orientação de anestesista e do cardiologista) será a de condução nos partos vaginais, evitando-se ocitócicos que interferem com a circulação (ergonovina e ocitocina natural). A anticoagulação profilática limita a utilização da anestesia locorregional, bem como as limitações importantes de fluxo (hipertensão pulmonar, estenoses aórtica e mitrais graves, por exemplo). Na maioria dos casos, a via de parto se dá por indicação obstétrica. Entretanto, nos casos graves com potencial de descompensação materna intraparto ou no puerpério, faz-se mister a programação do parto, visando redução das variáveis que possam influir na piora do caso.

Hemorragia cerebral maciça

A morte súbita materna, conseqüente à hemorragia cerebral maciça, relaciona-se, em geral, com a rotura de aneurismas cerebrais congênitos (polígono de Willis), malformações arteriovenosas e com crises hipertensivas. Com freqüência, trata-se de multíparas com mais de 35 anos.

Na Clínica Obstétrica da FMUSP, sob a direção de B.N., entre 74 óbitos maternos relacionados à toxemia hipertensiva, ocorridos na era pré-terapêutica hipotensiva, em 31% deles a hemorragia cerebral maciça foi a causa responsável e em apenas três casos não ocorreu convulsão prévia (Neme e Mathias, 1970). Entre outras causas possíveis citam-se, ainda, aneurismas, coagulopatias, coriocarcinoma, trombose do seio venoso.

O risco de rotura de aneurismas cerebrais é maior durante a gestação (Perloff, 1988), relacionando-se o fato ao aumento da volemia, do débito cardíaco, do volume sistólico, do esforço expulsivo no parto e às crises hipertensivas. Índices elevados dos estrógenos e progesterona favorecem, também, a dilatação desses vasos comprometidos. Entretanto, a gestação e a multiparidade aparentemente não aumentam a incidência do acidente hemorrágico, cuja ocorrência na prenhez é mais freqüente na segunda metade. Depois do advento da penicilinoterapia efetiva da sífilis, aneurismas cerebrais relacionados a essa etiologia são excepcionais.

Quadro clínico

Em geral, cefaléia forte e abrupta ocorre de início. Surgem náuseas, vômitos, tontura, diplopia e perda progressiva da consciência. Os sintomas dependem do volume, da localização e da rapidez da hemorragia. Alterações da neuromotricidade culminam com hemiplegia, e quando a hemorragia é maciça a paciente entra em coma carótico e o óbito súbito pode ocorrer.

O diagnóstico, atualmente, é favorecido pela tomografia computadorizada ou ainda angiorressonância do SNC. A angiografia cerebral pode ser utilizada para comprovar a lesão vascular.

Assistência

A terapêutica será da alçada de neurologistas. Ao tocólogo importa acompanhar a evolução materna e o comprometimento fetal. Em casos de hemorragia maciça e feto viável, a indicação da cesárea será considerada, quando ocorre a descerebração e o óbito materno.

Rotura da aorta

A rotura ou dissecção da aorta, no curso da gestação, tem sido relacionada em geral à síndrome de Marfan e à coartação da aorta. Processos ateroscleróticos da aorta, na idade reprodutiva, e aneurismas sifilíticos, pela razão referida, são excepcionais (Fig. VII-11).

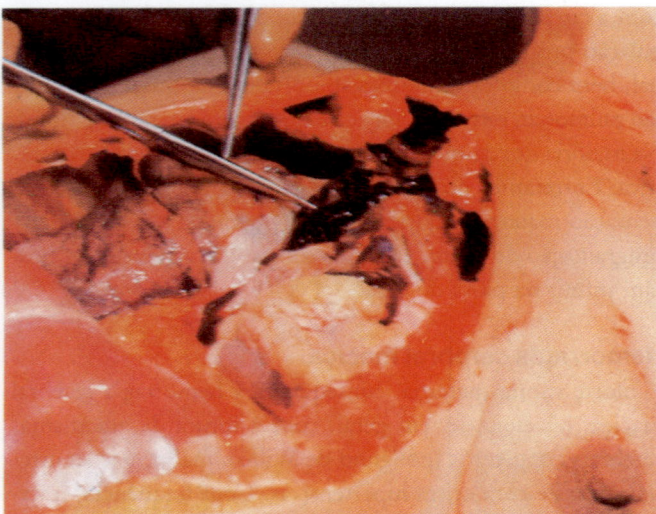

Figura VII-11 – Aneurisma dissecante da aorta torácica. Óbito materno.

Embora a hipertensão arterial esteja, com freqüência, associada à dissecção e à rotura da aorta (Schnitker e Bayer, 1944; Hirst e cols., 1958), nos casos ocorridos em gestantes não existem referências de eclâmpsia. Esses autores, embora reconhecendo a raridade da complicação em pacientes jovens, referem que 50% dos casos têm sido comprovados em pacientes com menos de 40 anos durante a gestação ou logo após o parto.

Modificações gravídicas, como o estresse do parto, a hipervolemia e o aumento do débito cardíaco, não têm sido relacionadas com a dissecção e rotura da aorta (Mandel e cols., 1954). De outro lado, enquanto Manalo-Estrella e Baker (1967) não comprovaram alterações da estrutura da aorta secundárias à prenhez, outros autores (Danforth e cols., 1964; Wolinsky, 1972; Irey e Norri, 1973), fundamentados em observações animais, acreditam que as alterações hormonais, inerentes à gestação (estrógenos e progesterona), poderiam contribuir para provocar alterações histológicas da aorta e sua conseqüente rotura.

Elkayam e Shotan (1992) citam que cerca de 200 publicações de dissecção da aorta foram referidas na gestação. Konishe e cols. (1980) referem que 60% de seus 52 casos ocorreram em pacientes com mais de 30 anos e em 77% tratava-se de multíparas, com coartação da aorta e síndrome de Marfan. Segundo Pedowitz e Perell (1957), nos seus 47 casos, a complicação da rotura aórtica ocorreu em 49% no terceiro trimestre, 19% no segundo trimestre, 13% no parto ou logo após seu término e 2% no primeiro trimestre.

Quando o óbito súbito não ocorre e o diagnóstico é feito (aortografia e tomografia, apesar da irradiação fetal), a conduta no primeiro e até o segundo trimestres tem sido a reparação cirúrgica da lesão (inclusive com circulação extracorpórea, Becker, 1983). Merin e cols. (1981) referem êxito materno-fetal em dois casos assim conduzidos no terceiro trimestre. Admitida a viabilidade fetal extra-uterina, recomenda-se a cesárea e só após a reparação cirúrgica da lesão aórtica. Recentemente, tal conduta foi por um de nós (M.R.F.L.B.), adotada em paciente com dissecção aórtica em gestação de 34 semanas, com cesárea seguida imediatamente de toracotomia para reparação da lesão de aorta.

Em paciente com síndrome de Marfan ou coartação de aorta com risco de dissecção (diâmetro de raiz de aorta superior a 4cm), temos procedido rotineiramente à cesárea com 37 semanas, antes do início do trabalho de parto. A constatação de dilatação aórtica importante já no início da gestação tem prognóstico reservado, podendo ser inclusive indicação de interrupção da gravidez.

Rotura da artéria esplênica

Garcia Novo e cols. (1970), na Faculdade de Medicina de Sorocaba, revisaram a literatura comprovando 70 casos até 1969. Referiram três casos pessoais, culminados com morte por colapso circulatório.

Rotura hepática

A rotura abrupta da cápsula de Glisson (em casos de pré-eclâmpsia grave e eclâmpsia) e conseqüente rotura hepática e hemorragia cataclísmica também foram observadas em nossos serviços, cuminando alguns desses casos com morte materna. A persistência de dor em hipocôndrio direito em paciente com doença hipertensiva específica da gestação deve levar à exclusão dessa entidade antes da rotura e choque hemorrágico; a ultra-sonografia pode ajudar. Porém, quando houver hipotensão ou outros sinais de sangramento abdominal deve-se imediatamente proceder à laparotomia com o auxílio do cirurgião geral.

COMPLICAÇÕES ANESTÉSICAS

Segundo Praphat e Cavanagh (1978), dentre 100 óbitos maternos ocorridos nos Estados Unidos, cerca de 6-10% foram relacionados com acidentes anestésicos e 90% das mortes poderiam ter sido evitadas.

Até 1947, em nosso meio, pelo menos, a principal causa da morte materna súbita, provocada por anestesia, era relacionada à raquianestesia, seguida de parada respiratória e cardíaca (Neme, 1950). O melhor conhecimento da fisiopatologia desse método anestésico e a limitação da dose das drogas utilizadas e da altura do bloqueio seguiram-se de evidente redução, até quase anular a responsabilidade dessa anestesia na mortalidade materna.

O maior risco de morte súbita materna, por anestesia de condução, relaciona-se com o bloqueio peridural, quando, inadvertidamente, injeta-se grande quantidade da solução anestésica no espaço subaracnóideo. Esse acidente tem sido relatado em 1-2% em bons Serviços de Anestesiologia.

O caráter de urgência que preside as intervenções obstétricas (estômago cheio) tem feito com que, ultimamente, a principal causa de morte materna por anestesia seja a aspiração de vômitos. Entretanto, nesses casos, nem sempre a morte é súbita. Esta, em geral, ocorre quando se instala a parada cardíaca: bloqueios nervosos anestésicos elevados atingindo, inclusive, a inervação cervical diafragmática e síncope anestésica durante narcose promovida por barbitúricos e outros agentes.

Instalada a parada cardíaca, se a recuperação não é imediata e ultrapassa 4-5 minutos, ocorre a morte cerebral. Analisando 1.061 cesáreas praticadas na Clínica Obstétrica da FMUSP (Neme e Mathias, 1959), comprovamos que o obituário materno dependente da anestesia foi de 0,7% com a raquianestesia e 1% com a narcose. Gallacci e Azevedo (1959), dentre 5.672 anestesias raquidianas, comprovaram mortalidade materna depurada de 0,017%.

Prevenção

A escolha da anestesia, em Obstetrícia, é da competência conjunta do tocólogo e do anestesista. Cabe ao primeiro informar quais as condições que devem ser mantidas, para permitir a prática da intervenção indicada, resguardando os interesses materno-fetais. O anestesista deve conhecer as modificações que a gestação provoca no organismo materno e suas possíveis implicações com os métodos usuais de anestesia. De modo geral, as anestesias de condução são as preferenciais e suas fisiopatologias e técnicas de aplicação devem ser bem conhecidas por anestesistas habituados no trato com gestantes.

CHOQUE ANAFILÁTICO

O choque anafilático é reação de hipersensibilidade de manifestação repentina e inesperada em resposta à atuação de determinado alérgeno.

Em Clínica Obstétrica, o acidente pode ou tem sido referido após administração de penicilina e derivados e de anestésicos locais (procaína, lidocaína, bupivacaína). O óbito é precedido de hipotensão intensa de instalação abrupta, relaxamento dos esfíncteres, náuseas e vômitos.

A prevenção é difícil, baseando-se apenas na anamnese (antecedentes de reações a drogas). Quando o choque se instala, as principais medidas de assistência serão: a) administração por via intramuscular e até intravenosa de epinefrina; b) oxigenoterapia sob pressão e, se necessário, com entubação ou traqueostomia; c) infusão de soro glicosado a 5-10%, no qual se diluem drogas vasoconstritoras (metaraminol) e corticóides (em doses liberais).

PARADA CARDIORRESPIRATÓRIA

Em Obstetrícia, a parada súbita do coração é rara, mas cerca de 10% das mortes maternas resulta de parada cardiorrespiratória (PCR) (Whitty, 2002). Dados do ACLS demonstram que, mesmo em condições satisfatórias de atendimento, cerca de três em quatro tentativas de ressuscitação cardiopulmonar não serão bem-sucedidas. Na gravidez, esses números tendem a ser ainda piores, devido a vários fatores: influência das modificações gravídicas na dinâmica do atendimento, falta de intimidade do tocólogo e demais profissionais das maternidades em geral com as manobras de reanimação e falta de equipamento e material adequados para a assistência da PCR dentro das instalações de boa parte das maternidades.

As causas da PCR na gravidez já foram quase todas acima listadas; entretanto, não podemos olvidar que a descompensação circulatória pode advir de hemorragias obstétricas, quadros graves de toxemia gravídica e também traumatismo. Nas grandes cidades norte-americanas, o traumatismo é responsável por grande parte dos óbitos na gravidez e, ainda que não seja considerado causa de morte relacionada à gestação, existem algumas particularidades no seu atendimento na paciente gestante que justificam a adaptação de alguns protocolos de atendimento nessa população (Panting-Kemp e cols., 2000).

Os fatores peculiares à gestação que dificultam as manobras de reanimação são (Morris e Stacey, 2003):

Dificuldade para a manutenção das vias aéreas pérvias – necessidade de trabalhar com a paciente inclinada lateralmente, maior probabilidade de edema laríngeo dificultando a entubação.

Modificações respiratórias – aumento da ventilação, consumo de O_2 aumentado, redução da complacência torácica e da capacidade funcional residual. Existe também maior risco de regurgitação e aspiração de vômito (esfíncter gastroesofágico incompetente, maior pressão intragástrica). Há também dificuldade em observar os movimentos de excursão torácica.

Cardiocirculatórias – dificuldade nas manobras de compressão torácica pela mudança da conformação do tórax (elevação do diafragma, abertura maior dos arcos costais), hipertrofia mamária, associação freqüente de obesidade da paciente e compressão da cava (principalmente em posição supina) pelo útero gravídico.

O diagnóstico da parada cardíaca é feito pela ausência de pulso em artéria de grande calibre (carótida e/ou femoral). Verificar a responsividade do paciente e pedir ajuda de emergência. O primeiro passo então a ser tomado é a abertura das vias aéreas. Se não há evidência de traumatismo cervical, pode-se tentar melhorar essa abertura com extensão do pescoço e anteriorização da mandíbula (Whitty, 2002). Verificar se o paciente respira (ver se há excursão torácica ou fluxo de ar pelas vias aéreas). Em caso negativo, proceder à ventilação com máscara (ou boca a boca, se não houver equipamento disponível).

Se houver obstrução das vias aéreas, proceder à desobstrução (manobras de Heimlich) com o cuidado de fazer a compressão na porção inferior do tórax e não no abdome. Persistindo a ausência de respiração e pulso, iniciar compressões torácicas com relação compressão/ventilação de 15:2. Após entubação orotraqueal, proceder cerca de 100 compressões/minuto e 10 a 12 ventilações/minuto. A compressão aortocaval pelo útero grávido reduz a eficácia da compressão torácica; a paciente deve ser posicionada sobre uma cunha, cadeira invertida ou mesmo sobre os joelhos de um membro da equipe assistente ("cunha humana") para desviar o útero e melhorar o desempenho da reanimação (Morris e Stacey, 2003) (Fig. VII-12). Whitty (2002) preconiza que a lateralização do útero deve preceder outras manobras de reanimação na segunda metade da gravidez.

Em caso de fibrilação ventricular ou taquicardia ventricular sem pulso, proceder à desfibrilação – iniciar com 200 J, passando a 300 J e 360 J nas tentativas seguintes (se houver "cunha humana" desviando o útero, afastar a pessoa antes da desfibrilação). Entrementes, deve ser providenciado acesso venoso para a administração de fármacos (se não houver condição de acesso venoso, podem-se administrar drogas por via traqueal). Iniciar com epinefrina 1mg por via intravenosa, repetindo a cada 3 ou 5 minutos. Se não houver resposta, administrar atropina 1mg por via intravenosa também a cada 3 ou 5 minutos (até 0,04mg/kg). Em caso de necessidade de administração por via traqueal, dobrar as doses e forçar três a quatro ventilações logo após a instilação do fármaco pelo tubo orotraqueal.

Se a parada cardiorrespiratória estiver associada à "overdose" de sulfato de magnésio, administrar gluconato de cálcio por via intravenosa. Em caso de hipovolemia, elevar os membros inferiores e administrar volume (se necessário providenciar reposição de sangue e assegurar medidas que interrompam a perda sangüínea). Após a 24ª semana de gestação, a cesárea deve fazer parte das manobras de reanimação (Whitty, 2002; Morris e Stacey, 2003).

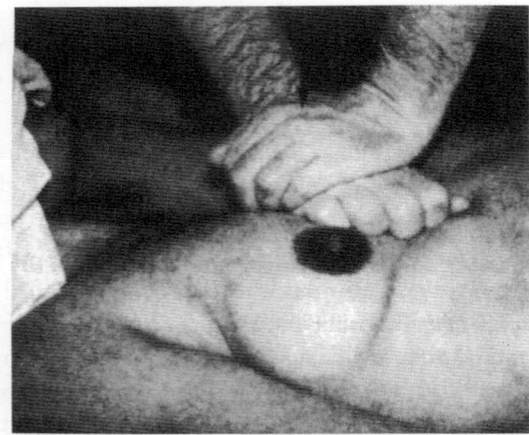

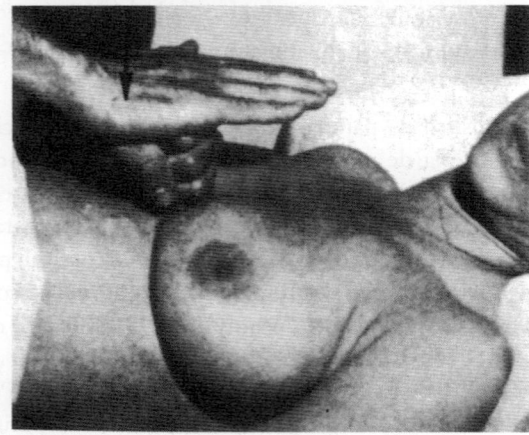

Figura VII-12 – Parada cardíaca. Técnica para ressuscitação (Cavanagh e cols., 1978).

CESÁREA PERIMORTE/PÓS-MORTE

Se há poucos anos a indicação da cesárea pós-morte materna justificava-se apenas quando o óbito ocorria em fase avançada da prenhez e o concepto era viável e ainda estava vivo, atualmente esta intervenção visa não somente à vida do nascituro, mas também à melhora da eficácia das manobras de reanimação materna.

No dizer de Rezende (1991), a prática de cesárea em paciente moribunda seria atitude execrável do ponto de vista da ética médica, não se justificando. Trabalhos mais recentes (Whitty, 2002; Morris e Stacey, 2003) advogam o esvaziamento uterino para reduzir a compressão sobre a cava, melhorar a complacência torácica e permitir melhor oxigenação e circulação das drogas empregadas na ressuscitação. Whitty e Katz (1986) advogam o início da cesárea em até 4 minutos após a PCR.

A estimativa da viabilidade fetal deve ser feita pelas informações disponíveis (data da última menstruação, exames ultra-sonográficos prévios) ou somente pela altura uterina. No momento da reanimação, não se deve perder tempo com tentativas de fazer ultra-sonografias. Mesmo tentativas de ouvir os batimentos cardíacos fetais são discutíveis, seja porque são difíceis de ser efetuadas durante a ressuscitação, seja porque, se atualmente consideramos que a cesárea não é somente feita com interesse fetal, mas também para melhorar a resposta materna à reanimação a vitalidade fetal, não é primordial nesse momento.

Não é necessário todo instrumental de laparotomia. Inicialmente basta um bisturi para a extração fetal, que deve ocorrer o mais rapidamente possível. A laparotomia longitudinal e a incisão uterina clássica têm preferência nesse caso, pela rapidez de execução (Whitten e Irvine, 2000). A ressuscitação cardiopulmonar deve continuar durante toda a intervenção. As suturas do útero e parede devem ser rapidamente efetuadas e a contração uterina garantida com ocitocina.

Mesmo quando decorreu tempo maior desde a PCR, devemos sempre tentar a extração de feto viável: Katz e cols. (1986) e Clark e cols. (1995) relatam até 25% de nascituros neurologicamente intactos em cesáreas realizadas de 26 a 35 minutos após a parada cardíaca (Tabela VII-25).

O êxito da intervenção, ou seja, a sobrevida do recém-nascido, em última instância, depende dos seguintes fatores: a) intervalo entre o óbito materno e a extração fetal; b) da idade gestacional; c) da causa que provocou a morte materna; d) das condições e duração da hipóxia do organismo materno e fetal; e e) das condições da assistência neonatal.

Tabela VII-25 – Cesárea perimorte: evolução dos recém-nascidos (RN) sobreviventes conforme tempo decorrido entre a morte materna e a extração fetal.

Intervalo (min)	RN sobreviventes	RN com estado neurológico preservado (%)
0-5	45	98
6-15	18	83
16-25	9	33
26-35	4	25
> 36	1	0

Melhores resultados serão obtidos quando o óbito materno resulta de acidente agudo e não de agonia lenta, a idade gestacional ultrapassa a 30ª semana e a assistência neonatal é de excelência. Entre nove casos de cesáreas pós-morte, realizados na Clínica Obstétrica da Faculdade de Medicina da Universidade de São Paulo, no período 1944-1970, salvaram-se cinco nascituros, inclusive em se tratando de eclâmpsia em sete eventos. Dentre os cinco recém-nascidos que sobreviveram, quatro eram prematuros e apresentavam-se em condições precárias ao ser extraído do útero materno.

Referências Bibliográficas

• ABRAMOVICI, H. & cols. – Maternal permanent bradycardia: pregnancy and delivery. *Obstet. Gynecol.*, 63:381, 1984. • ADAMSONS, K. & cols. – The innocuousness of amniotic fluid infusion in the pregnant rhesus monkey. *Am. J. Obstet. Gynecol.*, 109:977, 1971. • ATTWOOD, H.D. & DOWNING, S.E. – Experimental amniotic fluid embolism. *Surg. Gynecol. Obstet.*, 120:255, 1965. • AVILA, W.S. & cols. – Pregnancy in patients with heart disease: experience with 1000 patients. *Clin. Cardiol.*, 26:135, 2003. • AZEGAMI, M. & MORI, N. – Amniotic fluid embolism and leukotrienes. *Am. J. Obstet. Gynecol.*, 155:1119, 1986. • BARBOUR, L.A. & PICKARD, J. – Controversies in thromboembolic disease during pregnancy: a critical review. *Obstet. Gynecol.*, 86:621, 1995. • BATSON, O.V. – Function of the vertebral veins and their role in the spread of metastases. *Ann. Surg.*, 112:138, 1940. • BECKER, R.M. – Intracardiac surgery in pregnant women. *Am. Thorac. Surg.*, 36:453, 1983. • BERTINI-OLIVEIRA, A.M. & CAMANO, L. – Morte súbita em obstetrícia. *Femina*, 13:981, 1985. • BRIQUET, R. – *Obstetrícia Operatória*. São Paulo, Cia. Edit. Nacional, 1932. • CAVANAGH, D. & cols. – *Obstetric Emergencies*. Hagerstown, Harper & Row, Publishers, 1978. • CHATELAIN, S.M. & QUIRK Jr., G. – Amniotic and thromboembolism. *Clin. Obstet. Gynecol.*, 33:473, 1990. • CHESTNUT, D.H. & cols. – Pregnancy in a patient with a history of myocardial infarction and coronary artery by pass grafting. *Am. J. Obstet. Gynecol.*, 155:372, 1986. • CLARK, S.L. & cols. –

Hemodynamic alterations associated with amniotic fluid embolism: a reappraisal. *Am. J. Obstet. Gynecol.*, 151:617, 1985. • CLARK, S.L. & cols. – Squamous cells in the maternal pulmonary circulation. *Am. J. Obstet. Gynecol.*, 154:104, 1986. • CLARK, S.L. & cols. – Central hemodynamic alterations in amniotic fluid embolism. *Am. J. Obstet. Gynecol.*, 158:1124, 1988. • CLARK, S.L. – Amniotic fluid embolism. In: Clark, S.L. & cols. *Critical Care Obstetrics*. Boston, Blackwell Scientific Publications, 1991. • CLARK, S.L. & cols. – Amniotic fluid embolism: analysis of the national registry. *Am. J. Obstet. Gynecol.*, 172:1158, 1995. • COURTNEY, L.D. – Coagulation failure in pregnancy. *Br. Med. J.*, 1:691, 1970. • COURTNEY, L.D. – Amniotic fluid embolism. *Obstet. Gynecol. Surv.*, 29:169, 1974. • CUPARESCU, B. – Untersuchengen über die oxytozischen und relaxierenden Prinzipien sowie Kardiovaskularen Faktoren des Fruchtwassers. *Zent. f. Gynäk.*, 5:192, 1960. • DANFORTH, D.N. & cols. – Effect of pregnancy and of enovid on the rabbit vasculature. *Am. J. Obstet. Gynecol.*, 88:962, 1964. • DAWSON, P.L. & ROSS, A.W. – Preeclampsia in a parturient with a history of myocardial infarction. *Anesthesia*, 43:659, 1988. • DUFF, P. & cols. – Hemodynamic observations in a patient with intrapartum amniotic fluid embolism. *Am. J. Obstet. Gynecol.*, 146:112, 1983. • EASTMAN, N.G. – *Williams Obstetric*. New York, Appleton century crofts Incorp., 1970. • EDDY, W. & FRANKENFELD, R. – Congenital complete heart block in pregnancy. *Am. J. Obstet. Gynecol.*, 128:223, 1977. • ELKAYAM, U. & SHOTAN, A. – Aortic dissection. In: Gleicher, N. & cols. *Principies and Practice of Medical Therapy in Pregnancy*. Norwalk, Appleton & Lange, 1992, p. 823. • FAVERO, F. – *Medicina Legal*. São Paulo, Livraria Martins, 1958. • GALLACCI, E. & AZEVEDO, J.R. – Raquianestesia em obstetrícia. *Mat. e Inf*, 18:373, 1959. • GARCIA NOVO, J.L. & cols. – Rotura espontânea de aneurisma da artéria lienal e gravidez; apresentação de três casos e revisão da literatura. *Mat. e Inf*, 29:333, 1970. • GIRARD, P. & cols. – Left heart failure in amniotic fluid embolism. *Anesthesiology*, 64:262, 1986. • GONIK, B. & cols. – Intracranial hemorrhage in pregnancy. In: Steven, L.C. & cols. *Critical Care in Obstetrics*. Boston, Blackwell Scientific Publications, 1991, p. 521. • GORDON, C.A. – Heart disease as a cause of maternal deam. *Am. J. Obstet. Gynecol.*, 69:701, 1955. • GIRARD, P. & cols. – Left heart failure in amniotic fluid embolism. *Anesthesiology*, 64:262, 1986. • GREGGORY, M.G. & CLAYTON, E.M. – Amniotic fluid embolism. *Obstet. Gynecol.*, 42:236, 1973. • GRELLE, F.C. – *Embolia Amniótica*. Tese Faculdade Fluminense de Medicina, 1964. • HAMMERSTEIN, J. & STEIN, F. – Fruchtwasserembolie als Todesursache sub-partu. *Geburts. v. Frauenh.*, 19:764, 1959. • HANKINS, D.V.G. & cols. – Myocardial infarction during pregnancy; a review. *Obstet. Gynecol.*, 65:139, 1985. • HIRST, A.E. & cols. – Dissecting aneurysm of the aorta: a review of 505 cases. *Medicine*, 37:217, 1958. • IREY, N.S. & NORRI, H.J. – Intimal vascular lesions associated with female reproductive steroids. *Arch. Pathol.*, 96:227, 1973. • JULIÃO, O.F. & cols. – Tromboflebites cerebrais no puerpério; a propósito de 6 casos. *Rev. Paul. Med.*, 48:22, 1956. • KANNEL, W.B. & cols. – Epidemiologic feature of chronic atrial fibrillation: the Framingham study. *N. Engl. J. Med.*, 306:1018, 1982. • KARIM, S.M.M. & DEVLIN, J. – Prostaglandin content of amniotic fluid during pregnancy and labour. *Obstet. Gynaecol. Br. Commonw.*, 74:230, 1967. • KATZ, V.L.; DOTTERS, D.J. & DROEGEMUELLER, W. – Perimortem cesarean delivery. *Obstet. Gynecol.*, 68:571, 1986. • KAUNITZ, A.M. & cols. – Causes of maternal mortality in the United States. *Obstet. Gynecol.*, 65:605, 1985. • KITZMILLER, J.L. & LUCAS, W.E. – Studies on a model of amniotic fluid embolism. *Obstet. Gynecol.*, 39:626, 1972. • KONISHE, Y. & cols. – Dissecting aneurysms during pregnancy and the puerperium. *Jpn. Circ. J.*, 44:726, 1980. • LIBAN, E. & RAZ, S. – A clinicopathologic study of fourteen cases of amniotic fluid embolism. *Am. J. Clin. Pathol.*, 51:477, 1969. • LISTO, M. & BJORKENHEIM, G. – Myocardial infarction during delivery. *Acta Obstet. Gynecol. Scand.*, 45:268, 1988. • MACMILLAN, D. – Experimental amniotic fluid infusion. *J. Obstet. Gynaecol. Br. Commonw.*, 75:849, 1968. • MANALO-ESTRELLA, P. & BAKER, A. – A histopathologic findings in human aortic media associated with pregnancy. *Arch. Pathol.*, 83:336, 1967. • MANDEL, W. & cols. – Dissecting aortic aneurysm during pregnancy. *N. Engl. J. Med.*, 251:1059, 1954. • MENDELSON, C.L. – Disorder of the heart beat during pregnancy. *Am. J. Obstet. Gynecol.*, 72:1268, 1956. • MERIN, G. & cols. – Traumatic rupture of the thoracic aorta during pregnancy. Surgical considerations. *Chest.*, 79:99, 1981. • MEYER, J.R. – Embolia pulmonar amnio-caseosa. *Brasil Médico*, 40:301, 1926. • MITCHELL, R.M. – *Obstetricia Clínica*. México. Edit. Interamericana SA, 1954. • MONTAÑO, A. – Parto y muerte subita. *Obst. Gin. Lat. Amer.*, 3:945, 1945. • MORGAN, M. – Amniotic fluid embolism. *Anesthesia*, 34:20, 1979. • MORON, A.F. & cols. – Embolia amniocaseosa. *Femina*, 13:1085, 1985. • MORRIS, S. & STACEY, M. – ABC of resuscitation in pregnancy. *BMJ*, 327:1277, 2003. • NELSON, P.K. – Pulmonary gas embolism in pregnancy and the puerperium. *Obstet. Gynecol. Surv.*, 15:449, 1960. • NEME, B. – *Raquianestesia em Obstetrícia*. Tese Faculdade de Medicina de São Paulo (USP), 1950. • NEME, B. & MATHIAS, L. – Influência da anestesia no prognóstico da operação cesárea. Contribuição ao VI Congr. Bras. Cirurgia. Rio de Janeiro, 1959. • NEME, B. & MATHIAS, L. – Eclâmpsia; prognóstico materno imediato; experiência de 20 anos. *Mat. e Inf*, 25(Sup1.):19, 1970. • NEME, B. & PINOTTI, J.A. – *Urgências em Tocoginecologia*. Sarvier, São Paulo, 1992, p. 149. • NEME, B. & PRATA MARTINS, J.A. – Morte súbita em obstetrícia. *Rev. Ginec. d'Obst.*, 110:193, 1962. • OKUMURA, M. & GRIMBERG, M. – Cardiopatias e gestação. In: Neme, B. *Patologia da Gestação*. Sarvier, São Paulo, 1988, p. 27. • OLSHANSKY, B. & WALDO, A.L. – Atrial fibrillation: update on mechanism, diagnosis and management. *Mod. Concepts Cardiovasc. Dis.*, 56:23, 1987. • OSTHEIMER, G.W. & ALPER, M.H. – Intrapartum anesthetic management of the pregnant patient with heart disease. *Clin. Obstet. Gynecol.*, 18:81, 1975. • PANTING-KEMP, A. & cols. – Maternal death in an urban perinatal network, 1992 – 1998. *Am. J. Obstet. Gynecol.*, 183:1207, 2000. • PEDOWITZ, P. & PERELL, A. – Aneurysms complicated by pregnancy. Pan I. *Am. J. Obtest. Gynecol.*, 73:720, 1957. • PERLOFF, J.K. – Pregnancy and cardiovascular disease. In: Braunwald, E. *Heart Disease*. W. B. Saunders, Philadelphia, 1988. • PLANCHE, W.C. & cols. – Amniotic fluid embolism. *Am. J. Obstet. Gynecol.*, 147:982, 1983. • PORTUGAL, O.P. & JATENE, A. – Parada cardíaca. In: Ramos, O.L. & Rothschild, H.A. *Atualização Terapêutica*. São Paulo, Artes Médicas, 1991, p. 1140. • PRAPHAT, S.N. & CAVANAGH, D. – Anesthetic emergencies. In: Cavanagh, D. & cols. *Obstetrics Emergencies*. Hagerstown, Harper & Row Publishers, 1978, p. 325. • PRYSTOWSKY, E.N. – Antiarrhythmic therapy for asymptomatic ventricular arrhythmias. *Am. J. Cardiol.*, 61:102A, 1988. • RALLY, C.R. & WALTERS, M.B. – Paroxysmal ventricular tachycardia wimout evident heart disease. *Can. Med. Assoc. J.*, 86:268, 1962. • REECE, E.A & ASSIMAKOPOULOS, E.A – Coronary artery disease. In: Gleicher, N. & cols. *Principles and Practice of Medical Therapy in Pregnancy*. Norwalk, Appleton & Lange, 1992, p. 817. • REIS, R.L & cols. – Hemodynamic effects of amniotic fluid embolism. *Surg. Gynecol. Obstet.*, 129:45, 1965. • REZENDE, J. – *Obstetrícia*. Rio de Janeiro, Guanabara Koogan, 1991. • RODGERS, B.M. & cols. – Effects of amniotic fluid on cardiac contractility and vascular resistance. *Am. J. Physiol.*, 220:1979, 1971. • ROTH, A. & ELKAYAM, U. – Acute myocardial infarction in pregnancy. In: Elkayam, U. & Gleicher, N. *Cardiac Problems in Pregnancy*. 3rd ed., Wiley-Liss, 1998, p. 131. • SALEM, D.N. & cols. – Ergonovine provactation in postpartum myocardial infarction. *Angiology*, 35:110, 1984. • SCHAERF, R.H. & cols. – Hemodynamic alterations and rapid diagnosis in a case of amniotic fluid embolus. *Anesthesiology*, 46:155, 1977. • SCHNITKER, M.A & BAYER, C.A. – Dissecting aneurysm of the aorta in young individuals particularly in association with pregnancy with report of a case. *Ann. Int. Med.*, 20:486, 1944. • SCHOBRUN, M. & cols. – Complete heart block in pregnancy. *Am. J. Obstet. Gynecol.*, 27:243, 1966. • SHAH, D.M. & SUNDERJI, S.G. – Hypertrophic cardiomyopathy and pregnancy: report of a maternal mortality and review of literature. *Obstet. Gynecol. Surv.*, 40:444, 1985. • SHOTAN, A. & cols. – Antiarrhythmic drugs during pregnancy an lactation. In: Elkayam, U. & Gleicher, N. *Cardiac Problems in Pregnancy*. 3rd ed., Wiley-Liss, 1998, p. 373. • STAMM, H. – Die geburtshilfliche und gynäkologische Embolie-mortalität im Raume Zentraleuropas und Skandinavien. *Geburt. u. Frauenk*, 20:675, 1960. • STEINER, P.E. & LUSHBAUGH, C.C. – Maternal pulmonary embolism by – amniotic fluid as a cause of obstetric shock and unexpected death in Obstetrics. *JAMA*, 117:1245, 1941. • STEVEN, L.C. & cols. – *Critical Care Obstetrics*. Boston, Blackwell Scientific Publications, 1991. • STOLTE, L. & cols. – Failure to produce the syndrome of amniotic fluid embolism by infusion of amniotic fluid and meconium into monkeys. *Am. J. Obstet. Gynecol.*, 98:694, 1967. • TABER, B. – *Manual of Gynecologic and Obstetric Emergencies*. Philadelphia, W.B. Saunders Co., 1984. • USZNSKI, M. & ABILDGUARD, U. – Separation and characterization of two fibrinolytic inhibitors from human placenta thromb. *Haemostasis*, 25:580, 1971. • WALKER, M.C.; GARNER, P.R. & KEELY, E.J. – Thrombosis in pregnancy: a review. *J. Soc. Obstet. Gynaecol. Can.*, 20:943, 1998. • WASSER, W.G. & cols. – Nonfatal amniotic fluid embolism: a case report of post-partum respiratory distress with histopathologic studies. *Mt Sinai J. Med.*, 46:388, 1979. • WHITTEN, M. & IRVINE, L.M. – Postmortem and perimortem caesarean section: what are the indications? *J. Royal Soc. Med.*, 93:6, 2000. • WHITTY, J.E. – Maternal cardiac arrest in pregnancy. *Clin. Obstet. Gynecol.*, 45:377, 2002. • WOLINSKY, H. – Effects of estrogen and progestogen treatment on the response of the aorta of male rats to hypertension. *Circ. Res.*, 30:341, 1972. • ZOTZ, R.B.; GERHARDT, A. & SCHARF, E. – Inherited thrombophilia and gestational venous thromboembolism. *Best. Pract. Res. Clin. Haematol.*, 16:243, 2003.

153 Parto Domiciliar

Belmiro Gonçalves Pereira
João Luiz Pinto e Silva

HUMANIZAÇÃO E MODELOS DE ASSISTÊNCIA MÉDICA

A assistência médica passou ao longo de décadas por diferentes processos de transformação. De forma simplificada, podem ser considerados três modelos mais importantes: tecnocrático, humanístico e holístico.

O primeiro deles, chamado de tecnocrático, considera corpo e mente de forma separada, tendo o corpo funções bem definidas, como "máquinas", cujo funcionamento pode ser corrigido de forma padronizada, obedecendo sempre a regras fixas e bem determinadas.

O modelo humanístico, que considera mente e corpo como uma unidade, definindo o corpo como um organismo bem estruturado e com funções que misturam emoções, sensações e desejos.

Já o modelo holístico considera a unidade do corpo, mente e alma ou espírito e, dessa forma, o corpo passa a ser parte de uma energia em constante interação com os demais níveis, permitindo-se mudar e ser mudado.

Os modelos humanizado e holístico de atenção à saúde e ao indivíduo colocam-na no centro das atitudes e atos, de tal forma que o controle passa a ser compartilhado por este e pela equipe de saúde.

Ao se falar da humanização do ato médico, deve-se estar atento ao conceito em diferentes níveis de necessidades básicas individuais. Significa falar em humanização da educação, da economia, do desenvolvimento, da política, da cultura, da pobreza, da saúde etc., e por falar em saúde, na humanização do atendimento à velhice, aos doentes terminais, *ao parto e ao nascimento*. O processo de humanização deverá ser a chave para o desenvolvimento de uma sociedade sustentável no século XXI e interessa aos governos, às Nações Unidas, às organizações internacionais públicas e não-governamentais (Umenai e cols., 2001).

A humanização do processo do parto e do nascimento coloca a gestante (mulher) no centro e no controle de tudo. Nesse modelo, os profissionais de saúde trabalham em harmonia, sintonizados como iguais, cada qual com seu papel definido e bem individualizado, articulados ao sujeito de ação, o protagonista, no desenvolvimento do ato médico.

As estratégias para a humanização do parto passam por diferentes níveis de complexidade:

- Educação.
- Promoção de práticas de assistência baseadas em evidências científicas.
- Participação das mulheres sujeitos (casais) nessas práticas.

Uma ressalva parece importante na assistência obstétrica: "A avaliação de risco é fundamental em níveis individual e público". Ela nos permite a predição de determinada ocorrência e, portanto, a tomada oportuna da decisão de medidas preventivas e corretas para o tipo de evento. Porém, a assistência em Obstetrícia só poderá ser definida como de baixo risco em avaliação retrospectiva, já que a maior parte dos eventos desfavoráveis e de evolução anormal está concentrada nos chamados grupos de **baixo risco**. Portanto, se a avaliação de risco é efetivamente praticada, deverá incluir meios para atender prontamente às mulheres de baixo risco nos casos de complicações, habitualmente inesperadas e não raro imprevisíveis. Há suposição subjacente que todo o nascimento tem alto potencial para a patologia (Hosmer, 2001).

Os profissionais envolvidos com o atendimento à gestante e ao parto precisam estar cientes dos deveres, das atribuições e das obrigações inerentes a esses atos. Isto significa que o melhor atendimento resulta da melhor aplicação de cada um, e de seus papéis. Delegar funções não é sinônimo de humanização. Poderá significar ao contrário, omissão, displicência ou mau exercício da profissão. Portanto, cabe-nos avaliar e entender os processos para que os fatos possam acontecer de forma ideal, porém, legal. A disponibilidade de recursos pode ser fator limitante a tal atitude e a resolução de tal problema deve ser nosso principal objetivo.

Não se deve confundir a humanização da assistência obstétrica com a simples transformação ou transferência do parto institucional para o domicílio e concluir que com esta providência estamos sendo mais "humanos" em seu atendimento.

HUMANIZAÇÃO E O PARTO DOMICILIAR

Em linhas gerais, podemos afirmar que a humanização do parto implica a criação de condições apropriadas para que sua assistência se transforme em ato tranqüilo, prazeroso e, fundamentalmente, seguro. Este conceito envolve o resgate de medidas de atenção obstétrica que vão desde a criação de um ambiente tranqüilo para sua realização, até a presença de acompanhante, da escolha e confiança da parturiente, aplicação de métodos seguros e eficientes de redução da dor e desconfortos, capazes de tornar esses momentos mais agradáveis.

Esse conceito, intrinsecamente amplo, incorporou vários procedimentos que resultaram no reaparecimento de formas alternativas de atenção ao parto, tais como o parto em ambiente escurecido, na água, em posição vertical e até mesmo no retorno a seu atendimento em domicílio.

Estes conceitos contrastam e reagem aos argumentos que determinaram ao longo dos tempos com a institucionalização do parto, que estaria associada à maior medicalização do evento e, tradicionalmente, compreendido como evento de natureza espontânea, que se realizava com pouca ou mesmo nenhuma necessidade de intervenção médica.

As casas de parto, comuns em países em desenvolvimento, e muito raras nos países industrializados, são incorporadas à assistência obstétrica do Sistema Único de Saúde do Brasil mediante Portaria nº 985 do Ministério da Saúde em 1999 (MS, 1999). Importante destacar que seu conceito transcende os culturalmente reconhecidos na maioria das sociedades organizadas e amplia-se modificado, uma vez que caminha do parto em casa, no domicílio das gestantes, para casas de parto ou centros de parto, minimamente organizados para essa finalidade. Esses centros ou casas de parto, compostos por uma equipe reduzida de profissionais da saúde, contam, em geral, com uma enfermeira, ou equivalente, um auxiliar de serviços gerais e um motorista e não se caracterizam como hospitais, permitindo que a assistência ao parto ocorra sem a participação de médico. Se, por um lado, essa forma de atendimento exclui a presença do médico, por outro permite, também, que se extrapole o conceito de assistência domiciliar ao parto.

A FEBRASGO (Federação Brasileira das Sociedades de Ginecologia e Obstetrícia) já se posicionou de forma clara sobre a assistência obstétrica nas casas de parto e no domicílio (FEBRASGO, 2004). Entende que não existem formas de isentar de risco nenhuma paciente obstétrica, por mais que a gestação transcorra de forma normal, não sendo possível supor que seja zero o risco na assistência ao parto. É verdade que as casas de parto dispõem de mecanismos de transporte capazes de transferir, rapidamente, pacientes com complicações para centros de referência, condição absolutamente necessária para sua instalação. Desde logo, supõe, implicitamente, a necessidade eventual de situações emergenciais, incompatíveis com a resolutividade da estrutura simplificada proposta.

Entretanto, não podemos esquecer que a maioria das urgências na assistência obstétrica tem resultados tanto mais favoráveis quanto mais rápida for a intervenção corretora. Um comentário necessário a ser considerado em relação às casas de parto diz respeito à apreciação das cifras apresentadas como estatísticas de resultados por esses centros de parto considerados de baixo risco, base de argumentos que fundamentam a oportunidade de sua instalação. Trata-se de centros com casuísticas ainda muito reduzidas, o que impossibilita a leitura dos dados de estatística sem isenção. Os coeficientes de morte materna, por exemplo, referem-se a números por unidade de 100.000 nascidos vivos, e a mortalidade perinatal em 1.000 nascidos vivos, números de ordem de grandeza ainda não atingidos pela experiência nacional para qualificar as vantagens reiteradas e apregoadas, para fundamentar argumentos a favor de sua existência. Portanto, falar de casuísticas muito inferiores a estas unidades de grandeza pode nos conduzir a conclusões prematuras e ilações incorretas, ou pelo menos precipitadas.

O Conselho Regional de Medicina do Estado de São Paulo, em sua Resolução nº 111/04, refere:

Artigo 1º: É vedado ao médico exercer atividades nos locais denominados Casas de Parto, por não serem os mesmos dotados de infra-estrutura indispensável ao adequado atendimento à gestante, à parturiente e ao recém-nascido.

Artigo 2º: O médico, lotado em qualquer unidade ou instituição de serviços de assistência médica, deverá notificar ao Diretor Clínico e/ou Diretor Técnico o recebimento de pacientes oriundos dos estabelecimentos citados no artigo 1º desta Resolução e, por sua vez, o Diretor Clínico e/ou Diretor Técnico notificará o fato, por escrito, ao Cremesp, encaminhando toda a documentação pertinente.

Artigo 3º: O profissional médico que prestar assistência domiciliar, acompanhar o transporte de paciente em ambulância ou na função de perito, atuar na avaliação médico-legal de paciente, todos provenientes dos locais citados no artigo 1º desta Resolução, também deverá informar a ocorrência, por escrito, ao Cremesp.

Artigo 4º: Esta Resolução entra em vigor na data de sua publicação, revogando-se as disposições em contrário.

O PARTO DOMICILIAR

O parto domiciliar é uma prática milenar, e sempre foi citado como processo fisiológico, que encerra outro processo fisiológico, que é a gestação. Este fisiologismo, entretanto, perde sentido quando se fala em sociedades tecnologicamente avançadas. Países que, durante muito tempo, haviam transferido para o domicílio, o local do parto, estão recuando de tal decisão, em função das taxas de morbidade e mortalidade materna e perinatal, que suas experiências apresentaram.

Em países de média ou alta renda per capita, a porcentagem de partos domiciliares é muito baixa; por exemplo, no Reino Unido é de 1-2% (Zander, 1984); na Austrália (Crotty, 1990) e Nova Zelândia (Abel e Kearns, 1991), de 1%; e nos Estados Unidos, de 0,6% (Martin e cols., 2002). Faz exceção a esta regra a Holanda, com taxa equivalente a 30% de partos domiciliares (Lubic e Ernest, 1987). Porém, em perspectiva global, o parto domiciliar é a regra, visto que grande parte dos nascimentos ocorre nos países chamados subdesenvolvidos ou em desenvolvimento.

O principal problema relacionado ao parto domiciliar está vinculado com a segurança proporcionada ao nascimento, e esta é, fortemente, influenciada pelo planejamento ou não do parto em domicílio. Um estudo conduzido no Reino Unido relata a taxa de mortalidade perinatal de 8,9/1.000 nos partos hospitalares e 7,8/1.000 para todos os tipos de parto domiciliar. Porém, após ajuste por parto domiciliar planejado ou não-planejado, as taxas reduzem-se para valores de 4,1/1.000 quando são planejados contra 67,5/1.000 nos não-planejados (Zander, 1984).

Outro grande estudo conduzido na Holanda, em 1985, avaliou mais de 65.000 partos, dos quais, cerca de um terço foi domiciliar (± 21.000) e apresentou taxa de mortalidade perinatal de cerca de 9,8/1.000 para os partos domiciliares e quando ajustada por domiciliar planejado ou não-planejado a taxa de óbito nos planejados diminuiu para 1,9/1.000 (Wiegers e cols., 1996). As diferenças entre os resultados observados para partos domiciliares planejados ou não-planejados ainda permanece sem explicação clara, embora a qualidade do atendimento e a disponibilidade de transporte possam ser aceitas como justificativas.

Keith Russell, presidente do American College of Obstetricians and Gynecologists, tem posição muito clara a respeito do parto domiciliar e afirma, em revista leiga publicada em 1992, ser o parto domiciliar a forma mais precoce de agressão à criança.

Na Uganda, até 1989, os índices de infecção pelo HIV (AIDS) nunca ultrapassaram 10%. Segundo Wolff e cols. (2005), testes recentes, realizados em parturientes (partos domiciliar), de 15 anos foram positivos em 37%. E atingiram 46% entre as pacientes com idades entre 25 e 54 anos. Daí se infere o quanto o parto domiciliar contribui para a transmissão vertical da doença.

Bang e cols. (2005) compararam os resultados de reanimações de conceptos nascidos em domicílio, em Godchiroli (Índia), pelas técnicas "boca a boca" (por curiosas) e por meio da oferta de oxigênio (por tubos e/ou balões). Comprovaram benefícios evidentes destas últimas em relação a morbiletalidade perinatal. Os autores salientam que o custo-benefício resultante da colaboração de pessoal e material adequados impõe sua presença quando o parto é domiciliar.

Os proponentes do Safe Motherhood Iniciative indicam que a principal chave para a segurança do parto domiciliar inclui *transporte rápido* e seguro em casos de urgência e um atendimento imediato e qualificado na recepção hospitalar, para que não se desperdice tempo precioso no atendimento das urgências (Davis-Floid, 2003). Claro está que a articulação perfeita dos serviços secundário e terciário é absolutamente fundamental para o atendimento desse preceito, o que nos remete às realidades locais dos serviços disponíveis e nas dúvidas quanto às suas possibilidades.

Por que as mulheres têm parto domiciliar?

Em geral, mulheres que escolhem dar à luz em casa são diferentes daquelas que escolhem os hospitais. São altamente motivadas, diferenciam-se em suas atitudes em relação a sua saúde, gravidez, responsabilidade e independência e querem o mínimo de intervenções obstétricas durante seu parto. Reconhece-se particular determinação e grande tenacidade na escolha, considerando o clima de cuidados à saúde que considera como uma escolha irresponsável (Ackerman-Libricch e cols., 1996).

Estudo conduzido na Suécia, entretanto, aplicou questionários a gestantes no início do pré-natal, precocemente agendado, dois meses depois e um ano após o parto, perguntando a respeito do seu desejo de parto domiciliar ou em centros de assistência hospitalar. Um por cento das gestantes, consistentemente, manifestou desejo por parto domiciliar nas três ocasiões. Oito por cento das participantes expressaram desejo de parto hospitalar nas três ocasiões. A análise de regressão mostrou cinco fatores associados à preferência pelo parto domiciliar: desejo de ter um dos irmãos assistindo ao parto, presença de uma amiga, parto não-instrumentalizado ou medicalizado, baixo nível educacional e insatisfação com atitudes médicas da assistência no intraparto (Hildingsson e cols., 2003).

Uma outra maneira de interpretar o desejo de parto domiciliar nos dias de hoje poderia estar relacionada com certa tendência à medicina natural, embasada em contexto mais holístico do parto, reconhecendo como inseparáveis os aspectos físico, emocional, mental, psicológico e espiritual do parto. Assim, o nascimento seria um processo pessoal, íntimo, sexual e social que teria influência marcante no desenvolvimento psicossocial da criança (Hosmer, 2001).

Analisando criticamente o trabalho anterior apresentado, conduzido por suecos (Hildingsson e cols., 2003), o desejo das mulheres reflete claramente muito mais à vontade de ter um parto com práticas humanizadas que propriamente um parto domiciliar, o qual se imagina facilitar, e esta deve ser a tônica principal de nosso olhar. O desejo pela presença de acompanhante, parto não-medicalizado em excesso ou desnecessariamente e atitudes dos profissionais atendentes, mais adequadas ou apropriadas, são recomendações perfeitamente cabíveis e parte indissociável de um atendimento humanizado, qualquer que seja o local em que se dê.

No Brasil, o parto domiciliar surge claramente como necessidade de suprir a carência de leitos hospitalares para a assistência obstétrica. Um dos grandes problemas na assistência ao parto está associado a uma demanda reprimida por leitos insuficientes de maternidade ou, no mínimo, inadequadamente distribuídos. Não raro, deparamo-nos com gestantes chegando aos prontos atendimentos de obstetrícia e de maternidades após terem "rodado" por diversos outros sem terem conseguido sequer nenhum atendimento inicial. Esse tipo de situação é bastante freqüente nos grandes centros urbanos, mas não menor nos pequenos municípios das Regiões Norte, Nordeste e Centro-Oeste. Por esse motivo, em certo momento, confunde-se, de modo oportunista a nosso ver, a necessidade da humanização do parto, com a necessidade da assistência extra-hospitalar ou em domicílio. Garante-se, assim, o leito, mas não os recursos para a boa atenção ao parto.

Em um País como o nosso, em que o coeficiente de morte materna ainda é muito elevado, todos os esforços para reduzi-lo parecem insuficientes. Não é de se esperar que a transformação do parto de hospitalar para domiciliar consiga a humanização da assistência obstétrica.

ASSISTÊNCIA AO PARTO DOMICILIAR NÃO-PLANEJADO

Diferentemente do parto domiciliar programado ou planejado, o parto domiciliar acidental associa-se a uma atenção inadequada, que resulta em maior probabilidade de acidentes e complicações, principalmente relacionadas à atenção ao recém-nascido e aos segundo e terceiro períodos do parto, resultando em maiores índices de morbidade e mortalidade perinatais (Zander, 1984; Wiegers e cols., 1996).

Nos casos de parto fora do ambiente hospitalar, mais freqüentemente durante o transporte, o encaminhamento da gestante e do recém-nascido a um hospital torna-se mandatário, pois permite completa revisão da dequitação, avaliação de sangramentos, revisão de canal de parto e atenção especial ao recém-nascido, procedimentos altamente especializados e só praticáveis por médicos, em especial por médicos especialistas.

A melhor conduta diante de estas situações inadvertidas é transportar rapidamente e em segurança a puérpera e o recém-nascido a um centro de atenção obstétrica terciário, onde se fará o encaminhamento para os procedimentos de revisão da dequitação (se possível, e disponível, pela avaliação da própria placenta), observação de sangramentos e desgarros vaginais, além de completa atenção no período puerperal à mãe e ao recém-nascido.

CONSIDERAÇÕES FINAIS

Finalizando, o nascimento domiciliar continua sendo um tópico de considerável debate. A Organização Mundial da Saúde, utilizando modelos de saúde pública e a Base de Dados Cochrane, está avaliando as práticas correntes em Obstetrícia. Reconhece que todas as intervenções utilizadas médicas e sociais devem ser cientificamente avaliadas.

O conceito de parto domiciliar vem de encontro a uma visão holística da assistência médica e surge como corolário da necessidade de humanizar a assistência obstétrica. O conceito de atenção humanizada é amplo e envolve um conjunto de conhecimentos, práticas e atitudes que visam à promoção do parto e do nascimento saudáveis. Inicia-se no pré-natal, até mesmo antes da concepção, e procura garantir que a equipe de saúde assistente realize procedimentos beneficiosos para a mulher e seu filho, que evite intervenções desnecessárias e que preserve sua privacidade e autonomia (Brasil-MS, 2001). Porém, mais importante que transformar o parto de institucional em domiciliar, e com isso aumentar a morbidade e a mortalidade da gestante e do seu recém-nascido, será a tomada de consciência e de uma visão holística da sua atenção e do ato médico, independentemente de seu local de assistência.

O desejo do parto domiciliar reflete mais o de uma atenção humanizada, que se reconhece precária, que de mudança propriamente do local do parto, pois claramente se associa a reivindicação da presença de um ente querido, de um ambiente conhecido e do conforto e segurança habitualmente encontrados em nossos lares. Esta questão tem sido habilmente instrumentada por outras de natureza política, transportando as deficiências claramente observadas e denunciadas nos serviços terciários, para robustecer os argumentos que deslocam e confundem responsabilidades, para o engodo de que as vantagens humanizadas de um atendimento só seriam possíveis em um parto domiciliar ou em uma casa de parto.

Ainda que o desejo prevalente na população fosse por parto domiciliar, não se dispensaria a responsabilidade da autoridade pública, de garantir vaga hospitalar para toda parturiente e seu recém-nascido, de prover e treinar equipes com um olhar direcionado ao paciente em seu sentido humano mais amplo, e capaz de dar resolutividade completa e moderna à atenção obstétrica e ao ato de nascer. Proporcionar a analgesia de parto para todas as gestantes, garantir a todas a presença de seu parceiro ou de um acompanhante de sua escolha durante o trabalho de parto e parto, um ambiente confortável e aconchegante e disponibilizar recursos completos e baseados em evidências científicas para melhor atender o parto, a gestante e o seu recém-nascido são atributos indispensáveis para uma Medicina de qualidade.

Em nosso meio, parece-nos mais seguro e urgente promover o aprimoramento da assistência ao parto em ambiente hospitalar, institucional e depois sim pensar na possibilidade do parto domiciliar ou em casas de parto, com recursos resolvidos como transporte, qualidade de assistência e vagas hospitalares disponíveis para cada uma e para todas as parturientes e suas necessidades. Acreditamos que o primeiro degrau da verdadeira humanização dos cuidados à saúde materna é construir serviços "eficientes" e acessíveis a todas as mulheres (Villar e cols., 2001).

Referências Bibliográficas

• ABEL, S. & KEARNS, R. – Birth places: a geographical perspective on planned home birth in New Zealand. *Soc. Sci. Med.*, 33:825, 1991. • ACKERMANN-LIBRICH & cols. – Home versus hospital deliveries: follow-up study of matched pairs for procedure and outcome. *BMJ*, 313:1313, 1996. • BANG, A.T. & cols. – Management of birth asphyxia in home deliveries in rural Godchiroli: the effect of two types of birth attendants and of resuscitating with mouth-to-mouth, tube-mask or bag-mask. *J. Perinatol.*, 25(Suppl. 1):582, 2005. • BARACAT, E.C. & FREIRE, L.M.S. – Posicionamento da FEBRASGO e da Sociedade Brasileira de Pediatria sobre a adequação e segurança de local de parto. *Jornal da Federação Brasileira das Sociedades de Ginecologia e Obstetrícia*. Ano 11(2), 2004. • BRASIL. MINISTÉRIO DA SAÚDE – Secretaria de Políticas de Saúde – Parto, aborto e puerpério; assistência humanizada à mulher. Brasília, Ministério da Saúde, 2001. • CROTTY, M. & cols. – Planned home births in South Australia 1976-1987. *Med. J. Aust.*, 154:66, 1990. • DAVIS-FLOID, R. – Home-birth emergencies in the US and Mexico: the trouble with transport. *Soc. Sci. Med.*, 56:1911, 2003. • HILDINGSSON, I. & cols. – Swedish women's interest home birth and in-hospital birth center care. *Birth*, 30:11, 2003. • HOSMER, L. – Home birth. *Clin. Obstet. Gynecol.*, 44:671, 2001. • LUBIC, R.W. & ERNEST, E.K.M. – The childbearing center: an alternative to conventional care. *Nurs. Outlook.*, 26:754, 1987. • MARTIN, J.A. & cols. – Birth: final data for 2000. *Nat. Vital. Stat. Rep.*, 50:14, 2002. • MINISTÉRIO DA SAÚDE – Portaria GM/MS 985:(99), agosto, 1999. • UMENAI, T. & cols. – Conference agreement on the definition of humanization and humanized care. *Intern. J. Obstet. Gynecol.*, 75(Suppl. 1):S1, 2001. • VILLAR, J. & cols. – The gap between evidence and practice in maternal healthcare. *J. Obstet. Gynecol.*, 75:S47, 2001. • WIEGERS, T.A. & cols. – Outcome of planned home and planned hospital births in low risk pregnancies in the Netherlands. *BMJ*, 313:1309, 1996. • WOLFF, B. & cols. – Evaluation of a home-based voluntary counseling and testing intervention in rural Uganda. *Health Policy Plan*, 20:109, 2005. • ZANDER, L. & CHAMBERLEAIN, G. – Place of birth. *BMJ*, 318:721, 1999. • ZANDER, L. – Pregnancy care for the 1980s, the Significance of the Home Delivery Issue. The Royal Society of Medicine & Macmillan Press, 1984, p. 129.

154 A Via do Parto no Limite da Viabilidade Fetal

Lia Cruz Vaz da Costa
Roseli Mieko Yamamoto Nomura
Marcelo Zugaib

INTRODUÇÃO

Os recentes avanços na assistência obstétrica e neonatal têm contribuído, de forma expressiva, para a maior e melhor sobrevida de recém-nascidos prematuros extremos. A possibilidade de intervenção, considerando também o feto, em idades gestacionais anteriormente classificadas como inviáveis, suscita novos questionamentos na prática médica.

São considerados no limite da viabilidade neonatal os fetos entre 22 e 25 semanas, que não mais preenchem os critérios de abortamento (idade gestacional < 22 semanas), mas que ainda não atingem os critérios de viabilidade fetal-idade gestacional igual ou superior 26 semanas ou peso superior a 600 gramas. Os critérios de viabilidade não apresentam consenso na literatura, sendo os supracitados a referência no Hospital das Clínicas da Faculdade de Medicina da Universidade de São Paulo (2004).

O progresso nas áreas da neonatologia intensiva, no diagnóstico e tratamento da medicina fetal e na monitorização do feto antes e durante o trabalho de parto reflete a visão atual de considerar "o feto como paciente" e, como tal, com direito a beneficência, não-maleficência e respeito.

Sem abordar o mérito da decisão da interrupção da gestação em época tão limítrofe, este capítulo tem como objetivo proporcionar conhecimentos sobre os aspectos da sobrevida e da morbidade neonatal no limite da viabilidade fetal e reflexões sobre a melhor via de parto para esses conceptos. O conhecimento teórico, aliado à sensibilidade e à análise individual dos casos, pode permitir decisões adequadas proporcionando auxílio à família, na delicada situação de decisão acerca das condutas a serem adotadas, tendo em vista a extrema prematuridade fetal.

RESULTADOS PERINATAIS

TAXAS DE SOBREVIVÊNCIA

Os dados disponíveis na literatura são predominantemente norte-americanos e a definição de sobrevivência refere-se à alta hospitalar, independente do tempo de internação do recém-nascido.

A taxa de sobrevivência, considerando-se os nativivos, em recém-nascidos com idade gestacional de 22 semanas é inferior a 5% nos Estados Unidos (El-Metwally e cols., 2000). Apresenta variação de 9-14% em estudos europeus (Wood e cols., 2000; Goldenberg e cols., 1982; Kitchen e cols., 1985). Recém-nascidos de 23 semanas apresentam sobrevivência de 20-30%; os de 24 semanas, de 50-55%; e os de 26 semanas, de 65-70%.

Os nativivos com peso inferior a 750 gramas evoluem para óbito em três dias em 85% dos casos, sendo 50% nas primeiras 24 horas de vida (Campbell e cols., 2001).

COMPROMETIMENTO RESPIRATÓRIO

Em 100% dos recém-nascidos com idade gestacional no limite da viabilidade (22-25 semanas), há algum grau de comprometimento respiratório. O acometimento mais comum é a síndrome do desconforto respiratório (doença da membrana hialina) que ocorre em 100% dos casos com idade gestacional de 23 semanas, 89% com 24 semanas e 86% com 25 semanas de idade gestacional.

Em média, os recém-nascidos limítrofes necessitam de 25-29 dias de ventilação mecânica, com alto índice de complicações associadas, como doença pulmonar crônica (57-70% com 23 semanas de idade gestacional; 33-89% com 24 semanas; e 16-71% com 25 semanas).

COMPLICAÇÕES GASTRINTESTINAIS

A principal morbidade gastrintestinal do recém-nascido com idade gestacional ao nascimento, no limite da viabilidade neonatal, é a enterocolite necrotizante. Ocorre em aproximadamente 9% dos recém-nascidos extremamente prematuros, com taxa de mortalidade secundária variável entre 10 e 40% nos diferentes estudos e apresenta importante contribuição na piora do prognóstico dos recém-nascidos.

MORBIDADE NEUROLÓGICA

Indubitavelmente, o comprometimento neurológico é a complicação mais temida pela família e pelos profissionais de saúde na assistência aos fetos/recém-nascidos no limite da viabilidade neonatal. Os dados da literatura são escassos, mas nem por isso menos alarmantes.

Segundo Ringer e cols. (2001), a probabilidade de lesão neurológica grave constitui a primeira causa para os pais na decisão de retirada dos cuidados intensivos. A morbidade neurológica inclui lesões orgânicas e comprometimento funcional, este último o aspecto mais difícil de prever e com graves complicações sociais e familiares associadas.

As lesões orgânicas mais comuns no limite da viabilidade neonatal são hemorragia intraventricular (15%), leucomalacia periventricular (6%) e paralisia cerebral. O risco de paralisia cerebral é de aproximadamente 25% nos recém-nascidos com 25 semanas ou menos de idade gestacional e aumenta quando há diagnóstico precoce de alteração da substância branca à ultra-sonografia de crânio.

As alterações funcionais variam de paralisia cerebral a deficiência intelectual discreta. Wood e cols. (2000) estimam que 23% dos recém-nascidos com idade gestacional inferior a 26 semanas necessitam de cuidados assistenciais básicos por toda a vida. Estudos ingleses evidenciam taxas de 37-41% de deficiência intelectual e dificuldade de acompanhamento escolar dessas crianças.

CONSIDERAÇÕES SOBRE A VIA DE PARTO

Tradicionalmente, o parto por cesárea foi considerado tentativa de proteção ao frágil recém-nascido extremamente prematuro. A indicação de cesárea nas idades gestacionais entre 22 e 26 semanas traduz disposição do médico assistente, esforço para limitar o sofrimento fetal e estimula a transferência para centros terciários antes da interrupção da gravidez. Entretanto, não há estudos randomizados que comprovem benefícios do parto por cesárea em relação ao normal nestes casos, quanto aos resultados perinatais.

Os estudos disponíveis não evidenciam diminuição das taxas de hemorragia intracraniana quando da realização de cesárea: 41% no parto vaginal e 44% no parto por cesárea, segundo Shaver e cols. (1992).

Não há benefícios comprovados da cesárea de rotina para os fetos entre 22 e 26 semanas de idade gestacional e, além disso, há de ser considerado o risco materno da indicação cirúrgica na decisão da via de parto. Nesse período, ainda não há formação adequada do segmento uterino e, freqüentemente, pode ser necessária incisão uterina clássica (longitudinal). A incisão clássica acarreta maior risco de rotura uterina e placenta prévia ou acreta em gestação futura. Há maior risco de lesões vesicais e de artéria uterina em cesarianas realizadas no pré-termo, com aumento das taxas de morbidade e mortalidade maternas. Portanto, a indicação de cesárea no limite da viabilidade neonatal não é isenta de ricos e devem ser analisados os riscos matemos e o potencial de sobrevivência e os resultados perinatais para a decisão da via de parto.

Em relação à idade gestacional, as baixas taxas de sobrevivência em gestações com 22 semanas ou menos tornam inadequado o risco da cesárea. Entre 23 e 24 semanas, deve-se discutir com a família a probabilidade de incisão clássica e os possíveis resultados perinatais para a decisão individual; entre 25 e 26 semanas os resultados perinatais são mais satisfatórios e o parto por cesárea, caso indicado, compensa o risco materno.

Há indicações significativas para a via alta, entretanto, são inerentes à conduta obstétrica e não relacionadas exclusivamente à idade gestacional. As principais são: apresentação pélvica e gestação de alto risco, como descolamento prematuro de placenta, pré-eclâmpsia grave e alteração de vitalidade fetal. Quando a interrupção da gravidez no limite da viabilidade fetal deve-se a trabalho de parto prematuro ou incompetência istmocervical, é considerada de baixo risco e pode evoluir com parto vaginal. A literatura mundial dá suporte para a via vaginal nos trabalhos de parto entre 22 e 26 semanas nas seguintes condições: trabalho de parto espontâneo, apresentação cefálica e cardiotocografia satisfatória.

CONCLUSÕES

Uma vez indicada a interrupção da gravidez no limite da viabilidade fetal, inúmeros aspectos médicos, legais e sociais devem ser considerados. Dentre eles, o potencial de sobrevivência, os resultados do recém-nascido a curto e a longo prazo, a via de parto, a expectativa e disposição familiar, a valorização da atual gestação e a validade do investimento no recém-nascido.

O papel do médico nesse contexto deve ser o de proporcionar à paciente e à família a informação necessária para a participação na tomada de decisões, de forma clara e imparcial.

Para tanto, o embasamento teórico e o conhecimento dos resultados disponíveis acerca do assunto são pré-requisitos essenciais e devem ser utilizados em conjunto com o respeito ao binômio mãe/feto e boa relação médico-paciente-família. Sem dúvida, o ideal é a individualização da conduta em cada caso, utilizando bom senso e os recursos disponíveis, para proporcionar a melhor qualidade de vida possível para toda a família.

Referências Bibliográficas

- EL-METWALLY, D.; VOHR, B. & TUCKER, R – Survival and neonatal morbidity at the limits of viability in the mid 1990's: 22-25 weeks. *J. Pediatr.*, **137**:616, 2000. • GOLDENBERG, R.L. & cols. – The variability of viability: the effect of physicians' perception of viability on the survival of very low-low birth weight infants. *Am. J. Obstet. Gynecol.*, **143**:678, 1982. • KITCHEN, W. & cols. – Cesarean section or vaginal delivery at 24 to 28 weeks' gestation: comparison of survival and neonatal and two-year morbidity. *Obstet. Gynecol.*, **66**:149, 1985. • MCELRATH, T.F. – Cesarean delivery at the limits of neonatal viability. *Clin. Obstet. Gynecol.*, **47**:342, 2004. • MURASKAS, J. & cols. – Neonatal viability: pushing the envelope. *Pediatrics*, **101**:1095, 1998. • REUSS, M.L. & GORDON, H.R. – Obstetrical judgments of viability and perinatal survival of extremely low birth weight infants. *Obstet. Gynecol. Surv.*, **50**:773, 1995. • RINGER, S.A. – Neonatal outcome and brain development: establishing the connections. *Perspect. Neonatol.*, **2**:4, 2001. • SHAVER, D.C. & cols. – Early and late intraventricular hemorrhage: the role obstetric factors. *Obstet. Gynecol.*, **80**:831, 1992. • VOHR, B.R. & cols. – Neurodevelopment and functional outcome of extremely low birth weight (ELBW) infants in the National Institute of Child Health and Human Development Neonatal Research Network, 1993-1994. *Pediatrics*, **105**:1216, 2000. • WOOD, N.S. & cols. – Neurological and developmental disability after extreme prematurity. *N. Engl. J. Med.*, **343**:378, 2000.

155 Violência na Gestação

Anibal Faúndes
Melânia Amorim

VIOLÊNCIA COMO PROBLEMA DE SAÚDE PÚBLICA

A violência, em geral, tem-se convertido em uma das principais causas de morbidade e mortalidade no mundo moderno (OMS, 1997). Apesar de as mortes "por causas externas" (capítulo XX do CID 10) afetarem preferencialmente aos homens, também são causa de uma alta proporção das mortes de mulheres em idade fértil no Brasil. Estudos realizados em diferentes municípios brasileiros, desde o Sul até o Nordeste, mostram que as mortes violentas podem ser entre a primeira e a terceira causa de morte entre mulheres de 10 a 49 anos (Laurenti e cols., 1990; Carvalheiro e Manço, 1992; Lacerda e cols., 1998; Albuquerque e cols., 1998; Faúndes e cols., 2000a; Cardoso, 2004).

Existe o conceito de que o principal motivo de lesão ou morte por causas violentas é a agressão com uso de armas, mas, na realidade, no Brasil, como no resto do mundo, a principal causa de morte violenta está constituída pelo conjunto dos acidentes de trânsito. No caso da mortalidade feminina em idade fértil "por causas externas" no Brasil, em torno da metade é resultado de acidentes de trânsito e aproximadamente um terço corresponde à soma de homicídios e suicídios (Laurenti e cols., 1990; Carvalheiro e Manço, 1992; Lacerda e cols., 1998; Albuquerque e cols., 1998; Faúndes e cols., 2000a; Cardoso, 2004).

Embora no início possam parecer muito diferentes, o homicídio e o suicídio talvez não sejam tão distintos de muitas mortes que ocorrem com a participação de um veículo de transporte. Muitas vezes, utiliza-se um veículo de transporte para matar ou para terminar com a própria vida, com ou sem a intenção consciente de obter esse efeito. O exemplo extremo do uso de um veículo de transporte com a intenção de provocar mortes com o sacrifício da própria vida é o atentado contra as torres gêmeas do World Trade Center, em Nova Iorque, em setembro de 2001.

VIOLÊNCIA BASEADA NO GÊNERO

Por que falar de gênero em lugar de nos referirmos simplesmente a sexo feminino e masculino? Estamos acostumados a distinguir claramente a mulher do homem. Só o ser humano de sexo feminino pode engravidar, dar à luz, amamentar o filho. As diferenças entre os sexos são claras, bem conhecidas, e muitas vezes não se entende a proposição deste novo termo "gênero".

Temos que sair do marco biológico de referência para entender a diferença entre sexo e gênero. O sexo determina uma série de características e funções biológicas. O gênero refere-se às construções que a sociedade faz e que determinam o papel que se atribui a mulheres e homens em uma cultura específica. Só a mulher pode engravidar, e isso é biológico. Não há nada biológico que determine que a mulher deva cuidar dos filhos, mas culturalmente aceitamos que trocar as fraldas é o domínio da mulher e não dos homens, assim como a política é o domínio dos homens e não das mulheres (Suplicy, 1995).

Apesar de o conceito de gênero não ser ainda suficientemente difundido, seu uso está aumentando cada vez mais, porque o termo permite distinguir os papéis reprodutivos do homem e da mulher, que dependem da biologia, dos papéis de gênero, que são determinados pela sociedade e variam de uma cultura para outra.

Nessa óptica, a violência baseada no gênero assume especial relevância, estimando-se que pelo menos um quinto da população feminina mundial tenha já sofrido violência física ou sexual em algum momento de suas vidas (OMS, 1997). Dados mais recentes, do Commonwealth Fund 1998 Survey of Women's Health, apontam que quatro em cada 10 mulheres relatam pelo menos um episódio de qualquer tipo de violência durante a vida, representado em 38% dos casos por violência doméstica (Plichta e Falik, 2001).

Sob a epígrafe "violência contra a mulher" encontra-se um leque de situações as mais diversas, incluindo tanto a violência física como a sexual e emocional. A definição da Assembléia Geral das Nações Unidas (1993) reconhece como violência contra a mulher "qualquer ato de violência baseada no gênero que resulte, ou tenha probabilidade de resultar em prejuízo físico, sexual ou psicológico, ou ainda sofrimento para as mulheres, incluindo também a ameaça de praticar tais atos, a coerção e a privação da liberdade, ocorrendo tanto em público como na vida privada".

Assim, o termo compreende não apenas a violência física, psíquica e social ocorrendo na comunidade (estupro, abuso, assédio sexual, prostituição infantil e tráfico de mulheres), como também na família (aborto seletivo ou infanticídio de bebês do sexo feminino, espancamento, abuso sexual de crianças, qualquer forma de violência do marido contra a mulher, incluindo o estupro marital, além de lesões como a mutilação genital feminina e outras práticas tradicionais prejudiciais às mulheres) e/ou perpetrada pelo estado, em qualquer lugar do mundo.

A violência representa uma causa importante de morte e incapacidade entre mulheres na idade reprodutiva, da mesma magnitude que o câncer. Além das implicações para a saúde, configura-se um grave desrespeito aos direitos humanos, contribuindo para manter e reforçar a submissão feminina em diversas sociedades. Muitas mulheres, inclusive gestantes e crianças, são submetidas a vários e repetidos episódios de violência.

Diversos problemas de saúde podem advir da violência praticada contra as mulheres, incluindo graves danos à saúde mental, doenças sexualmente transmissíveis (DST), gestações indesejadas e problemas comportamentais (distúrbios do sono e do apetite, por exemplo). O resultado da violência pode ser fatal, tanto direta, pelo assassinato da vítima, como indiretamente, por exemplo, quando a violência sexual resulta em gestação indesejada e, em conseqüência, na prática do aborto inseguro.

Independente da forma de violência, todos os profissionais de saúde devem ter o compromisso e a responsabilidade de lidar com o problema e, caso não tenham o treinamento adequado para assumir a completa responsabilidade do atendimento às vítimas, pelo menos identificá-las e referi-las para os serviços capazes de prover os cuidados adequados.

VIOLÊNCIA DOMÉSTICA

O termo violência doméstica tem sido utilizado para se referir a todas as formas de violência praticada no ambiente familiar (El-Bayoumi e cols., 1998), porém reflete, geralmente, a violência contra a mulher perpetrada por seu parceiro íntimo (Ellsberg e cols., 2000).

Presente na maioria das sociedades, a violência praticada pelo parceiro íntimo constitui a forma mais endêmica de violência contra a mulher (OMS, 1997; Haile-Mariam e Smith, 1999). Entretanto, muitas vezes não é reconhecida como forma de violência, sendo até mesmo aceita como fenômeno cultural (OMS, 1997), fazendo parte dos costumes e normas da sociedade, que entendem e aceitam a violência exercida contra mulheres como forma de ação disciplinar exercida sobre esposas e filhas (Eilenberg e Fullilove, 1996). Segundo estimativas do Banco Mundial, uma mulher tem maior probabilidade de ser espancada, violada ou assassinada pelo seu parceiro atual ou anterior que por um estranho (OMS, 1997; Eilenberg e Fullilove, 1996).

A real extensão da violência doméstica é ainda difícil de ser averiguada, em razão de variações quanto à definição de violência, tamanho amostral e metodologia de inquérito (Heise e cols., 1994; ACOG, 1999). Além disso, os profissionais de saúde não estão em geral habilitados para diagnosticar a presença de violência doméstica, e dificilmente irão introduzir perguntas sobre o assunto durante a anamnese. No estudo de Rodriguez e cols. (1999), apenas 9 a 11% dos médicos investigaram sobre violência doméstica em pacientes procurando serviços de assistência primária à saúde (Rodriguez e cols., 1999).

Estima-se que entre 20 e 30% de todas as mulheres americanas tenham sido vítimas de violência por um parceiro íntimo ao longo de suas vidas (Wilt e Olson, 1996) e que cerca de três quartos das mulheres americanas que sofreram agressão foram vítimas de seus parceiros (National Survey of Women's Health, 1993).

VIOLÊNCIA E GRAVIDEZ

Embora não sejam dados conclusivos, estudos apontam a gravidez como fator de risco para a violência doméstica (Eilenberg e Fullilove, 1996), podendo esta ter início depois da gestação ou alterar o padrão quanto à freqüência e à gravidade nesse período (Chambliss, 1997). Estudos de revisão sobre prevalência de violência doméstica na gravidez indicam estimativa de 0,9 a 20,1% (Leung e cols., 1999; Hamberger e Ambuel, 2001; Hedin, 2000), referindo a maioria dos estudos taxas entre 3,9 e 8,3% entre grávidas investigadas (Gazmararian e cols., 2000; Moore, 1999).

Em um estudo recentemente realizado em uma maternidade-escola do Recife, encontrou-se prevalência de violência física antes da gestação em torno de 13% e durante a gestação de 7,4% (Meneses e cols., 2003). As mulheres foram entrevistadas no puerpério, durante a internação hospitalar, o que pode limitar a extrapolação desses resultados, mas grandes estudos comunitários não foram ainda publicados em nosso meio. Cumpre ressaltar que a freqüência de violência física é superior à de diversas outras doenças que podem complicar a evolução da gravidez, e que têm sido amplamente discutidas, como o diabetes gestacional, a hipertensão crônica ou as infecções perinatais. Apesar dessa maior prevalência, o problema da violência permanece "invisível" e pouco debatido, não somente pelos profissionais de saúde mas também por toda a comunidade.

Embora ainda seja difundida a idéia de que a gravidez "protege" a mulher da agressão física, esta concepção não tem sido corroborada pelos estudos epidemiológicos. Em um estudo americano, a freqüência de violência física antes e durante a gravidez foi semelhante (6,9% e 6,1%, respectivamente), reduzindo-se para 3,2% no pós-parto (período médio de 3,6 meses). É verdade que em cerca de um terço dos casos a violência cessa, mas existe a possibilidade de que o início do ciclo de violência ocorra durante a gravidez (Martin e cols., 2001).

Para algumas mulheres, a gestação representa um período de maior vulnerabilidade à violência pelo parceiro: a gestante pode voltar sua atenção para os preparativos para a chegada do bebê, e seu companheiro pode sentir-se negligenciado ou com ciúmes inconscientes do filho que ainda não nasceu. Problemas financeiros e uma gestação indesejada também aumentam o estresse da relação, e conflitos subjacentes podem emergir, predispondo à violência contra a gestante (Hamberger e Ambuel, 2001).

A história de agressão prévia é um forte fator de risco para violência física durante a gravidez, e a gravidez pode funcionar como um catalisador para o início ou repetição da violência (Martin e cols., 2001; Janssen e cols., 2003), embora vários outros fatores estejam implicados em sua gênese.

FATORES DE RISCO

Diversos são os fatores de risco apontados para a violência doméstica contra a mulher e, portanto, contra a gestante, encontrando-se geralmente inter-relacionados. Destacam-se dentre estes a pobreza, a baixa escolaridade, a história familiar de violência e o consumo de álcool e nicotina.

A associação entre violência doméstica e escolaridade já foi descrita por diversos autores (Moore, 1999; Kyriacou e cols., 1999), destacando-se que tanto a baixa escolaridade das mulheres, como a dos parceiros, pode determinar dificuldades na relação interpessoal entre homens e mulheres e interferir na resolução de problemas cotidianos, gerando violência.

No que se refere à escolaridade do parceiro, múltiplos fatores interagem mutuamente. A baixa escolaridade interfere nos mecanismos utilizados para a resolução de problemas da mesma forma que na mulher, porém também há interferência dessa variável no processo de qualificação profissional, resultando em incapacidade para a aquisição de condições mínimas de sobrevivência motivadas por salários inadequados ou por desemprego. Estabelece-se um ciclo vicioso de aumento crescente de tensões, seguido de frustração e agressão. Decorrente dessa relação, instala-se a violência conjugal e, pela diferença fundamental de força física, a mulher sofre as maiores conseqüências.

Por outro lado, mulheres que apresentam história de violência na família, ou seja, testemunharam atos violentos entre seus pais ou substitutos, tendem a apresentar maior tolerância à violência dos seus parceiros, por aceitarem como normalidade formas violentas para a resolução de conflitos, perpetuando o comportamento violento no ambiente familiar (Buvinic e cols., 2000). É possível também que a violência familiar na infância, alterando a estrutura da personalidade e contribuindo para a destruição da auto-estima, permita o exagero da tendência à repetição dos padrões, fazendo com que as mulheres procurem parceiros que se assemelhem, em vários quesitos (consumo de álcool, comportamento violento), aos seus pais agressores.

Associando-se a estes fatores, o álcool parece corroborar a conduta violenta (Corsi, 1994), não de forma direta, mas provavelmente por interferir nos padrões de comportamento facilitando a violência, uma vez que acentua o desequilíbrio de controle e poder exercidos pelo parceiro (Hedin, 2000; Gazmararian e cols., 2000; Datner e Ferroggiaro, 1999; Kyriacou e cols., 1999). No entanto, os mecanismos reais responsáveis por essa associação ainda estão por ser elucidados, não estando claro se o abuso de álcool funciona como fator causal direto ou indireto ou ainda como modificador do efeito de outros fatores (Kyriacou e cols., 1999).

Já em relação ao tabagismo, que vários autores relatam ser mais freqüente em mulheres vítimas de violência (Grimstad e cols., 1997), este parece estar relacionado à tendência da mulher em estabelecer comportamentos de risco para a sua saúde, motivada por fatores relacionados à própria perda da auto-estima, que conduzem a um progressivo desinteresse no seu bem-estar e do seu filho (Bhatt, 1998).

É importante salientar que todos estes fatores fazem parte de um conjunto de situações que se associam e interagem e são resultantes, em geral, de um ponto de partida comum: a precária condição socioeconômica. Famílias mais pobres tendem a ser numerosas, gerando incapacidade por parte dos pais de cuidar dos filhos, tanto do ponto de vista de geração de recursos como ainda pelo baixo nível de escolaridade. Como resultado, surge a insatisfação e a frustração, que, aliadas a comportamentos de risco como o alcoolismo, dão início ao ciclo da violência.

REPERCUSSÕES GINECOLÓGICAS E OBSTÉTRICAS

Diversos danos à saúde podem resultar da violência doméstica, variando desde queixas ginecológicas e da esfera sexual (Faúndes e cols., 2000b), até conseqüências obstétricas diversas como gestações indesejadas (Gazmararian e cols., 2000), atraso para iniciar o pré-natal (Gazmararian e cols., 2000; Dietz, 1999; Parker e cols., 1994), abortamento e natimortalidade (Webster e cols., 1994), baixo peso ao nascer (Parker e cols., 1994), trabalho de parto prematuro e perdas fetais (Berenson e cols., 1994; Jejeebhoy, 1998), restrição de crescimento fetal, hemorragia anteparto e morte perinatal (Janssen e cols., 2003). Também podem estar presentes dor pélvica crônica, cefaléia, doença espástica dos cólons (Coker e cols., 2000), depressão, tentativa de suicídio e síndrome de estresse pós-traumático (OMS, 1997), ansiedade e uso de drogas (Eilenberg e Fullilove, 1996).

MORTE MATERNA

A violência representa causa importante de morte materna em diversos países. Não é excepcional que a violência doméstica em gestantes chegue até o extremo do homicídio, que pode representar entre 36 e 63% das mortes maternas por traumatismo em alguns países. A maioria desses homicídios foi perpetrada pelos parceiros íntimos (Datner e Ferroggiaro, 1999). Um estudo realizado em Recife, por exemplo, encontrou que mais da metade (seis de 11) das mortes maternas não-obstétricas ocorridas em 1992-1993 foram resultado de violência, incluindo um homicídio, dois suicídios e três acidentes de trânsito. Nesse mesmo estudo houve mais mortes maternas por violência que por hemorragia (Cecatti e cols., 1998).

REPERCUSSÕES PERINATAIS

A violência doméstica pode fazer parte de uma intricada interação de fatores que contribuem para o aumento da morbidade e mortalidade perinatais (Petersen e cols., 1997). No Brasil, existe pelo menos um estudo que encontrou mortalidade neonatal de 91 por 1.000 entre recém-nascidos de mulheres que sofreram violência durante a gestação, comparado com apenas 22 por 1.000 entre as que não relataram essa violência ($p < 0,01$). A proposta de um modelo causal para explicar a influência da violência nos resultados perinatais é representada pela interferência de dois mecanismos: um advindo do traumatismo em si, capaz de promover lesões diretas sobre a mulher, que repercutem sobre a gestação, a exemplo do descolamento da placenta; e um segundo mecanismo, baseado na teoria do estresse contínuo (Petersen e cols., 1997).

O estresse contínuo parece afetar o desfecho perinatal por meio de alterações no comportamento dos indivíduos ou alterando respostas fisiológicas. O comportamento individual pode ser comprometido em diferentes formas, como interferir sobre a capacidade do indivíduo de manter seu estado nutricional satisfatório, repouso e atendimento à saúde. Paralelamente, podem ser assumidos comportamentos de risco que sabidamente interferem nos resultados perinatais, como o tabagismo e o uso de drogas lícitas e ilícitas (Hedin, 2000).

COMENTÁRIOS FINAIS

A grávida está exposta a diferentes formas de violência que têm um impacto enorme sobre a sua saúde e a do seu filho. Lamentavelmente, até agora se prestou muito pouca atenção a esse importante fator que pode determinar o sucesso ou insucesso da gestação, e ainda o desfecho mais temido durante o período gravídico-puerperal, que é a morte materna. Os métodos de diagnóstico da presença desse fator são de extrema simplicidade e talvez por isso mesmo não tenham despertado ainda o interesse dos colegas nem das escolas médicas. Instrumentos para rastrear a violência de provada eficácia existem e têm sido traduzidos para a língua portuguesa (Reichenheim e cols., 2000), de forma que poderiam estar sendo aplicados rotineiramente na consulta pré-natal.

Um dos problemas é que o pessoal de saúde não sabe o que fazer diante do diagnóstico de mulheres que vivem em situação de violência. Muitos médicos sentem-se desconfortáveis com seu nível de conhecimento e suas habilidades em lidar com mulheres vítimas de violência doméstica, e a maioria subestima a prevalência de violência entre sua clientela. Em conseqüência, a maior parte destes não efetua o rastreamento para violência durante a primeira consulta ginecológica, nas consultas anuais e, muito menos, durante o acompanhamento pré-natal, porque nem imaginam que a gestante se encontre em situação de risco, salvo talvez na presença de lesões físicas (Hamberger e Ambuel, 2001).

Estudos demonstram que o rastreamento é realizado mais freqüentemente por mulheres que por homens, e as taxas de rastreamento são maiores nos serviços com médicas que naqueles sem médicas. Maior freqüência de rastreamento também ocorre entre os profissionais que receberam treinamento em violência doméstica, que tiveram experiências com atendimento a vítimas de violência durante o curso médico, ou que têm conhecimento pessoal e experiência com violência doméstica (Hamberger e Ambuel, 2001).

As consultas pré-natais representam excelente oportunidade para pesquisar a segurança das gestantes e de seus futuros filhos dentro do ambiente doméstico. As mulheres habitualmente apreciam a preocupação do prestador de cuidados de saúde com seu bem-estar, desde que reasseguradas da privacidade e confidencialidade das informações. É importante lembrar que o médico não está sozinho nesta tarefa: o serviço social de cada unidade de saúde tem papel fundamental, que só poderá ser ativado se o diagnóstico começar a ser realizado, e todo um suporte psicológico será necessário, com a participação de uma equipe multidisciplinar. Infelizmente, por enquanto, o que parece é que todos preferem manter essa situação oculta e ignorada, sem pensar nas graves conseqüências descritas acima.

A FEBRASGO, preocupada com o problema, estabeleceu ficha especial, que recomenda seja preenchida, pelo médico que atende tais casos (Fig. VII-13).

A iniciativa de incluir um capítulo sobre esse tema em um livro de Obstetrícia do prestígio deste, editado pelo Professor Neme, pode ser um divisor de água entre a indiferença atual e uma atitude pró-ativa de identificação dos casos de violência, para que possamos atuar na prevenção das possíveis conseqüências por meio de intervenções sociais apropriadas para cada caso.

ATENDIMENTO MÉDICO

Nome:	Idade:
Data:	Prontuário:
Raça: Branca ( ) Negra ( ) Amarela ( )	Profissão:

ANTECEDENTES

Atividade sexual antes: Sim ( ) Não ( )

Início da atividade sexual:	Nº parceiros:
Gesta: Para: Aborto:	DUM: / /
Uso de contraceptivos: Sim ( ) Não ( )	Qual:

DADOS DA OCORRÊNCIA

Data da violência: / /   Hora:

Agressor: Idade: +/–   Cor: Local: rua ( ) residência ( ) outro ( )
          Conhecido ( ) Desconhecido ( ) Múltiplos ( ) Parente ( )
          Drogado ( ) Alcoolizado ( )

Intimidação: Arma ( ) Força física ( ) Ameaça ( )

Tipo de relação: Vaginal ( ) Oral ( ) Anal ( )

HISTÓRIA DA OCORRÊNCIA

EXAME FÍSICO

PA: P: T:

Traumas físicos:

Lesões genitais:

Coleta de conteúdo vaginal p/ DNA: Sim ( ) Não ( )

Fotografia: Sim ( ) Não ( )

EXAMES SOLICITADOS: β-hCG: Sim ( ) Não ( )	Anti-HIV: Sim ( ) Não ( )
VDRL: Sim ( ) Não ( )	Hepatite B: Sim ( ) Não ( )

MEDICAÇÕES:	NOME DA MEDICAÇÃO:
Contraceptivo urgência: Sim ( ) Não ( )	Outros
Profilaxia AIDS: Sim ( ) Não ( )	AZT; lamivudina; nelfinavir; Ritonavir
Profilaxia DST: Sim ( ) Não ( )	Azitromicina; ofloxacina; penicilina benzatina
Profilaxia hepatite B: Sim ( ) Não ( )	Vacina 1ª dose; imunoglobulina

ENCAMINHAMENTOS

Assistente social: Sim ( ) Não ( )	Psicóloga: Sim ( ) Não ( )
Ambulatório de violência sexual: Sim ( ) Não ( )	
Retorno: Sim ( ) Não ( )	15-30 dias/60 dias/90 dias
Orientada para registro policial: Sim ( ) Não ( )	
Orientada sobre direitos legais: Sim ( ) Não ( )	

MÉDICO: _____   CRM: _____

ATENDIMENTO PSICOLÓGICO

PSICÓLOGO(A): _____

ATENDIMENTO SERVIÇO SOCIAL

ASSISTENTE SOCIAL: _____

Figura VII-13 – Ficha de atendimento à mulher que sofreu violência sexual. Fonte: Manual de Violência Sexual 2004 – FEBRASGO.

Referências Bibliográficas

• ALBUQUERQUE, R.M. & cols. – Causas e fatores associados à mortalidade de mulheres em idade reprodutiva em Recife, Brasil. *Cad. Saúde Públ.*, 14(Supl. 1):41, 1998. • American College of Obstetrics and Gynecologists – Domestic Violence. *ACOG Technical Bulletin* 257, 1999. • BERENSON, A.B. & cols. – Perinatal morbidity associated with violence experienced by pregnant women. *Am. J. Obstet. Gynecol.*, 170:1760, 1994. • BHATT, R.V. – Domestic violence and substance abuse. *Int. J. Gynaecol. Obstet.*, 63(Suppl. 1):S25, 1998. • BUVINIC, M.; MORRISON, A. & SHIFTER, M. – La violencia en América Latina y el Caribe: um marco de referencia para la acción. Washington, DC: Banco Interamericano de Desarrollo, 2000. • CARDOSO, M.P. – Mortalidade feminina em idade fértil no Município de Cascavel, PR, no período de 1991 a 2000. Campinas, SP, 2004. Tese (Doutorado). Universidade Estadual de Campinas. Faculdade de Ciências Médicas. • CARVALHEIRO, C.D.G. & MANÇO, A.R.X. – Mortalidade feminina no período reprodutivo em localidade urbana da região sudeste do Brasil. Evolução nos últimos 20 anos. *Rev. Saúde Públ.*, 26:239, 1992. • CECATTI, J.C. & cols. – Mortalidade materna em Recife. Causas de óbitos maternos. *RBGO*, 20:7, 1998. • CHAMBLISS, L.R. – Domestic violence: a public health crisis. *Clin. Obstet. Gynecol.*, 40:630, 1997. • COKER, A.L. & cols. – Frequency and correlates of intimate partner violence by type: physical, sexual, and psychological battering. *Am. J. Public. Health*, 90:553, 2000. • CORSI, J. – *Violencia Familiar: Una Mirada Interdisciplinaria sobre un Grave Problema Social*. 1ª ed., Buenos Aires, Paidós, 1994, 252p. • DATNER, E.M. & FERROGGIARO, A.A. – Violence during pregnancy. *Emerg. Clin. North Am.*, 17:645, 1999. • DIETZ, P.M. – Unintended pregnancy among adult women exposed to abuse or household dysfunction during their childhood. *JAMA*, 282:1359, 1999. • EILENBERG, J. & FULLILOVE, M. – Introduction. In: Commonwealth Fund. Comission on Women's Health. Violence against women in the United States: a comprehensive backgraund paper. 2ª ed., New York, 1996, p. 1. • EL-BAYOUMI, G.; BORUM, M.L. & HAYWOOD, Y. – Domestic violence in women. *Med. Clin. North Am.*, 82:391, 1998. • ELLSBERG, M. & cols.– Candies in hell: women's experiences of violence in Nicaragua. *Soc. Sci. Med.*, 51:1595, 2000. • FAÚNDES, A.; PARPINELLI, M.A. & CECATTI, J.G. – Mortalidade de mulheres em idade fértil em Campinas, São Paulo (1985-1994). *Cad. Saúde Públ.*, 16:671, 2000a. • FAÚNDES, A. & cols. – O risco para queixas ginecológicas e disfunções sexuais segundo história de violência sexual. *RBGO*, 22:153, 2000b. • GAZMARARIAN, J.A. & cols. – Violence and reproductive health: current knowledge and future research directions. *Matern. Child. Health J.*, 4:79, 2000. • GRIMSTAD, H. & cols. – Physical abuse and low birthweight: a case control study. *Br. J. Obstet. Gynaecol.*, 104:1281, 1997. • HAILE-MARIAM, T. & SMITH, J. – Domestic violence against women. *Emerg. Clin. North Am.*, 17:617, 1999. • HAMBERGER, L.K. & AMBUEL, B. – Spousal abuse in pregnancy. *Clin. Fam. Pract.*, 3:203, 2001. • HEDIN, L.W. – Domestic violence during pregnancy. The prevalence of physical injuries, substance use, abortions and miscarriages. *Acta Obstet. Gynecol. Scand.*, 79:625, 2000. • HEISE, L.; PITANGUY, A. & GERMAIN, A. – *Violence Against Women: The Hidden Health Burden*. Washington DC. The World Bank, 1994. • JANSSEN, P.A. & cols. – Intimate partner violence and adverse pregnancy outcomes: a population-based study. *Am. J. Obstet. Gynecol.*, 188:1341, 2003. • JEJEEBHOY, S. – Associations between wife-beating and fetal and infant death: Impressions from a survey in Rural India. *Stud. Fam. Plann.*, 29:300, 1998. • KYRIACOU, D.N. & cols. – Risk factors for injury to women from domestic violence against women. *N. Engl. J. Med.*, 341:1892, 1999. • LACERDA, M.V.G. & cols. – Mortalidade de mulheres em idade fértil no Distrito Federal, com ênfase na mortalidade materna. *Brasília Médica*, 35:7, 1998. • LAURENTI, R. & cols. – Mortalidade de mulheres em idade fértil no Município de São Paulo (Brasil), 1986. I. Metodologia e resultados gerais. *Rev. Saúde Públ.*, 24:128, 1990. • LEUNG, W.C. & cols. – The prevalence of domestic violence against pregnant women in a Chinese community. *Int. J. Gynaecol. Obstet.*, 66:23, 1999. • MARTIN, S. & cols. – Physical abuse of women before, during, and after pregnancy. *JAMA*, 285:1581, 2001. • MENESES, T.C. & cols. – Violência física doméstica e gestação: resultado de um inquérito no puerpério. *RBGO*, 25:309, 2003. • MOORE, M. – Reproductive health and intimate partner violence. *Fam. Plann. Perspect.*, 31:302, 1999. • National survey of women's health. Survey of women's health highlights, 1993. Disponível em URL: http://ww.cmwf.org/programs/women/whhilite.asp. • Organização Mundial de Saúde. Violence against women: a priority health issue. World Health Organization, 1997. Disponível em URL: http://www.who.int/violence_injury_prevention/vaw/infopack.htm. • PARKER, B.; McFARLANE, J. & SOEKEN, K. – Abuse during pregnancy: Effects on maternal complications and birth weight in adult and teenage women. *Obstet. Gynecol.*, 84:323, 1994. • PETERSEN, R. & cols. – Violence and adverse pregnancy outcomes: a review of the literature and directions for future research. *Am. J. Prev. Med.*, 13:366, 1997. • PLICHTA, S. & FALIK, M. – Prevalence of violence and its implications for women's health. *Women Health Issues*, 11:244, 2001. • REICHENHEIM, M.E.; MORAES, C.L. & HANSSELMANN, M.H. – Equivalência semântica da versão em português do instrumento *Abuse Assessment Screen* para rastrear a violência contra a mulher grávida. *Rev. Saúde Públ. (S. Paulo)*, 34:610, 2000. • RODRIGUEZ, M.A. & cols. – Screening and intervention for intimate partner abuse. *JAMA*, 282:468, 1999. • SUPLICY, M. – Ser mulher e deputada. *Folha de São Paulo*, 20 de fevereiro de 1995. • WEBSTER, J.; SWEETT, S. & STOLZ, T.A. – Domestic violence in pregnancy. A prevalence study. *Med. J. Aust.*, 161: 466, 1994. • WILT, S. & OLSON, S. – Prevalence of domestic violence in the United States. *J. Am. Med. Wom. Assoc.*, 51:77, 1996.

156 Ambiente e Gravidez

Eliana Amaral
Renato Passini Jr.
Giuliane de Jesus Lajos

INTRODUÇÃO

Podemos identificar diferentes ambientes potencialmente relacionados à gravidez. Sob o prisma do feto, a mãe constitui-se no seu "ambiente primário", enquanto o meio a que se expõe constitui-se em seu "ambiente secundário". Doenças crônicas ou infecções maternas, sua nutrição, atividades físicas, ambiente de trabalho, hábitos e vícios passam a ser componentes da ecologia fetal. É compromisso profissional do obstetra zelar pela boa saúde da mãe e do feto e orientar a gestante a evitar ou amenizar as exposições a possíveis agentes agressores do meio ambiente. Entretanto, cabe à gestante implementar as atividades que resultem na preservação da saúde fetal, ficando a responsabilidade do profissional atrelada à sua conscientização e colaboração. Dessa forma, proteger a mãe e o feto das agressões do ambiente é uma missão compartilhada pela gestante e seu obstetra.

A modificação dos papéis ocupados pela mulher na sociedade e as alterações decorrentes em seus hábitos trouxeram novas indagações aos que realizam atenção pré-natal. É necessário conhecer as condições de habitação e saneamento, atividade física no lar ou no lazer, função no local de trabalho, hábitos alimentares, uso de drogas lícitas (medicamentos, álcool) ou ilícitas (cocaína, maconha). Traçado esse perfil, é possível visualizar o ambiente dessa gestante e, conseqüentemente, aquele ao qual o feto está exposto. Feito tal diagnóstico cabe ao pré-natalista identificar os agentes ambientais deletérios a um ou ambos (mãe e/ou feto) e orientar o afastamento ou redução da exposição durante o ciclo gravídico-puerperal. Paralelamente, as condições ambientais benéficas devem ser reforçadas, almejadas ou até perseguidas. A "gravidez ecológica" – equilíbrio entre gestante, feto e meio ambiente – é meta obstétrica compatível com os novos tempos.

Nosso objetivo não é o aprofundamento nos aspectos toxicológicos da gravidez. Este tema será objeto de outro capítulo. Desejamos discutir a gestante como o "ambiente primário" para o feto e as correlações do ambiente no qual se insere e o produto conceptual. Para tanto, discutiremos os efeitos de alguns agentes físicos, como temperatura, altitude, som e, após, discorreremos sobre alguns hábitos ou atividades.

AGENTES FÍSICOS AMBIENTAIS

TEMPERATURA

As alterações de temperatura podem produzir sintomas mais facilmente na gestante (fadiga, vertigem, desmaios). Essa menor tolerância a temperaturas elevadas deve ser respeitada, evitando-se ambientes quentes, onde se incluem sauna e banhos de imersão. A gestante mantém uma temperatura elevada em cerca de 0,3-0,4°C em função do aumento do seu metabolismo basal e da ação da progesterona sobre o centro termorregulador, enquanto o feto tem sua temperatura 1°C mais elevada que a da mãe (Strassner e Arnolds, 1992). Se a temperatura materna se eleva por febre, roupas muito fechadas e banho quente, a do feto também se eleva.

A temperatura foi demonstrada como agente físico teratogênico em animais e humanos (Smith e cols., 1978; Warkany, 1986). A ação embriopática no sistema nervoso central humano foi notada entre 4 e 16 semanas de gestação, produzindo microftalmia, anencefalia ou encefalomeningomielocele (Smith e cols., 1978; Fisher e Smith, 1981). Em animais, o nível mínimo de hipertermia necessário para induzir malformações é 1,5°C acima da temperatura normal, por parada da proliferação celular (Smith e cols., 1978). O valor de temperatura materna que se tem usado como o capaz de produzir lesões no embrião é de 38,9°C (Bynum e cols., 1978; Smith e cols., 1978; Clarren e cols., 1979). Entretanto, o desconforto impede a gestante de permanecer na sauna tempo suficiente para atingir essa temperatura (Harvey e cols., 1981) e seriam necessários 10 ou 15 minutos de imersão a 41° ou a 39°C na banheira. Entretanto, Clarren e cols. (1979) não encontraram diferenças entre os recém-nascidos de mães que tiveram e não tiveram febre no primeiro trimestre.

Andersen e cols. (2002) não observaram maior mortalidade fetal em gestantes que tiveram febre até 16 semanas. Uma revisão de 2003 concluiu que a hipertermia durante a gestação pode causar aborto, atraso de desenvolvimento e malformações. Processos críticos de desenvolvimento embriogênico, como proliferação, migração, diferenciação celular e apoptose, são afetados pela elevação da temperatura materna. O sistema nervoso central é particularmente suscetível: em ratos, a elevação de 2,5°C por uma hora, durante o fechamento do tubo neural, resulta em elevada incidência de defeitos craniofaciais. Contudo, há uma diferença na sensibilidade a essa elevação térmica entre espécies e dentro da mesma espécie, sendo essa suscetibilidade geneticamente determinada. Em humanos, estudos epidemiológicos sugerem que a elevação da temperatura corporal de 2°C por pelo menos 24 horas pode causar vários defeitos de desenvolvimento, mas ainda há pouca informação a esse respeito (Edwards e cols., 2003). Apesar de não haver estudos prospectivos confirmando a correlação entre temperatura e defeitos congênitos em humanos, recomenda-se limitar a exposição ao calor ambiental e usar antitérmicos nas doenças febris.

PRESSÃO ATMOSFÉRICA

A diminuição da pressão atmosférica que ocorre em altas altitudes reduz a pressão parcial de O_2 e o débito cardíaco e aumenta a concentração de hemoglobina, a viscosidade sangüínea e o volume pulmonar (Kametas e cols., 2004a e b; McAuliffe e cols., 2004). Para a gestante não aclimatada, são esperados o desencadeamento de dispnéia, fadiga, taquicardia, cefaléia e perda de memória pela menor disponibilidade de oxigênio. As gestantes aclimatadas não vivenciam sintomas. Como conseqüência, gestantes com doenças cardíacas ou pulmonares tendentes à hipóxia podem sofrer descompensação clínica. A aclimatação da gestante sem complicações clínicas requer tempo em repouso, para se evitar os sintomas mencionados. Nessa situação, qualquer fator que possa comprometer ainda mais a oxigenação precisa ser afastado (por exemplo, monóxido de carbono do cigarro). As viagens aéreas não se constituem em risco para a gestante que viaja ocasionalmente, em função da pressurização das aeronaves. Entretanto, a dose de radiação cósmica nos vôos freqüente pode exceder os limites de segurança estabelecidos para pilotos ou comissárias de bordo se suas escalas de serviço não forem ajustadas (Barish, 2004).

Alguns efeitos sobre a gestação podem ser encontrados nas altas altitudes, como maior incidência de hipertensão (Mahfouz e cols., 1994) e baixo peso, sem aumento na prematuridade (Jensen e Moore, 1997; Reyes e cols., 2003). A elevada concentração da hemoglobina se correlaciona com menor peso do recém-nascido (Nahum e Stanislaw, 2004). Entretanto, já se pode identificar que algumas populações parecem sofrer alterações genéticas com o passar das gerações que as tornam mais bem adaptadas ao baixo teor de O_2, com menor impacto da altitude sobre o crescimento fetal (Moore e cols., 2004). Por outro lado, os níveis de glicose materna circulantes são menores em gestantes de altas altitudes, com redução da resistência periférica à insulina, talvez contribuindo com o menor crescimento fetal (Krampl e cols., 2001).

Há correlação entre o nível de hipertensão e a saturação arterial de O_2 na gestante (Moore e cols., 1982). Mostrou-se que a hiperventilação pode compensar a baixa pressão parcial de O_2 atmosférico nesses locais, mas a associação de outros fatores para hipóxia, como fumar, reduz o peso do feto (Strassner e Arnolds, 1992). Embora se pudesse esperar alterações na resistência da artéria umbilical à dopplerfluxometria, isso não foi observado (DeVore e cols., 1992). Mais recentemente, já se identifica um grupo de gestantes geneticamente preparadas para maior saturação do oxigênio em altas altitudes (no Tibet), com menor mortalidade perinatal entre elas (Beall e cols., 2004).

Placentas de gestantes de altas altitudes apresentam maior vascularização vilosa, adelgaçamento da membrana vilosa, proliferação do citotrofoblasto e redução na fibrina perissincicial (Zamudio, 2003). Já se encontrou aumento na incidência de corioangioma placentário em altitudes até 3.600m, supondo-se ser conseqüência de liberação exagerada de citocinas angiogênicas, como o fator de crescimento do endotélio vascular (Reshetnikova e cols., 1996). Assim, recomenda-se evitar qualquer situação de maior consumo de O_2, como exercícios (Entin e Coffin, 2004), e o cuidado com a anemia é mais crítico quando a gestante está a mais de 1.600m de altitude.

No outro extremo, temos os efeitos do ambiente com alta pressão atmosférica, como ocorre na prática do mergulho. Além do risco intrínseco do esporte, em face das alterações fisiológicas da gravidez podem surgir sintomas e sinais como náuseas e vômitos, fadiga e congestão de mucosas. A subida rápida após o mergulho, com redução da pressão barométrica, pode resultar em bolhas de gás liberadas dos tecidos e fluidos, trazendo como seqüelas potenciais dor, infarto e embolia. Esses efeitos podem ser exacerbados em obesos e em gestantes (Strassner e Arnolds, 1992). Supõe-se que, mesmo na mãe que não experimenta o mal-estar da descompressão, podem-se formar bolhas que obstruem as circulações fetal e placentária. Bolton (1980) comparou gestantes que praticaram e não praticaram mergulho durante a gravidez e encontrou diferença significativa na porcentagem de anomalias, 5,5% e 0%, respectivamente. O feto de gestante que mergulha está sujeito à síndrome da descompressão (ACOG, 2003). Assim, a gestante deve ser desencorajada a praticar este tipo de esporte.

SOM

A gestante está continuamente submetida a variados estímulos sonoros. A depender de sua intensidade e timbre, constituem-se em barulho, que não só incomoda, como tem efeitos nocivos comprovados. A intensidade sonora de 60 a 80dB (decibéis) produz estresse e é maléfica para a audição, o que é motivo de preocupação e estudos freqüentes em Saúde Ocupacional.

Já se comprovou o efeito inibitório da fertilidade em ratos submetidos a estímulo auditivo prolongado, com redução da taxa de fertilidade de 80 para 5,7%. Isso ocorreria na fase de implantação ou por disfunção ovariana ao aumentar a resposta gonadotrópica da hipófise anterior (Zondek e Tamari, 1960).

Sons de baixa freqüência, como a voz da mãe, são exacerbados no interior do útero, enquanto sons de alta freqüência, externos à mãe, são atenuados (Richards e cols., 1992). Embora existam relatos de malformações ou retardo da osteogênese por efeito de exposição ao barulho, outros autores não encontraram esta correlação em animais (Kimmel e cols., 1976). Sabe-se que estímulo acústico de cerca de 100dB, atingindo a orelha interna do feto, é forte o suficiente para desencadear aceleração da sua freqüência cardíaca e movimentos, mas não há dados para definir se o órgão é vulnerável a esse estímulo. Estudos em porcos não encontraram diferenças nos órgãos da orelha interna de fetos cujas mães eram submetidas a estímulo sonoro de 95 a 100dB, quando comparados aos controles (Szneja e cols., 1979). Assim, o estado de estresse gerado por ambientes barulhentos não parece ser recomendável.

A litotripsia gera um som de até 103dB. Seu uso veio trazer dúvida sobre os potenciais efeitos de perda de audição para o feto, quando utilizado para cálculos renais em gestantes. Sugere-se que o procedimento possa ser utilizado, embora não haja dados que o indique (Karlsen e cols., 2001). Estudos prévios sugerem que a intensidade sonora que atinge a orelha fetal é muito menor que aquela que é produzida no ambiente extra-uterino (Arulkumaran e cols., 1992). Também não se observou nenhuma alteração auditiva em fetos expostos à ressonância magnética intra-útero (Baker e cols., 1994).

RADIAÇÕES IONIZANTES E NÃO-IONIZANTES

Propedêutica por imagem

Estudos radiológicos (radiações ionizantes) – radiações de alta energia podem passar através dos tecidos e transferir energia aos átomos, resultando na formação de pares de íons. Essa transferência produz dano a moléculas, com morte celular, e perda de função ou mutação por quebra de ligações químicas de biomoléculas como DNA, proteínas e lipídeos. A lesão tecidual é dependente da quantidade de energia transferida e da capacidade de penetração de cada tipo específico de emissão de radiações (Garcia, 1992a). Além da quantidade de energia, o tempo de exposição é importante na determinação das lesões teciduais. A mesma quantidade de radiações tem efeitos mais drásticos se administrada de forma aguda, em lugar de exposição crônica. A dose de 50rad liberada agudamente tem maior probabilidade de produzir sérias malformações congênitas do que se ela for fracionada em pequenas doses que completem esse valor ao longo de meses. Entretanto, isso não é verdade para o efeito cancerígeno.

Um co-fator do efeito das radiações sobre o feto é a época da gestação no momento da exposição. Antes do estágio de blastocisto, o embrião é mais sensível aos efeitos letais (Dekabon, 1968). Durante o período pré-implantação e de implantação (0-2 semanas de idade gestacional), o principal efeito da exposição à radiação é o abortamento, com doses entre 0,10 e 0,15Gy (10-15rad). Depois que a gravidez já está instalada (pós-implantação), a dose necessária para causar mortalidade fetal aumenta para 1Gy ou 100rad. Essa avaliação é feita por meio de estudo em animais devido à dificuldade de se reconhecer efeitos e coletar dados em humanos (Mitchel, 1989; Fattibene e cols., 1999). Entretanto, as doses necessárias para atingir tal efeito são muito maiores que as usadas nos procedimentos diagnósticos (Brent e cols., 1989).

Malformações são as principais conseqüências da exposição à irradiação no período de organogênese (3-7 semanas de idade gestacional). As anomalias resultam da morte celular durante a fase ativa de proliferação e diferenciação, sendo que o feto não consegue repor células danificadas. Contudo, esse período de risco em humanos é muito curto e, conseqüentemente, o número de embriões expostos é limitado. Como a maioria dos dados a esse respeito vem de estudos com animais, não se sabe exatamente a dose de irradiação de risco, porém sabe-se haver uma relação dose-resposta proporcional às malformações. Alguns autores sugerem valores entre 0,05Gy e 0,5Gy (ou 5-50rad) nesse período gestacional (NRPB, 1993; Sikov, 1992). Os efeitos mais comuns da exposição durante a organogênese são defeitos no sistema urinário e olhos e redução do desenvolvimento esquelético. Efeitos a longo prazo que podem estar associados à radiação incluem a diminuição no perímetro cefálico, observada em gestantes expostas em Hiroshima e Nagasaki (Otake e Schull, 1993; UNSCEAR, 1993). Quando a exposição materna é de 1,5Gy ou mais (150rad), observa-se com freqüência a microcefalia, nem sempre acompanhada de retardo mental. O período da gestação mais sensível para esse tipo de malformação vai de 8 a 15 semanas. Com essas doses, passadas 15 semanas de concepção, o feto torna-se resistente aos efeitos teratogênicos das radiações. Permanece o risco para atraso de crescimento, que não se recupera após o nascimento e efeitos sobre o sistema nervoso central resultando em retardo mental (Brent, 1986).

Microcefalia, retardo mental e atraso de crescimento são os principais efeitos das altas doses de radiação entre 8 e 15 semanas de gestação, segundo estudos com sobreviventes da bomba atômica, em exposições de no mínimo 20rad. Também nesse período há maior suscetibilidade para efeitos letais. O risco de retardo mental grave é aproximadamente 40% com 100rad e 60% com 150rad (ACOG, 1995). Doses de 25-50rad produzem atraso de crescimento irrecuperável. A irradiação das gônadas femininas pode produzir esterilidade por destruição do oócito ou aberrações cromossômicas e mutações que podem ser transmitidas à próxima geração. Nenhum estudo em humanos mostrou os valores em rads capazes de provocar danos funcionais ou comportamentais nos fetos expostos.

Finalmente, é discutível se a exposição intra-uterina à radiação ionizante pode aumentar o risco de câncer pós-natal. O primeiro estudo epidemiológico sobre o assunto, na Inglaterra, encontrou um aumento de 5 vezes no risco de leucemia quando a exposição ocorreu no 1º trimestre e de 1,5 quando ocorreu no segundo e terceiro trimestres, com doses de 1 a 2rad (Stewart e cols., 1958). Para Ginsberg e cols. (1989), há uma pequena mas consistente diferença no risco relativo de câncer na infância após a exposição intra-útero a baixas doses de radiação. Estudos em animais e os resultados da bomba atômica não demonstraram o aumento do risco de câncer na infância. Calcula-se que 1:2.000 fetos expostos à radiação ionizante irão desenvolver leucemia (ACOG, 1995). Para aqueles com exposição intra-útero a radiações da bomba atômica, há maior risco de câncer na idade adulta (Yoshimoto e cols., 1988).

Na rotina clínica, a exposição a radiações ionizantes através do diagnóstico médico ou odontológico é a que mais gera dúvidas para os profissionais de saúde e para as gestantes. Nesdes procedimentos, incluem-se radiografia, tomografia e outros estudos em Medicina Nuclear. A maioria dos procedimentos diagnósticos é suficientemente segura na gravidez. Como nenhum efeito teratogênico em humanos foi notado até 5rad de exposição, mesmo estudos radiológicos vasculares para trombose venosa profunda e embolia pulmonar poderiam ser realizados, visto que o feto é exposto a 0,5rad a 0,05rad respectivamente (Ginsberg e cols., 1989). Com exceção do enema baritado e do estudo radiológico contrastado de intestino delgado, a maioria desses exames expõe o feto a alguns mrads. A exposição estimada do feto em alguns procedimentos diagnósticos por imagem mais comuns está mostrada nas tabelas VII-26 e VII-27.

Como se vê nas tabelas VII-26 e VII-27, a dose usual de radiação para métodos diagnósticos por imagem varia de 20 a 5.000mrad ou 0,02 a 5,0rad. O risco dessa exposição é bastante baixo e deve ser comparado aos riscos na população geral. Salientamos que abaixo de 5rad não se observaram efeitos teratogênico, mutagênico e restrição de crescimento. A dose suficiente para efeitos carcinogênicos é mais discutível.

Os radiofármacos, por sua vez, são fonte interna de exposição para os embriões, mas usualmente as doses de radiações são baixas. O tecnécio é o que produz a maior exposição fetal por se acumular na bexiga. É usado para estudos cerebrais, ósseos, renais e cardiovasculares. Uma das situações mais comuns de utilização é no estudo da embolia pulmonar, com tecnécio 99m para avaliar perfusão e xenônio para avaliar venti-

Tabela VII-26 – Riscos fetais conforme a quantidade de radiação e idade gestacional da exposição.

Rads	IG	Efeito
10-15	0-2	Abortamento
100	> 2	Morte fetal, retardo mental
5-50	3-7	Sistema urinário, olhos, sistema esquelético
20-25	8-15	Restrição de crescimento
150	8-15	Microcefalia, atraso de desenvolvimento neuropsicomotor, restrição de crescimento

Tabela VII-27 – Exposição fetal estimada em procedimentos radiológicos comuns (modificado de ACOG, 1995).

Tipo de estudo radiológico	Fetal
Radiografia de tórax (2 exposições)	0,02-0,07mrad
Radiografia de abdome (1 exposição)	100mrad
Radiografia de coluna torácica	0,15mrad
Radiografia de coluna lombossacral	55mrad
Radiografia de bacia (1 exposição)	200mrad
Pielografia intravenosa	$\geq$ 1rad*
Enema baritado ou estudo de delgado	2-4rad
Fluoroscopia	Variável
Xeromamografia	0
Tomografia de crânio ou tórax	< 1rad
Tomografia de abdome ou coluna	3,5rad
Tomografia para pelvimetria (técnica de baixa exposição)	250mrad

* Depende do número de exposições.

lação. No entanto, o feto expõe-se a quantidades mínimas de radiação (50mrad). O iodo radioativo atravessa a placenta e pode afetar a tireóide fetal, especialmente após o 1º trimestre. Os isótopos de iodo para tratamento de hipertireoidismo estão contra-indicados. Se for necessário um estudo da tireóide, deve-se optar pelo I^{123} ou Tc^{99m} em lugar do I^{131} na gestação (Ginsberg e cols., 1989).

Ressonância magnética (radiação não-ionizante) – na ressonância magnética, magnetos que alteram o estado de energia dos prótons de hidrogênio são usados no lugar da radiação ionizante. É uma técnica muito utilizada para estudos de morfologia fetal (especialmente do sistema nervoso), alteração do crescimento, massas pélvicas na gestante e pelvimetria materna. Apesar da ausência de efeitos fetais adversos demonstrados, tem sido recomendado evitar seu uso no 1º trimestre (ACOG, 1995).

Recomendações para uso de propedêutica por imagem – a propedêutica por imagens na gestação precisa ser pesada contra os benefícios de realizá-la. Se o diagnóstico é possível na sua ausência, sem risco de terapêutica desnecessária e, às vezes, pouco segura, a exposição deve ser evitada. Também exames de rotinas, eletivos, devem ser postergados. Mas se o estudo é necessário, na maioria das vezes poderá ser realizado sem maior risco. Como a ultra-sonografia e a ressonância não estão associados a riscos fetais, deverão substituir exames com radiações ionizantes ou fármacos radioativos sempre que possível. Se múltiplas radiografias serão utilizadas, deve-se pedir auxílio do radiologista para calcular a dose esperada de exposição fetal, racionalizando ao máximo as poses necessárias (Quadro VII-7).

Quadro VII-7 – Síntese sobre uso de exames de imagem na gravidez.

Radiografia	Exames simples sem risco significativo (< 5rad)
	Quando possível, substituir por ultra-sonografia ou ressonância magnética
Tomografia	Usualmente segura (< 5rad)
	Quando possível, substituir por ultra-sonografia ou ressonância magnética
Ressonância	Evitar ressonância no 1º trimestre
Isótopos radioativos	Isótopos de iodo são contra-indicados

Campos eletromagnéticos/microondas

Muitos equipamentos atuais emitem uma forma de radiação não-ionizante eletromagnética de 300-30.000mHz, chamada de microonda. O efeito das microondas nos tecidos está fortemente determinado por seu conteúdo de água. A ativação de energia gerada por essas ondas é muito baixa para modificar as ligações químicas do material irradiado. Entretanto, é capaz de gerar calor. Assim, os estudos sugerem que as microondas não são mutagênicas ou tal efeito poderia ser explicado pelo aumento de temperatura decorrente. Entretanto, podem potencializar a ação de outros agentes antagonistas do DNA como ultravioleta ou substâncias químicas.

Embora pouco usados no Brasil, os cobertores elétricos são fontes potenciais de exposição a campos eletromagnéticos. Alguns estudos têm encontrado maior perda fetal entre mulheres que se utilizaram desses equipamentos (Wertheimer e Leeper, 1989). Também se identificou aumento no risco de anomalias congênitas do trato urinário entre mulheres subférteis que o utilizaram na gestação, o que era mais importante naquelas expostas no 1º trimestre ou que utilizaram o cobertor elétrico por mais tempo (Li e cols., 1995).

Em um estudo em ratos, usando-se radiação de 915 a 6.000mHz presentes em fornos de microondas e telefones celulares e na ausência de efeito hipertérmico, não se observou aumento nos riscos reprodutivos ou parâmetros psicofisiológicos pós-natais (Jensh, 1997). Outro estudo em laboratório não observou dano ao DNA quando culturas celulares eram expostas a ondas de freqüência encontradas nos telefones celulares (Malyapa e cols., 1997). O uso de monitores de vídeo por gestantes é uma das fontes de exposição a campos eletromagnéticos com ondas de freqüências muito baixas (15kHz). Pesquisas recentes não encontraram maior taxa de aborto, natimorto, baixo peso ao nascer ou malformações nessas gestantes (Parazzini e cols., 1993; Shaw e Croen, 1993; Grasso e cols., 1997; Pastore e cols., 1997). Segundo a Organização Mundial da Saúde, é necessário obter mais dados científicos sobre os efeitos das ondas eletromagnéticas de baixa freqüência que inclui riscos de câncer e resultados adversos na gestação entre mulheres altamente expostas, especialmente por suas ocupações ou por moradia na proximidade de estações de transmissão de rádio ou de telefones celulares (Repacholi, 1998). Em uma metanálise recente sobre risco de câncer e uso de telefones celulares, encontrou-se um risco aumentado para neuroma acústico e melanoma uveal (Kundi e cols., 2004). Para Johansen (2004), entretanto, há pouca ou nenhuma evidência de que o uso de telefones celulares está associado a aumento de câncer em adultos. De qualquer forma, ainda não há estudos específicos sobre o feto, exceto um demonstrando ausência de efeito sobre os padrões de cardiotocografia (Celik e Hascalik, 2004).

CORRENTE ELÉTRICA

O choque elétrico na gestante pode constituir-se em ameaça à vida do feto, mesmo que não ocorram efeitos importantes na mãe. As fontes mais comuns de descarga elétrica para a gestante são as encontradas no ambiente doméstico, com correntes de baixa voltagem (100 ou 220V). Os efeitos da eletricidade sobre os tecidos dependem de dois mecanismos. Podem ocorrer alterações fisiológicas diretas pela passagem da corrente elétrica em vários órgãos, com distúrbios de condução e paradas cardíaca, contrações musculares intensas, depressão do centro respiratório, parada respiratória e convulsão. Também a geração de calor pode produzir efeitos, que dependem do tipo de corrente elétrica, sua força, a via através do organismo, o tempo de contato e a resistência do tecido. Embora maiores voltagens sejam responsáveis por mais danos, as correntes domésticas de baixa voltagem (110 ou 220V) podem causar a morte por desfibrilação cardíaca. Se a corrente penetra através da cabeça, em direção aos pés, podem ocorrer paradas do centro respiratório, convulsões, coma e amnésia. Além das queimaduras cutâneas de variados aspectos, a alta voltagem e os raios podem produzir destruição profunda de tecidos como esmagamento. Na gestante, o choque elétrico que inicia na mão e termina nos pés passa pelo útero e pelo feto após atravessar pulmão e coração. O líquido amniótico, aparentemente, impõe muito pouca resistência à corrente elétrica, aumentando a propensão do feto à lesão. Já se descreveu trombose venosa materna como conseqüência de choque de baixa voltagem (Sozen e Nesin, 2004).

As lesões são mais graves quando a gestante é atingida por raio. Freqüentemente, há perda de consciência, parada cardiorrespiratória e queimaduras. Trabalho de parto foi desencadeado em dois de 12 casos descritos, um deles associado com rotura uterina (Garcia, 1992b). O fator prognóstico mais importante parece ser o local atingido inicialmente pelo raio. Quando ocorreu no tórax anterior ou abdome, resultou em morte fetal ou trabalho de parto imediato. A terapêutica, para gestante atingida por acidente com eletricidade, consiste em afastá-la da fonte de corrente elétrica e oferecer condições para ressuscitação cardiopulmonar. Especialmente após os efeitos de um raio, a ressuscitação deve ser vigorosa, mais prolongada e persistente que a habitual, o que muitas vezes propicia boa recuperação. A gestante, entretanto, agrega problema a esse procedimento; o útero de 3º trimestre pode ocluir a veia cava inferior, dificultando o retorno venoso. Dessa forma, o parto imediato, por via alta, pode ser procedimento necessário para salvar a mãe. Se mãe e o feto sobrevivem aos efeitos agudos, impõe-se seguimento da gestação, com atenção especial ao desenvolvimento de oligoâmnio e restrição de crescimento intra-uterino.

Em 75% dos casos, segundo Fatovich (1993), ocorre morte fetal imediata ou após algumas semanas. Um estudo prospectivo acompanhou 31 gestantes, 26 delas expostas a choque de 110V. Vinte e oito mulheres deram à luz a crianças saudáveis, uma criança teve comunicação interventricular e houve dois abortos espontâneos não atribuídos ao choque. Nesse estudo, a corrente elétrica não passou pelo útero em 28 casos (Einarsson e cols., 2003).

A conduta em uma gestante após ter recebido um choque elétrico visa o bem-estar materno e fetal. Deve ser realizado um eletrocardiograma da gestante que tenha recebido choque elétrico acima de 220V ou que esteja molhada no momento do choque, tenha contrações musculares tetânicas ou que a corrente elétrica tenha passado pelo coração. Monitorização cardíaca materna por 24 horas é recomendável nas mulheres com eletrocardiograma inicial alterado, com história de perda de consciência ou com antecedente de doença cardiovascular. Deve ser feito controle de batimentos cardíacos fetais com Doppler e acompanhamento rigoroso na primeira semana dos movimentos fetais, com propedêutica armada imediata se houver redução ou parada abrupta para avaliação da necessidade emergencial de interromper a gestação se necessário.

Também os equipamentos hospitalares podem expor gestantes e fetos a descargas elétricas, como queimaduras no couro cabeludo de feto que recebeu monitorização por escalpe cefálico e parada cardíaca e morte de puérpera que recebeu descarga elétrica em uma laparotomia (Akhter, 1976; Chambers e Saha, 1979). Entretanto, a eletroconvulsoterapia em gestantes deprimidas não se associou com complicações durante a gestação (Repke e Berger, 1984). A cardioversão, necessária para o controle de certas arritmias cardíacas deve ser seguida de controle cuidadoso da vitalidade fetal (Barnes e cols., 2002).

LAZER E ATIVIDADES FÍSICAS

SUBMERSÃO (afogamento)

A duração da hipóxia é o fator prognóstico mais importante quando ocorre acidente por submersão e muitos fatores interferem nos resultados (água salgada, intoxicação por álcool e/ou drogas, hipotermia, convulsões, hipoglicemia, traumatismo craniano ou cervical e tempo de início da ressuscitação). Independentemente da quantidade de água aspirada (10-15% dos afogados não têm água nos pulmões, por laringoespasmo reflexo), pode ocorrer parada cardiorrespiratória em conseqüência de asfixia, hipóxia e hipercapnia, levando à acidose mista.

A submersão em água doce ou salgada conduz a fenômenos fisiopatológicos diversos. A última tem osmolaridade três a quatro vezes maior que a do plasma, levando a redução do volume intravascular, maior concentração eletrolítica sérica e desviando líquido para os alvéolos. A água doce tem efeito inverso porque é hipotônica em relação ao plasma. Resulta, então, em hipervolemia e reduz a concentração dos eletrólitos. Outra diferença é que a água doce leva à atelectasia pulmonar por retirar o surfactante, enquanto a água salgada induz a edema. Esses efeitos parecem ocorrer apenas quando volume considerável de líquido é aspirado, o que não é o mais freqüente. De qualquer forma, altera-se a relação ventilação-perfusão e cria-se "shunt" pulmonar. Embora haja contaminantes como algas, bactérias, cloro e vômito em ambos os tipos de água, a salgada é considerada mais letal também porque esses componentes químicos e biológicos são mais freqüentes em sua composição (Digiovanni, 1992).

Os principais órgãos afetados pela hipóxia são os pulmões e o sistema nervoso central, mas também podem ocorrer arritmias, assim como choque cardiogênico. Mesmo com recuperação do paciente, a síndrome de angústia respiratória do adulto pode sobrevir após 12 a 24 horas. Insuficiência renal é outra complicação tardia possível e ocorre após 24-48 horas por necrose tubular aguda, mioglobinúria ou acidose láctica. Outras possibilidades são a coagulação intravascular disseminada e a infecção. Por todos esses motivos, a observação hospitalar nas primeiras 24 e 48 horas é recomendável.

Dependendo da temperatura da água, as imersões ou afogamentos podem associar-se à hipotermia, definida como temperatura corpórea menor que 35°C. Essa associação inicialmente é benéfica porque prolonga a sobrevida reduzindo o metabolismo basal. Posteriormente, os efeitos da hipotermia sobre o organismo incluem redução da freqüência e do débito cardíaco, bradicardia, inversão da onda T e fibrilação atrial. Abaixo de 30°C, há inconsciência, ausência de reflexo tendíneo profundo e dilatação pupilar. A redução do metabolismo cerebral protege o cérebro por algum tempo. Abaixo de 28°C pode ocorrer fibrilação ventricular e abaixo de 22°C pode haver assistolia. Outro efeito da hipotermia é a hiperglicemia por inibição da liberação de insulina e redução do uso de glicose pelos tecidos.

Pela redução do fluxo cerebral, com depressão do sistema nervoso central, a paciente pode parecer morta, embora medidas de ressuscitação com completa recuperação neurológica podem ser possíveis (Reuler, 1978). Suspeita-se que as mesmas alterações possam ocorrer no feto, com alguma proteção inicial pela hipotermia, mas não há estudos sobre o assunto.

CINTO DE SEGURANÇA

Embora as mulheres sejam mais propensas a usar cintos de segurança que os homens, na gestação esse uso decresce por receio de que o mesmo possa aumentar o risco de problemas para o feto. Não há evidências de que haja maior risco de lesão fetal ou uteroplacentária; de fato, a principal causa de morte fetal em acidente automobilístico é a morte da mãe, o que torna o uso de cinto essencial pelas gestantes (ACOG TECHNICAL BULLETIN, 1992). No estudo de Crosby e Costiloe (1971), houve três abortos espontâneos em 29 gestantes de 1º trimestre acidentadas que não usavam cinto, mas só um deles se considerou relacionado à colisão. Entre as 11 gestantes com cinto de segurança, houve um aborto espontâneo duas semanas após o acidente. Considerando 208 gestantes envolvidas em colisões graves, a porcentagem de morte fetal não foi diferente nos dois grupos de mulheres (14% e 17%, respectivamente). Em contrapartida, houve 33% de morte materna nas pacientes não-usuárias de cinto que foram arremessadas, comparado a 5% de morte entre as não-arremessadas. E a morte fetal foi significativamente diferente nos dois grupos, com porcentagem de 47 e 11%.

Apesar das recomendações, um terço das gestantes não utiliza ou utiliza incorretamente e a orientação profissional no pré-natal é necessária e efetiva para mudar essa realidade (Pearlman e Phillips, 1996; McGwin e cols., 2004). Assim, não há nenhuma evidência que contra-indique o uso de cinto de segurança pela gestante; ao contrário, seu uso é necessário para reduzir a morbimortalidade materna e fetal, o que deve ser lembrado nas ações educativas e aconselhamento da gestante.

Entretanto, seu uso deve atender aos seguintes cuidados: a faixa abdominal deve situar-se abaixo do corpo uterino e a torácica não deve pressioná-lo (Fig. VII-14).

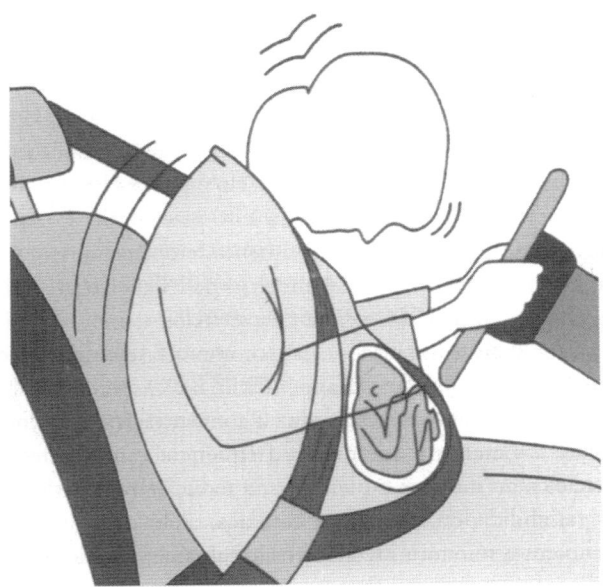

Figura VII-14 – Cinto de segurança em viagem de automóvel.

ATIVIDADE FÍSICA

Desde os tempos bíblicos há sugestões de que as mulheres fisicamente mais bem preparadas tinham "partos fáceis". Isso se constata no Exodus, onde se vê comparação do desempenho no trabalho de parto entre escravas hebraicas e amas egípcias; as primeiras tendo os seus filhos antes da chegada da parteira (Artal e Wiswell, 1987). Alguns autores relacionaram esse "parto fácil" com fetos de menor peso e prematuros (Clapp e Dickstein, 1984). Outros, não observaram resultados adversos. Ederly (1962) não encontrou alterações significativas no peso dos recém-nascidos, com menor duração do trabalho de parto e menor incidência de toxemia e cesárea quando comparou atletas e não-atletas. Collings e Curet (1985) concluíram que exercícios aeróbicos maternos, realizados regularmente, não interferem com o crescimento e o desenvolvimento fetais. O efeito negativo do exercício sobre o peso fetal estaria relacionado à redistribuição do fluxo para a massa muscular, mediada por catecolaminas. A redistribuição seletiva do fluxo sangüíneo dos órgãos esplâncnicos para os músculos em exercício seria responsável pelos efeitos mais potentes sobre o feto. Para que essa redução levasse à hipóxia fetal, deveria exceder a 50%. Em gestantes normais, submetidas a exercícios brandos a moderados, esses fatos seriam raros, mas poderiam ocorrer em exercícios intensos e prolongados. Haveria diminuição do fluxo sangüíneo uteroplacentário e, a depender da intensidade e duração do exercício, pelo baixo peso e até pelo sofrimento do feto (Artal, 1981).

A resposta inicial do feto à condição de hipóxia determinada por exercício intenso é a taquicardia e a elevação da pressão arterial. Estas alterações constituem-se em mecanismo protetor, na medida em que propicia circulação de maior volume sangüíneo e aumentam a pO_2, com diminuição da pCO_2. Essas catecolaminas podem ter efeito vasoconstritor e reduzir o fluxo sangüíneo umbilical, o que se somaria à redução do fluxo uterino. As catecolaminas aumentadas na circulação materna atingem a placenta, onde são metabolizadas, com apenas 10 a 15% atingindo o feto em condições normais. Após o exercício, a freqüência cardíaca fetal eleva 10 a 30 batimentos por minuto, independente do período gestacional e da intensidade. Em exercícios brandos a moderados, essa elevação permanece por 5 minutos após seu término, enquanto nos vigorosos se mantém por 30 minutos (Collings e Curet, 1985; Artal e Wiswell, 1987). Contudo, mulheres que realizam exercícios regulares e balanceados durante a gestação apresentam aumento no volume plasmático, aumento no volume sangüíneo do espaço interviloso, volume placentário e do débito cardíaco (Bergmann e cols., 2004). Essas mudanças amenizam a redução de nutrientes e oxigênio durante o exercício e provavelmente aumentam a nutrição e oxigenação do leito placentário. Portanto, o efeito dos exercícios no crescimento fetoplacentário e no tamanho ao nascimento são dependentes do balanço entre efeitos agudos e crônicos do regime de exercícios – tipo, intensidade, freqüência e duração –, assim como a fase da gestação em que eles são realizados (Clapp, 2003a, b). O exercício submáximo no final da gestação reduz a concentração de glicose plasmática materna e aumenta a freqüência cardíaca fetal. Exercícios mais intensos podem levar à redução da reatividade e à variabilidade da freqüência cardíaca, além de reduzir os movimentos respiratórios fetais transitoriamente. Estudos prospectivos controlados mostraram que exercícios moderados no 2º e 3º trimestres melhoram as condições físicas e a fisiologia materno-fetal, sem afetar o crescimento (Wolfe e Weissgerber, 2003). Além disso, as gestantes que realizam exercícios mantêm uma melhor auto-imagem (Boscaglia e cols., 2003).

A idéia de que o exercício físico aumenta risco de aborto (por alterações hormonais ou hipertermia) também é ultrapassada. Na maioria dos grandes estudos, retrospectivos e prospectivos, nenhum risco adicional de aborto foi atribuído ao exercício físico. Nenhuma associação foi encontrada com exercício e infertilidade, malformações congênitas, gravidez ectópica, rotura prematura de membranas, oligoâmnio, insuficiência placentária ou restrição de crescimento intra-uterino, sangramentos maternos, posições anômalas de nascimento, traumatismos abdominais e mortes fetais inexplicáveis. Também não há evidências de risco aumentado de parto prematuro. Gestantes que desenvolvem atividade física moderada durante a gravidez podem ter filhos com peso de nascimento maior. Isso estaria explicado por aumento de fluxo placentário, com maior nutrição fetal. Porém, mulheres com treinamento intenso (mais de quatro vezes por semana ou com carga pesada) tendem a ter bebês menores (Riemann e Kanstrup Hansen, 2000). O exercício em bicicleta não causou alteração nos fluxos uterino e umbilical, com algum aumento na resistência ao fluxo da aorta fetal, particularmente em casos com restrição de crescimento intra-uterino (RCIU) (Ertan e cols., 2004). Outros efeitos positivos do exercício na gestação incluem redução de 30% do risco para o desenvolvimento de pré-eclâmpsia (Sorensen e cols., 2003; Saftlas e cols., 2004) e melhor controle do diabetes por redução da resistência periférica à insulina (Artal, 2003). O exercício na gestação também reduziu a proporção de período expulsivo prolongado (ACOG, 2003). No pós-parto, tem sido observado menor índice de incontinência urinária entre mulheres que fazem exercício (Morkved e cols., 2003). Uma revisão sistemática sobre exercícios aeróbicos na gestação teve resultados variáveis quanto ao crescimento fetal e resultados positivos para as mulheres, concluindo que os dados ainda não seriam suficientes para ser conclusivos sobre riscos e benefícios para ambos (Kramer, 2000).

Dessa forma, exercícios moderados são seguros e indicados na gestação (Paisley e cols., 2003; ACOG, 2003; Davies e cols., 2003). Gestantes sem contra-indicações ao exercício deveriam ser encorajadas a participar de atividade aeróbica e de condicionamento, evitando traumatismos e exercícios com balanço. Calcula-se que a capacidade para o exercício está reduzida em 20-25%. Deve-se ainda, considerar as restrições dependentes da fisiologia da gestante em relação à postura, instabilidade articular e sobrecargas cardiovascular e circulatória. Caminhadas, natação e ciclismo estacionário parecem ser mais adequados às gestantes (Artal e Wiswell, 1987). Esportes de contato (risco de traumatismo abdominal), competições (intensidade de atividade física e exaustão) e exercícios em elevadas temperaturas são desaconselhados (ACOG, 1994; Kanstrup Hansen, 1995), e algumas orientações gerais sobre o quê e como fazê-los incluem:

– exercício regular (3 vezes/semana) e não intensos;
– desestimular atividades competitivas;
– desestimular exercícios vigorosos;
– nunca realizar exercícios no calor, umidade, período febril;
– evitar movimentos balísticos, como saltos e balanços;
– evitar flexão ou extensão articular máxima, movimentos bruscos e mudanças de direção rápidas;
– medir os batimentos cardíacos antes, durante e após o exercício, que não devem exceder 140bpm;

– levantar-se gradualmente, para evitar hipotensão ortostática;
– não realizar exercício em posição supina após 20 semanas;
– não usar exercícios com manobra de Valsalva;
– apoiar-se sobre superfícies firmes, mas macias (carpetes, madeira);
– não tentar manter a coluna ereta sobre a superfície, com membros inferiores estendidos.

Naquelas gestantes com atividade física, alguns sinais e sintomas se constituem em "sinais de alerta", sugerindo que a gestante interrompa os exercícios e procure o médico. São eles:
– dor de qualquer espécie (cefálica, torácica, lombar);
– contrações uterinas;
– *hemorragia vaginal*;
– perda de líquido amniótico;
– dificuldade respiratória;
– palpitações, taquicardia;
– náuseas e vômitos;
– dificuldade para andar;
– edema generalizado;
– atividade fetal diminuída.

As potenciais contra-indicações ao exercício na gestação estão listadas no quadro VII-8.

Quadro VII-8 – Contra-indicações aos exercícios na gravidez.

Doença miocárdica ativa
Insuficiência cardíaca congestiva
Doença reumática classe II ou mais
Tromboflebite
Embolia pulmonar recente
Doença infecciosa aguda
Hemorragia uterina
Rotura de membranas
Restrição de crescimento intra-uterino
Isoimunização
Hipertensão gestacional
Sofrimento fetal
Trabalho de parto prematuro
Incompetência istmocervical
Anemia
Doença da tireóide
Obesidade excessiva
Falta de peso extrema
Vida sedentária

Tem sido observado menor índice de incontinência urinária entre mulheres que fazem exercício para a musculatura perineal na gestação e no pós-parto (Davies e cols., 2003; Morkved e cols., 2003). Assim, exercícios para a musculatura perineal devem ser indicados rotineiramente durante e após a gestação.

AMBIENTE DE TRABALHO

O percentual de mulheres com trabalho remunerado na gravidez está ao redor de 40-45% em Campinas/SP, taxa que é muito maior nos países desenvolvidos (Passini Jr., 1996). Entre os fatores encontrados no ambiente de trabalho que podem exercer influências sobre a gestante incluem-se: agentes químicos (fumaça, solventes, gases), atividade física, agentes físicos (calor, radiações), agentes biológicos (vírus, bactérias, insetos), condições de pressão psicológica e condições ergonômicas (posição corporal, fadiga física).

As adaptações fisiológicas da gravidez tornam a mulher menos apta a se expor a situações como ambientes quentes e úmidos com fumaça de cigarro e a atividades posturais monótonas. Modificações articulares e de equilíbrio a tornam mais propensa a quedas, especialmente se está carregando peso ou subindo escadas. A posição ortostática, por muito tempo, reduz o retorno venoso e pode resultar em mal-estar ou síncope, com queda da pressão arterial. Os agentes químicos a que gestantes podem ser expostas no local de trabalho serão discutidos no capítulo de Intoxicações. As profissionais de saúde e as professoras expõem-se a outro grupo de agentes potencialmente lesivos. São os agentes biológicos. Doenças virais (como a rubéola e a varicela) ou por bactérias e protozoários (como a sífilis e a toxoplasmose), ao serem transmitidas a gestantes, agregam graves efeitos pela infecção fetal. Podem ocorrer aborto, natimorto, recém-nascido malformado ou portador da infecção. Isso exige o afastamento temporário da profissional gestante quando a possibilidade de contágio por agentes biológicos for detectada, no período de transmissibilidade, desde que correspondente à idade gestacional associada a riscos para o feto e/ou para a mãe. O ideal é que toda mulher atinja a idade fértil já imunizada natural ou artificialmente contra a maioria das doenças infecciosas, reduzindo os riscos na gestação.

Há muito que se discute os efeitos do trabalho sobre a gestação, sem que se tenha que estabelecer relação com maior taxa de abortamento ou malformação, excluídos outros fatores ambientais. Muito se tem publicado sobre seu efeito na redução de peso fetal e na prematuridade. Briend (1980) observou que mulheres envolvidas em trabalhos árduos, como criadas, apesar de mais robustas, tiveram filhos com menos peso que aquelas que realizavam trabalhos mais leves. Posteriormente, Naeye e Peters (1982) analisaram 7.722 gestações e comprovaram que o trabalho fora, permanecer muito tempo em pé ou cuidar de filhos em casa no 3º trimestre associaram com crianças de menor peso. McDonald e cols. (1988a, b) encontraram resultados obstétricos adversos se havia grande estresse físico como carregar peso, ficar em pé muitas horas ou estar submetida a muito barulho ou vibração. Tais resultados foram confirmados posteriormente por diferentes autores, inclusive entre enfermeiras gestantes (Henriksen e cols., 1995a, b; Luke e cols., 1995; Mozurkewich e cols., 2000). Estudo europeu multicêntrico recente entre trabalhadoras confirmou um risco moderado (aumento de 30%) de prematuridade entre mulheres que trabalharam mais de 42 horas/semana, ficaram mais de 6 horas em pé/dia e mulheres com baixa satisfação no emprego (Saurel-Cubizolles e cols., 2004). Na Índia, atividade física mais intensa correlacionou-se com menor peso do recém-nascido (Rao e cols., 2003).

Em um estudo realizado com parturientes da UNICAMP, não se encontrou maior ocorrência de doenças gestacionais e neonatais entre as mulheres que trabalharam na gestação, exceto melhor situação socioeconômica e nutricional para aquelas com trabalho remunerado (Passini Jr., 1996). Há uma tendência recente em se encontrar melhores resultados entre mulheres trabalhadoras, que poderia ser explicada por realização de estudos mais bem controlados ou com reflexo dos benefícios socioeconômicos para esse grupo ou por melhoria nas condições gerais do trabalho pelas mulheres (Saurel-Cubizolles e cols., 1991).

A importância da influência de múltiplas variáveis no resultado gestacional da mulher trabalhadora tem sido salientada por diversos autores, com criação de escores baseados em fontes possíveis de fadiga, incluindo estresse físico e psicológico, para correlacionar com prematuridade. Entre as parturientes da UNICAMP, um escore elevado associou-se com trabalho de parto prematuro e nascimento de crianças pequenas para a idade gestacional, sugerindo correlação entre a atividade física no trabalho remunerado e o aparecimento de contrações uterinas (Passini Jr., 1996). A influência do período do trabalho foi recentemente estudada na Dinamarca. Observou-se menor ganho de peso e maior incidência de gestações pós-termo nas trabalhadoras noturnas (Zhu e cols., 2004). Na China, a troca freqüente de períodos de trabalho entre gestantes da indústria têxtil esteve associada a um risco maior (dobro) de prematuridade e baixo peso, comparadas a gestantes com período fixo (Xu e cols., 1994).

Cabe ao obstetra realizar avaliação anamnéstica do local e das condições de trabalho, considerando a evolução da gestação. Na maioria dos casos, a paciente poderá continuar trabalhando.

O National Institute for Occupational Safety and Health (NIOSH) estabeleceu algumas orientações sobre trabalho e gravidez, em 1978, e concluiu que gestante sem complicações maternas ou fetais, cujo emprego não agrega mais riscos que aqueles do dia-a-dia, pode continuar trabalhando até o parto e reassumir sua função algumas semanas após (ACOG e NIOSH, 1978). Havendo alguma condição de risco ou de sobrecarga para a gestante, deve haver recomendação médica para a modificação de função e/ou local de trabalho e até afastamento.

O aconselhamento para não trabalhar mais de 40 horas/semana, permanecer o mínimo de tempo em pé e evitar situações de estresse tem respaldo científico. Em função das alterações fisiológicas da gravidez, é de se esperar que a intensidade das atividades exercidas no trabalho e em casa sofra redução progressiva no 3º trimestre. Períodos de repouso no último mês de gravidez são recomendáveis (Leiferman e Everson, 2003), sendo já demonstrados os benefícios em relação a peso do recém-nascido (Manshande e cols., 1987) e redução da prematuridade (Mamelle e cols., 1989). A legislação brasileira é inspirada na necessidade de reservar energia da mulher no final da gestação, sugerindo que a licença-gestante de 120 dias seja iniciada com 32 semanas ou no 8º mês. Entretanto, se é possível manter uma atividade aceitável nas últimas semanas, deve-se sugerir que o benefício dos 120 dias de licença-gestante seja iniciado com o parto, permitindo maior tempo de atenção contínua e apoio alimentar com leite materno ao recém-nascido, e dando oportunidade à puérpera para sua recuperação física e psicológica.

ATIVIDADES DOMÉSTICAS

Guardando suas peculiaridades, a atividade doméstica engloba os mesmos grupos de exposição e risco que as atividades profissionais fora do lar. Existe a exposição a agentes químicos (solventes, tintas, produtos de limpeza, tinturas), agentes físicos (calor, microondas), biológicos, atividades físicas e questões ergonômicas. Além disso, sendo a residência próxima a indústrias, pode haver exposição a substâncias perigosas inaladas ou ingeridas. Os agentes biológicos como bactérias e vírus, já discutidos, podem ser inseridos no ambiente da gestante por meio de outros membros da família, principalmente crianças. Carregar pesos, incluindo outros filhos, e executar trabalhos intensos de limpeza são atividades físicas que sobrecarregam o organismo gravídico, especialmente na 2ª metade da gestação.

A atividade física no trabalho associada à das atividades no lar configuram a chamada "dupla jornada de trabalho". Assim, os efeitos possíveis sobre a gestação devem considerar, na mulher que trabalha fora do lar, os efeitos dessa associação, discutidos anteriormente. Um outro componente doméstico que não deve ser esquecido diz respeito aos abusos físicos e emocionais. Estudos mostram que 33% das mulheres vivenciam abuso psíquico, físico ou sexual na gestação (Sahin e Sahin, 2003). A vivência dessa situação durante a gestação aumenta o risco de prematuridade e baixo peso, sendo diretamente proporcional à freqüência dos episódios de abuso (Coker e cols., 2004).

ATIVIDADE SEXUAL

As modificações psicológicas e fisiológicas da gravidez e o temor de conseqüências para a gestação e o feto alteram o desejo e a resposta sexual (Bartellas e cols., 2000). As náuseas do 1º trimestre, as modificações corporais e a fadiga que ocorrem na 2ª metade podem influir negativamente sobre o desejo sexual. O volume abdominal em contínuo crescimento vai reduzindo as opções de posição para o coito. A congestão pélvica fisiológica da resposta sexual (Master e Johnson, 1979) soma-se àquela devida à própria gravidez, aumentando a sensibilidade e podendo tornar a penetração profunda desconfortável. No 3º trimestre, a freqüência de orgasmo reduz-se (Lazar, 2002), ou pode não se completar, restando sensação de desconforto. A qualidade do orgasmo também parece reduzir-se na gestação (Oruc e cols., 1999). Estudos demonstram que existe uma redução na freqüência das relações sexuais, mais intensa entre as gestantes multíparas (Pepe e cols., 1987). O desejo sexual mantido entre muitas mulheres e a intenção de manter o parceiro contribuem para um sentimento de ambigüidade sobre a prática sexual entre muitas gestantes (Orji e cols., 2002).

As mamas, congestas desde o 1º trimestre, são muito sensíveis. Pode ocorrer liberação de colostro após o orgasmo (Master e Johnson, 1979). Há secreção vaginal mais abundante na gravidez e o colo pode sangrar mais facilmente após o coito. Durante o orgasmo, podem ocorrer contrações uterinas (Brustman e cols., 1989). O estímulo peniano no colo uterino estimula a produção e a liberação de prostaglandinas, além daquela já presente no próprio sêmen. Mais a maioria dos autores não encontrou prejuízos para o feto. Perkins (1979), Mills e cols. (1981), Read e Klebanoff (1993) e Sayle e cols. (2001) não observaram associação de relações sexuais na gravidez e prematuridade.

Agentes infecciosos veiculados por meio das relações sexuais (herpesvírus, sífilis, *Listeria monocytogenes* e vírus da hepatite) podem ocasionar aborto e natimorto. A *Chlamydia trachomatis*, cultivada de secreção cervical, associou-se a maior prematuridade e morbiletalidade perinatal, assim como a infecção por tricomonas na gestante. Gonorréia, herpes, sífilis, estreptococo do grupo B, *L'isteria monocytogenes* e *Chlamydia* podem ocasionar infecção neonatal fatal. Embora a prematuridade e a rotura de membranas se associem a vaginose bacteriana na gestante, esse desequilíbrio da flora vaginal não foi nem esteve associado à freqüência das relações sexuais nesse grupo (Kurki e Ylikorkala, 1993). Também é interessante saber que a atividade sexual não influenciou o sucesso do tratamento de tricomoníase ou vaginose bacteriana em gestantes (Berghella e cols., 2002).

Os riscos das doenças de transmissão sexual na gestação estão potencializados pelas crenças, infundadas, os riscos de relação sexual com a gestante que impelem um terço dos parceiros a procurar sexo com outras parceiras (Noha e cols., 2001). Como o uso do condom não é consistente, as infecções recém-adquiridas, de maior infectividade, podem ser transmitidas à gestante. Assim, o uso de condom na gestação, mesmo para casais considerados estáveis e monogâmicos, deve ser estimulado e ativamente aconselhado pelo pré-natalista.

Algumas doenças obstétricas contra-indicam o coito e o orgasmo na gestação de forma absoluta ou relativa. Na primeira categoria, figuram a rotura prematura de membranas, a placenta prévia e a incompetência istmocervical sem circlagem. Trabalho de parto prematuro idiopático, gestação gemelar e incompetência istmocervical com circlagem poderiam estar incluídos na segunda categoria de contra-indicações.

As alterações psicobiológicas do puerpério podem não favorecer as manifestações de sexualidade. A vagina está mais seca e lisa, o epitélio é menos espesso e é necessário maior tempo de estímulo sexual até que a mulher atinja o orgasmo, que pode ser mais curto. Essas alterações deverão ter retornado ao normal em torno de 3º mês pós-parto. Também se supõe que a redução dos hormônios androgênios nas lactantes diminuam o interesse sexual (Alder e cols., 1986). Traumatismos obstétricos podem provocar lesões musculares e alterações funcionais no períneo. Para algumas mulheres, a cicatriz de episiotomia pode ficar dolorosa e algum relaxamento do intróito vaginal pode prejudicar a resposta orgástica. Embora se oriente abstinência sexual no puerpério por período prolongado (30 a 45 dias) e os casais, em média, reassumem a atividade sexual entre 4 e 8 semanas (Kennedy, 1992), em muitas situações isso não ocorre. De fato, não há nenhuma razão clínica para contra-indicar o reinício da atividade sexual mais precoce, o que é mais freqüente entre multíparas e seus parceiros (Pepe e cols., 1987).

Entretanto, é freqüente o desinteresse sexual da mulher, preocupada com as questões da maternidade, exausta, com períodos irregulares de sono. A qualidade do relacionamento conjugal e sua satisfação no exercício da maternidade são determinantes da atividade sexual na gestação e no puerpério (Dejudicibus e McCabe, 2002). Aos 3 meses pós-parto, 58% das mulheres referiram dispareunia, 39% experimentaram vagina ressecada e 44% não referiam desejo sexual, o que se reduziu para 26, 22 e 35% após 8 meses de puerpério, embora apenas 18% delas tenham discutido o assunto com seus médicos (Barrett e cols., 1999). Isso demonstra a necessidade de incluir o tema no aconselhamento às gestantes e às puérperas.

Referências Bibliográficas

• ACOG & NATIONAL INSTITUTE FOR OCCUPATIONAL SAFETY AND HEALTH – *Guidelines on Pregnancy and Work*. Washington, United States Department of Health, Education and Welfare, 1978. • ACOG Committee on Obstetric Practice. ACOG Committee Opinion. Number 299, September 2004 (replaces No. 158, September 1995). Guidelines for diagnostic imaging during pregnancy. *Obstet. Gynecol.*, 104:647, 2004. • ACOG TECHNICAL BULLETIN NUMBER 151 – JANUARY 1991 – Automobile passenger restraints for children and pregnant women. *Int. J. Gynecol. Obstet.*, 37:305, 1992. • ACOG. ACOG Committee Opinion. Guidelines for diagnostic imaging during pregnancy. *Int. J. Gynecol. Obstet.*, 51:288, 1995. • AKHTER, M.S. – An unusual complication of intrapartum fetal monitoring. *Am. J. Obstet. Gynecol.*, 124:657, 1976. • ALDER, E.M. & cols. – Hormones, mood and sexuality in lactating women. *Br. J. Psychiatry*, 148:74, 1986. • AMERICAN COLLEGE OF OBSTETRICIANS AND GYNECOLOGISTS – Exercise during pregnancy and the postpartum. *Clin. Obstet. Gynecol.*, 46:496, 2003. • ANDERSEN, A.M. & cols. – Fever in pregnancy and risk of fetal death: a cohort study. *Lancet*, 360:1552, 2002. • ARULKUMARAN, S. & cols. – In-utero sound levels when vibroacoustic stimulation is applied to the maternal abdomen: an assessment of the possibility of cochlea damage in the fetus. *Br. J. Obstet. Gynaecol.*, 99:43, 1992. • ARTAL, R. – Exercise in pregnancy. I. Maternal cardiovascular and metabolic responses in normal pregnancy. *Am. J. Obstet. Gynecol.*, 140:123, 1981. • ARTAL, R. – Exercise: the alternative therapeutic intervention for gestational diabetes. *Clin. Obstet. Gynecol.*, 46:479, 2003. • ARTAL, R. & WISWELL, R.A. – *Exercícios na Gravidez*. São Paulo, Editora Manole Ltda., 1987. • BAKER, P.N. & cols. – A three-year follow-up of children imaged in utero with echo-planar magnetic resonance. *Am. J. Obstet. Gynecol.*, 170:32, 1994. • BARISH, R.J. – In-flight radiation exposure during pregnancy. *Obstet. Gynecol.*, 103:1326, 2004. • BARNES, E.J.; EBEN, F. & PATTERSON, D. – Direct current cardioversion during pregnancy should be performed with facilities available for fetal monitoring and emergency caesarean section. *BJOG*, 109:1406, 2002. • BARRETT, G. & cols. – Women's sexuality after childbirth: a pilot study. *Arch. Sex Behav.*, 28:179, 1999. • BARTELLAS, E. & cols. – Sexuality and sexual activity in pregnancy. *BJOG*, 107:964, 2000. • BEALL, C.M. & cols. – Higher offspring survival among Tibetan women with high oxygen saturation genotypes residing at 4,000 m. *Proc. Natl. Acad. Sci. USA.*, 101:14300, 2004. • BERGMANN, A.; ZYGMUNT, M. & CLAPP, J.F. 3rd – Running throughout pregnancy: effect on placental villous vascular volume and cell proliferation. *Placenta*, 25:694, 2004. • BERGHELLA, V. & cols. – Sexual intercourse association with asymptomatic bacterial vaginosis and Trichomonas vaginalis treatment in relationship to preterm birth. *Am. J. Obstet. Gynecol.*, 187:1277, 2002. • BOLTON, M.E. – Scuba diving and fetal well being. A survey of 208 women. *Undersea Baromed. Res.*, 7:183, 1980. • BOSCAGLIA, N.; SKOUTERIS, H. & WERTHEIM, E.H. – Changes in body image satisfaction during pregnancy: a comparison of high exercising and low exercising women. *Aust. N. Z. J. Obstet. Gynaecol.*, 43:41, 2003. • BRENT, R.L. – The effects of embryonic and fetal exposure to x-ray, microwaves and ultrasound. *Clin. Perinatol.*, 13:615, 1986. • BRENT, R.L. – The effects of embryonic and fetal exposure to x-ray, microwaves and ultrasound: counselling the pregnant and nonpregnant patient about these risks. *Semin. Oncol.*, 16:347, 1989. • BRIEND, A. – Maternal physical activity: birth weight and perinatal mortality. *Med. Hypotheses*, 6:1157, 1980. • BRUSTMAN, L.E. & cols. – Changes in the pattern of uterine contractility in relationship to coitus during pregnancies at low and high risk for preterm labor. *Obstet. Gynecol.*, 73:166, 1989. • BYNUM, G.D. & cols. – Induced hyperthemia in sedated humans and the concept of critical thermal maximum. *Am. J. Physiol.*, 235:228, 1978. • CELIK, O. & HASCALIK, S. – Effect of electromagnetic field emitted by cellular phones on fetal heart rate patterns. *Eur. J. Obstet. Gynecol. Reprod. Biol.*, 112:55, 2004. • CHAMBERS, J.J. & SAHA, A.K. – Electrocution during anesthesia. *Anesthesia*, 34:173, 1979. • CLAPP, J.F. & DICKSTEIN, S. – Endurance exercise and pregnancy outcome. *Med. Sci. Sports Exerc.*, 16:556, 1984. • CLAPP, J.F. 3rd – The effects of maternal exercise on fetal oxygenation and feto-placental growth. *Eur. J. Obstet. Gynecol. Reprod. Biol.*, 110(Suppl. 1):S80, 2003a. • CLAPP, J.F. 3rd – The effects of maternal exercise on fetal oxygenation and feto-placental growth. *Eur. J. Obstet. Gynecol. Reprod. Biol.*, 110(Suppl. 1):S80, 2003b. • CLARREN, S.K. & cols. – Hyperthermia a prospective evaluation of a possible teratogenic agent in man. *J. Pediatric.*, 95:81, 1979. • COKER, A.L.; SANDERSON, M. & DONG, B. – Partner violence during pregnancy and risk of adverse outcome pregnancy. *Paediatr. Perinat. Epidemiol.*, 18:260, 2004. • COLLINGS, C. & CURET, L.B. – Fetal heart rate response to maternal exercise. *Am. J. Obstet. Gynecol.*, 15:498, 1985. • CROSBY, W.M. & COSTILOE, J.P. – Safety of lap belt restrain for pregnant victims of automobile collisions. *N. Engl. Med. J.*, 284:632, 1971. • DAVIES, G.A. & cols. – Exercise in pregnancy and the postpartum period. *J. Obstet. Gynaecol. Can.*, 25:516, 2003. • DEJUDICIBUS, M.A. & MCCABE, M.P. – Psychological factors and the sexuality of pregnant and postpartum women. *J. Sex. Res.*, 39:94, 2002. • DEKABON, A.S. – Abnormalities in children exposed to x-radiation during various stages of gestation: tentative timetable injury to human fetus. Part. I . *J. Nucl. Med.*, 9:471, 1968. • DeVORE, G.R. & cols. – The effect of altitude on the umbilical artery doppler resistance. *J. Ultrasound Med.*, 11:317, 1992. • DIGIOVANNI, L. – Chapter twenty-six. Drowing and near-drowing. In: Gleicher, N. *Principles and Practice of Medical Therapy in Pregnancy*. 2nd ed. USA, Appleton & Lange, 1992. • EDERLY, G.I. – Gynecological survey of female athlets. *J. Sports Med. Phys. Fitness*, 2:171, 1962. • EDWARDS, M.J.; SAUNDERS, R.D. & SHIOTA, K. – Effects of heat on embryos and fetuses. *Int. J. Hypertermia*, 19:295, 2003. • EINARSSON, J.I.; SANGI-HAGHPEYKAR, H. & GARDNER, M.O. – Sperm exposure and development of preeclampsia. *Am. J. Obstet. Gynecol.*, 188:1241, 2003. • ENTIN, P.L. & COFFIN, L. – Physiological basis for recommendations regarding exercise during pregnancy at high altitude. *High Alt. Med. Biol.*, 5:321, 2004. • ERTAN, A.K. & cols. – Doppler examinations of fetal and uteroplacental blood flow in AGA and IUGR fetuses before and after maternal physical exercise with the bicycle ergometer. *J. Perinat. Med.*, 32:260, 2004. • FATOVICH, D.M. – Electric shock in pregnancy. *J. Emerg. Med.*, 11:175, 1993. • FATTIBENE, P. & cols. – Prenatal exposure to ionizing radiation: sources, effects and regulatory aspects. *Acta. Paediatr.*, 88:693, 1999. • FISHER, N.L. & SMITH, D.N. – Occipital encephalocele and early gestational hyperthermia. *Pediatrics*, 68:480, 1981. • GARCIA, P.M. – Chapter twenty five. Electrical injury. In: Gall, S.A. Part IV. *Diseases Caused by Chemical and Physical Agents*. In: Gleicher, N. *Principles and Practice of Medical Therapy in Pregnancy*. 2nd ed., USA, Appleton & Lange, 1992b. • GARCIA, P.M. – Chapter twenty four. Radiation injury. In: Gall, S.A. Part IV. *Diseases*

Caused by Chemical and Physical Agents. **In:** Gleicher, N. *Principles and Practice of Medical Therapy in Pregnancy.* 2nd ed., USA, Appleton & Lange, 1992a. • GINSBERG, J.S. & cols. – Risks to the fetus of radiologic procedures used in the diagnosis of maternal venous thromboembolic disease. *Thrombos. Haemost.*, **61**:189, 1989. • HARVEY, M.A. – Pelvic floor exercises during and after pregnancy: a systematic review of their role in preventing pelvic floor dysfunction. *J. Obstet. Gynaecol. Can.*, **25**:487, 2003. • HARVEY, M.A.S. & cols. – Suggested limits to the use of the hot tub and sauna by pregnant women. *Can. Med. Assoc. J.*, **125**:50, 1981. • HENRIKSEN, T.B. & cols. – Standing and walking at work and birthweigh. *Acta Obstet. Gynecol. Scand.*, **74**:509, 1995a. • HENRIKSEN, T.B. & cols. – Standing at work and preterm delivery. *Brit. J. Obstet. Gynecol.*, **102**:198, 1995b. • INGLIS, T. – Postpartum sexuality. *J. Obstet. Gynecol. Neonat. Nurs.*, **9**:298, 1980. • JENSEN, G.W. & MOORE, L.G. – The effect of high altitude and other risk factors on birthweight: independent or interactive effects? *Am. J. Publ. Health*, **87**:1003, 1997. • JENSH, R.P. – Behavioral teratologic studies using microwave radiation: is there an increased risk from exposure to cellular phones and microwaves ovens? *Reprod. Toxicol.*, **11**:601, 1997. • JOHANSEN, C. – Electromagnetic fields and health effects-epidemiologic studies of cancer, diseases of the central nervous system and arrhythmia-related heart disease. *Scand. J. Work. Environ. Health*, **30**(Suppl. 1):1, 2004. • KAMETAS, N.A. & cols. – Maternal cardiac function during pregnancy at high altitude. *BJOG*, **111**:1051, 2004. • KAMETAS, N.A. & cols. – Pregnancy at high altitude: a hyperviscosity state. *Acta Obstet. Gynecol. Scand.*, **83**:627, 2004. • KARLSEN, S.J.; BULL-NJAA, T. & KROKSTAD, A. – Measurement of sound emission by endoscopic lithotripters: an in vitro study and theoretical estimation of risk of hearing loss in a fetus. *J. Endourol.*, **15**:821, 2001. • KENNEDY, K. – Counseling postpartum women about contraception. *Network*, **13**:10, 1992. • KEYES, L.E. & cols. – Intrauterine growth restriction, preeclampsia, and intrauterine mortality at high altitude in Bolivia. *Pediatr. Res.*, **54**:20, 2003. • KHALID, M.E.M. & cols. – Full-term birth weight and placental morphology at high and low altitude. *Int. J. Obstet. Gynecol.*, **57**:259, 1997. • KIMMEL, C.A. & cols. – Teratogenic potential of noise in mice and rats. *Toxicol. Appl. Pharmacol.*, **36**:239, 1976. • KRAMER, M.S. – Aerobic exercise for women during pregnancy. *Cochrane Database Syst Rev.*, CD000180, 2000. • KRAMPL, E. & cols. – Glucose metabolism in pregnancy at high altitude. *Diabetes Care*, **24**:817, 2001. • KUNDI, M. & cols. – Mobile telephones and cancer-a review of epidemiological evidence. *J. Toxicol. Environ. Health B Crit. Rev.*, **7**:351, 2004. • KURKI, T. & YLIKORKALA, O. – Coitus during pregnancy is not related to bacterial vaginosis or preterm birth. *Am. J. Obstet. Gynecol.*, **169**:1130, 1993. • LAZAR, M.C.S. – Práticas sexuais de mulheres no ciclo gravídico-puerperal. [Tese de Mestrado] UNICAMP, 2002. 84p. • LEIFERMAN, J.A. & EVENSON, K.R. – The effect of regular leisure physical activity on birth outcomes. *Matern. Child. Health J.*, **7**:59, 2003. • LI, D.K. & cols. – Electric blanket use during pregnancy in relation to the risk of congenital urinary tract anomalies among women with a history of subfertility. *Epidemiology*, **6**:473, 1995. • LUKE, B. – The association between occupational factors and preterm birth: a United States nurses' study. Research Committee of the Association of Women's Health, Obstetric, and Neonatal Nurses. *Am. J. Obstet. Gynecol.*, **173**:849, 1995. • MAHFOUZ, A.A.R. & cols. – Altitude and socio-biological determinants of pregnancy-associated hypertension. *Int. J. Gynecol. Obstet.*, **44**:135, 1994. • MALYAPA, R.S. & cols. – Measurement of DNA damage after exposure to eletromagnetic radiation in the cellular phone communication frequency band (835.62 and 847.74 Mhz). *Radiat. Res.*, **148**:618, 1997. • MAMELLE, N. & cols. – Pregnant women at work: rest periods to prevent preterm birth? *Paediatr. Perinatol. Epidemiol.*, **3**:19, 1989. • MANSHANDE, J.P. & cols. – Rest versus heavy work during the last weeks of pregnancy: influence on fetal growth. *Br. J. Obstet. Gynecol.*, **94**:1059, 1987. • MASTER, W. & JOHNSON, V. – A resposta sexual feminina – 10. Gravidez e Resposta Sexual. **In:** ______ . *A Conduta Sexual Humana.* 3ª ed., Rio de Janeiro, Ed. Civilização Brasileira. 1979. • McAULIFFE, F. & cols. – Respiratory function in pregnancy at sea level and at high altitude. *BJOG*, **111**:311, 2004. • McDONALD, A.D. & cols. – Fetal death and work in pregnancy. *J. Ind. Med.*, **45**:148, 1988b. • McDONALD, A.D. & cols. – Prematurity and work in pregnancy. *Br. J. Ind. Med.*, **45**:56, 1988a. • McGWIN Jr., G. & cols. – A focused educational intervention can promote the proper application of seat belts during pregnancy. *J. Trauma*, **56**:1016, 2004. • MILLS, L. & cols. – Should coitus in late pregnancy be discouraged? *Lancet*, **2**:136, 1981. • MITCHEL, C. – Radiation embryology. *Experientia*, **45**:60, 1989. • MOORE, L.G. & cols. – Maternal adaptation to high-altitude pregnancy: an experiment of nature – a review. *Placenta*, **25**(Suppl. A):S60, 2004. • MOORE, L.G. & cols. – The incidence of pregnancy induced hypertension is increased among Colorado residents at high altitude. *Am. J. Obstet. Gynecol.*, **144**:423, 1982. • MORKVED, S. & cols. – Pelvic floor muscle training during pregnancy to prevent urinary incontinence: a single-blind randomized controlled trial. *Obstet. Gynecol.*, **101**:313, 2003. • MOZURKEWICH, E.L. & cols. – Orking conditions and adverse pregnancy outcome: a meta-analysis. *Obstet. Gynecol.*, **95**:623, 2000. • NAEYE, R.L. – Coitus and associated amniotic fluid infections. *N. Engl. J. Med.*, **301**:1198, 1979. • NAEYE, R.L. & PETERS, E.C. – Working during pregnancy: effects on the fetus. *Pediatrics*, **69**:724, 1982. • NAHUM, G.G. & STANISLAW, H. – Hemoglobin, altitude and birth weight: does maternal anemia during pregnancy influence fetal growth? *J. Reprod. Med.*, **49**:297, 2004. • NATIONAL RADIOLOGICAL PROTECTION BOARD – Diagnostic medical exposures: exposure to ionizing radiation of pregnant women. Documents of the NRPB, 1993, 4. • ONAH, H.E. & cols. – Nigerian male sexual activity during pregnancy. *Int. J. Gynaecol. Obstet.*, **76**:219, 2002. • ORJI, E.O.; OGUNLOLA, I.O. & FASUBAA, O.B. – Sexuality among pregnant women in South West Nigeria. *J. Obstet. Gynaecol.*, **22**:166, 2002. • ORUC, S. & cols. – Sexual behaviour during pregnancy. *Aust. N. Z. J. Obstet. Gynaecol.*, **39**:48, 1999. • PAISLEY, T.S.; JOY, E.A. & PRICE Jr., R.J. – Exercise during pregnancy: a practical approach. *Curr. Sports Med. Rep.*, **2**:325, 2003. • PARAZZINI, F. & cols. – Video display terminal use during pregnancy and reproductive outcome – a meta-analysis. *J. Epidemiol. Commun. Health*, **47**:265, 1993. • PASSINI Jr., R. – *Associação entre Trabalho Materno e Resultados Gestacionais.* [Tese de Doutorado]. UNICAMP, 1996. • PASTORE, L.M. & cols. – Risk of stillbirth from occupational and residential exposures. *Occup. Environ. Med.*, **54**:511, 1997. • PEARLMAN, M.D. & PHILLIPS, M.E. – Safety belt use during pregnancy. *Obstet. Gynecol.*, **88**:1026, 1996. • PEPE, F. & cols. – Parity and sexual behavior in pregnancy. *Clin. Exp. Obstet. Gynecol.*, **14**:60, 1987. • PERKINS, R. – Sexual behavior and response in relation to complications of pregnancy. *Am. J. Obstet. Gynecol.*, **134**:498, 1979. • RAO, S. & cols. – Maternal activity in relation to birth size in rural India. The Pune Maternal Nutrition Study. *Eur. J. Clin. Nutr.*, **57**:531, 2003. • READ, J.S. & KLEBANOFF, M.A. – Sexual intercourse during pregnancy and preterm delivery: effects of vaginal microorganisms. The Vaginal Infections and Prematurity Study Group. *Am. J. Obstet. Gynecol.*, **168**:514, 1993. • REAMMY, K. & WHITE, S.E. – Sexuality in pregnancy and the puerperium: a review. *Obstet. Gynecol. Surv.*, **40**:1, 1985. • REPACHOLI, M.H. – Low-level exposure to radioprequency eletromagnetic fields: health affects and research needs. *Bioeletromagnetics*, **19**:1, 1998. • REPKE, J.T. & BERGER, N.G. – Eletroconvulsive therapy in pregnancy. *Obstet. Gynecol.*, **63**:395, 1984. • RESHETNIKOVA, O.S. & cols. – Increased incidence of placental chorioangioma in high-altitude pregnancies: hypobaric hypoxia as a possible etiologic factor. *Am. J. Obstet. Gynecol.*, **174**:557, 1996. • REULER, J.B. – Hypothermia: pathophysiology, clinical settings, and management. *Ann. Intern. Med.*, **89**:519, 1978. • RICHARDS, D.S. & cols. – Sound levels in human uterus. *Obstet. Gynecol.*, **80**:186, 1992. • RIEMANN, M.K. & KANSTRUP HANSEN, I.L. – Effects on the foetus of exercise in pregnancy. *Scand. J. Med. Sci. Sports.*, **10**:12, 2000. • SAFTLAS, A.F. & cols. – Work, leisure-time physical Activity, and risk of preeclampsia and gestational hypertension. *Am. J. Epidemiol.*, **160**:758, 2004. • SAHIN, H.A. & SAHIN, H.G. – An unaddressed issue: domestic violence and unplanned pregnancies among pregnant women in Turkey. *Eur. J. Contracept Reprod. Health Care*, **8**:93, 2003. • SALVESEN, K.A. & MORKVED, S. – Randomised controlled trial of pelvic floor muscle training during pregnancy. *BMJ*, **329**:378, 2004. • SAUREL-CUBIZOLLES, M.J. & cols. – Employment, working conditions, and preterm birth: results from the Europop case-control survey. *J. Epidemiol. Commun. Health*, **58**:395, 2004. • SAUREL-CUBIZOLLES, M.J. & cols. – Is preterm delivery still related to physical working conditions in pregnancy? *J. Epidemiol. Commun. Health*, **45**:29, 1991. • SAYLE, A.E. & cols. – Sexual activity during late pregnancy and risk of preterm delivery. *Obstet. Gynecol.*, **97**:283, 2001. • SHAW, G.M. & CROEN, L.A. – Human adverse reproductive outcomes and eletromagnetic field exposures: review of epidemiologic studies. *Environ. Health Perspect.*, **101**(Suppl. 4):107, 1993. • SIKOV, M.R. – Hazards and risks from prenatal irradiation: emphasis on internal radionuclide exposure. *Radiat. Prot. Dosim.*, **41**:265, 1992. • SMITH, D.W. & cols. – Hyperthermia as a possible teratogenic agent. *J. Pediatr.*, **92**:878, 1978. • SORENSEN, T.K. & cols. – Recreational physical activity during pregnancy and risk of preeclampsia. *Hypertension*, **41**:1273, 2003. • SOZEN, I. & NESIN, N. – Accidental electric shock in pregnancy and antenatal occurrence of maternal deep vein thrombosis. A case report. *J. Reprod. Med.*, **49**:58, 2004. • STEWART, A. & cols. – A survey of childhood malignancies. *Br. Med. J.*, **1**:1495, 1958. • STRASSNER, H.T. & ARNOLDS, C.W. – Chapter ten. Environment and pregnancy. **In:** Gleicher, N. *Principles and Practice of Medical Therapy in Pregnancy.* 2nd ed. USA, Appleton & Lange, 1992. • SZNEJA, Z. & cols. – The risk of hearing impairment in children from mothers exposed to noise during pregnancy. *Int. J. Pediatr. Othorhinolaryngol.*, **1**:221, 1979. • UNITED NATIONS SCIENTIFIC COMMITEE ON THE EFFECTS OF ATOMIC RADIATION – Sources and effects of ionizing radiation. UNSCEAR 1993 Report to General Assembly, with Scientific Annexes. New York: United Nations Publishing, 1993. • WARKANY, J. – Teratogen update. Hyperthermie. *Teratology*, **33**:365, 1986. • WERTHEIMER, N. & LEEPER, E. – Fetal loss associated with seasonal sources of eletromagnetic field exposure. *Am. J. Epidemiol.*, **129**:220, 1989. • WOLFE, L.A. & WEISSGERBER, T.L. – Clinical physiology of exercise in pregnancy: a literature review. *J. Obstet. Gynaecol. Can.*, **25**:473, 2003. • XU, X.; DING, M.; LI, B. & CHRISTIANI, D.C. – Association of rotating shiftwork with preterm births and low birth weight among never smoking women textile workers in China. *Occup. Environ. Med.*, **51**:470, 1994. • YOSHIMOTO, Y. & cols. – Risk of cancer among children exposed in utero to A-bomb radiations, 1950-84. *Lancet*, **12**:665, 1988. • ZAMUDIO, S. – The placenta at high altitude. *High. Alt. Med. Biol.*, **4**:171, 2003. • ZHU, J.L. & cols. – Shift work, duration of pregnancy, and birth weight: the National Birth Cohort in Denmark. *Am. J. Obstet. Gynecol.*, **191**:285, 2004.

157 Aspectos Genéticos: Identificação de Famílias e Gestantes sob Risco de Gerar Crianças com Alterações Genéticas

Walter Pinto Júnior
Bernardo Beiguelman

Apesar de existirem algumas doenças genéticas que já podem ser tratadas com grande eficiência, como é o caso de várias aminoacidopatias (fenilcetonúria, acidúria metilmalônica etc.), de alterações do metabolismo dos carboidratos (galactosemia, diabetes etc.) ou de enzimopenias (síndrome adrenogenital, doença de Gaucher etc.), a maioria das doenças genéticas carece ainda de terapêutica específica. Por esse motivo, a Genética, mais do que outras especialidades médicas, tem ação predominantemente preventiva.

A identificação de problemas genéticos pode ser estabelecida pelos antecedentes familiares, nos quais geralmente já existe relato anterior de pacientes com doenças de origem genética. Assim, as seguintes situações anamnésticas podem ter peso importante para suspeitarmos de que estamos diante de um casal merecedor de estudo genético:

- Parente próximo ou filho anterior do casal com anomalias congênitas e/ou retardo mental.
- Casal que possui parentes com doença seguramente de origem genética.
- Casal em que pelo menos um dos cônjuges é portador de uma doença genética ou de um gene que possa causar doença genética.
- Casal que refere parentes portadores de doença semelhante, mas que tem dúvidas se ela é herdada ou não.
- Casal com algum grau de parentesco consangüíneo próximo.
- Casal pertencente a um mesmo grupo racial de risco.
- Casal com esterilidade sem causa aparente.
- Casal ou genitores do casal com história de abortamento habitual.
- Casal em que o marido possui mais de 55 anos e a esposa mais de 35 anos.
- Casal em que pelo menos um dos cônjuges foi ou está exposto a radiações.
- Casal em que pelo menos um dos cônjuges foi ou está exposto a produtos químicos diversos, inclusive o uso de drogas ou medicamentos para doenças crônicas.
- Casal com grande receio de gerar criança malformada, com retardo mental ou com cromossomopatia.

Antes de abordarmos esses tópicos, parece pertinente tecer algumas considerações, com finalidade didática, a respeito dos diferentes tipos de doenças genéticas.

Por doença genética entende-se qualquer alteração do patrimônio genético, o que abrange todas as alterações gênicas presentes no indivíduo e que podem ser transmitidas a gerações futuras, bem como o aumento ou diminuição da quantidade de DNA, seja por meio de cromossomos inteiros, seja por uma fração deles por meio de translocações não equilibradas.

Embora o total do DNA humano possa albergar cerca de 3.000.000 de genes, estima-se que o homem seja portador de apenas 100.000. Esses genes estão distribuídos em duas cópias, não obrigatoriamente idênticas, nos 23 pares de cromossomos, dois dos quais sexuais, representados pela notação 46,XX (mulher) e 46,XY (homem), e ainda pelo DNA mitocondrial transmitido apenas pela mulher. Os cromossomos foram convencionalmente numerados de 1 a 22, de acordo com o seu tamanho, do maior para o menor, e de acordo com a posição de sua constrição primária chamada de centrômero, sendo os cromossomos sexuais distinguidos pelas letras X e Y (Figs. VII-15 e VII-16). A distinção entre cada par é feita ainda de acordo com a distribuição de bandas ao longo dos cromossomos, o que torna seu número característico. O sexo feminino é chamado homogamético porque só pode produzir gametas com o cromossomo X, e o sexo masculino, heterogamético porque produz igualmente gametas com o cromossomo X ou com o cromossomo Y.

A trissomia do cromossomo 21 (Fig. VII-17) e a maior parte das trissomias são causadas geralmente por falta de separação dos cromossomos na primeira divisão da meiose (meiose

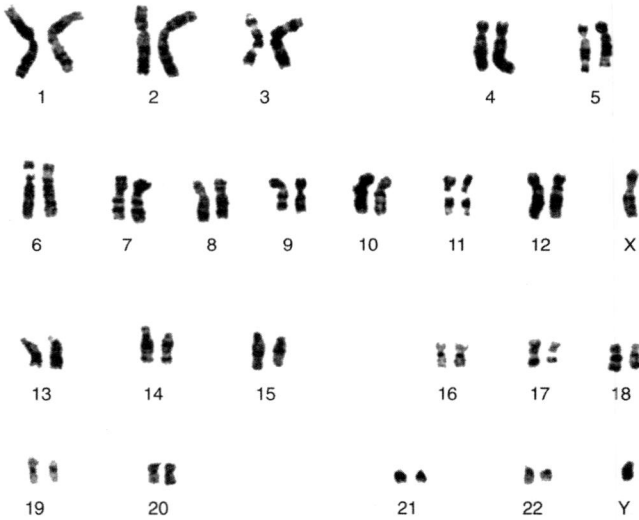

Figura VII-15 – Cariograma masculino normal com técnica de bandamento G.

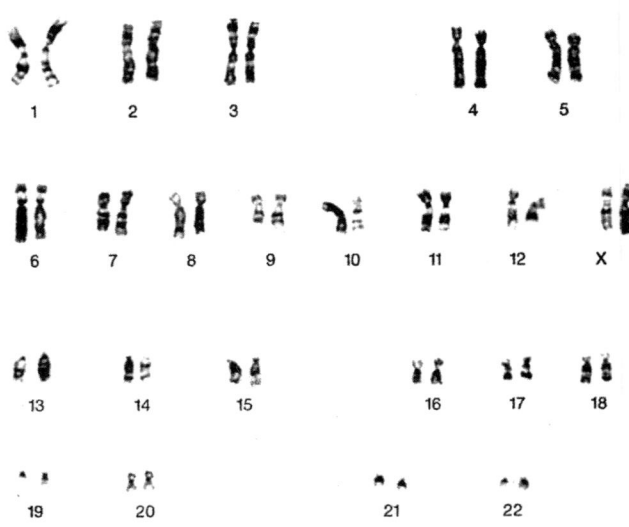

Figura VII-16 – Cariograma feminino normal com técnica de bandamento G.

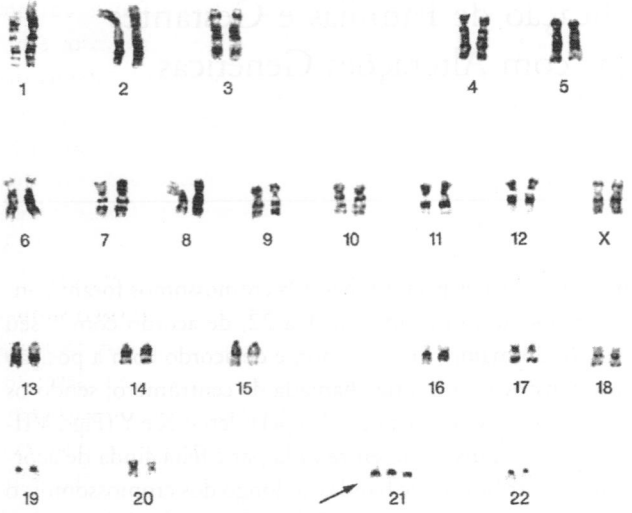

Figura VII-17 – Cariograma de uma criança do sexo feminino com síndrome de Down e cariótipo 47,XX,+21.

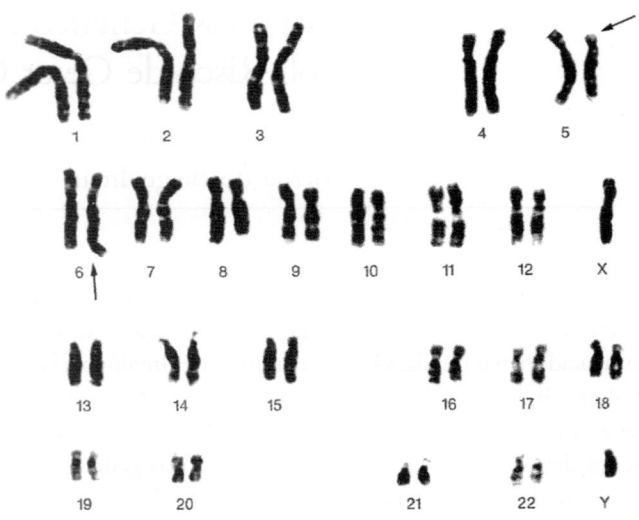

Figura VII-18 – Cariograma representativo de homem com translocação recíproca equilibrada 46,XY,t(5p–;6q+) (p13;q27).

reducional), fenômeno este conhecido como falta de disjunção ou não-disjunção. Essa não-disjunção também pode ocorrer, embora menos freqüentemente, na segunda divisão da meiose ou nas primeiras divisões de um zigoto normal. Esta última situação determina o aparecimento de mosaicismo, isto é, o aparecimento de duas ou mais linhagens celulares com número diferente de cromossomos ou com morfologia cromossômica diferente.

As não-disjunções que ocorrem na primeira divisão meiótica são talvez as alterações genéticas mais freqüentes da espécie humana, sendo as perdas no primeiro trimestre de gestação (cerca de 50 a 70%) causadas por aberrações cromossômicas. Mesmo entre todas as concepções, a freqüência de alterações citogenéticas é alta e com estimativas que variam de 20,6% nos primeiros 15 dias (Plachot e cols., 1987) a 10,5% entre as detectáveis após o atraso menstrual (Beiguelman, 1982). Isso não é de estranhar, uma vez que alterações citogenéticas ovulares ocorrem em 32% desses gametas (Plachot e cols.) e em 8% dos espermatozóides (Martin e cols., 1983).

Se admitirmos que as não-disjunções afetam com igual freqüência todos os pares cromossômicos e tomarmos a monossomia do X como exemplo, podemos estimar que a freqüência de aberrações cromossômicas é responsável pela eliminação de cerca de 60% de todas as concepções reconhecidas ou não clinicamente. Aqui é interessante relembrar os dados de Hertig, que estima que "cerca de 15% dos ovócitos não são fertilizados, 10 a 15% são segmentados mas não implantam, 70 a 75% implantam (pelo menos 58%), mas apenas 42% têm viabilidade suficiente para ser percebidos pela paciente por meio do atraso menstrual" (Schlesselman, 1979). A dados muito similares chegaram Edmonds e cols. (1982) com dosagens precisas de β-hCG capaz de estabelecer o diagnóstico de gravidez em período tão precoce quanto oito a nove dias.

Outro tipo importante de aberração cromossômica é a translocação, isto é, a troca de pedaço de determinado cromossomo com o de outro (Figs. VII-18 e VII-19), ou a transposição de praticamente um cromossomo todo para outro (Figs. VII-20 e VII-21). A figura VII-18 apresenta o cariótipo de um homem com translocação equilibrada entre o braço superior de um dos cromossomos do par 5 e o braço inferior de um dos cromossomos do par 6. Esse indivíduo foi descoberto a partir de sua filha, com síndrome do "cri-du-chat", a qual herdou

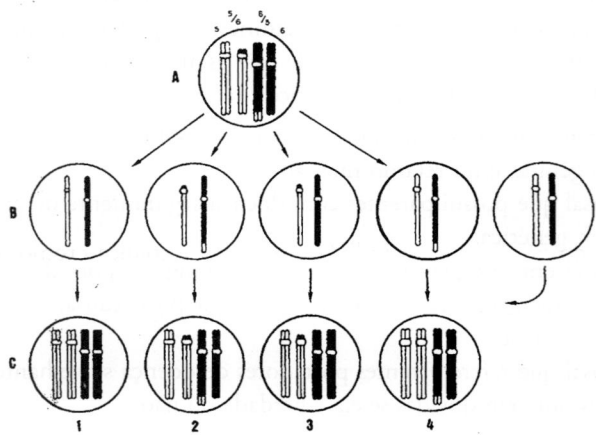

Figura VII-19 – Esquema representativo de gametogênese em indivíduo com cariótipo 45,XX ou XY,t(5p–;6q+) e do resultado da união dos gametas desse indivíduo com os de indivíduo normal. A) Os cromossomos das gônias. B) Os cromossomos dos gametas. C) Os cromossomos dos zigotos: 1. Com cariótipo normal. 2. Com a translocação recíproca presente em um dos genitores. 3. Com o cromossomo 5 apresentando deficiência do braço curto, característico da síndrome do "cri-du-chat". 4. Com a trissomia 5p.

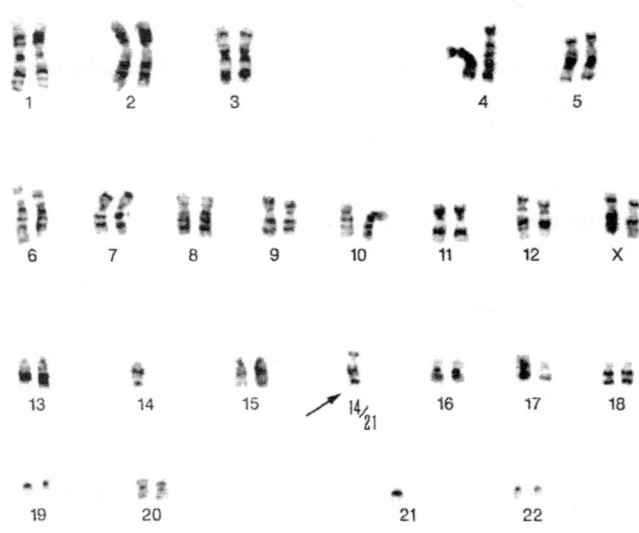

Figura VII-20 – Cariograma representativo do cariótipo de mulher com fusão cêntrica equilibrada entre o cromossomo 14 e 21 (45,XX,–14,–21,+t(14q;21q).

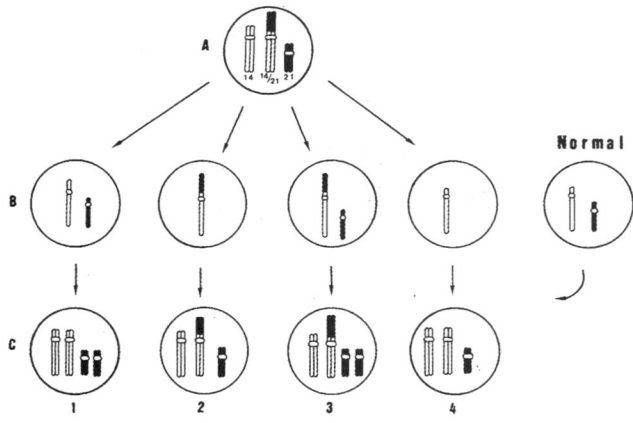

Figura VII-21 – Esquema representativo da gametogênese em indivíduo com cariótipo 45,XX ou XY,t(Dq21q) e do resultado da união dos gametas desse indivíduo com os de indivíduo normal. A) Os cromossomos das gônias. B) Os cromossomos dos gametas. C) Os cromossomos dos zigotos: 1. Com cariótipo normal. 2. Com a translocação robertsoniana. 3. Com a trissomia funcional do cromossomo 21 que determina a síndrome de Down. 4. Com monossomia do cromossomo 21 que, em geral, determina inviabilidade.

um gameta com o cromossomo 5 apresentando deficiência do braço superior e um cromossomo 6 normal. Esse indivíduo possui, ainda, um filho com retardo mental porque transmitiu a ele um cromossomo 5 normal e um cromossomo 6 com material cromossômico excedente (trissomia do braço superior do 5). O mesmo indivíduo tem uma criança cromossomicamente normal porque transmitiu a ela os cromossomos 5 e 6 normais. Se ele tivesse transmitido os cromossomos 5 e 6 com translocação recíproca, também teria gerado uma criança normal (Fig. VII-19). Como se pode notar nesse exemplo, as translocações recíprocas dão origem a quatro tipos de gametas, cada qual com probabilidade de 25%.

A figura VII-20 mostra translocação de todo um cromossomo 21 sobre o 14. Esta é a origem mais freqüente da síndrome de Down *herdada* e representa uma em cada 30 crianças com essa síndrome.

Um casal no qual um dos cônjuges possui essa translocação poderá gerar crianças cromossomicamente normais, crianças com a mesma translocação 14/21 herdada de um dos cônjuges e crianças que, além da translocação, terão dois cromossomos 21 livres. Esta última situação determinará quadro completo de síndrome de Down, indistinguível daquele em que existe trissomia livre do 21 (Fig. VII-21). Nesses casos é importante averiguar os parentes consangüíneos colaterais dos portadores da translocação equilibrada, uma vez que poderá haver recorrência dessa síndrome em outros membros da família. Por esse motivo, sempre que um casal referir a presença de síndrome de Down na família é importante saber se o indivíduo afetado realizou o exame de cariótipo e qual foi o resultado. Se tal resultado mostrar trissomia livre (ver Fig. VII-17), os familiares poderão ficar tranqüilos, pois terão risco similar ao da população de sua faixa etária de gerar crianças com essa cromossomopatia. Se desconhecermos seu cariótipo, dever-se-á indicar o exame cromossômico do afetado, ou de seus genitores ou, em último caso, do cônjuge que procura o obstetra e que é parente consangüíneo do afetado, a fim de afastar a hipótese de existência de uma eventual translocação.

Apesar de menos freqüentes, existem situações em que a criança com síndrome de Down apresenta trissomia livre do 21 e um dos genitores possui uma linhagem celular com a mesma trissomia, isto é, ao lado de uma maioria de células com cariótipo normal, esse genitor ou genitora possui células com a trissomia igual a de seu filho. O encontro de duas linhagens cromossômicas é chamado mosaicismo e pode ser responsável pela recorrência de síndromes em outros filhos desse casal, mas não em seus familiares. Como o tecido estudado geralmente é o sangue periférico, nunca se pode afirmar a um casal jovem com criança com síndrome de Down que ele está isento de risco de gerar outra, uma vez que, nas gônadas, poderá existir uma linhagem trissômica. Por esse motivo é que, nesses casos, recomenda-se o diagnóstico pré-natal de futuras gestações.

DOENÇAS GÊNICAS

O levantamento de um heredograma facilita enormemente reconhecer se se está diante de uma doença gênica. Os heredogramas, também denominados cartas genealógicas, são representações diagramáticas das genealogias, que permitem constatar rapidamente o parentesco entre os diferentes membros que as constituem (Fig. VII-22). Nos heredogramas, os indivíduos do sexo masculino geralmente são representados por um pequeno quadrado, e os do sexo feminino, por um pequeno círculo. O símbolo com a forma de losango serve para in-

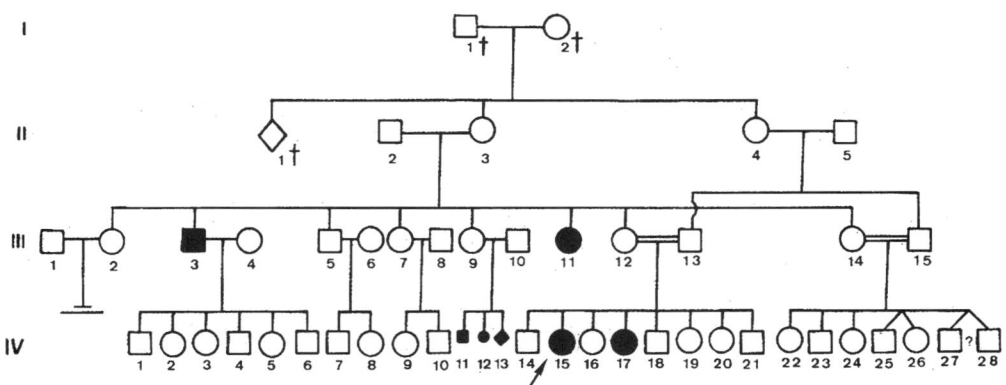

Figura VII-22 – Heredograma de uma genealogia hipotética levantada por meio do propósito IV.15. Os quadrados simbolizam os indivíduos do sexo masculino e os círculos os do sexo feminino (escuros = anômalos; claros = normais). Os símbolos maiores com um número inscrito representam a reunião de diversos indivíduos. O losango significa a não assinalação do sexo. Os casais III-12 x III-13 e III-14 x III-15 são consangüíneos. O casal III-1 x III-2 não deixou descendentes. Os indivíduos III-25 e III-26 são gêmeos dizigóticos, e os indivíduos III-27 e III-28 são gêmeos mas desconhecemos a zigosidade. Os abortos IV-11, IV-12 e IV-13 são representados por símbolos menores (adaptado de Beiguelman, 1981).

dicar que o geneticista que levantou a genealogia não tem informações sobre o sexo do elemento, ou que não há interesse na especificação do sexo. Os mesmos símbolos com tamanhos menores são usados, geralmente, para representar os casos de abortos, recém-nascidos prematuros e natimortos.

O indivíduo anômalo que procurou a clínica e pela qual foi levantada a genealogia é denominado *propósito, caso-probante* ou *caso-índice*. Esse indivíduo é assinalado por uma seta no heredograma. Todos os elementos da genealogia que exibirem a anomalia em estudo são representados por símbolos escuros, e os indivíduos normais por símbolos claros.

Os cônjuges são representados ligados por um traço horizontal *(linha matrimonial)* e os descendentes do casal são dispostos horizontalmente abaixo da linha matrimonial, por ordem de idade, cada qual ligado a uma linha *(linha da irmandade)* por um pequeno traço vertical. A linha da irmandade é ligada à linha matrimonial também por um traço vertical, constituindo o casal e os filhos – a *família*. Quando a genealogia contém casais consangüíneos, costuma-se usar uma linha matrimonial dupla para indicar a consangüinidade.

Os gêmeos monozigóticos são geralmente representados por símbolos iguais ligados a uma pequena linha vertical, presa à linha da irmandade. Se os gêmeos forem dizigóticos, serão representados por símbolos diretamente ligados ao mesmo ponto da linha da irmandade.

No heredograma, as gerações da genealogia são numeradas por algarismos romanos, enquanto os indivíduos de cada geração são numerados por algarismos arábicos. A numeração dos indivíduos da genealogia pode ser consecutiva, isto é, desde o primeiro indivíduo da genealogia até o último, mas geralmente é feita por geração. Vários indivíduos do mesmo sexo e da mesma irmandade podem, se forem consecutivos, ser representados por um só símbolo grande contendo um número no interior, o qual representará o número de indivíduos que foram reunidos. Nas genealogias extensas costuma-se representar apenas um dos cônjuges, subentendendo-se que o cônjuge não simbolizado no heredograma é normal.

HERANÇA AUTOSSÔMICA MONOGÊNICA DOMINANTE SIMPLES

Os critérios para a identificação de transmissão hereditária autossômica dominante podem ser exemplificados pela genealogia apresentada na figura VII-23 que representa um heredograma típico desse padrão.

1. Na prole de casais em que apenas um dos cônjuges tem a anomalia encontra-se, aproximadamente, o mesmo número de filhos com e sem a anomalia. Em outras palavras, a proporção de normais:anômalos é semelhante a 1:1. Aqui se deve lembrar que, sendo raro o gene condicionador da anomalia hereditária dominante, será bastante improvável o encontro de indivíduos homozigotos desse gene. Se chamarmos o gene dominante de A e o alelo recessivo de a, os casais anômalos *X* normal deverão ser do tipo Aa x aa, o que explica a proporção de anômalos para normais semelhante a 1:1 em seus filhos.

2. Nas irmandades que incluem indivíduos anômalos existe, em média, a mesma proporção de homens e de mulheres anômalos. Essa situação decorre do fato de ser autossômico o gene condicionador da anomalia.

3. A proporção de filhos anômalos e normais, bem como a razão de sexo entre os filhos anômalos, independe de ser o pai ou a mãe o transmissor da anomalia. Aliás, bastará um genitor masculino transmitir a anomalia para filhos de ambos os sexos para afirmarmos que não se trata de herança ligada ao sexo.

4. Os filhos normais de casais em que um dos cônjuges tem a anomalia, casando com pessoas normais, terão prole sem a anomalia em questão, ao passo que os descendentes com a anomalia terão probabilidade 1/2, ou seja, 50% de transmitir o fenótipo à sua prole. Por isso, nas genealogias em que a anomalia decorre de um gene completamente autossômico dominante, observa-se que o fenótipo anômalo não salta gerações.

A figura VII-23 apresenta um heredograma típico de uma genealogia em que ocorre uma anomalia com transmissão hereditária autossômica dominante.

HERANÇA AUTOSSÔMICA MONOGÊNICA RECESSIVA SIMPLES

Os critérios para reconhecimento de herança autossômica monogênica recessiva simples são os seguintes:

1. Tanto os genitores quanto os ancestrais mais remotos de um indivíduo anômalo são geralmente normais. O gene raro passa despercebido por muitas gerações, e os indivíduos anômalos são geralmente filhos de heterozigotos.

2. Os indivíduos de ambos os sexos são igualmente afetados pela anomalia, pois o gene é autossômico.

3. A maioria dos casais que geram os indivíduos anormais é de heterozigotos (Aa x Aa) e a probabilidade de nascer um anômalo (aa) nessas famílias é de 1/4. Por esse motivo, entre os irmãos de anômalos, a distribuição de normais para anômalos ocorre na proporção de 3 para 1.

4. Do casamento de dois indivíduos com a anomalia nascem apenas indivíduos anômalos, pois os pais são homozigotos. É o

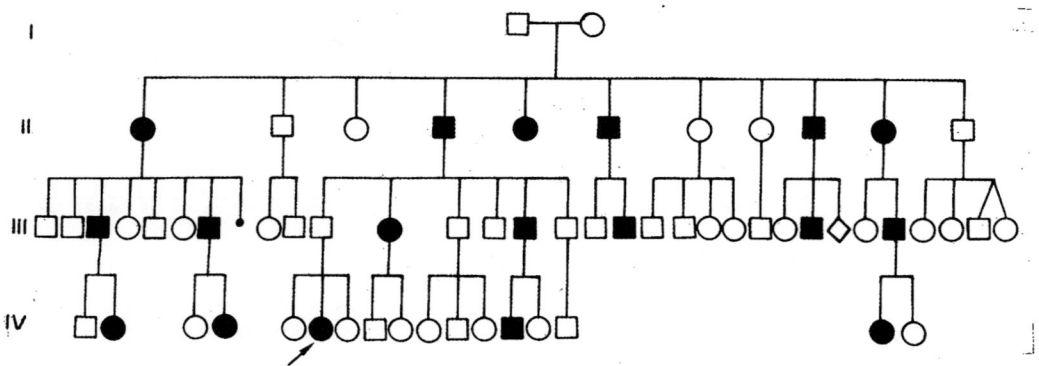

Figura VII-23 – Heredograma de uma genealogia com ocorrência de eritroceratodermia simétrica (Freitas e Pinto Jr., 1993).

que ocorre freqüentemente entre casais de surdo-mudos que têm maior probabilidade de casar entre si por injunções sociais.

5. Do casamento entre um indivíduo anômalo com um normal não-consangüíneo nascem, geralmente, indivíduos normais, pois a probabilidade de o cônjuge normal ser heterozigoto, quando o gene é raro, é muito pequena.

6. A incidência de casamentos consangüíneos entre os genitores de indivíduos com a anomalia é mais alta do que a existente na população geral, pois os parentes consangüíneos próximos têm maior probabilidade de ser portadores dos mesmos alelos do que os indivíduos não-consangüíneos.

As figuras VII-24 e VII-25 mostram heredogramas típicos de genealogias que incluem anomalias recessivas autossômicas.

HERANÇA LIGADA AO SEXO

Embora exista emparelhamento de partes homólogas entre as regiões distais superiores dos cromossomos X e Y, tal emparelhamento não permite que haja troca de material genético importante entre esses dois cromossomos durante a meiose. Por esse motivo, os caracteres condicionados por genes dos cromossomos X e Y são considerados completamente ligados ao sexo.

HERANÇA LIGADA AO SEXO MONOGÊNICA DOMINANTE SIMPLES

Podem-se enumerar da seguinte maneira os critérios para reconhecimento de herança completamente dominante das anomalias ligadas ao sexo:

1. Da mesma maneira que, nos casos de herança dominante autossômica, o fenótipo dominante será transmitido de anômalo para anômalo sem saltar gerações.

2. A proporção de filhos anômalos e normais, bem como a razão de sexo entre os filhos anômalos, depende de ser o pai ou a mãe o transmissor da anomalia:

a) Mulheres com o fenótipo anômalo, casadas com homens normais, poderão ter filhos e filhas com a anomalia. A proporção em cada sexo de anômalos e normais será de 1:1, como nos casos de herança autossômica dominante.

b) Diferentemente do que ocorre nos casos de herança autossômica dominante, mulheres com fenótipo normal casadas com homens anômalos terão todas as filhas anômalas, sendo os filhos sempre normais, visto que só a elas o homem transmite o cromossomo X.

3. Na população encontrar-se-ão aproximadamente duas vezes mais mulheres do que homens com o fenótipo anormal. A freqüência p do gene A, estimada a partir dos homens com a anomalia, permitirá calcular a estimativa da freqüência das mulheres com a mesma anomalia, a partir de $p^2 + 2pq$. Sendo o gene A raro, p^2 tem valor praticamente nulo, e assim a freqüência de mulheres anômalas poderá ser estimada por $2pq$, isto é, o dobro da dos homens.

Na figura VII-26 tem-se representado um heredograma de uma genealogia envolvendo a transmissão de um caráter ligado ao sexo com padrão de herança dominante.

HERANÇA LIGADA AO SEXO MONOGÊNICA RECESSIVA SIMPLES

Os critérios para o reconhecimento de herança ligada ao sexo monogênica recessiva simples são os seguintes:

1. O fenótipo anômalo salta gerações.

2. Os homens com a anomalia geralmente não têm filhos anômalos. A presença de filhos anômalos de pai anômalo somente ocorre quando a mulher é heterozigota (portadora do gene da anomalia).

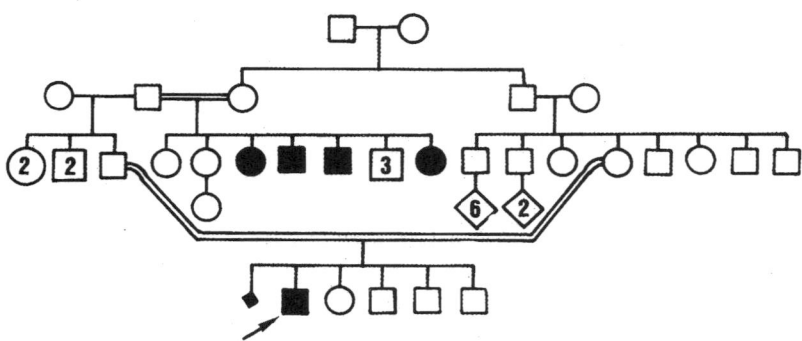

Figura VII-24 – Heredograma de uma genealogia que inclui pacientes com progéria do tipo Hutchinson-Gilford descrita por Maciel, 1988.

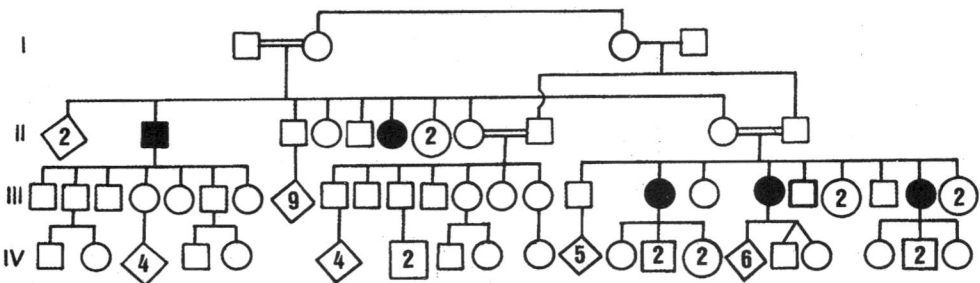

Figura VII-25 – Heredograma de parte de uma genealogia com ocorrência de glaucoma juvenil recessivo (Beiguelman e Prado, 1963).

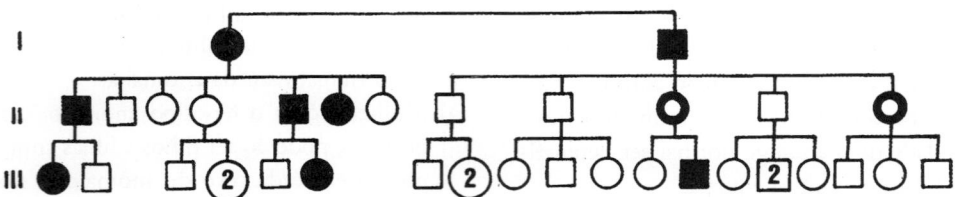

Figura VII-26 – Heredograma de uma genealogia com ocorrência de raquitismo hipofosfatêmico. As mulheres afetadas podem apresentar raquitismo ou apenas níveis séricos baixos de fosfato, como foi o caso das mulheres II-10 e II-12 desse heredograma (adaptado de Winters e cols., 1958).

3. Os homens com a anomalia geralmente são filhos de mulheres sem a anomalia, as quais se supõe serem heterozigotas. Os homens afetados transmitem o gene responsável pela anomalia a seus netos por intermédio de suas filhas e são sempre consangüíneos entre si através das mulheres portadoras, mas nunca através de homens normais.

4. Nas irmandades de um homem anômalo, a proporção de irmãos do sexo masculino com e sem a anomalia é de 1:1.

5. As mulheres anômalas, quando ocorrem, são filhas de um casal em que o homem tem a anomalia e a mulher pode ou não tê-la, mas neste último caso será heterozigota.

6. Na população haverá mais homens do que mulheres anômalas, pois, se a freqüência do gene a for q, tendo q valor muito pequeno, a probabilidade de encontrarmos mulheres com a anomalia (q^2) será extremamente baixa.

A figura VII-27 mostra um heredograma de genealogia típica em que há ocorrência de hemofilia A (recessiva ligada ao sexo).

DOENÇAS MULTIFATORIAIS

Doença multifatorial é aquela em que intervêm vários fatores para sua determinação, sejam eles genéticos, isto é, mais de um par de alelos (determinação poligênica), ou do ambiente ou a interação de vários genes com vários fatores do meio ambiente. Sabe-se que essas doenças são geneticamente determinadas porque a proporção de gêmeos monozigóticos concordantes quanto a elas é mais alta do que a de dizigóticos e porque o risco de recorrência na irmandade é apreciável (sem atingir a freqüência de 25%). Um dos melhores exemplos desse grupo são os assim chamados defeitos de fusão do tubo neural. A probabilidade de um casal originar uma criança com esse defeito é da ordem de 1% entre os irlandeses e da ordem de 1/700 entre os brasileiros (Brunoni, 1986). Tanto um casal irlandês quanto um brasileiro que já tiveram uma criança com defeito de fusão do tubo neural terão um risco de recorrência em seus filhos da ordem de 4%. Se já tiveram dois filhos afetados, o risco de recorrência passará a ser de 15%. A ministração de ácido fólico a essas famílias diminui em 72% a probabilidade de sua recorrência, indicando a interferência de fatores do meio ambiente, além dos genéticos (Wald e cols., 1991).

ANAMNESE FAMILIAR

Um casal que tem um filho anterior ou sobrinho com malformações ou retardo mental é dotado de profunda ansiedade diante de uma nova gravidez. Essa ansiedade é decorrente, em grande parte das vezes, da falta de informações a respeito da etiologia e do risco de repetição da anomalia em questão. O fornecimento de informações superficiais como "nunca atendi casais com repetição desse problema", "um raio nunca cai duas vezes no mesmo lugar" etc. deve ser evitado, porque gera maior insegurança e leva freqüentemente o casal a procurar outro obstetra. Uma anamnese pormenorizada a respeito desse filho ou parente com a anomalia fará com que se estreite a relação médico-paciente, porque demonstrará a preocupação do obstetra com o problema e permitirá que seja feita a investigação e/ou prevenção do problema.

Pode parecer ao obstetra que a freqüência de afluxo desses casais seja baixa, ou que o risco de recorrência daquela anomalia seja praticamente nulo, mas estatísticas recentes chegam a citar 16% de recém-nascidos com algum defeito ao nascimento, sendo que 7% apresentam alterações de órgãos ou funções que necessitam de cuidados especiais (Buyse, 1990). Tais valores permitem concluir que um em cada sete nascimentos pode apresentar alguma alteração digna de nota. Outra conclusão não menos importante é a de que a anamnese familiar da maioria das pacientes mostrará um ou mais casos de

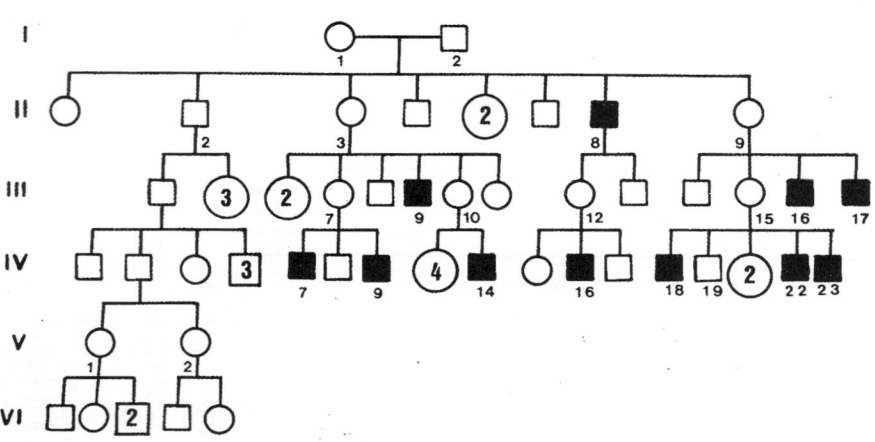

Figura VII-27 – Heredograma da genealogia dos descendentes da rainha Victória da Inglaterra (I-1), ressaltando a ocorrência de hemofilia A (adaptado de Beiguelman, 1981).

doenças geneticamente determinadas, que terão maior importância quanto mais próximo for o grau de parentesco consangüíneo com a paciente da qual estamos tomando a história.

Se um casal já tem uma criança com alguma alteração física e/ou mental, dever-se-á exaurir todas as hipóteses de herança e risco de recorrência antes de atribuir-se "risco praticamente zero de repetição". Deve-se lembrar de que as crianças que já são portadoras de grave deficiência ao nascimento apresentam mais freqüentemente "sofrimento perinatal". Não se pode permitir, nos dias atuais, que o retardo mental grave seja atribuído simplesmente a um sofrimento perinatal, sem um estudo mais profundo da criança, tanto do ponto de vista neurológico quanto genético (bioquímico e/ou cromossômico).

Não raras são as situações em que o casal teve uma criança "sindrômica" a respeito da qual um bom geneticista ou pediatra fez uma determinada hipótese diagnóstica já no seu primeiro mês de vida. Essa "hipótese" para a família passa a ser freqüentemente uma afirmação taxativa de certa "síndrome", esquecendo-se tanto os familiares quanto o obstetra de que existe no final do relatório a observação de que deve haver um retorno para reavaliação. De fato, inúmeros são os exemplos de que, durante a evolução, o diagnóstico anterior pode ser mudado. Exemplos dessa situação são aquelas síndromes que deveriam estar associadas a retardo mental e que, após o primeiro ou segundo ano de vida, constata-se normalidade mental e do desenvolvimento neuropsicomotor. Outro argumento extremamente importante para que se faça nova avaliação da criança com alteração é a de que novos subgrupos de cada síndrome e novas metodologias diagnósticas são incrementadas a cada dia na genética moderna, à custa de novos aparelhos e da rápida expansão da biologia molecular.

Se um filho anterior do casal apresentar sinais característicos de uma anomalia genética ou se surgirem novas técnicas bioquímicas, imunológicas ou citogenéticas para o estabelecimento do diagnóstico de uma doença específica, o médico deverá estar atento à pesquisa desses sinais em fases iniciais da gestação, utilizando uma propedêutica armada que envolva não somente a ultra-sonografia, o eletrocardiograma fetal e até mesmo a ressonância magnética, além naturalmente das reações sorológicas e bioquímicas maternas ou em material procedente do feto.

Um casal que já tenha uma criança com fenilcetonúria (doença recessiva autossômica) está sob risco de 25% de ter outra criança afetada, enquanto na população geral esse risco é em torno de 1/15.600 (Schmidt e cols., 1989). Um irmão de uma criança com essa aminoacidopatia casado com mulher não-aparentada tem a probabilidade de 1/360 de gerar um filho com fenilcetonúria. Deve-se lembrar de que os parentes consangüíneos em primeiro grau do casal, como é o caso de seus irmãos ou de seus pais, têm cerca de 25% de genes em comum com os filhos desse casal. Isso serve para reforçar o conceito de que a informação sobre a existência de uma criança com malformação ou com deficiência mental terá importância tanto maior quanto mais próximo for o seu grau de parentesco consangüíneo com o casal que está sendo consultado.

Pacientes afetadas por certas doenças genéticas podem causar sérios problemas aos seus fetos ou alterar o decurso de uma gravidez, razão pela qual o obstetra deverá estar ciente de suas implicações. A fenilcetonúria é novamente um bom exemplo dessa situação. Com o diagnóstico obrigatório ao nascimento por lei nacional, estão sendo detectados vários pacientes com essa doença, os quais usufruem dos benefícios de seu tratamento com dieta pobre em fenilalanina até a idade de 6 a 8 anos. Após essa idade, o tratamento pode ser descontinuado, vez que não haverá mais risco de lesão cerebral por hiperfenilalaninemia. Por outro lado, as mulheres fenilcetonúricas, quando engravidarem, deverão ser submetidas novamente à dieta restritiva daquele aminoácido porque seu acúmulo será transmitido ao feto e este apresentará retardo mental.

Outro exemplo, agora de doença com herança dominante autossômica, é a distrofia miotônica. Essa doença pode, além de causar problemas de fertilidade, determinar complicações obstétricas como poliidrâmnio, parto prematuro, atonia uterina e hemorragia pós-parto. Se o feto for portador do gene poderá ter morte neonatal por miotonia congênita (Webb e cols., 1978). Hoje, felizmente, já existem exames de DNA para o diagnóstico precoce do feto portador dessa doença (Buxton e cols., 1992). Os estados heterozigóticos da beta-talassemia constituem mais um exemplo. Mulheres heterozigotas, durante a gestação, necessitam de cuidados especiais, pois apresentam descompensação dessa anemia branda. Até há bem pouco tempo, vários obstetras indicavam a transfusão sangüínea como terapêutica dessa anemia durante a gravidez. Atualmente, porém, tem sido preconizado o tratamento com ácido fólico se não houver deficiência concomitante de ferro (Ramalho, 1986).

Algumas doenças dominantes transmitidas pelo genitor podem ter implicações sérias para a decisão do tipo de parto. Exemplos disso são as disostoses cranianas que podem causar desproporção cefalopélvica e osteogênese imperfeita, cujo parto normal pode acarretar sérias fraturas.

Esses exemplos servem para demonstrar que a anamnese familiar feita pelo obstetra deverá abranger perguntas sobre o casal e seus familiares portadores de anomalias congênitas, retardo mental, doenças gênicas ou aqueles em que se suspeita haver um componente genético. Se houver a presença de qualquer suspeita nesse sentido, esse casal deve ser encaminhado a um serviço de Genética para aconselhamento genético clínico.

ACONSELHAMENTO GENÉTICO

O aconselhamento genético pode ser definido como um processo de comunicação sobre o risco de ocorrência ou recorrência familiar de anomalias genéticas, com a finalidade de fornecer a indivíduos ou famílias:

- ampla compreensão de todas as implicações relacionadas às doenças genéticas em discussão;
- as opções que a medicina atual oferece para a terapêutica ou para a diminuição dos riscos de ocorrência ou recorrência da doença genética em questão, isto é, para a sua profilaxia;
- eventual apoio psicoterapêutico.

Nessa definição é fácil vislumbrar que uma das metas prioritárias do aconselhamento genético é ajudar famílias que estão ou que se supõe estarem sob risco de ocorrência ou recorrência de defeitos genéticos a tomarem decisões racionais quanto à procriação. O aconselhamento genético é feito de modo não-dirigido com a finalidade de defender o bem-estar de indivíduos ou de famílias, ajudando-os a resolver problemas de natureza genética, tentando esclarecer-lhes dúvidas e diminuindo ou evitando sofrimentos e preocupações. Ao contrário dos princípios eugênicos, os do aconselhamento genético visam, pois, primordialmente, à defesa dos interesses dos indivíduos e famílias, e não aos da sociedade (Beiguelman, 1982).

Para tornar bem clara essa diferença de princípios, consideremos o exemplo de dois casais igualmente jovens, com educação universitária, constituídos por mulheres normais e maridos cegos, em decorrência de uma heredopatia impossível de ser tratada e com transmissão autossômica dominante. Consideremos ainda que durante o processo de aconselhamento genético que esses casais procuraram, cada um deles ficou perfeitamente consciente de que corre um risco de 50% de gerar uma criança com a mesma deficiência visual do marido e que, no momento, não existem possibilidades terapêuticas para essa deficiência.

Um dos casais pode tomar a decisão de não ter filhos porque julga que essa conduta lhe evitará, e à sua prole, sofrimento e preocupações. O outro pode decidir-se a ter filhos porque o marido se considera uma pessoa feliz e útil, o mesmo ocorrendo com sua esposa, e desdenham o alto risco de gerar uma criança cega, achando que ela poderá ser tão feliz e útil quanto o marido.

É evidente que o aconselhamento genético dos dois casais atingiu seu objetivo, apesar de o primeiro optar por uma medida eugênica e o segundo por uma medida disgênica, pois ambos tiveram ampla compreensão de todas as implicações relacionadas ao defeito genético em questão, e a sua decisão a respeito da procriação foi tomada de modo racional.

A biologia molecular vem trazendo um enorme benefício para o aconselhamento genético pela precisão diagnóstica que ela propicia. Com o mapeamento do genoma humano, previsto para estar completo no início deste século, será possível diagnosticar qualquer uma das 6.000 doenças citadas por McKusick (1992). Por esse motivo, nenhum casal sob risco de gerar uma criança com alguma anomalia genética deverá ser aconselhado, no momento, a métodos anticoncepcionais irreversíveis.

Quando estamos diante de gestação, cujo produto conceptual faleceu no período perinatal, seja por prematuridade ou não, com ou sem malformações, é extremamente importante o estabelecimento do diagnóstico da doença causadora do óbito, para que se estabeleça aconselhamento genético correto. Raras são as situações em que o feto chega a viver algumas horas e que pode ser atendido por berçarista com boa experiência em sindromologia. Por esse motivo, enumeramos a seguir algumas condutas que são de grande ajuda para um diagnóstico posterior.

1. Obtenção de sangue fetal com seringa heparinizada. Esse sangue pode ser obtido por punção do seio venoso ou cardíaco logo após ou decorridas algumas horas do óbito fetal, e deve ser enviado na própria seringa que serviu para a coleta a fim de evitar contaminação. Tal sangue deve chegar ao laboratório de citogenética em até 48 horas. Manter refrigerado, mas *não congelar*.
2. Biópsia de rim ou pulmão (± 1cm^3 em frasco estéril sem *nenhum* conservante) ou de *fascia lata* da musculatura abdominal ou da coxa. Manter refrigerado, mas *não congelar*.
3. Amostra de plasma ou soro. Centrifugar em tubo descartável e transferir o soro para um frasco limpo, de preferência estéril. O soro pode e deve ser congelado para conservação.
4. Fotos de corpo inteiro de frente, costas e perfil, além de foto detalhada do rosto.
5. Radiografias do esqueleto.
6. Necropsia macroscópica e microscópica de órgãos internos, com descrição pormenorizada.

Se no hospital onde ocorreu a morte perinatal houver o concurso de um geneticista ou de um berçarista especializado em sindromologia, ele deve ser consultado. Se não for possível a pesquisa de todos os itens discriminados, deve-se tentar obter a maior parte deles para que, em futuro próximo, os genitores possam receber o aconselhamento genético mais apropriado.

CONSANGÜINIDADE

Pela própria estrutura social da espécie humana, a consangüinidade foi e ainda é um dos fatores seletivos que favorecem indiretamente a evolução de nossa espécie. Em tempos antigos, as crianças deficientes, resultantes de genes recessivos presentes em um ancestral comum a dois cônjuges, estavam sujeitas à rápida eliminação por seleção natural. Hoje, com os novos recursos médicos, bioquímicos e biofísicos, essas crianças passaram a ter uma sobrevida mais longa e, por vezes, normal. Mas resta ainda grande número que acarreta enorme desgaste psicológico e financeiro para sua família, mormente quando não se tem à mão terapêutica corretiva ou curativa.

Quando estamos diante de casal consangüíneo, qual será nossa conduta? O que se pode fazer? O que deve ser explicado e quais os recursos à disposição? Qual o aconselhamento a ser dado?

Para responder a essas perguntas, existe a necessidade de se explicar ao casal alguns conceitos simples mas importantes sobre a origem comum de seus genes. Cada um de nós é portador de 3 a 5 equivalentes letais (Morton e cols., 1956), isto é, genes com efeito letal quando em homozigose ou um conjunto de genes que podem, cada qual, determinar a morte de uma certa proporção de homozigotos e que, se distribuídos em homozigose em diferentes indivíduos, teriam o efeito global de um letal. Além dos equivalentes letais, cada ser humano ainda possui, em média, 3 equivalentes detrimentais, isto é, genes que produzem anomalias, mas que não são avaliados pela mortalidade. Empiricamente já se observa que entre casais consangüíneos existe alta probabilidade de gerar doenças recessivas autossômicas, probabilidade esta tanto maior quanto mais próximo for o grau de parentesco. A tabela VII-28 fornece os riscos calculados pela fórmula de Morton (Morton e cols., 1956; Morton, 1960) a respeito dos riscos adicionais de aparecimento de doenças recessivas autossômicas, de acordo com o grau de consangüinidade, em comparação com o risco corrido por filhos de casais não-consangüíneos. Esses riscos correspondem muito aproximadamente ao que é observado na prática.

Tabela VII-28 – Risco adicional de doenças recessivas autossômicas em filhos de casais com diferentes graus de consangüinidade comparado ao de filhos de casais não-consangüíneos.

Consangüinidade	%
Irmãos, pai x filha	32
Tio x sobrinha	18
Primos duplos em primeiro grau	18
Meio-irmãos	18
Primos em primeiro grau	9
Tios x meio-sobrinha	9
Primos em segundo grau	5
Primos em terceiro grau	2,5

Tomemos novamente a fenilcetonúria para exemplificar. Em uma cidade onde a freqüência q do gene que causa esse erro inato do metabolismo é estimada em 1/100 ou 0,01, ter-se-á que a estimativa de sua incidência será $q^2 = 1/10.000$ ou 0,0001, enquanto a estimativa da freqüência de pessoas portadoras, isto é, heterozigotas do gene da fenilcetonúria, será $2q(1-q) = 2 \times 1/100 \times 99/100 = 0,02$ (Beiguelman, 1981).

Em vista do exposto, um casal não-consangüíneo dessa cidade, sem história familiar de fenilcetonúria, terá probabilidade de 0,0001 de gerar uma criança com esse erro metabólico, pois é necessário que os cônjuges sejam ambos heterozigotos do gene da fenilcetonúria (probabilidade de 0,02 em cada caso), e se ambos o forem, existirá a probabilidade de 1/4 ou 0,25 de que gerem uma criança homozigota do gene em questão ($0,02 \times 0,02 \times 0,25 = 0,0001$).

Já um filho de primos em primeiro grau da população da mesma cidade terá probabilidade de 0,0007 de ser fenilcetonúrico. De fato, sabendo-se que os filhos de primos em primeiro grau têm probabilidade igual a $F = 1/16$ de ser homozigotos de um gene presente em um de seus ancestrais comuns (avós) e que existe a probabilidade $1-F$ de isso não acontecer, pode-se dizer que Fq será a probabilidade de homozigose por origem comum e $(1-F)q^2$ será a probabilidade de homozigose por terem os alelos origem distinta. Desse modo, $Fq+(1-F)q^2 = (1/16)(1/100)+(15/16)(1/10.000) = 0,007$ estimará a probabilidade de um filho de um casal de primos em primeiro grau da população em apreço ser fenilcetonúrico. Por aí se vê que a probabilidade de fenilcetonúria em um filho de primos em primeiro grau é sete vezes mais alta do que em um filho de um casal não-consangüíneo (Fig. VII-28).

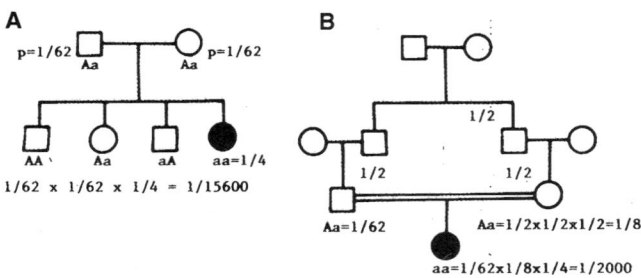

Figura VII-28 – A) Probabilidade de um casal não-consangüíneo gerar uma criança com fenilcetonúria quando a freqüência do gene desse erro metabólico é q = 0,01. **B)** Probabilidade de primos em primeiro grau da mesma população gerarem um filho com fenilcetonúria.

Mas diante de cerca de 1.700 genes causadores de doenças recessivas autossômicas, como poderemos conhecer aqueles com potencial de causar alguma deficiência importante? Não existe até o momento método de triagem para todas as doenças recessivas. Existem apenas para algumas doenças de maior prevalência em certos grupos raciais, como veremos adiante. O que poderemos fazer para ajudar um casal consangüíneo que busca aconselhamento? Essas 1.700 doenças podem ser juntadas em dois grandes grupos: aquelas que causam malformações, graves ou não, mas que podem ser detectadas no primeiro ou segundo trimestre de gestação por meio do perfil anatomofuncional fetal, com a utilização dos novos aparelhos de ultra-sonografia; e aquelas que causam alterações fisiológicas, metabólicas ou hormonais fetais e cujo diagnóstico só pode ser estabelecido após o nascimento. Com isso, poderíamos,

por meio desse perfil feito nas 15ª, 19ª e 23ª semanas de gestação, detectar numerosas malformações oriundas de genes recessivos herdados de um ancestral comum. Quanto às alterações metabólicas, elas devem ser pesquisadas no recém-nascido aos 40 dias por meio de uma bateria de triagem de erros inatos do metabolismo na urina e/ou por cromatografia de aminoácidos e açúcares na urina e/ou no sangue, além, naturalmente, de uma bateria para doenças de depósito quando a criança apresentar hepatomegalia ou grande involução neuropsicomotora.

Contudo, se um casal consangüíneo já tiver uma criança com doença gênica recessiva autossômica, seja ela uma malformação ou alguma deficiência enzimática, o risco de recorrência passará a ser 25% para essa doença. Deve-se assinalar a importância do diagnóstico correto para que, com o uso dos diagnósticos precisos oferecidos pela biologia molecular, possa ser oferecida a prevenção por meio do diagnóstico pré-natal específico.

Muitos dos casais consangüíneos são encaminhados ao geneticista para o diagnóstico pré-natal com o objetivo de se obter o cariótipo fetal. Essa indicação carece de fundamento clínico, embora o casal consangüíneo, diante do risco já grande de alterações devido à consangüinidade, possa, pelo menos, afastar aquelas para as quais existe um método geral de triagem, que é a cariotipagem do feto. Com isso, eles poderiam afastar o risco de 0,56% de aberrações cromossômicas a que todo casal está sujeito (Jacobs, 1977). Nessa situação, dever-se-á indicar a coleta de células fetais por volta da 15ª semana. Se não conhecermos especificamente os genes recessivos aos quais o casal está sujeito, está contra-indicada a punção de vilosidades coriônicas porque, sendo maior o risco para genes recessivos que para aberrações cromossômicas, será muito constrangedor diagnosticar uma normalidade citogenética e mais tarde diagnosticar uma séria malformação congênita pela ultra-sonografia.

Finalmente, em relação à consangüinidade, deve-se assinalar a importância de, na anamnese obstétrica de qualquer casal, obtermos informação sobre a cidade de nascimento, tanto dos cônjuges quanto de seus pais. Isso porque é muito freqüente encontrarmos casais em que seus ascendentes viveram em uma mesma pequena cidade isolada geograficamente ou com pequeno número de habitantes, o que aumenta o coeficiente médio de endocruzamento da população. Muitas vezes o próprio casal desconhece a existência de consangüinidade por viver afastado do pequeno local de origem, mas o médico deve considerar essa possibilidade e abordar sua gestação com todos os cuidados, como se o casal fosse consangüíneo.

GRUPOS RACIAIS

Certos grupos humanos pertencentes a isolados raciais, geográficos ou religiosos têm freqüência maior de determinados genes. Assim, o gene da anemia falciforme é muito comum em negróides, entre os quais, no Brasil, a freqüência de heterozigotos é da ordem de 8% (Ramalho, 1986). A probabilidade de dois indivíduos negróides, não-aparentados, possuírem esse gene será, pois, igual a $0,08 \times 0,08 = 0,0064$ ou 6,4 por mil, ou seja, um em cerca de 150 casais de negróides terá um risco de 25% de gerar uma criança com homozigose desse gene. O quadro VII-9 mostra alguns desses grupos relacionando-os com as alterações gênicas mais freqüentemente observadas, cujo diagnóstico de heterozigose pode ser, na maior parte das vezes, realizado.

Quadro VII-9 – Alguns grupos étnicos e alterações monogênicas e multifatoriais mais freqüentemente encontradas.

Grupo étnico	Alteração gênica
Africanos (negróides)	Hemoglobinas S e C, persistência de hemoglobina fetal, talassemia alfa, deficiência de G-6-PD
Caucasóides em geral	Fibrose cística do pâncreas
Chineses	Talassemia alfa, deficiência de G-6-PD
Esquimós	Síndrome adrenogenital
Ingleses, irlandeses, egípcios	Defeitos de fusão do tubo neural
Italianos e gregos	Talassemia beta, deficiência de G-6-PD, febre familiar do mediterrâneo
Japoneses	Acatalasia
Judeus asquenazitas	Doença de Tay-Sachs, doença de Niemann-Pick
Sul-africanos (brancos)	Porfiria variegada

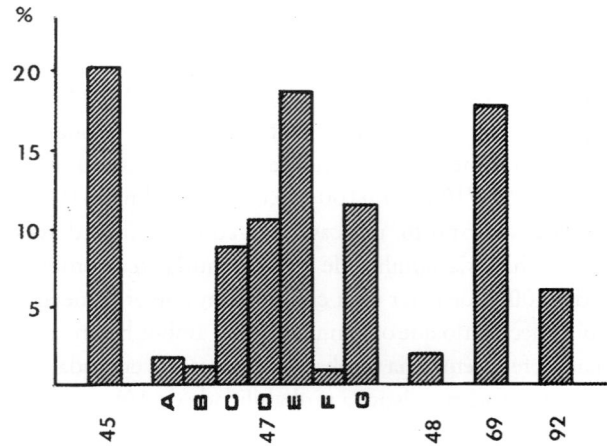

Gráfico VII-3 – Distribuição de 1.794 abortos cromossomicamente anormais de acordo com as alterações cromossômicas encontradas (Boué e cols., 1975; Creasy e cols., 1976; Kajii e cols., 1980; Hassold e cols., 1980). As letras A a G indicam os grupos cromossômicos.

A miscigenação entre os componentes dos diferentes isolados genéticos reduz, é claro, a freqüência com que ocorrem os homozigotos de genes com efeito detrimental. É o que está ocorrendo em países como o Brasil, onde as barreiras que impedem casamentos interétnicos estão sendo demolidas rapidamente.

CASAIS COM PROBLEMAS DE FERTILIDADE

Como já assinalamos anteriormente, as aberrações cromossômicas são, sem dúvida, as alterações patológicas mais freqüentes nos abortos humanos e muito comuns nos recém-nascidos. A ocorrência de um aborto espontâneo gera, freqüentemente, grande ansiedade no casal e uma explicação para esse fato, pelo seu médico, é capaz de amenizar mas não de exaurir a angústia decorrente. Por ser acontecimento corriqueiro dentro da Obstetrícia, grande parte dos médicos não se atém a uma explicação detalhada ao casal, razão pela qual, no segundo aborto, as pacientes freqüentemente mudam de facultativo.

Cremos ser de suma importância, já no primeiro aborto, que seja explicado ao casal a alta porcentagem dessa perda na espécie humana (da ordem de 15%) e que o risco de recorrência de um segundo aborto estaria em torno de 23% e que para um terceiro aborto tal risco cresceria para 26%, aumentando muito pouco dali por diante (Warburton e Fraser, 1964). Essa observação empírica deve vir acompanhada da explicação de que os abortos, em sua maior parte (60%), são portadores de uma aberração cromossômica e que a seleção natural opera de modo a propiciar o nascimento predominante de crianças sadias. Deve-se lembrar de que de cada cinco crianças concebidas com a síndrome de Down apenas uma nasce e apenas uma em 1.000 meninas concebidas com a síndrome de Turner atinge o nascimento. A maior parte dos abortos com aberrações cromossômicas ocorre no primeiro trimestre da gestação, enquanto os cromossomicamente normais predominam no segundo trimestre. Isso não exclui o estudo cromossômico após o primeiro trimestre, vez que as perdas gestacionais superiores a 20 semanas mostram 12% de aberrações cromossômicas (Creasy e cols., 1976).

O gráfico VII-3 mostra a distribuição de aberrações cromossômicas entre os abortos de 1.794 concepções. Pode-se notar que, à medida que os cromossomos se tornam menores, maior é a freqüência das trissomias. Nota-se ainda que as trissomias de cromossomos do grupo F têm baixa freqüência, talvez devido à importância de seus genes que atuam no período pré-embrionário, devendo o mesmo fato ser verdadeiro para os cromossomos grandes, que têm maior probabilidade de contê-los. De fato, a trissomia 1 não estava presente na amostra desses autores e sua descrição só foi possível após os estudos de fertilização assistida.

A trissomia do cromossomo 16 é a que tem maior freqüência dentre as detectadas na espécie humana e é responsável pela prevalência do grupo E. É em grande parte responsável pelos assim chamados "ovos anembrionados", cujo embrião quando detectado nunca atinge tamanho superior a 1mm (Boué e cols., 1976). As triploidias devem ser lembradas não só por terem uma freqüência superior a 1% de todas as gestações, como também porque podem ocorrer como pseudomola por mostrarem dilatação em grande parte das vilosidades. Distinguem-se da mola verdadeira por possuírem feto e terem cariótipo triplóide, ao passo que a mola verdadeira, além de não possuir feto, tem na maioria das vezes constituição 46,XX, sendo ambos os complementos cromossômicos de origem paterna (Kajii e Ohama, 1977).

A altíssima freqüência de monossomia X, cerca de 2% de todas as gravidezes, deve ser explicada pela baixa influência que esse cromossomo deve exercer na embriogênese. Apesar de ter uma seleção extremamente alta (99,7%, segundo Schinzel, 1984), é encontrada com grande freqüência nos acompanhamentos ultra-sonográficos gestacionais por permitir uma sobrevida fetal relativamente longa.

É interessante assinalar que o aumento da taxa de abortos está positivamente correlacionado à idade materna, sendo tanto maior quanto mais precoce for a idade gestacional. Os dados de Gustavii (1984) permitem estabelecer a partir de abortos clinicamente detectados que no momento da fecundação a porcentagem de abortos espontâneos pode atingir até 70% em mulheres com idade superior a 40 anos (Gráfico VII-4). Esse dado é de suma importância para explicar o porquê do relativo insucesso de gestantes idosas, bem como os poucos resultados de fertilização assistida em mulheres de faixa etária beirando a menopausa, além, é claro, da baixa resposta hormonal à indução da ovulação. Esse aumento da taxa de abortos com a idade está, também, positivamente

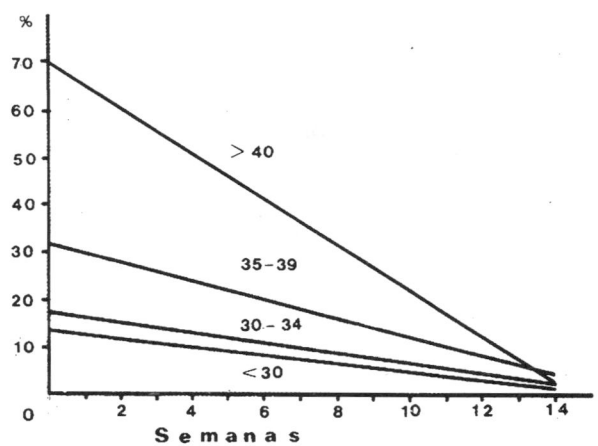

Gráfico VII-4 – Correlação entre idade materna e perda fetal em diferentes semanas da gestação de acordo com os dados extraídos de Gustavii, 1984.

correlacionado à elevação das trissomias, cuja freqüência pode aumentar cerca de 20 vezes após os 40 anos de idade (Hassold e Chiu, 1985).

A importância da cariotipagem em abortos espontâneos recorrentes é assinalada no trabalho de Jacobs (1977), que demonstrou alta correlação entre a constituição cromossômica de dois abortos consecutivos: se o primeiro for cromossomicamente normal, o segundo mais freqüentemente também o será, e se o primeiro for cromossomicamente anormal ocorrerá, muito freqüentemente, o mesmo com o segundo aborto espontâneo. Além disso, se de um casal resultarem abortos cromossomicamente anormais, não se deve atribuir a fatores imunológicos a origem de sua infertilidade.

Diferentemente dos casais com um ou dois abortos, torna-se importante o estudo do cariótipo de casais com abortamento habitual. Isso porque se sabe que estes têm alta probabilidade de ser portadores de translocações equilibradas, estando sujeitos a risco da ordem de 75% de transmitir essa translocação. Um exemplo dessa situação pode ser documentado por meio da translocação de todo um cromossomo 14 sobre um cromossomo 15, possuindo, portanto, o portador dessa translocação apenas 45 cromossomos. Do mesmo modo que a translocação D/G vista anteriormente, ele pode enviar gametas com os 23 cromossomos normais, gametas com 22 cromossomos que contêm a translocação 14/15 em equilíbrio, gametas com 22 cromossomos nos quais falta o cromossomo 14 e gametas com 23 cromossomos com o cromossomo 14 translocado sobre o 15, além do cromossomo 14 normal. Nas duas primeiras situações haverá o nascimento de crianças normais, e nas duas últimas, apenas abortos.

Como dentre os casais com abortamento habitual existe probabilidade de 7,2% do encontro de uma translocação equilibrada em um dos genitores (Boué e cols., 1985), translocação esta que pode envolver qualquer par cromossômico, a indicação do cariótipo do casal faz-se mandatória. Se o casal tiver, além dos abortos, algum feto malformado, ou que faleceu nas primeiras semanas de vida devido a malformações, a probabilidade de se detectar uma translocação cromossômica equilibrada em um dos genitores passa a 16,7% (Schwartz e Palmer, 1983). O encontro de uma translocação em um dos genitores não implica que obrigatoriamente o casal tem risco de gerar nascituros com translocação desequilibrada (e, portanto, com quadro clínico grave). Pelo contrário, quando se tria a aberração a partir de casais com abortamento habitual, o risco é bem mais baixo do que quando tais casais são triados a partir de um feto malformado com translocação cromossômica em desequilíbrio. Isso porque, nos casais triados por abortos, o material translocado possui genes mais importantes ou em maior número, que não permitem que o feto se desenvolva até o nascimento.

De qualquer modo, nos casais com abortos recorrentes com translocações, deve-se tomar a cautela de analisar se tal translocação em desequilíbrio permite o nascimento do feto. Se permitir, deve-se indicar o diagnóstico pré-natal o mais precocemente possível, por células de vilosidades coriônicas ou por amniócitos obtidos por punção precoce de líquido amniótico.

Nos casais com aberrações cromossômicas que provavelmente não permitem continuidade natural da gravidez e naqueles com cariótipo normal, deve-se sugerir a punção amniótica porque, se passar o período crítico em que o casal abortou anteriormente, o feto deverá ter normalidade funcional dos cromossomos. Nos casais com cariótipo normal, devem-se evitar os exames precoces para impedir que o método de punção seja um fator co-determinante do aborto.

FERTILIZAÇÃO ASSISTIDA

Com a crescente expansão dos serviços de fertilização assistida, as indicações de estudo cromossômico dos cônjuges passaram a ser aplicadas para várias situações. A primeira delas é referente aos casais com esterilidade sem causa aparente, os quais podem ser encarados como se tivessem abortamento de repetição em períodos bem precoces, abortos estes tão precoces que não seriam clinicamente detectados por ocorrerem antes de menstruação seguinte. Uma segunda situação diz respeito aos casos em que a mulher já se submeteu à transferência de vários pré-embriões e na qual não houve implantação de embriões clinicamente detectáveis. Essa falta de nidação poderá ser equivalente ao abortamento habitual. Uma terceira indicação de cariotipagem é inerente a casais que foram submetidos a vários ciclos de fertilização assistida para fecundação *in vitro* de óvulos maduros por espermatozóides classificados como bons, mas que apresentaram baixo índice de formação de pré-embriões.

Os maridos com azoospermia, oligospermia e/ou que referem abortamentos de repetição em sua família também merecem a indicação de cariotipagem.

Apesar de a freqüência dos portadores de translocação equilibrada na espécie humana ser baixa, da ordem de 1/500 (Jacobs, 1981), deve-se recomendar a cariotipagem de todo(a) doador(a) de gametas. Isso porque um serviço que tenha um banco de esperma poderá fornecer o sêmen de um mesmo doador a várias receptoras de diferentes localidades. Além de tal sêmen propiciar a ocorrência de abortos, poderá determinar o nascimento de crianças com malformações decorrentes dessa translocação desequilibrada.

"MICROARRAYS" E GENÉTICA – O DNA DO FUTURO

Com o mapeamento do genoma humano, foi possível estabelecer a ordem em que os genes e determinados trechos conservados do DNA se distribuem dentro de um cromossomo desde a região superior de um cromossomo (telômero superior) até a parte inferior, mais distal de um cromossomo (telômero inferior). Essas diferentes regiões dos cromossomos humanos foram inseridas ao DNA de bactérias a fim de que esses probes de DNA pudessem se multiplicar *in vitro*, formando um banco de cada microrregião específica de cada cromossomo. Hoje já se tem mapeado cerca de 32.000 desses pedacinhos de DNA (Smeetz, 2004). Em vez de usá-los para hibridização *in situ* fluorescente, em que se mapeia apenas certa região de determinado cromossomo, tais probes de DNA foram colados em uma lâmina de microscópio, lado a lado, como microgotas, com diâmetros iguais, em fileiras e colunas, e que constituem o chamado "microarray". Esses "microarrays", pipetados e pingados por robótica, permitem que se estude até 10.000 diferentes microrregiões do genoma humano, por lâmina pingada.

O método funciona utilizando-se uma mistura de DNA extraído de pessoas consideradas normais (controle) e corado com fluoresceína vermelha (por exemplo). O DNA do paciente (teste) é corado com uma outra fluoresceína diferente (por exemplo, verde). O DNA controle é misturado com o teste, em quantidade e concentrações iguais e o conjunto é aplicado às lâminas que contêm os probes fixados anteriormente por robótica. Tanto o DNA do teste quanto do controle vão-se ligar a cada probe específico. Após a leitura computadorizada dessas cores, de cada probe, é possível estabelecer uma relação quantitativa do paciente sobre o controle. Se essa relação for maior que a unidade em 20%, tem-se que o paciente apresenta trissomia de DNA do probe específico. Se for menor que a unidade em mais de 20%, estaremos diante de perda de determinado material genético.

Com isso, será possível a detecção de pequeníssimas perdas ou material adicional dos cromossomos, com uma acuracidade de cerca de 64 vezes quando comparada ao cariótipo (o cariótipo tem uma precisão de cerca de 500 a 1.000 bandas).

É claro que esse poderoso método não substituirá o cariótipo tradicional, uma vez que as translocações equilibradas não serão detectadas por ele.

Por outro lado, essa técnica, com poucas modificações, permitirá saber, em determinado momento, qual o gene que está em funcionamento por meio do seu RNA produzido. Para isso, deve-se extrair o RNA do sangue ou do tecido de interesse e transformá-lo em DNA por meio de uma simples reação molecular em que se usa a transcriptase reversa. O DNA oriundo desse RNA mostrará todos os genes que estão em funcionamento em determinado momento. Essa técnica servirá não somente para o diagnóstico de doenças carenciais, como também de endocrinopatias, infecções, diferentes tipos de câncer etc.

Como se pode notar, os "microarrays" serão, sem dúvida, de inestimável importância para a medicina deste milênio.

DIAGNÓSTICO PRÉ-NATAL DE DOENÇAS GENÉTICAS

O diagnóstico pré-natal de doenças genéticas é ainda procedimento relativamente caro e cresceu rapidamente devido à interação estreita do uso da ultra-sonografia e dos métodos laboratoriais básicos da Genética. Ambos propiciaram a invasão do ninho fetal, por meio da qual se tornou possível obter material do produto gestacional e assim proceder a diagnósticos cada vez mais precisos. Com o aprimoramento dessas técnicas, a Medicina pôde desenvolver métodos de tratamento intra-útero e de correções fetais, conduzindo a esse novo e promissor campo, que foi denominado Medicina Fetal.

As técnicas utilizadas para o diagnóstico pré-natal podem ser reunidas em seis grandes grupos: 1. diagnóstico ultra-sonográfico; 2. estudos por meio do sangue materno e fetal; 3. punção de vilosidades coriônicas; 4. amniocentese; 5. cordocentese; 6. fetoscopia.

Pormenores propedêuticos relacionados a esses aspectos, para o diagnóstico de patologias fetais, podem ser apreciados nos capítulos 112, 116, 119 e 123.

Diagnóstico ultra-sonográfico

O avanço técnico dos aparelhos de ultra-sonografia fornece hoje resolução extremamente refinada para o diagnóstico de anomalias fetais (Capítulo 112).

Defeitos de fusão do tubo neural poderão ser detectados a partir da 11ª semana de gestação, se for utilizado transdutor vaginal; o funcionamento da bexiga entre 18 e 20 semanas; o perfil dos lábios, que possibilitam o diagnóstico de fendas labiais, a partir da 20ª semana; a defasagem do crescimento do fêmur nas diferentes baixas estaturas, por meio de exames seqüenciais, a partir de 12 semanas; a hidrocefalia, a partir da 14ª semana; e a microcefalia, por diferentes avaliações, dependendo da época e da etiologia para ela se manifestar (Kurtz e cols., 1980).

Deve-se assinalar que a detecção de qualquer alteração ultra-sonográfica do ninho fetal, em qualquer época da gestação, merece a indicação do cariótipo fetal, tendo em vista que 15 a 30% desses casos mostram alguma alteração cromossômica (Palmer e cols., 1987). A tabela VII-29 refere-se a 52 pacientes submetidas a amniocentese por apresentarem alguma alteração ultra-sonográfica. A indicação do método invasivo a ser utilizado (biópsia de vilosidades coriônicas, amniocentese ou cordocentese) dependerá da fase da gestação em que foi detectada a alteração.

Tabela VII-29 – Aberrações cromossômicas observadas em 52 gestações cujo diagnóstico pré-natal foi indicado em decorrência de alterações fetais detectadas por ultra-sonografia.

Alterações pela ultra-sonografia	Normais	Anormalidade citogenética	
		Nº	Tipo
Poliidrâmnio por gemelaridade ou por diabetes	11	0	–
Outras poliidramnias	8	1	Síndrome de Patau
Oligoidrâmnio	1	1	Isocromossomo 17q
Atresia de piloro	0	1	Síndrome de Down
Hidropisia fetal	2	0	–
Malformação do tubo neural	7	0	–
Malformações múltiplas	2	0	–
Microcefalia	2	0	–
Ventrículos dilatados	2	2	Síndrome de Down
Onfalocele	2	1	Síndrome de Edwards
Tumoração cervical	1	2	Síndrome de Turner
Restrição de crescimento fetal	3	1	Triploidia
Dois vasos umbilicais	2	0	–
Total	43 (82,7%)	9 (17,3%)	–

Semanas de gestação $\bar{X} = 28,2$ SD = 6,6

Alguns sinais anatômicos ultra-sonográficos são suficientes, inclusive, para diagnosticar síndromes. Exemplos bastante significativos referem-se à síndrome de Turner. Assim, a presença do higroma cístico em feto do sexo feminino torna altamente provável esse diagnóstico. Sinais importantes como lábio leporino associado à diminuição das órbitas e presença de polidactilia impõem que se afaste a hipótese da síndrome de Patau. Espessamento da pele na nuca de fetos, associado ou não a alterações da relação entre diâmetro biparietal e tamanho do fêmur, constitui associação sugestiva de que o feto pode ser possuidor da síndrome de Down (Benäcerraf e cols., 1985; Donnenfeld e Menutti, 1988). Deve-se chamar a atenção para o fato de que as síndromes que cursam com aumento do líquido amniótico são mais fáceis de se diagnosticar quando comparadas àquelas em que ele está diminuído, porque as imagens pela ultra-sonografia são muito mais nítidas na primeira e de difícil visualização na segunda.

O quadro VII-10, modificado de Weaver (1988), é apenas um exemplo de alterações que podem fazer o ultra-sonografista suspeitar de síndrome genética.

Quadro VII-10 – Sinais ultra-sonográficos importantes sugestivos de alterações genéticas e/ou síndromes fetais (Weaver, 1988).

Ascite	Microcefalia
Atresia	Microftalmia
Bexiga – distensão	Mielomeningocele
Bradicardia sinusal	Morte fetal
Contraturas congênitas	Oligoidrâmnia
Cistos	Onfalocele
Cordão umbilical – anormalidades	Palato fendido
Encefaloceles	Pericárdio – efusão
Fêmur – curto	Placenta – anomalias
Fraturas	Pleura – efusões
Gemelaridade – distúrbios	Polidactilia
Genitálias – defeitos cloacais	Pterígio
Hematomas	Rádio – aplasia
Hidrâmnio	Restrição de crescimento fetal
Hidrocefalia	
Hidronefrose	Rins – ectopia
Hidropisia fetal	Rins multicísticos
Hidrotórax	Taquicardia supraventricular
Hidroureter	Trombocitopenia
Hipotelorismo ocular	Tumores
Hipertelorismo ocular	Ureteres – obstrução
Lábio leporino	

Estudo do sangue materno

As vantagens que advirão do desenvolvimento de técnicas que sirvam para o diagnóstico de alterações fetais a partir do estudo do sangue materno são indiscutíveis, pois propiciarão a triagem em massa de inúmeras doenças genéticas.

A dosagem da alfa-fetoproteína no soro materno (AFPSM) para a detecção dos defeitos de fusão do tubo neural constitui o melhor exemplo dessa situação (Band e cols., 1977). O fechamento do tubo neural ocorre nas primeiras semanas de gestação, mais precisamente até a terceira e a quarta semanas. Fatores do meio ambiente associados à predisposição genética são capazes de alterar seu desenvolvimento, podendo originar uma série de malformações denominadas genericamente como defeitos de fusão do tubo neural. De acordo com a época, a intensidade e as características de tais fatores, essas malformações poderão ser traduzidas em anomalias compatíveis com a vida, como as meningo e mielomeningoceles, ou mais graves como as encefaloceles, e até anomalias invariavelmente letais, como a anencefalia. Aquelas compatíveis com a vida poderão condicionar debilidade e incapacidade física e/ou mental para a criança e grande dispêndio emocional, social e econômico para a família.

Em nosso meio, o conjunto de defeitos de fusão do tubo neural apresenta-se em uma freqüência de 1 em cada 700 nascidos vivos (Brunoni, 1986), sendo importante assinalar que os casais que já tiveram uma criança com defeito de fusão do tubo neural têm risco de recorrência de 3 a 5% em nova gravidez. Caso tenham duas crianças afetadas, o risco de nova ocorrência atinge 15%. Apesar de o ácido fólico ministrado a partir da concepção reduzir em três quartos o risco de recorrência dessa alteração (Wald e cols., 1991), tais casais devem ser submetidos a dosagem da AFPSM para o diagnóstico de eventual recorrência. O mesmo é verdadeiro para casais de isolados genéticos ou de populações com alto índice dessa doença, como ocorre na Irlanda do Norte (1%), na Alexandria (0,55%) e em Bombaim (0,55%) (Crandall, 1978).

Como a AFPSM aumenta progressivamente no sangue materno a partir da sétima semana de gestação, os valores obtidos devem ser relacionados ao tempo de gestação. A época ideal para a realização da dosagem de AFPSM situa-se entre a 16ª e a 18ª semana de gestação, e antes de realizá-la não pode ter havido manipulação uterina por punção ou por nenhum procedimento invasivo. Se a AFPSM for alta, esse casal deve ter a indicação da realização de ultra-sonografia fetal dirigida à coluna vertebral fetal (vértebra por vértebra) e, mesmo que normal ou duvidosa (dependendo da precisão do aparelho empregado), submeter-se a dosagem de alfa-fetoproteína no líquido amniótico (AFPLA).

Várias situações podem causar aumento do valor da AFPSM, tais como subestimativa da idade gestacional, gestação múltipla, onfalocele, pré-eclâmpsia, infecções maternas etc., mas não devem excluir a pesquisa de alterações de fusão do tubo neural ou a dosagem da AFPLA (Burton, 1988). Outra associação interessante diz respeito a baixos valores de AFPSM assinalados na síndrome de Down (Knight e cols., 1988). A dosagem de gonadotrofina e estriol livre associada à dosagem de AFP no soro materno permite que se detecte cerca de 60% dos fetos com síndrome de Down em gestantes com menos de 30 anos, que estão grávidas de criança com a síndrome. Deve-se tomar cuidado na interpretação dos valores dessas dosagens, vez que elas devem ser corrigidas em relação a idade da gestante, tempo da gravidez medido por ultra-sonografia, grupo racial, peso da paciente e doenças crônicas como diabetes e gemelaridade.

Punção de vilosidades coriônicas

Apesar de a amniocentese ter sido a técnica mais amplamente utilizada para o diagnóstico pré-natal de anomalias genéticas, tanto ela quanto a biópsia fetal transvaginal começaram a ser desenvolvidas na década de 1960.

Entretanto, a amniocentese é realizada entre a 14ª e 16ª semanas, sendo necessárias ainda mais duas a três semanas para se concluir ou não pela normalidade fetal. Isso porque a maior parte do tempo é dispendida no cultivo de células, tanto para a cariotipagem quanto para o diagnóstico enzimático, ou mesmo para estudos de biologia molecular.

Os aspectos técnicos, de indicações e contra-indicações da biópsia de vilos coriônicos, são referidos no Capítulo 116.

A punção de vilosidades por via transabdominal tem algumas vantagens em relação à transvaginal, quais sejam: a) ela pode ser feita entre a 9ª e a 15ª semana de gestação; b) supõe-se que seja de menor risco quando comparada à transvaginal; c) não necessita de bacterioscopia prévia. A região do cório a ser puncionada deve apresentar-se, à ultra-sonografia, como a mais espessa em um corte longitudinal da placenta.

O risco de abortamento inerente à biópsia aspirativa de vilosidades coriônicas (BVC) foi estabelecido por estudo colaborativo do Canadá e sua estimativa é de 0,6 a 1,6% (Milner e cols., 1989). Tal risco implica perda do concepto por infecção, por rotura de membranas ou por outras causas. Em nossa casuística pessoal, a rotura de membranas ocorreu com freqüência de 5%, predominando esse acidente nas primeiras centenas coletadas. A maioria delas, porém, prosseguiu sem intercorrências e sem seqüelas para os fetos, devido à ausência de infecção concomitante. Nas primeiras semanas, houve perda de quase todo o líquido, que se reconstitui nas semanas subseqüentes. Duas delas, em que houve aspiração indesejada de líquido amniótico, permitiram o cultivo, com sucesso, de células amnióticas.

Foi descrito recentemente que a BVC realizada antes da nona semana pode provocar redução do crescimento de membros em cerca de 0,5% dos casos (Mastroiacovo e Cavalcanti, 1991). Apesar de tal assunto suscitar controvérsias, é recomendável não realizar a biópsia antes da 10ª semana. Também nunca é demais reforçar a indicação da globulina anti-D nas pacientes Rh negativas que têm a possibilidade de gerar crianças Rh positivas, a fim de assegurar o potencial reprodutivo dessas mulheres.

Quanto aos resultados, cremos ser aconselhável esclarecer às gestantes, antes da opção pela BVC, a fim de que seu consentimento seja consciente. Não é raro que na fase de mórula possam ocorrer não-disjunções cromossômicas que provoquem o aparecimento de mosaicismo (Kalousek, 1985). Tal mosaicismo é encontrado com certa freqüência na placenta e pode implicar cromossomos compatíveis com o nascimento do feto, como ocorre com os cromossomos sexuais 13, 18 e 21. As alterações cromossômicas que não permitem a sobrevida causam menos preocupação, mas também são indicadoras de futura punção amniótica a fim de assegurar a normalidade cromossômica fetal. A maioria desses mosaicismos está associada a gestações de crianças normais, mas isso somente pode ser assegurado após a comprovação dos resultados pela punção amniótica e/ou cordocentese.

Outro esclarecimento que deve ser dado às gestantes para que elas dêem consentimento consciente diz respeito à possibilidade de haver resultados falsos, os quais podem ser divididos em falso-positivos e falso-negativos. No caso de resultados falso-positivos, o laboratório constatará trissomia ou outra aberração nas células analisadas, mas que não estão presentes no feto, o qual é normal. Isso ocorre em cerca de 1% das vezes e, mesmo que o casal permita conferir o resultado em células de tecido fetal, raramente esse casal deseja que lhes seja transmitido o resultado.

A situação mais conflitante é a do falso-negativo, em que as células analisadas se apresentam citogeneticamente normais, mas, ao nascimento, constatamos uma aberração cromossômica. Essa situação ocorre em 1:1.000 diagnósticos (Hoqge e cols., 1986; Simoni e cols., 1987). Outras situações intermediárias são facilmente contornáveis, como ocorre, por exemplo, nos falso-positivos em que a aberração encontrada é incompatível com a sobrevida fetal até aquela semana gestacional. Uma aberração dessa ordem foi por nós detectada, já tendo sido descrita em relação à trissomia do 16 (Simoni e cols., 1985). A mãe tinha sido puncionada na 12ª semana de gestação com feto vivo e ativo, e no laboratório foi constatado tratar-se, indubitavelmente, de trissomia do cromossomo 16. Como essa trissomia é incompatível com fetos maiores que 1mm e ocorre mais freqüentemente em "ovos anembrionados", suspeitamos de mosaicismo confinado à placenta. A amniocentese confirmou a presença de feto normal com 46 cromossomos.

O cultivo das células das vilosidades coriônicas também deve ser encarado com restrição quando apresentar resultado diferente daquele que encontramos na preparação direta ou na cultura de curta duração. Isso porque nestas últimas o cariótipo que analisaremos é o de células que já se encontram na fase natural e final de divisão celular, devendo corresponder ao cariótipo do tecido *in situ*, ao passo que no cultivo poderemos ter a diferenciação de células de determinada classe celular. Desse modo, a presença de resultados diferentes oriundos de dois métodos aplicados à coleta de um mesmo material por BVC deve, obrigatoriamente, ser inconclusiva e indicativa de punção amniótica.

Ao leitor poderia parecer que, com tantos cuidados técnicos, a biópsia aspirativa de vilosidades coriônicas poderia ou deveria ser colocada em segundo plano. Não é essa nossa opinião. Achamos que ela tem as suas vantagens e indicações de excelência comparadas aos outros métodos de obtenção de material fetal. Assim, não se discute sua indicação em fetos cuja translucência nucal for maior que 2,9mm, nos casais de alto risco de gerar crianças com cromossomopatia, como ocorre nas translocações, ou nos casais heterozigotos com risco de gestação de crianças com determinado erro inato do metabolismo ou outras doenças genéticas recessivas ou dominantes em que já se tenha um diagnóstico por sondas de DNA. Nessas situações, o risco de recorrência ou de aparecimento da alteração genética ultrapassa, geralmente, os 25%, e o custo/benefício, ao lado da enorme diminuição da ansiedade, é plenamente justificável. Como a cada dia a ultra-sonografia e os métodos de biologia molecular se tornam mais precisos e mais abrangentes, a biópsia aspirativa de vilosidades coriônicas veio para ficar.

Amniocentese

A amniocentese realizada a partir da 14ª semana é um dos métodos mais difundidos para a obtenção de material fetal com finalidade de diagnóstico pré-natal de alterações genéticas, embora historicamente ela tenha surgido na mesma época em que se desenvolveram os primeiros trabalhos de coleta de vilosidades coriônicas. Isso deveu-se, provavelmente, à má visualização da área para sua obtenção, em uma época em que a resolução dos aparelhos de ultra-sonografia era muito inferior quando comparada à de nossos dias (Nazareth e cols., 1981). Além disso, a segurança e o baixo índice de complicações decorrentes da amniocentese fizeram com que ela se tornasse rotina na maioria dos serviços (Pinto Jr. e cols., 1987).

O risco de sérias complicações, incluindo perda fetal, varia nos diferentes centros de 0,2 a 0,5% (Golbus e cols., 1979). Essa variação deve ser decorrente do método e da tecnologia de monitorização aplicada na punção.

Minucioso exame ultra-sonográfico procurará detectar qualquer anormalidade fetal prévia à amniocentese, a qual, se presente, deverá ser comunicada ao casal antes do procedimento. Ao lado disso, esse exame prévio poderá determinar o local ou os locais de maior facilidade para punção, por possuírem o maior lago amniótico, serem mais distantes do pólo cefálico e preferencialmente longe dos núcleos placentários. Se para realizar a punção houver necessidade de transpassar a placenta, isso não implica riscos maiores (Crane e Kopta, 1984) (Capítulo 9).

Apesar de todos esses cuidados, poderá ocorrer a perda de líquido amniótico, aborto ou ainda amnionite.

Alguns autores referem que a punção amniótica não provoca aumento da taxa de imunização no sistema Rh (Tabor e cols., 1986), ao contrário de outros que mostram freqüência aumentada de mulheres imunizadas quando submetidas à punção amniótica. Estes últimos autores assinalam taxa de imunização da ordem de 2,1-5,2% maior que a observada nas mulheres não submetidas a esse procedimento. A conduta mais precavida parece ser a ministração de gamaglobulina Rho a toda paciente Rh negativa com potencial de gerar feto Rh positivo.

Como a probabilidade de crescimento celular diminui nos líquidos com sangue, pode haver necessidade de nova punção, o que deve ser avisado à paciente. Na repetição, o líquido ainda estará sanguinolento mas, seguramente, com menos hemácias para atrapalhar o crescimento celular. Cerca de 95% das vezes, o sangue contaminante é de origem materna e, se devido à punção, não trará conseqüências ao prognóstico da gestação. Em nossa experiência, os líquidos sanguinolentos em que não houve punção anterior são de pior diagnóstico e podem ser conseqüência de aberrações cromossômicas ou da ingestão de medicamentos adversos, como a prostaglandina ou mesmo citostáticos para tratamento de câncer.

O líquido meconial, que ocorreu em cerca de 1,91% de nossa casuística, é associado a sangramentos vaginais anteriores à punção ou à punção anterior de vilosidades coriônicas. Sua cor geralmente é marrom-clara ou, mais raramente, marrom-esverdeada. Seu reconhecimento é muito fácil no laboratório por apresentar um grande sedimento. Quando tal líquido é posto em cultura, as micropartículas do mecônio aderem fortemente ao fundo do tubo e não permitem a adesão de células vivas, que, normalmente, já são poucas (o líquido amniótico na 16ª semana contém cerca de 12.000 células/ml, sendo em média apenas 6 vivas/ml) (Short, 1988). Se tal líquido apresentar níveis elevados de alfa-fetoproteína, o prognóstico é menos favorável e deve ser explicado à paciente. Por outro lado, a continuidade da gestação não implica para seus recém-nascidos prognóstico diferente das outras gestações, vez que essas crianças não apresentarão seqüelas neuropsicomotoras, como foi demonstrado por Pinto (1993).

Do ponto de vista laboratorial, os erros diagnósticos com a amniocentese são bem mais raros quando comparados ao exame das vilosidades coriônicas. As raras falhas descritas referem-se à contaminação com células maternas por laboratórios que não tiveram o cuidado de separar as diferentes seringas nem de analisar tais células empregando polimorfismo de bandas Q e C. Outra técnica que também deve ser aplicada é a análise *in situ* que discrimina se um mosaicismo encontrado originou-se *in vitro* ou se é um mosaicismo que ocorre no feto.

Se o mosaicismo tem potencial de viabilidade, como ocorre com células trissômicas do cromossomo 21 (ou dos cromossomos 12, 18 e sexuais), a apreensão pode ser tanto maior quanto maior sua freqüência. Essa situação pode ser contornada pela indicação da cordocentese nos mosaicismos viáveis e de alta freqüência relativa. Uma das situações mais embaraçosas é a presença de translocações aparentemente equilibradas. Se presentes nos pais, geralmente se atribui a risco muito baixo de o feto ser anormal. No caso de cromossomos "marcadores", presentes ou não nos genitores, a situação pode ser bem mais complicada, necessitando de detalhada explanação aos genitores para a decisão definitiva.

Amniocentese precoce – definida como aquela realizada com 14 semanas ou menos de gestação, passou a ser desenvolvida nestes últimos anos devido a vários fatores: a melhoria técnica e dos aparelhos de ultra-sonografia; a proporção relativamente alta de líquido em relação ao feto nessa fase de gestação; a obtenção de resultado mais precoce e principalmente devido à sua maior fidedignidade quando comparado à punção de vilosidades coriônicas. Os problemas que ela apresenta são o maior risco de comprometimento fetal, semelhante à punção de vilosidades coriônicas, e as dificuldades técnicas de crescimento celular na maioria dos laboratórios, devido à menor quantidade de líquido retirado (menor quantidade de células). Este último obstáculo pode ser contornado por filtração das células durante a punção, concentrando-as em pequenos volumes. A punção amniótica precoce pode ser realizada a partir da 9ª semana (Elejalde e cols., 1990) mas, preferencialmente, a partir da 11ª semana. Critério muito importante para que haja sucesso no cultivo celular é que o feto possua a distância cabeça-nádegas superior a 37mm (Byrne e cols., 1991).

Cordocentese

A cordocentese foi desenvolvida por Daffos e cols., na França em 1983. Esses autores tinha como maior preocupação o diagnóstico de doenças infectocontagiosas e, dada à liberdade de aborto nesse país, em qualquer fase da gestação, o treinamento para a obtenção de sangue de fetos comprometidos pôde ser rapidamente adquirido. Com a melhoria dos aparelhos de ultra-sonografia e as facilidades terapêuticas de transfusão de fetos imunizados, nos quais era possível controlar rapidamente a volemia e o hematócrito, a cordocentese passou a ser método invasivo de relativo baixo risco (1% em mãos experientes) e de ampla utilização. Desse modo, ela serve não apenas para as situações acima, como também para esclarecer os casos em que o resultado citogenético da amniocentese não foi suficiente e ainda para a obtenção, em 72 horas, do diagnóstico citogenético fetal das gestações que apresentam alguma anomalia congênita detectada à ultra-sonografia (Capítulo 118).

Fetoscopia

A técnica de fetoscopia consiste da introdução de um endoscópio transabdominal, rígido ou flexível, de 2 a 3mm, com a finalidade de pesquisar a anatomia fetal e de realizar biópsia de pele ou punção do cordão umbilical.

A fetoscopia deve ser feita entre 15 e 18 semanas de gestação, quando a proporção entre o fluido amniótico e o feto é maior, além do que, nessa fase, esse fluido é ainda bastante límpido, permitindo melhor visão. Antes da introdução da cordocentese, a fetoscopia foi muito utilizada para a obtenção de sangue de cordão, tanto na placa coriônica quanto em outras regiões do cordão umbilical. Nos tempos atuais, essa indicação tem sido abandonada. A única que parece pertinente é aquela que visa ao diagnóstico de alterações dermatológicas ainda impossíveis de detecção por técnicas de biologia molecular (Capítulo 119).

Hibridização *in situ* fluorescente (FISH)

Finalizamos este capítulo com breves palavras a respeito da técnica de FISH pela sua enorme aplicabilidade e rapidez de resultados no diagnóstico pré-natal de cromossomopatias e de outras condições mórbidas do genoma humano.

A hibridização *in situ* detectada com marcadores fluorescentes (FISH) é uma técnica da Biologia Molecular que faz a interface com a citogenética, uma vez que permite localizar determinadas seqüências específicas de DNA nos cromossomos (Polak e McGee, 1990). Ela pode ser aplicada tanto em metáfases como em núcleos interfásicos. No primeiro caso, utilizando-se sondas específicas para determinado cromossomo, pode-se "pintar" esse cromossomo, permitindo a identificação de pequenas translocações a outros cromossomos. Ela é essencial para estudos de leucemia ou nos casos em que não se sabe com que cromossomo houve uma troca recíproca. Mesmo as microdeleções encontradas nas síndromes de Williams, Prader-Willi, Angelman, Miller Dieker etc. são detectadas com sondas fluorescentes, características das regiões em que se procura a deleção.

Em núcleos interfásicos utilizam-se sondas específicas para centrômeros, permitindo-se identificar trissomias em uma única célula! Como a técnica de FISH pode ser realizada em algumas horas, ela tem sido aplicada a blastômeros de embriões antes de sua transferência. A marcação com facilidade de até sete cromossomos com diferentes fluorocromos permitiu que ela fosse aplicada no diagnóstico pré-natal das trissomias e/ou monossomias mais freqüentes (cromossomos 13, 18, 21, X e Y) (Ward e cols., 1993). Com a marcação de centrômeros dos 22 cromossomos autossômicos e os dois sexuais tornou-se possível a identificação das monossomias e trissomias de material de abortos já fixados.

Uma variação da técnica de FISH é a hibridização do genoma humano (Kallioniemi e cols., 1992; El-Rifai e cols., 1997). Nessa técnica, o genoma de um paciente (ou de seu material fixado) é marcado com determinado composto fluorescente. O genoma de um indivíduo normal, do mesmo sexo, é também marcado com um composto fluorescente de cor diferente. Da mistura de cores fluorescentes dos dois genomas aplicados a cromossomos de metáfases normais, do mesmo sexo, deve resultar uma intensidade de cor intermediária entre os dois fluorocromos utilizados. Se houver duplicações ou deficiências de DNA nos cromossomos do paciente, as metáfases normais utilizadas para hibridização mostrarão nos respectivos cromossomos predominância ou carência do fluorocromo utilizado na marcação do DNA do paciente.

Referências Bibliográficas

• BEIGUELMAN, B. & PRADO, D. – Recessive juvenile glaucoma. *J. Génét. Hum.*, 12:53, 1963. • BEIGUELMAN, B. – *Genética Médica. Dinâmica dos Genes nas Famílias e nas Populações*. Vol. 2, Edart, São Paulo, Brasil, 1981. • BEIGUELMAN, B. – *Citogenética Humana*. 1ª ed., Guanabara Koogan, Rio de Janeiro, 1982, p. 320. • BEIGUELMAN, B. – *El Consejo Genético*. Actas V Congr. Latinoam. Genética, 1982, p. 141 e 489. • BENACERRAF, B.R. & cols. – A sonografic sign for the detection in the second trimester of the fetus with Down's syndrome. *Am. J. Obstet. Gynecol.*, 151:1078, 1985. • BAND, E.B. & cols. – Evolution of measurement of maternal plasma alpha-fetoprotein levels as a screening test for fetal neural tube defects. *Brit. J. Obstet. Gynaecol.*, 84:574, 1977. • BOUÉ, J. & cols. – Retrospective and prospective epidemiological Studies of 1500 karyotyped spontaneous human abortions. *Teratology*, 12:11, 1975. • BOUÉ, J. & cols. – Phenotypic expression of lethal chromosomal anomalies in human abortuses. *Teratology*, 14:3, 1976. • BOUÉ, A. & cols. – Cytogenetics of pregnancy wastage. *Adv. Hum. Genet.*, 15:1, 1985. • BRUNONI, D. – Alto risco genético. Aspectos neonatais. *Ped. Mod.* 21:415, 1986. • BURTON, B.K. – Elevated maternal serum alpha-fetoprotein (MSAFP): interpretation an follow-up. *Clin. Obstet. Gynecol.*, 31:231, 1988. • BUXTON, J. & cols. – Detection of an unstable fragment of DNA specific to individuals with myotonic dystrophy. *Nature*, 355:547, 1992. • BUYSE, M.L. – *Prefácio de Birth Defects Encyclopedia*. Blackwell Scientific Publications, Cambridge, Massachusetts, USA, 1990, p. 1892. • BYRNE, D. & cols. – Randomized study of early amniocentesis versus chrorionic villus sampling: a technical and cytogenetic comparis on of 650 patients. *Ultrasound Obstet. Gynecol.*, 1:235, 1991. • CRANDALL, B.F. – Neural tube defects. Maternal serum screening and prenatal diagnosis. *Ped. Clin. N. Am.*, 25:619, 1978. • CRANE, J.P. & KOPTA, M.M. – Genetic amniocentesis: impact of placental position upon the risk of pregnancy loss. *Am. J. Obstet. Gynecol.*, 150:813, 1984. • CREASY, M.R. & cols. – A cytogenetic study of human spontaneous abortions using banding techniques. *Hum. Genet.*, 31:177, 1976. • DAFFOS, F. & cols. – A new procedure for fetal blood sampling in utero: preliminary results of fifty-three cases. *Am. J. Obstet. Gynecol.*, 15:985, 1983. • DONNENFELD, A.E. & MENNUTI, M.T. – Sonografic findings in fetuses with common chromosome abnormalities. *Clin. Obstet. Gynecol.*, 31:80, 1988. • EDMONDS, D.K. & cols. – Early embryonic mortality in women. *Fertil. Steril.*, 38:447, 1982. • ELEJALDE, B.R. & cols. – Prospective study of amniocentesis performed between weeks 9 and 16 of gestation: its feasibility risks, complications and use in genetic prenatal diagnosis. *Am. J. Med. Genet.*, 35:188, 1990. • EL-RIFAI, W. & cols. – Optimization of comparative genomic hybridization using fluorochrome conjugated to dCTP and dUTP nucleotides. *Laboratory Investigation*, 77:699-700, 1997. • FREITAS, E. & PINTO Jr., W. – Comunicação pessoal, 1993. • GOLBUS, M.S. & cols. – Prenatal diagnosis in 3000 amnioceteses. *N. Engl. J. Med.*, 300:157, 1979. • GOLBUS, M.S. & cols. – Rh isoimmunization following genetic amniocentesis. *Prenat. Diagn.*, 2:149, 1982. • GUSTAVII, B. – Chorionic biopsy and miscarriage in first trimester. *Lancet*, 1:562, 1984. • HAHNEMANN, N. & MOHR, J. – Antenatal foetal diagnosis in genetic disease. *Bull. Europ. Soc. Hum. Genet.*, 3:47, 1969. • HAHNEMANN, N. & MOHR, J. – Genetic Diagnosis on the embryo means of biopsy from extraembryonic membranes. *Bull. Europ. Soc. Hum. Genet.*, 28:23, 1968. • HASSOLD, T. & cols. – A cytogenetic study of 1000 spontaneous abortions. *Ann. Hum. Genet.*, 44:151, 1980. • HASSOLD, T. & CHIU, D. – Maternal age-specific rates of numerical chromosome abnormalities with special reference to trisomy. *Hum. Genet.*, 70:11, 1985. • HATA, T. & DETER, R.L. – A review of fetal organ measurements obtained with ultra-sound: normal growth. *J. Clin. Ultrasound*, 20:155, 1992. • HILL, L.M. & cols. – Rh sensitization after genetic amniocentesis. *Obstet. Gynecol.*, 56:459, 1980. • HOQGE, W.A. & cols. – Chorionic Villus sampling: Experience of the first 1000 cases. *Am. J. Obstet. Gynecol.*, 154:1249, 1986. • JACOBS, P.A. – Epidemiology of chromosome abnormalities in man. *Ann. J. Epidem.*, 105:180, 1977. • JACOBS, P.A. – Mutation rates of structural chromosome rearrangements in man. *Am. J. Hum. Genet.*, 33:44, 1981. • KAJII, T. & OHAMA, K. – Androgenetic origin of hydatideform mole. *Nature*, 268:633, 1977. • KAJII, T. & cols. – Anatomic and chromosomal anomalies in 639 spontaneous abortuses. *Hum. Genet.*, 55:87, 1980. • KALLIONIEMI, A. & cols. – Comparative genomic hybridization for molecular cytogenetic analysis of solid tumors. *Science*, 258:818-884, 1992. • KALOUSEK, D.K. – Mosaicism confined to chorionic tissue in human gestations. pp. 130-136. In: Fraccaro, M. & cols. *First Trimester Fetal Diagnosis*. Springer-Verlag Ed., New York, 1985, p. 355. • KNIGHT, G.J. & cols. – Use of maternal serum alpha-fetoprotein measurements to screen for Down's Syndrome. *Clin. Obstet. Gynecol.*, 31:306, 1988. • KURTZ, A.B. & cols. – Ultra-sound criteria for in utero diagnosis of microcephaly. *J. Clin. Ultra-sound.*, 8:11, 1980. • LOEFFLER, F.E. (ed.) – An assessment on the hazards of amniocentesis. *Br. J. Obstet. Gynaecol.*, 85(Suppl. 2):1, 1978. • MACIEL, A.T. – Evidence for autosomal recessive inheritance of progeria (Hutchinson-Gilford). *Am. J. Med. Genet.*, 31:483, 1988. • MARTIN, R.H. & cols. – The chromosome constitution of 1000 human spermatozoa. *Hum. Genet.*, 63:305, 1983. • MASTROIACOVO, P. & CAVALCANTI, D.P. – *Lancet*, 337:1091, 1991. • MILNER, R. & cols. – Multicentre randomised clinical trial of chorion villus sampling and amniocentesis. *Lancet*, 1, 1989. • MILUNSKY, A. – Sex chromosome and X-linked disorders. In: Milunsky, A. (ed.) *Genetic Disorders and the Fetus*. Plenum Press, New York, 1979, p. 157. • MOHR, J. – Foetal genetic diagnosis: development of techniques for early sampling of foetal cells. *Acta. Fat. Microbiol. Scandinav.*, 73:73, 1968. • MORTON, N.E. & cols. – An estimate of mutational damage in man from data on consanguineous marriages. *Proc. Natl. Acad. Sci. USA*, 42:855, 1956. • MORTON, N.E. – The mutational load due to detrimental genes in man. *Am. J. Hum. Genet.*, 12:348, 1960. • MULLER, H.S. – *Acta. Genet.*, 6:157, 1956. In: Beiguelman, B. *Dinâmica dos Genes nas Famílias e nas Populações*. Edart, São Paulo, Brasil, 1981. • NAZARETH, H.R.S. & cols. – Diagnóstico pré-natal de aberrações cromossômicas. Primeira experiência brasileira. *Rev. Brasil. Genet.*, 3:459, 1981. • PALMER, C.G. & cols. – Fetal kariotype following ascertainment of fetal anomalies by ultrasound. *Prenat. Diagn.*, 7:551, 1987. • PINTO, C.F. – Significado do fluido amniótico meconial no segundo trimestre da gestação. 1993. Mestrado em Genética, Instituto de Biologia, Universidade Estadual de Campinas, Campinas, SP. • PINTO Jr., W. & cols. – *Diagnóstico Pré-natal e Genético. Neurologia Infantil.* ABEPI, Belo Horizonte, 1987, p. 74. • PLACHOT, M. & cols. – From oocyte to embryo: a model deduced from *in vitro* fertilization, for natural selection against chromosome abnormalities. *Ann. Génét.*, 30:22, 1987. • POLAK, J.M. & McGEE, Jo D. – In Situ Hybridization Principles and Practice. Oxford, 1990, pp. 15-25. • RAMALHO, A.S. – *As Hemoglobinopatias Hereditárias. Um Problema de*

Saúde Pública no Brasil. Editora Revista Brasileira de Genética, Ribeirão Preto, Brasil, 1986. • SCHINZEL, A. – *Cataloque of Unbalanced Chromosome Aberrations in Man.* Walter de Gruyter Ed., New York, USA, 1984, p. 913. • SCHLESSELMAN, J.J. – How does one assess the risk of abnormalities from human, in vitro fertilization? *Am. J. Obstet. Gynecol.,* 135:135, 1979. • SCHMIDT, B.J. & cols. – Phenilketonua (PKU): the Brazilian experience. In: Schmidt, B.J. & cols. *Current Trends in Infant Screening* Excerpta Medica, New-York, USA, 1989, p. 65. • SCHWARTZ, S. & PALMER, C.G. – Chromosomal findings in 164 couples with repeated spontaneous abortions: with consideration to prior reproductive history. *Hum. Genet.,* 63:28, 1983. • SHORT, E. – Genetic Disorders. In: Burrow, G.N. & Ferris, T.F. *Medical Complications During Pregnancy.* W.B. Saunders Co., Philadelphia, USA, 1988. • SIMONI, G. & cols. – Efficient direct chromosome analysis and enzyme determinations from chorionic villi samples in the first trimester of pregnancy. *Hum. Genet.,* 1983:349, 1983. • SIMONI, G. & cols. – Discordance between pre-natal cytogenetic diagnosis after chorionic villi sampling and chromosomal constitution of the fetus. pp. 137-143. In: Fraccaro, M. & cols. *First ter Fetal Diagnosis.* Springer-Verlag Ed., New York, USA, 1985, p. 355. • SIMONI, G. & cols. – False-positive and false negative findings on chorionic villus sampling. *Prenat. Diagn.,* 7:671, 1987. • SMEETZ, D.F.C.M. – Historical prospective of human cytogenetics from microscope to microrray. *Clin. Biochem.,* 37:439, 2004. • TABOR, A. & cols. – Incidence of rhesus immunization after genetic amniocentesis. *Brit. Med. J.,* 293:533, 1986. • WALD, N. & cols. – Prevention of neural tube defects; Result of the Medical Research Council Vitamin Study. *Lancet,* 338:131, 1991. • WARBURTON, D. & FRASER, C. – Spontaneous abortus risks in man: data from reproductive histories in a medical genetics unit. *Am. J. Hum. Genet.,* 16:1, 1964. • WARD, B. & cols. – Rapid prenatal diagnosis of chromosomal aneuploidies by fluorescence in situ hybridization: clinical experience with 4500 specimens. *Am. J. Hum. Genet.* 52:854-865, 1993. • WARREN, R.C. & cols. – Does chorionic villi sampling cause fetomaternal haemorrhage? *Lancet,* 1:201, 1985. • WEAVER, D.D. – A survey of prenatally diagnosed disorders. *Clin. Obstet. Gynecol.,* 31:231, 1988. • WEBB, D. & cols. – Myotonia dystrophica: obstetric complications. *Am. J. Obstet. Gynecol.,* 132:265, 1978. • WINTERS, R.W. & cols. – A genetic study of familial hypophosphatemia and vitamin D resistant rickets with a review of the literature. *Medicine,* 37:97, 1958.

158 Choque Hemorrágico

Renato G.G. Terzi

INTRODUÇÃO

A perda de grande quantidade de sangue cursa com um quadro de choque hemorrágico. Quando não tratada, pode ser fatal por hipóxia aguda dos tecidos. Quando inadequada ou tardiamente tratada também pode ser fatal, agora por um mecanismo de falência de múltiplos órgãos e sistemas induzido por um estado de hipóxia prolongado.

A grande maioria dos choques hemorrágicos ocorre em politraumatizados, vítimas de acidentes de trânsito, o que atinge hoje, em nosso país, proporções epidêmicas. Embora já se tenha o conhecimento da fisiopatologia e da necessidade da pronta reposição volêmica nesses pacientes, a falta de um programa nacional de atendimento pré-hospitalar e mesmo hospitalar de urgência impede que, em um país de colossais dimensões como o Brasil, seja o choque hemorrágico imediatamente tratado.

Isto contrasta com a paciente obstétrica, a qual normalmente se encontra internada em um hospital e onde há possibilidade de monitorização dos dados vitais e das manifestações clínicas conseqüentes a hemorragias de grandes proporções. Por esse motivo, é absolutamente indispensável que médicos e paramédicos responsáveis por essas pacientes tenham uma clara compreensão da fisiopatologia do choque hemorrágico e consciência da urgência de seu tratamento. O que torna a situação mais dramática é o fato de que o público em geral não antecipa a possibilidade de complicações hemorrágicas associadas ao parto e muito menos à probabilidade de complicações fatais a ela relacionadas. Contrariamente, aquelas associadas a graves acidentes, embora a reposição volêmica tenha sido inadequada ou tardia por razões estruturais de nossa desorganização pré-hospitalar, à vista do grande público, o desenlace é sempre considerado como uma "fatalidade".

ALTERAÇÕES HEMODINÂMICAS DURANTE A GRAVIDEZ

Durante a gravidez, o volume sangüíneo aumenta de 30 a 50%, resultando em um adicional de sangue circulante de 1.000 a 2.000ml. Como o volume dos eritrócitos aumenta um pouco menos que o volume plasmático, resulta uma anemia relativa.

O débito cardíaco aumenta de 30 a 50%, principalmente pela elevação do volume sistólico, embora a freqüência cardíaca aumente de 10 a 12 batimentos por minuto. A resistência vascular periférica reduz-se em aproximadamente 15%, da mesma forma que a pressão arterial. A compressão da veia cava pelo útero quando a paciente está em posição supina reduz o retorno venoso e o débito cardíaco (Vroys e cols., 1961). Portanto, uma posição adequada para a gestante com hemorragia é aquela em que o útero tenha pequena ou nenhuma possibilidade de impedir o retorno venoso.

A perda de sangue por ocasião do parto é de aproximadamente 500ml, e é normal para a maioria das parturientes (Pritchard e cols., 1962). Em operações cesarianas a perda normal é de aproximadamente 1.000ml (Pritchard e cols., 1962). Como houve um aumento de 1.000 a 2.000ml de sangue durante a gestação, essas alterações fisiológicas se complementam de forma que, em geral, tanto no parto vaginal como no por cesárea não há alterações do hematócrito.

Um estado de hipercoagulabilidade também acompanha a gestação, provavelmente para reduzir as perdas sangüíneas durante o parto (Pritchard e cols., 1985). O fibrinogênio apresenta-se aumentado, com valores entre 400 e 650mg/dl (normal 200 a 400mg/dl), assim como os fatores IV, VII, VIII e X. A protrombina está ligeiramente aumentada e o tempo de protrombina assim como o tempo parcial de tromboplastina estão ligeiramente encurtados.

HEMORRAGIA RELACIONADA COM A GESTAÇÃO

A hemorragia que antecede o parto pode ser causada ou por placenta prévia (PP) ou por descolamento prematuro da placenta (DPP). É importante considerar o feto quando a hemorragia precede o parto. A idade gestacional e a ausência ou presença de estresse fetal deverão influenciar de forma significativa a conduta.

Placenta prévia – acredita-se que o sangramento na PP seja o resultado da separação gradual da placenta do segmento uterino inferior à medida que ele vai-se adelgaçando em preparação para o parto. O mecanismo hemostático normal, isto é, a contração uterina, não ocorre, e o sangramento origina-se dos vasos maternos ao nível da placenta. A PP ocorre a cada 150 a 250 gestações (Brenner e cols., 1978; Rizos e cols., 1979). O sangramento é freqüentemente indolor, o que a diferencia do DPP que se acompanha de contrações uterinas. Entretanto, cerca de 20% das pacientes também se apresentam com dor (Benedetti, 1986).

O tratamento inicial faz-se com a hospitalização, repouso no leito e monitorização dos dados vitais e do sangramento. Uma amostra de sangue é enviada ao banco de sangue para tipagem e prova de compatibilidade. Uma cânula plástica de bom calibre (n° 14 ou 16) é instalada no antebraço e a reposição volêmica é iniciada com solução de Ringer-lactato. Se houver instabilidade hemodinâmica, um cateter venoso central e uma sonda de Foley deverão ser instalados.

A avaliação da idade gestacional e das condições do feto são essenciais. Na entrada, se o feto estiver acima de 35 semanas de gestação e o sangramento persistir, a interrupção da gravidez parece apropriada. A conduta em pacientes com feto imaturo é expectante (Brenner e cols., 1978; Cotton e cols., 1980; D'Angelo e Irwin, 1984). Medidas de suporte serão empregadas para estabilizar a paciente pela observação atenta e eventuais transfusões de sangue. O objetivo é aguardar que cesse a hemorragia e ocorra a maturação do feto.

Descolamento prematuro da placenta – esta condição está associada a uma separação prematura da placenta da parede uterina. A hipertensão materna é o fator mais consistentemente identificado como predisponente para o DPP. O traumatismo uterino externo também pode contribuir para uma pequena porcentagem de casos. Estima-se que o DPP ocorra a cada 90 a 250 partos. O tratamento inicial do DPP é o mesmo que o da placenta prévia. Tipagem de sangue com provas de compatibilidade são realizadas imediatamente. Uma cânula plástica periférica e eventualmente um cateter venoso central são instalados e, enquanto o sangue não está disponível, o volume é reposto com solução de Ringer-lactato.

O estado do feto deve ser monitorizado eletronicamente porque o sofrimento fetal é freqüente. A diurese é monitorizada e deve ser mantida a um mínimo de 1ml/minuto. Hematócritos seriados devem ser repetidos a cada 3 ou 4 horas, para permitir uma avaliação mais dinâmica do sangramento. Em virtude do eventual sangramento intra-uterino sem manifestação externa, a hipovolemia e o choque podem não ser proporcionais à perda observada de sangue. Por esse motivo, a medida de um único hematócrito nestas condições pode não identificar sangramento contínuo e não aparente.

Instalado o quadro clínico do DPP, o esvaziamento uterino deve ser considerado mesmo quando o concepto é inviável ou está morto. Tratando-se de feto vivo e viável, sua extração não deve ser postergada, vez que a progressão da área de descolamento da placenta se seguirá fatalmente de hipóxia e morte fetal. Quando, entretanto, o concepto está morto ou é inviável, a conduta obstétrica poderá tentar o parto vaginal sempre que o estado geral materno o permitir (Capítulo 49).

Mesmo após o parto vaginal ou cesárea, a hemorragia pode continuar por atonia uterina. Às vezes, o sangue extravasa do coágulo retroplacentário entre as fibras uterinas, impedindo uma contração uterina eficaz (útero de Couvelair). Eventualmente, se essa situação exige histerectomia, ela se acompanhará de perda de sangue significativa.

Hemorragia pós-parto – os vasos maternos que permeiam a musculatura uterina estão aumentados durante a gestação. Quando a placenta se separa, muitos vasos da decídua são desnudados. Normalmente, a contração da musculatura uterina comprime esses vasos controlando a hemorragia. Alguns fatores impedem a eficiência dessas contrações, tais como retenção placentária, útero hiperdistendido, amniosite ou algumas drogas, tais como o sulfato de magnésio, a terbutalina e os anestésicos halogenados em altas doses. Além desses fatores, a hemorragia pós-parto pode ocorrer por traumatismos pélvicos ou sutura inadequada da episiotomia.

Na hemorragia pós-parto, o tratamento consiste na melhora da contratilidade uterina que pode ser conseguida por massagem manual e por drogas ocitócicas.

Quando o útero responde à massagem e mostra-se firme à palpação, mas o sangramento continua, é imperativo um exame do canal vaginal para afastar outras causas de sangramento como lacerações vaginais ou cervicais, assim como sangramento no local da episiotomia. Nesses casos, o tratamento é a correção cirúrgica. Restos placentários são diagnosticados por exclusão. O exame da placenta pode revelar fragmentos ausentes. O tratamento é a curetagem. Se apesar disso o sangramento continua, alguns utilizam o tamponamento uterino, uma prática bastante controversa. Outros praticam a ligadura das artérias uterinas ou hipogástricas ou até mesmo a histerectomia.

FISIOPATOLOGIA DO CHOQUE HEMORRÁGICO

O que caracteriza o choque hemorrágico é a perda de sangue acima de 40% do volume circulante. Por esse motivo, esse tipo de choque se comporta como quadro hemodinâmico hipovolêmico. Caracteriza-se por redução acentuada das pressões de enchimento ventricular (pressão venosa central e pressão de átrio esquerdo) com conseqüente redução do volume sistólico (volume ejetado pelo coração em cada sístole). O débito cardíaco é parcialmente compensado pelo aumento da freqüência cardíaca, e a taquicardia é um dos sinais mais precoces do choque hipovolêmico. O aumento reflexo da resistência vascular periférica e da contratilidade miocárdica, ambas mediadas por mecanismos neuroendócrinos, mantém nas fases iniciais a perfusão para o coração e para o cérebro. Entretanto, ao ser ultrapassada a perda de 25% do volume circulante, esses mecanismos de compensação esgotam-se, resultando em queda do débito cardíaco e da pressão arterial.

O volume circulante de um adulto normal é de aproximadamente 70ml/kg, de forma que a hipotensão só será manifesta após a perda de 1.500ml de sangue.

A redução do débito cardíaco implica a diminuição da oferta de oxigênio aos tecidos. Mesmo assim, os tecidos podem manter estável o consumo de oxigênio aumentando a extração desse gás da corrente circulatória. Com isso, a pressão parcial de oxigênio e a saturação da hemoglobina estão reduzidas no sangue venoso misto (sangue colhido do tronco da artéria pulmonar), havendo alargamento da diferença arteriovenosa de conteúdos de oxigênio. Quando, mesmo após a extração máxima de oxigênio, este mecanismo não for suficiente para prover as necessidades basais de oxigênio dos tecidos, a hipóxia tecidual determinará a acidose láctica por metabolismo anaeróbio. Mesmo nesta situação de deterioração metabólica, os mecanismos neuroendócrinos elicitados desviam a perfusão da pele, músculos e rins para o cérebro e o coração. Se esses mecanismos não forem efetivos, a própria função cardíaca estará comprometida pela hipóxia, o que piorará ainda mais a perfusão periférica e conseqüentemente a já claudicante oferta de oxigênio aos tecidos.

Com a redução da oferta de oxigênio aos tecidos, assim como outros nutrientes necessários, a produção de adenosina trifosfato (ATP) diminui. A manutenção e a regeneração das membranas celulares estarão comprometidas. O edema do retículo endoplasmático é a primeira evidência ultramicroscópica da lesão hipóxica. A seguir, as mitocôndrias apresentam edema e condensação do compartimento central. Com a manutenção da hipóxia, há rotura de lisossomos com liberação de enzimas, as quais contribuem para a digestão celular e depósitos de cálcio dentro da célula. O evento de fragmentação de lisossomos pode ser considerado o ponto de lesão celular irreparável e corresponde à irreversibilidade clínica. A restauração dos nutrientes e do oxigênio após esse estágio não conseguirá prevenir a eventual morte celular.

RESPOSTA NEUROENDÓCRINA AO CHOQUE HEMORRÁGICO

Por ser o traumatismo e a hipovolemia constantes ameaças à vida, a natureza dotou os animais de mecanismos reflexos de proteção. A chave que desencadeia estes reflexos é a hipotensão, o que indicará hipovolemia aparente.

Toda hipotensão inicia um aumento de atividade dos receptores aórticos e carotídeos, assim como os barorreceptores atriais. O resultado é a resposta neuroendócrina que inclui aumento da atividade simpática sobre o coração (aumento da contratilidade e da freqüência cardíaca) e sobre os vasos periféricos (vasoconstrição). Além disso, há liberação do hormônio adrenocorticotrófico (ACTH) e do hormônio antidiurético (HAD) pela hipófise, assim como liberação de adrenalina e cortisol pelas glândulas supra-renais. Finalmente, receptores na *mácula densa* e arteríolas aferentes dos rins estimulam o sistema renina-angiotensina-aldosterona. O efeito global de todos esses estímulos é a elevação da pressão e a preservação de sal e água.

É compreensível que esse complexo e integrado mecanismo de resposta neuroendócrina tenha sido incorporado à bagagem genética do ser humano, pois na seleção natural e na evolução das espécies freqüentemente o animal ferido e hipovolêmico teria dificuldade de acesso à água e aos eletrólitos.

Outros hormônios, além das catecolaminas, também são lançados na corrente sangüínea durante o choque, tais como várias prostaglandinas, histamina, serotonina e bradicinina, entre outras. Estas substâncias, assim como outras mais recentemente descritas, como os mediadores do processo inflamatório sistêmico, somente agora estamos começando a identificar e compreender.

A importância de cada um desses mediadores na gênese da falência de múltiplos órgãos, mais recentemente denominada síndrome da resposta inflamatória sistêmica – SRIS (Bone e cols., 1992), conseqüente a prolongados estados de choque, ainda não está claramente definida.

QUADRO CLÍNICO DO CHOQUE HEMORRÁGICO

O clássico quadro clínico do choque hipovolêmico, no qual o paciente, já letárgico, apresenta-se profundamente hipotenso, extremamente taquicárdico e anúrico, só é atingido quando o adulto normal já perdeu mais de 2 litros de sangue. Este volume corresponde a mais de 40% do volume circulante. Este quadro estará próximo da morte celular por hipóxia. É importante reconhecer o paciente hipovolêmico e corrigi-lo antes que esta morte celular leve à falência de órgãos e sistemas. O American College of Surgeons (1988) classifica a hemorragia em quatro classes, cuja expressão clínica é apresentada na tabela VII-30.

Tabela VII-30 – Classificação dos graus de hemorragia de acordo com o quadro clínico associada à quantidade de sangue perdida (adaptado do ATLS do American College of Surgeons, 1988).

	Classe I	Classe II	Classe III	Classe IV
Perda de sangue (ml)	Até 750	750-1.500	1.500-2.000	2.000 ou mais
Perda em %	Até 15	15-30	30-40	40 ou mais
Pulso	< 100	> 100	> 120	140 ou mais
Pressão arterial	N	N	↓	↓↓
Pressão do pulso	N	↓	↓↓	↓↓↓
Perfusão periférica	N	↓	↓↓	↓↓↓
Freqüência respiratória	14-20	20-30	30-40	> 40
Débito urinário (ml/h)	30 ou +	20-30	5-15	Anúria
Consciência	Ansioso	Ansioso	Confuso	Letárgico
Reposição de fluidos (3:1)	Cristalóide	Cristalóide	Cristalóide + sangue	Cristalóide + sangue

Quando prontamente tratadas as hemorragias das classes II e III, raramente evoluíram para a classe IV. A reposição volêmica imediata e a eventual cirurgia de urgência para estancar o vaso ou remover o órgão sangrante é tudo o que se necessita para evitar o choque hipovolêmico.

BASES FISIOLÓGICAS DO TRATAMENTO

Shires e cols. (1960) demonstraram que no choque hemorrágico experimental há contração do espaço extracelular (EEC). Quando a quantidade de sangue perdida era simplesmente reposta após protocolo de choque hemorrágico prolongado, foi demonstrada redução do EEC medido por radioisótopos.

Quando a outro grupo de animais, além do sangue, era administrada solução balanceada de sal (cuja composição eletrolítica é semelhante à do plasma), foi demonstrado que o volume do EEC era normal. Além disso, a mortalidade dos animais que receberam somente sangue era de 80%, enquanto o grupo que, além do sangue, recebeu a solução balanceada de sal foi de 30% (Shires e cols., 1964 e 1973).

A orientação atual do American College of Surgeons no seu Advanced Trauma Life Support (ATLS) (1988) é que o paciente em choque hemorrágico deva receber solução eletrolítica (Ringer-lactato) e sangue na proporção de 3:1. Na realidade, quando a hemorragia é inesperada, raramente temos sangue compatível para a pronta administração. Uma vez feito o diagnóstico de sangramento e instabilidade hemodinâmica, uma amostra de sangue é enviada ao Banco de Sangue para a tipagem e a realização de prova cruzada de compatibilidade. Simultaneamente, inicia-se infusão intravenosa de solução de Ringer-lactato. O volume total a ser administrado dependerá da classe da hemorragia (Tabela VII-30). Na classe IV, o volume necessário gira ao redor de 1.500 a 2.000ml de Ringer-lactato.

Na paciente com choque hemorrágico, a avaliação hemodinâmica baseia-se principalmente na propedêutica clínica. A pressão arterial e eventualmente a pressão venosa central, associadas a rigoroso inventário semiótico, é tudo o que se necessita para diagnosticar e reverter, às vezes de forma dramática, o quadro de instabilidade hemodinâmica. A pressão venosa central (PVC) nunca deve ser instalada por técnica percutânea central. A paciente com choque hemorrágico grave não toleraria mais um acidente traumático. Por razões de segurança, prefere-se a dissecção de uma veia do braço (cefálica ou basílica) localizando a ponta do cateter em posição intratorácica. Sonda vesical de demora, como a de Foley, deve ser imediatamente instalada. A diurese horária é um dos parâmetros mais importantes de avaliação e monitorização do choque hemorrágico. Diurese inferior a 20ml/hora indica ainda a ressuscitação incompleta da paciente. A diurese associada às medidas de pressão venosa central será o guia indispensável na administração contínua de volume.

O objetivo da terapêutica de reposição volêmica com Ringer-lactato é atingir pressão arterial normal, pressão venosa central acima de 10cm de água e diurese acima de 60ml/hora. Quando as pressões se normalizam e a paciente permanece oligúrica, deve-se ter cuidado na administração de diuréticos. É possível que a paciente esteja ainda incompletamente ressuscitada e que a normalidade aparente de pressão venosa central seja simplesmente o resultado de uma venoconstrição reflexa determinada pela resposta neuroendócrina. Qualquer redução da volemia com o uso de potentes diuréticos poderia eventualmente descompensar o quadro de normalidade aparente, levando novamente à instabilidade hemodinâmica. Por esse motivo, na paciente oligúrica e que não tenha evidência clínica de sobrecarga de líquidos, a prova de volume será esclarecedora se se trata de reposição ainda insuficiente ou de insuficiência renal incipiente. A prova de volume é feita pela administração rápida de 500ml de Ringer-lactato, sendo registradas as variações da pressão arterial, pressão venosa central e diurese. No caso da reposição incompleta, haverá diurese sem grandes alterações na pressão venosa central. No caso de insuficiência renal, haverá elevação da pressão venosa central sem, contudo, ocorrer aumento na produção da urina.

Outro fator que deve ser lembrado quando nos baseamos na pressão venosa central como guia de reposição volêmica é o fato de que essa pressão representa a pressão de enchimento do ventrículo direito. Na realidade, o ventrículo responsável pela perfusão sistêmica é o esquerdo, e a pressão diastólica final deste ventrículo corresponde à sua pressão de enchimento, isto é, a pressão do átrio esquerdo. Em indivíduos com sistema cardiorrespiratório não comprometido, normalmente, a pressão do átrio esquerdo é somente 2mm maior que a pressão do átrio direito. Entretanto, em pacientes com alterações da circulação pulmonar ou naquelas com disfunção do ventrículo esquerdo, poderá haver diferenças sensíveis nas pressões de enchimento entre os dois ventrículos. Nestas circunstâncias, qualquer correção baseada na PVC poderá induzir a estratégias terapêuticas inadequadas. Por isso, em pacientes com comprometimento cardíaco e pulmonar associado ao choque hipovolêmico, é importante a avaliação da pressão de capilar pulmonar pela monitorização invasiva. Esta é realizada pela introdução do cateter de Swan-Ganz em artéria pulmonar por cateterização percutânea à beira do leito. Trata-se de procedimento, embora simples, que deve ser realizado em ambiente de terapia intensiva por pessoal médico e paramédico experiente.

A política corrente dos bancos de sangue é enfatizar o uso dos hemoderivados em detrimento do sangue total. Hemácias são transfundidas para aumentar o transporte de oxigênio em pacientes com massa eritrocitária reduzida induzida pela perda de sangue. No passado, a maior parte das reposições de sangue era feita com plasma fresco congelado (PFC). Como o PFC mantém razoável quantidade de fatores de coagulação, tem sido prática corrente seu emprego de forma sistemática e rotineira após a administração de certa quantidade de concentrados de hemácias.

Baseado em estudos recentes (Miller e cols., 1971; Counts e cols., 1979), o NIH Consensus Conference (1985) concluiu que a hemorragia resultante de múltiplas transfusões é causada mais freqüentemente por trombocitopenia que por depressão dos fatores plasmáticos da coagulação.

Na ausência de deficiência de fatores plasmáticos da coagulação, não há evidência de que a administração rotineira de PFC à paciente recebendo múltiplas transfusões de concentrados de hemácias venha diminuir as exigências de novas transfusões de sangue. A recomendação atual nas transfusões maciças é a de corrigir os fatores plasmáticos da coagulação quando sua deficiência for devidamente documentada e transfundir plaquetas somente quando a trombocitopenia for inferior a 50.000 plaquetas/ml (NIH Consensus Conference, 1985).

CONSEQÜÊNCIAS ESPECÍFICAS DO CHOQUE HEMORRÁGICO DURANTE A GESTAÇÃO

Quando apesar do suporte com a pronta monitorização da paciente e a aparente reposição volêmica adequada a perda de sangue ultrapassa ainda 40% do volume circulante, haverá queda do débito cardíaco. A oxigenação do feto diminui em proporção da queda do débito cardíaco materno. A produção endógena de catecolaminas pela medula das glândulas suprarenais maternas pode aumentar a resistência arterial ao nível das artérias espirais do leito placentário, reduzindo ainda mais a oxigenação fetal. Assim, objetivando manter a oxigenação fetal adequada, mesmo que não haja hipotensão materna declarada, a equipe médica e de enfermagem deve agir rapidamente para expandir o volume intravascular.

Na gestante, além da placenta, três órgãos são particularmente suscetíveis ao choque hemorrágico, a saber: a adeno-hipófise, o rim e o pulmão.

Durante a gravidez, a adeno-hipófise aumenta de tamanho e recebe um fluxo maior de sangue. Durante o choque, o fluxo de sangue é desviado da hipófise, a qual pode sofrer necrose isquêmica. Sheehan e Murdoch (1938) descreveram a síndrome do hipopituitarismo pós-parto secundário à hipotensão resultante da hemorragia. Trata-se de complicação rara que atualmente incide a cada 10.000 gestações.

A necrose tubular aguda é complicação que acompanha todos os tipos de choque hipovolêmico. Smith e cols. (1968) relataram que em pacientes obstétricas com insuficiência renal aguda havia um fator precipitante de hemorragia e hipovolemia em 75% dos casos. Aqui, novamente, a pronta reposição volêmica é essencial para evitar essa complicação. No choque, o pulmão pode ser acometido por insuficiência respiratória que evolui fatalmente em mais de 50% das vezes. Trata-se da síndrome de angústia respiratória do adulto (SARA) como resposta pulmonar de uma síndrome muito mais abrangente, multiorgânica, também conhecida como síndrome de disfunção de múltiplos órgãos (SDMO). Hoje, tanto a insuficiência renal como a SARA são consideradas conseqüências de um processo global, recentemente cunhado como SRIS (síndrome da resposta inflamatória sistêmica) (Bone e cols., 1992). Os mecanismos intrínsecos são ainda pouco conhecidos, mas seguramente envolvem uma série de mediadores, dos quais o TNF (fator de necrose tumoral – "tumor factor necrosis") e a IL-1 (interleucina-1) parecem ser os mais importantes. Estes mediadores são liberados como conseqüência de uma série de estímulos, entre os quais o choque e a reperfusão parecem ser bastante importantes (Hill e cols., 1992). Estas substâncias, uma vez na circulação, têm efeito sistêmico no endotélio capilar, aumentando-lhe a permeabilidade e produzindo a marginação de neutrófilos, levando eventualmente a coagulopatias periféricas, edema e finalmente falência de órgãos.

Há evidência suficiente para se afirmar que o edema não-cardiogênico da SARA não é por sobrecarga de volume, mas um defeito de permeabilidade do capilar pulmonar. Sabe-se também que quanto maior for o período de isquemia e hipóxia, maior será a resposta inflamatória sistêmica. Por isso, em situação de choque hipovolêmico, o tempo entre o aparecimento do choque e a reposição volêmica é crítico. A reposição do volume intravascular com cristalóides do tipo Ringer-lactato parece bastante adequada. Por outro lado, uma grande quantidade de cristalóide pode reduzir significativamente a pressão coloidosmótica do plasma (PCOP).

Sabe-se que a PCOP é fator muito importante para manter o equilíbrio das forças de Starling. Muitos estudos demonstraram a importância da PCOP com e sem a gravidez (Weil e cols., 1978; Stein e cols., 1974; Benedetti e cols., 1985; Cotton e cols., 1985). A redução experimental da PCOP em animais resulta em edema pulmonar, mesmo com pequenas elevações da pressão de átrio esquerdo. A PCOP normal é de aproximadamente 25mmHg. A medida no primeiro trimestre de gravidez mostra média de 23,2 ± 0,8mmHg, um valor estatisticamente mais alto que o encontrado no terceiro trimestre de gravidez, que é de 21,1 ± 1,2mmHg (Oian e cols., 1985). Além disso, a pressão do capilar venoso (PCV), calculada por Oian e cols., aumenta com o progresso da gestação. Assim, a PCV quando calculada ao nível do tórax passa de 8,3 ± 1,9mmHg no primeiro trimestre para 11,5 ± 2,3mmHg no terceiro trimestre da gravidez. Quando calculada no tornozelo passa de 12,7 ± 2,2mmHg no primeiro trimestre para 15,5 ± 2,3mmHg no terceiro trimestre de gestação. Parece então que a gravidez está associada à queda de PCOP e ao aumento da PCV.

O desequilíbrio das forças de Starling favorece a passagem de líquido do capilar para o interstício. A diluição do líquido intersticial e a conseqüente redução da pressão coloidosmótica intersticial, obviamente, atuam como mecanismo protetor. Apesar deste mecanismo, é possível que o sistema linfático se torne insuficiente e o líquido se acumule no interstício. Isso explica o edema de membros inferiores freqüentemente observado no final da gravidez.

Com o advento da monitorização invasiva (Swan e cols., 1970) e a possibilidade de monitorização da pressão do capilar pulmonar (PCP), que nada mais é do que a pressão do átrio esquerdo, foi possível correlacionar a congestão pulmonar e o edema pulmonar agudo com elevação da PCP (McHugh e cols., 1972; Kostuk e cols., 1973). Subseqüentemente, foi observado que pacientes poderiam desenvolver edema agudo com PCP normal ou pouco elevada (Stein e cols., 1974), e que a redução de PCOP poderia ser responsável por esse edema pulmonar (Da Luz e cols., 1975; Weil e cols., 1978).

Surgiu então o conceito do gradiente PCOP-PCP crítico. Em condições normais, a PCOP é de 25mmHg, e a PCP, de aproximadamente 7mmHg, o que resulta em gradiente PCOP-PCP de 18mmHg.

Rackow e cols. (1977) relataram que boa porcentagem de pacientes com gradiente de PCOP-PCP inferior a 4mmHg apresentava edema pulmonar agudo.

Em gestantes com doença hipertensiva da gravidez, vários autores sugeriram que, pelo menos em algumas pacientes, o edema pulmonar estaria associado a uma redução do gradiente PCOP-PCP (Benedetti e cols., 1985; Cotton e cols., 1985 e 1986). Baseados nesta premissa, vários autores sugeriram que os fatores determinantes de PCOP deveriam ser controlados de forma que, na doença hipertensiva da gravidez, os colóides seriam os fluidos de escolha para a reposição volêmica. Esta premissa tem gerado muitas controvérsias há vários anos (Assali e Vaughn, 1977; Goodlin e cols., 1978; Jouppila e cols., 1983; Hankis e cols., 1984).

Colóides incluem produtos derivados do plasma humano (a albumina e o próprio plasma), assim como os sintéticos, tais como as gelatinas (Haemaccel) as dextranas (Dextran), o amido hidroxietilado (Hespan) e o amido hidroxietilado de baixo peso molecular (Pentaspan). A albumina a 25% tem uma pressão coloidosmótica de 100mmHg (Rackow e cols., 1977) e seu efeito dura aproximadamente 24 horas (Rothschild e cols., 1955).

A terapêutica com colóides aumenta a PCOP, enquanto o uso de cristalóides a diminui. Entretanto, a superioridade dos colóides na reposição volêmica do choque hemorrágico continua sem provas convincentes. Na realidade, o conceito do gradiente PCOP-PCP na etiologia do edema pulmonar é provavelmente uma extrema simplificação das complexas forças de Starling no pulmão.

Outros fatores, principalmente a permeabilidade capilar, a pressão hidrostática intersticial e a pressão coloidosmótica intersticial, são ignorados. Particularmente no choque, sabe-se que mediadores agem na permeabilidade capilar e conseqüentemente nas pressões hidrostática e coloidosmótica do interstício. A síndrome da angústia respiratória do adulto (SARA) associada ao choque hemorrágico é considerada hoje uma síndrome de vazamento capilar e não mais um edema pulmonar por desequilíbrio das forças de Starling (Hill e cols., 1992). Este é o motivo pelo qual o choque hemorrágico, mesmo na gestante com PCOP reduzida, deve ser imediatamente tratado com solução de Ringer-lactato seguida de sangue compatível (Carey e cols., 1970).

Na realidade, a pressão coloidosmótica é somente uma das quatro forças de Starling que determinam o fluxo de fluidos pela parede do capilar e sofre a influência da idade, da posição, da pressão arterial e do pH. A interpretação da PCOP deve levar em conta também as outras variáveis da equação de Starling, assim como as diferenças estruturais e funcionais entre a circulação sistêmica e a pulmonar. Quando não há alterações da permeabilidade capilar, redução da PCOP está associada com aumento da filtração do capilar para o interstício, que resulta em edema nos músculos esqueléticos, na pele, no tecido subcutâneo, no intestino e no coração. O pulmão é relativamente imune ao deslocamento de fluido no espaço extravascular por causa de uma drenagem linfática muito eficiente e pela elevada concentração de proteínas no interstício pulmonar. A maior força que promove movimento de fluido do capilar para o interstício é, portanto, a pressão venocapilar pulmonar. Quando a permeabilidade capilar se altera, o coeficiente reduzido de reflexão das proteínas (σ) resulta em menor efeito da PCOP na formação do edema intersticial. Vários estudos demonstram que a formação do edema nos tecidos acometidos não parece ser afetada pela PCOP.

Na realidade, a destruição do endotélio venular é um dos efeitos mais deletérios do choque associado ao traumatismo e ao choque séptico (Lalonde e cols., 1988; Sturm e cols., 1986; Sugerman e cols., 1984). A administração de fluidos é necessária para restabelecer o volume vascular, mas o volume administrado produz edema, não somente na área de lesão, da isquemia ou da infecção, mas também em órgãos que inicialmente não estavam envolvidos. O edema pulmonar é um problema óbvio e precoce, mas o edema no trato gastrintestinal e no fígado pode ser igualmente comprometedor. Até o edema subcutâneo pode apresentar problemas estéticos para a paciente e a família, tornando a introdução de cateteres percutâneos mais difícil e dificultando tanto a mobilização da paciente como sua respiração, pela restrição de movimentos do tórax e abdome, contribuindo, assim, para maior dificuldade ventilatória.

Se grandes quantidades de fluidos se tornam necessárias para garantir boa perfusão dos tecidos e diurese adequada, o mais prudente é a inserção do cateter de Swan-Ganz para monitorizar os índices hemodinâmicos e manter a pressão venocapilar o mais reduzida possível.

Tão importante tem sido a preocupação com o equilíbrio hemodinâmico, que foram propostos algoritmos de suporte circulatório, tanto pela administração de fluidos como de substâncias vasoativas, com o objetivo de manter níveis supranormais de oferta de oxigênio (Shoemaker e cols., 1988 e 1993; Bishop e cols., 1993 e 1995). Embora esse regime terapêutico tenha produzido resultados estatisticamente melhores que em pacientes convencionalmente tratadas, deve-se lembrar que esses resultados foram obtidos em pacientes cirúrgicas com o início da agressão física bem definida, expressa pela intervenção cirúrgica. Quando se trata de infecções, Shoemaker reconhece a dificuldade de se compararem dados nessas pacientes pela insidiosa transição entre infecção localizada, infecção generalizada e choque séptico. Uma tentativa de ajuste de tempos nessas pacientes sugere que o aumento do índice cardíaco e de oferta de oxigênio observado reflitam um mecanismo compensador pela falha circulatória que limita o metabolismo expresso pelo consumo de oxigênio. O estudo de Heyland e cols. (1996) confirma essa sugestão, visto que a incapacidade de aumentar o consumo de oxigênio foi correlacionada, primariamente, com a incapacidade dos tecidos de extraírem ou utilizarem o oxigênio do que na incapacidade de oferecer oxigênio aos tecidos. Esses dados foram confirmados também por Rivers e cols. (1992), que observaram hiperóxia intravenosa em pacientes no período pós-ressuscitação cardiopulmonar. Esse achado foi interpretado também como a incapacidade de utilização sistêmica de oxigênio, no qual pacientes que, no período pós-ressuscitação, foram incapazes de atingir um consumo de 90ml/min/m^2 após as primeiras 6 horas de tratamento agressivo pós-ressuscitação tiveram mortalidade de 100% em 24 horas.

Em trabalho de revisão recente publicado pela Cochrane Injuries Group Albumin Reviewers (1998), concluiu-se que não havia evidência de que a albumina utilizada no tratamento de pacientes com hipovolemia, queimaduras ou hipoalbuminemia reduzisse a mortalidade nessas pacientes. Contrariamente, o risco global de óbito dessas pacientes tratadas com albumina foi 6% mais alto do que as tratadas sem albumina.

Este estudo se baseou em metanálise constituída por 30 estudos randomizados e controlados envolvendo 1.419 pacientes. Com base nessas conclusões, os autores sugerem que o uso de albumina deve ser imediatamente revisto, e que esta não deve ser utilizada, a não ser em ensaios controlados e randomizados rigorosamente conduzidos.

Este trabalho foi acompanhado de um editorial publicado por Offringa (1998), no qual ele exorta a suspensão do uso de albumina, até que estudos mais abrangentes sejam realizados.

Evidentemente, essa posição radical em relação à moratória da albumina produziu inúmeras reações, tanto na Inglaterra como em outros países. Não foram poupadas críticas em relação à metodologia empregada para a realização da metanálise, tais como a grande discrepância da idade dos pacientes que incluem desde recém-nascidos até pacientes idosos, os variados protocolos de estudo e as diferentes indicações da albumina.

Na realidade, como se trata de metanálise, com forte posição contrária ao uso clínico da albumina, a comunidade científica internacional questiona o que realmente seja uma metanálise. De acordo com a revisão publicada em Transfusion (1997), metanálise serve para integrar os achados de estudos que relatam os efeitos do tratamento operando na mesma direção ou investigar as razões pela discrepância entre os estudos que relatam efeitos terapêuticos em direções opostas. Nenhum desses objetivos parece ser verdadeiro no trabalho da Cochrane Injuries Group Albumin Reviewers (1998), pois o pré-requisito de integrar o trabalho de grupos com efeitos terapêuticos que seguem na mesma direção é válido somente para o grupo de hipoalbuminemia. Assim, dos 13 estudos realizados para o tratamento da hipovolemia, 7 apresentaram risco maior que 1 com albumina e 6 risco menor que 1. Nos três estudos realizados em queimados, um sugere efeito benéfico, e dois, efeito deletério.

Pode-se afirmar que o edema sistêmico que acompanha a paciente que foi estabilizada por ressuscitação agressiva resulta em hiper-hidratação hipovolêmica que cursa com edema sacral, de extremidades, de face e de tronco. Curiosamente, a pressão venosa central e a venocapilar podem não estar aumentadas, e a tentativa de aumentar as pressões de enchimento com cristalóides redundam em piora do edema sem, contudo, melhorar as pressões venosas. Trata-se, em essência, de uma síndrome de vazamento capilar generalizada e associada à SIRS (Bone, 1992 e 1996). O quadro de edema sistêmico tem sido interpretado como problema puramente estético, mas tem sido argumentado que o edema intersticial pode-se constituir em barreira para a difusão de oxigênio do capilar para as células de tecidos vitais. De acordo com o modelo capilar de Krogh, as curvas de extração de oxigênio variam ao longo do capilar, de modo que, para dois capilares contíguos irrigando dois cilindros paralelos, há ponto crítico em que a distância de difusão de oxigênio é máxima e a pressão parcial de oxigênio na extremidade venosa é mínima (Iazzetti, 1992). Se os capilares ficarem mais distantes um do outro por causa do edema intersticial, argumenta-se que o ponto crítico que fica eqüidistante dos capilares poderia ter pressão parcial de oxigênio tão reduzida, podendo comprometer a oferta de oxigênio aos tecidos. Embora essa preocupação seja válida, não há evidência clínica ou experimental que a corrobore.

Portanto, que a albumina não deva ser utilizada no tratamento da síndrome de vazamento capilar, por mais desfigurado e macilento que a paciente se apresente, parece estar respaldado pela lógica (Berger, 1998) e pela ausência de evidências clínicas e experimentais.

Quanto a pacientes em hipovolemia por choque hemorrágico, este resultado da metanálise não parece surpresa. Há ampla evidência de que, nessas pacientes, a albumina, além de não mostrar vantagem sobre os cristalóides (Virgilio e cols., 1979; Lowe e Moss, 1976; Lowe e cols., 1977), tem efeitos *deletérios* sobre a ultra-estrutura pulmonar (Siegel e cols., 1970; Moss e cols., 1972 e 1973) e aumenta o extravasamento de água, sódio e albumina para o interstício pulmonar (Moss e cols., 1973; Holcroft e cols., 1976).

Até o presente momento nenhum estudo, experimental ou clínico, conseguiu comprovar a superioridade de uma solução sobre a outra, embora haja muitas razões teóricas, como o efeito da osmolaridade, a compartimentalização dos fluidos nos diferentes espaços e o equilíbrio hidroeletrolítico, entre outros, que podem sugerir o favorecimento desta ou daquela solução.

Na realidade, os trabalhos clínicos quando desenvolvidos no resgate, sofrem muitas limitações, pois é difícil padronizar todas as variáveis que interferem na evolução das vítimas de acidentes. Não são passíveis de controle e catalogação as diferenças individuais quanto ao tipo de traumatismo, tempo de choque e de exposição ao frio, idade dos pacientes, doenças pregressas, tempo e curso da instabilidade hemodinâmica, assim como a repercussão metabólica global expressa pela acidose láctica e pelo efeito da hipóxia sobre órgãos e tecidos. Embora os trabalhos experimentais realizados em laboratórios possam medir e controlar essas variáveis, os protocolos empregados também sofrem limitações quando comparados às condições clínicas de pacientes em choque hemorrágico.

A despeito dessas limitações, a utilização de um modelo de choque hemorrágico tem seu valor para simular a maioria das hemorragias graves observadas na clínica, isto é, sangramentos que induzem a um determinado estado de hipofluxo e durante um período suficientemente longo para produzir alterações hemodinâmicas e metabólicas que levam, eventualmente, à morte do animal.

Dados ainda não publicados do nosso Laboratório no Núcleo de Medicina e Cirurgia Experimental (NMCE) da UNICAMP revelam que o amido hidroxietílico é o melhor fluido de reposição volêmica em modelo experimental de choque hemorrágico fatal quando comparado com a solução hipertônica ou com a solução de Ringer-lactato (Terzi e cols., 2004).

A reposição volêmica imediata na fase pré-hospitalar contradiz vários trabalhos experimentais (Bickell e cols., 1991; Kowalenko e cols., 1992; Capone e cols., 1995), em face de um estudo clínico (Bickell e cols., 1994) que veio generalizar uma conduta restritiva de fluidos nessa fase. Tal conceito (ressuscitação hipotensiva) tem sido recentemente questionado por outros autores (Bruscagin, 2002; Soucy, 1999; Varicoda, 2003).

A clássica controvérsia entre cristalóides e colóides na reposição volêmica no choque hemorrágico pode não ter sido resolvida pelos diferentes modelos experimentais de choque hemorrágico, que se basearam exclusivamente em parâmetros hemodinâmicos (pressão e volume). Esses modelos podem expressar somente hipotensão arterial e não necessariamente o estado de choque. Nos estudos clínicos, a impossibilidade de diferenciar a hipotensão do choque deve ter sido o motivo pelo qual foi impossível, também no ser humano, dirimir a controvérsia entre colóides e cristalóides.

Rizoli (2003), analisando seis metanálises que avaliaram o uso de cristalóides e colóides na ressuscitação volêmica, concluiu que elas apresentavam muitas limitações, devendo ser avaliadas com cuidado devido ao risco de conclusões incorretas. Nessa revisão permanece em aberto a controvérsia entre colóides e cristalóides. O emprego mais universal dos cristalóides deve-se, provavelmente, ao seu menor custo quando comparado com outras soluções.

Recentemente, o National Institute for Clinical Excellence (NICE) emitiu uma recomendação quanto ao uso de fluidos na fase pré-hospitalar em pacientes politraumatizados. O NICE recomenda o uso, em pacientes politraumatizados com choque hemorrágico grave, de solução cristalóide na dose inicial de 250ml, devendo ser continuada até que o pulso radial seja palpável, e essa reposição volêmica precoce não deve atrasar o transporte do paciente para os setores de emergência. Essa recomendação baseia-se na premissa de que tentativas de reposição volêmica podem inverter os efeitos da hipovolemia, com melhora da pressão arterial e do débito cardíaco, a fim de manter a perfusão de órgãos vitais e, assim, reduzir o risco de morte.

Com ou sem manifestações clínicas de choque, o paciente politraumatizado poderia receber infusão precoce de fluidos, administrada no resgate e no transporte para a sala de emergência, onde a reposição volêmica deveria ser completada com solução de Ringer-lactato, de acordo com o preconizado pelo ATLS. Caso a hipotensão persistisse, a despeito da reposição volêmica, o encaminhamento imediato do paciente para o centro cirúrgico seria imprescindível.

Embora a reposição volêmica em ambiente pré-hospitalar não seja mandatória em caso de simples hipotensão arterial, essa terapêutica no resgate de eventual paciente em choque hemorrágico quase fatal poderia ser essencial para sua ressuscitação volêmica e sobrevida.

Referências Bibliográficas

• AMERICAN COLLEGE OF SURGEONS – Advanced Trauma Life Support Course, Instructor Manual, *ACS*, 1988. • ASSALI, N.S. & VAUGHN, D.L. – Blood volume in preeclampsia: fantasy and reality. *Am. J. Obstet. Gynecol.*, 129:355, 1977. • BENEDETTI, T.J. – Obstetric hemorrhage. In: Gabbe, S.G. & cols. (eds.) *Obstetrics: Normal and Problem Pregnancies*. Churchill Livingstone, New York, 1986, p. 485. • BENEDETTI, T.J. & cols. – Hemodynamic observations of severe preeclampsia complicated by pulmonary edema. *Am. J. Obstet. Gynecol.*, 152:330, 1985. • BERGER, A. – Science commentary: why albumin may not work. *BMJ*, 317:240, 1998. • BICKELL, W.H. & cols. – The detrimental effects of intravenous crystalloid after aortotomy in swine. *Surgery*, 110:529, 1991. • BICKELL, W.H. & cols. – Immediate versus delayed fluid resuscitation for hypotensive patients with penetrating torso injuries. *N. Engl. J. Med.*, 331:1105, 1994. • BISHOP, M.H. & cols. – Prospective, randomized trial of survivor values of cardiac index, oxygen delivery, and oxygen consumption as resuscitation endpoints in severe trauma. *J. Trauma*, 38:780, 1995. • BISHOP, M.H. & cols. – Relationship between supranormal circulatory values, time delays, and outcome in severely traumatized patients. *Crit. Care Med.*, 21:56, 1993. • BONE, R.C. – A personal experience with SIRS and MODS. *Crit. Care Med.*, 24:1417, 1996. • BONE, R.C. – Toward an epidemiology and natural history of SIRS (systemic inflammatory response syndrome). *JAMA*, 268:3452, 1992. • BONE, R.C. & cols. – ACCP/SCCM Consensus Conference – Definitions for sepsis and organ failure and guidelines for the use of innovative therapies in sepsis. *Chest*, 100:1644, 1992. • BREN-

NER, W.E. & cols. – Characteristics of patients with placenta previa and results of "expectant management". *Am. J. Obstet. Gynecol.*, **132**:180, 1978. • BRUSCAGIN, V. & cols. – Fluid resuscitation improves hemodynamics without incread bleeding in a model of uncontrolled hemorrhage induced by na iliac tear in dogs. *J. Trauma*, **52**:1147, 2002. • CAPONE, A.C. & cols. – Improved outcome with fluid restriction in treatment of uncontrolled hemorrhagic shock. *J. Am. Coll. Surg.*, **180**:49, 1995. • CAREY, J.S. & cols. – Hemodynamic effectiveness of colloid and eletrolyte for replacement of simulated operative blood loss. *Surg. Gynecol. Obstet.*, **131**:679, 1970. • Cochrane Injuries Group Albumin Reviewers and Cochrane Injuries Group Albumin Reviewers Human albumin administration in critically ill patients: systematic review of randomised controlled trials. *BMJ*, **317**:235, 1998. • COTTON, D.B. & cols. – Cardiovascular alterations in severe pregnancy-induced hypertension: relationship of central venous pressure to pulmonary capillary wedge pressure. *Am. J. Obstet. Gynecol.*, **151**:762, 1985. • COTTON, D.B. & cols. – Role of intravenous nitroglycerin in the treatment of severe pregnancy-induced hypertension complicated by pulmonary edema. *Am. J. Obstet. Gynecol.*, **154**:91, 1986. • COTTON, D.B. & cols. – The conservative aggressive management of placenta previa. *Am. J. Obstet. Gynecol.*, **137**:687, 1980. • COUNTS, R.B. & cols. – Hemostasis in massively transfused trauma patients. *Ann. Surg.*, **190**:91, 1979. • D'ANGELO, L.J. & IRWIN, L.F. – Conservative management of placenta previa: a costbenefit analysis. *Am. J. Obstet. Gynecol.*, **149**:320, 1984. • DA LUZ, P.L. & cols. – Pulmonary edema related to changes in osmotic and pulmonary artery wedge pressure in patients after acute miocardial infarction. *Circulation*, **51**:350, 1975. • GOODLIN, R.C. & cols. – Severe edema proteinuria-hypertension gestosis. *Am. J. Obstet. Gynecol.*, **132**:595, 1978. • HANKINS, G.D. & cols. – Longitudinal evaluation of hemodynamic changes in eclampsia. *Am. J. Obstet. Gynecol.*, **150**:506, 1984. • HEYLAND, D.K. & cols. – Maximizing oxygen delivery in critically ill patients: a methodological appraisal of the evidence. *Crit. Care Med.*, **24**:517, 1996. • HILL, J. & cols. – Mediators of lung injury following ischemia and reperfusion. In: Lamy, M. & Thijs, L.G. (eds.). *Mediators of Sepsis*. Springer Verlag, Berlin, Heidelberg, 1992, p. 31. • HOLCROFT, J.W. & cols. – Further analysis of lung water in baboons resuscitated from hemorrhagic shock. *J. Surg. Res.*, **20**:291, 1976. • IAZZETTI, P.E. – Hiperoxigenação hiperbárica. In: Terzi, R.G.G. *Equilíbrio Ácido-Básico e Transporte de Oxigênio*. São Paulo, Editora Manole, 1992. • JOUPPILA, P. & cols. – Albumin infusion does not alter the intervillous blood flow in severe pre-eclampsia. *Acta Obstet. Gynecol. Scand.*, **62**:345, 1983. • KOSTUK, W. & cols. – Correlations between the chest film and hemodynamics in acute myocardial infarction. *Circulation*, **48**:624, 1973. • KOWALENKO, T. & cols. – Improved outcome with hypotensive resuscitation of uncontrolled hemorrhagic shock in a swine model. *J. Trauma*, **33**:349, 1992. • LALONDE, C. & cols. – Tissue inflammation without bacteria produces increased oxygen consumption and distant organ lipid. *Surgery*, **104**:49, 1988. • LOWE, R.J. & cols. – Crystalloid vs colloid in the etiology of pulmonary failure after trauma: a randomized trial in man. *Surgery*, **81**:676, 1977. • LOWE, R.J. & MOSS, G.S. – Pulmonary failure after trauma. *Surg. Annu.*, **8**:63, 1976. • McHUGH, T.J. & cols. – Pulmonary vascular congestion in acute myocardial infarction: Hemodynamic and radiologic correlations. *Ann. Intern. Med.*, **76**:29, 1972. • MILLER, R.D. & cols. – Coagulation defects associated with massive blood transfusions. *Ann. Surg.*, **174**:795, 1971. • MOSS, G.S. & cols. – Effect of hemorrhagic shock on pulmonary interstitial. *Ann. Surg.*, **177**:211, 1973. • MOSS, G.S. & cols. – Morphologic changes in the primate lung after hemorrhagic shock. *Surg. Gynecol. Obstet.*, **134**:3, 1972. • National Institute for Clinical Excellence – Pre-hospital initiation of fluid replacement therapy in trauma. Acessado em 30/08/2004 em http://www.nice.org.uk. • NIH CONSENSUS CONFERENCE – Fresh-frozen plasma. *JAMA*, **253**:551, 1985. • OFFRINGA, M. – Editorial. Excess mortality after human albumin administration in critically ill patients. *BMJ*, **317**:223, 1998. • OIAN, P. & cols. – Oedema-preventing mechanisms in subcutaneous tissue of normal pregnant women. *Br. J. Obstet. Gynecol.*, **92**:1113, 1985. • PRITCHARD, J.A. & cols. – Blood volume changes in pregnancy and the puerperium. *Am. J. Obstet. Gynecol.*, **84**:1271, 1962. • PRITCHARD, J.A. & cols. – Obstetric hemorrhage. In: Pritchard, J.A & cols. *Williams Obstetrics*. 17th ed., Appleton-Century-Crofts, East Norwalk, CT, 1985, p. 389. • RACKOW, W.E.C. & cols. – Colloid osmotic pressure as a prognostic indicator of pulmonary edema and mortality in the critically ill. *Chest*, **72**:712, 1977. • RIVERS, E.P. & cols. – Venous hyperoxia after cardiac arrest. Characterization of a defect in systemic oxygen utilization. *Chest*, **102**:1787, 1992. • RIZOLI, S.B. – Crystalloids and colloids in trauma resuscitation: a brief overview of the current debate. *J. Trauma*, **54**:82, 2003. • RIZOS, N. & cols. – Natural history of placenta previa ascertained by diagnostic ultrasound. *Am. J. Obstet. Gynecol.*, **133**:287, 1979. • ROTHSCHILD, M.A. & cols. – Tissue distribution of I[131] labeled human serum albumin following intravenous administration. *J. Clin. Invest.*, **34**:1354, 1955. • SHEEHAN, H.L. & MURDOCH, R. – Postpartum necrosis of the anterior pituitary: pathological and clinical aspects. *Br. J. Obstet. Gynecol.*, **45**:456, 1938. • SHIRES, G.T. & cols. – Distributional changes in extracellular fluid during acute hemorrhagic shock. *Surg. Forum*, **11**:115, 1960. • SHIRES, G.T. & cols. – Fluid therapy in hemorrhagic shock. *Arch. Surg.*, **88**:688, 1964. • SHIRES, G.T. & cols. – *Shock*. W.B. Saunders Co., Philadelphia, 1973. • SHOEMAKER, W.C. & cols. – Prospective trial of supranormal values of survivors as therapeutic goals in high-risk surgical patients. *Chest*, **94**:1176, 1988. • SHOEMAKER, W.C. & cols. – Temporal hemodynamic and oxygen transport patterns in medical patients. Septic shock. *Chest*, **104**:1529, 1993. • SIEGEL, D.C. & cols. – Pulmonary changes following treatment for hemorrhagic shock: saline versus colloid infusion. *Surg. Forum*, **21**:17, 1970. • SMITH, K. & cols. – Renal failure of obstetric origin. *Br. Med. Bull.*, **24**:49, 1968. • SOUCY, D.M. & cols. – The effects of varying fluid volume and rate of resuscitation during uncontrolled hemorrhage. *J. Trauma*, **46**:209, 1999. • STEIN, L. & cols. – Pulmonary edema during fluid infusion in the absence pf heart failure. *JAMA*, **229**:65, 1974. • STURM, J.A. & cols. – Increased lung capillary permeability after trauma: a prospective clinical study. *J. Trauma*, **26**:409, 1986. • SUGERMAN, H.J. & cols. – Gamma scintigraphic analysis of albumin flux in patients with acute respiratory distress syndrome. *Surgery*, **95**:674, 1984. • SWAN, H.J. & cols. – Catheterization of the heart in man with use of a flow-directed balloon-tipped catheter. *N. Engl. J. Med.*, **283**:447, 1970. • TERZI, R.G.G. & cols. – Reposição volêmica precoce em um modelo fatal de choque hemorrágico. RBTI – Enviado para publicação. • VAMVKAS, E.C. – Meta-analysis in transfusion medicine. *Transfusion*, **37**:329, 1997. • VARICODA, E.Y. & cols. – Blood loss after fluid resuscitation with isotonic or hypertonic saline for the initial treatment of uncontrolled hemorrhage induced by spleen rupture. *Trauma*, **55**:112, 2003. • VIRGILIO, R.W. & cols. – Crystalloid vs. colloid resuscitation: is one better? A randomized clinical study. *Surgery*, **85**:129, 1979. • VROYS, N. & cols. – The cardiac output changes in various positions pregnancy. *Am. J. Obstet. Gynecol.*, **83**:1312, 1961. • WEIL, M.H. & cols. – Relationship between colloid osmotic pressure and pulmonary artery wedge pressure in patients with acute cardiorespiratory failure. *Am. J. Med.*, **64**:643, 1978.

159 Choque Séptico

Renato G.G. Terzi

INTRODUÇÃO

O ser humano está continuamente exposto a microrganismos capazes, em tese, de causar infecção com risco de morte. O indivíduo jovem e sadio defende-se por efetivos mecanismos físicos, humorais e celulares que lhe garantem a incolumidade. A sepse grave e o choque séptico não ocorrem em pessoas hígidas. Ocorrem freqüentemente em pessoas com doença grave preexistente, que sofreram doenças catastróficas ou traumatismos extensos. Destes pacientes, os que têm maior risco de óbito são os idosos, os imunodeprimidos, os portadores de neoplasia, os cirróticos ou os portadores de doenças crônicas de base, como a insuficiência cardíaca, a insuficiência renal ou o diabetes.

Os avanços da prática médica e dos recursos tecnológicos disponíveis aumentaram o risco de sepse e de choque séptico. Podem-se citar, como exemplos, o uso agressivo e às vezes indiscriminado de cateteres e outros equipamentos invasivos, as próteses implantáveis, a administração de quimioterápicos a pacientes oncológicos e corticóides ou outros agentes imunossupressores a pacientes com doenças inflamatórias ou que sofreram transplantes de órgãos. Isto não significa que esses avanços da medicina só tenham contribuído para a piora de saúde da população. Pelo contrário, o progresso da medicina tem permitido prolongar a vida dos idosos, assim como a dos portadores de doenças metabólicas, neoplásicas e imunológicas. Mas não podemos nos esquecer que são pacientes de risco para adquirir uma infecção e desenvolver choque séptico.

Na gravidez, o choque séptico responde por 15% da mortalidade materna (Gibbs, 1989). O diagnóstico de sepse na gestante febril pode ser dificultado pela resposta hemodinâmica normal associada à gravidez. Assim, o aumento do débito cardíaco, a redução da resistência vascular sistêmica e a taquicardia são manifestações comuns tanto na gravidez como na sepse, o que vai exigir maior acuidade clínica em detectar precocemente um estado potencialmente letal.

Estudos experimentais sugerem que durante a gestação haja maior vulnerabilidade da resposta sistêmica à bacteriemia e à endotoxemia (O'Brian e cols., 1985). As pacientes são expostas a maior risco no puerpério e no período pós-aborto. Os focos mais comuns de infecção são o útero, a vagina e as incisões da episiotomia. Alguns fatores aumentam o risco de sepse nesse período, tais como a intervenção cesárea, a rotura de membranas por tempo prolongado, a retenção placentária, o trabalho de parto prolongado e a instrumentação do trato genitourinário (O'Brian e cols., 1985; Gibbs, 1989). Puérperas que desenvolvem choque séptico freqüentemente apresentam endometrite ou corioamnionite. A endometrite manifesta-se por febre, dor abdominal à palpação e lóquios purulentos. A fasciíte necrotizante com risco para a vida é raramente observada após a intervenção cesárea ou episiotomia. O aborto séptico é relativamente comum em nosso meio, em que a interrupção da gravidez não é prática legal.

EPIDEMIOLOGIA

A grande dificuldade em se ter dados precisos quanto à incidência da sepse reside na própria definição de sepse e do choque séptico. Para exemplificar, há relatos na literatura de mortalidade para o choque séptico que variam de 10% (Cunnion e Parrillo, 1989), passam por 70% (Sprung e cols., 1984) e chegam até 90% (Parker e Parrillo, 1983). É evidente que tão diferentes mortalidades só podem estar relacionadas a diferentes patologias.

O choque séptico constitui hoje um dos problemas mais sérios encontrados em unidade de terapia intensiva, pois, apesar dos elevados custos que esses pacientes exigem, os resultados continuam frustradoramente desanimadores.

Tran e cols. (1990), estudando 487 pacientes admitidos consecutivamente em UTI, observaram que 196 (40%) desenvolveram sepse, dos quais 86 (42%) faleceram. Em contrapartida dos 291 sem sepse, somente 45 faleceram (16%). Bone e cols. (1989) apontam mortalidade de 13% para a síndrome séptica, que sobe para 43% quando o choque séptico surgiu como complicação associada à sepse.

QUADRO CLÍNICO

Na fase inicial do choque séptico, o paciente apresenta-se hiperdinâmico: taquicárdico, taquipnéico, freqüentemente agitado e hipotenso. Ao exame clínico, a despeito da hipertensão arterial, apresenta extremidades quentes, indicando vasodilatação periférica. A pressão diastólica, em geral, tende a diminuir mais que a pressão sistólica, determinando aumento da pressão diferencial. Por esse motivo, a despeito da hipotensão arterial, o pulso é cheio, hiperdinâmico. Lembra o pulso da insuficiência aórtica; freqüentemente, é possível detectar sinais periféricos de hipotensão diastólica como a ausculta do pulso sobre a artéria femoral ("pistol shot").

O quadro hiperdinâmico pode ser documentado pela medida do débito cardíaco por termodiluição, utilizando-se técnica invasiva com o cateter de Swan-Ganz. Na fase hiperdinâmica do choque séptico, o débito cardíaco é duas a três vezes maior que o normal, sendo registrado freqüentemente débitos cardíacos de 10 a 15 litros por minuto. Como há hipotensão associada, a resistência vascular sistêmica calculada estará diminuída de um normal de 1.200 dinas/cm/s^{-5} para 400 a 800 dinas/cm/s^{-5}.

Por monitorização invasiva é possível também medir a diferença arteriovenosa de conteúdos de oxigênio pela análise gasométrica do sangue arterial e do sangue venoso misto, este colhido em tronco de artéria pulmonar. A diferença arteriovenosa que normalmente é de 5ml de oxigênio por 100ml de sangue encontra-se reduzida na fase hiperdinâmica do choque séptico, pelo aumento do conteúdo de oxigênio no sangue venoso misto. Este aumento é devido à menor taxa de extração de oxigênio pelos tecidos. Não porque os tecidos consomem menos oxigênio na fase hiperdinâmica do choque. Pelo contrário, em resposta à inflamação sistêmica da sepse, os tecidos até consomem mais oxigênio. Nessas circunstâncias, a pressão parcial de oxigênio do sangue venoso misto será superior a 40mmHg, a sua saturação estará acima de 70% e a diferença arteriovenosa de conteúdos de oxigênio será inferior a 4ml%.

A depleção volêmica observada no início da fase hiperdinâmica manifesta-se por queda da pressão venosa central e da pressão do capilar pulmonar. A oligúria, um parâmetro essencial na avaliação de outros tipos de choque, pode não ser um bom parâmetro de estimativa de gravidade pelo menos na fase hiperdinâmica do choque séptico, que freqüentemente mantém um volume urinário nessa fase.

FISIOPATOLOGIA DO CHOQUE SÉPTICO

A resposta inflamatória sistêmica à infecção ocorre por um mecanismo imunológico complexo que envolve dezenas, senão centenas, de substâncias mediadoras da sepse, muitas delas ainda desconhecidas. Somente nos últimos anos estes mecanismos começaram a ser compreendidos e, apesar de as investigações serem fragmentadas e freqüentemente limitadas a experimentações animais, pela primeira vez surge a possibilidade de se atuar sobre estes mediadores, diretamente por inibição de sua síntese ou indiretamente bloqueando seus receptores.

Alguns trabalhos fundamentais serão abordados na tentativa de compreender os princípios fisiológicos que regem os novos agentes que atingem não somente as recentes revistas médicas, mas também as prateleiras do mercado farmacêutico, tais como o anti-LPS HA-1A ou os antagonistas das citocinas, os anticorpos monoclonais para TNF ("tumor necrosis factor") e os antagonistas para os receptores da interleucina (IL-1ra).

Papel da endotoxina no choque séptico – há dados suficientes para se afirmar que a endotoxina tem importância na patogênese da sepse por gram-negativos, choque e falência de múltiplos órgãos e sistemas (Parker e Parrillo, 1983; Parrillo e cols., 1990; Danner e cols., 1991). A endotoxina, um componente complexo lipopolissacarídeo (LPS) da membrana de germes gram-negativos, tem sido responsabilizada pelos efeitos hemodinâmicos e metabólicos do choque séptico. Entretanto, parece claro que outros constituintes microbianos, não necessariamente gram-negativos, sejam capazes de provocar a resposta inflamatória do hospedeiro, como por exemplo as peptideoglicinas na célula do *Staphylococcus aureus* e outras bactérias (Kaplan e Tenenbaum, 1982).

Hoje se tem como certo que tanto a endotoxina como outras macromoléculas microbianas não atuam diretamente como "*toxinas*", mas sim como estímulos às células fagocíticas do hospedeiro que, atuando em diversos sistemas de contato, medeiam as diversas manifestações da sepse. Entre estes mediadores conhecidos como citocinas, está a caquetina ou TNF, produzido e liberado pelos macrófagos em resposta a estes estímulos, provavelmente o mais importante mediador direto ou indireto das principais manifestações da sepse.

Para avaliar a ação de endotoxina, vários estudos em animais de experimentação e em voluntários humanos vieram esclarecer o mecanismo elicitador da resposta humoral e celular da endotoxemia. Particularmente em seres humanos, a administração permite avaliar as respostas iniciais que são ativadas após a exposição a um componente bacteriano comum e importante. O conhecimento destes mecanismos de resposta permite um melhor entendimento da fisiopatologia e dos fatores que eventualmente poderiam ser controlados durante a fase crítica da sepse.

É óbvio que as limitações impostas pelo método devem ser anotadas. As doses de endotoxina administradas a voluntários humanos é bem menor que as quantidades de endotoxina liberadas na corrente sangüínea durante uma infecção grave. Não obstante, as alterações observadas nos mediadores da sepse em voluntários humanos serão qualitativa, embora não quantitativamente, semelhantes àquelas observadas no quadro completo do choque séptico. Além disso, na sepse clínica, outros fatores não relacionados à endotoxina, assim como doenças orgânicas de base preexistentes, podem facilitar a falência de órgãos. Mesmo com estas limitações, o modelo de resposta do ser humano normal à injeção de endotoxina permanece de interesse pela possibilidade de aplicar novas tecnologias, assim como expandir nossos conceitos sobre a resposta inflamatória sistêmica no ser humano.

Os trabalhos originais com endotoxina empregavam vacinas elaboradas a partir de bactérias mortas (Wolff, 1980). O emprego de material purificado facilitou bastante a padronização da resposta em animais e em seres humanos, como a endotoxina de cepas como *Salmonella tiphosa*, *Pseudomonas* sp. (Piromen) ou *Salmonella abortus equii* (Lipexal ou Pirexal). Estas últimas endotoxinas foram empregadas em estudos recentes (Zabel e cols., 1989; Engelhardt e cols., 1990). Há 10 anos, o FDA, pelo Office of Biologics, desenvolveu uma endotoxina padronizada para ajudar na uniformização de bioensaios e de pesquisas com endotoxina. Esta endotoxina padrão (Reference Standard Endotoxine – *Escherichia coli* O 13:H 10:K negativa, lote EC-5) é uma preparação homogênea bem caracterizada e tem permitido a comparação de estudos em seres humanos realizados em diferentes instituições (Elin e cols., 1981; Martich e cols., 1991).

Em voluntários humanos, a administração de 2 a 4ng/kg (nanogramas por quilo de peso) de endotoxina de referência é seguida de aumento da temperatura central que ocorre 1 hora após a injeção, acompanhada de calafrios. Outros sintomas associados são cefaléia, mialgias, artralgias e náuseas, vasoconstrição periférica e mal-estar geral. Freqüentemente, os sintomas regridem em 3 a 4 horas e resolvem completamente em 6 a 8 horas. Embora em decúbito dorsal não haja hipotensão significante com 4ng/kg de endotoxina, os indivíduos podem apresentar hipotensão ortostática.

A febre e os sintomas decorrentes da endotoxina podem ser abolidos com a administração prévia de inibidores de cicloxigenase – Ibuprofeno® (Michie e cols., 1990; Martich e cols., 1991). Ao contrário, os inibidores da fosfodiesterase (Pentoxifilina®) são inefetivos para melhorar os sintomas ou a febre associados à endotoxemia (Wolff, 1990; Martich e cols., 1991). Inibidores da cicloxigenase têm sido utilizados experimentalmente em ensaios terapêuticos para otimizar as doses toleradas de endotoxina em pacientes com neoplasias (Engelhardt e cols., 1990).

Alterações da função de órgãos decorrente da administração de endotoxina em seres humanos – já há algum tempo se sabe que a endotoxina em doses pirogênicas está associada à resposta cardiovascular hiperdinâmica – aumento do débito cardíaco e redução da resistência periférica (Exley e cols., 1900). Mais recentemente, Suffredini e cols. (1989) avaliaram a resposta de seres humanos normais com monitorização invasiva e termodiluição na fase inicial após a administração de endotoxina. Três horas após a injeção de endotoxina, o índice cardíaco aumentou 53%, e a freqüência cardíaca, 76%. A pressão arterial sistêmica caiu 18%, e o índice de resistência vascular, 46%. Logo após estas medidas, foi realizada uma prova de volume para avaliar a resposta ventricular a diferentes pré-cargas. Assim, em média, um total de 2,2 litros de soro fisiológico foi infundido em incrementos gradativos. Após a sobrecarga de volume, a fração de ejeção ventricular caiu 1%. Em contraste, no grupo controle que só recebeu o volume sem a endotoxina, a fração de ejeção aumentou 14%. Esta falta de resposta da fração de ejeção em condições semelhantes de pré e pós-carga sugere que a administração de endotoxina resulte em anormalidade intrínseca da função ventricular (Suffredini e cols., 1989).

Outros parâmetros de função ventricular também foram estudados; o índice sistólico e o trabalho sistólico foram normalizados para o índice de volume telessistólico, assim como a pressão de pico sistólico para o índice de volume sistólico. Os valores destas relações normalizadas foram comparados antes e após a infusão de solução salina e mostraram-se significativamente diferentes daquelas observadas no grupo controle (Suffredini e cols., 1989). Estas variações independem do volume do ventrículo esquerdo ou da resistência vascular periférica e eram muito semelhantes àquelas observadas no choque séptico clínico, novamente confirmando depressão da função ventricular. Para prover oferta adequada de oxigênio aos tecidos, sabe-se que a resposta cardiovascular à febre é complexa e geralmente hiperdinâmica. Curiosamente na administração da endotoxina, a resposta hiperdinâmica independe do aumento da temperatura. Assim, a administração de Ibuprofeno® suficiente para evitar os sintomas e a febre de endotoxina não diminui a resposta hiperdinâmica nem melhora a depressão ventricular previamente descrita (Suffredini, 1992).

Com a administração da endotoxina e em conseqüência ao estado hiperdinâmico, a oferta de oxigênio aumenta em aproximadamente 50%. Paralelamente, o consumo de oxigênio aumenta nos mesmos níveis, o que mantém constante a taxa de extração de oxigênio. Esta não se modifica mesmo após a administração de volume (Suffredini, 1992). Aqui também a ausência de febre não reduz significativamente o aumento do consumo ou da oferta de oxigênio após a administração de endotoxina. Portanto, tanto o estado hiperdinâmico quanto a função ventricular, assim como o transporte de oxigênio após a administração de endotoxina não dependem da febre, mas resultam exclusivamente da endotoxina ou dos mediadores inflamatórios endógenos.

Com o aumento do consumo de oxigênio e com a febre há elevação da freqüência respiratória, queda da pressão parcial de gás carbônico no sangue arterial, mas não ocorrem variações na pressão parcial de oxigênio no sangue arterial (Moser e cols., 1963). A administração de fluidos suficiente para aumentar a pressão capilar pulmonar (PCP) para 18mmHg resulta em alargamento do gradiente alveoloarterial e queda discreta da pressão parcial de oxigênio no sangue arterial (paO_2) (Suffredini, 1992). Como estes achados não ocorreram no grupo controle que só recebeu os fluidos mas não a endotoxina, é possível que a endotoxina tenha alguma ação sobre a permeabilidade do capilar levando à alteração V_A/Q resultante do aumento da resistência das vias aéreas. Com a administração de endotoxina no ser humano, não se observa aumento de pressão da artéria pulmonar (Suffredini e cols., 1989), ao contrário de estudos em animais aos quais foram administradas doses subletais de endotoxina (Brigham e Meyrick, 1986). Esta diferença pode ocorrer ou por se tratar de diferentes doses de endotoxina ou por variações previamente descritas de reatividade vascular pulmonar em diferentes espécies (Miyamoto e cols., 1988).

Estudos em animais mostram que dentro de algumas horas após a administração de endotoxina há migração de neutrófilos para dentro do parênquima pulmonar (Brigham e Meyrick, 1986). Os neutrófilos podem ser recuperados do líquido do lavado broncoalveolar em ovelhas, realizado 3 horas após a administração da endotoxina (Kindt e cols., 1991). Entretanto, no ser humano, após a administração de endotoxina, apesar de ter sido comprovada granulocitopenia (< 1.500 granulócitos/ml) 1 hora após e granulocitose (9.000 granulócitos/ml) 6 horas após, não foi possível recuperar granulócitos no lavado broncoalveolar realizado em períodos de até 24 horas após a administração da endotoxina. Embora não pudessem ser recuperadas proteínas (IgG, albumina) no lavado broncoalveolar, a depuração de radioisótopos (Tc^{99m}-DTPA) inalados aumentou significativamente (Suffredini, 1992). Estas observações sugerem que na dose de 4ng/kg de endotoxina o pulmão humano parece razoavelmente protegido dos processos inflamatórios sistêmicos. A permeabilidade a pequenas moléculas está aumentada e, com a administração de líquidos, há alargamento do gradiente alveoloarterial e discreta queda da pressão parcial de oxigênio de sangue arterial.

A função renal está relativamente conservada. A excreção de uréia e de creatinina não difere dos controles (Revhaug e cols., 1988). O fluxo renal está aumentado e este fato ocorre mesmo em indivíduos com bloqueio de resposta pirética à endotoxina (Bradley e cols., 1945).

Em seres humanos, a administração de endotoxina acompanha-se de aumento da permeabilidade intestinal dentro de algumas horas (O'Dwyer e cols., 1988). Em doentes graves, essa alteração de permeabilidade intestinal pode acentuar e contribuir para a translocação bacteriana ou de endotoxina que podem provocar ou potencializar a disfunção de órgãos na sepse ou no choque séptico.

Do ponto de vista endócrino, a administração de endotoxina acompanha-se da produção de cortisol, glucagon e catecolaminas, que são importantes para manter a homeostase em situações de estresse ou traumatismo. A reação do eixo hipotalâmico-hipofisário já é conhecida há algum tempo (Wolff, 1980; Elin e cols., 1981). Estes hormônios, assim como a vasopressina-arginina e o hormônio liberador da corticotrofina, ambos hipotalâmicos e importantes na liberação do ACTH (Michie e cols., 1990), aumentam abruptamente 2 horas após a administração da endotoxina, atingem um pico aproximadamente 3 a 4 horas após e voltam aos níveis normais 6 horas após sua administração (Elin e cols., 1981; Michie e cols., 1988; Revhaug e cols., 1988; Fong e cols., 1990; Michie e cols., 1990). Todas estas respostas endócrinas podem ser atenuadas pela administração prévia de Ibuprofeno®, sugerindo que substâncias relacionadas à cicloxigenase sejam mediadoras da resposta ao estresse.

RESPOSTAS INFLAMATÓRIAS HUMORAIS

Proteínas fibrinolíticas – microtromboses e depósitos de fibrina são encontrados em vários órgãos, tanto na sepse como no choque séptico, de forma que esse mecanismo parece ser fundamental na determinação de falência de órgãos. Em seres humanos, a administração de 4ng/kg de endotoxina acompanha-se de ativação do sistema fibrinolítico (Suffredini e cols., 1989). O ativador de plasminogênio tecidual (tPA) aumenta 1 hora após. Três horas após, entretanto, ocorre estado de hipercoagulabilidade, determinado por aumento do inibidor do tPA e, portanto, de reduzida atividade fibrinolítica.

O sistema calicreína/cinina é ativado dentro de algumas horas após a administração de endotoxina, de forma que tanto a calicreína como a bradicinina podem contribuir para as respostas inflamatórias e hemodinâmicas do hospedeiro. O complemento pode ser ativado pela endotoxina *in vitro* (Morrison e Kline, 1977). Entretanto, este fato não foi demonstrado após a administração intravenosa de endotoxina (Van Deventer e cols., 1990).

Citocinas – níveis elevados de TNF-alfa circulante (Gráfico VII-5) foram demonstrados após a injeção de endotoxina no ser humano (Michie e cols., 1988; Martich e cols., 1991). A importância do TNF-alfa na etiopatogenia do choque séptico foi demonstrada em vários estados de sepse no homem (Debets e cols., 1989; Calandra e cols., 1990; Cannon e cols., 1990; Offner e cols., 1990). O TNF-alfa tem-se mostrado benéfico em várias situações. É um importante mediador da inflamação, participando na comunicação intercelular em tecidos normais e doentes. O TNF-alfa protege os animais em algumas situações de infecções como *Legionella pneumoniae* (Blanchard e cols., 1988), *Salmonella* (Nakano e cols., 1990) e *Listeria monocytogenes* (Nakane e cols., 1988; Desiderio e cols., 1989). Por outro lado, o excesso de produção de TNF-alfa pode contribuir para a morbidade e a mortalidade pela

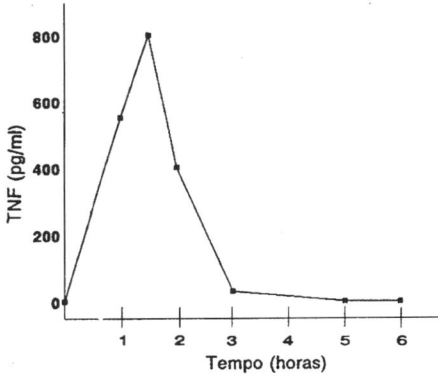

Gráfico VII-5 – Aumento médio do TNF em picogramas por ml de sangue de voluntários humanos submetidos à administração intravenosa de 4ng/kg de peso de endotoxina padrão (adaptado de Martich e cols., 1991).

doença. No choque séptico, grande parte das lesões não ocorre pelo patógeno invasor, mas pela reação do hospedeiro a este agressor. Que o TNF-alfa esteja implicado nesta reação do hospedeiro já não se questiona, pois tanto em animais como no ser humano a injeção de endotoxina acompanha-se de aumento do TNF e das reações patológicas da sepse (Kettelhut e cols., 1987; Remick e cols., 1987; Tracey e cols., 1987 e 1988; Michie e cols., 1988). A administração de anticorpos neutralizadores do TNF previnem essas reações (Beutler e cols., 1985; Tracey e cols., 1987; Silva e cols., 1990; Hinshaw e cols., 1990). Por causa dessa dupla ação do TNF-alfa, a primeira na defesa natural do organismo ao agente agressor e a segunda como auto-agressão do hospedeiro, é de crucial importância estudar os mecanismos que controlam a produção de TNF-alfa e a extensão da sua atividade biológica.

O TNF-alfa pode ser detectado já 1 hora após a administração de endotoxina, com picos atingidos 90 a 120 minutos após. A seguir, desaparece rapidamente da circulação, voltando aos níveis basais em 3 a 6 horas (Hesse e cols., 1988; Michie e cols., 1988) (Gráfico VII-6). O nível de aumento observado freqüentemente se aproxima daquele verificado em paciente em sepse ou choque séptico (Martich e cols., 1991).

A concentração do TNF-alfa é cerca de duas vezes e meia maior no sangue colhido nas veias hepáticas do que no sangue colhido simultaneamente da artéria radial, sugerindo que o leito esplâncnico seja a região de maior produção do TNF (Fong e cols., 1990). A produção do TNF é controlada em diferentes níveis, entre os quais a ativação genética de alguns grupos de células que apresentam genes "ativados" para transcrição. Células mononucleares contêm uma fonte de mRNA para TNF, de forma que sua biossíntese se inicia logo após a ativação celular.

Tanto o TNF como a interleucina-1 (IL-1) são sintetizados em quase todos os órgãos que contêm fagócitos e células mononucleares em resposta a inúmeros estímulos, entre os quais os leucotrienos (LTB_4), o interferon-gama, a interleucina-4 (IL-4) e os antígenos virais. A síntese das citocinas é reciprocamente estimulada entre o TNF-alfa e a IL-1. A endotoxina é particularmente forte estímulo para a produção de ambas as citocinas. O TNF é produzido *in vitro* por macrófagos pulmonares, células de Kupffer, macrófagos peritoneais e células endoteliais. O TNF produzido por estas células pode exercer importante ação parácrina (ação hormonal local, não necessariamente sistêmica). Por isso, a concentração local de citocinas pode ser mais importante que a concentração medida na circulação, na mediação dos mecanismos de resposta inflamatória. Este é provavelmente o motivo pelo qual, em muitas situações de sepse, nem sempre é possível detectar níveis mensuráveis de citocinas no sangue circulante. Este fato é ainda mais expressivo com a IL-1, que parece se ligar à membrana celular e atua como mediador ligado às células. Quando detectada na circulação separada dos monócitos, indica a presença de importante resposta inflamatória sistêmica por infecção grave, como na meningite meningocócica ou na púrpura séptica. Por outro lado, nem a interleucina-1-alfa nem a interleucina-1-beta foram identificadas após a administração de endotoxina a voluntários humanos, enquanto níveis de TNF-alfa e IL-6 foram facilmente identificados (Michie e cols., 1988).

TRATAMENTO

Ressuscitação inicial no choque séptico – como em outros casos de choque, a ressuscitação imediata do paciente com choque séptico deve ser a primeira medida terapêutica. Administrar oxigênio por máscara ou cateter nasal se a paciente estiver em condições de manter uma ventilação espontânea. Se houver dúvidas quanto à manutenção da perviedade das vias aéreas ou a ventilação pulmonar for inadequada, a paciente deve ser colocada sob ventilação mecânica com oxigênio suplementar. Se a paciente estiver em choque e não há resposta imediata à expansão de volume, também deverá ser submetida à ventilação mecânica, pela possibilidade de fadiga muscular, dependente de perfusão inadequada dos músculos respiratórios (Roussos e Macklem, 1982; Hussain e Roussas, 1985).

A paciente com choque séptico e hipotensa deve receber de imediato 500ml de Ringer-lactato, sendo este volume repetido a cada 5 ou 10 minutos. O médico assistente deverá permanecer à beira do leito nesta fase de instabilidade hemodinâmica, observando o estado de consciência, a respiração, a pressão arterial, a freqüência cardíaca, a perfusão periférica, a pressão venosa central e a diurese. A administração de volume deve continuar até que seja obtida uma pressão sistólica acima de 90mmHg e haja evidência clínica de perfusão periférica adequada ou mesmo até que se reconheça que a paciente não responde à reposição de volume.

Uso da albumina em pacientes críticos – o uso de cristalóides para se garantir uma perfusão e uma diurese adequadas pode resultar em edema sistêmico que acompanha a paciente que foi estabilizada por ressuscitação agressiva. Esta hiper-hidratação hipovolêmica cursa com edema sacral, de extremidades, de face e de tronco. Curiosamente, a pressão venosa central e a pressão venocapilar podem não estar aumentadas, e a tentativa de aumentar as pressões de enchimento com cristalóides redundam em piora do edema sem, contudo, melhorar as pressões venosas. Trata-se, em essência, de uma síndrome de vazamento capilar generalizada e associada à SIRS (síndrome da resposta inflamatória sistêmica), um quadro recentemente descrito por Bone (1992, 1995 e 1996). A fisiopatologia dessa alteração de permeabilidade do endotélio capilar não está clara, mas sabe-se que é um processo associado. Sabe-se que um processo inflamatório muito grave pode determinar resposta sistêmica em diferentes órgãos pela produção de diferentes mediadores, entre os quais as citocinas, espécies reativas de oxigênio, e o óxido nítrico. A seqüência de eventos associada a quadros inflamatórios sistêmicos, infecciosos ou não (como o choque hemorrágico prolongado), foi objeto de investigações nos últimos anos. Quanto à permeabilidade capilar, há evidências recentes apontando para a importância do óxido nítrico (Alican e Kubes, 1996; Boje, 1996; Gaboury e cols., 1996; Granger e Kubes, 1996; Hinder e cols., 1998; Kageyama e cols., 1997; Li e cols., 1998; Miura e cols., 1996). Estas alterações não se limitam ao pulmão, pois também foram apontadas alterações da permeabilidade glomerular das proteínas como agente gerador de insuficiência renal e uremia (Benigni e Remuzzi, 1996; Bruzzi e cols., 1997; McCarthy e cols., 1998).

Tem sido preconizado que o aumento da pressão coloidosmótica no capilar com o emprego da infusão de albumina poderia aumentar o gradiente PCOP-PCP, de forma a elevar o fluxo de água do interstício para o capilar, reduzindo o líquido intersticial tanto no edema cardiogênico como no edema não-cardiogênico (Pappova e cols., 1977; Vincent, 1998). Em nosso meio, tem sido uma prática clínica a de se administrar infusões de albumina e diuréticos com o objetivo de aumentar o volume plasmático pela absorção dos edemas e, simultaneamente, enxugar o volume plasmático aumentado com o uso de diuréticos de alça. O resultado esperado seria a pronta reabsorção dos edemas, melhora teórica da oxigenação tecidual e recuperação do volume plasmático efetivo. Embora este discurso seja convincente, não há evidência clínica ou experimental que lhe dê suporte. Pelo contrário, o aumento da pressão coloidosmótica plasmática também não reduziu significativamente o fluxo transmicrovascular de solutos micro e macromoleculares, como demonstrado por Sibbald e cols. (1981). Estes autores avaliaram o efeito da administração de albumina hiperoncótica (25-50g em solução a 50%) em pacientes com edema não-cardiogênico (ARDS) empregando radioisótopos. A albumina não teve efeito significante no fluxo médio transmicrovascular de solutos de baixo ou alto peso molecular (Sibbald e cols., 1983).

Ocorre que pacientes com hiper-hidratação hipovolêmica são geralmente desnutridos, já tendo consumido boa parte de suas reservas protéicas musculares, o que lhes confere uma aparência macilenta e entumecida. A hiponatremia, freqüentemente associada, não se deve somente à diluição do espaço extracelular, mas também à falência da bomba do sódio, que, sabidamente, é um processo membranoso, que envolve ATP para manter o sódio extracelular. O balanço de nitrogênio é negativo nessa fase, composto por deficiência de oferta calórica e por estado hipercatabólico. Qualquer administração de proteína será imediatamente metabolizada para garantir o mínimo de energia necessária para manter os já claudicantes órgãos e sistemas vitais. Mesmo porque, a quantidade de proteína a ser administrada para garantir um balanço nitrogenado positivo seria tão extraordinária que mesmo os mais intransigentes defensores da terapia com colóides concordam que a albumina não deva ser usada como fonte energética. Na realidade, mesmo administrada com moderação, não há como impedir que o organismo depletado dela se alimente. Com isso, teremos um círculo vicioso de hipoalbuminemia persistente e reciclada, como justificativa para o administrador hospitalar da necessidade de mais albumina.

Em trabalho de revisão recente, publicado pelo Cochrane Injuries Group Albumin Reviewers and Cochrane Injuries Group Albumin Reviewers (1998), concluiu-se que não havia evidência de que a albumina utilizada no tratamento de pacientes com hipovolemia, queimaduras ou hipoalbuminemia reduzisse a mortalidade nessas pacientes. Contrariamente, o risco global de óbito dessas pacientes tratadas com albumina foi 6% mais alto que as pacientes tratadas sem albumina.

Esse estudo se baseou em uma metanálise constituída por 30 estudos randomizados e controlados envolvendo 1.419 pacientes. Com base nessas conclusões, os autores sugerem que o uso de albumina deve ser imediatamente revisto e que ela não deve ser utilizada, a não ser em ensaios controlados e randomizados rigorosamente conduzidos.

Esse trabalho foi acompanhado de um editorial publicado por Offringa (1998), no qual ele exorta a suspensão do uso de albumina até que estudos mais abrangentes sejam realizados.

Evidentemente, essa posição radical em relação à moratória da albumina produziu inúmeras reações, tanto na Inglaterra como em outros países. Não foram poupadas críticas em relação à metodologia empregada para a realização da metanálise, tais como a grande discrepância da idade dos pacientes, que incluem desde recém-nascidos até pacientes idosos, os diferentes protocolos de estudo e as diferentes indicações da albumina.

Qual seria a causa da relatada maior mortalidade associada à administração de albumina? Um efeito anticoagulante pode ser prejudicial à paciente crítica, particularmente em pacientes em choque hemorrágico. A albumina parece ter efeito anticoagulante, inibindo a agregação plaquetária e promovendo a inibição do fator Xa pela antitrombina III (Soni, 1995). Tem sido sugerido também que o aumento do vazamento de albumina no espaço extravascular possa acentuar o edema intersticial pela redução da diferença de pressão coloidosmótica na membrana capilar (Fleck e cols., 1975).

A despeito da publicação da metanálise de a Cochrane (1998) ter despertado muita surpresa e indignação, suas conclusões atingiram a imprensa leiga antes de sua publicação no BMJ. Seguramente, a despeito de se tratar de uma metanálise, essas conclusões não são legislativas da conduta médica, que sempre foi e sempre deverá ser uma questão individual do médico assistente. Por outro lado, não deixa de ter impacto a afirmação de que morre um paciente a mais para cada 17 tratados com albumina.

Antibioticoterapia – a gestante séptica requer a avaliação da região pélvica, com a obtenção de material para cultura bacteriológica. Como o resultado das culturas e do antibiograma não é imediato, deve-se iniciar antibioticoterapia empírica para cobrir uma infecção polimicrobiana. Na gestante, os aminoglicosídeos (amicacina, tobramicina e gentamicina), se possível, devem ser evitados pela potencial nefro e ototoxicidade fetal. Na sepse puerperal um esquema como a associação de cefalosporina de terceira geração e clindamicina (600mg, IV, de 8/8h) ou alternativamente a associação de metronidazol (500mg, IV, de 8/8h), ampicilina (2g, IV, de 4/4h) e gentamicina (1,5mg/kg, IV, de 8/8h) cobre as infecções mistas por germes aeróbios e anaeróbios (Light, 1992).

Suporte cardiovascular – se após a administração de 2 a 3 litros de Ringer-lactato não há melhora do quadro hemodinâmico ou há evidência de sobrecarga de volume expressa por aumento da pressão venosa central acima de 16cmH_2O e/ou aparecimento de estertores pulmonares, devem-se adicionar drogas vasoativas. Inicialmente, a dopamina na dosagem de 2 a 5mcg/kg/min, além de melhorar o desempenho cardíaco, preserva a função renal pelo aumento da circulação renal e esplênica. Não havendo resposta, a dose de dopamina pode ser aumentada para 10mcg/kg/minuto ou mais, dose alfa-adrenérgica e vasoconstritora periférica. Alternativamente, pode ser empregada a noradrenalina. Drogas vasoconstritoras têm efeitos adversos (isquemia intestinal e de extremidades, piora da acidose láctica) e por isso seu uso tem sido bastante controvertido. De qualquer forma, se forem empregadas drogas vasoconstritoras, a dosagem deverá ser cuidadosamente titulada para minimizar os efeitos indesejáveis.

Se não houver resposta à expansão de volume e ao uso de drogas vasoativas, deverá ser instalada a monitorização invasiva pelo cateter de Swan-Ganz. Somente com a medida da pressão do capilar pulmonar, do débito cardíaco, do consumo de oxigênio e do cálculo da resistência periférica será possível otimizar a oferta de oxigênio aos tecidos pela reposição volêmica adequada e a titulação correta das drogas vasoativas.

Há evidência de que pacientes com choque séptico capazes de manter uma pressão arterial aceitável, a despeito da resistência vascular periférica reduzida, têm mais probabilidade de sobreviver que aquelas que não conseguem manter a pressão arterial (Bland e cols., 1985; Shoemaker e cols., 1988; Russel e cols., 1990). Embora este fato esteja mais na dependência da reserva cardíaca de cada paciente em particular e portanto seja pouco sensível à terapêutica empregada, tem sido sugerido que o suporte cardiovascular seja dirigido para se obter débito cardíaco e consumo de oxigênio mais elevados que o normal (Shoemaker e cols., 1988).

Alguns autores chegam a sugerir que tanto a oferta como o consumo de oxigênio sejam medidos periodicamente, manipulando o débito cardíaco para aumentar a oferta de oxigênio até o ponto em que cessa o aumento de seu consumo (Vermeij e cols., 1990). Por outro lado, há evidência de que as drogas vasoativas podem elevar o consumo de oxigênio por ação direta ou por maior oferta de oxigênio decorrente do aumento do débito cardíaco. Vincent demonstrou que o aumento do débito cardíaco e da oferta de oxigênio não se reflete em elevação do consumo de oxigênio em pacientes que não estejam em acidose láctica (Vincent e cols., 1990). Por esses motivos, o suporte farmacológico permanece controvertido. Abordagem razoável no presente momento é a tentativa de se atingir débito cardíaco e consumo de oxigênio suficientes para manter a pressão arterial média acima de 60mmHg, associada à oxigenação adequada de órgãos e tecidos. Isso se expressa, na clínica, pelo desaparecimento da depressão do sistema nervoso central, por extremidades quentes e por diurese acima de 1ml/kg/hora.

A febre deverá ser controlada na sepse, pois aumenta ainda mais o consumo de oxigênio. Na paciente gestante, há o agravante de a febre ser deletéria ao feto, devendo ser controlada com antitérmicos.

Tratamento cirúrgico – mais da metade dos pacientes com choque séptico em UTI deve-se a infecções que requerem intervenção imediata. Embora algumas situações possam ser estabilizadas inicialmente com antibióticos, para permitir uma intervenção eletiva em segundo tempo, na grande maioria dos pacientes, a intervenção cirúrgica para a remoção do foco de infecção ou para o desbridamento de tecido necrótico deve ser indicada assim que a ressuscitação inicial tenha sido completada. A instabilidade hemodinâmica persistente, mesmo após as medidas de suporte cardiovascular e cobertura antibiótica adequada, não é motivo para atrasar a intervenção cirúrgica. Muito pelo contrário, esta será uma indicação para drenagem imediata e desbridamento do foco de infecção que mantém a instabilidade hemodinâmica.

Imunoterapia – trabalhos realizados em seres humanos demonstram que plasma contendo anticorpos antiendotoxina (lipopolissacarídeo gram-negativo) reduz a mortalidade quando empregado como terapêutica aplicável no choque séptico (Ziegler e cols., 1991).

Recentemente, dois anticorpos monoclonais, um murino chamado E5 e um humano chamado HA-1A, foram testados para o tratamento de pacientes com infecções por germes gram-negativos em estudos prospectivos, randomizados e multicêntricos (Greenman e cols., 1991; Ziegler e cols., 1991).

O primeiro estudo clínico do anticorpo monoclonal E5 (Greenman e cols., 1991) foi realizado pela administração intravenosa de 2mg/kg de peso de anticorpo em dois dias consecutivos. Um grupo controle recebia o mesmo volume como soro fisiológico. Não houve redução da mortalidade no grupo total de pacientes (468 ao todo) nem entre os 316 pacientes com síndrome séptica por bactérias gram-negativas. Entretanto, houve redução estatisticamente significante do subgrupo de 137 pacientes que deram entrada sem choque, quando comparada com os 179 pacientes que se apresentaram com choque. Este achado não antecipado não foi confirmado em estudo semelhante utilizando o anticorpo monoclonal E5 em 835 pacientes com síndrome séptica e sem choque, dois terços dos quais comprovadamente por infecção por germes gram-negativos (Wenzel e cols., 1980).

O segundo anticorpo monoclonal, o HA-1A, foi estudado em 543 pacientes com o diagnóstico inicial de sepse por germes gram-negativos (Ziegler e cols., 1991). Os pacientes foram divididos aleatoriamente para receber ou uma única dose, 10mg de HA-1A, ou volume semelhante de albumina humana. Dos 543 pacientes, 401 tinham infecções por germes gram-negativos, dos quais 200 se apresentavam com culturas positivas. Nos pacientes restantes, com infecções não-bacteriêmicas por germes gram-negativos, 117 foram classificados como *prováveis* infecções por germe gram-negativo e 84 como *possíveis* infecções por germe gram-negativo.

O anticorpo monoclonal HA-1A não reduziu a mortalidade da população como um todo nem nos pacientes com infecções não-bacteriêmicas. Entretanto, houve redução estatisticamente significante no subgrupo de pacientes com infecções bacteriêmicas por germes gram-negativos. Apesar do trabalho aparentemente otimista e encorajador de Ziegler e cols. (1991), há ainda muita dúvida quanto à eficácia dos anticorpos monoclonais no tratamento do choque séptico. O anticorpo monoclonal HA-1A já foi aprovado comercialmente em vários países europeus, mas o FDA decidiu recentemente que a eficácia do HA-1A ainda não estava definitivamente comprovada e solicitou um novo estudo mais bem controlado (Baumgartner, 1992).

Outra abordagem imunológica é a atuação sobre as citocinas liberadas sistêmica e localmente. No momento, há intensos estudos experimentais e clínicos com anticorpos monoclonais anti-TNF (Exley e cols., 1900; Tracey e cols., 1987; Vincent e cols., 1992), assim como o emprego do antagonista da IL-1a (Ohlsson e cols., 1990; Wakabayashi e cols., 1991). Apesar de intensa investigação imunológica avançando para a biologia molecular e a engenharia genética, todas estas abordagens carecem ainda de extensas avaliações clínicas multicêntricas. O choque séptico é um quadro complexo cujo modelo é dificilmente reproduzido. Muitos dos resultados experimentais são controvertidos. A sepse é uma síndrome clínica determinada por diferentes tipos de bactérias. Pode-se apontar a endotoxina como representativa das bactérias gram-negativas ou utilizar um determinado alvo de intervenção – a citocina – ou alguma outra molécula mediadora. A dificuldade da interpretação dos resultados experimentais é que o choque séptico é doença maior que suas partes. É um processo complexo no qual a intervenção em determinada área, embora produza excelentes resultados experimentais *in vitro*, tem efeito irrelevante no resultado final *in vivo*.

A necessidade de estudos adequados em seres humanos é absolutamente indispensável antes de adotar uma conduta terapêutica definitiva. Não podemos nos esquecer que, por não termos observado esta premissa, o choque séptico foi tratado com corticóides por mais de 30 anos. Só recentemente estudos clínicos adequadamente conduzidos vieram mostrar que os corticóides não são efetivos no tratamento do choque séptico (Sprung e cols., 1984; Bone e cols., 1987; VA Systemic Sepsis Cooperative Study Group, 1987).

Porém, estudos mais recentes reenfatizam a importância do corticóide na sepse. O estudo de 189 pacientes em choque séptico revelou correlação entre o prognóstico e os níveis basais de corticóide, assim como a capacidade de resposta à corticotropina (Bollaert e cols., 2003). Também, a resposta aos vasoconstritores, normalmente alterada nos pacientes sépticos, pode ser modulada pelos corticóides (Bellissant e Annane, 2000; Annane e cols., 1998).

Um estudo em fase III (Fisher Jr. e cols., 1994), utilizando o antagonista do receptor de IL-1 (IL-1ra) recombinante humana ou placebo em pacientes sépticos, evidenciou redução na taxa de mortalidade de 15%, porém sem significância estatística (p = 0,22). Porém, Opal e cols. (1997), analisando grande casuística composta por pacientes com sepse grave e choque séptico, demonstraram que a infusão de IL-1ra não esteve associada à redução da taxa de mortalidade.

A maioria dos estudos clínicos com antagonistas do TNF-alfa fase III não mostrou benefícios. Entretanto, o grupo de pacientes com níveis séricos de IL-6 superior a 1.000pg/ml apresentou redução de mortalidade quando tratados com anticorpos monoclonais. A conclusão é de que os resultados são conflitantes quanto à real eficácia tanto dos antagonistas do TNF-alfa como dos da IL-1.

Antitrombina III – a ativação da coagulação e a depleção de fatores endógenos da coagulação são freqüentemente observadas em pacientes com sepse grave e choque séptico. A formação de microtrombos pode induzir à disfunção de órgãos e sistemas. Com o objetivo de se utilizar a antitrombina III para melhorar a sobrevida em pacientes graves foram realizados estudos iniciais cuja metanálise (n = 122) demonstrou redução de mortalidade aos 30 dias de 22,9% em relação ao grupo placebo. Estudo posterior, randomizado, prospectivo, duplo-cego (n = 2.314), entretanto, revelou que doses elevadas de antitrombina III não têm efeito na mortalidade de pacientes sépticos, aos 28 dias, quando a droga é administrada dentro das primeiras 6 horas após o surgimento do quadro séptico (Warren e cols., 2001). Outro fato relevante foi o maior risco de acidentes hemorrágicos quando a heparina foi concomitantemente administrada. Aparentemente, a antitrombina III teria beneficiado o grupo de pacientes que não receberam heparina. O Consenso Brasileiro de Sepse conclui que a antitrombina III não deve ser utilizada até que novos estudos venham comprovar seu real benefício.

Uso da proteína C ativada no tratamento da sepse grave – a fisiopatologia da sepse continua motivo de intensas pesquisas, debates e controvérsias, como pode ser depreendido de diferentes visões e enfoques em importantes revisões do assunto publicadas recentemente (Cohen, 2002; Hotchkiss e Karl, 2003; Bochud e Calandra, 2003; Cross e Opal, 2003). No entanto, todos têm realçado a estreita relação entre a ativação do sistema de coagulação e a resposta inflamatória na fisiopatologia da sepse, na qual a via anticoagulante da proteína C parece ter papel de grande importância na modulação da resposta de ambos os sistemas na vigência de infecção.

A proteína C recombinante humana ativada, um anticoagulante, é o primeiro agente antiinflamatório a mostrar-se efetivo no tratamento da sepse grave, como demonstrado em grande estudo clínico randomizado de fase III, publicado em 2001 (estudo PROWESS – "Recombinant Human Activated Protein C Worldwidw Evaluation in Severe Sepsis") (Bernard e cols., 2001; Matthay, 2001). Nesse estudo, a proteína C ativada administrada a pacientes sépticos resultou em redução da mortalidade em relação ao grupo controle (24,7% *vs.* 30,8%; p = 0,005), correspondendo a uma redução de 19,4% no risco relativo e de 6,1% no risco absoluto de morte. A proteína C ativada inativa os fatores Va e VIIIa, prevenindo a geração de trombina (Matthay, 2001). A eficácia de um agente anticoagulante em pacientes com sepse tem sido atribuída ao mecanismo de "feedback" entre o sistema de coagulação e a cascata inflamatória (Matthay, 2001). A inibição da geração de trombina pela proteína C ativada diminui a inflamação pela inibição da ativação das plaquetas, do recrutamento de neutrófilos e da desgranulação dos mastócitos. A proteína C ativada tem propriedades antiinflamatórias diretas, incluindo o bloqueio da produção de citocinas pelos monócitos e o bloqueio das células de adesão.

Muito embora tenha sido aprovada para uso clínico nos Estados Unidos e na Europa, o debate acerca do uso apropriado da proteína C ativada, assim como sobre seus potenciais efeitos adversos, particularmente o alto risco de sangramentos, tem sido discutido em artigos e editoriais recentes, publicados em renomados periódicos de circulação internacional (Warren e cols., 2002; Manns e cols., 2002; Siegel, 2002; Angus e cols., 2003; Ely e cols., 2003; Chalfin e cols., 2003; Banks e cols., 2003; Eichacker e Natanson, 2003; Vincent e cols., 2003; Levi e cols., 2003). Atualmente, o uso da proteína C ativada está aprovado apenas para uso em pacientes sépticos com disfunções orgânicas graves e que apresentem alta probabilidade de óbito com base na pontuação APACHE II. O maior risco associado com o uso da proteína C ativada é a hemorragia (Warren e cols., 2002), de tal forma que seu uso fica praticamente proscrito em pacientes com RNI > 3 ou uma contagem de plaquetas < 30.000/mm^3. Além disso, seu uso está contra-indicado em diversas outras condições clínicas associadas, tais como sangramento interno ativo, acidente vascular cerebral hemorrágico (AVCH) recente (menor que 3 meses) etc.

Em suma, o uso da proteína C ativada no tratamento coadjuvante da sepse deve ser ponderado judiciosa e criticamente, com base nos seguintes dados: 1. há apenas um grande estudo clínico randomizado que dá suporte à sua indicação (o estudo PROWESS), e mesmo assim com resultados inconsistentes, como por exemplo sua eficácia em apenas um subgrupo de pacientes (aqueles mais graves); 2. seus reais mecanismos de ação ainda não se encontram plenamente esclarecidos; 3. o risco de efeitos adversos graves (especialmente sangramentos) não é desprezível; e 4. o alto custo do tratamento (cerca US$7.000,00). Dessa forma, como ponderado por Eichacker e Natanson (2003), novos estudos são necessários para elucidar esses aspectos ainda obscuros.

Recentemente, um painel de especialistas internacionais publicou uma série de recomendações obtidas em consenso pelo sistema Delphi modificado (Dellinger e cols., 2004). Entre essas recomendações figuram uma abordagem conhecida na literatura como "early goal-directed resuscitation" (Rivers e cols., 2001) do paciente séptico, já nas primeiras 6 horas da ressuscitação. Administração precoce de antibióticos de largo espectro. Ficou estabelecida a equivalência entre os cristalóides e colóides na reposição volêmica, que deve ser agressiva para restabelecer, rapidamente, as pressões de enchimento ventricular. Os vasopressores recomendados são a noradrenalina e a dopamina. Evitar doses baixas de dopamina para a proteção renal e considerar a dobutamina em condições especiais. Baixas doses de corticóides no choque séptico (Annane e cols., 2002). Evitar oferta supranormal de oxigênio. Indicar a proteína C ativada para os casos de sepse grave. Na SARA, utilizar baixos volumes correntes e baixos níveis de PEEP. Na ausência de doença coronariana, manter a hemoglobina entre 7 e 9g/dl. Manter a glicemia abaixo de 150mg/dl. Não administrar bicarbonato com pH acima de 7,15. Profilaxia de trombose venosa profunda e úlceras de estresse. Limitar o esforço terapêutico quando indicado.

PROGNÓSTICO

A despeito do suporte cardiorrespiratório, farmacológico e intervencionista, a mortalidade por choque séptico relatada em grandes séries permanece ainda entre 40 e 75% (Bone e cols., 1987; VA Systemic Sepsis Cooperative Study Group, 1987; Ziegler e cols., 1991). O prognóstico piora com a idade e com germes resistentes como por exemplo *Pseudomonas,* imunodepressão e doenças pregressas do paciente. Uma vez estabelecido, o choque séptico está associado a mau prognóstico quando há hipotensão intratável requerendo altas doses de drogas vasoativas, leucopenia, coagulação intravascular disseminada, função miocárdica comprometida e falência de múltiplos órgãos e sistemas.

Referências Bibliográficas

• ALICAN, I. & KUBES, P. – A critical role for nitric oxide in intestinal barrier function and dysfunction. *Am. J. Physiol.,* 270:G225, 1996. • ANGUS, D.C. & cols. – Cost-effectivenenss of drotrecogin alfa (activated) in the treatment of severe sepsis. *Crit. Care Med.,* 31:1, 2003. • ANNANE, D. & cols. – Effect of treatment with low doses of hydrocortisone and fludrocortisone on mortality in patients with septic shock. *JAMA,* 288:862, 2002. • ANNANE, D. & cols. – Impaired pressor sensitivity to noradrenaline in septic shock patients with and without impaired adrenal function reserve. *Br. J. Clin. Pharmacol.,* 46:589, 1998. • BANKS, S.M. & cols. – Long-term cost effectiveness of drotrecogin alfa (activated): an ananswered question. *Crit. Care Med.,* 31:308, 2003. • BAUMGARTNER, J.D. – Antiendotoxin antibodies. In: Lamy, M. & Thijs, L.G. *Mediators of Sepsis.* Springer Verlag, Berlin Heidelberg, 1992. • BELLISSANT, E. & ANNANE, D. – Effect of hydrocortisone on phenylephrine-mean arterial pressure dose-response relationship in septic shock. *Clin. Pharmacol. Ther.,* 68:293, 2000. • BENIGNI, A. & REMUZZI, G. – Glomerular protein trafficking and progression of renal disease to terminal uremia. *Semin. Nephrol.,* 16:151, 1996. • BERNARD, G.R. & cols. – Efficacy and safety of recombinant human activated protein C for severe sepsis. *N. Engl. J. Med.,* 344:699, 2001. • BEUTLER, B. & cols. – Passive immunization against cachectin/tumor necrosis factor protects mice from lethal effect of endotoxin *Science,* 229:869, 1985. • BLANCHARD, D.K. & cols. – Protective effects of tumor necrosis factor in experimental *Legionella pneumophila* infections of mice via activation of PMN function. *J. Leukoc. Biol.,* 43:429, 1988. • BLAND, R.D. & cols. – Hemodynamic and oxygen transport patterns in surviving and nonsurviving patients. *Crit. Care Med.,* 13:85, 1985. • BOCHUD, P.-Y. & CALANDRA, T. – Pathogenesis of sepsis: new concepts and implications for future treatment. *BMJ,* 326:262, 2003. • BOJE, K.M. – Inhibition of nitric oxide synthase attenuates blood-brain barrier disruption during experimental meningitis. *Brain Res.,* 720:75, 1996. • BOLLAERT, P.E. & cols. – Baseline cortisol levels, cortisol response to corticotropin, and prognosis in late septic shock. *Shock,* 1:13, 2003. • BONE R.C. – Toward an epidemiology and natural history of SIRS (systemic inflammatory response syndrome). *JAMA,* 268:3452, 1992. • BONE, R.C. – A personal experience with SIRS and MODS. *Crit. Care Med.,* 24:1417, 1996. • BONE, R.C. – Sepsis, sepsis syndrome, and the systemic inflammatory response syndrome (SIRS). *JAMA,* 273:155, 1995. • BONE, R.C. – Toward a theory regarding the pathogenesis of the systemic inflammatory response syndrome: what we do and do not know about cytokine regulation. *Crit. Care Med.,* 24:163, 1996. • BONE, R.C. & cols. – A controlled clinical trial of high-dose methylprednisolone in the treatment of severe sepsis and septic shock. *N. Engl. J. Med.,* 317:653, 1987. • BONE, R.C. & cols. – ACCP/SCCM Consensus Conference – Definitions for sepsis and organ failure and guidelines for the use of innovative therapies in sepsis. *Chest,* 100:1644, 1992. • BONE, R.C. & cols. – Sepsis syndrome: a valid clinical entity. *Crit. Care Med.,* 17:389, 1989. • BRADLEY, S.E. & cols. – Hemodynamic alterations in normotensive and hypertensive subjects during the pyrogenic reaction. *J. Clin. Invest.,* 24:749, 1945. • BRIGHAM, K.L. & MEYRICK, B. – Endotoxin and lung injury. *Am. Rev. Respir. Dis.,* 133:913, 1986. • BRUZZI, I. & cols. – Role of increased glomerular protein traffic in the progression of renal failure. *Kidney Int. Suppl.,* 62(Suppl.):S29, 1997. • CALANDRA, T. & cols. – Prognostic values of tumor necrosis factor/cahectin, interleukin-1, alpha-interferon and gamma-interferon in the serum of patients with septic shock. *J. Infect. Dis.,* 161:982, 1990. • CANNON, J.G. & cols. – Circulating interleukin-1 and tumor necrosis factor in septic shock and experimental endotoxin fever. *J. Infect. Dis.,* 161:79, 1990. • CHALFIN, D.B.; TERES, D. & RAPOPORT, J. – A price for cost-effectiveness: implications for recombinant human activated protein C. *Crit. Care Med.,* 31:306, 2003. • Cochrane Injuries Group Albumin Reviewers and Cochrane Injuries Group Albumin Reviewers Human albumin administration in critically ill patients: systematic review of randomised controlled trials. *BMJ,* 317:235, 1998. • COHEN, J. – The immunopathogenesis of sepsis. *Nature,* 420:885, 2002. • CROSS, A.S. & OPAL, S.M. – A new paradigm for the treatment of sepsis: is it time to consider combination therapy? *Ann. Intern. Med.,* 138:502, 2003. • CUNNION, R.E. & PARRILLO, J.E. – Myocardial dysfunction in sepsis. Recent insights. *Chest,* 95:941, 1989. • DANNER, R.L. & cols. – Endotoxemia in human septic shock. *Chest,* 99:1695, 1991. • DEBETS, J.M.H. & cols. – Plasma tumor necrosis factor and mortality in critically ill septic patients. *Crit. Care Med.,* 17:489, 1989. • DELLINGER, R.P. & cols. – Surviving Sepsis Campaign Management Guidelines Committee. Surviving sepsis campaign guidelines for management of severe sepsis and septic shock. *Crit. Care Med.,* 32:858, 2004. • DESIDERIO, J.V. & cols. – Protection of mice against *Listeria monocytogenes* infection by recombinant human tumor necrosis factor alpha. *Infect. Immun.,* 57:1615, 1989. • EICHACKER, P.Q. & NATANSON, C. – Recombinat human activated protein C in sepsis: inconsistent trial results, an unclear mechanism of action, and safety concerns resulted in labeling restrictions and the need of phase IV trials. *Crit. Care Med.,* 31(1 Suppl.):S94, 2003. • ELIN, R.J. & cols. – Properties of reference *Escherichia coli* endotoxin and its phthalylated derivative in humans. *J. Infect. Dis.,* 144:329, 1981. • ELY, E.W. & cols. – Drotrecogin alfa (activated) administration across clinically important subgroups of patients with severe sepsis. *Crit. Care Med.,* 31:12, 2003. • ENGELHARDT, R. & cols. – Biological response to intravenously administered endotoxin in patients with advanced cancer. *J. Biol. Response Mod.,* 9:480, 1990. • EXLEY, A.R. & cols. – Monoclonal antibody to TNF in severe septic shock. *Lancet* (letter), 2:1275, 1900. • FISHER Jr., C.J. & cols. – Recombinant human interleukin 1 receptor antagonist in the treatment of patients with sepsis syndrome. Results from a randomized, double-blind, placebo-controlled trial. Phase III rhIL-1ra Sepsis Syndrome Study Group. *JAMA,* 271:1836, 1994. • FLECK, A. & cols. – Increased vascular permeability: a major cause of hypoalbuminaemia in disease and injury. *Lancet,* 1:781, 1975. • FONG, Y. & cols. – The acute splanchnic and peripheral tissue metabolic response to endotoxin in humans. *J. Clin. Invest.,* 85:1896, 1990. • GABOURY, J.P. & cols. – Nitric oxide inhibits numerous features of mast cell-induced inflammation. *Circulation,* 93:318, 1996. • GIBBS, R.S. – Severe infections in pregnancy. *Med. Clin. North Am.,* 73:713, 1989. • GRANGER, D.N. & KUBES, P. – Nitric oxide as antiinflammatory agent. *Methods Enzymol.,* 269:434, 1996. • GREENMAN, R.L. & cols. – A controlled clinical trial of E5 murine monoclonal IgM antibody to endotoxin in the treatment of gram-negative sepsis. *JAMA,* 266:1097, 1991. • HESSE, D.G. & cols. – Cytokine appearance in human endotoxemia and primate bacteremia. *Surg. Gynecol. Obstet.,* 166:147, 1988. • HINDER, F. & cols. – Endogenous nitric oxide and the pulmonary microvasculature in healthy sheep and during systemic inflammation. *Am. J. Respir. Crit. Care Med.,* 157:1542, 1998. • HINSHAW, L.B. & cols. – Survival of primates in LD 100 septic shock following therapy with antibody to tumor necrosis factor (TNF alpha). *Circ. Shock,* 30:279, 1990. • HOTCHKISS, R.S. & KARL, I.E. – The pathophysiology and treatment of sepsis. *N. Engl. J. Med.,* 348:138, 2003. • HUSSAIN, S.N.A. & ROUSSAS, C. – Distribution of respiratory muscle and organ blood flow during endotoxin shock in dogs. *J. Appl. Physiol.,* 59:1802, 1985. • JOHNSTON Jr., R.B. – Monocytes and macrophages. *N. Engl. J. Med.,* 318:747, 1988. • KAGEYAMA, N. & cols. – Role of endogenous nitric oxide in airway microvascular leakage induced by inflammatory mediators. *Eur. Respir. J.,* 10:13, 1997. • KAPLAN, M.H. & TENENBAUM, M.J. – *Staphylococcus aureus:* cellular biology and clinical applications. *Am. J. Med.,* 77:248, 1982. • KETTELHUT, I.C. & cols. – The toxic effects of tumor necrosis factor in vivo and their prevention by cyclooxygenase inhibitors. *Proc. Natl. Acad. Sci. USA,* 84:4273, 1987. • KINDT, G.C. & cols. – Initial recruitment of neutrophilis to alveolar sttructures in acute lung injury. *J. Appl. Physiol.,* 70:1575, 1991. • LEVI, M. – Benefit of recombinant human activated protein C beyond 28-day mortality: there is more to life than death. *Crit. Care Med.,* 31:984, 2003. • LI, X.Y. & cols. – Lipopolysacharide-induced alveolar epithelial permeability: the role of nitric oxide. *Am. J. Respir. Crit. Care Med.,* 157:1027, 1998. • LIGHT, R.B. – Septic shock. In: Hall, J.B. & cols. *Principles of Critical Care.* McGraw-Hill, New York, 1992. • MARTICH, G.D. & cols. – Detection of interleukin-8 and tumor necrosis factor in normal humans following intravenous endotoxin: The effect of anti-inflammatory agents. *J. Exp. Med.,* 173:1021, 1991. • MATTHAY, M.A. – Severe sepsis – a new treatment with both anticoagulant and antiinflammatory properties. *N. Engl. J. Med.,* 344:759, 2001. • McCARTHY, E.T. & cols. – TNF-alpha increases albumin permeability of isolated rat glomeruli through the generation of superoxide. *J. Am. Soc. Nephrol.,* 9:433, 1998. • MICHALEK, S.M. & cols. – The primary role of lymphoreticular cells in the mediation of host responses to bacterial endotoxin. *J. Infect. Dis.,* 141:55, 1980. • MICHIE, H.R. & cols. – Both cyclooxygenase-dependent and cyclooxygenase-independent pathways mediate the neuroendocrine response in humans. *Surgery,* 108:254, 1990. • MICHIE, H.R. & cols. – Detection of circulating tumor necrosis factor after endotoxin administration. *N. Engl. J. Med.,* 23:1481, 1988. • MIURA, M. & cols. – Endogenous nitric oxide modifies antigen-induced microvascular leakage in sensitized guinea pig airways. *J. Allergy Clin. Immunol.,* 98:144,

1996. • MIYAMATO, K. & cols. – Pulmonary intravascular macrophages and hemodynamic effects of liposomes in sheep. *J. Appl. Physiol.,* **64**:1143, 1988. • MORRISON, D.C. & KLINE, L.F. – Activation of the classical and properdin pathways of complement by bacterial lipopolysaccharides (LPS). *J. Immunol.,* **118**:362, 1977. • MOSER, K.M. & cols. – Cardiopulmonary consequences of pyrogen-induced hyperexia in man. *J. Clin. Invest.,* **42**:626, 1963. • NAKANE, A. & cols. – Endogenous tumor necrosis factor (cachectin) is essential to host resistance against *Listeria monocytogenes* infection. *Infect. Immun.,* **56**:2563, 1988. • NAKANO, Y. & cols. – Protective effect of recombinant tumor necrosis factor-alpha in murine salmonellosis. *J. Immunol.,* **144**:1935, 1990. • O'BRIAN, W.F. & cols. – Endotoxemia in the neonatal lamb. *Am. J. Obstet. Gynecol.,* **151**:651, 1985. • O'DWYER, S.T. & cols. – A single dose of endotoxin increases intestinal permeability in healthy humans. *Arch. Surg.,* **123**:1459, 1988. • OFFNER, F. & cols. – Serum tumor necrosis factor levels in patients with infectious disease and septic shock. *J. Lab. Clin. Med.,* **116**:110, 1990. • OFFRINGA, M. – Editorial: Excess mortality after human albumin administration in critically ill patients. *BMJ,* **317**:223, 1998. • OHLSSON, K. & cols. – Interleukin-1 receptor antagonist reduces mortality from endotoxin shock. *Nature,* **348**:550, 1990. • OPAL, S.M. & cols. – Confirmatory interleukin-1 receptor antagonist trial in severe sepsis: a phase III, randomized, double-blind, placebo-controlled, multicenter trial. The Interleukin-1 Receptor Antagonist Sepsis Investigator Group. *Crit. Care Med.,* 1997. • PAPPOVA, E. & cols. – Acute hypoproteinemic fluid overload: its determinants, distribution, and treatment with concentrated albumin and diuretics. *Vox Sang.,* **33**:307, 1977. • PARKER, M.M. & PARRILLO, J.E. – Septic shock: hemodynamics and pathogenesis. *JAMA,* **250**:3324, 1983. • PARRILLO, J.E. & cols. – Septic shock in humans: Advances in the understanding of pathogenesis, cardiovascular dysfunction, and therapy. *Ann. Intern. Med.,* **113**:227, 1990. • REMICK, D.G. & cols. – Acute in vivo effects of human recombinant tumor necrosis factor. *Lab. Invest.,* **56**:583, 1987. • REVHAUG, A. & cols. – Inhibition of cyclooxygenase attenuates the metabolic response to endotoxin in humans. *Arch. Surg.,* **123**:162, 1988. • RIVERS, E. & cols. – Early Goal-Directed Therapy Collaborative Group. Early goal-directed therapy in the treatment of severe sepsis and septic shock. *N. Engl. J. Med.,* **345**:1368, 2001. • ROUSSOS, C. & MACKLEM, P.T. – The respiratory muscles. *N. Engl. J. Med.,* **307**:786, 1982. • RUSSEL, J.A. & cols. – Oxygen delivery and consumption and ventricular preload are greater in survivors than in nonsurvivors of the adult respiratory distress syndrome. *Am. Rev. Respir. Dis.,* **141**:659, 1990. • SHOEMAKER, W.C. & cols. – Prospective trial of supranormal values of survivos as therapeutic goals in high-risk surgical patients. *Chest,* **94**:1176, 1988. • SIBBALD, W.J. & cols. – Pulmonary microvascular clearance of radiotracers in human cardiac and noncardiac pulmonary edema. *J. Appl. Physiol.,* **50**:1337, 1981. • SIBBALD, W.J. & cols. – The short-term effects of increasing plasma colloid osmotic pressure in patients with noncardiac pulmonary edema. *Surgery,* **93**:620, 1983. • SIEGEL, J.P. – Assessing the use of activated protein C in the treatment of severe sepsis. *N. Engl. J. Med.,* **347**:1030, 2002. • SILVA, A.T. & cols. – Prophylactic and therapeutic effects of a monoclonal antibody to tumor necrosis factor-alpha in experimental gram-negative shock. *J. Infect. Dis.,* **162**:421, 1990. • SONI, N. – Wanderful albumin? *BMJ,* **310**:887, 1995. • SPRUNG, C.L. & cols. – The effects of high-dose corticosteroids in patients with septic shock. A prospective, controlled study. *N. Engl. J. Med.,* **311**:1137, 1984. • SUFFREDINI, A.F. – Endotoxin administration to humans: A model of inflammatory responses relevant to sepsis. In: Lamy, M. & Thijs, L.G. Mediators of Sepsis. Springer Verlag, Berlin Heidelberg, 1992. • SUFFREDINI, A.F. & cols. – The promotion and subsequent inhibition of plasminogen following intravenous endotoxin administration to normal humans. *N. Engl. J. Med.,* **320**:1165, 1989. • SUFFREDINI, A.F. & cols. – The response of normal humans to the administration of endotoxin. *N. Engl. J. Med.,* **321**:280, 1989. • TRACEY, K.J. & cols. – Anti-cacheching/TNF monoclonal antibodies prevent septic shock during lethal bacteremia. *Nature,* **330**:662, 1987. • TRACEY, K.J. & cols. – Cachectin (tumor necrosis factor, TNF-alpha) participates in the metabolic derangements induced by gram-negative bacteremia. *Surg. Forum,* **39**:8, 1988. • TRACEY, K.J. & cols. – Cachectin/tumor necrosis factor induces lethal shock and stress hormone responses in the dog. *Surg. Gynecol. Obstet.,* **164**:415, 1987. • TRACEY, K.J. & cols. – Cachectin/tumour necrosis factor. *Lancet,* **1**:1122, 1989. • TRAN, D.D. & cols. – Age, chronic disease, sepsis, organ system failure, and mortality in a medical intensive care unit. *Crit. Care Med.,* **18**:474, 1990. • VA Systemic Sepsis Cooperative Study Group – Effect of high-dose corticosteroid therapy on mortality in patients with clinical signs of systemic sepsis. *N. Engl. J. Med.,* **317**:659, 1987. • Van DEVENTER, S.J.H. & cols. – Experimental endotoxemia in humans: analysis of cytokine release and coagulation, fibrinolytic, and complement pathways. *Blood,* **76**:2520, 1990. • VERMEIJ, C.G. & cols. – Oxygen delivery and oxygen uptake in postoperative and septic patients. *Chest,* **48**:415, 1990. • VINCENT, J.L. – Plasma colloid osmotic pressure. *Intensive Care World,* **15**:84, 1998. • VINCENT, J.L. & cols. – Anti-TNF antibodies administration increases miocardial contractility in septic shock patients. *Chest,* **101**:810, 1992. • VINCENT, J.-L. & cols. – Effects of drotrecogin alfa (activated) on organ disfunction in the PROWESS trial. *Crit. Care Med.,* **31**:834, 2003. • VINCENT, J.L. & cols. – Oxygen uptake supply dependency: Effets of a short-term dobutamine infusion. *Am. Rev. Respir. Dis.,* **142**:2, 1990. • WAKABAYASHI, G. & cols. – A specific receptor antagonist for interleukin-1 prevents *Escherichia coli*-induced shock in rabbits. *FASEB J.,* **5**:338, 1991. • WARREN, B.L. & cols. – KyberSept Trial Study Group. Caring for the critically ill patient. High-dose antithrombin III in severe sepsis: a randomized controlled trial. *JAMA,* **286**:1869, 2001. • WARREN, H.S. & cols. – Risks and benefits of activated protein C treatment for severe sepsis. *N. Engl. J. Med.,* **347**:1027, 2002. • WENZEL, R. & cols. – Results of a second double blind, randomized, controlled trial of anti-endotoxin antibody E5 in gram-negative sepsis. In: 31st Interscience Conference of Antimicrobial Agents and Chemotherapy. *Am. Soc. Microbiology* (abst. 1170):294, 1980. • WOLFF, S.M. – Biological effects of bacterial endotoxin in man. *J. Infect. Dis.,* **128**(Suppl.):259, 1980. • ZABEL, P. & cols. – Oxpentifylline in endotoxaemia. *Lancet,* **2**:1474, 1989. • ZIEGLER, E.J. & cols. – Treatment of gram-negative bacteremia and shock with human antiserum to a mutant *E. coli*. *N. Engl. J. Med.,* **307**:1225, 1982. • ZIEGLER, E.J. & cols. – Treatment of gram-negative bacteremia and septic shock eiyth HA-1A human monoclonal antibody against endotoxin. *N. Engl. J. Med.,* **324**:429, 1991.

160 Drogas na Gestação: Repercussões Perinatais

Luiz Kulay Júnior
Maria Nice Caly Kulay
Antônio José Lapa

As malformações têm sido motivo de preocupação desde os primórdios da humanidade, tanto que os defeitos congênitos foram reproduzidos em inúmeras obras de pintores e escultores no decorrer dos tempos. Hoje sabemos que 65% dos fatores determinantes das dismorfoses são multifatoriais ou desconhecidos. Entre as causas conhecidas, situam-se as de transmissão genética (20%), anomalias cromossômicas (5%) e fatores ambientais (10%); aqui, estão incluídas as infecções (2-3%), as patologias maternas (1 a 2%) e o maior contingente constituído pelas drogas e agentes químicos (4-5%). Assim, drogas e agentes químicos representam aproximadamente 50% dos fatores ambientais, ou 15% dos fatores conhecidos (Rayburn e Zuspan, 1992).

Nos países desenvolvidos, 82% das mulheres recebem medicamentos durante o pré-natal; entre essas, 65% ingerem fármacos praticando a automedicação (Rezende, 1991).

Na gestação, chamada de período fisiológico especial, o comportamento dos fármacos está condicionado a três compartimentos, cada um deles com características próprias e dinâmica individual.

Assim, no **organismo materno** devem ser apontadas as modificações gravídicas dos vários sistemas e aparelhos relacionados com o metabolismo dos fármacos. Merecem destaque as alterações da absorção gástrica e intestinal. Igualmente importantes são as modificações ventilatórias no que diz respeito à absorção e à eliminação dos medicamentos, que têm como órgão-alvo os pulmões. Quanto às mudanças da hemodinâmica, estas atuam sobre o transporte e a distribuição dos medicamentos. Na primeira metade da gravidez, as taxas de albumina estão baixas, o que implica a redução da capacidade de combinação com as drogas, resultando em aumento transitório da taxa de medicamentos livres; alguns exemplos de aumento da fração circulante livre incluem diazepínicos, ácido valpróico, fenitoína, fenobarbital, ácido acetilsalicílico, dexametasona e propranolol (Folb e Dukes, 1990).

Quanto à **placenta**, as condições para a sua ultrapassagem são conhecidas: por meio de diferenças de gradiente de concentração entre os compartimentos materno e fetal, mediante transferência ativa ou passiva. É necessário, também, que o fármaco tenha baixo grau de ionização, pelo molecular em torno de 500, e seja livre, isto é, não ligado a proteínas plasmáticas; além disso, a lipossolubilidade do medicamento, o adelgaçamento da membrana sinciciocapilar e o aumento da área da placenta são fatores coadjuvantes. Por outro lado, afecções clínicas, como *diabetes mellitus*, toxemia gravídica, isoimunização por fator Rh, e distócias funcionais, como taquissistolia, compressão do cordão umbilical, são fatores que podem influir nas características da transferência placentária, de forma temporária ou permanente (Folb e Dukes, 1990).

No que se refere ao **concepto**, sua evolução é muito dinâmica. A célula-ovo, pesando 0,5mcg, após 40 semanas se apresenta como feto, atingindo aproximadamente 3.200g. Tal fato é devido a 44 divisões celulares intra-uterinas sucessivas, do total de 48 que ocorrem durante toda a vida no gênero humano; a velocidade das mitoses é bem maior durante as 12 primeiras semanas (fase de organogênese). Considerando o período fetal, sabemos que o teor de proteínas plasmáticas é bastante reduzido, embora os níveis das drogas aqui seja, de forma geral, aproximadamente 50% menor que no organismo materno. O teor de fármacos livres é grande. A partir da 14ª semana de vida intra-uterina, porém, há evidência da atividade de NADPH I (citocromo C redutase nos hepatócitos) e comprovação do exercício efetivo de oxidação e redução hepática na 16ª semana. Assim, em que pese o reduzido número de microssomos, o fígado fetal já está apto para metabolizar os medicamentos em fase inicial da gestação. Em face desses comemorativos, o efeito das drogas no concepto é mais pronunciado e prolongado (Rayburn e Zuspan, 1992).

Apesar de enormes avanços no campo da farmacologia, a grande maioria das etapas, considerados os três compartimentos, ainda precisa ser mais bem elucidada. Portanto, os fármacos, antes do lançamento no mercado, são submetidos aos chamados testes de teratogenicidade, realizados em animais de experimentação: normalmente, dois mamíferos com características metabólicas semelhantes às dos humanos, com relação ao fármaco em questão. A partir disso, são considerados os índices de natimortalidade, mortalidade neonatal, ganho de peso materno e fetal e malformações internas, externas e esqueléticas (Folb e Dukes, 1990).

Dentro de toda essa complexidade, é preciso lembrar que os resultados do teste de teratogenicidade não podem ser extrapolados para o humano, pois as reações podem ser diferentes em cada espécie animal e, ainda, dentro da mesma espécie. Por muitos anos as gestantes ficaram privadas do uso de corticóides, porque esse grupo de fármacos produziu embriopatias (4 a 100%) quando administrados a ratas, camundongas e coelhas (Delascio, 1967). Por outro lado, a talidomida foi liberada para o consumo após testes de teratogenicidade. Somente depois do nascimento de milhares de malformados foi evidenciado que a espécie humana é 20 vezes mais sensível que a camundonga, 100 vezes mais sensível que a rata e 200 vezes mais sensível que a cadela (Aladjen, 1972). Assim, por mais rigorosos que sejam os testes, a última confirmação da inocuidade ou não do medicamento é dada pelo próprio ser humano.

Em 1953, Wilson estabeleceu o chamado "horário embriopático" que reza:

1. As drogas teratogênicas ingeridas pela gestante na fase de ovular, ou seja, nas duas primeiras semanas após a fertilização, determinam, em geral, a morte do concepto, é a lei do tudo ou nada.
2. As drogas teratogênicas ingeridas do início da terceira ao término da oitava semana, fase denominada embrionária (ou seja, da organogênese), determinam malformações morfológicas.
3. Os medicamentos teratogênicos administrados após a oitava semana até o termo da gravidez, período chamado de fetal, produzem, em geral, anormalidades funcionais. Disto decorre a maior preocupação com a terapia das gestantes no primeiro trimestre da gravidez.

Uma das dificuldades no uso de medicamentos durante a gravidez resultou que seus efeitos em experimentação animal não puderam ser extrapolados para a espécie humana.

Em 1979, nos EUA, o Food and Drug Administration (FDA) estabeleceu os fatores de risco (categorias A, B, C, D e X) para o uso de medicamentos durante a gravidez.

Categoria A – estudos controlados em mulheres e animais não demonstraram nenhum risco para o concepto. Portanto, são drogas inócuas.

Categoria B – estudos em animais não demonstraram um risco fetal, mas não há estudos controlados em humanos. Portanto, drogas muito provavelmente inócuas.

Categoria C – não há pesquisas controladas na mulher, ou elas não são disponíveis em mulheres e animais. Essas drogas somente deverão ser administradas se o benefício esperado justificar o potencial de risco para o feto.

Categoria D – há evidências de riscos para o feto humano, mas os benefícios do uso na gestante podem justificá-los (exemplo: se o medicamento for necessário em uma situação de risco iminente, ou para tratar uma doença grave quando não existem outros medicamentos mais seguros, ou se forem ineficazes).

Categoria X – estudos em animais e humanos demonstraram anormalidades fetais. A droga está contra-indicada para mulheres que estão ou irão ficar grávidas.

DROGAS NA GESTAÇÃO

Adoçantes artificiais – o aspartame é compatível com a gestação (Sturtevant, 1985), mas seu uso na amamentação é controverso (Committee on Drugs, American Academy of Pediatrics, 1994). A sacarina e o ciclamato, porém, não possuem estudos controlados.

Analgésicos – os não-opióides, como o AAS (ácido acetilsalicílico), a dipirona e o paracetamol, se ingeridos em doses habituais, são seguros tanto durante a gravidez quanto na amamentação (Jackson, 1948; Kulay Jr., 1976; Rollins, 1979). Já os opióides, como meperidina, metadona, codeína, morfina, tramadol e propoxifeno, podem ser ingeridos, por pouco tempo, nas doses terapêuticas. Se forem utilizados por períodos longos ou na proximidade do parto, podem causar a síndrome de privação e depressão respiratória no recém-nascido; em doses terapêuticas, são compatíveis com a amamentação (Fonseca, 1994; Ostrea e Chaves, 1979).

Androgênios – por promover masculinização no feto feminino, a metiltestosterona e o danazol são contra-indicados no ciclo gravídico-puerperal (Rosa, 1994).

Anorexígenos – os anorexígenos, como anfetamina, femproporex, mazindol, anfepramona e sibutramina, são contra-indicados no ciclo gravídico-puerperal. Foram relatados casos de restrição de crescimento fetal, parto prematuro e aumento do índice de mortalidade materna e perinatal (Briggs e cols., 2002).

Antagonistas dos receptores de angiotensina – estes medicamentos, extremamente deletérios ao concepto, são contra-indicados; assim, candesartano, irbesartano, losartano, telmisartano e valsartano, se ministrados a partir do segundo trimestre de gestação, podem levar a anemia, hipotensão, insuficiência renal, oligoâmnio, dismorfoses, contratura de membros e até óbito no recém-nascido (Saji e cols., 2001). Entretanto, eles são compatíveis com a amamentação (Committee on Drugs, American Academy of Pediatrics, 1994).

Ansiolíticos e hipinóticos – bromazepam, clordiazepóxido, clorazepato, nitrazepam e midazolam podem ter efeitos deletérios, portanto deve ser avaliado o risco/benefício (Belafsky e cols., 1969). Já o flunitrazepam é contra-indicado (Drury e cols., 1977). Quanto a cloxazolam, etomidato, zaleplom e zolpidem, não existem estudos controlados. São contra-indicados na lactação alprazolam, bromazepam, clordiazepóxido, flunitrazepam, nitrazepam e midazolam (Ayd Jr., 1987). Não há dados disponíveis para diazepam, buspirona, clorazepato, cloxazolam, etomidato, zaleplom e zolpedem (Briggs e cols., 2002; St. Clair e cols., 1992). O fenobarbital e o tiopental podem causar doenças hemorrágicas no recém-nascido; é indicado uso criterioso na lactação. Quanto à buspirona, não existem estudos controlados, quer na gravidez quer na lactação (Yankowitz e Nieby, 2001).

Antiácidos – os sais de cálcio e alumínio podem determinar constipação intestinal, enquanto os sais de magnésio podem causar diarréia; doses altas podem provocar hipercalcemia e hipermagnesemia no recém-nascido (Melo, 2003).

Antiagregantes plaquetários – este grupo de drogas, buflomedil, dipiridamol, pentoxifilina e tirofibano, não apresenta estudos controlados na gestação ou na lactação (Biale e cols., 1982).

Antiarrítmicos – para a amiodarona, potente teratogênico em animais de laboratório, deve ser avaliado o risco/benefício (McKenna e cols., 1983). Já a adenosina, a mexiletina e a propafenona não têm estudos controlados, enquanto a disopiramida, a quinidina e a digoxina não apresentam contra-indicação (Jansen e Genta, 2000; Soyka, 1975). A amiodarona é contra-indicada no período de lactação; enquanto adenosina e propafenona não têm relatos (Fonseca, 1994). A lidocaína, a digoxina, a mexiletina, a disopiramida procainamida e a quinidina, por sua vez, são compatíveis com a gravidez e a lactação (Buehler, 1990).

Anticoagulantes – a heparina é compatível com a gestação e deve substituir a warfarina durante o período embrionário e próximo do nascimento (Flessa, 1965; Wise e Hall, 1980). As heparinas de baixo peso molecular – dalteparina, enoxaparina e nadroparina – não têm estudos controlados (Gillis e cols., 1992; Ginsberg, 1989). Todos os medicamentos acima citados são compatíveis com a amamentação (Stevenson, 1980; Yankowitz e Nieby, 2001).

Antidepressivos – enquanto a imipramina e amitriptilina têm potencial teratogênico (Elia e cols., 1987), a nortriptilina requer a avaliação risco/benefício (Ben-Musa e Smith, 1979). A clomipramina, a mirtazapina, a tianeptina e a reboxetina não possuem estudos controlados. Quando utilizadas em doses habituais são seguras fluoxetina, paroxetina, sertralina e venlafaxina (Briggs e cols., 2002). Amitriptilina, imipramina, clomipramina, reboxetina, tianeptina, fluoxetina, nortriptilina, paroxetina, sertralina e venlafaxina devem ser usadas com critério durante a lactação (Buehler, 1990), enquanto a mirtazapina não possui dados disponíveis. O carbonato de lítio é responsável pela síndrome de Ebstein, que compreende: achatamento do septo cardíaco, deficiência valvar e hipertrofia do ventrículo; no período de amamentação deve ser utilizado de forma criteriosa (Braken e Holford, 1981; Friedman e cols., 1990; Stevens, 1974).

Antidiarréicos – enquanto o racecadotril e a atropina/difenoxilato não têm estudos controlados (Piper e cols., 1988), a loperidina é compatível com a gestação; mas todos são compatíveis com a lactação. Para a furazolidona, não temos estudos controlados na gravidez e recomenda-se cautela no aleitamento.

Antieméticos – enquanto o uso da clorpropamina é controvertido, drogas como aliprazida, cisaprida, difenocol, domperidona, metoclopramida, ondansetrona e tropissetona não têm estudos controlados (Wilton e cols., 1998). A clorpromazina pode ser utilizada durante a lactação, mas com critério; as demais citadas são compatíveis em doses habituais (Committee on Drugs, American Academy of Pediatrics, 1994), com exceção da ondansetrona, do difenidol e da tropissetrona (Yankowitz e Nieby, 2001).

Antienxaquecosos – o isometepteno deve ser evitado no primeiro trimestre da gestação (Heinonen e cols., 1977), enquanto os derivados do ergot e a metisergida estão contra-indicados. Já, naratripitano, sumatriptano, rizatriptana e zolmitriptano não têm estudos controlados (Reik Jr., 1988). No período de lactação, exceto a ergotamina, todos os demais podem ser usados com cautela (Yankowitz e Nieby, 2001).

Antiepilépticos – as drogas antiepilépticas determinam malformações múltiplas nos fetos, principalmente orofaciais, dentre elas ácido valpróico (Hilesmaa, 1980), carbamazepina (Jones, 1990), clonazepam, fenitoína (Golbus, 1980), primidona (Buehler, 1990) e trimetadiona (Feldman, 1977); o clonazepam pode promover hipotermia e doença hemorrágica no recém-nascido. O clobazam (Fonseca, 1994) está contra-indicado durante a lactação, enquanto clonazepam, fenitoína, primidona e fenobarbital podem ser usados de forma criteriosa; os demais são compatíveis (Arena, 1966). Dentre as substâncias mais recentes, barbexaclona, felbanato, gabapentina, lamotrigina, levetiracetam, oxcarbazepina, topiramato e vigabatrina não têm ainda estudos controlados durante a gravidez e a amamentação (Wagner, 1994).

Antiespasmódicos – atropina, N-butilescopulamina e hematropina têm seu uso seguro e compatível com a gravidez e a lactação (Heinonen e cols., 1977; Hellman e Fillisti, 1965). A utilização da diciclomina durante a amamentação é controversa (Soyka, 1975).

Antiflatulento – não há contra-indicação da dimeticona na gestação e no período de aleitamento.

Antifúngicos – ciclopiroxolamina, nistatina, clotrimazol e oxiconazol são compatíveis com o ciclo gravídico-puerperal. Anfotericina B, anfotericina lipossômica, cetoconazol, miconazol, terconazol e tioconazol não possuem estudos controlados (Heinonen e cols., 1977; Sanford, 1962), o mesmo ocorre com a griseofulvina, o secnidazol e o itraconazol (Heinonen e cols., 1977; Sanford, 1962). São contra-indicados no primeiro trimestre o fluconazol e o metronidazol. No período de lactação, anfotericina B, anfotericina B lipossômica, clotrimazol, miconazol, nistatina, fluconazol, griseofulvina são compatíveis; ciclopiroxolamina, fluconazol, fenticonazol, oxiconazol, sertaconazol e tioconazol, por sua vez, não apresentam estudos controlados (Briggs e cols., 2002). Cetoconazol, metroconazol e terconazol requerem uso criterioso, enquanto o secnidazol é contra-indicado (Medeiros, 2000).

Anti-helmínticos – albendazol, mebendazol, piperazina e tiabendazol, não-teratogênicos podem ser ministrados quando há indicação, no segundo e terceiro trimestre (Chehter e Cabeça, 2001; Ellis, 1986; Trussel e Beeley, 1981). Já, ivermectina, levamisol, nielosamida, oxamniquina, pirantel, pirvínio e praziquantel não possuem estudos controlados. Todos são compatíveis com a lactação, com exceção da ivermectina (Medeiros, 2000).

Anti-heparínicos – a protamina não tem estudos controlados no ciclo gravídico-puerperal (Beaufils e cols., 1986).

Anti-histamínicos – são compatíveis com a gravidez azatadina e loratadina. Por outro lado, substâncias como buclizina, clemastina, dexclorfeniramina, ebastina, feniramina, fenoxedina, hidroxizina, pirilamina não têm estudos controlados (Van Waes e Van de Velde, 1969). O uso de clorfeniramina e terfenadina requer avaliação risco/benefício (Briggs e cols., 2002; Zierler e Purohit, 1986). Quase todos os anti-histamínicos devem ser evitados no período de lactação; a opção segura é a loratadina (Fonseca, 1994).

Antiinflamatórios – *não-hormonais*: quer os derivados dos salicilatos (ácido acetilsalicílico), do indol (benzidamina, glucametacina e indometacina), do ácido propiônico (cetoprofeno ibuprofeno e neproxeno), do ácido fenilacético (diclofenaco sódico e potássico e fentiazac), do ácido antranílico (ácido mefenâmico), dos pirazolônicos (butazona cálcica, fenilbutazona, fepramona e oxifenilbutazona), dos oxicans (meloxicam e tenoxicam), dos sulfamídicos (nimesulina), quer da nabumetona são inibidores das prostaglandinas e não-teratogênicos. Caso sejam utilizados no terceiro trimestre, podem atrasar o início do trabalho de parto, promovendo gravidez prolongada; e no feto, disfunção renal, oligoâmnio, oclusão precoce do ducto arterioso com conseqüente hipertensão pulmonar primária do recém-nascido. Os derivados coxibs, celecoxib e rofecoxib não têm especificidade exclusiva para a cicloxigenase-2, portanto estão contra-indicados, a exemplo dos demais antiinflamatórios, após a 32ª semana (Briggs e cols., 2002; Byron, 1987). Quando for necessário ministrar este grupo de fármacos durante esse período, é impositivo monitorizar o concepto, com dopplerfluxometria, no mínimo a cada 24 horas. Em relação aos *hormonais*, como beclometasona, betametasona, cortisona, dexametasona, prednisolona e prednisona, houve muita discussão quanto ao uso deste grupo de fármacos na gestação. Atualmente, são indicados com benefícios tanto para a mãe como para o feto, em especial na prevenção do desconforto respiratório e de hemorragias intracranianas (Crowley, 1995). Porém, o uso deve ser criterioso, pois, casos de administração prolongada podem originar agravamento do desconforto respiratório ou hipoplasia e insuficiência da supra-renal (Fonseca, 1994; Medeiros, 2000; Wong e cols., 1982). Quando for necessário o uso de antiinflamatórios durante a amamentação, devemos optar, em doses moderadas, pelo ácido mefenâmico, cetoprofeno, dicloprofeno, ibuprofeno ou meloxicam (Gamissans, 1995).

Antimaláricos – estão contra-indicados na gestação artemeter, artesunato e quinino, enquanto cloroquina, hidroxicloroquina, mefloquina e primaquina não apresentam estudos controlados (Hart e Naunton, 1964; Udalova, 1967; Wolfe e Cordero, 1985). Na lactação, todos podem ser administrados, de forma criteriosa e com monitorização do lactente.

Antipsicóticos – devemos avaliar o risco/benefício da clorpromazina, da clozapina, da flufenazina e da pipotiazina por serem potencialmente teratogênicas (Cleary, 1977; Fonseca, 1994; Harer, 1956; Sullivan, 1957). Já, droperidol, fentanila, haloperidol, mirtazapina, nefazodona, olanzapina, pimozida, resperidona, tioridazina e trifluoroperazina não apresentam estudos controlados (Aid Jr., 1972; Petit e cols., 1976). A clorpromazina deve ser evitada na lactação, enquanto o droperidol, o haloperidol, a flufenazina e a pipotiazina podem ser usados de forma criteriosa; os demais não possuem estudos controlados (Cunninghan e cols., 1997).

Antitireoidianos – embora eventualmente possa determinar leve hipotireoidismo no concepto, o propiltiouracil controla bem as crises maternas e não é teratogênico. Na lactação, seu uso deve ser criterioso (Sugrue e Drury, 1980).

Antiulcerosos – cimetidina, famotidina, nizatidina, pantoprazol e ranitidina são compatíveis com a gestação; lanzoprazol e omeprazol não possuem estudos controlados (Yankowitz e Nieby, 2001) e o misoprostol é contra-indicado (Schonhofer, 1991). Durante a lactação, requerem uso criterioso, pois podem interferir na secreção gástrica do recém-nascido; o misoprazol é contra-indicado.

Antivirais – a zidovudina é compatível com a gravidez. Abacavir, aciclovir, amantadina, amprenavir, didanosina, efavirens, estavudina, foscarnet, ganciclovir, idoxuridina, indinavir, lamivudina, nelfinavir, nevirapina, penciclovir, saqunavir, valaciclovir e zalcitabina não possuem estudos controlados (Briggs e cols., 2002; Fonseca, 1994; Yankowitz e Nieby, 2001). Já a ribavirina é contra-indicada (Centers for Deseases Control, 1988) e o ritonavir impõe avaliação risco/benefício. Em portadoras de AIDS, a amamentação é absolutamente contra-indicada para evitar a transmissão vertical para o recém-nascido.

Bloqueadores adrenérgicos – entre os alfa-adrenérgicos, a metildopa é compatível com a gestação, enquanto outros beta-adrenérgicos como guanabenzo, prazosina e terazosina não têm estudos controlados durante a gravidez e dados disponíveis no período de aleitamento. Atenolol, bisoprolol, bisoprol, carvedilol, metroprolol, nadalol, propranolol, pindolol, sotalol e timolol determinam aumento da resistência vascular nos organismos materno e fetal. Quando ministrados no segundo trimestre, promovem redução do peso da placenta e restrição de crescimento fetal; no terceiro trimestre, foi registrada apenas redução do peso placentário. Avaliar o risco/benefício (Dubois e cols., 1980; Frishman e Chesner, 1988). No período de aleitamento, recomenda-se somente o uso do propranolol (Coumel e cols., 1987).

Bloqueadores dos canais do cálcio – os medicamentos deste grupo, como anilodipino, diltiazem, felodipino, isradipino, lacidipina, lercanidipino, manidipino, nifedipino, nimodipino, nitrendipino e verapamil, não têm estudos controlados na gestação nem dados disponíveis no aleitamento.

Bloqueadores neuromusculares/curarizantes – rocurônio tem compatibilidade com a gravidez, enquanto para os demais fármacos desse grupo, como atracúrio, pancurônio, vencurônio, galamina e succinilcolina, não possuem estudos controlados. Durante a amamentação, podem ser ministrados o pancurônio e o rocurônio; quanto aos demais, não há dados disponíveis.

Broncodilatadores – sabemos que apenas o fenoterol e a terbutalina são compatíveis, enquanto para os demais, ambufilina, acebrofilina, bamifilina, budesonida, carbocisteína, cetotifeno, formoterol, ipratrópio, montelucaste, salbutamol, teofilina e zafirlucaste, não foram realizados estudos controlados. Na lactação, aminofilina e teofilina devem ser ministradas de forma criteriosa, e os demais não apresentam dados disponíveis (Committee on Drugs, American Academy of Pediatrics, 1994).

Cardiotônicos de ação inotrópica – enquanto a digitoxina é compatível com a gravidez e a lactação (Lingman e cols., 1980; Melo, 2003), temos poucas referências sobre dobutamina, dopamina e milrinona no ciclo gravídico-puerperal.

Descongestionantes nasais – a fenilefedrina deve ser evitada durante o primeiro trimestre de gestação, enquanto a fenoxazolina, a nafazolina, a oximetazolina e a xilometazolina não possuem estudos controlados. No período de amamentação, todos esses fármacos devem ser usados de forma criteriosa.

Diuréticos – por diminuírem a perfusão placentária e exercerem efeitos deletérios ao feto, como hipoglicemia, hiponatremia e oligoâmnio, os diuréticos são contra-indicados em toda a gestação. Também, a esse grupo são incluídos os tiazídicos (Christianson e Page, 1976), como clortalidona, hidroclortiazida e indapamida. O mesmo se considere para os diuréticos de alça (Pecorari, 1969) como ácido etacrínico, bumetanida, furosemida, piretamida e poupadores de potássio (Landheimer e Katz, 1973) representados pela amilorida, espironolactona e *triantereno*. No período da lactação, a furosemida é contra-indicada; os demais devem ser usados com critério (Phelps e Karim, 1977; Szórády, 1979; Werthman e Kress, 1972).

Estimulantes do sistema nervoso central – nos períodos da gestação e da amamentação, sibutramina e anfetamina são contra-indicados (Milkovich e Van Den Berg, 1971); metilfenidato e citicolina não possuem estudos controlados.

Estrógenos – os anticoncepcionais orais como também dietilestilbestrol, estradiol, estrógenos conjugados, etinilestradiol e mestranol são contra-indicados na gestação por promover malformações fetais múltiplas (Briggs e cols., 2002; Friedman e cols., 1990; Nelson e Forfar, 1971). Na lactação, igualmente devem ser evitados, pois inibem a produção de prolactina (Herbst, 1981; Vessey e cols., 1983).

Expectorantes – no primeiro trimestre, o uso de guaifenazina deve ser evitado (Committee on Drugs, American Academy of Pediatrics, 1994); também está contra-indicado o uso prolongado do iodeto de potássio a partir da 20ª semana (Mehta e cols., 1983), conquanto é compatível durante a lactação. O mentol não possui estudos controlados no ciclo gravídico-puerperal.

Hanseniostáticos – clofazimina e dapsona não têm estudos controlados no decurso da gestação; na lactação devem ser usadas de forma criteriosa. Quanto à talidomina, está proscrita no período pré-concepcional e durante toda a gestação (Briggs e cols., 2002; Stephens, 1988).

Hemostáticos – enquanto a menadiona e a terlipressina são contra-indicadas no primeiro trimestre (Olson, 1987), a fitomenadiona é compatível. Aprotilina e etansilato não apresentam estudos controlados. A fitomenadiona é o fármaco de eleição durante a lactação.

Hipoglicemiantes – por indicação do Colégio Americano de Obstetras e Ginecologistas, a insulina é a droga de eleição durante toda a gestação e amamentação (American College of Obstetricians and Gynecoligists, 1994). Entre os hipoglicemiantes orais estão contra-indicadas acarbose, clorpropamida, fenformina, glibenclamida, glimepirida, glipizida, metformina, replaglimida e rosiglitazona (Coustan, 1991; Jackson, 1990). Na amamentação, a rosiglitazona é contra-indicada; a fenformina não apresenta dados disponíveis. Todas as demais drogas podem ser usadas com critério.

Hipolipemiantes – probucol é compatível com a gestação, enquanto o clofibrato requer avaliação risco/benefício. Atorvastatina, cerivastatina, fluvastatina genfibrosila, lovastatina, pravastatina e sinvastatina são contra-indicadas por inibir a síntese do colesterol (Product Information, 2000 e 2002; Stevenson, 1980). Durante a lactação, atorvastatina, fluvastatina, genfibrosila e probucol não apresentam dados disponíveis; por outro lado, lovastatina, pravastatina e sinvastatina devem ser evitadas, enquanto clofibrato e cervastatina são contra-indicados (Briggs e cols., 2002; Fonseca, 1994).

Hormônios hipofisários – desmopressina e somatotrofina não possuem dados disponíveis durante a gestação e o aleitamento (Kallen e cols., 1995); a leuprolida está contra-indicada na gravidez, não tendo estudos controlados na lactação (Briggs e cols., 2002).

Hormônios tireoidianos – levotiroxina e liotiroxina são compatíveis com o período gestacional; a calcitonina e protirrelina não possuem dados disponíveis. No aleitamento não há estudos controlados (Heinonen e cols., 1977).

Imunomoduladores – a timomodulina deve ser evitada no primeiro trimestre e a leflunomida em toda a gestação, enquanto o glatirâmer não possui estudos controlados. No período de amamentação, a timomodulina está contra-indicada; há poucos relatos quanto ao glatirâmer e à leflunomida (Jansen e Genta, 2000).

Imunossupressores – dentre esses medicamentos, quer os mais antigos, como azatioprina e ciclosporina, e os mais recentes, basiliximab, daclizumab sirolimus e tracolimus, não possuem estudos controlados. Na amamentação, com exceção do basiliximab, que é contra-indicado, os demais não possuem dados disponíveis (Briggs e cols., 2002).

Inibidores da enzima conversora da angiotensina – lesivos ao feto quando aplicados a partir do segundo trimestre por provocarem redução do fluxo renal do feto, anúria, oligoâmnio com conseqüente deformação facial, contratura dos membros, restrição do crescimento fetal, hipoplasia pulmonar e persistência do ducto arterioso; deve ser avaliado o risco/benefício (Piper e cols., 1992). Com exceção do cilazapril, que não tem dados disponíveis no período de lactação, todos os demais são compatíveis (Committee on Drugs, American Academy of Pediatrics, 1994).

Leishmaniose/tripanossomíase – benzonidazol, meglumina e pentamidina não possuem estudos controlados; quando não houver opção, avaliar risco/benefício. No período de aleitamento, podem ser administradas meglumina e pentamidina, visto que o benzonidazol não tem estudos controlados (Briggs e cols., 2002).

Mucolíticos – a bromexina e a acetilcisteína são compatíveis; ambroxol, carbocisteína, dornase alfa e erdosteína não apresentam dados disponíveis (Kulay Jr. e Lapa, 2003). Acebrofilina e sobrerol devem ser evitados no primeiro trimestre. Todos os mucolíticos citados podem ser empregados na amamentação; a erdosteína tem poucas referências (Heinonen e cols., 1977).

Progestágenos – tanto a hidroxiprogesterona quanto a medroxiprogesterona podem causar malformações; seu uso requer avaliação do risco/benefício (Braken e Holford, 1981). Levonorgestrel, linestrenol, noretindrona e norgestrel estão contra-indicados (Heinonen e cols., 1977). No período de lactação, o linestrenol e a medroxiprogesterona são compatíveis, mas a hidroxiprogesterona não tem estudos controlados; levonorgestrel, linestrenol, noretindrona e norgestrel são contra-indicados (Medeiros, 2000).

Relaxantes musculares – baclofeno e tizanidina não possuem estudos controlados, mas a ciclobenzaprina é compatível. Na lactação, o uso do baclofeno é seguro, enquanto a ciclobenzapina não possui dados disponíveis (Kulay Jr. e Lapa, 2003).

Trombolíticos – não há estudos controlados sobre a estreptoquinase durante a gestação ou o puerpério (Briggs e cols., 2002).

Tuberculostáticos – são seguros na gravidez etambutol, etionamida e isoniazida; a pirazinamida e a rifampicina não têm dados disponíveis para seu uso. Durante a lactação todos esses medicamentos podem ser empregados com segurança (Committee on Drugs, American Academy of Pediatrics, 1994).

Vasodilatadores – diazepóxido, dipiridamol, hidralazina, isossorbida, nitroglicerina, nitroprussiato de sódio, minoxidil e papaverina não apresentam dados disponíveis durante a gravidez (Briggs e cols., 2002). Na amamentação dipiridamol, hidralazina, minoxidil e papaverina são compatíveis, enquanto os demais não têm dados disponíveis (Fonseca, 1994; Medeiros, 2000).

Vitaminas – tanto quanto o excesso, quer as lipossolúveis A (Hale, 1933; Pilotti e Scorta, 1965), D (Taussig, 1966), E (Robers, 1973) e K (Braken e Holford, 1981; Tateno e Oshima, 1972), quer as hidrossolúveis C (Cooper, 1961) e complexo B (Heller, 1974) são danosas para o desenvolvimento do feto. A Academia Nacional de Ciências dos Estados Unidos da América do Norte recomenda as vitaminas como complementos na dieta durante o ciclo gravídico-puerperal.

Referências Bibliográficas

- AHFS. American Hospital Formulary Service – Drug information, 1985. Bethesda. *Am. Soc. Hosp. Pharm.*, 1:322, 1985. • AHFS. American Hospital Formulary Service – Drug information, 1997. Bethesda. *Am. Soc. Health-Systems Pharm.*, p. 2805, 1997. • ALADJEN, S. – *Risks in the Practice of Modern Obstetrics*. St. Louis, Mosby Co, 1972. • AMERICAN COLLEGE OF OBSTETRICIANS AND GYNECOLOGISTS – Diabetes and pregnancy. *Technical Bulletin*, nº 2000, December, 1994. • ANONYMOUS – Griseofulvin: a new formulation and some old concerns. *Med. Lett. Drugs Ther.*, 18:17, 1976. • ARENA, J.M. – Drugs and breast feeding. *Clin. Pediatr.*, 5:472, 1966. • AYD Jr., F.J. (ed.) – Exposure to benzodiazepines in utero. *Drug. Ther. Newslett*, 22:37, 1987. • AYD Jr., F.J. – Haloperidol: fifteen years of clinical experience. *Dis. Nerv. Syst.*, 33:459, 1972. • BEAUFILS, M. & cols. – Prospective controlled study of early antiplatelet therapy in prevention of preeclampsia. *Adv. Nephrol.*, 15:87, 1986. • BELAFSKY, H.A. & cols. – Meprobamate during pregnancy. *Obstet. Gynecol.*, 34:378, 1969. • BIALE, Y. & cols. – The course of pregnancy in patients with artificial heart valves treated with dipyridamole. *Int. J. Gynaecol. Obstet.*, 18:128, 1982. • BRAKEN, M.B. & HOLFORD, T.R. – Exposure to prescribed drug in pregnancy and association with congenital malformations. *Obstet. Gynecol.*, 58:336, 1981. • BRIGGS, G.G.; FREEMAN, R.K. & YAFEE, S.J. – *Drugs in Pregnancy and Lactation*. 6ᵗʰ ed., Philadelphia, Lippincott Williams & Wilkins, 2002. • BUEHLER, B.A. – Prenatal prediction of risk of the fetal hydantoin syndrome. *N. Engl. J. Med.*, 322:22, 1990. • BYRON, M.A. – Treatment of rheumatic diseases. *Br. Med. J.*, 249:236, 1987. • CENTERS FOR DISEASE CONTROL – Assessing exposures of health-care personnel to aerosols of ribavirin. *California MMWR*, 37:560, 1988. • CHEHTER, I. & CABEÇA, M. – Parasitoses intestinais. In: Borges, D.A. & Rotschild, H.A. (eds.). *Atualização Terapêutica*. 20ᵗʰ ed., São Paulo, Artes Médicas, 2001, p. 428. • CHRISTIANSON, R. & PAGE, E.W. – Diuretic drugs and pregnancy. *Obstet. Gynecol.*, 48:647, 1976. • CLEARY, M.E. – Fluphenazine decanoato during pregnancy. *Am. J. Psychiatry*, 134:815, 1977. • COMMITTEE ON DRUGS, AMERICAN ACADEMY OF PEDIATRICS – The transfer of drugs and other chemicals into human milk. *Pediatrics*, 93:137, 1994. • COMMITTEE ON NUTRITION. AMERICAN ACADEMY OF PEDIATRICS – Vitamin K compounds and the water-soluble analogues. *Pediatrics*, 28:501, 1961. • COOPER, J.R. – The role of ascorbic acid in the oxidation of hiptofan to 5-hydroxitryptofan. *Am. N. Y. Acad. Sci.*, 92:208, 1961. • COUMEL, P.; LECLERCQ, J.E. & ESCOUBER, B. – β-blockers: use for arrhythmias. *Eur. Heart J.*, 8(Suppl. A):41, 1987. • COUSTAN, D.R. – Management of gestational diabetes. *Clin. Obstet. Gynecol.*, 34:558, 1991. • CROWLEY, P.A. – Antenatal corticosteroid therapy: a meta-analysis of the randomized trials, 1972 to 1994. *Am. J. Obstet. Gynecol.*, 173:322, 1995. • CUNNINGHAN, E.G. & cols. – The puerperium. In: Cunninghan, E.G. & cols. (eds.) *Williams Obstetrics*. 20ᵗʰ ed., Stanford, Appleton & Lang, 1997, p. 544. • DELASCIO, D. – Quimioteratogêneses. In: Delascio, D. *Temas de Obstetrícia, Ginecologia e Pediatria Neonatal*. São Paulo, Fundo Editorial Procienx, 2º vol., 1967. • DOMINGO, J.L. – Developmental toxicity of metal chelating agents. *Reprod. Toxicol.*, 12:499, 1998. • DRURY, K.A.D. & cols. – Floppy-infant syndrome: is oxazepam the answer? *Lancet*, 2:1126, 1977. • DUBOIS, D. & cols. – Beta-blockers and high-risk pregnancies. *Int. J. Biol. Res. Pregnancy*, 1:141, 1990. • ELLIS, C.J. – Antiparasitics agents in pregnancy. *Clin. Obstet. Ginecol.*, 13:269, 1986. • EUA, J. & cols. – Teratogenycity of psychotherapeutic medications. *Psiehophannaeol. Bull.*, 23:531, 1987. • FELDMAN, G.L. – The fetal trimethadione syndrome. *Am. J. Dis. Child.*, 131:1389, 1977. • FLESSA, H.C. – Placental transport of heparin. *Am. J. Obstet. Gynecol.*, 93:570, 1965. • FOLB, P.I. & DUKES, M.N.G. – *Drug Safety in Pregnancy*. Amsterdam, Elsevier, 1990. • FONSECA, A.L. – *Medicamentos na Gravidez e Lactação*. Rio de Janeiro, Publicações Científicas, 1994. • FRANCHI, G. & GIANNI, A.M. – Clorpromazine distribution in maternal and fetal tissues and biological fluids. *Acta Anaesthesiol.*, 8:197, 1957. • FRIEDMAN, J.M. & cols. – Potential human teratogenicity of frequently, prescribed drugs. *Obstet. Gynecol.*, 75:594, 1990. • FRISHMAN, W.H. & CHESNER, M. – Beta-adrenergic blockers in pregnancy. *Am. Heart J.*, 115:147, 1988. • GAMISSANS, O. – Puerpério lactancia. In: Gonzáles-Merlo, J.; Del Sol J.R. (eds.). *Obstetricia*. Barcelona, Masson, 1995, p. 281. • GILLIS, S.; SHUSHAN, A. & ELDOR, A. – Use of low molecular weight heparin for prophylaxis and treatment of thromboembolism in pregnancy. *J. Gynecol. Obstet.*, 39:297, 1992. • GINSBERG, J.S. – Risks to the foetus of anticoagulant therapy during pregnancy. *Thromb. Haemost.*, 61:197, 1989. • GOLBUS, M.S. – Teratology for the obstetrician: current status. *Obstet. Gynecol.*, 55:269, 1980. • HALE, F. – Pigs born without eye ball. *J. Hered.*, 24:105, 1933. • HARER, W.B. – Chlorpromazine in normal labor. *Obstet. Gynecol.*, 8:1, 1956. • HART, C.W. & NAUNTON, R.F. – The ototoxicity of chloroquimic phosphate. *Arch. Otolaryngol.*, 80:407, 1964. • HEINONEN, O.P.; STONE, D. & SHAPIRO, S. – Birth. *Defects and Drugs in Pregnancy*. Littleton, 1977. • HELLER, S. – Vitamin B1 status in pregnancy. *Am. J. Clin. Nutr.*, 27:1221, 1974. • HELLMAN, L.M. & FILLISTI, L.P. – Analysis on the atropine test for placental transfer in pregnancy with toxemia and diabetes. *Am. J. Obstet. Gynecol.*, 91:797, 1965. • HERBST, A.L. – Diethylestilbestrol and other sex hormones during, pregnancy. *Obstet. Gynecol.*, 58(Suppl.):355, 1981. • HILES-MAA, V.K. – Valproic acid during pregnancy. *Lancet*, 1:883, 1980. • HOMNEDIEU, C.S.; NICHOLAS, D. & ARMES, D.A. – Potentiation of magnesium sulfate induced neuromuscular weakness by gentamicin, tobramycin and amikacin. *J. Pediatr.*, 102:629, 1983. • JACKSON, A.V. – Toxic effects of salicilate on the foetus and mother. *J. Pathol. Bacterial*, 60:587, 1948. • JACKSON, W.P.V. – Tolbutamide and chlorpropamide during pregnancy in human diabetic. *N. Engl. J. Med.*, 320:1661, 1990. • JANSEN, N.M. & GENTA, M.S. – The effects of immunosuppressive and anti-inflamatory medications on fertility, pregnancy and lactation. *Arch. Intern. Med.*, 160:610, 2000. • JONES, K.L. – Pattern of malformations in the children of women treated with carbamazepine during pregnancy. *N. Engl. J. Med.*, 320:1661, 1990. • KALLEN, B.A.; CARLSSON, S.S. & BENGTSSON, B.K.A. – Diabetes insipidus and use of vasopressin during pregnancy. *Eur. J. Endocrinol.*, 132:144, 1995. • KULAY Jr., L. – Efeitos da dipirona sobre crias da rata albina. Ensaio biológico. *Matern. Inf.*, 35:21, 1976. • KULAY Jr., L. & LAPA, A.J. – *Drogas na Gravidez. Manual de orientação.* São Paulo, Ponto, 2003. • LANDHEIMER, M.D. & KATZ, A.L. – Sodium and diuretics in pregnancy. *N. Engl. J. Med.*, 288:89, 1973. • LAVER, M. & FAIRLEY, K.F. – D-penicillamine treatment in pregnancy. *Lancet*, 1:1019, 1971. • LINGMAN, G.; OHRLANDER, S. & OHLIN, P. – Intrauterine digoxin treatment of fetal paroxysmal tachycardia. *Br. J. Obstet. Gynecol.*, 87:340, 1980. • McKENNA, W.J. & cols. – Amiodarone therapy during pregnancy. *Am. J. Cardiol.*, 51:1231, 1983. • MEDEIROS, S.F. – Drogas na lactação. In: Benzecry, R. *Tratado de Obstetrícia.* FEBRASGO. Rio de Janeiro, Revinter, 2000. • MEHTA, P.S.; MEHTA, S.J. & VORHERR, H. – Congenital iodide goiter and hypothyroidism: a revew. *Obstet. Gynecol. Surv.*, 38:237, 1983. • MELO, J.M.S. – *Dicionário de Especialidades Farmacêuticas.* 31ª ed., Rio de Janeiro, Publicações Científicas, 2002-2003. • MILKOVICH, L. & VAN DEN BERB, B.J. – Associations between drugs administered during pregnancy and congenital abnormalities of the fetus. *Br. Med. J.*, 1:523, 1971. • MITANI, G.M.; STEINBERG, L. & LIE, N. – The pharmacokinetics of antiarrhithmic agents in pregnancy and lactation. *Clin. Pharmacokinet*, 12:253, 1987. • MIZRAHI, E.M. – Nephrogenic diabetes insipidus in transplacental lithium intoxication. *J. Pediatr.*, 94:493, 1979. • NELSON, M.N. & FORFAR, J.O. – Associations between drugs administered during pregnancy and congenital abnormalities of the fetus. *Br. Med. J.*, 523, 1971. • NOWLES, J.A. – Drugs excreted into breast milk. In: Shirkey, H.C. (ed.). *Pediatric Therapy.* St. Louis, Mosby, 1972. • OLSON, J.A. – Recommended dietary intakes (RDI) of vitamin K in humans. *Am. J. Clin. Nutr.*, 45:687, 1987. • OSTREA, E.M. & CHAVEZ, C.J. – Perinatal problems in maternal drug adetion: a study of 830 cases. *J. Pediatr.*, 94:292, 1979. • PECORARI, D. – Administration of furosemide to women during confinement and its action on newborn infants. *Acta. Biomed. Atheneu Parmense*, 40:2, 1969. • PETIT, G.P.; SMITH, G.A. & MELLORY, W.L. – Droperidol in obstetrics: a double-blind study. *Milit. Med.*, 141:316, 1976. • PHELPS, D.L. & KARIM, A. – Spironolactone: relationship between concentrations of dethioacetylated metabolite in human serum and milk. *J. Pharm. Sci.*, 66:1203, 1977. • PILOTTI, G. & SCORTA, A. – Hipervitaminosi gravídica e malformazioni neonatal dell apparato urinario. *Minerva Ginecol.*, 17:1103, 1965. • PIPER, J.M. & cols. – Maternal use of prescribed drugs associated with recognized fetal adverse drug reactions. *Am. J. Obstet. Gynecol.*, 159:1173, 1988. • PIPER, J.R.; RAY, W. & ROSA, F.W. – Pregnancy outcome following exposure to antiotensin converting enzyme inhibitors. *Obstet. Gynecol.*, 80:429, 1992. • PRODUCT INFORMATION – *Atromid-S.* Wyeth-Ayerst Pharmaceuticals, 2000. • PRODUCT INFORMATION – *Lorelco.* Marion Morrell Dow, 1994. • PRODUCT INFORMATION – *Simulect.* Novartis, 2002. • RANG, H.P.; DALE, M.M. & RITTER, J.M. – *Farmacologia.* 4ª ed., Rio de Janeiro, Guanabara Koogan, 2001. • RAYBURN, W.F. & ZUSPAN, F.P. – *Drug Therapy Obstetric and Gynecology.* St. Louis, Mosby, Year Book, 1992. • REIK Jr., L. – Headaches in pregnancy. *Semin. Neurol.*, 8:187, 1988. • REZENDE, J. – *Obstetrícia.* 6ª ed., Rio de Janeiro, Guanabara Koogan, 1991. • ROBERS, S.A. – Antenatal factors associated with neonatal hypocalemia convulsion. *Lancet*, 2:809, 1973. • ROLLINS, D.E. – Acetaminophen: potentially toxic metabolic formed by human fetal and adult liver microssomes and isolated fetal liver cells. *Science*, 205:1414, 1979. • ROSA, F. – *Anticholesterol Agent Pregnancy Exposure Outcomes.* Presented at the 7th International Organization for Teratogen Information Services, Woods Hole, MA, April, 1994. • ROSA, W. – Virilization of the female fetus with maternal danazol exposure. *Am. J. Obstet. Gynecol.*, 149:99, 1984. • SAJI, H. & cols. – Losartan and fetal toxic effects. *Lancet*, 357:363, 2001. • SANFORD, W.G. – A therapeutic dilemma: the treatment of disseminated coccidioidomicosis with amphotericin B. *Ann. Inter. Med.*, 56:553, 1962. • SCHONHOFER, P.S. – Brazil: misuse of misoprostol as an abortifacient may induce malformations. *Lancet*, 337:1534, 1991. • SMILACK, J.D.; WILSON, W.R. & COCKERILL, F.R. – Tratracyclines, chlorampheni-col, erythromicin, clindamicin and metronidazole. *Mayo Clin. Proc.*, 66:1270, 1991. • SOYKA, L.F. – Placental transfer effects on the fetus and therapeutic use in newborn. *Clin. Perinatol.*, 2:23, 1975. • St. CLAIR, S.M. & SCHIRMER, R.G. – First trimester exposure to alprazolam. *Obstet. Gynecol.*, 80:843, 1992. • STEPHENS, T.D. – Proposed mechanisms of action in thalidomide ambryopathy. *Teratology*, 38:229, 1988. • STEVENS, D. – Transplacental lithium poisoning. *Lancet*, 11:595, 1974. • STEVENSON, R.E. – Hazards of oral anticoagulants during pregnancy. *JAMA*, 243:1549, 1980. • STURTEVANT, F.M. – Use of aspartame in pregnancy. *Int. J. Fertil.*, 30:85, 1985. • SUGRUE, D. & DRURY, H. – Hiperthyroidism complicating pregnancy. *Br. J. Obstet. Gynecol.*, 87:970, 1980. • SULLIVAN, C.L. – Treatment of nausea and vomiting of pregnancy with chlorpromazine. A report of 100 cases. *Postgrad. Med.*, 22:429, 1957. • SZÓRÁDY, I. – Medicamentos no leite materno: perigosos ou inofensivos? *Hexágeno Roche*, 6:1, 1979. • TATENO, M. & OSHIMA, A. – Relationship between serum vitamin and levels in the perinatal period and the birth weight of the neonate. *Acta. Obstet. Gynecol. Jap.*, 30:177, 1972. • TAUSSIG, H.B. – Possible injury to cardiovascular system from vitamin D. *Ann. Inter. Med.*, 65:1195, 1966. • TRUSSEL, R.R. & BEELEY, L. – Infestações. In: *Clínicas Obstétricas e Ginecológicas.* Rio de Janeiro, Interamericana, 1981, p. 333. • UDALOVA, D. – The effect of chloroquine on the embryanal development of rats. *Pharmacol. Toxicol. (Russa)*, 2:226, 1967. • VAN WAES, A. & VAN DE VELDE, E. – Safety evaluation of haloperidol in the treatment of hyperemeses gravidarum. *J. Clin. Pharmacol.*, 9:224, 1969. • VESSEY, N.L.P. & cols. – A randomized double-blind controlled trial of stilboestrol therapy in pregnancy: long-term follow-up of mathers and their offsprings. *Br. J. Obstet. Gynecol.*, 90:1007, 1983. • VORHERR, H. – Drugs excretion in breast milk. *Postgrad. Med.*, 56:104, 1974. • WAGNER, M.L. – Felbamate: a new antiepileptic drug. *Am. J. Hosp. Pharm.*, 51:1657, 1994. • WALLENBURG, H.C.S. & ROTMANS, N. – Idiopatic recurrent fetal growth retardation and aspirin-dipyridamole therapy. Reply. *Am. J. Obstet. Gynecol.*, 160:763, 1989. • WEISS, C.V.; GLAZKO, A.J. & WESTON, J.K. – Chloranphenical in the newborn infant. *N. Engl. J. Med.*, 262:787, 1960. • WENNBERG, R.P.; RASSMUSSEN, L.F. & AHLORS, C.E. – Displacement of bilirrubin from human albumin by three diuretics. *J. Pediatr.*, 90:647, 1977. • WERTHMAN, M.W. & KRESS, S.V. – Excretion of chlorothiazide in human breast milk. *J. Pediatr.*, 81:781, 1972. • WILSON, J.T. – Milk/plasma ratios and contraindicate drugs. In: Wilson, J.T. (ed.). *Drugs in Breast Milk.* Balgowlah, Adis, 1981. • WILTON, L.V. & cols. – The outcomes of pregnancy in women exposed to newly marketed drugs in general practice in England. *Br. J. Obstet. Gynaecol.*, 105:882, 1998. • WISE, P.H. & HALL, A.J. – Heparin-induced osteopenia in pregnancy. *Br. Med. J.*, 11:110, 1980. • WOLFE, M.S. & CORDERO, J.F. – Safety of chloroquine in chemosuppression of malaria during pregnancy. *Br. J. Med.*, 290:1466, 1985. • WONG, F.A. & FLOR, S.C. – The metabolism of ofloxacin in humans. *Drug Metab. Dispos.*, 18:1103, 1990. • WONG, Y.C.; BEARDSMORE, C.S. & SILVERMAN, M. – Antenatal dexamethasone and subsequent lung growth. *Arch. Dis. Child.*, 57:536, 1982. • YANKOWITZ, J. & NIEBY, L. – *Drug Therapy in Pregnancy.* 3rd ed., Philadelphia, Lippincott Williams & Wilkins, 2001. • ZIERLER, S. & PUROHIT, D. – Pre-natal antihistamin exposure and retrolental fibroplasia. *Am. J. Epidemiol.*, 123:192, 1986.

161 Imunizações na Gestação

Jorge M. Buchdid Amarante

A intenção primordial das imunizações é a erradicação ou prevenção de doenças de modo isolado ou em determinada população. As imunizações podem ser ativas ou passivas.

A *imunização ativa* é a inoculação de todo um agente infeccioso, partes dele ou um produto modificado habitualmente sintetizado por este microrganismo (por exemplo, toxóide). Desse modo, provocamos uma resposta imune que simula a infecção natural, levando a pequeno ou nenhum risco ao receptor.

A *imunização passiva* é a administração de anticorpo previamente formado contra um microrganismo ou a um produto dele. Esse procedimento está indicado em situações específicas, como em indivíduos com deficiência de síntese de anticorpos, como ocorre nos defeitos congênitos ou adquiridos de linfócitos B, assim como nos expostos a determinadas doenças, por exemplo leucêmicos expostos à varicela ou sarampo, ou em profissionais de saúde que se acidentaram com materiais perfurantes, contaminados com fluidos biológicos de pacientes com infecção aguda ou crônica pelo vírus da hepatite B.

A prevenção de doenças pela imunização é o procedimento médico com o melhor desempenho de custo/benefício entre todos os procedimentos de saúde e deve sempre ser incentivada. Fatos como a erradicação mundial da varíola, a erradicação da poliomielite das Américas e a perspectiva de erradicação do sarampo e da doença invasiva pelo *Haemophilus influenzae* tipo b só se viabilizaram quando houve o compromisso na ampliação da cobertura vacinal nas populações-alvo contra estes agentes.

No tocante ao uso de imunobiológicos durante o período gestacional, as perguntas mais freqüentemente lembradas são:

- "A imunização da gestante apresenta algum risco ao feto ou a ela própria?"
- "A imunização na gestação tem sua eficácia prejudicada?"
- "A imunização traz benefícios específicos quando realizada durante a gestação?"

Em relação à primeira pergunta, a gestação suscita alguns riscos teóricos, embora nenhuma evidência indique categoricamente que as vacinas disponíveis tragam efeitos deletérios para o feto. Por razões médicas, legais e éticas, as vacinações em gestantes devem limitar-se àquelas situações nas quais seu uso se mostra benéfico para a mãe ou feto e devem ser realizadas com produtos que tenham seus efeitos adequadamente avaliados.

Quando qualquer imunobiológico tiver que ser administrado durante a gestação, atrasá-lo até o segundo ou terceiro trimestre é atitude razoável para minimizar discussões sobre possível teratogenicidade.

Em relação à eventual imunodepressão que é citada como passível de ocorrer durante a gestação, não há nenhuma constatação categórica de menor eficácia ou de riscos mais evidentes em gestantes vacinadas.

De modo genérico, podemos dividir as indicações de imunobiológicos nas gestantes em três categorias:

a) *Vacinas rotineiras* são aquelas que totalmente seguras e indicadas para uso obrigatório durante a gestação.
b) *Vacinas que devem ser evitadas* durante a gestação.
c) *Vacinas desnecessárias* ou raramente indicadas durante a gestação, *mas seguras* quando utilizadas em situações especiais.

VACINAS ROTINEIRAS E TOTALMENTE SEGURAS PARA SEREM INDICADAS DURANTE A GESTAÇÃO

Tétano e difteria – esta é uma das duas vacinas rotineiramente recomendadas para serem administradas durante a gestação. Ela combina os toxóides contra o tétano e a difteria. É usada para a imunização primária ou para os reforços naqueles previamente imunizados.

Na Europa e EUA, o tétano obstétrico e umbilical praticamente desapareceu, entretanto esta doença tem sido bastante freqüente em países da África, Ásia e América do Sul. Na Índia, os coeficientes de morbidade indicam que 8 a 30% dos casos de tétano ocorrem em recém-nascidos. El-Sherbini (1991) descreve que no Egito o Ministério da Saúde local notifica somente 10% dos casos de tétano neonatal e que o uso da vacinação da gestante a partir de 1989, sob forma de campanha pública, fez cair significativamente as internações e a gravidade do tétano neonatal naquele país. No Brasil, a cobertura vacinal de gestantes em 1989 com o toxóide tetânico foi de 29%.

Com base nos coeficientes de mortalidade da Organização Mundial da Saúde (OMS) em 14 países sob vigilância dessa entidade, estima-se que ocorra ao redor de 500.000 mortes/ano causadas pelo tétano neonatal. Assumindo um coeficiente de mortalidade atribuída de 85%, pode-se estimar que ocorrem ao redor de 600.000 casos/ano de tétano neonatal nestes países.

Nos EUA, entre 1986 e 1989, ocorreram 48-64 casos/ano de tétano, acometendo quase exclusivamente indivíduos não-imunizados ou inadequadamente vacinados. No período de 1982 a 1989, indivíduos maiores de 20 anos de idade totalizaram 95% dos 513 casos relatados no período e, destes, 59% tinham idade superior a 60 anos. Tais cifras mostram que aproximadamente 30-35% dos casos ocorreram em indivíduos entre 20 e 60 anos, sendo que 6-11% ocorreu em pessoas entre 18 e 39 anos, que compreende a faixa mais abrangente do período reprodutivo. Tais cifras mostram que as gestantes não-imunes dariam à luz a uma criança sem nenhuma imunidade ao tétano e permaneceria suscetível à doença pelo menos até o quarto mês de vida e qualquer descuido em relação ao coto umbilical poderia trazer conseqüências absolutamente evitáveis.

Dado mais alarmante é que 81% das pessoas que desenvolveram tétano após um ferimento e que procuraram atendimento médico não receberam profilaxia adequada conforme as recomendações correntes. A administração correta do toxóide leva à proteção em praticamente 100% dos casos. Quando se faz necessária a imunização passiva, a imunoglobulina hiperimune contra o tétano (IgT) na dose de 250U por via intramuscular deve ser usada sem contra-indicações durante o período gestacional.

Em 1957, Ramon recomendou que a grávida se imunizasse contra o tétano de maneira a transferir passivamente, por via placentária, anticorpos para o feto, havendo proteção contra o tétano neonatal. Desde então, vários estudos têm confirmado a transmissão da imunidade materna para o feto, assim como a total segurança dessa vacina. Por tais motivos, hoje a OMS recomenda a vacinação antitetânica durante a gestação.

Em relação à difteria, recentemente, entre 1993 e 1995, descreveu-se uma epidemia de difteria nos novos Estados Independentes da antiga União Soviética (Moscóvia, Ucrânia, Armênia, Estônia, Lituânia, entre outros dos 14 novos Estados), acometendo crianças e adultos. A prevenção dessa doença é realizada com o toxóide diftérico, habitualmente combinado com o toxóide tetânico, quando para uso em adultos (dT – dupla adulto). O uso preferivelmente deve ser combinado, pois já se documentou que a ausência de anticorpos contra a toxina diftérica com freqüência se acompanha da ausência de anticorpos contra a toxina tetânica (Chabala e cols., 1991).

Devem ser administradas duas doses da vacina dupla na gestante (dT), sendo a primeira o mais precoce possível e com intervalo não inferior a quatro semanas da segunda dose (idealmente 8 a 10 semanas). Devemos ter o cuidado de realizar esta última pelo menos duas a quatro semanas antes da data prevista do parto. São nas últimas semanas da gestação que ocorre a transferência dos anticorpos sintetizados por ocasião da vacinação, e, se a segunda ou terceira doses forem administradas muito próximas ao parto, não haverá tempo para essa transferência.

O intervalo para a administração da terceira dose do esquema primário é de 6 a 12 meses após a segunda. Aplicadas três doses, um único reforço deve ser administrado a cada 5 a 10 anos. Na mulher já imunizada com o esquema primário da infância ou durante qualquer período da fase adulta, somente uma dose de reforço deve ser administrada ao redor do quarto mês da gestação ou com pelo menos um mês de antecedência à data provável do parto.

O quadro VII-11 sumariza a conduta em relação ao uso da vacina contra a difteria-tétano (dT) na gestação, e o quadro VII-12, as recomendações de vacina após exposição.

Quadro VII-11 – Vacinação contra a difteria e o tétano (dT – dupla adulto) no período gestacional*.

	Esquema vacinal primário	Reforços da vacina
Gestantes nunca vacinadas previamente contra difteria-tétano	2 doses de dT, administradas com intervalo de 30-60 dias	1 dose 6-12 meses após a segunda
Gestantes com 1 ou 2 doses previamente administradas	Completar série primária com 2 doses	1 dose 6-12 meses após a segunda
Gestante com série primária completa (3 doses dT)	–	Administrar 1 dose, se transcorrido mais de 5 anos da última dose

* É aconselhável, mas não obrigatório, aguardar o segundo trimestre da gestação para o início da vacinação.

Quadro VII-12 – Guia para a profilaxia contra o tétano após ferimentos.

História vacinal pregressa	Ferimentos limpos ou pequenos		Outros ferimentos	
	dT	IgT	dT	IgT
Desconhecida ou < 3 doses	Sim	Não	Sim	Sim
Mais ou igual a 3 doses	Não	Não	Não	Não

Influenza A e B – essa é a segunda das duas vacinas consideradas obrigatórias durante a gestação. A doença "gripe" pode ser causada por dois tipos de vírus, influenzas A e B, e quando da ocorrência de uma epidemia notamos aumento significativo da mortalidade, principalmente nos grupos de maior risco, como os indivíduos idosos (> 65 anos de idade) e naqueles com doenças pulmonares ou cardiopatias crônicas, tendo assim indicação primordial nessa população de pessoas. A vacina é composta por vírus inativados e duas apresentações são disponíveis: vacina com o vírion completo e vacina com partículas subvirais purificadas ("split-virus vaccine"). A eficácia vacinal é de 70-80% e administrada aos adultos em dose única, que deve ser repetida anualmente em razão da considerável variação antigênica que ocorre principalmente nos vírus influenza A.

As grávidas, assim como aquelas que apresentem as patologias acima, devem ser imunizadas, pois é vacina considerada segura para o uso durante a gestação. Publicação recente indica que a gestante durante o terceiro trimestre ou puerpério, mesmo na ausência de fatores de risco associados, tem maior risco para complicações e hospitalização em razão da infecção pelos vírus influenza, o que levou à recomendação de vacinação rotineira naquelas mulheres com mais de 14 semanas de gestação e que estarão passando pela estação de gripe. No Brasil essa estação começa no mês de março e estende-se até o final de setembro. Os efeitos adversos da vacina são relativamente raros, consistindo de dor e induração no local da aplicação, ocorrendo nos primeiros dois dias após sua administração. Reações sistêmicas como mal-estar e mialgias também são passíveis de ocorrer, mas relatos de gripe após a vacina são meramente coincidências e jamais se relacionam a ela.

VACINAS QUE DEVEM SER EVITADAS DURANTE A GESTAÇÃO

Sarampo – a vacina do sarampo é produzida com vírus vivo atenuado e foi introduzida em 1963 para uso nos EUA e leva à proteção em 95% dos vacinados adultos, induzindo imunidade prolongada. Chui e cols. (1991), em estudo realizado em uma sociedade de indivíduos com alto índice de vacinação contra o sarampo, avaliaram os níveis de anticorpos adquiridos passivamente em crianças de 2-12 meses, nascidas de mães imunizadas na infância. Concluíram que 93% dessas crianças já não mais apresentavam anticorpos neutralizantes aos 6 meses de vida, e 100% delas, aos 12 meses de idade (Scott e cols., 1997). Com base em relatos desse tipo, a Academia Americana de Pediatria preconiza, entre os 4 e 6 anos de idade, uma dose adicional da vacina do sarampo, além das doses habitualmente administradas na infância precoce (Chui e cols., 1991) e idealmente deve ser utilizada a vacina que combina sarampo, caxumba e rubéola.

Por ser vacina com vírus vivo atenuado, ela não deve ser administrada no período gestacional. Na não-grávida em que é administrada essa vacina, deverá haver a espera de pelo menos 30 dias antes de eventual gravidez.

Rubéola – a vacina da rubéola é produzida com vírus vivo atenuado e foi introduzida para uso em 1969 e é capaz de induzir imunidade duradoura em 95% dos vacinados. Os objetivos da vacina são prevenir a rubéola congênita e a conseqüente síndrome da rubéola congênita.

A vacina não deve ser usada durante a gestação e, após sua administração em não-grávida, recomenda-se que por três meses haja precauções contra a gravidez. Essa recomendação deve ser seguida, apesar do Centers for Disease Control and Prevention (CDC), em 1991, ter monitorizado 305 mulheres que acidentalmente foram vacinadas enquanto grávidas ou vieram a engravidar no período dos três meses após a administração da vacina. O resultado dessa amostra mostrou que nenhum dos conceptos apresentou a síndrome da rubéola congênita e hoje o risco estimado para esse tipo de acidente vacinal é menor que 1% (MMWR, 1991; Chabala e cols., 1991) e tal ocorrência não deve ser motivo para interrupção da gestação. Em 1997, vivemos uma epidemia de sarampo no Estado de São Paulo, e por conta dela foram administradas, sob forma de campanhas, vacinas tríplices virais (sarampo, caxumba e rubéola) para a população. Naquele momento, um contingente razoavelmente grande de gestantes foram acidentalmente vacinadas, em virtude de desconhecerem que estavam grávidas. Os dados preliminares da investigação que se sucedeu mostram que não houve a documentação de nenhum dano fetal relacionada a essa vacina, apesar de ter sido administrada durante a gravidez (Sato – comunicação pessoal – artigo em publicação).

Caxumba – a vacina contra a caxumba é produzida com vírus vivo atenuado e foi introduzida em 1967, sendo capaz de induzir imunidade duradoura em mais de 90% dos vacinados. Como vacina de vírus vivo atenuado, ela não deve ser usada no período gestacional e idealmente deve ser administrada no período pré-gestacional ou puerpério, sob a formulação combinada com as vacinas da rubéola e sarampo (Trimovax ou MMRII), respeitando-se a recomendação de não engravidar por três meses após essa administração.

Varicela – a vacina contra a varicela é produzida com vírus vivo atenuado e também se recomenda que após as doses administradas a não-grávida aguarde pelo menos três meses para uma nova gestação. Também não é permitido seu uso durante nenhum período gestacional.

VACINAS DESNECESSÁRIAS OU RARAMENTE INDICADAS DURANTE A GRAVIDEZ, MAS PASSÍVEIS DE SEREM USADAS EM SITUAÇÕES ESPECIAIS

Poliomielite – é doença causada pelos poliovírus tipos 1, 2 e 3 e desde 1992 não houve novos diagnósticos de poliomielite no Brasil, dando a essa doença o "status" de doença eliminada do país.

No Brasil, indivíduos acima dos 18 anos de idade são considerados imunes e mesmo não tendo sido vacinados na infância não necessitariam sê-lo após essa idade, pois já apresentariam imunidade conferida pela infecção inaparente pelos poliovírus selvagens.

Dois tipos de vacina contra a poliomielite estão licenciados:
a) OPV ("oral poliovírus vaccine" – Sabin): vacina sintetizada com poliovírus vivos e atenuados.
b) IPV ("enhanced-potency inactivated poliovírus vaccine" – Salk): vacina sintetizada com poliovírus inativados.

A série primária de qualquer das vacinas leva à imunidade em mais de 95% dos indivíduos e consiste em três doses para qualquer um dos dois tipos, variando somente o intervalo entre as duas primeiras doses, que seria entre 6 a 8 semanas para a vacina Sabin e 4 a 8 semanas para a vacina Salk. Os reforços são administrados 6 a 12 meses após a segunda dose de qualquer uma delas.

No contexto de vacinação de adultos, é excepcional a indicação da vacina contra a poliomielite e isso também se aplica a gestantes. Quando da necessidade de doses da vacina contra a poliomielite, como ocorre em viagens para países com a doença ainda presente, o produto escolhido é a vacina de vírus inativados, visto que o risco de poliomielite induzida pelos vírus vivos da vacina Sabin é maior em adultos.

O quadro VII-13 ilustra as situações de indicações da vacina contra a poliomielite e de vacinação.

Embora não haja evidência convincente dos efeitos adversos das vacinas contra a pólio em grávidas, a imunização durante a gestação deve ser evitada por razões de risco teórico. Entretanto, nas situações acima, a vacina poderá ser realizada, mas preferivelmente após o primeiro trimestre da gestação.

Hepatite B – a infecção pelo vírus da hepatite B em adultos pode resultar no estado de portador crônico em 6-10% dos casos e, destes, ao redor de 25% apresentam a forma mais agressiva da infecção crônica, que resulta em cirrose, insuficiência hepática ou carcinoma hepatocelular primário.

Considerando que a grávida infectada pode transmitir o vírus ao concepto em freqüência de até 95%, situação em que a mãe mostra positividade ao antígeno e do vírus da hepatite, deveríamos nos atentar para a pesquisa sistemática do HBsAg no pré-natal, de maneira a identificarmos as mães portadoras, e para que o concepto, logo ao nascimento, recebesse imunoprofilaxia específica, pois a criança infectada ao nascimento evolui na quase totalidade dos casos (> 90%) para o estado de portador crônico do vírus B, vindo a desenvolver em idade muito jovem as complicações inflamatórias ou neoplásicas dessa infecção viral.

Atualmente, a recomendação oficial é de imunização universal para adultos e crianças, em que logo após o nascimento devem ser vacinados todos os recém-nascidos.

A vacina disponível é sintetizada por engenharia genética, onde o componente imunizante (20mcg de HBsAg) se origina de recombinação genética do *Saccharomyces cerevisiae*, vetor que é inoculado com o gene codificador dessa partícula viral.

Na profilaxia pré-exposição, a dose recomendada são três aplicações, em que as duas primeiras têm intervalo de um mês e a terceira deve ser realizada cinco meses após a segunda dose. Exceção em pacientes com insuficiência renal crônica, para os quais se preconiza o dobro para cada dose (40mcg) e administração nos dias 0, 30, 60 e 1 ano. A imunidade conferida em adultos sadios tem duração permanente, não sendo indicado o uso de doses adicionais de reforço.

Quando realizada nas situações de profilaxia pós-exposição (contatos sexuais com portadores crônicos ou trabalhadores da área da saúde que tenham se exposto a acidentes percutâneos com agulhas ou instrumental cirúrgico contaminado), devemos usá-la o mais precocemente possível (até 14 dias na primeira situação e nas primeiras 24-48 horas na segunda), utilizando o mesmo esquema de doses mas associando-se a gamaglobulina hiperimune (HBIg) na dose de 0,06ml/kg ou 5ml para adultos, em dose única, por via intramuscular e em locais diferentes.

Os efeitos colaterais mais freqüentes da vacina são dor no local da aplicação e, mais raramente, febre de baixa intensidade.

A gestação não deve ser considerada contra-indicação à vacina, embora dados sobre a segurança para o feto não estejam disponíveis. A vacina contém somente partículas não-infectantes de HBsAg e, em tese, não impõe nenhum risco ao feto.

Raiva – é uma doença cuja mortalidade atinge 100% e atualmente é totalmente prevenível. Nos EUA, duas vacinas estão licenciadas para uso:

Quadro VII-13 – Situações nas quais as vacinas Sabin ou Salk estariam indicadas e suas doses preconizadas (Reed Book, 2001).

Situação de exposição	Situação vacinal da gestante	Vacina e número de doses
Viagem para área de alta endemicidade Profissionais que manipulam poliovírus Contato estreito com excretores fecais de poliovírus Adultos não-vacinados cujos filhos receberão Sabin	Nunca vacinada	Salk – 2 doses com intervalo de 1 a 2 meses, e terceira dose 6 a 12 meses após a segunda
Viagem para área de alta endemicidade Profissionais que manipulam poliovírus Contato estreito com excretores fecais de poliovírus Adultos não-vacinados cujos filhos receberão Sabin	Parcialmente vacinada	Salk – completar esquema primário de 3 doses, como acima
Viagem para área de alta endemicidade Profissionais que manipulam poliovírus Contato estreito com excretores fecais de poliovírus Adultos não-vacinados cujos filhos receberão Sabin	Previamente vacinada com esquema completo de Sabin ou Salk	Salk ou Sabin – 1 dose de reforço

1. HDCV ("human diploid cell vaccine"), com vírus rábico inativado e cultivado em fibroblastos humanos. Uma dose contém 1ml de liofilizado, que, reconstituído, deve ser aplicado por via intramuscular nos dias 0, 3, 7, 14 e 28 que se seguem à exposição ao animal suspeito (profilaxia pós-vacinal). Também está licenciada a formulação para uso em situações de pré-exposição, que deve ser administrada por via intradérmica, nos dias 0, 7 e 28.
2. Vacina com vírus inativado e cultivados em células Vero, contendo 1ml de liofilizado, que, reconstituído, deve ser aplicado por via intradérmica nos dias 0, 3, 7, 14 e 28, cuja intenção básica é a profilaxia pós-exposição.

A vacina produzida em células diplóides humanas ou Vero tem a vantagem de ser mais imunogênica e isenta das complicações neurológicas passíveis de ocorrerem com a vacina produzida em cérebros de camundongos lactentes, atualmente em uso no Brasil. A doença neurológica que ocorre complicando a administração desse tipo de vacina ocorre em razão da indução de anticorpos contra a mielina residual do camundongo que está presente no produto, levando a reações imunológicas cruzadas com a mielina humana. Não há citações na literatura médica de efeitos adversos ao feto quando da profilaxia contra a raiva na gestante.

Cólera – o cólera recentemente voltou a ser problema de saúde pública no Brasil e ainda é endêmico em outros países em desenvolvimento. A vacina disponível é inativada, administrada em uma ou duas doses e com intervalos de uma a quatro semanas. A eficácia é de 50% e com duração de imunidade por três a seis meses, não prevenindo a transmissão da doença. A administração freqüentemente resulta em dor, hiperemia e induração no local aplicado por um a dois dias, podendo acompanhar-se de febre, mal-estar e cefaléia. Não existe informação específica disponível sobre seu uso no período gestacional, mas, embora o cólera seja doença grave durante a gravidez, o uso da vacina deveria ser reservado a circunstâncias individuais baseadas no risco atual da doença, pesando-se riscos e benefícios.

Haemophilus influenzae **tipo b** – adultos saudáveis não estão sob maior risco de doença invasiva pelo *Haemophilus influenzae* tipo b (Hib), pois 85% ocorre em crianças com idade inferior a 5 anos. Adultos de risco são aqueles que apresentam doença pulmonar crônica e condições subjacentes que predisponham a infecções por bactérias encapsuladas (esplenectomizados, anemia falciforme, doença de Hodgkin e outras patologias hematológicas ou imunossupressoras). Os dados de eficácia em adultos são escassos, mas oscilam entre 87 e 100%. Glezen e cols. (1992) administraram no terceiro trimestre da gestação, em estudo controlado com 215 mulheres, uma dose da vacina contra o Hib (PRP não-conjugado) e concluíram que as crianças nascidas de mães que receberam a vacina tinham níveis de anticorpos protetores para o Hib mais altos que as mães não-imunizadas, e as estimativas de proteção do recém-nascido, norteadas pelos títulos de anticorpos, eram em média de quatro meses, ao contrário das mães não-vacinadas, cujos conceptos estavam protegidos por dois meses em média (El-Sherbini, 1991).

A segurança da vacina contra o Hib em grávidas não foi estabelecida, mas, em bases teóricas, evitar a vacinação da gestante durante o primeiro trimestre e reservá-la para situações de risco substancial (asplenia funcional ou anatômica e infecções pelo HIV) é conduta prudente.

Doença meningocócica – a doença ocasionada pelo meningococo é endêmica em todo o mundo, podendo ocorrer epidemias. Os meningococos dos sorogrupos B e C são os causadores da maioria dos casos no Brasil e os sorogrupos A, Y e W135 são excepcionais.

A vacina meningocócica é uma vacina inativada e pode ser disponível como bivalente (A,C e B,C) e quadrivalente (A,C,Y,W135). Em adultos, é administrada como dose única e induz imunidade sorogrupo-específica, com duração ao redor de três a cinco anos. É indicada somente em situações de epidemias ou em indivíduos com deficiências de componentes terminais da cascata do complemento.

A segurança da vacina meningocócica em grávidas não foi estabelecida. Em bases teóricas, reservá-la para situações de risco substancial é conduta prudente, apesar de muito provavelmente ser segura para uso durante a gestação.

Pneumococo – dados precisos de ocorrência de doença pneumocócica no Brasil não são disponíveis, mas nos EUA o coeficiente de incidência de bacteriemia pneumocócica está estimado em 15-19 casos/100.000 habitantes/ano. A freqüência de pneumonia é cerca de três a cinco vezes maior que os casos detectados de bacteriemia.

Indivíduos com certas condições patológicas crônicas são de maior risco para a doença pneumocócica, assim como para maior gravidade desta. Nessas situações estão diabéticos, cardiopatas e pneumopatas crônicos, alcoólatras, aidéticos, cirróticos e asplênicos anatômicos ou funcionais.

A vacina pneumocócica é produto polissacarídico que contém material capsular purificado de 23 sorotipos do *Streptococcus pneumoniae*, responsáveis por quase 90% dos casos de bacteriemias pneumocócicas nos EUA.

A vacina é administrada em dose única, por via intramuscular ou subcutânea, com a imunidade tendo início duas a três semanas após a administração e durando pelo menos cinco anos quando aplicada em adultos sadios. As reações identificadas após a vacinação são leves (eritema e dor local) e ocorrem em cerca de 50% dos casos. Reações mais graves (febre e mialgias) ocorrem em menos de 1% dos casos.

A segurança da vacina pneumocócica entre as gestantes não está ainda completamente avaliada e as mulheres de alto risco para a doença devem idealmente ser imunizadas antes da gestação ou logo após o parto. Lee e cols. (1991) administraram uma dose da vacina pneumocócica 23 valente a fêmeas de camundongo prenhas e encontraram que os filhotes destas apresentaram resposta anticórpica mais eficaz e rápida que os filhotes de animais não-imunizados, concluindo que o uso dessa vacina durante a gestação poderia levar a uma resposta rápida de anticorpos a imunógenos polissacarídicos do pneumococo nos recém-nascidos (Hermógenes e Gross, 1992).

Tuberculose – continua sério problema de saúde pública no Brasil. A vacina usada é a BCG (Bacille Calmette-Guerin) e é um produto composto por uma suspensão de *Mycobacterium bovis* vivo e atenuado, sendo administrada por via intradérmica ou percutânea.

Raramente está indicada em adultos e nenhum efeito deletério no feto foi observado, mas evitar a vacinação durante a gestação é conduta prudente.

Febre amarela – casos de febre amarela são relatados na África e América do Sul e duas formas clínicas, urbana e selvagem, são epidemiologicamente distintas mas etiológica e clinicamente idênticas. A febre amarela urbana é doença viral transmitida pela picada do mosquito *Aedes aegypti* e a febre amarela selvagem ou não-urbana é doença viral transmitida para hospedeiros não-humanos por uma variedade de mosquitos e também pode ocorrer em humanos que se exponham a áreas de florestas.

A vacina é produto constituído pela cepa 17D do vírus vivo atenuado e cultivado em embriões de galinha. É administrada em dose única, por via subcutânea, e induz imunidade com duração de 10 anos ou mais e está indicada para viajantes que irão a África, América Central e América do Sul, onde se inclui aí o Brasil, devendo ser aplicada pelo menos 10 dias antes da viagem.

Informação específica não é disponível sobre os efeitos no feto em desenvolvimento, portanto parece razoável evitar a vacina nas gestantes, postergando a viagem, quando possível, para o local que impõe o risco da doença. Se houver absoluta impossibilidade para o cancelamento da viagem, a vacina pode ser administrada, em razão do risco de aquisição e da gravidade da doença.

Outras vacinas – algumas vacinas ainda estão em desenvolvimento e ainda não são disponíveis para uso rotineiro. As de interesse no âmbito obstétrico são as vacinas contra a doença pelo citomegalovírus (CMV) e pelo estreptococo beta-hemolítico do grupo B. Em relação à vacina contra o CMV, Scott e cols. (1977) relatam que uma vacina subunitária, incorporando a glicoproteína gB do envelope viral, reduziu a incidência e a gravidade da doença congênita pelo CMV em animais de experimentação.

Em relação à vacina contra os estreptococos beta-hemolíticos do grupo B *(Streptococcus agalactiae),* ela é aguardada com muita expectativa, visto a incidência e a gravidade da doença causada por esse agente. Avaliações iniciais indicam benefício do uso da vacina na mãe, devido à transferência de imunidade, mediada pelas imunoglobulinas maternas, à criança que nasce contaminada com este agente e passível de adoecimento por ele.

No quadro VII-14 apresentamos o sumário das vacinas, doses e recomendações de seus usos na gestação.

Quadro VII-14 – Sumário das vacinas, doses e recomendação de uso durante o período gestacional.

Imunobiológico	Esquema primário e reforços	Uso durante a gestação
Tétano e difteria	Duas doses com intervalos de 4 semanas; terceira dose 6-12 meses após a segunda e reforços a cada 10 anos	Rotineiro
Sarampo	Dose única	Contra-indicado
Caxumba	Dose única	Contra-indicado
Rubéola	Dose única	Contra-indicado
Febre amarela	Dose única pelo menos 10 dias antes da viagem e reforço a cada 10 anos	Evitar, mas, se absolutamente necessária, pode ser administrada
Poliomielite	Duas doses (eIPV) com intervalo de 4 semanas e terceira dose 6-12 meses após a segunda Duas doses (OPV) com intervalo de 8 semanas e terceira dose 6-12 semanas após a segunda Reforços, quando necessários, podem ser realizados com qualquer um dos dois produtos	Evitar, mas, se absolutamente necessária, pode ser administrada
Hepatite B	Duas doses com intervalo de 4 semanas e terceira dose 6 meses após a primeira Reforço a cada 7 anos	Indicada em situações especiais
Influenzas A e B (gripe)	Dose única e reforços anuais	Rotineiro
Raiva	Uma dose nos dias 0, 3, 7, 14 e 28 para profilaxia pós-exposição e uma dose nos dias 0, 7 e 28 para profilaxia pré-exposição	Indicada em situações especiais
Cólera	Duas doses com intervalo de 1-4 semanas e reforços a cada 6 meses	Indicada em situações especiais
Haemophilus influenzae tipo b	Dose ideal para adultos ainda não determinada, mas uma dose muito provavelmente é eficaz	Evitar, mas, se absolutamente necessária, pode ser administrada
Meningococo	Dose única com intervalo de reforços que variam para cada sorogrupo a que se destina a vacina	Evitar, mas, se absolutamente necessária, pode ser administrada
Pneumococo	Dose única com eventuais reforços a cada 6 anos ou mais	Evitar, mas, se absolutamente necessária, pode ser administrada
Tuberculose	Dose única	Evitar, mas, se absolutamente necessária, pode ser administrada

Referências Bibliográficas

• Centers for Disease Control – Update on adult immunization – recommendations of the Immunization Practices Advisory Committee (ACIP). *MMWR,* **40**:1, 1991. • CHABALA, S. & cols. – Confirmed rabies exposure during pregnancy: treatment with human rabies immune globulin and human diploid cell vaccine. *Am. J. Med.,* **91**:423, 1991. • CHUI, L.W.; MARUSYK, R.G. & PABST, H.F. – Measles virus specific antibody in infants in a highly vaccinated society. *J. Med. Virol.,* **33**:199, 1991. • Committee on Infectious Diseases – American Academy of Pediatrics – *Report of the Committee on Infectious Diseases* (Red Book), 2001. • EL-SHERBINI, A. – Study of tetanus neonatorum in Tanta Fever Hospital, 1988-1989. *J. Trop. Pediatr.,* **37**:262, 1991. • GLEZEN, W.P. & cols. – Maternal immunization with the capsular polysaccharide vaccine for Haemophilus influenzae type b. *J. Infect. Dis.,* Suppl 1P:S134, 1992. • HALL, A.J.; GREENWOOD, B.M. & WHITTLE, H. – Modern vaccines. Practice in developing countries. *Lancet,* **335**:774, 1990. • HERMÓGENES, A.W. & GROSS, P.A. – Influenza virus vaccine: a need for emphasis. *Semin. Respir. Infect.,* **7**:54, 1992. • LEE, C.J.; CHING, E.D. & VICKERS, J.H. – Maternal immunity and antibody response of neonatal mice to pneumococcal type 19F polysaccharide. *J. Clin. Microbiol.,* **29**:1904, 1991. • RAMON, G. – Immunité acquise par la mère au moyen de l'anatoxine tétanique et transmise au nouveau né. *Quarente annés de recherches et de travaux,* 1957, p. 454. • RASUL, S. & cols. – Rubella susceptibility and continuing risk of infection in pregnancy. *J. Pak. Med. Assoc.,* **40**:102, 1990. • SCOTT, L.L.; HOLLIER, L.M. & DIAS, K. – Perinatal herpesvirus infections – herpes simplex, varicella and cytomegalovirus. Infections in obstetrics. *Infect. Dis. Clin. North Am.,* **11**:27, 1997.

162 Antimicrobianos em Obstetrícia

Jorge M. Buchdid Amarante

O surgimento dos antibióticos trouxe excelente perspectiva à Medicina, permitindo a cura de inúmeras doenças, até então fatais. Entretanto, o uso desses agentes durante o período gestacional suscita questionamentos de natureza toxicológica e farmacocinética. Está claro que qualquer substância química administrada à mãe é potencialmente capaz de cruzar a placenta, assim como haver transferência para o leite materno. Estas considerações devem ser levadas em conta em razão do potencial teratogênico, tóxico e também terapêutico dos antimicrobianos durante o período gestacional, pois o binômio mãe-filho deve ser contemplado como entidade única.

O transporte placentário de substratos maternos para o feto e do feto para a mãe é estabelecido ao redor da quinta semana de vida intra-uterina. As substâncias de baixo peso molecular difundem-se livremente por força do gradiente de concentração, portanto qualquer substância utilizada para fins terapêuticos pode e na realidade passa da mãe para o feto. Devemos, portanto, abandonar o conceito de que existe uma "barreira" placentária protetora.

O leite materno possui propriedades nutricionais superiores àquelas encontradas nas fórmulas artificiais ou no leite de outras espécies animais. A excreção de drogas no leite pode ocorrer através da ligação com as proteínas ou na superfície dos glóbulos de gordura do leite, e a concentração alcançada depende não somente do gradiente de concentração, mas também da solubilidade intrínseca da droga nos lipídeos e água, o tamanho da molécula, seu grau de ionização, pH do composto, taxa de difusão e da capacidade de ligação com proteínas e outros constituintes do leite materno (Briggs, 1986; Lawrence, 1989).

Há duas considerações principais sobre o uso de antibióticos durante o período gestacional:

1. o potencial risco fetal (intra-útero);
2. o potencial risco para o lactente em virtude da ingestão de antibióticos pela mãe durante o aleitamento.

CONSIDERAÇÕES FISIOLÓGICAS, FARMACOCINÉTICAS E TOXICOLÓGICAS

Os mecanismos de teratogênese incluem mutação genética, quebras e não-disjunções cromossômicas, interferência mitótica, alteração da integridade ou da função de ácidos nucléicos, ausência de precursores, substratos ou coenzimas para biossíntese, fontes energéticas alteradas, alterações nas características de membrana, inibição enzimática e desequilíbrio osmolar. Independente de qual seja o mecanismo envolvido, o resultado final é um órgão com menor número de células, cuja massa crítica necessária para a diferenciação do órgão está diminuída, resultando em desenvolvimento alterado (Dicke, 1989).

Devido à localização e à arquitetura únicas, a placenta é o árbitro que decide as trocas de nutrientes e transferência de substâncias estranhas da mãe para o feto. Como órgão de origem fetal, a placenta funciona em benefício do feto, promovendo o crescimento e o desenvolvimento, enquanto previne ou limita as exposições ambientais a agentes danosos. Drogas de peso molecular inferior a 400 cruzam livremente a placenta e, para aquelas com pesos moleculares maiores, outros fatores entram em ação para definir passagem ou bloqueio. A placenta diminui em espessura e aumenta sua superfície com a maturidade, embora não necessariamente se torne mais permeável. A capacidade de oxirredução de drogas e o efeito do fluxo sangüíneo também devem ser levados em conta.

As drogas que cruzam a placenta habitualmente atingem concentrações 50 a 100% daquelas presentes no sangue materno e algumas como o diazepam e os anestésicos locais atingem concentrações maiores que as da mãe. Após o cruzamento placentário, 20-40% do fluxo sangüíneo umbilical é desviado do fígado fetal por "shunt" direto para a veia cava inferior via ducto venoso. Isso significa que porcentagem significativa teria acesso direto ao coração e cérebro, sem diluição na circulação portal, e isenta da metabolização hepática fetal, já que esta ocorre precocemente no primeiro trimestre da gestação. Aspecto importante a ser lembrado é que, diferente do adulto, as adrenais fetais são mais importantes que o fígado na metabolização de drogas, contendo enzimas em maior proporção e maior atividade.

Os produtos finais do metabolismo são eliminados pela placenta e os metabólitos conjugados são excretados pelos rins fetais, podendo ser reabsorvidos pelo intestino fetal.

A estreptomicina, aminoglicosídeo usado no tratamento da tuberculose, é potencialmente ototóxica nos adultos, podendo cruzar a placenta e atingir níveis 50% menores que os níveis séricos maternos. Há relatos isolados de crianças congenitamente surdas, nascidas de mães tratadas com essa droga. As tetraciclinas, que inibem a síntese protéica bacteriana por interferência com a função do RNA, quando administradas nos períodos de calcificação que ocorrem por volta do quinto ao sexto mês ou quando usadas próximo do termo, cruzam a placenta e são implicadas no amarelamento da decídua dentária por quelação do ortofosfato de cálcio e depósito do complexo nos ossos e dentes. Também pode haver descoloração da dentição permanente. A exposição *in utero* à tetraciclina também pode associar-se ao crescimento alterado da fíbula em crianças prematuras. A tabela VII-31 sumariza a transferência placentária dos principais antimicrobianos e os possíveis efeitos deletérios para o feto.

Considerações semelhantes devem ser feitas em relação à lactação. O principal mecanismo de transferência de antibióticos para o leite materno é a difusão passiva, mas a difusão mediada por carreação, transporte ativo e pinocitose também é possível. Compostos de moléculas grandes, como a heparina e a insulina, não passam para o leite; compostos ácidos fracos passam com dificuldade, pois o leite é levemente ácido (pH = 6,9-7,0) e as drogas ligam-se mais facilmente às proteínas do plasma que às proteínas do leite.

Drogas como sulfas, que se ligam à albumina, dificultam a ligação da bilirrubina às proteínas séricas, levando ao risco de kernicterus. Por outro lado, se a criança têm idade conceptual > 44 semanas (idade conceptual = idade gestacional de nascimento + idade cronológica), isto é menos problemático devido ao metabolismo hepático mais maduro.

Tabela VII-31 – Sumário da transferência placentária de antimicrobianos e potenciais efeitos fetais.

Droga	Dose administrada para a mãe	Passagem placentária (%)	Categoria de toxicidade (FDA)	Efeitos adversos fetais
Amicacina	7,5mg/kg, IM	~16	D*	Potencial ototoxicidade
Ampicilina	500mg, IV	25	B	Nenhum
Aztreonam	1g, IV	~5	B	Nenhum
Cefazolina		3-30	B	Nenhum
Cefoperazona	1g, IV	45	B	Nenhum
Ceftriaxona	1g, IV	20	B	Nenhum
Cefalotina	1g, IM	10	B	Nenhum
Cefradina	500mg, VO	~5	B	Nenhum
Cloranfenicol	2g, VO	~100	C	Síndrome cinzenta
Clindamicina	450mg, VO	6-46	B	Nenhum
Eritromicina base	800mg, VO	30	B	Nenhum
Azitromicina			B	Nenhum
Claritromicina			C	
Telitromicina			C	
Quinolonas		Grande distribuição	C	Potencial erosão da cartilagem óssea
Gentamicina	40mg, IM	34-42	D*	Potencial ototoxicidade
Amoxicilina/clavulanato			B	Nenhum
Ticarcilina/clavulanato			B	Nenhum
Piperazina/tazobactam			B	Nenhum
Imipenem			C	Desconhecido
Meropenem			B	
Ertapenem			B	
Nitrofurantoína		40-90	B	Hemólise (deficiência de G-6-PD)
Oxacilina		10-15	B	Nenhum
Penicilina G procaína	500.000U, IM	44	B	Nenhum
Sulfonamidas		70-90	C	Hemólise
Sulfametoxazol-trimetoprima			C	(deficiência de G-6-PD) Kernicterus
Metronidazol			B	Desconhecido
Tetraciclinas		50-100	D	Anormalidades dentárias
Colistina			C	
Vancomicina		~76	C	Nenhum
Linezolida			C	

* Categoria válida para os aminoglicosídeos: amicacina, gentamicina, netilmicina, estreptomicina e tobramicina. A gentamicina é preferida em relação à tobramicina e à amicacina em virtude de maior experiência clínica durante o período gestacional. **Categorias de risco** (FDA) – **A**: total segurança em virtude de estudos em gestantes que comprovam ausência de risco; **B**: seguros em estudos animais e estudos inexistentes em humanos ou toxicidade em animais, mas seguro em humanos; **C**: documentação de toxicidade em estudos animais, mas estudos em humanos inconclusivos, porém benefícios superam os riscos; **D**: evidência de risco em humanos, mas benefícios superam os riscos, em virtude de serem leves; **X**: anomalias fetais comprovadas em humanos, risco > benefício.

Adaptado do Guide to Antimicrobial Therapy 1992/2004, Jay P. Sanford, p. 104/57. Os dados de concentração referentes à vancomicina foram extraídos da Bourget e cols. (1991).

A idade da criança é fator que conta para o volume de leite ingerido, indicando a quantidade de droga consumida. Por unidade de peso corporal, a quantidade é menor em crianças de mais idade se a criança estiver recebendo outros alimentos (> 6 meses).

As taxas de concentração leite/plasma estão publicadas, mas alguns investigadores preferem cálculos utilizando o volume de distribuição da droga:

$$CLM = \frac{dose}{Vd}$$

Onde:
CLM = concentração da droga no leite em g/l
Vd = volume de distribuição em l/kg
Dose = dose liberada para a circulação em mg/kg

Para minimizar os efeitos para o lactente dos antimicrobianos utilizados para o tratamento da nutriz, devemos seguir os seguintes princípios:
1. Evitar drogas de efeito prolongado (meia-vida prolongada).
2. Evitar o aleitamento no período de maior pico sérico.
3. Escolher a droga de menor excreção pelo leite.
4. Observe a criança para sinais ou sintomas de intoxicação (mudança no hábito de mamar, hábitos de sono, erupções cutâneas, apatia ou irritabilidade).

Outra variável para a qual devemos dispensar atenção especial na seleção e uso dos antimicrobianos durante a gestação é a cinética especial pela qual passam essas drogas durante esse período.

A gestação traz uma oportunidade única para estudarmos as alterações fisiológicas cardiovasculares e renais por períodos relativamente prolongados (Dafnis e Sabatini, 1992).

O débito cardíaco aumenta durante o primeiro trimestre e alcança seu máximo, 30-50% maior, entre a 24ª e 28ª semanas. A maior parte desse aumento no débito cardíaco é estabelecido no final do primeiro trimestre e depende da postura materna. Na posição supina, o débito é máximo entre 20 e 24 semanas; na posição sentada e decúbitos laterais, é máxima entre 28 e 32 semanas. O aumento no débito cardíaco é devido ao maior volume de ejeção, resultado de menor resistência vascular periférica. O mecanismo para a alteração na resistência vascular não é conhecido, mas não é em razão do fluxo uterino aumentado ou pela demanda metabólica imposta pelo feto. A vasodilatação periférica é clinicamente manifestada por eritema palmar ou telangiectasias. Enquanto a gestação continua, a freqüência cardíaca (FC) aumenta e o volume de ejeção diminui para os valores basais de não-grávidas. A pressão arterial média gradualmente diminui 10-20% durante a primeira metade da gestação. Os valores mais baixos das pressões sistólicas e diastólicas ocorrem entre 16 e 22 semanas. A pressão volta então a aumentar para valores pré-gestacionais, mas o aumento da sistólica é menor que a diastólica. O volume plasmático e das hemácias aumentam de maneira pronunciada na fase inicial da gestação e são desproporcionados. O volume plasmático aumenta mais que o sangüíneo total, chegando ao máximo, 40% maior, entre 26-36 semanas. O volume das hemácias aumenta progressivamente, mas somente de 25%.

Existe um aumento pronunciado no fluxo plasmático renal (FPR) durante a gravidez. O espaço morto urinário está precocemente aumentado pela dilatação da pelve, cálices e útero, em decorrência dos efeitos hormonais na musculatura lisa e, mais tarde, como resultado da compressão do ureter pelo volume uterino.

O FPR gradualmente se eleva durante a primeira metade da gravidez e, no meio dela, está 60-80% maior. No terceiro trimestre, é aproximadamente 50% maior em relação ao estado não-gravídico.

A taxa de filtração glomerular (TFG) alcança pico 40-50% maior por volta das 9 e 11 semanas de gestação, permanecendo assim até pelo menos a 36ª semana (Dafnis e Sabatini, 1992).

O efeito da gestação no FPR e na TFG indicam que a porcentagem do fluxo sangüíneo filtrado no glomérulo (fração de filtração = TFG/FPR) está reduzida até a 13ª semana, após o que sofre leve aumento, ficando acima dos valores de não-grávidas. O padrão de mudança da fração de filtração faz paralelo com a pressão arterial média e é imagem em espelho do fluxo plasmático renal efetivo. Isso sugere que as alterações hemodinâmicas também ocorrem dentro do glomérulo e que o equilíbrio da pressão de filtração nunca é alcançado.

Na gestante, a creatinina plasmática média é de 0,46 ± 0,13mg/dl, valor significativamente mais baixo que no estado não-gravídico.

Os determinantes das alterações hemodinâmicas na gravidez são obscuros, mas possivelmente oriundos de mecanismos de origem materna, mais que de origem fetoplacentária. Alterações fisiológicas tubulares também são observadas, como retenção de sódio e potássio pela reabsorção tubular distal e na alça de Henle.

Em razão dessas alterações hemodinâmicas e da fisiologia renal, a cinética dos antimicrobianos, a maioria de excreção renal, pode comportar-se de maneira distinta em relação às não-grávidas. Há maior volume de líquido corporal diluindo os antibióticos, assim como maior fração de excreção. Portanto, não é surpresa termos que administrar doses de até 50% maiores para as gestantes, quando comparadas às doses habituais. A albumina sérica também diminui durante a gravidez, o que também altera a concentração e a eliminação das drogas.

Os níveis séricos podem estar diminuídos em 10-50% e reduções significativas são encontradas principalmente com a ampicilina, as cefalosporinas de primeira geração e os aminoglicosídeos (amicacina e gentamicina).

Os níveis dos antibióticos no líquido amniótico durante o terceiro trimestre são dependentes da excreção do antibiótico pela urina fetal, portanto essa concentração é desprezível na presença de morte fetal.

NORMAS GERAIS PARA USO DE ANTIMICROBIANOS

A escolha de um agente antimicrobiano depende de uma série de considerações de natureza técnico-científica.

1. **Identificação** do agente responsável pelo quadro infeccioso.
2. **Suscetibilidade** do agente aos diferentes antimicrobianos.
3. Avaliar os **fatores do hospedeiro** para escolha do agente a ser usado.

IDENTIFICAÇÃO DO AGENTE INFECTANTE

Vários métodos podem ser utilizados e variam desde um simples esfregaço até o cultivo em meios líquidos/sólidos, métodos imunológicos, métodos de microbiologia automatizados ou utilização de biologia molecular.

Para a identificação final do agente infeccioso devemos colher a amostra de cultura antes de utilizar qualquer antimicrobiano; quando o diagnóstico microbiológico não acontece, usamos do conhecimento dos agentes mais freqüentemente implicados naquela topografia infecciosa que desejamos tratar, por exemplo, as mastites puerperais têm como principal agente o *Staphylococcus aureus* e, portanto, a utilização de agentes com atividade antiestafilocócica deve estar incluído no esquema proposto para o tratamento.

Essa inferência bacteriológica jamais substitui o cultivo do agente, pois a identificação permite conhecer o perfil de sensibilidade aos antibióticos para melhor proposta de tratamento.

DETERMINAÇÃO DA SENSIBILIDADE AOS ANTIBIÓTICOS

O método mais freqüentemente utilizado é o da difusão em ágar, feita pela impregnação de discos de papel com os diferentes antibióticos (método de Kirby-Bauer), e relativamente fácil e de baixo custo, mas permite somente resultados semiquantitativos ou qualitativos (Moellering, 1990; Fraser e Dunagan, 1992; Hessen e Kaye, 1989).

Os métodos quantitativos são os ideais, pois permitem quantificar qual a melhor concentração do antibiótico para o agente infeccioso.

FATORES DO HOSPEDEIRO

História prévia de reações adversas a antibióticos – perguntar sobre reações prévias a antibióticos pode evitar situações potencialmente graves, como as alergias a medicamentos.

Idade – acloridria gástrica é encontrada em 5,3% de indivíduos entre 20 e 29 anos de idade, 16% entre 40 e 49 anos e em 35,4% entre os maiores de 60 anos. Como a absorção de vários antibióticos (penicilinas e outros betalactâmicos orais) depende de acidez gástrica estável, devemos ser criteriosos com o uso de antiácidos nos doentes utilizando tais antibióticos.

Distúrbios genéticos ou metabólicos – alguns antibióticos são capazes de provocar hemólise em pacientes com deficiência de glicose-6-fosfato-desidrogenase (G-6-PD) e destacam-se as sulfonamidas, a nitrofurantoína e o cloranfenicol.

FUNÇÕES RENAL E HEPÁTICA

Em virtude de a maioria dos antibióticos ser de eliminação renal, estes se acumulariam levando a potenciais efeitos tóxicos, portanto, para nos guiarmos no cálculo do "clearance" de creatinina endógena, parâmetro a ser considerado para os reajustes, podemos utilizar a fórmula modificada de Spyker-Guerrant para a equação de Cockroft-Gault:

$$\text{"Clearance" de creatinina} = \frac{(140 - \text{idade}) \times (\text{peso em kg})}{(72) \cdot (\text{creatinina sérica})} \times 0,85$$

onde:
× 0,85 = multiplicar por 0,85 somente para cálculo em mulheres.
Idade = anos
Creatinina sérica = mg/dl
"Clearance" de creatinina = ml/min

Nos casos em que suspeitamos de função hepática alterada, certos antibióticos como a eritromicina, o cloranfenicol, a lincomicina e a clindamicina devem ser utilizados com cautela. Especificamente em relação ao cloranfenicol, em razão do risco de mielotoxicidade, as doses devem ser diminuídas pela metade quando da presença de cirrose ou outra doença hepática grave.

LOCAL DA INFECÇÃO

De todos os fatores do hospedeiro, nenhum é mais importante que uma tomada de decisão baseada no local da infecção. O local indica a possibilidade de ocorrência para alguns agentes, assim como guia para as necessidades de doses e a via ideal de administração. O fato de o antibiótico alcançar "concentrações terapêuticas" no local infectado, pode não ser suficiente para a cura. A razão para isso é que as condições locais influenciam a atividade bactericida, por exemplo, o uso de aminoglicosídeos em abscessos, em que o pus promove a ligação e a inativação desses agentes.

A presença de corpos estranhos também altera a atividade dos antibióticos e está implicada na menor capacidade de lise bacteriana pelos neutrófilos, por induzir a depleção dos grânulos de mieloperoxidase dessas células.

ESPECTRO DE ATIVIDADE, EFEITOS ADVERSOS E DOSES DOS PRINCIPAIS ANTIMICROBIANOS E CONTRA-INDICAÇÕES DURANTE O PERÍODO GESTACIONAL E LACTAÇÃO

PENICILINAS

A penicilina é um antibiótico que contém um anel betalactâmico, cujo mecanismo de ação se dá pela inibição do passo final da síntese da parede celular bacteriana, tornando-a osmoticamente instável e induzindo à "explosão" bacteriana.

A família das penicilinas é extensa e divide-se como listado no quadro VII-15, mas alguns representantes foram retirados da lista em virtude de não serem disponíveis no mercado brasileiro.

Quadro VII-15 – Família das penicilinas.

Penicilinas naturais
Penicilina G cristalina (IV)
Penicilina V (VO)
Penicilinas resistentes à penicilinase
Isoxazolil penicilinas
Dicloxacilina (VO)
Oxacilina (VO e IV)
Aminopenicilinas
Ampicilina (VO, IM e IV)
Amoxicilina (VO)
Penicilinas antipseudomonas ou carboxipenicilinas
Carbenicilina (IM e IV)
Ticarcilina (IM e IV)
Penicilinas com espectro estendido ou ureidopenicilinas
Piperacilina (IM e IV)
Amidinopenicilinas

IV = via intravenosa; VO = via oral; IM = via intramuscular.

A absorção intestinal difere marcadamente entre as penicilinas e oscila desde a não-absorção para a maioria delas, até 75% como a amoxicilina, melhor absorção entre esta família. A principal via de excreção é a renal e a meia-vida é curta, sendo de 30 minutos para a penicilina G e de 72 minutos para a carbenicilina. São bem distribuídas nos diferentes órgãos (pulmão, rins, fígado, placenta etc). Não penetram em células, incluindo-se neutrófilos. As concentrações em abscessos e fluidos peritoneais são satisfatórias e os níveis séricos fetais da ampicilina e amoxicilina igualam-se aos da mãe, em 30-60 minutos, mas as penicilinas semi-sintéticas alcançam baixas concentrações tanto no soro fetal como no fluido amniótico. Atingem ótimas concentrações urinárias, mesmo com função renal rebaixada, assim como se concentram muito bem em vias biliares.

As indicações e doses para uso clínico variam para cada penicilina.

Penicilina G cristalina

Solução aquosa que pode ser usada por vias intramuscular, intravenosa, subcutânea e intratecal. Em decorrência de sua meia-vida curta, deve ser administrada a cada 2-4 horas, com doses diárias que variam entre 100.000 e 500.000U/kg. Devemos evitar doses superiores a 20 milhões U/dia, pelo maior risco de convulsões, alterações do sensório e flebites. A penicilina procaína (Despacilina®, Wycillin®) é de administração exclusivamente por via intramuscular e usada com intervalos de 12 horas, com doses diárias para adultos entre 600.000 e 1.200.000U. Após 500mg de penicilina V (Pen-Ve-Oral®) administrada por via oral, os níveis séricos se equivalem a 600.000U de penicilina procaína por via intramuscular e as doses variam de 1-4g/dia, divididos em 3-4 vezes.

As penicilinas naturais permanecem como agente preferencial para o tratamento de infecções causadas pelo *Streptococcus pyogenes*, pneumococo e infecções puerperais causadas por estreptococos anaeróbios ou *Streptococci* do grupo B (*Streptococcus agalactiae*), tão bem como infecções genitais causadas por *Clostridium* sp.

Penicilinas resistentes à penicilinase

A principal representante desta classe de antibióticos é a oxacilina (Stafcillin®). Esse agente inibe estafilococos sensíveis e resistentes à penicilina, assim como o pneumococo. Todos os gram-negativos são resistentes a ela. As apresentações por via oral têm sua absorção prejudicada pelos alimentos e a dicloxacilina (Diclocil®) é mais bem absorvida que a oxacilina, mantendo a mesma potência e espectro. A dose por via oral diária para adultos é de 1-4g, dividida em quatro vezes e administrada 1-2 horas antes das refeições. A dose por via intravenosa da oxacilina varia entre 2 e 12g/dia (ideal 8g/dia) divididos a cada 4-6 horas.

Aminopenicilinas

Estes agentes têm atividade antiestafilocócica e antiestreptocócica semelhante às penicilinas naturais, sendo também ativas contra enterococos (*E. faecalis* e *E. faecium*) e *Listeria* sp. Praticamente todos os gram-negativos são resistentes.

Ampicilina (Ampicil®, Binotal®, Amplacilina®) – têm absorção relativamente boa, mas prejudica-se com os alimentos. Alcança boas concentrações terapêuticas em fluidos peritoneais e outros compartimentos. A dose por via oral para adultos é de 2-4g/dia divididos em quatro vezes e a dose parenteral é de 6-12g/dia divididos a cada 4-6 horas.

Amoxicilina (Amoxil®, Hiconcil®) – não difere em nada da ampicilina, exceto pela sua melhor absorção por via oral, causando menos diarréia por menor acúmulo intestinal e impacto osmótico. A dose para adultos é de 500mg a cada 8 horas, mas pode ser usada até 1g a cada 4 horas. É de uso exclusivamente por via oral.

Carboxipenicilinas

Carbenicilina – foi a primeira penicilina com atividade contra *P. aeruginosa*. É de uso exclusivamente por via intravenosa e nunca deve ser infundida em bolsas que contenham aminoglicosídeos, pois ambos são inativados. A dose para adultos é de 400-600mg/kg/dia, dividida a cada 4 horas. Atualmente, o uso da carbenicilina para o tratamento das infecções por *Pseudomonas aeruginosa* está em descrédito em virtude das altas cifras de resistência.

Ticarcilina – tem espectro exatamente igual ao da carbenicilina, exceto pelo fato que é duas a quatro vezes mais potente para pseudomonas. Disponível no Brasil associada ao ácido clavulânico (Timentin®), o que a torna de espectro pouco melhor diante de algumas bactérias gram-negativas e gram-positivas. As doses habituais são de 3g administradas a cada 4 horas e seu uso é exclusivamente por via intravenosa.

Ureidopenicilinas

Piperacilina e tazobactam (Tazocin®) – têm atividade semelhante à ampicilina contra gram-positivos (estreptococos e estafilococos) e excelente atividade contra Enterobacteriaceae (bacilos gram-negativos aeróbios). Também têm excelente atividade contra anaeróbios e *P. aeruginosa*. Em doses elevadas e por tempo prolongado, podem induzir neutropenia. As doses são de 2-4g por via intravenosa a cada 4-6 horas, com máximo de 500mg/kg/dia. A piperacilina está associada a um inibidor de betalactamases, o tazobactam.

O uso das penicilinas durante a gestação e o período de lactação é considerado seguro e não existem restrições em gestantes e puérperas (Briggs e cols., 1986; Dicke, 1989; Sanford, 1992; Simpson e cols., 1988; Fraser e Dunagan, 1992). Como referência para cada agente, ver tabela VII-28.

CEFALOSPORINAS

As cefalosporinas são os agentes antimicrobianos mais prescritos na prática médica. São antibióticos betalactâmicos divididos em gerações, tomando-se como base sua atividade antimicrobiana e farmacodinâmica.

As cefalosporinas de primeira geração são aquelas com atividade principalmente contra cocos gram-positivos, estreptococos e estafilococos, exceto estafilococos oxacilino-resistentes e pneumococo penicilino-resistente.

Sua atividade contra bacilos gram-negativos aeróbios é modesta (*E. coli*, *Klebsiella pneumoniae* e *Proteus* indol-negativos são sensíveis).

As cefalosporinas de segunda geração têm maior e mais ampla atividade contra bacilos gram-negativos aeróbios, sem apresentar grandes perdas na potência contra cocos gram-positivos. São mais ativas contra *E. coli*, *Klebsiella* sp., *Proteus* indol-negativos e algumas drogas isoladamente são ativas contra *Enterobacter* sp., *Haemophilus influenzae*, *Serratia*, *Proteus* indol-positivos (mais patogênicos) e anaeróbios. Não existe atividade contra *Pseudomonas aeruginosa*.

As cefalosporinas de terceira geração caracterizam-se pelo aumento ainda maior na sua atividade contra bactérias gram-negativas, de modo que agora passam a ter atividade contra *P. aeruginosa*, mas algumas dessa geração não devem ser utilizadas em infecções moderadas-graves por esse agente, por exemplo, a ceftriaxona e a cefotaxima. O ônus da promoção na geração fez com que a atividade contra gram-positivos fosse comprometida. A atividade contra anaeróbios é variável entre os agentes dessa geração, mas não supera os de segunda geração, por exemplo, cefoxitina que apresenta excelente atividade contra anaeróbios. O quadro VII-16 ilustra os diferentes agentes disponíveis no Brasil e suas respectivas gerações.

As cefalosporinas de quarta geração caracterizam-se por maior estabilidade às betalactamases, primordialmente aquelas conhecidas como ampicilina C e a droga disponível no Brasil é a cefepima. No restante, são equiparáveis às cefalosporinas de terceira geração.

Quadro VII-16 – Cefalosporinas disponíveis no Brasil.

Cefalosporinas de 1ª geração	Cefalosporinas de 2ª geração	Cefalosporinas de 3ª e 4ª gerações
Cefazolina (Kefazol®)	Cefoxitina (Mefoxin®)	Cefotaxima (Claforan®)
Cefalotina (Keflin®)	Cefuroxima (Zinacef®)	Ceftriaxona (Rocefin®)
Cefadroxil (Cefamox®)	Cefuroxima axetil (Zinat®)	Ceftazidima (Fortaz®)
Cefalexina (Keflex®, Ceporexin®)	Cefaclor (Ceclor®)	Cefoperazona (Cefobid®)
Cefradina (Cefradal®)		Cefpiroma (Cefron®) – 4ª geração
		Cefepime (Maxcef®) – 4ª geração

O comportamento farmacológico das cefalosporinas varia entre cada agente, mas as características comuns são:
– picos séricos semelhantes;
– as cefalosporinas de terceira geração penetram bem a barreira liquórica, possibilitando o tratamento das meningites;
– cruzam a placenta em altas concentrações;
– a maioria tem eliminação renal, portanto são necessários reajustes de doses na insuficiência deste órgão (exceção para a ceftriaxona e cefoperazona).

As reações adversas observadas com o uso das cefalosporinas são pouco freqüentes, mas podem ocorrer tromboflebites com a administração por via intravenosa em bolo. Reações de hipersensibilidade, como anafilaxia, broncoespasmo e urticária, são relatadas e reações cruzadas em indivíduos alérgicos à penicilina podem ocorrer em 5-16% dos casos; Coombs positivo com ou sem anemia hemolítica; nefrotoxicidade leve; nefrite intersticial; intolerância ao álcool (dissulfiram-"like") com alguns agentes; barro biliar com a ceftriaxona, com ou sem sinais de colecistite; kernicterus no recém-nascido que usa ceftriaxona; alterações plaquetárias e da coagulação, principalmente com a cefoperazona.

Sumariamente, estas são as orientações sobre cada uma das cefalosporinas disponíveis no Brasil:

Cefalosporinas de primeira geração

Cefalotina – antibiótico de uso parenteral com atividade contra cocos gram-positivos, incluindo-se *S. aureus* oxa-S e estreptococos, tendo atividade limitada contra bacilos gram-negativos. As doses para adultos variam entre 500mg e 2g a cada 4-6 horas.

Cefazolina – espectro e atividade idênticos ao da cefalotina. Pode ser administrada a cada 8 horas por apresentar maior meia-vida. As doses são de 250mg-1,5g a cada 6-8 horas, variando de acordo com a gravidade do quadro infeccioso.

Cefradina – atividade idêntica à da cefalexina e disponível para uso exclusivamente por via oral. As doses preconizadas são de 250-500mg a cada 6 horas.

Cefadroxil – atividade idêntica à cefalexina, mas os níveis urinários são mais sustentados e as doses podem ser administradas 1-2 vezes ao dia, por via oral. As doses recomendadas são de 1g/dia dividido em 1-2 tomadas.

Cefalexina – tem o espectro clássico das cefalosporinas de primeira geração e é administrada por via oral, na dose de 250-500mg a cada 6 horas.

O uso clínico das cefalosporinas de primeira geração é utilizado para o tratamento de infecções por estafilococos não resistentes a oxacilina e estreptococos não-enterocócicos. São os agentes de escolha para a profilaxia de procedimentos cirúrgicos.

Cefalosporinas de segunda geração

Cefoxitina – mais ativa que a cefalotina para alguns bacilos gram-negativos (*E. coli*, *Klebsiella* sp., *Proteus* indol-positivo e negativo e *Serratia* sp.). É levemente menos ativa contra bactérias gram-positivas e a mais ativa dentre todas as cefalosporinas contra anaeróbios, especialmente o *Bacteroides fragilis*. As doses parenterais em adultos variam entre 1 e 2g, a cada 4-8 horas.

Cefuroxima – entre as cefalosporinas de segunda geração é a que tem melhor atividade antiestafilocócica, com potência semelhante à cefoxitina contra gram-negativos, sendo a única de segunda geração que apresenta boa penetração liquórica. É de uso parenteral e as doses variam de 750mg-1,5g, a cada 8 horas.

Cefuroxima-axetil – mesmo espectro da cefuroxima, mas de uso oral; mostra melhor absorção quando utilizada com alimentos. As doses variam entre 125 e 250mg, a cada 12 horas.

Cefaclor – uso exclusivamente por via oral e níveis séricos 50% menores que os da cefalexina. As doses orais variam entre 250 e 500mg, a cada 8 horas.

As cefalosporinas de segunda geração são empregadas com sucesso no tratamento de infecções mistas (anaeróbios + aeróbios) de topografias intra-abdominais, pélvicas, pneumonias hospitalares, infecções em pés diabéticos e infecções cutâneas.

Cefalosporinas de terceira geração

Cefotaxima – tem boa atividade contra cocos gram-positivos e bacilos gram-negativos, exceto enterococo, *Listeria monocytogenes* e *Pseudomonas* sp. Entre 80 e 100% das *E. coli*, *Proteus* sp., *Haemophilus influenzae* e *N. gonorrhoeae* são inibidas. *Enterobacter cloacae*, *Klebsiella* sp. e *Acinetobacter* sp. mostram suscetibilidade moderada e a maioria das *P. aeruginosa* é resistente. Os peptococos e peptoestreptococos (anaeróbios) são sensíveis, mas muitos outros anaeróbios são resistentes. Seu uso é exclusivamente por via parenteral e as doses variam entre 1 e 2g, a cada 4-12 horas, dependendo da gravidade e topografia da infecção.

Ceftriaxona – espectro idêntico ao da cefotaxima, exceto pelo fato de ser, até o momento, o agente mais potente contra o meningococo e o gonococo. A farmacocinética é vantajosa em relação à cefotaxima, pois pode ser utilizada em uma ou duas doses diárias. As doses são exclusivamente por via parenteral e variam de 1-2g, a cada 12-24 horas, não ultrapassando a dose máxima de 4g/dia.

Cefoperazona – menos ativa que a cefotaxima contra cocos gram-positivos e bacilos gram-negativos aeróbios, mas com atividade contra *P. aeruginosa* (> 50% são sensíveis). A atividade contra anaeróbios é inferior à da cefoxitina e semelhante à da cefotaxima. É dentre as cefalosporinas de terceira geração a que tem melhor concentração em vias biliares, sendo, portanto, boa opção no tratamento de colangites e colecistites. Quando do seu uso, é recomendável a administração profilática de vitamina K para a prevenção de alterações das provas de coagulação, principalmente em desnutridos e pacientes graves. As doses são administradas por via parenteral exclusiva e variam entre 1 e 4g, a cada 6-12 horas.

Ceftazidima – é a mais ativa das cefalosporinas de terceira geração contra *P. aeruginosa* e ao redor de 70% é sensível, mas em algumas instituições do Brasil a resistência aproxima-se dos 50% (dados não publicados). A atividade contra outros bacilos gram-negativos é semelhante à da cefotaxima e a menos ativa contra o *S. aureus*, com pequena atividade contra anaeróbios. Tem ótima penetração liquórica. As doses são administradas exclusivamente por via parenteral e variam entre 1 e 2g, a cada 8-12 horas.

As indicações clínicas para as cefalosporinas de terceira geração são as infecções graves causadas por bacilos gram-negativos aeróbios, primordialmente hospitalares. Infecções intra-abdominais são tratadas com índice de sucesso de 80-90%.

Em relação às infecções durante a gestação/lactação, não existem restrições ao uso das cefalosporinas, sendo agentes considerados seguros e eficazes (Sanford, 1997; Donowitz e Mandell, 1990; Niebyl, 2003).

CARBAPENEMS

O imipenem (Tienam®), meropenem (Meronem®) e ertapenem (Invanz®) são os representantes desta família de antibióticos. Estes agentes apresentam grande espectro antimicrobiano, inibindo praticamente todos os microrganismos (> 90%) causadores de infecções em humanos. São ativos contra todos os cocos gram-positivos aeróbios (estreptococos dos grupos A, B, C e G, enterococos, exceto *E. faecalis* resistentes à ampicilina, estafilococos, exceto as oxacilina-R, *Listeria* sp. e *Bacillus* sp.), a maioria das Enterobacteriaceae (bacilos gram-negativos aeróbios), *P. aeruginosa*, incluindo-se as resistentes às penicilinas, como a piperacilina e as cefalosporinas. Exceção para o ertapenem, que não apresenta atividade contra a *P. aeruginosa*. A *S. maltophilia* é a única resistente aos agentes desta família; *Acinetobacter* sp. são em geral sensíveis, exceto ao ertapenem; a maioria dos anaeróbios, inclusive *B. fragilis* resistentes à cefoxitina, e a única exceção para os anaeróbios é o *Clostridium difficile*, causador da colite pseudomembranosa.

O imipenem pode levar a raras reações de hipersensibilidade e convulsões, menos freqüentes com o meropenem e ertapenem.

As indicações clínicas são muitas e incluem tratamento de infecções ginecológicas e obstétricas graves, urinárias, sepse intra-abdominal, pneumonia, tecidos moles e ósseas, primordialmente causadas por bactérias hospitalares resistentes.

O imipenem é administrado exclusivamente por via parenteral (IM ou IV) em doses de 500-1.000mg, a cada 6 horas. Não são totalmente conhecidos os efeitos do uso do imipenem durante o período gestacional, mas pode ser utilizado com segurança. Durante o período de lactação, por não ser absorvido pelo tubo digestório do recém-nascido, também é seguro para a utilização nesse período (Chung e cols., 2002).

O meropenem é também administrado exclusivamente por via parenteral em doses de 500mg-1g, a cada 8 horas, e também pode ser usado durante a gestação e a lactação, e já foi mais bem avaliado que o imipenem (Chung e cols., 2002).

O ertapenem é também administrado por via parenteral e as doses são de 1g uma vez ao dia. Sua segurança durante a gestação/lactação também está razoavelmente bem avaliada e mostra-se seguro para utilização.

MONOBACTAMS

O aztreonam é o representante desta família de agentes cuja atividade é principalmente contra as Enterobacteriaceae (bacilos gram-negativos aeróbios), mas sem atividade contra anaeróbios e cocos gram-positivos. Exemplos de gram-negativos suscetíveis são a *P. aeruginosa*, a *Klebsiella* sp., a *E. coli* etc. Não traz reações adversas importantes e tem excreção principalmente por via renal.

Nas suas indicações clínicas encontramos as infecções ginecológicas, endometrites, celulites pélvicas, infecções intra-abdominais, de ferida cirúrgica e urinárias.

É de uso exclusivamente por via parenteral nas doses de 1-2g, a cada 6-8 horas (máximo de 8g/dia) (Neu, 1990; Sanford, 1997).

Não apresenta restrição de uso no período gestacional e aleitamento, e o cruzamento placentário leva a concentrações fetais de mais ou menos 5% dos níveis séricos maternos. Sua presença no leite materno é menor que 25% dos níveis séricos maternos e não resultam em níveis significativos no lactente, podendo ser utilizado com segurança (Chung e cols., 2002).

AMINOGLICOSÍDEOS

Os principais representantes desta família de drogas são gentamicina (Garamicina®), amicacina (Novamin®, Briclin®), tobramicina, netilmicina, sisomicina, kanamicina e neomicina. As três últimas drogas são de uso excepcional.

O espectro de ação inclui primariamente bacilos gram-negativos aeróbios e *S. aureus*. Em infecções causadas pela *P. aeruginosa*, são ótimos agentes para associação com os betalactâmicos. Tem efeito sinérgico com a penicilina ou vancomicina no tratamento de infecções enterocócicas.

A gentamicina, a netilmicina e a tobramicina apresentam espectro semelhante e a amicacina tem leve vantagem sobre estas primeiras, do ponto de vista de atividade antimicrobiana.

A farmacocinética dos aminoglicosídeos é muito semelhante entre os compostos e pode ser assim resumida: não são absorvidos por via oral; são prontamente absorvidos quando instilados na cavidade peritoneal e pleural; têm excelente concentração urinária; apresentam má concentração em secreções brônquicas, o que torna estas drogas de pequeno potencial no tratamento de infecções respiratórias graves; têm eliminação exclusivamente por via renal.

Os efeitos tóxicos são relativamente comuns e consistem de ototoxicidade, nefrotoxicidade e paralisia neuromuscular (efeito curare-símile), sendo que estes efeitos adversos são dependentes da velocidade de administração da droga, devendo ser diluída e administrada em infusões de pelo menos 60 minutos.

A amicacina cruza a barreira placentária, alcançando níveis fetais de aproximadamente 16% dos níveis séricos maternos; a gentamicina alcança 34-42% dos níveis maternos e a tobramicina aproximadamente 15%. Todos têm potencial ototoxicidade para o feto.

No leite materno, os aminoglicosídeos atingem concentrações baixas, mas há descrição de aparecimento de fezes sanguinolentas em lactente após sua mãe iniciar uso de gentamicina e clindamicina. Outro relato, que suscitou polêmica, cita que as concentrações no leite após o uso de gentamicina foi ao redor de 15% da concentração sérica materna. A curiosidade foi que ao redor de 50% dos lactentes alimentados por estas mães apresentaram níveis séricos detectáveis e que correspondiam a 15% do nível sérico materno. Este resultado, que deixa perplexo e desconcerta, haja vista as propriedades farmacodinâmicas dos aminoglicosídeos, foi explicado por alterações de maturidade do lactente que alteraram a biodisponibilidade, aumentaram a imprevisibilidade e diminuíram a eliminação da gentamicina pelo recém-nascido (Chung e cols., 2002). As concentrações mais baixas no leite materno foram encontradas após o uso de tobramicina ou amicacina pela mãe. Apesar desses relatos, a lactação pode e deve ser mantida em mães que estejam utilizando qualquer um dos aminoglicosídeos.

As doses para os principais agentes são as seguintes:

– gentamicina: 3-5mg/kg/dia, divididos em 3 tomadas;
– amicacina: 15mg/kg/dia, divididos em 2 tomadas;
– netilmicina: 4-6,5mg/kg/dia, divididos em 3 tomadas;
– tobramicina: 3-5mg/kg/dia, divididos em 3 tomadas.

A gentamicina, a amicacina, a tobramicina e a netilmicina permanecem como boas opções para o tratamento de infecções pelos bacilos gram-negativos, mas do ponto de vista clínico não existe evidência de superioridade significante entre elas. A netilmicina é pouco menos nefro e ototóxica que a gentamicina.

TETRACICLINAS E CLORANFENICOL

Tetraciclinas – todas as tetraciclinas têm atividade eminentemente bacteriostática e espectro antimicrobiano relativamente amplo, compreendendo cocos gram-positivos (*S. aureus* ± 65% sensíveis, *S. pyogenes* ± 90% sensíveis, pneumococo ± 96% sensíveis e estreptococos do grupo B ± 50% sensíveis), bactérias gram-negativas (gonococo ± 85-92% sensíveis, *H. influenzae* ± 60% sensíveis, *E. coli* raramente sensível, *Enterobacter* sp. ± 30-50% sensíveis, *Pseudomonas pseudomallei* ± 60-100%, alguns anaeróbios como o *Actinomyces*, *B. fragilis* e *Fusobacterium* sp., micoplasma, clamídias, rickétsias e até alguns protozoários.

As tetraciclinas cruzam facilmente a placenta, atingindo concentrações fetais 50-100% das concentrações séricas maternas e acumulam-se nos ossos e dentes fetais, não devendo ser utilizadas no período gestacional, por levarem à descoloração marrom-amarelada dos dentes e à diminuição do crescimento ósseo (Chung e cols., 2002).

Em relação ao leite materno, as tetraciclinas alcançam concentrações no leite superiores a 50% dos níveis séricos maternos, mas, como são quelados pelo cálcio, tornam-as compostos inabsorvíveis. Portanto, poderiam ser utilizadas no período de lactação, sendo opção terapêutica útil, não sendo contra-indicada a amamentação pela Academia Americana de Pediatria (Niebyl, 2003; Chung e cols., 2002).

Cloranfenicol – inibe a síntese protéica bacteriana e sua atividade é predominantemente bacteriostática, exceto para *H. influenzae*, pneumococo e meningococo, cuja atividade é bactericida. O cloranfenicol é um dos antimicrobianos mais ativos contra anaeróbios, incluindo-se o *B. fragilis*, patógenos da microflora genital feminina e responsáveis freqüentes por infecções dessa topografia. Nesse aspecto, a clindamicina, o metronidazol e o imipenem ganharam posições de destaque e de maior importância clínica pelas suas atividades anaerobicidas.

Não deve ser usada por via intramuscular, pois tem absorção e ativação irregulares. A eliminação faz-se primariamente pelo fígado. O cloranfenicol cruza a placenta, atingindo a circulação fetal com níveis séricos iguais aos maternos, mas alcança concentrações ínfimas no líquido amniótico (Standiford, 1990; Sanford, 2004). Em razão disso, existe risco potencial de síndrome cinzenta no recém-nascido, caracterizada por distensão abdominal, vômitos, flacidez, cianose, colapso circulatório e morte. Isto ocorre pela menor habilidade de conjugação do cloranfenicol e imaturidade na excreção da forma ativa na urina, levando ao acúmulo da droga. O efeito tóxico mais importante é a mielotoxicidade, que ocorre de duas maneiras. A primeira é reversível, de início precoce e evidencia-se durante o tratamento, caracterizando-se por anemia, leucopenia, plaquetopenia e reticulocitopenia ou mesmo qualquer combinação destes achados. Dá-se por inibição mitocondrial na síntese protéica medular e é extremamente comum e dose-dependente ($\geq$ 4g/dia).

O segundo tipo de toxicidade é raro, tardio (semanas a meses após o tratamento), manifestando-se sob a forma de anemia aplástica, com freqüência de 1 caso a cada 24.500-40.800 tratamentos e é dose-independente. É aconselhável que durante o tratamento com cloranfenicol devam ser realizados hemogramas duas vezes por semana e, se o número de leucócitos for menor que $2.500/mm^3$, suspender imediatamente a droga. Essa idiossincrasia tem risco real de ocorrência quando avaliamos o aleitamento materno. O cloranfenicol atinge concentrações no leite materno passíveis de expor o recém-nascido a esse antibiótico e potencialmente poder levar à anemia aplástica. Esse fato deve ser levado em consideração no momento da decisão do uso do cloranfenicol na mãe puérpera, apesar da infreqüência dessa complicação (Chung e cols., 2002).

Tem efeito antagônico à ampicilina no tratamento das infecções por estreptococos do grupo B.

As indicações clínicas para o cloranfenicol em obstetrícia estão sendo superadas pelo aparecimento de novos antibióticos, mas sua atividade anaerobicida é bastante útil e ainda tem lugar, principalmente em países sem folga orçamentária, pois seu custo é bastante favorável. As doses habituais no adulto são de 50mg/kg/dia, divididos em quatro vezes (máximo de 4g/dia).

METRONIDAZOL

Tem atividade contra virtualmente todos os anaeróbios (gram-positivos ou negativos, cocos ou bacilos), exceto o *Propionibacterium acnes*. Quando administrado por via oral, o metronidazol é rápida e totalmente absorvido, atingindo concentrações séricas semelhantes às concentrações atingidas por via intravenosa. É absorvido por via vaginal, mas com níveis séricos 20% menores que por vias oral e intravenosa; cruza rapidamente a placenta e os níveis séricos no feto são equivalentes aos níveis maternos, quando administrado por via intravenosa; conseguem-se níveis terapêuticos no líquido amniótico, secreções vaginais, sangue do cordão, leite materno – neste excede em 50% os níveis séricos maternos e a concentração sérica atingida no recém-nascido amamentado é aproximadamente 30% da concentração sérica materna (Chung e cols., 2002) – e tecidos pélvicos, sendo que as concentrações atingidas no miométrio e trompas de Falópio são muito próximas da concentração sérica.

A eliminação da droga e seus metabólitos se dá principalmente por via renal e 6-15% é excretado nas fezes. As doses para uso por via intravenosa são de 15mg/kg como dose única de ataque, seguido de 7,5mg/kg a cada 6 horas; quando usado por via oral, é administrado na dose de 1-2g/dia, dividindo-se em 2-4 doses/dia. O tempo de tratamento habitualmente oscila entre duas e quatro semanas nas infecções graves e geralmente é bem tolerado, mas, quando ocorrem efeitos adversos como convulsões, ataxia, neuropatia periférica ou pancreatite, a droga deve ser descontinuada. Efeitos mutagênico e carcinogênico foram documentados em estudos controlados, muito embora ainda não haja consenso definitivo desses efeitos (Sanford, 2004; Finegold e Mathisen, 1990). Em razão disso, cabe ressaltar que a amamentação de recém-nascidos cujas mães estão em uso de metronidazol é desaconselhada pela Academia Americana de Pediatria e recomenda-se que o reinício do aleitamento deva ser realizado após 24 horas da tomada da última dose deste antibiótico (Chung e cols., 2002).

MACROLÍDEOS E CLINDAMICINA

Eritromicina, azitromicina e claritromicina – os macrolídeos têm espectro de atividade amplo e compreende bactérias gram-positivas e gram-negativas (azitromicina e claritromicina), treponemas, micoplasmas, clamídias e rickétsias. A eritromicina é apresentada nas preparações base, estearato, estolato e etilsuccinato, sendo que as disponíveis no Brasil são o estolato e estearato. A forma estolato tem maior potencial de hepatotoxicidade.

A eritromicina, a claritromicina e a azitromicina são excretadas em grandes concentrações no leite materno, igualando ou superando as concentrações séricas maternas (Chung e cols., 2002), porém não levando a danos ao lactente. Há um relato de estenose hipertrófica de piloro em lactente de 3 semanas cuja mãe estava sendo tratada com eritromicina para celulite. Também há relatos dessa complicação com o uso de eritromicina em lactentes. Apesar disso, a Academia Americana de Pediatria não contra-indica o aleitamento pela mãe que está em uso dos macrolídeos/azalídeos (Chung e cols., 2002; Mathew, 2004; Niebyl, 2003). Os macrolídeos cruzam a placenta atingindo concentrações séricas fetais de 5-20% da concentração sérica materna e concentrações ainda mais altas nos tecidos fetais e líquido amniótico. Apesar disso, não se documentam efeitos deletérios ao feto com nenhum dos macrolídeos (Chung e cols., 2002; Niebyl, 2003), exceto que os abortamentos espontâneos atingiram cifras de 14% na população de gestantes que utilizou a claritromicina *versus* 7% naquelas que não a utilizaram (Einarson e cols., 2001).

As doses da eritromicina por via oral para adultos variam entre 250 e 500mg, duas-quatro vezes ao dia (máximo de 2g/dia) e a preparação do estolato deve ser evitada no período gestacional, pela maior freqüência de hepatotoxicidade. A azitromicina é utilizada nas doses de 1g em dose única diária e a claritromicina na dose de 500mg-1g em duas tomadas diárias.

Clindamicina – são antibióticos do grupo lincosamidas, sendo que a clindamicina tem atividade principalmente contra bactérias gram-positivas (estafilococos, anaeróbios principalmente o *B. fragilis*, pneumococo, *S. pyogenes* e estreptococos do grupo *viridans*), mas não contra enterococos.

A absorção por via oral da clindamicina é de 90%, a metabolização é predominantemente hepática e as reações adversas mais freqüentes são diarréia (até 20%), hepatotoxicidade, neutropenia e trombocitopenia reversível.

As principais indicações são as infecções polimicrobianas intra-abdominais ou infecções pélvicas ginecológicas, nas quais o *B. fragilis* freqüentemente é patógeno co-responsável.

As doses parenterais habituais da clindamicina é de 150-900mg, três vezes ao dia, por via intramuscular ou intravenosa, e as doses por via oral são de 150-450mg, quatro vezes ao dia (Sanford, 1997; Steigbigel, 1990).

A clindamicina, quando administrada em gestantes, atravessa rapidamente a placenta e atinge o sangue e tecidos fetais com concentrações ao redor de 50% dos níveis maternos, mas não se documenta efeito teratogênico (Niebyl, 2003). De 647 crianças expostas no primeiro trimestre não houve risco maior de defeitos de nascimento, assim como o aleitamento é permitido pela Academia Americana de Pediatria para a mãe em uso desse medicamento (Niebyl, 2003). Cabe ressaltar que a concentração de clindamicina atingida no leite materno é aproximadamente a mesma que a concentração sérica materna. A dose recebida, por aleitamento, pelo recém-nascido é aproximadamente 10% da dose terapêutica habitual, porém, a possibilidade de colite pseudomembranosa, causada pelo *Clostridium difficile* toxigênico, é uma realidade e toda mãe em uso de clindamicina durante o aleitamento deverá ser orientada para levar ao pediatra o recém-nascido que iniciar diarréia com muco ou sangue (Chung e cols., 2002). Apesar dessa consideração, não está contra-indicada a amamentação pela Academia Americana de Pediatria (Chung e cols., 2002; Niebyl, 2003).

VANCOMICINA E TEICOPLANINA

Vancomicina (Vancocina®) – é um antibiótico glicopeptídico bactericida, com espectro estreito e voltado principalmente contra estafilococos resistentes à oxacilina e aos enterococos. Contra este último, a atividade é bacteriostática, sendo imprescindível a associação com algum aminoglicosídeo. Anaeróbios gram-negativos são resistentes, por exemplo, *B. fragilis*.

As propriedades farmacológicas compreendem administração exclusivamente por via intravenosa, diluída em 100-250ml de glicose a 5% ou solução salina a 0,9%, com infusão em pelo menos 60 minutos, pois infusões mais rápidas induzem liberação de histamina pelos basófilos e mastócitos, levando a "rash" cutâneo ("red-neck syndrome" ou "red man syndrome"), reações anafilactóides e até paradas cardíacas. Anti-histamínicos previnem tais reações.

Bourget e cols. (1991) estudaram a farmacocinética da vancomicina no terceiro trimestre da gestação, tendo sido usada para o tratamento de corioamnionite por *Streptococcus agalactiae*. Encontraram meia-vida de 4-6 horas, boa resposta terapêutica por atravessar adequadamente a placenta e atingir níveis fetais de 76% dos níveis séricos maternos. Não há relato de efeitos tóxicos fetais (Einarson e cols., 2001). O aleitamento também é permitido em virtude de concentrações pequenas no leite materno e a inabsorbilidade intestinal no recém-nascido da droga presente no leite (Chung e cols., 2002).

É indicada principalmente no tratamento ou na profilaxia de infecções estafilocócicas e estreptocócicas graves em alérgicos a penicilinas e cefalosporinas.

As doses nos adultos são de 2g/dia, divididos em duas-quatro vezes (Sanford e cols., 2004; Fekety, 1990; Bourget e cols., 1991).

Teicoplanina (Targocid®) – antibiótico glicopeptídico mais lipofílico que a vancomicina, que resulta em excelente penetração tecidual, com meia-vida mais longa, menor desprendimento do tecido, solubilidade em água em pH fisiológico e ausência de metabólitos inativos.

Tem espectro igual ao da vancomicina e não se relata teratogenicidade com o uso de doses bastante superiores às habituais. Não induz ao fenômeno "red-neck syndrome" nem tem nefrotoxicidade aumentada quando do uso simultâneo de aminoglicosídeos. As doses em adultos variam de 200-800mg/dia, administrados em 1 ou 2 doses, e sempre por via parenteral (intramuscular e intravenosa).

SULFAMETOXAZOL-TRIMETOPRIMA (COTRIMOXAZOL)

A associação destes dois agentes tem ação sinérgica e seu espectro compreende cocos gram-positivos (*S. aureus*, *S. pyogenes*, *S. pneumoniae*) e bacilos gram-negativos aeróbios, exceto *P. aeruginosa* e *Bacteroides* sp. Não apresenta atividade importante contra anaeróbios.

Pode ser administrado por via oral ou parenteral e as doses são de 8-10mg/kg/dia de trimetoprima para as infecções bacterianas moderadas, e até 20mg/kg/dia para pneumonias por *P. carinii* que ocorrem em imunodeprimidos, por exemplo AIDS.

O cotrimoxazol cruza muito facilmente a barreira placentária, atingindo concentrações séricas fetais da ordem de 50-90% das concentrações séricas maternas, e as concentrações séricas na gestante são da mesma magnitude que em não-grávidas (Niebyl, 2003). Vale ressaltar que, em recente publicação conduzida em 2.296 gestantes de primeiro trimestre da Michigan Medicaid, o cotrimoxazol, mais especificamente a trimetoprima, induziu a risco duas a três vezes maior para malformações cardiovasculares ("odds ratio" = 2,2), de aparelho urinário ("odds ratio" = 2,5) e para fendas labiais ("odds ratio" = 2,5) em relação às gestantes que não utilizaram este medicamento (Niebyl, 2003; Einarson e cols., 2001; Hernandez-Diaz e cols., 2000 e 2001). Outro estudo mostra que a suplementação com multivitamínicos que contenham ácido fólico poderia prevenir as malformações cardiovasculares e as fendas labiais, porém se outros inibidores da diidrofolato redutase forem associados à trimetoprima, por exemplo os anticonvulsivantes carbamazepina, fenobarbital, fenitoína etc., o efeito do multivitamínico é perdido (Hernandez-Diaz e cols., 2001) e atinge altas concentrações no leite materno. A trimetoprima é implicada como droga teratogênica em animais.

Efeitos adversos no trato gastrintestinal são freqüentes, assim como reações de hipersensibilidade, e as complicações hematológicas como anemia, granulocitopenia e plaquetopenia podem ser prevenidas com o uso profilático de ácido folínico.

Em princípio, é uma droga que deve ser evitada durante o período gestacional, exceto em situações em que esteja primordialmente indicada, como nas pneumonias por *Pneumocystis carinii* que ocorrem em imunodeficientes e que drogas alternativas não têm a mesma eficácia, além do fato de também estarem contra-indicadas na gestação (Sanford, 1992; Zinner e Mayer, 1990).

QUINOLONAS

Este grupo de antimicrobianos compreende norfloxacino, ofloxacino, pefloxacino, ciprofloxacino, levofloxacino, gatifloxacino e moxifloxacino. Tem excelente atividade contra bacilos gram-negativos e as quatro últimas drogas também apresentam boa atividade contra *P. aeruginosa*. Apresentam ótima penetração em fluidos corporais e tecidos em geral, incluindo-se meninges, e são muito bem toleradas, mas seu uso durante a gestação e a lactação é ainda proscrito em decorrência de potencial efeito lesivo sobre a cartilagem de crescimento, descrito inicialmente em cães da raça Beagle, mas ainda discutível se realmente ocorre em humanos. Enquanto não houver evidências em contrário, as quinolonas devem ser evitadas durante o período gestacional.

NITROFURANTOÍNA

Este agente concentra-se principalmente no trato urinário, que, por difusão retrógrada, atinge o parênquima renal, mas não atinge concentrações plasmáticas efetivas para o tratamento de infecções graves, incluindo as pielonefrites. É indicada principalmente contra patógenos urinários (*E. coli, Enterobacter* sp., *Alcaligenes* sp., *Klebsiella* sp. e *P. aeruginosa*).

A droga atravessa a placenta atingindo níveis séricos fetais 40-90% dos níveis maternos e pode causar hemólise na presença de deficiência de G-6-PD.

No leite materno alcança níveis abaixo de 25% dos níveis séricos maternos e é improvável que atinja níveis deletérios para o lactente. Não há restrições de uso durante a gestação e a lactação e as doses em adultos são de 100mg a cada 6 horas (5-7mg/kg) e deve ser administrada com alimentos, pois aumenta sua absorção intestinal. Os efeitos adversos são principalmente gastrintestinais, com náuseas e vômitos, sendo relativamente freqüentes. A apresentação em macrocristais é mais bem absorvida e tolerada (Sanford, 1992; Andriole, 1990).

ANTIBIOTICOPROFILAXIA EM OBSTETRÍCIA

A profilaxia implica a administração de um antimicrobiano *antes* que haja evidências de qualquer infecção, sempre com a intenção de prevenir seu aparecimento. A profilaxia com antibióticos tem sido estudada desde 1939, com Jensen e cols., que descreveram suas experiências com a sulfanilamida na prevenção de infecções em fraturas expostas. Os estudos de Miles (1959) e Burke (1961) definiram as bases científicas para o uso de antibióticos profiláticos.

Esses autores estabeleceram experimentalmente que os antibióticos devem ser administrados antes da contaminação tecidual para que haja efeito preventivo. A antibioticoprofilaxia administrada corretamente poderia reduzir o risco de infecções pós-operatórias em aproximadamente 50%, dos casos, porém, os antibióticos nunca devem ser usados como substitutos de uma boa técnica cirúrgica (Conte e cols., 1984; Ulualp e Condon, 1992).

O risco de infecção em cesáreas com membrana rota e na população de baixo poder econômico é ao redor de 45-85%. O parto, a duração da rotura da membrana e os toques vaginais repetidos aumentam o risco de infecção pós-parto, provavelmente por permitir a ascensão de bactérias do conteúdo vaginal para a cavidade amniótica.

Com raras exceções, os esquemas profiláticos mostram diminuição significante das infecções pós-operatórias. Polk (1981), analisando 15 estudos randomizados e controlados, verificou que a taxa global de prevenção de infecções pós-cesáreas foi de 55%, principalmente pela prevenção de endomiometrites e infecções da ferida cirúrgica.

A antibioticoprofilaxia tem impacto pequeno ou ausente na prevenção de infecções urinárias pós-parto (Polk, 1981).

São raros os estudos que comparam a administração do antibiótico antes e após o clampeamento do cordão, mas os disponíveis mostram taxas semelhantes de proteção. A administração do antibiótico, antes do clampeamento do cordão, leva a níveis séricos fetais elevados e prejudica o diagnóstico de um evento infeccioso no recém-nascido, além de induzir efeitos tóxicos diretos. Por essas razões, o antibiótico profilático deve ser realizado sempre após o clampeamento do cordão umbilical.

PRINCÍPIOS BÁSICOS PARA A PROFILAXIA EFETIVA

Fazer a escolha do antibiótico adequado – o melhor antibiótico profilático não é aquele que cobre todos os patógenos conhecidos, e sim os mais prevalentes para determinado procedimento cirúrgico. Os patógenos que mais freqüentemente complicam as cirurgias obstétricas são: *E. coli*, *Klebsiella* sp., *Proteus mirabilis*, outros bacilos gram-negativos aeróbios, grupo *B. fragilis*, peptoestreptococos, *Clostridium* sp., enterococo, outros estreptococos e estafilococos (Ulualp e Condon, 1992; Matsen, 1990).

A cirurgia deve ter risco significativo de infecção – não se devem usar antibióticos profiláticos em cirurgias com baixo potencial de complicações infecciosas (cirurgias limpas).

Escolher a droga menos tóxica e economicamente mais acessível.

Administrar a dose total efetiva no momento correto – as doses devem ser máximas, preferivelmente por via intravenosa e sempre pouco antes da incisão cirúrgica (indução anestésica ou, nos casos obstétricos, após o clampeamento do cordão).

Administrar antibióticos por curto período de tempo – na maioria dos casos obstétricos, uma única dose após o clampeamento do cordão é suficiente, mas, em cirurgias mais longas, as doses podem ser repetidas. A profilaxia não deve ultrapassar 12-24 horas, mas no caso de colocação de próteses ou drenos próximos à prótese, a profilaxia deve ser mantida por 72 horas e até a retirada do dreno, respectivamente.

Trocar de antibiótico no caso de falha da profilaxia – se um quadro infeccioso for identificado após o procedimento cirúrgico, o antibiótico escolhido para terapêutica deve ser diferente daquele usado na profilaxia.

Evitar drogas que são usadas para tratamento de infecções graves – o uso das cefalosporinas de primeira geração é preferível sobre os aminoglicosídeos e cefalosporinas de terceira geração.

INDICAÇÕES PARA PROFILAXIA EM OBSTETRÍCIA

Sabemos que quando o inóculo bacteriano introduzido em um tecido, em razão de um procedimento cirúrgico, for maior ou igual 10^6 bactérias/grama de tecido, a infecção é quase sempre uma certeza.

Em obstetrícia, três eventos infecciosos são visados para ser prevenidos com a abordagem da profilaxia com antibióticos: a infecção da topografia cirúrgica, a endomiometrite puerperal e a endocardite bacteriana que pode ocorrer em situações especiais.

Hager e cols. (1991) estudaram 189 pacientes e compararam os coeficientes de morbidade febril puerperal após profilaxia com cefazolina, cefoxitina e cefotaxima em cesáreas não-eletivas. Os autores não encontraram diferença entre os diferentes antibióticos, mostrando que o uso de uma cefalosporina de espectro mais estreito é tão eficaz quanto outras de espectro mais amplo. A dose usada de cefazolina foi uma única dose de 1g após o clampeamento do cordão umbilical.

Gilstrap e Cunningham determinaram que mulheres que realizaram cesáreas com mais de 6 horas de membrana rota tiveram risco infeccioso pós-operatório de 85%, enquanto outros investigadores relatam risco consideravelmente menor nessa população de mulheres. Gibbs (1989) relata risco de 54%, enquanto Harger e cols. (1991) e Polk (1981) relatam endometrite em 20% e 9,4%, respectivamente, em mulheres atendidas em seus serviços particulares.

O exame do líquido amniótico melhora a precisão em prevermos infecção endometrial pós-operatória. Blanco e cols., usando técnicas quantitativas encontraram a ocorrência de endometrite em 92% dos casos que apresentavam mais que 10^2 colônias/ml de líquido amniótico, logo após terminar o parto, enquanto somente 23% das pacientes com culturas negativas tiveram endometrites.

As recomendações de consenso para profilaxia antimicrobiana em obstetrícia são:

a) um antibiótico profilático deve ser utilizado em cesáreas, mas não naquelas eletivas, devendo-se restringir a casos de maior risco, que consistem em rotura de membrana com mais de 6 horas ou presença de informação bacteriológica quantitativa do líquido amniótico;

b) usar esquema curto com não mais que três doses, preferivelmente em dose única;

c) iniciar logo após o clampeamento do cordão umbilical;

d) escolher agentes que sejam eficazes, seguros e de custo acessível. Em Obstetrícia, escolhas mais sensatas são as cefalosporinas de primeira geração, que podem ser a cefalotina ou cefazolina na dose de 2g e 1-2g, administradas em dose única ou por no máximo 12 horas, com intervalos entre as doses de 2 e 4 horas, respectivamente;

e) até o momento, não existem evidências convincentes de que as novas cefalosporinas de terceira geração e outros novos betalactâmicos (ceftazidima, cefoperazona, cefoxitina, carbapenêmicos, aztreonam, teicoplanina etc.) sejam mais efetivos que as de primeira geração, além de serem consideravelmente mais caros;

f) quando se realiza profilaxia, devem-se avaliar cuidadosamente as pacientes na procura de febre ou outros sinais de infecção. Sempre colher culturas apropriadas, como hemoculturas, cultura de secreção de incisão cirúrgica e, sempre que presente, secreção purulenta drenada pelo canal cervical, realizando-se técnica adequada de coleta.

Outra situação em que são utilizados antibióticos profiláticos é para a prevenção de endocardite bacteriana após procedimentos em pacientes de risco. As recomendações da American Heart Association encontram-se sumarizadas no quadro VII-17.

Tais esquemas profiláticos podem ser utilizados com tranqüilidade durante o período gestacional e lactação, não havendo a possibilidade de toxicidade fetal intra-útero ou para o lactente que está sendo amamentado.

Em 1996, foi publicada e recentemente atualizada (2001) pelo Centers for Disease Control and Prevention (CDC) a recomendação para a prevenção da doença perinatal pelo estreptococo beta-hemolítico do grupo B (EGB), visto a elevada mortalidade que essa condição traz às crianças nascidas de mães colonizadas por esse agente.

A doença é caracterizada por quadro septicêmico grave que pode ocorrer em crianças com < 7 dias (início precoce) e naquelas com ≥ 7 dias de vida (início tardio). Aproximadamente 25% desses casos ocorrem em prematuros. Nos anos 70, a mortalidade oscilava entre 20 e 50%, mas atualmente oscila entre 5 e 20%, em razão da melhora no atendimento à saúde.

A recomendação para a prevenção perinatal da doença pelo EGB é a seguinte:

1. Avaliar a presença de colonização materna pelo EGB com o cultivo ("swab") da vagina e reto durante a 35ª-37ª semanas de gestação. O resultado da cultura colhida nessa fase gestacional correlaciona-se em 100% com os resultados das culturas colhidas no momento do nascimento.

Quadro VII-17 – Recomendações para profilaxia da American Heart Association.

Considerações clínicas	Profilaxia recomendada	Profilaxia não recomendada
Condições cardíacas	Próteses valvares incluindo-se válvulas biológicas Endocardite prévia, mesmo na ausência de doença cardíaca Maioria dos defeitos cardíacos congênitos Disfunção valvar reumática ou adquirida (mesmo após cirurgia) Miocardiopatia hipertrófica Prolapso de valva mitral com regurgitação valvar	"Bypass" coronariano prévio Prolapso de válvula mitral sem refluxo valvular Sopros inocentes, fisiológicos/funcionais Marca-passos e desfibriladores implantados Defeito septal *secundum* isolado Após 6m de reparo cirúrgico cardíaco sem resíduos
Procedimentos dentários ou cirúrgicos	Procedimento cirúrgico ou dentário que induza sangramento de mucosa ou gengival (incluindo limpeza profissional). Tonsilectomia ou adenoidectomia. Cirurgias que envolvam mucosa respiratória ou intestinal. Broncoscopia com broncoscópio rígido. Escleroterapia para varizes de esôfago ou dilatação esofágica. Cirurgia de bexiga ou cistoscopia. Cateterização uretral e/ou cirurgia urológica com infecção urinária presente. Histerectomia vaginal ou parto vaginal na presença de quadro infeccioso local	Procedimento dentário sem sangramento gengival Injeção de anestésicos por via oral ou extração de dente não-definitivo Timpanostomia, entubação traqueal, broncoscopia com broncoscópio flexível com ou sem biópsia Endoscopia com ou sem biópsia Cateterização cardíaca Parto por cesárea Na ausência de infecção: cateterização uretral, parto vaginal não complicado, aborto terapêutico, procedimentos de esterilização cirúrgica e inserção e remoção de DIU
Local do procedimento	**Droga/dose/via/duração padrão**	**Droga/dose/via/duração alternativa**
Dental, oral e trato respiratório superior	Amoxicilina, 2g, VO, 1 hora antes do procedimento, após 1,5g, VO, 6h mais tarde	Se houver alergia à penicilina ou à amoxicilina usar eritromicina 0,8-1,0g, VO (etilsuccinato e estolato, respectivamente) 2h antes do procedimento, depois usar metade da dose 6h mais tarde, *ou* clindamicina 300mg, VO, 1h antes, daí 150mg 6h mais tarde Se não for possível a tomada por via oral de medicamentos: ampicilina 2g, IV ou IM, 30min antes do procedimento, daí 1g, IV 6h mais tarde, *ou* clindamicina 300mg, IV, 30min antes, depois 150mg, IV, 6h mais tarde Se houver alergia a penicilina e alto risco de endocardite: vancomicina 1g, IV, em dose única, infundindo em 1h e começando 1h antes do procedimento
Procedimentos geniturinários e gastrintestinais	Ampicilina 2g, IV, mais gentamicina 1,5mg/kg, IV (máximo 80mg), 30min antes do procedimento, depois usar amoxicilina 1,5g, VO, após 6h ou repetir o esquema IV 8h após a primeira dose	Se houver alergia a penicilina, amoxicilina ou ampicilina e alto risco de endocardite: vancomicina 1g, IV, infundindo-se em 1h e começando 1h antes, mais gentamicina 1,5mg/kg, IV (máximo 50mg) 1h antes do procedimento. Estas doses podem ser repetidas 8h mais tarde Se houver baixo risco de endocardite, o esquema padrão pode ser substituído por: amoxicilina 3g, VO, 1h antes do procedimento e 1,5g, VO, 6h mais tarde

2. Avaliar a presença dos seguintes fatores de risco materno para a doença pelo EGB:
   - antecedente de parto em criança que apresentou doença pelo EGB;
   - bacteriúria pelo EGB durante a gestação atual;
   - parto com menos de 37 semanas de gestação;
   - rotura de membranas igual ou maior a 18h de duração.
   - febre superior a 38°C no intraparto.

Se as culturas forem positivas ou se houver qualquer fator de risco citado anteriormente, a profilaxia materna deve ser iniciada com penicilina G cristalina durante o trabalho de parto com dose inicial de 5 milhões de unidades, seguidas por 2,5 milhões U a cada 4h, até o nascimento da criança. A ampicilina pode ser usada alternativamente, na dose de 2g a cada 4h, até o nascimento da criança. Nas pacientes alérgicas à penicilina, usar clindamicina 900mg por via intravenosa a cada 6 horas. A criança nascida da mãe submetida a esse esquema profilático deve ser considerada protegida de maneira relevante quando a profilaxia tiver durado pelo menos 4 horas. Apesar disso, o recém-nascido deve ser cuidadosamente observado para sinais e sintomas da doença pelo EGB.

USO DE ANTIMICROBIANOS EM SITUAÇÕES ESPECIAIS NA GESTAÇÃO E NO PUERPÉRIO

Em 1847, Ignaz Philipp Semmelweis fez observações epidemiológicas cuidadosas sobre o contágio da febre puerperal e concluiu que o principal vetor de transmissão eram as mãos dos médicos que trabalhavam no local. Conhecendo isso, propôs três medidas básicas de controle: isolamento de todos os casos, reforçar a lavagem das mãos em água clorada e fervura de todos os instrumentos e utensílios utilizados nas pacientes infectadas. Com estes procedimentos, a mortalidade caiu de 16% para 1%.

Hoje, essas normas preconizadas por Semmelweis servem de sustentação para a prática do controle das infecções hospitalares. Na época, não houve receptividade de outros colegas médicos em atenderem as recomendações propostas, o que não soa estranho, visto que, mais de 150 anos após essas recomendações terem sido propostas, inúmeros são os relatos de desobediência e falta de colaboração dos médicos na lavagem cuidadosa e freqüente das mãos. Cabe lembrar que, entre todos os procedimentos propostos para o controle das infecções hospitalares, a lavagem cuidadosa das mãos é o que apresenta o melhor resultado.

Durante a gestação e no puerpério pode ocorrer todo tipo de infecções bacterianas, e sobre algumas delas discutiremos a respeito.

INFECÇÃO NA ÁREA DA FERIDA CIRÚRGICA

A infecção cirúrgica de cesáreas e episiotomias envolve, como regra, a pele e o tecido subcutâneo, e a infecção de uma incisão de cesárea é a complicação mais comum, levando ao aumento da permanência no hospital por sete ou mais dias em relação a mulheres sem infecção. A incidência de infecções na incisão operatória oscila por volta de 5% e as infecções de episiotomia em 0,5-3% (Mead, 1993).

As infecções de episiotomia são classificadas em três grupos:

1. infecção simples da episiotomia, que envolve pele e subcutâneo, incluindo a fáscia superficial;
2. fasciite necrotizante: infecção de profundidade intermediária envolvendo a fáscia superficial;
3. mionecrose: infecção profunda envolvendo o tecido abaixo da fáscia e os músculos.

A infecção superficial da episiotomia habitualmente é localizada, sem sinais ou sintomas sistêmicos ou necrose da pele local e não tem formação de bolhas. O tratamento inclui incisão, drenagem, limpeza local e a ressutura deve ser evitada. Antibióticos são necessários somente quando houver celulite extensa.

A fasciite necrotizante é rara e grave, com mortalidade de aproximadamente 50%; geralmente há sinais inflamatórios locais que se estendem até as nádegas e região inferior do abdome e freqüentemente existe comprometimento sistêmico com toxemia importante, leucocitose e hipocalcemia resultante da saponificação dos ácidos graxos pela lipase bacteriana sobre a gordura do subcutâneo. Com freqüência ocorre formação de bolhas e a pele mostra-se mais fria que a adjacente. Os patógenos mais freqüentes são os estreptococos anaeróbios e aeróbios (beta-hemolítico dos grupos A e B). Essas infecções são, como regra, polimicrobianas e o tratamento faz-se com a drenagem e o desbridamento cirúrgico, associado ao uso de antimicrobianos.

A mionecrose é a extensão da fasciite necrotizante para os músculos pélvicos (Simpson e cols., 1988). O agente mais freqüentemente associado é o *Clostridium perfringens*. O tratamento é o desbridamento cirúrgico extenso e o uso de antimicrobianos.

Em relação às infecções de incisão da cesárea, aproximadamente 25% são causadas pelo *S. aureus*, oriundo de flora cutânea, portanto, são potencialmente preveníveis com cuidadosa antissepsia da pele da paciente e do cirurgião.

O tratamento das infecções profundas da incisão é a reabertura e a drenagem local.

Quando há necessidade do uso de antibióticos para o tratamento de infecções da episiotomia ou cesárea, a opção inicial após a coleta de material da incisão cirúrgica para o diagnóstico bacteriológico deve ser uma cefalosporina de primeira geração (cefazolina ou cefalotina), com ou sem a associação de aminoglicosídeos (gentamicina, amicacina ou netilmicina). Tal esquema mostra atividade considerável sobre os principais patógenos. Em infecções com envolvimento sistêmico grave, como ocorre nas mionecroses e fasciites necrotizantes, podemos acrescentar o metronidazol e trocar a opção da cefalosporina de primeira geração pela vancomicina ou teicoplanina.

Agentes como o imipenem (Tienam®) ou meropenem (Meronem®), que apresentam atividade importante contra anaeróbios e aeróbios, também podem ser usados nos casos graves, até a chegada dos resultados das culturas colhidas do sangue e do local infectado (Mead, 1993; Simpson e cols., 1988; Gibbs, 1989; Ehrenkranz e Meakins, 1992). A associação de metronidazol, oxacilina e aminoglicosídeos, nos casos graves, também se mostra eficaz. O tratamento das formas graves sempre deve ser por via parenteral.

PNEUMONIAS

A pneumonia é complicação rara após procedimentos obstétricos, pois como cirurgia do terço inferior do abdome, a dor não se faz presente a ponto de comprometer seriamente a tosse e a respiração profunda, como ocorre, por exemplo, nas cirurgias pancreáticas, gástricas ou do cólon.

As pneumonias podem ser definidas como doenças de início precoce ou de tardio. A pneumonia de início precoce é aquela que ocorre nos primeiros três dias de hospitalização e os agentes mais freqüentes são o *S. pneumoniae*, a *Moraxella catarrhalis* ou o *H. influenzae*.

As pneumonias de início tardio ocorrem após três dias da internação e estão mais freqüentemente associadas a *Klebsiella pneumoniae*, *Enterobacter* spp., *Serratia* spp., *P. aeruginosa* ou *S. aureus*.

O tratamento das pneumonias de início precoce faz-se principalmente com a ampicilina, em associação ou não com a eritromicina. Recentemente, inúmeras sociedades médicas propuseram guias de tratamento para as pneumonias consideradas comunitárias e o esquema caracteriza-se pelo uso da ceftriaxona (1-2g, IV, 1-2 vezes ao dia) em associação ou não com um dos novos macrolídeos (azitromicina ou claritromicina).

As pneumonias de início tardio devem ser tratadas com antibióticos de maior espectro de atividade contra os bacilos gram-negativos. Pode ser utilizada cefalosporina de terceira geração combinada a um aminoglicosídeo ou cefalosporina com atividade contra *Pseudomonas*, associada a um aminoglicosídeo. Quando as culturas mostrarem a presença de *Staphylococcus aureus*, devemos associar a oxacilina ou a vancomicina ao esquema acima (Ehrenkranz e Meakins, 1992).

INFECÇÃO URINÁRIA

As infecções urinárias são as mais freqüentes complicações infecciosas na gestação e basicamente três tipos de apresentação devem ser considerados: 1. bacteriúria assintomática; 2. cistite; e 3. pielonefrite aguda.

Há mais de 30 anos, Kass definiu que o critério para a presença de bacteriúria significativa era o isolamento de pelo menos em duas vezes consecutivas de mais de 100.000 colônias bacterianas por ml de urina colhida do jato médio (Simpson e cols., 1988; Grüneberg, 1990; Garibaldi, 1993). A ocorrência de bacteriúria significativa durante a gestação é em média de 5-6%, oscilando entre 2 e 11%. Destas, 80% são assintomáticas (quadro clínico ausente e baixa contagem bacteriana na urina). As bacteriúrias assintomáticas, quando não tratadas, podem evoluir para a pielonefrite aguda sintomática em 40-60% das vezes, quando ocorrem na fase terminal da gestação ou no puerpério. Millar e Cox (1997) relatam que 20 a 30% das gestantes com bacteriúria assintomática desenvolvem pielonefrite aguda. O tratamento precoce termina com esse risco, além de os conceptos nascidos de mães bacteriúricas terem em média peso 300g menor que os nascidos de mães sem bacteriúria ou tratadas precocemente (Simpson e cols., 1988; Grüneberg, 1990).

Schultz e cols. (1991), estudando 269 mulheres que deram à luz a crianças com peso menor ou igual a 2.250g, encontraram forte correlação entre o baixo peso de nascimento e a presença de infecções urinárias em qualquer período da gestação. Em 51% das mulheres que deram à luz a crianças com menos de 2.250g havia antecedente de infecção urinária, enquanto somente 13% das mães de crianças com mais de 3.000g mostravam tal antecedente.

Monif (1991), estudando 10 gestantes com bacteriúria no período imediato ao início do trabalho de parto, encontrou que em 40% dos casos houve desenvolvimento de endometrite, e destes, 75% mostravam a mesma bactéria isolada na urina e nas culturas endometriais. Ao avaliar 1.233 gestantes sem bacteriúria, somente 2,2% destas apresentaram endometrite, de maneira que o diagnóstico e o tratamento precoces dessa entidade deve diminuir acentuadamente a morbidade pós-parto nessa situação.

A cistite aguda caracteriza-se pela presença de sintomas urinários como polaciúria, disúria e urgência miccional. Ocorre em aproximadamente 1,5% das gestações, geralmente no segundo trimestre e com alguma freqüência não é possível o isolamento de bactérias na urocultura inicial.

A pielonefrite aguda caracteriza-se pela presença de sintomas urinários, dor em um ou ambos os flancos, que é piorada com a punho-percussão, e a presença de sinais sistêmicos de infecção como toxemia, náuseas, calafrios, tremores, febre superior a 38°C, palidez, taquicardia, leucocitose e provas de atividade inflamatória elevadas (velocidade de hemossedimentação, alfa-1-glicoproteína ácida e proteína C reativa).

A pielonefrite ocorre em 1-2,5% das gestações e sempre demanda tratamento hospitalar e drogas parenterais. Na medida do possível, o agente etiológico deve ser identificado, pois teremos identificado também sua sensibilidade aos antimicrobianos, o que facilitaria os ajustes terapêuticos.

O principal agente causador das infecções urinárias é a *Escherichia coli* (ao redor de 85% dos casos), mas outros agentes não devem ser esquecidos, principalmente quando a infecção é hospitalar e secundária a sondagens vesicais. Nessas circunstâncias, agentes como o enterococo, *P. aeruginosa*, *Serratia marcescens*, *Enterobacter* sp., *Providencia* sp., *Acinetobacter baumanii* e *Candida albicans* ganham espaço nesta lista (Simpson e cols., 1988; Grüneberg, 1990; Garibaldi, 1993).

Vale considerar que o clássico achado de mais de 10^5 colônias bacterianas/ml de urina como definição de infecção do trato urinário (ITU) deve ser avaliado com cuidado, principalmente em gestantes sintomáticas e que apresentem somente 100-1.000 colônias/ml de urina. Contagens bacterianas dessa magnitude, se não tratadas, podem, em curtíssimo tempo, estar acima de 10^5 colônias/ml de urina e com piora clínica significativa.

Essas pacientes devem ser prontamente tratadas, pois o uso de antimicrobianos por curto período de tempo, como regra, leva à cura, enquanto as falhas nesse tratamento podem ser um indicador de pielonefrite inadequadamente tratada (Simpson e cols., 1988).

O início empírico de tratamento faz-se com o uso de uma cefalosporina de primeira ou segunda geração, como a cefalexina para as cistites e as bacteriúrias assintomáticas, e com a cefalotina, cefazolina ou cefuroxima para as pielonefrites. Os aminoglicosídeos continuam boa opção para a terapia parenteral. Nas infecções urinárias adquiridas durante a hospitalização, poderá ser necessário o uso de drogas como imipenem, aztreonam e cefalosporinas de terceira geração, todos com atividade mais pronunciada contra bacilos gram-negativos e *Pseudomonas aeruginosa*. Daí vem, portanto, a necessidade do diagnóstico etiológico adequado das ITU, pois facilitariam as opções terapêuticas para esquemas mais baratos e menos tóxicos.

O tempo de tratamento e a necessidade ou não de terapia supressiva crônica variam de acordo com a evolução e a apresentação clínica:

Bacteriúria assintomática em pacientes de alto risco (antecedente de uma ou mais ITU antes da gestação) – cinco dias de tratamento e controle final com urocultura. Se esta for positiva, considerar terapêutica de supressão até o final da gestação.

Bacteriúria assintomática em pacientes de baixo risco – dose única de amoxicilina/ácido clavulânico, amoxicilina, cotrimoxazol (evitar durante a gestação), nitrofurantoína ou cefalexina. Repetir urocultura após tratamento e, se positiva, tratar como paciente de alto risco.

Cistite aguda sintomática – cinco dias de tratamento com qualquer uma das drogas do item anterior e repetir cultura no final do tratamento. Se a cultura for positiva, deve-se considerar terapêutica de supressão até final da gestação.

Pielonefrite aguda – é sempre aconselhável a hospitalização e devemos iniciar o tratamento parenteral com aminoglicosídeos ou cefalosporinas de primeira, segunda ou terceira geração. O tratamento deve ser de duas semanas. Os antibióticos devem ser administrados por via parenteral até pelo menos 48 horas após a cessação da febre, podendo então serem administrados por via oral, norteando-se a escolha do antibiótico de acordo com o resultado do antibiograma e pela farmacocinética mais favorável à melhor absorção oral e concentração no parênquima renal.

Deve-se realizar urocultura no final do tratamento e, se positiva, considerar o uso de terapêutica supressiva até o final da gestação (Simpson e cols., 1988; Meyrier e Guibert, 1992).

Pfau e Sacks (1992) analisaram a eficácia da terapia supressiva durante a gestação, utilizando 250mg de cefalexina ou 50mg de nitrofurantoína e administrados em dose única após o coito. Após o período médio de sete meses de observação antes da profilaxia, 130 ITU ocorreram, enquanto houve somente um episódio após o início da profilaxia. Tal diminuição foi bastante expressiva, mesmo levando-se em consideração que o número de coitos no período final da gestação diminuiu aproximadamente três vezes (2,4 ± 0,2 coitos/semana nos primeiros seis meses e 0,8 ± 0,1 coito/semana após o sexto mês).

MASTITES

A infecção aguda da mama pode ocorrer no puerpério e geralmente entre a segunda e terceira semanas de lactação. Caracteriza-se pela presença de febre, dor e edema da(s) mama(s) envolvida(s).

Os patógenos mais freqüentemente responsáveis são o *S. aureus* ou o estafilococo coagulase-negativo, presença habitual da nasofaringe do lactente.

Thomsen dividiu as mastites de acordo com os achados citológicos e bacteriológicos do leite:

Estase láctea – < 10^6 leucócitos/ml de leite.

Inflamação sem infecção instalada – > 10^6 leucócitos/ml de leite e < 10^3 bactérias/ml de leite.

Mastite aguda – > 10^6 leucócitos/ml e > 10^3 bactérias/ml de leite.

As duas primeiras situações tem boa resposta ao esvaziamento da mama a cada 6 horas e a continuidade da sucção pelo lactente. Na mastite seria necessário associar-se antimicrobianos com atividade principalmente antiestafilocócica, por exemplo amoxicilina/ácido clavulânico, clindamicina ou cefalosporina de primeira ou segunda geração. Não se deve interromper a amamentação em nenhuma das três situações (Simpson e cols., 1988).

Referências Bibliográficas

• ANDRIOLE, V.T. – Urinary tract agents: nitrofurantoin and methenamine. In: Mandell; Douglas & Bennett. *Principles and Practice of Infectious Diseases*. 3rd ed., 1990, p. 345. • ARMER, T.L. & DUFF, P. – Intraamniotic infection in patients with intact membranes and preterm labor. *Obstet. Gynecol. Surv.*, 46:589, 1991. • BARROS, A.C.S.D.; CHA, S.C. & ZUGAIB, M. – Roteiro para antibioticoterapia profilática em Obstetrícia. *Rev. Paul. Med.*, 106:343, 1988. • BOURGET, P. & cols. – Transplacental passage of vancomycin during the second trimester of pregnancy. *Obstet. Gynecol.*, 78:908, 1991. • BRIGGS, G.G.; FREEMAN, R.K. & YAFFE, S.J. – *Drugs in Pregnancy and Lactation – A Reference Guide to Fetal and Neonatal Risk*. 2nd ed., Baltimore, Williams e Wilkins, 1986. • BURKE, J.F. – The effective period of preventive antibiotic action in experimental incisions and dermal lesions. *Surgery*, 50:161, 1961. • Centers for Disease Control and Prevention – Prevention of Perinatal Group B Streptococcal Disease. A Public Health Perspective. *MMWR*, 45:1, 1996. • Centers for Disease Control and Prevention – Prevention of Perinatal Group B Streptococcal Disease. *MMWR*, 45:1, 2001. • CHUNG, A.M.; REED, M.D. & BLUMER, J.L. – Antibiotics and breast-feeding. A critical review of the literature. *Pediatr. Drugs*, 4:817, 2002. • CONTE Jr., J.E.; JACOB, L.S. & POLK Jr., H.C. – Antibiotic prophylaxis in surgery. A comprehensive review. Lippincott, 1984, p. 1. • DAFNIS, E. & SABATINI, S. – The effect of pregnancy on renal function: physiology and pathophysiology. *Am. J. Med. Sci.*, 303:184, 1992. • DAJANI, A.S. & cols. – Prevention of bacterial endocarditis: recommendations by the American Heart Association. *JAMA*, 264:2919, 1990. • DICKE, J.M. – Teratology: principles and practice. In: *The Medical Clinics of North America*, 73:567, 1989. • DONOWITZ, G.R. & MANDELL, G.L. – Cephalosporins. In: Mandell; Douglas & Bennett. *Principles and Practice of Infectious Diseases*. 3rd ed., 1990, p. 246. • EHRENKRANZ, N.J. & MEAKINS, J.L. – Surgical infections. In: Bennett & Brachman. *Hospital Infections*. 3rd ed., Little, Brown and Company, 1992, p. 685. • EINARSON, A.; SHUHAIBER, S. & KOREN, G. – Effects of antibacterials on the unborn child – what is known and how should this influence prescribing *Paediatr. Drugs*, 3:803, 2001. • FEKETY, R. – Vancomycin and teicoplanin. In: Mandell; Douglas & Bennett. *Principles and Practice of Infectious Diseases*. 3rd ed., 1990, p. 317. • FINEGOLD, S.M. & MATHISEN, G.E. – Metronidazole. In: Mandell; Douglas & Bennett. *Principles and Practice of Infectious Diseases*. 3rd ed., 1990, p. 303. • FRASER, V.J. & DUNAGAN, W.C. – Principles of antimicrobial therapy. In: *Manual of Medical Therapeutics*. 27th ed., 1992, p. 233. • GARIBALDI, R.A. – Hospital-acquired urinary tract infections. In: Wenzel, R.P. *Prevention and Control of Nosocomial Infections*. 2nd ed., Williams & Wilkins, 1993, p. 600. • GAUTHIER, D.W.; MEYER, W.J. & BIENIARZ, A. – Correlation of amniotic fluid glucose concentration and intraamniotic infection in patients with preterm labor or premature rupture of membranes. *Am. J. Obstet. Gynecol.*, 165:1105, 1991. • GIBBS, R.S. – Severe infections in pregnancy *Med. Clin. North Am.*, 73:713, 1989. • GRÜNEBERG, R. – Urinary tract infection. *The practitioner*, 234:926, 1990. • HAGER, W.D. & cols. – Choice of antibiotic in non elective cesarean section. *Antimicrob. Agents Chemother.*, 35:1782, 1991. • HAYES, R.; MICHELL, M. & NUNNERLEY, H.B. – Acute inflammation of the breast – the role of breast ultrasound in diagnosis and management. *Clin. Radiol.*, 44:253, 1991. • HEITMANN, J.A. & BENRUBI, G.I. – Efficacy of prophylatic antibiotics for the prevention of endomyometritis after forceps delivery. *South Med. J.*, 82:960, 1989. • HERNANDEZ-DIAZ, S. & cols. – Folic acid antagonists during pregnancy and the risks for birth defects. *N. Engl. J. Med.*, 343:1608, 2000. • HERNÁNDEZ-DIAZ, S. & cols. – Folic acid antagonists during pregnancy and the risk of birth defects. *Obstet. Gynecol. Surv.*, 56:257, 2001. • HESSEN, M.T. & KAYE, D. – Principles of selection and use of antibacterial agents. In: *Infectious Disease Clinics of North America*, 3:479, 1989. • HILLIER, S.L. & cols. – Microbiologic causes and neonatal outcomes associated with chorioamnion infection. *Am. J. Obstet. Gynecol.*, 165:955, 1991. • JEPSON, K.G. & REIMER, L.G. – Eikenella corrodens chorioamnionitis. *Obstet. Gynecol.*, 78:503, 1991. • LAWRENCE, R.A. – Breastfeeding and medical disease. In: *The Medical Clinics of North America*, 73:583, 1989. • LEE, W. & cols. – Gardnerella vaginalis chorioamnionitis: a report of two cases and a review of the pathogenic role of G. vaginalis in obstetrics. *Diagn. Microbiol. Infect. Dis.*, 8:107, 1987. • LIETMAN, P.S. – Aminoglycosides and spectinomycin: aminocyclitols. In: Mandell; Douglas & Bennett. *Principles and Practice of Infectious Diseases*. 3rd ed., 1990, p. 269. • MABERRY, M.C. & cols. – Anaerobic coverage for intraamniotic infection: maternal and perinatal impact. *Am. J. Perinatol.*, 8:338, 1991. • MATHEW, J.L. – Effect of maternal antibiotics on breast feeding infants. *Rev. Postgrad. Med. J.*, 80:196, 2004. • MATSEN, J.M. – The frequency of bacterial pathogens in infections potentially preventable by antimicrobial prophylaxis. *Scand. J. Infect. Dis.*, 70:9, 1990. • McGREGOR, J.A.; FRENCH, J.I. & LEO, K. – Antimicrobial therapy in preterm premature rupture of membranes: results of a prospective, double blind, placebo controlled trial of erythromycin. *Am. J. Obstet. Gynecol.*, 165:632, 1991. • MEAD, P.B. – Prevention and control of nosocomial infections in obstetrics and gynecology. In: Wenzel, R.P. *Prevention and Control of Nosocomial Infections*. 2nd ed., Williams & Wilkins, 1993, p. 776. • MERCER, L.J. – Use of expanded spectrum cephalosporins for the treatment of obstetrical and gynecological infections. *Obstet. Gynecol. Surv.*, 43:569, 1988. • MEYRIER, A. & GUIBERT, J. – Diagnosis and drug treatment of acute pyelonephritis. *Drugs*, 44:356, 1992. • MILLAR, L.K. & COX, S.M. – Urinary tract infections complicating pregnancy. *Infect. Dis. Clin. North Am.*, 11:13, 1997. • MOELLERING Jr., R.C. – Principles of anti-infective therapy. In: Mandell; Douglas & Bennett. *Principles and Practice of Infectious Diseases*. 3rd ed., 1990, p. 206. • MONIF, G. – *Manual de Doenças Infecciosas em Ginecologia e Obstetrícia*. 4ª ed., traduzida, editora Artes Médicas, 1992, p. 228. • MONIF, G.R.G. – Intrapartum bacteriuria and postpartum endometritis. *Obstet. Gynecol.*, 78:245, 1991. • NEU, H.C. – Other β-lactam antibiotics. In: Mandell; Douglas & Bennett. *Principles and Practice of Infectious Diseases*. 3rd ed., 1990, p. 257. • PFAU, A. & SACKS, T.G. – Effective prophylaxis for recurrent urinary tract infections during pregnangy. *Clin. Infect. Dis.*, 14:810, 1992. • POLK, B.F. – Antimicrobial prophylaxis to prevent mixed bacterial infection. *J. Antimicrob. Chemother.*, 8(Suppl. D):115, 1981. • RIBEIRO, C.C. & cols. – Antibioticoprofilaxia na morbidade febril póscesariana. *J. Bras. Ginec.*, 99:135, 1989. • ROMERO, R. & cols. – Amniotic fluid white blood cell count: a rapid and simple test to diagnose microbial invasion of the amniotic cavity and predict preterm delivery. *Am. J. Obstet. Gynecol.*, 165:821, 1991. • ROUSSIS, P. & cols. – Preterm premature rupture of membranes: detection of infection. *Am. J. Obstet. Gynecol.*, 165:1099, 1991. • SANFORD, J.P. – *Guide to Antimicrobial Therapy – Antimicrobial Therapy Inc.*, 27th ed., 1997, p. 60. • SANFORD, J.P. – *Guide to Antimicrobial Therapy – Antimicrobial Therapy Inc.*, 34th ed., 2004, p. 57. • SCHULTZ, R. & cols. – Genitourinary tract infections in pregnancy and low birth weight: case control study in Australian aboriginal women. *BMJ*, 303:1369, 1991. • SIMPSON, M.L. & cols. – Bacterial infections during pregnancy. In: Burrow e Ferris. *Medical Complications During Pregnancy*. 3rd ed., Philadelphia, W.B. Saunders Co., 1988. • STANDIFORD, H.C. – Tetracyclines and chloramphenicol. In: Mandell; Douglas & Bennett. *Principles and Practice of Infectious Diseases*. 3rd ed., 1990, p. 284. • STEIGBIGEL, N.H. – Erythromycin, lincomycin and clindamycin. In: Mandell; Douglas & Bennett. *Principles and Practice of Infectious Diseases*. 3rd ed., 1990, p. 308. • ULUALP, K. & CONDON, R.E. – Antibiotic prophylaxis for scheduled operative procedures. *Infect. Dis. Clin. North Am.*, 6:613, 1992. • ZINNER, S.H. & MAYER, K.H. – Sulfonamides and trimethoprim. In: Mandell; Douglas & Bennett. *Principles and Practice of Infectious Diseases*. 3rd ed., 1990, p. 325.

163 Imunologia da Reprodução

Ricardo Barini
Egle Couto Carvalho
Renata Zaccaria Simoni
Alan Beer

INTRODUÇÃO

Quando se inicia o desenvolvimento de uma gestação, começa também a aceitação imunológica do concepto, que tem características genéticas que diferem, em parte, da mãe. O mecanismo de tal aceitação imunológica não é completamente claro e tem intrigado a humanidade há décadas (Billingham, 1964). Billingham e Medawar (1953) foram os primeiros a se interessar pelo enigma imunológico central da gravidez. Eles propuseram, na época, quatro hipóteses que justificariam a não-rejeição do feto pelo organismo materno. A primeira sugeria que o feto fosse imunologicamente neutro, não causando nenhuma reação no organismo materno. A segunda sugeria que o útero fosse o local privilegiado quanto às reações imunológicas, que facilitariam a adaptação ao feto. A terceira propunha que a placenta funcionasse como barreira neutra, não permitindo que fatores imunológicos agressivos maternos atingissem o feto. Pela quarta hipótese, um suposto estado de imunossupressão fisiológica da gestação seria responsável pela aceitação fetal. Todas estas hipóteses foram e continuam sendo bastante estudadas.

Sabe-se, hoje, que a placenta não funciona como barreira inerte entre a circulação materna e fetal como se acreditava (Chaouat e cols., 1983), mas sim permite a interação imunológica entre a mãe e o concepto, gerando respostas específicas da gestação, que permitem a sobrevivência fetal e podem ser medidas (Beer e Billingham, 1971).

O estudo da imunologia dos transplantes foi o ponto de partida para o esclarecimento da Imunologia da Reprodução. Ao se encarar o feto como um transplante, submetido a leis de rejeição ou de aceitação, tornaram-se mais claras algumas facetas desta imunotolerância. Hoje, utilizam-se métodos mais sofisticados de investigação imunológica para definir os mecanismos de imunorregulação da gravidez normal, e as alterações que podem ocorrer naquelas que terminam em aborto ou quando há falhas subseqüentes de implantação nas fertilizações *in vitro*.

ALOIMUNIDADE

Durante a primeira fase de implantação, as células embrionárias que irão formar a placenta fixam-se ao útero e geram resposta inflamatória. Tal resposta pode ser favorável ou não ao desenvolvimento do embrião. Quando ela é favorável, a produção de citocinas, que são mediadores da inflamação, faz com que a resposta inflamatória seja chamada Th2. As citocinas relacionadas a esse tipo de resposta favorecem o crescimento e o desenvolvimento do concepto. O esquema deste tipo de resposta pode ser visto na figura VII-29.

Para que a resposta favorável tipo Th2 se estabeleça, é necessário, inicialmente, o reconhecimento de antígenos paternos presentes no embrião. Tais antígenos são representados pelo antígeno de histocompatibilidade leucocitária (HLA). Quando tais antígenos, embora presentes no feto, não são reconhecidos pelo sistema imunológico materno, pode ocorrer a destruição do embrião em estágios precoces da gestação (Ober e cols., 1993).

O não reconhecimento dos antígenos HLA de origem paterna no embrião pelo sistema imunológico materno decorre da similaridade entre o HLA da mãe e o do pai. A semelhança parcial dos antígenos HLA materno e paterno parece desencadear respostas imunológicas não favoráveis ao desenvolvimento do embrião, ou seja, aquelas em que há atividade citotóxica. Tais respostas são mais agressivas quando maior o número

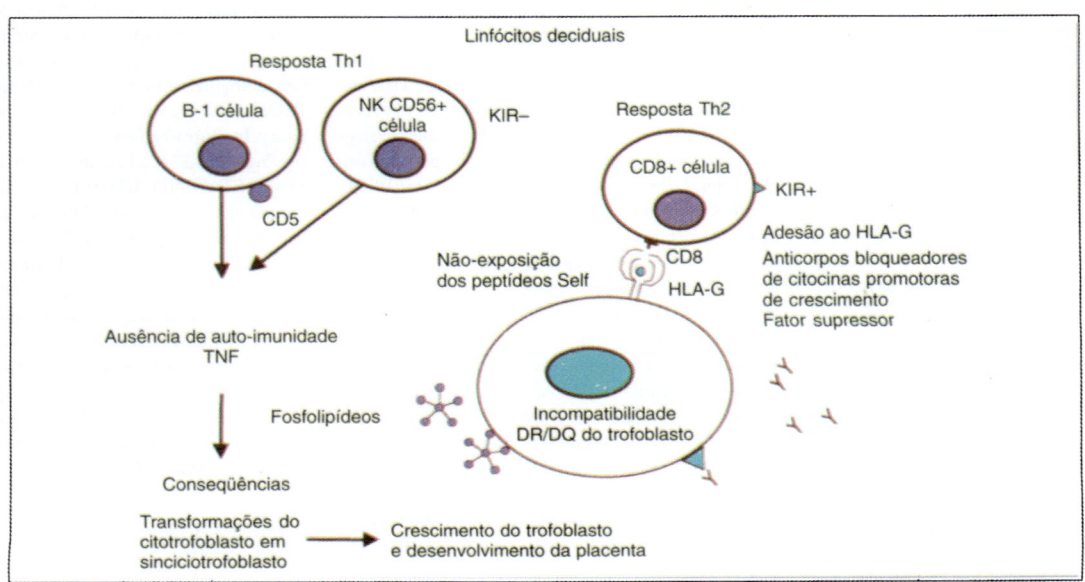

Figura VII-29 – Determinantes imunogenéticos materno-fetais da resposta aloimune no início da gravidez normal.

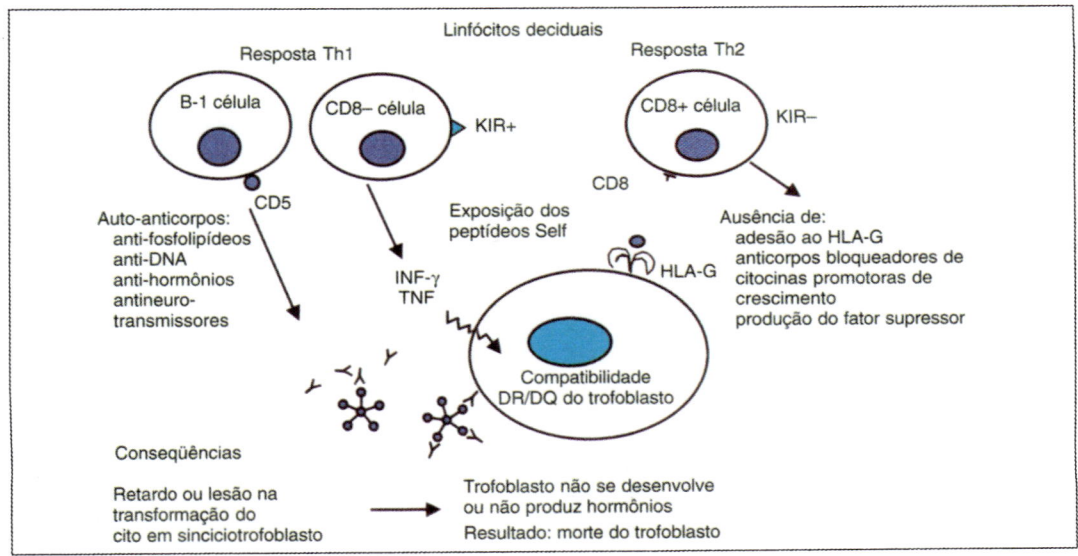

Figura VII-30 – Determinantes imunogenéticos materno-fetais da resposta aloimune no início da gravidez com interrupção espontânea.

de perdas gestacionais. As figuras VII-29 e VII-30 apresentam de maneira simplificada como o trofoblasto seleciona a resposta que o protege em relação àquela que resulta em atividade citotóxica e o elimina.

CONCEITOS-CHAVE

O trofoblasto humano expressa antígenos HLA chamados classe I, destacando-se o HLA-G. Estes antígenos determinam funções imunológicas que envolvem a produção de citocinas, supressão de fatores não favoráveis ao desenvolvimento embrionário e produção de fatores de crescimento. Todas essas funções, determinadas em parte pelo HLA, fazem com que a placenta seja órgão privilegiado e resistente a ataques imunológicos, que podem envolver linfócitos, anticorpos citotóxicos e complexos antígeno-anticorpo. Entretanto, este órgão privilegiado é permeável à imunoglobulina G. Os anticorpos deste tipo ligam-se a receptores placentários (chamados receptores Fc) e são transportados para o feto desde estágios precoces da gestação.

A presença do trofoblasto na decídua uterina faz com que os linfócitos migrem para este local, o que resulta em suporte de crescimento. Estes linfócitos liberam fatores que suprimem a atividade citotóxica, produzem hormônios esteróides e proteínas com ação imunossupressora. Tais proteínas regulam a expressão gênica do trofoblasto, induzindo o sistema imune materno a produzir anticorpos direcionados contra antígenos paternos. Estes anticorpos suprimem as células NK e sua atividade citotóxica.

Casais com aborto recorrente, infertilidade sem causa aparente ou falhas repetidas de fertilização *in vitro* mostraram alteração nos passos para o desenvolvimento da imunoproteção do concepto, permitindo o início de processos auto e aloimunes que não permitem o desenvolvimento adequado do trofoblasto.

COMPARTIMENTOS E TIPOS DE CÉLULAS NA PLACENTA

O entendimento da imunologia da gravidez requer familiaridade com a estrutura da placenta e seus componentes celulares (Fig. VII-31). Há vários tipos de células trofoblásticas que desencadeiam homeostase ou alteração imunológica:

Sinciciotrofoblasto – desenvolve-se a partir do citotrofoblasto (células primordiais) por agregação e fusão celular (Boyd e Hamilton, 1960). É a membrana diretamente exposta ao sangue materno. Envolve o feto completamente e funciona como membrana biológica de diálise. É capaz de auto-regeneração e faz a camuflagem e proteção fetal contra agentes citotóxicos.

Citotrofoblasto – suas células agrupam-se em forma de colunas e ancoram a placenta à decídua.

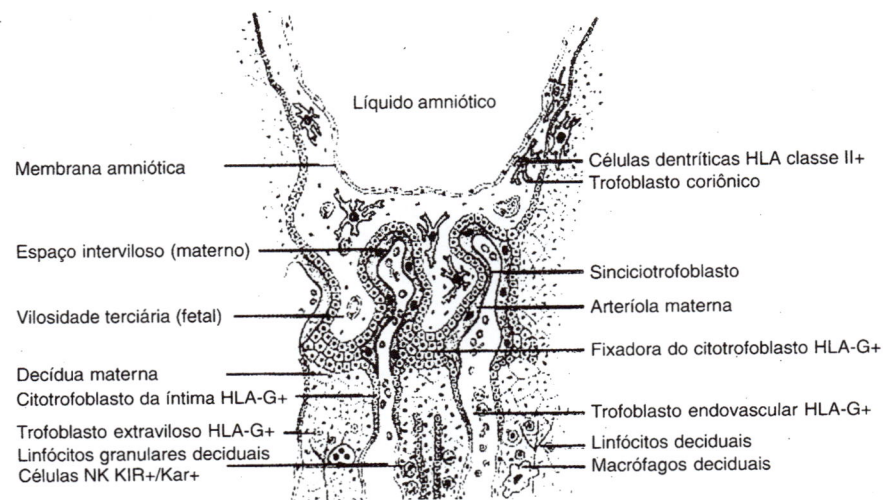

Figura VII-31 – Compartimentos tipos celulares e expressão antigênica da placenta.

Citotrofoblasto extraviloso – migra e reside no tecido uterino materno, expressando HLA-G (Mincheva-Nilsson e cols., 1994).

Trofoblasto endovascular – altera a estrutura das arteríolas que nutrem a placenta, transformando-as em vasos sem contratilidade pela substituição das camadas íntima e média. Também exibe o HLA-G (Kabawat e cols., 1985; Bulmer e cols., 1988).

Trofoblasto amniocoriônico – é encontrado em toda a área circundante fetal que forma o amniocórion (Caulfield e cols., 1992); estas células servem para aderir a membrana amniótica à decídua uterina.

A decídua é tecido materno com diversas funções biológicas nutritivas, estruturais e imunológicas. É local de migração, desenvolvimento e formação de grupos de linfócitos e células NK. Estes linfócitos têm função imunossupressora, de estímulo de crescimento, processamento de antígenos e função de células NK (Ober e cols., 1996).

CARACTERÍSTICAS E FUNÇÕES DAS CÉLULAS LINFÁTICAS NA DECÍDUA MATERNA

Os linfócitos encontrados na decídua materna nos estágios precoces da gravidez são: células NK (80%), células T e macrófagos (King e cols., 1997). Eles direcionam o tipo de resposta que ocorrerá na decídua na presença do trofoblasto com componentes maternos e paternos: Th1 (citotóxica), não favorável ao desenvolvimento da placenta, ou Th2 (supressiva), que determina o crescimento placentário (Chaouat e cols., 1997).

Células NK

Os principais linfócitos encontrados na decídua humana são células NK (Geiselhart e cols., 1995). Em mulheres com aborto recorrente ou falhas repetidas de fertilização *in vitro*, o trofoblasto e a decídua comportam-se como alvos para a ação citotóxica dessas células. A gravidez falha repetidamente e a terapia imunológica melhora significativamente o resultado reprodutivo (Beer e cols., 1996; Kwak e cols., 1997).

Normalmente, as células trofoblásticas são resistentes à lise pelas células NK provenientes do sangue periférico e da decídua. Entretanto, quando as células NK da decídua são ativadas por um mediador da inflamação, a interleucina-2 (IL-2), elas são capazes de lesar o trofoblasto (Ferry e cols., 1990; Burrows e cols., 1995; Haynes e cols., 1995). Além disso, receptores ativadores e inibidores de células NK presentes na decídua podem também controlar a atividade destas células (King e cols., 1996) e a invasão trofoblástica (King e cols., 1997).

Uma gravidez que tem sucesso representa estado relativamente imunocomprometido (Gonik e cols., 1987), pois a aceitação do embrião deve-se, em parte, à supressão da citotoxicidade celular. No início da gestação, o nível das células NK no sangue periférico é significativamente menor em grávidas que em não-grávidas (Kwak e cols., 1996).

Estudos com células NK de sangue periférico em mulheres com aborto recorrente ou falhas sucessivas de fertilização assistida mostraram que mulheres que compartilham alelos HLA com seus maridos apresentam aumento no número e na atividade das células NK (Kwak e cols., 1992).

Células T

As células T da decídua são diferentes das do sangue periférico, pois são mais facilmente ativadas por antígenos HLA paternos (Geiselhart e cols., 1995; Ho e cols., 1996; Mowbray e cols., 1997). Os grandes grupamentos de células na decídua são centros de reatividade imunológica onde as células T e NK são ativadas (Mowbray e cols., 1997).

As células T são ativadas como resultado da estimulação antigênica fetal, sendo especialmente importantes os linfócitos T CD4 e CD8. Para estabelecer tolerância fetal, o endométrio mantém a proporção de linfócitos T CD8 e a relação CD4/CD8. Quando esta proporção se rompe, a gravidez sofre. Em mulheres com aborto recorrente, a porcentagem de linfócitos T CD8 endometriais está significativamente reduzida, e a relação CD4/CD8, aumentada (Lea e Clark, 1991).

As subpopulações de células T no sangue periférico modificam-se na gravidez e no puerpério. Desde o primeiro trimestre e ao longo da gestação, as contagens absolutas de células T (CD3) e dos subgrupos de células T (CD4, CD8) diminuem. As porcentagens e as contagens absolutas de células T (CD3) aumentam transitoriamente no pós-parto. Estas mudanças nas subpopulações de linfócitos podem indicar supressão imunológica na gravidez e elevação no período pós-parto (Iwatani e cols., 1988).

Macrófagos

O útero contém grande número de macrófagos no endométrio e no miométrio (Hunt, 1994). Durante a gestação, os fatores de crescimento uterinos estimulados pelo estrógeno atraem os macrófagos (Hunt e Robertson, 1996), aumentando a população local em aproximadamente 45% (Bulmer, 1995).

Após a implantação, os macrófagos são redistribuídos pela decídua secundária, distante do local de implantação, conforme observado em camundongos (Brandon, 1993). Os esteróides ovarianos controlam a produção de moléculas efetoras dos macrófagos ativados. A progesterona realça a produção de prostaglandina E_2 pelos macrófagos da placenta humana (Mincheva-Nilsson e cols., 1994). A perda do controle da atividade dos macrófagos acarreta resultados reprodutivos insatisfatórios.

PRODUTOS GENÉTICOS DE HISTOCOMPATIBILIDADE E SEU PAPEL NA RESPOSTA IMUNE

Produção de aloanticorpos

A produção de anticorpos maternos direcionados contra antígenos paternos na gravidez está bem documentada. Antígenos paternos, anticorpos antipaternos e complexos antígeno-anticorpo são detectados no soro materno desde fases precoces da gestação (Ribbing e cols., 1988).

A resposta aloimune materna dirige-se contra antígenos HLA do feto provenientes do pai (Ribbing e cols., 1988). O papel dos aloanticorpos antipaternos na manutenção imunológica da unidade fetoplacentária é ainda motivo de debate.

Há evidências de que mulheres HLA compatíveis com seus parceiros fracassam na produção dos aloanticorpos e apresentam aborto recorrente. A imunização dessas mulheres com linfócitos B e T e a conseqüente produção de aloanticorpos antipaternos restaura-lhes a capacidade reprodutiva (Beer e Need, 1985). O primeiro aloanticorpo antipaterno identificado por análise de citometria de fluxo na gravidez era dirigido contra antígenos HLA (Gilman-Sachs e cols., 1989).

Têm-se especulado que os antígenos que estimulam a produção dos aloanticorpos anti-HLA sejam células dendríticas da placenta e do trofoblasto embolizados, que se mantêm nos capilares pulmonares maternos durante toda a gravidez. Mulheres com aborto recorrente e que não apresentam aloanticorpos antipaternos podem ter sua competência reprodutiva recuperada a partir da sua indução por imunização com concentrado de leucócitos paternos. Esse efeito não é observado nas mulheres que não desenvolvem anticorpos antipaternos com esse tratamento (Beer e cols., 1985; Carp e cols., 1990). Metanálise dos estudos sobre a eficácia dessa terapia aplicada em mulheres com aborto recorrente demonstrou efeito terapêutico positivo para 10% das pacientes em relação às tratadas com placebo. Tal resposta parece ser menos eficaz em portadoras de anticorpos antifosfolipídeos ou anti-DNA (Coulam e cols., 1994).

Na tabela VII-32 são apresentadas cinco possíveis categorias de alterações imunológicas.

Tabela VII-32 — Cinco categorias de alterações imunológicas em mulheres com aborto recorrente.

Tipo	Alteração auto-imune			
	Reconhecimento aloimune	Anticorpos anti-fosfolipídeos	Anticorpos anti-DNA	Alteração celular imune
I	−	−	−	−
II	−	+	−	−
III	−	+	+	−
IV	−	−	+	−
V	−	±	±	+

Não há evidência de que a formação de aloanticorpos iniciada pela gravidez normal ou por terapia de imunização com linfócitos crie qualquer imunopatologia na mãe ou no recém-nascido. Especula-se que a produção de anticorpos anti-HLA seja indicação de resposta imune do tipo Th2 aos antígenos paternos. O equilíbrio Th1/Th2 e o tratamento das alterações auto-imunes restauram a capacidade reprodutiva na maioria das mulheres com esse tipo de alteração (Kwak e cols., 1997).

A análise do DNA de grande grupo de mulheres com história de aborto recorrente que deram à luz a uma criança normal ou que abortaram novamente, após tratamento específico, demonstrou, nos nascidos vivos, pequena freqüência de compatibilidade HLA com suas mães (Ober e cols., 1993). Esses resultados sugeriram que a resposta imune materna contra antígenos paternos pode contribuir para a manutenção do polimorfismo de histocompatibilidade dos humanos (Beer e Billingham, 1971).

Expressão do HLA

O antígeno HLA é encontrado no trofoblasto extraviloso e nos linfócitos periféricos adultos T e B (Koh e Jones, 1982). A produção do HLA é um componente crítico na diferenciação do citotrofoblasto e no sucesso de sua atividade invasiva (Miller e Hunt, 1996). O citotrofoblasto extraviloso, mais que qualquer outro tecido fetal ou materno, é muito ativo em combinar antígenos HLA com peptídeos transportadores associados ao processamento antigênico (Gobin e cols., 1997). O HLA atua como molécula protetora contra o ataque lítico das células NK deciduais, permitindo a sobrevivência fetal no tecido materno (Deniz e cols., 1994). Quando os antígenos HLA são transferidos para as células HLA-nulas, eles as protegem dos efetores NK da decídua ou do sangue periférico. A expressão de uma molécula HLA correlaciona-se com a resistência à atividade NK (Chumbley e cols., 1994). Essas células NK estão sempre em associação com as células do trofoblasto que invadem o útero. A expressão dos antígenos HLA por essas células levanta a possibilidade de que as células NK maternas reconheçam e respondam às células trofoblásticas fetais. Portanto, a interação materno-fetal e o sucesso da reprodução podem depender de um sistema de reconhecimento NK dependente (King e cols., 1996).

O HLA também é identificado nos macrófagos da placenta. Ele pode influenciar dramaticamente tanto as respostas imunes maternas quanto fetais (Zhang e cols., 1997). Há relato de redução da expressão de HLA no trofoblasto extraviloso em mulheres com pré-eclâmpsia (Hara e cols., 1996). Essa redução pode estar relacionada com a diminuição do trofoblasto no tecido placentário (Colbern e cols., 1994). Da mesma forma, a atenuação na expressão parece ser semelhante em mulheres com aborto recorrente ou falhas de fertilização *in vitro*.

Proteínas imunomoduladoras

Existem no útero e nos gânglios linfáticos que o drenam, durante a gravidez, proteínas imunomoduladoras com papel importante na indução da tolerância ao embrião. São chamadas proteínas TJ6 (Roitt e cols., 1993).

As proteínas TJ6 têm papel definido na manutenção do alógrafo fetal. Apresentam-se na membrana celular dos linfócitos B na gravidez normal. Entretanto, quando essa expressão se faz nas células NK, há associação com resultado desfavorável da gestação (Coulam e Beaman, 1995). As proteínas TJ6 ligam-se aos receptores nas células NK no local de implantação e induzem a morte dessas células. A progesterona produzida em altos níveis no início da gravidez estimula a produção das proteínas TJ6 para que elas possam cumprir sua missão.

Em resumo a resposta imune normal na gravidez inclui:

1. HLA, um antígeno paterno polimórfico presente nas células do trofoblasto. Ele apresenta antígenos não-próprios para a mãe (Fig. VII-29) (Kovats e cols., 1990).
2. Os antígenos HLA servem como moléculas de adesão para os antígenos CD8 nos leucócitos granulares da decídua (Sanders e cols., 1991).
3. Estas células NK são funcionalmente mais inertes na produção de citocinas Th1 em comparação com os linfócitos granulares deciduais. A resposta na interface materno-fetal é preferencialmente Th2.
4. As células deciduais do estroma e as células NK produzem citocinas, que são essenciais para o crescimento, proliferação e diferenciação do trofoblasto (Jokhi e cols., 1994).
5. Isto resulta no crescimento do trofoblasto e no aumento da produção de progesterona. A progesterona em altas doses estimula a produção local de proteínas TJ6 e de outras proteínas placentárias e uterinas, as quais induzem as células NK à apoptose.
6. O trofoblasto prolifera, invade e deporta-se para a corrente sangüínea. Aloanticorpos antipaternos são produzidos, retornam e ligam-se à placenta, onde apresentam função imunotrópica e bloqueiam o ramo eferente da resposta imune local. A placenta torna-se tecido privilegiado localmente.
7. Ao redor da 10ª semana de gravidez, o processo está completo e não só o feto está parasitando a futura mãe, como também estabeleceu relação imunológica duradoura com ela, que se imprime no sistema imune materno e dura para o resto da vida.
8. Uma vez estabelecida, não há nada que possa ser feito para modificar esta relação.

9. Eventos hormonais e de outra natureza programados para o final da gravidez permitem o encerramento dessa união.
10. O útero recicla e prepara-se para outra experiência futura de gravidez com sucesso com o mesmo pai. A mudança na paternidade pode resultar em novas experiências gestacionais patológicas não ocorridas na gravidez com o primeiro marido (Beer e Need, 1985).

Do ponto de vista imunológico, a gravidez em humanos teve que aprender a lidar com as células citotóxicas NK e inativá-las localmente. Estão em número aumentado e com atividade citotóxica exacerbada em gestações que terminam em aborto. Induzem necrose da decídua que está em contato com o trofoblasto. Exames imunopatológicos confirmam essas alterações, identificando o processo e as células envolvidas com o auxílio de anticorpos monoclonais (Wang e cols., 1997).

O que determina se uma gravidez deve ser vetada? Veja na figura VII-31.

1. HLA produzido pelo parceiro masculino compatível parece ser interpretado como próprio.
2. Não há adesão do HLA com as células NK CD8 na decídua capaz de induzir resposta com produção de citocinas Th2 ou moléculas promotoras do crescimento do trofoblasto.
3. A produção da progesterona é baixa ou ausente pelo trofoblasto.
4. A proteína apoptótica TJ6 não é produzida e as células NK citotóxicas são capazes de produzir e secretar fatores de necrose decidual.
5. Restam na mãe clones citotóxicos de células NK e as gestações subseqüentes falham antes e pelos mesmos mecanismos imunológicos.
6. Quanto maior o número de falhas gestacionais, mais agressivo é o processo.

O restabelecimento do balanço entre as respostas Th1 e Th2 por meio da terapia com imunização de concentrado de linfócitos ou pela infusão de imunoglobulina humana intravenosa (IVIG), além do tratamento das condições auto-imunes antes da concepção, resultaram em recém-nascidos vivos em 80% das mulheres tratadas (Kwak e cols., 1996; Lachapelle e cols., 1996).

TERAPÊUTICA DAS ALTERAÇÕES ALOIMUNES

Mowbray e cols. (1985) publicaram os resultados do primeiro estudo duplo-cego não pareado e seqüencial avaliando a imunização materna com linfócitos paternos para mulheres com aborto recorrente. As pacientes foram admitidas no estudo depois de três abortos consecutivos com o mesmo parceiro, desde que não apresentassem outras causas reconhecidas para os abortos e, também, não demonstrassem anticorpos contra antígenos HLA paternos em reações de culturas mistas de linfócitos. As pacientes foram imunizadas uma vez com os linfócitos recuperados de 500ml de sangue de seus maridos ou com seus próprios linfócitos (grupo controle). Dezessete mulheres das 22 injetadas com os linfócitos de seus maridos deram à luz, enquanto apenas 10 das 27 que receberam seus linfócitos tiveram gestação de termo.

Os programas imunoterápicos têm sido limitados a mulheres com aborto recorrente sem anticorpos citotóxicos e sem inibição de resposta em cultura mista contra linfócitos paternos. Foi notado que esses procedimentos poderiam induzir a geração de anticorpos citotóxicos e de atividade bloqueadora no soro das pacientes imunizadas. Esses parâmetros séricos parecem ser de bom prognóstico para a futura gestação.

São candidatos à imunoterapia casais com:

- presença de mais que dois antígenos semelhantes na tipagem HLA do casal;
- ausência de anticorpos leucocitotóxicos detectados por microlinfocitotoxicidade e/ou;
- menos que 30% de células B e T com anticorpos anti-HLA aderidos em sua superfície, detectados pela citometria de fluxo;
- baixa resposta proliferativa materna em cultura mista de linfócitos diante dos linfócitos paternos mas não dos de doador;
- ausência de "fatores bloqueadores" em culturas mistas de linfócitos.

Vários regimes têm sido propostos para a imunização com linfócitos paternos ou de doadores. Alguns autores advogam o uso da via intravenosa (Unander e Olding, 1982), outros, a associação da via intravenosa, subcutânea e intradérmica (Mowbray e cols., 1985) e a via intradérmica. Também o número de imunizações e o intervalo entre cada uma delas variam de autor para autor. O regime estabelecido na Reproductive Immunology Clinics da Chicago Medical School e no Departamento de Tocoginecologia da FCM/UNICAMP inclui duas imunizações com quatro a seis semanas de intervalo e reavaliação da produção de anticorpos antileucocitários quatro semanas após. Se estes estiverem positivos, o casal está em condições de tentar nova gravidez. Estabelecida a gravidez, uma dose de reforço é realizada a cada quatro semanas até a 16ª semana de gestação.

AUTO-IMUNIDADE

A gravidez representa para a mulher, além de sobrecarga de aloantígenos, conforme descrito na parte precedente deste capítulo, também contato com volume excessivo de auto-antígenos representados pelos produtos fetais, com os quais deve interagir. Isso cria condição singular que facilita o aparecimento de auto-anticorpos nas mulheres em proporções maiores que nos homens, especialmente após o início da vida reprodutiva (Gleicher, 1986). Em particular, destacam-se os anticorpos antifosfolipídeos (AAF), cujo estudo se fará nos capítulos 164 e 165.

Referências Bibliográficas

- BEER, A.E. & BILLINGHAM, R.E. – The immunobiology of mammalian reproduction. In: *Advances in Immunology*. New York, Academic Press, 1971, p. 1.
- BEER, A.E. & cols. – *Infertility and Immunology (Tent)*. 1997.
- BEER, A.E. & cols. – Pregnancy outcome in human couples with recurrent spontaneous abortions: 1) HLA antigen profiles; 2) HLA antigen sharing; 3) Female serum MLR blocking factors and 4) Paternal luekocyte immunization. *Exp. Clin. Immunogenet.*, 2:137, 1985.
- BEER, A.E. & NEED, J.A. – Immunological aspects of pre-eclampsia/eclampsia. *Birth Defects*, 21:313, 1985.
- BEER, A.E.; KWAK, J.Y.H. & RUIZ, J.E. – Immunophenotypic profiles of peripheral blood lymphocytes in women with recurrent pregnancy losses and in infertile women with multiple failed in vitro fertilization cycles. *Am. J. Reprod. Immunol.*, 35:376, 1996.
- BILLINGHAM, R.E. – Transplantation immunity and the maternal-fetal relation. *N. Engl. J. Med.*, 2:270, 1964.
- BILLINGHAM, R.E. & MEDAWAR, P.B. – Desensitization to skin homografts by injections of donor skin extracts. *Ann. Surg.*, 137:444, 1953.
- BOUMA, G.J. & cols. – Pregnancy can induce priming of cytotoxic T lymphocytes specific for paternal HLA antigens that is associated with antibody formation.

Transplantation, 62:672, 1996. • BOYD, J.D. & HAMILTON, W.J. – The giant cells of the human pregnant uterus. *J. Obstet. Gynecol. Br. Emp.*, 67:208, 1960. • BRANDON, J.M. – Leucocyte distribution in the uterus during the preimplantation period of pregnancy and phagocyte recruitment to sites of blastocyst attachment in mice. *J. Reprod. Fertil.*, 98:567, 1993. • BULMER, J.N. – Immune cells in decidua. In: Kurpisz, M. & Fernandez, N. (eds.). *Immunology of Human Reproduction*. Oxford, Bio Scientific Publishers, 1995, p. 313. • BULMER, J.N. & cols. – Maternal and fetal cellular relationship in the human placental basal plate. *Placenta*, 9:237, 1988. • BURROWS, T.D.; KING, A. & LOKE, Y.W. – The role of integrins in adhesion of decidual NK cells to extracellular matrix and decidual stromal cells. *Cell. Immunol.*, 166:53, 1995. • CARP, H.J. & cols. – Selection of patients with habitual abortion for paternal leucocyte immunization. *Arch. Gynecol. Obstet.*, 248:93, 1990. • CAULFIELD, J.J. & cols. – Isolation and characterisation of a subpopulation of human chorionic cytotrophoblast using a monoclonal anti-trophoblast antibody (NDOG2) in flow cytometry. *J. Reprod. Immunol.*, 21:71, 1992. • CHAOUAT, G. & cols. – Control of fetal survival in CBAxDBA/2 mice by lymphokine therapy. *Reprod. Fert.*, 89:447, 1990. • CHAOUAT, G. & cols. – Immune suppression and Th1/Th2 balance in pregnancy revisited: a (very) personal tribute to Tom Wegmann, 1997. • CHAOUAT, G.; KOLB, J.P. & WEGMANN, T.G. – The murine placenta as an immunological barrier between the mother and the fetus. *Immunol Rev.*, 75:31, 1983. • CHUMBLEY, G. & cols. – In situ hybridization and northern blot demonstration of HLA-G mRNA in human trophoblast populations by locus-specific oligonucleotide. *Hum. Immunol.*, 37:17, 1993. • CHUMBLEY, G. & cols. – Resistance of HLA-G and HLA-A2 transfectants to lysis by decidual NK cells. *Cell. Immunol.*, 155:312, 1994. • CLARK, D.A. & cols. – CD56+ lymphoid cells in human first trimester pregnancy decidua as a source of novel transforming growth factor-beta 2-related immunosuppressive factors [published erratum appears in Hum Reprod 1995 Apr;10(4):976]. *Hum. Reprod.*, 9:2270, 1994. • COLBERN, G.T.; CHIANG, M.H. & MAIN, E.K. – Expression of the nonclassic histocompatibility antigen HLA-G by preeclamptic placenta. *Am. J. Obstet. Gynecol.*, 170:1244, 1994. • COULAM, C.B. & BEAMAN, K.D. – Reciprocal alteration in circulating TJ6+ CD19+ and TJ6+ CD56+ leukocytes in early pregnancy predicts success or miscarriage. *Am. J. Reprod. Immunol.*, 34:219, 1995. • COULAM, C.B.; CLARK, D.A. & COLLINS, J.A. – Worldwide prospective collaborative observational study and meta-analysis on immunotherapy for recurrent spontaneous abortion. *N. Engl. J. Med.*, In Press, 1994. • CROY, B.A. & cols. – Uterine Natural Killer cells do not require interleukin-2 for their differentiation or maturation. *Am. J. Reprod. Immunol.*, 37:463, 1997. • DENIZ, G. & cols. – Phenotypic and functional cellular differences between human CD3- decidual and peripheral blood leukocytes. *J. Immunol.*, 152:4255, 1994. • DRACA, S.R. – Possible role and mechanism of inactivation of decidual NK cells in pregnancy. *Med. Hypotheses*, 43:418, 1994. • DUDLEY, D.J. & cols. – Lymphokine production during term human pregnancy: differences between peripheral leukocytes and decidual cells. *Am. J. Obstet. Gynecol.*, 163:1890, 1990. • FERRY, B.L. & cols. – Cell populations in the human early pregnancy decidua: natural killer activity and response to interleukin-2 of CD56-positive large granular lymphocytes. *Immunology*, 70:446, 1990. • GEISELHART, A. & cols. – Comparative analysis of the immunophenotypes of decidual and peripheral blood large granular lymphocytes and T cells during early human pregnancy. *Am. J. Reprod. Immunol.*, 33:315, 1995. • GILMAN-SACHS, A.; BEER, A. & BEAMAN, K. – Analysis of anti-lymphocyte antibodies by flow cytometry of microlymphocytotoxicity in women with recurrent spontaneous abortions immunized with paternal lymphocytes. *J. Clin. Lab.*, 30:53, 1989. • GLEICHER, N. – Pregnancy and autoimmunity. *Acta Haematol.*, 76:68, 1986. • GOBIN, S.J. & cols. – Antigen processing and presentation by human trophoblast-derived cell lines. *J. Immunol.*, 158:3587, 1997. • GONIK, B. & cols. – Natural killer cell cytotoxicity and antibody-dependent cellular cytotoxicity to herpes simplex virus-infected cells in human pregnancy. *Am. J. Reprod. Immunol. Microbiol.*, 13:23, 1987. • GRECO, M.A. & cols. – Phenotype of villous stromal cells in placentas with cytomegalovirus, syphilis, and nonspecific villitis. *Am. J. Pathol.*, 141:835, 1992. • HARA, N. & cols. – Altered expression of human leukocyte antigen G (HLA-G) on extravillous trophoblasts in preeclampsia: immunohistological demonstration with anti-HLA-G specific antibody "87G" and anti-cytokeratin antibody "CAM5.2". *Am. J. Reprod. Immunol.*, 36:349, 1996. • HAYNES, M.K. & cols. – Isolation of decidual lymphocytes from chorionic villus samples: phenotypic analysis and growth in vitro. *Am. J. Reprod. Immunol.*, 33:190, 1995. • HIDAKA, Y. & cols. – Changes in natural killer cell activity in normal pregnant and postpartum women: increases in the first trimester and postpartum period and decrease in late pregnancy. *J. Reprod. Immunol.*, 20:73, 1991. • HILL, J.A. & cols. – Natural killer cell activity and antibody dependent cell-mediated cytotoxicity in preeclampsia. *J. Reprod. Immunol.*, 9:205, 1986. • HO, H.N. & cols. – Activation status of T and NK cells in the endometrium throughout menstrual cycle and normal and abnormal early pregnancy. *Hum. Immunol.*, 49:130, 1996. • HOGER, T.A. & cols. – Time course analysis of alpha+ beta+ T cell clones during normal pregnancy. *Eur. J. Immunol.*, 26:834, 1996. • HUNT, J.S. – Cytokine networks in the uteroplacental unit: macrophages as pivotal regulatory cells. *J. Reprod. Immunol.*, 16:1, 1989. • HUNT, J.S. – Immunologically relevant cells in the uterus. *Biol. Reprod.*, 50:461, 1994. • HUNT, J.S. & ROBERTSON, S.A. – Uterine macrophages and environmental programming for pregnancy success. *J. Reprod. Immunol.*, 32:1, 1996. • IWATANI, Y. & cols. – Changes of lymphocyte subsets in normal pregnant and postpartum women: postpartum increase in NK/K (Leu 7) cells. *Am. J. Reprod. Immunol. Microbiol.*, 18:52, 1988. • JOKHI, P.P. & cols. – Screening for cytokine messenger ribonucleic acids in purified human decidual lymphocyte populations by the reverse-transcriptase polymerase chain reaction. *J. Immunol.*, 153:4427, 1994. • KABAWAT, S.E. & cols. – Implantation site in normal pregnancy. *Am. J. Pathol.*, 76, 1985. • KING, A. & cols. – Evidence for the expression of HLA-C class I mRNA and protein by human first trimester trophoblast. *J. Immunol.*, 156:2068, 1996. • KING, A. & cols. – Functions of human decidual NK cells. *Am. J. Reprod. Immunol.*, 35:258, 1996. • KING, A. & cols. – Uterine NK cells and trophoblast HLA class I molecules. *Am. J. Reprod. Immunol.*, 37:459, 1997. • KING, A.; BURROWS, T. & LOKE, Y.W. – Human uterine natural killer cells. *Nat. Immunol.*, 15:41, 1996. • KOH, L.J. & JONES, W.R. – The rosette inhibition test in early pregnancy diagnosis. *Clin. Reprod. Fertil.*, 1:229, 1982. • KOVATS, S. & cols. – A class I antigen, HLA-G, expressed in human trophoblasts. *Science*, 248:220, 1990. • KWAK, J.Y.H. & cols. – Elevated peripheral blood natural killer cells are effectively downregulated by immunoglobulin G infusion in women with recurrent spontaneous abortions. *Am. J. Reprod. Immunol.*, 35:363, 1996. • KWAK, J.Y.H. & cols. – Elevated peripheral blood natural killer cells are effectively down regulated by immunoglobulin G infusion in women with recurrent spontaneous abortions. *Am. J. Reprod. Immunol.*, 35:363, 1996. • KWAK, J.Y.H. & cols. – Humoral and cellular autoimmune abnormalities in women with infertility of unknown etiology and IVF failures. *Am. J. Reprod. Immunol.*, 37:354, 1997. • KWAK, J.Y.H. & cols. – Reproductive outcome in women with recurrent spontaneous abortions of alloimmune and autoimmune etiologies; pre vs post conception treatment. *Am. J. Obstet. Gynecol.*, 166:1787, 1992. • LACHAPELLE, M.H. & cols. – Endometrial T, B, and NK cells in patients with recurrent spontaneous abortion. Altered profile and pregnancy outcome. *J. Immunol.*, 156:4027, 1996. • LEA, R.G. & CLARK, D.A. – Macrophages and migratory cells in endometrium relevant to implantation. *Bailliere Clin. Obstet. Gynaecol.*, 5:25, 1991. • LEE, H. & cols. – Cytotoxic activity and phenotypic analysis of natural killer cells in early normal human pregnancy. *J. Reprod. Immunol.*, 12:35, 1987. • LEIBSON, P.J. & cols. – Impaired neonatal natural killer-cell activity to herpes simplex virus: decreased inhibition of viral replication and altered response to lymphokines. *J. Clin. Immunol.*, 6:216, 1986. • LESSIN, D.L. & cols. – Antigen expression by cells near the maternal fetal interface. *Am. J. Reprod. Immunol.*, 16:1, 1988. • LYDEN, T.W. & cols. – Anti-HIV monoclonal antibodies cross-react with normal human trophoblast. *Trophoblast Res.*, 8:19, 1994. • MATTHIESEN, L. & cols. – Lymphocyte subsets and mitogen stimulation of blood lymphocytes in normal pregnancy. *Am. J. Reprod. Immunol.*, 35:70, 1996. • McMASTER, M.T. & cols. – Human placental HLA-G expression is restricted to differentiated cytotrophoblasts. *J. Immunol.*, 154:3771, 1995. • MILLER, L. & HUNT, J.S. – Sex steroid hormones and macrophage function. *Life Sci.*, 59:1, 1996. • MINCHEVA-NILSSON, L. & cols. – Immunomorphologic studies of human decidua-associated lymphoid cells in normal early pregnancy. *J. Immunol.*, 152:2020, 1994. • MOWBRAY, J. & cols. – Maternal response to paternal trophoblast antigens. *Am. J. Reprod. Immunol.*, 37:421, 1997. • MOWBRAY, J.F. & cols. – Controlled trial of treatment of recurrent spontaneous abortion by immunisation with paternal cells. *Lancet*, 1:941, 1985. • OBER, C. & cols. – MHC class II compatibility in aborted fetuses and term infants of couples with recurrent spontaneous abortion. *J. Reprod. Immunol.*, 25:195, 1993. • OBER, C. & cols. – Population genetic studies of HLA-G: allele frequencies and linkage disequilibrium with HLA-A1. *J. Reprod. Immunol.*, 32:111, 1996. • RIBBING, S.L.; HOVERSLAND, R.C. & BEAMAN, K.D. – T-cell suppressor factors play an integral role in preventing fetal rejection. *J. Reprod. Immunol.*, 14:83, 1988. • ROITT, I.; BROSTOFF, J. & MALE, D. – *Immunology*. St. Louis, Mosby, 1993, p. 8. • ROUSSEV, R.G. & cols. – Embryonic origin of preimplantation factor (PIF): biological activity and partial characterization. *Mol. Hum. Reprod.*, 2:883, 1996. • SANDERS, S.K.; GIBLIN, P.A. & KAVATHAS, P. – Cell-cell adhesion mediated by CD8 and human histocompatibility leukocyte antigen G, a nonclassical major histocompatibility complex class 1 molecule on cytotrophoblasts. *J. Exp. Med.*, 174:737, 1991. • UNANDER, A.M. & OLDING, L.B. – Easily suppressed lymphocytes and absence of cytotoxic antibody in three women with habitual abortion. *Am. J. Reprod. Immunol.*, 2:254, 1982. • VASSILIADOU, N. & BULMER, J.N. – Immunohistochemical evidence for increased numbers of classic CD57+ natural killer cells in the endometrium of women suffering spontaneous early pregnancy loss. *Hum. Reprod.*, 11:1569, 1996. • WANG, H. & cols. – Fetuin protects the fetus from TNF. *Lancet*, 350:861, 1997. • ZHANG, M.; CARAGINE, T. & WANG, H. – Spermine inhibits proinflammatory cytokines synthesis in human mononuclear cells: a counterregulatory mechanism that restrains the immune response. *J. Exp. Med.*, 185:1759, 1997.

164 Síndrome Antifosfolipídeo

Ricardo Barini
Egle Couto
Renata Zaccaria Simoni
Marcelo Luís Nomura

Na gravidez, o contato e a interação com o organismo fetal representam condição que facilita o aparecimento de auto-anticorpos (Gleicher, 1986), destacando-se os anticorpos antifosfolipídeos (AAF). Vários destes anticorpos foram descritos: anticardiolipina, anticoagulante lúpico, antifosfatidilserina, antifosfatidiletanolamina, antifosfatidilcolina, antifosfatidilinositol, antifosfatidilglicerol e antiácido fosfatídico, entre outros. Após anos de pesquisas e muitas séries realizadas, permanecem como de grande importância em Obstetrícia os dois primeiros.

Os AAF são imunoglobulinas que reagem contra fosfolipídeos de membrana carregados negativamente (Triplett, 1992). O início de sua identificação laboratorial data de 1906, quando Wasserman, Neisser e Bruck realizaram a primeira fixação de complemento utilizando extratos de fígado de fetos sifilíticos como antígeno. A partir daí, surgiu uma segunda geração de testes, com as técnicas de fixação de complemento e floculação, como o "Venereal Disease Research Laboratory" (VDRL). Este usava como antígeno uma combinação de cardiolipina, lecitina e colesterol. Foram identificados, nessa época, indivíduos com resultados positivos e sem nenhuma evidência de sífilis. Foi notada associação entre o VDRL cronicamente positivo e doenças auto-imunes subjacentes, como o lúpus eritematoso sistêmico (Haserick e Long, 1952). Com o desenvolvimento do teste específico "Fluorescent Treponemal Antibody Absorption Test" (FTA-Abs), tais indivíduos foram classificados como falso-positivos (Deacon e cols., 1966). Iniciou-se, então, extensa pesquisa em busca dos fatores responsáveis por essa associação.

A história da detecção do anticoagulante lúpico iniciou-se em 1952, quando Conley e Hartmann descreveram o prolongamento de testes de coagulação dependentes de fosfolipídeos, secundário a um fator inibidor da coagulação, em pacientes com lúpus eritematoso sistêmico. O anticoagulante lúpico foi identificado inicialmente em pacientes lúpicas (Feinstein e Rapaport, 1972). Posteriormente, também foi identificado em mulheres sem lúpus e apresentou associação com o antecedente de aborto recorrente e outras complicações obstétricas em várias séries (Triplett e cols., 1988), como será visto adiante.

Como a presença do anticoagulante lúpico predispõe a acidentes tromboembólicos, alguns autores sugerem que as perdas gestacionais aconteçam por lesões tromboembólicas na microcirculação placentária (Branch e cols., 1985). Os níveis do anticoagulante lúpico podem flutuar durante a gestação (Lockshin e cols., 1990), e pacientes com níveis persistentemente elevados apresentam alto risco para eventos trombóticos venosos e/ou arteriais e perda gestacional. Nas gestações em que este anticorpo está presente, não são raras as complicações que levam à prematuridade ou à restrição do crescimento fetal (Triplett, 1992). Entretanto, o mecanismo pelo qual o anticoagulante lúpico prolonga o tempo de coagulação *in vitro* e causa trombose *in vivo* ainda é foco de grande discussão (McIntyre e cols., 2003).

Em 1983, foi descrito um teste mais sensível para a pesquisa dos AAF, o radioimunoensaio (RIE). Isto permitiu um rastreamento sistemático das populações, aumentando a sensibilidade da pesquisa em 200 a 400 vezes (Harris e cols.). Em 1985, foi introduzida a pesquisa do anticorpo anticardiolipina (ACL) e outros anticorpos carregados negativamente pela técnica ELISA ("enzyme-linked immunosorbent assay"), substituindo em larga escala a utilização do radioimunoensaio (RIE) (Loizou e cols., 1985).

A identificação laboratorial dos AAF foi, assim, facilitada pelos testes não-treponêmicos para sífilis, o RIE e o ELISA (Lockshin e cols., 1985; Triplett, 1992). Grupos de estudo internacionais foram realizados para uniformizar o ELISA para o anticorpo anticardiolipina, surgindo então soros de referência tanto para IgG quanto para IgM (Harris e Phil, 1990).

A prevalência dos AAF varia conforme a população estudada, sendo 5,3% em gestantes normais, 24% em mulheres submetidas a vários ciclos de fertilização *in vitro*, 37% em mulheres com lúpus eritematoso sistêmico e 28% em mulheres com aborto recorrente (Kaneria e Vishwanathan, 1999). A incidência aumenta com a idade e com doenças crônicas concomitantes (Gezer, 2003). No Brasil, estudos encontraram estes anticorpos em 18% das gestantes com óbito fetal e em 12,5% das mulheres com aborto espontâneo recorrente (De Aquino e cols., 1998; Couto e cols., 1998).

Com a evolução da pesquisa quanto às técnicas laboratoriais para a identificação dos AAF, foi visto que a ligação do anticorpo anticardiolipina aos fosfolipídeos só se fazia na presença de plasma ou soro, indicando a necessidade de um componente plasmático. Este componente, chamado inicialmente de "co-fator do anticorpo anticardiolipina", foi identificado como um polipeptídeo de cadeia única, com peso molecular aparente de 50kD, e propriedades muito parecidas com a beta-2-glicoproteína I (Galli e cols., 1990). Yamamoto e cols. (1993), estudando gestantes com pré-eclâmpsia, mostraram que a detecção dos AAF por ELISA utilizando o complexo cardiolipina-beta-2-glicoproteína I (beta-2-GPI) foi maior que quando utilizada apenas a cardiolipina. Foi depois confirmado que é necessária a ligação da cardiolipina à beta-2-GPI para que ela funcione como antígeno. A beta-2-GPI tem efeitos conhecidos sobre a agregação plaquetária, a atividade da protrombinase plaquetária e a via intrínseca da coagulação. Isso fortalece a hipótese de que ela esteja implicada na patogênese dos efeitos trombóticos (Kampe, 1994).

As teorias sobre a formação dos AAF são várias. Alguns autores sugerem que um dano na estrutura lipídica da membrana expõe os fosfolipídeos ao sistema imune e origina a formação de anticorpos (Canoso e cols., 1987; Viscarello e cols., 1992). Outros, que a ativação policlonal dos linfócitos B e uma origem multifatorial seriam os principais responsáveis pela formação desses anticorpos (Gleicher, 1990; Kajino, 1991; Molta e cols., 1993). Em apoio a essas teorias, pode-se encontrar a presença de AAF associada a doenças auto-imunes (Lubbe e cols., 1983; Harris e cols., 1983; Lockshin e cols., 1985; Gleicher e Friberg, 1985; Druzin e cols., 1987; Cronin e cols., 1988; Love e Santoro, 1990; Out e cols., 1992). Foi também encontrada maior incidência de AAF em gestantes infectadas pelo vírus da imunodeficiência humana (HIV) (Canoso e cols., 1987). Questiona-se se a destruição viral da membrana celular pode expor ou modificar os fosfolipídeos, de maneira que eles se tornem mais antigênicos (Viscarello e cols., 1992).

A especificidade dos auto-anticorpos parece interferir com o sucesso reprodutivo em um nível celular básico, em situações como fertilização *in vitro*, infertilidade inexplicada, perdas gestacionais recorrentes, endometriose, restrição de crescimento fetal e doenças hipertensivas da gestação (Gleicher e cols., 1992). As moléculas de fosfolipídeos são componentes de todas as membranas celulares e têm função nos mecanismos de transdução que regulam a divisão e a secreção celular. Os amniofosfolipídeos, como fosfatidilserina e fosfatidiletanolamina, são lipídeos fusogênicos que estão envolvidos no mecanismo de fusão celular. O fosfatidilinositol tem sua principal função na proliferação das células amnióticas. Durante a gestação inicial, anticorpos contra esses fosfolipídeos fusogênicos podem interferir com os mecanismos de fusão durante o desenvolvimento do citotrofoblasto, sinciciotrofoblasto e do âmnio, resultando na perda da gestação. Assim, os AAF podem interferir muito precocemente no desenvolvimento feto-placentário (McCrae e cols., 1993; Kwak e cols., 1994).

No início da década de 1980, identificou-se a relação entre a presença de anticorpos anticardiolipina, trombose e aborto recorrente *in vivo*. Em seguida, vários relatos da presença desses anticorpos e perdas gestacionais apareceram na literatura (Harris e cols., 1986; Lockshin e cols., 1987). Em 1983, Hughes descreveu a síndrome antifosfolipídeo, também chamada de síndrome de Hughes.

DEFINIÇÃO E MANIFESTAÇÕES CLÍNICAS

A síndrome antifosfolipídeo (SAF) é definida como a presença de um ou mais anticorpos antifosfolipídeos (anticardiolipina e anticoagulante lúpico), positivos em duas dosagens com intervalo mínimo de seis semanas, segundo o International Consensus Statement on Preliminary Classification Criteria for Definite Antiphospholipid Syndrome, ocorridos em Sapporo, Japão (Wilson e cols., 1999), associados a alguma das manifestações clínicas descritas a seguir. Apesar de a SAF ter sido inicialmente descrita como uma síndrome relacionada à trombocitopenia e ao livedo reticular, estes não foram incluídos nos critérios diagnósticos (Sammaritano e cols., 1990; Triplett, 1992).

Apesar de as recentes pesquisas terem avançado na descrição da associação entre a presença dos AAF e eventos tromboembólicos e outras entidades clínicas como epilepsia, migrânea, amnésia, valvulopatia e ainda maior prevalência nos pacientes portadores da síndrome de Down (Wilson e cols., 1999; Requena-Silla e cols., 2002), não estão definidos na literatura os mecanismos exatos pelos quais os AAF agem. Algumas hipóteses foram levantadas, como a alteração da relação entre prostaciclina e tromboxano, alteração da ação das proteínas C, S e antitrombina III, interferência com a função de outros inibidores da coagulação como anexinas e beta-2-GPI, aumento da fibrinólise e da aderência de plaquetas ou monócitos nas células endoteliais (Gharavi e Wilson, 1996).

A SAF é classificada em dois grupos. A primária, quando ocorre isoladamente, e a secundária, quando se associa a outras alterações, como doenças auto-imunes, linfomas, leucemias, infecções, uso de medicamentos, dentre outras. Há estudos que ainda subdividem a SAF em catastrófica, na qual há infartos disseminados desenvolvidos em dias ou semanas (Asherson e cols., 2001), e SAF anticorpo negativo, ou seja, o desenvolvimento da síndrome sem a identificação dos anticorpos antifosfolipídeos (Miret e cols., 1997).

Os critérios clínicos desenvolvidos no Consenso de Sapporo em 1999 para a SAF foram validados por Lockshin e cols. (1985). Eles foram comparados com os critérios do Colégio Americano de Reumatologia (ACR) para o diagnóstico de lúpus eritematoso sistêmico. Foram avaliados pacientes com lúpus sem clínica de SAF, lúpus-símile, SAF primária e secundária. Estes critérios classificaram corretamente 76% das SAF primárias e 61% das secundárias. Em comparação com os critérios do ACR, os critérios de Sapporo apresentaram menor sensibilidade (71% contra 76%), excelente especificidade (98% contra 59%), valor preditivo positivo equivalente (95% contra 97%) e maior valor preditivo negativo (88% contra 58%) para o diagnóstico correto da SAF primária e secundária.

FENÔMENOS TROMBOEMBÓLICOS

Os fenômenos trombóticos (Quadro VII-18) costumam surgir em pacientes jovens, muitas vezes saudáveis, mais freqüentemente como acidente vascular cerebral trombótico ou trombose periférica arterial ou venosa. As tromboses aparecem em intervalos de tempo imprevisíveis, mesmo anos, em pacientes com níveis constantemente elevados de anticorpos antifosfolipídeos. Altos níveis do anticorpo anticardiolipina da classe IgG são considerados fator de risco para trombose (Molta e cols., 1993). O mecanismo pelo qual a trombose ocorre em pacientes com AAF é desconhecido, mas ela é considerada doença trombótica vasoclusiva sem inflamação de veias (Cervera e cols., 1995).

O risco de acidente vascular cerebral em pacientes portadores de AAF varia entre 2,3 e 10,6, enquanto o de tromboembolismo entre 2,7 e 11,9, em comparação com controles saudáveis pareados (Barbui e Finazzi, 1994). Parece não ha-

Quadro VII-18 – Fenômenos tromboembólicos.

Vasos envolvidos	Manifestação clínica
Membros	Trombose venosa profunda, gangrena
Pele	Vasculite superficial, úlceras crônicas, tromboflebite superficial
Olhos	Trombose dos vasos da retina
Pulmões	Embolismo e tromboembolismo pulmonar
Fígado	Síndrome de Budd-Chiari, doença hepática venoclusiva, elevação transitória de enzimas hepáticas, hiperplasia nodular regenerativa
Adrenais	Hipoadrenalismo, doença de Addison
Cérebro	Trombose do seio sagital ou cavernoso, acidente vascular cerebral, acidente vascular transitório, embolia cerebral
Coração	Infarto agudo do miocárdio, endocardite pseudo-infecciosa, miocardiopatia
Rins	Trombose da artéria renal, microangiopatia trombótica
Ossos	Infarto

ver diferença quanto à incidência de eventos tromboembólicos na SAF primária e secundária. Na verdade, o principal fator de risco consiste na história de trombose anterior (IRAPA, 1993).

Uma grande variedade de eventos neurológicos, além do acidente vascular cerebral, ocorre em pacientes com SAF: coréia, neuropatias focais e mielopatia desmielinizante incomum, conhecida como "esclerose lupóide" ou "neuropatia jamaicana". A combinação de acidente vascular cerebral e livedo reticular é conhecida como síndrome de Sneddon. Biópsias mostraram capilares e pequenas veias ocluídas por trombos de fibrina, fornecendo forte indício de que uma coagulação microvascular anormal seria o centro da patogênese (Lockshin e cols., 1990). Na coréia gravídica, a fisiopatologia é desconhecida, embora haja alguma evidência sugerindo que os anticorpos antifosfolipídeos reagem com lipídeos do sistema nervoso central (Lubbe e Walker, 1983).

A trombocitopenia também ocorre comumente em pacientes com SAF. Geralmente é leve, com plaquetas variando de 75.000 a 150.000, não necessitando de tratamento (Lockshin e cols., 1990). Questiona-se o envolvimento de uma glicoproteína de membrana das plaquetas na antigenicidade para os anticorpos antifosfolipídeos (Moise, 1991).

A vasculite é uma manifestação rara da SAF, geralmente descrita em artérias periféricas. A vasculite renal, entretanto, foi observada pela primeira vez em 1994 em paciente com história de aborto recorrente e positividade para o anticorpo anticardiolipina IgG. Ela apresentou falência renal aguda e pré-eclâmpsia grave no segundo trimestre da gestação. A vasculite renal foi autolimitada (Almeshari e cols., 1994).

Foram também citadas manifestações audiovestibulares da SAF com falência aguda do órgão em paciente com anticorpos antifosfolipídeos e com lúpus eritematoso sistêmico, e em outra paciente com SAF primária (Vyse e cols., 1994), mostrando que os anticorpos antifosfolipídeos podem servir como marcadores para várias condições patológicas.

O coração é o principal alvo da SAF. O envolvimento cardíaco é freqüentemente encontrado nesta síndrome, sob vários aspectos. Foram descritos trombose de artérias coronárias com infarto do miocárdio, miocardiopatia por trombose de pequenas veias, trombos intracavitários e valvares, além de hipertensão pulmonar (Galve e cols., 1992; Cervera e cols., 1991).

As complicações hepáticas na SAF dependem de oclusão vascular intra e extra-hepática. As manifestações clínicas dependem do tamanho dos vasos acometidos, do envolvimento de veias e artérias e da ocorrência aguda ou crônica das lesões (Ordi e cols., 1988; Asherson e cols., 1991; Espinosa e cols., 2001).

Apesar de as manifestações renais na SAF terem chamado menos atenção até há pouco tempo, os rins são também importantes órgãos-alvo dessa síndrome. A trombose pode desenvolver-se nas veias renais, no tronco ou ramos das artérias renais, em artérias ou arteríolas intra-renais ou capilares glomerulares. As conseqüências clínicas podem ser vários graus de proteinúria, hipertensão sistêmica leve a maligna, necrose cortical, microangiopatia trombótica, até falência renal requerendo diálise (Asherson e cols., 2001; Mazzucchelli e cols., 1993).

MANIFESTAÇÕES NO CICLO GESTACIONAL

Devido à baixa prevalência dos AAF nas gestantes em geral e à baixa relação custo-efetividade, não é rotina realizar sua dosagem universalmente (Gharavi e Wilson, 1996). Atualmente, a pesquisa dos anticorpos é indicada nas mulheres com antecedentes mórbidos relacionados à síndrome. A dosagem sérica dos anticorpos antifosfolipídeos ainda é fonte de diversas pesquisas devido à dificuldade de padronização laboratorial, diversidade dos anticorpos, falta de parâmetros prognósticos laboratoriais e custo elevado (Lockshin e cols., 1990; Wilson e cols., 1999).

As principais complicações gestacionais relacionadas à presença dos AAF são demonstradas no quadro VII-19.

Quadro VII-19 – Complicações gestacionais relacionadas à presença de anticorpos antifosfolipídeos.

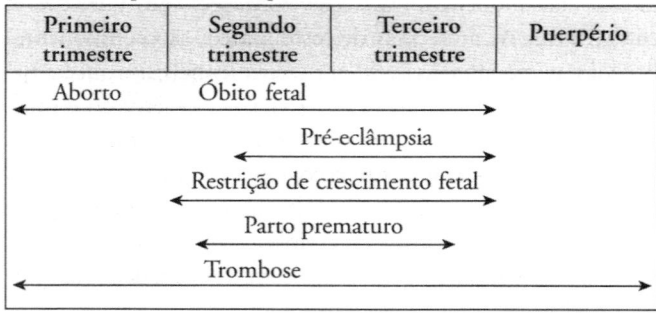

Os títulos do anticorpo anticardiolipina podem variar durante a gestação (Cowchock e cols., 1984), e sua ascensão parece estar relacionada a pior prognóstico gestacional (Kwak e cols., 1994). Há dados sugestivos de que a auto-imunidade dirigida a moléculas de adesão possa interferir com a implantação e a placentação, pois são produtos necessários nesses processos. Alguns fosfolipídeos, como a fosfatidilserina ou a fosfatidiletanolamina, têm sido relatados como moléculas de adesão associadas com a fusão celular para a formação de sincício em musculatura lisa (Sessions e Horwitz, 1981). Um anticorpo dirigido a essas moléculas de adesão pode afetar negativamente o desenvolvimento sincicial e possivelmente estar envolvido na falência orgânica placentária. Tanto essas moléculas como a cardiolipina, o fosfatidilglicerol e o fosfatidilinositol são encontrados nas vilosidades placentárias (Kajino, 1991). Anticorpos contra esses fosfolipídeos podem ser eluídos de placentas de pacientes com aborto recorrente, e a identificação e o tratamento específico para esses anticorpos têm melhorado significativamente o prognóstico de mulheres afetadas (Lubbe e cols., 1983; Branch e cols., 1985; Kwak e cols., 1992).

Uma das complicações obstétricas mais características da síndrome antifosfolipídeo é a perda gestacional. Entretanto, os AAF são associados a várias outras complicações na gestação, incluindo pré-eclâmpsia, restrição de crescimento fetal, insuficiência uteroplacentária, sofrimento fetal e prematuridade.

A perda fetal recorrente afeta 2 a 5% das mulheres em idade gestacional (Hatasaka, 1994). Os AAF, principalmente o anticorpo anticardiolipina e o anticoagulante lúpico, são considerados marcadores desse evento. Na verdade, a perda fetal em qualquer trimestre é considerada a apresentação clínica mais freqüente da síndrome antifosfolipídeo primária (Font e cols., 1991; Muñoz-Rodrígues e cols., 1999; Vivancos e cols., 1994).

Ainda que os dados tenham se acumulado relacionando auto-anticorpos e perdas gestacionais, até o momento essa relação permanece como associativa e não causal. O papel desses anticorpos na gravidez tem sido motivo de amplo debate. Os anticorpos antifosfolipídeos podem inibir a ativação da proteína C trombomodulina-dependente pelas células endoteliais e ativar a coagulação fosfolipídeo-dependente em animais de experimentação e em humanos (Cariou e cols., 1988).

A pré-eclâmpsia de instalação precoce também foi associada à SAF: em 43 gestantes com pré-eclâmpsia grave, previamente às 34 semanas de gestação, 16% tinham elevação significativa de anticorpos antifosfolipídeos. Dessas pacientes, três sofreram complicações periparto importante: infarto cerebral, embolia pulmonar e trombose venosa profunda, cegueira monocular transitória e amnésia pós-parto (Branch e cols., 1985).

A incidência de pré-eclâmpsia na população geral varia entre 2 e 10% (Moutquin e cols., 1985). Nas mulheres com SAF, a pré-eclâmpsia incide em 17 a 50% (Branch e cols., 1985; Caruso e cols., 1993; Lima e cols., 1996). Por outro lado, altas taxas de positividade dos AAF foram encontradas em mulheres com pré-eclâmpsia grave: 10 a 16% (Pattison e cols., 1993; Yasuda e cols., 1995; Branch e cols., 1989).

A insuficiência placentária, outra manifestação clínica da SAF, pode evidenciar-se como restrição de crescimento fetal e sofrimento fetal. A taxa de restrição de crescimento variou entre 12,8 e 30% em algumas séries de gestantes com AAF (Carmona e cols., 2001; Caruso e cols., 1993; Lima e cols., 1996). Existem controvérsias sobre a indicação de pesquisa dos AAF em mulheres com restrição de crescimento fetal. Alguns estudos prospectivos mostraram esta associação (Polzin e cols., 1991; Yasuda e cols., 1995), mas outros não (Pattison e cols., 1993; Lynch e cols., 1994).

A prematuridade tem sido associada à presença dos AAF. Na maior parte dos casos, o parto prematuro é induzido por meio de medicação devido à pré-eclâmpsia grave ou insuficiência placentária (Carmona e cols., 2001).

A melhor maneira para monitorizar a vitalidade fetal em gestações de mulheres com SAF ainda não foi estabelecida, mas Caruso e cols. (1993) sugeriram a avaliação dopplerfluxométrica das artérias uterinas para prever o risco de complicações obstétricas.

Descreveu-se também uma síndrome pós-parto associada aos anticorpos antifosfolipídeos, consistindo em doença pleurorrespiratória, febre, manifestações cardíacas e renais. Uma das pacientes descritas desenvolveu miocardiopatia e outras duas apresentaram trombose quatro semanas após o parto (Kochenour e cols., 1987).

Sugere-se que a síndrome seja a exacerbação de um processo auto-imune subclínico preexistente, funcionando os anticorpos antifosfolipídeos como seus marcadores (Kochenour e cols., 1987; Kupferminc e cols., 1994). As complicações da SAF no ciclo gravídico-puerperal podem ser graves. Hochfeld e cols. (1994) relataram um óbito materno no período pós-parto por tromboses múltiplas em paciente portadora do anticorpo anticardiolipina da classe IgG. Na chamada SAF catastrófica podem ocorrer tromboembolismo venoso maciço, falência respiratória, acidente vascular cerebral, alteração de enzimas hepáticas, lesão renal, insuficiência adrenal e áreas de infarto cutâneo.

Não existe aspecto histológico placentário característico da SAF. Foram relatados trombose, necrose extensa e infarto em placentas de pacientes com AAF (De Wolf e cols., 1982; Out e cols., 1992; Inbar e cols., 1993). Biópsias realizadas em placentas de mulheres com lúpus eritematoso sistêmico e AAF mostraram vasculite das artérias espiraladas, infiltrado inflamatório perivascular e deciduíte (Erlendsson e cols., 1993). Na fisiopatologia da insuficiência ou infarto placentário foi proposta a produção diminuída de prostaciclina (Triplett, 1992) ou resposta diminuída da liberação de prostaciclina pela estimulação da trombina (Silveira e cols., 1992). As células endoteliais metabolizam o ácido araquidônico via cicloxigenase para prostaciclina. As plaquetas, ao contrário, metabolizam o ácido araquidônico em tromboxano A_2. A prostaciclina é um potente vasodilatador e inibidor da agregação plaquetária, enquanto o tromboxano tem efeitos opostos. Portanto, a diminuição da prostaciclina predisporia à trombose via agregação plaquetária e vasoconstrição (Triplett, 1992).

O estudo anatomopatológico de placentas de gestantes que haviam abortado mostrou que a necrose e o infarto placentários se associavam significativamente com a presença de AAF, comparado-se com o estudo de placentas de mulheres que não tinham positividade para esses anticorpos (Out e cols., 1992). Foram sugeridos vários outros mecanismos para as alterações placentárias encontradas, como fibrinólise reduzida e diminuição da antitrombina III (Inbar e cols., 1993), mas o mais consistente entre eles é a diminuição da ativação da proteína C. A proteína C é ativada na membrana endotelial pela formação de um complexo entre a trombina e uma glicoproteína de membrana chamada trombomodulina. Essa reação é dependente de fosfolipídeos e cálcio, sendo que os AAF podem impedi-la. A placenta é particularmente rica em trombomodulina (Triplett, 1992). O depósito de imunocomplexos ou a ligação direta dos anticorpos pode iniciar as alterações inflamatórias nos vasos deciduais, mas um mecanismo mediado por células T também pode ser importante, sendo os anticorpos do soro marcadores de tal atividade (Erlendsson e cols., 1993).

Quanto às complicações neonatais, Frick relatou, em 1955, a passagem transplacentária de fatores anticoagulantes passivamente adquiridos. Como os anticorpos antifosfolipídeos geralmente são da classe IgG, a passagem placentária pode ser antecipada (Lechner, 1974). Sheridan-Pereira e cols. (1988) descreveram um caso de trombose aórtica em recém-nascido de uma portadora de anticoagulante lúpico. Há outros relatos de tromboses neonatais em crianças nascidas de mães com anticorpos antifosfolipídeos. Em um dos casos, o recém-nascido apresentou tromboses na aorta, na artéria cerebral média e no seio sagital superior, a despeito do tratamento materno com prednisona e aspirina (Tabutt e cols., 1994). A trombose clínica é um risco para recém-nascidos de mulheres com anticorpos antifosfolipídeos durante a gestação. Assim, essas crianças deveriam ser submetidas à pesquisa desses anticorpos, principalmente o anticardiolipina e o anticoagulante lúpico (Sheridan-Pereira e cols., 1988).

A patogênese das complicações obstétricas na SAF não é clara. A evidente associação entre a presença dos AAF e morte fetal e outras complicações sugere associação causal, mas não a comprova. Na gestação, o principal alvo dos AAF é a placenta. A morte fetal, a restrição de crescimento e a pré-eclâmpsia são conseqüências da função placentária anormal. A insuficiência uteroplacentária é freqüentemente atribuída à vasculopatia das artérias espiraladas que nutrem o espaço interviloso. Na realidade, o óbito fetal é geralmente precedido por restrição de crescimento, oligoâmnio e alteração dopperfluxométrica da circulação fetoplacentária, que refletem hipóxia e função placentária alterada.

Recentemente, foram feitos alguns relatos da presença de AAF em mulheres com infertilidade e falhas subseqüentes de fertilização *in vitro*. Foi criado o termo "síndrome da falha reprodutiva auto-imune" para designar o espectro de processos reprodutivos que podem ser afetados pelos AAF em mulheres clinicamente assintomáticas (Gleicher e El-Roeiy, 1988). Algumas autoridades em infertilidade têm recomendado a pesquisa de AAF em mulheres com esse quadro, principalmente naquelas que serão submetidas a ciclos de fertilização *in vitro* (Geva e cols., 1994).

AVALIAÇÃO IMUNOGENÉTICA DE CASAIS COM ABORTAMENTO RECORRENTE

A investigação do abortamento recorrente inclui minuciosa história clínica, exame físico e ginecológico. Além da rotina clínica, são necessários exames complementares (Quadro VII-20) para que outras causas de aborto sejam descartadas ou tratadas, independentemente do fator imunológico.

Quadro VII-20 – Avaliação clínica de casais com aborto recorrente.

Avaliação uterina – ultra-sonografia, histerossalpingografia ou histeroscopia
Estudo genético – cariótipo do casal
Estudos microbiológicos – culturas aeróbias vaginais, culturas para *Mycoplasma* e *Ureaplasma* e gonococo, pesquisa de *Chlamydia* nas secreções cervicais, sorologia para toxoplasmose, sífilis, hepatites B e C e HIV
Avaliação endócrina – glicemia pós-prandial ou GTT, função tireoidiana (T_4 livre, TSH), prolactinemia
Avaliação de fase lútea – hormonal (progesterona plasmática nos dias 4, 7 e 10 pós-ovulação) ou biópsia de endométrio (dia 24-26 do ciclo)
Pesquisa de anticorpos antiespermáticos no soro e mucocervical
Avaliação imunológica – tipagem HLA-A, B, C, DR e DQ do casal, detecção de anticorpos antileucocitários para células T e B de origem paterna por microlinfocitoxicidade e/ou citometria de fluxo, cultura mista de linfócitos, comparando as respostas maternas diante das células paternas e em relação às de um doador não-relacionado, ensaio para atividade bloqueadora
Rastreamento de fatores auto-imunes – anticoagulante lúpico ("dilute Russell Viper Venom Time"), anticorpo anticardiolipina, anticorpos antinucleares (FAN), anticorpos anti-DNA

Referências Bibliográficas

• ALMESHARI, K.; ALFURAYH, O. & AKHTAR, M. – Primary antiphospholipid syndrome and self-limited renal vasculitis during pregnancy: case report and review of the literature. *Am. J. Kidney Dis.*, 24:505, 1994. • ASHERSON, R.A. & cols. – Catastrophic antiphospholipid syndrome: clues to the pathogenesis from a series of 80 patients. *Medicine (Baltimore)*, 80:355, 2001. • ASHERSON, R.A.; KHAMASHTA, M.A. & HUGHES, G.R. – The hepatic complications of the antiphospholipid antibodies. *Clin. Exp. Rheumatol.*, 9:341, 1991. • BARBUI, T. & FINAZZI, G. – Clinical trials on antiphospholipid syndrome: what is being done and what is needed? *Lupus*, 3:303, 1994. • BRANCH, D.W. & cols. – Obstetric complications associated with lupus anticoagulant. *N. Engl. J. Med.*, 313:1322, 1985. • BRANCH, D.W. & cols. – The association of antiphospholipid antibodies with severe preeclampsia. *Obstet. Gynecol.*, 73:541, 1989. • CANOSO, R.T.; ZON, L.I. & GROOPMAN, J.E. – Anticardiolipin antibodies associated with HTLV-III infection. *Br. J. Haematol.*, 65:495, 1987. • CARIOU, R. & cols. – Effect of lupus anticoagulant on antithrombogenic properties of endothelial cells-inhibition of thrombomodulin-dependent protein C activation. *Thromb. Haemost.*, 60:54, 1988. • CARMONA, F. & cols. – Risk factors associated with fetal losses in treated antiphospholipid syndrome pregnancies: a multivariate analysis. *Am. J. Reprod. Immunol.*, 46:274, 2001. • CARUSO, A. & cols. – Pregnancy outcome in relation to uterine artery flow velocity waveforms and clinical characteristics in women with antiphospholipid syndrome. *Obstet. Gynecol.*, 82:970, 1993. • CERVERA, R. & cols. – High prevalence of significant heart valve lesions in patients with the 'primary' antiphospholipid syndrome. *Lupus*, 1:43, 1991. • CERVERA, R.; ASHERSON, R.A. & LIE, J.T. – Clinicopathologic correlations of the antiphospholipid syndrome. *Semin. Arthritis Rheum.*, 24:262, 1995. • CONLEY, C.L. & HARTMANN, R.C. – A hemorrhagic disorder caused by circulating anticoagulant in patients with disseminated lupus erythematosus. *J. Clin. Invest.*, 31:621, 1952. • COWCHOCK, S. & cols. – Subclinical autoimmune disease and unexplained abortion. *Am. J. Obstet. Gynecol.*, 150:367, 1984. • CRONIN, M.E. & cols. – IgG and IgM anticardiolipin antibodies in patients with lupus and anticardiolipin antibody associated clinical syndromes. *J. Rheumatol.*, 15:795, 1988. • De WOLF, F. & cols. – Decidual vasculopathy and extensive placental infarction in a patient with repeated thromboembolic accidents, recurrent fetal loss, and a lupus anticoagulant. *Am. J. Obstet. Gynecol.*, 142:829, 1982. • DEACON, W.E.; LUCAS, J.B. & PRICE, E.V. – Flourescent treponemal antibody absorption (FTA-Abs) test for syphilis. *JAMA*, 198:624, 1966. • DRUZIN, M.L. & cols. – Second-trimester fetal monitoring and preterm delivery in pregnancies with systemic lupus erythematosus and/or circulating anticoagulant. *Am. J. Obstet. Gynecol.*, 157:1503, 1987. • ERLENDSSON, K. & cols. – Relation of antiphospholipid antibody and placental bed inflammatory vascular changes to the outcome of pregnancy in successive pregnancies of 2 women with systemic lupus erythematosus. *J. Rheumatol.*, 20:1779, 1993. • ESPINOSA, G. & cols. – Budd-Chiari syndrome secondary to antiphospholipid syndrome: clinical and immunologic characteristics of 43 patients. *Medicine (Baltimore)*, 80:345, 2001. • FEINSTEIN, D.I. & RAPAPORT, S.I. – Acquired inhibitors of blood coagulation. In: Spart, T.H. (eds.). *Progress in Hemostasis and Thrombosis*. Vol. 1, New York, Grune & Stratton, 1972, p. 75. • FONT, J. & cols. – The 'primary' antiphospholipid syndrome: antiphospholipid antibody pattern and clinical features of a series of 23 patients. *Autoimmunity*, 9:69, 1991. • FRICK, P.G. – Acquired circulating anticoagulants in systemic collagen disease; auto-immune thromboplastin deficiency. *Blood*, 10:691, 1955. • GALLI, M. & cols. – Anticardiolipin antibodies (ACA) directed not to cardiolipin but to a plasma protein cofactor. *Lancet*, 335:1544, 1990. • GALVE, E. & cols. – Valvular heart disease in the primary antiphospholipid syndrome. *Ann. Intern. Med.*, 116:293, 1992. • GEVA, E. & cols. – Circulating autoimmune antibodies may be responsible for implantation failure in in vitro fertilization. *Fertil. Steril.*, 62:802, 1994. • GEZER, S. – Antiphospholipid syndrome. *Dis. Mon.*, 49:696, 2003. • GHARAVI, A.E. & WILSON, W.A. – The syndrome of thrombosis, thrombocytopenia, and recurrent spontaneous abortions associated with antiphospholipid antibodies: Hughes syndrome. *Lupus*, 5:343, 1996. • GLEICHER, N. – Immunology of pregnancy: the relationship to autoimmune pathology. In: Scott, J.S. & Bird, H.A. (ed.). Pregnancy, autoimmunity and conective tissue disorders. 1ª ed., New York, Oxford University Press, 1990, p. 1. • GLEICHER, N. – Pregnancy and autoimmunity. *Acta Haematol.*, 76:68, 1986. • GLEICHER, N. & EL-ROEIY, A. – The reproductive autoimmune failure syndrome. *Am. J. Obstet. Gynecol.*, 159:223, 1988. • GLEICHER, N. & FRIBERG, J. – IgM gammopathy and the lupus anticoagulant syndrome in habitual aborters. *JAMA*, 253:3278, 1985. • GLEICHER, N.; HARLOW, L. & ZILBERSTEIN, M. – Regulatory effect of antiphospholipid antibodies on signal transduction: a possible model for autoantibody-induced reproductive failure. *Am. J. Obstet. Gynecol.*, 167:637, 1992. • HARRIS, E.N. & cols. – Anticardiolipin antibodies: detection of radioimmunoassay and association with thrombosis in systemic lupus erythematosus. *Lancet*, 2:1211, 1983. • HARRIS, E.N. & PHIL, M. – The second international anticardiolipin standardization workshop/The Kingston anti-phospholipid antibody study (KAPS) group. *Am. J. Clin. Pathol.*, 94:476, 1990. • HARRIS, E.N.; HUGHES, G.R. & GHARAVI, A.E. – Anti-cardiolipin antibodies and the lupus anticoagulant. *Clin. Exp. Rheumatol.*, 4:187, 1986. • HASERICK, J.R. & LONG, R. – Systemic lupus erythematosus preceded by false-positive serologic tests for syphilis: presentation of five cases. *Ann. Intern. Med.*, 37:559, 1952. • HATASAKA, H.H. & VARNER, M.W. – Recurrent pregnancy loss. *Curr. Opin. Obstet. Gynecol.*, 6:503, 1994. • HOCHFELD, M. & cols. – Pregnancy complicated by primary antiphospholipid antibody syndrome. *Obstet. Gynecol.*, 83:804, 1994. • HUGHES, G.R.V. – Thrombosis, abortion, cerebral disease and the lupus anticoagulant. *Br. Med. J.*, 287:1088, 1983. • INBAR, O. & cols. – Prevention of fetal loss in experimental antiphospholipid syndrome by low-molecular-weight heparin. *Am. J. Obstet. Gynecol.*, 169:423, 1993. • KAJINO, T. – Polyclonal activation of IgM antibodies to phospholipids in patients with idiopathic fetal growth retardation. *Am. J. Reprod. Immunol.*, 25:28, 1991. • KAMPE, C.E. – Clinical syndromes associated with lupus anticoagulants. *Semin. Thromb. Hemost.*, 20:16, 1994. • KANERIA, M.V. & VISHWANATHAN, C. – A preliminary study of antiphospholipid antibodies in 50 cases of bad obstetric history. *J. Assoc. Physicians. India*, 47:665, 1999. • KOCHENOUR, N.K. & cols. – A new postpartum syndrome associated with antiphospholipid antibodies.

Obstet. Gynecol., 69:460, 1987. • KUPFERMINC, M.J. & cols. – Severe postpartum pulmonary, cardiac, and renal syndrome associated with antiphospholipid antibodies. *Obstet. Gynecol.*, 83:806, 1994. • KWAK, J.Y. & cols. – Down-regulation of maternal antiphospholipid antibodies during early pregnancy and pregnancy outcome. *Am. J. Obstet. Gynecol.*, 171:239, 1994. • KWAK, J.Y. & cols. – Reproductive outcome in women with recurrent spontaneous abortions of alloimmune and autoimmune causes: preconception versus postconception treatment. *Am. J. Obstet. Gynecol.*, 166:1787, discussion 1795, 1992. • LECHNER, K. – Acquired inhibitors in nonhemophilic patients. Haemostasis, 3:65, 1974. • LIMA, F. & cols. – A study of sixty pregnancies in patients with the antiphospholipid syndrome. *Clin. Exp. Rheumatol.*, 14:131, 1996. • LOCKSHIN, M.D. & cols. – Antibody to cardiolipin as a predictor of fetal distress or death in pregnant petients with systemic lupus erythematosus. *N. Engl. J. Med.*, 313:152, 1985. • LOCKSHIN, M.D. & cols. – Antibody to cardiolipin, lupus anticoagulant and fetal death. *J. Rheumatol.*, 14:259, 1987. • LOCKSHIN, M.D.; QAMAR, T. & LEVY, R.A. – Anticardiolipin and related antibodies: thrombosis and fetal death. In: Scott, J.S. & Bird, H.A. (eds.). *Pregnancy, Autoimmunity and Conective Tissue Disorders.* 5th ed., Oxford, Oxford University Press, 1990, p. 185. • LOCKSHIN, M.D.; SAMMARITANO, L.R. & SCHWARTZMAN, S. – Validation of the Sapporo criteria for antiphospholipid syndrome. *Arthritis Rheum.*, 43:440, 2000. • LOIZOU, S. & cols. – Measurement of anticardiolipin antibodies by an enzyme linked immunosorbent assay (ELISA): standardization and quantitation of results. *Clin. Exp. Immunol.*, 62:738, 1985. • LOVE, P.E. & SANTORO, S.A. – Antiphospholipid antibodies: anticardiolipin and the lupus anticoagulant in systemic lupus erythematosus (SLE) and in non-SLE disorders: prevalence and clinical significance. *Ann. Int. Med.*, 112:682, 1990. • LUBBE, W.F. & cols. – Fetal survive after prednisone supression of maternal lupus-anticoagulant. Lancet, 1:1361, 1983. • LUBBE, W.F. & WALKER, E.B. – Chorea gravidarum associated with circulating lupus anticoagulant: successful outcome of pregnancy with prednisone and aspirin therapy. Case report. *Br. J. Obstet. Gynaecol.*, 90:487, 1983. • MAZZUCCHELLI, R. & cols. – Catastrophic antiphospholipid syndrome (CAS): a rare manifestation of the antiphospholipid antibody syndrome. *Clin. Exp. Rheumatol.*, 11:653, 1993. • McCRAE, K.R. & cols. – Detection of antitrophoblast antibodies in the sera of patients with anticardiolipin antibodies and fetal loss. *Blood*, 82:2730, 1993. • McINTYRE, J.A.; WAGNEKNECHT, D.R. & FAULK, W.P. – Antiphospholipid antibodies: discovery, definitions, detection and disease. *Prog. Lipid Res.*, 42:176, 2003. • MIRET, C. & cols. – Antiphospholipid syndrome without antiphospholipid antibodies at the time of the thrombotic event: transient 'seronegative' antiphospholipid syndrome? *Clin. Exp. Rheumatol*, 15:541, 1997. • MOISE Jr., K.J. – Autoimmune thrombocytopenic purpura in pregnancy. *Clin. Obstet. Gynecol.*, 34:51, 1991. • MOLTA, C. & cols. – Childhood-onset systemic lupus erythematosus: antiphospholipid antibodies in 37 patients and their first-degree relatives. *Pediatrics*, 92:849, 1993. • MOUTQUIN, J.M. & cols. – A prospective study of blood pressure in pregnancy: prediction of preeclampsia. *Am. J. Obstet. Gynecol.*, 151:191, 1985. • MUÑOZ-RODRÍGUEZ, F.J. & cols. – Clinical study and follow-up of 100 patients with the antiphospholipid syndrome. *Semin. Arthritis Rheum.*, 29:182, 1999. • ORDI, J. & cols. – Lupus anticoagulant and portal hypertension. *Am. J. Med.*, 84:566, 1988. • OUT, H.J. & cols. – A prospective, controlled multicenter study on the obstetric risks of pregnant women with antiphospholipid antibodies. *Am. J. Obstet. Gynecol.*, 167:26, 1992. • PATTISON, N.S. & cols. – Antiphospholipid antibodies in pregnancy: prevalence and clinical associations. *Br. J. Obstet. Gynaecol.*, 100:909, 1993. • POLZIN, W.J. & cols. – The association of antiphospholipid antibodies with pregnancies complicated by fetal growth restriction. *Obstet. Gynecol.*, 78:1108, 1991. • REQUENA-SILLA, Y.; ROSENFIELD, C.G. & MILLER, L.C. – Antiphospholipid antibodies and Down syndrome: a case series. *J. Pediatr. Hematol. Oncol.*, 24:575, 2002. • SAMMARITANO, L.R.; GHARAVI, A.E. & LOCKSHIN, M.D. – Antiphospholipid antibody syndrome: immunologic and clinical aspects. *Semin. Arthritis Rheum.*, 20:81, 1990. • SESSIONS, A. & HORWITZ, A.F. – Myoblast aminophospholipid asymmetry differs from that of fibroblasts. *FEBS Lett*, 134:75, 1981. • SHERIDAN-PEREIRA, M. & cols. – Neonatal aortic thrombosis associated with the lupus anticoagulant. *Obstet. Gynecol.*, 71:1016, 1988. • SILVEIRA, L.H. & cols. – Prevention of anticardiolipin antibody-related pregnancy losses with prednisone and aspirin. *Am. J. Med.*, 93:403, 1992. • Thrombosis and thrombocytopenia in antiphospholipid syndrome (idiopathic and secondary to SLE): first report from the Italian Registry. Italian Registry of Antiphospholipid Antibodies (IR-APA). *Haematologica*, 78:313, 1993. • TRIPLETT, D.A. – Obstetrical complications associated with antiphospholipid antibodies. In: Coulam, C.B.; Faulk, W.P. & McIntyre, J.A. (eds.). *Immunological Obstetrics*. London, Norton Medical Books, 1992, p. 377. • TRIPLETT, D.A. & cols. – The relationship between lupus anticoagulants and antibodies to phospholipides. *JAMA*, 259:550, 1988. • VISCARELLO, R.R. & cols. – Prevalence and prognostic significance of anticardiolipin antibodies in pregnancies complicated by human immunodeficiency virus-1 infection. *Am. J. Obstet. Gynecol.*, 167:1080, 1992. • VIVANCOS, J. & cols. – Primary antiphospholipid syndrome: clinical and biological study of 36 cases. *Med. Clin. (Barc.)*, 102:561, 1994. • VYSE, T.; LUXON, L.M. & WALPORT, M.J. – Audiovestibular manifestations of the antiphospholipid syndrome. *J. Laryngol. Otol.*, 108:57, 1994. • WASSERMAN, A.; NEISSER, A. & BRUCK, C. – Obstetrical complications associated with antiphospholipid antibodies. In: Triplett, D.A. *Immunological Obstetrics.* 1st ed., London, Norton Medical Books, 1992, p. 378. • WILSON, W.A. & cols. – International consensus statement on preliminary classification criteria for definite antiphospholipid syndrome: report of an international workshop. *Arthritis Rheum.*, 42:1309, 1999. • YAMAMOTO, T. & cols. – Measurement of antiphospholipid antibody by ELISA using purified beta 2-glycoprotein I in preeclampsia. *Clin. Exp. Immunol.*, 94:106, 1993. • YASUDA, M. & cols. – Prospective studies of the association between anticardiolipin antibody and outcome of pregnancy. *Obstet. Gynecol.*, 86:555, 1995.

165 Síndrome Antifosfolipídeo: Assistência Obstétrica

Lenice Fortunato de Oliveira
Joelma Queiroz Andrade

As gestantes portadoras de síndrome antifosfolipídeo (SAF) são extremamente ansiosas e necessitam de atendimento diferenciado. Equipe multidisciplinar constituída por médicos clínicos e obstetras, nutricionistas, psicólogos e enfermeiros deve estar preparada para o seguimento dessas pacientes.

PRÉ-NATAL

Em razão do comprometimento placentário, há a natural preocupação com a evolução do produto conceptual, sendo necessário propedêutica adequada para a avaliação do desenvolvimento fetal e de seu bem-estar.

As pacientes com SAF devem, sempre que possível, planejar as gestações iniciando o uso do ácido fólico, 5mg/dia, no período pré-concepcional. A administração deve ser mantida durante toda a gestação.

É aconselhável que as consultas sejam iniciadas precocemente e passem a ser quinzenais, até a 28ª semana, e semanais subseqüentemente. O controle do ganho ponderal e as consultas com nutricionistas devem ser recomendados.

A prescrição de heparina é rotina, nesses casos, e deve ser iniciada por ocasião da detecção dos batimentos cardíacos fetais pela ultra-sonografia. Para gestantes sem história de eventos trombóticos, porém com perda fetal recorrente, em idade gestacional inferior a 10 semanas, óbito fetal acima de 10 semanas e parto prematuro anterior associado com insuficiência placentária, a dose recomendada é de 12/12 horas, para a heparina não-fracionada (HNF) de 10.000U. Para a heparina de baixo peso molecular (HBPM), a dose é de 40mg, uma tomada por dia, ou dalteparina 5.000U uma tomada por dia. Nos casos de trombose arterial ou venosa, deve ser utilizada dose terapêutica. A dose de enoxaparina para esses casos é de

1mg/kg por dose de 12/12 horas e, para a HNF, ela deve ser controlada pelo TTPA, sendo a dose total dividida em três aplicações de 8/8 horas (Branch e cols., 2003).

A administração de ácido acetilsalicílico deve ser iniciada na presença da fração beta-hCG positiva ou até mesmo na consulta pré-nupcial, juntamente com o ácido fólico. A dose recomendada é de 100mg/dia (Branch e cols., 2003).

O uso prolongado de heparina pode levar à osteopenia. Por essa razão, orienta-se dieta com 1,5g/dia de cálcio e suplementação por via oral de cálcio 500mg/dia, a partir da introdução da heparina.

O diabetes deve ser rastreado com o teste oral de tolerância à glicose de 50g, no período de 24 a 26 semanas, com valor de normalidade até 130mg/dl. As que apresentarem esse teste alterado ou aquelas de alto risco para diabetes gestacional devem ser submetidas ao teste de sobrecarga de glicose com 100g.

Entre os cuidados pré-natais, destaca-se a avaliação ultrasonográfica mensal, para acompanhamento do crescimento fetal, e a dopplervelocimetria, tanto das artérias uterinas quanto das artérias umbilicais (Delle Chiie e cols., 2000).

A dopplervelocimetria deve ser iniciada por volta de 20 semanas e repetida mensalmente até a 26ª semana. Se os valores do Doppler forem normais, o exame é repetido a cada 15 dias, até 34 semanas; se estiverem alterados, semanalmente. O seguimento das pacientes acompanha o protocolo de atendimento daquelas de alto risco para insuficiência placentária. O líquido amniótico deve ser avaliado mensalmente e a cardiotocografia iniciada com 28 semanas e repetida quinzenalmente. Na presença de alterações à dopplervelocimetria da artéria umbilical, deve-se realizar o perfil hemodinâmico fetal e analisar individualmente cada caso, na tentativa de definir qual o momento mais adequado para a interrupção da gestação (Zugaib e cols., 2000).

PARTO

O parto deve ser programado e, sempre que possível, no termo. A via de parto é de indicação obstétrica e a indução do trabalho de parto ou cesárea é realizada 24 horas após a última dose de enoxaparina. Nessas condições, não há contra-indicação de analgesia de trabalho de parto com peridural, com cateter ou técnica combinada raquiperidural. Eventual cesárea pode ser realizada com as técnicas de analgesia regional.

A heparina de baixo peso molecular deve ser substituída por heparina não fracionada, na 37ª semana de gestação, nos casos de evolução favorável. Na suspeita de qualquer alteração da vitalidade fetal, também deverá ser realizada a substituição do esquema de heparina. O AAS deve ser suspenso na 36ª semana de gestação.

Pacientes que utilizam dose igual ou superior a 80mg/dia de enoxaparina devem ser rigorosamente monitorizadas para insuficiência placentária, a partir da 34ª semana de gestação. Se ocorrer alteração do Doppler, do líquido amniótico ou da cardiotocografia, o parto deve ser antecipado. Na vigência dessas alterações, suspende-se a aspirina e substitui-se a enoxaparina por heparina 10.000UI por via subcutânea, de 8 em 8 horas. O parto pode ser realizado com anestesia regional, após 12 horas da última dose de heparina, com exames normais (coagulograma e número de plaquetas). O uso isolado de aspirina não contra-indica a realização de anestesia regional. Nas situações de urgência, o parto pode ser realizado com anestesia geral.

As pacientes que utilizam 120mg/dia de enoxaparina devem ser internadas com 34 semanas para a monitorização da vitalidade fetal e substituição da HBPM pela HNF. A resolução da gestação deve ocorrer com 37 semanas de gestação. Na presença de patologias hemorrágicas, o tratamento com anticoagulante deve ser suspenso.

A anticoagulação no puerpério dependerá das características clínicas de cada paciente. Aquelas com fenômenos tromboembólicos devem ser mantidas com anticoagulantes e, se necessário, anticoagulação por longo período de tempo, poderão ser utilizados os anticoagulantes orais. As pacientes de baixo risco poderão utilizar somente o AAS.

TRATAMENTO

Embora o tratamento ideal dessa síndrome permaneça indefinido, vários trabalhos têm demonstrado a eficácia da anticoagulação, como a terapêutica de escolha no manejo de pacientes com SAF (Kahamashata e cols., 1995; Rai e cols., 1997; Rance e cols., 1997).

O arsenal terapêutico tem incluído: aspirina, heparina, drogas imunossupressoras, agentes antimaláricos, warfarina, esteróides, imunoglobulinas e até mesmo plasmaférese em casos mais graves. A anticoagulação tem sido valiosa na tentativa de minimizar o alto risco para tromboses e suas conseqüências para a gestação (Petri, 2000).

Um dos primeiros tratamentos propostos foi o AAS em baixas doses (60 a 100mg/dia por via oral). Essa droga tem atividade antiagregante plaquetária, bloqueando a ciclogixenase plaquetária, impedindo a formação de tromboxano A_2 (Peaceman e Rehnberg, 1995) e, conseqüentemente, a agregação das plaquetas e a vasoconstrição. Dessa forma, o AAS corrige a deficiência no balanço prostaciclina-tromboxano causado pelos anticorpos (Kaaja e cols., 1998). É de baixo custo e facilita a adesão das pacientes ao tratamento.

Sua eficácia tem sido demonstrada por alguns autores como Wallenburg e cols. (1986), Lima e cols. (1996), Pattison e cols. (2000), Erkan e cols. (2001). Porém, tem sido sugerido que seu uso isolado não oferece proteção contra eventos tromboembólicos (Petri, 2000), embora seja grande auxiliar na prevenção de trombose em mulheres com SAF e perda fetal de repetição (Balasch e cols., 1993). Atualmente, o AAS tem sido utilizado como agente profilático iniciado antes da concepção, pelo fato de a maioria dos abortamentos ocorrer antes de 14 semanas. Tal conduta parece propiciar melhores resultados perinatais (Carmona e cols., 2001) e prevenção da pré-eclâmpsia grave (Benigni e cols., 1989).

Por se encontrar, na maioria das vezes, associada a colagenoses, principalmente, o lúpus eritematoso sistêmico, e ainda com o objetivo de suprimir os anticorpos, foi proposto o tratamento das pacientes com corticóides (Lubbe e cols., 1983), utilizando-se doses entre 10 e 60mg de prednisona associadas ao AAS. No entanto, Lockshin e cols. (1989) afirmaram que a prednisona não previne a perda gestacional e aumenta, de forma significativa, os índices de prematuridade, diabetes gestacional e outros resultados adversos.

Em razão dos fenômenos tromboembólicos que acompanham essa patologia, Rosove e cols. (1990) publicaram o primeiro trabalho sobre a utilização de heparina não fracionada em pacientes com SAF, obtendo sucesso em 93% dos casos. A HNF pode ser administrada por via subcutânea ou intravenosa, tem efeito rápido, é eficaz e não atravessa a barreira placentária. Possui antídoto conhecido, o sulfato de protamina. Produz efeito anticoagulante por meio da combinação com a antitrombina III. O complexo resultante torna-se inibidor dos fatores XIIa, XIa, IXa e Xa (Alving e cols., 1992). Além disso, relatos sugerem que a heparina pode ligar-se aos anticorpos antifosfolipídeos, evitando que eles agridam os fosfolipídeos do trofoblasto nos estágios precoces da gestação (Hirsh, 1991).

A HNF apresenta índice considerável de complicações, tais como episódios hemorrágicos, osteopenia e trombocitopenia induzida (Sanson e cols., 1999).

As heparinas de baixo peso molecular (HBPM), obtidas por processo de clivagem da cadeia da HNF, embora mais onerosa, apresentam vantagens em sua utilização (Alving e cols., 1992). O objetivo do efeito anticoagulante é inibir o fator Xa e a dosagem do anti-Xa que, se mantidos entre 0,5 e 1, indicam nível terapêutico de anticoagulação. Possuem efeito antitrombótico semelhante à HNF e têm maior biodisponibilidade, dispensando controle laboratorial na maioria dos casos. Sua administração é feita por via subcutânea, e doses maiores podem ser infundidas em única tomada, permitindo comodidade posológica e mais conforto para a paciente. Também oferecem menos complicações hemorrágicas e perda óssea (Newman e cols., 1998).

Nos últimos anos, heparina associada a baixas doses de AAS tem sido o tratamento de escolha em gestantes com SAF. A maioria dos estudos prospectivos indica que essa combinação é eficaz na prevenção da perda fetal, elevando o índice de nascidos vivos em torno de 82% (Kutteh, 1996; Rai e cols., 1997; Aquino, 1998; Riyaze e cols., 1998). Essa associação também parece restaurar a secreção de gonadotrofina coriônica humana, favorecendo a implantação ovular (Granger e Farquharson, 1997).

A administração por via intravenosa de imunoglobulina também tem sido sugerida para pacientes com perdas gestacionais, apesar do tratamento convencional (Tincani e cols., 2003). A comparação entre o tratamento com aspirina associada à heparina de baixo peso molecular e o tratamento com imunoglobulina por via intravenosa identificou melhores resultados com o primeiro esquema, chegando a 84% de nascidos vivos, contra 57% entre as gestantes que receberam imunoglobulina (Triolo e cols., 2003).

É importante salientar que as gestantes que receberam tratamento preconcepcional têm melhores resultados que aquelas em que a terapêutica se iniciou durante a prenhez (Castaneda e cols., 2003). Com o tratamento pós-convencional em apenas 41%, os resultados reprodutivos foram bons. Com o preconcepcional esse número atingiu 74% (Kwak e cols., 1992).

O ponto-chave do tratamento persiste, sendo a anticoagulação, dado que a imunossupressão parece ser ineficaz. Vários estudos clínicos prospectivos estão sendo feitos e o manejo terapêutico, mais preciso, dessa síndrome poderá surgir.

Referências Bibliográficas

• ALVING, B.M. & cols. – Comparison between on point dilute phospholipid PTT and dilute Russel Viper Venom Time for verification of lupus anticoagulants. *Thromb. Heamost.*, 67:672, 1992. • AQUINO, M. – Síndrome antifosfolípide e gestação: tratamento com heparina e aspirina em baixas doses. São Paulo, 1998. 105p. Dissertação de mestrado – Faculdade de Medicina, Universidade de São Paulo. • BALASCH, J. – Low-dose aspirin for prevention of pregnancy losses in women with primary antiphospholipid syndrome. *Hum. Reprod.*, 8:2234, 1993. • BARROS, V.I.P.V.L. – Síndromes antifosfolípides. In: Zugaib, M. & Bittar, R.E. (eds.). *Protocolos Assistenciais*. Atheneu, São Paulo, 2003, p. 187. • BEGINI, A. & cols. – Effect of low dose aspirin on fetal and maternal generation of thromboxane by platelets in women risk for pregnancy induced hypertension. *N. Engl. J. Med.*, 321:357, 1988. • BRANCH, D. & KHAMASHTA, M.A. – Antiphospholipid syndrome: obstetric diagnosis, management and controversies. *Obstet. Gynecol.*, 101:1333, 2003. • CARMONA, F.; FONT, J. & AZULAY, M. – Risk factors associated with fetal losses in treated antiphospholipid syndrome pregnancies: multivariate analysis. *Am. J. Reprod. Immunol.*, 46:274, 2001. • CASTANEDA OSPINA, S.A. & cols. – Pregnancy outcome in women with antiphospholipid syndrome and alloimmunity: a case report. *São Paulo Med. J.*, 121:248, 2003. • DELLE CHIIE, L. & cols. – Doppler velocimetry and thrombophilic screening at middle trimester of gestation: preliminary study. *Eur. J. Obstet. Gynecol. Reprod. Biol.*, 99:38, 2000. • ERKAN, D. & cols. – High thrombosis rate after fetal loss in antiphospholipid syndrome: effective prophylaxis with aspirin. *Arthritis Rheum.*, 44:1466, 2001. • GRANGER, M. – Antiphospholipid antibodies and thrombosis. *Lancet*, 353:1348, 1999. • HIRSH, J. – Heparin. *N. Engl. J. Med.*, 324:561, 1991. • KAAJA, R. & cols. – Production of prostacyclin and thromboxane in lupus pregnancies: effect of small dose of aspirin. *Obstet. Gynecol.*, 81:327, 1998. • KHAMASHATA, M.A. & cols. – The management of thrombosis in the antiphospholipid-antibody syndrome. *N. Engl. J. Med.*, 332:993, 1995. • LIMA, F. & cols. – A study of sixty pregnancies in patients with the antiphospholipid syndrome. *Clin. Exp. Rheumatol.*, 14:131, 1996. • LOCKSHIN, M.D.; DRUZIN, M.L. & QAMAR, T. – Prednisone does not prevent recurrent fetal death in women with antiphospholipid antibody. *Am. J. Obstet. Gynecol.*, 160:439, 1989. • LUBBE, W.F. & cols. – Fetal survival after prednisone supression of maternal lupus anticoagulant. *Lancet*, 1:136, 1983. • NEWMAN, P.M.; SWANSON, R.L. & CHONG, B.H. – Heparin-induced thrombocytopenia: IGG binging to PF4-heparin complexes in the fluid phase and cross-reactivity with low molecular weigh heparins and heparinoid. *Thromb. Haemost.*, 80:292, 1998. • OLIVEIRA, L.F. – Estudo das alterações placentárias de gestantes com síndrome antifosfolípides: correlações anátomo-clínicas. São Paulo, 2004. 160p. Tese [Doutorado] – Faculdade de Medicina, Universidade de São Paulo. • PATTISON, N.S. & cols. – Does aspirin have role in improving pregnancy outcome for women with the antiphospholipid syndrome? A randomized controlled trial. *Am. J. Obstet. Gynecol.*, 183:1008, 2000. • PEACEMAN, A.M. & REHNBERG, K.A. – The effect aspirin and indometacin on prostacyclin and thromboxane production by placental tissue incubated with immunoglobulin D fractions from patients with lupus anticoagulant. *Am. J. Obstet. Gynecol.*, 173:1391, 1995. • PETRI, M. – Treatment of the antiphospholipid antibody syndrome: progress in the last five years? *Curr. Rheumatol. Rep.*, 2:256, 2000. • RAI, R.S. & cols. – Randomized controlled trial of aspirin and aspirin plus heparin in pregnant women with recurrent miscarriage associated with phospholipid antibodies. *BMJ*, 314:253, 1997. • RAI, R.S. & cols. – Second trimester pregnancy loss is associated with actived Protein C resistance. *Br. J. Haematol.*, 92:489, 1996. • RANCE, A.; EMMERICH, J. & FIESSINGER, J.N. – Anticardiolipin antibodies and recurrent thromboembolism. *Thromb. Haemost.*, 77:221, 1997. • RIYAZE, N. & cols. – Low-molecular-weight heparin combined with aspirin in pregnant women with thrombophilia and history of preeclampsia or fetal growth restriction: preliminary study. *Eur. J. Obstet. Gynecol. Reprod. Biol.*, 80:49, 1998. • ROSOVE, M.H. & cols. – Heparin therapy for pregnant women with lupus anticoagulant or anticardiolipin antibodies. *Obstet. Gynecol.*, 75:630, 1990. • SANSON, B.J. & cols. – Safety of low-molecular-weight heparin in pregnancy: a systematic review. *Thromb. Haemost.*, 81:668, 1999. • TINCANI, A. & cols. – Pregnancy complications of the antiphospholipid syndrome. *Autoimmunity*, 36:27, 2003. • TRIOLO, G. & cols. – Randomized study of subcutaneous low molecular weight heparin plus aspirin versus intravenous immunoglobulin in the treatment of recurrent fetal loss associated with antiphospholipid antibodies. *Arthritis Rheum.*, 48:728, 2003. • WALLENBURG, H.C.S.; DEKKER, G.A. & MAKOVITZ, J.W. – Low dose aspirin prevents pregnancy-induced hypertension and preeclampsia in angiotensin-sensitive primigravidae. *Lancet*, 1:1, 1986. • ZUGAIB, M. & cols. – *Vitalidade Fetal*. São Paulo, Atheneu, 2000.

166 Obesidade

Carlos Alberto Maganha
Marcelo Zugaib

INTRODUÇÃO

A obesidade é uma condição caracterizada por acúmulo excessivo de gordura no organismo. Representa um dos maiores problemas de saúde pública no mundo, principalmente nos países desenvolvidos. Nos EUA, um terço dos adultos é obeso (Stunkard e Wadden, 2000). No Brasil, as taxas também são elevadas: cerca de 32% da população brasileira apresenta algum grau de obesidade e 10,9% são obesos. Essa proporção pode ainda ser maior considerando-se as Regiões Sul e Sudeste, bem como estratos sociais mais elevados (Nucci e cols., 2001; Schmidt e cols., 2001). Segundo Lu e cols. (2001), a incidência de indivíduos obesos tem-se elevado nos Estados Unidos. Era de 3,4% (em 1980-1984); elevou-se para 6,4% (em 1985-1989) e para 10,6% (em 1990-1994). Finalmente atingiu 11,6% (em 1995-1999).

A forma mais utilizada para a definição de obesidade é por meio do índice de Quetelet ou índice de massa corporal (IMC). O IMC é obtido pela fórmula:

$$IMC = \frac{peso\ (kg)}{altura^2\ (m^2)}$$

De acordo com a Organização Mundial da Saúde (OMS), por meio do IMC podemos classificar o indivíduo em: baixo peso, normal, obesidade grau I (sobrepeso), obesidade grau II e obesidade grau III – obesidade mórbida (Nuthalapaty e Rouse, 2004). Veja tabela VII-33 e figuras VII-32 e VII-33.

A etiologia da obesidade é multifatorial: neuroendócrina, desequilíbrio nutricional, inatividade física, genética e iatrogênica. As causas neuroendócrinas são pouco comuns e o maior peso etiológico da obesidade é condicionado à maior ingestão calórica associada à menor atividade física, em todas as faixas etárias, classes sociais e sexos. Essa observação vai de encontro ao desenvolvimento tecnológico que proporciona ao homem menores esforços na busca de seu alimento (Stunkard e Wadden, 2000).

Tabela VII-33 – Classificação por IMC (OMS, 1998).

Classificação	IMC (kg/m²)
Baixo peso	< 18,5
Peso normal	18,5-24,99
Obesidade grau I	25-29,99
Obesidade grau II	30-39,99
Obesidade grau III	≥ 40

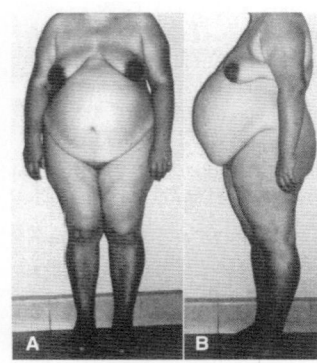

Figura VII-32 – Obesidade moderada. A) Visão frontal. B) Visão lateral (Neme).

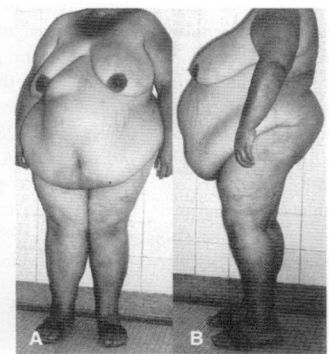

Figura VII-33 – Obesidade pronunciada. A) Visão frontal. B) Visão lateral (Neme).

OBESIDADE E GESTAÇÃO

A obesidade interfere no ciclo gravídico-puerperal e está associada à elevação de intercorrências (antenatais, intraparto e puerperais). Contudo, o primeiro grande problema que cerca a relação da obesidade com a gravidez é sua definição. No passado, a obesidade podia ser definida como peso > 90kg ou mesmo elevação de 50 a 300% do peso considerado ideal (Kabiru e Raynor, 2004; Nuthalapaty e Rouse, 2004). Desde 1990, no entanto, o IMC pré-gravídico tem sido o método mais utilizado na definição de obesidade na gravidez (National Task Forces on the Prevention and Treatment of Obesity, 2000; ADA, 2002).

Por outro lado, o ganho de peso também é muito utilizado como marcador de complicações desencadeadas pela obesidade. Em 1993, o American College of Obstetrician & Gynecologists (ACOG) definiu faixas de ganho de peso ideais conforme o IMC da gestante (Tabela VII-34).

Tabela VII-34 – Ganho de peso ideal durante a gestação.

Classificação do peso materno IMC pré-gravídico (kg/m²)	Ganho de peso (kg)	
	Total (kg)	Semanal (kg/semana)*
Baixo peso (< 18,5)	10,9-18,1	0,56
Peso normal (18,5-24,99)	11,3-15,9	0,45
Sobrepeso (25-29,99)	6,8-11,3	0,31
Obesidade (30-39,99)	6,8	0,22
Gemelar	15,9-20,4	0,68

Adaptado de: American College of Obstetricians and Gynecologists 1993.
* Segundo e terceiro trimestres.

Na Clínica Obstétrica do Hospital das Clínicas da FMUSP, o ganho de peso na gestação é acompanhado pelo nomograma e gráfico de Rosso, que se baseia na porcentagem de peso ideal em relação à altura relacionado à idade gestacional (Bittar e Fujihara, 2003). Dessa forma, serão criadas três faixas de peso: baixo peso, peso normal e sobrepeso.

Quanto à prevalência dos distúrbios da nutrição na gestação, o estado é alarmante. Um trabalho multicêntrico realizado com base em análise de dados da assistência pré-natal em unidades de saúde vinculadas ao Sistema Único de Saúde (SUS) mostrou que cerca de um terço das gestantes tem peso fora da faixa normal, sendo que, dessas, 80% apresentam sobrepeso, e o restante, desnutrição (Nucci e cols., 2001).

COMPLICAÇÕES DA OBESIDADE NA GRAVIDEZ

A obesidade associada à gravidez tem sido relacionada a maior número de complicações materno-fetais: hipertensão, diabetes gestacional, aumento de cesarianas, complicações anestésicas e de ferida cirúrgica, macrossomia fetal, óbito fetal tardio e baixos índices de Apgar (Naeye, 1990; Martens e cols., 1995; Naumann e cols., 1995; Cnattingius e cols., 1998; Jensen e cols., 1999; Michlin e cols., 2000; Baeten e cols., 2001; Kumari, 2001; Ehrenberg e cols., 2002; Linne e cols., 2002; Fraser e Chann, 2003; Robinson e cols., 2003).

COMPLICAÇÕES CLÍNICO-OBSTÉTRICAS

Infertilidade – vários estudos associam obesidade com infertilidade, na qual a mulher obesa infértil está mais relacionada com disfunções do tipo amenorréia e anovulia. Em adição, aquelas que recebem tratamento para infertilidade apresentam maiores taxas de abortamento espontâneo, o que não se verifica em obesas que engravidam espontaneamente (Nuthalapaty e Rouse, 2004).

Hipertensão arterial – tanto a hipertensão arterial essencial como a pré-eclâmpsia são mais freqüentes em gestantes obesas. Ainda que discutível, alguns autores consideram a obesidade um fator de risco independente para a pré-eclâmpsia. Sibai e cols. (1997) relatam diferença significativa na incidência de pré-eclâmpsia entre gestantes com IMC < 20kg/m^2 (4,3%) quando comparado àquelas com IMC ≥ 34kg/m^2 (12,6%). Bianco e cols. (1998) encontraram taxas de pré-eclâmpsia entre gestantes com peso normal e obesas (IMC > 35kg/m^2) de 3,2% e 14%, respectivamente (Sibai e cols., 1995). O mecanismo pelo qual a obesidade aumentaria a incidência de pré-eclâmpsia ainda é desconhecido. Algumas hipóteses apontam para dois mecanismos principais: resistência insulínica e processos inflamatórios subclínicos nos vasos (Nuthalapaty e Rouse, 2004).

Diabetes mellitus – a obesidade é fator importante de risco para o desenvolvimento do *diabetes mellitus* gestacional. Tal fato se deve à elevação da resistência periférica à insulina dessa população. Não obstante a essa elevação, o diabetes nessas gestantes está mais correlacionado a outras complicações, tais como macrossomia, altas doses de insulina no tratamento, distócias do parto e diabetes tipo 2 após o parto. Na Clínica Obstétrica do Hospital das Clínicas da FMUSP, um estudo com 101 diabéticas gestacionais em 2003 revelou aumento das taxas de recém-nascidos grandes para a idade gestacional (GIG) e macrossômicos nas gestantes com IMC > 30kg/m^2. Bianco e cols. (1998) encontraram taxas de 14% *versus* 7,3% de diabetes gestacional nas populações obesas e não, respectivamente (Bianco e cols., 1998).

Prematuridade – os dados são conflitantes a respeito da elevação em obesas. Naeye (1990) relata aumento dos partos com idade gestacional entre 24 e 34 semanas em mulheres com maior IMC. Ele atribui essa elevação ao aumento na incidência de corioamnionite e gestação gemelar no grupo de maior IMC. Baeten e cols. (2001) descrevem aumento nas taxas de partos prematuros (idade gestacional ≤ 32 semanas) em gestante com IMC ≥ 30kg/m^2. Kumari (2001) encontrou diferença significativa entre gestantes normais e obesas mórbidas (IMC > 40kg/m^2) nas taxas de partos prematuros (0,5 *vs.* 5,3%). Entretanto, outros trabalhos correlacionam essa elevação ao aumento de complicações clínicas associadas à obesidade (Michlin e cols., 2000). Sebire e cols. (2001) não encontraram maiores taxas de partos prematuros (idade gestacional < 32 semanas) em obesas quando outras variáveis eram controladas. Cnattingius e cols. (1998) também encontraram dados semelhantes quando a hipertensão era controlada como variável.

Gestação prolongada – existem fortes evidências da associação de obesidade com gestação prolongada (idade gestacional ≥ 42 semanas). Recentemente, dois grandes estudos (Ehrenberg e cols., 2002; Sebire e cols., 2001) descrevem "odds ratio" de 1,5 e 1,7 para gestação prolongada em mulheres obesas.

COMPLICAÇÕES RELACIONADAS AO PARTO E AO PUERPÉRIO

Operação cesariana – o peso pré-gestacional elevado e ganho de peso excessivo na gestação estão correlacionados a um aumento nas taxas de partos por cesárea. Os fatores que contribuem para essa elevação não estão totalmente esclarecidos, como baixa estatura, macrossomia fetal, diabetes e hipertensão, e podem corroborar para esse aumento (Wolfe e cols., 1988). Bianco e cols. (1998) encontraram taxa de cesárea de 31% e 16% em gestantes obesas e não, respectivamente. Kumari (2001), estudando obesas mórbidas, encontrou 15,2% de partos por cesárea comparados com 9,3% do controle. Kabiru e Raynor (2004), estudando gestantes que ganharam peso excessivamente, encontraram taxas de cesariana de 21% *vs.* 8,2% do controle.

Em adição, a operação cesariana em obesas está mais associada a complicações: maiores doses anestésicas, tempo de cirurgia prolongado, perda sangüínea maior que 100ml, infecção e deiscência de cicatriz cirúrgica e endometrite. A infecção do local cirúrgico é elemento de discussão. Martens e cols. (1995) sugerem como elementos contribuidores para esse aumento das taxas de infecção não a obesidade intrinsecamente mas dificuldade técnica (hemostasia), tempo de rotura de membranas e cirurgias de emergência.

A escolha da melhor técnica de cesariana parece ser importante na profilaxia dessas complicações. Poucos trabalhos discutem sobre o tipo de laparotomia (mediana *vs.* Pfannenstiel). Wolfe e cols. (1988) e Perlow e cols. (1994) indicam a laparotomia à Pfannenstiel como ideal para a obesa, dada a diminuição de deiscências e habilidade com que o obstetra a realiza. Um aspecto comum nas cesarianas de obesas é a alta incidência de seromas no subcutâneo. Tal observação motivou vários autores a estudar variações na técnica de fechamento do subcutâneo. Naumann e cols. (1995) estudaram o impacto do fechamento ou não do subcutâneo na formação de seromas e infecção. Eles encontraram diminuição dos seromas e deiscências quando houve fechamento do subcutâneo, mas em contrapartida não verificaram mudanças nas taxas de hematomas e infecção. Magann e cols. (2002) compararam a sutura simples do subcutâneo com colocação de dreno em 964 gestantes com subcutâneo de espessura maior que 2cm, não encontrando diferenças nas taxas de infecção e deiscência da cicatriz (Magann e cols., 2002).

Hemorragia pós-parto – vários estudos têm relatado a associação entre hemorragia e obesidade. Sebire e cols. (2001) descrevem elevação de 44% nas taxas de hemorragia pós-parto em pacientes obesas. Eles explicam que essa hemorragia deve-se ao fato de as placentas de fetos grandes terem uma superfície maior e, conseqüentemente, maior sangramento. Outro argumento a ser lembrado, entretanto, é o maior volume de distribuição sangüínea nas obesas, desencadeando uma concentração menor de agentes uterotônicas (Sebire e cols., 2001).

Amamentação – vários estudos têm associado a obesidade à diminuição da produção de leite materno. O mecanismo ainda não é bem estudado, porém tudo leva a crer que parta de um desequilíbrio do eixo hipotálamo-hipófise-gonadal (Nuthalapaty e Rouse, 2004).

COMPLICAÇÕES PERINATAIS

Malformações fetais – inúmeros trabalhos apontam para uma elevação nas taxas de malformação fetal em gestantes obesas. Watkins e cols. (2003), em recente revisão, encontraram taxas duas vezes maiores de defeitos abertos do tubo neural nesse grupo. Contudo, todos os sistemas podem estar comprometidos em maior proporção. O mecanismo para tal associação é desconhecido, mas pode estar ligado à alteração nutricional das obesas. Não obstante, nas obesas, o diagnóstico de malformações fetais pode estar comprometido pelo excesso de panículo adiposo.

Mortalidade perinatal – está aumentada em gestações de obesas. Naeye (1990) descreve mortalidade perinatal aumentada de 37 por 1.000 para 121 por 1.000 quando IMC > $30kg/m^2$. Recentes estudos mostraram aumento de 1,4 a 2,6 vezes nas taxas de óbito fetal em obesas comparado ao grupo controle.

Crescimento fetal – a obesidade pré-gravídica é tida como importante fator na determinação do peso fetal e neonatal. A causa é desconhecida, porém deve relacionar-se ao papel da resistência à insulina. Bianco e cols. (1998) encontraram taxas de 18% *versus* 12% do grupo controle para recém-nascidos GIG. Kabiru e Raynor (2004) relatam aumento do peso do recém-nascido associado a excessivo ganho de peso materno na gestação. Kumari (2001) relata incidência de 32% de macrossomia em obesas mórbidas *versus* 9% do grupo controle.

GESTAÇÃO APÓS GASTROPLASTIA

A cirurgia bariátrica está indicada em pacientes com IMC superior a $40kg/m^2$, ou mesmo entre 35 e $40kg/m^2$, quando houver alguma associação que se beneficie da perda de peso, tais como hipertensão arterial sistêmica, *diabetes mellitus*, problemas articulares ou apnéia do sono.

Há várias técnicas cirúrgicas que podem ser empregadas com a finalidade de redução de peso, podendo ser restritivas ou má absortivas. Restritivas são aquelas que promovem a redução do reservatório gástrico levando à sensação de saciedade precoce com ingestão alimentar reduzida. As má absortivas são aquelas que fazem o desvio do trânsito intestinal normal para que ocorra menor absorção dos alimentos e conseqüente perda de peso. A cirurgia má absortiva tem como exemplos a derivação gástrica (cirurgia de Capella), que é a mais empregada no Brasil, e a derivação biliodigestória. Pode haver combinação das duas técnicas para a otimização da redução de peso (Martin e cols., 2000; Sheiner e cols., 2004).

A má absorção causada pela técnica pode levar à deficiência de ferro, folato, vitamina B_{12}, cálcio e outras vitaminas lipossolúveis. No caso de gestantes, a deficiência de ferro, folato e vitamina B_{12} é ainda mais preocupante. A reposição desses nutrientes deve ser feita de rotina durante a assistência pré-natal dessas pacientes. Algumas vezes, a deficiência desses nutrientes é tão importante que sua suplementação deve ser parenteral. As anemias causadas pela deficiência de ferro e de vitamina B_{12} podem atingir níveis transfusionais (Alvarez-Leite, 2004).

O maior estudo realizado com mulheres que se submeteram à cirurgia bariátrica e engravidaram após concluiu que não há aumento das complicações em gestações que se seguem à cirurgia, independente da técnica cirúrgica utilizada. Nesse estudo, observou-se apenas aumento no índice de operações cesarianas. Uma vez que a obesidade vem-se tornando mais prevalente em mulheres em idade reprodutiva e que o tratamento cirúrgico é uma opção para tal situação, os autores deste trabalho alertam os obstetras sobre essa tendência, já que a cirurgia bariátrica não deveria ser indicação de via de parto.

Portanto, com indicação adequada, a cirurgia bariátrica é opção segura para o tratamento da obesidade para mulheres em idade reprodutiva, desde que sejam feitas as reposições de nutrientes necessárias conforme a técnica empregada. Além disso, as pacientes devem ser orientadas sobre possíveis complicações, como o surgimento de anemia durante a gestação.

Referências Bibliográficas

• ACOG – American College of Obstetricians and Gynecologists. Nutrition during pregnancy. *ACOG Technical Bulletin*, 179, 1993. • ADA – American Diabetes Association position statement: evidence-based nutrition principles and recommendations for the treatment and prevention of diabetes and related complications. *J. Am. Diet Assoc.*, 102:109, 2002. • ALVAREZ-LEITE, J. – Nutrient deficiencies secondary to bariatric surgery. *Curr. Opin. Clin. Nutr. Metab. Care*, 7:569, 2004. • BAETEN, J.M. & cols. – Pregnancy complications and outcomes among overweight and obese nulliparous women. *Am. J. Public. Health*, 91:436, 2001. • BERTOLDI NUCCI, L. & cols. – Assessment of weight gain during pregnancy in general prenatal care services in Brazil. *Cad. Saude Publica*, 17:1367, 2001. • BIANCO, A.T. & cols. – Pregnancy outcome and weight gain recommendations for the morbidly obese woman. *Obstet. Gynecol.*, 91:97, 1998. • BITTAR, R.E. & FUJIHARA, E.M.B.S. – Aspectos nutricionais. In: Zugaib, M. & Bittar, R.E. *Protocolos Assistenciais*. São Paulo, Atheneu, 2003, p. 3. • CNATTINGIUS, S. & cols. – Prepregnancy weight and the risk of adverse pregnancy outcomes. *N. Engl. J. Med.*, 338:147, 1998. • EHRENBERG, H.M. & cols. – Prevalence of maternal obesity in an urban center. *Am. J. Obstet. Gynecol.*, 187:1189, 2002. • FRASER, R.B. & CHANN, K.L. – Problems of obesity in obstetric care. *Curr. Obstet. Gynecol.*, 13:239, 2003. • JENSEN, H. & cols. – The influence of prepregnancy body mass index on labor complications. *Acta Obstet. Gynecol. Scand.*, 78:799, 1999. • KABIRU, W. & RAYNOR, D. – Obstetric outcomes associated with increase in BMI category during pregnancy. *Am. J. Obstet. Gynecol.*, 191:928, 2004. • KUMARI, A.S. – Pregnancy outcome in women with morbid obesity. *Int. J. Gynaecol. Obstet.*, 73:101, 2001. • LINNE, Y. & cols. – Longterm weight development after pregnancy. *Obes. Rev.*, 3:75, 2002. • LU, G. & cols. – Obesity – attributable perinatal morbidity: temporal trench. *Am. J. Obstet. Gynecol.*, 184:S18, nº 35, 2001. • MAGANN, E.F. & cols. – Soubcutaneous stitch closure versus subcutaneous drain to prevent wound disruption after cesarean delivery: a randomized clinical trial. *Am. J. Obstet. Gynecol.*, 186:1119, 2002. • MARTENS, M.G. & cols. – Development of wound infection or separation after cesarean delivery. Prospective evaluation of 2,431 cases. *J. Reprod. Med.*, 40:171, 1995. • MARTIN, L.F. & cols. – Pregnancy after adjustable gastric banding. *Obstet. Gynecol.*, 95:927, 2000. • MICHLIN, R. & cols. – Maternal obesity and pregnancy outcome. *Isr. Med. Assoc. J.*, 2:10, 2000. • NAEYE, R.L. – Maternal body weight and pregnancy outcome. *Am. J. Clin. Nutr.*, 52:273, 1990. • National Task Forces on the Prevention and Treatment of Obesity. Overweight, obesity and health risk. *Arch. Intern. Med.*, 160:898, 2000. • NAUMANN, R.W. & cols. – Subcutaneous tissue approximation in relation to wound disruption after cesarean delivery in obese women. *Obstet. Gynecol.*, 85:412, 1995. • NUCCI, L.B. & cols. – Nutritional status of pregnant women: prevalence and associated pregnancy outcomes. *Rev. Saude Publica*, 35:502, 2001. • NUTHALAPATY, F.S. & ROUSE, J.D. – The impact of obesity on obstetrical practice and outcome. *Clin. Obstet. Gynecol.*, 47:898, 2004. • PERLOW, J.H. & MORGAN, M.A. – Massive maternal obesity and perioperative cesarean morbidity. *Am. J. Obstet. Gynecol.*, 170:560, 1994. • ROBINSON, H. & cols. – Is maternal obesity a predictor of shoulder dystocia? *Obstet. Gynecol.*, 101:24, 2003. • SEBIRE, N.J. & cols. – Maternal obesity and pregnancy outcome: a study of 287,213 pregnancies in London. *Int. J. Obestet. Relat. Metab. Disord.*, 25:1175, 2001. • SHEINER, E. & cols. – Pregnancy after bariatric surgery is not associated with adverse perinatal outcome. *Am. J. Obstet. Gynecol.*, 190:1335, 2004. • SIBAI, B.M. & cols. – Risk factors for preeclampsia in healthy nulliparous women: a prospective multicenter study. *Am. J. Obstet. Gynecol.*, 172:642, 1995. • STUNKARD, A.J. & WADDEN, T.A. – Obesity. In: Humes, D.H. *Kelley's Textbook of Internal Medicine*. Lippincott Williams & Wilkins, 2000, p. 233. • WATKINS, M.L. & cols. – Maternal obesity and risk for birth defects. *Pediatrics*, 111:1152, 2003. • WOLFE, H.M. & cols. – Determinants of morbidity in obese women delivered by cesarean. *Obstet. Gynecol.*, 71:691, 1988. • WOLFE, H.M. & GROSS, T.L. – Obesity in pregnancy. *Clin. Obstet. Gynecol.*, 37:596, 1994.

167 · Traumatismos e Queimaduras

Alfredo Carlos S.D. de Barros
Marcelo Alvarenga Calil
Bussâmara Neme

TRAUMATISMOS

A participação ativa da mulher na sociedade atual faz com que ela se exponha a acidentes de todos os tipos. Nos Estados Unidos, o traumatismo é a causa mais freqüente de morte em *mulheres com idade inferior a 35 anos* (Smith e Phelan, 1991). A mortalidade materna não resulta em índices maiores quando comparados aos de populações não-gestantes. Inversamente, a mortalidade fetal varia consideravelmente, com relatos de 4 a 61%, dependendo da gravidade e do mecanismo da agressão e duração do acompanhamento das pacientes (Timberlake e McWain Jr., 1989).

Durante o estado gestacional, os riscos de traumatismo persistem e talvez até se agravem em função da alteração da estática corporal. Segundo Fort e Harling (1970), a incidência de traumatismos durante a gravidez aumenta progressivamente com o envolver da gestação. Cerca de 6 a 7% das gestações são complicadas por algum tipo de traumatismo (Baker, 1982) e, das causas não-obstétricas de mortalidade materna, esta é a principal (Fildes e cols., 1992).

Importa lembrar que o médico que atende gestante traumatizada tem dois pacientes: a mãe e o feto. Do conhecimento sobre a relação traumatismo e gestação decorre a melhor assistência médica sobre o binômio materno-fetal. A importância dessa problemática justificou a publicação do ACOG (1998), em que são referidos os tipos de traumatismos mais freqüentes e a conduta assistencial inerente.

ALTERAÇÕES GESTACIONAIS QUE MODIFICAM A RESPOSTA AO TRAUMATISMO

Alterações hormonais e mecanismos secundários ao desenvolvimento do concepto produzem profundas alterações na fisiologia da paciente grávida. Todos os sistemas são afetados, com o cardiopulmonar exibindo as maiores alterações. A maioria destas são evidentes ao final do primeiro trimestre, com subseqüente pico notado no segundo e terceiro trimestres (Smith e Phelan, 1991).

O débito cardíaco encontra-se aumentado. De 4,5 litros/min verificados fora da gestação, eleva-se até mais ou menos 6 litros na 32ª semana, sofrendo nos dois últimos meses ligeiro declínio.

É importante o conhecimento da influência postural materna sobre o seu sistema circulatório. Em posição supina, o útero grávido, principalmente nas gestações de termo, comprime a veia cava inferior, reduzindo significativamente o retorno venoso para as câmaras cardíacas e diminuindo o débito cardíaco. Por isso, sempre que possível, a gestante traumatizada deve adotar o decúbito lateral. Quando ele for impraticável, deve-se desviar o útero grávido para a esquerda, por meio de manobras manuais, da colocação de coxins sob a paciente ou, ainda, de inclinação lateral do leito de 30° para a esquerda.

A freqüência cardíaca materna apresenta-se elevada, de 15 a 20 batimentos por minuto, em relação ao estado pré-gravídico. Na avaliação clínica de estados hipovolêmicos, a variação da freqüência cardíaca é sinal importante. Diante de gestantes, deve-se lembrar que dentro de certos limites a taquicardia é fisiológica.

A pressão arterial geralmente diminui durante a gravidez. Essa alteração é precoce; no segundo trimestre. A pressão arterial diastólica é de 10-15mmHg, sendo inferior à pressão basal da paciente, atingindo seus níveis mais baixos na 28ª semana, e então retorna a níveis pré-gravídicos no final da gestação. Sabendo-se que existe aumento do débito cardíaco nas grávidas, essa queda na pressão arterial é atribuída à diminuição da resistência vascular periférica.

A pressão venosa central diminui com o evoluir da gestação. Colditz e Josey (1970) verificaram valores de 9cmH_2O em pacientes não-grávidas; 1,5cmH_2O em gestantes no primeiro trimestre; 4cmH_2O no segundo; e 3,8cmH_2O no último trimestre. Importa salientar que tais determinações foram realizadas com gestantes em decúbito dorsal horizontal.

A exemplo do que ocorre fora da gestação, a pressão venosa central, mais que valor absoluto, deve ser valorizada como parâmetro de evolução hemodinâmica. Quando o compartimento intravascular da gestante está conservado, a infusão rápida de 250ml de fluidos eleva a pressão venosa central em 3-4cmH_2O.

O volume plasmático apresenta-se aumentado. Começa a elevar-se na 10ª semana e atinge o máximo na 34ª. Comparando a 2.600ml de volume plasmático normal, o volume de 4.000ml verificado na gravidez corresponde a aumento de quase 50%.

Existe concomitante, porém inferior, aumento do volume eritrocitário de aproximadamente 30%. Essa hemodiluição faz com que se considerem normais níveis de até 11g de hemoglobina por 100ml.

Em decorrência dessas alterações, a grávida politraumatizada pode perder até 30% de seu volume sangüíneo sem manifestação clínica (Marx, 1985). Tendo em vista o interesse fetal, deve-se ressaltar que em caso de hemorragia materna, mesmo sem comprometimento da pressão arterial, o fluxo sangüíneo uterino pode estar reduzido em até 20%. Por outro lado, no manejo de gestantes em choque hipovolêmico, são necessários maiores volumes de substâncias expansoras para a recuperação dos sinais vitais.

Na gestação normal existe aumento da contagem leucocitária, podendo atingir 20.000 leucócitos/mm nos últimos meses.

A gestante normal apresenta elevação de quase todos os fatores de coagulação, marcadamente de fibrinogênio e dos fatores VII, VIII e X. Ocorre na gravidez discreta redução na contagem das plaquetas, provavelmente em virtude da hemodiluição. A atividade fibrinolítica apresenta-se diminuída e ocorre tendência à hipercoagulabilidade, que se acentua no puerpério. Associada à estase venosa, provocada pelo útero grávido, tal alteração é responsável pela predisposição à trombose venosa e aos fenômenos embólicos. Quando houver necessidade de imobilização prolongada de gestantes e principalmente de puérperas, atenção especial deve ser dada à profilaxia desses fenômenos, indicando-se o uso profilático de doses de heparina.

Complicando a evolução dos traumatismos, sabe-se que as gestantes são mais sensíveis à ativação do sistema de coagulação por endotoxinas por meio de reação de Shwartzman. Esta reação, caracterizada pelo depósito generalizado de microtrombos e de necrose cortical renal bilateral, é obtida em animais por meio de duas injeções sucessivas de endotoxinas. Nas gestantes, apenas a primeira dose é suficiente para desencadear o quadro (McKay e cols., 1959).

A freqüência respiratória eleva-se discretamente. A capacidade vital pulmonar é aumentada. O volume corrente apresenta-se aumentado em aproximadamente 40%. Daí a situação de hiperventilação pulmonar, que se reflete em alterações gasométricas. Ocorre alcalose respiratória compensada com pO_2 normal ou pouco aumentada e pCO_2 reduzida, permanecendo o pH normal pela eliminação renal de bicarbonato.

A gestante com insuficiência respiratória deve merecer assistência ventilatória enérgica e imediata para preservar o bem-estar fetal. Em regime de hipoxemia materna, mesmo com o perfil metabólico compensado, o feto entra em estado de sofrimento com hipóxia tecidual e acidose progressiva. Animais em ambiente de hipóxia exibem maior aumento na resistência vascular uterina que na sistêmica (Dilts Jr. e cols., 1969).

O fluxo sangüíneo renal aumenta significativamente com a redução dos níveis de creatinina e nitrogênio uréico sangüíneo. Valores acima de 0,8mg/dl e 13mg/dl, respectivamente, devem ser considerados anormais. Há dilatação pielocalicinal principalmente à direita, e a bexiga é deslocada para cima, predispondo-a a lesões com o avançar da gestação (Moise e Belfort, 1997).

A mortilidade do trato gastrintestinal está diminuída na gravidez, e o tempo de esvaziamento gástrico, prolongado. Em casos de emergência, a gestante, em geral, está com o estômago cheio. Daí, para a prevenção da aspiração do conteúdo gástrico, uma sonda nasogástrica deve ser instalada de rotina. Em gestantes sob narcose, a entubação traqueal é obrigatória.

O diagnóstico dos traumatismos abdominais é dificultado pelas alterações anatômicas viscerais. A dor correspondente ao comprometimento de determinado órgão pode ser referida em local diferente do habitual. Além disso, o útero aumentado leva a estiramento da parede abdominal e alteração na resposta à irritação peritoneal. Em função da acomodação das vísceras no abdome superior, nos ferimentos penetrantes dessa região existem, freqüentemente, lesões múltiplas de alças. Ferimentos no hipogástrico lesam, geralmente, apenas o corpo uterino.

Em recente publicação, Corsi e cols. (1999) citam 26 casos de traumatismos em gestantes (Tabelas VII-35 e VII-36) e os respectivos resultados.

Tabela VII-35 – Mecanismos de traumatismo.

Tipo de traumatismo	Gestantes – número (%)
Fechado	21 (80,7)
Atropelamento	10 (38,4)
Colisão de veículo	7 (26,9)
Quedas	4 (15,3)
Espancamentos	–
Outros	–
Aberto	5 (19,2)
Arma de fogo	2 (7,6)
Arma branca	3 (11,5)
Total	26 (100)

ATENDIMENTO À GESTANTE TRAUMATIZADA

A não ser que existam lesões atingindo diretamente o feto, a melhor maneira de garantir sua sobrevivência é prestando assistência pronta e eficaz à mãe (Birolini e Morimoto, 1985). Com efeito, o tratamento a ser dispensado à gestante não difere em linhas gerais do oferecido às não-grávidas. Os objetivos primordiais das medidas de emergência, no manejo da grávida traumatizada, são a preservação ou recuperação da oxigenação sangüínea adequada e do equilíbrio hemodinâmico. Nesse sentido, o American College of Obstetrician & Gynecologists (ACOG, 1996) recomenda:

1. Medidas imediatas:
   - Avaliação do estado hemodinâmico e ventilatório, seguida das medidas apropriadas para recuperação quando necessário e monitorização dos sinais vitais.
   - Desviar o útero da veia cava inferior.
   - Acesso venoso periférico ou central e coleta de sangue ou tipagem e exames laboratoriais.
   - Inscrição de sonda vesical e coleta de urina para pesquisa de hematúria.
   - Obtenção de dados de histórico clínico e exame físico completo.
   - Antibiótico e profilaxia contra tétano para traumatismos penetrantes.
2. Avaliação uteroplacentária:
   - Monitorização das contrações uterinas.
   - Avaliação ultra-sonográfica.
3. Avaliação fetal:
   - Ultra-sonografia para avaliar a idade gestacional e possíveis traumatismos fetais.
   - Monitorização para casos com viabilidade fetal.
   - Teste de Kleihauer-Betke.

No exame obstétrico, verificam-se a altura uterina, a presença de contrações e os batimentos cardíacos fetais. Em seguida, realiza-se o toque vaginal.

Não é raro existirem hemorragias maciças de instalação rápida. O ideal é repor as perdas com sangue fresco, rico em fatores de coagulação. Até que se ministre sangue, freqüentemente não disponível, deve-se lançar mão de soluções cristalóides, como solução de Ringer-lactato, infundindo-se aproximadamente 3ml desse fluido para cada 1ml de sangue perdido. Alternativa de grande utilidade prática é o uso de solução hipertônica de NaCl a 7,5%, por exemplo, 200ml por via IV em 15 minutos, que rapidamente restaura a pressão arterial em pacientes com choque hemorrágico. Esse tipo de medida, contudo, não foi devidamente testado em Obstetrícia e deve

Tabela VII-36 – Relação entre os tipos de traumatismos e mortalidade materno-fetal.

Tipo de traumatismo	Número (%)	Óbitos maternos	Óbitos fetais
Fechado	21 (80,6)	2	7
Atropelamento	10 (38,4)	2	6
Colisão de veículo	7 (26,9)	–	1
Quedas	4 (15,3)	–	–
Aberto	5 (19,1)	1	1
Arma de fogo	2 (7,6)	1	1
Arma branca	3 (11,5)	–	–
Total	26 (100)	3 (11,5%)	8 (30,7%)

ser empregado somente em hemorragias puerperais ou no primeiro trimestre da gravidez, ou ainda, diante de óbito fetal, até que se esclareçam os riscos da hiperosmolaridade sobre o feto viável (Neme, 1988).

O abdome protuberante da gestante é freqüentemente atingido em traumatismos fechados ou em ferimentos penetrantes. Os acidentes de automóvel são responsáveis por aproximadamente metade dos traumatismos não-penetrantes do abdome. Seguem-se as quedas e as agressões físicas. Todas as vísceras podem ser comprometidas. As roturas de órgãos sólidos, como o fígado e o baço, podem levar a hemorragias graves. A rotura de vísceras ocas provoca irritação peritoneal, porém é mais rara porque o útero aumentado desloca as alças intestinais e as protege. As gestantes são propensas a desenvolver hemorragias em casos de traumatismos abdominais. O risco de hematomas retroperitoneais é elevado em função da hipertrofia das veias pélvicas e a pouca resistência que o espaço retroperitoneal oferece ao aumento da pressão dessas veias. No início da gestação, o útero, sendo órgão pélvico, dificilmente será atingido por traumatismo. Porém, há relatos de anomalia congênita conseqüente à hipóxia e aos eventos tromboembólicos após traumatismos ocorridos no início da gestação (Viljoen, 1995), como a síndrome da redução de membros (Hoyme e cols., 1982). O teste de Kleihauer-Betke detecta hemácias fetais na circulação materna e deve ser realizado rotineiramente nas gestantes que sofrem traumatismo após a 12ª semana. Esse teste vai auxiliar na determinação de hemorragia feto-materna e sua quantificação. Qualquer paciente com teste positivo deve permanecer em observação, por pelo menos 24 horas, com monitorização fetal contínua e coagulograma. Adicionalmente, pode ser utilizado para adequar a dose de imunoglobulina anti-Rh necessária a pacientes Rh-negativas.

Após o primeiro trimestre da gestação, o corpo uterino abandona a pelve e fica mais suscetível a agressões externas (Crosby, 1974). Complicação obstétrica grave que pode sobrevir de traumatismos abdominais é o descolamento prematuro da placenta. Como a placenta não possui elasticidade, modificações abruptas da parede uterina provocam sua separação, com formação de hematoma retroplacentário. O descolamento da placenta pode ser acompanhado de choque materno e de distúrbios de coagulação. Sua ocorrência complica 1 a 5% dos traumatismos menores e 20 a 50% dos graves na gestação (Pearlman e cols., 1990). Existe sempre risco de rotura uterina, conseqüente a acidentes automobilísticos. Vários casos dessa complicação foram publicados (Crosby, 1974) e ocorre em menos de 1% dos casos (Pearlman e cols., 1990).

Pela ultra-sonografia realizada rapidamente, avalia-se idade gestacional, líquido amniótico, vitalidade fetal, placenta, traumatismos fetais, além de indicar a presença de coleções líquidas no tórax e abdome materno (Ma e cols., 1996).

A ausência de sinais de descolamento de placenta à ultra-sonografia não exclui sua ocorrência. A monitorização cardiotocográfica é mais sensível para diagnosticá-lo (Pearlman e cols., 1990).

A seqüência assistencial fetal após traumatismos e referida no esquema VII-3.

Recomendações para monitorização fetal após traumatismo abdominal materno (Hill e Lense, 1996):

- Na ausência de sangramento, contrações, roturas de membranas ou alterações nos batimentos cardíacos fetais → monitorização por 4 a 6 horas.

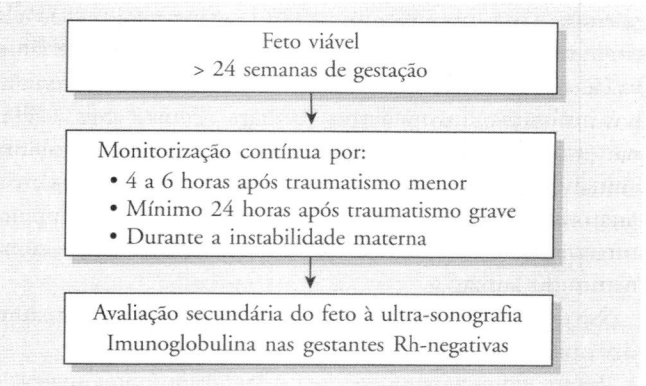

Esquema VII-3 – Avaliação fetal no traumatismo (Van Hook, 2002).

- Se houver sangramento, contrações, rotura de membranas ou alterações nos batimentos cardíacos fetais → monitorização por mais de 24 horas com equipe preparada para cesárea de emergência.

Alguns estudos questionam o uso rotineiro de tocolíticos para as contrações após traumatismo, pois a maioria (90%) delas regride espontaneamente e aquelas que não regridem são na maioria das vezes de origem patológica e não justificariam a terapia tocolítica.

O comprometimento fetal em traumatismos fechados do abdome é raro porque o concepto se apresenta protegido pelo corpo do útero e pela câmara ovular com líquido amniótico. Geralmente, quando o feto é atingido, existe rotura uterina ou fratura dos ossos da bacia materna. Por outro lado, em ferimentos penetrantes de abdome, o útero na gravidez avançada é facilmente atingido e, muitas vezes, o feto também.

Em casos de ferimentos penetrantes do abdome por armas de fogo, faca ou qualquer outro instrumento, a exploração cirúrgica está indicada. Pratica-se a incisão vertical paramediana, que permite exploração adequada do abdome superior e também a operação cesariana quando necessária. Pesquisa-se, de início, a presença de líquido amniótico na cavidade abdominal. Nos ferimentos penetrantes do útero, surge a dúvida sobre proceder ou não à retirada do feto. Nessa situação, como existe grande probabilidade de o feto ser atingido, acreditamos ser indicada sua retirada, quando vivo e viável. Se não houver lesão uterina, após o reparo de outras estruturas, procede-se ao fechamento da parede abdominal. O feto tem condições de suportar, na maioria dos casos, o traumatismo cirúrgico e a anestesia.

Aspecto controverso e de grande interesse prático refere-se ao uso de cintos de segurança nos veículos por parte das gestantes. Nas colisões existe o temor de que esse equipamento possa comprometer o feto. Casos de rotura uterina (Astarita e Feldman, 1997) e de fratura de crânio fetal, comprimidos entre o cinto de segurança e o promontório materno, foram relatados (Chetcuti e Levene, 1987). Apesar disso, a opinião dominante é de que o cinto de segurança deve ser usado por gestantes, porque as vantagens superam os riscos. Crosby e Costiloe (1971), em estudo prospectivo, demonstraram que a principal causa de morte fetal em acidentes de trânsito é a morte materna. Assim, em termos estatísticos, o emprego dos cintos de segurança reduz a mortalidade materna e fetal.

Para prevenir o traumatismo materno-fetal, o cinto deve ser usado acima e abaixo do abdome gravídico. A volta superior deve atravessar o tórax em diagonal, passando entre as mamas e acima do fundo uterino, ajustando confortavelmente. A volta inferior deve ficar abaixo do abdome cruzando as raízes das coxas (Attico e cols., 1986). Agran e cols. (1987) relataram nove casos de morte fetal provocados por acidentes automobilísticos; em nenhum desses a mãe usava cinto. Referindo-se à utilização dos modernos "airbags", Sims e cols. (1996) não evidenciaram aumento de riscos específicos a gestantes com avaliação de pequenas séries. Karimi e cols. (2004) relataram caso de extensa lesão neurológica fetal em feto prematuro com traumatismo materno mínimo associado ao acionamento do "airbag".

Na ocorrência de parto prematuro e na ausência da maturidade pulmonar fetal, a tocólise pode ser necessária.

Muito embora exista na gestante predisposição a quedas, o número de fraturas ósseas graves em gestantes é pequeno. O tratamento ortopédico e a osteossíntese quando indicados, devem ser realizados.

A radiografia não é contra-indicada na gestante traumatizada, nem a tomografia computadorizada. A ressonância magnética também é segura e não implica radiação ionizante (Hill e Lense, 1996).

Nas queimaduras, o prognóstico materno está relacionado, diretamente, com a extensão e a gravidade das queimaduras. De modo geral, a maioria das pacientes com área corporal atingida inferior a 30% sobrevive; quando a área queimada ultrapassar 50%, mais da metade apresenta evolução fatal (Taylor e cols., 1976).

A conduta assistencial da gestante com queimadura não difere da habitual. Deve ser dirigida para a correção de distúrbios hidroeletrolíticos, metabólicos e respiratórios, analgesia, atibioticoterapia, desbridamento cirúrgico e profilaxia do tétano. O tratamento adequado da desidratação e da hipóxia maternas preserva o prognóstico fetal.

Nos casos de queimaduras graves e presente a viabilidade fetal, a interrupção da gravidez está indicada. Diante de trabalho de parto prematuro e em casos de menor gravidade, agentes uterolíticos podem ser prescritos (Capítulo 135).

Evidentemente, todos os tipos de agressão traumática podem ocorrer durante o ciclo gestacional. Traumatismos cranioencefálicos e torácicos demandam o mesmo tipo de assistência que o de fora da gestação. Existem registros de casos de afogamento em gestantes, picada de cobra, mordida de cão, quedas sobre o períneo etc. (Zugaib e cols., 1985) que devem ser abordados sempre levando em consideração as particularidades da gravidez. Devido à freqüência com que o traumatismo afeta a gestação e à dificuldade em identificar variáveis preditivas de êxito no seu tratamento, deve ser benéfica a incorporação de prevenção ao traumatismo na rotina pré-natal (Connolly e cols., 1997).

CESÁREA *POST-MORTEM*

Quando a gestante sucumbe ao traumatismo diante do feto vivo e viável intra-útero, cabe ao médico praticar de imediato a cesárea *post-mortem*. É justificável a prática dessa intervenção a partir de 26 semanas de idade gestacional. Sabe-se que quanto menor o intervalo entre a morte materna e a realização da cesárea melhor será o prognóstico do concepto. Daí a urgência na conduta. Não deve haver demora no diagnóstico de morte materna. Para efeito prático, nessa circunstância, ele se baseará, clinicamente, na irreversibilidade da parada cardiorrespiratória às manobras de ressuscitação, embora se reconheça que o indicador mais significativo de morte cerebral seja verificado pela eletroencefalografia (Safar, 1991).

Katz e cols. (1986) analisaram a importância do intervalo entre a morte materna e a cesárea de emergência. Concluíram que para os conceptos sobreviventes, sem seqüelas neurológicas, o intervalo foi de até 5 minutos. Daí, preconizaram a extração fetal após 4 minutos de manobras de ressuscitação sem sucesso.

Indicada a cesárea, a intervenção é realizada no local onde ocorreu o óbito. A técnica da cesárea *post-mortem*, praticamente, não difere da usual. Por incisão longitudinal mediana é aberta a cavidade peritoneal, sem cuidados de hemostasia local. Aborda-se o feto por meio da incisão uterina corporal clássica. Extraído o concepto, a placenta será retirada antes do fechamento uterino.

O prognóstico do recém-nascido vai depender basicamente das seguintes condições: do intervalo óbito-cesárea, da idade gestacional, da causa da morte materna e da eficiência da assistência recebida para sua reanimação.

Se a reavaliação da cesárea *post-mortem* é perfeitamente justificável, encontrando inteiro respaldo sob o ponto de vista ético e médico-legal, o mesmo não se pode afirmar da cesárea realizada na gestante gravemente enferma, agonizante, porém viva. Nessa situação, avalia-se o bem-estar fetal pela cardiotocografia. Constatando o sofrimento em feto viável, indica-se cesárea.

O processo dos recursos de suporte da vida nos pacientes críticos trouxe à baila a questão da manutenção artificial das funções vitais dos pacientes após a morte cerebral, prolongando a vida vegetativa. Em se tratando de gestantes, a manutenção da vida por mais algumas semanas pode determinar, em alguns casos, a salvação do concepto. Dillon e cols. (1982) defendem a utilização de todos os recursos disponíveis para a manutenção das condições vitais da mãe, mesmo após ser constatada a ausência de atividade nervosa central, até a idade gestacional mínima de 28 semanas, para só então indicar a cesárea.

QUEIMADURAS

A literatura obstétrica é escassa sobre este tema. Alguns tratados de obstetrícia nem mesmo mencionam a intercorrência. A revisão da literatura aponta 232 casos de grande queimadura em gestantes, no período de 1958 a 1991. A queimadura corporal é a terceira maior causa de morte nos Estados Unidos, superada apenas por acidentes automobilísticos e quedas (Feller e cols., 1971). Entre os grandes queimados, 4 a 7% são mulheres na idade reprodutiva entre 15 e 39 anos.

Aparentemente não há diferença entre a causa da queimadura entre grávidas e não-grávidas e, também, a gravidez não reduz o risco de acidente de queimaduras graves (Benadetti, 1983). A maioria das gestantes se queima com fogo, explosões (em casa ou acidentes automobilísticos), líquidos quentes ou em contato com superfícies quentes (Rayburn e cols., 1983). A eletricidade é causa rara de queimadura (Marleschki, 1965). Na Nigéria, é tradição realizar no puerpério ritual no qual a mãe deve dormir em quarto superaquecido e banhar-se em água, também, superaquecida – 82°C (Davidson e cols., 1974). Daí queimaduras com graves conseqüências para a puérpera e seu recém-nascido terem sido relatadas (Mabogunje, 1989).

Na gestante, as áreas mais freqüentemente afetadas são as extremidades, a face e o pescoço. O períneo e o abdome são atingidos somente quando 45% ou mais da área corporal é afetada (Rayburn e cols., 1983). As áreas que representam maior risco de complicação são: a face, as mãos e o períneo (Fig. VII-34).

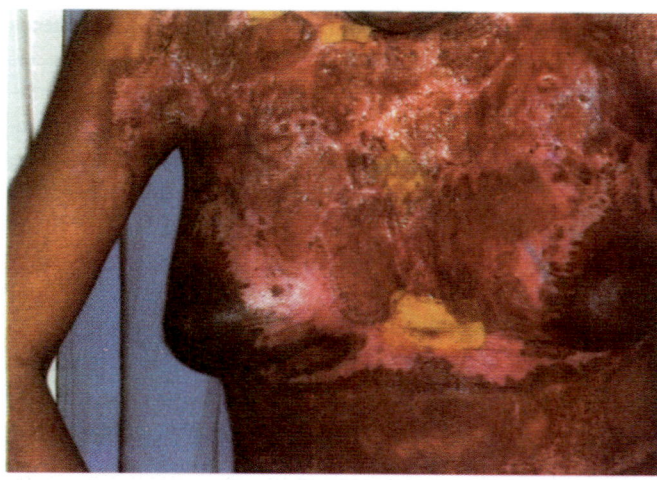

Figura VII-34 – Gestante de 28 semanas. Extensa área de queimaduras (fogo e álcool) atingindo o tórax (Neme).

ALTERAÇÕES GESTACIONAIS E IMPLICAÇÕES COM QUEIMADURAS

As gestantes encontram-se em estado de hipermetabolismo. Com grandes queimaduras elas apresentam hiperadrenalismo e aumento de demanda metabólica, induzida pelo estresse inerente à queimadura (Rayburn e cols., 1983). Os distúrbios hidroeletrolíticos, comuns à gestante, são agravados quando ocorrem queimaduras. Há depleção de sódio, potássio e água com extravasamento capilar, lesões de vasos que aumentam a pressão hidrostática e a infiltração de líquidos para o espaço intersticial. Após a lesão térmica há perda rápida de água circulante, eletrólitos e proteínas. Mesmo que a área queimada seja apenas de 15%, a paciente torna-se hipovolêmica, com eventual inconveniente para o feto (Dilts e cols., 1977). Sabendo-se, ainda, que na grávida há aumento de 35-45% de volume intracelular, a perda hídrica pela queimadura poderá ser muito grande, devido à vasodilatação periférica, podendo haver depleção deste volume intracelular adicional na gestante. Assim, nas primeiras 12 horas, após o acidente, podem ocorrer mudanças isquêmicas agudas da placenta e, conseqüentemente, redução do fluxo uteroplacentário, bem como hipóxia e acidose fetal (Longo, 1977).

Considera-se que a hiponatremia materna é conseqüência da diluição e perda por via exsudato ao nível da queimadura e que a hipercalcemia seja devida à insuficiência adrenocortical, renal ou pelo tratamento de reposição hídrica ou pela hemólise excessiva ou dano celular, se houver lesão muscular profunda (Rayburn e cols., 1983).

INFLUÊNCIA DA GESTAÇÃO SOBRE A QUEIMADURA

Aparentemente, a gestação não influi sobre o curso natural dos efeitos de queimaduras. Quanto à cicatrização, a queimadura abdominal, distendendo-se nos sentidos horizontal e vertical, permite o aumento do útero e o crescimento fetal e não impede a evolução normal da gestação. O tempo de cicatrização é idêntico ao de pacientes não-grávidas (Rai e cols., 1974).

ALTERAÇÕES DA QUEIMADURA SOBRE A GESTAÇÃO

A complicação mais comum da queimadura é a infecção. Esta, geralmente, cursa com bacteriemia e infecção local, resultando em infecção materna e transferência transplacentária de toxinas e bactérias para o feto. A sepse e a pneumonia são responsáveis por quase metade das mortes em gestantes com queimaduras (Feller e cols., 1973). Os patógenos mais comuns são *Pseudomonas* sp., *Staphylococcus aureus*, *Enterococcus* grupo D e *Candida albicans*. No puerpério, foram encontrados, em exames de urina, hemocultura, catarro, material da queimadura, e na placenta as seguintes bactérias: *Enterobacter cloacae*, *Serratia marscecens* e *Proteus* sp. Isto ocorre porque a lesão térmica é ideal para a instalação e a colonização bacteriana e posterior bacteriemia (Rayburn e cols., 1983).

Os prognósticos materno e fetal, geralmente, relacionam-se com a extensão da queimadura. A mortalidade materna é baixa (3%) se a queimadura envolver menos de 40% de área corporal. Um quarto das gestantes com área queimada maior que 50% morre, e esse número aumenta se a área atingida for maior que 60%. Se a extensão da queimadura for maior que 80%, há 100% de óbitos maternos (Stage, 1973).

A morbiletalidade fetal, relacionada com a hipóxia, o choque séptico, a toxemia, a sepse, a acidose e os distúrbios hidroeletrolíticos, guarda relação íntima com a extensão da lesão térmica e com o estado clínico da mãe. O prognóstico perinatal, quando a queimadura grave ocorre durante as 26ª e 32ª semanas de gestação, é reservado. O risco de parto prematuro em idade gestacional tão precoce, acrescido das alterações conseqüentes do acidente, responde por elevada perda de conceptos. Após a 34ª semana, o prognóstico perinatal será menos grave (Salomão e cols., 1981).

Quando a área atingida ultrapassa 60% e é seguida de óbito materno, o feto poderá nascer, espontaneamente, vivo ou natimorto (Rode e cols., 1990). Da revisão da literatura, verifica-se que o feto que sobreviveu por maior tempo foi o de mãe com lesão térmica de 50% de sua área corporal (Mathews, 1982). Em queimadura maior que 40% de área, após o quinto dia de acidente, o trabalho de parto espontâneo se instala, invariavelmente até o nono dia. Alguns autores acreditam que a ocorrência de trabalho de parto prematuro ou do abortamento se dêem à custa da síntese de prostaglandinas E_2, conseqüente à agressão da queimadura. Esta seria produzida pela própria pele humana fresca.

Nos Estados Unidos, 22 pacientes que tiveram na infância (média de idade de 8 anos, com a superfície corporal queimada em média de 63%) diferentes graus de queimadura na superfície abdominal, foram seguidas até a idade reprodutiva. Todas tiveram queimadura por fogo. Sete (32%) delas engravidaram, nascendo de termo 14 conceptos. Somente uma destas sete apresentou complicação na cicatriz da queimadura no terceiro trimestre por distensão e rompimento. Não houve em todas as pacientes nenhum problema durante o trabalho e o parto propriamente dito (McCauley e cols., 1991).

Atenção particular deve ser dada às alterações psicológicas e emocionais da gestante, particularmente as relacionadas com a presença do concepto. O medo da morte, a dor, as repercussões fetais, a dependência emocional e as alterações de autoestima deverão ser considerados, de modo especial, por aqueles que atendem tais pacientes (Bernstein, 1976).

CONDUTA ASSISTENCIAL

Para garantir o bem-estar materno e fetal, deve-se evitar que a mãe tenha hipóxia, hipotensão, distúrbios hidroeletrolíticos e seja exposta a múltiplas drogas. A monitorização fetal é fundamental (Taylor, 1979).

Para pequenas queimaduras, os princípios fundamentais do tratamento são os mesmos que se aplicam em pacientes não-grávidas. A intervenção obstétrica precoce é indicada apenas na paciente gravemente enferma, na qual as complicações expostas acima podem influenciar a vida de um feto viável. O parto deve ser determinado pelas considerações obstétricas (Rode e cols., 1990). A cicatrização ocorre em duas semanas e sem riscos fetais (Taylor, 1979). Para as grandes queimaduras, a hospitalização é imperiosa. O período imediato, de 48-72 horas, é crucial para a garantia materno-fetal. Devem-se impor nesta fase os cuidados pertinentes às unidades de tratamento intensivo (sondagem vesical, exames laboratoriais, "intracath", curativos das lesões e manutenção da oxigenação) (Feller e cols., 1973). Pacientes com grandes queimaduras (mais de 60% da área corporal) e com idade gestacional maior que 32 semanas devem ser logo parturidas após a admissão (Cheah e Sivanesaratnam, 1989).

No que tange ao combate à infecção, importa não esquecer os riscos renais da antibioticoterapia e os possíveis efeitos deletérios fetais, relacionados com sua passagem transplacentária. Alguns autores recomendam o uso profilático de penicilina intravenosa, cujo efeito nocivo fetal é mínimo (Rayburn e cols., 1983). A dieta deve ser hipercalórica a fim de combater a deficiência calórica e a cetoacidose (Long e cols., 1979).

A anestesia e a analgesia deverão, quando indicadas, evitar os possíveis inconvenientes para os conceptos. Pode-se tentar a inibição do trabalho de parto quando as condições maternas forem estáveis. Quando a queimadura é muito extensa e o comprometimento do estado geral materno é evidente, a postergação do parto pode ser nociva para o feto e para a mãe (Mathews, 1982). Na fase de reabilitação devemos tentar fazer com que a paciente retome seu lugar na sociedade, dando-lhe apoio psicológico e corrigindo as deformidades funcionais e cosméticas conseqüentes à queimadura (Bernstein, 1976).

Referências Bibliográficas

• ACOG – Criteria set. Initial maternal-fetal assessment following acute abdominal trauma. Number 12, November 1995. • ACOG – Obstetric Aspects of Trauma Management. Educational Bulletin nº 251, 1998. • AGRAN, P. & cols. – Fetal death in motor vehicle accidents. *Ann. Emerg. Med.*, 16:135, 1987. • ALI, J. & cols. – Predictors of fetal mortality in pregnant trauma patients. *J. Trauma*, 42:782, 1997. • ASTARITA, D.C. & FELDMAN, B. – Seat belt placement rresulting in uterine rupture. *J. Trauma*, 42:738, 1997. • ATTICO, N.B. & cols. – Automobile safety restraints for pregnant women and children. *J. Reprod. Med.*, 31:187, 1986. • BAKER, D.P. – Trauma in the pregnant patient. *Surg. Clin. North Am.*, 62:275, 1982. • BENADETTI, T.J. – Maternal complications of parenteral β-sympathomimetic therapy for premature labor. *Am. J. Obstet. Gynecol.*, 145:1, 1983. • BERNSTEIN, N.R. – *Emotional Care of the Facially Burned and Disfigured*. Boston, Little Brown & Co., 1976, p. 125. • BIROLINI, D. & MORIMOTO, R.Y. – Traumas na gravidez. In: Birolini, D. & Oliveira, M.R. *Cirurgia do Trauma*. Rio de Janeiro, São Paulo, Atheneu, 1985. • BUCHSBAUM, H.J. – Diagnosis and early management. In: Buchsbaum, H.J. *Trauma in Pregnancy*. Philadelphia, W.B. Saunders Co., 1974. • BUENO, J.G.R. & REZENDE, W.W. – Queimaduras e ciclo gravídico-puerperal. *Gin. Obst. Bras.*, 11:73, 1987. • CHEAH, S.-H. & SIVANESARATNAM, V. – Burns in pregnancy – maternal and fetal prognosis. *Aust. N.Z.J. Obstet. Gynecol.*, 29:143, 1989. • CHETCUTI, P. & LEVENE, M. – Seat belts: a potential hazard to the fetus. *J. Pediatr. Med.*, 15:207, 1987. • COLDITZ, R.B. & JOSEY, W.E. – Central venous pressure in supine position during normal pregnancy. *Obstet. Gynecol.*, 36:769, 1970. • Committee on Quality Assessment. American College of Obstetricians and Gynecologists. *Int. J. Gynaecol. Obstet.*, 53:93, 1996. • CONNOLLY, A.M. & cols. – Trauma and pregnancy. *Am. J. Perinatol.*, 14:331, 1997. • CORSI, P.R. & cols. – Trauma maternal and fetal mortality. *Rev. Col. Bras. Cir.*, 26:82, 1999. • CROSBY, W.M. – Trauma during pregnancy: maternal and fetal injury. *Obstet. Gynecol. Surv.*, 29:683, 1974. • CROSBY, W.M. & COSTILOE, J.P. – Safety of seat belt retraint for pregnant victims of automobili colisions. *N. Engl. J. Med.*, 284:632, 1971. • DAVIDSON, N. & cols. – Peripartum cardiac failure Bull. *WHO*, 51:203, 1974. • DESJARDINS, G. – Management of the Injured Pregnant Patient. In: http://www.trauma.org/resus/pregnancytrauma.html. *Anesthesiology*. University of Miami, Miami, 13.jul.2004. • DILLON, W.P. & cols. – Life support and maternal brain death during pregnancy. *JAMA*, 248:1089, 1982. • DILTS Jr., P.V. & cols. – Uterine and systemic hemodynamic interrelationships and their response to hipoxia. *Am. J. Obstet. Gynecol.*, 103:138, 1969. • DILTS, P. & cols. – Uterine and systemic hemodynamic interrelationships and their response to hypoxia. *Am. J. Obstet. Gynecol.*, 127:455, 1977. • FELLER, I. & cols. – *Nursing the Burned Patient*. Michigan, National Institute for Burn Medicine, Ann Harbor, 1973. • FELLER, I. & cols. – *Planning and Designing a Burn care Facility*. Michigan, National Institute for Burn Medicine, Ann Harbor, 1971. • FILDES, J. & cols. – Trauma: the leading cause of maternal death. *J. Trauma*, 32:643, 1992. • FORT, A.J. & HARLING, R.S. – Pregnancy outcome after catastrophic maternal trauma during pregnancy. *Obstet. Gynecol.*, 35:912, 1970. • HÄRTIL, R. & KO, K. – In utero skull fracture: case report. *J. Trauma*, 41:549, 1996. • HILL, D.A. & LENSE J.J. – Abdominal trauma in the pregnant patient. *Am. Farm. Physician*, 53:1269, 1996. • HOYME, H.F. & cols. – Vascular transverse lib reduction defects. *J. Pediatr.*, 101:839, 1982. • JOHNSON, K.H. – Kleibauer-Betke test for pregnant trauma patientes. *Am. Farm. Physician*, 55:781, 1997. • KARIMI, P. & cols. – Extensive brain injury in a premature infant following a relatively minor maternal motor vehicle accident with air bat deployment. *J. Perinatol.*, 24:454, 2004. • KATZ, V.L. & cols. – Perimortem cesarean delivery. *Obstet. Gynecol.*, 68:571, 1986. • LANVIN, J.R. & POLSKY, S.S. – Abdominal trauma during pregnancy. *Clin. Perinatol.*, 10:423, 1989. • LIPITZ, S. & cols. – Fetomaternal haemorrhage discovered after trauma and treated by fetal intravascular transfusion. *Eur. J. Obstet. Gynecol. Reprod. Biol.*, 71:21, 1997. • LONG, C.L. & cols. – Metabolic response to injury an illness estimation of energy and protein needs from indirect calorimetry and nitrogen balance. *J. Enteral Parenteral Nutrition*, 3:452, 1979. • LONGO, L.D. – The biological effects of carbon monoxide on the pregnant women, fetus and newborn infant. *Am. J. Obstet. Gynecol.*, 129:69, 1977. • MA, O.J. & cols. – Use of ultrasonography for the evaluation of pregnant trauma patients. *J. Trauma.*, 40:665, 1996. • MABOGUNJE, O.A. – Burn injuries during the puerperium in Zaria, Nigeria. *Int. J. Gynecol. Obstet.*, 30:133, 1989. • MARLESCHKI, V. – Lightning stroke during pregnancy. *Zentr. f. Gynaekol.*, 87:1512, 1965. • MARX, G. – Shock in the obstetric patient. *Anesthesiology*, 26:423, 1985. • MATHEWS, R.N. – Obstetrics implications of burns in pregnancy. *Br. J. Obstet. Gynecol.*, 89:603, 1982. • McCAULEY, R.L. & cols. – Long-term assessment of the effects of circunferential truncal burns in pediatric patients on subsequent pregnancies. *J. Burn. Care Rehabil.*, 12:51, 1991. • McKAY, D.G. & cols. – Endotoxin shok and the generalized Shwartzman reaction in pregnancy. *Am. J. Obstet. Gynecol.*, 78:546, 1959. • MOISE, K.J. & BELFORT, M.A. – Damage control for the obstetric patient. *Surg. Clin. North Am.*, 77:835, 1997. • MORRIS Jr., J.A. & cols. – Infant survival after cesarean section for trauma. *Ann. Surg.*, 223:481; discussion 448, 1996. • NEME, B. – *Patologia da Gestação*. São Paulo, Sarvier, 1988. • NEME, B. – Prenhez ectópica; choque hemorrágico e correção da volemia. *Gin. Obst. Bras.*, 11:5, 1988. • PEARLMAN, M.D. & cols. – A prospective controled study of outcome after trauma during pregnancy. *Am. J. Obstet. Gynecol.*, 162:1502, 1990. • PEARLMAN, M.D. & cols. – Blunt trauma during pregnancy. *N. Engl. J. Med.*, 323:1609, 1990. • RAI, Y.S. & cols. – Childbearing in relation to the scared abdominal wall from burns. *Burns*, 1:167, 1974. • RAYBURN, W. & cols. – Burns and pregnancy. *Clin. Perinatol.*, 10:383, 1983. • RODE, H. & cols. – Thermal injury in pregnancy – the neglected tragedy. *S. Afr. Med. J.*, 77:346, 1990. • SAFAR, P. – Fisiopatologia da morte e da reanimação. In: Lane, J.C. *Reanimação*. Rio de Janeiro, Guanabara Koogan, 1991. • SALOMÃO, A.J. & cols. – Gestações complicadas por queimadura. *J. Bras. Ginec.*, 91:63, 1981. • SCHOENFELD, A. & cols. – Crush injury in pregnancy: an unusual experience in obstetrics. *Obstet. Gynecol.*, 86:655, 1995. • SIMS, C.J. & cols. – Air bag deployment following a motor vehicle accident in pregnancy. *Obstet. Gynecol.*, 88:726, 1996. • SMITH, C.V. & PHELAN, J.P. – Trauma in pregnancy. In: Clarck, S.L. & cols. *Critical Care in Obstetrics*. Boston, Blackweel, 1991. • SMITH, C.V. & PHELAN, J.P. – Trauma in pregnancy. In: Clarck, S.L. & cols. (eds.). *Critical Care Obstetrics*. 2ª ed., Boston, Blackwell Scientific Publications, 1991, p. 25. • STAGE, A.H. – Severe burns in the pregnant patient. *Obstet. Gynecol.*, 42:259, 1973. • TAYLOR, J. – Thermal burns. In: Buschsbaum, H. (ed.). *Trauma in Pregnancy*. Philadelphia, W.B. Saunders, Co., 1979, p. 128. • TAYLOR, J.W. & cols. – Thermal injury during pregnancy. *Obstet. Gynecol.*, 47:434, 1976. • TIMBERLAKE, G.A. & McWAIN Jr., N.E. – Trauma in pregnancy: a ten years perspective. *Am. Surg.*, 55:151, 1989. • VAN HOOK, J.W. – Trauma in pregnancy. *Clin. Obstet. Gynecol.*, 45:415, 2002. • VILJOEN, D.L. – Porencephaly and transverse limb defects following severe maternal trauma in early pregnancy. *Clin. Dysmorphol.*, 4:75, 1995. • VILLALOBOS, M. & cols. – Operacion cesarea post-mortem y en la paciente agonica. *Ginecol. Obstet. Mex.*, 22:607, 1967. • WILLIAMS, J.K. & cols. – Evaluation of blunt abdominal trauma in the third trimester of pregnancy: maternal and fetal considerations. *Obstet. Gynecol.*, 75:33, 1990. • ZUGAIB, M. & cols. – Abruptio placentae following snake bite. *Am. J. Obstet. Gynecol.*, 151:754, 1985.

168 Tromboembolismo

Valder R. Arruda
Cármino Antonio de Souza

INTRODUÇÃO

Os fenômenos tromboembólicos, tais como a trombose venosa profunda ou a embolia pulmonar, são comumente diagnosticados em 1 por 1.000 pessoas da população geral ao ano. Entre mulheres, o risco de trombose venosa relacionada à gravidez é de 1 em 1.500. No Brasil, estudos em pacientes jovens relatam que 10% dos casos apresentavam a gravidez como fator de risco para trombose venosa periférica e comumente está relacionada ao desenvolvimento de trombose cerebral (Franco e cols., 2001; Voetsch e cols., 2000; Rodriguez e cols., 2004).

A gravidez e o puerpério aumentam o risco de trombose em cinco a seis vezes, comparado com a população feminina controle. A incidência das complicações trombóticas é três a cinco vezes maior durante o parto por cesariana (2,2-3%) comparado ao vaginal (0,08-1,2%). O parto por cesariana apresenta o risco em 10 vezes maior para embolia pulmonar, quando comparado ao vaginal. A grande maioria dos eventos tromboembólicos ocorre após a alta hospitalar, o que talvez influencia a determinação exata da prevalência dessas complicações em hospitais que retêm as pacientes por breves períodos pós-parto. Com a grande incidência de partos por cesariana no Brasil, a prevalência e o impacto clínico dessas complicações podem ser ainda maiores do que é estimado. O diagnóstico clínico de trombose é fundamental para o direcionamento da terapia anticoagulante adequada. Ainda que as complicações trombóticas e os fenômenos tromboembólicos sejam incomuns durante a gravidez, elas são responsáveis pela maior causa de mortalidade e morbidade maternas (Laros e Alger, 1979; Kaunitz e cols., 1985; Girling e De Swiet, 1998).

Na última década, intensa área de investigação é dedicada ao entendimento de fatores hereditários para trombose venosa, denominada trombofilia hereditária (TH). Comumente, esses pacientes desenvolvem o primeiro episódio de trombose antes dos 45 anos de idade e normalmente na ausência de fatores de risco reconhecidos para trombose. As principais causas de TH estão presentes em aproximadamente 3% da população brasileira (Arruda, 1995; 1997, Franco e cols., 2001; Rodriguez e cols., 2004). Dessa forma, um grupo de interesse especial é o de mulheres que desenvolvem trombose durante a gravidez. É de fundamental interesse entender as causas da trombose nessas mulheres, pois, habitualmente, são jovens e apresentam uma complicação incomum, mas potencialmente fatal. De fato, 1 em cada 400 gestações de mulheres com TH resultam em trombose, o que é superior à 0,71 em cada 1.000 gestações da população geral. As principais causas de TH estão presentes em aproximadamente 50% dos casos de trombose em gestantes.

Por outro lado, as repercussões clínicas ginecológicas/obstétricas das diversas causas de hipercoagulabilidade não são restritas ao desenvolvimento de trombose venosa. Dados atuais sugerem que as causas de TH podem estar relacionadas com perdas fetais (precoce ou tardia), pré-eclâmpsia, restrição do crescimento fetal e placenta prévia. Neste capítulo, abordaremos as bases fisiopatológicas dos mecanismos mais comuns de hipercoagulabilidade, assim como o diagnóstico clínico-laboratorial das trombofilias hereditárias e as repercussões durante a gravidez e o puerpério.

PREVALÊNCIA DE TROMBOSE DO CICLO GRAVÍDICO-PUERPERAL

Estudos realizados há mais de 15 anos mostraram que gravidez/puerpério geralmente apresenta risco cinco a seis vezes maior de desenvolvimento de trombose. Estudos recentes demonstraram que essa estimativa é correta e deve refletir a prevalência geral de trombose venosa profunda (TVP) na gestação. Melis e cols. (2004) relatam estudo em que mulheres gestantes ou não-gestantes, com suspeita clínica de TVP, foram avaliadas laboratorialmente de forma idêntica. Esse estudo visava eliminar a influência da gravidez como potencial fator de erro em superestimar o diagnóstico de TVP. Os dados confirmaram que a gravidez aumenta, de fato, em seis vezes o risco de TVP. McColl e cols., 1997 relatam estudo prospectivo, utilizando somente métodos objetivos para o diagnóstico de complicações trombóticas que a TVP ocorre em 0,71 e a embolia pulmonar em 0,15 a cada 1.000 partos.

Simpson (2001) refere que, apesar de não ser tão freqüente a incidência do tromboembolismo entre 395.335 partos ocorridos na Inglaterra, no período de 1988-1997, essa ocorrência foi a principal causa de morte materna no pós-parto nesse país.

A grande maioria (90%) dos casos de TVP afeta o membro inferior esquerdo e há maior prevalência de trombose ileofemoral em até oito vezes, comparada com a trombose poplítea. A incidência de trombose na gravidez pode depender ainda da idade gestacional, do peso corporal e da via de parto (Bergqvist e cols., 1979; Leclerc e Hirsch, 1988; Rutherford e Phelan, 1991).

A maioria dos fenômenos tromboembólicos ocorre no terceiro trimestre de gestação, embora estudo de Ginesberg e cols. (1992) demonstre maior incidência (46,7%) durante o segundo trimestre de gravidez. No ciclo gravídico-puerperal, a grande maioria das tromboses ocorre no puerpério imediato, provavelmente refletindo a interação de vários fatores, como idade materna avançada, obesidade, imobilização no leito e compressão da musculatura da panturrilha. Assim, a mulher apresenta risco maior de três a cinco vezes no pós-parto e levando-se em conta o tempo curto do período pós-parto em relação ao da gravidez (por unidade de tempo), o risco da trombose é 20-30 vezes maior nesse período.

MECANISMO DE HIPERCOAGULABILIDADE

O ponto básico na hemostasia sangüínea é o controle da geração de trombina, a partir da protrombina (fator II), o precursor inativo circulante (Fig. VII-35). A trombina tem posição central nos dois sistemas da hemostasia sangüínea (coagulação e anticoagulação), na dependência da concentração plasmática. O efeito anticoagulante é observado quando os níveis plasmáticos de trombina são relativamente baixos, enquanto a ação pró-coagulante é desencadeada por níveis plasmáticos elevados.

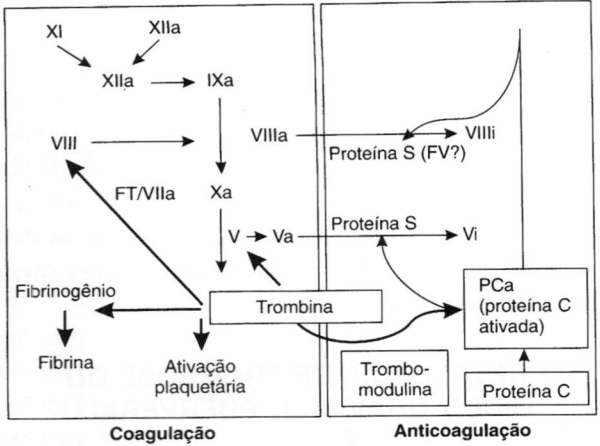

Figura VII-35 — Esquema da hemostasia sangüínea.

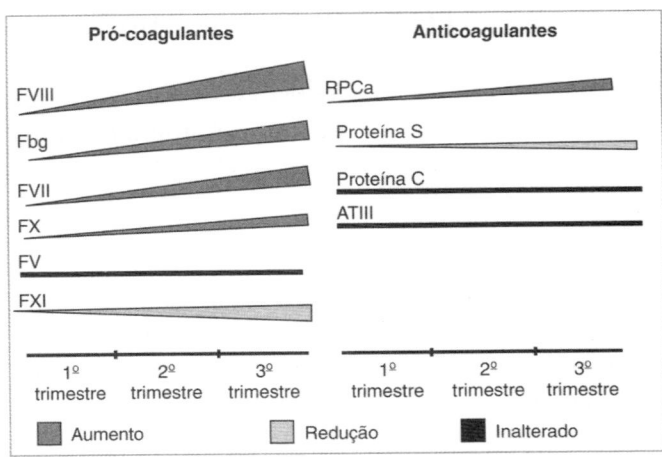

Figura VII-36 — Alterações dos fatores da hemostasia durante a gravidez.

O início do mecanismo anticoagulante principal em humanos decorre da ligação da trombina com a trombomodulina, que é o receptor endotelial da trombina. A trombomodulina está presente em grande quantidade principalmente na microcirculação, quando comparada com a macrocirculação, facilitando, assim, o efeito anticoagulante da trombina em regiões onde o fluxo sangüíneo é lento e viscoso.

O complexo trombina-trombomodulina ativa a proteína C (PCa) que, na presença do co-fator não-enzimático, a proteína S (PS), exerce ação proteolítica parcial sobre os fatores V e VIII ativos, gerando as formas inativas (fatores Vi e VIIIi), o que, conseqüentemente, diminui a geração da trombina. No sistema de anticoagulação, há regulação pela ação da antitrombina III (ATIII), um potente inibidor serinoprotease, que atua diretamente sobre a trombina e sobre os fatores Xa, IXa, XIa e XIIa. A ação inibitória da ATIII é marcadamente acentuada pela heparina e proteoglicanos presentes nas células endoteliais.

Apesar de várias outras proteínas estarem envolvidas na manutenção da anticoagulação sangüínea, a via da proteína C ativada é a principal. Esses dados resultam da determinação do impacto das deficiências de proteínas C, S e da resistência do fator Va à proteólise fisiológica (fator V de Leiden), a se discutir a seguir.

ALTERAÇÕES DA HEMOSTASIA NA GRAVIDEZ

Durante a gravidez normal, há alterações do endotélio vascular, do fluxo sangüíneo e dos fatores coagulantes e anticoagulantes, assim como da fibrinólise. Essas alterações refletem mecanismos adaptativos, mas que podem gerar estado de hipercoagulabilidade. Além das alterações vasculares como estase venosa e compressão dos vasos, os fatores determinantes do desenvolvimento de trombose na gravidez nos últimos anos vêm sendo mais esclarecidos progressivamente.

É importante o reconhecimento das variações fisiológicas dos fatores pró-coagulantes e anticoagulantes naturais durante a gravidez e puerpério, pois da interação entre os mecanismos adaptativos e predisposição hereditária é que o fenótipo da trombose pode ser reconhecido (Fig. VII-36).

A atividade coagulante dos fatores VII, X e do fibrinogênio aumenta substancialmente no início do primeiro trimestre da gestação. No termo da gestação, o aumento, a partir dos valores pré-gestação do FVII e fibrinogênio, atinge 80% a 70%, respectivamente. Os níveis de fator VIII e de von Willebrand (que formam um complexo não-covalente plasmático) aumentam no começo da gravidez, atingindo, no final do terceiro trimestre, níveis de fator VIII 200 a 400% do normal. Os níveis dos fatores IX e XII aumentam discretamente, enquanto os níveis de fator XI reduzem em apenas 20%. Os fatores V, pré-calicreína e cininogênio de alto peso molecular basicamente não sofrem variações significativas durante a gravidez (Fig. VII-36).

Em conjunto, esses dados resultam em maior geração de trombina, evidenciado pela medida do fibrinopeptídeo A (resultante da clivagem do fibrinogênio pela trombina) e pelos produtos de degradação do fibrinogênio e fibrina.

Os níveis séricos da antitrombina III são pouco alterados na gravidez normal, assim como os da proteína C. No entanto, os níveis da proteína S livre, a fração com função anticoagulante, diminuem já no primeiro semestre e, com idade gestacional de 28 semanas, 61% das mulheres apresentam os níveis antigênicos abaixo dos valores normais. Utilizando estudos funcionais da proteína S, em 25% das gestações normais a atividade funcional está reduzida. Esse número eleva-se para 60% no segundo e aproximadamente 100% no terceiro trimestres.

Um interessante mecanismo de resistência adquirida à proteína C ativada foi descrito durante a gestação. O plasma de gestantes responde anormalmente à adição da proteína C ativada (PCa). Com níveis elevados de fator VIII:C haveria maior necessidade de PCa para proteolisar o fator VIII:C e, conseqüentemente, prolongar o TTPA. De fato, estudos mostraram que 60% das mulheres no terceiro trimestre da gravidez apresentam o estado da coagulação compatível com RPCa. No entanto, apenas 7% têm a mutação no gene do fator V. Além disso, a redução da proteína S pode colaborar para a RPCa adquirida.

Ainda não está estabelecido o quanto esse fenótipo adquirido de RPCa e/ou da deficiência adquirida da proteína S contribui para o desenvolvimento de trombose na gravidez. Talvez, esses fatores sejam apenas fenômenos coadjuvantes do aparecimento de trombose nas mulheres predispostas geneticamente.

TROMBOFILIA

A trombofilia é termo introduzido na literatura médica que define a predisposição ao desenvolvimento de fenômenos tromboembólicos secundários a doenças sistêmicas ou locais (**trombofilia adquirida**) ou idiopáticos (**trombofilia primária ou hereditária**). O primeiro inclui indivíduos que desenvolvem fenômenos tromboembólicos associados a doenças neoplásicas, traumatismos, imobilização prolongada no leito ou devido à presença do anticorpo antifosfolipídeo. O termo trombofilia primária define a situação clínica em que pacientes jovens (arbitrariamente, < 45 anos) apresentam tromboses venosas de repetição ou tromboses em locais anatômicos incomuns (veia subclávia, seio saginal, mesentérica). Essas complicações trombóticas podem ser diagnosticadas desde o período neonatal, mas a grande maioria dos pacientes somente vai apresentar a doença trombótica após a terceira década de vida.

A gravidez pode funcionar como fator desencadeante da manifestação clínica da TH, resultando em trombose, geralmente venosa, com importantes repercussões na morbidade e mortalidade desse período. Gerhardt e cols. (2000) demonstraram que, entre 98 de 119 mulheres com trombose venosa na gravidez ou no puerpério, o primeiro episódio de trombose só ocorreu na gravidez e 50% das mulheres foram diagnosticadas como portadoras de TH.

Assim, pacientes com trombose durante o ciclo gravídico-puerperal devem ser avaliadas para a detecção da causa de trombofilia. Nos últimos 10 anos, grande avanço no entendimento e no diagnóstico da hipercoagulabilidade permitiu o reconhecimento etiológico de aproximadamente 40-50% de trombofilia hereditária (Tabela VII-37). Estudos brasileiros demonstram que as causas de TH em nossa população é semelhante a de outros países (Tabela VII-38) e, importante, suas causas são comumente identificadas em pacientes com diagnóstico confirmado de trombose venosa (Arruda e cols., 1995, 1997; Franco e cols., 2001; Rodriguez e cols., 2004).

BASES MOLECULARES DA TROMBOFILIA HEREDITÁRIA

Inicialmente, as principais causas de TH identificadas consistiam na deficiência da proteína C, proteína S, antitrombina III ou devido à presença de anormalidades funcionais do fibrinogênio. No entanto, em conjunto, essas anormalidades eram detectadas em apenas aproximadamente 5% dos casos de trombose venosa em pacientes não selecionados ou 15% entre pacientes com história de TH.

Na última década, dois novos mecanismos de hipercoagulabilidade foram identificados. Um é o resultante da resistência do plasma de pacientes à ação anticoagulante de proteína C ativa (PCa) exógena. Esse fenótipo foi definido, posteriormente, como decorrente da proteólise parcial e lenta do fator V ativo pela PCa.

A causa da resistência à ação anticoagulante da PCa é decorrente da presença do fator V mutante, caracterizado pela mudança do aminoácido arginina para glutamina, na posição 506 do gene do fator V, denominado FVQ506 ou fator V de Leiden. O mais significativo é que esse mecanismo é responsável por 20-50% dos casos de TH e está presente em 2-5% de populações normais. Na população brasileira, aproximadamente 2% dos indivíduos são heterozigotos para o fator V de Leiden.

O segundo mecanismo foi descrito por Poort e cols. (1996) e resulta de uma mutação no gene da protrombina. Os autores correlacionaram a presença do alelo variante (20210A) com os níveis plasmáticos elevados de protrombina e esses indivíduos apresentam elevado risco de trombose (aproximadamente três vezes). Além disso, essa forma variante de protrombina emergiu como o segundo mais freqüente fator de risco para TH, sendo descrito em 5-8% dos casos e também é relativamente comum na população geral, entre 0,7 e 2%.

Tabela VII-37 – Prevalência das causas de trombofilia hereditária na população geral e entre pacientes com trombose venosa.

Trombofilia	População geral (%)	Pacientes com trombose venosa	
		Não selecionados (%)	Trombofilia familiar (%)
Fator V de Leiden	3	20	45
Protrombina 20210A	2,3	6,2	18
Deficiência de antitrombina III	0,2	1,1	4,3
Deficiência de proteína C	0,8	3,1	5,7
Deficiência de proteína S	1,3	1,1	5,7
Hiper-homocisteinemia*	4	10	20
Mutação			
Ganho de função	5,3	26,2	63
Perda de função	2,3	5,3	15,7

*Casos não comprovadamente familiares.

Tabela VII-38 – Distribuição das causas de trombofilia hereditária em brasileiros com trombose venosa ou da população geral.

Diagnóstico	População geral (%)	Pacientes com TVP/EP* (%)
Fator V de Leiden	2	10-20
Protrombina 20210A	0,7-1,3	4-7
Deficiência de anticoagulante natural**	1-2	4-6
Homozigose para MTHFR-677T	4	11

* Inclui somente pacientes em que o primeiro episódio de trombose venosa profunda (TVP) ou embolia pulmonar (EP) foi diagnosticado antes dos 45 anos de idade (Arruda, 1995 e 1997; Franco, 2001; Rodriguez, 2004).
** Somatório de indivíduos com deficiência de proteínas S, C ou antitrombina III (Franco, 2001; Arnaldi, 2001).

É interessante observar que as causas mais freqüentes de TH resultam de mutações no fator V ou protrombina (fator II) que aumentam a ação pró-coagulante (ganho de função), enquanto somente uma minoria resulta da perda de função anticoagulante das proteínas C e S ou antitrombina III (Tabela VII-37).

Resistência à proteína C ativada

O estudo da via da PCa-trombomodulina levou ao reconhecimento de importante mecanismo de hipercoagulabilidade. A adição de PCa purificada ao plasma humano normal resulta na proteólise dos fatores Va e VIIIa e conseqüente prolongamento do tempo de tromboplastina parcial ativada (TTPA). No entanto, Dahlbäck e cols. (1993) demonstraram que alguns indivíduos com quadro clínico de TH, sem nenhuma anormalidade diagnosticada, apresentavam discreto ou mesmo insignificante prolongamento do TTPA. Esse fenótipo foi denominado resistência à proteína C ativada (RPCa) e associava-se perfeitamente com o desenvolvimento de trombose entre os familiares.

A molécula do fator V contém dois locais de ligação com a PCa, nas posições dos aminoácidos 306 e 506, que possibilitam a proteólise do FV para a forma inativa. Nos pacientes com RPCa foi identificada uma mutação de ponto caracterizada pela transição G > A, que resulta na mudança de Arg > Gln no códon 506, que é um dos locais de ligação com a PCa. Esta molécula mutante foi denominada fator V de Leiden.

A presença do fator V mutante resulta em inativação deficiente do fator Va com desequilíbrio na relação entre o fator V inativo e o ativo e conseqüente contínua geração de trombina e hipercoagulabilidade. Essa mutação, fator V de Leiden, é a anormalidade molecular identificada em até 90% dos casos com fenótipo de RPCa (Bertina e cols., 1994). A investigação da prevalência desse mecanismo de hipercoagulabilidade em pacientes com TH revelou que 20-50% dos casos resultavam da RPCa, dessa forma é hoje reconhecida como a principal etiologia de TH.

O diagnóstico pode ser baseado no prolongamento do TTPA pela adição de PCa ou na pesquisa da mutação Arg506 > Gln, utilizando a técnica da reação em cadeia da polimerase (PCR).

No Brasil, utilizando a metodologia de biologia molecular, foi possível identificar que 10 a 20% dos pacientes, com pelo menos um episódio de trombose venosa idiopática, foram heterozigotos para o fator V de Leiden, dado marcadamente superior a 2% observado na população controle (Tabela VII-38). Indivíduos heterozigotos para o fator V de Leiden apresentam elevado risco de desenvolver trombose venosa, aproximadamente 8-10 vezes superior àquele da população geral. Este risco eleva-se para 30-40 vezes entre mulheres que usam anticoncepcional oral ou durante a gravidez.

Ainda que os indivíduos homozigotos tenham 50 vezes maior probabilidade de desenvolver trombose, eles podem alcançar a idade adulta, apresentando um quadro menos grave do que o observado para a homozigose da deficiência de PC ou PS. Um aspecto importante do fator V de Leiden é sua prevalência entre indivíduos normais, afetando 2-10% dos descendentes de caucasóides e menos de 1% entre descendentes de orientais, africanos ou populações indígenas.

Os estudos da influência do fator V de Leiden na doença arterial revelaram dados conflitantes. No entanto, entre mulheres jovens tabagistas, o fator V de Leiden foi identificado como risco para infarto do miocárdio (Rosendaal e cols., 1997).

Protrombina mutante (PT 20.210A)

Na investigação de fatores envolvidos na TH, foi identificado por Poort e cols. (1996), um novo mecanismo de hipercoagulabilidade relacionado ao gene da protrombina. Foram analisadas sistematicamente a região codificadora, que compreende 14 exons, os locais de excisão dos íntrons e as extremidades 3' e 5' do gene em um grupo de pacientes altamente selecionados com TH sem causa definida.

Uma transição G > A na posição 20.210 na extremidade 3' do gene, a última base do gene, foi correlacionada com níveis plasmáticos elevados de protrombina e com o desenvolvimento de trombose venosa. O alelo mutante da protrombina foi detectado em 2,3% da população geral, elevando-se para 6% entre indivíduos com pelo menos um episódio de trombose venosa e em 18% dos 28 casos de TH selecionados.

Estudos posteriores confirmaram que a prevalência do alelo mutante da protrombina varia de 5 a 7% dos casos de TH e também está presente em 0,7 a 4% dos controles normais. Esses dados indicam que essa variante da protrombina é a segunda causa mais freqüente de TH. Dados de uma população brasileira revelaram que heterozigotos para o alelo mutante da protrombina foram identificados em menos de 1% em amostra de população geral aleatória, mas com prevalência de 5-7% entre indivíduos com trombose venosa (Tabela VII-38).

O risco para o desenvolvimento de trombose arterial, principalmente infarto do miocárdio, é menos evidente que para trombose venosa, sendo talvez reservado para alguns grupos específicos de pacientes (Rosendaal e cols., 1997; Arruda e cols., 1998).

Estudos de Martinelli e cols. (1998) demonstraram risco elevado para o desenvolvimento de trombose venosa cerebral idiopática, principalmente se a mutação no gene da protrombina ou fator V de Leiden foi associada ao uso de anticoncepcional oral. Estudos brasileiros demonstraram que 80% das mulheres com trombose venosa cerebral estavam em uso de anticoncepcional oral ou no puerpério (Voetsch e cols., 2000; Rodriguez, 2004). Saliente-se que menos de 15% desses casos apresentaram fator V de Leiden ou protrombina mutante como a principal causa de TH.

Mais recentemente, uma nova mutação no gene da protrombina na posição 20.209 (C > T) foi caracterizada e seu estudo inicial correlacionou-o com o desenvolvimento de acidente vascular isquêmico cerebral ou trombose entre descendentes de africanos (Warshwasky, 2002). Recentemente, uma nova metodologia simplificada, para a detecção dessa mutação por PCR, foi descrita e permitirá estudos em várias populações brasileiras, especialmente aquelas com grande miscigenação com africanos (Ozelo e cols., 2003).

Hiper-homocisteinemia

Um mecanismo distinto de hipercoagulabilidade adquirida ou hereditária resulta da presença de níveis plasmáticos moderadamente elevados de homocisteína (Fig. VII-37). A fisiopatologia é pouco definida, envolvendo a lesão endotelial direta pela homocisteína ou interferência na via da PCa ou com a expressão de trombomodulina.

A hiper-homocisteinemia é resultante de anormalidades funcionais das enzimas do metabolismo da metionina ou da deficiência de co-fatores enzimáticos como vitaminas B_6, B_{12} ou ácido fólico. O aumento dos níveis plasmáticos da homocisteína é considerado importante fator de risco para o desenvolvimento de doença vascular, sendo prevalente em até 30%

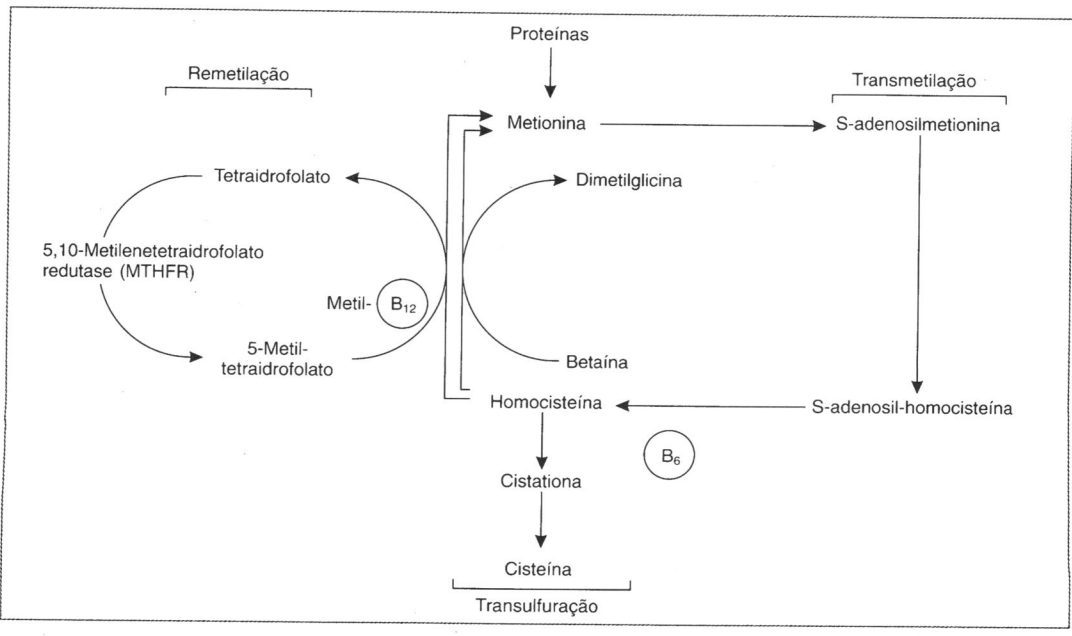

Figura VII-37 – Metabolismo da homocisteína.

dos casos de infarto do miocárdio. Recentemente, ainda que menos evidente, a hiper-homocisteinemia foi identificada como fator de risco para trombose venosa recorrente ou que afeta indivíduos jovens.

No Brasil, Morelli e cols. (2002) demonstraram que a hiper-homocisteinemia aumenta o risco de trombose venosa em seis vezes. Alesio e cols. relatam que a deficiência de ácido fólico é o principal fator associado aos níveis plasmáticos elevados de homocisteína, o que pode ser importante e acessível alvo terapêutico para a prevenção de doenças vasculares (Alesio e cols., 2004).

Entre as causas hereditárias do aumento moderado de homocisteína Kang e cols. (1988) identificaram uma variante termolábil da enzima metilenetetraidrofolato redutase (MTHFR). Esta enzima está envolvida na redução do ácido fólico para sua forma ativa que apresenta atividade de co-fator no metabolismo da homocisteína.

A variante termolábil da MTHFR apresenta atividade funcional inferior a 50% da forma normal da enzima, quando aquecida a 46°C por 5 minutos. Froost e cols. (1995) identificaram que essa termolabilidade decorre da transição 677 C > T no gene da MTHFR, que resulta na mudança de Ala > Val, uma região da enzima que provavelmente reduz a ligação com o ácido fólico, originando níveis inferiores aos normais de ácido fólico ativo.

Indivíduos que apresentam homozigose para a variante termolábil da MTHFR apresentam níveis 2,5 vezes superiores de homocisteína plasmática do que os valores observados entre indivíduos normais ou heterozigotos. Observou-se que o risco para o desenvolvimento de doença arterial ou venosa não é igual entre as diferentes populações.

A trombose venosa foi correlacionada com a homozigose para MTHFR em estudos realizados na Itália, Israel e Brasil. De maneira semelhante ao fator V de Leiden, a prevalência da homozigose para MTHFR é comum na população geral, sendo detectada entre 5 e 15% das populações caucasóides, japonesas e do Oriente Médio e apenas em 1-2% entre indivíduos descendentes de populações africanas.

No Brasil, a homozigose para MTHFR foi identificada em 4% de 296 consecutivos recém-nascidos na região de Campinas, elevando-se para 11% entre indivíduos com trombose venosa e 19% nos com doença arterial (Arruda e cols., 1997 e 1998).

Na população brasileira, a exemplo de outros estudos, não há correlação direta entre níveis de homocisteína plasmática e mutações no gene da MTHFR (Morelli e cols., 2002). Alessio e cols. (2003) demonstraram que entre crianças brasileiras a concentração de ácido fólico é o principal determinante dos níveis de homocisteína plasmática, enquanto várias mutações no gene da MTHFR não foram correlacionadas com homocisteinemia. Esses dados sugerem que a MTHFR pode estar associada a outros genes, e não como fator causal, para a doença vascular.

TROMBOSE VENOSA COMO MODELO DE DOENÇA MULTIFATORIAL

O conceito atual de doença trombótica define a doença como multigênica ou multifatorial. Em aproximadamente 30-40% dos casos de trombose venosa na população geral há predisposição hereditária para trombofilia. O risco de desenvolver trombose é menor na pré-adolescência, sendo que a maioria dos pacientes apresenta trombose na idade adulta. Em 50% dos casos esses indivíduos com TH desenvolvem a trombose na presença de fatores desencadeantes, tais como cirurgia, uso de anticoncepcional oral ou gravidez. Além disso, estudos familiares demonstraram que o quadro clínico em pacientes com dois ou mais fatores de TH é mais grave e/ou já detectado quando ainda adolescente.

O risco de desenvolver trombose venosa em pacientes heterozigotos para a deficiência de PC ou devido à presença do fator V de Leiden varia entre 7 e 10 vezes superior à população normal. Esse risco é maior nos casos de deficiência de ATIII, resultando em manifestações clínicas já detectadas comumente antes dos 25 anos de idade e não são raros antes dos 16 anos.

A associação de fator V de Leiden com deficiência de PC ou PS acentua claramente efeito semelhante. A probabilidade de desenvolver trombose eleva-se de 20-30% nos defeitos isolados para TH, para valores superiores a 70% quando os defeitos são combinados. Em conjunto, esses dados sugerem que o fenótipo resultante da trombofilia é dependente da associação de dois fatores hereditários (multigênica) ou hereditário e adquirido (multifatorial).

RISCO DE TROMBOEMBOLISMO DURANTE A GRAVIDEZ EM MULHERES COM TROMBOFILIA HEREDITÁRIA

Estudos em mulheres durante a gravidez e puerpério com TH são ainda limitados, mas, sem dúvida alguma, são informativos (Girling e Swiet, 1998; Gerhardt e cols., 2000; Eldor, 2001; Martinelli e cols., 2002). Os estudos iniciais mostraram prevalência elevada de trombose entre mulheres com TH durante a gravidez, sendo 9-60% por gestação nos casos com deficiência de ATIII, 3-10% na deficiência de PC e 0-6% na deficiência de proteína S. No puerpério, os valores são 11-33%, 7-19% e 7-22% para deficiência de ATIII, PC e PS, respectivamente (Tabela VII-39). Apesar desses dados revelarem o risco substancial da gestante com TH, é importante considerar que esses casos são habitualmente selecionados, o que pode ter superestimado a prevalência nesses estudos.

Gerhardt e cols. (2000) relataram que, entre 119 mulheres com trombose venosa na gravidez ou no puerpério, 43% apresentaram o fator V de Leiden; e 17%, protrombina mutante; e 9%, ambas as mutações (e ausente no grupo controle). A deficiência das proteínas C e S ou antitrombina III foi diagnosticada em 24% dos casos.

O fator V de Leiden aumenta o risco de trombose em nove vezes e a protrombina em 15 vezes.

Entretanto, quando as duas mutações estão presentes, o risco é superior ao somatório dos riscos das mutações isoladas e é estimado em 107 vezes. Em geral, é esperado ocorrer em 1:500 e 1:200 mulheres com o fator V de Leiden ou protrombina mutante, respectivamente. A presença de ambas as mutações aumenta o risco para 4,6:100.

Entre as deficiências dos anticoagulantes naturais, somente a antitrombina III é fator de risco (10 vezes maior), independente para trombose na gravidez ou puerpério. Martinelli e cols. (2002) também confirmaram o risco do fator V de Leiden e da deficiência de antitrombina III no desenvolvimento de trombose na gravidez, mas o risco da mutação da protrombina, nesse estudo, foi discreto (apenas três vezes). Todos esses estudos foram realizados em número relativamente pequeno de pacientes e serão necessários novos estudos para a confirmação do risco real. Mas, sem dúvida, o papel da TH nessa situação clínica é claro e relevante.

Posteriormente, em estudo prospectivo, foram avaliadas gestantes, assintomáticas para tromboembolismo, e que pertenciam à famílias em que um membro foi diagnosticado como portador de TH. O desenvolvimento de trombose foi observado em 11,7% dos casos de mulheres com diagnóstico laboratorial de TH, o que é substancialmente superior a 0,5% observado em mulheres sem TH.

Estudos retrospectivos demonstraram que a recorrência de trombose em gestantes é de 7,5 a 15% em pacientes com pelo menos um evento trombótico em gestação prévia. Esses dados motivaram estudo clínico em que as mulheres receberam heparina profilática e os resultados demonstraram que as complicações trombóticas reduziram-se para 2 e 5% nos períodos antes e após o parto, respectivamente.

Esses dados mostram claramente a natureza multigênica/multifatorial da trombose venosa e demonstram que durante a gestação muitos dos casos de TH, até então assintomáticos, são revelados e apresentam graves complicações maternas. Assim, todos os casos de trombose venosa na gravidez ou puerpério devem ser extensivamente investigados e em futuras gestações devem ser acompanhados cuidadosamente e considerados em relação ao risco.

DIAGNÓSTICO LABORATORIAL DE TROMBOFILIA HEREDITÁRIA

A avaliação global da coagulação, pelo tempo de tromboplastina parcial ativado ou pelo tempo de protrombina, não permite identificar pacientes com TH. Quando casos raros de disfibrinogenemia são investigados, podem ocorrer resultados de prolongamento do tempo de trombina. Assim, o coagulograma normal não exclui o diagnóstico de trombofilia. Dessa forma, é necessária a utilização de métodos específicos para cada fator ou anticoagulante natural a ser investigado.

Os exames laboratoriais a serem realizados para a identificação de TH devem ser baseados em métodos funcionais. O uso de substrato cromogênico é disponível para a determinação da atividade da ATIII e PC. Para a PS, o método recomendado é a determinação imunológica das frações total e livre, não havendo testes funcionais disponíveis para a PS.

A RPCa pode ser determinada pelo teste de prolongamento do TTPA ou método molecular.

A opção depende da natureza do laboratório. O método molecular é o único disponível para a detecção da protrombina mutante, homozigose da variante termolábil da MTHFR.

A homocisteína plasmática é determinada adequadamente por HPLC, sendo fundamental o teste antes e após a sobrecarga dietética com metionina. É importante ressaltar que a avaliação dos diferentes fatores pode sofrer influências exógenas com o uso de antagonistas da vitamina K, heparina, hepatopatias ou durante a fase aguda de fenômenos trombóticos.

Tabela VII-39 – Risco de trombose venosa durante a gravidez e o puerpério em mulheres com trombofilia hereditária.

Trombofilia	Risco de trombose por gestação (%)		Risco para portadoras assintomáticas (%)	
	Gravidez	Puerpério	Gravidez	Puerpério
Antitrombina III	9-60	11-33	3	0
Protrombina 20210A	3-15	15	ND	ND
Fator V de Leiden	9-14	19	–	–
Deficiência de proteína C	3-10	7-19	1,7	0
Deficiência de proteína S	0-6	7-22	0	6,6

Girling e Swiet, 1998; Gerhardt e cols., 2000; Eldor, 2001; Martinelli e cols., 2002.
ND = Não definido.

Para alguns fatores de TH, como o fator V de Leiden, a pesquisa direta da mutação permite um diagnóstico seguro, independente dos limitantes descritos anteriormente, assim como para a detecção da variante da protrombina e da variante termolábil da MTHFR. No entanto, a necessidade de laboratório de biologia molecular para esse diagnóstico é um fator limitante.

O estudo familiar deve ser realizado sempre que possível, pois permite identificar indivíduos assintomáticos que poderão ser beneficiados com medidas terapêuticas preventivas, além de definir a base hereditária da hipercoagulabilidade. Atualmente, vários laboratórios estão capacitados para o diagnóstico tanto da deficiência de anticoagulantes naturais como das mutações do fator V de Leiden e protrombina variantes (Arruda e cols., 1995, 1997; Franco e cols., 2001; Rodriguez e cols., 2004; Ozelo e cols., 2003) e podem ser facilmente acessíveis, principalmente por serem realizados em várias instituições acadêmicas brasileiras.

QUADRO CLÍNICO E EXAMES LABORATORIAIS

O quadro clínico da trombose na gravidez não difere substancialmente do observado em populações não selecionadas. No entanto, o acometimento dos membros inferiores resultando na TVP é predominante no membro esquerdo, sendo raro ou mesmo ausente o acometimento isolado do membro direito. Ginesberg e cols. (1992) descreveram que entre 60 mulheres com TVP na gravidez, 58 a manifestaram no membro esquerdo e em dois casos foi bilateral. Tromboses em outros locais podem ocorrer, como em sistema nervoso central e em vasos pélvicos. É importante ressaltar que em até 30% dos casos de embolia pulmonar não há história ou evidência de TVP prévia.

DIAGNÓSTICO DE TROMBOSE VENOSA PROFUNDA

O diagnóstico clínico de trombose venosa profunda (TVP) é inespecífico. Durante a gestação, a presença de edema e a distensibilidade dos vasos venosos podem ser confundidos com a dilatação superficial dos vasos secundária à obstrução vascular profunda (Kierkegaard, 1983). Os métodos objetivos, portanto, são fundamentais para o diagnóstico seguro, evitando assim o uso desnecessário de terapêutica anticoagulante. Os métodos habitualmente disponíveis para o estudo da TVP são a flebografia ascendente, a ultra-sonografia-Doppler, a pletismografia de impedância (Browse, 1978).

DIAGNÓSTICO CLÍNICO

Os dados clínicos habitualmente encontrados durante a TVP são dor, edema e aumento da temperatura local. A presença de dor à dorsiflexão plantar e à palpação da musculatura da panturrilha comumente acompanha o quadro clínico inicial. Em casos graves de obstrução da veia ileofemoral, grandes edemas e comprometimento do suprimento sangüíneo arterial podem ocorrer, dando origem a cianose, diminuição dos pulsos e redução da temperatura das extremidades – *flegmasia cerulens dolens* (Ginesberg e cols., 1989).

EXAMES LABORATORIAIS

Ultra-sonografia-Doppler

A ultra-sonografia-Doppler é comumente realizada para o diagnóstico de TVP por ser método não-invasivo, de fácil realização e com alto valor preditivo para TVP proximal quando há visualização do trombo. É importante, e depende em grande parte da experiência do profissional que está realizando o exame, o que pode influenciar na avaliação geral do método.

O diagnóstico pela ultra-sonografia-Doppler também depende da localização do trombo. Quando a trombose ocorre nos vasos da panturrilha, ele pode ser falho em até 50% dos casos (Kierkegaard, 1983) e é de pouca resolução em vasos acima da região inguinal, especialmente na gravidez. Em resumo, variáveis como interpretação subjetiva dos dados, experiência do observador e posição do paciente podem também influenciar na sua utilização como método objetivo seguro.

Pletismografia de impedância

A pletismografia de impedância é método não-invasivo, seguro e de grande sensibilidade e especificidade. No entanto, é de limitado valor para análises da trombose venosa profunda em vasos não-proximais. Hull e cols. (1992) descreveram o uso da pletismografia periódica em 139 pacientes com quadro clínico de TVP durante a gravidez. Os resultados obtidos foram equivalentes àqueles realizados em população feminina não-grávida. Os resultados falso-positivos, obtidos pela pletismografia de impedância e pela ultra-sonografia-Doppler, na análise dos vasos proximais, devido à compressão uterina, podem ser reduzidos com o decúbito lateral.

Flebografia ascendente

A flebografia ascendente é o método objetivo mais específico para o diagnóstico de TVP. Quando realizado adequadamente e analisado corretamente, pode confirmar ou afastar definitivamente o diagnóstico de TVP. No entanto, o preenchimento incompleto dos vasos e os erros de interpretação dos filmes radiológicos podem diminuir a resolubilidade desse método.

As complicações relacionadas ao uso da flebografia durante a gravidez devem-se principalmente à exposição do feto à radiação (Ginesberg e cols., 1992). Dessa forma, esse método raramente é empregado durante a gravidez (Kierkegaard, 1983).

DIAGNÓSTICO DE EMBOLIA PULMONAR

Para o diagnóstico de embolia pulmonar aguda (EPA), além do quadro clínico é necessária a utilização de métodos objetivos, tais como exames cintilográficos e angiografia pulmonar (Kelly e cols., 1991).

Diagnóstico clínico

Hull e cols. (1992) demonstraram que apenas 45% dos casos com suspeita clínica de embolia pulmonar aguda tiveram comprovação por métodos objetivos de diagnóstico. O quadro clínico é heterogêneo e de gravidade variável. Quadros de dispnéia, dor pleurítica e hemoptise são comumente observados. No entanto, podem surgir quadros de insuficiência cardíaca direita e choque. A associação com exames radiológicos de tórax, de gasometria arterial e de eletrocardiograma é importante para o diagnóstico diferencial com outras doenças.

Radiografia de tórax

Apesar de o estudo radiológico ser normal na maioria dos casos de embolia pulmonar aguda (EPA), este é fundamental para afastar outras doenças que apresentem quadro clínico semelhante. As alterações relacionadas à EPA são efusão pleural, atelectasias e infiltrados pulmonares.

Cintilografia de perfusão

O teste é realizado pela injeção por via intravenosa de tecnécio-99, acoplado a macroagregados de albumina humana. A distribuição do composto marcado é analisada pelo exame radiológico do tórax. Os resultados poderão evidenciar áreas de menor perfusão pulmonar. Assim, é necessário afastar outras condições que possam interferir, tais como pneumonia e doença pulmonar obstrutiva crônica. Com a redução da dose convencional de 2mcg de isótopo para 1mcg, os efeitos colaterais nos fetos não foram descritos. O exame de perfusão é altamente sensível. Desse modo, um estudo normal afasta o diagnóstico de EPA.

Cintilografia de ventilação

Este teste é realizado pela inalação de gases, tais como senon-133 ou tecnécio-99 em aerossol. O teste é útil para os pacientes com defeitos pulmonares de perfusão segmentar ou mais amplos, sendo, portanto, complementar à cintilografia de perfusão. Ambos os testes têm probabilidade de diagnóstico em aproximadamente 90% dos pacientes. Não foram descritos efeitos fetais adversos pelos gases ou pelo tecnécio-99 em aerossol.

Arteriografia pulmonar

A arteriografia pulmonar é o exame definitivo para o diagnóstico de embolia pulmonar. O método permite a visualização de trombos maiores que 2,5mm. No entanto, pode originar resultados indeterminados. Durante a gravidez, o exame pode ser realizado com proteção abdominal. Contudo, a exposição do feto à radiação torna esse método de risco durante a gravidez. É particularmente importante nos casos em que não há concordância entre o quadro clínico de EPA e os métodos de cintilografia. Durante o puerpério, todos os testes podem ser realizados sem efeitos prejudiciais à amamentação.

TRATAMENTO DE TROMBOSE NA GRAVIDEZ

As recomendações para o tratamento das complicações tromboembólicas na gravidez são baseadas principalmente em estudos realizados em pacientes não-grávidas e poucos estudos foram realizados em grávidas.

Heparina de alto peso molecular

A heparina é o anticoagulante de escolha na gravidez, pois a droga é segura, não afeta o feto e economicamente viável. A heparina é um mucopolissacarídeo sulfatado aniônico, cuja ação anticoagulante é devida a uma seqüência pentassacarídica, que tem alta afinidade de ligação com a antitrombina III. Essa interação resulta na exacerbação da função fisiológica anticoagulante da ATIII, inativando as várias enzimas da coagulação, entre elas a trombina (fator II ativado) e os fatores Xa, IXa, XIa e XIIa.

O controle laboratorial que avalia a ação da heparina é o tempo de tromboplastina parcial ativada (TTPA), que é sensível a variações dos fatores II, IX, X e XII. Existe correlação entre a concentração terapêutica e o prolongamento do TTPA.

As heparinas comercialmente disponíveis são extraídas do pulmão de boi ou da mucosa intestinal porcina e estão presentes nas formas cálcica ou sódica.

A ação *in vivo* da heparina só é observada após a injeção por via parenteral (intravenosa ou subcutânea), o que dificulta sua administração por períodos prolongados, como no caso de terapia anticoagulante durante todo o período da gravidez. A biodisponibilidade da heparina é variável, pois depende da ligação da droga com várias proteínas circulantes, como o fator de von Willebrand, as glicoproteínas ricas em histidina, o fator plaquetário 4 e os receptores em células endoteliais. Esses dados são fundamentais para direcionar o período de coleta da amostra de sangue para a avaliação do efeito anticoagulante. Por exemplo, após a infusão subcutânea, é necessário esperar 4-6 horas para a coleta da amostra. Durante a gravidez, a meia-vida da heparina, que é fisiologicamente de 30 minutos, está particularmente reduzida. Isso se deve às elevações fisiológicas do fator de von Willebrand e fator VIII que alcançam até duas a três vezes os valores pré-gravidez. Além disso, as alterações no volume plasmático e do "clearance" renal podem afetar a meia-vida da heparina. De fato, quando são avaliadas as doses que algumas pacientes recebem, elas podem variar grandemente, necessitando, por vezes, de mais de 40.000UI de heparina ao dia.

A grande complicação do uso de heparina é o desenvolvimento de plaquetopenia, na chamada plaquetopenia induzida por heparina (PIH). Essa entidade clínica é definida como a redução do número de plaquetas em 50% ou mais dos valores obtidos antes do início da terapia anticoagulante. O mecanismo responsável decorre da formação de complexos de imunoglobulinas que se ligam à superfície celular e facilitam a destruição plaquetária. O risco de ocorrer PIH é maior quando a droga é administrada por períodos prolongados de infusão por via intravenosa (> 7 dias) e é mais comum em pacientes tratadas com heparina de alto peso molecular. As complicações clínicas são caracterizadas não somente por sangramento, mas também em aproximadamente 10% dos casos há desenvolvimento de trombose arterial.

Heparina de baixo peso molecular na gravidez

Essa forma de heparina é obtida a partir das moléculas de alto peso molecular (12.000-40.000 dáltons) por clivagem química ou enzimática, resultando em fragmentos de 4.000 a 5.000 dáltons, que são relativamente grandes e não são capazes de atravessar a circulação placentária. A ação anticoagulante da heparina de baixo peso molecular é mais específica, mas não exclusiva, contra o fator X ativado, pois com a fragmentação da molécula são formados apenas poucos fragmentos que contêm os 18 peptídeos necessários para a interação da ATIII com a trombina. O mais importante é que a administração de heparina de baixo peso molecular não requer controle laboratorial e, de fato, o TTPA não deve ser usado como referência laboratorial para a dosagem. A heparina de baixo peso não se liga às proteínas plasmáticas, resultando em biodisponibilidade de 90% e meia-vida de 150 minutos, contra apenas 10% de biodisponibilidade e meia-vida de 30 minutos da heparina de alto peso molecular. Dessa forma, a experiência mundial é que a heparina de baixo peso molecular deve ser a droga de preferência na gravidez. A incidência de plaquetopenia induzida por heparina de baixo peso é substancialmente menor que a de alto peso.

Antagonista da vitamina K

Os anticoagulantes orais, denominados antagonistas da vitamina K, exercem a atividade anticoagulante por diminuírem a síntese dos fatores ativos dependentes da vitamina K, incluindo protrombina, fatores VII, IX e X. No entanto, a ação anticoagulante eficaz é observada apenas após três a cinco dias de iniciado o uso da droga, pois, além da redução dos fatores ativos, o "clearance" dos fatores produzidos é variável, por exemplo, a meia-vida do fator VII é de apenas 6 horas, e a da protrombina, de 72 horas. Como são compostos de baixo peso molecular, os antagonistas da vitamina K atravessam a circulação placentária com graves efeitos teratogênicos, conhecidos como a "síndrome warfarínica".

No período avançado da gravidez, o uso de antagonistas facilita as hemorragias. Dessa forma, há contra-indicação da droga no primeiro e terceiro trimestres. É possível o uso dos anticoagulantes orais durante o segundo trimestre, mas, mesmo nesse período, há risco de malformações do canal medular.

No período pós-parto e de aleitamento, o uso da medicação é seguro, não havendo complicações fetais ou necessidade de reposição extra de vitamina K para o recém-nascido.

TRATAMENTO DOS EPISÓDIOS TROMBOEMBÓLICOS

Tromboembolismo agudo

O tratamento deve ser realizado com a heparina em infusão contínua por via intravenosa por cinco a sete dias. Inicialmente, são utilizadas 80U/kg em bolo seguida de 500 a 1.000U/kg/24h diluída em soro fisiológico. O controle laboratorial deve ser realizado com uma amostra de sangue colhida após 2-4 horas de iniciado o tratamento. Uma amostra colhida antes de iniciar o tratamento será sempre o controle basal da paciente.

O ajuste da dose deve ser feito a cada 6 horas, especialmente nos primeiros dois dias. O TTPA deve ser mantido entre 2 e 2,5 vezes o valor do controle, pois há correlação direta entre a concentração eficaz da heparina de 0,2-0,3U/ml e o TTPA.

Após o período de sete dias, deve ser iniciado o uso de injeções subcutâneas de 8/8 ou 12/12 horas em dose de heparina suficiente para prolongar o TTPA pelo menos 1,5 vez o valor do controle. Nesse esquema, o controle laboratorial deverá ser feito entre 4 e 6 horas após a droga ter sido aplicada. Avaliações fora desse período são, na maioria das vezes, inconsistentes com a ação da heparina.

O tratamento subcutâneo de manutenção é para evitar a recorrência do evento trombótico, que é maior nas primeiras 6-12 semanas. No entanto, devido ao estado de hipercoagulabilidade na gravidez-puerpério, a maioria dos trabalhos sugere que a terapia preventiva deve ser mantida durante toda a gravidez e especialmente quatro semanas após o parto.

Como a resposta da droga é variável na gravidez, o controle rigoroso é fundamental para o sucesso terapêutico. Além disso, o uso da heparina de alto peso molecular em altas doses por via intravenosa não deve ultrapassar 7-10 dias, pois aproximadamente 25% dos casos com o uso prolongado da infusão por via intravenosa podem ser acompanhados de grave complicação da heparinoterapia, que é a plaquetopenia-induzida pela heparina. Essa complicação é definida como a redução de pelo menos 50% do número inicial de plaquetas, sendo assim importante a contagem plaquetária antes do tratamento e o controle a cada três dias. O mecanismo do desenvolvimento da plaquetopenia é auto-imune, afetando não apenas as plaquetas, como também as células endoteliais.

Além de aumentar o risco de sangramento pela plaquetopenia, 20% dos casos são acompanhados do desenvolvimento de lesão endotelial que resulta em trombose arterial, com alta morbidade. Assim, diante do desenvolvimento da plaquetopenia-induzida pela heparina, é obrigatória a retirada da medicação e mudança do esquema anticoagulante para heparina subcutânea ou heparina de baixo peso molecular, sendo possível o uso de anticoagulante por via oral. Como no segundo trimestre da gestação ou puerpério, essa é a medicação de escolha nesse grupo de pacientes.

O desenvolvimento de osteoporose conseqüente ao uso de heparina está relacionado ao tempo (período superior a três meses) e às altas doses (superiores a 20.000U/dia). Poucos estudos foram realizados durante a gravidez para avaliação da osteoporose relacionada à heparina e não há até o momento dados seguros. Zimran e cols. (1986), por avaliação de biópsia óssea, sugerem que tal efeito possa ser reversível após a suspensão da droga.

GESTANTE ASSINTOMÁTICA COM FATOR DE RISCO PARA TROMBOFILIA

Quando são realizados estudos familiares, detectam-se indivíduos portadores de fatores para a trombofilia hereditária (Tabela VII-37) e assintomáticos, ou seja, nunca desenvolveram um episódio trombótico. A profilaxia, durante o terceiro trimestre da gravidez e puerpério, é prudente para os casos de mulheres identificadas como portadoras de TH, mesmo que nunca tenham apresentado um episódio prévio de trombose. Friederich e cols. (1996) demonstraram que o risco de trombose no grupo com TH foi oito vezes superior ao grupo controle.

USO DA ANTICOAGULAÇÃO POR VIA ORAL INDEFINIDA NA TROMBOFILIA HEREDITÁRIA

Mulheres com história prévia de trombose são habitualmente anticoaguladas durante a gestação, porque o risco de novo evento trombótico é provavelmente maior. O fato de não ter o diagnóstico definitivo de TH não deve influenciar nessa decisão, pois, independente da causa que está associada aos fenômenos tromboembólicos espontâneos de repetição, a conduta clínica de profilaxia deve ser priorizada.

No entanto, não há conduta generalizada e definida para aqueles casos em que apenas um episódio trombótico foi diagnosticado. A conduta deve ser personalizada, considerando se o desenvolvimento da trombose foi desencadeado por uma situação transitória (gravidez, grandes cirurgias) ou foi espontâneo; ocupação profissional do paciente, determinando se há risco para trombose ou sangramento; local da trombose, locais envolvidos ou gravidade do fenômeno trombótico.

Indivíduos assintomáticos, com TH diagnosticada laboratorialmente, devem receber terapia anticoagulante profilática em situações de risco como cirurgias e imobilização prolongada. De maneira semelhante, portadoras assintomáticas de TH devem evitar o uso de anticoncepcional oral. No entanto, a reposição hormonal pós-menopausa não parece aumentar o risco de trombose.

COMPLICAÇÕES OBSTÉTRICAS ASSOCIADAS À TROMBOFILIA HEREDITÁRIA

PERDA FETAL

A prevalência de perdas fetais em decorrência da presença de TH está demonstrada na tabela VII-40. Um grande estudo europeu demonstrou que o risco de perda fetal, após 28 semanas de gestação, foi maior entre 571 mulheres com diagnóstico de deficiência de proteínas C e S, antitrombina III ou fator V de Leiden, quando comparado com 395 controles. Quando há associação de fatores para TH, o risco é 14 vezes superior quando comparada com controles (Preston e cols., 1996). O fator V de Leiden foi avaliado em diferentes estudos e também relacionado a maior risco de perdas fetais tardias. Quando avaliadas mulheres com mais de três abortos, 20-48% das que tive-

Tabela VII-40 – Risco de perda fetal em mulheres com trombofilia hereditária.

Trombofilia	Mulheres com perdas fetais (%)	Controles (%)	Risco de perda fetal (%)
Fator V de Leiden	8-32	1-10	2-5
Protrombina 20210A	4-13	1-3	2-9
Deficiência de antitrombina III	0-2	0-1,4	2-5
Deficiência de proteína C	6	0-2,3	2-3
Deficiência de proteína S	5-8	0-0,2	3-40
Hiper-homocisteinemia	17-27	5-16	3-7
Homozigose para MTHFR-677T*	5-21	4-20	0,4-3**
Combinação de trombofilia	8-25	1-5	5-14

* Metilenetetraidrofolato redutase (MTHFR) mutante na posição 677 C > T.
** A maioria dos estudos não relata diferenças entre controles e pacientes.

ram a perda fetal no segundo trimestre ou mais tardio eram heterozigotas para o fator V de Leiden e no primeiro trimestre apenas 6% – ambos os valores superiores aos da população geral, 4% (Grandone e cols., 1997; Dizon-Townson e cols., 1997).

De maneira semelhante, mulheres homozigotas para a MTHFR-T apresentam maior risco de abortamento recorrente, associado a maiores níveis séricos de homocisteína e menores níveis de folato (Nelen e cols., 1997). No entanto, a maioria dos estudos não mostra relação entre MTHFR e abortamento. No Brasil, os estudos são limitados, mas Souza e cols. demonstraram que a prevalência do fator V de Leiden ou protrombina mutante é maior entre mulheres com abortos de repetição, quando comparadas com mulheres do grupo controle (Souza e cols., 1999).

OUTRAS COMPLICAÇÕES OBSTÉTRICAS EM MULHERES COM TROMBOFILIA HEREDITÁRIA

As complicações obstétricas tais como pré-eclâmpsia, restrição do crescimento fetal, placenta prévia e óbito fetal têm sido associadas a tromboses dos capilares da placenta. Ainda que a fisiopatologia dessas entidades clínicas não esteja esclarecida, vários estudos demonstraram que essas complicações são comuns entre mulheres com TH (Dekker e cols., 1995; Girling e Swiet, 1998; Grandone e cols., 1997; Kupfernic e cols., 1999; Eldor, 2001; Martinelli e cols., 2002; Kujovich, 2004).

Kupfernic e cols. relataram que, entre 110 mulheres com pelo menos uma das complicações obstétricas descritas acima, 57 (52%) eram portadoras do fator V de Leiden, protrombina mutante ou homozigotas para a MTHFR, e somente 19% (p < 0,001) entre as mulheres do grupo controle.

Dekker e cols., em estudo não-controlado de mulheres com história de grave pré-eclâmpsia, diagnosticaram que 25% eram deficientes em proteína S e 16% tinham o fenótipo de RPCa. A prevalência de proteína C e antitrombina III foi semelhante à população geral, aproximadamente 1%.

Estudos posteriores identificaram que 22% dos casos de pré-eclâmpsia prévia tinham associação com fator V de Leiden, sendo de apenas 10% no grupo controle (Grandone e cols., 1997). Kupfernic e cols. (1999) relatam que a trombofilia foi diagnosticada em 56% (35/63) dos casos de mulheres com pré-eclâmpsia grave, em contraste com 19% das mulheres do grupo controle.

É evidente que mais estudos serão necessários para definir o papel real da TH nessas entidades clínicas, mas com certeza esses dados iniciais são promissores e, se confirmados, poderão sugerir que o uso de anticoagulação preventiva possa ser medida simples e direta para aumentar a chance de maternidade com maior segurança para as gestantes e seus conceptos.

DEFEITOS DE FECHAMENTO DO TUBO NEURAL

A suplementação pré-concepcional do folato reduz 70% de todos defeitos de fechamento do tubo neural (DFTN). Atualmente, é reconhecido que as mulheres homozigotas para a MTHFR-T apresentam menor concentração sérica de ácido fólico e, ao mesmo tempo, têm níveis elevados de homocisteína. Esses dois últimos fatores, baixos níveis de ácido fólico e hiper-homocisteinemia, são conhecidos fatores de risco para DFTN. Posteriormente, foi detectado que os indivíduos homozigotos (mães e/ou recém-nascidos) para a MTHFR apresentam duas a quatro vezes maior risco de DFTN. Dessa forma, a homozigose para MTHFR-T é a primeira causa, geneticamente determinada, do DFTN.

CONCLUSÕES

As complicações tromboembólicas na gravidez e no puerpério são associadas com alta morbidade e mortalidade.

- Trombose é mais comum em mulheres com história pessoal ou familiar de trombose.
- Parto cesariana, idade avançada e obesidade são fatores de risco comumente associados com fenômenos tromboembólicos na gestação.
- Na gravidez, a trombose periférica afeta comumente os vasos proximais (ileofemoral) do membro inferior esquerdo e está associada a maior risco de embolia pulmonar.
- A grande maioria dos eventos tromboembólicos ocorre após a alta hospitalar, particularmente a embolia pulmonar.
- Aproximadamente 3% da população brasileira apresenta fatores de risco hereditários para trombose venosa. Em 50% dos casos, as tromboses na gravidez ocorrem em decorrência desses fatores de trombofilia hereditária, que podem ser identificados em vários laboratórios no País (Arruda, 1997; Franco e cols., 2001; Rodriguez, 2004; Ozelo e cols., 2003).
- Anticoagulação preventiva em gestantes com TH confirmada ou com história pessoal e/ou familiar está associada à menor incidência de fenômenos trombóticos, mas são necessários mais estudos.
- Complicações obstétricas da gestação tais como perda fetal, pré-eclâmpsia, restrição do crescimento fetal e descolamento prematuro de placenta são comuns em mulheres com trombofilia hereditária.

Referências Bibliográficas

• ANDRILLE, S. & cols. – Identification of 15 different candidate causal point mutations and three polymorphism in 19 patients with protein S deficiency using a scanning method for the analysis of the protein S active gene. *Blood*, **85**:130, 1995. • ARNALDI, L.A.T. e cols. – Antithrombin deficiency in Brazilian patients with venous thrombosis. *Thromb. Res.*, **104**:397, 2001. • ARRUDA, V.R. & cols. – Factor V Leiden (FVQ506) is common in Brazilian population. *Am. J. Haematol.*, **39**:242, 1995. • ARRUDA, V.R. & cols. – Prevalence of the mutation C677→T in the methylenetetrahydrofolate reductase gene among distinct ethnic group in Brasil. *Am. J. Genet.*, **78**:332, 1998. • ARRUDA, V.R. & *cols.* – Prevalence of the prothrombin gene variant 20210 G→A among patients with myocardial infarction. *Circ. Res.*, **37**:42, 1998. • ARRUDA, V.R. & cols. – The mutation Ala 677→Val in the methylene tetrahydrofolate reductase gene: a risk factor for arterial disease and venous thrombosis. *Thromb. Haemost.*, **77**:818, 1997. • ARRUDA, V.R. & cols. – Very ow incidence of Arg506→Gln mutation in the factor V gene among the Amazonian Indians and the Brazilian black population. *Thromb. Haemost.*, **75**:860, 1996. • BARBOUR, L.A. – Current concepts of anticoagulant therapy in pregnancy. *Obstet. Gynecol. Clin. North Am.*, **24**:499, 1997. • BAUER, K.A. & ROSENBERG, R.D. – The hipercoagulable state. **In**: Ratnoff, O.D. & Forbes, C.D. *Disorders of Hemostasis*. Philadelphia, W.B. Saunders Co., 1991. • BERGQVIST, A. & cols. – Acute deep vein thromobosis (DTV) after cesareans section. *Acta Obstet. Gynecol. Scand.*, **58**:473, 1979. • BERTINA, R.M. & cols. – Mutation in blood coagulation factor V associated with resistence to activated protein C. *Nature*, **369**:64, 1994. • BOER, K. & cols. – Deep vein thrombosis in obstetric patients: diagnosis and risk factors. *Thromb. Haemost.*, **67**:4, 1992. • BONNAR, J. & cols. – Coagulation and fibrinolytic mechanisms during and after normal childbirth. *Br. Med. J.*, **2**:200, 1970. • BRECKENRIDGE, A.M. – Oral anticoagulant drugs: pharmacokinetic aspects. *Semin. Hematol.*, **15**:19, 1978. • CAIAFA, J.S. & cols. – Manining venous thromboembolism in Latin America patients: emerging results from the Brazilian registry. *Semin. Thromb. Haemost.*, **28**:47, 2002. • CONARD, J. & cols. – Thrombosis and pregnancy in congenital deficiencies in ATIII, protein C or protein S: study of 78 women. *Thromb. Haemost.*, **63**:319, 1990. • DAHLBÄCK, B.; CARLSSON, M. & SVENSSON, P.J. – Familial thrombophilia due to a previously unrecognized mechanism characterized by poor anticoagulant response to activated protein C: prediction of a cofactor to activated protein C. *Proc. Natl. Acad. Sci. USA*, **90**:1004, 1993. • De HEIJER, M. & cols. – Hyperhomocysteinemia as a risk factor for deep-vein thrombosis. *N. Engl. J. Med.*, **334**:759, 1996. • De STEFANO, V. & cols. – Thrombosis risk during pregnancy and purperium in women with APC-resistance. *Thromb. Haemost.*, **74**:793, 1995. • De STEFANO, V.; FINAZZI, G. & MANNUCCI, P.M. – Inherited thrombophilia: pathogenesis, clinical syndromes and management. *Blood*, **87**:3531, 1996. • DEKKER, G.A. & cols. – Underlying disorders with severe early-onset preeclampsia. *Am. J. Obstet. Gynecol.*, **173**:1042, 1995. • ELDOR, A. – Thrombophilia, thrombosis and pregnancy. *Thromb. Haemost.*, **86**:104, 2001. • ESMON, C.T. – The protein C anticoagulant pathway. *Arterioscler. Thromb. Vasc. Biol.*, **12**:135, 1992. • FALCON, C.R. & cols. – High prevalence of hyperhomocyst(e)inemia in patients with juvenile venous thrombosis. *Arterioscler. Thromb.*, **14**:1080, 1992. • FRANCO, R.F. & cols. – Identification of polymorphisms in the 5'-untranslated region of TAFI gene: relationship with plasma TAFI levels and risk of venous thrombosis. *Haematologica*, **86**:510, 2001. • FRIEDERICH, P.W. & cols. – Frequency of pregnancy-related venous thromboembolism in anticoagulant factor deficient women: implications for prophylaxis. *Ann. Intern. Med.*, **125**:955, 1996. • FROOST, P. & cols. – A candidate genetic risk factor for vascular disease: a common mutation in methylenetetrahidrofolate reductase. *Nature Genet.*, **10**:11, 1995. • GERHARDT, A. & cols. – Prothrombin and factor V mutations in women with a history of thrombosis during pregnancy and the puerperium. *N. Engl. J. Med.*, **342**:374, 2000. • GINESBERG, J.S. & cols. – To the fetus of anticoagulant therapy during pregnancy. *Thromb. Haemost.*, **61**:197, 1989. • GINESBERG, J.S. & cols. – Venous thrombosis during pregnancy: leg and trimester of presentation. *Thromb. Haemost.*, **67**:519, 1992. • GINESBERG, J.S. & HIRSH, J. – Use of anticoagulants during pregnancy. *Chest*, **95**(Suppl.):156S, 1989. • GIRLING, J. & De SWIET, M. – Inherited thrombophilia and pregnancy. *Cur. Opin. Obstet. Ginecol.*, **10**:135, 1998. • GRANDONE, E. & cols. – Factor V Leiden C→T MTHFR polymorphism and genetic susceptibility to preeclampsia. *Thromb. Haemost.*, **77**:1052, 1997. • GRANDONE, E. & cols. – Factor V Leiden is associated with repeated and recurrent unexplained fetal losses. *Thromb. Haemost.*, **77**:822, 1997. • HOMMES, D.W. & cols. – Subcutaneous heparin compared with continuous intravenous heparin administration in the initial treatment of deep vein thrombosis. *Ann. Intern. Med.*, **116**:279, 1992. • HULL, R.D. & cols. – Pulmonary angiography, ventilation lung scanning, and venography for clinically suspected pulmonary embolism with abnormal perfusion lung scan. *Ann. Intern. Med.*, **116**:279, 1992. • KANG, S.S. & cols. – Thermolabile methylenetetrahydrofolate reductase in patients with coronary artery disease. *Metabolism*, **37**:611, 1988. • KAUNITZ, A.M. & cols. – Causes of maternal mortality in the United States. *Obstet. Gynecol.*, **65**:605, 1985. • KIERKEGAARD, A. – Incidence and diagnosis of deep vein thrombosis associated with pregnancy. *Acta Obstet. Gynecol. Scand.*, **62**:239, 1983. • KLUIJTMANS, L.A.J.; Van DEN HEUVEL, L.P.W.J. & BOERS, G.H.J. – Molecular genetic analysis in mild hyperhomocysteinemia; a common mutation methylenetetrahydrofolate reductase gene is a genetic risk factor for cardiovascular disease. *Am. J. Hum. Genet.*, **58**:35, 1996. • KUJOVICH, J.L. – Thrombophilia and pregnancy complications. *Am. J. Obstet. Gynecol.*, **191**:412, 2004. • KUPFERNIC, M.J. & cols. – Increased frequency of genetic thrombophilia in women with complications of pregnancy. *N. Engl. J. Med.*, **340**:9, 1999. • LANE, D. & cols. – Inherited thrombophilia I. *Thromb. Haemost.*, **76**:651, 1996. • LANE, D.A. & cols. – Antithrombin III mutation database: first update. *Thromb. Haemost.*, **70**:361, 1993. • LAROS, R.K. & ALGER, L.S. – Thromboembolisms and pregnancy. *Clin. Obstet. Gynecol.*, **22**:871, 1979. • LECLERC, J.R. & HIRSCH, J. – Venous thromboembolic disorders. **In**: Burrow, G.N. & Ferris, T.F. *Medical Complications During Pregnancy*. Philadelphia, W.B. Saunders Co., 1988. • MACKIE, M.J. & DOUGLAS, A.A. – Drug-induced disorders of coagulation. **In**: Ratnoff, O.D. & Forbes, C.D. *Disorders of Haemostasis*. Philadelphia, W.B. Saunders Co., 1991. • MARTINELLI, I. & cols. – High risk of cerebral vein thrombosis in carriers of a prothrombin gene mutation and in users of oral contraceptives. *N. Engl. J. Med.*, **338**:1793, 1998. • MARTINELLI, I. & cols. – Inherited thrombophilia and first venous thromboembolism during pregnancy and puerperium. *Thromb. Haemost.*, **87**:791, 2002. • McCULLY, K.S. – Homocysteine and vascular disease. *Nature Med.*, **2**:386, 1996. • McKENNA, R. & cols. – Is warfarin sodium contraindicated in the lactating mother? *J. Pediatr.*, **103**:325, 1983. • MELIS, F. & cols. – Estimates of risk of venous thrombosis during pregnancy and puerperium are not influenced by diagnostic suspicion and referral bias. *Am. J. Obstet. Gynecol.*, **191**:825, 2004. • MORELLI, V.M. & cols. – Hyperhomocysteinemia increases the risk of venous thrombosis independent of the C677T mutation of the methylenetetrahydrofolate reductase gene in selected Brazilian patients. *Blood Coagul. Fibrinolysis*, **13**:271, 2002. • MOTULSKY, A.G. – Nutritional ecogenetics: homocysteine-related arteriosclerotic vascular disease, neural tube defects, and folic acid. *Am. J. Hum. Genet.*, **58**:17, 1996. • NELSON-PIERCY, C.; LETSKY, E.A. & De SWIET, M. – Low-molecular-weight heparin for obstetric thromboprophylaxis: experience of sixty nine pregnancies in sixty-one women at high risk. *Am. J. Obstet. Gynecol.*, **176**:1062, 176. • OZELO, M.C. & cols. – Rapid detection of the prothrombin C20209T variant by differential sensitivity to restriction endonuclease digestion. *J. Thromb. Haemost.*, **1**:2683, 2003. • PABINGER, I. & SCHNIEDER, B. – Thrombotic risk in women with hereditary antithrombin III, protein C and protein S-deficiency taking oral contraceptive medication. The GTH Study Group on Natural Anticoagulant. *Thromb. Haemost.*, **71**:548, 1995. • POORT, S.R. & cols. – A common genetic variant in the 3'-untranslated region of the prothrombin gene is associated with elevated plasma prothrombin levels and an increase in venous thrombosis. *Blood*, **88**:3698, 1996. • PRESTON, F.E. & cols. – Increased fetal loss in women with inherited thrombophilia. *Lancet*, **348**:913, 1996. • RATNOFF, O.D. – Evolution of knowledge about hemostasis. **In**: Ratnoff, O.D. & Forbes, C.D. (eds.). *Disorders of Hemostasis*. Philadelphia, W.B. Saunders Co., 1991, p. 1. • REES, D.C.; COX, M. & CLEGG, J.B. – World distribution of factor V Leiden. *Lancet*, **346**:1133, 1995. • REITSMA, P.H. & cols. – Protein C deficiency: a database of mutations, 1995 update. *Thromb. Haemost.*, **73**:876, 1995. • RIDKER, P.M. & cols. – Mutation in the gene coding for coagulation factor V and the risk of myocardial infarction, stroke, and venous thrombosis in apparently healthy men. *N. Engl. J. Med.*, **332**:912, 1995. • RODRIGUEZ, C.A. & cols. – Prothrombin G20210A mutation, and not factor V Leiden mutation, is a risk factor for cerebral venous thrombosis in Brazilian patients. *J. Thromb. Haemost.*, **2**:1211, 2004. • ROSENDAAL, F.R. & cols. – A common prothrombin variant (20210 G→A) increases the risk of myocardial infarction in young women. *Blood*, **90**:1747, 1997. • ROSENDAAL, F.R. & cols. – Factor V Leiden (resistence to activated protein C) increases the risck of myocardial infarction in young women. *Blood*, **89**:2817, 1997. • ROSENDAAL, F.R. & cols. – Geographic distribution of the 20210 G→A prothrombin variant. *Thromb. Haemost.*, **79**:706, 1998. • RUTHERFORD, S.E. & PHELAN, J.P. – Deep venous thrombosis and pulmonary embolus. **In**: Clark, S.L. *Lash Critical Care Obstetris*. Boston, Blackwell Scientific Publications, 1991. • SIMPSON, E.L. – Venous thromboembolism in pregnancy and the puerperium: incidence and additional risk factors from a London perinatal database. *Br. J. Obstet. Gynaecol.*, **108**:56, 2001. • SOUZA, S.S. & cols. – Factor V Leiden and factor II G20210A mutations in patients with recurrent abortions. *Hum. Reprod.*, **14**:2448, 1999. • TOOKE, J.E. & McNICOL, G.P. – Thrombotic disorders associated with pregnancy and the pill. *Clin. Hematol.*, **10**:613, 1981. • TUDDENHAM, E.G.D. & COOPER, D.N. – *The Molecular Genetics of Hemostasis and its Inherited Disorders*. Oxford, Oxford University Press, 1993. • VANDENBROUCKE, J.P. & cols. – Increased risk of venous thrombosis in oral-contraceptives users who are carried of factor V Leiden mutation. *Lancet*, **344**:1453. • VOETSCH, B. & cols. – Inherited thrombophilia as a risk factor for the development of ischemic stroke in young adults. *Thromb. Haemost.*, **83**:229, 2000. • WARKENTIN, T.E. & KELTON, J.G. – Heparin-induced Thrombocytopenia. **In**: Barry, S.C. *Coller Progress in Hemostasis and Thrombosis*. New York, W.B. Saunders Co., 1991. • WARSHAWASKY, I. & cols. – Detection of a novel point mutation of the prothrombin gene at position 20209. *Diag. Mol. Pathol.*, **11**:152, 2002. • ZIMRAN, A. & cols. – Histomorphometric evaluation of reversible heparin-induced osteoporosis in pregnancy. *Arch. Intern. Med.*, **164**:386, 1986. • ZIVELIN, A. & cols. – A single genetic origin for a common caucasian risk factor for venous thrombosis. *Blood*, **89**:397, 1997.

169 Intoxicações na Gestação

Renato Passini Júnior
Eliana Amaral

INTRODUÇÃO

O ser humano está exposto a grande número de agentes físicos e químicos, naturais ou artificiais, desde a vida intra-uterina. Os efeitos desta exposição sobre a saúde do concepto e da pessoa dependem de inúmeros fatores associados, destacando-se predisposição genética, características do agente e intensidade de exposição. Hoje, problemas de saúde decorrem mais de erros alimentares, do estilo de vida e de práticas sociais inadequadas que da exposição à maioria dos agentes ambientais existentes (Sharpe e Irvine, 2004). Entretanto, é inegável que tais agentes possam interferir com a qualidade de vida e trazer efeitos adversos à saúde. Muitas dessas substâncias são tóxicos persistentes, que podem permanecer no ambiente por longos períodos ou acumular-se nos organismos da cadeia alimentar. Além da exposição ao ambiente global, a mulher submete-se aos agentes tóxicos presentes no ambiente de trabalho e ao efeito de substâncias tóxicas usadas intencionalmente, tais como o fumo do tabaco, uso do álcool, de drogas ilícitas e o abuso de medicamentos. Toda esta série de contaminantes traz, em seu somatório, efeitos algumas vezes claros, outras vezes imprevisíveis e, muito provavelmente, em grande parte, sutis e ainda não conhecidos sobre a saúde e desenvolvimento embrionário e fetal, que podem influenciar a vida futura. Embora algumas associações de risco já tenham sido detectadas, muito pouco se sabe sobre os efeitos a longo prazo, que aparecerão na vida adulta, e que teriam relação com a exposição a agentes tóxicos durante a vida intra-uterina. O objetivo deste capítulo é destacar alguns agentes que podem causar intoxicações agudas e crônicas e que, pela sua importância em termos de conhecimento de exposição ou de efeitos, devem ser destacados. Não será abordado neste capítulo o tratamento de intoxicações agudas, devendo o leitor, para isso, buscar literatura especializada.

FISIOLOGIA DA GRAVIDEZ E EXPOSIÇÃO A SUBSTÂNCIAS TÓXICAS

Como a fisiologia materna é diferente da não-grávida, seu comportamento diante de substâncias tóxicas também pode ser diferente, o que levaria a alterações de absorção, transferência, metabolismo e excreção de substâncias. Agentes inalados são, rapidamente, absorvidos pelos pulmões da grávida. O aumento do fluxo sangüíneo no útero, leito placentário, rins e pele significa maior possibilidade de acúmulo de tóxicos nesses locais. Como ocorre aumento do volume plasmático na gravidez, há certo efeito diluicional da substância tóxica, o que poderia significar alguma proteção, associado ao maior índice de filtração glomerular. Contudo, a diminuição da albumina plasmática resulta em aumento da fração livre de substâncias (Balaskas, 1992). O acúmulo de tecido adiposo durante a gravidez pode levar ao armazenamento de toxinas lipossolúveis, que podem ser liberadas quando essa gordura é mobilizada. Isto, também, acaba liberando ácidos graxos livres que podem competir com toxinas pela ligação com a albumina, aumentando ainda mais a fração livre dessas substâncias tóxicas (Balaskas, 1992). Conforme a substância, a biotransformação hepática durante a gravidez pode produzir metabólitos mais tóxicos que a própria substância original.

A placenta exerce algum efeito protetor à passagem de substâncias tóxicas ao feto, diretamente proporcional ao peso molecular e à carga elétrica e inversamente proporcional à solubilidade lipídica da substância agressora. Contudo, nem sempre a chamada "barreira placentária" funciona, podendo até atuar de forma inversa, ou seja, concentrando agentes tóxicos do lado fetal, como, por exemplo, o que ocorre com o metilmercúrio (Kurzel e Cetrulo, 1981).

EFEITOS TÓXICOS DE SUBSTÂNCIAS SOBRE A GESTANTE E O FETO

Os efeitos de substâncias tóxicas sobre a gestante não são muito diferentes daqueles que ocorrem em não-gestantes, ainda que a grávida seja, aparentemente, mais sensível ao agente. Entretanto, o feto é mais suscetível e o fato de estar em local restrito e fechado, como o útero, não lhe proporciona grande aumento de proteção, uma vez que a maioria das substâncias podem passar pela placenta (Longo, 1980).

As substâncias químicas podem agir, diretamente, sobre o embrião-feto ou, indiretamente, por meio de interferência em funções maternas e placentárias. Algumas substâncias exercem efeito de vasoconstrição uteroplacentária, prejudicando as trocas materno-fetais, podendo levar ao estresse oxidativo placentário. O risco fetal pode existir sem que nenhum efeito nocivo materno esteja presente ou seja percebido. Um exemplo de efeito fetal decorre de substâncias tóxicas que funcionam como "desreguladores endócrinos", alterando a ação hormonal nos receptores das células fetais, o que pode trazer resultados a curto ou a longo prazo (Kavlock e cols., 1996). Como a maioria dos agentes químicos que possuem esta ação são, também, persistentes no ambiente e bioacumulativos, é difícil estabelecer relação direta causal de apenas uma determinada substância. Além disso, o fato de se acumularem no tecido adiposo faz com que o nível interno de contaminação seja superior ao do ambiente externo. Também faz com que os níveis dessas substâncias estejam sempre milhões de vezes mais altos que os próprios hormônios naturais produzidos pelo organismo, o que aumenta a probabilidade de ação deletéria na competição pelos locais receptores.

Durante o desenvolvimento, o feto é particularmente sensível a flutuações hormonais. A exposição mesmo a baixos níveis de hormônios exógenos ou agentes tóxicos pode resultar em mudanças fisiológicas permanentes que não são observadas se adultos forem expostos a doses similares (Solomon e Schettler, 2000). Exemplo disto é a ocorrência de hipotireoidismo leve. No adulto, essa condição não provoca grandes efeitos, mas no feto pode acarretar distúrbios de neurotransmissores, neurotrofinas, crescimento axonal e função mitocondrial, resultando em atraso de desenvolvimento cognitivo e neuromotor (Solomon e Schettler, 2000). Das milhares de substâncias sintéticas com potencial deletério para o sistema hormonal, apenas algumas foram estudadas e testadas. Os primeiros desreguladores endócrinos descritos foram substâncias químicas com atividades estrogênicas ou antiandrogênicas. Exemplo clássico dessas substâncias é o dietilestilbestrol (DES), cuja exposição intra-uterina levou à ocorrência de câncer de vagina em meninas (Sharara e cols., 1998). São exemplos atuais de desreguladores endócrinos (Sharpe e Irvine, 2004):

- Organo-halogenados: dioxinas, PCB, percloroetileno.
- Fenóis halogenados: pentaclorofenol, metilfenol, polibromato de bisfenol.
- Pesticidas: um grande número, envolvendo organofosforados, organoclorados, fungicidas, herbicidas e alguns piretróides.
- Plásticos: fitalatos (BBP, DBP).
- Químicos industriais: compostos alquilfenólicos, bisfenol-A, chumbo, metilmercúrio, cádmio, estirenos, alguns hidrocarbonetos aromáticos, etilenoglicol.

Uma das maiores dificuldades de se conhecer o efeito tóxico de certa substância sobre o feto está na necessidade de se utilizar dados adaptados de experiência com animais. Modelos animais, além de apresentarem diferenças metabólicas evidentes com o ser humano, são expostos a doses experimentais tão altas de agentes tóxicos que não são encontradas na prática. Outro problema é que muitas substâncias têm efeitos sobre os animais, e não têm efeitos conhecidos sobre humanos e vice-versa.

Uma das grandes preocupações sobre os riscos fetais das intoxicações é a ocorrência de malformações congênitas. Este receio, fundamentado após a "tragédia de talidomida", tem sua razão de ser, já que muitos defeitos congênitos têm origem ambiental, atuando sobre predisposição genética (Carrera, 1981). Entretanto, este efeito nem sempre é fácil de demonstrar, uma vez que na maioria das vezes é difícil controlar outros fatores de risco ambiental ou individual, para afirmar que um evento foi causado por um agente específico. Os efeitos teratogênicos de uma substância dependem:

a) da época de administração, via e dose (que para a maioria das substâncias é desconhecida);
b) da variação dentro da espécie, ou seja, suscetibilidade de cada indivíduo;
c) outros fatores: idade e doenças metabólicas maternas, deficiências nutricionais, efeitos aditivos, sinérgicos ou antagônicos entre múltiplos agentes.

De acordo com a época em que age determinado agente tóxico, pode ocorrer morte embrionária ou fetal, alteração na organogênese (teratogenicidade morfológica ou estrutural), redução do número de células (restrição de crescimento) ou modificações funcionais (deficiência funcional). O desenvolvimento cerebral embriofetal é particularmente sensível aos efeitos de substâncias tóxicas. As possibilidades de ação de toxinas ambientais sobre os processos reprodutivos estão representadas no quadro VII-21.

Como a mielinização do SNC só estará completa após o nascimento, distúrbios menos evidentes de lesão, como a restrição de crescimento fetal e distúrbios do desenvolvimento neurológico, podem manifestar-se, tardiamente, como seqüelas de agressões tóxicas. Atualmente, associa-se a restrição de crescimento fetal com o surgimento de afecções na vida adulta, como, por exemplo, coronariopatias. Admite-se, inclusive, que possam ocorrer futuros distúrbios de comportamento no indivíduo ligados a exposições intra-útero a agentes tóxicos (teratologia comportamental).

Quadro VII-21 – Resultados reprodutivos associados com exposição a agentes tóxicos.

Alterações de fertilidade (homem e mulher)
Abortamento espontâneo
Defeitos cromossômicos
Anomalias estruturais não-cromossômicas
Proporção sexual alterada
Morte fetal tardia
Parto prematuro
Baixo peso ao nascimento
Morbimortalidade neonatal
Distúrbios de desenvolvimento
Distúrbios comportamentais
Câncer infantil
Morte infantil
Doenças da infância e da idade adulta

Diferentes agentes teratogênicos podem produzir as mesmas malformações e um único agente teratogênico pode afetar diferentes estruturas, dependendo da época da administração. Para se ter idéia da dificuldade do problema, basta dizer que, dentre as milhares de substâncias e agentes químicos existentes, menos de 1.000 são reconhecidos como capazes de produzir efeitos em animais e um número inferior a 100 já foi demonstrado como teratogênico para o homem. Contudo, a cada ano, cerca de 1.000 novas substâncias químicas são sintetizadas e lançadas ao ambiente. Fica, portanto, muito difícil e quase impossível descrever todos os agentes tóxicos ambientais e suas influências sobre a gestante e o concepto. Daí nos limitarmos a considerar apenas os efeitos dos tóxicos ambientais mais conhecidos, aos quais a grávida está exposta, "passiva" ou "ativamente".

EXPOSIÇÃO PASSIVA A SUBSTÂNCIAS TÓXICAS

Neste grupo, encontram-se substâncias a que a gestante se expõe sem vontade própria, ou seja, aquelas presentes no ar, água, alimentos, ambiente de trabalho e doméstico. Alguns desses agentes são físicos e discutidos no capítulo 160. Aqui nos limitaremos aos agentes químicos, com comentários sobre os mais comuns, lembrando que a discussão isolada pode subestimar associações tóxicas comuns no dia-a-dia. Todos os agentes citados adiante podem, eventualmente, ser utilizados para intoxicar agudamente um indivíduo, tanto por meio de tentativas de suicídio, quanto de homicídio, o que justifica a necessidade de o obstetra conhecer melhor essas substâncias e seus efeitos.

GASES POLUENTES AMBIENTAIS

Os principais são monóxido de carbono, dióxido de enxofre, ácido sulfúrico, sulfato em forma de partículas em suspensão, ozônio, dióxido de nitrogênio e aldeídos (Klaassen, 1990b; Wang e cols., 1997). São gases decorrentes da chamada poluição artificial, diferentemente da poluição natural, proveniente da poeira, pó e plantas. Áreas com poluição atmosférica podem afetar a evolução da gravidez, seja na forma de distúrbios maternos (problemas respiratórios, alérgicos, aumento da incidência e gravidade de êmese e hiperêmese gravídicas), seja pela possibilidade de provocar distúrbios fetais. Entretanto, os efeitos da poluição do ar sobre o desenvolvimento fetal são incertos, e repercussões maiores não são confirmadas, havendo necessidade de mais estudos para estimá-la (Maisonet e cols., 2004).

O mais estudado desses gases é o monóxido de carbono (CO), gás incolor e inodoro, sem sabor e não irritante, produzido principalmente por meios de transporte, poluição industrial, incêndios, queimadas, produção natural (microrganismos) e do fumo do tabaco. É, dos contaminantes atmosféricos, o que tem mais relatos de mortes acidentais e suicidas resultantes de sua inalação (Thom e Keim, 1989). Também é o que mais comprovadamente tem mostrado efeitos fetais. Seu efeito tóxico está na sua grande afinidade de ligação pela hemoglobina, que é 200 a 250 vezes maior que a do oxigênio (Stewart, 1976), formando a carboxiemoglobina (COHb). Interfere na respiração celular, por afetar a porção citocromo-mitocondrial (Gabrielli e Layon, 1995). A exposição aguda a grandes quantidades leva a graus variados de depressão neurológica, enquanto a exposição crônica a pequenas quantidades pode acelerar o desenvolvimento de arteriosclerose e provocar distúrbios cardíacos (Klaassen, 1990b).

A grávida é mais sensível aos efeitos do CO, porque seu consumo de O_2 é maior que o da não-grávida (Thom e Keim, 1989). O monóxido de carbono é rapidamente absorvido pelos pulmões e transferido através da placenta para a circulação fetal, acumulando-se no sangue fetal (McElhatton e Easton, 2003). Os níveis recomendados como seguros devem estar abaixo de 9ppm (Klaassen, 1990b), lembrando-se que a concentração de CO em áreas urbanas é de 3-10ppm e, no ar puro, de 0,1 a 0,5ppm, podendo chegar até 50 a 100ppm próximo de fábricas ou rodovias com alto fluxo de veículos. Em áreas com alta concentração de CO, os níveis de COHb podem chegar a 4 e 6%, equivalente a fumar 20 cigarros por dia (Longo, 1980).

As concentrações fetais de COHb tendem a se equilibrar com as maternas, ficando entre 10 e 15% acima (Longo, 1977). Criam-se então dificuldades não só à passagem de O_2 da mãe para o feto, como deste para seus tecidos, com conseqüente hipóxia tecidual. Isso acarreta redistribuição de fluxo sangüíneo para o cérebro, coração e adrenais, podendo provocar diminuição de peso corporal (Alderman e cols., 1987; Secker-Walker e cols., 1997) e até dano cerebral devido à hipóxia.

A exposição a 100ppm de CO por 4 horas tem sido associada a aborto, morte fetal, parto prematuro, baixo peso ao nascer e deficiências neurológicas nas crianças sobreviventes. Em exposições agudas, entretanto, principalmente quando não há perda de consciência, a tendência é que não ocorram efeitos, não devendo cogitar-se em interromper a gravidez por esse motivo, desde que não exista outra situação indicadora (McElhatton e Easton, 2003).

Em concentrações muito altas de COHb (20-49%) ocorre óbito fetal intra-útero. Os recém-nascidos sobreviventes de intoxicações agudas maternas muito graves podem apresentar seqüelas neurológicas, incluindo retardo mental, convulsões, espasticidade e atraso de desenvolvimento psicomotor (Longo, 1977). Pode haver morte fetal mesmo nos casos de intoxicação materna aguda sem que a mãe apresente risco de morte, pois a cinética do monóxido de carbono no sangue fetal pode provocar níveis de COHb muito acima dos maternos. O feto pode apresentar hipóxia mesmo quando o nível materno de CO não é considerado tóxico.

Uma das formas de tratamento da intoxicação materna aguda é a utilização de oxigênio hiperbárico, que não tem mostrado efeito nocivo na mãe ou feto, apesar do pequeno número de casos registrados na literatura (Balaskas, 1992; Gabrielli e Layon, 1995).

POLUENTES ORGÂNICOS PERSISTENTES

Poluentes orgânicos persistentes são substâncias químicas contendo carbono. Possuem características lipofílicas, acumulando-se no tecido adiposo e na cadeia alimentar. Resistem aos processos de degradação física e química e podem permanecer durante séculos no ambiente, além de que alguns são semivoláteis, podendo ser transportados pelo ar e causar efeitos muito além do local onde são produzidos. O Programa Ambiental das Nações Unidas identificou 12 deles, dos quais 9 são pesticidas (DDT, Clordano, Heptacloro, Hexaclorobenzeno – BHC –, Toxafeno, Aldrin, Dieldrin, Endrin e Mirex) e os outros são as dioxinas, furanos e PCB (policloretos de bisfenilas). A maior parte da contaminação humana se dá por meio da dieta e esses agentes são eliminados através das fezes e pelo leite materno. Em animais, podem ter efeitos nocivos diversos, tais como reprodutivos, no desenvolvimento, carcinogênicos, endócrinos e imunológicos. Em humanos, ainda não há clareza sobre o que realmente pode ocorrer.

Revisão da literatura sobre a relação entre o desenvolvimento neurológico de crianças e a exposição pré-natal aos PCB identificou sete estudos, dos quais dois avaliaram crianças com alta exposição (Abelsohn e cols., 2002). Reflexos anormais foram relatados nos quatro estudos que pesquisaram essa condição. Foram observadas, também, alterações no desenvolvimento motor e cognitivo. A conclusão dos pesquisadores é de que existe efeito sutil no desenvolvimento neurológico em crianças expostas intra-útero aos PCB. Devido às diferenças metodológicas dos estudos, não é possível definir os limites de tolerância para essas substâncias. Também não está clara a importância da exposição a esses agentes, tanto pelo leite materno, quanto através da contaminação ambiental pós-natal.

SOLVENTES

Os solventes constituem grande variedade de agentes químicos usados na eletrônica, produtos de saúde, produtos de limpeza, laboratórios, colas e tintas. Muitos podem contaminar as fontes de água potável. Neste grupo encontram-se produtos de uso doméstico ou industrial, como substâncias de limpeza de pisos e azulejos, removedores de tinta, além de gasolina e querosene. Vários solventes têm sido associados à infertilidade, e os resultados reprodutivos adversos, observados em animais de experimentação e em humanos (Sharara e cols., 1998).

Na intoxicação por gasolina ou querosene, o maior perigo é a aspiração pulmonar do produto. Nesses casos, deve-se evitar a lavagem gástrica ou provocar vômitos, pois esses produtos lesam as células ao dissolver os lipídeos celulares. O perigo de intoxicação com gasolina é cada vez mais preocupante, devido aos relatos de vazamentos em tanques subterrâneos, com possibilidades de contaminação de água potável. Há poucos dados sobre a toxicidade aguda na grávida exposta aos destilados de petróleo. Hipóxia materna grave, conseqüente à pneumonite química, tem efeito direto no feto. A passagem transplacentária de hidrocarbonetos pode ocorrer e levar à anemia hemolítica no recém-nascido (Balaskas, 1992). Experimentos em ratos, com hexano e metiletilcetona, demonstraram neurotoxicidade, atraso no crescimento e morte intra-uterina, dependente da concentração durante a exposição, sem aumentar as malformações (Stoltenburg e cols., 1990).

O benzeno, hidrocarboneto aromático muito tóxico, pode lesar o sistema nervoso central (SNC) em intoxicações agudas, enquanto a exposição crônica afeta principalmente o sistema hematopoético, com possibilidade de anemia aplástica e leucemia (Klaassen, 1990b). A exposição não-ocupacional de adultos ao benzeno dá-se em situações de trânsito, reabastecimento de combustível e pelo fumo do tabaco. Piores situações de exposição ambiental ao benzeno ocorrem nos que fumam muito e moram próximo de áreas de tráfego intenso. O principal risco de exposição a baixas concentrações de benzeno tem sido a leucemia. Até o momento não há evidência de que a exposição contínua ao benzeno nas concentrações ambientais gerais traga outro efeito à saúde (Duarte-Davidson e cols., 2001).

O tolueno é, também, hidrocarboneto aromático, utilizado como solvente em tintas, vernizes, esmaltes e colas. É depressor do SNC e é pelos seus efeitos sobre o SNC que os "cheiradores de cola" inalam seus vapores. Não está ligado à anemia aplástica ou à leucemia.

A exposição maior a solventes orgânicos ocorre no ambiente de trabalho. Saavedra-Ontiveros e cols. (1996) descreveram quadro teratogênico em filhos de trabalhadores de fábrica onde se utilizava etilenoglicol sem proteção. Há relatos também de possível associação com palato fendido, mas são achados inconsistentes. Defeitos do tubo neural e anomalias do trato urinário foram relatados em filhos de mulheres expostas a solventes durante a gravidez (Wilkins-Haug e Gabow, 1991). Também já se relatou associação entre exposição a solventes orgânicos no trabalho, com maior número de defeitos cardíacos septais (12,1% de exposição durante a gravidez no grupo com defeitos x 7,8% de exposição no grupo sem defeitos), mas essa associação não foi significativa quando ajustada por idade materna (Tikkanen e Heinonen, 1991). Nurminen e cols. (2001) avaliaram a associação entre malformações congênitas (defeitos cardíacos e labiais) com a exposição a solventes. As trabalhadoras expostas que utilizaram luvas e máscaras tinham menor ocorrência desses defeitos.

A maior associação tem sido demonstrada com o aborto espontâneo. Lindbhom e cols. (1990) encontraram associação entre exposição a solventes orgânicos durante a gravidez com aborto espontâneo e sugeriram que o risco é maior na exposição a hidrocarbonetos alifáticos. O risco relativo de aborto espontâneo foi 2,2 vezes maior para mulheres que trabalhavam com solventes, mas foram encontrados valores de risco relativo de 3,9 para exposição a altos níveis de hidrocarbonetos, de 5,2 para trabalhadoras em gráficas e de 9,3 para trabalhadoras expostas ao tolueno. Lipscomb e cols. (1991) também encontraram aumento de risco de abortos espontâneos e baixo peso do recém-nascido. Sugeriram mais estudos para validar seus resultados. O aborto espontâneo foi mais freqüente (Agnesi e cols., 1997) entre mulheres da indústria de calçados. Recentemente, Xu e cols. (1998) observaram associação entre aborto espontâneo e mulheres expostas ocupacionalmente a benzeno, gasolina e outros agentes petroquímicos.

A informação sobre os riscos maternos e fetais decorrentes da exposição aos solventes no local de trabalho ainda é esparsa e muitas vezes contraditória. Os dados não mostram evidências convincentes de que, trabalhando dentro de condições efetivas de segurança, o uso de solventes seja tão perigoso ao feto (Bentur e Koren, 1991).

PESTICIDAS

Contaminam o ambiente com múltiplas substâncias tóxicas, cujos efeitos, a longo prazo, não são completamente conhecidos. Estima-se que existam mais de 1.500 substâncias ativas nos diferentes pesticidas que podem contaminar de forma aguda (envenenamentos) ou crônica (água, ar e alimentos). Estima-se que um terço dos 1.500 ingredientes ativos em pesticidas registrados são tóxicos e um quarto são mutagênicos e carcinogênicos (Kurzel e Cetrulo, 1981). Estudos epidemiológicos com pesticidas têm encontrado associações com efeitos a longo prazo sobre a saúde em três grupamentos: câncer (principalmente os hematológicos), neurotoxicidade (polineuropatia, Parkinson, alterações neurocomportamentais) e distúrbios reprodutivos (infertilidade, defeitos congênitos, complicações gestacionais e mortalidade perinatal) (Baldi e cols., 1998). Alguns efeitos reprodutivos carecem de mais comprovação, como, por exemplo, os defeitos congênitos (Nurminen, 1995; Garcia, 1998). Há evidências de que níveis aumentados no sangue de cordão umbilical de clorpirifós (*chlorpyrifos*) e diazinon estão associados negativamente ao peso fetal (Whyatt e cols., 2003).

Fonte de contaminação com esses agentes é a alimentação com produtos agrícolas contaminados, além da exposição atmosférica, ocupacional e em atividades de lazer como jardinagem. As principais classes de pesticidas compreendem os organoclorados, organofosforados, carbamatos e piretróides.

Organoclorados – são usados em dezenas de países para controlar a malária. A característica mais importante desse grupo é a bioacumulação, ou seja, a capacidade de ir se concentrando no tecido adiposo dos organismos da seqüência da cadeia alimentar. O exemplo mais conhecido desse grupo é o DDT (diclorodifeniltricloroetano), que, apesar de proibido em muitos países, ainda persiste no ambiente devido à bioconcentração. Outros exemplos são o Clordane, Aldrin, Alodan, Dieldrin, Isodrin, Heptacloro, Endrin, Lindano, Toxafeno, Mirex e Clordecone. O BHC (hexacloreto de benzeno) pertence a esse grupo, sendo o Lindano seu isômero mais tóxico.

A exposição a esses agentes é maior entre os habitantes da zona rural. Em humanos, pesticidas organoclorados são encontrados no leite materno e no tecido adiposo. A maioria cruza a barreira placentária (Klaassen, 1990b). Como a metabolização dos organoclorados é lenta, eles podem ser achados no líquido amniótico e no sangue fetal (D'Ercole e cols., 1976). Alguns autores admitem estar associadas ao risco aumentado de aborto espontâneo, parto prematuro, redução do peso fetal e câncer de mama (Karmaus e Wolf, 1995; Schade e Heinzow, 1998). Estudo de Korrick e cols. (2000) aponta para aumento do risco de aborto espontâneo em mulheres não ocupacionalmente expostas ao DDT e DDE. Estas associações necessitam de maior evidência científica para caracterizar tal risco (Sharara e cols., 1998).

A contaminação perinatal pode ocorrer tanto por via transplacentária quanto pelo leite materno. O BHC é rapidamente transferido pelo leite materno. Os riscos do embrião, feto ou lactente a pequenas quantidades dessas substâncias não é conhecido, porém, em altas doses, podem ser mutagênicos e teratogênicos. A exposição a grandes concentrações pode causar baixo peso ao nascer e redução da circunferência cefálica em crianças (Sharara e cols., 1998).

Organofosforados – incluem inseticidas como Asuntol, Clortion, DDVP, Diazinon, Dimefox, Malation, Paration, Potasam, Trition e outros. Têm como "vantagem", com relação aos clorados, sua menor permanência no meio ambiente e vieram em sua substituição. Não obstante serem considerados menos carcinogênicos, são muito mais tóxicos (Klaassen, 1990c). Os exemplos mais comuns desse grupo são o Malation e o Paration. São absorvidos efetivamente pela pele, tratos gastrintestinal e respiratório, e sua metabolização é hepática, através de enzimas do sistema citocromo P450.

Seu efeito tóxico decorre da ligação com a acetilcolinesterase, levando ao acúmulo de acetilcolina nas sinapses e estimulação de receptores periféricos e centrais de forma descontrolada. A maior parte das exposições agudas, inclusive na gravidez, ocorre por tentativa de suicídio (Balaskas, 1992). Os medicamentos usados no tratamento da intoxicação são a Atropina e o "Contrathion". O tratamento de paciente grávida intoxicada agudamente por esses produtos não difere daquele da não-grávida. Monitorização fetal é necessária e, caso haja necessidade de parto, neonatólogos darão atendimento ao recém-nascido intoxicado.

Os organofosforados podem cruzar a barreira placentária e produzir níveis fetais semelhantes aos maternos. Não há referências que confirmem efeitos teratogênicos ao ser humano. Aparentemente não restringem o crescimento fetal (Eskenazi e cols., 2003). Presume-se que poderiam causar efeitos sutis, a longo prazo, no desenvolvimento cognitivo.

Carbamatos – os efeitos são semelhantes aos organofosforados. O mais conhecido é o Carbaril. Também são inibidores de acetilcolinesterase. São descritos efeitos teratogênicos (Kurzel e Cetrulo, 1981).

Piretróides – incluem aletrina, resmetrina, cismetrina, tetrametrina, entre outros. São os mais usados em inseticidas domésticos e considerados os mais "seguros". Contudo, são mais alergênicos que os outros, podendo levar até a pneumonias por hipersensibilidade, sendo mais freqüente, entretanto, distúrbios cutâneos, rinites e estados asmatiformes. Pouco se conhece sobre sua toxicidade embrionária ou fetal.

Fumigantes – são utilizados para eliminar insetos, roedores e nematódeos do solo. Entre seus elementos tóxicos está o cianeto (ácido cianídrico), um dos venenos mais potentes e rápidos existentes, que pode levar à morte por parada respiratória. A intoxicação por cianeto pode ocorrer também por meio de substâncias liberadoras de cianeto como nitroprussiato, sementes de certas frutas de caroço (pêssego, damasco, amêndoa amarga) e raízes de mandioca brava.

Herbicidas – o mais conhecido é o Paraquat. Seu efeito principal é grave lesão pulmonar, nem sempre imediata, podendo ocorrer dias após a ingestão. Pode ser encontrado como contaminante da maconha. Em intoxicações agudas, pode concentrar-se do lado fetal em níveis quatro a seis vezes maiores que o materno, sendo comum a morte fetal (Talbot e cols., 1988).

METAIS PESADOS

Em estudos animais, todos foram capazes de cruzar a placenta e causar malformação e morte fetal (Strassner e cols., 1992). A exposição torna-se mais intensa e perigosa quando a presença ambiental do elemento se soma à exposição ocupacional.

O acúmulo desses metais no ser humano leva a efeitos tóxicos diretos ou pela sua ligação com outros compostos no organismo, o que dificulta sua eliminação. Os antagonistas dos metais pesados são conhecidos como agentes quelantes (EDTA, Dimercaprol, Penicilamina), que impedem a ligação dos metais a substâncias próprias do organismo e, com isso, seus efeitos tóxicos.

Alguns metais têm sido estudados pelos riscos que podem acarretar durante o ciclo gravídico-puerperal. A contaminação de gestante pode ocorrer através da água e alimentos, poluição atmosférica, ambientes de trabalho específicos e em casos de acidentes industriais. Os metais pesados que já foram relacionados à embriotoxicidade são o mercúrio, o chumbo, o cádmio e mais raramente o níquel, selênio, o arsênico e o tálio. Os metais pesados comprometem o desenvolvimento cerebral normal e a função dos neurotransmissores, levando a deficiências a longo prazo no aprendizado e comportamento social. Alguns estudos apontam que crianças hiperativas e criminosos têm níveis elevados de chumbo, manganês ou cádmio (Masters e cols., 2000).

Mercúrio – os mercuriais são poluentes ambientais globais derivados de processos naturais e atividades antropogênicas. Existem três fontes principais: mercúrio elementar, sais e mercúrio orgânico. O mercúrio elementar é usado em termômetros e esfigmomanômetros e aparece na forma de vapores presentes em quantidades significativas em indústrias que manipulam esse produto. Em pequenas quantidades, aparecem, também, em consultórios dentários, decorrentes de restaurações com amálgama de prata (Klaassen, 1990a). Os sais de mercúrio também têm origem industrial, mas podem ser encontrados em remédios tópicos e alimentos. No ambiente de trabalho, os indivíduos expostos são aqueles que atuam na fabricação de lâmpadas, equipamentos elétricos, baterias, pesticidas e garimpo.

A maioria do estudo da exposição humana ao mercúrio vem de populações que se contaminaram com metilmercúrio, através da ingestão de peixes, mariscos ou mamíferos marinhos. O metilmercúrio também sofre o processo de bioacumulação e bioamplificação na cadeia alimentar marinha, atingindo seus maiores níveis nos peixes predadores finais.

O mercúrio orgânico (metilmercúrio) é o mais importante para o obstetra e foi o responsável por vários acidentes no passado, como no Iraque, Paquistão, Gana, Guatemala e pela famosa "doença de Minamata", causada por acidente ambiental com mercúrio na cidade japonesa de Minamata na década de 1950 e que motivou o nascimento de grande número de crianças com seqüelas neurológicas decorrentes da intoxicação materna devido à ingestão de peixe contaminado. O mercúrio orgânico é encontrado em tintas, fungicidas, sementes, alimentos, remédios e produtos cosméticos.

O mercúrio inorgânico é transformado por ação de microrganismos em metilmercúrio. Plantas, animais e peixes (principalmente) de água doce e salgada absorvem metilmercúrio e, por mecanismo de bioconcentração, acumulam quantidades dessa substância em níveis muito maiores (milhares de vezes) que os da água ao redor. A meia-vida do metilmercúrio nos animais é de centenas de dias, sendo que no homem é descrita como em torno de 70 dias (Harrison, 1988).

Na intoxicação aguda por mercúrio inorgânico, há corrosão do trato gastrintestinal, com perda aguda de líquidos, e pode ocorrer choque, morte e necrose tubular aguda, enquanto que a forma crônica provoca síndrome nefrótica. A intoxicação aguda com o mercúrio orgânico não pode ser distinguida da intoxicação crônica e os efeitos são basicamente relacionados a danos neurológicos que muitas vezes são permanentes no feto quanto no indivíduo adulto. Em adultos, o envenenamento é caracterizado pela demora de início dos sintomas neurológicos e pela degeneração focal de neurônios em áreas específicas do cérebro (por exemplo, córtex e cerebelo).

Os compostos mercuriais inorgânicos atravessam a barreira hematoencefálica, mas não a barreira placentária. Por outro lado, o vapor de mercúrio e o mercúrio orgânico o fazem facilmente, concentrando-se no sangue fetal, rins e SNC, no qual provocam maior dano (Strassner e cols., 1992). No sangue fetal, a concentração do mercúrio pode ultrapassar em 30% a do sangue materno (Melkonian e Baker, 1988). Estudos feitos com diferentes populações mostram níveis de mercúrio total no sangue do cordão em torno de 13 a 24% acima do sangue materno. A tabela VII-41 mostra resultados de dosagens de mercúrio no sangue materno e fetal segundo diferentes autores.

Tabela VII-41 – Concentração média de mercúrio (ng/g) no sangue materno e fetal.

Autores	Sangue materno	Sangue fetal
Kuhenert	3,4	3,9
Baglan	8,7	11,5
Piticin	1,0	1,3
Tejning	6,0	7,7
Suzuki	16,8	20,0

Fonte: Melkonian e Baker, 1988.

Efeitos embriotóxicos e teratogênicos do metilmercúrio têm sido relatados em animais de laboratório (Strassner e cols., 1992). O feto apresenta efeitos neuropatológicos diferentes do adulto, além de maior sensibilidade ao metilmercúrio. Entre os múltiplos mecanismos possíveis de acarretar a neurotoxicidade do metilmercúrio estão alterações microtubulares, lesão oxidativa, alteração do metabolismo do cálcio e potencialização de alguns neurotransmissores (Castoldi e cols., 2003). Dependendo do grau da exposição intra-útero, o metilmercúrio pode causar efeitos que variam desde a morte fetal até sutis deficiências neurológicas. A intoxicação pré-natal acarreta paralisia cerebral devido à atrofia cortical e cerebelar (Harrison, 1988). A exposição materna ao mercúrio orgânico está ligada a risco de aborto espontâneo e defeitos ao nascer, tais como microcefalia, paralisia cerebral e retardo mental (Sharara e cols., 1998). Há relatos de gestantes com exposição a doses de metilmercúrio sem efeitos clínicos evidentes e que geraram crianças que desenvolveram paralisia cerebral (Koos e Longo, 1976). Nem sempre as crianças nascidas com intoxicação pelo mercúrio apresentam sintomas ao nascimento. Algumas só os mostrarão por volta do sexto mês de vida, quando surgem sinais de comprometimento neurológico e mental. Os efeitos da intoxicação podem ocorrer com a exposição em qualquer trimestre. Com base em estudos epidemiológicos feitos em populações apresentando exposição crônica moderada ao metilmercúrio, nenhum consenso definitivo tem sido atingido para garantir nível de segurança da exposição materna durante a gravidez.

O mercúrio pode passar pelo leite materno. Em ratos, tanto o mercúrio orgânico quanto as formas inorgânicas passam para o leite materno. Daí se evitar a lactação, a não ser que não exista outra alternativa segura de alimentação (Strassner e cols., 1992).

Chumbo – a origem da contaminação pelo chumbo é decorrente da ingestão de água e alimentos contaminados. Contudo, podem ocorrer exposições ambientais e ocupacionais. São grandes fontes de chumbo: tintas, vernizes, vasilhames revestidos e baterias. A intoxicação aguda é rara e a crônica (saturnismo) é a mais comum. Os quadros tóxicos geralmente envolvem sinais e sintomas gastrintestinais, hematológicos, renais e principalmente neurológicos, com danos muitas vezes irreversíveis. O chumbo é elemento estranho ao organismo humano e sua presença nos tecidos interfere em diversas passagens metabólicas. Não existe plumbemia fisiológica, porém, pela contaminação ambiental, o ser humano o tem em seu sangue, em função dos níveis de exposição e ingestão. Os níveis máximos de exposição ao chumbo, recomendados pela comunidade médica e de saúde pública, deveriam ser menores que os em geral aceitos.

Aproximadamente 95% da carga corporal de chumbo fica nos ossos, não contribuindo para seus efeitos tóxicos (Klaassen, 1990a). O chumbo é veneno para as enzimas, ligando-se a seus grupos dissulfeto; em alta concentração, altera a estrutura terciária das proteínas intracelulares, desnaturando-as e causando morte celular (Harrison, 1988), o que é mais freqüente em tecidos que estão em divisão (feto e criança) que em tecidos estáveis (adulto).

No início do século XX já existiam informes de que o chumbo afetava a fertilidade, a evolução da gravidez e o desenvolvimento fetal (Longo, 1980). A gravidez pode tornar a mulher mais sensível aos efeitos da intoxicação pelo chumbo, porque, como há tendência de deficiência de ferro e cálcio, existe maior probabilidade para a mobilização dos depósitos ósseos de chumbo (Strassner e cols., 1992). Fumo e álcool também podem aumentar os níveis de chumbo na gravidez (Ernhart e cols., 1985).

Não há evidência sobre o limite de tolerância abaixo do qual o chumbo não causa efeito adverso à saúde. Existe evidência epidemiológica consistente de que baixos níveis de exposição podem comprometer o aprendizado e outras tarefas cognitivas complexas (Sandborn e cols., 2002). Os efeitos à saúde da exposição ao chumbo incluem neurotoxicidade, disfunção reprodutiva e toxicidade aos rins, sangue e sistema endócrino.

A transferência placentária do chumbo para o feto começa a partir da 12ª semana, com acúmulo fetal progressivo, e as maiores concentrações encontram-se nos ossos, fígado, sangue, placenta, cérebro, coração e rins. O cérebro fetal parece ser mais sensível aos efeitos do chumbo (Davis e cols., 1987). A concentração de chumbo no sangue da mãe é comparável à concentração de chumbo no sangue fetal ao nascimento. A correlação entre concentrações de sangue materno e do cordão ao parto é de geralmente 0,6 a 0,9 (Bellinger e Needleman, 1985). A concentração no cordão é, usualmente, pouco menor que a materna, sugerindo que a placenta representa barreira parcial ou que a transferência de chumbo para os tecidos moles é mais eficiente no feto que na mulher adulta. Talvez esses resultados divergentes reflitam a possibilidade de que o "pool" sangüíneo de chumbo materno esteja sujeito tanto ao aumento, em razão da mobilização dos estoques ósseos durante a gravidez, quanto à diminuição pelo chumbo transferido aos tecidos fetais.

Níveis aumentados de chumbo no sangue materno e fetal têm sido associados com rotura prematura de membranas, parto prematuro, diminuição do peso corporal, aparecimento de hipertensão na gravidez e aumento de mortalidade perinatal (Belinger e Needleman, 1985; Davis e cols., 1987; Klein e cols., 1994; Gonzalez-Cossio e cols., 1997). Em doses altas, o chumbo pode ser abortivo, mas não se sabe qual a dose teratogênica (Strassner e cols., 1992). Aumento de malformações menores tem sido associado e há sugestões de que possa provocar efeitos teratogênicos comportamentais (Creasy e cols., 1989; Davis e cols., 1987). Dentre as malformações menores estão presentes hemangiomas, linfangiomas, hidroceles, alterações da pele e criptorquidia (Bellinger e Needleman, 1985). Alterações neurocomportamentais são inconclusivas, pela enorme ação de variáveis confundidoras. Contudo, a hiperatividade aparece como grande seqüela diante da intoxicação pelo chumbo.

Os efeitos no cérebro são detectáveis tanto histológica quanto bioquimicamente. As maiores concentrações atingem a substância cortical e os gânglios da base, exercendo efeito direto tóxico nos neurônios, bem como estimulante da resposta glial e astrocítica. Em nível bioquímico, tem sido demonstrado que o chumbo inibe as enzimas cerebrais (Beatle, 1975). Esse autor encontrou valores significativamente maiores de chumbo na água de casas de crianças com retardo mental, quando comparadas com grupo sem retardo, concluindo que o chumbo pode ser fator na etiologia multifatorial dessa patologia. A probabilidade de retardo mental foi evidentemente aumentada quando os níveis de chumbo na água excediam 800mcg/litro.

Com respeito aos níveis de chumbo "seguros" na água, Davis e cols. (1987) demonstraram que, à medida que aumentam os estudos, níveis de chumbo cada vez menores são preconizados para evitar o prejuízo do desenvolvimento mental infantil. Concluíram que nem sempre o nível sangüíneo da mãe é capaz de prever o risco fetal, mesmo em níveis considerados baixos. O mesmo alerta é dado por Rothemberg e cols. (1989).

Outros metais pesados – suas relações com a reprodução humana são menos conhecidas.

Cádmio – é o mais estudado, depois do chumbo e mercúrio. É produzido pela queima de combustíveis fósseis e pela indústria de manufatura de ligas e galvanização do aço. As fontes alimentares de contaminação são moluscos, fígado e rins de animais (Klaassen, 1990a). O fumo pode contribuir, aumentando em cerca de 20 vezes a concentração de cádmio inalado. Mulheres que trabalham em indústrias de galvanoplastia são as mais expostas. Estudos animais demonstraram embrio e fetotoxicidade com a exposição, além de poder produzir malformações (Longo, 1980). Em humanos, a intoxicação crônica geralmente ocorre em ambiente profissional e pode levar a enfisema e lesão tubular renal. Pode influenciar a síntese de progesterona, podendo aumentá-la ou diminuí-la, dependendo da concentração e do local de sua produção. No ovário, baixas concentrações estimulam e altas inibem a síntese de progesterona. Há estudos demonstrando restrição do crescimento fetal e anemia grave em filhos de mães expostas e pode agir por interferência com o transporte de nutrientes pela placenta (Strassner e cols., 1992; Henson e Chedrese, 2004), já que parece não atravessar a "barreira placentária". Pode, portanto, contribuir para acentuar a restrição do crescimento fetal em mães fumantes. Laudanski e cols. (1991) encontraram maior associação entre cádmio e trabalho de parto prematuro.

Tálio – usado como inseticida e raticida, está relacionado ao atraso de crescimento, hidronefrose e defeitos de ossificação em ratos (Kurzel e Cetrulo, 1981).

Arsênico – encontrado em inseticidas, herbicidas, raticidas, fungicidas, conservantes de madeira. Pode intoxicar cronicamente por exposição ocupacional, pela água, alimentos e medicamentos contaminados. Já foram demonstradas malformações decorrentes de sua exposição em hamsters.

EXPOSIÇÃO ATIVA A SUBSTÂNCIAS TÓXICAS

Abordaremos, neste tópico, substâncias e/ou situações em que a grávida está ativamente exposta, geralmente por vontade própria, por meio dos hábitos e/ou vícios e do uso abusivo de drogas. Este é assunto complexo já pela sua definição, porque certas substâncias potencialmente tóxicas, como o tabaco e o álcool etílico, podem ter a chamada "aprovação" ou "aceitação" social de seu consumo, apesar de campanhas de conscientização em contrário; outras, dependendo da época ou da cultura local, podem ter seu uso aprovado ou reprovado. Independentemente de questões sociais, usaremos o termo exposição ativa, pois reconhecemos a intenção da pessoa em auto-administrar um agente tóxico.

TABACO

O tabaco é o principal agente tóxico a que as grávidas estão expostas. Aproximadamente 85% das fumantes continuam usando cigarros na gravidez.

O hábito crônico de fumar está associado a muitos riscos à saúde, que vão desde problemas respiratórios até doenças graves como hipertensão arterial, coronariopatias e câncer. Na maior parte dos países desenvolvidos, o fumo é a principal causa evitável de morte e a população fumante do sexo feminino aumentou nos últimos anos.

O fumo do tabaco libera mais de 4.000 compostos químicos (Jaffe, 1990), incluindo 43 carcinógenos ou venenos e acima de 300 hidrocarbonetos aromáticos policíclicos (Sharara e cols., 1998). O fumo do cigarro também contém metilisocianato, veneno responsável pela morte de 2.000 pessoas quando liberado acidentalmente na atmosfera em Bhopal, na Índia, em 1984. Além disso, pode conter benzeno, acetona, amônia, arsênico, butano, monóxido de carbono, cianeto, DDT, formaldeído, chumbo, metanol, polônio-210 (elemento radioativo carcinogênico), e naftalina; todos estes são carcinógenos ou tóxicos reprodutivos.

Das substâncias tóxicas presentes no cigarro, as mais importantes são o monóxido de carbono, a nicotina, o alcatrão, o cianeto, metais pesados e alguns contaminantes (como os pesticidas). Muitas destas substâncias são liberadas em pequenas quantidades, mas algumas podem produzir efeitos indesejáveis, tais como monóxido de carbono, dióxido de carbono, óxido de nitrogênio, amônia, nitrosaminas voláteis, cianeto de hidrogênio, enxofre, hidrocarbonetos voláteis, álcoois, aldeídos, cetonas, nicotina e alcatrão. Este último é mistura de hidrocarbonetos aromáticos policíclicos, considerados como carcinogênicos (benzopireno, aminas aromáticas e nitrosaminas não-voláteis).

O monóxido de carbono representa 3 a 5% da fumaça do cigarro. A taxa de COHb no fumante varia de 2 ou 15% e em não-fumantes está em torno de 1%. Este aumento da concentração de COHb ocorre tanto no sangue materno quanto no fetal, reduzindo a capacidade carreadora de oxigênio, causando hipóxia em ambos. No feto, a hipóxia crônica leva ao direcionamento do fluxo sangüíneo para áreas nobres, provocando aumento do nível de hemoglobina, eritrócitos e respiração anaeróbica. Isso explica os valores elevados de hematócrito e hemoglobina nos recém-nascidos de mães fumantes.

A nicotina é alcalóide e veneno extremamente potente. É componente de muitos inseticidas. A dose letal é de 50mg. Contudo, como a nicotina do tabaco é queimada e fracamente absorvida, acaba não sendo letal. Está presente em quantidades variáveis nos cigarros, podendo chegar até 3,5mg (Jaffe, 1990). Tem efeito semelhante à acetilcolina, agindo no SNC, em gânglios simpáticos e parassimpáticos. Pode estimular ou inibir, conforme a condição anterior de excitação e a dose usada. Dentre seus múltiplos efeitos, a liberação de catecolaminas e cortisol pela medula adrenal parece ser o mais prejudicial, levando a alterações escleróticas vasculares por aumento da aderência plaquetária e da concentração de ácidos graxos livres no sangue, com conseqüentes alterações da freqüência cardíaca e pressão arterial.

A nicotina parece ser o principal responsável pela dependência e vício de fumar. Essa substância (e seus metabólitos) é capaz de causar vasoconstrição, redução da oxigenação tecidual e concentração em tecidos reprodutivos (Sharara e cols., 1998). Cruza rapidamente a placenta e experimentos animais mostraram redução do fluxo e aumento da resistência vascular no leito placentário (Longo, 1980). Atinge níveis fetais 15% maiores que os maternos e seus efeitos sobre o feto ocorrem em todos os trimestres da gestação, correlacionando-se com aborto espontâneo, aumento das taxas de parto prematuro e redução de peso fetal (Lambers e Clark, 1996). O efeito vasoconstritor arteriolar pode causar isquemia e necrose da decídua, podendo haver descolamento de placenta. Os efeitos da nicotina no feto são de início rápido e duração curta, enquanto os do CO são de início mais lento e duração mais longa. A nicotina também se concentra no líquido amniótico e leite materno (Lambers e Clark, 1996).

O alcatrão é o principal responsável pelos efeitos cancerígenos. A concentração placentária de benzopireno está diretamente ligada à quantidade de cigarros fumados pela grávida. Os hidrocarbonetos policíclicos podem induzir vários sistemas enzimáticos placentários e interferir com o transporte de substâncias pela placenta (Longo, 1980).

O cianeto afeta o metabolismo da vitamina B_{12} e do sistema citocromoxidase, a enzima respiratória intracelular, causando hipóxia tecidual (Wouters e cols., 1987). O cádmio é um dos metais pesados presentes no tabaco e capaz de acumular-se no ovário de fumantes (Sharara e cols., 1998).

Existe na literatura extensa série de publicações abordando o problema fumo e gravidez. A maior parte delas tende a mostrar efeitos prejudiciais ao binômio mãe-feto, não só para os fumantes "ativos", mas também para os considerados "passivos". Estudos epidemiológicos têm demonstrado consistente e significativa incidência de infertilidade ou subfecundidade entre fumantes, comparativamente aos não-fumantes. Há relatos indicando que fumar durante a gravidez implica maior risco do concepto, quando adolescente também ser fumante, o que aponta para efeito da nicotina ou outras substâncias sobre o cérebro em desenvolvimento (Sharara e cols., 1998).

O fato de o fumo associar-se a efeito anorético provoca redução do ganho de peso em gestantes fumantes, por redução da ingestão calórica. Durante a gravidez, têm sido associados ao fumo: abortos espontâneos, partos prematuros, diminuição de movimentos fetais, mortes fetais, restrição de crescimento fetal, mortes neonatais, complicações como descolamento prematuro de placenta, placenta prévia, rotura prematura pré-termo de membranas ovulares, diminuição da quantidade e qualidade do leite materno.

Trabalhos constataram, curiosamente, que, apesar da liberação maior de catecolaminas e efeitos vasoconstritores maternos, a pré-eclâmpsia não parece ser mais freqüente nessas mulheres. As explicações para isto estariam em possíveis alterações do sistema imunitário materno, maior número de abortos ou maiores níveis de tiocianato, agente hipotensor formado pela metabolização do cianeto (Wouters e cols., 1987).

Os problemas do crescimento fetal são os que mais têm chamado a atenção pela sua relação com o fumo. Análise por regressão logística realizada por Fantuzzi e cols. (2003), na Itália, demonstrou clara evidência de que o fumo provoca restrição de crescimento fetal, com conseqüente nascimento de pequenos para a idade gestacional ("odds ratio" ajustada = 2,49; IC 95% = 1,74-3,56). Bada e cols. (2003) encontraram proporção de restrição de crescimento fetal relacionada ao tabaco de 15,3%, aumentando para 16% quando havia associação com álcool e para 20,1% quando havia consumo de cocaína. Classicamente, é aceita redução média de 200g no peso fetal de mães fumantes (Meyer, 1983; Werler e cols., 1985). Na Maternidade do Departamento de Tocoginecologia da FCM/UNICAMP, a média de peso de recém-nascidos de termo entre mães não-fumantes era de 3.310g, e nas fumantes, de 3.162g (Passini e cols., 1987). Esta diferença representa, para feto de 3.000g, em torno de 5% de seu peso corporal.

Os mecanismos que poderiam contribuir para a restrição do crescimento fetal seriam: menor alimentação materna, uso de outras drogas concomitantes, redução do fluxo sangüíneo uteroplacentário, redução da multiplicação celular do feto e hipóxia crônica por ação da redução do fluxo e do aumento de COHb. Essa restrição pode ser mediada pela nicotina, monóxido de carbono e tiocianato (Werler e cols., 1985).

A influência do fumo no peso do recém-nascido parece ser maior nos últimos meses de gestação (Creasy e cols., 1989; Barboza, 1991), mas pode ocorrer durante toda a gravidez e ser influenciado pelo número de cigarros fumados por dia (Meyer, 1972; Secker-Walker e cols., 1997), já que a diminuição do hábito de fumar durante a gravidez melhora o peso fetal (Prata Martins e cols., 1982; Mullen e cols., 1994). Não só o peso do recém-nascido diminui, mas também sua estatura (Hoff e cols., 1986). Além dessa influência sobre o peso, alguns autores relacionam o hábito de fumar e o número de cigarros fumados com a prematuridade.

A placenta das fumantes mostra alterações que dificultam as trocas materno-fetais (Meyer, 1983). Às vezes, o aspecto é de placenta de tamanho menor, "envelhecida" precocemente, cheia de calcificações na face materna. Contudo, o mais comum é a maior redução do peso fetal que do placentário, reduzindo a relação entre peso fetal/peso placentário. Embora autores mostrem que o tamanho placentário possa ser pouco reduzido pelo fumo, evidências sugerem haver anomalias bioquímicas e estruturais na placenta, que incluem: diminuição do espaço interviloso, lesões microscópicas características de baixa perfusão uterina, mudanças na íntima das artérias umbilicais, aumento no depósito de fibrina subcoriônica, infartos e calcificações placentárias e diferenças nos níveis de enzimas placentárias (Hoff e cols., 1986). É possível haver redução do fluxo sangüíneo no leito placentário, bem como necroses deciduais marginais, que poderiam favorecer o descolamento de placenta. Também são mais comuns as placentas prévias em fumantes (Werler e cols., 1985).

Alterações vasculares no cordão umbilical são mais comuns, como a trombose. Foi demonstrado também que o sangue do cordão umbilical pode apresentar aumento dos níveis de cádmio e diminuição dos níveis de zinco, e que essas alterações se relacionam, diretamente, com o peso do recém-nascido (Kuhnert e cols., 1987).

Existe controvérsia quanto aos efeitos teratogênicos do fumo. Parece não ser teratógeno evidente. Contudo, alguns autores consideram o fumo teratógeno letal que levaria a abortos e não a malformações (Werler e cols., 1985).

Existem distúrbios da infância que podem ser associados ao fumo e que vão desde problemas de desenvolvimento até morbimortalidade infantil (Meyer, 1983). Estes problemas incluiriam prejuízo de crescimento físico, diminuição da capacidade intelectual e deficiência no desenvolvimento comportamental. A morbidade respiratória na forma de pneumonia e bronquite é maior nos filhos de mães fumantes. Está, também, aumentado o risco de síndrome de morte súbita na infância, o que aumenta as taxas de mortalidade dessas crianças.

ÁLCOOL ETÍLICO (Etanol)

Em geral, o consumo de álcool tende a diminuir quando a mulher engravida. Bebedoras moderadas conseguem parar ou reduzir seu consumo de álcool durante a gravidez. Dentre as bebedoras mais graves, dois terços conseguem diminuir seu consumo, mas um terço continua a abusar do álcool durante toda a gravidez (Erja, 2003).

É difícil avaliar se a paciente é ou não alcoólatra. Formas para a determinação do uso de álcool pela paciente incluem questionários como o CAGE, TQDH e MAST, onde as perguntas sobre utilização de álcool são indiretas.

A possibilidade de efeito adverso do álcool na gravidez está relacionada à idade gestacional, à concentração sangüínea e à cronicidade do uso.

Parte ou maioria dos efeitos no álcool devem-se ao etanol, que sabe-se inibir a proliferação celular embrionária no início da gestação (Brown e cols., 1979). Não se pode incriminar apenas o etanol na gênese dos problemas relacionados ao álcool, pois, além das condições sociais e hábitos da paciente, existem riscos de outros contaminantes que acompanham as bebidas, como ácidos orgânicos, substâncias corantes, aromatizantes e metais (Jaffe, 1990).

A barreira placentária não funciona em relação ao álcool. Os níveis fetais e mesmo neonatais são altos, podendo ser até maiores que os da mãe. Tanto o feto quanto o recém-nascido, pela deficiência da enzima álcool-desidrogenase, têm a metabolização alcoólica atrasada e seu efeito nocivo prolongado. Pode haver síndrome de abstinência no recém-nascido. A amamentação parece não oferecer riscos ao recém-nascido de mãe alcoólatra, porque a quantidade de etanol, presente no leite materno, é pequena e o acetaldeído não se identifica no leite (Kesaniemi, 1974).

O consumo de álcool em torno de 30ml (de álcool absoluto) duas vezes por semana pode aumentar o risco de perdas fetais de duas a quatro vezes (Day e cols., 1991), contudo mais estudos são necessários para determinar o real risco de bebedoras moderadas. Nas graves, há relatos de aumento de incidência de descolamento prematuro de placenta.

A restrição de crescimento fetal parece ser a manifestação mais freqüente da síndrome, mesmo nas suas formas incompletas (Rodgers e Lee, 1989), sendo o comprimento fetal mais afetado que o peso. Os efeitos maternos do uso do álcool, como nutrição deficiente, absorção gastrintestinal diminuída, hipoglicemia, hipotermia e interferência no transporte placentário de aminoácidos, contribuem para a redução do crescimento fetal. As mulheres que usam hidantoinatos devem evitar o uso do álcool porque seus efeitos podem se somar na determinação dos defeitos fetais. A restrição de crescimento pode aparecer até em alcoólatras graves que param de beber durante a gestação, talvez por se apresentarem desnutridas ou por problemas alimentares durante a gestação.

O abuso de álcool durante a gestação pode causar alterações morfológicas e funcionais nos filhos de alcoólatras, denominado síndrome alcoólica fetal (SAF), ou efeitos alcoólicos fetais (EAF) (Jones e Smith, 1973; Jones e cols., 1974). É exclusiva de filhos de mulheres que ingeriram álcool durante a gestação. Sua etiologia é pouco conhecida, podendo ser devido ao acúmulo do etanol ou do acetaldeído ou às deficiências genéticas de sistemas enzimáticos do feto. A mortalidade nesta síndrome pode chegar a 17% e sua incidência varia entre 1,3 e 4,8/1.000 (Sampson e cols., 1997). Outros fatores relacionados ao alcoolismo, como a desnutrição, uso de drogas ilícitas, abuso de medicamentos e infecções intercorrentes, podem contribuir para esse resultado.

As principais alterações da SAF estão descritas no quadro VII-22 e incluem: alterações faciais (diminuição do tamanho dos olhos com fenda palpebral estreita, prega epicântica, hipoplasia de maxilar, micrognatia, nariz curto, lábio superior fino e, ocasionalmente, lábio e palato fendidos); alterações cardíacas (defeitos septais); microcefalia, com possibilidade de retardo mental, deficiência psicomotora, hipotonia, irritabilidade e hiperatividade na infância; restrição de crescimento fetal (distúrbios do crescimento e diminuição do tecido adiposo).

Quadro VII-22 – Achados da síndrome do alcoolismo fetal (Clarren e Smith, 1978).

Achado	Manifestação
Disfunção do SNC	
Intelectual	Retardo mental leve a moderado
Neurológico	Microcefalia*, pouca coordenação/hipotonia**
Comportamental	Irritabilidade no primeiro ano de vida, hiperatividade na infância**
Atraso de crescimento	
Pré-natal	Peso e estatura*
Pós-natal	Peso e estatura*, diminuição desproporcional do tecido adiposo**
Características faciais	
Olhos	Fenda palpebral curta*
Nariz	Curto*
Maxilar	Hipoplástico**
Boca	Retrognatia no primeiro ano de vida*, micro ou prognatia relativa na adolescência**

* Achado visto em mais de 80% dos pacientes.
** Achado visto em mais de 50% dos pacientes.

Outras alterações fetais descritas na síndrome são: ptose, estrabismo, miopia, pavilhão auricular malformado com rotação posterior, dentes pequenos com esmalte defeituoso, lábio leporino, sopros cardíacos, anomalias dos grandes vasos da base, tetralogia de Fallot, hipoplasia de pequenos lábios vaginais, hipospadia, defeitos renais, hemangiomas, hirsutismo no primeiro ano de vida, pregas palmares anormais, peito escavado, limitação do movimento articular, hipoplasia de unhas, sinostose radioulnar, escoliose, hérnias diafragmáticas, umbilicais e inguinais e diástase dos músculos retos abdominais (Blake, 1983; Thomas e McElhatton, 2000). Existem, entretanto, formas menos completas da síndrome, tanto na sua expressão imediata como tardia.

É referido que o alcoolismo é a terceira causa de retardo mental depois da síndrome de Down e dos defeitos do tubo neural (Smith e cols., 1977). A exposição ao álcool durante a gestação também acarreta maior risco de hemorragia intraventricular em recém-nascidos prematuros (Manar e cols., 2003).

A grande exposição ao álcool durante a gravidez pode causar efeitos deletérios ao feto em qualquer época da gestação. Por que algumas crianças desenvolvem a síndrome e outras não parece decorrer de sensibilidade genética, que decorre, provavelmente, de um polimorfismo na produção e regulação da álcool-desidrogenase e da aldeído-desidrogenase, as duas principais enzimas envolvidas na metabolização do álcool. Essa variação individual pode ser da mãe ou do feto. A síndrome alcoólica fetal ocorre entre 35 e 45% de mulheres que bebem mais de 150g por dia de álcool absoluto (15 taças de vinho) (Thomas e McElhatton, 2000). Enquanto os defeitos faciais da SAF ficam menos evidentes com o crescimento da criança, a baixa estatura, a microcefalia, as deficiências intelectuais e as anormalidades comportamentais persistem.

Filhos de bebedoras "moderadas" podem apresentar achados limitados da síndrome ("efeitos fetais do álcool"). Yang e cols. (2000) não detectaram efeito prejudicial de moderada ingestão alcoólica na incidência de restrição de crescimento fetal. Há relatos demonstrando que a ingestão de dois drinques por dia causam redução do peso fetal, indicando que o crescimento fetal é o indicador mais sensível da exposição ao álcool. Há alguma evidência apontando para aparente recuperação do crescimento fetal com a interrupção ou acentuada diminuição da ingestão antes de 20 semanas. Os efeitos do álcool sobre a redução do crescimento fetal são potencializados pelo tabagismo (Yang e cols., 2000). Episódios agudos de intoxicação alcoólica podem acarretar fetotoxicidade. Estudos apontam que bebedoras de cerveja têm maior risco de SAF que as que ingerem outras bebidas (Thomas e McElhatton, 2000). Admite-se que seis garrafas de cerveja correspondam a 90g de álcool absoluto, ou nove taças de vinho. Nas bebedoras de grandes quantidades de cerveja, a alimentação é deficiente, o que pode explicar parte dos achados encontrados. Outras explicações incluem a hiponatremia (decorrente do excesso de ingestão volêmica e que interfere com a mielinização). O álcool também pode inibir o reflexo de ejeção do leite materno. A quantidade de álcool no leite materno equivale aos níveis sangüíneos maternos (Thomas e McElhatton, 2000).

A síndrome de abstinência materna pode ser problema para o obstetra. Das formas principais desta síndrome o *delirium tremens* é a mais perigosa. Geralmente começa com tremores, passando, depois, a quadro de intensa hiperatividade simpática, com febre e alucinações, podendo ser fatal. Outra forma de abstinência são as convulsões, que podem ser confundidas com as da eclâmpsia. O tratamento deve ser feito com cuidado. Os sedativos dados à paciente podem levar à depressão respiratória grave no recém-nascido (Rodgers e Lee, 1989).

CAFEÍNA

A cafeína, ou 1,3,7-trimetilxantina, não é, propriamente, droga de uso médico abusivo ou ilícita; todavia tem seu consumo exagerado por algumas pessoas. Quimicamente, é relacionada a outras xantinas (teofilina, teobromina). Um dos efeitos das xantinas é aumentar o AMP cíclico intracelular, alterando os níveis de cálcio ionizado e potencializando a ação de catecolaminas. Os efeitos sistêmicos da cafeína são excitação do SNC, relaxamento da musculatura lisa, aumentos da freqüência, do débito cardíaco, da secreção gástrica e da diurese. A cafeína é encontrada em café, chá, bebidas à base de cola e chocolates (Johnson, 1983), bem como em muitos medicamentos comuns para resfriado e analgésicos (Tabela VII-42).

Tabela VII-42 – Quantidade de cafeína presente em algumas bebidas (Johnson, 1983).

Bebida (250ml)	Cafeína
Café infusão	75-150
Café instantâneo	30-80
Chá	40-50
Bebidas com "cola"	20-40
Chocolate	2-40

A cafeína não produz euforia, mas pode trazer sensação de bem-estar. Pode, inclusive, levar à síndrome de abstinência, cujo sintoma mais comum é a cefaléia (Jaffe, 1990). Sua meia-vida está aumentada de duas a três vezes na gravidez e é capaz de cruzar a placenta. Seu risco para o desenvolvimento fetal tem sido estudado em animais, nos quais mesmo doses pequenas podem ser teratogênicas. Em humanos, a ingestão inferior a 10 copos por dia não se associou a malformações. Há autores que tentam correlacioná-la com maior perda reprodutiva e complicações gestacionais (Kurzel e Cetrulo, 1981). Este risco poderia decorrer do aumento de catecolaminas circulantes provocado pela cafeína, que levaria à redução do fluxo uteroplacentário pela vasoconstrição. Poderia, também, alterar o curso do desenvolvimento fetal por sua ação inibitória sobre a fosfodiesterase, com acúmulo intracelular e de AMP cíclico. No entanto, grandes estudos em humanos não têm demonstrado essa correlação.

A ingestão da cafeína deve ser limitada a 150mg/dia, principalmente no primeiro trimestre, para reduzir o risco teórico de abortamento espontâneo. Essa recomendação é, particularmente, importante para pacientes com história de aborto habitual (Rodgers e Lee, 1989). Como a cafeína, também, é excretada pelo leite materno, seu uso excessivo, durante o aleitamento, pode provocar irritabilidade e padrões anormais de sono nos lactentes (Johnson, 1983).

USO DE DROGAS ILÍCITAS

O conhecimento neste campo ainda é limitado. Com freqüência, há o uso de múltiplas drogas, com muitas substâncias adicionadas, dificultando a realização de estudos e interpretação dos achados. Torna-se importante avaliar, por meio de anamnese e observação de comportamentos anormais, se a paciente foi ou é usuária de drogas. O exame físico pode mostrar alguns achados em usuários de drogas intravenosas e os exames toxicológicos já existem, mas, infelizmente, ainda estão fora da realidade da saúde pública. As vias preferidas de administração (intravenosa ou inalatória) produzem altas concentrações séricas que podem não sofrer a primeira etapa metabólica no fígado e cruzarem a placenta em grandes quantidades. Muitas vezes, essas drogas estão contaminadas por outros agentes tóxicos (metais, pesticidas), sendo comuns o uso concomitante de álcool etílico e/ou tabaco.

A mãe drogadita corre vários riscos, que vão desde a desnutrição até a prostituição, com agravantes na aquisição de doenças sexualmente transmissíveis (HIV, sífilis, HPV, herpes etc.), fenômenos tromboembólicos, endocardite, sepses e risco de overdose, muitas vezes fatal.

Certas drogas possuem efeitos farmacológicos indesejáveis à gravidez, independentemente de seus efeitos tóxicos fetais. Estimulantes e/ou depressores podem diminuir o apetite e resultar em desnutrição. Diversos efeitos cardiovasculares podem dificultar a circulação placentária e alterar sua função metabólica. Essas drogas podem persistir na circulação do nascituro após o parto, provocando dificuldades de adaptação neonatal (maior irritabilidade, incluindo situações de crises de abstinência neonatal e convulsões, até estados depressivos, que podem influir no Apgar de nascimento – Wagner e cols., 1998).

Como a maioria dessas drogas passa pela placenta, o feto é exposto nas diversas fases de seu desenvolvimento. É provável que o uso contínuo, pela mãe, de algumas drogas, pode resultar em exposição do recém-nascido durante o aleitamento. A maior parte dos estudos sugere que o abuso de drogas ilícitas tem um efeito adverso no resultado da gestação. Embora o abuso dessas substâncias seja um claro marcador de "alto risco" na gravidez, permanece ainda pouco claro quanto dessas substâncias é diretamente responsável pelos efeitos observados ou associado a elas (Craig, 2001).

Maconha – talvez seja a droga ilícita mais usada no Brasil. O isômero responsável pela maioria dos efeitos psicológicos característicos da maconha é o delta-9-tetraidrocanabinol (delta-9-THC). Provoca alterações no sistema nervoso central, incluindo modificações de humor, memória, coordenação motora, capacidade cognitiva e nível de consciência. Há efeitos farmacológicos cardiovasculares (aumento da freqüência cardíaca, hipotensão postural), respiratórios, além de efeito antiemético e redutor da pressão intra-ocular. O alcatrão vindo da queima do cigarro da maconha pode ser mais cancerígeno que o do tabaco, talvez porque a inalação da fumaça seja mais intensa e prolongada. Também é muito observada a contaminação da maconha com bactérias, herbicidas e metais pesados, que poderiam causar alguns dos efeitos indesejáveis sobre o feto. Seus efeitos descritos sobre a gestação e o feto são conflitantes e a análise é prejudicada pelos contaminantes envolvidos e pelo uso concomitante de álcool e fumo.

Os canabinóides atravessam a barreira placentária. Em animais, tendem a ficar estocados no tecido adiposo, podendo ser detectados, após uma simples dose, até 30 dias depois, indicando o potencial para a exposição prolongada fetal em usuárias regulares (Hatch e Bracken, 1986). Os efeitos da maconha na gravidez e no feto são semelhantes aos da nicotina. Nenhuma anomalia fetal está associada com o uso da maconha, mas o consumo intenso pode levar à restrição de crescimento fetal (Erja, 2003). O uso ocasional não foi associado à redução do peso ao nascer (English e cols., 1997). Também já foram relatados, com o uso regular, redução do ganho de peso materno, diminuição da duração da gestação e presença de mecônio (Jaffe, 1990).

Embora a maconha tenha demonstrado teratogenicidade experimental, em seres humanos isto ainda não foi comprovado (Witter e Niebyl, 1990). Day e cols. (1991), revisando a literatura, referem dados controversos com relação à presença de malformações congênitas e alterações neurocomportamentais entre os filhos de mães expostas. Justificativa para o alto uso de maconha durante a gravidez seria seu efeito antiemético, principalmente no primeiro trimestre, mas existem outras alternativas medicamentosas mais seguras.

Substâncias voláteis inalantes – existem muitos agentes químicos dentro dessas categorias, com potencial para diferentes toxicidades. Os hidrocarbonetos voláteis, tanto alifáticos quanto aromáticos, são os inalantes mais comumente utilizados e, dentre eles, o tolueno é seu principal exemplo. São usadas especialmente por adolescentes que acabam "cheirando" substâncias como éter, clorofórmio e "cola de sapateiro".

Apesar de, em altas doses, essas substâncias serem depressoras do SNC, as doses menores inaladas funcionam como "desinibidoras" e estimulantes. A toxicidade varia de substância para substância e muitas vezes ocorre hipóxia pela inalação de material volátil em saco plástico. Os efeitos mais graves incluem depressão miocárdica e/ou arritmias cardíacas, podendo ser estas as causas de morte (Jaffe, 1990). O risco aumentado de malformações do SNC em filhos de gestantes expostas já foi relatado (Rodgers e Lee, 1989).

O *tolueno*, solvente orgânico derivado do benzeno, já foi citado anteriormente como envolvido em intoxicações no ambiente de trabalho. A literatura a respeito de efeitos fetais e neonatais do tolueno é muito escassa e sofre do viés de não controlar, muitas vezes, o efeito adicional de outros fatores de risco, como, por exemplo, a utilização de outras drogas, desnutrição etc. Wilkins-Haug e Gabow (1991) verificaram aumento de morbidade materna e fetal em casos de gestantes expostas ao tolueno ativamente. Metade das gestantes apresentou acidose tubular renal, podendo levar à hipopotassemia sintomática, além de hipomagnesemia, hipofosfatemia e diminuição do bicarbonato sérico. As anormalidades eletrolíticas, que podem levar a arritmias cardíacas, foram exacerbadas principalmente se a terapia com betamiméticos era instalada para corrigir o trabalho de parto prematuro, que foi muito comum nesse grupo e em outros estudos citados pelo autor. O tolueno, por possuir alta afinidade por lipídeos, acaba sendo neurotóxico. Atraso de crescimento e microcefalia, tanto fetal como na infância, parto prematuro e morte perinatal foram alguns dos achados já relatados, além de alguns defeitos faciais ao nascimento muito semelhantes aos da síndrome alcoólica fetal (Wilkins-Haug e Gabow, 1991; Arnold e cols., 1994; Pearson e cols., 1994). A acidose tubular renal também pode acometer o recém-nascido (Erramouspe e cols., 1996), devendo a equipe de neonatologia ficar atenta para essa complicação. Padrão dismorfológico típico da exposição ao tolueno e outros solventes, embora descrito por alguns autores, parece não existir (Tenenbein, 2000).

Psicoestimulantes – os principais usados no Brasil dentro desta classe são a cocaína, as anfetaminas e o crack, um preparado de base de cocaína. O uso dessas drogas é difundido em todas as classes sociais. Os efeitos euforizantes são os mais procurados pelos usuários e viciados, sendo a meia-vida da cocaína de 50 minutos e a da anfetamina de 10 horas. As síndromes tóxicas de ambas são muito similares (Bingol e cols., 1987). O aumento do uso da cocaína na forma de "crack" resultou de seu uso não-intravenoso, o que diminui o risco teórico de transmissão de hepatite B e HIV, além da rapidez de ação por via inalatória (minutos).

Cocaína – consiste em alcalóide originário da planta *Erytroxylon coca*. Trata-se de droga de baixo peso molecular, hidro e lipossolubilidade elevados e baixa ionização. Há múltiplas vias de administração, incluindo a intranasal, oral, sublingual, vaginal, retal, subcutânea, intramuscular e intravenosa. Vários contaminantes podem estar associados na mistura que resulta no preparado final, incluindo lactose, manitol, lidocaína e procaína. A eliminação da droga pode durar até três dias e seu metabólito isolável na urina é a benzoilecgonina. O efeito eufórico observado resulta do acúmulo sináptico de dopamina (impede a recaptação sináptica de noradrenalina e dopamina), podendo ser este o mecanismo de dependência. Os efeitos tóxicos mais graves e agudos da cocaína são distúrbios cardíacos (arritmias, isquemias ou infartos, miocardite, insuficiência cardíaca congestiva), cerebrais (isquemia ou infarto cerebral), insuficiência renal ou hepática aguda, coagulação intravascular disseminada, convulsões, hipertermia e depressão respiratória (Jaffe, 1990).

Os efeitos da cocaína durante a gestação relacionam-se às características de utilização, incluindo a época de início de uso, a intensidade de utilização e o uso de outras drogas concomitantes (Eyler e cols., 1998). A cocaína atravessa rapidamente a placenta e determina, no feto, redução da oferta de oxigênio, aumento dos níveis fetais de catecolaminas, exagerando a resposta vascular (vasoconstrição, taquicardia e hipertensão) à hipoxemia (Gerli e cols., 1988; Creasy e cols., 1989).

A exposição à cocaína e a seus derivados (por exemplo, crack) está ligada com efeitos significativos droga-induzidos, aumento da incidência de descolamento prematuro da placenta, prematuridade, restrição de crescimento fetal, baixos índices de Apgar, aumento da incidência de sífilis congênita e hemorragia intracraniana materna e neonatal (McElhatton, 2000; Hernandez-Loera e cols., 2003). Esses efeitos são acrescidos pelo uso de outras drogas, como o tabaco, o álcool e outras. Isoladamente, a cocaína apresenta maior potencial para a redução do crescimento fetal, parto prematuro, descolamento prematuro de placenta e morte perinatal que o tabaco (Kistin e cols., 1996). Gestantes que usam cocaína acrescida de anfetamina apresentam maior risco de descolamento prematuro da placenta que aquelas que usam apenas uma das drogas (Oro e Dixon, 1987).

Em fetos expostos a cocaína e outros opióides, 27,1% tinham restrição de crescimento fetal, comparados com 13,5% na população não-exposta (Bada e cols., 2003). A restrição de crescimento nos filhos de mães usuárias poderia ser explicada por seus efeitos vasoconstritores na unidade uteroplacentária, associada aos seus efeitos anoréticos, embora outros fatores confundidores possam estar associados (Hulse e cols., 1997; Slotkin, 1998).

A cocaína pode estar associada com a rotura prematura de membranas, o que aumenta o risco de transmissão vertical do HIV e piora o resultado perinatal. Nguyen e cols. (2004) encontraram que o uso de cocaína em gestantes HIV-positivas acarretou risco relativo de 3 (IC 95% = 1,07-8,43) para rotura prematura de membranas, em comparação com gestantes HIV-positivas que não utilizaram essa droga. Entre pacientes não-HIV, Andres (2003) não encontrou efeitos do uso de cocaína, e do hábito de fumar sobre a incidência de rotura prematura de membranas: sem tabaco nem cocaína, 4,1%; com o uso de tabaco, 4,5%; e nas usuárias de cocaína, 4,9% (Quadro VII-23).

Quadro VII-23 – Resumo de efeitos do uso de cocaína relacionados à gravidez*.

Aborto espontâneo
Restrição de crescimento fetal (25 a 30%)
Trabalho de parto prematuro (25%)
Rotura prematura de membranas (20%)
Movimentação fetal excessiva
Taquicardia fetal
Crise hipertensiva, confundindo com pré-eclâmpsia
Mecônio (29%)
Descolamento prematuro de placenta (6 a 8%)
Óbito fetal tardio
Síndrome de abstinência neonatal
Alterações neurológicas e comportamentais no recém-nascido

* Critchley e cols., 1988; Chasnoff e cols., 1985; Petitti e Coleman, 1990; Bateman e cols., 1993; Reece e cols., 1995; Datta-Bhutada e cols., 1998.

A cocaína de base livre ou crack é muito mais deletéria à gestação (Sprauve e cols., 1997). A absorção pulmonar do crack acarreta níveis sangüíneos muito altos de cocaína, com efeito imediato. Usuárias de crack podem apresentar quadros asmatiformes e tosse crônica, decorrente da irritabilidade das vias aéreas ao produto inalado. Há relatos de rotura uterina acompanhando o uso de crack, o que pode demonstrar o potencial de desencadear contrações uterinas dessa substância (Mishra e cols., 1995).

Peso ao nascimento e sinais neurológicos adversos foram piores em crianças expostas ao crack que naquelas expostas a outras formas de cocaína (Wallace, 1991). Cherukuri e cols. (1988) observaram que grávidas usuárias de crack tinham mais parto prematuro, 3,6 vezes mais restrição de crescimento fetal e maior taxa de rotura prematura de membranas que controles. Estas diferenças são explicadas, em parte, pelo estilo de vida dessas mulheres.

Não está confirmado que a cocaína seja teratogênica (Jaffe, 1990; Shaw e cols., 1996), contudo algumas malformações do trato urinário e outras (cardiovasculares, faciais, membros, intestinais, síndrome de Prune-Belly), em relatos isolados, já foram referidas (Chasnoff e cols., 1985; Bingol e cols., 1987; Critchley e cols., 1988; McElhatton, 2000). Parece haver, também, maior incidência de morte súbita entre os recém-nascidos. O uso materno de cocaína e anfetamina pode provocar padrões de comportamento neonatal alterados, como distúrbios do sono, tremores e hipertonia (Oro e Dixon, 1987).

Os efeitos a longo prazo da exposição à cocaína intra-útero têm sido bastante estudados. Lumeng e cols. (2003) avaliaram crianças expostas à cocaína intra-útero e compararam peso, estatura e perímetro cefálico com crianças não-expostas. Verificaram diferenças significativas ao nascer, com menores valores no grupo de crianças expostas, mas que desapareceram com o passar dos anos. Frank e cols. (2001) afirmam que, entre crianças com 6 anos ou menos, não há evidência científica de que a exposição pré-natal à cocaína esteja associada com efeitos prejudiciais no desenvolvimento que sejam diferentes em gravidade, extensão e qualidade das seqüelas de múltiplos outros fatores de risco. Muitos achados já afirmados como efeitos específicos da cocaína estariam correlacionados com outros fatores, incluindo exposição pré-natal a tabaco, maconha, álcool e qualidade do ambiente das crianças. Entretanto, Richardson e Day (2002), acompanhando um grupo de crianças expostas à cocaína por 10 anos, encontraram que a exposição pré-natal à cocaína teve efeitos consistentes no desenvolvimento do SNC. Ao nascer, as crianças expostas apresentavam alterações neurológicas e neurocomportamentais. De 1 a 3 anos, as expostas eram mais agitadas e de comportamento mais difícil. De 3 a 7 anos, tinham redução significativa no QI previsto e aos 10 anos apresentaram maiores problemas de atenção, depressão e desempenho neuropsicológico que as não-expostas. Também encontraram alterações de crescimento nas diversas fases estudadas. Portanto, os efeitos a longo prazo podem existir e prejudicar o desenvolvimento do indivíduo.

Anfetaminas – são drogas simpatomiméticas, usadas como estimulantes do SNC. O uso de anfetaminas pode levar à falta de apetite, com conseqüente desnutrição, distúrbios paranóides e hiperatividade. A administração por via intravenosa de anfetaminas pode provocar efeitos hepatotóxicos. Usuárias de altas doses de anfetaminas podem ter irregularidade menstrual, incluindo oligomenorréia, o que dificulta estabelecer o período de início da gestação. Seus efeitos gestacionais são semelhantes aos da cocaína e, geralmente, decorrentes do uso abusivo, embora alguns relatos apontem para riscos decorrentes da utilização médica.

As usuárias usam a droga por várias vias, inclusive misturada com bebidas. Essas mulheres são bastante agitadas, magras e seu ganho de peso na gravidez é mínimo, implicando restrição do crescimento fetal. Estudo realizado por Felix e cols. (2000) demonstrou que as gestantes tinham alta prevalência de utilização de álcool, cigarro e outras drogas ilícitas, bem como alta taxa de perda de acompanhamento. O uso crônico de anfetaminas tem sido associado com aumento do risco de aborto espontâneo (McElhatton, 2000) e óbito fetal intra-útero (Felix e cols., 2000). Apresentam maior risco de infecções devido à utilização da droga e maior risco para parto prematuro e corioamnionite (Erja, 2003). Elliott e Rees (1990) relataram caso de uso agudo de anfetamina no final da gestação que desencadeou quadro clínico e laboratorial sugestivo de eclâmpsia. Alguns defeitos congênitos em filhos de mulheres que usaram anfetaminas (palato fendido, malformações cardíacas e restrição de crescimento) puderam ser repetidos experimentalmente, mas parece dependerem de predisposição genética da mãe e do embrião, farmacocinética do agente, além do uso de outras drogas (Plessinger, 1998; McElhatton, 2000). Shaw e cols. (1996) não observaram associação entre uso de anfetamina e defeitos do tubo neural. Estudo de Felix e cols. (2000) encontrou que a proporção de nascidos vivos com defeitos estruturais maiores não diferiu significativamente entre os expostos e os controles (5 x 3,4%). Entretanto, houve aumento significativo no grupo exposto a anfetaminas de anomalias menores (21 x 11%). Portanto, embora não tenhamos como afirmar que riscos de malformações graves existem, não há como negar haver riscos quando do uso dessas substâncias durante a gravidez.

Em avaliação de Sherman e Sherman (2003), em população de crianças internadas em terapia intensiva neonatal, nos EUA, a exposição à metanfetamina e à cocaína foi estatisticamente associada com hemorragia intraventricular, enquanto que a metanfetamina foi, também, significativamente associada com hipotonia.

LSD e heroína – são drogas de pouco consumo no Brasil. A dietilamida do ácido lisérgico (LSD) é alucinógeno que provoca comportamentos bizarros. Seu antagonista é a clorpromazina. Pouco se conhece sobre seus efeitos específicos na gravidez. Há resultados conflitantes sobre o aumento de abortamentos espontâneos. Embora existam relatos isolados de malformações (SNC, olhos, membros) em filhos de usuárias de LSD, não há evidência epidemiológica de relação causal (McElhatton, 2000).

A heroína causa dependência materna e fetal. Durante a síndrome de abstinência materna pode ocorrer aborto ou óbito fetal. Os efeitos perinatais da heroína incluem aceleração da maturidade pulmonar e hepática, aumento dos níveis fetais de magnésio e prolactina, restrição de crescimento fetal, maior incidência de mecônio, aumento da mortalidade perinatal (até 37%) e síndrome de abstinência neonatal (até dois terços dos casos, ocorrendo de 24 a 72 horas após o nascimento). Além desses efeitos perinatais, os mesmos autores descrevem efeitos pós-natais, tais como redução do peso e estatura, atraso de desenvolvimento, distúrbios do comportamento e deficiência perceptiva e da capacidade organizacional. Dados referentes à utilização de heroína não trazem evidência convincente de que aumente o risco de malformações, mas as populações estudadas são pequenas, não havendo como afirmar ou negar esta possibilidade (McElhatton, 2000).

Ectasy – o uso de *ectasy* (3,4-metilenodioximetanfetamina ou MDMA) aumentou na última década e cresce a preocupação com sua toxicidade potencial. Poucos dados existem da potencial fetotoxicidade do *ectasy*. Dados preliminares em gestantes no Reino Unido apontam para aumento significativo no total de defeitos congênitos (15,4%, IC 95% = 8,2-25,4). Anormalidades cardiovasculares (26/1.000) e musculoesqueléticas (38/1.000) foram predominantes (McElhatton, 2000).

CONSIDERAÇÕES FINAIS SOBRE O USO ABUSIVO DE DROGAS

Diante de gestante com este tipo de condição, dar-lhe toda atenção médica e tentar iniciar o processo de recuperação social. Lembrar que qualquer obrigatoriedade de interrupção imediata da droga pode fazer a paciente abandonar o atendimento médico. Além disso, a interrupção abrupta pode levar à síndrome da abstinência, que pode comprometer não só a gestante mas também o feto.

A gravidez pode ser oportunidade rara para detectar esse comportamento, mesmo que a paciente não informe espontaneamente. Assim, a presença de evidências de picadas de agulhas ou uso de tatuagens, para esconder essas picadas ou para esconder marcas de abscessos na pele, pode chamar a atenção do pré-natalista. Infecções incomuns, principalmente de pele, descuido com higiene pessoal e desnutrição imotivada, bem como comportamento de descaso e rebeldia são comuns nessas pacientes. A triagem infecciosa mínima para essas mulheres deveria incluir a realização de sorologias para sífilis, HIV, hepatites B e C, rubéola, toxoplasmose e citomegalovírus, além de pesquisa de gonococo e HPV. Dependendo da droga utilizada, há necessidade de vigilância da vitalidade fetal no terceiro trimestre e providenciar atendimento ao parto onde existam condições de atendimento a recém-nascido que pode nascer deprimido ou apresentar sinais de abstinência.

Deve-se ter em mente que o problema, uma vez detectado, pode não ser resolvido durante a gravidez, restando, ao obstetra, encaminhar a paciente para acompanhamento posterior. Idealmente, é importante a condução dessas pacientes com equipes compostas por outros profissionais, tais como assistentes sociais, psicólogos e enfermeiros.

Não devemos esquecer que o recém-nascido no ambiente de mãe drogadita pode sofrer abandono, descuidos e maus-tratos, que deverão ser prevenidos por meio do encaminhamento da paciente a serviços especializados.

Referências Bibliográficas

• ABELSOHN, A. & cols. – Identifying and managing adverse environmental health effects: 5. Persistent organic pollutants. *CMAJ*, **166**:12, 2002. • ALDERMAN, B.W. & cols. – Maternal exposure to neighborhood carbon monoxide and risk of low birth weight. Public. *Health Reports*, **102**:410, 1987. • ANDRES, R. – The impact of tobacco and cocaine use on preterm premature rupture of the membranes (pPROM). *Am. J. Obstet. Gynecol.*, **189**(6 Suppl.):S131, 2003. • ARNOLD, G.L. & cols. – Toluene embryophaty: clinical delineation and developmental follow-up. *Pediatrics*, **93**:216, 1994. • BADA, H.S. & cols. – Intrauterine growth restriction: legal and illegal drug use and population attributable risk. *Pediatr. Res.*, **53**:421A, 2003. • BALASKAS, T.N. – Common poisons. **In:** Gleicher, N. & cols. *Principles and Practice of Medical Theraphy in the Pregnancy*. Norwalk, Appleton & Lange, 1992. • BALDI, I. & cols. – Delayed health effects of pesticides: review of current epidemiological knowledge. *Rev. Epidemiol. Sante Publique*, **46**:134, 1998. • BATEMAN, D.A. & cols. – The effects of intrauterine cocaine exposure in newborns. *Am. J. Public. Health*, **83**:190, 1993. • BEATLE, A.D. – Role of chronic low level lead exposure in the aetiology of mental retardation. *Lancet*, **15**:589, 1975. • BELLINGER, D.C. & NEEDLEMAN, H.L. – Prenatal and early postnatal exposure to lead: developmental effects, correlates, and implications. *Int. J. Ment. Health*, **14**:78, 1985. • BENTUR, Y. & KOREN, G. – The three most common occupational exposures reporterd by pregnant women: on update. *Am. J. Obstet. Gynecol.*, **165**:429, 1991. • BINGOL, N. & cols. – Teratogenicity of cocaine in humans. *Pediatrics*, **110**:93, 1987. • BLAKE, D.A. – Os riscos do álcool na gravidez. **In:** Niebyl, J.R. *O Uso de Drogas na Gravidez*. São Paulo, Ed. Roca, 1983. • BROWN, N.A. & cols. – Ethanol embriotoxicity: direct effects on mammalian embryos in vitro. *Science*, **206**:573, 1979. • CARRERA, J.M. – Etiologia de las malformaciones congênitas. **In:** Carrera, J.M. *Biologia y Ecologia Fetal*. Salvat Ed., 1981. • CASTOLDI, A.F., COCCINI, T. & MANZO, L. – Neurotoxic and molecular effects of methylmercury in humans. *Rev. Environ. Health*, **18**:19, 2003. • CHASNOFF, I.J. & cols. – Cocaine use in pregnancy. *N. Engl. J. Med.*, **313**:666, 1985. • CHERUKURI, R. & cols. – A cohort study of alkaloidal cocaine ("crack") in pregnancy. *Obstet. Gynecol.*, **72**:147, 1988. • CLARREN, S.K. & cols. – The fetal alcohol syndrome. *N. Engl. J. Med.*, **298**:1063, 1978. • CRAIG, M. – Substance misuse in pregnancy. *Curr. Obstet. Gynaecol.*, **11**:365, 2001. • CREASY, R.K. & cols. – *Maternal Fetal Medicine: Principles and Practice*. Philadelphia, W.B. Saunders Co., 1989. • CRITCHLEY, H.O.D. & cols. – Fetal death in utero and cocaine abuse: case report. *Br. J. Obstet. Gynaecol.*, **95**:686, 1988. • DATTA-BHUTADA, S.; JOHNSON, H.L. & ROSEN, T.S. – Intrauterine cocaine and crack exposure: neonatal outcome. *J. Perinatol.*, **18**:183, 1998. • DAVIS, J.M. & cols. – Lead and child development. *Nature*, **329**:297, 1987. • DAY, N.L. & cols. – Prenatal marijuana use and neonatal outcome. *Neurotoxicol. Teratol.*, **13**:329, 1991. • D'ERCOLE, A.J. & cols. – Insecticide exposure of mothers and newborn in a rural agricultural area. *Pediatrics*, 57:869, 1976. • DUARTE-DAVIDSON, R. & cols. – Benzene in the environment: an assessment of the potential risks to the health of the population. *Occup. Environ. Med.*, **58**:2, 2001. • ELLIOTT, R.H. & REES, G.B. – Amphetamine ingestion presenting as eclampsia. *Can. J. Anaesth.*, **37**:130, 1990. • ENGLISH, D.R. & cols. – Maternal cannabis use and birth weight: a meta-analysis. *Addiction*, **92**:1553, 1997. • ERJA, H. – Drug abuse and pregnancy: background. *Acta Anaesthesiol. Scand. Suppl.*, **116**:83, 2003. • ERNHART, C.B. & cols. – Fetal lead exposure: antenatal factors. *Environmental. Res.*, **38**:54, 1985. • ERRAMOUSPE, J.; GALVEZ, R. & FISCHEL, D.R. – Newborn renal tubular acidosis associated with prenatal maternal toluene sniffing. *J. Psychoactive Drugs*, **28**:201, 1996. • ESKENAZI, B. & cols. – Association of organophosphate pesticide exposure during pregnancy and fetal growth and length of gestation in the chamacos cohort. *Am. J. Epidemiol.*, **157**(11 Suppl.):S67, 2003. • EYLER, F.D. & cols. – Birth outcome from a prospective, matched study of prenatal crack/cocaine use: I. Interactive and dose effects on health and growth. *Pediatrics*, **101**:229, 1998. • FANTUZZI, G. & cols. – Smoking habits, environmental tabacco smoke exposure, coffee intake and adverse pregnancy outcomes: a case-control study in Italy. *Epidemiology*, **14**(5 Suppl.):S59, 2003. • FELIX, R.J. & cols. – Prospective pregnancy outcome in women exposed to amphetamines. *Teratology*, **61**:441, 2000. • FRANK, D.A. & cols. – Growth, development, and behavior in early childhood following prenatal cocaine exposure: a systematic review. *JAMA*, **285**:1613, 2001. • GABRIELLI, A. & LAYON, A.J. – Carbon monoxide intoxication during pregnancy: a case presentation and pathophysiologic discussion, with emphasis on molecular mechanisms. *J. Clin. Anesth.*, 7:82, 1995. • GARCIA, A.M. – Occupational exposure to pesticides and congenital malformations: a review of mechanisms, methods, and results. *Am. J. Ind. Med.*, **33**:232, 1998. • GERLI, P. & cols. – Tossicodipendanza in gravidanza. *Rev. Obstet. Ginecol.*, 1:212, 1988. • GONZALEZ-COSSIO, T. & cols. – Decrease in birth weight in relation to maternal bone-lead burden. *Pediatrics*, **100**:856, 1997. • HARRISON, S. – *Principles of Internal Medicine*. 11ª ed., Rio de Janeiro, Guanabara Koogan, 1988. • HATCH, E.E. & BRACKEN, M.B. – Effect of marijuana use in pregnancy on fetal growth. *Am. J. Epidemiol.*, **124**:986, 1986. • HENSON, M.C. & CHEDRESE, P.J. – Endocrine disruption by cadmium, a common environmental toxicant with paradoxical effects on reproduction. *Exp. Biol. Med. (Maywood)*, **229**:383, 2004. • HERNANDEZ-LOERA, G.E.; EDMOND, R. & OGUNYEMI, D. – Antenatal cocaine use: maternal characteristics and neonatal outcomes in a low socioeconomic minority. *Obstet. Gynecol.*, **101**(4 Suppl.):38S, 2003. • HO, E.; KARIMI-TABESH, L. & KOREN, G. – Characteristics of pregnant women who use ecstasy (3,4-methylenedioxymethamphetamine). *Teratology*, **63**:280, 2001. • HOFF, C. & cols. – Trend associations of smoking with maternal, fetal, and neonatal morbidity. *Obstet. Gynecol.*, **68**:317, 1986. • HULSE, G.K. & cols. – Maternal cocaine use and low birth weight newborns: a meta-analysis. *Addiction*, **92**:1561, 1997. • JAFFE, J.H. – Dependência a drogas e uso abusivo de drogas. **In:** Gilman, A.G. & cols. (eds.). *Goodman and Gillman's. The Pharmacological Basis of Therapeutics*. 8ª ed., New York, 1990. • JOHNSON, T.R.B. – Cafeína e gestação. **In:** Niebyl, J.R. *O Uso de Drogas na Gravidez*. São Paulo, Ed. Roca, 1983. • JONES, K.L. & SMITH, D.W. – Recognition of the fetal alcohol syndrome in early infancy. *Lancet*, **2**:999, 1973. • JONES, K.L. & cols. – Outcome in offspring of chronic alcoholic women. *Lancet*, **1**:1076, 1974. • JONES, K.L. & cols. – Pattern of malformation in offspring of chronic alcohol mothers. *Lancet*, **1**:1267, 1973. • KARMAUS, W. & WOLF, N. – Reduced birthweight and length in the offspring of females exposed to PCDFs, PCP, and lindane. *Environ. Health Perspect.*, **103**:1120, 1995. • KAVLOCK, R.J. & cols. – Research needs for the risk assessment of health and environmental effects ofendocrine disruptors: a report of the U.S. EPA-sponsored workshop. *Environ. Health Perspect.*, **104**(Suppl. 4):715, 1996. • KESANIEMI, Y.A. – Ethanol and acetaldehyde in the milk and periferal blood of lactating women after ethanol administration. *J. Obstet. Gynaecol. Br. Commonw.*, **81**:84, 1974. • KISTIN, N. & cols. – Cocaine and cigarettes: a comparison of risks. *Paediatr. Perinat. Epidemiol.*, **10**:269, 1996. • KLAASSEN, C.D. – Metais pesados e seus antagonistas. **In:** Gilman, A.G. & cols. (eds.). *Goodman and Gillman's. The Pharmacological Basis of Therapeutics*. 8th ed., New York, 1990a. • KLAASSEN, C.D. – Tóxicos ambientais não metálicos: poluentes atmosféricos, solventes, vapores e pesticidas. **In:** Gilman, A.G. & cols. (eds.). *Goodman and Gillman's. The Pharmacological Basis of Therapeutics*. 8th ed., New York, 1990b. • KLEIN, M. & cols. – Lead poisoning in pregnancy. *Presse Med.*, **23**:576, 1994. • KLEINMAN, J.C. & cols. – The effects of maternal smoking on fetal and infant mortality. *Am. J. Epidemiol.*, **127**:274, 1988. • KOOS, B.J. & LONGO, L.D. – Mercury toxicity in the pregnant woman, fetus and newborn infant: a review. *Am. J. Obstet. Gynecol.*, **126**:390, 1976. • KORRICK, S. & cols. – Serum DDT and DDE levels and spontaneous abortion. *Am. J. Epidemiol.*, **151**:S24, 2000. • KUHNERT, B.R. & cols. – The relationship between cadmiun, zinc, and birth weight in pregnancy women who smoke. *Am. J. Obstet. Gynecol.*, **157**:1247, 1987. • KURZEL, R.B. & CETRULO, C.L. – The effect of enviromental pollutants on human reproduction, including birth defects. *Environ. Sci. Technologies*, **15**:627, 1981. • LAMBERS, D.S. & CLARK, K.E. – The maternal and fetal physiologic effects of nicotine. *Semin. Perinatol.*, **20**:115, 1996. • LAUDANSKI, T. & cols. – Influence of high lead and cadmiun soil sontent on human reproductive outcome. *Int. J. Gynaecol. Obstet.*, **36**:309, 1991. • LINDBHOM, M.L. & cols. – Spontaneous abortions among women exposed to organic solvents. *Am. J. Ind. Med.*, **17**:449, 1990. • LIPSCOMB, J.A. & cols. – Pregnancy outcomes in potentially exposed to occupational solvents and women working in the electronics industry. *J. Occup. Med.*, **33**:597, 1991. • LONGO, L.D. – Environmental pollution and pregnancy: risks and uncertainties for the fetus and infant. *Am. J. Obstet. Gynecol.*, **137**:162, 1980. • LONGO, L.D. – The biological effects of carbon monoxide on the pregnant woman, fetus, and newborn infant. *Am. J. Obstet. Gynecol.*, **129**:69, 1977. • LUMENG, J.C. & cols. – Prenatal cocaine exposure: effects on growth to 9.5 years. *Pediatr. Res.*, **53**:443A, 2003. • MAISONET, M. & e cols. – A review of the literature on the effects of ambient air pollution on fetal growth. *Environ. Res.*, **95**:106, 2004. • MANAR, M. & cols. – Antenatal maternal alcohol use as a risk factor for severe intraventricular hemorrhage and brain malformations in preterm infants. *Pediatr. Res.*, **53**(4 Pt 2):425A, 2003. • MASTERS, R.D.; COPLAN, M.J. & HONE, B. – Heavy metal toxicity, development, and behavior. *Neurotoxicology*, **21**:256, 2000. • McELHATTON, P.R. – Fetal effects of substances of abuse. *J. Toxicol. Clin. Toxicol.*, **38**:194, 2000. • McELHATTON, P.R. & EASTON, T. – Carbon monoxide (CO) poisoning in pregnancy. *J. Toxicol. Clin. Toxicol.*, **41**:552, 2003. • MELKONIAN, R. & BAKER, D. – Risks of industrial mercury exposure in pregnancy. *Obstet. Gynecol. Surv.*, **43**:637, 1988. • MEYER, M.B. – Fumo e gravidez. **In:** Niebyl, J.R. *O Uso de Drogas na Gravidez*. São Paulo, Ed. Roca, 1983. • MEYER, M.B. & COMSTOCK, G.W. – Maternal cigarrete smoking and perinatal mortality. *Am. J. Epidemiol.*, **96**:1, 1972. • MISHRA, A.; LANDZBERG, B.R. & PARENTE, J.T. – Uterine rupture in association with alkaloidal ("crack") cocaine abuse. *Am. J. Obstet. Gynecol.*, **173**:243, 1995. • MMWR – Alcohol consumption among pregnant and childbearing-aged women – United States, 1991 and 1995. *Morb. Mortal. Wkly. Rep.*, **46**:346, 1997. • NGUYEN, R.H. & cols. – Attributable risk of cocaine use on premature rupture of membranes among human immunodeficiency virus-infected women. *Obstet. Gynecol.*, **103**(4 Suppl.):10S, 2004. • NURMINEN, T. – Maternal pesticide exposure and pregnancy outcome. *J. Occup. Environ. Med.*, **37**:935, 1995. • NURMINEN, T. & cols. – Maternal solvent exposure and selected birth defects. *Am. J. Epidemiol.*, **153**:S164, 2001. • ORO, A.S. & DIXON, S.D. – Perinatal cocaine and methanphetamine exposure: maternal and fetal correlates. *Pediatrics*, **111**:571, 1987. • PASSINI, R. & cols. – Associação entre tabagismo, peso materno e ganho de peso durante a gestação. Anais da 28ª Jornada Brasileira de Ginecologia e Obstetrícia, Paraná – TLO – 92, 1987. • PEARSON, M.A. & cols. – Toluene embryopathy: delineation of the phenotype and comparison with fetal alcohol syndrome. *Pediatrics*, **93**:211, 1994. • PLESSINGER, M.A. – Prenatal exposure to amphetamines. Risks and adverse outcomes in pregnancy. *Obstet. Gynecol. Clin. North Am.*, **25**:119, 1998. • PETITTI, D.D. & COLEMAN, C. – Cocaine and the risk of low birth weigth. *Am. J. Public Health*, **80**:25, 1990. • PRATA MARTINS, J.A. & cols. – Tabagismo e complicações perinatais. *Gin. Obst. Bras.*, 5:247, 1982. • RICHARDSON, G.A. & DAY, N.L. – Children's development through 10 years of age: effects of prenatal cocaine exposure. *Neurotoxicol. Teratol.*, 24:429, 2002. • RODGERS, B.D. & LEE, R.U. – Abuso de medicamentos. In: Burrow, G.N. & Ferris, T.F. *Complicações Clínicas da Gravidez.* São Paulo, Ed. Roca, 1989. • ROTHENBERG, S.J. & cols. – Evaluación del riesgo potencial de la exposición perinatal al plomo en el Vale del México. *Perinatol. Reprod. Hum.*, 3:48, 1989. • SAAVEDRA-ONTIVEROS, D. & cols. – Industrial pollution due to organic solvents as a cause of teratogenesis. *Salud Publica Mex.*, 38:3, 1996. • SAMPSON, P.D. & cols. – Incidence of fetal alcohol syndrome and prevalence of alcohol-related neurodevelopmental disorder. *Teratology*, 56:317, 1997. • SANBORN, M.D. & cols. – Identifying and managing adverse environmental health effects: 3. Lead exposure. *CMAJ*, 166:10, 2002. • SCHADE, G. & HEINZOW, B. – Organochlorine pesticides and polychlorinated biphebyls in human milk of mothers living in northern Germany: current extent of contamination, time trend from 1986 to 1997 and factors that influence the levels of contamination. *Sci. Total. Environ.*, 215:31, 1998. • SECKER-WALKER, R.H. & cols. – Smoking in pregnancy, exhaled monoxide, and birth weight. *Obstet. Gynecol.*, 89:648, 1997. • SHARARA, F.I.; SEIFER, D.B. & FLAWS, J.A. – Environmental toxicants and female reproduction. *Fert. Steril.*, 70:613, 1998. • SHARPE, R.M. & IRVINE, S. – How strong is the evidence of a link between environmental chemicals and adverse effects on human reproductive health? *BMJ*, 328:447, 2004. • SHAW, G.M.; VELIE, E.M. & MORLAND, K.B. – Parental recreational drug use and risk for neural tube defects. *Am. J. Epidemiol.*, 144:1155, 1996. • SHERMAN, J. & SHERMAN, M.P. – Isolated hypotonia and IVH in term infants exposed prenatally to methamphetamine and cocaine. *Pediatr. Res.*, 53(4 Pt 2):449A, 2003. • SLOTKIN, T.A. – Fetal nicotine or cocaine exposure: wich one is worse? *J. Pharmacol. Exp. Ther.*, 285:931, 1998. • SMITH, D.W. & cols. – Perspectives on the cause and frequency of the fetal alcohol abuse during prenancy. *N. Engl. J. Med.*, 297:528, 1977. • SOLOMON, G.M. & SCHETTLER, T. – Environment and health: 6. Endocrine disruption and potential human health implications. *CMAJ*, 163:11, 2000. • SPRAUVE, M.E. & cols. – Adverse perinatal outcome in parturients who use crack cocaine. *Obstet. Gynecol.*, 89:674, 1997. • STEWART, R.D. – The effect of carbon monoxide in humans. *J. Occup. Med.*, 18:304, 1976. • STOLTENBURG, D.G. & cols. – Neurotoxicity of organic solvent mixtures: embriotoxicity and fetotoxiicity. *Neurotoxicol. Teratol.*, 12:585, 1990. • STRASSNER, H.T. & cols. – In: Gleicher, N. & cols. *Principles and Practice of Medical Therapy in the Pregnancy.* Norwalk, Appleton & Lange, 1992. • TALBOT, A.R. & cols. – Paraquat intoxication during pregnancy: a report of 9 cases. *Vet. Hum. Toxicol.*, 30:12, 1988. • TENENBEIN, M. – Fetal and neonatal effects of inhalant abuse. *J. Toxicol. Clin. Toxicol.*, 38:193, 2000. • THOM, S.R. & KEIM, L.W. – Carbon monoxide poisoning: a review epidemiology, pathophysiology, clinical findings, and treatment options including hyperbaric oxygen therapy. *J. Toxicol. Clin.*, 27:141, 1989. • TIKKANEN, J. & HEINONEN, O.P. – Maternal exposure to chemical and physical factors during pregnancy and cardiovascular malformations in the offspring. *Teratology*, 43:591, 1991. • WAGNER, C.L. & cols. – The impact of prenatal drug exposure on the neonate. *Obstet. Gynecol. Clin. North Am.*, 25:169, 1998. • WALLACE, B.C. – Chemical dependency treatment for the pregnant crack addict: beyond the criminal – sanctions perspective. *Psicol. Adict. Behav.*, 5:23, 1991. • WANG, X. & cols. – Association between air pollution and low birth weight: a community-based study. *Environ. Health Perspect.*, 105:514, 1997. • WERLER, M.M. & cols. – Smoking and pregnancy. *Teratology*, 32:473, 1985. • WHYATT, R. & cols. – Prenatal insecticide exposure adversely affects fetal growth in an urban minority cohort. *Am. J. Epidemiol.*, 157(11 Suppl.):S68, 2003. • WILKINS-HAUG, L. & GABOW, P.A. – Toluene abuse during pregnancy: obstetric complications and perinatal outcomes. *Obstet. Gynecol.*, 77:504, 1991. • WITTER, F.R. & NIEBYL, J.R. – Marijuana use in pregnancy and pregnancy outcome. *Am. J. Perinatol.*, 7:36, 1990. • WOUTERS, E.J.M. & cols. – Smoking and low birth weight: absence of influence by carbon monoxide? *Eur. J. Obstet. Gynecol. Reprod. Biol.*, 25:35, 1987. • XU, X. & cols. – Association of petrochemical exposure with spontaneous abortion. *Occup. Environ. Med.*, 55:31, 1998. • YANG, Q.H. & cols. – Maternal alcohol consumption and intrauterine growth retardation: a population-based case-control study. *Teratology*, 61:441, 2000.

170 Abdome Agudo: Aspectos Obstétricos

José Carlos Menegoci

O termo abdome agudo aponta doença intraperitoneal geralmente tratada por cirurgia. Durante o ciclo gravídico-puerperal podem existir intercorrências que exigem intervenção imediata. Algumas são inerentes à gestação, parto ou puerpério. Outras, de regra não relacionadas ao estado gestatório, podem ocorrer em qualquer dos três períodos. Embora a causa mais comum de abdome agudo na gestação seja a apendicite seguida de colecistite, pancreatite e obstrução intestinal (Angelini, 2003), iremos considerar o diagnóstico, prognóstico e tratamento clínico e cirúrgico de cada uma das seguintes intercorrências:

1. Perfuração gástrica.
2. Colecistite aguda e colelitíase.
3. Pancreatite aguda.
4. Diverticulite aguda.
5. Apendicite aguda.
6. Obstrução intestinal aguda.
7. Moléstia de Crohn.
8. Infarto das artérias mesentéricas.
9. Traumatismos abdominais (rotura de vísceras).
10. Estrangulamento herniário.
11. Roturas vasculares (artéria esplênica, vasos uteroanexiais e varizes vulvares).
12. Perfuração uterina.
13. Torção dos anexos.
14. Torção do útero grávido.
15. Cólica renal.

A gestante é paciente peculiar: o aumento do útero e o deslocamento das vísceras dificultam o diagnóstico (Challoner e Incerpi, 2003) e, por vezes, colocam obstáculo às cirurgias, exigindo prévio esvaziamento uterino pela cesárea. Esta estará indicada quando se supõe assegurada a maturidade fetal e, ainda, quando houver possibilidade de sofrimento fetal ou de óbito materno ou do concepto. Caso a gravidez possa ter continuidade, a manipulação do útero grávido deve ser mínima. No pós-operatório, deve-se prevenir o abortamento e o parto prematuro, administrando-se uterolíticos por pelo menos 24-48 horas após o ato cirúrgico.

PERFURAÇÃO GÁSTRICA

É muito rara durante a gravidez, devido à hipocloridria relacionada ao aumento da concentração plasmática de histaminase placentária, a qual inibe a ação da histamina na mucosa gástrica (Cuttinacher e Rovinsky, 1965). Nos casos de perfuração, durante a gestação ou no início do trabalho de parto, ocorre intenso quadro doloroso epigástrico, com sinais evidentes de irritação peritoneal (Cappell, 2003). A queixa dolorosa, que de início é epigástrica, atinge todo o abdome e agrava-se pela palpação profunda e pela descompressão brusca (sinal de Blumberg).

A anamnese favorece o diagnóstico se existia úlcera prévia à gestação e mostra abuso de corticóides e de antiinflamatórios. O diagnóstico é confirmado pela presença de pneumoperitônio na radiografia simples do abdome e a gastroscopia permite localizar a área comprometida.

A conduta é sempre cirúrgica e não difere daquela na ausência de gestação, sendo raros os casos de morte materna. O prognóstico fetal ficará agravado nas gestações avançadas, pois o acesso cirúrgico exige cesárea prévia, que estará contra-indicada em gestações precoces.

COLECISTITE AGUDA E COLELITÍASE

A redução da morbiletalidade materna devida a doenças da vesícula e do pâncreas em relação às décadas passadas deve-se ao seu pronto reconhecimento e tratamento. No entanto, ela ainda permanece elevada, sendo a terapia médica ou cirúrgica indicada para cada caso de acordo com histórico, idade gestacional e resposta ao tratamento conservador (Ramin e Ramsey, 2001).

A incidência de colelitíase na gestante durante ultra-sonografia rotineira é de 3,5% (Dixon e cols., 1987). A maior incidência de colelitíase entre pacientes que procriaram está relacionada ao aumento de colesterol no sangue e na bile e à estase vesicular.

Cólicas biliares ou colecistite podem ocorrer em qualquer fase, mas são mais comuns na segunda metade da gestação e no pós-parto. O quadro clínico caracteriza-se por cólicas, com irradiação para a região interescapulovertebral direita, febre, náuseas e vômitos, acompanhados de icterícia nos casos em que há obstrução por cálculos do ducto biliar comum. A vesícula torna-se aumentada e túrgida. A anamnese refere, com freqüência, crises anteriores, e a radiografia simples do abdome revela cálculos, quando radiopacos. Durante a gestação, o exame radiológico deve ser substituído, com vantagens, pela ultra-sonografia. Os níveis séricos de bilirrubina direta e transaminases podem estar aumentados (Sharp, 2002).

Nos casos de sintomatologia pouco intensa e gestação de terceiro trimestre, o tratamento é clínico (dieta pobre em gorduras e medicamentos habituais). Indica-se colecistectomia nos quadros persistentes ou quando há abdome agudo inflamatório, com espessamento da parede da vesícula à ultra-sonografia, suspeita de perfuração ou peritonite (Lee e cols., 2000).

Publicações recentes indicam abordagem mais agressiva, por meio da laparoscopia, que parecem favorecer o prognóstico (Cosenza e cols., 1999), reduzindo-se as taxas de abortamento (Graham e cols., 1998).

PANCREATITE AGUDA

Rara no ciclo gravídico-puerperal (1:1.000 a 1:10.000 nascimentos), tem maior incidência no terceiro trimestre e no puerpério (Helmann e Pritchard, 1971; Taber, 1984). A maior causa é a colelitíase, mas relaciona-se ao uso de tetraciclinas, diuréticos, bebidas alcoólicas e à hiperlipidemia.

O diagnóstico faz-se pela dor epigástrica intensa com irradiação lombar e pela concomitante e persistente manifestação de náuseas e vômitos. Pode haver febre, quadro hipotensivo e até de choque, devido à hipovolemia conseqüente à exsudação de plasma no espaço retroperitoneal, ao acúmulo de fluidos nos intestinos ou à hemorragia no leito pancreático e nos intestinos.

À palpação o abdome apresenta-se distendido, com dor à descompressão brusca, podendo ocorrer íleo paralítico. O exame hematológico demonstra leucocitose (de até 30.000) e, por vezes, aparece icterícia do tipo obstrutivo, quando existe cálculo biliar na ampola de Vater ou edema no esfíncter de Oddi (Neves, 1991). O diagnóstico torna-se exeqüível por determinações da amilase, da lipase e do cálcio sérico, radiografia simples e ultra-sonografia do abdome (Gosnell e cols., 2001). A amilase sérica eleva-se 2 a 12 horas após a crise dolorosa. No entanto, esse achado também ocorre no terceiro trimestre de gestações normais, nas obstruções intestinais com sofrimento de alças, nas úlceras duodenais perfuradas com comprometimento pancreático e na colecistite aguda. O cálculo da razão amilase/"clearance" da creatinina, baixo na gestante normal, torna-se elevado na presença de pancreatite (Devore e cols., 1980).

A lipase sérica eleva-se (três a cinco vezes) após 24-48 horas, e o achado de cálcio sérico abaixo de 7mg/100ml traduz lesão pancreática e gravidade prognóstica.

A radiografia simples do abdome pode revelar alça jejunal dilatada ("alça sentinela") e identificar ar no abdome. O tratamento é clínico (Ohmoto e cols., 1999), com reposição hidroeletrolítica e aspiração gástrica contínua. A cirurgia só estará indicada na presença de coleções que indiquem supuração, quando o prognóstico é pior. A colangiopancreatografia endoscópica com extração de cálculo do ducto biliar comum mostrou resultados satisfatórios (Nesbit e cols., 1996).

Há relatos de associação de pancreatite com a moléstia hipertensiva específica da gravidez, assim como com HELLP síndrome (Paternoster e cols., 1999; Parmar, 2004).

As conseqüências quanto à gestação dependerão da gravidade do processo e da celeridade terapêutica. Nas gestações precoces pode ocorrer abortamento e nas avançadas o útero aumentado dificulta o diagnóstico e a eventual intervenção cirúrgica. Se a conduta for cirúrgica, havendo viabilidade fetal deve-se praticar a cesárea. Quando a vida extra-uterina é improvável e não se indica a cirurgia, o parto prematuro é freqüente.

DIVERTICULITE AGUDA

O quadro clínico é semelhante ao da apendicite aguda e a cirurgia é considerada inadiável na presença de abscesso ou perfuração. Pode acarretar obstrução intestinal (Sherer e cols., 2001).

APENDICITE AGUDA

É a principal intercorrência cirúrgica durante a gravidez, sendo a prevalência estimada em cerca 1:1.500 partos (Kraus e cols., 2003). Ocorre de forma indiferente em qualquer de suas fases (Black, 1960). O diagnóstico difícil não pode depender apenas dos exames laboratoriais, pois os sintomas clássicos podem estar ausentes: a defesa muscular ocorre em apenas 60% dos casos (Maslovitz e cols., 2003). Na gestante, o quadro tem evolução mais rápida e as formas avançadas, tanto gangrenosa como perfurante, são mais freqüentes. A intervenção protelada ensombrece o prognóstico (Tracey e Fletcher, 2000) e a perfuração agrava o quadro, por não ser circunscrita pelas adesões inflamatórias devido à elevação do omento e das alças intestinais pelo útero grávido. O processo inflamatório é intensificado pelo incremento da vascularização uterina.

Alguns afirmam que a variação do local apendicular dificulta o diagnóstico. No entanto, a localização do apêndice parece não mudar, situando-se dentro de 2cm do ponto de McBurney em todos os trimestres (Popkin e cols., 2002; Hodjati e Kazerooni, 2003).

Recomenda-se dar valor à acentuação da neutrofilia, considerada suspeita quando acima de 15.000. Alders (1951) propôs o seguinte teste: localizado o ponto em que a dor é máxima pela palpação, com a paciente em decúbito dorsal horizontal, muda-se o decúbito para o látero-esquerdo, mantendo-se a pressão. Nos processos anexiais, a dor tende a melhorar e, nos casos de apendicite, ela se mantém ou piora.

A cirurgia é o tratamento de escolha e, nos casos de prenhez inicial, não tem particularidades em relação à não-grávida. Nas gestações avançadas, quando a vitalidade está assegurada, a prática prévia de cesárea favorece o ato cirúrgico, facilitando cirurgias que poderiam ser difíceis, principalmente nos casos de apendicite supurada.

O prognóstico é melhor nas fases mais precoces da gestação, piorando no trabalho de parto e no puerpério. Nesses períodos podem ocorrer roturas de abscessos, causando peritonite generalizada. Quando a intercorrência é confundida com infecção puerperal, tem seu tratamento atrasado e o prognóstico piora. É grande o número de casos em que o trabalho de parto prematuro sucede a perfuração do apêndice.

O obituário perinatal situa-se entre 10 e 40%, e o materno, entre 2 e 8%, de acordo com a gravidade do caso. As perdas fetais são em menor número (5 a 11%) quando a doença se restringe ao apêndice. Quando há peritonite, podem alcançar 35 a 50% (Hoffman e Suzuki, 1974; Dewhurst, 1972). Todas estas taxas tendem atualmente a se reduzir (Popkin e cols., 2002). Recomenda-se o uso de uterolíticos no pós-operatório.

OBSTRUÇÃO INTESTINAL

Sua prevalência está se elevando, atingindo de 1:2.500 até 1:6.000 gestantes (Mendez Roman e cols., 1999) possivelmente porque o maior número de cirurgias em mulheres jovens permite a formação de aderências. Estas, juntamente com processos inflamatórios conseqüentes, assim como hérnia de hiato, volvo intestinal, fecalomas, hérnia estrangulada e tumores são as causas mais comuns da obstrução (Stone, 2002). Perdue e cols. (1992), revendo a literatura entre 1966 e 1991, descreveram 4 mortes maternas e 17 fetais em 66 casos.

Observam-se vômitos e distensão abdominal, aumento dos ruídos hidroaéreos, que se tornam metálicos, retendo-se gases e fezes. Abaulamentos localizados e assimétricos podem ser visualizados. As pacientes queixam-se de cólicas que se repetem a cada 4-5 minutos (obstruções altas) ou a cada 10-15 minutos (obstruções baixas), seguidas de náuseas e vômitos, que são mais freqüentes e precoces nas obstruções altas (Sharp, 2002). Nas obstruções baixas, a queixa de não-eliminação de gases é mais precoce que nas altas (Guillem e cols., 2003). O vômito de início é alimentar, tornando-se mucoso, a seguir biliar e por fim fecalóide.

A radiografia simples do abdome revela a presença de ar e líquidos enchendo as alças intestinais. A colonoscopia pode auxiliar o diagnóstico (Montes e Wolf, 1999).

Nas obstruções parciais (suboclusões), o diagnóstico pode ser mais difícil, com maior referência de eliminação de gases, mesmo nas obstruções baixas. Nesses casos, o maior risco materno relaciona-se com a negligência no atendimento e com a eventual ocorrência de sofrimento isquêmico da área intestinal comprometida. Ocorrendo perfuração, as cólicas desaparecem e instala-se quadro de peritonite com silêncio abdominal (íleo paralítico).

Identificado o processo obstrutivo, o tocólogo deve promover, de imediato, a hidratação e a drenagem descompressiva gastroentérica, enquanto aguarda a intervenção, cuja gravidade exige a presença de cirurgiões gerais.

Cabe a estes executar o ato operatório; aos clínicos gerais, a recuperação hidroeletrolítica; e ao parteiro, observar a reação uterina e fetal, praticando ou não a cesárea em função das condições de viabilidade do concepto.

MOLÉSTIA DE CROHN

Recente revisão da literatura mostra mortalidade materna de 4% e fetal de 38% (Goettler e Stellato, 2003). A gravidez não parece exacerbar a moléstia, mas sua reativação acarreta parto prematuro, sendo a perda e o baixo peso fetal associados de forma significante com a atividade da moléstia na época da concepção (Morales e cols., 2000; Moser e cols., 2000; Katz e Pore, 2001; Alstead e Nelson-Piercy, 2003).

INFARTO DE ARTÉRIAS MESENTÉRICAS

A isquemia conseqüente ao infarto determina necrose do segmento intestinal comprometido, náuseas, vômitos e distúrbios hidroeletrolíticos. O diagnóstico, em geral, só é feito durante o ato cirúrgico, estando indicada a ressecção da porção intestinal comprometida.

TRAUMATISMOS ABDOMINAIS
(rotura de vísceras)

Podem causar contusão, perfuração ou laceração de vísceras. O útero, pela sua localização, é o órgão mais atingido. Se há rotura uterina, o óbito fetal é a regra. Durante a laparotomia, procede-se à sua sutura, ou mesmo à histerectomia, na dependência da idade gestacional, da paridade, do desejo de ter mais filhos e das condições do órgão, circunstâncias que também podem ser válidas para os ferimentos por arma de fogo.

Nos traumatismos, complicados com rotura de baço ou de fígado, as graves hemorragias são responsáveis por elevada mortalidade materna e fetal. A dor abdominal, com irradiação ao ombro correspondente à víscera atingida, acompanha-se de grave choque hipovolêmico. A rápida correção da volemia deve ser seguida de esplenectomia ou do tratamento cirúrgico da lesão hepática.

ESTRANGULAMENTO HERNIÁRIO

Vários tipos de hérnias são encontrados na gestação (umbilical, inguinal e crural), em geral assintomáticas. O útero aumentado afasta as alças do hiato herniário, o que dificulta seu encarceramento. Os esforços do período expulsivo não tendem a aumentar os anéis herniários e, na evidência de distensão do saco herniário, faz-se sua proteção manual e fórcipe de alívio.

No puerpério, caso as alças penetrem o saco herniário, seu encarceramento é raro na ausência de aderências. Quando ocorre, o tratamento é cirúrgico e segue as mesmas normas das pacientes não-grávidas.

A hérnia do hiato esofágico tem alta incidência na gestação (entre 13 e 22%), predomina no seu final e é mais freqüente em pacientes idosas e obesas, desaparecendo após o parto (Stone, 2002).

ROTURAS VASCULARES
(artéria esplênica, vasos uteroanexiais e varizes vulvares)

A rotura de aneurisma da artéria esplênica acompanha-se de taxas de mortalidade materna que chegam a 80%, exigem tratamento cirúrgico imediato, que consiste na ligadura do aneurisma e de eventual esplenectomia ou de esplenectomia com pancreatectomia caudal (Novo e cols., 1970).

As roturas de vasos do aparelho genital são mais raras, sendo necessária sua ligadura o mais precoce possível. O quadro clínico é de hemorragia interna *sine materia*. Varizes vulvares, volumosas, podem romper-se no período expulsivo, em virtude da dificuldade imposta pela apresentação ao retorno venoso. Quando o tocólogo admite a possibilidade de ocorrer o acidente nessa fase do parto, deve praticar a ligadura da veia dilatada. Quando a rotura ocorreu, a ligadura venosa não deve ser postergada.

PERFURAÇÃO UTERINA

O aborto séptico é a causa mais freqüente de morte materna por infecção puerperal (Tietze, 1971; Pakter e cols., 1973), alcançando 60,5% dos casos de óbito materno por infecção (Agüero e Torres, 1972). A infecção acarreta redução da fertilidade e esterilidade definitiva em grande parte dos casos em que se manifesta (Jouppila e cols., 1974).

A perfuração uterina deve ser lembrada, principalmente quando os métodos utilizados no abortamento são a curetagem ou a introdução de corpos estranhos, como sondas, cateteres, lascas de madeira ou penas de aves. Havendo perfuração, é comum a pelviperitonite, com presença de líquido na cavidade peritoneal que pode ser hemático, seroso ou purulento. O diagnóstico é facilitado pelo exame digital ou instrumental da cavidade uterina, quando a dilatação cervical o permite. O achado de fezes na vagina, ou de sangue ou ar na cavidade peritoneal, comprova a suspeita e agrava o prognóstico.

Além da assistência imediata ao estado geral e da antibioticoterapia, indica-se a curagem e a exploração da cavidade uterina. Constatada a perfuração, impõe-se a laparotomia exploradora. A histerectomia, nesses casos, estará indicada quando se identificam hematomas e equimoses (uterinas, parametriais ou anexiais) ou infecção (formação de microabscessos).

TORÇÃO DOS ANEXOS

Dentre as patologias responsáveis pela torção dos anexos, destacam-se os tumores do ovário com longo pedículo. Neme (1953) referiu que a exata incidência de torções de tumores ovarianos durante a gestação dificilmente poderia ser calculada, pois esses casos são mais encontrados nos prontos-socorros. Delascio e Guariento (1984) avaliaram que a torção dos tumores ovarianos na gravidez ocorre em 10 a 15% dos casos, particularmente nos períodos de crescimento uterino rápido (entre 8 e 16 semanas), ou no puerpério, em que se associa à flacidez da parede abdominal (Dewhurst, 1972). A malignidade incide entre 2 e 5% (Jubb, 1963). Os teratomas benignos e cistoadenomas serosos são os mais comuns, seguidos dos cistos funcionais, cistoadenomas pseudomucinosos, cistos endometrióides e do paraovário, fibromas do ovário, tumor de Brenner, tumor de Krukemberg e edema do ovário, sendo este último de grande raridade (Menegoci e cols., 1991; Sherard e cols., 2003). Na suspeita de malignidade a via laparoscópica deve ser evitada (Canis e cols., 2002).

O mecanismo de torção está relacionado ao peristaltismo intestinal, dinâmica vesical e uterina, mudanças na estrutura e na forma do tumor e a fatores externos, como alterações súbitas da pressão intra-abdominal por vômitos, tosse ou flacidez de parede abdominal. O tamanho do tumor é importante: 89% das torções ocorreram em tumores entre 5 e 15cm de diâmetro. Segundo Neme (1953), a torção anexial gera dor homolateral que tende a se generalizar por todo o abdome.

Comparada a facada, pontada ou cólica, é devida às modificações circulatórias e ao estiramento dos filetes nervosos do pedículo anexial. Acompanha-se de náuseas, vômitos e distensão abdominal. O exame físico demonstra resistência de parede e palpação profunda dolorosa, com sinais de irritação peritoneal em 42,8% dos casos e massa tumoral em 92,8% dos casos. Em apenas 10% dos casos a temperatura ultrapassou os 38°C.

Julga-se que somente as torções de 180 graus ou mais podem acarretar distúrbios circulatórios suficientes para que se manifestem sintomas. Quando a torção ocorre de forma aguda, acompanha-se de dor intensa, o fluxo sangüíneo é interrompido, provocando gangrena. Esta concorre para a rotura do cisto e conseqüente hemorragia intra-abdominal. Se o episódio é crônico, podem aparecer neoformações vasculares e aderências a órgãos vizinhos. Se envolve alças intestinais, sucede-se a obstrução do trânsito intestinal.

O diagnóstico baseia-se no quadro clínico, sendo mais difícil naqueles casos em que a torção se instala de maneira lenta. A presença de massa lateral ao útero, com sulco de separação, é de capital importância. Pode ser necessário exame ginecológico sob anestesia, já que a dor e a resistência da parede abdominal dificultam a palpação e o toque vaginal.

Dos exames subsidiários, a ultra-sonografia é o de eleição, fornecendo subsídios quanto à gravidez e quanto ao tumor, até mesmo quanto à possibilidade de ser maligno.

O diagnóstico diferencial faz-se com as seguintes condições clínicas: prenhez ectópica rota, apendicite aguda, hemorragia de corpo lúteo, volvo, rotura de piossalpix e torção de útero miomatoso ou de mioma pediculado em paciente grávida.

O tratamento é cirúrgico e não deve ser atrasado, o que permite cirurgias conservadoras em algumas pacientes (Houry e Abbott, 2001). Os óbitos maternos estão relacionados aos fenômenos peritoneais, que se seguem às alterações tumorais devidas à redução da oferta sangüínea. A cirurgia é conservadora ou radical, dependendo da natureza do tumor e nas primeiras oito semanas de gestação deve ser adiada, pelo risco de se remover o corpo lúteo gravídico. Alguns autores recomendam a intervenção no período compreendido entre a 14ª e a 18ª semana, quando o risco de abortamento precoce está afastado e o útero não está suficientemente desenvolvido para limitar o acesso. Se o diagnóstico se faz após a 28ª semana e não ocorrem complicações, é preferível adotar conduta expectante até que a gravidez atinja o termo (Peterson e cols., 1955).

Tendo ocorrido torção, a cirurgia de urgência impõe-se. Quando há imaturidade fetal, pratica-se a cirurgia e aguarda-se a continuidade da gestação. Recomenda-se a manipulação uterina cuidadosa para evitar o abortamento ou o parto prematuro. No termo, pode-se realizar a cesárea e a cirurgia necessária.

Quanto ao prognóstico materno, a mortalidade foi avaliada em torno de 0,3 a 0,4%, quando a cirurgia foi praticada durante a gestação, e de cerca de 10%, quando no puerpério (Jacome Moscoso, 1946). Os melhores resultados foram obtidos quando a cirurgia foi realizada no início do segundo trimestre (Gustafson e cols., 1954).

TORÇÃO DO ÚTERO GRÁVIDO

Comum entre animais com útero bicórneo, foi primeiramente descrita na mulher por Lable (1876). Quando o útero roda sobre seu eixo, em grau suficiente para causar redução no fluxo sangüíneo, a torção manifesta-se como quadro abdominal agudo. Admite-se que fraquezas intrínsecas dos músculos e ligamentos possam favorecer a torção, principalmente quando aliados a outros fatores predisponentes. Nesbitt e Corner (1956) coletaram apenas 107 casos na literatura desse acidente extremamente raro, que tende a diminuir cada vez mais, já que diminuem progressivamente a paridade e as gestações em pacientes com idade acima de 35 anos (idade em que os fibromas uterinos aumentam sua incidência).

A torção é mais freqüente no segundo trimestre, principalmente em multíparas, e no puerpério imediato, quando a rápida involução uterina e a maior mobilidade do conteúdo abdominal se associam à maior flacidez da musculatura abdominal (Dewhurst, 1972). Pesquisando a etiologia, Nesbitt e Corner (1956) concluíram que "sem patologia pélvica a torção é improvável", pois não se constatou patologia pélvica em apenas 20,6% de todos os casos de torção. Pela ordem, os fatores predisponentes são miomas uterinos, malformações uterinas, aderências pélvicas, cistos ovarianos, anomalias fetais ou apresentações anômalas e anormalidades da coluna ou da pelve, podendo associar-se a traumatismo materno (Duplantier e cols., 2002).

O quadro clínico é diretamente proporcional ao grau de torção, que até 25 graus é assintomática. Pode-se instalar de forma aguda, subaguda ou crônica, sendo a aguda a mais comum e a de sintomas mais evidente. Em 80% dos casos ocorre dextrotorção e o grau de torção atinge 180 graus. Em geral, o quadro é de abdome agudo, com ausência ou pequena intensidade de sangramento vaginal na maioria dos casos. O quadro pode ser confundido com prenhez em corno uterino rudimentar, prenhez ectópica íntegra ou rota, hemorragia intra-abdominal, torção de tumor pélvico, peritonite, necrose asséptica de mioma, rotura uterina ou descolamento prematuro de placenta.

O tratamento é sempre cirúrgico. Confundir a torção uterina com intercorrência não-cirúrgica, tentar a via vaginal ou protelar a cirurgia pode ser desastroso para a mãe e para o feto. Praticada a laparotomia, a cirurgia pode consistir em simples distorção uterina, miomectomia ou anexectomia, com continuidade da gestação. Pode ser necessário realizar cesárea e miomectomia e, nos casos extremos, histerectomia após cesárea. A distorção uterina, acompanhada ou não da correção do fator causal, deve ser a conduta de escolha quando o feto ainda é imaturo, o que permite a evolução da gestação até que a viabilidade seja atingida.

Se o feto é viável, a cesárea é a conduta adequada. Se for possível, conserva-se o útero, protelando-se a cirurgia de eventuais fibromas, que só devem ser removidos quando são evidentes os sinais de sofrimento tumoral ou quando pediculados. Quando ocorrem sinais de necrose uterina, rotura uterina de difícil reparação ou grandes fibromas, indica-se a histerectomia.

A mortalidade materna é de cerca de 13% no total, mas quando não se realiza a cirurgia alcança 77,8%. Nos casos operados, a mortalidade decresce para 7,1%. A indicação cirúrgica precoce, usando-se antibióticos cada vez mais eficientes, com reposição sangüínea adequada, permite a sobrevivência de número cada vez maior de pacientes.

A mortalidade perinatal é calculada em cerca de 30%, sendo a maioria de óbitos intra-uterinos. Há grande importância quanto ao grau de torção uterina: a mortalidade perinatal é de cerca de 24% nos casos de torção até 180 graus e de cerca de 76% nos casos em que a torção é maior que 180 graus.

CÓLICA RENAL

Embora não se trate de abdome agudo, a ocorrência de cólica renal, durante a prenhez, pode simular quadro clínico abdominal. Sua assistência não difere da que se utiliza fora da gestação. Quando cálculos são detectados no primeiro trimestre e sua extração é necessária, prefere-se removê-los por cirurgia, precedida de antibioticoterapia se existe infecção.

Após a segunda metade da gestação, não havendo comprometimento da função renal, posterga-se a cirurgia pela maior dificuldade em executá-la. Havendo infecção grave e rebelde ao tratamento antiinfeccioso, indica-se nefrostomia enquanto se aguarda a ultimação da prenhez, o que preserva o rim.

A litotripsia por ondas de choque é contra-indicada na gestação, em face de possíveis lesões fetais, conseqüentes às ondas de choque ou à radiação ionizante. Experimentalmente, em ratas, Smith e cols. (1992) demonstraram que os fetos localizados próximos à área de energia máxima da onda de choque tiveram peso menor que os de grupo controle. Entretanto, o estudo histopatológico não demonstrou lesões fetais.

PAPEL DA LAPAROSCOPIA

A abordagem laparoscópica dos quadros de colelitíase e apendicite têm aumentado de forma significativa, com menor permanência hospitalar e recuperação mais rápida. Não se constatou aumento da morbidade ou mortalidade materno-fetal (Rollins e cols., 2004). A cirurgia laparoscópica está sendo considerada tão segura na gravidez quanto as cirurgias abertas (Barone e cols., 1999; Fatum e Rojansky, 2001; Atila e cols., 2002; Rizzo, 2003). O segundo trimestre é a época mais segura para sua execução, verificando-se alterações hemodinâmicas similares às encontradas no estado não-gravídico. A ocorrência de aborto, trabalho de parto prematuro e óbito fetal parecem relacionar-se às moléstias intercorrentes e não à via laparoscópica (Al-Fozan e Tulandi, 2002), sendo que a demora em intervir está diretamente relacionada à morbiletalidade materno-fetal (Ghazanfar e cols., 2002). A laparoscopia, com indicação mais liberal que as cirurgias abertas, tem contribuído para evitar que isso ocorra, por vezes reduzindo as taxas de apendicite perfurada (McGreevy e cols., 2002). As vantagens da via laparoscópica sobre a cirurgia aberta convencional fazem com que muitos cirurgiões a coloquem como primeira escolha de tratamento cirúrgico (Weber Sanchez e cols., 2001; Lyass e cols., 2001).

Referências Bibliográficas

- ADAM, G.S. – Axial rotation of pregnant uterus. *Br. Med. J.*, 1:808, 1940.
- AGÜERO, O. & TORRES, J.I. – Frequencia y letalidad del aborto. *Rev. Obstet. Ginecol., Venezuela*, 33:3, 1972.
- ALDERS, N. – A sign for differentiating uterine from extra-uterine complication of pregnancy and puerperium. *Br. Med. J.*, 2:1194, 1951.
- AL-FOZAN, H. & TULANDI, T. – Safety and risks of laparoscopy in pregnancy. *Curr. Opin. Obstet. Gynecol.*, 14:375, 2002.
- ALSTEAD, E.M. & NELSON-PIERCY, C. – Inflammatory bowel disease in pregnancy. *Gut*, 52:159, 2003.
- ANGELINI, D.J. – Obstetric triage revisited: update on non-obstetric surgical conditions in pregnancy. *J. Midwifery Womens Health*, 48:111, 2003.
- ATILA, K. & cols. – Acute appendicitis in pregnancy. *Ulus Travma Derg*, 8:98, 2002.
- BARBER, H.R.K. & BRUNSCHWIG, A. – Gynecologic cancer complicating pregnancy. *Am. J. Obstet. Gynecol.*, 85:157, 1963.
- BARONE, J.E. & cols. – Outcome study of cholecystectomy during pregnancy. *Am. J. Surg.*, 177:232, 1999.
- CANIS, M. & cols. – Laparoscopic management of adnexal masses: a gold standard? *Curr. Opin. Obstet. Gynecol. (England)*, 14:423, 2002.
- CAPPELL, M.S. – Gastric and duodenal ulcers during pregnancy. *Gastroenterol. Clin. North Am.*, 32:263, 2003.
- CAVERLY, C.E. – Ovarian cyst complicating pregnancy. *Am. J. Obstet. Gynecol.*, 21:566, 1931.
- CHALLONER, K. & INCERPI, M. – Nontraumatic abdominal surgical emergencies in the pregnant patient. *Emerg. Med. Clin. North Am.*, 21:971, 2003.
- CHILD, C.G. & DOUGLAS, R.G. – Surgical problems arising during pregnancy. *Am. J. Obstet. Gynecol.*, 47:213, 1944.
- COSENZA, C.A. & cols. – Surgical management of biliary gallstone disease during pregnancy. *Am. J. Surg.*, 178:545, 1999.
- DAY, H.F. – Torsion of the pregnant uterus. *N. Engl. J. Med.*, 213:605, 1935.
- DELASCIO, D. & GUARIENTO, A. – *Obstetricia, Ginecologia, Neonatologia*. São Paulo, Sarvier, 1984.
- DEVORE, G.R.; BRAKEN, M. & BERKOWITZ, R.L. – The amylase/creatinine clearance ratio in normal pregnancy and pregnancies complicated by pancreatitis, hyperemesis, and toxemia. *Am. J. Obstet. Gynecol.*, 136:747, 1980.
- DEWHURST, C.J. – *Integrated Obstetrics and Gynaecology for Postgraduates*. Londres, William Clowes & Sons, 1972.
- DIXON, N.P.; FADDIS, D.M. & SILBERMAN, H. – Aggressive management of cholecystitis during pregnancy. *Am. J. Surg.*, 154:292, 1987.
- DOUGHERTY, C.M. & cols. – Solid ovarian tumors complicating pregnancy. A clinical-pathological study. *Am. J. Obstet. Gynecol.*, 60:261, 1950.
- DUPLANTIER, N. & cols. – Torsion of a gravid uterus associated with maternal trauma. A case report. *J. Reprod. Med.*, 47:683, 2002.
- FATUM, M. & ROJANSKY, N. – Laparoscopic surgery during pregnancy. *Obstet. Gynecol. Surv.*, 56:50, 2001.
- GHAZANFAR, A. & cols. – Acute appendicitis complicating pregnancy; experience with the management of 50 patients. *J. Ayub. Med. Coll. Abbottabad*, 14:19, 2002.
- GRAHAM, G., BAXI, L. & THARAKAN, T. – Laparoscopic cholecystectomy during pregnancy: a case series and review of the literature. *Obstet. Gynecol. Surv.*, 53:566, 1998.
- GOETTLER, C.E. & STELLATO, T.A. – Initial presentation of Crohn's disease in pregnancy: report of a case. *Dis. Colon Rectum*, 46:406, 2003.
- GOSNELL, F.E.; O'NEILL, B.B. & HARRIS, H.W. – Necrotizing pancreatitis during pregnancy: a rare cause and review of the literature. *J. Gastrointest. Surg.*, 5:371, 2001.
- GREENHILL, J.P. & FRIEDMAN, E.A. – *Biological Principles and Modern Pratice of Obstetrics*. Philadelphia, W.B. Saunders Co., 1974.
- GREENING, J.R. & BECK, R.P. – Torsion of the pregnant uterus. Report a case. *Obstet. Gynecol.*, 21:421, 1963.
- GRIMES, W.H. & cols. – Ovarian cyst complicating pregnancy. *Am. J. Obstet. Gynecol.*, 68:594, 1954.
- GUILLEM, P. & cols. – Small bowel incarceration in a broad ligament defect. *Surg. Endosc.*, 17:161, 2003.
- GUSTAFSON, G.W. & cols. – Ovarian tumors complicating pregnancy. *Am. J. Obstet. Gynecol.*, 67:1210, 1954.
- GUTTMACHER, A.F. & ROVINSKY, J.J. – *Medical, Surgical and Gynecological Complications of Pregnancy*. Baltimore, Williams & Wilkins, 1965.
- HAAS, R.L. & ARBOR, A. – Pregnancy and adnexal cysts. *Am. J. Obstet. Gynecol.*, 58:283, 1949.
- HELMANN, L.M. & PRITCHARD, J.A. – *Williams Obstetrics*. New York, Appleton, 1971.
- HODJATI, H. & KAZEROONI, T. – Location of the appendix in the gravid patient: a re-evaluation of the established concept. *Int. J. Gynaecol. Obstet.*, 81:245, 2003.
- HOFFMAN, E.S. & SUZUKI, M. – Acute appendicitis complicating pregnancy in Oxford region. *Br. J. Surg.*, 61:129, 1974.
- HOURY, D. & ABBOTT, J.T. – Ovarian torsion: a fifteen-year review. *Ann. Emerg. Med.*, 38:156, 2001.
- JACOME MOSCOSO, C. – Grandes quistes de ovario contorsion de pediculo y embarazo. *Obstetricia Ginecologia Latino-Americanas*, Febrero, 1946.
- JOUPILLA, P. & cols. – Observations on patients two years after legal abortion. *Int. J. Fertil.*, 19:233, 1974.
- JUBB, E.D. – Primary ovarian carcinoma in pregnancy. *Am. J. Obstet. Gynecol.*, 85:345, 1963.
- KATZ, J.A. & PORE, G. – Inflammatory bowel disease and pregnancy. *Inflamm. Bowel. Dis.*, 7:146, 2001.
- KRAUS, S.F.; ABELL, R.D. & SCHIPUL, A.H. – Appendectomy at the time of cesarean section. *J. Okla State Med. Assoc.*, 96:431, 2003.
- LEE, S. & cols. – Cholelithiasis in pregnancy: Surgical versus medical management. *Obstet. Gynecol.*, 95:S70, 2000.
- LIMA, G.R. & LIPPI, U.G. – *Intercorrências Médicas e Cirúrgicas no Ciclo Grávido-Puerperal*. São Paulo, Manole, 1983.
- LYASS, S. & cols. – Is laparoscopic appendectomy safe in pregnant women? *Surg. Endosc.*, 15:377, 2001.
- MARTINS, C.P. & GARCIA, O.M. – Ferimentos do útero grávido por arma de fogo. *Am. Bras. Ginec.*, 58:229, 1964.
- MASLOVITZ, S. & cols. – The significance of clinical signs and blood indices for the diagnosis of appendicitis during pregnancy. *Gynecol. Obstet. Invest.*, 56:188, 2003.
- MCGREEVY, J.M. & cols. – Laparoscopy may be lowering the threshold to operate on patients with suspected appendicitis. *Surg. Endosc.*, 16:1046, 2002.
- MENDEZ ROMAN, A. & cols. – Obstruccion intestinal por ascaris y embarazo. Presentacion de un caso. *Ginecol. Obstet. Mex.*, 67:50, 1999.
- MENEGOCI, J.C. & cols. – Edema maciço do ovário. *Rev. Bras. Ginec. Obstet.*, 13:39, 1991.
- METCALF, C. – Crohn's disease: an overview. *Nurs. Stand.*, 16:45, 2002.
- MONTES, H. & WOLF, J. – Cecal volvulus in pregnancy. *Am. J. Gastroenterol.*, 94:2554, 1999.
- MORALES, M. & cols. – Crohn's disease as a risk factor for the outcome of pregnancy. *Hepatogastroenterology*, 47:1595, 2000.
- MOSER, M.A. & cols. – Crohn's disease, pregnancy, and birth weight. *Am. J. Gastroenterol.*, 95:1021, 2000.
- NEME, B. – Cisto de ovário com torção do pedículo. Considerações em torno de 28 casos. *Rev. Ginec. Obstet.*, 8:503, 1953.
- NEME, B. – *Patologia da Gestação*. São Paulo, Sarvier, 1988.
- NEVES, M.M. – Pancreatite aguda. In: Cintra do Prado, F. & cols. *Atualização Terapêutica*. São Paulo, Artes Médicas, 1991, p. 289.
- NESBIT, R.E.L. & CORNER, G.W. – Torsion of the human pregnant uterus. *Obstet. Gynecol. Surv.*, 11:311, 1956.
- NESBIT, T.H. & cols. – Endoscopic management of biliary disease during pregnancy. *Obstet. Gynecol.*, 87:806, 1996.
- NOVO, J.L.V.G. & cols. – Rotura espontânea de aneurisma de artéria lienal e gravidez: apresentação de três casos e revisão da literatura. *Matern. Inf.*, 29:333, 1970.
- OHMOTO, K. & cols. – Severe acute pancreatitis associated with hyperlipidemia: report of two cases and review of the literature in Japan. *Hepatogastroenterology*, 46:2986, 1999.
- PAKTER, J. & cols. – Impact of the liberalized abortion law in New York City deaths associated with pregnancy: a two years experience. *Bull. N. Y. Acad. Med.*, 49:804, 1973.
- PARMAR, M.S. – Pancreatic necrosis associated with preeclampsia-eclampsia. *JOP*, 5:101, 2004.
- PATERNOSTER, D.M. & cols. – Acute pancreatitis and deep vein thrombosis associated with HELLP syndrome. *Minerva Ginecol.*, 51:31, 1999.
- PETERSON, W.F. & cols. – Benign cystic teratomas of the ovary a clinic-statical study of 1,007 case with a review of the literature. *Am. J. Obstet. Gynecol.*, 70:368, 1955.
- PIATO, S. & TEDESCO, J.J.A. – *Diagnóstico e Terapêutica das Patologias Obstétricas*. Rio de Janeiro, Atheneu, 1989.
- PIOT, D. & cols. – Torsion of the gravid uterus. *CMA Journal*, 109:1010, 1973.
- POPKIN, C.A. & cols. – The incision of choice for pregnant women with appendicitis is through McBurney's point. *Am. J. Surg.*, 183:20, 2002.
- RABBINER, B. – Torsion of the pregnant uterus in patients with kyphotic pelvis. *Am. J. Obstet. Gynecol.*, 30:136, 1935.
- RAMIN, K.D. & RAMSEY, P.S. – Disease of the gallbladder and pancreas in pregnancy. *Obstet. Gynecol. Clin. North Am.*, 28:571, 2001.
- REID, E.D. & cols. – *Principles and Management of Human Reproduction*. Philadelphia, W.B. Saunders Co., 1972.
- REZENDE, J. – *Obstetrícia*. Rio de Janeiro, Guanabara Koogan, 1974.
- RIZZO, A.G. – Laparoscopic surgery in pregnancy: long-term follow-up. *J. Laparoendosc. Adv. Surg. Tech. A.*, 13:11, 2003.
- ROBINS, S.A. & WHITE, G. – Roentgen diagnosis of dermoid cysts of ovary in abcense of calcification. *Am. J. Roent.*, 43:30, 1940.
- ROBINSON, A.L. & DUVALL, H.M. – Torsion of the pregnant uterus. *J. Obstet. Gynaecol. Br. Emp.*, 38:55, 1931.
- ROLLINS, M.D.; CHAN, K.J. & PRICE, R.R. – Laparoscopy for appendicitis and cholelithiasis during pregnancy: a new standard of care. *Surg. Endosc.*, 18:237, 2004.
- SHARP, H.T. – The acute abdomen during pregnancy. *Clin. Obstet. Gynecol.*, 45:405, 2002.
- SHERARD, G.B. & cols. – Adnexal masses and pregnancy: a 12-year experience. *Am. J. Obstet. Gynecol.*, 189:358, 2003.
- SHERER, D.M.; FRAGER, D. & ELIAKIM, R. – An unusual case of diverticulitis complicating pregnancy at 33 weeks' gestation. *Am. J. Perinatol.*, 18:107, 2001.
- SIEGLER, S.L. & SILVERSTEIN, L.M. – Torsion of a pregnant uterus with rupture. *Am. J. Obstet. Gynecol.*, 55:1053, 1948.
- SMITH, D.P. & cols. – The effects of ultrasound-guided shock waves during early pregnancy Sprague-Dawleyrats. *J. Urol.*, 147:231, 1992.
- STONE, K. – Acute abdominal emergencies associated with pregnancy. *Clin. Obstet. Gynecol.*, 45:553, 2002.
- TABER, BEM-ZIONI – *Manual of Gynecologic and Obstetric Emergencies*. Philadelphia, W.B. Saunders Co., 1984.
- TE LINDE, R.W. – *Ginecologia Operatória*. 3ª ed., Buenos Aires, Editorial Bernardes, 1966.
- TIETZE, C. – Abortion on request its consequences for population trends and public health. In: Sloane, R.B. *Abortion Chaning Views and Pratice*. New York, Grune & Stratton, 1971, p. 165.
- TRACEY, M. & FLETCHER, H.S. – Appendicitis in pregnancy. *Am. Surg.*, 66:555, 2000.
- WEBER SANCHEZ, A. & cols. – Analisis del papel creciente de la laparoscopia en el manejo del abdomen agudo durante el embarazo. *Ginecol. Obstet. Mex.*, 69:422, 2001.
- WESTON, P.V. & LINDHEIMER, M.D. – Intermitten intestinal obstruction simulating hiperemesys gravidarum. *Obstet. Gynecol.*, 37:106, 1971.
- WHITE, K.C. – Ovarian tumors in pregnancy. *Am. J. Obstet. Gynecol.*, 116:544, 1973.
- WRUBEL, N.N. & cols. – Intersticial pregnancy with torsion of the uterus and spontaneus amputation of adnexa and round ligament. *N. Y. St. J. Med.*, 51:2533, 1951.

Índice Remissivo

ÍNDICE REMISSIVO

A

Abdome agudo, 1350
  apendicite aguda, 1351
  colecistite aguda e colelitíase, 1351
  cólica renal, 1354
  diverticulite aguda, 1351
  estrangulamento herniário, 1352
  infarto de artérias mesentéricas, 1352
  moléstia de Crohn, 1352
  obstrução intestinal, 1352
  pancreatite aguda, 1351
  papel da laparoscopia, 1354
  perfuração gástrica, 1350
  perfuração uterina, 1353
  roturas vasculares, 1352
  roturas viscerais, 1352
  torção de anexos, 1353
  torção de útero grávido, 1353

Abortamento espontâneo, 297
  classificação, 297
    abortamento habitual, 297
    abortamento provocado, 297
  cuidados pós-aborto, 304
  definição, 297
  epidemiologia, fatores de risco, 297
    álcool, 298
    analgésicos, 298
    antecedente de abortamento, 298
    cafeína, 298
    febre, 298
    idade materna, 298
    outros fatores, 298
    paridade, 298
    tabagismo, 298
    traumatismo, 298
  etiologia, 298
    alterações cromossômicas, 299
    causas imunológicas, 302
    causas maternas sistêmicas, 302
      doenças crônicas, 302
      infecções, 302
    circlagem, 301
    distopias uterinas, 302
    incompetência istmocervical, 299
    malformações uterinas, 299
    miomatose, 302
    ovo anembrionado, 299
    sinéquias intra-uterinas, 302
    síndrome de Asherman, 302
    traumatismos, 303
  formas clínicas, 303
    abortamento em curso, 303
    abortamento evitável, 303
    abortamento iminente ou inevitável, 303

Abortamento séptico
  agentes químicos abortivos, 1206
  conceito, 1201
  etiopatogenia, 1202
    agente provocador, 1203
    bacteriologia, 1203
    metodologia, 1202
  importância, 1201
    características das pacientes, 1201
    freqüência, 1201
    morbiletalidade, 1201
    sobrecarga econômica, 1201
  patologia, 1203
  profilaxia, 1207
  quadros clínicos particulares, 1205
    coagulopatia, 1206
    comprometimento renal, 1206
    infecção anaeróbia (*Bacteroides fragilis*), 1206
    infecção anaeróbia (*Cl. Tetani*), 1206
    infecção anaeróbia (*Cl. welchii*), 1205
    perfuração uterina, 1205
    sepse, 1205
    tromboflebite pélvica, 1205
  sintomas – diagnóstico-prognóstico, 1204
    anamnese, 1204
    propedêutica clínica, 1207
    propedêutica complementar, 1205
  tratamento, 1208
    medidas cirúrgicas, 1209
    medidas médicas, 1208

Abortamento terapêutico, 1155
  código penal, 1155
    artigos 23, 24 e 128, 1155

Aceleração da maturidade pulmonar fetal: corticoterapia, 1115
  efeitos do corticóide sobre o pulmão fetal, 1116
  evidências sobre a repetição semanal, 1117
  experiência clínica, 1117
  mecanismo de ação, 1115
  riscos potenciais da corticoterapia, 1118

Acretismo placentário, 398
  acretismo no fundo uterino, 401
  acretismo no segmento inferior, 401
  assistência, 401
    conduta ativa, 401
    conduta conservadora, 401
  classificação, 400
  diagnóstico, 400
  ediologia, 400
  evolução clínica, 400
  fatores predisponentes, 400
  histerectomia abdominal, 402
    cuidados prévios, 402
    complicações, 402
  incidência, 400
  sintomatologia, 400

Adaptação do concepto à vida neonatal, 952
  circulatória, 954
    circulação fetal, 954
    circulação neonatal, 955
    desaparecimento da circulação placentofunicular, 955
    ducto venoso, 955
    estrutura muscular das artérias pulmonares, 956
    fechamento do canal arterial, 956
    fechamento do forame oval, 955
    fluxo sangüíneo pulmonar, 955
    mediadores da vasodilatação pulmonar, 956
    regulação da pressão arterial, 956
  respiratória, 952
  térmica, 957
  respiração neonatal, 953

Adaptação do organismo materno à gravidez, 36
  adaptação
    circulatória, 37
    circulatória sistêmica, 37
    circulatória uterina, 39
    circulatória e metabólica, 43
    nutricional, 39
  modificações
    da pele, postura e deambulação, 43
    do aparelho digestório, 42
    do aparelho respiratório, 43
    do aparelho urinário, 42
    do sistema cardiovascular, 42
    sangüíneas, 42

Ahlfeld, sinal de, 186

AIDS, 594
  acompanhamento pós-parto, 603
  assistência no parto, 602
  biossegurança na assistência, 604
  diagnóstico, 595
  efeitos sobre a gestação, 600
  evolução, 597
  futuro reprodutivo, 603
  incidência, 595
  terapia anti-retroviral, 598
  transmissão vertical, 602
  tratamento pré-natal, 600

Alergopatias, 421
  asma, 422
    assistência, 423
    drogas utilizadas, 422
    índice de gravidade, 423
  dermatite atópica, 424
  dermatite de contato, 424
  dermatoses alérgicas, 423
    tratamento, 423
  eczema xerótico, 424
  imunoterapia na gestação, 424
  profilaxia ambiental, 424
  rinites, 421

Alojamento conjunto, 226
  conceito, 226

histórico, 226
rotinas assistenciais, 227
vantagens, 226
Alterações
   endócrinas, 269
      androgênios, 269
      hipófise, 269
      supra-renais, 269
   placentárias, 270
      arteríolas espiraladas, 271
      aterose aguda das arteríolas espiraladas, 270
      leptina, 270
   uterinas, 270
      hipercontratilidade, 270
      redução do consumo de oxigênio, 270
      redução do fluxo, 270
Ambiente cirúrgico, 810
Ambiente e gravidez, 1232
   agentes físicos ambientais, 1233
      pressão atmosférica, 1233
      som, 1234
      temperatura, 1233
   atividade
      física, 1238
      profissional, 1239
      sexual, 1240
   atividades domésticas, 1240
   cinto de segurança, 1237
   corrente elétrica, 1236
   radiações ionizantes e não-ionizantes, 1234
      propedêuticos por imagem, 1234
   submersão, 1237
Amniocentese, 810
   contra-indicações relativas, 810
   indicações, 810
Amnioinfusão, 1119
   anteparto, 1120
      diagnóstica, 1120
      terapêutica, 1120
   intraparto, 1121
      desacelerações variáveis da freqüência cardíaca fetal, 1121
      mecônio espesso, 1121
   classificação, 1119
   complicações, 1122
   conceito, 1119
   contra-indicações, 1122
   implicações do oligoâmnio, 1119
   técnicas de amnioinfusão, 1121
      via transabdominal, 1121
      via transcervical, 1122
Amnioscopia, 811
   condições, 811
   contra-indicações, 811
   indicações, 811
Amniotomia, 811
   condições, 811
   contra-indicações, 811
   indicações, 811
Analgesia e anestesia, 816
   alterações gestatórias e implicações anestésicas, 816
      alterações corporais, 818
      alterações do equilíbrio acidobásico, 818
      aparelho
         cardiocirculatório, 817
         gastrintestinal, 817
         renoureteral, 818
         respiratório, 817

Analgesia para o parto vaginal, 818
   alterações da ventilação pulmonar, 820
   analgesia e situações especiais, 824
      no parto vaginal pélvico, 824
      na retenção placentária, 824
   anestesia
      em cirurgias não-obstétricas, 841
      em gestante cardiopata, 839
      em gestante com asma, 840
      geral para cesárea, 834
      no sofrimento fetal agudo, 842
      para curetagem, 837
         e paciente com hemodinâmica estável, 837
         e paciente com hemodinâmica instável, 838
      para descolamento prematuro da placenta, 838
      para placenta prévia, 838
      patologias clínicas, 835
         doença hipertensiva específica da gestação, 835
         parto prematuro, 837
         síndromes hemorrágicas, 837
      peridural, 827
         drogas depressoras, menor uso de, 825
         falha de anestesia, 826
         manutenção da consciência materna, 825
         melhor pós-operatório, 826
         menor sangramento, 825
         raquianestesia, 826
      regional para cesárea, 825
   complicações
      anestésicas, 828
         hipotensão arterial materna, 828
         toxicidade dos anestésicos locais, 829
      neurológicas, 830
         cefaléia, 830
         compressões nervosas e vasculares, 832
         meningite bacteriana ou viral, 831
         meningite química, 831
         síndrome da cauda eqüina, 832
         síndrome de Claude-Bernard-Horner, 832
         traumatismo na punção lombar, 831
   contra-indicações absolutas das anestesias espinhais, 833
   contra-indicações relativas das anestesias espinhais, 833
   efeitos da analgesia sobre o recém-nascido, 823
   hiperatividade adrenérgica, 820
   influência da analgesia na duração do parto, 823
   influência da analgesia na incidência de cesárea, 823
   mecanismo da dor na parturição, 818
      compressão e distensão perineal, 819
      contração e distensão uterina, 819
      dilatação cervical, 819
      outros fatores da dor, 819
   opiáceos por via espinhal na cesárea, 833
   passagem placentária de drogas, 824
      circulação materna, 825
      concentração sangüínea fetal, 824
      concentração sangüínea materna, 824
      constante K, 824
      ligação protéica, 825
   perfil metabólico materno-fetal, 820

   técnicas anestésicas, 821
      farmacológicas, 821
      não-farmacológicas, 821
      regionais, 821
         analgesia peridural, 822
         anestesia raquianestesia peridural, 822
         anestesias espinhais, 822
         bloqueio paracervical, 821
   técnicas para anestesias espinhais, 832
   vantagens e desvantagens das anestesias espinhais para a cesárea, 833
Anomalias da placenta, 334
   anomalias circulatórias e vasculares, 336
      hematomas basais, 337
      hematomas deciduais, 337
      hematomas marginais, 338
      infartos placentários, 336
      tromboses, 338
         da artéria fetal placentária, 339
         intervilosas, 338
         marginais, 339
         subcoriônicas, 338
   anomalias das membranas, 340
      âmnio nodoso, 340
      metaplasia escamosa, 340
      opacidade do âmnio, 340
   anomalias do cordão umbilical, 340
      artéria umbilical única, 340
      inserção velamentosa do cordão, 340
      outras lesões do cordão, 341
         hematoma, 341
         nós, 341
         torções, 341
         trombose, 341
   anomalias morfológicas, 335
      placenta
         circunvalada, 336
         fenestrada, 336
         marginada, 336
         membranácia, 336
         sucenturiada, 335
         zonária, 336
      placentas
         extracoriônicas, 336
         lobuladas e lobadas, 335
         múltiplas, 335
         partidas, 335
   câmara intervilosa, 335
   morfologia normal, 334
   patologia da placenta, 335
   placa basal, 335
   placa coriônica, 334
   placentites, 339
   tumores placentários, 339
      cistos, 339
         intervilosos, 339
         subcoriônicos, 339
      corioangioma, 339
      coriomas, 340
      metástase placentária, 340
Anticoncepção no puerpério e lactação, 211
   anticoncepcionais hormonais injetáveis, 213
   anticoncepcionais hormonais orais, 212
   dispositivo intra-uterino, 213
   efeitos endócrinos da amamentação, 211
   esterilização cirúrgica, 214
   fertilidade após o parto, 211
   implantes de progestágeno isolado, 213
   método da lactação, 212

método de abstinência periódica, 212
orientação anticoncepcional, 214
Antimicrobianos em obstetrícia, 1287
   aminoglicosídeos, 1293
   antibioticoprofilaxia, 1296
      base terapêutica, 1296
      indicações, 1297
   carbapenems, 1293
   cefalosporinas, 1291
   clindamicina, 1295
   cloranfenicol, 1294
   fisiologia farmacocinética e toxicológica, 1287
   macrolídeos, 1295
   metronidazol, 1294
   monobactams, 1293
   nitrofurantoína, 1296
   normas para terapêutica, 1289
      determinação da sensibilidade, 1289
      fatores do hospedeiro, 1289
      funções renal e hepática, 1290
      identificação do agente infectante, 1289
      local da infecção, 1290
   penicilinas, 1290
   quinolonas, 1296
   sulfametoxazol, 1295
   teicoplanina, 1295
   terapêutica em situações especiais, 1298
      infecção da fenda cirúrgica, 1299
      infecção urinária, 1299
      mastites, 1301
      pneumonias, 1299
   tetraciclinas, 1294
   trimetoprima, 1295
   vancomicina, 1295
Aspectos genéticos, 1243
   aconselhamento genético, 1249
      casais com problemas de fertilidade, 1252
      consangüinidade, 1250
      fertilização assistida, 1253
      grupos raciais, 1251
   diagnóstico perinatal de doenças genéticas, 1254
      amniocentese, 1256
      cordocentese, 1257
      fetoscopia, 1257
      punção de vilosidades coriônicas, 1255
      sangue materno, 1255
      ultra-sonografia, 1254
   doenças gênicas, 1245
   doenças multifatoriais, 1248
      anamnese familiar, 1248
   herança autossômica monogênica dominante simples, 1246
   herança autossômica monogênica recessiva simples, 1246
   herança sexual monogênica dominante simples, 1247
   herança sexual monogênica recessiva simples, 1247
   hibridização *in situ* fluorescente (FISH), 1258
   identificação do risco genético, 1243
   "microarrays", 1253
Aspectos jurídicos e bioéticos em obstetrícia, 1165
   banco de sangue de cordão, 1173
   conceitos de ética, moral e bioética, 1165
   erro médico, 1169
   esterilização cirúrgica, 1170

   ética em medicina fetal, 1173
   ética em reprodução humana, 1172
   HIV-AIDS e gravidez, 1172
   interrupção legal da gestação, 1170
   procedimentos tocúrgicos, 1171
   recém-nascidos nos limites da viabilidade, 1173
   relação médico-paciente, 1165
   responsabilidade médica, 1166
   responsabilidade profissional, 1167
Aspectos proctológicos na puerperalidade, 636
   doença hemorroidária, 637
   fissura anal, 638
   incontinência fecal, 639
   prurido anal, 639
   supurações – abscessos e fístulas, 639
Assistência ao parto, 165
   diagnóstico de trabalho de parto, 165
   local do parto, 165
   na cervicodilatação, 166
      analgesia, 177
      cateterismo vesical, 177
      consentimento informado, 166
      controle da cervicodilatação, 175
      controle da descida e rotação interna da apresentação, 176
      controle da vitalidade fetal, 169
      controle do estado geral, 176
      dinâmica uterina, 174
         conduta ativa, 175
         hipercontratilidade uterina, 174
         oligo-hipossistolia, 174
      higiene e alimentação, 168, 169
      manobras dilatadoras, 177
      postura da parturiente, 167
      preparo da parturiente, 166
      rotura das membranas, 176
      toque vaginal, 167
   na dequitação, 186
      manobra de Freund, 186
      manobra de Jacobs, 186
      sinais clínicos de placenta descolada, 186
         sinal de Ahlfeld, 186
         sinal de Calkins, 186
         sinal de Fabre, 186
         sinal de Garber, 186
         sinal de Kustner, 186
         sinal de Mickuliez-Radecki, 186
         sinal de Schroeder, 186
         sinal de Strassman, 186
      terapêutica ocitócica, 187
   na fase expulsiva, 177
      alívio expulsivo, 183
      analgotócia, 177
      apreensão do concepto, 185
      cateterismo vesical, 177
      controle da vitalidade fetal, 179
      controle do esforço expulsivo, 180
      desprendimento do biacromial, 184
      duração da fase expulsiva, 184
      laqueadura do cordão umbilical, 185
         manobra de Kristeller, 181
      posição materna de Laborié-Duncan, 179
      posição materna na fase expulsiva, 177
      proteção do períneo, 180
         episiotomia, 180
         perineotomia, 180
   no quarto período, 187
   no pré-parto, 165

Assistência ao recém-nascido de alto risco, 1128
   condições associadas a gestações de alto risco, 1128
   em situações especiais, 1129
   na unidade neonatal, 1128
Assistência ativa do parto, 188
Aumento ponderal, 269
Avaliação da maturidade fetal, 1087
   indicações, 1087
   interpretação da maturidade, 1090
   metodologia, 1087
   métodos biofísicos, 1090
      amnioscopia, 1090
      espectrofotometria, 1090
      radiologia, 1090
      ultra-sonografia, 1090
   métodos clínicos, 1088
   métodos laboratoriais, 1088
      características do líquido amniótico, 1088
      citologia com azul-de-nilo, 1089
      citologia com lugol, 1089
      corpúsculos lamelares, 1089
      creatinina, 1088
      fosfolipídeos, 1088
      perfil pulmonar, 1089
      relação lecitina-esfingomielina, 1088
      teste de Clements, 1089
Avaliação da vitalidade fetal, 1091
   aspectos modernos, 1091
   cardiotocografia, 1094
   dopplervelocimetria, 1094
   fatores clínicos e vitalidade fetal, 1093
      doença materna, 1093
      idade gestacional, 1093
      intercorrências patológicas, 1093
      suporte neonatal, 1093
   fisiologia da hipoxemia fetal, 1092
   indicações, 1092
      fetais, 1093
      maternas, 1092
   interpretação dos resultados, 1095
   metodologia, 1093
   métodos complementares, 1094
   perfil biofísico fetal, 1094
   perfil hemodinâmico fetal, 1094
      centralização precoce, 1094

B

Bacia obstétrica mole, 128
Bacia obstétrica óssea, 124
   arcada púbica, 127
   arco anterior, 127
   bacia andróide, 126
   bacia ginecóide, 126
   bacia platipelóide, 126
   circunferência biacromial, 131
   curvatura sacral, 127
   diferenças étnicas e sexuais, 128
   eixo da bacia, 127
   estreitos da bacia, 127
      conjugado obstétrico, 124
      conjugado verdadeiro, 120
      inferior, 125
      médio, 125
      superior, 124
   diâmetro, 124-131
      biacromial, 131
      biciático, 125

biisquiático, 125
bituberoso, 125
conjugado *exitus*, 125
oblíquos, 124
sacro-médio-púbico, 125
transverso médio, 124
inclinação da bacia, 127
planos paralelos da bacia, 126
Biópsia do vilo coriônico, 1016
análise laboratorial do vilo coriônico, 1018
complicações da biópsia coriônica, 1018
época de realização, 1017
indicações, 1016
mosaicismo placentário, 1019
pós-operatório, 1018
redução de membros, 1019
técnicas, 1017
transabdominal, 1017
transcervical, 1017

C

Calkins, sinal de, 186
Características da cirurgia obstétrica, 809
Cardiopatias, 455
alterações cardiovasculares na gravidez
normal, 446
funcionais, 456
hematológicas, 456
hemodinâmicas, 456
conduta assistencial, 461
abortamento médico, 467
anticoncepção, 467
assistência cirúrgica, 464
assistência em complicações, 462
arritmias, 463
endocardite infecciosa, 463
insuficiência cardíaca, 462
tromboembolismo, 462
assistência obstétrica, 464
no parto, 465
no pré-natal, 464
no puerpério, 466
assistência pré-concepcional, 461
assistência pré-natal, 461
diagnóstico, 458
etiologia, 457
cardiopatia chagásica, 457
cardiopatia congênita, 457
cardiopatia hipertensiva, 457
cardiopatia reumática, 457
miocardiopatia periportal, 457
prolapso da válvula mitral, 457
influência da cardiopatia sobre o CGP, 459
abortamento, 459
parto prematuro, 459
restrição do crescimento fetal, 459
influência do CgP sobre a cardiopatia, 458
arritmias, 459
descompensação, 458
endocardite infecciosa, 459
miocardiopatia peripartal, 459
tromboembolismo, 459
influência sobre o concepto, 460
influência sobre o parto, 460
influência sobre o puerpério, 460
interesse multidisciplinar, 445
prognóstico, 467
fetal, 467
materno, 467

Cardiotocografia anteparto, 996
cardiotocografia computadorizada, 1001
interpretação e conduta, 999
linha de base da freqüência cardíaca fetal, 996
variabilidade da freqüência cardíaca fetal, 997
acelerações, 997
desacelerações, 997
Cesárea, 811
abdominal, 881
a cesárea no Brasil, 883
acidentes no parto cesárea, 906
lesões da bexiga, 906
lesões de alças intestinais, 906
lesões de vasos varicosos, 907
propagação da incisão miometrial, 907
aspectos técnicos, 892
anestesia, 892
curativo abdominal, 906
expressão uterina, 906
extração da placenta e anexos, 902
extração fetal, 900
alavanca de Sellheim, 900
apreensão fetal, 901
ordenha do cordão, 901
fechamento da parede abdominal, 905
incisão abdominal, 893
de Pfannestiel, 893
mediana infra-umbilical, 896
incisão da aponeurose, 893
incisão da musculatura, 893
incisão do peritônio parietal, 890
incisão do peritônio visceral, 897
incisão uterina, 897
incisão segmentar longitudinal (Kronig), 898
incisão segmentar transversa (Kehrer), 898
incisão segmentar transversa arciforme (keur-Fuchs), 898
incisão segmento-corporal, 898
manobra de Geppert, 899
preparo da área operatória, 892
proteção da cavidade peritoneal, 896
revisão da cavidade peritoneal, 905
revisão da cavidade uterina, 902
sutura do miométrio e peritônio visceral, 902
assistência em casos de cesárea anterior, 912
analgotócia por peridural, 914
avaliação da cicatriz uterina, 913
emprego de ocitócicos, 914
incidência de partos vaginais, 914
parto vaginal e prenhez gemelar, 914
parto vaginal em apresentação pélvica, 914
presença de desproporção cefalopélvica, 914
resultados de partos vaginais, 914
revisão da cavidade uterina, 914
rotura uterina, 914, 915
e aspectos econômicos, 915
e esterilização tubária, 912
e operações complementares, 916
eletiva, 910
extraperitoneal, 911
histerectomia, 917
incidência, 884
condições, 811
contra-indicações, 811
indicações feto-anexiais, 811

indicações maternas, 811
indicações, 887
absolutas, 891
relativas, 891
iterativa, 911
oportunidade de nova cesárea, 910
pós-morte materna, 916
pós-operatório, 907
antibioticoterapia profilática, 908
complicações da parede abdominal, 907
levantar precoce, 908
outras complicações, 908
prognóstico, 909
súmula histórica, 881
vaginal, 812
colpo-histerotomia, 812
condições, 812
contra-indicações, 812
indicações, 812
Choque hemorrágico, 1259
alterações hemodinâmicas na gestação, 1259
conseqüências específicas gestacionaĩs, 1262-1266
fisiopatologia, 1260
hemorragias e gestação, 1259
quadro clínico, 1261
resposta neuroendócrina, 1261
tratamento, 1261
fundamentos fisiopatológicos, 1261
Choque séptico, 1266
epidemiologia, 1266
fisiopatologia, 1267
prognóstico, 1274
quadro clínico, 1267
resposta inflamatória humoral, 1269
tratamento, 1270
antibioticoterapia, 1271
antitrombina III, 1273
imunoterapia, 1272
proteína C ativada, 1273
ressuscitação, 1270
suporte cardiovascular, 1271
tratamento cirúrgico, 1272
uso de albumina, 1270
Ciclo gravídico-puerperal, 1183
grande multípara, 1188
conceitos, 1188
conclusões, 1190
incidência, 1189
situações adversas, 1189
idade materna avançada, 1184
resultados maternos e perinatais, 1185
apresentações anômalas, 1185
baixo peso do recém-nascido, 1186
Diabetes mellitus, 1185
distócias, 1186
hemorragia puerperal, 1186
hipertensão arterial, 1185
incidência de cesárea, 1186
índice de Apgar baixo, 1186
malformações congênitas, 1186
morbiletalidade perinatal, 1186
mortalidade materna, 1187
partos instrumentados, 1186
prematuridade, 1186
rotura prematura das membranas, 1185
Circlagem, 812
condições, 812
contra-indicações, 812
indicações, 812

Cirurgias obstétricas, principais, 810
Clidotomia, 812
    indicação, 812
Colecistopatias, 454
    colecistite, 454
    colelitíase, 454
Complicações urinárias, 793
    no puerpério imediato, 793
        hematúria, 794
        incapacidade vesical, 794
        incontinências urinária, 794
    no puerpério mediato, 794
Condições operatórias, 810
Contração uterina, 132
    características do músculo uterino, 132
    contratilidade na dequitação, 138
    contratilidade na gestação, 137
    contratilidade no parto, 137
        dominância fundal de Reynolds, 138
        tríplice gradiente descendente de Alvarez e Caldeyro-Barcia, 138
    contratilidade no pós-parto, 139
    contratilidade no pré-parto, 137
    histerografias, 134
    inervação e neurofisiologia uterina, 136
Contra-indicação operatória, 810
Controle fetal em neoplasias malignas, 635
    avaliação da idade gestacional, 635, 636
    malformações e crescimento fetal, 635
    tratamento quimioterápico, 636
Cordão umbilical, 21, 22
Cordocentese, 1024
    complicações, 1025
    indicações, 1025
        análise do DNA, 1025
        anemia fetal, 1026
        cariótipo fetal, 1025
        infecções, 1026
        outras indicações, 1026
        trombocitopenia fetal, 1026
    técnica, 1024
Correção da distócia de espáduas, 812
    condições, 812
    indicação, 812
Cuidados pré-operatórios, 813
    após indicação da cirurgia, 814
    com o aparelho digestório, 815
    com o aparelho respiratório, 815
    com o aparelho urinário, 815
    intra-operatórios, 816
    na associação de patologias clínicas, 814
    na sala cirúrgica, 815
    prévios, 813
    sedação pré-operatória, 815
    visita pré-anestésica, 815
Curagem uterina, 812
    condições, 812
    indicação, 812
Curetagem uterina, 812
    condição, 812
    indicação, 812

D

Dermatopatias, 500
    acne vulvar, 507
    alterações dermatológicas na gravidez, 500
        distúrbios da pigmentação, 550
            hiperpigmentação, 500
            melanina, 500
        distúrbios degenerativos, 501
            estrias atróficas, 501
        distúrbios dos anexos, 501
            eflúvio telógeno, 501
            hirsutismo, 501
            unhas, 502
        distúrbios vasculares, 502
    condiloma acuminado, 505
    dermatite papulosa, 504
    doença de Rendu-Osler-Weber, 507
    eritema nodoso, 507
    eritema polimorfo, 508
    foliculite pruriginosa, 504
    herpes gestacional, 502
    herpes simples, 505
    lúpus eritematoso sistêmico, 507
    melanoma, 506
    moléstia de Fox-Fordyce, 507
    molusco contagioso, 505
    molusco gravídico, 506
    neurofibromatose, 507
    pápulas e placas urticarianas, 503
    pênfigos, 507
    prurido gravídico, 504
    prurigo gestacional de Besnier, 504
    psoríase, 507
    sarcoidose, 507
    teleangiectasia hemorrágica hereditária, 507
    tricomoníase vaginal, 506
    vulvovaginite candidótica, 506
Descolamento
    manual de placenta, 812
        condição, 812
        indicação, 812
    prematuro crônico da placenta, 414
        prognóstico, 414
            materno, 414
            perinatal, 415
    prematuro da placenta, 402
        anatomia patológica, 406
            apoplexia uteroplacentária, 407
            cratera placentária, 407
            hematoma retroplacentária, 407
        conceito, 402
        diagnóstico, 409
            clínico, 409
            de coagulopatia, 410
            diferencial, 411
        etiopatogenia, 403
            causas não-traumáticas, 404
                fatores predisponentes, 404
                    estados hipertônicos, 405
                    multiparidade, 404
            causas traumáticas, 403
            outras causas, 405
        fisiopatologia, 407
            alterações da coagulação, 408
            alterações hipofisários, 409
            alterações renais, 408
            alterações uterinas, 407
        histórico, 403
        incidência, 403
        quadro clínico, 409
        sinonímia, 402
            ablatio placentae, 403
            abruptio placentae, 403
            acidente de Baudelocque, 402
            apoplexia placentogenital, 403
            descolamento prematuro da placenta normalmente inserida, 402
            hematoma retroplacentário, 402
            hemorragia acidental, 402
            hemorragia inter-uteroplacentária, 402
            hemorragia oculta, 402
            hemorragia retroplacentária, 402
        tratamento, 411
            clínico, 411
                da coagulopatia, 412
                da insuficiência renal, 412
                do choque, 411
            profilático, 411
            obstétrico, 413
Determinismo do parto, 121
    contração uterina, 121
        atividade elétrica da célula miometrial, 121
        "gap junctions", 121
        interação entre cálcio intracelular e proteínas contráteis, 121
    endotelinas, 122
    hormônios, 122
    óxido nítrico, 122
    prostaglandinas, 122
    relaxina, 122
        estrógenos, 123
        ocitocina, 123
        progesterona, 123
    ecografia, 107
    exames laboratoriais, 107
    história, 104
    importância, 105
    modulação da atividade uterina, 123
    objetivos, 105
    organização, 105
    preparo psicológico para o parto, 108-115
        escola inglesa, 108
        escola russa, 108
        fundamentos fisiopatológicos, 109
        metodologia, 109
Diabetes mellitus, 489
    adaptação metabólica materna, 489
    avaliação da vitalidade fetal, 496
        avaliação clínica, 496
        cardiotocografia anteparto, 497
        dopplervelocimetria, 497
        perfil biofísico fetal, 497
        prova de Pose, 498
    cetoacidose diabética, 499
    complicações clínicas, 498
    complicações obstétricas, 498
    diagnóstico, 492
    fisiopatologia do sofrimento fetal, 496
    hipoglicemia, 499
    o parto, 499
    o recém-nascido, 495
    rastreamento do diabetes na gestação, 492
        fatores de risco, 492
        glicemia de jejum, 492
        teste de sobrecarga, 492
    recorrência do DMG, 493
    repercussões perinatais, 494
    tratamento, 493
        agentes anti-hiperglicemiantes orais, 494
        dieta, 493
        equipe multiprofissional, 494
        exercício físico, 494
        insulina, 493
        princípios gerais, 490
        na fase pré-concepcional, 490

na primeira metade da gestação, 490
na segunda metade da gestação, 491
no puerpério, 491
ultra-sonografia, 498
avaliação do líquido amniótico, 498
Diagnóstico obstétrico, 99
diagnóstico clínico de gestação, 99
sinal de Hegar, 99
sinal de Noble-Bridin, 100
sinal de Piskachek, 100
sinal de Puzos, 100
sinal de Braxton-Hicks, 100
sinal de Holzapfel, 100
sinal de Braun-Fernwald, 100
sinal de McDonald, 100
temperatura basal, 100
diagnóstico de apresentação fetal, 103
diagnóstico de idade gestacional, 101
diagnóstico de número de fetos, 103
diagnóstico de paridade materna, 103
diagnóstico de sexo fetal, 103
corpúsculo de Barr, 103
diagnóstico de vitalidade fetal, 102
diagnóstico laboratorial de gestação, 100
dosagem de subunidade beta da hCG, 101
prova de hemaglutinação invertida, 101
prova de inibição de hemaglutinação, 101
teste de Asherm-Zondek, 100
teste de Friedman, 100
teste de Galli-Mainini, 100
diagnóstico ultra-sonográfico, 101
Distócia anexial, 725
distócia das membranas ovulares, 730
distócia placentária, 730
distócias do cordão umbilical, 725
circulares do cordão, 728
do comprimento do cordão, 725
inserção velamentosa do cordão, 729
nós do cordão, 726
procedências do cordão, 727
causas de procedência do cordão, 727
laterocidência, 727
posição de cefalodeclive, 728
procedência complicada do cordão, 727
procúbito do cordão, 727
prolapso do cordão, 727
torções e sunuosidades do cordão, 727
tromboses do cordão, 730
Distócia fetal, 687
distócia de situação, 710
situação transversa abandonada, 714
situação transversa, 710
mecanismo de Denman, 712
mecanismo de Douglas, 712
mecanismo de Roederer, 712
distócia de volume, 714
ascite abdominal, 718
clidotomia, 716
compressão fúndica, 716
distensão vesical, 718
doença cística renal, 718
excessivo biacromial, 720
gigantismo fetal, 714
manobra de McRobertz, 716
hidrocefalia, 716

hidrotórax, 718
manobra de McRobertz, 716
manobra de Zavanelli, 716
monstruosidades, 720
sinfisiotomia, 716
tumores fetais, 718
ventriculomegalia, 716
distócias de apresentação, 687
ântero-posterior altas, 690
mecanismo de Müller, 690
mecanismo de Pankow, 690
mecanismo de Sanger e V. Herff, 690
apresentação composta, 691
apresentação pélvica, 693
classificação, 693
completa, 693
diagnóstico, 695
etiologia, 694
evolução do parto, 695
freqüência, 694
importância, 694
incompleta, 693
modo de joelho, 693
modo de nádega, 693
modo agripina, 693
modo de pé, 693
mecanismo do parto, 694
deflexão dos braços e da cabeça, 695
desprendimento do biacromial, 694
hiper-rotação cefálica, 695
rotação posterior do dorso, 695
sacra anterior persistente, 695
morbiletalidade perinatal, 697-700
nomenclatura, 694
prognóstico, 696
assistência, 700
atitude conservadora, 701
manobra de enforcamento, 701
atitude intervencionista, 701
cesárea no parto pélvico, 705
escolha da via de parto, 701
no parto pélvico transvaginal, 702
aplicação de fórcipe, 704
compressão fúndica uterina, 704
embriotomia, 705
manobra de Bracht, 703
manobra de Mauriceau, 704
revisão do útero e canal do parto, 705
sinfisiotomia, 705
tratamento do cordão, 704
reconsideração da via do parto, 702
versão externa, 700
cabeça alta e móvel, 692
classificação, 687
hiperflexão cefálica, 689
obliqüidade de Roederer, 689
occípito-posterior persistente, 687
occípito-transversas baixas, 692
distócias de atitudes, 706
defletidas de primeiro grau (bregmáticas), 706
defletidas de segundo grau (fronte), 707
defletidas de terceiro grau (face), 708
sinal do golpe de machado, 709
látero-flexões, 710
assinclitismo anterior, 710

assinclitismo de Litzman, 710
assinclitismo de Naegele, 710
assinclitismo posterior, 710
Distócia funcional, 678
classificação, 678
ação uterina assimétrica, 679
distócia cervical dinâmica, 685
síndrome de Schickelé, 685
estados hipertônicos, 679, 682
ação uterina assimétrica, 685
anel de constrição, 683
segmento inferior hipertônico, 683
útero colicóide, 683
inércia hipertônica, 679
oligossistolia primária, 679
oligossistolia secundária, 679
oligossistolia, 679
polissistolia, 679, 681
anéis de constrição, 682
segmento inferior hipertônico, 683
síndrome de Bandl, 682
síndrome de Bandl-Frommel, 682
prensa abdominal insuficiente, 685
resistência cervical anormal, 679
útero colicóide, 679
conceito, 678
distócia da força, 678
freqüência, 678
importância, 678
Distócia óssea, 663
assistência, 670
medidas assistenciais abandonadas, 671
medidas assistenciais de exceção, 671
posição de Laborié-Duncan, 671
posição de Sims, 671
posição de Walcher, 671
prova do trabalho de parto, 670
classificação, 664
bacia anã, 667
bacia justamajor, 664
bacia justaminor, 664
bacia de assimilação, 665
bacia em sacro imperfeito, 665
bacia fendida, 665
bacia obliquamente estreitada, 665
bacia osteomalácica, 666
bacia transversalmente estreitada, 665
bacias com anomalias da coluna vertebral, 666
bacia cifoescoliótica raquítica, 666
bacia ciforraquítica, 666
bacia cifótica, 666
bacia escoliótica, 666
bacia espondilolistésica, 667
bacias conseqüentes à contrapressão femoral, 667
bacias viciadas freqüentes, 664
bacias viciadas infreqüentes, 664
vício pélvico de vários estreitos, 665
vício pélvico do estreito inferior, 665
vício pélvico do estreito médio, 665
vício pélvico do estreito superior, 665
vícios pélvicos raros, 665
conceito, 663
de vício pélvico, 664
diagnóstico, 667
clínico, 668
de pelve rara, 668
de vício pélvico do estreito inferior, 669
de vício pélvico do estreito médio, 668

ÍNDICE REMISSIVO

de vício pélvico do estreito superior, 668
desproporção cefalopélvica, 669
prova de Hillis, 669
prova de Hofmeir, 669
prova de Müller, 669
sinal de Müller, 669
sinal de Pinard, 669
efeitos do vício pélvico na gestação, 669
efeitos do vício pélvico no parto, 669
efeitos do vício pélvico no puerpério, 669
efeitos do vício pélvico sobre o concepto, 670
radiológico, 667
ultra-sonográfico, 668
freqüência, 664
histórico, 663
importância, 663
mecanismo do parto no vício pélvico, 670
prognóstico da via de parto no vício pélvico, 670
Distócias de partes moles, 672
distócias da vagina, 674
atresia vaginal, 675
prolapso vaginal, 675
rigidez vaginal, 675
septos vaginais, 674
distócias da vulva, 675
bartholinites, 675
condilomas acuminados, 675
edema vulvar, 675
varizes vulvares, 675
distócias do colo uterino, 672
aglutinação do colo, 673
atresia do colo, 674
destacamento anular do colo, 673
desvios do colo, 674
edema do colo, 673
prolapso do colo, 674
rigidez do colo, 673
septação do colo, 674
tumores prévios, 676
carcinoma do colo uterino, 676
carcinoma do reto, 677
cistos vaginais, 677
fecalomas, 677
miomas, 676
tumores dos ovários, 677
Distócias, 663
classificação, 663
conceito, 663
Doença hemolítica perinatal, 1062
aloimunização em gestação anterior, 1065
antígenos do sistema Rh, 1064
antígeno Du (D suprimido), 1064
antígenos atípicos, 1064
assistência, 1068
cardiotocografia, 1068
determinação do Rh fetal, 1070
o parto, 1069
outros tratamentos, 1070
imunoglobulina intravenosa, 1070
plasmaférese, 1070
prometazina, 1070
propedêutica invasiva, 1069
cordocentese, 1069
espectrofotometria do líquido amniótico, 1069
terapêutica fetal, 1070
avaliação ultra-sonográfica, 1065
conceito, 1062
diagnóstico da aloimunização, 1064
predição da anemia fetal, 1065
dopplervelocimetria, 1067
etiologia, 1063
fisiopatologia, 1062
incompatibilidade ABO, 1063
prevenção da aloimunização fetal, 1071
títulos de anticorpos maternos, 1065
Doença hipertensiva específica da gestação, 250
classificação, 250
edema, 251
epidemiologia, 251
áreas geográficas, 252
associações mórbidas, 253
baixa recorrência, 252
fator comportamental, 252
fator mesológico, 253
fator nutricional, 253
fator socioeconômico, 252
gestação múltipla, 251
hipertensão arterial prévia, 252
idade gestacional avançada, 252
isoimunização Rh, 254
mudança de parceiro, 253
paridade, 251
poliidrâmnio, 252
pré-eclâmpsia anterior, 253
raça, 253
resistência à insulina, 253
tendência familiar, 252
trombofilia, 254
etiopatogenia, 259
teoria da disfunção endotelial, 260
teoria das prostaglandinas, 260
teoria genética, 261
teorias da isquemia placentária, 260
teorias hormonais, 261
teorias imunológicas, 261
fisiopatologia, 262
alterações cardiovasculares, 262
débito cardíaco, 263
endotelina, 262
fibronectina, 262
hiperdinâmica vascular, 263
índices cardíacos, 263
miocárdio hiperdinâmico, 263
neuropeptídeo, 263
pressão arterial média pulmonar, 263
prostanóides, 263
reatividade vascular, 263
resistência vascular periférica, 263
resistência vascular pulmonar, 263
volume circulante contraído, 263
alterações cerebrais, 266
alterações estruturais, 266
alterações funcionais, 266
alterações hemodinâmicas, 266
alterações metabólicas, 266
alterações hepáticas, 264
hematoma subcapsular, 265
hepatopatia gravídica, 264
necrose hemorrágica focal, 264
provas funcionais hepáticas, 265
rotura da cápsula de Glisson, 265
rotura hepática, 265
síndrome HELLP, 265
alterações renais, 264
endoteliose glomerulocapilar, 264
espasmo arteriolar aferente, 264
filtração glomerular, 264
fluxo plasmático renal, 264
fosfatase alcalina não-específica residual, 264
hiperplasia celular justaglomerular, 264
lesão da alça de Henle, 264
lesão glomerular, 264
necrose cortical bilateral, 264
necrose tubular aguda, 264
alterações sangüíneas, 266
activina A, 268
adiponectina, 268
alfa-2-antiplasmina, 269
alterações bioquímicas, 267
alterações da coagulação, 269
antitrombina III, 268
ativador tecidual do plasminogênio, 269
cálcio, 268
coagulação intravascular disseminada, 269
complexo trombina-antitrombina, 268
epinefrina e norepinefrina, 268
equilíbrio acidobásico, 268
esquizocitose, 268
fator de necrose tumoral, 267
fator V de Leiden, 268
fibronectina, 269
glóbulos vermelhos, 267
homocisteína, 268
inibina A, 268
malondialdeído eritrocitário, 268
oxigênio-saturação sangüínea, 268
peptídeo atrial natriurético, 267
pressão oncótica plasmática, 267
produtos de degradação da fibrina, 268
proteína A plasmática, 268
proteína C reativa, 268
proteinemia, 266
selênio, 268
trombocitopenia, 268
viscosidade sangüínea, 268
volemia, 266
formas clínicas, 250
eclâmpsia comatosa, 250
eclâmpsia convulsiva, 250
eclâmpsia eminente ou iminência de eclâmpsia, 250
eclâmpsia intercorrente, 250
pré-eclâmpsia precoce, 250
pré-eclâmpsia pura, 250
pré-eclâmpsia sobreposta, 250
pré-eclâmpsia tardia, 250
síndrome HELLP, 250
hipertensão, 250
incidência, 251
nomenclatura, 251
doença hipertensiva específica da gestação, 251
eclâmpsia, 251
eclampsismo, 251
gestose hipertensiva, 251
gestose tardia, 251
hipertensão gestacional, 251
nefropatia gravídica, 251
pituitoxicose, 251
pré-eclâmpsia, 251
rim de baixa reserva, 251
rim gravídico, 251
toxemia hipertensiva, 251

previsibilidade, 254
  débito cardíaco, 255
  diâmetros da artéria braquial, 255
  ganho ponderal súbito, 254
  microproteinúria, 255
  "roll-over-test", 254
  teste da angiotensina II, 254
  teste da dopplervelocimetria, 254
  teste da pressão arterial média, 254
  teste do exercício isométrico, 254
  teste do frio, 255
  teste pressórico de Gant, 254
  testes hematológicos, 254
  testes hormonais, 255
profilaxia, 255
  aspirina, 255
  dieta hipossódica e hiperprotéica, 255, 256
  inibidor do tromboxano A_2, 256
  ozagiel, 256
  prostaglandina A_1, 256
prognóstico, 256
  imediato perinatal, 257
  materno imediato, 256
  materno tardio, 257
  tardio dos recém-nascidos, 257
proteinúria, 250
Doenças difusas do tecido conjuntivo, 539
  artrite reumatóide, 540
  dermatopolimiosites, 543
  esclerose sistêmica, 541
    forma sistêmica difusa, 542
    forma sistêmica limitada, 542
  lúpus eritematoso sistêmico, 543
  mecanismos imunopatogênicos, 540
  miopatias inflamatórias, 543
  síndrome do anticorpo antifosfolipídeo, 545
  tratamento, 546
    agentes biológicos, 548
    antiinflamatórios não-hormonais, 546
      aspirina, 546
    antiinflamatórios, 546
    antimaláricos, 548
    azatioprina, 549
    ciclofosfamida, 549
    ciclosporina, 549
    clorambucil, 549
    drogas imunossupressoras, 549
    glicocorticóides, 547
    imunossupressores, 546
    leflunomida, 548
    ouro, 548
    penicilina, 549
    sulfassalazina, 548
Doenças sexualmente transmissíveis, 572
  cancro mole, 581
    Haemophilus ducreyi, 581
  Chlamydia trachomatis, 574
  donovanose, 582
    Calymmatobacterium granulomatis, 582
  gonorréia, 573
    Neisseria gonorrhoeae, 573
  hepatite B, 585
    diagnóstico, 585
    tratamento, 586
  herpes simples vírus, 584
    diagnóstico, 584
    herpes congênito, 584
    tratamento, 584
  linfogranuloma venéreo, 575

micoplasmas, 576
  genitalium, 576
  hominis, 576
  pneumoniae, 566
  urealyticum, 576
molusco contagioso, 583
papilomavírus humano, 582
  condiloma acuminado, 582
  crista de galo, 582
  diagnóstico, 583
  tratamento, 583
  verruga genital, 582
  verruga venérea, 582
sífilis, 577
  classificação, 578
    cancro duro, 578
    lesões luéticas primárias, 578
    lesões luéticas secundárias, 579
    protossifiloma, 578
  diagnóstico clínico, 579
  diagnóstico laboratorial, 579, 580
  disseminação hematogênica transplacentária, 578
  inter-relações da sífilis com HIV-AIDS, 580
  seguimento, 581
  tratamento na gestação, 580
  Treponema pallidum, 577
vulvovaginites, 586
  abordagem diagnóstica, 586
  candidíase vaginal, 587
    Candida albicans, 587
    Candida não-*albicans*, 588
  corrimento vaginal fisiológico, 587
  modificações do trato genital, 586
  tricomoníase vaginal, 589
    diagnóstico, 589
    tratamento, 589
    Trichomonas vaginalis, 589
  vaginose bacteriana, 588
    diagnóstico, 588
    Gardnerella vaginalis, 588
    Mycoplasma hominis, 588
    Mobilluncus sp., 588
    Prevotella sp., 588
    tratamento, 588
Dopplervelocimetria obstétrica, 1005
  alterações durante a hipóxia, 1012
  análise da onda do fluxo, 1007
  aplicações clínicas, 1010
  centralização fetal, 1009
  circulação fetal, 1008
    circulação arterial, 1008
  circulação fetoplacentária, 1008
  circulação uteroplacentária, 1007
  circulação venosa, 1010
    ducto venoso, 1010
    veia cava inferior, 1010
    veia umbilical, 1010
  conduta na diástole zero, 1014
  diástole zero e reversa, 1011
  fatores que interferem nos índices das artérias uterinas, 1007
  fundamentos físicos, 1005
    efeito Doppler, 1005
  insuficiência placentária e resposta fetal, 1011
  interpretação dos sonogramas, 1006
    índice de pulsatilidade, 1006
    índice de resistência, 1006
    relação sístole-diástole, 1006

técnica do exame dopplervelocimétrico, 1006
tipos de dispositivos Doppler, 1005
  Doppler colorido tríplex, 1005
  Doppler contínuo, 1005
  Doppler pulsátil, 1005
  "power flow" ou "power"-Doppler, 1006
Dosagens hormonais na gravidez, 1030
  alfafetoproteína, 1030
  estriol, 1031
  gonadotrofina coriônica, 1030
  hormônio do crescimento, 1031
  hormônio lactogênio-placentário, 1031
  hormônio liberador da corticotrofina, 1031
  inibinas, 1031
  leptina, 1031
  PAPP-A, 1030
  tireoestimulante, hormônio (TSH), 1031
  tiroxina, 1031
  triiodotironina, 1031
Drenagens, 813
  abdominal, 813
  inguinal, 813
  mamária, 813
  vulvovaginal, 813
  vaginais, 813
    colpotomia lateral, 813
    colpotomia posterior, 813
Drogas antiblásticas na gravidez, 630
  classificação, 630
    alquilantes, 631
      ciclofosfamida, 631
      clorambucil, 631
      fenilalanina mostarda, 631
      isofosfamida, 631
      mostarda nitrogenada, 631
    antimetabólicos, 631
    grupo alquilsulfonados, 631
      biossulfam, 631
    grupo da etilenamidas, 631
      totepa, 631
    grupo das nitrosouréias, 631
      carmustina, 631
    grupo dos metais, 631
    grupo dos triazênicos, 631
    outros, 631
    produtos naturais, 631
  mecanismo de ação, 630
  toxicidade perinatal, 632
  transporte materno-fetal, 631
Drogas na gestação, 1275
  adoçantes artificiais, 1276
  analgésicos, 1276
  androgênios, 1277
  anorexígenos, 1277
  ansiolíticos, 1277
  antagonistas dos receptores da angiotensina, 1277
  antiácidos, 1277
  antiagregantes plaquetários, 1277
  antiarrítmicos, 1277
  anticoagulantes, 1277
  antidepressivos, 1277
  antidiarréicos, 1277
  antieméticos, 1277
  antienxaquecosos, 1277
  antiepilépticos, 1277
  antiespasmódicos, 1277
  antiflatulentos, 1277
  antifúngicos, 1278
  anti-helmínticos, 1278

anti-heparínicos, 1278
anti-histamínicos, 1278
antiinflamatórios, 1278
antimaláricos, 1278
antipsicóticos, 1278
antitireoidianos, 1278
antiulcerosos, 1278
antivirais, 1278
bloqueadores adrenérgicos, 1278
bloqueadores curarizantes, 1279
bloqueadores dos canais de cálcio, 1279
broncodilatadores, 1279
cardiotônicos de ação inotrópica, 1279
considerações gerais, 1275
descongestionantes nasais, 1279
diuréticos, 1279
estimulantes do sistema nervoso central, 1279
estrógenos, 1279
expectorantes, 1279
hanseniostáticos, 1279
hemostáticos, 1279
hipnóticos, 1277
hipoglicemiantes, 1279
hipolipemiantes, 1279
hormônios hipofisários, 1279
hormônios tireoidianos, 1279
imunomoduladores, 1279
imunossupressores, 1279
inibidores da enzima conversora da angiotensina, 1279
leishmaniose, 1280
mucolíticos, 1280
progestágenos, 1280
relaxantes musculares, 1280
tripanossomíase, 1280
trombolíticos, 1280
tuberculostáticos, 1280
vasodilatadores, 1280
vitaminas, 1280
Duração da gravidez, 63

E

Eclâmpsia, 284
conceito, 284
mortalidade materna, 284
conduta assistencial obstétrica, 290
contra-indicação do sulfato de magnésio, 289
método de Pritchard e cols., 288
método de Sibai, 288
método de Zuspan, 288
e contração uterina, 288
diagnóstico diferencial, 286
fisiopatogenia, 285
incidência, 285
prognóstico, 286
mortalidade materna, 284, 286
mortalidade perinatal, 286
quadro clínico, 285
iminência de eclâmpsia, 285
fase de coma, 286
fase de contração clônica, 286
fase de contração tônica, 286
fase de invasão, 285
terapêutica anti-hipertensiva na crise hipertensiva, 289
tratamento, 287
anticonvulsivante, 287
diazepam, 287
fenoteína, 287
ferrateína, 287
nimodipina, 287
sulfato de magnésio, 287
farmacocinética e toxicidade do sulfato de magnésio, 288
Ecocardiografia fetal
conceito, 1020
em gestações de fertilização in vitro, 1023
em gestantes expostas a antiinflamatórios, 1023
equipamento, 1020
foco ecogênito em ventrículo, 1022
"golf ball", 1022
indicações em nível 2, 1021
planos de corte, 1021
rastreamento em nível 1, 1020
Eiprotomia, 812
condição, 812
contra-indicação, 812
indicação, 812
Embrioscopia e fetoscopia, 1027
aplicações, 1027
cirurgia fetal, 1028
complicações de gestações gemelares, 1028
complicações, 1029
diagnóstico de malformação fetal, 1027
estrutura fetal, 1027
lise de banda amniótica, 1028
conceito, 1027
equipamento, 1027
técnica, 1027
Embriotomias, 812
basiotripsia, 812
cranioclasia, 812
craniotomia, 812
degola, 812
Endocrinologia da placenta, 47
corticotrofina coriônica e peptídeos, 52
hormônios esteróides, 53
esterol, 58
estrogênios, 55, 58
unidade fetoplacentária, 55
progesterana, 53
unidade fetoplacentária, 55
hormônios protéicos, 48
hormônio gonadotrófico coriônico, 48
hormônio somatotrófico coriônico, 50
hormônio tireotrófico coriônico, 51
hormônios coriônicos similares dos fatores liberadores e inibidores hipotalâmicos, 53
Endocrinologia fetal, 59
córtex adrenal fetal, 60
glândula paratireóide fetal, 60
glândula tireóide fetal, 60
gônadas fetais, 60
hormônios da neuro-hipófise, 60
hormônios do hipotálamo e adeno-hipófise, 59
ovários fetais, 60
Endocrinologia na gravidez, 44
andrógenos, 47
córtex adrenal, 46
hipófise, 45
ovários, 47
pâncreas, 45
paratireóides, 45
tireóide, 45
Endocrinopatias, 478
adrenais, 487
doença de Addison, 487
feocromocitoma, 487
carcinoma tireoidiano, 483
hipertireoidismo, 479-481
crise tireotóxica, 481
hipertireoidismo neonatal, 482
hipófise, 484
acromegalia, 485
diabetes insípido, 486
doença de Cushing, 486
hiperprolactinemia, 484
hipófise linfocítica, 486
macroadenomas, 485
microadenomas, 485
síndrome de Sheehan, 486
hipotireoidismo, 482
ovários, 488
síndrome de ovários policísticos, 488
paratireóide, 484
hiperparatireoidismo, 484
hipoparatireoidismo, 484
tireóide, 478
função fetal, 478
função na gravidez, 478
tireoidite pós-parto, 483
Equipe cirúrgica, 810
Espectrofotometria, 1037
densidade óptica a 650nm, 1037
relação lecitina-esfingomielina, 1037
espectrofotometria e contagem de corpos lamelares, 1039
espectrofotometria, 1038-1040
polarização fluorescente do líquido amniótico, 1040
e presença do fosfatidilglicerol, 1038, 1039
e sulfato de azul-do-nilo, 1038
e teste de Clements, 1038
polarização fluorescente e líquido amniótico, 1040
técnica de Sbarra e cols., 1038
Esterilização, 925
após parto vaginal, 926
complicações, 926
técnica de Irving, 926
técnica de Madlener, 925
técnica de Pomeroy, 925
Eventos obstétricos pós-fertilização assistida, 1174
abortamentos, 1174
doença hipertensiva específica da gestação, 1175
gestações múltiplas, 1174
hemorragias, 1176
incidência de cesáreas, 1176
malformações fetais, 1176
morbiletalidade perinatal, 1176
perdas precoces, 1174
prematuridade, 1175
prenhez ectópica, 1175
restrição do crescimento fetal, 1176
Evolução cronológica da gravidez, 63
blastogênese, 64
embriogênese, 64
fase fetal, 64
Extração manual da placenta, 812
contra-indicações, 812
indicações, 812

F

Fabre, sinal de, 186
Fenômenos fetais no parto, 154
    bossa serossangüínea, 154
    caput succedaneum, 154
    céfalo-hematoma, 155
    moldagem óssea cefálica, 155
Fenômenos maternos no parto, 157
    dilatação cervical, 158
    estrutura e fisiologia do colo uterino, 158
    fase da dilatação cervical, 162
    fase do pré-parto, 157
    período da dequitação, 164
    período da expulsão, 163
    quarto período do parto, 164
Fenômenos mecânicos do parto
    descida fetal, 144
        método de Delec, 147
        método de Farabeuf, 147
    insinuação fetal, 144
    rotação cefálica externa, 145
    rotação cefálica interna, 145
Feto de termo, 129
    caracteres gerais, 129
    cinto escapular, 131
    cinto pélvico, 132
        circunferência sacrotibial, 132
        circunferência sacrofemoral, 132
    circunferências cefálicas, 131
        occípito-mentoneira, 131
        occípito-frontal, 131
        occípito-bregmática, 131
        submento-bregmática, 131
    diâmetros cefálicos, 130
        occípito-mentoneiro, 131
        occípito-frontal, 131
        occípito-bregmático, 131
        subocípto-frontal, 131
    fontanelas, 130
        astério, 130
        bregma, 130
        lambda, 130
        médio-frontal, 130
        obélio, 130
        ptério, 130
    formações especiais, 131
        ossículo de Kerkringio, 131
        osso epactal, 131
    suturas cefálicas, 130
Fisiologia fetal, 958
    comportamento fetal, 966
        aspectos genéticos do crescimento fetal, 966
        crescimento fetal, 966
    imunologia fetal, 963
    nutrição fetal, 961, 966
        influência materna, 967
        influência uterina e placentária, 967
        influências hormonais, 967
    sistema cardiovascular, 958
    anatomia, 959
    débito cardíaco, 960
    hemodinâmica, 960
    regulação cardiovascular fetal, 960
    sistema respiratório fetal, 963
        adaptação respiratória neonatal, 965
        desenvolvimento pulmonar fetal, 963
        relação lecitina-esfingomielina, 965
        surfactantes pulmonares fetais, 964
Fisiopatologia da dequitação, 731
    acidentes da dequitação, 736
        inversão uterina, 737-739
            manobra de taxe central, 738
            manobra de taxe lateral, 738
            reinversão uterina abdominal, 738
        retenção de anexos, 736
    alterações da coagulação, 743
    atonia uterina pós-parto, 739
        balão intra-útero, 743
        compressão da aorta, 742
        embolização de artérias pelvianas, 743
        excitação mecânica do corpo uterino, 741
        histerectomia abdominal, 742
        irrigação da cavidade uterina, 742
        ligaduras venosas, 742
        manobra de Hamilton, 741
        pressão transabdominal do útero, 741
        sutura corporal uterina, 743
        tamponamento uterino, 741
        terapêutica ocitócica, 740
    descida da placenta, 732
    descolamento da placenta, 731, 732
    expulsão da placenta, 732
        mecanismo de Baudelocque, 732
        mecanismo de Duncam, 732
    hemorragia da dequitação, 732
    patologia da expulsão da placenta e anexos, 736
        encarceramento da placenta, 736
        síndrome de Strassman, 736
    patologia do descolamento placentário, 732
        acretismo placentário, 734, 736
            acretismo, 734
            incretismo, 734
            percretismo, 734
        expressão fúndica uterina, 733
        extração manual da placenta, 733
        hipotonia e atonia uterinas, 732
        manobra de Crédé, 733
Fórcipe, 812
    condições, 812
    contra-indicações, 812
    indicações, 812
Freund, manobra de, 186
Função endotelial, 269

G

Gaiber, sinal de, 186
Gastroenteropatias, 529
    constipação intestinal, 537
    doença celíaca, 534
    doença do refluxo gastroesofágico, 531
    doenças inflamatórias intestinais, 534-537
    efeitos da gravidez, 529
    hemorróidas, 538
    náuseas e vômitos, 530
        hiperemese gravídica, 531
    recursos diagnósticos, 530
    úlcera péptica, 533
Gestação múltipla, 231-243
    anomalias congênitas, 237
        toracópagos dicéfalos, 237
    aspectos clínicos, 235
        gêmeo desaparecido, 235
        gravidez anembrionada, 235
    assistência na gestação múltipla, 238
        distócias no parto gemelar, 241
            colisão cefálica, 241
        período anteparto, 238
        período intraparto, 239
    avaliação da corioamniocidade, 236
    avaliação da vitalidade fetal, 236
    crescimento e desenvolvimento fetais, 235
    diagnóstico, 234
    freqüência, 231, 232
    importância, 231
    líquido amniótico, 238
    morbidade e mortalidade maternas, 233
    óbito de um dos gêmeos, 237
    placentação, 232
        placenta dicoriônica e diamniótica, 232
        placenta monocoriônica, 232
        placenta monocoriônica diamniótica, 232
        placenta monocoriônica monoamniótica, 232
    tipos biológicos, 231-232
        gêmeos dizigóticos, 231
        gêmeos monozigóticos, 231
    transfusão feto-fetal, 236
Gestação prolongada, 325
    avaliação da vitalidade fetal, 326
        índice do líquido amniótico, 326
        monitorização, 326
        perfil biofísico fetal, 326
    características do concepto pós-maduro, 326
    classificação, 325
    conceito, 325
    conduta assistencial, 327
    diagnóstico, 326
        neonatal, 326
        pré-natal, 326
    etiologia, 325
    incidência, 325
    prognóstico, 326
        morbidade perinatal, 326
        mortalidade perinatal, 326
    síndrome da pós-maturidade, 325
        patogenia, 325
            disfunção placentária, 325
            malformações fetais, 326
            oligoâmnio, 325
Gravidez na adolescência, 1177
    assistência, 1182
    complicações gestacionais, 1180
        anemia, 1180
        hipertensão, 1180
        infecções, 1180
        mortalidade materna, 1180
        rotura prematura das membranas, 1180
    complicações neonatais, 1181
        baixo peso neonatal, 1181
        morbiletalidade perinatal, 1182
        prematuridade, 1182
    complicações no parto, 1181
        apresentações anômalas, 1181
        partos operatórios, 1181
        trabalho de parto prolongado, 1181
    conceitos, 1177
    histórico, 1177
    repercussões médicas, 1179
        controle pré-natal, 1179
        fatores socioeconômicos e culturais, 1180
        ganho ponderal, 1179
        idade ginecológica, 1179
        idade materna, 1179
        paridade, 1180
    repercussões psicossociais, 1178
    situação atual, 1177

H

Hemodinâmica uteroplacentária,
fetoplacentária e fetal, 1096
  alterações do sistema venoso fetal, 1105
    ducto venoso, 1106
    fluxo reverso da veia cava inferior, 1105
    pulsação da veia umbilical, 1105
  análise da forma da onda, 1102
    artérias umbilicais, 1102
    artérias uterinas, 1102
    diástole reversa das artérias umbilicais, 1103, 1104
    diástole zero, 1102, 1104
    incisura diastólica em artérias uterinas, 1103
  aplicação clínica da dopplervelocimetria, 1103, 1106
  circulação fetal, 1098, 1108
    Doppler das artérias aorta, cerebrais e renais, 1098
    Doppler do ducto venoso, 1098
    patologias e invasão trofoblástica, 1099
  circulação fetoplacentária, 1108
  conduta na diástole zero ou reversa, 1106
  diagnóstico da centralização, 1104
  Doppler das artérias umbilicais, 1098
  Doppler das artérias uterinas, 1098
  dopplervelocimetria, 1096
    circulação fetal, 1099
      aorta fetal, 1099
      artéria carótida interna, 1010
      artéria cerebral média, 1010
      artéria cerebral posterior, 1010
      artérias cerebrais anteriores, 1010, 1104
      artérias renais fetais, 1099
      ducto venoso, 1010
      veia cava inferior, 1101
    da circulação fetoplacentária, 1099
    da circulação uteroplacentária, 1099
    bases físicas, 1096
    cálculo do fluxo sanguíneo, 1097
  importância, 1096
  interpretação dos sonogramas, 1101
    índice de pulsatilidade (S-D/média), 1101
    índice de pulsatilidade venosa (S-a média), 1101
    índice de resistência (S-D/S), 1101
    índices: avaliação qualitativa, 1101
    relação sístole-diástole (A/3), 1101
  placentação humana, 1097
    fisiopatologia, 1097
    hemodinâmica uterofetoplacentária, 1098
  rastreamento de aneuploidias, 1108
  sonograma alterado das artérias umbilicais, 1104
  sonograma alterado das artérias uterinas, 1103

Hemopatias, 468
  anemia aplástica, 470
  anemia de doença crônica, 473
  anemia ferropriva, 472
  anemia fisiológica, 469
  anemia hemolítica auto-imune, 476
  anemia megaloblástica, 470
  anemia por perda aguda sangüínea, 477
  carência de ácido fólico, 470
  carência de vitamina B_{12}, 471
  doenças falciformes, 475
  esferocitose hereditária, 476
  hemoglobinopatias, 473
  hemoglobinúria paroxística noturna, 476
  talassemias, 473
    alfa-talassemias, 473
    beta-talassemias, 474
Hepatopatias, 438
  alterações hepáticas e patologias obstétricas, 444
    doença hipertensiva específica da gravidez, 445
    hiperemese gravídica, 444
  cirroses, 448-450
  fígado e gestação normal, 438
    modificações bioquímicas, 439
      função enzimática, 439
      função excretora, 439
      lipídeos, 439
      metabolismo protéico, 439
    modificações histológicas, 438
    modificações macroscópicas, 438
  hepatites, 447
  hepatopatias específicas da gravidez, 440
    colestase intra-hepática, 440-442
    esteatose aguda, 442-444
  hepatopatias por drogas, 446
  hipertensão portal, 448
  transplante hepático, 450
Hiperemese gravídica, 243-249
  assistência, 247
    antieméticos, 247, 248
    anti-histamínicos, 247
    conduta niilística, 247
    corticosteróides, 247, 248
    reposição calórica, nutricional e hídrica, 248
  definição, 243
    emese gravídica, 243
    emesis gravidarum, 243
    hiperemesis gravidarum, 243
  diagnóstico, 246
  epidemiologia, 244
    fatores endócrinos, 245
    fatores infecciosos, 245
  etiologia, 243
  incidência, 244
    hiperemese e sexo fetal, 244
  terapias alternativas, 248
Hipoxemia e hipóxia perinatais, 1050
  comprometimento nervoso antenatal, 1054
  conceitos, 1050
  envolvimento de múltiplos sistemas, 1054
  etiologia, 1051
  evento hipóxico sentinela, 1053
  fisiopatologia, 1051
  freqüência cardíaca fetal, 1053
  índice de Apgar, 1054
  neuroimagem, 1054
  quadro neurológico, 1053
  relações de causa e efeitos, 1052
    acidemia metabólica, 1053
    encefalopatia neonatal, 1053
    taxa de eritroblastos, 1053
  terminologia, 1051
Histerectomia, 811, 918
  abdominal subtotal, 923
  abdominal total, 923
  indicações, 811, 918
    acretismo placentário, 921
    atonia uterina, 921
    dequitação patológica, 920
    descolamento prematuro da placenta, 920
    doença trofoblástica, 920
    ectopia da nidação, 922
    esterilização, 922
    infecção uterina, 918
    inversão aguda uterina, 922
    lesões vasculares, 922
    neoplasias, 919
    rotura uterina, 918
    torção do útero grávido, 922

I

Imunizações na gestação, 1281
  vacinas de uso especial, 1284
    cólera, 1285
    doença meningocócica, 1285
    febre amarela, 1285
    Haemophilus influenzae tipo b, 1285
    hepatite B, 1284
    pneumococo, 1285
    poliomielite, 1284
    raiva, 1284
    tuberculose, 1285
  vacinas evitáveis, 1283
    caxumba, 1283
    rubéola, 1283
    sarampo, 1283
    varicela, 1283
  vacinas totalmente seguras, 1282
    difteria, 1282
    influenza A e B, 1283
    tétano, 1282
Imunologia da reprodução, 1302
  aloimunidade, 1302
  auto-imunidade, 1306
  células linfáticas da decídua materna, 1304
    células NK, 1304
    células T, 1304
    macrófagos, 1304
  conceitos-chave, 1303
  resposta imunitária, 1304
    expressão do HLA, 1305
    produção de aloanticorpos, 1304
    proteínas imunomoduladoras, 1305
  terapêutica das alterações aloimunes, 1306
  tipos celulares placentários, 1303
Indicações operatórias, 810
Indução do parto, 1123
  aplicação clínica, 1126
    amniotomia, 1126
    descolamento das membranas, 1127
    indução após amniorrexe, 1127
    infusão de ocitocina, 1126
    prostaglandinas, 1127
  conceito, 1123
  contra-indicações, 1124
  êxitos e falhas, 1124
  indicações, 1123
  metodologia, 1124
    dilatadores, sintéticos, 1126
    hialuronidase, 1125
    métodos mecânicos, 1126
      sonda de Foley, 1126
    misoprostol, 1125
    prostaglandinas, 1124
  pré-requisitos por aplicação, 1124
Indução eletiva do parto, 188
Infecção intraparto, 746
  assistência, 747

conceito, 746
conduta na cesárea, 748
diagnóstico, 747
fatores predisponentes, 746
incidência, 746
microbiologia, 747
prognóstico, 748
quadro clínico, 747
Infecção pelo estreptococo do grupo B –
profilaxia perinatal, 1149
    antibioticoterapia intraparto, 1150
    diagnóstico, 1149
    implicações fetais, 1150
    implicações maternas da infecção, 1149
    incidência, 1149
    microrganismo, 1149
    rastreamento, 1150
    vacinas, 1150
Infecção pelo vírus da imunodeficiência humana, 594
Infecção puerperal, 775
    assistência da infecção puerperal, 783
        profilaxia de infecções localizadas, 786
        tratamento
            antiinfecção, 783
            da pelviperitonite, 786
            da peritonite generalizada, 788
            da septicopiemia, 788
            da tromboflebite pélvica, 787
            das infecções localizadas, 786
            das infecções propagadas, 786
    choque séptico, 783
    conceito, 775
    etiopatogenia, 776
        bacteriologia, 777
        causas predisponentes, 776
    formas clínicas, 778
        anexite, 779
        endometrite, 778
        endomiometrite, 779
        infecção vulvoperineal, 778
        miofascites, 779
        parametrite, 780
        parede abdominal, 778
        peritonite, 780
        salpingite, 779
        vaginite-cervicite, 778
    importância, 775
    tromboflebite pélvica, 781
Infecções do trato urinário, 607, 608
    alterações gravídicas, 607
    bacteriúria assintomática, 609
    cistite, 610
    pielonefrite aguda, 611
Infecções na unidade neonatal, 1084
    conceitos, 1084
    etiologia, 1085
    fatores de risco, 1084
    fontes de infecção, 1085
    prevenção, 1085
    sintomatologia, 1085
    tratamento, 1085
Injeção de soluções na câmara amniótica, 811
    condições, 811
    contra-indicações, 811
Insuficiência placentária, 1041
    circulação vilositária, 1042
    conceito, 1041
    fluxo sangüíneo materno, 1042
    hemodinâmica intraplacentária, 1043
    perfusão fetoplacentária, 1043
    repercussões clínicas, 1044
        anoxia fetal, 1044
        alterações da coagulação sangüínea, 1046
        alterações da unidade fetoplacentária, 1046
    alterações de outros órgãos, 1047
    alterações do sistema endócrino, 1047
    alterações metabólicas, 1046
    diagnóstico, 1048
        hipóxia fetal, 1044
        mecônio, 1045
    rastreamento, 1048
    trocas vilositárias, 1044
Insuficiência renal aguda, 590
    alterações renais, 590
    insuficiência renal aguda no 1º trimestre, 591
        abortamento séptico, 591
        hiperemese gravídica, 591
    insuficiência renal aguda no 3º trimestre, 591
        descolamento prematuro da placenta, 591
        hemorragia uterina, 591
    insuficiência renal idiopática pós-parto, 592
    síndrome hemolítico-urêmica, 592
    tratamento, 593
Intervenções durante a gestação, 843
    aplicação de laminária, 849
    cesárea vaginal, 849
        colpo-histerotomia anterior, 849
    circlagem, 845
        técnica de Aquino Salles, 845
        técnica de McDonald, 845
        técnica de Shirodkar, 845
    curagem, 845
    curetagem, 843
        cureta de Winter, 843
        laminárias, 844
        pinça de Bonnaire, 844
        sinéquias uterinas, 844
        velas de Hegar, 844
    microcesárea, 848
    vácuo-aspiração, 846
    versão externa, 847
Intervenções durante o parto, 851
    abaixamento de pé, 873
        manobra de Pinard, 873
        manobra de Tarnier, 873
    clidotomia, 866
        clidotomia subcutânea de Wille, 866
    descolamento e extração manual da placenta, 877
    embriotomias, 863
        cefálicas, 863
        cervicais, 863
        córmicas, 863
        cranioclasia, 864
            em cabeça derradeira, 865
            em cabeça destacada, 865
            sobre pólo pélvico, 865
        cranioclasta de Braun, 864
        cromotomia, 864
            perfurador de Blot, 864
            tesoura perfuradora de Levret, 864
        degola, 865
            gancho de Braun, 865
            tesoura de Dubois, 865
        pélvicas, 863
    extração pélvica, 870
        aplicação de fórcipe, 872
        manobra de Mauriceau, 872
        manobra de Praga, 872
            manobra invertida de Praga, 872
        manobra de Trelat, 872
        preensão bipódica dos pés, 870
        preensão monopódica de pé, 870
    fórcipe, 851
        aplicações diretas em occipitopúbica, 858
        aplicações em cabeça última, 860
        aplicações em variedades oblíquas, 859
        aplicações em variedades transversas, 859
        aplicações na apresentação de face, 860
        aplicações nas bregmáticas, 860
        classificação das aplicações, 857
            fórcipe alto, 857
            fórcipe baixo ou de alívio, 857
            fórcipe médio, 857
        condições de aplicação, 855
        constituintes, 851
        de Kielland, 854, 857
        de Luikart, 854, 858
        de Piper, 854, 858
        de prova, 860
            vácuo-extração, 861
                ventosa de Malmström, 862
                ventosa de Wiquist, 862
                x fórcipe, 863
        de Simpson-Braun, 853, 857
        funções, 851
            preensora, 851
            rotatória, 852
            tratora, 852
        indicações, 854
        regras gerais de aplicação, 855
        técnicas particulares de aplicação, 857
            do fórcipe de Kielland, 857
            do fórcipe de Luikart, 858
            do fórcipe de Piper, 858
            do fórcipe de Simpson-Braun, 857
    manobras no encravamento das espáduas, 873
        encravamento biacromial no parto cefálico, 874
            manobra de McRoberts, 874
            manobra de Zavanelli, 874
            paralisia braquial total, 874
            paralisia de Klumpke, 874
            paralisia de Duchenne-Erb, 874
        encravamento biacromial no parto pélvico, 875
            manobra de Deventer-Müller, 876
            manobra de Rojas, 876
    operações dilatadoras, 879
        dilatação da bacia óssea, 880
        dilatação do colo e segmento inferior uterinos, 880
        dilatação do colo uterino, 880
            manobra de Bonnaire, 880
            manobra de Duhrssen, 880
        dilatação vulvoperineal, 880
        sinfisiotomia, 880
            bisturi de Schwarcz, 881
            sinfisiotomia de Zarate, 880
            sinfisiotomia de Zarate-Tolosa, 880
    tamponamento uterino, 879
    taxe manual, 878
        taxe central, 878
        taxe lateral, 878

tração inguinal, 873
versão de Braxton-Hicks, 869
versão interna, 867
    manobra de Brose, 867
    manobra de Justine Siegemundin, 867
Intervenções durante o puerpério, 934
    complicações anestésicas, 944
        cefaléia pós-raquídea, 944
        pneumonia aspirativa, 944
    complicações metabólicas, 945
        distúrbios do equilíbrio acidobásico, 946
        distúrbios hidroeletrolíticos, 945
    complicações pós-operatórias locais, 946
    complicações pós-operatórias, 940
        complicações cardiovasculares, 940
            colapso vascular periférico, 940
            complicações tromboembólicas, 941
            edema agudo do pulmão, 940
        complicações do trato urinário, 942
        complicações gastrintestinais, 942
            distensão intestinal, 942
            íleo mecânico, 942
            íleo paralítico, 942
            náuseas e vômitos, 942
            síndrome obstrutiva intestinal, 942
        complicações pulmonares, 941
            pneumonia aspirativa, 941
        síndrome de Ogilvie, 943
    curagem, 935
    curetagem, 935
    drenagens, 934
        abdominais, 934
        colpotomias, 934
        de mastites, 934
        retroperitoneais, 934
        vulvoperineais, 934
    histerectomia, 936
    laparotomia exploradora, 936
    pós-operatório, 936
        imediato, 937
        tardio, 939
        síndrome metabólica pós-operatória, 936
    ressuturas, 934
        abdominais, 934
        vulvoperineais, 935
Intoxicações na gestação, 1336
    álcool etílico, 1344
    cafeína, 1345
    drogas ilícitas, 1345
        cocaína, 1347
        ectasy, 1348
        hidrocarbonatos voláteis, 1346
        LSD e heroína, 1348
        maconha, 1346
        psicoestimulantes, 1346
    efeitos tóxicos sobre a gestante e feto, 1336
    fisiologia gravídica e subtâncias tóxicas, 1336
    gases poluentes ambientais, 1337
    metais pesados, 1340
        arsênico, 1342
        cádmio, 1342
        chumbo, 1341
        mercúrio, 1340
        tálio, 1342
    pesticidas, 1339
        carbamatos, 1340
        fumigantes, 1340
        herbicidas, 1340
        organoclorados, 1339
        organofosforados, 1339
        piretróides, 1340
    poluentes orgânicos persistentes, 1338
    solventes, 1338
    tabaco, 1342
Inversão uterina, 926
    técnica de Huntington, 926

J

Jacobs, manobra de, 186

K

Kristeller, manobra de, 181
Kustner, sinal de, 186

L

Lactação
    e obstáculos, 221
        anatomia e fisiologia da lactação, 221
        dificuldades para amamentar, 222
        impedimentos tardios para a lactação, 224
    fisiologia e assistência, 215
        assistência, 216
        distúrbios da lactação, 218
        drogas e lactação, 219
        lactação e contracepção, 220
        lactação e prematuridade, 219
        morfologia e fisiologia mamária, 215
        supressão da lactação, 220
Laparoscopia na gravidez, 1035
    conceito, 1035
    efeitos do pneumoperitônio, 1036
    técnica, 1035
Lesões intra-epiteliais cervicais na gestação, 633
    classificação, 633
        NIC I – displasia leve, 633
        NIC II – displasia moderada, 633
        NIC III – displasia acentuada, 633
    colposcopia e gestação, 634
    conduta assistencial, 634
    evolução, 633
        atipia com HPV – II-III, 633
        atipia reativa inflamatória – II, 633
        atipia suspeita – II-III, 633
        câncer invasivo – V, 633
        carcinoma *in situ* – IV, 633
        displasia avançada – III, 633
        displasia leve – III, 633
        displasia moderada – III, 633
        normal – I, 633
    papel do HPV, 634

M

Mastite puerperal, 790
    assistência, 792
    etiologia, 790
    incidência, 790
    patogenia, 791
    prevenção, 792
    prognóstico, 793
    sintomas e diagnóstico, 791
Mecanismo, 145-152
    de parto no vício pélvico, 152
    do parto na apresentação pélvica, 152
    do parto nas apresentações cefálicas, 145
        assinclitismos, 146
        avaliação de descida da apresentação, 147
        contrações de Braxton-Hicks, 146
        flexão cefálica, 146
        mecanismo de Sellheim, 148
        patologia da rotação cefálica interna, 148
        queda do ventre, 145
    do parto nas cefálicas defletidas, 149
        defletidas de 1º grau – bregmáticas, 150
        defletidas de 3º grau – face, 151
Medicina fetal: aspectos terapêuticos, 1145
    anomalias associadas a distócias, 1145
    anomalias de evolução progressiva, 1145
    anomalias incompatíveis com a vida pós-natal, 1145
    anomalias que não provocam danos intra-útero, 1145
    cirurgia endoscópica, 1147
    cirurgia fetal "a céu aberto", 1147
    cisto de ovários, 1147
        coleções intra-abdominais, 1147
        coleções intratorácicas, 1147
        coleções urinárias, 1147
        hidrocefalia, 1147
    terapêutica fetal cirúrgica, 1147
        cirurgias percutâneas, 1147
    terapêutica fetal clínica, 1145
        aloimunização pelo fator Rh, 1146
        alterações tireoidianas, 1146
        arritmias cardíacas fetais, 1146
        deficiência múltipla de carboxilase, 1146
        hiperplasia adrenal congênita, 1145
        trombocitopenia aloimune, 1146
    transfusão intra-uterina, 1147
Mensuração fetal, 69
Mickuliez-Radecki, sinal de, 186
Modificações gravídicas locais, 32
    das mamas, 35
    da vagina e vulva, 35
    dos ovários, 35
        sinal de Palm, 35
        sinal de Jacquemier, 35
        sinal de Kluge, 35
        sinal de Osiander, 35
    uterinas, 32
        conceito de Goerttler, 33
Moléstia trofoblástica gestacional, 341
    anticoncepção, 351
    cirurgia na neoplasia trofoblástica gestacional, 350
    conceito, 341
        coriocarcinoma, 341
        mola hidatiforme, 341
            completa, 341, 342
            incompleta, 341, 342
        mola invasora, 341
        tumor trofoblástico do sítio placentário, 341
        tumor trofoblástico epitelióide, 341
    controle da quimioterapia, 350
    formas evolutivas da moléstia trofoblástica gestacional, 345
        coriocarcinoma, 345
        molas invasoras, 345
        tumor trofoblástico do sítio placentário, 345-347
        tumor trofoblástico epitelióide, 345-347

gravidez pós-neoplasia trofoblástica
gestacional, 351
mola hidatiforme, 341
diagnóstico, 342
esvaziamento molar, 343
quimioterapia profilática, 344
seguimento pós-molar, 344
prognóstico da neoplasia trofoblástica
gestacional, 347
duração da doença, 347
metástases, 347
nível inicial de hCG, 347
quimioterapia prévia, 347
tipo de gravidez prévia, 347
volume do tumor, 347
estadiamento tumoral, 348
recorrência de neoplasia trofoblástica
gestacional, 350
tratamento da neoplasia trofoblástica
gestacional, 348
das neoplasias metastáticas de alto risco, 349
das neoplasias não-metastáticas de baixo e médio risco, 348
Mortalidade
materna, 809, 1191
comitês de morte materna, 1198
conceitos, 1191
fatores causais, 1194
incidências, 1192
morbidade obstétrica grave, 1198
"near-miss", 1199
prevenção, 1195-1198
situação brasileira, 1193
tipo de parto, 809
perinatal, 1139
causas de morte fetal anteparto, 1142
feto-anexiais, 1143
maternas, 1142
causas de morte fetal intraparto, 1143
causas de neomortalidade, 1143
fatores de risco, 1143
classificação, 1141
conceito, 1139
etiologia, 1141
freqüência, 1140
situação no Brasil, 1141
Morte súbita em obstetrícia, 1212
cesárea perimorte, 1220
choque anafilático, 1219
complicações anestésicas, 1218
conceito, 1212
etiologia, 1212
processos cardiovasculares, 1216
arritmias cardíacas, 1217
hemorragia cerebral, 1217
infarto agudo, 1216
rotura da aorta, 1218
rotura da artéria esplênica, 1218
processos embólicos, 1212
embolia amniótica, 1212-1214
embolia gasosa, 1215
embolia gordurosa, 1215
embolia trombótica, 1215
parada cardiorrespiratória, 1219
rotura hepática, 1218

N

Nefropatias, 427
avaliação clínica da função renal, 430
avaliação laboratorial da função renal, 430
doença renal prévia à gestação, 432
glomerulonefrites, 432
doença de Berger, 433
glomeruloesclerose segmentar e focal, 433
glomerulonefrite membranosa, 433
glomerulonefrite por IgA, 433
infecção do trato urinário, 431
assintomática, 431
sintomática, 431
insuficiência renal aguda, 431
específica da gravidez, 431
modificações anatômicas renais, 427
modificações funcionais renais, 428
ácido úrico, 428
alterações tubulares, 428
aminoácidos, 428
glicosúria, 428
hemodinâmica renal, 428
nefropatias secundárias, 434
diálise renal, 435
gestação em transplante renal, 436
nefropatia de refluxo, 435
nefropatia diabética, 435
pielonefrite crônica, 435
rins policísticos, 435
terapêutica geral em nefropatias, 437
transplante renal, 435
osmolalidade plasmática, 429
regulação da pressão arterial, 429
regulação do equilíbrio acidobásico, 428
regulação do volume extracelular, 429
secreção do potássio, 428
síndrome nefrótica, 433
Neoplasias ginecológicas benignas, 613
neoplasias mamárias, 619
diagnóstico, 619, 620
biópsia, 620
neoplasias ovarianas, 617
complicações, 618
diagnóstico, 618
incidência, 618
tipos mais freqüentes, 618
tratamento, 618
neoplasias uterinas, 613
leiomiomas, 613
complicações na gestação, 615
diagnóstico, 614
falha reprodutiva, 617
impacto na gestação, 614, 616
infertilidade, 617
tratamento, 617
Neoplasias ginecológicas malignas, 621
alterações imunológicas na gestação, 622
câncer das mamas, 623
câncer do colo uterino, 622
câncer dos ovários, 623
uso de radioterapia na gestação, 622
Neoplasias malignas não-ginecológicas, 625
carcinoma colorretal, 628
leucemias, 627
linfoma, 627
melanoma, 625
epidemiologia, 625
tratamento, 625
neoplasias do sistema nervoso central, 628
tumores endócrinos, 626
carcinoma da tireóide, 626
Neuropatias, 516
cefaléia, 516
contraceptivos orais, 516
coréia gravídica, 517
distúrbios da junção neuromuscular, 516
câimbra, 516
distrofia miotônica, 517
parestesias, 516
distúrbios musculares, 516
doenças cerebrovasculares, 519
acidente vascular cerebral, 519
hemorragia intracerebral, 519
malformação arteriovenosa, 519
trombose venosa cerebral, 520
encefalopatia de Wernicke, 517
epilepsia, 518
esclerose múltipla, 518
paralisia facial periférica, 517
tumores, 518

O

Obesidade, 1316
aumento ponderal na gestação, 1316
complicação no parto e puerpério, 1317
amamentação, 1317
hemorragia pós-parto, 1317
incidência de cesárea, 1317
complicações na gestação, 1316
Diabetes mellitus, 1317
gestação prolongada, 1317
hipertensão arterial, 1317
infertilidade, 1317
prematuridade, 1317
complicações perinatais, 1318
crescimento fetal, 1318
malformações fetais, 1318
mortalidade perinatal, 1318
conceito, 1316
gestação após gastroplastia, 1318
Óbito fetal, 328
anatomia patológica, 332
maceração, 332
mumificação, 332
assistência no parto, 333
classificação, 328
conduta assistencial, 332
conduta ativa, 332
conduta expectante, 332
conduta na cesárea anterior, 333
definição, 328
diagnóstico, 330
clínico, 330
sinal de Boero, 331
sinal de Brakeman, 331
sinal de Deul, 331
sinal de Hartley, 331
sinal de Negri, 331
sinal de Robert, 331
sinal de Spalding-Horner, 331
complementar, 331
amniocentese, 331
amnioscopia, 331
monitorização fetal, 331
radiologia, 331
ultra-sonografia, 331
etiologia, 329
causas feto-anexiais, 330
causas maternas, 329
fatores de risco, 329
evolução clínica, 331
coagulopatia, 332
incidência, 328
Obstetrícia, 3
conceito, 3
funções, 3

ÍNDICE REMISSIVO

Oftalmopatias, 509
   angiomas, 509
   campo visual, 510
   cloasma, 509
   coriorretinopatia central serosa, 510
   córnea, 509
   doença hipertensiva específica da gestação, 511
   erro refrático, 510
   estrabismo, 510
   infecção intra-ocular, 510
   pressão intra-ocular, 510
   ptose palpebral, 509
   retinopatia diabética, 510
Oligoâmnio, 352
   conceito, 352
   conduta assistencial, 355
   diagnóstico, 353
      de anomalias fetais, 354
      de crescimento fetal restrito, 354
      de sofrimento fetal, 354
      do oligoâmnio, 353
   etiologia, 352
      gestação prolongada, 355
      hipovolemia materna, 354
      ingestão de drogas, 355
   evolução da gravidez, 355
   fisiopatologia, 353
   freqüência, 352
   importância, 352
Otorrinolaringopatias, 512
   manifestações laríngeas, 515
      hemangiomas laríngeos, 515
      laringite atrófica crônica, 515
      laringite seca, 515
      laringopatia gravídica, 515
   manifestações nasais, 514
      alergia nasal, 515
      epistaxe, 514
      granuloma gravídico, 514
      polipose nasal, 515
      rinite gravídica, 514
      rinite atrófica ozenosa, 515
      sinusites, 515
   manifestações orais, 515
      alterações gustatórias, 515
      gengivite gravídica, 515
   manifestações otológicas na gestante, 512
      doença de Ménière, 513
      otites, 512
      otosclerose, 512
      otospongiose, 512
      paralisia do nervo facial, 513
      surdez súbita, 513
      trompa de Eustáquio, 512
      tuba auditiva, 512
      vertigens, 513
   sons ambientais e repercussão fetal, 514
Ovulação, fecundação, migração e nidação ovular, 3
   captação espermática, 6
   captação ovular, 7
   ciclo mênstruo-endometrial, 4
   deciduação, 11
   espermatogênese, 4
   fecundação, 7
   inseminação, 6
   migração espermática, 6
   migração ovular, 9
   nidação ovular, 10
   ovogênese, 4
   ovulação, 10
   reação acrossômica, 6

P

Pancreatite aguda, 452
   diagnóstico, 452
   etiologia, 452
   tratamento, 453
Parasitoses, 562
   controle e prevenção, 570
   helmintíases, 570
   intestinais, 570
      Ancylostoma duodenale, 570
      áscaris lumbricóides, 570
      Necatur americanus, 570
      Strongyloidoses stercolaris, 570
   teciduais, 570
      cisticercose, 570
      esquistossomose mansônica, 570
      filariose, 570
      hidatidose, 570
      toxocaríase, 570
   protozooses, 562
      amebíase, 562
         Entamoeba histolytica, 562
      balantidíases, 563
         Balantidium coli, 563
      criptosporidíase, 564
         Cryptoporidium sp., 564
      giardíase, 565
         Giardia lamblia, 565
      leishmaniose tegumentar americana, 565
         Leishmania braziliensis, 565
         Phlebotominae, 565
      leishmaniose visceral, 563
         Leishmania donovani, 563
      malária, 566
         Plasmadium falciparum, 566
         Plasmadium malarie, 566
         Plasmadium ovale, 566
         Plasmadium vivax, 566
      pneumocistose, 567
         Pneumocystis carinii, 567
      toxoplasmose, 567
         Toxoplasma gondii, 567
         toxoplasmose congênita, 568
      tricomoníase, 569
         Trichomonas vaginalis, 569
      tripanossomíase americana, 564
         doença de Chagas, 564
         Trypanosoma cruzi, 564
   tratamento das parasitoses, 571
Parto domiciliar, 1222
   humanização de parto, 1222
   modelos de assistência médica, 1222
   parto domiciliar, 1223
      assistência, 1224
      preferência feminina, 1224
Parto prematuro terapêutico, 1086
Partograma, 191
Patologia tardia do puerpério, 795
   acidentes tromboembólicos, 795
   alterações da involução uterina, 801
   complicações da lactação, 799
   complicações endócrinas, 802
      hipopituitarismo pós-parto, 802
   complicações neuropsicóticas, 800
   complicações vasculares, 801
      flebites superficiais, 801
      hemorróidas, 801
      embolia cerebral, 798
      embolia pulmonar, 796
      hemorragias, 799
      Phlegmasia alba dolens, 802
      supressão da lactação, 799
      tromboflebite pélvica, 795
Patologia venosa, 552
   anatomia venosa, 552
   etiologia, 552
   fisiopatologia, 552
   varizes, 552
      exame físico, 554
         Doppler linear, 554
         eco-Doppler, 554
         prova de Perthes, 554
         prova de Schwartz, 554
         prova de Trendelenburg, 554
      quadro clínico, 553
      tratamento, 555
Patologias hipertensivas, 520
   agentes anti-hipertensivos, 521
      agentes alfa-agonistas centrais, 521
      antagonistas dos canais de cálcio, 522
         nifedipina, 522
      bloqueadores adrenérgicos, 521
         não-seletivos (bloqueio β_1 e β_2), 521
            pindolol, 521
            propranolol, 521
         seletivos (bloqueio β_1), 521
            atenolol, 521
            metoprolol, 521
      captopril, 522
      diazóxido, 522
      diuréticos, 522
      nitroprussiato de sódio, 522
      prazosina, 522
      vasodilatadores, 521
   causas endócrinas, 525
      diabetes mellitus, 525
      hipertireoidismo, 525
      hipotireoidismo, 525
      síndrome de Cushing, 525
   classificação, 520
   coartação da aorta, 524
   complicações hipertensivas, 524
   diagnóstico, 520
   feocromocitoma, 524
   hipertensão arterial crônica, 520
      investigação laboratorial, 520
      tratamento, 521
   hipertensão renovascular, 524
   insuficiência cardíaca, 525
   lúpus eritematoso sistêmico, 525
   nefropatia, 523
      diálises, 523
   transplante renal, 523
   tratamento da crise hipertensiva, 523
Pelvitomias, 812
   sinfisiotomia, 812
      condições, 812
      contra-indicações, 813
      indicações, 812
Perfil biofísico fetal, 1003
   conceito, 1003
   indicações, 1003
   interpretação, 1004
   variáveis analisadas, 1003
Perinatologia, 951
   considerações gerais, 951
Pinça de Willet, 399

Placenta de termo, 23
  hormônios esteróides, 25
  mecanismo de transferência, 25
  óxido nítrico, 24
  prostaglandinas, 24
  receptores de transporte, 26
  trocas materno-fetais, 25
  vasoconstritores endógenos, 24
Placenta humana, 12
  artérias uteroplacentárias, 17
  barreira placentária, 17
  blastocisto, 15
  camada de Nitabuch, 16, 20
  células de Hofbauer, 21
    cavidade coriônica, 15
    cavidade exocelômica, 14
    circulação, 23, 24
    citocinas, 14, 15
    citotrofoblastos, 13, 16
  cotilédone fetal, 18
  deportação vilosa, 20
  desenvolvimento, 12
  disco germinativo bilaminar, 13
  ectoderma, 15
    embrioblasto, 12
    folheto germinativo ectodérmico, 13
    folheto germinativo endodérmico, 13
  endoderma, 15
  hormônios esteróides, 25
  ilhotas citotrofoblásticas, 20
  implantação, 12
  interleucina, 14
  linfócitos T "helper", 14, 15
  membrana de Henser, 14
  membrana sinciciocapilar, 21
  mesoderma extra-embrionário, 14
  mesoderma somatoplêurico extra-embrionário, 14
  nutrição hemotrófica, 14, 17
  nutrição histiotrófica, 14
  pedúnculo do embrião, 14
    período do estado placentário, 20
  período pré-viloso, 13
  placa basal, 18
  placa cordal, 15
  reação decidual, 14
  saco lacular do período pré-viloso, 14
  saco vitelino primitivo, 14
  saco vitelino secundário, 15
  sincisiotrofoblasto definitivo, 16
  sinciciotrofoblasto primitivo, 13
  trofoblasto, 12
  troncos vilositários, 18
  vilosidades livres e tampões, 16
  vilosidades secundárias e terciárias, 16, 19
Placenta prévia, 394
  anatomia patológica, 398
  classificação, 394
  complicações, 395
    durante a gestação, 395
    durante o parto, 396
    durante o puerpério, 396
    sobre o concepto, 396
  conduta assistencial, 398
    conduta ativa, 398
    conduta expectante, 398
    recomendações na cesárea, 398
  definição, 394
  diagnóstico diferencial, 397
    causas não-obstétricas, 397
    causas obstétricas, 397
  diagnóstico, 396
    características de sangramento, 396
    palpação abdominal, 396
    toque vaginal, 397
    ultra-sonografia, 397
  etiologia, 395
  freqüência, 394
  prognóstico, 399
    materno, 399
    perinatal, 399
Pneumopatias, 425
  antibioticoterapia e o concepto, 426
  pneumonias, 426
  tabagismo, 426
  tuberculose, 425
Poliidrâmnio, 356
  complicações fetais, 360
  complicações maternas, 359
  conceito, 356
  conduta assistencial, 360
  diagnóstico diferencial, 359
  diagnóstico, 358
  etiologia, 357
    condições fetais, 357
      alterações genéticas, 358
      alterações hematológicas, 358
      alterações renais e endócrinas, 358
      anomalias do sistema nervoso central, 358
      doenças cardíacas, 358
      gemelidade, 357
      malformação do esqueleto, 358
      obstrução gastrintestinal, 357
      tumores fetais, 358
    condições maternas, 357
    condições placentárias, 357
  exame físico, 358
    escuta, 359
    inspeção, 358
    palpação, 358
  exames complementares, 359
    amniocentese, 359
    cordocentese, 359
    ultra-sonografia, 359
  incidência, 357
  prognóstico, 361
  sintomas, 358
Pré-eclâmpsia, 274
  conceito, 274
  diagnóstico, 274
    anamnese pregressa, 274
    biópsia renal, 275
    "clearance" da uréia e ácido úrico, 274
    eletrocardiograma, 274
    fundoscopia ocular, 274
    níveis da pressão arterial diastólica, 274
    níveis de alfafetoproteínas, 274
    valores da antitrombina III, 275
    valores da fibronectina, 275
  formas clínicas, 275
    pré-eclâmpsia grave, 277
      complicações, 277, 278, 280
      cuidados de enfermagem, 278
      propedêutica complementar, 278
      propedêutica laboratorial, 278
    pré-eclâmpsia leve, 275
      alto risco, 276
      baixo risco, 275
      internação, 275
      médio risco, 276
      terapêutica, 276
    tratamento, 278
      anti-hipertensivos, 278, 280
      corticoterapia, 278
      cuidados após o parto, 283
      eminência de eclâmpsia, 280
      furosemida, 280
      hidroclorotiazida, 280
      imunoterapia, 280
      inibidores da enzima conversora da angiotensina, 280
      métodos para o parto terapêutico, 282
      nutrição, 280
      parto terapêutico, 281, 282
      plasmaférese, 279
      prognóstico materno, 282
      prognóstico perinatal, 281
      repouso físico e psíquico, 280
      sulfato de magnésio, 279
Prematuridade, 305
  assistência ao parto, 314
    condições associadas, 314
    grande prematuridade, 314
    na dilatação, 314
    na fase de dequitação, 315
    no período expulsivo, 315
  complicações obstétricas, 309
    gestação múltipla, 309
    infecções, 309
    malformações fetais, 309
    reprodução assistida, 309
    sangramento vaginal, 309
    volume do líquido amniótico, 309
  conceito, 306
  corticoterapia antenatal, 317
  diagnóstico
    de ameaça de parto, 311
    de franco trabalho de parto, 311
    de parto prematuro, 311
    de trabalho de parto prematuro, 310
  epidemiologia, 307
  farmacologia, 313
    agonistas beta-adrenérgicos ou betamiméticos, 313
      terbutalina, 313
    antagonistas do cálcio, 313
      sulfato de magnésio, 313
    bloqueadores de canais de cálcio, 313
      nifedipina, 313
    critérios para escolha de drogas, 313
    inibidores de prostaglandinas, 313
      indometacina, 312
    outros fármacos, 314
      agentes microbianos, 314
      antagonistas da ocitocina, 314
      antagonistas de cálcio, 314
        verapamil, 314
      diazóxido, 314
      progesterona, 314
  fatores de risco, 307
    cuidados pré-natais, 308
    fatores comportamentais, 308
      drogas, 308
      exercícios físicos, 308
      fumo, 308
      nutrição, 308
    fatores demográficos, 307
    riscos pré-gestacionais, 308
      história obstétrica, 308
      malformações uterinas, 308
      patologias clínicas, 309
    situação socioeconômica, 307

ÍNDICE REMISSIVO

fisiopatologia, 309
   contração uterina, 310
   estresse, 310
   expansão do volume plasmático, 310
   infecções cervicais, 310
   toxinas fetoplacentárias, 310
incidência, 306
situações especiais, 315
   apresentação pélvica, 315
   gravidez gemelar, 315
   prematuro nos limites de viabilidade, 315
tratamento, 311
   orientação clínica, 312
     investigação complementar, 313
     na ameaça de parto prematuro, 312
     no trabalho de parto prematuro, 312
   uterolíticos, 312
     contra-indicações absolutas, 312
     contra-indicações relativas, 312
     indicações, 312

Prematuridade: aspectos neonatais e tardios, 1077
  anemia, 1078
  apnéia, 1080
  aspectos tardios, 1077, 1082
  displasia broncopulmonar, 1080
  distúrbios metabólicos, 1077
  doença de membrana hialina, 1079
  enterocolite necrotizante, 1078
  hemorragia periintraventricular, 1081
  hiperbilirrubinemia, 1079
    exsangüineotransfusão, 1079
    fototerapia, 1079
    inibição da bilirrubina, 1080
    terapêutica com fenobarbital, 1079
  infecções, 1080
  manutenção térmica, 1077
  nutrição e desenvolvimento, 1078
  oferta hídrica, 1077
  persistência do ducto arterial, 1081
  retinopatia do prematuro, 1081

Prematuridade: previsibilidade e prevenção, 318
  prevenção, 318
    estágio I, 319
    estágio II, 320
    estágio III, 320
  previsibilidade, 322
    medida do comprimento do colo, 322
    estriol sérico e salivar, 323
    fibronectina, 323
    hormônio liberador de corticotropina, 323
    interleucinas, 323
      marcadores bioquímicos, 323
    monitorização da contração uterina, 322
  uterolíticos, 321
    antagonista da ocitocina, 322
    beta-agonistas, 321
    bloqueadores do canal de cálcio, 322
    etanol, 322
    inibidores de prostaglandinas, 321
    nitroglicerina, 322
    sulfato de magnésio, 321

Pré-natal, 104
  aconselhamentos e recomendações, 110
    álcool, 114
    automedicação, 114
    boca, 113
      pica ou malacia, 112
    câimbras, 112
    drogas, 114
    exercícios físicos, 111
    falso trabalho de parto, 118
    fumo, 113
    função gastrintestinal, 111
    higiene corporal, 110
    hipertermia, 114
    meios ortopédicos, 113
    náuseas e vômitos, 112
    nutrição, 115, 118
    palpitações, 112
    ptialismo, 112
    queixas dolorosas, 115
    radiografias, 114
    secreções vaginais, 113
    tonturas e vertigens, 112
    vacinações, 115
    vestuário, 110
    viagens, 112
  apreciação do crescimento fetal, 108
  assistência na gestante de baixo risco, 106
  calendário de consultas, 107
  cinesioterapia do assoalho pélvico, 110
  conceito, 105
  curva ponderal, 107, 116
  determinação da idade gestacional, 108

Prenhez ectópica, 372
  abdominal, 388
    diagnóstico, 389
    evolução, 389
    prognóstico, 389
    sintomas, 389
    tratamento, 389
    variedades, 388
  bilateral, 390
  cervical, 391
    conduta assistencial, 391
  combinada, 390
  esplênica, 391
  etiopatogenia, 373
    alterações anatômicas tubárias, 373
    antecedentes de prenhez ectópica, 374
    cesárea prévia, 375
    cirurgia tubária anterior, 374
    cromossomopatias, 375
    endometriose, 373
    fertilização assistida, 374
    fertilização *in vitro*, 375
    hipermaturação ovular, 374
    perturbações da motilidade tubária, 374
    processos inflamatórios tubários, 373
    tumores justatubários, 373
    volume ovular, 374
  hepática, 391
  incidência, 372
    características hospitalares, 372
    condições socioeconômicas, 372
    habitat, 373
    idade materna, 372
    paridade materna, 372
    prenhez ectópica anterior, 373
    tabagismo, 373
  íntegra, 383
    aspiração tubária, 386
    colpotomia, 386
    conduta expectante, 386
    condutas conservadoras, 383
      expressão tubária, 383
      metotrexatoterapia, 383
      salpingectomia parcial, 383
      salpingostomia, 383
    glicose hipertônica, 386
    ooforectomia homolateral, 386
    terapêutica pelo R^u-486, 386
    terapêutica prostaglandínica, 386
  interrompida e infectada, 388
  intersticial, 387
    evolução, 388
    incidência, 387
    prognóstico, 388
    tratamento, 388
  modificações uterinas, 375
    alterações de Arias-Stella, 375
    decídua uterina global, 375
  ovariana, 388
  retroperitoneal, 390
  rota, 382
    autotransfusão sangüínea, 382
    conduta conservadora, 382
    dosagem da hCG, 381
    salpingectomia, 382
    terapêutica antiinfecciosa, 382
    terapia pela imunoglobulina anti-D, 382
  tubária, 375
    assistência, 382
    composta, 390
    diagnóstico diferencial, 381
      abortamento tópico, 381
      anexites, 381
      apendicite aguda, 381
      endometriose ovariana, 381
      mioma subseroso torcido, 381
      pancreatite aguda, 381
      rotura de cisto folicular e do corpo lúteo, 381
      torção de cisto ovariano, 381
      úlcera gástrica perfurada, 381
    diagnóstico, 378
      propedêutica física, 379
        laparoscopia, 380
        ultra-sonografia, 379
      propedêutica laboratorial, 378
        alterações hematológicas, 379
        biópsia do endométrio, 379
        muco cervical, 379
        provas biológicas, 379
      propedêutica clínica, 378
        anamnese, 378
        escuta, 378
        histerometria, 378
        inspeção, 378
          sinal de Cullen, 378
        palpação, 378
          sinal de Blumberg, 378
        percussão, 378
        punção de Douglas, 378
        temperatura, 378
        toque vaginal, 378
          grito do Douglas, 378
          sinal de Proust, 378
          sinal de Solovitch, 378
    evolução, 375
      descolamento ovular, 376
      evolução avançada, 376
      rotura do saco ovular, 376
      rotura tubária, 376
    modificações da trompa, 375
    múltipla, 390
    prognóstico, 381

sintomatologia, 376
    alterações gastrintestinais, 377
    alterações urinárias, 377
    choque hemorrágico, 377
    dor, 377
    escapulalgia, 377
        sinal de Laffont, 377
    sangramento vaginal, 377
    tonturas e vertigens, 377
variedades, 375
Propedêutica obstétrica, 71
    anamnese geral, 71
        antecedentes familiares, 72
        antecedentes pessoais, 73
        hábitos maternos, 72
        idade materna, 71
        nacionalidade materna, 72
        naturalidade materna, 72
        profissão e ocupação materna, 72
    anamnese obstétrica, 73
        fecundidade, 73
        intercorrências clínicas e cirúrgicas, 74
        intervalo interpartal, 74
        movimentos ativos fetais, 74
        prenhezes pregressas, 74
        queda do ventre, 74
        terapêuticas eventuais, 74
        última menstruação, 73
        vida sexual, 73
    complementar, 98
    exame obstétrico, 75
        inspeção geral, 75
            tipo astenoptótico, 76
            tipo hipoplástico, 76
            tipo intersexual, 77
            tipo pícnico, 76
                deambulação, 75
                "pride of pregnancy", 75
            tipos constitucionais, 75
        inspeção obstétrica, 77
            abdome, 78
                edema suprapúbico, 80
                estrias e víbices, 78
                forma abdominal, 79
                pigmentação da linha alba, 79
                    depressão ou protrusão umbilical, 79
                ventre em aventai, 79
                ventre em ôbus, 79
                volume abdominal, 79
                    sinal de Depault, 80
            cabeça, 77
                cloasma gravídico, 77
                sinal de Halban, 77
                    máscara gravídica, 77
            pescoço, 77
                bócio da gestação, 78
                epúlide gravídica, 78
            tórax, 77
                colostro, 78
                pigmentação mamária, 78
                rede de Haller, 78
                sinal de Hunter, 78
                tubérculos de Montgomery, 78
            membros inferiores, 80
                elefantíase de membros, 80
                flegmacia alba dolens, 80
            mensuração obstétrica, 80
                altura uterina, 81
                circunferência abdominal, 81
            órgãos genitais externos, 80
                sinal de Jacquemier-Kluge, 80
                sinal de Kluge, 80
                varizes vulvares, 80
    palpação obstétrica, 81
        exploração da escava, 81
        exploração do fundo uterino, 82
        exploração dos flancos, 82
        manobra de Budin, 82
        manobra de Leopold, 81
        rechaço cefálico, 82
        pesquisa da espádua anterior, 83
        pesquisa do sulco cervical, 83
    Pelvilogia, 86
        pelvigrafia externa, 88
            arcada púbica, 89
            diâmetro espino-sinfisiário, 89
            diâmetro supra-sacral de Tarnier, 89
            losango de Michaelis, 88
            posição de Walcher, 88
            curvatura sacra, 89
        pelvigrafia interna, 89
            ponto retropúbico de Crouzat, 89
        amniocentese, 91
            amniocentese precoce, 92
            relação lecitina-esfingomielina (L/S), 92
            teste de Clements, 92
        amnioscopia, 90
            amnioscópio de acrílico, 91
            amnioscópio de Saling, 91
        citologia vaginal, 96
        coloração pelo sulfato de azul-de-nilo, 96
        colposcopia, 97
        curva ponderal, 90
        dinâmica uterina, 90
        estímulo acústico, 93
        exame especular, 90
        gasometria, 97
        mobilograma fetal, 95
        prova da ocitocina, 94
        prova de esforço físico materno, 94
        teste biocitológico de Kamnitzer, 96
        toque vaginal, 90
        pelvimetria externa, 86
            diâmetro bicrista, 86
            diâmetro biespinha, 86
            diâmetro biisquiático, 86
            diâmetro bitrocantérico, 86
            diâmetro cóccix-subpúbico, 86
            diâmetro conjugado externo, 86
            diâmetro de Baudelocque, 86
        pelvimetria interna, 87
            conjugado diagonal, 87
            conjugado obstétrico, 87
            conjugado verdadeiro, 87
            diâmetro cóccix-subpúbico, 88
            diâmetro promonto-retro-sinfisiário, 87
            diâmetro sacro-médio púbico, 88
            posição de Walcher, 87
    percussão obstétrica, 83
    escuta obstétrica, 83
        batimentos do coração fetal, 84
        estetoscópio de Pinard, 83
        focos de escuta, 84
        movimentos rítmicos, 85
        ruídos de choque, 85
        ruídos intestinais, 85
        sinal de Boero, 86
        sonar-Doppler, 86
        sopro funicular, 85
        sopro uterino, 85
        vagido uterino, 85
Prostaglandinas, 269
Psicopatologia puerperal, 803
    transtornos do humor, 803
        depressão puerperal, 803
        disforia do pós-parto, 803
    transtornos psicóticos, 804
        diagnóstico, 804
        etiologia, 804
        prognóstico, 806
        tratamento, 804
            antidepressivos, 805
            antipsicóticos, 806
            outros fármacos, 806
Psicopatologias, 526
    transtornos de ansiedade, 526
    transtornos depressivos, 527
    transtornos psiquiátricos, 526
    tratamento, 527
        ansiolíticos, 527
        antidepressivos, 527
        antipsicóticos, 529
        estabilizadores do humor, 528
Puerpério, 195-204
    assistência extra-hospitalar, 203
    assistência hospitalar, 201
    classificação, 195
        puerpério imediato, 195
        puerpério mediato, 195
        puerpério tardio, 195
    conceito e duração, 195
    curva térmica, 201
    deambulação precoce, 202
    dores de tortos, 202
    exame físico especial, 201
    exame físico geral, 201
    exame tocoginecológico, 202
    fenômenos involutivos locais, 195-198
        involução uterina, 196
        lochia flava, 196
        lochia fusca, 196
        lochia rubra ou cruenta, 196
        loquiação, 196
    modificações gerais, 198-201
        calafrio, 198
        estado geral, 198
        loquiométrio, 202
        metabolismo, 201
        pulso, 199
        recomendações gerais, 202
        sinais clínicos anormais, 201
        sistema cardiovascular, 199
        sistema digestório, 199
        sistema endócrino, 201
        sistema hematopoético, 199
        sistema neuropsíquico, 200
        sistema osteoarticular, 200
        sistema respiratório, 200
        sistema tegumentar, 200
        sistema urinário, 200
        temperatura, 199

R

Rastreamento ultra-sonográfico de síndromes cromossômicas fetais, 1131
    introdução, 1131
    rastreamento no primeiro trimestre da gestação, 1131
        outros marcadores no primeiro trimestre, 1133

translucência nucal fetal, 1131
   associada a cariótipo normal, 1133
   conduta, 1132
   medida, 1132
   nas gestações gemelares, 1132
   outras anomalias, 1132
rastreamento no segundo trimestre da gestação, 1133
   síndrome de Down, 1133-1135
   síndrome de Edwards, 1135
   síndrome de Patau, 1136
   síndrome de Turner, 1137
   triploidias, 1137
   trissomia do cromossomo 13, 1136
   trissomia do cromossomo 18, 1135
   trissomia do cromossomo 21, 1133-1135
rastreamento seqüencial do primeiro e segundo trimestres da gestação, 1137

Recém-nascido normal, 205-211
   abdome, 207
   antropometria, 208
   ânus e reto, 208
   boletim de Apgar, 205
   cabeça, 206
      boca, orofaringe e mandíbula, 207
      bossa serossangüínea, 206
      caput succedaneum, 206
      céfalo-hematoma, 206
      craniotabes, 206
      fontanelas, 206
      nariz, 206
      olhos, 206
      orelhas, 206
   cordão umbilical, 207
   exame físico geral e especial, 205
      coração e vasos, 207
      eritema tóxico, 206
      genitália, 208
      hemangiomas capilares, 206
      icterícia, 206
      lanugo, 206
      manchas mongólicas, 206
      membros, 208
      millum sebáceo, 206
      pescoço, 207
         bócio congênito, 207
      pulmões, 207
      região sacrococcígea, 208
      sistema nervoso, 208
      vérnix caseoso, 206
   reanimação, 208

Relações uterofetais, 140
   apresentação fetal, 140
      cefálica, 141
      cefálica defletida, 141
      cefálica fletida, 141
      composta, 141
      de ombro ou de espádua, 141
      pélvica, 141
      pélvica completa, 141
      pélvica incompleta, 141
      pélvica incompleta modo de joelho, 141
      pélvica incompleta modo de pé, 141
      pélvica modo de agripina, 141
      pélvica modo de nádegas, 141
   atitude fetal, 140
   mutação e evolução fetais, 143
   nomenclatura obstétrica, 142
   pontos de reparo e referência fetais, 142
   posição fetal, 141
   situação fetal, 140
      situação longitudinal, 140
      situação transversa, 140

Reprodução assistida, 1157
   conceito, 1157
   critérios de seleção, 1159
   diagnóstico da gravidez, 1163
   diagnóstico genético pré-implantacional, 1163
   etapas da fertilização *in vitro*, 1159
      estimulação ovariana, 1159
      folículo-aspiração, 1160
      monitorização ovulatória, 1160
   etapas do procedimento laboratorial, 1161
   indicações, 1157
      anomalias uterinas, 1159
      distúrbio ovariano, 1158
      doenças genéticas, 1159
      endometriose, 1158
      fator imunológico, 1158
      fator masculino, 1158
      hostilidade de muco cervical, 1158
      infertilidade idiopática, 1158
      patologia tubária, 1157
   laboratório de fertilização *in vitro*, 1161
      equipamentos, 1161
      material descartável e vidraria, 1161
      meios de cultivo, 1161
   modalidades, 1157
      alta complexidade, 1157
      baixa complexidade, 1157
      fertilização *in vitro*, 1157
      injeção intracitoplasmática de espermatozóide, 1157
      inseminação intra-uterina, 1157
      transferência intratubária de pré-embriões, 1157
      transferência intratubária de zigoto, 1157
   resultados, 1164
   transferência dos pré-embriões, 1163

Ressonância magnética, 1033
   avaliação da placenta, 1034
   avaliação do sistema gastrintestinal fetal, 1034
   avaliação do sistema geniturinário fetal, 1034
   avaliação do sistema nervoso fetal, 1034
   avaliação do volume dos órgãos, 1034
   conceito, 1033
   rastreamento para anomalias fetais, 1034
   segurança, 1033

Ressuturas, 813
   condições, 813
   contra-indicações, 813
   indicações, 813

Restrição do crescimento fetal, 1055
   classificação, 1056
   conceito, 1055
   conduta assistencial, 1059
      assistência anteparto, 1059
         avaliação da maturidade fetal, 1060
         cardiotocografia, 1059
         cordocentese, 1060
         dopplervelocimetria, 1060
         perfil biofísico fetal, 1060
   conduta obstétrica, 1060
      anestesia, 1061
   diagnóstico, 1058
   etiopatogenia, 1057
      etiologia da RCF do tipo I, 1057
      etiologia da RCF do tipo II, 1058
   fatores de risco, 1056
   incidência, 1056
   prognóstico, 1061

Rotura prematura das membranas, 362
   assistência após circlagem cervical, 371
   assistência domiciliar, 371
   avaliação do bem-estar fetal, 371
   conceito, 362
   conduta assistencial, 367
      na gestação de termo, 367
      na gestação pré-termo, 368
   conduta conservadora x intervencionista, 368
   conseqüências, 364
      deformidades fetais, 364
      hipoplasia pulmonar, 364
      na gravidez de termo, 364
      na gravidez pré-termo, 364
   diagnóstico, 365
   etiologia, 363
   evolução, 366
      complicações, 366, 367
         infecciosas fetais, 367
         infecciosas maternas, 367
      deformidades esqueléticas, 367
      hipoplasia pulmonar, 366
      patologias fetais da prematuridade, 367
      retinopatia, 367
   fatores de risco, 363
   freqüência, 362
   hiper-hidratação materna, 370
   profilaxia da infecção perinatal, 371
   uso de antibióticos, 369

Rotura uterina, 757
   classificação, 759
   conceito, 757
   diagnóstico, 760
      sinal de Clarck, 760
      sinal de Donald, 760
      sinal de Recaseus, 760
   etiologia, 757
   incidência, 757
   profilaxia, 761
   prognóstico, 761
   quadro clínico, 759
   tratamento, 761
      histerectomias, 761
      operações complementares, 762
      parto vaginal, 762

S

Schroeder, sinal de, 186

Síndrome antifosfolipídeo, 1308
   assistência obstétrica, 1313
      parto, 1314
      pré-natal, 1313
      tratamento, 1314
   avaliação e abortamento recorrente, 1312
   conceito, 1308
   fenômenos tromboembólicos, 1309
   manifestações clínicas, 1309
   manifestações na gestação, 1310

Síndrome HELLP, 292
   conceito, 292
   diagnóstico diferencial, 293
   epidemiologia, 292
   fisiopatogenia, 292
      anemia hemolítica microangiopática, 293
      esquizocitose, 292

hematoma hepático, 293
rotura hepática, 293
manejo clínico e obstétrico, 294-296
prognóstico imediato, 296
quadro clínico, 293
parcial, 292
Sistema amniótico, 28
características do líquido amniótico, 30
formação e reabsorção do líquido amniótico, 29
compartimento fetodecidual, 30
compartimento placentário, 30
funções do líquido amniótico, 28
volume do líquido amniótico, 29
Sistema renina-angiotensina-aldosterona, 269
Sonda extra-amniótica, introdução de, 812
condições, 812
contra-indicações, 812
indicação, 812
Strassman, sinal de, 186
Suturas cefálicas, 130
cirunferência biacromial, 131
conjugado obstétrico, 124
conjugado verdadeiro, 124
diâmetro biacromial, 131
diâmetro biciático, 125
diâmetro biisquiático, 125
diâmetro bituberoso, 125
diâmetro cóccix-subpúbico, 125
diâmetro conjugado exitus, 125
diâmetro sacro-médio-púbico, 125
diâmetro transverso médio, 124
diâmetros oblíquos, 124
estreito inferior, 125
estreito médio, 125
estreito superior, 124

T

Taxe manual, 813
contra-indicação, 813
indicação, 813
Traumatismos do recém-nascido – aspectos neonatais, 1072
conceito, 1072
etiopatogenia, 1073
de partes moles, 1073
do sistema nervoso central, 1074
do sistema nervoso periférico, 1075
lesão da medula espinhal, 1076
lesão do plexo lombossacral, 1076
paralisia braquial total, 1076
paralisia braquial, 1075
paralisia de Erb-Duchenne, 1075
paralisia de Klumpke, 1076
paralisia do nervo frênico, 1075
paralisia do nervo recorrente, 1076
paralisia facial, 1075
outros, 1076
viscerais, 1076
hemorragia supra-renal, 1076
rotura de fígado, 1076
rotura do baço, 1076
Traumatismos e queimaduras, 1319
alterações gestacionais e queimaduras, 1323
assistência, 1323
influências da gestação, 1323
alterações gestacionais, 1319
atendimento à gestante, 1320
cesárea *post-mortem*, 1321
queimaduras, 1321

Traumatismos fetais do parto: aspectos obstétricos, 763
arrancamentos epifisiários, 771
classificação, 764
conceito, 764
fraturas, 770
da clavícula, 770
do fêmur, 771
do úmero, 771
de ossos dos membros inferiores, 771
lesões auditivas, 773
lesões da boca, 772
lesões da face, 772
lesões do pescoço, 772
lesões dos órgãos genitais, 773
lesões oculares, 772
lesões viscerais, 773
profilaxia do traumatismo fetal, 773
traumatismo cerebral, 764
etiopatogenia, 766
cesárea, 767
diátese hemorrágica, 767
fórcipe, 767
hipertonia uterina, 767
hipóxia, 767
intervenções em cabeça derradeira, 767
manobra de Kristeller, 767
manobra de Shultze, 767
moldagem excessiva do crânio, 766
parto normal, 767
prematuridade, 766
vácuo-extração, 767
histórico, 764
traumatismo medular, 768
etiopatogenia, 768
paralisias, 769
braquial, 769
das cordas vocais, 770
do nervo frênico, 770
facial, 770
traumatismos do crânio, 771
depressões ósseas, 771
fraturas, 771
Traumatismos maternos do parto, 748
classificação, 748
conceito, 748
lesões da vulva, 751
hematomas, 751
lesões das paredes vaginais, 750
lesões do colo uterino, 749
arrancamento anular do colo, 749
roturas e lacerações, 749
lesões do períneo, 750
rotura central do períneo, 751
roturas completa e incompleta, 751
lesões musculares, 754
lesões neurológicas, 755
lesões osteoarticulares, 755
disjunção sinfisária, 755
luxação sacrocóccica, 756
lesões vasculares, 754
lesões viscerais, 752
lesões da via urinária, 752
da bexiga, 752
da uretra, 752
dos ureteres, 752
lesões retais, 752
rotura esplênica, 753
rotura hepática, 753
Tromboembolismo, 1325
alterações da hemostasia na gravidez, 1326

anticoagulação oral na trombofilia, 1333
base molecular da trombofilia hereditária, 1327
homocisteinemia, 1328
protrombina mutante (PT 20.210A), 1328
resistência à proteína C ativada, 1328
complicações obstétricas e trombofilia, 1333
defeitos de fechamento do tubo neural, 1334
outras complicações, 1334
perda fetal, 1333
diagnóstico de trombose venosa profunda, 1331
diagnóstico clínico, 1331
flebografia ascendente, 1331
pletismografia de impedância, 1331
ultra-sonografia-Doppler, 1331
diagnóstico laboratorial de trombofilia hereditária, 1330
embolia pulmonar, 1331
arteriografia pulmonar, 1332
cintilografia de perfusão, 1332
cintilografia de ventilação, 1332
diagnóstico clínico, 1331
radiografia torácica, 1331
incidências, 1325
mecanismo de hipercoagulabilidade, 1325
prevalência no ciclo gestacional, 1325
risco de tromboembolismo e trombofilia, 1330
riscos para trombofilia, 1333
tratamento da trombose, 1332
antagonista da vitamina K, 1332
heparina de alto peso molecular, 1332
heparina de baixo peso molecular, 1332
tratamento do tromboembolismo agudo, 1333
trombofilia, 1326
trombose venosa – doença multifatorial, 1329
Tromboxano A_2, 269

U

Ultra-sonografia e malformações fetais, 986
displasias ósseas, 993
acondrogênese, 993
acondroplasia, 993
displasia tanatofórica, 993
osteogênese imperfeita, 993
toracodisplasia, 993
higroma cístico, 994
idade gestacional, 987
malformação adenomatóide cística do pulmão, 994
malformações do aparelho digestório, 989
atresia duodenal, 989
gastrosquise, 990
hérnia diafragmática, 989
obstruções intestinais, 989
onfalocele, 990
malformações do aparelho urinário, 990
agenesia renal bilateral, 992
displasias císticas renais, 992
rim cístico secundário à obstrução (Potter tipo 4), 992
rim multicístico (Potter tipo 2), 992
rim policístico do adulto (Potter tipo 3), 992
uropatias obstrutivas, 991

malformações do sistema nervoso central, 987
    defeitos do tubo neural, 988
    hidrocefalia, 987
    holoprosencefalia, 988
ultra-sonografia tridimensional, 994

Ultra-sonografia geral, 968
    apoio em complicações no puerpério, 984
    apoio na sala de parto, 984
    avaliação da maturidade fetal, 982
    avaliação da vitalidade fetal, 982
    avaliação do crescimento fetal intra-uterino, 978
    avaliação do peso fetal, 977
    biometria fetal, 975
    considerações gerais, 968
    cordão umbilical, 981
    diagnóstico de patologias não-obstétricas, 983
    diagnóstico de sangramentos do primeiro ao terceiro trimestres, 970
    efeitos biológicos, 969
    gestação múltipla, 979
    indicações, 969
    marcadores cromossômicos, 982
    monitorização de procedimentos invasivos, 984

Útero grávido, torção de, 1353

Uteroinibição, 1110
    antagonistas da ocitocina, 1114
        aplicação clínica, 1114
        contra-indicações, 1114
        cuidados na administração, 1114
        efeitos adversos fetais e neonatais, 1114
        efeitos colaterais, 1114
        mecanismo de ação, 1114
        riscos da terapêutica, 1114
    progesterona, 1114
    antagonistas dos canais de cálcio, 1111
        administração clínica, 1111
        contra-indicações, 1112
        cuidados na administração, 1113
        efeitos adversos fetais e neonatais, 1113
    sulfato de magnésio, 1112
        aplicação clínica, 1112
        contra-indicações, 1112
        cuidados na administração, 1113
        efeitos adversos fetais e neonatais, 1113
        efeitos colaterais, 1112
        mecanismo de ação, 1112
        riscos de terapêutica, 1112
    drogas betamiméticas, 1110
        aplicação clínica, 1110
        contra-indicações, 1111
        cuidados na administração, 1111
        efeitos adversos fetais e neonatais, 1111
        efeitos colaterais, 1110
        mecanismo de ação, 1110
        riscos da terapêutica, 1111
    etanol, 1114
    inibidores da síntese de prostaglandinas, 1113
        aplicação clínica, 1113
        contra-indicações, 1113
        efeitos adversos fetais e neonatais, 1113
        efeitos colaterais, 1113
        mecanismo de ação, 1113
        riscos da terapêutica, 1113
    objetivo, 1110

V

Vácuo-extração, 813

Versão externa, 811
    condições, 811
    contra-indicações, 811
    indicação, 811

Versão interna, 813
    condições, 813
    indicação, 813

Via do parto e limite de viabilidade fetal, 1225
    a via do parto, 1226
    conceito de viabilidade fetal, 1225
    resultados perinatais, 1226
        complicações gastrintestinais, 1226
        comprometimento respiratório, 1226
        morbidade neurológica, 1226
        taxas de sobrevivência, 1226

Vícios de atitude do útero, 558
    anomalias uterinas raras, 560
        hérnia do útero grávido, 561
        saculação do útero grávido, 560
        torção do útero grávido, 560
    aspectos clínicos, 560
        na gestação, 560
        no parto, 560
        no puerpério, 560
    prolapso uterino, 559
    retroversão uterina, 558

Vícios de conformação do útero, 556
    classificação, 557
        agenesia mülleriana segmentar, 557
        exposição ao dietilestilbestrol, 557
        útero bicorno, 557
        útero didelfo, 557
        útero septado, 557
        útero unicorno, 557
    tratamento, 557

Violência na gestação, 1227, 1228
    fatores de risco, 1229
    morte materna, 1229
    problema de saúde pública, 1227
    repercussões ginecológicas e obstétricas, 1229
    repercussões perinatais, 1230
    violência doméstica, 1228
    violência e gênero, 1227

Viroses, 640
    caxumba, 658
    citomegalovírus, 646
        agente etiológico, 646
        diagnóstico, 648
        epidemiologia, 647
        infecção congênita, 648
        patogênese, 647
        patologia, 647
        primoinfecção materna, 647
        rastreamento sorológico pré-natal, 649
        reativação da infecção materna, 648
    gripe ou influenza, 657
    hepatite fulminante, 656
    hepatites virais, 649
        tipos de hepatites, 650
        A, 650
        B, 651
        C, 654
        D, 655
        E, 655
        F, 656
        G, 656
    mononucleose infecciosa, 658
    rubéola, 641
        aspectos clínicos, 642
        características do vírus da rubéola, 641
        descrição da doença, 642
        período de incubação, 642
        diagnóstico laboratorial, 642
        infecção fetal, 643
        infecção placentária, 642
        resposta imunofetal, 642
        terapêutica, 643
    sarampo, 658
    varicela, 656